重症医学

Textbook of Critical Care

第7版

主　编　Jean-Louis Vincent　Edward Abraham
Frederick A. Moore　Patrick M. Kochanek
Mitchell P. Fink

主　译　周飞虎　康红军

人民卫生出版社
·北　京·

图书在版编目(CIP)数据

重症医学 /（美）让 - 路易斯•文森特
（Jean-Louis Vincent）主编；周飞虎，康红军主译. —
北京：人民卫生出版社，2021.1（2023.1 重印）
ISBN 978-7-117-31121-2

Ⅰ. ①重… Ⅱ. ①让…②周…③康… Ⅲ. ①险症－
诊疗 Ⅳ. ①R459.7

中国版本图书馆 CIP 数据核字（2021）第 006271 号

图字：01-2020-0586 号

重 症 医 学
Zhongzheng Yixue

主　　译：周飞虎　康红军
出版发行：人民卫生出版社（中继线 010-59780011）
地　　址：北京市朝阳区潘家园南里 19 号
邮　　编：100021
E - mail：pmph @ pmph.com
购书热线：010-59787592　010-59787584　010-65264830
印　　刷：北京盛通印刷股份有限公司
经　　销：新华书店
开　　本：889 × 1194　1/16　　印张：95
字　　数：3648 千字
版　　次：2021 年 1 月第 1 版
印　　次：2023 年 1 月第 2 次印刷
标准书号：ISBN 978-7-117-31121-2
定　　价：898.00 元

重症医学

Textbook of Critical Care

第7版

主　编　Jean-Louis Vincent　Edward Abraham
Frederick A. Moore　Patrick M. Kochanek
Mitchell P. Fink

主　译　周飞虎　康红军

副主译　薛　超　于湘友　武卫东　李福祥　王洪亮

人民卫生出版社

·北　京·

ELSEVIER

Elsevier(Singapore) Pte Ltd.

3 Killiney Road

#08-01 Winsland House I

Singapore 239519

Tel: (65) 6349-0200

Fax: (65) 6733-1817

Textbook of Critical Care, 7th edition

ISBN-13: 978-0-323-37638-9

This translation of Textbook of Critical Care, 7th edition by Jean-Louis Vincent, Edward Abraham, Frederick A. Moore, Patrick M. Kochanek, and Mitchell P. Fink was undertaken by People's Medical Publishing House and is published by arrangement with Elsevier (Singapore) Pte Ltd.

Textbook of Critical Care, 7th editionby Jean-Louis Vincent, Edward Abraham, Frederick A. Moore, Patrick M. Kochanek, and Mitchell P. Fink 由人民卫生出版社进行翻译，并根据人民卫生出版社与爱思唯尔（新加坡）私人有限公司的协议约定出版。

《重症医学》（周飞虎　康红军　主译）

ISBN: 978-7-117-31121-2

译者名单

（按姓氏笔画排序）

于湘友　新疆医科大学第一附属医院
弓清梅　山西省人民医院
马　宁　山西白求恩医院
马　敬　上海东方医院
马艳双　吉林大学第一医院二部
王　陆　中国人民解放军总医院第一医学中心
王　敬　天津市天津医院
王　黎　中国人民解放军总医院第一医学中心
王永刚　中国人民解放军总医院第五医学中心
王宇曦　中国人民解放军总医院第八医学中心
王秀哲　山西白求恩医院
王宏志　北京肿瘤医院
王宏志　北京大学肿瘤医院
王君艳　包头市中心医院
王贤东　甘肃省人民医院
王佳兴　中国人民解放军总医院第八医学中心
王洪亮　哈尔滨医科大学附属第二医院
王跃敏　山西医科大学第六医院
王景华　中国人民解放军联勤保障部队第 305 医院
王懿春　广州医科大学附属第三医院
韦亚忠　上海新华医院
毛　智　中国人民解放军总医院第一医学中心
尹　婷　包头市中心医院
尹永杰　吉林大学第二医院
尹江涛　辽宁中医药大学附属第二医院
邓　超　中南大学湘雅医学院附属海口医院
邓　群　中国人民解放军总医院第四医学中心
石海鹏　山西白求恩医院
付鹤鹏　中国人民解放军总医院第八医学中心
冯阳阳　延安大学附属医院
邢宝鹏　吉林大学第一医院二部
西　娜　中国人民解放军总医院第八医学中心
成亚东　长治市人民医院
师东武　山西省人民医院
吕　浩　吉林大学第一医院二部
朱长亮　空军军医大学唐都医院
朱凤雪　北京大学人民医院
朱丽丽　山西省人民医院
向朝雪　中国人民解放军西部战区总医院
刘　平　首都医科大学附属世纪坛医院
刘　波　中国人民解放军总医院第四医学中心
刘　超　中国人民解放军总医院第一医学中心
刘　辉　中国人民解放军总医院第一医学中心
刘于红　中国人民解放军总医院第六医学中心
刘宇鹏　中国人民解放军联勤保障部队第 967 医院
刘保社　山西省中医院
刘桢干　山西医科大学第六医院
齐　霜　中国人民解放军总医院第一医学中心
齐明禄　山西医科大学第六医院
闫　红　福建省泉州市第一医院
安宗仁　西安医学院第二附属医院
孙　昀　安徽医科大学第二附属医院
孙明莉　吉林大学第一医院二部
孙宝玲　上海浦南医院
苏建玲　河北医科大学第二医院
杜　艺　山西白求恩医院
杜欣欣　新疆医科大学第一附属医院
李　云　中国人民解放军总医院第一医学中心
李　克　厦门大学附属翔安医院
李　艳　中国人民解放军总医院第五医学中心
李　渊　西南医科大学附属第一医院
李　琦　中国人民解放军总医院第六医学中心
李文哲　新疆医科大学第一附属医院
李远青　中国人民解放军总医院第四医学中心
李青霖　中国人民解放军总医院第一医学中心
李宝山　运城市中心医院
李彦波　中国人民解放军总医院第六医学中心
李铁岭　中国人民解放军总医院第一医学中心
李景辉　中南大学湘雅医学院附属海口医院
李新宇　西安医学院第二附属医院
李福祥　中国人民解放军西部战区总医院
杨　旭　包头市中心医院
杨伟民　吉林大学第一医院二部
杨晓静　山西白求恩医院

杨萌萌　中国人民解放军总医院第一医学中心
肖建国　中国人民解放军总医院第一医学中心
吴　巍　空军军医大学唐都医院
何　斌　上海交通大学附属胸科医院
何忠杰　中国人民解放军总医院第四医学中心
宋立莎　吉林大学第一医院二部
宋海楠　中国人民解放军总医院第一医学中心
宋景春　中国人民解放军联勤保障部队 908 医院
张　宇　中国人民解放军总医院海南医院
张　玮　昆明医科大学附属医院
张　萍　云南省中医医院
张玉想　中国人民解放军总医院第八医学中心
张志成　中国人民解放军总医院第六医学中心
张丽娜　中南大学湘雅医院
张利鹏　内蒙古医科大学附属医院
张京晓　中国人民解放军火箭军总医院
陈　志　中国人民解放军总医院第八医学中心
陈　炜　首都医科大学附属世纪坛医院
陈　峰　中国人民解放军火箭军总医院
陈仁雄　北京大学肿瘤医院
邵小平　上海交通大学附属第六人民医院
邵劲松　佛山市第一人民医院
武卫东　山西白求恩医院
虎　磐　中国人民解放军总医院第一医学中心
罗　萍　中国人民解放军总医院第一医学中心
金小渊　吉林大学第一医院二部
周　敏　中国科学技术大学附属第一医院
周飞虎　中国人民解放军总医院第一医学中心
周立新　佛山市第一人民医院
周思颖　复旦大学附属中山医院
单　亮　青岛大学附属医院
赵　妍　中国人民解放军总医院第一医学中心
赵贵锋　中国人民解放军火箭军总医院
赵哲炜　中国人民解放军总医院第四医学中心
赵晓东　中国人民解放军总医院第四医学中心
赵锦程　延安大学附属医院
郝　静　河南科技大学第一附属医院
胡　婕　中国人民解放军总医院第一医学中心
胡　新　中国人民解放军总医院第一医学中心
姜东辉　江南大学附属医院
姜生茂　中国人民解放军总医院第一医学中心
姜美妮　山西白求恩医院
姚立农　空军军医大学唐都医院
骆梦华　西安医学院第二附属医院
袁　清　中国人民解放军总医院第八医学中心
袁　睿　中国人民解放军总医院第一医学中心
袁清霞　西安国际医学中心
贾　玉　中国人民解放军总医院第一医学中心
夏艳梅　山西白求恩医院
顾国嵘　复旦大学附属中山医院
徐　成　中国人民解放军总医院第八医学中心
徐亚君　中国人民解放军总医院第一医学中心
徐稼轩　北京大学肿瘤医院
高长征　江南大学附属医院
高晓岚　西南医科大学附属第一医院
唐　晟　中国人民解放军总医院第一医学中心
唐军建　江南大学附属医院
姬　乐　延安大学附属医院
黄晓波　四川省人民医院
曹江红　山西省人民医院
曹芳芳　中国医学科学院阜外医院
曹泳文　佛山市第一人民医院
龚志云　中国人民解放军总医院第一医学中心
康红军　中国人民解放军总医院第一医学中心
彭志勇　武汉大学中南医院
董敬之　空军军医大学唐都医院
程　芮　中国人民解放军总医院第二医学中心
鲁晓春　中国人民解放军总医院第二医学中心
强新华　佛山市第一人民医院
管重严　吉林大学第一医院二部
谭黄业　中国人民解放军联勤保障部队第 926 医院
潘　亮　中国人民解放军总医院第一医学中心
潘鹏飞　新疆医科大学第一附属医院
薛　超　中国人民解放军总医院第一医学中心
藏　彬　中国医科大学附属盛京医院
藏学峰　首都医科大学附属世纪坛医院

Basem Abdelmalak, MD
Professor of Anesthesiology
Director of Anesthesia for Bronchoscopic Surgery
Departments of General Anesthesiology and Outcomes Research
Anesthesiology Institute
Cleveland Clinic
Cleveland, Ohio

Yasir Abu-Omar, MB ChB, DPhil, FRCS
Consultant Cardiothoracic and Transplant Surgeon
Papworth Hospital
Cambridge, Great Britain

Felice Achilli, MD
Chief of Cardiology
Cardiothoracic Department
San Gerardo University Hospital
Monza, Italy

Hernán Aguirre-Bermeo, MD
Intensive Care Department
Hospital Sant Pau
Barcelona, Spain

Ayub Akbari, MD, MSc
Associate Professor
Department of Medicine
University of Ottawa
Senior Clinical Investigator
Clinical Epidemiology Program
Ottawa Hospital Research Institute
Ottawa, Ontario, Canada

Louis H. Alarcon, MD, FACS, FCCM
Associate Professor of Surgery and Critical Care Medicine
University of Pittsburgh School of Medicine
Pittsburgh, Pennsylvania

F. Luke Aldo, DO
Department of Anesthesiology
Hartford Hospital
Hartford, Connecticut

Ali Al-Khafaji, MD, MPH, FACP, FCCP
Associate Professor
Department of Critical Care Medicine
Director
Transplant Intensive Care Unit
University of Pittsburgh School of Medicine
Pittsburgh, Pennsylvania

Roland Amathieu, MD, PhD
Associate Professor
Critical Care Medicine and Anesthesiology
Henri Mondor Hospital - AP-HP
Associate Professor
UPEC - School of Medicine
Créteil, France

John Leo Anderson-Dam, MD
Assistant Clinical Professor
Department of Anesthesiology and Perioperative Medicine
University of California Los Angeles
Los Angeles, California

Rajesh K. Aneja, MD
Associate Professor
Department of Pediatrics and Critical Care Medicine
University of Pittsburgh School of Medicine
Medical Director
Pediatric Intensive Care Unit
Children's Hospital of Pittsburgh of UPMC
Pittsburgh, Pennsylvania

Massimo Antonelli, MD
Professor of Intensive Care and Anesthesiology
Department of Anesthesiology and Intensive Care
Agostino Gemelli University Hospital
Rome, Italy

Zarah D. Antongiorgi, MD
Assistant Clinical Professor
Department of Anesthesiology and Perioperative Medicine
Division of Critical Care
David Geffen School of Medicine at UCLA
Los Angeles, California

Anastasia Antoniadou, MD, PhD
Associate Professor of Internal Medicine and Infectious Diseases
University General Hospital ATTIKON
National and Kapodistrian University of Athens Medical School
Athens, Greece

Anupam Anupam, MBBS
Attending Physician
Department of Medicine
Advocate Illinois Masonic Medical Center
Chicago, Illinois

Lorenzo Appendini, ASLCN
Presidio Ospedaliero di Saluzzo
Saluzzo (Cuneo), Italy

Andrew C. Argent, MBBCh, MMed(Paediatrics), MD (Paediatrics), DCH(SA), FCPaeds(SA)
Professor
School of Child and Adolescent Health
University of Cape Town
Medical Director
Paediatric Intensive Care
Red Cross War Memorial Children's Hospital
Cape Town, South Africa

John H. Arnold, MD
Professor of Anaesthesia (Pediatrics)
Harvard Medical School
Senior Associate
Department of Anesthesia and Critical Care
Medical Director
Respiratory Care/ECMO
Children's Hospital
Boston, Massachusetts

Stephen Ashwal, MD
Distinguished Professor of Pediatrics and Neurology
Chief
Division of Pediatric Neurology
Department of Pediatrics
Loma Linda University School of Medicine
Loma Linda, California

Mark E. Astiz, MD
Professor of Medicine
Hofstra Northwell School of Medicine
Chairman
Department of Medicine
Lenox Hill Hospital
New York, New York

Arnold S. Baas, MD, FACC, FACP
Associate Clinical Professor of Medicine
University of California Los Angeles
David Geffen School of Medicine at UCLA
Los Angeles, California

Marie R. Baldisseri, MD, MPH, FCCM
Professor of Critical Care Medicine
University of Pittsburgh Medical Center
Pittsburgh, Pennsylvania

Zsolt J. Balogh, MD, PhD, FRACS, FACS
Professor of Traumatology
Department of Traumatology
John Hunter Hospital and University of Newcastle
Newcastle, New South Wales, Australia

Arna Banerjee MD, FCCM
Associate Professor of Anesthesiology/Critical Care
Associate Professor of Surgery
Medical Education and Administration
Assistant Dean for Simulation in Medical Education
Vanderbilt University Medical Center
Nashville, Tennessee

Shweta Bansal, MBBS, MD, FASN
Professor of Medicine
Division of Nephrology
University of Texas Health Sciences Center at San Antonio
San Antonio, Texas

Kaysie Banton, MD
Assistant Professor of Surgery
University of Minnesota
Minneapolis, Minnesota

Philip S. Barie, MD, MBA, FIDSA, FACS, FCCM
Professor of Surgery and Public Health
Weill Cornell Medicine of Cornell University
New York, New York

Igor Barjaktarevic, MD, MSc
Assistant Professor of Medicine
Division of Pulmonary and Critical Care
David Geffen School of Medicine at UCLA
Los Angeles, California

Barbara L. Bass, MD
John F., Jr., and Carolyn Bookout Presidential Distinguished Chair
Department of Surgery
Professor of Surgery
Houston Methodist Hospital
Houston, Texas
Professor of Surgery
Weill Cornell Medicine of Cornell University
New York, New York

Gianluigi Li Bassi, MD, PhD
Department of Pulmonary and Critical Care Medicine
Hospital Clinic Calle Villarroel
Barcelona, Spain

Sarice L. Bassin, MD
Medical Director, Stroke Program
PeaceHealth Southwest Medical Center
Vancouver, Washington

Julie A. Bastarache, MD
Assistant Professor of Medicine
Division of Allergy, Pulmonary, and Critical Care Medicine
Vanderbilt University School of Medicine
Nashville, Tennessee

Daniel G. Bausch, MD, MPH&TM
Professor
Department of Tropical Medicine
Tulane School of Public Health and Tropical Medicine
Clinical Associate Professor
Department of Medicine
Section of Adult Infectious Diseases
Tulane Medical Center
New Orleans, Louisiana

Hülya Bayır, MD
Professor of Critical Care Medicine
University of Pittsburgh School of Medicine
Director of Research, Pediatric Critical Care Medicine
Associate Director, Center for Free Radical and Antioxidant Health
University of Pittsburgh Medical Center
Pittsburgh, Pennsylvania

Yanick Beaulieu, MD, FCRPC
Cardiologue-Échocardiographiste/Intensiviste
Hôpital du Sacré-Coeur de Montréal
Professeur Adjoint de Clinique
Université de Montréal
Montréal, Québec, Canada

Thomas M. Beaver, MD, MPH
Professor of Surgery
Chief
Division of Thoracic and Cardiovascular Surgery
University of Florida College of Medicine
Gainesville, Florida

Gregory Beilman, MD
Deputy Chair
Department of Surgery
Director of System Critical Care Program
University of Minnesota Health System
Minneapolis, Minnesota

Michael J. Bell, MD
Associate Professor
Departments of Critical Care Medicine, Neurological Surgery, and Pediatrics
University of Pittsburgh School of Medicine
Associate Director
Safar Center for Resuscitation Research
Pittsburgh, Pennsylvania

Giuseppe Bello, MD
Department of Anesthesia and Intensive Care
Agostino Gemelli University Hospital
Università Cattolica del Sacro Cuore
Rome, Italy

Peyman Benharash, MD
Assistant Professor of Bioengineering
Division of Cardiothoracic Surgery
University of California Los Angeles
David Geffen School of Medicine at UCLA
Los Angeles, California

Adriana Bermeo-Ovalle, MD
Assistant Professor
Department of Neurological Sciences
Rush University Medical Center
Chicago, Illinois

Gordon R. Bernard, BS, MD
Professor of Medicine
Department of Medicine
Vanderbilt University School of Medicine
Nashville, Tennessee

Cherisse D. Berry, MD
Clinical Instructor
Department of Surgery
University of Maryland School of Medicine
Baltimore, Maryland

Beth Y. Besecker, MD
Assistant Professor of Medicine
Division of Pulmonary, Allergy, Critical Care, and Sleep Medicine
The Ohio State University Wexner Medical Center
Columbus, Ohio

Joost Bierens, MD
Professor of Emergency Medicine
VU University Medical Centre
Amsterdam, The Netherlands

Walter L. Biffl, MD
Associate Director of Surgery
Denver Health Medical Center
Denver, Colorado
Professor of Surgery
University of Colorado
Aurora, Colorado

Thomas P. Bleck, MD, MCCM
Professor
Departments of Neurological Sciences, Neurosurgery, Internal Medicine, and Anesthesiology
Rush Medical College
Director
Clinical Neurophysiology
Rush University Medical Center
Chicago, Illinois

Thomas A. Bledsoe, MD
Clinical Associate Professor of Medicine
Division of Critical Care
Pulmonary and Sleep Medicine
The Warren Alpert Medical School at Brown University
Vice-Chair
Ethics Committee
Rhode Island Hospital
Providence, Rhode Island

Karen C. Bloch, MD, MPH, FIDSA, FACP
Associate Professor
Departments of Medicine (Infectious Diseases) and Health Policy
Vanderbilt University Medical Center
Nashville, Tennessee

Desmond Bohn, MD
Professor of Pediatrics and Anesthesia
University of Toronto
Toronto, Ontario

David Boldt, MD, MS
Assistant Clinical Professor, Critical Care Medicine
Chief, Trauma Anesthesiology
University of California Los Angeles
David Geffen School of Medicine at UCLA
Los Angeles, California

Geoffrey J. Bond, MD
Assistant Professor in Transplant Surgery
Thomas E. Starzl Transplantation Institute
University of Pittsburgh School of Medicine
Transplant Director
Pediatric Intestinal Care Center
Children's Hospital of Pittsburgh of UPMC
Pittsburgh, Pennsylvania

Michael J. Bradshaw, MD
Resident Physician
Department of Neurology
Vanderbilt University School of Medicine
Nashville, Tennessee

Luca Brazzi, MD
Associate Professor
Department of Anesthesia and Intensive Care Medicine
S. Giovanni Battista Molinette Hospital
University of Turin
Turin, Italy

Serge Brimioulle, MD, PhD
Professor of Intensive Care
Department of Intensive Care
Erasme Hospital
Université Libre de Bruxelles
Brussels, Belgium

Itzhak Brook, MD
Professor of Pediatrics
Georgetown University School of Medicine
Washington, DC

Richard C. Brundage, PharmD, PhD, FISoP
Distinguished University Teaching Professor
Professor of Experimental and Clinical Pharmacology
University of Minnesota College of Pharmacy
Minneapolis, Minnesota

Sara T. Burgardt, MD, PharmD
Subspecialty Fellow
Adult Nephrology
Department of Medicine
Division of Nephrology
University of North Carolina
Chapel Hill, North Carolina

Sherilyn Gordon Burroughs, MD
Associate Professor of Surgery
Weill Cornell Medicine of Cornell University
Houston Methodist Hospital
Sherrie and Alan Conover Center for Liver Disease and Transplantation
Houston, Texas

Clifton W. Callaway, MD, PhD
Professor of Emergency Medicine
Executive Vice-Chairman of Emergency Medicine
Ronald D. Stewart Endowed Chair of Emergency Medicine Research
University of Pittsburgh School of Medicine
Pittsburgh, Pennsylvania

Peter M.A. Calverley, MB ChB, MD
Professor of Respiratory Medicine
Respiratory Researach Department
University of Liverpool
Liverpool, Great Britain

John Camm, QHP, MD, BsC, FMedSci, FRCP, FRCP(E), FRCP(G), FACC, FESC, FAHA, FHRS, CStJ
Professor of Clinical Cardiology
Clinical Academic Group
Cardiovascular and Cell Sciences Research Institute
St. George's University of London
London, Great Britain

Andre Campbell, MD
Professor of Surgery
School of Medicine
University of California San Francisco
San Francisco, California

Diane M. Cappelletty, RPh, PharmD
Associate Professor of Clinical Pharmacy
Chair
Department of Pharmacy Practice
Co-Director
The Infectious Disease Research Laboratory
University of Toledo College of Pharmacy and Pharmaceutical Sciences
Toledo, Ohio

Joseph A. Carcillo, MD
Associate Professor
Departments of Critical Care Medicine and Pediatrics
University of Pittsburgh School of Medicine
Pittsburgh, Pennsylvania

Edward D. Chan, MD
Staff Physician
Pulmonary Section
Denver Veterans Affairs Medical Center
National Jewish Health
Denver, Colorado

Satish Chandrashekaran, MD
Assistant Professor of Medicine
Division of Pulmonary, Critical Care, and Sleep Medicine
Lung Transplantation Program
University of Florida College of Medicine
Gainesville, Florida

Lakhmir S. Chawla, MD
Associate Professor of Medicine
George Washington University Medical Center
Washington, DC

David C. Chen, MD
Associate Professor of Clinical Surgery
Department of Surgery
Associate Director of Surgical Education
David Geffen School of Medicine at UCLA
Los Angeles, California

Amit Chopra, MD
Assistant Professor of Medicine
Division of Pulmonary and Critical Care Medicine
Albany Medical College
Albany, New York

Robert S.B. Clark, MD
Professor of Critical Care Medicine
Chief
Pediatric Critical Care Medicine
University of Pittsburgh School of Medicine
Associate Director
Safar Center for Resuscitation Research
Pittsburgh, Pennsylvania

Jonathan D. Cohen, MD, PhD
Robert Bendheim and Lynn Bendheim Thoman Professor in Neuroscience
Professor of Psychology
Princeton University
Co-Director Princeton Neuroscience Institute
Princeton, New Jersey

Stephen M. Cohn, MD, FACS
Witten B. Russ Professor of Surgery
University of Texas Health Science Center
San Antonio, Texas

Kelli A. Cole, PharmD, BCPS
Antibiotic Steward Pharmacist
Department of Pharmacy Services
University of Toledo Medical Center
Toledo, Ohio

Staci Collins, RD, CNSC
Senior Dietitian
Department of Food and Nutrition Services
UC Davis Children's Hospital
Sacramento, California

Gulnur Com, MD
Associate Professor of Clinical Pediatrics
University of Southern California Keck School of Medicine
Los Angeles, California

Chris C. Cook, MD
Assistant Professor of Cardiothoracic Surgery
University of Pittsburgh School of Medicine
Pittsburgh, Pennsylvania

Robert N. Cooney, MD, FACS, FCCM
Professor and Chairman
Department of Surgery
SUNY Upstate Medical University
Syracuse, New York

Susan J. Corbridge, PhD, APN
Clinical Associate Professor
College of Nursing and Department of Medicine
Director of Graduate Clinical Studies
College of Nursing
University of Illinois at Chicago
Chicago, Illinois

Thomas C. Corbridge, MD
Professor of Medicine
Division of Pulmonary and Critical Care Medicine
Department of Medicine
Northwestern University Feinberg School of Medicine
Chicago, Illinois

Oliver A. Cornely, MD
Professor of Internal Medicine
Director of Translational Research
Cologne Excellence Cluster on Cellular Stress Responses in Aging-Associated Diseases (CECAD)
Director
Clinical Trials Center Cologne (CTCC)
University of Cologne
Cologne, Germany

Marie L. Crandall, MD, MPH
Professor of Surgery
University of Florida College of Medicine
Jacksonville, Florida

Andrej Čretnik, MD, PhD
Professor of Traumatology
University Clinical Center Maribor
Maribor, Slovenia

David Crippen, MD, FCCM
Professor of Critical Care Medicine
University of Pittsburgh
Pittsburgh, Pennsylvania

Chasen Ashley Croft, MD
Assistant Professor of Surgery
Department of Surgery
University of Florida Health Science Center
Gainesville, Florida

Elliott D. Crouser, MD
Professor of Medicine
Division of Pulmonary, Allergy, Critical Care, and Sleep Medicine
The Ohio State University Wexner Medical Center
Columbus, Ohio

Burke A. Cunha, MD, MACP
Chief
Infectious Disease Division
Winthrop-University Hospital
Mineola, New York
Professor of Medicine
State University of New York School of Medicine
Stony Brook, New York

Cheston B. Cunha, MD
Assistant Professor of Medicine
Division of Infectious Disease
Medical Director
Antimicrobial Stewardship Program
The Warren Alpert Medical School of Brown University
Providence, Rhode Island

J. Randall Curtis, MD, MPH
Professor of Medicine
Division of Pulmonary and Critical Care Medicine
University of Washington School of Medicine
Seattle, Washington

Heidi J. Dalton, MD
Professor of Child Health
University of Arizona College of Medicine
Phoenix, Arizona

Joseph M. Darby, MD
Professor of Critical Care Medicine and Surgery
University of Pittsburgh School of Medicine
Medical Director
Trauma ICU
UPMC-Presbyterian Hospital
Pittsburgh, Pennsylvania

John D. Davies, MA, RRT, FAARC, FCCP
Clinical Research Coordinator
Division of Pulmonary, Allergy, and Critical Care Medicine
Duke University Medical Center
Durham, North Carolina

Jeffrey Dellavolpe, MD, MPH
Critical Care Medicine
University of Pittsburgh Medical Center
Pittsburgh, Pennsylvania

Anne Marie G.A. De Smet, MD, PhD
Anesthesiologist-Intensivist
Afdelingshoofd Intensive Care Volwassenen
Head of Department of Critical Care
University Medical Center Groningen
Groningen, The Netherlands

Anahat Dhillon, MD
Associate Professor
Department of Anesthesiology and Perioperative Medicine
University of California Los Angeles
Los Angeles, California

Rajeev Dhupar, MD
Resident
Division of General Surgery
University of Pittsburgh Medical Center
Pittsburgh, Pennsylvania

Rochelle A. Dicker, MD
Professor
Departments of Surgery and Anesthesia
University of California San Francisco
San Francisco, California

Francesca Di Muzio, MD
Department of Anesthesiology and Intensive Care
Agostino Gemelli University Hospital
Università Cattolica del Sacro Cuore
Rome, Italy

Michael N. Diringer, MD
Professor of Neurology and Neurosurgery
Associate Professor of Anesthesiology and Occupational Therapy
Washington University School of Medicine in St. Louis
St. Louis, Missouri

Conrad F. Diven, MD, MS
Assistant Trauma Director
Trauma Research Director
Abrazo West Campus Trauma Center
Goodyear, Arizona

Peter Doelken, MD
Associate Professor of Medicine
Division of Pulmonary and Critical Care Medicine
Albany Medical College
Albany, New York

Michael Donahoe, MD
Professor of Medicine
Division of Pulmonary, Allergy, and Critical Care Medicine
University of Pittsburgh School of Medicine
Pittsburgh, Pennsylvania

Caron L. Boyd Dover, MD
Chief
Cardiothoracic Imaging
Medical Director of CT
Assistant Professor of Radiology
Department of Radiology
Wake Forest School of Medicine
Winston Salem, North Carolina

Brian K. Eble, MD
Associate Professor of Pediatrics
University of Arkansas for Medical Sciences
Little Rock, Arkansas

Charles L. Edelstein, MD, PhD, FAHA
Professor of Medicine
Division of Renal Diseases and Hypertension
University of Colorado Denver
Aurora, Colorado

Randolph Edwards, MD
Assistant Professor of Surgery
University of Connecticut School of Medicine
Surgical Critical Care
Department of Surgery
Hartford Hospital
Hartford, Connecticut

Elwaleed A. Elhassan, MBBS, FACP, FASN
Assistant Professor of Medicine (Nephrology)
Wayne State University School of Medicine
Detroit, Michigan

E. Wesley Ely, MD, MPH
Professor of Medicine
Department of Allergy, Pulmonary, and Criticial Care Medicine
Vanderbilt University Medical Center
Nashville, Tennessee

Lillian L. Emlet, MD, MS, FACEP, FCCM
Assistant Professor
Departments of Critical Care Medicine and Emergency Medicine
Associate Program Director
IM-CCM Fellowship of the MCCTP
University of Pittsburgh Medical Center
Pittsburgh, Pennsylvania

Amir Emtiazjoo, MD, MSc
Assistant Professor of Medicine
Division of Pulmonary, Critical Care, and Sleep Medicine
Lung Transplantation Program
University of Florida College of Medicine
Gainesville, Florida

Shane W. English, MD, MSc, FRCPC
Associate Scientist
Clinical Epidemiology Program
Ottawa Hospital Research Institute
Assistant Professor of Medicine (Critical Care)
University of Ottawa
Intensivist
Department of Critical Care
The Ottawa Hospital
Ottawa, Ontario, Canada

Brent Ershoff, MD
Clinical Instructor
Department of Anesthesiology and Perioperative Medicine
David Geffen School of Medicine at UCLA
Los Angeles, California

Joel H. Ettinger, BS, MHA
President
Category One Inc.
Pittsburgh, Pennsylvania

Josh Ettinger, MBA
Category One, Inc.
Pittsburgh, Pennsylvania

David C. Evans, MD
Assistant Professor of Surgery
Department of Surgery
The Ohio State University
Columbus, Ohio

Gregory T. Everson, MD
Professor of Medicine
Division of Gastroenterology and Hepatology
University of Colorado Denver
Director of Hepatology
Hepatology and Transplant Center
University of Colorado Hospital
Aurora, Colorado

Chiara Faggiano, MD
Department of Anesthesia and Critical Care Medicine
S. Giovanni Battista Mollinette Hospital
University of Turin
Turin, Italy

Jeff Fair, MD
Professor
Department of Surgery
University of Texas Medical Branch
Galveston, Texas

Ronald J. Falk, MD
Allen Brewster Distinguished Professor of Medicine
Director
UNC Kidney Center
Chairman
Department of Medicine
University of North Carolina
Chapel Hill, North Carolina

Brenna Farmer, MD
Assistant Professor of Medicine
Department of Emergency Medicine
Weill Cornell Medicine of Cornell University
Assistant Residency Director
Department of Emergency Medicine
New York Presbyterian Hospital
New York, New York

Rory Farnan, MB, BCh, BAO
Division of Cardiology
Cooper University Hospital
Camden, New Jersey

Alan P. Farwell, MD
Associate Professor of Medicine
Chair
Division of Endocrinology, Diabetes, and Nutrition
Boston University School of Medicine
Director
Endocrine Clinics
Boston Medical Center
Boston, Massachusetts

Carinda Feild, PharmD, FCCM
Assistant Dean and Associate Professor
Department of Pharmacotherapy and Translational Research
University of Florida College of Pharmacy
Seminole, Florida

David Feller-Kopman, MD, FACP
Associate Professor of Medicine, Otolaryngology - Head and Neck Surgery
Department of Pulmonary and Critical Care Medicine
The Johns Hopkins University
Director
Bronchoscopy and Interventional Pulmonology
Johns Hopkins University Medical Institutions
Baltimore, Maryland

Kathryn Felmet, MD
Assistant Professor
Departments of Critical Care Medicine and Pediatrics
University of Pittsburgh School of Medicine
Pittsburgh, Pennsylvania

Miguel Ferrer, MD, PhD
Department of Pneumology
Respiratory Institute
Hospital Clinic
IDIBAPS
CibeRes
Associate Professor
Department of Medicine
University of Barcelona
Barcelona, Spain

Ericka L. Fink, MD, MS
Associate Professor of Critical Care Medicine
University of Pittsburgh School of Medicine
Children's Hospital of Pittsburgh of UPMC
Associate Director
Safar Center for Resuscitation Research
Pittsburgh, Pennsylvania

Mitchell P. Fink, MD†
Professor of Surgery and Anesthesiology
Vice Chair for Critical Care
Department of Surgery
David Geffen School of Medicine at UCLA
Los Angeles, California

Brett E. Fortune, MD
Assistant Professor of Medicine (Digestive Diseases) and of Surgery (Transplant)
Associate Program Director
Gastroenterology Fellowship
Yale School of Medicine
New Haven, Connecticut

Barry I. Freedman, MD
Professor and Chief
Department of Internal Medicine
Section on Nephrology
Wake Forest School of Medicine
Winston-Salem, North Carolina

---

† 已故

Elchanan Fried, MD
Senior Physician
Department of Medicine
Hadassah Medical Centers
Jerusalem, Israel

Kwame Frimpong, MD
Clinical Research Coordinator
Vanderbilt University Medical Center
Nashville, Tennessee

Rajeev K. Garg, MD, MS
Assistant Professor of Neurological Sciences and Neurosurgery
Rush University Medical Center
Chicago, Illinois

Raúl J. Gazmuri, MD, PhD, FCCM
Professor of Medicine
Professor of Physiology and Biophysics
Director
Resuscitation Institute
Rosalind Franklin University of Medicine and Science
Director of Critical Care Medicine
Captain James A. Lovell Federal Health Care Center
North Chicago, Illinois

Robert H. Geelkerken, Prof Dr
Medisch Spectrum Twente
and Faculty of Science and Technology and Experimental Center of Technical Medicine
University of Twente
Enschede, The Netherlands

Todd W.B. Gehr, MD
Sir Hans A. Krebs Chair of Nephrology
Department of Internal Medicine
Division of Nephrology
Virginia Commonwealth University School of Medicine
Richmond, Virginia

Michael A. Gentile, RRT, FAARC, FCCM
Associate in Research
Division of Pulmonary and Critical Care Medicine
Duke University Medical Center
Durham, North Carolina

M. Patricia George, MD
Assistant Professor of Medicine
University of Pittsburgh School of Medicine
UPMC Montefiore Hospital
Pittsburgh, Pennsylvania

Herwig Gerlach, MD, PhD, MBA
Professor and Chairman
Department of Anesthesia, Intensive Care, and Pain Management
Vivantes-Klinikum Neukölln
Berlin, Germany

Helen Giamarellou, MD, PhD
Professor of Internal Medicine and Infectious Diseases
Hygeia Hospital
Athens, Greece

Fredric Ginsberg, MD
Associate Professor of Medicine
Division of Cardiovascular Disease
Cooper Medical School of Rowan University
Camden, New Jersey

Thomas G. Gleason, MD
Ronald V. Pellegrini Endowed Professor of Cardiothoracic Surgery
University of Pittsburgh School of Medicine
Chief
Division of Cardiac Surgery
Heart and Vascular Institute
Director
Center for Thoracic Aortic Disease
University of Pittsburgh Medical Center
Pittsburgh, Pennsylvania

Corbin E. Goerlich, MD
The University of Texas Medical School at Houston
Houston, Texas

Diana J. Goodman, MD
Assistant Professor
Department of Neurological Sciences
Rush University Medical Center
Chicago, Illinois

Shankar Gopinath, MD
Associate Professor of Neurosurgery
Baylor College of Medicine
Houston, Texas

John Gorcsan, III, MD
Professor of Medicine
Division of Cardiology
University of Pittsburgh
Pittsburgh, Pennsylvania

Yaacov Gozal, MD
Associate Professor of Anesthesiology
Hebrew University
Chair
Department of Anesthesiology, Perioperative Medicine and Pain Treatment
Shaare Zedek Medical Center
Jerusalem, Israel

Jeremy D. Gradon, MD, FACP, FIDSA
Attending Physician
Department of Medicine
Sinai Hospital of Baltimore
Associate Professor of Medicine
The Johns Hopkins University School of Medicine
Baltimore, Maryland

Cornelia R. Graves, MD
Professor of Obstetrics and Gynecology
University of Tennessee College of Medicine
Clinial Professor of Obstetrics and Gynecology
Vanderbilt University School of Medicine
Director of Perinatal Services
St. Thomas Health System
Medical Director
Tennessee Maternal Fetal Medicine
Nashville, Tennessee

Cesare Gregoretti, MD
Department of Biopathology and Medical Biotechnologies (DIBIMED)
Section of Anesthesia, Analgesia, Intensive Care, and Emergency
Policlinico P. Giaccone University of Palermo
Palermo, Italy

Andreas Greinacher, MD
Institute for Immunology and Transfusion Medicine
University Medicine Greifswald
Department of Anesthesiology and Intensive Care Medicine
Greifswald, Germany

Michael A. Gropper, MD, PhD
Professor and Chair
Department of Anesthesia and Perioperative Care
University of California San Francisco
San Francisco, California

Paul O. Gubbins, PharmD
Associate Dean
Vice Chair and Professor
Division of Pharmacy Practice and Administration
UMKC School of Pharmacy at Missouri State University
Springfield, Missouri

Vadim Gudzenko, MD
Assistant Clinical Professor
Departments of Anesthesiology and Perioperative Medicine
David Geffen School of Medicine at UCLA
Los Angeles, California

Kyle J. Gunnerson, MD
Associate Professor of Emergency Medicine
Chief, Division of Emergency Critical Care
University of Michigan Medical School
Ann Arbor, Michigan

Fahim A. Habib, MD, MPH, FACS
Assistant Professor of Surgery
DeWitt Daughtry Department of Surgery
University of Miami Miller School of Medicine
Director
Department of Critical Care
University of Miami Hospital
Attending Trauma Surgeon
Ryder Trauma Center
Jackson Memorial Hospital
Miami, Florida

Brian G. Harbrecht, MD
Professor of Surgery
University of Louisville School of Medicine
Louisville, Kentucky

Yenal I.J. Harper, MD, ABIM
Cardiovascular Disease Fellow
University of Tennessee Health Science Center
Memphis, Tennessee

Moustafa Hassan, MD
Associate Professor
Departments of Surgery and Anesthesiology
State University of New York
SUNY Upstate Medical University
Syracuse, New York

Jan A. Hazelzet, MD, PhD
Professor in Healthcare Quality and Outcome
Chief Medical Information Officer
Vice Director
Strategy and Policy IT
Erasmus Medical Center
Rotterdam, The Netherlands

Jonathan R. Hiatt, MD
Professor of Surgery
Vice Dean for Faculty
David Geffen School of Medicine at UCLA
Los Angeles, California

Robert W. Hickey, MD FAAP, FAHA
Associate Professor of Pediatrics
University of Pittsburgh School of Medicine
Department of Emergency Medicine
Children's Hospital of Pittsburgh of UPMC
Pittsburgh, Pennsylvania

Thomas L. Higgins, MD, MBA
Professor
Departments of Medicine, Anesthesia, and Surgery
Chief Medical Officer
Baystate Franklin Medical Center and BH Northern Region
Baystate Noble Hospital and BH Western Region
Westfield, Massachusetts

Nicholas S. Hill, MD, FPVRI
Professor of Medicine
Chief
Division of Pulmonary, Critical Care, and Sleep Medicine
Tufts University Medical Center
Boston, Massachusetts

Swapnil Hiremath, MD, MPH
Assistant Professor
Department of Medicine
University of Ottawa
Senior Clinical Investigator
Clinical Epidemiology Program
Ottawa Hospital Research Institute
Ottawa, Ontario, Canada

Gerald A. Hladik, MD
Doc J Thurston Distinguished Professor of Medicine
Interim Chief
Division of Nephrology and Hypertension
UNC Kidney Center
University of North Carolina
Chapel Hill, North Carolina

Steven M. Hollenberg, MD
Professor of Medicine
Cooper Medical School of Rowan University
Director
Coronary Care Unit
Cooper University Hospital
Camden, New Jersey

Eric Hoste, MD, PhD
Associate Professor
Department of Intensive Care Medicine
Ghent University Faculty of Medicine and Health Sciences
Ghent University Hospital
Ghent, Belgium
Senior Clinical Investigator
Research Fund-Flanders (FWO)
Brussels, Belgium

Albert T. Hsu, MD
Assistant Professor of Surgery
University of Florida College of Medicine
Jacksonville, Florida

David T. Huang, MD, MPH
Associate Professor
Departments of Critical Care Medicine and Emergency Medicine
Director
Multidisciplinary Acute Care Research Organization
University of Pittsburgh School of Medicine
Pittsburgh, Pennsylvania

J. Terrill Huggins, MD
Associate Professor of Medicine
Pulmonary, Critical Care, Allergy, and Sleep Medicine
Medical University of South Carolina
Charleston, South Carolina

Russell D. Hull, MBBS, MSc, FRCPC, FACP, FCCP
Professor of Medicine
University of Calgary Faculty of Medicine
Calgary, Alberta, Canada

Joseph Abdellatif Ibrahim, MD
Associate Program Director
Department of General Surgery
Orlando Health
Orlando, Florida

Angie Ingraham, MD
Assistant Professor of Surgery
University of Wisconsin
Madison, Wisconsin

Margaret L. Isaac, MD
Assistant Professor of Medicine
University of Washington School of Medicine
Seattle, Washington

James P. Isbister, BSc(Med), MB, BS, FRACP, FRCPA
Consultant in Haematology and Transfusion Medicine
Clinical Professor of Medicine
Sydney Medical School
Royal North Shore Hospital of Sydney
Conjoint Professor of Medicine
University of New South Wales
Sydney, Australia
Adjunct Professor of Medicine
Monash University
Melbourne, Australia

Frederique A. Jacquerioz, MD, MPH, CTropMed
Clinical Assistant Professor
Department of Tropical Medicine
Tulane School of Public Health and Tropical Medicine
New Orleans, Louisiana
Department of Tropical and Humanitarian Medicine
Geneva University Hospitals
Geneva, Switzerland

Ashutosh P. Jadhav, MD, PhD
Assistant Professor
Departments of Neurology and Neurological Surgery
University of Pittsburgh
Pittsburgh, Pennsylvania

David Jiménez, MD, PhD
Associate Professor of Medicine (Respiratory Medicine)
Alcalá de Henares University
Chief, Venous Thromboembolism Programme
Hospital Ramón y Cajal
Madrid, Spain

Jimmy Johannes, MD
Fellow, Department of Pulmonary and Critical Care Medicine
David Geffen School of Medicine at UCLA
Los Angeles, California

Janeen Rene Jordan, MD
Department of Surgery
University of Florida
Gainesville, Florida

Philippe G. Jorens, MD, PhD
Professor and Chair
Department of Critical Care Medicine
Professor of Clinical Pharmacology and Toxicology
University of Antwerp and Antwerp University Hospital
Antwerp, Belgium

Mathieu Jozwiak, MD
Medical Intensive Care Unit
Bicêtre University Hospital
Paris-South University
Le Kremlin-Bicêtre, France

Rose Jung, PharmD, MPH, BCPS
Clinical Associate Professor
Department of Pharmacy Practice
University of Toledo College of Pharmacy and Pharmaceutical Sciences
Toledo, Ohio

Aanchal Kapoor, MD
Associate Program Director
Department of Critical Care Medicine
Cleveland Clinic
Cleveland, Ohio

David C. Kaufman, MD, FCCM
Professor of Surgery, Anesthesia, Internal Medicine, Medical Humanities and Bioethics, and Urology
University of Rochester
Rochester, New York

A. Murat Kaynar, MD, MPH
Associate Professor
Departments of Critical Care Medicine and Anesthesiology
University of Pittsburgh School of Medicine
The Clinical Research, Investigation, and Systems Modeling of Acute Illness (CRISMA) Center
Pittsburgh, Pennsylvania

John A. Kellum, MD
Professor of Critical Care Medicine
University of Pittsburgh
Pittsburgh, Pennsylvania

Orlando Kirton, MD
Ludwig J. Pyrtek, MD, Chair of Surgery
Department of Surgery
Hartford Hospital
Hartford, Connecticut
Professor and Vice Chairman
Department of Surgery
University of Connecticut School of Medicine
Farmington, Connecticut

Jason Knight, MD
Emergency Department Medical Director
Maricopa Medical Center
Phoenix, Arizona

Patrick M. Kochanek, MD, MCCM
Ake N. Grenvik Professor in Critical Care Medicine
Professor and Vice Chairman
Department of Critical Care Medicine
Professor of Anesthesiology, Pediatrics, Bioengineering, and Clinical and Translational Science
University of Pittsburgh School of Medicine
Director
Safar Center for Resuscitation Research
Pittsburgh, Pennsylvania

Philipp Koehler, MD
Resident Physician
Department of Internal Medicine
University Hospital Cologne
Cologne Excellence Cluster on Cellular Stress Responses in Aging-Associated Diseases (CECAD)
Faculty of Medicine
University of Cologne
Cologne, Germany

Jeroen J. Kolkman, Prof Dr
Department of Gastroenterology
Medische Spectrum Twente
Enschede, The Netherlands
Department of Gastroenterology
University Medical Center Groningen
Groningen, The Netherlands

Marin H. Kollef, MD
Division of Pulmonary and Critical Care Medicine
Washington University School of Medicine in St. Louis
St. Louis, Missouri

Cecilia Korb, MD, MSc
Research Fellow
Department of Paediatric Intensive Care
Royal Brompton Hospital
London, United Kingdom

Robert L. Kormos, MD, FRCS(C), FAHA
Professor
Department of Surgery
University of Pittsburgh School of Medicine
Director
Artificial Heart Program
Co-Director
Heart Transplantation
Medical Director
Vital Engineering
University of Pittsburgh Medical Center
Pittsburgh, Pennsylvania

Lucy Z. Kornblith, MD
Fellow
Trauma and Critical Care
University of California San Francisco
San Francisco, California

Roman Košir, MD, PhD
Chief
Emergency Center
Attending Physician
Trauma Department
University Clinical Center Maribor
Maribor, Slovenia

Robert M. Kotloff, MD
Chairman
Department of Pulmonary Medicine
Respiratory Institute
Cleveland Clinic
Cleveland, Ohio

Rosemary A. Kozar, MD, PhD
Professor of Surgery
University of Maryland
Baltimore, Maryland

Wolf Benjamin Kratzert, MD, PhD
Assistant Clinical Professor
Department of Anesthesiology and Perioperative Medicine
University of California Los Angeles
Los Angeles, California

Anand Kumar, MD
Associate Professor
Sections of Critical Care Medicine and Infectious Diseases
University of Manitoba
Winnipeg, Manitoba, Canada
Associate Professor
Sections of Critical Care Medicine and Infectious Diseases
Robert Wood Johnson Medical School, UMDNJ
Camden, New Jersey

Vladimir Kvetan, MD
Director
Jay B. Langner Critical Care System Director
Division of Critical Care Medicine
Montefiore Medical Center
Albert Einstein College of Medicine
Bronx, New York

Shawn D. Larson, MD, FACS
Assistant Professor of Surgery
Division of Pediatric Surgery
University of Florida College of Medicine
Gainesville, Florida

Gilles Lebuffe, MD
Professor of Anaesthesiology and Intensive Care Medicine
Lille University School of Medicine
Lille University Hospital
Lille, France

Constance Lee, MD
Fellow
Surgical Critical Care
Department of Surgery
University of Florida College of Medicine
Gainesville, Florida

Hans J. Lee, MD
Assistant Professor of Medicine
Director of Pleural Disease Service
Fellowship Director
Kopen Wang Interventional Pulmonary Fellowship
Division of Pulmonary/Critical Care Medicine
The Johns Hopkins University
Baltimore, Maryland

Angela M. Leung, MD, MSc
Assistant Clinical Professor of Medicine
Division of Endocrinology
David Geffen School of Medicine at UCLA
VA Greater Los Angeles Healthcare System
Los Angeles, California

Allan D. Levi, MD, PhD, FACS
Chair
Department of Neurological Surgery
Professor of Neurological Surgery, Orthopedics, and Rehabilitation Medicine
University of Miami Miller School of Medicine
Chief of Neurosurgery
Jackson Memorial Hospital
Miami, Florida

Phillip D. Levin, MA, MB, BCHIR
Director
Senior Lecturer
Department of Anesthesia
Hebrew University
Director
General Intensive Care Unit
Shaare Zedek Medical Center
Jerusalem, Israel

Jerrold H. Levy, MD, FAHA, FCCM
Professor of Anesthesiology
Associate Professor of Surgery
Co-Director
Cardiothoracic ICU
Anesthesiology, Critical Care, and Surgery
Duke University Hospital
Durham, North Carolina

Mitchell M. Levy, MD
Professor of Medicine
The Warren Alpert Medical School of Brown University
Chief
Division of Critical Care, Pulmonary and Sleep Medicine
Rhode Island Hospital
Providence, Rhode Island

Anthony J. Lewis, MD
General Surgery Resident
Department of Surgery
University of Pittsburgh
Pittsburgh, Pennsylvania

Catherine E. Lewis, MD
Assistant Professor of Surgery
Trauma, Emergency General Surgery, and Surgical Critical Care
David Geffen School of Medicine at UCLA
Los Angeles, California

Susan J. Lewis, PharmD, BCPS
Assistant Professor
Department of Pharmacy Practice
University of Findlay College of Pharmacy
Findlay, Ohio

Scott Liebman, MD, MPH
Associate Professor
Department of Medicine
University of Rochester Medical Center
Rochester, New York

Stuart L. Linas, MD
Rocky Mountain Professor of Renal Research
Department of Internal Medicine
University of Colorado School of Medicine
Aurora, Colorado
Chief of Nephrology
Denver Health Medical Center
Denver, Colorado

Jason P. Linefsky, MD, MS
Assistant Professor of Medicine
Division of Cardiology
Emory University School of Medicine
Decatur, Georgia

Kerry Michael Link, MD, MBA
Professor of Radiology
Cardiology, Regenerative Medicine, and Translational Sciences
Department of Radiology
Wake Forest School of Medicine
Winston-Salem, North Carolina

Pamela Lipsett, MD, MHPE
Warfield M. Firor Endowed Professorship
Department of Surgery
The Johns Hopkins University School of Medicine
Baltimore, Maryland

Angela K.M. Lipshutz, MD, MPH
2015-2016 Severinghaus Assistant Professor
Department of Anesthesia and Perioperative Care
University of California San Francisco
San Francisco, California

Alejandro J. Lopez-Magallon, MD
Assistant Professor of Medicine
Division of Critical Care Medicine
University of Pittsburgh School of Medicine
Pittsburgh, Pennsylvania

Andrew I.R. Maas, MD, PhD
Professor and Chair
Department of Neurosurgery
University Hospital Antwerp and University of Antwerp
Antwerp, Belgium

Neil R. MacIntyre, MD
Professor of Medicine
Duke University School of Medicine
Clinical Chief
Pulmonary and Critical Care Division
Medical Director
Respiratory Care Services
Duke University Medical Center
Durham, North Carolina

Duncan Macrae, MB, ChB, FRCA
Consultant
Department of Paediatric Intensive Care
Royal Brompton Hospital
Senior Lecturer and Adjunct Reader
Imperial College School of Medicine
London, United Kingdom

Michael C. Madigan, MD
University of Pittsburgh Medical Center
Pittsburgh, Pennsylvania

Stefano Maggiolini, MD
Chief of Cardiology
Cardiovascular Department
ASST-Lecco
San Leopoldo Mandic Hospital Merate
Lecco, Italy

Aman Mahajan, MD, PhD
Professor of Anesthesiology and Bioengineering
Chair
Department of Anesthesiology
David Geffen School of Medicine at UCLA
Los Angeles, California

Bernhard Maisch, MD, FESC, FACC
Professor and Director
Department of Cardiology
Marburg Heart Center
Marburg, Germany

Jordi Mancebo, MD
Director
Intensive Care Department
Hospital Sant Pau
Barcelona, Spain

Henry J. Mann, PharmD, FCCM, FCCP, FASHP
Dean and Professor
The Ohio State University College of Pharmacy
Columbus, Ohio

Sanjay Manocha, MD, FRCPC
Medical Director
Critical Care Unit
Division of Critical Care Medicine
Department of Medicine
Humber River Hospital
Toronto, Ontario, Canada
Assistant Professor
Department of Medicine
Queen's University
Kingston, Ontario, Canada

Daniel R. Margulies, MD, FACS
Professor of Surgery
Director
Trauma Services and Acute Care Surgery
Associate Director, General Surgery
Cedars-Sinai Medical Center
Los Angeles, California

Paul E. Marik, MD, FCCP, FCCM
Chief
Division of Pulmonary and Critical Care Medicine
Department of Internal Medicine
Eastern Virginia Medical School
Norfolk, Virginia

Donald W. Marion, MD, MSc
Senior Clinical Consultant
Division of Clinical Affairs
The Defense and Veterans Brain Injury Center
Silver Spring, Maryland

Stephanie Markle, DO, MPH
Acute Care Surgery Fellow
Clinical Instructor
University of Florida College of Medicine
Gainesville, Florida

Alvaro Martinez-Camacho, MD
Assistant Professor of Gastroenterology and Hepatology
University of Colorado Denver
Division of Digestive and Liver Health
Denver Health Hospital and Authority
Denver, Colorado

Florian B. Mayr, MD, MPH
Assistant Professor of Critical Care Medicine
University of Pittsburgh School of Medicine
Pittsburgh, Pennsylvania

George V. Mazariegos, MD
Professor of Surgery and Critical Care
University of Pittsburgh School of Medicine
Director, Pediatric Transplantation
Hillman Center for Pediatric Transplantation
Children's Hospital of Pittsburgh of UPMC
Pittsburgh, Pennsylvania

Joanne Mazzarelli, MD, FACC
Division of Cardiovascular Disease
Women's Heart Program
Cooper University Hospital
Assistant Professor of Medicine
Cooper Medical School of Rowan University
Camden, New Jersey

Steven A. McGloughlin, FCICM, FRACP, MPH&TM, PGDipEcho
Department of Intensive Care and Hyperbaric Medicine
The Alfred Hospital
Melbourne, Australia

Lauralyn McIntyre, MD, MSc
Senior Scientist
Clinical Epidemiology Program
Ottawa Hospital Research Institute
Associate Professor of Medicine (Critical Care)
University of Ottawa
Intensivist
Department of Critical Care
The Ottawa Hospital
Ottawa, Ontario, Canada

Anna W. McLean, MD
Department of Internal Medicine
George Washington University School of Medicine
VA Medical Center
Washington, DC

John F. McNamara, BDSc, MDS (Adel), FICD, FADI, FPFA, MRACDS (ENDO)
Registrar—Associate Lecturer
Center for Clinical Research
University of Queensland
Brisbane, Australia

Michelle K. McNutt, MD
Assistant Professor of Surgery
University of Texas Health Science Center at Houston
Houston, Texas

Lucido L. Ponce Mejia, MD
Resident Physician
Department of Neurosurgery
Baylor College of Medicine
Houston, Texas

Daniel R. Meldrum, MD
Professor of Surgery
Michigan State University College of Human Medicine
Grand Rapids, Michigan

Joseph S. Meltzer, MD
Associate Clinical Professor
Department of Anesthesiology and Perioperative Medicine
University of California Los Angeles
David Geffen School of Medicine at UCLA
Los Angeles, California

Dieter Mesotten, MD, PhD
Associate Professor of Medicine
Division of Intensive Care Medicine
Katholieke Universiteit Leuven
Leuven, Belgium

Kimberly S. Meyer, MSN, ACNP-BC
Neurosurgery Nurse Practitioner
Trauma Institute
University of Louisville Hospital
Instructor in Nursing
University of Louisville
Louisville, Kentucky

Scott T. Micek, PharmD
Associate Professor of Pharmacy Practice
St. Louis College of Pharmacy
St. Louis, Missouri

David J. Michelson, MD
Assistant Professor
Departments of Pediatrics and Neurology
Loma Linda University Health
Loma Linda, California

Dianne Mills, RD, CNSC
Senior Dietitian
Department of Food and Nutrition Services
UC Davis Children's Hospital
UC Davis Medical Center
Sacramento, California

Bartley Mitchell, MD
Endovascular Neurosurgeon
Baptist Medical Center
Jacksonville, Florida

Aaron M. Mittel, MD
Clinical Fellow in Anaesthesia
Department of Anesthesia, Critical Care, and Pain Medicine
Harvard Medical School
Beth Israel Deaconess Medical Center
Boston, Massachusetts

Xavier Monnet, MD, PhD
Medical Intensive Care Unit
Paris-South University
Bicêtre Hospital
Le Kremlin-Bicêtre, France

John Montford, MD
Assistant Professor of Medicine
University of Colorado School of Medicine
Aurora, Colorado

Frederick A. Moore, MD, MCCM
Professor of Surgery
Head
Acute Care Surgery
Department of Surgery
University of Florida College of Medicine
Gainesville, Florida

Laura J. Moore, MD
Associate Professor of Surgery
Chief of Surgical Critical Care
Department of Surgery
The University of Texas Health Science Center Houston
Medical Director
Shock Trauma Intensive Care Unit
Texas Trauma Institute
Memorial Hermann Hospital
Texas Medical Center
Houston, Texas

Lisa K. Moores, MD
Associate Dean for Student Affairs
Office of the Dean
Professor of Medicine
F. Edward Hebert School of Medicine
The Uniformed Services University of the Health Sciences
Bethesda, Maryland

Colleen M. Moran, MD
Assistant Professor
Departments of Anesthesiology and Critical Care
University of Pittsburgh School of Medicine
Pittsburgh, Pennsylvania

Alison Morris, MD, MS
Associate Professor of Medicine and Immunology
Division of Pulmonary, Allergy, and Critical Care Medicine
Vice Chair of Clinical Research
Department of Medicine
University of Pittsburgh School of Medicine
Pittsburgh, Pennsylvania

Thomas C. Mort, MD
Assistant Professor of Surgery
University of Connecticut School of Medicine
Farmington, Connecticut
Associate Director
Surgical Intensive Care Unit
Hartford Hospital
Hartford, Connecticut

Michele Moss, MD
Professor and Vice Chair
Department of Pediatrics
University of Arkansas for Medical Sciences
Little Rock, Arkansas

Bruno Mourvillier, MD
Assistant
Medical and Infectious Diseases Intensive Care
Bichat-Claude Bernard Hospital
Paris 7 University
Paris, France

Ricardo Muñoz, MD, FAAP, FCCM, FACC
Professor
Departments of Critical Care Medicine, Pediatrics, and Surgery
University of Pittsburgh School of Medicine
Chief
Pediatric Cardiac Critical Care
Medical Director
Global Business and Telemedicine
Children's Hospital of Pittsburgh of UPMC
Pittsburgh, Pennsylvania

Kurt G. Naber, MD, PhD
Associate Professor of Urology
Technical University of Munich
Munich, Germany

Girish B. Nair, MD, FACP, FCCP
Director
Interstitial Lung Disease Program and Pulmonary Rehabilitation
Internal Medicine
Winthrop University Hospital
Mineola, New York
Assistant Professor of Clinical Medicine
Internal Medicine
SUNY Stony Brook
Stony Brook, New York

Jovany Cruz Navarro, MD
Resident Physician
Department of Anesthesiology
Baylor College of Medicine
Houston, Texas

Melissa L. New, MD
Pulmonary and Critical Care Fellow
Department of Medicine
University of Colorado Denver
Anschutz Medical Campus
Aurora, Colorado

Jennifer Nguyen-Lee, MD
Assistant Clinical Instructor
Department of Anesthesiology and Perioperative Medicine
Liver Transplant Anesthesia
David Geffen School of Medicine at UCLA
Los Angeles, California

Michael S. Niederman, MD, MACP, FCCP, FCCM, FERS
Clinical Director
Division of Pulmonary and Critical Care
New York Hospital
Weill Cornell Medicine of Cornell University
New York, New York

Alexander S. Niven, MD
Professor of Medicine
Uniformed Services University of the Health Sciences
Bethesda, Maryland
Director of Medical Education and DIO
Educational Resources Division
Madigan Army Medical Center
Tacoma, Washington

Juan B. Ochoa, MD
Department of Surgery and Critical Care Medicine
University of Pittsburgh School of Medicine
Pittsburgh, Pennsylvania

Mauro Oddo, MD
Staff Physician
Head
Clinical Research Unit
Department of Intensive Care Medicine
Centre Hospitalier Universitaire Vaudois (CHUV) – University Hospital
Faculty of Biology Medicine
University of Lausanne
Lausanne, Switzerland

Patrick J. O'Neill, MD, PhD
Clinical Associate Professor of Surgery
University of Arizona College of Medicine
Phoenix, Arizona
Trauma Medical Director
Abrazo West Campus Trauma Center
Goodyear, Arizona

Steven M. Opal, MD
Professor of Medicine
Infectious Disease Division
The Warren Alpert Medical School of Brown University
Providence, Rhode Island

James P. Orlowski, MD
Division of Pediatric Critical Care
Community Hospital
Tampa, Florida

Catherine M. Otto, MD
J. Ward Kennedy-Hamilton Endowed Chair in Cardiology
Professor of Medicine
University of Washington School of Medicine
Seattle, Washington

Aravinda Page, MA, MB BChir, MRCS
Specialist Registrar
Cardiothoracic Surgery
Papworth Hospital NHS Foundation Trust
Cambridge, Great Britain

Joseph E. Parrillo, MD
Chairman
Heart and Vascular Hospital
Hackensack University Medical Center
Hackensack, New Jersey
Professor of Medicine
Rutgers New Jersey Medical School
Newark, New Jersey

Rohit Pravin Patel, MD
Assistant Professor
Departments of Emergency Medicine, Anesthesiology, and Surgery
Co-Director
Emergency Medicine Critical Care Fellowship
Director of Critical Care Ultrasound
Surgical ICU
University of Florida Health Shands Hospital
Gainesville, Florida

David L. Paterson, MBBS (Hons), PhD, FRACP, FRCPA, GDCE
Professor of Medicine
Centre for Clinical Research (UQCCR)
The University of Queensland
Consultant Infectious Diseases Physician
Department of Infectious Diseases
Royal Brisbane and Women's Hospital
Brisbane, Australia

Andrew B. Peitzman, MD
Distinguished Professor of Surgery
Mark M. Ravitch Professor and Vice-Chair
University of Pittsburgh Vice President for Trauma and Surgical Services
Pittsburgh, Pennsylvania

Daleen Aragon Penoyer, PhD, RN, CCRP, FCCM
Director
Center for Nursing Research and Advanced Nursing Practice
Orlando Health
Orlando, Florida

Judith L. Pepe, MD
Senior Associate Director, Surgical Critical Care
Department of Surgery
Hartford Hospital
Hartford, Connecticut
Associate Professor of Surgery
University of Connecticut Medical Center
Farmington, Connecticut

Steve G. Peters, MD
Professor of Medicine
Division of Pulmonary and Critical Care Medicine
Mayo Clinic
Rochester, Minnesota

Adrian Pilatz, MD, PhD
Clinic for Urology, Pediatric Urology, and Andrology
Justus-Liebig-University
Geissen, Germany

Giovanni Piovesana, MD
Fellow in Cardiothoracic Surgery
Department of Surgery
University of Florida College of Medicine
Gainesville, Florida

Fred Plum, MD†
Department of Neurology
Weill Cornell Medicine of Cornell University
New York, New York

Kees H. Polderman, MD, PhD
Professor of Critical Care Medicine
University of Pittsburgh School of Medicine
Pittsburgh, Pennsylvania

Murray M. Pollack, MD, MBA
Professor of Pediatrics
George Washington University School of Medicine and Health Sciences
Director
Clinical Outcomes Research
Department of Critical Care
Children's National Medical Center
Washington, DC

Sebastian Pollandt, MD
Assistant Professor
Department of Neurological Sciences
Rush University Medical Center
Chicago, Illinois

Peter J. Pronovost, MD
Professor
Departments of Anesthesiology/Critical Care Medicine and Surgery
The Johns Hopkins University School of Medicine
Baltimore, Maryland

Juan Carlos Puyana, MD, FACS, FACCP
Professor of Surgery, Critical Care Medicine, and Translational Science
Director
Global Health Surgery
University of Pittsburgh School of Medicine
Pittsburgh, Pennsylvania

Jin H. Ra, MD, FACS
Assistant Professor of Surgery
Medical Director, SICU
Program Director, SCC Fellowship
University of Florida College of Medicine
Jacksonville, Florida

Thomas G. Rainey, MD
President
Critical Medicine
Bethesda, Maryland

† 已故

Davinder Ramsingh, MD
Director of Clinical Research and Perioperative Ultrasound
Associate Professor
Department of Anesthesiology
Loma Linda Medical Center
Loma Linda, California

Sarangarajan Ranganathan, MD
Professor of Pathology
University of Pittsburgh School of Medicine
Director of Anatomic Pathology
Division of Pediatric Pathology
Children's Hospital of Pittsburgh of UPMC
Pittsburgh, Pennsylvania

V. Marco Ranieri, MD
Policlinico Umberto I
Anesthesia and Critical Care Medicine
Sapienza Università di Roma
Rome, Italy

Sepehr Rejai, MD
Resident
Department of Anesthesiology and Perioperative Medicine
David Geffen School of Medicine at UCLA
Los Angeles, California

Jorge Reyes, MD
Professor of Surgery
Chief
Division of Transplant Surgery
University of Washington School of Medicine
Seattle, Washington

Joshua C. Reynolds, MD, MS
Assistant Professor
Department of Emergency Medicine
Michigan State University College of Human Medicine
Grand Rapids, Michigan

Arsen D. Ristic, MD, PhD, FESC
Associate Professor of Internal Medicine (Cardiology)
Belgrade University School of Medicine
Deputy Director
Polyclinic of the Clinical Center of Serbia
Chief
Interventional Pericardiology and Diseases of Pulmonary Circulation
Department of Cardiology
Clinical Center of Serbia
Belgrade, Serbia

Claudia S. Robertson, MD
Professor
Department of Neurosurgery
Baylor College of Medicine
Houston, Texas

Emmanuel Robin, MD, PhD
Head, Anesthesia—Cardiothoracic Intensive Care
Lille University Hospital
Lille, France

Todd W. Robinson, MD
Assistant Professor
Department of Internal Medicine
Section on Nephrology
Wake Forest School of Medicine
Winston-Salem, North Carolina

Ferran Roche-Campo, MD
Intensive Care Department
Hospital Verge de la Cinta
Tortosa, Tarragona, Spain

Bryan Romito, MD
Assistant Professor of Anesthesiology and Pain Management
University of Texas Southwestern Medical Center
Dallas, Texas

Matthew R. Rosengart, MD, MPH
Associate Professor
Departments of Surgery and Critical Care Medicine
University of Pittsburgh
Pittsburgh, Pennsylvania

Gordon D. Rubenfeld, MD, MSc
Professor of Medicine
Interdepartmental Division of Critical Care Medicine
University of Toronto
Chief
Program in Trauma, Emergency, and Critical Care
Sunnybrook Health Sciences Center
Toronto, Ontario, Canada

Lewis J. Rubin, MD
Emeritus Professor
Department of Medicine
University of California San Diego
La Jolla, California

Jeffrey A. Rudolph, MD
Assistant Professor of Pediatrics
University of Pittsburgh School of Medicine
Director, Intestinal Care and Rehabilitation Center
Children's Hospital of Pittsburgh of UPMC
Pittsburgh, Pennsylvania

Mario Rueda, MD
Assistant Professor of Surgery
The Johns Hopkins University School of Medicine
Baltimore, Maryland

Randall A. Ruppel, MD
Assistant Professor of Pediatrics
Virginia Tech Carilion School of Medicine
Medical Director
Neonatal/Pediatric Transport Team
Carilion Clinic Children's Hospital
Roanoke, Virginia

Santhosh Sadasivan, MD
Senior Research Assistant
Department of Neurosurgery
Baylor College of Medicine
Houston, Texas

Howard L. Saft, MD, MSHS
Assistant Professor
Department of Medicine
David Geffen School of Medicine at UCLA
VA Greater Los Angeles Healthcare System
Los Angeles, California
National Jewish Health
Denver, Colorado

Rajan Saggar, MD
Associate Professor of Medicine
David Geffen School of Medicine at UCLA
Los Angeles, California

Manish K. Saha, MBBS
Postdoctoral Fellow
Department of Internal Medicine
Division of Nephrology
University of Alabama Birmingham
Birmingam, Alabama

Juan C. Salgado, MD
Assistant Professor of Medicine
Division of Pulmonary, Critical Care, Sleep, and Occupational Medicine
Lung Transplantation Program
Indiana University School of Medicine
Indianapolis, Indiana

Joan Sanchez-de-Toledo, MD, PhD
Assistant Professor of Medicine
Division of Critical Care
University of Pittsburgh School of Medicine
Clinical Director
Cardiac Intensive Care Unit
Children's Hospital of Pittsburgh of UPMC
Pittsburgh, Pennsylvania

Vivek R. Sanghani, MD
Subspecialty Fellow
Adult Nephrology
Department of Medicine
Division of Nephrology
University of North Carolina
Chapel Hill, North Carolina

Cristina Santonocito, MD
Department of Anesthesia and Intensive Care
IRCSS-ISMETT-UPMC
Palermo, Italy

Penny Lynn Sappington, MD
Assistant Professor of Critical Care Medicine
University of Pittsburgh School of Medicine
Medical Director
Surgical Intensive Care Unit
University of Pittsburgh Medical Center
Pittsburgh, Pennsylvania

John Sarko, MD
Clinical Attending Physician
Department of Emergency Medicine
Maricopa Medical Center
University of Arizona—Phoenix School of Medicine
Phoenix, Arizona

Richard H. Savel, MD, FCCM
Associate Professor
Departments of Clinical Medicine and Neurology
Albert Einstein College of Medicine
Medical Co-Director
Surgical Intensive Care Unit
Montefiore Medical Center
New York, New York

Irina Savelieva, MD, PhD
Lecturer in Cardiology
Division of Cardiac and Vascular Sciences
St. Georges University of London
London, United Kingdom

Anton C. Schoolwerth, MD
Professor of Medicine
Dartmouth University Geisel School of Medicine
Lebanon, New Hampshire

Christopher K. Schott, MD, MS, RDMS
Assistant Professor
Department of Critical Care Medicine
Department of Emergency Medicine
Director of Critical Care Ultrasonography
VA Pittsburgh Healthcare Systems and University of Pittsburgh/UPMC
Pittsburgh, Pennsylvania

Robert W. Schrier, MD
Professor Emeritus
Department of Medicine
University of Colorado
Aurora, Colorado

Carl Schulman, MD
Director
Department of Critical Care
University of Miami Miller School of Medicine
Miami, Florida

Donna L. Seger, MD
Associate Professor of Medicine and Emergency Medicine
Vanderbilt University Medical Center
Medical Director and Executive Director
Tennessee Poison Center
Nashville, Tennessee

Sixten Selleng, MD
Senior Physician
Department of Anaesthesiology and Intensive Care
University Medicine Greifswald
Greifswald, Germany

Frank W. Sellke, MD
Karlson and Karlson Professor of Surgery
Chief of Cardiothoracic Surgery
The Warren Alpert Medical School of Brown University
Providence, Rhode Island

Kinjal N. Sethuraman, MD, MPH
Assistant Professor
Department of Emergency Medicine
University of Maryland School of Medicine
Baltimore, Maryland

Robert L. Sheridan, MD
Medical Director, Burn Service
Shriners Hospital for Children
Boston, Massachusetts

Ariel L. Shiloh, MD
Assistant Professor of Clinical Medicine and Neurology
Director
Critical Care Medicine Consult Service
Albert Einstein College of Medicine
Montefiore Medical Center
New York, New York

Pierre Singer, MD
Department of General Intensive Care
Rabin Medical Center
Petah Tikva and the Sackler School of Medicine
Tel Aviv, Israel

Sumit P. Singh, MBBS, MD
Assistant Professor of Anesthesiology and Intensive Care
David Geffen School of Medicine at UCLA
VA Greater Los Angeles
Los Angeles, California

Anthony D. Slonim, MD, DrPH
Professor of Medicine and Pediatrics
University of Nevada School of Medicine
President and CEO
Renown Health
Reno, Nevada

Neel R. Sodha, MD
Assistant Professor of Surgery
Division of Cardiothoracic Surgery
Director
Lifespan Thoracic Aortic Center
The Warren Alpert Medical School of Brown University
Providence, Rhode Island

Vincenzo Squadrone, MD
Department of Anesthesia
Città della Salute e della Scienza
Torino, Italy

Roshni Sreedharan, MD
Clinical Assistant Professor
Department of Anesthesiology and Center for Critical Care
Cleveland Clinic Lerner College of Medicine
Cleveland, Ohio

Steven M. Steinberg, MD
Professor of Surgery
The Ohio State University
Columbus, Ohio

David M. Steinhorn, MD
Professor of Pediatrics
Department of Critical Care
Children's National Medical Center
Washington, DC

Nino Stocchetti, MD
Professor of Anesthesia Intensive Care
Department of Physiopathology and Transplantation
Milan University
Director
Neurosurgical Intensive Care
Fondazione IRCCS Cà Granda Ospedale Maggiore Policlinico
Milan, Italy

Joerg-Patrick Stübgen, MB ChB, MD
Professor of Clinical Neurology
Weill Cornell Medicine of Cornell University
New York, New York

Joseph F. Sucher, MD
Vice Chairman of Surgery
HonorHealth John C. Lincoln North Mountain Hospital
Director of Trauma
John C. Lincoln Deer Valley Hospital
Phoenix, Arizona

David Szpilman, MD
Medical Director
Sociedade Brasileira de Salvamento Aquatico
Rio de Janeiro Civil Defense
Retired Director
Drowning Resuscitation Center
Retired Colonel
Fire Department of Rio de Janeiro—Lifeguard
Rio de Janeiro, Brazil

Jean-Louis Teboul, MD, PhD
Professor of Medicine
Medical Intensive Care Unit
Paris-South University
Bicêtre University Hospital
Le Kremlin-Bicêtre, France

Isaac Teitelbaum, MD
Professor of Medicine
University of Colorado School of Medicine
Aurora, Colorado

Pierpaolo Terragni, MD
Associate Professor
Department of Surgical Sciences
University of Sassari
Sassari, Italy

Stephen R. Thom, MD, PhD
Professor
Department of Emergency Medicine
University of Maryland School of Medicine
Baltimore, Maryland

Elizabeth Thomas, DO
Assistant Professor
Department of Surgery
University of Florida
Gainesville, Florida

Jean-Francois Timsit, MD, PhD
Decision Sciences in Infectious Disease Prevention
Paris Diderot University
Paris, France

Samuel A. Tisherman, MD, FACS, FCCM
Professor
Department of Surgery
R. A. Cowley Shock Trauma Center
University of Maryland School of Medicine
Baltimore, Maryland

S. Robert Todd, MD, FACS, FCCM
Associate Professor of Surgery
Baylor College of Medicine
Chief
General Surgery and Trauma
Ben Taub Hospital
Houston, Texas

Ashita J. Tolwani, MD, MSc
Professor of Medicine
Department of Medicine
Division of Nephrology
University of Alabama at Birmingham
Birmingham, Alabama

Antoni Torres, MD, FCCP
Professor of Medicine (Pulmonology)
Universidad de Barcelona
Director
Institut Clínic de Pneumologia i Cirurgia Toràcica
Hospital Clínic de Barcelona
Barcelona, Spain

Cody D. Turner, MD
Department of Medicine
Division of Critical Care
Summa Akron City Hospital
Akron, Ohio

Krista Turner, MD
Medical Director of Trauma
Department of Surgery
The Medical Center of Aurora
Aurora, Colorado

Edith Tzeng, MD
Professor of Surgery
University of Pittsburgh
Chief of Vascular Surgery
VA Pittsburgh Healthcare System
Pittsburgh, Pennsylvania

Benoît Vallet, PhD
Professor of Anesthesiology and Critical Care
Lille University School of Medicine
Lille University Hospital
Lille, France

Greet Van den Berghe, MD, PhD
Professor of Medicine
Division of Intensive Care Medicine
Katholieke Universiteit Leuven
Leuven, Belgium

Arthur R.H. van Zanten, MD, PhD
Hospital Medical Director
Department of Intensive Care
Gelderse Vallei Hospital
Ede, The Netherlands

Floris Vanommeslaeghe, MD
Renal Division
Ghent University Hospital
Ghent, Belgium

Ramesh Venkataraman, AB
Consultant in Critical Care Medicine
Academic Coordinator
Department of Critical Care
Apollo Hospitals
Chennai, India

Kathleen M. Ventre, MD
Assistant Professor of Pediatrics
University of Colorado School of Medicine
Children's Hospital Colorado
Aurora, Colorado

Paul M. Vespa, MD, FCCM, FAAN, FANA, FNCS
Assistant Dean for Research in Critical Care Medicine
Gary L. Brinderson Family Chair in Neurocritical Care
Director of Neurocritical Care
Professor of Neurology and Neurosurgery
David Geffen School of Medicine at UCLA
University of California Los Angeles
Los Angeles, California

Jean-Louis Vincent, MD, PhD
Professor of Intensive Care
Université Libre de Bruxelles
Department of Intensive Care
Erasme Hospital
Brussels, Belgium

Florian M.E. Wagenlehner, MD, PhD
Professor of Urology
Clinic for Urology, Pediatric Urology, and Andrology
Justus-Liebig-University
Giessen, Germany

Justin P. Wagner, MD
Resident
Department of Surgery
David Geffen School of Medicine at UCLA
Los Angeles, California

Paul Phillip Walker, BMedSci (Hons), BM BS, MD
Consultant Physician
Respiratory Medicine
University Hospital Aintree
Honorary Senior Lecturer
Respiratory Research Department
University of Liverpool
Liverpool, Great Britain

Keith R. Walley, MD
Professor
Department of Medicine
University of British Columbia
Vancouver, British Columbia, Canada

Robert J. Walter, MD
Brandywine Pediatrics
Wilmington, Delaware

Kevin K.W. Wang, PhD
Executive Director
Center for Neuroproteomics and Biomarker Research
Associate Professor
Department of Psychiatry
McKnight Brain Institute
University of Florida
Gainesville, Florida

Tisha Wang, MD
Associate Clinical Professor
Division of Pulmonary and Critical Care
David Geffen School of Medicine at UCLA
Los Angeles, California

Nicholas S. Ward, MD
Associate Professor of Medicine
Division of Critical Care, Pulmonary and Sleep Medicine
The Warren Alpert Medical School at Brown University
Providence, Rhode Island

Lorraine B. Ware, MD
Professor of Medicine and Pathology, Microbiology, and Immunology
Division of Allergy, Pulmonary, and Critical Care Medicine
Vanderbilt University School of Medicine
Nashville, Tennessee

Gregory A. Watson, MD, FACS
Assistant Professor of Surgery and Critical Care
University of Pittsburgh School of Medicine
Pittsburgh, Pennsylvania

Lawrence R. Wechsler, MD
Henry B. Higman Professor and Chair
Department of Neurology
University of Pittsburgh School of Medicine
Pittsburgh, Pennsylvania

Wolfgang Weidner, MD, PhD
Professor of Urology
Clinic for Urology, Pediatric Urology, and Andrology
Justus-Liebig-University
Giessen, Germany

Charles Weissman, MD
Professor and Chair
Department of Anesthesiology and Critical Care Medicine
Hadassah-Hebrew University Medical Center
Hebrew University—Hadassah School of Medicine
Jerusalem, Israel

Mark H. Wilcox, MD
Professor and Head of Medical Microbiology
University of Leeds Faculty of Medicine and Health
Leeds General Infirmary NHS Trust
Leeds, United Kingdom

Keith M. Wille, MD, MSPH
Associate Professor of Medicine
Department of Internal Medicine
Division of Pulmonary and Critical Care
University of Alabama Birmingham
Birmingham, Alabama

Michel Wolff, MD
Head
Medical and Infectious Diseases Intensive Care
Bichat-Claude Bernard Hospital
Paris, France

Richard G. Wunderink, MD
Professor of Medicine
Division of Pulmonary and Critical Care
Northwestern University Feinberg School of Medicine
Medical Director, Medical ICU
Northwestern Memorial Hospital
Chicago, Illinois

Christopher Wybourn, MD
Trauma/Critical Care Fellow
Department of Surgery
University of California San Francisco
San Francisco General Hospital
San Francisco, California

Zhihui Yang, PhD
Associate Scientific Director and Senior Scientist
Center for Neuroproteomics and Biomarkers Research
Department of Psychiatry and Neuroscience
University of Florida College of Medicine
Gainesville, Florida

Lonny Yarmus, DO
Associate Professor of Medicine
Clinical Chief
Division of Pulmonary and Critical Care
Johns Hopkins University School of Medicine
Baltimore, Maryland

Sachin Yende, MD, MS
Associate Professor
Departments of Critical Care Medicine and Clinical and Translational Sciences
Director
Clinical Epidemiology Program
CRISMA Center
University of Pittsburgh School of Medicine
Vice President
Critical Care
VA Hospital Pittsburgh
Pittsburgh, Pennsylvania

Stephanie Grace Yi, MD
Abdominal Transplant Surgery Fellow
Houston Methodist Hospital
Houston, Texas

Dongnan Yu, MD
Attending Physician
Department of Anesthesiology
Guangdong General Hospital
Guangdong Academy of Medical Sciences
Guangzhou, Guangdong, China

Felix Yu, MD
Assistant Professor of Medicine
Division of Pulmonary, Critical Care and Sleep Medicine
Tufts Medical Center
Boston, Massachusetts

Roger D. Yusen, MD, MPH
Associate Professor of Medicine
Division of Pulmonary and Critical Care Medicine
Washington University School of Medicine in St. Louis
St. Louis, Missouri

Allyson R. Zazulia, MD
Associate Professor
Departments of Neurology and Radiology
Associate Dean
Continuing Medical Education
Washington University
St. Louis, Missouri

序　言

重症医学是一门新兴学科，在中国诞生不过40年，直到2008年才成为独立的临床二级学科。但近年来，在重大公共卫生事件中、在抢险救灾中，重症医学却发挥了不可替代的作用。从汶川地震到天津大爆炸，再到当下新型冠状病毒肺炎疫情，重症医学在急危重症救治领域显示出了独特的优势，逐渐成为应急医疗队的骨干力量。另外，在现代医学的发展体系中以及推进分级诊疗的背景下，重症医学更是医疗机构不可或缺的学科，它是一所医院综合实力的集中体现。目前，我国重症医学事业正处在一个高速发展的时期，而建立完善的学科知识体系，规范化、系统化地培养专科医师队伍至关重要。

《重症医学》是由爱思唯尔（Elsevier）集团出版，由国际著名重症医学专家、世界重症联盟主席、前任欧洲重症医学会主席 Jean-Louis Vincent 教授联合多位知名重症医学专家集体编撰的鸿篇巨著。该书结合循证医学最新研究成果，系统而权威地介绍了重症医学的相关技术及疾病诊治，为临床医生提供了多学科的诊疗理念，使之更有效地去管理危重患者，被誉为“重症医学的圣经”。

该书在国外出版几十年，现已发行至第7版，深受同行好评，但一直没有引进到国内。来自中国人民解放军总医院第一医学中心重症医学科的周飞虎、康红军两位教授在国外学习期间，阅读到此书并觉获益匪浅，遂决定将其引进。他们联合了全国近百名专家共同完成了这本大部头译著，并在人民卫生出版社的大力支持下得以与读者见面。

全书分为15篇，共186章，系统地阐述了重症医学的基本问题及技术，是难得一见的经典教科书。希望本书的面世，有助于专科医师建立科学而系统的知识结构和救治理念，提高我国危重症救治水平，更好地与国际接轨，造福患者，造福社会。

中国工程院院士

北京大学副校长

北京大学医学部主任

2020年8月4日

前　言

我们很荣幸将《重症医学》(第 7 版)献给大家。我们听从了读者的意见,保留了让这本书成为重症医学领域畅销书的特色,并且也对该书的结构和内容进行了修改,从而来最好地体现自上一版之后重症领域的变化。

那些能够为读者提供清晰且方便的信息来进行快速参考的表格、方框、计算公式、诊断图像和重点将会继续成为整本书的显著特色。第 7 版囊括了大量新信息,包括器官支持、诊断和监测常见方法的整个新板块。除此之外,我们还增加了体外膜肺氧合、急性肾损伤标志物、抗菌药物管理、目标体温管理和低温治疗、重症监护远程医疗及其他更多新的章节。考虑到床旁超声使用频率的日益增加,增加了新的章节讨论这个常用工具的最佳使用方法。总之,所有被修订的章节目的是体现该领域新的知识和重症医学临床实践的变化。

《重症医学》(第 7 版)涵盖了多年的重症医学临床实践,目前被认为是能够成功架起内科和外科重症医学沟通桥梁的参考书籍。与其他重症医学参考书籍不同的是,本书包括了儿科部分,为我们全科医学的读者提供了全面的资源。我们继续专注于采用多学科联合的方法治疗危重患者,并且纳入专业的麻醉、外科、胸科和儿科人员作为本书的作者。

Jean-Louis Vincent, MD, PhD
Edward Abraham, MD
Frederick A.Moore, MD, MCCM
Patrick M.Kochanek, MD, MCCM
Mitchell P.Fink, MD

悼念

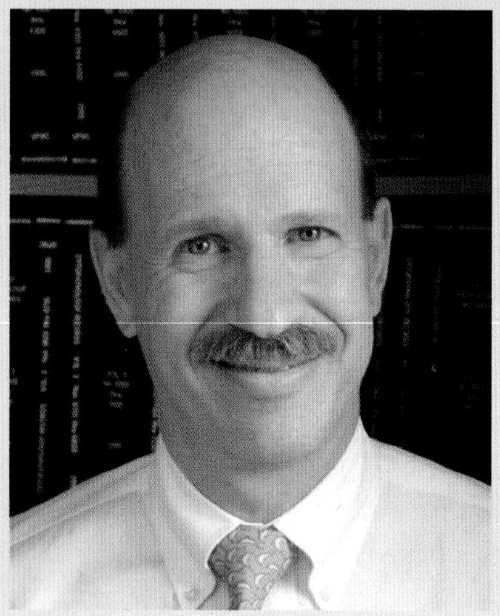

谨以本版《重症医学》献给已故的 Mitchell P.Fink 医生。Fink 医生曾是加州大学洛杉矶分校的外科学教授和重症医学副主席，并且也是国际重症医学领域的领路人和巨人。他是本书第 5 版的第一作者。在第 5 版中，Fink 医生采用了一种新颖、信息丰富、读者容易接受并且引人入胜的方法来修订该书，这种方法也成为修订第 6 版和最新第 7 版的基石，更重要的是，他还帮助制订了修订计划。Fink 医生是我们每个人的挚友和同道，他将会被我们和整个重症医学界所怀念。我们坚信在未来的很多年中他为本书所做的富有远见性的工作能够通过其读者来改善全世界危重成人和儿童患者的预后。

致我的家人、朋友和所有能为创造一个更美好的世界做出贡献的人。

Jean-Louis Vincent

致 Norma-May，我的真爱。献给 Claire 和 Erin，感谢他们给我带来的快乐，还要献给我的母亲 Dale Abraham，感谢她在我的一生中给予我的支持。

Edward Abraham

致我的父亲 Ernest E. Moore，他在宾夕法尼亚州的巴特勒做了 50 年的家庭医生。他对教育的奉献、谦逊和对社区的服务激励了我。

Frederick A. Moore

致我的家人、朋友、同事和工作人员，感谢他们支持和奉献；献给已故的 Peter Safar 博士，感谢他激励我们每个人将有希望的新疗法带到危重患者的床边。

Patrick M. Kochanek

目　录

第一篇　常见问题

第二篇　器官支持、诊断和监测的常见方法

第三篇　中枢神经系统

第四篇 呼吸系统

第五篇 循环系统

第六篇 消化系统

第七篇 泌尿系统

第八篇 感染性疾病

第九篇 血液系统

第十篇 产科

第十一篇 内分泌系统

第十二篇 药理学和毒理学

第十三篇 手术 / 创伤

第十四篇 伦理与临终关怀

第十五篇 组织与管理

第一篇

常见问题

1 神经系统状态的突然恶化

Joseph M. Darby and Anupam Anupam

因严重疾病或损伤入住重症监护室（intensive care unit，ICU）的患者有发生神经系统并发症的风险[1-5]。重症患者出现突然或者意外的神经系统症状，常常预示着可能出现了中枢神经系统（central nervous system，CNS）的并发症。或者，这些症状可能仅仅是需要进入ICU进行治疗的危重疾病（如脓毒症）或是潜在的危重病的神经系统表现。这些并发症可能发生在未患神经系统疾病的ICU患者和存在原发性中枢神经系统疾病（如卒中）的入院患者中。进行侵入性操作和治疗干预，也可能导致神经系统的并发症。一方面，由于ICU治疗方式（如插管、镇静药物）会影响体格检查或临床表现，神经系统并发症通常会被延误诊断或漏诊。另一方面，因为特征性的检查方法的缺乏，会导致神经系统并发症（如谵妄）难以及时诊断。伴有神经系统并发症的重症患者发病率和死亡率都有所增加。因此，对于存在神经功能状态改变的重症患者必须保持警惕。

尽管危重疾病的神经系统并发症很重要，但很少有评估其发病率及其对ICU患者预后影响的专门研究。现有数据仅限于内科ICU患者，有关普通外科和其他专科ICU患者神经系统并发症的数据须从其他途径提取。在一项针对内科ICU患者的研究中，神经系统并发症的发生率为12.3%～33%[1, 2]。该研究中伴有神经系统并发症患者的发病率、死亡率和ICU住院时间均增加。脓毒症是最常发生神经系统并发症（脓毒症相关性脑病）的疾病。除脑病外，其他神经系统并发症还包括癫痫发作和卒中。随着ICU治疗复杂性的增加，神经系统并发症风险也随之增加。目前，神经肌肉疾病已被认为是重症患者发病的主要原因[6]。在内科、外科和神经内科ICU患者中发生的神经系统并发症见表1-1[7-41]。

意识障碍

意识障碍是指中枢神经系统功能的整体变化，通常被称为脑病或精神状态改变。毫无疑问，意识状态急剧变化是入住ICU后患者最常见的神经系统并发症。意识被认为是一种觉醒状态以及对环境变化作出适当反应的能力[42]。若发生意识障碍，则必然存在全脑或半脑功能障碍或脑干网状激活系统的功能障碍[43]。意识障碍可能导致类睡眠状态（昏迷）或以混乱和激动为特征的状态（谵妄）。表1-2列出了危重病患者急性意识障碍的表现。

当发现患者出现意识状态急性改变时，应立即评估患者，明确患者的年龄、是否存在各器官的功能障碍、患者代谢状态、用药情况以及是否存在感染等。在原发性中枢神经系统疾病患者中，脑水肿加重、颅内压增高、新发或加重的颅内出血、脑积水、中枢神经系统感染或脑血管痉挛常导致意识水平的恶化（如从嗜睡到昏迷）。在未患原发性中枢神经系统疾病的患者中，意识状态急剧变化通常是由于感染并发症（即脓毒症相关性脑病）加重，药物毒性或器官功能衰竭的进展所造成。非惊厥性癫痫持续状态越来越多地被认为是重症患者意识障碍一类原因（框1-1）[44-53]。

表现为觉醒状态受损的意识障碍（如昏迷和嗜睡）及其原因已得到明确界定[42, 43, 54, 55]。然而，关于谵妄的诊断和治疗仍存在许多难点，而谵妄往往可能是重症患者中枢神经系统功能受损最常见的状态。当使用专用仪器检查时，超过80%的重症患者可诊断出谵妄，这就使其成为了危重疾病最常见的神经系统并发症[56-58]。谵妄难以诊断主要是由于它是一种以意识错乱和躁动为主要特征的意识状态，而这种状态是ICU所特有的环境因素和患者睡眠障碍的预期结果。以前用于描述重症患者谵妄的术语包括ICU精神状态改变、急性混乱状态、脑病和术后认知功能障碍。现在人们认识到，ICU精神状态改变是一种误称，谵妄是一个更准确的术语[59]。

目前公认的谵妄诊断标准包括意识障碍突然发作、认知功能紊乱、脑部波动及可能损害脑功能的状态[60]。谵妄的亚型包括过度活跃（激动）性谵妄和更常见的低活动性或安静性谵妄[58]。意识障碍可能表现为意识减退、精神运动迟缓、情绪激动或注意力受损（注意力分散或警惕性增强）。认知障碍包括定向障碍、记忆障碍和感知异常（幻觉或错觉）[61]。自主神经功能亢进和睡眠障碍可能是某些患者（例如戒断综合征、震颤性谵妄患者）谵妄的特征。重症患者发生谵妄与发病率、死亡率和ICU住院时间的增加均有关[62-64]。一般而言，脓毒症和药物应是重症患者发生谵妄的主要病因。

如前所述，非惊厥性癫痫持续状态越来越被认为是重症患者意识障碍的重要原因。尽管该术语包括其他疾病，如失神和部分复杂癫痫发作，但在危重患者中，非惊厥性癫痫持续状态通常被称为癫痫性脑病持续状态[53]。其特征在于与连续或周期性癫痫样活动的脑电图证据相关的意识或行为

表 1-1 特定人群的神经系统并发症

疾病	
骨髓移植[7,8]	CNS感染，卒中，硬膜下血肿，脑干缺血，高氨血症，韦尼克脑病
癌症[9]	卒中，颅内出血，CNS感染
爆发性肝衰竭[10]	脑病，昏迷，脑水肿，ICP增加
HIV/AIDS[11,12]	机会性CNS感染，卒中，血管炎，谵妄，癫痫发作，进行性多灶性脑白质病
怀孕[13,14]	癫痫发作，缺血性卒中，脑血管痉挛，颅内出血，脑静脉血栓形成，高血压脑病，脑垂体卒中
外科	
心脏手术[15-19]	卒中，谵妄，臂丛神经损伤，膈神经损伤
血管外科[20,21]	
颈动脉	卒中，脑神经损伤(喉返神经，舌咽，舌下，面部)，癫痫发作
主动脉	卒中，截瘫
外周动脉	谵妄
移植[10,22-25]	
心	卒中
肝	脑病，癫痫发作，机会性CNS感染，颅内出血，吉兰-巴雷综合征，脑桥中央髓鞘溶解
肾	卒中，机会性CNS感染，股神经病变
泌尿外科(TURP)[26]	癫痫发作和昏迷(低钠血症)
耳鼻喉科手术[27,28]	喉返神经损伤，卒中，谵妄
骨科手术[29]	
脊柱	脊髓病，神经根病，硬膜外脓肿，脑膜炎
膝和髋关节置换术	谵妄(脂肪栓塞)
长骨骨折/骨定	谵妄(脂肪栓塞)
神经内科	
卒中[30-34]	卒中进展或扩大，溶栓后再闭塞，出血，癫痫发作，谵妄，脑水肿，脑疝
颅内手术[35]	出血，水肿，癫痫发作，CNS感染
蛛网膜下腔出血[32,36-38]	再出血，血管痉挛，脑积水，癫痫发作
创伤性脑损伤[32,39,40]	颅内高压，出血，癫痫发作，卒中(脑血管损伤)，CNS感染
颈脊髓损伤[41]	损伤，卒中(椎动脉损伤)

CNS，中枢神经系统；HIV/AIDS，人类免疫缺陷病毒/获得性免疫缺陷综合征；ICP，颅内压；TURP，经尿道前列腺切除术

改变，而没有明显癫痫发作时的运动表现。在一项针对没有明显癫痫发作的昏迷患者的研究中，8%的受试者出现非惊厥性癫痫持续状态[51]。非惊厥性癫痫持续状态可在全身性惊厥状态癫痫发作之前或之后发生，也可能发生在创伤性脑损伤、蛛网膜下腔出血、脑缺血或缺氧、脓毒症和多脏器功能衰竭患者中。尽管普遍认为非惊厥性癫痫持续状态是导致某些重症患者意识障碍的独立因素，但其脑电图标准或最佳治疗方法尚无普遍共识[65]。

表 1-2 急性意识状态改变

症状	描述
昏迷	闭眼，睡眠状态，对外界刺激无反应(疼痛)
浅昏迷	只响应剧烈或疼痛刺激
昏睡	昏昏欲睡，适当刺激即有反应
谵妄	伴或不伴有行为障碍的急性精神错乱
精神紧张	睁眼，反应迟钝

卒中和其他局灶性神经缺损

新发的主要神经功能缺损表现为运动或感觉功能局灶性损伤(如偏瘫)或癫痫发作，通常与脑血管循环障碍有关。在一项评估内科ICU患者计算机断层扫描(computed tomography，CT)价值的研究中，缺血性卒中和颅内出血是与神经功能缺损或癫痫发作有关的最常见病因[66]。总体而言，内科ICU患者新发卒中的发生率为1%～4%[1,2]。一般手术患者，围手术期卒中发生率为0.3%～3.5%[67]。接受心脏或血管手术的患者以及有潜在脑血管疾病的手术患者围手术期卒中风险可增加。

原发性神经系统或神经外科疾病患者局灶性神经功能缺损新发或恶化频率各不相同。例如，多达30%动脉瘤性蛛网膜下腔出血患者出现迟发性缺血性神经功能缺损[36]。卒中患者由于卒中进展，出血或先前介入治疗导致开放的血管重新闭塞，经常出现恶化或新发症状。对于接受择期颅

框 1-1 危重症患者急性意识障碍的一般原因

感染
- 脓毒症脑病
- CNS 感染

药物
- 毒品
- 苯二氮䓬类药
- 抗胆碱能药
- 抗惊厥药
- 三环类抗抑郁药
- 选择性 5- 羟色胺摄取抑制剂
- 吩噻嗪
- 类固醇
- 免疫抑制剂（环孢菌素，FK506，OKT3）
- 麻醉药

电解质和酸碱失衡
- 低钠血症
- 高钠血症
- 高钙血症
- 高镁血症
- 严重的酸中毒和碱中毒

器官系统衰竭
- 休克
- 肾衰竭
- 肝衰竭
- 胰腺炎
- 呼吸衰竭（缺氧，高碳酸血症）

内分泌失调
- 低血糖症
- 高血糖症
- 甲状腺功能减退症
- 甲状腺功能亢进症
- 垂体卒中

停药反应
- 酒精
- 阿片类药物
- 巴比妥类药
- 苯二氮䓬类药

血管原因
- 休克
- 低血压
- 高血压脑病
- CNS 血管炎
- 脑静脉窦血栓形成

中枢神经系统疾病
- 出血
- 卒中
- 脑水肿
- 脑积水
- 颅内压增高
- 脑膜炎
- 脑室炎
- 脑脓肿
- 硬膜下脓肿
- 癫痫发作
- 血管炎

癫痫
- 惊厥性和非惊厥性癫痫持续状态

其他
- 脂肪栓塞综合征
- 神经抑制剂恶性综合征
- 硫胺素缺乏症（Wernicke 脑病）
- 心理性反应迟钝

CNS，中枢神经系统

内手术的患者，术后出血或感染性并发症是新发局灶性缺陷的主要原因。在创伤患者中，未被诊断出的脑血管循环损伤可能导致新发损伤。患有长期脊髓损伤以及行脊柱、胸主动脉、腹主动脉手术的患者，可能会出现脊髓损伤加重或新发症状。脊髓损伤后中枢神经系统功能的早期恶化通常是由于稳定脊柱的医疗干预而发生的，而晚期恶化多由于低血压和脊髓灌注受损所致。由于隐匿性臂丛神经损伤或压迫性神经病变，四肢局灶性无力或感觉症状偶有发生。在颈部手术或颈动脉内膜切除术后，无原发性神经系统疾病的患者可能出现新发的脑神经损伤。

癫痫

ICU 患者中运动性癫痫新发率为 0.8%～4%[1,2,68]。综合 ICU 患者新发癫痫发作通常是由于停用麻醉药、低钠血症、药物毒性或者以前未被发现的血管畸形所引起[3,68]。新发卒中、颅内出血和中枢神经系统感染是入住 ICU 后患者癫痫发作的其他可能原因。患有原发性神经系统疾病（如创伤性脑损伤、动脉瘤性蛛网膜下腔出血、卒中或中枢神经系统感染）的 ICU 患者癫痫发生率较高[69]。非惊厥性癫痫持续状态可能比之前认为的更常见，所以当这些患者出现新发的、原因不明或长时间的意识障碍时，应在鉴别诊断时多注意。

全身无力和神经肌肉疾病

在 ICU 患者中，由于之前的觉醒损伤逐渐恢复或镇静因素，停止或逐渐减少使用神经肌肉阻滞剂，全身肌肉无力通常变得明显。与危重病相关的多发性神经病变和肌病现已被认为是 ICU 患者接受非神经肌肉疾病治疗时新发全身肌无力的主要原因[5,70-73]。这些疾病也可能是某些患者长期依赖呼吸机造成的。脓毒症、全身炎症反应综合征和多器官功能障碍综合征以及需要长期机械通气的患者，出现这些并发症的风险都有所增加。其他风险因素包括使用皮质类固醇或神经肌肉阻滞剂。与脱髓鞘性神经病（如吉兰 - 巴雷综合征）不同，危重病多发性神经病主要是轴突改变。ICU 中被评估为肌无力的患者，很大一部分可被诊断为严重多发性神经病。由于原发性肌病常并存于多发性神经病危重患者中，ICU 获得性麻痹[72]或危重神经肌肉异常[5]可能能够更好地描述此疾病。虽然急性吉兰 - 巴雷综合征和重症肌无力是罕见重症并发症，但 ICU 患者若出现全身无力也应考虑这些疾病。

手术和治疗引起的神经系统并发症

ICU 中常规手术、危重疾病评估和治疗相关手术可导致神经系统并发症[4]。最明显的神经系统并发症是继发于卒中和其他溶栓剂或抗凝剂治疗引起的颅内出血。其他值得注意的并发症见表 1-3。

突发神经系统变化的评估

危重患者神经系统新发或突发症状需集中进行检查，回顾产生变化前的临床过程和药物治疗，进行彻底的实验室检查，必要时进行影像学或神经生理学检查。评估类型和程度取决于临床背景和发生神经系统变化的一般类别。病史和体格检查应引导临床医生采用最适合个体患者的诊断方法。

神经系统一般检查包括评估意识水平和严重程度，瞳孔大小和反应性以及运动功能。根据临床情况，可评估脑神经和外周反射以及检查感觉系统。如果患者在初始评估时处于昏迷状态，应进行更详细的检查，以区分造成昏迷的原因及类型[43, 55]。当评估结果显示只有觉醒状态的改变而没有中枢神经系统局部病变的证据时，需确定是否存在感染，并停药或调整药物治疗策略，评估一般代谢情况。有神经外科手术史和免疫功能低下的患者，腰椎穿刺有助于诊断中枢神经系统感染。不推荐为排除医院获得性脑膜炎而进行的腰椎穿刺[74]。明确癫痫发作及确诊非惊厥性癫痫持续状态的患者可行脑电图检查。当非惊厥性癫痫持续状态指数高且脑电图检查未见异常，可考虑行连续脑电图检查。

CT 适用于新发局灶性缺陷、癫痫发作或其他原因不明的觉醒障碍的非神经系统疾病患者[66]。对于原发性神经系统疾病患者，如果出现脑水肿、脑疝、脑出血和脑积水增多则需要行 CT 检查。在某些情况下，当神经系统变化的原因难以确诊时，可行磁共振成像（magnetic resonance imaging，MRI）。特别是灌注加权 MRI 技术可显示结构异常，如缺氧性脑损伤、脂肪栓塞、血管炎、脑静脉血栓形成或体外循环后多发性梗死，这些在 CT 或常规 MRI 检查并不明显[75-80]。MRI 可能是人类免疫缺陷病毒（human immunodeficiency virus，HIV）和新发中枢神经系统并发症患者的首选检查[75]。对于

表 1-3 与 ICU 手术和治疗相关的神经系统并发症

病因	并发症
血管造影	脑胆固醇栓子综合征
抗凝血剂 / 抗血小板制剂	颅内出血
动脉导管插入术	脑栓塞
支气管镜检查	颅内压升高
中心静脉插管	脑空气栓塞，颈动脉夹层，霍纳综合征，膈神经损伤，臂丛神经损伤，脑神经损伤
直流电复律	栓塞性卒中，癫痫发作
透析	癫痫发作，ICP 增加（透析不平衡综合征）
血管内手术（CNS）	血管破裂，血栓形成，再灌注出血
硬膜外导管	脊髓硬膜外血肿，硬膜外脓肿
ICP 监测	中枢神经系统感染（脑室炎），出血
主动脉内球囊泵	下肢瘫痪
插管	脊髓损伤
左心室辅助装置	卒中，癫痫发作
腰椎穿刺或引流	脑膜炎，脑疝
机械通气	脑空气栓塞，ICP 升高（高 PEEP 和高碳酸血症），癫痫
鼻胃管插管	发作（低碳酸血症），颅内置入

CNS，中枢神经系统；ICP，颅内压；ICU，重症监护室；PEEP，呼气末正压

出现脊髓损伤症状和体征的危重患者，MRI 或躯体感觉诱发电位可进一步描述损伤性质和严重程度。对于发生全身肌肉无力或不明原因呼吸机依赖的患者，肌电图和神经传导可确认是否存在严重多发性神经病或肌病。

监测神经系统变化

危重患者神经系统状况波动常见，需要警惕并监测。格拉斯哥昏迷量表（Glasgow Coma Scale，GCS）、美国国立卫生研究院卒中量表（National Institutes of Health Stroke Scale）、Ramsay 镇静量表（Ramsay Sedation Scale）、Richmond 躁动镇静量表（Richmond Agitation-Sedation Scale）和重症监护室患者谵妄评估量表（Confusion Assessment Method for the Intensive Care Unit，CAM-ICU）等多种临床技术可用于监测临床神经系统状态[57, 58, 81-86]。脑电双频指数等神经生理学方法可以为可能入住 ICU 的患者提供更加客观的神经系统监测，不受是否存在原发性神经系统疾病的影响[87-89]。对于患有原发性神经系统疾病的 ICU 患者，可采用多种监测技术，包括颅内压测量、近红外光谱、脑组织 PO_2 测量、经颅多普勒和脑电图[90]。

（周飞虎　姜生茂 译，康红军　王陆 审校）

参考文献

1. Isensee LM, Weiner LJ, Hart RG. Neurologic disorders in a medical intensive care unit. J Crit Care 1989;4:208–210.
2. Bleck TP, Smith MC, Pierre-Louis SJ, et al. Neurologic complications of critical medical illnesses. Crit Care Med 1993;21:98–103.
3. Wijdicks EF. Neurologic complications in critically ill patients. Anesth Analg 1996;83:411–419.
4. Naik-Tolani S, Oropello JM, Benjamin E. Neurologic complications in the intensive care unit. Clin Chest Med 1999;20:423–434.
5. Barlas I, Oropello JM, Benjamin E. Neurologic complications in intensive care. Curr Opin Crit Care 2001;7:68–73.
6. Lorin S, Nierman DM. Critical illness neuromuscular abnormalities. Crit Care Clin 2002;18: 553–568.
7. Coplin WM, Cochran MS, Levine SR, et al. Stroke after bone marrow transplantation: frequency, aetiology and outcome. Brain 2001;124:1043–1051.
8. Sostak P, Padovan CS, Yousry TA, et al. Prospective evaluation of neurological complications after allogeneic bone marrow transplantation. Neurology 2003;60:842–848.
9. Rogers LR. Cerebrovascular complications in cancer patients. Neurol Clin 2003;21:167–192.
10. Krasko A, Deshpande K, Bonvino S. Liver failure, transplantation and critical care. Crit Care Clin 2003;19:155–183.
11. Said G, Saimont AG, Lacroix C. Neurologic complications of HIV and AIDS. Philadelphia: WB Saunders; 1998.
12. Treisman GJ, Kaplin AI. Neurologic and psychiatric complications of antiretroviral agents. AIDS 2002;16:1201–1215.
13. Fox MW, Harms RW, Davis DH. Selected neurologic complications of pregnancy. Mayo Clin Proc 1990;65:1595–1618.
14. Lanska DJ, Kryscio RJ. Peripartum stroke and intracranial venous thrombosis in the National Hospital Discharge Survey. Obstet Gynecol 1997;89:413–418.
15. Roach GW, Kanchuger M, Mangano CM, et al. Adverse cerebral outcomes after coronary bypass surgery: Multicenter Study of Perioperative Ischemia Research Group and the Ischemia Research and Education Foundation Investigators. N Engl J Med 1996;335:1857–1863.
16. Hogue CW, Murphy SF, Schechtman KB, et al. Risk factors for early or delayed stroke after cardiac surgery. Circulation 1999;100:642–647.
17. Arrowsmith JE, Grocott HP, Reves JG, et al. Central nervous system complications of cardiac surgery. Br J Anaesth 2000;84:378–393.
18. Hogue CW, Barzilai B, Pieper KS, et al. Sex differences in neurologic outcomes and mortality after cardiac surgery: a Society of Thoracic Surgery national database report. Circulation 2001;103: 2133–2137.
19. McKhann GM, Grega MA, Borowicz LM, et al. Encephalopathy and stroke after coronary bypass grafting. Arch Neurol 2002;59:1422–1428.
20. Alpagut U, Dayioglu E. Anterior spinal artery syndrome after infrarenal abdominal aortic surgery. J Cardiovasc Surg (Torino) 2002;43:865–868.
21. Gopalan PD, Burrows RC. Critical care of the vascular surgery patient. Crit Care Clin 2003;19: 109–125.
22. Patchell RA. Neurological complications of organ transplantation. Ann Neurol 1994;36:688–703.
23. Bronster DJ, Emre S, Boccagni P, et al. Central nervous system complications in liver transplant recipients—incidence, timing, and long-term follow-up. Clin Transplant 2000;14:1–7.
24. Liang BC. Neurologic complications of orthotopic liver transplantation. Hosp Physician 2000;36: 43–46.
25. Oliveras A, Roquer J, Puig JM, et al. Stroke in renal transplant recipients: epidemiology, predictive risk factors and outcome. Clin Transplant 2003;17:1–8.
26. Leung AKH, Tan IK. Critical care and the urologic patient. Crit Care Clin 2003;19:1–10.
27. Bansal A, Miskoff J, Lis RJ. Otolarynogologic critical care. Crit Care Clin 2003;19:55–72.
28. Garantziotis S, Kyrmizakis DE, Liolios AD. Critical care of the head and neck patient. Crit Care Clin 2003;19:73–90.
29. Nazon D, Abergel G, Hatem CM. Critical care in orthopedic and spine surgery. Crit Care Clin 2003;19:33–53.
30. Grotta JC, Welch KM, Fagan SC, et al. Clinical deterioration following improvement in the NINDS rt-PA Stroke Trial. Stroke 2001;32:661–668.
31. Qureshi AI, Tuhrim S, Broderick JP, et al. Spontaneous intracranial hemorrhage. N Engl J Med 2001;344:1450–1460.
32. Fahy BG, Sivaraman V. Current concepts in neurocritical care. Anesth Clin North Am 2002;20: 441–462.
33. Ferro JM, Caeiro L, Verdelho A. Delirium in acute stroke. Curr Opin Neurol 2002;15:51–55.
34. Sumer M, Ozdemir I, Erturk O. Progression in acute ischemic stroke: frequency, risk factors, and prognosis. J Clin Neurosci 2003;10:177–180.
35. Kelly DF. Neurosurgical postoperative care. Neurosurg Clin N Am 1994;5:789–810.
36. Kassell NF, Sasaki T, Colohan AR, et al. Cerebral vasospasm following aneurysmal subarachnoid hemorrhage. Stroke 1985;16:562–572.
37. Kirsch JR, Diringer MN, Borel CO, et al. Cerebral aneurysms: mechanisms of injury and critical care interventions. Crit Care Clin 1989;5:755–772.
38. Tamargo RJ, Walter KA, Oshiro EM. Aneurysmal subarachnoid hemorrhage: prognostic features and outcomes. New Horiz 1997;5:364–375.
39. Chesnut RM. Secondary brain insults after head injury: clinical perspectives. New Horiz 1995;3: 366–375.
40. Pilitsis JG, Rengachary SS. Complications of head injury. Neurol Res 2001;23:227–236.
41. Harrop JS, Sharan AD, Vaccaro AR, et al. The cause of neurologic deterioration after acute cervical spinal cord injury. Spine 2001;26:340–346.
42. Cartilidge N. States related to or confused with coma. J Neurol Neurosurg Psychiatry 2001;71(suppl 1):i18–i19.
43. Plum F, Posner J. The diagnosis of stupor and coma, 3rd ed. Philadelphia: FA Davis; 1980.
44. Lowenstein DH, Aminoff MJ. Clinical and EEG features of status epilepticus in comatose patients. Neurology 1992;42:100–104.
45. Drislane FW. Nonconvulsive status epilepticus in patients with cancer. Clin Neurol Neurosurg 1994;96:314–318.
46. DeLorenzo RJ, Waterhouse EJ, Towne AR, et al. Persistent nonconvulsive status epilepticus after control of convulsive status epilepticus. Epilepsia 1998;39:833–840.
47. Litt B, Wityk RJ, Hertz SH, et al. Nonconvulsive status epilepticus in the critically ill elderly. Epilepsia 1998;39:1194–1202.
48. Jordan KG. Nonconvulsive status epilepticus in acute brain injury. J Clin Neurophysiol 1999;16: 332–340.
49. Kaplan PW. Assessing the outcomes in patients with nonconvulsive status epilepticus: nonconvulsive status epilepticus is underdiagnosed, potentially overtreated, and confounded by comorbidity. J Clin Neurophysiol 1999;16:341–352.
50. Vespa PM, Nuwer MR, Nenov V, et al. Increased incidence and impact of nonconvulsive and convulsive seizures after traumatic brain injury as detected by continuous electroencephalographic monitoring. J Neurosurg 1999;91:750–760.
51. Towne AR, Waterhouse EJ, Boggs JG, et al. Prevalence of nonconvulsive status epilepticus in comatose patients. Neurology 2000;54:340–345.
52. Dennis LJ, Classen J, Hirsch LJ, et al. Nonconvulsive status epilepticus after subarachnoid hemorrhage. Neurosurgery 2002;51:1136–1143.
53. Ruegg SJ, Dichter MA. Diagnosis and treatment of nonconvulsive status epilepticus in an intensive care unit setting. Curr Treat Options Neurol 2003;5:93–110.
54. Liao YJ, So YT. An approach to critically ill patients in coma. West J Med 2002;176:184–187.
55. Malik K, Hess DC. Evaluating the comatose patient: rapid neurologic assessment is key to appropriate management. Postgrad Med 2002;111:38–55.
56. Ely EW, Inouye SK, Bernard GR, et al. Delirium in mechanically ventilated patients: Validity and reliability of the Confusion Assessment Method for the Intensive Care Unit (CAM-ICU). JAMA 2001;286:2703–2710.
57. Ely EW, Margolin R, Francis J, et al. Evaluation of delirium in critically ill patients: validation of the Confusion Assessment Method for the Intensive Care Unit (CAM-ICU). Crit Care Med 2001;29: 1481–1483.
58. Ely EW, Siegel MD, Inouye S. Delirium in the intensive care unit: an under-recognized syndrome of organ dysfunction. Semin Resp Crit Care Med 2001;22:115–126.
59. McGuire BE, Basten CJ, Ryan CJ, et al. Intensive care unit syndrome: a dangerous misnomer. Arch Intern Med 2000;160:906–909.
60. American Psychiatric Association. Diagnostic and statistical manual of mental disorders, 4th ed. Washington, DC: American Psychiatric Association; 1994.
61. Lipowski ZJ. Delirium (acute confusional states). JAMA 1987;258:1789–1792.
62. Rutherford LE, Sessler CN, Levenson JL, et al. Prospective evaluation of delirium and agitation in a medical intensive care unit. Crit Care Med 1991;19(suppl):S81.
63. Sessler CN, Rutherford L, Best A, et al. Agitation in a medical intensive care unit: prospective analysis of incidence and risk factors. Chest 1992;102(suppl):91S.
64. Ely EW, Gautam S, Margolin R, et al. The impact of delirium in the intensive care unit on hospital length of stay. Intensive Care Med 2001;27:1892–1900.
65. Brenner RP. Is it status? Epilepsia 2002;43(suppl 3):103–113.
66. Rafanan AL, Kakulavar P, Perl J, et al. Head computed tomography in medical intensive care unit patients: clinical indications. Crit Care Med 2000;28:1306–1309.
67. Bell R, Merli G. Perioperative assessment and management of the surgical patient with neurologic problems. In: Merli G, Weitz H. Medical management of the surgical patient. Philadelphia: Saunders; 1998. p. 283–311.
68. Wijdicks EF, Sharbrough FW. New onset seizures in critically ill patients. Neurology 1993;43: 1042–1044.
69. Herman ST. Epilepsy after brain insult: targeting epileptogenesis. Neurology 2002;59(9 suppl 5):S521–S526.
70. Lacomis D, Petrella JT, Giuliani MJ. Causes of neuromuscular weakness in the intensive care unit: a study of ninety-two patients. Muscle Nerve 1998;21:610–617.
71. Hund E. Neurological complications of sepsis: critical illness polymyopathy and myopathy. J Neurol 2001;248:929–934.
72. De Jonghe B, Sharshar T, Lefaucheur JP, et al. Paresis acquired in the intensive care unit: a prospective multicenter study. JAMA 2002;288:2859–2867.
73. Marinelli WA, Leatherman JW. Neuromuscular disorders in the intensive care unit. Crit Care Clin 2002;18:915–929.
74. Metersky ML, Williams A, Rafanan AL. Retrospective analysis: are fever and altered mental status indications for lumbar puncture in a hospitalized patient who has not undergone neurosurgery? Clin Infect Dis 1997;25:285–288.
75. Soulen RL, Duman RJ, Hoeffner E. Magnetic resonance imaging in the critical care setting. Crit Care Clin 1994;10:401–416.
76. Arbelaez A, Castillo M, Mukherji SK. Diffusion-weighted MR imaging of global cerebral anoxia. AJNR Am J Neuroradiol 1999;20:999–1007.
77. Parizel PM, Demey HE, Veeckmans G, et al. Early diagnosis of cerebral fat embolism syndrome by diffusion-weighted MRI (starfield pattern). Stroke 2001;32:2942–2944.
78. Lovblad KO, Bassetti C, Schneider J, et al. Diffusion-weighted MR in cerebral venous thrombosis. Cerebrovasc Dis 2001;11:169–176.
79. Wityk RJ, Goldsborough MA, Hillis A, et al. Diffusion- and perfusion-weighted brain magnetic imaging in patients with neurologic complications after cardiac surgery. Arch Neurol 2001;58: 571–576.
80. Sundgren PC, Reinstrup P, Romner B, et al. Value of conventional, and diffusion and perfusion weighted MRI in the management of patients with unclear cerebral pathology, admitted to the intensive care unit. Neuroradiology 2002;44:674–680.
81. Brain Trauma Foundation, American Association of Neurological Surgeons, Joint Section on Neurotrauma and Critical Care. Glasgow Coma Scale score. J Neurotrauma 2000;17:563–571.
82. DeJonghe B, Cook D, Apepere-De-Vecchi C, et al. Using and understanding sedation scoring systems: a systematic review. Intensive Care Med 2000;26:275–285.
83. Bergeron N, Dubois MJ, Dumont M, et al. Intensive care delirium screening checklist: evaluation of a new screening tool. Intensive Care Med 2001;27:859–864.
84. Sessler CN, Gosnell MS, Gnap M, et al. The Richmond agitation-sedation scale: validity and reliability in adult intensive care unit patients. Am J Resp Crit Care Med 2002;166:1338–1344.
85. Adams HP, Adams RJ, Brott T, et al. Guideline for the early management of patients with ischemic stroke. Stroke 2003;34:1056–1083.
86. Ely EW, Truman B, Shintani A, et al. Monitoring sedation status over time in ICU patients: reliability and validity of the Richmond Agitation-Sedation Scale (RASS). JAMA 2003;289:2983–2991.
87. Simmons LE, Riker RR, Prato S, et al. Assessing sedation during intensive care unit mechanical ventilation with the bispectral index and the sedation-agitation scale. Crit Care Med 1999;27: 1499–1504.
88. Gilbert TT, Wagner MR, Halukurike V, et al. Use of bispectral electroencephalogram monitoring to assess neurologic status in unsedated, critically ill patients. Crit Care Med 2001;29:2036–2037.
89. Mondello E, Siliotti R, Noto G, et al. Bispectral index in ICU: correlation with Ramsay score on assessment of sedation level. J Clin Monit Comput 2002;17:271–277.
90. Gupta AK. Monitoring the injured brain in the intensive care unit. J Postgrad Med 2002;48: 218–225.

2

躁动和谵妄

Kwame Frimpong, E. Wesley Ely, and Arna Banerjee

我们在重症监护室（intensive care unit，ICU）中经常会遇到躁动和谵妄的患者，这种症状不仅会给医疗和护理带来不便，更重要的是会对患者自己和医护人员的安全构成威胁，且与不良预后密切相关。因此，医护人员能及时识别躁动和谵妄的症状并能做出系统的评估和有效的处置显得尤为重要。

躁动

躁动是一种因过度紧张外化为躯体活动过激的精神运动障碍[1-3]。其表现个体差异很大，不具有重复性，常表现为在房间里来回踱步、坐立不安、绞手、拉扯衣服和坐卧不宁等行为，密切地关注患者可能会发现一些症状。在ICU中，躁动通常与焦虑或谵妄有关。躁动可能由多种因素引起：电解质紊乱（低钠血症和高钠血症），高热，低氧血症，低血压，镇静药和/或镇痛药的使用，脓毒症，酒精戒断和长期使用精神类药物等[4, 5]。也可能是由于噪音，不适和疼痛等外部因素引起[6]。躁动与延长ICU的住院时间并产生更高的医疗费用有关[4]，有时表现为轻微的激动，活动频繁和明显的不适感，但也可能出现极端情况。严重的躁动可能危及生命，导致更高的自我拔管率、自我移除医疗设备率、医院感染率[4]。由于缺氧、气压伤和/或呼吸机人机不同步导致的低血压也更频繁发生。事实上，最近的研究表明，躁动能引起呼吸机人机不同步，增加机体耗氧量，导致CO_2和乳酸生成过多。这些影响可导致危及生命的呼吸性和代谢性酸中毒[5]。

谵妄

谵妄的定义如下：①意识障碍（即对外界环境认知清晰度降低）伴随注意力下降、难以维持或容易转移注意力；②认知的改变（例如，记忆缺失，定向障碍，语言障碍）或持续进展的感知障碍，这些变化并不能被既往或是进展的痴呆症更好地解释；③症状在短时间内进展（通常是数小时至数天），并且在一天中存在波动趋势；④从病史、体格检查或实验室检查结果中可以看出，这些意识干扰的出现是基础疾病、兴奋性物质（如酒精）、药物的使用或其他多种原因导致的直接病理生理改变（图2-1）[3]。然而谵妄在ICU中并未被充分诊断，报道的患病率为20%～80%，具体与疾病的严重程度和是否进行机械通气相关[7-10]。最近的研究表明，谵妄是延长住院时间、增加医疗费用和增加死亡风险的有力预测因素[11-13]。谵妄每持续1天，患者死亡的风险就会增加10%[14]。1年后的随访评估也表明，较长时间的谵妄与严重的认知功能障碍相关[13]。因此，谵妄会对危重病存活者的生活质量产生不利影响，将识别谵妄作为目标导向治疗的重要一环，以预防危重病存活者的不良预后[13, 15]。

因为大量术语包括急性精神错乱状态、ICU精神病、急性脑功能障碍和脑病都被用来描述这种情况，所以谵妄实际的患病率与临床记录出入较大[16]。谵妄可根据精神运动行为分为冷漠型谵妄、亢进型谵妄、混合型谵妄。冷漠型谵妄是最常见的谵妄形式，其特征是身体和精神活动减少，注意力不集中。相对应的，亢进型谵妄的特征在于有暴力倾向和易激惹。同时具有这两种特征的患者则为混合型谵妄[17-19]。

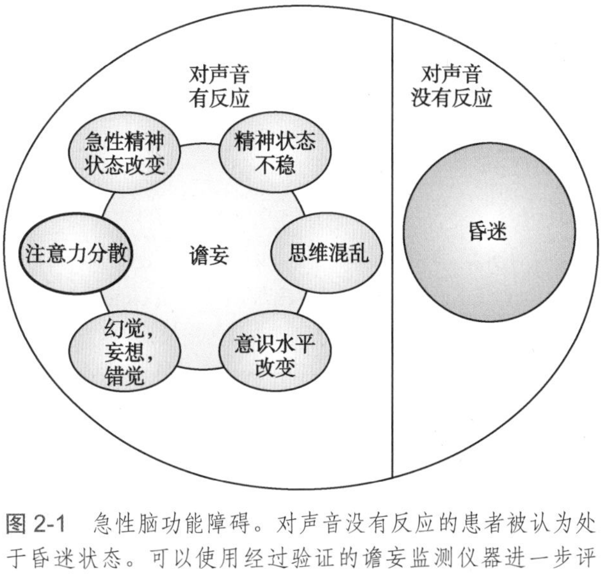

图2-1 急性脑功能障碍。对声音没有反应的患者被认为处于昏迷状态。可以使用经过验证的谵妄监测仪器进一步评估对声音有反应的患者的谵妄。注意力分散是谵妄的一个重要特征，其他关键特征有精神状态的变化，这种变化在数小时至数天内波动，包括思维混乱、意识水平改变。虽然幻觉、妄想和错觉可能是谵妄中认知障碍的一部分，但它们本身并不等同于谵妄，需要伴随注意力分散和上述其他关键特征的出现方可诊断。（图片经E. Wesley Ely和A. Morandi许可）（www.icudelirium.org）

亢进型谵妄患者对自己和医护人员都存在严重的受伤的风险，但幸运的是，只有少数重症患者才会出现这种情况[17-19]。有证据表明，冷漠型谵妄整体预后反而较差[20,21]。谵妄运动亚型量表可以协助进行鉴别诊断[22]。

尽管临床已经意识到了识别谵妄的重要性，但在ICU中的现实情况却不尽如人意[23-30]。即使识别出了ICU谵妄，大多数临床医生也认为这是一种预料之中的医源性事件，跟预后无关[23]。谵妄是一种器质性脑功能障碍，如果不进行诊断和治疗，后果将不堪设想。

谵妄的危险因素

躁动和谵妄的危险因素很多，并且在很大程度上有重叠（表2-1）。助记表可以帮助临床医生进行记忆，常用的助记表有IWATCHDEATH和DELIRIUM（表2-2）。临床实践中，风险因素可归为以下三类：危急重症本身、患者因素和医源性或环境因素。重要的是，ICU中一些常用药物与躁动和谵妄的发作相关（框2-1）。对危急重症的支持干预治疗（例如，控制脓毒症的感染源和适当的抗感染治疗；纠正缺氧、水电解质等代谢紊乱和发热；正常化睡眠/清醒周期），以及尽量减少医源性因素（如过度镇静），可以降低谵妄的发生率、严重程度及其并发症。一项关于术后谵妄的回顾性研究结果显示，在接受体外循环手术的患者中，他汀类药物预处理的患者谵妄发病率降低[31]。此外，ICU中他汀类药物的使用与谵妄的减少相关，尤其在脓毒症的早期最为显著；与此相反，他汀类药物的停用与谵妄的增加有关[32,33]。

病理生理学

虽然有许多假设，但对谵妄的病理生理学知之甚少，主要有以下几种学说：

神经递质紊乱学说。涉及多种神经递质，包括多巴胺（过量）、乙酰胆碱（相对耗尽）、γ-氨基丁酸（γ-aminobutyric acid，GABA）、5-羟色胺、内啡肽、去甲肾上腺素和谷氨酸[34-37]。

炎性介质学说。炎症介质，如肿瘤坏死因子α（tumor necrosis factor alpha，TNF-α）、白细胞介素-1（interleukin-1，IL-1）和其他细胞因子和趋化因子，与内皮损伤、凝血酶形成和中枢神经系统（central nervous system，CNS）微血管功能障碍的发病机制有关，进而导致谵妄的发生[37]。最近，一项在ICU中开展的研究进一步证实了内皮功能障碍在增加谵妄持续状态中的作用[38]。

框2-1 与谵妄和躁动相关的常用药物

苯二氮䓬类	H_2受体阻滞剂
阿片类（尤其是哌替啶）	抗生素
抗胆碱能药物	糖皮质激素
抗组胺药	甲氧氯普胺

表2-1 谵妄与躁动的危险因素

年龄>70岁	尿素氮肌酐比≥18
从疗养院转入	肾衰，肌酐>2.0mg/dl
有抑郁症病史	肝脏疾病
有痴呆、卒中或癫痫病史	充血性心力衰竭
近1个月有酗酒史	心源性休克/感染性休克
有吸烟史	心肌梗死
药物过量或使用违禁药物	感染
感染HIV	中枢神经系统病变
使用精神类药物	尿潴留/便秘
低钠血症/高钠血症	鼻饲
低血糖/高血糖	留置肛管/尿管
甲状腺功能减退/甲状腺功能亢进	肢体约束
低体温/发热	中心静脉置管
高血压	营养不良/维生素缺乏
低氧血症	继发的并发症
酸中毒/碱中毒	视觉/听觉障碍
疼痛	睡眠剥夺
恐惧与焦虑	

表2-2 谵妄与躁动症状助记表

IWATCHDEATH	DELIRIUM
Infection 感染	**D**rugs 药物
Withdrawal 药物戒断	**E**lectrolyte and physiologic abnormalities 水、电解质平衡紊乱
Acute metabolic 急性内环境紊乱	**L**ack of drugs（withdrawal）药物剂量不足（停药反应）
Trauma/pain 创伤/疼痛	**I**nfection 感染
Central nervous system pathology 中枢神经系统异常	**R**educed sensory input（blindness，deafness）感知障碍（眼盲，耳聋）
Hypoxia 组织缺氧	**I**ntracranial problems（CVA，meningitis，seizure）颅内病变（脑血管意外，脑膜炎，癫痫）
Deficiencies（vitamin B_{12}，thiamine）微量元素缺乏（维生素B_{12}，维生素B_1）	**U**rinary retention and fecal impaction 尿潴留与便秘
Endocrinopathies（thyroid，adrenal）内分泌失调（甲状腺相关激素、肾上腺相关激素）	**M**yocardial problems（MI，arrhythmia，CHF）心肌病变（心肌梗死，心律失常，充血性心力衰竭）
Acute vascular（hypertension，shock）急性血流动力学不稳（高血压，休克）	
Toxins/drugs 毒品/精神类药物	
Heavy metals 重金属中毒	

氧化代谢受损学说。根据这一假设，谵妄是继发于大脑半球氧化代谢失调导致的脑供血不足的结果[39]。

中性大分子氨基酸学说。大脑对色氨酸和酪氨酸的吸收增加会导致中枢神经系统 5- 羟色胺、多巴胺和去甲肾上腺素水平升高。这些氨基酸功能的失调与谵妄风险的增加有关[40]。

临床评估

最近，重症监护医学会（Society of Critical Care Medicine，SCCM）发布了 ICU 镇静镇痛指南[41]。SCCM 建议对疼痛、焦虑和谵妄进行常规监测，并记录对这些疾病的治疗反应[42]。

目前有许多评分和量表用于评估躁动和镇静，包括 Ramsay 镇静评分（Ramsay Scale）[43]，Riker 镇静 - 躁动评分（Riker Sedation-Agitation Scale，SAS）[44]，运动活动评估量表（Motor Activity Assessment Scale，MAAS）[45]，Richmond 躁动 - 镇静评分（Richmond Agitation-Sedation Scale，RASS）[46]，适应重症监护环境评分（Adaptation to Intensive Care Environment，ATICE）[47] 和明尼苏达镇静评估工具（Minnesota Sedation Assessment Tool，MSAT）[47]。多数评分在成人 ICU 患者中具有良好的可靠性和有效性，并且可用于目标导向镇静的给药管理。SAS 使用 7 项系统评分来评估躁动和镇静，具有良好的评分者可信度（kappa = 0.92），且与其他评分具有高度相关性（r^2 = 0.83～0.86）。然而，Richmond 躁动 - 镇静评分（表 2-3）是唯一能够动态监测意识水平变化及镇静镇痛药物反应性的方法[48]。RASS 采用 10 个等级水平来确定躁动和镇静水平。其对患者的评估包括 3 个步骤：首先，观察患者，确定其是否处于警觉、不安或激动状态（0～+4 分）。其次，如果患者没有警觉并且没有显示出积极的运动特征，则呼唤患者的名字，根据与其眼神接触的持续时间对其镇静水平进行评分（−1～−3 分）。最后，如果患者在呼唤后未睁眼，则通过轻拍或摇晃患者的肩部或按压胸骨，并记录对刺激的反应（−4～−5 分）。该评估只需不到 20 秒，并且与其他镇静措施[例如，格拉斯哥昏迷量表（Glasgow Coma Scale，GCS）、脑电图和神经精神评分]相关[46]。

直到目前还没有有效而可靠的方法来评估重症患者的谵妄状态，其中许多患者因为镇静或机械通气状态而无法通过语言表达[51, 58]。目前已经开发了许多工具来帮助识别 ICU 中的谵妄。这些工具参照“金标准”——精神疾病诊断和统计手册（*Diagnostic and Statistical Manual of Mental Disorders*，DSM）中的 ICU 患者复合评估法（Confusion Assessment Method for the ICU，CAM-ICU）[51-55] 和重症监护谵妄筛查表（Intensive Care Delirium Screening Checklist，ICDSC）[8] 进行制定和验证，可用于插管和非插管的患者。

ICU 患者的混合评估法（Confusion Assessment Method in the Intensive Care Unit，CAM-ICU）（图 2-2）是由重症医学、精神病学、神经病学和老年医学专家团队开发的谵妄评估工具[51, 58]。评估仅需一名护士花 1～2 分钟即可完成，并且与

表 2-3 Richmond 躁动 - 镇静评分

4	好斗的	明显的斗争或暴力，医护人员立即身处危险
3	非常激动的	戴上或移除管路或导管，或对医护人员具有攻击性的行为
2	激动的	频繁的无目的运动或患者呼吸与 - 呼吸机不同步
1	不安	焦虑或不安但动作不积极或无力
0	警觉和安静	
−1	昏昏欲睡	不完全警觉，但对声音能保持持续清醒 > 10 秒，并有眼神关注
−2	轻度镇静	苏醒时间 <10 秒，对声音保持眼神关注
−3	中度镇静	对声音有动作反应（但没有眼神关注）
−4	重度镇静	对声音没有回应，但对身体的刺激有反应
−5	难以唤醒	对声音和对身体的刺激都没有反应

评估流程

1. 观察患者，看患者是否处于警觉、坐卧不安或者情绪激动的状态？	（评 0～4 分）
2. 若患者非警觉状态，则呼唤患者的姓名并嘱其睁眼看着呼唤者。患者苏醒，持续睁眼，有眼神交流	（评 −1 分）
3. 患者清醒、睁眼且有眼神交流，但不能维持	（评 −2 分）
4. 患者昏睡（无眼神交流）但可呼唤睁眼或对声音有动作反应	（评 −3 分）
5. 通过轻拍或摇晃患者的肩部或按压胸骨来刺激患者。对声音无反应，但对物理刺激有动作反应	（评 −4 分）
6. 对声音和物理刺激均无反应	（评 −5 分）

From Sessler CN，Gosnell MS，Grap MJ，et al. The Richmond Agitation-Sedation Scale：validityand reliability in adult intensive care unit patients. Am J Respir Crit Care Med 2002；166（10）：1338-1344.

老年精神科医生进行的完整 DSM-V 评估相比，识别谵妄的准确率为 98%[51, 52]。执行 CAM-ICU 时，首先评估患者的意识水平；接着可以评估配合指令的患者（RASS 评分为 -3 或更高水平）的谵妄程度。CAM-ICU 包括 4 个特征：①精神状态偏离基线水平或精神状态出现波动；②注意力不集中；③思维混乱；④意识水平改变。无论特征 3 或 4 是否为阳性，如果患者满足特征 1 和 2 则诊断为谵妄（图 2-2）。

ICDSC[8]（表 2-4）是一个基于筛查表的评估工具，用于评估注意力不集中，定向力障碍，出现幻觉、妄想或精神错乱、精神运动性躁动或反应迟钝、胡言乱语或情绪失控，睡眠 / 觉醒周期紊乱以及这些症状的波动。将 8 个项目根据不存在或存在进行赋值（0 或 1）并求和。得分≥4 分表示谵妄，0 分表示无谵妄。评分在 1～3 被视为亚临床谵妄，其预后介于两者之间[59]。

最近的研究则质疑谵妄评估对镇静患者的有效性[60,61]。发现一小部分患者（约10%）存在快速可逆的镇静相关性谵妄，但不幸的是，在该研究中，大多数患者即使在镇静中断后仍持续存在谵妄。因此，在可行的情况下，应在中断镇静后进行谵妄评估；然而，谵妄评估不应仅仅因为患者处于镇静状态就放弃评估，因为漏诊远比在少数患者中存在过度诊断谵妄更严重。

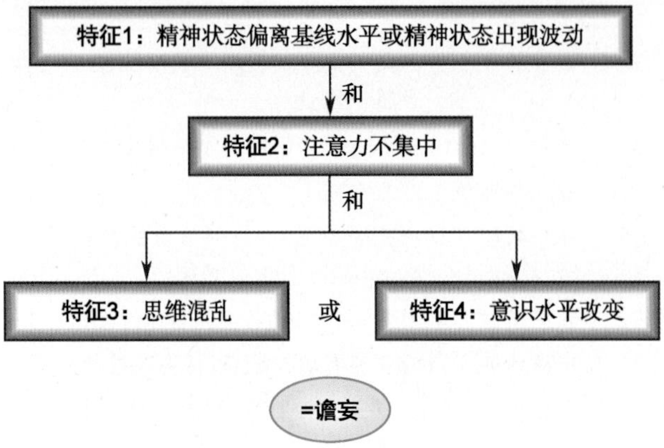

图2-2 ICU患者的混合评估法

表2-4 重症监护谵妄筛查清单

患者评估	
意识水平改变	（A～E）*
注意力不集中	对答不切题或难以遵嘱运动；外部刺激很容易分散其注意力；转移注意力困难。任何一项记1分
定向力障碍	对时间、地点、人物，其中一项判断错误即可记1分
幻觉、妄想或精神错乱	幻觉的明确临床表现可能归因于幻觉或妄想。现实测试中的累加计分。有其中一项即可记1分
精神运动性躁动或反应迟钝	精神亢奋需要使用额外的镇静药物或约束来防范对患者自己或他人造成潜在危险。低活动倾向或临床上明显的精神运动缓慢
胡言乱语或情绪失控	不恰当、未组织或不通顺的言语。与事件或情况有关的不适当的情绪表现。出现任何一项记1分
睡眠/觉醒周期紊乱	睡眠不足4小时或夜间多次醒来（排除医务人员或嘈杂环境导致的失眠）。或者大部分时间里都在睡觉。出现任何一项记1分
症状的波动	任何项目或症状出现波动超过24小时记1分
总分（0～8分）	

*意识水平：

A——无反应：记0分。

B——对强烈的和反复的刺激（大声和疼痛刺激）有反应：记0分。

C——对轻度或中度刺激有反应：记1分。

D——正常清醒状态：记0分。

E——对正常刺激反应过度：记1分。资料来源：http://www.acgme.org/acgmeweb/tabid/445/GraduateMedicalEducation/SingleAccreditationSystemforAOA-ApprovedPrograms.aspx. 11月12日访问。

躁动与谵妄的管理

制定有效的基于循证证据的预防和治疗谵妄的策略和方案，需要来自非药物和药物策略的持续性随机临床试验的数据。有关谵妄管理策略的详细说明，包括经验镇静策略和谵妄草案，请参阅第51章。这里仅提供简要概述。

当发现原本平静的患者突然发生躁动或谵妄时，应在尝试药物干预之前寻找潜在的病因。此时应当进行快速评估，包括生命体征评估和系统的体格检查以排除危及生命的问题（如缺氧，自行拔管，气胸，低血压）或其他急性可逆性生理原因（如低血糖，代谢性酸中毒，卒中，癫痫发作，疼痛）。上文提到的IWATCHDEATH和DELIRIUM方法在指导初始评估时特别有用。

当危及生命的问题被排除为可能的病因后，患者应该重新接受良好的护理，例如：调整患者体位，改善睡眠和卫生，提供视听辅助器（如果以前使用过），停止可引起谵妄的药物以及减少非必须的侵入性设备的使用（如导尿管、约束带等）。

使用ABCDE（A唤醒，B呼吸试验，C选择适当的镇静，D谵妄监测和管理，E早期活动和运动）已被证明可以降低谵妄的发生率并改善患者的预后（图2-3）。该方法基于PAD 2013指南[41]，包括：①使用恰当的量表（躁动和镇静使用SASS和SAS，谵妄使用CAM-ICU或ICDSC）对躁动、镇静深度和质量、谵妄进行常规评估。建议使用基于目标导向的镇静方案并靶向给予最浅的镇静，从而使患者暴露于较低的镇静药累积剂量[62]和/或每日唤醒试验[63]和自主呼吸试验[64]，以减少机械通气的总时间。每日唤醒和每日脱机训练的协调作用可以减少机械通气持续时间，缩短住院时间以及减少危重患者唤醒后的长期神经心理不良后果[65,66]。②治疗应首先从镇痛开始。在重症患者中选择正确的镇静方案非常重要。大量研究证实，苯二氮䓬类药物的临床结果不佳[67-69]。指南还建议，如果尖端扭转型室性心动过速的风险增加，应当避免使用利凡斯的明和抗精神病药物。③预防也起着重要的作用。ICU患者的运动和早期活动可减少入住ICU及住院用药时间[70,71]。需要明确谵妄的危险因素并予以消除，促进睡眠和重启基线抗精神病药物也很重要。来自目标导向镇静和减少神经功能障碍的疗效最大化（Maximizing Efficacy of Targeted Sedation and Reducing Neurological Dysfunction，MENDS）[67]的研究数据，以及右美托咪定与咪达唑仑的安全性和有效性的比较试验（Safety and Efficacy of Dexmedetomidine Compared to Midazolam，SEDCOM）[69]均支持以下的观点，即与劳拉西泮或咪达唑仑相比，右美托咪定可以减少谵妄的持续时间和患病率。只有在纠正所有可能诱发谵妄的因素或潜在的生理异常后，才去尝试给予药物

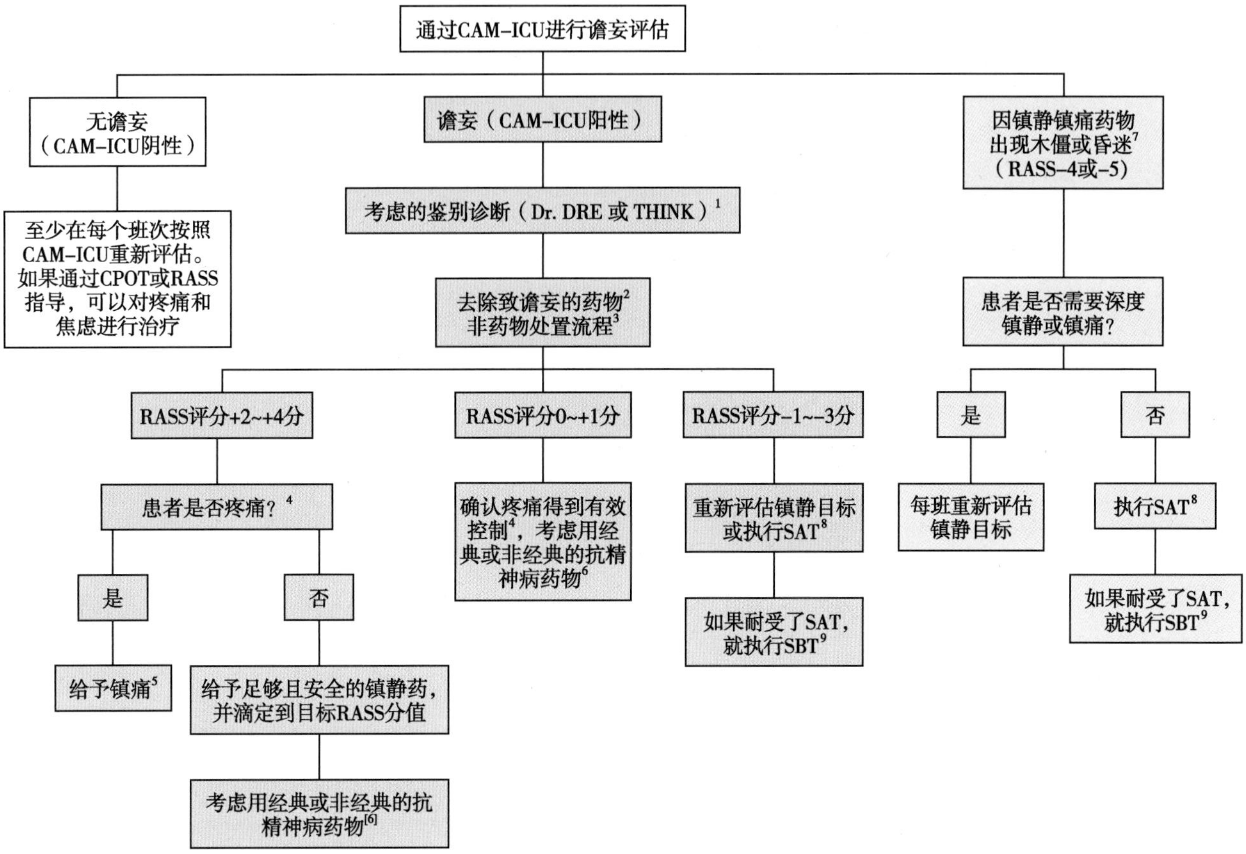

1. **Dr. DRE**:
   疾病（**D**iseases）：脓毒症，充血性心力衰竭，慢性阻塞性肺气肿
   药物清除（**D**rug **R**emoval）：执行 SATs 和停用苯二氮䓬类药物 / 麻醉药
   环境（**E**nvironment）：制动，睡眠和日夜定向力，助听器，眼镜，噪声
   THINK:
   中毒的情况（**T**oxic **S**ituations）—充血性心力衰竭，休克，脱水—镇静镇痛药（精确滴定）—新发器官衰竭（肝脏，肾脏等）
   低氧血症（**H**ypoxemia）
   感染（**I**nfection）/ 脓毒症（医院获得性），定植性
   非药物治疗（**N**onpharmacological）干预措施[3]
   血钾（**K**$^+$）或电解质问题
2. 考虑停止或替代致谵妄药物如巴比妥类药物、抗胆碱能药物（甲氧氯普胺，H_2 受体阻滞剂，异丙嗪，苯海拉明）、类固醇等
3. 参见下面的非药物处置流程
4. 如果患者通过 CPOT 进行非语言评估，或者患者通过视觉模拟评分进行口头评估
5. 镇痛 - 充分的疼痛控制可能会减少谵妄。考虑阿片类药物、非甾体类、对乙酰氨基酚或加巴喷丁（神经性疼痛）
6. 典型或非典型抗精神病药。如果出现高热，QTc 间期延长或药物诱导的肌肉强直，则须停药
7. 考虑非苯二氮䓬镇静策略（丙泊酚或右美托咪定）
8. 自发觉醒试验（SAT）：如果符合安全要求（无活动性癫痫发作，无酒精戒断症状，无躁动，无卒中，无心肌缺血，颅内压正常，$FiO_2 \leq 70\%$）
9. 自发呼吸试验（SBT）：如果符合安全要求（无躁动，无心肌缺血，$FiO_2 \leq 50\%$，充分的吸气努力，氧饱和度≥88%，无血管活性药的使用，PEEP≤7.5cm）

非药物处置流程[3]
目标
提供视觉和听觉辅助
沟通、鼓励和反复对患者进行调整让其适应
在房间里放置从患者家里拿来的熟悉的物品
尽量保持护理人员不变
家庭的参与和知情同意
环境
睡眠卫生：夜间关灯，白天开灯
辅助睡眠（唑吡坦，米氮平）
夜间控制噪声（工作人员，设备，访客）
早期或经常帮助患者活动
临床参数
维持收缩压＞90mmHg
保持氧饱和度＞90%
治疗相关的代谢紊乱和感染

图 2-3　谵妄的处置流程——ABCDEF 集束化治疗的一部分

治疗。尽管这些药物旨在改善认知功能，但它们都具有精神活性作用，可以进一步抑制感觉中枢，并引起更持久的认知障碍。出现谵妄的患者应使用传统的抗精神病药治疗。较新的“非典型”抗精神病药（例如，利培酮，氯氮平，喹硫平，奥氮平）可以减少谵妄的持续时间[76]。

苯二氮䓬类药物不建议用于治疗谵妄，因为它们可能会加剧谵妄。此类药物还可以导致镇静过度和呼吸抑制。然而，它们仍然是治疗震颤性谵妄（和其他戒断综合征）和癫痫发作的首选药物。

适时给予约束保护，以确保药物生效前患者和工作人员的安全。然而，需要时刻谨记，约束可以增加躁动和谵妄，并且使用不当可能造成不良后果，包括窒息、神经损伤、皮肤破裂和其他制动的并发症。

总结

躁动和谵妄在ICU中非常常见，其发生使患者面临自我伤害和不良临床预后的风险。镇静和谵妄监测设备可以使临床医生能够识别这些不同形式的脑功能障碍。通过系统的方法，可以迅速识别和纠正危及生命的问题和其他急性可逆的生理性诱因。以早期拔管和早期活动为中心的策略可以帮助减少谵妄的发生。对于将自己或工作人员置于危险境地的患者，应给予抗精神病药物。

关键词

1. 谵妄
2. 躁动
3. 思维混乱
4. 评估
5. 危险因素
6. 管理措施
7. 镇静

（周飞虎　虎磐 译，康红军 审校）

参考文献

1. Chevrolet JC, Jolliet P. Clinical review: agitation and delirium in the critically ill–significance and management. Crit Care 2007;11(3):214.
2. Deleted in review.
3. American Psychiatric Association. (2013). Diagnostic and statistical manual of mental disorders (5th ed.). Arlington, VA: American Psychiatric Publishing.
4. Jaber S, Chanques G, Altairac C, Sebbane M, Vergne C, Perrigault PF, et al. A prospective study of agitation in a medical-surgical ICU: incidence, risk factors, and outcomes. Chest 2005;128(4): 2749-2757.
5. Cohen I, Gallagher T, Pohlman A, Dasta J, Abraham E, Papadokos P. Management of the agitated intensive care unit patient. Crit Care Med 2002;30(1):S97–S123.
6. Pandharipande P, Jackson J, Ely EW. Delirium: acute cognitive dysfunction in the critically ill. Curr Opin Crit Care 2005;11(4):360-368.
7. Ely EW, Shintani A, Truman B, Speroff T, Gordon SM, Harrell FE Jr, et al. Delirium as a predictor of mortality in mechanically ventilated patients in the intensive care unit. JAMA 2004;291(14): 1753-1762.
8. Bergeron N, Dubois MJ, Dumont M, Dial S, Skrobik Y. Intensive Care Delirium Screening Checklist: evaluation of a new screening tool. Intensive Care Med 2001;27(5)859-864 (Available at:http://www.acgme.org/acgmeweb/tabid/445/GraduateMedicalEducation/SingleAccreditationSystemforAOA-ApprovedPrograms.aspx. Accessed November 12 , 2016).
9. McNicoll L, Pisani MA, Zhang Y, Ely EW, Siegel MD, Inouye SK. Delirium in the intensive care unit: occurrence and clinical course in older patients. J Am Geriatr Soc 2003;51(5):591-598 (Available at:http://www.acgme.org/acgmeweb/tabid/445/GraduateMedicalEducation/SingleAccreditationSystemforAOA-ApprovedPrograms.aspx. Accessed November 12 , 2016).
10. Girard TD, Pandharipande PP, Ely EW. Delirium in the intensive care unit. Crit Care 2008;12(Suppl. 3):S3.
11. Ely EW, Gautam S, Margolin R, Francis J, May L, Speroff T, et al. The impact of delirium in the intensive care unit on hospital length of stay. Intensive Care Med 2001;27(12):1892-1900.
12. Milbrandt EB, Deppen S, Harrison PL, Shintani AK, Speroff T, Stiles RA, et al. Costs associated with delirium in mechanically ventilated patients. Crit Care Med 2004;32(4):955-962.
13. Girard TD, Jackson JC, Pandharipande PP, Pun BT, Thompson JL, Shintani AK, et al. Delirium as a predictor of long-term cognitive impairment in survivors of critical illness. Crit Care Med 2010; 38(7):1513-1520.
14. Pisani MA, Kong SY, Kasl SV, Murphy TE, Araujo KL, Van Ness PH. Days of delirium are associated with 1-year mortality in an older intensive care unit population. Am J Respir Crit Care Med 2009; 180(11):1092-1097.
15. Jackson JC, Gordon SM, Hart RP, Hopkins RO, Ely EW. The association between delirium and cognitive decline: a review of the empirical literature. Neuropsychol Rev 2004;14(2):87-98.
16. Morandi A, Pandharipande P, Trabucchi M, Rozzini R, Mistraletti G, Trompeo AC, et al. Understanding international differences in terminology for delirium and other types of acute brain dysfunction in critically ill patients. Intensive Care Med 2008;34(10):1907-1915.
17. Peterson JF, Truman BL, Shintani A, Thomason JWW, Jackson JC, Ely EW. The prevalence of hypoactive, hyperactive, and mixed type delirium in medical ICU patients. J Am Geriatr Soc 2003;51:S174.
18. Peterson JF, Pun BT, Dittus RS, Thomason JW, Jackson JC, Shintani AK, et al. Delirium and its motoric subtypes: a study of 614 critically ill patients. J Am Geriatr Soc 2006;54(3):479-484.
19. Pandharipande P, Cotton BA, Shintani A, Thompson J, Costabile S, Truman Pun B, et al. Motoric subtypes of delirium in mechanically ventilated surgical and trauma intensive care unit patients. Intensive Care Med 2007;33(10):1726-1731.
20. Meagher DJ, O'Hanlon D, O'Mahony E, Casey PR, Trzepacz PT. Relationship between symptoms and motoric subtype of delirium. J Neuropsychiatry Clin Neurosci 2000;12(1):51-56.
21. Kiely D, Jones R, Bergmann M, Marcantonio E. Association between psychomotor activity delirium subtypes and mortality among newly admitted postacute facility patients. J Gerontol A Biol Sci Med Sci 2007;62(2):174.
22. Meagher D, Adamis D, Leonard M, Trzepacz P, Grover S, Jabber F, et al. Development of an abbreviated version of the delirium motor subtyping scale (DMSS-4). Int Psychogeriatr 2014;26(04): 693-702.
23. Ely EW, Stephens RK, Jackson JC, Thomason JW, Truman B, Gordon S, et al. Current opinions regarding the importance, diagnosis, and management of delirium in the intensive care unit: a survey of 912 healthcare professionals. Crit Care Med 2004;32(1):106-112.
24. Cheung CZ, Alibhai SM, Robinson M, Tomlinson G, Chittock D, Drover J, et al. Recognition and labeling of delirium symptoms by intensivists: does it matter? Intensive Care Med 2008;34(3): 437-446.
25. Devlin JW, Fong JJ, Howard EP, Skrobik Y, McCoy N, Yasuda C, et al. Assessment of delirium in the intensive care unit: nursing practices and perceptions. Am J Crit Care 2008;17(6):555-565.
26. Van Eijk MM, Kesecioglu J, Slooter AJ. Intensive care delirium monitoring and standardised treatment: a complete survey of Dutch intensive care units. Intensive Crit Care Nurs 2008;24(4): 218-221.
27. Cadogan FL, Riekerk B, Vreeswijk R, Rommes JH, Toornvliet AC, Honing ML, et al. Current awareness of delirium in the intensive care unit: a postal survey in the Netherlands. Neth J Med 2009; 67(7):296-300.
28. Patel RP, Gambrell M, Speroff T, Scott TA, Pun BT, Okahashi J, et al. Delirium and sedation in the intensive care unit: survey of behaviors and attitudes of 1384 healthcare professionals. Crit Care Med 2009;37(3):825-832.
29. Salluh JI, Dal-Pizzol F, Mello PV, Friedman G, Silva E, Teles JM, et al. Delirium recognition and sedation practices in critically ill patients: a survey on the attitudes of 1015 Brazilian critical care physicians. J Crit Care 2009;24(4):556-562.
30. Mac Sweeney R, Barber V, Page V, Ely EW, Perkins GD, Young JD, et al. A national survey of the management of delirium in UK intensive care units. QJM 2010;103(4):243-251.
31. Katznelson R, Djaiani GN, Borger MA, Friedman Z, Abbey SE, Fedorko L, et al. Preoperative use of statins is associated with reduced early delirium rates after cardiac surgery. Anesthesiology 2009; 110(1):67-73.
32. Pandharipande P, Shintani A, Hughes C, et al. Statin use and the daily risk of delirium in a prospective cohort of critically ill patients. Am J Respir Crit Care Med 2012;185:A3646.
33. Morandi A, Hughes CG, Thompson JL, Pandharipande PP, Shintani AK, Vasilevskis EE, et al. Statins and delirium during critical illness: a multicenter, prospective cohort study. Crit Care Med 2014;42(8):1899-1909.
34. Trzepacz PT. Update on the neuropathogenesis of delirium. Dement Geriatr Cogn Disord 1999; 10(5):330-334.
35. Trzepacz PT. Delirium. Advances in diagnosis, pathophysiology, and treatment. Psychiatr Clin North Am 1996;19(3):429-448.
36. Flacker JM, Lipsitz LA. Large neutral amino acid changes and delirium in febrile elderly medical patients. J Gerontol A Biol Sci Med Sci 2000;55(5):B249–B252 (Available at: http://www.acgme.org/acgmeweb/tabid/445/GraduateMedicalEducation/SingleAccreditationSystemforAOA-ApprovedPrograms.aspx. Accessed November 12 , 2015).
37. Gunther ML, Morandi A, Ely EW. Pathophysiology of delirium in the intensive care unit. Crit Care Clin 2008;24(1):45-65.
38. Hughes CG, Morandi A, Girard TD, Riedel B, Thompson JL, Shintani AK, et al. Association between endothelial dysfunction and acute brain dysfunction during critical illness. Anesthesiology. 2013; 118(3):631-639.
39. Fink MP, Evans TW. Mechanisms of organ dysfunction in critical illness: report from a Round Table Conference held in Brussels. Intensive Care Med 2002;28(3):369-375.
40. Pandharipande PP, Morandi A, Adams JR, Girard TD, Thompson JL, Shintani AK, et al. Plasma tryptophan and tyrosine levels are independent risk factors for delirium in critically ill patients. Intensive Care Med 2009;35(11):1886-1892.
41. Barr J, Fraser GL, Puntillo K, Ely EW, Gelinas C, Dasta JF, et al. Clinical practice guidelines for the management of pain, agitation, and delirium in adult patients in the intensive care unit. Crit Care Med 2013;41(1):263-306.
42. Pandharipande PP, Patel MB, Barr J. Management of pain, agitation, and delirium in critically ill patients. Pol Arch Med Wewn 2014;124(3):114-123.
43. Ramsay MA. Measuring level of sedation in the intensive care unit. JAMA 2000;284(4):441-442.
44. Riker RR, Picard JT, Fraser GL. Prospective evaluation of the Sedation-Agitation Scale for adult critically ill patients. Crit Care Med 1999;27(7):1325-1329.
45. Devlin JW, Boleski G, Mlynarek M, Nerenz DR, Peterson E, Jankowski M, et al. Motor Activity Assessment Scale: a valid and reliable sedation scale for use with mechanically ventilated patients in an adult surgical intensive care unit. Crit Care Med 1999;27(7):1271-1275.
46. Ely EW, Truman B, Shintani A, Thomason JW, Wheeler AP, Gordon S, et al. Monitoring sedation status over time in ICU patients: reliability and validity of the Richmond Agitation-Sedation Scale (RASS). JAMA 2003;289(22):2983-2991.
47. Weinert C, McFarland L. The state of intubated ICU patients: development of a two-dimensional sedation rating scale for critically ill adults. Chest 2004;126(6):1883-1890.
48. Sessler CN, Grap MJ, Ramsay MA. Evaluating and monitoring analgesia and sedation in the intensive care unit. Critical Care 2008;12(Suppl. 3):S2.
49. Deleted in review.

50. Deleted in review.
51. Ely EW, Margolin R, Francis J, May L, Truman B, Dittus R, et al. Evaluation of delirium in critically ill patients: validation of the Confusion Assessment Method for the Intensive Care Unit (CAM-ICU). Crit Care Med 2001;29(7):1370-1379.
52. Ely EW, Inouye SK, Bernard GR, Gordon S, Francis J, May L, et al. Delirium in mechanically ventilated patients: validity and reliability of the confusion assessment method for the intensive care unit (CAM-ICU). JAMA 2001;286(21):2703-2710.
53. Lin SM, Liu CY, Wang CH, Lin HC, Huang CD, Huang PY, et al. The impact of delirium on the survival of mechanically ventilated patients. Crit Care Med 2004;32(11):2254-2259.
54. Larsson C, Axell AG, Ersson A. Confusion assessment method for the intensive care unit (CAM-ICU): translation, retranslation and validation into Swedish intensive care settings. Acta Anaesthesiol Scand 2007;51(7):888-892.
55. McNicoll L, Pisani MA, Ely EW, Gifford D, Inouye SK. Detection of delirium in the intensive care unit: comparison of confusion assessment method for the intensive care unit with confusion assessment method ratings. J Am Geriatr Soc 2005;53(3):495-500.
56. Deleted in review.
57. Deleted in review.
58. Inouye SK, van Dyck CH, Alessi CA, Balkin S, Siegal AP, Horwitz RI. Clarifying confusion: the confusion assessment method. A new method for detection of delirium. Ann Intern Med 1990;113(12):941-948.
59. Ouimet S, Riker R, Bergeon N, Cossette M, Kavanagh B, Skrobik Y. Subsyndromal delirium in the ICU: evidence for a disease spectrum. Intensive Care Med 2007;33(6):1007-1013.
60. Patel SB, Poston JT, Pohlman A, Hall JB, Kress JP. Rapidly reversible, sedation-related delirium versus persistent delirium in the intensive care unit. Am J Respir Crit Care Med 2014;189(6):658–665.
61. Haenggi M, Blum S, Brechbuehl R, Brunello A, Jakob SM, Takala J. Effect of sedation level on the prevalence of delirium when assessed with CAM-ICU and ICDSC. Intensive Care Med 2013; 39(12):2171-2179.
62. Kollef MH, Levy NT, Ahrens TS, Schaiff R, Prentice D, Sherman G. The use of continuous i.v. sedation is associated with prolongation of mechanical ventilation. Chest 1998;114(2):541-548.
63. Kress JP, Pohlman AS, O'Connor MF, Hall JB. Daily interruption of sedative infusions in critically ill patients undergoing mechanical ventilation. N Engl J Med. 2000;342(20):1471-1477.
64. Ely EW, Baker AM, Dunagan DP, Burke HL, Smith AC, Kelly PT, et al. Effect on the duration of mechanical ventilation of identifying patients capable of breathing spontaneously. N Engl J Med 1996;335(25):1864-1869.
65. Girard TD, Kress JP, Fuchs BD, Thomason JW, Schweickert WD, Pun BT, et al. Efficacy and safety of a paired sedation and ventilator weaning protocol for mechanically ventilated patients in intensive care (Awakening and Breathing Controlled trial): a randomised controlled trial. Lancet 2008; 371(9607):126-134.
66. Jackson JC, Girard TD, Gordon SM, Thompson JL, Shintani AK, Thomason JW, et al. Long-term cognitive and psychological outcomes in the awakening and breathing controlled trial. Am J Respir Crit Care Med 2010;182(2):183-191.
67. Pandharipande PP, Pun BT, Herr DL, Maze M, Girard TD, Miller RR, et al. Effect of sedation with dexmedetomidine vs lorazepam on acute brain dysfunction in mechanically ventilated patients: the MENDS randomized controlled trial. JAMA 2007;298(22):2644-2653.
68. Pandharipande PP, Sanders RD, Girard TD, McGrane S, Thompson JL, Shintani AK, et al. Effect of dexmedetomidine versus lorazepam on outcome in patients with sepsis: an a priori-designed analysis of the MENDS randomized controlled trial. Crit Care 2010;14(2):R38.
69. Riker RR, Shehabi Y, Bokesch PM, Ceraso D, Wisemandle W, Koura F, et al. Dexmedetomidine vs midazolam for sedation of critically ill patients: a randomized trial. JAMA 2009;301(5):489–499.
70. Morris PE, Goad A, Thompson C, Taylor K, Harry B, Passmore L, et al. Early intensive care unit mobility therapy in the treatment of acute respiratory failure. Crit Care Med 2008;36(8): 2238-2243.
71. Schweickert WD, Pohlman MC, Pohlman AS, Nigos C, Pawlik AJ, Esbrook CL, et al. Early physical and occupational therapy in mechanically ventilated, critically ill patients: a randomised controlled trial. Lancet 2009;373(9678):1874-1882.
72. Deleted in review.
73. Deleted in review.
74. Deleted in review.
75. Deleted in review.
76. Skrobik YK, Bergeron N, Dumont M, Gottfried SB. Olanzapine vs haloperidol: treating delirium in a critical care setting. Intensive Care Med 2004;30(3):444-449.

3

ICU 中急性疼痛的处理

David Boldt

危重患者在重症监护室（intensive care unit，ICU）中经常会出现急性疼痛，原因包括手术创伤及外伤后疼痛、有创的监护设备和机械通气、长时间制动和日常护理（例如换药）等诸多因素。不同的患者对疼痛的敏感性不同，但对疼痛治疗的不充分所造成的生理影响是可预测的，并且具有潜在危害性。疼痛和应激的相关生理反应是由神经内分泌系统激活和交感神经张力增高介导的。患者可出现心动过速、心肌耗氧量增加、免疫抑制、血液高凝状态、分解代谢增加及其他代谢改变[1]。疼痛的一些并发症可通过疼痛相关的功能抑制而出现，如肺功能受损、卧床时间延长。

急性疼痛评估

在 ICU，对急性疼痛的评估可能是一个挑战。遗憾的是，许多 ICU 患者无法向医生提供自己疼痛的全部甚至部分信息。然而，即使机械通气的镇静患者无法主诉自身疼痛也不应排除对其疼痛的评估和管理。目前已经开发了许多用于评估 ICU 患者疼痛的量表和工具，如视觉模拟评分法（visual analog scale，VAS）、数字评分法（numeric rating scale，NRS）、行为疼痛量表（behavioral pain scale，BPS）和重症疼痛观察量表（critical care pain observation scale，CPOT）（图 3-1）。在深度镇静或瘫痪的患者中，护理人员必须使用如血压增高、心动过速、流泪、出汗、躁动等交感神经活动增强的现象作为疼痛存在的替代指标。镇痛药物使用后这些迹象的好转趋势提供了一个衡量干预成功与否的标准。

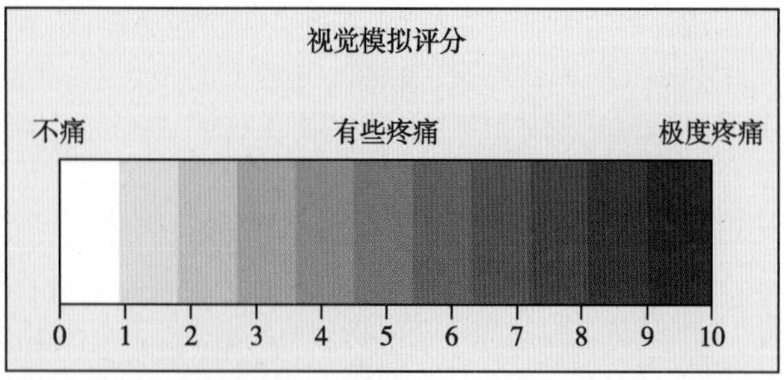

图 3-1　视觉模拟评分。疼痛可以介于 0（无疼痛）和 10（极度疼痛）进行分级。使用诸如此类的图形指导插管患者通过指向来表达他或她的不适程度。还有使用微笑或皱眉的卡通脸图片进行评分的方法。（资料来源：Higgins TL，Jodka PG，Farid A. Pharmacologic approaches to sedation，pain relief and neuromuscular blockade in the intensive care unit. Part II. Clin Intensive Care. 2003；14[3-4]：91-98.）

急性疼痛治疗的选择

急性疼痛是由皮肤或深部组织的外周痛觉感受器的刺激引起的，这是一个复杂的过程，涉及不同神经轴水平的多个介质（图 3-2）。疼痛通路的不同部分可以单独靶向干预，也可以作为针对多个位点进行附加或协同作用的综合“多模式”策略的一部分。因此，在中枢系统通过使用全身性止痛药[非甾体抗炎药（nonsteroidal antiinflammatory drugs，NSAIDs）]和在脊髓水平上通过使用硬膜外或椎管内神经阻滞剂均可影响痛觉感受的传递。

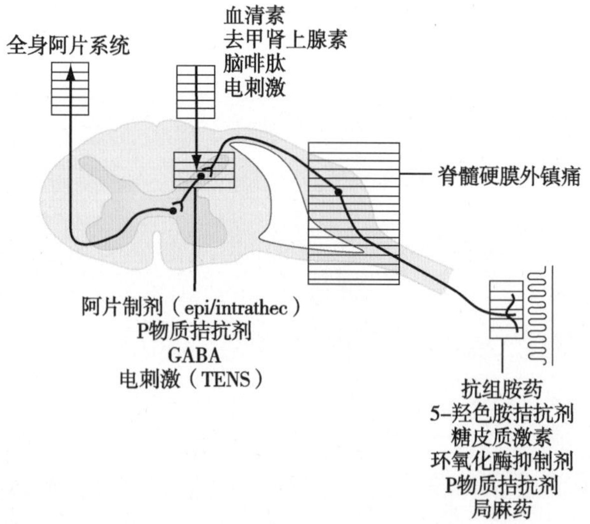

图 3-2　从外周到中枢神经系统的伤害性信号传导通路。任何一处信号的改变都可改变信息的内容。GABA：γ- 氨基丁酸；TENS：经皮神经电刺激。（资料来源：Kehlet H. Modifcation of responses to surgery by neural blockade：clinicalimplications. In：Cousins MJ，Bridenbaugh PO，editors. Neural blockade in clinical anesthesia and pain management. 2nd ed. Philadelphia：Lippincott；1988：145.）

非甾体抗炎药

此类药物可抑制环氧合酶（cyclooxygenase，COX），该酶参与前列腺素和相关炎症介质的合成以应对损伤。COX-1 是存在于大多数组织中的一种组成酶，通过产生前列腺素 E_2 和 I_2，具有维持体内平衡和保护的功能。COX-2 是一种诱导酶，在炎症反应中表达。此类药物可引起不良反应，包括胃肠道溃疡及出血、血小板功能抑制、肾损伤及对阿司匹林敏感患者的支气管痉挛（哮喘、鼻息肉、阿司匹林过敏三联征）等不良反应。

酮咯酸是美国仅有的两种非肠道 NSAIDs 之一。尽管已经证明它可以减少术后对阿片类药物的依赖，但长期使用可能与上述不良反应的显著发生率有关，主要是胃肠道出血和肾损伤。因此，建议将酮咯酸治疗限制在 5 天以内。此外，与所有 NSAIDs 一样，酮咯酸在高风险人群中（例如，高龄，血容量不足或慢性肾功能不全）应减少使用剂量或完全避免使用。

最近，静脉注射用布洛芬（Caldolor）被美国食品药品管理局（Food and Drug Administration，FDA）批准为唯一用于治疗疼痛的肠内 NSAID。在一些研究中已经证明，它是一种安全且耐受良好的辅助剂，可用于多种方式的疼痛管理，减少阿片类药物的需求，并降低阿片类药物相关不良反应的发生率）[2-4]。它与其他非选择性 NSAIDs 一样，存在胃肠道出血和肾损伤的风险。

由于担心 COX-2 选择性 NSAIDs 导致心血管血栓性并发症、心肌梗死和脑卒中风险增加，因此应禁止静脉注射布洛芬和酮咯酸用于围手术期冠状动脉搭桥术（coronary artery bypass graf，CABG）患者。此外，处于胃溃疡活动期或近期有胃肠道出血或穿孔的患者也应禁用。遗憾的是，这些药物的不良反应限制了它们在 ICU 的使用。

对乙酰氨基酚是一种对氨基苯酚衍生物，具有与阿司匹林类似的镇痛解热作用。但对它的作用机制仍然不清楚。最近的证据表明，它可能选择性地作用于中枢神经系统（CNS）抑制前列腺素 - 腺苷合成，而不是在外周神经系统起作用。当与阿片类药物联合使用时，对乙酰氨基酚可能是一种有效的止痛辅助药物，特别是作为高风险患者 NSAIDs 的替代品，因为其不良反应发生率较低。

FDA 于 2010 年批准了一种静脉注射（intravenous，IV）用的对乙酰氨基酚，用于治疗发热和轻至重度疼痛。研究证明，它在减轻疼痛方面是安全有效的，可以减少阿片类药物需求和阿片类药物相关的不良反应 [4-7]。通过对急性疼痛的治疗效果比较，静脉注射对乙酰氨基酚与注射吗啡效果是相同的，在某些情况下静脉注射对乙酰氨基酚甚至更有效 [8-10]。与口服对乙酰氨基酚相比，静脉注射的镇痛作用增加，可能与更有利的药代动力学和避免了肝脏首关消除效应有关。与等剂量的口服或直肠给药对乙酰氨基酚相比，静脉内给药导致血浆浓度升高更快且峰值水平更高 [10]。事实上，静脉注射对乙酰氨基酚后的平均峰值浓度比同等口服剂量高 70%[10]。这些较高的血浆浓度导致乙酰氨基酚在血脑屏障上的扩散更快速、更显著，通过静脉注射和口服给药两种方式在脑脊液中对乙酰氨基酚的峰值和总量上的显著差异就可以证明这一点 [11]。虽然有学者会对肝病患者使用对乙酰氨基酚存在担忧，但有证据表明即使在这一人群中使用也是安全的。虽然厂商建议在轻度到中度肝损害的情况下减少每日剂量 [12]，但是，在严重肝功能损害的情况下，应禁用对乙酰氨基酚。

阿片类镇痛药

阿片类镇痛药仍然是 ICU 镇痛的主要药物。虽然有一些肠外阿片类药物可用，但吗啡、氢吗啡酮和芬太尼仍是最常用的药物，通常与镇静剂一起用于插管患者。阿片类药物与位于脑、脊髓和外周部位的阿片受体亚型（μ，δ，κ）结合程度不同，并调节伤害性信号的传递和处理。阿片类药物的临床和药理学性质取决于几个变量，包括化学和溶解度性质，给药方案，患者特征（例如，年龄，耐受性，肝或肾功能障碍）和活性代谢产物的存在。

阿片类药物是极好的镇痛药，不会使患者产生遗忘作用。他们可以抑制呼吸，并通过降低交感神经系统活性促进镇静，引起胃肠道症状（肠梗阻，恶心和呕吐，便秘），尿潴留，瘙痒或低血压。然而，在实际操作中，只要它们在血容量充足的患者中使用得当，阿片类药物的血流动力学效应是相对中性的。值得注意的是，吗啡还会通过诱导组胺的释放而引起低血压。与其他肠外阿片类药物相比，吗啡的主要不良反应是通过肝脏代谢产生的活性代谢产物吗啡 -6- 葡糖苷酸，可以在肾功能不全患者体内积聚。

阿片类药物在重症患者中的给药方式通常是静脉内给药，并按计划间歇或连续输注滴定至（目标）达到预期效果。该策略避免了与肌内、肠内或经皮给药相关的不可预测的生物利用度的担忧，并且有利于更稳定的镇痛药物浓度。然而，以这种方式给药需权衡利弊，过量使用可导致过度镇静、呼吸抑制，进而延长插管时间。为避免这个问题，建议每天定期中断镇静和镇痛药物的注射，称为“镇静假期”，因为它们被证明可以缩短机械通气时间和 ICU 住院时间 [13]。通常被认为是短效（如芬太尼）的药物，如果持续静脉给药，可显著延长作用时间，即使对于没有明显肾、肝功能障碍的患者也是如此，因为它主要经脂肪蓄积（图 3-3）。这种概念被称为输注即时半衰期，其含义为静脉输注维持血浆药物浓度恒定时，任一时间停止输注，血浆药物浓度下降 50% 所需的时间。

瑞芬太尼是一种有效的合成阿片类药物，起效快，作用持续时间短。由于其独特的代谢方式，具有在长时间输注后也没有活性代谢产物积累的特点。与其他严重依赖肝脏代谢的阿片类药物不同，瑞芬太尼在几分钟内被组织和血浆中非特异性酯酶（非血浆胆碱酯酶或假胆碱酯酶）快速水解。快速水解也可以防止连续给药期间的药物积累。此外，尽管其主要代谢物在肾脏中已被清除，但其几乎没有阿片类活性，

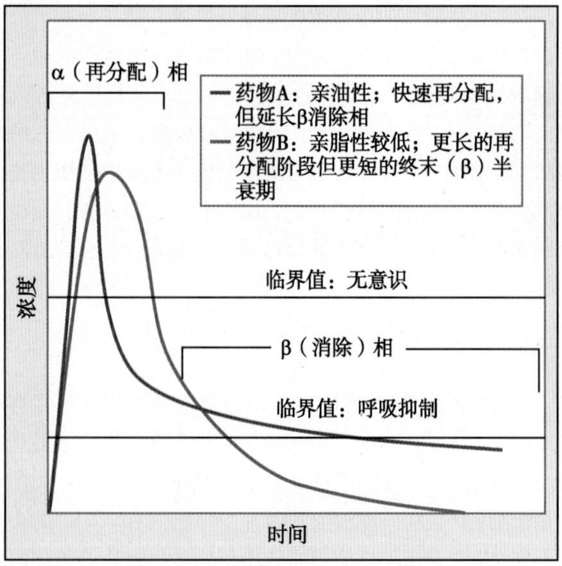

图 3-3 **药代动力学**。亲脂性药物（药物 A）可具有快速起效和初始快速分布，而且导致与重复剂量或持续输注呼吸抑制延长的 β 消除（代谢）相。非亲脂性药物（药物 B）可能需要更长的时间来重新分配，给人留下延长作用持续时间的印象，但由于半衰期较短，因此它不会累积。芬太尼药物类似 A，而吗啡药物类似 B。（资料来源：Higgins TL，Jodka PG，Farid A. Pharmacologic approaches to sedation，pain relief and neuromuscular blockade in the intensive care unit. Part II. Clin Intensive Care 2003；14[3-4]：91-98.）

因此即使存在严重的肾脏损害，其药代动力学仍保持稳定。所有这些特性导致药物的输注即时半衰期非常短，与输注时间无关。虽然这些特性对伴有肝肾功能障碍和需要长期阿片类药物输注的重症患者非常有用，但是药物的一些自身缺点限制其在 ICU 中的广泛使用：首先，如果不仔细滴定，它的强效性会导致剂量依赖性的低血压和心动过缓。其次，其几分钟的超短效作用时间，可引起停止输注后疼痛突然复发，这可能导致恶性的急性交感神经刺激。这在术后或外伤等疼痛较重的患者中尤为明显。瑞芬太尼的其他不良反应与其他阿片类药物相似。其中，胸壁僵硬导致的呼吸抑制是最令人担忧的，值得简要提及。虽然任何静脉注射的阿片类药物都可能产生不良反应，尤其是当大剂量推注或快速输注时，但瑞芬太尼的不良反应更常见。这种不良反应可以通过使用神经肌肉阻滞剂、减少或停止药物输注来治疗 [14-16]。

氯胺酮

氯胺酮是一种著名的全麻药和镇痛药。随着 N- 甲基 -D- 天冬氨酸（*N*-methyl-D-aspartate，NMDA）受体的发现及其与伤害性疼痛传递和中枢敏化的关联，人们对利用氯胺酮作为潜在的抗痛觉过敏药有了新的兴趣。氯胺酮是非竞争性 NMDA 受体拮抗剂，虽然已经发现服用高剂量（> 2mg/kg）的氯胺酮可导致拟精神病效应（过度镇静，认知功能障碍，幻觉，梦魇），但亚麻醉或低剂量（< 1mg/kg）的氯胺酮已显示出明显的镇痛效果而没有这些不良反应。此外，没有证据表明低剂量的氯胺酮会对呼吸或心血管功能产生任何不良的药理作用。低剂量氯胺酮与恶心，呕吐，尿潴留或肠道蠕动抑制无关。氯胺酮与静脉注射阿片类药物联合应用，不仅可以减少术后阿片类药物的使用，还可以改善镇痛效果 [5, 17]。

美沙酮

美沙酮在门诊中治疗阿片类药物成瘾、缓解慢性疼痛和姑息治疗方面的应用已经被充分证实 [18]。与其他阿片类药物相比，其作用时间长（长达 8 小时）及对阿片类药物和 NMDA 受体的双重作用，使其成为这些治疗中的理想药物。除了这些特征外，美沙酮在几个重要方面与其他阿片类药物在药理学上有所不同。它的消除半衰期比其作用持续时间长得多，在 8～90 小时，个体差异很大，主要是由于其高度亲脂性导致药物蓄积 [18]。关于美沙酮药物滴定和不良反应的三个重要因素：第一，剂量增加应该每隔几天进行一次，因为血浆浓度需达到稳态，因此充分的镇痛效果要到开始用药后 3～5 天才能达到；第二，呼吸抑制作用的峰值通常比镇痛作用的峰值出现得更晚，且持续时间更长，特别是在药物起始阶段；第三，当试图在长期使用后停药时，剂量应逐渐递减，因为突然停药会导致戒断症状。在进行剂量调整时，应牢记这些因素。因为美沙酮在肝脏代谢为无活性代谢物，因此延迟呼吸抑制效应是由于药物积累而不是与吗啡一样存在活性代谢产物。除了呼吸抑制之外，最常见的严重不良反应是 QT 间期延长，应定期监测心电图，特别是在治疗开始，剂量增加或添加其他具有 QT 间期延长效应的药物时。虽然美沙酮传统上用于慢性疼痛和阿片类成瘾性的治疗，但最近有报道在阿片类药物耐受或阿片类痛觉过敏症状的患者中可使用该药物。

阿片类药物耐受和阿片类药物诱导的痛觉过敏

尽管两者的表现十分相似，但根据它们的治疗差异来区分这两种情况在临床上很重要。两者都可能是使用大剂量阿片类药物引起的，尽管药物剂量增加了，但疼痛仍然难以控制。然而，不同之处在于，阿片类药物诱导的痛觉过敏患者表现为对疼痛刺激的敏感性增加（痛觉过敏），疼痛呈更加弥漫性（异位性疼痛），并且出现在初始部位以外的区域。这两种情况的鉴别有些困难，必要时需要咨询疼痛管理专家。

阿片类药物耐受性是由于反复接触阿片类药物，通过镇痛机制的脱敏导致治疗效果下降。治疗方案包括目前阿片类药物方案的进一步升级，在多模态方法中添加具有不同止痛机制的辅助药物，并尝试将一种阿片类药物转换或“改造”为另一种不同的阿片类镇痛药物。尽管对于后一种方法的有效性存在争议，但在尝试阿片类药物转换时，美沙酮表现出了特别的功效 [19, 20]。这可能是由于其作为阿片类激动剂和 NMDA 受体拮抗剂的双重作用机制，这一特性在阿片类药物中是独一无二的。它在 NMDA 受体上的作用不仅为镇痛提供了其他的机制，还能减轻痛觉过敏，这在许多阿片类药物耐受的病例中也有一定的作用[19, 20]。

另一方面，阿片类药物引起的痛觉过敏是由于反复接触阿片类药物导致疼痛机制的中枢敏化引起的疼痛增加。这被称为发条拧紧现象，对临床医生来说是一个挑战。由于其机制与阿片类药物耐受不同，治疗方法也不同。应该尝试减少甚至停止阿片类药物的使用，而不是增加阿片类药物的用量。这可以通过添加非阿片类镇痛药和使用 NMDA 受体拮抗剂（如氯胺酮）来实现。NMDA 受体是一种配体门控钙通道，在中枢敏感化过程中起重要作用，通过对 NMDA 受体的拮抗，氯胺酮已被证明可以逆转发条拧紧现象并有效治疗痛觉过敏[19, 20]。氯胺酮除了在治疗阿片类药物引起的痛觉过敏方面的有效性，如前所述，在治疗急性疼痛中使用低剂量已被证明可以减少阿片类药物的需求，这在术后疼痛治疗中可能特别有益[5]。氯胺酮的阿片类药物集约效应部分是由于其自身的内在镇痛作用，但当与阿片类药物治疗方案联合使用时，也可归因于预防痛觉过敏[17, 19]。除了氯胺酮外，美沙酮已被证明可以改善阿片类药物引起的痛觉过敏，这可能是由于其自身对 NMDA 受体的作用[19, 20]。在这种情况下开始使用美沙酮也可能有助于逐渐减少或停止使用其他导致痛觉过敏的阿片类药物。

曲马多

曲马多是一种具有两种不同作用机制的中枢性合成镇痛药：它既是一种弱 μ- 阿片类药物激动剂，也能抑制去甲肾上腺素以及 5- 羟色胺的再摄取，这导致疼痛控制下行抑制通路的增强。曲马多已被证明是一种有效的镇痛药，特别是当与对乙酰氨基酚合用时，与其他的阿片类药物相比，其相关不良反应更少，尤其是在胃肠道的不良反应方面[21-24]。曲马多是一种外消旋体混合物，由两种不同药理作用的对映体组成。一种负责去甲肾上腺素的作用，另一种负责 5- 羟色胺的作用。此外，其 μ- 阿片类药物的作用依赖于 P4502D6 酶代谢产生的活性代谢产物，然而，5%～15% 的人是代谢不良者[25]。

他喷他多是一种新型药物，具有与 μ- 阿片类激动剂和去甲肾上腺素摄取抑制剂相似的双重作用机制。与曲马多不同，它不需要代谢活化，是一种非外消旋分子，只能影响去甲肾上腺素的再摄取。他喷他多与曲马多相比，这些特性可能会提高它的疗效。尽管他喷他多与 μ- 阿片受体的结合力是阿片类受体的 1/20，但已经证明其镇痛作用仅是吗啡的 1/3，这可能是由于其对去甲肾上腺素的作用所致[26]。在治疗急、慢性疼痛时，与包括羟考酮在内的几种阿片类镇痛药相比，他喷他多疗效相当，并且胃肠道不良反应更少[27-30]。

加巴喷丁

加巴喷丁和普瑞巴林是 γ- 氨基丁酸（GABA）的类似物。尽管这些药物最初是作为抗癫痫药物研发的，但它们没有表现出很好的效果。这些药物被用于治疗长期慢性神经性疼痛的疗效已经非常确定。虽然具体的作用机制尚未完全清楚，但它们的作用机制涉及与中枢神经系统中的电压门控钙通道结合，降低其作用并减少神经递质释放，这导致中枢致敏和痛觉过敏的抑制，而这两者是慢性神经性疼痛发生的原因。然而，最近的研究表明，这些药物可作为阿片类镇痛药的辅助药治疗急性疼痛，特别是治疗术后疼痛。

术前单次剂量的加巴喷丁已被证明可以改善术后疼痛评分并减少各种手术的术后阿片类药物需求[31, 32]。理论上，这是由于预防手术引起的中枢敏化，这在急性术后疼痛中起着重要作用。还有证据表明，术后持续使用加巴喷丁可能有助于缓解疼痛并减少阿片类药物的需求[32, 33]。

使用普瑞巴林治疗急性术后疼痛的研究表明，该药物具有类似的疗效[5, 17, 33, 34]。

α_2 肾上腺素受体激动剂

除阿片类外，α_2 肾上腺素受体激动剂代表了中枢神经系统中另一种固有的疼痛控制系统。α_2 肾上腺素能受体存在于背角的胶质细胞中，这是这类药物可以抑制躯体痛的主要作用部位。α_2 肾上腺素能受体系统也存在于大脑中，刺激它可以产生镇静作用。α_2 肾上腺素能受体激动剂的心血管抑制效能可发生在大脑和脊髓两个部位，镇静和交感神经抑制的不良反应限制 α_2 肾上腺素受体激动剂仅能作为镇痛药的辅助药。

可乐定最初用于控制血压和心率。它与 CNS 中的 α_2 肾上腺素能和咪唑受体结合。据推测，可乐定能够作用于脊髓中的 α_2 肾上腺素能受体以刺激乙酰胆碱释放，乙酰胆碱作用于毒蕈碱和烟碱受体用于缓解术后疼痛。可乐定可以通过口服、静脉内或经皮途径给药。

较新的 α_2 激动剂是右美托咪定，它具有比可乐定更高的 α_2 受体亲和力。虽然 FDA 仅批准其用于镇静，但正将其作为辅助镇痛剂进行研究，这是因为它的作用机制和一些研究已经表明它的使用可以减少阿片类药物需求并且改善疼痛评分[35, 36]。

椎管内镇痛技术

通过椎管内或硬膜外导管注入麻醉药、局部麻醉药或其他药物，以阻断脊髓或神经根水平的疼痛信号传递。如果是局部疼痛，并且没有硬膜外置管的禁忌证（例如，凝血功能障碍，难以控制的感染，不稳定的脊柱骨折），在 ICU 患者中使用硬膜外置管进行区域镇痛可能是非常有效的。在某些患者中，硬膜外镇痛可能优于静脉注射给药，因为这种方法是局部镇痛，在很大限度上避免了全身用药在镇静和呼吸方面的不良反应。在肋骨骨折和开胸术后的患者中，使用硬膜外导管可能更有利于镇痛，同时可最大限度地减少呼吸抑制作用，因为该类患者易于因镇痛不佳导致肺换气不足进而发生呼吸功能不全和衰竭。

周围神经阻滞

周围神经阻滞是为许多整形外科手术提供术后镇痛的

有效方法。通过单次注射或置管后连续输注实现外周神经阻滞，可以提供良好的镇痛效果，并且可以减少阿片类药物使用及其相关不良反应。可惜的是，这种技术在ICU中并不常用。然而，由于上述益处，在适当时应充分考虑用神经阻滞替代阿片类药物。

多模式镇痛

多模式镇痛是一种概念，是一种可以提高疼痛缓解质量的技术，同时能最大限度地减少阿片类药物的不良反应。我们的想法是使用具有不同机制药物协同的作用，以期用每种药物的最小剂量产生充分的镇痛效果。在ICU中，这一概念的使用可能非常重要，因为药物的不良反应在危重患者中，尤其是在多药治疗的情况下常常被放大。随着我们对疼痛病因学的理解不断加深，正在开发具有不同作用机制的新药，希望有一天，多模式镇痛在每个临床病例中都能普遍实现。

（周飞虎　李青霖 译，康红军　王陆 审校）

参考文献

1. Angaramo G, Jodka P, Heard SO. Management of Acute Pain in the Intensive Care Unit. In: Vincent JL, et al. Textbook of Critical Care, 6th ed. Elsevier; 2011, p. 11-13.
2. Bookstaver PB, et al. Intravenous ibuprofen: the first injectable product for the treatment of pain and fever. J Pain Res 2010;3:67-79.
3. Scott LJ. Intravenous ibuprofen: in adults for pain and fever. Drugs 2012;72(8):1099-109.
4. Smith HS. Perioperative intravenous acetaminophen and NSAIDs. Pain Med 2011;12(6):961-81.
5. Argoff CE. Recent management advances in acute postoperative pain. Pain Pract 2014;14(5):477-87.
6. Sinatra RS, et al. Efficacy and safety of single and repeated administration of 1 gram intravenous acetaminophen injection (paracetamol) for pain management after major orthopedic surgery. Anesthesiology 2005;102(4):822-31.
7. Macario A, Royal MA. A literature review of randomized clinical trials of intravenous acetaminophen (paracetamol) for acute postoperative pain. Pain Pract 2011;11(3):290-6.
8. Masoumi K, et al. Comparison of clinical efficacy of intravenous acetaminophen with intravenous morphine in acute renal colic: a randomized, double-blind, controlled trial. Emerg Med Int 2014; 2014:571326.
9. Craig M, et al. Randomised comparison of intravenous paracetamol and intravenous morphine for acute traumatic limb pain in the emergency department. Emerg Med J 2012;29(1):37-9.
10. Lachiewicz PF. The role of intravenous acetaminophen in multimodal pain protocols for perioperative orthopedic patients. Orthopedics 2013;36(2 Suppl):15-19.
11. Singla NK, et al. Plasma and cerebrospinal fluid pharmacokinetic parameters after single-dose administration of intravenous, oral, or rectal acetaminophen. Pain Pract 2012;12(7):523-32.
12. Mattia A, Coluzzi F. What anesthesiologists should know about paracetamol (acetaminophen). Minerva Anestesiol 2009;75(11):644-53.
13. Kress JP, et al. Daily interruption of sedative infusions in critically ill patients undergoing mechanical ventilation. N Engl J Med 2000;342(20):1471-7.
14. Muellejans B, et al. Remifentanil versus fentanyl for analgesia based sedation to provide patient comfort in the intensive care unit: a randomized, double-blind controlled trial [ISRCTN43755713]. Crit Care 2004;8(1):R1-R11.
15. Pitsiu M, et al. Pharmacokinetics of remifentanil and its major metabolite, remifentanil acid, in ICU patients with renal impairment. Br J Anaesth 2004;92(4):493-503.
16. Muellejans B, et al. Sedation in the intensive care unit with remifentanil/propofol versus midazolam/fentanyl: a randomised, open-label, pharmacoeconomic trial. Crit Care 2006;10(3):R91.
17. Schug SA, Goddard C. Recent advances in the pharmacological management of acute and chronic pain. Ann Palliat Med 2014;3(4):263-75.
18. Shaiova L, et al. Consensus guideline on parenteral methadone use in pain and palliative care. Palliat Support Care 2008;6(2):165-76.
19. Ramasubbu C, Gupta A. Pharmacological treatment of opioid-induced hyperalgesia: a review of the evidence. J Pain Palliat Care Pharmacother 2011;25(3):219-30.
20. Lee M, et al. A comprehensive review of opioid-induced hyperalgesia. Pain Physician 2011;14(2):145-61.
21. Dhillon S. Tramadol/paracetamol fixed-dose combination: a review of its use in the management of moderate to severe pain. Clin Drug Investig 2010;30(10):711-38.
22. Fricke JR Jr., et al. A double-blind placebo-controlled comparison of tramadol/acetaminophen and tramadol in patients with postoperative dental pain. Pain 2004;109(3):250-7.
23. Schnitzer T. The new analgesic combination tramadol/acetaminophen. Eur J Anaesthesiol Suppl 2003;28:13-7.
24. Spagnoli AM, et al. A single blind controlled comparison of tramadol/paracetamol combination and paracetamol in hand and foot surgery. A prospective study. In Vivo 2011;25(2):291-5.
25. Power I. An update on analgesics. Br J Anaesth 2011;107(1):19-24.
26. Schroder W, et al. Differential contribution of opioid and noradrenergic mechanisms of tapentadol in rat models of nociceptive and neuropathic pain. Eur J Pain 2010;14(8):814-21.
27. Riemsma R, et al. Systematic review of tapentadol in chronic severe pain. Curr Med Res Opin 2011;27(10):1907-30.
28. Frampton JE. Tapentadol immediate release: a review of its use in the treatment of moderate to severe acute pain. Drugs 2010;70(13):1719-43.
29. Kleinert R, et al. Single dose analgesic efficacy of tapentadol in postsurgical dental pain: the results of a randomized, double-blind, placebo-controlled study. Anesth Analg 2008;107(6):2048-55.
30. Merchant S, et al. Composite measure to assess efficacy/gastrointestinal tolerability of tapentadol ER versus oxycodone CR for chronic pain: pooled analysis of randomized studies. J Opioid Manag 2013; 9(1):51-61.
31. Chang CY, et al. Gabapentin in acute postoperative pain management. Biomed Res Int 2014;2014:631756.
32. Clarke H, et al. Gabapentin decreases morphine consumption and improves functional recovery following total knee arthroplasty. Pain Res Manag 2009;14(3):217-22.
33. Clarke H, et al. The prevention of chronic postsurgical pain using gabapentin and pregabalin: a combined systematic review and meta-analysis. Anesth Analg 2012;115(2):428-42.
34. Zhang J, et al. Efficacy of pregabalin in acute postoperative pain: a meta-analysis. Br J Anaesth 2011; 106(4):454-62.
35. Hwang W, et al. Dexmedetomidine versus remifentanil in postoperative pain control after spinal surgery: a randomized controlled study. BMC Anesthesiol 2015;15:21.
36. Peng K, et al. Effects of combining dexmedetomidine and opioids for postoperative intravenous patient-controlled analgesia: a systematic review and meta-analysis. Clin J Pain 2015;31(12):1097-104.

4 发 热

Mitchell P. Fink

人体正常体温为 36.8℃± 0.4℃，超过此范围称为发热。正常情况下，体温以昼夜节律的方式变化，范围约为 0.6℃，在早晨最低，在下午或傍晚最高。当核心体温≥38.3℃时通常被认定为发热[1]。2008 年，美国重症医学协会和美国传染病学会工作组得出结论：因为发热可能有许多传染性和非感染性病因，重症监护室（intensive care unit，ICU）患者新近出现的发热应进行细致的临床评估，而不是单纯依靠实验室和放射学检查。临床评估中应采取注重成本的方法来获得相关培养和影像学研究[1]。

发热是 ICU 患者的常见并发症，几乎 50% 的病例会出现一次或多次发热。此外，发热是 ICU 患者死亡的独立危险因素[2]。

由感染引起发热的发病机制很复杂[2, 3]。传统观点认为，发热是由外周释放各种细胞因子引起的，特别是白细胞介素 1-β（interleukin 1-β，IL-1β）、肿瘤坏死因子（tumor necrosis factor，TNF）、IL-6，还可能包括干扰素 -α（interferon-α，IFN-α），因其能够上调参与前列腺素 E_2（prostaglandin E_2，PGE_2）生成的两种关键酶的表达，即：环加氧酶（cyclooxygenase，COX）-2 和微粒体前列腺素 E 合酶 -1（microsomal prostaglandin E synthase-1，mPGES-1）。PGE_2 在发热的发病机制中的核心作用得到以下结论的支持：首先，对脂多糖（lipopolysaccharide，LPS）和其他炎症刺激引起的发热反应能被抑制 PG 合成的药物所抑制；第二，具有 COX-2 或 mPGES-1 遗传缺陷的小鼠在 LPS 诱导后不会出现发热。虽然 PGE_2 可以通过外周免疫刺激巨噬细胞产生，但是导致发热的 PGE_2 可能是在中枢神经系统（central nervous system，CNS）中产生。PGE_2 与位于下丘脑视前区的神经元簇上的前列腺素受体结合。尽管 PGE_2 受体有四种亚型，但只有 PGE_2 受体 3（PGE_2 receptor 3，EPR3）是响应 IL-1β、LPS 或 PGE_2 引起的发热所必需的[4]。EPR3 的激活引发了许多神经体液和生理导致体温升高的变化。各种非甾体抗炎药，如阿司匹林和布洛芬的作用机制是由于对 CNS 中 COX-2 依赖性 PGE_2 生物合成的抑制。对乙酰氨基酚减少发热的机制可能涉及 CNS 中对 COX-2 的抑制，但目前仍存在争议并且研究较少[5-7]。

关于与感染相关发热的发病机制的经典观点已经通过以下证实：致热原刺激引发来自肝脏的迷走神经传入信号的激活并且传递到脑干中的孤束核。随后将这些信号传递至下丘脑，温度的早期升高通过 α1- 肾上腺素能受体依赖性途径以 PGE_2 非依赖性方式介导。温度的二次（延迟）升高是通过 α2- 肾上腺素能依赖性途径介导的，其导致继发于 COX-2 表达增加的 PGE_2 产生增加。

测量体温的方式有口腔、腋窝或直肠。然而，这些传统的测温方法已经渐渐被各种更安全和更环保的方法取代了，这些方法通过使用位于肺动脉、远端食管、膀胱或外耳道中的导管或探针上的热敏电阻来进行。红外探测器可用于测量鼓膜温度。也可以使用温度敏感贴片测量前额皮肤温度。

发热是感染的主要标志。因此，任何新发发热都应进行仔细的诊断评估，以明确感染源，应根据患者的近期病史和不同情况进行详细的诊断评估。例如，最近或正在进行中枢神经系统监测的患者出现了发热，那么应该更多关注是否出现了 CNS 感染。同样地，如果患者最近接受了胃肠外科手术，临床医生应该高度怀疑腹内感染源。框 4-1 列出了评估 ICU 新发发热的关键要素。ICU 患者的常见感染源列于框 4-2。

尽管 ICU 发热最常见的原因是感染，但是很多非感染性全身炎症原因（框 4-3）也可能导致体温过高。一些学者认为，非感染性发热很少会导致体内核心温度高于 38.9℃[8, 9]，但缺乏支持这种观点的严格数据。尽管如此，感染很少会导致核心温度超过 41.1℃。当核心温度很高时，临床医生应该怀疑是否是恶性高热、抗精神病药物恶性综合征或中暑。

从理论上讲，常规治疗发热似乎是不明智的，因为发热是一种适应性反应，可增强宿主抵抗感染的能力[10]，当患者接受退热治疗时，体温将成为不可靠的临床参数。尽管如此，目前可用的数据还不足以确定是否应该在 ICU 患者中常规治疗发热。在一项纳入 82 例外科 ICU 患者的随机临床试验中，将体温超过 38.5℃与仅在温度超过 40℃时采用对乙酰氨基酚治疗进行比较。在这项研究中，更积极的退热治疗与更高的死亡率相关（$P = 0.06$）[11]。相反地，Schortgen 等对脓毒性休克患者进行了一项研究，这些患者需要血管升压药、机械通气和镇静。随机将出现发热的患者分为外部降温（$n = 101$）和无外部降温组（$n = 99$），其中外部降温组需要降温 48 小时才能恢复正常体温（36.5～37℃）[12]。结果发现，外部降温组的患者第 14 天死亡率显著降低（$P = 0.013$）。在另一项研究中，120 例发热成人（并非所有均为重症患者）随

框 4-1 评估 ICU 患者新发发热的关键要素

- 熟悉患者的病史。特别注意可能的发热诱因
- 进行仔细的查体。特别注意手术伤口和血管通路部位。寻找压力引起皮肤溃疡的证据。在最近行正中胸骨切开术的患者中，评估胸部闭合的稳定性，进行仔细的腹部检查
- 获取或复查最近的胸部 X 线片，寻找新的浸润或渗出的证据
- 进行适当的实验室检查。这些检查至少应包括外周血白细胞计数和血液及尿液培养。如果患者经气管插管或已行气管切开术，则留存革兰染色的痰标本。在一些医院，进行痰常规培养。在其他医院，使用盲法或支气管镜方法进行定量微生物学的支气管肺泡灌洗或支气管刷洗
- 在接受抗生素治疗超过 3 天的患者中，应分析粪便样本中是否存在艰难梭菌毒素（除非最近对毒素进行了高灵敏度检测并且结果为阴性）
- 尽管可能存在适当的抗菌化疗或临床情况不稳定，也应根据病史，体格检查结果，实验室检查结果和发热持续性，以分级方式考虑更广泛的诊断评估。额外的测试和程序包括诊断性胸腔穿刺术、腹腔穿刺术和腰椎穿刺术。应考虑影像学检查，包括腹部或心脏超声检查以及头部、胸部或腹部计算机断层扫描

机接受静脉注射布洛芬（100mg、200mg 或 400mg）或安慰剂治疗，每 4 小时 1 次，共注射 6 次。两组之间的严重不良事件发生率（例如急性肾损伤、出血或死亡率）无显著差异[13]。

虽然目前尚不清楚是否应该对 ICU 患者出现的高热进行常规退热治疗，但应对一些特定的发热患者给予退热治疗，特别是患有急性冠状动脉综合征（即心肌梗死或不稳定型心绞痛）的患者，因为伴有发热反应的心动过速通常可以加剧心肌氧输送与需求之间的不平衡。患有头部创伤、蛛网膜下腔出血或中风的发热患者应接受降温处理（使用退热药和 / 或外部降温装置）以防止与温度相关的脑氧需求升高。体温高于 40℃或有癫痫病史的儿童也应该进行降温处理。

尽管降温毯对于降低患者核心温度并不比退热药更有效，但通常被用于降低 ICU 发热患者的核心温度[14, 15]。降温毯可引起大的温度波动并且在移除时会引起温度反弹。此外，外部冷却可以增加代谢亢进，实际上可导致持续发热。Lenhardt 及其同事证明，在诱发发热的志愿者中，积极的外部降温能使耗氧量增加 35%～40%，并且与循环系统肾上腺素和去甲肾上腺素浓度显著增加有关[16]。

鉴于这些现象，当需要治疗发热时，建议使用退热剂。常用的退热药包括非选择性 COX 抑制剂异构体，例如布洛芬、阿司匹林或对乙酰氨基酚。由于皮质类固醇（氢化可的松，甲泼尼龙）是强效抗炎药，这些药物可以抑制感染引起的发热反应。其他抗炎药具有类似的效果，因此不应通过有无发热来排除感染，特别是对于接受皮质类固醇或其他强效抗炎药物的患者。

框 4-2 常见的发热感染原因

中枢神经系统	脑膜炎 脑炎 脑脓肿 硬膜外脓肿
头部和颈部	急性化脓性腮腺炎 急性鼻窦炎 咽旁和咽后间隙感染 急性化脓性中耳炎
心血管系统	导管相关感染 心内膜炎
肺和纵隔	肺炎 脓胸 纵隔炎
肝胆与胃肠道	憩室炎 阑尾炎 腹膜炎（自发性或继发性） 腹腔脓肿 直肠周围脓肿 感染性胰腺炎 急性胆囊炎 胆管炎 肝脓肿 急性病毒性肝炎
泌尿生殖系统	细菌性或真菌性膀胱炎 肾盂肾炎 肾周脓肿 卵巢脓肿 子宫内膜炎 前列腺炎
乳房	乳腺炎 乳房脓肿
皮肤和肌肉	蜂窝织炎 化脓性伤口感染 坏死性筋膜炎 细菌性肌炎或肌萎缩性 带状疱疹
骨	骨髓炎

Marik 描述了评估 ICU 患者发热的合理方法[8]。每当 ICU 患者出现新的发热时，应进行血培养，用于检测菌血症血培养的敏感性在很大程度上取决于接种到培养基中的血液体积，应尽可能取出 10～15ml 的血液，并以每 5ml 培养基接种 1ml 血液的比例接种到 2 瓶、3 瓶或管中[1]。

应进行全面的体格检查，并行胸部 X 线进行复查，应排除非感染性发热的原因。对于存在明显感染的患者，需要进行定向诊断评估。然而，如果没有明显的感染源并且患者临床上没有恶化时，那么在额外的诊断研究或开始使用经验性抗生素之前，获得血培养并观察患者 48 小时尤为必要。但

框 4-3 非感染性发热的原因

中枢神经系统
蛛网膜下腔出血
脑出血
梗死

心脏
心肌梗死
心包炎

肺
肺不张
肺栓塞
急性呼吸窘迫综合征的纤维增生期

肝胆和胃肠道
非结石性胆囊炎
急性胰腺炎
克罗恩病活动期
中毒性巨结肠
酒精性肝炎

风湿病综合征
血管炎（如结节性多动脉炎，颞动脉炎，韦格纳综合征）
系统性红斑狼疮
类风湿性关节炎
Goodpasture 综合征

内分泌
甲状腺功能亢进症
肾上腺功能不全
嗜铬细胞瘤

其他
药物反应（“药物热”）
输血反应
肿瘤（尤其是淋巴瘤、肝癌和肾细胞癌）
恶性高热
神经抑制剂恶性综合征
5- 羟色胺综合征
阿片类药物戒断综合征
乙醇戒断综合征
与手术相关的短暂内毒素血症或菌血症
继发于创伤的失活组织
血肿

是，如果新发热伴有其他临床症状恶化的迹象，例如动脉压低、少尿、意识模糊加重、血清乳酸浓度升高、血小板计数下降或凝血功能恶化，这种方法就不值得推荐了。如果核心温度高于 39℃但低于 41.1℃，使用这种方法也不合理。此类患者应接受经验性抗菌化疗，同时积极尝试判断感染源。所有发热的中性粒细胞减少的患者应在获得适当培养后接受经验性广谱抗菌化疗。

血管内导管通常被怀疑为 ICU 患者感染和发热的重要诱因，并且可能由于局部或全身（血流）感染而引起发热。对于新发发热但没有其他不良症状（如低血压、严重血小板减少症、急性呼吸窘迫综合征）的患者，无需拔除所有血管内导管。相反，如果存在这些（或其他）指标中的一个或多个，则最谨慎的方案是拔除所有血管通路导管。在许多机构中，导管尖端的常规培养（在固体培养基上使用半定量方法）不再被认为具有价值，因为这些研究的结果很少能对临床决策提供帮助[17, 18]。

无论其根本原因是感染性还是非感染性，发热都是全身炎症反应综合征（systemic inflammatory response Syndrome，SIRS）的一个共同特征[19]。降钙素原是多肽激素降钙素的前体，其作为循环标记物已被广泛研究，可用于排除 ICU 或急诊科中非感染性原因引起 SIRS 的患者是否存在感染。最近一项荟萃分析得出结论：“降钙素原是脓毒症、严重脓毒症或感染性休克的良好生物学诊断标记物”[20]。一些随机对照试验研究了使用降钙素原为已证实或疑似呼吸道感染患者开始或停止使用抗生素提供参考的可行性。根据最近一项荟萃分析，降钙素原用来指导抗生素治疗开始和持续时间可使抗生素用量显著减少，但这与较高的死亡率或治疗失败无关[21]。降钙素原的检测可以作为评估 ICU 患者发热的辅助手段，但该检测不能替代其他关键的诊断方式：仔细的体格检查，胸部 X 线检查，痰革兰染色结果的评估，以及适当的血液、尿液、痰液或支气管肺泡灌洗液的培养。

（周飞虎　李青霖　译，康红军　王陆　审校）

参考文献

1. O'Grady NP, Barie PS, Bartlett JG, et al. Guidelines for evaluation of new fever in critically ill adult patients: 2008 update from the American College of Critical Care Medicine and the Infectious Diseases Society of America. Crit Care Med 2008;36:1330-49.
2. Niven DJ, Leger C, Stelfox HT, Laupland KB. Fever in the critically ill: a review of epidemiology, immunology, and management. J Intensive Care Med 2012;27:290-7.
3. Roth J, Blatteis CM. Mechanisms of fever production and lysis: lessons from experimental LPS fever. Compr Physiol 2014;4:1563-604.
4. Dinarello CA. Infection, fever, and exogenous and endogenous pyrogens: some concepts have changed. J Endotoxin Res 2004;10:201-22.
5. Chandrasekharan NV, Dai H, Roos KL, et al. COX-3, a cyclooxygenase-1 variant inhibited by acetaminophen and other analgesic/antipyretic drugs: cloning, structure, and expression. Proc Natl Acad Sci U S A 2002;99:13926-31.
6. Kis B, Snipes JA, Busija DW. Acetaminophen and the cyclooxygenase-3 puzzle: sorting out facts, fictions, and uncertainties. J Pharmacol Exp Ther 2005;315:1-7.
7. Engstrom Ruud L, Wilhelms DB, Eskilsson A, et al. Acetaminophen reduces lipopolysaccharide-induced fever by inhibiting cyclooxygenase-2. Neuropharmacology 2013;71:124-9.
8. Marik PE. Fever in the ICU. Chest 2000;117:855-69.
9. Cunha BA. Fever in the intensive care unit. Intensive Care Med 1999;25:648-51.
10. Kluger MJ, Kozak W, Conn CA, et al. The adaptive value of fever. Infect Dis Clin North Am 1996;10:1-20.
11. Schulman CI, Namias N, Doherty J, et al. The effect of antipyretic therapy upon outcomes in critically ill patients: a randomized, prospective study. Surg Infect (Larchmt) 2005;6:369-75.
12. Schortgen F, Clabault K, Katsahian S, et al. Fever control using external cooling in septic shock: a randomized controlled trial. Am J Respir Crit Care Med 2012;185:1088-95.
13. Morris PE, Promes JT, Guntupalli KK, et al. A multi-center, randomized, double-blind, parallel, placebo-controlled trial to evaluate the efficacy, safety, and pharmacokinetics of intravenous ibuprofen for the treatment of fever in critically ill and non-critically ill adults. Crit Care 2010;14:R125.
14. O'Donnell J, Axelrod P, Fisher C, Lorber B. Use and effectiveness of hypothermia blankets for febrile patients in the intensive care unit. Clin Infect Dis 1997;24:1208-13.
15. Kiekkas BP, Brokalaki H, Theodorakopoulou G, Baltopoulos GI. Physical antipyresis in critically ill adults. Am J Nurs 2008;108:40-9, quiz 50.
16. Lenhardt R, Negishi C, Sessler DI, et al. The effects of physical treatment on induced fever in humans. Am J Med 1999;106:550-5.
17. Colston J, Batchelor B, Bowler IC. Cost savings and clinical acceptability of an intravascular line tip culture triage policy. J Hosp Infect 2013;84:77-80.
18. Flynn L, Zimmerman LH, Rose A, et al. Vascular catheter tip cultures for suspected catheter-related blood stream infection in the intensive care unit: a tradition whose time has passed? Surg Infect (Larchmt) 2012;13:245-9.
19. Levy MM, Fink MP, Marshall JC, et al. 2001 SCCM/ESICM/ACCP/ATS/SIS International Sepsis Definitions Conference. Crit Care Med 2003;31:1250-6.
20. Tang BM, Eslick GD, Craig JC, McLean AS. Accuracy of procalcitonin for sepsis diagnosis in critically ill patients: systematic review and meta-analysis. Lancet Infect Dis 2007;7:210-17.
21. Schuetz P, Muller B, Christ-Crain M, et al. Procalcitonin to initiate or discontinue antibiotics in acute respiratory tract infections. Cochrane Database Syst Rev 2012;(9):CD007498.

5

高血压危象

Michael Donahoe

全身性血压急剧升高被称为高血压危象，其临床表现包括高血压亚急症（hypertensive urgency，HU）和高血压急症（hypertensive emergency，HE）。HE 的特征在于全身动脉血压的急剧升高合并新发或进行性的终末器官损害，常见的器官包括心脏、肾脏和 / 或中枢神经系统[1]。HE 是急性高血压的罕见临床表现，需要立即通过静脉用药降低血压。尽管 HE 通常伴有血压升高超过 180/110mmHg，但 HE 的诊断是基于患者的临床体征和症状而非特定的血压水平。与 HE 相关的临床病症可能包括高血压脑病、颅内出血、急性冠状动脉综合征、急性肺水肿、主动脉夹层、急性肾功能衰竭和子痫。

HU 的特征是血压急剧升高（超过 180/110mmHg）而不伴有靶器官急性和进行性功能障碍。HU 的药物治疗目标为阶梯式降压，通常是在数小时至数天内逐渐降低血压。HU 进行快速降压尚未证实获益，如果当血压低于维持足够组织灌注所需的水平，激进的降压治疗可能诱发大脑缺血或心肌缺血。但是，仍然不容忽视 HU，因为如果血压持续得不到很好的控制，最终会导致终末器官损伤。

目前对于 HE 的治疗，美国 25 所机构的一项分析报告指出，住院死亡率为 6.9%，总体 90 天死亡率为 11%，90 天再入院率为 37%[2]。虽然因高血压急症导致的住院率在增加，但这些患者的全因住院死亡率却在下降。

病理生理学

全身动脉血压（blood pressure，BP）急剧升高的根本原因是全身血管阻力的增加，这是由于血管介质与既往高血压的触发因素复杂的相互作用而导致的。儿茶酚胺、血管紧张素Ⅱ（angiotensin Ⅱ，ATⅡ）、血管加压素、血栓素（thromboxane，TxA_2）和 / 或内皮素 1（endothelin1，ET1）可促进血管收缩。与此相对应产生的代偿性局部血管扩张剂，包括一氧化氮（nitric oxide，NO）和前列环素（prostacyclin，PGI_2），这些不足以维持稳态平衡。早期 HE 伴有尿钠增多，可以进一步刺激肾脏中血管收缩物质的释放。

促炎反应中的细胞因子分泌、单核细胞活化以及内皮细胞黏附分子的上调，可能存在于 HE 中血管损伤的特异性细胞机制中[3]。这些促炎因子通过促进内皮通透性和激活凝血系统来增加内皮损伤。这种血管内级联事件的特征性病理学表现为闭塞性血管病变。临床医生在检查视网膜时发现的血管病变可以反映肾脏的类似病变。病变进而发展为增生性动脉炎，晚期可出现纤维素样坏死。患者的相对缺血状态会导致器官受累，进一步发展为终末器官功能障碍。血栓性微血管病变（thrombotic microangiopathy，TMA）是晚期 HE 的血栓前状态，其特征是内皮功能障碍、血小板活化、凝血酶产生和纤维蛋白溶解活性增强[3]。

针对激进性血压控制的潜在不利影响，目前针对脑循环做了很多细致的研究。在一定范围内的脑灌注压（cerebral perfusion pressures，CPP）下，调节脑血管小动脉张力可以维持恒定的脑血流量（cerebral blood flow，CBF）。CPP 的升高可促进血管阻力的增加，而其降低则舒张脑血管。因此，在 60～150mmHg 的平均动脉压（mean arterial pressure，MAP）范围可以保持恒定的脑血流量[4]。当 MAP 增加至＞180mmHg 或高于自动调节的上限时，可发生脑灌注过度而导致脑水肿。相反，当 CPP 低于自动调节的下限时，CBF 随之降低，并且可能发生组织缺血。在长期患有高血压的患者中，CPP-CBF 平衡关系会出现向右移动，即自动调节的下限高于正常水平。高血压和正常血压患者的比较研究表明，尽管高血压患者的绝对值更高，但两者的自动调节的下限均比静息状态下 MAP 低约 20%。因此，我们建议 HE 患者安全降压范围是在临床最高平均动脉压基础上降低 10%～20% 或者将舒张压维持在 100～110mmHg 的水平。

临床表现

根据急性高血压治疗注册研究（STAT），HE 中最常见的症状包括呼吸急促（29%）、胸痛（26%）、头痛（23%）、精神状态改变（20%）和局灶性神经功能缺损（11%）[2]。其中最常见的入院诊断是严重高血压（27%）、蛛网膜下腔出血（11%）、急性冠状动脉综合征（10%）和心力衰竭（8%）。在约 25% 的 HE 患者中，长期或近期存在较差的药物依从史，11% 的患者发病时是药物滥用者。虽然没有特定的血压水平来定义 HE，但 STAT 定义的平均收缩压为 200mmHg（四分位间距，186～220），舒张压中位数（diastolic blood pressure，DBP）为 110mmHg（四分位间距，93～123）[2]。

需要进行详细的病史采集以及高血压相关药物使用的

询问。HE也可能发展为继发性高血压，与肾血管疾病，睡眠呼吸暂停，醛固酮增多症，嗜铬细胞瘤和妊娠（先兆子痫）等多种病因有关。此外，毒品的使用也是HE的主要危险因素。

应使用合适尺寸的袖带进行双上臂的血压测量。重复的血压测量是必要的，因为很大一部分患者通过卧床休息和初步观察可排除高血压的诊断。体格检查，包括眼底检查在内应侧重于检查终末器官功能障碍的体征。

高血压及脑血管疾病

高血压脑病

全身动脉血压急剧升高可导致高血压脑病（hypertensive encephalopathy，HEN）。其临床表现包括：头痛，意识模糊或意识水平低下，恶心和呕吐，视力障碍或癫痫发作（全身或局灶性）。局灶性神经功能缺损在脑血管意外中更常见，但HEN患者也可能出现。HEN出现脑干受累很罕见，会表现为共济失调和/或复视[5]。如果不及时治疗，病情可能会进展为昏迷和死亡。还可能出现包括小动脉痉挛、渗出物或出血以及视乳头水肿在内的视网膜体征，但这些一定会有。MRI在T_2和FLAIR成像中可有明显的枕叶区皮质下白色显影，被称为后部白质脑病。大约2/3的患者在T_2和FLAIR成像额叶和颞叶中出现高信号病变，1/3的患者会有脑干、小脑或基底节区受累[6]。影像学检查结果通常表现为双侧受累，但也可能不对称。HEN是后部可逆性脑病综合征（posterior reversible encephalopathy syndrome，PRES）的最常见原因[6]。影像学检查结果的改善或恢复通常在临床改善之后。PRES患者可出现局灶性或全身性的癫痫发作[7]。

在排除其他疾病的基础上，通过有效的血压控制可以迅速缓解症状，神经影像学异常可以诊断HE。降压后6～12小时患者病情未能得到改善提示可能存在其他原因的脑病。HE通常是可逆的，没有明显的后遗症。

急性卒中

大多数急性卒中患者在就诊时伴有收缩压升高，通常在就诊后48小时内降至正常。对于急性卒中患者早期出现高血压是否预示恶性后果或卒中严重程度的标志，目前还没有定论。

急性卒中发生时，缺血组织的脑血流自动调节系统勉强维持功能，血压的降低可能减少脑血流量并导致缺血损伤的加重。降压药物的使用可能导致脑血管扩张，增加脑血流量进而加重脑水肿。患者MAP的理想水平应当维持稳定的脑灌注压，不加重脑水肿或者缺血病灶，但这在临床决策中很难实现。

指南及共识建议，除非患者存在极端高血压（收缩压>220mmHg或舒张压>120mmHg）或伴有其他活动性器官功能障碍，一般对于缺血性卒中的患者不主张快速降低血压水平[8]。如果有治疗指征，建议在卒中发病后的最初24小时内谨慎降低血压约15%。除非患者有特殊的禁忌证，对于神经系统稳定的既往高血压患者，在卒中发病后约24小时可以重新开始抗高血压药物治疗。患有颅外或颅内动脉狭窄的患者以及考虑溶栓治疗的患者需要特殊考虑。前一类患者更依赖脑灌注压，所以降压治疗需要延迟。相反，在开始溶栓治疗之前建议将血压降低至收缩压≤185mmHg，舒张压≤110mmHg[8]。在静脉溶栓治疗后，血压应稳定并保持在180/105mmHg以下至少24小时。

急性颅内出血（intracranial hemorrhage，IH）患者的血压通常高于缺血性卒中患者。从理论上讲，严重的血压升高可能会增加持续出血的风险，但即使在这种情况下，血压升高也可能是维持脑灌注所必需的，而激进的血压管理可能导致脑缺血恶化。对于怀疑颅内压（intracranial pressure，ICP）升高的患者在药物干预时需要进行ICP监测，以帮助维持脑灌注压。虽然这一措施并未得到证据支持，美国心脏协会指南仍建议对于怀疑ICP升高的患者维持合理的脑灌注压，同时将目标MAP控制在低于110mmHg或血压低于160/90mmHg[9]。INTERACT 1和INTERACT 2的结果表明，死亡或严重残疾的主要结局呈下降趋势，次要结局神经功能则明显改善。根据这一结果，很多研究者提倡应当将伴有自发性IH患者的血压迅速降至收缩压140mmHg以下[10]。

高血压及心血管疾病

急性冠脉综合征

出现急性心肌缺血和/或梗死的患者常伴随MAP升高。心脏后负荷的增加提高了心肌需氧量。降低这些患者的心率和血压将有利于降低心肌需氧量、减少梗死面积，但这种情况下仍需要谨慎进行降压。不伴有冠状动脉血管舒张的全身血管强烈舒张可导致冠状动脉灌注减少和梗死加重。因此，硝酸甘油作为一种有效的冠状动脉扩张剂，通常是急性冠状动脉综合征的首选抗高血压药，同时结合β-受体阻滞剂治疗，可以在缺血情况下显著减少心脏负荷。

急性左心室功能障碍

急性左心室功能障碍伴随的高血压可能是继发性心肌功能障碍的诱发事件，或者是由低氧血症、呼吸阻力增加和焦虑等交感神经反应引起的急性肺水肿的次要病因。无论如何，控制左心室功能障碍（left ventricular dysfunction，LVD）引起的高血压对于解决心肌负荷增加和舒张功能障碍是必不可少的。然而，在LVD和正常至低血压患者中使用血管扩张剂可导致血流动力学不稳定及器官灌注受损，并且可能导致休克。

针对急性LVD，通常首选静脉内快速滴入血管扩张剂治疗，包括硝酸甘油和钙通道拮抗剂。二氢吡啶类钙拮抗剂尼卡地平和氯维地平在降低全身动脉压的同时可维持冠状动脉血流。LVD患者的高血压最初可能是继发于高儿茶酚胺水平，通过有效治疗或控制低氧血症和焦虑症，血压可以迅速下降，特别是在利尿的情况下。因此，在治疗的早期应当避免使用长效药物，如血管紧张素转化酶抑制剂（angiotensin-converting enzyme inhibitor，ACEI）或血管紧张素Ⅱ受体拮抗剂（angiotensin receptor blockade，ARB）类药物。

HE 患者可能伴有尿钠排泄增多，进而导致肾脏分泌肾素增多，进一步导致循环中强效内源性血管紧张素Ⅱ的水平升高。血管内容量和肾脏灌注的进一步减少可导致循环血管紧张素Ⅱ水平的进一步升高。因此，不建议在血压控制之前进行积极的利尿。在 LVD 患者高血压的首选治疗中，增加心脏做功（如肼苯哒嗪）或减弱心肌收缩力（如拉贝洛尔）的药物是禁忌的。

急性主动脉夹层

主动脉夹层由主动脉壁内膜撕裂引起，其发病和死亡是由于内膜撕裂的延长造成的。包括血压升高、心率增快和心肌每搏输出量增加在内的增加主动脉压变化率（dp/dt）的因素均可促进内膜撕裂的延长。典型的三联征（胸痛、上下肢血压差异及纵隔扩大）只在 1/4 的病例中出现，所以临床上应当高度警惕。

主动脉夹层患者的血压应迅速降至接近正常水平。推荐联合血管舒张（尼卡地平）和控制心肌收缩力（β 受体阻滞剂）的综合治疗，并在疾病初始阶段积极控制心率（约 60 次 /min）。单独使用血管扩张剂治疗可以反射性诱发心动过速，增加主动脉压变化率（dp/dt）。

高血压及肾血管疾病

肾脏既是促进高血压介质（即血管紧张素Ⅱ）的来源，也是高血压病的靶器官。慢性高血压是除糖尿病之外导致肾功能不全的第二大病因。对有潜在肾功能不全的患者，应控制血压的升高，并进行全面检查以确定因果关系。在急性期应用传统的血管扩张药要优于 ACEI，因为 ACEI 可能损害肾功能。

硬皮病肾脏危象

硬皮病肾脏危象（Scleroderma renal crisis，SRC）特征性表现为伴有中度至重度高血压的急性肾衰竭，并伴有正常至极小异常的尿沉渣。SRC 的显著危险因素是弥漫性硬皮病皮肤受累以及近期高剂量糖皮质激素治疗史。SRC 会引起肾素 - 血管紧张素系统（renin-angiotensin system，RASS）的显著活化 [11]。使用 ACEI 积极控制血压，特别是在疾病的早期，可以控制高达 90% 患者的血压并促进肾功能的恢复 [11]。

儿茶酚胺过量导致的高血压

嗜铬细胞瘤

嗜铬细胞瘤导致循环中儿茶酚胺的产生，可引起高血压、出汗、心动过速和手足感觉异常。这些症状可以持续数分钟到数天，并且频率从每天发作数次至每月发作 1 次不等。手术治疗可以导致围手术期高血压。药物治疗必须避免单独使用 β 受体阻滞剂，因为这会导致不可抗的刺激 α- 肾上腺素受体，有进一步收缩血管和升高血压的风险。用于治疗由嗜铬细胞瘤引起的高血压的一线药物是硝普钠、尼卡地平和酚妥拉明（一种有效的 α 肾上腺素受体拮抗剂）。必要时，酚妥拉明可与 β- 受体阻滞剂或 α/β 受体联合阻滞剂如拉贝洛尔联合使用，联合用药的安全性可以得到保证。

药物相关性高血压

外源性物质（处方药或毒品）的使用或突然停药可能与高血压危象有关。可乐定的快速戒断或逐渐停药与肾上腺功能亢进状态有关，表现为高血压、出汗、头痛和焦虑。重新使用可乐定可以控制这些症状。如果症状较重，其治疗原则与嗜铬细胞瘤患者相似。酒精成瘾的戒断过程也可能发生高血压。

单胺氧化酶（monoamine oxidase，MAO）抑制剂也可与高血压相关，通常发生在患者服用含有酪胺或其他拟交感神经胺的食物或药物。MAO 抑制剂会干扰酪胺在肠道的降解，导致过量酪胺吸收进入循环，加之酪胺介导的儿茶酚胺大量激活。包括甲氧氯普胺、钙调神经磷酸酶抑制剂、环孢霉素、他克莫司和麻醉剂（如可卡因、苯丙醇胺、苯环利定和甲基苯丙胺）在内的药物都必须被视为重症患者血压升高的可能致病因素。

脊髓损伤后可能发生高血压状态，特别是在刺激损伤水平以下皮区和肌肉之后。通常认为此类血压升高是由交感神经元的过度刺激引起的。通过压力感受器反射刺激，这类高血压通常伴有心动过缓。治疗的重点是尽量减少刺激，并在必要时提供药物支持。患有吉兰 - 巴雷综合征的患者可能表现出类似的综合征。

高血压和其他疾病

先兆子痫 / 子痫

孕妇或产妇可能会出现高血压、先兆子痫、妊娠高血压或 HELLP 综合征（溶血，肝酶升高，血小板减少）在妊娠后半程会出现急性严重的高血压。高血压是妊娠患者先兆子痫的一种表现，其他主要特征是蛋白尿和水肿。严重的高血压，特别是妊娠期的收缩压升高，可能与中枢神经系统损伤有关，包括脑梗死和出血。

先兆子痫的最佳治疗方法是胎儿娩出，可以防止发展成子痫惊厥。但是，应积极调节血压以防止终末器官损伤。降压目标应达到 140～150/90～100mmHg[12]。静脉注射（intravenous，IV）拉贝洛尔和肼屈嗪被认为是治疗孕产妇严重高血压的一线药物，而最近的指南也将硝苯地平纳入其中 [12]。目前不认为硫酸镁是降压药物，只是用于预防严重先兆子痫和子痫的痫性发作。应避免使用硝普钠（致胎儿缺陷）、ACEI（致胎儿肾功能不全）和三甲胺（致胎粪性肠梗阻）。

术后高血压

术后高血压最常发生在有高血压病史的患者的血管外科手术之后。术后高血压危象的持续时间通常很短（2～6 小时），但与术后心脏和肾脏并发症有关，这些并发症包括缝合口出血、颅内出血、中风和左心室功能障碍[13]。

疼痛、焦虑、血容量过多、低氧血症、高碳酸血症和恶心等因素是导致术后高血压的可逆因素，应当积极解决。术后高血压的持续时间通常有限（2～12 小时），激进的降压治疗可能在后期导致低血压发生。

降压药物

表 5-1 总结了可用于治疗全身动脉压升高的药物。目前，临床医生用以指导高血压患者初始治疗的对比数据非常有限。不伴有终末器官功能障碍的 HU 患者以口服药物治疗为佳，并在 24～48 小时缓慢降压。相反，对于患有 HE 的患者，在严密监测的条件下可首选短效药物静脉滴注，因为必须避免低血压和器官灌注不足。由于不可预测的药物代谢动力学，应该避免舌下和肌内注射途径给药。当血压控制稳定且无终末器官功能障碍进一步发展时，可转为口服用药。

一项在急诊科的急性高血压管理的研究中，研究人员对比了尼卡地平与拉贝洛尔的降压作用，结果发现，接受尼卡地平治疗的患者比接受拉贝洛尔治疗的患者更容易在 30 分钟内将血压控制在预期的目标范围内[14]。

有一项研究将氯维地平（clevidipine，CLV）与三种常用于治疗术后高血压的药物[硝酸甘油（nitroglycerin，NTG）、硝普钠（sodium nitroprusside，SNP）和尼卡地平（nicardipine，NIC）]进行比较[15]。主要终点事件为从药物输注开始到术后第 30 天的死亡率、中风发生率、心肌梗死发生率以及肾功能衰竭发生率。CLV 治疗组的患者与其他治疗组相比没有差异。然而，与 CLV 治疗的患者相比，SNP 治疗患者的死亡率显著升高。

一氧化氮血管扩张剂

SNP 是一种有效的动静脉血管扩张剂，可减少前负荷和后负荷。SNP 由于其作用持续时间短，曾经是 HE 治疗的金标准，静脉输注需要谨慎。血压对 SNP 的反应很快，并且需要在能够频繁检测血压的密切监护环境下使用。然而，SNP 对小动脉和静脉的舒张活性不是均等的。能够将氧合血流从无反应缺血区再分配到扩张的非缺血冠状动脉，可降低冠状动脉灌注压，导致“冠状动脉窃血综合征”。由于使用 SNP 会导致全身血管床较脑血管优先扩张，“脑血管窃血综合征”

表 5-1 静脉降压药物

药物（途径）	药理	剂量	指征	禁忌
		一氧化氮血管扩张剂		
硝普钠（静脉输注）	起效时间：2～3 分钟 持续时间：2～3 分钟	起始浓度：0.25～0.5μg/(kg•min) 最大浓度：2μg/(kg•min)	大部分高血压急症	孕妇禁用。脑水肿、急性冠脉综合征或氮质血症患者谨慎使用
硝酸甘油（静脉输注）	起效时间：2～5 分钟 持续时间：5～10 分钟	起始浓度：5μg/min 最大浓度：200μg/min	急性冠脉综合征	孕妇禁用。体液容量较少的患者谨慎使用
		钙离子通道阻滞剂		
尼卡地平（静脉输注）	起效时间：5～10 分钟 持续时间：4～6 小时	起始浓度：5mg/h 最大浓度：15mg/h	大部分高血压急症	
氯维地平（静脉输注）	起效时间：2～4 分钟 持续时间：5～15 分钟	起始浓度：1～2mg/h 最大浓度：32mg/h	大部分高血压急症	大豆或蛋制品过敏者禁用。脂质代谢紊乱者禁用
		其他药物		
拉贝洛尔（静脉输注，口服）	起效时间：2～5 分钟 持续时间：2-～4 小时	起始浓度：单次快速静脉注射 20mg 重复快速静脉注射 20～80mg/ 间隔 10min 静脉注射：1～2mg/min	大部分高血压急症	气道阻塞、急性心力衰竭或不耐受 β 受体阻滞剂的患者禁用
酚妥拉明（静脉输注）	起效时间：1～2 分钟 持续时间：10～30 分钟	测试浓度：1mg 重复快速静脉注射 5mg 或者持续静脉输注	嗜铬细胞瘤，儿茶酚胺戒断反应，儿茶酚胺过量	
依那普利	起效时间：15 分钟 持续时间：12～24 小时	1.25～5mg/ 间隔 6h	硬皮病肾脏危象	急性冠脉综合征患者谨慎使用。不可静脉滴注
肼屈嗪（静脉输注，口服）	起效时间：10～20 分钟 持续时间：2～4 小时	起始浓度：10mg/ 间隔 20min 最大浓度：20mg	孕妇	

这一类似的概念被提出。通过扩张大血容量血管，SNP 可以增加脑血容量，对于颅内压升高的患者增加了额外的颅内压升高的风险。SNP 很少出现氰化物或硫氰酸盐中毒，其主要发生在接受输液超过 24～48 小时的患者中，这些患者常存在潜在的肾功能不全，或使用了超过身体排毒能力的药物剂量（每分钟超过 2μg/kg）。尽管 SNP 具有显著的作用和快速滴定的特征，但其公认的对脑和冠状动脉血流的不利影响及潜在的毒性使得新的替代药物更受欢迎。

NTG 是冠状动脉血管扩张剂和全身静脉扩张剂，可降低心脏前负荷，其仅在较高剂量时发挥舒张动脉的作用。由于这些患者的静脉扩张将进一步降低前负荷，降低心输出量并降低全身灌注，因此该药物禁用于体液容积明显减少的患者。该药物通过静脉途径给药时作用持续时间较短，对急性冠状动脉综合征患者有良好疗效。通过降低前、后负荷以降低心肌需氧量，并通过其对冠状动脉循环的影响增加心肌氧输送。头痛是 NTG 最常见的不良反应，高铁血红蛋白血症是长期硝酸甘油治疗的罕见并发症。

钙离子通道阻滞剂

钙通道阻滞剂（calcium channel blockers，CCB）是用于治疗 HE 的一类药物。二氢吡啶类（例如，尼卡地平和氯维地平）作为一类特殊的 CCB，可以选择性作用在心脏血管平滑肌，在心肌或窦房结中几乎没有活性；因此，它们对心率的影响很小，对心肌收缩力没有影响[16]。在松弛血管平滑肌同时没有相关的心脏效应，使得该类药物有助于 HE 的治疗。

盐酸尼卡地平也属于二氢吡啶类 CCB，主要作为全身、脑和冠状动脉血管的扩张剂。与其他钙通道阻滞剂（如硝苯地平）相比，该药物的水溶性更高，静脉给药起效时间短（5～15 分钟），作用持续时间短，因此，更容易进行静脉滴注治疗。尼卡地平可以穿过血脑屏障使血管平滑肌松弛，特别是在缺血组织区域，该药物作为小阻力大脑动脉的血管扩张剂，在不改变颅内容量或颅内压的同时保证足够的脑氧合[17]。与 SNP 相比，尼卡地平显示出相同的功效，而且没有 SNP 的代谢毒性，同时具有减少药物剂量，调整频率和降低 SNP 带来的颅内压增加的风险等优点。尼卡地平已被证实可以增加冠状动脉血流量从而提高心肌供氧量[18]。尼卡地平可被肝脏代谢，肝病患者对该药的排泄可能会受影响。

氯维地平是第三代二氢吡啶类 CCB，其水溶性差，可作为外消旋混合物，因此需要通过脂质乳剂连续静脉输注给药。自 2011 年以来，一种新的氯维地平制剂已在美国上市，并含有一种可抑制微生物长达 12 小时的延缓剂（0.005% 乙二胺四乙酸二钠）。氯维地平可以在不影响心脏充盈压及不引起反射性心动过速的条件下降低心脏后负荷[19]。氯维地平起效快（2～4 分钟），清除快（5～15 分钟），它可以通过动脉血液酯酶快速水解形成无活性代谢物，使药物清除不依赖肾功能或肝功能状态。

对大豆、大豆制品、鸡蛋或蛋制品过敏的患者和脂质代谢缺陷的患者禁用氯维地平。由于脂质负荷限制，氯维地平输注时建议每 24 小时不超过 1 000ml 或平均速度不超过 21mg/h。

氯维地平在接受心脏手术发生急性围手术期或术后高血压的成人患者，急性高血压性心力衰竭和颅内出血的患者中表现出良好的效果[20, 21]。据报道，接受氯维地平治疗的患者甘油三酯水平升高，但这一症状在停药后可解除。

β 受体阻滞剂

艾司洛尔是一种短效的、心脏选择性的 β 受体阻滞剂，其起效快（<1 分钟），作用持续时间短（10～20 分钟），仅可通过连续输注给药。因药物半衰期较短，所以需要单次快速静脉注射。艾司洛尔可降低血压、心率和心输出量，对于心动过缓或左心室功能受损的患者应避免使用。艾司洛尔适用于心动过速、高血压和心输出量正常的患者。艾司洛尔很快被红细胞酯酶清除，并且不依赖于肾脏或肝脏的功能。

拉贝洛尔是一种口服和胃肠外使用的药物，可作为 α- 和非选择性 β- 肾上腺素能阻滞剂，其 α/β 阻滞比为 1∶7[22]，通过降低全身血管阻力而不增加心率来产生降压作用。与传统的 β 受体阻滞剂相比，拉贝洛尔能够保证心输出量。拉贝洛尔的降血压作用起效时间为 2～5 分钟，峰值效应为 5～15 分钟，持续时间为 2～6 小时。拉贝洛尔对脑循环的影响非常小，因此不会增加正常大脑的颅内压。该药极少通过胎盘屏障，并被广泛用于妊娠相关的高血压。该药物已成功用于急性神经系统损伤、嗜铬细胞瘤、夹层动脉瘤和子痫的终末器官功能障碍患者。该药物的主要禁忌证与其非选择性 β 阻滞特性有关。对于反应性气道疾病和心脏传导阻滞的患者，应谨慎使用该药物。

其他药物

依那普利是一种可静脉注射的血管紧张素转换酶（angiotensin converting enzyme，ACE）抑制剂。该药物可降低肾素依赖性血管紧张素活性，阻断血管紧张素Ⅰ向血管紧张素Ⅱ的转化，并阻断缓激肽的降解。ACE 抑制剂可以降低全身血管阻力，而对心率、心输出量或左心室充盈压的影响很小。依那普利对低或正常水平肾素的高血压患者有效。依那普利的峰值效果可能长达 4 小时，持续时间为 12～24 小时。这些药物代谢动力学参数限制了 HE 急性期的药物静脉滴定方式。ACE 抑制剂禁用于肾动脉狭窄和妊娠患者。

酚妥拉明是一种速效的 α- 肾上腺素能阻滞剂。酚妥拉明通常被认为是嗜铬细胞瘤、MAO- 酪胺相互作用和可乐定反弹性高血压继发 HE 的首选药物。

肼屈嗪可以直接扩张血管，起效缓慢（5～15 分钟），作用持续时间较长（半衰期约 12 小时），变异性很大。由于肼屈嗪的长期和不可预测的降压作用，在 HE 的治疗中应避免使用此种药物。

在没有肺水肿或肾实质疾病的情况下，在 HE 的急性处理中应避免使用利尿剂。HE 患者的特点是体液容量减少，如果血管扩张剂和利尿剂同时使用，这类患者更容易出现低血压和低灌注损伤。

知识点

1. 虽然HE通常与血压升高超过180/110mmHg相关，但HE的诊断是基于患者的临床体征和症状，而不是特定的血压水平。
2. 与HE相关的临床病症包括高血压脑病、颅内出血、急性冠状动脉综合征、急性肺水肿、主动脉夹层、急性肾衰竭和子痫。
3. 患有高血压（无终末器官功能障碍）的患者最好用口服药物治疗，使血压在24～48小时逐渐降低。
4. HE患者应在密切监测的环境中使用短效静脉注射药物进行治疗，以避免低血压和器官灌注受损。

（周飞虎 虎磐 译，康红军 审校）

参考文献

1. Lenfant C, Chobanian AV, Jones DW, Roccella EJ, Joint National Committee on the Prevention Detection Evaluation and Treatment of High Blood Pressure. Seventh report of the Joint National Committee on the Prevention, Detection, Evaluation, and Treatment of High Blood Pressure (JNC 7): resetting the hypertension sails. Hypertension 2003;41(6):1178-9.
2. Katz JN, Gore JM, Amin A, et al. Practice patterns, outcomes, and end-organ dysfunction for patients with acute severe hypertension: the Studying the Treatment of Acute hyperTension (STAT) registry. Am Heart J 2009;158(4):599-606.
3. Van Den Born B-JH, Löwenberg EC, Van Der Hoeven NV, et al. Endothelial dysfunction, platelet activation, thrombogenesis and fibrinolysis in patients with hypertensive crisis. J Hypertens 2011; 29(5):922-7.
4. Lassen NA. Autoregulation of cerebral bloodflow. Circ Res 1964;15(Suppl.):201-4.
5. Liao P-Y, Lee C-C, Chen C-Y. Hypertensive brain stem encephalopathy. Am J Emerg Med 2015; 33(1):131.
6. Fugate JE, Claassen DO, Cloft HJ, Kallmes DF, Kozak OS, Rabinstein AA. Posterior reversible encephalopathy syndrome: associated clinical and radiologic findings. Mayo Clin Proc 2010;85(5): 427-32.
7. Kastrup O, Gerwig M, Frings M, Diener H-C. Posterior reversible encephalopathy syndrome (PRES): electroencephalographic findings and seizure patterns. J Neurol 2012;259(7):1383-9.
8. Jauch EC, Saver JL, Adams HP, et al. Guidelines for the early management of patients with acute ischemic stroke: a guideline for healthcare professionals from the American Heart Association/American Stroke Association. Stroke. 2013;44(3):870-947.
9. Morgenstern LB, Hemphill JC, Anderson C, et al. Guidelines for the management of spontaneous intracerebral hemorrhage: a guideline for healthcare professionals from the American Heart Association/American Stroke Association. Stroke 2010;41(9):2108-29.
10. Anderson CS, Heeley E, Huang Y, et al. Rapid blood-pressure lowering in patients with acute intracerebral hemorrhage. N Eng J Med 2013;368(25):2355-65.
11. Denton CP, Lapadula G, Mouthon L, Müller-Ladner U. Renal complications and scleroderma renal crisis. Rheumatology 2009;48(Suppl. 3):iii32-5.
12. Committee on Obstetric Practice. Committee Opinion No. 623: Emergent therapy for acute-onset, severe hypertension during pregnancy and the postpartum period. Obstet Gynecol 2015;125(2): 521-5.
13. Aronson S, Dyke CM, Levy JH, et al. Does perioperative systolic blood pressure variability predict mortality after cardiac surgery? An exploratory analysis of the ECLIPSE trials. Anesth Analg 2011;113(1):19-30.
14. Peacock WF, Varon J, Baumann BM, et al. CLUE: a randomized comparative effectiveness trial of IV nicardipine versus labetalol use in the emergency department. Crit Care 2011;15(3):R157.
15. Aronson S, Dyke CM, Stierer KA, et al. The ECLIPSE trials: comparative studies of clevidipine to nitroglycerin, sodium nitroprusside, and nicardipine for acute hypertension treatment in cardiac surgery patients. Anesth Analg 2008;107(4):1110-21.
16. Triggle DJ. Calcium channel antagonists: clinical uses–past, present and future. Biochem Pharmacol 2007;74(1):1-9.
17. Narotam PK, Puri V, Roberts JM, Taylon C, Vora Y, Nathoo N. Management of hypertensive emergencies in acute brain disease: evaluation of the treatment effects of intravenous nicardipine on cerebral oxygenation. J Neurosurg 2008;109(6):1065-74.
18. Pepine CJ, Lambert CR. Cardiovascular effects of nicardipine. Angiology 1990;41(11 Pt 2):978-86.
19. Nordlander M, Sjöquist P-O, Ericsson H, Rydén L. Pharmacodynamic, pharmacokinetic and clinical effects of clevidipine, an ultrashort-acting calcium antagonist for rapid blood pressure control. Cardiovasc Drug Rev 2004;22(3):227-50.
20. Peacock WF, Chandra A, Char D, et al. Clevidipine in acute heart failure: Results of the Study of Blood Pressure Control in Acute Heart Failure—A Pilot Study (PRONTO). Am Heart J 2014; 167(4):529-36.
21. Graffagnino C, Bergese S, Love J, et al. Clevidipine rapidly and safely reduces blood pressure in acute intracerebral hemorrhage: the ACCELERATE trial. Cerebrovasc Dis 2013;36(3):173-80.
22. Pearce CJ, Wallin JD. Labetalol and other agents that block both alpha- and beta-adrenergic receptors. Cleve Clin J Med 1994;61(1):59-69; quiz 80-2.

6

低血压

Anna W. McLean, Kyle J. Gunnerson, and Lakhmir S. Chawla

血流动力学评估是危重症治疗中的一项重要技能。危重患者血流动力学监测的目标是确保足够的组织氧输送和终末器官灌注。全身性动脉血压偏低作为临床中经常遇到的问题，应采用一个全面而系统的方法进行处理。

初步评估

初步评估通常从评估血压（blood pressure，BP）读数开始。然而，不应仅仅依赖于这些读数，因为没有适用于所有患者的“正常”血压，而“正常”范围内的血压值并不总是等同于足够的组织灌注。例如，具有控制不良的慢性高血压病史患者的血压可能是正常的，尚未处于危急状态，但不能满足机体的需氧量，导致无氧代谢显著增加，被称为隐匿性休克[1]。相反，尽管血压低于正常血压，但肝硬化或妊娠患者可能有足够的组织灌注。

此外，还应注意平均动脉压（mean arterial pressure，MAP）。要牢记 MAP 是 2/3 舒张压与 1/3 收缩压之和。MAP 是灌注压的主要决定因素或器官实际感受到的压力。任何大于 2/3 MAP 的血压历来被认为是低血压的安全水平[2,3]。最近，有研究发现非心脏手术期间小于 55mmHg 的 MAP 是肾脏和心肌损伤的独立危险因素，并且与手术持续时间呈中度相关[4]。良好的初始目标应当是将患者 MAP 恢复到 65～70mmHg，但应根据患者精神状态、外观、尿量等进一步评估并调整 MAP 水平以恢复组织灌注[5]。因此，低血压的治疗需要快速并有针对性，以防止发生潜在的具有破坏性的长期后遗症。

组织灌注的初始床边评估应包括精神状态、尿量和皮肤表现（例如，温度、发汗、斑点和毛细血管充盈状态）。如果这些参数中的任何一个是异常的，则必须采取更紧急的治疗措施。心肺检查是至关重要的，如存在颈静脉扩张、S_3 或 S_4 心音、新发或加重的杂音或低沉的心音、爆破音或哕音。此外，发现呼吸音缺失也同样重要，可能提示有气胸存在。

所有患者应建立适当的静脉通路，优先选用两个 18 号或更大的导管；使用标准心电监护仪和脉搏血氧仪监测患者；进行 12 导联心电图检查寻找心肌缺血的证据；进行胸部 X 线摄影并给予吸氧。初始检查的内容还包括全血细胞计数、血清生化、乳酸水平、动脉血气分析、随机皮质醇浓度、凝血酶和心肌酶检查。

低血压发生的原因有哪些？

心血管生理学的回顾对低血压患者的鉴别诊断至关重要。临床医生的初步评估应该是对全身血管阻力（systemic vascular resistance，SVR）和心输出量（cardiac output，CO）的全面评估（图 6-1）。要牢记压力 = 流量 × 阻力，其中流量是 CO，阻力是 SVR。因为 CO 由每搏输出量（stroke volume，SV）× 心率（heart rate，HR）确定，所以低血压的存在意味着这些参数中的至少一个（例如，SV、SVR 或 HR）是异常的[6]。通过脉搏或心脏监测很容易评估 HR，但 SV 和 SVR 的评估更具挑战性。在脉压（PP = SBP − DBP）正常的情况下，还应关注收缩压（diastolic pressure，SBP）和舒张压（diastolic pressure，DBP）水平。舒张压是 SVR 的合理替代指标。

在收缩期，血液被喷射到近端动脉导管。由于血液的排出超过了外周动脉所能容纳的能力范围，进而导致动脉壁扩张，SBP 的增加与 SV 成正比，与动脉壁的容积（C）没有直接的比例关系。这个关系由以下公式表示[6]：

$$SBP = SV \div C$$

也就是说，对于一个固定的 SV，如果容积增高，SBP 就会下降。

在舒张期，收缩期间动脉壁扩张被动“储存”的 SV 部分填充外周小动脉，导致血压持续下降，直到下一个收缩期，这就是舒张压，一个与 SVR 和血管壁容积直接相关的参数（即，低舒张压 = 低 SVR 和 / 或低容积）[6]。当使用这些基本的心血管原理来理解低血压的原因时，要牢记以下几点：①血管壁容积不会随心跳变化；② SV 取决于前负荷、后负荷和收缩力。

低 SVR 是许多病理状态的特征，包括脓毒症、肾上腺皮质功能不全、血管扩张药物的作用、神经源性休克、体外循环（cardiopulmonary bypass，CPB）血管麻痹和严重肝功能障碍。当存在脉压增宽和舒张压降低时，应高度怀疑 SVR 的下降[7,8]。

SV 的降低可能是由于前负荷降低、收缩力下降或后负荷增加引起的。前负荷不足的最常见原因是血容量不足，其他原因包括机械通气患者动态过度通气[9,10]或张力性气胸、肺栓塞[11]、二尖瓣狭窄[12]、心脏压塞[13]和右心衰竭[14]引起的胸腔内压力增加。心肌缺血或梗死、心肌病、心肌炎、负性肌力药物、CPB 后心肌顿抑以及直接心肌细胞毒素如化

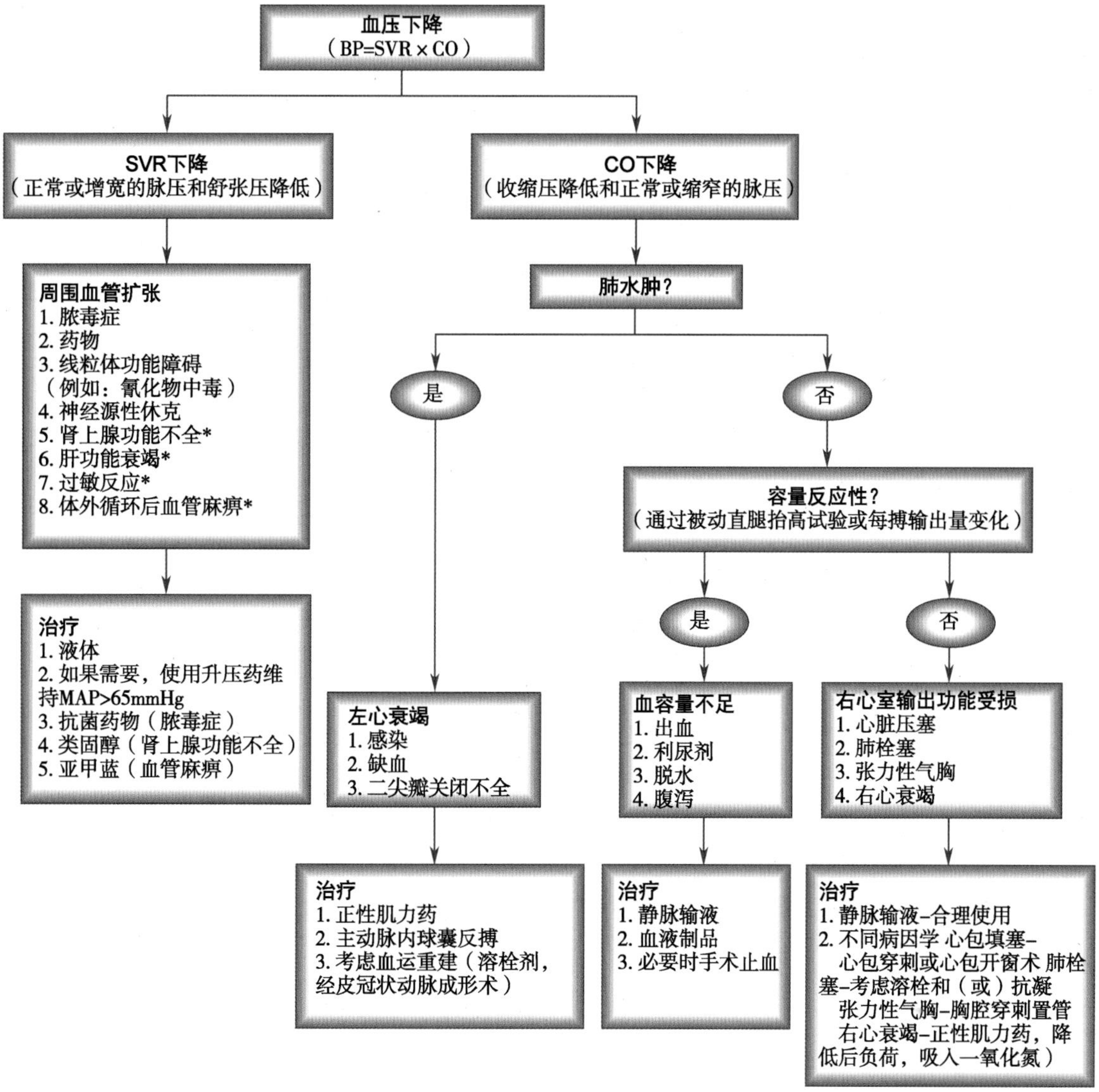

图 6-1 对低血压患者的初步治疗方法。*肾上腺功能不全、肝功能衰竭、体外循环后血管麻痹和过敏反应通常被列为血管扩张性休克，但相关证据还不充分，也可能存在其他类型的休克（低血容量、心源性）。BP：血压；CO：心输出量；IABP：主动脉内球囊反搏；IV：静脉内；LV：左心室；MAP：平均动脉压；PE：肺栓塞；PTCA：经皮冠状动脉成形术；RV：右心室；SVR：全身血管阻力

疗药物和炎症介质[如肿瘤坏死因子（tumor necrosis factor，TNF）和白细胞介素 1-β（IL-1β）]可导致心肌收缩力下降[15]。SV 的降低可通过收缩压的下降和正常或缩窄的脉压来确定。

治疗

低血压与多种疾病较高的发病率和死亡率相关，因此，在得到证实之前，低血压应被视为低灌注的同义词，并给予积极治疗。尽管存在肺水肿的风险，在没有充分灌注的患者中应使用容量扩张剂，应输注至少 1.0L 的晶体溶液来治疗低血压。

有几种工具可用于协助治疗低血压患者。床边超声测量下腔静脉直径（inferior vena cava diameter，IVCd）已被证明可准确衡量机械通气和自主呼吸患者的容量反应性[16]。IVCd 是在肋下测量的，大约在 IVC 和右心房交界处以下 0.5～4.0cm，纵轴方向垂直于 IVC，并计算 IVCd 在吸气时与基线水平（呼气）相比的“变化”[16]。变异率大（>50%）的患者对额外的液体可能具有良好的反应性[17]。此外，心脏超声检查可以明确全心收缩力、心室大小和容积、明显的室壁运动异常、显著的瓣膜异常以及是否存在心包积液[18]。

临床医生评估“容量反应性”的另外一种方法是被动直腿抬高试验（passive leg raise，PLR）。无插管的患者采取仰卧位，检查者将患者的腿抬高至与床平面呈 45°，该操作将使心脏的静脉回流迅速增加（大约相当于输注 500ml 生理盐水），相应的 CO 也增加[16]。这个操作过程将会增加“试验者”的脉压。若在被动直腿抬高试验前后脉压的增加超过 9%，说明患者具有较好的容量反应性[19,20]。

虽然脉搏轮廓分析（pulse contour analysis，PCA）比上述

方法更具侵入性，但已成为测量心脏功能（SV、CO 和 CI）的精确方法，并且还可测量插管和机械通气患者的脉压或每搏输出量变化。通过观察动脉波形的波动（30 秒）和在整个呼吸周期的变化，发现一个呼吸周期中每搏输出量减少 13% 或更多与每搏输出量的前负荷反应性相关。这种变化意味着在呼吸周期的吸气阶段，随着胸腔内压力的增加，静脉回流减少。这种测量仅在心律规律时才是准确的，因此对于多种心律失常患者、置入主动脉内球囊反搏泵的患者以及动脉波形丧失完整的患者，这是一个不可靠的预测指标。同时，它也仅在胸腔内压力变化不大的机械通气患者中是准确的[21, 22]。

在那些怀疑低 SVR 是低血压的主要原因的患者中，治疗方法是不同的。仅仅依靠大量的静脉输液不足以增加 BP 来维持组织灌注。这些患者需要使用缩血管药物（例如去甲肾上腺素、多巴胺、去氧肾上腺素或加压素）。在某些特殊情况下，一些其他辅助药物可能会有所帮助，例如低剂量氢化可的松在产生血管收缩剂抵抗的脓毒性休克患者中的应用[23]和亚甲基蓝在 CPB 后血管麻痹患者中的应用[24]。

许多低血压的发生可能具有 SV 降低和 SVR 降低的一些共性。但是，通过使用系统的方法，临床医生可以快速启动纠正组织低灌注所需的诊断和治疗措施。

（周飞虎　刘超 译，康红军　王陆 审校）

参考文献

1. Herget-Rosenthal S, Saner F, Chawla LS. Approach to hemodynamic shock and vasopressors. Clin J Am Soc Nephrol. 2008;3(2):546-553.
2. Finnerty FA Jr, Witkin L, Fazekas JF. Cerebral hemodynamics during cerebral ischemia induced by acute hypotension. J Clin Invest. 1954;33(9):1227-1232. doi: 10.1172/JCI102997.
3. Harmsen P, Kjaerulff J, Skinhoj E. Acute controlled hypotension and EEG in patients with hypertension and cerebrovascular disease. J Neurol Neurosurg Psychiatry. 1971;34(3):300-307.
4. Walsh M, Devereaux PJ, Garg AX, et al. Relationship between intraoperative mean arterial pressure and clinical outcomes after noncardiac surgery: Toward an empirical definition of hypotension. Anesthesiology. 2013;119(3):507-515. doi: 10.1097/ALN.0b013e3182a10e26.
5. Vincent JL, De Backer D. Circulatory shock. N Engl J Med. 2014;370(6):583. doi: 10.1056/NEJMc1314999.
6. Wood L. The pathophysiology of the circulation in critical illness. In: Hall J, Schmidt G, Wood L, ed. Principles of critical care. New York: McGraw-Hill; 1998:259-276.
7. Astiz ME, Rackow EC, Weil MH. Pathophysiology and treatment of circulatory shock. Crit Care Clin. 1993;9(2):183-203.
8. Landry DW, Oliver JA. The pathogenesis of vasodilatory shock. N Engl J Med. 2001;345(8):588-595. doi: 10.1056/NEJMra002709.
9. Pinsky MR, Desmet JM, Vincent JL. Effect of positive end-expiratory pressure on right ventricular function in humans. Am Rev Respir Dis. 1992;146(3):681-687. doi: 10.1164/ajrccm/146.3.681.
10. Pinsky MR. Heart-lung interactions. Curr Opin Crit Care. 2007;13(5):528-531. doi: 10.1097/MCC.0b013e3282efad97.
11. Tapson VF. Acute pulmonary embolism. N Engl J Med. 2008;358(10):1037-1052. doi: 10.1056/NEJMra072753.
12. Carabello BA. Modern management of mitral stenosis. Circulation. 2005;112(3):432-437. doi: 10.1161/CIRCULATIONAHA.104.532498.
13. Spodick DH. Acute cardiac tamponade. N Engl J Med. 2003;349(7):684-690. doi: 10.1056/NEJMra022643.
14. Woods J, Monteiro P, Rhodes A. Right ventricular dysfunction. Curr Opin Crit Care. 2007;13(5):532-540. doi: 10.1097/MCC.0b013e3282efd5a6.
15. Kumar A, Haery C, Parrillo JE. Myocardial dysfunction in septic shock: Part I. clinical manifestation of cardiovascular dysfunction. J Cardiothorac Vasc Anesth. 2001;15(3):364-376. doi: 10.1053/jcan.2001.22317, S1053-0770(01)22786-4 [pii].
16. Busse L, Davison DL, Junker C, Chawla LS. Hemodynamic monitoring in the critical care environment. Adv Chronic Kidney Dis. 2013;20(1):21-29. doi: 10.1053/j.ackd.2012.10.006.
17. Feissel M, Michard F, Faller JP, Teboul JL. The respiratory variation in inferior vena cava diameter as a guide to fluid therapy. Intensive Care Med. 2004;30(9):1834-1837. doi: 10.1007/s00134-004-2233-5.
18. Beaulieu Y. Bedside echocardiography in the assessment of the critically ill. Crit Care Med. 2007;35(5 Suppl):S235-249. doi: 10.1097/01.CCM.0000260673.66681.AF.
19. Preau S, Saulnier F, Dewavrin F, Durocher A, Chagnon JL. Passive leg raising is predictive of fluid responsiveness in spontaneously breathing patients with severe sepsis or acute pancreatitis. Crit Care Med. 2010;38(3):819-825. doi: 10.1097/CCM.0b013e3181c8fe7a.
20. Monnet X, Rienzo M, Osman D, et al. Passive leg raising predicts fluid responsiveness in the critically ill. Crit Care Med. 2006;34(5):1402-1407. doi: 10.1097/01.CCM.0000215453.11735.06.
21. Michard F, Boussat S, Chemla D, et al. Relation between respiratory changes in arterial pulse pressure and fluid responsiveness in septic patients with acute circulatory failure. Am J Respir Crit Care Med. 2000;162(1):134-138. doi: 10.1164/ajrccm.162.1.9903035.
22. Monnet X, Teboul JL. Volume responsiveness. Curr Opin Crit Care. 2007;13(5):549-553. doi: 10.1097/MCC.0b013e3282ec68b2.
23. Dellinger RP, Levy MM, Rhodes A, et al. Surviving sepsis campaign: International guidelines for management of severe sepsis and septic shock, 2012. Intensive Care Med. 2013;39(2):165-228. doi: 10.1007/s00134-012-2769-8.
24. Shanmugam G. Vasoplegic syndrome–the role of methylene blue. Eur J Cardiothorac Surg. 2005;28(5):705-710. doi: 10.1016/j.ejcts.2005.07.011, S1010-7940(05)00580-4 [pii].

7 心动过速和心动过缓

Bryan Romito and Joseph S. Meltzer

心律失常在重症监护室（intensive care unit，ICU）中很常见，发病率接近 40%。由于儿茶酚胺水平升高、电解质紊乱、代谢紊乱、导管置入或有创监测的使用、多药治疗以及血管内容量状况的迅速变化，导致重症患者发生心律失常的风险显著增加[1]。根据心律失常的类型和生理储备的程度，患者临床表现可能从无症状到严重的血流动力学不稳定（包括心肺骤停）不等。发生心律失常与住院时间延长、神经功能缺损风险增加和院内死亡率增加有关[1,2]。虽然明确诊断需要心电图（electrocardiogram，ECG），但心律失常通常根据其心率分为两类：心动过速（心率 > 100 次 /min）和心动过缓（心率 < 60 次 /min）。

心动过速

心动过速患者治疗的一个关键原则是确定是否因心动过速导致了终末器官灌注受损，或者心率的增加是否是对血流动力学不稳定的正常生理反应。进一步评估包括根据形态学特征识别心动过速的类型。具体来说，心动过速可以基于 QRS 波形的形态，分为室性或室上性心动过速。具有窄 QRS 波群的心动过速（< 120 毫秒）表示室上性心动过速（supraventricular tachycardia，SVT），而宽且复杂的心动过速（> 120 毫秒）表明室性心律失常或具有相关传导异常的 SVT[3]。

窦性心动过速

窦性心动过速是 SVT 的一种，是由于各种刺激对窦房结起搏细胞产生影响而发生[4]。在重症患者中，窦性心动过速的常见原因包括缺氧、酸中毒、高热、疼痛、血容量不足和甲状腺功能亢进[3]。此外，包括正性肌力药、升压药和抗胆碱能药在内的许多药物都可以导致窦性心动过速。通常，窦性心动过速是疾病发展过程中的适当生理反应，治疗应针对潜在的病因。在心动过速是对血容量不足或低心输出量状态的适当反应的情况下，窦性心动过速的不当治疗可能导致血流动力学障碍。相反，窦性心动过速可以在冠心病患者中造成心肌缺血并减少舒张期充盈。在这些情况下，β- 受体阻滞剂的使用可降低心肌需氧量并减轻缺血的进展[3]。在重症患者中，发生窦性心动过速时，应对治疗药物进行详细检查并对疾病进程的演变进行评估。

室上性心动过速

除了窦性心动过速，常规表现为窄 QRS 的 SVT 通常与折返通路相关。在血流动力学稳定的患者中，降低迷走神经张力将降低房室（atrioventricular，AV）节传导的速率，并能有效地终止多种 SVT[4]。连续颈动脉窦按摩（例如，对颈动脉单侧施加压力）和 Valsalva 技术（例如，憋气）是降低迷走神经张力的有效方法，在缺乏药物治疗的情况下可以快速缓解心律失常[5]。如果是这些干预措施难以控制的心律失常，则房室结阻断剂（例如，腺苷、钙通道阻滞剂和 β 受体阻滞剂）的使用可以明确诊断并进行治疗。非房室结相关的 SVT 可以被识别为通过房室结的传导被阻断，从而仅显示潜在的心房节律。尽管有报道显示，腺苷的使用可导致严重的支气管痉挛并可将 SVT 恶化为室性心律失常，但与其他房室结阻滞剂相比，腺苷具有起效快和半衰期短的优势[3,5]。对于使用腺苷后反复发作的 SVT，非二氢吡啶类钙通道阻滞剂或 β- 受体阻滞剂可用于终止和抑制发作。如果 SVT 对房室结阻滞剂仍然无效，可能需要使用胺碘酮或普鲁卡因胺或导管射频消融进行抗心律失常的最终治疗[1,3]。

心房颤动

心房颤动（atrial fibrillation，AF）是普通人群和成人 ICU 患者中最常见的持续性心律失常[1,6]，高达 31% 的重症患者发生 AF。ICU 特异性危险因素包括低血压、升压药或强心剂的使用、脓毒性休克、血容量过多、心力衰竭、电解质紊乱和术后状态[1]。AF 的心电图特征包括原始 P 波消失，代之以高频颤动的 f 波和不规则的心室率[7]。生理上，AF 的特征在于心房对心室充盈的贡献消失，其贡献通常约占左心室舒张末期容积的 25%[1]。这种损失在舒张功能障碍患者中尤为明显，并且由于左心房压力急剧上升，可导致肺水肿。此外，AF 与非 ST 段抬高心肌梗死、中风、心力衰竭、住院时间延长、生活质量下降和死亡率上升的风险增加有关[6-8]。

在血流动力学不稳定的危重患者中，发生 AF 时应立即进行同步电复律治疗。血流动力学稳定的 AF 患者的管理涉及 3 个治疗原则：速率控制、节律控制（心脏复律）和全身抗凝。比较这些策略时，速率控制并不逊于对 AF 管理的节律控制[9]。多种药物可以实现速率控制，β- 受体阻滞剂应被视为一线药物，它比钙通道阻滞剂的速率控制成功率高，并且在交感神经张力高的术后期间尤其有效[1,3]。如果β-受体阻滞剂禁忌或无效，非二氢吡啶类钙通道阻滞剂可作为替代品。鉴于其负性肌力作用，射血分数降低的患者应避免使用钙通道阻滞剂。胺碘酮是射血分数低下或接受正性肌力药支持的患者进行心脏复律的合理选择，但在给药后可能发生肺和甲状腺毒性。使用胺碘酮后的心脏复律成功率可接近80%。胺碘酮给药和心脏复律之间的时间间隔可能会比较长，如果需要快速复律，胺碘酮不是一个最佳选择[5]。传统上推荐使用地高辛，然而，由于对高交感神经张力的患者效果较差，使得其在ICU环境中的应用范围有限[3]。此外，地高辛可能增加AF患者的死亡风险[10]。如果AF持续超过48小时，应考虑进行全身抗凝治疗。没有接受抗凝治疗的AF患者发生中风的风险每天约增加0.05%，但在开始抗凝治疗前，应评估每位患者的出血和中风风险[3]。

心房扑动

心房扑动是一种折返通路介导的、窄复合波心动过速，其特征是心电图上的锯齿波。心房率通常为250～350次/min，患者经常出现2:1的房室传导，相应的心室率约为150次/min[3]。在危重患者中，交感神经张力高，心室率可能更快。心房扑动的药物治疗和抗凝治疗原则与AF相似，但在心房扑动中实现心率控制更为困难[1]。此外，心房扑动电复律通常比AF所需能量低。心房扑动电复律的成功率为95%～100%[3]。

室性心动过速

室性心动过速（ventricular tachycardia，VT）占所有宽复合波心动过速的80%。根据QRS形态，可以将室速分为单形性和多形性。单形性室速的特征为QRS波形态均匀，治疗方法的选择基于是否存在血流动力学的不稳定[3]。如果患者存在血流动力学不稳定或灌注不足的证据，则需要同步电复律。如果患者出现无脉性室速，则需要非同步电复律。稳定的单形性室速可用抗心律失常药物治疗，药物的选择取决于左心室功能障碍的程度。普鲁卡因胺、胺碘酮、索他洛尔和利多卡因均可用于左心室仍然有功能的患者。对于左心室功能受损的患者，应避免使用索他洛尔和普鲁卡因胺[3,5]。胺碘酮因其疗效优越，通常是稳定单形性室速的首选药物[1]。除药物治疗外，纠正电解质紊乱和停用致心律失常药物应同时进行，这也是重要的管理原则。

多形性室性心动过速（polymorphic ventricular tachycardia，PVT）的特征在于每一次心跳的QRS形态都存在变化[1]。与单形性室速不同，多形性室速几乎都有症状表现，应立即进行同步电复律[3]。多形性室速在QT间期正常（<460毫秒）或延长（>460毫秒）的情况下均可发生。当QT间期延长时，被称为尖端扭转性室速，此时治疗应针对性纠正延长的QT间期。多形性室速患者应停用延长QT间期药物、纠正电解质紊乱和给予镁剂[1,5]。如果心律失常持续存在，可给予异丙肾上腺素或超速起搏以加快心率并缩短QT间期[3]。

心动过缓

一般而言，缓慢性心律失常是由冲动产生或冲动传导的异常引起的。窦房结功能减退表现为窦性心动过缓，而心脏传导阻滞是由于房室结或浦肯野纤维系统疾病引起的[11]。心脏传导阻滞程度取决于房室传导冲动的速度。在一度传导阻滞中，所有的冲动都传导，但传导速度减慢。这种情况在心电图上的表现为PR间期的延长（>200毫秒）。二度传导阻滞以间歇性房室传导为特征，可分为两种类型。二度Ⅰ传导阻滞表现为PR间期逐渐延长直至未下传的P波。二度Ⅱ型传导阻滞表现为在未下传导的P波前后出现恒定PR间期。三度传导阻滞表现为无房室传导[11]。在危重患者中，心动过缓常是药物治疗、基础合并症或渐进性呼吸衰竭的结果。与缓慢性心律失常的发展相关病因包括颅内压升高、迷走神经张力增高、甲状腺功能减退、体温过低和心脏缺血（框7-1）。与心动过速一样，评价心动过缓患者最重要的原则是确定心律失常是否危及组织灌注。最终，恰当的治疗取决于心动过缓的类型及其产生的原因。

对于无症状的心动过缓不需要治疗。心动过缓可能会降低每搏输出量固定患者的每分钟心输出量，同时，针对心动过缓引起的低灌注的初始治疗是静脉注射阿托品[3]。对于阿托品难以纠正的慢性心律失常，具有β-受体激动剂活性的药物（如多巴胺、多巴酚丁胺、异丙肾上腺素和肾上腺素）可提供临时支持。同时，应查明心动过缓的根本原因，特别是要注重药物的不良反应和呼吸功能的降低。然后，应根据ECG评估是否存在心肌缺血和心脏传导阻滞。患有一度和二度Ⅰ型传导阻滞的患者通常可以保守治疗。二度Ⅱ型和三度传导阻滞需要放置起搏器[11]。在紧急情况下，可能需要临时起搏以恢复终末器官灌注[1]。根据临床情况，ICU中的临时起搏可以通过经皮、经静脉和心外膜方式完成。

框7-1 ICU中心动过缓的常见原因

药物：抗心律失常药，β-受体阻滞剂，钙通道阻滞剂，可乐定，右美托咪定，地高辛，锂，阿片类药物，苯妥英和异丙酚
与年龄相关性有关的退化
心肌缺血
电解质紊乱
颅内压升高
迷走神经张力升高
气管内插管
高血压
体温过低
甲状腺功能减退
缺氧
炎症性疾病
阻塞性睡眠呼吸暂停
心脏手术术后

知识点

1. 明确心动过速是血流动力学不稳定造成的还是对不稳定血流动力学的生理反应，这是至关重要的。
2. 窦性心动过速通常是某种疾病呈持续状态的一种表现，最好的治疗方法是治疗潜在的病因。
3. 对血流动力学稳定的AF患者的管理涉及三个治疗原则：速率控制、节律控制和全身抗凝。
4. 对于多形性室性心动过速患者，应停用延长QT间期的药物、纠正电解质紊乱并给予镁剂。
5. 对无症状的心动过缓不需要治疗。对有症状的心动过缓的初始治疗是静脉注射阿托品。
6. 对阿托品治疗无效的心动过缓可给予正性肌力药物和临时起搏治疗。

（周飞虎　刘超　译，康红军　王陆　审校）

参考文献

1. Tracy C, Boushahri A. Managing arrhythmias in the intensive care unit. Crit Care Clin 2014;30(3):365-90.
2. Annane D, Sébille V, Duboc D, et al. Incidence and prognosis of sustained arrhythmias in critically ill patients. Am J Respir Crit Care Med 2008;178(1):20-5.
3. Tarditi DJ, Hollenberg SM. Cardiac arrhythmias in the intensive care unit. Semin Respir Crit Care Med 2006;27(3):221-9.
4. Lee KW, Badhwar N, Scheinman MM. Supraventricular tachycardia-Part II: History, presentation, mechanism, and treatment. Curr Probl Cardiol 2008;33(10):557-622.
5. Andresen D, Trappe HJ. Antiarrhythmic drug therapy in patients with supraventricular or ventricular tachyarrhythmias in emergencies. Appl Cardiopulm Pathophysiol 2012;16(2):154-61.
6. Kanji S, Stewart R, Fergusson DA, et al. Treatment of new-onset atrial fibrillation in noncardiac intensive care unit patients: a systematic review of randomized controlled trials. Crit Care Med 2008;36(5):1620-4.
7. Arrigo M, Bettex D, Rudiger A. Management of atrial fibrillation in critically ill patients. Crit Care Res Pract 2014;2014:840615.
8. Soliman EZ, Lopez F, O'Neal WT, et al. Atrial fibrillation and risk of ST-segment-elevation versus non-ST-segment-elevation myocardial infarction: the Atherosclerosis Risk in Communities (ARIC) Study. Circulation 2015;131(21):1843-50.
9. Heist EK, Mansour M, Ruskin JN. Rate control in atrial fibrillation: targets, methods, resynchronization considerations. Circulation 2011;124(24):2746-55.
10. Ouyang AJ, Lv YN, Zhong HL, et al. Meta-analysis of digoxin use and risk of mortality in patients with atrial fibrillation. Am J Cardiol 2015;115(7):901-6.
11. Vogler J, Breithardt G, Eckardt L. Bradyarrhythmias and conduction blocks. Rev Esp Cardiol (Engl Ed) 2012;65(7):656-67.

8 低氧血症

Jimmy Johannes and Rajan Saggar

为了完成细胞正常的有氧代谢，氧气需要从周围空气运送到循环系统，再输送到终末器官。低氧血症可以定义为以溶解形式[氧分压（partial pressure of oxygen，PaO_2）<80mmHg]或血红蛋白结合百分比[氧饱和度（oxygen saturation，SaO_2）<95%]来表现的动脉血氧水平的降低。相比之下，缺氧可以定义为器官组织床的氧含量不足。由于肺脏促进氧气从周围空气到循环系统的输送，因此呼吸衰竭通常会导致低氧血症，并且一般会需要重症监护治疗。如果不加以控制，动脉低氧血症可导致终末器官缺氧和功能障碍，最严重的是缺氧性脑损伤和心搏骤停。

SaO_2 随 PaO_2 的变化呈非线性关系，受温度、动脉血中二氧化碳分压（partial pressure of carbon dioxide in arterial blood，$PaCO_2$）、pH 和 2,3- 二磷酸甘油酸（2,3-diphosphoglycerate，2,3-DPG）浓度（图 8-1）的影响。因此，对于给定的血 PaO_2，患者动脉血 SaO_2 的高低取决于现有的代谢条件。PaO_2 的临界阈值为 60mmHg，当 PaO_2>60mmHg 时，PaO_2 的下降不会对 SaO_2 造成明显影响，当低于此阈值时，PaO_2 进一步下降会导致 SaO_2 显著降低。

由于在动脉中绝大部分氧气与血红蛋白（hemoglobin，Hb）结合，而不是溶解在血浆中，因此与 PaO_2 相比，SaO_2 被认为能更好地反映动脉氧含量（arterial oxygen content，CaO_2）：

$$CaO_2=(SaO_2 \times Hb \times 1.34)+(0.003 \times PaO_2)$$

其中 1.34 是每克血红蛋白所携带的氧含量（ml）。尽管与 SaO_2 相比，PaO_2 对 CaO_2 的影响较小，但增加氧气供给量使 PaO_2 增加到超常水平，可以改善可能导致低氧血症的医疗干预（如气管内插管或支气管镜检查）的时间窗。

通过动脉血气分析测量 PaO_2 和 SaO_2 具有侵入性，且不能进行连续测量。外周血氧饱和度（peripheral oxygen saturation，SpO_2）可作为 SaO_2 的替代指标，并且可用脉搏血氧仪进行无创连续测量。脉搏血氧仪采用分光光度法测定 SpO_2，通过组织（例如手指或耳垂）的搏动信号分离出氧合血红蛋白（吸收峰在 940nm）和脱氧血红蛋白（吸收峰在 660nm），从而测定出 SpO_2。因此，SpO_2 的准确性可能受到多种因素的影响。如果存在较差的搏动波形，SpO_2 可能呈现出错误的低读数，这种情况在皮肤灌注不良时可能发生。深蓝色或黑色指甲油可以减少透过指尖组织的光线，高铁血红蛋白血症可导致 SpO_2 错误的低读数，而羧基血红蛋白血症可导致 SpO_2 读数错误升高[1]。

经过数秒至数分钟后，SpO_2 才能反映动脉低氧血症的治疗变化（例如增加或减少供给氧气量）。如果探头放置在离心脏较远的位置，当探头区域的血流量减少以及心输出量减少时，预计响应时间会延长[2,3]。因此，在决定氧疗升级或降级时，需要考虑治疗干预到 SpO_2 响应之间的延迟。

低氧血症的病因

患者一经诊断为低氧血症，除开始对其氧疗外，还必须明确造成低氧血症的原因。低氧血症的病因可分为以下几类：

1. 吸入氧浓度（fraction of inspired oxygen，FiO_2）或氧分压降低（例如，仰角呼吸）。
2. 通气不足（例如，中枢性呼吸抑制，神经肌肉无力和胸壁畸形）。
3. 弥散障碍。
4. 通气 / 灌注不匹配。
5. 存在肺内分流。

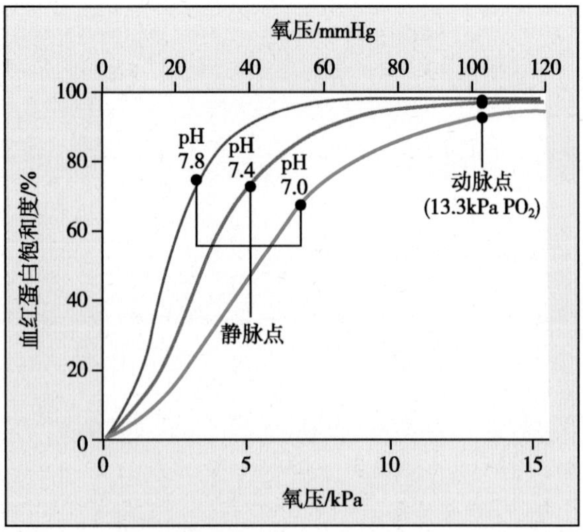

图 8-1　氧饱和度随 PaO_2 的非线性变化关系，受温度、$PaCO_2$、pH 和 2,3-DPG 浓度的影响

肺泡氧合减少和通气不足

肺泡氧合（alveolar oxygenation，PAO_2）由以下公式计算：

$$PAO_2=FiO_2(Patm-PH_2O)-PaCO_2/RQ$$

FiO_2 是吸入氧的浓度，Patm 是大气压力，PH_2O 是水的分压，RQ 是呼吸商[4,5]，表示营养物质代谢时产生的二氧化碳量与消耗的氧气量之比。假设葡萄糖是主要的代谢物质，在正常海平面情况下，RQ 通常假定为 0.8。

$$PAO_2=0.21(760mmHg-47mmHg)-(40mmHg/0.8)\approx100mmHg$$

根据该等式，PAO_2 随着 FiO_2 和/或 Patm 降低而降低，这可能在高海拔地区登山时发生[6]。PAO_2 也可以随着 $PaCO_2$ 的增加而降低，而 $PaCO_2$ 又由以下公式计算：

$$PaCO_2=CO_2\text{产量}\div[\text{呼吸频率}\times(\text{潮气量}-\text{无效腔})]$$

因此，$PaCO_2$ 随着产量的增加、每分钟通气量的减少和/或无效腔通气量的增加而增加。中枢呼吸抑制引起的通气不足，神经肌肉无力或其他降低每分钟通气量或增加无效腔通气量的情况可能导致 PAO_2 降低从而导致低氧血症。

总之，减少吸入氧气含量和减少通气量都可能导致动脉低氧血症。然而，当这些因素都不是致病因素的情况下，低氧血症一定是弥散障碍或更常见的通气/灌注不匹配的结果。

弥散障碍

弥散障碍可由肺泡腔和毛细血管腔之间的扩散距离增加、总肺泡表面积减少或毛细血管通过时间减少造成，是重症监护室中低氧血症较少见的病因。由于发热、贫血、呼吸作用或脓毒症引起的交感神经兴奋可以增加心输出量和心率，导致跨肺转运的时间缩短。肺泡中氧气渗入红细胞的机会减少，灌注能力降低，从而造成低氧血症。

通气/灌注不匹配和分流

低氧血症最常见的病因是通气/灌注不匹配，特别是当肺泡通气减少的区域具有相对正常甚至超常水平的血液灌注时。通常，肺泡充盈或塌陷（由于水肿、肺炎、出血、肿瘤或肺不张）会导致肺泡闭合或通气不良。在正常情况下，低氧性肺血管收缩反应可减少对肺泡通气不足区域的血流灌注，以减少低氧血症的发生，但如果导致低氧性肺血管收缩反应的适应性机制功能失调，则通气不足区域的灌注会继续进行。最终，心输出量增加的部分不会参与气体交换，这部分被称为分流部分。正常分流分数约为 3%，这种少量分流是由于支气管动脉循环造成的。灌注肺泡的通气减少会增加分流分数，随着分流分数的增加，PaO_2 会下降（图 8-2），提高 FiO_2 所产生的反应也会变迟钝。当分流分数 > 50% 时，提高 FiO_2 几乎没有反应（图 8-3）。因此，严重的通气/灌注不匹配可导致分流，其造成的低氧血症难以通过补充氧气来纠正。

由动-静脉畸形或终末期肝病引起的解剖由右向左分流，如心内分流和肺内分流，也可能导致难以用氧疗纠正的低氧血症。

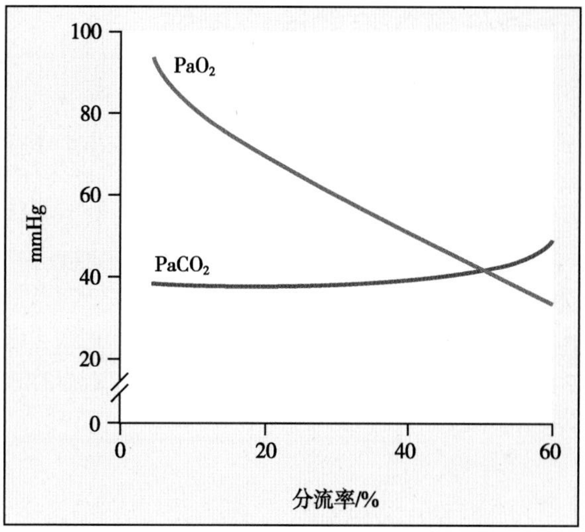

图 8-2 PaO_2 随分流率的增加而减少

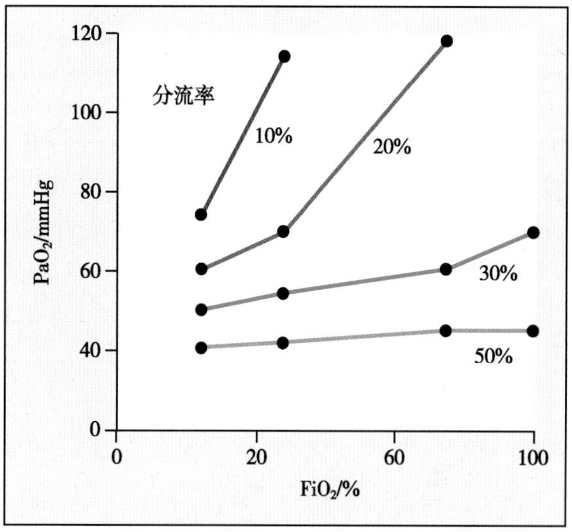

图 8-3 随着氧气浓度的增加 PaO_2 变化缓慢。当患者分流分数超过 50%，增加氧气浓度对其影响微弱

肺灌注通常以依赖的方式分布，与非依赖区域相比，依赖区域会优先灌注。因此，患者体位的变化会导致动脉氧合的变化，这取决于肺部通气不足区域或肺内分流区域的位置和分布。如果患者的体位使得肺通气不足区域或肺内分流区域的位置处于重力依赖区域，那么这些区域的优先灌注将导致分流分数增加和低氧血症恶化。例如，肺底部的肺内分流可导致平卧呼吸-直立位低氧血症，即与仰卧位相比，直立位的呼吸困难和低氧血症更严重。

虽然保留血流灌注的肺泡通气减少通常会导致低氧血症，但血流灌注减少的肺泡通气通常会导致功能性无效腔增加，从而导致高碳酸血症，这一般是通过增加每分钟通气量来克服的。肺血管疾病如肺栓塞、肺动脉高压或心输出量减少可造成血流灌注减少。除非肺泡通气减少或灌注障碍，否则肺血管疾病本身不会导致低氧血症。肺血管疾病导致低氧血症的另一种方式是高肺血管阻力导致右心压力升高，并且通过卵圆孔未闭而造成心内由右向左的分流。

动脉低氧血症的治疗措施

除 PaO_2、SaO_2 和 SpO_2 外，还可以通过其他措施评估低氧血症。PAO_2 和 PaO_2 之间的差异称为 A-a 梯度，用于评估肺部病理生理学的情况并排除 PaO_2 对高碳酸血症的影响[4, 5]。然而，A-a 梯度随着年龄或 FiO_2 的增加而增加，从而限制了其可靠性[7, 8]。尽管如此，正常 A-a 梯度的上限可以用下面的公式估算：

$$\text{A-a 年龄梯度} < (\text{年龄} \div 4) + 4$$

PaO_2/FiO_2 和 PaO_2/PAO_2 的比率也用于描述低氧血症的严重程度，两者都受到 FiO_2 增加的影响[7, 9]。

动脉低氧血症的管理

如果患者 SpO_2 处于低水平，初步治疗是补充氧气量，观察患者反应，等待评估低氧血症。如果对 FiO_2 增加的初始反应较差，则可以通过增加补充氧气的流量（例如，使用高流量鼻插管或文丘里面罩）或使用纯氧氧气储存器（即用非呼吸面罩）。如果患者对 FiO_2 升高的反应很差，那么可能存在严重的通气 / 灌注不匹配或真性的由右向左分流。在这些情况下，通常需要正压通气和使用无创通气或气管插管应用呼气末正压来改善动脉氧合，使其达到令人满意的程度。如果患者有严重的低氧血症并且情况不稳定，应立即进行袋式面罩通气和早期气管插管，紧急处理应优先于明确诊断。

（康红军　王陆 译，赵妍 审校）

参考文献

1. Welch JP, DeCesare MS, Hess B. Pulse oximetry: instrumentation and clinical applications. Respir Care 1990;35(6):584-97.
2. Hamber EA, Bailey PL, James SW, et al. Delays in the detection of hypoxemia due to site of pulse oximetry probe placement. J Clin Anesth 1999;11:113-18.
3. Young D, Jewkes C, Spittal M, et al. Response-time of pulse oximeters assessed using acute decompression. Anesth Analg 1992;74:189-95.
4. Dantzger DR. Pulmonary gas exchange. In: Dantzger DR, editor. Cardiopulmonary Critical Care. 2nd ed. Philadelphia: WB Saunders; 1991. p. 25-43.
5. West J. Respiratory Physiology: The Essentials. 9th ed. Philadelphia: Lippincott Williams & Wilkins; 2012.
6. Grocott M, Martin DS, Levett D, et al. Arterial blood gases and oxygen content in climbers on Mount Everest. N Engl J Med 2009;360:140-9.
7. Covelli HD, Nessan VJ, Tuttle WK. Oxygen derived variables in acute respiratory failure. Crit Care Med 1983;11:646-9.
8. Harris EA, Kenyon AM, Nisbet HD, et al. The normal alveolar arterial oxygen tension gradient in man. Clin Sci 1974;46:89-104.
9. Guilbert R, Kreighly JF. The arterial/alveolar oxygen tension ratio: an index of gas exchange applicable to varying inspired oxygen concentrations. Am Rev Respir Dis 1974;109:142-5.

9 急性呼吸衰竭

Igor Barjaktarevic and Tisha Wang

急性呼吸衰竭（acute respiratory failure，ARF）是突然发生的严重气体交换障碍，其特征是肺部功能不能满足机体代谢需要，即不能及时将氧气（oxygen，O_2）输送到血液中和/或将二氧化碳（carbon dioxide，CO_2）从血液中清除。急性呼吸衰竭的诊断基于动脉血气（arterial blood gas，ABG）分析（即 PaO_2、$PaCO_2$ 和 pH）的测量。这些测量值必须与患者的基线状态相对照才具有诊断意义。作为各种疾病的终末阶段，ARF 是重症监护室（intensive care unit，ICU）中最常见的疾病之一，其治疗是重症监护医学要研究的关键方向之一。本章节旨在将呼吸生理学与导致急性呼吸衰竭的病理过程联系起来，并讨论急性呼吸衰竭患者的临床处理措施。

急性呼吸衰竭是入住 ICU 的最常见病因之一，美国每年有近 330 000 例患者被诊断患有该疾病 [1]。在住院时间超过 48 小时的 ICU 患者中，超过一半的患者在住院期间的某个时间点就患有急性呼吸衰竭 [2]，总体死亡率大约 34%[2-5]。死亡率随着年龄、先前存在的并发症以及休克或多器官功能衰竭的存在而显著增加 [6]。随着美国人口老龄化日益严重，预计急性呼吸衰竭患者的发病率在未来 20 年将增加 80%。

呼吸系统的组成部分

了解呼吸的生理过程是理解和治疗急性呼吸衰竭的关键步骤。呼吸过程的控制是通过延髓三组神经元的紧密协调建立的：控制吸气的背侧呼吸中枢，控制呼气的腹侧呼吸中枢以及控制呼吸速率和深度的呼吸中枢。除了脑干中的神经元之外，外周化学感受器系统以颈动脉体和主动脉体的形式存在于脑外，能够检测 PaO_2 的细微变化。来自中枢神经系统（central nervous system，CNS）的神经冲动穿过脊髓和运动神经元，到达并兴奋膈肌和其他呼吸肌。呼吸肌收缩使胸腔容积扩大并向下推动腹部内容物，从而产生胸腔负压。在吸气过程中产生的胸腔负压导致肺泡压力低于大气压，产生的压力梯度有利于外界空气进入肺泡。吸入的空气富含氧气，两侧的浓度梯度允许氧气从肺泡跨过毛细血管膜进入血液，其中脱氧血红蛋白与氧气结合并形成氧合血红蛋白。

人体所有组织都要消耗氧气，并且氧耗量（oxygen consumption，QO_2）依赖于肺部的气体交换。尽管氧气摄取量受很多因素影响，但成人的平均氧气摄取量约为 250ml/min[7]。大部分（约 98.5%）氧气通过氧合血红蛋白携带到外周组织，其余部分溶解在血液中运输到全身。通过动脉系统运输的总氧气输送量被称为氧输送（oxygen delivery，DO_2），并且通常比外周组织的氧气需求高几倍。然而，在病理条件下，例如急性呼吸衰竭，氧气利用率（VO_2）可能依赖于氧输送 [7-9]。在这些状态下，输送减少或需求增加可能会扰乱氧输送和氧需求之间的平衡关系（图 9-1）。

氧输送依赖于心输出量和动脉氧含量（oxygen content，CaO_2），血红蛋白（hemoglobin，Hgb）和氧饱和度（oxygen saturation，SaO_2）决定动脉氧含量的数值（图 9-2）。在外周组织中，血液充分灌注毛细血管时允许氧气从氧合血红蛋白中释放出来。

急性呼吸衰竭的病理生理过程

了解导致低氧血症的各种病因和机制很重要（表 9-1），因为干预措施可能会有所不同，并且在不同情况下氧气支持治疗可能有不同的效果。

急性呼吸衰竭的分类

呼吸衰竭可分为急性或慢性。急性呼吸衰竭的临床表现通常剧烈而显著，并且伴有动脉血气数值的严重紊乱。慢性呼吸衰竭急性加重代表先前存在的慢性肺病和慢性呼吸功能障碍的急性恶化。慢性呼吸功能障碍可能伴有慢性低氧血症（例如红细胞增多症或肺源性心脏病）的标记物，并且可能需要或不需要 ICU 护理。无论剧烈程度如何，呼吸衰竭都是危及生命的一组疾病，处理不善可能导致临床情况迅速恶化。

经典的急性呼吸衰竭被分为两种类型：低氧血症和高碳酸血症呼吸衰竭。根据低氧血症的发病机制，最近的分类方法将急性呼吸衰竭分为四种不同的类型 [10]。表 9-2 描述了四种类型的急性呼吸衰竭在低氧血症机制、病变部位和最常见的临床综合征方面的差异。尽管有这些类别，在不同类型的急性呼吸衰竭中却存在相当大的重叠部分。此外，对于特定的患者可以有多种类型的急性呼吸衰竭，导致患者有不同的临床表现。

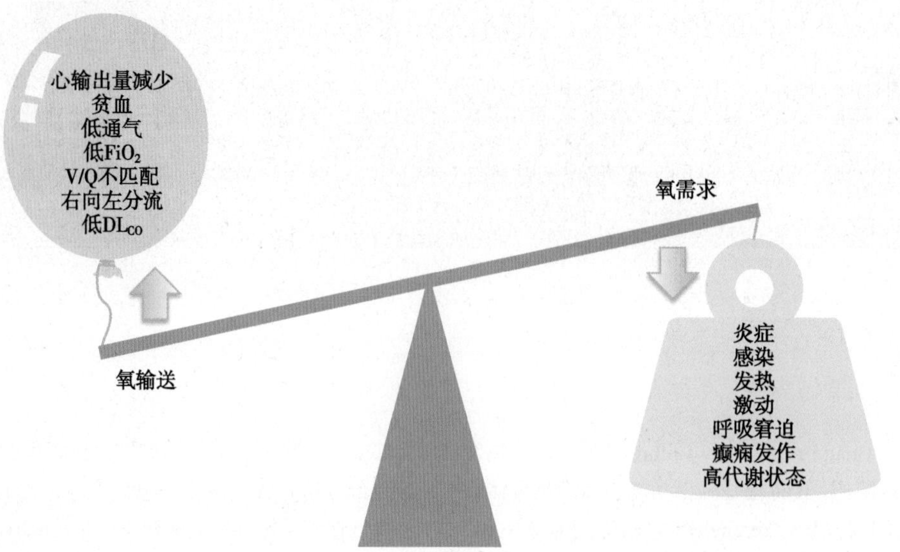

图 9-1 外周组织的氧合作用可能是氧气供应不足或氧气需求增加的结果。FiO_2：吸入氧体积分数；V/Q：通气 / 灌注；DL_{CO}：肺一氧化碳弥散量

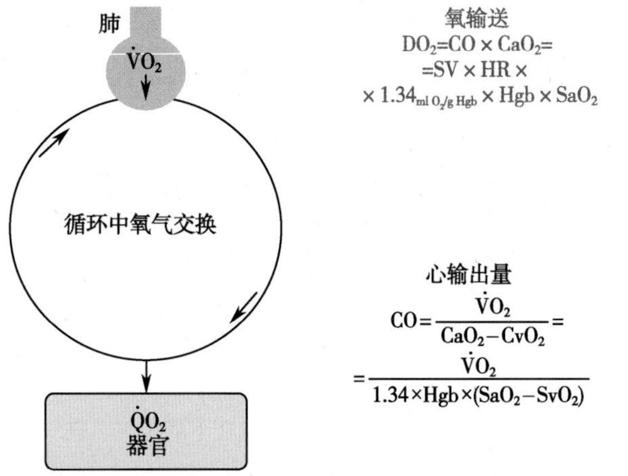

图 9-2 Fick 原理阐释了氧气的摄取量与外周组织氧消耗量、心输出量、动脉血氧含量和混合静脉血氧饱和度之间的关系（VO_2：摄氧量；QO_2：氧消耗率；DO_2：氧输送；CO：心输出量；CaO_2：动脉血氧含量；SV：每搏输出量；HR：心率；Hgb：血红蛋白；SaO_2：动脉血氧饱和度；SvO_2：混合静脉血氧饱和度）

表 9-1 导致缺氧和呼吸障碍的病理生理机制

1. 肺外疾病包括胸壁和骨骼异常（低氧性缺氧）
   a）吸入空气中氧气不足（高海拔地区、窒息状态）
   b）通气量不足（中枢神经系统创伤、药物毒性以及神经肌肉和骨骼疾病）
   c）上呼吸道梗阻导致通气不足（创伤和血管性水肿）
2. 肺部疾病（低氧性缺氧）
   a）气道阻力增加引起的通气不足（慢性阻塞性肺疾病和哮喘）
   b）肺泡通气 - 灌注比异常（肺栓塞、肺炎、误吸和肺气肿）
   c）通过肺泡 - 毛细血管膜的弥散能力降低（间质性肺病和肺血管疾病）
   d）肺内分流（肺不张、肺炎、肝肺综合征和动静脉畸形）
3. 心脏从右向左分流，例如房间隔缺损（低氧性缺氧）
4. 血液输送氧气能力不足（贫血性缺氧）
   a）贫血
   b）血红蛋白病（高铁血红蛋白血症和一氧化碳中毒）
5. 由于循环系统缺陷导致氧气输送不足（静态缺氧）
   a）总循环系统缺陷或崩溃（休克或心力衰竭）
   b）局部循环缺陷（外周、大脑和冠状动脉）
6. 组织利用氧的能力异常（组织毒性缺氧）
   a）晚期不可逆休克
   b）细胞氧化酶中毒（氰化物或砷中毒和重度乙醇中毒）
   c）细胞耗氧代谢能力降低（严重的维生素缺乏；例如，脚气病）

Ⅰ型或经典低氧性呼吸衰竭

Ⅰ型急性呼吸衰竭是呼吸衰竭最常见的形式。$PaO_2<$ 60mmHg，$PaCO_2$ 正常或降低就可以定义为Ⅰ型急性呼吸衰竭。其主要功能异常位于 3 个部位之一：①氧合不足的肺泡（由于 FiO_2 低和 / 或肺泡塌陷和 / 或肺泡中存在液体、细胞、碎片或血液）；②氧气从肺泡向血液的转运过程受阻（由于肺间质或肺血管疾病）；③血液氧化能力受损（由于血液阻塞、分流、血红蛋白浓度低或功能失调）。动脉血气数值的分析和肺泡动脉（A-a）梯度的计算在评估Ⅰ型急性呼吸衰竭中占有重要地位。

Ⅱ型或高碳酸血症呼吸衰竭

Ⅱ型急性呼吸衰竭（$PaCO_2>$ 45mmHg）代表肺部不能清除足够的二氧化碳，其特征为肺泡分钟通气量减少。$PaCO_2$ 的增加会导致低氧血症，因为二氧化碳可以置换氧气并有效地降低肺泡氧分压（partial pressure of oxygen，PAO_2）。与一些Ⅰ型急性呼吸衰竭病例相反，Ⅱ型急性呼吸衰竭的低氧血症很容易通过吸氧治疗纠正。该型呼吸衰竭通常是由于急

表 9-2　急性呼吸衰竭的分类(修改版[10])

	Ⅰ型	Ⅱ型	Ⅲ型	Ⅳ型
低氧血症的机制	低 FiO_2 通气 / 灌注(V/Q)不匹配 分流 弥散能力降低	通气不足	分流 通气不足 通气 / 灌注(V/Q)不匹配	外周组织灌注不足或氧合不足
病变部位	吸入空气的成分 肺泡 - 毛细血管 血液携氧能力	气道 中枢神经系统(CNS) 神经肌肉系统 胸壁	肺泡 - 毛细血管 肺泡塌陷伴局部通气不足	心血管系统 外周组织
临床表现	心源性肺水肿 急性呼吸窘迫综合征 肺炎 间质性肺病 肺栓塞 肺动脉高压 肺不张 肺泡出血 一氧化碳中毒 解剖分流	慢性阻塞性肺疾病 哮喘 中枢神经系统抑制(中毒) 中枢神经系统创伤或损伤 神经肌肉疾病 骨骼疾病 肥胖 - 低通气综合征	胸部或上腹部术后或创伤 术后镇痛不足 胸膜肿瘤或炎症 陷闭肺 膈下肿瘤或炎症 肥胖	脓毒症(分布性)休克 低血容量性休克 心源性休克 细胞氧化功能障碍 高代谢状态

性或慢性神经肌肉功能障碍以及气道或肺部无法确保足够的通气和二氧化碳交换而致。

Ⅲ型或围手术期呼吸衰竭

Ⅲ型呼吸衰竭即围手术期呼吸衰竭，与肺不张有关。在手术或创伤的情况下，尤其是胸腔内或膈下病变，容易造成肺不张，这是腹部和胸壁力学异常的结果。患者通常会用夹板固定胸部以限制受伤部位的不自主运动，这样将导致肺部扩张不足，造成局部肺不张和通气不足。因此，Ⅲ型急性呼吸衰竭具有Ⅰ型(低氧血症型)和Ⅱ型(高碳酸血症型)急性呼吸衰竭的所有特征。这种类型的急性呼吸衰竭可以通过某些麻醉手段以及围手术期措施来预防或改善，例如抬高床头、早期走动、激励性肺活量测定、避免过度镇静以及降低腹腔内压力。

Ⅳ型或高需求型呼吸衰竭

Ⅳ型呼吸衰竭的机制主要是功能正常或相对正常的肺无法满足与全身性高代谢相关的激增的通气需求(例如继发于败血症)有关。在这些情况下，呼吸肌疲劳会要求机械通气(mechanical ventilation，MV)来支持足够的每分通气量。

诊断

了解病史对于明确急性呼吸衰竭的病因至关重要。有重点的体格检查也有助于评估呼吸衰竭的严重程度并确定是否需要立即进行干预。常见的症状包括呼吸急促，辅助呼吸肌的使用，鼻腔通气，腹部反常呼吸以及肋间、胸骨上或锁骨上区域的回缩。除咳嗽、喘息、大量分泌物或发绀外，还可以看到不规则呼吸或胸壁运动不良。对上呼吸道和胸部详细的检查以及仔细的神经系统、心血管系统、腹部、皮肤和肌肉骨骼系统的检查也可能有助于缩小诊断范围。表 9-3 列出了从患者病史和体格检查中获得的常见原因，可以帮助诊断呼吸衰竭。

重要的是，在进行全面诊断之前，诊断程序不应该成为严重急性呼吸衰竭病例延迟干预的原因。所有疑似急性呼吸衰竭的患者均应立即进行动脉血气分析。动脉血气分析有助于明确呼吸衰竭的长期性，更重要的是，可以帮助明确急性呼吸衰竭的范围和严重程度。图 9-3 概括了急性和慢性呼吸系统疾病中动脉血气参数的变化。实验室检查还应包括全血细胞计数、基础代谢指标、心肌酶谱和微生物学评估。胸部 X 线成像包括计算机体层摄影，可以帮助诊断肺部病理情况。用超声心动图评估心脏功能可以显著缩小全身性疾病和休克患者的诊断误差。随着重症监护床旁超声的可用性越来越高，休克和低血压快速超声(rapid ultrasound for shock and hypotension，RUSH)检查被推荐为评估急性呼吸衰竭患者的快速工具[11]。在诸如气道阻塞、误吸、异物或分泌物过多等情况下，喉镜或支气管镜检查可能是评估气道通畅性的必要措施。

治疗

急性呼吸衰竭患者通常需要入住 ICU，对其提供足够的支持治疗并密切监测其病情。急性呼吸衰竭患者的治疗应该重点关注通气和血流动力学状态的稳定性以及纠正呼吸

表 9-3　从患者病史、症状和临床检查中获得的用来辅助诊断和处理急性呼吸衰竭的常见原因

病史和症状	体格检查体征	诊断
咳嗽、咳痰、分泌物	啰音或哮鸣音	肺炎、慢性阻塞性肺疾病恶化、支气管扩张
突发呼吸急促	听诊和叩诊正常，若有腿部肿胀提示深静脉血栓形成	肺栓塞
长期过量吸烟史	哮鸣音、干啰音	肺气肿、慢性支气管炎
端坐呼吸、胸痛、阵发性夜间呼吸困难	心律失常，外周水肿，颈静脉怒张，外周灌注水平降低	充血性心力衰竭或急性冠脉综合征
创伤、误吸、输血	弥漫性湿啰音	急性呼吸窘迫综合征
过敏史，哮喘或气道疾病史	哮鸣音	哮喘、慢性阻塞性肺疾病
暴露于重金属、动物接触史，灰尘或其他重大环境暴露	"Velcro"啰音、杵状指	慢性间质性肺病
窒息，误吸，呕吐，牙科手术	吸气相喘鸣，吸气困难	异物
药物滥用	瞳孔缩小或扩大，精神状态改变，皮肤改变，鼻中隔穿孔，唾液分泌过多，呼吸频率降低	中枢神经系统抑制，中毒
接触新药 / 化学品或已知的过敏食物	口腔黏膜和舌头肿胀，喘息或哮鸣音	血管性水肿，过敏反应
进行性肌无力或僵硬	感觉异常	神经肌肉疾病
创伤、手术、吸入性损伤	单侧呼吸音消失，鼓室过度，气管偏离	气胸
创伤、手术	呼吸音消失，叩诊浊音，气管偏移	血胸

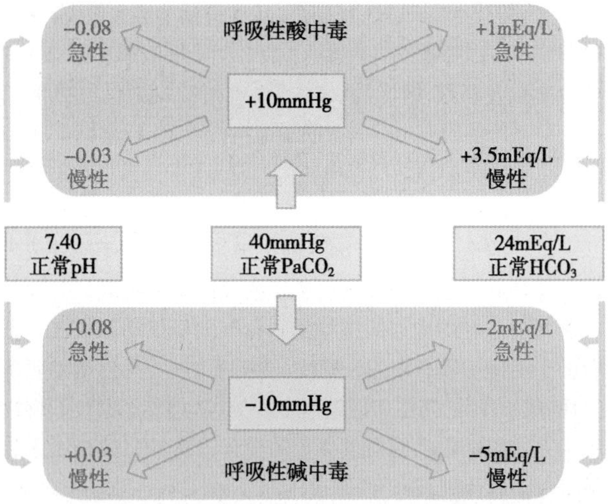

图 9-3　动脉血气在呼吸衰竭中的意义

衰竭的病理生理过程。"ABC"方法优先考虑气道（airway）、呼吸（breathing）和循环（circulation），该方法一直是急性呼吸衰竭治疗的基本原则。

气道通畅

确保呼吸道通畅是急性呼吸衰竭患者处理的第一步，这通常需要借助干预措施，如体位、抽吸分泌物、应用支气管扩张剂治疗和 / 或放置口咽通气道。当怀疑异物或肿块对上呼吸道造成物理阻塞时，可能需要进行更高级的侵入性操作，如喉镜或支气管镜检查。当存在严重呼吸系统损害时，就需要更多的侵入性通气处理措施，提示可能需要气管内插管。这可以通过经口气管插管或经鼻气管插管来实现，或者在气管导管不能通过声带的情况下，可以进行紧急环甲膜切开术。当患者意识状态较差（通常格拉斯哥昏迷评分 <8 分）时，患者无法保护自身气道，也需要进行气管插管以保护气道。在急性呼吸衰竭中，确保气道通畅需要理解该疾病的病理进展过程，以及对上呼吸道解剖结构有更深入的认识。

呼吸

氧合和通气障碍都需要呼吸辅助。第一步是治疗低氧血症，可以通过补充氧气治疗来实现。氧气可以通过鼻导管、面罩、文丘里面罩、非呼吸面罩或高流量氧气输送装置提供。当仅用补充氧气治疗不能纠正低氧血症，或通气功能受损时，可能需要过渡到机械通气。机械通气可以通过无创正压通气或借助气管导管进行侵入性机械通气来实现。对于氧合和 / 或通气障碍的严重呼吸衰竭，有时可能需要从机械通气过渡到体外膜肺氧合（extracorporeal membrane oxygenerator，ECMO）[12]。

循环

正常的呼吸运动借助负压通气不仅能够进行气体交换，而且能够利用呼吸运动影响血流动力学，有助于改善静脉回流和心输出量。循环系统既能影响呼吸模式，也会一定程度受到通气机制的影响。考虑到正压通气对心脏前后负荷的潜在不利影响，治疗低血压或高血压并改善心输出量可能有助于治疗急性呼吸衰竭的潜在病因，这些可能是必要的措施。此外，用于机械通气患者的麻醉剂和镇静剂以及插管时应用的麻醉剂具有显著的血流动力学效应，应根据需要进行预估并积极纠正。

进一步治疗和监测

针对急性呼吸衰竭患者，在遵循“ABC”治疗原则的同时，对于其病因的治疗对患者的预后至关重要。针对急性呼吸衰竭的潜在病因治疗，可能需要用到抗生素、强心或正性肌力药物、抗凝剂或溶栓剂、利尿剂、血管扩张剂、支气管扩张剂、糖皮质激素等多种药物，还可能需要一些干预措施来进行血运重建、辅助气体或液体运输以及帮助液体扩散等。

成功和全面的急性呼吸衰竭的处理应该是对患者进行连续不间断的监测。这可能需要进行多次血气分析以确保氧合和通气水平都保持在期望的范围内。一般来说，PaO_2应维持在55～60mmHg的水平，低于此水平提示存在严重低氧血症。动脉血氧饱和度（SpO_2）与PaO_2相关并且可以被监测，可以用作提示氧合充足性的替代指标，一般推荐目标值高于88%。pH和$PaCO_2$值反映了机械通气的充分性，并且也可用于提示是否存在代谢性酸碱紊乱。动脉血气指标的目标值通常应该个体化，例如，容许性高碳酸血症可能适用于某些患者，而其他患者可能因治疗性过度通气而受益。

机械通气

机械通气的目的是改善氧合和通气水平，同时纠正呼吸性酸中毒和低氧血症，满足代谢需求，休息呼吸肌，优化心脏功能和血液循环。机械通气可以增加每分钟通气量并提供高浓度的氧气和呼气末正压（positive end expiratory pressure，PEEP）。机械通气也被证明对气体交换和肺通气以及通气区域的分布都有积极影响[13]。机械通气可以是无创的，涉及各种接口，如鼻导管或面罩通气，也可以是侵入性的，涉及气管内插管。表9-4描述了插管和侵入性机械通气的一般适应证。

在过去的20年中，机械通气的临床应用越来越合理，无创正压通气（noninvasive positive pressure ventilation，NIPPV）越来越多地被用作气管内插管的替代方案[14]。在慢性阻塞性肺疾病急性加重期、心源性肺水肿、肥胖低通气综合征或失代偿性阻塞性睡眠呼吸暂停和神经肌肉疾病的病例中，连续气道正压通气（continuous positive airway pressure ventilation，CPAP）或双水平气道正压通气（bi-level positive airway pressure ventilation，BiPAP）模式的无创正压通气已被证明是有益的[14,15]。它也被成功用于治疗术后患者[16]、免疫功能低下患者[17]或被标示请勿插管的重症患者[18]的呼吸衰竭。

无创正压通气需要患者的配合以及上呼吸道的解剖结构完整，但它不是侵入性机械通气的替代方法，并不适用于所有呼吸衰竭患者。严重抑郁状态、无法保护气道的大量分泌物、大量咯血或呕血、上消化道手术后、肠梗阻以及心肺骤停或严重心律失常是其使用的禁忌证[15]。尽管有证据表明无创正压通气在严重低氧血症期间可能会减缓过渡到侵入性机械通气的过程，但其并未被广泛推荐用于晚期低氧性呼吸衰竭，因为它的使用可能导致在其失败的情况下更多地向机械通气过渡[19,20]。在导致Ⅳ型急性呼吸衰竭的休克状态下应用可能会对容量不足患者的静脉回流和肺血流动力学产生不利影响[21]。

侵入性机械通气需要气管内插管或气管造口管作为患者与呼吸机之间的接口。在进行侵入性机械通气之前，需要仔细评估其风险和收益，因为插管和机械通气都存在潜在致命并发症的风险。如果应用得当，这显然是一种挽救生命的措施，但侵入性机械通气可能会导致显著的血流动力学损害，这是由于用于插管和机械通气的药物的镇静作用、患者吸气驱动力的消失以及心脏前后负荷和室间依赖性的变化所致的[22,23]。机械通气也增加了呼吸机相关肺损伤、动态感染和呼吸机相关性肺炎的风险，以及患者与呼吸机不同步可能会导致不适。重要的是，在涉及终末期疾病或急性呼吸衰竭病因不可逆转的情况下，需要与患者和家属讨论侵入性机械通气的适用性和期望目标。

从解剖学角度评估患者情况，如面部毛发的存在、口腔科检查（包括牙列、颈部形状和气体流动性）以及是否存在分泌物或阻塞，有助于预测插管的可操作性和制定特定的插管计划。在插管前，操作者需要慎重选择镇静剂和麻醉剂，确保血管通路畅通并准备血流动力学支持，还要对患者进行充分的预充氧并准备支持性手动活瓣呼吸面罩通气[19]。重要的是，对于急性呼吸衰竭患者，每次插管都有可能变得非常困难[24]，因此，需要熟练的操作者并做好确保气道安全的救援策略。气管插管时，应再次确认管路位置并将其固定以避免意外拔管。

对于应用呼吸机的患者，需要持续监测患者舒适度、气体交换水平、结构完整性和呼吸机波形。应该使用最小量的镇静药物使患者舒适并达到与呼吸机同步的水平[25-27]。一旦患者情况趋于稳定，就应该每天进行自主呼吸试验[27-29]。抬高患者床头并且角度大于30°，同时应常规预防深静脉血栓形成和消化性溃疡。

对于急性肺损伤和急性呼吸窘迫综合征（acute respira-

表9-4 插管和机械通气的主要适应证

心搏呼吸骤停或即将停止
呼吸窘迫/呼吸急促，通气需求增加，呼吸做功增加导致呼吸肌疲劳
严重的高碳酸血症型呼吸衰竭，进行无创正压通气（NIPPV）的条件较差或NIPPV失败
严重难治性低氧血症伴无创氧气输送装置故障
严重难治性代谢性酸碱紊乱
无法保护气道
无法清除分泌物
需要治疗性过度通气或通气不足
上呼吸道阻塞伴呼吸道通畅性差
呼吸驱动力降低伴呼吸急促
昏迷伴格拉斯哥昏迷量表评分<8分
严重创伤
需要全身麻醉的手术

tory distress syndrome，ARDS）的高危患者，应采用肺保护性通气策略。这需要进行低潮气量（约6ml/kg理想体重）通气、容许性高碳酸血症以及维持足够的静态吸气压或平台压（< 30cmH_2O）[30,31]。尽管使用了大剂量镇静剂，在严重急性呼吸窘迫或呼吸机与患者不同步的情况下，可能需要进行神经肌肉麻痹[32]。在治疗严重急性呼吸窘迫综合征造成的难治性低氧血症时，其他策略[33]包括俯卧体位[34]、肺血管扩张剂（如吸入一氧化氮）[35]、肺泡复张[36]、高频振荡通气[37]或气道压力释放通气（APRV或双水平通气）[38]都曾被应用，其成功率各不相同。尽管有上述策略，如果潜在病因被认为是可逆的，那么对于严重的不能缓解的急性呼吸衰竭患者，要考虑进行体外膜肺氧合器治疗（extracorporeal membrane oxygenation，ECMO）[39]。

结论

急性呼吸衰竭是ICU最常见的疾病之一，该疾病有很高的发病率和死亡率。了解急性呼吸衰竭在氧消耗、输送和运输方面的病理生理学机制、病因及分型（Ⅰ～Ⅳ型）和临床表现（急性或慢性急性发作）对这些患者的治疗至关重要。急性呼吸衰竭治疗的重点是关注“ABC”原则，对应用无创正压通气或侵入性机械通气进行恰当和有效的决策。最后，要针对急性呼吸衰竭本身及其潜在病因进行治疗，以获得最佳预后。

（康红军 王陆 译，赵妍 审校）

参考文献

1. Behrendt CE. Acute respiratory failure in the United States: incidence and 31-day survival. Chest 2000;118(4):1100-5.
2. Vincent JL, et al. The epidemiology of acute respiratory failure in critically ill patients. Chest 2002;121(5):1602-9.
3. Lewandowski K, et al. Incidence, severity, and mortality of acute respiratory failure in Berlin, Germany. Am J Respir Crit Care Med 1995;151(4):1121-5.
4. Luhr OR, et al. Incidence and mortality after acute respiratory failure and acute respiratory distress syndrome in Sweden, Denmark, and Iceland. The ARF Study Group. Am J Respir Crit Care Med 1999;159(6):1849-61.
5. Roupie E, et al. Prevalence, etiologies and outcome of the acute respiratory distress syndrome among hypoxemic ventilated patients. SRLF Collaborative Group on Mechanical Ventilation. Société de Réanimation de Langue Française. Intensive Care Med 1999;25(9):920-9.
6. Garland A, et al. Outcomes up to 5 years after severe, acute respiratory failure. Chest 2004; 126(6):1897-904.
7. Leach RM, Treacher DF. The pulmonary physician in critical care 2: oxygen delivery and consumption in the critically ill. Thorax 2002;57(2):170-7.
8. Cain SM, Curtis SE. Experimental models of pathologic oxygen supply dependency. Crit Care Med 1991;19(5):603-12.
9. Schumacker PT, Cain SM. The concept of a critical oxygen delivery. Intensive Care Med 1987; 13(4):223-9.
10. Jean-Louis V. Intensive Care Medicine: Annual Update 2008. Springer-Verlag Berlin Heidelberg; 2008.
11. Lichtenstein D. Lung ultrasound in the critically ill. Curr Opin Crit Care 2014;20(3):315-22.
12. Ventetuolo CE, Muratore CS. Extracorporeal life support in critically ill adults. Am J Respir Crit Care Med 2014;190(5):497-508.
13. Slutsky AS. Mechanical ventilation. American College of Chest Physicians' Consensus Conference. Chest 1993;104(6):1833-59.
14. Organized jointly by the American Thoracic Society, the European Respiratory Society, the European Society of Intensive Care Medicine, and the Société de Réanimation de Langue Française, and approved by ATS Board of Directors, International Consensus Conferences in Intensive Care Medicine: noninvasive positive pressure ventilation in acute respiratory failure. Am J Respir Crit Care Med 2001;163(1):283-91.
15. British Thoracic Society Standards of Care. Non-invasive ventilation in acute respiratory failure. Thorax 2002;57(3):192-211.
16. Michelet P, et al. Non-invasive ventilation for treatment of postoperative respiratory failure after oesophagectomy. Br J Surg 2009;96(1):54-60.
17. Bello G, De Pascale G, Antonelli M. Noninvasive ventilation for the immunocompromised patient: always appropriate? Curr Opin Crit Care 2012;18(1):54-60.
18. Schettino G, Altobelli N, Kacmarek RM. Noninvasive positive pressure ventilation reverses acute respiratory failure in select "do-not-intubate" patients. Crit Care Med 2005;33(9):1976-82.
19. Weingart SD, Levitan RM. Preoxygenation and prevention of desaturation during emergency airway management. Ann Emerg Med 2012;59(3):165-75, e1.
20. Barjaktarevic I, Berlin D. Bronchoscopic intubation during continuous nasal positive pressure ventilation in the treatment of hypoxemic respiratory failure. J Intensive Care Med 2015;30(3):161-6.
21. Soni N, Williams P. Positive pressure ventilation: what is the real cost? Br J Anaesth 2008;101(4): 446-57.
22. Pierson DJ. Complications associated with mechanical ventilation. Crit Care Clin 1990;6(3): 711-24.
23. Slutsky AS. Consensus conference on mechanical ventilation–January 28-30, 1993 at Northbrook, Illinois, USA. Part I. European Society of Intensive Care Medicine, the ACCP and the SCCM. Intensive Care Med 1994;20(1):64-79.
24. De Jong A, et al. Early identification of patients at risk for difficult intubation in the intensive care unit: development and validation of the MACOCHA score in a multicenter cohort study. Am J Respir Crit Care Med 2013;187(8):832-9.
25. Girard TD, et al. Efficacy and safety of a paired sedation and ventilator weaning protocol for mechanically ventilated patients in intensive care (Awakening and Breathing Controlled trial): a randomised controlled trial. Lancet 2008;371(9607):126-34.
26. Mehta S, et al. Daily sedation interruption in mechanically ventilated critically ill patients cared for with a sedation protocol: a randomized controlled trial. JAMA 2012;308(19):1985-92.
27. Shehabi Y, et al. Early intensive care sedation predicts long-term mortality in ventilated critically ill patients. Am J Respir Crit Care Med 2012;186(8):724-31.
28. McConville JF, Kress JP. Weaning patients from the ventilator. N Engl J Med 2012;367(23):2233-9.
29. Tobin MJ, Yang K. Weaning from mechanical ventilation. Crit Care Clin 1990;6(3):725-47.
30. Brower RG, et al. Higher versus lower positive end-expiratory pressures in patients with the acute respiratory distress syndrome. N Engl J Med 2004;351(4):327-36.
31. Ventilation with lower tidal volumes as compared with traditional tidal volumes for acute lung injury and the acute respiratory distress syndrome. The Acute Respiratory Distress Syndrome Network. N Engl J Med 2000;342(18):1301-8.
32. Papazian L, et al. Neuromuscular blockers in early acute respiratory distress syndrome. N Engl J Med 2010;363(12):1107-16.
33. Pipeling MR, Fan E. Therapies for refractory hypoxemia in acute respiratory distress syndrome. JAMA 2010;304(22):2521-7.
34. Guerin C, et al. Prone positioning in severe acute respiratory distress syndrome. N Engl J Med 2013;368(23):2159-68.
35. Adhikari NK, et al. Inhaled nitric oxide does not reduce mortality in patients with acute respiratory distress syndrome regardless of severity: systematic review and meta-analysis. Crit Care Med 2014;42(2):404-12.
36. Suzumura EA, et al. Effects of alveolar recruitment maneuvers on clinical outcomes in patients with acute respiratory distress syndrome: a systematic review and meta-analysis. Intensive Care Med 2014;40(9):1227-40.
37. Ferguson ND, et al. High-frequency oscillation in early acute respiratory distress syndrome. N Engl J Med 2013;368(9):795-805.
38. Maung AA, Kaplan LJ. Airway pressure release ventilation in acute respiratory distress syndrome. Crit Care Clin 2011;27(3):501-9.
39. Peek GJ, et al. Efficacy and economic assessment of conventional ventilatory support versus extracorporeal membrane oxygenation for severe adult respiratory failure (CESAR): a multicentre randomised controlled trial. Lancet 2009;374(9698):1351-63.

10

肺 水 肿

Beth Y. Besecker and Elliott D. Crouser

肺水肿的背景和流行病学

肺水肿（pulmonary edema，PE）是需要立即就医的一类重要的疾病，肺水肿患者约占重症监护室（intensive care unit，ICU）入院人数的10%[1]。有调查显示，急性肺水肿患者住院死亡率为10%～25%[2-4]，1年死亡率超过40%[3,5,6]。肺水肿大致分为心源性（静水压力增加）或非心源性（微血管通透性增加）两类，然而，危重患者通常会出现由心源性和非心源性两种病因组合引起的肺水肿。

肺水肿的病理生理学

正常的肺生理学为少量液体从肺泡毛细血管进入肺间质（interstitial space，IS），这是由静水压和毛细血管内皮细胞之间存在的微间隙共同实现的。蛋白质渗透压梯度有助于液体从肺间质回流入循环血浆，从而可以减缓液体流入肺间质的速率。这导致从血管进入肺部的相对较小的生理性液体运动一般通过肺淋巴系统外排肺间质的液体来平衡，肺淋巴系统最终汇入全身静脉循环。当液体流经肺间质时，由于肺泡上皮细胞之间存在封闭性紧密连接，使液体无法进入肺泡空间[7]。在没有急性肺损伤（例如毛细血管损伤）的情况下，通过肺的液体流动速率的变化主要由静水压的变化决定。肺毛细血管楔压（pulmonary capillary wedge pressure，PCWP）来源于楔入肺动脉段的肺动脉导管球囊，反映左心房充盈压，并被认为是估计肺微循环静水压最可靠的办法[8,9]。

Starling滤过方程在数学上解释了肺脉管系统和肺间质之间的液体平衡，其取决于静水压和蛋白质渗透压以及毛细血管膜渗透性的净差异[10]。

$$Q=K[(Pmv-Ppmv)-(\pi mv-\pi pmv)]^{9}$$

其中：

Q＝血管内液体进入肺间质的净滤过量

K＝滤过系数

Ppmv＝肺间质周围微血管的静水压

Pmv＝毛细血管静水压（例如，肺毛细血管楔压）

πmv＝循环系统中蛋白渗透压

πpmv＝肺间质周围血管中的蛋白渗透压

虽然Starling方程可用于理解诱发肺水肿形成的机制，但临床上准确测量其中的大部分参数是不切实际的。尽管如此，对该方程的基本理解有助于临床医生管理肺水肿患者。

心源性肺水肿（静水压增加）

肺毛细血管中静水压的增加导致经血管滤过液体的增加，这大部分是由于容量超负荷或左心室功能受损导致肺血管压力升高引起。当肺毛细血管楔压处于18～25mmHg水平时，反映左心房压力的轻度升高并引起肺间质周围血管和支气管周围血管的水肿形成。随着左心房压力进一步升高（PCWP＞25mmHg），超过了淋巴管和肺间质（估计约500ml液体量）[9]的容量，液体突破肺上皮屏障，使肺泡充满低蛋白的液体[9,11]。由于肺泡液的积聚，肺泡单位的不稳定（表面活性物质功能受损）以及继发的通气-灌注（V/Q）不匹配，临床上可导致低氧血症。

非心源性肺水肿（血管通透性增加）

非心源性肺水肿是指任何促进肺血管通透性异常增加的病症，从而导致更多的液体和蛋白质进入肺间质和气体中。就Starling方程而言，肺血管损伤等同于滤过系数的增加和肺中蛋白质渗透压的增加，这两者都加速肺水肿的形成。当发生非心源性肺水肿时，导致气体交换受损的另一个因素同肺泡上皮屏障的破坏有关。例如，当肺泡压力升高，严重到足以破坏紧密连接时，或者炎症或毒性直接损伤内侧肺泡上皮，受损的肺泡上皮细胞将液体从肺泡腔主动转运到肺间质的能力降低，并导致表面活性剂生成障碍（表面活性降低），造成正常潮式呼吸期间的肺泡萎陷。直接损伤肺泡上皮的病因包括胃内容物误吸或肺炎。促进急性肺毛细血管内皮损伤的疾病包括全身感染（脓毒症）、严重烧伤、创伤和其他全身性炎症反应。肺毛细血管内皮和/或肺泡上皮的损伤是急性肺损伤（acute lung injury，ALI）和急性呼吸窘迫综合征（acute respiratory distress syndrome，ARDS）的标志，这是一系列与气体交换受损和肺顺应性降低（呼吸功增加）相关的进行性非心源性肺损伤（分流、通气-灌注不匹配）[9,11]。

临床肺水肿的病因学

医护人员必须迅速确定急性肺水肿的病因，以便迅速开始恰当的治疗，避免危及生命的严重并发症。例如，对于二尖瓣腱索急性破裂的患者，减少后负荷[例如，外周血管扩张剂、主动脉内球囊反搏（intraaortic balloon pump，IABP）]和立即进行二尖瓣手术[12]将对其有益，而高浓度吸氧、正压通气和早期抗生素治疗将有益于与脓毒症有关的急性呼吸窘迫综合征患者。然而，肺水肿的原因难以在重症监护环境中确认，并需要临床医生丰富的临床经验和适当的诊断工具。

肺水肿（无论何种原因造成）的常见临床表现包括呼吸困难、焦虑、急性发作的端坐呼吸以及某些患者会咳粉红色（血色）泡沫痰。体格检查方面，患者会表现出交感神经张力增加（心动过速，高血压）、呼吸功增加（例如，辅助呼吸肌运动和多汗）、肺部吸气相爆裂音和周围性发绀。

支持心源性肺水肿的临床特征

除了前面提到的肺水肿的临床特征之外，相关病史信息，如最近发生的心肌梗死，新发作的心律失常，以及检查发现颈静脉压升高、第三心音（S3）、新的杂音出现和 / 或坠积性水肿都将支持诊断心源性肺水肿，而不是非心源性肺水肿。胸部 X 线检查发现心脏肥大，肺间质和肺泡混浊的一体化模型和 / 或胸膜积液的存在都进一步支持心源性肺水肿的诊断[13]。其他支持证据包括脑钠肽（BNP＞1 200pg/ml）或肌钙蛋白升高，这是急性心肌损伤的标记物。但是，这些生物标记物缺乏诊断特异性[14]。心脏成像，特别是超声心动图对于心源性肺水肿的诊断非常有用，并且有证据显示，它会改善大部分危重患者急性肺水肿的治疗效果[15,16]。使用侵入性手段测量左心室充盈压可能对复杂病例（例如，难治性肺水肿）[17]有效，在很大限度上，其已被侵入性较小的方法所取代[例如，中心静脉压（central venous pressure，CVP）监测，热稀释法测跨肺压][17-19]。

支持非心源性肺水肿的临床特征

ALI 和 ARDS 包括一系列由肺血管通透性改变造成的中度至重度气体交换异常，这些异常因肺泡上皮损伤而进一步复杂化。直接与间接肺损伤都可能会造成急性肺损伤和急性呼吸窘迫综合征，这就产生了诊断上的差异（框 10-1），最常见的直接原因是严重肺部感染和胃内容物吸入性肺炎，而严重感染（脓毒症），多次输血和创伤是间接急性肺损伤的常见原因。

目前缺乏具有高度特异性 ALI/ARDS 的诊断试验，ALI/ARDS 与心源性肺水肿的鉴别很大限度上依赖于重症监护人员的临床敏锐度。在这方面，将目前疾病的详情与急性肺损伤已知风险因素相对照，可以为诊断提供重要线索（见框 10-1），并且特定的客观体格检查和实验室检查结果（例如 BNP＜200pg/ml）[14]支持 ALI/ARDS 的诊断（表 10-1）。

由于其独特的临床表现，非心源性肺水肿的某些病因值得特别关注。

框 10-1 心源性和非心源性肺水肿的常见原因

心源性肺水肿

- 心力衰竭急性加重
- 急性瓣膜功能障碍（例如二尖瓣腱索破裂）
- 心律失常 / 心肌梗死
- 高血压危象
- 积极容量复苏后的液体超负荷（例如术后）
- 室间隔破裂
- 心脏压塞

非心源性肺水肿

- 直接肺损伤
  - 肺炎
  - 胃内容物吸入性肺炎
  - 中毒
  - 负压相关疾病（例如，窒息）
- 间接肺损伤
  - 脓毒症
  - 创伤
  - 胰腺炎
  - 反复输血
  - 烧伤

神经源性肺水肿

神经源性肺水肿发生在严重的中枢神经系统损伤之后[20]，并且经常由颅内压（intracranial pressure，ICP）的快速和极度升高[20,21]以及急性脊髓损伤、颅内出血或癫痫持续状态引起。交感神经系统激活和儿茶酚胺释放是其主要发病机制[22]。神经源性肺水肿通常在颅内压降至正常水平的 48 小时内缓解[20,23]。

急性输血相关肺损伤

这是输入含有血浆的血液制品的不良反应，由 HLA 抗体、中性粒细胞活化和相关的内皮屏障损伤的机械作用导致，其特征是急性（输血 6 小时内）呼吸困难，低氧血症和双侧肺部炎症表现[24,25]。临床上，需要排除心源性水肿或液体量超负荷才可以确定急性输血相关肺损伤（transfusion-related acute lung injury，TRALI）的诊断。因此，低 BNP 水平（＜250pg/ml）可支持该诊断[26]。其治疗包括立即停止输注任何血液制品和支持治疗，一般需要插管和机械通气。通常在一定时间（48～96 小时）该症状会得到缓解[25]。

复张性肺水肿

复张性肺水肿通常在持续（＞72 小时）肺萎陷的情况下排出大量胸腔积液后数小时内发生。其相关症状表现从轻度到重度至危及生命，包括呼吸困难、咳嗽伴泡沫痰、胸部不适和低氧性呼吸衰竭。在胸部 X 线检查中，单侧水肿在再扩张肺中较为典型，但偶尔可发生于对侧肺或两肺[27,28]。大多数患者在进行支持治疗几天内即可完全康复。复张性肺水肿的预防策略包括：当出现任何胸部不适时即停止清除胸

表 10-1 心源性和非心源性肺水肿的鉴别

疾病	病史	体格检查	实验室检查	影像学检查	肺动脉导管
心源性肺水肿	心脏疾病 肾脏疾病 未控制的汉坦病毒感染 水肿 端坐呼吸 近期进行静脉输液或输血	心力衰竭检查发现： 颈静脉怒张 第三心音 坠积性水肿 高血压 四肢冰凉	BNP↑>1 200pg/ml 肌酐↑(在容量超负荷的情况下) 肌钙蛋白↑	胸部X线： CMG胸腔积液 可见Kerley B线	肺毛细血管楔压>18mmHg V波突出(二尖瓣反流) 右心房压力、肺动脉舒张压和肺毛细血管楔压的升高和平衡(压塞生理) 中心静脉压>12mmHg
非心源性肺水肿	脓毒症 误吸 创伤(长骨骨折) 烧伤 胰腺炎 反复输血	活动性感染的迹象 大面积烧伤 创伤(未发现心力衰竭证据)	白细胞升高 BNP<200pg/ml	胸部X线： 中央弥漫性阴影以及周边有拐点 正常大小心脏 无或极少胸腔积液 经食管超声心动图： 左心室及瓣膜功能正常 无容量超负荷的证据	肺毛细血管楔压<18mmHg 中心静脉压<12mmHg

腔积液，并将积液清除量限制在1.5L以内，避免高负压（小于$-20cmH_2O$）[29]。

负压性肺水肿

当上呼吸道发生阻塞时，患者用力呼吸产生的胸内负压急剧升高，拔管后可能会立即出现负压性肺水肿。择期手术后负压性肺水肿发生率低于0.1%，并且最常见于年轻、健康和经常运动的患者，通常发生于拔管后喉痉挛期间。负压性肺水肿的其他原因包括窒息（或自缢）、严重睡眠呼吸暂停、气管导管阻塞或会厌炎[30]。与复张性肺水肿相同，这种情况通常会在几天内改善。

肺水肿的诊断与鉴别诊断

表10-1总结了鉴别心源性和非心源性肺水肿的典型临床表现。然而，肺动脉（pulmonary artery，PA）导管插入术作为最有效的诊断方式，由于频繁的并发症（例如，出血，气胸，心律失常，感染，血管创伤）及其因不当的校准或对数据的误解而导致的不可靠性，并不作为常规检查应用[31-33]。因此，侵入性较小的技术已经在很大限度上取代了肺动脉导管，用于常规评估ICU中肺水肿的心源性病因。

经食管超声心动图（transesophageal echocardiography，TEE）是评估疑似心脏病危重患者使用最广泛的工具。在肺水肿的情况下，经食管超声心动图可以快速检测与左心室充盈压升高相关的严重心脏疾病，包括由于缺血性（通常引起局部室壁运动异常）或非缺血性（弥漫室壁运动异常）肌肉疾病导致的左心室射血分数异常，严重瓣膜疾病或心包积液导致心脏压塞[34]。

目前，已经有两种替代方式来评估肺水肿。脉搏指数连续心输出量（pulse indicator continuous cardiac output，PiCCO）系统可以估计危重患者的肺毛细血管通透性[35]。使用热稀释单指示剂的定量计算机断层扫描（quantitative computed tomography，QCT）分析也被用于检测急性呼吸窘迫综合征中的肺水肿[36]。迄今为止，没有研究能够显示脉搏指数连续心输出量或定量计算机断层扫描与传统方法（例如，中心静脉压引导的）相比在对发生急性呼吸窘迫综合征时进行肺水肿评估具有优越性[36,37]。

肺水肿的治疗

肺水肿的治疗方法可分为心血管干预或肺部干预。心血管干预旨在通过降低肺毛细血管压力来减少跨毛细血管膜进入肺部的液体量。如图10-1和框10-2所示，此类干预旨在减少前负荷（例如，应用袢利尿剂、硝酸盐或肾衰竭中的超滤）、减少后负荷[全身性血管舒张剂包括硝酸盐、血管紧张素转换酶（angiotensin converting enzyme，ACE）抑制剂、磷酸二酯酶（phosphodiesterase，PDE）抑制剂]或在左心室功能受损期间增强心脏收缩力（儿茶酚胺，PDE抑制剂，主动脉内球囊反搏）。尽管这些干预措施在心源性肺水肿中最有效，但肺毛细血管静水压降低也可以减轻非心源性肺水肿的严重程度。

肺部干预主要通过呼气末正压（positive end expiratory pressure，PEEP）来重建不稳定、塌陷或充满液体的肺泡单元，进而改善气体交换，特别是氧合水平。呼气末正压通常维持在5～$15cmH_2O$，可在呼吸机循环过程中减少肺泡萎陷，增强通气/灌注匹配水平，从而加强氧气从肺泡到血液的弥散。稳定的肺泡还可以通过改善二氧化碳交换（即通气速率降低）和肺顺应性来减少呼吸功。除呼气末正压外，

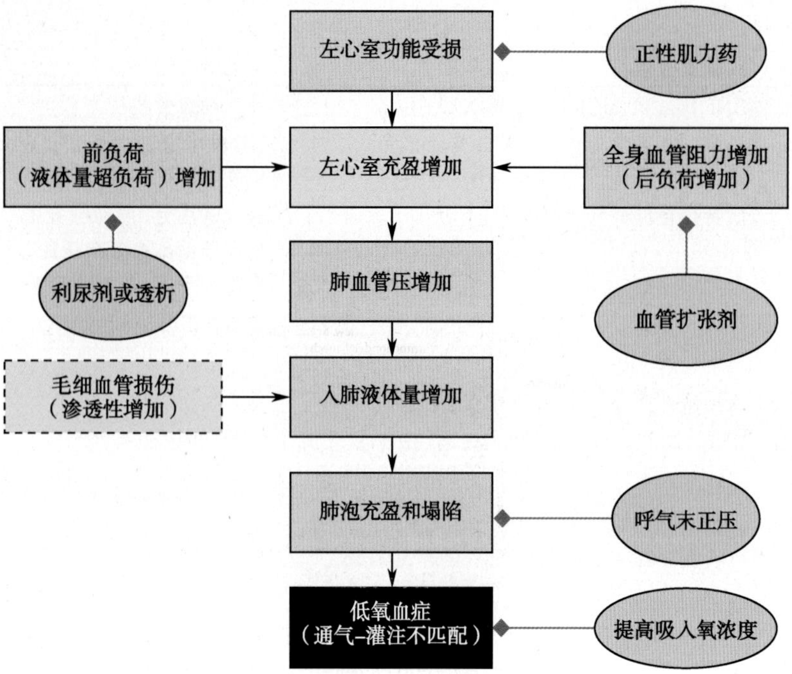

图 10-1 急性肺水肿的处理。本图阐释了鉴别心源性肺水肿与非心源性肺水肿的基本原理和致病因素，最终导致气体交换功能受损（黑色矩形）。绿色椭圆形部分代表在 ICU 中为减轻肺水肿和改善不良预后可应用的治疗手段

框 10-2 心源性肺水肿的治疗

减轻前负荷

- 利尿剂（如速尿）：减少全身静脉张力和细胞外容量/容量超负荷[6]
- 阿片类药物（如硫酸吗啡）：减少交感神经张力
- 硝酸盐（如硝酸甘油）：静脉和动脉血管扩张剂[31]，降低心肌需氧量[42]
- 奈西立肽：导致血管扩张和利尿的重组 BNP[31]
- 超滤（减少容量）

减轻后负荷

- ACEI/ARB：减轻前负荷和后负荷[42, 43]
- 硝普钠（减少静脉回流和后负荷）
- 主动脉内球囊反搏

正性肌力

- 多巴酚丁胺
- 多巴胺
- 磷酸二酯酶抑制剂（如米力农）
- 加压素（如托伐普坦）

还有必要增加吸入氧气浓度（FiO_2）以维持足够的氧合水平（图 10-1）。持续气道正压通气（continuous positive airway pressure，CPAP）或无创正压通气（noninvasive positive pressure ventilation，NIPPV）形式的紧密闭合面罩都可以提供呼气末正压，其中 NIPPV 在 PEEP 中添加了吸气支持（双水平通气）。正压通气通过减少前负荷和后负荷来进一步缓解心源性肺水肿[9]。在治疗心源性肺水肿导致的呼吸窘迫时，应强烈考虑早期应用 NIPPV，因为在等待上述医疗干预措施起效时它可以提供支持。有证据显示，NIPPV 可减少气管插管率和早期死亡率，并减少患者在 ICU 停留时间[38]。NIPPV 是药物治疗的有效辅助手段，然而，目前尚不清楚双水平 NIPPV 在改善呼吸困难、呼吸功、氧合水平和 CO_2 潴留方面是否优于 CPAP[39, 40]。对于呼吸功过高导致患者不能耐受或意识状态障碍的患者，可能需要气管插管和药物镇静。

当非心源性肺水肿需要呼吸机支持时，强烈建议使用低潮气量（6mL/kg 理想体重或更低）的肺保护性通气策略，以尽量减少肺损伤和肺水肿的严重程度[41]。

知识点

1. 肺水肿的病因大致分为心源性（静水压增加）或非心源性（微血管通透性增加）两类，然而，危重患者经常出现由心源性和非心源性病因组合引起的肺水肿。
2. 任何原因引起的肺水肿常见临床表现都包括呼吸困难、焦虑、端坐呼吸急性发作以及某些情况下咳粉红色（血色）泡沫痰。
3. 体格检查方面，患者会表现出交感神经张力增加（心动过速，高血压）、呼吸功增加（例如，辅助呼吸肌运动和多汗）、肺部吸气相爆裂音和周围性发绀。
4. 除了病史和体格检查外，实验室检查（肌钙蛋白、BNP）和影像学检查（胸部 X 线、超声心动图）可能有助于鉴别诊断心源性肺水肿和非心源性肺水肿。
5. 肺水肿患者的管理应针对引起肺水肿的病因治疗。此外，在治疗心源性肺水肿导致的呼吸窘迫时，应重点考虑早期应用无创正压通气，因为在等待上述医疗干预措施起效时它可以提供支持。

（康红军 李云 译，赵妍 审校）

参考文献

1. Esteban A, Ferguson ND, Meade MO, et al. VENTILA Group. Evolution of mechanical ventilation in response to clinical research. Am J Respir Crit Care Med. 2008;177(2):170-7.
2. Gray A, Goodacre S, Nicholl J, et al. The development of a simple risk score to predict early outcome in severe acute acidotic cardiogenic pulmonary edema. Circ Heart Fail. 2010;3(1):111-17.
3. Rubenfeld GD, Caldwell E, Peabody E, et al. Incidence and outcomes of acute lung injury. N Engl J Med. 2005;353(16):1685-93.
4. Brower RG, Lanken PN, MacIntyre N, et al. Higher versus lower positive end-expiratory pressures in patients with the acute respiratory distress syndrome. N Engl J Med. 2004;351(4):327-36.
5. Skinner J, McKinney A. Acute cardiogenic pulmonary oedema: reflecting on the management of an intensive care unit patient. Nurs Crit Care. 2011;16(4):193-200.
6. Ekman I, Ekstrand L, Schaufelberger M. Pulmonary oedema—a life threatening disease. Eur J Cardiovasc Nurs. 2007;6(4):259-64.
7. Ware LB, Matthay MA. Clinical practice. Acute pulmonary edema. N Engl J Med. 2005;353(26):2788-96.
8. Brigham KL. Mechanisms of lung injury. Clin Chest Med. 1982;3(1):9-24.
9. Matthay M, Matthay RA. Pulmonary edema: cardiogenic and noncardiogenic. Baltimore, MD: Williams and Wilkins; 1990.
10. Staub NC. Pulmonary edema. Physiol Rev. 1974;54(3):678-811.
11. Bachofen M, Weibel ER. Alterations of the gas exchange apparatus in adult respiratory insufficiency associated with septicemia. Am Rev Respir Dis. 1977;116(4):589-615.
12. Stout KK, Verrier ED. Acute valvular regurgitation. Circulation. 2009;119(25):3232-41.
13. Milne EN, Pistolesi M, Miniati M, et al. The radiologic distinction of cardiogenic and non-cardiogenic edema. AJR Am J Roentgenol. 1985;144(5):879-94.
14. Karmpaliotis D, Kirtane AJ, Ruisi CP, et al. Diagnostic and prognostic utility of brain natriuretic peptide in subjects admitted to the ICU with hypoxic respiratory failure due to noncardiogenic and cardiogenic pulmonary edema. Chest. 2007;131(4):964-71.
15. Glassberg H, Kirkpatrick J, Ferrari VA. Imaging studies in patients with heart failure: current and evolving technologies. Crit Care Med. 2008;36(1 Suppl):S28-39.
16. Chenzbraun A, Pinto FJ, Schnittger I. Transesophageal echocardiography in the intensive care unit: impact on diagnosis and decision-making. Clin Cardiol. 1994;17(8):438-44.
17. National Heart, Lung, and Blood Institute Acute Respiratory Distress Syndrome (ARDS) Clinical Trials Network, Wheeler AP, Bernard GR, Thompson BT, et al. Pulmonary-artery versus central venous catheter to guide treatment of acute lung injury. N Engl J Med. 2006; 354(21):2213-24.
18. Trof RJ, Beishuizen A, Cornet AD, et al. Volume-limited versus pressure-limited hemodynamic management in septic and nonseptic shock. Crit Care Med. 2012;40(4):1177-85.
19. Chatterjee K. The Swan-Ganz catheters: past, present, and future. A viewpoint. Circulation. 2009; 119(1):147-52.
20. Davison DL, Terek M, Chawla LS. Neurogenic pulmonary edema. Crit Care. 2012;16(2):212.
21. Ducker TB, Simmons RL. Increased intracranial pressure and pulmonary edema. 2. The hemodynamic response of dogs and monkeys to increased intracranial pressure. J Neurosurg. 1968;28(2):118-23.
22. Demling R, Riessen R. Pulmonary dysfunction after cerebral injury. Crit Care Med. 1990;18(7):768-74.
23. Colice GL. Neurogenic pulmonary edema. Clin Chest Med. 1985;6(3):473-89.
24. Kleinman S, Caulfield T, Chan P, et al. Toward an understanding of transfusion-related acute lung injury: statement of a consensus panel. Transfusion. 2004;44(12):1774-89.
25. Jaworski K, Maslanka K, Kosior DA. Transfusion-related acute lung injury: a dangerous and underdiagnosed noncardiogenic pulmonary edema. Cardiol J. 2013;20(4):337-44.
26. Gajic O, Gropper MA, Hubmayr RD. Pulmonary edema after transfusion: how to differentiate transfusion-associated circulatory overload from transfusion-related acute lung injury. Crit Care Med. 2006;34(5 Suppl):S109-13.
27. Mahfood S, Hix WR, Aaron BL, et al. Reexpansion pulmonary edema. Ann Thorac Surg. 1988;45(3):340-5.
28. Kasmani R, Irani F, Okoli K, et al. Re-expansion pulmonary edema following thoracentesis. CMAJ. 2010;182(18):2000-2.
29. Iqbal M, Multz AS, Rossoff LJ, et al. Reexpansion pulmonary edema after VATS successfully treated with continuous positive airway pressure. Ann Thorac Surg. 2000;70(2):669-71.
30. Bajwa SS, Kulshrestha A. Diagnosis, prevention and management of postoperative pulmonary edema. Ann Med Health Sci Res. 2012;2(2):180-5.
31. Evans DC, Doraiswamy VA, Prosciak MP, et al. Complications associated with pulmonary artery catheters: a comprehensive clinical review. Scand J Surg. 2009;98(4):199-208.
32. Exline MC, Crouser ED. Mitochondrial mechanisms of sepsis-induced organ failure. Front Biosci. 2008;13:5030-41.
33. Fullerton JN, Singer M. Organ failure in the ICU: cellular alterations. Semin Respir Crit Care Med. 2011;32(5):581-6.
34. Romero-Bermejo FJ, Ruiz-Bailen M, Guerrero-De-Mier M, et al. Echocardiographic hemodynamic monitoring in the critically ill patient. Curr Cardiol Rev. 2011;7(3):146-56.
35. Yang CS, Xie JF, Mo M, et al. [The clinical application of pulmonary vascular permeability index on differential diagnosis of acute pulmonary edema]. Zhonghua Nei Ke Za Zhi. 2011;50(7):593-6.
36. Zhang F, Li C, Zhang JN, et al. Comparison of quantitative computed tomography analysis and single-indicator thermodilution to measure pulmonary edema in patients with acute respiratory distress syndrome. Biomed Eng Online. 2014;13:30.
37. Zhang Z, Ni H, Qian Z. Effectiveness of treatment based on PiCCO parameters in critically ill patients with septic shock and/or acute respiratory distress syndrome: a randomized controlled trial. Intensive Care Med. 2015;41(3):444-51.
38. L'Her E. Is the noninvasive ventilatory mode of importance during cardiogenic pulmonary edema? Intensive Care Med. 2011;37(2):190-2.
39. Mehta S, Jay GD, Woolard RH, et al. Randomized, prospective trial of bilevel versus continuous positive airway pressure in acute pulmonary edema. Crit Care Med. 1997;25(4):620-8.
40. Bellone A, Monari A, Cortellaro F, et al. Myocardial infarction rate in acute pulmonary edema: noninvasive pressure support ventilation versus continuous positive airway pressure. Crit Care Med. 2004;32(9):1860-5.
41. Eisner MD, Thompson T, Hudson LD, et al.; Acute Respiratory Distress Syndrome Network. Efficacy of low tidal volume ventilation in patients with different clinical risk factors for acute lung injury and the acute respiratory syndrome. Am J Respir Crit Care Med. 2001;164(2):231-6.
42. Johnson JM. Management of acute cardiogenic pulmonary edema: a literature review. Adv Emerg Nurs J. 2009;31(1):36-43.
43. Sacchetti A, Ramoska E, Moakes ME, et al. Effect of ED management on ICU use in acute pulmonary edema. Am J Emerg Med. 1999;17(6):571-4.

11

多 尿 症

Remesh Venkataraman and John A. Kellum

尽管重症患者中多尿不如少尿常见，但它仍是很多严重临床病变的重要表现形式。如果不能充分认识及正确地处理多尿，则会迅速地引起血容量减少和/或严重的高钠血症。一般来说，尿量的变化取决于液体的摄入、体感蒸发（例如出汗）以及肾脏功能。人每日平均分泌 600～800mOsm 的溶质，而尿量为 1.5～2.5L。

在不同的文献中，多尿的定义并不统一。其中应用最普遍的定义完全基于绝对尿量，将多尿症定义为尿量大于 3L/d。然而，有些学者倾向于将多尿症定义为“与主要病理生理状态相关的不适当的高尿量”，而不考虑实际的尿量[1,2]。

分类

广义上说，由溶液（水）亦或溶质作为尿量增加的驱动力，多尿可分为水性多尿和溶质性多尿。不过，也有部分患者为水与溶质混合型多尿。

水性多尿

定义和病理学

如果尿量大于 3L/d，且尿液是稀释性的（尿液渗透压 <250mOsm/L），总溶质的分泌相对正常，那么多尿症就是由水分泌过多所造成的。一般来说，水性多尿尿量增加非常明显，而且尿液渗透压（urine osmolality，Uosm）常低于 100mOsm/L。水性多尿一般继发于水摄入过多（见于原发性烦渴症）或者肾小管重吸收水的功能缺乏，例如，中枢性或者肾性尿崩症（diabetes insipidus，DI）。充分了解水稳态对于认识和管理水性利尿是非常关键的。

正常的血浆渗透压是 275～285mOsm/L。为了维持这个稳定的状态，水的摄入必须等于水的排出。水摄取的主要刺激因素就是渴感，其主要是由有效渗透压的增加以及血压或者有效循环血量的下降而引起的。在正常环境下，水的摄入一般都超过生理需要量。

与水的摄入不同，水的分泌受很多因素的影响，其中最重要的调节因素就是精氨酸加压素（arginine vasopressin，AVP），它是一种由下丘脑合成、垂体后叶分泌的多肽。AVP 一旦释放即与排列在集合管的肾上皮细胞基底膜上的加压素 -2（vasopressin-2，V2）受体结合。AVP 与 V2 受体的结合能够启动一系列的细胞反应，最终导致水通道嵌入到细胞内膜。这些水通道的存在能够使流过集合管的水被动弥散（即水的重吸收）。这个过程中的任何一步出现紊乱都会导致集合管水的重吸收不足，引起水性多尿。AVP 释放的主要刺激因素是血浆高渗性。AVP 的释放也受其他一些非渗透性的因素影响，例如有效循环血量、低血糖以及药物。总之，水性多尿的发生是由于水的摄入过量超过了肾脏的排泄能力（原发性烦渴症）或者肾脏自身水重吸收功能的损伤（中枢或者肾性 DI）。肾脏水重吸收能力受损（导致水性多尿）的原因既可以是正常生理刺激因素所引起的 AVP 释放减少（中枢或神经源性 DI），也可以是肾脏对 AVP 的反应性差（肾性 DI）。在大部分患者当中，多尿的严重程度主要取决于 AVP 缺乏或者 AVP 抵抗的程度。

原发性烦渴症

原发性烦渴症可以根据患者的病史来判断。患者通常有精神方面和水摄入过量的病史。很多有慢性精神病的患者存在中度或者重度的水摄入过量（达到 40L/d）[3,4]。有假说认为，中枢对渴感的调节缺陷在原发性烦渴症中起主要作用。在部分病例中，引起渴感的渗透压阈值低于 AVP 释放的阈值。然而，该情况下引起渴感调节异常的机制并不明确。有证据显示，这些患者同样也存在其他的中枢神经内分泌调节缺陷[5]。如果存在低钠血症，也将提示原发性烦渴症。存在多尿的时候，患者尿液和血浆的低渗透压能够帮助诊断原发性烦渴症。下丘脑疾病，例如结节病、外伤和某些药物（例如吩噻嗪类药物）会导致多尿（表 11-1）。目前没有确切的疗法来治疗神经源性烦渴症，限制自由水摄入是最主要的治疗方法。

中枢性尿崩症

AVP 分泌不足（中枢性 DI）可由一些疾病引起，这些疾病可作用于 AVP 分泌的一个或多个位点，干扰 AVP 释放的生理流程链从而减少 AVP 分泌。然而，绝大多数病例是由中枢性 DI 最常见的病因所致。这些病因包括神经外科手术、头部外伤、脑死亡、下丘脑的原发或者继发肿瘤，以及一些浸润性疾病，如朗格汉斯组织细胞增生症（表 11-1）。

表 11-1　多尿的病因

1. 水性多尿
   a. 水摄入过多
      i. 精神性烦渴
      ii. 药物：抗胆碱能药物，甲硫达嗪
      iii. 下丘脑疾病：外伤，结节病
   b. 肾脏的水重吸收不足
      i. 中枢性尿崩症（血管升压素缺乏）
      ii. 肾小管对 AVP 抵抗
2. 先天性肾性尿崩症
3. 获得性肾性尿崩症
   a. 高钙血症
   b. 低钾血症
   c. 药物：锂，去甲金霉素
   d. 慢性肾脏疾病：去梗阻后多尿，ATN 的多尿期
   e. 其他系统性疾病：淀粉样变性，镰状细胞性贫血
4. 继发于溶质性多尿
   a. 电解质导致的溶质性多尿
      i. 医源性：氯化钠过负荷，袢利尿剂的应用
      ii. 失盐性肾病（很少导致多尿症）
   b. 非电解质溶质导致的多尿
      i. 糖尿：糖尿病酮症酸中毒，高渗性昏迷
      ii. 尿素性多尿：高蛋白饮食，ATN
      iii. 医源性因素：甘露醇

ATN：急性肾小管坏死；AVP：血管升压素。

肾性尿崩症

肾性尿崩症指的是由于肾脏对 AVP 的抵抗作用造成尿液的浓缩能力下降。某些情况下，集合管细胞对 AVP 无反应。其他导致肾脏对 AVP 产生抵抗的因素是影响肾脏逆流浓缩机制。例如，髓质损伤或者髓质中亨利环升支粗段的氯化钠重吸收减少。儿童的肾性 DI 通常是来自遗传。先天或者遗传性肾性 DI 是 V2 AVP 受体基因突变所致，这是一种 X 连锁隐性遗传病[6]。X 连锁的遗传模式意味着男性更倾向于得多尿症。女性携带者通常是无症状的，但是偶尔也有可能会发生多尿症。此外，不同的突变也与不同程度的 AVP 抵抗有关。肾性 DI 也可能是常染色体阴性遗传病，它是由于水通道蛋白基因突变造成水通道缺失或者不足，从而引起对 AVP 的抵抗[7]。

在成人中，肾性 DI 最常见的病因是慢性锂摄入（表 11-1）。长期锂治疗的患者中有 20%～30% 发生了多尿。一般认为，肾脏浓缩能力的减弱是由 V2 受体的密度降低或者水通道蛋白 -2 的表达下降所引起的。肾性 DI 的其他次要病因包括高钙血症、低钾血症、镰状细胞贫血以及药物（表 11-1）。水性利尿也有可能是肾脏梗阻解除后所发生的。当血浆的钙浓度持续高于 11mg/dl（275mmol/L）时，会发生高钙血症所导致的肾性 DI。但是，这种情况在高钙血症得到纠正后一般情况下是可以逆转的。高钙血症导致的肾性 DI 的机制到目前为止还没有完全研究清楚。跟高钙血症导致的肾性 DI 相比，低钾血症引起的肾性 DI 并没有那么严重而且很多时候是无症状的。还有一种比较罕见的肾性尿崩症可以在怀孕的后半阶段发生（妊娠期 DI）。通常，我们认为这种情况是胎盘释放的血管升压素酶所致，它能引起内源性或者外源性 AVP 的快速降解[8]。

低渗性多尿症的诊断（水性多尿）

对于低渗性多尿症的诊断通常依据血浆钠浓度和患者的病史。如果患者存在原发性烦渴症，那么血浆的钠浓度通常是低的（稀释性低钠血症），然而如果患者存在中枢性或者肾性 DI，血浆钠浓度通常是正常或者高的（这是由于自由水的丢失往往多于溶质的丢失）。多尿症的发病速度也可以提供一些诊断的线索。如果患者存在中枢性 DI，多尿症的发病一般都是突发的；如果患者存在肾性或者原发性多尿症，多尿症的发生一般都是渐进性的。如果不能清晰地区分中枢性或者肾性 DI，确诊可通过限水或静点高渗盐（较少应用）使血浆渗透压快速增加后观察尿液反应来判断（图 11-1）。

通过对比脱水和应用血管升压素后的尿液渗透压的变化，能够区分是血管升压素还是其他水性多尿因素所导致的 DI（见图 11-1）。在这个试验中，首先要将液体保留足够长的时间，以达到稳定的尿液渗透压值（连续 3 个小时尿液渗透压升高 <30mmol/kg）才开始试验。测量此刻的血浆渗透压和尿液渗透压，然后静脉注射血管升压素水剂 5u。继而医

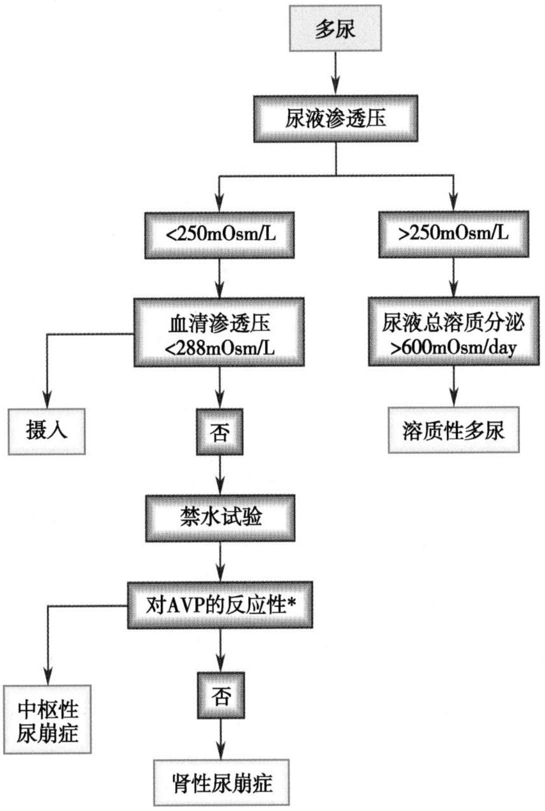

图 11-1　多尿症的诊断流程。* 对 AVP 的反应性定义为应用血管升压素 30～60 分钟后尿液的渗透压升高 9%（见文中的详细描述）。AVP：血管升压素；DI 尿崩症；UTS：尿液总溶质

生在应用血管升压素后的30～60分钟测量尿液标本的渗透压。在垂体功能正常的人中，注射血管升压素后通常尿液渗透压不会升高超过9%。为了保证脱水的效果，在应用血管升压素之前的血浆渗透压应该大于288mmol/kg。在肾性DI的患者中，脱水后患者的尿液渗透压有轻微升高或者没有升高，而且在应用血管升压素后不会进一步升高。未来将有一种新型方法来确定禁水试验的结果，该方法测定的是水通道蛋白-2，这是一种在正常情况下经AVP作用能与集合小管内膜细胞融合的集合小管水通道蛋白。在一项研究中，正常人以及中枢性DI患者在应用血管升压素后尿液中的水通道蛋白-2的分泌会有明显的上升[9]。然而在遗传性肾性DI患者中，应用血管升压素后水通道蛋白-2的分泌没有变化。

水性多尿的治疗

中枢性尿崩症可以用AVP来进行替代治疗，药物可以选择去氨加压素，因为其有着更持久的抗利尿功能以及非常微弱的血管升压功能。通常鼻腔内应用去氨加压素，每次10～20μg，每天1～2次。对于有些AVP释放能力仍有残留的中枢性DI患者，可以用药物来治疗，例如卡马西平（每次100～300mg，2次/d）、氯苯丁酯（每次500mg，6小时1次）或者氯磺丙脲（每次125～250mg，1～2次/d），用来刺激AVP释放。

原发性烦渴只能通过消除原发病进行治疗。氯氮平对于精神分裂症或者烦渴症患者有一定疗效。

肾性DI的主要治疗方法就是限制溶质摄入以及应用利尿剂。噻嗪类利尿剂联合低盐饮食能够减轻持续性且有症状的肾性DI患者的多尿程度。噻嗪类利尿剂（例如，氢氯噻嗪）可以通过轻度减少容量来发挥作用。低血容量可以使远端的钠和水重吸收增加，因此，能够减少集合管中水往AVP敏感部位的输送并减少尿量。保钾利尿剂阿米洛利（氨氯吡嗪脒）也可能有效[10]。

溶质性多尿症

溶质性多尿导致的多尿症是由于溶质的分泌超过了正常的分泌速率[11]。不同种族、不同文化以及不同饮食习惯的人群每天的尿液溶质分泌有很大的区别。一个健康成年美国人的平均尿液溶质的分泌量为500～1 000mOsm/d。溶质性多尿可能非常严重，而且能够同时被一种以上的溶质所影响。溶质性多尿是一个相对常见的疾病，而且会伴发很多严重的临床并发症。除非适当地补充溶质和水，否则持续的溶质性利尿能够使细胞外容量浓缩，从而导致严重的脱水以及高钠血症。在门诊中，葡萄糖尿是导致渗透性利尿的主要原因，其他一些原因也是导致住院患者多尿症的影响因素，包括高蛋白饮食（在这种情况下尿素可以作为渗透性因素），以及容量扩张导致的盐负荷增加或者双侧输尿管梗阻的突然解除。用24小时尿量乘以尿液渗透压能够大概地估计出总尿液溶质浓度。如果尿液总溶质浓度非常高，那么意味着存在溶质性多尿。

溶质性多尿可能是由于电解质或者非电解质分泌过多引起。如果总尿液溶质分泌超过600mOsm/d，那么提示存在电解质性多尿。总尿液电解质分泌（单位为mOsm/d）可以通过2×［尿(Na^+)＋尿(K^+)］×总尿液容量来评估[1, 12]。

电解质多尿一般是由钠盐，通常是氯化钠（NaCl）所引起的[13]。NaCl引起多尿的常见原因是医源性地应用过多的生理盐水、过多的盐摄入以及反复袢利尿剂应用。NaCl导致的多尿通常伴随着水性多尿，导致了溶质-水的混合性多尿。而且，可能有一种以上的电解质对多尿发挥作用。

明确的尿液非电解质分泌过多（如＞600mOsm/d）提示非电解质是导致多尿症的主要溶质。尿液的非电解质分泌能够通过总尿液溶质减去尿液电解质分泌量来计算。在这些疾病中的尿液渗透压通常大于300mOsm/kg，这种高渗透压通常跟水性多尿中的稀释性尿液形成对比。而且，水性多尿的总溶质分泌（24小时尿液的渗透压产物与尿量的乘积）是正常的（600～900mOsm/d），而渗透性多尿的总溶质分泌是显著增加的。导致严重多尿的最常见非电解质溶质是葡萄糖。高血糖导致的多尿包括糖尿病酮症酸中毒或者高渗性昏迷[14]。尿素的过量分泌是溶质性多尿的另一个重要原因。这种情况可能发生于尿路梗阻解除后、管饲高蛋白的肠内营养或者急性肾小管坏死恢复期[15]。甘露醇应用（例如，治疗颅内高压）也可以导致严重的溶质性多尿。这个问题是与临床相关的，因为甘露醇常被应用于头部外伤的患者中，而这些患者通常存在肾性DI的高风险。对于溶质性多尿的正确诊断依赖于一个清晰的系统性诊断流程（见图11-1）。患者的管理通常包括基础疾病的治疗以及通过水化治疗恢复细胞外容量。溶质性多尿通常伴随高钠血症，但是高钠血症的快速纠正会引起毁灭性的后果（如脑疝），因此密切监测血清Na^+是至关重要的，治疗时血清Na^+的降低速度不能快于每小时0.5～1.0mmol/L。

（王洪亮 译，周飞虎 李彦波 审校）

参考文献

1. Kamel KS, Ethier JH, Richardson RM, et al. Urine electrolytes and osmolality: when and how to use them. Am J Nephrol 1990;10:89-102.
2. Leung AK, Robson WL, Halperin ML. Polyuria in childhood. Clin Pediatr (Phila) 1991;30:634-40.
3. Goldman MB, Luchins DJ, Robertson GL. Mechanisms of altered water metabolism in psychotic patients with polydipsia and hyponatremia. N Engl J Med 1988;318:397-403.
4. Jose CJ, Perez-Cruet J. Incidence and morbidity of self-induced water intoxication in state mental hospital patients. Am J Psychiatry 1979;136:221-2.
5. Goldman MB, Blake L, Marks RC, et al. Association of nonsuppression of cortisol on the DST with primary polydipsia in chronic schizophrenia. Am J Psychiatry 1993;150:653-5.
6. Bichet DG, Arthus MF, Lonergan M, et al. X-linked nephrogenic diabetes insipidus mutations in North America and the Hopewell hypothesis. J Clin Invest 1993;92:1262-8.
7. Deen PM, Verdijk MA, Knoers NV, et al. Requirement of human renal water channel aquaporin-2 for vasopressin-dependent concentration of urine. Science 1994;264:92-5.
8. Davison JM, Sheills EA, Philips PR, et al. Metabolic clearance of vasopressin and an analogue resistant to vasopressinase in human pregnancy. Am J Physiol 1993;264:F348-53.
9. Kanno K, Sasaki S, Hirata Y, et al. Urinary excretion of aquaporin-2 in patients with diabetes insipidus. N Engl J Med 1995;332:1540-5.
10. Batlle DC, von Riotte AB, Gaviria M, Grupp M. Amelioration of polyuria by amiloride in patients receiving long-term lithium therapy. N Engl J Med 1985;312:408-14.
11. Oster JR, Singer I, Thatte L, et al. The polyuria of solute diuresis. Arch Intern Med 1997;157:721-9.
12. Davids MR, Edoute Y, Halperin ML. The approach to a patient with acute polyuria and hypernatremia: a need for the physiology of McCance at the bedside. Neth J Med 2001;58:103-10.
13. Narins RG, Riley LJ Jr. Polyuria: simple and mixed disorders. Am J Kidney Dis 1991;17:237-41.
14. West ML, Marsden PA, Singer GG, Halperin ML. Quantitative analysis of glucose loss during acute therapy for hyperglycemic hyperosmolar syndrome. Diabetes Care 1986;9:465-71.
15. Bishop MC. Diuresis and renal functional recovery in chronic retention. Br J Urol 1985;57:1-5.

12 少尿症

Remesh Venkataraman and John A. Kellum

少尿症在重症医学科（intensive care unit，ICU）非常常见。本章旨在提供一个实用的、基于生理学的方法来诊断和治疗少尿症。

定义和流行病学

文献中关于少尿定义的报道有很多种。一个人平均每天分泌 600mOsm 溶质，最高的尿液浓度为 1 200mOsm/L，要排泄掉这些溶质，每天的尿量至少应为 500ml，因此，少尿被定义为 24 小时的尿量少于 500ml。为了使不同的研究和不同的人群中的定义达到标准化，急性透析质量倡议（acute dialysis quality initiative，ADQI）将少尿定义为尿液小于 0.3ml/（kg•h）持续至少 24 小时（www.ADQI.org）。不过从临床实际情况来看，对于多数重症患者而言，将少于 0.5ml/（kg•h）的尿量定义为少尿都是不够准确的。因为重症患者需要输注药物、营养以及其他因素所配制的液体，如果尿量不足以维持液体平衡的话可能会导致液体超负荷。

由于历来缺少共识性的定义，因此确定少尿的发生率一直是个难题！有部分研究估计约 18% 的肾功能完全正常的内、外 ICU 患者可出现少尿[1]，而且，88% 急性肾损伤（acute kidney injury，AKI）的 ICU 患者尿量＜0.5ml/kg 并持续≥6 小时，其中 18% 的患者尿量＜0.3ml/（kg•h）并持续≥24 小时[2]。总体来说，ICU 内的 AKI 会导致不良预后（住院病死率可以从 1 期患者的 12% 到 3 期患者的＞40%），而且若少尿伴随肌酐升高（任何时期），病死率和肾脏替代治疗的应用也会增加[2]（图 12-1）。因此，有必要对这种常见且后果严重的生理异常情况进行更加深入的了解。

病理生理学

尿量是肾小球滤过功能、肾小管分泌功能以及肾小管重吸收功能的体现。肾小球的滤过直接依赖于血管内容量和肾脏灌注。肾脏灌注反而是动脉压以及肾脏血管阻力的体现。肾内血管系统能够通过重要的神经内分泌自动调节机制而影响入球和出球小动脉，从而维持肾小球滤过率（glomerular filtration rate，GFR）的稳定。这些神经 - 内分泌机制中最重要的是肾素 - 血管紧张素 - 醛固酮系统。少尿的发生有可能是由 GFR 降低、肾小管对于滤过物重吸收的增加，或者二者共同作用而引起。少尿症也可能是由于尿路的机械性梗阻而引起。有一点需要注意的是，在危重患者中，AKI 并不一定表现为少尿，而且少尿也不是 AKI 的一个典型的临床表现。即使在 AKI 的情况下，其他因素，如严重的低钾血症、低体温、高血糖以及一些药物都能保证尿量正常，这使得评估 AKI 严重程度变得更加艰难。

肾小球滤过率的降低

继发于肾小球滤过率降低的少尿通常与以下的情况相关：

1. 多种原因造成的血管内容量的绝对下降，包括外伤、出血、烧伤、腹泻、利尿药的过度应用或者由于急性胰腺炎、腹部手术造成的第三间隙液体的生成。
2. 由于血管扩张导致血管床容量的改变而引起的血容量相对减少。这种情况通常发生在脓毒症、肝衰竭、肾病综合征以及应用血管扩张药物的患者中，包括麻醉药物。
3. 在重症监护背景下，肾脏灌注减少通常是由于血管内容量减少、全身血管扩张、心肌收缩力受损或者以上原因的组合所引起的。潜在的冠状动脉疾病和脓毒症心肌抑制导致的左心室功能不全都是导致心肌收缩力受损的主要原因，也可能存在其他多种能够导致肾脏灌注减少从而影响肾内或者肾外循环的原因，但并不多见。例如，血栓栓塞、动脉硬化、主动脉夹层或者炎症（血管炎，尤其是硬皮病）疾病。尽管肾脏动脉狭窄一般表现为亚急性或者慢性肾功能不全，但是肾动脉粥样硬化性疾病也可以表现为 AKI 伴随急性少尿。肾动脉栓塞（通常是胆固醇栓塞）通常发生于患有弥漫性侵蚀性动脉粥样硬化疾病的老年人。这种情况多在动脉造影术、血管成形术以及外科手术中因对主动脉或其他大动脉进行手术而发生[3]，也有自发的可能，或在肝素、华法林及溶栓治疗后出现。有一些药物，如环孢霉素、他克莫司、血管紧张素酶（angiotensin-converting enzyme，ACE）抑制剂，还有毒素以及造影剂能引起肾内血管收缩，导致肾脏的血流减少继而发生少尿。流出道问题同样也可以导致肾脏灌注减少，例如腹腔间隔室综合征或者肾静脉血栓（少见）。接受大量液体复苏的患者（例如烧伤、胰腺炎）以及接受腹部大手术的患者发生腹腔间隔室综合征的风险很高。

4. 急性肾小管坏死(acute tubular necrosis，ATN)。虽然 ATN 可能是很多因素所导致的最终结果，但也可能是由于直接的肾毒性药物所造成的，例如抗生素、重金属、有机溶剂、造影剂、结晶(尿酸或者草酸盐)或者肌红蛋白尿。

机械性梗阻

继发于机械性梗阻的少尿症可以根据解剖或者梗阻位置进一步分类：

1. 由结石、肾乳头脱落、结晶或者色素导致的肾小管 - 输尿管梗阻。
2. 输尿管或者膀胱颈梗阻，在男性中更为普遍，一般由前列腺肥大或增生所引起。
3. 尿管置入位置不对或者堵塞。任何没有发病因素(例如，低血压、休克或者应用肾脏毒性药物)的患者如存在少尿，都应该怀疑尿管是否存在机械性堵塞。

KIDGO分期		仅尿量				
		无急性肾损伤	1期	2期	3期	总计
仅血肌酐	无急性肾损伤	8 179	3 158	5 421	440	17 198
	死亡	4.3%	5.3%	7.9%	17.7%	5.9%
	肾脏替代治疗	0.0%	0.0%	0.1%	1.1%	0.1%
	1期	1 889	1 262	3 485	842	7 478
	死亡	8.0%	11.3%	13.0%	32.1%	13.6%
	肾脏替代治疗	0.3%	0.7%	0.6%	10.9%	1.7%
	2期	618	476	1 533	831	3 458
	死亡	11.3%	23.9%	21.5%	44.2%	25.5%
	肾脏替代治疗	1.0%	1.3%	1.7%	21.7%	6.3%
	3期	371	321	1 019	2 200	3 911
	死亡	11.6%	38.6%	28.0%	51.1%	40.3%
	肾脏替代治疗	3.2%	17.8%	14.2%	55.3%	36.6%
	总计	11 057	5 217	11 458	4 313	32 045
	死亡	5.6%	10.5%	13.0%	42.6%	14.0%
	肾脏替代治疗	0.3%	1.4%	1.7%	34.6%	5.6%

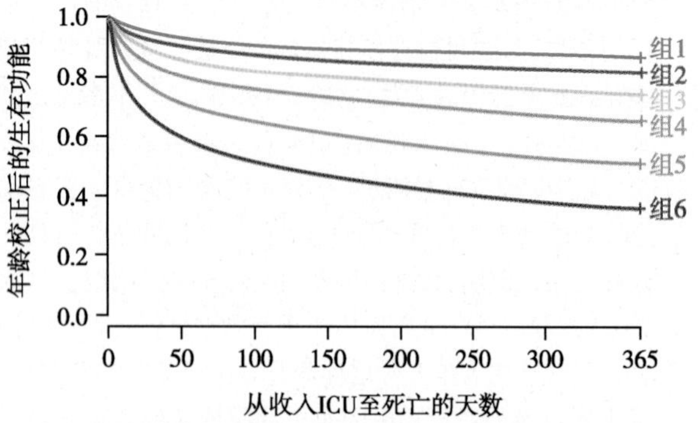

图 12-1　**尿量(urine output，UO)和血清肌酐(serum creatinine，SC)跟临床结局的关系**。上图：一项大型重症患者的观察性研究的结果。所列出的指标是患者例数、住院死亡率、根据最高标准(尿量、血清肌酐、或者两者)评价的 AKI 患者肾脏替代治疗的使用率。同一颜色代表类似的预后。下图：对应上图的患者的 1 年存活率。[资料来源：Kellum JA，Sileanu FE，Murugan R，et al. Classifying AKI by urine output versus serum creati-nine level. J Am Soc Nephrol 2015 January 7，Online. ASN. 2014070724(Permission requested)]

少尿的诊断流程

在重症患者或者创伤患者中，一过性的少尿可能不是发病或者死亡的独立危险因素，但是持续的少尿(>6 小时)与院内死亡率独立相关。如果没有得到纠正，少尿会导致严重氮质血症、液体超负荷以及组织水肿，所有这些因素都会导致重症患者严重预后不良。尽管少尿的治疗能够给重症患者带来很大的生理收益，并使容量管理更容易，但是它并不能改善某些重要的临床结局，例如对肾脏替代治疗的需求、透析疗程、患者的存活或者肾脏恢复。因此，迅速判断少尿的原因并解除潜在的病因对于阻止肾损伤的进展是至关重要的。

排除尿路梗阻

诊断少尿的第一步是要排除尿路梗阻。前列腺肥大的既往史为远端梗阻的诊断提供了线索。然而在 ICU 中，远端梗阻表现出的少尿一般是由于导尿管堵塞引起的(尤其在男性患者)。因此，在新发的少尿患者中，尤其是没有找到其他诱发因素的时候，必须冲洗尿管或者更换尿管以排除堵塞。尽管完全性或者严重的部分双侧输尿管梗阻在急性起病中很少见，但也可能会导致急性、慢性病急性发作或者慢性肾脏衰竭。尿路梗阻(urinary tract obstruction，UTO)的早期诊断是非常重要的，因为很多病例是可以被纠正的，若治疗不及时会导致不可逆的肾脏损伤。由于肾脏超声检查的无创性、能够在床边进行、避免造影剂潜在的过敏以及毒性并发症等原因，因此，它是一种很好的排除 UTO 的方法[4]。在大部分患者中，超声能够诊断肾盂积水并可以明确其病因。超声也可以用来评估肾损伤的慢性表现(肾脏体积缩小以及皮质变薄)并有助于诊断其他肾脏疾病的病因，如多囊肾。然而在某些情况下，肾脏超声并不能达到很好的效果。例如，在梗阻早期或者梗阻合并严重脱水时，初始的超声检查并不能发现肾盂积水，而在疾病后期会逐渐表现出来。如果超声结果可疑或者肾脏显像不清楚，应该选用计算机断层扫描(computed tomography，CT)检查。如果超声不能识别出梗阻的原因，同样也推荐行 CT 检查。

实验室指标

尽管多数权威部门提倡行尿沉渣检测，但是尿液镜检在 ICU 内的作用还是非常有限的。在肾前性时尿沉渣通常没有特殊表现或者仅显示出透明和细颗粒管型。相反，ATN 一般表现为粗颗粒管型和肾小管上皮细胞管型。然而，这些表现的辨别比较困难，而且 AKI 可能在没有尿沉渣阳性的情况下发生，尤其是脓毒症导致的 AKI。尿沉渣的最大作用就是用来检测红细胞管型，提示原发性肾小球疾病。尽管很少见，但是这些表现可以出现在其他系统性疾病中，例如，系统性红斑狼疮(systemic lupus erythematosus，SLE)。在肾后性肾衰竭中尿沉渣往往没有什么特殊表现；管型或者沉渣通常也没有出现，偶尔可能会看到一些红细胞和白细胞。如果存在嗜酸性粒细胞增多症、嗜酸细胞尿和低补体血症（尽管不敏感且不特异），提示动脉粥样硬化栓塞引起的急性少尿[5]。

表12-1所列的为传统意义上区分肾前性或者肾性原因导致少尿的实验室指标。滤过钠排泄分数（fractional excretion of filtered sodium，FE_{Na}）是通过以下公式来计算的：

FE_{Na}=[（尿钠×血浆肌酐）/（血浆钠×尿肌酐）]×100

如果计算出来的$FE_{Na}<1\%$，一般都怀疑是肾前原因导致的少尿。值得一提的是，如果患者应用了利尿药或者排钠药物[包括多巴胺和（或）甘露醇]，FE_{Na}的解读是很困难的甚至不可能的。FE_{Na}的解读还可能被尿液中的大量内源性渗透活性物质所影响，例如葡萄糖或者尿素。能够影响肾素-血管紧张素-醛固酮系统的药物，例如ACE抑制剂或者非甾体抗炎药，也会使FE_{Na}的解读变得困难。有一些肾毒性因素，例如氨基糖苷类、环孢霉素以及造影剂能使入球小动脉收缩，因此能造成FE_{Na}值低于1%，这与肾前性氮质血症类似。而且，即使在血流正常或者增加的时候，脓毒症可能也会导致尿化学改变，出现类似肾前性的生理学特征[6]。

在区分肾前性或者肾性AKI上，滤过尿素排泄分数低（fractional excretion of urea，$FE_{urea}<35\%$）被认为是比FENa更敏感且更具特异性的指标，尤其是在应用了利尿剂之后[7]。然而，很多研究表明，尿化学法在AKI诊断和判断预后方面的价值是非常有限的[8,9]。

临床指标

传统的容量状态以及组织灌注的指标-动脉血压、心率、体重、颈静脉搏动（jugular venous pulsation，JVP）和外周水肿能够为少尿提供病因学的重要线索。然而在ICU中，很多因素导致这些指标并不是非常有意义。

在进行正压机械通气和应用呼气末正压（positive end-expiratory pressure，PEEP）的患者中，JVP的出现与否并不能精确评估心室或者中心静脉压（central venous pressure，CVP）。同样，在重症患者中外周水肿一般都是由于低蛋白血症和胶体渗透压降低共同引起的。因此，患者可能存在全身性的容量超负荷，但血管内容量不足。血压和心率可能受到很多生理和治疗因素的影响，也并非容量状态的可靠指标。

普遍认为CVP或者肺毛细血管楔压（pulmonary capillary occlusion pressure，PAOP）能够更精确地评估前负荷。然而，这些指标不能精确评估前负荷和机体对前负荷的反应性[10]。静态指标，如CVP测量受到房室瓣疾病、心室的顺应性和心包疾病以及腹腔压力的影响，即使是在CVP低的时候也不能判定患者在接受液体复苏之后，心排出量是否会增加（例如，对前负荷有反应）。心脏指数大于3L/（min·m^2）一般来说提示前负荷适中，但是它并不能反映最佳的前负荷[11]。混合静脉血氧饱和度（mixed venous oxygen saturation，SvO_2）能够作为提示心排量的代表指标，但是同样不能代表最理想的灌注。而且，SvO_2受组织摄取氧及之后的氧利用能力的影响，在使用机械通气且没有呼吸机自主触发的患者中，动脉脉搏变异率>13%对于预测前负荷反应性非常好[12]。不过，脉搏轮廓分析的应用比较局限，因为它只能在接受>8ml/kg潮气量的机械通气的患者身上才能应用，同时应保证这些患者没有心律不齐且肺顺应性>30cmH_2O。在ICU中，还有一种更简单且实用性更好的判定前负荷反应性的方法就是被动抬腿试验（passive leg raising，PLR），这种方法可以在有自主呼吸并且有心律不齐的患者中应用[13]。关于如何进行这个试验并且如何解读，不在此赘述。在另一些病例中，用重症超声心动图来评估下腔静脉的充盈度、心脏的收缩力，以及肺脏超声B线的存在与否也可能为容量优化治疗提供可靠的指导。

表12-1 区分肾前性和肾性急性肾衰竭的生物学指标

指标	肾前性	肾性
Osm u/（mOsm·kg^{-1}）	>500	<400
Na u/（mmol·L^{-1}或者mEq·L^{-1}）	<20	>40
尿素/肌酐	>0.1	<0.05
u/s肌酐	>40	<20
u/s渗透压	>1.5	>1
FE_{Na}/%*	<1	>2
FE_{urea}/%	<25	>25

*[（u Na/s Na）/（u肌酐/s肌酐）]×100
ARF：急性肾衰竭；s：血清；u：尿液。

腹腔间隔室综合征

另外一个很容易被忽略的急性少尿的原因是腹腔间隔室综合征（abdominal compartment syndrome，ACS）。ACS的定义是由于腹腔内压力增加而引起的器官功能障碍。尽管ACS最早是在外伤患者中被提及的，但它可发生在很多内科以及外科患者中。有时ACS发生于需要大量液体复苏的急性重症胰腺炎、腹部大手术、急诊腹腔镜合并腹壁高张力闭合，或者伴随水肿的腹壁烧伤患者中。ACS主要通过直接增加肾脏流出压力从而减少肾灌注而引起AKI和急性少尿。其他的机制包括肾实质压迫，以及刺激交感神经和肾素-血管紧张素系统所导致的动脉血管收缩。心排出量也可能因静脉回流受阻而受到影响。这些因素能减少肾脏和肾小球灌注，并在此基础上发生少尿。腹腔压力超过15mmHg会导致少尿，压力超过30mmHg会导致无尿[14]。

在任何腹腔张力高、有进行性少尿以及气道压力增高（通过膈肌传导）的患者中，都应该考虑到ACS的存在。诊断的关键就是测量腹腔内压力，而测量腹腔内压力的最常用的方法就是测量膀胱内压力。用Foley导尿管测得的膀胱压力已经被证实能在很大的压力范围内与腹腔内压力呈正相关。通过腹腔镜来减轻腹腔压力，有时候需要将腹腔打开一定的时间，这是治疗继发于ACS少尿的唯一确切方法。

少尿的治疗

保证充分的灌注但要避免液体超负荷

少尿治疗的关键点是病因的鉴别以及纠正。应该迅速纠正低血容量，但同时还要注意避免液体超负荷。应该调查少尿的病因而不仅仅是盲目补充液体。此外，已经证实液体的容量和类型都能够影响肾脏功能，过少或者过多的液体都会使肾脏功能恶化。尽管低血容量所导致的 AKI 是非常明确的，但是也必须认识到已经有很多研究证实液体超负荷能够损伤肾功能[15-17]。液体超负荷可以通过几种机制来影响肾功能，包括肾内间质压力和肾静脉压力的升高，两者皆会影响 GFR。

高渗胶体（20% 白蛋白）[18,19]以及羟乙基淀粉（hydroxyethyl starch，HES）[20,21]皆已被证实会使肾功能恶化，增加肾脏替代治疗的使用并增加患者的死亡率。应该尽量避免这些药物在少尿患者或高 AKI 风险的患者中应用。尽管缺乏随机试验，但已经有大量的观察性[22,23]和实验室证据[24]证实了高氯液体（例如，0.9% 生理盐水）与 AKI 的发生和恶化相关。因此，乳酸林格液和新一代的等张平衡盐溶液更推荐用于已有 AKI 或者存在 AKI 高风险的患者。

应用一些适当的支持措施，如避免应用肾毒性药物以及调整经肾脏代谢药物的剂量也非常重要。保证肾脏的灌注不仅需要纠正低血压和保证适当的血管内扩容，还要很好地管理腹腔内压力和右心压力。在脓毒症和缺血性 AKI 中低血压的纠正非常关键，因为在这些情况下许多有助于在血压波动时维持 GFR 的重要自我调节机制均会被破坏。在 ICU 中，有必要用血管活性药物来维持适当的肾脏灌注压以及尿量。一般来说，目标平均动脉压（mean arterial pressure，MAP）能达到 65mmHg 即可。然而，在慢性高血压和肾脏血管疾病患者中，自我调节曲线右移，那么就需要比正常 MAP 更高的值来确保充分的肾脏灌注[25]。

利尿药的应用

尽管没有充分的证据来证明利尿药的功效，但利尿药在少尿型肾脏衰竭患者中的应用依然非常广泛。传统的做法是在少尿的早期应用利尿药物来“紧急启动”肾脏功能并增加尿液。有很多医生认为，如果少尿不存在，会更容易调节血管内容量的状态；而且，非少尿型的肾衰竭通常比少尿型肾衰竭的预后更好，因此医生们频繁地应用利尿剂来避免低尿量状态的发生。一个大型观察性实验（BEST 肾脏研究）显示，利尿剂的使用对临床结局并没有益处[26]，而且，大剂量的袢利尿剂可能存在耳毒性。尽管慎重应用利尿剂在少尿患者中是一种合理的治疗方法，甚至可能有助于鉴别少尿的原因（例如呋塞米激发试验[27]），但除非是低血容量已排除且已明确利尿剂使用不会延迟肾脏替代治疗的施行，否则不建议应用。

血管活性药

其他一些被用来治疗少尿的药物包括多巴胺和相关的复合物。使用小剂量多巴胺可使尿量增加，临床中许多医师认为它是有益的。的确，低剂量多巴胺在近 30 年内被推崇为少尿型肾衰的治疗方法，因为它在剂量 $<5\mu g/(kg \cdot min)$ 时作用于 DA1 受体。然而，这已经成为历史，大量的证据提示低剂量的多巴胺并不能在少尿中起到肾脏保护作用[28]。

有很多重要的生理学原因也并不支持多巴胺或者其他多巴胺受体激动剂（例如，非诺多泮、多培沙明）在少尿状态下的保护作用。第一，多巴胺受体激动剂对尿量的作用可能仅仅是通过抑制肾小管上皮细胞水平上的钠 / 钾 - 腺苷酸三磷酸酶（sodium/potassium-adenosine triphosphatase，Na^+/K^+-ATPase）来促钠排泄。也就是说，多巴胺仅是作为一个利尿剂来增加尿量。第二，多巴胺拮抗剂（例如，甲氧氯普胺）的应用不会降低肾功能。第三，多巴胺的功能可能被重症患者体内增加的血浆肾素活性而抵消。第四，多巴胺对肾脏血流的作用存在非常明显的滞后现象。最后，尽管多巴胺能够增加肾脏血流，但它并不能改善髓质的氧合。实际上通过输送到远端小管的溶质增加，多巴胺激动剂会加重髓质的氧失衡[29]。由于新的多巴胺激动剂（例如，非诺多泮，多培沙明）不仅存在这些局限，而且能够导致低血压，会进一步增加肾损伤的风险。因此，尽管有反对意见，也不应使用这些药物治疗少尿[30]。

结论

少尿存在时应竭力寻找所有可被纠正的潜在病因，治疗的关键就是通过优化心输出量和血管内容量状态来确保适当的肾脏血流，同时避免过度复苏。利尿剂应该仅用于治疗液体过负荷，而不是治疗少尿本身。

（王洪亮 译，周飞虎 李彦波 审校）

参考文献

1. Zaloga GP, Highes SS. Oliguria in patients with normal renal function. Anesthesiology 1990; 72(4):598-602.
2. Kellum JA, Sileanu FE, Murugan R, et al. Classifying AKI by urine output versus serum creatinine level. J Am Soc Nephrol 2015 January 7; Online. ASN.2014070724.
3. Thadhani RI, Camargo CA Jr, Xavier RJ, et al. Atheroembolic renal failure after invasive procedures. Natural history based on 52 histologically proven cases. Medicine (Baltimore) 1995;74:350-8.
4. Webb JA. The role of ultrasonography in the diagnosis of intrinsic renal disease. Clin Radiol 1994;49:589-91.
5. Meyrier A, Buchet P, Simon P, et al. Atheromatous renal disease. Am J Med 1988;85:139-46.
6. Bagshaw SM, Langenberg C, Bellomo R. Urinary biochemistry and microscopy in septic acute renal failure: a systematic review. Am J Kidney Dis 2006;48:695-705.
7. Carvounis CP, Nisar S, Guro-Razuman S. Significance of the fractional excretion of urea in the differential diagnosis of acute renal failure. Kidney Int 2002;62:2223-9.
8. Bagshaw SM, Bennett M, Devarajan P, Bellomo R. Urine biochemistry in septic and non-septic acute kidney injury: a prospective observational study. J Crit Care 2013;28:371-8.
9. Pons B, Lautrette A, et al. Diagnostic accuracy of early urinary index changes in differentiating transient from persistent acute kidney injury in critically ill patients: multicenter cohort study. Crit Care 2013;17:R56.
10. Osman D, Ridel C, et al. Cardiac filling pressures are not appropriate to predict hemodynamic response to volume challenge. Crit Care Med 2007;35:64-8.
11. Kellum JA, Pinsky MR. Use of vasopressor agents in critically ill patients. Curr Opin Crit Care 2002;8:236-41.

12. Michard F, Boussat S, et al. Relation between respiratory changes in arterial pulse pressure and fluid responsiveness in septic patients with acute circulatory failure. Am J Respir Crit Care Med 2000; 162:134-8.
13. Pinksy MR, Teboul JL. Assessment of indices of preload and volume responsiveness. Curr Opin Crit Care 2005;11:235-9.
14. Bailey J, Shapiro MJ. Abdominal compartment syndrome. Crit Care 2000;4:23-9.
15. Malbrain ML, Marik PE, et al. Fluid overload, de-resuscitation, and outcomes in critically ill or injured patients: a systematic review with suggestions for clinical practice. Anaesthesiol Intensive Ther 2014;46:361-80.
16. Bouchard J, Soroko SB, et al. Fluid accumulation, survival and recovery of kidney function in critically ill patients with acute kidney injury. Kidney Int 2009;76:422-7.
17. Teixeira C, Garzotto F, et al. Fluid balance and urine volume are independent predictors of mortality in acute kidney injury. Crit Care 2013;17:R14.
18. Schortgen F, Girou E, et al. The risk associated with hyperoncotic colloids in patients with shock. Intensive Care Med 2008;34:2157-68.
19. Weidermann CJ, Dunzendorfer S, et al. Hyperoncotic colloids and acute kidney injury: a meta-analysis of randomized trials. Crit Care 2010;14:R191.
20. Perner A, Haase N, et al. Hydroxyethyl starch 130/0.42 versus Ringer's acetate in severe sepsis. N Engl J Med 2012;367:124-34.
21. Myburg JA, Finfer S, et al. Hydroxyethyl starch or saline for fluid resuscitation in intensive care. N Engl J Med 2012;367:1901-11.
22. Shaw AD, Bagshaw SM, et al. Major complications, mortality, and resource utilization after open abdominal surgery. Ann Surg 2012;255:821-9.
23. Yunos NM, Bellomo R, et al. Association between a chloride-liberal vs chloride-restrictive intravenous fluid administration strategy and kidney injury in critically ill adults. JAMA 2012;308: 1566-72.
24. Zhou F, Peng Z-Y, Bishop JV, et al. Effects of fluid resuscitation with 0.9% saline versus a balanced electrolyte solution on acute kidney injury in a rat model of sepsis. Crit Care Med 2013;42:e270-8.
25. Asfar P, Meziani F, et al. High versus low blood-pressure target in patients with septic shock. N Engl J Med 2014;370:1583-93.
26. Uchino S, Doig GS, et al. Beginning and Ending Supportive Therapy for the Kidney (BEST Kidney) Investigators. Diuretics and mortality in acute renal failure. Crit Care Med 2004;32:1669-77.
27. Koyner JL, Davison DL, et al. Furosemide stress test and biomarkers for the prediction of AKI severity. J Am Soc Nephrol 2015;doi:10.1681/ASN.2014060535.
28. Kellum JA, Decker JM. Use of dopamine in ARF; a meta analysis. Crit Care Med 2001;29:1526-31.
29. Olsen NV, Hamsen JM, et al. Renal tubular reabsorption of sodium and water during infusion of low-dose dopamine in normal man. Clin Sci 1990;78:503-7.
30. Bove T, Zangrillo A, et al. Effect of fenoldopam on use of renal replacement therapy among patients with acute kidney injury after cardiac surgery: a randomized clinical trial. JAMA 2014;312: 2244-53.

13

高钠血症和低钠血症

Sumit P. Singh

渗透压调节障碍导致的血钠异常（即高钠血症和低钠血症）是危重症患者中极其常见的临床问题。通常，血钠异常并无症状，但有时也可表现为从轻度异常到危及生命的一系列临床表现。入院时已存在的血钠异常或医源性因素导致的血钠异常是发病率和死亡率增加的独立危险因素。收入重症医学科（intensive care unit，ICU）时即存在的血钠异常与死亡风险的相关性往往比 ICU 内获得性血钠异常更高。即使患者在 ICU 期间无血钠异常，血浆钠浓度的波动也是院内死亡率增加的独立危险因素[1]。治疗的关键在于鉴别急、慢性病变，并随后平衡治疗风险和疾病风险。

高钠血症

高钠血症的定义是指血钠浓度大于 145mmol/L。高钠血症通常发生在水摄入受限、渴感减退或者两种情况都存在的人中。此外，高钠血症可能会因一些病理状态，例如导致液体丢失的急性病变而加重。在 ICU 中，高钠血症在持续性液体丢失以及水摄入不足 / 受限的情况下是很常见的。

在门诊患者中，高钠血症主要见于高龄患者；而在住院患者中，高钠血症则可能发生在任何年龄段中。高钠血症在全部住院患者中发病率约为 2%，而在 ICU 患者中可高达 15%[2-5]。据报道，ICU 中高钠血症患者的死亡率可高达 32% 左右[4]。尽管 ICU 中高钠血症的发病率及死亡率增加提示了基础疾病的严重程度，但高钠血症本身是住院死亡和 ICU 死亡的独立危险因素[1，7]。

高钠血症通常不是钠稳态的问题，而是由于水分摄入和分泌之间的负平衡所导致的自由水缺乏的问题。高钠血症极少是由钠摄入增加引起的，如输注高渗盐。根据盐和自由水摄入 / 丢失的相对平衡，高钠血症可分为高容量性、等容量性和低容量性。

水通过穿透细胞半透膜来平衡细胞内液和细胞外液之间的溶质浓度。高钠血症常伴细胞外水转移引起高渗，导致细胞收缩。钠离子能够自由地穿过全身毛细血管膜，保证了钠浓度在所有细胞外液中是一致的。然而，由星形胶质细胞足突排列构成的血 - 脑屏障内皮连接紧密，限制了钠离子的运动[7]。高钠血症会导致脑容量的净损耗，形成脑血管的机械性牵张，继而引发颅内出血[8]。从治疗角度上来看，高钠血症还可用于预防颅内压增高患者脑疝的发生[6]。

水平衡的调节是由下丘脑渗透压感受器所控制的，这些细胞在细胞膜上表达瞬时感受器电位时间通道家族成员 1（transient receptor potential time channel subfamily member 1，TRPV 1）和成员 4（TRPV 4）[9，10]，并在血浆钠浓度高于 135mmol/L 时与之呈线性关系释放血管紧张素[11]。血管紧张素能够与肾集合管主细胞基底膜上的 V2 受体相结合[9]导致自由水潴留，尿液浓缩。慢性高钠血症能够导致脑细胞内特有的渗透压变化，这种细胞适应性改变可防止细胞皱缩，但如果补充自由水快速纠正高钠血症，则会导致特发性脑水肿。

高钠血症的症状主要是神经性症状，早期可表现为意识混乱、虚弱或者嗜睡，进一步发展为癫痫、昏迷甚至死亡。心血管的症状可能与容量状态有关，这取决于高钠血症的病因。急性高钠血症可导致脱髓鞘症状[12，13]。

在治疗 ICU 患者时，应始终考虑预防医源性高钠血症。由于 ICU 是一个密切监护的环境，那么在血钠水平上升到一个非正常水平前就应该意识到并且鉴别出有此倾向的患者。ICU 内高钠血症已被认为是一项治疗质量的评价指标[4]。

对于有症状或者血钠水平急剧升高的患者，应该积极地控制高钠血症。治疗高钠血症最基本的原则是补水。水的缺失程度可以用以下公式来估算：

水缺失量 =［0.6* × 总体重（kg）］×（患者的血清钠浓度 /140 − 1）

在这里，0.6* × 总体重（kg）是躯体总水量，140 是目标血清钠浓度。水占总体重的比例在女性中为 50%，在老年男女患者中也接近 50%。

公式中假设身体是一个封闭的空间，还应该考虑到持续丢失的液体。另外一个计算自由水缺失程度的简易方法是血清钠浓度每升高 1mmol/L 代表缺失 3ml/kg（老年女性）到 4ml/kg（年轻男性）的水平[14]。

慢性高钠血症定义为持续 48 小时以上或者持续时间未知的高钠血症，其最主要的治疗目标是降低血浆钠浓度，但是每天不超过 10mmol/L[14]。在急性高钠血症中，血浆钠浓度的降低速度不能超过每小时 2mmol/L，直到血钠浓度降至 145mmol/L。超急性的高钠血症，如突然的盐摄入过多，表现为癫痫或者颅内出血者，应该迅速输注 5% 葡萄糖水溶液并行紧急血液透析以恢复正常的血钠浓度。通常，高钠血症的治疗不足或者矫枉过正的风险并不大[16，17]。

低钠血症

低钠血症定义为血清钠浓度低于136mmol/L，是住院患者中最常见的一种电解质紊乱[18]。在住院患者中，低钠血症的发病率为30%～36%[19,20]。高龄患者处理机体水盐平衡的能力下降，因此高龄是发生低钠血症的独立危险因素[19]。

在老年人群中，了解这种电解质异常变得越来越重要。此外，在该年龄段使用噻嗪类利尿剂以及非甾体抗炎药等药物也会造成肾脏排泄自由水的能力减弱。重症患者同样也存在肾脏排泄自由水的能力受损。资料显示，新收入ICU的患者低钠血症的发生率是14%[21]，而总体的发生率是11%～29%[22-24]。低钠血症可造成住院时间延长，而且是患者死亡的独立预测因素。严重低钠血症患者（血清钠低于125mmol/L）的死亡率约为27%～40%[21,25]。

钠是维持血浆渗透压的主要电解质。低钠血症可导致低渗透压以及水流入细胞内。细胞水肿在脑细胞中最明显，表现为不同程度的脑水肿及相应的神经系统症状。有两种机制能够代偿这种细胞水肿。首先，脑水肿导致的间质静水压升高可使液体从间质转移到脑脊液（cerebrospinal fluid，CSF）中，从而有一部分水被吸收。其次，细胞内电解质丢失（主要是钾）以及渗透物质（牛磺酸、谷氨酸等）在神经元和周围的星形胶质细胞之间发生转移。星形胶质细胞的水肿起到了替代作用，使神经元免受渗透应激的损伤[26]。随着渗透物质的流失及伴随的失水，脑容量在一段时间后能够恢复正常。但是，这种适应性变化有时是有害的。在急性低钠血症中谷氨酸等渗透物质的释放，可能会导致癫痫；这种适应机制可能解释了慢性低钠血症中出现的神经系统症状，如虚弱和嗜睡[27]。快速地纠正慢性低钠血症会导致急性细胞脱水，其表现类似高钠血症。一旦低钠血症得到纠正，尽管细胞内电解质的积累更快，但渗透物质的再生较慢，可能会耗时数日[27]。

尽管轻度的慢性低钠血症是无症状的，但其可增加摔倒、记忆损伤以及步态异常的发生率[28]。低钠血症也与骨质疏松有关[29-31]，尤其是在老年患者中，这两种因素共同作用会导致骨折的风险增加。低钠血症的主要症状为神经系统症状，在急性低钠血症中更普遍，尤其是当血钠浓度降低到120mmol/L以下时。初期的非特异性症状如头疼、嗜睡、恶心可进展为反射迟钝、癫痫、昏迷甚至死亡[32]。绝经后女性[33]、16岁以下的儿童[34]、已有中枢神经系统（central venous system，CNS）基础病变或者脑占位性病变及缺氧的患者[35]发生脑病的风险增加。女性在月经期出现神经系统症状后病死率也会增加[33]。低钠血症性脑病以及颅内压增高能够触发非心源性肺水肿[36]。这种情况继发于CNS介导的肺血管通透性增加和儿茶酚胺的释放，导致肺血管收缩以及静水压水肿[35]。

低钠血症的治疗必须着重于提升钠浓度以及解决导致低钠血症的主要病因，同时还要预防在恢复血钠时的医源性损伤。无论是什么原因导致的低钠血症，限制低渗性液体都是治疗中最基本的一步/关键点。限水要足以实现自由水的负平衡（总摄入量和水排泄量之间的差值）才能有效纠正低钠血症。同时也要测定尿钠浓度和尿渗透压，尤其是当尿液为高渗尿时。在抗利尿激素分泌失调综合征（syndrome of inappropriate antidiuretic hormone，SIADH）患者中，肾脏钠排泄会因容量扩张而增加，这些患者输注生理盐水可能会导致低钠血症，应避免应用。

症状性低钠血症，无论是急性（<48小时）还是慢性的（>48小时）都需要紧急治疗。临床上一致认为治疗症状性低钠血症的一线治疗方法是给予3%高渗盐水[37]。不过，纠正低钠血症的最佳速率仍存争议。1ml 3%高渗盐水可使血钠浓度增加1mmol/L。首剂2ml/kg 3%高渗盐水，最大量100ml，如果症状持续存在可每10～15分钟重复输注。通常来说，用高渗盐水将血钠浓度升高4～6mmol/L就足以预防危及生命的低钠血症神经症状。

血清钠浓度达到安全水平（如120mmol/L）所需高渗盐水的量可以通过以下公式来计算：

钠缺失 = 0.5 × 无脂体重（kg）×（120 − 血清钠浓度）

为了避免医源性的神经损伤，必须谨慎地纠正低钠血症。血清钠浓度的升高速率不能超过每24小时10mmol/L或每48小时18mmol/L[38]。应频繁监测电解质以确保纠正血钠的速率不致过快。症状缓解后应该降低纠正血钠的速率。

低钠血症的意外过度纠正很常见[39]。该情况可在纠正基础疾病（例如，脱水患者的容量补充、中断噻嗪类利尿药的应用或者SIADH病因治疗）同时输注3%高渗盐水时发生。对具有渗透性脱髓鞘综合征（osmotic demyelination syndrome，ODS）或已经开始出现体征和症状的患者，可以每6～8小时输注去氨升压素以降低血钠浓度[40]。

除了纠正血清钠水平之外，也应该同时纠正并存的低钾血症。由于钠浓度等于可交换的阳离子除以体内总水量，因此，增加钾浓度可以间接增加血清钠浓度[41]。

在一些病例中快速纠正（每小时>2mmol/L）血钠可导致ODS。ODS的其他风险因素是低钠血症的过度纠正与纠正速率过快（每24小时>12～25mmol/L）[42-45]。传统上ODS能够影响脑桥（脑桥中央髓鞘溶解症），但是脑桥外同样多见[46]。出现该并发症的患者，随着低钠血症的纠正首先会改善脑病症状，随后病情恶化并进展为永久的神经症状，包括假性延髓麻痹、四肢轻瘫以及昏迷。

越来越多的证据表明，轻度慢性低钠血症与步态和意识紊乱相关，会增加摔倒和骨折的风险[47]。因此，应在每一个ICU患者中尝试纠正低钠血症。在这些病例中一般不推荐使用高渗盐水。除了限制水摄入之外，还应该评估患者的容量状态。在等容型患者中，SIADH是慢性低钠血症最常见的病因。尽管限水是治疗的关键，但ADH限制了肾对自由水的排泄，检测尿液渗透压也同样重要。在尿渗透压高的患者中，自由水负平衡可通过应用袢利尿剂或者地美环素（300～600mg，每天两次）阻断血管升压素对肾的作用而达到。血管升压素拮抗剂（伐普坦类药物）是一种相对较新的用来治疗等容量型和高容量型低钠血症的药物。这类药物中的两种药，托伐普坦和考尼伐坦已经被美国食品药品管理局（Food and Drug Administration，FDA）所批准。因为有些患者对此类药物无反应，这些药物不推荐用于治疗急性症状性低钠血症[48]。在慢性低钠血症患者中，这些药物对充血性心力衰竭（congestive heart failure，CHF）和肝硬化所导致的高容量性低钠血症的患者最有效。鉴于这些药物未能降低死亡率且治疗费用高昂，并不推荐常规应用[49]。

高血容量性低钠血症与水肿和低“有效”容量状态有关，如充血性心力衰竭。有效循环血量减少会导致 ADH 释放，引起水潴留。除了纠正原发疾病以纠正低“有效”循环容量外，还有一些特殊的治疗，包括限钠、限水以及应用袢利尿剂促进自由水的排出。

低容量性低钠血症通常是由于容量减少（水和盐）和低渗液体的消耗所致。低血容量可引起 ADH 的释放，进一步导致肾自由水潴溜。这种自由水的正平衡会导致低血容量性低钠血症。治疗方法包括输注生理盐水以纠正容量减少，并可减少 ADH 的分泌，从而使肾脏排除多余的自由水，纠正低钠血症。

知识点

1. 血钠异常是增加死亡率和发病率的危险因素。
2. 治疗应基于对急性和慢性血钠异常的鉴别。
3. 血钠异常的症状和体征大部分是神经性的，主要是由于血脑屏障对钠转运的限制所致。
4. 高钠血症和低钠血症的快速纠正，可使患者产生脑水肿和急性脱髓鞘症状。
5. 低钠血症是住院患者中最常见的电解质异常。
6. 血管紧张素拮抗剂（伐普坦类）是一种相对新型的用于治疗等容量性和高容量性低钠血症的药物。

（王洪亮 译，周飞虎 齐霜 审校）

参考文献

1. Sakr Y, Rother S, Ferreira AM, et al. Fluctuations in serum sodium level are associated with an increased risk of death in surgical ICU patients. Crit Care Med 2013;41(1):133-42.
2. Molaschi M, Ponzetto M, Massaia M, et al. Hypernatremic dehydration in the elderly on admission to hospital. J Nutr Health Aging 1997;1(3):156-60.
3. Palevsky PM, Bhagrath R, Greenberg A. Hypernatremia in hospitalized patients. Ann Intern Med 1996;124(2):197-203.
4. Polderman KH, Schreuder WO, Strack van Schijndel RJ, Thijs LG. Hypernatremia in the intensive care unit: an indicator of quality of care? Crit Care Med 1999;27(6):1105-8.
5. Snyder NA, Feigal DW, Arieff AI. Hypernatremia in elderly patients. A heterogeneous, morbid, and iatrogenic entity. Ann Intern Med 1987;107(3):309-19.
6. Deleted in review.
7. Vandergheynst F, Sakr Y, Felleiter P, et al. Incidence and prognosis of dysnatraemia in critically ill patients: analysis of a large prevalence study. Eur J Clin Invest 2013;43(9):933-48.
8. Simmons MA, Adcock EW 3rd, Bard H, Battaglia FC. Hypernatremia and intracranial hemorrhage in neonates. N Engl J Med 1974;291(1):6-10.
9. Bichet DG. Physiopathology of hereditary polyuric states: a molecular view of renal function. Swiss Med Wkly 2012;142:w13613.
10. Bourque CW. Central mechanisms of osmosensation and systemic osmoregulation. Nat Rev Neurosci 2008;9(7):519-31.
11. Balanescu S, Kopp P, Gaskill MB, et al. Correlation of plasma copeptin and vasopressin concentrations in hypo-, iso-, and hyperosmolar states. J Clin Endocrinol Metab 2011;96(4):1046-52.
12. Ismail FY, Szollics A, Szolics M, et al. Clinical semiology and neuroradiologic correlates of acute hypernatremic osmotic challenge in adults: a literature review. AJNR Am J Neuroradiol 2013;34(12):2225-32.
13. Soupart A, Penninckx R, Namias B, et al. Brain myelinolysis following hypernatremia in rats. J Neuropathol Exp Neurol 1996;55(1):106-13.
14. Sterns RH. Disorders of plasma sodium—causes, consequences, and correction. N Engl J Med 2015;372(1):55-65.
15. Deleted in review.
16. Bataille S, Baralla C, Torro D, et al. Undercorrection of hypernatremia is frequent and associated with mortality. BMC Nephrol 2014;15:37.
17. Schrier RW. Body water homeostasis: clinical disorders of urinary dilution and concentration. J Am Soc Nephrol 2006;17(7):1820-32.
18. Hawkins RC. Age and gender as risk factors for hyponatremia and hypernatremia. Clin Chim Acta 2003;337(1-2):169-72.
19. Hoorn EJ, Lindemans J, Zietse R. Development of severe hyponatraemia in hospitalized patients: treatment-related risk factors and inadequate management. Nephrol Dial Transplant 2006;21(1):70-6.
20. Bennani SL, Abouqal R, Zeggwagh AA, et al. Incidence, causes and prognostic factors of hyponatremia in intensive care. Rev Med Interne 2003;24(4):224-9.
21. DeVita MV, Gardenswartz MH, Konecky A, Zabetakis PM. Incidence and etiology of hyponatremia in an intensive care unit. Clin Nephrol 1990;34(4):163-6.
22. Funk GC, Lindner G, Druml W, et al. Incidence and prognosis of dysnatremias present on ICU admission. Intensive Care Med 2010;36(2):304-11.
23. Stelfox HT, Ahmed SB, Khandwala F, et al. The epidemiology of intensive care unit-acquired hyponatraemia and hypernatraemia in medical-surgical intensive care units. Crit Care 2008;12(6):R162.
24. Gill G, Huda B, Boyd A, et al. Characteristics and mortality of severe hyponatraemia—a hospital-based study. Clin Endocrinol (Oxf) 2006;65(2):246-9.
25. Pasantes-Morales H, Cruz-Rangel S. Brain volume regulation: osmolytes and aquaporin perspectives. Neuroscience 2010;168(4):871-84.
26. Verbalis JG. Brain volume regulation in response to changes in osmolality. Neuroscience 2010;168(4):862-70.
27. Renneboog B, Musch W, Vandemergel X, et al. Mild chronic hyponatremia is associated with falls, unsteadiness, and attention deficits. Am J Med 2006;119(1):71.e1-8.
28. Ayus JC, Moritz ML. Bone disease as a new complication of hyponatremia: moving beyond brain injury. Clin J Am Soc Nephrol 2010;5(2):167-8.
29. Kinsella S, Moran S, Sullivan MO, et al. Hyponatremia independent of osteoporosis is associated with fracture occurrence. Clin J Am Soc Nephrol 2010;5(2):275-80.
30. Verbalis JG, Barsony J, Sugimura Y, et al. Hyponatremia-induced osteoporosis. J Bone Miner Res 2010;25(3):554-63.
31. Pokaharel M, Block CA. Dysnatremia in the ICU. Curr Opin Crit Care 2011;17(6):581-93.
32. Ayus JC, Wheeler JM, Arieff AI. Postoperative hyponatremic encephalopathy in menstruant women. Ann Intern Med 1992;117(11):891-7.
33. Arieff AI, Ayus JC, Fraser CL. Hyponatraemia and death or permanent brain damage in healthy children. BMJ 1992;304(6836):1218-22.
34. Moritz ML, Ayus JC. New aspects in the pathogenesis, prevention, and treatment of hyponatremic encephalopathy in children. Pediatr Nephrol 2010;25(7):1225-38.
35. Ayus JC, Arieff AI. Pulmonary complications of hyponatremic encephalopathy. Noncardiogenic pulmonary edema and hypercapnic respiratory failure. Chest 1995;107(2):517-21.
36. Moritz ML, Ayus JC. Management of hyponatremia in various clinical situations. Curr Treat Options Neurol 2014;16(9):310.
37. Sterns RH, Nigwekar SU, Hix JK. The treatment of hyponatremia. Semin Nephrol 2009;29(3):282-99.
38. Mohmand HK, Issa D, Ahmad Z, et al. Hypertonic saline for hyponatremia: risk of inadvertent overcorrection. Clin J Am Soc Nephrol 2007;2(6):1110-17.
39. Perianayagam A, Sterns RH, Silver SM, et al. DDAVP is effective in preventing and reversing inadvertent overcorrection of hyponatremia. Clin J Am Soc Nephrol 2008;3(2):331-6.
40. Sterns RH. Central nervous system complications of severe hyponatremia. In: Andreucci VE, Fine LG, editors. International Yearbook of Nephrology. London: Springer-Verlag; 1992. p. 55-74.
41. Karp BI, Laureno R. Pontine and extrapontine myelinolysis: a neurologic disorder following rapid correction of hyponatremia. Medicine (Baltimore) 1993;72(6):359-73.
42. Sterns RH. Neurological deterioration following treatment for hyponatremia. Am J Kidney Dis 1989;13(5):434-7.
43. Sterns RH, Cappuccio JD, Silver SM, Cohen EP. Neurologic sequelae after treatment of severe hyponatremia: a multicenter perspective. J Am Soc Nephrol 1994;4(8):1522-30.
44. Sterns RH, Riggs JE, Schochet SS Jr. Osmotic demyelination syndrome following correction of hyponatremia. N Engl J Med 1986;314(24):1535-42.
45. Sterns RH, Hix JK, Silver S. Treatment of hyponatremia. Curr Opin Nephrol Hypertens 2010;19(5):493-8.
46. Gankam Kengne F, Andres C, Sattar L, et al. Mild hyponatremia and risk of fracture in the ambulatory elderly. QJM 2008;101(7):583-8.
47. Velez JC, Dopson SJ, Sanders DS, et al. Intravenous conivaptan for the treatment of hyponatraemia caused by the syndrome of inappropriate secretion of antidiuretic hormone in hospitalized patients: a single-centre experience. Nephrol Dial Transplant 2010;25(5):1524-31.
48. Gheorghiade M, Gottlieb SS, Udelson JE, et al. Vasopressin v(2) receptor blockade with tolvaptan versus fluid restriction in the treatment of hyponatremia. Am J Cardiol 2006;97(7):1064-7.
49. Murphy T, Dhar R, Diringer M. Conivaptan bolus dosing for the correction of hyponatremia in the neurointensive care unit. Neurocrit Care 2009;11(1):14-19.

14

高钾血症和低钾血症

Bryan Romito and Anahat Dhillon

钾是最丰富的细胞内阳离子，参与许多生物功能的调节[1]。重症患者经常会出现电解质紊乱，常常罹患多种疾病，长期营养不良，器官功能不全，以及需要多药治疗。高钾血症和低钾血症均可增加重症监护室（intensive care unit，ICU）患者的死亡风险。因此准确识别和治疗非常重要[2]。

高钾血症

高钾血症的定义是血钾浓度 >5.0mmol/L[3]。因为血清和血浆样本都可以用来测量 K^+ 水平，重要的是要知道分析的实验室标本是什么[4]。在凝血的过程中，血小板释放 K^+，使得血清中的 K^+ 浓度高于血浆。K^+ 浓度升高，可以导致真性高钾血症或假性高钾血症[5]。当血清 K^+ 超过血浆 K^+ >0.4mmol/L[6]，定义为假性高钾血症。其他导致 K^+ 错误升高的潜在原因包括细胞溶解，血小板增多，白细胞增多，标本处理时间延迟和样本低温[4,6]。

当 K^+ 排泄或细胞间转运障碍时会发生真性高钾血症（框 14-1）。在没有肾功能衰竭的情况下，将近 90% 的 K^+ 经肾脏排泄。仅当肾功能下降至低于正常的 25% 时，血清钾会升高[5]。与高钾血症高风险密切相关的因素包括肾病的晚期，糖尿病并发症，以及使用减少 K^+ 排泄的药物尤其是影响肾素 - 血管紧张素 - 醛固酮系统的药物[7,8]。醛固酮刺激尿钾的分泌，因此，醛固酮缺乏或者使用醛固酮拮抗剂可能会导致高钾血症[9]。

框 14-1 高钾血症的原因

K^+ 排泄受损
- 肾衰竭
- 盐皮质激素不足
- 肾小管酸中毒（4 型）
- 酶缺陷
- 醛固酮抵抗
- 药物：保钾利尿剂，ACEIs，ARBs，NSAIDs，肝素，甲氧苄啶，环孢霉素、他克莫司、喷他脒

K^+ 溢出细胞外
- 高渗
- 组织破坏：横纹肌溶解、烧伤、创伤
- 药物：β- 受体阻滞剂、地高辛、精氨酸、赖氨酸
- 家族性高钾周期性瘫痪
- 胰岛素不足或抵抗

ACEIs：血管紧张素转换酶抑制剂；ARBs：血管紧张素受体阻滞剂；NSAIDs：非甾体抗炎药物。

在 ICU 中有很多常用的药物可以通过影响 K^+ 清除导致高钾血症。保钾利尿剂（例如，螺内酯、阿米洛利、氨苯蝶啶）抑制尿钾排泄，增加肾功能受损患者发生高钾血症的风险[1]。由于发现螺内酯的使用可以降低严重心力衰竭患者的发病率和死亡率，近年来这一药物的使用极大地增加[10]。结果，导致高钾血症住院治疗比过去更普遍，与高钾血症相关的住院死亡增加[11]。血管紧张素转换酶抑制剂（angiotensin-converting enzyme inhibitors，ACEIs）降低醛固酮水平，与高钾血症的发病率升高密切相关。血管紧张素受体阻滞剂（angiotensin receptor blockers，ARBs），与 ACEIs 相比，导致高钾血症的风险更大[12]。非甾体抗炎药（nonsteroidal antiinflammatory drugs，NSAIDs）抑制环氧化酶 -2（cyclooxygenase-2，COX-2），导致肾前列腺素合成减少。随着前列腺素刺激肾素的释放，NSAIDs 可能会诱导低肾素相关的醛固酮减少症，表现为高钾血症和酸中毒[13,14]。NSAIDs 相关高钾血症的程度可能在基础肾功能不全或使用影响 K^+ 清除药物的患者中更重[15]。选择性的环氧化酶抑制程度对 NSAIDs 相关性高钾血症的发生和发展是否存在影响还没有明确的结论[16,17]。肝素钠通过减少血管紧张素Ⅱ受体的数量和亲和力，诱导可逆的醛固酮减少症和高钾血症。这一效应不依赖于肝素钠的给药途径和是否达到抗凝水平[18]。在没有明显肾损伤的情况下，神经蛋白抑制剂，环孢霉素和他克莫司损害肾小管氢离子（H^+）的分泌，引起高钾血症[19]。其他可能改变尿钾排泄，引起高钾血症的药物包括喷他脒和甲氧苄啶。甲氧苄啶的结构与保钾利尿剂阿米洛利相似，可以减少大约 40% 的尿 K^+ 排泄[20]。

改变细胞间 K^+ 的分布可能会导致重症患者发生严重的高钾血症。这可能是由于细胞内 K^+ 大量释放或者 K^+ 由细胞外向细胞内转运障碍引起。pH 相关的 K^+ 跨细胞动力效应是复杂的，因为同时会发生大量的直接和间接生理反应[1]。血清渗透压高会导致水从细胞内析出，溶剂拖拽的结果使 K^+ 浓度逐渐增加[21]。由于 K^+ 是细胞内的主要阳离子，横纹肌溶解、烧伤、创伤导致的大量组织破坏，会使 K^+ 释放到细胞

外，产生高钾血症[22]。家族性高钾周期性瘫痪是一种罕见的常染色体显性离子通道功能障碍，表现为间歇性麻痹和 K^+ 升高[23]。

许多药物影响 K^+ 的跨膜转运。β- 肾上腺素能阻滞剂减少 K^+ 向细胞内的转运，可以促使肾衰竭患者发生高钾血症。这些药物导致的高钾血症可能依赖于它们对 α- 受体和 β- 受体的选择性[24]。琥珀胆碱是 ICU 中常用的肌松剂，可促进 K^+ 从肌细胞中溢出。肌松、烧伤、创伤、长时间制动会发生严重的高钾血症[22, 25]。地高辛是一种阻断细胞膜钠 / 钾三磷酸腺苷酶（Na^+-K^+-ATPase）的强心苷，阻断这个泵，导致 K^+ 释放到细胞外。治疗剂量的地高辛不会引起高钾血症，但是中毒剂量的地高辛会引起高钾血症[26]。胰岛素促进 K^+ 吸收，进入细胞内，因此胰岛素抵抗或者不足可能会导致高钾血症。

临床效应

血钾异常的许多临床表现反映了正常血钾对细胞膜电位的重要性[2]。神经肌肉细胞和心肌细胞受 K^+ 平衡改变的影响最大[27]。高钾血症常常是无症状的，可以表现为疲乏无力、感觉异常、运动麻痹和四肢瘫痪[2, 5]。这些症状不是高钾血症特有的，通常仅在严重情况下发生。高钾血症最严重的后果是降低心肌细胞静息膜电位。K^+ 水平改变导致传导系统异常，在心电图（electrocardiogram，ECG）上可以观察到特征性的改变（表 14-1）。高钾血症相关的心电图异常通常是渐进的。心电图上观察到最初和最常见的异常是对称的 T 波高尖。随着高钾血症的进展，心电图上可以观察到的异常包括 QRS 波群增宽和 P 波降低直至消失[5]。血钾进一步增高，会使 QRS 波与 T 波融合，产生正弦波，这可能最终蜕化为室性心律失常或心搏骤停。值得注意的是，K^+ 导致的心电图异常存在显著的变异性，并不是所有的患者都有心脏方面的临床表现[28]。

治疗

治疗高钾血症最重要的目标是预防威胁生命的心律失常。治疗策略是在细胞水平上对抗高钾血症的影响，将 K^+ 从细胞外转移到细胞内，从体内清除 K^+。然而，究竟多高水平的高钾血症需要干预还没有共识，当血清 K^+≥6.0mmol/L 或者有心电图异常时需要紧急处理[3, 29]。

在细胞水平对抗高钾血症的影响

氯化钙和葡萄糖酸钙可以拮抗高钾血症诱导的心脏膜兴奋性。氯化钙比葡萄糖酸钙具有更大的生物利用度，并且含有更多的钙。尽管它们对细胞膜兴奋性有作用，但钙盐不会降低 K^+，而且在地高辛中毒时，由于钙可能会增加药物不良反应而在临床上禁忌使用[5]。

将 K^+ 从细胞外转移到细胞内

胰岛素通过激活 Na^+-K^+-ATP 酶，增加细胞对 K^+ 的摄取[3]。

表 14-1 K^+ 异常引起的心电图改变

高钾血症	低钾血症
T 波高尖	T 波低平
QRS 波群增宽	ST 段下移
P 波消失	U 波
正弦波	QT 间期延长
室性心律失常	室性心律失常
心脏停搏	

它是促进细胞间转运最有效的药物，以最快和最大的限度降低 K^+[22]。给药后 15 分钟出现降钾效应，持续 2～4 小时。推荐剂量是静脉注射（intravenous，IV）10u 胰岛素和 12.5～25g 葡萄糖，以免出现低血糖。这个剂量可以使 K^+ 下降 0.5～1.0mmol/L[29]。$β_2$- 受体激动剂也可以通过激活 Na^+-K^+-ATP 酶，降低 K^+。沙丁胺醇雾化是一种有效的治疗方案，可在 30 分钟内降低 K^+[28]。沙丁胺醇降低 K^+ 是剂量依赖性的。胰岛素和 $β_2$- 受体激动剂可以单药治疗，联合使用有协同作用[29]。碳酸氢钠可缓冲细胞外的 H^+，促进 K^+ 转运到细胞内，它的降 K^+ 作用最弱，限于合并代谢性酸中毒时使用[5, 29]。

从体内清除 K^+

一些利尿剂会刺激尿 K^+ 排泄，然而，没有临床实验支持这些药物用于高钾血症的治疗[28]。阳离子交换树脂，聚苯乙烯钠（降钾树脂），在结肠以钠交换钾[3]。每一克树脂在 24 小时内清除大约 1mmol/LK^+[5]。降钾树脂的降钾效果慢，可能不适合在紧急状态下使用。此外，使用降钾树脂可能会出现肠坏死和肠穿孔[22]。最近研究评估，新的阳离子交换化合物，如锆环硅酸钠（ZS-9）和过氧化锆已显示出良好的前景；还需要进一步的研究[7, 8]。透析是清除 K^+ 最可靠的方法。腹膜透析和血液透析都可以选择，但是血液透析更有效，可以通过改变透析液中 K^+ 的浓度和血流速度，调节 K^+ 清除的速度[29]。表 14-2 总结了一些治疗高钾血症的方法。

低钾血症

低钾血症的定义是血钾浓度 <3.5mmol/L[1]。导致低钾血症的常见原因包括饮食摄入量减少、排泄增加、转移进入细胞内（框 14-2）。低钾血症常常是医源性的。利尿剂治疗是危重患者低钾血症有充分证据证明的原因。噻嗪类利尿剂通过增加集合管钠和水的分泌，间接促进钾分泌[30]。髓袢利尿剂直接抑制髓袢升支粗段 Na-K-2Cl 转运蛋白。乙酰唑胺减少了碳酸氢盐在近曲小管的重吸收，增加 K^+ 在远端肾单位的分泌[31]。氟氢可的松和氢化可的松通过盐皮质激素效应，增加尿钾排泄。氨基糖苷类抗生素、两性霉素 B、顺铂、替诺福韦、膦甲酸都促进肾脏 K^+ 排泄，可以导致低钾血症[32]。青霉素和青霉素的合成衍生物作为不可重吸收的阴离子，促进 K^+ 分泌[22]。许多药物通过改变细胞间 K^+ 平衡导

表 14-2 高钾血症的治疗

治疗	机制	剂量 / 评价	起效	持续时间
钙	稳定心肌兴奋性	10ml 10% 的溶液（葡萄糖酸钙或氯化钙）	几分钟	30～60 分钟
普通胰岛素	向细胞内转移 K^+	10U IV + 12.5～25g 葡萄糖	15～30 分钟	2～4 小时
沙丁胺醇	向细胞内转移 K^+	10～20mg 吸入超过 10 分钟	30 分钟	2～3 小时
碳酸氢钠	向细胞内转移 K^+	在酸中毒的情况下	延迟的	—
降钾树脂	从体内清除 K^+	口服 15～30g 灌肠 30～50g	4～6 小时 1 小时	—
髓袢利尿剂	从体内清除 K^+	静脉注射，随药物不同或肾功能不全而变化	15～60 分钟	—
透析	从体内清除 K^+	紧急情况下血液透析优先于腹膜透析	15～30 分钟	—

框 14-2 低钾血症的原因

K^+ 摄入减少

K^+ 排泄增加

腹泻、泻药、灌肠剂滥用

增加肾脏丢失：

- 药物：利尿剂、糖皮质激素、氨基糖苷类抗生素、两性霉素 B、顺铂、替诺福韦、膦甲酸、β- 内酰胺类抗生素
- 碱血症
- 渗透性利尿（未控制的高血糖）
- 肾小管酸中毒

盐皮质激素增多：

- 原发性醛固酮增多症
- 先天性肾上腺皮质增多症

其他原因：

- Liddle’s 病
- 酶缺陷
- Bartter 综合征
- 镁缺乏

K^+ 向细胞内转移

药物：β- 受体激动剂、儿茶酚胺、胰岛素、黄嘌呤、利培酮、喹硫平

震颤性谵妄

甲状腺功能亢进

家族性低钾周期性瘫痪

钡中毒

致低钾血症。$β_2$- 受体激动剂、儿茶酚胺、胰岛素和黄嘌呤都可以刺激细胞摄取 K^+。甲状腺素、利培酮和喹硫平过量，与低钾血症有关[22, 32]。

粪便中的 K^+ 大约为 55～75mmol/L[33]。由于粪便的量通常较低，粪便 K^+ 丢失量仅为 10mmol/d[34]。使用泻药、腹泻或灌肠时粪便量增加，K^+ 丢失显著增加。胃液中 K^+ 为 5～10mmol/L；因此，呕吐或过度的胃肠减压通常不会直接导致低钾血症。然而，大量胃酸丢失会引起代谢性碱中毒，会间接刺激肾脏 K^+ 排泄，可能会加重低钾血症[33]。碱血症对 K^+ 的最终影响取决于原发病的性质、肾功能不全的病程和程度[31]。肾小管酸中毒可以促进尿 K^+ 丢失。镁缺乏通过增加远端 K^+ 分泌，可能会进一步加重低钾血症[35]。放射显影剂钡中毒，减少肌肉细胞 K^+ 的释放可导致低钾血症[36]。谵妄发作既与尿 K^+ 分泌增多有关，也与 K^+ 向细胞内转移有关[37]。

临床效应

低钾血症是住院患者中最常见的电解质紊乱，大部分患者是无症状的[3]。轻度的表现包括：疲乏、无力、恶心、呕吐和便秘[22]。K^+ 持续降低会导致横纹肌溶解、上行性麻痹和呼吸衰竭[3]。低钾血症最严重和潜在致命的危险是对心脏的影响。对于高血压、冠心病、心力衰竭患者尤其显著[22]。低钾血症与特征性的心电图改变密切相关（见表 14-1）。K^+ 持续降低会出现 T 波低平、ST 段压低、U 波、QT 间期延长、室性心律失常和心搏骤停[1]。

治疗

治疗低钾血症最重要的目标是识别和纠正致命性的血清 K^+ 降低。虽然 K^+ 是否降低取决于体重，但通常血清 K^+ 每下降大约 0.3mmol/L，体内总 K^+ 下降 100mmol。若存在心电图异常或者呼吸机麻痹，需要立即静脉输注 K^+。为了尽量减小医源性高钾血症的风险，补 K^+ 的最大速率不应超过 20mmol/h。当存在不稳定的心律失常时，需要更快速的输注[3]。理想的静脉输注 K^+ 是通过中心静脉，因为外周静脉输注可能会导致静脉炎[22]。输液泵的使用和持续的心电监护是必需的。静脉推注 K^+ 可能会诱发心搏骤停。在没有医疗应急的情况下，口服补充钾盐是首选的给药途径，因为这可以减少高钾血症的风险[38]。很多的钾盐化合物可用于补充全身钾储备。大部分的低钾血症首选氯化钾。合并有低磷血症的患者，推荐使用磷酸钾，合并代谢性酸中毒的患者首选碳酸氢钾[38]。纠正共存的低镁血症对于治疗低钾血症是很重要的。低镁血症促进肾脏 K^+ 排泄，补充镁会使低钾血症纠正地更快。使用基于方案的流程图进行 K^+ 替代治疗，会减少 ICU 中低钾血症的发生[39]。

知识点

1. 高钾血症和低钾血症是ICU患者常见的电解质紊乱。早期识别和干预对于预防致命性的并发症是至关重要的。
2. 与高钾血症相关的心电图改变包括：T波高尖、QRS波群增宽、P波消失、出现正弦波和室性心律失常。
3. 钙盐降低心肌细胞膜兴奋性，应用于合并心电图改变的高钾血症患者。
4. 胰岛素和β-受体激动剂是促进K^+转运进细胞内的有效治疗。
5. 与低钾血症相关的心电图改变包括：T波低平、ST段压低、出现U波、QT间期延长和室性心律失常。
6. 静脉输注K^+与并发症密切相关，有心电图异常或呼吸肌麻痹的低钾血症患者才应静脉输注K^+。

（武卫东 杨晓静 译，刘辉 审校）

参考文献

1. Unwin RJ, Luft FC, Shirley DG. Pathophysiology and management of hypokalemia: a clinical perspective. Nat Rev Nephrol 2011;7(2):75-84.
2. McMahon GM, Mendu ML, Gibbons FK, et al. Association between hyperkalemia at critical care initiation and mortality. Intensive Care Med 2012;38(11):1834-42.
3. Alfonzo AV, Isles C, Geddes C, et al. Potassium disorders–clinical spectrum and emergency management. Resuscitation 2006;70(1):10-25.
4. Asirvatham JR, Moses V, Bjornson L. Errors in potassium measurement: a laboratory perspective for the clinician. North Am J Med Sci 2013;5:255-9.
5. Cohen R, Ramos R, Garcia CA, et al. Electrocardiogram manifestations in hyperkalemia. WJCD 2012;2:57-63.
6. Sevastos N, Theodossiades G, Archimandritis AJ. Pseudohyperkalemia in serum: a new insight into an old phenomenon. Clin Med Res 2008;6(1):30-2.
7. Packham DK, Rasmussen HS, Lavin PT, et al. Sodium zirconium cyclosilicate in hyperkalemia. N Engl J Med 2015;372(3):222-31.
8. Weir MR, Bakris GL, Bushinsky DA, et al. Patiromer in patients with kidney disease and hyperkalemia receiving RAAS inhibitors. N Engl J Med 2015;372(3):211-21.
9. Lehnhardt A, Kemper MJ. Pathogenesis, diagnosis and management of hyperkalemia. Pediatr Nephrol 2011;26(3):377-84.
10. Pitt B, Zannad F, Remme WJ, et al. The effect of spironolactone on morbidity and mortality in patients with severe heart failure. N Engl J Med 1999;341(10):709-17.
11. Juurlink DN, Mamdani MM, Lee DS, et al. Rates of hyperkalemia after publication of the Randomized Aldactone Evaluation Study. N Engl J Med 2004;351(6):543-51.
12. Sadjadi SA, McMillan JI, Jaipaul N, et al. A comparative study of the prevalence of hyperkalemia with the use of angiotensin-converting enzyme inhibitors versus angiotensin receptor blockers. Ther Clin Risk Manag 2009;5(3):547-52.
13. Raebel MA. Hyperkalemia associated with use of angiotensin-converting enzyme inhibitors and angiotensin receptor blockers. Cardiovasc Ther 2012;30(3):e156-66.
14. Khanagavi J, Gupta T, Aronow WS, et al. Hyperkalemia among hospitalized patients and association between duration of hyperkalemia and outcomes. Arch Med Sci 2014;10(2):251-7.
15. Crofford LJ. Use of NSAIDs in treating patients with arthritis. Arthritis Res Ther 2013;15(Suppl. 3):S2.
16. Aljadhey H, Tu W, Hansen RA, et al. Risk of hyperkalemia associated with selective COX-2 inhibitors. Pharmacoepidemiol Drug Saf 2010;19(11):1194-8.
17. Lafrance JP, Miller DR. Dispensed selective and nonselective nonsteroidal anti-inflammatory drugs and the risk of moderate to severe hyperkalemia: a nested case-control study. Am J Kidney Dis 2012; 60(1):82-9.
18. Bengalorkar GM, Sarala N, Venkatrathnamma PN, et al. Effect of heparin and low-molecular weight heparin on serum potassium and sodium levels. J Pharmacol Pharmacother 2011;2(4):266-9.
19. Dick TB, Raines AA, Stinson JB, et al. Fludrocortisone is effective in the management of tacrolimus-induced hyperkalemia in liver transplant recipients. Transplant Proc 2011;43(7):2664-8.
20. Antoniou T, Gomes T, Mamdani MM, et al. Trimethoprim-sulfamethoxazole induced hyperkalaemia in elderly patients receiving spironolactone: nested case-control study. BMJ 2011;343:d5228.
21. Tzamaloukas AH, Sun Y, Konstantinov NK, et al. Principles of quantitative fluid and cation replacement in extreme hyperglycemia. Cureus 2013;5(3):e110.
22. Lee JW. Fluid and electrolyte disturbances in critically ill patients. Electrolyte Blood Press 2010; 8(2):72-81.
23. Venance SL, Cannon SC, Fialho D, et al. The primary periodic paralyses: diagnosis, pathogenesis and treatment. Brain 2006;129(1):8-17.
24. Bakris GL, Hart P, Ritz E. Beta blockers in the management of chronic kidney disease. Kidney Int 2006;70(11):1905-13.
25. Blanie A, Ract C, Leblanc PE, et al. The limits of succinylcholine for critically ill patients. Anesth Analg 2012;115(4):873-9.
26. Lelievre LG, Lechat P. Mechanisms, manifestations, and management of digoxin toxicity. Heart Metab 2007;35:9-11.
27. An JN, Lee JP, Jeon HJ, et al. Severe hyperkalemia requiring hospitalization: predictors of mortality. Crit Care 2012;16(6):R225.
28. Mahoney BA, Smith WA, Lo DS, et al. Emergency interventions for hyperkalaemia. Cochrane Database Syst Rev 2005;(2):CD003235.
29. Elliott MJ, Ronksley PE, Clase CM, et al. Management of patients with acute hyperkalemia. CMAJ 2010;182(15):1631-5.
30. Ellison DH, Loffing J. Thiazide effects and adverse effects: insights from molecular genetics. Hypertension 2009;54(2):196-202.
31. Rastegar A, Soleimani M. Hypokalaemia and hyperkalaemia. Postgrad Med J 2001;77(914):759-64.
32. Ben Salem C, Hmouda H, Bouraoui K. Drug-induced hypokalaemia. Curr Drug Saf 2009;4(1): 55-61.
33. Rosner MH. Metabolic acidosis in patients with gastrointestinal disorders: metabolic and clinical consequences. Pract Gastroenterol 2009;33(4):42-52.
34. van Dinter TG Jr, Fuerst FC, Richardson CT, et al. Stimulated active potassium secretion in a patient with colonic pseudo-obstruction: a new mechanism of secretory diarrhea. Gastroenterology 2005; 129(4):1268-73.
35. Huang CL, Kuo E. Mechanism of hypokalemia in magnesium deficiency. J Am Soc Nephrol 2007;18(10):2649-52.
36. El Masry MK, Abdelhamid WG, Abdelkader SI, et al. Massive and sustain potassium therapy saves life in barium chloride intoxication: a case report. IJCRI 2012;3(12):35-8.
37. Ignjatovic-Ristic D, Rancic N, Novokmet S, et al. Risk factors for lethal outcome in patients with delirium tremens—psychiatrist's perspective: a nested case-control study. Ann Gen Psychiatry 2013; 12(1):39.
38. Asmar A, Mohandas R, Wingo CS. A physiologic-based approach to the treatment of a patient with hypokalemia. Am J Kidney Dis 2012;60(3):492-7.
39. Hoekstra M, Vogelzang M, Drost JT, et al. Implementation and evaluation of a nurse-centered computerized potassium regulation protocol in the intensive care unit—a before and after analysis. BMC Med Inform Decis Mak 2010;10:5.

15

高磷血症和低磷血症

Sepehr Rejai and Sumit P. Singh

重症监护室(Intensive Care Unit,ICU)的患者如果出现磷代谢异常,往往影响病情,可以出现多器官系统的并发症,使患病率和死亡率增加。严重的低磷血症是预测脓毒症患者死亡率增加的可靠预测因子[1]。寻找一种能够识别和治疗电解质紊乱的方法十分必要。本章概述了高磷血症和低磷血症的代谢调节、病因、分类、临床表现和治疗方法。

磷酸盐代谢调节

磷是人体内的必要无机物,与氧结合成为磷酸盐(phosphate,PO_4),参与完成许多重要的生理功能。细胞内磷酸盐主要存在于有机化合物中,如磷酸肌酸、2,3-二磷酸甘油酸和三磷酸腺苷。磷是激酶和磷酸酶的底物,在细胞内信号转导中起关键作用;它是细胞膜脂质双层的组成部分,是羟磷灰石的组成部分,是骨的结构基质,充当酸碱失衡的缓冲剂。血清磷降低称为低磷血症,机体总储备磷降低称为磷缺乏,这两者之间是有本质区别的。由于磷自细胞外转移至细胞内,低磷血症可发生于机体总磷正常甚至升高的情况下。相反地,磷酸损耗可发生于血清磷正常甚至是血清磷水平升高的情况下,如糖尿病酮症酸中毒。没有常规的实验室检测来精确测量机体总磷含量,一个健康的70kg成年人,机体总磷含量约700g(23 000mmol)[2]。

实验室检测的是游离的无机磷酸盐离子(HPO_2^-、H_2PO^-和PO^{3-}),这些不能反映机体的总磷储备:①大约机体总磷的80%以羟磷灰石的形式存在于骨骼中;②磷主要存在于细胞内,据估算细胞内与细胞外磷的比例为100∶1;③在机体总磷含量没有显著变化下,细胞间磷转移可以改变血清磷水平。磷酸盐代谢调节依赖于胃、肠、甲状旁腺(parathyroid,PTH)和骨之间复杂的相互作用。PTH通过影响维生素D,增加肠道磷吸收。血清低钙时,PTH分泌增加,作用于肾脏,增加1,25-二羟维生素D_3合成,促进钙和磷穿过肠上皮细胞吸收。血清磷酸盐水平低也会刺激肾脏增强维生素D羟化为活性形式。在稳态情况下,肾脏通过尿液排泄与净摄入量相匹配来调节磷酸盐代谢。

新的证据描述了一类调节肽,被称为磷素或调磷因子。这些多肽通过作用于肾-骨-肠轴降低血清磷水平。成纤维细胞生长因子-23(fibroblast growth factor-23,FGF-23)分泌进入体循环,降低肾脏磷酸盐的重吸收,增加排泄[3]。

低磷血症

低磷血症的典型分类是轻度(血清磷浓度2.5～3mg/dl)、中度(1～2.5mg/dl)和重度(<1mg/dl)。在综合医院中度低磷血症的患病率是2.2%～3.1%,重度低磷血症的患病率是0.2%～0.4%[4]。危重患者,尤其是糖尿病酮症酸中毒和脓毒症患者,低磷血症的发病率更高。大约34%的择期心脏手术患者和几乎所有的大的肝脏手术患者都会在第一周内发生低磷血症[5,6]。虽然轻到中度的低磷血症常常是无症状的,但严重的低磷血症与疾病的严重程度显著相关。患者血清磷浓度低于1mg/dl时,全因死亡率增加30%[7]。

框15-1总结了低磷血症的常见原因。呼吸性碱中毒可以引起磷酸盐向细胞内转运。ICU中的某些治疗方法,包括过度利尿、肾脏替代治疗[8]、促红细胞生成素治疗[9]会增加低磷血症的风险。甲状旁腺功能亢进和近端肾小管疾病可影响磷的吸收。在高分解代谢情况下,如烧伤、脓毒症,机体总磷会消耗。

在某些严重饥饿状态下,尽管血清磷的化验值在正常范围内,但机体总磷储备会下降。最初,机体通过肝糖原分解适应禁食状态,肝糖原在24小时后会耗竭;随后,胰岛素分泌减少,从肝糖原转化为蛋白质和脂肪的分解代谢,作为葡萄糖的来源。营养恢复,尤其是高碳水化合物可增加胰岛素水平,激活合成代谢途径,合成脂肪。由于磷供应低而合成代谢的需求高,以及胰岛素促进磷向细胞内转移,从而造成再喂养综合征。因此,识别高风险患者,在开始喂养之前预测这些变化,缓慢增加喂养量,恰当地严密监测电解质是必需的[10,11]。

糖尿病酮症酸中毒的患者也有严重的磷损耗风险。尽管血磷水平可能正常,由于酸中毒促进磷在细胞间转移,以及高渗性利尿会使肾脏丢失磷增加,全身磷储备常常会被耗竭。一旦胰岛素治疗开始,酸血症被纠正,促进磷从血清转移进入细胞内,低磷进一步加剧[12]。

低磷血症患者的心脏、呼吸、神经系统并发症的发展,取决于低磷的程度(血清磷水平<1.0mg/dl)和病程(框15-2)。还可以看到近端和/或弥漫的骨骼肌无力,伴或不伴骨痛或

框 15-1 低磷血症的常见病因

细胞间转移
- 再喂养综合征
- 呼吸性碱中毒
- 胰岛素应用

肾脏丢失
- 利尿治疗
- 容量扩张
- 渗透性利尿
- 甲状旁腺功能亢进(原发或继发)
- 近端肾小管功能障碍
- 范可尼综合征

肠道吸收不足
- 营养不良
- 磷酸盐结合抑酸剂
- 维生素D缺乏
- 慢性腹泻
- 脂肪泻
- 鼻胃吸引
- 呕吐
- 吸收不良综合征

高分解代谢状态
- 烧伤
- 创伤
- 脓毒症

框 15-2 严重低磷血症的临床表现

呼吸
- 急性呼吸衰竭
- 呼吸机依赖

肌肉骨骼
- 肌无力
- 横纹肌溶解
- 骨骼脱钙

血液系统
- 溶血
- 白细胞吞噬或趋化功能紊乱

神经系统
- 意识障碍
- 步态紊乱
- 感觉异常

心血管系统
- 心肌病
- 收缩力下降
- 心律失常

横纹肌溶解[13]。心肌细胞ATP消耗可以导致心肌收缩力下降，而补充磷可以纠正。低磷血症还可以导致膈肌收缩力可逆性的下降，与呼吸衰竭和呼吸机依赖密切相关[14]。神经系统方面，很多疾病如外周或中枢神经系病变、震颤、感觉异常、脑病或癫痫都有报道。

因为磷酸盐可以缓冲酸碱失衡，所以低磷血症会影响酸碱状态的判读。阴离子间隙常用于评估未测定的阴离子，在可测定的阴离子低的患者中通常是低的(低磷血症患者、低蛋白血症患者，或者两者都有时)。因此，计算阴离子间隙正常值的存在，低于10mEq/L或12mEq/L，实际意味着有未测定的阴离子存在。一般规律是，预计的阴离子间隙(mEq/L)等于两倍的血清白蛋白浓度(g/dl)加上1/2的血清磷酸盐浓度(mM/L)。

严重的低磷血症(磷酸盐浓度<1mg/dl)需静脉补充磷酸盐，关于补充的剂量和速度，不同的临床医生之间差别很大[15]。有方案推荐连续输注磷酸盐9mmol(279mg)，持续12小时。根据磷缺乏的严重程度，以体重为基础，推荐0.08mmol/kg(2.5mg/kg)或0.16mmol/kg(5mg/kg)，持续输注6小时以上[16]。肾衰竭患者不能静脉输注磷酸盐。对于每一个患者，必须严密监测静脉输注磷酸盐的副作用：转移性钙化、低钙血症、含钾液补充相关的高钾血症、容量过负荷、高钠血症、代谢性酸中毒和高磷血症。

高磷血症

高磷血症的定义是血清磷酸盐水平高于4.5mg/dl；高于5mg/dl则临床症状显著。框15-3总结了高磷血症的病因。由于肾脏排泄磷的能力强大，无肾病或高摄入的情况下很少发生高磷血症。引起重症患者高磷血症的常见原因是肾衰竭。肾功能不全时，磷排泄减少，导致磷酸盐正平衡，尤其是在慢性肾脏病的Ⅳ期和Ⅴ期。肾损伤时通过激素和代

框 15-3 高磷血症的常见原因

肾
- 急性或慢性肾功能衰竭
- FGF-23不足
- 肾吸收增加
- 甲状旁腺功能减退
- 甲状腺功能亢进

细胞损伤
- 横纹肌溶解
- 肿瘤溶解综合征
- 溶血

药物相关的
- 滥用含磷泻药
- 过度的(医源性)磷酸盐使用
- 双磷酸盐疗法

谢机制也影响正常的适应性骨矿化过程（例如肾性骨营养不良）[17]。骨骼通常是机体的主要磷酸盐库，肾脏疾病导致骨吸收增加，使磷酸盐从骨骼释放到血清中。

文献中报道的医源性高磷血症最常见的是含磷酸盐的泻药、双磷酸盐治疗、两性霉素 B 或过度的磷酸盐替代治疗。据报道，使用含磷酸盐的泻药可导致临床上显著的高磷血症甚至是心搏骤停[18]。有报道，双磷酸盐治疗在肾功能不完全时会引起高磷血症[19]。两性霉素 B 脂质体治疗侵入性真菌感染也与高磷血症密切相关，在改为两性霉素 B 脂质复合物后此种现象消失[20]。

作为肾 - 甲状旁腺 - 骨轴改变的结果，高磷血症和低钙血症常常合并存在。肾脏疾病时骨化三醇生成的能力下降，导致肠道钙吸收下降及刺激甲状旁腺激素分泌（如继发性甲状旁腺功能亢进）。与此同时，高水平的磷酸盐会影响正常骨的重吸收[21]。

治疗高磷血症的两种主要方法包括限制摄入，促进尿排泄（框 15-4）。在非终末期的肾病，可以通过输注盐水（容积性利尿）以及使用利尿剂促进磷排泄。任何危及生命的高磷血症患者都应该考虑透析。口服磷酸盐结合剂会减少肠道磷酸盐的吸收，是预防和治疗慢性肾衰竭患者高磷血症的主要方法。钙盐和铝盐也广泛应用，钙盐如醋酸钙可以产生高钙血症和转移性钙化，但对合并低钙血症的患者却是最好的选择。需要肾脏替代治疗的患者，使用无钙磷结合剂（如盐酸司维拉姆“磷结合剂”）治疗高磷血症，通过预防心血管并发症可以降低远期死亡率。心血管并发症与高的钙磷乘积（Ca × PO_4product）密切相关[22]。然而这些研究都是观察性研究，缺少令人信服的证据证明高磷血症使磷酸盐正常化可以降低慢性肾脏疾病的发病率。

框 15-4 高磷血症的治疗

减少摄入 / 吸收
- 避免口服磷酸盐
- 避免医源性因素（如含磷灌肠剂、两性霉素 B 脂质体）
- 口服磷酸盐结合剂（醋酸钙、司维拉姆〈磷结合剂〉）
- 缓慢而谨慎的补充磷酸盐

增加排泄
- 静脉补液（容积性利尿）
- 利尿治疗
- 透析

知识点

1. 磷酸盐在细胞代谢、氧输送、酶催化过程和骨骼完整性方面具有重要的功能。
2. 磷酸盐平衡紊乱对重症患者可以导致严重的临床后果。严重的低磷血症独立地与感染性疾病患者死亡率增加密切相关。
3. 磷酸盐的调节依赖于肾 - 胃肠、甲状旁腺和骨轴。
4. 导致低磷血症的原因有摄入 / 胃肠吸收减少，细胞间转移和 / 或肾脏排泄过多。磷酸盐补充治疗在剂量和持续时间上差异很大。
5. 肾脏有很强的排泄磷酸盐的能力，在没有肾功能不全时，高磷血症很少出现。

（杨晓静 译，武卫东 审校）

参考文献

1. Shor R, Halabe A, Rishver S, Tilis Y, Matas Z, Fux A, Boaz M, Weinstein J. Severe hypophosphatemia in sepsis as a mortality predictor. Ann Clin Lab Sci 2006;36(1):67–72.
2. Gaasbeek A, Meinders AE. Hypophosphatemia: an update on its etiology and treatment. Am J Med 2005;118(10):1094–1101.
3. Cavalli L, Mazzotta C, Brandi ML. Phosphatonins: physiological role and pathological changes. Clin Cases Miner Bone Metab 2012;9(1):9–12.
4. Geerse DA, Bindels AJ, Kuiper MA, Roos AN, Spronk PE, Schultz MJ. Treatment of hypophosphatemia in the intensive care unit: a review. Crit Care 2010;14(4):R147.
5. Cohen J, Kogan A, Sahar G, Lev S, Vidne B, Singer P. Hypophosphatemia following open heart surgery: incidence and consequences. Eur J Cardiothorac Surg 2004;26(2):306–310.
6. Salem RR, Tray K. Hepatic resection-related hypophosphatemia is of renal origin as manifested by isolated hyperphosphaturia. Ann Surg 2005;241(2):343–348.
7. Halevy J, Bulvik S. Severe hypophosphatemia in hospitalized patients. Arch Intern Med 1988;148: 153–155.
8. The RENAL Replacement Therapy Study Investigators. Intensity of continuous renal-replacement therapy in critically ill patients. N Engl J Med 2009;361(17):1627–1638.
9. Arroliga AC, Guntupalli KK, Beaver JS, Langholff W, Marino K, Kelly K. Pharmacokinetics and pharmacodynamics of six epoetin alfa dosing regimens in anemic critically ill patients without acute blood loss. Crit Care Med 2009;37(4):1299–1307.
10. Byrnes MC, Stangenes J. Refeeding in the ICU: an adult and pediatric problem. Curr Opin Clin Nutr Metab Care 2011;14(2):186–192.
11. Weinsier RL, Krumdieck CL. Death resulting from overzealous total parenteral nutrition: the refeeding syndrome revisited. Nutr Clin Pract 2008;23(2):166–171.
12. Shen T, Braude S. Changes in serum phosphate during treatment of diabetic ketoacidosis: predictive significance of severity of acidosis on presentation. Intern Med J 2012;42(12):1347–1350.
13. Knochel JP. Hypophosphatemia and rhabdomyolysis. Am J Med 1992;92(4):455–457.
14. Newman JH, Neff TA, Ziporin P. Acute respiratory failure associated with hypophosphatemia. N Engl J Med 1977;296(3):1101–1103.
15. Geerse DA, Bindels AJ, Kuiper MA, Roos AN, Spronk PE, Schultz MJ. Approach to hypophosphataemia in intensive care units–a nationwide survey. Neth J Med 2012;70(9):425–430.
16. Ghosh AK, Joshi SR. Disorders of calcium, phosphorus and magnesium metabolism. J Assoc Physicians India 2008;56:613–621.
17. Hruska KA, Mathew S, Lund R, Qiu P, Pratt R. Hyperphosphatemia of chronic kidney disease. Kidney Int 2008;74(2):148–157.
18. Kosseifi S, Nassour D, Byrd RP Jr, Roy TM. Fatal iatrogenic hyperphosphatemia. J Ky Med Assoc 2008;106(9):431–434.
19. Walton RJ, Russell RG, Smith R. Changes in the renal and extrarenal handling of phosphate induced by disodium etidronate (EHDP) in man. Clin Sci Mol Med 1975;49(7):45–56.
20. Sutherland SM, Hong DK, Balagtas J, Gutierrez K, Dvorak CC, Sarwal M. Liposomal amphotericin B associated with severe hyperphosphatemia. Pediatr Infect Dis J 2008;27(1):77–79.
21. Sutters M, Gaboury CL, Bennett WM. Severe hyperphosphatemia and hypocalcemia: a dilemma in patient management. J Am Soc Nephrol 1996;7(11):2056–2061.
22. Uhlig K, Sarnak MJ, Singh AK. New approaches to the treatment of calcium and phosphorus abnormalities in patients on hemodialysis. Curr Opin Nephrol Hypertens 2001;10(12):793–798.

16

低镁血症

Vadim Gudzenko

镁是一种重要的离子，作为辅因子参与超过300种酶反应，特别是涉及三磷酸腺苷（adenosine triphosphate，ATP）的酶反应。低镁血症在危重患者中很常见，与死亡率增加密切相关[1]。

镁的细胞生理和代谢

镁是二价阳离子（Mg^{2+}）主要存在于细胞内（99%）。它是细胞内仅次于钾的第二丰富的阳离子，在细胞代谢和内稳态中起着重要的作用。在细胞水平上，Mg^{2+} 通过调节离子转运影响细胞膜功能。钠 / 钾 - 三磷酸腺苷酶（Na^+/K^+-ATPase）的激活需要 Mg^{2+} 参与来保持 Na^+ 和 K^+ 的跨细胞膜梯度[2,3]。Mg^{2+} 也通过与 Ca^{2+} 竞争结合位点和影响细胞内 Ca^{2+} 转运调节细胞内 Ca^{2+} 通量[2,3]。在大部分需要ATP参与的反应过程中，它也是重要的辅因子。大量的生化反应需要细胞内 Mg^{2+} 的参与，包括DNA合成、激活基因转录、蛋白合成初始化和调控能量代谢[2,3]。

机体总镁（21～28g）分布在骨（53%）、肌肉（27%）、软组织（19%）和血液（0.8%）[2]。血清镁的正常浓度是1.5～2.3mg/dl。约19%的血镁与蛋白质结合，而约14%的血镁与血浆阴离子形成复合物（枸橼酸、磷酸和碳酸）。血浆中大部分的镁以离子形式存在（67%），是镁的活性形式[2]。因此，测定血清总镁可能不能反映血镁的相对量[1,2]。

镁的稳态由小肠、肾脏和骨维持[2,4]。与钙不同，没有激素机制调节 Mg^{2+}。因此，正常的肾滤过和 Mg^{2+} 的重吸收是 Mg^{2+} 稳态的重要调控机制[2,4]。非蛋白结合的 Mg^{2+} 在肾小球滤过。正常情况下，高达95%滤过的 Mg^{2+} 在近曲小管（35%）或髓袢升支粗段（60%）被重吸收。Mg^{2+} 在髓袢的重吸收与氯化钠（NaCl）的转运有关，与肾小管流量呈反比。因此，利尿剂的使用和与肾小管流量增加相关的其他情况会导致 Mg^{2+} 重吸收减少[2,4]。持续 Mg^{2+} 缺乏的情况下，从骨骼中动员 Mg^{2+} 也是潜在的平衡机制[2]。

重症监护室低镁血症患者的患病率和病因

据报道，成人监护病房中低镁血症的患病率在15%～60%[1,2]。在ICU中最常见的严重低镁血症见于肝移植术后和严重脓毒症患者[1]，但ICU患者的许多情况也与低镁血症密切相关（表16-1）。低镁血症与死亡率增加密切相关[1]。

低镁血症的临床症状和体征

低镁血症在危重患者中常常是无症状的，往往通过常规的实验室检查被发现[4,5]。然而，低镁血症和细胞内镁缺乏的关系是复杂的，最常见的情况是低镁血症与低钾血症、低钙血症和 / 或其他电解质紊乱合并出现。因此，明确单纯由低镁血症引起的临床后果很困难。在大多数病例，只有其他电解质紊乱被纠正之后的症状才能归因于镁缺乏[2,4,5]。表16-2总结了镁缺乏的临床后果，这些后果通常与心血管、代谢和神经肌肉系统相关。

表16-1 ICU低镁血症的病因

GI摄入减少	低镁饮食或全胃肠外营养，吸收障碍综合征，短肠综合征
GI丢失增加	慢性腹泻，肠胆瘘，鼻胃管吸引，呕吐
肾源性镁丢失	间质性肾病，肾移植术后，梗阻后或急性肾损伤后利尿
药物诱导的镁丢失	袢和噻嗪类利尿剂，氨基糖苷类抗生素，二性霉素B，环孢霉素，顺铂，粒细胞集落刺激因子
内分泌和代谢原因	高醛固酮血症，甲状旁腺功能亢进，甲状腺功能亢进，SIADH，糖尿病和酒精性酮症酸中毒，低磷血症，高钙血症，低白蛋白血症
镁再分布	急性胰腺炎，使用肾上腺素，胰岛素，再喂养综合征，大量输血
其他原因	CRRT，CPB，严重烧伤

GI：胃肠道；SIADH：抗利尿激素分泌异常综合征；CRRT：持续肾脏替代治疗；CPB：心肺旁路。

表 16-2 镁缺乏的临床症状和体征

心血管的	代谢的	神经的	神经肌肉的
心房颤动，心房扑动	低钾血症	癫痫	面神经征
室性心动过速，特别是尖端扭转室性心动过速	低钙血症	眼球震颤	肌痉挛
室上性心动过速	低磷血症	谵妄	手足痉挛
ECG 改变（PR 延长，宽 QRS，QT 延长）	胰岛素抵抗	昏迷	肌无力
高血压	手足徐动	肌束颤动	
洋地黄中毒风险			

ECG：心电图。

低镁血症相关的心电图（electrocardiogram，ECG）改变与在低钾血症患者中观察到的变化相似：T 波低平、出现 U 波和 QT 间期延长。镁是心脏组织 Na^+/K^+-ATP 酶的辅因子[2,4-6]。低镁血症与各种心律失常密切相关，包括心房颤动、多源性房性心动过速、室性心动过速和尖端扭转室性心动过速[4-6]。静脉输注硫酸镁（$MgSO_4$）应该是尖端扭转室性心动过速的基础治疗和难治性室性心动过速的辅助治疗[2,4-6]。在最新的指南中，不推荐急性心肌梗死期间使用镁制剂[7-9]。

低镁血症通常跟低钾血症和低钙血症相关[4]。影响镁处置的药物和稳态的改变通常也影响 K^+ 的处置。此外，低镁血症加速肾脏失 K^+。除非首先补充镁，否则仅补充钾难以纠正低钾血症[2,4]。类似的情况同样在低钙血症时也出现，因为低镁血症抑制甲状旁腺激素的释放和活性[10]，因此，仅补充钙难以纠正低钙血症，除非血镁也得到补充[2,4]。已证明低镁血症和乳酸酸中毒的发生率和严重程度密切相关[11]。

镁通过引起突触前抑制，对神经系统产生抑制作用[2,4,6]。它也可以通过竞争性的抑制 *N*- 甲基 -D- 天门冬氨酸受体，压低癫痫阈值[2,4-6]。低镁血症在神经和肌肉系统的临床表现包括：昏迷、癫痫、虚弱和肌肉易激惹的征象。补充镁对创伤性脑损伤患者可能有神经保护作用，对动脉瘤性蛛网膜下腔出血患者可能有预防脑血管痉挛的作用[12,13]。另外，补充 Mg^{2+} 常用于子痫前期和子痫的孕妇[4,5]。

补充镁也被应用于哮喘患者支气管痉挛的治疗[4,5]。Mg^{2+} 疗法有益于支气管痉挛治疗的机制是 Mg^{2+} 可以松弛平滑肌。一些研究表明，静脉输注镁可以改善第一秒用力呼气量（FEV_1），雾化吸入镁可以提高峰流速，但是这些发现还没有被证实[5]。

低镁血症的治疗

低镁血症的治疗应该包括潜在病因的发现和纠正以及镁剂的补充治疗。在开始镁 $^{2+}$ 治疗之前，应该评估低镁血症的程度、临床症状的严重性、相关的电解质异常和肾功能。

一般来说，对于有症状的重症患者，采用静脉补 Mg^{2+} 治疗。然而，存在肾功能不全时必须谨慎使用 Mg^{2+}，因为该治疗可能会导致严重的高镁血症。目前推荐的 Mg^{2+} 补充疗法由于缺乏足够的对照研究，在一定程度受限。补镁可以静脉输注 $MgSO_4$（1g＝4mmol）或 $MgCl_2$（1g＝4.5mmol），也可以口服葡萄糖酸镁（500mg＝1.2mmol）或者氧化镁（400mg＝6mmol）。当使用静脉 Mg^{2+} 补充治疗时，推荐单次快速输注后接着小剂量连续输注或单独连续输注，因为肾脏的滤过和排泄会限制 Mg^{2+} 的保留。对于尖端扭转室性心动过速的治疗，建议静脉注射 $MgSO_4$ 1～2g，大于 5 分钟。对于低镁血症的紧急治疗，可以考虑静脉单次快速注射 8～12mmolMg^{2+}（2～3g $MgSO_4$），在随后的 5 小时输注 40mmol Mg^{2+}（10g $MgSO_4$）。

知识点

1. 低镁血症是 ICU 患者最常见的电解质紊乱之一。
2. 低镁血症常常是无症状的，然而，在 ICU 患者，它与死亡率增加密切相关。
3. ICU 患者低镁血症临床表现为干扰心血管系统、神经肌肉和代谢系统。
4. 出现心律失常包括尖端扭转室性心动过速、子痫前期/子痫和哮喘持续状态时应积极静脉输注镁。

（杨晓静 译，武卫东 审校）

参考文献

1. Soliman HM, Mercan D, Lobo SM, et al. Development of ionized hypomagnesemia is associated with higher mortality rates. Crit Care Med 2003;31(4):1082-7.
2. Noronha JL, Matuschak GM. Magnesium in critical illness: metabolism, assessment, and treatment. Intensive Care Med 2002;28(6):667-79.
3. Ryan MF. The role of magnesium in clinical biochemistry: an overview. Ann Clin Biochem 1991; 28(Pt 1):19-26.
4. Topf JM, Murray PT. Hypomagnesemia and hypermagnesemia. Rev Endocr Metab Disord 2003;4(1): 195-206.
5. Dacey MJ. Hypomagnesemic disorders. Crit Care Clin 2001;17(1):155-73.
6. Agus MS, Agus ZS. Cardiovascular actions of magnesium. Crit Care Clin 2001;17(1):175-85.
7. Woods KI, Fletcher S, Roffe C, et al. Intravenous magnesium sulfate in suspected acute myocardial infarction: results of the second Leicester Intravenous Magnesium Intervention Trial. Lancet 1992; 339(8809):1553-8.
8. Antman EM. Early administration of intravenous magnesium to high-risk patients with acute myocardial infarction in the Magnesium in Coronaries (MAGIC) Trial: a randomised controlled trial. Lancet 2002;360(9341):1189-96.
9. O'Gara WC, Kushner PT, Ascheim FG, et al. 2013 ACCF/AHA Guideline for the Management of ST-Elevation Myocardial Infarction A Report of the American College of Cardiology Foundation/American Heart Association Task Force on Practice Guidelines. Circulation 2013;127(4):e362-425.
10. Anast CS, Winnacker JL, Forte LR, Burns TW. Impaired release of parathyroid hormone in magnesium deficiency. J Clin Endocrinol Metab 1976;42(4):707-17.
11. Moskowitz A, Lee J, Donnino MW, et al. The association between admission magnesium concentrations and lactic acidosis in critical illness. J Intensive Care Med 2016;31(3):187-92.
12. Wong GKC, Chan MTV, Poon WS, et al. Magnesium therapy within 48 hours of an aneurysmal subarachnoid hemorrhage: neuro-panacea. Neurol Res 2006;28(4):431-5.
13. Sen AP, Gulati A. Use of magnesium in traumatic brain injury. Neurother 2010;7(1):91-9.

17 低钙血症和高钙血症

Moustafa Hassan and Robert N. Cooney

血钙浓度异常是危重患者常见的现象。重症监护室（intensive care unit，ICU）患者在测定全血总钙时，低钙血症的患病率为 70%～90%，在测定游离钙时，低钙血症患病率为 15%～50%[1]。据报道，高钙血症在危重患者中发生率低于 15%[2]，低钙血症与危重患者的损伤严重程度和死亡率有关[1,3-5]。然而，低钙血症是否具有保护作用、有害作用或仅仅反映危重疾病的预后至今还不清楚。因此，在大多数情况下，低钙血症的治疗仅涉及治疗基础疾病，除非患者有症状或有血流动力学不稳定的情况。

钙的生理和代谢

钙是一种二价阳离子（Ca^{2+}），参与重要的生物过程，如肌肉收缩、血液凝固、神经传导、激素分泌，以及各种酶的活性[3-5]。因此，细胞内和细胞外钙的水平像 pH 一样受到机体严密调控。一个健康的成年人含有 1～2kg 总的机体钙，这些钙主要以羟基磷灰石（99%）的形式存在于骨骼中[1,3,5]。钙的骨骼储备代表了一个无限制的储备库，主要受细胞外 Ca^{2+}、甲状旁腺素（parathyroid hormone，PTH）和降钙素调节。细胞外 Ca^{2+} 浓度通常是细胞质浓度的 1～10 000 倍[1,3]。同样，大多数细胞内钙（> 90%）是在亚细胞细胞器（如线粒体、微粒体、内质网或肌浆网）中发现的，而不是在细胞质中。Ca^{2+} 介导的细胞信号转导涉及细胞内和外部存储的细胞质 Ca^{2+} 的快速变化[6,7]。细胞质 Ca^{2+} 的流入通过受体激活，G 蛋白连接通道经由细胞膜发生和通过第二信使从内质网或肌浆网（endoplasmic or sarcoplasmic reticulum，ER/SR）释放内部 Ca^{2+}[6]。细胞质 Ca^{2+} 的排出通过细胞膜 Ca^{2+} 转运体和特定的转运体进入 ER/SR[6-8]。这些严格控制的细胞质 Ca^{2+} 的波动进而调节了钙介导的细胞功能的信号强度和频率。在脓毒症发病期间，在肌细胞、肝细胞、中性粒细胞和 T 淋巴细胞中都发现了 Ca^{2+} 信号的改变，并可能与代谢性疾病的器官功能障碍有关。

细胞外的钙稳态通过胃肠道、肾脏和骨骼的协调作用来维持[1,3]。细胞外 Ca^{2+} 水平被甲状旁腺细胞的钙敏感受体监测[8]。甲状旁腺对低血钙的反应是分泌 PTH，PTH 使得肾脏增加钙吸收，降低了磷的再吸收，并刺激肾脏对维生素 D 的羟化作用[1,3]。PTH 和 1,25- 二羟维生素 D3（骨化三醇）通过活化破骨细胞而释放骨钙[1,3]。骨化三醇能促进膳食钙的肠道吸收，还可以通过抑制 PTH 基因转录来调节 PTH 分泌。PTH 的分泌也受血磷浓度的影响。高的血磷水平可通过降低细胞外 Ca^{2+} 而刺激 PTH 分泌。从甲状旁腺细胞释放出 PTH 需要 Mg^{2+} 参与，这就可以解释在镁缺乏的患者中出现的低钙血症。降钙素是一种钙调节激素，高钙血症时，由甲状腺滤泡旁 C 细胞分泌。虽然降钙素抑制骨吸收并刺激尿中钙的排泄，但这种激素似乎并没有在人体钙稳态中发挥重要作用[1,3]。

细胞外离子钙的正常浓度（血浆及组织间液）为 1.2mmol/L，占细胞外总钙的 50%，剩下的 40% 与血浆蛋白结合，10% 与柠檬酸、磷酸盐或其他阴离子结合。血清钙总量通常在 9.4～10.0mg/dl（2.4mmol/L）。在危重患者中，游离钙和结合钙的分布可能会改变。柠檬酸和磷酸盐等螯合物会影响 Ca^{2+} 的水平。脂解作用或肠外营养引起的游离脂肪酸水平升高，导致钙与白蛋白结合增加[9]。蛋白结合钙在碱中毒时增加，酸中毒时减少[1,3]。以白蛋白和酸碱度校正的总血清钙并不能准确估计离子钙[10,11]。因此，直接测量血清离子钙被发现是测定这种阳离子浓度最准确的方法，在危重患者中应该采取这种方法[12]。

危重患者的低钙血症

离子钙水平降低经常会出现在脓毒症、胰腺炎、严重外伤性损伤或大手术等危重病患者中。低钙血症的发生率在 15%～50%[3]。低钙血症与疾病严重程度（以 APACHEⅡ来评估）相关，也与危重患者的死亡率增加有关[4]。特别是，炎症程度[细胞因子、肿瘤坏死因子 α（tumor necrosis factor，TNF-α）和降钙素原等的水平来界定]似乎与 ICU 患者的低钙血症有关[11]。重症患者低钙血症的潜在病因包括：PTH 分泌或功能受损、维生素 D 缺乏或抵抗、钙清除或螯合，或骨中的钙离子动员受损（表 17-1）。

ICU 内的患者很少由原发的甲状旁腺功能减退症（hypoparathyroidism，HP）导致低血钙。然而，脓毒症和全身炎症反应综合征（systemic inflammatory response syndrome，SIRS）通常与低钙血症有关。部分原因是 PTH 的分泌和作用受损，以及未能合成骨化三醇[1,3,11]。低镁血症可能通过抑制 PTH

表 17-1 低钙血症的原因

甲状旁腺激素分泌或作用受损
原发性甲状旁腺功能减退
继发性甲状旁腺功能减退
维生素 D 合成或作用受损
较少的摄入量
吸收不良
肝脏疾病
肾脏疾病
低镁血症
脓毒血症
钙螯合 / 沉积
高磷血症
枸橼酸
胰腺炎
横纹肌溶解
乙二醇
骨含量减少
甲状腺功能减退
降钙素
顺铂
二磷酸盐
光神霉素
磷酸盐

来源：Zaloga GP. Hypocalcemia in critically ill patients. Crit Care Med 1992; 20(2).

分泌和靶器官反应而导致重症患者低钙血症[1,3,5]。然而，ICU 患者中低镁血症的存在与低钙血症只有微弱的相关性[4]。

在许多情况下，危重症患者低钙血症是多因素的。由于营养不良、肠道吸收不良、肝功能或肾功能不全，老年患者维生素 D 缺乏的风险增加[3]。在以前做过胃旁路手术的肥胖患者中，尽管有合理的维生素 D 水平和推荐的钙摄入量，但钙的肠道吸收会显著减少[13]。肾功能衰竭可通过降低骨化三醇的形成、高磷血症和离子钙的螯合而引起低钙血症[1,3]。在危重患者中使用持续的肾脏替代疗法与大量的镁和钙的损失有关。这就导致了对电解质的需求通常超过了标准肠外营养配方中所提供的钙和镁[14]。危重患者离子钙降低的其他潜在原因包括碱中毒（Ca^{2+} 与白蛋白结合增加）、药物（抗惊厥药、抗生素、二磷酸盐和造影剂）、大量输血、脓毒症和胰腺炎[1,3-5]。最近，发现大剂量的丙泊酚可以通过提高血清 PTH 水平来降低循环中的钙水平，但这一现象的生理意义尚不清楚[15]。低钙血症（<1.0mmol/L）与院前低血压有关，比碱缺乏能更好地预测严重损伤患者的死亡率[16]。这种情况的确切原因尚不清楚，但可能与头部受伤和 / 或出现失血性休克有关。接受输血的受伤患者可能会由于枸橼酸的钙离子螯合作用而导致低钙血症，枸橼酸常用作血液保存中的抗凝剂[17-19]。输血相关性低钙血症的发生率与输血速度和输血量有关[17,18]。当输血速度为 30ml/(kg•h) 时（例如，70kg 的患者，2L/h)，血流动力学维持稳定[19]。机体的生理代偿机制能维持 Ca^{2+} 水平。快速输血可观察到短暂的低钙血症，并可通过低体温、肾衰竭或肝衰竭而延长或加重[17-19]。因此，在进行大量输血时，应监测和补充游离钙。然而，低钙血症倾向于在入 ICU 后 4 天内恢复正常，严重低钙血症患者不能恢复正常可能与死亡率增加有关。钙剂补充通常不能使钙正常或降低死亡率[20]。

脓毒症和胰腺炎中的低钙血症

低钙血症在合并有全身性感染或胰腺炎的危重患者中尤为常见[1,3,4,7,11]。在内毒素灌注后的动物模型中，其血清钙浓度降低[7,11,21,22]。当脓毒症患者与非脓毒症患者比较时，TNF-α 和 IL-6 水平的升高与低钙血症相关[23]。低钙血症的脓毒症患者可以显示升高或降低的 PTH 水平；然而，与对照组相比，尿钙排泄和骨钙吸收似乎保持不变[11,21]。在脓毒症引起的低钙血症中，降钙素原水平是升高的，但降钙素对循环钙水平的影响微弱且短暂[23,24]。总的来说，研究结果表明，严重感染期间的低钙血症是多因素的，但炎症细胞因子、维生素 D 激活受损和降钙素原升高都起作用。

目前还不清楚脓毒症引起的低钙血症是病理性的还是保护性的。在脓毒症实验中钙补充已被证明可增加或对死亡率没有影响[21,22]。同样，关于 Ca^{2+} 阻断对感染性死亡影响的调查也显示了相互矛盾的结果[23-25]。因此，尽管脓毒症引起的低钙血症常见于危重症患者，但现有文献既不支持常规补钙，也不支持使用钙通道阻滞剂。与大多数情况一样，如果患者有症状，脓毒症引起的低钙血症应予以治疗。

胰腺炎代表另一种炎症状态，与危重患者的低钙有关[1,23,25,26]。腹膜后脂肪的皂化作用促进了胰腺炎患者低钙血症的发生[3,25,26]。在实验的胰腺炎大鼠中，向腹膜腔注入游离脂肪酸会引起低钙血症[25]。然而，与骨库中钙的储存相比，螯合的钙量相对较小。有趣的是，在胰腺炎中看到的 PTH 水平升高，就像脓毒症一样，不会使离子钙水平正常化[25-27]。虽然骨骼和肾脏对 PTH 的抵抗可能是一个因素，但更可能是炎症途径起作用（像脓毒症时的一样）。在胰腺炎中，如脓毒症时一样，低钙血症是疾病严重程度的一个指标。与大多数临床情况一样，胰腺炎期间的钙补充应应用于有症状或血流动力学不稳定的患者。

低钙血症的体征和症状

低钙血症通常是无症状的，在危重患者中，所引起的症状或体征可能难以发现。一般来说，低钙血症的体征和症状与这种情况出现的强度和速度相关。神经系统（感觉异常、癫痫、痴呆）和心血管系统（低血压、心脏收缩力受损、心律失常）体征可在 Ca^{2+}<1.0mmol/L 时观察到[3,5]。严重低钙血症的神经肌肉症状包括肌肉痉挛和强直。精神障碍（痴呆、精神病、抑郁）也可能是由低钙引起的[3,5]。

低钙血症的典型症状包括佛氏征（Chvostek 征：轻叩耳前面神经处，惹起眼角及嘴角抽动即为阳性）和 Trousseau 征，都用来测试潜在的手足抽搐，它是非特异性的，在 10%～25% 的正常成年人中存在，在慢性低钙血症中可能完全不存在。Trousseau 征是低钙血症时，使用血压袖带充气至 20mmHg 持续 3 分钟，由于血液流向手部的血流量减少而引起的手足痉挛。Trousseau 征也是非特异性的，有 1/3 的低钙患者可能不会出现。

心律失常、室性心动过速、QT 间隔延长、传导阻滞等是低钙血症更严重的并发症[3,5]。此外，心排血量降低和低血压，尤其是使用升压药物和容量难以纠正时，如果是存在低钙血症，应及时补钙治疗[3,5]。

低钙血症的治疗

开始钙补充治疗的临界阈值还不确定，但严重低钙血症（Ca^{2+}<0.8mmol/L），有症状的危重病患者需要补充[1,3,5]。无症状的低钙血症（Ca^{2+}>0.8mmol/L）的治疗通常是不必要的，在脓毒症和细胞缺氧的情况下可能是有害的[1,3,5,27]。

低钙血症的治疗需要静脉注射钙补充，最常用的两种溶液是 10% 氯化钙和 10% 葡萄糖酸钙。每个溶液含有 100mg/ml 的钙盐，每个安瓿为 10ml。10% 氯化钙含钙 27mg/ml（1.36mEq/ml）；10% 葡萄糖酸钙含钙 9mg/ml（0.46mEq/ml）。通常，10ml 10% 葡萄糖酸钙溶液注入要超过 10 分钟。总共需要 200mg 的钙才可能使总血清钙提高 1mg/dl。由于钙输注的效果通常是短暂的，因此需要连续输注。如果葡萄糖酸钙是有效的，就不应该在外周静脉注射氯化钙，因为如果发生外渗，后者会导致组织坏死和血栓性静脉炎。

ICU 中血流动力学不稳定的低钙血症患者，钙的输注可能会导致血压和 / 或心脏的输出短暂增加，这可能是由于心脏功能的增强[27]。然而，在存在组织缺氧的情况下，钙补充可能加重细胞损伤[9,24]。因此，只有对于低钙、血流动力学不稳定的患者，尤其是需要肾上腺素能药物泵入支持的患者，才可能需要给予钙治疗。

尽管危重患者普遍存在低钙血症，关于钙补充的益处的证据很少。除了提高离子钙水平外，没有明确的证据表明补充钙会影响重症监护室患者的预后[28]。总的来说，这些数据表明，低钙血症是一种与严重疾病相关的代谢紊乱，而不是一种可纠正的、导致预后不良的情况。

高钙血症

高钙血症在危重患者中很少见，估计占 ICU 患者的 1%～15%[2]。高钙血症的定义是血清钙含量超过 10.4mg/dl（2.60mmol/L），通常是由骨吸收过多引起的。甲状旁腺功能亢进和恶性肿瘤导致的高钙是住院患者高钙的最常见原因[2,5,29]。高钙血症较少见的原因包括结节病、长期制动和药物（例如，噻嗪利尿剂）。

轻度高钙血症通常无症状。然而，随着循环 Ca^{2+} 超过 12mg/dl，可能会出现以下症状：模糊，谵妄，精神病和昏迷[2,5,29]。高钙血症患者还可能出现恶心、呕吐、便秘、腹痛和肠梗阻。高钙血症对心血管的影响包括低血压、低血容量和 QT 间期缩短，可能导致严重的骨骼肌无力。然而，癫痫是罕见的。

高钙血症的治疗应根据患者病情决定。当血清钙水平高于 14mg/dl（3.5mmol/L），或伴有症状的患者应该给予生理盐水输注和利尿。对于基础病因是恶性肿瘤的患者，可能需要使用鲑鱼降钙素、帕米磷酸盐或泛霉素治疗。这些药物的作用是抑制骨吸收。氢化可的松也可与降钙素联合用于治疗多发性骨髓瘤相关的高钙血症。

（石海鹏 杨晓静 译，武卫东 审校）

参考文献

1. Carlstedt F, Lind L. Hypocalcemic syndromes. Crit Care Clin 2001;17:139-53.
2. Forster J, Querusio L, Burchard KW, Gann DS. Hypercalcemia in critically ill surgical patients. Ann Surg 1985;202:512-18.
3. Zaloga GP. Hypocalcemia in critically ill patients. Crit Care Med 2000;1992,20:251-61.
4. Zivin JR, Gooley T, Zager RA, Ryan MJ. Hypocalcemia: a pervasive metabolic abnormality in the critically ill. Am J Kidney Dis 2001;37:689-98.
5. Aguilera IM, Vaughan RS. Calcium and the anaesthetist. Anesth 2000;55:779-90.
6. Berridge MJ, Bootman MD, Roderick HL. Calcium signaling: dynamics, homeostasis and remodeling. Nature Rev 2003;4:517-29.
7. Sayeed MM. Signaling mechanisms of altered calcium responses in trauma, burn, and sepsis: role of Ca^2. Arch Surg 2002;135:1432-41.
8. Hofer AM, Brown EM. Extracellular calcium sensing and signaling. Nature Rev 2003;4:530-8.
9. Zaloga GP, Willey S, Tomasic P, et al. Free fatty acids alter calcium binding: a cause for misinterpretation of serum calcium values and hypocalcemia in critical illness. J Clin Endocrinol Metab 1987;64:1010-14.
10. Slomp J, van der Voort P, Gerritsen RT, et al. Albumin-adjusted calcium is not suitable for diagnosis of hyper- and hypocalcemia in the critically ill. Crit Care Med 2003;31:1389-93.
11. Zaloga GP. Ionized hypocalcemia during sepsis. Crit Care Med 2000;28:266-8.
12. Dickerson R, Alexander K, Minard G. Accuracy of methods to estimate ionized and "corrected" serum calcium concentrations in critically ill multiple trauma patients receiving specialized nutritional support. J Parenteral Enteral Nutr 2004;28:33.
13. Schafer AL, Weaver CM, Black DM, Chang H. Intestinal calcium absorption decreases dramatically after gastric bypass surgery despite optimization of vitamin D status. J Bone Miner Res 2015;30:1377-85.
14. Klein CJ, Moser-Veillon PB, Schweitzer A. Magnesium, calcium, zinc and nitrogen loss in trauma patients during continuous renal replacement therapy. J Parentral Enteral Nutr 2002;26:77.
15. Zaloga GP, Youngs E, Teres D. Propofol-containing sedatives increase levels of parathyroid hormone. Intensive Care Med 2000;26:S405-12.
16. Cherry RA, Bradburn E, Carney DE, et al. Do early ionized calcium levels really matter in trauma patients? J Trauma 2006;61:774-9.
17. Denlinger JK, Nahrwold ML, Gibbs PS, Lecky JH. Hypocalcemia during rapid blood transfusion in anaesthetized man. Br J Anaesth 1976;48:995-9.
18. Rudolph R, Boyd CR. Massive transfusion: complications and their management. South Med J 1990;83:1065-70.
19. Abbott TR. Changes in serum calcium fractions and citrate concentrations during massive blood transfusions and cardiopulmonary bypass. Br J Anaesth 1983;55:753-9.
20. Steele T, Kolaamunnage-Dona R, Downey C, et al. Assessment and clinical course of hypocalcemia in critical illness. Crit Care 2013;17:R106.
21. Malcom DS, Zaloga GP, Holaday JW. Calcium administration increases the mortality of endotoxic shock in rats. Crit Care Med 1989;17:900-3.
22. Carlstedt F, Eriksson M, Kiiski R, et al. Hypocalcemia during porcine endotoxemic shock: effects of calcium administration. Crit Care Med 2000;28:2909-14.
23. Müller B, Becker KL, Kränzlin M, et al. Disordered calcium homeostasis of sepsis: association with calcitonin precursors. Eur J Clin Invest 2000;30:823-31.
24. Hotchkiss RS, Karl IE. Calcium: a regulator of the inflammatory response in endotoxemia and sepsis. New Horiz 1996;4:58-71.
25. Dettelbach MA, Defos LJ, Stewart AF. Intraperitoneal free fatty acids induce severe hypocalcemia in rats: a model for the hypocalcemia of pancreatitis. J Bone Miner Res 1990;5:1249-55.
26. Ammori BJ, Barclay GR, Larvin M, McMahon MJ. Hypocalcemia in patients with acute pancreatitis: a putative role for systemic endotoxin exposure. Pancreas 2000;26:213-17.
27. Vincent J-L, Bredas P, Jankowski S, Kahn RJ. Correction of hypocalcaemia in the critically ill: what is the haemodynamic benefit? Int Care Med 1995;21:838-41.
28. Forsythe RM, Wessel CB, Billiar TR, et al. Parenteral calcium for intensive care unit patients. Cochrane Database Syst Rev 2008;(4):Art. No.: CD006163, doi:10.1002/14651858.CD006163.pub2.
29. Lind L, Ljunghall S. Critical care hypercalcemia—a hyperparathyroid state. Exp Clin Endocrin 1992;100:148-51.

18

低 血 糖

Roshni Sreedharan and Basem Abdelmalak

低血糖与危重患者的死亡率增加有关[1,2]。重症监护室（intensive care unit，ICU）实现充分血糖控制必须解决的最大单因素风险就是低血糖以及随之而来的死亡率的增加。本章将讨论低血糖的定义、发病率、危险因素、生理学、症状、评估、结果和管理。

低血糖的定义

传统上，美国糖尿病协会（American Diabetes Association，ADA）将低血糖分为5类[3]：

- 严重低血糖（有需要别人帮助的症状，神经症状，癫痫或昏迷，以及这些症状在通过管理血糖后逆转）。可能没有测定血糖，但补充葡萄糖后神经症状改善也可以诊断。
- 症状性低血糖（典型的低血糖症状，伴有血浆中测量的血糖＜70mg/dl或3.9mmol/L）。
- 无症状性低血糖（没有出现低血糖的症状，但血浆中测量的血糖＜70mg/dl或3.9mmol/L）。
- 可疑症状性低血糖（出现低血糖症状，但没有检测血糖，推测症状可能由血糖浓度＜70mg/dl或3.9mmol/L引起）。
- 相对低血糖（糖尿病患者有低血糖症状，但血浆中测得的血糖浓度＞70mg/dl或3.9mmol/L）。

由于镇静或危重患者缺乏明显的症状，危重患者低血糖的定义是具有挑战性的。对这组患者低血糖的定义和识别依赖密切监测血糖。具有里程碑意义的研究正指导目前ICU的血糖管理策略，而不是他们反复使用先前定义的严重低血糖值（血糖＜40mg/dl或2.2mmol/L）来诊断ICU的低血糖[4-6]。

同样的，2016年ADA将低血糖定义为[7]：

- 中度低血糖：40～70mg/dl（2.2～3.9mmol/L）
- 重度低血糖：＜40mg/dl（2.2mmol/L）

危重症患者低血糖的发生率

报道的低血糖发生率是可变的，取决于所使用的定义、血糖指标和入院诊断。Bagshaw等进行的一项回顾性研究，根据澳大利亚和新西兰重症监护协会成人患者数据库的数据，提示低血糖（入ICU的第一个24小时内观察到的最低的血糖）的发生率范围为1.5%～13.8%，取决于所使用的定义（＜82mg/dl或4.5mmol/L；＜44mg/dl或2.4mmol/L）[8]。

Niven等进行了一项有趣的研究，利用APACHE数据库，研究了从2001年1月1日到2012年12月31日，在超过80家医院的195家成人ICU中，两项具有里程碑意义的试验（Leuven 1和NICE-SUGAR）对血糖管理的影响。研究开始时，低血糖的发生率为3%。在主张严格控制血糖的Leuven研究之后，这一比例上升到5.8%。而在NICE-SUGAR研究者发表他们的研究结果后，这一比例又略微下降到5.2%，他们推荐更宽的血糖控制目标[9]。

血糖的范围和ICU中已诊断的糖尿病对预后的影响

血糖控制的3个范围是高血糖、低血糖和血糖变化。其中每一种都被单独证明会增加危重患者的死亡率[2,10-13]。两个大型研究评估了这3个范围和ICU中血糖控制的方法，以及糖尿病在这个复杂环境中的作用。两项研究的结果惊人地相似。高血糖和葡萄糖改变的增加与非糖尿病患者的死亡率增加有关，但与糖尿病患者无关。另一方面，低血糖与两组死亡率的增加均有关。此外，在糖尿病患者中，根据血糖目标，发病前血糖控制在预后中发挥着重要作用。在入院前血糖控制不佳的患者中，ICU血糖水平较低患者的死亡率更高（低于他们自己的“正常”水平——即相对低血糖）。相反，在入院前血糖控制良好的患者中，当ICU血糖水平维持在接近正常范围时，生存率更高。Plummer等在2014年[14]进一步证实了Egi等[15]在他们的研究中观察到的结果：在入院前血糖控制良好的非糖尿病和糖尿病患者中，血糖每增加20mg/dl（1.1mmol/L），死亡风险就增加18%。这些研究的数据进一步强调，为所有危重患者制定同一个血糖目标可能并不合适[14-17]。

ICU的血糖目标

基于NICE-SUGAR试验，大多数中心针对危重患者的目标血糖水平为＜180mg/dl（10mmol/L），目的是降低低血糖的发生率，并通过严格的血糖控制来降低随后的死亡率[6]。

ADA 还建议 ICU 患者的目标血糖为 140～180mg/dl（7.7～10mmol/L）[7]。

ICU 中血糖的测量

大多数 ICU 使用床边（point-of-care，POC）血糖仪来测定血糖浓度。这些血糖仪的准确性，毛细血管血糖的测量，以及基于这些值的胰岛素滴定都受到了质疑。在危重患者中常见的一些因素，如贫血、缺氧、药物治疗和酸中毒，可能导致 POC 血糖仪的不准确。此外，这些患者可能存在明显的容量过负荷，而毛细血管的血糖可能无法准确反映整个血糖浓度。实验室的全血血糖是血糖测定的黄金标准。然而，它需要较多的人力，耗时长，花费大，当需要监测每小时的血糖浓度时，它是不实用的。因此，血糖仪在 ICU 中被广泛应用。与毛细血管样品（占 27%，在 20% 的误差区域之外）或使用血糖仪测动脉标本（占 12%，在 20% 误差区域之外）相比 [18]，通过动脉管路采动脉全血样品行动脉血气分析（blood gas analyzer，BGA）被发现与更少的错误有关（在允许 20% 的误差区域，占 1%）。因此，动脉血样被推荐使用 BGA 测量血糖，这也被扩展到 POC 测试，而不是毛细血管血样。由于 POC 检测的不准确性在低血糖范围内更为明显，所以在低血糖范围附近使用另一种方法确定血糖浓度是比较重要的。

由于 ICU 中血糖异常的发生率较高，持续血糖监测（continuous glucose monitoring，CGM）技术被作为持续识别高血糖和低血糖的一种潜在的有效方法。CGM 技术可以在皮下或静脉内使用，已经被证明和 POC 技术一样有效和安全，与 POC 测试相比，可以减少护理负担，特别是在夜间，可以发现更多的不良血糖事件或低血糖发作 [19-21]。虽然 CGM 很有前景，但在 ICUs 的常规使用需要更多的试验来证明其安全性和有效性 [7]。

ICU 中识别低血糖的危险因素和障碍

ICU 中被确定的低血糖的预测因子包括：女性，APACHE 2 评分，持续静脉 - 静脉血液透析（continuous veno-venous hemodialysis，CVVHD），使用碳酸氢盐，脓毒症的诊断，使用血管升压药 / 血管收缩药，既往诊断糖尿病，血肌酐 > 3mg/dl，胰岛素治疗，停止营养治疗但没有调整胰岛素治疗，机械通气，ICU 住院时间 [22-24]。对危重患者低血糖的识别有一些障碍，如镇静、缺乏症状、经口入量的减少、频繁改变肠内或肠外营养的比率以及不恰当的胰岛素时机。即使是一次严重低血糖（< 45mg/dl 或 2.5mmol/L）也与死亡率增加有关 [24]。有危险因素的患者应提高警惕，放宽血糖指标，以减少低血糖的发生率。

危重患者低血糖的预后

在对 NICE-SUGAR 试验的一项事后分析中，被研究的患者中严重低血糖（< 40mg/dl 或 2.2mmol/L）和中度低血糖（41～70mg/dl 或 2.3～3.9mmol/L）分别占 3.7% 和 45%。尽管低血糖在强化胰岛素治疗组更常见（93.3% 严重低血糖，82.4% 中度低血糖），但两组低血糖与死亡的相关性相似。中度低血糖与死亡风险增加 40% 有关，严重低血糖使死亡风险增加了 80%。对于这两组人来说，与死亡相关性最强的因素来自分布性休克。这可能与自主功能受损、白细胞活化和炎症介质释放有关 [25]。在最近的系统性评价和纵向随访队列研究的荟萃分析中，研究低血糖和不良结局之间的关系，发现低血糖的严重程度与不良血管事件及死亡率之间呈剂量依赖关系 [26]。在某些情况下，低血糖是严重的潜在疾病的后果，是死亡的标志，但不一定是原因。从两个观察组前瞻性数据的收集来看，即使根据病情严重程度、诊断类别、糖尿病状态、ICU 住院期间的平均血糖、作为血糖变异指数的变异系数 [13] 进行分层，低血糖患者的死亡率仍高于无低血糖的患者。在荷兰的回顾性队列研究中，Hermanides 等使用序贯器官衰竭评估（SOFA）评分对疾病的严重程度进行了校正，尽管对疾病严重程度进行了调整，暴露于低血糖（< 45mg/dl 或 2.5mmol/L）风险的患者的死亡发生率是 4% 的 ICU 住院天数，未暴露于低血糖的患者中死亡率为 17/1 000ICU 住院天数，提示二者之间存在因果关系 [27]。

低血糖的生理和症状

低血糖期，在低于 65mg/dl（3.6mmol/L）的血糖浓度下，反调节激素、胰高血糖素和肾上腺素的分泌会增加。胰高血糖素和肾上腺素都会通过增加葡萄糖异生和糖原分解来增加血糖浓度，胰高血糖素的作用比肾上腺素高得多。当胰岛素以及胰岛素与胰高血糖素的比值下降时，游离脂肪酸从脂肪组织中被动员起来，转化为酮体作为能量来源 [28]。大脑和心脏这两个器官的能量利用和功能依赖于葡萄糖。因此，低血糖的大部分症状与这两个器官系统有关。

大脑利用葡萄糖和酮体作为燃料，特别是在饥饿时 [29]。当血糖浓度低于 36mg/dl（2mmol/L）时，大脑葡萄糖浓度下降到接近于零。在严重和长期低血糖的情况下，这可能导致不可逆的脑损伤 [30]。低血糖患者表现为肾上腺素能（颤抖、心悸、焦虑）、胆碱能（出汗、感觉异常）或神经性症状（认知、行为、心理运动改变，癫痫，昏迷）[31-33]。当葡萄糖水平低于 40～50mg/dl（2.2～2.3mmol/L）时，可能发生低血糖昏迷 [33]。对低血糖最敏感的神经元位于皮层的表层、海马体、尾状核和脑下脚 [28, 34, 35]。即使在没有细胞死亡的情况下，轻微的复发性低血糖也会导致海马功能障碍 [36]。

心肌细胞可以利用脂肪酸或葡萄糖作为燃料，在低氧或缺血发作期时，心肌细胞优先使用葡萄糖作为 ATP 生成的底物 [37]。低血糖发作会刺激交感肾上腺系统，可能会致心律失常 [38]。在急性低血糖发作时，可观察到包括窦性心动过速、窦性心动过缓、心房和心室异位、心室复极异常在内的各种心率和节律紊乱 [39-41]。

低血糖的管理

低血糖的管理包括识别、鉴别诊断和治疗。

低血糖的识别（图 18-1）

- 低血糖症通常是用 Whipple 三联征来识别的：低血糖症状，低血糖浓度的记录，以及血糖升高时症状的缓解。这在危重患者中并不总是可行的。当测量的血糖低于 70mg/dl（3.9mmol/L）时，就可以诊断低血糖。

鉴别诊断

- 在危重患者中，低血糖可能是管理高血糖时胰岛素治疗的结果，特别是当营养支持发生变化时。其他胰岛素促泌剂、口服降糖剂和其他几种非降糖药物[42]也是常见的元凶。常见的引起低血糖的非抗高血糖药物有喹诺酮类、戊脒、奎宁、β 受体阻滞剂、血管紧张素转换酶（angiotensin converting enzyme，ACE）和胰岛素样生长因子（insulin-like growth factor，IGF）[42]。严重疾病或脓毒症引起肝功能、肾功能和心脏功能不全，可导致低血糖。罕见肿瘤（胰岛细胞和非胰岛细胞）、激素缺乏和对胰岛素或胰岛素受体产生抗体可能是危重患者低血糖的原因[43]。

评估

- 当血糖浓度提示有低血糖时，如果没有明显的药物相关原因，测量胰岛素和 C 肽水平是有帮助的。
- 确保营养状态没有突然改变[不经口进食（nil per oral，NPO）或肠内、肠外喂养速率的改变]。
- 如果怀疑是磺酰脲类药物引起的，放射免疫药物可以检测磺酰脲类药物水平。
- 检查所有药物，寻找药物引起的低血糖。
- 评估肾功能或肝功能的恶化。
- 评估激素的不足：甲状腺激素、皮质醇激素。

管理（图 18-2）

- 根据神经系统或神经性血糖症状的程度，确保气道保护。
- 一旦诊断为低血糖，补充葡萄糖是最重要的。轻到重度低血糖症状的患者可以口服葡萄糖或富含碳水化合物的食物缓解，一般 15～20 分钟可以恢复。推荐持续监测和补充葡萄糖（必要时），因为口服葡萄糖的反应是短暂的[43, 44]。
- 有严重症状或不能口服葡萄糖的患者，需要静脉补充葡萄糖。初始剂量为 50% 的葡萄糖 25g。和口服葡萄糖相似，这种效应是短暂的，可能需要持续葡萄糖输注。

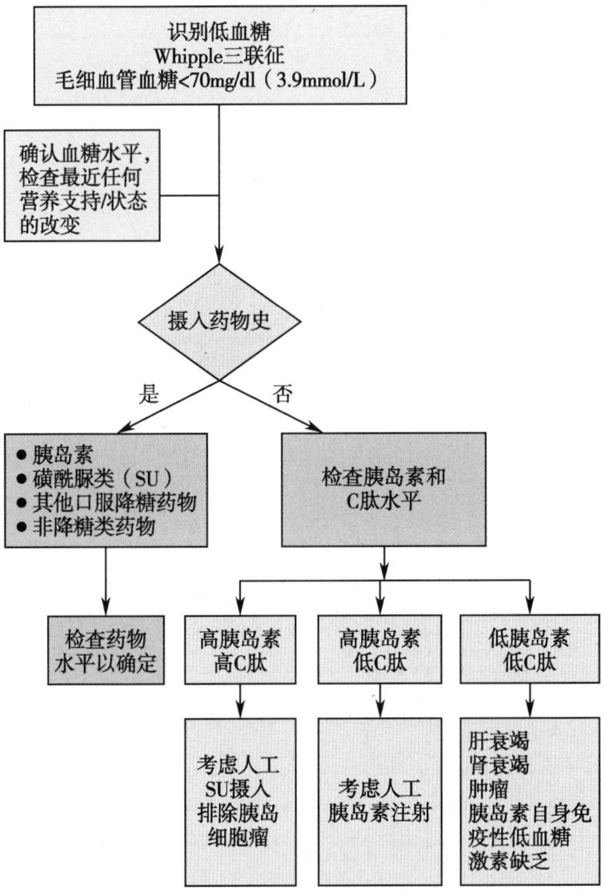

图 18-1 低血糖的识别和评估

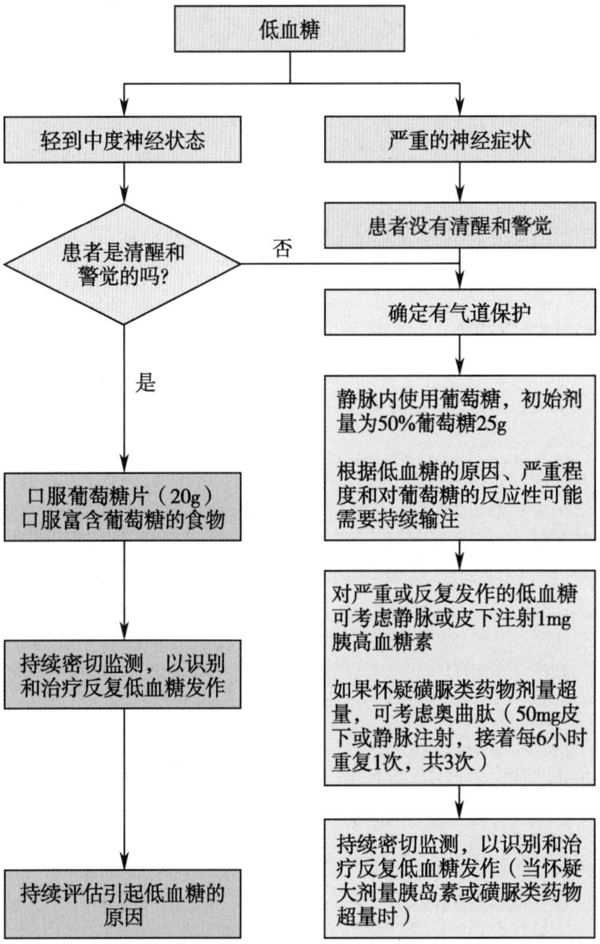

图 18-2 低血糖的管理

- 当低血糖很严重或很难治时，成人可以通过静脉或皮下注射 1mg 胰高血糖素。这可能导致短暂的高血糖。
- 根据引起低血糖的原因，如磺脲类药物引起的低血糖或误给大剂量胰岛素时，可能需要延长治疗时间。
- 在磺脲类药物引起的低血糖时，奥曲肽可能是有用的[45-47]。

结论

虽然血糖控制和避免高血糖在危重患者中很重要，但应密切注意预防低血糖及其相关的不良后果。低血糖比高血糖的危害更大。危重患者即使轻度的低血糖也和增加的死亡率相关[13]。在 ICU 中采用严格的血糖控制策略与低血糖的发展之间存在关联。目前的证据表明，在进一步的证据出现之前，应该朝着更温和的目标努力，这些目标已经被证明可以改善治疗结果，并与更少的低血糖发作有关。

知识点

1. 低血糖以及由此导致的病死率的增加，是 ICU 中限制血糖控制达标的最大的单一风险因素。
2. ADA 定义中度低血糖血糖水平为 40～70mg/dl（2.2～3.9mmol/L），重度低血糖血糖为 <40mg/dl（2.2mmol/L）。
3. 轻度、中度和重度低血糖和重症患者病死率的增加相关，任何低于 70mg/dl（3.9mmol/L）的血糖都需要积极的评估和管理。
4. 尽管血糖目标会根据患者入院诊断、入院前糖尿病诊断和慢性疾病而不同，2016 年医疗实践 ADA 标准推荐危重患者的血糖目标为 140～180mg/dl（7.7～10mmol/L）。
5. 虽然实验室的全血血糖是血糖测量的黄金标准，但它是耗时的、耗费人力的，当需要每小时测量血糖时是不实用的。因此，通过动脉通路（相对于毛细血管血液）采取动脉血样，优先使用 BGA 或 POCT 进行测量是成功的。
6. ICU 中被确定的低血糖的预测因子包括：女性、APACHE 2 评分，持续静脉 - 静脉血液透析（CVVHD），使用碳酸氢盐，诊断脓毒症，使用血管升压药 / 血管收缩药，既往诊断糖尿病，血肌酐 >3mg/dl，胰岛素治疗，停止营养治疗但没有调整胰岛素治疗，机械通气，ICU 住院时间。
7. 低血糖患者表现为肾上腺素能（颤抖、心悸、焦虑）、胆碱能（出汗、感觉异常）或神经性症状（认知、行为、心理运动改变，癫痫、昏迷）。在急性低血糖发作时可观察到各种心率、节律紊乱。
8. 一旦低血糖被识别，应该评估各种可能的原因并立即开始血糖管理。根据病因，可能需要延长治疗时间。

（姜美妮　武卫东 译，刘辉 审校）

参考文献

1. Dungan KM, Braithwaite SS, Preiser JC. Stress hyperglycaemia. Lancet 2009;373:1798-807.
2. Krinsley JS. Association between hyperglycemia and increased hospital mortality in a heterogeneous population of critically ill patients. Mayo Clin Proc 2003;78:1471-8.
3. Workgroup on Hypoglycemia, American Diabetes Association. Defining and reporting hypoglycemia in diabetes: a report from the American Diabetes Association Workgroup on Hypoglycemia. Diabetes Care 2005;28:1245-9.
4. van den Berghe G, Wouters P, Weekers F, Verwaest C, Bruyninckx F, Schetz M, Vlasselaers D, Ferdinande P, Lauwers P, Bouillon R. Intensive insulin therapy in critically ill patients. N Engl J Med 2001;345:1359-67.
5. Van den Berghe G, Wilmer A, Hermans G, Meersseman W, Wouters PJ, Milants I, Van Wijngaerden E, Bobbaers H, Bouillon R. Intensive insulin therapy in the medical ICU. N Engl J Med 2006;354:449-61.
6. NICE-SUGAR Study Investigators, Finfer S, Chittock DR, Su SY, Blair D, Foster D, Dhingra V, Bellomo R, Cook D, Dodek P, Henderson WR, Hebert PC, Heritier S, Heyland DK, McArthur C, McDonald E, Mitchell I, Myburgh JA, Norton R, Potter J, Robinson BG, Ronco JJ. Intensive versus conventional glucose control in critically ill patients. N Engl J Med 2009;360:1283-97.
7. American Diabetes Association. 13. Diabetes Care in the Hospital. Diabetes Care 2016;39(Suppl 1):S99-S104.
8. Bagshaw SM, Bellomo R, Jacka MJ, Egi M, Hart GK, George C, ANZICS CORE Management Committee. The impact of early hypoglycemia and blood glucose variability on outcome in critical illness. Crit Care 2009;13:R91.
9. Niven DJ, Rubenfeld GD, Kramer AA, Stelfox HT. Effect of published scientific evidence on glycemic control in adult intensive care units. JAMA Intern Med 2015;175:801-9.
10. Krinsley JS. Glycemic control in the critically ill: What have we learned since NICE-SUGAR? Hosp Pract (1995) 2015;43:191-7.
11. Krinsley JS. Glycemic variability and mortality in critically ill patients: the impact of diabetes. J Diabetes Sci Technol 2009;3:1292-301.
12. Krinsley JS. Glycemic variability: a strong independent predictor of mortality in critically ill patients. Crit Care Med 2008;36:3008-13.
13. Krinsley JS, Schultz MJ, Spronk PE, Harmsen RE, van Braam Houckgeest F, van der Sluijs JP, Melot C, Preiser JC. Mild hypoglycemia is independently associated with increased mortality in the critically ill. Crit Care 2011;15:R173.
14. Plummer MP, Bellomo R, Cousins CE, Annink CE, Sundararajan K, Reddi BA, Raj JP, Chapman MJ, Horowitz M, Deane AM. Dysglycaemia in the critically ill and the interaction of chronic and acute glycaemia with mortality. Intensive Care Med 2014;40:973-80.
15. Egi M, Bellomo R, Stachowski E, French CJ, Hart GK, Taori G, Hegarty C, Bailey M. The interaction of chronic and acute glycemia with mortality in critically ill patients with diabetes. Crit Care Med 2011;39:105-11.
16. Krinsley JS. Glycemic control in the critically ill—3 domains and diabetic status means one size does not fit all! Crit Care 2013;17:131.
17. Krinsley JS, Meyfroidt G, van den Berghe G, Egi M, Bellomo R. The impact of premorbid diabetic status on the relationship between the three domains of glycemic control and mortality in critically ill patients. Curr Opin Clin Nutr Metab Care 2012;15:151-60.
18. Van Herpe T, Mesotten D. Blood glucose measurements in critically ill patients. J Diabetes Sci Technol 2012;6:22-8.
19. Boom DT, Sechterberger MK, Rijkenberg S, Kreder S, Bosman RJ, Wester JP, van Stijn I, DeVries JH, van der Voort PH. Insulin treatment guided by subcutaneous continuous glucose monitoring compared to frequent point-of-care measurement in critically ill patients: a randomized controlled trial. Crit Care 2014;18:453.
20. Holzinger U, Warszawska J, Kitzberger R, Wewalka M, Miehsler W, Herkner H, Madl C. Real-time continuous glucose monitoring in critically ill patients: a prospective randomized trial. Diabetes Care 2010;33:467-72.
21. Schaupp L, Donsa K, Neubauer KM, Mader JK, Aberer F, Holl B, Spat S, Augustin T, Beck P, Pieber TR, Plank J. Taking a closer look—continuous glucose monitoring in non-critically ill hospitalized patients with type 2 diabetes mellitus under basal-bolus insulin therapy. Diabetes Technol Ther 2015;17:611-18.
22. Arabi YM, Tamim HM, Rishu AH. Hypoglycemia with intensive insulin therapy in critically ill patients: predisposing factors and association with mortality. Crit Care Med 2009;37:2536-44.
23. Vriesendorp TM, van Santen S, DeVries JH, de Jonge E, Rosendaal FR, Schultz MJ, Hoekstra JB. Predisposing factors for hypoglycemia in the intensive care unit. Crit Care Med 2006;34:96-101.
24. Krinsley JS, Grover A. Severe hypoglycemia in critically ill patients: risk factors and outcomes. Crit Care Med 2007;35:2262-7.
25. NICE-SUGAR Study Investigators, Finfer S, Liu B, Chittock DR, Norton R, Myburgh JA, McArthur C, Mitchell I, Foster D, Dhingra V, Henderson WR, Ronco JJ, Bellomo R, Cook D, McDonald E, Dodek P, Hebert PC, Heyland DK, Robinson BG. Hypoglycemia and risk of death in critically ill patients. N Engl J Med 2012;367:1108-18.
26. Yeh JS, Sung SH, Huang HM, Yang HL, You LK, Chuang SY, Huang PC, Hsu PF, Cheng HM, Chen CH. Hypoglycemia and risk of vascular events and mortality: a systematic review and meta-analysis. Acta Diabetol 2015.
27. Hermanides J, Bosman RJ, Vriesendorp TM, Dotsch R, Rosendaal FR, Zandstra DF, Hoekstra JB, DeVries JH. Hypoglycemia is associated with intensive care unit mortality. Crit Care Med 2010;38:1430-4.
28. Lacherade JC, Jacqueminet S, Preiser JC. An overview of hypoglycemia in the critically ill. J Diabetes Sci Technol 2009;3:1242-9.
29. Robinson AM, Williamson DH. Physiological roles of ketone bodies as substrates and signals in mammalian tissues. Physiol Rev 1980;60:143-87.
30. Choi IY, Lee SP, Kim SG, Gruetter R. In vivo measurements of brain glucose transport using the reversible Michaelis-Menten model and simultaneous measurements of cerebral blood flow changes during hypoglycemia. J Cereb Blood Flow Metab 2001;21:653-63.

31. Towler DA, Havlin CE, Craft S, Cryer P. Mechanism of awareness of hypoglycemia. Perception of neurogenic (predominantly cholinergic) rather than neuroglycopenic symptoms. Diabetes 1993;42: 1791-8.
32. McAulay V, Deary IJ, Frier BM. Symptoms of hypoglycaemia in people with diabetes. Diabet Med 2001;18:690-705.
33. Ben-Ami H, Nagachandran P, Mendelson A, Edoute Y. Drug-induced hypoglycemic coma in 102 diabetic patients. Arch Intern Med 1999;159:281-4.
34. Auer RN, Olsson Y, Siesjo BK. Hypoglycemic brain injury in the rat. Correlation of density of brain damage with the EEG isoelectric time: a quantitative study. Diabetes 1984;33:1090-8.
35. Auer RN, Hugh J, Cosgrove E, Curry B. Neuropathologic findings in three cases of profound hypoglycemia. Clin Neuropathol 1989;8:63-8.
36. McNay EC, Williamson A, McCrimmon RJ, Sherwin RS. Cognitive and neural hippocampal effects of long-term moderate recurrent hypoglycemia. Diabetes 2006;55:1088-95.
37. Huss JM, Kelly DP. Nuclear receptor signaling and cardiac energetics. Circ Res 2004;95:568-78.
38. Robinson RT, Harris ND, Ireland RH, Lindholm A, Heller SR. Comparative effect of human soluble insulin and insulin aspart upon hypoglycaemia-induced alterations in cardiac repolarization. Br J Clin Pharmacol 2003;55:246-51.
39. Fisher BM, Gillen G, Hepburn DA, Dargie HJ, Frier BM. Cardiac responses to acute insulin-induced hypoglycemia in humans. Am J Physiol 1990;258:H1775-9.
40. Gill GV, Woodward A, Casson IF, Weston PJ. Cardiac arrhythmia and nocturnal hypoglycaemia in type 1 diabetes-the "dead in bed" syndrome revisited. Diabetologia 2009;52:42-5.
41. Laitinen T, Lyyra-Laitinen T, Huopio H, Vauhkonen I, Halonen T, Hartikainen J, Niskanen L, Laakso M. Electrocardiographic alterations during hyperinsulinemic hypoglycemia in healthy subjects. Ann Noninvasive Electrocardiol 2008;13:97-105.
42. Murad MH, Coto-Yglesias F, Wang AT, Sheidaee N, Mullan RJ, Elamin MB, Erwin PJ, Montori VM. Clinical review: Drug-induced hypoglycemia: a systematic review. J Clin Endocrinol Metab 2009;94: 741-5.
43. Cryer PE, Axelrod L, Grossman AB, Heller SR, Montori VM, Seaquist ER, Service FJ, Endocrine Society. Evaluation and management of adult hypoglycemic disorders: an Endocrine Society Clinical Practice Guideline. J Clin Endocrinol Metab 2009;94:709-28.
44. Wiethop BV, Cryer PE. Alanine and terbutaline in treatment of hypoglycemia in IDDM. Diabetes Care 1993;16:1131-6.
45. Dougherty PP, Klein-Schwartz W. Octreotide's role in the management of sulfonylurea-induced hypoglycemia. J Med Toxicol 2010;6:199-206.
46. Glatstein M, Scolnik D, Bentur Y. Octreotide for the treatment of sulfonylurea poisoning. Clin Toxicol (Phila) 2012;50:795-804.
47. Boyle PJ, Justice K, Krentz AJ, Nagy RJ, Schade DS. Octreotide reverses hyperinsulinemia and prevents hypoglycemia induced by sulfonylurea overdoses. J Clin Endocrinol Metab 1993;76:752-6.

19 高血糖

Roshni Sreedharan and Basem Abdelmalak

高血糖是目前为止重症监护室中最常见的代谢异常。不加控制的高血糖的不良影响，特别是在危重患者中，已经阐述的相当充分[1-3]。危重患者高血糖的治疗在过去的10年里经历了巨大的变化。虽然高血糖与不良的临床结局有关，但试图使血糖正常可能并不能解决问题。虽然最初具有里程碑意义的随机对照试验显示，在重症监护室（intensive care unit，ICU）严格管理血糖有显著的益处[1]，但某些类似的策略并没有改善临床结局。相反，迄今为止最大的多中心随机对照试验表明，它导致了低血糖发作的增加，从而导致死亡增加[4,5]。值得注意的是，有大量来自观察和回顾性研究阐明临床医生在实现血糖控制时应牢记的不同血糖范围[6-8]。糖尿病史的有无以及患者长期的血糖状态（如果他们是糖尿病患者）的程度可能在确定血糖目标方面起作用[9,10]。此外，无论选择何种目标，血糖变异也可能对血糖管理结局产生影响[11]。

本章概述了危重患者高血糖的概况和目前的管理策略，包括导致这些策略进展的调查结果。

高血糖的定义

当危重患者血糖过高时，重要的是要明确患者所属的临床组别。包括以下几组：

- 已知的糖尿病
- 未确诊的糖尿病
- 新发高血糖（应激相关）

美国糖尿病协会已经发布了糖尿病诊断标准[12]。当符合以下任何一项标准时可诊断为糖尿病：

空腹血糖大于126mg/dl（7mmol/L）

- 口服75g葡萄糖行糖耐量试验，2小时餐后血糖>200mg/dl（11.1mmol/L）
- 糖化血红蛋白（HbA1c）>6.5%
- 有典型的高血糖危象症状伴随机血糖>200mg/dl（11.1mmol/L）

遗憾的是，在危重患者中没有关于高血糖的定义，因为存在多种变量会混淆它，包括疾病的严重程度，并存的药物如儿茶酚胺的输注、喂养等。当患者出现新发高血糖（new-onset hyperglycemia，NOH）时，无论是危重还是非危重症患者，谨慎的做法是排除未诊断的糖尿病。HbA1C>6.5%的存在可能有助于诊断。ADA/ACCE在其共识声明中建议，在危重患者中，血糖浓度大于180mg/dl（10mmol/L）都应进行治疗，以减少与高血糖相关的不良后果[13]。

应激性高血糖

高血糖最初被认为是危重患者对急性应激的正常适应性反应。儿茶酚胺、生长激素、外源性和内源性糖皮质激素和胰高血糖素水平的增加，以及循环中细胞因子和外周血胰岛素抵抗的增加，可能在应激诱导的高血糖发生中起重要作用[14,15]。然而，在危重患者中，如果以前宿主血糖是稳定的，应激性高血糖与不良结局的增加有关。这些不良结果是由于高血糖本身和（或）自由基损伤及其相关的冠状动脉和颅内不良事件引起的[16]。也就是说，急性疾病期间的高血糖可能并不会导致发病率和死亡率的增加，只是与疾病的严重程度有关。

ICU中糖尿病与非糖尿病患者的血糖管理

最近，有学者主张ICU的血糖目标应该根据入ICU前是否有糖尿病史和长期血糖状态而有所不同[6,9,10,17,18]。糖尿病患者可能可以耐受更高的血糖，或者可以在高于正常的血糖目标下做得更好，甚至可以降低血糖的波动。Egi等研究了450例危重糖尿病患者，在研究队列中总共测量了9 946份血糖，HbA1c中位数为7%。他们发现，随着ICU住院时间延长，葡萄糖浓度较高（>180mg/dl或10mmol/L）时，入院前HbA1c水平较高（>7%）的患者的死亡率更低[19]，更大的样本中也有相似的发现[9,20,21]。2012年，Tayek等对9项关于高血糖和住院死亡率的研究进行了荟萃分析，对9项研究中的5项测量了未调整的ICU死亡率。他们观察到，与糖尿病患者相比，新发高血糖患者的ICU死亡率增加，住院死亡率也增加了2.7倍[22]。这种差异可能是由于在以前血糖无法控制的糖尿病患者中，器官和免疫系统可能已经习惯了较高的血糖浓度，突然的血糖正常对他们来说是相对低血糖。此外，如果这种血糖正常化与中度或重度低血糖有关，就像在许多严格血糖控制策略中那样，这种危险的低浓度也意味着血糖变异的显著增加，而这也被认为是有害的 [11]。在评估糖尿病对危重患者预后影响的最大数据库研究之一中，Graham 等发现高血糖对非糖尿病患者更有害，对糖尿病患者有潜在的保护作用。仅糖尿病患者在正常血糖 / 低血糖的范围内时死亡的风险是增加的，这表明在这部分患者中，对相对和绝对低血糖是相对不耐受的 [23]。根据这些发现，我们可能需要寻找不同的血糖目标（以及改进胰岛素治疗方案来达到这些目标），这些目标根据糖尿病的诊断和先前的长期血糖状态而有所不同。比如，最近 Marik 等基于患者的临床情况、糖尿病史和 HbA1c，提出了可变血糖目标 [24]。

危重患者中具有里程碑意义的高血糖研究

Leuven Ⅰ试验，外科 ICU，2001[1]

来自比利时鲁汶的 Van Den Berghe 和他的同事是第一批对高血糖和危重患者管理进行研究的研究者之一。这是一项具有里程碑意义的研究，它带来了一个重大的实践变化，或至少提出了一个重要的问题，研究人员正在寻找答案。

这项研究涉及了 1 548 例外科 ICU 患者，其中 63% 是常规心脏外科患者。他们被随机分配到强化胰岛素治疗组（intensive insulin therapy，IIT）（80～100mg/dl［4.4～5.5mmol/L］）或常规血糖管理组（180～200mg/dl［10～11.1mmol/L］）。有趣的是，两组患者术后第 1 天摄入 200mg 葡萄糖，术后第 2 天开始摄入肠内或肠外营养。如果肠内营养不足，则在术后第 2 天开始全肠外营养。事后看来，这可能在大多数结果中扮演了重要角色。他们的结果是有意义的，考虑到所提出的方案带来的死亡率的受益，其结果导致了全球 ICUs 的实践改变：

- 如预期一样，IIT 组的平均血糖水平低于常规组；然而，低血糖症在 IIT 组更常见。
- 与传统管理组相比，IIT 组 ICU 和住院死亡率较低（分别为 4.6% vs 8% 和 7.2% vs 10.9%）。
- 在 IIT 组观察到重症疾病发生、多发神经病变、急性肾损伤（acute kidney injury，AKI）和输血需求都减少。

Leuven Ⅱ试验，内科 ICU，2006[2]

来自 Leuven Ⅰ试验的研究者通过随机对照试验研究了 IIT 与常规治疗对 ICU 患者的影响。他们随机挑选了 1 200 例患者进行 IIT 或常规治疗。正如预期的那样，IIT 组的低血糖发生率增加。他们发现 IIT 不会改变住院死亡率，但 ICU 住院时间、机械通气和 AKI 减少了。

VISEP 试验，2008[25]

在德国的一项多中心试验中，严重脓毒症患者被分配接受 IIT 以维持血糖在 80～100mg/dl（4.4～5.5mmol/L），或常规胰岛素治疗以维持血糖在 180～200mg/dl（10～11.1mmol/L）。他们随机让患者接受 10% 的羟乙基淀粉，一种低分子量羟乙基淀粉（hydroxyethyl starch，HES），或乳酸林格液作为复苏液。主要终点是 28 天的死亡率和平均器官衰竭分数。由于 IIT 组严重低血糖（<40mg/dl）（17% *vs.* 4.1%）和严重不良事件（10.9% *vs.* 2%）的发生率高于常规治疗，本试验不得不提前终止。他们还发现，与乳酸林格治疗相比，使用 HES 治疗的急性肾衰竭和肾脏替代疗法的发生率更高。

Glucontrol 试验，2009[26]

这是一项前瞻性随机对照试验，旨在评估 IIT 和中度血糖控制对 ICU 死亡率的影响。患者随机分为 1 组（目标血糖 140～180mg/dl［7.8～10mmol/L］）和 2 组（目标血糖约 80～110mg/dl［4.4～6.1mmol/L］）。由于违反研究方案的次数多得令人无法接受，这项研究不得不提前终止。此外，这项研究的主要发现是缺乏临床益处，并且 IIT 组的低血糖发生率（2 组 8.7%，1 组 2.7%）较中度血糖对照组有所增加。

NICE-SUGAR 试验，2009[4]

这是规模最大的多国随机试验，将重症成人患者的 IIT［目标血糖 81～108mg/dl（4.5～6mmol/L）］与中等目标血糖［小于 180mg/dl（10mmol/L）］进行比较。主要终点是随机化后 90 天内任何原因导致的死亡。IIT 组死亡率增加（27.5%），与常规组比较（24.9%），优势比为 1.14。手术和非手术患者的死亡率没有差异。与以往研究相似，IIT 组严重低血糖［<40mg/dl（2.2mmol/L）］发生率（6.8%）较常规组（0.5%）高。他们得出的结论是，强化血糖控制会增加危重成人患者的死亡率，血糖目标≤180mg/dl（10mmol/L）会使死亡率降低。

COITSS 试验，2010[27]

该多中心随机对照试验是为了测试使用氢化可的松的脓毒性休克患者中 IIT 的疗效，也同时评估氟氢可的松在这些患者中的作用。他们的结论是，在脓毒性休克患者中使用 IIT 和严格的血糖控制对死亡率没有好处。IIT 组的死亡率为 45.9%，常规组为 42.9%（$P=0.50$）。在接受 IIT 治疗的患者中，16.4% 的患者经历了严重的低血糖，而常规组为 7.8%（$P=0.003$），这一结果是显著的。

ICU 中的血糖监测

在目前的实践中，大多数 ICUs 使用床旁血糖仪来监测、报告和管理危重患者的血糖。床旁血糖仪的引入是为了提高门诊糖尿病的控制（如用于患者自我监测血糖）。它们对于重症患者的高血糖监测和治疗可能不是很准确 [28-31]。有多个变量会影响床旁血糖仪的准确性，如红细胞压积、缺氧、酸中毒、血管加压素的使用和外周水肿，这使得用床旁血糖仪测量毛细血管血糖在监测需要胰岛素滴定的患者时不太理想。中心实验室和美国国家标准协会（Central Laboratory and Standards Institute，CLSI）以及 FDA 要求 95% 的仪表读数要在参考值的 20% 以内。虽然这样的监测仪可能达到这个标准，但问题仍然是，允许危重患者在输注时出现如此多的变异，可能导致危险的胰岛素治疗[31]。实验室全血糖测量是血糖测量的金标准，但劳动强度大，需要每小时测量血糖时又不太实用。另一种选择是使用接近实验室标准的血气分析（blood gas analyzer，BGA）来监测血糖[30]。与使用血糖仪测毛细血管样品（27%，在 20% 误差范围外）或动脉样品（12%，在 20% 误差范围内）相比较，通过动脉置管使用 BGA 测量动脉全血样品的血糖错误更少（1%，在允许的 20% 误差范围内）[32]。动脉血样已被推荐用于使用 BGA 测量血糖，这也已扩展到使用床旁血糖仪（POC）测动脉血样，而不建议使用毛细血管血样检测。在危重患者中往往存在血糖异常，推荐每小时进行血糖测量[33]。虽然 POC 检测已广泛用于这一目的，但仍有持续的葡萄糖监测（continuous glucose monitoring，CGM）技术正在开发中，以持续识别血糖的异常[34]。CGM 技术可以是皮下或静脉内。皮下 CGM 装置的研究越来越广泛。这些皮下装置的准确性和可靠性已经在有循环衰竭和血管加压素输注的危重患者中得到证实[35]。在一项评估 CGM 对血糖控制和危重患者低血糖发生的影响的随机试验中，CGM 没有改善血糖的总体控制，但确实减少了低血糖事件的发生[36]。CGM 的另一个有趣的扩展是实现全自动化的闭环葡萄糖控制。该系统通过使用 CGM 设备自动调节胰岛素（或葡萄糖）的输注而不需要护士干预。Leelarathna 等评估了在危重患者中使用连续的皮下血糖测量来实现自动闭环血糖控制系统的可行性，并证明了在不发生低血糖的情况下，血糖在目标范围内持续时间的增加[37]。CGM 技术可能和 POC 测试一样有效和安全。此外，它们还能减轻护理负担，发现更多的血糖异常 / 低血糖发作，尤其是在夜间[36, 38, 39]。虽然这项技术看起来很有前途，但是在 ICU 中常规使用 CGM 技术需要更多的试验来证明其安全性和有效性[40]。

Preiser 等建议[41, 42]，无论采用何种血糖监测方法或目标血糖是多少，都需要在危重患者中实施一套系统的胰岛素输注滴定流程，以减少不良事件（主要是低血糖和血糖变异）的发生。虽然这是在严格的血糖控制仍然流行的时候提出的，但当我们采取更温和的血糖目标时，它仍然是正确的。他们建议 ICUs 应是护理和医务人员合作制定适用于当地的治疗方案。这些系统的流程应该建议使用动态的而不是静态的尺度来改变胰岛素的输注速率（例如，根据营养支持的速度来调节）、下一次血糖检查的时间、采样设备的类型和采样部位。一旦制定了一项方案，所有 ICU 医疗服务提供者都应该接受这方面的教育。在实施时，可通过低血糖发生率除以血糖检查频率、目标血糖所占的时间比例和血糖变异来评价本方案的质量[41]。通过实施这些有力的流程和方案，我们可以努力在危重患者中实现更好的血糖控制，同时减少血糖的波动和低血糖的发生。

这些问题导致关于成人危重病患者血糖测量和血糖控制报告的共识建议的产生[31]。

摘自《危重患者血糖测量和血糖控制报告共识建议》

- 所有病情严重到需要侵入性血管监测仪的患者都应该从动脉通路中采集血糖样本。如果不能实现，作为第二种选择，可以从中心通路抽取样本。只有当疾病的严重程度不需要进行侵入性操作时，才应该使用毛细血管样本。
- 从动脉或中心通路采集的样本应在中心实验室或使用血气分析仪进行分析。如果中心实验室的延迟是不可接受的，血气分析仪应该是默认的首选设备。血糖仪只有在患者的毛细血管样本被认为太好而不需要侵入血管通路时才可使用。

ADA 建议的重症患者血糖管理

美国糖尿病协会（American Diabetes Association）在 2016 年根据当时已有的证据发布了一项针对重症成年人血糖管理的建议[40]：

- 持续静脉注射胰岛素已被证明是在重症监护中达到血糖目标的最佳方法。
- 从阈值大于 180mg/dl（10mmol/L）开始对持续性高血糖进行胰岛素治疗。一旦开始胰岛素治疗，建议大多数危重患者和非危重患者的目标血糖范围为 140～180mg/dl（7.8～10.0mmol/L）。
- 更严格的目标，如 110～140mg/dl（6.1～7.8mmol/L），可能对特定的危重患者是合适的，此目标在不发生严重低血糖时可以实现。
- 静脉注射胰岛素应基于经过验证的书面或计算机化方案，在考虑到血糖变异和胰岛素剂量的情况下，允许预先调整输注速度。
- 各医院应采用和实施低血糖管理方案，应为每个患者制定预防和治疗低血糖的计划。医院的低血糖发作应记录在案并加以跟踪。
- 在血糖值低于 70mg/dl（3.9mmol/L）的情况下，为防止进一步低血糖，治疗方案需要重新审核和修改。

展望未来

最近，一些研究者证实了临床医生在试图达到血糖控制目标时需要考虑的三个方面：高血糖的治疗、低血糖的预防和血糖变异的下降[6, 9, 10, 21]。这些因素中的每一个都有助于改善这些患者的预后。作为临床医生，我们最重要的是根据患者的临床情况制定胰岛素治疗方案，以达到适当的血糖控制目标。进一步的研究应该针对如何完善这样的方案，这一过程可能劳动强度很大，但结合 ICU 中葡萄糖测量的标准化方法，可以为我们提供进一步临床研究血糖控制对危重患者预后影响的数据。

知识点

1. 儿茶酚胺、生长激素、外源性和内源性糖皮质激素和胰高血糖素水平的增加，以及循环中细胞因子和外周血胰岛素抵抗的增加可能在应激性高血糖中起重要作用。
2. 为了减少与高血糖相关的不良结局，ADA/ACCE推荐治疗危重患者的任何血糖>180mg/dl(10mmol/L)的情况。
3. 持续静脉注射胰岛素已被证明是在重症监护中达到血糖目标的最佳方法。
4. 一旦开始胰岛素治疗，建议大多数危重患者和非危重患者的目标血糖范围为140～180mg/dl(7.8～10.0mmol/L)。
5. 一个血糖目标可能不适合所有ICU患者。我们应该寻找不同的血糖目标(以及更有力的胰岛素治疗方案来实现这些目标)，这些目标根据是否有糖尿病和先前的长期血糖状态而有所不同。
6. 建议危重患者采用胰岛素输注流程，以减少低血糖和血糖的变异性。
7. 虽然实验室血糖测量是金标准，但它是需要大量人力的，并且每小时测量血糖也不现实。最好使用BGA或POCT，通过动脉通路对动脉全血样本(与毛细血管样本相比)进行血糖测量，这种方法已被成功使用。

(姜美妮　武卫东 译，刘辉 审校)

参考文献

1. van den Berghe G, Wouters P, Weekers F, Verwaest C, Bruyninckx F, Schetz M, et al. Intensive insulin therapy in critically ill patients. N Engl J Med. 2001;345(19):1359-1367.
2. Van den Berghe G, Wilmer A, Hermans G, Meersseman W, Wouters PJ, Milants I, et al. Intensive insulin therapy in the medical ICU. N Engl J Med. 2006;354(5):449-461.
3. Mesotten D, Van den Berghe G. Clinical benefits of tight glycaemic control: focus on the intensive care unit. Best Pract Res Clin Anaesthesiol. 2009;23(4):421-429.
4. NICE-SUGAR Study Investigators, Finfer S, Chittock DR, Su SY, Blair D, Foster D, et al. Intensive versus conventional glucose control in critically ill patients. N Engl J Med. 2009;360(13):1283-1297.
5. NICE-SUGAR Study Investigators, Finfer S, Liu B, Chittock DR, Norton R, et al. Hypoglycemia and risk of death in critically ill patients. N Engl J Med. 2012;367(12):1108-1118.
6. Abdelmalak BB, Lansang MC. Revisiting tight glycemic control in perioperative and critically ill patients: when one size may not fit all. J Clin Anesth. 2013;25(6):499-507.
7. Krinsley JS. Glycemic variability and mortality in critically ill patients: the impact of diabetes. J Diabetes Sci Technol. 2009;3(6):1292-1301.
8. Krinsley JS. Glycemic control in the critically ill - 3 domains and diabetic status means one size does not fit all! Crit Care. 2013;17(2):131.
9. Krinsley JS, Egi M, Kiss A, Devendra AN, Schuetz P, Maurer PM, et al. Diabetic status and the relation of the three domains of glycemic control to mortality in critically ill patients: an international multicenter cohort study. Crit Care. 2013;17(2):R37.
10. Krinsley JS. Understanding glycemic control in the critically ill: three domains are better than one. Intensive Care Med. 2011;37(3):382-384.
11. Krinsley JS. Glycemic variability: a strong independent predictor of mortality in critically ill patients. Crit Care Med. 2008;36(11):3008-3013.
12. American Diabetes Association. Standards of medical care in diabetes–2014. Diabetes Care. 2014;37 (Suppl. 1):S14-80.
13. Moghissi ES, Korytkowski MT, DiNardo M, Einhorn D, Hellman R, Hirsch IB, et al. American Association of Clinical Endocrinologists and American Diabetes Association consensus statement on inpatient glycemic control. Diabetes Care. 2009;32(6):1119-1131.
14. McCowen KC, Malhotra A, Bistrian BR. Stress-induced hyperglycemia. Crit Care Clin. 2001; 17(1):107-124.
15. Schricker T, Lattermann R. Perioperative catabolism. Can J Anaesth. 2015;62(2):182-193.
16. Dungan KM, Braithwaite SS, Preiser JC. Stress hyperglycaemia. Lancet. 2009;373(9677):1798-1807.
17. Egi M, Bellomo R, Stachowski E, French CJ, Hart GK, Hegarty C, et al. Blood glucose concentration and outcome of critical illness: the impact of diabetes. Crit Care Med. 2008;36(8):2249-2255.
18. Krinsley JS, Meyfroidt G, van den Berghe G, Egi M, Bellomo R. The impact of premorbid diabetic status on the relationship between the three domains of glycemic control and mortality in critically ill patients. Curr Opin Clin Nutr Metab Care. 2012;15(2):151-160.
19. Egi M, Bellomo R, Stachowski E, French CJ, Hart GK, Taori G, et al. The interaction of chronic and acute glycemia with mortality in critically ill patients with diabetes. Crit Care Med. 2011;39(1):105-111.
20. Falciglia M, Freyberg RW, Almenoff PL, D'Alessio DA, Render ML. Hyperglycemia-related mortality in critically ill patients varies with admission diagnosis. Crit Care Med. 2009;37(12):3001-3009.
21. Sechterberger MK, Bosman RJ, Oudemans-van Straaten HM, Siegelaar SE, Hermanides J, Hoekstra JB, et al. The effect of diabetes mellitus on the association between measures of glycaemic control and ICU mortality: a retrospective cohort study. Crit Care. 2013;17(2):R52.
22. Tayek CJ, Tayek JA. Diabetes patients and non-diabetic patients intensive care unit and hospital mortality risks associated with sepsis. World J Diabetes. 2012;3(2):29-34.
23. Graham BB, Keniston A, Gajic O, Trillo Alvarez CA, Medvedev S, Douglas IS. Diabetes mellitus does not adversely affect outcomes from a critical illness. Crit Care Med. 2010;38(1):16-24.
24. Marik PE, Egi M. Treatment thresholds for hyperglycemia in critically ill patients with and without diabetes. Intensive Care Med. 2014;40(7):1049-1051.
25. Brunkhorst FM, Engel C, Bloos F, Meier-Hellmann A, Ragaller M, Weiler N, et al. Intensive insulin therapy and pentastarch resuscitation in severe sepsis. N Engl J Med. 2008;358(2):125-139.
26. Preiser JC, Devos P, Ruiz-Santana S, Melot C, Annane D, Groeneveld J, et al. A prospective randomised multi-centre controlled trial on tight glucose control by intensive insulin therapy in adult intensive care units: the Glucontrol study. Intensive Care Med. 2009;35(10):1738-1748.
27. COIITSS Study Investigators, Annane D, Cariou A, Maxime V, Azoulay E, D'honneur G, et al. Corticosteroid treatment and intensive insulin therapy for septic shock in adults: a randomized controlled trial. JAMA. 2010;303(4):341-348.
28. Critchell CD, Savarese V, Callahan A, Aboud C, Jabbour S, Marik P. Accuracy of bedside capillary blood glucose measurements in critically ill patients. Intensive Care Med. 2007;33(12):2079-2084.
29. Hoedemaekers CW, Klein Gunnewiek JM, Prinsen MA, Willems JL, Van der Hoeven JG. Accuracy of bedside glucose measurement from three glucometers in critically ill patients. Crit Care Med. 2008;36(11):3062-3066.
30. Kanji S, Buffie J, Hutton B, Bunting PS, Singh A, McDonald K, et al. Reliability of point-of-care testing for glucose measurement in critically ill adults. Crit Care Med. 2005;33(12):2778-2785.
31. Finfer S, Wernerman J, Preiser JC, Cass T, Desaive T, Hovorka R, et al. Clinical review: consensus recommendations on measurement of blood glucose and reporting glycemic control in critically ill adults. Crit Care. 2013;17(3):229.
32. Van Herpe T, Mesotten D. Blood glucose measurements in critically ill patients. J Diabetes Sci Technol. 2012;6(1):22-28.
33. Krinsley JS. Glycemic control in the critically ill: What have we learned since NICE-SUGAR? Hosp Pract (1995). 2015;43(3):191-197.
34. Oliver NS, Toumazou C, Cass AE, Johnston DG. Glucose sensors: a review of current and emerging technology. Diabet Med. 2009;26(3):197-210.
35. Holzinger U, Warszawska J, Kitzberger R, Herkner H, Metnitz PG, Madl C. Impact of shock requiring norepinephrine on the accuracy and reliability of subcutaneous continuous glucose monitoring. Intensive Care Med. 2009;35(8):1383-1389.
36. Holzinger U, Warszawska J, Kitzberger R, Wewalka M, Miehsler W, Herkner H, et al. Real-time continuous glucose monitoring in critically ill patients: a prospective randomized trial. Diabetes Care. 2010;33(3):467-472.
37. Leelarathna L, English SW, Thabit H, Caldwell K, Allen JM, Kumareswaran K, et al. Feasibility of fully automated closed-loop glucose control using continuous subcutaneous glucose measurements in critical illness: a randomized controlled trial. Crit Care. 2013;17(4):R159.
38. Boom DT, Sechterberger MK, Rijkenberg S, Kreder S, Bosman RJ, Wester JP, et al. Insulin treatment guided by subcutaneous continuous glucose monitoring compared to frequent point-of-care measurement in critically ill patients: a randomized controlled trial. Crit Care. 2014;18(4):453.
39. Schaupp L, Donsa K, Neubauer KM, Mader JK, Aberer F, Holl B, et al. Taking a closer look–continuous glucose monitoring in non-critically ill hospitalized patients with type 2 diabetes mellitus under basal-bolus insulin therapy. Diabetes Technol Ther. 2015;17(9):611-618.
40. American Diabetes Association. 13. Diabetes care in the hospital. Diabetes Care. 2016;39(Suppl. 1):S99-S104.
41. Preiser JC, Devos P. Clinical experience with tight glucose control by intensive insulin therapy. Crit Care Med. 2007;35(9 Suppl.):S503-507.
42. Preiser JC, Devos P. Steps for the implementation and validation of tight glucose control. Intensive Care Med. 2007;33(4):570-571.

20 贫　血

Fahim A. Habib, Carl Schulman, and Stephen M. Cohn

贫血是危重患者常见的临床问题。很多患者在入院时即存在贫血，其余的大部分在重症监护室（intensive care unite，ICU）的治疗过程中出现贫血。出现贫血的概率随着ICU住院时间的延长而增加。

在ICU中，贫血的传统治疗方法为输注悬浮红细胞（packed red blood cell，PRBC）。总体来说，大约40%的ICU患者会接受输血（平均5个单位的悬浮红细胞），输血前平均血红蛋白（hemoglobin，Hb）浓度为8.5g/dl[1]。在过去的10年里，有几项研究表明悬浮红细胞输注与临床预后不佳、贫血程度、疾病的严重程度独立相关。由悬浮红细胞输注引起的各种并发症被更多地认识到，血的稀缺（预计到2030年每年会减少400万单位[2]）和悬浮红细胞输注对经济的影响（在美国每单位输注约270美元[3]）促使贫血治疗的模式发生改变。

目前针对贫血的方法有：对悬浮红细胞输注绝对适应证的认识，避免仅基于"输血指征"的输血，预防危重患者贫血，使用血库中储存较短时间的悬浮红细胞，使患者对贫血的耐受程度增加。许多治疗模式的改变都是基于循证学依据。

今后重点是预防贫血、血液保护和血液替代品的评价。

流行病学

贫血是指成年男性的血红蛋白水平低于13g/dl，未怀孕的成年女性低于12g/dl[4]。使用这个定义，超过60%的患者在入院时患有贫血，而且大多数在入院时血红蛋白水平正常的患者中，只要在ICU中治疗足够的时间，几乎所有的患者都会出现贫血[5,6]。在危重患者贫血和输血研究（ABC试验）中，63%的患者血红蛋白低于12g/dl，29%低于10g/dl[5]。类似的，在重症监护输血需求（Transfusion Requirements in Critical Care，CRIT）研究中，基线平均血红蛋白水平为11g/dl[6]。

治疗贫血最常见的方法是输注悬浮红细胞。因此，美国每年输注悬浮红细胞会超过1 400万单位[7]。恶性肿瘤患者入院时，贫血的患病率和发病率分别为68%和47%[8]。在重症监护室每增加一天输血的概率增加7%[9]。

病因

在ICU中，贫血的病因通常是多因素的，大致属于以下3个主要分类中的一个或多个：

1. 由于骨髓生成缺陷引起的低增生性贫血。
2. 由于红细胞成熟缺陷导致的无效红细胞生成。
3. 由于失血、溶血，或两者并存时引起的红细胞存活率降低（图20-1）。

贫血最常见的原因包括诊断性实验室检查所需的静脉抽血，由于创伤引起的急性出血，胃肠道出血，或手术（常常因出现凝血异常而加重），使用化疗药物，潜在的慢性疾病如肾衰竭和肝衰竭，红细胞生成减少，红细胞存活缩短。

静脉抽血导致的失血是一种常被忽视，但却意义重大的导致ICU患者贫血的原因。ICU患者每天平均抽血4～6次，每日约40～60ml[5,6,10,11]。取血量随检测项目的不同而有不同要求，表20-1显示的是平均取血量。动脉导管的存在进一步增加了抽血的容量[11]，大约一半的患者是由于采血而导致输血[11]。

尽管自从有了有效的胃肠道预保护措施，胃肠道出血已经很罕见，但是在ICU仍可能是一个严重的问题。绝大多数危重患者在入住ICU最初的24小时内有胃肠黏膜损伤的存在。与应激相关的胃肠道出血的患者中有5%发生显性贫血，临床上1%～4%的危重患者出现临床意义的出血而需要输血[12]。第二种常见的出血是糜烂性胃炎引起的出血，主要见于机械通气的患者，凝血病患者，头部外伤患者和/或接受糖皮质激素治疗的患者[13]。

促红细胞生成素的减少是重症贫血的一个重要特征，也是与慢性贫血相似的一个临床特征。在明显有足够铁储备的情况下，由于无法产生适当水平的促红细胞生成素，作为机体对低血红蛋白浓度而反应的红细胞生成却出现延迟或减弱[14,15]。危重患者促红细胞生成素的产生减少可能是由促炎症细胞因子介导的，如肿瘤坏死因子，白细胞介素（interleukin，IL）-1，以及IL-6，它们下调了红细胞生成素编码基因的表达[16]。IL-6可抑制肾促红细胞生成素的产生[17]。此外，这些促炎症细胞因子的作用还包括诱导骨髓中的铁缺乏、维生素缺乏和铁代谢改变[6,18]。因此，贫血是对促红细胞生成素反应迟钝和铁代谢异常的结果。

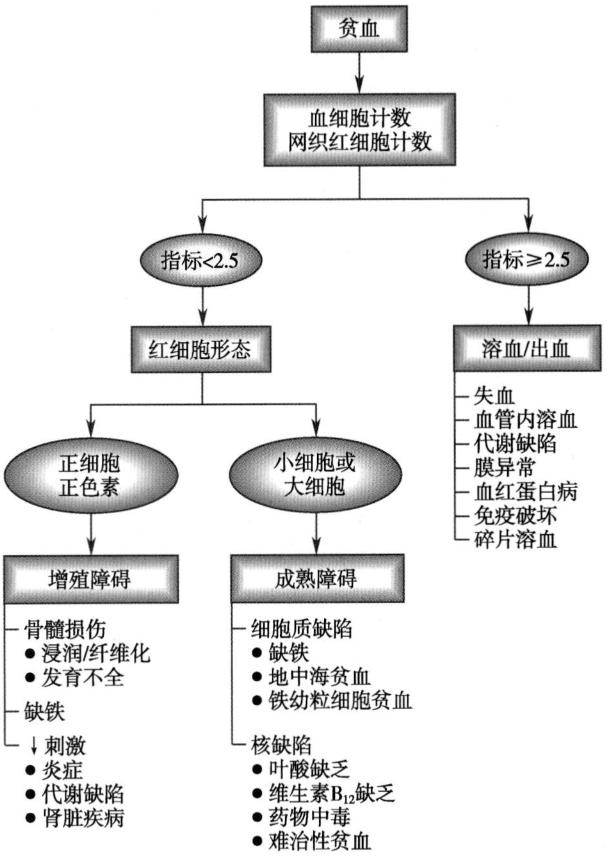

图 20-1 **贫血的生理分类**。CBC：完整的血细胞计数。（来源：Adamson JW，Longo DL. Anemia and polycythemia. In: Kasper DL，Hauser SL，Jameson JL，et al.，editors. Harrison's principles of internal medicine，19th ed. New York: McGraw-Hill，2015. Fig. 77-17.）

表 20-1 用于诊断检测的平均抽血量 [87]

动脉血气	2ml
生化	5ml
凝血	4.5ml
血细胞分析	5ml
血培养	10ml
血药浓度	5ml
标准丢弃量	2ml

重症监护室贫血的实验室评估

本章不对贫血的评估进行全面论述，这里仅限于对重症患者贫血诊断相关的铁研究的讨论。对铁代谢的简要复习对于理解开具实验室检查的合理性是必要的。

从食物中吸收或储存释放的铁，在血浆中与转铁蛋白结合。这种铁 - 转铁蛋白复合物与早期红细胞表面特定的转铁蛋白受体相结合，复合物内转运，铁在细胞内释放。在红细胞内，超过血红蛋白合成所需的过剩铁与储存的去铁蛋白结合，形成铁蛋白。铁蛋白池中的铁可以释放和通过铁代谢途径再利用。血清中铁蛋白的水平与体内总铁储备有关，因此是一个合适的预估铁储备的实验室指标 [19]。在网状细胞向红细胞成熟过程中，细胞失去了血红蛋白合成系统的所有活性，包括表面转铁蛋白受体的表达，这些受体被释放到循环中 [20]。循环中转铁蛋白受体的水平提供了一种定量测量红细胞生成总量的方法，可以用来测量重组红细胞生成素治疗后骨髓红细胞增殖的情况。血清铁水平反映与转铁蛋白结合的循环铁量。总铁结合能力是测量循环中转铁蛋白浓度的间接指标。

完整诊断危重病患者贫血的关键检测指标包括血清铁浓度、血清转铁蛋白浓度、转铁蛋白受体浓度、总铁结合能力和血清铁蛋白浓度。

危重病患者贫血是由铁的释放受损、红细胞生成素减少以及对促红细胞生成素反应迟钝引起的。因此，该综合征的特点是血清铁浓度低，总铁结合能力低，转铁蛋白饱和度低，转铁蛋白受体水平正常，铁蛋白水平正常或升高。相比之下，铁缺乏状态与转铁蛋白饱和度小于 18% 相关。因此，危重病患者可能会出现缺铁性贫血、慢性贫血或两者兼而有之。

治疗

输注红细胞

输注悬浮红细胞仍然是治疗危重患者贫血的标准方法。大多数输血都是针对特定的血红蛋白水平进行的，即所谓的输血指征。既往研究表明，血红蛋白浓度低于 10g/dl 是输血的直接指征。然而，一些观点导致了对这种方法的重新评价。首先，科学证据表明，大多数危重患者可以安全地耐受低的血红蛋白水平。其次，悬浮红细胞输注有许多潜在的并发症。最后，血液是一种稀缺而昂贵的资源，不容易得到 [21]；因此，血液的使用必须仅限于那些健康急需的人。基于上述原因，输注悬浮红细胞必须符合生理学的指征，而不仅仅是符合输血指征。

近年来，有证据促使我们重新思考传统的开放性输血策略。在 ABC 试验中，对来自 146 个西欧 ICU 的 3 534 例患者进行了前瞻性观察研究，有 37% 的患者在 ICU 中输过血。大部分输血是在 ICU 住院的第 1 周进行的。输血在老年人和 ICU 停留超过 1 周的患者中更为常见。值得注意的是，输血组的死亡率明显高于非输血组，即使按照患者的器官功能障碍程度进行匹配，这种差异仍然存在 [5]。CRIT 研究是在美国 213 家医院的 284 个 ICU 进行的前瞻性、多中心、观察性研究。总体而言，44% 的患者接受了输血，多数是在 ICU 入院的第 1 周内；输血与较长的 ICU 和住院时间以及较高的死亡率独立相关 [6]。Walsh 和他的同事们前瞻性地收集了苏格兰 100 天内 10 个 ICU 中 1 023 例连续入院患者的数据。即使依据循证输血指南，仍约有 40% 的患者进行了输血 [22]。

美国烧伤协会的多中心试验小组在美国和加拿大的 21 个烧伤中心对全身烧伤面积超过或等于 20% 的患者进行了研究。总的来说，他们发现将近 75% 的患者在住院期间接受输血，平均输注 14 个单位。输血单位数量与感染病例和死亡率显著相关[23]。在北泰晤士血液权益组织的一项前瞻性观察研究中，53% 的患者在输血前平均血红蛋白水平为 8.5g/dl。大约有 2/3 的人在血红蛋白水平较低时输血，只有 25% 的人是因为出血而输血。输血患者 ICU 死亡率明显高于非输血患者（分别为 24.8% 和 17.7%）[24]。

危重患者对贫血的耐受性并不像之前认为的那样差。一些临床证据来自对耶和华见证会患者的研究，这些患者出于宗教原因拒绝接受悬浮红细胞输血。在血红蛋白值低于 5g/dl 时，死亡率显著增加，50 岁以上的人死亡率更高[25]。在意识清楚的健康志愿者中，可以耐受等容稀释，直到血红蛋白浓度降低到 5g/dl，而乳酸浓度并没有增加[26]；然而，人们注意到意识状态出现了显著改变[27]。

贫血的风险必须与输血的潜在不利影响相平衡，特别是在输注悬浮红细胞可以增加供氧的有效性、增加组织代谢以及对临床结局的影响还没有得到证实的情况下。Marik 和 Corwin 分析了 45 项研究中 272 596 例患者的结局。输血与死亡风险增加、感染并发症和进展为急性呼吸窘迫综合征（acute respiratory distress syndrome，ARDS）相关[28]。

悬浮红细胞输血的唯一绝对指征是对失血性休克的治疗[29]。然而，只有 20% 的输血符合这一指征。

ICU 中大多数输血都是用于治疗贫血。在 CRIT 试验中，超过 90% 的输血都是出于这个原因[6]。输血的益处包括增加组织的供氧，增加细胞数量和血容量，减轻贫血的症状（包括，呼吸困难，疲劳，运动耐受性差等），还可以降低对心脏的影响。血红蛋白的最佳浓度可能受发病前的健康状况、疾病过程和其他因素的影响。在过去的 10 年里，重症监护输血需求（Transfusion Requirements in Critical Care，TRICC）试验在改变输血实践中起了重要作用[30]。在这项研究中，入选了 838 例血红蛋白水平低于 9g/dl，血容量正常的危重症患者。在这些患者中，418 例患者被随机分配到一个限制性输血策略组，如果血红蛋白水平低于 7g/dl，才会进行输血，目的是维持循环血红蛋白浓度在 7～9g/dl；其余 420 例患者被分配到开放性输血组，如果血红蛋白水平低于 10g/dl，就进行输血，以使血红蛋白水平保持在 10～12g/dl。总体而言，两组患者的 30 天死亡率相似（18.7% *vs.* 23.3%，$P=0.11$）。然而，采用限制性输血策略可以显著降低那些病情较轻（APACHEⅡ评分≤20 的患者）的死亡率（8.7% *vs.* 16.1%，$P=0.03$）和年龄小于 55 岁的患者的死亡率（5.7% *vs.* 13.0%，$P=0.02$）。在有临床意义的稳定心脏病的患者中，死亡率没有差异（20.5% *vs.* 22.9%，$P=0.69$）。这一策略避免了 33% 患者的输血和平均的输血单位数减少了 54%。因此，降低输血临界值是改善危重患者预后的一种简单而廉价的策略。对于急性心肌缺血和不稳定心绞痛的患者，在应用这种限制性输血策略时必须谨慎，因为这一组人群被排除在 TRICC 试验之外。贫血患者的代偿性心脏机制包括休息时血流量增加和血液从心内膜转移。在有明确冠状动脉疾病的情况下，这些适应性改变的耐受性很差，心肌梗死的患者贫血可能会增加死亡率[31]。

输血的不良反应

大量 ICU 患者因贫血连续输注悬浮红细胞，这使他们面临严重风险，包括传染病传播、免疫介导反应（急性或迟发溶血反应、发热过敏反应、过敏反应和移植物抗宿主病）和非免疫相关并发症（液体超负荷、电解质紊乱和铁超负荷）。多达 4% 的悬浮红细胞输注患者会遇到与输血相关的并发症[6]。每单位悬浮红细胞输注后不良结局的风险同步增加[32, 33]。在一项对 5 814 例接受冠状动脉旁路移植术的患者的观察队列研究中，每输注 1 个单位的悬浮红细胞导致更多的并发症。总的来说，每单位输血发生重大疾病的概率增加了 73%[32]（表 20-2）。

随着筛查技术的进步和血库储存技术的提高，感染源的传播不那么常见。目前对每单位血液感染风险的估计，人类免疫缺陷病毒感染的风险约为 1/200 万，丙型肝炎病毒感染的风险约为 1/100 万，乙型肝炎病毒感染的风险约为 1/10 万[34]。最常见的与输血相关的感染是继发于细菌污染的，这种感染的发生率为每 100 万单位异基因血液成分输注中有 12.6 个事件发生[35]。细菌污染的风险对悬浮红细胞输注来说比全血高。与输血相关的细菌感染常由革兰氏阳性菌（如葡萄球菌、链球菌，58%）引起，但也可由革兰氏阴性菌（如小肠结肠炎耶尔森菌，32%）引起，大约 10% 的感染将导致致命后果。越来越多的全球旅行导致了在美国罕见的感染性疾病的出现[35]。Chagas 病（Chagas disease）是由克鲁兹锥虫原虫（Trypanosoma cruzi）引起的一种寄生虫病，在南美洲和美洲中部的大部分地区流行。来自这些流行地区的移民现在在献血者中所占的比例越来越大。这一问题在移民人口众多的地区尤其重要。在洛杉矶和迈阿密这两个城市，捐献者的血清阳性率分别为 1/7 500 和 1/9 000，且还在不断上升[36]。一旦获得感染，寄生虫血症在获得感染后可以持续很长时间[37]。

据估计，每 138 673 单位悬浮红细胞输注中有 1 例发生重大 ABO 血型错配，每 200 万单位输血就有 1 人死亡[35]。不相容性还可能是由目前抗体检测中没有常规检测到的抗原引起的。因此，每 25 万～100 万次输血中仍有 1 例发生致命的急性溶血反应，每 1 000 例中有 1 例出现迟发性溶血反应的临床表现[38]。

输血相关急性肺损伤（transfusion-related acute lung injury，TRALI）是一种潜在的输血导致的严重的肺部并发症。在严重病例中，其临床表现与 ARDS 相似[39]。虽然 1951 年 Bernard[40] 最初将其描述为与输血相关的非心源性肺水肿，但 Papovsky 等创造了 TRALI 这一术语[41]。TRALI 是在输血后 6 小时或 6 小时内出现的、没有其他危险因素可以解释的呼吸困难和双侧肺水肿。它必须与循环负荷过重导致的肺功能不全区分开来。低氧血症、发烧、低血压、心动

表 20-2 与红细胞输注有关的潜在不良后果[88]

感染并发症	
人类免疫缺陷病毒感染	1/230 万
人 T 淋巴细胞病毒感染	1/200 万
丙型肝炎病毒感染	1/180 万
乙型肝炎病毒感染	1/35 万
微小病毒 B19 病毒感染	1/10 000
细菌感染（葡萄球菌、链球菌、肠杆菌等）	1/250 000
寄生虫感染（恰加斯病）	1/29 000 献血者血清阳性
非传染性的并发症	
溶血性输血反应	1/50 000～1/10 000
迟发溶血性输血反应	1/1 500
非溶血性发热反应	1%～35%
主要过敏反应	1/50 000～1/20 000
ABO 血型错配	1/38 000～1/14 000
输血相关性肺损伤	1/5 000
输血相关免疫调节	1%
输血相关循环超负荷	观察两次血容量替换
凝血障碍	输注 10～15 单位后观察
铁过载	
体温过低	
血钾过高	
血小板减少症	
肺动脉高压	

过速和发绀也可能发生。大多数情况下，症状出现在输血后 1 小时或 2 小时内，但输血后 48 小时出现迟发性呼吸困难也有报道。胸部 X 线片显示双侧浸润，可进展而导致整个肺野变白。鉴别诊断包括输血相关循环超负荷、心脏疾病、过敏和过敏性输血反应以及血液的细菌污染。虽然确切的发病率尚不清楚，但估计每 5 000 次输血中就会发生 1 次输血相关急性肺损伤[42]。目前的证据表明，有两种形式的 TRALI：免疫性和非免疫性。可能的介质包括抗白细胞抗体、脂质过氧化产物和其他尚未识别的介质。中性粒细胞是关键的效应细胞。输注经产女性捐赠者的血液，由于其接触了父亲的白细胞，受者发生 TRALI 的风险最高[43]。目前治疗仅限于支持性治疗。

输血相关的免疫调节（transfusion-related immunomodulation，TRIM）会增加细菌感染、癌症复发和器官功能障碍的发生率[44,45]。Opelz 和他的同事在 1973 年首次提出了与输血相关的免疫调节的临床证据，当时在移植前输血的患者中观察到肾移植存活率的改善[46]。目前的证据表明，输血与医院感染的发生有关，包括伤口感染、肺炎和败血症。在一项前瞻性观察研究中，Taylor 等发现输血与院内感染发生之间存在显著的相关性（14.3% *vs.* 5.3%，$P<0.000\ 1$）。此外，输血组的死亡率和住院时间均有所增加。每输注 1 单位悬浮红细胞，感染风险增加 9.7%[47]。这些感染性并发症的发生不仅导致住院时间的延长，还导致住院死亡的增加和费用的增加[48]。这些影响可以通过使用单采去白红细胞来降低[49]。其他并发症包括输注相关循环超负荷（transfusion-associated circulatory overload，TACO）：液体超负荷和肺水肿[50,51]，与右心室射血分数下降相关的肺动脉高压[52]。最后，输注悬浮红细胞可能不会增加血液的携氧能力。这是由于在体外储存过程中红细胞发生变化而形成的“储存损伤”。这些变化都是结构和功能方面的[53,54]，包括红细胞变形能力的下降导致微血管血流受阻[55]，黏附和聚集能力的改变[56]，细胞内 2,3- 二磷酸甘油酸水平的降低（氧合血红蛋白解离曲线向左偏移，减少氧气向组织释放），一氧化氮和三磷酸腺苷水平的降低[57]，有促炎活性的生物活性代谢产物的堆积[58]。并发症的风险随着贮存时间的延长而增加[59,60]。Koch 和他的同事搜集了 6 002 例接受心脏手术的患者的数据。接受贮存时间长的血液输注的患者住院死亡率较高，并发症较多[61]。但最近的其他研究还没有发现这种储存的影响。

促红细胞生成素的作用

在危重患者中，许多因素导致贫血的发生，但对于贫血的反应，内源性促红细胞生成素水平过低是一个重要的病理生理问题。此外，循环中的促红细胞生成素不能诱导产生与贫血程度相对应的反应[62]。对这些因素的认识促使人们使用了药物剂量的促红细胞生成素来减少对红细胞输注的需求量，但这种方法并没有通过科学证据来验证。Corwin 等对 1 460 例患者进行了前瞻性随机、安慰剂对照试验（EPO3），发现促红细胞生成素（epoetin alfa）治疗并没有减少悬浮红细胞输注数量，也没有改善预后。此外，血栓事件显著增加（危险比，1.41；95% 可信区间，1.06～1.86）[63]。因此，不推荐常规使用促红细胞生成素。在我们的机构中，促红细胞生成素的使用仅限于慢性肾衰竭患者和耶和华见证人。

目前的建议

输注悬浮红细胞不应仅以输血指征为基础。这个决定必须基于患者的血管内容量状态、休克的证据、贫血的持续时间和程度以及心肺生理参数[1]。

失血性休克患者有输血指征。在这种情况下，输血数量不是基于特定的血红蛋白水平，而是基于患者的生理状态。急性出血的患者，有血流动力学不稳定证据或存在氧供不足证据，如血乳酸水平升高或碱缺乏时，都是输血的指征。这些参数的顺序评估可以用来确定复苏的有效性[64]。

对于血流动力学稳定的贫血患者，可以采用限制性输血策略。规定只有当血红蛋白水平下降到低于 7g/dl 时，才能开始输注悬浮红细胞。对于有心肌缺血风险的患者，一个高的血红蛋白浓度可能是合适的输血指征。

对于接受冠状动脉旁路移植术的心脏病患者，入院时血红蛋白水平低于 8g/dl 的患者死亡率增加。将血细胞比容输到 30%～33% 可以降低死亡率。血细胞比容在 33% 以上时没有死亡率方面的益处，当血细胞比容超过36%时，死亡率会上升[65-67]。

不建议使用输血来使患者脱离机械通气。在脱机过程中没有观察到任何好处，也没有观察到机械通气时间的差异[68]。

输血不应作为改善危重患者组织供氧的绝对方法。在败血症患者中，输注悬浮红细胞增加了氧输送，但没有增加氧耗[69]。虽然在败血症患者输血后血红蛋白水平持续升高，但这些升高不一定转化为组织氧合的改善[70]。在足够的液体复苏之后，还无法达到足够的混合静脉饱和度时，应该进行输血治疗[71]。

在TRICC中，对创伤性脑损伤患者采取限制性液体策略没有显示任何结局的差异，但这项研究在检测这一亚组患者的差异方面力度不够[72]。其他研究表明，输血相关的脑组织氧分压的改善独立于脑灌注压力、动脉氧饱和度和吸氧浓度[73]。在蛛网膜下隙出血患者中观察到类似的改善，他们的初始和平均血红蛋白值都较高[74]。Salim等回顾性评价了输血对1 150例创伤性脑损伤患者预后的影响。在逻辑回归模型中，当同时包含贫血和输血时，输血导致死亡率增加，而贫血没有。当输血从模型中移除时，贫血是死亡率和并发症的一个重要危险因素[75]。这些混杂的结果排除了对蛛网膜下隙出血或脑外伤患者的明确建议，输血的决定必须个体化。建议摘要见框20-1。

框20-1 总结目前的建议

1. 出血性休克患者需行悬浮红细胞输注（1级）[89]
2. 如果急性出血患者有血流动力学不稳定、血乳酸升高或存在碱缺乏的证据，建议在充分液体复苏后给予悬浮红细胞输注（1级）[64]
3. 对于血流动力学稳定的危重患者（除心肌梗死或不稳定心绞痛患者外），建议对血红蛋白（Hb）含量＜7g/dl的患者实施限制性输血策略[90]。这种限制性策略也适用于危重创伤患者[91]和稳定性心脏病患者（1级）[90]
4. 对于血红蛋白水平＜8g/dl的急性冠状动脉综合征患者建议输血使血细胞比容（Hct）达到30%～33%（3级）[66, 67, 92]
5. 不要仅根据输血指征进行输血。相反，根据患者的血管内容量状态、休克征象、贫血的持续时间和程度以及心肺状况，制定个性化的决策
6. 以单个单位输血（5级）[1]
7. 不要将输血作为使患者脱离机械通气的方法（2级）[6]
8. 不要将输血作为一种独立的策略来改善组织的氧供（2级）[93]
9. 在脓毒症中，输血可以作为初始复苏中早期目标导向治疗策略的一部分[94]（2级）[70]
10. 蛛网膜下腔出血和外伤性脑损伤患者输血的证据应个体化[95, 96]

新策略

血流动力学稳定的患者可以耐受明显的贫血。由于输注悬浮红细胞显然是有害的，因此预防贫血的发生和/或发展是至关重要的。实现这一目标的策略包括：在手术过程中回收和再利用流出的血液[76]，限制输血，使用低容量的成人或儿童取样管以减少静脉取血量，减少实验室检测数量，使用床旁微量分析代替实验室测试，以及使用封闭的血液保护装置[77]。

其他方法可能包括开发新的血液储存方法[78]，使用先进的计算技术来优化血液库存的使用[79]，以及开发血液替代品。

目前正在开发血液替代品，主要是为了应对人们对传染病可能传播和面对日益增加的需求而即将出现的血液短缺的担忧[80]。血液替代品提供了与储存的血液相比更好的保质期、普遍的兼容性、临床有益的血管内半衰期（18～24小时）、不受传染病传播风险（可能除了朊病毒介导的疾病）等明显优势。血液替代品也具有扩容活性，可以使血容量增加超过输血量[81]。此外，血液替代品可以通过降低血液黏度来改善微循环状态[82]。在此基础上，大多数以血红蛋白为底物的氧载体（HBOCs）清除一氧化氮，促进小动脉血管收缩。虽然一氧化氮清除可能是创伤患者双阿司匹林交联血红蛋白（DCLHb）试验中死亡率增加的原因[83]，但一氧化氮清除可能对脓毒症患者有益。在脓毒症患者中，诱导型一氧化氮合酶表达增加，在此基础上导致一氧化氮产生过剩和低血压。HBOCs可能会克服这种分布性休克并恢复血压[84]，但它们的作用也令人失望。

McKenzie和他的同事们最近描述了54例使用血液替代品HBOC-201治疗严重的威及生命的贫血患者（血红蛋白中位水平，4g/dl）的结果；54例患者中23例（41.8%）存活至出院。在较早使用血液代用品的情况下，存活的可能性更大（幸存者3.2天，非幸存者4.4天，$P=0.027$）[85]。

结果来自小样本研究，现有数据不支持使用目前形式的血液替代品。Natanson和他的同事[86]对16项涉及5种血液替代品和3 700多例患者的试验进行荟萃分析后发现，在接受HBOC治疗的患者中，心肌梗死和死亡的风险显著增加。较差的结局与使用的血液代用品类型或其临床适应证无关。根据这一证据，这些产品的未来第三阶段试验是不能保障的。

知识点

1. 贫血在入院的ICU患者中非常常见。超过60%的患者入院时即有贫血，超过80%的患者在入住ICU的第3天出现贫血。
2. 危重患者贫血的病因是多方面的。缺铁性贫血和严重疾病的贫血是最常见的原因。
3. 危重性贫血是细胞因子介导的，是促红细胞生成素生成降低、对促红细胞生成素反应减少和铁代谢改变的结果。

知识点(续)

4. 在适当的液体复苏后，对于失血性休克和与失血相关的血流动力学不稳定，这是明确的输血指征。
5. 输注红细胞仍被大多数临床医生作为危重患者贫血的主要治疗手段。然而，维持理想组织供氧所需的最佳血红蛋白浓度仍不清楚。
6. 对危重患者，没有心脏缺血证据的血流动力学稳定的患者可采取限制性的输血策略。当这些患者血液中血红蛋白含量超过7g/dl时，通常可以避免输血。
7. 重组人促红细胞生成素治疗作为一个策略来减少暴露于同种异体血最初显示出良好的前景。然而，最近的证据驳斥了这些发现，反而指出血栓并发症的增加。
8. 避免输血需要的新策略包括使用血液保存技术、改进的血液储存技术、先进的库存控制和评价血液替代品的功效。

（杜艺 译，杨晓静 审校）

参考文献

1. Napolitano LM, Kurek S, Luchette FA, et al. Clinical practice guideline: red cell transfusion in adult trauma and critical care. J Trauma 2009;67:1439–1442.
2. Nucci ML, Abuchowski A. The search for blood substitutes. Sci Am 1998;278:72–79.
3. Cantor SB, Hudson DV, Lichtiger B, et al. Costs of blood transfusion: a process flow analysis. J Clin Oncol 1998;16:2364–2370.
4. Napolitano LM. Scope of the problem: epidemiology of anemia and use of blood transfusions in critical care. Crit Care 2004;8:S1–S8.
5. Vincent JL, Baron LF, Reinhart K, et al. Anemia and blood transfusion in critically ill patients. JAMA 2002;288:1499–1507.
6. Corwin HL, Gettinger A, Pearl RG, et al. The CRIT study: anemia and blood transfusion in the critically ill: current clinical practice in the United States. Crit Care Med 2004;32:39–52.
7. Whitaker B, Sullivan M. The 2005 Nationwide Blood Collection and Utilization Survey Report. Bethesda, MD: AABB; 2006.
8. Cardenas-Turanzas M, Cesta MA, Wakefield C, et al. Factors associated with anemia in patients with cancer admitted to an intensive care unit. J Crit Care 2010;25:112–119.
9. Brandt MM, Rubinfeld I, Jordan J, et al. Transfusion insurgency: practice change through education and evidence-based recommendations. Am J Surg 2009;197:279–283.
10. Vincent JL, Baron JF, Reinhart K, et al. Anemia and blood transfusion in critically ill patients. JAMA 2002;288:1499–1507.
11. Corwin HL, Parsonnet KC, Gettinger A. RBC transfusion in the ICU: Is there a reason? Chest 1995;108:767–771.
12. Fennerty MB. Pathophysiology of the upper gastrointestinal tract in the critically ill patient: rationale for the therapeutic benefits of acid suppression. Crit Care Med 2002;30:351–355.
13. Cook DJ, Fuller HD, Guyatt GH, et al. Risk factors for gastrointestinal bleeding in critically ill patients: Canadian Critical Care Trials Group. N Engl J Med 2004: 377–381.
14. Rogiers P, Zhang H, Leeman M, et al. Erythropoietin response is blunted in critically ill patients. Intensive Care Med 1997;23:159–162.
15. Weiss G, Goodnough LT. Anemia of chronic disease. N Engl J Med 2005;352:1011–1023.
16. Fink MP. Pathophysiology of intensive care unit-acquired anemia. Crit Care 2004;8:S9–S10.
17. Jelkman W. Proinflammatory cytokines lowering erythropoietin production. J Interferon Cytokine Res 1998;18:555–559.
18. Sihler KC, Napolitano LM. Anemia of inflammation in critically ill patients. J Intensive Care Med 2008;23:295–302.
19. Adamson JW. Iron deficiency and other hypoproliferative anemias. Harrison's principles of internal medicine. New York: McGraw Hill; 2001.
20. Ponka P, Nam Lok C. The transferrin receptor: the role in health and disease. Int J Biochem Cell Biol 1999;31:1111–1137.
21. National Blood Data Resource Center FAQs. National Blood Resource Center web site: http://www.nbdrc.org/faq.htm. Accessed May 16, 2010.
22. Walsh TS, Carrioch M, Maciver C, et al. Red cell requirements for intensive car units adhering to evidence-based transfusion guidelines. Transfusion 2004;44:1405–1411.
23. Palmeri TL, Caruso DM, Foster KN, et al. Effect of blood transfusion on outcome after major burn injury a multicenter study. Crit Care Med 2006;34:1602–1607.
24. Rao MP, Boralessa H, Morgan C, et al. Blood component use in critically ill patients. Anaesthesia 2002;57:530–534.
25. Viele MK, Weiskopf RB. What can we learn about the need for transfusion from patients who effuse blood. Transfusion 1994;34:396–401.
26. Weiskopf RB, Viele MK, Feiner J, et al. Human cardiovascular and metabolic response to acute, severe isovolemic anemia. JAMA 1998;279:217–221.
27. Weiskopf RB, Toy P, Hopf HW, et al. Acute isovolemic anemia impairs central processing as determined by P300 latency. Clin Neurophysiol 2005;116:1028–1032.
28. Marik PE, Corwin HL. Efficacy of red blood cell transfusion in the critically ill: a systematic review of the literature. Crit Care Med 2008;36:2667–2674.
29. Valsef SN, Knudsen NW, Neligan PJ, Sebastian MW. Massive transfusion exceeding 50 units of blood products in trauma patients. J Trauma 2002;53:291–295.
30. Hebert PC, Wells G, Blajchman MA, et al. A multicenter randomized, controlled clinical trial of transfusion requirements in critical care. Transfusion Requirements in Critical Care investigators, Canadian Critical Care Trials Group. N Engl J Med 1999;340:409–417.
31. Wu WC, Rathore SS, Wang Y, et al. Blood transfusion in elderly patients with acute myocardial infarction. N Engl J Med 2001;345:1230–1236.
32. Koch CG, Li L, Duncan AI, et al. Morbidity and mortality risk associated with red cell and blood component transfusion in isolated coronary artery bypass grafting. Crit Care Med 2006;34: 1608–1616.
33. Koch CG, Li L, Duncal AI, et al. Transfusion in coronary artery bypass grafting is associated with reduced long-term survival. Ann Thorac Surg 2006;81:1650–1657.
34. Goodnough LT, Shander A, Bresher ME. Transfusion medicine: looking into the future. Lancet 2003;361:161–169.
35. Andreu G, Morel P, Forestier F, et al. Hemovigilance network in France: organization and analysis of immediate transfusion incident reports from 1994-1998. Transfusion 2002;42:1356–1364.
36. Lelby DA, Herron RM, Read EJ, et al. *Trypanosoma cruzi* in Los Angeles and Miami blood donors: impact of evolving demographics on seroprevalence and implications for transfusion transmission. Transfusion 2002;42:549–555.
37. Lelby DA, Herron RM, Garratty G, Herwaldt BL. *Trypanosoma cruzi* parasitemia in US blood donors with serologic evidence of infection. J Infect Dis 2008;198:609–613.
38. Goodnough LT, Brecher ME, Kanter MH, Aubuchon JM. Transfusion medicine. N Engl J Med 1999;340:438–447.
39. Silliman CC, Boshkov LK, Mehdizadehkashi Z, et al. Transfusion-related acute lung injury: epidemiology and a prospective analysis of etiologic factors. Blood 2003;101:454–462.
40. Barnard RD. Indiscriminate transfusion: a critique of case reports illustrating hypersensitivity reactions. NY State J Med 1951;51:2399–2402.
41. Papovsky MA, Moore SB. Diagnostic and pathogenetic considerations in transfusion-related acute lung injury. Transfusion 1985;25:573–577.
42. Triulzi DJ. Transfusion-related acute lung injury: an update. Hematology Am Soc Hematol Educ Program 2006:497–501.
43. Chapman CE, Stainsby D, Jones H, et al. Ten years of hemovigilance reports of transfusion-related acute lung injury in the United Kingdom and the impact of preferential use of male donor plasma. Transfusion 2009;49:440–452.
44. Vamvakas EC, Blajchman MA. Deleterious clinical effects of transfusion-associated immunomodulation: fact or fiction? Blood 2001;97:1180–1195.
45. Hill GE, Frawley WH, Griffith KE, et al. Allogeneic blood transfusion increases the risk of postoperative bacterial infection: a meta-analysis. J Trauma 2003;54:908–914.
46. Oplez G, Sengar DP, Mickey MR, Terasaki PI. Effects of blood transfusion on subsequent kidney transplants. Transplant Proc 1973;51:253–259.
47. Taylor RW, O'Brien J, Trottier SJ, et al. Red blood cell transfusions and nosocomial infections in critically ill patients. Crit Care Med 2006;34:2302–2308.
48. Zilberberg MD, Stern LS, Wiederkehr DP, et al. Anemia, transfusions and hospital outcomes among critically ill patients on prolonged mechanical ventilation: a retrospective cohort study. Crit Care 2008;12:R60.
49. Taylor RW, Mangannaro L, O'Brien J, et al. Impact of allogeneic packed red blood cell transfusion on nosocomial infection rates in the critically ill patient. Crit Care Med 2002;30:2249–2254.
50. Aboshi J, Moore EE, Ciesla DJ, Silliman CC. Blood transfusion and the two-insult model of post-injury multiple organ failure. Shock 2001;15:302–306.
51. Sauaia A, Moore FA, Moore EE, Haenel JB, et al. Early predictors of multiple organ failure. Arch Surg 1994;129:39–45.
52. Fernandes CJ, Akamine N, De Marco FV, et al. Red blood cell transfusion does not increase oxygen consumption in critically ill septic patients. Crit Care 2001;5:362–367.
53. Tinmouth A, Fergusson D, Yee IC, et al. Clinical consequences of red cell storage in the critically ill. Transfusion 2006;46:2014–2027.
54. Wolfe LC. Oxidative injuries to the red cell membrane during conventional blood preservation. Semin Hematol 1989;26:307–312.
55. Berezina TL, Zaets SB, Morgan C, et al. Influence of storage on red blood cell rheological properties. J Surg Res 2002;102:6–12.
56. Valeri CR, Collins FB. The physiologic effect of transfusing preserved red cells with low 2,3-diphosphoglycerate and high affinity for oxygen. Vox Sang 1971;21:97–108.
57. Jia L, Bonaventura C, Bonaventura J, Stamler JS. S-nitrosohemoglobin: a dynamic activity of blood involved in vascular control. Nature 1996;380:221–226.
58. Ho J, Sibbald WJ, Chin-Yee IH. Effects of storage on efficacy of red cell transfusion: when is it not safe? Crit Care Med 2003;31:S687–S697.
59. Tinmouth A, Fergusson D, Yee IC, Hebert PC. Clinical consequences of red cell storage in the critically ill. Transfusion 2006;46:2014–2027.
60. Zallen G, Offner PJ, Moore EE, et al. Age of transfused blood is an independent risk factor for postinjury multiple organ failure. Am J Surg 1999;178:570–572.
61. Koch GC, Li L, Sessler DI, et al. Duration of red-cell storage and complications after cardiac surgery. N Engl J Med 2008;358:1229–1239.
62. Rogiers P, Shang H, Leeman M, et al. Erythropoietin response is blunted in critically ill patients. Intensive Care Med 1997;23:159–162.
63. Corwin HL, Gettinger A, Fabian TC, et al. Efficacy and safety of epoetin alfa in critically ill patients. N Engl J Med 2007;357:965–976.
64. Spahn DR, Cerny V, Coats TJ, et al. Management of bleeding following major trauma: a European guideline. Crit Care 2007;11:R17.
65. Wu WC, Rathore SS, Wang Y, et al. Blood transfusion in elderly patients with acute myocardial infarction. N Engl J Med 2001;345:1230–1236.
66. Carson JL, Duff A, Psoes RM, et al. Effect of anaemia and cardiovascular disease on surgical mortality and morbidity. Lancet 1996;348:1055–1060.
67. Hebert PC, Wells G, Tweeddale M, et al. Does transfusion practice affect mortality in critically ill patients? Transfusion Requirements in Critical Care (TRICC) Investigators and the Canadian Critical Care Trials Group. Am J Respir Crit Care Med 1997;155:1618–1623.
68. Hebert PC, Blajchman MA, Cook DJ, et al. Do blood outcomes improve outcomes related to mechanical ventilation? Chest 2001;119:1850–1857.
69. Zimmerman JL. Use of blood products in sepsis: an evidence-based review. Crit Care Med 2004;32: S542–S547.
70. Mazza BF, Machado FR, Mazza DD, et al. Evaluation of blood transfusion effects on mixed venous oxygen saturation and lactate levels in patients with SIRS/sepsis. Clinics (Sao Paulo) 2005;60: 311–316.
71. Rivers E, Nguyen B, Havstad S, et al. Early goal-directed therapy in the treatment of severe sepsis and septic shock. N Engl J Med 2001;345:1368–1377.
72. Carlson AP, Schermer CR, LU SW. Retrospective evaluation of anemia and transfusion in traumatic brain injury. J Trauma 2006;61:567–571.
73. Smith MJ, Stiefel MF, Magge S, et al. Packed red blood cell transfusion increases local cerebral oxygenation. Crit Care Med 2005;33:1104–1108.
74. Chang H, Hail GA, Greets WH, et al. Allogeneic red blood cell transfusion is an independent risk factor for the development of postoperative bacterial infection. Vox Sang 2000;78:13–18.

75. Salim A, Hadjizacharia P, DuBose J, et al. Role of anemia in traumatic brain injury. J Am Coll Surg 2008;207:398–406.
76. Murphy GJ, Allen SM, Unsworth-White J, et al. Safety and efficacy of perioperative cell salvage and autotransfusion after coronary artery bypass grafting: a randomized trial. Ann Thorac Surg 2004;77: 1553–1559.
77. Mukhopadhyay A, Yip HS, Prabhuswamy D, et al. The use of a blood conservation device to reduce red blood cell transfusion requirements: a before and after study. Crit Care 2010;14:R7.
78. Yoshida T, AuBuchon JP, Tryzelaar L, et al. Extended storage of red cells under anaerobic conditions. Vox Sang 2007;92:22–31.
79. Chapman JF, Hyam C, Hick R. Blood inventory management. Vox Sang 2004;87:143–145.
80. Winslow RM. Blood substitutes: refocusing an elusive goal. Br J Hematol 2000;111:387–396.
81. Migita R, Gonzales A, Gonzales ML, et al. Blood volume and cardiac index in rates after exchange transfusion with hemoglobin based oxygen carriers. J Appl Physiol 1997;82:1995–2002.
82. Intaglietta M, Johnason PC, Winslow RM, et al. Microvascular and tissue oxygen distribution. Cardiovasc Res 1996;32:632–643.
83. Gould SA, Moore EE, Hoyt DB, et al. The first randomized trial of human polymerized hemoglobin as a blood substitute in acute trauma and emergent surgery. J Am Coll Surg 1998;187: 113–120.
84. Gomez-Jimenez J, Salgado A, Mourelle A, et al. L-arginine: nitric oxide pathway in endotoxemia and human septic shock. Crit Care Med 1995;23:253–258.
85. MacKenzie CF, Moon-Massat PF, Shander A, et al. When blood is not an option: factors affecting survival after the use of hemoglobin-based oxygen carrier in 54 patients with life-threatening anemia. Anesth Analg 2010: 685–693.
86. Natanson C, Kern SJ, Lurie P, et al. Cell-free hemoglobin-based blood substitutes and risk of myocardial infarction and death. JAMA 2008;299:2304–2312.
87. Chant C, Wilson G, Friedrich JO. Anemia, transfusion, and phlebotomy practices in critically ill patients with prolonged ICU length of stay: a cohort study. Crit Care 2006; R140.
88. Hendrickson JE, Hillyer CD. Noninfectious serious hazards of transfusion. Anesth Analg 2009;108: 759–769.
89. American College of Surgeons. Shock. Advanced trauma life support manual. Eighth ed. Chicago: American College of Surgeons; 2008.
90. Hebert PC, Wells G, Blajchman MA, et al. A multicenter randomized, controlled clinical trial of transfusion requirements in critical care. Transfusion Requirements in Critical Care investigators, Canadian Critical Care Trials Group. N Engl J Med 1999;340:409–417.
91. McIntyre L, Hebert PC, Wells G, et al. Is a restrictive transfusion strategy safe for resuscitated and critically ill trauma patients? J Trauma 2004;57:563–568; discussion 568.
92. Wu WC, Rathore SS, Wang Y, et al. Blood transfusion in elderly patients with acute myocardial infarction. N Engl J Med 2001;345:1230–1236.
93. Tsai AG, Cabrales P, Intaglietta M. Microvascular perfusion upon exchange transfusion with stored RBC's in normovolemic anemic conditions. Transfusion 2004;44:1626–1634.
94. Rivers E, Nguyen B, Havstad S, et al. Early goal-directed therapy in the treatment of severe sepsis and septic shock. N Engl J Med 2001;345:1368–1377.
95. Haidech AM, Drescher J, Ault ML, et al. Higher hemoglobin is associated with less cerebral infarction, poor outcome, and death after subarachnoid hemorrhage. Neurosurgery 2006;59:775–779; discussion 779–780.
96. McIntyre AL, Fergusson DA, Hutchison JS, et al. Effect of a liberal versus restrictive transfusion strategy on mortality in patients with moderate to severe head injury. Neurocrit Care 2006;5:4–9.

21

血小板减少

Andreas Greinacher and Sixten Selleng

血小板减少是重症患者常见的实验室检查结果。高达50%患者的血小板计数<150×10^9/L，且至少5%～20%的患者存在严重的血小板减少(<50×10^9/L)[1-3]。血小板显著减少与出血风险增加有关[4]，但也可能是免疫介导的血小板激活的结果，后者导致了血栓前(高凝)状态的发生。针对不同的病因，血小板减少的治疗方法也不尽相同。

血小板生理学和血小板生成的调节

血小板是巨核细胞的无核碎片，其产生受血小板生成素(thrombopoietin，TPO)的调控；TPO是一种主要在肝脏中恒量产生的生长因子[5]。只有循环血中"游离"的TPO才能刺激血小板生成。TPO在与循环血中血小板上的特异性受体结合之后被清除。因此，高血小板计数会降低游离TPO水平并减少血小板产生，而血小板数量不足则会导致血浆游离TPO水平升高，进而促进血小板产生[6]。血小板主要分布于以下两个血小板池：①脾脏中处于静态的血小板，约占1/3；②循环血中的血小板，约占2/3。两个血小板池中的血小板可自由交换。血小板的平均寿命为10天，之后，血小板被肝脏和脾脏的网状内皮系统清除。

血小板的数量受生成、池化(分布及储存)和清除之间复杂的相互作用调控[6,7]。在健康人群中，血小板数量通常保持恒定[8]。因此，血小板数量的减少标志着正常生理功能的改变。在重症监护室(intensive care unit，ICU)中，血小板减少与死亡率增加有关[9]。重症患者死亡率的增加并不是因为血小板减少所导致的出血，而是因为血小板减少标志着疾病的严重程度恶化。

血小板减少的病因学

当血小板丢失和/或消耗超过生成时，就会出现血小板减少。血小板减少的潜在发病机制包括以下6个方面：①假性血小板减少症；②因出血血小板丢失之后液体复苏所致血液稀释；③血小板消耗(例如脓毒症、出血或体外循环)；④血小板生成减少(例如，中毒性骨髓抑制)；⑤血小板分布异常(例如，肝脏肿大和/或巨脾)；⑥免疫介导的血小板破坏[10]。对于某个患者来说，可能是多种发病机制共同导致了血小板的减少。表21-1总结了ICU中最常见的血小板减少的临床特征、发病机制和发病率。

血小板减少的诊断方法

血小板减少的确认

当面对血小板减少的患者时，首要的问题是应明确其血小板计数低是否属于假性血小板减少；假性血小板减少是一种由血液标本中免疫球蛋白M(immunoglobulin M，IgM)抗体在体外介导的人为现象：抗凝血标本中的乙二胺四乙酸(ethylene diaminetetraacetic acid，EDTA)与钙发生螯合作用，促使血小板表面的糖蛋白(glycoprotein，GP)Ⅱb/Ⅲa受体(抗原决定簇)表达，IgM与之直接结合使血小板聚集，导致血小板计数下降[11,12]。鉴别方法是：用枸橼酸抗凝的血液标本反复检测血小板计数和/或检查外周血涂片中是否存在血小板聚集现象。

注意：患者使用GPⅡb/Ⅲa受体拮抗剂治疗期间，枸橼酸抗凝的血标本中仍可出现假性血小板减少。

血小板减少潜在原因的鉴别

临床背景

脓毒症、弥散性血管内凝血(disseminated intravascular coagulation，DIC)以及非免疫性药物诱导的血小板减少(drug-induced thrombocytopenia，DTP)是导致危重患者血小板减少的最常见原因[13]。不常见的原因包括血栓性微血管病、肝素诱导性血小板减少(heparin-induced thrombocytopenia，HIT)、免疫性血小板减少(immune thrombocytopenia，ITP)、药物诱导性免疫性血小板减少(drug-induced immune thrombocytopenias，DITP)和输血后紫癜(post-transfusion purpura，PTP)。对上述特殊临床问题的详细讨论见后。

病史

详细的病史应包括服药史(针对DTP和DITP)；饮食习惯，包括酒精摄入史；罹患艾滋病和传染性肝炎的危险因素以及输血史(针对PTP)。患者发病之前的血小板数量对于鉴别慢性或急性获得性血小板减少也很重要。

表21-1 ICU中血小板减少的主要机制、典型的临床特征和发病率

发病机制和鉴别诊断	临床特征/诊断方法	重症患者发生率
假性血小板减少		
EDTA抗凝血标本中的血小板凝集或GPⅡb/Ⅲa受体拮抗剂治疗导致的血小板凝集	与临床表现不符的血小板减少(如无出血症状);用GPⅡb/Ⅲa受体拮抗剂治疗 鉴别方法:用枸橼酸抗凝标本手工重新进行血小板计数检测,以控制血小板凝集。注意:GPⅡb/Ⅲa受体拮抗剂治疗也可导致枸橼酸抗凝血标本出现假性血小板减少	<5%
血液稀释		
液体和/或血浆输注	大量出血时持续大量输液或输血	常见
血小板消耗		
失血	出血、贫血和凝血时间延长	常见
大面积钝挫伤	病史、体格检查和影像学检查	常见
弥散性血管内凝血	休克、感染或其他典型潜在病因(见正文),凝血时间延长和纤维蛋白裂解产物增加	非常常见
脓毒症	发热和其他脓毒症标准,血培养阳性	非常常见
体外循环	器官衰竭需要体外循环支持	常见
血小板分布		
肝脾肿大	病史、超声或其他影像学检查	常见
血小板生成减少		
中毒(酒精和其他药物)	药物滥用史,酒精依赖的实验室证据	常见
病毒感染(艾滋病毒、丙肝病毒、EB病毒、巨细胞病毒)	病毒感染的诊断性检查	罕见
骨髓浸润(白血病、肿瘤)	骨髓检查和不同血涂片中存在有核红细胞	罕见
射线	病史	罕见
化疗	病史	罕见
血小板破坏		
免疫性血小板减少	抗血小板抗体、骨髓中巨核细胞数量正常/增加,血小板生成素正常/降低	罕见
药物诱导性免疫性血小板减少	服药史,血小板计数<100×10⁹/L,特异性抗体,停止使用疑似或经实验室确认的药物后血小板计数回升	罕见
肝素诱导性血小板减少	肝素治疗5～14天血小板计数下降50%[典型最低值为(20～80)×10⁹/L],不包括肝素持续治疗期间发生的血栓栓塞事件,血小板第4因子或肝素抗体	0.5%～1%
血栓性微血管病(TTP、HUS、HELLP综合征)	直接Coombs实验呈阴性的溶血,血涂片中发现红细胞碎片,典型血小板计数最低值为(10～30)×10⁹/L,累及神经系统(TTP)或肾脏(HUS),以及妊娠期(HELLP综合征)的血栓事件	罕见
输血后紫癜	输血史和妊娠史	非常罕见

HUS,溶血性尿毒症综合征;TTP,血栓性血小板减少性紫癜。

体格检查

必须进行体格检查以量化出血症状并评估出血风险。如果患者在血小板减少发生前后不久出现新发的血栓形成的临床表现,应立即怀疑HIT,而肝脏肿大合并肝掌则提示肝硬化以及与其相关的复杂凝血障碍。

实验室评估

初步实验室检查包括:全血细胞计数以排除其他血细胞减少;外周血涂片以识别白血病、有核红细胞或细胞碎片;检测凝血酶原时间(prothrombin time,PT)、活化部分凝血活酶时间(activated partial thromboplastin time,aPTT)和纤维蛋白原以判断是否存在DIC；肝功能及肝酶检测以判断是否存在肝病；检测乳酸脱氢酶以判断是否存在溶血。随后，应根据上述初步筛查结果，进行进一步特异性实验室检查。例如，如果怀疑HIT，则应检测血小板因子4（PF4）/肝素抗体[11]。

血小板计数变化规律与病因关系

在ICU患者中，血小板变化过程呈典型的双向性。入ICU第2～4天后，经过最初轻度降低之后，血小板计数达到最低值，随后血小板计数开始升高超过病情变化前基线值，这种现象称为反应性血小板增多（图21-1）。创伤/大手术后持续性血小板减少提示血小板消耗、出血或严重器官损伤，而如果患者在数天之内出现缓慢的血小板下降，则提示为感染或骨髓抑制的典型表现。于治疗第二周的2～3天，患者再次出现血小板计数下降时，需要考虑诸如HIT或PTP等免疫介导的病因。HIT患者血小板计数典型的变化为：血小板数量降低的比例>50%，但最低值在（30～80）×10^9/L。PTP或DITP患者，血小板计数最低值通常<10×10^9/L[14]。临床经验表明，血小板计数的最低值>20×10^9/L，在非免疫因素所致的血小板减少中更常见（HIT例外），而血小板计数<10×10^9/L则应更多地考虑免疫介导的相关病因。

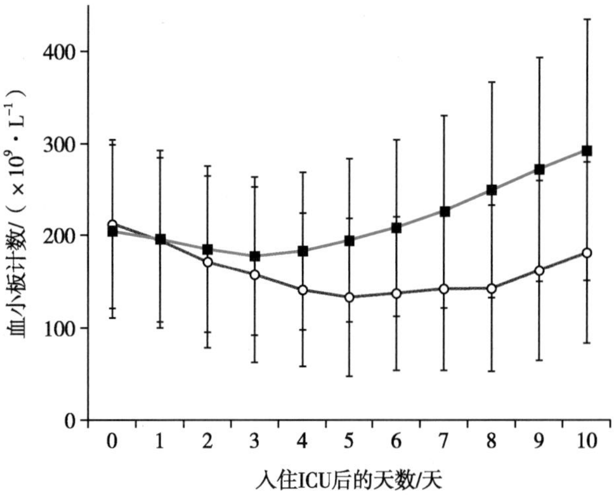

图21-1 入住ICU 10天内，ICU生存患者（实心方）和死亡患者（空心圆）每日血小板计数。数据源于一项包括内外科重症监护患者的前瞻性观察性研究[25]

血小板输注

由于许多ICU患者同时存在药物或体外循环血小板预激活引起的血小板功能紊乱，故在决定是否需要输注血小板时，临床症状比血小板绝对数量更有指导意义。出血≥2级（WHO分级：出血量大于轻度出血，如鼻衄、血尿和呕血等[15]）是血小板输注的明确指征[16]。视网膜出血和/或自发性口咽黏膜出血（湿性紫癜）提示中枢神经系统（central nervous system，CNS）发生危及生命的出血风险增加。

免疫介导的血小板减少患者只有在病情严重或出现危及生命的失血情况下才应接受血小板输注。

预防性血小板输注用于预防严重自发性出血或侵入性操作所导致的出血。美国血库学会（American Association of Blood Banks，AABB）[15]建议给予血小板计数≤10×10^9/L的成人住院患者输注单一治疗剂量（1个机采单位或4～6个混合浓缩血小板），以降低自发性出血的风险。对于发热及脓毒症患者[17]应考虑较高的血小板数量阈值[（20～30）×10^9/L]，而对于合并血小板功能障碍的患者应考虑更高的血小板数量阈值。上述推荐意见得到了数个随机对照临床试验结果的支持，这些临床试验的对象是在放疗和/或化疗过程中出现了低增殖性血小板减少的血液肿瘤患者。但是，目前暂无ICU患者相关数据报道。目前尚无研究证明，输注血小板能改善ICU患者的出血情况或降低病死率[18]。因此，对于ICU中有出血症状的患者，限制血小板输注也许是合理的。一些观察性研究的结果支持在侵入性操作前给予患者血小板输注的推荐意见[15]（表21-2）。目前尚无针对输注血小板对中枢神经系统（central nervous system，CNS）自发性出血或神经外科手术相关出血风险影响的相关研究数据，但对于此类患者通常推荐的血小板输注阈值为100×10^9/L。

每输注一个治疗剂量的血小板应该能够使ICU患者的血小板计数增加大约15×10^9/L[18]，否则就需要考虑导致患者发生血小板减少的诱因持续存在，同时（或者）存在免疫介导的血小板减少的相关原因。

特殊临床情况下的血小板减少

脓毒症

脓毒症可导致血小板生成减少、消耗和破坏增加，其相关发病率高达50%，是ICU患者血小板减少的最常见原因[9,19,20]。脓毒症病理生理过程还伴随着单核细胞和巨噬细胞对巨核细胞的吞噬作用的激活[19]。因此，尽管脓毒症患者TPO水平升高，但血小板产量仍然下降。脓毒症所致血小板消耗增加的机制包括：凝血酶的持续生成以及血小板与内皮细胞的黏附增加[19]。脓毒症相关血小板减少的诊断和治疗应遵循现行指南[17]，这些指南中关于血小板输注建议的证据来自于对化疗导致的血小板减少患者的研究，并且与表21-2中的建议相同。

弥散性血管内凝血

根据国际血栓和止血学会（International Society on Thrombosis and Hemostasis，ISTH）的定义，DIC是一种获得性综合征，其特征是不同病因所导致的血管内凝血激活并且无法局限的病理生理过程[21]。脓毒症、创伤、器官损伤（例如，继发于重症胰腺炎）、肿瘤以及严重的肝脏衰竭[21]常并发DIC。用于DIC评分（表21-3）的典型实验室检查指标反映了凝血因子和血小板的消耗。临床实际情况中，DIC患者常表现为出血，尽管多发的孤立的微血栓（例如，指端缺血）也可能同时存在。

表 21-2 血小板输注的推荐阈值(数据来源[15])

输血适应证	血小板计数阈值/($\times 10^9 \cdot L^{-1}$)	推荐强度	证据级别
成年患者预防性输注	10	强	中等
中心静脉导管置管前	20	弱	低
选择性诊断性腰椎穿刺前	50	弱	非常低
择期大手术前(不包括神经外科手术)	50	弱	非常低
非血小板减少患者体外循环手术前预防性输注	不输注(仅在出血时)	弱	非常低
颅内出血和使用抗血小板药物患者	不依赖于血小板计数	不确定	非常低

表 21-3 弥散性血管内凝血诊断评分系统

1. 风险评估:患者是否有与显性 DIC 相关的潜在病因
   如果有,继续该流程
   如果没有,不使用该流程
2. 实施以下凝血检测(凝血酶原时间、血小板计数、纤维蛋白原、纤维蛋白相关标记物)
3. 凝血检测评分

参数	0分	1分	2分
血小板	$>100 \times 10^9/L$	$<100 \times 10^9/L$	$<50 \times 10^9/L$
纤维蛋白原	>1.0g/L	<1.0g/L	
凝血酶原时间延长	<3s	3~<6s	≥6s
D-二聚体	<1μg/ml	1~5μg/ml	>5μg/ml

4. 计算评分:
   <5 分:提示非显性 DIC,1~2 天重复评分
   ≥5 分:提示合并显性 DIC,每日重复评分

参考资料:Adapted fromToh CH, Hoots WK, SSC on Disseminated Intravascular Coagulation of the ISTH. The scoring system of the Scientific and Standardisation Committee on Disseminated Intravascular Coagulation of the International Society on Thrombosis and Haemostasis: a 5-year overview. J Thromb Haemost. 2007 Mar; 5(3): 604-6. Tab 1.

治疗应主要针对导致 DIC 的病因。当患者仅有轻度凝血异常并且没有出血证据时,治疗以预防血栓形成为主,无须进一步治疗。对于正在出血或具有高出血风险的患者,凝血因子和血小板的替代治疗可能是必要的。DIC 患者血小板输注阈值的相关建议只是基于专家意见而无其他有效证据支持,目前推荐的输注阈值是 $50 \times 10^9/L$[22]。

非免疫性药物诱导的血小板减少

DTP 所致 ICU 患者的血小板减少约占 10%[9,19,20]。诸如骨髓抑制等非免疫因素是 DTP 的主要诱因。表 21-4 列举了导致 DTP 的相关药物及其不同机制。

DITP 少见,常发生于用药后 5~14 天,临床特征为血小板计数突然下降至 $20 \times 10^9/L$ 以下,并常伴有出血。如怀疑 DITP,应立即停用可疑药物,并进行相关实验室检查以明确诊断,但是与 DITP 诊断相关的检测仅由专业实验室提供,且敏感性不佳(HIT 例外)。因此,即便是阴性检测结果也不能排除 DITP。另一方面,如果血小板计数在停药时间达到 5~7 个半衰期时开始恢复,则为 DITP 的诊断提供了充分的证据。对于严重出血的患者,有时需要进一步的治疗,包括输注血小板、静脉注射高剂量(1g/kg,连续 2 天)免疫球蛋白(intravenous immunoglobulin,IVIG)并给予糖皮质激素[23]。同时应避免再次使用相关药物。

肝素诱导性血小板减少

HIT 由针对 PF4 和肝素复合物的抗体所导致(表 21-4),通常发生于普通肝素或低分子肝素治疗开始后 5~10 天。HIT 与经典 DITP 有明显不同,表现在以下几个方面:第一,HIT 患者的血小板计数通常 $\geq 20 \times 10^9/L$;第二,HIT 患者典型的临床表现通常是危及生命的血栓形成,而不是出血;第三,HIT 患者的治疗除停用肝素外,还应使用替代抗凝药物,例如直接凝血酶抑制剂(比伐卢定或阿加曲班)或类肝素样化合物(达那肝素);第四,与经典 DITP 不同的是,在某些特殊情况下(如心血管手术),如果相关抗体检测呈阴性,再次使用肝素可能是安全的;HIT 相关抗体消失的时间通常在急性发病后 50~100 天[14]。

HIT 在 ICU 患者中的发病率为 0.5%~1%[24]。然而,对于临床相关抗体检测来说,抗 -PF4/ 肝素抗体检测非常敏感,高达 50% 的 ICU 患者抗 -PF4/ 肝素抗体阳性[25]。为了降低 HIT 过度诊断的风险,避免不必要地使用替代抗凝剂及其潜在危害,只有 HIT 预测可能性达到中度(即 4Ts 评分≥4 分;表 21-5)的患者才应进行抗 -PF4/ 肝素抗体检测[14]。虽然 4Ts 评分较低的患者中有 2%~3% 存在 HIT,但如果同时抗 -PF4/ 肝素抗体检测呈阴性,则通常可以排除 HIT。

创伤

创伤是 ICU 患者血小板减少的常见原因之一,相对发病率为 7.5%[9,19,20]。创伤患者凝血病的发病机制包括凝血因子和血小板的丢失和消耗、高纤维蛋白溶解以及血小板功能障碍[26]。容量复苏可能导致血液稀释、低体温以及酸中毒,这些因素都会增加出血风险。

在对失血量的评估方面,与其他凝血因子(如纤维蛋白原)不同的是,血小板计数低于危急值之前就一定存在大量

表 21-4　药物性血小板减少的机制（数据来源[23, 33-35]）

机制	描述	药物
经典药物依赖性抗体	药物与血小板糖蛋白或抗体结合，导致构象变化从而允许抗体结合，使网状内皮系统对血小板破坏增加	奎宁、奎尼丁、抗生素（磺胺甲噁唑甲氧苄氨嘧啶、万古霉素、利福平、头孢菌素）、抗癫痫药（丙戊酸钠、卡马西平、苯妥英钠）、利尿剂（呋塞米，噻嗪类）、雷尼替丁、非甾体抗炎药（双氯芬酸钠，布洛芬）
半抗原诱导抗体	药物本身作为半抗原与血小板表面的大分子（如蛋白质）结合，并且刺激抗体的产生	青霉素和头孢菌素
非班类药物诱导抗体	药物与血小板糖蛋白Ⅱb/Ⅲa 受体表位结合，增强抗血小板抗体的亲和力	替罗非班和依替巴肽
药物特异性抗体	单克隆抗体与血小板糖蛋白Ⅱb/Ⅲa 受体结合，成为体内天然存在的抗体的靶点，导致血小板破坏	阿昔单抗
自身抗体	药物诱导血小板特异性自身抗体的产生（确切机制未知）	普鲁卡因胺、左旋多巴和金制剂
免疫复合物形成	药物（例如，肝素或鱼精蛋白）与循环血中血小板因子 4（platelet factor，PF4）结合，产生导致抗体形成的复合物。带有 Fab 片段的抗体与药物 /PF4 复合物结合，并且带有 Fc 片段的抗体与血小板上的 Fcγ-RⅡa 受体结合，从而引起血小板活化	普通肝素、低分子肝素和鱼精蛋白
骨髓抑制	中毒性骨髓抑制	化疗药物、利奈唑胺、非甾体抗炎药和硫唑嘌呤
血栓性微血管病	在导致 ADAMTS13 缺乏的药物存在的情况下，会产生针对 ADAMTS13 的自身抗体	噻氯匹定、氯吡格雷、普拉格雷和环孢菌素
未知	机制不清楚	其他抗生素（达托霉素、呋喃妥因）、更昔洛韦、氟康唑、地高辛和氟哌啶醇

表 21-5　4Ts 评分用于预测肝素诱导性血小板减少的可能性

	分数（每个参数 0 分、1 分或 2 分，最大分值为 8 分）		
	2	1	0
血小板减少（急性）	血小板计数下降幅度 >50%，最低值 ≥20×10⁹/L	血小板计数下降幅度 30%～50%；或最低值为（10～19）×10⁹/L	血小板计数下降幅度 <30%；或最低值 ≤10×10⁹/L
血小板计数下降或其他情况的发生时间	发病时间 5～10 天或 <1 天（如果 30 天内使用肝素）	>10 天，时间不确切，或 <1 天（31～100 天使用肝素）	血小板计数下降 <4 天（近期未使用肝素）
血栓形成或其他情况	新发血栓形成；皮肤坏死；肝素后急性全身反应	进展性或复发性血栓；红斑性皮损；未确定的可疑血栓	无
血小板减少的其他原因	无其他明显诱因导致血小板下降	可能有其他明显诱因导致	有明确的诱因
预测可能性评分：6～8 分为高风险；4～5 分为中等风险；0～3 分为低风险			

失血。例如，在接受择期手术的患者中，在血小板下降到不低于 50×10^9/L 前，实际失血量是预估失血量的 2.3 倍[27]。在此前提下，当创伤患者发生严重出血和大量失血的情况下，很有可能需要输注血小板。目前，欧洲指南推荐，对于所有创伤患者应通过输注血小板的方式将血小板计数保持在大于 50×10^9/L 的水平，而对于创伤性活动性出血和 / 或脑损伤的患者，应将血小板计数水平保持在 100×10^9/L 以上[28]。

免疫性血小板减少

ITP 是一种以“由血小板对未知物所产生的异常应答而导致的免疫性破坏”为特征的自身免疫紊乱[29]。成人 ICU 患者极少发生 ITP；然而，ITP 患者由于严重出血可能需要进入 ICU 治疗。在这种情况下，应联合使用 IVIG（约 1g/kg）及糖皮质激素[29]。对于严重出血的患者，可能有必要输注血小板。

血栓性微血管病

血栓性微血管病(thrombotic microangiopathies，TMAs)包括一系列遗传性或获得性疾病，即血栓性血小板减少性紫癜(thrombotic thrombocytopenic purpura，TTP)、溶血性尿毒症综合征(hemolytic-uremic syndrome，HUS)以及HELLP综合征[以妊娠期溶血(hemolysis，H)、肝酶升高(elevated liver enzymes，EL)和低血小板(low platelets，LP)为特征]。尽管所有患者都会发生微血管病性溶血性贫血、血小板减少以及器官功能损害，但发病机制各不相同[30]。TTP是由遗传性或获得性ADAMTS13缺乏引起的。遗传性TTP需要立即输注血浆(以补充ADAMTS13)。在获得性TTP中，血浆置换(补充ADAMTS13的同时清除可能存在的抗-ADAMTS13抗体)联合免疫抑制治疗是将患者的生存率从约10%提高到约80%的关键[30]。在ICU患者中，存在一种特殊形式的TTP，即术后TTP，这种TTP并非由免疫应答介导，而是由ADAMTS13的活性降低并伴有血管性血友病因子(von Willebrand factor，vW因子)水平升高所导致。

典型HUS由细菌(最常见的是产志贺毒素的大肠杆菌)感染所致并且需要支持治疗。目前尚无证据证明血浆置换的有效性。非典型HUS是由于调节补体系统活性的蛋白质发生了各种突变所导致的一种遗传性紊乱[31]。使用依库珠单抗抑制补体活性是其治疗方法。

TMA患者发生血小板减少是由于过度的血小板活化和微循环中血栓形成所导致的血小板消耗增加而引起的[31]。因此，应避免血小板输注，但对于有明显出血的患者，输注血小板仍然是合理的。

输血后紫癜

PTP与DITP的临床表现非常相似，即血小板计数突然下降至$<20\times10^9/L$。PTP发生于输注同种异体血液制品后的7～14天。罹患此类罕见综合征的患者常为妊娠期被抗人血小板抗原(human platelet antigens，HPA，通常是HPA1a)致敏的50岁以上女性。输注HPA1a阳性的血液可促使多种同种抗体的产生，这些抗体以同种抗原播散的形式增强其特异性，同时导致自身血小板的破坏，治疗同样需要采用高剂量的IVIG。

(王敬 李新宇 译，虎磐 审校)

参考文献

1. Greinacher A, Selleng K. Thrombocytopenia in the intensive care unit patient. Hematology Am Soc Hematol Educ Program 2010;2010:135-43.
2. Hui P, Cook DJ, Lim W, et al. The frequency and clinical significance of thrombocytopenia complicating critical illness: a systematic review. Chest 2011;139(2):271-8.
3. Levi M, Schultz M. Hematologic failure. Semin Respir Crit Care Med 2011;32(5):651-9.
4. Strauss R, Wehler M, Mehler K, et al. Thrombocytopenia in patients in the medical intensive care unit: bleeding prevalence, transfusion requirements, and outcome. Crit Care Med 2002;30(8):1765-71.
5. Kuter DJ. Milestones in understanding platelet production: a historical overview. Br J Haematol 2014;165(2):248-58.
6. Arnold DM, Lim W. A rational approach to the diagnosis and management of thrombocytopenia in the hospitalized patient. Semin Hematol 2011;48(4):251-8.
7. Josefsson EC, Dowling MR, Lebois M, Kile BT. The regulation of platelet life span. In: Michelson AD, editor. Platelets. 3rd ed. London: Elsevier Inc.; 2013. p. 51-66.
8. Segal JB, Moliterno AR. Platelet counts differ by sex, ethnicity, and age in the United States. Ann Epidemiol 2006;16(2):123-30.
9. Akca S, Haji-Michael P, de Mendonca A, et al. Time course of platelet counts in critically ill patients. Crit Care Med 2002;30(4):753-6.
10. Thiele T, Selleng K, Selleng S, et al. Thrombocytopenia in the intensive care unit—diagnostic approach and management. Semin Hematol 2013;50(3):239-50.
11. Alberio L. My patient is thrombocytopenic! Is (s)he? Why? And what shall I do? A practical approach to thrombocytopenia. Hamostaseologie 2013;33(2):83-94.
12. Bain BJ. Diagnosis from the blood smear. N Engl J Med 2005;353(5):498-507.
13. Levi M, Schultz M, van der Poll T. Coagulation biomarkers in critically ill patients. Crit Care Clin 2011;27(2):281-97.
14. Warkentin TE. Heparin-induced thrombocytopenia in critically ill patients. Crit Care Clin 2011; 27(4):805-23, v.
15. Kaufman RM, Djulbegovic B, Gernsheimer T, et al. Platelet transfusion: a clinical practice guideline from the AABB. Ann Intern Med 2015;162(3):205-13.
16. Slichter SJ. Evidence-based platelet transfusion guidelines. Hematology Am Soc Hematol Educ Program 2007;172-8.
17. Dellinger RP, Levy MM, Rhodes A, et al. Surviving sepsis campaign: international guidelines for management of severe sepsis and septic shock: 2012. Crit Care Med 2013;41(2):580-637.
18. Lieberman L, Bercovitz RS, Sholapur NS, et al. Platelet transfusions for critically ill patients with thrombocytopenia. Blood 2014;123:1146-51, quiz 280.
19. Levi M, Opal SM. Coagulation abnormalities in critically ill patients. Crit Care (London, England) 2006;10(4):222.
20. Vanderschueren S, De Weerdt A, Malbrain M, et al. Thrombocytopenia and prognosis in intensive care. Crit Care Med 2000;28(6):1871-6.
21. Taylor FB Jr, Toh CH, Hoots WK, et al. Towards definition, clinical and laboratory criteria, and a scoring system for disseminated intravascular coagulation. Thromb Haemost 2001;86(5):1327-30.
22. Levi M, Toh CH, Thachil J, Watson HG. Guidelines for the diagnosis and management of disseminated intravascular coagulation. British Committee for Standards in Haematology. Br J Haematol 2009;145(1):24-33.
23. Arnold DM, Nazi I, Warkentin TE, et al. Approach to the diagnosis and management of drug-induced immune thrombocytopenia. Transfus Med Rev 2013;27(3):137-45.
24. PROTECT Investigators for the Canadian Critical Care Trials Group and the Australian and New Zealand Intensive Care Society Clinical Trials Group, Cook D, Meade M, et al. Dalteparin versus unfractionated heparin in critically ill patients. N Engl J Med 2011;364(14):1305-14.
25. Selleng S, Selleng K, Friesecke S, et al. Prevalence and clinical implications of anti-PF4/heparin antibodies in intensive care patients: a prospective observational study. J Thromb Thrombolysis 2015;39(1):60-7.
26. Kutcher ME, Redick BJ, McCreery RC, et al. Characterization of platelet dysfunction after trauma. J Trauma Acute Care Surg 2012;73(1):13-19.
27. Hiippala ST, Myllyla GJ, Vahtera EM. Hemostatic factors and replacement of major blood loss with plasma-poor red cell concentrates. Anesth Analg 1995;81(2):360-5.
28. Spahn DR, Bouillon B, Cerny V, et al. Management of bleeding and coagulopathy following major trauma: an updated European guideline. Crit Care 2013;17(2):R76.
29. Neunert C, Lim W, Crowther M, et al. The American Society of Hematology 2011 evidence-based practice guideline for immune thrombocytopenia. Blood 2011;117(16):4190-207.
30. George JN, Nester CM. Syndromes of thrombotic microangiopathy. N Engl J Med 2014;371(7):654-66.
31. Noris M, Mescia F, Remuzzi G. STEC-HUS, atypical HUS and TTP are all diseases of complement activation. Nat Rev Nephrol 2012;8(11):622-33.
32. Hunt BJ. Bleeding and coagulopathies in critical care. N Engl J Med 2014;370(9):847-59.
33. Kam T, Alexander M. Drug-induced immune thrombocytopenia. J Pharm Pract 2014;27(5):430-9.
34. Priziola JL, Smythe MA, Dager WE. Drug-induced thrombocytopenia in critically ill patients. Crit Care Med 2010;38(6 Suppl.):S145-54.
35. Rice TW, Wheeler AP. Coagulopathy in critically ill patients: part 1: platelet disorders. Chest 2009;136(6):1622-30.

22

ICU中的凝血功能障碍

Anthony J. Lewis and Matthew R. Rosengart

凝血功能紊乱在重症监护室（intensive care unit，ICU）中普遍存在，尤其在全身炎症反应综合征（systemic inflammatory response syndrome，SIRS）、脓毒症、术后炎症状态以及创伤的患者中更容易发生[1]。几乎所有处于全身炎症反应状态的患者都存在不同程度的凝血功能紊乱，轻症患者仅表现为实验室指标异常而没有明显的临床症状，重症患者则常表现为弥散性血管内凝血（disseminated intravascular coagulation，DIC）[2,3]。高达28%的ICU患者存在凝血功能紊乱，具体表现为凝血酶原时间（prothrombin time，PT）或活化部分凝血活酶时间（activated partial thromboplastin time，aPTT）的延长[1]。对于创伤患者，凝血功能障碍的识别具有重要意义。一项针对创伤患者的研究发现，有28%的患者存在PT的延长，另有8%的患者存在aPTT的延长；上述指标的异常使这些患者的校正病死率分别增加35%和326%[4]。合并DIC的脓毒症患者其病死率为40%～50%，DIC可明显增加此类患者的病死率[2,5]。

本章我们将重点讨论次级止血系统，包括可溶性凝血因子的级联反应与其相关的天然抗凝蛋白[6]。初级（细胞）止血系统（包括血小板减少）见其他章节[7]。尽管诸如创伤、肿瘤或肝硬化的患者都会罹患凝血功能障碍，但本文将以SIRS及脓毒症为例来进行介绍。

止血的机制

以往认为，凝血过程由两条级联的蛋白酶途径组成，即内源性和外源性途径，这两条途径交汇于Ⅹ因子向Ⅹa转化的环节中（图22-1）。Ⅹ因子活化后，Ⅹa酶切激活凝血酶原（prothrombin，Ⅱ因子）成为凝血酶，随后活化的凝血酶又会启动凝血级联反应的倒数第二个环节，即酶解可溶解的纤维蛋白原成为纤维蛋白。纤维蛋白多聚体随后在ⅩⅢ因子作用下进一步交联，从而形成“稳定的凝血块”。纤维蛋白的形成不仅起到止血的作用，同时在宿主防御反应中能够封闭微生物病原体[6]。与上述促凝机制相对应，机体还存在一些天然的抗凝物质，其作用是对凝血块的形成过程进行控制。这些抗凝物质包括：抗凝血酶Ⅲ及其辅因子肝素，蛋白C及其辅因子蛋白S，以及组织因子途径抑制物（tissue factor pathway inhibitor，TFPI）。这些抗凝物质在凝血通路的不同位点发挥着抑制凝血过程的作用（图22-1）。凝血块的形成过程还受到纤溶系统的进一步调控。这种调控作用由纤溶酶完成，后者的功能是将纤维蛋白多聚体切断使之成为D-二聚体。对止血过程的总体控制反映出体内促凝和抗凝两个要素之间的平衡[6,8]。

目前不再认为血栓形成过程中外源性凝血通路和内源性凝血通路所起的作用同等重要。现在的观点是，外源性凝血通路是凝血过程的主要启动者，而内源性凝血通路通过两条凝血通路与其反馈回路之间的一些联络机制对凝血过程进行放大[8]。例如，活化后的Ⅶ因子可促进Ⅹ因子和Ⅸ因子的活化，而凝血酶则可促进Ⅺ因子和Ⅷ因子的活化[8]。

炎症和凝血功能障碍的发病过程

过去认为免疫、炎症和凝血三个系统各自独立存在，但目前已明确三者之间关系密切，并且每个系统都拥有放大或调节其他系统的能力。在某种炎症状态（如脓毒症）下，组织因子（tissue factor，TF）的生成及释放入血增加，使得抗凝与促凝之间的平衡被打破，最终使天平向促进血凝块形成的方向倾斜[2,3]。大部分组织因子通常是由不直接与血液接触的细胞产生的，由于创伤或炎症破坏了内皮屏障从而增加了血

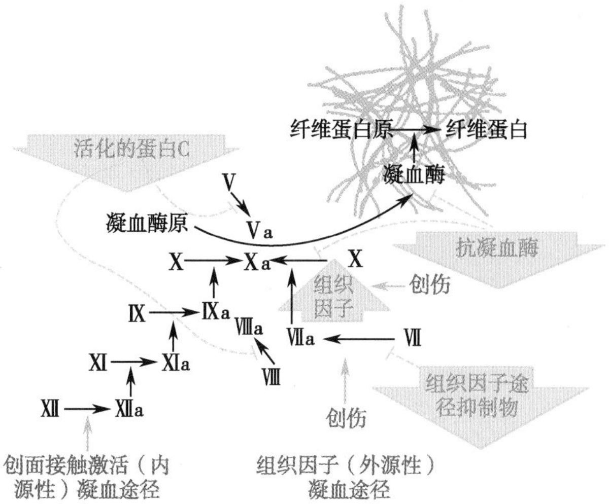

图22-1　凝血系统的原理图。由凝血酶介导的Ⅺ因子和Ⅷ因子的活化使内源性凝血通路进一步放大

液对组织因子的暴露，最终启动凝血。脓毒症时，白介素-6（IL-6）等促炎因子的释放，使原本不表达组织因子的单核细胞、中性粒细胞以及内皮细胞也开始表达组织因子[3]。

在全身炎症状态下，天然抗凝物质（抗凝血酶、蛋白C和组织因子途径抑制物）水平的降低进一步加剧了不平衡，同时增加了促凝物质表型的表达。抗凝因子的消耗、抗凝分子的生成障碍以及中性粒细胞弹性蛋白酶对抗凝分子的降解等生物学机制，进一步加剧了抗凝物质的丢失[3]。上述机制导致了更多失控的凝血块形成，以及凝血因子的进一步消耗[9]，最终形成一个恶性循环[10]。使天然抗凝物质水平降低这一问题更加复杂化的是，结合于内皮细胞的钙调素跟随受损的内皮细胞脱落于血液循环之中，进而影响了蛋白C的活化过程，加强了因蛋白C消耗所导致的（促凝）效应。

纤维蛋白溶解通路的激活发生在凝血功能紊乱早期，并伴随着脓毒症促凝状态而进展。这一通路的激活通过释放组织纤溶酶原激活物（tissue plasminogen activator，tPA）和源于内皮细胞的尿激酶纤溶酶原激活物以应对促炎因子，尤其是肿瘤坏死因子-α（tumor necrosis factor-α，TNF-α）和白介素-1β（IL-1β）[3]。随着纤溶酶原激活物水平的升高，循环血中纤溶酶原激活物抑制剂1型（plasminogen activator inhibitor type 1，PAI-1）的水平也随之升高，后者可阻碍纤维蛋白溶解并促进微血管血栓的播散[3]。PAI-1水平升高与脓毒症患者不良预后密切相关。但是，研究表明，缺乏PAI-1的小鼠对多种细菌感染的易感性增加，因此，总体来说，PAI-1还是具有保护性作用的[11]。

凝血和炎症的级联反应是通过被激活的跨膜细胞受体联系在一起的，这些跨膜细胞受体目前被认为是蛋白酶激活受体，它们存在于血管内皮细胞、单核细胞、血小板、成纤维细胞以及平滑肌细胞上[3,12]，被凝血级联蛋白酶、凝血酶以及TF-Ⅶa复合物酶解和激活[3,12]。这些激活的受体增加促炎细胞因子以及细胞黏附分子的生成，从而促进炎症反应[3,11]。有趣的是，目前已经证实，凝血系统的某些组成部分（包括TFPI、凝血酶原以及凝血因子Ⅹ）具有抗菌特性[11]。此外，中性粒细胞胞外杀菌网络（neutrophil extracellular traps，NETs）也可将凝血、止血及免疫系统联系起来[11,13]。在暴露于入侵的病原体后，中性粒细胞可释放出分布着多种杀菌成分的DNA骨架，这些杀菌成分包括组蛋白、弹性蛋白酶、组织蛋白酶G以及嗜天青颗粒中的其他成分。NETs通过促进细胞对细菌的细胞外捕获而发挥作用[13]。由于NETs可捕获红细胞和血小板，因此，在脓毒症中NETs与微血管血栓播散有关[11,13]。当这些血细胞被NETs捕获后就形成了有利于DIC进展的凝血反应网络[11]。

诊断方法和临床表现

对外源性凝血通路和内源性凝血通路的评估和监测，临床上采取的方法是分别检测PT和aPTT（表22-1）。经典的用法是，测定PT来监测华法林用于抗凝治疗的效果，测定aPTT来监测肝素治疗的效果。由于不同的临床实验室所用的试剂有所不同，故导致没有校正的PT值略有不同。因此，目前采用国际标准化比值（international normalized ratio，INR）对外源性通路的检测指标进行标准化[14]。最近的研究结果已经对测定aPTT和/或PT/INR用于凝血功能障碍的诊断及其治疗管理的应用价值提出了挑战。不同的意见认为，这些检测方法只是被人为设计出来用于管理华法林和肝素的抗凝治疗[14,15]，而对于使用PT、INR或aPTT指导凝血功能障碍的治疗也缺乏足够的证据[15]。

研发新的抗凝药物的同时就要求研发评估这些药物活性的方法。诸如低分子肝素（依诺肝素）和选择性Xa抑制剂（如磺达肝癸钠）等药物可通过检测抗-Ⅹa活性来进行监测。然而，这些药物良好的量效线性关系以及由此带来的可预测性和药物的剂量反应特征使得对上述药物的实验室检测变得不那么重要[14]。其他较少使用的检测方法包括：拉塞尔（Russell）蝰蛇毒液试验（用于检测最终共同通路）、凝血酶时间以及蛇毒凝血酶检测（用于检测纤维蛋白原的数量和功能）[14]。

纤维蛋白原的水平可以直接测定，因此对于高度怀疑DIC的患者，这可能是一项有用的监测指标。然而，总的纤维蛋白原含量测定并非是最佳监测手段。这是由于纤维蛋白原属于急性期产物，在DIC和脓毒症患者病程中，纤维蛋白原会反应性升高，达到相当高的水平[16]。同样地，在ICU患者中D-二聚体和/或纤维蛋白/纤维蛋白原降解产物的升

表22-1 PT/INR和(或)aPTT延长的原因

PT/INR延长/增加-外源性通路的缺陷
Ⅶ因子不足或被抑制
使用华法林（香豆素）治疗早期
肝脏疾病早期
aPTT延长-内源性通路的缺陷
Ⅻ因子、Ⅺ因子、Ⅸ因子或Ⅷ因子不足或被抑制
肝素（尽管通常也会影响PT）
肝脏疾病（尽管通常也会影响PT）
狼疮抗凝物质（也可能影响PT）
PT/INR和aPTT延长-共同通路的缺陷或者内源性和外源性都存在缺陷
肝素（影响所有的丝氨酸蛋白酶，尤其是Ⅱ因子和Ⅹ因子）
弥散性血管内凝血（影响所有凝血因子，包括抗凝和促凝因子）
肝脏疾病（影响所有凝血因子，除了Ⅷ因子）
华法林（影响Ⅱ、Ⅶ、Ⅸ、Ⅹ因子）
维生素K缺乏（影响Ⅱ、Ⅶ、Ⅸ、Ⅹ因子）
直接凝血酶抑制剂
狼疮抗凝物质

资料来源：Rizoli S，Aird WC. Coagulopathy. In：Vincent JL，Abraham E，Moore FA，et al.，editors. Textbook of Critical Care. 6th ed. Philadelphia：Elsevier；2011.

高无特异性。因为循环血中的上述物质可能在很多情况下都会升高，尤其是术后和创伤的患者[14,16]。

DIC 导致凝血系统广泛激活，其中纤维蛋白主要沉积于小血管之中[17]，其最终结局是患者出现明显的序惯性器官功能损害，表现为脑病、急性肺损伤、肝衰竭和急性肾损伤[17]。由于其发病过程与其他血栓性微血管病相似[如血栓性血小板减少性紫癜（thrombotic thrombocytopenic purpura，TTP）、溶血性尿毒综合征（hemolytic uremic syndrome，HUS）以及与妊娠相关的溶血、肝酶升高和血小板计数下降（HELLP 综合征）]、肝素诱导性血小板减少（heparin-induced thrombocytopenia，HIT）和肝衰竭，因此 DIC 的诊断是困难的[17,18]。没有任何一项实验室检查指标可以确定 DIC 的存在，但 DIC 通常以血小板计数减少、PT 和 APTT 延长、纤维蛋白降解产物增加以及天然抗凝物质水平减少为特征[18]。诊断 DIC 的两个主要评分系统是由国际血栓与止血学会（International Society on Thrombosis and Hemostasis，ISTH）和日本急症医学会（Japanese Association for Acute Medicine，JAAM）创建[19-21]。ISTH 的诊断标准包括：血小板计数、PT、纤维蛋白原水平和纤维蛋白降解产物水平；而 JAAM 的 DIC 评分系统则基于患者是否符合 SIRS 标准、是否存在 PT 延长以及纤维蛋白 / 纤维蛋白原降解产物和血小板计数水平进行评分（表 22-2）[19-21]。

对于脓毒症患者，DIC 诊断评分系统目前尚未纳入的、且很少进行检测的促凝和抗凝指标包括：蛋白 C、蛋白 S、抗凝血酶、TFPI 和 PAI-1，以及血浆微粒子和各种其他检验标记物[18,22]。诸如凝血酶和活化蛋白 C 等标记物比其他实验室标记物容易检测，但是由于这些指标水平在 SIRS 和脓毒症患者中同样会降低，因而缺乏特异性[23]。在脓毒症患者中，内皮衍生的促凝微粒子（从应激细胞中释放的，包含促炎和促凝特性的脂质囊泡）已经被证实与脓毒症患者的 DIC 发病过程有关，并且可能成为脓毒症相关性凝血功能障碍的一种新型生物诊断标记物或潜在治疗靶点[11,13,22,24]。

最后，使用血栓弹力图（thromboelastography，TEG）或旋转血栓弹力测定法（rotational thromboelastometry，ROTEM）进行凝血黏弹性分析是一种相对较新的评估凝血状态的方法。这种检测方法能分辨高凝和低凝状态[25]。其结果可通过观察血栓形成 / 溶解曲线实时显示血栓的形成和溶解过程。该方法是对血栓形成和纤溶过程的整体评估，而不仅仅是分析凝血系统的某个组成部分。此外，也可根据 TEG 或 ROTEM 的相关参数对成分输血进行指导。研究表明，严重脓毒症患者入院时 TEG 检查所提示的低凝状态与其病死率相关，而低凝状态的严重程度也与器官衰竭的严重程度密切相关[18,25]。TEG/ROTEM 作为一种床旁检测方法，可以很快获得结果，正逐渐普遍用于凝血功能障碍的临床评估。

表 22-2 DIC 评分系统

ISTH 显性 DIC 评分系统

患者必须具备与显性 DIC 有关的已知潜在的诱因。评分点基于以下实验室指标测定值：

- 血小板计数（>100 × 10^9/L，记 0 分；<100 × 10^9/L，记 1 分；<50 × 10^9/L，记 2 分）
- 纤维蛋白相关标记物的升高（如纤维蛋白降解产物）（没有升高，记 0 分；中度升高，记 2 分；明显升高，记 3 分）
- 凝血酶原时间（<3s，记 0 分；>3s 但 <6s，记 1 分；>6s，记 2 分）
- 纤维蛋白原水平（>1g/L，记 0 分；<1g/L，记 1 分）

总分≥5 分符合显性 DIC，建议每天重复评分

总分 <5 分提示（但不肯定）非显性 DIC，建议每 1～2 天重复评分

JAAM DIC 评分系统

评分点基于以下标准：

- 全身炎症反应综合征标准（≥3，记 1 分；0～2，记 0 分）
- 血小板计数（<80 × 10^9/L 或 24 小时内降低幅度 >50%，记 3 分；≥80 × 10^9/L 且 <120 × 10^9/L 或 24 小时内降低幅度 >30%，记 1 分；>120 × 10^9/L，记 0 分）
- 凝血酶原时间（患者检测值 / 标准值）（≥1.2s，记 1 分；<1.2s，记 0 分）
- 纤维蛋白 / 纤维蛋白原降解产物（≥25mg/L，记 3 分；≥10mg/L 且 <25mg/L，记 1 分；<10mg/L，记 0 分）

总分≥4 分符合 DIC 诊断

资料来源：Taylor FB，Toh CH，Hoots WK，et al. Towards definition，clinical and laboratory criteria，and a scoring system for disseminated intravascular coagulation. Thromb Haemost 2001；86（5）：1327-30. Gando S，Iba T，Eguchi Y，et al. A multicenter，prospective validation of disseminated intravascular coagulation diagnostic criteria for critically ill patients：comparing current criteria. Crit Care Med 2006；34（3）：625-31.

凝血功能障碍的治疗

对于任何类型的凝血功能障碍，其首要治疗措施是去除病因。在脓毒症治疗过程中，病因治疗包括抗感染药物的使用、感染源控制以及必要的支持治疗。血液制品的输注只适用于那些存在活动性出血或具有高出血风险的手术患者。在患者没有出血，或者预计患者在有创操作或手术过程中无明显出血的前提下，单纯的实验室检测指标异常不是输注血液制品的适应证[18]。如果需要输血，则有多种方案可供选择。由于新鲜冰冻血浆（fresh frozen plasma，FFP）包含了所有循环血中的凝血因子，因而仍然是针对低凝状态的一线治疗措施[16]。一项针对创伤后接受大量输血患者的临床试验（PROPPR），研究了血浆与浓缩红细胞（packed red blood cells，PRBC）的输注比例，结果表明，以 1∶1∶1 的比例输注血小板、FFP 和 PRBC 比按 1∶1∶2 的比例（血小板∶FFP∶PRBC）输注能够更好地达到止血目标，并且能够防止创伤后 24 小时内因失血而导致的死亡[26]。该研究还发现，接受 1∶1∶1 血制品输注的患者，其 24 小时内和 30 天的病死率有小幅度下降，但未见统计学差异。

冷沉淀是一种用于凝血因子替换治疗的浓缩溶液，其中包含纤维蛋白原、血管假性血友病因子（von Willebrand，vW因子）以及凝血因子Ⅷ和ⅩⅢ。凝血酶原复合物（prothrombin complex concentrate，PCC）包含凝血因子Ⅱ、Ⅶ、Ⅸ及Ⅹ，用于纠正华法令所导致的低凝状态或对相关凝血因子的缺乏进行特异性替代治疗，输注前需先用少量液体进行溶解。PCC 对于逆转由Ⅹa 因子选择性抑制剂（如利伐沙班和阿哌沙班）治疗所导致的低凝状态可能也是有效的[27,28]。由于目前还没有针对新一代口服抗凝药物（如达比加群、利伐沙班和阿哌沙班）的特异性拮抗剂，因而如何纠正这些药物过量所致的低凝状态，是一个具有挑战性的问题。在一项针对健康志愿者的研究中，PCC 纠正了利伐沙班所致的低凝状态，但未能逆转达比加群所导致的低凝状态[28]。特殊的凝血因子浓缩物，如重组人凝血因子Ⅶa，有时被用于治疗各种原因导致的凝血功能障碍，它的使用往往超出了药物说明书的范畴，常作为控制致命性出血的终极手段（表 22-3）。

尽管有报道称鱼精蛋白存在低血压、肺血管收缩以及过敏性反应等诸多不良反应，但它仍是针对普通肝素的一种特效拮抗剂[27]。当患者存在纤溶亢进时，可以使用抗纤溶药物，如 ε- 氨基己酸或氨甲环酸（tranexamic acid，TXA）。TXA 在创伤患者中的使用得到了广泛研究[16,27,29]。CRASH-2 研究分析了超过 2 万例受伤 8 小时内出现明显出血患者的数据，发现受伤 3 小时内给予 TXA 可明显降低出血导致的死亡率以及全因死亡率[29]。

在过去的 20 年里，对 DIC 患者的抗凝治疗受到了广泛的关注。一些专家主张对低评分的 DIC 患者使用肝素，以治疗并预防进一步的血栓形成[18]。在 PROWESS、ADDRESS 和 PROWESS-SHOCK 试验中，研究了重组人活化蛋白 C（drotrecogin alfa）的使用[23,30,31]。最近一项关于重组人活化蛋白 C 的试验（即 PROWESS-SHOCK 研究）发现，与安慰剂相比，重组人活化蛋白 C 并不能降低患者的总体死亡率，因而该药已于 2011 年退出市场。其他经过研究的治疗药物，包括重组人 TFPI（tifacogin）以及抗凝血酶[32-36]。在前期临床试验中，血栓调节蛋白在脓毒症及可疑 DIC 患者中的应用取得了可喜的结果，目前仍在进行更进一步的研究[37]。

表 22-3 FDA 批准的用于治疗凝血功能障碍性出血的血浆分级制品

Ⅶa 因子（重组）（诺其制药）
适用于治疗或预防伴有抑制物的血友病 A 或 B、获得性血友病或先天性Ⅶ因子缺乏的患者的出血
Ⅷ因子（重组）（又称抗血友病因子）
适用于血友病 A 患者预防和控制发作性出血
Ⅷ因子 / 血管性血友病因子复合物（人）（HUMATE-P、ALPHANATE、WILATE）
适用于出血的治疗和血管性血友病患者围手术期出血的预防
Ⅸ因子（重组）（ALPROLIX，BENEFIX，RIXUBIS）
适用于出血的治疗和预防，血友病 B 患者围手术期出血的预防
Ⅸ因子复合物（PROFILNINE SD）
包含Ⅸ因子、Ⅱ因子、Ⅹ因子和低水平的Ⅶ因子 适用于预防和控制血友病 B 患者的出血
ⅩⅢ因子 A 亚基（重组）（TRETTEN）
适用于预防先天性ⅩⅢ因子 A 亚基缺乏患者的出血
ⅩⅢ因子浓缩液（人）（CORIFACT）
适用于预防以及先天性ⅩⅢ因子缺乏出血患者的围手术期管理
纤维蛋白原浓缩液（人）（RIASTAP）
适用于治疗先天性纤维蛋白原缺乏患者的急性出血
凝血酶原复合物浓缩液（人）（KCENTRA）
包含Ⅱ因子、Ⅶ因子、Ⅸ因子、Ⅹ因子、蛋白 C 和蛋白 S 用于逆转由维生素 K 拮抗治疗所诱导的成人急性大出血所导致的获得性凝血因子缺乏
抗抑制剂促凝剂复合物（人）（FEIBA NF）
包含Ⅱ因子、Ⅸ因子、Ⅹ因子、Ⅶa 因子和Ⅷ因子促凝抗原 适用于伴有抑制物血友病 A 和 B 患者出血的预防及其围手术期管理和控制出血

资料来源：FDA Approved Fractionated Plasma Products. Available at: <http://www.fda.gov/BiologicsBloodVaccines/BloodBloodProducts/ApprovedProducts/LicensedProductsBLAs/FractionatedPlasmaProducts/default.htm>.Accessed on10/27/15.

结论

凝血功能障碍在 ICU 患者中普遍存在，其严重程度表现不一致。

在脓毒症的发病过程中，组织因子的增加、天然抗凝物质的减少以及纤溶受损都将导致高凝状态。

炎症、免疫系统和凝血系统之间密切关联。

单一的实验室检测指标无法诊断 DIC，但是，综合了各项指标的预测评分系统可用于 DIC 的诊断。

TEG/ROTEM 是床旁评估凝血功能的有效手段。

凝血功能障碍治疗的关键是治疗原发病（如脓毒症）。

当前的临床研究正在探索抗凝治疗在脓毒症治疗中的地位及作用。

（骆梦华 李新宇 译，虎磐 审校）

参考文献

1. Levi M, Opal SM. Coagulation abnormalities in critically ill patients. Crit Care 2006;10(4):222.
2. Levi M, Schultz M, van der Poll T. Sepsis and thrombosis. Semin Thromb Hemost 2013;39(5):559-66.
3. Levi M, van der Poll T. Inflammation and coagulation. Crit Care Med 2010;38(2 Suppl.):S26-34.
4. MacLeod JB, Lynn M, McKenney MG, et al. Early coagulopathy predicts mortality in trauma. J Trauma 2003;55(1):39-44.
5. Singh B, Hanson AC, Alhurani R, et al. Trends in the incidence and outcomes of disseminated intravascular coagulation in critically ill patients (2004-2010). Chest 2013;143(5):1235-42.

6. Aird WC. Coagulation. Crit Care Med 2005;33(12 Suppl.):S485-7.
7. Rice TW, Wheeler AP. Coagulopathy in critically ill patients: part 1—platelet disorders. Chest 2009; 136(6):1622-30.
8. Aird WC. Vascular bed-specific hemostasis: role of endothelium in sepsis pathogenesis. Crit Care Med 2001;29(7 Suppl.):S28-35.
9. Aird WC. The role of endothelium in severe sepsis and multiple organ dysfunction syndrome. Blood 2003;101(10):3765-77.
10. Faust SN, Levin M, Harrison OB, et al. Dysfunction of endothelial protein C activation in severe meningococcal sepsis. N Engl J Med 2001;345(6):408-16.
11. Van der Poll T, Herwald H. The coagulation system and its function in early immune defense. Thromb Haemost 2014;112(4):640-8.
12. Coughlin SR. Thrombin signaling and protease-activated receptors. Nature 2000;407(6801):258-64.
13. Levi M, van der Poll T. Endothelial injury in sepsis. Intensive Care Med 2013;39(10):1839-42.
14. Wheeler AP, Rice TW. Coagulopathy in critically ill patients: part 2—soluble clotting factors and hemostatic testing. Chest 2010;137(1):185-94.
15. Haas T, Fries D, Tanaka KA, et al. Usefulness of standard plasma coagulation tests in the management of perioperative coagulopathic bleeding: is there any evidence? Br J Anaesth 2015;114(2):217-24.
16. Levi M, Schultz M. Hematologic failure. Semin Respir Crit Care Med 2011;32(5):651-9.
17. Gando D. Microvascular thrombosis and multiple organ dysfunction syndrome. Crit Care Med 2010;38(2 Suppl.):S35-42.
18. Levi M. Diagnosis and treatment of disseminated intravascular coagulation. Int J Lab Hematol 2014;36(3):228-36.
19. Taylor FB, Toh CH, Hoots WK, et al. Towards definition, clinical and laboratory criteria, and a scoring system for disseminated intravascular coagulation. Thromb Haemost 2001;86(5):1327-30.
20. Gando S, Iba T, Eguchi Y, et al. A multicenter, prospective validation of disseminated intravascular coagulation diagnostic criteria for critically ill patients: comparing current criteria. Crit Care Med 2006;34(3):625-31.
21. Gando S, Saitoh D, Ogura H, et al. A multicenter, prospective validation study of the Japanese Association for Acute Medicine disseminated intravascular coagulation scoring system in patients with severe sepsis. Crit Care 2013;17(3):R111.
22. Delabranche X, Boisrame-Helms J, Asfar P, et al. Microparticles are new biomarkers of septic shock-induced disseminated intravascular coagulopathy. Intensive Care Med 2013;39(10):1695-703.
23. Bernard GR, Vincent JL, Laterre PF, et al. Efficacy and safety of recombinant human activated protein C for severe sepsis. N Engl J Med 2001;44(10):699-709.
24. Zafrani L, Ince C, Yuen PS. Microparticles during sepsis: target, canary, or cure? Intensive Care Med 2013;39(10):1854-6.
25. Muller MC, Meijers JC, Vroom MB, Juffermans NP. Utility of thromboelastography and/or thromboelastometry in adults with sepsis: a systematic review. Crit Care 2014;18(1):R30.
26. Holcomb JB, Tilley BC, Baraniuk S, et al. Transfusion of plasma, platelets, and red blood cells in a 1 : 1 : 1 vs a 1 : 1 : 2 ratio and mortality in patients with severe trauma: the PROPPR randomized clinical trial. JAMA 2015;313(5):471-82.
27. Levy JH, Faraoni D, Sniecinski RM. Perioperative coagulation management in the intensive care unit. Curr Opin Anaesthesiol 2013;26(1):65-70.
28. Eerenberg ES, Kamphuisen PW, Sijpkens MK, et al. Reversal of rivaroxaban and dabigatran by prothrombin complex concentrate: a randomized, placebo-controlled, crossover study in healthy subjects. Circulation 2011;124(14):1573-9.
29. Shakur H, Roberts I, Bautista R, et al. Effects of tranexamic acid on death, vascular occlusive events, and blood transfusion in trauma patients with significant haemorrhage (CRASH-2): a randomised, placebo-controlled trial. Lancet 2010;376(9734):23-32.
30. Abraham E, Laterre PF, Garg R, et al. Drotrecogin alfa (activated) for adults with severe sepsis and a low risk of death. N Engl J Med 2005;353(13):1332-41.
31. Ranieri VM, Thompson BT, Barie PS, et al. Drotrecogin alfa (activated) in adults with septic shock. N Engl J Med 2012;366(22):2055-64.
32. Abraham E, Reinhart K, Opal S, et al. Efficacy and safety of tifacogin (recombinant tissue factor pathway inhibitor) in severe sepsis: a randomized controlled trial. JAMA 2003;290(2):238-47.
33. Wunderink RG, Laterre PF, Francois B, et al. Recombinant tissue factor pathway inhibitor in severe community-acquired pneumonia: a randomized trial. Am J Respir Crit Care Med 2011;183(11): 1561-8.
34. Warren BL, Eid A, Singer P, et al. Caring for the critically ill patient. High-dose antithrombin III in severe sepsis: a randomized controlled trial. JAMA 2001;286(15):1869-78.
35. Afshari A, Wetterslev J, Brok J, Moller A. Antithrombin III in critically ill patients: systemic review with meta-analysis and trial sequential analysis. BMJ 2007;335(7632):1248-51.
36. Afshari A, Wetterslev J, Brok J, Moller AM. Antithrombin III for critically ill patients. Cochrane Database Syst Rev 2008;(3):CD005370.
37. Vincent JL, Ramesh MK, Ernest D, et al. A randomized, double-blind, placebo-controlled, Phase 2b study to evaluate the safety and efficacy of recombinant human soluble thrombomodulin, ART-123, in patients with sepsis and suspected disseminated intravascular coagulation. Crit Care Med 2013;41(9):2069-79.

23

黄　疸

Mitchell P. Fink*

胆红素是血红素代谢的副产物。血红素大部分来源于衰老红细胞中的血红蛋白，它通过血红素加氧酶的两种异构体在脾脏、肝脏和其他器官中被氧化，并在还原型烟酰胺腺嘌呤二核苷酸磷酸（nicotinamide adenine dinucleotide phosphate，NADPH）和氧分子的作用下，生成胆绿素、一氧化碳以及三价铁离子[1]。随后，胆绿素通过磷酸蛋白（即胆绿素还原酶）转化为胆红素，胆绿素还原酶也以NADPH作为辅因子。

胆红素是亲脂性分子。由肝外器官产生的胆红素与白蛋白结合并被转移到肝脏，随后从肝脏中排泄。肝脏通过白蛋白受体来摄取胆红素-白蛋白复合物。胆红素（而不是白蛋白）被动通过肝细胞膜后经过细胞质，被转运到主要与连接蛋白（Y蛋白）结合的光滑内质网上；连接蛋白是谷胱甘肽S-转移酶基因家族中的一员。在肝细胞内，胆红素在尿苷二磷酸葡萄糖醛酸基转移酶作用下，被转化为水溶性衍生物，即胆红素单葡萄糖醛酸酯（胆红素葡萄糖醛酸一酯）以及胆红素二葡萄糖醛酸酯（胆红素葡萄糖醛酸二酯）。这些结合形式的胆红素可通过毛细胆管膜分泌到胆汁中，而这一过程需要耗能。结合胆红素随胆汁进入肠道后被肠道菌群分解为尿胆原和粪胆原。

血清总胆红素由非结合胆红素和结合胆红素构成。结合胆红素在血中既可以游离存在，又可以与白蛋白形成共价结合。结合胆红素呈水溶性，可与特定试剂直接反应并显色；非结合胆红素不溶于水，必须经过特定溶剂的溶解过程，才能发生特定的显色反应。因此，胆红素的结合和非结合形式有时也被称作“直接”和“间接”胆红素，两者检测值的总和称为“总”胆红素。正常成人总胆红素浓度低于18μmol/L（1mg/dl）。尽管在任何情况下总胆红素浓度高于正常值即可诊断高胆红素血症，但只有血清总胆红素水平大于50μmol/L（2.8mg/dl），临床上才会有明显的黄疸表现（即巩膜、黏膜以及皮肤颜色变黄）。当血清总胆红素水平高于正常值上限且直接（结合）胆红素占总胆红素的15%以下时，便意味着存在高非结合（间接）胆红素血症。

鉴别诊断

根据循环血中胆红素浓度的升高是以非结合（间接）胆红素浓度升高还是以结合（直接）胆红素浓度升高为主，将引起高胆红素血症的病因分为两大类（框23-1）。尽管上述分类方法在某些情况下是有用的，但框23-1中列出的许多诊断名称极为罕见，在重症（成人）患者的诊疗事件中也很少遇到。框23-2中描述了一种更有用的分类方案，该分类方法将黄疸的病因主要分为以下3类：肝外胆管梗阻、胆红素生成增加以及继发于肝细胞坏死和/或肝内胆汁淤积和肝炎导致的分泌（排泄）障碍。上述多个机制同时发生也是很常见的。

高胆红素血症在危重病患者中经常发生，是导致患者不良预后的独立危险因素[2,3]。在一项针对重症监护室（intensive care unit，ICU）成人严重脓毒症或脓毒性休克患者的回顾性研究中发现，在最初72小时内血清胆红素峰值浓度为≤1mg/dl、1.1～2mg/dl以及＞2mg/dl时，患者的死亡率分别为12%、24%和42%[4]。另一项回顾性研究证实，高胆红素血症是导致ICU脓毒症患者发生急性呼吸窘迫综合征（acute respiratory distress syndrome，ARDS）的明确危险因素[5]。在一项被广泛引用的研究中，纳入了2 857例创伤严重程度评分（injury severity score），＞14分且住院存活时间超过48小时的创伤患者，其中有217例发生了高胆红素血症[6]。该研究提示，高胆红素血症与ICU患者住院时间延长以及死亡率显著相关。在心脏术后恢复的ICU患者中，高胆红素血症也是很常见的[7,8]。对于此类患者，引起高胆红素血症的危险因素包括：体外循环时间和主动脉阻断时间的延长，以及主动脉内球囊反搏的使用[8]。

由于某些引起新发高胆红素血症的病因可以被纠正，故明确其病因对于ICU患者的治疗至关重要。首先应排除患者的黄疸由机械性原因（如由于胆总管结石或狭窄引起的胆总管梗阻）所致，因为如不能及时解决这类问题，可能导致患者病情加重甚至死亡。

医源性胆总管损伤很少发生。胆囊切除术或胆总管探查后胆道系统的损伤、胆道吻合口狭窄以及残留结石都会导致高胆红素血症以及循环血中碱性磷酸酶或γ-谷氨酰转肽酶水平升高。最常见的诊断方法是用超声检查肝内和肝外胆管的扩张。

* 已故

框 23-1 高胆红素血症的鉴别诊断

A. 非结合性高胆红素血症
  1. 胆红素生成过多
    a. 血管内溶血：弥散性血管内凝血
    b. 血管外溶血
      i. 血红蛋白病
      ii. 酶缺乏症（如葡萄糖-6-磷酸脱氢酶缺乏）
      iii. 自身免疫性溶血性贫血
    c. 无效红细胞生成
    d. 血肿吸收
    e. 大量输血
  2. 遗传性非结合性高胆红素血症
    a. Gilbert 综合征（常染色体显性遗传）
    b. Ⅰ型 Crigler-Najjar 综合征（常染色体隐性遗传）
    c. Ⅱ型 Crigler-Najjar 综合征（常染色体显性遗传）
  3. 药物
    a. 氯霉素：新生儿高胆红素血症
    b. 维生素 K：新生儿高胆红素血症
    c. 5β-孕烷-3α，20α-二醇（孕二醇）：导致母乳性黄疸
B. 结合性高胆红素血症
  1. 遗传性疾病
    a. Dubin-Johnson 综合征（常染色体隐性遗传）
    b. Rotor 综合征（常染色体隐性遗传）
  2. 肝细胞疾病与肝内病因
    a. 病毒性肝炎
    b. 酒精性肝炎
    c. 药物性肝炎（如由于异烟肼、非甾体抗炎药和齐多夫定所致）
    d. 肝硬化
    e. 药物引起的胆汁淤积（如由于异丙嗪、氟哌啶醇和雌激素所致）
    f. 脓毒症
    g. 术后黄疸
    h. 浸润性肝病：肿瘤，脓肿（化脓性病原菌，阿米巴），结核，寄生虫（如弓形虫），卡氏肺孢子菌肺炎，棘球绦虫
    i. 原发性胆汁性肝硬化
    j. 原发性硬化性胆管炎
  3. 肝外原因
    a. 胆结石病
    b. 胰腺炎相关胆管狭窄
    c. 胰头肿瘤
    d. 胆管癌
    e. 原发性硬化性胆管炎

资料来源：Bernstein MD. Hyperbilirubinemia. In：Rakel RE，editor. Saunders Manual of Medical Practice. Philadelphia：Saunders；1996.p.371-3，with permission.

框 23-2 危重症患者急性黄疸的分型

Ⅰ. 肝外胆管梗阻
  A. 胆总管结石
  B. 胆总管狭窄
  C. 创伤性或医源性胆总管损伤
  D. 急性胰腺炎
  E. 恶性肿瘤（如壶腹癌）
Ⅱ. 胆红素生成增加
  A. 大量输血
  B. 血液重吸收（如血肿、腹腔积血）
  C. 急性溶血
    1. 弥散性血管内凝血
    2. 免疫介导性溶血
Ⅲ. 由于肝功能不全、肝炎或肝内胆汁淤积导致的分泌（排泄）障碍
  A. 药物或酒精性肝炎
  B. 药物性肝内胆汁淤积症
  C. 药物性肝细胞坏死
  D. Gilbert 综合征
  E. 脓毒症和其他原因所致的全身炎症
  F. 全肠外营养
  G. 病毒性肝炎

对于溶血的患者来说，当溶血超过肝脏结合胆红素并将其分泌入胆汁的能力时，就可以引起黄疸。然而，肝脏每天可分泌 300mg 的胆红素[9]，因此，只有当患者发生急性溶血（即单位时间内红细胞溶解的数量明显升高）时，临床上才会出现高胆红素血症。每输注 1 单位血型相符的浓缩红细胞会导致其中 10% 的红细胞发生急性溶血，产生 250mg 的胆红素[10]。因此，每输注 1 单位的浓缩红细胞不太可能增加血清胆红素的浓度。然而，在短时间内输注多个单位的浓缩红细胞几乎无法避免导致一定程度的高胆红素血症，对于肝功能受损的患者更易出现上述情况。导致 ICU 患者发生急性溶血的其他常见原因还包括镰状细胞病、免疫介导的溶血性贫血以及弥散性血管内凝血。

任何导致肝细胞广泛损伤的情况都会增加循环中总胆红素的浓度。ICU 患者经常遇到的此类情况包括病毒性肝炎、“休克肝”、酒精性肝炎以及药物性肝细胞损伤（尤其是对乙酰氨基酚[11]）。大多数因肝脏炎症反应或肝细胞损害引起的黄疸，其循环血中各种转氨酶水平的升高程度都会高于总胆红素浓度的升高程度。由于使用 N-乙酰半胱氨酸这一特效药物可挽救对乙酰氨基酚过量患者的生命，因此早期诊断尤为重要[11]。

对脓毒症导致的淤胆性黄疸的病理生理学机制的研究重点，主要集中在脂多糖（lipopolysaccharide，LPS）诱导各种胆汁酸转运体的功能和表达的改变上[12-14]。另一个可能导致肝内胆汁淤积的因素是胆汁从肝毛细胆管进入肝窦的过程中发生了反渗[15]。

全肠外营养(total parenteral nutrition，TPN)与高胆红素血症的发生相关[16]。目前认为，多种因素参与了TPN诱导的胆汁淤积。肠道长时间的禁食状态以及肠道梗阻可促进细菌过度生长，并且在此基础上增加LPS向门静脉的转移。TPN的脂质乳剂中使用的植物固醇与胆汁淤积有关，尤其在早产儿中[17]。两项回顾性研究发现，每天给予超过1g/kg的脂肪乳与肝细胞功能障碍的发生率升高有关[18,19]。不过，上述数据均来源于在家中长期接受TPN的患者，可能并不适用于ICU患者。无论如何，TPN都与黄疸和肝细胞损伤的发生有关。因此，除极少数的确需要接受肠外营养的患者之外，大多数ICU患者均可从肠内营养中获益。

(安宗仁 李新宇 译，齐霜 审校)

参考文献

1. Greenberg DA. The jaundice of the cell. Proc Natl Acad Sci U S A 2002;99:15837-9.
2. Kramer L, Jordan B, Druml W, et al, Austrian Epidemiologic Study on Intensive Care ASG. Incidence and prognosis of early hepatic dysfunction in critically ill patients–a prospective multicenter study. Crit Care Med 2007;35:1099-104.
3. Brienza N, Dalfino L, Cinnella G, et al. Jaundice in critical illness: promoting factors of a concealed reality. Intensive Care Med 2006;32:267-74.
4. Patel JJ, Taneja A, Niccum D, et al. The association of serum bilirubin levels on the outcomes of severe sepsis. J Intensive Care Med 2015;30:23-9.
5. Zhai R, Sheu CC, Su L, et al. Serum bilirubin levels on ICU admission are associated with ARDS development and mortality in sepsis. Thorax 2009;64:784-90.
6. Harbrecht BG, Zenati MS, Doyle HR, et al. Hepatic dysfunction increases length of stay and risk of death after injury. J Trauma 2002;53:517-23.
7. Michalopoulos A, Alivizatos P, Geroulanos S. Hepatic dysfunction following cardiac surgery: determinants and consequences. Hepatogastroenterology 1997;44:779-83.
8. Mastoraki A, Karatzis E, Mastoraki S, et al. Postoperative jaundice after cardiac surgery. HBPD INT 2007;6:383-7.
9. Chung C, Buchman AL. Postoperative jaundice and total parenteral nutrition-associated hepatic dysfunction. Clin Liver Dis 2002;6:1067-84.
10. Luten M, Roerdinkholder-Stoelwinder B, Schaap NP, et al. Survival of red blood cells after transfusion: a comparison between red cells concentrates of different storage periods. Transfusion 2008;48:1478-85.
11. Hodgman MJ, Garrard AR. A review of acetaminophen poisoning. Crit Care Clin 2012;28:499-516.
12. Bhogal HK, Sanyal AJ. The molecular pathogenesis of cholestasis in sepsis. Front Biosci (Elite Ed) 2013;5:87-96.
13. Nesseler N, Launey Y, Aninat C, et al. Clinical review: The liver in sepsis. Crit Care 2012;16:235.
14. Trauner M, Wagner M, Fickert P, Zollner G. Molecular regulation of hepatobiliary transport systems: clinical implications for understanding and treating cholestasis. J Clin Gastroenterol 2005;39:S111-24.
15. Han X, Fink MP, Uchiyama T, et al. Increased iNOS activity is essential for hepatic epithelial tight junction dysfunction in endotoxemic mice. Am J Physiol Gastrointest Liver Physiol 2004;286:G126-36.
16. Guglielmi FW, Regano N, Mazzuoli S, et al. Cholestasis induced by total parenteral nutrition. Clin Liver Dis 2008;12:viii, 97-110.
17. Bindl L, Lutjohann D, Buderus S, et al. High plasma levels of phytosterols in patients on parenteral nutrition: a marker of liver dysfunction. J Pediatr Gastroenterol Nutr 2000;31:313-16.
18. Cavicchi M, Beau P, Crenn P, et al. Prevalence of liver disease and contributing factors in patients receiving home parenteral nutrition for permanent intestinal failure. Ann Intern Med 2000;132:525-32.
19. Chan S, McCowen KC, Bistrian BR, et al. Incidence, prognosis, and etiology of end-stage liver disease in patients receiving home total parenteral nutrition. Surgery 1999;126:28-34.

24

消化道出血

Christopher Wybourn and Andre Campbell

消化道（gastrointestinal，GI）出血是入住重症监护室（intensive care unit，ICU）的常见原因。患者在出血的不同过程中通常表现为血流动力学不稳定，并且在出血开始阶段往往不能确定出血的位置。GI 出血的治疗虽然有所改进，但发病率和死亡率仍无明显下降。这是由于人口老龄化导致其他类型并发疾病增加以及使用新型抗凝药物均可能对治疗效果造成影响。导致严重消化道出血的最常见原因是消化性溃疡病（peptic ulcer disease，PUD）、食管静脉曲张和憩室病[1]。

有明显活动性消化道出血、血流动力学不稳定，或有重要合并症的患者，应入住 ICU 进行监控。ICU 拥有重症监护医师、胃肠病专家、放射科医生和外科医生的多学科的医生团队，可使患有消化道出血的重症患者得到有效救治。

上消化道出血

流行病学

上消化道（upper gastrointestinal，UGI）出血比下消化道（lower gastrointestinal，LGI）出血更常见[1]。在美国因 UGI 出血入院患者每年超过 40 万人，其中有很多的患者入住 ICU[2]。严重消化道出血的风险随年龄而增加，因此，随着老年人口数量不断增加，预计消化道出血的入院人数也将增多[3, 4]。患者出现急性 UGI 出血时死亡风险较高（4.5%～8.2%）[5]。医院内住院患者由于合并 UGI 出血而使死亡风险进一步增加[6-8]。消化道出血病例中大约 80% 的死亡率归因于其他疾病的恶化[9]。

急性 UGI 出血定义为在 Treitz 韧带以上消化道发生的失血。如果出血迅速，UGI 出血会伴有呕吐咖啡色内容物，呕血，黑便甚至便血[10]。黑便病史，血尿素氮（blood urea nitrogen，BUN）与血清肌酐浓度比值 > 30 以及鼻胃（nasogastric，NG）管引流出咖啡色内容物等有助于预测 UGI 出血来源。UGI 出血分为静脉曲张出血与非静脉曲张出血，并且 80%～90% 的出血是非静脉曲张性。非静脉曲张出血的最常见原因是 PUD、食管炎和食管贲门黏膜撕裂。PUD 的常见原因包括使用非甾体抗炎药（nonsteroidal antiinflammatory drugs，NSAIDs）和幽门螺杆菌感染[11]。静脉曲张出血可见于肝硬化患者，静脉曲张的程度随着肝功能衰竭的恶化而增加，有多达 85% 的已是疾病晚期（肝功能“Child C”级）的患者出现静脉曲张。静脉曲张出血最重要的预测指标是静脉曲张的程度[12]。

临床路径

任何 GI 出血患者的治疗步骤包括：①复苏；②如果出现以下问题，需纠正凝血功能障碍、血小板减少和血小板功能障碍；③诊断；④如果有指征，可采取药物、内镜、介入或外科手术干预（图 24-1）。

复苏

对患有消化道出血的重症患者首先要建立静脉通路，并给予液体复苏以保持血流动力学稳定性。应建立深静脉导管通路，以便于快速输注血液和血液制品。开始先输入晶体溶液，然后输注浓缩红细胞（packed red blood cells，PRBC）或其他血液制品，如图所示。应尽早考虑气管插管以保护气道，降低误吸风险。输血前应对患者进行血型分型和交叉配血。实验室检查项目包括血细胞计数（complete blood count，CBC）、电解质和凝血功能。在急性出血患者中，血液初始血红蛋白浓度可能无法准确反映失血的程度，因此，应多次检测血液血红蛋白浓度。

血红蛋白浓度低于 7g/dl 应进行输血。研究显示，输血阈值为 7g/dl 的患者比输血阈值为 9g/dl 的患者预后更好[13]。对于活动性出血的患者，应通过给予等量的 PRBC、新鲜冰冻血浆（fresh frozen plasma，FFP）和血小板来进行大量输血的方案，防止凝血因子稀释导致凝血障碍加重或恶化。贫血的分类也很重要，根据红细胞形态划分，急性消化道出血患者是正细胞性贫血，而慢性失血患者通常为小细胞性贫血。

纠正凝血功能障碍

如果国际标准化比值（international normalized ratio，INR）延长（由于华法林治疗或肝功能障碍的存在），则应输注 FFP 以恢复正常凝血。在等待 INR 正常化时，不应延迟内镜检查[14, 15]。对于正在接受直接因子Ⅹa 抑制剂（例如利伐沙班）治疗的消化道出血患者，尚无 FDA 批准的特异性拮抗剂。然而，用凝血酶原复合物（prothrombin complex concentrate，

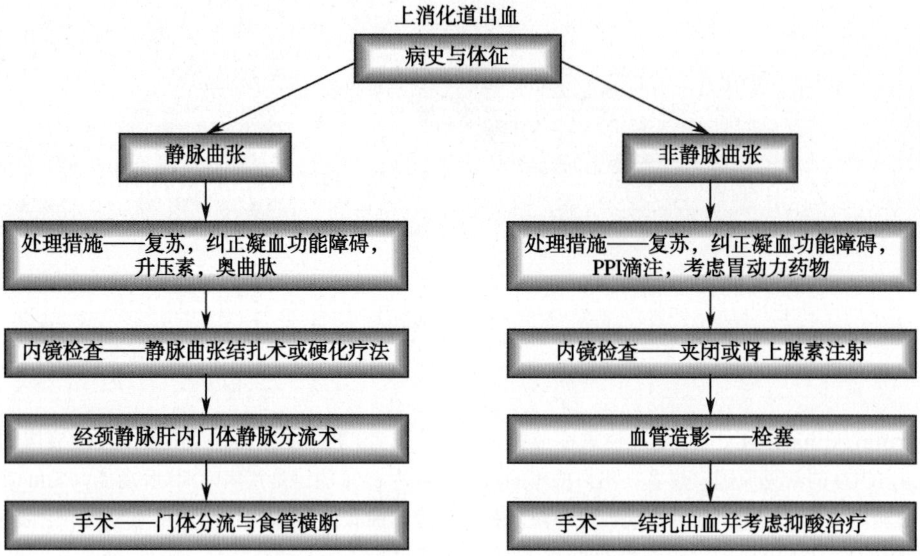

图 24-1 上消化道出血临床处理路径

PCC）或活化的因子Ⅶa 治疗可能是有帮助的[16]。肾功能衰竭患者如果出现尿毒症继发的血小板功能障碍，可给予去氨升压素（DDAVP）以增强血小板黏附[17，18]。对于正在接受氯吡格雷或阿司匹林（ASA）等药物治疗的患者，因血小板活化被抑制，可能需要输注血小板。血小板输注也适用于治疗消化道出血患者的血小板减少（血小板计数<50 000/μl）。抗纤溶药物氨甲环酸可用于大出血患者的治疗[19]。

诊断与治疗

诊断和治疗两个步骤需要一起考虑，因为某些干预措施，特别是内镜检查和介入手段，可以同时达到诊断和治疗的目的。

在初始复苏后，首先需要明确出血部位。对怀疑有 UGI 出血的患者进行初步评估，首先要做简短的病史询问和体格检查，以确定出血的潜在来源和严重程度。有消化道出血病史的患者通常在同一部位出血。应了解患者的用药史，重点是使用 NSAIDs 或 ASA 以及使用华法林或Ⅹa 因子抑制剂等抗凝药物的情况。鼻胃管（nasogastric tube，NGT）应尽早放置并进行灌洗，以帮助确定出血的来源和可能的严重程度[10]。即使是直肠部位有血，也应考虑放置 NGT，因为 UGI 病变可能是其出血的来源。如果 NGT 回抽出为不含血液的胆汁样液体，那么出血更有可能是远端来源[20]。

显著 UGI 出血患者的下一步诊断和治疗是纤维食管胃十二指肠镜检查，内镜检查应该在患者临床情况稳定并且能够耐受该操作的情况下进行。在入院后 24 小时内进行早期内镜检查可以降低输血要求，缩短住院时间和降低死亡风险[2]。

如果患者在干预后血流动力学仍然不稳定，则患者可能有再次出血或发生了内镜检查并发症，如肠穿孔，需外科紧急处理。大约 20% 的患者会有再出血的发生，增加了死亡风险[21，22]。对于再出血，通常需要重复内镜检查。

当怀疑 UGI 出血时，应尽早开始大剂量质子泵抑制剂（proton pump inhibitor，PPI）治疗以减少胃酸的产生，用 PPI 治疗可以降低再出血率，减少住院时间及输血需求[23]。PPI 治疗应在明确诊断前就开始，如果不再需要，在内镜检查后可以停止。泮托拉唑应先静脉注射 80mg，然后在大量出血停止后连续静脉输注 8mg/h，持续 72 小时，以降低再出血和死亡的风险[24-27]。

内镜检查前的药物治疗研究提示，使用红霉素或甲氧氯普胺能刺激胃收缩并将凝块排出，可减少为诊断出血的来源而进行的重复内镜检查[28-30]。

消化性溃疡

继发于 PUD 的出血患者在没有干预的情况下，有 90% 的患者可以自行改善[21，24]。出血患者均应进行内镜检查，并尝试内镜下止血，在内镜检查之前，应静脉使用 PPI 并考虑促胃动力药物的使用。出血部位很重要，十二指肠球壁后部溃疡由于侵蚀到胃十二指肠动脉而可发生显著的出血。Forrest 分级系统用于识别溃疡引起再出血的可能性是否增加，有活动性出血的血管有 90%～100% 再出血的风险，没有出血的血管其再出血的风险有 40%～50%，当出现可见的血凝块时有 20%～30% 再出血的风险。

内镜治疗应尝试通过电凝、局部注射硬化剂、夹闭或结扎等方法止血。内镜在 90% 的急性出血病例中均能成功止血[31]。应检测有无幽门螺杆菌感染存在，并适当治疗。因为幽门螺杆菌感染持续存在会导致复发性溃疡并增加出血的可能性[32]。

如果有持续出血或再出血，应尝试重复内镜干预[24]。重复内镜检查能够控制 73% 的出血病例，虽然不影响死亡率，但与手术干预相比，重复内镜治疗可以降低出血发病率。当内镜检查未能控制出血时，可以在进行外科手术之前先造影，尝试栓塞血管。栓塞具有 90% 的成功率并且比外科手术创伤小。超选择性栓塞比大血管栓塞并发症发生率低，应作为首选方法。[33] 超选择性栓塞可能使再出血的风险增加，尤其血管造影提示活动性出血或存在凝血功能障碍的患者，早期再出血率往往较高[34]。如果在内镜检查中发现出血来源并且通过血管造影未见外渗，则提示栓塞成功[35，36]。栓塞的常见并发症包括动脉穿刺部位出血和肠缺血。

手术干预通常用于其他干预措施未能控制的 PUD 出血病例。需要手术的患者是由于其他方法失败，通常病情危重，因此死亡率较高。偶尔，患者可能同时有出血和溃疡穿孔。这被称为"接吻性溃疡"，对外科手术提出更高的要求。这些患者通常既有失血性休克，又有肠穿孔引起的脓毒症，导致严重的血流动力学不稳定。

静脉曲张出血

继发于肝硬化和门静脉高压的静脉曲张是 UGI 出血的另一个常见原因。在肝硬化患者中，静脉曲张以每年 5%～15% 的速度形成，约 50% 的肝硬化患者具有静脉曲张。1/3 的静脉曲张患者会有静脉曲张出血[37]。发生出血的可能性随着静脉曲张和门静脉高压的程度而增加[38，39]。肝功能障碍患者的凝血功能异常需要特别注意纠正。静脉曲张出血引起的患者死亡率约为 20%[40，41]，有 30%～40% 的患者在出血后 6 周内再次出血，并且死亡率进一步增加[42]。

大多数静脉曲张出血发生在食管的下 1/3 处。胃静脉曲张出血通常比食管静脉曲张出血要严重，内镜治疗更困难。

当怀疑静脉曲张出血时，应立即开始药物治疗，不要因为确认静脉曲张出血部位而延误时间。药物治疗的目标是减少门静脉血流量，从而降低静脉内压力。常用的药物包括升压素、特利加压素、奥曲肽和生长抑素。这些药物成功控制了高达 80% 的静脉曲张出血[43]。在内镜检查之前使用一种或多种这些药物可改善内镜视野[41，44]。血管升压素促进内脏小动脉收缩，可以减少门静脉压力。特利加压素是升压素的合成类似物，生理作用相似但具有较长的作用持续时间。生长抑素及其长效类似物奥曲肽可抑制引起血管扩张的激素如胰高血糖素等的释放，间接引起内脏血管收缩[45]。为防止再出血，生长抑素以 250μg 静脉推注给药，然后输注 250μg/h，持续 5 天[46]。奥曲肽具有比生长抑素更长的半衰期，以 100μg 静脉推注给药，然后以 50～100μg/h 输注。目前并没有证实单独使用奥曲肽和生长抑素可以降低死亡率[47，48]。特利加压素是唯一可能降低死亡率的药物，但在美国尚未获得批准[49，50]。总体来说，血管活性药物可以降低死亡率，减少住院时间，改善止血效果，并降低输血需求[51]。静脉曲张出血患者应尽早预防性使用广谱抗生素，因为他们有发生自发性细菌性腹膜炎的风险[52，53]。

当怀疑静脉曲张出血时，内镜检查可作为诊断和治疗的方法。由于再出血的发生率高，即使出血时间很短，也应该进行内镜检查。内镜治疗的选择包括弹簧圈结扎或硬化疗法。弹簧圈结扎是用弹性带套紧曲张静脉。硬化疗法是将硬化剂注入静脉以引起血栓形成。结扎术和硬化疗法在 90% 的情况下都能有效止血，但硬化疗法也会使再出血的风险更高[54]。

治疗食管静脉曲张出血的另一个选择是放置三腔二囊（Sengstaken-Blakemore，SB）管。首先应对患者进行气道保护。将 SB 管通过口腔送入胃中。在食管中打气囊会导致食管破裂，因此在胃气囊充盈前应使用射线照相确认气囊在胃中，然后注射盐水使胃气囊充盈并牵引以压迫胃食管连接处，从而压塞出血。如果出血停止，则停止给球囊加压并固定 SB 管。如果仍然出血，则继续对食管气囊加压直至出血停止。食管球囊内的压力不能超过 45mmHg，因为若超过会导致食管穿孔。SB 管一般用作控制出血的临时措施，充气和牵引维持 24 小时后可再应用其他方法进一步治疗。

尽管进行了药物干预，仍应考虑经颈静脉肝内门静脉系统分流术（transjugular intrahepatic portosystemic shunting，TIPS）治疗难治性静脉曲张破裂出血。TIPS 通过颈静脉置管进行。将导管送至肝静脉，然后通过肝实质穿刺进入门静脉，建立肝静脉与门静脉之间的通道，然后将该通道扩张并用支架支撑以形成门体分流。TIPS 后，90%～100% 的患者将实现止血[42，55]。TIPS 放置的绝对禁忌证是心力衰竭、严重的肺动脉高压、全身感染和三尖瓣重度关闭不全。相对禁忌证是门静脉血栓形成。在 TIPS 操作后，应监测患者肝性脑病的出现及进展。

用于治疗静脉曲张出血的外科手术干预，例如门腔静脉端 - 侧分流术或 Sigura 手术，很少被建议或使用，这些操作的死亡率接近 50%。

UGI 出血的其他原因

危重患者可以发生应激性溃疡，但相对罕见，因为在高危患者中会常规使用药物抑制胃酸生成。一旦应激性溃疡发生，其导致的继发性消化道出血与患者的高死亡率相关，这是由于这类患者常合并有严重的并发症。

食管贲门黏膜撕裂是远端食管或近端胃黏膜的纵向破坏，导致黏膜下层出血[56]。这些病例中有 90% 可以自发止血，其余可通过内镜干预控制出血。

杜氏病是一个巨大的异常黏膜下动脉，最常见于胃贲门附近的小弯侧[57，58]。杜氏病导致约 2% 的 UGI 出血事件。出血可通过在内镜下血管造影和栓塞，或通过手术控制。由于杜氏病患者通常有其他合并症，因此该疾病引起的出血发病率和死亡率很高[59]。

导致严重 UGI 出血的其他原因是胆道出血和主动脉瘘。当 UGI 出血的患者在近期有肝脏手术病史时，应除外胆道出血。胆道出血是由于损伤肝动脉，导致肝动脉树和胆管系统之间形成瘘管形成的。胆道出血通常表现为呕血，内镜检查可以显示血液来自胆管。通过血管造影，栓塞肝动脉分支可以最有效地治疗胆道出血。

有腹主动脉瘤手术史的患者应考虑主动脉瘘。主动脉瘘通常表现为先兆出血、腹部计算机断层扫描（computed tomographic，CT）提示十二指肠和主动脉之间有炎症的迹象。主动脉瘘是一种外科急症，怀疑有这种情况的患者应立即由外科医生进行评估处理。

下消化道出血

LGI 出血发生率大约是 UGI 出血的一半。LGI 出血的发生率约为 36 /100 000 人，急性 LGI 出血的死亡率为 2%～4%[60]。预测严重结肠出血的临床因素包括抗凝剂使用、合并症、心动过速、低血压、既往出血史以及住院病因[61]。结肠出血的常见原因包括憩室病、癌症和血管发育不良。LGI 出血会有便血，黑便提示出血较慢且出血部位是升结肠。即使便血，仍应通过鼻胃管灌洗排除 UGI 出血来源，因为 UGI 出血可以有 10%～15% 的病例出现血便[60]。使病情加重的危险因素包括血流动力学不稳定、高龄、合并症、使用抗凝剂、正在住院治疗和持续出血情况[62-65]。有 80%～85% 的患者在进行结肠镜检查之前出血会停止。

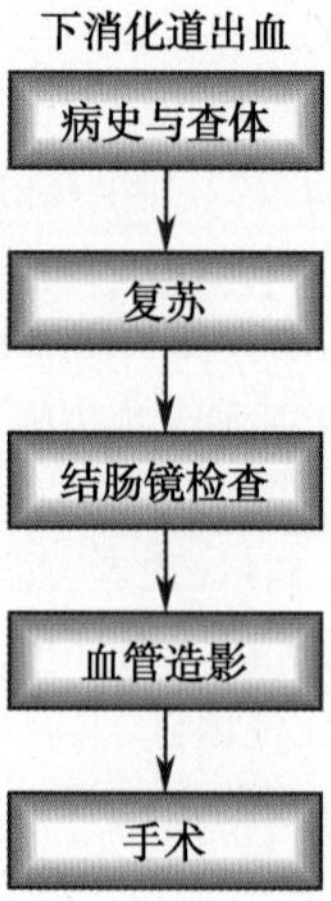

图 24-2 下消化道出血临床处理路径

患者治疗

一般而言，具有显著 LGI 出血患者的初始治疗与上文关于 UGI 出血的患者相似（图 24-2）。在诊断并寻找出血来源时，应首先建立静脉通路和液体复苏，如果存在凝血功能障碍应积极纠正。

定位

结肠镜检查应该是定位出血来源的初步方法。然而，在急性出血患者中进行结肠镜检查可能是困难的。患者要进行肠道准备，但如果病情很不稳定则可能无法进行。如果没有肠道准备，很难将检查范围一直延伸到盲肠并找到出血源。在一项随机试验中，与预期治疗相比，急诊结肠镜检查改善了出血源的定位，但没有减少住院时间、输血需求、手术需要及死亡率[66]。

也可以用放射性标记的红细胞（red blood cell，RBC）扫描进行出血部位定位。然而，这种方法纯粹是诊断性的，不是治疗手段。扫描检查的总体阳性率约为 50%。但是，标记红细胞扫描诊断的出血位置有 25% 是不正确的。血管造影可以定位 LGI 出血的来源，当识别定位后，可以手术栓塞相关血管。对于多次重复发生 LGI 出血而无法找到出血来源的患者，可以在血管造影前和造影过程中注射肝素或组织纤溶酶原激活剂（tissue plasminogen activator，TPA）来促进出血，从而可以在血管造影上看到出血。如果患者在没有发现出血来源的情况下病情稳定，应在出院前监测 24～48 小时。在不稳定的患者中，如果未发现 LGI 出血源，应进行 UGI 内镜检查，因为在多达 15% 的患者中发现了 UGI 来源的出血。

治疗

在许多情况下，结肠镜介入治疗可以控制 LGI 出血。栓塞术是另一种有效的止血方法，在经血管造影诊断为活动性出血的患者中，80% 的患者可行栓塞术。栓塞术在 97% 的病例中成功控制了出血[67]。然而，栓塞的并发症可能很严重，如肠坏死的发生率为 20%，也有发生其他并发症的风险，如动脉血栓形成或静脉使用造影剂造成的肾功能衰竭[68, 69]。

在有 LGI 出血且不能马上识别来源的不稳定患者中，可能需要进行次全结肠切除术。这一手术与发病率和并发症风险显著增加有相关性。小肠中的隐匿性病变也可能导致出血。

憩室病是一个常见问题，超过 65% 的 80 岁以上老人有结肠憩室。憩室主要位于降结肠，但出血更多见于升结肠的憩室。尽管憩室出血患者的再出血风险为 38%，但在 75% 的病例中出血会自发停止，99% 患者输注的 PRBC＜4 个单位[70]。出血憩室通常可以通过结肠镜热凝、注射肾上腺素或应用血管夹来控制[71]。

对于息肉切除后出现严重 LGI 出血的患者，应考虑息肉切除后出血。出血通常发生于动脉。它可以通过重复结肠镜检查和热凝、肾上腺素注射或血管缝扎来治疗[72]。

炎症性肠病占所有 LGI 出血的 1%～5%[73-76]。10% 的溃疡性结肠炎患者因出血严重行结肠切除术[77]。

约 2% 的 LGI 出血来源于直肠出血，尤其是有门静脉高压和出血性痔疮的患者，可以通过痔疮带控制出血。降低门静脉压力的药物治疗对于这些患者病情的长期控制非常重要。

小肠出血

在便血的患者中，有 1%～7% 的患者的出血来源于小肠[78-80]。小肠出血患者的预后往往比其他部位的消化道出血患者更差。这是因为在没有定位的情况下小肠出血持续时间较长。如果在上消化道或下消化道内镜检查中均没有发现出血部位而仍有明显出血，则应考虑小肠出血可能。小肠出血的常见原因是血管发育不良、肿瘤、克罗恩病或杜氏病[81]。血管发育不良在老年人肾功能衰竭中很常见[82]。小肠出血是间歇性的，因此难以用标记的 RBC 扫描或血管造影来鉴别。小肠出血通常需要通过胶囊内镜、推进式内镜或双气囊小肠镜检查来确诊，可能需要使用肝素或 TPA 进行选择性血管造影以确定出血来源。一旦出血部位确定，可以选择血管栓塞或手术切除。

知识点

1. 处理急性胃肠道出血的顺序是复苏、纠正凝血功能障碍、诊断和治疗。
2. UGI 出血最常见于 PUD 或静脉曲张，患者病史是诊断的关键。
3. 当怀疑出血时即应开始医疗干预（PPI，奥曲肽），不要为了明确诊断而推迟治疗。
4. LGI 出血通常来自憩室，结肠镜检查是首选的诊断和治疗方法。

（师东武 译，杨萌萌 审校）

参考文献

1. Walker T. Acute gastrointestinal hemorrhage. Tech Vasc Interv Radiol 2009;12:80-91.
2. Park T, Wassef W. Nonvariceal upper gastrointestinal bleeding. Curr Opin Gastroenterol 2014;30:603-8.
3. Lingenfelser T, Ell C. Gastrointestinal bleeding in the elderly. Best Pract Res Clin Gastroenterol 2001;15:963-82.
4. Barnert J, Messmann H. Management of lower gastrointestinal tract bleeding. Best Pract Res Clin Gastroenterol 2008;22:295-312.
5. Srygley F, Gerardo C, Tran T, Fisher D. Does this patient have a severe upper gastrointestinal bleed? J Am Med Assoc 2012;307:1072-9.
6. Marmo R, Koch M, Cipolletta L, et al. Predicting mortality in patients with in-hospital nonvariceal upper GI bleeding: a prospective, multicenter database study. Gastrointest Endosc 2013;79:741-9.
7. van Leerdam ME. Epidemiology of acute upper gastrointestinal bleeding. Best Pract Res Clin Gastroenterol 2008;22:209-24.
8. Hershcovici T, Haklai Z, Gordon ES, Zimmerman J. Trends in acute non-variceal bleeding in Israel in 1996-2007: a significant decrease in the rates of bleeding peptic ulcers. Dig Liver Dis 2010;42:477-81.
9. Sung JJ, Tsoi KK, Ma TK, et al. Causes of mortality in patients with peptic ulcer bleeding: a prospective cohort study of 10,428 cases. Am J Gastroenterol 2010;105:84-9.
10. Barnert J, Messmann H. Diagnosis and management of lower gastrointestinal bleeding. Nat Rev Gastroenterol Hepatol 2009;6:637-46.
11. Adamopoulos AB, Efstathiou SP, Tsioulos DI, et al. Bleeding duodenal ulcer: comparison between Helicobacter pylori positive and Helicobacter pylori negative bleeders. Dig Liver Dis 2004;36:13-20.
12. Bari K, Garcia-Tsao G. Treatment of portal hypertension. World J Gastroenterol 2012;18:1166-75.
13. Villanueva C, Colomo A, Bosch A, et al. Transfusion strategies for acute upper gastrointestinal bleeding. NEJM 2013;368:11.
14. Wolf A, Wasan S, Saltzman J. Impact of anticoagulation on rebleeding following endoscopic therapy for nonvariceal upper gastrointestinal hemorrhage. Am J Gastroenterol 2007;102:290.
15. Maltz G, Siegel J, Carson J. Hematologic management of gastrointestinal bleeding. Gastroenterol Clin North Am 2000;29:169.
16. Kaatz S, Kouides PA, Garcia DA, et al. Guidance on the emergent reversal of oral thrombin and factor Xa inhibitors. Am J Hematol 2012;87:S141.
17. Mannucci PM. Desmopressin (DDAVP) in the treatment of bleeding disorders: the first 20 years. Blood 1997;90:2515-21.
18. De Meyer SF, Deckmyn H, Vanhoorelbeke K. von Willebrand factor to the rescue. Blood 2009;113:5049-57.
19. Gluud L, Klingenberg S, Langholz E. Tranexamic acid for upper gastrointestinal bleeding. Cochrane Database Syst Rev 2012;(1):CD006640.
20. Luk GD, Bynum TE, Hendrix TR. Gastric aspiration in localization of gastrointestinal hemorrhage. J Am Med Assoc 1979;241:576-8.
21. Wong SK, Yu LM, Lau JY, et al. Prediction of therapeutic failure after adrenaline injection plus heater probe treatment in patients with bleeding peptic ulcer. Gut 2002;50:322-5.
22. Kim BJ, Park MK, Kim SJ, et al. Comparison of scoring systems for the prediction of outcomes in patients with nonvariceal upper gastrointestinal bleeding: a prospective study. Dig Dis Sci 2009;54:2523-9.
23. Chan WH, Khin LW, Chung YF, et al. Randomized controlled trial of standard versus high-dose intravenous omeprazole after endoscopic therapy in high-risk patients with acute peptic ulcer bleeding. Br J Surg 2011;98:640.
24. Hui AJ, Sung JJ. Endoscopic treatment of upper gastrointestinal bleeding. Curr Treat Options Gastroenterol 2005;8:153-62.
25. Tsibouris P, Zintzaras E, Lappas C, et al. High-dose pantoprazole continuous infusion is superior to somatostatin after endoscopic hemostasis in patients with peptic ulcer bleeding. Am J Gastroenterol 2007;102:1192-9.
26. Lau JY, Sung JJ, Lee KK, et al. Effect of intravenous omeprazole on recurrent bleeding after endoscopic treatment of bleeding peptic ulcers. NEJM 2000;343:310-16.
27. Simon-Rudler M, Massard J, Bernard-Chabert B, et al. Continuous infusion of high-dose omeprazole is more effective than standard-dose omeprazole in patients with high-risk peptic ulcer bleeding: a retrospective study. Aliment Pharmacol Ther 2007;25:949-54.
28. Barkun AN, Bardou M, Martel M, et al. Prokinetics in acute upper GI bleeding: a meta-analysis. Gastrointest Endosc 2010;72:1138.
29. Frossard JL, Spahr L, Queneau PE, et al. Erythromycin intravenous bolus infusion in acute upper gastrointestinal bleeding: a randomized, controlled, double-blind trial. Gastroenterology 2002;123:17-23.
30. Coffin B, Pocard M, Panis Y, et al. Erythromycin improves the quality of EGD in patients with acute upper GI bleeding: a randomized controlled study. Gastrointest Endosc 2002;56:174-9.
31. Elmunzer B, Young S, Inadomi J, et al. Systematic review of the predictors of recurrent hemorrhage after endoscopic hemostatic therapy for bleeding peptic ulcers. Am J Gastroenterol 2008;103:2625-32.
32. Hopkins R, Girardi L, Turney E. Relationship between Helicobacter pylori eradication and reduced duodenal and gastric ulcer recurrence: a review. Gastroenterology 1996;110:1244-52.
33. Nakasone Y, Ikeda O, Yamashita Y, et al. Shock index correlates with extravasation on angiographs of gastrointestinal hemorrhage: a logistics regression analysis. Cardiovasc Intervent Radiol 2007;30:861-5.
34. Sildiroglu O, Muasher J, Arslan B, et al. Outcomes of patients with acute upper gastrointestinal nonvariceal hemorrhage referred to interventional radiology for potential embolotherapy. J Clin Gastroenterol 2014;48:687-92.
35. Loffroy R, Guiu B, D'Athis P, et al. Arterial embolotherapy for endoscopically unmanageable acute gastroduodenal hemorrhage: predictors of early rebleeding. Clin Gastroenterol Hepatol 2009;7:515-23.
36. Padia SA, Geisinger MA, Newman JS, et al. Effectiveness of coil embolization in angiographically detectable versus non-detectable sources of upper gastrointestinal hemorrhage. J Vasc Interv Radiol 2009;20:461-6.
37. Garcia-Tsao G, Bosch J. Management of varices and variceal hemorrhage in cirrhosis. NEJM 2010;362:823.
38. Abraldes JG, Villanueva C, Banares R, et al. Hepatic venous pressure gradient and prognosis in patients with acute variceal bleeding treated with pharmacologic and endoscopic therapy. J Hepatol 2008;48:229-36.
39. Stanley AJ, Hayes PC. Portal hypertension and variceal haemorrhage. Lancet 1997;350:1235-9.
40. Villanueva C, Colomo A, Aracil C, Guarner C. Current endoscopic therapy of variceal bleeding. Best Pract Res Clin Gastroenterol 2008;22:261-78.
41. Bendtsen F, Krag A, Møller S. Treatment of acute variceal bleeding. Dig Liver Dis 2008;40:328-36.
42. Kalva SP, Salazar GM, Walker TG. Transjugular intrahepatic portosystemic shunt for acute variceal hemorrhage. Tech Vasc Interv Radiol 2009;12:92-101.
43. Moitinho E, Planas R, Bañares R, et al. Multicenter randomized controlled trial comparing different schedules of somatostatin in the treatment of acute variceal bleeding. J Hepatol 2001;35:712-18.
44. Avgerinos A, Nevens F, Raptis S, Fevery J. Early administration of somatostatin and efficacy of sclerotherapy in acute oesophageal variceal bleeds: the European Acute Bleeding Oesophageal Variceal Episodes (ABOVE) randomized trial. Lancet 1997;350:1495-9.
45. Blei AT, Groszmann RJ. Vasopressin and vasoconstrictors. In: Shepherd AP, Granger DN, editors. The physiology of the intestinal microcirculation. New York: Raven Press; 1984. p. 377.
46. Dell'Era A, de Franchis R, Iannuzzi F. Acute variceal bleeding: pharmacological treatment and primary/secondary prophylaxis. Best Pract Res Clin Gastroenterol 2008;22:279-94.
47. Burroughs AK. Octreotide in variceal bleeding. Gut 1994;35:S23-7.
48. Besson I, Ingrand P, Person B, et al. Sclerotherapy with or without octreotide for acute variceal bleeding. NEJM 1995;333:555-60.
49. Ioannou G, Doust J, Rockey DC. Terlipressin for acute esophageal variceal hemorrhage. Cochrane Database Syst Rev 2003;CD002147.
50. Bai Y, Li ZS. Management of variceal hemorrhage: current status. Chin Med J 2009;122:763-5.
51. Merli M, Nicolini G, Angeloni S, et al. Incidence and natural history of small esophageal varices in cirrhotic patients. J Hepatol 2003;38:266.
52. Hou MC, Lin HC, Liu TT, et al. Antibiotic prophylaxis after endoscopic therapy prevents rebleeding in acute variceal hemorrhage: a randomized trial. Hepatology 2004;39:746-53.
53. Soares-Weiser K, Brezis M, Tur-Kaspa R, Leibovici L. Antibiotic prophylaxis for cirrhotic patients with gastrointestinal bleeding. Cochrane Database Syst Rev 2002;CD002907.
54. Gimson AE, Ramage JK, Panos MZ, et al. Randomized trial of variceal banding ligation versus injection sclerotherapy for bleeding oesophageal varices. Lancet 1993;342:391.
55. Habib A, Sanyal AJ. Acute variceal hemorrhage. Gastrointest Endosc Clin N Am 2007;17:223.
56. Higuchi N, Akahoshi K, Sumida Y, et al. Endoscopic band ligation therapy for upper gastrointestinal bleeding related to Mallory-Weiss syndrome. Surg Endosc 2006;20:1431-4.
57. Ho KM. Use of Sengstaken-Blakemore tube to stop massive upper gastrointestinal bleeding from Dieulafoy's lesion in the lower oesophagus. Anaesth Intensive Care 2004;32:711-14.
58. Jain R, Chetty R. Dieulafoy disease of the colon. Arch Pathol Lab Med 2009;133:1865-7.
59. Walmsley RS, Lee YT, Sung JJ. Dieulafoy's lesion: a case series study. World J Gastroenterol 2005;11:3574-7.
60. Farrell J, Friedman L. Review article: the management of lower gastrointestinal bleeding. Aliment Pharmacol Ther 2005;21:1281-98.
61. Ghassemi K, Jensen D. Lower GI Bleeding: epidemiology and management. Curr Gastroenterol Rep 2013;15:333.
62. Kollef MH, O'Brien JD, Zuckerman GR, Shannon W. BLEED: a classification tool to predict outcomes in patients with acute upper and lower gastrointestinal hemorrhage. Crit Care Med 1997;25:1125.
63. Velayos FS, Williamson A, Sousa KH, et al. Early predictors of severe lower gastrointestinal bleeding and adverse outcomes: a prospective study. Clin Gastroenterol Hepatol 2004;2:485.
64. Strate LL, Orav EJ, Syngal S. Early predictors of severity in acute lower intestinal tract bleeding. Arch Intern Med 2003;163:838.
65. Das A, Ben-Menachem T, Cooper GS, et al. Prediction of outcome in acute lower-gastrointestinal haemorrhage based on an artificial neural network: internal and external validation of a predictive model. Lancet 2003;362:1261.
66. Green BT, Rockey DC, Portwood G, et al. Urgent colonoscopy for evaluation and management of acute lower gastrointestinal hemorrhage: a randomized controlled trial. Am J Gastroenterol 2005;100:2395.
67. Strate LL, Naumann CR. The role of colonoscopy and radiological procedures in the management of acute lower intestinal bleeding. Clin Gastroenterol Hepatol 2010;8:333.
68. Cohn S, Moller V, Zieg P, et al. Angiography for perioperative evaluation in patients with lower gastrointestinal bleeding: are the benefits worth the risks? Arch Surg 1998;133:50.
69. Guy G, Shetty P, Shama R, et al. Acute lower gastrointestinal hemorrhage: treatment by superselective embolization with polyvinyl alcohol particles. AJR Am J Roentgenol 1992;159:521.
70. McGuire HH Jr. Bleeding colonic diverticula. A reappraisal of natural history and management. Ann Surg 1994;220:653.
71. Douzinas EE, Bakos D, Andrianakis I, et al. Endoclipping in spurting diverticular haemorrhage. Dig Liver Dis 2009;41:539.
72. Gayer C, Chino A, Lucas C, et al. Acute lower gastrointestinal bleeding in 1,112 patients admitted to an urban emergency medical center. Surgery 2009;146:600-6, discussion 606-607.
73. Pardi DS, Loftus EV, Tremaine WJ, et al. Acute major gastrointestinal hemorrhage in inflammatory bowel disease. Gastrointest Endosc 1999;49:153-7.
74. Berg DF, Bahadursingh AM, Kaminski DL, Longo WE. Acute surgical emergencies in inflammatory bowel disease. Am J Surg 2002;184:45-51.
75. Barnacle AM, Aylwin AC, Jackson JE. Angiographic diagnosis of inflammatory bowel disease in patients presenting with gastrointestinal bleeding. AJR Am J Roentgenol 2006;187:976-85.
76. Farmer RG. Lower gastrointestinal bleeding in inflammatory bowel disease. Gastroenterology 1991;26:93-100.
77. Zuckerman GR, Prakash C. Acute lower intestinal bleeding. Part II: etiology, therapy, and outcomes. Gastrointest Endosc 1999;49:228-38.
78. Prakash C, Zuckerman GR. Acute small bowel bleeding: a distinct entity with significantly different economic implications compared with GI bleeding from other locations. Gastrointest Endosc 2003;58:330-5.
79. Gralnek IM. Obscure-overt gastrointestinal bleeding. Gastroenterology 2005;128:1424-30.
80. Monkemüller K, Neumann H, Meyer F, et al. A retrospective analysis of emergency double-balloon enteroscopy for small-bowel bleeding. Endoscopy 2009;41:715-17.
81. Pennazio M. Small-bowel endoscopy. Endoscopy 2008;40:835-42.
82. Yoon W, Kim JK, Kim HK, et al. Acute small bowel hemorrhage in three patients with end-stage renal disease: diagnosis and management by angiographic intervention. Cardiovasc Intervent Radiol 2002;25:133-6.

25

腹　水

Zarah D. Antongiorgi and Jennifer Nguyen-Lee

定义和诊断

腹膜每天能够吸收大约 900ml 浆液，而正常人腹腔内仅有 25ml 左右的液体[1]。腹水是腹腔液体的病理积累，其常见病因有肝硬化失代偿（占 85%）、恶性肿瘤、结核、心力衰竭和胰腺炎等[2,3]。国际腹水俱乐部根据腹水严重程度将其分为 3 级：1 级为仅能通过影像学发现，腹水量 < 100ml；2 级为轻度腹胀，腹水量不超过 1L；3 级为大量腹水伴明显腹胀[4]。肝硬化腹水可单纯发病或伴随并发症，后者涉及自发性细菌性腹膜炎（spontaneous bacterial peritonitis，SBP）、肝肾综合征、肝性胸腔积液等。5%～10% 的患者经充分的内科治疗，腹水仍持续存在或迅速增长，称为难治性腹水[4]。

腹水常见的症状有体重增加、腹痛、腹胀、早饱和气短等。通过病史和体格检查来查找肝脏疾病的依据或其他潜在的病因，可有助于腹水的诊断。体格检查很难发现少于 1 500ml 的腹水。如果叩诊无移动性浊音，90% 的腹水将被漏诊[5]。CT 可发现腹水，而超声因灵敏度高、成本低、无辐射，且能同时评估肝脏和肝脏血管，因此成为首选检查。

对于初发腹水患者应进行诊断性腹腔穿刺，留取 20～30ml 腹水，观察其颜色、浑浊度，测定总蛋白含量并计算血清 - 腹水蛋白梯度（serum-ascites albumin gra dient，SAAG）[6,7]。SAAG > 1.1g/dl 在鉴别门静脉高压所致的腹水方面，准确率高达 97%（表 25-1）[8]。感染性腹水是一种危及生命的并发症，需及时评估腹水细胞数量及分类。近期一项研究显示，对于肝硬化或 SBP 的在院患者，诊断性腹腔穿刺每延后 1 小时，死亡率升高 3%[9]。若怀疑乳糜性腹水，可检测腹水内甘油三酯含量；怀疑胰腺炎，需送检腹水淀粉酶；怀疑恶性肿瘤，可行腹水病理细胞检测；怀疑结核感染，需送检腹水培养抗酸杆菌。

病理生理

肝脏阻力增加或门静脉血流增多导致门静脉高压是腹水形成的病理生理的关键（详见第 92 章）。正常情况下门静脉压力 < 5mmHg，一旦压力超过 10mmHg，从肝窦和内脏毛细血管漏出的液体就超过了淋巴系统的回吸收能力[3,10,11]，然而，压力增加只是腹水形成的病理生理机制之一，复杂的血流动力学改变和激素反应也是腹水生成和进展的原因[7,12]。在肝硬化病程中，肝窦充血并进行性纤维化导致内皮细胞功能障碍，引起一氧化氮介导的内脏及外周动脉血管扩张。早期阶段，可通过高动力循环来维持充足的组织灌注压。随着病情进展，血管扩张更明显，有效循环血量明显下降，进而激活交感神经系统、肾素 - 血管紧张素 - 醛固酮系统，造成液体潴留和低钠血症（图 25-1）[12-18]。若同时合并细菌移位导致内毒素释放，血管会进一步扩张，将加快上述过程。最终，

表 25-1　通过 SAAG 水平鉴别腹水原因

正常腹膜	
门静脉高压（SAAG > 1.1g/dl）	**低白蛋白（SAAG < 1.1g/dl）**
肝淤血	肾病综合征
充血性心力衰竭	蛋白丢失性肠病
缩窄性心包炎	严重营养不良与全身水肿
三尖瓣功能不全	
Budd-Chiari 综合征	
肝脏疾病	**其他（SAAG < 1.1g/dl）**
肝硬化	乳糜腹水
酒精性肝病	胰源性腹水
暴发性肝衰竭	胆源性腹水
多发肝转移	肾源性腹水
	尿性腹水
	卵巢疾病
腹膜疾病（SAAG < 1.1g/dl）	
感染	**其他罕见疾病**
细菌性腹膜炎	家族性地中海热
结核性腹膜炎	血管炎
真菌性腹膜炎	肉芽肿性腹膜炎
HIV 相关性腹膜炎	嗜酸性粒细胞性腹膜炎
恶性疾病	
腹膜癌	
原发性间皮瘤	
腹膜假性黏液瘤	
肝癌	

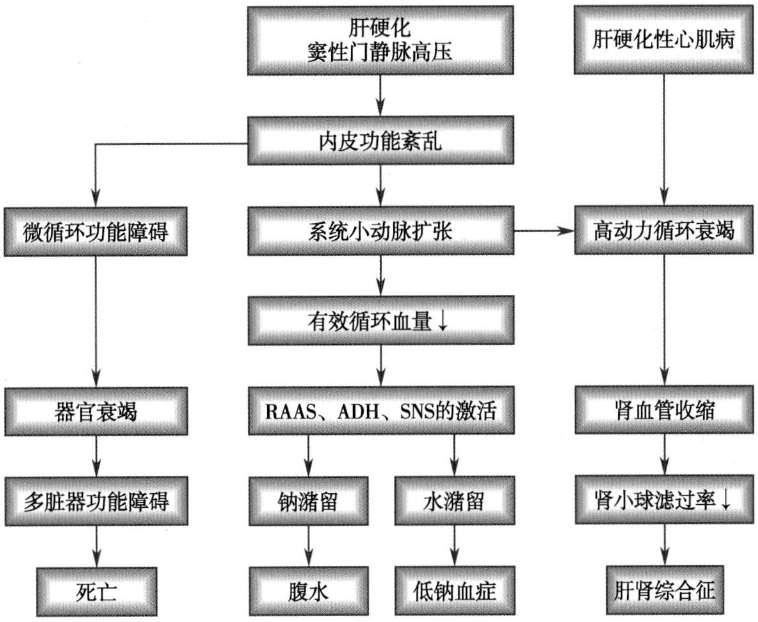

图 25-1 **肝硬化腹水形成机制**。肝硬化与内脏动脉血管扩张有关，内脏血管扩张致使有效循环血量减少，高动力循环减弱。有效循环血量减少通过激活 RASS、肾 SNS 和 ADH 等，导致水钠潴留，随后淋巴生成超过回流，形成腹水。随着病情发展，有效循环血量进一步减少，引起肾血管收缩，肾小球滤过率下降。硬化性心肌病变会加重该过程，促使患者发生肝肾综合征。这伴随的循环障碍最终会导致多脏器功能衰竭和死亡，而脓毒症常常会涉及其中。ADH：抗利尿激素；RAAS：肾素 - 血管紧张素 - 醛固酮系统；SNS：交感神经系统。（资料来源：Salerno F，Cammà C，Enea M，Rössle M，Wong F. Transjugular intrahepatic portosystemic shunt for refractory ascites：a meta-analysis of individual patient data. Gastroenterology. 2007，133（3）：825-834.）

组织灌注不足，引起多脏器功能衰竭危及生命，最常见的是肾动脉收缩，肾小球滤过率下降，出现肝肾综合征（详见第 93 章）。与肝硬化不同，感染和肿瘤形成腹水的主要机制是炎症和富含蛋白的液体漏出[3]。

治疗

肝硬化腹水的基础治疗是限盐（每天不超过 2 000mg），同时口服利尿剂促进尿钠排出。虽然醛固酮拮抗剂螺内酯可被单独使用，但仍推荐合用袢利尿剂呋塞米，尤其是对中度和大量腹水的患者，其有效性已得到验证[19，20]。起始给予螺内酯 100mg/d，呋塞米 40mg/ 日可达利尿效果，且很少引起低钾血症。药物剂量可逐渐等比增加，3～5 天至最大量，即螺内酯 400mg/d，呋塞米 160mg/d[6，21]。最初利尿治疗的目标为体重下降 0.5kg/d（或水肿患者体重超过 1kg/d），24 小时排出尿钠 78mmol/d[11，22]。利尿剂的不良反应有血容量减少、肾功能不全和电解质紊乱。如果血肌酐较前升高 50% 以上或数值高于 1.5g/dl，或者血钠降低超过 10mEq/L，则应调整治疗[22]。注意避免使用非甾体抗炎药（Nonsteroidal antiinflammatory drugs，NSAIDs），因为该类药物不仅仅会损害肾脏功能，还可能阻碍利尿剂的排钠作用[23]。除了常规利尿剂治疗，每日 3 次口服 7.5mg 米多君，能够增加尿量，促进尿钠排泄，维持平均动脉压，明显降低死亡率[24]。

腹腔穿刺术

利尿剂用于腹水的初期治疗，而治疗性腹腔穿刺可用于严重腹水的患者，以缓解其腹腔压力。超声引导下腹腔穿刺相对安全，腹水渗漏、出血、感染、肠穿孔等并发症发生率 <1%[25]。对血小板 <50 000/μl 或 INR>2 的患者行腹腔穿刺术都是安全的，因此术前无需常规纠正血小板减少或凝血酶原时间延长。一项纳入了 4 729 例患者的回顾性研究报道，虽然许多腹水患者合并凝血功能异常，但显著性出血的发生率很低（0.19%）[26]。腹腔穿刺的唯一禁忌证是弥散性血管内凝血。

腹腔穿刺引流出大量腹水后，可出现因有效血容量不足引起的循环障碍，从而激活肾素 - 血管紧张素 - 醛固酮系统，导致低钠血症和肾损害。当腹水引流量超过 5L 时，推荐静脉补充白蛋白（每引流 1L 腹水，补充白蛋白 8g），已有证据表明，该治疗可提高患者生存率[27]。虽然大量放腹水的腹腔穿刺术既耗时又昂贵，但患者会从中获益很多。例如：改善症状，缩短住院日，维持血流动力学稳定，以及降低 SBP 和肝性脑病的发生风险[28]。

预后和并发症

腹水出现提示肝衰竭由代偿期进入失代偿期，1 年死亡率为20%[29]。在诊断肝硬化后的第一个10年内，50%的患者会出现腹水[30]。一旦出现难治性腹水或肝肾综合征之类的并发症，年死亡率会增加到75%[31,32]。腹水作为评估肝功能衰竭效力评分的重要指标，同肝性脑病、白蛋白、INR、总胆红素一起组成CTP（Child-Turcotte-Pugh）评分系统来评估患者肝脏储备功能及判断预后[33]。鉴于肝硬化预后极差，患者一旦出现腹水，则应考虑肝移植。

自发性细菌性腹膜炎

30%的腹水患者会出现SBP，死亡率约20%，诊断方法如下[34]：

1. 细菌培养阳性（单一菌种）。
2. 腹水多核型细胞计数≥250/mm³。
3. 除外治疗导致的感染。

SBP是由肠道内细菌移位所致，以大肠杆菌和克雷伯菌为主[35]。常见症状有发热、腹痛、恶心、呕吐，出现脑病和肾功能不全。怀疑SBP时建议尽快诊断性腹腔穿刺，检测腹水细胞计数、总蛋白、葡萄糖、淀粉酶、乳酸脱氢酶、革兰染色和需氧菌、厌氧菌的培养。为了最大限度地提高腹水细菌培养的阳性率，建议在床旁将腹水注入血培养瓶中[7,21]。腹水中蛋白含量低于1.5g/L的患者，特别容易发生SBP[36]。一旦怀疑SBP，应及时给予三代头孢菌素抗感染治疗，例如头孢曲松或头孢噻肟，疗程一般为5～7天[6,21]。

SBP应该与由脓肿或内脏穿孔引起的继发性细菌性腹膜炎相鉴别，因为其接下来的治疗方案是不同的。若腹水葡萄糖<50mg/dl，乳酸脱氢酶升高，或者培养发现多种病原微生物，则应考虑继发性细菌性腹膜炎[37]。进一步的处理包括腹部立位平片、增强CT及手术探查等。

在首次发生SBP之后，其复发率高达70%[38]。一项纳入了八篇文献包括647例患者的meta分析表明，预防性应用抗生素可使患者死亡率由25%降至16%，显著降低SBP复发率并提高患者3月生存率[39]。推荐SBP、活动性消化道出血、低蛋白性腹水（<1.5g/dl）、肾功能不全（Cr≥1.2）、肝功能衰竭（CTP评分≥9分，胆红素≥3分）的患者预防性口服诺氟沙星或磺胺甲噁唑/甲氧苄啶[6]。

难治性腹水

经最大限度的药物治疗至少1周或反复大量穿刺放腹水4周内仍不能清除腹水时，即可诊断为难治性腹水[15]。利尿剂治疗失败包括药物抵抗或者治疗引起肾损害、电解质紊乱（低血钾或高血钾、低血钠）等并发症。难治性腹水6个月死亡率为21%，2年死亡率为70%，因此需加快肝移植准备[40]。难治性腹水的治疗包括连续治疗性抽放腹水，经颈静脉肝内门体分流术（transjugular intrahepatic portosystemic shunt，TIPS），和肝移植（表25-2）。

TIPS是指经皮置入扩张金属支架，人工创建通道，使门静脉血通过该通道流入肝静脉，从而降低门静脉压力，减少腹水生成。如果患者1个月内需两次以上大量排放腹水，可考虑行TIPS。TIPS并发症包括支架闭塞、肝功能恶化、心力衰竭、感染、肾功能受损和肝性脑病。近期一项纳入六项随机对照试验共计390例患者的meta分析比较了TIPS和反复腹腔穿刺放腹水两种方法的疗效，结果显示TIPS显著提高了非肝移植患者的生存率（*HR*=0.61，96%*CI* 0.46～0.82，*P*<0.001）[40a]。这与之前Cochrane报道的结论不同，Cochrane分析了1996—2004年五项随机对照试验，共计162例患者，结果发现接受两种方法治疗后患者30天生存率或2年生存率差异无统计学意义。但是，TIPS治疗组患者肝性脑病的发生率更高（*OR* 2.24，95%*CI* 1.39，*P*<0.01）[41]。把握TIPS手术指征很关键，以下情况不推荐行TIPS：胆红素>5mg/dl，年龄>70岁，终末期肝脏疾病评分>18分或CTP评分>11分[42,43]。

表25-2 难治性腹水的治疗

定义	利尿剂用至最大剂量也无法消除的腹水 小剂量利尿剂即出现严重并发症，无法继续利尿消除腹水
推荐疗法	腹腔穿刺＋静脉输注白蛋白（每引流腹水1L补充白蛋白6～8g） 若引流腹水量<5L，可使用人工合成的血浆容量扩充药物代替白蛋白 限盐、利尿
替代疗法	需要频繁腹腔穿刺引流腹水［1次/（1～2周）］或CTP≤11分的患者可行TIPS 对于不适合TIPS或肝移植的患者可行腹腔静脉分流术

CTP：Child-Turcotte-Pugh评分；TIPS：经颈静脉肝内门体分流术。（资料来源：Garcia-Tsao G，Lim JK；Members of the Veterans Affairs Hepatitis C Resource Center Program. Management and treatment of patients with cirrhosis and portal hypertension: recommendations from the Department of Veterans Affairs Hepatitis C Resource Center Program and the National Hepatitis C Program. Am J Gastroenterol. 2009；104：1802-1829.）

知识点

1. 腹水最多见于肝脏疾病，年死亡率为20%。
2. 应对初发腹水患者行诊断性腹腔穿刺，以鉴别腹水是继发于门静脉高压（SAAG>1.1g/dl）还是其他疾病。
3. 腹水治疗包括限钠和口服利尿剂，起始剂量螺内酯100mg/d，呋塞米40mg/d。
4. SBP是危及生命的并发症，一旦怀疑有感染，应尽快予以三代头孢抗感染治疗。
5. 难治性腹水的治疗包括：连续腹腔穿刺术或TIPS，同时应加快肝移植准备。

（曹江红　师东武　译，杨萌萌　审校）

参考文献

1. Shear L, Swartz C, Shinaberger JA, et al. Kinetics of Peritoneal Fluid Absorption in Adult Man. N Engl J Med. 1965;272:123-127.
2. Reynolds TB. Ascites. Clin Liver Dis. 2000;4:151-168.
3. Garcia-Tsao G. Ascites. In: Dooley JS, Lok ASF, Burroughs AK, Heathcote JE, editors. Sherlock's diseases of the liver and biliary system, 12th edition. Hoboken: Wiley-Blackwell; 2011. p. 210-233.
4. Moore KP, Wong F, Gines P, et al. The management of ascites in cirrhosis: report on the Consensus Conference of the International Ascites Club. Hepatology. 2003;38:258-266.
5. Cattau EL, Benjamin SB, Knuff TE, et al. The accuracy of the physical examination in the diagnosis of suspected ascites. JAMA. 1982;247:1164-1166.
6. Runyon B. Introduction to the revised American Association for the Study of Liver Diseases Practice Guideline management of adult patients with ascites due to cirrhosis 2012. Hepatology. 2013:57(4): 1651-1653. Updated October 2014. http://www.aasld.org/sites/default/files/guideline_documents/adultascitesenhanced.pdf. Accessed February 24, 2015.
7. Gordon, FD. Ascites. Clin Liver Dis. 2012;16(2):285-299.
8. Runyon BA, Montano AA, Akriviadis EA, et al. The serum–ascites albumin gradient is superior to the exudate–transudate concept in the differential diagnosis of ascites. Ann Intern Med. 1992;117: 215-220.
9. Kim JJ, Tsukamoto MM, Mathur AK, et al. Delayed paracentesis is associated with increased in-hospital mortality in patients with spontaneous bacterial peritonitis. Am J Gastroenterol. 2014; 109(9):1436-1442.
10. Palaniyappan N, Guruprasad PA. Portal hypertension and ascites. Surgery (Oxford). 2014;32(12): 661-667.
11. Moore CM, Van Theil DH. Cirrhotic ascites review: pathophysiology, diagnosis and management. World J Hepatol. 2013;5(5):251-263.
12. Gines P, Cárdenas A, Arroyo V, et al. Management of cirrhosis and ascites. N Engl J Med. 2004; 350:1646-1654.
13. Kashani A, Landaverde C, Medici V, et al. Fluid retention in cirrhosis: pathophysiology and management. QJM. 2008;101(2):71-85.
14. De Franchis R, Salerno F. Pathogenesis of ascites and predictors of resistance to therapy. J Gastroenterol Hepatol. 2002;17;S242-S247.
15. Salerno F, Guevara M, Bernadi M, et al. Refractory ascites: pathogenesis, definition and therapy of a severe complication in patients with cirrhosis. Liver Int. 2010;30(7):937-947.
16. Tsochatzis E, Bosch J, Burroughs AK. Liver cirrhosis. Lancet. 2014;383(9930);1749-1761.
17. Sola E, Gines P. Renal and circulatory dysfunction in cirrhosis: current management and future perspectives. J Hepatol. 2010;53:1135-1145.
18. Iwakiri Y, Groszman J. The hyperdynamic circulation of chronic liver diseases: from patient to the molecule. Hepatology. 2006;43:S121-S131.
19. Santos J, Planas R, Pardo A et al. Spironolactone alone or in combination with furosemide in the treatment of moderate ascites in nonazotemic cirrhosis. A randomized comparative study of efficacy and safety. J Hepatol. 2003;39:187-192.
20. Angeli P, Fasolato S, Mazza E, et al. Combined versus sequential diuretic treatment of ascites in non-azotaemic patients with cirrhosis: results of an open randomised clinical trial. Gut. 2010; 59:98-104.
21. European Association for the Study of the Liver. EASL clinical practice guidelines on the management of ascites, spontaneous bacterial peritonitis, and hepatorenal syndrome in cirrhosis. J Hepatol. 2010;53:397-417.
22. Garcia-Tsao G, Lim J. Management and treatment of patients with cirrhosis and portal hypertension: recommendations from the Department of Veterans Affairs Hepatitis C Resource Center Program and the National Hepatitis C Program. Am J Gastroenterol. 2009;104:1802-1829.
23. Planas R, Arroyo V, Rimola A et al. Acetylsalicylic acid suppresses the renal hemodynamic effect and reduces the diuretic action of furosemide in cirrhosis with ascites. Gastroenterology. 1983;84: 247-252.
24. Singh V, Dhungana SP, Singh B, et al. Midodrine in patients with cirrhosis and refractory or recurrent ascites: a randomized pilot study. J Hepatol. 2012;56(2):348-354.
25. De Gottardi A, Thevenot T, Spahr L, et al. Risk of complications after abdominal paracentesis in cirrhotic patients: a prospective study. Clin Gastroenterol Hepatol. 2009;7(8):906-909.
26. Pache I, Bilodeau M. Severe haemorrhage following abdominal paracentesis for ascites in patients with liver disease. Aliment Pharmacol Ther 2005;21:525-529.
27. Bernardi M, Carceni P, Navickis RJ, Wilkes MM. Albumin infusion in patients undergoing large-volume paracentesis: a meta-analysis of randomized trials. Hepatology. 2012;55:1172-1181.
28. Moore KP, Wong F, Gines P, et al. The management of ascites in cirrhosis: report on the consensus conference of the International Ascites Club. Hepatology. 2003;38(1):258-266.
29. Zipprich A, Garcia-Tsao G, Rogowski S, et al. Prognostic indicators of survival in patients with compensated and decompensated cirrhosis. Liver Int. 2012;9:1407-1414.
30. Gines P, Quintero E, Arroyo V, et al. Compensated cirrhosis: natural history and prognosis. Hepatology. 1987;7:122-128.
31. Planas R, Balleste B, Alvarez MA, et al. Natural history of decompensated hepatitis C virus-related cirrhosis. A study of 200 patients. J Hepatol. 2004;40: 823-830.
32. Planas R, Montoliu S, Balleste B, et al. Natural history of patients hospitalized for management of cirrhotic ascites. Clin Gastroenterol Hepatol. 2006;4(11):1385-1394.
33. D'Amico G, Garcia-Tsao G, Pagliaro L. Natural history and prognostic indicators of survival in cirrhosis: a systematic review of 118 studies. J Hepatol. 2006;44:217-231.
34. Such J, Runyon BA. Spontaneous bacterial peritonitis. Clin Infect Dis. 1998;27(4):669-674.
35. Sheer T, Runyon BA. Spontaneous bacterial peritonitis. Dig Dis. 2005;23:39-46.
36. Runyon BA. Low-protein-concentration ascitic fluid is predisposed to spontaneous bacterial peritonitis. Gastroenterology. 1986;91:1343-1346.
37. Runyon BA. Management of adult patients with ascites due to cirrhosis. Hepatology. 2009;Jun;49(6):2087-107. doi: 10.1002/hep.22853.
38. Tito L, Rimola A, Gines P, Llach J, Arroyo V, Rodes J. Recurrence of spontaneous bacterial peritonitis in cirrhosis: frequency and predictive factors. Hepatology. 1988;8:27-31.
39. Saab S, Hernandez JC, Chi AC, et al. Oral antibiotic prophylaxis reduces spontaneous bacterial peritonitis occurrence and improves short-term survival in cirrhosis: a meta-analysis. Am J Gastroenterol. 2009;104:993-1001.
40. Heuman DM, Abou-assi SG, Habib A, et al. Persistent ascites and low serum sodium identify patients with cirrhosis and low MELD scores who are high risk for early death. Hepatology. 2004;40: 802-810.
40a. Bai M, Qi X-S, Yang Z-P, Yang M, Fan D-M, Han G-H. TIPS improves liver transplantations-free survival in cirrhotic patients with refractory ascites: an updated meta-analysis. World Journal of Gastroenterology:WJG. 2014;20(10):2704-2714.
41. Saab S, Nieto JM, Lewis SK, et al. TIPS versus paracentesis for cirrhotic patients with refractory ascites. Cochrane Database Syst Rev. 2006;(4):CD004889. DOI: 10.1002/14651858.CD004889.pub2.
42. Gerbes AL, Gulberg V. Benefit of TIPS for patients with refractory or recidivant ascites: serum bilirubin may make the difference. Hepatology. 2005;41:217.
43. Boyer TD, Haskal ZJ. The role of transjugular intrahepatic portosystemic shunt in the management of portal hypertension: update 2009. Hepatology. 2010;51:306.

26

急性腹痛

Lucy Z. Kornblith and Rochelle A. Dicker

急性腹痛在危重症患者中具有广泛性差异，以至于其诊断困难。这种差异不仅体现在具有相同疾病状态的非危重症患者中，还体现在有特殊原因的特定人群，例如长期住院的患者、老年人，以及免疫抑制、创伤和术后患者。由于这种多样性，若要对急性腹痛进行诊断和治疗，就需要重症管理者对不同原因导致急性腹痛的发病机制及病理生理有透彻的理解，从而有能力识别出更多的发病原因，而不仅仅是典型的病种和临床表现。理解腹部疼痛始于对腹部疼痛神经感受器的了解，而这取决于机械性和化学性刺激。机械刺激所引起的疼痛主要是由位于肠系膜浆膜表面即空腔脏器黏膜肌层及黏膜下层之间的内脏感受器受到牵拉所引起。另外，为应答炎症或缺血信号，机体会产生 P 物质、缓激肽、5- 羟色胺、组胺、前列腺素等物质，化学性刺激所致疼痛主要是由这些物质刺激黏膜所引起[1-3]。疼痛的定位取决于内脏感受器的类型、分布和数量，因此，不同个体以及不同病理状态下对这些信号的处理会有所不同[4]。由于这些复杂性，腹部感觉到的疼痛实际上可能来自其他非内脏器官，包括心肌缺血、肺炎和带状疱疹以及其他等。

初步方法

潜在的疾病或因药物导致的重症监护室（intensive care unit，ICU）患者意识水平的下降，阻碍了他们与医生进行交流及沟通，也导致医生不能完成充分的体格检查。有时，患者病情危重，以至于不能进行辅助检查，进一步削弱了传统诊断方法的作用。

病史

尽管收集病史有局限性，但仍要试图收集足够的病史资料，包括与疼痛有关的症状，如发热、寒战、恶心、呕吐、腹泻、便秘、顽固性便秘和腹胀，这可能是至关重要的。患者入院前及住院期间发生的事件也是重要的病史，包括心律失常事件、低血压事件以及用药情况（包括血管活性药物及抗生素）。由于在疾病达到危重状态之前其腹部病灶可能已经存在，故不可忽视患者在住院前发生的事件。

体格检查

体格检查以标准腹部检查为重点，但还必须对所有管路（鼻胃管、肛管、导尿管和外科引流管）进行检查，以明确引流液的量和性状。评估所有手术切口及其愈合程度是至关重要的。此外，评估患者的生命体征和所有血管活性药物也很重要。

辅助诊断

实验室辅助检查包括全血细胞计数及白细胞分类，综合代谢方面包括肝功能和结合胆红素、凝血系列、动静脉血气和乳酸检测。如果考虑存在感染，应针对感染进行完整的评估，包括胸部 X 线平片，以评估肺内感染进程。应考虑进行尿液分析和培养，中心及外周血培养，粪便培养和艰难梭菌毒素检测等。放射学辅助检查包括 X 线平片，超声评估胆道和肾脏疾病，计算机断层扫描（computed tomography，CT）以评估其他腹内源性疼痛。

本章将介绍基于腹痛定位的众多鉴别诊断，并重点介绍对危重患者具有重要意义的某些诊断。

基于定位的鉴别诊断

危重患者腹痛的鉴别诊断有很多（图 26-1）。上腹部疼痛可能由心源性和呼吸系统的病因造成，而下腹痛可能由泌尿系和妇科的病因造成。

上腹痛

上腹部疼痛可能起源于上消化道，包括胃炎和消化性溃疡等病理状态。另外，疼痛可能来自胆道，包括结石和非结石性胆囊炎、胆管炎、胰腺炎、脾脏梗死或脓肿。腹部以外的器官系统和疾病过程，包括缺血性心脏病和肺炎，应始终被视为特定患者上腹部疼痛的原因。

在危重患者中尤为重要的是胆道和胃或其他消化道来源的腹痛。右上腹和上腹部疼痛伴有发热、白细胞增多和肝功能异常可帮助区分胆道病变。超声检查是最敏感的成像方式。此外，在 ICU 应用超声是可行的，并可区分不同类型的胆道疾病。

非结石性胆囊炎与肠内禁食时间延长有关。非结石性胆囊炎的死亡率很高，因此，及时诊断和治疗至关重要[5-6]。对于一些危重和不适合手术的胆囊炎患者来说，通过胆囊造瘘管引流是一种救治措施[5]。

上部	下部	全身性
胃炎 消化性溃疡病 胆道疾病 胰腺炎 肝炎 肺栓塞 肺炎 心肌梗死	胃肠炎 缺血性或感染性结肠炎 急性肠系膜缺血 阑尾炎 憩室炎 炎症性肠病 乙状结肠/盲肠扭转 卵巢囊肿/扭转 睾丸扭转 膀胱炎/肾盂肾炎 异位妊娠 前列腺炎 输卵管炎	内脏穿孔 主动脉瘤破裂 肾结石 腹腔脓肿

图 26-1 危重患者急性腹痛定位的鉴别诊断

胃和消化道来源性腹痛可继发于生理应激导致的胃十二指肠黏膜损伤。这种情况的一个首要的驱动因素是机械通气的延长。胃炎及消化性溃疡的症状包括无痛性消化道出血、上腹部疼痛和穿孔引起的腹膜炎。如果上腹部疼痛被认为是继发于胃十二指肠溃疡，可通过上消化道内镜诊断。恰当的治疗是使用质子泵抑制剂和去除诱因，包括使用非甾体抗炎药。如果患者的急性腹痛是由于胃十二指肠溃疡穿孔造成的，则需要手术修复。新的数据强调预防应激性溃疡的治疗导致感染发生率的增加，包括医院获得性肺炎和艰难梭菌肠炎，这使人们对常规使用预防应激性溃疡的措施产生质疑[7]。最新 meta 分析表明，危重患者肠内营养不需要预防应激性溃疡。

与胆道来源的腹痛相似，急性胰腺炎可以产生特征性的向背部放射的上腹痛。在急性胰腺炎中，大约 15% 的患者会发生败血症和多器官衰竭，总体死亡率为 13%[8-9]。实验室结果显示血清脂肪酶升高和代谢异常，包括血液浓缩、低钙血症和高血糖。CT 表现可能包括胰腺的局限性或弥漫性肿大、胰腺周围的液体积聚、脂肪浸润和坏死区域的异常强化。当疼痛开始后 3 天或 3 天以上行 CT 检查，可以可靠地预测疾病的严重程度、坏死程度和是否存在局部并发症[10]。多年来，在急性胰腺炎的治疗方面，如液体复苏、预防性抗生素和外科手术，已经发生了许多变化[11]。最近的研究表明，限制性的复苏措施可改善预后[12-14]。腹腔筋膜室综合征的发生率在急性胰腺炎患者中高达 85%[15]，但研究发现限制性的复苏措施与较低的发病率相关[16]。

两项大型随机对照研究证实抗生素仅被推荐用于感染坏死性胰腺炎[17-18]。胰腺坏死的外科治疗也在发展，更少的有创性治疗可得到更好的临床结局[19]。目前的策略包括：首先是经皮穿刺引流术；其次是内镜和微创手术，如果可能的话避免早期手术[20-21]；最后，证据支持在急性胰腺炎患者中行早期(24 小时内)肠内营养可预防细菌移位。鼻胃管饲喂养与鼻空肠管喂养在疗效和并发症方面几乎相当[22-24]。

下腹痛

下腹部疼痛通常起源于下消化道，可能是由于结肠炎(感染性，缺血性)，急性结肠假性梗阻，乙状结肠或盲肠扭转、憩室炎或阑尾炎导致。此外，在某些人群中还必须考虑由于腹腔内脓肿引起的腹部或盆腔脓毒症，包括那些经历过腹部手术或有明确的空腔脏器穿孔史(包括穿孔憩室炎和阑尾炎)的患者。中性粒细胞减少患者有发展为中性粒细胞减少性小肠结肠炎的风险，可表现为下腹痛、发热、白细胞增多、腹泻，与结肠炎一致的影像学表现。腹部周围的器官系统，包括妇科和泌尿系统(尿路感染、肾结石、膀胱扩张、盆腔炎、附件异常、子宫内膜异位症和妊娠)也应当考虑。

感染或缺血性结肠炎相关性腹痛可由局部炎症、坏死或穿孔引起。下腹痛伴有发热、白细胞增多、酸中毒、乳酸升高和出血性或非出血性腹泻应立即作出诊断。缺血性结肠炎可能是由血管闭塞引起的，也可能是非闭塞性的。急性动脉闭塞(栓塞或血栓形成)、静脉血栓形成和非闭塞性低灌注均可导致肠缺血。某些特定人群，特别是那些在主动脉修复中结扎肠系膜下动脉的患者，其风险大大增加，如术后出现腹泻、腹痛或酸中毒应立即进行结肠镜检查。虽然缺血性结肠炎有多种原因，但都会导致黏膜损伤[25]。

非淋菌性结肠炎是最常见的导致结肠缺血的原因，通常出现在“分水岭”区域，包括结肠脾曲和直肠乙状结肠交界处。这种情况可以通过复苏来处理，具有较低的死亡率。然而，坏死性结肠炎需要早期识别和手术治疗，手术治疗的患者死亡率为 50%～75%；对于病重而不能接受手术治疗的患者，死亡率达 100%[26]。CT 扫描表现为非特异性，诊断的金标准是结肠镜检查。在怀疑缺血的情况下，应开始使用广谱抗生素[27]。如果缺血继发于肠系膜静脉血栓症或有栓子来源，则需要抗凝。当肠道全层缺血或穿孔时，大约有 20% 的病例需要行挽救性手术[28]。

危重患者结肠炎感染的风险大大增加。胃肠道有病原微生物定植，其中最具侵袭力的是艰难梭菌、芽孢厌氧菌和革兰氏阳性杆菌。这些细菌可以在健康人群中定居，但接受抗生素治疗的患者中，也可以成为致病微生物，导致肠道细胞毒性炎症反应、假膜形成、中毒性巨结肠和肠穿孔；在住院患者中具有很高的发病率和死亡率。在曾经暴露于抗生素治疗的任何一个患者中，如出现下腹痛、发热、出血性或非出血性腹泻、白细胞增多症应立即评估是否存在艰难梭菌感染。在没有其他症状的危重患者中，不明原因的白细胞增多可能是艰难梭菌感染[29]。诊断依靠艰难梭菌毒素的测定或在大便中找到艰难梭菌[30]。此外，艰难梭菌可通过结肠假膜的组织病理学诊断，这实际上是可以确诊的。暴发性结肠炎可发展为中毒性巨结肠和穿孔。由于结肠扩张及无功能性，症状可表现为无腹泻性肠梗阻[31-32]。中毒性巨结肠的临床诊断基于结肠扩张最大直径超过 7cm 并伴有严重的休克。及时的外科评估和干预是必需的。

最后，急性结肠假性梗阻（Ogilvie 综合征）的特点是盲肠和右半结肠明显扩张，没有任何解剖的梗阻，95% 的患者有相关的隐匿性疾病；它与阿片类药物的使用有很大关系[33]。下腹痛常伴便秘、腹胀、恶心、呕吐和反常性腹泻。大多数患者有代谢紊乱，可能反映为电解质紊乱[33]。平卧位成像显示结肠扩张（最常见的为右侧），通过 CT 排除机械性梗阻或中毒性巨结肠引起的结肠炎，可进一步证实该诊断。治疗包括缓解胀气和不适，避免穿孔等并发症。治疗潜在病因，纠正电解质异常，胃肠减压，避免使用阿片类药物、镇静剂和抗胆碱能药物。抗胆碱酯酶抑制剂新斯的明可能对结肠减压有效，但需要进行心脏监护，并且应谨慎对哮喘或心脏异常患者和老年人使用[34]。当支持手段治疗失败，可尝试结肠镜减压术。

全腹痛

全腹痛可能是严重并危及生命的疾病，如肠系膜缺血、腹膜炎、肠梗阻、腹主动脉瘤破裂，或是另一种良性疾病，如便秘。腹膜炎是由多种原因导致的腹膜非特异性炎症。疼痛通常在原发部位，但随着炎症的进展而变成全腹。其他的腹膜炎症的症状包括发热、心动过速、低血压、显著压痛和反跳痛，以及由于传入内脏神经和皮肤疼痛感受器的激活而引起的肌肉紧张及肌肉强直。实验室评估包括完整的血细胞计数，综合代谢方面和乳酸，除此之外，立位腹平片以评估腹腔内积气以及腹部 CT 是确定腹膜炎原因的基础。广泛性腹膜炎患者在很多情况下没有影像学证据，往往需要手术探查。

肠梗阻可出现急性痉挛性弥漫性腹痛，伴有恶心、呕吐、便秘、胀痛和查体时压痛。梗阻可分为部分性或完全性，可累及小肠或大肠。获得充分的既往手术史和结肠镜检查是很重要的。其他的表现包括发热、心动过速、白细胞增多和乳酸酸中毒，都与肠梗阻引起的肠缺血有关。腹平片将显示气液平和扩张的肠道（大肠或小肠）。口服造影剂行 CT 造影常可确定梗阻的临界点以及鉴别其他原因引起的梗阻，如肠扭转或肠套叠。增强 CT 显示肠壁变薄、腹膜体征和白细胞增多可预测小肠梗阻患者合并肠缺血[35]。非手术治疗可能包括鼻胃管减压和肠道休息。然而，无法解决的肠梗阻或有迹象表明肠道缺血，则须行手术处理。

（朱丽丽　师东武 译，杨萌萌 审校）

参考文献

1. Ray BS, Neill CL. Abdominal visceral sensation in man. Ann Surg 1947;126(5):709-23.
2. Cervero F. Neurophysiology of gastrointestinal pain. Clin Gastroenterol 1988;2(1):183-99.
3. Haupt P, Janig W, Kohler W. Response pattern of visceral afferent fibres, supplying the colon, upon chemical and mechanical stimuli. Pflugers Arch 1983;398(1):41-7.
4. Bentley FH. Observations on visceral pain: (1) visceral tenderness. Ann Surg 1948;128(5):88.
5. Huffman JL, Schenker S. Acute acalculous cholecystitis: a review. Clin Gastroenterol Hepatol 2010; 8(1):15-22.
6. Owen CC, Jain R. Acute acalculous cholecystitis. Curr Treat Options Gastroenterol 2005;8(2): 99-104.
7. Marik PE, Vasu T, Hirani A, Pachinburavan M. Stress ulcer prophylaxis in the new millennium: a systematic review and meta-analysis. Crit Care Med 2010;38(11):2222-8.
8. Petrov MS, Shanbhag S, Chakraborty M, et al. Organ failure and infection of pancreatic necrosis as determinants of mortality in patients with acute pancreatitis. Gastroenterology 2010;139(3):813-20.
9. Guo Q, Li A, Xia Q, et al. The role of organ failure and infection in necrotizing pancreatitis: a prospective study. Ann Surg 2014;259(6):1201-7.
10. Balthazar EJ, Robinson DL, Megibow AJ, Ranson JH. Acute pancreatitis: value of CT in establishing prognosis. Radiology 1990;174(2):331-6.
11. De Waele JJ. Acute pancreatitis. Curr Opin Crit Care 2014;20(2):189-95.
12. Wu BU. Editorial: fluid resuscitation in acute pancreatitis: striking the right balance. Am J Gastroenterol 2011;106(10):1851-2.
13. de Madaria E, Banks PA, Moya-Hoyo N, et al. Early factors associated with fluid sequestration and outcomes of patients with acute pancreatitis. Clin Gastroenterol Hepatol 2014;12(6):997-1002.
14. Kuwabara K, Matsuda S, Fushimi K, et al. Early crystalloid fluid volume management in acute pancreatitis: association with mortality and organ failure. Pancreatology 2011;11(3):351-61.
15. De Waele JJ, Leppaniemi AK. Intra-abdominal hypertension in acute pancreatitis. World J Surg 2009;33(6):1128-33.
16. Mao EQ, Tang YQ, Fei J, et al. Fluid therapy for severe acute pancreatitis in acute response stage. Chin Med J 2009;122(2):169-73.
17. Isenmann R, Runzi M, Kron M, et al. Prophylactic antibiotic treatment in patients with predicted severe acute pancreatitis: a placebo-controlled, double-blind trial. Gastroenterology 2004;126(4): 997-1004.
18. Dellinger EP, Tellado JM, Soto NE, et al. Early antibiotic treatment for severe acute necrotizing pancreatitis: a randomized, double-blind, placebo-controlled study. Ann Surg 2007;245(5):674-83.
19. Gooszen HG, Besselink MG, van Santvoort HC, Bollen TL. Surgical treatment of acute pancreatitis. Langenbecks Arch Surg 2013;398(6):799-806.
20. van Santvoort HC, Besselink MG, Bakker OJ, et al. A step-up approach or open necrosectomy for necrotizing pancreatitis. N Engl J Med 2010;362(16):1491-502.
21. Cirocchi R, Trastulli S, Desiderio J, et al. Minimally invasive necrosectomy versus conventional surgery in the treatment of infected pancreatic necrosis: a systematic review and a meta-analysis of comparative studies. Surg Laparo Endo Per 2013;23(1):8-20.
22. Olah A, Romics L Jr. Enteral nutrition in acute pancreatitis: a review of the current evidence. World J Gastroenterol 2014;20(43):16123-31.
23. Eatock FC, Chong P, Menezes N, et al. A randomized study of early nasogastric versus nasojejunal feeding in severe acute pancreatitis. Am J Gastroenterol 2005;100(2):432-9.
24. Kumar A, Singh N, Prakash S, et al. Early enteral nutrition in severe acute pancreatitis: a prospective randomized controlled trial comparing nasojejunal and nasogastric routes. J Clin Gastroenterol 2006; 40(5):431-4.
25. Greenwald DA, Brandt LJ. Colonic ischemia. J Clin Gastroenterol 1998;27(2):122-8.
26. Washington C, Carmichael JC. Management of ischemic colitis. Clin Colon Rectal Surg 2012;25(4): 228-35.
27. Brandt LJ, Boley SJ. AGA technical review on intestinal ischemia. American Gastrointestinal Association. Gastroenterology 2000;118(5):954-68.
28. Moszkowicz D, Mariani A, Tresallet C, Menegaux F. Ischemic colitis: the ABCs of diagnosis and surgical management. J Visc Surg 2013;150(1):19-28.
29. Wanahita A, Goldsmith EA, Marino BJ, Musher DM. *Clostridium difficile* infection in patients with unexplained leukocytosis. Am J Med 2003;115(7):543-6.
30. Cohen SH, Gerding DN, Johnson S, et al. Clinical practice guidelines for *Clostridium difficile* infection in adults: 2010 update by the Society for Healthcare Epidemiology of America (SHEA) and the Infectious Diseases Society of America (IDSA). Infect Control Hosp Epidemiol 2010;31(5):431-55.
31. Bulusu M, Narayan S, Shetler K, Triadafilopoulos G. Leukocytosis as a harbinger and surrogate marker of *Clostridium difficile* infection in hospitalized patients with diarrhea. Am J Gastroenterol 2000;95(11):3137-41.
32. Rubin MS, Bodenstein LE, Kent KC. Severe *Clostridium difficile* colitis. Dis Colon Rectum 1995; 38(4):350-4.
33. Jetmore AB, Timmcke AE, Gathright JB Jr, et al. Ogilvie's syndrome: colonoscopic decompression and analysis of predisposing factors. Dis Colon Rectum 1992;35(12):1135-42.
34. Loftus CG, Harewood GC, Baron TH. Assessment of predictors of response to neostigmine for acute colonic pseudo-obstruction. Am J Gastroenterol 2002;97(12):3118-22.
35. Jancelewicz T, Vu LT, Shawo AE, et al. Predicting strangulated small bowel obstruction: an old problem revisited. J Gastrointest Surg 2009;13(1):93-9.

27

肠梗阻

Catherine E. Lewis

肠梗阻是指由于非机械性原因导致消化道失去了正常协调的运动能力[1]。肠梗阻常常发生于术后，且被认为是腹部手术后的一种正常生理反应[2]。当肠梗阻持续存在时，我们必须去鉴别究竟是机械性肠梗阻还是其他术后并发症。

病理生理学

生理条件下肠道的运动是一个非常复杂的过程，多种神经网络及神经激素递质参与其中。空腹状态下，消化道的正常收缩运动被称为移行性复合运动（migrating motor complexes，MMC）。这种收缩运动可以分为3个时期：静止期、间歇蠕动期及强烈收缩期。当食物进入肠道后，移行性复合运动即被终止，待消化的食物或食糜通过胃肠道表面的平滑肌蠕动逐渐向前推进，这一过程主要是由肠神经系统（enteric nervous system，ENS）来进行调节的。肠神经系统是由黏膜下及肠肌神经丛的感觉和运动神经节以及Cajal间质细胞组成。肠神经系统通过迷走、内脏以及盆神经系统当中的内脏感觉传入网络将肠壁上感觉信号传递至中枢神经系统（central nervous system，CNS）。同样的，肠神经系统可以通过这些神经建立与肠壁平滑肌细胞的联系。肠神经系统和肠壁平滑肌可以被交感神经信号抑制，也可以被副交感胆碱能神经信号激活。另外，肠神经系统可以独立于中枢神经系统发挥功能，这有赖于一些内分泌递质如P物质，血管活性肠肽和一氧化氮等调节自主神经系统来实现。

当生理性神经信号以及神经内分泌网络出现紊乱时，会出现肠梗阻。肠梗阻可由抑制性肠神经信号导致。这种抑制性肠神经信号出现的原因包括交感活性的增加，周围器官及肠壁本身的炎症，抑制性胃肠肽和内源性阿片物质的分泌以及使用外源性阿片类镇痛药物[3]。

肠梗阻常常发生于腹部手术后。传统意义上，我们认为小肠运动的恢复出现在术后第一个24小时，胃的运动恢复出现在术后24～48小时，而结肠则要等到术后48～72小时才能恢复运动[4]。但是最近的研究证明，术后肠道运动的恢复时间比预期的要短，胃和小肠在术后数小时即可恢复运动，而术后第2天或第3天结肠活动就可以恢复[5-7]。因此，如果患者在超过预期时间之后仍然出现病理性肠梗阻，比如开腹手术后5天或者腹腔镜手术后3天，我们应当去查找可能导致此种肠梗阻的原因[8]。

临床表现

肠梗阻可能出现的症状包括腹胀、弥漫性腹部疼痛、恶心、呕吐、无法进食以及停止排气、排便。体格检查可以发现腹胀，叩诊呈鼓音以及肠鸣音的减弱或消失。没有一项实验室检查可以确诊肠梗阻，但其对明确病因有所帮助，比如电解质紊乱，或发现白细胞水平升高，提示腹腔内感染可能等。

肠梗阻与机械性肠梗阻的鉴别通常很困难，因二者有许多相同的体征和症状。因此，为了明确诊断，需要进一步行影像学检查。腹部平片为首选，如果能在结直肠区域看到明显扩张的肠管，往往提示存在机械性梗阻（图27-1）。腹部平片如果不能够确诊或者是怀疑存在其他病因（如腹腔脓肿），则需进一步行腹部CT检查（图27-2）。在区分肠梗阻与完全机械性肠梗阻方面，腹部CT的敏感性和特异性可以达90%～100%[9]。

治疗

目前对于肠梗阻主要的治疗方法还是对症支持治疗，并没有证据支持需采取特殊治疗。首先我们要鉴别以及去除一些可能导致肠梗阻的因素，包括药物、电解质紊乱及一些潜在的腹部问题。目前已知的可能引起肠蠕动障碍的药物种类包括麻醉剂、吩噻嗪类、地尔硫䓬、抗胆碱能类以及氯氮平。条件允许的情况下应当停用上述药物，同时减少镇痛剂阿片类药物的用量。电解质紊乱方面，目前认为低钾、低钠，过高或过低的血镁和血钙水平都可能导致肠梗阻的发生。

在肠功能恢复之前，患者应该禁食（nil per os，NPO），同时给予充足的静脉输液以维持足够的血容量。如果患者存在中到重度的腹胀、恶心呕吐症状，需要放置胃管进行减压。目前不推荐对没有明显症状的肠梗阻患者留置胃管，因为这一操作并不能促进肠梗阻的恢复，相反有导致其他并发症（如肺不张、肺炎）的风险[10]。

目前关于治疗肠梗阻药物方面的研究还没有取得明显

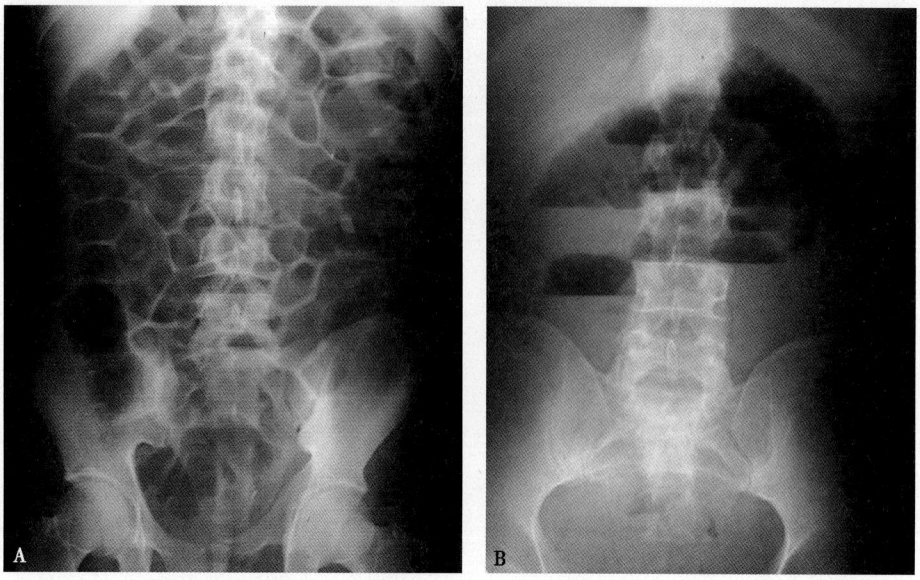

图 27-1 （A）肠梗阻。腹部 X 线照片显示小肠多个充气扩张环，以及充气的结肠和直肠。（B）小肠梗阻。腹部 X 线片显示小肠扩张环和多个气 / 液平面。小肠缺乏气体，结肠内无空气迹象

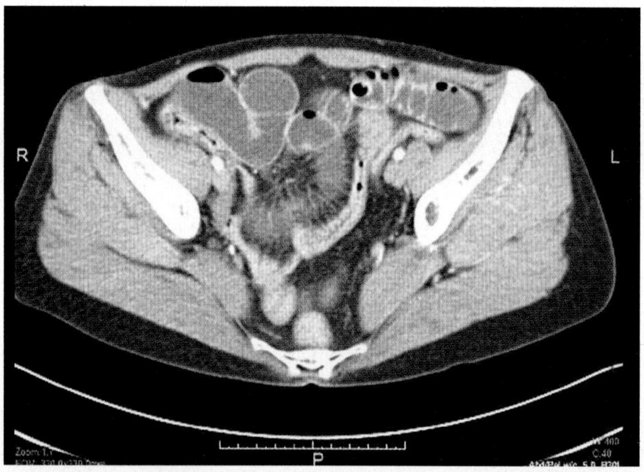

图 27-2 小肠梗阻。腹部 CT 扫描显示扩张小肠和减压小肠之间有一个清晰的过渡点

成果，没有数据支持使用胃复安或是红霉素有效[11]。近期，一系列关于评估外周 μ- 阿片受体拮抗剂爱维莫潘和溴化甲基纳曲酮治疗急性术后肠梗阻的研究正在进行。目前有 6 个随机对照研究支持使用爱维莫潘，但是临床获益还不确定，还不能够进行推广[11]。目前正在进行使用溴化甲基纳曲酮治疗阿片诱导的肠运动障碍方面的研究，但是已经有两项三期临床试验证实其用于术后肠梗阻治疗方面没有临床获益[12]。

预防

应当尽量减少使用阿片类药物以及寻找替代品，如非甾体抗炎药（nonsteroidal antiinflammatory drugs，NSAIDs）和对乙酰氨基酚的静脉制剂。有研究显示，非甾体抗炎药可以增加胃肠道运动，也可以减少术后恶心呕吐的发生[13]。当阿片类药物存在使用禁忌时，对乙酰氨基酚也能够被用来替代麻醉药物，减少麻醉药物的用量[14]。硬膜外麻醉镇痛因其可以缩短术后胃肠道运动恢复的时间，目前认为是腹部手术后镇痛的首选[15]。为了达到最佳的镇痛效果，硬膜外麻醉导管需要放置于硬膜外胸段正中水平，且需要在术中及至少术后 48 小时以内管理麻醉药物的使用。

多项研究证实，腹部手术后嚼口香糖可以促进肠道功能的恢复[16]。一项大型系统性回顾分析显示嚼口香糖可以加快排气排便，也减少了通便和排便时间。虽然这项回顾性研究所纳入的研究质量不高，没有提示与嚼口香糖相关的不良后果，但其仍是一种可以考虑采取的方法。

知识点

1. 肠梗阻是指由于非机械性原因导致消化道失去了正常协调的运动能力，且常常发生于术后。
2. 肠梗阻的症状包括腹胀、弥漫性腹部疼痛、恶心、呕吐、无法进食以及停止排气排便。
3. 当肠梗阻持续存在时，应当与机械性肠梗阻做鉴别，寻找有无潜在的病理性原因。
4. 治疗上主要采取对症支持处理，同时需要鉴别以及祛除一些可能导致肠梗阻的因素。
5. 限制术后阿片类药物使用以及采取胸段硬膜外麻醉来缓解术后疼痛，这样能够预防术后肠梗阻的发生。

（李琦　张志成 译，袁睿 审校）

参考文献

1. Vather R, Trivedi S, Bissett I. Defining postoperative ileus: results of a systematic review and global survey. J Gastrointest Surg 2013;17(5):962–72.
2. Miedema BW, Johnson JO. Methods for decreasing postoperative gut dysmotility. Lancet Oncol 2003;4:365–72.
3. Luckey A, Livingston E, Taché Y. Mechanisms and treatment of postoperative ileus. Arch Surg 2003; 138:206.
4. Wells C, Rawlinson K, Tinckler L, Jones H, Saunders J, et al. Ileus and postoperative intestinal motility. Lancet 1961;15:136–7.
5. Waldhausen JH, Shaffrey ME, Skenderis BS 2nd, Jones RS, Schirmer BD. Gastrointestinal myoelectric and clinical patterns of recovery after laparotomy. Ann Surg 1990;211:777–84.
6. Delaney CP, Senagore AJ, Viscusi ER, Wolff BG, Fort J, Du W, et al. Postoperative upper and lower gastrointestinal recovery and gastrointestinal morbidity in patients undergoing bowel resection: pooled analysis of placebo data from 3 randomized controlled trials. Am J Surg 2006;191:315–19.
7. Delaney CP, Marcello PW, Sonoda T, Wise P, Bauer J, Techner L. Gastrointestinal recovery after laparoscopic colectomy: results of a prospective, observational, multicenter study. Surg Endosc 2010;24: 653–61.
8. Vather R, Trivedi S, Bissett I. Defining postoperative ileus: results of a systematic review and global survey. J Gastrointest Surg 2013;17:962–72.
9. Suri S, Gupta S, Sudhakar PJ, Venkataramu NK, Sood B, Wig JD. Comparative evaluation of plain films, ultrasound and CT in the diagnosis of intestinal obstruction. Acta Radiol 1999;40:422.
10. Nelson R, Edwards S, Tse B. Prophylactic nasogastric decompression after abdominal surgery. Cochrane Database Syst Rev 2007;(3):CD004929.
11. Traut U, Brügger L, Kunz R, Pauli-Magnus C, Haug K, Bucher HC, et al. Systemic prokinetic pharmacologic treatment for postoperative adynamic ileus following abdominal surgery in adults. Cochrane Database Syst Rev 2008;23:CD004930.
12. Yu CS, Chun HK, Stambler N, Carpenito J, Schulman S, Tzanis E, et al. Safety and efficacy of methylnaltrexone in shortening the duration of postoperative ileus following segmental colectomy: results of two randomized, placebo-controlled phase 3 trials. Dis Colon Rectum 2011;54:570–8.
13. Ferraz AA, Cowles VE, Condon RE, Carilli S, Ezberci F, Frantzides CT, et al. Nonopioid analgesics shorten the duration of postoperative ileus. Am Surg 1995;61:1079–1083.
14. Sinatra RS, Jahr JS, Reynolds L, Groudine SB, Royal MA, Breitmeyer JB, et al. Intravenous acetaminophen for pain after major orthopedic surgery: an expanded analysis. Pain Pract 2012;12:357–65.
15. Jørgensen H, Wetterslev J, Møiniche S, Dahl JB. Epidural local anaesthetics versus opioid-based analgesic regimens on postoperative gastrointestinal paralysis, PONV and pain after abdominal surgery. Cochrane Database Syst Rev 2000;(4):CD001893.
16. Li S, Liu Y, Peng Q, Xie L, Wang J, Qin X. Chewing gum reduces postoperative ileus following abdominal surgery: a meta-analysis of 17 randomized controlled trials. J Gastroenterol Hepatol 2013; 28:1122–32.

28

腹　泻

Rajeev Dhupar and Juan B. Ochoa

腹泻是重症监护室（intensive care unit，ICU）患者常见胃肠道（gastrointestinal，GI）功能障碍的表现之一，发生率为2%～63%[1]。腹泻的标准定义是由于肠道运动异常导致排便频率增加、黏稠度异常或量增加而引起患者或照顾者不适。这一定义的主观性很强，目前没有明确的指南建议，文献对腹泻的描述也十分复杂。腹泻对ICU患者的影响，包括其发病率和死亡率目前还不清楚。然而，不可否认的是，腹泻在许多ICU患者当中是一个持续存在的问题。

标准

诊断腹泻有几个标准：

1. 频率异常。正常的排便频率为每天排便1～2次，这在一定程度上取决于饮食中纤维的含量。每天排便3次或3次以上即认为是不正常的[1]。
2. 黏稠度异常。异常的黏稠度是指不成形的粪便或粪便中含有过多的液体，对患者或护理人员造成“不便”。正常粪便含水量为总重量的60%～85%[1]。
3. 量异常。粪便量和体积与摄入食物的量和类型有着显著的关系。非水溶性纤维会显著增加粪便的体积。“正常”的排便量大约是200g/d[1]。如果排便量超过300g/d，或体积大于250ml/d，则认为是异常的[1,2]。

迄今为止，临床上还缺乏一个公认的指标和范围，用来准确测量粪便的数量、黏稠度以及排便的频率。正因为如此，护士仍然是诊断腹泻最可靠的人。

病理生理

正常肠道运动频率、内容物体积及黏稠度是取决于食物的性状的，其影响胃肠道运动、分泌和营养吸收。肠道的蠕动导致每24小时产生1～2次的粪便，产生的粪便在正常范围内具有一定的黏稠度和流动性。

当胃肠道出现生理功能紊乱或是无法处理食物时，就会出现腹泻。腹泻有几种分类方法，但是这些方法对临床上处理患者并没有任何帮助。可能最有用的方法是将腹泻按照物理性状上的改变来进行分类：

1. 液体分泌增加超过重吸收。除了正常的经口摄入，平均有多达9L的液体被分泌到胃肠道内。但由于小肠和大肠存在强大的吸收能力，最后只有不到1%的液体存在于粪便中。在肠黏膜内，钠的被动和主动运输决定了吸收的水量。当肠道细胞内出现第二信使单磷酸腺苷（adenosine monophosphate，cAMP）水平的增加时，即会导致大量液体被分泌到胃肠道内。同时细胞内cAMP浓度增加还可以促进氯化物的分泌[3]。因此，这种由液体过量分泌引起的腹泻称为分泌性腹泻。分泌性腹泻的特点是粪便中含有大量的液体，也被称为水样便。分泌性腹泻可见于某些传染性疾病，如霍乱或轮状病毒感染。分泌性腹泻也见于一些内分泌紊乱，如类癌综合征或是能分泌血管活性肠肽（vasoactive intestinal peptide，VIP）的肿瘤。
2. 黏液分泌增加。大肠分泌过多的黏液会导致腹泻的进展。黏液分泌增加可见于结肠感染，如艰难梭状芽胞杆菌性结肠炎和阿米巴原虫感染等[4]。ICU当中的感染性腹泻发生率目前尚不清楚。
3. 食物污染。特别需要注意的是ICU所提供的食物受到污染。食物的污染可以发生在多个阶段，包括食物的准备阶段、使用“开放式单元”、添加模块化食物阶段以及喂养管路的污染（如胃管、胃造瘘管）。这种由于喂养管路污染引起的腹泻的发生率目前尚不清楚。
4. 渗透压增加而引起的腹泻。许多口服而未完全吸收的物质会产生显著的渗透作用，超过了胃肠道的生理吸收能力。ICU中很多的腹泻患者都可以归于这一类。
    a) 药物引起的渗透性腹泻。ICU当中，山梨糖醇作为喂养管喂食药物前的一种准备手段，经常在无意间给患者服用，而其导致腹泻的作用往往被人忽视[5]。其他高渗透性药物包括乙二醇和含镁药物。
    b) 未完全消化和吸收不良。ICU中吸收不良的发生率尚不清楚。然而，许多事例表明吸收不良是引起重症患者腹泻的原因。这些包括：
        i. 未完全消化的蛋白质（蛋白质泻）。蛋白质消化主要发生在胃当中，需要胃蛋白酶（仅在低pH条件下激活）和盐酸。在ICU中，几乎所有患者都会使用提高胃内pH的药物，如组胺2型受体（histamine receptor type 2，H_2）拮抗剂或质子泵抑制剂[6,7]。

此外，喂养管路经常绕过胃腔，导致食物不经过胃酸和胃蛋白酶的消化。

ii. 未消化的碳水化合物。除了之前讨论的山梨醇以外，喂养配方中如果含有过量的葡萄糖、乳糖和果糖，超过小肠的吸收能力，也会造成高渗液体流入肠腔[8]。

iii. 未消化的脂肪。在胰腺功能不全的患者中，脂肪泻（由未消化的脂肪引起的腹泻）很常见。这种胰酶与食物不能充分混合的情况可见于肠旁路手术、胰瘘或是接受过胰腺切除的患者。也可见于胆汁生成不全的情况，如接受胆道分流手术的患者。

iv. 超负荷的饮食。在ICU中可以观察到任意一种主要膳食成分（蛋白质、碳水化合物或脂肪）的过量（过度喂养）引起的腹泻。在ICU中，由于对热量和蛋白质需求的不恰当估计或代谢监测不足，多达33%的患者出现医源性过度喂养[9]。蛋白质、碳水化合物或脂肪含量过高的情况也发生在含有一种或多种成分的特殊配方中。例如，某一食品当中可能含有大量脂肪，超出了机体消化和吸收的能力。

v. 消化道萎缩。肠黏膜刷状缘的萎缩与消化吸收能力的降低有关。营养不良患者当中可以发现这种萎缩，因此，腹泻常见于低蛋白血症患者。这种萎缩也可见于较长时间禁食的患者。因此，当患者术后需要长时间禁食时，肠黏膜萎缩是一个需要特别关注的问题。

5. 异常运动。肠道运动障碍在ICU中是一个常见的问题，而促动力药物的使用（如红霉素）可能无意中导致患者发生腹泻。
6. 肠道菌群失衡。结肠菌群对大肠发挥正常吸收功能至关重要。抗生素能够造成结肠菌群大量破坏，有时会导致院内感染，引起腹泻。目前，艰难梭菌是导致院内腹泻的主要原因，占抗生素相关性腹泻患者的30%[10]。肠道菌群可以通过使用益生菌制剂来进行调整，这一课题正在进行深入的研究中，但目前还没有指南指导使用它们来治疗或预防ICU患者发生的腹泻[11]。

腹泻的临床结局

腹泻未经治疗可能会导致许多问题。包括：

1. 伤口破裂和继发性软组织感染。腹泻会导致潮湿、污染的环境；如果未经治疗，可能导致皮肤皲裂和软组织感染。特别需要关注的是褥疮的问题；腹泻既可以是病因，也可以导致褥疮的恶化或其他并发症。
2. 水和电解质紊乱在分泌性腹泻患者中尤其常见。针对这些患者，临床医生需要注意液体补充和纠正代谢性酸中毒和/或低钾血症。
3. 营养不良。营养吸收不足会导致营养利用障碍。
4. 增加护士和陪护人员的工作量。腹泻给护理人员带来了沉重的负担。此外，出现污染的患者会造成护理质量低下的感觉。维持腹泻患者的干净整洁需要ICU额外的人力物力，这些资源本可以更好地利用。

诊断

想要患者得到良好的治疗，必须对腹泻进行仔细完整的评估。然而，临床医生往往更关注其他脏器功能，而腹泻常常被忽视或接受仓促的“治疗”。而诊断性实验室检查的缺失使得识别和治疗患者变得更加困难。我们提出以下方法：

1. 患者真的有腹泻吗？临床医生很少提出腹泻的诊断，大多数的诊断可能是在不清楚腹泻定义的情况下做出的。因此，所有ICU工作人员做出努力，诊断腹泻是很重要的。需要通过沟通和交流来建立一套确实有效的指标和参数，这样还有助于追踪治疗效果。
2. 医源性病因能解释腹泻的存在吗？
   a. 患者是否使用促动力药物或粪便软化剂？
   b. 患者是否使用含有高浓度山梨醇的药物？
   c. 患者是否存在过度喂养？
   d. 患者是否对食物中的成分存在不耐受？
   e. 是否存在一种特殊的食物提供了过量的某种物质（如脂肪），使患者难以消化？
   f. 是否存在绕过胃腔的通路或是抑制了胃酸分泌，从而影响蛋白质的消化？
   g. 患者是否使用其他可能导致腹泻的药物？
3. 评估患者的消化吸收能力。
   a. 患者是否有胃肠道萎缩，比如长时间禁食？患者能从肠道康复策略中获益吗？
   b. 患者存在营养不良吗？
   c. 患者是否有影响消化酶分泌的疾病（如胰腺炎）？
   d. 患者是否有影响吸收功能的慢性疾病（如短肠综合征）？
4. 患者是否存在感染？
   a. 喂养管是否有污染的迹象？患者在使用封闭系统吗？它多久更换1次？
   b. 有导致院内肠道感染的病因吗？患者的梭状芽孢杆菌毒素是阴性的吗？
   c. 抗生素是否对结肠菌群产生明显的影响？

治疗

治疗有赖于明确病因，腹泻的一个或几个病因通常可以被确定。一旦明确后，病因应该被祛除、纠正或得到治疗。特别是条件允许的情况下，医源性因素导致的腹泻应该得到纠正和治疗。例如，在预防手术部位感染方面，延长预防性抗生素的疗程并不比短期疗程好。因此，严格按照指南来限制抗生素的使用是很重要的[12, 13]。

如果胃肠道充满了大量的特殊营养物质，那么改变食物类型就显得尤为重要，特别是对于那些食物配方中含有过量脂肪的患者。

当疾病本身（或治疗）导致消化酶如胰酶或胆汁分泌减少时，应当进行补充。

应谨慎使用抑制胃肠道运动的药物，如洛哌丁胺。这些药物往往是经验性使用的，可能会加重潜在的病因，特别是当存在感染因素时。

使用粪便成型药物可以提高粪便的黏稠度。但是使用时必须注意合适的剂量，因为它们也可能引起腹泻[14]。

使用抗生素治疗感染性腹泻也应当谨慎。如果腹泻仅造成轻微不适，且没有生理改变，建议先等待艰难梭菌检测结果回报后再做出决策[15]。

在 ICU 中，恢复正常结肠菌群已成为越来越常见的做法。目前推荐根据情况使用益生元和益生菌，但这类疗法可能导致的并发症尚不清楚，还需要进一步研究证实[11, 16]。可溶性纤维对恢复正常结肠功能和菌群有一定作用。

目前经常可以见到停止或减少肠内喂养速度的做法，然而，只有当患者存在过度喂食或表现出对食物不耐受时才会推荐这么做。只有存在循环不稳定的情况下，才建议停止肠内营养，采取全静脉营养方式治疗腹泻。

总结

腹泻是 ICU 胃肠道功能障碍的临床表现之一。由于缺乏一个普遍认可的定义及协同研究，ICU 中患者的腹泻发生率仍不明确。尽管存在这些局限性，当发现腹泻时，仍应当仔细评估患者并采取有效的治疗措施。

（李琦 张志成 译，袁睿 审校）

参考文献

1. Ringel AF, Jameson GL, Foster ES. Diarrhea in the intensive care patient. Crit Care Clin 1995;11: 465–477.
2. Wiesen P, van Gossum A, Presier JC. Diarrhoea in the critically ill. Curr Opin Crit Care 2006;12: 149–154.
3. Krishnan S, Ramakrishna BS, Binder HJ. Stimulation of sodium chloride absorption from secreting rat colon by short-chain fatty acids. Dig Dis Sci 1999;44:1924–1930.
4. Cunha BA. Nosocomial diarrhea. Crit Care Clin 1998;14:329–338.
5. Hyams JS. Sorbitol intolerance: an unappreciated cause of functional gastrointestinal complaints. Gastroenterology 1983;84:30–33.
6. Pilotto A, Franceshi M, Vitale D, Zaninelli A, DiMario F, Seripa D, et al. The prevalence of diarrhea and its association with drug use in elderly outpatients: a multicenter study. FIRI; SOFIA Project Investigators. Am J Gastroenterol 2008;103:2816–2823.
7. Leonard J, Marshall JK, Moayyedi P. Systematic review of the risk of enteric infection in patients taking acid suppression. Am J Gastroenterol 2007;102:2047–2056.
8. Fernandez-Banares F, Esteve M, Viver JM. Fructose-sorbitol malabsorption. Curr Gastroenterol Rep 2009;11:368–374.
9. Edes TE. Nutrition support of critically ill patients. Guidelines for optimal management. Postgrad Med 1991;89:193–198, 200.
10. OKeefe SJD. Tube feeding, the microbiota, and *Clostridium difficile* infection. World J Gastroenterol 2010;16:139–142.
11. Morrow LE. Probiotics in the intensive care unit. Curr Opin Crit Care 2009;15:144–148.
12. Wistrom J, Norrby SR, Myhre EB, et al. Frequency of antibiotic-associated diarrhoea in 2462 antibiotic-treated hospitalized patients: a prospective study. J Antimicrob Chemother 2001;47: 43–50.
13. Nelson RL, Glenny AM, Song F. Antimicrobial prophylaxis for colorectal surgery. Cochrane Database Syst Rev 2009;21:CD001181.
14. Nakao M, Ogura Y, Satake S, et al. Usefulness of soluble dietary fiber for the treatment of diarrhea during enteral nutrition in elderly patients. Nutrition 2002;18:35–39.
15. Dallal RM, Harbrecht BG, Boujoukas AJ, et al. Fulminant *Clostridium difficile*: an underappreciated and increasing cause of death and complications. Ann Surg 2002;235:363–372.
16. Meier R, Burri E, Steuerwald M. The role of nutrition in diarrhoea syndromes. Curr Opin Clin Nutr Metab Care 2003;6:563–567.

29

皮疹及发热

Cheston B. Cunha and Burke A. Cunha

重症监护室（intensive care unit，ICU）患者的皮疹及发热的判断与该症状是否为社区获得或医院获得有关。社区源性的皮疹及发热较易通过社区分布和皮疹特点来判断[1-5]。皮疹还可通过观察直接区分是感染引起的还是非感染因素引起的。除此之外，患者的既往史、体格检查、实验室异常指标都有助于诊断[1,4,6-8]。

医院获得性皮疹相对更难判断[6]，临床医生必须判断这是否与患者的病情及治疗相关，例如心肌梗死后的患者在服用 β- 受体阻滞剂、利尿剂等抗心律失常药物或者通便药时可能出现的药物性皮疹[1,3]。

ICU 中伴发皮疹的急性病患者在感染方面可得到更好的治疗[1,3]，皮疹及发热往往伴随其他重要的临床疾病，综合考虑更有利于确诊及处理[5,7]。

社区获得性皮疹及发热

社区获得性皮疹可以从皮疹的类型以及分布作出诊治，发热程度、热型也可以帮助判断[3,9]。

带有淤点、紫癜的皮疹和发热

淤点、紫癜在社区性皮疹并发热的患者中较为常见，此类患者可伴有全身感染，也可能伴有其他非感染性疾病[10-12]。有些患者甚至可能有生命危险，例如脑膜炎球菌血症（meningococcemia，MC）、脑膜炎、落基山斑疹热（Rocky Mountain spotted fever，RMSF）、登革热（dengue fever，DF）、虫媒出血热等。经验丰富的医生可正确诊断并给予及时有效的治疗[1,4,10,11]。

脑膜炎球菌菌血症和落基山斑疹热是两种较为常见的淤点、紫癜型皮疹，尤其当患者近期有蜱虫接触或者疫区暴露史时，更应高度怀疑。落基山斑疹热的特点是从手腕及脚踝开始起疹[13-15]，而 MC 引起的皮疹多为不对称的不规则形状的淤点、紫癜型皮疹，并伴有疼痛[1,8,11]。

脾切除后脓毒症（post-splenectomy sepsis，PSS）的表现与 MC 类似，这种脓毒症只发生在脾功能损伤或缺失的患者中[1,4,11]。脾功能下降的临床表现中，关键的一点是在外周血涂片中可发现红细胞中出现染色质小体（Howell-Jolly bodies）或者“麻点”红细胞。脾功能越差，染色质小体就会越多[1,8]。

局部脓肿来源的或者急性细菌性心内膜炎（acute bacterial endocarditis，ABE）导致的持续的金黄色葡萄球菌菌血症［甲氧西林敏感或耐药（methicillin-sensitive/methicillin-resistant，MSSA/MRSA）］常常引起远端肢体的细小出血点、淤斑、紫癜[1,10,11]。

斑丘疹和发热

斑丘疹和发热常常由毒性休克综合征（toxic shock syndrome，TSS）以及系统性红斑狼疮（systemic lupus erythematosus，SLE）引起。系统性红斑狼疮进展有时与感染性疾病很像[1,4,11]。系统性红斑狼疮肺炎与社区获得性肺炎（community-acquired pneumonia，CAP）需要鉴别，狼疮性脑炎也与急性细菌性脑炎（acute bacterial meningitis，ABM）相似。实验室检查有助于区分狼疮活跃与感染性疾病。在不伴随感染的情况下，典型的狼疮疾病表现有白细胞减少、补体水平下降、在血清蛋白电泳（serum protein electrophoresis，SPEP）中 α1/α2 球蛋白比例升高等[1,8]。

TSS 可发生在任何定植或感染 TSS-1 产生金黄色葡萄球菌患者身上。但是，仅在鼻腔定植而没有明显的临床感染迹象，可不考虑 TSS。TSS 也可能是由 A 型链球菌或梭状芽孢杆菌引起[2,4,11]。

疱疹性或大疱性皮疹及发热

水痘带状疱疹病毒（varicella zoster virus，VZV）可引起水痘及带状疱疹的暴发。带状疱疹可局限在皮肤也可波及全身[5-7]。在出现疱疹和发热之前，带状疱疹易与其他疾病混淆，头颈部的带状疱疹甚至可以引起相关性脑膜炎和脑炎。散发的疱疹与水痘相似，而且带状疱疹的患者可能前期有水痘病史[1,4,11]。

ICU 社区获得性大疱皮疹可能与金黄色葡萄球菌软组织脓肿、创伤弧菌或气性坏疽（梭菌性肌坏死）感染有关。除金黄色葡萄球菌感染外，其他原因造成的大疱皮疹并发热都伴有疼痛、紧张甚至腹泻。挤压伤或创伤都可能引起梭状芽孢杆菌肌坏死、气性坏疽。然而，大疱性皮疹的常见原因是金黄色葡萄球菌脓肿或者脓皮病[10-12]。

社区获得性皮疹及发热的诊断特点见表 29-1～表 29-10[1-19]。

表 29-1 ICU 社区获得性皮疹及发热 - 淤斑、紫癜型皮疹

疾病	中枢 > 外周	外周 > 中枢	手掌或脚心皮疹	皮疹特点	临床特征	其他特征	鉴别诊断
脑膜炎球菌血症		+	±	发热 1～2 小时后出现皮疹，皮疹不规则，伴有疼痛，皮疹早期出现在手掌、脚心和脸部。可集中出现在压力部位	**临床表现：** 头痛，肌痛，低血压（例如，沃 - 弗综合征：暴发性脑膜炎球菌败血症）、迅速死亡（3 小时内） **实验室检查：** 白细胞减少，血小板减少，肝酶异常，补体水平早期下降，DIC 伴有红细胞破碎及血小板减少 **诊断：** 结合临床表现、血培养阳性（针对奈瑟菌属脑膜炎）、疱疹细菌培养或革兰染色阳性（针对奈瑟菌属脑膜炎）	近期有上呼吸道感染病史，这在冬春交际时期多发。继发脑膜炎，后期可发生手指坏疽	**落基山斑疹热：** 蜱虫接触史，多发于夏季，心率慢，结膜充血，眼眶周围水肿，手腕及脚踝淤点皮疹，足背及手背肿，白细胞正常范围，肝酶升高，在奈瑟菌脑膜炎时血培养可为阴性，指端坏疽 **肠道病毒：** 皮疹多位于躯干或面部，面部和肢端小而规则的出血点多于躯干部位。稀便甚至腹泻，白细胞及血小板可正常，肠道病毒滴度升高 **金黄色葡萄球菌血症：** 新发的心脏杂音，既往有瓣膜病史或近期心脏手术史，血培养阳性（甲氧西林敏感或耐药金黄色葡萄球菌），超声发现心脏疣状赘生物，脾切除后脓毒症（其机制与脾功能损伤有关），没有染色质小体（Howell-Jolly bodies）或者“麻点”红细胞，无帕彭海默小体，血培养阳性黄色葡萄球菌肺炎，排除血友病嗜血杆菌及犬咬二氧化碳嗜纤维菌感染 **亨 - 舍二氏紫癜：** 小血管炎，多见于儿童。常继发于上呼吸道感染、药物及免疫接种后，广泛的紫癜皮疹局限在腰部以下，发热小于 38.9℃不伴有寒战，腹部疼痛显著伴或不伴有关节周围压痛，尿检有红细胞，血培养阴性，皮肤活检发现白细胞聚集血管炎伴有 IgA 在小血管壁沉积。肾活检显示局部或节段性 GMN

表 29-2 ICU 社区获得性皮疹及发热 - 淤斑、紫癜型皮疹

疾病	中枢 > 外周	外周 > 中枢	手掌、脚心皮疹	皮疹特点	临床特征	其他特征	鉴别诊断
落基山斑疹热（RMSF）		+	+	发热 3～5 天后出现皮疹，皮疹位于手腕及脚踝部位，斑点状无痛皮疹，较少出现淤斑、紫癜（与脑膜炎球菌血症相比）	**临床表现：** 心率慢，结膜红，额部头痛，眶周水肿，可能脾肿大，可能伴腹痛，手背、脚背水肿，晚期低血压（液体丢失或心肌炎） **实验室检查：** 白细胞正常，血小板减少，ESR 正常。肝酶轻度升高，肺片（CXR）未显示浸润影 **诊断：** 结合临床表现，检查显示立克次体（rickettsia）增多，血立克次体浓度升高	常见于春季晚期或秋季早期，有蜱虫接触史，无肺部浸润影（除非发生充血性心力衰竭）	**脑膜炎球菌血症：** 无毒血症表现，无心率慢，无眶周水肿，无手背、脚背水肿，皮疹不始发于手腕及脚踝，白细胞增多，奈瑟菌脑膜炎血培养阳性 **斑疹伤寒：** 最近有虱子接触史（流行性斑疹伤寒）或跳蚤接触史（鼠源性斑疹伤寒），皮疹在躯干部，手掌或脚底少见，谵妄、眩晕、耳鸣等中枢症状常见，恶心、呕吐等常见，普氏立克次体或伤寒立克次体浓度升高 **不典型麻疹：** 接受麻疹灭活疫苗（1963—1968），胸片显示结节状渗出伴胸膜渗出，肺炎多见（区别于 RMSF），皮疹不伴有淤点淤斑，不始发于腕、踝部，皮疹多位于躯干部，不超过乳头，伴有干咳。肌肉疼痛及腹痛多见，常伴手脚水肿，可伴有肝脾肿大、白细胞减少，无血小板减少，后期可出现嗜伊红细胞增多，麻疹 IgM 浓度升高 **肠道病毒：** 皮疹多位于躯干或面部，面部和肢端小而规则的出血点多于躯干部位。稀便甚至腹泻，白细胞及血小板可正常，肠道病毒滴度升高 **亨 - 舍二氏紫癜：** 小血管炎，多见于儿童。常继发于上呼吸道感染、药物及免疫接种后，广泛的紫癜皮疹局限在腰部以下，发热小于 38.9℃，不伴有寒战，腹部疼痛显著伴或不伴有关节周围压痛，尿检有红细胞，血培养阴性，皮肤活检发现白细胞聚集血管炎伴有 IgA 在小血管壁沉积。肾活检显示局部或节段性 GMN

表 29-3 ICU 社区获得性皮疹及发热 - 淤斑、紫癜型皮疹

疾病	中枢 > 外周	外周 > 中枢	手掌、脚心皮疹	皮疹特点	临床特征	其他特征	鉴别诊断
金黄色葡萄球菌血症，连续菌血症 / 急性细菌性心内膜炎		+	+	发热数天后出现皮疹，皮疹不规则，淤点伴有疼痛，远端肢体可出现坏疽。	**临床表现：**寒战，高热（>38.8℃），急性心内膜炎时会出现心脏杂音，有菌血症明显的临床诱因（如局部脓肿） **实验室检查：**白细胞增多伴或不伴血小板减少，ESR 及 C- 反应蛋白升高，肝酶可正常 **诊断：**结合临床表现，淤点淤斑部位的金黄色葡萄球菌染色及培养阳性。高级别（3/4-4/4）的菌血症（甲氧西林敏感或耐药），心内膜炎时超声发现赘生物	最近有金黄色葡萄球菌皮肤或软组织感染史，出现过金黄色葡萄球菌脓肿）	**落基山斑疹热：**蜱虫接触史，多发于夏季，心率慢，结膜充血，眼眶周围水肿，手腕及脚踝淤点皮疹，足背及手背肿，白细胞正常范围，肝酶升高，在奈瑟菌脑膜炎时血培养可为阴性，后期可出现指端坏疽 **血管炎：**无心脏杂音，无寒战，血培养阴性，经胸超声检查正常，无心脏赘生物。ANA、p-ANCA/c-ANCA 阳性

表 29-4 ICU 社区获得性皮疹及发热 - 淤斑、紫癜型皮疹

疾病	中枢 > 外周	外周 > 中枢	手掌、脚心皮疹	皮疹特点	临床特征	其他特征	鉴别诊断
脾切除后脓毒症（postsplenectomysepsis，PSS）	+		−	发热 1～2 天后出现皮疹。	**临床表现：**弥漫性不对称性紫癜皮肤损害，严重低血压休克 **实验室检查：**白细胞下降，血小板减少，镜检发现红细胞染色质小体（Howell-Jolly bodies）或者“麻点”红细胞。红细胞中出现帕彭海默小体 **诊断：**结合临床表现，发生在脾切除或脾功能损害的患者。血培养肺炎双球菌阳性，奈瑟菌脑膜炎，或发现犬咬二氧化碳嗜纤维菌（capnophagiacanimorsus）	无季节性，在脾功能损伤患者中发生，例如创伤切脾、白血病化疗期或先天性无脾。以及其他脾功能损伤的情况*	**脑膜炎球菌血症**（meningococcemia，MC）：无毒血症表现，无心率慢，无眶周水肿，无手背、脚背水肿，皮疹不始发于手腕及脚踝，白细胞增多，奈瑟菌脑膜炎血培养阳性 **金黄色葡萄球菌源性毒性休克综合征：**常伴有低血压，猩红热样皮疹，结膜炎，眶周水肿，黏膜充血，足背、掌背水肿，肝酶升高，肌酸磷酸激酶升高，局部发现金黄色葡萄球菌感染灶 **亨 - 舍二氏紫癜：**小血管炎，多见于儿童。常继发于上呼吸道感染、药物及免疫接种后，广泛的紫癜皮疹局限在腰部以下，发热小于 38.9℃不伴有寒战，腹部疼痛显著伴或不伴有关节周围压痛，尿检有红细胞，血培养阴性，皮肤活检发现白细胞聚集血管炎伴有 IgA 在小血管壁沉积。肾活检显示局部或节段性 GMN

表 29-5 ICU 社区获得性皮疹及发热 - 淤斑、紫癜型皮疹

疾病	中枢 > 外周	外周 > 中枢	手掌、脚心皮疹	皮疹特点	临床特征	其他特征	鉴别诊断
登革热（dengue fever，DF），登革休克综合征（dengue shock syndrome，DSS），登革出血热（dengue hemorrhagic fever，DHF）	+		−	发热 2～6 天后出现皮疹，皮疹始发于胸部，猩红热样躯干部皮疹，明显点状出血点，触之如砂纸，面部红	**临床表现：**持续高热但 < 39.5℃，热型呈驼峰样，额部、肌肉及眼后疼痛，结膜肿胀，眼球运动疼痛，一般出现淋巴结病变。还可能伴有低血压或出血表现 **实验室检查：**白细胞减少，淋巴细胞相对增多，红细胞压积 > 20%，肝酶升高 **诊断：**结合临床表现，登革热病毒 IgM 升高，病毒滴度升高	最近有加勒比海、拉丁美洲或亚洲旅游经历，被蚊虫叮咬	**基孔肯雅热**（Chikungunya fever，CHIK）：不在加勒比海、拉美流行，出现心率减慢，多发关节痛，关节痛 > 肌痛。皮疹瘙痒，没有明显的点状出血，脑膜炎脑炎不常见，结膜充血，淋巴结肿大不常见，白细胞增多，红细胞压积不升高，肝酶升高，基孔肯雅病毒 IgM 升高

表 29-6 ICU 社区获得性皮疹及发热 - 淤斑、紫癜型皮疹

疾病	中枢 > 外周	外周 > 中枢	手掌、脚心皮疹	皮疹特点	临床特征	其他特征	鉴别诊断
虫媒传播的出血热（黄热病，拉沙热，埃博拉热，姆斯克出血热，马尔堡病毒）	+		±	发热 5～7 小时后出现皮疹，为斑丘疹，有出血临床表现，如鼻出血。黄热病早期有黄疸	**临床表现：**急性起病，极度疲惫，心率慢，结膜肿胀，面部水肿，水样泄，咽喉肿痛，肌痛伴背痛。伴或不伴脑炎、全身及颈部淋巴结肿大 **实验室检查：**白细胞减少，血小板减少，血尿，肝酶升高。 **诊断：**结合临床表现，通过酶联免疫法或基因扩增（CDC-ELISA-RT-PCR）发现虫媒病毒	最近有非洲、拉丁美洲、亚洲旅游史，起病迅猛，威胁生命	**落基山斑疹热：**亚急性起病，蜱虫接触史，多发于夏初 / 夏末，心率慢，结膜充血，眼眶周围水肿，手腕及脚踝淤点皮疹，足背及手背肿，白细胞正常范围，肝酶升高，在奈瑟菌脑膜炎时血培养可为阴性，后期可出现指端坏疽 **脑膜炎球菌血症：**无毒血症表现，无心率慢，无眶周水肿，无手背、脚背水肿，皮疹不始发于手腕及脚踝，白细胞增多，奈瑟菌脑膜炎血培养阳性 **天花（出血性）：**淤点、紫癜皮疹呈“男士泳裤”样分布，毒血症表现。常出现谵妄，瞳孔不突出，无干咳，进展迅速，可在水疱出现之前就危及生命，肌痛不明显

表 29-7 ICU 社区获得性皮疹及发热 - 淤斑、紫癜型皮疹

疾病	中枢 > 外周	外周 > 中枢	手掌、脚心皮疹	皮疹特点	临床特征	其他特征	鉴别诊断
天花（出血 / 中毒性） 类型： 在出现皮疹前有出血表现（斑疹性紫癜）；在皮疹后有出血（出血性脓疱性天花）表现	+		+	皮疹同时出现发热，出血淤点皮疹呈游泳裤样分布。出血点早期在大腿内侧及腹股沟。出血点在胸侧面延伸到腹部肚脐。在第 2 天常见猩红热样皮疹、红皮病。第 4 天猩红热样皮疹可变暗，增厚	**临床表现**：皮疹出现之前有严重的头痛和背痛，毒血症、坐立不安。虚弱，结膜早期出血，鼻出血，呼气伴臭味，胸部疼痛，血尿 **实验室检查**：白细胞减少，淋巴细胞增多，单核细胞增多，红细胞内可见嗜碱性颗粒，血小板减少，肝酶可正常 **诊断**：需要结合临床表现及实验室检查	患者可在水疱病变加重前死亡。可在第 6 天因为肺水肿突然死亡。类似生物恐怖情形	**金黄色葡萄球菌源性毒性休克综合征**：常伴有低血压，猩红热样皮疹，结膜炎，眶周水肿，黏膜充血，足背、掌背水肿，肝酶升高，肌酸磷酸激酶升高，局部发现金黄色葡萄球菌感染灶 **斑疹伤寒**：最近有虱子接触史（流行性斑疹伤寒）或跳蚤接触史（鼠源性斑疹伤寒），皮疹在躯干部，手掌或脚底少见，谵妄、眩晕、耳鸣等中枢症状常见，恶心、呕吐等常见，普氏立克次体或伤寒立克次体浓度升高 **脾切除后脓毒症**：出现与脾功能降低的相关紊乱，血培养肺炎双球菌阳性，奈瑟菌脑膜炎，嗜血杆菌流感，或发现犬咬二氧化碳嗜纤维菌 **脑膜炎球菌血症**：无毒血症表现，无心率慢，无眶周水肿，无手背、脚背水肿，皮疹不始发于手腕及脚踝，白细胞增多，奈瑟菌脑膜炎血培养阳性

表 29-8 ICU 社区获得性皮疹及发热 - 淤斑、紫癜型皮疹

疾病	中枢 > 外周	外周 > 中枢	手掌、脚心皮疹	皮疹特点	临床特征	其他特征	鉴别诊断
麻疹	+		−	发热 4 天后出现皮疹，皮疹首先出现在发际线及耳后，压之泛白，躯干部有斑点状皮疹，起疱。面部皮疹最早融合成片，3 天皮疹从头部蔓延到脚	**临床表现**：干咳，流鼻涕，咽喉痛。咽炎、结膜炎，颈前部淋巴结肿痛 **实验室检查**：白细胞减少伴或不伴血小板减少，淋巴细胞减少 **诊断**：需要临床表现，麻疹 IgM 滴度升高。如果在鼻黏膜发现 Warthin-Fineldy 细胞（镜检下形态较大，多核，细胞核呈葡萄状簇集），具有诊断价值	出现皮疹前往往有上呼吸道感染，一般在春季。早期有毒血症表现，在皮疹蔓延到脚后毒血症减轻。皮疹发作前 1～2 天出现 Koplik 征（口腔舌黏膜出现红色小点，中心是白色的），可发展到巨细胞肺炎麻疹或细菌性肺炎 可出现腹痛（假性阑尾炎），发热高峰在皮疹后 2～3 天。脑炎罕见。如果伴随黏膜、皮肤出血，称为出血性麻疹，罕见，但致命	**风疹**：春季多见，发热短暂，<39℃，无中毒症状、无上呼吸道感染、无结膜炎、无黏膜疹。双侧颈后淋巴结肿大，软腭出现小红点（Forchheimer 点），短暂红疹 1 天，然后消褪，皮疹不会从头到脚覆盖。白细胞常正常，某些会减少，风疹病毒滴度增高 **成人川崎病**：发热 >39℃持续 >5 天。无心率慢，结膜充血。大部分出现轻度的前葡萄膜炎。黏膜充血、双侧淋巴结肿大，猩红热样皮疹，可出现多形样红疹，腹泻腹痛，心肌炎（非特异性，ST/T 波异常）伴或不伴脾肿大。肛周红肿，手脚背水肿，白细胞增多，第一周血小板减少，第 2～3 周血小板增多。红细胞沉降率持续升高，肝酶轻度升高，铁蛋白升高，无菌性脓尿 **人疱疹病毒第 4 型（EB 病毒）感染性单核细胞增多**：高热乏力，皮疹像“撒胡椒粉”样，双侧上眼皮水肿，渗出或非渗出性咽炎，鄂出血点，双侧颈后部淋巴结肿大，后期脾肿大，白细胞减少伴或不伴血小板减少，第 2 周出现淋巴细胞增多伴不典型淋巴细胞。血沉显著增加，30% 有咽喉 A 链球菌培养阳性，肝酶轻度升高，EBV-VCA-IgM 滴度升高

表 29-9 ICU 社区获得性皮疹及发热 - 淤斑、紫癜型皮疹

疾病	中枢>外周	外周>中枢	手掌、脚心皮疹	皮疹特点	临床特征	其他特征	鉴别诊断
普通天花 亚型： 融合型 半融合型 散发型		+	±	发热消褪后2～4天出现皮疹，黄斑病变（“先兆斑”）出现在发际线（其次是丘疹）早期在硬腭、软腭和舌头上出现斑疹，第3天出现水疱，并迅速蔓延到面部及上肢。躯干部相对少，手脚心的皮疹在最后出现。凹陷型脓疱第5天出现，第6天所有水疱转为脓疱，深入皮肤。通常，皮肤损害较为一致，而皮疹在不同部位都表现不一样。远端损害较近心段严重（远端>近端，伸肌表面>屈肌表面凸出>凹陷），腋间可没有皮损（里克特征）。第9天，脓疱达顶峰，然后变平，第13天，脓疱结痂	**临床表现：**病程10～14天，有中毒表现，当第3天退烧时患者会自觉好转，但接着皮疹开始。常伴腹痛（假性阑尾炎），皮疹出现前会有严重头痛及背痛，有干咳，某些会有恶心、呕吐、腹泻，偶有谵妄，第7天或者第8天再次发热 **实验室检查：**白细胞增多，淋巴细胞增多伴或不伴嗜碱细胞增多，血小板、肝酶正常 **诊断：**结合临床表现，Tzank实验（Tzank test）阴性	宛如生化恐怖，病毒可通过咳嗽时的空气传播	**水痘：**患者无中毒症状，水疱主要分布于躯干部，肢端及面部较少，在第1～3天连续出现，各自发展并不一致。皮损不深，表浅（呈玫瑰花瓣上的露珠状）。可有嗜碱细胞增多，Tzank实验阳性，水痘带状疱疹病毒荧光抗体阳性 **猴痘：**常见于西非，接触猫、草原狗或西非啮齿动物可能患病，患者无中毒症状，皮损比天花轻，局部淋巴结疼痛

表 29-10 ICU 社区获得性皮疹及发热 - 淤斑、紫癜型皮疹

疾病	中枢>外周	外周>中枢	手掌、脚心皮疹	皮疹特点	临床特征	其他特征	鉴别诊断
创伤弧菌	+		−	发热数小时-数天后出现皮疹，臀部上出现疼痛的大疱	**临床表现：**寒战，高热，水样腹泻伴或不伴腹痛 **实验室检查：**白细胞增多，肝酶可正常 **诊断：**结合临床表现，从血、大便、伤口的培养物中可发现创伤弧菌	最近有饮用过被嗜盐弧菌属污染过的水，或伤口暴露在嗜盐弧菌属污染过的水中	**气性坏疽：**无近期结肠或盆腔手术，没有暴露于嗜盐弧菌属，没有寒战高热，没有肌坏死，弧菌培养阴性 **糖尿病复杂皮肤及组织感染**（complicated skin and skin structure Infections，cSSSIs）：可能同样会有大疱，但无全身毒性反应，可出现有氧或厌氧感染，发热，但不会出现肌坏死。在X线检查中可发现软组织气体，不会出现急性贫血，无水样泄，大疱分泌物臭，培养可有需氧或厌氧菌，但没有创伤弧菌

医院获得性皮疹及发热

带有淤点、紫癜的皮疹和发热

严重的葡萄球菌血症通常与侵入性操作有关[1,3]，葡萄球菌血症以及急性细菌性心内膜炎开始时可表现为皮肤淤点、淤斑，进一步可发展到出血性及坏死性病变。其皮疹特点为外周不规则、伴疼痛的皮损[1,4,11]。

胆固醇栓塞综合征（cholesterol emboli syndrome，CES）是一种易忽略的能够引起医院源性皮疹及发热的疾病[20]。该综合征与心血管联系紧密，皮疹伴有淤点、淤斑，与网状青斑有些相似[1,8]。皮疹在躯干及四肢都有分布，并伴随其他脏器栓塞的症状，如心肌梗死、急性胰腺炎、肾功能衰竭或者中枢神经系统表现如中风。在排除药疹发热后，胆固醇栓塞综合征是ICU内唯一可引起嗜伊红细胞增多的急性皮疹性疾病[8,20]。

药疹与用药有明确关联，与在医院应用新的药物有关，有的皮疹可能在用药后几年的时间里发生，进展缓慢。药疹多为斑丘疹，可有淤点，伴有瘙痒。发热较为常见，可能在38.9℃以上，常伴有心率减慢[8,9]。可出现轻度肝酶升高，嗜碱性粒细胞增多[8]。在临床中，常需要把药疹与其他情况区分开来，而要将药疹消除常需要数天或者几个星期的时间[1,3,4,9]。

斑丘皮疹和发热

由外科手术相关的毒性休克综合征引起的斑丘疹并不常见。典型的毒性休克症状通常在手术刀口感染几天后出现，关键的临床特点是伤口引流出的是血清、血液而非脓液。

大疱、水疱性皮疹和发热

往往出现在远端肢体创伤或腹部手术后，可伴随气性坏疽[3,6]。在发生气性坏疽的患者中，皮肤大疱会蔓延得十分快，可能几分钟到几个小时就迅速加重。皮肤张力很高，水疱液体可不伴有臭味。患者可不发热或仅有低热，但常伴有水样泄[1,3]。一个重要的临床特征是红细胞迅速下降，这是由气性坏疽严重破坏红细胞造成的[1,4,11]。在临床检查中，组织中的气体不容易被发现，如果在影像学检查中发现软组织中大量气体，提示局部有需氧或厌氧细菌感染，产生大量气体。糖尿病患者也可出现这样的软组织感染，但不伴有肌坏死[1,3,10]。

软组织感染常出现发热，但气性坏疽往往只有低热或者不发热。详细可参考表29-11～表29-14[1,4,10,11]。

根据皮疹的部位和特点，并综合其他临床检查、实验室指标，可帮助作出正确诊断（表29-15）[1-20]。

表 29-11 ICU 医院获得性皮疹及发热 - 淤斑、紫癜型皮疹

疾病	中枢 > 外周	外周 > 中枢	手掌、脚心皮疹	皮疹特点	临床特征	其他特征	鉴别诊断
金黄色葡萄球菌血症，严重持续菌血症 / 急性细菌性心内膜炎		+	+	发热 3～5 小时后出现皮疹，皮疹不规则，淤点伴有疼痛，远端肢体可出现坏疽	**临床表现：**寒战，高热 > 38.8℃，急性心内膜炎时会出现心脏杂音，有菌血症明显的临床诱因（如局部脓肿、心血管病） **实验室检查：**白细胞增多伴或不伴血小板减少，红细胞沉降率（ESR）及 C- 反应蛋白（CRP）升高，肝酶可正常 **诊断：**结合临床表现，淤点淤斑部位的金黄色葡萄球菌染色及培养（MSSA/MRSA）阳性。高级别（3/4-4/4）的菌血症（甲氧西林敏感或耐药），心内膜炎时超声发现赘生物	最近有心脏手术史，心血管疾病，安装起搏器或除颤仪、血管移植物或搭桥。最近有金黄色葡萄球菌皮肤或软组织感染史，出现过金黄色葡萄球菌脓肿	**药疹：**常有遗传史，往往不是抗生素引起的，患者看起来状态较好，即使发热到 38.9～41.1℃，没有脓毒症表现。心律相对慢，常有瘙痒，皮疹不局限，无特殊形态，往往在使用某些药物后发生，多见白细胞增多，伴有核左移。碱性粒细胞增多，肝酶轻度升高，在抗过敏药物停用后，还有可能发热几天或几周 **胆固醇栓塞综合征：**最近有颈动脉手术史，心脏导管手术史、冠状动脉成形术、抗凝治疗或心脏开放手术史。可出现腿疼，不可解释的肾功能衰竭。消化道出血，脉搏正常，脚趾常出现发紫及疼痛。 **血管炎：**没有心脏杂音，无寒战，血培养阴性，食管超声没有发现心脏支架，抗核抗体、抗中性粒细胞胞浆抗体阳性

表 29-12 ICU 医院获得性皮疹及发热 - 淤斑、紫癜型皮疹

疾病	中枢 > 外周	外周 > 中枢	手掌、脚心皮疹	皮疹特点	临床特征	其他特征	鉴别诊断
手术相关性毒性休克综合征	+		±	皮肤大面积发红，伤口周围红肿，背痛难忍，伤口疼痛，与伤口严重程度不成比例，局部伤口水肿	**金黄色葡萄球菌源性：** **临床表现：**突然出现的发热、皮疹和低血压。黏膜充血，手脚背侧水肿，白细胞增多，但嗜酸性粒细胞正常，伤口流出血清样液体 **诊断：**葡萄球菌血培养阴性，而伤口培养阳性 **A 组链球菌：** **临床发现：**常伴有坏死性筋膜炎，局部出现水肿、紫色大疱。往往出现紧急低血压和肾功能衰竭 **实验室指标：**白细胞及血小板可正常，肝酶升高 **诊断：**血培养证据（A 组链球菌血培养阳性），伤口培养证据（A 组链球菌伤口培养阳性） **难辨梭状芽孢杆菌：** **临床表现：**急性低血压、发热、虚弱。常伴恶心、呕吐 **实验室指标：**白细胞显著升高，白细胞计数可 > 50 000/mm^3。血小板减少，肝酶升高 **诊断：**其他病原体培养阴性，梭状芽胞杆菌血液或伤口培养阳性	常伴恶心、呕吐、腹泻、谵妄。最近有手术史，蜂窝组织炎，水痘感染，烧伤，可伴发坏死软组织感染。可与创伤或移植相关，可与生产或流产有关，可与使用黑焦油海洛因有关	**药疹：**常有遗传史，往往不是抗生素引起的，即使发热到 38.9～41.1℃，患者看起来状态仍较好，没有脓毒症表现。心律相对慢，常有瘙痒，皮疹不局限，无特殊形态，往往在使用某些药物后发生。多见白细胞增多，伴有核左移。碱性粒细胞增多，肝酶轻度升高，在抗过敏药物停用后，还有可能发热几天或几周

表 29-13 ICU 医院获得性皮疹及发热 - 淤斑、紫癜型皮疹

疾病	中枢 > 外周	外周 > 中枢	手掌、脚心皮疹	皮疹特点	临床特征	其他特征	鉴别诊断
外科性猩红热（A 型链球菌感染）	+		±	发热 1～3 天后出现皮疹，猩红热样皮疹（非瘙痒性），口周苍白圈，黏膜充血，帕斯蒂阿氏征（Pastia lines），胸部、肘前窝出现红线状皮疹	**临床表现：**无低血压，结膜充血，伤口分泌血清样液体 **实验室检查：**白细胞增多，嗜碱性粒细胞增多，血小板、肝酶可正常 **诊断：**结合临床表现，血培养或伤口培养 A 型链球菌阳性	最近有外科手术史	**手术相关性毒性休克综合征（葡萄球菌）：**突然出现的发热、皮疹和低血压。黏膜充血，常伴恶心、呕吐、腹泻、谵妄。手脚背侧水肿，伤口周围红肿。伤口流出血清样液体。白细胞增多，但嗜酸性粒细胞正常，葡萄球菌血培养阴性，而伤口培养阳性 **手术相关性毒性休克综合征（A 型链球菌）：**最近有手术史，可能与非甾体抗炎药、蜂窝组织炎、水痘感染、生产婴儿、烧伤等有关。伤口的疼痛与伤口严重程度不成比例，可有坏死表现，局部有紫色大疱、水肿，有突然的低血压和肾衰竭。血培养及伤口培养阳性

表 29-14 ICU 医院获得性皮疹及发热 - 淤斑、紫癜型皮疹

疾病	中枢 > 外周	外周 > 中枢	手掌、脚心皮疹	皮疹特点	临床特征	其他特征	鉴别诊断
气性坏疽（梭状肌萎缩症）	+		−	皮疹迅猛，几分钟或几小时飞快恶化，疼痛难忍（大疱液体无臭味）、皮肤张力高、疼痛、失去正常颜色，呈橙色 / 黑色	**临床表现：**低热或不发热，心律相对慢，局部气味及分泌物不臭，微甜 **实验室检查：**白细胞增多，急性红细胞减少，乳酸脱氢酶显著升高（↑↑↑），软组织 X 线检查仅有少量或无气体 **诊断：**结合临床表现，伤口革兰染色阳性，革兰阳性杆菌（少数 PMN）；血或伤口培养阳性梭状芽胞杆菌	最近有创伤史，有结肠或腹部手术史，严重毒血症表现，不及时有效的诊治可迅速死亡，常有水样泄	**糖尿病复杂皮肤及组织感染**（complicated skin and skin structure Infections，cSSSIs）：可能同样会有大疱，但无全身毒性反应，可出现有氧或厌氧感染，发热，但没有肌肉损伤（肌坏死）。在 X 线检查中可发现软组织气体，不会出现急性贫血，无水样泄，大疱分泌物臭，培养可有需氧或厌氧菌（非梭状芽胞杆菌），但没有坏疽菌

表 29-15 ICU 皮疹及发热的实验室鉴别诊断

	感染原因	非感染原因
伴有肝酶[AST(SGOT)/ALT(SGPT)]升高的皮疹	EB病毒 HIV 落基山斑疹热 脾切除后脓毒症 病毒性出血热 毒性休克综合征 登革热	药疹 成人川崎病
伴有淋巴细胞减少的皮疹	HIV 落基山斑疹热 基孔肯雅热 登革热	系统性红斑狼疮 成人川崎病
伴有淋巴细胞增多的皮疹	落基山斑疹热 急性心内膜炎(葡萄球菌) 脑膜炎球菌血症 基孔肯雅热	药疹
伴有嗜伊红细胞增多的皮疹	猩红热	胆固醇栓塞综合征 药疹
伴有白细胞减少的皮疹	毒性休克综合征 脾切除后脓毒症 登革热 天花 病毒性出血热	系统性红斑狼疮 非典型麻疹
伴广泛淋巴结肿大的皮疹	病毒性出血热 EB病毒 登革热 猩红热 麻疹 水痘	系统性红斑狼疮 成人Still病

资料来源:Cunha CB. Differential diagnosis of infectious diseases. In: Cunha BA, editor. Antibiotic Essentials. 15th ed. New Delhi: JayPee Medical Publishers; 2016. p. 474-506.

(刘辉 译,袁睿 审校)

参考文献

1. Cunha BA. Infectious Diseases in Critical Care Medicine. 3rd ed. New York: Informa; 2010.
2. Cherry JD. Contemporary infectious exanthems. Clin Infect Dis 1993;16:199-207.
3. Cunha BA. The diagnostic approach to rash and fever in the critical care unit. Crit Care Clin 1998;8:35-54.
4. Gorbach SL, Bartlett JG, Blacklow NR. Infectious Diseases. 3rd ed. Philadelphia: Lippincott Williams & Wilkins; 2004.
5. Schlossberg D. Fever and rash. Infect Dis Clin North Am 1996;10:101-10.
6. Schneiderman PI, Grossman ME. A Clinician's Guide to Dermatologic Differential Diagnosis. New York: Informa; 2006.
7. Lopez FA, Sanders CV. Rash and fever. In: Cunha BA, editor. Educational Review Manual in Infectious Disease. 4th ed. New York: Castle Connolly; 2009. p. 15-72.
8. Cunha CB. Differential diagnosis in infectious diseases. In: Cunha BA, editor. Antibiotic Essentials. 14th ed. New Delhi: JayPee Medical Publishers; 2015.
9. Cunha BA. The clinical significance of fever patterns. Infect Dis Clin North Am 1996;10:33-44.
10. Sanders CV. Approach to the diagnosis of the patient with fever and rash. In: Sanders CV, Nesbit LT Jr, editors. The Skin and Infection: A Color Atlas and Text. Baltimore: Williams & Wilkins; 2003.
11. Schlossberg D, editor. Clinical Infectious Disease. 2nd ed. New York: Cambridge University Press; 2016.
12. Shulman JA, Schlossberg D. Handbook for Differential Diagnosis of Infectious Diseases. New York: Appleton Century Crofts; 1980.
13. Cunha BA. Tickborne Infectious Diseases: Diagnosis and Management. New York: Marcel Dekker; 2000.
14. Myers SA, Sexton DJ. Dermatologic manifestations of arthropod-borne diseases. Infect Dis Clin North Am 1994;8:689-712.
15. Palmer SR, Soulsby L, Simpson DIH. Zoonoses. Oxford, UK: Oxford University Press; 1998. p. 296-305.
16. Guerrant RL, Walker DH, Weller PF. Tropical Infectious Diseases: Principles, Pathogens, & Practice, vol. 1. Philadelphia: Churchill Livingstone; 1999.
17. Cook GC, Zumla A, editors. Manson's Tropical Diseases. 22nd ed. Philadelphia: WB Saunders; 2009.
18. Strickland GT. Fever in the returned traveler. Med Clin North Am 1992;76:1375-92.
19. Wilson ME. A World Guide to Infections. New York, NY: Oxford University Press; 1991.
20. Lazar J, Marzo KM, Bonoan JT, Cunha BA. Cholesterol emboli syndrome following cardiac catheterization. Heart Lung 2002;42:452-4.

30 胸 痛

Arnold S. Baas and David T. Huang

发生在重症监护室(intensive care unit, ICU)的胸痛与门诊、住院病房或急诊室的胸痛有差别。ICU胸痛处理的关键是在明确诊断的同时，快速评估和处理危及生命的状态、仔细地进行鉴别诊断、合理地进行检查和进行经验性的治疗。

初步治疗

一些危及生命的病症会导致危重患者胸痛，而最初的治疗方法应着重于气道、呼吸和循环的及时评估和复苏。评估患者的意识水平、触诊脉搏、听诊呼吸系统和心脏，观察生命体征(包括血氧饱和度)，确保患者处于心电监护状态并有足够的静脉(intravenous, IV)通路。在胸痛患者中，坚持这种做法(图30-1)将确保危急情况，如低氧血症、低血压、张力性气胸和不稳定的室性心律失常得到迅速识别和治疗。这些情况，以及下面讨论的危及生命的胸痛，在本书的其他章节中将详细地介绍。

病史

在初步的评估和稳定病情后，应获得更详细的病史。如果患者能交流，就从一个开放性的问题开始，比如“先生，您怎么不舒服了？”医生时常在23秒内打断患者，但是此种情况下医生应该避免这种情况发生并允许患者描述其症状[1]。在对于主动脉夹层患者的研究中显示，医生经常忽略对胸痛性质这一基本问题的询问，这个忽略可导致诊断延迟[2]。记住OLDCAAR流程(表30-1)可以避免这个错误。向床边护士询问患者病情的最新变化(例如，精神状态、呼吸模式或近期药物的变化)。最后，可以进行一个快速的“图表剖析”，重点是初始陈述、入ICU的原因、既往史和最近的进展。

体格检查

如有胸腔置管，检查胸部是否有不对称的偏移、皮疹或明显的疼痛来源。触诊胸部和颈部如果有捻发感，这可能是气胸或纵隔气肿所致。检查有无奇脉和颈静脉扩张。评估颈动脉、股动脉或桡动脉搏动的不对称性，这可能是主动脉夹层的征象。如果呼吸音是不对称的，叩诊呈过清音可证实气胸。心脏听诊可以发现心包炎的摩擦音、纵隔气肿的“气泡破裂音”(Hamman征)、主动脉瓣狭窄的收缩期杂音或主动脉近端夹层所致的主动脉瓣关闭不全杂音。重点查体也应包括腹部，以免漏诊表现为胸痛的急腹症。但是体格检查有其局限性，因而进一步的诊断检查常常是必要的。

辅助诊断

在没有明显的胸痛原因(例如带状疱疹)的情况下，应完善便携式胸部X线机(chest x-ray, CXR)和心电图(electrocardiogram, ECG)检查。强烈建议行动态心肌酶检查以排除心肌梗死(myocardial infarction, MI)。心电图通常是非特异性的，但偶尔会显示急性冠状动脉综合征(acute coronary syndrome, ACS)、心包炎或肺栓塞(pulmonary embolism, PE)的证据。CXR是一种有用的工具，用于筛查危及生命的胸痛原因，包括主动脉夹层、气胸和食管破裂。ECG和CXR应与疼痛发作前的结果进行比较。虽然ECG或CXR可能提示诊断，但其他有助于确诊的方法也是必要的。

增强CT可以帮助诊断一些胸痛的原因，包括PE、主动脉夹层、食管破裂、气胸和肺炎。然而，增强CT扫描需要冒重症患者脱离ICU的风险，且可能会引起造影剂肾病，故检查前应权衡利弊。超声(包括超声心动图)可以快速执行，患者的风险最小，不需要从ICU转运。心包炎伴发积液、心肌梗死引起的室壁运动异常、主动脉瓣狭窄、主动脉夹层、气胸均在超声诊断范畴内。超声有助于提供有关心脏功能的信息。

鉴别诊断

两条原则：

1. 不要假定入院诊断是正确的或全面的。过早下结论，在做出诊断后不再考虑其他可能性，是一个医生犯错误的常见原因[3]。过早下结论可能导致主动脉夹层患者的延迟确诊[4]。
2. 不要被接收患者的ICU类型所影响。主动脉夹层可能表现为中风，从而进入神经ICU，或急腹症可发生在一个内科ICU患者身上。事实上，一篇关于急腹症的综述

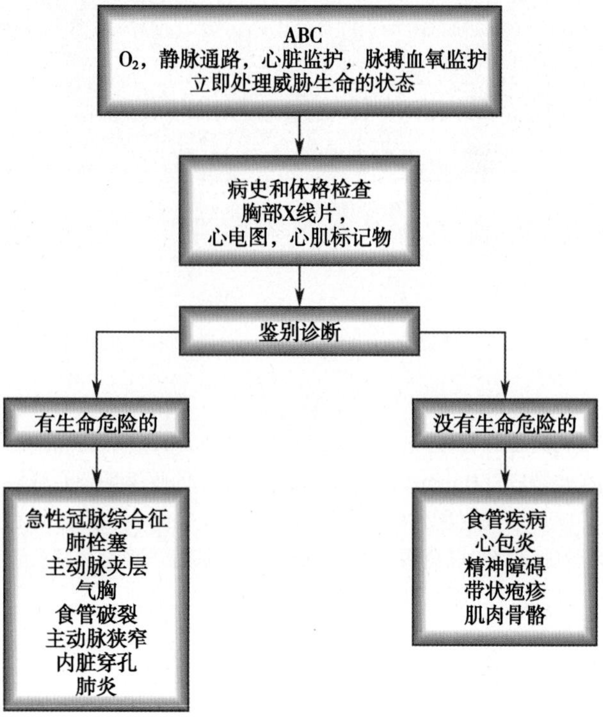

图 30-1 ICU 中胸痛的初步治疗。ABC：气道、呼吸、循环

表 30-1 评估疼痛的 OLDCAAR 记忆法

内容	建议的问题
起病（**O**nset）	突然还是渐进？发作时的最大疼痛？
部位（**L**ocation）	全身的还是局部的？指出疼痛部位
持续时间（**D**uration）	什么时候开始的？是刚刚发生还是早就存在，但是您不想打扰别人，没有告知？它是持续的还是间断的？如果断断续续，是否有诱因，或者只是偶发的？
疼痛特点（**C**haracter）	尖锐的？迟钝的？隐痛？消化不良？压榨性？撕裂性？刀割样？
伴随的症状（**A**ssociated symptoms）	“头晕”（眩晕或者晕厥前兆）？出汗？心悸？呼吸困难？恶心或呕吐？
缓解/加重（**A**lleviating/aggravating）	位置？打嗝？用力？深呼吸？咳嗽？
放射（**R**adiation）	后背？下颚？咽喉？手臂？脖子？腹部？

曾总结：“外科评估和干预的延迟是导致内科 ICU 患者发生急腹症死亡的重要原因”[5]。

有生命危险的胸痛

急性冠状动脉综合征

ACS 包括不稳定型心绞痛和伴或不伴 ST 段抬高的心肌梗死。ACS 的典型症状包括胸部压榨性疼痛放射到左手臂、恶心和出汗，但这种病史在 ACS 的诊断方面有一些局限性。虽然某些特征（沿右手臂或双臂放射的疼痛）有更高的可能性是 ACS，而其他特征（胸膜性、位置性或尖锐性疼痛）不太可能是 ACS，但没有一个能可靠地证实或排除诊断[6,7]。更为复杂的情况是，传统的心血管危险因素，包括糖尿病、吸烟、血脂异常、高血压和家族史，可以预测无症状患者数年中心脏疾病的发展，但在判断急性胸痛患者是否为 ACS 方面可能不那么有用[8]。硝酸甘油给药后的疼痛缓解也不是提示心脏原因引起胸痛的可靠指标[9]。因此，绝不能仅凭胸痛的症状特点排除 ACS。

ACS 患者的体格检查应注意左心室功能不全的征象，如低血压、颈静脉扩张（jugular venous distention，JVD）和 S3 或 S4 心音。心电图检查应关注有无 ST 段抬高或压低、Q 波、T 波倒置。心电图诊断 MI 的敏感性较低，但动态观察 ECG 的变化使心电图诊断 MI 的敏感性增加。鉴于心电图、病史和检查结果的局限性，大多数 ICU 患者胸痛应检测心肌酶。

所有怀疑有 ACS 的患者均应吸氧，如果没有禁忌的话，可以使用阿司匹林（如果阿司匹林过敏，使用氯吡格雷或替格瑞洛）治疗。如果收缩压在 90mmHg 以上，应使用舌下含服硝酸甘油和静脉注射吗啡来缓解疼痛。ACS 的进一步治疗主要取决于 ECG 的表现和患者的临床状态。它包括急诊经皮冠状动脉介入治疗（首选策略）或对 ST 段抬高患者进行溶栓治疗，后者应在无法进行冠脉介入治疗且出血风险可以接受的情况下进行。辅助治疗药物的选择基于心脏的病变以及已采取的治疗方案，包括双重抗血小板治疗（阿司匹林 + 氯吡格雷、普拉格雷或替格瑞洛）、β 受体阻滞剂、他汀类药物、血管紧张素转换酶抑制剂或血管紧张素受体拮抗剂和醛固酮受体拮抗剂。

肺栓塞

1%～2% 的 ICU 患者出现深静脉血栓形成（deep vein thrombosis，DVT）或 PE，但真正的发病率可能更高[10]。未被识别出的 PE 具有很高的死亡率，但一旦 PE 被及时诊断和治疗，患者生存率会得到极大的提高。PE 引起的胸痛通常是胸膜炎性疼痛并常伴有呼吸困难、咯血、咳嗽或晕厥[11]。ICU 患者通常有一个或多个 PE 的危险因素，包括不活动、高龄、近期的手术或外伤、恶性肿瘤和中心静脉导管的留置。不要因为患者正在接受皮下肝素治疗，就忽视 PE 的可能性，因为在一项对重症监护患者的研究中，诊断为 DVT 和 PE 的患者中，2/3 的病例在确诊 PE 时正在接受预防性治疗[10]。

PE 的体检结果在通常是非特异性的。不明原因的呼吸急促或心动过速可能是唯一的诊断线索。缺氧常常存在，但不是一个普遍的现象，没有缺氧也不能排除PE。大面积PE可能会出现低血压或泵衰竭，并可能出现肺动脉高压和右心衰竭的征象，如响亮的第二心音（P2）、JVD或胸骨右侧S4心音。肺检查可显示爆裂音、呼吸音减弱、哮鸣音、干啰音或胸膜摩擦音。

在血气分析中可以出现肺泡-动脉氧分压差升高，但这是危重病患者的非特异性表现。心电图通常是正常的，也可能表现为窦性心动过速、电轴右偏、非特异性ST段和T波改变或右束支传导阻滞[12]。CXR可以是正常的，但更常见的是非特异性的改变，如胸腔积液、肺浸润或肺不张[13]。虽然D-二聚体试验已被用于静脉血栓疾病低分险的门诊患者的排除诊断，但在ICU中，D-二聚体测定似乎不是一个特别有用的诊断工具[14]。经胸超声心动图（transthoracic echocardiography，TTE）对PE的敏感性因人而异，但对于已影响血流动力学的大面积栓塞患者，这项检查可能是有用的。将患者从ICU转运出去做检查不安全的情况下，TTE可以快速地在床边进行。TTE通过评估右心功能和肺动脉压的变化有助于评估溶栓治疗的效果[15]。通气/灌注扫描耗时较长，在机械通气患者中难以进行，并且在存在其他肺部病变的情况下，解读结果困难[16]。胸部的增强CT可以快速地进行，且最新的CT机有很高的灵敏度和特异性，这使得它成为对大多数ICU患者进行诊断的常用方法。

确诊PE的患者的初始治疗包括使用皮下注射低分子量肝素或磺达肝葵钠、静脉使用普通肝素或口服新型抗凝药Xa因子抑制剂利伐沙班或阿哌沙班抗凝。血流动力学不稳定的PE患者可能需要溶栓、手术或导管介导的取栓术[17]。

胸主动脉夹层动脉瘤

主动脉夹层由主动脉内膜撕裂引起，导致血液在内膜和外膜之间形成夹层。Stanford分类将夹层分为A型（涉及升主动脉）或B型（不涉及升主动脉）。危险因素包括高血压、男性、妊娠、高龄、动脉粥样硬化、使用可卡因、主动脉内置管、Ehlers Danlos综合征、特纳综合征、高强度举重、胸部创伤和巨细胞动脉炎[18]。年龄小于40岁的患者的病因多为马方综合征、洛伊斯-迪茨综合征、主动脉瓣二叶畸形、主动脉手术或主动脉瘤[19]，从症状出现开始病死率高达每小时1%～2%，病史对早期诊断至关重要[20]。如果临床医生仔细询问疼痛的性质、放射部位和疼痛的强度等问题，可以正确判断出90%以上的病例。如果忽略了这些问题中的一个或多个，超过一半的病例会被误诊[2]。许多患者主诉突然出现胸痛，放射到背部或腹部。与普遍的看法相反，患者通常把疼痛描述为尖锐痛而不是撕裂痛[20]。夹层可延伸到任何主要的主动脉分支，由于大脑、心脏、肾脏、脊髓或肠道缺血引起不同的临床表现。

某些体格检查结果应怀疑主动脉夹层的可能。约1/3的患者有颈动脉、桡动脉或股动脉的脉搏异常，一些患者有与大脑或脊髓缺血有关的局灶性神经系统缺陷[18]。低血压常发生于A型夹层，而高血压更常见于B型夹层[20]。主动脉夹层患者可能有双上肢收缩压相差>20mmHg的显著差异，但这不具有特异性。夹层逆行剥离到主动脉瓣可导致主动脉瓣关闭不全的舒张期杂音。

心电图可能是正常的，或显示非特异性ST段或T波改变，或高血压继发左心室肥厚。少数情况下，心电图显示心肌梗死，这是夹层逆行撕裂累及冠状动脉引起的。超过90%的患者在CXR上有一些异常，如纵隔扩张、主动脉轮廓异常、胸腔积液或主动脉内膜钙化、自主动脉窦部外缘移位[21]。因此，临床医生在考虑胸主动脉夹层作为胸痛的原因时，需要仔细检查CXR是否有上述征象。诊断可以通过CT、磁共振成像（magnetic resonance imaging，MRI）或经食管超声心动图来证实，所有这些都具有较高的敏感性和特异性。诊断方法的选择将取决于医生的偏好和所涉及的风险。最初的处理应该把重点放在血压的控制和请心胸外科会诊这两个方面。控制血压通常使用β受体阻滞剂和强有力的血管扩张剂如硝普钠[21]。

气胸

气胸是由于肺泡或大气中的空气进入壁层和脏层胸膜之间潜在的间隙所引起。ICU的气胸常常是医源性的，由机械通气（尤其是急性呼吸窘迫综合征）、试图进行中心静脉置管、胸腔穿刺、气管造口或支气管镜检查[22]引起。事实上，任何肺部病理都可以导致气胸，但是慢性阻塞性肺病的肺大疱破裂是最常见的原因。气胸患者通常会主诉病变侧突然发作的胸膜性胸痛并伴有呼吸困难。

胸部查体可显示病变侧明显的捻发音、呼吸音减弱、胸廓呼吸动度减低以及叩诊过清音。生命体征会表现为明显的心动过速、低氧或呼吸急促。有张力性气胸的患者通常有气管偏移、JVD和低血压。机械通气患者可能有气道吸入峰压的升高。气胸的体征是非特异性的，机械通气中的患者如有任何明显的病情恶化都应对其评估是否出现气胸。

在ICU中CXRs通常是在半直立或仰卧位进行的，而气胸典型的脏层胸膜线仅在直立位的CXR上才能见到。在仰卧位患者，可以看到深沟征，这是由于空气聚集在胸膜腔，导致肋膈角比正常情况下移所致。或者说，从气胸前内侧的透亮区可以看到心脏的轮廓。对有经验的超声医师来说，超声波可以很快且有效地排除气胸[23]。

由于机械通气患者很大比例上会变为张力性气胸，故迅速诊断和治疗是至关重要的。治疗包括从胸膜腔排出空气，通常通过胸腔闭式引流术完成。对于怀疑张力性气胸的患者，如果合并血流动力学紊乱，应立即使用穿刺针予以胸腔穿刺术，然后予以胸腔闭式引流，而不应该因等待胸部X线检查而延误治疗时间。

食管破裂

由于纵隔胃内容物的强烈炎症反应、继发性细菌感染以及随后的脓毒症和多系统器官衰竭，食管的全层撕裂具有高死亡率。大多数食管穿孔是由上消化道内镜检查引起的[24]。诊断性内镜检查时，食管损伤的风险较低，但当进行扩张或支架置入等干预措施时，食管损伤的风险显著增加。食管破裂可能是由ICU中常见的其他操作引起的，包括鼻胃管或气管插管。自发性食管破裂（BoeHave综合征）发生于管腔内压力突然升高的情况下，通常是由于呕吐或干呕造成。食管疾病患者，如癌症、巴雷特食管、狭窄、曾接受过辐射和食管静脉曲张者最容易出现食管破裂。食管胸段穿孔，疼痛定位到胸骨下或腹上区，但颈段也可发生穿孔。其他相关症状包括吞咽困难、吞咽痛和呼吸困难。

患者常发热。颈部食管穿孔后颈部触诊有捻发感。纵隔气肿有时可通过心脏听诊的摩擦音（Hamman征）来检测。CXR常显示皮下气肿、纵隔气肿、气胸或胸腔积液。CXR在90%的病例中是异常的，但在穿孔发生后早期可能是正常的[24]。在有高度临床怀疑和CXR不能做出诊断的情况下，可以进行食管的水溶性对比剂造影或胸部CT扫描。

治疗措施包括手术修复、内镜治疗或使用广谱抗生素保守治疗并密切观察。

主动脉瓣狭窄

主动脉瓣狭窄导致左心室流出道梗阻，继发左心室肥厚。主动脉瓣狭窄可由先天性异常（二叶畸形）、年轻时患风湿性心脏病或老年瓣膜钙化引起。主动脉瓣狭窄的临床表现包括心绞痛、充血性心力衰竭和晕厥。当肥厚的左心室不再能克服瓣膜狭窄、肥大本身导致舒张功能障碍或过度的心肌氧需求导致缺血时，会发生上述临床症状。

主动脉瓣狭窄的体格检查特征包括脉压减小、收缩期颈动脉搏动延迟、减慢（细迟脉）、在胸骨右侧第二肋间听到收缩期杂音并向颈部传导以及S_4心音（如果患者处于窦性心律）。CXR和ECG可以显示左心室肥厚的征象，但应选择多普勒超声心动图辅助诊断。

针对性治疗为瓣膜置换，可选择外科手术或在某些病例中可选择经导管主动脉瓣置换术。姑息治疗侧重于用血管扩张剂谨慎地降低后负荷。使用血管扩张剂时有发生低血压的风险，故必须进行严密的血流动力学监测。心绞痛和充血性心力衰竭的治疗包括氧疗、谨慎使用硝酸盐、吗啡和利尿剂。偶尔，球囊主动脉瓣成形术可用于过渡期的患者，直到他们可以接受外科手术或经导管瓣膜置换术[25]。

其他

ICU潜在的危及生命的胸痛的其他原因包括肺炎和急腹症。肺炎常伴有胸膜性胸痛或膈肌刺激所引起的肩痛。穿孔性溃疡有时可伴有胸痛，通常是在直立位CXR上偶然发现膈下游离空气时诊断的。

没有生命危险的胸痛

只有在危及生命的原因被排除后，才应考虑以下胸痛的原因。

食管疾病

在非心源性胸痛患者中，胃食管反流紊乱和食管动力障碍（例如，食管痉挛）是常见的。食管疾病通常表现为平卧位加重的疼痛、餐后疼痛、胃灼热或吞咽困难。由于心脏和食管有共同的神经支配，所以源自这两个器官的内脏疼痛在性质上可以是相似的。不能因使用“GI鸡尾酒”后症状缓解就将胸痛确定为非心脏来源[26]。可以进行食管测压和食管pH监测的确证试验，但质子泵抑制剂的试验可能是更实用的诊断方法[27]。最后，鼻饲管远端在食管里会引起胸痛，只要继续将胃管远端置入胃内，胸痛很快就会缓解。

肌肉骨骼疾病

胸壁是没有心肺病因患者的常见疼痛源。肋软骨炎的疼痛常在触诊或手臂运动时出现。高达15%的MI患者也有胸壁压痛，因此这一体征并不能排除ACS[28]。大多数的肋软骨炎是自限性的，可以用非甾体抗炎药（nonsteroidal anti-inflammatory drugs，NSAIDs）治疗。ICU患者可能有其他胸壁疼痛的原因，包括肋骨骨折、留置胸管、心胸手术后的术后痛或咳嗽引起肋间肌肉劳损。

心包炎

心包炎是住院患者胸痛的一个比较少见的原因[29]。最常见的原因是病毒性或特发性，其他病因包括细菌感染、恶性肿瘤、肺结核、尿毒症、自身免疫性疾病、透壁MI（Dressler综合征）和心脏的外科手术（心包切开术后综合征）。典型心包炎的胸痛通常是胸骨后尖锐的胸膜炎性疼痛，放射到背部、颈部或手臂。疼痛常在坐位前倾时减轻，并在平卧位时加重。虽然不复杂的心包炎一般不危及生命，但是心包炎可以导致心包渗出，如果渗出量大或者是急性的，可导致心脏压塞。

心包摩擦音对心包炎具有高度特异性，在大多数病例中存在。经典的心包摩擦音是收缩期和舒张期双期杂音，听起来类似揉搓头发的声音，身体前倾坐位时，用听诊器在胸骨左缘听诊最为明显。Beck三联征（JVD、低血压、心音低弱）是心脏压塞的经典表现，但早期征象可能是不明原因的心动过速和呼吸急促。奇脉或吸气时收缩压下降超过10mmHg经常出现在心脏压塞患者中，但非特异性。

心电图可用于心包炎的诊断。心肌梗死和心包炎均可导致ST段抬高，但心包炎时，ST段压低通常不存在于相应的导联中。Q波缺失、广泛的ST段弓背向下抬高、PR压低强烈提示心包炎[29]。仔细的心电图检查、听诊和病史是鉴别ACS与心包炎的关键，也是避免对心包炎患者采取溶栓治疗而导致潜在致命并发症以及加重血性心脏压塞的关键。心电图上的电交替和低电压，伴有CXR上的心脏肥大，强烈地支持心包积液。虽然心包积液的ECG和CXR检查是有用的，但应应用超声心动图来确定诊断。

治疗需要找到潜在的病因。非甾体抗炎药能减轻病毒性或特发性心包炎患者的疼痛和炎症。秋水仙碱可作为非甾体抗炎药的辅助药物，用于减少复发性心包炎的发作[30]。在心脏填塞时可予以心包穿刺术进行治疗，如果怀疑肺结核、细菌感染或恶性肿瘤，可予以心包穿刺术明确诊断。对于伴有低血容量的心脏压塞患者，静脉补液扩容也许是一个有益的治疗措施。

精神障碍

很多非心脏性胸痛患者患有惊恐症[31]，除了胸痛外，惊恐发作时还可引起其他类似 MI 的症状，包括大汗、呼吸困难、心悸和濒死感。患者自诉焦虑是诊断潜在恐慌症的线索。重症疾病及其在 ICU 的侵入性治疗可以引发严重的心理困扰。有 ICU 经历的患者往往会出现创伤后应激障碍，尤其是经历过极度恐惧的患者[32]。因此，尽管恐慌症引起的胸痛可能不会严重危及生命，但这种状况不应被认为是良性的，必须加以治疗。苯二氮䓬类药物在这方面是有帮助的。对于伴有心肺疾病的患者，精神障碍的诊断尤其具有挑战性。因而，一个全面的、关于患者情感方面病史的了解是必要的。

带状疱疹

带状疱疹是由带状疱疹病毒引起的胸部皮疹，由于侵犯到胸部感觉神经节引起胸部剧痛。带状疱疹的疼痛可能在皮疹前几天出现，这会延误诊断。皮疹的特点是囊泡状，约 1 周后结痂。口服阿昔洛韦、伐昔洛韦或泛昔洛韦可减少疱疹性神经痛的持续时间。免疫受损的宿主在带状疱疹感染的并发症中有较高的风险，并且经常需要静脉使用阿昔洛韦进行更积极的治疗。

结论

ICU 中，胸痛处理的基本原则是关注紧急的危及生命的情况，在患者病情初步稳定后，需全面了解既往史和详细的体格检查。应全面地、合理地完善 CXR、ECG 和心肌酶监测等检查。对于病情复杂的 ICU 患者，不放过隐匿性疾病的任何可疑线索是很有必要的。

（孙宝玲 译，陈炜 审校）

参考文献

1. Marvel MK, Epstein RM, Flowers K, Beckman HB. Soliciting the patient's agenda: have we improved? JAMA. 1999;281(3):283-287.
2. Rosman HS, Patel S, Borzak S, Paone G, Retter K. Quality of history taking in patients with aortic dissection. Chest. 1998;114(3):793-795.
3. Graber ML, Franklin N, Gordon R. Diagnostic error in internal medicine. Arch Intern Med. 2005;165(13):1493-1499.
4. Rapezzi C, Longhi S, Graziosi M, et al. Risk factors for diagnostic delay in acute aortic dissection. Am J Cardiol. 2008;102(10):1399-1406.
5. Gajic O, Urrutia LE, Sewani H, Schroeder DR, Cullinane DC, Peters SG. Acute abdomen in the medical intensive care unit. Crit Care Med. 2002;30(6):1187-1190.
6. Swap CJ, Nagurney JT. Value and limitations of chest pain history in the evaluation of patients with suspected acute coronary syndromes. JAMA. 2005;294(20):2623-2629.
7. Goodacre S, Pett P, Arnold J, et al. Clinical diagnosis of acute coronary syndrome in patients with chest pain and a normal or non-diagnostic electrocardiogram. Emerg Med J. 2009;26(12):866-870.
8. Han JH, Lindsell CJ, Storrow AB, et al. The role of cardiac risk factor burden in diagnosing acute coronary syndromes in the emergency department setting. Ann Emerg Med. 2007;49(2):145-152.
9. Diercks DB, Boghos E, Guzman H, Amsterdam EA, Kirk JD. Changes in the numeric descriptive scale for pain after sublingual nitroglycerin do not predict cardiac etiology of chest pain. Ann Emerg Med. 2005;45(6):581-585.
10. Patel R, Cook DJ, Meade MO, et al. Burden of illness in venous thromboembolism in critical care: a multicenter observational study. J Crit Care. 2005;20(4):341-347.
11. Stein PD, Beemath A, Matta F, et al. Clinical characteristics of patients with acute pulmonary embolism: data from PIOPED II. Am J Med. 2007;120(10):871-879.
12. Brown G, Hogg K. Best evidence topic report. Diagnostic utility of electrocardiogram for diagnosing pulmonary embolism. Emerg Med J. 2005;22(10):729-730.
13. Elliott CG, Goldhaber SZ, Visani L, DeRosa M. Chest radiographs in acute pulmonary embolism. Results from the International Cooperative Pulmonary Embolism Registry. Chest. 2000;118(1):33-38.
14. Crowther MA, Cook DJ, Griffith LE, et al. Neither baseline tests of molecular hypercoagulability nor D-dimer levels predict deep venous thrombosis in critically ill medical-surgical patients. Intensive Care Med. 2005;31(1):48-55.
15. Stawicki SP, Seamon MJ, Kim PK, et al. Transthoracic echocardiography for pulmonary embolism in the ICU: finding the "right" findings. J Am Coll Surg. 2008;206(1):42-47.
16. Cook D, Douketis J, Crowther MA, Anderson DR; VTE in the ICU Workshop Participants. The diagnosis of deep venous thrombosis and pulmonary embolism in medical-surgical intensive care unit patients. J Crit Care. 2005;20(4):314-319.
17. Guyatt GH, Akl EA, Crowther M, Gutterman DD, Schuünemann HJ; American College of Chest Physicians Antithrombotic Therapy and Prevention of Thrombosis Panel et al. Executive summary: Antithrombotic Therapy and Prevention of Thrombosis, 9th ed: American College of Chest Physicians Evidence-Based Clinical Practice Guidelines. Chest. 2012;141(2 Suppl.):7S-47S.
18. Tsai TT, Trimarchi S, Nienaber CA. Acute aortic dissection: perspectives from the International Registry of Acute Aortic Dissection (IRAD). Eur J Vasc Endovasc Surg. 2009;37(2):149-159.
19. Januzzi JL, Isselbacher EM, Fattori R, et al. Characterizing the young patient with aortic dissection: results from the International Registry of Aortic Dissection (IRAD). J Am Coll Cardiol. 2004;43(4):665-669.
20. Golledge J, Eagle KA. Acute aortic dissection. Lancet. 2008;372(9632):55-66.
21. Hagan PG, Nienaber CA, Isselbacher EM, et al. The International Registry of Acute Aortic Dissection (IRAD): new insights into an old disease. JAMA. 2000;283(7):897-903.
22. Celik B, Sahin E, Nadir A, Kaptanoglu M. Iatrogenic pneumothorax: etiology, incidence and risk factors. Thorac Cardiovasc Surg. 2009;57(5):286-290.
23. Lichtenstein DA. Ultrasound in the management of thoracic disease. Crit Care Med. 2007;35(5 Suppl.):S250-S261.
24. Wu JT, Mattox KL, Wall MJ Jr. Esophageal perforations: new perspectives and treatment paradigms. J Trauma. 2007;63(5):1173-1184.
25. Eltchaninoff H, Durand E, Borz B, et al. Balloon aortic valvuloplasty in the era of transcatheter aortic valve replacement: acute and long-term outcomes. Am Heart J. 2014;167(2):235-240.
26. Wrenn K, Slovis CM, Gongaware J. Using the "GI cocktail": a descriptive study. Ann Emerg Med. 1995;26(6):687-690.
27. Wang WH, Huang JQ, Zheng GF, et al. Is proton pump inhibitor testing an effective approach to diagnose gastroesophageal reflux disease in patients with noncardiac chest pain?: a meta-analysis. Arch Intern Med. 2005;165(11):1222-1228.
28. Lee TH, Cook EF, Weisberg M, Sargent RK, Wilson C, Goldman L. Acute chest pain in the emergency room. Identification and examination of low-risk patients. Arch Intern Med. 1985;145(1):65-69.
29. Ariyarajah V, Spodick DH. Acute pericarditis: diagnostic cues and common electrocardiographic manifestations. Cardiol Rev. 2007;15(1):24-30.
30. Imazio M, Brucato A, Cemin R, et al. A randomized trial of colchicine for acute pericarditis. N Engl J Med. 2013;369(16):1522-1528.
31. Katerndahl DA. Chest pain and its importance in patients with panic disorder: an updated literature review. Prim Care Companion J Clin Psychiatry. 2008;10(5):376-383.
32. Samuelson KA, Lundberg D, Fridlund B. Stressful memories and psychological distress in adult mechanically ventilated intensive care patients—a 2-month follow-up study. Acta Anaesthesiol Scand, 2007;51(6):671-678.

31 急性心肌损伤的生化或心电图证据

Rory Farnan and Steven M. Hollenberg

心肌损伤的诊断是危重病治疗中的重要问题。自 1954 年以来，生物标记物已被用于检测心肌损伤 [1]，自那时起，血清学技术的敏感度显著提高。虽然这些进步已经可以帮助临床医生检测到少量的心肌坏死，但这也带来了一些新的具有挑战性的问题。什么是显著的心肌损伤？在不符合典型的心肌梗死临床标准的情况下，应如何解释心肌坏死的证据？为了应对这些挑战，一个工作组应运而生，以制定心肌梗死的广义的定义 [2]。工作组制定了不同类型心肌梗死（myocardial infarctions，MIs）的临床分类，2012 年有了最近的更新（表 31-1）[3]。2012 年新的 5 种类型中，在重症监护室中最重要的是Ⅰ型（斑块破裂）和Ⅱ型（氧供需失衡导致的梗死）。这些定义依赖于心电图和生化检查结果，并且强调，除了生化检查结果，MI 的诊断需要症状或特征性心电图（electrocardiogram，ECG）的改变或影像学、血管造影或尸检的结果。

心电图证据

急性冠状动脉综合征是通过最初的心电图、生化数据和临床数据来分类的。患者分为 3 组：ST 段抬高（ST elevation，STEMI）组的患者；不伴有 ST 段抬高，但伴有心肌损伤的酶学证据（非 ST 段抬高心肌梗死或 NSTEMI）组的患者；不稳定型心绞痛（unstable angina，UA）组的患者。总的来说，NSTEMI 和 UA 被称为非 ST 段抬高急性冠状动脉综合征（非 STE-ACS）。根据心电图作出的分类与当前的治疗策略是一致的，因为 ST 段抬高的患者会从即刻再灌注治疗中获益 [4]。因此，美国心脏病学会 / 美国心脏协会（American College of Cardiology/American Heart Association，ACC/AHA）指南建议：对于怀疑 ACS 的患者，应在 10 分钟内获得并分析心电图 [5]。

STEMI 诊断标准包括 [3,6]：

- 在至少两个相邻导联的 J 点后新出现的 ST 段抬高
- 除 $V_{2\sim3}$ 导联外，其他所有导联 ST 段抬高 0.1mV（对于女性，$V_{2\sim3}$ 导联 ST 段抬高≥0.15mV；对于年龄≥ 40 岁的男性，$V_{2\sim3}$ 导联 ST 段抬高≥0.2mV；对于年龄 <40 岁的男性，$V_{2\sim3}$ 导联 ST 段抬高≥0.25mV）
- 新的左束支传导阻滞
- 新出现的多个导联 ST 段压低伴 aVR 导联 ST 段抬高
- （$V_{1\text{-}4}$）两个以上导联新出现的 ST 段压低提示后壁心肌梗死

许多情况与 STEMI 类似，可能导致假阳性 [3]。在健康人中，$V_{1\text{-}3}$ 导联的早期复极模式可伴有达 3mm 的 ST 段抬高，在年轻男性中尤为典型。预激、束支传导阻滞、心包炎、肺栓塞、蛛网膜下隙出血、代谢紊乱（如高钾血症和低体温）和左心室室壁瘤可与没有急性心肌缺血的 ST 段抬高有关。另一方面，某些情况下可导致假阴性，包括陈旧性心肌梗死、起搏节律、没有表现出急性心肌缺血时的左束支传导阻滞（left bundle branch block，LBBB）。这些缺陷在现实中和大型临床试验中是常见的。当来自 Guest-IIB 试验的 ECGs 被一个核心实验室的专家回顾性解读时，他们发现，15% 的 STEMI 患者被错认为 NSTEMI，并且这些患者的死亡率是 21%[7]。

"不能做出诊断的"心电图在急性心肌梗死（acute myocardial infarction，AMI）中是常见的。在一项研究中，后来被确诊为 ACS 的患者中有 8% 具有正常的心电图，另外 35% 的患者有非特异性的改变 [8]。这些不能做出诊断的心电图可能由于只是小血管的闭塞或 12 导联的 ECG 对左心室侧壁或后壁的缺血不敏感。补充导联，如 $V_{3\sim4R}$ 和 $V_{7\sim9}$，可用于提高对右心室游离壁和下壁 MI 的检出率，提高灵敏度而不降低特异性 [9]。80 导联体表映射系统也显示增加了心电图诊断缺血的敏感性和特异性，但在床边快速应用的挑战仍然存在 [10]。如果强烈怀疑心肌缺血但没有 ECG 的改变，应进行连续性心电图检查或具有附加导联的心电图检查 [5]。连续性心电图检查与单次心电图检查相比，MI 检出的灵敏度从 55% 增加到 68%[11]。

心电图 ST 段压低显示 ACS 患者处于高风险状态。心肌梗死溶栓治疗（thrombolysis in myocardial infarction，TIMI）风险评分可预测死亡和缺血性事件的可能性，在这一评分中，ST 段改变伴有高龄和先前的冠状动脉疾病与严重冠状动脉疾病有最强的相关性 [12]。

T 波的改变可能也是先兆，但必须考虑到冠状动脉疾病的可能性。对无症状患者的大量研究表明，大多数 T 波变化是非特异性的。然而，在重症监护室（intensive care unit，ICU）中，一些情况与心肌缺血密切相关。明显的对称性的胸前导联 T 波倒置（≥2mm）提示急性缺血，通常是由于左前

表 31-1　不同类型心肌梗死的临床分型

类型 1：自发性心肌梗死：粥样斑块破裂、溃疡、裂开、糜烂或剥离，导致冠状动脉内的一个或多个血栓形成，使心肌血流量减少或远端血小板栓子形成，从而导致心肌细胞坏死
类型 2：在心肌坏死的病例中，除了冠状动脉疾病（coronary artery disease，CAD）以外，造成心肌氧供需失衡的情况有冠状动脉内皮功能障碍、冠状动脉痉挛、冠状动脉栓塞、心动过速 / 缓慢性心律失常、贫血、呼吸衰竭、低血压、伴有或不伴有左心室肥厚（left ventricular hypertrophy，LVH）的高血压
类型 3：有症状的心脏病死亡，提示有心肌缺血、新的缺血性心电图改变或新的左束支传导阻滞。但是，死亡前可能还没获取到血液样本或血液样本中的心脏生物标志物尚未升高，或者很少数的病例未能收集到心脏生物标志物
类型 4a：与经皮冠状动脉介入治疗有关的心肌梗死
类型 4b：血管造影或尸检证实的与支架血栓形成有关的心肌梗死
类型 5：与冠状动脉旁路移植有关的心肌梗死

Thygesene K，Alpert JS，Jaffe AS，et al. Third universal definition of myocardial infarction. Circulation 2012；126：2020-35.

降支的部分狭窄所致[13]。在那些到急诊科就诊的存在 ACS 的患者中，心电图有孤立 T 波改变的患者比那些心电图有 ST 段下移患者的风险低，但比那些心电图正常患者的风险要高[14]。

CK-MB 与肌钙蛋白

随着心肌细胞死亡，蛋白质被释放到血液中，这些蛋白质的检测在诊断 ACS、预测其预后和指导治疗方面起着关键的作用。从 20 世纪 70 年代早期开始，肌酸激酶（creatine kinase，CK）及其同工酶 MB（CK-MB）成为确诊心肌损伤和梗死的生物标志物。然而，这些生物标志物已被肌钙蛋白 T 和 I 取代，它们是心肌细胞中肌钙蛋白 - 原肌球蛋白复合物的一部分，具有更高的敏感性和特异性。事实上，目前的指南表明，如果可以进行肌钙蛋白的测定，那么检测 CK-MB 没有益处[5]。除了由于纤维蛋白干扰或交叉反应性抗体而引起的罕见的假阳性，肌钙蛋白升高对心肌细胞损伤具有高度特异性[15]。之所以肌钙蛋白比 CK-MB 具有更高的敏感性，还因为它在心肌中的浓度较高，甚至可以在轻微的心肌损伤时也能被检测到[15]。即使循环中的肌钙蛋白值轻微增加，也提示短期和长期预后不良[15]。在非 STE-ACS 中，升高的肌钙蛋白不仅可以预测风险的增加，而且可以识别出那些最可能从更积极的抗血小板策略和早期介入治疗（包括血管造影及适时的血运重建）中获益的患者[5]。

对于临床医生尤其是重症医学科医生具有挑战性的是，虽然血清肌钙蛋白的升高对心肌细胞损伤具有高度特异性，但并非所有的损伤都是动脉粥样硬化斑块破裂的结果。心肌氧供需失衡导致的缺血（Ⅱ型 MI）也可导致肌钙蛋白释放。肌钙蛋白升高的其他原因，其中许多在 ICU 是常见的（表 31-2）[3]。

这强烈提示，只应在适当的临床环境下才能诊断心肌梗死[3]。危重患者肌钙蛋白释放不一定代表心肌细胞死亡。内毒素、细胞因子和其他炎性介质，连同儿茶酚胺和诸如低血压、强心药或缺氧等情况，可导致细胞质肌钙蛋白分解成小片段，这些小片段可穿过内皮单层细胞，随后被敏感的肌钙蛋白含量测定试验检测出来。虽然可检测的肌钙蛋白水平通常来自心肌细胞，但它们并不总是代表不可逆的细胞死亡或心肌缺血[16]。肾功能障碍是另一个与肌钙蛋白水平升高相关的因素，并且该生物标志物的敏感性和特异性在该人群中降低。

无论病因是什么，即使是校正了疾病严重程度后，血清肌钙蛋白水平的升高与 ICU 内和 ICU 外患者的不良预后也有明确的相关性[17]。尚不清楚的是，心肌功能障碍是否是预后不良的直接原因。在危重患者中通常很难排除缺血，但是在对感染性休克患者的研究中，肌钙蛋白预测了死亡率，甚至在通过负荷超声心动图或尸检排除了血流限制性病变的患者中也是如此[18]。

这些挑战可能会因高灵敏度肌钙蛋白（high-sensitivity troponin，Hs-cTn）检测方法的广泛应用而变得更为复杂。与常规检测相比，这些检测具有更高的灵敏度（0.88 vs 0.75）和阴性预测值（0.96 vs 0.94）[19]。在一项研究中，62% 的住院内科患者的 Hs-cTn 水平升高，但是只有 6% 的患者被诊断为 ACS。因此，关于如何使用和解释 Hs-cTn 还没有达成共识。另一个挑战是，这些检测还没有标准化[20]。

表 31-2　由于心肌损伤而不是心肌缺血引起的心肌肌钙蛋白的升高

与心肌缺血无关的损伤：
心脏挫伤、手术、消融、起搏或除颤
累及心脏的横纹肌溶解症
心肌炎
心脏毒性药物（例如蒽环类药物和赫赛汀）
多因素或不确定心肌损伤：
心力衰竭
应激性（Takotsubo）心肌病
严重肺栓塞或肺动脉高压
脓毒症与危重患者
肾功能衰竭
严重急性神经系统疾病（如中风或蛛网膜下腔出血）
浸润性疾病（例如，淀粉样变性或肉瘤样病）
剧烈运动

Thygesene K，Alpert JS，Jaffe AS，et al. Third universal definition of myocardial infarction. Circulation 2012；126：2020-35.

在ICU中，更大的困难是患者可能不会经历典型的缺血症状或者患者不能主诉这些症状。尽管存在潜在的混淆因素，但是在与临床表现吻合时，这种具有敏感性和特异性的生物标志物的升高有助于临床医生诊断MI[3]。尽管最初的升高可能并不是来源于缺血，但是肌钙蛋白会表现为特征性升高和回落[21]。所以肌钙蛋白水平应该被反复测定以解释临床过程。

其他生物标志物

虽然没有哪一种生物标志物对于诊断MI的敏感性或特异性优于肌钙蛋白，但一些生物标志物可提供关于预后的信息。

脑利钠肽（brain natriuretic peptide，BNP）和更稳定的N-末端前体-BNP（N-terminal pro-BNP，NT-proBNP）是前体激素proBNP的裂解产物。心脏对心室壁被拉伸做出反应，释放proBNP，缺血心肌也释放BNP。ACS患者较高的BNP水平与随后死亡的风险增加相关，并且BNP似乎提供独立于其他临床标记的信息。在对449例急性冠脉综合征患者的研究中，那些全球急性冠脉事件登记（Global Registry of Acute Coronary Events，GRACE）危险评分较高且高BNP的患者比那些具有高GRACE危险评分但低BNP的患者死亡风险更高[22]。由于女性和老年人的BNP水平较高，可能需要特定年龄和性别的临界值[23]。肥胖患者的值较低，但肾功能不全有时会显著增加BNP水平[24, 25]。BNP水平在右心室劳损的情况下也可以增加，包括肺栓塞患者，其中BNP升高和肌钙蛋白升高都提示预后不良[26]。BNP仍然是心室功能障碍和心肌壁压力的良好指标，但是ICU应该使用什么临界值以及当BNP超过这些水平时临床医生应该做什么，仍然不清楚。

C-反应蛋白（C-reactive protein，CRP）是由肝细胞产生的急性期反应蛋白，是炎症的标记物，在ACS的发生中可以提供预后信息。在Guest-IV中，CRP四分位数与没有进行血运重建的ACS患者的30天死亡率有关，与肌钙蛋白T无关[27]。测量CRP对ACS可能是有用的，但在危重监护中它的值可能由于ACS以外的原因而升高。

微小RNAs（MicroRNAs，mi-RNAs）是在转录后水平调节基因表达的短的非编码RNA，是可能对临床有用的新的标志物。在最近的荟萃分析中，3个mi-RNAs（miR-133a、miR-208b、miR-499）对于AMI的检测显示高灵敏度和特异性[28]。然而，本研究中，尽管患者组间具有显著的异质性，但是肌钙蛋白-I、肌钙蛋白-T、高灵敏度肌钙蛋白-T和miR-499之间缺乏强相关性。

（孙宝玲 译，陈炜 审校）

参考文献

1. LaDue JS, Wroblewski F, Karmen A. Serum glutamic oxaloacetic transaminase activity in human acute transmural myocardial infarction. Science 1954;120:497-9.
2. Alpert JS, Thygesen K, Antman E, et al. Myocardial infarction redefined–a consensus document of the Joint European Society of Cardiology/American College of Cardiology Committee for the redefinition of myocardial infarction: the Joint European Society of Cardiology/American College of Cardiology Committee. J Am Coll Cardiol 2000;36:959-69.
3. Thygesen K, Alpert JS, Jaffe AS, et al. Third universal definition of myocardial infarction. Circulation 2012;126:2020-35.
4. Anderson JL, Karagounis LA, Califf RM. Meta-analysis of five reported studies on the relation of early coronary patency grades with mortality and outcomes after acute myocardial infarction. Am J Cardiol 1996;78:1-8.
5. Amsterdam EA, Wenger NK, Brindis RG, et al. 2014 AHA/ACC guideline for the management of patients with non-ST-elevation acute coronary syndromes: Executive summary: a report of the American College of Cardiology/American Heart Association task force on practice guidelines. Circulation 2014;130:2354-94.
6. O'Gara PT, Kushner FG, Ascheim DD, et al. 2013 ACCF/AHA guideline for the management of ST-elevation myocardial infarction: a report of the American College of Cardiology Foundation/American Heart Association Task Force on Practice Guidelines. J Am Coll Cardiol 2013;61:e78-140.
7. Goodman SG, Fu Y, Langer A, et al. The prognostic value of the admission and predischarge electrocardiogram in acute coronary syndromes: the GUSTO-IIb ECG Core Laboratory experience. Am Heart J 2006;152:277-84.
8. Welch RD, Zalenski RJ, Frederick PD, et al. Prognostic value of a normal or nonspecific initial electrocardiogram in acute myocardial infarction. JAMA 2001;286:1977-84.
9. Sgarbossa EB, Birnbaum Y, Parrillo JE. Electrocardiographic diagnosis of acute myocardial infarction: current concepts for the clinician. Am Heart J 2001;141:507-17.
10. Self WH, Mattu A, Martin M, et al. Body surface mapping in the ED evaluation of the patient with chest pain: use of the 80-lead electrocardiogram system. Am J Emerg Med 2006;24:87-112.
11. Fesmire FM, Percy RF, Bardoner JB, et al. Usefulness of automated serial 12-lead ECG monitoring during the initial emergency department evaluation of patients with chest pain. Ann Emerg Med 1998;31:3-11.
12. Mega JL, Morrow DA, Sabatine MS, et al. Correlation between the TIMI risk score and high-risk angiographic findings in non-ST-elevation acute coronary syndromes: observations from the Platelet Receptor Inhibition in Ischemic Syndrome Management in Patients Limited by Unstable Signs and Symptoms (PRISM-PLUS) trial. Am Heart J 2005;149:846-50.
13. de Zwaan C, Bar FW, Janssen JH, et al. Angiographic and clinical characteristics of patients with unstable angina showing an ECG pattern indicating critical narrowing of the proximal LAD coronary artery. Am Heart J 1989;117:657-65.
14. Lin KB, Shofer FS, McCusker C, et al. Predictive value of T-wave abnormalities at the time of emergency department presentation in patients with potential acute coronary syndromes. Acad Emerg Med 2008;15:537-43.
15. Saenger AK, Jaffe AS. Requiem for a heavyweight: the demise of creatine kinase-MB. Circulation 2008;118:2200-6.
16. Maeder M, Fehr T, Rickli H, Ammann P. Sepsis-associated myocardial dysfunction: diagnostic and prognostic impact of cardiac troponins and natriuretic peptides. Chest 2006;129:1349-66.
17. Babuin L, Vasile VC, Rio Perez JA, et al. Elevated cardiac troponin is an independent risk factor for short- and long-term mortality in medical intensive care unit patients. Crit Care Med 2008;36:759-65.
18. Ammann P, Maggiorini M, Bertel O, et al. Troponin as a risk factor for mortality in critically ill patients without acute coronary syndromes. J Am Coll Cardiol 2003;41:2004-9.
19. Lipinski MJ, Baker NC, Escarcega RO, et al. Comparison of conventional and high-sensitivity troponin in patients with chest pain: a collaborative meta-analysis. Am Heart J 2015;169:6-16.
20. Stein GY, Alon D, Korenfeld R, et al. Clinical implications of high-sensitivity cardiac troponin measurements in hospitalized medical patients. PLoS ONE 2015;10:e0117162.
21. Jaffe AS, Babuin L, Apple FS. Biomarkers in acute cardiac disease: the present and the future. J Am Coll Cardiol 2006;48:1-11.
22. Ang DS, Wei L, Kao MP, et al. A comparison between B-type natriuretic peptide, global registry of acute coronary events (GRACE) score and their combination in ACS risk stratification. Heart 2009;95:1836-42.
23. Redfield MM, Rodeheffer RJ, Jacobsen SJ, et al. Plasma brain natriuretic peptide concentration: impact of age and gender. J Am Coll Cardiol 2002;40:976-82.
24. McCullough PA, Duc P, Omland T, et al. B-type natriuretic peptide and renal function in the diagnosis of heart failure: an analysis from the Breathing Not Properly Multinational Study. Am J Kidney Dis 2003;41:571-9.
25. Das SR, Drazner MH, Dries DL, et al. Impact of body mass and body composition on circulating levels of natriuretic peptides: results from the Dallas Heart Study. Circulation 2005;112:2163-8.
26. Phua J, Lim TK, Lee KH. B-type natriuretic peptide: issues for the intensivist and pulmonologist. Crit Care Med 2005;33:2094-103.
27. James SK, Armstrong P, Barnathan E, et al. Troponin and C-reactive protein have different relations to subsequent mortality and myocardial infarction after acute coronary syndrome: a GUSTO-IV substudy. J Am Coll Cardiol 2003;41:916-24.
28. Cheng C, Wang Q, You W, et al. MiRNAs as biomarkers of myocardial infarction: a meta-analysis. PLoS ONE 2014;9:e88566.

第二篇

器官支持、诊断和监测的常见方法

32

床旁超声

Sumit P. Singh and Davinder Ramsingh

超声技术的最新发展使设备体积更小、更便携、更便宜，便于床旁使用[1]。床旁（point-of-care，POC）超声是指在患者的床旁使用便携式超声进行诊断和治疗。床旁超声在心、肺、血流动力学、血管、神经和胃肠快速评估中发挥着重要作用[2]。本章旨在回顾床旁超声在重症监护室的应用。重点讨论以下领域：①超声物理和探头选择；②肺的评估；③血管通路；④其他项目。第 33 章对超声心动图进行了深入的讨论，包括血管内容积状态（前负荷反应）的超声心动图评估，以及使用超声心动图诊断休克和监测治疗反应，用模型仿真课程进行的培训证实有效，且对临床产生了积极的影响[3]。

超声波物理和探头选择

临床超声系统使用的传感器可以发出和检测频率在 2～27MHz 的声波。图像的产生取决于返回超声信号的强度，与光束撞击声界面的角度直接相关。超声信号用频率和波长描述。较短的波长（即更高的频率），分辨率更好，但组织穿透力差。因此，高频探头（5～10MHz）分辨率高，但仅用于表面结构的成像。低频探头（2～5MHz）穿透力高，但分辨率较低。探头的选择取决于探头特性与需要成像的特定结构相匹配。除频率外，探头的其他特性还包括探头面大小（超声波发射区）和形状。典型的相控阵探头，频率 3～5MHz，探头面积小，通过发送整合的超声波数据包产生宽大超声图像。凸阵探头，频率 4～7MHz，探头面积大，因为超声波的发射方式，这些探头产生了宽的图像，腹部结构成像理想。线阵探头发射频率为 10～27MHz，用于表面结构的成像（图 32-1）。

超声传导凝胶可以减小探头与皮肤的声阻抗差异。标准的 2D 图像称为 B 型（灰度模式）。在此模式下，探头接收到每个超声信号点亮度的变化。M 型（运动模式）是 B 型超声的图形，是屏幕上一条超音波信号随时间变化线，用于记录组织结构沿超声波光束的运动轨迹。多普勒超声是一种评估流动方向和强度的方法，通过感兴趣结构（通常是红细胞）的运动所产生的速度变化来评估血液流动的方向和强度。重要的是，当超声信号与血流方向平行时，多普勒信号更准确。彩色多普勒显示的是与流动方向相对应的彩色多普勒回波。连续多普勒，可评价沿超声信号线的流速总和；脉冲多普勒，能够准确地估计出流速，但其局限性是只能评估一定范围的速度。相对每个探头的位置，目标结构有 3 个主要的运动：①倾斜：从左到右的扫描，用来定位屏幕中央的结构；②角度：从上至下扫描；③旋转：指按顺时针或逆时针方向移动探头。

肺疾病的评估

超声对肺部疾病的评估为危重病患者的医生提供了巨大的诊断价值。与 CT 扫描不同，超声波能提供无创、即时床旁诊断，而 CT 扫描需要搬动患者。尤其对孕妇和儿科患者，可以减少辐射暴露。

超声检查气胸是一种简单易学的技术。研究表明，即使是缺乏经验、新近训练的人员依然有很高的气胸检出率[4,5]。肺超声，液体聚集依赖于局部物理原理，气体则更易聚集。因此，需要准确的定位。结果报告中，医生需指出患者的位置（例如，坐姿、仰卧、右侧卧或左侧卧）和探头的位置。探查积液探头位置需要置于后下，气体位于前上。虽然探头可以横向放置在两根肋骨之间，因肋骨阴影可以增强定位，所以建议探头纵向放置显示肋骨。

凸阵探头对胸膜腔的显示效果最好。虽然 4～5MHz 的低频探头无法区分内脏和壁层胸膜，但能探测到肺滑动和空气伪影。

肺超声检查第一步是显示膈肌，随每次呼吸下降的凹形高回声结构，右侧的肝脏和左侧的脾脏可以作为标志。

肋下或经膈腹入路也可用于显示胸膜腔。但困难在于凹形器官，如脾脏回声的伪影，易误认为胸膜腔实变影。

正常的肺超声图像将具有以下特征：

1. 肺滑动：当肺充气或排气时，脏壁层胸膜反向运动。超声显示这个来回的胸膜运动，称为肺滑动，肺底滑动比肺尖更明显。胸腔内有空气（气胸）或积液（胸腔积液）、炎症导致脏壁层胸膜粘连时肺滑动消失。M 模式下，肺滑动最明显，肌肉和壁层胸膜表现为脏层胸膜和肺来回运动上方的静态水平线。这种 M 型表现称为海岸沙滩征（图 32-2）。
2. A 线：胸膜静止的水平反射线，超声表现为有规律的间隔，高回声伪影。

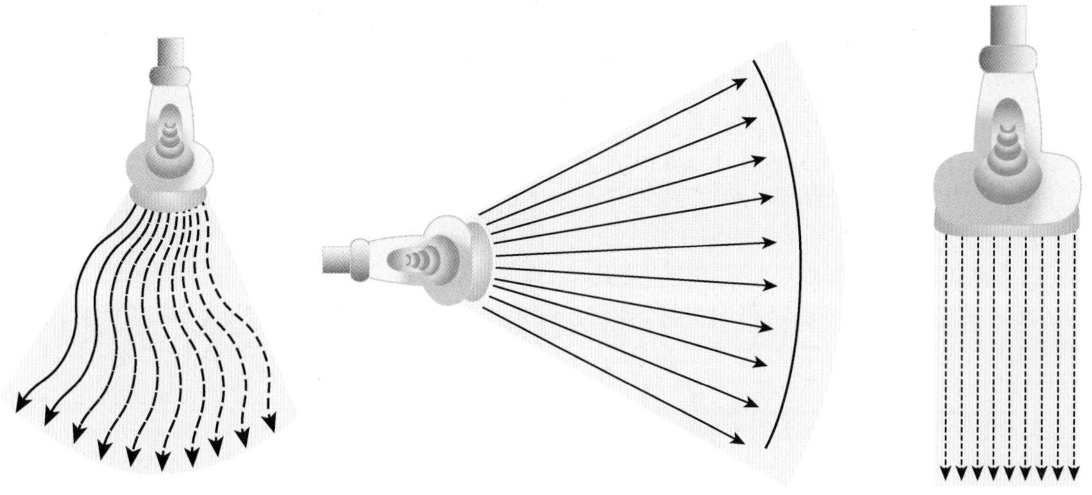

相阵探头　　凸阵探头　　线阵探头

图 32-1　超声探头类型

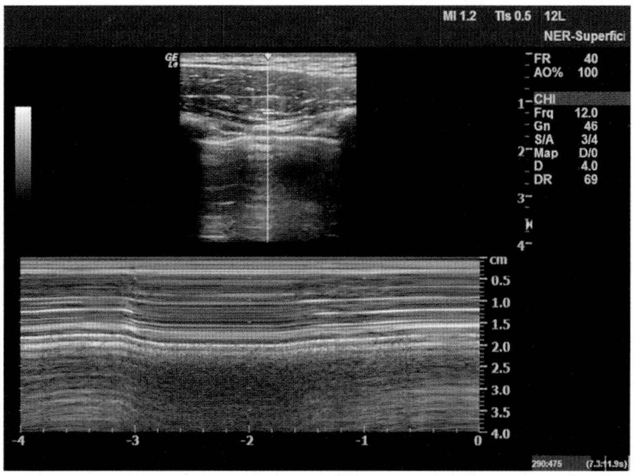

图 32-2　沙滩征，正常肺 M 型超声

3. B 线：肺超声彗星尾征，B 线很可能是 X 线胸片 Kerley B 线的超声图像，有 7 个特征：①氢氧彗星尾；②高回声信号；③超声明确；④来自胸膜线；⑤与 A 线消失有关；⑥随肺滑动移动；⑦向头侧无限扩展 [6]。B 线是因肺小叶间隔的水增多造成，表明血管外肺水增加，如充血性心力衰竭（图 32-3）。

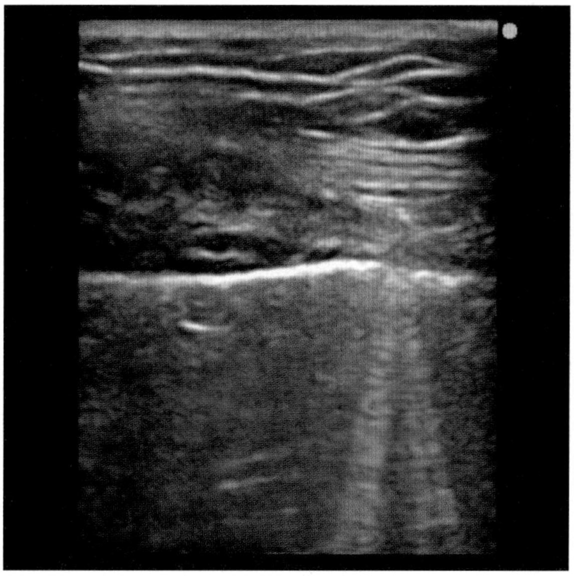

图 32-3　B 线

胸腔积液

超声可显示胸膜腔。胸腔积液最常见于靠近胸廓的后下区域。胸腔积液的边界是下面的膈肌、旁边的内脏及壁层胸膜。呼吸时，脏层胸膜向壁层胸膜移动，M 型超声出现正弦曲线征，对胸腔积液的诊断有高度特异性（97%）[7]（图 32-4）。有时，肺部似乎漂浮在胸腔积液中。正弦曲线样改变可提示低黏度胸腔积液，但如果胸腔积液非常黏稠，则可能是假阴性。

超声比听诊或胸片更敏感和特异，是诊断胸腔积液的首

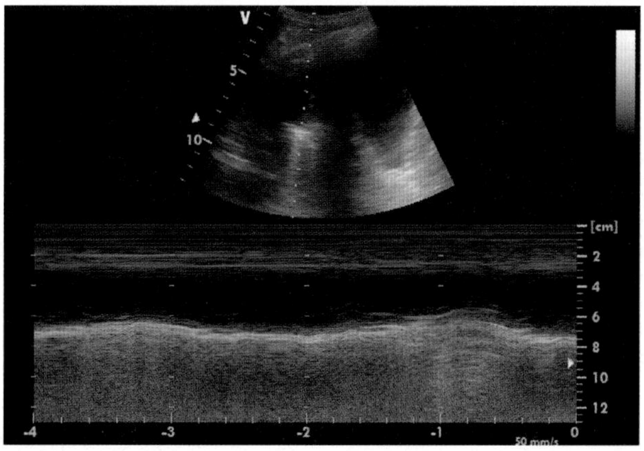

图 32-4　**正弦波征**。随着肺扩张，脏层胸膜向顶叶胸膜移动，呈 M 型正弦波征

选方法[8,9]。90% 大于 1cm 厚的渗出液均可准确被发现[9]，若在身体前方出现则提示大量积液。大量积液时，可以看到更深的结构，如压缩的肺或纵隔。大量胸腔积液会出现肺的空气伪影，检查者要区分压缩肺和充气肺。

根据经验，检查者可以估计出胸腔积液的量，如少量、中量或大量。根据回声特点可以判断是漏出液或是渗出液，所有渗出液都是无回声的，而漏出液通常是有回声的。

血胸和化脓性胸膜炎的超声表现相似。血胸产生的回声信号，表明大量颗粒漂浮在积液中。罕见的是，整个胸膜腔低回声，胸部 X 线片是白色照片，CT 有助于鉴别。

超声引导胸腔穿刺时，患者处于坐位或侧卧位。重要的是定位需和穿刺术中保持相同的姿势。胸腔穿刺前，操作者应确认胸腔积液深度至少 1.5cm，且至少在 3 个肋间隙可见。操作者应识别胸膜腔中最可靠的部位，在实时超声检查下充分插入针头，避免损伤其他结构。超声引导下胸腔穿刺术在机械通气患者中是安全的。抽液或活检后，可留置小猪尾导管，以便持续引流。

肺水肿

肺实质床旁超声的常见做法是 B 线的评价，B 线数量多少与细胞外肺水量及肺楔压有关（$P<0.001$）[6]，单个视图中的 3 条或更多条 B 线称为 B+ 线，表示间质水肿[10]。急性呼吸困难患者 B 线的存在，结合血浆 N 端脑钠肽前体（Nt-proBNP）测量及 Framingham 心力衰竭诊断标准，有助于区分心源性和非心源性肺水肿（$P<0.001$）[11]。B 超诊断心源性呼吸困难的特异性为 100%，急性心源性肺水肿的诊断敏感性和特异性均在 90% 以上。因此，结合床旁超声评价心功能，使用利尿剂前可确定充血性心力衰竭的诊断。

肺实变

肺实变与支气管充气征有关，在超声下可见于实变肺低密度区域内的豆状气隙。

肺炎的诊断，肺超声与胸片相当[12,13]。超声所见的信号变化取决于感染的分期。大叶性肺炎最初的肝样变期，胸膜下实变影多普勒超声见树状血管征。受累肺叶因炎症渗出，肺滑动征消失。实变吸收消散阶段，超声波可以探测到 B 线，缘于肺复张面积增加。因此，肺超声可用于监测肺炎的进展。肺 CT 结果和超声评价肺复张之间密切相关[14]。

气胸

超声可准确检测气胸。主要特征是无肺滑动，偶尔伴有 A 线和 B 线的缺失。在 M 模式下，会出类似条形码的多条水平线。此种非特异性表现也见于其他疾病，如恶性肿瘤、慢性阻塞性肺疾病（chronic obstructive pulmonary disease，COPD）和肺炎等。特异表现是肺点征，即这一点在 M 型图像中同时显示肺和空气（图 32-5）。沿着肋间向前、外侧及后移动探头，并在整个呼吸周期中观察每一点，有助于肺点定位。

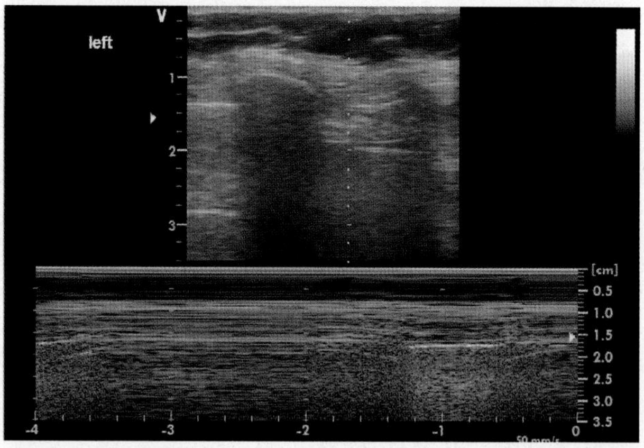

图 32-5 **肺点征**。当肺点在图像上移动时，可以看到条形码和沙滩征

肺慢性阻塞性疾病

COPD 患者的肺超声检查有明显的 A 线、有或无肺滑动、无肺点。超声诊断 COPD 的敏感性 89%，特异性 97%[6]。

用超声评估呼吸困难患者，首先检查肺滑动，然后检查肺点。有肺点征但肺滑动缺失，可诊断气胸。肺滑动伴 B 线（>3/ 视野）提示肺水肿或肺炎。接下来检查是否有胸腔积液及肺实变。渗出性积液，没有与肺实变有关的正弦征，有助于肺炎的诊断。无明显 B 线和 A 线突出可诊断肺栓塞、终末期 COPD 或肺炎。通过下肢和上肢静脉检查是否有深静脉血栓（deep vein thrombosis，DVT）形成。无 DVT、任何肺实变征象或胸腔积液可以用 COPD 急性加重解释呼吸困难。原因不明或无法解释的临床症状应进一步影像检查，如肺 CT[6]。

肺超声有一定的局限性，中央肺病理和肋骨或肩胛骨下的区域无法显示。肥胖患者的检查困难。外伤合并皮下肺气肿患者的检查困难或无法检查。

血管检查

超声在血管通路中的应用已经超越了目前广泛使用的中心静脉通路。具体来说，超声已证实为困难静脉[15,16]和动脉导管[17,18]植入提供帮助。超声引导下周围静脉通路穿刺成功率显著提高[19]。最近的一项 meta 分析将超声引导中心静脉置入与根据解剖标记置入进行比较，显示插管失败、穿刺、血肿、出血的风险明显降低[20]。然而，重要的是，良好的解剖知识和动态的手眼针配合跟踪针尖是成功和避免误穿动脉的关键[21]。超声引导颈内中心静脉穿刺，损伤较深结构（锁骨下或椎动脉）可造成并发症[21]。因此强调，正如最新指南要求，超声和模拟中心静脉穿刺正规训练的重要性[21]。

其他领域应用

重症医生所面临的问题，床旁超声在其他几个领域也是有用的。

深静脉血栓形成与肺栓塞

目前对怀疑有DVT或肺栓塞患者的评价包括CT、肺动脉造影和下肢超声检查，尽管预测率低，诊断时间延长，但仍是常规检查[22]。最近一项研究，在中到高概率肺栓塞患者中，进行多器官超声检查，包括肺超声检查胸膜下梗死，经胸超声检查右心室扩张，小腿静脉超声检查DVT，结果表明，多器官超声对肺栓塞的诊断具有较高的敏感性(90%)和特异性(86.2%)[24]。

气道管理

1. 气管插管　最近的一项研究证实，超声对成功气管插管有很大帮助，与食管标志插管相比，超声引导气管插管成功的敏感性和特异性均为100%[25]。床旁超声检查，包括气管导管球囊充气后的气管扩张，双侧胸膜肺滑动，支气管内插管与气管插管比较，超声探查均表现出很高的敏感性(93%)和特异性(96%)[26]。
2. 急诊环甲膜切开术　在肥胖和女性患者中辨别环甲膜的体表标志通常不可靠[27、28]。床旁超声用于快速识别急诊环甲膜穿刺的解剖结构，是一种非常可靠的检查方法[29](图32-6)。
3. 经皮气管切开置入术　在一项尸体研究中，超声探查90%以上的正确放置，进一步提高了进入气管的成功率[30]。实时超声用于经皮气管切开术，提高了穿刺针的中线放置的精度[31，32]。

胃容积评估

床旁超声也被用来评估胃内容物和容量[33，34]。一种完全基于胃窦声像图定性评估的分级系统已经被提出，而且与预测胃容积有很强的相关性[34](图32-7)。超声在仰卧位和右侧卧位检查出的胃窦内液体，与大量临床显著的胃内容物有关。床旁超声检测胃容积有助于评估误吸的风险。

估测颅内压

通过测量视神经鞘直径，床旁超声能快速评估颅内压(intracranial pressures，ICP)升高。视神经鞘与硬脑膜相连，有小梁状蛛网膜下腔，脑脊液通过此间隙循环。视神经鞘

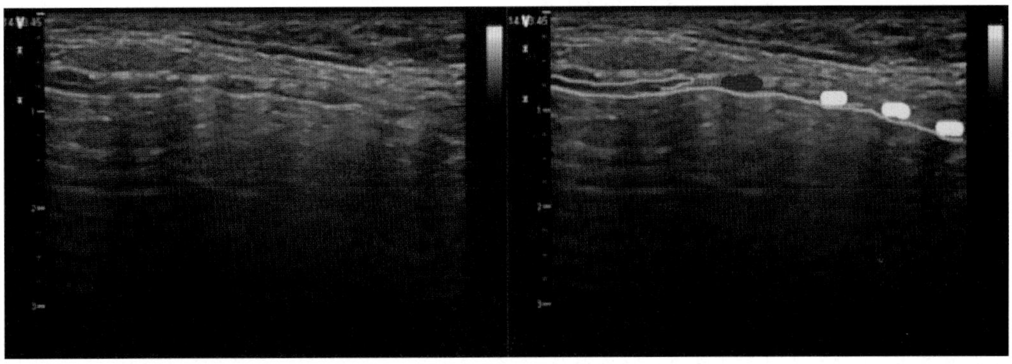

图32-6　**气管纵向超声图**。颈部中线纵向扫描图中红色的是环甲膜。绿色和深蓝色分别代表甲状腺和环状软骨。橙线表示气管和空气的交界。浅蓝色代表气管软骨

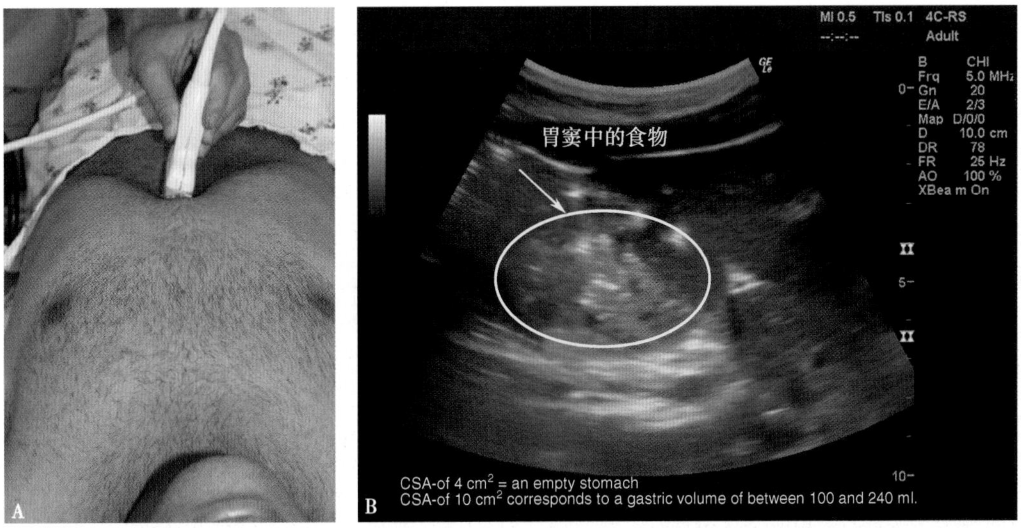

图32-7　**胃窦超声测量胃容积**。A. 探头(曲线)位置，胃窦部。B. 超声图像，胃窦面积4cm^2=无内容物，胃窦面积10cm^{2}代表胃容量100～240ml

直径与颅内压的关系已被证实[35,36]。超声诊断 ICP 升高的敏感性为 100%（95%CI 68%～100%），特异性 63%（95%CI 50%～76%）[35]。距视网膜约 2mm 处，视神经鞘直径大于 5mm，提示 ICP 升高（图 32-8）。

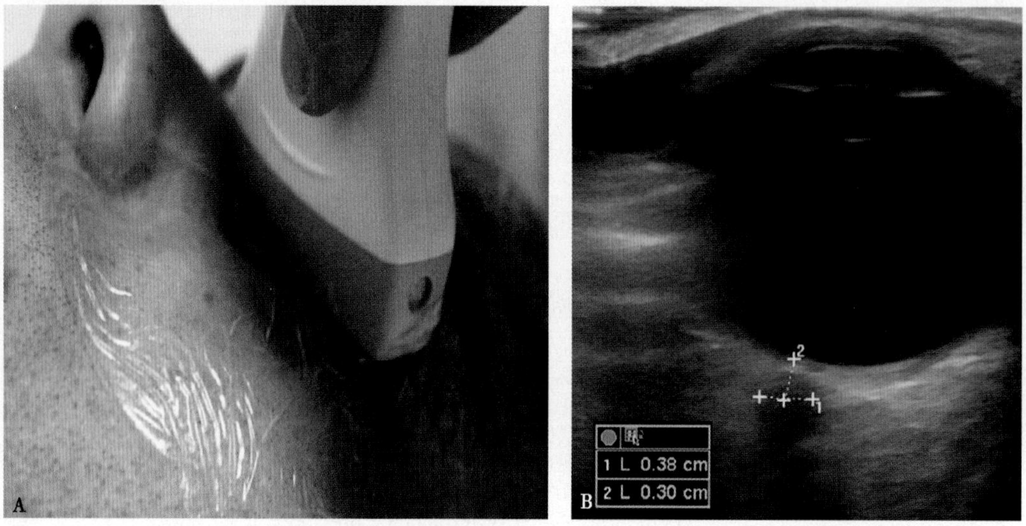

图 32-8 **视神经鞘直径超声检查**。A. 探头（线性）位置。B. 超声图像

知识点

1. 超声机器越来越便宜，越来越轻便，从而扩大了床旁使用范围，有助于临床医生的判断。因此，床旁超声的应用和知识正逐渐成为从事重症医学医生的基础技能。
2. 探头的选择取决于要检查的器官。深部结构需要低频探头，可以获得更好的超声图像。
3. 超声信号与血流方向平行时，多普勒测量更准确，脉冲多普勒用于评估速度，而连续多普勒用于评估速度之和。
4. 肺超声可以对肺动脉系统进行综合评估，特别是气胸及胸腔积液敏感性高，特异性强。即便是机械通气患者，床旁超声引导下胸腔穿刺是安全的。
5. 成功和安全使用超声血管探查，结合操作者解剖的定位及全程追随手眼探针协调配合，避免意外穿破动脉及其他并发症。
6. 超声对肺栓塞的评价涉及多个器官，包括肺超声、超声心动图及下肢深静脉检查。
7. 超声在成功气管插管、鉴定环甲软骨切开术的解剖结构和标志及经皮床旁气管切开术中，有很高的灵敏度和特异性。
8. 最近，床旁超声越来越多地用于评估胃的体积和容量，特别是插管之前评估吸入风险。

（程芮 译，孙宝玲 审校）

参考文献

1. Alpert JS, Mladenovic J, Hellmann DB. Should a hand-carried ultrasound machine become standard equipment for every internist? Am J Med. 2009;122(1):1-3.
2. Kendall JL, Hoffenberg SR, Smith RS. History of emergency and critical care ultrasound: the evolution of a new imaging paradigm. Crit Care Med. 2007;35(5 Suppl.):S126-130.
3. Ramsingh D, Rinehart J, Kain Z, et al. Impact assessment of perioperative point of care ultrasound training. Anesthesiology. 2015;123(3):670-682.
4. Bouhemad B, Zhang M, Lu Q, Rouby JJ. Clinical review: bedside lung ultrasound in critical care practice. Crit Care. 2007;11(1):205.
5. Ueda K, Ahmed W, Ross AF. Intraoperative pneumothorax identified with transthoracic ultrasound. Anesthesiology. 2011;115(3):653-655.
6. Lichtenstein DA, Meziere GA. Relevance of lung ultrasound in the diagnosis of acute respiratory failure: the BLUE protocol. Chest. 2008;134(1):117-125.
7. Lichtenstein D, Hulot JS, Rabiller A, Tostivint I, Mezière G. Feasibility and safety of ultrasound-aided thoracentesis in mechanically ventilated patients. Intensive Care Med. 1999;25(9):955-958.
8. Doust BD, Baum JK, Maklad NF, Doust VL. Ultrasonic evaluation of pleural opacities. Radiology. 1975;114(1):135-140.
9. Lichtenstein D, Goldstein I, Mourgeon E, Cluzel P, Grenier P, Rouby JJ. Comparative diagnostic performances of auscultation, chest radiography, and lung ultrasonography in acute respiratory distress syndrome. Anesthesiology. 2004;100(1):9-15.
10. Lichtenstein D, Mézière G, Biderman P, Gepner A, Barré O. The comet-tail artifact. An ultrasound sign of alveolar-interstitial syndrome. Am J Respir Crit Care Med. 1997;156(5):1640-1646.
11. Gargani L, Frassi F, Soldati G, Tesorio P, Gheorghiade M, Picano E. Ultrasound lung comets for the differential diagnosis of acute cardiogenic dyspnoea: a comparison with natriuretic peptides. Eur J Heart Fail. 2008;10(1):70-77.
12. Reissig A, Copetti R, Mathis G. Lung ultrasound in the diagnosis and follow-up of community-acquired pneumonia: a prospective, multicenter, diagnostic accuracy study. Chest. 2012;142(4):965-972.
13. Reissig A, Gramegna A, Aliberti S. The role of lung ultrasound in the diagnosis and follow-up of community-acquired pneumonia. Eur J Intern Med. 2012;23(5):391-397.
14. Bouhemad B, Liu ZH, Arbelot C. Ultrasound assessment of antibiotic-induced pulmonary reaeration in ventilator-associated pneumonia. Crit Care Med. 2010;38(1):84-92.
15. Costantino TG, Parikh AK, Satz WA, Fojtik JP. Ultrasonography-guided peripheral intravenous access versus traditional approaches in patients with difficult intravenous access. Ann Emerg Med. 2005;46(5):456-461.
16. Keyes LE, Frazee BW, Snoey ER, Simon BC, Christy D. Ultrasound-guided brachial and basilic vein cannulation in emergency department patients with difficult intravenous access. Ann Emerg Med. 1999;34(6):711-714.
17. Ashworth A, Arrowsmith JE. Ultrasound-guided arterial cannulation. Eur J Anaesthesiol. 2010;27(3):307.
18. Shiver S, Blaivas M, Lyon M. A prospective comparison of ultrasound-guided and blindly placed radial arterial catheters. Acad Emerg Med. 2006;13(12):1275-1279.
19. Stolz LA, Stolz U, Howe C, Farrell IJ, Adhikari S. Ultrasound-guided peripheral venous access: a meta-analysis and systematic review. J Vasc Access. 2015;16(4):321-326.
20. Wu SY, Ling Q, Cao LH, Wang J, Xu MX, Zeng WA. Real-time two-dimensional ultrasound guidance for central venous cannulation: a meta-analysis. Anesthesiology. 2013;118(2):361-375.
21. Troianos CA, Hartman GS, Glas KE, et al. Special articles: guidelines for performing ultrasound guided vascular cannulation: recommendations of the American Society of Echocardiography and the Society of Cardiovascular Anesthesiologists. Anesth Analg. 2012;114(1):46-72.
22. Squizzato A, Galli L, Gerdes VEA. Point-of-care ultrasound in the diagnosis of pulmonary embolism. Critical Ultrasound Journal. 2015;7:7. doi:10.1186/s13089-015-0025-5.
23. Deleted in review.
24. Nazerian P, Vanni S, Volpicelli G. Accuracy of point-of-care multiorgan ultrasonography for the diagnosis of pulmonary embolism. Chest. 2014;145(5):950-957.

25. Muslu B, Sert H, Kaya A. Use of sonography for rapid identification of esophageal and tracheal intubations in adult patients. J Ultrasound Med. 2011;30(5):671-676.
26. Ramsingh D, Frank E, Haughton E, et al. Auscultation versus point of care ultrasound to determine endotracheal versus bronchial intubation: a diagnostic accuracy study. Anesthesiology. 2016;124(5): 1012-1020.
27. Elliott DS, Baker PA, Scott MR, Birch CW, Thompson JM. Accuracy of surface landmark identification for cannula cricothyroidotomy. Anaesthesia. 2010;65(9):889-894.
28. Aslani A, Ng SC, Hurley M, McCarthy KF, McNicholas M, McCaul CL. Accuracy of identification of the cricothyroid membrane in female subjects using palpation: an observational study. Anesth Analg. 2012;114(5):987-992.
29. Nicholls SE, Sweeney TW, Ferre RM, Strout TD. Bedside sonography by emergency physicians for the rapid identification of landmarks relevant to cricothyrotomy. Am J Emerg Med. 2008;26(8): 852-856.
30. Kleine-Brueggeney M, Greif R, Ross S, et al. Ultrasound-guided percutaneous tracheal puncture: a computer-tomographic controlled study in cadavers. Br J Anaesth. 2011;106(5):738-742.
31. Rudas M, Seppelt I, Herkes R, Hislop R, Rajbhandari D, Weisbrodt L. Traditional landmark versus ultrasound guided tracheal puncture during percutaneous dilatational tracheostomy in adult intensive care patients: a randomised controlled trial. Crit Care. 2014;18(5):514.
32. Yavuz A, Yılmaz M, Göya C, Alimoglu E, Kabaalioglu A. Advantages of US in percutaneous dilatational tracheostomy: randomized controlled trial and review of the literature. Radiology. 2014;273(3): 927-936.
33. Perlas A, Chan VW, Lupu CM, Mitsakakis N, Hanbidge A. Ultrasound assessment of gastric content and volume. Anesthesiology. 2009;111(1):82-89.
34. Perlas A, Davis L, Khan M, Mitsakakis N, Chan VW. Gastric sonography in the fasted surgical patient: a prospective descriptive study. Anesth Analg. 2011;113(1):93-97.
35. Hansen HC, Helmke K. Validation of the optic nerve sheath response to changing cerebrospinal fluid pressure: ultrasound findings during intrathecal infusion tests. J Neurosurg. 1997;87(1):34-40.
36. Tayal VS, Neulander M, Norton HJ, Foster T, Saunders T, Blaivas M. Emergency department sonographic measurement of optic nerve sheath diameter to detect findings of increased intracranial pressure in adult head injury patients. Ann Emerg Med. 2007;49(4):508-514.

33

超声心动图

Wolf Benjamin Kratzert and Aman Mahajan

在过去的60年中，超声心动图得到了长足的发展，成为心血管成像领域中最常见的检查手段之一。从20世纪80年代开始，随着技术的进步和对其潜力的认识，超声心动图成像迅速进入手术室、急诊室和重症监护室（intensive care unit，ICU）。如今，它已经完全整合到各医学分支中，如麻醉学、急救医学和重症医学等[1-3]。

重症监护心脏超声与常规超声心动图检查有几个方面的区别。重症心脏超声重点在于能立即将诊断信息整合到临床综合判断和处理中。ICU患者，由于心肺功能的相互作用和多种医学手段的干预，结果解释更复杂。由于获得满意图像受限，患者血流动力学不断变化，24小时动态检查很重要。

适应证、禁忌证和安全性

重症监护和围手术期超声心动图检查的禁忌证，文献[4-7]已充分说明，ICU主要应用指征仍然是血流动力学不稳定患者的评估及指导临床决策（表33-1）。经胸超声心动图（transthoracic echocardiography，TTE）具有无创、易获得、易使用的特点，在ICU最为常用。TTE风险虽小，但存在外科敷料覆盖、肥胖、慢性阻塞性肺疾病（chronic obstructive pulmonary disease，COPD）、机械通气等情况时，常不能获得满意图像。为此，需行经食管超声心动图（transesophageal echocardiography，TEE）检查，特别是当患者已经插管和镇静时；瓣膜性心脏病、心内膜炎、心内血栓或分流等少见情况也需要使用TEE。TEE是一种有创检查，需更强的专业知识。因TEE有增加并发症的风险，表33-2列出了TEE绝对和相对禁忌证，以作为检查前评估。

超声心动图对ICU的影响

超声心动图有助于明确血流动力学不稳定的原因并指导危重患者的临床处理[8, 9]。有结果支持超声心动图可以影响ICU患者的管理[10-12]，但数据不多[13, 14]。

一项小型研究表明，TEE诊断非心室病理所致的低血压与改善ICU存活率有关[15]。在Kanji等对220例ICU患者的研究显示，经TTE指导治疗亚急性休克，可提高28天的生存率，减少需要肾脏替代治疗的急性肾损伤（acute kidney injury，AKI）的发生率[16]。

培训和认证

心脏病专家制定的心脏超声培训和认定的指南已明确，非心脏科医生的专项指南仍在探索中。自2005年以来，世界各地的专业协会一直在为重症监护超声的培训和认证要求制定具体的途径和建议。2008年国际急重症超声医学推进组织（World Interactive Network Focused On Critical Ultrasound，WINFOCUS）出版了第一个由国际专家组编写的关于超声心动图在重症监护培训和认证的文件[17]。2009年，美国胸科医师学会（American College of Chest Physicians）和法国法语复兴银行（La Societe de Reanimation de Langue Francaise）组成的工作组发表了关于危重症超声检查资格的共识声明[18]。随后，欧洲重症监护医学协会领导的国际专家组提出了包括超声心动图在内的重症监护超声资格标准化评估和培训指南[19]。该小组在2014年发表了一份关于ICU高级超声心动图标准的共识声明[20]。

费用

随着床旁（point-of-care，POC）超声心动图在ICU的广泛应用，费用报销一直是讨论的主题。危重症心脏超声重点检查的组成部分与经典的超声心动图综合检查不同。无超

表33-1　ICU超声心动图适应证

- 循环衰竭（低血压、休克）
- 败血症
- 低心输出量
- 心搏骤停
- ACS
- 肺栓塞
- 疑似心源性呼吸衰竭
- 主动脉夹层
- 心脏创伤
- 心内膜炎
- 疑似心源性系统性栓塞
- 器官捐献心脏评估
- 指导和评估循环辅助装置（TVPM，IABP、ECMO，VAD）

ACS：急性冠脉综合征；IABP：主动脉内球囊反搏；ECMO：体外膜肺氧合；TVPM：经静脉起搏器；VAD：心室辅助装置。

表 33-2 ICU TEE 的适应证和禁忌证

适应证	禁忌证
● 急性血流动力学不稳定时图像质量差 ● 严重肥胖、肺气肿、手术引流/敷料后图像质量差 ● 主动脉夹层、心内膜炎、瓣膜病、人工瓣膜、心内膜血栓综合评估 ● 循环辅助装置评估 ● 心内分流评估	绝对禁忌证： ● 内脏穿孔 ● 食管疾病（狭窄、肿瘤、外伤、憩室、静脉曲张） ● 近期食管或胃手术、食管胃切除术或食管胃造口术 ● 活动性 GIB（上） ● 颈椎损伤 相对禁忌证： ● 近期发生的 GIB（上） ● PUD ● 凝血障碍、血小板减少症 ● 食管裂孔疝

TEE 对于某些心脏病的综合评估是强制性的。血流动力学不稳定时，TTE 图像质量不佳，医生须权衡实施有创 TEE 检查的利弊。GIB：消化道出血；PUD：消化道溃疡。

声心动图认证的医生通常在危重患者中进行聚焦超声心动图检查，而解释的责任权限仅限于评估的特定焦点，通常不存储图像供进一步临床使用。在美国，医疗保险使用当前的程序术语（Current Procedural Terminology，CPT）代码来报销药品、手术和诊断服务。目前，如编码系统中所述，CPT 代码不包括专项重症超声检查的单独代码，其组成部分也不符合标准或限定/随访 TTE 检查的要求。TEE 需特殊技术，由经过高级培训的医生操作，ICU 内 TEE 检查通常使用现有的 CPT 代码。

POC 可大大降低 ICU 整体费用，通过增加一种无创、成本更低的诊断和监测技术，可加快和集中临床管理，患者的风险显著降低。随着危重症监护超声心动图培训的规范化、与传统综合培训的区别及 POC 优势的证据越来越多，有必要为危重症专项超声心动图检查制定一个特定的收费代码[21-23]。

基础知识

设备

通常，超声心动图实验室和心脏手术室使用的是最新和最先进技术的超声设备，危重症病房并不需要。目前，几家公司提供了专门针对急诊、创伤或重症监护中心使用的机器。这些仪器广泛应用于重症监护领域，包括肺、血管和腹部超声。可以配备多种包括 TTE 和 TEE 使用的软件程序。理想的 ICU 超声系统需紧凑、便携、耐用，启动时间最少和界面易操作。作为日常使用，需要具备更长的电池寿命和更大的内部存储能力。

TTE 和 TEE 所用探头通常是相控阵探头，频率范围为 1～10MHz，心脏成像穿透与分辨率呈最佳平衡。

操作方法

超声心动图机用一系列的旋钮和按钮来调整图像质量，利用不同的模式存储图像。由于每个制造商都有一组旋钮、滑块和按钮，所以每个操作人员都必须熟悉自己经常使用的机器的布局。最重要的控件及其功能如下：

增益（gain）：调整整体图像亮度。

时间增益补偿（time-gain-compensatio，TGC）：有选择地调整扇区图像亮度。

深度（depth）：调整视野深度。

缩放（zoom）：选择特定的图像扇区。

焦点（focus）：调整焦点区域。

动态范围（dynamic range）：调整灰度，滤除背景噪声。

超声波模式

与心脏以外的解剖结构检查相比，超声心动图检查更重要的是使用多种超声模式。ICU 中最常用的模式是二维（two-dimensional，2D）成像、运动模式（M-Mode）、彩色多普勒（color flow Doppler，CFD）、脉冲波多普勒（pulsed wave Doppler，PWD）和连续波多普勒（continuous wave Doppler，CWD）。2D 仍然是 ICU 中最常用的解剖成像和大体病理定性评估的初始模式。M-Mode 较少使用，它是一种一维的时间图像，具有良好的时间分辨率，适用于瓣叶等快速运动结构的成像。

评估血流动力学时，除了 2D 成像外还使用多普勒超声心动图，提供定量测量所需的信息。CFD 通过颜色显示血流速度和方向，结合了定性 2D 成像和半定量血流信息。CFD 有助于诊断心内分流或瓣膜病变，寻找血流障碍的证据。当需要定量计算每搏量（stroke volume，SV）、心输出量（cardiac output，CO）和肺动脉压力（pulmonary artery pressures，PAP）时，选择 PWD 和 CWD 模式，显示血流方向及估计该解剖部位的血流速度。PWD 测量特定取样位置的血流速度，受到尼奎斯特频率极限速度阈值的限制，而 CWD 在没有速度阈值的情况下显示了整个取样线上的最大速度。两种方式均要求超声束与血流方向在同一直线上，以尽量减少因入射角度的存在低估血流速度。与 2D 成像技术相同，由于尼奎斯特频率限制，可以采用多种干预措施来提高多普勒质量和防止伪影。最重要的是，调整换能器的位置和频率、取样深度和基线移动，以探查到 PWD 最大峰值速度[24,25]。

标准切面和解剖

超声心动图检查时，换能器位置与人体的关系称为声窗，图像平面定义为视图或切面。图像平面参考焦点，最常见的是左心室（left ventricle，LV）。

图像采集与优化

遵循统一的图像采集顺序可以将图像和探查病变丢失

的风险降至最低。探头的顺时针定位和旋转是一种简单而合理的探查方法（图 33-1）。

无论 TTE 抑或 TEE，标准切面均基于解剖标志，通过探头特定的位置和角度在确定的声学窗口中获得。为了避免成像不充分导致误读的风险，需要熟知每个切面的特殊解剖标志。此外，始终需要使用以下技术来优化成像。身体位置：左臂伸展打开胸骨旁探查窗，向左侧轻微倾斜使心尖更贴近胸壁，臀部屈曲双腿有助于获得肋下声窗。

图像采集：利用探头位置和角度的微小变化，肋间隙上下改变，以及使用 TEE 可以改善成像。

机器设置：除调整增益、TGC 和动态范围外，最重要的是精确地调整感兴趣的区域（region of interest，ROI）的焦点和深度。此外，使用缩放功能也很有帮助，特别是在多普勒模式下，这些调整可以改善测量和避免多普勒混叠干扰（Doppler aliasing）。另一种提高图像质量的方法是对比超声心动图[26]。尽管重症监护室专项检查时不常用，但注射造影剂可以显著提高右心室和左心室显影，强化心内膜边界的界限。

经胸超声心动图

TTE 检查，应用 3 个标准声窗：胸骨旁、心尖和剑突下（见图 33-1）。综合及儿科检查也使用第四个即胸骨上窝探查。

标准经胸切面

ICU 超声心动图检查主要包括 5 个切面：①胸骨旁长轴（PS LAX）；②胸骨旁短轴（PS SAX）；③心尖四腔心（A4CH）；

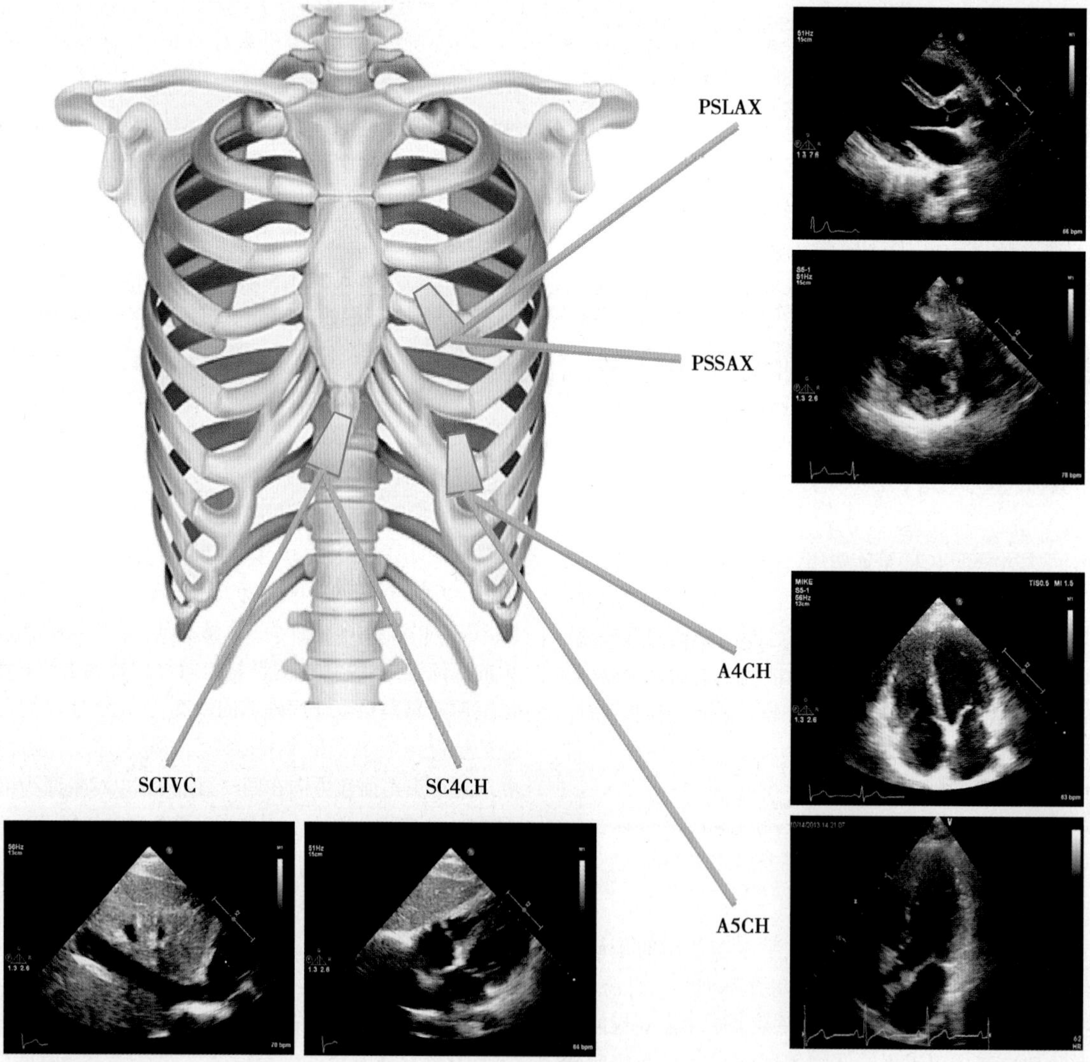

图 33-1　TTE 探头位置和成像窗口。PSLAX 探头标志从 11 点位置开始，传感器的顺时针运动和旋转将系统地获得一系列声窗和视图。PSLAX 顺时针旋转传感器 90°可显示 PSSAX。在 PSSAX 切面，传感器头侧或尾侧倾斜将会看到 AV 水平、LV 乳头肌水平和 LV 心尖水平的短轴切面。进一步从 1 点到 3 点旋转换能器，并移动到心尖位置，可以看到 A4CH。传感器水平放置将显示 LVOT 和 A5CH 切面。心尖处逆时针旋转将显示 A2CH 和 A3CH。保持探头指向 3 点钟位置可见 SC 处的 SC4CH 切面。换能器稍微向右呈一定角度获得 IVC 的 LAX 切面。A2CH：心尖两腔心；A3CH：心尖三腔心；A4CH：心尖四腔心；A5CH：心尖五腔心；AV：主动脉瓣；IVC：下腔静脉；LAX：左心室长轴；LV：左心室；LVOT：左心室流出道；PSLAX：胸骨旁长轴；PSSAX：胸骨旁短轴。

④心尖五腔心（A5CH）；⑤剑下长轴（SC LAX）（表 33-3）[17, 20]。

胸骨旁长轴切面（parasternal long-axis view，PS LAX）是将探头置于左第三或第四肋间（intercostal space，ICS），沿前面的锁骨中线，探头标志指向右肩（见图 33-1）。主要用于评估左心室和右心室（right ventricle，RV）大小，收缩功能，以及通过M型定量测量心室大小和室壁厚度。2D 和 CFD 用于评价二尖瓣（mitral valve，MV）和主动脉瓣（aortic valve，AV），包括左心室流出道（left-ventricular outflow tract，LVOT）和主动脉根部是否有反流、狭窄或流出道梗阻。此外可以检查心包疾病。

胸骨旁短轴切面（parasternal short-axis view，PS SAX）探头位置与 PS LAX 相同，顺时针旋转 90°，探头标记指向左肩（见图 33-1）。通过探头倾斜可以获得心脏多个平面的图像。当探头从上到下倾斜时，可以看到 AV 基底部、LV 乳头肌中段及 LV 心尖段短轴图像，最适于评估 LV 大小和收缩功能。由于可以同时显示冠状动脉灌注的所有区域，是描述室壁运动异常最理想的切面。此外，主动脉瓣根部短轴切面（aortic valve short-axis view，AV SAX）可以提供有关三尖瓣（tricuspid valve，TV）的信息，包括 CWD 测量右心室收缩压（right ventricular systolic pressure，RVSP）。

所有四腔图均来自心尖切面（见图 33-1）。ICU 中最常用 A4CH 和 A5CH，探头位于心尖，第 6 或第 7 肋间腋前线，探头标记指向左腋窝，向上倾斜探头，即可获得 4CH 和 5CH 图。

4CH 图用于评估心房和心室腔大小、双心室收缩功能和局部室壁运动异常。4CH 和 5CH 图可探查到 TV、MV 和 AV，且角度最佳，心尖是 M-mode、CFD、CWD 和 PWD 的定量测量的最佳位置，重症医师用来定量评价右心室功能和 RVSP，左心室心输出量和舒张功能，多普勒频谱评价瓣膜疾病。

探头在 4CH 逆时针旋转 90° 和 110°，可获得 A2CH 和 A3CH 切面，如此可见左心室室壁的所有节段。

肋缘下切面是将探头置于剑突或肋缘下，标记指向患者的左外侧。探头对准左肩，探头保持与腹部水平，心脏被切割成水平切面，显示所有四个腔室，特别是右心室游离壁（见图 33-1）。探头逆时针旋转 90°，对准右肩，可显示下腔静脉（inferior vena cava，IVC）及与 RA 的连接。提供心包病变信息，如心包积液和心脏压塞。当略微向右和尾侧倾斜时，可以通过测量 IVC 直径和随呼吸变化的动态塌陷来评估整体容量状态（见图 33-1）。

经食管超声

以往由于实用性、技术问题和专业操作的要求，TEE 在重症监护室的使用受到限制。随着设备的改进和危重症专家超声技术的娴熟，TEE 应用越来越多。图像质量和对某些疾病的评估能力，TEE 优于 TTE。

经食管超声的安全性

门诊和非手术环境中，TEE 的不良事件发生率为 0.2%～0.5%，死亡率小于 0.01%[27]，ICU 中略高。多项研究表明，TEE 在 ICU 中不良事件发生率为 1.6%～5%[15, 28-30]。Huettemann

表 33-3　标准 TTE 切面，解剖结构及常规应用

标准 TTE 切面	结构	常见评估
PS LAX	LA，LV，RV，MV，AV，LVOT，Desc Ao	LV/RV 大小，LV/RV 收缩功能，RWMA，AV/MV 疾病，LVOT 梗阻（SAM），心包积液 / 血栓 / 心脏压塞，胸腔积液，LVOT 直径 / 用于 SV 计算，主动脉夹层和动脉瘤
PS SAX AV	LA，RA，RV，PA，AV，TV，PV	AV 疾病，RV 大小和收缩功能，TV 疾病，RVSP，心内分流，导管 / PM 导联 / 套管
*PS SAX MID-PAP	LV，RV	LV 大小及收缩功能、RWMA、心包积液 / 血栓 / 心脏压塞
*A4CH	LA，RA，LV，RV，MV，TV	LV/RV 大小，LV/RV 收缩功能，RWMA，LA/RA 大小，MV/TV 疾病，RVSP，TAPSE
A5CH	LA，RA，LV，RV，LVOT，AV，MV	LVOT 梗阻（SAM），VTI LVOT 和 AV，AV 疾病
A2CH	LA，LV，MV	RWMA，MV 疾病
*SC SAX	RA，LA，RV，LV，膈肌	心包积液 / 血栓 / 心脏压塞，RV 大小和收缩功能，RA 大小，导管 /PM 导联 / 套管
*SC IVC LAX	IVC	容量状态，心包积液 / 血栓 / 心脏压塞
SC IVC SAX	IVC，Desc Ao	容量状态，心包积液 / 血栓 / 心脏压塞，主动脉夹层和动脉瘤，IABP

可以看到，PS SAX、A4CH 和 SC SAX 组合在一起提供了在紧急情况下所需的大部分信息。增加了血流动力学评估的切面，以显示 ICU 中最常用的切面。A2CH：心尖两腔心；A4CH：心尖四腔心；A5CH：心尖五腔心；A：心尖；AV：主动脉瓣；Desc Ao：降主动脉；IABP：主动脉球囊反搏；IVC：下腔静脉；LA：左心房；LAX：长轴；LV：左心室；LVOT：左心室流出道；MV：二尖瓣；PM：起搏器；PS：胸骨旁的；RA：右心房；RV：右心室；RWMA：节段性室壁运动异常；SAM：收缩期二尖瓣前向运动；SAX：短轴；SC：肋下；TV：三尖瓣；VTI：速度 - 时间间隔。

等在最近的20项研究综述中报道，ICU与TEE相关的并发症发生率为2.6%；无TEE相关的死亡事件[27,31]。与TEE相关的主要并发症是心律失常、低血压、气道损害和出血。与相对健康的患者相比，这些并发症更容易发生在危重患者身上，因患者往往血流动力学不稳定或已有出血倾向。若操作者意识到潜在的并发症，并仔细权衡利弊，TEE可以在ICU安全进行。术前患者的准备很重要，第一，检查目的明确并能解决问题；第二，排除TEE检查的潜在禁忌证，例如新近的食管或胃手术、活动性上消化道出血；第三，必须评估凝血情况，尽可能纠正异常；第四，严格禁食；第五，必须解决镇静方式、麻醉剂使用和气道保护问题。检查时，探头的插入和操作应根据患者的情况和存在的危险进行调整。

TEE标准切面

围手术期的TEE检查包括20个标准切面[32]，ICU很少需要检查所有切面。针对危重患者、急救室或术中紧急情况的专项TEE检查，提出了几种不同的方案[33,34]。与TTE同样，除非情况严重，否则必须获得标准切面。

尽管TEE全面检查需要食管、胃四个水平段的切面，但重点在于食管中段和经胃平面两个主要深度。食管中段水平探头位于心脏附近，为心脏结构的特殊解剖评估提供了最佳视图。经胃平面主要用于快速评估左心室大小、收缩功能和室壁运动异常；此外，由于超声束的角度最好，该平面也用于AV的频谱多普勒采集；经胃切面也可显示食管中段切面难以显示的局限性心包积液。

血流动力学评估

超声心动图是一种即刻诊断、管理和监测危重患者血流动力学特征的方法。几乎仅需要几分钟，即可为ICU医生提供重症患者血管内容量、是否存在各种心脏疾病（如心包积液和心脏压塞，局部室壁运动异常）等解剖学、心肌收缩力和心室大小的信息。根据超声所见，解释并发症以及调整如心律失常、血管升压素或正性肌力药物、机械通气的治疗，需要与定性和定量血流动力学评估相结合。

心脏前负荷和容量反应性

随着危重患者管理的不断进步，患者容量（如前负荷）反应性优于静态参数，如中心静脉压（central venous pressure，CVP）和肺动脉楔压（pulmonary artery occlusion pressure，PAOP）[9]。许多专家对临床用静态压力参数指导危重患者血流动力学管理提出质疑。CVP和PAOP都不能很好地预测前负荷反应性（即静脉注射晶体或胶体溶液后，心排血量或每搏量增加）。随着超声心动图的验证，床旁超声检查越来越多地取代了心脏前负荷评估和容量反应性的有创监测[9,35]。IVC直径和塌陷性评估、心室大小、心室流出道每搏量（ventricular outflow tract stroke volume，LVOT SV）测量是定性和定量评价常用的方法[36]。

在机械通气胸腔内压力变化过程中，IVC直径及其动态改变是超声心动图评价ICU患者心脏前负荷和容积反应性常用的方法。IVC直径平均17mm，除非<10mm或>20mm，IVC的绝对直径与右心房压力（right atrial pressure，RAP）或前负荷反应性相关性差[37]。然而，呼吸所致IVC直径的动态变化可以提供有关前负荷反应性的信息[36,38]。Barbier等研究表明，IVC直径动态变化>18%，可以预测体液反应性、敏感性和特异性为90%和93%[39]。Feissel等证实了这些发现，IVC塌陷性指数略有不同，敏感性和特异性分别为90%～92%[37]。利用肋下声窗短轴切面M型可理想测量IVC直径，当解释这些信息时，重要的是要考虑到房性心律失常、严重三尖瓣反流、心房分流或腹内压增加对IVC直径的影响。

心室大小与其他测量方法结合，以定性评估血管内容量状态，左心室短轴切面测量左心室舒张末直径（left ventricular end-diastolic diameter，LVEDD）和左心室舒张末面积（left ventricular end-diastolic area，LVEDA）（图33-2）。需要注意的是，图像质量差，心室成像不佳，心内膜边界无法清晰显示，会导致计算错误。虽然LVEDA为大多数患者的左心室容量提供了可靠信息[40]，但LVEDA小并不一定意味着全身血容量减少，还需考虑其他原因所致的左心室前负荷降低。左心室舒张充盈受损的其他潜在原因包括心律失常导致的心房收缩丧失、右心室功能障碍和二尖瓣功能障碍。除了严重低血容量外[41,42]，并未证明左右心室大小的定量测量与心脏前负荷和容量反应性相关[43]，而LVEDA的动态变化与容量反应性相关[44]。

每搏量和心输出量

超声心动图可以计算左心室每搏量（left-ventricular stroke volume，LV SV）和CO[45,46]，热稀释法测量的CO反映的是右侧CO，超声心动图测量则是利用MV、LVOT和AV水平左心室的流入和流出量。此外，新的无创模式是基于主动脉血流PWD来计算心输出量[31]。与热稀释法相比，LVOT和AV计算最准确[45,47]。通过测量LVOT直径和LVOT VTI，利用连续方程计算LV每搏量。TTE测量最好在PS-LAX和A5CH切面。计算LV SV后，乘以HR得到CO（图33-3）。由于LV SV依赖于LV前负荷，计算SV和CO时，需要考虑限制LV充盈的因素[48]。

左心室和右心室后负荷

超声心动图可以确定心脏内压力阶差和血流，通过以下公式间接计算肺血管阻力（pulmonary vascular resistance，PVR）和全身血管阻力（systemic vascular resistance，SVR）：

$$阻力=\Delta P/CO$$

基于这一概念，几项小型研究表明，使用TV和MV的跨瓣压差计算肺和全身血管阻力有显著相关性。临床上，这些方法既烦琐又没有广泛的文献验证，因此在ICU中未常规使用。临床实践中，超声心动图被用来定性评估SVR，左心室SAX切面中可见血容量正常时的心室高动力状态，提示

$$FS = [(EDD - ESD) / EDD] \times 100$$

$$FAC = [(EDA - ESA) / EDA] \times 100$$

例如：

FS_{LV} $=[(6.0-4.5)/6.0] \times 100$
$=25\ \%$

FAC_{LV} $=[(18.5-7.3)/18.5] \times 100$
$=60\ \%$

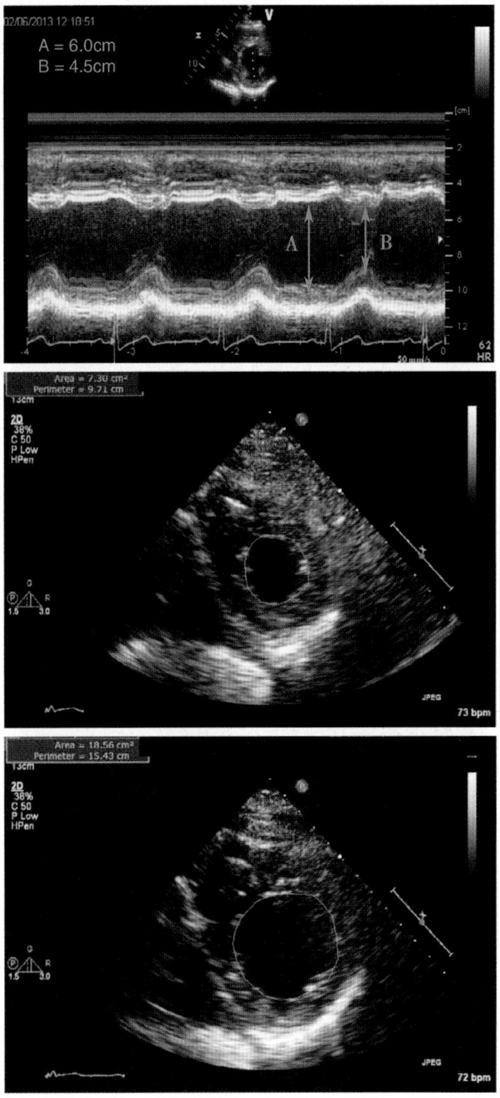

图 33-2　心室大小和左心室功能的半定量计算。分数缩短法利用 PSLAX 或 PSSAX 乳头肌水平左心室舒张末期和收缩末期直径的百分比值计算。正常 FS 值为 25%～45%，与正常 EF 相关。面积变化分数与 EF 直接相关。从 PSSAX 乳头肌水平测量面积。EDA：舒张末期面积；EDD：舒张末期直径；ESA：收缩末期面积；ESD：收缩末期直径；FAC：面积变化分数：FS：缩短分数；PSLAX：胸骨旁长轴；PSSAX：胸骨旁短轴

SVR 低。由此可见，测量 LVEDD 和视觉估计 LV 收缩性，可用于快速简单的定性估计 SVR[49]。

床边评估 PVR，有 TV 反流时，通常使用修正的伯努利方程（Bernoulli equation）间接计算 PAP（图 33-4）。没有三尖瓣或肺动脉瓣病变的情况下，TRvel（TV 反流峰值流速）加上 RAP，可估测 RV 收缩压（RV systolic pressure，RVSP），该值与肺动脉收缩压（pulmonary artery systolic pressure，SPAP）密切相关。

左心室收缩功能

左心室收缩功能评估是 ICU 超声心动图检查的关键内容之一。左心室收缩功能的评估不仅可以提供循环或呼吸衰竭病因的信息，也可以用来指导和监测随后的医疗管理。超声心动图评价 LV 功能有多种方法（表 33-4）。

急诊时，最快且简单心肌功能和射血分数（ejection fraction，EF）评估方法是定性或半定量法。左心室 SAX 切面心肌增厚和心内膜向内运动定性估计收缩功能。LV 很小或明显肥厚（LV hypertrophy，LVH）时，必须小心，因为依据腔内大小 LV 功能不同。LV 功能简化分类方案（即高动力，正常，中度降低，或严重降低）通常在重症监护中就足够用了，有学者表明，几乎无需培训即可做到可靠[50, 51]。经验丰富的超声心动图专家与 LVEF 的估计值与定量测量结果有很好的相关性[52, 53]。

用 LV SAX 切面计算缩短分数（fractional shortening，FS）或面积变化分数（fractional area change，FAC），可进行半定量测量（见图 33-2）。LV SAX 只显示了心肌的一个平面，需要对整个 LV 进行全面定性评估，避免因同时存在局部室壁运动异常（regional wall motion abnormalities，RWMA）而导致的错误。

更精确（但更耗时）的 LV 的收缩功能评估可以通过体积测量来实现。面积长度法和辛普森方法均能可靠估计 LVEF[54]。

$$A_{LVOT} = D_{LVOT}{}^2 \times 0.785$$

$$SV_{LVOT} = A_{LVOT} \times VTI_{LVOT}$$

$$CO = SV \times HR$$

例如：

A_{LVOT} =$(1.9cm)^2 \times 0.785$
=$2.8cm^2$

SV_{LVOT} =$2.8cm^2 \times 25cm$
=$70cm^3$

CO =70ml × 80次/min
=5 600ml/min

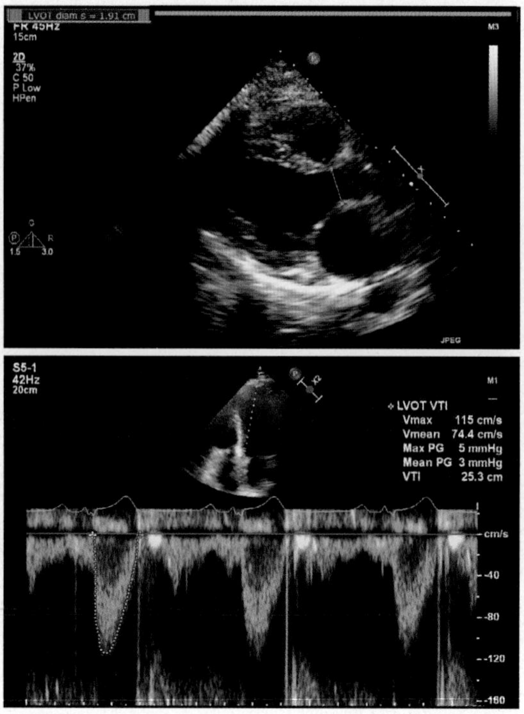

图 33-3 LV SV 和 CO 计算。PSLAX 切面测量 LVOT 直径时，可以计算 LVOT 面积。A5CH 切面使用 PWD 测量 LVOT VTI。如上图所示，LV SV 为 70ml，当 HR 为 80 次 /min 时，计算出 CO 为 5.6L/min。ALVOT：LVOT 面积；CO：心输出量；DLVOT：LVOT 直径；HR：心率；LVOT：左心室流出道；SV：每搏量；VTI：速度 - 时间积分

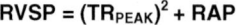

$$RVSP = (TR_{PEAK})^2 + RAP$$

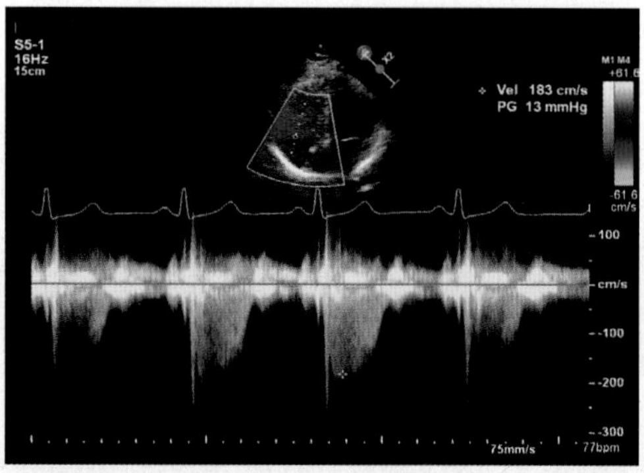

图 33-4 使用 TR 束测量 RVSP。A4CH 切面，多普勒取样线与 TR 射流束保持同一直线，TR 峰值速度 m/s 的平方加 RAP 即可计算出 RVSP。估算 RAP 为 10mmHg，RVSP 为 23mmHg。RAP：右心房压；RVSP：右心室收缩压；TR：三尖瓣反流；TRPEAK：TR 射流的峰值速度

右心室收缩功能

与 LV 相比，RV 功能评估更复杂，心室顺应性、室壁厚度、收缩功能和 TV 功能之间的联系更为紧密[55, 56]。明显的右心室收缩功能障碍常表现为右心室扩张和 TV 反流。与此同时，当慢性后负荷升高，RV 室壁代偿性增厚，可见 RV 功能正常合并 RV 扩张和明显 TV 反流。此外，RV 几何结构复杂，体积测量和成像更困难。基于这些原因，目前采用定性和半定量相结合的方法评价右心室功能（表 33-5）。PS LAX 和心尖 4CH 切面最佳，半定量仅能评估心室局部情况，须谨慎，结果不能外推。目前推荐使用 FAC 对 RVEF 进行半定量计算，因传统的二维方法假设心室为对称性结构[57, 58]，3D 方法仍在试验中。TTE 易探查到三尖瓣环平面收缩偏移（tricuspid annular plane systolic excursion，TAPSE）常与其他方法结合应用（图 33-5）。如上所述，RVSP 反映 RV 产生压

表 33-4 LV 和 RV 的评估方法

LV 的评估	正常值	
LV 大小	男	女
*LV 大小(乳头肌水平直径)	EDD 40～60mm ESD 25～40mm	EDD 35～55mm ESD 20～35mm
LV 的收缩功能		
定性		
半定性		
*FS	25%～45%	
*FAC	35%～65%	
定量		
2D 容积 EF	>55%	
3D 容积 EF	>55%	
*LV 室壁厚度	<10mm	
dP/dt	>1 200mmHg/s	
MR 的评估		
*MR 的范围 / 质量		
RV 的评估	**正常值**	
RV 大小		
*RV 大小(RV 基底部 EDD)	>4.2cm	
*RV/LV	>0.8	
RV 收缩功能		
定性		
*FAC	35%～65%	
*TAPSE	>20mm	
*RV 室壁厚度	<5mm	
RV MPI	<0.4	
RV S′	>10cm/s	
dP/dt		
3D RVEF		
TR		
*TR 程度		
*RVSP		

*ICU 中最常用的方法。EDD：舒张末期直径；EF：射血分数；ESD：收缩末期直径；FAC：面积变化分数；LV：左心室；MPI：心肌表面指数；MR：二尖瓣反流；S′，PWD 测量 RV 游离壁或 TV 瓣环速度；TAPSE：三尖瓣环形平面偏移。

力的能力，并间接提供关于 RV 功能的信息。做出临床判断之前，重要的是将测量结果与 RV 前负荷、肺血管阻力和瓣膜功能的影响因素联系起来。ICU 中常见情况，如成人呼吸窘迫综合征(adult respiratory distress syndrome，ARDS)、肺水肿、容量负荷增多和心律失常，影响 RVSP 测量，常使之无法解释。

表 33-5 心脏压塞超声心动图特征

心脏压塞

- 积液 / 血栓回声
- 动力衰竭 RA+/−RV
- IVC 充盈
- 随呼吸 TV 和 MV 血流频谱增加>25%
- 心室间影响随呼吸增加

二尖瓣或三尖瓣多普勒血流呼吸诱导的奇脉及血流量增加>25%。IVC：下腔静脉；RA：右心房；RV：右心室。

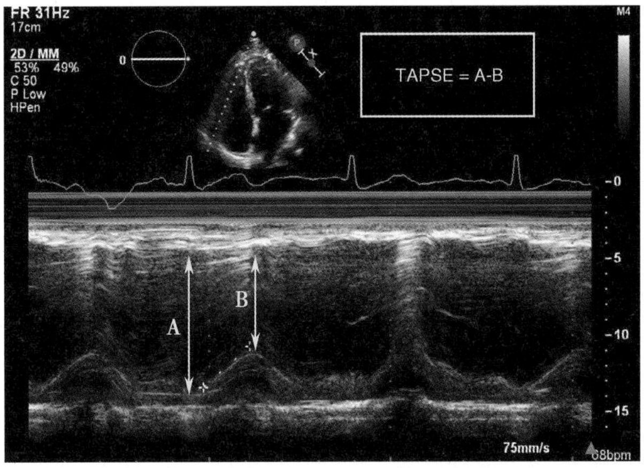

图 33-5 三尖瓣环平面收缩位移(TAPSE)。A4CH 切面测量心尖至三尖瓣环距离。舒张期(A)－收缩期(B)=TAPSE，正常值>20mm

循环衰竭

循环衰竭的系统治疗

循环衰竭是 ICU 超声心动图最常见的适应证之一[5,59]，文献介绍了几种评估血流动力学和管理循环衰竭的计算方法[60-62]，包括以下步骤：①查找病因，如心脏压塞，心肌功能异常，明显低血容量或高血容量；②确定容量反应性和低 SVR 征象；③寻找血流动力学不稳定的更多病因，如瓣膜病(图 33-6)。尽管临床情况可以对特定疾病做出初步评估，但重要的是系统评估，避免忽视复杂病理情况。应用正性肌力药物或血管升压素，超声检查结果必须是药物情况下的解读。不同类型休克同时存在可使血流动力学评估和超声心动图结果的解释复杂化。由于药物改变心肌功能和 SVR，可能掩盖血流动力学功能障碍的潜在病因。脓毒症可以观察到表面正常的心室功能但伴随心肌抑制。败血症和低血容量均可见心室功能高动力状态。因此，重要的是将超声心动图的表现与临床的整体情况联系起来。表 33-6 是不同休克状态下超声心动图与有创检查的综合结果。

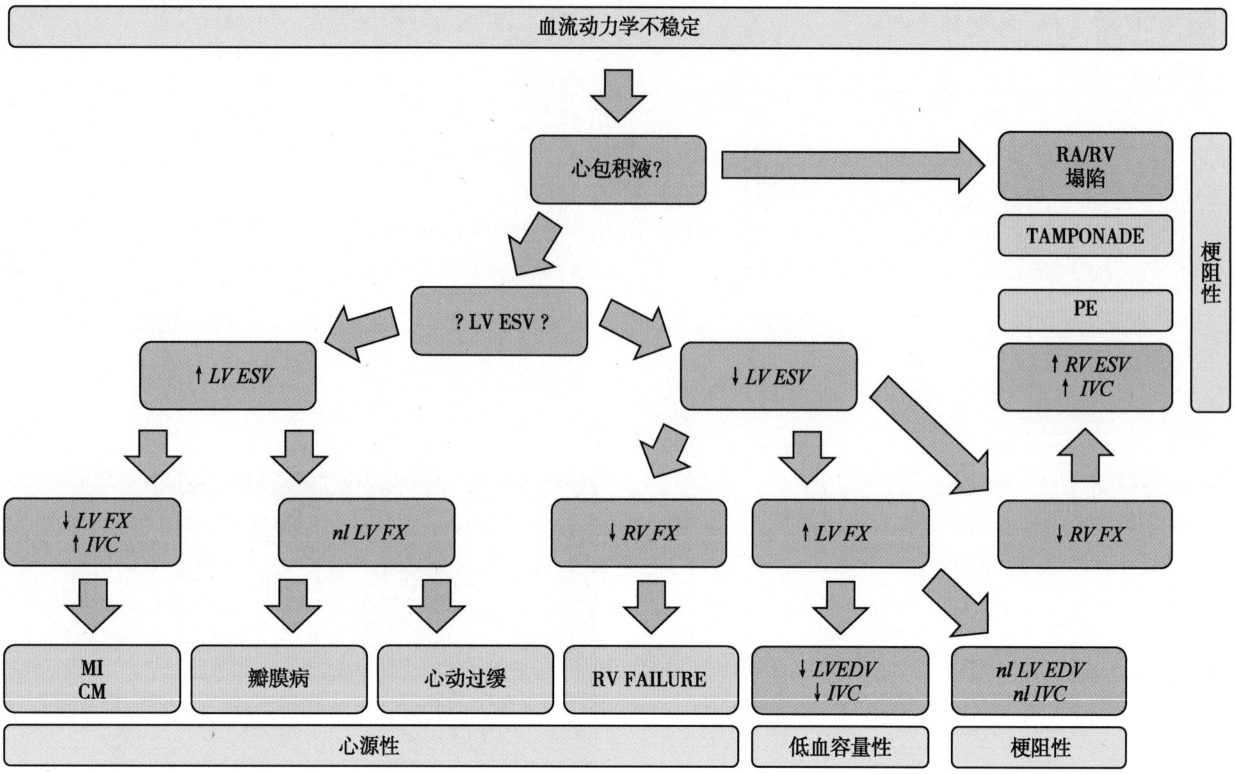

图 33-6 血流动力学不稳定的超声心动图评估法。初步二维评估心包积液的血流动力学障碍后，测量收缩期、舒张期左心室和右心室大小、左心室和右心室收缩功能。按照流程图区分休克的病因：心源性、分布性、低血容量性或梗阻性。CM：心肌病；EDV：舒张末期容积；ESV：收缩末期容积；FX：收缩功能；IVC：下腔静脉；LV：左心室；MI：心肌梗死，心肌缺血；nl：正常；RA：右心房；RV：右心室；↑：升高/高动力；↓：下降/抑制

监测临床管理，必须连续成像，并与以往的结果进行比较，结合整体情况，因为不是每个有某种血流动力学障碍的患者都能从相同的特定治疗中获益。

低血容量性休克

低血容量性休克是继发于容量丢失或分布不均造成循环容量绝对或相对减少的结果。超声心动图有几种方法识别血管内低血容量和容量反应性[9]，如上所述，最常用的方法是IVC、LV EDD 或 EDA 的评估，以及 LV SV 的变化（图 33-7）。IVC 直径＜10mm 伴正压通气时 IVC 直径明显变化，可反映全身性低血容量，提示容量反应性[37,39]。如果 EDD＜25mm，左心室收缩功能亢进，收缩期乳头肌接吻（kissing papillary muscles），则提示左心室血容量显著降低[41]。LVOT 速度的改变所反映的 LV SV 的变化预示容量反应性。扩容实验可发现 LVOT VMAX 的变化＞12%，VTILVOT 的变化＞20%[63]。

心源性休克

收缩功能障碍所致的左心衰竭，与低 LVEF、低 CO、全身容量过负荷及肺/肝淤血体征密切相关。超声心动图可以发现心力衰竭和心源性休克的表现及可能的病因。超声定性/临床表现相结合可识别整体心肌功能障碍所致的心源性休克。心源性休克典型表现包括：LV 体积增大，LV 功能降低，FS＜25%，FAC 低的 EF，LVOT 多普勒方法测量 CO 降低[64]。

在评估心源性休克的具体病因时，明显新出现的 RWMA，新近发生或二尖瓣反流加重提示急性心肌缺血。瓣膜病变、影响血流动力学的 LVOT 梗阻和心脏压塞可导致血流动力学不稳定，均可通过超声心动图诊断。ICU 心源性休克的另一个重要病因是应激性心肌病（stress-induced cardiomyopathy，SCM），ICU 患者中发生率可高达 28%，超声心动图有助于早期诊断[65]，典型超声心动图表现为心尖膨胀，整体 LV 功能障碍和基底段代偿性高动力状态。

单纯右心衰竭，或合并双心室衰竭，超声心动图的特点略有不同。主要定性表现为右心室收缩力降低、FAC 计算的 EF 降低、TAPSE＜16mm、伴随右心室扩张、RV/ LV 比值＞0.8、严重的 TV 反流[57]。这种情况的可能原因是心肌不能产生足够压力导致 RVSP 降低，同时 RAP 升高（IVC 直径＞20mm）。由于 LV 前负荷降低，LV 常表现为低血容量和单纯 RV 衰竭。

引起右心衰竭导致急性心源性休克最常见的病理生理是急性容量或压力超负荷、新发生的瓣膜病变或急性心肌缺血。非心源性原因病情加重时，慢性右心功能不全患者易出现右心功能衰竭。右心室扩张、TV 反流、室间隔移位、RVSP 异常及 IVC 扩张均有助于临床医生了解急性右心室衰竭的病因，特别是，此时室间隔移位并不一定代表急性右心衰竭，室间隔移位更常见于慢性瓣膜病或肺动脉疾病（图 33-8）。

表 33-6　不同休克状态下的超声心动图和血流动力学特征

	超声					有创检测			
休克类型	心功能	LVESA	LVEDA	IVC	2D	脉压	PAP	RAP CVP	SVO_2
分布性	↑	↓	↓/nl	↓/nl		宽	nl	↓/nl	↑
低血容量	nl/↑	↓	↓	↓		窄	↓	↓	↓
心源性	↓	↑	↑	↑		窄	↑	↑	↓
阻塞性压塞	nl/↑	↓	↓	↑	积液 / 血栓 / RA/RV 塌陷	窄	nl	↑	↓
阻塞性肺栓塞	LV↑ RV↓	LV↓	LV↓	↑	RA/RV 扩张 RV 衰竭	窄	↑	↑	↓

不同类型的休克有特殊的超声心动图和血流动力学表现。CVP：中心静脉压；IVC：下腔静脉；LVEDA：左心室舒张末期面积；LVESA：左心室收缩末期面积；nl：正常；PAP：肺动脉压；PE：肺动脉栓塞；RAP：右心房压力；SVO_2：混合静脉血氧饱和度；↑：增加；↓：降低。

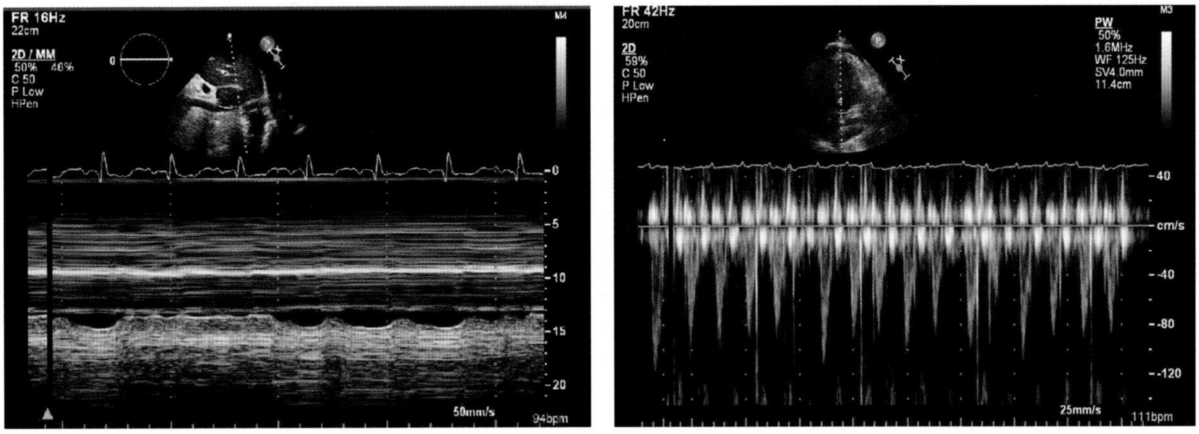

图 33-7　**低血容量时 IVC 和 LVOT 速度。** IVC<1.5cm 伴呼吸时>50% 塌陷，提示血管内血容量减少。PWD 显示 LVOT 速度随呼吸变化。IVC：下腔静脉；LVOT：左心室流出道；PWD：脉冲波多普勒

分布性休克

感染性休克临床表现变化多端，无论是否干预，休克的血流动力学可在数小时内发生动态变化。感染性休克的临床表现可以从单纯分布性休克到低血容量、心源性休克和分布性休克重叠[66,67]。因此，超声心动图有助于脓毒症患者的评估和管理，为了适应疾病的动态演变，必须重新进行系列评价。感染性疾病患者的床旁超声心动图主要是系统评价容量状态、液体反应、SVR 和心室功能。诊断感染性休克的早期超声征象是左心室收缩功能高动力状态和高 CO 水平，伴有小或正常的左心室 EDA。然而，结果取决于血管内容积状态和右心室功能。此时，重要的是区分低血容量和低 SVR、LVEDA 的差异可能是唯一的区别。

对于分布性休克的评估和监测有些特别的注意事项。低血容量的表现常被液体复苏而掩盖，抗利尿激素可降低 LV 的高动力表现。如果存在心肌功能障碍，最初及后续图像，心室功能可能表现为正常或高动力状态，而不是典型的高动力休克图像。正性肌力药物可以进一步改变超声心动图的结果[68-70]。

梗阻性休克

由心室充盈或排空的机械干扰引起的循环衰竭被归类为梗阻性休克[71]。梗阻性休克的潜在原因包括心包积液和心脏压塞、张力性气胸、肺栓塞，以及少见的占位如心内肿瘤或压迫腔静脉。由于这些机制是机械的，超声心动图除了确定血流动力学情况还可以发现休克病因。

心包积液和心脏压塞是影响血流动力学的疾病，与血管内容量状态、胸内压和患者位置变化密切相关。虽然超声不能确定病因，但某些发现如形成血凝块提示出血性或化脓性渗出液（图 33-9）。心脏压塞时，超声心动图可见血流动力学明显改变的心包积液或血栓（表 33-6）[72,73]。心脏术后患者，心脏压塞并非总是心脏周围积液环绕的典型表现，超声心动图检查应包括少见部位局部血块或积液，如 IVC-RA 交界处或 LA 后方。

肺栓塞导致从右心到左心的血流阻塞，通常表现为右侧压力高负荷和右心室衰竭、低血容量和左心室高动力（表 33-7）[74]，典型的 McConnell 征即右心室游离壁无运动且右心室心尖功能正常是病理表现，并不是总能观察到[75]。偶

尔，肺血管近端可观察到梗阻性栓子。此外，评估心内分流非常有意义，这可提示矛盾性栓塞和缺氧的风险，且短期预后更差[76, 77]。

张力性气胸可导致心脏前负荷降低，超声心动图表现为低血容量和心脏机械压迫或移位。进一步诊断需要胸部超声或X线检查。其他病理情况，如心外或心内肿块导致心室充盈障碍很少见，出现时，超声心动图有助于诊断和评估血流动力学意义。

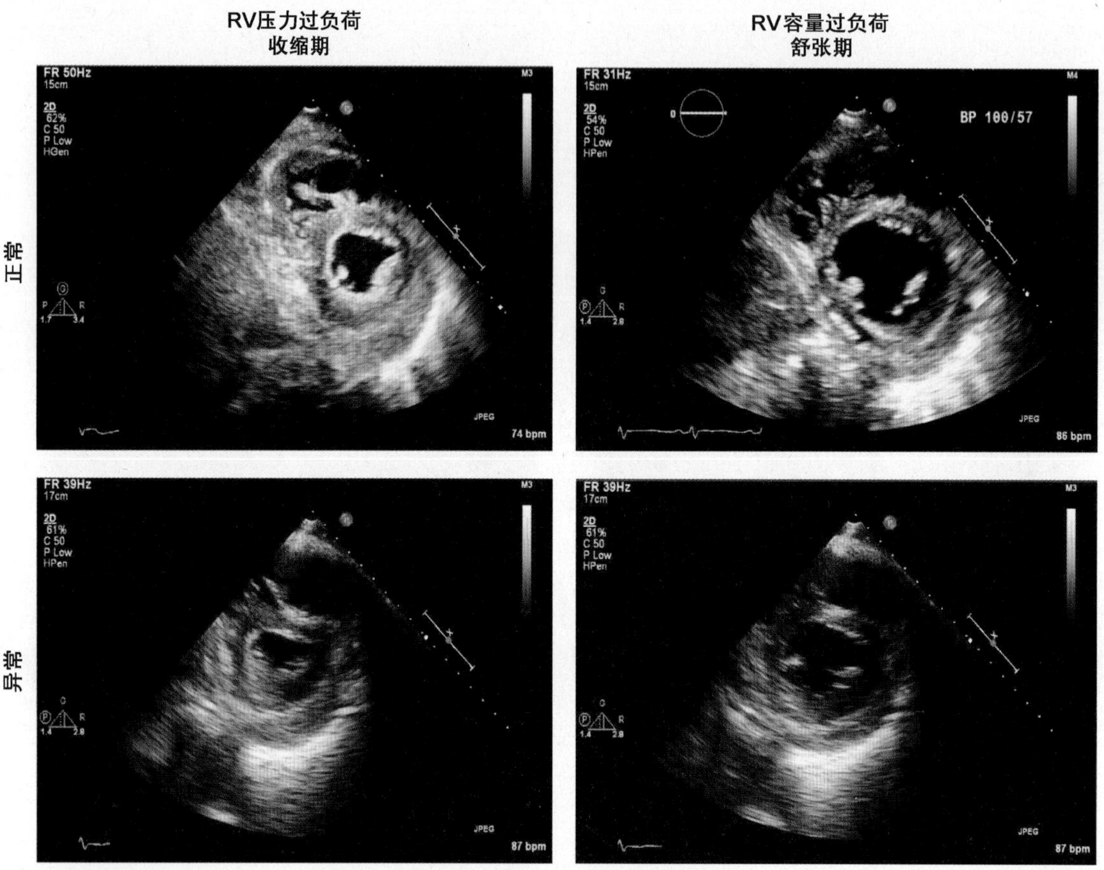

图 33-8　室间隔反常移位。肺动脉高压等引起右心室压力过高的病理生理导致收缩期室间隔变平。右心室容量负荷增加时，舒张期室间隔发生移位，急性右心衰竭，两种情况均可出现。RV：右心室

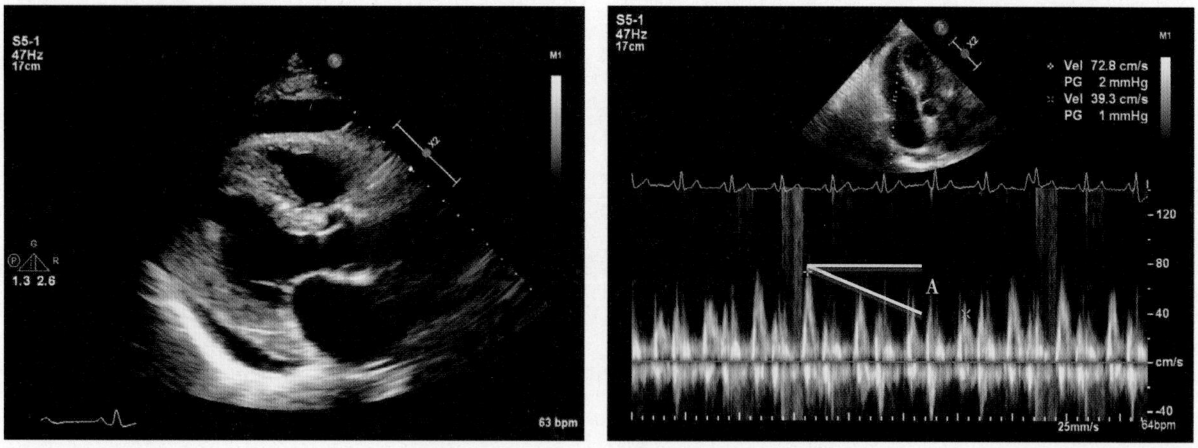

图 33-9　心包积液 / 心脏压塞的血流动力学障碍。TV血流随呼吸变化>25%，提示心包积液和心脏压塞有血流动力学障碍。心包积液和胸腔积液鉴别很重要。箭头示胸降主动脉。经过胸降主动脉心包积液不向上（左侧）延伸，而胸腔积液向主动脉远端突出，并向左侧延伸。其他征象如周围积液、RA或RV的舒张期塌陷和IVC增宽为心脏压塞的病理生理表现

表 33-7 肺栓塞的超声心动图特征

肺栓塞
● 肺血管近端血栓
● RV 收缩功能降低 +/-LV 低血容量性和高动力性
● RV 压力负荷增高，室间隔移位
● McConnell 征
● TR
● IVC 充盈
● 房内分流

根据 RV 损害程度，LV 将出现低血容量的表现。右心室压力过高的典型表现是收缩期室间隔移位。动脉内交通 R-L 分流提示肺栓塞导致右侧压力显著升高。IVC：下腔静脉；LV：左心室；RV：右心室；TR：三尖瓣。

心肺复苏时的超声心动图检查

超声心动图是心搏骤停所有超声检查的一部分，重点是确定心搏骤停的直接原因，如心脏压塞、肺动脉栓塞、低血容量或心肌衰竭，可指导和追踪复苏过程[78, 79]。此外，Salen 等和 Blyth 等发现超声心动图识别心脏活动可预测自发循环的恢复[80, 81]。心搏骤停时即刻评估的最佳切面是 LV SAX，可以同时提供容量状态、心肌功能和心脏压塞的急剧变化信息，图像易获得且好解释。急诊情况胸外按压持续进行时，TEE 通常可以提供更好的连续成像，最初可能对气管插管有干扰。

特殊评估

瓣膜疾病

瓣膜病变的详细评估需要全面的心脏超声综合技术，由经过高级训练的心脏病专家或胸心麻醉师操作。在有限的 ICU 超声心动图检查中，检查者应设法确定瓣膜的大体病变，这有可能会改变临床方案。除了立即调整血流动力学方案外，任何床边发现的瓣膜病变都需要进一步的综合检查。

基本的瓣膜疾病检查包括对明显病变瓣膜的大体解剖情况的了解，如钙化、瓣叶和乳头肌破裂（表 33-8）。CFD 测量明显狭窄瓣膜的加速跨瓣血流或瓣膜反流有重要血流动力学意义。CWD 测量 AV 和 MV 跨膜压力阶差的定量数据，用于狭窄病变分级和计算瓣膜面积，属于深度检查的一部分[82, 83]。

心肌病和动力流出道梗阻

原发性心肌病是心血管疾病的总体发病率和死亡率的重要部分。超声心动图可提示收缩性和舒张性心力衰竭的程度及心肌病的病因，评估近期和远期预后。心肌病（cardiomyopathies，CM）可改变急性疾病的血流动力学反应及其 ICU 的治疗，因此，重症医生了解这些慢性疾病的超声心动图特征很重要[84]。

心肌病通常分为 3 种类型：①扩张型 CM；②肥厚型 CM；③限制型 CM[85]。扩张型 CM 超声心动图表现为心室扩张和收缩功能降低。肥厚型 CM 特征是心肌对称或不对称同心肥

表 33-8 常见的瓣膜病及其超声心动图表现

瓣膜病		超声表现
主动脉瓣狭窄（AS）	2D	瓣叶和瓣环钙化，瓣叶活动受限，LVH
	CFD	跨瓣血流加速，AI
	CWD	跨瓣血流加速，平均峰值升高，多普勒峰值流速在收缩中期
主动脉瓣关闭不全（AI）	2D	瓣叶破裂，左心室增大
	CFD	舒张期反流、湍流、反流射流方向
	CWD	舒张期反流、多普勒频谱密集、近端胸主动脉舒张期反向血流
二尖瓣狭窄（MS）	2D	瓣叶和瓣环钙化，瓣叶活动受限，LA 增大
	CFD	跨瓣血流加速，PISA，MR
	CWD	跨瓣血流加速，平均峰值流速和峰值梯度升高
二尖瓣关闭不全（MR）	2D	瓣叶病变，腱索紧张，瓣环扩大，LA 增大，LV 扩张
	CFD	收缩期反流血流，湍流，反流方向高速射流信号
	CWD	舒张期反流血流，多普勒频谱密集，胸主动脉近端舒张期反向血流
	PWD	肺静脉血流减慢 / 反向
三尖瓣关闭不全（TR）	2D	瓣环扩张，瓣叶病变，RA 增大，RV 增大
	CFD	收缩期反流血流、湍流、反流方向高速射流信号
	CWD	舒张期反流血流，多普勒轮廓密集
	PWD	肝静脉流速减慢 / 反向

LA：左心房；LVH：左心室肥大；PISA：近端等容表面积。

大。肥厚型梗阻性心肌病（HOCM）识别LVOT的梗阻很重要，LVOT改变了心脏源性休克治疗的常规管理，HOCM患者使用肌力药物可能有害，是二尖瓣瓣叶收缩期前向运动（systolic anterior motion of the mitral valve leaflet，SAM）引起[86]。与HOCM相同，二尖瓣术后也可出现SAM现象[87]。

心室舒张功能障碍限制性心肌病很难诊断，超声心动图检查需要评估舒张功能。对于ICU患者来说，评估舒张功能比较困难，心房扩大伴小心室、心室功能受限是提示限制性心肌病的最佳标志[84]。

感染性病理和栓子来源

TEE用于检查不明原因脓毒症或栓塞性卒中患者的感染和栓子来源。急诊情况下，经胸超声发现菌血症患者新出现的瓣膜反流可能提示感染性心内膜炎。如果初步判断是赘生物，TEE是最佳评估方法。若鉴别困难，同时累及的瓣膜结构与手术有关，综合TEE常由心脏病专家操作[88]。无感染的情况下休克病因不明时，或对于血栓高风险的患者，室上速心律失常计划复律时，行TEE检查以判断是否存在左心房附壁血栓[89, 90]。评估血栓栓塞事件是否为心源性时，应排除心内分流所致的矛盾性栓塞。简单的CFD常无法检测到分流信号，因此在Valsalva操作时注入气泡造影剂，可以帮助检测右向左的分流。

主动脉瓣疾病

超声心动图对急性血流动力学不稳定的危重患者主动脉疾病的评估重点是主动脉夹层。TTE在探查胸主动脉和腹主动脉方面的作用有限，需要选择TEE[91]。与CT或MRI相比，TEE可以准确诊断胸主动脉夹层[92]：包括血管腔内剥脱的内膜片，鉴别真假腔，血流评估，急性血管外渗测定。当病变累及主动脉根部，需要评估后续的并发症有主动脉瓣关闭不全（AI）、心包积液和继发于冠状动脉受累的急性心肌缺血。

创伤

危重患者创伤后的超声心动图可以评估血流动力学状态及创伤后的解剖病理改变[93]。超声心动图是早期评估胸部钝挫伤的有用工具[94]。超声可以迅速识别严重的结构损伤，如心脏压塞、心脏破裂、冠状动脉血栓、瓣膜结构破坏和创伤性主动脉损伤[61]。更常见的是，患者仅出现心脏挫伤的症状，而超声心动图有助于确定紧急情况下的心肌功能障碍。特殊的TTE切面是急诊超声的一部分，例如快速或急诊专项超声（如FAST或者FOCUS检查）[95, 96]。若无禁忌证，因优质图像且可以诊断主动脉损伤，TEE可作为首选[97]。

超声心动图介入治疗

心脏介入治疗在ICU中很常见，基础超声和超声心动图在介入治疗中起着重要作用。床旁TTE或TEE可以减少将患者运送到心导管室或手术室进行透视的需要。消除了重症患者与移动相关的风险，减少辐射暴露[98]。普通超声在诸多手术中提供了很大的帮助，包括静脉和动脉血管通路、胸腔或其他积液引流，但TTE的帮助更多。TTE可引导心包穿刺和经静脉起搏器的大体定位[99-101]。TEE为特定心血管干预提供了最佳的图像质量，如主动脉内球囊反搏（intraaortic balloon pump，IABP）放置和定位体外膜肺（extracorporeal membrane oxygenation，ECMO）或心室辅助装置（ventricular assist device，VAD）套管[61, 102-104]。TEE最适合评估机械辅助设备。血栓栓塞事件、明显的溶血、设备功率或流量的波动保证了血栓形成、插管位置和设备功能的评估[105, 106]。

低氧血症

超声心动图可以辅助诊断和处理急性呼吸衰竭，鉴别心源性和非心源性肺水肿病因，有助于治疗。通过有创或超声心动图检查，估测LA和LV充盈压与肺水肿诊断有关。心律整齐的情况下，用二尖瓣跨膜压和肺静脉多普勒估计LV充盈压、是ICU最简单、常用、可重复的方法[107]。心源性肺水肿的常见原因是急性二尖瓣或主动脉瓣反流、二尖瓣狭窄、严重LV收缩和舒张功能不全，都可以用2D、CFD和频谱多普勒超声心动图来评估。非心源性ARDS，临床医生根据超声心动图结果调整机械通气来评估RV功能变化[108]。严重的ARDS合并肺阻力增加，使用高水平的呼气末正压（positive end-expiratory pressure，PEEP）可能导致急性或突发RV衰竭的肺动脉事件，血流动力学和呼吸失代偿[109]。同样，由肺栓子（pulmonary embolus，PE）引起的急性肺血管阻力增加可导致RV衰竭[110]，此时，超声心动图是诊断和评估血流动力学的辅助工具。机械通气患者低氧血症的另一个常见原因是存在心内分流。房内交通如卵圆孔未闭（patent foramen ovale，PFO）和房间隔缺损（atrial septum defects，ASD），临床通常无症状，一般人群中患病率 > 25%[111, 112]，健康的PFO或ASD患者，通常无分流或左到右分流。病重时，由于肺动脉高压、右心衰竭、容量负荷增加或TV反流而引起的右侧压力升高常见，可导致右向左分流，不含氧与含氧血混合引起低氧血症[61]，超声心动图重点在于通过2D和CFD检测心内分流和方向。

未来的发展方向

近来，ICU引入许多微型化、TTE和TEE设备，供非心脏科医生用于血流动力学不稳定患者的目标导向治疗。手持TTE在ICU很有用，重症医生经过简短培训后可以使用[113-116]。手持TTE有微型一次性单探头，单平面图像，可连续使用72小时。初步的经验表明，手持TTE在血流动力学不稳定的患者治疗中很有用[117, 118]。这些用于连续超声心动图成像的新型监测设备具有巨大的潜力，具备常规TEE的很多功能，风险最小化并可在一段时间内使用[119, 120]。对比超声和心内膜边界追踪等先进的方法，也有一定价值[121-123]。对于操作者，越来越多的重症医生开始精通超声心动图，专项超声的

ICU 研究项目也越来越多。随着危重症超声心动图的重要性与日俱增，世界危重症学会建议将正式的超声心动图培训进一步纳入 ICU 奖学金培训计划。目前正在为未来的受训人员制定具体的标准，同时为实习医生提供重点 ICU 超声心动图课程 [17-19]。尽管在过去的 10 年中，超声心动图在该领域取得了显著的进展，但 ICU 超声心动图的应用还需更广泛验证。成果导向研究着眼于使用有针对性的超声心动图作为监测工具，并将其整合到目标导向的治疗中，有助于加强这一宝贵工具的广泛使用。

知识点

1. TTE 和 TEE 在重症监护中是有价值的诊断和监测工具，对危重患者的管理和预后影响重大。
2. 重点超声心动图专业知识的培训、认证和保持至关重要，这些领域需要各国进一步探索。
3. 了解超声生理，超声机器，解剖学和正常的超声心动图结果是必要的，以适应超声心动图在 ICU 的使用。
4. 床旁超声心动图最常用于急性循环和呼吸衰竭。
5. 有必要对血流动力学不稳定的患者采用定量计算方法，重复评估，确认和调整治疗，直至平稳。
6. 超声心动图结果的解释应结合病史、病理生理和当前的医疗干预。
7. 基于超声心动图信息的临床管理，需要追踪患者整个的临床过程。
8. 随着超声技术的飞速发展，正在开发持续监测的袖珍手持 TTE 设备和小型化 TEE 探头，将进一步促进急诊专项超声心动图在重症监护的日常应用。

（程芮　译，孙宝玲　审校）

参考文献

1. Feigenbaum H. Evolution of echocardiography. Circulation 1996;93:1321-7. doi:10.1161/01.CIR.93.7.1321.
2. Kendall JL, Hoffenberg SR, Smith RS. History of emergency and critical care ultrasound: the evolution of a new imaging paradigm. Crit Care Med 2007;35(5):S126-30. doi:10.1097/01.CCM.0000260623.38982.83.
3. Krishnamoorthy VK, Sengupta PP, Gentile F, Khandheria BK. History of echocardiography and its future applications in medicine. Crit Care Med 2007;35(8):S309-13. doi:10.1097/01.CCM.0000270240.97375.DE.
4. Cheitlin MD, Alpert JS, Armstrong WF. ACC/AHA guidelines for the clinical application of echocardiography: executive summary. J Am Coll Cardiol 1997;29(4):862-79.
5. Douglas PS, Khandheria B, Stainback RF, et al. ACCF/ASE/ACEP/ASNC/SCAI/SCCT/SCMR 2007 Appropriateness Criteria for Transthoracic and Transesophageal Echocardiography: A Report of the American College of Cardiology Foundation Quality Strategic Directions Committee Appropriateness Criteria Working Group, American Society of Echocardiography, American College of Emergency Physicians, American Society of Nuclear Cardiology, Society for Cardiovascular Angiography and Interventions, Society of Cardiovascular Computed Tomography, and the Society for Cardiovascular Magnetic Resonance Endorsed by the American College of Chest Physicians and the Society of Critical Care Medicine. J Am Coll Cardiol 2007;50(2):187-204. doi:10.1016/j.jacc.2007.05.003.
6. Thys DM, Brooker RF, Cahalan MK, et al. Practice guidelines for perioperative transesophageal echocardiography. An updated report by the American Society of Anesthesiologists and the Society of Cardiovascular Anesthesiologists Task Force on Transesophageal Echocardiography. Anesthesiology 2010;112(5):1084-96. doi:10.1097/ALN.0b013e3181c51e90.
7. Reeves ST, Finley AC, Skubas NJ, et al. Basic perioperative transesophageal echocardiography examination: a consensus statement of the American Society of Echocardiography and the Society of Cardiovascular Anesthesiologists. J Am Soc Echocardiogr 2013;26(5):443-56. doi:10.1016/j.echo.2013.02.015.
8. Slama M, Maizel J. Echocardiographic measurement of ventricular function. Curr Opin Crit Care 2006;12(3):241-8. doi:10.1097/01.ccx.0000224869.86205.1a.
9. Charron C, Caille V, Jardin F, Vieillard-Baron A. Echocardiographic measurement of fluid responsiveness. Curr Opin Crit Care 2006;12(3):249-54. doi:10.1097/01.ccx.0000224870.24324.cc.
10. Stanko LK, Jacobsohn E, Tam JW. Transthoracic echocardiography: impact on diagnosis and management in tertiary care intensive care units. Anaesth Intensive Care 2005;33(4):492-6.
11. Vignon P, Mentec H, Terré S, et al. Diagnostic accuracy and therapeutic impact of transthoracic and transesophageal echocardiography in mechanically ventilated patients in the ICU. Chest 1994;106(6):1829-34. doi:10.1378/chest.106.6.1829.
12. Joseph MX, Disney PJS, Da Costa R, Hutchison SJ. Transthoracic echocardiography to identify or exclude cardiac cause of shock. Chest 2004;126(5):1592-7. doi:10.1378/chest.126.5.1592.
13. Benjamin E, Griffin K, Leibowitz AB, Manasia A. Goal-directed transesophageal echocardiography performed by intensivists to assess left ventricular function: comparison with pulmonary artery catheterization. J Cardiothorac Vasc Anesth 1998;12(1):10-15.
14. Bouchard M-J, Denault A, Couture P, et al. Poor correlation between hemodynamic and echocardiographic indexes of left ventricular performance in the operating room and intensive care unit. Crit Care Med 2004;32(3):644-8. doi:10.1097/01.CCM.0000108877.92124.DF.
15. Heidenreich PA, Stainback RF. Transesophageal echocardiography predicts mortality in critically ill patients with unexplained hypotension. J Am Coll Cardiol 1995;26(1):152-8.
16. Kanji HD, McCallum J, Sirounis D, et al. Limited echocardiography-guided therapy in subacute shock is associated with change in management and improved outcomes. J Crit Care 2014;29(5):700-5. doi:10.1016/j.jcrc.2014.04.008.
17. Price S, Via G, Sloth E, et al. Echocardiography practice, training and accreditation in the intensive care: document for the World Interactive Network Focused on Critical Ultrasound (WINFOCUS). Cardiovasc Ultrasound 2008;6(1):49. doi:10.1186/1476-7120-6-49.
18. Mayo PH, Beaulieu Y, Doelken P, et al. American College of Chest Physicians/La Société de Réanimation de Langue Française Statement on Competence in Critical Care Ultrasonography. Chest 2009;135(4):1050-60. doi:10.1378/chest.08-2305.
19. ICU ERTOUI. International expert statement on training standards for critical care ultrasonography. Intensive Care Med 2011;37(7):1077-83. doi:10.1007/s00134-011-2246-9.
20. ICU ERTOEI. International consensus statement on training standards for advanced critical care echocardiography. Intensive Care Med 2014;40(5):654-66. doi:10.1007/s00134-014-3228-5.
21. Spencer KT, Kimura BJ, Korcarz CE. Focused cardiac ultrasound: recommendations from the American Society of Echocardiography. J Am Soc Echocardiogr 2013;26(6):567-81. doi:10.1016/j.echo.2013.04.001.
22. Platz E, Solomon SD. Point-of-care echocardiography in the accountable care organization era. Circ Cardiovasc Imaging 2012;5(5):676-82.
23. Philips Healthcare. Ultrasound reimbursement information. 2010:1–4. Available at: <http://www.healthcare.philips.com/pwc_hc/us_en/support/assets/Reimbursement_ICU_CCU_L2.pdf>.
24. Armstrong WF, Ryan T. Feigenbaum's Echocardiography. Philadelphia: Lippincott Williams & Wilkins; 2012.
25. Lumb P. Critical Care Ultrasound. Philadelphia: Elsevier Health Sciences; 2014.
26. Waggoner AD, Ehler D, Adams D, et al. Guidelines for the cardiac sonographer in the performance of contrast echocardiography: recommendations of the American Society of Echocardiography Council on Cardiac Sonography. J Am Soc Echocardiogr 2001;14(5):417-20.
27. Hilberath JN, Oakes DA, Shernan SK, et al. Safety of transesophageal echocardiography. J Am Soc Echocardiogr 2010;23(11):1115-27. doi:10.1016/j.echo.2010.08.013.
28. Foster E, Schiffer NB. The role of transesophageal echocardiography in critical care: UCSF Experience. J Am Soc Echocardiogr 1992;5(4):368-74. doi:10.1016/S0894-7317(14)80269-1.
29. Colreavy FB, Donovan K, Lee KY, Weekes J. Transesophageal echocardiography in critically ill patients*. Crit Care Med 2002;30(5):989.
30. Oh JK, Seward JB, Khandheria BK, et al. Transesophageal echocardiography in critically ill patients. Am J Cardiol 1990;66(20):1492-5.
31. Alhashemi JA, Cecconi M, Hofer CK. Cardiac output monitoring: an integrative perspective. Crit Care 2011;15(2):214. doi:10.1111/j.0001-5172.2004.00423.x.
32. Shanewise JS, Cheung AT, Aronson S, et al. ASE/SCA guidelines for performing a comprehensive intraoperative multiplane transesophageal echocardiography examination: recommendations of the American Society of Echocardiography Council for Intraoperative Echocardiography and the Society of Cardiovascular Anesthesiologists Task Force for Certification in Perioperative Transesophageal Echocardiography. Anesth Analg 1999;89(4):870-84.
33. Breitkreutz R, Price S, Steiger HV, et al. Focused echocardiographic evaluation in life support and peri-resuscitation of emergency patients: a prospective trial. Resuscitation 2010;81(11):1527-33. doi:10.1016/j.resuscitation.2010.07.013.
34. Reeves ST, Finley AC, Skubas NJ, et al. Basic perioperative transesophageal echocardiography examination: a consensus statement of the American Society of Echocardiography and the Society of Cardiovascular Anesthesiologists. J Am Soc Echocardiogr 2013;26(5):443-56. doi:10.1016/j.echo.2013.02.015.
35. Kitakule MM, Mayo P. Use of ultrasound to assess fluid responsiveness in the intensive care unit. Open Crit Care Med J 2010;3:33-7.
36. Khoo CW, Krishnamoorthy S, Lim HS, Lip GYH. Assessment of left atrial volume: a focus on echocardiographic methods and clinical implications. Clin Res Cardiol 2010;100(2):97-105. doi:10.1007/s00392-010-0222-y.
37. Feissel M, Michard F, Faller JP, Teboul JL. The respiratory variation in inferior vena cava diameter as a guide to fluid therapy. Intensive Care Med 2004;30(9):1834-7. doi:10.1007/s00134-004-2233-5.
38. Moreno FLL, Hagan AD, Holmen JR, et al. Evaluation of size and dynamics of the inferior vena cava as an index of right-sided cardiac function. Am J Cardiol 1984;53(4):579-85. doi:10.1016/0002-9149(84)90034-1.
39. Barbier C, Loubières Y, Schmit C, et al. Respiratory changes in inferior vena cava diameter are helpful in predicting fluid responsiveness in ventilated septic patients. Intensive Care Med 2004;30(9):1740-6.
40. Clements FM, Harpole DH, Quill T, et al. Estimation of left ventricular volume and ejection fraction by two-dimensional transoesophageal echocardiography: comparison of short axis imaging and simultaneous radionuclide angiography. Br J Anaesth 1990;64(3):331-6. doi:10.1093/bja/64.3.331.
41. Sohn D-W, Shin G-J, Oh JK, et al. Role of transesophageal echocardiography in hemodynamically unstable patients. Mayo Clin Proc 1995;70(10):925-31. doi:10.4065/70.10.925.
42. Leung JM, Levine EH. Left ventricular end-systolic cavity obliteration as an estimate of intraoperative hypovolemia. Anesthesiology 1994;81(5):1102-9.
43. Tousignant CP, Walsh F, Mazer CD. The use of transesophageal echocardiography for preload assessment in critically ill patients. Anesth Analg 2000;90(2):351. doi:10.1213/00000539-200002000-00021.

44. Cannesson M, Slieker J, Desebbe O, et al. Prediction of fluid responsiveness using respiratory variations in left ventricular stroke area by transoesophageal echocardiographic automated border detection in mechanically ventilated patients. Crit Care 2006;10(6):R171.
45. Lewis JF, Kuo LC, Nelson JG, et al. Pulsed Doppler echocardiographic determination of stroke volume and cardiac output: clinical validation of two new methods using the apical window. Circulation 1984;70(3):425-31. doi:10.1161/01.CIR.70.3.425.
46. Chew MS. Haemodynamic monitoring using echocardiography in the critically ill: a review. Cardiol Res Pract 2012;2012(7):1-7. doi:10.1155/2012/139537.
47. Dittmann H, Voelker W, Karsch KR, Seipel L. Influence of sampling site and flow area on cardiac output measurements by Doppler echocardiography. J Am Coll Cardiol 1987;10(4):818-23. doi:10.1016/S0735-1097(87)80275-9.
48. Ranucci M, Pazzaglia A, Tritapepe L, et al. Fluid responsiveness and right ventricular function in cardiac surgical patients. A multicenter study. HSR Proc Intensive Care Cardiovasc Anesth 2009;1(1):21-9.
49. Perrino AC, Reeves ST. A Practical Approach to Transesophageal Echocardiography. Philadelphia: Lippincott Williams & Wilkins; 2013.
50. Charron C, Prat G, Caille V, et al. Validation of a skills assessment scoring system for transesophageal echocardiographic monitoring of hemodynamics. Intensive Care Med 2007;33(10):1712-18. doi:10.1007/s00134-007-0801-1.
51. Vignon P, Dugard A, Abraham J, et al. Focused training for goal-oriented hand-held echocardiography performed by noncardiologist residents in the intensive care unit. Intensive Care Med 2007;33(10):1795-9. doi:10.1007/s00134-007-0742-8.
52. McGowan JH, Cleland J. Reliability of reporting left ventricular systolic function by echocardiography: a systematic review of 3 methods. Am Heart J 2003;146(3):388-97.
53. Naik MM, Diamond GA, Pai T, et al. Correspondence of left ventricular ejection fraction determinations from two-dimensional echocardiography, radionuclide angiography and contrast cineangiography. J Am Coll Cardiol 1995;25(4):937-42. doi:10.1016/0735-1097(94)00506-L.
54. Smith MD, MacPhail B, Harrison MR, et al. Value and limitations of transesophageal echocardiography in determination of left ventricular volumes and ejection fraction. J Am Coll Cardiol 1992;19(6):1213-22.
55. Haddad F, Hunt SA, Rosenthal DN, Murphy DJ. Right ventricular function in cardiovascular disease, part I anatomy, physiology, aging, and functional assessment of the right ventricle. Circulation 2008;117(11):1436-48. doi:10.1161/CIRCULATIONAHA.107.653576.
56. Haddad F, Doyle R, Murphy DJ, Hunt SA. Right Ventricular function in cardiovascular disease, part II pathophysiology, clinical importance, and management of right ventricular failure. Circulation 2008;117(13):1717-31. doi:10.1161/CIRCULATIONAHA.107.653584.
57. Rudski LG, Lai WW, Afilalo J, Hua L. Guidelines for the echocardiographic assessment of the right heart in adults: a report from the American Society of Echocardiography endorsed by the European Association of Echocardiography, a registered branch of the European Society of Cardiology, and the Canadian Society of Echocardiography. J Am Soc Echocardiogr 2010;23(7):685-713, quiz 786-788. doi:10.1016/j.echo.2010.05.010.
58. Rudski LG, Lai WW, Afilalo J, Hua L. Guidelines for the echocardiographic assessment of the right heart in adults: a report from the American Society of Echocardiography endorsed by the European Association of Echocardiography, a registered branch of the European Society of Cardiology, and the Canadian Society of Echocardiography. J Am Soc Echocardiogr 2010;23(7):685-713, quiz 786-8. doi:10.1016/j.echo.2010.05.010.
59. Antonelli M, Levy M, Andrews PJD, et al. Hemodynamic monitoring in shock and implications for management. Intensive Care Med 2007;33(4):575-90. doi:10.1007/s00134-007-0531-4.
60. Field LC, Guldan GJ III, Finley AC. Echocardiography in the intensive care unit. Semin Cardiothorac Vasc Anesth 2011;15(1-2):25-39. doi:10.1177/1089253211411734.
61. Cholley BP, Slama M, Vieillard-Baron A, et al. Hemodynamic Monitoring Using Echocardiography in the Critically Ill. Berlin Heidelberg: Springer Science & Business Media; 2011.
62. Lau G, Swanevelder J. Echocardiography in intensive care–where we are heading? Anaesthesia 2011;66(8):649-52. doi:10.1111/j.1365-2044.2011.06822.x.
63. Feissel M. Respiratory changes in aortic blood velocity as an indicator of fluid responsiveness in ventilated patients with septic shock. Chest 2001;119(3):867-73. doi:10.1378/chest.119.3.867.
64. Kirkpatrick JN, Vannan MA, Narula J, Lang RM. Echocardiography in heart failure: applications, utility, and new horizons. J Am Coll Cardiol 2007;50(5):381-96. doi:10.1016/j.jacc.2007.03.048.
65. Park JH, Kang SJ, Song JK, et al. Left ventricular apical ballooning due to severe physical stress in patients admitted to the medical ICU. Chest 2005;128(1):296-302. doi:10.1378/chest.128.1.296.
66. MacLean LD, Mulligan WG, McLean AP, Duff JH. Patterns of septic shock in man–a detailed study of 56 patients. Ann Surg 1967;166(4):543-62.
67. Angus DC, van der Poll T. Severe sepsis and septic shock. N Engl J Med 2013;369:840-51. doi:10.1056/NEJMra1208623.
68. Vieillard-Baron A, Schmitt JM, Beauchet A, et al. Early preload adaptation in septic shock. A transesophageal echocardiographic study. Anesthesiology 2001;94(3):400-6.
69. Vieillard-Baron A, Prin S, Chergui K, et al. Hemodynamic instability in sepsis: bedside assessment by Doppler echocardiography. Am J Respir Crit Care Med 2003;168(11):1270-6.
70. Etchecopar-Chevreuil C, François B, Clavel M, et al. Cardiac morphological and functional changes during early septic shock: a transesophageal echocardiographic study. Intensive Care Med 2008;34(2):250-6. doi:10.1007/s00134-007-0929-z.
71. Weil MH. Shock. Merck Manual for Health Professionals. Kenilworth, NJ, USA: Merck & Co., Inc.; 2007.
72. Tsang TSM, Oh JK, Seward JB. Diagnosis and management of cardiac tamponade in the era of echocardiography. Clin Cardiol 1999;22(7):446-52. doi:10.1002/clc.4960220703.
73. Pepi M, Muratori M. Echocardiography in the diagnosis and management of pericardial disease. J Cardiovasc Med 2006;7(7):533-44. doi:10.2459/01.JCM.0000234772.73454.57.
74. Goldhaber SZ. Echocardiography in the management of pulmonary embolism. Ann Intern Med 2002;136(9):691-700. doi:10.7326/0003-4819-136-9-200205070-00012.
75. Sosland RP, Gupta K. Images in cardiovascular medicine: McConnell's sign. Circulation 2008;118(15):e517-18. doi:10.1161/CIRCULATIONAHA.107.746602.
76. Ronny C, Pablo L, Victor N, Brooks M. Echocardiographic findings in pulmonary embolism: an important guide for the management of the patient. World J Cardiovasc Dis 2012;2012(3):161-4. doi:10.4236/wjcd.2012.23027.
77. Goldhaber SZ, Visani L, De Rosa M. Acute pulmonary embolism: clinical outcomes in the International Cooperative Pulmonary Embolism Registry (ICOPER). Lancet 1999;353(9162):1386-9.
78. Hernandez C, Shuler K, Hannan H, et al. Cardiac arrest ultra-sound exam—A better approach to managing patients in primary non-arrhythmogenic cardiac arrest. Resuscitation 2008;76(2):198-206. doi:10.1016/j.resuscitation.2007.06.033.
79. Price S, Uddin S, Quinn T. Echocardiography in cardiac arrest. Curr Opin Crit Care 2010;16(3):211-15. doi:10.1097/MCC.0b013e3283399d4c.
80. Salen P, Melniker L, Chooljian C, Rose JS. Does the presence or absence of sonographically identified cardiac activity predict resuscitation outcomes of cardiac arrest patients? Am J Emerg Med 2005; 23(4):459-62.
81. Blyth L, Atkinson P, Gadd K. Bedside focused echocardiography as predictor of survival in cardiac arrest patients: a systematic review. Acad Emerg Med 2012;19(10):1119-26.
82. Baumgartner H, Hung J. Echocardiographic Assessment of Valve Stenosis: EAE/ASE Recommendations for Clinical Practice. J Am Soc Echocardiogr 2009;22(1):1-23, quiz 101-2.
83. Zoghbi WA, Enriquez-Sarano M, Foster E. Recommendations for evaluation of the severity of native valvular regurgitation with two-dimensional and Doppler echocardiography. J Am Soc Echocardiogr 2003;16(7):777-802.
84. Wood MJ, Picard MH. Utility of echocardiography in the evaluation of individuals with cardiomyopathy. Heart 2004;90(6):707-12. doi:10.1136/hrt.2003.024778.
85. Richardson P, McKenna RW, Bristow M, Maisch B. Report of the 1995 World Health Organization/International Society and Federation of Cardiology Task Force on the definition and classification of cardiomyopathies. Circulation 1996;93(5):841-2.
86. Nagata S, Nimura Y, Beppu S, et al. Mechanism of systolic anterior motion of mitral valve and site of intraventricular pressure gradient in hypertrophic obstructive cardiomyopathy. Br Heart J 1983;49(3):234-43. doi:10.1136/hrt.49.3.234.
87. Sternik L, Zehr KJ. Systolic anterior motion of the mitral valve after mitral valve repair: a method of prevention. Tex Heart Inst J 2005;32(1):47-9.
88. Evangelista A, Gonzales-Alujas MT. Echocardiography in infective endocarditis. Br Heart J 2004;90(6):614-17. doi:10.1136/hrt.2003.029868.
89. Klein AL, Murray RD, Grimm RA. Role of transesophageal echocardiography-guided cardioversion of patients with atrial fibrillation. J Am Coll Cardiol 2001;37(3):691-704. doi:10.1016/S0735-1097(00)01178-5.
90. DeRook FA, Comess KA, Albers GW, Popp RL. Transesophageal echocardiography in the evaluation of stroke. Ann Intern Med 1992;117(11):922-32. doi:10.7326/0003-4819-117-11-922.
91. Evangelista A, Flachskampf FA. Echocardiography in aortic diseases: EAE recommendations for clinical practice. Eur J Echocardiogr 2010;11(8):645-58.
92. Shiga T, Wajima Z, Apfel CC, et al. Diagnostic accuracy of transesophageal echocardiography, helical computed tomography, and magnetic resonance imaging for suspected thoracic aortic dissection: systematic review and meta-analysis. Arch Intern Med 2006;166(13):1350-6. doi:10.1001/archinte.166.13.1350.
93. Robert T. Arntfield SJM. Point of Care Cardiac Ultrasound applications in the emergency department and intensive care unit—a review. Curr Cardiol Rev 2012;8(2):98-108. doi:10.2174/157340312801784952.
94. Kohli-Seth R, Neuman T, Sinha R, Bassily-Marcus A. Use of echocardiography and modalities of patient monitoring of trauma patients. Curr Opin Anaesthesiol 2010;23(2):239-45. doi:10.1097/ACO.0b013e328335f007.
95. Scalea TM, Rodriguez A, Chiu WC, et al. Focused assessment with sonography for trauma (FAST): results from an international consensus conference. J Trauma 1999;46(3):466-72.
96. Labovitz AJ, Noble VE, Bierig M, et al. Focused cardiac ultrasound in the emergent setting: a consensus statement of the American Society of Echocardiography and American College of Emergency Physicians. J Am Soc Echocardiogr 2010;23(12):1225-30. doi:10.1016/j.echo.2010.10.005.
97. Karalis DG, Victor MF, Davis GA, et al. The role of echocardiography in blunt chest trauma: a transthoracic and transesophageal echocardiographic study. J Trauma 1994;36(1):53.
98. Estep JD, Stainback RF, Little SH. The role of echocardiography and other imaging modalities in patients with left ventricular assist devices. JACC Cardiovasc Imaging 2010;3(10):1049-64.
99. Aguilera PA, Durham BA, Riley DA. Emergency transvenous cardiac pacing placement using ultrasound guidance. Ann Emerg Med 2000;36(3):224-7.
100. Ainsworth CD, Salehian O. Echo-guided pericardiocentesis let the bubbles show the way. Circulation 2011;123(4):e210-11.
101. Ender J, Erdoes G, Krohmer E, Olthoff D. Transesophageal echocardiography for verification of the position of the electrocardiographically-placed central venous catheter. J Cardiothorac Vasc Anesth 2009;23(4):457-61.
102. Chumnanvej S, Wood MJ, MacGillivray TE. Perioperative echocardiographic examination for ventricular assist device implantation. Anesth Analg 2007;105(3):583-601.
103. Dolch ME, Frey L, Buerkle MA, et al. Transesophageal echocardiography-guided technique for extracorporeal membrane oxygenation dual-lumen catheter placement. ASAIO J 2011;57(4):341-3. doi:10.1097/MAT.0b013e3182179aae.
104. Klopman MA, Chen EP, Sniecinski RM. Positioning an intraaortic balloon pump using intraoperative transesophageal echocardiogram guidance. Anesth Analg 2011;113(1):40-3.
105. Fine NM, Topilsky Y, Oh JK, Hasin T. Role of echocardiography in patients with intravascular hemolysis due to suspected continuous-flow LVAD thrombosis. JACC Cardiovasc Imaging 2013;6(11):1129-40.
106. Augoustides J. Perioperative echocardiographic assessment of left ventricular assist device implantation: additional causes of inflow cannula obstruction. Anesth Analg 2008;106(2):673-4.
107. Kuecherer HF, Muhuiden IA, Kusumoto FM, et al. Estimation of mean left atrial pressure from transesophageal pulsed Doppler echocardiography of pulmonary venous flow. Circulation 1990; 82(4):1127-39.
108. Caille V, Vieillard-Baron A. The right ventricle during the acute respiratory distress syndrome revisited by echocardiography. Open Nucl Med J 2010;2:119-24.
109. Vieillard-Baron A, Schmitt JM, Augarde R. Acute cor pulmonale in acute respiratory distress syndrome submitted to protective ventilation: incidence, clinical implications, and prognosis. Crit Care Med 2001;29(8):1551-5.
110. Vieillard-Baron A, Page B, Augarde R, Prin S. Acute cor pulmonale in massive pulmonary embolism: incidence, echocardiographic pattern, clinical implications and recovery rate. Intensive Care Med 2001;27(9):1481-6.
111. Pinto FJ. When and how to diagnose patent foramen ovale. Heart 2005;91(4):438-40.
112. Hagen PT, Scholz DG, Edwards WD. Incidence and size of patent foramen ovale during the first 10 decades of life: an autopsy study of 965 normal hearts. Mayo Clin Proc 1984;59(1):17-20.
113. Melamed R, Sprenkle MD, Ulstad VK, et al. Assessment of left ventricular function by intensivists using hand-held echocardiography. Chest 2009;135(6):1416-20. doi:10.1378/chest.08-2440.
114. Manasia AR, Nagaraj HM, Kodali RB, Croft LB. Feasibility and potential clinical utility of goal-directed transthoracic echocardiography performed by noncardiologist intensivists using a small hand-carried device (SonoHeart) in critically ill patients. J Cardiothorac Vasc Anesth 2005;19(2):155-9.
115. Vignon P, Chastagner C, François B. Diagnostic ability of hand-held echocardiography in ventilated critically ill patients. Crit Care 2003;7(5):R84-91.
116. De Backer D, Fagnoul D. Pocket ultrasound devices for focused echocardiography. Crit Care 2012;16(3):134.
117. Fletcher N, Geisen M, Meeran H, Spray D. Initial clinical experience with a miniaturized transesophageal echocardiography probe in a cardiac intensive care unit. J Cardiothorac Vasc Anesth 2015;29(3):582-7.
118. Cioccari L, Baur H-R, Berger D, et al. Hemodynamic assessment of critically ill patients using a miniaturized transesophageal echocardiography probe. Crit Care 2013;17(3):R121. doi:10.1186/cc12793.
119. Vieillard-Baron A, Slama M, Mayo P, et al. A pilot study on safety and clinical utility of a single-use 72-hour indwelling transesophageal echocardiography probe. Intensive Care Med 2013;39(4):629-35. doi:10.1007/s00134-012-2797-4.
120. Hastings HM, Roth SL. Clinical and economic impact of a TEE monitoring system in intensive care. Crit Care 2011;15(Suppl. 1):P27. doi:10.1186/cc9447.
121. Platts DG, Fraser JF. Contrast echocardiography in critical care: echoes of the future?: a review of the role of microsphere contrast echocardiography. Crit Care Resusc 2011;13(1):44.
122. Orde SR, Pulido JN, Masaki M, Gillespie S. Outcome prediction in sepsis: speckle tracking echocardiography based assessment of myocardial function. Crit Care 2014;18(4):R149.
123. Franchi F, Faltoni A, Cameli M, et al. Influence of positive end-expiratory pressure on myocardial strain assessed by speckle tracking echocardiography in mechanically ventilated patients. Biomed Res Int 2013;2013(5):1-8. doi:10.1155/2013/918548.

34

心血管监测

Joseph S. Meltzer and Aaron M. Mittel

休克是危重患者收住重症监护室（intensive care unit，ICU）最常见的指征之一。与其他复杂的生理紊乱一样，对休克状态的监测需要时刻保持警惕。治疗休克患者的最终目标是使细胞呼吸正常化，从而减少终末器官功能障碍的后遗症[1]。特异性终末器官组织灌注和氧利用难以测量，因此临床常用心血管指标来替代。动态的血流动力学监测对于确保足够的器官灌注和促进有意义的临床指标改善是必要的。通过靶向的心血管目标治疗，可以减少术后并发症、住院时间和择期手术的死亡率[2]。了解患者的总体容量状态非常重要，因为休克复苏的目标是使组织代谢正常。这通常需要优化器官灌注[3]。经典的方法是给予一定液体负荷后使用中心静脉压、肺泡毛细血管楔压（pulmonary capillary wedge pressure，PCWP）和心室舒张末期容积等变量判断患者的脏器灌注情况。通过这些静态参数间接地确定患者在特定时间点处于 Frank-Starling 曲线的位置。这些参数很容易测量，但已证明无法准确判断患者的液体反应性。因此，当前优化心脏输出量（cardiac output，CO）的方法关注的是动态的液体反应性，可以随时间变化的动态反映患者的血流动力学状态。这些动态参数包括脉压变异率、每搏变异率、右心房压力变化、主动脉血流速度变化和腔静脉直径变化。所有这些指标都与整个呼吸周期中伴随着胸腔内压力的改变而出现每搏量的变化相关，比如在机械通气时胸腔内压的改变会对心脏前负荷和输出量造成短暂的生理波动。这些指标已被证明在鉴别患者的液体反应性方面明显更有用，并针对性给予适当的干预后可能会改善临床结局[4,5]。

这些动态参数的测量是复杂的。目前有多种监测系统可以监测 CO 的变化趋势。有些设备可能在某些方面比其他设备更有效，但总体都有各自的优点和局限性。这里我们按有创操作程度和基础技术的不同来分别讨论。重点关注的是各项监测准确估计 CO 的能力，因为改善 CO 是治疗休克时希望达到的预期结果。图 34-1 概述了目前监测休克患者的可能方法。

无创监测

在本章中，无创心血管监测装置被定义为不需要动脉或中心静脉插管的装置。由于侵入性的设备势必有增加并发症的可能性，但这并不意味着非侵入性设备没有损伤风险[6,7]。此外，从本质上讲，无创设备间接测量血流动力学参数，可能易发生变异和错误[8]。

标准监测

最基本的无创心血管监测包括常规的脉搏血氧饱和度、无创血压测量和心电监护。除了体格检查，这些都是客观评估患者的血流动力学状况最简单和最普遍的工具。尽管这些监测设备得到了广泛的应用，但很少有前瞻性试验用于评估这些监测对临床结局的独立（或分组）影响。然而，随着正式的血流动力学监测变得更容易获得和广泛应用，麻醉相关性疾病的发病率和死亡率从 20 世纪 50 年代到 80 年代在世界范围内得到了显著下降。但目前无法证实这种改进是否完全归功于监测技术的发展。外科手术人群的变化、围手术期管理的进步、长期趋势或各种因素的结合可能同样是临床获益的重要基础[9]。无论如何，这些基本设备现在被管理部门推荐作为围手术期护理的必要监测[10,11]。因此，未来不太可能接受开展随机对照试验。

尽管缺乏常规使用生命体征监测能降低死亡率的临床证据，但基本的非侵入性设备对于识别可能需要高级监测患者的价值是肯定的。实际工作中，低血压、心律失常和/或心肌梗死、伴随休克（或促使休克）的低氧血症，分别可通过血压计、心电图和脉搏血氧测定来识别[1,12,13]。

光电容积脉搏波

自 20 世纪 80 年代被广泛采用以来，脉搏血氧计这个装置的基本工程原理的适用性有了缓慢的增长。显然，容积描记信号与动脉压波形非常相似。因此许多研究人员试图推断出用这种波形来估计动脉血压、全身血管阻力、每搏量和连续的心排量[14-16]，但可惜这些尝试大多是失败的。其中，利用血氧计波形振幅的呼吸变化来确定容量状态的研究尤其活跃。然而，这些研究得出了矛盾的结果，在大多数情况下这并不是液体反应性的精确动态指标[17]。

有几种用于连续测量动脉血压的商用光电容积描记设备值得进一步探讨。即 CNAP（CNSystems，Graz，Austria）、ClearSight（前身为 NexFin；Edwards Lifesciences，Irvine，CA）和 Finometer（Finapres Medical Systems，Amsterdam，

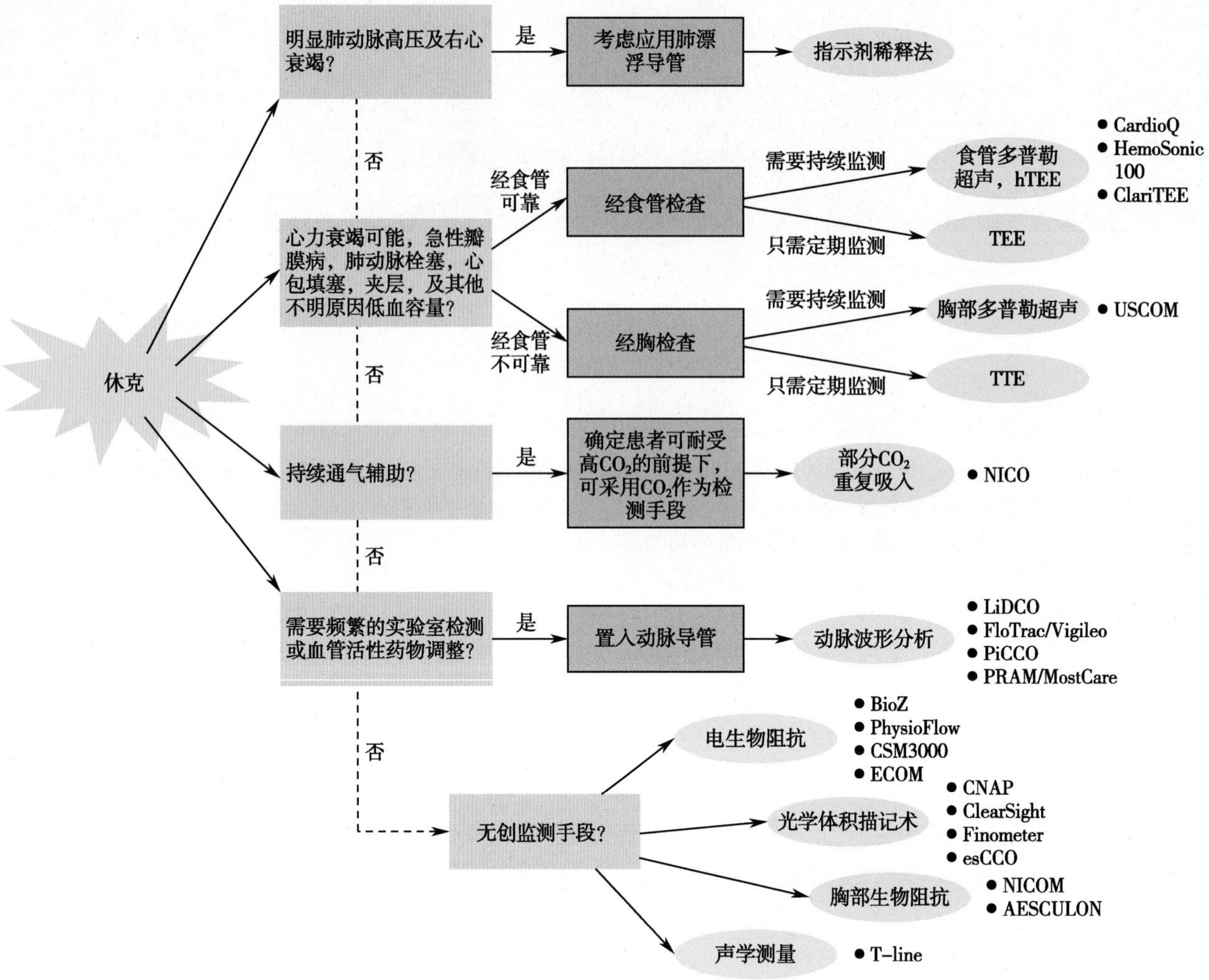

图 34-1　休克患者心血管监测策略。血流动力学恶化的监测必须与适当的干预相结合，以改变患者的结局。图中列出了常用的设备，并在正文中进行了详细的讨论。hTEE：经食管超声心动图血流动力学监测；NMBD：神经肌肉阻断药物；OR：手术室；PAC：肺动脉导管；$PaCO_2$：动脉 CO_2 分压；PE：肺栓塞；TEE：经食管超声心动图；TTE：经胸超声心动图

Netherlands）监测系统，利用容积夹钳技术提供持续的可视化动脉压力监测。容量夹钳技术是在血氧计和充气手指袖口（类似于传统的血压袖口）之间使用一个非常快速的反馈回路。通过快速增加或减少一两个袖口的压力至某一点，使光点脉搏波波形的振幅达到最大，手指的流入动脉可以保持在一个恒定的、未拉伸的位置。在这个位置，袖口的压力将等于流入的动脉压力。许多研究探索了这些装置与直接压力换能装置对比的准确性，一项 meta 分析得出结论显示，这些装置产生了不准确的动脉压，甚至超过了可以接受的范围[18]。然而，这些设备对于识别快速变化的血流动力学来说仍然是有效的，比如在诱导全身麻醉的时候。最近的一些聚焦在使用这些系统来估算 CO 的研究取得了一定的成功[19]。但使用这些设备进行 CO 的精确持续评估（而不是在单一时间点）的有效性还没有得到验证。

当结合心电监护来估算脉搏传输时间（即从心室搏动到血运输送到氧饱和测定点的时间），光电容积描记法已被成功地用于估计麻醉诱导后患者的短期血压变化[20, 21]。这个信息可以使用传统方法间接估算，或者可以通过 esCCO 监控（Nihon Kohden，Tokyo，Japan）测量，这种方式可以结合患者特定的人口统计学特征来对 CO 进行连续估计。不幸的是，当没有额外的有创方式测得的数据进行校准时，esCCO 设备被证实相对与热稀释法来测定的 CO 来说是不准确的[16]。

光电容积描记法在实际应用过程中的许多限制因素促使研究者解决血氧计信号中的干扰。其中一些干扰反映了自主神经控制血管张力对静脉或组织氧饱和度的影响，而麻醉、手术或重病对其产生的影响是不可预测的，并使解释变得复杂。此外，许多评估光电容积描记法有效性的研究最初在健康人群中与金标准方法相比显示出较高的相关性，但在应用于危重患者时却失去了保真度。尽管如此，光电容积描记法仍然是血流动力学监测的一种引人注目的方法，具有未来临床应用的潜力。

张力测定法

平面压差计是一种机电测量桡动脉压力的方法，类似于通过触摸脉搏振幅来估计压力。T-line 设备（Tensys Medical Inc.，San Diego，CA）可连续监测桡动脉压力，并持续估算心

排量。T-line 设备需要高质量的动脉波形信号(例如，血压计需要放置在桡动脉最佳搏动处)，这对于自主运动的患者来说是一个挑战。值得注意的是，2014 年的一项荟萃分析得出的结论显示，该仪器不精确，无法可靠地预测动脉压。但是，这项分析集中在几种商业化的非侵入性设备上，包括先前讨论的 CNAP 和 ClearSight 系统，并且它没有按单个设备对结果进行分层分析。因此，此项结果可能代表其他设备的性能不佳，而不是 T-line[18]。与跨肺热稀释法相比，T-line 法测量危重患者心排量的准确度是可以接受的[22]。

生物电阻抗

电生物阻抗系统最初是在 20 世纪 60 年代发展起来的，它的工作原理是在整个心脏搏动周期内，胸腔内液体总容积的变化会导致阻抗的变化。将电压发生传感器置于胸廓，生物阻抗装置测量产生电压和测量电压两端间电压变化并由此推导出每搏量。目前市面上有很多生物阻抗监测器，包括 BioZ(CardioDynamics，San Diego，CA)、PhysioFlow(NeuMeDx，Inc.，Bristol，PA)、NICOMON(Larsen and Toubro Ltd.，Mumbai，India)、NICCOMO(Medis，Ilmenau，Germany)和 CSM3000(Cheers Sails Medical，Shenzhen，China)设备[23]。生物阻抗仪的优点是成本相对较低，易于应用。然而，当存在血管外肺水、电极放置不当、心律失常、并发电子干扰和非典型的全身血管阻力值会明显干扰其准确性[24]。最近的荟萃分析中，发现生物阻抗装置与通过热稀释法获得的 CO 测量结果不一致[25]。因此，这些设备一般不建议用于危重患者的长期监测，但它们可以在孤立的时间点提供对心排量的了解。

ECOM 系统(ConMed Corp.，Utica，NY)是一个相对较新的装置，这个装置希望通过测量胸腔内的阻抗来克服传统生物阻抗传感的局限性。这个系统在气管插管中加入了一个特别设计的电极，靠近主动脉的气管内测量阻抗，这样可以避免患者胸部放置电极所产生的干扰，从而提高测量的准确性。虽然这种方法计算心脏指数时相对不准确，但有助于判断液体反应性。此外，ECOM 系统需要留置动脉导管，所以属于微创[26]。

胸部生物阻抗法

针对生物阻抗的局限性，胸部生物阻抗法采用了不同的阻抗信号处理装置。这些设备以类似的方式运行，但使用扩展算法来检测经胸电压的相移(取决于胸电阻和电容，此两者仅随胸液量体积的急剧变化而变化)。它们只检测脉动流，不太可能受到肺水存在的影响[24]。市场上的生物反应系统包括 NICOM(Cheetah Medical，Portland，OR)和 AESCULON(Osypka Medical Services，Berlin，Germany)。尽管这些设备通过最小化肺水的影响而避免误差，但它们与生物阻抗设备有许多相同的局限性[23]。与经胸热稀释测量相比，NICOM 系统在测量心排量方面是高度精确的[27]，但仍有一些研究并未确定其在危重患者中的准确性[28, 29]。

经胸壁的超声心动图

对心脏超声的完整讨论超出了本章的范围。然而，经胸超声心动图(transthoracic echocardiography，TTE)对于判断心功能具有非常重要的价值，并已成为 ICU 中一种非常有用的诊断工具。尤其是 TTE 能协助医生识别心室衰竭、低氧血症、瓣膜病、肺栓塞、心脏压塞、主动脉夹层以及其他引起休克的心源性因素[30, 31]。美国超声心动图学会最近提出了一种有限的、重点突出的心脏超声(focused cardiac ultrasound，FoCUS)检查，目标是评估双心室功能、容积状态和大体解剖异常。这项检查可以在床边快速进行，为指导不稳定患者的管理提供有用的信息[32]。

在以前的研究中，发现当心脏病专家理解 TTE 检查后，该项检查在识别心源性休克方面具有高度敏感性和特异性，会改善患者的管理[33]。目前还没有研究危重症超声心动图对结局影响的随机的临床试验，一方面是由于此类检查往往是非常紧急的，另一方面也由于重症医生相对较少使用 TTE。然而，也有数据支持重症医师使用 TTE，特别是在创伤或低血容量的患者[34]。此外，在初始评估低血容量患者时，使用 TTE 比放置肺动脉导管(pulmonary artery catheter，PAC)要快得多，通常两者可以提供类似等同的诊断信息[35, 36]。

除了对心脏结构的评估外，胸腔超声还可以通过测量机械通气诱发的下腔静脉(inferior vena cava，IVC)直径变化来动态评估患者的液体反应性。荟萃分析表明，ΔIVC 在识别液体反应性方面是有效的，进一步证实了 TTE 作为 ICU 患者心血管监测的有效性[37]。

通常来讲，由于在图像获取和解释方面需要进行大量专业的培训而限制了超声心动图在 ICU 中的应用。但随着超声技术的普及和推广，超声心动图技术医疗培训也愈发常见。实际上，一项研究发现，ICU 的医生在仅仅经过几个小时的正式培训后，能够合理有效地使用 TTE 来准确地评估心功能[38]。

但 TTE 确实有实际的局限性，虽然经胸超声检查可以快速完成，但在短时间内反复检查心脏功能来判断心功能趋势却是一项挑战，而且连续的检查比较麻烦。此外，呼气末正压(positive end-expiratory pressure，PEEP)、患者不良习惯、定位不佳或手术辅料的使用通常限制了检查的使用[38]。

微创监视器

微创监测设备包括那些需要低风险的外周静脉或动脉穿刺置管或插入自然孔的装置。虽然增加患者受到伤害的风险，但他们克服了非侵入性设备的一些限制。就实际目的而言，它们是 ICU 内进一步心血管监测的最可行的选择之一。

部分二氧化碳重复呼吸

Fick 原理是用于估计 CO 的最古老的概念之一。传统上，Fick 方法包括测量耗氧量与动静脉氧差的比值。然而，同样的原理也适用于其他呼吸气体。二氧化碳(CO_2)具有较高的扩散能力，易于定量，在末端器官中产生，是取代 Fick 方程的理想介质。假设呼气末 CO_2 的分压近似于混合静脉 CO_2 分压，CO 可以通过周期性允许 CO_2 再呼吸来计算(即增加呼吸回路的无效腔)，通过测量呼气 CO_2 的变化，与非呼吸时间测量结果比较。这种方法已经被证明在大多数情况下与通过肺动脉漂浮导管测得的心脏指数具有很好的相关性。

当存在组织 CO_2 生成减低(例如，低体温)，显著的分流和高心排时，CO_2 再呼吸技术容易出现失准。此外，为保证动脉血 CO_2 分压不出现较大波动，常常需要持续恒定的分钟通气量来确保准确性。因此，这种方法不宜应用于自主呼吸的患者[39-41]。

NICO 系统(Respironics，Murraysville，PA)是一种广泛使用的利用 Fick 原理测量 CO 的设备。它需要了解动脉氧分压来解释心内或肺内分流，因此被称为微创。有些研究认为，NICO 监测比热稀释技术在估算 CO 方面更为准确[41,42]，但也有一些研究发现这两种方法之间的一致性很差[40,43]。尽管如此，部分 CO_2 再呼吸技术仍然是测量心排量的一种选择，尤其是那些没有自主呼吸、能耐受动脉 CO_2 增高的患者，而且这种方式不需要肺动脉漂浮导管。

值得注意的是，许多关于新型心血管监测仪的研究都将研究仪器测量的 CO 与使用肺动脉漂浮导管和指标剂稀释的临床金标准方法进行比较。然而，Fick 方法通过测量全身耗氧量，反映了终末器官的氧耗，其本身就是一个真正的黄金标准，通过各种方式调整使其规范化是优化血流动力学的最终目标。Fick 方法测得的心排量大多数情况下与热稀释方法获得的心排量具有较好的相关性，但并不总是如此[44,45]。

动脉脉搏轮廓分析

20 世纪 50 年代开始通过分析外周动脉波形来测量心排量的方式引起业界的广泛关注[46]，到 20 世纪 90 年代这一方式得到了进一步的改进[47]，在过去的 10 年中逐步成为最广泛应用的高级心血管监测方法之一。通过分析动脉脉冲波形估算心排量，并可提供多种血流动力学指标(如每搏量、心脏指数、全身血管阻力等)的连续监测。通过动脉轮廓分析来估算心排量是比较复杂的。简单地说，每搏量是计算动脉压力波形曲线下的面积，假设的血液是一种不可压缩的物质，从左心室射出后必须向前流动，主动脉输送血液向前，但在心室舒张的时候松弛下来，因此动脉血管床内血液的压力和容量之间存在线性关系。当测定动脉回路的顺应性和抗阻性时将不确定性带入了方程。然而，总阻力不太可能在相对较短的时间内发生显著变化(例如，在单个心动周期内)，因此，动脉波形曲线下的面积与总的前进流量成正比，因此与单次心排量成正比。商业设备使用手动校准或基于患者年龄、身高、体重和性别的已知生理数据，通过专有的算法来估计血管阻力和顺应性[44]。目前几种最受欢迎的使用脉冲轮廓分析来测量 CO 的设备包括：FloTrac Vigileo(Edwards Lifesciences，Irvine，CA)、LiDCO(LiDCO Ltd.，London，England)、PiCCO(PULSION Medical Systems AG，Munich，Germany)和 PRAM/MostCare(Vytech Health，Padova，Italy)系统。

FloTrac/Vigileo 是脉冲轮廓分析系统中研究最多的一个，投产应用以来已经进行了多次软件更新来提高其自身准确性。它的独特之处在于不需要人工校准，而是使用生物物理学数据自动校准来估计血管的顺应性和阻力。但这可能导致发生潜在的测量错误，尤其是对于没有正常动脉系统动力学的危重患者。虽然其精确算法是专有的，但计算方法是基于评估动脉压力随时间的标准偏差，并依据上述生物物理变量进行修正。简化的公式，FloTrac/Vigileo $CO = PR \times sd(AP) \times X$，其中 PR 代表脉搏，sd(AP)代表动脉压力波在 20 秒时间间隔的标准差，X 是一常数，量化动脉顺应性和外周血管阻力[48]。最新一代的 FloTrac/Vigileo 软件似乎比它的前身更精确。然而，该设备的所有版本在出现低全身血管阻力或高心排量的情况时(例如，肝硬化患者正在接受肝脏移植)错误率高，导致测得的 CO 与传统方法不一致[49]。

LiDCO 系统是另一种已得到充分研究的设备。这个装置需要每隔几个小时使用锂离子稀释进行校准。这项技术通过外周或中心静脉注射少量锂来产生锂浓度 - 时间曲线，然后由放置在动脉导管内的锂敏感电极检测锂。使用这种技术，LiDCO $CO = (锂剂量 \times 60)/(面积 \times (1 - PCV))$，其中 PCV 代表红细胞压积(因为锂只分布在血浆而不是红细胞内)[48]。多项研究表明，无论锂是由中心静脉还是外周静脉注射，锂稀释法都是一种评估 CO 的精确方法[50,51]。通过与肺动脉漂浮导管对比，LiDCO 测得的心排量结果准确性喜忧参半。对于危重症患者，LiDCO 系统被认为在接受过心脏手术或肝脏移植的稳定患者中是准确的[52,53]，而在一组有多种休克原因的危重患者中则不准确[49,54]。

PiCCO 系统是另一种需要频繁校准的脉冲轮廓分析监测系统，已经在大量试验中进行了研究。PiCCO 的校准需要置入中心静脉导管，并基于热稀释技术，由置于中心动脉(即腋动脉或股动脉)的导管检测(下一节将更详细地讨论热稀释法计算心排量。)。PiCCO 软件的最新版本还纳入了动脉波形分析来估算大动脉的顺应性和周围血管阻力。简单来说，PICCO $CO = cal \times HR \times \int [P(t)/SVR + C(p) \times dP/dt] dt$，cal 是特定的热稀释法校准值，HR 是心率、P(t)/SVR 是波形的面积，C(p)是动脉顺应性，dP/dt 代表的是波形的形状[48]。值得注意的是，这种跨肺热稀释技术校准技术测得的心排量可以媲美肺动脉漂浮导管[55]。最近一些研究者发现 PiCCO 和肺动脉漂浮导管测得的心排量在心脏外科手术中具有很好的一致性[56]。然而，大多数研究表明，肺动脉漂浮导管法和 PiCCO 法测得的心排量还是具有较大的差异[49]。

PRAM/MostCare 装置在脉冲轮廓分析仪中是独一无二的，它不需要任何类型的校准，但提供一个恒定的心排量读数。它使用一种专有的压力记录分析方法来持续计算心排量。PRAM/MostCare 装置使用来自动脉导管的数据，但不计入来自动脉的弹量。非常简化的解释：PRAM $CO = HR \times$

[A/(P/t×K)],HR 代表心率,A 是收缩期动脉的脉搏曲线下的面积,P/t 代表收缩压和舒张压随着时间的变化,和 K 代表动脉横截面积的瞬间脉动加速。这是一种相对较新的脉冲轮廓分析方法,与以往的方法相比研究较少。PRAM/MostCare 的心排量测定准确性与金标准测得的心排量相比具有较大出入,因此其有效性仍不清楚[49]。

无论使用何种仪器,所有的脉冲轮廓分析系统都需要相对稳定的循环状况来估算心排量。在病情变化迅速的不稳定的危重患者群中,这些系统中的许多都会失去准确性和精确性。此外,当血管张力度异常(例如,存在用血管收缩药物来维持目标平均动脉压)、心律失常,或者在动脉血液向前流动可能无法保证(例如,在主动脉瓣反流)就会造成错误的测量条件[44]。在进行全面的汇总分析时,甚至这些设备的错误率高得令人无法接受。在单个设备中,只有 LiDCO 的汇总分析表与肺动脉导管的测量结果有合理的一致性[25,49]。尽管如此,这些监测设备对于那些可能因植入 PAC 而受到伤害的患者仍然是有益的,而且它们能够动态分析血流动力学趋势,这可能比获得精确的 CO 更重要。脉搏轮廓分析仍然是循环监测快速发展的一个领域,而且在 ICU 中可能会继续得到越来越多的应用。

经食管超声心动图

经食管超声心动图(transesophageal echocardiography,TEE)已成为不稳定手术患者围手术期管理的一种非常有价值的工具,并且是许多心脏外科手术整体的重要组成部分,对于术中使用 TEE 有明确的指南[57]。虽然在 ICU 中还不是常规使用 TEE 进行循环系统监测,但其应用却越来越普遍。当休克患者对于标准治疗没有反应的时候,它通常是一个重要的诊断方式[58]。

TEE 避免了与 TTE 相关的一些局限性。可以准确获取高质量的图像,而避开了患者体位、检查位置及敷料等因素的影响。高呼气末正压即使会模糊图像,也通常不会影响检查。当然也有局限性,比如 TEE 很难实现对左心室心尖部、部分左心房以及通过三尖瓣血流的显像[58]。然而,TEE 可以快速完成,并且已经被证明对于 ICU 中临床决策改进具有重要作用[59,60]。

TEE 不适合连续心血管监测。话虽如此,但在短时间内定期进行有限制的、有针对性的 TEE 检查,对于调整治疗和评估干预反应是有用的[61,62]。最近,小型化的 TEE 探头已被用于危重患者的血流动力学评估,与常规 TEE 相比具有良好诊断一致性。到目前为止,这些小型化的探头只是在定期评估时插入,评估后移除,但它们比全尺寸的探头更容易插入,而且对于长期监视可能更安全[63,64]。ImaCor ClariTEE (ImaCor Inc.,Garden City,NY)是一种自主研发的单片机血流动力学 TEE 装置,体积小,可用于连续监测,留置长达 72 小时。在一项回顾性分析中发现,使用该设备检测的几乎所有案例都会改变原有治疗决策[65]。有必要开展进一步的试验来确定这些低侵入性的 TEE 探针如何影响患者的结局。

多普勒超声

多普勒超声技术是综合超声心动图的一个组成部分,其原理是基于超声与运动物体相互作用时频率的变化(多普勒偏移)。有几种设备采用多普勒超声心动图原理用于心血管系统监测,而不仅仅是诊断探头。这些设备包括超声心排量监测仪(USCOM,Sydney,Australia)、CardioQ(Deltex Medical,Chichester,UK)和 HemoSonic 100(Arrow International,Reading,PA)。USCOM 是一种通过定位于胸廓入口或胸前壁的手持探头测量主动脉或肺动脉瓣血流的无创设备。CardioQ 和 HemoSonic 100 是测量胸主动脉降段血流的食管探头。不管制造商是谁,所有的多普勒监测器都在一段时间内测量 CO,它是由血流速度乘以所观察到的血管的横截面面积的乘积(通常是胸降主动脉)计算出来的。在搏动系统中血流速度在整个心动周期内是变动的,速度被定义为速度 - 时间积分。速度 - 时间积分的变化反映了 CO 的变化,这些装置在一定程度上避免了系统血管阻力变化引起的混淆。USCOM 和 CardioQ 使用专有的估算血管截面积算法。HemoSonic 100 有一个有限的成像工具以帮助测量主动脉横截面面积和调整超声光束相对于血流的角度。这些监视器确实有一些局限性。它们需要周期性地重新聚焦于流出道,而不能连续使用。不恰当的定位可能导致主动脉或肺动脉流出道面积计算错误。此外,胸腔入口、胸壁或食管与主动脉和肺动脉流出道之间的异常关系可能导致速度 - 时间积分计算不准确[23,66]。

这些设备并没有像其他一些方法那样被广泛研究,因此很少有高质量的数据支持它们的使用。在一项头对头的对照研究中,USCOM 和 CardioQ 系统之间存在显著的差异[67]。然而,单独来看,它们可能有助于监测患者的心排量随时间的变化趋势。使用食管多普勒作为优化目标导向围手术期液体管理策略的一部分已被证实能减少术后并发症并缩短住院时间。目前尚不清楚这些结果是否只有在围手术期用食管多普勒监测时才会出现,或者是否其他动态评估容量状态的方式也能实现[68]。

侵入性监测

侵入性监测设备包括那些需要中心静脉或动脉置管的设备。有创设备通常是为那些具有特定病理状态的患者而准备的,这些患者需要对心血管系统功能进行导管评估。由于患者群体的复杂性和置入设备相关的挑战,这些设备具有感染、血栓或机械损伤的现实风险[69]。条件允许的情况下,锁骨下静脉入路为中心静脉置管的首选;与颈静脉或股静脉相比,锁骨下静脉入路可以降低受伤的风险,但它确实增加了气胸的风险[70]。

中心静脉压力分析

放置中心静脉导管后,右心压就很容易测得。理论上,在正常心肺情况下，右心房压应接近左心室舒张末期压，并可作为左心室前负荷的参考。右心房压力作为一种静态参数已经被使用了 50 多年用来监测循环状态，但在许多研究中却证实它不能作为一种流体反应的指标[71]。

尽管中心静脉压分析在指导复苏方面存在局限性，但中心静脉导管的放置对于给药、测量静脉氧分压、临时起搏或者治疗气体栓塞仍然是必要的。此外，观察中心静脉压的峰值和下降的特征变化对诊断如心律失常、舒张功能受损或三尖瓣瓣膜病等右心病变是有帮助的[72]。

肺动脉导管及指示剂稀释

由 Swan 和 Ganz 于 1970 年引入的，流向导向 PAC 是第一批重症医师可用的测量血流动力学指标的技术之一[73]。通过将导管置入肺血管，重症医师可以测量 PCWP 来估计前负荷并可经常使用指示剂稀释法来测量 CO。CO 的指示剂稀释测量法包括测量注入物从右心房（通过导管端口近端）进入肺循环。使用这项技术，$CO=[(Tb-Ti)\times Vi\times K]/(\int Tb\times dt)$，其中 Tb 是血液温度，Ti 为注射温度，Vi 为注射量，K 是一个校正常数，由比重、血比热和注射量组成，$\int Tb\times dt$ 是热稀释曲线的曲线下面积[74]。在介绍这一概念时，人们认为这种方法可以提供有用的数据，而不是通过侵入性较低的检查就可以获得的数据，从而会导致临床处理和临床结局的改变。因此，在 20 世纪晚期，PAC 的使用成为重症监护的一个标志[75]。

PAC 的广泛应用在一定程度上是因为大家相信其测量的 CO 是准确的，并且测量的 PCWP 可以作为容量状态的静态指标。然而，最近的研究发现 PAC 计算的 CO 和 Fick 计算的 CO 之间存在显著的不一致性，特别是在高心排状态下。不幸的是，这些方法间缺乏一致性与临床相关条件有关[45]。指示剂溶液丢失、心内分流、三尖瓣反流、呼吸变异等多种因素易导致 PAC 得出的 CO 不准确，这些可能是 Fick 法与 PAC 法计算的 CO 不一致的原因。值得注意的是，像 LiDCO 设备所使用的稀释剂，跨肺指示物稀释包括外周注射指示物溶液，并在心脏远端（通常是外周动脉）测量稀释。由于传输时间较长，这可以避免一些由呼吸变异引起的不准确[74]。PCWP 的测量同样充满挑战，由于插入导管或传感器归零等技术上的困难而导致测量可能不准确。此外，即使测量正确，PCWP 可能也不能准确估计左心室舒张末期压力，尤其是在心室顺应性降低、肺动脉高压、二尖瓣病变、使用 PEEP 或危重症的情况下[76-78]。此外，使用 PCWP 优化容量状态已被证明是无效的，并已被动态评估所取代[79]。

随着 PAC 局限性的证据的积累，临床医生开始质疑将其纳入常规危重监护的价值。当然，置入 PAC 带来的风险，不仅是可能与血流动力学参数测量不准确相关的风险，还包括与中心静脉通路相关的风险（如感染、气胸、疼痛和血栓形成），另外还有直接的心肺损伤（如心律失常、传导阻滞、肺动脉破裂和肺梗死）相关的风险。1996 年，SUPPORT 试验观察到与对照组相比，使用 PAC 的患者死亡风险增加，ICU 住院时间更长[80]。但最近一项涵盖 5 000 多例患者的 Cochrane 荟萃分析得出结论认为，PACs 不影响死亡率、住院时间或护理成本[81]。

围绕 PAC 的争议很多，包括其缺乏明显死亡率获益，都是出自那些评估 PAC 作为监测的所带来的影响的研究。许多作者对这种方式表示不满。他们认为，PAC 测得的变量必须与目标导向的治疗相结合，在评估 PAC 对患者预后的影响时，如何改进治疗方案应该成为研究的重点。实际上一些荟萃分析显示，使用 PAC 监测血流动力学变量指导的围手术期治疗干预方案与无 PAC 相比，能明显降低患者的死亡率、手术并发症和术后器官功能障碍[82-84]。然而，这些结果可能不仅仅是由于使用了 PAC 监测，可能包含其他监视方法。此外，使用 PAC 监测带来的死亡获益可能归因于血流动力学监测指导的液体管理和强心药物应用，而没有 PAC 监测的往往仅给予补液[68, 85]。

考虑到与 PAC 相关的风险，而其他心血管监测系统指导的目标导向血流动力学治疗也可能带来临床获益，即使在高危围手术期也不推荐常规放置 PAC。然而，当治疗肺动脉高压和急性右心衰竭需要监测肺动脉压力来调整治疗时还是适合使用 PAC[86]。

结论

无论选择何种技术或设备，心血管监测设备的使用都应根据患者的具体情况而定。稳定的、非危重患者可能从相对非侵入性的方法中获得最大的好处，而有创方式带来的风险可能比不精确或不准确的数据的风险更高。危重患者可能需要对心血管系统进行高度准确、持续的观察，以便重症医师快速反应并阻止病情进一步恶化。一般来说，更具侵入性的设备往往更精确、更准确，因此可能在此类人群中更易被应用。但基本上，没有一种特定的方法能够为患者提供直接获益。更确切地说，选择一种合适的能够识别患者血流动力学紊乱并在适当时候予以适当干预，是重症医师的职责。

知识点

1. 监测设备的设计是为了测量全心趋势，通常是为了准确地确定心排量。
2. 动态的参数应该被用来评估心血管对于一定量液体负荷干预的反应，而非静态的参数。
3. Fick 方法是测量心排量的金标准，因为这种方法涉及识别终末器官的氧交换。优化细胞代谢是休克治疗的目标。
4. 肺动脉导管热稀释法是临床测量心排量的金标准，与测定全身耗氧量相比，这个方法更可行。

知识点(续)

5. 更具侵入性的监测系统，特别是当它们能够被准确校准时，在计算心排量时能够提供更大限度的准确性和精确性。相对较少侵入型监测系统可能会降低直接损害的风险。
6. 危重患者的内环境改变，可能影响心血管监测仪的准确性和精确性。
7. 为了有更大获益，当心血管出现紊乱时，重症医师应该对所有的监测装置都给予及时的处置。

(臧学峰 译，陈炜 审校)

参考文献

1. Vincent JL, De Backer D. Circulatory shock. N Engl J Med. 2013;369(18):1726-1734.
2. Grocott MPW, Dushianthan A, Hamilton MA, et al. Perioperative increase in global blood flow to explicit defined goals and outcomes after surgery: a Cochrane Systematic Review. Br J Anaesth. 2013;111(4):535-548.
3. Rivers E, Nguyen B, Havstad S, et al. Early goal directed therapy in the treatment of severe sepsis and septic shock. N Engl J Med. 2001;345(19):1368-1377.
4. Bendjelid K, Romand JA. Fluid responsiveness in mechanically ventilated patients: a review of indices used in intensive care. Intensive Care Med. 2003;29(3):352-360.
5. Marik PE, Monnet X, Teboul JL. Hemodynamic parameters to guide fluid therapy. Ann Intensive Care. 2011;1(1):1.
6. Lin CC, Jawan B, de Villa MV, Chen FC, Liu PP. Blood pressure cuff compression injury of the radial nerve. J Clin Anesth. 2001;13(4):306-308.
7. Srinivasan C, Kuppuswamy B. Rhabdomyolysis complicating non-invasive blood pressure measurement. Indian J Anaesth. 2012;56(4):428-430.
8. Jones DW, Appel LJ, Sheps SG, Roccella EJ, Lenfant C. Measuring blood pressure accurately: new and persistent challenges. JAMA. 2003;289(8):1027-1030.
9. Young D, Griffiths J. Clinical trials of monitoring in anaesthesia, critical care and acute ward care: a review. Br J Anaesth. 2006;97(1):39-45.
10. Mitchell J. Recommendations for standards of monitoring during anaesthesia and recovery. Anaesthesia. 2001;56(5):488.
11. American Society of Anesthesiologists. Standards for basic anesthetic monitoring. http://www.asahq.org/~/media/Sites/ASAHQ/Files/Public/Resources/standards-guidelines/standards-for-basic-anesthetic-monitoring.pdf. Accessed November 1, 2015.
12. Drew BJ, Califf RM, Funk M, et al. Practice standards for electrocardiographic monitoring in hospital settings: an American Heart Association scientific statement from the Councils on Cardiovascular Nursing, Clinical Cardiology, and Cardiovascular Disease in the Young: endorsed by the International Society of Computerized Electrocardiology and the American Association of Critical-Care Nurses. Circulation. 2004;110(17):2721-2746.
13. Pedersen T, Nicholson A, Hovhannisyan K, Møller AM, Smith AF, Lewis SR. Pulse oximetry for perioperative monitoring. Cochrane Database Syst Rev. 2014;(3):CD002013.
14. Young CC, Mark JB, White W, DeBree A, Vender JS, Fleming A. Clinical evaluation of continuous noninvasive blood pressure monitoring: accuracy and tracking capabilities. J Clin Monit. 1995;11(4):245-252.
15. Thiele RH, Colquhoun DA, Patrie J, Nie SH, Huffmyer JL. Relationship between plethysmographic waveform changes and hemodynamic variables in anesthetized, mechanically ventilated patients undergoing continuous cardiac output monitoring. J Cardiothorac Vasc Anesth. 2011;25(6):1044-1050.
16. Ball TR, Tricinella AP, Alex Kimbrough B, et al. Accuracy of noninvasive estimated continuous cardiac output (esCCO) compared to thermodilution cardiac output: a pilot study in cardiac patients. J Cardiothorac Vasc Anesth. 2013;27(6):1128-1132.
17. Bartels K, Thiele RH. Advances in photoplethysmography: beyond arterial oxygen saturation. Can J Anaesth. 2015;62(12):1313-1328. doi:10.1007/s12630-015-0458-0.
18. Kim SH, Sang-Hyun K, Marc L, et al. Accuracy and precision of continuous noninvasive arterial pressure monitoring compared with invasive arterial pressure: a systematic review and meta-analysis. Anesthesiology. 2014;120(5):1080-1097.
19. Wagner JY, Negulescu I, Schöfthaler M, et al. Continuous noninvasive cardiac output determination using the CNAP system: evaluation of a cardiac output algorithm for the analysis of volume clamp method-derived pulse contour. J Clin Monit Comput. 2015;29(6)807-813. doi:10.1007/s10877-015-9744-1.
20. Kim SH, Song JG, Park JH, Kim JW, Park YS, Hwang GS. Beat-to-beat tracking of systolic blood pressure using noninvasive pulse transit time during anesthesia induction in hypertensive patients. Anesth Analg. 2013;116(1):94-100.
21. Sharwood-Smith G, Bruce J, Drummond G. Assessment of pulse transit time to indicate cardiovascular changes during obstetric spinal anaesthesia. Br J Anaesth. 2006;96(1):100-105.
22. Saugel B, Meidert AS, Langwieser N, et al. An autocalibrating algorithm for non-invasive cardiac output determination based on the analysis of an arterial pressure waveform recorded with radial artery applanation tonometry: a proof of concept pilot analysis. J Clin Monit Comput. 2014;28(4):357-362.
23. Critchley LA, Lee A, Ho AM. A critical review of the ability of continuous cardiac output monitors to measure trends in cardiac output. Anesth Analg. 2010;111(5):1180-1192.
24. Saugel B, Cecconi M, Wagner JY, Reuter DA. Noninvasive continuous cardiac output monitoring in perioperative and intensive care medicine. Br J Anaesth. 2015;114(4):562-575.
25. Peyton PJ, Chong SW. Minimally invasive measurement of cardiac output during surgery and critical care: a meta-analysis of accuracy and precision. Anesthesiology. 2010;113(5):1220-1235.
26. Fellahi JL, Fischer MO, Rebet O, Massetti M, Gérard JL, Hanouz JL. A comparison of endotracheal bioimpedance cardiography and transpulmonary thermodilution in cardiac surgery patients. J Cardiothorac Vasc Anesth. 2012;26(2):217-222.
27. Raval NY, Squara P, Cleman M, Yalamanchili K, Winklmaier M, Burkhoff D. Multicenter evaluation of noninvasive cardiac output measurement by bioreactance technique. J Clin Monit Comput. 2008;22(2):113-119.
28. Fagnoul D, Vincent JL, Backer DD. Cardiac output measurements using the bioreactance technique in critically ill patients. Crit Care. 2012;16(6):460.
29. Raue W, Swierzy M, Koplin G, Schwenk W. Comparison of electrical velocimetry and transthoracic thermodilution technique for cardiac output assessment in critically ill patients. Eur J Anaesthesiol. 2009;26(12):1067-1071.
30. Narasimhan M, Koenig SJ, Mayo PH. Advanced echocardiography for the critical care physician: part 1. Chest. 2014;145(1):129-134.
31. Narasimhan M, Koenig SJ, Mayo PH. Advanced echocardiography for the critical care physician: part 2. Chest. 2014;145(1):135-142.
32. Via G, Hussain A, Wells M, et al. International evidence-based recommendations for focused cardiac ultrasound. J Am Soc Echocardiogr. 2014;27(7):683.e1-683.e33.
33. Joseph MX, Disney PJS, Da Costa R, Hutchison SJ. Transthoracic echocardiography to identify or exclude cardiac cause of shock. Chest. 2004;126(5):1592-1597.
34. Oren-Grinberg A, Talmor D, Brown SM. Focused critical care echocardiography. Crit Care Med. 2013;41(11):2618-2626.
35. Kaul S, Stratienko AA, Pollock SG, Marieb MA, Keller MW, Sabia PJ. Value of two-dimensional echocardiography for determining the basis of hemodynamic compromise in critically ill patients: a prospective study. J Am Soc Echocardiogr. 1994;7(6):598-606.
36. Gunst M, Ghaemmaghami V, Sperry J, et al. Accuracy of cardiac function and volume status estimates using the bedside echocardiographic assessment in trauma/critical care. J Trauma. 2008;65(3):509-516.
37. Zhang Z, Xu X, Ye S, Xu L. Ultrasonographic measurement of the respiratory variation in the inferior vena cava diameter is predictive of fluid responsiveness in critically ill patients: systematic review and meta-analysis. Ultrasound Med Biol. 2014;40(5):845-853.
38. Melamed R, Sprenkle MD, Ulstad VK, Herzog CA, Leatherman JW. Assessment of left ventricular function by intensivists using hand-held echocardiography. Chest. 2009;135(6):1416-1420.
39. Cuschieri J, Rivers EP, Donnino MW, et al. Central venous-arterial carbon dioxide difference as an indicator of cardiac index. Intensive Care Med. 2005;31(6):818-822.
40. Marik PE. Noninvasive cardiac output monitors: a state-of the-art review. J Cardiothorac Vasc Anesth. 2013;27(1):121-134.
41. Rocco M, Spadetta G, Morelli A, et al. A comparative evaluation of thermodilution and partial CO_2 rebreathing techniques for cardiac output assessment in critically ill patients during assisted ventilation. Intensive Care Med. 2004;30(1):82-87.
42. Odenstedt H, Stenqvist O, Lundin S. Clinical evaluation of a partial CO_2 rebreathing technique for cardiac output monitoring in critically ill patients. Acta Anaesthesiol Scand. 2002;46(2):152-159.
43. Nilsson LB, Eldrup N, Berthelsen PG. Lack of agreement between thermodilution and carbon dioxide-rebreathing cardiac output. Acta Anaesthesiol Scand. 2001;45(6):680-685.
44. Thiele RH, Durieux ME. Arterial waveform analysis for the anesthesiologist: past, present, and future concepts. Anesth Analg. 2011;113(4):766-776.
45. Dhingra VK, Fenwick JC, Walley KR, Chittock DR, Ronco JJ. Lack of agreement between thermodilution and Fick cardiac output in critically ill patients. Chest. 2002;122(3):990-997.
46. Warner HR, Swan HJC, Connolly DC, Tompkins RG, Wood EH. Quantification of beat-to-beat changes in stroke volume from the aortic pulse contour in man. J Appl Physiol. 1953;5(9):495-507.
47. Wesseling KH, Jansen JR, Settels JJ, Schreuder JJ. Computation of aortic flow from pressure in humans using a nonlinear, three-element model. J Appl Physiol. 1993;74(5):2566-2573.
48. Maus TM, Lee DE. Arterial pressure-based cardiac output assessment. J Cardiothorac Vasc Anesth. 2008;22(3):468-473.
49. Schlöglhofer T, Gilly H, Schima H. Semi-invasive measurement of cardiac output based on pulse contour: a review and analysis. Can J Anaesth. 2014;61(5):452-479.
50. Linton R, Band D, O'Brien T, Jonas M, Leach R. Lithium dilution cardiac output measurement: a comparison with thermodilution. Crit Care Med. 1997;25(11):1796-1800.
51. Jonas MM, Kelly FE, Linton RAF, Band DM, O'Brien TK, Linton NWF. A comparison of lithium dilution cardiac output measurements made using central and antecubital venous injection of lithium chloride. J Clin Monit Comput. 1999;15(7-8):525-528.
52. Mora B, Ince I, Birkenberg B, et al. Validation of cardiac output measurement with the LiDCO™ pulse contour system in patients with impaired left ventricular function after cardiac surgery. Anaesthesia. 2011;66(8):675-681.
53. Costa MG, Della Rocca G, Chiarandini P, et al. Continuous and intermittent cardiac output measurement in hyperdynamic conditions: pulmonary artery catheter vs. lithium dilution technique. Intensive Care Med. 2008;34(2):257-263.
54. Cecconi M, Dawson D, Casaretti R, Grounds RM, Rhodes A. A prospective study of the accuracy and precision of continuous cardiac output monitoring devices as compared to intermittent thermodilution. Minerva Anestesiol. 2010;76(12):1010-1017.
55. Meier-Hellmann KRA. Comparison of pulmonary artery and arterial thermodilution cardiac output in critically ill patients. Intensive Care Med. 1999;25:843-846.
56. Staier K, Wilhelm M, Wiesenack C, Thoma M, Keyl C. Pulmonary artery vs. transpulmonary thermodilution for the assessment of cardiac output in mitral regurgitation: a prospective observational study. Eur J Anaesthesiol. 2012;29(9):431-437.
57. Reeves S, Finley AC, Skubas N, et al. Basic perioperative transesophageal echocardiography examination: a consensus statement of the American Society of Echocardiography and the Society of Cardiovascular Anesthesiologists. J Am Soc Echocardiogr. 2013;26(5):443-456.
58. Mayo PH, Narasimhan M, Koenig S. Critical care transesophageal echocardiography. Chest. 2015;148(5):1323-1332.
59. Hüttemann E. Transoesophageal echocardiography in critical care. Minerva Anestesiol. 2006;72(11):891-913.
60. Denault AY, Couture P, McKenty S, et al. Perioperative use of tranesophageal echo by anesthesiologists: impact in noncardiac surgery and in the intensive care unit. Can J Anaesth. 2002;49(3):287-293.
61. Benjamin E, Griffin K, Leibowitz AB, et al. Goal-directed transesophageal echocardiography performed by intensivists to assess left ventricular function: comparison with pulmonary artery catheterization. J Cardiothorac Vasc Anesth. 1998;12(1):10-15.
62. Vieillard-Baron A, Caille V, Charron C, Belliard G, Page B, Jardin F. Actual incidence of global left ventricular hypokinesia in adult septic shock. Crit Care Med. 2008;36(6):1701-1706.
63. Cioccari L, Baur H-R, Berger D, Wiegand J, Takala J, Merz TM. Hemodynamic assessment of critically ill patients using a miniaturized transesophageal echocardiography probe. Crit Care. 2013;17(3):R121.
64. Begot E, Dalmay F, Etchecopar C, et al. Hemodynamic assessment of ventilated ICU patients with cardiorespiratory failure using a miniaturized multiplane transesophageal echocardiography probe. Intensive Care Med. 2015;41(11):1886-1894.
65. Treskatsch S, Balzer F, Knebel F, et al. Feasibility and influence of hTEE monitoring on postoperative management in cardiac surgery patients. Int J Cardiovasc Imaging. 2015;31(7):1327-1335.
66. Critchley LAH, Huang L, Zhang J. Continuous cardiac output monitoring: what do validation studies tell us? Curr Anesthesiol Rep. 2014;4(3):242-250.
67. Huang L, Critchley LAH. An assessment of two Doppler-based monitors to track cardiac output changes in anaesthetised patients undergoing major surgery. Anaesth Intensive Care. 2014;42(5):631-639.

68. Walsh SR, Tang T, Bass S, Gaunt ME. Doppler-guided intra-operative fluid management during major abdominal surgery: systematic review and meta-analysis. Int J Clin Pract. 2008;62(3):466-470.
69. Pronovost P, Needham D, Berenholtz S, et al. An intervention to decrease catheter-related bloodstream infections in the ICU. N Engl J Med. 2006;355(26):2725-2732.
70. Parienti J-J, Mongardon N, Mégarbane B, et al. Intravascular complications of central venous catheterization by insertion site. N Engl J Med. 2015;373(13):1220-1229.
71. Marik PE, Cavallazzi R. Does the central venous pressure predict fluid responsiveness? An updated meta-analysis and a plea for some common sense. Crit Care Med. 2013;41(7):1774-1781.
72. Mark JB. Central venous pressure monitoring: clinical insights beyond the numbers. Cardiothorac Vasc Anesth. 1991;5(2):163-173.
73. Swan H, Ganz W, Forrester J, Marcus H, Diamond G, Chonette D. Catheterization of the heart in man with use of a flow-directed balloon-tipped catheter. N Engl J Med. 1970;283(9):447-451.
74. Reuter DA, Huang C, Edrich T, Shernan SK, Eltzschig HK. Cardiac output monitoring using indicator-dilution techniques: basics, limits, and perspectives. Anesth Analg. 2010;110(3):799-811.
75. Marik PE. Obituary: pulmonary artery catheter 1970 to 2013. Ann Intensive Care. 2013;3(1):38.
76. Calvin JE, Driedger AA, Sibbald WJ. Does the pulmonary capillary wedge pressure predict left ventricle preload in critically ill patients. Crit Care Med. 1982;9(6):437-443.
77. Hansen RM, Viquerat CE, Matthay MA, et al. Poor correlation between pulmonary arterial wedge pressure and left ventricular end-diastolic volume after coronary artery bypass surgery. Anesthesiology. 1986;64(6):764-770.
78. Raper R, Sibbald WJ. Misled by the wedge? The Swan-Ganz catheter and left ventricular preload. Chest. 1986;89(3):427-434.
79. Osman D, Ridel C, Ray P, et al. Cardiac filling pressures are not appropriate to predict hemodynamic response to volume challenge. Crit Care Med. 2007;35(1):64-68.
80. Connors AF Jr, Speroff T, Dawson NV, et al. The effectiveness of right heart catheterization in the initial care of critically ill patients. JAMA. 1996;276(11):889-897.
81. Rajaram SS, Desai NK, Kalra A, et al. Pulmonary artery catheters for adult patients in intensive care. Cochrane Database Syst Rev. 2013;(2):CD003408.
82. Hamilton MA, Cecconi M, Rhodes A. A systematic review and meta-analysis on the use of preemptive hemodynamic intervention to improve postoperative outcomes in moderate and high-risk surgical patients. Anesth Analg. 2011;112(6):1392-1402.
83. Gurgel ST, do Nascimento P Jr. Maintaining tissue perfusion in high-risk surgical patients: a systematic review of randomized clinical trials. Anesth Analg. 2011;112(6):1384-1391.
84. Brienza N, Giglio MT, Marucci M, Fiore T. Does perioperative hemodynamic optimization protect renal function in surgical patients? A meta-analytic study. Crit Care Med. 2009;37(6):2079-2090.
85. Cecconi M, Corredor C, Arulkumaran N, et al. Clinical review: Goal-directed therapy—what is the evidence in surgical patients? The effect on different risk groups. Crit Care. 2013;17:209.
86. McGlothlin D, Ivascu N, Heerdt PM. Anesthesia and pulmonary hypertension. Prog Cardiovasc Dis. 2012;55(2):199-217.

35 床旁肺功能监测

Michael A. Gentile and John D. Davies

对急性呼吸衰竭患者进行安全有效的诊治要求精准的床旁肺功能监测。这一章将集中阐述常见的肺气体交换、机械通气系统以及呼吸模式的无创性监测技术。这些技术可以快速地评估患者呼吸功能和指导临床实践。

脉氧监测仪

脉氧监测仪是一个包含氧定量测定和体积描记功能的微处理器，它可以持续无创地监测动脉氧饱和度（oxygen saturation of arterial blood，SpO_2）。SpO_2 目前被认为是“第 5 个生命体征”，所以脉氧监测仪是麻醉、监护室、普通病房、急诊室以及一系列临床诊疗中最重要的监测技术之一[1-3]。脉氧监测仪分为指夹型和缠绕粘贴型，探针置于其中，由一侧的两个发光二极管和对侧的一个光敏二极管组成。可将手指或者耳垂想象成一个“小玻璃试管”。发光二极管发出光，透射过组织床，光敏二极管接收并测量前向的散射光。脉氧监测仪主要是监测动脉床的信号，而光吸收度随着血容量不同而改变。动脉血流会影响光吸收度，导致信号改变（这种脉搏波形被称为光学体积描记术），故可以与外周组织静脉及毛细血管血进行区分（基线、直流电流、组件，图 35-1）。

脉氧监测仪使用分光光度测定法监测 SaO_2。根据 Beer-Lamber 定律，可根据物质透光性测定其浓度[4]。氧合血红蛋白（oxygenated hemoglobin，HbO_2）以及去氧或者低氧血红蛋白（reduced hemoglobin，HbR）样本吸光率是不同的，所以它们的吸收率之比可以用来计算氧合。另外，还存在两种含量小的血红蛋白样本：碳氧血红蛋白（carboxyhemoglobin，COHb）和高铁血红蛋白（methemoglobin，MetHb）。SaO_2 分数是 HbO_2 与 4 种血红蛋白样本总和的比值：

$$\frac{HbO_2}{HbO_2 + HbR + COHb + MetHb}$$

检测氧合血红蛋白的比例需要一台血气分析仪，它可以测定 4 种光波，从而区分这四种成分（图 35-2）。但是，脉氧监测仪仅有两种光波，所以它测得的 SpO_2 为功能性 SaO_2：

$$\frac{HbO_2}{HbO_2 + HbR}$$

准确度和精确度

因为脉氧监测仪本身没有计算功能，所以它的准确度千差万别，主要取决于监测器中植入的计算曲线的准确性以及信号监测器的质量[5,6]。光波吸收比例是在实验室环境下，由血气分析仪测得健康志愿者在不同氧供环境下的 SaO_2 来计算出的。脉氧监测计算曲线中，由检测获得的 SaO_2 的下限是 70%（此水平以下的值由外推法计算得到）[5]。这个计算曲线储存在监测仪的微处理器中，以此来计算 SpO_2[6]。

计算曲线的准确度取决于实验室监测条件（使用的血气分析仪、研究的氧合范围、样本特征）。绝大部分的产品说明均为 SaO_2 在 70% 以上时，准确度误差为 ±2%，当 SaO_2 在

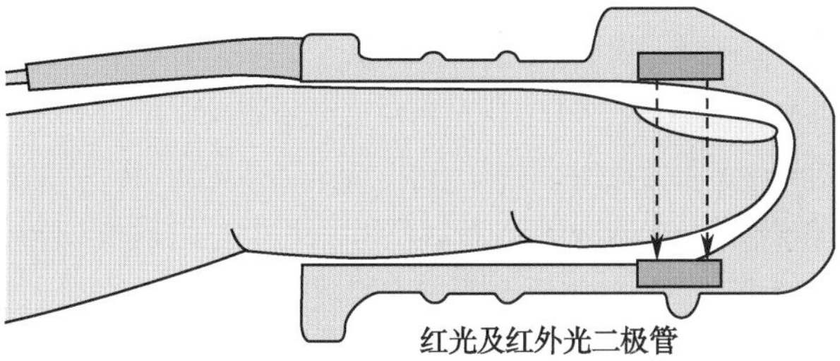

图 35-1 脉氧监护仪的光吸收信号示意图。（Adapted with permission from Phillips Medical Systems，Carlsbad，California.）

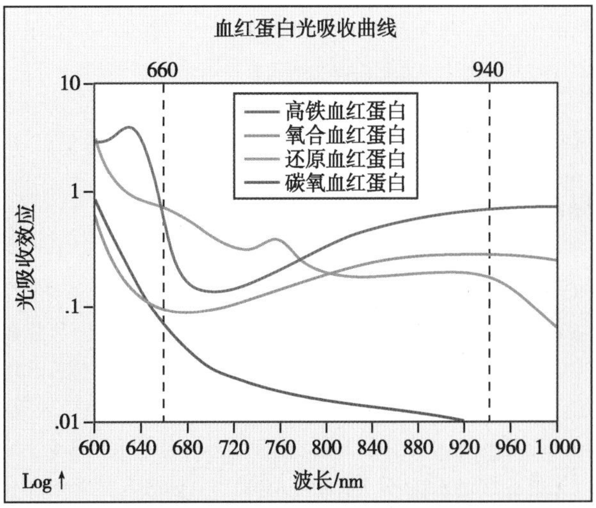

图 35-2 4 种血红蛋白在红光及红外光光波下的吸收效应。高铁血红蛋白两种光波吸收率相等；碳氧血红蛋白对红光的吸收率与氧合血红蛋白相似。（资料来源：Tremper KK，Barker SJ. Pulse oximetry. Anesthesiology 1989；70：98-108.）

50%～70% 时，准确度误差为 ±3%[2]。在正常个体监测中，当 SaO_2 在 83%～99% 时，与血气分析仪相比，脉氧监测仪的误差及精确度均在 3% 以内[7]。但是，在低氧环境中（SaO_2 78%～55%），监测仪需要依赖外推值，误差会增加（8%），精确度下降（5%）[7]。与此类似，在危重患者中，当 SaO_2 大于 90% 时，脉氧监测仪运行良好（误差 1.7%，精确度 ±1.2%），但是当 SaO_2 下降至 90% 以下时，准确度会随之下降（误差 5.1%，精确度 ±2.7%）[8]（图 35-3）。近 20 年的技术进步已经极大地改善了监测仪的准确度，一项最近的研究比较了脉氧监测仪和血气分析仪 = 在 SaO_2 60%～100% 的范围，监测仪的误差为 0.19%，精确度为 ±2.22%[9]。

血流动力学效应

因为脉氧监测仪检测的是非常小的光学信号（并且要摒弃虚假信号），因此必须将数秒内的数据进行平均，这就会影响其反应时间[5]。脉氧监测仪可能会将一个真实情况下低于 70% 的 SaO_2 误认为接近正常[5]。手指探针所需时间通常长于耳垂探针[5,10,11]，而这与低氧导致外周血管收缩有关[5]。心动过缓也与反应时间延长有关[11]。

错误的来源

动作造成的虚假信号以及低灌注是最常见的 SpO_2 不准确的来源，这是因为光体积描记术的脉搏信号在整个吸收信号中所占的比例非常低[12,13]。动作造成的虚假信号和低灌注两种情况共同存在，与仅存在一种相比，会极大地降低 SpO_2 准确度[14]。产生虚假信号的动作包括颤动、抽搐、烦躁、主动脉内球囊反搏辅助以及患者转运[14,15]。此类虚假信号包括错误的或者不稳定的脉率读取或者异常的光体积描记波形。低血压、低心排、血管收缩药物导致的外周低灌注可能会增加误差、降低精确度、延长低氧状态下的检测时间等[16]。新技术虽然可以减少这类问题，但是仍不能消除此类错误。为了获得更准确的信号，探针的位置也许需要重新选择。

尽管最近技术已经有了很大进步，现在仍有很多影响脉氧监测仪精确度的因素。表 35-1 列出了最常见的因素。

异常血红蛋白和血管染料

异常增多的 COHb 或者 MetHb 会导致错误的 SpO_2 值。COHb 和 HbO_2 都吸收相同的红光，脉氧监测仪监测到的是总 Hb 的饱和度，而不仅仅是 HbO_2 饱和度，所以一氧化碳（CO）中毒会导致 SpO_2 假性升高。在 CO 中毒时，COHb 增加，导致 SpO_2 假性增高，而患者可能正经历着严重的缺氧。与此相反的是，MetHb 导致红光和红外光都被大量吸收，所以比值会接近 1（估算 SpO_2 为 85%）[4]。MetHb 显著增加会导致 SpO_2 假性下降，而实际 SaO_2 比 85% 大，或者 SpO_2 假性升高，而实际 SaO_2 低于 85%[4]。诊断测试中，使用亚甲蓝或吲哚菁绿染料会导致 SpO_2 假性的一过性（1～2 分钟）降低，可低至 65%[17,18]。

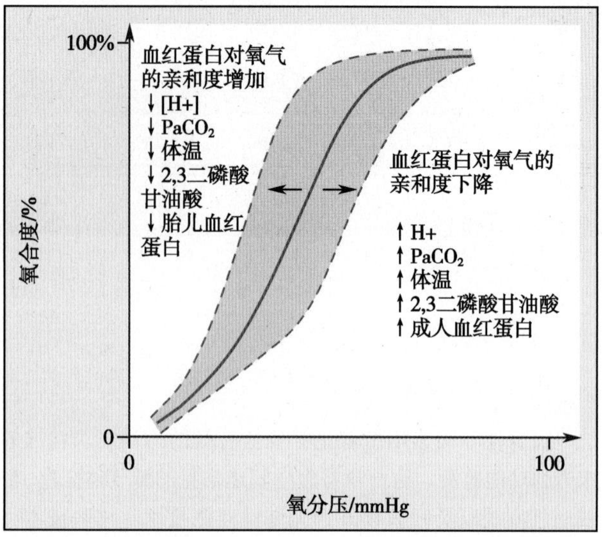

图 35-3　血液中氧合血红蛋白解离曲线相关的氧饱和度及氧分压。曲线受多种因素影响

表 35-1　影响脉氧监测仪的常见因素

因素	影响
碳氧血红蛋白（COHb）	轻度降低脉氧监测仪测定的氧饱和度（SaO_2）准确度（比如：高估了运输氧的血红蛋白百分比）
高铁血红蛋白（MetHb）	MetHb 的水平很高时，SpO_2 接近 85%，而与实际的 SaO_2 无关
亚甲蓝	一过性地显著降低 SpO_2，持续约几分钟，可能继发于其对血流动力学的影响
贫血	如果 SaO_2 正常，没有影响；在低氧血症时，Hb 小于 14.5g/dl 会造成实际的 SaO_2 被低估
环境光干扰	明亮的光，特别是闪烁频率接近于发光二极管开关频率的谐波时，会错误地提高 SpO_2 读数
血流	降低振幅的脉动可能会阻碍获得读数或导致错误的低读数
运动	运动，尤其是颤抖，可能抑制 SpO_2 读数
指甲染色	轻微降低 SpO_2 读数，蓝色最为明显，或者没有影响
感受器接触	光从光源到感受器之间出现"光学分流"，或者从皮肤折射，导致 SpO_2 读数降低
皮肤色素沉着	小的错误或者没有显著影响；较深的色素沉着可能降低信号
粘贴物	感受器和皮肤之间的透明粘贴物影响不大；当光路上有涂胶时，SpO_2 会假性降低
血管舒张剂	轻度降低 SpO_2
静脉搏动	导致 SpO_2 假性降低

指甲染色和皮肤色素沉着

较深的皮肤色素沉着和指甲染色会影响脉氧监测仪的波长吸收。因此，对黑人种族来说，脉氧监测仪误差增加，准确度下降[8]。对于白种人来说，SpO_2达92%提示氧合充足，而对于黑种人来说，需达到95%[8]。指甲的深色染色会导致SpO_2假性降低，不过红色的指甲染料并不影响脉氧监测仪的准确度[19]。但是，使用新技术后，指甲染色的负面影响已经降低。一项最近的研究显示，深色的指甲染色会影响脉氧监测仪，但是不具备临床相关性[20]。如果指甲染色无法去除，可以将氧合探针放置在旁边的手指区，以获得准确的读数[21]。

外界光线、贫血及高胆红素血症

尽管脉氧监测仪在外界光存在时有所补偿，但应避免将检测感应器置于强光环境。当检测仪和皮肤之间有很小不透明的物质时，也可能导致光线从皮肤表面反射，减少进入光探测仪的数量，从而使SpO_2读数假性降低[22]。外科氙灯以及荧光灯可能导致SpO_2假性降低[23]。在贫血（Hb 8g/dl）以及严重低氧血症（SaO_2 54%）时，SpO_2误差会显著增加（−14%）[24]。高胆红素血症不会直接影响SpO_2[25]，但是，CO是亚铁血红素的代谢产物，黄疸患者的COHb含量更高[25]，所以SpO_2会假性增高。

反射脉氧监测仪

反射脉氧监测仪的设计目的就是解决低灌注患者指甲探针的信号探测问题。反射感受器被设计为置于眼窝上方的前额处，这里血供丰富，受缩血管药物影响较小[26]。传统的探针是通过透照组织床、检测手指或耳垂对侧散射光来工作的，而折射监测仪的发光二极管与光检测探头位于同一侧。光检测探头检测由皮肤折射回的光线[26]。另外，反射脉氧监测仪可以放置的位置很广泛，这使得它可以用于分娩中的胎儿监测[27]。食管内SpO_2监测目前正处于研制阶段[28]。全身水肿、头部过多的活动、探针位置无法固定是反射脉氧监测仪的几个问题[29]。皮肤接触不良导致的光波“分流”以及将探测仪直接放置在浅表动脉上都会产生虚假信号[30]。反射脉氧监测仪的局限性还包括信噪比低以及不同血管分布及组织血容量处结果不同[30]。但是，最近的研究也显示，在很多情况下，反射脉氧监测仪与指夹型监测仪有效性是一样的[31-34]。

技术进步

最近的信号分析以及处理的进步已经极大地提高了低灌注状态下的SpO_2的准确度问题，降低了运动导致的虚假信号[16,35]。根据最新的独立检测试验，这些技术可以应用于几个厂家的脉氧监测仪上[36]。Durban和Rostow报道称，因低灌注和运动虚假信号所致的监测失实病例中，92%的病例用新的脉氧监测技术可以精确地检测出SaO_2（框35-1）[37]。

框35-1 美国呼吸治疗学会（AARC）临床指南：脉氧监测仪

适应证

- 需要频繁监测动脉血红蛋白饱和度
- 需要在治疗或者诊断检查的过程中读取氧合血红蛋白饱和度的变化（如支气管镜）
- 需要遵守法规或者权威团体的建议

禁忌证

- 对PH、$PaCO_2$、血红蛋白、异常血红蛋白的检测需要持续增加，这可能是使用脉氧监测仪的相对禁忌证

注意事项

- 脉氧监测仪被认为是安全的，但是因为设备的局限性，低氧血症假阴性的结果以及正常氧合或者高氧合的假阳性结果可能会导致对患者的治疗不当
- 影响脉氧监测仪的因素包括运动导致的假信号、异常血红蛋白和高铁血红蛋白、血管内染色剂的使用、检测过程中检测探针暴露于背景光、低灌注状态、皮肤色素沉着、使用手指探针时存在指甲染色或者指甲覆盖物

评估需求

- 如果SaO_2的检测无法及时进行，且SpO_2数据的局限性在可接受范围内，那么可以暂时选用SpO_2测量
- SpO_2用于持续的以及长时间的检测（如在睡眠、运动、支气管镜检查时）
- 当不需要监测酸碱平衡以及PaO_2时，SpO_2可能就足够了

评估预后

- 以下情况应该用于评估使用脉氧监测仪的获益：
  - SpO_2应该反映患者的临床状态（如验证进行检测的基础）
  - 对结果、介入治疗方案（或者缺少），以及基于SpO_2结果的临床决策的记录应在医疗记录中体现

监测

- 在持续脉氧监测期间，患者及设备的监测时间应与床旁设备以及生命体征情况有关

资料来源：AARC clinical practice guideline: pulse oximetry. Respir Care 1992; 37: 891-897.

二氧化碳监测仪

二氧化碳监测仪包括开放气道的患者呼出二氧化碳（CO_2）的检测和数字显示[38]。当CO_2时间曲线或者CO_2容积曲线同时被描记时，被称为二氧化碳描记术，这个曲线被称为二氧化碳图[38]。二氧化碳监测仪最常用于接受机械通气的患者，工作原理是将红外光通过一个样本腔发射到对侧的监测仪上。CO_2可以吸收波长最长为4.27μm的红外线[38,39]。与参考腔相比，更多的红外线穿过样本腔（比如更少的CO_2）会导致监测仪出现更强烈的信号。样本腔要么是直接连在通气管路（主流式）的Y型转换器上，要么通过Y转换器的取样线持续吸入气体入监测仪内部的样本腔中（侧流式）。

临床应用

机械通气时，二氧化碳监测仪监测呼气末 CO_2 分压（$PETCO_2$）可用来替代动脉血气 CO_2 检测（$PaCO_2$）[40, 41]（图 35-4）。尽管目前二氧化碳监测仪被广泛使用但是在 ICU 中，能否用 $PETCO_2$ 替代 $PaCO_2$ 仍不确定。尽管与 $PaCO_2$ 不能准确契合，但是 $PETCO_2$ 确实能够提供有用的 CO_2 的趋势变化。随着新技术的发展，$PETCO_2$ 的准确度在提高。在近期的一个研究中，McSwain 等证实在较大的无效腔范围下，$PETCO_2$ 和 $PaCO_2$ 有很强的相关性[42]。二氧化碳监测仪用于很多用途，比如诊断肺栓塞、测定呼气末正压（positive end-expiratory pressure，PEEP）下的肺复张、监测内源性 PEEP、评估撤机、作为无效腔通气增加的间接标志、评估心肺复苏效果、通过部分 CO_2 重复吸入法间接评估心输出量、确证气管插管成功、监测气道事件，甚至检测喂养管位置[43-55]。美国呼吸治疗协会已将二氧化碳监测仪 / 二氧化碳图的应用列入指南（框 35-2）。

$PaCO_2$-$PETCO_2$ 差

正常的 $PaCO_2$-$PETCO_2$ 差是 4～5mmHg[40, 43, 47, 56-60]。危重病患者 $PaCO_2$-$PETCO_2$ 差会明显增大，慢性阻塞性肺病患者与急性肺损伤或者心源性肺水肿相比，此差值有加大的趋势（分别为 7～16mmHg 和 4～12mmHg）[46, 47, 61-63]。$\Delta PETCO_2$ 和 $\Delta PaCO_2$ 之间有很强的关联性（$r = 0.82$），且 $PETCO_2$ 和 $PaCO_2$ 之间的误差很小，精确度相似，提示机械通气患者也许不需要监测动脉血气，除非 $\Delta PETCO_2$ 超过 5mmHg[48]。然而，几个研究发现 $\Delta PETCO_2$ 经常错误地预测 $\Delta PaCO_2$ 的程度以及变化方向[58-60, 63]。因此，除了监测 $PETCO_2$，危重病患者还应常规监测动脉血气。

$PaCO_2$-$PETCO_2$ 差受几个因素影响。$PaCO_2$ 反映的是肺泡气体中的平均 CO_2 分压（$PaCO_2$），$PETCO_2$ 接近 $PaCO_2$ 峰值[64]。当呼气时，肺内高通气灌注比的区域会将混合 CO_2

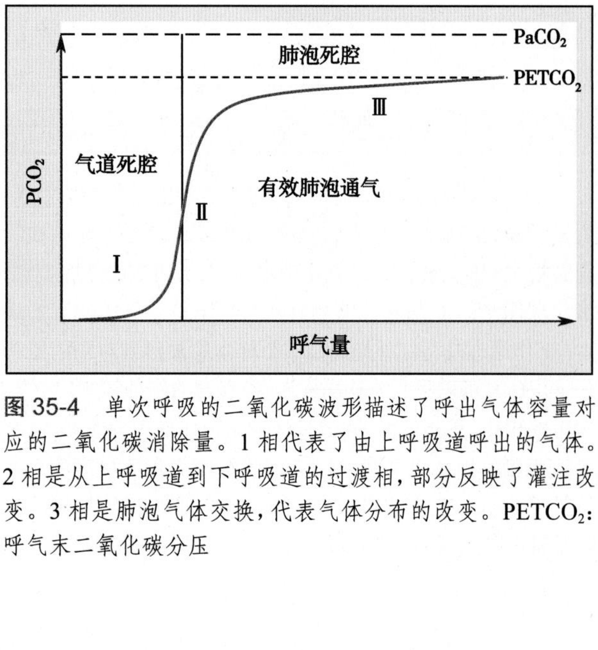

图 35-4 单次呼吸的二氧化碳波形描述了呼出气体容量对应的二氧化碳消除量。1 相代表了由上呼吸道呼出的气体。2 相是从上呼吸道到下呼吸道的过渡相，部分反映了灌注改变。3 相是肺泡气体交换，代表气体分布的改变。$PETCO_2$：呼气末二氧化碳分压

框 35-2 美国呼吸护理临床指南：机械通气中二氧化碳图及二氧化碳监测

适应证

- 并不是所有机械通气的患者都需要绘制二氧化碳图，它的适应证如下：
  - 评估呼出 CO_2，尤其是呼气末 CO_2（$PETCO_2$）
  - 监测肺部疾病的严重性，评估对治疗的反应性，尤其是治疗有可能增加无效腔与潮气量的比值（V_D/V_T）、增加通气灌注比例（V/Q），以及有可能的情况下，增加冠脉血流
  - 用来判断气管插管在气道中，而不是食管中
  - 持续监测通气环路的完整性，包括人工气道
  - 通过测定 $PaCO_2$ 与 $PETCO_2$ 的差值，评估机械通气的有效性
  - 监测肺部、全身以及冠脉血流的充足性
  - 评估部分再呼吸法应用对（非分流）肺毛细血管血流的有效性
  - 作为筛查肺栓塞的辅助手段
  - 当 CO_2 作为治疗气体使用时，监测呼出 CO_2
  - 机械通气患者呼吸机界面的图形评价
  - 测定 CO_2 消除体积以评估代谢率和 / 或肺泡通气

禁忌证

- 对于机械通气患者，没有进行二氧化碳监测的绝对禁忌证，且监测的数据在评估患者临床状况时是非常有效的

注意事项及可能的并发症

- 在主流式监测仪中，使用太大的样本监测窗可能导致呼吸环路中的无效腔量增加
- 在人工气道上添加样本监测窗时，或者增加侧流式监测的取样线时，应使增加的重量最小

评估需求

- 二氧化碳监测被认为是麻醉过程中的标准监测。美国麻醉协会建议二氧化碳监测应用于机械通气支持下出现急性呼吸衰竭的患者。美国急诊医师协会建议二氧化碳监测作为确定插管位置的辅助手段
- 评估特定患者使用二氧化碳监测的必要性需根据临床情况。应考虑引起患者呼吸衰竭的首要病因以及其起病的紧急程度

评估预后

- 结果应该反映患者的状况，并且应该对进行此项监测的依据进行确证
- 记录结果（所有的机械通气及血流动力学参数）、治疗手段和 / 或根据二氧化碳图做出的临床决策，并应该记录在患者的病案中

监测

- 在二氧化碳监测中，应该注意和监测以下方面：
  - 机械通气参数：潮气量、呼吸次数、呼气末正压、吸呼比（I:E）、气道峰压以及呼吸混合气体分压
  - 血流动力学参数：全身及肺动脉压、心输出量、分流、通气灌注平衡

资料来源：AARC clinical practice guideline: capnography/capnometry during mechanical ventilation. Respir Care 2003; 48: 534-539

浓度稀释，所以 $PETCO_2$ 往往低于 $PaCO_2$[65]。而当 CO_2 产生增多时（或者呼气相延长时），由于大量 CO_2 弥散至容积逐渐减小的肺内，$PETCO_2$ 与静脉 PCO_2 十分近似 [64]。因此，$PaCO_2$-$PETCO_2$ 差会受呼吸频率及潮气量（tidal volume，VT）改变的影响，因为后两者改变了呼气时间，此外，它还受 CO_2 产生量及混合静脉 CO_2 含量的影响 [64]。事实上，$PETCO_2$ 超过 $PaCO_2$ 并不少见 [65]。正性肌力药或血管活性药物也会影响 $PaCO_2$-$PETCO_2$ 差，但是具体的影响方式是不可预估的，有的增加了心输出量和肺灌注（因此减少了肺泡无效腔量），有的减少肺血管阻力，通过逆转低氧导致的肺血管收缩增加了肺内分流。

机械因素可能导致 $PETCO_2$ 结果的不一致或者不准确。在侧流式二氧化碳监测仪中，取样管的长度以及吸气流速影响了测定呼吸周期潮汐式 CO_2 浓度所需的时间 [66]。当呼吸频率大于 30 次 /min 以上时，二氧化碳监测仪往往会低估真实的 $PETCO_2$[67]。这可能是因为不同呼吸周期的气体在取样线中输送过程中以及在分析腔内混合所致 [67]。主流式二氧化碳监测仪可以测定接近即时的二氧化碳浓度（小于 250 毫秒），所以这个问题在主流式监测仪可以避免 [68]。

$PaCO_2$-$PETCO_2$ 差、呼气末正压及肺复张

PEEP 可以复张塌陷的肺泡、改善通气灌注比、降低肺泡无效腔量，但是程度过高会导致过度通气，增加肺泡无效腔量 [69]。因为 $PaCO_2$-$PETCO_2$ 差与生理无效腔 / 潮气量比值（V_D/V_T）有很强的关联性，所以在急性肺损伤（acute lung injury，ALI）或者急性呼吸窘迫综合征（acute respiratory distress syndrome，ARDS）患者的初始 PEEP 选择时，这个差值就可能会非常有用 [48, 50]。一个 ARDS 的动物模型的实验发现，逐步上升的 PEEP 可见逐步减小 $PaCO_2$-$PETCO_2$ 差，从而最大化或者接近最大化地改善氧合 [61]。但是，当 $PaCO_2$-$PETCO_2$ 差到达最低值后，继续升高 PEEP 会导致差值上升、心输出量下降。尽管在后续人类试验中，并未能重复出此结果，另一个研究却发现当 PEEP 设置在压力容积曲线的低位折点时，$PaCO_2$-$PETCO_2$ 差变小（从 14mmHg 到 8mmHg），氧合改善 [45, 62]。当 PEEP 设置在低位折点上 5cmH_2O 时，$PaCO_2$-$PETCO_2$ 差增加至 11mmHg，心输出量呈下降趋势。对于没有低位折点的患者，$PaCO_2$-$PETCO_2$ 差并不随着 PEEP 改变而改变。因此，在某些 ARDS 患者中，监测 $PaCO_2$-$PETCO_2$ 差可能是滴定设置 PEEP 的一种有效方法。

心肺复苏时 $PETCO_2$ 监测

监测呼吸末 CO_2 分压是一个评估心肺复苏有效性的有效方法 [70]。在动物实验中，$PETCO_2$ 与冠状动脉灌注压以及复苏成功率有强相关性 [71]，而在人体试验中，$PETCO_2$ 的改变与心输出量成正比 [72]。成功的复苏与不成功的复苏中，胸外按压时 $PETCO_2$ 是不同的，成功病例中，此数值高于 10mmHg[73] 甚至高于 16mmHg[74]。

测量无效腔通气量

通气灌注比例异常是几乎所有的肺部疾病首要的病理生理改变及 $PaCO_2$ 升高的最重要的机制 [75]。无效腔通气量（V_D）是指 V_T 中未通过有灌注肺泡的部分，直接影响 CO_2 分压，可以用来检测有无通气灌注比例失调。生理性 V_D 指通过解剖学引导气道以及无灌注肺泡的气体量。

生理性 V_D/V_T 曾经是这样计算的：利用一个 30～60L 的道格拉斯袋收集 3～5 分钟的呼出气体，在收集的中点时采动脉血进行血气分析。使用 Enghoff 校正的 Bohr 公式计算 V_D/V_T，公式中 $PaCO_2$（代表平均 $PaCO_2$）与平均呼气 CO_2 分压（$PECO_2$）差值除以 $PaCO_2$：

$$\frac{V_D}{V_T}=\frac{PaCO_2-PECO_2}{PaCO_2}$$

每次呼吸或者每分钟的无效腔通气量可以如此计算：将 V_D/V_T 乘以同时测得的平均 V_T 或者分钟通气量（V_E）[76]。

$$V_D=\frac{(PaCO_2-PECO_2)}{PaCO_2}\times V_T \text{ 或 } V_D=\frac{(PaCO_2-PECO_2)}{PaCO_2}\times \dot{V}_E$$

将 V_E 减去每分钟的生理 V_D，就可以计算出分钟肺泡通气量（$V_A=V_E-V_D$）。它也可以用每分钟 CO_2 产生量（V_{CO2}）除以 $PaCO_2$ 来计算 [76]。

$$\dot{V}_A=\frac{\dot{V}CO_2}{PaCO_2}\times 0.863$$

尽管用道格拉斯袋采集呼出气体是计算 V_D/V_T 的经典方法，但是这需要额外的阀门和采集器，使得整个操作过程费时费力。代谢监测仪可以得出同样准确可靠的结果，且不会如此烦琐 [77, 78]。但是，应用于机械通气患者时，道格拉斯袋法和代谢监测仪都有局限性。在机械通气的过程中，管路中的气体是被压缩的，这就导致呼出气体的 CO_2 浓度被稀释 [79]。为了补偿气体压缩的数学效应，可以采用修正因子。二氧化碳容积描记图是另一个测量 $PECO_2$ 和 V_D/V_T 的方法，而且优势在于可以直接测得，这样就消除了压缩气体导致的稀释效应，不需要使用修正因子 [80]。在 ARDS 的患者中，目前已证实使用二氧化碳容积描记图测得的 $PECO_2$ 和 V_D/V_T 与代谢监测法测得的一样准确 [81]。另外，新的可进行二氧化碳描记及肺呼吸速度描记的监测仪可以精确测得单次呼吸的 V_D/V_T[82]。

V_D/V_T 测量中，一个重要的错误是呼出气体与管路中压缩气体容量的混合所带来的 [83]。在正压通气时，部分 V_T 在呼吸管路中是压缩的，而在呼气时，这部分气体与肺内交换过 CO_2 的气体混合。呼出 CO_2 被稀释，导致 V_D/V_T 假性增高，增高的幅度与吸气峰压和管路顺应性成比例。临床上，校正压缩容积带来的 V_D/V_T 误差，可以用测得的 $PETCO_2$ 乘以呼吸机设定的 V_T 与送达患者的 V_T 的比例 [84]。这要求测定呼吸机管路的顺应性。

临床上，V_D/V_T 可以辅助肺部疾病的诊疗，包括呼吸机参数设置以及诊断性测试。Suter 及其同事发现，当肺部复张时，V_D/V_T 会下降，但是当对 ARDS 的患者进行 PEEP 滴定

时，此值会增加[69]。一项更近期的涉及无效腔计算在ARDS中的应用的研究指出，无效腔量增加与ARDS早期及中期更高的死亡率有关[85]。Fletcher和Jonson用V_D/V_T去设置全麻期间的最优化的V_T和吸气时间[86]。测定V_D/V_T还可以帮助确定患者是否可以脱机。Hubble及其同事发现，$V_D/V_T<0.5$提示患者脱机成功率高，而此值大于0.65时，提示脱机后存在呼吸衰竭的风险[82]。

V_D/V_T一项主要的临床应用是辅助诊断急性肺栓塞。在诊断急性肺栓塞方面，V_D/V_T和肺部影像学检查的有效性是相似的，小于0.4的时候，高度提示肺栓塞诊断不成立[87]。单次呼吸监测肺泡V_D也可以用来诊断肺栓塞[88]。生理V_D/V_T增加（>0.6）与ARDS患者的病死率以及新生儿的先天性膈疝强相关[89, 90]。V_D/V_T在ARDS早期即会增加，且与死亡率增加有关，这一发现是非常有用的。V_D/V_T降低的程度可能是ARDS治疗效果判断的方法之一。

经皮监测

经皮血气监测包括用皮肤表面感受器持续无创地估测动脉PO_2和PCO_2（分别采用TcO_2和$TcCO_2$）。感受器会加热皮肤，以促进其动脉血化，同时增加皮肤的O_2和CO_2的渗透性（图35-5）。感受器的要件包括一个加热器、O_2电极和CO_2电极。电极利用感受器和皮肤之间的电解质凝胶测定气体分压。与呼气末CO_2（$ETCO_2$）监测和脉氧监测仪相似，经皮监测与动脉血气相比，优势是减少采血量、节约检测时间和检测成本。$TcCO_2$可信度更高，主要是因为CO_2皮肤的弥散能力更强，且皮肤本身会吸收O_2[91]。$TcCO_2$过去主要用于新生儿以及儿童，但是最近新技术已使其在成人中的应用增加（尽管成人的表皮较厚，影响测量）。而在新生儿中，这项监测是尤为准确的，因为新生儿皮肤薄，角质化少，气体弥散障碍少[92]。

$TcCO_2$与$PaCO_2$的差值受皮肤渗透性以及皮肤温度的影响。因此，影响皮肤血管收缩的因素（比如缩血管药物、心输出量、表皮血管阻力）都可能影响$TcCO_2$的测定结果。影

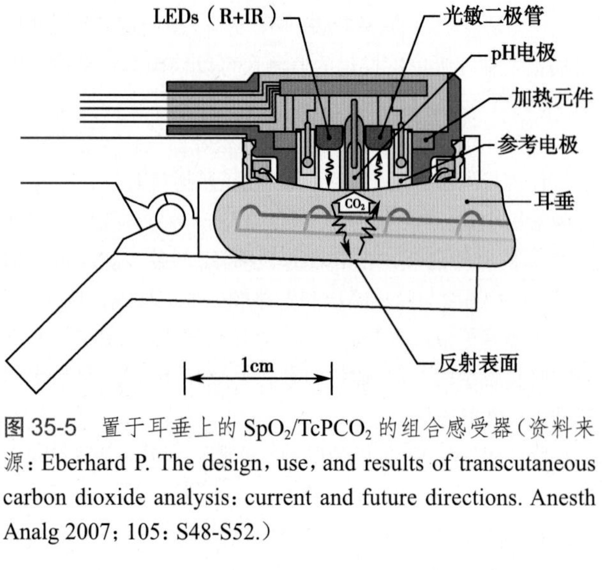

图35-5 置于耳垂上的$SpO_2/TcPCO_2$的组合感受器（资料来源：Eberhard P. The design, use, and results of transcutaneous carbon dioxide analysis: current and future directions. Anesth Analg 2007; 105: S48-S52.）

响$TcCO_2$测定的技术因素与$ETCO_2$监测的影响因素类似，这些因素导致了它与$PaCO_2$不可避免的差值。目前，成人经皮动脉血气检测的准确度仍然存在争议。很多研究证实，在急性呼吸系统疾病的成人患者中，$TcCO_2$监测是准确的[93-96]。一些研究提示，$TcCO_2$监测可能比$ETCO_2$监测更为准确，因为前者不受无效腔的影响[97-99]。与此相反，有一些报道提示TcO_2在成人甚至是早产儿的临床应用中不够准确[100, 101]。

经皮动脉血气检测的应用在逐渐增加，但是它不能取代侵入性的动脉血气分析，它可能用于判断氧和CO_2水平的走向。但是，在应用时，必须确保影响读数的因素被消除，并且，当怀疑读数有误时，应根据操作规范进行校准。

测定呼吸力学

基础呼吸力学的测定对于机械通气患者肺功能的监测是非常重要的。包括测定V_T、最大吸气速率以及四种压力：气道峰压、吸气末平台压、管路呼气末压力，是否存在内源性PEEP、使用呼气末屏气方法测定的呼气末压力。通过测定这些参数，可以得到呼吸系统的顺应性和阻力。

顺应性

在被动机械通气的情况下，气道峰压代表克服呼吸系统（比如，肺和胸壁）气道阻力以及弹性回缩所需要的总的压力。顺应性是增加的容量与对应的压力的比值。动态顺应性是增加的容量与气道峰压（Paw）的比值，包括了气管支气管树的阻力。因此，测定静态顺应性更为有用。静态顺应性测定采用吸气末屏气法[102]。在吸气末停顿时，气道峰压下降呈稳定的平台压力。在吸气末屏气方法中，可以达到"稳态"（消除了气道阻力），对应的"平台压"反映了弹性回缩的压力。

将V_T除以平台压（Pplat）与PEEP的差值可以得到呼吸系统的静态顺应性（Crs-stat）[103]。即使在中等水平的V_E（大于10L/min），也有可能出现动态的气体闭陷（内源性PEEP）。如果怀疑此种情况，在计算Crs-stat时，应采用呼气末屏气测得的总PEEP（PEEPtot），而不是呼吸机设定的PEEP[104]：

$$\text{Crs-stat}=\frac{V_T}{\text{Pplat}-\text{PEEPtot}}$$

在患者触发的呼吸模式中，呼吸力学的测定变得更难，因为其中混有患者自己的呼吸努力，这可能导致平台压的假性升高或者降低。为了进行准确的测定，临床使用吸气末屏气法的时候，应在无自主呼吸时进行，停顿时间应该更短。

阻力

呼吸系统阻力（Rrs）是驱动压与气流的比[105]。它的计算方式是Paw和Pplat的差值除以阻断下的吸气峰流速（$\dot{V}_I$），单位是$cmH_2O/L/s$[106]：

$$\text{Rrs}=\frac{\text{Paw}-\text{Pplat}}{\dot{V}_I}$$

阻力值是流量依赖性的，因为克服阻力的驱动压随着 $\dot{V}_I$ 的增加不成比例地增加（因为湍流的增加）[107]。所以，如果要准确地计算呼吸系统阻力，仅能采用流量不变的吸气模式（方波模式）[106]。

在正常及病理情况下的顺应性和阻力

在机械通气正常的患者中，顺应性是 57～85ml/cmH_2O，阻力为 1～8cmH_2O/L/s[108-110]。急性呼吸衰竭患者的顺应性和阻力异常程度与病因和疾病的严重程度有关。ARDS 与心源性肺水肿的患者肺顺应性降低（分别为 35ml/cmH_2O 和 44ml/cmH_2O），气道阻力增加［分别为 12cmH_2O/（L•s）和 15cmH_2O/（L•s）］[111]。与此相反，慢性阻塞性肺疾病的患者肺顺应性增加（66ml/cmH_2O），气道阻力增加［26cmH_2O/（L•s）］[111]。

动态气体闭陷及内源性呼气末正压

在呼气末，如果呼吸系统仍未达到放松状态，气体就会闭陷，肺内的弹性回缩压仍在基线以上，且为正值。这种现象就会产生内源性 PEEP（PEEPi）[112]。PEEPi 可以用呼吸末阻断法进行测量，这时一次正常的呼吸周期结束，吸气阀和呼气阀都关闭 3～5 秒，肺泡内压力与气道压力相等（见图 35-3）[113, 114]。这个压力代表了全肺的平均 PEEPi[113, 115]。但是，我们应该认识到，肺内不同区域可能存在不同的 PEEPi，因为由于潜在的病理生理改变，肺内不同区域的时间常数不同[114, 115]。PEEPi 在慢性阻塞性肺疾病（此疾病的动态过度充气减慢了弹性回缩）以及需要高频通气（此时呼气时间不够）的患者的机械通气过程中非常常见。

压力容积曲线

静态的压力容积关系可以用来评估呼吸系统弹性特性，从而指导机械通气[116]。压力容积（P-V）曲线为 sigmoidal 形（图 35-6）。在功能残气量（functional residual capacity，FRC）以内的充气阶段，随着跨肺压的增加，容量几乎是不变的。这被称为初始顺应性，与最初的 250ml 的容积改变相对应[117]。它反映了为了打开肺底关闭的小气道所需要的相对高的压力，或者是充气开始时，较小的充气的肺组织面积[117, 118]。经典情况下，P-V 曲线的低顺应性段之后，会出现一个陡然上升的曲线，形成一个凹面曲线，亦被称为低位折点[100]，或者 Pflex[101]。

一个对低位折点常见的解释是它代表了外周塌陷的气道和肺泡的突然开放[116, 118-120]。在低位折点以上，P-V 曲线变为线性，被称为充气顺应性[121]。当达到全肺容积时，顺应性降低，P-V 曲线变为凸面曲线（弓形）。这被称为终末顺应性[121]，代表在最大充气量时，肺的可扩张性消失[118]。这个改变点即为高位折点[121]。当肺放气的时候，曲线的线性部分被称为放气顺应性，或者真实的生理顺应性，因为它代表了肺完全复张后的弹性特性[122]。当肺放气至 FRC 以下时，在放气支通常会出现一个折点，代表小气道关闭[122]。气道关闭的压力比充气支的低位折点压力要更低，这是因为保持气道开放所需的最低压力比复张塌陷气道所需的压力低[123]。

描绘压力 - 容积曲线

有三种方法可以描绘 P-V 曲线：大注射器法、恒定流速法和联合闭塞法[121, 124, 125]。大注射器法需要用到一个有 2L 容量的大注射器。在呼气结束后，采用逐步渐进的方式（通常每次增加 100ml）充气，记录充进的气体量及产生的压力（每个点需停顿 2～3 秒，以消除阻力）[125]。通常情况下，当气道压力达 40cmH_2O 时，充气停止，开始以相同的方式放气。在纸上逐点描记不同静态压力点对应的容量，从而得到曲线。呼吸系统的顺应性是容积在 0.5～1L 时，充气相和放气相的斜率[119]。大注射器法的劣势在于需要额外的设备，患者需要与呼吸机断开，且必须对患者进行麻醉。

恒定速率法在某些呼吸机上可以进行，要求使用非常低的吸气和呼气流量。呼吸机会绘制 P-V 曲线。但是，如果流量稍高，会混入肺的黏弹性，导致曲线右移。这种方法的确

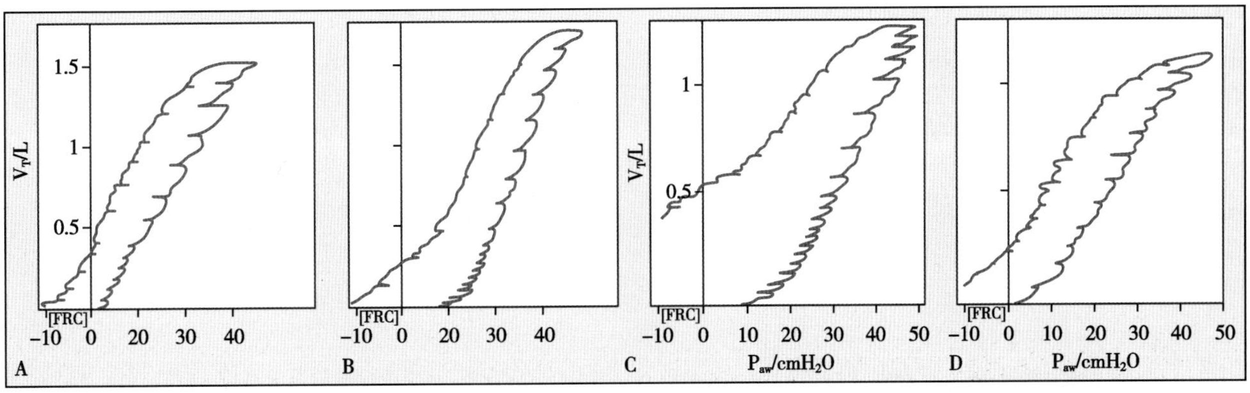

图 35-6　急性呼吸窘迫综合征各种时期患者呼吸系统的压力 - 容积曲线。A. 顺应性降低，几乎无滞后作用（早期纤维增殖期）。B. 顺应性正常，滞后现象明显（早期渗出期）。C. 顺应性降低，滞后作用明显（渗出晚期）。D. 顺应性低，滞后不明显（纤维增殖期晚期）。（资料来源：Bigatello LM，Davignon KR，Stelfox HT. Respiratory mechanics and ventilator waveforms in the patient with acute lung injury. Respir Care 2005；50：235-245.）

定包括有些呼吸机不能控制呼气流速（所以放气支不准确），以及在绝大多数情况下需要对患者进行镇静，以消除患者的自主呼吸努力。

联合闭塞法也是利用呼吸机完成的。它是指在不同的肺容积下定期阻断呼吸以获得每个P-V点。像在恒定速率法中那样，由呼吸机描绘P-V曲线。这种方法的优点是可以获得吸气支和放气支，而且患者不需要和呼吸机断开。但是，仍需要镇静、麻醉或者两者联合以消除患者的自主呼吸的努力。

测定低位及高位折点

在临床实践中，吸气支的低位折点通常由图解技术得到[97]。首先，沿着初始顺应性的斜率做一条切线。另外一个切线是沿着吸气顺应性的斜率做向水平轴。当两条切线相交时，垂直水平轴做第三条线，这个点就是低位折点。可以用同样的方法获得吸气支上的高位转折点，以及放气支上的低位转折点。通常情况下，PEEP设定在低位转折点上2cmH_2O，以确保最佳肺复张，而V_T设置在高位折点以下，以防止过度牵拉导致的肺损伤[116, 126]。通过呼吸机获得的P-V曲线要求视觉判断折点。视觉判断的问题在于折点通常不完全可靠，不同的临床大夫判断的折点不同。

迟滞现象

迟滞现象是指吸气和放气相比，顺应性的差别。放气时，肺的顺应性比吸气时更高，这是因为吸气时需要更高的压力去复张塌陷的肺泡。放气时并不需要这“额外的”压力阻止肺塌陷。因为放气支的折点代表了肺泡塌陷的点，所以放气支可能对设定PEEP更为重要[127]。

呼吸模式的设定及中枢性驱动

频率和潮气量

呼吸模式的基本设定参数包括呼吸频率和VT。正常的呼吸频率是12～24次/min，如果呼吸频率超过35次/min，则为机械通气的适应证[128]。5ml/kg的VT足以维持无辅助的呼吸[129]。即使血气分析的值仍在正常范围内，呼吸急促通常仍然是进展性呼吸衰竭的最早表现[130]。这可能反映了肌肉乏力（这继发于机械负荷超过了呼吸肌做功能力的情况）的发生早于呼吸泵功能衰竭[131]。如果不治疗，患者会出现浅快呼吸，这会逐渐导致血气分析的值不能维持在正常范围内[132]。

目前最受关注的是利用呼吸模式评估机械通气脱机的可能性。通常情况下，脱机失败的患者呼吸更为急促（呼吸频率大于32次/min），V_T异常降低（低于200ml）[133]。呼吸频率与V_T的比值，也就是浅快呼吸指数（rapid shallow breathing index，RSBI），是评估脱机可能性的一个方法。RSBI目前被认为是一种呼吸努力的准确的预测因子[134, 135]。RSBI小于105对于维持自主呼吸具有很高的阳性预测值（0.78）和很高的阴性预测值（0.95）[136]。尽管有很多研究支持了RSBI的应用[137, 138]，某些学者认为，将阈值设为105的原始阴性预测价值仍然太低[136, 139]。尽管就其本身而言，RSBI并不是一个很好的预测因子，但在预测能否脱机时，它仍然是一个有价值的工具。

中枢呼吸驱动力

在某些情况下，临床医生想判断中枢呼吸驱动力，高的驱动将会增加机械通气时患者呼吸做功[140]。测定呼吸频率可以给临床医生中枢性呼吸驱动力的一个提示，但并不能判断力量大小。驱动力大小可以通过一次呼吸开始后，短时间的吸气阻滞（100毫秒）测得，被称为$P_{0.1}$。在吸气努力开始时短时间阻断气道可导致呼吸肌等长收缩，所以$P_{0.1}$是不受呼吸力学影响的[141]。测定100毫秒的气道压直接反映了传出运动神经元输出。呼吸肌刺激的增加导致肌肉更有力地收缩，等比例增加了压力。选择100毫秒是因为机体对突然的负荷改变产生或者未产生意识且做出反应需要大约250毫秒[142]。在机械通气进行这项测量是很方便的，触发相的滞后效应为测量$P_{0.1}$提供了足够的时间[143]。一些呼吸机[144]和呼吸力学监测仪[145]现在都可以测定$P_{0.1}$。试验条件下，$P_{0.1}$用于脱机过程中压力支持水平的闭环控制[146]。

静息条件下，$P_{0.1}$通常为0.8cmH_2O，而在呼吸衰竭的患者中，它的范围是2～6cmH_2O，取决于呼吸机支持的力度[143, 145, 147-150]。$P_{0.1}$与患者呼吸努力密切相关，此值的改变（调节呼吸机参数会引起数值改变）对反映患者呼吸努力程度的改变具有很高的敏感度和特异度[151, 152]。$P_{0.1}$用来预测呼吸衰竭好转的患者脱机拔管的成功率。在慢性阻塞性肺疾病患者中，此值超过6cmH_2O提示脱机失败可能，而在ARDS患者，此值大于4cmH_2O预示脱机失败[153, 154]。

在短暂的脱机试验中，$P_{0.1}$大于7cmH_2O提示患者需要完全的呼吸支持，被认为是脱机试验失败的阈值[155]。$P_{0.1}$的值在4～7cmH_2O提示患者可能需要部分呼吸支持，而小于4cmH_2O提示患者不需要呼吸支持[154]。

$P_{0.1}$的局限性在于在肌无力以及过度通气改变了呼吸肌的力-长度关系时，它就不能反映驱动力大小了。

知识点

脉氧监测仪

1. 因为脉氧监测仪不能计算，它们的准确度各不相同，依赖于植入监测仪的计算曲线以及信号接收器的质量。
2. 碳氧血红蛋白和氧合血红蛋白吸收相同量的红光，所以CO中毒可以导致脉氧监测仪的SpO_2假性升高。
3. 运动带来的假信号和低灌注是SpO_2数值不准的主要来源。

知识点(续)

4. 即使探针和皮肤之间存在微小缝隙，SpO_2 的数值也会出现假性降低。
5. 脉氧监测仪在深色的皮肤色素沉着患者中，具有更大的误差和更低的精确度。

二氧化碳监测

1. 正常个体的动脉血二氧化碳分压和呼吸末二氧化碳分压的差值（$PaCO_2$-$PETCO_2$ 差）是 4～5mmHg，而对危重病患者，这个值可以明显升高，且与病情并不一致，尤其是慢性阻塞性肺疾病患者（7～16mmHg）。
2. $PaCO_2$-$PETCO_2$ 差受呼吸频率、潮气量、二氧化碳（CO_2）产生以及混合静脉 CO_2 含量影响。
3. 当呼吸频率超过 30 次 /min 时，二氧化碳监测会低估真实的 $PETCO_2$。
4. 对急性呼吸窘迫综合征的患者，$PaCO_2$-$PETCO_2$ 差可能是一种有效的滴定 PEEP 方法。
5. 在胸外按压时，$PETCO_2$ 可用来鉴别成功和不成功的复苏，成功的复苏比不成功的复苏此值高 10mmHg 以上。

呼吸力学的测定

1. 为了区分肺的气道阻力以及弹性回缩力，需要在潮气量完成后采用吸气末屏气的方法。
2. 临床实践中，吸气末屏气的停顿时间设定在 0.5～1 秒，以防止自主呼吸努力所导致的吸气末平台压假性升高或降低。
3. 克服气道阻力所需的驱动力与气流的改变不成比例，所以，阻力只能在吸气气流稳定的（方波）模式下进行准确测定。
4. 内源性 PEEP 是在呼气末，阻断呼吸机两个管路 3～5 秒进行测量的，这样就可以使肺泡压与气道压达到平衡，这个压力代表了全肺的平均内源性 PEEP。
5. 当使用呼吸系统的压力 - 容积曲线对急性呼吸窘迫综合征患者进行肺保护性通气时，PEEP 设定在低位折点上 $2cmH_2O$，以确保最大限度的肺复张，潮气量设定在高位折点以下，以防止过度牵拉导致的肺损伤。

评估呼吸模式、力量及中枢驱动力

1. 呼吸频率 / 潮气量小于 105 时，对于维持自主呼吸具有高的阳性预测值（0.78）和阴性预测值（0.95）。
2. 在短期脱机试验中，自呼吸活动开始后 100 毫秒测得的吸气闭合压力（$P_{0.1}$）大于 $7cmH_2O$ 提示患者需要完全的呼吸支持，为脱机试验失败的阈值。

（刘平 译，陈炜 审校）

参考文献

1. Severinghaus JW, Astrup PB. History of blood gas analysis. VI. Oximetry J Clin Monit 1986;2:270-288.
2. Pedersen T, Moller AM, Pederson BD. Pulse oximetry for perioperative monitoring: systemic review of randomized controlled trials. Anaesth Analg 2003;96:426-431.
3. Van de Louw A, Cracco C, Cerf C, et al. Accuracy of pulse oximetry in the intensive care unit. Intensive Care Med 2001;27:1606-1613.
4. Tremper KK, Barker SJ. Pulse oximetry. Anesthesiology 1989;70:98-108.
5. Severinghaus JW, Naifeh KH. Accuracy of response of six pulse oximeters to profound hypoxia. Anesthesiology 1987;67:551-558.
6. Jubran A. Advances in respiratory monitoring during mechanical ventilation. Chest 1999;116:1416-1425.
7. Hannhart B, Haberer JP, Saunier C, Laxenaire MC. Accuracy and precision of fourteen pulse oximeters. Eur Respir J 1991;4:115-122.
8. Jubran A, Tobin MJ. Reliability of pulse oximetry in titrating supplemental oxygen therapy in ventilator-dependent patients. Chest 1990;97:1420-1425.
9. Wouters PF, Gehring H, Meyfroid G, et al. Accuracy of pulse oximeters: the European multi-center trial. Anesth Analg 2002;94:S13–S16.
10. Kagle DM, Alexander CM, Berko RS. Evaluation of the Ohmeda 3700 pulse oximeter: steady-state and transient response characteristics. Anesthesiology 1987;66:376-381.
11. West P, George CF, Kryger MH. Dynamic in vivo response characteristics of three oximeters: Hewlett-Packard 47201 A, Biox III, Nellcor N-100. Sleep 1987;10:263-271.
12. Welch JP, DeCesare R, Hess D. Pulse oximetry: instrumentation and clinical application. Respir Care 1990;35:584-601.
13. Salyer JW. Neonatal and pediatric pulse oximetry. Respir Care 2003;48:386-396.
14. Gehring H, Hornberger C, Matz H, et al. The effects of motion artifact and low perfusion on the performance of a new generation of pulse oximeters in volunteers undergoing hypoxemia. Respir Care 2002;47:48-60.
15. Lutter NO, Urankar S, Kroeber S. False alarm rates of three third-generation pulse oximeters in PACU, ICU and IABP patients. Anesth Analg 2002;94:S69–S75.
16. Tobin RM, Pologe JA, Batchelder PB. A characterization of motion affecting pulse oximetry in 350 patients. Anesth Analg 2002;94:S54–S61.
17. Scheller MS, Unger RJ, Kelner MJ. Effect of intravenously administered dyes on pulse oximetry readings. Anesthesiology 1986;65:550-552.
18. Kessler MR, Eide T, Humayun B, Poppers PJ. Spurious pulse oximeter desaturation with methylene blue injection. Anesthesiology 1986;65:435-436.
19. Cote CJ, Goldstein EA, Fuchsman WH, Hoaglin DC. The effect of nail polish on pulse oximetry. Anesth Analg 1989;67:683-685.
20. Hinkelbein J, Genzwuerker HV, Sogl R, et al. Effect of nail polish on oxygen saturation determined by pulse oximetry in critically ill patients. Resuscitation 2007;72:82-91.
21. White PF, Boyle WA. Nail polish and oximetry. Anesth Analg 1989;68:546-548.
22. Gardosi JO, Damianou D, Schram CM. Inappropriate sensor application in pulse oximetry. Lancet 1992;340:920-925.
23. Amar D, Neidzwski J, Wald A, Finck AD. Fluorescent lighting interferes with pulse oximetry. J Clin Monit 1989;5:135-137.
24. Severinghaus JW, Koh SO. Effect of anemia on pulse oximeter accuracy at low saturation. J Clin Monit 1990;6:85-88.
25. Veyckemans F, Baele P, Guillaume JE, et al. Hyperbilirubinemia does not interfere with hemoglobin saturation measured by pulse oximetry. Anesthesiology 1989;70:118-122.
26. Dassel ACM, Graaff R, Sikkema M, et al. Reflectance pulse oximetry at the forehead improves by pressure on the probe. J Clin Monit 1995;11:237-244.
27. Johnson N, Johnson VA, Fisher J. Fetal monitoring with pulse oximetry. Br J Obstet Gynaecol 1991;98:36-41.
28. Kyriacou PA, Moye AR, Choi DM, et al. Investigation of the human oesophagus as a new monitoring site for blood oxygen saturation. Physiol Meas 2001;22:223-232.
29. Cheng EY, Hopwood MB, Kay J. Forehead pulse oximetry compared with finger pulse oximetry and arterial blood gas measurement. J Clin Monit 1988;4:223-226.
30. Nijland R, Jongsma HW, van den Berg PP, et al. The effects of pulsating arteries on reflectance pulse oximetry: measurements in adults and neonates. J Clin Monit 1995;11:118-122.
31. Fernandez M, Burns K, Calhoun B, et al. Evaluation of a new pulse oximeter sensor. Amer J Crit Care 2007;16:146-152.
32. Choi SJ, Ahn HJ, Kim CS, et al. Comparison of desaturation and resaturation response times between transmission and reflectance pulse oximeters. Acta Anaesthesiol Scand 2010;54:212-217.
33. Berkenbosch JW, Tobias JD. Comparison of a new forehead reflectance pulse oximeter sensor with a conventional digit sensor in pediatric patients. Resp Care 2006;51:726-731.
34. Hodgson CL, Tuxen DV, Holland AE, et al. Comparison of forehead Max-Fast pulse oximetry sensor with finger sensor at high positive end-expiratory pressure in adult patients with acute respiratory distress syndrome. Anaesth Intensive Care 2009;37:953-960.
35. Mendelson Y, Lewinsky RM, Wasserman Y. Multi-wavelength reflectance pulse oximetry. Anesth Analg 2002;94:S26–S30.
36. Next-generation pulse oximetry. Health Devices 2003;32:47-87.
37. Durban CG, Rostow SK. Advantages of new technology pulse oximetry with adults in extremis. Anesth Analg 2002;94:S81–S83.
38. Hess D. Capnometry and capnography: technical aspects, physiologic aspects, and clinical applications. Respir Care 1990;35:557-576.
39. Stock M. Capnography for adults. Crit Care Clin 1995;11:219-232.
40. Nunn JF, Hill DW. Respiratory dead space and arterial to end-tidal CO_2 tension differences in anesthetized man. J Appl Physiol 1960;15:383-389.
41. Whitesell R, Asiddao C, Gollman D, Jablonski J. Relationship between arterial and peak expired carbon dioxide pressure during anesthesia and factors influencing the difference. Anesth Analg 1981;60:508-512.
42. McSwain DS, Hamel DS, Smith BP, et al. End-tidal and arterial carbon dioxide measurements correlate across all levels of physiologic dead space. Resp Care 2010;55:288-293.
43. Hatle L, Rokseth R. The arterial to end-expiratory carbon dioxide tension gradient in acute pulmonary embolism and other cardiopulmonary diseases. Chest 1974;66:352-357.
44. Murray IP, Modell JH, Gallagher TJ, Banner MJ. Titration of PEEP by the arterial minus end-tidal carbon dioxide gradient. Chest 1984;85:100-104.
45. Blanch L, Fernandez R, Benito S, et al. Effect of PEEP on the arterial minus end-tidal carbon dioxide gradient. Chest 1987;92:451-454.
46. Blanch L, Fernandez R, Artigas A. The effect of auto-positive end-expiratory pressure on the arterial-end-tidal carbon dioxide slope in critically ill patients during total ventilatory support. J Crit Care 1991;6:202-210.

47. Morley TF, Giaimo J, Maroszan E, et al. Use of capnography for assessment of the adequacy of alveolar ventilation during weaning from mechanical ventilation. Am J Respir Crit Care Med 1993;148:339-344.
48. Healey CJ, Fedullo AJ, Swinburne AJ, Wahl GW. Comparison of noninvasive measurements of carbon dioxide tension during withdrawal from mechanical ventilation. Crit Care Med 1987;15:764-768.
49. Yamanaka MK, Sue DY. Comparison of arterial-end-tidal P_{CO_2} difference and dead space/tidal volume ratio in respiratory failure. Chest 1987;92:832-835.
50. Poppius H, Korhonen O, Viljanen AA, Kreus KE. Arterial to end-tidal CO_2 difference in respiratory disease. Scand J Respir Dis 1975;56:254-262.
51. Falk JL, Rackow EC, Weil MH. End-tidal carbon dioxide concentration during cardiopulmonary resuscitation. N Engl J Med 1988;318:607-611.
52. Jaffe MB. Partial CO_2 rebreathing cardiac output—operating principles of the NICO system. J Clin Monit 1999;15:387-401.
53. Birmingham PK, Cheney FW, Ward RJ. Esophageal intubation: a review of detection techniques. Anesth Analg 1986;65:886-891.
54. Murray IP, Modell JH. Early detection of endotracheal tube accidents by monitoring carbon dioxide concentration in respiratory gas. Anesthesiology 1983;59:344-346.
55. Kindopp AS, Drover JW, Heyland DK. Capnography confirms correct feeding tube placement in intensive care unit patients. Can J Anaesth 2001;48:705-710.
56. Takki S, Aromaa U, Kauste A. The validity and usefulness of the end-tidal P_{CO_2} during anesthesia. Ann Clin Res 1972;4:278-284.
57. Tulou PP, Walsh PM. Measurement of alveolar carbon dioxide tension at maximal expiration as an estimate of arterial carbon dioxide tension in patients with airway obstruction. Am Rev Respir Dis 1970;102:921-926.
58. Russell GB, Graybeal JM. Stability of arterial to end-tidal carbon dioxide gradients during postoperative cardiorespiratory support. Can J Anaesth 1990;37:560-566.
59. Raemer DB, Francis D, Philip JH, Gabel RA. Variation in P_{CO_2} between arterial blood and peak expired gas during anesthesia. Anesth Analg 1983;62:1065-1069.
60. Hess D, Schlottag A, Levin B, et al. An evaluation of the usefulness of end-tidal P_{CO_2} to aid weaning from mechanical ventilation following cardiac surgery. Respir Care 1991;36:837-843.
61. Blanch L, Fernandez R, Benito S, et al. Effect of PEEP on the arterial minus end-tidal carbon dioxide gradient. Chest 1987;92:451-454.
62. Jardin F, Genevray B, Pazin M, Margairaz A. Inability to titrate PEEP in patients with acute respiratory failure using end-tidal carbon dioxide measurements. Anesthesiology 1985;62:530-533.
63. Russell GB, Graybeal JM. Reliability of the arterial to end-tidal carbon dioxide gradient in mechanically ventilated patients with multisystem trauma. J Trauma 1994;36:317-322.
64. Jones NL, Robertson DG, Kane JW. Difference between end-tidal and arterial P_{CO_2} in exercise. J Appl Physiol 1979;47:954-960.
65. Moorthy SS, Losasso AM, Wilcox J. End-tidal P_{CO_2} greater than Pa_{CO_2}. Crit Care Med 1984;12:534-535.
66. Schena J, Thompson J, Crone RK. Mechanical influences on the capnogram. Crit Care Med 1984;12:672-674.
67. From RP, Scamman FL. Ventilatory frequency influences accuracy of end-tidal CO_2 measurements. Anesth Analg 1988;67:884-886.
68. Block FE, McDonald JS. Sidestream versus mainstream carbon dioxide analyzers. J Clin Monit 1992;8:139-141.
69. Suter PM, Fairley HB, Isenberg MD. Optimal end-expiratory pressure in patients with acute pulmonary failure. N Engl J Med 1975;292:284-289.
70. Weil MH, Bisera J, Trevino RP, Rackow EC. Cardiac output and end-tidal carbon dioxide. Crit Care Med 1985;13:907-909.
71. Sanders AB, Ewy GA, Bragg S, et al. Expired P_{CO_2} as a prognostic indicator of successful resuscitation from cardiac arrest. Ann Emerg Med 1985;14:948-952.
72. Shibutani K, Muraoka M, Shirasaki S, et al. Do changes in end-tidal P_{CO_2} quantitatively reflect changes in cardiac output? Anesth Analg 1994;79:829-833.
73. Sanders AB, Kern KB, Otto CW, et al. End-tidal carbon dioxide monitoring during cardiopulmonary resuscitation: a prognostic indicator for survival. JAMA 1989;262:1347-1351.
74. Salen P, O'Connor R, Sierzenski P, et al. Can cardiac sonography and capnography be used independently and in combination to predict resuscitation outcomes? Acad Emerg Med 2001;8:654-657.
75. West JB. Assessing pulmonary gas exchange. N Engl J Med 1987;316:1336-1338.
76. Ruppel GL. Manual of pulmonary function testing, 5th ed. St. Louis: Mosby Year Book; 1991. p. 30-34.
77. MacKinnon JC, Houston PL, McGuire GP. Validation of the Deltatrac metabolic cart for measurement of dead-space-to-tidal-volume ratio. Respir Care 1997;42:761-764.
78. Lum L, Saville A, Venkataraman ST. Accuracy of physiologic deadspace measurement in intubated pediatric patients using a metabolic monitor: comparison with the Douglas bag method. Crit Care Med 1998;26:760-764.
79. Crossman PF, Bushnell LS, Hedley-Whyte J. Dead-space during artificial ventilation: gas compression and mechanical dead-space. J Appl Physiol 1970;28:94-97.
80. Blanch L, Lucangelo U, Lopez-Aguilar J, et al. Volumetric capnography in patients with acute lung injury: effects of positive end-expiratory pressure. Eur Respir J 1999;13:1048-1054.
81. Kallet RH, Daniel BM, Garcia O, et al. Accuracy of physiologic dead space measurements in patients with acute respiratory distress syndrome using volumetric capnography: comparison with the metabolic monitor method. Respir Care 2005;50:462-467.
82. Hubble CL, Gentile MA, Tripp DS, et al. Deadspace to tidal volume ratio predicts successful extubation in infants and children. Crit Care Med 2000;28:2034-2040.
83. Crossman PF, Bushnell LS, Hedley-Whyte J. Dead space during artificial ventilation: gas compression and mechanical dead space. J Appl Physiol 1970;28:94-97.
84. Forbat AF, Her C. Correction for gas compression in mechanical ventilators. Anesth Analg 1980;59:488-493.
85. Raurich JM, Vilar M, Colomar A, et al. Prognostic value of the pulmonary dead-space fraction during the early and intermediate phases of acute respiratory distress syndrome. Resp Care 2010;55:282-287.
86. Fletcher R, Jonson B. Deadspace and the single breath test for carbon dioxide during anaesthesia and artifical ventilation: effects of tidal volume and frequency of respiration. Br J Anaesth 1984;56:109-119.
87. Burki NK. The dead space to tidal volume ratio in the diagnosis of pulmonary embolism. Am Rev Respir Dis 1986;133:679-685.
88. Eriksson L, Wollmer P, Olsson CG, et al. Diagnosis of pulmonary embolism based upon alveolar dead space analysis. Chest 1989;96:357-362.
89. Nuckton TJ, Alonso JA, Kallet RH, et al. Pulmonary dead-space fraction as a risk factor for death in acute respiratory distress syndrome. N Engl J Med 2002;346:1281-1286.
90. Arnold JH, Bower LK, Thompson JE. Respiratory deadspace measurements in neonates with congenital diaphragmatic hernia. Crit Care Med 1995;23:371-375.
91. Dawson S, Cave C, Pavord I, et al. Transcutaneous monitoring of blood gases: is it comparable with arterialized earlobe sampling? Respir Med 1998;92:584-587.
92. Franklin ML. Transcutaneous measurement of partial pressure of oxygen and carbon dioxide. Respir Care Clin North Am 1995;1:119-131.
93. Herrejon A, Inchaurraga I, Palop J, et al. Usefulness of transcutaneous carbon dioxide pressure monitoring to measure blood gases in adults hospitalized for respiratory disease. Arch Bronconeumol 2006;42:225-229.
94. Cuvelier A, Grigoriu B, Molano LC, et al. Limitations of transcutaneous carbon dioxide measurements for assessing long-term mechanical ventilation. Chest 2005;127:1744-1748.
95. Rodriguez P, Lellouche F, Aboab J, et al. Transcutaneous arterial carbon dioxide pressuring monitoring in critically ill adult patients. Intensive Care Med 2006;32:309-312.
96. Bendjelid K, Schutz N, Stotz M, et al. Transcutaneous P_{CO_2} monitoring in critically ill adults: clinical evaluation of a new sensor. Crit Care Med 2005;33:2203-2206.
97. Casati A, Squicciarini G, Malagutti G, et al. Transcutaneous monitoring of partial pressure of carbon dioxide in the elderly patient: a prospective, clinical comparison with end-tidal monitoring. J Clin Anesth 2006;18:436-440.
98. Dullenkopf A, Bernardo SD, Berger F, et al. Evaluation of a new combined Sp_{O_2}/PTc_{CO_2} in anaesthetized pediatric patients. Paediatr Anaesth 2003;13:777-784.
99. Tingay DG, Stewart MJ, Morley CJ. Monitoring of end-tidal carbon dioxide and transcutaneous carbon dioxide during neonatal transport. Arch Dis Child Fetal Neonatal Ed 2005;90:F523-F526.
100. Nishiyama T, Nakamura S, Yamashita K. Effects of the electrode temperature of a new monitor, TCM4, on the measurement of transcutaneous oxygen and carbon dioxide tension. J Anesth 2006;20:331-334.
101. Aliwalas LL, Nobel L, Nesbitt K, et al. Agreement of carbon dioxide levels measured by arterial, transcutaneous and end-tidal methods in preterm infants < or = 28 weeks gestation. J Perinatol 2005;25:26-29.
102. Eissa NT, Ranieri VM, Corbeil C, et al. Analysis of behavior of the respiratory system in ARDS patients: effects of flow, volume and time. J Appl Physiol 1991;70:2719-2729.
103. Nunn JF. Elastic resistance to ventilation. Applied respiratory physiology, 2nd ed. London: Butterworth; 1977. p. 63-93.
104. Brown DG, Pierson DJ. Auto-PEEP is common in mechanically ventilated patients: a study of incidence, severity, and detection. Respir Care 1986;31:1069-1074.
105. Marini JJ. Lung mechanics determinations at the bedside: instrumentation and clinical application. Respir Care 1990;35:669-696.
106. Bates JHT, Rossi A, Milic-Emili J. Analysis of the behavior of the respiratory system with constant inspiratory flow. J Appl Physiol 1985;58:1840-1848.
107. Dubois AB. Resistance to breathing. In: Fenn WO, Rahn H, editors. Handbook of physiology: respiration, sec 3, vol 1. Washington, DC: American Physiological Society; 1964. p. 451-462.
108. Don HF, Robson JC. The mechanics of the respiratory system during anesthesia: the effect of atropine and carbon dioxide. Anesthesiology 1977;26:168-178.
109. Pelosi P, Cereda M, Foti G, et al. Alterations of lung and chest wall mechanics in patients with acute lung injury: effects of positive end-expiratory pressure. Am J Respir Crit Care Med 1995;152:531-537.
110. Ruiz Neto PP, Auler JOC Respiratory mechanical properties during fentanyl and alfentanil anaesthesia. Can J Anaesth 1992;39:458-465.
111. Broseghini C, Brandolese R, Poggi R, et al. Respiratory mechanics during the first day of mechanical ventilation in patients with pulmonary edema and chronic airway obstruction. Am Rev Respir Dis 1988;138:355-361.
112. Rossi A, Gottfried SB, Zocchi L, et al. Measurement of static compliance of the total respiratory system in patients with acute respiratory failure: the effects of intrinsic positive end-expiratory pressure. Am Rev Respir Dis 1985;131:672-677.
113. Pepe PE, Marini JJ. Occult positive end-expiratory pressure in mechanically ventilated patients with airflow obstruction. Am Rev Respir Dis 1982;126:166-170.
114. Maltais F, Reissmann H, Navalesi P, et al. Comparison of static and dynamic measurements of intrinsic PEEP in mechanically ventilated patients. Am J Respir Crit Care Med 1994;150:1318-1324.
115. Kacmarek RM, Kirmse M, Nishimura M, et al. The effects of applied vs auto-PEEP on local lung unit pressure and volume in a four-unit lung model. Chest 1995;108:1073-1079.
116. Lemaire F, Simoneau G, Harf A, et al. Static pulmonary pressure-volume curve, positive end-expiratory pressure ventilation and gas exchange in acute respiratory failure [abstract]. Am Rev Respir Dis 1979;119:329.
117. Gattinoni L, Pesenti A, Avalli L, et al. Pressure-volume curve of the total respiratory system in acute respiratory failure: a computed tomographic scan study. Am Rev Respir Dis 1987;136:730-736.
118. Beydon L, Jonson B, Lemaire F. Lung mechanics in ARDS: compliance and the pressure-volume curves. In: Zapol WM, Lemaire F, editors. Adult respiratory distress syndrome. New York: Marcel Dekker; 1991. p. 139-161.
119. Matamis D, Lemaire F, Harf A, et al. Total respiratory pressure-volume curves in the adult respiratory distress syndrome. Chest 1984;86:58-66.
120. O'Keefe GE, Gentilello LM, Erford S, Maier RV. Imprecision in lower "inflection point" estimation from static pressure-volume curves in patients at risk for acute respiratory distress syndrome. J Trauma Inj Infect Crit Care 1998;44:1064-1068.
121. Maggiore SM, Brochard L. Pressure-volume curve in the critically ill. Curr Opin Crit Care 2000;6:1-10.
122. Mergoni M, Martelli A, Volpi A, et al. Impact of positive end-expiratory pressure on chest wall and lung pressure-volume curve in acute respiratory failure. Am J Respir Crit Care Med 1997;156:846-854.
123. Benito S, Lemaire F. Pulmonary pressure-volume relationship in acute respiratory distress syndrome in adults: role of positive end expiratory pressure. J Crit Care 1990;5:27-34.
124. Surratt PM, Owens DH, Kilgore WT, et al. A pulse method of measuring respiratory system compliance. J Appl Physiol 1980;49:1116-1121.
125. Harris R. Pressure-volume curves of the respiratory system. Respir Care 2005;50:78-98.
126. Roupie E, Dambrosio M, Servillo G, et al. Titration of tidal volume and induced hypercapnia in acute respiratory distress syndrome. Am J Respir Crit Care Med 1995;152:121-128.
127. DiRocco J, Carney D, Nieman G. Correlation between alveolar recruitment/derecruitment and inflection points on the pressure-volume curve. Intensive Care Med 2007;33:1204-1211.
128. Pontoppidan H, Geffin B, Lowenstein E. Acute respiratory failure in the adult (second of three parts). N Engl J Med 1972;287:743-752.
129. Pierson DJ. Weaning from mechanical ventilation in acute respiratory failure: concepts, indications and techniques. Respir Care 1983;28:646-662.
130. Tobin MJ. Breathing pattern analysis. Intensive Care Med 1992;18:193-201.
131. Hall JB, Wood LDH. Liberation of the patient from mechanical ventilation. JAMA 1987;257:1621-1628.
132. Gallagher CG, Hof IM, Younes M. Effect of inspiratory muscle fatigue on breathing pattern. J Appl Physiol 1985;59:1152-1158.
133. Tobin MJ, Perez W, Guenther SM. The pattern of breathing during successful and unsuccessful trials of weaning from mechanical ventilation. Am Rev Respir Dis 1986;134:1111-1118.
134. Vassilakopoulos T, Zakynthinos S, Roussos C. The tension-time index and the frequency/tidal volume ratio are the major pathophysiologic determinants of weaning failure and success. Am J Respir Crit Care Med 1998;158:378-385.
135. Johannigman JA, Davis K, Campbell RS, et al. Use of the rapid/shallow breathing index as an indicator of patient work of breathing during pressure support ventilation. Surgery 1997;122:737-740.
136. Yang KL, Tobin MJ. A prospective study of indexes predicting the outcome of trials of weaning from mechanical ventilation. N Engl J Med 1991;324:1445-1450.
137. Epstein SK. Etiology of extubation failure and the predictive value of the rapid shallow breathing index. Am J Respir Crit Care Med 1995;152:545-549.
138. Jacob B, Chatila W, Manthous CA. The unassisted respiratory rate/tidal volume ratio accurately predicts weaning outcome in postoperative patients. Crit Care Med 1997;25:253-257.
139. Lee KH, Hui KP, Tan WC, Lim TK. Rapid shallow breathing (frequency-tidal volume ratio) did not predict extubation outcome. Chest 1994;105:540-543.
140. Marini JJ. Monitoring during mechanical ventilation. Clin Chest Med 1988;9:73-100.
141. Derenne J-P. $P_{0.1}$—about the relevance of 100 milliseconds. Intensive Care Med 1995;21:545-546.
142. Whitlaw WA, Derenne JP, Milic-Emili J. Occlusion pressure as a measure of respiratory center output in conscious man. Respir Physiol 1975;23:181-199.
143. Fernandez R, Benito S, Sanchis J, et al. Inspiratory effort and occlusion pressure in triggered mechanical ventilation. Intensive Care Med 1988;14:650-653.

144. Kuhlen R, Hausmann S, Pappert D, et al. A new method for $P_{0.1}$ measurement using standard respiratory equipment. Intensive Care Med 1995;21:554-560.
145. Kallet RH, Campbell AR, Alonso JA, et al. The effects of pressure control versus volume control assisted ventilation on patient work of breathing in acute lung injury and acute respiratory distress syndrome. Respir Care 2000;45:1085-1096.
146. Iotti GA, Brunner JX, Braschi A, et al. Closed-loop control of airway occlusion pressure at 0.1 second ($P_{0.1}$) applied to pressure-support ventilation: algorithm and application in intubated patients. Crit Care Med 1996;24:771-779.
147. Scott GC, Burki NK. The relationship of resting ventilation to mouth occlusion pressure: an index of resting respiratory function. Chest 1990;98:900-906.
148. Marini JJ, Rodriguez M, Lamb V. The inspiratory workload of patient-initiated mechanical ventilation. Am Rev Respir Dis 1986;134:902-909.
149. Montgomery AB, Holle RHO, Neagley SR, et al. Prediction of successful ventilator weaning using airway occlusion pressure and hypercarbic challenge. Chest 1987;91:496-499.
150. Cinella G, Conti G, Lofaso F, et al. Effects of assisted ventilation on the work of breathing: volume-controlled versus pressure-controlled ventilation. Am J Respir Crit Care Med 1996;153: 1025-1033.
151. Mancebo J, Albaladejo P, Touchard D, et al. Airway occlusion pressure to titrate positive end-expiratory pressure in patients with dynamic hyperinflation. Anesthesiology 2000;93:81-90.
152. Alberti A, Gallo F, Fongaro A, et al. $P_{0.1}$ is a useful parameter in setting the level of pressure support ventilation. Intensive Care Med 1995;21:547-553.
153. Sassoon CSH, Te TT, Mahutte CK, Light RW. Airway occlusion pressure: an important indicator for successful weaning in patients with chronic obstructive pulmonary disease. Am Rev Respir Dis 1987;135:107-113.
154. Fernandez R, Cabrera J, Calaf N, Benito S. $P_{0.1}/P_{Imax}$: an index for assessing respiratory capacity in acute respiratory failure. Intensive Care Med 1990;16:175-179.
155. Capdevila XJ, Perrigault PF, Perey PJ, et al. Occlusion pressure and its ratio to maximal inspiratory pressure are useful predictors for successful extubation following T-piece weaning trial. Chest 1995;108:482-489.

36

动脉血气分析

A. Murat Kaynar

动脉血气（arterial blood gas，ABG）数据能够为医生提供重要的重症医学信息，因此在重症监护室（intensive care unit，ICU）中，这一指标是最为频繁要求进行测量的。过度使用 ABG，与患者负担（不适、失血等）以及医保系统负担紧密相关[1-5]。因此，了解并适度使用这一临床监测手段对于患者的最佳治疗是极为重要的。至今，仍未有相关的随机试验予以发表，但是一些关注与临床结果相关的 ABG 检测的实用性的临床研究已经报道了不同的结果，其结果强烈建议应当在 ICU 的临床背景下运用 ABG 信息[6-8]。20 世纪 50 年代 Clark 研发出了针对氧气的极谱电极，Severinghaus 和 Bradley 以及 Stow 与其同事研发出了针对二氧化碳的极谱电极，这些成果使得测量动脉血液中的氧分压以及二氧化碳分压成为可能[9-11]。Cremer 等在 20 世纪早期就研发出了 pH 电极。ABG 仍然是酸碱平衡紊乱的诊断、分类、呼吸、代谢以及衰竭进行定义的决定性方法[12]。

为什么要获取动脉血气？

作为临床实践的一部分，面对不稳定的患者，当我们条件反射性地要求再一次进行 ABG 检测之前，为什么要复查 ABG 应当是我们扪心自问的一个重要问题。如上所述，ABG 测量是 ICU 中最为频繁的一项检查，相关研究表明，无论氧分压、二氧化碳分压、急性生理及慢性健康评估（Acute Physiology and Chronic Health Evaluation，APACHE）Ⅱ类评分如何或者是否有呼吸机[1,13]，患者存在有创动脉监测管路是 ABG 检测的最为强有力的预测指标。另外，就 ABG 检测的适应证而言，目前并无可以遵循的相关指南，只有有限的临床试验可以为医生提供指导[14]。Roberts 等及 Murphy 报道称规范化的操作能够减少不必要的 ABG 检测次数，且不会对患者预后产生不良影响[1,4]。

患者的临床情况是 ABG 监测的指征，而且诸如脉搏血氧测定以及经皮二氧化碳检测等技术也可以减少 ABG 监测的频率[15,16]。不过，针对何时进行 ABG 监测，我们仍然需要给医生们一个“经验法则”。患者在以下情况下需要进行 ABG 监测：

- 气管内插管和 / 或机械通气（有创 / 无创）；
- 处于急性呼吸窘迫综合征（acute respiratory distress syndrome，ARDS）的临床过程中；
- 出现低氧血症和 / 或高碳酸血症型呼吸衰竭；
- 出现急性循环衰竭；
- 在治疗复杂的酸碱紊乱的过程中。

动脉血气取样

可以通过留置动脉导管或是直接进行动脉穿刺来获取 ABG 样本，血样抽取到包含肝素的注射器中。过去，人们习惯用肝素来冲洗注射器，然后用冲洗后的注射器进行 ABG 取样；然而，成人以及儿童研究表明，这样获取的血液中，过量的肝素会在不改变 pH 的前提下，显著降低二氧化碳分压、氧分压、碳酸氢根和碱剩余。因此，过量的液态肝素可使患者代谢性酸中毒及呼吸代偿的严重程度在 ABG 中表现得更为突出[17,18]。

实施动脉穿刺的最常见位置是桡动脉，同时，股动脉和肱动脉也是进行动脉血采样的常见位置。与动脉穿刺相关的风险有血肿、上肢或下肢局部缺血、动脉损伤、假性动脉瘤以及动静脉瘘[14,19-22]。动脉血样获取之后必须立即且正确地采用最好的试验操作来进行处理，以确保其质量。除了实验室之间的差异，刻度差异以及蛋白质或其他液体对电极的污染也有可能会改变结果[23,24]。

采用极谱电极可以直接测量氧分压、二氧化碳分压以及 pH；可以通过标准的氧气游离曲线计算氧气饱和度，或是使用联合光电血氧计直接进行测量[9-12,25]。联合光电血氧计是一种血气分析仪，它不仅可以测量各种气体分压，还可以依据血红蛋白的吸收光谱（Beer-Lambert 法则）来测量血红蛋白（Hb）的氧合程度以区分不同类型的 Hb。在符合以下任何一种情况时，通常会推荐使用联合光电血氧计：

- 怀疑存在某种毒素；
- 氧疗无法纠正低氧血症；
- 由血气测定的氧分压与脉搏血氧仪测定的氧气饱和度之间存在差异；
- 或是医生怀疑存在血红蛋白异常，如高铁血红蛋白（MetHb）或碳氧血红蛋白（COHb）[26]。

遗憾的是，脉搏血氧仪不能区分不同种类的 Hb。比如以 MetHb 为例，脉搏血氧仪的度数可能为 86%，但是联合光电血氧计会校正读数为 68% 氧合血红蛋白以及 32% 的 MetHb[26, 27]。

使用 Henderson-Hasselbalch 方差可以计算出 HCO_3^- 的浓度：

$$pH=pKa+\log([HCO_3^-]/[CO_2])$$

其中，pKa 是碳酸（HCO_3^-）解离常数的负对数。

碱剩余是指在 37℃，二氧化碳分压为 40mmHg 时，将血液 pH 滴定至 7.4 所需强酸的数量。实际上，酸的数量并不是滴定而来的，而是采用多种诺模图计算所得 [28-32]。此类计算只关注针对 pH 及其变化［H^+］的代谢性来源。假定二氧化碳分压为 40mmHg 就可以简单地计算出碳酸氢盐的值。

以下部分是为避免错误读数及解读所必须考虑的一些细节：

1- 稳定的状态

为 ABG 检测进行血液取样时，患者必须处于临床过程中的一个稳定状态中，使得动脉气和肺泡气达到平衡。要使慢性阻塞性肺疾病患者达到这一状态，需要花费 20～30 分钟 [33]。

2- 抗凝剂

如我们在动脉血气取样部分所言，过量的肝素会在不改变 pH 的情况下影响二氧化碳分压、氧分压、HCO_3^- 以及碱剩余。抗凝 1ml 血液只需要 0.05ml 肝素，而一个标准的 5ml 注射器中有将近 0.02ml 是“无效”量，如此一来就可以做出以下的合理推断：无效肝素足以为多达 2ml 的血液提供抗凝。不过新型的载药注射器（肝素钠或肝素锂）解决了这一问题 [17]。

3- 处理延迟

血样在进行分析前滞留在注射器中，血细胞会消耗氧气并产生二氧化碳。血红细胞糖酵解会通过有氧酵解产生更多的乳酸并降低 pH[34, 35]。血样如果在室温下滞留超过 15 分钟未进行分析，二氧化碳分压就会显著增加，同时 pH 显著降低。如果将血样保存在冰上，那么采样后 2 小时对其进行处理也不会影响到血气值，即便是在珠穆朗玛峰上 [36-39]。

4- 静脉取样

如果无法获取动脉血样，静脉血气分析价值是有限的；不过，通过静脉血样可以粗略估计二氧化碳分压以及乳酸浓度 [40, 41]。这方面内容将在后面予以讨论。

有时候，预期进行的动脉穿刺会由于疏忽大意而变成静脉取样。出现如下情况时说明取样为静脉血：取样人员在注射器充盈过程中未能观察到血流；血气检测结果与临床症状不符；出现意想不到的低氧分压值和高二氧化碳分压值；或是脉搏血氧仪测定的氧气饱和度高于用于测量的 ABG 样本中的氧气饱和度。

5- 提取设备和技术

如果注射器中的“无效腔”较大，就会降低二氧化碳分压。另外，规格小于 25 的针头可能会造成溶血。

如果有动脉管路，就必须注意整个系统的无效腔量（从取样口到导管顶部的灌注量），以防止样本稀释。获取用于检测的血样前丢弃的血液量应当为无效腔量的 2 倍 [3]。

6- 通气过度

焦虑和 / 或疼痛导致的通气过度可能会严重改变 ABG 检测结果，与基线值产生偏差。

7- 白细胞增多

在分析储存的样本时，白细胞增加会减少氧分压以及 pH，并提升二氧化碳分压。氧分压水平越高，其出现的降低就会格外明显，而这种降低是由细胞的氧消耗造成的，不过将样本储存在较低的温度下，这种降低趋势就可以减弱。

8- 体温过低

血气值依赖于温度，随着温度的下降，二氧化碳的溶解度上升而分压值下降。因此，如在分析前将血样升温至 37℃（这在大多数实验室的操作中都很常见），对于体温过低的患者，就会高估其氧分压和二氧化碳分压，同时低估其 pH。可采用如下的校正公式：患者的体温低于 37℃时，每低 1℃，氧分压值就减去 5mmHg，二氧化碳分压值就减去 2mmHg，pH 就增加 0.012 单位。

有大量的文献讲述了所谓的 pH 恒定以及 alpha 恒定的 ABG 评估，总而言之，pH 恒定酸碱法的目的是通过在与患者体温相同的温度下管理 pH 来确保患者的 pH 稳定在一个恒定的范围内。另外，alpha 恒定关注的则是组氨酸的离子化状态，这种状态是通过管理标准化的 pH（在 37℃时进行测量得到的）来保持的。Alpha（一般为 0.55）是蛋白质中组氨酸上质子化咪唑与总咪唑的比值。Alpha 恒定没有进行温度校正，随着患者体温的降低，二氧化碳分压也会降低，而其溶解度会升高；因此一个 pH 为 7.40，二氧化碳分压为 40mmHg（均值 37℃时进行测量）的低体温患者的实际二氧化碳分压低于正常，从而表现为相对呼吸性碱中毒。与此相反的是，pH 恒定是指在患者的实际体温及二氧化碳分压 40mmHg 时维持 pH 恒定为 7.4，在这种方法测定下，患者实际二氧化碳分压就会更高（以及呼吸性酸中毒）[43-45]。

低氧血症、缺氧及动脉血气分析

在这里，我们需要阐明低氧血症及缺氧的定义以及在分析 ABG 结果之前所使用的不同测量方法。氧分压主要用于评估氧合状态，当这一数值在 30～200mmHg 这一动态范围之内都是可靠的。但氧饱和度只在一个较小的范围内可靠，即 30～60mmHg[48]。通过监测无创脉氧饱和度（SpO_2）和 ABG（SaO_2）评估氧饱和度较氧分压来说可以更好地评估动脉氧含量，因为大约只有 2% 的血氧是溶解于血液的，绝大多数（98%）都是由 Hb 来运载的。但使用 SpO_2 时，也必须要认识到这一指标的缺点，比如它会受到某些处理中用到的指示剂染料的干扰[49,50]。

低氧血症的定义如下：呼吸室内空气，成年人的氧分压在 1 个大气压下低于 80mmHg；缺氧是指组织或细胞水平的氧降低。因此，低氧血症患者是否缺氧（组织或终末器官）取决于低氧血症的严重程度以及其心血管系统的代偿能力。轻度低氧血症（氧分压 = 60～79mmHg）不太可能会发生缺氧。中度低氧血症（氧分压 = 45～59mmHg）在贫血患者或心血管功能障碍患者中可能导致缺氧。而缺氧则几乎总是与重度低氧血症（氧分压 < 45mmHg）相关。当氧分压可能会低至 45mmHg 时，而完成氧化磷酸化所需的线粒体氧分压大约仅在 0.5～3mmHg，低了好几个数量级，这可能就是为什么一些发绀型疾病患者以及珠穆朗玛峰登山精英在没有氧气补充，氧分压均值为 26mmHg 的情况下生存下来且没有明显的终末器官损伤的原因[51-58]。

当肺不能满足身体的代谢需求时就会出现急性呼吸衰竭。这种衰竭可以分为两种：

- Ⅰ型是低氧血症呼吸衰竭，是指在 1 个大气压下，呼吸室内空气的氧分压≤60mmHg；
- Ⅱ类是高碳酸血症呼吸衰竭，其二氧化碳分压值≥50mmHg。

通过 ABG 分析可以获取的信息：①氧饱和度和氧含量；②二氧化碳作为通气的标记物；③酸碱状态。在这里，我们将讨论这 3 个部分。

肺泡换气

二氧化碳分压反映了样本中的二氧化碳含量。二氧化碳含量是生成的二氧化碳数量以及通过肺泡通气（VA）排出的二氧化碳数量之间的差额。它可以由如下方程来表示：

$$PaCO_2 - CO_2/VA$$

VA 是参与肺血气体交换的总通气的部分。如果代谢率保持不变，可以推断二氧化碳的产生量处于稳定的状态。二氧化碳稳态就可以简化成

$$PaCO - 1/VA$$

因此，达到稳定状态后（如本章之前所述）二氧化碳分压在评估 VA 时就是一个有用的工具。如果二氧化碳分压超过 45mmHg，这就意味着肺泡通气不足，而当二氧化碳分压小于 35mmHg 时，就被称为肺泡通气过度。

氧合

组织的氧合取决于氧合血（溶解于血液或与 Hb 结合）的输送。氧分压是溶解的部分，仅占氧输送中极少的一部分（<2%），然而这一小部分在严重贫血的情况下确实极为有用且十分重要[59,60]。氧分压取决于吸入氧气的浓度，通气 / 血流比例（V/Q）的匹配以及静脉血氧饱和度。氧分压值必须在疾病背景下，与吸入氧气浓度以及患者的年龄一起进行评估。

氧分压与吸入氧气浓度之间的关系

除非同时考虑吸入氧气浓度，否则仅仅氧分压值只能为氧合以及肺泡毛细血管气体交换提供有限的信息。除了吸入氧气浓度，其他可决定氧分压的主要因素就是肺分流的程度（图 36-1）。仅靠氧分压和吸入氧气浓度不能量化肺内分流（可用于诊断并管理肺部疾病，指导氧疗和呼吸支持的方法），但是它们为诊断提供了一个总体方向，之后就可以使用各种公式来计算肺内分流（Q_s/Q_t）了。

传统的“分流方程”需要通过肺动脉导管获取混合的静脉血样，以及肺泡 - 动脉氧含量差方程（列表框 36-1）：

$$Q_s/Q_t = (C_cO_2 - C_aO_2)/(C_cO_2 - C_vO_2)$$

其中，Q_S 是通过分支的血流，Q_t 是心输出量，C_cO_2 是肺末端毛细血管的氧含量，C_aO_2 是动脉血氧含量，C_VO_2 是混合静脉血含量。

在临床上，通常最为频繁使用所谓的 P/F 比值（氧分压与吸入氧气浓度的比值，Pao_2/Fio_2）来大略量化 V/Q 不匹配的程度。呼吸室内空气，当吸入氧气浓度为 21% 时，成年人正常的氧分压值为 80～100mmHg，P/F 比值的正常范围则在 400～500mmHg。当 P/F 比值小于 200mmHg 时，往往说明分流大于 20%。自 1994 年开始，这一比值也已经并入了 ARDS 定义当中[61-63]。P/F 比值存在一个显著的缺陷，那就是它未能将低吸入氧气浓度下，二氧化碳分压的变化量纳入考虑范围之内。

年龄

氧分压随着年龄的增长而降低（框 36-1）。例如，在 1 个大气压下，当吸入氧气浓度为 21% 时，60 岁的氧分压值在 85～90mmHg，而在 80 岁时，这一数值就会跌至 80～85mmHg。

酸碱平衡

日常饮食生成的挥发酸（二氧化碳）主要来自碳水化合物代谢，而生成的无机酸（氢离子）则来自于蛋白质代谢。自

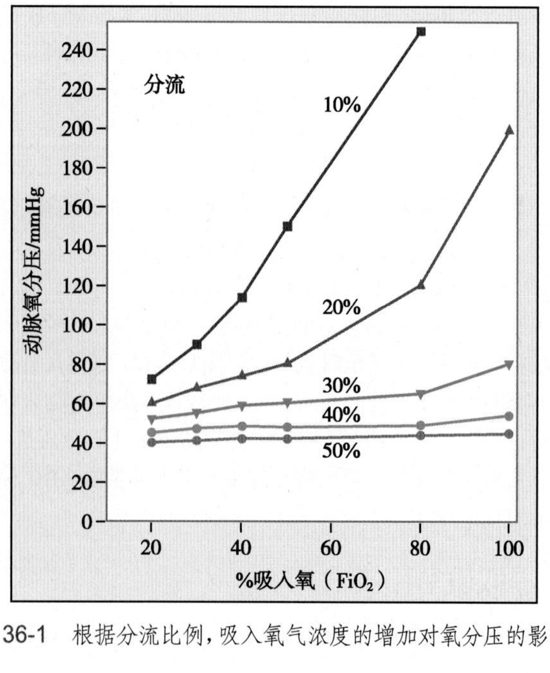

图 36-1 根据分流比例，吸入氧气浓度的增加对氧分压的影响

框 36-1 评估患者气体交换的公式

调整年龄后的氧分压：预期的氧分压 -0.3（年龄 -25）

在 1 个大气压下，预期的氧分压大约为 100mmHg。近似值如下：预期的氧分压 = 吸入氧气浓度（%）×5

肺泡动脉梯度：$AaDO_2$ =［吸入氧气浓度 ×（大气压 −47）］−（氧分压 + 二氧化碳分压）

氧化作用指数 =［（平均气道压 × 吸入氧气浓度）/ 氧分压］× 100

无效对潮气量的比值：Vd/Vt =（二氧化碳分压 $-P_ECO_2$）/ 二氧化碳分压

正常范围在 20%～40%

体调节系统的功能是将 pH 维持在一个狭窄的范围内，而 pH 平衡是通过肺、肾以及血液缓冲之间的相互作用来达成的。VA 使得二氧化碳能够排出，而肾脏则过滤 HCO_3^- 并将饮食中摄入的蛋白质所产生的酸负荷排出去。酸负荷中有不到一半是以可滴定酸（如磷酸和硫酸）形式排出的；其余的酸负荷则是以氨盐的形式排出。这些过程之间的平衡决定了血液的 pH[64]。

目前对于酸碱系统的主流认知可追溯到 20 世纪 50 年代，那时人们将 Henderson-Hasselbalch 方程这一概念与 Bronsted-Lowry 理论相结合，创建了以碳酸氢盐离子为中心的方法[65, 66]。在 20 世纪 70 年代晚期，Stewart 重新阐明了 20 世纪 50 年代早期有关酸碱的理念（包括 Van Slyke 对于酸的定义），并引入物理化学使人们对酸碱平衡产生了全新的认识[65, 67]。合成的强离子差（strong ion difference，SID）以及弱酸（特别是白蛋白）浓度弱化了 HCO_3^- 在维持酸碱平衡机制中扮演的角色，而成为酸碱平衡的指标：

$$SID=([Na^+]+[K^+]+[Ca^{2+}]+[Mg^{2+}])-([Cl^-]+[\text{乳酸}])$$

SID 与阴离子间隙（anion gap，AG）不同，它包含乳酸，但是它与 AG 有许多共同的参数，且二者的趋势往往非常接近。SID 的正常值尚未确定，不过人们对其设定的范围为 40～42mEq/L。当 SID 接近 0，阴离子就会聚集，酸碱天平将会倾向于酸性。这一模型使医生能够轻易地理解为什么在使用 0.9% 盐水处理后经常会出现高氯性酸中毒以及低蛋白血症（视为弱酸），往往会出现全身性碱中毒[68, 69]。

鉴于实践方面的原因，在了解和管理酸碱平衡方面，相对 Stewart 的方法，以 HCO_3^- 为中心的方法运用得更为频繁[70]。Henderson-Hasselbalch 方程表明 $pH=pKa+\log(HCO_3^-/H_2CO_3)$。如果消除所有的常量，就可以把方程简化为 $pH \sim HCO_3^-/PaCO_2$。HCO_3^- 的浓度主要由肾和血液缓冲来控制，$PaCO_2$ 则由肺根据血液中的挥发酸 - 碳酸的水平来调整。缓冲系统可在瞬间发挥作用来防止 pH 的过度变化。呼吸系统需要 1～15 分钟起效，而肾脏则需要更长的时间甚至数日才能重新调整好氢离子的浓度。

阴离子间隙

依据电化学中性原理，全部的阳离子必须与全部的阴离子相等，因此当从通常测量的阳离子中减去通常测量的阴离子时，就会得到一个固定值。所测的阳离子过量，从数学角度上说，这一“间隙”充满了未测量的阴离子，以确保电化学中性。由于电化学中性法则，绝不会有“真实”的 AG；相反，AG 是对未程式化测量的阴离子的一种表述。用如下公式计算 AG[71]：

$$AG=([Na^+]+[K^+])-([Cl^-]+[HCO_3^-])\text{（正常 }AG=10\pm2mEq/L\text{）}$$

（由于血液中钾离子的浓度较低，因此一般情况下不包含在 AG 的计算当中。）

在危重疾病中，白蛋白的迅速下降是其典型的标志。白蛋白是维持“正常”AG 的重要因素，因此，随着白蛋白浓度的下降，AG 水平就会降低，或是出现碱化效应。目前有诸多的校正方法，其中最为常用的是 Figge AG 校正（AG_{corr}）[71]：

白蛋白间隙 = 40 − 实测白蛋白（正常白蛋白 = 40g/L）

$$AG_{corr}=AG+(\text{白蛋白间隙}/4)$$

酸碱失衡分析的步骤

第一步：全面了解病史并详细体检

了解病史以及体检往往能为潜在的酸碱失衡提供一些线索（表 36-1）。比如，严重的腹泻会导致 HCO_3^- 丢失，之后出现非 AG 代谢性酸中毒。COPD 患者可能会因为二氧化碳排出减少，为保持正常的 pH 而出现代偿性代谢性碱中毒，从而引发慢性呼吸性酸中毒。

第二步：同步进行动脉血气分析和血生化检查

如之前部分所述，ABG 结果中的 HCO_3^- 是一个计算值；因此，血气分析和生化检查显得尤为重要。另外，钠离子和氯离子也会为容量状态以及 SID 提供额外的信息[72-75]。

表 36-1 常见的临床表现以及相关的酸碱紊乱

临床表现	酸碱状态
肺栓塞	呼吸性碱中毒
休克	乳酸酸中毒（代谢性）
脓毒症	代谢性酸中毒以及呼吸性碱中毒
呕吐	代谢性碱中毒
腹泻	代谢性酸中毒
急性肾损伤	代谢性酸中毒
肝硬化	呼吸性碱中毒
怀孕	呼吸性碱中毒
利尿剂	代谢性碱中毒（除非使用噻嗪类利尿剂）
慢性阻塞性肺疾病	呼吸性酸中毒
糖尿病酮症	代谢性酸中毒（酮酸中毒）
乙二醇（防冻剂）中毒	代谢性酸中毒
0.9% 盐水过量使用	代谢性非阴离子间隙酸中毒

第三步：分析结果的一致性和有效性

表 36-2 提供了正常的 ABG 结果。

第四步：识别原发性酸碱失衡类型

有了 ABG 结果之后，医生就必须要确定患者究竟是酸血症（pH＜7.35）还是碱血症（pH＞7.45）以及主要原因是什么（HCO_3^- 异常提示代谢性；$PaCO_2$ 异常提示呼吸性）（表 36-3）。

第五步：计算代偿范围

酸碱平衡中出现的任何变化都会引发肺或肾的代偿反应。这种代偿反应试图将 $PaCO_2$ 与 HCO_3^- 之间的比值调回正常值，之后使 pH 也回归正常。通常，代偿范围是可以计算的；针对简单的酸碱紊乱而产生的适应性反应已经在试验中予以量化（表 36-4）[76]，从而帮助评估是否在代偿范围内还是发生了二重酸碱失衡。

第六步：计算“间隙”

计算阴离子间隙

在高 AG 代谢酸中毒中，酸会分裂成氢离子以及一种不可测量的阴离子。HCO_3^- 会对氢离子进行缓冲，而不可测量的阴离子则聚集在血清当中，使 AG 增加。在 AG 正常型代谢性酸中毒中，氢离子由氯离子（一种可测量的阴离子）伴随；因此，AG 就不会发生变化。酸碱紊乱可能会呈现为双重或三重酸碱平衡紊乱。酸碱紊乱患者的 pH、$PaCO_2$ 以及 HCO_3^- 也有可能保持正常，而指向酸碱紊乱的唯一线索就是升高的 AG。如果 AG 的增加量超过了 5meq/L（即 AG＞15meq/L），患者就有可能存在代谢性酸中毒。血浆中 HCO_3^- 的下降值（$25-HCO_3^-$）与血浆中 AG 的增加值（ΔAG）相比，原则上应该是相等的。如果存在显著的不符（＞5meq/L），那就说明有存在复合型酸碱平衡紊乱：

从钠（阳离子）的浓度中减去血清中氯离子和 HCO_3^-（阴离子）的浓度就可以计算出阴离子间隙：

$$([Na^+]+[K^+])-([Cl^-]+[HCO_3^-])$$

（由于钾离子的浓度较低，通常在计算 AG 时不予纳入。）

- 如果 ΔAG 大于 HCO_3^- 的下降值，说明该代谢性酸中毒部分是因为 HCO_3^- 下降所引起的。
- 如果 ΔAG 小于于 HCO_3^- 的下降值，说明有共存的代谢性碱中毒。

渗透间隙

针对有不明原因的 AG 代谢性酸中毒的患者，计算渗透间隙来排除乙二醇或甲醇中毒（框 36-2）：

用如下方式计算血清渗透度：

$$2\cdot(Na^+)+(\text{葡萄糖})/18+(\text{BUN})/2.8$$

其中 BUN 即血尿素氮（正常血清渗透度＝280～290mOsm/kg H_2O）。

渗透间隙定义为测量的渗透度与计算的渗透度之间的差异：

$$\text{渗透间隙}=\text{渗透度}_{\text{测量的}}-\text{渗透度}_{\text{计算的}}$$

（正常值＝＜10mOsm/kg H_2O）

表 36-2 酸碱正常值

	均值	1±标准差	2±标准差
$PaCO_2$/mmHg	40	38～42	35～45
pH	7.4	7.38～7.42	7.35～7.45
HCO_3^-/（mEq·L^{-1}）	24	23～25	22～26

表 36-3 酸碱紊乱

紊乱	诊断标准
呼吸性酸中毒	$PaCO_2$＞45mmHg
呼吸性碱中毒	$PaCO_2$＜35mmHg
急性呼吸性酸中毒	$PaCO_2$＞45mmHg 且 pH＜7.35
慢性呼吸性酸中毒	$PaCO_2$＞45mmHg 且 pH＝7.36～7.44
急性呼吸性碱中毒	$PaCO_2$＜35mmHg 且 pH＞7.45
慢性呼吸性碱中毒	$PaCO_2$＜35mmHg 且 pH＝7.36～7.44
酸血症	pH＜7.35
碱血症	pH＞7.45
酸中毒	HCO_3^-＜22mEq/L
碱中毒	HCO_3^-＞26mEq/L

表 36-4 针对简单酸碱紊乱的补偿公式

酸碱紊乱	补偿
代谢性酸中毒	$PaCO_2$ 的变化＝1.2×HCO_3^- 的变化
代谢性碱中毒	$PaCO_2$ 的变化＝0.6×HCO_3^- 的变化
急性呼吸性酸中毒	HCO_3^- 的变化＝0.1×二氧化碳分压的变化
慢性呼吸性酸中毒	HCO_3^- 的变化＝0.35×二氧化碳分压的变化
急性呼吸性碱中毒	HCO_3^- 的变化＝0.2×二氧化碳分压的变化
慢性呼吸性碱中毒	HCO_3^- 的变化＝0.5×二氧化碳分压的变化

框 36-2 渗透间隙增加的原因

乙二醇	酒精
甲醇	异丙醇（非间隙）
甘露醇	山梨醇
三聚乙醛	丙酮

ICU 中常见的酸碱失衡

代谢性酸中毒

代谢性酸中毒的发生率以及程度主要取决于引起代谢性酸中毒的潜在原因以及其进展速度。急性的严重代谢性酸中毒会导致心肌抑制，伴随心输出量减少、血压降低以及肝和肾血流量减少；而心血管系统对升压药的反应也会下降[77]。会出现折返性心律失常，心室颤动阈值也会降低[78]。

在发生急性冠脉事件时，迅速纠正代谢性酸中毒已经成为治疗的一部分。然而，在临床试验中，纠正代谢性酸中毒并没有改善患者的结局，而且迅速纠正会导致中枢神经系统矛盾性酸中毒，从而导致患者因神经系统预后较差而被迫撤除高级心脏支持的手段[79-81]。

在危重症患者中，针对代谢性酸中毒需要采用积极的方法来诊断并治疗其潜在的病因（图 36-2，表 36-5）。对于大多数患者，这些原因从临床上而言是很明显的，最常见的原因包括乳酸酸中毒（组织缺氧或败血症）、酮症酸中毒以及急性肾损伤（acute kidney injury，AKI）[82-84]。而在有不明原因的 AG 代谢性酸中毒患者中，查其原因时始终应当要考虑水杨酸盐类药物、甲醇或是乙二醇毒性[85, 86]。与使用对乙酰氨基酚相关的 5- 羟脯氨酸累积是造成 AG 代谢性酸中毒的一个较为罕见的原因[87]。长期使用劳拉西泮会使其载物（丙二醇）产生聚集，使 AKI 以及代谢性酸中毒恶化，并改变精神状态[88, 89]。丙二醇的毒性在延期使用（大于 7 天）、高剂量（均值为 14mg/h）、连续注入劳拉西泮的情况下格外显著，这种毒性可由渗透间隙的增加来进行识别[90]。同样地，延长使用高剂量异丙酚［> 100μg/（kg•min）］偶尔也会与“异丙酚灌

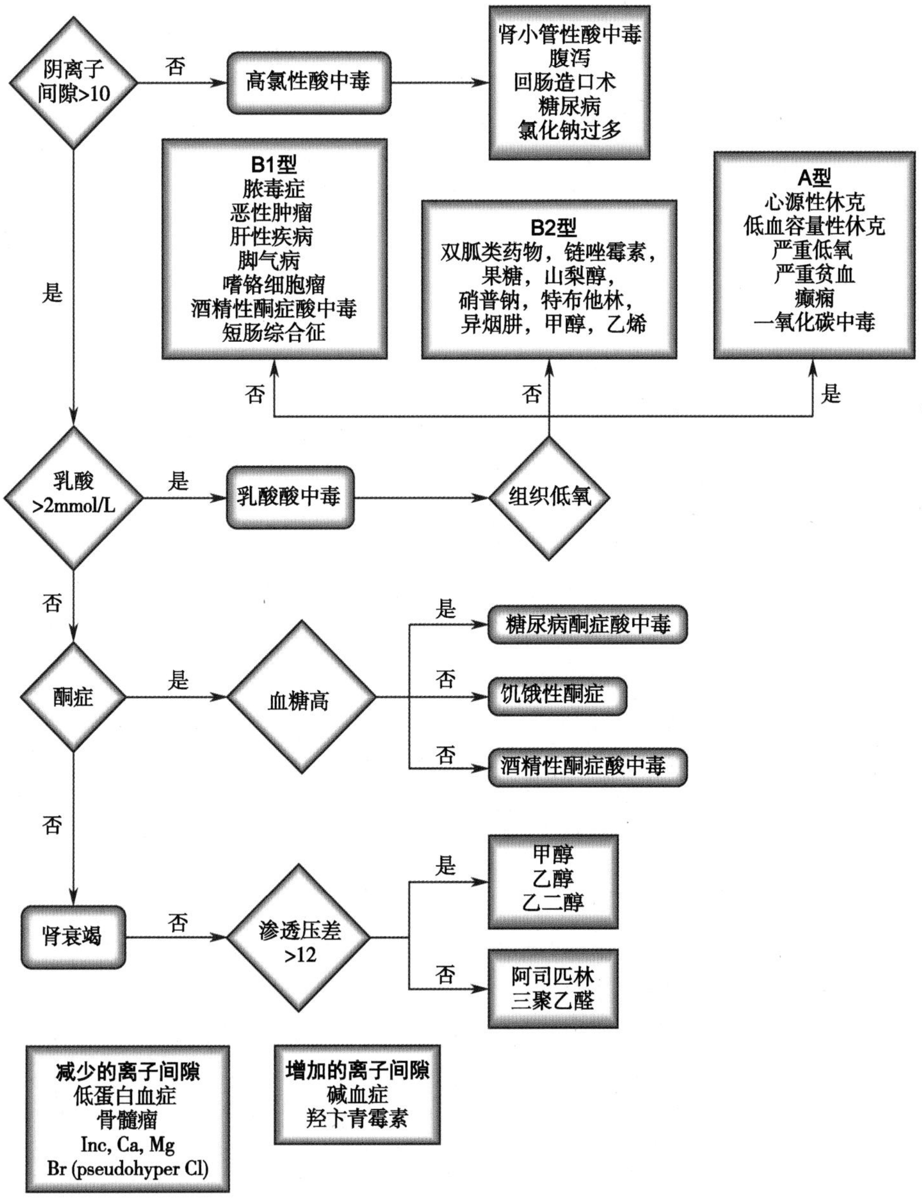

图 36-2　诊断代谢性酸中毒的流程图

表 36-5 代谢性酸中毒的原因

增加的阴离子间隙	正常的阴离子间隙
急性肾损伤	低钾性酸中毒
横纹肌溶解	高钾性酸中毒
酮酸中毒	
乳酸中毒	
毒素：5-羟脯氨酸	
脚气病	

注综合征”相关，这一认识最早是在儿童中发现，之后也在成人中得到认可。这种综合征的特点是横纹肌溶解、代谢性酸中毒以及肾衰竭和心力衰竭，因此在临床上需要警惕，及早终止使用异丙酚，并采用可替代的镇静剂[91,92]。已经有学者提出，频繁地对肌酐激酶进行评估或是进行血脂检测能使医生对即将发生的异丙酚灌注综合征提高警惕[93]。

预后与导致酸中毒的病因相关。几乎在所有的情况下，治疗代谢性酸中毒都要涉及对潜在病因的治疗。除非在特殊情况下，没有科学依据证明需要使用碳酸氢钠来治疗代谢性或呼吸性酸中毒[94]。另外，决定细胞功能的是细胞内的pH。细胞内的缓冲系统（包括蛋白质）在将pH恢复至正常水平方面要比细胞外缓冲剂有效得多[95,96]。因此，患者在持续的高碳酸血症情况下，pH低至7.0也不会有明显的不良反应。矛盾的是，在二氧化碳的排出量固定的情况下，碳酸氢钠会降低细胞内的pH。另外，给酸中毒患者输注碳酸氢盐会导致诸多的问题，如液体过负荷、高钠血症以及恢复后的代谢性碱中毒。同时，动物研究和临床研究都表明，碱治疗只能短暂地提高血浆中的HCO_3^-浓度。而这一发现似乎在某种程度上与使用的碳酸氢盐缓冲剂超过氢离子时产生的二氧化碳相关联。在采用机械呼吸的患者中，除非分钟通气量升高，否则二氧化碳的排出量也不会增加，会反常地加重细胞内酸中毒。到目前为止，也未有数据支持使用碳酸氢盐治疗乳酸酸中毒[94,97]。

碳酸氢钠经常用来纠正糖尿病酮症酸中毒（diabetic ketoacidosis，DKA）患者“酸中毒”。然而，有证据表明，碳酸盐反而会增加酮体和乳酸的产量[98]。此外还有研究发现，在碱治疗中，随着乙酰乙酸盐水平的提升，治疗结束后，3-羟基丁酸的水平也会升高[98,99]。在儿科患者当中，采用碳酸氢钠治疗会延长其住院时间[100]。另外，碳酸氢盐也有可能会降低脑脊液的pH，这是由于缓冲液生成的二氧化碳增加，这些二氧化碳会穿过血-脑屏障，联合过氧化氢重新生成氢离子。因此，人们得到了这样的共识：补充碳酸氢钠是不必要的，而且还有可能对严重的DKA患者产生不利的影响[79]。

人们认为，对于有严重乙二醇以及甲醇中毒的患者而言，碳酸氢盐可以挽救他们的生命。在高氯血症性酸中毒患者中，HCO_3^-无法实现内源性重生（HCO_3^-已经丢失而不是受到了缓冲）。即便能逆转造成酸中毒的原因，通常也还是需要外源性的碱来加速严重酸中毒的缓解过程。因此，针对有严重高氯血症性酸中毒的患者，当其pH小于7.2时，就要使用碳酸氢盐疗法了；这类患者包括那些患有严重腹泻、高通量瘘管以及肾小管酸中毒的患者。为了防止出现高钠血症，我们建议在1L的5%葡萄糖溶液中加入3×50ml安瓿的碳酸氢钠（每安瓿含有50mmol碳酸氢钠），注入速率在100～200ml/h。

乳酸酸中毒

乳酸盐是丙酮酸盐无氧代谢的产物，是在乳酸脱氢酶（lactate dehydrogenase，LDH）催化下生成的。当缺氧或出现脓毒症时，就会优先生成乳酸。同大多数pKa小于4（pKa 3.78）的物质一样，乳酸几乎完全是在生理pH下以自由的解离阴离子形式循环，乳酸盐（即释放了其质子）强烈表现为如下方程式的右端：

$$CH_3CHOCOOH \leftrightarrow CH_3CHOCOO^- + H^+$$

高乳酸血症是指血浆中乳酸盐阴离子的浓度增加。在临床实践中，乳酸酸中毒的定义是pH＜7.35且乳酸盐浓度大于4mmol/L。内源性生成的乳酸特别容易造成乳酸酸中毒，通过测量乳酸盐来作为离解的碱基。人们常常认为，危重病症中乳酸盐的来源是进行无氧代谢的缺血组织，如肠和肌肉。除了缺血以外，合并异常糖酵解的瓦博格效应也是造成高乳酸血症的一个重要的、非缺血性原因[101,102]。另外，我们还应当注意，pH和AG都对乳酸盐升高不敏感；乳酸盐升高患者的pH和AG都可能呈正常值[103]。

D-乳酸中毒

胃肠道中的某些细菌和病毒可能会将碳水化合物转化成有机酸，或是促进LDH活性[104,105]。可能造成上述现象的两个因素包括胃肠蠕动减慢（如盲袢、梗阻）以及正常菌群的改变（常为抗生素治疗的不良反应）[106]。最为普遍的有机酸就是D-乳酸。由于人类对这一同分异构体的代谢速度远低于对L-乳酸的代谢，而其产生速度异常迅速，这样一来就会生成致命的酸中毒[107]。通常针对乳酸的实验室检测都是特异性针对L-乳酸这一同分异构体的。因此，为了确认诊断结果，必须明确要求测定血浆或尿液中D-乳酸的水平。尿液D-乳酸更容易检测[108]。

代谢性碱中毒

在ICU患者中，代谢性碱中毒是一种常见的酸碱失调，其特点是血浆HCO_3^-滞留后，血清pH升高（>7.45）。通常，代谢性碱中毒是危重症患者接受术中干预治疗造成的（表36-6）。在这些患者中，导致代谢性碱中毒的常见原因有鼻胃管引流、利尿剂导致的血管内容量减少、低钾血症以及使用皮质类固醇。此外，患者所输血液中的枸橼酸会代谢为HCO_3^-，这也可能加重代谢性碱中毒。在Ⅱ类呼吸衰竭患者中，过度通气可能会导致高碳酸血症后的代谢性碱中毒。在许多患者中，造成代谢性碱中毒的原因可能不会在诊断时发现。

代谢性碱中毒可能会对心血管功能、肺功能以及代谢功

表 36-6　代谢性碱中毒的原因

低尿氯化物(量反应或盐水反应)	伴随高血压的高尿氯化物
胃容积损失	原发性和继发性高血压
利尿剂	盐皮质激素显著过多
高碳酸血症后期	Liddle 综合征(常染色体显性,假性多醛固酮症)
绒毛状腺瘤(罕见)	康民综合征
囊包性纤维症(如果出汗过多)	库欣病
无高血压高尿氯化物	
巴特综合征	
吉特曼综合征(常染色体隐性,低钾性代谢性碱中毒)	
使用碳酸氢盐管理过量	

能产生不良影响。它会降低心输出量,抑制呼吸中枢,使氧离曲线左移(减少氧合血红蛋白释放氧气),加重低钾血症和低磷血症,导致患者脱机困难。有证据显示,血清 pH 的增加与 ICU 死亡率相关。纠正代谢性碱中毒可以增加分钟通气量、氧分压以及混合静脉氧饱和度,还可以减少氧耗。因此,对于所有的重症患者来说,纠正代谢性碱中毒是非常重要的。当心搏骤停时,迅速校正代谢性碱中毒也是一种挑战[109-111]。

面对代谢性碱中毒患者,要采取的第一项治疗措施是使用生理盐水(0.9% NaCl)补足所有的体液不足以校正电解质缺失。积极补充钾能够保证使血清中的钾离子达到高于 4.5mEq/L 的水平。如果这些干预措施失败了,也可以使用氯化铵、盐酸或是盐酸精氨酸[111, 112]。这些方法的缺点在于使用不易,需要运用大量的低渗液。盐酸渗出(即便是在 20~25mmol/h 的速率)可能会导致严重的组织坏死,这就要求它必须经由功能良好的中心静脉来输注。乙酰唑胺是一种可以促进 HCO_3^- 肾排泄的碳酸酐酶抑制剂,它可以有效治疗 ICU 患者的代谢性碱中毒。推荐单次给药 500mg。1.5 小时内起效,可维持 24 小时,并可反复给药[111, 113-115]。

静脉血气分析

在 DKA 和尿毒症患者中,动脉血 pH 以及静脉血 pH 与 HCO_3^- 水平有极强的相关性[114, 115]。在已发表的研究中,动脉 pH 与静脉 pH 之间的差异范围为 0.04~0.05,而碳酸氢盐水平之间的差异范围则在 −1.72~1.88。但动脉二氧化碳分压与静脉二氧化碳分压之间的相关性较差[116-118]。实际上,我们可以使用这种差异来评估组织是否缺氧(见下方)。同样,在危重症患者中,混合静脉血 pH 和 HCO_3^- 同动脉血 pH 和 HCO_3^- 之间也存在相当明显的关联[119, 120]。然而,在休克状态下,pH、HCO_3^- 以及二氧化碳分压在动脉血与静脉血之间差异较大[121, 122]。比如,在心肺复苏过程中,动脉血的 pH 为 7.41,而混合静脉血的 pH 则为 7.15;二氧化碳分压则分别为 32mmHg 和 74mmHg[123, 124]。

休克一旦缓解,对于高碳酸血症患者来说就没有必要进行 ABG 检测了。用动脉氧饱和度监测和静脉血气分析就足以进行临床决策了。另外,静脉血气还可以用来筛查动脉高碳酸血症,因为静脉血二氧化碳分压高于 45mmHg 就可以很好地预测动脉血高碳酸血症[125]。

混合静脉 / 中心静脉血氧饱和度

在治疗危重症患者时,可以把对静脉血氧饱和度的监控当作是确定全身氧供与氧耗之间平衡与否的一个替代指标[126]。混合静脉血氧饱和度(SvO_2)小于 65% 象征着氧供不足。然而,混合静脉血样需要通过肺动脉导管的远端口来获取,因其创伤较大,且没有证据表明可以改善患者预后。因此,大多数医生是使用中心静脉血氧饱和度($ScvO_2$)来作为替代指标[127, 128]。

有很多原因都可以解释为什么 $ScvO_2$ 与 SvO_2 不同。首先,腔静脉血流入右心房和右心室,且在心室收缩过程中,血液才能完全融合。另外,来自冠状窦和心脏最小静脉的血液还会导致差异进一步加大[129, 130]。因此,SvO_2 更适合用来评估全身性氧供和氧耗之间的平衡关系,而 $ScvO_2$ 则适合反映上身的氧供和氧耗之间的平衡变化。在血流动力学稳定且健康的患者当中,$ScvO_2$ 一般比 SvO_2 低 2%~5%,这是由肾脏流出的静脉血中所具有的高含氧量造成的[131]。这种情况会在发生休克时出现变化,因为此时把血液重新分配至上半身是以损害内脏循环以及肾循环为代价的。发生休克时,$ScvO_2$ 高于 SvO_2 的程度可能高达 20%[132]。上述情况在心源性休克、感染性休克患者以及出血性休克患者均会出现[133]。因此,我们必须结合临床实际情况评估这些血氧饱和度数值[128, 132, 134-138]。

在脓毒症患者和肝功能衰竭患者中,$ScvO_2/SvO_2$ 下降往往意味着心输出量降低,而数值正常也不一定代表不需要进行复苏或改善组织氧合[139-141]。在发生肝功能衰竭时,所有的并发症都可能导致静脉血的"动脉化"。另外,细胞病理性缺氧会进一步减少氧气摄取,进而导致 SvO_2 维持在高水平[142]。有趣的是,死于脓毒症以及肝功能衰竭的患者的 $ScvO_2/SvO_2$ 通常都会比较高[143]。在最近的一项脓毒症目标导向治疗研究中,患者招募时的 $ScvO_2$ 均值为 74%,而需要特殊干预治疗的患者中,该数值超过 70% 的不足 10%[144]。

此外,混合静 - 动脉二氧化碳分压差较高预示着心输出量减少以及全身组织缺血[145-147]。这一观察结果得到了 Weil 等以及 Androgue 等的证实,他们发现在心源性休克和感染性休克中,混合静 - 动脉二氧化碳分压差对全组织缺血极为敏感[124, 148-151]。近期的研究表明,在感染性休克中,可以把中心静脉 - 动脉二氧化碳分压差 <6mmHg 作为成功复苏的一项可靠指标[152]。

总之,面对血流动力学不稳定的患者以及有复杂的酸碱失衡的患者时,不能用静脉血气替代 ABG 分析。在这些情况下,对动脉血气和混合静脉 / 中心静脉血气两方面进行分析会得到有用的信息。

知识点

1. 在危重症患者中，只要动脉血气（ABG）分析是在临床环境下获得并进行解读的，那么它就是评估氧合、通气情况以及酸碱状态的金标准。
2. 脉氧饱和度监测可以替代为动脉氧分压。静脉 pH 和碳酸氢盐（HCO_3^-）可能适用于血流动力学稳定的患者替代动脉 pH 和 HCO_3^- 评估，不过，在休克状态下仍需谨慎。静脉二氧化碳分压与动脉二氧化碳分压差异较大。可以用静脉血气分析来筛查动脉高碳酸血症，而静脉二氧化碳分压值超过 45mmHg 就可以很好地预测动脉高碳酸血症了。
3. 到目前为止，尚无实施 ABG 的明确适应证；不过，在进入 ICU 完成气管插管后一般就应当实施 ABG 检测，当临床实际情况发生变化时也应当实施 ABG 检测。
4. 每次更换呼吸机之后，或是在尝试脱离呼吸机进程中每完成一步之后，不一定都必须进行 ABG 检测。
5. 代谢性酸中毒很严重，必须要确定其病因，并立即展开治疗。
6. 在大多数情况下，发生代谢性酸中毒时，不建议使用碳酸氢钠治疗。
7. 治疗代谢性碱中毒，首先要校正体液不足和低钾血症，然后开始进行乙酰唑胺及 / 或氯化氢注入。
8. $ScvO_2$ 和中心静 - 动脉二氧化碳分压差可用于评估复苏充分性以及氧供需平衡。

（王景华 译，胡婕 审校）

参考文献

1. Roberts D, Ostryzniuk P, Loewen E, et al. Control of blood gas measurements in intensive-care units. Lancet 1991;337(8757):1580–1582.
2. Miyakis S, Karamanof G, Liontos M, et al. Factors contributing to inappropriate ordering of tests in an academic medical department and the effect of an educational feedback strategy. Postgrad Med J 2006;82(974):823–829.
3. Rickard CM, Couchman BA, Schmidt SJ, et al. A discard volume of twice the deadspace ensures clinically accurate arterial blood gases and electrolytes and prevents unnecessary blood loss. Crit Care Med 2003;31(6):1654–1658.
4. Murphy DJ, Lyu PF, Gregg SR, et al. Using incentives to improve resource utilization: a quasi-experimental evaluation of an ICU quality improvement program. Crit Care Med 2016;44(1):162–170.
5. Blum FE, Lund ET, Hall HA, et al. Reevaluation of the utilization of arterial blood gas analysis in the intensive care unit: effects on patient safety and patient outcome. J Crit Care 2015;30(2):438 e431–e435.
6. Vohra T, Paxton J. Abnormal arterial blood gas and serum lactate levels do not alter disposition in adult blunt trauma patients after early computed tomography. West J Emerg Med 2013;14(3):212–217.
7. Paladino L, Sinert R, Wallace D, et al. The utility of base deficit and arterial lactate in differentiating major from minor injury in trauma patients with normal vital signs. Resuscitation 2008;77(3):363–368.
8. Cancio LC, Galvez E, Jr., Turner CE, et al. Base deficit and alveolar-arterial gradient during resuscitation contribute independently but modestly to the prediction of mortality after burn injury. J Burn Care Res 2006;27(3):289–296; discussion 296–297.
9. Clark L. Monitor and control of blood and tissue O_2 tensions. Trans Am Soc Artif Intern Organs 1956;2:41–48.
10. Severinghaus J, Bradley A. Electrodes for blood pO_2 and pCO_2 determination. J Appl Physiol 1958;13(3):515–520.
11. Stow R, Baer R, Randall B. Rapid measurement of the tension of carbon dioxide in the blood. Arch Phys Med Rehabil 1957;38(10):646–650.
12. Haupt MT, Bekes CE, Brilli RJ, et al. Guidelines on critical care services and personnel: recommendations based on a system of categorization of three levels of care. Crit Care Med 2003;31(11):2677–2683.
13. Muakkassa FF, Rutledge R, Fakhry SM, et al. ABGs and arterial lines: the relationship to unnecessarily drawn arterial blood gas samples. J Trauma 1990;30(9):1087–1093; discussion 1093–1095.
14. AARC clinical practice guideline. Sampling for arterial blood gas analysis. American Association for Respiratory Care. Respir Care 1992;37(8):913–917.
15. Lermuzeaux M, Meric H, Sauneuf B, et al. Superiority of transcutaneous CO_2 over end-tidal CO_2 measurement for monitoring respiratory failure in nonintubated patients: a pilot study. J Crit Care 2016;31(1):150–156.
16. Chhajed PN, Rajasekaran R, Kaegi B, et al. Measurement of combined oximetry and cutaneous capnography during flexible bronchoscopy. Eur Respir J 2006;28(2):386–390.
17. Ordog GJ, Wasserberger J, Balasubramaniam S. Effect of heparin on arterial blood gases. Ann Emerg Med 1985;14(3):233–238.
18. Kirshon B, Moise KJ, Jr. Effect of heparin on umbilical arterial blood gases. J Reprod Med 1989;34(4):267–269.
19. Cohen A, Reyes R, Kirk M, et al. Osler's nodes, pseudoaneurysm formation, and sepsis complicating percutaneous radial artery cannulation. Crit Care Med 1984;12(12):1078–1079.
20. Eker HE, Tuzuner A, Yilmaz AA, et al. The impact of two arterial catheters, different in diameter and length, on postcannulation radial artery diameter, blood flow, and occlusion in atherosclerotic patients. J Anesth 2009;23(3):347–352.
21. Okeson GC, Wulbrecht PH. The safety of brachial artery puncture for arterial blood sampling. Chest 1998;114(3):748–751.
22. Norcross WA, Shackford SR. Arteriovenous fistula. A potential complication of venipuncture. Arch Intern Med 1988;148(8):1815–1816.
23. Goldwasser P, Manjappa NG, Luhrs CA, et al. Pseudohypobicarbonatemia caused by an endogenous assay interferent: a new entity. Am J Kidney Dis 2011;58(4):617–620.
24. Adams AP, Morgan-Hughes JO, Sykes MK. pH and blood-gas analysis. Methods of measurement and sources of error using electrode systems. Anaesthesia 1967;22(4):575–597.
25. Collins JA, Rudenski A, Gibson J, et al. Relating oxygen partial pressure, saturation and content: the haemoglobin-oxygen dissociation curve. Breathe (Sheff) 2015;11(3):194–201.
26. Campbell EJ, The J. Burns Amberson Lecture. The management of acute respiratory failure in chronic bronchitis and emphysema. Am Rev Respir Dis 1967;96(4):626–639.
27. O'Driscoll BR, Howard LS, Bucknall C, et al. British Thoracic Society emergency oxygen audits. Thorax 2011;66(8):734–735.
28. Gilfix BM, Bique M, Magder S. A physical chemical approach to the analysis of acid-base balance in the clinical setting. J Crit Care 1993;8(4):187–197.
29. Siggaard-Andersen O, Fogh-Andersen N. Base excess or buffer base (strong ion difference) as measure of a non-respiratory acid-base disturbance. Acta Anaesthesiol Scand Suppl 1995;107:123–128.
30. Mentel A, Bach F, Schuler J, et al. Assessing errors in the determination of base excess. Anesth Analg 2002;94(5):1141–1148.
31. Rees SE, Toftegaard M, Andreassen S. A method for calculation of arterial acid-base and blood gas status from measurements in the peripheral venous blood. Comput Methods Programs Biomed 2006;81(1):18–25.
32. Morgan TJ. Partitioning standard base excess: a new approach. J Clin Monit Comput 2011;25(6):349–352.
33. Cakar N, Tuorul M, Demirarslan A, et al. Time required for partial pressure of arterial oxygen equilibration during mechanical ventilation after a step change in fractional inspired oxygen concentration. Intensive Care Med 2001;27(4):655–659.
34. Srisan P, Udomsri T, Jetanachai P, et al. Effects of temperature and time delay on arterial blood gas and electrolyte measurements. J Med Assoc Thai 2011;94(Suppl 3):S9–S14.
35. Dent RG, Boniface DR, Fyffe J, et al. The effects of time delay and temperature on capillary blood gas measurements. Respir Med 1999;93(11):794–797.
36. Woolley A, Hickling K. Errors in measuring blood gases in the intensive care unit: effect of delay in estimation. J Crit Care 2003;18(1):31–37.
37. Catron TF, Powell FL, West JB. A strategy for determining arterial blood gases on the summit of Mt. Everest. BMC Physiol 2006;6:3.
38. Liss HP, Payne CP, Jr. Stability of blood gases in ice and at room temperature. Chest 1993;103(4):1120–1122.
39. Smeenk FW, Janssen JD, Arends BJ, et al. Effects of four different methods of sampling arterial blood and storage time on gas tensions and shunt calculation in the 100% oxygen test. Eur Respir J 1997;10(4):910–913.
40. Toftegaard M, Rees SE, Andreassen S. Evaluation of a method for converting venous values of acid-base and oxygenation status to arterial values. Emerg Med J 2009;26(4):268–272.
41. Zavorsky GS, Cao J, Mayo NE, et al. Arterial versus capillary blood gases: a meta-analysis. Respir Physiol Neurobiol 2007;155(3):268–279.
42. Deleted in review.
43. Murkin JM, Farrar JK, Tweed WA, et al. Cerebral autoregulation and flow/metabolism coupling during cardiopulmonary bypass: the influence of $PaCO_2$. Anesth Analg 1987;66(9):825–832.
44. Sakamoto T, Kurosawa H, Shin'oka T, et al. The influence of pH strategy on cerebral and collateral circulation during hypothermic cardiopulmonary bypass in cyanotic patients with heart disease: results of a randomized trial and real-time monitoring. J Thorac Cardiovasc Surg 2004;127(1):12–19.
45. Duebener LF, Hagino I, Sakamoto T, et al. Effects of pH management during deep hypothermic bypass on cerebral microcirculation: alpha-stat versus pH-stat. Circulation 2002;106(12 Suppl 1):I103–I108.
46. Deleted in review.
47. Deleted in review.
48. Vaubourdolle M, Beneteau-Burnat B, Just B, et al. Clinical reliability of measured and calculated oxygen parameters in surgical patients: influence of hyperventilation. Scand J Clin Lab Invest Suppl 1990;203:119–122.
49. Orenstein DM, Curtis SE, Nixon PA, et al. Accuracy of three pulse oximeters during exercise and hypoxemia in patients with cystic fibrosis. Chest 1993;104(4):1187–1190.
50. Heinle E, Burdumy T, Recabaren J. Factitious oxygen desaturation after isosulfan blue injection. Am Surg 2003;69(10):899–901.
51. Serebrovskaya TV, Nosar VI, Bratus LV, et al. Tissue oxygenation and mitochondrial respiration under different modes of intermittent hypoxia. High Alt Med Biol 2013;14(3):280–288.
52. Duchen MR, Biscoe TJ. Relative mitochondrial membrane potential and [Ca2+]i in type I cells isolated from the rabbit carotid body. J Physiol 1992;450:33–61.
53. Wittenberg JB, Wittenberg BA. Myoglobin-enhanced oxygen delivery to isolated cardiac mitochondria. J Exp Biol 2007;210(Pt 12):2082–2090.
54. Richardson RS, Noyszewski EA, Kendrick KF, et al. Myoglobin O_2 desaturation during exercise. Evidence of limited O_2 transport. J Clin Invest 1995;96(4):1916–1926.
55. Hoppeler H, Vogt M, Weibel ER, et al. Response of skeletal muscle mitochondria to hypoxia. Exp Physiol 2003;88(1):109–119.
56. Grocott MP, Martin DS, Levett DZ, et al. Arterial blood gases and oxygen content in climbers on Mount Everest. N Engl J Med 2009;360(2):140–149.
57. West JB, Hackett PH, Maret KH, et al. Pulmonary gas exchange on the summit of Mount Everest. J Appl Physiol Respir Environ Exerc Physiol 1983;55(3):678–687.
58. Wagner PD. The physiological basis of reduced VO_2max in Operation Everest II. High Alt Med Biol 2010;11(3):209–215.

59. Pape A, Steche M, Laout M, et al. The limit of anemia tolerance during hyperoxic ventilation with pure oxygen in anesthetized domestic pigs. Eur Surg Res 2013;51(3-4):156-169.
60. Kemming GI, Meisner FG, Meier J, et al. Hyperoxic ventilation at the critical hematocrit: effects on myocardial perfusion and function. Acta Anaesthesiol Scand 2004;48(8):951-959.
61. Camporota L, Ranieri VM. What's new in the "Berlin" definition of acute respiratory distress syndrome? Minerva Anestesiol 2012;78(10):1162-1166.
62. Villar J, Kacmarek RM. The American-European Consensus Conference definition of the acute respiratory distress syndrome is dead, long live positive end-expiratory pressure! Med Intensiva 2012;36(8):571-575.
63. Ferguson ND, Fan E, Camporota L, et al. The Berlin definition of ARDS: an expanded rationale, justification, and supplementary material. Intensive Care Med 2012;38(10):1573-1582.
64. Kellum JA, Kramer DJ, Pinsky MR. Strong ion gap: a methodology for exploring unexplained anions. J Crit Care 1995;10(2):51-55.
65. Sirker AA, Rhodes A, Grounds RM, et al. Acid-base physiology: the "traditional" and the "modern" approaches. Anaesthesia 2002;57(4):348-356.
66. Barroso M, Arnaut LG, Formosinho SJ. Absolute rate calculations. Proton transfers in solution. J Phys Chem A 2007;111(4):591-602.
67. Stewart PA. Modern quantitative acid-base chemistry. Can J Physiol Pharmacol 1983;61(12): 1444-1461.
68. Corey HE, Vallo A, Rodriguez-Soriano J. An analysis of renal tubular acidosis by the Stewart method. Pediatr Nephrol 2006;21(2):206-211.
69. Galla JH. Metabolic alkalosis. J Am Soc Nephrol 2000;11(2):369-375.
70. Carreira F, Anderson RJ. Assessing metabolic acidosis in the intensive care unit: does the method make a difference? Crit Care Med 2004;32(5):1227-1228.
71. Figge J, Jabor A, Kazda A, et al. Anion gap and hypoalbuminemia. Crit Care Med 1998;26(11): 1807-1810.
72. Antonogiannaki EM, Mitrouska I, Amargianitakis V, et al. Evaluation of acid-base status in patients admitted to ED—physicochemical vs traditional approaches. Am J Emerg Med 2015;33(3): 378-382.
73. Mallat J, Barrailler S, Lemyze M, et al. Use of sodium-chloride difference and corrected anion gap as surrogates of Stewart variables in critically ill patients. PLoS One 2013;8(2):e56635.
74. Ke L, Calzavacca P, Bailey M, et al. Acid-base changes after fluid bolus: sodium chloride vs. sodium octanoate. Intensive Care Med Exp 2013;1(1):23.
75. Noritomi DT, Soriano FG, Kellum JA, et al. Metabolic acidosis in patients with severe sepsis and septic shock: a longitudinal quantitative study. Crit Care Med 2009;37(10):2733-2739.
76. Narins RG, Emmett M. Simple and mixed acid-base disorders: a practical approach. Medicine 1980;59(3):161-187.
77. Kluess HA, Buckwalter JB, Hamann JJ, et al. Acidosis attenuates P2X purinergic vasoconstriction in skeletal muscle arteries. Am J Physiol Heart Circ Physiol 2005;288(1):H129-H132.
78. Roberts BN, Christini DJ. The relative influences of phosphometabolites and pH on action potential morphology during myocardial reperfusion: a simulation study. PLoS One 2012;7(11):e47117.
79. Viallon A, Zeni F, Lafond P, et al. Does bicarbonate therapy improve the management of severe diabetic ketoacidosis? Crit Care Med 1999;27(12):2690-2693.
80. Stiell IG, Wells GA, Hebert PC, et al. Association of drug therapy with survival in cardiac arrest: limited role of advanced cardiac life support drugs. Acad Emerg Med 1995;2(4):264-273.
81. Martin TG, Hawkins NS, Weigel JA, et al. Initial treatment of ventricular fibrillation: defibrillation or drug therapy. Am J Emerg Med 1988;6(2):113-119.
82. Kim HJ, Son YK, An WS. Effect of sodium bicarbonate administration on mortality in patients with lactic acidosis: a retrospective analysis. PLoS One 2013;8(6):e65283.
83. Selk N, Rodby RA. Unexpectedly severe metabolic acidosis associated with sodium thiosulfate therapy in a patient with calcific uremic arteriolopathy. Semin Dial 2011;24(1):85-88.
84. Perrone J, Phillips C, Gaieski D. Occult metformin toxicity in three patients with profound lactic acidosis. J Emerg Med 2011;40(3):271-275.
85. Takayesu JK, Bazari H, Linshaw M. Case records of the Massachusetts General Hospital. Case 7-2006. A 47-year-old man with altered mental status and acute renal failure. N Engl J Med 2006; 354(10):1065-1072.
86. Myall K, Sidney J, Marsh A. Mind the gap! An unusual metabolic acidosis. Lancet 2011;377(9764):526.
87. Fenves AZ, Kirkpatrick HM, 3rd, Patel VV, et al. Increased anion gap metabolic acidosis as a result of 5-oxoproline (pyroglutamic acid): a role for acetaminophen. Clin J Am Soc Nephrol 2006;1(3): 441-447.
88. Arroliga AC, Shehab N, McCarthy K, et al. Relationship of continuous infusion lorazepam to serum propylene glycol concentration in critically ill adults. Crit Care Med 2004;32(8):1709-1714.
89. Horinek EL, Kiser TH, Fish DN, et al. Propylene glycol accumulation in critically ill patients receiving continuous intravenous lorazepam infusions. Ann Pharmacother 2009;43(12):1964-1971.
90. Yahwak JA, Riker RR, Fraser GL, et al. Determination of a lorazepam dose threshold for using the osmol gap to monitor for propylene glycol toxicity. Pharmacotherapy 2008;28(8):984-991.
91. Marik PE. Propofol: therapeutic indications and side-effects. Current Pharm Des 2004;10(29): 3639-3649.
92. Parke TJ, Stevens JE, Rice AS, et al. Metabolic acidosis and fatal myocardial failure after propofol infusion in children: five case reports. BMJ 1992;305(6854):613-616.
93. Schroeppel TJ, Fabian TC, Clement LP, et al. Propofol infusion syndrome: a lethal condition in critically injured patients eliminated by a simple screening protocol. Injury 2014;45(1):245-249.
94. Aschner JL, Poland RL. Sodium bicarbonate: basically useless therapy. Pediatrics 2008;122(4): 831-835.
95. Inserte J, Barba I, Hernando V, et al. Delayed recovery of intracellular acidosis during reperfusion prevents calpain activation and determines protection in postconditioned myocardium. Cardiovasc Res 2009;81(1):116-122.
96. Inserte J, Barba I, Hernando V, et al. Effect of acidic reperfusion on prolongation of intracellular acidosis and myocardial salvage. Cardiovasc Res 2008;77(4):782-790.
97. Boyd JH, Walley KR. Is there a role for sodium bicarbonate in treating lactic acidosis from shock? Curr Opin Crit Care 2008;14(4):379-383.
98. Okuda Y, Adrogue HJ, Field JB, et al. Counterproductive effects of sodium bicarbonate in diabetic ketoacidosis. J Clin Endocrinol Metab 1996;81(1):314-320.
99. Beech JS, Williams SC, Iles RA, et al. Haemodynamic and metabolic effects in diabetic ketoacidosis in rats of treatment with sodium bicarbonate or a mixture of sodium bicarbonate and sodium carbonate. Diabetologia 1995;38(8):889-898.
100. Green SM, Rothrock SG, Ho JD, et al. Failure of adjunctive bicarbonate to improve outcome in severe pediatric diabetic ketoacidosis. Ann Emerg Med 1998;31(1):41-48.
101. Yang L, Xie M, Yang M, et al. PKM2 regulates the Warburg effect and promotes HMGB1 release in sepsis. Nat Commun 2014;5:4436.
102. James JH, Luchette FA, McCarter FD, et al. Lactate is an unreliable indicator of tissue hypoxia in injury or sepsis. Lancet 1999;354(9177):505-508.
103. Iberti TJ, Leibowitz AB, Papadakos PJ, et al. Low sensitivity of the anion gap as a screen to detect hyperlactatemia in critically ill patients. Crit Care Med 1990;18(3):275-277.
104. Vary TC, Siegel JH, Tall B, et al. Role of anaerobic bacteria in intra-abdominal septic abscesses in mediating septic control of skeletal muscle glucose oxidation and lactic acidemia. J Trauma 1989;29(7):1003-1013; discussion 1013-1014.
105. Belenguer A, Duncan SH, Holtrop G, et al. Impact of pH on lactate formation and utilization by human fecal microbial communities. Appl Environ Microbiol 2007;73(20):6526-6533.
106. Wang Q, Pantzar N, Jeppsson B, et al. Increased intestinal marker absorption due to regional permeability changes and decreased intestinal transit during sepsis in the rat. Scand J Gastroenterol 1994; 29(11):1001-1008.
107. Uribarri J, Oh MS, Carroll HJ. D-lactic acidosis. A review of clinical presentation, biochemical features, and pathophysiologic mechanisms. Medicine 1998;77(2):73-82.
108. Dahlquist NR, Perrault J, Callaway CW, et al. D-Lactic acidosis and encephalopathy after jejunoileostomy: response to overfeeding and to fasting in humans. Mayo Clin Proc 1984;59(3):141-145.
109. Yessayan L, Yee J, Frinak S, et al. Treatment of severe metabolic alkalosis with continuous renal replacement therapy: bicarbonate kinetic equations of clinical value. ASAIO J 2015;61(4):e20-25.
110. Kwun KB, Boucherit T, Wong J, et al. Treatment of metabolic alkalosis with intravenous infusion of concentrated hydrochloric acid. Am J Surg 1983;146(3):328-330.
111. Marik PE, Kussman BD, Lipman J, et al. Acetazolamide in the treatment of metabolic alkalosis in critically ill patients. Heart Lung 1991;20(5 Pt 1):455-459.
112. Brimioulle S, Berre J, Dufaye P, et al. Hydrochloric acid infusion for treatment of metabolic alkalosis associated with respiratory acidosis. Crit Care Med 1989;17(3):232-236.
113. Mazur JE, Devlin JW, Peters MJ, et al. Single versus multiple doses of acetazolamide for metabolic alkalosis in critically ill medical patients: a randomized, double-blind trial. Crit Care Med 1999; 27(7):1257-1261.
114. Gokel Y, Paydas S, Koseoglu Z, et al. Comparison of blood gas and acid-base measurements in arterial and venous blood samples in patients with uremic acidosis and diabetic ketoacidosis in the emergency room. Am J Nephrol 2000;20(4):319-323.
115. Brandenburg MA, Dire DJ. Comparison of arterial and venous blood gas values in the initial emergency department evaluation of patients with diabetic ketoacidosis. Ann Emerg Med 1998; 31(4):459-465.
116. Malatesha G, Singh NK, Bharija A, et al. Comparison of arterial and venous pH, bicarbonate, PCO_2 and PO_2 in initial emergency department assessment. Emerg Med J 2007;24(8):569-571.
117. Rang LC, Murray HE, Wells GA, et al. Can peripheral venous blood gases replace arterial blood gases in emergency department patients? CJEM 2002;4(1):7-15.
118. Eizadi-Mood N, Moein N, Saghaei M. Evaluation of relationship between arterial and venous blood gas values in the patients with tricyclic antidepressant poisoning. Clin Toxicol 2005;43(5): 357-360.
119. Malinoski DJ, Todd SR, Slone S, et al. Correlation of central venous and arterial blood gas measurements in mechanically ventilated trauma patients. Arch Surg 2005;140(11):1122-1125.
120. Treger R, Pirouz S, Kamangar N, et al. Agreement between central venous and arterial blood gas measurements in the intensive care unit. Clin J Am Soc Nephrol 2010;5(3):390-394.
121. Idris AH, Staples ED, O'Brien DJ, et al. Effect of ventilation on acid-base balance and oxygenation in low blood-flow states. Crit Care Med 1994;22(11):1827-1834.
122. Wiklund L, Jorfeldt L, Stjernstrom H, et al. Gas exchange as monitored in mixed venous and arterial blood during experimental cardiopulmonary resuscitation. Acta Anaesthesiol Scand 1992;36(5): 427-435.
123. Weil MH, Rackow EC, Trevino R, et al. Difference in acid-base state between venous and arterial blood during cardiopulmonary resuscitation. N Engl J Med 1986;315(3):153-156.
124. Adrogue HJ, Rashad MN, Gorin AB, et al. Assessing acid-base status in circulatory failure. Differences between arterial and central venous blood. N Engl J Med 1989;320(20):1312-1316.
125. Kelly AM, Kerr D, Middleton P. Validation of venous pCO_2 to screen for arterial hypercarbia in patients with chronic obstructive airways disease. J Emerg Med 2005;28(4):377-379.
126. Fahey PJ, Harris K, Vanderwarf C. Clinical experience with continuous monitoring of mixed venous oxygen saturation in respiratory failure. Chest 1984;86(5):748-752.
127. Dahmani S, Paugam-Burtz C, Gauss T, et al. Comparison of central and mixed venous saturation during liver transplantation in cirrhotic patients: a pilot study. Eur J Anaesthesiol 2010;27(8): 714-719.
128. el-Masry A, Mukhtar AM, el-Sherbeny AM, et al. Comparison of central venous oxygen saturation and mixed venous oxygen saturation during liver transplantation. Anaesthesia 2009;64(4):378-382.
129. Shepherd SJ, Pearse RM. Role of central and mixed venous oxygen saturation measurement in perioperative care. Anesthesiology 2009;111(3):649-656.
130. Glamann DB, Lange RA, Hillis LD. Incidence and significance of a "step-down" in oxygen saturation from superior vena cava to pulmonary artery. Am J Cardiol 1991;68(6):695-697.
131. Dahn MS, Lange MP, Jacobs LA. Central mixed and splanchnic venous oxygen saturation monitoring. Intensive Care Med 1988;14(4):373-378.
132. Reinhart K, Rudolph T, Bredle DL, et al. Comparison of central-venous to mixed-venous oxygen saturation during changes in oxygen supply/demand. Chest 1989;95(6):1216-1221.
133. Dellinger RP, Levy MM, Carlet JM, et al. Surviving Sepsis Campaign: international guidelines for management of severe sepsis and septic shock: 2008. Crit Care Med 2008;36(1):296-327.
134. Yazigi A, El Khoury C, Jebara S, et al. Comparison of central venous to mixed venous oxygen saturation in patients with low cardiac index and filling pressures after coronary artery surgery. J Cardiothorac Vasc Anesth 2008;22(1):77-83.
135. Scheinman MM, Brown MA, Rapaport E. Critical assessment of use of central venous oxygen saturation as a mirror of mixed venous oxygen in severely ill cardiac patients. Circulation 1969;40(2): 165-172.
136. Di Filippo A, Gonnelli C, Perretta L, et al. Low central venous saturation predicts poor outcome in patients with brain injury after major trauma: a prospective observational study. Scand J Trauma Resusc Emerg Med 2009;17:23.
137. Pearse R, Dawson D, Fawcett J, et al. Changes in central venous saturation after major surgery, and association with outcome. Crit Care 2005;9(6):R694-R699.
138. Collaborative Study Group on Perioperative $ScvO_2$. Multicentre study on peri- and postoperative central venous oxygen saturation in high-risk surgical patients. Crit Care 2006;10(6):R158.
139. Marik PE, Varon J. Early goal-directed therapy: on terminal life support? Am J Emerg Med 2010;28(2):243-245.
140. Vallee F, Vallet B, Mathe O, et al. Central venous-to-arterial carbon dioxide difference: an additional target for goal-directed therapy in septic shock? Intensive Care Med 2008;34(12):2218-2225.
141. Perner A, Haase N, Wiis J, et al. Central venous oxygen saturation for the diagnosis of low cardiac output in septic shock patients. Acta Anaesthesiol Scand 2010;54(1):98-102.
142. Fink MP. Bench-to-bedside review: cytopathic hypoxia. Crit Care 2002;6(6):491-499.
143. Pope JV, Jones AE, Gaieski DF, et al. Multicenter study of central venous oxygen saturation (ScvO(2)) as a predictor of mortality in patients with sepsis. Ann Emerg Med 2010;55(1): 40-46.e1.
144. Jones AE, Shapiro NI, Trzeciak S, et al. Lactate clearance vs central venous oxygen saturation as goals of early sepsis therapy: a randomized clinical trial. JAMA 2010;303(8):739-746.
145. Mathias DW, Clifford PS, Klopfenstein HS. Mixed venous blood gases are superior to arterial blood gases in assessing acid-base status and oxygenation during acute cardiac tamponade in dogs. J Clin Invest 1988;82(3):833-838.
146. Rackow EC, Astiz ME, Mecher CE, et al. Increased venous-arterial carbon dioxide tension difference during severe sepsis in rats. Crit Care Med 1994;22(1):121-125.
147. Marik PE, Bankov A. Sublingual capnometry versus traditional markers of tissue oxygenation in critically ill patients. Crit Care Med 2003;31(3):818-822.
148. International Stroke Trial Collaborative Group. The International Stroke Trial (IST): a randomised trial of aspirin, subcutaneous heparin, both, or neither among 19435 patients with acute ischaemic stroke. Lancet 1997;349(9065):1569-1581.
149. Mecher CE, Rackow EC, Astiz ME, et al. Venous hypercarbia associated with severe sepsis and systemic hypoperfusion. Crit Care Med 1990;18(6):585-589.
150. Bakker J, Vincent JL, Gris P, et al. Veno-arterial carbon dioxide gradient in human septic shock. Chest 1992;101(2):509-515.
151. Levy B, Perrigault PF, Gawalkiewicz P, et al. Gastric versus duodenal feeding and gastric tonometric measurements. Crit Care Med 1998;26(12):1991-1994.
152. Legrand M, Vallee F, Mateo J, et al. Influence of arterial dissolved oxygen level on venous oxygen saturation: don't forget the PaO_2! Shock 2014;41(6):510-513.

37

气管插管

Alexander S. Niven and John D. Davies

气管插管是一种常见的、高风险的操作。危重疾病患者插管的风险仍然很高，包括长时间的低氧、血流动力学不稳定、心搏骤停，甚至死亡。在过去10年里，随着操作者熟练的技术、气道管理的系统方法和高级气道工具的发展，气管插管这一操作在患者安全性方面得到明显改善。这个章节的目的就是使用最佳的证据提供一个常见的系统的方法，使气管插管在重症监护室（intensive care unit，ICU）使用的成功率和安全性得到优化。

气道管理在危重疾病中的挑战

据报道，危重患者气管插管并发症的发生率为4.2%～22%，与手术患者相比其风险之大仍然难以接受[1-5]。ICU紧急气道管理病例几乎没有时间进行彻底的气道评估，而且当有高风险的解剖特征出现时也很少有时间去准备[6]。心肺疾病使预充氧更加困难，插管期间在低氧血症发生前允许的呼吸暂停时间更少。血流动力学不稳定会限制诱导和麻醉药物的选择和剂量，合并上呼吸道分泌物、水肿和肌肉张力丧失会减少声门暴露。其他合并症，包括肥胖、颅内压增高和急性冠状动脉综合征，可能会使危重患者在气管插管时的管理更加复杂化。

培训

目前的气道管理培训差异性较大，甚至在麻醉医生中也是如此。最近的一项荟萃分析表明，训练水平，而不是专业水平，是优化正确的气道管理的关键因素[7-10]。然而，合适的气道训练量和范围仍需进一步研究[11,12]。初学者可以通过使用直接喉镜插管30～50例患者后获得熟练的操作能力，并可以通过可视设备提高技能，但即使在100次插管后，操作技术仍需要继续不断提高。框37-1提供了一个有关气道管理培训主题的建议性列表，但这些共识仅仅是专家意见[13-15]。许多先进气道管理设备的出现[16]，仅仅对ICU气道管理培训和方法的标准化工作有效果。在一项对180名美国ICU和麻醉科主任的全国性调查中，只有70%的ICU中有困难气道车，60%的受访者称他们没有接受过使用这种设备的培训[17]。

气管插管适应证

气管插管最常用于危重患者，常用于由于氧合不足和/或通气不足而导致呼吸衰竭或即将发生的呼吸衰竭，或由于无法维持通畅的气道，为了气道保护而进行气管插管。人工气道也有助于分泌物清除和改善脑疝综合征的过度换气，也可以提高严重心肺疾病患者持续镇静操作的安全性。

使气管插管时患者的安全最大化

美国麻醉医师协会（American Society of Anesthesiologists，ASA）推荐在所有气管插管之前都需进行气道评估，并强调用系统的方法，最大限度地提供氧气，并应考虑到苏醒过程、各种无创技术，以及自主呼吸的保留。最近有些研究也强调了系统的方法对气道评估、患者和设备的准备以及最大限度地提高插管成功率流程的重要性[18]。Jaber等证实，拟定的ICU插管流程（框37-2）的实施可以减少25%的并发症。通过实施标准化以团队为基础的方法[19]，可以提高患者安全性，减少紧急外科气道干预的需要，这些方法包括预见性的患者已知困难气道的准备、先进的气道设备的备用、模拟气道技能和团队合作的训练、一个可执行性的床边操作清单，以及事后检查。APPROACH缩写（框37-3）是一个结构化的清单[20,21]，用于确保这些标准化的操作能够持续执行[22]。

气道评估

常见的气道评估方法在正确识别困难气道方面能力有限（阳性预测值4%～27%）。MACOCHA评分[23,24]是对危重患者进行七项验证预测的一个工具，可能是鉴别高危患者最有价值的工具[25,26]。

预充氧

充分的预充氧对于延长插管时间至关重要。当标准的袋-阀-面罩通气被证明面临挑战时，复苏袋、口咽或鼻咽通气道、呼气末正压（positive end-expiratory pressure，PEEP）、高流量经鼻氧疗系统或无创正压通气（noninvasive positive pressure ventilation，NIPPV）可以帮助改善和维持患者的氧饱和度。肥胖、肺不张或肺顺应性降低的患者[27,28]，抬高床

框 37-1 基本气道知识和技能

面罩通气，气道定位
喉罩(LMA，包括插管设备)
经口气管插管(直接喉镜，DL)
简单演练(定位，BURP*)提高 DL
管芯和弹性引导管芯的使用
快速连贯反应
纤维光学插管(口咽通气道，LMA)
经皮环甲膜切开术

*BURP，向后、向上和向右定位。
资料来源：Goldmann K，Ferson DZ. Education and training in airway management. Best Pract Res Clin Anaesthesiol 2005；19(4)：717-732.

框 37-2 在大型多中心研究中用于改善患者转归的 ICU 插管路径

插管前

1. 要求有两位操作者
2. 没有心源性肺水肿时，液体负荷[等渗盐水[(500ml)或羟乙基淀粉(250ml)]
3. 长期镇静的准备
4. 在急性呼吸衰竭的情况下，用 NIPPV 预充氧 3 分钟(FiO_2 100%，压力支持通气水平在 5～15cmH$_2$O，得到 6～8ml/kg 的呼气量和 5cmH$_2$O 的 PEEP)

插管期间

5. 快速诱导：依托咪酯(0.2～0.3mg/kg)或氯胺酮(1.5～3mg/kg)联合琥珀酰胆碱(1～1.5mg/kg)，无过敏反应、高钾血症、严重酸中毒、急性或慢性神经肌肉疾病，烧伤患者 48 小时以上，严重的挤压伤时使用
6. Sellick 手法练习

插管后

7. 通过二氧化碳监测立即确认管子的位置
8. 如果舒张压保持在<35mmHg，使用去甲肾上腺素
9. 开始长期镇静
10. 初始“保护性通气”：理想体重的潮气量 6～8ml/kg，平台压力<30cmH$_2$O

NIPPV：无创正压通气；PEEP：呼气末正压；FiO_2：吸入氧浓度。

头有助于维持呼吸暂停的正常氧合，但在插管期间使用经鼻氧疗进行窒息氧疗最近被证明是无益的[29-32]。

准备工作和团队合作

英国皇家麻醉学会和困难气道学会的第四次国家审计项目(NAP4)发现，在英国 ICU 和急诊的气道管理中，准备工作、设备和沟通失误是导致并发症的最常见原因。这些数据强调了周全的计划和准备以最大限度地提高患者安全性和操作成功的重要性[33]。

框 37-3 采用 ACCP 方法进行气道管理

评估气道——一切尽在掌握(HAND)
　困难插管史(**H**istory of difficult intubation)
　解剖因素(**A**natomic considerations)
　　3-3-2 法则
　　修改的 Mallampati 分级
　　导致气道扭曲、阻塞的其他危险因素
　颈部活动度(**N**eck mobility)
　如果与上述任何因素有关，应考虑气道困难(**D**ifficult airway)
使用 100% 氧气预充氧，带 PEEP 阀的袋 - 阀面罩
准备
　患者：嗅花位，卸掉床头板，患者头部位于插管者剑突下方
　药物：通畅的液路、术前用药、诱导药、麻醉药和升压药
　右侧：吸引器、带管芯的气管导管、注射器
　左侧：喉镜柄、喉镜片、口鼻通气道、二氧化碳探测器
检查团队成员的角色，主要和备用的插管计划
氧气关闭阀：识别终止信号，重新启动气囊 - 阀 - 面罩通气
需要时所用的药物
使用两种方法确认气管导管的位置(包括呼气末二氧化碳)
确保气管导管的安全固定

资料来源：American College of Chest Physicians Airway Management Program Curriculum，2013.

在 ICU 患者中，患者的定位尤为重要。常见的方法包括将患者置于仰卧位，将他们移到接近床头的位置，并将他们的头抬高到或略低于操作者剑突的水平。如果不考虑颈部损伤，患者的头部会被放置在“嗅花位”，使口 - 咽 - 喉在一条轴线上，以便传统的直接喉镜检查。肩下垫一块卷起的治疗巾、头部下面垫一块平整的治疗巾也有助于检查的轴线位。已患或者怀疑患有颈部损伤的患者，需要保持头部和颈部的联合制动，在插管期间保持中立位。

队伍资源管理制度对于一个高效的气道管理团队来说至关重要，包括明确的角色分工、闭环交流、标准化的设备和药品的准备和摆放。首选和备选气道管理工具摆放清晰、合理、间断给氧(应立即停止插管并恢复袋 - 阀 - 面罩的通气)的计划，可以保证整个过程的质量控制和安全。在没有失代偿性心力衰竭和备用的血管升压素的情况下，经验性晶体液快速输注可以减小插管时低血压的风险[19]。

气道药理学

快速序贯插管因成功率高，是急诊监护的标准。考虑到提高患者舒适度[34]、维持血流动力学稳定和对呼吸抑制，危重患者的药物管理更是复杂多变。然而，除无脉搏或无反应的患者外，选择和准备合适的药物应该是插管准备和计划的常规部分。常见药物、适应证和剂量见表 37-1。诱导前药物的使用在阻塞性肺疾病和严重的眼内高压或颅内高压时

表 37-1 气管插管时的常用药物

前诱导药物				
药物	剂量及适应证	注意		
芬太尼	2～3mg/kg，1～2 分钟静脉注射 冠脉疾病，动脉瘤，颅内压升高	低血压，咬肌及胸壁呼吸肌僵硬		
艾司洛尔	2～3mg/kg，静脉注射 神经手术，头部损伤	心率慢，低血压，支气管痉挛		
利多卡因	1.5mg/kg，2～3 分钟静脉注射 哮喘，慢性阻塞性肺疾病，颅内压增高	低血压		
诱导药物				
药物	起效时间 /s	作用时间 /min	剂量	
丙泊酚	9～50	3～10	0.5～2mg/kg	
依托咪脂	30～60	3～5	0.2～0.3mg/kg	
氯胺酮	60～120	5～15	2mg/kg	
神经肌肉阻断剂				
药剂	起效时间 /s	作用时间 /min	剂量	未经检验的剂量
琥珀酰胆碱	30～60	5～15	1.0～1.5mg/kg	0.6mg/kg
罗库溴铵	45～60	45～70	0.6～1.2mg/kg	
阿曲库铵	60～90	35～70	0.4～0.5mg/kg	

特别有用[35]。在老年人和低血压、低血容量或心功能明显受损的患者中，初始诱导剂量应减少 25%～50%。异丙酚在全诱导剂量下提供最好的声门暴露，但会引起明显的低血压。依托咪酯有较小的相关性低血压和心肌抑制。它可以减少肾上腺类固醇生成，即使对脓毒症的患者，单次负荷剂量不会明显增加死亡率。氯胺酮可以提高心率、血压和增加心输出量[36]，在一项大型的前瞻性随机试验中，它可以提供与依托咪酯相似的插管条件和结果[37]。但其在颅内压升高(increased intracranial pressure，ICP)的情况下使用是存在争议的[38, 39]。

诱导药物如异丙酚与肌松药物的联合应用已被证明能提供最佳的插管条件。最常用的药物是琥珀酰胆碱[40]，它是一种去极化肌肉松弛药，起效快、持续时间短，在琥珀酰胆碱可能不安全的情况下(框 37-4)，罗库溴铵或阿曲库铵将提供类似的插管条件，不需要更长的诱导时间。ICU 中使用快速序贯插管仍有争议，但越来越多的证据表明，如果由经验丰富的操作者全程参与，还是安全有效的[41]。

插管技术

近年来，我们已经开发出了大量的商业化可用气道设备，它们的可用性参差不齐，在 ICU 中也较为常见。大多数专家推荐为既定的 ICU 群体选择定制一个有限的气道工具清单[17]，以方便熟悉器械和培训。

框 37-4 琥珀酰胆碱的禁忌证

恶性高热病史
高钾血症
上、下运动神经元损伤
肌病
挤压伤
严重烧伤(>24 小时)
长时间不活动

直接喉镜检查

目前的 Macintosh 和 Miller 喉镜片设计用于快速气管内插管。Macintosh 喉镜片宽且弯曲，包括一个凸缘，当镜片从右侧进入口腔时将舌头移至左侧(舌下入路)。镜片沿中线前进，一旦会厌进入视野，镜片尖端就指向会厌谷。轻柔的镜片牵引力会抬高会厌，暴露声门。Miller 喉镜片较长且直，尖端略弯曲。它可以通过舌下入路或中线入路插入，远端直接提起会厌尖。两种镜片使用时必须小心，应用大臂和前臂的力，握住喉镜柄近底部，保持与患者的角度小于 45°，以避免损伤牙齿。3 号或 4 号镜片最适合成人。Macintosh 镜片较宽的表面可以更好地向上提起多余的上呼吸道软组织，而 Miller 镜片较长较窄的侧缘可以帮助打开狭窄口腔或提起长会厌。探针通常用来帮助引导 ETT 穿过声带，也可以在远端塑形以帮助气管置入。

间接喉镜检查设备

间接喉镜检查设备提供视频或光学成像使用的镜子和棱镜，以改善气道轴线对齐困难患者的声门暴露可视化条件。一些设备包括锐角镜片（如 Glidescope，McGrath，C-Mac），而其他的是包括通道（如 AirTraq，Pentax）便于气管插管头部处于中立位时，通过更靠前的声门。

目前的文献表明 [42]，间接喉镜在普通患者中没有什么优势，但在有困难气道危险因素、肥胖或直接喉镜检查失败的患者中插管成功率较高。这种优势似乎并不一致 [43-47]；例如，Airtraq 光学喉镜院前困难气道中表现略逊。视频喉镜检查也可以加速新手的训练 [48]，并且可以使缺乏插管经验者提高插管的一次成功率。每种设备都有其独特的技术 [49-51]，而我们需要考虑的是操作者必须熟悉这些技术并能使潜在利益最大化。

困难气道

困难气道的定义是存在使通气或插管复杂化的临床因素。急诊插管时遇到困难气道的发生率为 10%[18]。在 ICU 困难气道的最佳管理方法没有得到很好的研究 [2-3]。在对 ICU 气道管理中存在的众多复杂变量，进行系统分析之前，以下建议代表了一组专家基于现有数据的共识意见 [52]。

紧急气道管理：声门上气道和环甲膜切开术

长期低氧血症是最严重的气道并发症的主要原因。如果最初积极尝试恢复足够的氧合不成功，早期紧急气道管理应使用声门上气道或环甲膜切开术。

声门上气道（EGAs，如喉罩和 King 管）可以放置在上呼吸道，很多病例中在没有足够的专业知识的情况下，也可以重新建立充分的氧合和通气。直接喉镜检查失败后，经 EGAs 插管已被证明是成功的，并且可以作为预测困难气道患者的一种更快速的主要方法。目前一些的 EGAs 也通过该设备提供了一步插管的方法（Ambu Aura-i，CookGas LLC Air-Q/ILA，LMA Fastrach，Classic Excel，i-Gel）[53, 54]。

环甲膜切开术用于声门上气道不能有效使用的紧急气道，这种情况往往由于上气道异常、出血或分泌物造成没有合适的位置和功能。环甲膜切开术使用快速四步法可以达到最快。使用探条作为 ETT 引导通过颈部切口已经被证明是成功的 [55]，即使在非外科医生的新手中也是如此。使用 Seldinger 方法的环甲膜切开工具也可用 [56]，但是不可放置时间太长。主要并发症包括食管穿孔、皮下气肿和出血 [57]。

先进气道工具在困难气道管理中的作用

如果初步稳定和氧合有可能做到，一个快速的气道评估对于一个合适有效的管理策略的计划是至关重要的。缓慢进展呼吸衰竭且有可预测的困难气道的合作患者可考虑清醒插管。更多的是不稳定或不合作的患者可以通过间接喉镜检查、弹性引导管芯或声门上气道来处置。

清醒插管为保留自主呼吸和延长插管时间提供了机会。通过 Williams 或 Ovassapian 气管插管是一种常见有效的方法。患者通常需要将喷洒或雾化的利多卡因直接用于舌根和扁桃体。抗唾液剂常被用于改善可视化，而低剂量的麻醉药如瑞芬太尼似乎优于右美托咪定联合低剂量咪达唑仑的镇静。不幸的是 [58]，合适的气道准备所需的 20～30 分钟在危重症实践中可能会面临挑战，这就限制了这项技术的广泛应用。

在预测困难气道方面，间接光学设备和可视喉镜提供了更好的声门暴露，使插管成功的机会最大化。在一项大型单中心的研究中，使用弹性引导管芯是成功处理声门暴露不全和不可能通过声门插管患者的首选方法。放置声门上气道也是一种合适的主要或挽救策略 [2]。

结论

在 ICU 气管插管仍然是一个高风险的操作。一个有计划、准备和团队合作的系统方法，对于最大限度提高成功率和安全性是必不可少的。虽然 ICU 内应该保证有直接喉镜随时可用，但是越来越多的数据支持使用间接喉镜作为 ICU 的主要抢救技术。在紧急气道的情况下，应迅速采用声门上气道或外科气道。如果可以重新建立氧合和通气，可以考虑采用更广泛的技术。在获得更好的证据之前，ICU 主任必须利用这些总则在他们的机构中拟定一套安全有效的气道管理规章。

免责声明

本文所表达的观点是作者本人的观点，并不反映美国陆军、国防部或美国政府的官方政策或立场。

知识点

1. 强调计划、准备和团队合作的系统方法是 ICU 气道管理中公认的降低风险的最佳方法。
2. 对于氧合和通气不足的患者，应及早使用声门上气道。

（王景华 译，胡婕 审校）

参考文献

1. Jaber S, Jung B, Corne P, Sebbane M, Muller L, Chanques G, et al. An intervention to decrease complications related to endotracheal intubation in the intensive care unit: a prospective, multiple-center study. Intensive Care Med 2010;36:248–255.
2. Martin LD, Mhyre JM, Shanks AM, Tremper KK, Kheterpal S, et al. 3,423 Emergency tracheal intubations at a university hospital: airway outcomes and complications. Anesthesiology 2011;114:42–48.
3. Simpson GD, Ross MJ, McKeown DW, Ray DC. Tracheal intubation in the critically ill: a multi-centre national study of practice and complications. Br J Anaesth 2012;108(5):792–799.
4. Flavin K, Hornsby J, Fawcett J, Walker D. Structured airway intervention improves safety of endotracheal intubation in an intensive care unit. Br J Hosp Med 2012;73(6):341–344.
5. Jaber S, Amraoui J, Lefrant JY, Arich C, Cohendy R, Landreau L, et al. Clinical practice and risk factors for immediate complications of endotracheal intubation in the intensive care unit: A prospective, multiple-center study. Crit Care Med 2006;34:2355–2361.
6. Mort TC. Preoxygenation in critically ill patients requiring emergency tracheal intubation. Crit Care Med. 2005;33:2672–2675.
7. Clarke RC, Gardner AI. Anesthesia trainees exposure to airway management in an Australian tertiary care teaching hospital. Anaesth Intensive Care 2008;36:513–515.
8. Hagberg CA, Greger J, Chelly JE, Saad-Eddin HE. Instruction of airway management skills during anesthesiology residency training. J Clin Anesth 2003;15:149–153.
9. Rosenstock C, Østergaard D, Kristensen MS, Lippert A, Ruhnau B, Rasmussen LS. Residents lack knowledge and practical skills in handling the difficult airway. Acta Anaesthesiol Scand 2004;48: 1014–1018.
10. Ezri T, Szmuk P, Warters RD, Katz J, Hagberg CA. Difficult airway management practice patterns among anesthesiologists practicing in the United States: have we made any progress? Journal of Clinical Anesthesia 2003;15:418–422.
11. Fouche PF, Middleton PM, Zverinova KM. Training and experience are more important than type of practitioner for intubation success. Crit Care 2013;17:412.
12. Lossius HM, Roislien J, Lockey DJ. Patient safety in pre-hospital emergency tracheal intubation: a comprehensive meat-analysis of the intubation success rates of EMS providers. Crit Care 2012;16:R24.
13. Mulcaster JT, Mills J, Hung OR, MacQuarrie K, Law JA, Pytka S, et al. Laryngoscopic intubation: learning and performance. Anesthesiology 2003;98:23–27.
14. Howard-Quijano KJ, Huang YM, Matevosian R, Kaplan MB, Steadman RH, et al. Video-assisted instruction improves the success rate for tracheal intubation by novices. Br J Anaesth 2008;101: 568–572.
15. Greaves JD. Training time and consultant practice. Brit J Anaesth 2005;95:581–583.
16. Goldmann K, Ferson DZ. Education and training in airway management. Best Pract Res Clin Anaesthesiol. 2005;19:717–732.
17. Porhomayon J, El-Solh AA, Nader ND. National survey to assess the content and availability of difficult-airway carts in critical-care units in the United States. J Anesth 2010;24:811–814.
18. American Society of Anesthesiologists. Practice Guidelines for Management of the Difficult Airway. Anesthesiology 2003;98:1269–1277.
19. Jaber S, Jung B, Corne P, Sebbane M, Muller L, Chanques G, et al. An intervention to decrease complications related to endotracheal intubation in the intensive care unit: a prospective, multiple-center study. Intens Care Med 2010;36:248–255.
20. Berkow LC, Greenberg RS, Kan KH, Colantuoni E, Mark LJ, Flint PW, et al. Need for emergency surgical airway reduced by a comprehensive difficult airway program. Anesth Analg 2009;109:1860–1869.
21. Mayo PH, Hegde A, Eisen LA, Kory P, Doelken P. A program to improve the quality of emergency endotracheal intubation. Intens Care Med 2011;26:50–56.
22. Niven AS, Doerschug KD. American College of Chest Physicians Airway Management Program Curriculum, 2013.
23. Yentis SM. Predicting difficult intubation—worthwhile exercise or pointless ritual. Anaesthesia 2002;57:105–109.
24. Naguib M, Scamman FL, O'Sullivan C, Aker J, Ross AF, Kosmach S, et al. Predictive performance of three multivariate difficult tracheal intubation models: a double-blind, case-controlled study. Anesth Analg 2006;102:818–824.
25. De Jong A, Molinari N, Terzi N, Mongardon N, Arnal JM, Guitton C et al. Early identification of patients at risk for difficult intubation in the intensive care unit: development and validation of the MACOCHA score in a multicenter cohort study. Am J Respir Crit Care Med 2013;187:832839.
26. Luedike P, Totzeck M, Rammos C, Kindgen-Milles D, Kelm M, Rassaf T. The MACOCHA score is feasible to predict intubation failure of nonanesthesiologist intensive care unit trainees. J Crit Care. 2015 May 8. pii: S0883-9441(15)00265-8. doi: 10.1016/j.jcrc.2015.04.118.
27. Gander S, Frascarolo P, Suter M, Spahn DR, Magnusson L. Positive end-expiratory pressure during induction of general anesthesia increases duration of nonhypoxic apnea in morbidly obese patients. Anesth Analg 2005;100:580–584.
28. Baillard C, Fosse JP, Sebbane M, Chanques G, Vincent F, Courouble P, et al. Noninvasive ventilation improves preoxygenation before intubation of hypoxic patients. Am J Resp Crit Care 2006; 174(2):171–177.
29. Dixon BJ, Dixon JB, Carden JR, Burn AJ, Schachter LM, Playfair JM et al. Preoxygenation is more effective in the 25° head-up position than in the supine position in severely obese patients. A randomized controlled study. Anesthesiology 2005;102:1110–1115.
30. Lane S, Saunders D, Schofield A, Padmanabhan R, Hildreth A, Laws D. A prospective, randomized trial comparing the efficacy of pre-oxygenation in the 20 degrees head-up vs supine position. Anaesthesia 2005; 60(11):1064–1067.
31. Altermatt FR, Muñoz HR, Delfino AE, Cortínez LI. Pre-oxygenation in the obese patient: effects of position on tolerance to apnoea. Br J Anaesth 2005;95:706–709.
32. Semler MW, Janz DR, Lentz RJ, Matthews DT, Norman BC, Assad TR, et al. Randomized trial of apneic oxygenation during endotracheal intubation in the critically ill. Am J Respir Crit Care Med 2015; DOI: 10.1164/rccm.201507-1294OC.
33. Cook TM, Woodall N, Harper J, Benger J. Fourth National Audit Project. Major complications of airway management in the UK: results of the Fourth National Audit Project of the Royal College of Anaesthetists and the Difficult Airway Society. Part 2: intensive care and emergency departments. Br J Anaesth 2011;106:632–642.
34. Walls RM, Brown CA 3rd, Bair AE, Pallin DJ. NEAR II Investigators. Emergency airway management: a multi-center report of 8937 emergency department intubations. J Emerg Med 2011;41:347–354.
35. Reynolds SF, Heffner J. Airway management of the critically ill patient. Chest 2005;127:1397–1412.
36. Gu WJ, Wang F, Tang L, Liu JC. Single-dose etomidate does not increase mortality in patients with sepsis: a systematic review and meta-analysis of randomized controlled trials and observational studies. Chest 2015;147(2):335–346.
37. Jaber S, Amraoui J, Lefrant JY, Arich C, Cohendy R, Landreau L, et al. Clinical practice and risk factors for immediate complications of endotracheal intubation in the intensive care unit: A prospective, multiple-center study. Crit Care Med 2006;34:2355–2361.
38. Mace SE. Challenges and advances in intubation: rapid sequence intubation. Emerg Med Clin N Am 2008;26:1043–1068.
39. Bourgoin A, Albanèse J, Wereszczynski N, Charbit M, Vialet R, Martin C. Safety of sedation with ketamine in severe head injury patients: comparison with sufentanil. Crit Care Med 2003;31: 711–717.
40. Erhan E, Ugur G, Gunusen I, Alper I, Ozyar B. Propofol—not thiopental or etomidate—with remifentanil provides adequate intubating conditions in the absence of neuromuscular blockade. Can J Anaesth. 2003;50:108–115.
41. Mosier JM, Sakles JC, Stolz U. Neuromuscular blockade improves first-attempt success for intubation in the intensive care anit. A propensity matched analysis. Ann Am Thorac Soc 2015;12:734–741.
42. Ahmed-Nusrath A. Videolaryngoscopy. Curr Anaesth Crit Care 2010;21:199–205.
43. Lim TJ, Lim Y, Liu EH. Evaluation of ease of intubation with the GlideScope or Macintosh laryngoscope by anaesthetists in simulated easy and difficult laryngoscopy. Anaesthesia 2005;60:180–183.
44. Malik MA, Maharaj CH, Harte BH, Laffey JG. Comparison of Macintosh, Truview EVO2, Glidescope, and Airwayscope laryngoscope use in patients with cervical spine immobilization. Br J Anaesth 2008;101:723–730.
45. Sun DA, Warriner CB, Parsons DG, Klein R, Umedaly HS, Moult M. The GlideScope Video Laryngoscope: randomized clinical trial in 200 patients. Br J Anaesth 2005;94:381–384.
46. Mihai R, Blair E, Kay H, Cook TM. A quantitative review and meta-analysis of performance of non-standard laryngoscopes and rigid fiberoptic intubation aids. Anaesthesia 2008;63:745–760.
47. Meininger D, Strouhal U, Weber CF, Fogl D, Holzer L, Zacharowski K. Direct laryngoscopy or C-MAC video laryngoscopy? Routine tracheal intubation in patients undergoing ENT surgery. Anaesthesist 2010;59:806–811.
48. Trimmel H, Kreutziger J, Fertsak G, Fitzka R, Dittrich M, Voelckel WG. Use of the Airtraq laryngoscope for emergency intubation in the prehospital setting: A randomized control trial. Crit Care Med 2011;39:489–493.
49. De Jong A, Clavieras N, Conseil M, Coisel Y, Moury PH, Pouzeratte Y. Implementation of a combo videolaryngoscope for intubation in critically ill patients: a before-after comparative study. Intensive Care Med. 2013;39:2144–2152.
50. Kory P, Guevarra K, Mathew JP, Hegde A, Mayo PH. The impact of video laryngoscopy use during urgent endotracheal intubation in the critically ill. Anesth Analg. 2013;117:144–149.
51. Lakticova V, Koenig SJ, Narasimhan M, Mayo PH. Video laryngoscopy is associated with increased first pass success and decreased rate of esophageal intubations during urgent endotracheal intubation in a medical intensive care unit when compared to direct laryngoscopy. J Intensive Care Med. 2015; 30:44–48.
52. The American College of Chest Physicians Airway Management Team, Difficult Airway Management Course, 2015.
53. Ferson DZ, Rosenblatt WH, Johansen MJ, Osborn I, Ovassapian A. Use of the intubating LMA-Fastrach in 254 patients with difficult-to-manage airways. Anesthesiology 2001;95:1175–1181.
54. Frappier J, Guenoun T, Journois D, Philippe H, Aka E, Cadi P, et al. Airway management using the intubating laryngeal mask airway for the morbidly obese patient. Anesth Analg 2003;96: 1510–1515.
55. Salvino CK, Dries D, Gamelli R, Murphy-Macabobby M, Marshall W. Emergency cricothyroidotomy in trauma victims. J Trauma. 1993;34:503–505.
56. Hill C, Reardon R, Joing S, Falvey D, Miner J. Cricothyroidotomy technique using gum elastic bougie is faster than standard technique: as study of emergency medicine residents and medical students in an animal lab. Acad Emerg Med 2010;17:666–669.
57. Schaumann N, Lorenz V, Schellongowski P, Staudinger T, Locker GJ, Burgmann H, et al. Evaluation of Seldinger technique emergency cricothyroidotomy versus standard surgical cricothyroidotomy in 200 cadavers. Anesthesiology 2005;102:7–11.
58. Cattano D, Lam NC, Ferrario L, Seitan C, Vahdat K, Wilcox DW, et al. Dexmedetomidine versus remifentanil for sedation during awake fiberoptic intubation. Anesthesiol Res Pract;2012:753107. Epub 2012 Jul 16.

38 气管切开术

Pierpaolo Terragni, Chiara Faggiano, and Luca Brazzi

气管切开术是危重患者最常用的操作之一，是通过外科手段在气管壁额外造一个开口，目的是建立一个稳定的气道。通常，在有或没有套管的情况下，通过插入气管切开导管来保持气道的开放。套管的大小和型号将视神经系统和呼吸系统功能障碍的情况而定。

对于这一操作，是使用“气管切开术”还是“气管造口术”作为正确的定义，有不同的观点。这里将使用“气管造口术”，而且这一表述在目前的文献和临床实践中更为常见。

外科气管造口术和经皮扩张气管切开术（percutaneous dilational tracheostomy，PDT）多用在危重病患者上气道阻塞或长期气管插管以助于长期通气期间的气道管理，提高患者舒适度（交流和气道清理），增强气道安全，减少呼吸道阻力（更快从机械通气中脱机）。

适应证

为了治疗上气道梗阻或者机械通气，可以通过经口气管插管（orotracheal intubation，OTI）或气管造口导管的放置建立气道通道。麻醉机械通气期间或者急性呼吸衰竭发作时，患者通常通过经口气管导管进行通气，这是一种可以方便快捷插入的原始气道装置。OTI 的使用可以减少急性外科并发症（如出血、神经和气管后经壁损伤）和气管造口术置管后可能引起的迟发并发症（如伤口感染和气管管腔狭窄）。

1985 年，Ciaglia 把 PDT 作为一种可选的外科气管造口术介绍了它的适应证，引起了很大的关注。最初，PDT 适用于危险因素较少和颈部解剖条件有利的患者 [1]。然而，随着使用范围的扩大，适应证也在扩大，PDT 在很大限度上取代了外科手术。在过去的 10 年中，由于长期机械通气或治疗外伤、面部及颈部手术引起的上呼吸道梗阻所做的气管造口术在增加，PDT 技术的使用也在不断增加 [2]。

最近的研究已经评估了气管造口术的远期效果。Frutos-Vivar 等研究表明，气管造口术与重症监护室的生存率独立相关。虽然是否实施气管造口术的患者的住院死亡率相似 [3]，但是在患者的出院率方面有着显著的差异。在家里，需要气管造口术的患者死亡率成倍增加。

此外，许多气管造口患者需要长期护理设施。由于气管造口术有创，且存在手术的风险，因此，只有必须长期机械通气时才能考虑气管造口术。

气管造口术的优点

欧洲关于危重患者气管造口术应用的调查揭示了气管造口术在技术、时机、操作者经验和流程等方面的异质性。气管造口术为呼吸衰竭患者或因神经功能障碍需要长期机械通气或气道保护的患者提供了许多临床益处 [4]。与 OTI 相比，气管造口导管提供的安全保护降低了移位和潜在的意外拔管风险，因为这些风险可能使机械通气的患者转为危急状态。此外，由于内套管不受头部和颈部运动的影响，气管黏膜磨损和喉损伤发生率较低。

除考虑到更容易排出气道分泌物，促进肺部洁净和口腔卫生外，气管造口术还可改善患者舒适度，通过促进与家人和护士的沟通，通过减少咽喉的唾液滞留和吞咽时的疼痛。患者可以更早、更方便地早期活动，以更快的速度恢复经口进食，缩短鼻胃管停留时间，减少气管食管瘘形成的风险 [5,6]。

使用气管造口导管可以帮助从机械通气中脱机，这是因为气体可直接进入气管（内径大于经喉入路）、导管较短和减少气体涡流等因素，使气流阻力大大减少。此外，它还可以用于快速恢复自主呼吸，减少使用镇静剂，减少使用呼吸机的天数，缩短重症监护室（intensive care unit，ICU）的住院时间，减少资源的使用。虽然 PDT 作为一种可选择的方法可以被接受 [3,7,8]，但并不是在所有的临床实际情况下都优于外科手术。此外，尽管 PDT 易学，但同样要求操作者技能熟练、专业知识背景扎实。

并发症

根据手术时间和症状发生时间的不同，气管造口术的并发症可分为术中和术后并发症（分别为早期和晚期并发症）。并发症的频率和严重程度取决于气管造口术的技术本身、操作者的经验、患者解剖和与器官功能障碍程度有关的病理生理因素，尤其是呼吸功能障碍和凝血障碍。

手术相关的并发症包括由于急性气管造口导管阻塞（主要由于血凝块的形成或黏液栓塞而引起的更大范围的阻塞），或者导管插入错误通道导致的氧合下降和插管困难。

其他早期并发症包括出血和/或无气胸的皮下气肿。出血可能需要局部压迫，甚至需要探查（某些情况下需要从 PDT 换为另一种扩张技术或手术），无气胸的皮下气肿可能导致氧合下降。严重出血的患者应接受支气管镜检查，以除外可疑的气管食管瘘，但这种并发症通常是晚期并发症的特征。

术后或者迟发的常见不良事件包括可以局部压迫控制的轻微出血，导管的意外脱落和移位（气管导管插入 7 天内脱落的应该替换相同大小或更小的导管），以及由于气道肉芽肿形成、感染或炎症引起的气道阻塞。

许多病例系列报道了 PDT 的不可控制的并发症，但很少有前瞻性的研究对比 PDT 和外科气管造口相关的并发症或不同的 PDT 方法相关的并发症。Freeman 等的荟萃分析发现，与外科气管造口相比，Ciaglia 和 Grigg 技术的出血、感染和术后并发症的发生率较低[9]。在一个随机双盲随访的试验中，比较了经皮经喉气管造口术（translaryngeal tracheostomy，TLT）和外科气管造口术的预后、近期和远期并发症。Antonelli 等证实了 TLT 的出血率低，但是没有证据表明 TLT 会增加由上呼吸道细菌的扩散引起的菌血症的风险，也证实了两种方法之间有相似的远期效果（生理的和心理的）[10]。

外科气管造口术和 PDT

气管造口技术正在发展和改进，已开发出各种各样的 PDT 设备，使风险最小化，并简化了流程。每一个病例，操作者的经验和患者的复杂程度都会影响技术的选择。两种基本的气管造口方法：PDT 和外科气管造口术。特定情况下选择哪种方法取决于可用的资源、操作者的经验和患者的因素。

外科气管造口术

外科气管造口术通常在重症监护室的床边进行。尽管由于光线、负压吸引、无菌和电凝止血条件的不理想而更加困难，但床旁气管造口术避免了将患者运送到手术室的需要，使它成为某些危重患者的理想选择。此外，在颈部或者头部手术前，可在手术室进行外科气管造口术。尽管在可选择气管造口术方法时 PDT 已经成为常规，但是外科气管造口术在特定的危重患者中仍然无法替代，如颈部解剖不正、颈部手术史、颈部放疗史、近期的颌面部或者颈部创伤、病理性肥胖、困难气道或者明显的凝血障碍。

患者接受 PDT 或外科气管造口术的比例在不同的操作条件下不同。外科气管造口术主要在外科医生管理的 ICU 中广泛使用，PDT 在重症监护医师管理的 ICU 中是首选，而这两种技术在内科和外科 ICU 均会被用到[11-16]。

PDT

自从该技术首次由 Ciaglia（使用导丝）使用以来，不断结合了其他领域的相关技术，如肾造瘘多扩张器程序和 Seldinger 于 1953 年提出的血管通路的变异开发的新方法。1990 年，Griggs 提出了导丝扩张钳技术（guide wire dilator forceps technique，GWDF）（Portex Limited，Hythe，Kent，UK），在 Rapitrach 方法的基础上进行了改进，这种方法是将镊子插入导丝并打开到皮肤切口大小以扩张气管（图 38-1）[17]。Ciaglia 最初的系列多重扩张器技术（multiple dilator technique，MDT）在 1999 年进行了修改，开始采用有亲水性涂层的单锥形扩张器（single tapered dilator，SSDT）。这使得用简单的步骤就可以完全扩张气管前组织，这被称为蓝犀牛技术（Cook Critical Care，Bloomington，USA）[18]。1997 年，Fantoni 介绍了经喉的方法（TLT）（Mallinckrodt，Mirandola，Italy），它不需要气管组织的外部压迫，在此过程中扩张器从气管内壁通到气管外壁[19]。2005 年，一个类似螺丝的装置被设计用于打开气管造口（旋转扩张技术），往往应用于在支气管镜检查时气管腔视野缺失，或旨在减小气管后壁损伤风险的情况下（PercTwist 方法，Rüsch GmbH，Kernen，Germany）[20]。

Ciaglia Blue Dolphin 系统（气囊扩张气管造口术）于 2008 年推出。它代表了气囊取栓导管用在血管外科的最新技术。该装置主要产生一种径向力，通过一步扩张扩大气管造口，减少出血和气管环损伤，同时拔管后达到良好的整形效果[21]。

PDT 的成功依赖于 ICU 从业人员的经验或 ICU 是否雇有外科医生（外科/内科混合 ICU 还是纯内科 ICU 或外科 ICU）。此外，不同技术的实用性有助于医生能够在特别具有挑战性的临床实际情况中优化流程，如肥胖、神经创伤或与高出血风险血管异常，最终使并发症最小化，并允许医生选择他们认为最合适的方法（图 38-2）。

最近，一项针对危重患者 PDT 的系统回顾和荟萃分析研究了 PDT 与外科气管造口术在主要和次要操作规程中并发症方面的优势。这篇综述包括过去 10 年发表的 13 项随机临床试验（(RCTs)[22]，涉及医学、神经病学或外科 ICU 中的气管造口术。结果表明，在不良反应发生率和手术成功率方面，所有技术都是相似的。唯一的例外是 TLT，它往往造成更严重的并发症，且多需要更换为其他气管造口术。

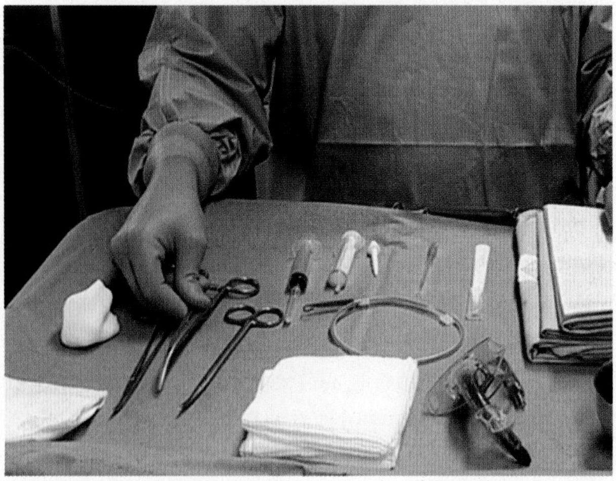

图 38-1 导丝导引扩张钳技术（Portex Limited，Hythe，Kent，UK），操作者展示外科扩张钳

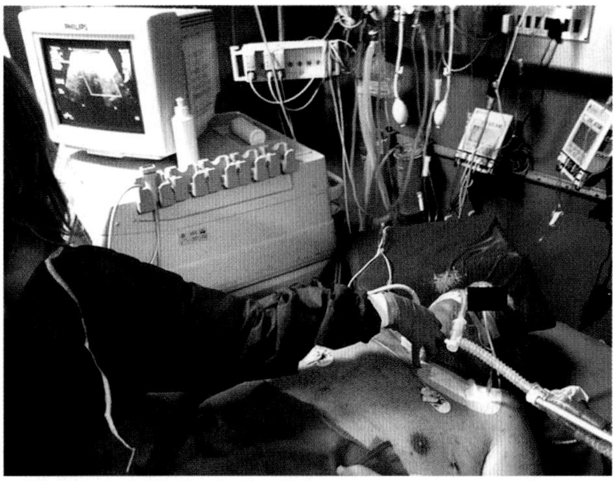

图 38-2　在进行气管切开或者经皮扩张气管切开术之前，用超声对颈部进行术前评估

气管造口术的时机

较早的指南建议，只有在气管内插管 3 周且无法拔管的情况下才可行气管造口术[23]。然而，确认和预测延长机械通气的需要并不容易，仍然面临着方法学的挑战。除了紧急手术外，对需要长时间机械通气的患者进行气管造口术的时机存在争议。然而，争议背后的真正问题是如何衡量早期气管造口术的有效性及其对患者预后的影响。

2005 年发表的一项荟萃分析报告称，早期气管造口术缩短了机械通气的持续时间和 ICU 住院时间。Fei Wang 等在一项纳入 1 044 例患者的研究中发现[24]，气管造口术的时机对危重患者的主要临床转归无显著影响[25]。Terragni 和 Trouillet 分别发表了意大利和法国的 RCTs，评估了气管造口术的好处和风险，以及鉴别早期需要持续机械通气患者的能力。两个试验都纳入了气管造口术的候选人[26, 27]。在第一项研究中，相当一部分患者（43.3%）被随机分配到气管造口后期组，他们的呼吸功能得到改善，不再需要进行气管造口术。同样，在法国的研究中，持续机械通气组中只有 27% 的患者进行了后期气管造口术。

英国的 TracMan 随机试验分析了早期气管造口术和晚期气管造口术的存活率，并证实了先前试验的结果。在早期组中[28]，91.9% 的患者接受了气管造口，而在晚期组，只有 44.9% 的患者接受了气管造口。两组患者的死亡率或者其他主要次要的转归均无显著差异。

因此，这些结果应该使临床医生相信常规的早期气管造口并不一定会降低呼吸机相关肺炎（ventilator-associated pneumonia，VAP）的发生率、缩短住院时间，或降低死亡率。一般来说，气管造口术不应该在 OTI 的 13～15 天之前进行[29]。

持续气管插管可以改善神经损伤患者的预后，因为他们清除分泌物的能力有限。然而，在创伤性脑损伤中，持续插管与肺炎的高发生率相关。相反，创伤后早期气管造口术减少了 ICU 住院时间、机械通气天数和 VAP 的发生率。关于幕下占位的患者，Qureshi 等建议为急性脑损伤患者行早期气管造口术，因为这样的人群成功插管率低。虽然早期气管造口术在神经重症患者中可能会减少 ICU 住院时间和降低肺炎的发病率[30-33]，但是急性脑损伤后的前 7～10 天会高发颅内高压。因此，为这样的患者选择合适的气管造口时机必须考虑严重的颅内高压[34]。

气管造口术和安全性

成人气管造口术可在手术室或重症监护室的床边进行。为了改善 PDT 在不同场景中的安全性，确认气管穿刺的建议流程包括：①超声（ultrasound，US）用于术前评估颈部情况或在术中阶段监测针进入气管的过程；②操作过程中支气管镜检查监控，这种操作在 ICU 的使用逐步增加。根据我们的经验，即使在困难的情况下，由熟练的 ICU 医生在充分的技术支持下采用使并发症最小化的操作，PDT 仍然是一种安全、简单、可在床边进行的手术。对于入选的患者（如颈部解剖畸形或有颈部手术史的患者），即使在 PDT 中受过良好培训的团队，其外科医生也应该熟练掌握传统的开放技术，以备不时之需[35]。

支气管镜检查

在 PDT 过程中的安全性可以通过支气管镜引导来提高，以减少并发症。一些学者已经修正了在 PDT 期间使用支气管镜的方法，因为它提供了在气管造口置管时直接观察气道的方法。然而，在文献中关于它的使用并没有明确的共识。最近的一项研究比较了两组创伤患者在气管切开时间、生存率、无呼吸机天数、ICU 住院时间、总住院时间等方面的安全性和有效性。术后并发症差异无统计学意义[36]，但无支气管镜引导下行 PDT 的患者转为外科气管造口的比例显著升高。

术中内镜控制已被证明可以减少与气管造口术相关的并发症。支气管镜引导可以提高安全性和有效性，可监测气管穿刺的位置、扩张的过程（防止气管后壁损伤和可视化在不损伤气管环的情况下通过气管环间膜的过程）、气管套管的插入和对气管内病变灶检测的操作后控制，以及确认正确的气管位置[37]（图 38-3）。

超声和 PDT

然而，在某些入选病例中，即使采用光纤内镜控制，在异常血管解剖的患者中，由于静脉或动脉血管破裂，气管造口可能会导致严重的并发症。Patton 等回顾了作为 PDT 并发症的出血事件的发生率和后遗症。他们发现静脉（甲状腺下静脉）和动脉解剖（甲状腺动脉）的变异导致了严重的出血事件[38]，所以这种情况需要在 PDT 之前进行超声诊断和 / 或放射学检查。

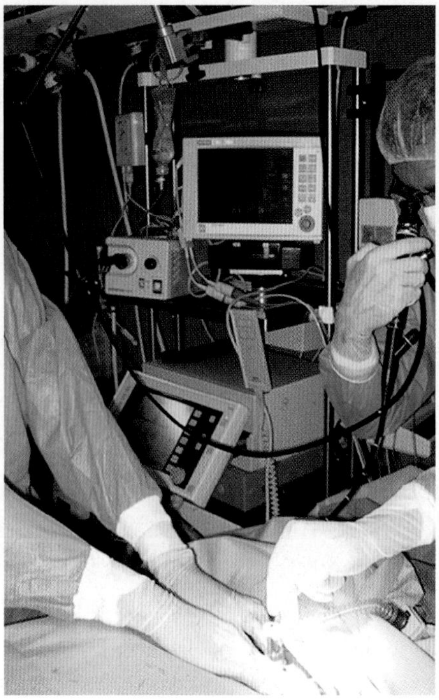

图 38-3 在经皮气管切开术后，应用气管镜进行气管位置的确认

在气管前、气管造口操作的附近无名动脉异常分支的存在，可以通过临床评估检测到（颈根部的搏动性包块），但是额外的超声评估可能有助于确认气管造口的复杂性，保证在某些情况下，可能切换到手术途径（图 38-4）。

仅仅依赖超声不能取代支气管镜检查。然而，在评估前颈部区域时，能有助于识别潜在的出血并发症。在最近的一项研究中，Rajajee 等报道了一组患有病态肥胖症或需颈椎预防措施的急性脑损伤患者在超声指导下的 PDT。超声引导的 PDT 在所有病例中均获得成功 [39]。

虽然超声引导很有发展潜力，但目前并没有随机对照试验将术前和实时术中超声引导下的 PDT 现行的标准治疗的安全性和有效性进行比较。观察性研究提示在气管造口前使用超声可预防血管并发症，但与传统标记引导技术相比，仍然需要前瞻性 RCTs 来评估其安全性和有效性 [40]。

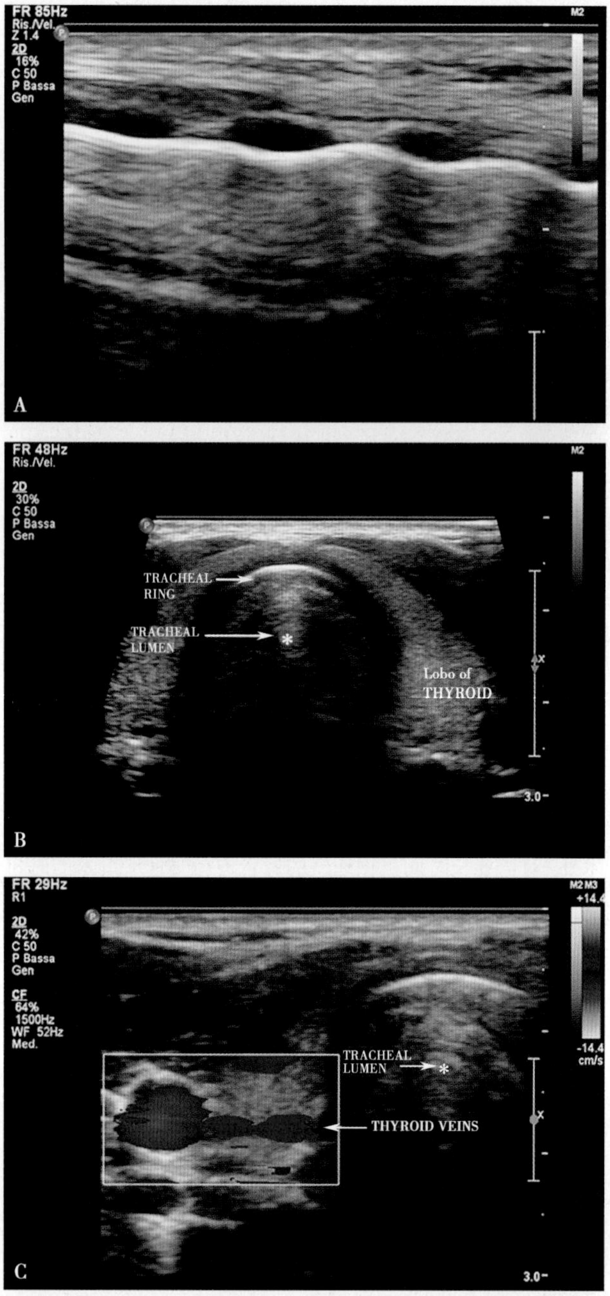

图 38-4 超声评价颈前区可能是改善术前评估和鉴别术中潜在出血并发症的有效经济支持。A. 矢状超声图像显示上 4 个气管环。B. 横超声显示气管前壁、气管管腔阴影、甲状腺。C. 气管和周围结构的轴向图像，描绘血管结构（甲状腺静脉）

气道造口术培训

PDT 易学，由于伦理和经济方面的考虑 [41]，PDT 培训通常在医学人体模型或者动物模型上进行。猪的模型可能提供了一个更现实的方法 [42-44]。一个意大利团队测试了猪的模型在培养住院医师成功进行 PDT 技术的有效性 [45]。该模型由一个喉部和没有咽部和气管周围组织的气管组成。在植入人体模型颈部之前 [46]，用海绵和塑料包装（模拟皮肤）作为支撑，将该模型放置于此。

致谢

特别感谢 S. G. Battista 医院 Elio Rolfo 博士（内科）和 Daniela Pasero 博士（心血管麻醉科）提供超声图片。

知识点

1. 对气管造口术使用的调查显示，在PDT、气管造口术时机、操作者经验和流程方面存在明显的异质性。
2. PDT可以继续作为一种可选的方法，但并不一定优于其他技术。
3. PDT并非没有并发症，仍然需要掌握熟练的技术和广泛的专业知识。
4. PDT已经是选择气管造口术患者的首选方法。然而，对于颈椎解剖畸形、有颈前手术史、颈椎放疗史、颌面部或颈部外伤、病态肥胖、困难气道或者明显凝血功能障碍的危重症患者，外科气管造口术仍然是首选的方法。
5. 对于需要长时间机械通气的患者，气管造口的最佳时机仍有争议。随机对照研究提供了令人信服的证据，证明常规的早期气管造口术并不一定改善预后。此外，在脱机失败进行气管造口术时，必须考虑到许多患者可能在更长的时间内能够得到改善。

（王景华 译，胡婕 审校）

参考文献

1. Ciaglia P, Firsching R, Syniec C. Elective percutaneous dilatational tracheostomy. A new simple bedside procedure; preliminary report. Chest 1985;87:715-19.
2. Cox CE, Carson SS, Holmes GM, et al. Increase in tracheostomy for prolonged mechanical ventilation in North Carolina, 1993-2002. Crit Care Med 2004;32:2219-26.
3. Frutos-Vivar F, Esteban A, Apezteguia C, et al. Outcome of mechanically ventilated patients who require a tracheostomy. Crit Care Med 2005;33:290-8.
4. Terragni P, Faggiano C, Martin EL, et al. Tracheostomy in mechanical ventilation. Semin Respir Crit Care Med 2014;35:482-91.
5. Blot F, Similowski T, Trouillet JL, et al. Early tracheotomy versus prolonged endotracheal intubation in unselected severely ill ICU patients. Intensive Care Med 2008;34:1779-87.
6. Moller MG, Slaikeu JD, Bonelli P, et al. Early tracheostomy versus late tracheostomy in the surgical intensive care unit. Am J Surg 2005;189:293-6.
7. Flaatten H, Gjerde S, Heimdal JH, et al. The effect of tracheostomy on outcome in intensive care unit patients. Acta Anaesthesiol Scand 2006;50:92-8.
8. Heffner JE. Tracheotomy application and timing. Clin Chest Med 2003;24:389-98.
9. Freeman BD, Isabella K, Lin N, et al. A meta-analysis of prospective trials comparing percutaneous and surgical tracheostomy in critically ill patients. Chest 2000;118:1412-18.
10. Antonelli M, Michetti V, Di Palma A, et al. Percutaneous translaryngeal versus surgical tracheostomy: a randomized trial with 1-yr double-blind follow-up. Crit Care Med 2005;33:1015-20.
11. Anon JM, Escuela MP, Gomez V, et al. Use of percutaneous tracheostomy in intensive care units in Spain. Results of a national survey. Intensive Care Med 2004;30:1212-15.
12. Blot F, Melot C. Indications, timing, and techniques of tracheostomy in 152 French ICUs. Chest 2005;127:1347-52.
13. Fikkers BG, Fransen GA, van der Hoeven JG, et al. Tracheostomy for long-term ventilated patients: a postal survey of ICU practice in The Netherlands. Intensive Care Med 2003;29:1390-3.
14. Krishnan K, Elliot SC, Mallick A. The current practice of tracheostomy in the United Kingdom: a postal survey. Anaesthesia 2005;60:360-4.
15. Vargas M, Servillo G, Antonelli M, et al. Informed consent for tracheostomy procedures in intensive care unit: an Italian national survey. Minerva Anestesiol 2013.
16. Veenith T, Ganeshamoorthy S, Standley T, et al. Intensive care unit tracheostomy: a snapshot of UK practice. Int Arch Med 2008;1:21.
17. Griggs WM, Worthley LI, Gilligan JE, et al. A simple percutaneous tracheostomy technique. Surg Gynecol Obstet 1990;170:543-5.
18. Byhahn C, Lischke V, Halbig S, et al. [Ciaglia blue rhino: a modified technique for percutaneous dilatation tracheostomy. Technique and early clinical results]. Anaesthesist 2000;49:202-6.
19. Fantoni A, Ripamonti D. A non-derivative, non-surgical tracheostomy: the translaryngeal method. Intensive Care Med 1997;23:386-92.
20. Westphal K, Maeser D, Scheifler G, et al. PercuTwist: a new single-dilator technique for percutaneous tracheostomy. Anesth Analg 2003;96:229-32.
21. Zgoda MA, Berger R. Balloon-facilitated percutaneous dilational tracheostomy tube placement: preliminary report of a novel technique. Chest 2005;128:3688-90.
22. Cabrini L, Monti G, Landoni G, et al. Percutaneous tracheostomy, a systematic review. Acta Anaesthesiol Scand 2012;56:270-81.
23. Plummer AL, Gracey DR. Consensus conference on artificial airways in patients receiving mechanical ventilation. Chest 1989;96:178-80.
24. Griffiths J, Barber VS, Morgan L, et al. Systematic review and meta-analysis of studies of the timing of tracheostomy in adult patients undergoing artificial ventilation. BMJ 2005;330:1243.
25. Wang F, Wu Y, Bo L, et al. The timing of tracheotomy in critically ill patients undergoing mechanical ventilation: a systematic review and meta-analysis of randomized controlled trials. Chest 2011;140:1456-65.
26. Terragni PP, Antonelli M, Fumagalli R, et al. Early vs. late tracheotomy for prevention of pneumonia in mechanically ventilated adult ICU patients: a randomized controlled trial. JAMA 2010;303:1483-9.
27. Trouillet JL, Luyt CE, Guiguet M, et al. Early percutaneous tracheotomy versus prolonged intubation of mechanically ventilated patients after cardiac surgery: a randomized trial. Ann Intern Med 2011;154:373-83.
28. Young DM, Harrison DA, Cuthbertson BH, et al. Effect of early vs. late tracheostomy placement on survival in patients receiving mechanical ventilation. The TracMan Randomized Trial. JAMA 2013;309:2121-9.
29. Scales DC, Ferguson ND. Early vs. late tracheotomy in ICU patients. JAMA 2010;303:1537-8.
30. Armstrong PA, McCarthy MC, Peoples JB. Reduced use of resources by early tracheostomy in ventilator-dependent patients with blunt trauma. Surgery 1998;124:763-6, discussion 6-7.
31. Kluger Y, Paul DB, Lucke J, et al. Early tracheostomy in trauma patients. Eur J Emerg Med 1996;3:95-101.
32. Koh WY, Lew TW, Chin NM, et al. Tracheostomy in a neuro-intensive care setting: indications and timing. Anaesth Intensive Care 1997;25:365-8.
33. Qureshi AI, Suarez JI, Parekh PD, et al. Prediction and timing of tracheostomy in patients with infratentorial lesions requiring mechanical ventilatory support. Crit Care Med 2000;28:1383-7.
34. Mascia L, Corno E, Terragni PP, et al. Pro/con clinical debate: tracheostomy is ideal for withdrawal of mechanical ventilation in severe neurological impairment. Crit Care 2004;8:327-30.
35. Kollig E, Heydenreich U, Roetman B, et al. Ultrasound and bronchoscopic controlled percutaneous tracheostomy on trauma ICU. Injury 2000;31:663-8.
36. Jackson LS, Davis JW, Kaups KL, et al. Percutaneous tracheostomy: to bronch or not to bronch-that is the question. J Trauma 2011;71:1553-6.
37. Barba CA, Angood PB, Kauder DR, et al. Bronchoscopic guidance makes percutaneous tracheostomy a safe, cost-effective, and easy-to-teach procedure. Surgery 1995;118:879-83.
38. Muhammad JK, Major E, Wood A, et al. Percutaneous dilatational tracheostomy: haemorrhagic complications and the vascular anatomy of the anterior neck. A review based on 497 cases. Int J Oral Maxillofac Surg 2000;29:217-22.
39. Rajajee V, Fletcher JJ, Rochlen LR, et al. Real-time ultrasound-guided percutaneous dilatational tracheostomy: a feasibility study. Crit Care 2011;15:R67.
40. Rudas M, Seppelt I. Safety and efficacy of ultrasonography before and during percutaneous dilatational tracheostomy in adult patients: a systematic review. Crit Care Resusc 2012;14:297-301.
41. Polderman KH, Spijkstra JJ, de Bree R, et al. Percutaneous dilatational tracheostomy in the ICU: optimal organization, low complication rates, and description of a new complication. Chest 2003;123:1595-602.
42. Fikkers BG, van Vugt S, van der Hoeven JG, et al. Emergency cricothyrotomy: a randomised crossover trial comparing the wire-guided and catheter-over-needle techniques. Anaesthesia 2004;59:1008-11.
43. Gardiner Q, White PS, Carson D, et al. Technique training: endoscopic percutaneous tracheostomy. Br J Anaesth 1998;81:401-3.
44. Stringer KR, Bajenov S, Yentis SM. Training in airway management. Anaesthesia 2002;57:967-83.
45. Cho J, Kang GH, Kim EC, et al. Comparison of manikin versus porcine models in cricothyrotomy procedure training. Emerg Med J 2008;25:732-4.
46. Fiorelli A, Carelli E, Angioletti D, et al. A home-made animal model in comparison with a standard manikin for teaching percutaneous dilatational tracheostomy. Interact Cardiovasc Thorac Surg 2015;20:248-53.

39

机 械 通 气

Neil R. MacIntyre

正压机械通气支持向气道提供压力和流量，以影响氧气（oxygen，O_2）和二氧化碳（carbon dioxide，CO_2）在环境和肺毛细血管床之间的运输。机械通气的总体临床目标是在解除通气肌肉负荷的同时，在动脉血液中维持适当水平的氧气和二氧化碳含量。另一个同样重要的目标是在不损害肺部的情况下提供这种支持。正压机械通气可通过人工气道或贴合型面罩来实现（无创通气，详细讨论见第 62 章）。

现代机械呼吸机的设计特点

大多数现代呼吸机使用高压气体来驱动气体流动[1]。潮式呼吸是由这种气体流动产生的，并且可以根据什么启动呼吸（触发变量），什么控制呼吸期间的气体输送（目标或限制变量），以及什么终止呼吸（循环变量）进行分类[2]。一般来说，呼吸可以通过患者的努力（辅助呼吸）或机器计时器（控制呼吸）启动（触发）。目标或限制变量要么是设定气体流量，要么是设置吸气压力。随着气体流量的确定，呼吸机调整压力，以维持临床医生确定的流量模式。与此相反，如果确定了通气压力，呼吸机调整气体流量，以保持临床医生确定的吸气压力。循环变量是一个固定的容量、流量或设定的吸气时间。如果超过了压力限制，也可以循环呼吸。使用这种方法，基于触发器、目标和循环标准，现代机械呼吸机的呼吸传递算法可分为五种基本呼吸方式：①容量控制（volume control，VC）；②容量辅助（volume assist，VA）；③压力控制（pressure control，PC）；④压力辅助（pressure assist，PA）；⑤压力支持（pressure support，PS）[2]（图 39-1）。

不同呼吸类型的可用性和递送逻辑决定了机械通气支持的模式。模式控制器是一种基于电子、气动或微处理器的系统，其设计目的是根据设定的算法和反馈数据（条件变量）提供适当的呼吸组合。最常见的五种模式是容量辅助控制通气（volume assist-control，VACV）、压力辅助控制通气（pressure assist-control，PACV）、容量同步间歇强制通气（volume synchronized intermittent mandatory ventilation，V-SIMV）、压力间歇强制通气（pressure intermittent mandatory ventilation，P-SIMV）和单独压力支持通气（pressure support ventilation，PSV）。

新型呼吸机设计将先进的监测和反馈功能纳入这些控制器中，以便在患者的病情出现变化时，对模式算法进行持续的调整[3]。这些新的反馈设计中最常用的是在 PACV 或 PSV 中添加容量目标反馈特性，分别称为压力调节容量控制（pressure regulated volume control，PRVC）和容量支持（volume support，VS）。此特征调节吸气压力水平以达到控制通气容量的目标。压力定向呼吸的反馈机制除潮气量之外，还可以结合输入（例如，潮气末期 CO_2、分钟通气量或呼吸速率）以调整吸气压力（例如，专有的“智能护理”系统）[4]。

正压机械通气的不良反应

呼吸机诱发的肺损伤

正压通气时的过度扩张可能会导致肺损伤。最常见的损伤是肺泡破裂，表现为肺泡外气体扩散到纵隔腔（肺纵隔）、心包（肺心包）、皮下组织（皮下气肿）、胸膜（气胸）和血管（空气栓塞）[5]。肺泡外气体的风险是肺泡过度扩张的大小和持续时间的函数。因此，呼吸系统力学和机械通气策略的相互作用[例如，局部高潮气量和呼气末正压通气（positive end expiratory pressure，PEEP）；应用的和内在的原因]，使肺泡产生了过度扩张区域（即，经肺扩张压力超过 40 = cmH_2O）。从而，产生有破裂风险的肺泡单元。

肺实质损伤不仅与肺泡外气体有关，也可通过机械通气策略产生。机械通气策略将肺扩张到超过正常最大容量（如，容积伤与肺扩张压力 > 30 = cmH_2O 有关）[6-10]。病理上表现为弥漫性肺泡损伤，与细胞因子释放[11]和细菌易位[12]有关。

呼吸机引起的肺损伤（ventilator-induced lung injury，VILI）除了由肺单纯的过度扩张引起外，还可能有其他决定因素。其中可能是过度潮气量扩张（即，肺部大于正常理想体重的潮气量 4～8ml/kg 重复循环）[13]和通气循环期间受伤肺泡重复打开和塌陷时发生的剪切应力现象[9, 14-16]。此外，VILI 可能是通过增加过度肺部潮汐扩张的频率而恶化，这种恶化也可能来自与快速初始气流进入肺相关的加速力。

当低阻力 / 高顺应性单元在高肺泡扩张压力的环境中接受不成比例的高区域潮气量时会发生 VILI（图 39-2）。关注过度扩张损伤是使用“肺保护”呼吸机策略的基本原理，该策

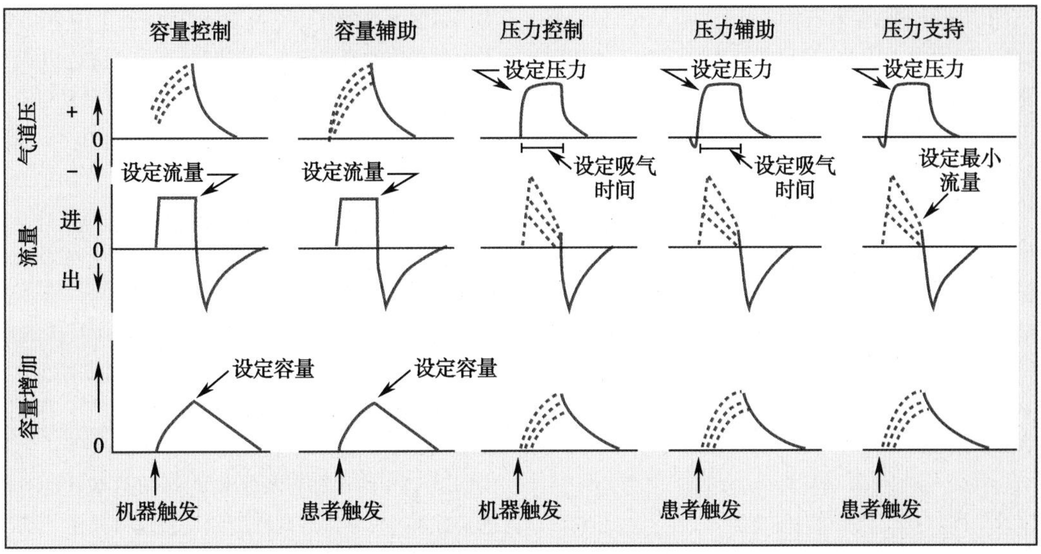

图 39-1 随着时间的推移，多数现代呼吸机能够描绘5种基本通气模式的气道压、流量和容量曲线。通气模式是根据触发、目标或限制以及循环变量进行分类的。（文献来源：MacIntyre NR. Mechanical ventilatory support. In：Dantzker D，MacIntyre NR，Bakow E，editors. Comprehensive Respiratory Care. Philadelphia：Saunders；1995.）

略接受低于正常值的 pH 和氧分压，以换取更低（和更安全）的扩张压力和容量。

心脏效应

除影响通气和通气分布外，正压通气引起的胸内压变化还会影响心血管功能[17,18]。一般来说，随着平均胸内压增加，右心室充盈量减少。这是在高胸内压下使用容量置换维持心输出量的理论基础。此外，高胸内压可以增加右心室后负荷，进一步损害心输出量。相反，由于后负荷的有效减少，胸腔内压力的升高可改善左心室功能[19]。实际上，胸腔内压力的突然释放（例如，在呼吸机断开或自发呼吸试验期间）有时会由于后负荷的急剧增加和静脉回流的增加而导致突发肺水肿[20]。

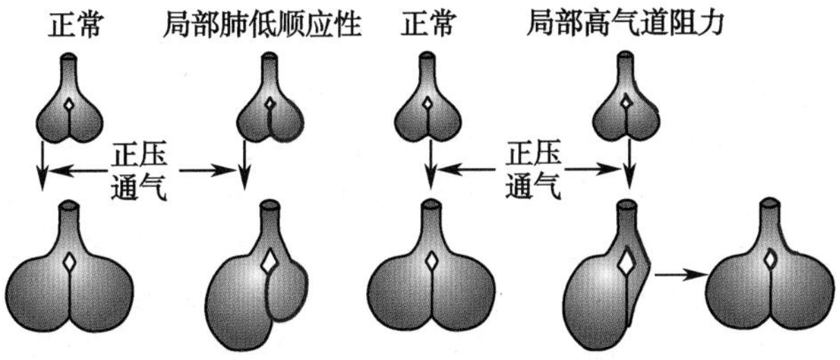

图 39-2 在力学性能一致、顺应性和阻力分布异常时，两单元肺模型的通气分布示意图。需要注意的是，在肺部力学性能不一致时，正压通气会被优先分布到肺部“正常”区域，即使是正常潮气量下，也会产生局部区域的过渡膨胀。C_L，肺顺应性；Raw，气道阻力。（文献来源：MacIntyre NR. Mechanical ventilatory support. In：Dantzker D，MacIntyre NR，Bakow E，editors. Comprehensive Respiratory Care. Philadelphia：Saunders；1995.）

胸内压也可影响渗透压的分布。三区肺模型中肺泡压和灌注压之间的关系有助于解释这一点[21]。具体地说，仰卧的人肺通常处于区域3（血管扩张）状态。然而，随着肺泡内压力的升高，区域2和区域1可以出现，从而产生高单元。实际上，无效腔（即肺的区域1）的增加可能是使用高通气压力或设置高 PEEP（内在的或应用的）通气策略的结果。

正压机械通气会影响心血管功能的其他方面。具体来说，呼吸困难、焦虑和呼吸支持不足引起的不适会导致压力相关的儿茶酚释放，随后会增加心肌氧的需求和心律失常的风险。此外，由于肺损伤导致的气体交换不足，再加上通气肌肉对 O_2 的高消耗，导致混合静脉氧分压低，可能会影响冠状动脉的氧供应。

患者－呼吸机不同步

患者可与辅助呼吸的所有三个阶段相互作用：①触发；②流量输送；③循环[22]。触发不同步，表现为对患者的反应未能识别或反应延迟，可以归因于不敏感或无反应的触发机制或内在的呼气末正压通气（PEEPi），引起对呼吸肌的强加的触发负荷[23]。过度触发（“双重触发”）可源自循环驱动干扰、过早的呼吸循环或者控制呼吸期间观察到的最近描述的“反向”触发[22]。当呼吸机的流量输送算法与患者的反应不匹配时，就会发生流量不同步，并且更可能在固定流量呼吸（即流量固定）期间发生。当呼吸循环的标准在工作时间上不是很短就是很长时，就会出现周期不同步。患者与这些阶段中的任何一个不同步都会给他们的呼吸肌带来不必要的负荷，从而增加肌肉疲劳的风险。此外，不同步的相互作用产生不适和呼吸困难感。

毫无疑问，许多不同步化是微小的，几乎没有临床相关性，严重的不同步化会导致患者严重不适，这是在ICUs中使用镇静剂的适应证[22,23]。因此，这可能会影响呼吸机的使用时间，因为高镇静剂量的使用与较长的呼吸机使用有关。

控制不同步可能是一个重要的临床挑战。在没有自动触发机制的情况下，将触发灵敏度设置为尽可能敏感是至关重要的。明智的做法是，在PEEPi触发负载的设置中使用PEEPe可能会有所帮助。仔细调整流量大小、定时和模式（特别是使用压力定向的、可变流量的呼吸）可能有助于优化流量和循环同步。最后，按比例辅助通气（proportional assist ventilation，PAV）和神经调节通气辅助（neurally adjusted ventilatory assist，NAVA）的新型交互模式将来可能会为同步的优化提供帮助[4]。

氧中毒

已知氧浓度接近100%会对气道和肺实质造成氧化损伤[24]。支持这一概念的大多数数据来自动物研究，然而，动物和人类通常具有不同的氧耐受性。目前还不清楚患者的“安全”氧气浓度或暴露时间。大多数共识认为，长时间通气过程中吸入氧浓度（fraction of inspired oxygen，FiO_2）值小于0.4是安全的，如果可能的话，应该避免FiO_2值大于0.8。

呼吸机相关感染

机械通气患者发生肺部感染的风险增加有几个原因[25,26]：①声门闭合的自然保护机制被气管内导管破坏，这使得口咽部物质不断地渗入气道。②气管导管本身会损伤咳嗽反射，是病原体进入肺部的潜在入口。如果管路受到污染，这尤为重要。③基础疾病和并发症引起的气道和肺实质损伤使肺易于感染。④重症监护室（intensive care unit，ICU）的环境本身由于大量使用抗生素，而且病重的患者近在咫尺，因此存在各种院内感染的风险，这些感染常常来自抗生素耐药微生物。

预防呼吸机相关性气管支气管炎和肺炎是至关重要的，因为这些疾病的发展严重影响住院时间和死亡率[25,26]。手卫生和精心选择的抗生素治疗其他感染可能都有重要的益处。避免破坏回路完整性的管理策略（例如，仅在明显受到污染时才改变回路）也似乎有帮助。最后，声门下分泌物的持续引流可能是减少肺部被口咽材料污染的简单方法。

正压机械通气的应用

权衡取舍

为了提供充足的通气量，并尽量减少VILI，必须权衡机械通气的目的。特别是，对潜在的有害压力、容量和补充O_2的需求与气体交换支持的益处之间有所权衡。为此，在过去10年中，对气体交换的目标进行了修订，包括pH，目标低至7.15～7.20，氧分压目标低至55mmHg。如果肺部能够免受VILI，现在认为这些改善是可以接受的[27]。因此，选择呼吸机提供最低水平的气体交换支持，同时满足两个机械通气目标：①提供足够的通气量或“外部”呼气末正压（PEEP）（PEEPe）以恢复可复张的肺泡；②避免PEEP-潮气量的结合，这种结合将导致吸气末时肺部区域不必要的过度扩张。这些目标体现了“肺保护性”机械通气策略的概念[28]，而这些原则指导了当前关于肺实质和阻塞性肺疾病的具体管理建议。

肺实质损伤

肺实质损伤是指发生在肺间隙和肺间质的病变。一般来说，肺实质损伤会导致肺实变和肺容量减少。此外，患者残余的肺功能会下降，顺应性曲线右移[29]。因此，尽早鉴别实质性肺损伤对于患者预后极其重要。然而，大多数弥漫性疾病（例如，弥漫性心源性水肿）不同区域往往存在不同程度的炎症，从而导致不同程度的机械通气异常[29-32]。这种异质性会对特定机械通气策略的效果产生重大影响。这是因为输送的气体优先流向顺应性最强、阻力最低的区域（即较正常的区域），而不是顺应性较低的病变区域（图39-2）。因此，一个“正常值”的潮气量可能优先分布到较健康区域，导致更高的区域潮气量和潜在的区域性过度膨胀损伤[30]。

支持肺实质损伤患者的频率-潮气量设置必须聚焦于限制吸气末期扩张。多项临床试验证实了这种限制对改善患者预后的重要性[33,34]。然而，NIH ARDS网络试验证明采用$<30cmH_2O$压力和以6 ml/kg的标准计算潮气量的呼吸策略，与按照12ml/kg标准计算的潮气量相比，可降低10%的死亡率[35]。因此，初始潮气量设置应按照6ml/kg的标准进行。此外，如果平台压力（经调整以适应过度胸壁僵硬的影响）超过$30cmH_2O$，则应考虑进一步降低这种设置。如果患者明显不适或气体交换效果不佳，则可考虑增加潮气量，条件是随后的平台压力不超过$30cmH_2O$。然后调整呼吸速率设置以控制pH。不同于阻塞性疾病（见下文），如果呼吸频率小于35次/min，则实质性损伤的肺组织中空气潴留可能性较低，而且或许不会进展，即使超过50次/min的呼吸频率，患者也极少发生肺空气潴留。

虽然依照体重调整潮气量是合乎逻辑的，但最近的研究表明，在广泛异质性损伤和肺功能极低的情况下（“婴儿肺”），这种策略可能显得过于简单。发生这些状况时，即使是6ml/kg的潮气量也可能超过剩余功能肺的负荷。为了解决这一问题，潮气量标准设置可依据可测量的剩余肺功能（例如，针对“肺张力”）[36]或系统顺应性（例如，将“驱动压力”或平台压力减去PEEP所代表的潮气量/顺应性限制为$<15cmH_2O$）[37]。这些策略的临床效果有待研究。

选择定压型通气或定容型通气通常取决于临床医生对这两种模式的熟悉程度，而不是取决于它们之间的重要临床差异。一般来说，当回路中需要限制绝对压力时，或者在可变流量需求下患者呼吸反应程度较为活跃时，优先选择定压型通气。相反，当维持一定程度的分钟通气量时，定容型通气是首选的。定压型通气的容量反馈特征有助于结合可变流量和潮气量目标的优点。

在肺实质损伤中设置吸气时间和吸呼比（I∶E）需要考虑几个因素。正常的I∶E比大约是1∶2到1∶4。这个比例患者舒适度高，是最常用的初始呼吸机设置。还应进行流量图的评估，以确保有足够的呼气时间，以避免PEEPi和肺空气潴留。I∶E延长超过1∶1的生理范围（反比通气，IRV）可用作增加PEEPe以改善严重呼吸衰竭时的V/Q匹配的替代方案[38]。IRV的变化是气道压力释放通气（也称为两相或双相通气）[39]。气道压力释放通气（airway pressure release ventilation，APRV）包括了在定压型通气模式中长期感染期内的自主呼吸能力；APRV可增强肺泡复张，改善患者舒适度。然而，必须强调的是，尽管IRV/APRV策略有一定的生理需求，但是支持其使用的积极的研究结果并不存在[39]。

用机械和气体交换的方法来设置PEEP-FiO_2组合，从而改善氧合。机械方法通常使用静态压力-容量图来设置上下影响点之间的PEEP-潮气量组合[40]，或逐步增加PEEPe来确定最大顺应性的PEEPe水平[41]。一种可减少炎性细胞因子的简单方法是在固定潮气量时以恒定流速呼吸（即"压力指数"）分析气道压力波形[42]。如果压力波形呈稳定增加，则意味着肺泡未复张-塌陷或过度膨胀。相比之下，如果压力波形是向上凸的，则表明肺过度膨胀；如果压力波形是向下凹的，则意味着肺泡塌陷。使用任何一种时，在设置PEEPe之前，可采用肺泡复张的方法恢复最大数量的可复张肺泡。然后FIO_2校正设置为临床可接受的最低水平。

由于机械通气方法耗时且具有技术挑战性，因此常使用气体交换标准来指导PEEPe和FiO_2的设置。气体交换的条件往往涉及在限制PAO平台压力和最小化FiO_2的同时，计算O_2的动脉分压（表39-1）[43]。值得注意的是，PEEP-FiO_2运算法则的构建通常是经验性的，取决于临床医生对高胸内压、高FiO_2和低动脉氧饱和度的相对"毒性"的认识。一项包含三个大型研究的meta分析比较了保守与积极PEEP-FiO_2方式（平均PEEPe 7～9cmH_2O *vs*. 平均PEEPe 14～16cmH_2O）。研究结果表明，对于严重肺损伤的患者（$PaO_2/FiO_2<200$），更激进的策略是有益的，而肺损伤程度底的患者，保守策略更为有益[43]。

阻塞性呼吸道疾病

气流阻塞引起的呼吸衰竭是气道阻力增加的直接结果。气道狭窄和阻力增加导致两个重要的机械变化：①气流所需的压力增加可能使呼吸肌超负荷，产生"通气泵衰竭"，使自主呼吸的分钟通气量不足以满足气体交换；②狭窄的气道导致肺部一些区域不能正常排空、不能恢复正常静息容积，从而导致PEEPi[44]。这些膨胀过度的区域产生无效腔，使吸气肌受损，进一步恶化了肌肉功能。过度膨胀的区域可通过影响调节，从而侵犯肺部的健康区域。空气潴留和PEEPi区域也可作为触发机械通气的阈值负荷[22,45,46]。

某些气体交换异常可伴随使气流阻塞恶化。第一，虽然哮喘患者可能由于呼吸困难而出现短暂的换气过度，但阻塞性肺病患者会使呼吸功能衰竭出现恶化，其特征为分钟通气量下降，原因是呼吸肌会在气流阻塞时变得疲劳[47]。临床上这种情况就是高碳酸性呼吸衰竭。第二，如前所述，局部肺萎陷和局部换气不足可导致V/Q失调，出现进行性低氧血症。然而，肺泡炎症和充血不是单纯性气流阻塞引起呼吸衰竭的特征性表现。因此，与肺实质损伤相比，分流不是问题。第三，肺的过度扩张区域，加上一些患者潜在的肺气肿改变，导致毛细血管损伤和无效腔增加。这种浪费的通气进一步损害了吸气肌为肺泡气体交换提供充足通气的能力。肺气肿部分也减少了反冲性能，从而恶化空气潴留。第四，低氧性肺血管收缩，再加上某些气道疾病的慢性肺血管改变，使右心室负荷过重，进一步减少流向肺部的血流，使无效腔恶化[47]。

在阻塞性肺疾病中设置频率-潮气量模式时需考虑多种因素，这些因素与肺实质损伤相似。具体而言，潮气量应该足够低（例如，6ml/kg的理想体重）以确保平台压力小于30cmH_2O。然而，在阻塞性疾病中，临床医生应注意，即使存在可接受的平台压力值，高气道压力峰值可能会在摆动效应的作用下导致肺部某些区域会在瞬间出现过度扩张损伤（图39-2）。与肺实质损伤类似，潮气量的减小应满足平台压的目标。如果平台压力值不超过30cmH_2O，潮气量的增加可提高舒适度或气体交换。设定的速率用于控制pH值。然而，与实质性疾病不同的是，肺气肿升高的气道阻力和通常较低的反冲压极大地增加了PEEPi和空气潴留的可能性，这限制了可用的呼吸频率范围。

在阻塞性肺疾病中，吸呼比被设置得尽可能低，以最大限度减少空气潴留的发展。出于同样的原因，IRV策略几乎被禁用。

表39-1 美国国立卫生研究院急性呼吸窘迫综合征网络研究PEEP-FiO_2表格

保守的PEEP方式																	
FiO_2	30	40	40	50	50	60	70	70	70	80	90	90	90	1	1	1	1
PEEP	5	5	8	8	10	10	10	12	14	14	14	16	18	18	20	22	24

积极的PEEP方式														
FiO_2	30	30	40	40	50	50	60	60	70	80	80	90	1	1
PEEP	12	14	14	16	16	18	18	20	20	20	22	22	22	24

目标：氧分压（PO_2）55～80，脉搏氧饱和度（SpO_2）88%～95%。如果低于目标，则上调一级；如果高于目标，则下调一级。FiO_2：吸入氧浓度（%）；PEEP：呼气末正压（cmH_2O）。数据来源于美国国立卫生研究院国家心脏、肺和血液研究所。

与肺实质损伤相比，肺泡复张的问题在阻塞性肺疾病中不突出。表 39-1 中的 PEEP-FiO_2 步骤可能应该转为保守策略，用以强调 FiO_2 应用于氧合支持。然而，当 PEEPi 作为吸气阈负荷尝试触发患者呼吸时，PEEP 可在阻塞性肺疾病患者中发挥特定作用。在这种情况下，明智地应用 PEEPe（PEEPie 高达 75%～85%）可以“平衡”整个呼吸回路的呼气压力，以减少这种触发负荷并促进触发过程[45, 46]。一般情况下，当 PEEPe 低于 PEEPi 水平时对总 PEEP 几乎没有影响。然而，在极少数情况下，少量 PEEPe 能够减少 PEEPi 和空气潴留，可能是通过夹板固定打开塌陷的小气道来实现的[48]。

管理正常肺（神经肌肉损伤与围手术期设置）

机械通气在肺功能正常的患者应用时，VILI 的风险较低。这是因为肺呼吸力学接近正常，局部过度膨胀的可能性很低。因此，机械通气时选择较“大”的潮气量（例如，高达 10ml/kg IBW）以改善患者舒适度，维持肺泡复张和预防肺不张。然而，最近在围手术期条件下进行的一系列试验表明，限制平台压力和潮气量可以减少术后呼吸并发症，这对大潮气量方法提出了挑战。[49-51]。

无论潮气量的设置如何，都应监测最大扩张压力并保持尽可能的低水平，同时仍然与前面提到的其他目标保持一致。当然，平台压应始终保持在 30cmH_2O 以下。低水平的 PEEPe 往往有助于预防长期卧床且分泌物清除能力差或者自发性叹息呼吸患者的肺不张。

重要的是，在严重中枢神经系统（central nervous system，CNS）损伤的情况下，基于高胸内压和高 PCO_2 水平的不良反应应调整基本的肺保护策略（例如，较低的 PEEPe 设置和更高的分钟通气设置）。

呼吸衰竭恢复：呼吸机撤离过程

一旦呼吸衰竭的原因稳定并开始逆转，注意力应转向呼吸机撤退过程。多项循证指南都集中于自主呼吸试验（spontaneous breathing trials，SBTs）在确定是否需要持续机械通气支持方面的关键作用[52, 53]。一般来说，一旦患者稳定，有足够的气体交换和较低的 PEEP/FiO_2 需求，并且停止使用血管活性药物，就应该开始每日 SBTs。重要的是，SBTs 应该与镇静最小化方案联系起来以获得最大的成功。

对于能舒适地耐受 SBT 达 2 小时的患者，应进行评估以确定人工气道是否可以移除。对于 SBT 失败的患者，应提供舒适的交互式通气支持，直到下一次尝试 SBT。这通常是在第二天，但在肺功能迅速恢复患者（例如，麻醉后或药物过量）中可能更常见。虽然压力支持模式经常用于此目的，但是压力辅助控制也可以发挥这一作用。当使用压力辅助控制时，控制率被设置的相当低（甚至为 0），并且吸气压力通过滴定设置以满足舒适性。与压力支持类似，这种方法是患者触发和定压的，但与压力支持的流量循环相反，它是时间循环的。

对呼吸机撤离过程的更详细的讨论见第 63 章。

结论

正压机械通气支持是呼吸衰竭患者治疗的重要手段。然而，值得注意的是，这种技术是支持，而不是治疗，并且它不能治愈肺损伤。事实上，我们最希望的是在不损害肺部的情况下通过支持气体交换而争取时间。

正压机械通气的目的是提供足够的呼吸支持。主要目标是减少呼吸肌负荷，优化换气 - 灌注匹配，以确保充分的气体交换。重要的并发症包括呼吸机引起的肺损伤、心脏损害、氧中毒和患者不适。应用机械通气支持时常常需要权衡，因为临床医生会试图平衡气体交换需求与并发症的风险。未来的创新不能简单地关注生理终点。相反，创新应该在临床相关因素中显示出益处，例如死亡率、无呼吸机天数、气压伤和成本。只有这样，我们才能正确评估这项应用于重要的生命支持技术、但又常常令人困惑的新方法。

知识点

1. 呼吸机呼吸传送的特点有触发、目标和循环变量。
2. 正压呼吸与呼吸系统力学的相互作用由运动方程式概括：气道压力 =（流量 × 阻力）+（容积 / 系统顺应性）+ PEEP。
3. 正压机械通气的目的是提供足够的气体交换，同时保护肺部免受过度扩张和复张 - 不张的损伤。
4. 在阻塞性肺疾病中，正压机械通气增加了由于空气潴留而导致过度扩张的风险。

（王景华 译，胡婕 审校）

参考文献

1. American Society for Testing and Materials. Standards specifications for ventilators intended for use in critical care. ASTM Standards 1991;36:1123–1155.
2. MacIntyre NR. Principles of mechanical ventilation. In: Mason R, Broaddus V (eds). Murray Nadel Textbook of Respiratory Medicine, 5th ed. Philadelphia: Elsevier; 2010.
3. MacIntyre NR, Branson RD. Feedback enhancements on conventional mechanical breaths. In: Tobin M (ed). Principles and Practice of Mechanical Ventilation. 3rd ed. New York: McGraw-Hill; 2013. 403–414.
4. Lellouche F, Brochard L. Advanced closed loops during mechanical ventilation (PAV, NAVA, ASV, SmartCare). Clinical Anaesthesiol 2009;23:81–93.
5. Pierson DL. Alveolar rupture during mechanical ventilation; role of PEEP, peak airway pressure and distending volume. Resp Care 1988;33:472–482.
6. Dreyfuss D, Saumon G. Ventilator-induced lung injury: lessons from experimental studies. Am J Respir Crit Care Med 1998;157:294–323.
7. Dreyfuss D, Soler P, Bassett G, et al. High inflation pressure pulmonary edema. Am Rev Respir Dis 1988;137:1159–1164.
8. Muscedere JG, Mullen JB, Gan K, Slutsky AS. Tidal ventilation at low airway pressures can augment lung injury. Am J Respir Crit Care Med 1994;149:1327–1334.
9. Plotz FB, Slutsky AS, van Vught AJ, Heijnen CJ. Ventilator-induced lung injury and multiple system organ failure: a critical review of facts and hypotheses. Intensive Care Med 2004;30:1865–1872.
10. Slutsky RS, Ranieri VM. Ventilator-induced lung injury. N Engl J Med 2013;369:2126–2136.
11. Ranieri VM, Suter PM, Totorella C, et al. Effect of mechanical ventilation on inflammatory mediators in patients with acute respiratory distress syndrome. JAMA 1999;282:54–61.
12. Nahum A, Hoyt J, Schmitz L, et al. Effect of mechanical ventilation strategy on dissemination of intertracheally instilled *E. coli* in dogs. Crit Care Med 1997;25:1733–1743.
13. Hager DN, Krishnan JA, Hayden DL, Brower RG. Tidal volume reduction in patients with acute lung injury when plateau pressures are not high. Am J Respir Crit Care Med 2005;172:1241–1245.
14. Benito S, Lemaire F. Pulmonary pressure-volume relationship in acute respiratory distress syndrome in adults: role of positive and expiratory pressure. J Crit Care 1990;5:27–34.
15. Gajic O, Lee J, Doerr CH, et al. Ventilator-induced cell wounding and repair in the intact lung. Am J Respir Crit Care Med 2003;167:1057–1063.

16. Tschumperlin DJ, Oswari J, Margulies AS. Deformation-induced injury of alveolar epithelial cells: effects of frequency, duration, and amplitude. Am J Respir Crit Care Med 2000;162:357–362.
17. Rich BR, Reickert CA, Sawada S, et al. Effect of rate and inspiratory flow on ventilator-induced lung injury. J Trauma 2000;49:903–911.
18. Pinsky MR, Guimond JG. The effects of positive end-expiratory pressure on heart-lung interactions. J Crit Care 1991;6:1–15.
19. Marini JJ, Culver BH, Butler J. Mechanical effect of lung inflation with positive pressure on cardiac function. Am Rev Respir Dis 1979;124:382–386.
20. Lemaire F, Teboul JL, Cinotti L, et al. Acute left ventricular dysfunction during unsuccessful weaning from mechanical ventilation. Anesthesiology 1988;69:171–179.
21. Hughes JM, Glazier JB, Maloney JE, West JB. Effect of lung volume on the distribution of pulmonary blood flow in man. Respir Physiol 1968;4:58–72.
22. Gilstrap D, MacIntyre NR. Patient-ventilator interactions. Am J Resp Crit Care Med 2013;188(9):1058.
23. Thille AW, Rodriguez P, Cabello B, Lellouche F, Brochard L. Patient-ventilator asynchrony during assisted mechanical ventilation. Int Care Med 2006;32:1515–1522.
24. Bitterman H. Bench to bedside review: oxygen as a drug. Crit Care 2009;13(1):205–210.
25. Albertos R, Caralt B, Rello J. Ventilator-associated pneumonia management in critical illness. Curr Opin Gastroenterol 2011;27(2):160–166.
26. Collard HR, Saint S, Matthay MA. Prevention of ventilator-associated pneumonia: an evidence-based systematic review. Ann Intern Med 2003;138:494–501.
27. Hager DN, Brower RG. Customizing lung-protective mechanical ventilation strategies. Crit Care Med 2006;34:1554–1555.
28. Petrucci N, De Feo C. Lung protective ventilation strategy for the acute respiratory distress syndrome. Cochrane Database Syst Rev 2013;2:CD003844
29. Gattinoni L, Presenti A, Avalli L, Rossi F, Bombino M. Pressure-volume curve of total respiratory system in acute respiratory failure: computed tomographic scan study. Am Rev Respir Dis 1987;136: 730–736.
30. Gattinoni L, Pesenti A. The concept of "baby lung." Intensive Care Med 2005;31:776–784.
31. Gattinoni L, Caironi P, Cressoni M, et al. Lung recruitment in patients with the acute respiratory distress syndrome. N Engl J Med 2006;354:1775–1786.
32. Gattinoni L, Pelosi P, Crotti S, et al. Effects of positive end expiratory pressure on regional distribution of tidal volume and recruitment in adult respiratory distress syndrome. Am J Respir Crit Care Med 1995;151:1807–1814.
33. Amato MB, Barbas CSV, Medievos DM, et al. Effect of a protective ventilation strategy on mortality in ARDS. N Engl J Med 1998;338:347–354.
34. Villar J, Kacmarek R, Peres-Mendez L, et al. A high positive end expiratory pressure low tidal volume strategy improves outcome in persistent ARDS. Crit Care Med 2006;34:1311–1318.
35. NIH ARDS Network. Ventilation with lower tidal volumes as compared with traditional tidal volumes for acute lung injury and the acute respiratory distress syndrome. N Engl J Med 2000;342: 1301–1308.
36. Protti A, Andreis DT, Menti M, et al. Lung stress and strain during mechanical ventilation: any difference between statistics and dynamics? Crit Care Med 2013;41:1046–1055.
37. Marcelo BP, Amato MD, Marueen O, et al. Driving pressure and survival in the acute respiratory distress syndrome. N Engl J Med 2015;372:747–754.
38. Cole AGH, Weller SF, Sykes MD. Inverse ratio ventilation compared with PEEP in adult respiratory failure. Intensive Care Med 1984;10:227–232.
39. Myers T, MacIntyre NR. Does airway pressure release ventilation offer important new advantages in mechanical ventilatory support?. Resp Care 2007;52:452–460.
40. Putensen C, Bain M, Hormann C. Selecting ventilator settings according to the variables derived from the quasi static pressure volume relationship in patients with acute lung injury. Anesth Analg 1993;77:436–447.
41. Caramez MP, Kacmarek RM, Helmy M, et al. A comparison of methods to identify open-lung PEEP. Intensive Care Med 2009;35:740–747.
42. Grasso S, Terragni P, Mascia L, et al. Airway pressure-time curve profile (stress index) detects tidal recruitment/hyperinflation in experimental acute lung injury. Crit Care Med 2004;32:1018–1027.
43. Briel M, Meade M, Mercat A, et al. Higher vs. lower positive end-expiratory pressure in patients with acute lung injury and acute respiratory distress syndrome: systematic review and meta-analysis. JAMA 2010;303:865–873.
44. Marini JJ, Crooke PS. A general mathematical model for respiratory dynamics relevant to the clinical setting. Am Rev Respir Dis 1993;147:14–24.
45. Reissmann HK, Ranieri VM, Goldberg P, Gottfried SB. Continuous positive airway pressure facilitates spontaneous breathing in weaning chronic obstructive pulmonary disease patients by improving breathing pattern and gas exchange. Intensive Care Med 2000;26:1764–1772.
46. MacIntyre NR, McConnell R, Cheng KC. Applied PEEP reduces the inspiratory load of intrinsic PEEP during pressure support. Chest 1997;111:188–193.
47. MacIntyre NR. Mechanical ventilation strategies for obstructive airway disease. In: MacIntyre NR, Branson R (eds). Mechanical Ventilation. 2nd ed. Philadelphia: Saunders; 2009.
48. Caramez MP, Borges JB, Tucci MR, Okamoto VN, Carvalho CR, Kacmarek RM, Malhotra A, Velasco IT, Amato MB. Paradoxical responses to positive end-expiratory pressure in patients with airway obstruction during controlled ventilation. Crit Care Med 2005;33(7):1519–1528.
49. Tao T, Bo L, Chen F, Xie Q, Zou Y, Hu B, Li J, Deng X. Effect of protective ventilation on postoperative pulmonary complications in patients undergoing general anaesthesia: a meta-analysis of randomised controlled trials. BMJ Open 2014;4(6):e005208.
50. Sutherasan Y, Vargas M, Pelosi P. Protective mechanical ventilation in the non-injured lung: review and meta-analysis. Crit Care 2014;18(2):211.
51. Serpa Neto A, Nagtzaam L, Schultz MJ. Ventilation with lower tidal volumes for critically ill patients without the acute respiratory distress syndrome: a systematic translational review and meta-analysis. Curr Opin Crit Care 2014;20(1):25–32.
52. ACCP/AARC/SCCM Task Force. Evidence-based guidelines for weaning and discontinuing mechanical ventilatory support. Chest 2001;120:Suppl 6.
53. Thille AW, Cortés-Puch I, Esteban A. Weaning from the ventilator and extubation in ICU. Curr Opin Crit Care 2013;19(1):57–64.

40 肾脏替代治疗

Eric Hoste and Floris Vanommeslaeghe

急性肾损伤（acute kidney injury，AKI）是重症监护室（intensive care unit，ICU）重症患者常见的并发症[1-3]。最近的流行病学数据显示，超过 50% 的 ICU 患者存在 AKI，高达 13.5% 的患者需要肾脏替代治疗（renal replacement therapy，RRT）[1-3]。近 10 年来，随着患者年龄的增长，患者的特征发生变化，这些患者存在诸如糖尿病、心血管疾病、高血压等更多的合并症，导致 RRT 治疗的比例明显增加[4,5]。因此，RRT 已成为 ICU 患者必不可少的治疗手段。

RRT 的技术问题

RRT 通常通过体外技术完成，或者利用患者的腹膜作为半透膜进行物质交换。后一种技术主要用于资源贫乏地区，很少在发达国家使用。

体外技术可以用不同的方式来完成（表 40-1），根据 RRT 的持续时间和用于交换溶质和水的技术（弥散或对流）来命名。

弥散和对流

体内的废弃物质可以通过弥散[血液透析（hemodialysis，HD）]或对流（血液滤过）的方式在半透膜上交换（图 40-1）。

在弥散过程中，血液和透析液在血液滤过器半透膜的两侧逆向流动。溶质穿过半透膜的驱动力是溶质的浓度梯度。尿毒症毒素，如尿素氮和肌酐，在血液中浓度较高，而在透析液中则不存在。确定溶质从血液向透析液移动的其他因素是膜的弥散系数、膜壁厚及其表面积。弥散可以非常有效地清除小分子，如钾、铵和肌酐（<20kDa）。它在清除较大溶质和水方面效率较低。在血液滤过中，溶质和水通过膜两侧压差跨膜传输。压力迫使水和溶质从血液端流向所谓的废液。膜的渗透系数和膜两侧压差决定了对流穿过膜的液体和溶质的量。通过泵控制废液量流速。血液滤过在清除水和较大分子（<60kDa）方面更为有效。血液透析滤过则结合了弥散和对流。

目前没有数据表明弥散优于对流。

RRT 的持续时间

间歇性血液透析（intermittent hemodialysis，IHD）是一种非常有效的透析技术，持续 3～4 小时。连续性肾脏替代治疗（continuous renal replacement therapy，CRRT）效率较低，每天持续 24 小时进行。两者相结合称为持续低效每日透析（sustained low-efficiency daily dialysis，SLDID）或延长每日透析（extended daily dialysis，EDD），具有中等功效，每天使用 6～12 小时[6-7]。

使用透析机间歇性和混合治疗也可用于慢性透析患者。透析机通常具有更复杂的接口，因此，往往由透析护士管理。CRRT 通常用的是特别设计的机器，接口相对简单，由 ICU 护士管理。

表 40-1 肾脏替代治疗模式

模式	缩写	每天治疗时间	血液流速	透析液流速
间断血液透析	IHD	2～4h	150～450ml/h	300～600ml/min
联用技术		6～12h	100～200ml/h	250～500ml/min
持续低效每日透析	SLEDD			
延长每日透析	EDD			
长期间断肾脏替代治疗	PIRRT			
连续肾脏替代治疗	CRRT	24h	100～250ml/h	15～60ml/min
连续性静脉 - 静脉血液透析	CVVHD			
连续性静脉 - 静脉血液滤过	CVVH			
连续性静脉 - 静脉血液透析滤过	CVVHDF			
腹膜透析	PD	6×2～4h		

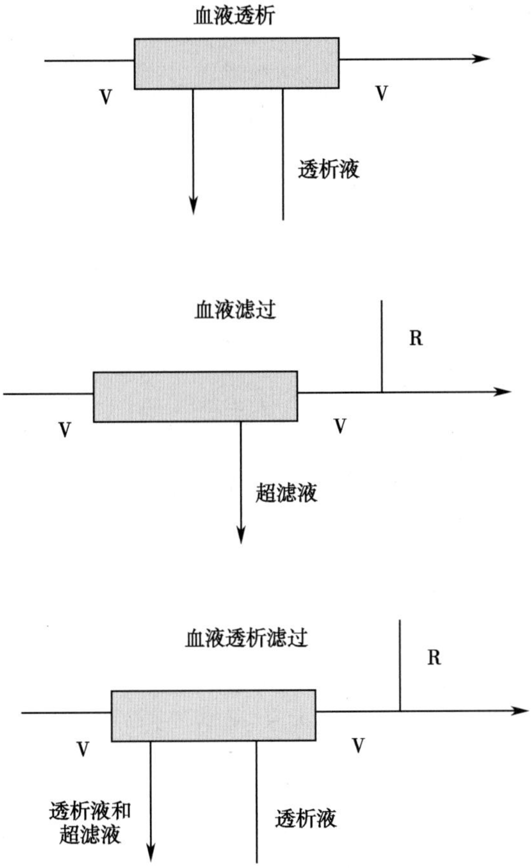

图 40-1　弥散（如血液透析）和对流（如血液滤过）。V，滤器前静脉血和滤器后静脉血；R，置换液

CRRT 的具体细节

图 40-2 展示了 CRRT 的不同模式，诸如连续性静脉 - 静脉血液滤过（continuous venovenous hemofiltration，CVVH），连续性静脉 - 静脉血液透析（continuous venovenous hemodialysis，CVVHD），以及连续性静脉 - 静脉血液透析滤过（continuous venovenous hemodiafiltration，CVVHDF）。

按惯例用尿素清除率来计算 CRRT 剂量。尿素是在血液透析或血液滤过过程中不易被膜截留的小分子。废液流速是指血液滤过和 / 或血液透析所产生的废液量，经过患者体重值的修正，和尿素清除率一样，可以用来表述 CRRT 剂量：每千克体重每小时废液流速[ml/（kg•h）]。对于 60kg 的患者，剂量为 25ml/（kg•h），则废液流速为 25×60＝1 500ml/h。需要用其他液体对部分或全部废液进行替换，否则会导致体液丢失过多。被置换的废液总量将决定患者的体液平衡。置换液的补液方式可分为滤器前补液（前稀释）、滤器后补液（后稀释）或两者结合。后稀释补液时，血液通过血液滤过器的毛细管时被浓缩。这可能会导致滤器毛细管阻塞（部分凝血）或凝血。毛细管减少会导致疗效降低。为了防止这种情况，建议滤过分数（废液流量与血浆流量的比率）＜25%。如今的 CRRT 机仪表板上都会显示滤过分数。另外，前稀释模式可稀释滤过器毛细管中的血液，降低凝血风险，同时也会降低清除率和清除效率。

RRT 的剂量

在 CRRT 中，治疗剂量应为 20～25ml/（kg•h）废液量。两项大型前瞻性随机研究将此剂量与更高剂量进行比较，发现结果相似[8-9]。

在间歇性 RRT 中，透析的最小治疗剂量应每周 3 次，每次持续至少 4 小时，血液流量＞200ml/min，透析液流量＞500ml/min 或每周 Kt/V 指数＞3.9，或维持性透析前尿素浓度在 20～25mmol/L[9-10]。

抗凝

凝血是影响体外治疗的主要障碍之一。当血液在体外时，凝血系统被激活，使血小板活化，部分毛细血管阻塞（降低了透析效率），透析器 / 体外管路甚至会完全凝血 / 阻塞（导致体外血液丢失）。应根据患者自身特点和所选择的模式制定 RRT 抗凝方案。凝血的风险随着血液流速降低或血管通路功能不佳而增高。需要特别注意无抗凝治疗过程，防止管路凝血。红细胞压积高的患者由于血液黏滞度高，故体外循环 / 透析管路的凝血风险较高。在超滤过程中，滤过器局部的红细胞比如升高。因此，在后稀释的 RRT 中，滤过分数（超滤速率与血液流量的比率）可能不超过 25%。在前稀释模式中，血液进入滤过器之前，通过用置换液稀释血液来降低血液的浓缩。血液制品应尽可能与 RRT 分开管理。及时处理泵报警对于避免血流中断是很重要的。最基本的是要做好管路预冲。管路中滴斗壶里血液与空气接触，特别容易发生凝血，需要格外注意。没有证据表明，采用生理盐水间歇性冲洗管路可以有效防止凝血[11]。

- 无抗凝治疗策略

多位研究者阐述有大量 AKI 患者使用无抗凝 RRT 治疗（比例高达 50%～60%）[8-9]。尤其是存在凝血功能障碍的患者，即使不进行抗凝治疗也能达到可接受的治疗时间[12]。在最坏的情况下，管路凝血可损失 200ml 的体外循环血液，甚至静脉通路也会出现问题，而这在出血风险高的患者中是可以预防的。在无抗凝 RRT 中，无论堵塞对滤器性能的影响，还是凝血因子的消耗，均尚未得到很好的研究。

- 普通肝素抗凝

普通肝素（unfractionated heparin，UFH）是使用最广泛的抗凝剂，在透析患者体内的半衰期为 0.5～3 小时[13]。可在 3～5 分钟内快速起效。肝素通过增强凝血酶和抑制活化凝血因子Ⅹ（FⅩa）发挥作用。主要是在滤器前实施输注，可以通过多种给药方案，包括单剂给药、重复给药或持续恒定给药。一种可行的方案是首剂量 500～1 000U，追加剂量 500～750U/h。其他研究者则建议根据体重调整剂量，首剂量 10～20U/（kg•h），追加剂量 10～20U/（kg•h）。这种维持输注通常在治疗结束前 30 分钟停止。对于出现凝血功能障碍或出血风险增加的患者，必须改变剂量。UFH 可以简单

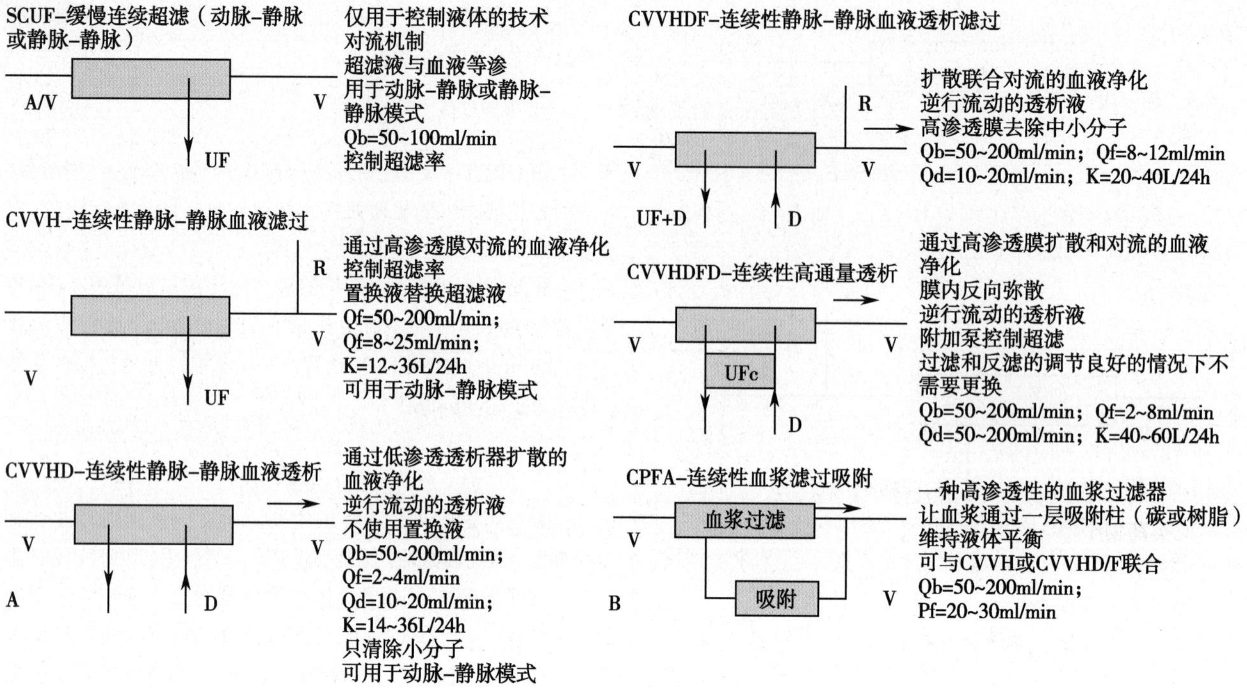

图 40-2 命名不同的连续性肾脏替代疗法示意图及定义。已描述其功能。A：动脉；D：透析液；K：清除率；Pf：血浆过滤率；Qb：血液流量；Qd：透析液流量；Qf：超滤率；UF：超滤；UFc：超滤泵；V：静脉

地通过常规的实验室测试监测，如活化部分凝血活酶时间（activated partial thromboplastintime，APTT）或活化凝血时间（activated coagulation time，ACT）。由于肝素是全身抗凝，故推荐对 ICU 患者使用适当的抗凝指标（APTT 延长 1.5～2 倍，或 ACT 基数增加 40%）。如果需要，可以用鱼精蛋白中和肝素。肝素抗凝失败，可能是由于抗凝血酶缺乏或肝素与血浆蛋白结合而被中和，最终会导致管路凝血。肝素治疗期间，应监测血小板，以便及时发现肝素诱导的血小板减少症（heparin-induced thrombocytopenia，HIT）。当前指南建议，无高危出血倾向的患者在间歇性 RRT 中使用肝素，有枸橼酸禁忌证的患者在持续性 RRT 中使用肝素。

- 低分子肝素抗凝

多项研究表明，低分子肝素（low-molecular-weight heparins，LMWH）是有效的，可以安全地用于长期血液透析的抗凝治疗。低分子肝素可以在透析开始时一次性加入给药：透析开始后立即滤器后给药或透析开始 5 分钟后滤器前给药 [14]。根据体重调节肝素剂量，短期使用无需监测，并且 HIT 发生的风险较低。低分子肝素在急性肾损伤间歇性血液透析中的应用越来越多。低分子肝素可在血液透析（特别是高通膜）过程中被部分清除，但定期测量抗凝血因子 Xa 水平可能对延长透析时间有帮助。

- 枸橼酸抗凝

2012 版《改善全球肾脏病预后组织急性肾损伤诊疗指南》建议，如果没有禁忌，局部枸橼酸抗凝应作为危重患者连续性 RRT 的首选抗凝方案 [15]。枸橼酸可螯合钙，后者是凝血级联多个步骤中必不可少的辅助因子。不同的 RRT 模式应采用不同的透析液 / 置换液，这有多种方案。滤器前输注枸橼酸，可通过直接输注枸橼酸钠溶液，也可将枸橼酸加到前稀释的无钙置换液中，降低游离钙在体外管路中的浓度，达到全血抗凝的水平（即 0.3～0.4mmol/L）。在大多数方案中，尽管近年来人们对于这种即时检测手段的可靠性产生了顾虑，但可通过测量滤器后钙离子浓度调节枸橼酸的剂量。由于枸橼酸以及枸橼酸复合物分子量低（分别为 198 和 258）且筛分系数高，因此可以通过废液被部分地清除。枸橼酸在透析中的清除率较 CVVH 要高，清除率在 20%～60%，这取决于 RRT 的模式和剂量。必须通过输注钙来弥补钙流失，保持体内游离钙浓度在正常范围内。残留的枸橼酸在肝脏、肌肉和肾脏中代谢，产生碳酸氢盐，最终可导致代谢性碱中毒。在大多数的方案中，通过在置换液中使用较低浓度的碳酸氢盐来补偿这种情况。相对地，枸橼酸代谢障碍的患者可能会发生酸中毒。其他可能发生的代谢紊乱包括高钠血症（由于枸橼酸钠的代谢）、低镁血症（由于形成枸橼酸复合物而损失）和低钙血症。最近的研究认为，枸橼酸盐可以安全地用于严重肝衰竭的患者，但在重度休克或严重肝衰竭的患者中会发生枸橼酸盐沉积 [16]。枸橼酸盐沉积过程中，会同时发生总钙升高，游离钙下降。总钙与游离钙的比值是枸橼酸盐中毒的最佳标记物。当该比值高于 2.5 时，必须停止使用枸橼酸。高渗枸橼酸盐溶液的意外快速输注，可导致危及生命的低钙血症是枸橼酸抗凝的主要风险。这种情况下，应当停止使用枸橼酸，并使用含钙透析液继续透析。对于有经验的操作者，很少发生严重的低钙血症并发症，局部枸橼酸抗凝已被证明是安全的。治疗方案中应阐述如何调节各种情况下的流速以防止代谢紊乱。与肝素抗凝相比，枸橼酸抗凝有着更少的管路损耗与滤器故障，出血少，可降低输血率。

此外，枸橼酸是一种能量来源，具有潜在的抗炎作用。

- 普通肝素联合鱼精蛋白抗凝

局部抗凝也可以通过普通肝素和鱼精蛋白联合使用来完成。这种抗凝方法随着枸橼酸抗凝的普及而日益减少。鱼精蛋白有一定的不良反应，如过敏反应、低血压、心脏抑制、白细胞减少症和血小板减少症。此外，由于鱼精蛋白半衰期短于肝素，可能存在抗凝作用反弹。因此，不再建议使用肝素 - 鱼精蛋白局部抗凝 [10, 15, 17]。

- 血小板抑制剂

前列环素（PGI_2）及其相似物（萘莫司他）可抑制血小板聚集与黏附。前列环素可单药抗凝或与肝素联合抗凝，以提高滤器的使用寿命。这种抗凝方法既无大量数据，也没有很多临床用药经验，很多指南性文件均不推荐用于肾脏替代治疗。此类药物不但昂贵，还存在安全性问题，如 PGI_2 的血流动力学稳定性，以及使用萘莫司他引起的过敏反应、粒细胞缺乏症和高钾血症。

血管通路

血管通路采用双腔导管，首选右侧颈内静脉或股静脉。不建议选择锁骨下静脉作为 RRT 导管的血管通路。导管与血管壁的接触可能导致血栓形成及血管狭窄，对于肾功能尚未恢复仍需依赖透析治疗的患者，可能会对动静脉瘘造成损害。当导管插入左侧颈内静脉或锁骨下静脉时出现弯折，则极易发生血栓。

导管尖端应位于大静脉，即下腔静脉或上腔静脉，以达到最佳的血流速度。因此，对于成人导管的最佳长度是右侧颈内静脉 12～15cm，左侧颈内静脉 15～20cm，股静脉 19～24cm。透析导管有几种不同的设计。目前尚不清楚哪种设计更为可取。导管的外径在 11Fr 和 14Fr 之间；导管直径越大血流越好。

RRT 的启动

目前，现有的证据无法对开始 RRT 的时间给出严格的指导意见。如果没有 RRT 的风险，我们不应等到出现绝对指征。但是 RRT 的早期启动将使患者存在导管置入相关的（例如，失血、血栓形成、导管感染）以及体外管路相关的（例如，空气栓塞、低血压）潜在危险 [18]。对于轻度或中度 AKI 患者，RRT 的早期启动支持可能是有益的。然而，现有的数据表明，对于严重脓毒症或脓毒症休克患者，过早启动 RRT，例如在调节炎症反应方面是没有获益的 [19-21]，甚至有一项研究认为是有害的 [22]。

一项 RRT 启动时机的队列研究显示了 RRT 的早期启动可获益 [23]。然而，一些小规模前瞻性随机试验没有显示 RRT 的早期启动有获益 [24-26]。另外，队列研究显示，RRT 启动较晚与预后较差有关 [27-29]。

理解肾功能在一定时间内恶化或恢复的机制将有助于我们确定 RRT 的时间，特别是当我们仅有 RRT 启动的相对标准时（表 40-2）。临床风险评估可以鉴别患者肾功能是否存在进一步恶化的可能。这包括诸如年龄、慢性肾脏疾病和患者疾病严重程度等危险因素。其他已知的方法有特异性肾脏生物标记物的检测和呋塞米应力试验 [30-36]。

肾脏对于去水电解质以及酸碱平衡是至关重要的。因此，对于无尿患者，液体过负荷，严重水电解质及酸碱平衡混乱是早期启动 RRT 的绝对指征（见表 40-2）[37]。

RRT 的模式选择

自 20 世纪 80 年代中期开始采用 CRRT 以来，关于 RRT 最佳模式的争论一直存在。一些相对较小的研究和 meta 分析表明，CRRT 和 IHD 患者的预后相似 [38-39]。然而，各个研究中的患者数量相对较少，患者的基本状况不同，并且所使用的技术（例如，模式、剂量、RRT 启动时机）在研究中各不相同，很难将二者进行比较。然而，当使用 CRRT 时，肾脏的预后可能更好。作为大型随机前瞻性队列研究，ATN 和 RENAL 研究显示 CRRT 与患者肾脏更好地恢复及存活者中更少的终末期肾脏疾病有关 [8, 9, 40-42]。

CRRT 可以使用较低的体外流速进行，并允许在较长的时间内以较低的超滤率脱水，技术上具有增强血流动力学耐受性的特征。因此，即使在专业中心的研究中不能证明对于

表 40-2 RRT 启动指征

适应证	特点
绝对指征	
代谢异常	BUN > 100mg/dl（35.7mmol/L） 高钾血症 > 6mmol/L，合并 ECG 异常 高镁血症 > 8mEq/L（4mmol/L），伴无尿和深部反射消失
酸中毒	pH < 7.15 与二甲双胍有关的乳酸酸中毒
容量过负荷	利尿药耐药
相对指征	
代谢异常	BUN > 76mg/dl（27mmol/L） 高钾血症 > 6mmol/L 血钠异常 高镁血症 > 8mEq/L（4mmol/L）
酸中毒	pH > 7.15
无尿 / 少尿	AKI 1 阶段 AKI 2 阶段 AKI 3 阶段
容量超负荷	利尿药敏感

AKI：急性肾损伤；BUN：血尿素氮；ECG：心电图。

资料来源：Gibney N，Hoste E，Burdmann EA，et al. Timing of initiation and discontinuation of renal replacement therapy in AKI: unanswered key questions. Clin J Am SocNephrol. 2008；3：876-880. Tab 1.

休克患者 CRRT 耐受性比 IHD 更好[15]，但 CRRT 通常推荐用于血流动力学不稳定的患者[43]。

然而，间歇性技术允许每天用一台机器进行多次治疗，而且相对于去购买 CRRT 专用溶液，透析液和置换液可由透析机制备，因此使用的资源较少。CRRT 的成本是否大于 IHD 的成本将取决于具体设置[44,45]。主张 IHD 及综合疗法的一个重要论点是，这些方式可以允许患者在间隙期间进行活动。最近的 meta 分析显示，综合疗法与 CRRT 的效果相同，建议增加间歇性治疗的时间，这样可以综合 IHD 和 CRRT 的优点。然而[46]，这些数据主要是从队列研究中有限数量的患者中获取，使得这一结论容易产生偏移。

特殊适应证

肝素诱导的血小板减少症

使用肝素的患者中，高达 3% 的患者产生针对肝素和血小板因子 4 复合物的抗体，导致血小板减少或有血栓形成。如果怀疑存在 HIT，必须停止使用所有肝素用药，包括低分子肝素、肝素涂层透析膜以及导管封管用的肝素。在这种情况下，指南推荐了各种 RRT 的抗凝方案选择：局部枸橼酸抗凝或直接使用凝血酶抑制剂（如阿加曲班或比伐卢定）或凝血因子Xa 抑制剂（如达那肝素或磺达肝素）[10,15,47]。

高尿素血症患者

当高尿素血症患者（通常超过 175mg/dl）急诊行 RRT 时，应采取措施来预防失衡综合征。这种罕见的神经系统症状以恶心、呕吐、躁动、头痛为特点。然而，一些患者可能进展为癫痫发作、昏迷或死亡。这种综合征主要是由于 RRT 开始后血液渗透压降低，在血液和大脑之间产生渗透压梯度，从而导致水补偿性地流入脑室。为了避免由于渗透压的过大变化而引起的脑水肿，可以采取几种预防措施，以控制血浆尿素氮含量最多减少 40%。透析剂量可以通过降低血流量和透析液流量，使用小膜面积透析器，并限制治疗时间来减少。使用富含钠的透析液可以进一步降低风险[48]。

颅内高压或脑水肿患者

在急性脑损伤患者中，发生需要 RRT 的急性肾损伤可能通过多种方式恶化神经状态。累积的尿素和溶质从血液弥散到脑细胞，从而增加脑细胞的水摄取。血 - 脑屏障的功能障碍加重了这一过程。由于血浆相对于脑细胞的张力降低（如失衡综合征所描述的），水进入脑组织可使颅内压升高导致脑灌注不足。由于脑损伤以及 RRT 时的低血压而导致脑血流量的自动调节减少或缺乏，从而使情况恶化。通过 CRRT 缓慢地清除液体和溶质，可以避免低血压和失衡，这种设置要优于间歇性 RRT。如果患者的颅内出血风险增加，建议采用局部枸橼酸抗凝[17]。

低钠血症患者

如果严重的慢性低钠血症患者使用常规的 RRT 治疗，血清钠浓度可迅速增加，使患者存在渗透性脱髓鞘的风险。高尿素血症可保护大脑免受此侵害[49,50]。为了避免慢性低钠血症患者的渗透性脱髓鞘，单次透析期间治疗必须调整，以确保低钠纠正的速率不超过推荐速率。最简单的方法是选择低效率的 RRT，如做 CVVH，并保持置换液的钠浓度略高于血清钠浓度。在常规的透析液 / 置换液中，钠含量的变化是有限的。可以通过向置换液袋中添加无菌水来达到合适的钠浓度。稀释置换液也会导致钾和碳酸氢盐浓度降低，因此可能导致低钾血症和酸中毒。如果能做血液透析，则可以使用最低可用浓度（130mmol/L），显著降低血液流速[2ml/（kg•min）]，并缩短透析时间[51]。

造影剂肾病的预防

单次透析可从血液中清除 60%～90% 的造影剂[52,53]，且一项研究认为，围手术期 CRRT 在慢性肾脏病患者中可能是有益的。然而[54]，在无严重慢性肾脏疾病患者的 meta 分析研究中无法表明这种策略可以获益[52,55]。考虑到可能的并发症、成本、保障困难和不确定的获益，一些指南不推荐 RRT 用于预防造影剂肾病[15,56]。

严重血流动力学不稳定患者

从死亡率、肾功能恢复和液体清除等方面看，CVVHD、SLEDD 和持续性 HD 的治疗方案似乎对于血流动力学不稳定患者的效果是相同的。治疗这些患者需要采取一些预防措施：减少过度超滤[17,46,57-60]；透析液钠浓度和钙浓度分别增加至 145mmol/L 和 1.5mmol/L；调整透析液温度以达到等温透析；在透析开始时同时连接血液出口端和血液入口端；缓慢地增加血液流速；使用生物膜[17]。

重度乳酸酸中毒患者

乳酸酸中毒治疗的关键是病因的治疗。在严重的乳酸酸中毒和 AKI 危重患者中可以进行连续性 RRT[61]。使用碳酸氢盐透析液进行持续性血液透析，可以降低乳酸浓度，并且纠正 pH。然而，没有足够有力的随机对照试验对在该情况下 RRT 治疗的临床终点作出评价[62]。

知识点

1. 尿毒症是不同分子量的尿毒症毒素的积累，继发于肾功能障碍。
2. 急性肾损伤（AKI）是慢性肾功能衰竭外的一个独立的综合征，应以独特的方式处理。

知识点(续)

3. AKI 启动肾脏替代疗法(RRT)有着明确的适应证。已有队列研究证明早期启动 RRT 是有益的。最佳治疗时机目前尚不清楚,可能根据患者的情况而有所不同。
4. 治疗 AKI 可使用多种 RRT 的治疗方式。没有哪种治疗方式是明确优于其他治疗方式的。治疗方案应根据临床制订。
5. 在 RRT 过程中用药,药物的药代动力学知识很重要。

(徐成 张玉想 译,李青霖 审校)

参考文献

1. Uchino S, Kellum JA, Bellomo R, et al. Acute renal failure in critically ill patients: a multinational, multicenter study. JAMA. 2005;294:813–818.
2. Nisula S, Kaukonen KM, Vaara ST, et al. Incidence, risk factors and 90-day mortality of patients with acute kidney injury in Finnish intensive care units: the FINNAKI study. Intensive Care Med. 2013;39:420–428.
3. Hoste EA, Bagshaw SM, Bellomo R, et al. Epidemiology of acute kidney injury in critically ill patients: the multinational AKI-EPI study. Intensive Care Med. 2015;41:1411–1423.
4. Wald R, McArthur E, Adhikari NK, et al. Changing incidence and outcomes following dialysis-requiring acute kidney injury among critically ill adults: a population-based cohort study. Am J Kidney Dis. 2015;65:870–877.
5. Kolhe NV, Muirhead AW, Wilkes SR, Fluck RJ, Taal MW. The epidemiology of hospitalised acute kidney injury not requiring dialysis in England from 1998 to 2013: retrospective analysis of hospital episode statistics. Int J Clin Pract. 2016;70:330–339.
6. Tolwani A. Continuous renal-replacement therapy for acute kidney injury. N Engl J Med. 2012;367:2505–2514.
7. Ricci Z, Romagnoli S, Ronco C. Renal replacement therapy. F1000Res. 2016;5:103.
8. Bellomo R, Cass A, Cole L, et al. Intensity of continuous renal-replacement therapy in critically ill patients. N Engl J Med. 2009;361:1627–1638.
9. Palevsky PM, Zhang JH, O'Connor TZ, et al. Intensity of renal support in critically ill patients with acute kidney injury. N Engl J Med. 2008;359:7–20.
10. Vinsonneau C, Allain-Launay E, Blayau C, et al. Renal replacement therapy in adult and pediatric intensive care: recommendations by an expert panel from the French Intensive Care Society (SRLF) with the French Society of Anesthesia Intensive Care (SFAR) French Group for Pediatric Intensive Care Emergencies (GFRUP) the French Dialysis Society (SFD). Ann Intensive Care. 2015;5:58.
11. Ramesh Prasad GV, Palevsky PM, Burr R, Lesko JM, Gupta B, Greenberg A. Factors affecting system clotting in continuous renal replacement therapy: results of a randomized, controlled trial. Clin Nephrol. 2000;53:55–60.
12. Tan HK, Baldwin I, Bellomo R. Continuous veno-venous hemofiltration without anticoagulation in high risk patients. Intensive Care Med. 2000;26:1652–1657.
13. Joannidis M, Oudemans-van Straaten HM. Clinical review: patency of the circuit in continuous renal replacement therapy. Crit Care. 2007;11:218.
14. Dhondt A, Pauwels R, Devreese K, Eloot S, Glorieux G, Vanholder R. Where and when to inject low molecular weight heparin in hemodiafiltration? A cross over randomised trial. PLoS One. 2015;10:e0128634.
15. Kidney Disease: Improving Global Outcomes (KDIGO) Acute Kidney Injury Work Group. KDIGO clinical practice guideline for acute kidney injury. Kidney Int. 2012;2(Suppl. 1):1–138.
16. Slowinski T, Morgera S, Joannidis M, et al. Safety and efficacy of regional citrate anticoagulation in continuous venovenous hemodialysis in the presence of liver failure: the Liver Citrate Anticoagulation Threshold (L-CAT) observational study. Crit Care. 2015;19:349.
17. Hoste EAJ, Dhondt A. Clinical review: use of renal replacement therapies in special groups of ICU patients. Crit Care. 2012;16:201.
18. Vinsonneau C, Monchi M. Too early initiation of renal replacement therapy may be harmful. Crit Care. 2011;15:112.
19. Cole L, Bellomo R, Hart G et al. A phase II randomized, controlled trial of continuous hemofiltration in sepsis. Crit Care Med. 2002;30:100–106.
20. De Vriese AS, Colardyn FA, Philippé JJ, Vanholder RC, De Sutter JH, Lameire NH. Cytokine removal during continuous hemofiltration in septic patients. J Am Soc Nephrol. 1999;10:846–853.
21. De Vriese AS, Vanholder RC, Pascual M, Lameire NH, Colardyn FA. Can inflammatory cytokines be removed efficiently by continuous renal replacement therapies? Intensive Care Med. 1999;25:903–910.
22. Payen D, Mateo J, Cavaillon JM, Fraisse F, Floriot C, Vicaut E. Impact of continuous venovenous hemofiltration on organ failure during the early phase of severe sepsis: a randomized controlled trial. Crit Care Med. 2009;37:803–810.
23. Karvellas CJ, Farhat MR, Sajjad I, et al. A comparison of early versus late initiation of renal replacement therapy in critically ill patients with acute kidney injury: a systematic review and meta-analysis. Crit Care. 2011;15:R72.
24. Bouman CS, Oudemans-Van Straaten HM, Tijssen JG, Zandstra DF, Kesecioglu J. Effects of early high-volume continuous venovenous hemofiltration on survival and recovery of renal function in intensive care patients with acute renal failure: a prospective, randomized trial. Crit Care Med. 2002;30:2205–2211.
25. Jamale TE, Hase NK, Kulkarni M, et al. Earlier-start versus usual-start dialysis in patients with community-acquired acute kidney injury: a randomized controlled trial. Am J Kidney Dis. 2013;62:1116–1121.
26. Wald R, Adhikari NK, Smith OM, et al. Comparison of standard and accelerated initiation of renal replacement therapy in acute kidney injury. Kidney Int. 2015;88:897–904.
27. Clec'h C, Darmon M, Lautrette A, et al. Efficacy of renal replacement therapy in critically ill patients: a propensity analysis. Crit Care. 2012;16:R236.
28. Leite TT, Macedo E, Pereira SM, et al. Timing of renal replacement therapy initiation by AKIN classification system. Crit Care. 2013;17:R62.
29. Vaara ST, Reinikainen M, Wald R, Bagshaw SM, Pettila V. Timing of RRT based on the presence of conventional indications. Clin J Am Soc Nephrol. 2014;9:1577–1585.
30. Haase-Fielitz A, Haase M, Devarajan P. Neutrophil gelatinase-associated lipocalin as a biomarker of acute kidney injury: a critical evaluation of current status. Ann Clin Biochem. 2014;51:335–351.
31. Srisawat N, Murugan R, Kellum JA. Repair or progression after AKI: a role for biomarkers. Nephron Clin Pract. 2014;127:185–189.
32. Srisawat N, Wen X, Lee M, et al. Urinary biomarkers and renal recovery in critically ill patients with renal support. Clin J Am Soc Nephrol. 2011;6:1815–1823.
33. Srisawat N, Murugan R, Lee M, et al. Plasma neutrophil gelatinase-associated lipocalin predicts recovery from acute kidney injury following community-acquired pneumonia. Kidney Int. 2011;80:545–552.
34. Hoste EA, McCullough PA, Kashani K, et al. Derivation and validation of cutoffs for clinical use of cell cycle arrest biomarkers. Nephrol Dial Transplant. 2014;29:2054–2061.
35. Kashani K, Al-Khafaji A, Ardiles T, et al. Discovery and validation of cell cycle arrest biomarkers in human acute kidney injury. Crit Care. 2013;17:R25.
36. Chawla LS, Davison DL, Brasha-Mitchell E, et al. Development and standardization of a furosemide stress test to predict the severity of acute kidney injury. Crit Care. 2013;17:R207.
37. Gibney N, Hoste E, Burdmann EA, et al. Timing of initiation and discontinuation of renal replacement therapy in AKI: unanswered key questions. Clin J Am Soc Nephrol. 2008;3:876–880.
38. Bagshaw SM, Berthiaume LR, Delaney A, Bellomo R. Continuous versus intermittent renal replacement therapy for critically ill patients with acute kidney injury: a meta-analysis. Crit Care Med. 2008;36:610–617.
39. Rabindranath K, Adams J, Macleod AM, Muirhead N. Intermittent versus continuous renal replacement therapy for acute renal failure in adults. Cochrane Database Syst Rev. 2007;(3):CD003773.
40. Bell M, Granath F, Schon S, Ekbom A, Martling CR. Continuous renal replacement therapy is associated with less chronic renal failure than intermittent haemodialysis after acute renal failure. Intensive Care Med. 2007;33:773–780.
41. Uchino S, Bellomo R, Kellum JA, et al. Patient and kidney survival by dialysis modality in critically ill patients with acute kidney injury. Int J Artif Organs. 2007;30:281–292.
42. Schneider AG, Bellomo R, Bagshaw SM, et al. Choice of renal replacement therapy modality and dialysis dependence after acute kidney injury: a systematic review and meta-analysis. Intensive Care Med. 2013;39:987–997.
43. Vinsonneau C, Camus C, Combes A, et al. Continuous venovenous haemodiafiltration versus intermittent haemodialysis for acute renal failure in patients with multiple-organ dysfunction syndrome: a multicentre randomised trial. The Lancet. 2006;368:379–385.
44. Srisawat N, Lawsin L, Uchino S, Bellomo R, Kellum JA. Cost of acute renal replacement therapy in the intensive care unit: results from the Beginning and Ending Supportive Therapy for the Kidney (BEST Kidney) study. Crit Care. 2010;14:R46.
45. De Smedt DM, Elseviers MM, Lins RL, Annemans L. Economic evaluation of different treatment modalities in acute kidney injury. Nephrol Dial Transplant. 2012;27:4095–4101.
46. Zhang L, Yang J, Eastwood GM, Zhu G, Tanaka A, Bellomo R. Extended daily dialysis versus continuous renal replacement therapy for acute kidney injury: a meta-analysis. Am J Kidney Dis. 2015;66:322–330.
47. European Best Practice Guidelines Expert Group on Hemodialysis ERA. European Best Practice Guidelines. Section V. Chronic intermittent haemodialysis and prevention of clotting in the extracorporal system. Nephrol Dial Transplant. 2002;17(Suppl. 7):63–71.
48. Patel N, Dalal P, Panesar M. Dialysis disequilibrium syndrome: a narrative review. Semin Dial. 2008;21:493–498.
49. Oo TN, Smith CL, Swan SK. Does uremia protect against the demyelination associated with correction of hyponatremia during hemodialysis? A case report and literature review. Semin Dial. 2003;16:68–71.
50. Soupart A, Penninckx R, Stenuit A, Decaux G. Azotemia (48 h) decreases the risk of brain damage in rats after correction of chronic hyponatremia. Brain Res. 2000;852:167–172.
51. Ostermann M, Dickie H, Tovey L, Treacher D. Management of sodium disorders during continuous haemofiltration. [Letter]. Crit Care 2010;14(3):418.
52. Cruz DN, Goh CY, Marenzi G, Corradi V, Ronco C, Perazella MA. Renal replacement therapies for prevention of radiocontrast-induced nephropathy: a systematic review. Am J Med. 2012;125:66–78.e3.
53. Deray G. Dialysis and iodinated contrast media. Kidney Int Suppl. 2006:S25-S29.
54. Marenzi G, Marana I, Lauri G et al. The prevention of radiocontrast-agent-induced nephropathy by hemofiltration. N Engl J Med. 2003;349:1333–1340.
55. Song K, Jiang S, Shi Y, Shen H, Shi X, Jing D. Renal replacement therapy for prevention of contrast-induced acute kidney injury: a meta-analysis of randomized controlled trials. Am J Nephrol. 2010;32:497–504.
56. Langham RG, Bellomo R, D'Intini V, et al. KHA-CARI Guideline: KHA-CARI Adaptation of the KDIGO Clinical Practice Guideline for Acute Kidney Injury. Nephrology (Carlton). 2014;19:261–265.
57. Vanholder R, Van Biesen W, Hoste E, Lameire N. Pro/con debate: continuous versus intermittent dialysis for acute kidney injury: a never-ending story yet approaching the finish? Crit Care. 2011;15:204.
58. Kitchlu A, Adhikari N, Burns KE, et al. Outcomes of sustained low efficiency dialysis versus continuous renal replacement therapy in critically ill adults with acute kidney injury: a cohort study. BMC Nephrol. 2015;16:127.
59. Liang KV, Sileanu FE, Clermont G, et al. Modality of RRT and recovery of kidney function after AKI in patients surviving to hospital discharge. Clin J Am Soc Nephrol. 2016;11:30–38.
60. Dellinger RP, Levy MM, Rhodes A, et al. Surviving sepsis campaign: international guidelines for management of severe sepsis and septic shock, 2012. Intensive Care Med. 2013;39:165–228.
61. De Corte W, Vuylsteke S, De Waele JJ, et al. Severe lactic acidosis in critically ill patients with acute kidney injury treated with renal replacement therapy. J Crit Care. 2014;29:650–655.
62. Suetrong B, Walley KR. Lactic acidosis in sepsis: it's not all anaerobic: implications for diagnosis and management. Chest. 2016;149:252–261.

41

目标体温管理和低温治疗

Kees H. Polderman

生理学和病理生理学

体温是急性低氧和缺氧后损伤的重要决定因素和潜在调节因素。这适用于缺血期间和随后的一段时间，特别是再灌注期间[1-3]。实验结果表明，体温对缺血损伤的改善作用与灌注和氧合的作用相当[4]。其原因是，所有局部缺血引发的破坏性级联反应（图 41-1）都与温度有关，也就是说，缺血级联会因发热而明显加重，并被亚低温所抑制[1-4]。这些过程有时统称为再灌注损伤或复苏后疾病，可在最初损伤后持续数小时至数天，再次缺血可重新引发该过程。这些过程大多与体温之间存在或多或少的量的依赖关系。例如，在 30～40℃的温度范围内，代谢率、耗氧量和二氧化碳产量都以每摄氏度 7%～10% 的速度增长[2,5-6]。神经炎症、神经兴奋毒性、细胞凋亡等过程都受到发热的刺激和低温的抑制[2]。体温升高也会增加血脑屏障的通透性，导致细胞内酸中毒和有害代谢物的产生。另外，发热可增加癫痫发作倾向，而低温可减轻癫痫的发作倾向[1-2]。

即使在正常情况下，大脑（代谢高度活跃）的平均温度也略高于核心温度[1-2]。当出现发热时，脑部温度会大大高于全身温度，尤其是急性脑损伤患者[2,7,8]。这是由于一些正在进行的破坏性过程产生过剩热量（图 41-1 橙色字体）导致的，包括神经炎症，过量的钙流入受损脑细胞，导致代谢亢进，自由基产生，以及因局部水肿形成和血管阻塞而引起的吸收热（脑热潴留现象）[2]。这些过程一般导致大脑“过热”，受伤的区域温度更高[2]。大量临床研究表明，重型颅脑损伤患者的脑部温度比核心温度高出 1～2℃，损伤区域的温度超过核心温度 4℃[1,2,7,8]。脑部高温（特别是在受伤区域）会造成额外的神经损伤[2]。在许多动物实验中已经证实了这一现象。在这些实验中，对动物进行外部加热时，实验诱导的脑损伤明显增加；这种现象与损伤初始严重程度无关，尤其是在高热与缺血时间相吻合的情况下[1,2,9]。相反，控制体温可以减轻动物模型中的脑损伤，而诱导性低体温则能提供额外的神经保护[2,9]。

发热是急性神经损伤患者的常见症状，事实上，绝大多

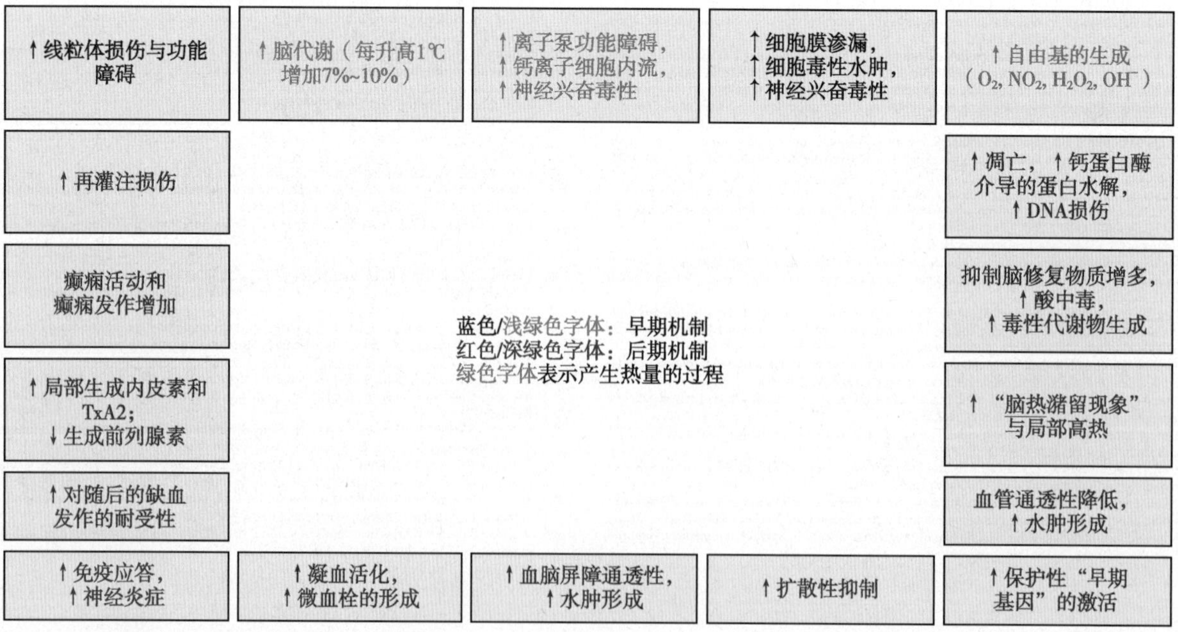

图 41-1　缺血再灌注损伤的机制。（资料来源：Polderman KH. Mechanisms of action，physiologic effects，and complications of hypothermia. Crit Care Med 2009；37：S186-S202.）

数患者在重症监护室（intensive care unit，ICU）住院期间会出现发热。最常见的原因是所谓的中枢性发热，这是脑损伤本身的直接后果[1,2]。然而，脑损伤患者也有很高的感染风险，除吸入性肺炎等并发症的风险（由于意识下降和保护性反应减弱）外，脑损伤还可直接导致免疫功能障碍（通过迷走神经介导，传出神经信号抑制促炎细胞因子的产生），从而导致免疫受损状态，增加感染的易感性[10]。因此，急性脑损伤患者可能同时或相继出现中枢性发热、感染性发热或两者兼有[11]。不管是什么原因，结果是温度调定点升高，触发机体核心温度升高；患者因此出现发热。

正如病理生理研究过程中所预期的那样，高热是各型急性神经损伤不良预后的独立危险因素。急性缺血性脑卒中（acute ischemic stroke，AIS）、蛛网膜下隙出血（subarachnoid hemorrhage，SAH）、颅内出血（intracranial hemorrhage，ICH）、创伤性脑损伤（traumatic brain injury，TBI）和心搏骤停的临床研究表明，发热是神经功能不良、死亡率高、住院时间延长的独立危险因素[1]。这已被记录在数十项观察性研究中。例如，进展性发热与 AIS 患者梗死面积（*OR*，3.23）和神经功能缺损程度（*OR*，3.06）呈正相关[12]，出血性转化的风险增加（*OR*，7.3）[13]，不良结果的风险增加 3.4～6 倍[14-15]。心搏骤停患者的体温在 37℃以上每升高 1℃会增加 2.3 个不利结局的危险因素[16]。在 ICH 患者中，最初 72 小时内温度高于 37.5℃的时间长短与预后不良密切相关[17]，发热患者血肿扩大的风险会显著增加[18]。在 SAH 患者中，发热与不良预后密切相关[19,20]。在 TBI 患者中也有类似的发现[21,22]。一项研究甚至报道，体温峰值可以预测无脑损害患者的死亡率[23]。

上述病理生理学部分阐述发热的严重不良影响，脑部温度远超核心温度，并在受伤区域通过热吸收[2]。代谢率的普遍增加以及每分钟通气量、耗氧量的相应增加，其是否有害取决于患者的病情[2,24]。

然而，应该指出的是，缺血发生时所引发的一系列反应并非都是有害的。例如，有证据表明，一定程度的神经炎症可以促进缺血损伤后的细胞修复[2,25]。此外，某些情况下，发热相关的促炎状态可能有助于人体对抗感染。发热可以抑制某些细菌的生长，同时刺激免疫细胞功能，增强抗体和细胞因子的合成[26]。几项研究表明，退热药物用于流感发热患者，会对其预后不利[27]。

然而，当发热过程不受控制和暴发性发生时，对机体是有害的，可能导致细胞的破坏和死亡。如感染和炎症过程需要免疫反应来对抗感染，但是一连串的炎症（如脓毒性休克）可以压垮机体并导致死亡。在这种情况下，减轻这些过程可以改善结果。

因此，应很好地权衡发热的潜在益处及风险。即使在同一患者体内，这种平衡也可能会发生转化，在疾病的某些阶段，发热反应的保护性作用大于损害，而在其他阶段，危害大于益处。对于绝大多数急性脑损伤患者可能消除发热的有害后果，严格控制发热甚至治疗性低温是有益的（见下文）[11]。由于破坏过程会持续几天，并且可以通过新的缺血事件重新启动，维持“适当的”核心温度是治疗危重患者，尤其是急性神经损伤患者的一个关键目标[1,2,11]。

与血压和通气一样，可以根据患者的个人需要来确定“最佳”温度。通常情况下是正常体温，尽管在某些情况下（例如缺氧脑损伤），低于正常温度可能带来额外的益处；然而，在其他情况下（如非脑损伤患者的严重感染），轻度体温升高可能是有益的。

温度控制的临床证据及潜在适应证

尽管仍缺乏随机对照试验（randomized controlled trials，RCTs）评估控制发热的益处，但基于上述病理生理学数据以及数十项观察性研究表明，发热与不良结果之间存在联系，维持正常温度是所有急性脑损伤患者普遍接受的目标。在对 SAH、AIS 和 TBI 患者开展的观察性研究和病例对照研究报告中发现，使用退热药和机械降温装置相结合的积极温度控制确实可以改善结果[28,29]。与严格控制发热相比，低温是否能进一步改善预后仍是一个存在争议的问题。下面将简要讨论采用控制发热和 / 或低温治疗特定类型损伤的证据。

1. 新生儿窒息

7 项多中心随机对照试验报道，在围产期窒息的婴儿中，采用低温治疗（TH）（32～34℃治疗 48～72 小时）时，神经系统预后显著改善[30-36]。经持续多年随访发现，在神经认知功能方面的益处会一直持续至儿童中期[37]，估计该疗法需要 6 个疗程。8 项非随机试验报道也得到类似有益的结果。基于这些研究认为，TH 应视为新生儿窒息的护理标准。

2. 心脏停搏

两项 RCT 和 44 例非随机前后对照研究表明，患者体温降到 32～34℃时，心搏骤停（cardiac arrest，CA）、心室颤动或室性心动过速的初始节律得到显著改善[38,39]。一项小型 RCT 对 32.0℃降温方案和 34.0℃降温方案进行了比较，结果表明，32℃降温方案的效果明显优于 34.0℃降温方案[40]。相比之下，2013 年的一项大型 RCT 却发现，将体温严格控制在 36.0℃的方案与将体温严格控制在 33.0℃的方案之间没有差别[41]。而这项研究的结论因目标温度持续时间（10 小时）、维持期温度波动、过快复温、潜在的选择性偏差限制其推广性等问题而受到争论[42-44]。因此，尽管人们普遍认为心搏骤停后需要针对性的温度管理，但确切的目标温度仍在争论中。美国心脏协会（American Heart Association，AHA）和神经危重护理协会目前的指导方针强烈建议所有院外观察到的 CA 术后出现心室颤动或无脉冲室性心动过速的患者中应用 TH，并建议对发生心搏骤停或无脉性电活动停止的患者考虑应用 TH[45,46]。AHA 指南建议在 32～36℃相对较宽的温度范围内，严格实施温度管理，然后需要严格控制发热[45]。

3. 急性缺血性脑卒中

如上文所述，有可靠的证据表明，损伤后发热对 AIS 患者是有害的，实验数据表明，损伤后几小时内应用亚低温对神经功能有显著的改善作用[1-2]。3 项可行性研究将 TH 与治疗相结合，其目的是通过溶栓药物和/或机械性血栓切除术来实现再灌注[47,48]。这些研究中，TH 的应用似乎是可行且安全的，尽管有一项研究报道称，TH 组肺炎发生率更高（尽管对结局好转趋势无影响）。患者数量较少的一些非随机试验研究了 TH 作为治疗大脑中动脉（middle cerebral artery，MCA）中风脑水肿患者的方法[1]。与历史对照相比，预后更好，然而，恶性 MCA 梗死的手术减压已经在很大限度上取代了 TH 的应用。

TH 在有限的时间内与再灌注联合应用似乎是一种很有前途的方法，但迄今为止还没有大型 RCT 来解决这个问题。应将 AIS 后严格的发热管理作为护理目标，而 TH 的使用仅限于临床试验。

4. 外伤性脑损伤

实验数据和大量临床研究表明，低温可用于控制脑外伤患者颅内压，减少脑水肿[1]。30 多项包括不同类别重型脑外伤患者的临床试验中，应用 24 小时至 1 周以上的降温，其结果是相互矛盾的[1]。几项研究表明，TBI 早期应用 TH 其预后可以得到改善，而一项更大型的 RCT 发现，严格控制发热与 TH 相比具有相似的结果。几项 meta 分析表明，在早期阶段和长时间（>3 天）采用 TH 和采用缓慢复温方案时都会受益[1,49]。相比之下，最近一项应用 TH 治疗难治性 ICP 的大型试验在 TBI 晚期升高，结果在 TH 组明显恶化[50]。基于这些相互矛盾的结果，严格控制发热应成为重度 TBI 患者的目标，而 TH 仅在临床试验中使用。

5. 急性心肌梗死

不同动物模型（大鼠、兔、绵羊、猪和犬）中的许多研究表明，低温可以降低心肌损伤并降低急性心肌梗死（acute myocardial infarction，AMI）中的梗死面积[1,51-62]。根据动物模型所涉及的心脏面积（某些实验中对前壁梗死具有更大的心脏保护作用）和缺血持续时间，这些研究中梗死范围的缩小幅度为 30%～90%[51-62]。最重要的是，低温仅在再灌注前诱导才有效；在动物模型中，当在再灌注之后，甚至在再灌注过程中才开始降温，效果会大打折扣[51-62]。

在尝试将低温应用于急性心肌梗死的临床研究中，因其在再灌注前实现低温的差异而受到限制。一项 2002 年 42 例患者接受 PCI 治疗的随机 RCT 中，无论是否采用低温，患者梗死面积均无显著缩小（左心室面积 2% *vs*. 8%）[63]。随后的两项 RCT 未能在大多数患者中达到目标温度，尽管两项研究都发现，再灌注前核心温度＜35℃的患者受益显著（COOL-MI 组：梗死范围 9.3% vs 18.2%，$P=0.05$；ICE-IT 组：梗死范围 12.9% vs 22.7%，$P=0.09$）[64]。然而，这些亚组患者数量较少，且各亚组均未预先设置。随后的一项小型随机可行性试验和之后更大型的试验（CHILL-MI）应用冷输液和血管内降温装置结合，快速诱导低温。该试验报告表明，早期前壁心肌梗死（myocardial infarction，MI）患者在 4 小时内接受 PCI 治疗，45 天时梗死范围明显缩小，心力衰竭发生率降低[65]；如果治疗时间延迟较长，则无任何获益，下壁心肌梗死患者未发现任何疗效。由于在 AMI 中再灌注前达到低温似乎发挥着作用，因此可能需要更新、更快速的降温技术来实现这一适应证[66]。

6. 其他潜在适应证

在特定的情况下，低温能够改善心肌的收缩力（表 41-1），并已在几项小型研究中用于治疗心源性休克[67-73]。几项小样本病例系列描述了低温应用于急性肝衰竭患者颅内高压和肝性脑病的治疗[74-77]。适当的目标温度和持续时间尚不明确，在大多数研究中，TH 被用作移植的桥梁。在一些病例系列和病例对照研究报道中，低温成功应用于成人呼吸窘迫综合征[78,79]、癫痫大发作及次大发作[80,81]、SAH[82-84] 和脊髓损伤[84] 的治疗。目前正在进行一项评估 TH 应用于严重脊髓损伤的更大型研究[85]。尽管控制发热被认为是护理的标准，但是 TH 在所有这些适应证中的应用仍是实验性的。

实践层面

温度可以通过保存热量（主要是通过皮肤动脉的血管收缩）和产生热量（主要是通过寒战）来提高。在正常情况下，核心温度约 36.5℃时开始血管收缩；因皮肤血管收缩所导致的热量损失为 ±25%[87]。热量守恒和产生热量的效率随着年龄的增长而降低；这是由于血管反应减少（即减少血管收缩）、探测微小温度变化的能力下降（导致反馈调节反应较慢）和较低的基础代谢率[2,87]。一般来说，这意味着老年患者控制发热和低温诱导比年轻患者更容易实现和维持。

通过寒战产生热量通常更为迅速，因此，与比正常温度低几度相比，在接近正常范围的温度下，反而会更有效。下丘脑调定点正常的患者，寒战阈值低于血管收缩阈值 ±1℃或 ±35.5℃。当核心温度在 35℃左右时，寒战反应达到峰值，低于 33.5～34℃时寒战明显减弱；尽管患者之间存在广泛差异，但在大多数患者中，寒战在核心温度 31℃左右时完全停止。如果下丘脑体温调定点发生变化，同一患者体内也可能存在差异（见下文）[2,87,88]。

寒战对于患者管理可能是不利的。持续的寒战可使代谢率加倍，从而阻止有效的温度管理。此外，寒战可以增加耗氧（40%～100%）、呼吸和心率[3,87]；此外，还会引起心动过速、高血压和颅内压升高等应激反应，并与围手术期心脏事件和不良反应的风险增加有关[1,3]。因此，应积极优先控制寒战，并将寒战管理作为温度管理策略的组成部分。表 41-2 和框 41-1 中列出了部分常见的防寒战措施和药物方案。如上所述，在低于下丘脑体温调定点（低于皮肤血管收缩阈值

表 41-1　降温对主要生理参数的影响

心血管和血流动力学	亚低温（32～34℃）会降低心率（除非患者发抖或不舒服时出现应激性心动过速）。值得注意的是，低温引发的心动过缓发生预示着心搏骤停后患者的预后较好[92] 实验证据表明，亚低温能提高细胞膜的稳定性，从而降低心律失常的风险，提高成功的可能性。然而，更深层次（<28℃）的低温可以增加抗心律失常药物难治性心律失常的风险[87]。因此，应注意保持核心温度≥30℃ 对心肌收缩力的影响强烈依赖于心率。如果允许心率随温度的升高而降低，尽管可能有轻度的舒张功能障碍，收缩功能测量出的心肌收缩力通常会增加。如果通过使用正性肌力药物或起搏导线人为地增加心率，心肌收缩力就会降低[93-96] TH 的血流动力学效应导致心输出量减少（当温度从 37℃下降到 32℃时，减少约 25%）。当代谢率下降 35%～50% 时，供需平衡得到改善 中心静脉压通常会升高，动脉阻力会增加，血压也会轻微升高。平均动脉压的升高是由低温导致的外周动脉和小动脉收缩引起的。大脑动脉中无此效应或不太明显，大脑血流量和大脑代谢之间的平衡（通过氧和葡萄糖的利用来衡量）得到了维持或改善
电解质	在肾排泄增加和细胞内流的共同作用下，可能发生电解质紊乱，尤其是在降温诱导期[97]。电解质紊乱会增加心律失常的风险，并对结果产生其他不良影响。诱导期和复温期应经常监测电解质水平，并维持在正常高值范围内。由于在诱导期分泌到细胞内的钾被释放，因此，在复温期，钾的浓度可能会升高。让肾脏有时间排出多余的钾是缓慢复温的原因之一。如果复温缓慢且肾功能未严重受损，则不会发生高钾血症
对新陈代谢的其他影响	高血糖：TH 能降低胰岛细胞的胰岛素敏感性，减少胰岛素分泌。因此，接受 TH 治疗的患者患高血糖的风险高于平均风险。反之，在复温过程中胰岛素需求可能会减少 TH 导致甘油、游离脂肪酸、酮酸和乳酸的合成增加，导致大多数不需要治疗的患者出现轻度代谢性酸中毒。与细胞外测定的 pH 相比，细胞内 pH 在降温过程中略有升高
通气	TH 引起 O_2 消耗量和 CO_2 产生量减少，因此需要调整呼吸机设置，应时常监测血气，特别是在诱导期。如果不调节呼吸机设置，则可能导致低二氧化碳血症和脑血管收缩 血气值与体温之间存在复杂的关系，由于大多数血气分析仪在分析前将血样加热到 37℃；PO_2 和 PCO_2 值也应根据温度进行校正。例如，在未经校正的测量中，患者核心温度为 30℃时测得的 PCO_2 值为 40mmHg，而经温度校正的 PCO_2 值应为 29mmHg。仍是同一患者，其未经温度校正的 PO_2 值为 100mmHg，而经温度校正的 PO_2 值为 73mmHg 此外，无论是实际体温（alpha-stat）抑或校正后的实际体温，目前尚不清楚 PCO_2 目标值是否应保持恒定（例如，保持在 40mmHg），以便增加低温期（pH-stat）CO_2 的"真实量"。尚未确定哪种方法更适合低温患者的治疗，但是无论使用 alpha stat 还是 pH stat，都应考虑温度对 PO_2 的影响。这也适用于混合静脉或静脉饱和度的测量 如果无法获得患者真实核心温度下测量的血气结果，可用以下经验进行估算：对于 PO_2，37℃以下每下降 1℃减去 5mmHg；对于 PCO_2，37℃以下每下降 1℃减去 2mmHg；对于 pH，37℃以下每下降 1℃增加 0.012
感染	体温过低会损害免疫功能，抑制炎症反应。事实上，这是 TH 能够传达出的保护作用机制之一。最近的一项 meta 分析报告指出，呼吸机获得性肺炎和菌血症的风险略有增加，这与 TH 相关。在接受 TH 治疗的患者中，对感染的评估应包括机器工作量（即降温装置维持目标温度的能耗）。如果能量消耗增加，患者没有寒战，这可能表明存在感染 体温过低也会增加伤口感染的风险 低温治疗患者应格外注意，以防发生褥疮和 / 或损害愈合。此外，还应特别注意导管插入部位以及可能出现的外科伤口处
凝血	通过影响血小板数量及功能，凝血酶和纤溶酶原激活抑制剂的动力学研究，以及凝血级联的其他步骤，TH 可引起轻度出血，使出血时间延长。标准凝血试验则不会显示任何异常，除非在患者实际核心温度下进行。无活动性出血的患者中，低温引起明显临床出血的风险很低。在 TBI、SAH、中风或缺氧后昏迷患者的大型临床试验中，没有任何一项报告表明，出血风险显著增加与低温有关。然而，活动性出血患者或高危出血倾向患者降温不应低于 35℃
药物清除	TH 可以增加许多药物的半衰期，特别是由肝脏代谢的药物。这些药物包括血管升压素（肾上腺素和去甲肾上腺素）、苯二氮䓬类、芬太尼、瑞芬太尼、吗啡、丙泊酚、巴比妥类、维库溴铵、罗库溴铵、阿曲库铵、苯妥英钠、硝酸盐、普萘洛尔和某些挥发性麻醉剂 根据其他药物的排泄机制，肝清除功能药物的代谢可能会以类似的方式受到温度的影响。低温条件下治疗患者时应考虑这些机制，镇静、镇痛应成为关注的焦点，尤其是考虑到苯二氮䓬类和阿片类药物可能在低温期药效积累，从而使治疗后神经功能的评估更加复杂

1℃）的温度下，寒战常常最为活跃[2, 87]。急性脑损伤发热患者的下丘脑体温调定点可能较高，因此在较高温度下会发生寒战。

框 41-2 中列出了与低温诱导相关的最重要的生理变化和处理策略。温度升高会产生相反的影响。

影响降温舒适性和速度的另一个重要参数是身体质量：由于脂肪组织的绝缘性和需要降温的质量更大，肥胖患者更不易降温，尤其是体表降温。

最后，温度管理效率研究中经常被混淆的问题是，严重的脑损伤可以显著减少甚至消除热调节反应；因此，与轻度脑损伤患者相比，重症脑损伤患者降温（并且没有寒战反应）要容易得多。因此，矛盾的是，“容易”控制体温往往是一个不良预后的信号，而降温装置工作量的增加则预示着更好的神经学结果[2, 87-88]。

表 41-2 可以用来控制寒战的药物（镇静和非镇静）

治疗寒战的药物	
无镇静作用的抗组胺药	**镇静剂**
镁剂（$MgSO_4$，$MgCl_2$）	哌替啶 / 哌替啶
丁螺环酮	阿片类药物
昂丹司琼 奈福泮	快速起效：芬太尼、瑞芬太尼； 慢速起效：曲马多、吗啡
可乐定	丙泊酚
酮色林	苯二氮䓬类药物（咪达唑仑） （替马西泮、地西泮等）
乌拉地尔	右美托咪定
毒扁豆碱	
多沙普仑	
麻醉剂	

框 41-1 抗寒战措施和药物方案实例

潜在的防寒战措施

皮肤复温在大多数患者中是非常有效的，并且可以显著地减少治疗寒战所需的抗寒战药（包括镇静剂）的剂量。当使用 TH 应用于非机械通气患者时，这一点尤为重要，例如 AMI 或 AIS 患者治疗时

几种常用的抗寒战药

镁（镁推注 4～8g，10～30 分钟以上，镁滴注 0.5～1g/h；血镁目标水平高达 2～2.5mmol/L（4.8～6mg/dl）；如果血镁水平尚未达到目标值 / 最高值，则观察到寒战时可额外推注

丁螺环酮 15～60mg 口服

昂丹司琼推注 8mg（1 次）

哌替啶推注 12.5～50mg；一些研究滴注 0.5～1.01mg/kg 的哌替啶

芬太尼推注 12.5～50μg，滴注 50～200μg/h

右美托咪定负荷剂量 0.5～1μg/kg，维持剂量 0.2～1.0μg/(kg·h)

添加**对乙酰氨基酚**（扑热息痛）和 / 或**非甾体抗炎药**帮助降低温度（0.3～0.7℃）

框 41-2 温引起的最常见的实验室检测变化

血清淀粉酶水平升高

轻中度血小板减少［血小板计数（30～100）×10[12]］

血清乳酸水平升高（2.5～5mmol/L）

高血糖（胰岛素需求下降时复温期低血糖的风险）

电解质紊乱（低 Mg，K，P，Ca）

肝酶（SGOT 和 SGPT）增加

轻度代谢性酸中毒

轻度凝血病

血气变化

降温方法

降温技术大致可分为侵入性降温（核心降温）和非侵入性（体表降温）方法。图 41-2 分别描述了目标温度 32.0℃（图 41-2A）和目标温度 36.0℃（图 41-2B）的“最佳”温度控制。

侵入性降温较体表降温的优势理论如下：

1. 一些研究表明，采用核心降温，低温 / 常温诱导的速度更快；然而，目前尚不清楚更快的诱导是否能改善结果。
2. 在维持期，侵入性降温的波动可能更小（图 41-2A 和 B）。
3. 某些类型的血管内导管允许连续监测中心体温。
4. 无体表降温引起的皮肤损伤的风险。
5. 患者容易接受，不需要覆盖大面积的皮肤来实现降温。
6. 可能需要更少的药物来控制寒战，因为皮肤升温能够更有效地抑制寒战（也就是说，整个表面积可以用温暖的空气加热，导致寒战反应明显减弱）[2, 6, 87, 88]。在相关问题中，当在清醒的非插管患者中使用 TH 时（例如，用于治疗 AIS 或 AMI 以减少梗死范围），血管内降温可能具有更好的耐受性且不易发生寒战。

体表降温较侵入性降温的优势理论是：

1. 使用方便；可供护士或护士从业人员使用，无需医生干预。
2. 不需要侵入性程序。
3. 启动降温无延迟，可立即启动。
4. 没有导管血栓形成的风险（与血管内降温相比）。
5. 易于用于 ICU 以外的应用。
6. 易于与冷藏液体相结合（可以同时冷却身体的核心温度和体表温度）。

目前关于不同降温技术安全性和有效性的数据有限[87, 88]。大多数已发表的研究都是只对一种降温装置或方法进行评估的小规模研究；此外，比较研究通常是回顾性的或非随机的，并且（或）只登记了少数患者。两项大型回顾性研究和一项 RCT 表明，侵入性降温具有更快、更有效的温度控制，并有助于减少护理工作量[89-91]，此外，这些研究都报告了精确的温度控制产生更有利的结果是非显著性趋势。

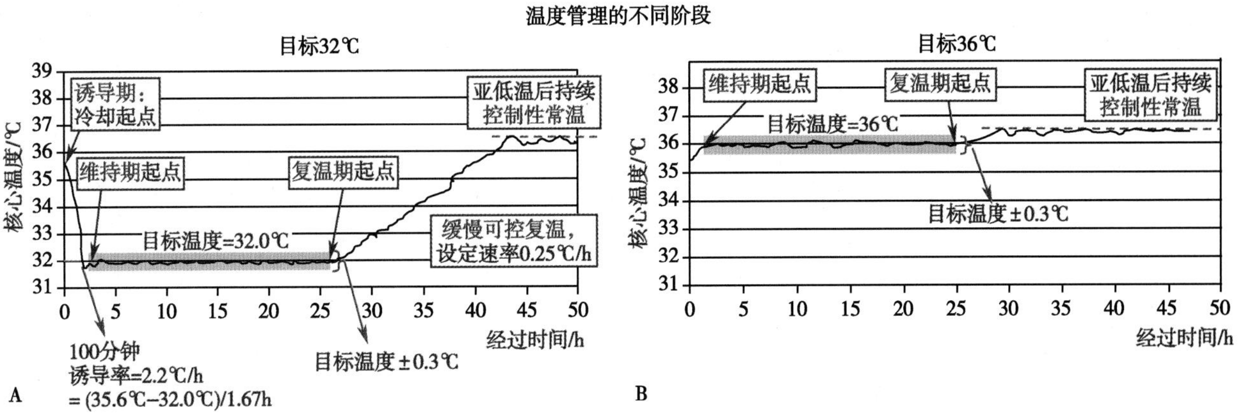

最常见的防寒战措施：

- 使用热风加热毯进行皮肤升温*。
- 非镇静药物：镁（若出现寒战，可10~20分钟推注2~4g；滴注目标血镁水平为2~2.5mmol/dl；若出现寒战，2~4g静脉推注5~20分钟；丁螺环酮15~30mg†；可乐定0.25~2μg/（kg·h）‡,§。
- 具有镇静作用的其他选择：哌替啶25~100mg推注‡；阿片类药物（优选芬太尼推注剂量25~100μg，滴注剂量50~200μg/h，或瑞芬太尼推注1μg/kg，滴注0.05~0.2μg/(kg·min)‡,§；右美托咪定推注0.5~1μg/kg，10分钟，滴注0.2~0.6μg/（kg·h）‡,¶；丙泊酚滴注10~50μg/kg‡,¶；苯二氮䓬类药物（咪达唑仑、替马西泮、地西泮推注和/或滴注）‡,¶。

图 41-2 "最佳"温度控制。A. 温度管理，设定目标为 32.0℃。对于诱导期，目标是使温度低于 34.0℃，并尽可能快地降至目标温度。当温度保持在 30.0℃以上时，小范围波动（≤1℃）被认为是可以接受的。对于维持期，目标是严格控制核心温度，最小波动（最好不超过 0.3℃），复温期应缓慢、可控（升温速率为 0.2～0.25℃/h）。B. 温度管理，设定目标为 36.0℃，目的是尽可能快地将温度控制到 36.0℃，在维持期，目标是严格控制核心温度，且最小波动（理想情况下不超过 0.2～0.3℃）。更多的寒战很可能是因为目标温度接近正常，导致寒战反应增强。更有可能进入体温升高（发热）的温度范围，在这个温度下，大脑温度比核心温度高出 1.0～2.0℃。在所有接受 TTM 治疗的患者中，都应采用基本测量；如果采用表面降温，应加热非致冷区域，特别是面部、手和脚。（理论上）保暖对全身温度的影响是负面的。注意：在较高的核心温度和较低的核心 - 皮肤梯度下，效率会降低。† 口服；‡ 静脉注射；§ 在美国不能使用静脉输注；¶ 一般只限于插管患者。（资料来源：Polderman KH. How to stay cool in the intensive care unit? Endovascular versus surface cooling. Circulation 2015；132：152-157.）。

总之，对危重患者而言，体温是与血压、心率、通气参数同等重要（且需对其进行控制）的一项重要生理指标。与这些参数一样，我们需要正常的体温值，特别是急性脑损伤患者。一般来说，绝大多数患者都会发热，因为发热是神经损伤的直接和间接结果，应该避免发热，但说起来容易做起来难。有数据表明，改进后的机械降温装置使温度控制更好、更精确，有助于进一步改善预后。

（付鹤鹏　张玉想 译，李青霖 审校）

参考文献

1. Polderman KH. Induced hypothermia and fever control for prevention and treatment of neurological injuries. Lancet 2008;371:1955-69.
2. Polderman KH. Mechanisms of action, physiological effects, and complications of hypothermia. Crit Care Med 2009;37:S186-202.
3. Small DL, Morley P, Buchan AM. Biology of ischemic cerebral cell death. Prog Cardiovasc Dis 1999; 42:185-207.
4. Auer RN. Non-pharmacologic (physiologic) neuroprotection in the treatment of brain ischemia. Ann New York Acad Sci 2001;939:271-82.
5. Ehrlich MP, McCullough JN, Zhang N, et al. Effect of hypothermia on cerebral blood flow and metabolism in the pig. Ann Thorac Surg 2002;73:191-7.
6. Erecinska M, Thoresen M, Silver IA. Effects of hypothermia on energy metabolism in mammalian central nervous system. J Cereb Blood Flow Metab 2003;23:513-30.
7. Rumana CS, Gopinath SP, Uzura M, Valadka AB, Robertson CS. Brain temperature exceeds systemic temperature in head-injured patients. Crit Care Med 1998;562-7.
8. Schwab S, Spranger M, Aschoff A, Steiner T, Hacke W. Brain temperature monitoring and modulation in patients with severe MCA infarction. Neurology 1997;48:762-7.
9. Wang CX, Stroink A, Casto JM, Kattner K. Hyperthermia exacerbates ischemic brain injury. Int J Stroke 2009;4:274-84.
10. Tracey KJ. Physiology and immunology of the cholinergic antiinflammatory pathway. J Clin Invest 2007;117:289-96.
11. Polderman KH. An injured brain needs cooling down: yes. Intensive Care Med 2015;41:1126-8.
12. Castillo J, Davalos A, Marrugat J, Noya M. Timing for fever-related brain damage in acute ischemic stroke. Stroke 1998;29:2455-60.
13. Leira R, Sobrino T, Blanco M, et al. A higher body temperature is associated with hemorrhagic transformation in patients with acute stroke untreated with recombinant tissue-type plasminogen activator (rtPA). Clin Sci (Lond) 2012;122:113-9.
14. Azzimondi G, Bassein L, Nonino F, et al. Fever in acute stroke worsens prognosis: a prospective study. Stroke 1996;26:2040-3.
15. Phipps MS, Desai RA, Wira C, Bravata DM. Epidemiology and outcomes of fever burden among patients with acute ischemic stroke. Stroke 2011;42:3357-62.
16. Zeiner A, Holzer M, Sterz F, et al. Hyperthermia after cardiac arrest is associated with an unfavorable neurologic outcome. Arch Intern Med 2001;161:2007-12.
17. Schwarz S, Hafner K, Aschoff A, Schwab S. Incidence and prognostic significance of fever following intracerebral hemorrhage. Neurology 2000;54:354-61.
18. Guth JC, Nemeth AJ, Rosenberg NF, et al. Subarachnoid extension of primary intracerebral hemorrhage is associated with fevers. Neurocrit Care 2014;20:187-92.
19. Douds GL, Tadzong B, Agarwal AD, Krishnamurthy S, Lehman EB, Cockroft KM. Influence of fever and hospital-acquired infection on the incidence of delayed neurological deficit and poor outcome after aneurysmal subarachnoid hemorrhage. Neurol Res Int 2012;479865.
20. Todd MM, Hindman BJ, Clarke WR, et al. Perioperative fever and outcome in surgical patients with aneurysmal subarachnoid hemorrhage. Neurosurgery 2009;64:897-908.
21. Bao L, Chen D, Ding L, Ling W, Xu F. Fever burden is an independent predictor for prognosis of traumatic brain injury. PLoS One 2014;9:e90956.
22. Li J, Jiang JY. Chinese Head Trauma Data Bank: effect of hyperthermia on the outcome of acute head trauma patients. J Neurotrauma 2012;29:96-100.
23. Kiekkas P Kiekkas P, Velissaris D, et al. Peak body temperature predicts mortality in critically ill patients without cerebral damage. Heart Lung 2010;39:208-16.
24. Polderman KH, Herold I. Therapeutic hypothermia and controlled normothermia in the intensive care unit: practical considerations, side effects, and cooling methods. Crit Care Med 2009;37: 1101-20.
25. Gensel JC, Zhang B. Macrophage activation and its role in repair and pathology after spinal cord injury. Brain Res 2015;1619:1-11.
26. Mackowiak PA. Fever: blessing or curse? A unifying hypothesis. Ann Intern Med 1994;120: 1037-40.
27. Eyers S, Weatherall M, Shirtcliffe P, Perrin K, Beasley R. The effect on mortality of antipyretics in the treatment of influenza infection: systematic review and meta-analysis. J R Soc Med 2010;103: 403-11.
28. Badjatia N, Fernandez L, Schmidt JM, et al. Impact of induced normothermia on outcome after subarachnoid hemorrhage: a case-control study. Neurosurgery 2010;66:696-700.

29. Suehiro E, Koizumi H, Kunitsugu I, Fujisawa H, Suzuki M. Survey of brain temperature management in patients with traumatic brain injury in the Japan neurotrauma data bank. J Neurotrauma 2014; 31:315-20.
30. Eicher DJ, Wagner CL, Katikaneni LP, et al. Moderate hypothermia in neonatal encephalopathy: efficacy outcomes. Pediatr Neurol 2005;32:11-7.
31. Gluckman PD, Wyatt JS, Azzopardi D, et al. Selective head cooling with mild systemic hypothermia after neonatal encephalopathy: multicenter randomized trial. Lancet 2005;365:663-70.
32. Shankaran S, Laptook AR, Ehrenkranz RA, et al. Whole-body hypothermia for neonates with hypoxic-ischemic encephalopathy. N Engl J Med 2005;353:1574-84.
33. Azzopardi DV, Strohm B, Edwards AD, et al. Moderate hypothermia to treat perinatal asphyxial encephalopathy. N Engl J Med 2009;361:1349-58.
34. Zhou WH, Cheng GQ, Shao XM, et al. Selective head cooling with mild systemic hypothermia after neonatal hypoxic-ischemic encephalopathy: a multicenter randomized controlled trial in China. J Pediatr 2010;157:367-72.
35. Simbruner G, Mittal RA, Rohlmann F, Muche R; neo.nEURO.network Trial Participants. Systemic hypothermia after neonatal encephalopathy: outcomes of neo.nEURO.network RCT. Pediatrics 2010;126:e771-8.
36. Jacobs SE, Morley CJ, Inder TE, et al. Whole-body hypothermia for term and near-term newborns with hypoxic-ischemic encephalopathy: a randomized controlled trial. Arch Pediatr Adolesc Med 2011;165:692-700.
37. Azzopardi D, Strohm B, Marlow N, et al. Effects of hypothermia for perinatal asphyxia on childhood outcomes. N Engl J Med 2014;371:140-9.
38. Bernard SA, Gray TW, Buist MD, et al. Treatment of comatose survivors of out-of-hospital cardiac arrest with induced hypothermia. N Engl J Med 2002;346:557-63.
39. The Hypothermia after Cardiac Arrest Study Group. Mild therapeutic hypothermia to improve the neurologic outcome after cardiac arrest. N Engl J Med 2002;346:549-56.
40. Lopez-de-Sa E, Rey JR, Armada E, et al. Hypothermia in comatose survivors from out-of-hospital cardiac arrest: pilot trial comparing 2 levels of target temperature. Circulation 2012;126: 2826-33.
41. Nielsen N, Wetterslev J, Cronberg T, et al. Targeted temperature management at 33°C versus 36°C after cardiac arrest. N Engl J Med 2013;369:2197-206.
42. Polderman KH, Varon J. How low should we go? Hypothermia or strict normothermia after cardiac arrest? Circulation 2015;131:669-75.
43. Kim F, Bravo PE, Nichol G. What is the use of hypothermia for neuroprotection after out-of-hospital cardiac arrest? Stroke 2015;46:592-7.
44. Polderman KH, Varon J. Interpreting the results of the targeted temperature management trial in cardiac arrest. Ther Hypothermia Temp Manag 2015 (Epub ahead of print]. doi:10.1089/ther.2014.0031.
45. Peberdy MA, Callaway CW, Neumar RW, et al. American Heart Association. Part 9: post-cardiac arrest care: 2010 American Heart Association guidelines for cardiopulmonary resuscitation and emergency cardiovascular care. Circulation 2010;122:S768-86.
46. Rittenberger JC, Friess S, Polderman KH. Emergency neurological life support: resuscitation following cardiac arrest. Neurocrit Care 2015;23:S119-28.
47. Hemmen TM, Raman R, Guluma KZ, et al. Intravenous thrombolysis plus hypothermia for acute treatment of ischemic stroke (ICTuS-L): final results. Stroke 2010;41:2265-70.
48. Piironen K, Tiainen M, Mustanoja S, et al. Mild hypothermia after intravenous thrombolysis in patients with acute stroke: a randomized controlled trial. Stroke 2014;45:486-91.
49. Crossley S, Reid J, McLatchie R, et al. A systematic review of therapeutic hypothermia for adult patients following traumatic brain injury. Crit Care 2014;18:R75.
50. Andrews PJ, Sinclair HL, Rodriguez A, et al. Hypothermia for intracranial hypertension after traumatic brain injury. N Engl J Med 2015;373:2403-12.
51. Duncker DJ, Klassen CL, Ishibashi Y, Herrlinger SH, Pavek TJ, Bache RJ. Effect of temperature on myocardial infarction in swine. Am J Physiol 1996;270:1189-99.
52. Hale SL, Kloner RA. Myocardial temperature in acute myocardial infarction: protection with mild regional hypothermia. Am J Physiol 1997;273:H220-7.
53. Hale SL, Dave RH, Kloner RA. Regional hypothermia reduces myocardial necrosis even when instituted after the onset of ischemia. Basic Res Cardiol 1997;92:351-7.
54. Hale SL, Kloner RA. Ischemic preconditioning and myocardial hypothermia in rabbits with prolonged coronary artery occlusion. Am J Physiol 1999;276:2029-34.
55. Dae MW, Gao DW, Sessler DI, Chair K, Stillson CA. Effect of endovascular cooling on myocardial temperature, infarct size, and cardiac output in human-sized pigs. Am J Physiol Heart Circ Physiol 2002;282:H1584-91.
56. Hale SL, Dae MW, Kloner RA. Marked reduction in no-reflow with late initiation of hypothermia in a rabbit myocardial infarct model. J Am Coll Cardiol 2003;41:381-2.
57. Götberg M, Olivecrona GK, Engblom H, et al. Rapid short-duration hypothermia with cold saline and endovascular cooling before reperfusion reduces microvascular obstruction and myocardial infarct size. BMC Cardiovasc Disord 2008;8:7.
58. Otake H, Shite J, Paredes OL, et al. Catheter-based transcoronary myocardial hypothermia attenuates arrhythmia and myocardial necrosis in pigs with acute myocardial infarction. J Am Coll Cardiol 2007;49:250-60.
59. Hamamoto H, Leshnower BG, Parish LM, et al. Regional heterogeneity of myocardial reperfusion injury: effect of mild hypothermia. Ann Thorac Surg 2009;87:164-71.
60. Hamamoto H, Sakamoto H, Leshnower BG, et al. Very mild hypothermia during ischemia and reperfusion improves post-infarction ventricular remodeling. Ann Thorac Surg 2009;87:172-7.
61. Kanemoto S, Matsubara M, Noma M, et al. Mild hypothermia to limit myocardial ischemia-reperfusion injury: importance of timing. Ann Thorac Surg 2009;87:157-63.
62. Yannopoulos D, Zviman M, Castro V, et al. Intra-cardiopulmonary resuscitation hypothermia with and without volume loading in an ischemic model of cardiac arrest. Circulation 2009;120:1426-35.
63. Dixon SR, Whitbourn RJ, Dae MW, et al. Induction of mild systemic hypothermia with endovascular cooling during primary percutaneous coronary intervention for acute myocardial infarction. J Am Coll Cardiol 2002;40:1928-34.
64. O'Neill W. Cooling as an adjunct to primary PCI for myocardial infarction. Presented at the Transcatheter Cardiovascular Therapeutics Conference, Washington, DC, September 18, 2003.
65. Erlinge D, Götberg M, Lang I, et al. Rapid endovascular catheter core cooling combined with cold saline as an adjunct to percutaneous coronary intervention for the treatment of acute myocardial infarction: the CHILL-MI trial: A Randomized Controlled Study of the Use of Central Venous Catheter Core Cooling Combined With Cold Saline as an Adjunct to Percutaneous Coronary Intervention for the Treatment of Acute Myocardial Infarction. J Am Coll Cardiol 2014;63: 1857-65.
66. Polderman KH, Noc M, Beishuizen A, et al. Ultrarapid induction of hypothermia using continuous automated peritoneal lavage with ice-cold fluids: final results of the Cooling for Cardiac Arrest or Acute ST-Elevation Myocardial Infarction Trial. Crit Care Med 2015;43:2191-201.
67. Moat NE, Lamb RK, Edwards JC, Manners J, Keeton BR, Monro JL. Induced hypothermia in the management of refractory low cardiac output states following cardiac surgery in infants and children. Eur J Cardiothorac Surg 1992;6:579-84.
68. Deakin CD, Knight H, Edwards JC, et al. Induced hypothermia in the postoperative management of refractory cardiac failure following paediatric cardiac surgery. Anaesthesia 1998;53:848-53.
69. Dalrymple-Hay MJ, Deakin CD, Knight H, et al. Induced hypothermia as salvage treatment for refractory cardiac failure following paediatric cardiac surgery. Eur J Cardiothorac Surg 1999;15: 515-8.
70. Moriyama Y, Iguro Y, Shimokawa S, Saigenji H, Toyohira H, Taira A. Successful application of hypothermia combined with intra-aortic balloon pump support to low-cardiac-output state after open heart surgery. Angiology 1996;47:595-9.
71. Yahagi N, Kumon K, Watanabe Y, et al. Value of mild hypothermia in patients who have severe circulatory insufficiency even after intra-aortic balloon pump. J Clin Anesth 1998;10:120-5.
72. Zobel C, Adler C, Kranz A, et al. Mild therapeutic hypothermia in cardiogenic shock syndrome. Crit Care Med 2012;40:1715-23.
73. Schmidt-Schweda S, Ohler A, Post H, Pieske B. Moderate hypothermia for severe cardiogenic shock (COOL Shock Study I & II). Resuscitation 2013;84:319-25.
74. Jalan R, Damink SW, Deutz NE, Lee A, Hayes PC. Moderate hypothermia for uncontrolled intracranial hypertension in acute liver failure. Lancet 1999;354:1164-8.
75. Jalan R, Olde Damink SW, Deutz NE, et al. Moderate hypothermia prevents cerebral hyperemia and increase in intracranial pressure in patients undergoing liver transplantation for acute liver failure. Transplantation 2003;75:2034-9.
76. Jalan R, Olde Damink SW, Deutz NE, Hayes PC, Lee A. Moderate hypothermia in patients with acute liver failure and uncontrolled intracranial hypertension. Gastroenterology 2004;127:1338-46.
77. Karvellas CJ, Todd Stravitz R, Battenhouse H, Lee WM, Schilsky ML; US Acute Liver Failure Study Group. Therapeutic hypothermia in acute liver failure: a multicenter retrospective cohort analysis. Liver Transpl 2015;21:4-12.
78. Flachs J, Bookallil M, Clarke B. Extracorporeal oxygenation or hypothermia in respiratory failure. Lancet 1977;1:489-90.
79. Villar J, Slutsky AS. Effects of induced hypothermia in patients with septic adult respiratory distress syndrome. Resuscitation 1993;26:183-92.
80. Maeda T, Hashizume K, Tanaka T. Effect of hypothermia on kainic acid-induced limbic seizures: an electroencephalographic and 14C-deoxyglucose autoradiographic study. Brain Res 1999;818: 228-35.
81. Karkar KM, Garcia PA, Bateman LM, Smyth MD, Barbaro NM, Berger M. Focal cooling suppresses spontaneous epileptiform activity without changing the cortical motor threshold. Epilepsia 2002; 43:932-5.
82. Nagao S, Irie K, Kawai N. Protective effect of mild hypothermia on symptomatic vasospasm: a preliminary report. Acta Neurochir Suppl 2000;76:547-50.
83. Nagao S, Irie K, Kawai N, Nakamura T, Kunishio K, Matsumoto Y. The use of mild hypothermia for patients with severe vasospasm: a preliminary report. J Clin Neurosci 2003;10:208-12.
84. Gasser S, Khan N, Yonekawa Y, Imhof HG, Keller E. Long-term hypothermia in patients with severe brain edema after poor-grade subarachnoid hemorrhage: feasibility and intensive care complications. J Neurosurg Anesthesiol 2003;15:240-8.
85. Tzen YT, Brienza DM, Karg PE, Loughlin PJ. Effectiveness of local cooling for enhancing tissue ischemia tolerance in people with spinal cord injury. J Spinal Cord Med 2013;36:357-64.
86. Deleted in review.
87. Polderman KH, Herold I. Therapeutic hypothermia and controlled normothermia in the intensive care unit: practical considerations, side effects, and cooling methods. Crit Care Med 2009;37: 1101-20.
88. Polderman KH. How to stay cool in the intensive care unit? Endovascular versus surface cooling. Circulation 2015;132:152-7.
89. Tømte Ø, Drægni T, Mangschau A, Jacobsen D, Auestad B, Sunde K. A comparison of intravascular and surface cooling techniques in comatose cardiac arrest survivors. Crit Care Med 2011;39:443-9.
90. Oh SH, Oh JS, Kim YM, et al. An observational study of surface versus endovascular cooling techniques in cardiac arrest patients: a propensity-matched analysis. Crit Care 2015;19:85.
91. Deye N, Cariou A, Girardie P, et al. Endovascular versus external targeted temperature management for out-of-hospital cardiac arrest patients: a randomized controlled study. Circulation 2015;132: 182-93.
92. Stær-Jensen H, Sunde K, Olasveengen TM, et al. Bradycardia during therapeutic hypothermia is associated with good neurologic outcome in comatose survivors of out-of-hospital cardiac arrest. Crit Care Med 2014;42:2401-8.
93. Fischer UM, Cox CS Jr, Laine GA, Mehlhorn U, Allen SJ. Mild hypothermia impairs left ventricular diastolic but not systolic function. J Invest Surg 2005;18:291-6.
94. Goldberg LI. Effects of hypothermia on contractility of the intact dog heart. Am J Physiol 1958; 194:92-8.
95. Suga H, Goto Y, Igarashi Y, et al. Cardiac cooling increases Emax without affecting relation between O_2 consumption and systolic pressure-volume area in dog left ventricle. Circ Res 1988;63:61-71.
96. Mikane T, Araki J, Suzuki S, et al. O_2 cost of contractility but not of mechanical energy increases with temperature in canine left ventricle. Am J Physiol 1999;277:H65-73.
97. Polderman KH, Peerdeman SM, Girbes ARJ. Hypophosphatemia and hypomagnesemia induced by cooling in patients with severe head injury. J Neurosurg 2001;94:697-705.

42

体外膜肺氧合

Vadim Gudzenko, Peyman Benharash, and Heidi J. Dalton

体外膜肺氧合（extracorporeal membrane oxygenation，ECMO），也称体外生命支持（extracorporeal life support，ECLS），于 1972 年首次应用于呼吸衰竭的治疗[1]。过去 10～15 年里，ECMO 应用大大增长，尤其是在成人的应用（图 42-1）。

技术方面

ECMO 分为静脉 - 动脉（venoarterial，VA）及静脉 - 静脉（venovenous，VV）模式（图 42-2）。

VA-ECMO

在 VA 模式下，ECMO 从中心静脉系统引流出低氧的血液，将氧合的血液在压力驱动下灌注到动脉系统。可以直接通过胸骨正中切口在右心房和主动脉中建立通路，也可经过外周血管建立通路（图 42-2C），静脉插管可以通过右颈内静脉或股静脉进行。

成人首选股动脉插管，婴儿常选用颈动脉插管。股动静脉插管时应监测远端的血流，预防缺血或筋膜室综合征。股动脉插管时，可以逆向放置一个远端灌注小管，与动脉管道连接提供远端灌注（图 42-2A）[2,3]。也可用 6 或 8mm 的涤纶血管与股动脉端侧吻合代替股动脉插管，以保持下肢远端的灌注[4]。由于股动脉插管的血流是逆行入主动脉，自身的心排血量经常供给上半身。严重呼吸衰竭时，上半身低氧血流灌注可导致“上半身蓝色，下半身红色”综合征。如果脑或者心脏氧合不够，可以再加一个插管至静脉系统（通常是右颈内静脉），Y 型连接于 ECMO 回路动脉端。这种混合模式下，一部分氧合血可以直接进入右心改善上半身的氧合。类似地，也可以用涤纶血管[5]向腋动脉供血（图 42-2B）。然而，这样上肢也更容易发生过度灌注以及可致残的筋膜室综合征[6]。

VV-ECMO

在 VV 模式中，血液从静脉引出并重新进入静脉循环，因此必须有足够的心脏功能将血液送至体循环。氧合血在供应全身之前被吸回 ECMO 管道形成的再循环会严重影响系统的效率。氧合血回流位置比引流位置更靠近心脏则可以减少再循环（图 42-2E）。

虽然通常使用股静脉，但颈部血管插管，包括颈内血管和锁骨下血管，可以为患者提供更大的活动度，并证明有利于患者康复。

新一代的套管包括双腔 Avalon 导管（Maquet 公司），可以从下腔和上腔静脉引流血液，并可直接将氧合血注入三尖瓣口，减少再循环。插管定位需要透视或经食管超声心动图，增加了插管操作和固定方面的技术要求[7,8]（图 42-2D）。

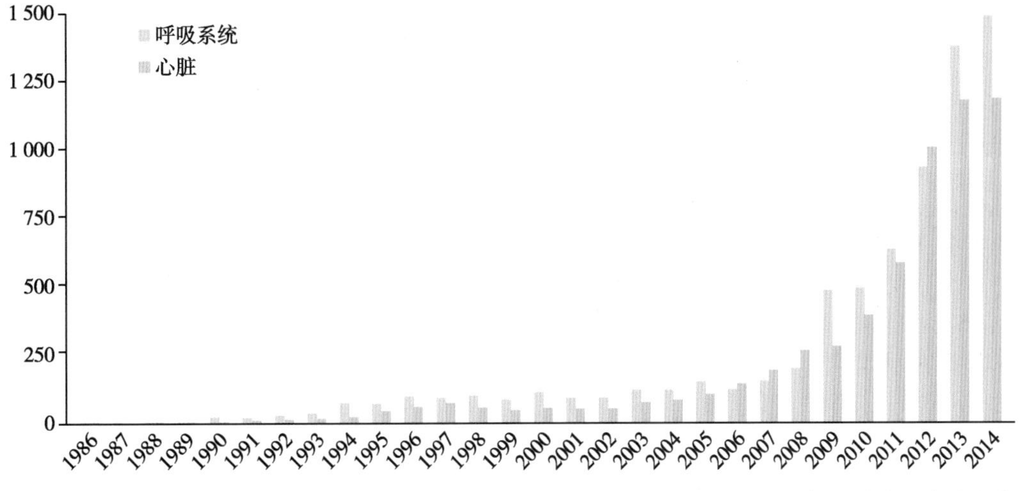

图 42-1 成人（≥16 岁）在治疗过程中的心脏（绿色）和呼吸（蓝色）体外生命支持。（改编自体外生命支持组织，www.elso.org）

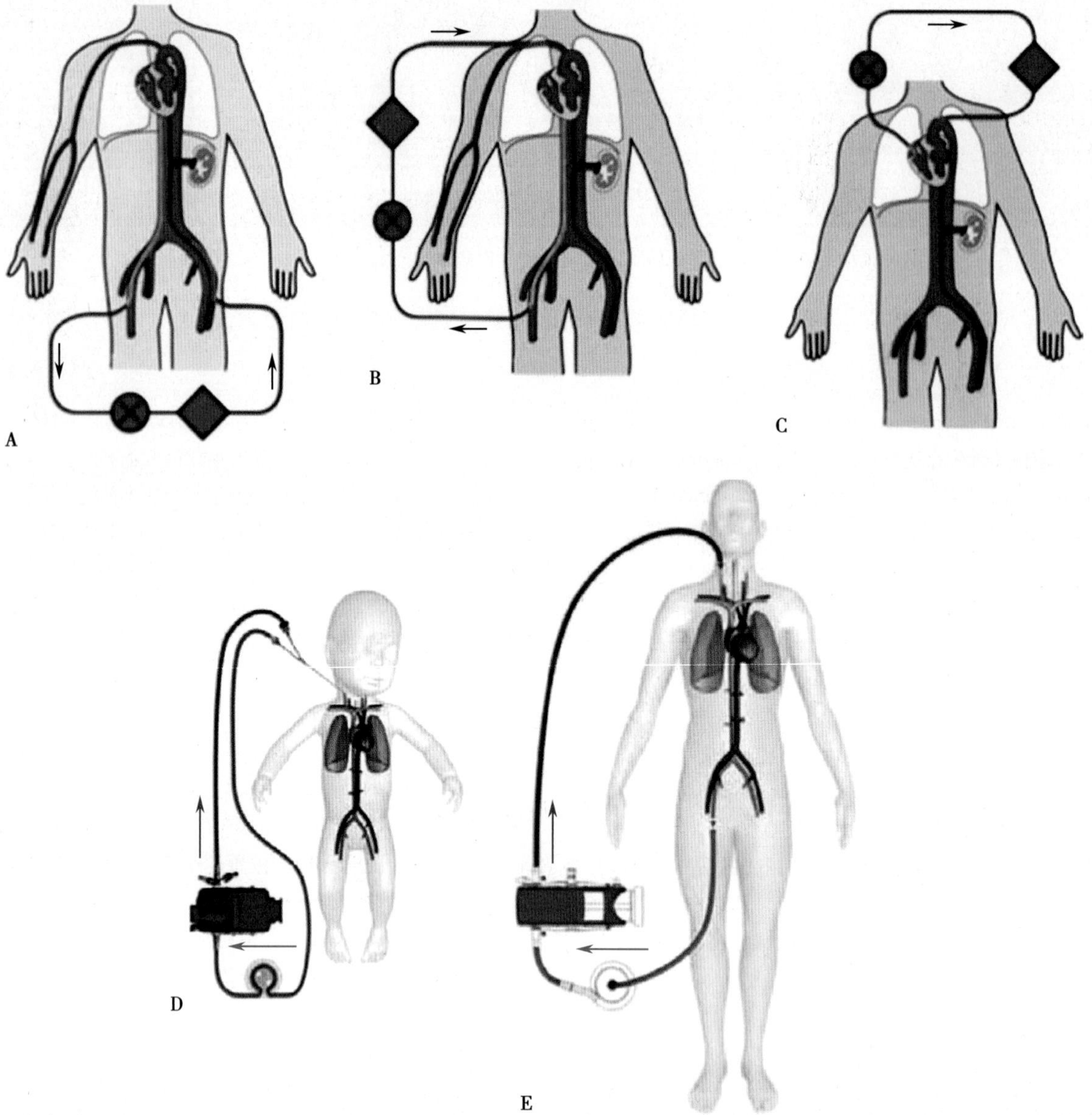

图 42-2 VA-ECMO（A～C）和 VV-ECMO（D 和 E）回路示意图。（A）VA，外周，股股。（B）VA，外周，股 - 腋动脉插管。（C）VA，中心插管。（D）VV，单、腔，双腔插管。（E）VV，两个单腔插管。ECMO，体外膜肺氧合；VA，静脉动脉；VV，静脉静脉。（资料来源：Sangalli F，Patroniti N，Pesenti A. ECMO—extracorporeal life support in adults. Springer，New York：2014；Figs. 3-9 and 6-6.）[66]

ECMO 系统

ECMO 系统包括流入和流出管道、泵、氧合器和各种诊断端口和监测设备。用于 ECMO 的泵是离心泵或轴流泵，各自有一定的优点。离心泵现在在成人中最常见，并且在超过 50% 的儿童患者中使用。离心泵易于装机，比轴流泵更小巧。潜在的优势包括运输便利，血液破坏少，耐用性好。一些报告中溶血和出血并发症较低，但在另一些报告中则更高。新一代聚甲基戊烯膜肺电阻低，易于预充，气体交换良好，可持续使用几周时间。用于 ECMO 的氧合器应该是小巧、预充量低，且长时间应用可靠的。

抗凝管理和输血

尽管在过去的 10 年中 ECLS 技术取得了明显进展，但血栓形成、栓塞和出血仍然是 ECLS 患者发病的主要原因[9-11]。血液暴露于非生物表面激活凝血因子和血小板，导致高凝状态。静脉予肝素（unfractionated heparin，UFH）是提高内源性抗凝血酶（antithrombin，AT）活性最常使用的抗凝方案。此外，最常用监测肝素的方法是测量活化凝血时间（activated clotting time，ACT）。ECLS 患者 ACT 目标值在 180～220 秒[12]。活化部分凝血活酶时间（activated partial thromboplastin time，aPTT）可以评估内源性的和共同的凝血途径。aPTT 的目标通常是在 50～70 秒。此外，抗 -Xa 因子监测在许多中心取代了 ACT 监测，目标值 0.3～0.7IU/ml。在预防出血或凝血方面，目前尚没有哪种抗凝治疗方案显示比其他方案更有效。

怀疑肝素诱导的血小板减少症（heparin-induced thrombocytopenia，HIT）患者应将肝素改为直接凝血酶抑制剂（direct thrombin inhibitor，DTI）（如比伐卢定或阿加曲班）。DTI 治疗通常监测 aPTT，范围为 50～70 秒[13, 14]。

目前存在关于目标血红蛋白值或血小板计数的争论，一般应用的值如下[15]：

- 血小板（细胞 /mmc）> 40×10^3～50×10^3
- INR < 1.6～1.7
- 纤维蛋白原（mg/dl）> 100
- 血红蛋白（g/dl）> 7～8

ECMO 呼吸衰竭支持

VV-ECMO 应用的主要适应证是没有心功能障碍的呼吸衰竭。将静脉血从循环中引出，气体交换后回到静脉系统，在进入肺循环之前已富含氧气。

ECMO 在急性呼吸窘迫综合征的应用

在 H1N1 流感流行期间，成人 ECMO 的存活率令人鼓舞，CESAR 试验显示在经验丰富的中心接受 ECMO 的患者 6 个月存活率增加。两者都激发了在严重成人急性呼吸窘迫综合征（acute respiratory distress syndrome，ARDS）中使用 ECMO 的兴趣。另一项针对严重 ARDS 的早期 ECMO 与常规治疗随机对照试验正在进行（EOLIA 试验，NCT01470703），以回应对 CESAR 试验的质疑[9, 16-20]。

ECMO 启动的典型指征包括严重低氧血症、伴不能代偿酸中毒的严重高碳酸血症，以及过高的气道压（框 42-1）。ECMO 的理想人选是患有严重 ARDS 且无其他器官功能障碍的年轻患者。然而，最近已经发表了几篇在有多种并发症、多器官衰竭、脓毒症、创伤和出血患者中成功应用 ECMO 的报道。

最近 RESP 评分、PRESERVE 评分和其他评分的发展，可能有助于确定最适于 ECMO 的患者并提供预后信息[21]。在线的 RESP 评分计算器可以在 http://www.respscore.com/ 找到。

一旦严重 ARDS 患者接受 ECMO 治疗，进一步治疗的目标是尽量减少呼吸机相关肺损伤（ventilator-induced lung injury，VILI）和让肺“休息”。这一方法通常包括采用压力控制通气，限制吸入压力峰值 20～25cmH$_2$O 以下，高 PEEP 10～15cmH$_2$O，呼吸频率 6～10 次 / 分，尽可能低的 FiO$_2$[22, 23]。由于患者肺损伤顺应性降低，患者往往潮气量很低（2～4ml/kg）[22]。一些专家建议，对严重 ARDS 患者应该在疾病发生的早期尽早开始 ECMO 治疗，以减少呼吸机相关肺损伤。

使用自主呼吸模式，拔除气管插管或早期气管切开，是目前一种趋势，尤其是在成人患者中。尽量减少镇静、避免

框 42-1 严重 ARDS 患者 ECMO 指征[22]

重度低氧血症 P/F 比值 < 50～80
伴有酸中毒的严重高碳酸血症（pH < 7.15）
使用深镇静和肌松剂的情况下，吸入平台压力过高（> 35～45cmH$_2$O）
俯卧位通气失败
呼吸衰竭的原因有可逆性
无与预后不良相关的疾病

机械通气和维持身体活动，允许早期活动和避免机体功能废用，可加速 ECMO 后的恢复并改善长期生活质量。

ECMO 在肺移植中的应用

在过去 5 年里，一些中心已经报道了 ECMO 在等待肺移植的患者中取得了良好的效果，具有可行性[24-26]。替代常规 VV-ECMO 的是最近引入的动静脉无泵肺支持（iLA；NovaLung），它已成功应用于高碳酸血症性呼吸衰竭，并作为并行的（肺动脉 - 左心房）低阻力氧合器用于严重肺动脉高压和右心衰竭患者[27]。

在肺移植后，ECMO 已被成功应用于支持原发性移植物功能障碍（primary graf dysfunction，PGD）患者[28]。尽管 ECMO 大大提高了 PGD 患者的存活率，但在这一队列研究中，移植物功能仍然严重受损[29]。

ECMO 在 COPD 中的应用

近年来，ECMO 和体外 CO$_2$ 去除（extracorporeal CO$_2$ removal，ECCO$_2$R）已经用于 COPD 加重引起的慢性呼吸衰竭患者。ECCO$_2$R 系统利用具有低流量无泵或泵驱动回路的小的单腔或双腔导管，已成功地用于去除 25%～50% 的 CO$_2$，减少分钟通气量和呼吸功[30]。几个小研究系列显示，ECCO$_2$R 的实施改善了呼吸性酸中毒，防止插管，加快了脱机速度，加速了康复，并可能降低住院死亡率和住院时间[30-32]。

ECLS 在心力衰竭中的应用

在心脏或心肺衰竭的情况下，静脉动脉体外支持可用于支持心血管系统，如下所述：

心脏术后心源性休克

随着心肌保护新策略的出现，心脏术后心源性休克（postcardiotomy cardiogenic shock，PCCS）或无法脱离体外循环的情况已经减少到 10% 以下[33]。如果患者不能脱离体外循环，可以将现有的体外循环导管连接到 ECMO 回路作为中心插管，但采用外周插管、关胸可以获得更好的止血效果。VA-ECMO 增加左心的后负荷，可很快使左心室衰竭并导致左心房扩张、肺水肿和出血。左心减压可以通过经房间隔插管和球囊房间隔造口术来进行，或者直接左心房引流[34, 35]。

PCCS 使用 ECMO 长期生存率为 25%～33% 的，但达 60% 的患者可成功撤除 ECMO[36, 37]。大多数存活患者在 72 小时内心室功能恢复，得以撤除 ECMO。如果 ECMO 使用 7 天内没有恢复，需考虑转换为长期心室辅助装置或者心脏移植。死亡率增加的预测因子包括年龄 > 70 岁、高乳酸水平、A 型主动脉夹层、双瓣膜手术以及急性肾衰竭和肝功能衰竭[33, 38]。

急性心肌梗死

5%～7% 的急性心肌梗死（acute myocardial Infarction，AMI）合并心源性休克患者应用 ECLS 可以快速稳定心肌氧供需平衡，维持终末器官灌注。一旦病情平稳后，用一切方法进行冠脉重建的尝试[39]。ECLS 支持 AMI 的患者，其长期存活率在 28%～35%。然而，高达 60% 的 ECLS 作为左心辅助或心脏移植的桥梁[9, 40]。

终末期心力衰竭

依赖正性肌力药物或急性失代偿的 NYHA 分级Ⅳ级或 INTERMACS 2 级心力衰竭患者，可能需要心脏支持作为心脏移植或心室辅助的桥梁。ECMO 可以提供足够的灌注和逆转器官功能障碍，当患者是否适合长期机械循环支持（mechanical circulatory suppor，MCS）尚不清楚时，可以作为“决策的桥梁”。多篇报道显示，ECMO 作为终末期心力衰竭患者移植或 VAD 的桥梁作用效果良好，远期生存率为 36%～39%[41, 42]（图 42-3）。

心肌炎

病毒性心肌炎患者典型表现为新发严重的心脏单器官衰竭，预后良好。VA-ECMO 用于循环支持，患者通常在几天到几周内康复。总的来说，，ECLS 支持暴发性心肌炎患者的生存率在 63%～70%，4%～10% 的患者作为桥梁接受了心脏移植[43, 44]。

体外心肺复苏

ELSO 登记的 4 800 多例患者在积极心肺复苏过程中接受了 ECMO（extracorporeal cardiopulmonary resuscitation，ECPR），存活率为 35%～37%。成人的存活率最低，为 27%～30%[45, 46]。ECPR 用于几种严重心血管崩溃的情况：心搏骤停后血流动力学的稳定和维持，院内心搏骤停（in-hospital cardiac arrest，IHCA）和院外心搏骤停（out-of-hospital cardiac arrest，OHCA）期间自主循环的成功恢复（return of spontaneous circulation，ROSC）。有几项研究报告显示，在 23%～41% 的心肺复苏和恢复自主循环患者中使用了 ECLS。与那些在没有 CPR 的情况下接受 ECLS 支持的患者相比，这些患者不良结局的风险增加了 2 倍[47]。

尽管在 CPR 期间进行 ECLS 治疗的患者死亡率更高，但一些研究显示，使用 ECLS 的患者 30 天存活率可达到 34%[48]。CPR 开始至置入 ECMO 的时间已经显示与结果相关，但

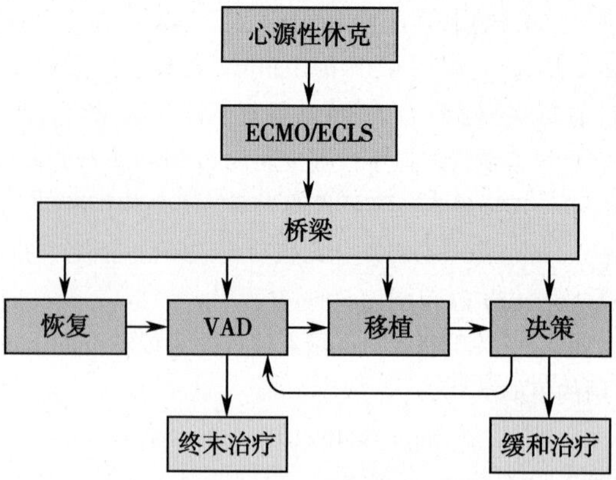

图 42-3　心源性休克 / 心力衰竭使用 ECLS 决策流程图。VAD：心室辅助装置

其他亦有一些研究显示心肺复苏 60 分钟以内结果没有差异。因此，心肺复苏的充分性可能比复苏的实际持续时间更重要。因此，假定 ECLS 团队和资源能在 20～45 分钟启动 ECLS，评估和启动 ECLS 的决定应该由经验丰富的医生在院内心搏骤停后的 10～15 分钟完成。

院外心搏骤停患者历来预后较差，存活率只有 10%～12%[39, 49]。然而，最近的一份来自澳大利亚的一份研究显示，在急诊室接受了床旁 CPR 和 ECMO 支持的院外心搏骤停患者存活率为 56%，而住院心搏骤停患者的存活率为 60%。

ECLS 新的适应证

在过去的 10 年中，关于 ECLS 成功应用于成人脓毒症、脓毒症心肌病和中毒性休克综合征中的新的指征已经被报道[50, 51]。最近，有两个大系列的研究证实，难治性脓毒性休克患者应考虑 ECLS，其存活率达到 23%～71%[36, 52]。

ECMO 已成功应用于创伤[53]、严重药物中毒[54]、全身性疾病导致的弥漫性肺泡出血患者[37]。ECMO 也被认为是意外低温致心搏骤停重新复温的金标准[55, 56]。

ECMO 的撤离

血流动力学改善后可通过超声心动图（TTE 或 TEE）来指导 VA-ECMO 撤离并逐渐减少流量。肺动脉导管可提供有价值的信息。许多患者需要低剂量的血管活性药物以顺利脱机。在低流量或“钳夹”试验期间，须仔细评估双心室功能、血流动力学和代谢情况。钳夹管道、脱离 ECMO 支持是判断患者心肺功能是否充分的最佳指标。低流量（1L）下维持一段时间后（通常 1～2 小时）或直接夹断 ECMO，如血流动力学稳定、组织灌注和气体交换良好，即可拔除插管[57]。

当气体交换和肺顺应性开始改善时，VV-ECMO 应开始撤机。呼吸机设置可以增加，但仍然保持在肺保护通气水平，FiO_2 增加到最大（0.5～0.6）。因为肺膜可非常有效地去除二氧化碳，因此需要完全停止气流、关闭膜肺，以充分评估患者的气体交换能力。一旦患者在最小的 ECMO 支持、

可接受的呼吸机设置下保持稳定的气体交换，ECMO 可以停止[22]。最近的一项国际调查发现，16% 的患者是在不适用呼吸机的情况下撤除 ECMO 的。

并发症

ECMO 是较大的侵入性操作，有可能导致严重并发症。成人呼吸 ECMO 最常见的机械并发症首先包括氧合器失功（16%），其次是插管问题（7.7%）。出血和血栓仍然是最常见的并发症，颅内出血或血栓形成是最具毁灭性的并发症[9]。有趣的是，呼吸衰竭或心力衰竭支持患者的并发症发生率相近（表 42-1）。在最近的一项对 1 400 多例接受了 VV-ECMO 治疗患者的研究中，出血是最常见的并发症[10]。4%～6% 的患者发生脑梗死或出血，超过 20% 的患者证实有感染。ECMO 管路破裂发生率从 20 世纪 80 年代的 17% 下降到最近的不到 2%，但管路内血栓形成的发生率却增加了。在 75% 的尸检中发现了与临床相关的血栓形成，尽管临床医生只发现了其中 1/3。

最近一项 ECLS 治疗心力衰竭的荟萃分析显示，ECLS 相关并发症发生率很高[11]。55% 的患者发生急性肾损伤，46% 需要肾脏替代治疗（renal replacement therapy，RRT）。大出血和严重感染的发生率分别为 41% 和 30%。血管插管相关并发症的患者比例较高，下肢缺血占 17%，其中 10% 发生筋膜室综合征需要筋膜腔切开术，4.7% 需要下肢截肢。

儿科 ECMO/ECLS

ECMO 在儿科患者中的应用在世界各地的许多中心都很普遍。目前接受 ECMO 的 5 万多名新生儿和儿童的诊断和结果的数据见表 42-2。ECMO 在儿童中的最大增长仍然为儿童心力衰竭人群。与 10 年前相比，ECMO 作为移植或长期心室辅助装置的桥梁现在也被认为是可行的技术。在心搏骤停和复苏期间接受 ECMO 治疗的儿童也构成了越来越大的患者群体，总体存活率为 35%～40%。

值得注意的是，儿科 ECMO 中接受 ECMO 支持的患者病情越来越复杂（图 42-4）[58-60]。ELSO 的一篇综述发现，ECMO 之前存在并发症的患者从 1993 年的 18% 上升至 2007 年的 47%[58]。与无合并病的患者相比，这类患者的存活率降低，但有 40%～50% 的患者存活至出院。报道中与死亡率增加相关的因素见表 42-3。临床医生愿意将 ECMO 应用于以前相对禁忌的人群，从目前接受 ECMO 支持的潜在恶性肿瘤患者的数量可以看出这一点。此类患者目前占儿科 ECMO 病例的 1%，是前几年的 3 倍，整体存活率为 48%[61-64]。

其他可能与 ECMO 扩大应用有关的因素包括新技术的

表 42-1 成人 ECLS 并发症发生率与结果

并发症		PADEN，2013		BROGAN，2014	BROGAN，2014
		呼吸 ECLS	心脏 ECLS	呼吸系统	心脏
机械性并发症					
	氧合器失功	16.1	15.1		未报告
	管路破裂	0.3	0.2	0.6	
	泵故障	2.1	0.7		
	插管问题	7.7	4.4		
	管路凝血			18	
患者相关并发症					
	ICH	3.9	1.7		
	脑卒中			5	5.9
	插管部位出血	17.2	20.9		41（并发出血）
	手术部位出血	16.7	25.5	31	
	消化道出血			4.8	
	肺出血			9	
	心脏压塞	2.6	5.7		
	癫痫	1.1	2.1	2	
	急性肾损伤				55.6
	肾脏替代治疗			45	46
	感染			22.5	30.4
	下肢缺血				16.9
	下肢骨筋膜室综合征				10.3
	下肢截肢				4.7

出现。ELSO 登记发现，约有 2/3 的呼吸衰竭儿童（>30 天龄）接受了 VV-ECMO 支持。虽然 VV-ECMO 需要足够的心功能，但许多在 ECMO 前需要血管活性药物支持的患儿在 ECMO 开始后，一旦供养改善和呼吸机设置降低，常常会出现轻中度心功能不全的逆转。儿童 VV-ECMO 支持的优点与成人相似，与 VA-ECMO 长期益处的比较仍然有待证实，但初步数据表明，VV-ECMO 与存活率提高和并发症减少有关[64]。

与成年人一样，普遍认可的 ECMO 启动标准也不存在。最近关于小儿急性呼吸窘迫综合征的共识会议发表了结果。推荐使用一种严重程度的评估工具，即氧合指数（oxygenation index，OIs）作为一种肺损伤严重程度的连续测量方法。过去 OIs > 40 常用，新的数据表明 OIs > 16 死亡率即上升。当结合肺损伤的另一个变量肺无效腔时，OIs > 16 同时无效腔量 > 23% 死亡率为 53%（KhemaniR.）。这些发现，加上应用 ECMO 的便捷性增加，引起了在 OI 严重程度评分远低于过去时是否应该应用 ECMO 的讨论。对 ECMO 的潜在获益

表 42-2 ECMO 患者统计

总结果						
		患者总数	ECLS 生存患者		ECLS 撤离或过渡患者	
新生儿						
	呼吸	27 728	23 358	85%	20 592	74%
	心脏	5 810	3 600	62%	2 389	41%
	ECPR	1 112	712	64%	449	40%
儿童						
	呼吸	6 569	4 327	66%	3 760	57%
	心脏	7 314	4 825	66%	3 679	50%
	ECPR	2 370	1 313	55%	976	41%
成人						
	呼吸	7 008	4 587	65%	4 026	57%
	心脏	5 603	3 129	56%	2 294	41%
	ECPR	1 657	639	39%	471	28%
总计		65 171	46 490	71%	38 636	59%

新生儿呼吸体外生命支持时间

	总体时间 /h	平均时间 /h	最长时间 /h	生存数量	生存百分比
CDH	7 228	254	2 549	3 691	51%
MAS	8 684	133	1 327	8 128	94%
PPHN/PFC	4 800	155	1 176	3 696	77%
RDS	1 546	136	1 093	1 300	84%
脓毒症	2 856	143	1 200	2 084	73%
肺炎	376	249	1 002	218	58%
空气渗漏综合征	133	171	979	98	74%
其他	2 496	183	1 843	1 519	61%

儿童呼吸体外生命支持时间

	总体时间 /h	平均时间 /h	最长时间 /h	生存数量	生存百分比
病毒性肺炎	1 450	317	2 968	940	65%
细菌性肺炎	686	284	1 411	402	59%
肺囊虫肺炎	35	373	1 144	18	51%
吸入性肺炎	304	249	2 437	208	68%
ARDS，术后 / 创伤性	185	248	935	115	62%
ARDS，非术后 / 创伤性	550	304	3 086	297	54%
急性呼吸衰竭，非 ARDS	1 186	255	2 429	641	54%
其他	2 306	219	2 465	1 195	52%

资料来源：Data adapted from the ECMO Registry of the Extracorporeal Life Support Organization[ELSO], Ann Arbor, Michigan, January, 2015. www.elso.org.

与风险也进行了个案讨论。

小儿 ECMO 的另一个变化是决定生存率的重要因素，应用 ECMO 前的机械通气持续时间，现在为 14 天（甚至一个研究中为 21 天），而过去是 7 天[58]。在考虑 ECMO 候选病例时，基础疾病的潜在可逆性，比 ECMO 前呼吸机持续时间更为重要。同样，只要认为病情是可以逆转的，或者作为肺或心脏移植过渡的桥梁，ECMO 的持续时间延长至数周或几个月也是可以接受的。与成人不同的是，幼儿可以长出新的肺泡，克服肺部损伤。ECMO 持续时间的延长和对康复的重视，要求支持技术需要新变化，即让患者保持清醒和活动状态。然而，以这种方式管理婴儿和儿童有特殊困难。这些困往往在苏醒阶段突出，在 ECMO 前经常使用大量麻醉药物、苯二氮䓬类药物，以及神经肌肉阻滞药物。转变为清醒互动的状态需要床边医护人员、家庭和辅助服务（如儿童生活和物理治疗）之间的担当与合作。使用镇静稍弱的药物（如右美托咪定），虽然昂贵但可能有帮助。像成人一样，很多中心主张在儿童 ECMO 支持期间拔除气管插管和进行活动，而另一些中心选择通过气管插管或切管切口维持一定程度的呼吸机支持（通常使用自主呼吸模式，但重点是无伤害的支持水平）。如果医护人员不喜欢拔管，且 ECMO 支持可能会很长，经皮气管切开可以在床旁安全进行。提倡肠内喂养，以及应用物理疗法帮助保持肌肉力量。

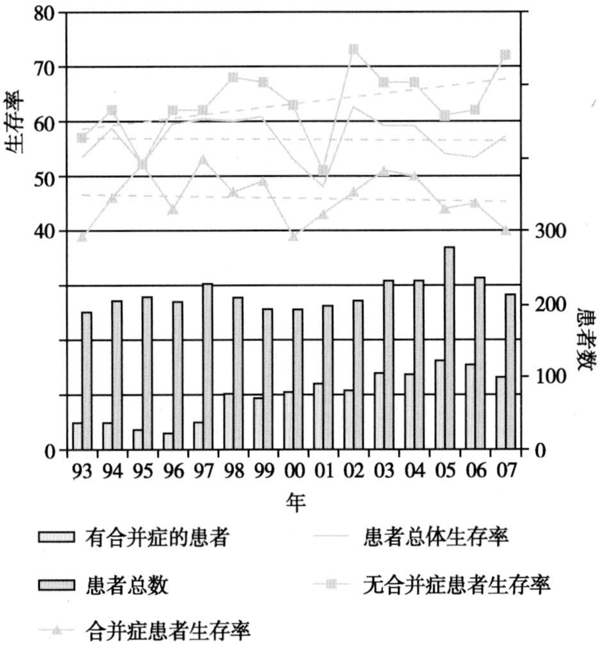

图 42-4　采用体外膜氧合治疗儿童急性呼吸衰竭虚线表示线性趋势。（资料来源：Zabrocki LA，Brogan TV，Statler KD，Poss WB，Rollins MD，Bratton SL. Extracorporeal membrane oxygenation for pediatric respiratory failure：survival and predictors of mortality. Critical Care Medicine，2011；39（2），364-370.Fig.1.）

表 42-3　小儿呼吸 ECMO 支持存活的多变量优势比

	调整的 *OR*	可信区间
哮喘	0.37	0.18～0.75
ARDS/ 脓毒症	1.53	1.11～2.11
百日咳	1.71	1.05～2.77
真菌性肺炎	5.88	1.18～29.32
2001 年前治疗	1.22	1.03～1.44
年龄 >10 岁	1.37	1.10～1.71
机械通气大于 14 天	2.55	1.90～3.42
VV-ECMO 支持	0.66（vs VA）	0.56～0.77

资料来源：Zabrocki，LA，Brogan，TV，Statler，KD，Poss，WB，Rollins，MD，Bratton，SL.Extracorporeal membrane oxygenation for pediatric respiratory failure：survival and predictors of mortality. Crit Care Med 2011；39（2）：364-70.

长期随访以发现问题并及早干预是必须的。报告显示，多达 50% 存活的 ECMO 儿童存在神经发育异常，尽管严重残疾少见。最常见的是行为问题（注意力缺失 / 过动症，学习障碍）、智商稍低和听力损失。

伦理的考虑

使用 ECMO 的患者群体中，操作易用性和可及性增加，且系统的持久性也允许长期支持。确定无效是困难的，有用性、远期结果、资源使用和效率仍然是有待解决的问题[65]。

知识点

1. VV-ECMO 用于单纯呼吸衰竭患者，并依赖保留的心脏功能，而 VA-ECMO 同时提供呼吸和心脏支持，经常被称为体外生命支持（ECLS）。
2. VV-ECMO 已成功应用于成人重症难治性 ARDS 患者、终末期肺病患者作为肺移植的桥梁，以及肺移植术后严重原发性移植物功能障碍（PGD）的患者。
3. 低流量体外 CO_2 去除系统（$ECCO_2R$）用于严重高碳酸血症 ARDS 和 COPD 患者恶化时。
4. VA-ECLS 被用作由 ACS、心肌炎或其他原因引起的心源性休克患者、终末期心力衰竭过渡至恢复、心室辅助装置（VAD）或心脏移植的桥梁，在心肌炎患者中生存率最高。
5. 体外心肺复苏（ECPR）是稳定难治性心搏骤停患者的有力工具，然而存活率仍很低。
6. ECMO 的并发症并不少见，包括全身性感染、脑血管意外（出血和栓塞都有）、出血和肢体缺血。随着时间的推移，技术上的并发症已经减少。
7. 目前还没有完全确定的标准来选择适合 ECMO 治疗的患者。

（曹芳芳　译，龚志云　审校）

参考文献

1. Hill JD, O'Brien TG, Murray JJ, et al. Prolonged extracorporeal oxygenation for acute post-traumatic respiratory failure (shock-lung syndrome). Use of the Bramson membrane lung. N Engl J Med 1972; 286(12):629-34.
2. Lamb KM, Hirose H, Cavarocchi NC. Preparation and technical considerations for percutaneous cannulation for veno-arterial extracorporeal membrane oxygenation. J Card Surg 2013;28(2): 190-2.
3. Madershahian N, Nagib R, Wippermann J, Strauch J, Wahlers T. A simple technique of distal limb perfusion during prolonged femoro-femoral cannulation. J Card Surg 2006;21(2):168-9.
4. Vander Salm TJ. Prevention of lower extremity ischemia during cardiopulmonary bypass via femoral cannulation. Ann Thorac Surg 1997;63(1):251-2.
5. Navia JL, Atik FA, Beyer EA, Ruda Vega P. Extracorporeal membrane oxygenation with right axillary artery perfusion. Ann Thorac Surg 2005;79(6):2163-5.
6. Chamogeorgakis T, Lima B, Shafii AE, et al. Outcomes of axillary artery side graft cannulation for extracorporeal membrane oxygenation. J Thorac Cardiovasc Surg 2013;145(4):1088-92.
7. Javidfar J, Brodie D, Wang D, et al. Use of bicaval dual-lumen catheter for adult venovenous extracorporeal membrane oxygenation. Ann Thorac Surg 2011;91(6):1763-9.
8. Camboni D, Philipp A, Lubnow M, et al. Extracorporeal membrane oxygenation by single-vessel access in adults: advantages and limitations. ASAIO J 2012;58(6):616-21.
9. Paden ML, Conrad SA, Rycus PT, Thiagarajan RR, ELSO Registry. Extracorporeal Life Support Organization Registry Report 2012. ASAIO J 2013;59(3):202-10.
10. Brogan TV, Thiagarajan RR, Rycus PT, Bartlett RH, Bratton SL. Extracorporeal membrane oxygenation in adults with severe respiratory failure: a multi-center database. Intensive Care Med 2009;35(12):2105-14.
11. Cheng R, Hachamovitch R, Kittleson M, et al. Complications of extracorporeal membrane oxygenation for treatment of cardiogenic shock and cardiac arrest: a meta-analysis of 1,866 adult patients. Ann Thorac Surg 2014;97(2):610-6.
12. Green TP, Isham-Schopf B, Steinhorn RH, Smith C, Irmiter RJ. Whole blood activated clotting time in infants during extracorporeal membrane oxygenation. Crit Care Med 1990;18(5):494-8.
13. Koster A, Weng Y, Böttcher W, Gromann T, Kuppe H, Hetzer R. Successful use of bivalirudin as anticoagulant for ECMO in a patient with acute HIT. Ann Thorac Surg 2007;83(5):1865-7.
14. Beiderlinden M, Treschan T, Görlinger K, Peters J. Argatroban in extracorporeal membrane oxygenation. Artif Organs 2007;31(6):461-5.
15. Oliver WC. Anticoagulation and coagulation management for ECMO. Semin Cardiothorac Vasc Anesth 2009;13(3):154-75.
16. Leligdowicz A, Fan E. Extracorporeal life support for severe acute respiratory distress syndrome. Curr Opin Crit Care 2015;21(1):13-9.
17. Pham T, Combes A, Rozé H, et al. Extracorporeal membrane oxygenation for pandemic influenza A (H1N1)-induced acute respiratory distress syndrome: a cohort study and propensity-matched analysis. Am J Respir Crit Care Med 2013;187(3):276-85.
18. Davies A, Jones D, Bailey M, et al. Extracorporeal membrane oxygenation for 2009 influenza A (H1N1) acute respiratory distress syndrome. JAMA 2009;302(17):1888-95.
19. Peek GJ, Mugford M, Tiruvoipati R, et al. Efficacy and economic assessment of conventional ventilatory support versus extracorporeal membrane oxygenation for severe adult respiratory failure (CESAR): a multicentre randomised controlled trial. Lancet 2009;374(9698):1351-63.
20. Noah MA, Peek GJ, Finney SJ, et al. Referral to an extracorporeal membrane oxygenation center and mortality among patients with severe 2009 influenza A (H1N1). JAMA 2011;306(15): 1659-68.
21. Schmidt M, Bailey M, Sheldrake J, et al. Predicting survival after extracorporeal membrane oxygenation for severe acute respiratory failure. The Respiratory Extracorporeal Membrane Oxygenation Survival Prediction (RESP) score. Am J Respir Crit Care Med 2014;189(11):1374-82.
22. Brodie D, Bacchetta M. Extracorporeal membrane oxygenation for ARDS in adults. N Engl J Med 2011;365(20):1905-14.
23. Schmidt M, Stewart C, Bailey M, et al. Mechanical ventilation management during extracorporeal membrane oxygenation for acute respiratory distress syndrome: a retrospective international multicenter study. Crit Care Med 2015;43(3):654-64.
24. Hämmäinen P, Schersten H, Lemström K, et al. Usefulness of extracorporeal membrane oxygenation as a bridge to lung transplantation: a descriptive study. J Heart Lung Transplant 2011;30(1):103-7.
25. Lang G, Taghavi S, Aigner C, et al. Primary lung transplantation after bridge with extracorporeal membrane oxygenation: a plea for a shift in our paradigms for indications. Transplantation 2012; 93(7):729-36.
26. Toyoda Y, Bhama JK, Shigemura N, et al. Efficacy of extracorporeal membrane oxygenation as a bridge to lung transplantation. J Thorac Cardiovasc Surg 2013;145(4):1065-70.
27. Ricci D, Boffini M, Del Sorbo L, et al. The use of CO_2 removal devices in patients awaiting lung transplantation: an initial experience. Transplant Proc 2010;42(4):1255-8.
28. Glassman LR, Keenan RJ, Fabrizio MC, et al. Extracorporeal membrane oxygenation as an adjunct treatment for primary graft failure in adult lung transplant recipients. J Thorac Cardiovasc Surg 1995;110(3):723-6.
29. Hartwig MG, Walczak R, Lin SS, Davis RD. Improved survival but marginal allograft function in patients treated with extracorporeal membrane oxygenation after lung transplantation. Ann Thorac Surg 2012;93(2):366-71.
30. Abrams DC, Brenner K, Burkart KM, et al. Pilot study of extracorporeal carbon dioxide removal to facilitate extubation and ambulation in exacerbations of chronic obstructive pulmonary disease. Ann Am Thorac Soc 2013;10(4):307-14.
31. Del Sorbo L, Pisani L, Filippini C, et al. Extracorporeal CO_2 removal in hypercapnic patients at risk of noninvasive ventilation failure: a matched cohort study with historical control. Crit Care Med 2015;43(1):120-7.
32. Burki NK, Mani RK, Herth FJF, et al. A novel extracorporeal CO_2 removal system: results of a pilot study of hypercapnic respiratory failure in patients with COPD. Chest 2013;143(3):678-86.
33. Rastan AJ, Dege A, Mohr M, et al. Early and late outcomes of 517 consecutive adult patients treated with extracorporeal membrane oxygenation for refractory postcardiotomy cardiogenic shock. J Thorac Cardiovasc Surg 2010;139(2):302-11, 311.e1.
34. Avalli L, Maggioni E, Sangalli F, Favini G, Formica F, Fumagalli R. Percutaneous left-heart decompression during extracorporeal membrane oxygenation: an alternative to surgical and transseptal venting in adult patients. ASAIO J 2011;57(1):38-40.
35. Aiyagari RM, Rocchini AP, Remenapp RT, Graziano JN. Decompression of the left atrium during extracorporeal membrane oxygenation using a transseptal cannula incorporated into the circuit. Crit Care Med 2006;34(10):2603-6.
36. Bréchot N, Luyt C-E, Schmidt M, et al. Venoarterial extracorporeal membrane oxygenation support for refractory cardiovascular dysfunction during severe bacterial septic shock. Crit Care Med 2013;41(7):1616-26.
37. Patel JJ, Lipchik RJ. Systemic lupus-induced diffuse alveolar hemorrhage treated with extracorporeal membrane oxygenation: a case report and review of the literature. J Intensive Care Med 2014; 29(2):104-9.
38. Hsu P-S, Chen J-L, Hong G-J, et al. Extracorporeal membrane oxygenation for refractory cardiogenic shock after cardiac surgery: predictors of early mortality and outcome from 51 adult patients. Eur J Cardiothorac Surg 2010;37(2):328-33.
39. Kagawa E, Dote K, Kato M, et al. Should we emergently revascularize occluded coronaries for cardiac arrest?: rapid-response extracorporeal membrane oxygenation and intra-arrest percutaneous coronary intervention. Circulation 2012;126(13):1605-13.
40. Combes A, Leprince P, Luyt C-E, et al. Outcomes and long-term quality-of-life of patients supported by extracorporeal membrane oxygenation for refractory cardiogenic shock. Crit Care Med 2008;36(5):1404-11.
41. Pagani FD, Aaronson KD, Swaniker F, Bartlett RH. The use of extracorporeal life support in adult patients with primary cardiac failure as a bridge to implantable left ventricular assist device. Ann Thorac Surg 2001;71(3 Suppl.):S77-82.
42. Bowen FW, Carboni AF, O'Hara ML, et al. Application of "double bridge mechanical" resuscitation for profound cardiogenic shock leading to cardiac transplantation. Ann Thorac Surg 2001;72(1): 86-90.
43. Hsu K-H, Chi N-H, Yu H-Y, et al. Extracorporeal membranous oxygenation support for acute fulminant myocarditis: analysis of a single center's experience. Eur J Cardiothorac Surg 2011;40(3): 682-8.
44. Mirabel M, Luyt C-E, Leprince P, et al. Outcomes, long-term quality of life, and psychologic assessment of fulminant myocarditis patients rescued by mechanical circulatory support. Crit Care Med 2011;39(5):1029-35.
45. Morris MC, Wernovsky G, Nadkarni VM. Survival outcomes after extracorporeal cardiopulmonary resuscitation instituted during active chest compressions following refractory in-hospital pediatric cardiac arrest. Pediatr Crit Care Med 2004;5(5):440-6.
46. Dalton HJ, Rycus PT, Conrad SA. Update on extracorporeal life support 2004. Semin Perinatol 2005;29(1):24-33.
47. Aubron C, Cheng AC, Pilcher D, et al. Factors associated with outcomes of patients on extracorporeal membrane oxygenation support: a 5-year cohort study. Crit Care 2013;17(2):R73.
48. Chen Y-S, Lin J-W, Yu H-Y, et al. Cardiopulmonary resuscitation with assisted extracorporeal life-support versus conventional cardiopulmonary resuscitation in adults with in-hospital cardiac arrest: an observational study and propensity analysis. Lancet 2008;372(9638):554-61.
49. Sakamoto T, Morimura N, Nagao K, et al. Extracorporeal cardiopulmonary resuscitation versus conventional cardiopulmonary resuscitation in adults with out-of-hospital cardiac arrest: a prospective observational study. Resuscitation 2014;85(6):762-8.
50. MacLaren G, Pellegrino V, Butt W, Preovolos A, Salamonsen R. Successful use of ECMO in adults with life-threatening infections. Anaesth Intensive Care 2004;32(5):707-10.
51. Gabel E, Gudzenko V, Cruz D, Ardehali A, Fink MP. Successful use of extracorporeal membrane oxygenation in an adult patient with toxic shock-induced heart failure. J Intensive Care Med 2013;30(2):115-8.
52. Cheng A, Sun H-Y, Lee C-W, et al. Survival of septic adults compared with nonseptic adults receiving extracorporeal membrane oxygenation for cardiopulmonary failure: a propensity-matched analysis. J Crit Care 2013;28(4):532.e1-10.
53. Biderman P, Einav S, Fainblut M, Stein M, Singer P, Medalion B. Extracorporeal life support in patients with multiple injuries and severe respiratory failure: a single-center experience? J Trauma Acute Care Surg 2013;75(5):907-12.
54. Daubin C, Lehoux P, Ivascau C, et al. Extracorporeal life support in severe drug intoxication: a retrospective cohort study of seventeen cases. Crit Care 2009;13(4):R138.
55. Soar J, Perkins GD, Abbas G, et al. European Resuscitation Council Guidelines for Resuscitation 2010 Section 8. Cardiac arrest in special circumstances: electrolyte abnormalities, poisoning, drowning, accidental hypothermia, hyperthermia, asthma, anaphylaxis, cardiac surgery, trauma, pregnancy, electrocution. Resuscitation 2010;81(10):1400-33.
56. Walpoth BH, Walpoth-Aslan BN, Mattle HP, et al. Outcome of survivors of accidental deep hypothermia and circulatory arrest treated with extracorporeal blood warming. N Engl J Med 1997; 337(21):1500-5.
57. Aissaoui N, El-Banayosy A, Combes A. How to wean a patient from veno-arterial extracorporeal membrane oxygenation. Intensive Care Med 2015;41(5):902-5.
58. Zabrocki LA, Brogan TV, Statler KD, Poss WB, Rollins MD, Bratton SL. Extracorporeal membrane oxygenation for pediatric respiratory failure: survival and predictors of mortality. Crit Care Med 2011;39(2):364-70.
59. Kula R, Maca J, Sklienka P, et al. Exogenous surfactant as a component of complex non-ECMO therapy of ARDS caused by influenza A virus (2009 H1N1). Bratisl Lek Listy 2011;112(4):218-22.
60. Cheifetz IM. Pediatric acute respiratory distress syndrome. Respir Care 2011;56(10):1589-99.
61. Gow KW, Lao OB, Leong T, Fortenberry JD. Extracorporeal life support for adults with malignancy and respiratory or cardiac failure: The Extracorporeal Life Support experience. Am J Surg 2010; 199(5):669-75.
62. Gow KW, Heiss KF, Wulkan ML, et al. Extracorporeal life support for support of children with malignancy and respiratory or cardiac failure: the extracorporeal life support experience. Crit Care Med 2009;37(4):1308-16.
63. Li MJ, Yang YL, Huang SC, Ko WJ, Wu ET. Successful extracorporeal membrane oxygenation support patients with malignancy and septic shock. Pediatr Blood Cancer 2011;57(4):697.
64. Lequier L, et al. Extracorporeal membrane oxygenation circuitry. Pediatr Crit Care Med 2013;14(5 Suppl. 1):S7-12.
65. Ramanathan K, Cove ME, Caleb MG, Teoh KLK, MacLaren G. Ethical dilemmas of adult ECMO: emerging conceptual challenges. J Cardiothorac Vasc Anesth 2015;29(1):229-33.
66. Sangalli F, Patroniti N, Pesenti A. ECMO-Extracorporeal Life Support in Adults. 2014.

43 成人营养支持

Arthur R.H. van Zanten

重症患者通常有厌食症，并且经常不能经口进食。因此，微量营养素和营养物质应通过肠内或肠外营养来给予[1]。重症患者分解代谢反应的特点是炎症和应激，导致静息能量消耗（resting energy expenditure，REE）增加和尿氮排泄增加[2]。

营养摄入不足，可能导致累积的热量和蛋白质缺乏。这可以使低体重（leanbody mass，LBM）者每天减少 1kg 左右[3]。入院时 LBM、严重骨骼肌萎缩和 ICU 获得性虚弱通常与机械通气延长、感染发病率和死亡率增加相关[4, 5]。

厌食症可能是一种适应不良的反应，动物和人的研究已经表明，肠内营养对肠道黏膜完整性有滋养作用，并可改善预后[6]。

成人 ICU 患者的营养支持旨在减少能量和蛋白质缺乏而不过度喂养，补充微量营养素和保持肠道完整性。几个大型营养试验提供了高质量的数据并达成一些共识，但同时也存在一些争议[6, 7]。

营养风险评估

大多数营养评估工具，如 MNA、SGA、SNAQ、NRS-2002 和 MUST 等评分都不是针对 ICU 患者建立的，很少经过专门验证[8]。

一种新的危重患者的营养风险（NUTRIC 评分）方法已提出[9]。一个概念性模型将饥饿、炎症、营养状况和结果联系起来（图 43-1）。低的分数（0～4）预示着低营养不良风险，高分（5～9）可甄别出最有可能从营养治疗中获益、通气时间延长和死亡率增加的患者（表 43-1）。

体重指数（body mass index，BMI，kg/m^2）较高的患者 ICU 和医院的存活率更高，但对机制了解不足[10]。低骨骼肌面积（通过 CT 扫描评估）是机械通气患者死亡的危险因素，与性别、APACHEⅡ评分无关。此外，肌肉质量是死亡率的主要预测指标，而 BMI 不是[11]。保持瘦体重是营养的一个主要目标。

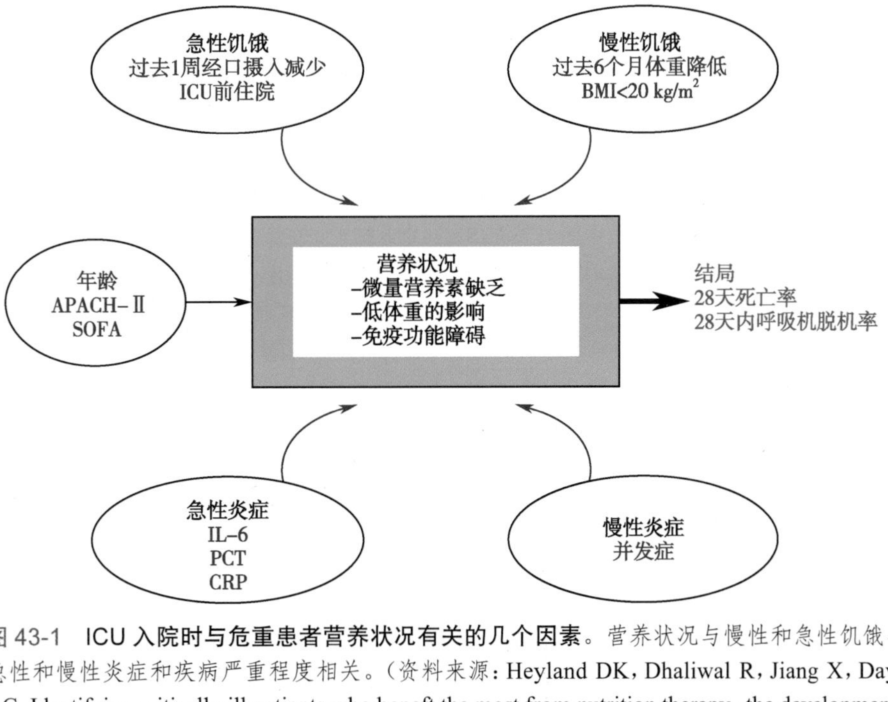

图 43-1 **ICU 入院时与危重患者营养状况有关的几个因素**。营养状况与慢性和急性饥饿、急性和慢性炎症和疾病严重程度相关。（资料来源：Heyland DK，Dhaliwal R，Jiang X，Day AG. Identifying critically ill patients who beneft the most from nutrition therapy：the development and initial validation of a novel risk assessment tool. Critical Care. 2011；15（6）：R268.）

表 43-1　改良*评分变量

NUTRIC 评分旨在量化危重患者发生不良事件的风险，这些不良事件可以通过积极的营养治疗改变。得分 1～9，是基于下面变量得到

变量	范围	得分
年龄 / 岁	<50	0
	50～75	1
	>75	2
APACH-Ⅱ评分	<15	0
	15～<20	1
	20～28	2
	>28	3
SOFA 评分	<6	0
	6～<10	1
	>10	2
并发症数量	0～1	0
	≥2	1
入 ICU 前住院天数	0～<1	0
	≥1	1

*IL-6 是原始评分系统（急性炎症）的一部分，然而通常得不到，因此它对 NUTRIC 评分的整体预测贡献很小。描述的是改良评分。

再喂养综合征

再喂养综合征是营养不良患者再次经口、肠内喂养和 / 或肠外喂养时由于电解质转移和体液失衡引起的生化和临床症状，以及代谢异常 [12]。

它的特点是细胞内主要离子、磷酸盐、镁和钾浓度降低，以及与发病率和死亡率有关的糖代谢、钠水平和水平衡异常 [13]。硫胺素（维生素 B）缺乏也可发生 [14]。

由于缺乏一致定义，再喂养综合征的发生率尚不清楚。电解质和血糖应在喂食前测量，并在喂养过程中随时补充纠正。开始喂养后若发生明显的低磷血症，48 小时内每日摄入量应减至 500kcal[15, 16]。

肠内营养

胃管喂养或肠内营养（enteral nutrition，EN）是给予特殊液体食物混合物，包含有蛋白质、碳水化合物、脂肪、维生素和矿物质，通过胃管或胃肠管进入胃或小肠。

喂养管道

鼻胃管或鼻肠管通过鼻子进入胃或肠。为预防鼻窦炎或鼻腔溃疡，口胃管和口肠管也被使用。通过皮肤直接置管进入胃或肠被称为胃造口或空肠造口术。

鼻胃管可以留置的时间取决于管道材质：PVC 管可留置 10 天，PUR 留置 6～8 周，硅胶管 6 周～3 个月。

匀浆膳喂养

低成本的混合自制匀浆膳在一些地方被应用。其主要营养素的含量通常变化很大，且经常与日常推荐相冲突 [17]。此外，还存在高污染风险，物理和化学性质不稳定，高渗透性和高黏度，潜在增加不耐受等问题。

商业膳喂养

营养制剂可以制作成需溶解的罐装粉末、瓶装液体或自折叠包装。封闭式喂养系统使用带喂食装置的无菌喂食容器，使用连接器，可防止与静脉注射管线连接，降低污染风险，悬挂时间可以增加到 24 小时。较高的制剂价格和增加的密闭系统导致了更高的日常成本，但在调整了护理时间和营养液污染的成本后，总成本反而更低 [18]。

管饲成分

配方的营养浓度为 1.0～2.0kcal/ml。需要限制液体的患者使用高热量的配方。聚合高蛋白配方具有较高的蛋白质 / 非蛋白能量比，有助于肥胖患者实现蛋白质需求，同时防止能量摄入过量。没有证据表明水解蛋白（短肽）配方在耐受性、吸收或疗效方面更好 [19]。

膳食纤维

营养配方中可含有纤维素或不含纤维素，纤维来源包括可溶性和不溶性纤维。可溶性纤维（如，果胶和瓜尔胶）经结肠细菌发酵，能增强结肠吸收钠和水分的能力，可吸收 EN 相关腹泻。不溶性纤维（如大豆多糖）增加粪便重量和蠕动，可减少粪便转运时间 [20]。临床通常使用混合性膳食纤维。

特定疾病的喂养配方

肾脏配方中的蛋白浓度和钾、磷酸盐含量低。肝脏配方中支链氨基酸（如缬氨酸、亮氨酸和异亮氨酸）量增加，芳香氨基酸（如苯丙氨酸、酪氨酸和色氨酸）量减少。糖尿病配方中碳水化合物较低，脂肪含量较高，含多种不同的碳水化合物（如低聚糖、果糖、玉米淀粉和纤维素）。肺病配方中部分碳水化合物的热量被脂肪的热量替代，以限制二氧化碳的产生和改善通气。ARDS 配方将抗氧化剂与琉璃苣和鱼油结合，以补充 γ- 亚油酸（gamma-linoleic acid，GLA）和二十碳五烯酸（eicosapentanoic acid，EPA）。

对于乳糜漏的患者，建议使用低脂、中链甘油三酯（medium chain triglycerides，MCT）或高热量饮食，MCT 不经淋巴转运。

总的来说，对于这些特定疾病的相关喂养配方，目前仍缺乏可改善预后的有力证据 [21]。

过敏

大多数患者对食物的不良反应是非免疫源性的，以乳糖

不耐症最常见。成人记录的食物过敏可能低于 8%～10%。大多数肠内营养物不含麸质，对于有特殊过敏的，可使用不含大豆、不含酪蛋白、不含乳清和蛋的肠内营养物。

肠内营养禁忌

一般来说，当禁忌证被仔细考虑后 EN 是安全的（框 43-1）。EN 禁忌证通常为肠梗阻、肠穿孔和缺血。许多危重患者由于循环再分布而存在内脏低灌注的危险。在开始使用 EN 之前要进行足够的液体治疗。尚没有明确的与肠内喂养相关的血流动力学稳定的定义。然而，回顾性数据显示，接受升压药物治疗的患者早期应用 EN 是安全的，并能改善预后[21]。患者应该血压稳定，无需加用升压药物，具有可接受的 $ScVO_2$ 和（或）血浆乳酸水平，或其他显示有足够灌注的指标。对大多数患者来说，在入院 6～12 小时内给予肠内营养，仍符合早期肠内营养的时间窗（24～28 小时）。

开始喂养时间

早期 EN 定义为入院第 24～48 小时启动。对于 ICU 患者，入 ICU 被认为是开始治疗的时间。观察性研究表明，早期 EN 优于延迟启动（>48 小时），因此在指南中推荐应用[22]。实际上，无法启动早期 EN 可能反映了疾病的严重程度。因此，有必要进行大规模的早期 EN 与延迟营养的随机试验。

全营养与滋养性肠内营养

营养支持的最佳剂量一直是人们争论的焦点。允许性低摄入、滋养性、滴流和低热量喂养等是一些经常使用但令人困惑的词语。

允许性低热卡喂养意味着较低的营养摄入（例如，热量、蛋白质和微量营养素）是可以接受的。低热卡喂养意味着只有能量摄入较低。滋养性喂养没有明确的定义，但通常指肠内营养量 10～20ml/h 或 500～1 000kcal/d。

最近关于滋养性支持和完全营养支持的试验被总结，并没有显示出这两种策略的好处，这提示滋养性喂养可能是足够的（表 43-2）[24]。然而，大部分研究中的对象包括相对年轻、营养良好（BMI 较高）、营养风险低（NUTRIC 评分 < 5）的患者。在唯一的一项营养风险较高的研究中，滋养性喂养与更多感染相关。所有研究中，功能结果都没有检查，尽管长期结果已经被证明是与喂养充分性相关的[25]。

框 43-1　肠内营养禁忌证

绝对禁忌证
- 肠梗阻
- 持续的内脏缺血
- 不能被胃肠管绕过的小肠瘘
- 血流动力学不稳定*

相对禁忌证
- 活动性胃肠道出血
- 短肠综合征的早期阶段
- 严重吸收不良

*肠内营养可加重因肠内灌注不足引起的缺血，导致坏死和细菌过度生长。

喂养停止

由于各种各样的原因而中断喂养的情况经常发生，导致摄入量低于处方量。为克服这一问题，建议在 20 小时内给予目标容量，或在中断喂养发生后提高输液速度[26]。

胃残余量

胃残余量（gastric residual volume，GRV）增加表明喂养不耐受。胃排空延迟的危险因素包括胃轻瘫、糖尿病、胃出口梗阻、（术后）肠梗阻、创伤或脓毒症，以及影响胃运动功能的药物（如阿片类药物）。即使没有 GRV 阈值的依据，也应防止胃内容物误吸。GRV 的推荐阈值已逐步增加到 500ml/6h，GRV 可以被重新注入或丢弃。丢弃的 GRV 减少了喂养效率。

质子泵抑制剂可减少胃液分泌[27]。胃肠动力药可用来改善胃排空，如甲氧氯普胺（例如，4×10mg 和红霉素 2×200mg）单独或联合应用。当监测 QTc 时、应用 7 天以内时是安全的，患者会很快耐受[28]。有两项研究表明，不测量 GRV 没有增加误吸发生率。同时，允许更大的 GRV 可以增加肠内营养给予量。对于放弃 GRV 测量，目前仍有争论。如果所有的策略都失败了，只要小肠功能正常，可以置入一个幽门后喂养管[29]。

幽门后喂养

即刻的幽门后喂养可促进 EN 的早期增加，但其优越性的证据仍缺乏，但降低误吸风险已经明确[30]。放置幽门后管通过十二指肠内镜，使用电磁置管或使用自行推进的鼻空肠装置。模式、时机的选择和定位的成功与否与患者因素、操作人员经验和物品有关。由于空肠喂养的监测复杂，因此提供了监测幽门后喂养的标准（框 43-2）。

肠内营养并发症

与 EN 相关的大多数并发症都是轻微的，但也可出现严重并发症。并发症可分为置管过程中遇到的问题（如误入气管 / 肺和鼻出血）和喂养过程中遇到的问题：临床和代谢问题（如再喂养综合征、高 GRV、呕吐、误吸、腹泻、氮质血症、高钠血症、脱水或高血糖）和营养问题（如管道阻塞和细菌污染）。

误吸

胃残余量与误吸之间没有一致性。低 GRV 时也可能发生误吸，当胃残余量大时误吸更常发生[31]。推荐床头抬高，尽管 45° 是否优于 25°～30° 仰角仍未得到证实。

表 43-2 滋养性营养与全营养支持的随机研究

研究 作者	年份	患者 滋养性营养 vs 全营养	BMI/(kg·m^{-2}) 滋养性营养 vs 全营养	营养风险 平均估计 NUTRIC 评分*	平均每日热量 滋养性营养 vs 全营养	平均每日蛋白质 滋养性营养 vs 全营养	结局 滋养性营养 vs 全营养
ArabiⅠ	2011	120/120	28.5±7.4/ 28.5±8.4	4～5	1 066.6±306.1/ 1 251.7±432.5kcal/d	47.5±21.2/ 43.6±18.9g/d	感染：脓毒症 44.2/46.7%（P=0.70） 28 天死亡率： 18.3/23.3%；（P=0.34） 医院死亡率： 30.0%/42.5%；（P=0.04）
Rice	2012	508/492	29.9±7.8/ 30.4±8.2	4～5	400/1 300kcal/d	0.3～0.4/1.0～ 1.2g/（kg·d）	感染：菌血症 11.6/9.3（P=0.24） 无需机械通气天数 （28d）：14.9/15.0 （P=0.89） 60 天死亡率： 23.2/22.2（P=0.77）
Petros	2014	46/54	28.6±6.5/ 27.1±6.8	5～6	11.3±3.1/19.7± 5.7kcal/（kg·d）	0.4/0.8g/（kg·d）	感染： 26.1/11.1%（P=0.046） ICU 死亡率： 21.7%/22.2%（NS） 医院死亡率： 37.0/31.5%（P=0.67）
Charles	2015	41/42	32.9±2.0/ 28.1±0.9	3～4	982±61/1 338± 92kcal/d	86±6/83±6g/d	感染： 70.7/76.2%（P=0.57） 医院死亡率 7.3/9.5%（P=0.72）
ArabiⅡ	2015	448/446	29.0±8.2/ 29.7±8.8	4～5	835±297/1 299± 467kcal/d	57±24/59±25g/d	感染： 35.9/37.9（P=0.54） 90 天死亡率： 27.2/28.9%（P=0.58）

*根据两组的平均研究数据，估计改良的营养评分。

资料来源：Adapted from McClave SA，Martindale RG，Vanek VW，McCarthy M，Roberts P，Taylor B，et al. Guidelines for the provision and assessment of nutrition support therapy in the adult critically ill patient：Society of Critical Care Medicine（SCCM）and American Society for Parenteral and Enteral Nutrition（A.S.P.E.N.）. JPEN Parenter Enteral Nutr. 2009；33（3）：277-316. Table 2.

在机械通气患者中进行常规的 GRV 监测以防止误吸是有争议的，因为不监测并不会增加呼吸机相关肺炎的发生[32]。

腹泻

危重患者可能因各种原因导致腹泻（框 43-3）。在 ICU 前 14 天内，有 14% 的患者至少观察到 1 天的腹泻。通过 EN 给予＞60% 的目标能量、抗生素和抗真菌药物是腹泻的危险因素[33]。89% 的腹泻持续 4 天或更少。EN 本身不是一个风险因素，而有报道称，在使用富含纤维的营养物或高水解蛋白配方时情况可获得改善[34]。

便秘

下消化道麻痹导致了粪便运输时间增加（>5 天）是常见的，在某些研究中发生率高达 90%。阿片类药物的给药与延迟排便有关。建议使用预防或治疗性的通便药和（或）富含纤维的肠内营养（益生元）。乳果糖和聚乙二醇对排便的促进作用均优于安慰剂。早期排便与较短的住院时间相关[35]。

方案

旨在改善肠内喂养的循证营养方案已被证明可改善喂养的充分性和结果[36, 37]，推荐制订一份营养方案（图 43-2）。

框 43-2 幽门后喂养监测

监测

- GRV 量和时相
- 腹胀
- 粪便运输时间
- 腹内压（可选）

停止幽门后喂养的标准

- 胃吸出液中有管饲混合物提示反流
  注：若不含管饲混合物，胃吸出液中不论量多少，都不能作为停止的理由
- 严重的腹胀
- 无法控制的呕吐
- 阻塞性肠梗阻
- 腹内压 > $20cmH_2O$
- 严重腹泻

框 43-3 重症患者腹泻常见原因

药物治疗

抗生素

H_2- 受体拮抗剂、抗酸药

药物：含有大量山梨醇、镁或高渗药物

泻药使用（意外）

胃肠功能障碍

胃或小肠切除术

炎症性肠病

胰腺功能不全

放射性肠炎

炎性腹泻

蛋白丢失性胃肠病

肠阻塞（反常）

营养不良

低蛋白血症

微量元素缺乏

肠内营养相关的因素

喂养速度、浓度、量或渗透压过高

营养不良患者或近期未经胃肠道进食患者的适应问题

对喂养配方不耐受或过敏

感染

梭状芽孢杆菌小肠结肠炎

机会性胃肠道感染

严重污染的营养液

肠道菌群改变

内分泌功能障碍

糖尿病

甲状腺功能亢进

低皮质醇症

肠外营养

全肠外营养（total parenteral nutrition，TPN）通过肠外途径（通过中心静脉导管或 PICC 管）提供所有日常营养需求。部分或补充性的肠外营养（supplemental parenteral nutrition，SPN）旨在 EN 没有达到目标时补充摄入的不足。

成分

最佳 PN 成分取决于临床情况对能量和蛋白质的需求，以及电解质异常和液体超负荷的风险。

标准 PN 液体由氨基酸组成（除了谷氨酰胺的稳定性原因）、碳水化合物（如右旋糖 / 葡萄糖）和脂肪乳（如大豆、橄榄或鱼油）从多腔或单腔无菌输液袋中输注[38]。添加微量元素以满足每日推荐摄入量。在缺乏肠内营养补充维生素的情况下，补充维生素 K 和其他维生素很重要。肝并发症（高胆红素血症）时，建议停用脂肪乳。但最优的脂肪乳剂选择仍存在争议。鱼油中的 ω-3 脂肪酸有抗炎作用，橄榄油中的 ω-9 脂肪酸有中性免疫作用，大豆油中的 ω-6 脂肪酸具有促炎作用。以大豆为基础的乳剂应避免使用[6]。

SPN 启动时间

营养指南对 SPN 时机提出了不同的建议，从早期 SPN（入院后小于 48 小时）到将 SPN 延迟到入 ICU 后第 8 天不等。有其他学者研究了 3 天后开始 SPN（及时启动，图 43-3）。

一项随机对照试验发现，晚期 SPN 组患者在第 8 天时转出 ICU 的比例更高，但 ICU 与住院死亡率无差异。没有其他随机对照试验发现 ICU 或住院死亡率有差别。但 ICU 和住院时间、感染发生率、营养目标、机械通气时间、血糖控制、肾脏替代治疗持续时间、肌肉萎缩和脂肪减少有差异。

有理由认为早期 SPN 没有临床相关的益处。考虑到感染发病率和潜在减慢器官衰竭恢复的作用，以及更高的费用，不建议早期使用 SPN[39]。

对于严重营养不良的患者，应考虑早期 SPN，其他患者可延迟 5～8 天开始启动[40]。

并发症

几种并发症与 PN 的使用有关（框 43-4），大多数可以通过导管脓毒症的预防和对葡萄糖和电解质、液体状况、甘油三酯以及肝肾实验室检查的密切监测来预防。

肠外营养与肠内营养

EN 被认为优于 PN。对 2 400 例随机分为 EN 或 PN 组患者进行的 Calories 试验改变了这一假设[41]。没有发现感染和死亡率的差异，并且在 PN 期间观察到的呕吐和低血糖更少。没有发现因肠外摄入增加而引起的热量摄入差异。可能是因为更好的血糖控制、预防过量喂养和更好的中心导管护理，PN 并发症与 EN 相似。EN 仍然是一线治疗，但在目标无法达到的情况下，开始 PN 是安全的。

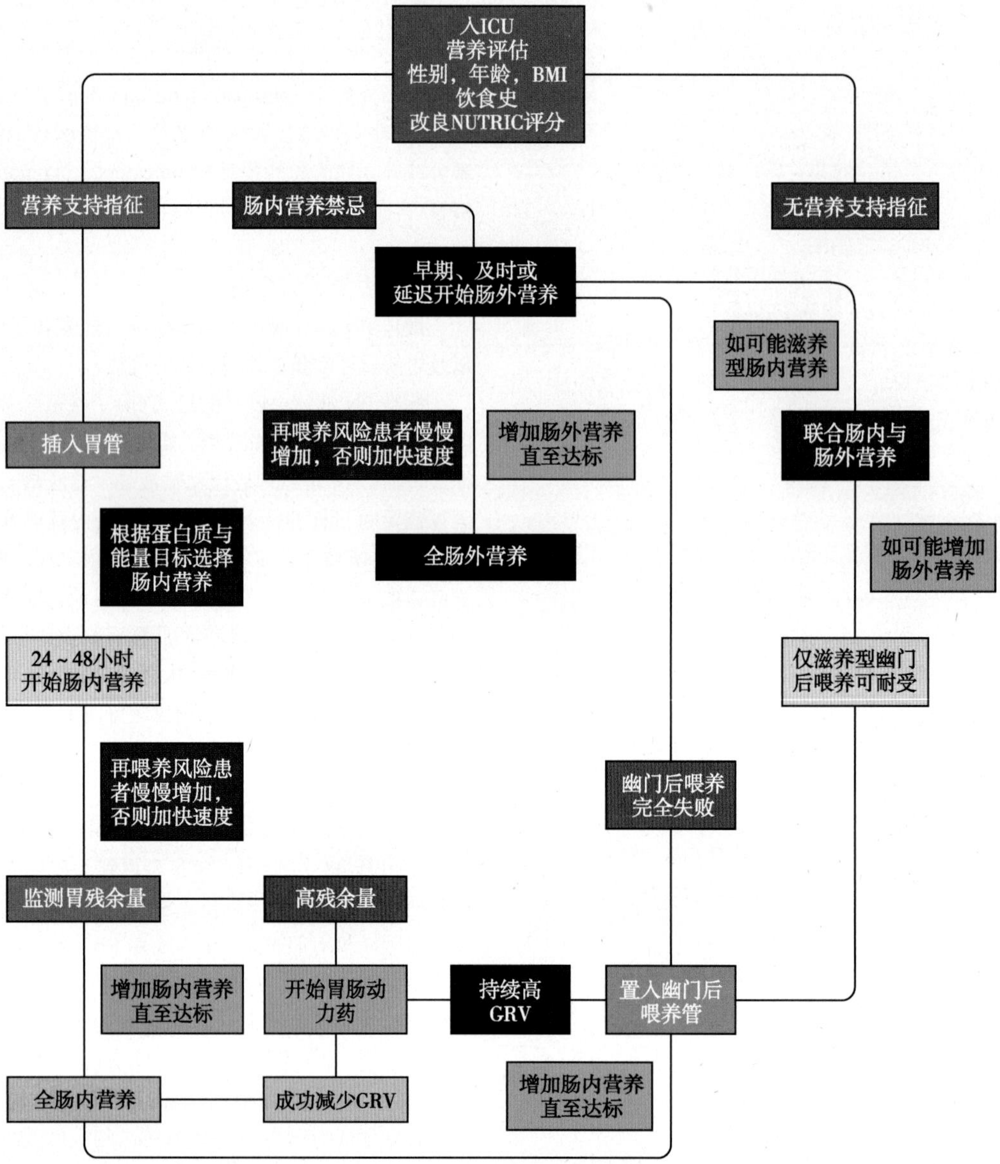

图 43-2 营养支持流程图

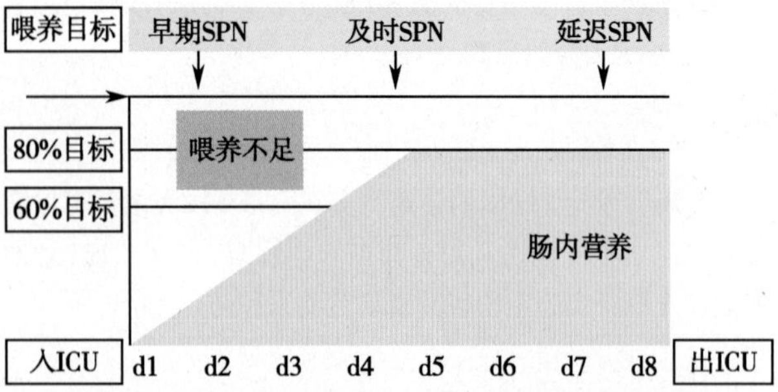

图 43-3 预防喂养不足，补充性肠外营养的时机

热量需求

危重患者对能量的需求尚不清楚。喂养不足(< 目标能量的 80%)、累积能量不足和过量喂养(> 目标能量的 110%)与发病率(如感染)和死亡率增加有关。最佳能量摄入量估计为 REE 目标的 85%[42]。这个较低的最佳值可能是因为内源性能量(葡萄糖)生成提供部分能量需要，这一过程不能通过提供外部能量而抑制。

能量消耗估算公式

能量需求是根据患者入院前的特点来估算的。然而，每个患者每一天的需求都是不同的，应该首选根据间接测热法进行调整，尽管这种方法应用不是很普遍，而且技术上往往很难或不可能应用。与间接测热法相比，来自 13 个预测方程的 160 个变量数据显示 38% 低估和 12% 高估了能量消耗(> 10%)。观察到个体患者之间的间接测热值差异从 −43% 到超出 66%[43]。

每日能量摄入指南建议

国际社会建议急性期每天 20～25kcal/kg，恢复期 25～

框 43-4 肠外营养并发症

导管相关性
- 出血
- 气胸
- 中心导管相关血流感染
- 阻塞
- 血栓形成、栓塞

代谢
- 再喂养综合征
- 过度营养
- 血糖异常（高血糖或低血糖）
- 高脂血症（高甘油三酯血症）
- 肝功能障碍（转氨酶、胆红素和碱性磷酸酶升高）
- 肝肿大
- 高血氨
- 血清电解质和矿物质异常
- 维生素和矿物质缺乏
- BUN 升高

循环
- 容量过载

不良反应
- 呼吸困难
- 皮肤过敏反应
- 恶心
- 头痛
- 背痛
- 出汗
- 头晕

胆囊相关并发症
- 胆石病
- 胆囊沉积物
- 胆囊炎（非结石）

30kcal/kg。此外，还建议对重症肥胖患者（BMI > $30kg/m^2$）予低热量喂养处方，给予 60%～70% 目标能量需求，或 11～14kcal/kg 实际体重或 22～25kcal/kg 理想体重[1,44]。

间接测热法

利用代谢车，可以通过间接测热法测量耗氧量（VO_2）和二氧化碳产量（VCO_2）。消耗的每升氧气相当于 5kcal。Weir 引入了一个计算 REE 的方程：

$$REE = [VO_2(3.941) + VCO_2(1.11)]1\,440min/d$$

REE 提供了比公式更好的能量目标，通过呼吸商（RQ）（CO_2 生成 / O_2 消耗）可了解利用的呼吸底物。当燃料是碳水化合物时，RQ 是 1.0，蛋白质为 0.8，脂肪为 0.7。正常 RQ 为 0.80，RQ > 1.0 可能表明喂养过量。漏气（如管路或气胸）可能导致不准确。由于氧传感器在较高的 FiO_2 水平（> 0.6）应用时不准确，因此在肺衰竭中的应用有限。此外，高 PEEP 水平时，管路的可压缩性可造成体积变化和测量误差。

严格热量控制研究（TICACOS）纳入了 130 例机械通气患者，将 EN 与间接量热法或 25kcal/（kg•d）测定的能量指标进行了比较，结果表明间接量热法可导致较高的平均能量和蛋白质摄入量，从而有提高医院死亡率的趋势，但是机械通气时间和 ICU 住院时间也增加了[45]。摄入代谢车已经出现，研究正在进行中。

非营养性热量

通常营养给予的热量会被评估；然而，有些热量可能会被忽视。

含葡萄糖和右旋糖的液体和药物，异丙酚（脂基）和肾替代治疗期间用于体外循环抗凝的枸橼酸钠可提供非营养性的热量摄入，可能导致过量喂养。

蛋白质的需求

重症疾病会导致蛋白质周转增加和 LBM 损失。越来越多的证据表明，蛋白质与氨基酸供应的重要性，营养蛋白质可能影响肌肉的保持，从而改善患者预后[42]。

每日蛋白质摄入指南建议

几个营养协会提供的建议略有不同，但可以总结为：BMI < $30kg/m^2$ 时，给予 1.2～2.0g 蛋白 /kg；BMI 30～$40kg/m^2$ 时，给予 2g/kg 理想体重；BMI > $40kg/m^2$，给予 2.5g/kg 理想体重[1,21,44]。

特殊营养素

富含或补充免疫调节常量营养素（如谷氨酰胺、精氨酸和鱼油）的（肠外）肠内营养已被频繁研究[34]。营养药学提示特定的营养成分可能具有药理作用，可调节免疫反应。

与国际上建议不同的是，MetaPlus 试验表明，混合了常量营养素（如谷氨酰胺和鱼油）和微量营养素（如硒、维生素 C、维生素 E 和锌）的营养方案对感染的主要终点没有影响[46]。而且，还观察到患者的长期死亡率增加。在 REDOX 试验中，没有发现谷氨酰胺和抗氧化剂的临床获益，并且发现谷氨酰胺补充治疗患者的 28 天死亡率呈上升趋势，住院和 6 个月死亡率显著增加[47]。

此后，免疫调节成分的安全性遭到质疑。获益有限或不存在，还有潜在的危害，不建议给予不平衡的成分[48]。

谷氨酰胺

谷氨酰胺是血浆中最丰富的氨基酸，在重症患者中血浆水平可能很低。然而，非必需氨基酸可以由其他氨基酸合成。ICU 患者的低谷氨酰胺水平也被认为是条件性缺乏，水平过低实际反应病情严重的状态。入院时低血浆谷氨酰胺水平与死亡率增加相关，因此应考虑补充。

阳性结果主要来自于一些早期、规模小和单中心的研究。最近的研究对条件缺乏假说提出了挑战，不论是在机制研究还是最近的随机试验中（MetaPlus 和 REDOX 研究）。低水平有可能是一种适应性反应。补充谷氨酰胺只能监测血浆水平时应用，当涉及严重的安全问题时应避免使用[49]。

精氨酸

另一种被认为条件缺乏的氨基酸是精氨酸。来自 3 000 名手术患者的 30 项研究的数据显示，补充精氨酸的患者感染性发病率降低，住院时间缩短。在手术前 5～7 天补充精氨酸（12～15g/d）可能是有益的。然而，在严重的脓毒症患者中观察到不良反应。过多的氮氧化产物有增加死亡风险的可能。因此，对于脓毒症患者，EN 应避免补充精氨酸[34]。

鱼油

我们缺乏对低的基础 EPA 和二十二碳六烯酸（docosahexaenoic acid，DHA）水平和预后之间联系的研究。规模较小的研究表明，在 ARDS 患者联合应用琉璃苣和鱼油（GLA/EPA）与抗氧化剂可以获益[21]。在 ARDS 患者中进行的大型 OMEGA-EN 试验（如 ω-3 脂肪酸、EPA、DHA、GLA 和抗氧化剂）由于没有减少机械通气天数，相反增加 60 天住院死亡率趋势而提前终止（$P=0.054$）[50]。目前还不清楚鱼油是否有益而不增加危害。

特殊微量元素

ICU 患者抗氧化剂、微量元素和维生素确切的每日摄取推荐量（recommended daily allowances，RDAs）尚不清楚。许多患者入院时血浆水平较低，在 ICU 住院期间可能恶化，因为 RDAs 仅在 1 500ml 的 EN 中可获得，而且许多患者的摄入量较低。在 PN 中，必须添加微量元素和维生素。然而，是否应予以超生理剂量尚不确定。

抗氧化剂及微量元素

一项针对联合补充抗氧化剂的 21 项 RCT 研究进行的荟萃分析显示，死亡率和机械通气时间显著降低，感染呈降低趋势，但对 ICU 或住院时间没有影响。纳入的 RCT 研究多数为小规模研究（< 100 例患者），这不足以发现对死亡率的重要影响。只有在对这些较小的研究进行统计汇总后，才会出现阳性结果[51]。在一项未经调整的分析中，最近的一项回顾性研究表明，硒的补充增加了死亡率[52]。

维生素

ICU 患者中，补充维生素获得的研究数据很少；然而，血浆水平低是否反映出缺乏仍不清楚。高乳酸血症可能反映硫胺素（维生素 B_1）缺乏，建议补充[53]。在酗酒、严重营养不良或有再喂风险时也可补充。

高剂量补充研究维生素 D（54 万 IU，然后每月 9 万 IU，持续 5 个月）对住院时间、住院死亡率或 6 个月死亡率均无影响。观察到维生素 D 严重缺乏（≤12ng/ml）时住院死亡率较低，这有待进一步研究。值得注意的是，许多高剂量补充的患者没有表现出 25- 羟维生素 D 的正常血浆水平[54]。

在危重患者中，大多数维生素缺乏剂量确定相关的研究。此外，我们不知道是否血浆维生素水平正常就意味着更好的结局。

益生元、益生菌

世界卫生组织将益生菌定义为“活的微生物，可以给宿主带来健康获益”[55]。益生元（纤维）是益生菌的食物，人类无法消化。益生元能促进有益菌的生长。共生补充物包括益生元和益生菌。

重症疾病可引起肠道微生物菌群的改变，导致共生菌群的丧失和潜在致病菌的过度生长。益生菌能恢复微生物菌群的平衡，提高免疫功能，同时可改善肠胃结构和功能[56]。

益生菌的细菌易位有过报道。PROPATRIA 试验显示，益生菌治疗的胰腺炎患者，由于内脏缺血而导致死亡率上升[57]。因此，临床一直对益生菌的安全担忧。

针对 13 个 RCT 研究的荟萃分析并没有显示出机械通气时间减少，ICU 或住院死亡率降低。然而，研究发现 ICU- 获得性肺炎发生率和 ICU 停留时间得以降低[58]。最近的一项 Cochrane 分析中，益生菌对肺炎的影响受到了质疑，因为纳入了低质量的研究[59]，哪些 ICU 患者可以从益生菌中获益仍不清楚。

知识点

1. 入 ICU 时低体重、累积的蛋白与能量不足与预后有关。
2. 使用 NUTRIC 评分进行入院营养评估，有助于选择能获益于营养支持的患者。
3. 再喂养综合征，由恢复营养支持后出现低磷酸血症所确定，热量应限制 2 天，再逐渐给予热量。
4. 肠内喂养优于肠外营养，应尽早开始（入 ICU 24～48 小时），以保持胃肠道功能。
5. 肠内营养绝对禁忌证为肠梗阻、穿孔和缺血。
6. 血流动力学不稳定只是肠内营养暂时的禁忌证，当稳定的血管活性药物支持时，就可以开始给予。
7. 营养良好，NUTRIC 评分低的患者中，滋养型喂养与完全营养支持的结果相似。
8. 测量胃残余量会降低喂养效率，因此应放弃测量，或接受达 500ml/6h 的高 GRV 值。
9. 危重患者营养方案提高了喂养的充分性。
10. ICU 期间胃肠道症状如腹泻是常见的，但它们往往是

知识点(续)

由于其他原因造成，而并非是因为肠内营养。

11. 入ICU5天内补充肠外营养没有明显的益处。
12. 能量消耗估算公式不准确，因此建议采用间接测热法。
13. 应防止过量喂养，因此应将异丙酚、葡萄糖和枸橼酸钠输注产生的非营养性热量也视为能量来源。
14. 蛋白质摄入量应至少每天1.2g/kg，对于BMI更高和肾脏替代治疗导致蛋白丢失的患者应给予更多的补充。
15. 鉴于临床试验的矛盾结果，不能推荐使用谷氨酰胺、精氨酸和鱼油进行营养补充。
16. 危重病患者每日维生素和微量元素的摄取推荐量尚不清楚，然而，对于肠外营养和摄入量低于1 500kcal/d的肠内营养，应考虑补充。
17. 虽然益生元和益生菌对大多数ICU中的患者似乎是安全的，但其对目标肠道微生物的益处仍缺少研究证实。

(曹芳芳 译，龚志云 审校)

参考文献

1. Martindale RG, McClave SA, Vanek VW, et al. Guidelines for the provision and assessment of nutrition support therapy in the adult critically ill patient: Society of Critical Care Medicine and American Society for Parenteral and Enteral Nutrition: executive summary. Crit Care Med 2009;37:1757-61.
2. Richards JR. Current concepts in the metabolic responses to injury, infection and starvation. Proc Nutr Soc 1980;39:113-23.
3. Puthucheary ZA, Rawal J, McPhail M, Connolly B, Ratnayake G, Chan P, Hopkinson NS, Phadke R, Dew T, Sidhu PS, Velloso C, Seymour J, Agley CC, Selby A, Limb M, Edwards LM, Smith K, Rowlerson A, Rennie MJ, Moxham J, Harridge SD, Hart N, Montgomery HE: Acute skeletal muscle wasting in critical illness. JAMA 2013;310:1591-1600.
4. De Jonghe B, Bastuji-Garin S, Durand MC, et al. Respiratory weakness is associated with limb weakness and delayed weaning in critical illness. Crit Care Med 2007;35:2007-15.
5. Alberda C, Gramlich L, Jones N, et al. The relationship between nutritional intake and clinical outcomes in critically ill patients: results of an international multi-center observational study. Intensive Care Med 2009;35:1728-37. [Erratum, Intensive Care Med 2009;35:1821.]
6. Casaer MP, Van den Berghe G. Nutrition in the acute phase of critical illness. N Engl J Med 2014;370:2450-1. doi: 10.1056/NEJMc1404896.
7. Preiser JC, van Zanten AR, Berger MM, Biolo G, Casaer MP, Doig GS, Griffiths RD, Heyland DK, Hiesmayr M, Iapichino G, Laviano A, Pichard C, Singer P, Van den Berghe G, Wernerman J, Wischmeyer P, Vincent JL. Metabolic and nutritional support of critically ill patients: consensus and controversies. Crit Care 2015;19:35. doi: 10.1186/s13054-015-0737-8.
8. Van Bokhorst-de van der Schueren MA, Guaitoli PR, Jansma EP, de Vet HC. Nutrition screening tools: does one size fit all? A systematic review of screening tools for the hospital setting. Clin Nutr. 2014;33(1):39-58. doi: 10.1016/j.clnu.2013.04.008. Epub 2013 Apr 19.
9. Heyland DK, Dhaliwal R, Jiang X, Day AG. Identifying critically ill patients who benefit the most from nutrition therapy: the development and initial validation of a novel risk assessment tool. Crit Care 2011;15:R268.
10. Pickkers P, de Keizer N, Dusseljee J, Weerheijm D, van der Hoeven JG, Peek N. Body mass index is associated with hospital mortality in critically ill patients: an observational cohort study. Crit Care Med 2013;41:1878-83. doi:10.1097/CCM.0b013e31828a2aa1.
11. Weijs PJ, Looijaard WG, Dekker IM, Stapel SN, Girbes AR, Oudemans-van Straaten HM, Beishuizen A. Low skeletal muscle area is a risk factor for mortality in mechanically ventilated critically ill patients. Crit Care 2014;18:R12. doi: 10.1186/cc13189.
12. Crook MA, Hally V, Panteli JV. The importance of the refeeding syndrome. Nutrition 2001;17:632-7.
13. Tresley J, Sheean PM. Refeeding syndrome: recognition is the key to prevention and management. J Am Diet Assoc 2008;108:2105-8. doi: 10.1016/j.jada.2008.09.015.
14. Mehanna HM, Moledina J, Travis J. Refeeding syndrome: what it is, and how to prevent and treat it. BMJ 2008;336:1495-8. doi: 10.1136/bmj.a301.
15. van Zanten AR. Nutritional support and refeeding syndrome in critical illness. Lancet Respir Med 2015;3:904-5. doi: 10.1016/S2213-2600(15)00433-6. [Epub ahead of print]
16. Doig GS, Simpson F, Heighes PT, Bellomo R, Chesher D, Caterson ID, Reade MC, Harrigan PW; Refeeding Syndrome Trial Investigators Group. Restricted versus continued standard caloric intake during the management of refeeding syndrome in critically ill adults: a randomised, parallel-group, multicentre, single-blind controlled trial. Lancet Respir Med 2015;3:943-52. doi: 10.1016/S2213-2600(15)00418-X.
17. Borghi R, Dutra Araujo T, Airoldi Vieira RI, Theodoro de Souza T, Waitzberg DL. ILSI Task Force on enteral nutrition; estimated composition and costs of blenderized diets. Nutr Hosp 2013;28:2033-8. doi: 10.3305/nutr hosp.v28in06.6759.
18. Phillips W, Roman B, Glassman K. Economic impact of switching from an open to a closed enteral nutrition feeding system in an acute care setting. Nutr Clin Pract 2013;28:510-4. doi: 10.1177/0884533613489712.
19. Canadian Clinical Practice Guidelines. 4.3 Strategies for optimizing and minimizing risks of EN: whole protein vs. peptides, May 2015. available at: www.criticalcarenutrition.com, last accessed July 18, 2015.
20. Compher C, Seto RW, Lew JI, Rombeau JL. Dietary fiber and its clinical applications to enteral nutrition. In: Rombeau JL, Rolandelli RH (eds), Clinical nutrition: enteral and tube feeding, 3rd edition. Philadelphia: WB Saunders; 1997, 81-95.
21. Dhaliwal R, Cahill N, Lemieux M, Heyland DK. The Canadian critical care nutrition guidelines in 2013: an update on current recommendations and implementation strategies. Nutr Clin Pract 2014;29:29-43. doi: 10.1177/0884533613510948.
22. Khalid I, Doshi P, DiGiovine B. Early enteral nutrition and outcomes of critically ill patients treated with vasopressors and mechanical ventilation. Am J Crit Care. 2010;19(3):261-8. doi: 10.4037/ajcc2010197.
23. McClave SA, Martindale RG, Vanek VW, McCarthy M, Roberts P, Taylor B, et al Guidelines for the provision and assessment of nutrition support therapy in the adult critically ill patient: Society of Critical Care Medicine (SCCM) and American Society for Parenteral and Enteral Nutrition (A.S.P.E.N.). JPEN Parenter Enteral Nutr 2009;33:277-316.
24. Van Zanten AR. Full or hypocaloric nutritional support for the critically ill patient: is less really more? J Thorac Dis 2015;7:1086-91.
25. Wei X, Day AG, Ouellette-Kuntz H, Heyland DK. The association between nutritional adequacy and long-term outcomes in critically ill patients requiring prolonged mechanical ventilation: a multicenter cohort study. Crit Care Med 2015;43:1569-79.
26. Adam S, Batson S. A study of problems associated with the delivery of enteral feed in critically ill patients in five ICUs in the UK. Intensive Care Med 1997;23:261-6.
27. Gursoy O, Memiş D, Sut N. Effect of proton pump inhibitors on gastric juice volume, gastric pH and gastric intramucosal pH in critically ill patients: a randomized, double-blind, placebo-controlled study. Clin Drug Investig 2008;28:777-82. doi: 10.2165/0044011-200828120-00005.
28. Van der Meer YG, Venhuizen WA, Heyland DK, van Zanten AR. Should we stop prescribing metoclopramide as a prokinetic drug in critically ill patients? Crit Care 2014;18:502. doi: 10.1186/s13054-014-0502-4.
29. Luckey A, Livingston E, Taché Y. Mechanisms and treatment of postoperative ileus. Arch Surg. 2003;138(2):206-14.
30. Zhang Z, Xu X, Ding J, Ni H. Comparison of postpyloric tube feeding and gastric tube feeding in intensive care unit patients: a meta-analysis. Nutr Clin Pract. 2013;28(3):371-80. doi: 10.1177/0884533613485987. Epub 2013 Apr 24.
31. Metheny NA, Schallom L, Oliver DA, Clouse RE. Gastric residual volume and aspiration in critically ill patients receiving gastric feedings. Am J Crit Care 2008;17(6):512-520.
32. Blot SI, Poelaert J, Kollef M. How to avoid microaspiration? A key element for the prevention of ventilator-associated pneumonia in intubated ICU patients. BMC Infect Dis. 2014;14:119. doi: 10.1186/1471-2334-14-119.
33. Thibault R, Graf S, Clerc A, Delieuvin N, Heidegger CP, Pichard C. Diarrhoea in the ICU: respective contribution of feeding and antibiotics. Crit Care. 2013;17(4):R153. doi: 10.1186/cc12832.
34. Hegazi RA, Wischmeyer PE. Clinical review: optimizing enteral nutrition for critically ill patients—a simple data-driven formula. Crit Care 2011;15:234. doi: 10.1186/cc10430. Epub 2011 Nov 30. Review.
35. Van der Spoel JI, Oudemans-van Straaten HM, Kuiper MA, van Roon EN, Zandstra DF, van der Voort PH. Laxation of critically ill patients with lactulose or polyethylene glycol: a two-center randomized, double-blind, placebo-controlled trial. Crit Care Med 2007;35:2726-31.
36. Heyland DK, Murch L, Cahill N, McCall M, Muscedere J, Stelfox HT, Bray T, Tanguay T, Jiang X, Day AG. Enhanced protein-energy provision via the enteral route feeding protocol in critically ill patients: results of a cluster randomized trial. Crit Care Med 2013;41:2743-53. doi: 10.1097/CCM.0b013e31829efef5.
37. Barr J, Hecht M, Flavin KE, Khorana A, Gould MK. Outcomes in critically ill patients before and after the implementation of an evidence-based nutritional management protocol. Chest 2004;125:1446-57.
38. Ziegler TR. Parenteral nutrition in the critically ill patient. N Engl J Med 2009;361:1088-97. doi: 10.1056/NEJMct0806956.
39. Bost RB, Tjan DH, van Zanten AR. Timing of (supplemental) parenteral nutrition in critically ill patients: a systematic review. Ann Intensive Care 2014;4:31. doi: 10.1186/s13613-014-0031-y. eCollection 2014.
40. Van Zanten AR. Nutritional support in critically ill patients: can we have the cake and the topping too? Crit Care Med 2011;39:2757-9. doi: 10.1097/CCM.0b013e31822a5c47.
41. Harvey SE, Parrott F, Harrison DA, Bear DE, Segaran E, Beale R, Bellingan G, Leonard R, Mythen MG, Rowan KM; CALORIES Trial Investigators. Trial of the route of early nutritional support in critically ill adults. N Engl J Med 2014;371:1673-84. doi: 10.1056/NEJMoa1409860. Epub 2014 Oct 1.
42. Weijs PJ, Looijaard WG, Beishuizen A, Girbes AR, Oudemans-van Straaten HM. Early high protein intake is associated with low mortality and energy overfeeding with high mortality in non-septic mechanically ventilated critically ill patients. Crit Care 2014;18:701. doi: 10.1186/s13054-014-0701-z.
43. Tatucu-Babet OA, Ridley EJ, Tierney AC. The prevalence of underprescription or overprescription of energy needs in critically ill mechanically ventilated adults as determined by indirect calorimetry: a systematic literature review. JPEN J Parenter Enteral Nutr 2016;40:212-25.
44. Kreymann KG, Berger MM, Deutz NE, Hiesmayr M, Jolliet P, Kazandjiev G, Nitenberg G, van den Berghe G, Wernerman J; DGEM (German Society for Nutritional Medicine), Ebner C, Hartl W, Heymann C, Spies C; ESPEN (European Society for Parenteral and Enteral Nutrition). ESPEN Guidelines on Enteral Nutrition: intensive care. Clin Nutr 2006;25:210-23. Epub 2006 May 11.
45. Singer P, Anbar R, Cohen J, Shapiro H, Shalita-Chesner M, Lev S, Grozovski E, Theilla M, Frishman S, Madar Z. The tight calorie control study (TICACOS): a prospective, randomized, controlled pilot study of nutritional support in critically ill patients. Intensive Care Med 2011;37:601-9. doi: 10.1007/s00134-011-2146-z. Epub 2011 Feb 22.
46. Van Zanten AR, Sztark F, Kaisers UX, Zielmann S, Felbinger TW, Sablotzki AR, De Waele JJ, Timsit JF, Honing ML, Keh D, Vincent JL, Zazzo JF, Fijn HB, Petit L, Preiser JC, van Horssen PJ, Hofman Z. High-protein enteral nutrition enriched with immune-modulating nutrients vs standard high-protein enteral nutrition and nosocomial infections in the ICU: a randomized clinical trial. JAMA 2014;312:514-24. doi: 10.1001/jama.2014.7698.
47. Heyland D, Muscedere J, Wischmeyer PE, et al; Canadian Critical Care Trials Group. A randomized trial of glutamine and antioxidants in critically ill patients. N Engl J Med 2013;368:1489-97.
48. Van Zanten AR, Hofman Z, Heyland DK. Consequences of the REDOXS and METAPLUS Trials: the end of an era of glutamine and antioxidant supplementation for critically ill patients? JPEN J Parenter Enteral Nutr 2015;39:890-2.
49. Van Zanten AR. Glutamine and antioxidants: status of their use in critical illness. Curr Opin Clin Nutr Metab Care 2015;18:179-86. doi: 10.1097/MCO.0000000000000152.
50. Rice TW, Wheeler AP, Thompson BT, deBoisblanc BP, Steingrub J, Rock P; NIH NHLBI Acute Respiratory Distress Syndrome Network of Investigators. Enteral omega-3 fatty acid, gamma-linolenic acid, and antioxidant supplementation in acute lung injury. JAMA 2011;306:1574-81. doi: 10.1001/jama.2011.1435. Epub 2011 Oct 5.
51. Manzanares W, Dhaliwal R, Jiang X, Murch L, Heyland DK. Antioxidants micronutrients in the critically ill: a systematic review and meta-analysis. Crit Care 2012;16:R66.
52. Sakr Y, Maia VP, Santos C, et al. Adjuvant selenium supplementation in the form of sodium selenite in postoperative critically ill patients with severe sepsis. Crit Care 2014;18:R68.
53. Giacalone M, Martinelli R, Abramo A, Rubino A, Pavoni V, Iacconi P, Giunta F, Forfori F. Rapid reversal of severe lactic acidosis after thiamine administration in critically ill adults: a report of 3 cases. Nutr Clin Pract 2015;30:104-10. doi: 10.1177/0884533614561790. Epub 2014 Dec 16.

54. Amrein K, Schnedl C, Holl A, Riedl R, Christopher KB, Pachler C, Urbanic Purkart T, Waltensdorfer A, Münch A, Warnkross H, Stojakovic T, Bisping E, Toller W, Smolle KH, Berghold A, Pieber TR, Dobnig H. Effect of high-dose vitamin D3 on hospital length of stay in critically ill patients with vitamin D deficiency: the VITdAL-ICU randomized clinical trial. JAMA. 2014;312(15):1520-30. doi: 10.1001/jama.2014.13204. Erratum in: JAMA 2014;312:1932.
55. Health and nutritional properties of probiotics in food including powder milk with live lactic acid bacteria. Report of a Joint FAO/WHO Expert Consultation. http://www.who.int/foodsafety/publications/fs_management/en/probiotics.pdf.
56. Shimizu K, Ogura H, Asahara T, Nomoto K, Morotomi M, Tasaki O, Matsushima A, Kuwagata Y, Shimazu T, Sugimoto H. Probiotic/synbiotic therapy for treating critically ill patients from a gut microbiota perspective. Dig Dis Sci 2013;58:23-32. doi: 10.1007/s10620-012-2334-x. Epub 2012 Aug 19.
57. Besselink MG, van Santvoort HC, Buskens E, Boermeester MA, van Goor H, Timmerman HM, Nieuwenhuijs VB, Bollen TL, van Ramshorst B, Witteman BJ, Rosman C, Ploeg RJ, Brink MA, Schaapherder AF, Dejong CH, Wahab PJ, van Laarhoven CJ, van der Harst E, van Eijck CH, Cuesta MA, Akkermans LM, Gooszen HG; Dutch Acute Pancreatitis Study Group. Probiotic prophylaxis in predicted severe acute pancreatitis: a randomised, double-blind, placebo-controlled trial. Lancet 2008;371:651-9. doi: 10.1016/S0140-6736(08)60207-X. Epub 2008 Feb 14. Erratum in: Lancet. 2008 Apr 12;371(9620):1246.
58. Barraud D, Bollaert PE, Gibot S. Impact of the administration of probiotics on mortality in critically ill adult patients: a meta-analysis of randomized controlled trials. Chest 2013;143:646-55. doi: 10.1378/chest.12-1745.
59. Bo L, Li J, Tao T, Bai Y, Ye X, Hotchkiss RS, Kollef MH, Crooks NH, Deng X. Probiotics for preventing ventilator-associated pneumonia. Cochrane Database Syst Rev. 2014;10:CD009066. doi: 10.1002/14651858.CD009066.pub2.

44 儿童营养支持

Staci Collins, Dianne Mills, and David M. Steinhorn

临床要点：

1. 临床营养支持必须是减少组织损失、降低代谢负荷，促进组织修复。
2. 过度的营养支持会增加额外的代谢负荷。
3. 肠内营养支持是营养的首选途径，但为了满足重症儿童的需要，肠外营养有时也是必要的。

营养支持是重症儿童的主要治疗。不同年龄和条件的患者在营养需求和利用方面存在本质的差异。我们努力通过提供蛋白质、碳水化合物和脂肪来增加营养支持，当其远远超出了重症儿童所能利用的范围时，弊远大于利。此外，代谢并发症伴随着先进的营养支持方法出现，如与全肠外营养（total parenteral nutrition，TPN）相关的胆汁淤积、肝脂肪变性和导管相关性感染。

回顾最近关于对重症儿童的营养支持文献，缺乏明确研究结果来提供科学的实践证据[1-2]。因此，许多基于专家共识的"良好实践"原则的建议，都是尽可能避免已知的害处。最好的做法是美国的肠内肠外营养学会（American Society of Parenteral and Enteral Nutrition，ASPEN）为儿科重症监护室（pediatric intensive care unit，PICU）提供的[3]。

营养支持有三个主要目标：第一个是保持瘦体组织量，减少在重症疾病期间的分解代谢。第二个目标是提供合理的营养支持或恢复免疫功能及组织修复。第三个目标是防止营养相关的并发症，包括患者在接受肠内营养时的误吸风险，以及避免器官营养超负荷，像肝脏和肾脏中过量的碳水化合物（如增加的二氧化碳生产和肝脂肪变性）或过量的蛋白质 / 氮负荷。本章重点阐述了重症临床医生对重症和从重症疾病中康复的儿童如何进行有效和安全的营养管理。

儿童生理应激的影响

一些危及生命的疾病，如败血症、烧伤、创伤和重大外科手术，可通过激活免疫系统、凝血机制和内皮细胞，引发严重的全身炎症反应。患者能否承受这些反应，并最终具有逆转这一过程的能力，对康复是至关重要的[4-6]。

对损伤的最初反应是内皮细胞激活，以及中性粒细胞、巨噬细胞和淋巴细胞这类炎症细胞的激活。这种激活是通过促炎因子实现的，这类因子包括肿瘤坏死因子、白介素 -2、组胺、类花生酸、热休克蛋白、自由基、血小板活化因子和胰酶[7]。激活内皮细胞的信号也会导致血管通透性改变和凝血机制的激活。同时，在急性期，肝脏和外周蛋白代谢发生变化[8]。

炎症刺激在再生和修复中起着重要作用，适当时机干预也很重要[9-10]。在对损伤的反应中，一系列的神经 - 体液反应发生，形成了经典的"应激反应"，包括生长激素、内源性儿茶酚胺、高血糖素和皮质醇水平的升高。糖异生是通过释放甘油和生成葡萄糖的氨基酸，然后转化为肝脏和肾脏中的葡萄糖。高血糖经常与这种状态有关，并可能诱发糖尿病和渗透性利尿症。在组织水平胰岛素活性受损时，应急状态下过量的葡萄糖异生导致了所谓的胰岛素抵抗。

机体在应激反应时以蛋白质分解为主，肝脏对氨基酸吸收增加，转化为葡萄糖和急性期蛋白，其他蛋白质也会下降，如白蛋白和前白蛋白[11]。氮以尿酸、肌酐和尿素的形式随着尿生成和排泄。在应急状态下，这些分解代谢急剧加快导致氮耗竭。病危状态下的生理反应主要后果之一是身体蛋白质的净耗竭，包括躯体蛋白质（如骨骼肌）和具有功能组织的内脏蛋白（如血浆蛋白、酶系统、抗体）。随着蛋白质分解速度加倍，合成速度并不能保持一致，导致负氮平衡出现[12]。在炎症反应的消退过程中，患者的免疫系统在伤口愈合和恢复中起着主要作用[13]。在重症患者中，免疫系统无法调节特定器官炎症反应时，可能出现多器官功能障碍综合征。此外，获得性线粒体功能障碍会导致细胞无法供能[14]。重症患者的营养支持是康复的关键，尽量避免此过程中的营养不足。

人体在健康状态下停止进食（例如，饥饿），与重症疾病状态下营养摄入不足的反应性质不同。在单纯的饥饿状态下，身体的调节机制可以保持肌肉组织，并将甘油三酯作为主要的能量来源；在危急状态下，瘦肉组织快速耗竭，且以氨基酸、碳水化合物和脂肪氧化供能。

重症儿童营养评估

营养评估是住院儿童初步检查和评估的主要部分。发达国家的营养不良常出现在患慢性疾病的住院儿童中[15]。在一项多中心的研究中，PICU 有超过 30% 的患儿存在严重营养不良[16]。相反，2011—2012 年，在美国 2～19 岁的儿童中约 17% 被认为肥胖[15]，但肥胖不是营养充足，仅仅是热量摄入过多。肥胖儿童可能摄入了高热量低营养质量的食物，且可能存在微量元素缺乏，包括维生素 D、维生素 B_{12} 和铁[17-19]。严重超重经常被错误地认为为营养良好，反而低于标准体重 10% 认为是重度营养不良[15]。因此在 PICU，由于存在瘦体组织消耗，严重的细胞内能量不足，及再喂养时营养不平衡的进展，使原本就存在严重营养不良的患儿营养管理更加复杂[20-22]。有经验的临床医生，包括接受过儿科培训的注册营养师 / 注册营养学家（registered dietitians/registered nutritionists，RD/RDN），必须全面评估重症儿童的营养不良状况，以避免已知的再喂养并发症。

初步的营养评估包括评估患者的人体测量值（体重、身高、上臂围）以及最近体重减低和营养摄入情况[15]。营养史包括恶心、呕吐或腹泻、发热、疲劳、厌食、频繁感染、腹部不适和进食不耐受等症状的出现和持续时间。疾病控制中心（Centers for Disease Control，CDC）建议：0～2 岁儿童的生长数据评估使用世界卫生组织（World Health Organization，WHO）的生长数据图表，2～20 岁儿童使用疾病预防控制中心生长数据图表[23,24]。考虑到遗传和种族差异，遗传综合征（例如，唐氏综合征或特纳综合征）和儿童的出生状况（例如早产、发育受限）可能也会影响孩子的成长，所以疾病的生长比较数据曲线有助于明确相似人群的差异度。

目前，尚缺乏与营养相关的血清生物标记物来判断营养不良或临床预后情况[25]。通常情况下，血清蛋白在急性危急情况下会减少，但不能反映出既往营养不良。这种现象常发生在毛细血管渗漏综合征后的第一天，多见于脓毒症、烧伤、手术治疗和缺血再灌注损伤的患者。正常情况下像大分子白蛋白在血管内浓度比在间质液中的浓度高出 3～4 倍，当内皮屏障功能丧失，这些蛋白进入血管外，降低了它们的血浆浓度，但全身白蛋白总量并未减少，这种效应在大量晶体液复苏的患者中更加明显。急性期蛋白的合成增加，但白蛋白（半衰期 20 天）和前白蛋白（半衰期 2 天）的合成反而减少[26]。这些变化可以在严重生理应激发生后 6 小时内看到。在心脏手术后的婴儿中，CRP 下降至小于 2g/dl 的水平与合成代谢恢复及前白蛋白升高有关[15]，这种积极变化预示机体即将恢复到生长和组织的增生状态。

能量消耗

重症儿童营养支持与健康儿童传统营养是完全不同的。对急性疾病和恢复期间热量和蛋白质需求的估算表明，儿童与成年重症疾病患者相比，对热量和蛋白质的需求更大。然而，在严重疾病期间，应激反应和循环系统中炎症介质明显抑制了营养的利用。重症儿童在机械通气和镇静时，能量消耗可能较低，因为他们运动的减少和生长暂时停止[15]。许多研究人员发现，在重症的儿童中静息能量消耗（resting energy expenditure，REE）比先前预期的要低，导致了进食过量的风险[27,28]。因此，镇静、病情严重的儿童在活动水平下降时，按标准年龄下健康儿童的能量计算，可能会有过度进食的风险[29]。对临床医师来说，最重要的一点是：在现有的临床指南指导下，必须以精确计算的方式提供热量，避免在疾病的急性阶段过多的热量摄入。

能量需求是通过预算方程或间接量热法（indirect calorimetry，IC）来确定的。尽管有许多预算方程存在，但它们在确定能量需求方面的准确性并不清楚，特别是在重症儿童中[30,34]。以非住院的健康人中得出的预算方程，预算的能量消耗被证明是高估的。即使在重症儿童中使用的方程式，与使用 IC 测量的能量消耗相比，也不能始终如一地预测静息能量消耗[3,30]。因为在重症疾病中代谢变化是动态的，能量代谢的金标准是 IC。表 44-1 概述了用于估算 REE 和 TEE 的方程式。

间接量热法通过测量全身氧消耗（whole-body oxygen consumption，VO_2）和代谢产生的二氧化碳（metabolic production of carbon dioxide，VCO_2）来确定静息能量消耗（resting energy expenditure，MREE）和呼吸商（respiratory quotients，RQ）[11,29,31]。在成人营养评估中，呼吸商（$RQ = VCO_2/VO_2$）反映了底物氧化。人体中的 RQ 在生理上的范围是 0.67～1.2，超出这一范围的任何数值的研究都是无效的[32]。RQ 与所提供的卡路里与所需卡路里的百分比相关，混合燃料的呼吸商在 0.85～0.95；大于 1 的值表示净脂肪合成[11]。IC 在临床营养中已经得到了很好的应用，但在儿童中很难取得成效。由于缺乏合适的设备进行间接的热量测定，是其广泛应用的主要障碍。

通过间接的量热法，我们可以清楚地看到，临床表现相似的患者经年龄和体重校正后，其代谢速率可能差异较大[3,27,33-35]。最大可高达 300%，因此这种估算可能导致营养严重过剩或营养不足[28]。总能量消耗（total energy expenditure，TEE）可

表 44-1 重症患者总能量（TEE[1]）计算方程

	静息能量消耗（REE）/（$kcal \cdot d^{-1}$）	
0～3 岁	61×kg－54	*应激因素[2]：
3～10 岁	23×kg＋500	将静息能量消耗乘以应激系数来估计总能量需求
10～18 岁	男性：17.5×kg＋650	手术：1～1.5
10～18 岁	女性：12.2×kg＋745	心力衰竭：1.2
		脓毒症 / 发热：1.2～1.6
		颅脑损伤：1.3
		创伤：1.1～1.8
		烧伤：1.5～2.5

[1] 资料来源：World Health Organization.Energy and Protein Requirements. Report of a Joint FAO/WHO/UNU Expert Consultation. Technical Report Series 724. World Health Organization，Geneva，1985.

[2] 资料来源：The ASPEN Pediatric Nutrition Support Core Curriculum 2010.

* 重症患者、镇静、最少活动并接受机械通气支持能量消耗近似等于计算的 REE。如同时考虑应激因素则可能超过实际代谢需求。

能因营养方式（肠内与肠外）、活动、逐步脱机、伤口损失和间歇性疼痛及焦虑而有所不同。当患者的临床状况发生变化时，应重新评估患者，并对营养支持进行调整。因为无法通过 IC 来测定 REE 的消耗，大多数临床医生必须依靠公开的研究结果来指导卡路里的供应[36]。

蛋白质

重症患者的蛋白质消耗率达 1～2g/（kg•d），这样的蛋白质高消耗率与尿素生成、尿素氮丢失的增加有关。为了尽量减少氮流失，必须通过补充足够的蛋白质或氨基酸，包括消耗量及额外合成新组织所需要的量。表 44-2 是在 PICU 对不同疾病阶段儿童的蛋白质补充的指南。持续的营养支持才能达到氮平衡。一项研究中，研究者发现氮平衡摄入需 2.8g/（kg•d）的蛋白质[37]。通常，只有临床医生使用较高水平的氨基酸才能达到正氮平衡。同样重要的是，需提供足够能量供给，以保证蛋白质被用于合成，而不是被氧化供能。

在一些疾病中，氮的清除率发生了改变，例如，肝脏和肾脏衰竭，可能需要减少蛋白质摄入量，避免过量的氨生产、尿素形成。虽然过分的限制蛋白质可能会损害肝细胞的再生，并加剧营养不良，但只有在罕见的肝性脑病中，蛋白质才会受到限制。在肾功能衰竭时，一旦开始进行透析，则尿素的清除将显著增加，必须增加蛋白质摄入。此外，在通过透析膜时会有大量的氨基酸损失[38]。

液体

大多数患儿的液体需要量，通常可以根据体重来估算。体重在 0～10kg 的，按 100ml/（kg•d）。体重在 10～20kg 的，每千克增加 50ml/（kg•d）。体重超过 20 千克，每增加 1 千克

表 44-2　重症儿童的蛋白质支持指南

年龄	蛋白质 /（g•kg^{-1}•d^{-1}）膳食推荐[a]	重症[b]	肾功能障碍[*]（透析前 - 透析）[c]
0～6 个月	1.52	3	1.5～2.1
7～12 个月	1.2	2～3	1.7～1.7
1～3 岁	1.05	2	1.05～1.5
4～13 岁	0.95	1.5～2	0.95～1.35
>14 岁	0.85	1.5	0.85～1.2

参考下列蛋白质摄入指南：

[a]Recommended Dietary Allowance，Food and Nutrition Board，Institute of Medicine，National Academies.

[b]ASPEN Clinical Guidelines：Nutrition Support of the Critically Ill Child. JPEN. 2009；33（3）：260-276.

[c]National Kidney Foundation. KDOQI Clinical Practice Guideline for Nutrition in Children with CKD：2008 Update. Am J Kidney Dis 2009；53（Suppl. 2）：S1-S124.

[*]重症患者蛋白质需求量增加；因此肾功能不全的重症患儿蛋白质需求可能大于肾功能不全的非重症患儿。

再增加 20ml/（kg•d）。因此，对于一个 25kg 的儿童，每天的维持液是 1 600ml/d（[10kg × 100ml/（kg•d）]+[10kg × 50ml/（kg•d）]+[5kg × 20ml/（kg•d）]）[39]。由于发热或持续的呼吸急促，液体丢失增加，液体需求也增加。当出现如腹泻、胃肠减压、烧伤或其他部位的伤口异常损失时，必须提供额外的液体。补充液组成是根据钠、钾、碳酸氢盐和氯化物的含量损失，且符合普通外科和医疗补液指南。通常，维持液应提供钠[3～5mEq/（kg•d）]和钾[2～3mEq/（kg•d）]盐以及适量的葡萄糖（5% 或 10%，如果<6 个月的年龄）。

最近认为补充含有 1～2mEq/（kg•d）醋酸盐的平衡电解质溶液，有利于最大限度地减少因液体和药物中所含的大量氯化物而引起的高氯血症的发生。补充液中提供葡萄糖的目的是为了保护瘦肉组织和防止低血糖，尤其在婴儿中糖原少。

重症儿童的营养支持建议

肠内营养支持

选择肠内或肠外途径提供营养支持，取决于患者恢复正常进食的预计时间、营养供给的可用途径、潜在的代谢或内分泌情况以及器官功能障碍是否存在。在重症患者中胃肠道功能正常的，营养支持首选肠内营养的方式[3]。表 44-3 回顾了肠内喂养的适应证和禁忌证。肠内营养可降低医院感染率和死亡率[11]。肠内营养支持保持了肠道和肠道菌群的完整性[39]。此外，可减少经中心静脉引起的中心导管相关性感染的风险。

早期少量的肠内营养，也可以支持肠道功能，减少肝脏胆汁淤积及降低感染率[40]。即使存在严重呼吸道疾病的早产儿，也首选胃肠道营养[3，41]。在 PICU 中，对胃反流和胃潴留患者选择幽门下空肠喂养，有利于降低吸入风险[3]。临床医生依靠丰富的临床经验[42]或可视内镜引导下可将进食管放置在幽门口。当胃动力受损时，甲氧氯普胺或红霉素可以促进幽门下进食管的放置。即使不能经幽门下放置喂养管，但通过鼻胃管持续进行肠内营养也可以获得较大益处[44]。

在重症疾病中，持续滴注喂养更好，特别是在呼吸困难和（或）肠道功能低下的患者。持续喂食需要放置幽门下小肠喂食管。母乳是重症婴儿的最佳营养来源，可通过喂养管输送。也可以在母乳中添加专门的补充剂，以增加营养素的密度，更好地满足重症婴儿的需要。目前为重症儿童提供的肠内营养配方不含乳糖，可能含有中链甘油三酯，及大量的蛋白质以满足其日益增长的需求。成人配方奶粉可适用于 10 岁以上的重症儿童。营养配方有多种，各国采用的也各不相同，医院营养师可帮助选择最合理的配方。

输注速度通常以 1ml/（kg•h）标准开始，每 4～6 小时逐渐增加，以达到最终预期速度。临床医生应注意喂食过程中不能耐受的情况。在组织灌注不稳定的患者，经肠道喂养也是可行的，但对需要大剂量升压药物的患者需谨慎开始[40]。

表 44-3 重症肠内营养适应证和禁忌证

适应证(喂养开始时间)	禁忌证	相对禁忌证
经口进食无法到达与年龄段相符的营养状况 **入院时营养不良** • 0~2 岁：<3 天 • 3~10 岁：3~5 天 • >10 岁：5~7 天 **入院时营养良好** • 0~2 岁：3 天 • 3~10 岁：5 天 • >10 岁：7 天 **高代谢状态** • 发绀型心脏病 • 严重创伤 • 脓毒症 / 全身炎症反应综合征 • 急性呼吸窘迫综合征 • 烧伤 **无法经口进食** • 口腔 / 喉 / 食管癌 • 先天畸形 • 神经系统疾病	**胃肠道功能障碍** • 严重肠梗阻 • 高输出型肠瘘 • 重症胰腺炎 • 肠道缺血损伤 • 顽固性呕吐 • 严重腹泻 **特殊情况** • 家属不愿接受肠内营养 • 终晚期疾病，已停止支持治疗，营养支持并不能改善其舒适度	**肠内营养管可能造成二次伤害** • 未建立肠内营养通道的中性粒细胞减少患者 • 面部和 / 或颈部外伤(无法放置肠管) **影响肠内营养耐受性，但不是绝对禁忌** • 短肠综合征 • 肠瘘 • 远端肠瘘(回肠或结肠) • 可尝试在近端肠中使用瘘管，并在瘘管远端进入肠内 • 如果在开始喂食时，瘘管的输出量过大，则应停止喂食

资料来源：Enteral Nutrition in Adult and Pediatric Patients. JPEN J Parenter Enteral Nutr. 2002：26：1：1SA-138SA.

存在明显的腹胀、腹泻、呕吐或进行性代谢性酸中毒症状的患者，开始肠内营养前需进行评估[44]。

肠外营养

安全有效的静脉营养支持是临床营养学一项重大成就。肠外营养(parenteral nutrition，PN)对于早产儿、先天性或后天性肠缺陷的患儿，以及由于手术或其他肠功能障碍引起吸收不良，且不能耐受肠内营养的患者而言，具有非常重要的价值。任何不能耐受肠内营养的患者均应考虑 PN。然而，PN 可能极大增加了医源性电解质紊乱、酸碱失衡、胆汁淤积，长期静脉营养后肝纤维化的发病率，及细菌和真菌感染风险。在重症疾病期间，PN 需明确实际需求量并保持一致，以避免给已经受损的肺、肾和肝功能增加不必要的代谢压力。应慎重考虑肠外营养开始时机，并与表 44-3 中肠内营养的适应证相符。对患者而言，超过推荐量的营养支持并不可取，过量的肠外营养可能导致器官功能障碍，应该避免。

肠外营养由葡萄糖、氨基酸溶液、电解质盐、矿物质、维生素、微量元素和无菌水组成。一些药房将脂肪加入肠内营养液中，作为 3+1 混合溶液，也可以单独输注。由于肠内营养液渗透压高，具有外渗损害的风险，因此建议外周肠外营养液渗透压不超过 900mOsm/L，故经外周静脉输注的营养液限制葡萄糖 12.5g/100ml 和氨基酸 2g/100ml[43]。经中心静脉输注可提高其浓度，一般葡萄糖可达 25g/100ml 和氨基酸 5g/100ml。肠外营养液可能与一些静脉注射药物不相容，关于相容性，应及时咨询儿科药剂师。

葡萄糖是大脑、红细胞和肾髓质的主要能量来源。婴儿和营养不良儿童的糖原体含量较低，在禁食期间可能会出现低血糖。大多数的 PICU 建议静脉输注低剂量葡萄糖(5~10g/100ml)，以减少分解代谢的损失，并对重症疾病提供基本的葡萄糖需求。肠内营养一旦开始，就可以满足大多数重症患儿的细胞能量，且通过输注 5~8mg/(kg•min)的葡萄糖来维持血糖水平。这个范围代表了大多数住院儿童的基础能量消耗约为 25~40kcal/(kg•d)的碳水化合物热量。葡萄糖的输注速度低于 2mg/(kg•min)，可能导致低血糖或饥饿性酮症。当输注速度超过 10~12mg/(kg•min)时，可能会出现脂肪生成增加和高胰岛素血症，使临床治疗更加复杂[43]。在肠外营养开始后，患者偶尔可能出现急性高血糖，或明显的电解质变化，但大多数患者都耐受，并在数天内恢复正常。用胰岛素控制的血糖可接受水平，一般为小于 240 mg/dl。在胰岛素注射过程中，需要密切的葡萄糖监测以避免低血糖发生。

为新生儿研发的特殊氨基酸溶液中含有牛磺酸、酪氨酸、半胱氨酸和组氨酸，这对伴有胆道疾病、脓毒症或在生理应激强的新生儿和小婴儿有利。这些溶液中增加了婴儿期必需的支链氨基酸，并且减少了非必需氨基酸。在早产儿或长期肠内营养患者中，提倡通过静脉注射肉毒碱，增强脂肪酸的 β- 氧化来清除甘油三酯[45]。对年龄较大的儿童，使用成人患者常规的氨基酸溶液即可提供足够的膳食氮。

重症儿童的脂肪氧化率很高，因此，脂肪酸是应急状态下儿童主要的能量来源[3]。静脉输注脂肪乳最初是为了预

表 44-4 儿科肠内外营养剂量指南

	最小剂量	增加剂量	最大剂量	热量 /(kg·d⁻¹)
葡萄糖	7～10g/(kg·d)(GIR 5～7) 通常 10g/100ml	+2～4g/(kg·d)(+GIR1～3) +2.5～5g/100ml	14～17g/(kg·d)(GIR 8～12) 15～25g/100ml	3.4kcal/g 27～41kcal/(kg·d)
氨基酸	1～2g/(kg·d) 通常 2g/100ml	0.5～1g/(kg·d) +0.5～1g/100ml	2～4g/(kg·d) 2～5g/100ml	4kcal/g 8～20kcal/(kg·d)
20% 脂肪乳剂	0.5～1g/(kg·d)=2.5～5ml/(kg·d)	+0.5～1g/(kg·d)=+5ml/(kg·d)	0.5～3g/(kg·d)=2.5～15ml/(kg·d)	10kcal/g(2kcal/ml) 5～30kcal/(kg·d)

计算葡萄糖输注速率(GIR):
葡萄糖 g/100ml × volume[ml/(kg·day)] ÷ 1.44 = mg/(kg·min)
(1.44 = 1 440ml/d ÷ 1 000mg/g 葡萄糖)

防重症儿童几天内可能会出现的必需脂肪酸缺乏症[3]。作为预防必需脂肪酸缺乏症，脂肪乳中的必需脂肪酸含量只提供总热量的 4%～5%[3]。脂肪提供热量不超过 20%～30%，静脉输注脂肪乳最大为 2～4g/(kg·d)，首选 20% 的脂肪乳剂，它的热值是 2kcal/ml。对于儿科患者，脂质乳需持续使用，除非血浆中甘油三酯水平升高，不能被充分清除时，这种情况在脓毒症期间可以看到，大量碳水化合物输注及外周脂肪分解增加导致甘油三酯产生增加。最近的研究发现，目前主要来自大豆油的脂质产品可能会促进炎症，并导致肠外营养相关的肝脏疾病发生[46]。目前也有研究指出，橄榄油和鱼油的联合使用可能会降低相关的炎症，但这些产品目前尚未在美国获准使用。表 44-4 给出了公认的肠外营养处方、准确的葡萄糖输注率(glucose infusion rate，GIR)和基于体重的肠外营养支持的指南。

营养支持能达成共识吗？

多中心研究表明，经常中断营养支持会严重损害营养供应。然而，充分接受了规定的肠内营养患者，60 天的生存率提高[16]。研究表明，喂养方式可以提高营养的供给，减少肠外营养的使用，提高肠内营养的耐受性，缩短达到目标营养的时间[44, 47]。这些建议包括早期通过鼻胃管或幽门途径进行肠道喂养，按计划的喂养速度(如可以耐受的话，每 4 小时 1 次)，以及卡路里目标喂养。然而，最近发表的一项多中心研究表明，肠外营养早期与住院 1 周后开始相比，虽然死亡率无差异，但增加了感染的发病率(早期 18% vs 晚期 10%)[48]。因此，早期肠外营养获益很少，且可能带来风险。

总结

对重症儿童的营养支持是重症监护室的核心部分。儿科疾病的复杂性、宽泛的年龄和身体条件，以及提供营养方式的多种选择，都需要医生和儿科营养师之间的密切合作，在重症疾病期间熟悉儿童的营养需求。虽然肠外营养支持存在风险，但它可以为胃肠道供能障碍的患者提供挽救生命的治疗。只要条件允许，即使是少量的，仍然是重要的营养途径，因为在重症疾病期间患者可获得很多的临床益处。

知识点

1. 过度营养支持可能会造成额外的代谢压力。
2. 从营养学的角度来看，通过肠内或肠外营养部分供能可避免饥饿，获得显著益处。
3. 临床营养支持必须减少组织损失，促进组织修复，尽量减少代谢负荷。

(齐明禄 译，刘桢干 审校)

参考文献

1. Skillman HE, Wischmeyer PE. Nutrition therapy in critically ill infants and children. JPEN J Parenter Enteral Nutr. 2008;32(5):520–34.
2. Joffe A, Anton N, Lequier L, Vandermeer B, Tjosvold L, Larsen B, et al. Nutritional support for critically ill children. Cochrane Database of Systematic Reviews 2009, Issue 2. Art. No.: CD005144. DOI: 10.1002/14651858.CD005144.pub2.
3. Mehta NM, Compher C. A.S.P.E.N. Clinical guidelines: nutrition support of the critically ill child. JPEN J Parenter Enteral Nutr. 2009;33(3):260–76.
4. Mehta, N, Jaksic T. The critically ill child. In: Duggan C, Watkins J, Walker W, editors. Nutrition in pediatrics. Hamilton, ON: BC Decker; 2008. p. 663–73.
5. Anand KJ. The stress response to surgical trauma: from physiological basis to therapeutic implications. Prog Food Nutr Sci. 1986;10(1-2):67–132.
6. Wesley, J. Nutrient metabolism in relation to the systemic stress response. In: Fuhrman B, Zimmerman J, editors. Pediatric critical care. St. Louis: Mosby; 1998. p. 799–819.
7. Hill AG. Initiators and propagators of the metabolic response to injury. World J Surg. 2000;24(6):624–9.
8. Nathan C. Points of control in inflammation. Nature. 2002;420(6917):846–52.
9. Ward NS, Casserly B, Ayala A. The compensatory anti-inflammatory response syndrome (CARS) in critically ill patients. Clin Chest Med. 2008;29(4):617–25.
10. Shipman J, Guy J, Abumrad NN. Repair of metabolic processes. Crit Care Med. 2003;31(Suppl.): S512-S7.
11. Mueller CM. ed. The A.S.P.E.N. Adult Nutrition Support Core Curriculm, 2nd Edition. Silver Spring, MD: A.S.P.E.N.; 2012.
12. Shew SB, Jaksic T. The metabolic needs of critically ill children and neonates. Semin Pediatr Surg. 1999;8(3):131–9.
13. Ayala A, Chung C-S, Grutkoski PS, Song GY. Mechanisms of immune resolution. Crit Care Med. 2003;31(Suppl.):S558-S71.
14. Dare AJ, Phillips ARJ, Hickey AJR, Mittal A, Loveday B, Thompson N, et al. A systematic review of experimental treatments for mitochondrial dysfunction in sepsis and multiple organ dysfunction syndrome. Free Radic Biol Med. 2009;47(11):1517–25.
15. Becker P, Carney LN, Corkins MR, Monczka J, Smith E, Smith SE, et al. Consensus Statement of the Academy of Nutrition and Dietetics/American Society for Parenteral and Enteral Nutrition: Indicators Recommended for the Identification and Documentation of Pediatric Malnutrition (Undernutrition). Nutr Clin Pract. 2014;30(1):147–61.
16. Mehta NM, Bechard LJ, Cahill N, Wang M, Day A, Duggan CP, et al. Nutritional practices and their relationship to clinical outcomes in critically ill children—an international multicenter cohort study. Crit Care Med. 2012;40(7):2204–11.
17. Gunanti IR, Marks GC, Al-Mamun A, Long KZ. Low serum vitamin B-12 and folate concentrations and low thiamin and riboflavin intakes are inversely associated with greater adiposity in Mexican American children. J Nutr. 2014;144(12):2027–33.

18. Turer CB, Lin H, Flores G. Prevalence of vitamin D deficiency among overweight and obese US children. Pediatrics. 2012;131(1):e152-e61.
19. Tussing-Humphreys LM, Liang H, Nemeth E, Freels S, Braunschweig CA. Excess adiposity, inflammation, and iron-deficiency in female adolescents. J Am Diet Assoc. 2009;109(2):297–302.
20. Pollack M, Ruttimann U, Wiley J. Nutritional depletions in critically ill children: associations with physiologic instability and increased quantity of care. JPEN J Parenter Enteral Nutr. 1985;9(3):309–13.
21. Mehta NM, Duggan CP. Nutritional deficiencies during critical illness. Pediatr Clin North Am. 2009;56(5):1143–60.
22. Fuentebella J, Kerner JA. Refeeding syndrome. Pediatr Clin North Am. 2009;56(5):1201–10.
23. Onis M, Onyango AW. The Centers for Disease Control and Prevention 2000 growth charts and the growth of breastfed infants. Acta Paediatrica. 2007;92(4):413–19.
24. World Health Organization. Training course on children growth assessments; WHO Child growth standards. Geneva, Switzerland: World Health Organization; 2008. http://www.who.int/nutrition.
25. Ong C, Han WM, Wong JJ-M, Lee JH. Nutrition biomarkers and clinical outcomes in critically ill children: a critical appraisal of the literature. Clin Nutr. 2014;33(2):191–7.
26. Fleck A, Colley CM, Myers MA. Liver export proteins and trauma. Br Med Bull. 1985;41(3):265–73.
27. Briassoulis G, Venkataraman S, Thompson AE. Energy expenditure in critically ill children. Crit Care Med. 2000;28(4):1166–72.
28. Chwals WJ. Overfeeding the critically ill child: fact or fantasy? New Horiz. 1994;2(2):147–55.
29. Mehta NM, Smallwood CD, Graham RJ. Current applications of metabolic monitoring in the pediatric intensive care unit. Nutr Clin Pract. 2014;29(3):338–47.
30. Coss-Bu JA, Klish WJ, Walding D, Stein F, Smith EO, Jefferson LS. Energy metabolism, nitrogen balance, and substrate utilization in critically ill children. Am J Clin Nutr. 2001;74(5):664–9.
31. Sion-Sarid R, Cohen J, Houri Z, Singer P. Indirect calorimetry: a guide for optimizing nutritional support in the critically ill child. Nutrition. 2013;29(9):1094–9.
32. Wooley JA, Sax HC. Indirect calorimetry: applications to practice. Nutr Clin Pract. 2003;18(5):434–9.
33. Chwals WJ, Lally KP, Woolley MM, Hossein Mahour G. Measured energy expenditure in critically ill infants and young children. J Surg Res. 1988;44(5):467–72.
34. Verhoeven JJ, Hazelzet JA, van der Voort E, Joosten KFM. Comparison of measured and predicted energy expenditure in mechanically ventilated children. Intensive Care Med. 1998;24(5):464–8.
35. Turi RA, Petros AJ, Eaton S, Fasoli L, Powis M, Basu R, et al. Energy metabolism of infants and children with systemic inflammatory response syndrome and sepsis. Annals of Surg. 2001; 233(4):581–7.
36. Mehta NM, Bechard LJ, Leavitt K, Duggan C. Cumulative energy imbalance in the pediatric intensive care unit: role of targeted indirect calorimetry. JPEN J Parenter Enteral Nutr. 2009;33(3):336–44.
37. Coss-Bu JA, Jefferson LS, Walding D, David Y, Smith EOB, Klish WJ. Resting energy expenditure and nitrogen balance in critically ill pediatric patients on mechanical ventilation. Nutrition. 1998; 14(9):649–52.
38. Zappitelli M, Juarez M, Castillo L, Coss-Bu J, Goldstein SL. Continuous renal replacement therapy amino acid, trace metal and folate clearance in critically ill children. Intensive Care Med. 2009; 35(4):698–706.
39. Holliday MA, Seger WE. The maintenance need for water in parenteral fluid therapy. Pediatrics. 1957; 19:823–832.
40. Turza, KC, et al. Enteral feeding and vasoactive agents: suggested guidelines for clinicians. Nutrition Issues in Gastroenterology, series #78, Practical Gastroenterology, 2009. p. 11–22.
41. Watson J, McGuire W. Transpyloric versus gastric tube feeding for preterm infants. Cochrane Database of Systematic Reviews 2013, Issue 2. Art. No.: CD003487. DOI: 10.1002/14651858.CD003487.pub3.
42. Joffe AR, Grant M, Wong B, Gresiuk C. Validation of a blind transpyloric feeding tube placement technique in pediatric intensive care: rapid, simple, and highly successful. Pediatr Crit Care Med. 2000;1(2):151–5.
43. Baker RD, Baker SS, Briggs, J, Bojczuk G. Parenteral nutrition in infants and children. UpToDate, 2014;Jan 17.
44. Mehta N. Approach to enteral feeding in the PICU. Nutr Clin Practice 2009;24:377–87.
45. Cairns PA, Stalker DJ. Carnitine supplementation of parenterally fed neonates. Cochrane Database of Systematic Reviews 2000, Issue 4. Art. No.: CD000950. DOI: 10.1002/14651858.CD000950.
46. Rangel SJ, Calkins CM, Cowles RA, Barnhart DC, Huang EY, Abdullah F, et al. Parenteral nutrition–associated cholestasis: an American Pediatric Surgical Association Outcomes and Clinical Trials Committee systematic review. J Pediatr Surg. 2012;47(1):225–40.
47. Braudis NJ, Curley MAQ, Beaupre K, Thomas KC, Hardiman G, Laussen P, et al. Enteral feeding algorithm for infants with hypoplastic left heart syndrome poststage I palliation. Pediatr Crit Care Med. 2009;10(4):460–6.
48. Fivez T, Kerklaan D, Mesotten D, Verbruggen S, Wouters PJ, Vanhorebeek I, et al. Early versus late parenteral nutrition in critically ill children. N Engl J Med. 2016;374(12):1111–22.

45 ICU 早期下地活动

Angela K.M. Lipshutz and Michael A. Gropper

即使医生和研究人员已经开始认识到，在内科和外科患者身上存在同样的“严重卧床后遗症”，卧床休息仍然被认为是治疗急性疾病和手术后康复的辅助手段。卧床休息的治疗方式在重症监护室（intensivecareunit，ICU）的应用非常普遍[1]。通常，ICU 工作人员的工作重心主要在纠正那些威胁到患者生命的疾病上。随着治疗的发展和对于危重症患者管理水平的提高，这类患者的转归也有所改善。当重症患者的生存率提高后，其远期并发症及相关治疗就显得尤为重要了[2-4]。重症患者中有很大部分人经历了长时间的认知障碍、心理创伤和身体损伤，他们出 ICU 后只有不到一半的人可以在 1 年内重返工作岗位[5-8]。为了提高患者的身体功能和改善其神经精神系统疾病的转归，重症患者的早期活动和下地行走是可行、安全且有效的干预措施[9-15]。

卧床后的生理状态

卧床休息曾一度被推广为几乎所有疾病的治疗方法。Hippocrate 认为所有的疼痛都可以通过卧床休息来缓解[16]。然而，早在 20 世纪 40 年代就有人提出“医生……总是认为完全卧床休息是一种高度非生理的和危险的治疗方式。[1]”尽管如此，直到最近，医学界才开始认识到，在危重病期间完全不活动、静止状态可以引发不良后果。

不活动和静止状态对骨骼肌有深远的影响。肌肉废用导致蛋白质合成减少、分解加速、增加细胞凋亡，最终导致机体呈高分解状态，肌肉萎缩，甚至导致临床衰弱[17,18]。在一个年轻健康志愿者的研究中，28 天的卧床休息可以导致腿部重量减少 0.4kg ± 0.1kg，同时腿部伸展力量减弱 22.9% ± 3.5%[19]。健康志愿者接受 28 天的卧床休息同时给予氢化可的松，用于模拟创伤或危重疾病时的血浆皮质醇水平，这时腿部伸展力量进一步减弱（28.4%±4.4%，P=0.012），腿部减重比单独卧床时增加了 3 倍（1.4kg±0.1kg，P=0.004）[20]。因此，显而易见的是，不活动和激素均可影响危重病患者，加重 ICU 患者的衰弱。

ICU 中的神经肌肉无力

神经肌肉无力是危重病的常见并发症。ICU 中约有一半的脓毒症、多器官衰竭或长期机械通气的患者具有电生理学证据支持的神经肌肉功能障碍[21]。同时，患有脓毒症和多器官功能衰竭的患者，其发病率可高达 100%[22]。早在危重病开始的 18～24 小时电生理衰弱就很明显了[22,23]。在少部分具有重要代表意义的 ICU 患者身上，这种衰弱的临床证据是很明显的[24]。

ICU 内神经肌肉无力的鉴别诊断需要长期的过程，它主要包括与危重神经肌病的鉴别，而危重神经肌病是一个统称，包括危重神经病、危重肌病和神经肌肉接头紊乱。ICU 获得性衰弱（ICU-acquired weakness，ICUAW）是指双侧肢体对称无力，是危重神经肌病的临床表现。它通常表现为肢体反射减弱或消失的弛缓性四肢瘫痪，但是颅神经检查多为正常[25]。ICUAW 可增加患者机械通气时间、ICU 住院时间和住院时间（hospital length ofstay，LOS），并增加了患者的死亡率[21,26]。

ICUAW 的发展与很多危险因素有关，包括全身炎症反应综合征、脓毒症、多器官衰竭、肾脏替代疗法、应用儿茶酚胺和高血糖状态等。而年龄、性别、皮质类固醇或神经肌肉阻断剂等与 ICUAW 的相关性，目前尚存在争议[21]。遗憾的是，很少有干预措施来预防 ICUAW[4,21,24,27-29]。由于诊断不明确或存在无法避免的危险因素，以及预防措施的缺乏，ICUAW 已成为危重患者的常见病，并将对患者的长期预后产生严重的不良影响。事实上，急性呼吸窘迫综合征治愈出院后 1 年的患者随访显示，尽管这些患者肺功能检查正常，但他们的生活状态却很差。由于肌肉萎缩、虚弱和疲劳，只有 49% 的重症患者能够在出院后 1 年内重返工作岗位[7]。相较于入 ICU 治疗之前，100% 的患者均报告在出院 5 年后自觉虚弱并且运动能力下降[8]。同样，即使在入 ICU 之前本身没有功能障碍的重症脓毒症患者，治愈后日常生活的活动能力上也明显下降，且出院后以更快的速度继续发展[5]。早期活动和下床行走已被建议作为一种可行的干预措施来防止与危重病相关的虚弱和功能衰退。

ICU 中早期活动与下床行走

安全性与可行性

多项研究证实了物理治疗在内科 ICU 治疗过程中的安

全性和可行性[9,10,12,30,31]。Morris 等对 330 例来自大学附属医院内科 ICU 患者做了一组前瞻性研究，研究显示，早期活动小组可以在机械通气 48 小时内启动患者早期活动，且未增加不良事件发生率或患者的住院成本[30]。同样，在 Pohlman 等的研究中，患者早在实施机械通气开始一天后就可成功地启动早期活动[9]。尽管约 89% 的内科 ICU 患者住院时间内，可能存在阻碍早期活动的因素，诸如急性肺损伤、血管活性药物的使用、谵妄、肾脏替代疗法或肥胖症等，物理治疗仍可成功地在超过 90% 的 ICU 治疗时间中进行。虽然不良事件发生率占 16%，如氧饱和度的下降、心率增快、烦躁兴奋，或人机对抗，但需要停止治疗的只占 4%。非计划拔管率为 0。最近，对 1 110 例内科 ICU 患者进行了前瞻性观察研究，在 4 580 个住院日内进行了 5 267 次物理治疗，数据显示，在这一时期内出现生理紊乱或潜在安全事件的比例只有 0.6%[12]。其中只有 4 次（占 0.1%）需要额外治疗并增加治疗成本，但并没有增加住院天数。此外，从长远来看，ICU 康复计划（旨在缩短从 ICU 住院到开始物理治疗的时间）是很稳定的。最近的一项研究评价了在内科 ICU 中康复计划的实施效果，结果显示，在 5 年的时间内从 ICU 住院到开始早期活动的时间持续缩短[32]。

在外科 ICU 患者中，当必须考虑伤口愈合、骨折、无法负重、切口疼痛等问题时，就很少有研究评估早期活动和下床的安全性和可行性了。在一个外科 ICU 中进行早期活动的前瞻性观察研究表明，在 ICU 第 1 天就可以给予患者早期活动，过程安全，并没有发生明显的不良事件。Clark 等对外伤和烧伤 ICU 的回顾性研究中发现，早期给予患者物理治疗并未增加不良事件的发生率[33]。此后，发表的综述认为[34]，对于危重创伤患者这一群体，早期活动的优点似乎证据不足，但还是为其指明了方向。在神经重症监护室（神经 ICU）中，早期活动也似乎是安全的[34]。事实上，在神经 ICU 实施全面的早期活动倡议后，患者的活动增加了 300%，也没有明显的不良事件，如跌倒或坠床等[35]。此外，病例报告中提出，即使是给予左心室辅助装置[36]和体外膜肺氧合的患者[37-40]仍然可以安全地参与物理治疗方案。在我们的操作流程中，那些需要体外膜肺氧合和体外生命支持系统的患者可常规进行早期活动。

值得一提的是，股动脉导管往往被认为是阻碍早期活动和下地行走的障碍，但最近已经证明其在物理康复中是安全的。事实上，在一组 239 例带股静脉、动脉或血液透析导管的患者中，有 101 例患者在 210 天的 ICU 住院过程中总共接受了 253 次物理治疗干预。日常活动水平比例最高的是站立或行走，占住院日的 23%，而且没有报告不良事件。然而，值得注意的是，只有 6 例（6%）使用了股动脉血液透析导管的患者没有达到站立或行走的水平。另一组携带着 92 根股动脉导管的 77 例患者，共接收了 210 次物理治疗[41]，包括 630 次活动，同样没有发现不良事件。然而，行走在活动中所占的比例还不到 10%，携带血液透析导管的患者是否能够站立或行走目前尚不清楚[42]。因此，股动脉导管没必要被视为活动的障碍，但直到找到更有说服力的安全证据之前，在股动脉导管的患者中实施早期活动，必须密切关注相关不良事件的发生情况。

结论

两项随机对照试验中的结果强烈支持早期活动和下地行走。Burtin 等随机选择了在 ICU 住院第 5 天的 90 例内科和外科 ICU 患者，并进行床边测试，在标准治疗的基础上分为对照组和治疗组，治疗组给予呼吸物理治疗和上、下肢主动活动治疗[43]。在出院时，治疗组患者可步行 6 分钟的距离，并且主观幸福感明显升高。Schweickert 等在主要医务人员治疗要求的基础上，将 104 例 ICU 机械通气时间少于 72 小时的患者随机分为两组，一组是每日镇静中断，另一组在镇静中断的基础上给予早期锻炼 / 活动[13]。干预组患者发生谵妄较少，脱离呼吸机时间较长，出院时独立功能状态恢复增加。

观察性研究还表明，早期活动及行走可缩短在 ICU 及总的住院时间，且可在不增加费用[30,44,45]的情况下减少谵妄的发生[45]。早期活动及步行甚至可以减少费用[46]。

在创伤及烧伤患者群体中，早期活动及步行可减少呼吸机相关性肺炎、深静脉血栓形成等关于气道、肺脏及血管的并发症。在神经外科 ICU 中[34]，增加患者活动可减少约束的使用，降低感染发生率（包括呼吸机相关性肺炎），缩短了在 ICU 和总的住院时间[35]。几个专业协会现在建议危重症患者进行积极的康复治疗[47,48]。

实施和监测

早期活动及步行计划的实施是一个反复的过程，它需要程序化方法、跨学科团队、协作环境以及高层的行政管理方面的支持。诊疗结构化的使用可增加此计划实施成功的可能性和治疗的持续性。这些诊疗结构包括：计划 - 执行 - 研究 - 行动（Plan-Do-Study-Act，PDSA）模型、6Σ 模型[49]或 Pronovost 等提出的用于大规模知识转化的 4 步模型[50]。

规划和参与阶段

第一阶段从总结和宣传早期活动的安全性、可行性、可持续性和有效性的证据开始。其次，应创建一个跨学科团队，包括医生、护士、物理治疗师、呼吸治疗师、高级管理人员和其他相关人员。这个团队与一线工作人员合作，推动活动进程，确保在该团队存在支持性和协助性的观念。观念至关重要，在 ICU 中经常出现“不必要的制动”，因为早期活动并未在 ICU 观念中根深蒂固[51]。团队应制定早期活动方案，明确纳入与排除标准，目的是尽可能多地获取患者，避免不必要的排除。当然，临床医生应该在预先设定的标准范围内考虑每个患者的基本情况、当前临床状态和临床路径。图 45-1 为危重症患者的物理治疗提供了一个抽样算法。值得注意的是，所进行的身体活动类型取决于个体患者的状态[45]。各种身体活动方案已在 ICU 中成功使用，包括传统活动，例如坐在床边、站立、坐在椅子上，以及步行。然而如自行车运动测量[43]、视频游戏[52]等其他活动也是安全可行的。应仔细考虑某些人群（例如，创伤患者、神经外科患者、腹部开放性损伤患者）的情况，可能需要[53]专业科室会诊，以确定这些患者合适的活动水平。此外，团队应考虑早期活动是单独实施还是作为大规模集束化护理流程的一部分实施。集束化流程包括唤醒、呼吸、协作、谵妄评估和早期活动[11,53]，及步行的 ABCDE 集束化措施，也包括有家庭参与的 ABCDEF 集束化措施[54]。

一旦确定了初步方案，就需要评估早期活动的工作流程和潜在障碍。应与所有相关人员讨论潜在的障碍，因为各学科所提出的障碍可能不同。表 45-1 描述了早期活动和行走的一些潜在障碍及相关的解决方案。值得注意的是，这些障

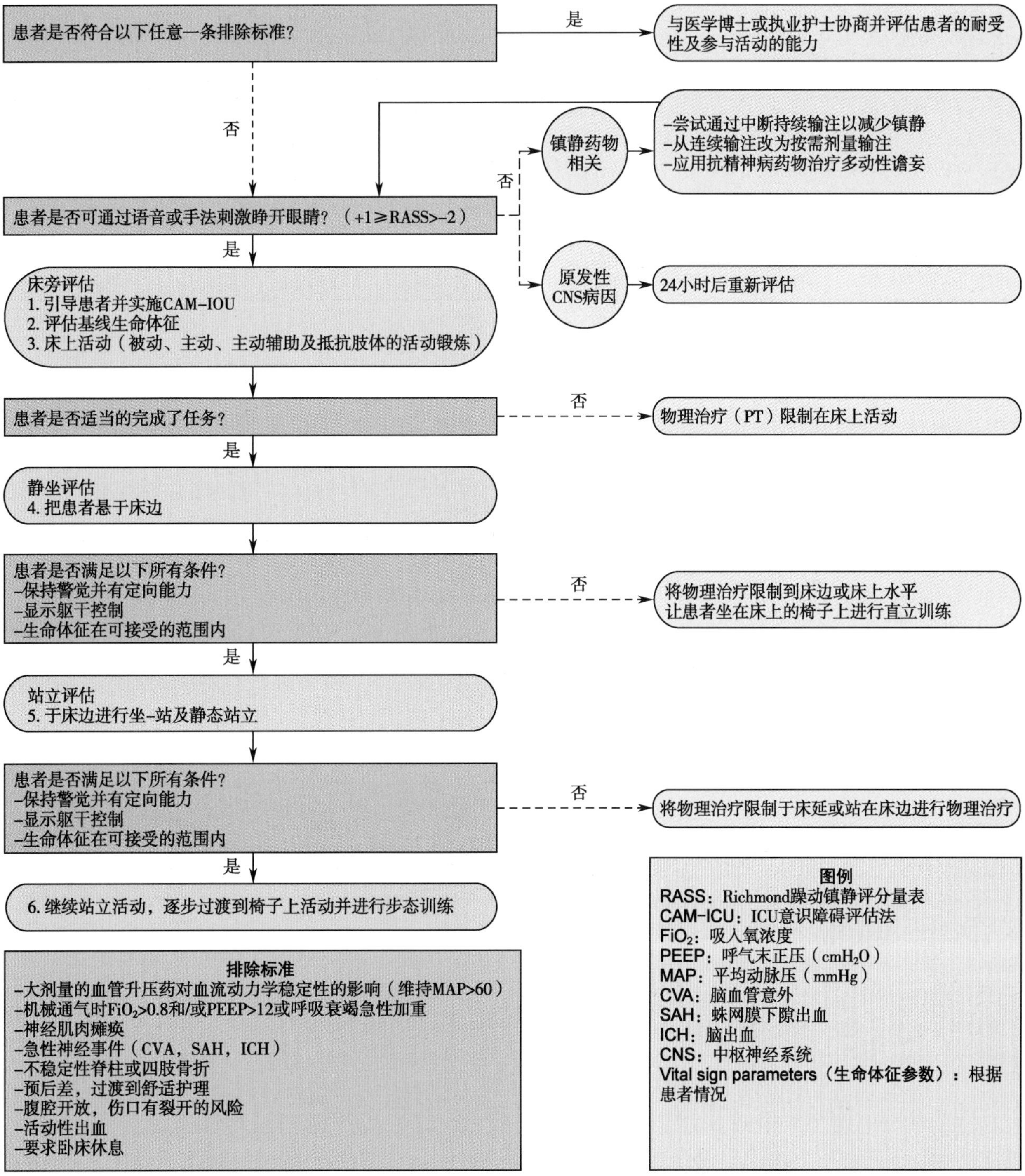

图 45-1 每日活动的评估和治疗过程示例 MD：医学博士；NP：护理人员；RASS：Richmond 躁动镇静评分量表；PT：物理治疗；CAM-ICU：ICU 意识障碍评估法；PEEP：呼气末正压；MAP：平均动脉压；CVA：脑血管意外；SAH：蛛网膜下隙出血；ICH：脑出血。转载于 *Critical Care Medicine* /Lippincott Williams & Wilkins（page S73，Fig. 45-1）

碍不仅包括与患者相关的障碍(例如线路、导管和引流管的存在),还包括组织、文化和环境障碍[45,55]。后者包括缺乏适当的设备(例如便携式监护仪和呼吸机)以及传统的卧床休息的观念。尽管有证据表明,可以在不需要额外费用的情况下实施早期活动,并且可以节省费用,但是费用仍是普遍存在的障碍,特别是在医院管理人员中[46]。

规划和参与阶段还包括制定用于评估计划的指标。这些可以是环节或结果评价。环节评价包括参与物理治疗的患者百分比、在 ICU 每日进行物理治疗的次数以及从入住 ICU 到行走的时间。结果评价包括达到的最高活动水平、谵妄的发生率或持续时间、从 ICU 出院时的功能状态、在 ICU 或医院的住院时间、费用、患者和家属满意度以及出院后的目的地及死亡率。选择的指标应易于测量和重复。理想情况下,应在计划实施之前和之后收集数据,以确保可以进行预处理分析。还应明确和记录不良事件,以确保该计划对患者、家属及员工都是安全的。

执行阶段

在向所有危重患者普及该计划之前,需要在少数 ICU 患者中进行该计划的尝试,这样可以帮助明确问题并优化方案。宣传和支持该计划的程序应向受试者和 ICU 工作人员明确提出 ICU 物理治疗的益处。跨学科团队成员应该随时鼓励和支持一线实施该计划的人员,解答问题并缓解其关于危重患者行走相关的焦虑。此外,团队成员应不断要求对执行过程及应用的流程进行反馈。同时,他们还应该努力找出以前忽略的障碍,目标是快速做出改变以解决问题并改进计划。在实施计划人员的努力得到同事、患者及家属的认可时,应及时给予表扬。

表 45-1 早期活动的潜在问题及解决方案

问题	解决方案
气管导管、中心静脉管及其他管路和引流管	- 安全设备 - 对职工进行最佳实践培训
血流动力学紊乱	- 教育员工安全标准 - 提供具体的排除准则
镇静	- 将每日的镇静与 PT/OT 结合 - 鼓励在必要时使用镇静剂而不是持续输注 - 应用镇静评分系统评估镇静需要
谵妄	- 睡眠周期正常化 - 白天让患者暴露在阳光下 - 随时重新评估 - 减少使用苯二氮䓬类药物与麻醉剂 - 用有效评分系统监测谵妄
设备不合适	- 购买必要的设备(便携式监测器、便携式呼吸机) - 如果设备购买不可行,可考虑选择床旁或房间 PT/OT
人员配备不足	- 聘请更多的员工 - 重新组织员工(例如:将 1 名护士从夜班调到白班,因为白天更容易进行 PT/OT) - 培养利用护理专业的学生及选修 ICU 物理疗法的学生 - 实施技术解决方案,最大限度地提高员工工作效率
缺乏可推荐的物理治疗师	- 简化物理治疗指令 - 使用计算机将指令输入 - 将活动缺省设定为"即兴的" - 联合物理治疗、护理及 ICU 小组进行检查以确定适合活动的患者 - 实现到 PT/OT 的自动转诊
害怕干预或文化障碍	- 建立持久的交流来帮助解决相关人员的关注点 - 对员工进行安全及益处知识的普及 - 将早期活动纳入 ICU 文化中
缺乏领导能力	- 招聘跨学科团队 - 评选出优秀医师 - 将高级管理人员与医院管理人员纳入

资料来源:Lipshutz 等[55]和 Engel 等[45]。ICU:重症监护室;OT:专业治疗;PT:物理治疗。

评估和改进阶段

评估阶段可不间断进行。评估既可以是定性的（例如非正式访谈、专查小组和调查的形式），也可以是定量的。定量评估由先前在规划阶段确定的指标组成。ICU 活动评分量表是评估早期活动和步行计划成功与否的一种可行、可靠的方法。Hodgson 等最近制定并验证了 11 个不同得分的活动评分量表[56]。这一评分量表（表 45-2）描述了患者在某一天所达到的最高水平的活动，得分范围为 0～10 分，0 分表示无活动（躺在床上的患者），10 分表示患者能在无辅助设备的情况下独立行走。在一项针对 100 例内科、外科和创伤 ICU 患者的研究中，该量表是一种可行的工具，在各级护士和物理治疗师中具有较高的评估可靠性。其他重要指标包括谵妄的发生率、在 ICU 和总的住院时间、出院目的地（家庭、康复机构或专业护理机构）以及不良事件的发生率。应针对问题的反馈、员工关注点及执行不佳的指标进行持续改进。如果一个指标在实施最初明显改善，但随着时间推移逐步下降，提示其实施的可持续性存在问题，应对该计划进行深入分析并指导计划实施人员按照新的标准实施。

表 45-2 ICU 活动评估量表

分级		定义
0	卧床而无法主动活动	由员工协助进行被动翻转或被动锻炼，但不主动活动
1	坐在床上，在床上锻炼	能在床上活动，包括翻身、臀桥运动、主动锻炼、踏车运动训练和主动辅助运动，不能离床或越过床边
2	被动移动到椅子上（不能站立）	通过升降设备、被动升降或滑梯转移到椅子上，不能站或坐在床边
3	坐到床边	可由工作人员协助，但需要在躯体控制下主动坐于床边
4	站立	在有或无帮助下，由脚站立的位置负重，可包括使用立式升降装置或倾斜台
5	从床上转移到椅子上	可步行或拖脚慢走到椅子跟前，能够主动将重量从一条腿转移到另一条腿进而移动到椅子上。如果患者在医疗器械的帮助下站立，那他们必须走到椅子跟前（如果患者被立式升降机辅助，则不包括在内）
6	在床旁行走	能在有或无帮助下于床旁双脚交替迈步行走（必须至少举步 4 次，每只脚举步 2 次）
7	在 2 人或更多人的协助下行走	在 2 人或更多人的协助下，移离床或椅子至少 5m
8	在 1 人的协助下行走	在 1 人的协助下，移离床或椅子至少 5m
9	在步态辅助下独立行走	无旁人协助，仅在步态辅助下，移离床或椅子至少 5m，对于坐轮椅的患者来说，这个级别的活动为独立将轮椅推离床或椅子 5m
10	无步态辅助的独立行走	无步态辅助及无旁人协助下，移离床或椅子至少 5m

资料来源：Reprinted with permission from Hodgson et al. and Heart & Lung/Elsevier（page 21，Fig. 45-1）[56]。

知识点

1. 大部分危重病幸存者都有长期的认知、心理和身体残疾，只有不到一半的幸存者在 ICU 出院后 1 年内重返工作岗位。
2. 长时间的不活动会导致蛋白质合成减少、蛋白分解加速和细胞凋亡增加，这最终将使机体处于分解代谢状态，导致萎缩及衰弱。
3. 早期活动和步行已被推荐为可能的干预措施，可预防与危重疾病相关的虚弱和功能下降。
4. 早期活动在各种 ICU 人群中是安全、可行和可持续的。
5. 该干预是有益的，可减少谵妄的发生率和持续时间、减少在 ICU 和总的住院时间、改善功能状态及增加出院后回家的可能性。
6. 所有的危重患者都应考虑早期活动治疗。

（王跃敏 译，刘桢干 审校）

参考文献

1. Dock W. The evil sequelae of complete bed rest. JAMA 1944;125:1083-4, 1085.
2. The Acute Respiratory Distress Syndrome Network. Ventilation with lower tidal volumes as compared with traditional tidal volumes for acute lung injury and the acute respiratory distress syndrome. N Engl J Med 2000;342(18):1301-8.
3. Kress JP, Pohlman AS, O'Connor MF, Hall JB. Daily interruption of sedative infusions in critically ill patients undergoing mechanical ventilation. N Engl J Med 2000;342(20):1471-7.
4. Papazian L, Forel JM, Gacouin A, et al. Neuromuscular blockers in early acute respiratory distress syndrome. N Engl J Med 2010;363(12):1107-16.
5. Iwashyna TJ, Ely EW, Smith DM, Langa KM. Long-term cognitive impairment and functional disability among survivors of severe sepsis. JAMA 2010;304(16):1787-94.
6. Pandharipande PP, Girard TD, Jackson JC, et al. Long-term cognitive impairment after critical illness. N Engl J Med 2013;369(14):1306-16.
7. Herridge MS, Cheung AM, Tansey CM, et al. One-year outcomes in survivors of the acute respiratory distress syndrome. N Engl J Med 2003;348(8):683-93.
8. Herridge MS, Tansey CM, Matte A, et al. Functional disability 5 years after acute respiratory distress syndrome. N Engl J Med 2011;364(14):1293-304.

9. Pohlman MC, Schweickert WD, Pohlman AS, et al. Feasibility of physical and occupational therapy beginning from initiation of mechanical ventilation. Crit Care Med 2010;38(11):2089-94.
10. Bailey P, Thomsen GE, Spuhler VJ, et al. Early activity is feasible and safe in respiratory failure patients. Crit Care Med 2007;35(1):139-45.
11. Balas MC, Vasilevskis EE, Olsen KM, et al. Effectiveness and safety of the awakening and breathing coordination, delirium monitoring/management, and early exercise/mobility bundle. Crit Care Med 2014;42(5):1024-36.
12. Sricharoenchai T, Parker AM, Zanni JM, et al. Safety of physical therapy interventions in critically ill patients: a single-center prospective evaluation of 1110 intensive care unit admissions. J Crit Care 2014;29(3):395-400.
13. Schweickert WD, Pohlman MC, Pohlman AS, et al. Early physical and occupational therapy in mechanically ventilated, critically ill patients: a randomised controlled trial. Lancet 2009;373(9678):1874-82.
14. Morris PE, Griffin L, Berry M, et al. Receiving early mobility during an intensive care unit admission is a predictor of improved outcomes in acute respiratory failure. Am J Med Sci 2011;341(5):373-7.
15. Hopkins RO, Suchyta MR, Farrer TJ, Needham D. Improving post-intensive care unit neuropsychiatric outcomes: understanding cognitive effects of physical activity. Am J Respir Crit Care Med 2012;186(12):1220-8.
16. Allen C, Glasziou P, Del Mar C. Bed rest: a potentially harmful treatment needing more careful evaluation. Lancet 1999;354(9186):1229-33.
17. Chambers MA, Moylan JS, Reid MB. Physical inactivity and muscle weakness in the critically ill. Crit Care Med 2009;37(Suppl 10):S337-46.
18. Puthucheary Z, Harridge S, Hart N. Skeletal muscle dysfunction in critical care: wasting, weakness, and rehabilitation strategies. Crit Care Med 2010;38(Suppl 10):S676-82.
19. Paddon-Jones D, Sheffield-Moore M, Urban RJ, et al. Essential amino acid and carbohydrate supplementation ameliorates muscle protein loss in humans during 28 days bedrest. J Clin Endocrinol Metab 2004;89(9):4351-8.
20. Paddon-Jones D, Sheffield-Moore M, Cree MG, et al. Atrophy and impaired muscle protein synthesis during prolonged inactivity and stress. J Clin Endocrinol Metab 2006;91(12):4836-41.
21. Stevens RD, Dowdy DW, Michaels RK, et al. Neuromuscular dysfunction acquired in critical illness: a systematic review. Intensive Care Med 2007;33(11):1876-91.
22. Tennila A, Salmi T, Pettila V, et al. Early signs of critical illness polyneuropathy in ICU patients with systemic inflammatory response syndrome or sepsis. Intensive Care Med 2000;26(9):1360-3.
23. Levine S, Nguyen T, Taylor N, et al. Rapid disuse atrophy of diaphragm fibers in mechanically ventilated humans. N Engl J Med 2008;358(13):1327-35.
24. De Jonghe B, Sharshar T, Lefaucheur JP, et al. Paresis acquired in the intensive care unit: a prospective multicenter study. JAMA 2002;288(22):2859-67.
25. Lipshutz AK, Gropper MA. Acquired neuromuscular weakness and early mobilization in the intensive care unit. Anesthesiology 2013;118(1):202-15.
26. Ali NA, O'Brien JM Jr, Hoffmann SP, et al. Acquired weakness, handgrip strength, and mortality in critically ill patients. Am J Respir Crit Care Med 2008;178(3):261-8.
27. de Jonghe B, Lacherade JC, Sharshar T, Outin H. Intensive care unit-acquired weakness: risk factors and prevention. Crit Care Med 2009;37(Suppl 10):S309-15.
28. Hermans G, Wilmer A, Meersseman W, et al. Impact of intensive insulin therapy on neuromuscular complications and ventilator dependency in the medical intensive care unit. Am J Respir Crit Care Med 2007;175(5):480-9.
29. Behbehani NA, Al-Mane F, D'yachkova Y, et al. Myopathy following mechanical ventilation for acute severe asthma: the role of muscle relaxants and corticosteroids. Chest 1999;115(6):1627-31.
30. Morris PE, Goad A, Thompson C, et al. Early intensive care unit mobility therapy in the treatment of acute respiratory failure. Crit Care Med 2008;36(8):2238-43.
31. Bourdin G, Barbier J, Burle JF, et al. The feasibility of early physical activity in intensive care unit patients: a prospective observational one-center study. Respir Care 2010;55(4):400-7.
32. Dinglas VD, Parker AM, Reddy DR, et al. A quality improvement project sustainably decreased time to onset of active physical therapy intervention in acute lung injury patients. Ann Am Thorac Soc 2014;11(8):1230-8.
33. Garzon-Serrano J, Ryan C, Waak K, et al. Early mobilization in critically ill patients: patients' mobilization level depends on health care provider's profession. PM&R 2011;3(4):307-13.
34. Clark DE, Lowman JD, Griffin RL, et al. Effectiveness of an early mobilization protocol in a trauma and burns intensive care unit: a retrospective cohort study. Phys Ther 2013;93(2):186-96.
35. Titsworth WL, Hester J, Correia T, et al. The effect of increased mobility on morbidity in the neurointensive care unit. J Neurosurg 2012;116(6):1379-88.
36. Perme CS, Southard RE, Joyce DL, et al. Early mobilization of LVAD recipients who require prolonged mechanical ventilation. Tex Heart Inst J 2006;33(2):130-3.
37. Garcia JP, Iacono A, Kon ZN, Griffith BP. Ambulatory extracorporeal membrane oxygenation: a new approach for bridge-to-lung transplantation. J Thorac Cardiovasc Surg 2010;139(6):e137-9.
38. Mangi AA, Mason DP, Yun JJ, et al. Bridge to lung transplantation using short-term ambulatory extracorporeal membrane oxygenation. J Thorac Cardiovasc Surg 2010;140(3):713-15.
39. Turner DA, Cheifetz IM, Rehder KJ, et al. Active rehabilitation and physical therapy during extracorporeal membrane oxygenation while awaiting lung transplantation—a practical approach. Crit Care Med 2011;39(12):2593-8.
40. Lowman JD, Kirk TK, Clark DE. Physical therapy management of a patient on portable extracorporeal membrane oxygenation as a bridge to lung transplantation: a case report. Cardiopulm Phys Ther J 2012;23(1):30-5.
41. Damluji A, Zanni JM, Mantheiy E, et al. Safety and feasibility of femoral catheters during physical rehabilitation in the intensive care unit. J Crit Care 2013;28(4):535.e9-15.
42. Perme C, Nalty T, Winkelman C, et al. Safety and efficacy of mobility interventions in patients with femoral catheters in the ICU: a prospective observational study. Cardiopulm Phys Ther J 2013;24(2):12-17.
43. Burtin C, Clerckx B, Robbeets C, et al. Early exercise in critically ill patients enhances short-term functional recovery. Crit Care Med 2009;37(9):2499-505.
44. Needham DM, Korupolu R, Zanni JM, et al. Early physical medicine and rehabilitation for patients with acute respiratory failure: a quality improvement project. Arch Phys Med Rehabil 2010;91(4):536-42.
45. Engel HJ, Needham DM, Morris PE, Gropper MA. ICU early mobilization: from recommendation to implementation at three medical centers. Crit Care Med 2013;41(9 Suppl 1):S69-80.
46. Lord RK, Mayhew CR, Korupolu R, et al. ICU early physical rehabilitation programs: financial modeling of cost savings. Crit Care Med 2013;41(3):717-24.
47. Barr J, Fraser GL, Puntillo K, et al. Clinical practice guidelines for the management of pain, agitation, and delirium in adult patients in the intensive care unit. Crit Care Med 2013;41(1):263-306.
48. Gosselink R, Bott J, Johnson M, et al. Physiotherapy for adult patients with critical illness: recommendations of the European Respiratory Society and European Society of Intensive Care Medicine task force on physiotherapy for critically ill patients. Intensive Care Med 2008;34(7):1188-99.
49. Hughes RG, editor. Patient Safety and Quality: An Evidence-Based Handbook for Nurses. Rockville, MD: Agency for Healthcare Research and Quality (US); 2008. Available at: <http://www.ncbi.nlm.nih.gov/pubmed/21328781>; [accessed 27.02.15].
50. Pronovost PJ, Berenholtz SM, Needham DM. Translating evidence into practice: a model for large scale knowledge translation. BMJ 2008;337:a1714.
51. Thomsen GE, Snow GL, Rodriguez L, Hopkins RO. Patients with respiratory failure increase ambulation after transfer to an intensive care unit where early activity is a priority. Crit Care Med 2008;36(4):1119-24.
52. Kho ME, Damluji A, Zanni JM, Needham DM. Feasibility and observed safety of interactive video games for physical rehabilitation in the intensive care unit: a case series. J Crit Care 2012;27(2):219.e1-219.e6.
53. Balas MC, Burke WJ, Gannon D, et al. Implementing the awakening and breathing coordination, delirium monitoring/management, and early exercise/mobility bundle into everyday care: opportunities, challenges, and lessons learned for implementing the ICU pain, agitation, and delirium guidelines. Crit Care Med 2013;41(9 Suppl 1):S116-27.
54. ICU delirium and cognitive impairment study group. Available at: <http://www.icudelirium.org/medicalprofessionals.html>; [accessed 23.02.15].
55. Lipshutz AKM, Engel H, Thornton K, Gropper MA. Early mobilization in the intensive care unit: evidence and implementation. ICU Director 2012;3(1):10-16.
56. Hodgson C, Needham D, Haines K, et al. Feasibility and inter-rater reliability of the ICU mobility scale. Heart Lung 2014;43(1):19-24.

46 早期活动在预防 ICU 获得性衰弱中的作用

Howard L. Saft and Sumit P. Singh

在重症监护室（intensive care unit，ICU）的患者中，由于制动或危重疾病而导致的衰弱很常见，57% 的高危患者会出现衰弱。ICU 获得性衰弱（ICU-acquired weakness，ICUAW）可由制动、炎症及代谢异常发展而来[1,2]，患者潜在疾病、安全隐患、侵入性治疗装置的存在（如静脉导管、气管插管、胸腔引流管）以及使用麻醉药和镇静药物治疗疼痛及焦虑等会影响患者的活动，从而进一步加重衰弱。制动对患者影响重大[3]，仅仅数天的制动就会导致显著的衰弱，制动、炎症及代谢异常三者协同会使患者每天失去 3%～11% 的力量[4]。

ICUAW 的临床表现

典型的 ICUAW 患者多见于呼吸机依赖性呼吸衰竭和感染性休克，这类患者往往需要镇静、机械通气和血管活性药物。当休克缓解后，患者可出现对称性四肢无力、握力下降或腿部力量减弱，可能会发展为对称性膈肌无力，导致在治疗引起呼吸衰竭的病因有效的前提下，患者仍难以脱机。

然而，ICUAW 可能发生于任何患者，不论其是否有呼吸衰竭或休克。对称性肢体和膈肌无力是 ICUAW 的特征性表现，患者还可能出现对称性感觉功能缺失、肌肉萎缩和深部腱反射减弱，而患者面部肌肉通常不受累。鉴别诊断包括格林 - 巴利综合征[5,6]、药物或代谢引起的神经病变、重症肌无力、尿毒症、糖尿病、电解质紊乱、脑干或脊髓损伤及硬膜外脓肿[5]。注意：对于病变不对称的患者则需进行进一步评估，以排除单侧神经病变的原因，如中风或压力诱发的神经病变（如尺神经或腓神经受压）。

在需要机械通气的患者中，ICUAW 持续时间可能更长，全身无力症状可能会顽固、持久，患者往往难以恢复正常的步行速度及其他日常活动，从 ICU 出院后其功能受限会持续 5 年甚至更久[2,4,7,8]。

ICUAW 的诊断

ICUAW 通常仅凭体格检查就可作出诊断，然而，对于机械通气患者或无法配合医师检查的患者来说，作出诊断是困难的，这些患者有时需要行额外检查以排除其他疾病。最近的 ATS 共识会议建议使用医学研究委员会（Medical Research Council，MRC）量表推荐的徒手肌力检查（manual muscle testing，MMT）作为体格检查的一部分，这一量表也存在一些缺陷，即可能缺少对于远端肌肉中某些细微早期变化的评估[9,10]。MRC 量表可将肌力分为 6 个等级，需要患者充分配合，具体分级如下：0：无明显的肌肉收缩；1：肌肉收缩但无肢体活动；2：肢体移动但不能抵抗重力；3：能抵抗重力；4：能抵抗重力并能抵抗阻力；5：正常肌力。

MMT 在上肢和下肢的 3 组肌肉上进行，包括以下活动：肩关节外展、肘关节屈曲、伸腕、髋关节屈曲、伸膝、踝关节背屈。

总分为 60 分，当得分≤48 分时，可诊断为 ICUAW（每组关节评分≤4 分）[6,11]，其他的方法有手测力法，它是一种衡量握力的方法。

电生理测试可以通过神经传导研究和肌电图确认可疑诊断，其对于无法配合行体格检查的患者是有帮助的。尤其对于无法解释脱机失败原因的患者，这种测试可以帮助识别出是否是呼吸机引起的膈肌功能障碍，这是 ICUAW 的一种表现。电生理学研究可导致患者疼痛和不适，因此通常只适用于需要诊断的特殊情况，且需要训练有素的人员来完成，神经和肌肉病理学检查也可帮助诊断，但由于活检风险较大且潜在益处有限，这种方法很少被提及。

ICUAW 的分类

ICU 患者可出现肌肉和神经病理学改变，随着制动时间的延长，失用会导致细胞发生物理变化，致使神经及神经肌肉接头处动作电位降低，进而造成收缩力减弱、肌球蛋白丧失和肌肉萎缩。同时，潜在危重疾病的全身炎症和代谢异常导致微循环破坏，造成神经和肌肉损伤，神经的营养运输功能失调，所支配肌肉会进一步萎缩，肌球蛋白丧失，甚至导致轻微的横纹肌溶解。早期活动对于预防各种形式的 ICUAW 均有效，可根据体格检查、电生理学测试或活检对 ICUAW 分为以下 3 类。

危重病性多发性神经病（critical illness polyneuropathy，CIP）影响感觉神经和运动神经的远端轴突，影响肢体和呼吸肌肉。电生理测试显示，患者的肌肉和感觉神经动作电位波幅减低，神经传导速度正常或轻度减慢[6,12]。

危重病性肌病（critical illness myopathy，CIM）由于与肌动蛋白相关的肌球蛋白的减少和蛋白水解增加，故表现为肌肉质量和收缩性下降，电生理测试显示，感觉或肌肉神经动作电位减少，波幅减低[5,12]。

危重病性神经肌病（critical illness neuromyopathy，CINM）具有CIP和CIM在神经传导研究和肌电图上的特点[11,12]。

ICUAW的危险因素

一般来说，患者保持机械通气和卧床时间越长，发生ICUAW的风险就越高，患者的易感性和器官功能障碍程度在ICUAW的发病中也发挥着一定作用[13]，每天卧床休息，肌肉强度会减少3%～11%[4]。随机对照试验研究发现，高血糖会增加ICUAW的发生风险，在大多数情况下，当胰岛素方案能严格控制血糖时，ICUAW的发病率会降低，但并非所有的研究都是一致的[1,11,14]。糖皮质激素的使用和神经肌肉阻滞剂一度被认为是ICUAW的危险因素，然而，最近的研究表明，事实并非如此，糖皮质激素作用导致的衰弱实际上可能是由于类固醇影响胰岛素水平引起高血糖，进而导致衰弱[11]。其他可能但尚未被确定的危险因素包括氨基糖苷类抗生素的使用、女性患者及全肠外营养的使用。

ICUAW的预防

早期活动的益处

早期活动是预防ICUAW最重要的治疗措施，患者一旦符合活动的安全标准，在诊断ICUAW之前就应尽早活动，因为早期活动对于患者是大有裨益的，可预防因制动而导致的萎缩。早期活动已被证明可以增加患者出院时的自主能力[15]，提高患者6分钟的步行评分及整体主观幸福感[16-18]；早期活动可改善患者的代谢状态，减少维持血糖控制所需的外源性胰岛素[19]。临床试验显示，早期活动的其他益处包括：缩短谵妄持续时间、减少机械通气的需要、缩短在ICU治疗时间及住院时间[17,18]。在实践中，早期活动有助于改善患者的意识水平和内容，也可以加强患者康复的主观能动性，减少关节僵硬和挛缩的可能性。坐在椅子上和站立可改善气体交换及功能残气量，而行走可以减轻皮肤压力，这种压力可导致压力性溃疡形成并会增加深静脉血栓形成的风险，见图46-1。

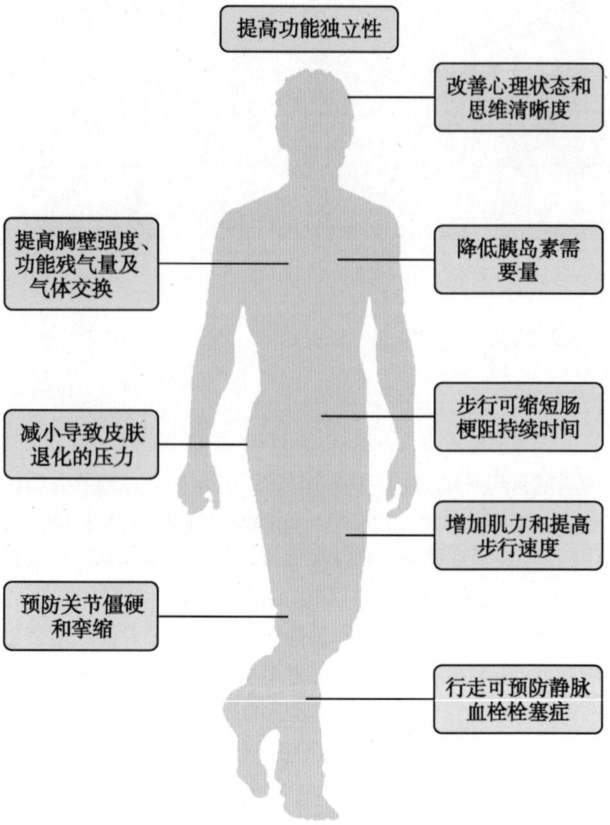

图46-1 早期活动的益处

通过将临床判断与安全标准相结合，可以在内科及外科ICU安全地进行早期活动。在随机试验中，早期活动时因发生如患者跌倒、血压波动、低氧血症等不良事件而需要暂停活动的概率不到1%[20]。

ICU患者早期活动的实施

多学科团队方法对于促进医生、护士、治疗师及其他工作人员共同努力以确保患者安全参与非常重要，对可能需要机械通气的危重患者进行早期活动通常是安全的，但仍然需要临床判断、个体化安全评估和监测[21]。安全评估标准包括：需氧量、氧饱和度、呼吸频率、呼气末正压水平、血压、血管活性药剂量、心率、颅内压力以及其他条件和治疗，见表46-1。

其他的安全性问题应该针对患者情况考虑。心脏问题包括：重度主动脉瓣狭窄以及对经静脉或心外膜心脏起搏器的依赖，同时需要考虑其他装置的存在，如股动脉内球囊反搏、体外膜肺氧合、肺动脉漂浮导管、胸腔引流管；术后及创伤后需要考虑的因素包括：存在明显的不稳定性骨折、严重且开放性的腹部或胸部创伤；神经系统考虑因素包括：颅内压升高、颅脑术后状态、腰大池或帽状腱膜下引流、脊髓清除前的预防、活动性的脊髓损伤、动脉瘤夹闭术后血管痉挛及癫痫发作。其他问题包括：出血、体温过低、体温过高、器官灌注不足的征象（如乳酸增高）[23]。

对患者的意识水平及执行命令的能力也需做出评估。患者最好保持平静和警觉的意识水平，因为嗜睡及焦虑的患者可能很难听从指导，谵妄可通过ICU意识障碍评估法（CAM-ICU）进行评估[24]。如果患者未达到适当的意识水平，工作人员或受过训练的家庭成员可以考虑协助患者上下肢进行被动活动，在保持患者舒适的同时尽量减少镇静和麻醉药物的使用以减少谵妄，提高患者意识水平及执行命令的能力[18]。

当患者冷静、警觉，能执行命令时，应该准备好行积极

表 46-1　早起活动的安全评估标准
平均动脉压＜65mmHg 或目标范围
收缩压＞200mmHg
心率＜40～50 次 /min、＞140 次 /min 或超出个体目标范围
新发心律失常
患者需要中剂量或高剂量的血管升压药支持
需氧量＞80%
PEEP＞10～15cmH_2O
呼吸频率＞35 次 /min，持续 60 秒以上
进行早期活动前血氧饱和度在 90% 以上
血氧饱和度低于 85% 的持续时间大于 60 秒或在活动期间血氧饱和度降低 10% 以上
疼痛量表评分＞7，持续 5 分钟以上，若患者插管，按同样方法评估
新发胸痛
脸色苍白、出汗、剧烈疼痛
颅内压升高
兴奋
接受肾脏替代治疗
活动性癫痫或酒精戒断
相关性心肌缺血

资料来源：2012 年 Parry，Needham，D 2010，Schweickert 2009，Hodgson 2013[16, 18, 22, 23]。

的康复治疗，物理治疗师或其他受过训练的工作人员可以引导患者进行早期活动，如果患者需要协助进行更精细的运动，则可根据个体需求来指导专业治疗[25]。患者的肌力水平会有很大差异，可以是 MRC 量表中 0～5 级不等。个体化治疗取决于个人的力量和功能，通常包括一个逐步训练计划，每周最多 5～7 次。

康复包括在协助下开展以下活动：从卧床到坐到床边、从坐位到站立、从站立到坐在椅子上、协助行走、独立行走及爬楼梯。

对于表现出严重功能失调和衰弱的患者，需要进行额外的强化康复训炼，以循序渐进的方式进行躯干和四肢的训炼[17,26]，这些训练通常以多学科合作的形式进行，有物理治疗师、护士和护士助理共同参与。如图 46-2 所示，是基于 Hanekom 等的修改研究。

预防 ICUAW 的其他注意事项

血糖控制

严格控制血糖可以预防 CIP 和 CIM 的发展。两个随机对照试验的亚组分析比较了严格控制血糖组与对照组发生 ICUAW 的风险。电生理测试结果表明，与对照组相比，严格控制血糖组患者发生 ICUAW 的相对风险降低了 20% 以上，接受糖皮质激素治疗后出现高血糖的患者可通过控制血糖将 ICUAW 的发生风险降到最低[14, 15, 27]，虽然相关研究在理论上证明是可获益的，但是，通过严格控制血糖降低 ICUAW 发生风险的同时会引起低血糖风险增加[11]。

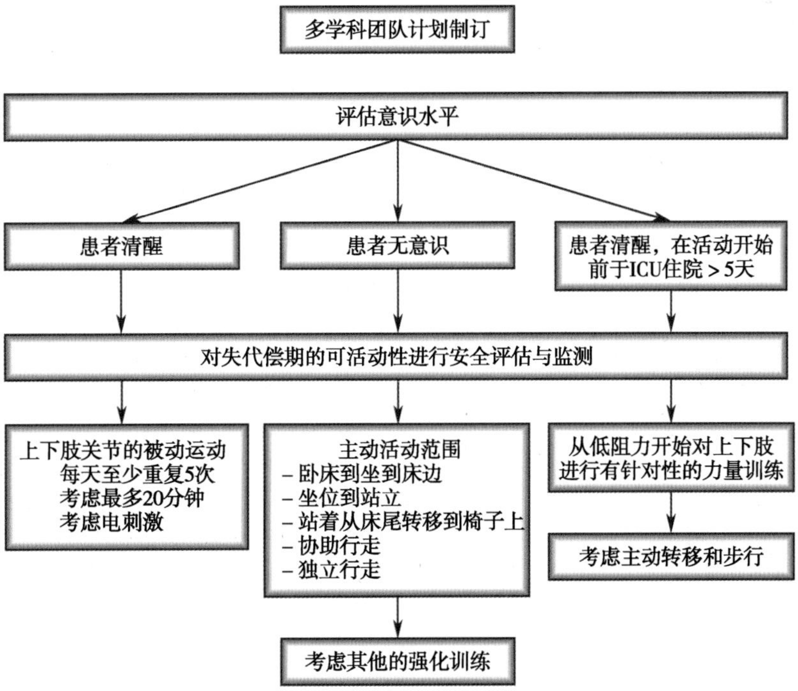

图 46-2　早期运动的实施。（资料来源：Hanekom S，Gosselink R，Dean E，et al. The development of a clinical management algorithm for early physical activity and mobilization of critically ill patients：synthesis of evidence and expert opinion and its translation into practice. Clin Rehabil 25[9] 771-787，2001.）

呼吸肌力量训练

由于ICUAW无法脱机的患者可能会受益于呼吸肌力量训练，在一项试验中，需要间歇性通气的气管切开患者接受呼吸肌力量训练，每天进行6～10次呼吸阻力训练并重复4次，该试验显示，与对照组相比，试验组呼吸肌力量增强，成功脱机的概率增加了25%[28]。

经皮电刺激

四肢的经皮电刺激是一种可以应用于无意识或清醒患者的干预措施，无论有无额外的主动活动，都可以通过经皮电刺激受益。一项限制性试验研究显示，每天对下肢进行55分钟的经皮电刺激可以增强患者肌力、改善肌肉质量[29]。一些小型试验结果同样证实了经皮电刺激可以增强肌力，尽管有关证据存在一些争议，但这些试验表明，经皮电刺激与物理疗法相结合可以改善患者预后[20, 30]。

自行车测力

自行车测力计是一种固定的循环装置，为患者提供主动和被动的训练选择。它可为主动强化提供可调节的阻力，或根据患者的能力提供被动的活动范围，以防止虚弱或瘫痪患者的挛缩。患者可以在床上使用，且研究证明，它可改善肌肉质量[20]。

总结

ICUAW患者会出现失用性萎缩以及肌肉与神经的代谢性和炎性损伤，导致对称性肢体无力及潜在的膈肌无力，持续制动是主要的危险因素。ICUAW的短期影响包括延长了机械通气时间和ICU治疗时间，长远来看，从ICU出院后虚弱和体能下降会持续5年或更长时间，应在安全的情况下尽早活动，不活动会对ICUAW的短期和长期发病率产生重大影响。需要对早期活动进行密切监测，以确保患者能安全地开始，并完成康复训练。大多数患者从重病中康复后，至少可以接受被动运动训练和逐步康复治疗，早期活动的患者每周进行6～7次的训练，可以预防ICUAW的发生，改善身体健康状况。

知识点

1. ICUAW是功能失调、炎症及代谢紊乱共同导致的。
2. ICUAW表现为对称性肢体和/或膈肌无力，其他表现可以是感觉丧失。
3. 如果患者存在单侧肢体、面部无力或疾病严重程度与其危险因素不成比例，则应考虑其他诊断。
4. 卧床时间是ICUAW最重要的危险因素，早期活动可改善ICUAW，其他重要的危险因素包括高血糖。
5. 减少镇静剂的使用对于意识康复非常重要。
6. 每周5～7次的早期活动可改善患者体力、身体功能，降低其他并发症的发生风险。
7. 应在符合安全标准的情况下，尽快进行早期活动。
8. 多学科团队共同参与对于实施分级和个体化的活动及身体康复是至关重要的。

（王跃敏 译，刘桢干 审校）

参考文献

1. Stevens RD, et al. Neuromuscular dysfunction acquired in critical illness: a systematic review. Intensive Care Med 2007;33(11):1876-91.
2. Desai SV, Law TJ, Needham DM. Long-term complications of critical care. Crit Care Med 2011;39(2):371-9.
3. Paddon-Jones D, et al. Atrophy and impaired muscle protein synthesis during prolonged inactivity and stress. J Clin Endocrinol Metab 2006;91(12):4836-41.
4. Fan E, et al. Physical complications in acute lung injury survivors: a two-year longitudinal prospective study. Crit Care Med 2014;42(4):849-59.
5. Apostolakis E, et al. Intensive care unit-related generalized neuromuscular weakness due to critical illness polyneuropathy/myopathy in critically ill patients. J Anesth 2015;29(1):112-21.
6. De Jonghe B, et al. Critical illness neuromuscular syndromes. Crit Care Clin 2007;23(1):55-69.
7. Herridge MS, et al. One-year outcomes in survivors of the acute respiratory distress syndrome. N Engl J Med 2003;348(8):683-93.
8. Herridge MS, et al. Functional disability 5 years after acute respiratory distress syndrome. N Engl J Med 2011;364(14):1293-304.
9. Fan E, et al. An official American Thoracic Society Clinical Practice guideline: the diagnosis of intensive care unit-acquired weakness in adults. Am J Respir Crit Care Med 2014;190(12):1437-46.
10. Hough CL, Lieu BK, Caldwell ES. Manual muscle strength testing of critically ill patients: feasibility and interobserver agreement. Crit Care 2011;15(1):R43.
11. Fan E. Critical illness neuromyopathy and the role of physical therapy and rehabilitation in critically ill patients. Respir Care 2012;57(6):933-46.
12. Stevens R, et al. A framework for diagnosing and classifying intensive care unit-acquired weakness. Crit Care Med 2009;37(10 Suppl):S299-308.
13. De Jonghe B, et al. Paresis acquired in the intensive care unit: a prospective multicenter study. JAMA 2002;288(22):2859-67.
14. Van den Berghe G, et al. Insulin therapy protects the central and peripheral nervous system of intensive care patients. Neurology 2005;64(8):1348-53.
15. Hermans G, et al. Interventions for preventing critical illness polyneuropathy and critical illness myopathy. Cochrane Database Syst Rev 2014;(1):CD006832.
16. Schweickert W, et al. Early physical and occupational therapy in mechanically ventilated, critically ill patients: a randomized controlled trial. Lancet 2009;373(9678):1874-82.
17. Morris PE, et al. Early intensive care unit mobility therapy in the treatment of acute respiratory failure. Crit Care Med 2008;36(8):2238-43.
18. Needham DM, et al. Early physical medicine and rehabilitation for patients with acute respiratory failure: a quality improvement project. Arch Phys Med Rehabil 2010;91(4):536-42.
19. Patel BK, et al. Impact of early mobilization on glycemic control and ICU-acquired weakness in critically ill patients who are mechanically ventilated. Chest 2014;146(3):583-9.
20. Hodgson CL, et al. Clinical review: early patient mobilization in the ICU. Crit Care 2013;17(1):207.
21. Bailey P, et al. Early activity is feasible and safe in respiratory failure patients. Crit Care Med 2007;35:139-45.
22. Parry S, Berney S, Koopman R, et al. Early rehabilitation in critical care (eRiCC): functional electrical stimulation with cycling protocol for a randomised controlled trial. BMJ Open 2012;2(5):e001891.
23. Hodgson CL, et al. Expert consensus and recommendations on safety criteria for active mobilization of mechanically ventilated critically ill adults. Crit Care 2014;18(6):658.
24. Ely EW, et al. Delirium in mechanically ventilated patients: validity and reliability of the confusion assessment method for the intensive care unit (CAM-ICU). JAMA 2001;286(21):2703-10.
25. Schweickert WD, et al. Early physical and occupational therapy in mechanically ventilated, critically ill patients: a randomised controlled trial. Lancet 2009;373(9678):1874-82.
26. Hanekom S, et al. The development of a clinical management algorithm for early physical activity and mobilization of critically ill patients: synthesis of evidence and expert opinion and its translation into practice. Clin Rehabil 2011;25(9):771-87.
27. Van den Berghe G, et al. Insulin therapy protects the central and peripheral nervous system of intensive care patients. Neurology 2005;64(8):1348-53.
28. Martin AD, et al. Inspiratory muscle strength training improves weaning outcome in failure to wean patients: a randomized trial. Crit Care 2011;15(2):R84.
29. Routsi C, et al. Electrical muscle stimulation prevents critical illness polyneuromyopathy: a randomized parallel intervention trial. Crit Care 2010;14(2):R74.
30. Karatzanos E, et al. Electrical muscle stimulation: an effective form of exercise and early mobilization to preserve muscle strength in critically ill patients. Crit Care Res Pract 2012;2012:432752.

第三篇

中枢神经系统

47

床旁神经功能监测

Jovany Cruz Navarro and Claudia S. Robertson

目前几乎无法逆转由原发性伤害所造成的脑损伤，但可通过减轻原发伤害后的继发损伤来改善急性脑损伤患者的预后。在重症监护室（intensive care unit，ICU），继发于脑损害的颅内高压和脑缺血是可以监测和治疗的。此外，颅外因素（例如，低血压、低氧）导致的继发性脑缺血、缺氧，在疾病严重到可以导致脑损伤之前，是可以预防和治疗的。ICU 高级神经监测的目的是探测这些继发性损伤因素，综合多种情况，使人们针对脑损伤的防治更加接近个体化。

监测神经功能状态

为神经系统有问题的患者进行临床治疗，需要医生具备专业的神经系统的解剖和生理学知识。神经监测方案应包括每天进行神经和精神状态的评估。常用的神经系统评估方法有：格拉斯哥昏迷量表（Glasgow Coma Scale，GCS）评分，椎体和椎体外系的功能，颅内神经状态，小脑和脊髓的功能，以及神经状态的变化趋势等。在危重症患者，完整的神经学评估有时是不可靠或很难完成的，这可能是因为对神经系统疾病治疗的需要而使用了镇静剂或气管插管以及行机械通气。但是在非镇静的患者中，最近设计的无反应性系统大纲（Full Outline of Unresponsiveness，FOUR）评分，主要用于测量视觉及四肢对指令和疼痛的反应，瞳孔反射，呼吸方式[1]，也可能对脑干功能提供较完整的评估。FOUR 评分对一些神经系统疾病的评价有很好的可靠性，并可以判断其预后[2]。但这个评分工具的使用与 GCS 相比仍有很大的局限性。目前的证据建议，GCS 和 FOUR 评价系统都可以提供有用的、可重复的神经状态评估，可常规应用于描述临床趋势。瞳孔评估是反映预后的一个很强的预测因子，每日的 GCS 评估均须包括。但是在不同的从业者之间瞳孔评估的依从性较差。便携式瞳孔仪这样的新设备为瞳孔反应和直径的测量提供了客观依据，但需要更多的临床经验来决定这能否作为评估瞳孔反应的标准[3]。

连同神经系统检查一起，生命体征和重要的实验室检查结果等信息也要立即完善到 24 小时内的记录单或电子病历里。在脑损伤的情况下进行疼痛和镇静评估是很有挑战性的。新证据推荐使用经过验证的可靠的量表，例如镇静唤醒量表（Sedation-Agitation Scale，SAS），Richmond 唤醒镇静量表（Richmond Agitation Sedation Scale，RASS）[4]，因为这些量表在一些患者中是可行的。

在神经系统受损的患者中，对颅内高压的患者进行“唤醒计划”存在显著的风险[5]，因其不能减少机械通气时间、ICU 时间、住院时间、病死率。

GCS 评分作为标准化量表，记录着 ICU 患者的神经系统状态。格拉斯哥预后量表（Glasgow Outcome Scale，GOS）一直是评估神经重症预后的标准工具。新的工具例如 TBI 神经学预后量表（Neurological Outcome Scale for TBI，NOS-TBI）代替国家研究院健康中风量表（National Institutes of Health Stroke Scale，NIHSS）被用于创伤性（traumatic brain injury，TBI）脑损伤的患者[6]。在临床实践和研究中，这个量表在预测的可靠性、变化的敏感性方面与标准的量表相比是等同的，可提高对预后预测的准确性[7]。

颅内压和脑灌注压

颅内压（intracranial pressure，ICP）正常或升高的阈值是不确定的，成年人正常静息状态下的 ICP 一般小于 10mmHg。颅内压增高通常是指颅内压大于 20～25mmHg。2007 年重症 TBI 指南推荐在危及生命的重症脑损伤患者中，ICP 超过 20～25mmHg 时开始降颅内压治疗（推荐级别 3 级）[8]。最近颅内压监测的必要性受到了 BESTTRIP 研究的质疑[9]，重症 TBI 患者用 ICP 监测或影像学结果指导治疗对预后没有影响，这个结论是在特定患者中获得的，不能推广到所有患者。控制 ICP 的治疗是很重要的，若条件允许，最好在 ICP 监测、临床体格检查和影像学检查等联合应用的情况下实施[10]。

脑灌注压（cerebral perfusion pressure，CPP）是平均动脉压（mean arterial blood pressure，MAP）和 ICP 之间的差值。在生理条件下，MAP 80～100mmHg，ICP 5～10mmHg，产生的 CPP 是 70～85mmHg[11]。脑血流量（cerebral blood flow，CBF）是由 CPP 和脑血管阻力（cerebrovascular resistance，CVR）决定的，遵循公式 CBF＝CPP/CVR。

在正常情况下，尽管 CPP 变化范围很大（60～150mmHg），但人的大脑可以维持一个相对恒定的 CBF，大约 50ml/(100g·min)[12]。损伤后大脑对灌注压变化的自我调节能力下降，CBF 主要由 CPP 决定。

关于 CPP 控制范围的推荐发生过多次改变，这可能与 MAP 的测量方法有关[13]。以 CPP 而不是 ICP 为目标的管理策略并不能改善预后[14]。目前关于 TBI 推荐 CPP 的目标值在 50～70mmHg[15]。CPP 小于 50mmHg 增加脑缺血和灌注不足的风险，而 CPP 大于 70mmHg 则可能增加急性呼吸窘迫综合征（acute respiratory distress syndrome，ARDS）的风险[16]。但是对特定患者，需要个体化的评估来确定 CPP 的理想值[17]。

颅内压监测装置

ICP 监测的金标准是应用脑室内导管或脑室引流装置（external ventricular drain，EVD）测压，通常在右侧前额角钻孔置入侧脑室的导管。脑室引流导管与标准的压力转换器相连，维持颅内压在特定的范围。ICP 的监测置管参照 Monro 点进行穿刺，实践中通常用外耳道作为参照物。EVD 的优点：测量的是全脑的 ICP，可以定期进行 ICP 的体内外校准，可以进行治疗性脑脊液（cerebrospinal Fluid，CSF）的引流和取样。但颅内导管也是所有 ICP 监测方式中导致颅内感染概率最高的。多种带微传感器的 ICP 监测仪已经上市（例如，Camino ICP 监测仪，Codman microsensor，Hummingbird ICP，Neurovent-P ICP 监测仪）。这些基于导管的传感器可以直接测量脑实质的压力。这些导管导致感染和颅内出血的风险较低，其主要缺点是仅 Hummingbird ICP 可以放置体内后进行多次校准；尽管研究表明，植入前校准后随着时间的基线 0 漂移[18]。

为减少有创监测带来的风险，无创 ICP 监测技术得到了长足的发展。这些技术包括鼓膜移位技术[19]、大脑水肿光学检测技术[20]、经颅多普勒超声脉搏指数技术、视神经鞘磁共振技术[21-24]。到目前为止，这些监测方法由于准确度不够而无法取代有创监测。

ICP 波形

正常的 ICP 波形由 3 个动脉矢量波叠加在呼吸节律上构成。第一个动脉波是冲击波，反映血液从心脏中喷射出来，通过脑室脉络丛传播。第二个波是反映大脑顺应性的潮汐波。第三个波是反映主动脉瓣关闭的回旋波。在生理状态下，冲击波是最高的，潮汐波和回旋波振幅逐渐减小。当出现颅内压增高时，脑顺应性减小。这种相关性反映在潮汐波和回旋波的波峰的增高超过冲击波（图 47-1）。

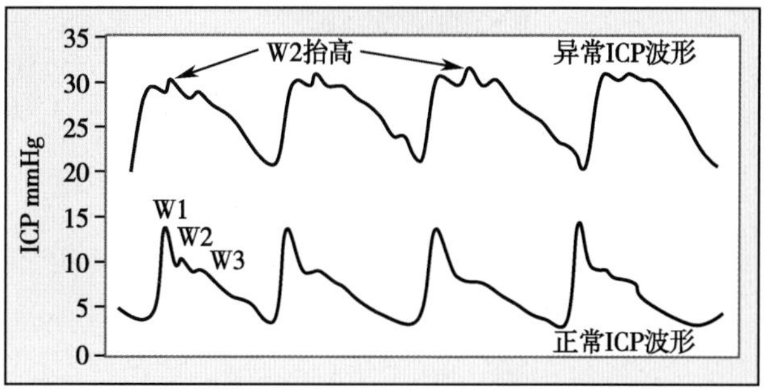

图 47-1 （底端的图形）正常 ICP 的波形和组成：W1（冲击波）、W2（潮汐波）和 W3（回旋波）。当 ICP 增高时，波形出现不同的变化（例如，潮汐波的升高及出现逐渐增高的"波浪"波形）

并发症

ICP 监测的相关并发症中，颅内出血和感染是最常见的，其次是仪器故障，导管移位、阻塞。虽然仪器故障，导管移位、阻塞等并发症不会导致患者颅内出血及感染等发病率的增高，但可导致 ICP 读数不准确及更换监护装置而导致住院费用的增加。ICP 装置感染的发病率为 1%～27%[25]，取决于装置的不同。2004 年，Anderson 研究发现单独使用 ICP 纤维装置（Camino）感染的发生率是 1.8%，联合使用 EVD 导管是 7.9%[26]。几个其他可能影响 EVD 感染的因素：预防性抗生素的应用，并发其他全身感染，脑室或蛛网膜下隙的出血（subarachnoid hemorrhage，SAH），持续的监测，开放性颅骨骨折（包括颅底骨折脑脊液漏），脑室造瘘导管周围渗出，EVD 的反复冲洗。EVD 更换时，常规更换脑室引流导管和预防性应用抗生素来降低感染的风险是不推荐的[27]。ICP 监测仪应该在最无菌的条件下进行，尽量减少不必要的操作和冲洗。尽管有证据表明抗生素涂层的导管可能减少感染的概率，但需要更多的研究来评估其对临床预后的影响[28]。

ICP 监测第二个最常见的并发症是脑出血，风险很低，平均发生率为 1.1%。

颈静脉氧饱和度

放置颈静脉氧饱和度（jugular venous oxygen saturation，$SjvO_2$）导管是从颈内静脉逆行插入的尖端带有氧感受器的导管。这个导管与 CVP 监测的导管相似，但指向颈静脉球部[29]。导管尖必须置于 C1～C2 椎体上方，避免面静脉血流汇入带来的干扰。导管位置正确与否可以通过头部侧位 X 线确认（图 47-2）。$SjvO_2$ 导管相关的并发症很低，包括误穿动脉、血肿形成、感染、血栓、导管穿刺和长时间测量导致的 ICP 增加。

除校准以外，体内反射血氧监测技术的进步允许我们无须连续采血就可以持续监测 $SjvO_2$[30]。$SjvO_2$ 的数值变化应通过颈静脉取血并测定其血氧饱和度来确认，如果误差超过 4% 应重新校准，以提高记录结果的准确性[29,31]。

颈静脉导管的位置

神经重症多模式监测的国际共识推荐：导管的放置位置应取决于患者的诊断、脑损伤的类型和部位、技术的可行性[10]。如果用 $SjvO_2$ 作为脑氧代谢的监测手段，插入最能代表整个大脑的颈静脉主干是合理的。颈内静脉主干是两条颈内静脉中较粗的一条，通过超声或压迫颈静脉对 ICP 的影响来确认。如若监测氧饱和度最不正常的部位，应该在损伤最重的一侧留置导管[32]。

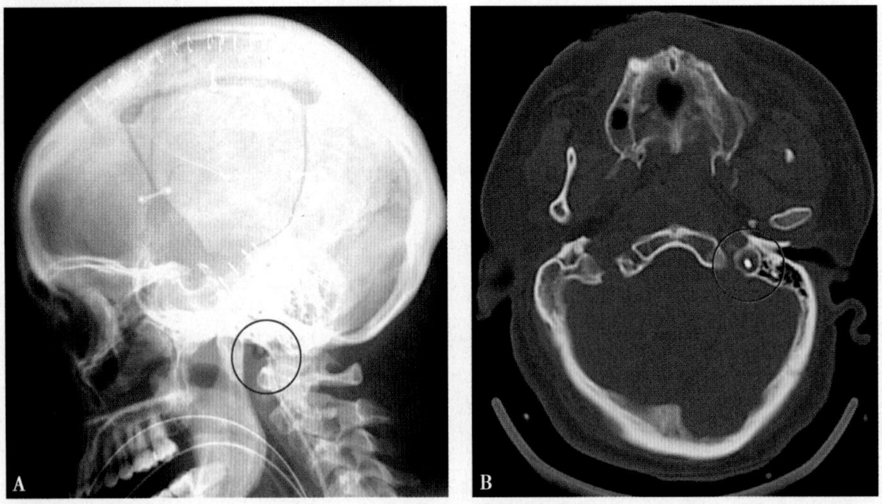

图 47-2 A. 侧位颅骨 X 线检查确定 $SjvO_2$ 导管位置位于 C1～C2 水平。B. 头部 CT 确认导管尖端在颈静脉球部

正常颈静脉氧饱和度

$SjvO_2$ 反映了大脑氧输送和氧消耗之间的平衡。当动脉血氧饱和度、血红蛋白浓度、氧解离曲线不变时，$SjvO_2$ 的变化大致与 CBF 的变化平行。$SjvO_2$ 的正常范围低值在 50%～54%，高值在 75%[30, 33]。多种临床病理状态可以导致 $SjvO_2$ 值的增高或降低（表 47-1）。许多研究评估了颈静脉氧饱和度监测对严重 TBI 患者的作用。1992 年 Sheinberg 等发现，出现单次或多次颈静脉氧饱和度下降与病死率高有关[34]。但 $SjvO_2$ 值增高时，提示大脑氧摄取率下降，也与预后差相关[33]，颈动静脉氧分压差增大与较好的预后相关[35]。由于 $SjvO_2$ 只提供整个大脑的氧合信息，这项技术不能评估局部缺血情况。根据最近的大脑氧监测及阈值的共识，$SjvO_2$ 与临床指标或其他的监测方式一起使用，可以更加准确地评估预后[10]。

表 47-1 与 $SjvO_2$ 变化有关的临床情况

$SjvO_2$ 增加	脑梗死或炎症导致的氧弥散或摄取能力下降 脑代谢降低 全身氧供增加导致的高氧血症或充血 充血
$SjvO_2$ 降低	局部或全身低灌注（高颅压，休克，长时间低血压，血管痉挛） 全身氧供下降（PaO_2 低） 脑代谢或氧弥散增加（癫痫，发热）

局部监测

经颅多普勒血流速和流量监测

经颅多普勒（transcranial Doppler，TCD）超声是一种无创监测技术，通过测量大脑基底部动脉主干血流速反映局部血流。2MHz 的超声脉冲信号穿过颅骨（通常从颞骨），利用移位原理测量红细胞流速。血流量与血流速成正比，可以直接由血流速和血管的横截面积的乘积计算获得。脑血管痉挛是 SAH 和 TBI 后功能障碍的主要原因，这在两组患者中的发病率相似[36]。当 TCD 检查发现血流速超过 120cm/s 时，关键区域由于血管痉挛导致 CBF 下降的发病率逐渐增加[37]。尽管血管造影仍是脑血管痉挛诊断的金标准，但 TCD 超声作为一种无创技术仍可替代其行每日床旁 CBF 的动态监测。Lindegaard 比值（大脑中动脉与颅外颈内动脉血流速比）有助于鉴别血管痉挛和充血。如果 Lindegaard 指数超过 3∶1 考虑存在血管痉挛[38]。充血时，颅内和颅外血管的血流速度均增加，而痉挛时仅颅内血管血流速增加导致比值增大。

TBI 或 SAH 后的血管痉挛对发病率和死亡率均有影响。通常最早出现的临床症状是神经系统体格检查的恶化，但由于出现太晚而导致病程不可逆。TCD 超声技术可以在临床症状出现之前发现血流速的变化，可能做出早期的诊断、评估和治疗。尽管彩色多普勒技术可以提高测量的准确度，但 TCD 超声技术的主要缺点是对操作者有很高的依赖性。

TCD 的研究发现，其对脑死亡有较高的特异性。在 2 条或 3 条动脉发现短暂的收缩期正向、舒张期反转或消失的震荡波，是脑死亡 TCD 的诊断标准[39]。

脑组织氧分压

$SjvO_2$ 技术的主要缺点是不能鉴别局部缺血。在 TBI 和其他神经系统疾病中，经常发生局部 CBF 的变化，这就需要进行局部脑组织氧分压（brain tissue oxygen partial pressure，$PbtO_2$）测定，在病变部位植入导管并对导管周围局部脑组织氧分压进行测定。

$PbtO_2$ 是通过插入脑实质的尖端带有 Clark 极化分析电极的导管来测定的。Clark 电极极化分析探针是由半透膜覆盖的两个电极组成。当溶解在组织中的氧穿过半透膜时，产生电流被监测仪获取。计算氧含量时需考虑温度，应该采用大脑温度而不是核心温度，因此 $PbtO_2$ 导管应该带温度感受器 [40]。

$PbtO_2$ 的正常值是 20～40mmHg，低于 10～15mmHg 应干预治疗 [41]。TBI 后长时间的 $PbtO_2$ 低于 15mmHg 或出现低于 6mmHg 与死亡风险的增加有关 [42]。

目标区域探针放置位置和深度的准确性是监测 $PbtO_2$ 成功的关键。放置探针通常有两种策略。有学者推荐探针放置在相对正常的脑组织，PO_2 反映整个大脑的氧代谢情况。当感受器放置在非挫伤的脑组织中时，$PbtO_2$ 的变化和 $SjvO_2$ 的变化相关性很好。另外，有学者推荐探针放置在损伤区域，PO_2 反映的是脑组织氧代谢最差的区域。不管采用哪种策略，要理解 PO_2 的值只能代表导管周围的脑组织的氧代谢。$PbtO_2$ 监测是安全的，最多可以提供 10 天的准确数据，可以用于指导药理学、血流动力学、呼吸支持治疗 [43]。针对 TBI 患者，$PbtO_2$ 监测与 ICP 及其他监测指标应一起纳入整体监测。在 TBI 患者中实施 $PbtO_2$ 目标导向管理策略（维持 $PbtO_2 > 25mmHg$）可以降低死亡率 [44]。Narotam 等发现脑乏氧时进行标准的 ICP/CPP 目标导向治疗，尽可能地达到 $PbtO_2$ 目标值（>20mmHg）可以改善 6 个月的临床预后 [45]。$PbtO_2$ 降低时首先应考虑可能导致大脑氧输送不足的因素。治疗措施包括增加 CPP（降低 ICP，增加 MAP），改善动脉氧合，血红蛋白浓度低时输血，降温，预防癫痫发作。如果低 $PbtO_2$ 的潜在诱因不存在，或最佳氧输送条件下 $PbtO_2$ 仍不改善，应该考虑进行头部的 CT 检查来评估是否出现迟发型血肿或出血性脑挫伤。持续的（超过 30 分钟）$PbtO_2$ 值为 0mmHg 对提高氧输送治疗无反应可考虑脑死亡 [46]，但应注意排除探针位置错误及故障的可能。

近红外光谱

近红外光谱（near-infrared spectroscopy，NIRS）是利用光在近红外范围（700～1 000nm）可以穿过皮肤、骨骼和其他组织的技术。含氧的血红蛋白、不含氧的血红蛋白、细胞色素 aa3 有不同的吸收光谱（650～800nm）。近红外光穿过这三种物质时吸收光谱发生变化，通过关于光衰减的校正 Beer-Lambert 定律计算，可以定量这三种物质的含量。NIRS 的主要优点是它是一种无创监测局部脑氧合的方法，然而其在临床应用中的局限是不能区分颅内、外血流和氧合的变化，这个缺点降低了数据的可靠性 [45]，导致监测的氧合下降与神经预后不一致 [47]，目前没有研究证实单独使用 NIRS 可改善神经重症患者的预后。

脑电图

脑电图（electroencephalogram，EEG）描述的是大脑皮层的自主电活动，主要由皮质神经元的兴奋性和抑制性突触后电位的总和形成。它不能反映皮层下、脑神经或脊髓的电位活动。电信号被放大、过滤后通过 8 个或 16 个通道显示（每个半球 8 个通道），给出整个皮层定位准确的电活动。EEG 通常通过频率、振幅和位置体现（病灶或整体）电位活动改变。

EEG 是 ICU 最常用的电生理技术。EEG 提供有关大脑电活动的信息，是检测癫痫发作必不可少的。在 ICU 中昏迷患者无论是否存在已知的急性脑损伤，癫痫的出现（包括持续时间和对治疗的反应性）可以提示预后 [48]。ICU 中非抽搐性癫痫（nonconvulsive seizures，NCSz）的发病率较高（接近 30%），这些癫痫发作只能通过 EEG 发现。在急性脑损伤和难以解释的意识障碍的患者中，应该考虑进行 EEG 检查。癫痫持续状态的患者在充分抗癫痫治疗 1 小时后仍不缓解，需要立即进行 EEG 检查。心搏骤停昏迷的患者中，强烈推荐在治疗性低体温或复温 24 小时内进行持续 EEG（cEEG）监测来除外 NCSz 的发生 [49]。

持续或长时间 EEG 监测较常规 EEG 检查更受欢迎。与长时间 EEG 监测相比，常规 EEG 会错过癫痫患者中大约一半的 NCSz[50]。在 ICU 为了简化费时的 cEEG 记录分析解读，开发了定量 EEG 计算技术。但是，这些技术不能替代经过专业培训的电生理专家的作用。

微透析

微透析是一种细胞外间隙取样的技术。这个技术是基于水溶性溶质可以经半透膜弥散的原理。小分子（小于 20 000Da）可以从细胞外液弥散通过半透膜到达透析液。相反，一些物质可以加入透析液，可以弥散通过半透膜进入组织。膜的通透性决定了通过物质的分子量。

透析液中物质的浓度取决于流速和透析液的化学组成、透析膜的长度、膜的类型、组织的扩散系数。某种特殊物质的吸收率定义为透析液浓度除以组织液浓度。如果透析膜足够长，流速足够慢，透析液的浓度和组织液中的浓度将一样。临床研究中常用的参数（10mm 的膜，林格液灌注，流速 0.3μl/min）提供的体内回收率（外推到 0 流量法）大约为 70%[51]。

大脑微透析技术允许持续动态监测脑组织化学变化。与脑组织氧监测类似，微透析技术需要在大脑插入细导管（直径 0.62mm），收集在小瓶中的透析液每 10～60 分钟更换 1 次并进行化学分析。

微透析测量的主要物质可以分为以下几类：

1. 能源相关代谢物（葡萄糖、乳酸、丙酮酸、腺苷、黄嘌呤）。
2. 神经递质（谷氨酸、天冬氨酸）。
3. 组织损伤和炎症标记物（甘油）。
4. 外源性药物（应用的药物）。

代谢物随着时间变化可以帮助临床决策，不仅限于大脑的缺血标记物还可以监测能量代谢。在 TBI，微透析技术可以提示其预后 [52]。在 SAH 微透析技术使人们了解了能量底物低输送和后期脑缺血的标记物。脑微透析技术并发症的发生率非常低，然而有许多情况限制了它的临床应用，包括监测的是局灶部位，插入到病灶区域和正常区域的代谢物浓度是不同的。因此微透析应该根据插入后 CT 检查的位置来解释结果的临床意义。目前可以应用的监测技术都是难以床旁实施和解读的，提供的数据都是延迟的而不是实时的。微透析技术和多模式监测联合应用可以增加对大脑生理状态的了解。同样，在科学研究中微透析技术可以提供直接影响脑代谢和功能的病理生理学机制和治疗方式的新知识。

知识点

1. 神经监测方案应包括随时进行神经和精神状态的评估。
2. 脑室引流导管仍是监测 ICP 的首选方式，是所有新监测技术的参考标准。
3. ICP 监测的主要并发症是脑室感染和颅内出血。
4. 脑灌注最简单的测量方法是 CPP。CPP 相同时，血压下降比 ICP 增高对脑灌注的损伤更大。
5. TCD 超声是一种无创的监测，提供大脑底部主要动脉 CBF 的间接信息。在没有血管狭窄、血管痉挛、动脉压变化、血液流变学改变的情况下，脉搏指数反映远端血管阻力。
6. Lindegaard（半球）指数是大脑中动脉和颈内动脉流速的比值。正常人平均半球指数是 1.76±0.1，提示血管痉挛的值通常超过 3。
7. $PbtO_2$ 的正常值是 20～40mmHg，严重降低是低于 10～15mmHg。
8. ICU 中脑电图用于发现早期亚临床癫痫发作，可以降低癫痫持续状态的发病率和病死率。持续 EEG 监测还可用于监测脑缺血疾病，包括 SAH 后血管痉挛和 TBI 后颅内高压。

（尹永杰 译，刘桢干 审校）

参考文献

1. Wijdicks EF, Bamlet WR, Maramattom BV, et al. Validation of a new coma scale: the FOUR score. Ann Neurol 2005;58:585-93.
2. Kramer AA, Wijdicks EF, Snavely VL, et al. A multicenter prospective study of interobserver agreement using the Full Outline of Unresponsiveness score coma scale in the intensive care unit. Crit Care Med 2012;40:2671-6.
3. Fountas KN, Kapsalaki EZ, Machinis TG, et al. Clinical implications of quantitative infrared pupillometry in neurosurgical patients. Neurocrit Care 2006;5:55-60.
4. Barr J, Fraser GL, Puntillo K, et al. Clinical practice guidelines for the management of pain, agitation, and delirium in adult patients in the intensive care unit. Crit Care Med 2013;41:263-306.
5. Helbok R, Kurtz P, Schmidt MJ, et al. Effects of the neurological wake-up test on clinical examination, intracranial pressure, brain metabolism and brain tissue oxygenation in severely brain-injured patients. Crit Care 2012;16:R226.
6. Wilde EA, McCauley SR, Kelly TM, et al. Feasibility of the Neurological Outcome Scale for traumatic brain injury (NOS-TBI) in adults. J Neurotrauma 2010;27:975-81.
7. McCauley SR, Wilde EA, Moretti P, et al. Neurological outcome scale for traumatic brain injury: III. Criterion-related validity and sensitivity to change in the NABIS hypothermia-II clinical trial. J Neurotrauma 2013;30:1506-11.
8. Brain Trauma Foundation, American Association of Neurological Surgeons, Congress of Neurological Surgeons, Joint Section on Neurotrauma and Critical Care, AANS/CNS. Guidelines for the management of severe traumatic brain injury. VIII. Intracranial pressure thresholds. J Neurotrauma 2007;24:S55-8.
9. Chesnut RM, Temkin N, Carney N, et al. A trial of intracranial-pressure monitoring in traumatic brain injury. N Engl J Med 2012;367:2471-81.
10. Le Roux P, Menon DK, Citerio G, et al. Consensus Summary Statement of the International Multidisciplinary Consensus Conference on Multimodality Monitoring in Neurocritical Care: a statement for healthcare professionals from the Neurocritical Care Society and the European Society of Intensive Care Medicine. Neurocrit Care 2014;21:S1-26.
11. Vespa P. What is the optimal threshold for cerebral perfusion pressure following traumatic brain injury? Neurosurg Focus 2003;15:E4.
12. Steiner LA, Andrews PJ. Monitoring the injured brain: ICP and CBF. Br J Anaesth 2006;97:26-38.
13. Kosty JA, Le Roux PD, Levine J, et al. Brief report: a comparison of clinical and research practices in measuring cerebral perfusion pressure: a literature review and practitioner survey. Anesth Analg 2013;117:694-8.
14. Robertson CS, Valadka AB, Hannay HJ, et al. Prevention of secondary ischemic insults after severe head injury. Crit Care Med 1999;27:2086-95.
15. Brain Trauma Foundation; American Association of Neurological Surgeons; Congress of Neurological Surgeons; Joint Section on Neurotrauma and Critical Care, AANS/CNSJ. Guidelines for the management of severe traumatic brain injury. IX. Cerebral perfusion thresholds. J Neurotrauma 2007;24:S59-64.
16. Contant CF, Valadka AB, Gopinath SP, et al. Adult respiratory distress syndrome: a complication of induced hypertension after severe head injury. J Neurosurg 2001;95:560-8.
17. Aries MJ, Czosnyka M, Budohoski KP, et al. Continuous determination of optimal cerebral perfusion pressure in traumatic brain injury. Crit Care Med 2012;40:2456-63.
18. Al-Tamimi YZ, Helmy A, Bavetta S, Price SJ. Assessment of zero drift in the Codman intracranial pressure monitor: a study from 2 neurointensive care units. Neurocrit Care 2009;10:373-86.
19. Shimbles S, Dodd C, Banister K, et al. Clinical comparison of tympanic membrane displacement with invasive ICP measurements. Acta Neurochir Suppl 2005;95:197-9.
20. Gill AS, Rajneesh KF, Owen CM, et al. Early optical detection of cerebral edema in vivo. J Trauma 2009;114:470-7.
21. Figaji AA, Zwane E, Fieggen AG, et al. Transcranial Doppler pulsatility index is not a reliable indicator of intracranial pressure in children with severe traumatic brain injury. Surg Neurol 2009;72:389-94.
22. Schatlo B, Gläsker S, Zauner A, et al. Continuous neuromonitoring using transcranial Doppler reflects blood flow during carbon dioxide challenge in primates with global cerebral ischemia. Neurosurgery 2009;64:1148-54.
23. Kimberly HH, Noble VE. Using MRI of the optic nerve sheath to detect elevated intracranial pressure. Crit Care 2008;12:181.
24. Geeraerts T, Newcombe VF, Coles JP, et al. Use of T2-weighted magnetic resonance imaging of the optic nerve sheath to detect raised intracranial pressure. Crit Care 2008;12:R114.
25. Lozier AP, Sciacca RR, Romagnoli MF, Connolly ES Jr. Ventriculostomy-related infections: a critical review of the literature. Neurosurgery 2002;51:170-81.
26. Anderson RC, Kan P, Klimo P, et al. Complications of intracranial pressure monitoring in children with head trauma. J Neurosurg 2004;101:53-8.
27. Bratton SL, Chestnut RM, Ghajar J, et al. Guidelines for the management of severe traumatic brain injury. IV. Infection prophylaxis. J Neurotrauma 2007;24:S26-31.
28. Zambramski JM, Whiting D, Darouiche RO, et al. Efficacy of antimicrobial-impregnated external ventricular drain catheters: a prospective, randomized, controlled trial. J Neurosurg 2003;98:725-30.
29. Wartenberg KE, Schmidt JM, Mayer SA. Multimodality monitoring in neurocritical care. Crit Care Clin 2007;23:507-38.
30. Rohlwink UK, Figaji AA. Methods of monitoring brain oxygenation. Childs Nerv Syst 2010;26:453-64.
31. Gopinath SP, Valadka AB, Uzura M, Robertson CS. Comparison of jugular venous oxygen saturation and brain tissue PO_2 as monitors of cerebral ischemia after head injury. Crit Care Med 1999;27:2337-45.
32. Metz C, Holzschuh M, Bein T, et al. Monitoring of cerebral oxygen metabolism in the jugular bulb: reliability of unilateral measurements in severe head injury. J Cereb Blood Flow Metab 1998;18:332-43.
33. Cormio M, Valadka AB, Robertson CS. Elevated jugular venous oxygen saturation after severe head injury. J Neurosurg 1999;90:9-15.
34. Sheinberg MS, Kanter MJ, Robertson CS, et al. Continuous monitoring of jugular venous oxygen saturation in head-injured patients. J Neurosurg 1992;76:212-17.
35. Stocchetti N, Canavesi K, Magnoni S, et al. Arterio-jugular difference of oxygen content and outcome after head injury. Anesth Analg 2004;99:230-4.
36. Oertel M, Boscardin J, Obrist W, et al. Posttraumatic vasospasm: the epidemiology, severity, and time course of an underestimated phenomenon: a prospective study performed in 299 patients. J Neurosurg 2005;103:812-24.
37. Chieregato A, Battaglia R, Sabia G, et al. A diagnostic flowchart, including TCD, Xe-CT and angiography, to improve the diagnosis of vasospasm critically affecting cerebral blood flow in patients with subarachnoid haemorrhage, sedated and ventilated. Acta Neurochir Suppl 2008;104:251-3.
38. Lindegaard KF, Nornes H, Bakke SJ, et al. Cerebral vasospasm after subarachnoid haemorrhage investigated by means of transcranial Doppler ultrasound. Acta Neurochir Suppl 1988;42:81-4.
39. Dosemeci L, Dora B, Yilmaz M, et al. Utility of transcranial Doppler ultrasonography for confirmatory diagnosis of brain death: two sides of the coin. Transplantation 2004;77:71-5.
40. Rumana CS, Gopinath S, Uzura M, et al. Brain temperature exceeds rectal temperature in head-injured patients. Crit Care Med 1998;26:562-7.
41. Ponce LL, Pillai S, Cruz J, et al. Position of probe determines prognostic information of brain tissue PO_2 in severe traumatic brain injury. Neurosurgery 2012;70:1492-502.
42. Valadka A, Gopinath SP, Contant CF, et al. Critical values for brain tissue Po_2 to outcome after severe head injury. Crit Care Med 1998;26:1576-81.
43. Pascual JL, Georgoff P, Maloney-Wilensky E, et al. Reduced brain tissue oxygen in traumatic brain injury: are most commonly used interventions successful? J Trauma 2011;70:535-46.
44. Stiefel MF, Spiotta A, Gracias VH, et al. Reduced mortality rate in patients with severe traumatic brain injury treated with brain tissue oxygen monitoring. J Neurosurg 2005;103:805-11.
45. Narotam P, Morrison J, Nathoo N. Brain tissue monitoring in traumatic brain injury and major trauma: outcome analysis of a brain tissue-directed therapy. J Neurosurg 2009;111:672-82.
46. Smith M, Counelis G, Maloney-Wilensky E, et al. Brain tissue oxygen tension in clinical brain death: a case series. Neurol Res 2007;29:755-9.
47. Murkin J, Arango M. Near-infrared spectroscopy as an index of brain and tissue oxygenation. Br J Anaesth 2009;103:i3-13.
48. Claassen J, Taccone FS, Horn P, et al. Recommendations on the use of EEG monitoring in critically ill patients: consensus statement from the neurointensive care section of the ESICM. Intensive Care Med 2013;39:1337-51.
49. Rossetti AO, Oddo M, Logroscino G, Kaplan PW. Prognostication after cardiac arrest and hypothermia: a prospective study. Ann Neurol 2010;67:301-7.
50. Claassen J, Mayer SA, Kowalski RG, et al. Detection of electrographic seizures with continuous EEG monitoring in critically ill patients. Neurology 2004;62:1743-8.
51. Hutchinson PJ, O'Connell MT, al-Rawi PG, et al. Clinical cerebral microdialysis—determining the true extracellular concentration. Acta Neurochir Suppl 2002;81:359-62.
52. Timofeev I, Carpenter KL, Nortje J, et al. Cerebral extracellular chemistry and outcome following traumatic brain injury: a microdialysis study of 223 patients. Brain 2011;134:484-94.

48

昏　　迷

Joerg-Patrick Stübgen, Fred Plum, and Patrick M. Kochanek

意识状态改变是患者收入重症监护室（intensive care unit，ICU）后的常见原因。意识不清是非常棘手的急诊状况，有多种潜在的因素可以导致意识状态改变，并且需要短时间内进行诊断及给予有效的干预治疗。意识定义为对自身及周围环境的认知程度。意识包括两个完整且相互依赖的生理学和解剖学部分：①觉醒状态及其潜在的神经基础，上行网状激活系统（ascending reticular activating system，ARAS）及间脑。②意识内容，这需要大脑两个半球皮质功能正常。大多数引起严重意识障碍的疾病均影响觉醒状态，此种情况下，人们无法评估患者的意识水平，亦即针对昏迷的患者不能判断其意识。

觉醒状态的改变可以是短暂的，只持续几秒或几分钟（由于癫痫发作、晕厥、心律失常），或者持续数小时甚至更长时间。觉醒状态可分为四个水平：警觉是一种正常的觉醒状态；昏睡是指不能自行觉醒，强的外界刺激可短暂使其觉醒，昏睡意味着觉醒时至少存在一定程度短暂的认知障碍；昏迷的特征是各种方式都无法唤醒的觉醒状态，眼睛是闭着的，睡眠 / 觉醒周期消失，剧烈的刺激只能产生反射；嗜睡是觉醒和昏睡之间的觉醒状态。只有“警觉”和“昏迷”这两个术语有足够的精确性，无须进一步限定，昏迷程度也分等级，但患者一旦对外界刺激没有反应就无法评估。昏睡和昏迷提示存在急性或亚急性脑损伤。大脑有很强的储备功能，意识状态的改变提示存在弥漫性和 / 或双侧的脑功能障碍、脑干丘脑上行网状激活系统功能衰竭。引起觉醒改变的急诊情况都可危及生命。

需要对昏迷患者进行系统的评估，来指导诊断和治疗工作。采取紧急措施去除可逆性因素，尽可能减少永久性脑损伤。患者的评估和治疗必须同时进行。这需要理解意识的病理生理学基础及导致意识障碍的可能机制。

解剖学、病理学和病理生理学

脑干和丘脑完整的 ARAS 是维持大脑觉醒状态的关键，大脑两侧半球的皮质功能决定意识内容 [1, 2]。ARAS 是许多神经核和上行及下行纤维组成的复杂混合体，从脊髓穿过脑桥被盖，延伸至中脑和丘脑。这个系统是连续的，尾端与脊髓的中间灰质网状结构相连，顶端与丘脑底部、下丘脑、丘脑前部和前脑基底相连 [3]。ARAS 起自脑桥被盖穿过中脑被盖及其邻近丘脑内细胞核。ARAS 的功能和相互连接是相当重要的，很可能不只作用于大脑皮层的觉醒系统。从网状结构到丘脑的多种连接的特定功能尚未完全明确 [4]。此外，大脑皮层对丘脑核的反馈是导致觉醒信号放大的重要机制 [5, 6]。

觉醒系统包含胆碱能、单胺能、γ- 氨基丁酸能（γ-aminobutyric acid，GABA）等神经递质，但这些均未被认为是兴奋性神经递质 [2, 7, 8]。急性结构损伤或代谢 / 化学干扰脑干 - 丘脑激活系统或丘脑 - 皮层 - 丘脑的反馈都可以引起觉醒状态的改变。意识取决于觉醒和认知的相互作用。脑干和丘脑提供觉醒刺激，大脑充分认知和提高自己的兴奋性。意识内容被认为是两个大脑半球 - 丘脑皮层回路中所有认知功能的最佳混合和整合。意识的改变是由弥漫性病变破坏了皮层活动引起的。大脑局灶病变可以导致严重的功能缺陷（例如，失语症、失读症、失忆症和偏盲），但只有弥漫性双侧大脑半球的损害，同时保留 ARAS 和间脑功能时可以导致清醒时的无认知状态。因此意识的改变有两种：①由于 ARAS- 间脑功能障碍导致的觉醒改变；②清醒时双侧大脑半球弥漫性功能障碍导致的认知改变。

4 种主要的病理过程可以导致严重的急性意识水平下降 [1, 9]。①存在弥漫或广泛的双侧大脑皮层功能障碍，皮层灰质遭受弥漫性急性抑制或破坏。这时皮层 - 皮层下反馈兴奋回路被破坏，导致脑干的自我觉醒被暂时抑制，产生了相当于病灶水平以下的急性“网状系统休克”。②直接损伤脑干旁正中及后下间脑的上行激活系统，导致大脑皮层的活动受抑制。③皮层和皮层下激活系统的广泛分离可以产生类似①和②的情况。④弥漫性功能紊乱，通常由于代谢影响皮层及皮层下的觉醒系统，根据病因出现不同水平的意识障碍。

结构性病变导致的昏迷

引起昏迷的颅内肿块病变一般集中于幕上或幕下的间隔附近。不管哪个位置引起的觉醒改变或昏迷都是由于继发的水肿或颅内内容物移位导致的脑干 - 下丘脑激活系统受损所致。最终导致轴浆流受阻，或因脑出血或脑缺血引起持续的神经去极化。觉醒水平受影响的程度取决于病变的进展速度、部位及大小。肿块可以导致颅内解剖结构的改变，影响脑脊液（cerebrospinal fluid，CSF）循环及大脑血供。此改变导致损伤组织体积增大，颅内顺应性下降。不同隔室间的压力梯度可以导致脑疝，不一定是颅内压（intracranial pressure，ICP）的剧烈增高所致。持续或不断进展的肿块可以干扰脑血管的自动调节能力，导致一过性的血管舒张。损伤部位额外增加的血流，反过来又可以导致ICP再次增高。

两种脑疝综合征描述了幕上病变导致昏迷的机制。肿块的进展速度（缓慢进展的病变）决定了其是先于解剖结构的改变抑或是与意识的改变相平行。小脑幕裂孔疝可以为中央型或单侧。中央型脑疝是由幕上深部中线附近大块病变导致大脑向下移位，一侧半球的大占位性病变或压迫双侧大脑的髓外肿块伴有ARAS的受压而引起的。脑疝的进展过程及病理和临床分期有学者做过总结[1]。病理上两侧大脑半球幕上内容物的对称性移位通过幕切迹进入后颅窝，早期觉醒能力即受到损害，瞳孔变小（小于3mm）反应性降低，双侧上运动神经元受累症状出现。Cheyne-Stokes呼吸，握持反射出现，目光游离或头眼反射消失是其典型的临床表现。在间脑期没有进行有效的治疗，脑疝逐渐进展压迫中脑，导致深昏迷和瞳孔固定（直径3～5mm），标志着交感和副交感神经的中断。自主眼球运动停止，头眼反射和头前庭反射很难引出，伸肌亢进也可能出现。一旦到这个时期，完全恢复是不可能的。随着尾部的压迫缺血进展，脑桥和延髓的功能被破坏，伴随呼吸节律的改变和视觉反射消失。最后由于延髓衰竭而自主循环和呼吸功能停止。

钩回疝是侧面半球尤其是颞叶的病变，导致大脑一侧的脑组织移位疝入小脑幕裂孔。病灶区大脑功能障碍（如轻偏瘫，失语，癫痫发作）一般先出现单侧（多为同侧）第三脑神经的压迫麻痹出现。钩回疝的早期征象是同侧（很少对侧）瞳孔变大，对光反射迟钝，随后是固定、散大，动眼神经麻痹（向下，向外）[1]。同侧大脑后动脉受压可以引起同侧枕叶缺血，逐渐压迫中脑，伴随觉醒的消失出现双侧或对侧的伸肌亢进。如果对侧的大脑脚被压迫到大脑幕的边缘，也可能出现颅内病变同侧的偏瘫。如果出现对称的脑干功能障碍，脑疝进展与中心型脑疝类似。

幕下病变可因引起移位、压迫、破坏脑桥延髓的激活系统而导致昏迷。延髓向下移位可以将脑干和小脑扁桃体挤入枕骨大孔，导致心跳呼吸中枢受压。脑干本身的病变，常见的是出血和缺血，可以导致突发的昏迷和眼神经系统查体出现异常。脑桥交感通路的破坏可以导致针尖样瞳孔，第三脑神经神经核或神经纤维破坏可以导致瞳孔散大。当垂直眼球运动相对增强时，通常出现眼球共济运动失调和眼球震颤，眼球震颤提示脑桥受损。上运动神经元压迫症状加重，患者可能出现四肢瘫痪；上肢肌力下降和下肢肌张力增高经常伴有中脑脑桥损伤。

病理上，椎基底动脉闭塞导致脑干不对称性局部缺血，出现ARAS、邻近紧密排列的神经纤维网、上行的感觉及下行的运动神经纤维束功能障碍。椎基底动脉血栓形成导致的中线丘脑核梗死，可出现一过性昏迷而不伴有脑干受损的其他症状。尽管腹侧脑桥出血偶尔可以引起意识不清，但可出现眼神经系统查体及运动异常。出血扩展到桥被盖导致昏睡，昏迷，甚至死亡。基底动脉偏头痛可以通过改变基底动脉系统的血流影响意识。快速进展的弥漫性脑桥中央髓鞘溶解扩展到桥被盖可导致昏迷。其他脑干本身的病变（例如，肿瘤，脓肿，肉芽肿和脱髓鞘）往往进展缓慢，通常不影响觉醒。但是可能引起注意力和认知功能下降，导致精神运动障碍。

后颅窝病变可直接压迫脑干和间脑的ARAS，向上形成小脑幕疝。脑桥受压与脑桥本身的病变很难区分，但是脑桥变化通常伴有头痛、呕吐及Cushing反射性高血压。中脑水平向上脑疝的早期特征是昏迷，反射性瞳孔缩小，对光反射不对称或消失，去大脑强直状态；随后出现尾侧脑干功能障碍，中脑衰竭和瞳孔中间位置固定[10]。脑干受压的原因包括小脑的出血、梗死和脓肿，小脑迅速增大或第四脑室肿瘤，或少见的幕下硬膜外或硬膜下血肿。侧脑室引流可缓解后颅窝肿块导致的梗阻性脑积水，以避免向上的小脑幕裂孔疝[11, 12]。

向下的小脑扁桃体疝通过枕骨大孔导致严重的延髓功能障碍及急性呼吸循环衰竭。枕骨大孔对小脑扁桃体的轻度压迫可以导致梗阻性脑积水，继发双侧大脑半球功能障碍伴有觉醒改变。临床表现包括：头痛、恶心、呕吐、下脑神经体征、垂直眼震、共济失调、呼吸节律不整。此外，这种情况下进行腰穿可能会导致严重的后果[11]。

非结构性昏迷

非结构性疾病（例如，代谢紊乱或毒性物质的作用）通过弥漫性抑制脑干和大脑的觉醒系统导致昏迷。代谢性脑病的解剖学位置还没有明确定位。毒性物质摄入后，昏迷可以是突然出现的，也可以是进展缓慢的，经过一段时间的思维混乱或注意力不集中，可能出现全身麻醉状态或心搏骤停。代谢性脑病的主要临床表现是觉醒和认知功能障碍。其他的临床表现为睡眠/觉醒周期的异常，自主神经功能紊乱和呼吸节律的异常。

一个有助于鉴别弥漫性脑病的临床特征是瞳孔对光反射的存在；唯一的例外是过量的抗胆碱能药物、致命的乏氧或癔症。通常情况下瞳孔对光反射的消失，需要注意潜在结构性疾病的可能。神经系统检查可发现觉醒和广泛的认知能力下降。深度昏迷的患者当出现脑干和大脑功能缺失，而且昏迷原因不明时，必须注意意外或故意中毒的可能。代谢紊乱导致的觉醒和认知障碍对老年人影响最大，特别是有严重的全身性疾病或进行过复杂手术的老年患者。

多重水平的CNS功能障碍是代谢性脑病的特征。在开始时，认知功能障碍的严重程度至少与觉醒障碍等同。感知障碍、方向错乱、幻觉、专注度和记忆力缺失，偶尔也有过度警觉，逐渐进展到深度的嗜睡或昏迷，患者的觉醒和意识经常波动。如果出现运动异常，则通常是对称的，患者经常出现震颤、扑翼样震颤、痉挛。自主运动可以减少（例如，镇静药物或内源性代谢紊乱）或过度兴奋（例如，镇静药物停药或服用兴奋性药物）。存在皮层病变的患者停药或饮酒后可能出现癫痫发作。低血糖、肝性脑病、尿毒症、钙离子异常或毒素摄入后，即使没有结构性脑病也可出现局灶性癫痫发作。自主神经功能紊乱可以表现为低体温、低血糖、黏液性水肿或镇静药物过于敏感。体温过高可以在一些药物戒断期间出现，特别是震颤性谵妄、抗胆碱能药物过量，常伴感染、神经恶性综合征或恶性高热。

大脑的代谢依赖于葡萄糖的氧化。在紧急情况下，一些脂肪酸和酮体可以提供部分代谢需求，但不能满足能量需要。正常的脑血流（cerebral blood flow，CBF）约为 55ml/100（g 组织•min）左右。如果 CBF＜20ml/（100g•min），正常的氧化代谢氧输送开始不足，大脑无氧酵解增加。CBF 降至 16～20ml/（100g•min）时，由于突触衰竭，患者意识丧失，脑电图（electroencephalogram，EEG）被抑制。皮质诱发反应在 15ml/（100g•min）以下时消失。CBF 在 8ml/（100g•min）左右时，能量依赖性跨膜泵衰竭，跨膜电位消失。除非立即恢复 CBF，否则就会出现不可逆性神经损伤。缺血性神经损伤的严重程度是时间依赖性的。完全阻断 CBF 8 秒就可以导致意识丧失，10～12 秒即可出现 EEG 受抑制。120 秒出现 ATP 耗竭和离子泵衰竭。5 分钟开始出现选择性神经损伤，20～30 分钟后出现严重的神经损伤，1～2 小时后出现脑坏死或脑梗死。

生理条件下，葡萄糖是大脑唯一的营养底物，可以自由通过血 - 脑屏障。正常大脑需要 55mg/（100g•min）葡萄糖。在成人中，低血糖（血糖水平＜40mg/dl）可产生脑病的症状和体征，大脑皮层功能障碍的出现早于脑干。低血糖的神经系统表现可以从局灶性运动或感觉障碍到昏迷。低血糖急性症状的发生主要与血中葡萄糖水平的下降程度有关，而不是低血糖的严重程度。导致脑功能障碍的血糖水平个体差异很大，总的来说，＜30mg/dl 出现感知混乱，＜10mg/dl 出现昏迷。大脑储存大约 2g 的葡萄糖和糖原，因此一个低血糖昏迷的患者 90 分钟内可以不出现不可逆性脑损伤。低血糖昏迷的病理生理学机制尚不清楚，这种紊乱不能简单地认为是由于神经元饥饿导致的。证据表明，神经元不是由于内部分解代谢异常而是由于外界因素导致死亡的。在 EEG 变成等电位时，大脑产生内源性神经毒素释放到 CSF 和组织中。坏死神经元的分布不同于脑缺血，与白质和脑脊液通路有关。毒素首先破坏树突，保留轴突，表现为兴奋毒性神经元损伤。兴奋性神经坏死的机制可能涉及过度兴奋，最终导致细胞膜破裂。

其他代谢性脑病的病理生理学机制研究较少，在其他章节中进行讨论 [1]。肝性脑病不仅由氨中毒引起，还涉及神经毒素的蓄积，例如短链和中链脂肪酸、硫醇和酚类。神经递质的变化可能与苯二氮䓬类物质的蓄积、5- 羟色胺能和谷氨酸能神经递质的失衡及假神经递质的蓄积有关。尿毒症脑病相关的神经毒素尚不明确，包括尿素本身、胍及其相关产物、酚类、芳香族羟基酸、胺、各种肽"中间分子"、肌醇、甲状旁腺素和氨基酸失衡。失衡综合征的原因可能不仅仅是水分的渗透性转移。胰性脑病的发病机制可能与脑白质脱髓鞘有关，这可能是由于胰腺受损、弥散性血管内凝血或脂肪栓塞所导致的。

外源性毒素或药物的作用机制取决于其成分和剂量，还应该明确的是急性使用的镇静药物不会产生永久性神经损伤，因此快速的诊断和治疗是必不可少的。

鉴别诊断

几种不同的行为状态与昏迷相似，并可能与昏迷混淆。把这些行为状态从昏迷中鉴别出来，对诊断、治疗和预后有重要意义。此外，昏迷不是永久性的，早期昏迷的患者存活后可能逐渐经历或进入这些异常的行为状态。所有在急性全身并发症后存活的昏迷患者重新唤醒后，或者逐渐康复（没有或有不同程度的残疾），或者仍处于植物状态。植物状态可以定义为各种弥漫性脑损伤后没有意识的觉醒状态 [1, 13]。这可能是昏迷患者经历的一个短暂的状态，可能是由于大脑皮层的恢复晚于脑干的恢复。植物状态的患者似乎可以唤醒，存在睡眠 / 觉醒周期；但是对外界刺激不存在认知功能和学习反应。患者可能存在自主的睁眼、眼球运动、刻板的脸部和肢体运动，但无法表现出言语或理解能力，缺乏有目的的活动。患者有正常的体温、正常的循环、呼吸和消化功能，但是二便失禁。植物状态在伤后持续 1 个月称为持续性植物状态，非创伤性损伤 3 个月或创伤性损伤后 12 个月称为永久性植物状态 [14, 15]。对外界刺激的任何反应均需进行扩展的观察评估来认定有无认知反应。EEG 不是等电位，不同昏迷患者的 EEG 显示的是各种不同的振幅和节律，正常 EEG 的睡眠 / 觉醒周期消失。

在闭锁综合征中，患者保持或恢复觉醒和认知，但由于完全的双侧瘫痪（例如，传入神经阻滞）除几种特殊方式外，对外界不能进行交流。此类患者存在双侧腹侧脑桥病变，伴四肢瘫痪，水平凝视麻痹和下脑神经麻痹。患者仅仅可以自主进行垂直眼球运动和 / 或眨眼 [1]。睡眠可能异常，非快速和快速动眼期明显减少。最常见的病因是基底动脉血栓导致的脑桥梗死，还包括脑桥出血、脑桥脱髓鞘、大的脑干肿块。闭锁综合征的神经肌肉病因包括严重急性炎症性脱髓鞘性多发性神经根病变、肌无力、肉毒杆菌中毒和神经肌肉阻滞剂。在这些周围性疾病导致的闭锁综合征中，没有选择性保留眼球向上凝视。

无动性缄默症是一种亚急性或慢性的行为异常，此种状况下患者是觉醒的，表现为沉默和不活动，但不是瘫痪 [16]，外界无法获得存在精神活动的证据，患者通常睁眼躺着，保持觉醒状态，看上去就像昏迷，骨骼肌张力可以正常或增高，但通常不是痉挛性的，不愉快的刺激也不能引出肌肉活动。患者通常二便失禁。引起无动性缄默症的病变的差异很大，一种方式是双侧额叶或边缘 - 皮质的损伤，而运动通路的相对保留，易受伤害的区域包括基底和内侧额叶区域，深部灰质的不完全病变（后间脑和邻近中脑的正中旁网状结构）也可以产生类似的特征，但这种患者通常存在双侧偏瘫，动作缓慢但不是完全的不能运动和无法交流。

紧张症是一种常与复杂精神疾病相关的综合征。这种疾病的特征是麻木或兴奋及各种缄默、故作姿态、刻板、做鬼脸和木僵。它可以由多种疾病引起，常见于精神疾病（情感多于精神方面的）、结构及代谢疾病（例如，毒物或药物引起的精神病，脑炎，酒精性脑病）。紧张性精神病很难与器质性疾病相鉴别，患者经常表现为嗜睡或昏睡而不是无反应。这种患者也可能有内分泌或自主神经功能紊乱。紧张症昏迷的患者尽管觉醒和意识水平正常，但不会自主活动且对外界环境无反应。患者的神经系统查体正常和能够回忆无反应期间发生的事情也佐证了紧张症昏迷的患者能够维持正常的觉醒和意识水平。患者通常睁眼躺着，对视觉危险不眨眼，但可以诱发出视觉反射，瞳孔对光反射存在，头眼反射消失，前庭眼实验可以引出正常的眼球震颤。患者可能流涎及二便失禁。四肢被动运动可表现为蜡样屈曲，30% 的患者可出现木僵。经常见到四肢的舞蹈样抽动和做鬼脸。无论是紧张性兴奋还是木僵，脑电图通常显示有反应，表现为低电压、快速正常的波形，而不是昏迷患者的慢波。

昏迷的处理

针对昏睡和昏迷患者的早期处理原则的制定是基于：引起觉醒障碍的疾病均为急性的、危及生命的，通常在明确昏迷原因之前，就需要采取紧急措施去除可逆性因素，预防或减少永久性脑损害。患者的评估和治疗必须同时进行，需要对一系列的检查进行准确的记录、整理来明确患者状态的变化，依据结果做出医疗决策（治疗和诊断）。意识丧失患者的临床处理遵循以下几步：①紧急处理；②病史采集（例如，亲戚，朋友，和急救医疗人员）；③一般体格检查；④神经系统概况，是确定昏迷性质的关键；⑤针对性治疗。

紧急处理

早期的评估必须集中于对重要生命体征的判断，以确定恰当的复苏措施；稍后进行诊断过程。需要进行紧急的，有时是经验性治疗，以避免额外的脑损伤。

维持气道通畅和肺部通气来保证氧合状况。昏迷患者气管插管的指征应放宽，呼吸代偿可能会满足正常的氧合需要，但一旦意识状态恶化，呼吸可能会突然地失代偿。维持气道开放，以防止误吸。在准备插管时，通过维持上呼吸道通畅及带储气袋的面罩进行简易呼吸器通气，来确保最大的氧合。用带储气袋的面罩，进行 100% 的氧气通气及静脉注射 1mg 阿托品有助于预防心律失常的发生。如果可能存在或不能除外颈椎损伤，气管插管应由最熟练的医务人员进行，避免颈椎损伤加重。插管镇静前需要进行简短的神经系统检查。

神经学快速检查的要点：做上肢抬到头顶后坠落试验（来评估是否是装病或癔症的意识丧失），观察瞳孔的大小、对光反射及异常的眼球运动（如共济失调、单侧麻痹、被动诱导的眼球运动检查或不能配合），观察对有害刺激的痛苦表情或逃避反应，检查有无异常的足底反射（单侧或双侧的 Babinski 征）[17]。若需某些必要的检查，应在持续辅助通气下进行。可能的前提下，神经肌肉阻滞剂应尽量在神经系统检查完成（3～5 分钟）后应用。觉醒或镇静不足的征象包括反应性瞳孔散大、流泪、大汗、心动过速、高血压、肺动脉压升高。此后可能需要进行头部 CT 检查。

评估呼吸功能：动脉血气测量是唯一能够确定通气和氧合状态的方法。脉搏血氧仪可以实时持续地监测动脉血氧饱和度。理想状态下昏迷患者应该维持 $PaO_2 > 100mmHg$，$PaCO_2$ 34～37mmHg。除脑疝外，应避免过度通气（$PaCO_2 <$ 35mmHg）。没有禁忌证应该留置胃管进行减压和防止反流。

维持循环的稳定，保证脑灌注。盐水是最适合的复苏液体，平均动脉压 100mmHg 左右对大多数患者是恰当的。当建立静脉通路时，采集血液标本进行相关的检查（框 48-1）。补充丢失的血液成分和应用血管活性药物来治疗低血压。谨慎地应用降压药物来治疗高血压，选择不会由于扩血管导致 ICP 增高的药物（例如，拉贝洛尔，肼屈嗪或硝普钠的滴定式治疗是恶性高血压的首选药物）。大多数情况下，收缩压只有 > 160mmHg 才考虑进行降压治疗。维持尿量最少 0.5ml/（kg•h）；准确测量需要留置导尿管。

葡萄糖和维生素 B_1 的应用：低血糖是导致昏迷的常见原因，留取血液标本来明确基础值后应立即给予葡萄糖治疗（50% 的葡萄糖 25g 静脉注射）。经验性的葡萄糖治疗可以预防低血糖导致的脑损伤，但理论上也会增加高血糖、高渗透压或缺氧性昏迷，加重脑损伤的风险。静脉应用葡萄糖应联合给予维生素 B_1（100mg）防止维生素 B_1 缺乏导致的 Wernicke 脑病。维生素 B_1 缺乏导致的昏迷是很罕见的。

反复全身性癫痫发作会损害大脑，必须立即终止。开始静脉注射苯二氮䓬类药物，劳拉西泮（2～4mg）或地西泮（5～10mg）以控制癫痫发作，后续用苯妥英钠（18mg/kg 静脉注射，速度为 25mg/min）（详见第 54 章）维持，防止癫痫的发作。癫痫仍发作可重复给予苯二氮䓬类药物。

对于焦虑、躁动的患者，可给予温和的镇静药物，以预防自残。镇静便于呼吸机辅助通气的实施及进行相关的检查，以明确诊断。合理的镇静方案是小剂量的苯二氮䓬类药物静脉注射，氟哌啶醇（每小时 1mg，直至达到预期效果）肌内注射，或吗啡（2～4mg）静脉注射。

特异性拮抗剂的应用：药物过量是急诊室内昏迷最常见的单一原因（30%），大多数的药物过量只需要支持治疗，但一些拮抗剂的应用可以逆转药物导致的昏迷。纳洛酮（0.4～2mg，静脉注射）是阿片类药物昏迷的拮抗剂，而麻醉作用的逆转可能会导致阿片类药物成瘾者出现戒断症状。对疑似阿片类药物导致昏迷的患者，给予最小剂量的纳洛酮，通过观察瞳孔扩大、逆转呼吸抑制及昏迷，进行试验性治疗以明确诊断。不要试图通过一次给药即能完全逆转药物的所有作用。静脉注射氟马西尼可以逆转所有苯二氮䓬类药物导致的昏迷，5mg 氟马西尼分次给药 5 分钟仍没有反应，可以

框 48-1 代谢性昏迷的急诊实验室检查

立即测试项目
静脉血
葡萄糖
电解质（Na，K，Cl，CO_2，PO_4）
尿素氮和肌酐
渗透压
动脉血气（采血注意颜色）
pH
PO_2
PCO_2
HCO_3
HbCO（如果可以测量）
脑脊液
革兰染色
细胞计数
葡萄糖
心电图
延期检测项目（留取样本，后期检测）
静脉血
镇静和有毒药物
肝功能
凝血功能
甲状腺和肾上腺功能
血培养
病毒滴度
尿
镇静和有毒药物
培养
脑脊液
蛋白
培养
病毒和真菌滴度

除外苯二氮草类药物过量导致的昏迷。每20分钟给予氟马西尼（1mg，静脉注射）可以维持对苯二氮草类药物昏迷的拮抗作用[18]。抗胆碱能药物引起的镇静作用（特别是三环类抗抑郁药），可以用毒扁豆碱（1～2mg，静脉注射）拮抗，提前给予0.5mg阿托品可以预防心动过缓。只有完全觉醒才是拮抗药物过量的标志，毒扁豆碱具有非特异性的唤醒作用。毒扁豆碱的持续作用时间很短（45～60分钟），可能需要重复使用。

控制体温：高热对预后不利，可以增加大脑代谢需求，并且在极端条件下可能导致大脑蛋白变性[19]。40℃以上的高热，在确定病因和治疗之前就需要给予非特异性降温措施。高热经常提示感染，但也可能是颅内出血，抗胆碱能药物中毒或中暑。体温低于34℃应该缓慢地升至35℃以上防止心律失常的发生。体温过低并发于严重的脓毒症、镇静药物过量、溺水、低血糖或Wernicke脑病。

病史

一旦患者的重要脏器功能得到支持，病情相对稳定，通过询问亲属、朋友、旁观者及在场的医务人员，收集病史来查找可能导致昏迷的病因。病史采集应该包括：

- 目击者：头部外伤（详见第56章），癫痫发作，机动车事故的细节，患者被发现时的环境。
- 昏迷的演变特征：突然或渐进的，头痛，进展性的或反复发作的乏力，眩晕，恶心，呕吐。
- 最近的病史：外科手术、感染及当前的药物治疗。
- 既往史：癫痫，头部受伤，吸毒或酗酒，中风，高血压，糖尿病，心脏病，癌症和尿毒症。
- 以往的精神病史：抑郁症，自杀倾向，社会压力。
- 接触的药物：镇静药，精神药物，麻醉药品，毒品，吸毒用具，空药瓶。

一般体格检查

昏迷患者无法描述以前和现在的医学状况，系统详细的体格检查是必不可少的。体格检查是早期快速评估的扩展，需要查找：

- 反复评估重要的生命体征来确定复苏方法的有效性。
- 脑外伤的证据。
- 急慢性疾病的证据。
- 服药和用药的证据（针头，痕迹，呼吸中的酒精）。
- 颈项强直的证据。如果有或怀疑颈部损伤，需要谨慎。脑膜炎或感染的患者处于深昏迷状态颈项强直可能消失。

神经学概况

确定昏迷的性质对昏迷的管理至关重要，并要求：

- 反映大脑完整性或各种功能水平损伤的神经系统体征的正确解读。
- 这些神经系统体征和演变是否能够确定病变位于幕上或是幕下，代谢性中毒性脑病或精神原因导致的昏迷（框48-2和表48-1）。

框48-3概述了在进行分类诊断时可以提供最有用信息的临床神经功能。这些指标可以很轻松获得，不同人检查的一致性很好，多次评价是可以准确反映患者的临床进程的。一旦导致昏迷的原因归到其中一类，即可进行特异性的影像学检查、电生理检查或实验室检查，做出特定疾病的诊断，明确存在的或可能导致的并发症。

特定的治疗

幕上大块病变

如果推测昏迷是由幕上病变引起的，则应明确症状的严重程度及病变的进展速度。患者病情稳定的情况下，需要急诊行头部CT或MRI检查。颈动脉血管造影提供的信息较少，头部X线检查对此类疾病的帮助也不大。深昏迷的患者，明确或存在小脑幕疝风险者，应优先考虑可以降低颅内压的

框 48-2　神经系统特征(改良的 Glasgow 昏迷量表)

言语反应	自主眼睛自发眼球运动
定向正常，回答正确	定向正常
应答错误	共轭运动
言语错乱	共轭失调
言语难辨，含糊不清	混杂的异常运动
不语，无反应	不运动
睁眼反应	**头眼反射**
自动睁眼	正常
呼之睁眼	全部存在
疼痛睁眼	部分存在
不睁眼	没有
运动反应	**眼前庭反射**
遵嘱动作	正常(眼球震颤)
对疼痛能定位	大部分共轭
对疼痛能躲避	很少共轭
疼痛肢体屈曲	没有
疼痛肢体过伸	**腱反射**
无反应	正常
瞳孔反应	亢进
存在	消失
消失	

处置。在 FiO_2 1.0 时，过度通气维持 $PaCO_2$ 25～30mmHg 是降低颅内压最快速的方法，可通过设置呼吸机参数通气频率 10～16 次 /min，潮气量 12～14ml/kg 的方式达到。必须同时给予渗透性脱水药。首选的渗透性脱水剂是 20% 甘露醇，1g/kg 体重的剂量快速静脉给药，20～60 分钟达到最大降颅压效果，单次快速给药的药效可以维持 6 小时。紧急经验性治疗 ICP 增高的策略中未提及糖皮质激素的应用。另外，由于类固醇激素仅对某些疾病有效(例如，脑肿瘤或脓肿周围水肿)，可以在头颅 CT 检查明确诊断后应用。给予紧急降颅压治疗后应行头颅 CT 或 MRI 检查。检查可以明确幕上病变性质及病变对周围组织的影响。硬膜外或硬膜下血肿必须立即处理。导致急性昏迷的颅内血肿首先应考虑非手术治疗。当有类固醇的应用指征时，应考虑地塞米松的冲击治疗(最多可达 100mg，静脉注射)，以后每 6 小时 6～24mg 维持。一旦脑疝症状减轻，应当降低通气频率，使 CO_2 维持在 34～37mmHg，根据需要进行其他的降颅压治疗(见下文)。

患者的生命体征和神经系统状况需要反复检查。头部应保持稍稍抬高 15°。如果病情需要，甘露醇可以每 4～6 小时重复给药，高张盐可以快速输注或持续静点，但必须监测血清电解质和液体平衡情况。假设患者增高的颅内压对治疗反应不能如期达标或患者伴有梗阻性脑积水使幕上病变复杂化，我们更倾向于对侧脑室行脑室造口术。脑室造口可以准确地测量 ICP 及必要时进行 CSF 引流(详见第 56 章)。脑室造口术可以计算 CPP(CPP=MBP－ICP)，CPP 是 CBF 及氧和营养底物输送的重要决定因素。监测颅内压可指导滴定式治疗。CSF 引流的目的是降低 ICP，维持 CPP(>60mmHg)，改善颅内顺应性。增高的 ICP 经紧急处理后，患者对治疗有反应并且状态稳定，需要对受损病灶进行确切治疗。

表 48-1　临床体征和脑功能水平的相关性

结构	功能	临床特征
大脑皮层	有意识的行为	言语(包括任何发声) 有目的的动作 自主 遵嘱 疼痛刺激
脑干激活和传入通路(网状激活系统)	觉醒 / 睡眠周期	睁眼动作 自主 呼唤睁眼 疼痛刺激睁眼
脑干运动通路	反射性的肢体活动	屈肌姿势(去皮质) 伸肌姿势(去大脑)
中脑 CN Ⅲ	睫状肌和眼外肌的神经支配	瞳孔反应
脑桥中脑 MLF	连接脑桥凝视中心和 CN Ⅲ神经核	核间性眼肌麻痹
高位神经		
CN Ⅴ	面部和角膜	角膜反射 - 感受器
CN Ⅶ	面部肌肉神经支配	角膜反射 - 效应器 有反应 眨眼 表情扭曲
低位神经		
CN Ⅷ(前庭部分)通过脑干通路连接 CN Ⅲ、Ⅳ、Ⅵ	反映眼睛运动	Doll 眼，视觉的热反应
延髓	自主呼吸 维持 BP	呼吸和 BP 不需要机械或药物支持
脊髓	先天的保护反射	深部腱反射 Babinski 征

BP：血压；CN：脑神经；MLF：内侧纵束。

幕下病变

神经系统症状、体征及神经学检查的演变通常可以提供充分的信息，以定位疾病到后颅窝；病变可以是脑干本身的抑或是其外部的。怀疑幕下病变的患者，一旦神经系统快速恶化，在进行头部 CT 检查之前需要进行紧急治疗。推测外部病变压迫脑干，需要降 ICP 治疗。小脑出血或梗死的患者出现昏迷或有进行性脑干压迫症状，需要立即进行解除。脑干本身的病变最好保守治疗；不完全中风可通过溶栓和 / 或肝素抗凝而获益。后颅窝肿瘤早期可以用渗透性脱水剂和

框 48-3 不同类型昏迷的特征

影响间脑和脑干的幕上大块病变

原发性局灶性脑功能障碍

功能障碍从吻侧向尾侧发展

体征反映同一水平的功能障碍

体征往往两侧不对称

脑桥延髓的连接处

幕下幕上的结构性病变

脑干功能障碍的症状或突然出现的昏迷

脑干体征出现在昏迷前或伴随昏迷

脑神经和眼前庭功能障碍

早期出现的异常的呼吸方式

代谢-中毒性昏迷

应答错乱或意识改变早于运动障碍出现

运动障碍通常是全身性的

瞳孔反应通常存在

常出现肌阵挛、扑翼样震颤、震颤、全身性痉挛

常出现酸碱失衡，伴有呼吸代偿

精神因素的昏迷

眼睑紧闭

瞳孔反射存在/扩大/无反应（睫状肌麻痹）

头眼反射无法预测，温差试验可出现眼球震颤

运动肌力正常或前后不一致

没有病理反射

脑电图正常

类固醇治疗；确切的治疗包括手术和放疗。对于急性脑积水，脑室引流导管的放置需要慎重考虑，并与神经外科医生协商；因为有可能存在致命的幕上疝的风险[12]。

代谢中毒性昏迷

医生接触到代谢性昏迷患者的首要任务是保护和防止大脑免受永久性损伤。必须对抽取的第一批血液进行代谢和毒理学检验（见框 48-1）。能够迅速导致大脑不可逆损伤且可以治疗的疾病包括以下几种。

低血糖。葡萄糖（50% 的葡萄糖 50ml，静脉注射）应在血化验结果回报之前给予。长时间的低血糖昏迷可以导致严重的脑损伤，此时即使给予葡萄糖负荷治疗，也不能逆转脑损伤。快速输注葡萄糖可能会暂时加重高血糖高渗性昏迷；相反，快速输注葡萄糖引起的渗透压增高可以暂时降低 ICP，减轻非低血糖导致的昏迷。为防止出现复发性低血糖，需要静脉持续输注葡萄糖。

酸碱失衡。急性重症代谢性酸中毒伴有过度通气的昏迷患者和循环衰竭者，需要立即采取干预措施。为了准确评估酸碱平衡需进行动脉血气分析。应用 $NaHCO_3$（1mEq/kg，静脉注射）可以挽救生命，同时要查找病因并进行针对性治疗。

缺氧。一氧化碳中毒需要吸入 100% 氧气来促进一氧化碳排出。密切监测调整血压和心律失常。特发性及药物导致的高铁血红蛋白血症可以应用亚甲蓝（1～2mg/kg，几分钟内静脉注射；如果需要，1 小时后可以重复给药）治疗。贫血本身不会引起昏迷，但可加重其他形式引起的低氧血症。严重贫血（红细胞比容 < 25%）可以输红细胞悬液。氰化物中毒可以导致大脑的组织中毒性缺氧，治疗需要应用亚硝酸戊酯（雾化或打碎安瓶后持续吸入），亚硝酸钠（300mg 静脉注射），硫代硫酸钠（12.5g 静脉注射）。

急性细菌性脑膜炎。任何伴有发热和/或脑膜刺激征的意识障碍患者，都必须考虑做腰椎穿刺检查。如果可能的话，昏迷患者在做腰椎穿刺前，应该进行紧急的头部 CT 检查，以排除颅内意外病灶。细菌性脑膜炎的患者都存在 ICP 的增高，但怀疑细菌性脑膜炎的诊断时，ICP 增高则不是腰椎穿刺的禁忌证。除非儿童，腰椎穿刺很少会导致脑疝的发生[20]。昏迷、迅速恶化的急性觉醒能力下降、出现局灶性神经系统体征、强直或持续的癫痫发作等即将发生脑疝的临床情况下，应采取谨慎的穿刺方法。视盘乳头水肿在急性细菌性脑膜炎中很少见。如果预期腰椎穿刺后可能出现脑疝，应该给予过度通气和静脉注射甘露醇治疗。选用合适的抗生素通常要等待脑脊液革兰染色的结果，如果革兰染色是隐性的，但仍怀疑细菌感染，用三代头孢菌素和万古霉素进行经验性广谱抗生素治疗是合适的。

药物过量。一些常规治疗原则适用于所有怀疑镇静药过量的患者[21, 22]。大多数药物过量均需进行紧急处理和支持治疗（表 48-2）。一旦生命体征平稳，即应尝试清除、中和或逆转药物的作用。近期内摄入过量药物的昏迷患者，需要在气管插管后进行洗胃。洗胃一般经口留置粗的胃管（最好是双腔管）。洗胃一般是采取左侧卧，头低位，200～300ml 自来水或 0.45% 氯化钠进行反复灌洗，直至引流液清亮。洗胃后 1～2 勺活性炭通过胃管注入。如果支持得当，非复杂性药物性昏迷的患者能恢复正常，不应出现神经系统后遗症。血液透析可以促进过量服用巴比妥和格鲁米特昏迷的恢复。

持续关注患者的病情，及时恰当地诊疗评估，以确保代谢性昏迷的患者获得最佳预后。有效的医疗需重点关注：注意维护组织的灌注和氧合，记录、预判急性神经系统事件的发生（特别是脑灌注的减少，脑疝或癫痫发作），早期或继发感染的积极快速治疗，以及躁动的预防。应用肝素（5 000U 每 12 小时）皮下注射或下肢气压治疗，可以预防深静脉血栓形成。36～48 小时进行肠内或肠外营养支持，以满足营养需求。使用润滑剂和保持眼睑闭合可预防角膜损伤。

特殊检查的作用

神经系统影像学检查

一旦患者的精神状态好转，生命体征平稳，则需进一步检查以明确病变部位、性质及指导治疗。CT 和 MRI 可以对

表 48-2 常见药物中毒的神经系统表现

药物	症状和体征	诊断实验	治疗
一氧化碳	言语错乱，激动，头痛，抽搐，昏迷，呼吸衰竭，循环衰竭	病史 碳氧血红蛋白水平	脱离中毒环境，吸 100% 氧气直到碳氧血红蛋白水平＜5%。如果中枢神经系统受损可行高压氧治疗，过度通气减轻脑水肿，必要时可以脑脊液引流
水杨酸	耳鸣，呼吸急促，言语错乱，抽搐，昏迷，高热	血	支持治疗，洗胃，活性炭，全身碱化治疗，昏迷或癫痫发作患者血液透析
氰化物	激动，言语错乱，头痛，眩晕，高血压，低血压，癫痫发作，麻痹，窒息，昏迷	血	硝酸戊酯，硝酸钠，硫代硫酸钠，100% 氧气，高压氧治疗难治性脑损伤，维生素 B_{12} 静脉输注
抗惊厥药物			
苯妥英钠 卡马西平 苯巴比妥（见巴比妥酸盐） 丙戊酸 扑米酮 乙琥胺 非尔氨脂 氯硝西泮（见苯二氮䓬类）	嗜睡，共济失调，眼球震颤，震颤，昏迷 卡马西平或苯妥英钠过量引起的心律失常	血 丙戊酸中毒患者氨水平	支持治疗，洗胃，活性炭，注意戒断引起的癫痫发作
镇静催眠药			
苯二氮䓬类 巴比妥酸盐 水合氯醛 甲氧基苯甲酸（眠尔通） 氯乙烯醇（乙氯维诺）	言语错乱，嗜睡，共济失调，眼球震颤，低体温，构音障碍，呼吸抑制，昏迷 除深度苯巴比妥昏迷外，瞳孔反射存在 可能出现戒断性癫痫发作	血	支持治疗，洗胃，氟马西尼治疗苯二氮䓬类中毒，血液灌流治疗极度苯巴比妥中毒
甲喹酮	躁动，肌张力增高，腱反射亢进，共济失调，幻觉，抽搐	血	同上
酒精	言语混乱，激动，谵妄，共济失调，眼球震颤，构音障碍，昏迷	血，呼吸	支持治疗，饮酒 1 小时内可以洗胃，硫胺素，葡萄糖
阿片类	嗜睡，瞳孔变小，低体温，低血压，尿潴留，呼吸变浅、不规则，抽搐	尿 对纳洛酮的反应	纳洛酮 0.4mg iv 或 im，必要时可持续输注纳洛酮 必要时气管插管，服药可以洗胃
兴奋剂			
安非他明 哌甲酸 可卡因	过于警惕，偏执狂，暴力行为，颤抖，瞳孔散大，高热，心动过速或心律失常，继发于 CNS 中风或出血的局灶性神经体征，癫痫发作	血，尿	支持治疗，苯二氮䓬类镇静，硝普钠或拉贝洛尔治疗高血压危象，注意横纹肌溶解
致幻药（如，LSD，麦司卡林，苯环己哌啶）	谵妄，妄想，躁动，幻觉，多动，瞳孔散大，反射亢进，眼球震颤	血 测量胃液中苯环胺	洗胃，活性炭，苯二氮䓬类药物和氟哌啶醇镇静
抗抑郁药			
三环类抗抑郁药	抗胆碱能作用：口干，激动，躁动，共济失调，心动过速或心律失常，高热，癔症，抽搐，瞳孔散大	血，尿	心脏监测，洗胃，活性炭，轻度全身碱化，毒扁豆碱治疗难治性心律失常，抗惊厥药用于癫痫发作
单胺氧化酶抑制剂	嗜睡，共济失调，癫痫发作，高血压危象，严重过量可出现低血压	尿	对症治疗，洗胃，避免麻醉药物 用苯海拉明或甲磺酸苯托品治疗锥体外系症状

表 48-2（续）

药物	症状和体征	诊断实验	治疗
精神安定剂	肌张力障碍、嗜睡、昏迷、抽搐、低血压、瞳孔缩小、震颤、低体温、神经安定药恶性综合征		丹曲林或溴隐亭治疗神经安定药恶性综合征
锂剂	嗜睡，震颤，无力，多尿，烦渴，共济失调，癫痫发作，昏迷	血	血液透析治疗谵妄，癫痫或昏迷
甲醇，乙二醇	醉酒状态，过度通气，昏迷，抽搐，嗜睡，甲醇可导致失明	血	对症治疗，洗胃，乙醇灌注，血液透析甲醇中毒可用 4- 甲基吡唑
抗组胺药	抗胆碱能作用：黏膜干燥，皮肤潮红，高热，瞳孔散大，精神错乱，幻觉，癫痫，昏迷		支持治疗，洗胃，苯二氮䓬类控制癫痫发作，毒扁豆碱拮抗危及生命的抗胆碱能作用
有机磷	胆碱能危象：痉挛，分泌物过多，腹泻，支气管痉挛。 后期：抖动，肌颤，虚弱，抽搐，高血压，心动过速，精神错乱，焦虑，昏迷	红细胞胆碱酯酶水平	对症治疗，去污，阿托品，解磷定

中枢神经系统的解剖和 / 或功能进行评估，确定导致昏迷的病变部位。头部 CT 扫描是评估昏迷患者最便捷、风险最小的影像学检查，可以快速明确可能存在的结构性病变。CT 检查可以明确颅内肿物、出血和脑积水。CT 扫描可以发现颅内隔室梯度压力导致的组织移位，但对脑疝的敏感性比 MRI 低[11]。某些病灶，如早期脑梗死（新发 12 小时以内）、脑炎、硬膜下等密度出血等，CT 检查可能难以观察到。由于 CT 技术的局限性，后颅窝病变可能受颅骨伪影的影响而模糊不清。CT 扫描若发现皮质沟消失，第三脑室变窄，鞍上池或四叠体池消失等，可以提示 ICP 增高，但不能量化。

根据临床环境和患者病情是否稳定，决定是否为患者行 MRI 检查。在紧急情况下进行 MRI 检查是受限的，因为成像需要的时间较长，患者的轻微移动都可能产生伪影，检查期间出现紧急情况也不方便处置。但当疑似脑干本身病变导致昏迷时，MRI 可以很好地显示后颅窝结构[11]。与 CT 扫描相比，MRI 成像对结构性病变（如急性中风、脑炎、脑桥中央脱髓鞘和 TBI）比 CT 有更高的分辨率和时效性。注射钆类造影剂有助于反映血 - 脑屏障破坏的区域，增加 MRI 检查的敏感性。另外，弥散成像几乎可以即刻发现脑缺血性病变。MRI 的矢状图可以反映幕上或幕下疝的程度，可能在临床症状加重前进行干预（图 48-1）[11]。新的 MRI 技术可以通过测量特定区域的 CBF 进行功能成像，这项技术的未来应用，可能允许我们快速发现脑血流的减少（如中风或血管痉挛），并可能有利于评估治疗干预的效果。

脑电图

EEG 可以评估无反应患者的状态。对于代谢中毒性脑病，EEG 的改变反映觉醒和谵妄的严重程度，其特征是背景节律的频率降低，及出现 θ（4～7Hz）和 / 或 δ（1～3Hz）弥漫性慢波。在各种代谢性脑病中都可观察到双侧同步和对称的中高压宽三相波，最常见于肝昏迷。出现快速 β 波（>13Hz）提示镇静催眠药过量，如巴比妥类药物和苯二氮䓬类药物。急性局灶性破坏性病变可导致局部慢波出现。当周期性癫痫样放电急剧地出现在一侧或两侧颞叶时，必须高度怀疑单纯疱疹性脑炎的可能。昏迷患者的无反应性弥漫性 α 波通常意味着预后不良，最常见于大脑缺氧性损伤或急性破坏性脑桥被盖损伤[23, 24]。无反应患者的 EEG 是正常的，常提示有精神疾病；但闭锁综合征、无动性缄默症和紧张症也可以出现相对正常的脑电图，所有这些改变，均可能是由大脑的结构性病变引起的。人们试图将复苏后患者脑电图的波形和频谱与神经学预后联系起来，但结果并不令人满意，因其预测的准确率最高为 88%[25]。

非惊厥性全身性癫痫持续状态和反复复杂的局部发作都可导致觉醒和认知水平的改变，因此 EEG 是诊断和治疗这些疾病必不可少的工具。由于临床上依据检测到的脑电图来评估癫痫发作的敏感度较低，因此建议持续监测 EEG，以优化癫痫持续状态的管理。另外，ICU 持续 EEG 监测提示，癫痫发作在神经重症患者的发生率很高[26, 27]。

颈静脉血氧测定

颈静脉血氧饱和度的变化反映了脑代谢和 CBF 之间的关系[28]。这种监测方式能为 TBI 后脑缺血提供预警，可最大限度地减少 TBI 继发性脑损害。在昏迷患者中应考虑将其与 ICP 监测联合应用来优化治疗方案。

经颅多普勒超声

经颅多普勒超声检查可以无创测量大脑基底动脉的血流速度[29]。这项动态、高分辨率的检查技术与其他血流动力学监测手段有很好的相关性，可以联合应用，鼓励越来越多的神经重症医师采用这种技术。在昏迷患者中，经颅多普勒超

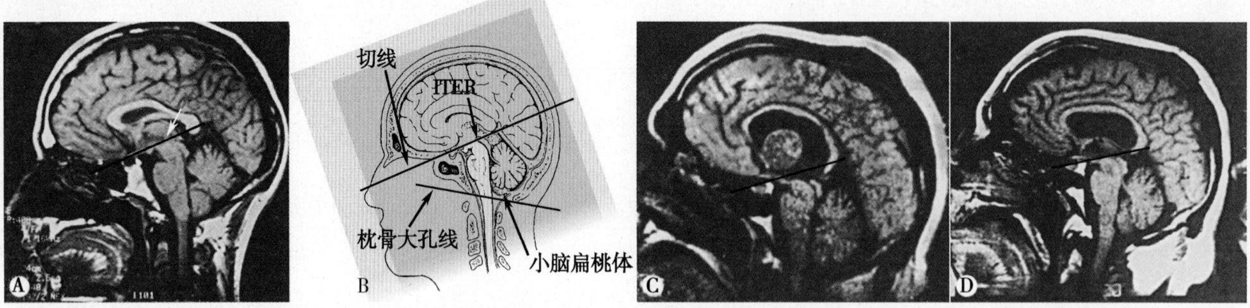

图 48-1 图中显示的是正常成人脑矢状位磁共振成像(MRI)和向下可逆的小脑幕裂孔疝的矢状位脑 MRI 图像。A. 正常成年男性脑 MRI 图像。B. 示意图。小脑或小脑前切迹的小脑幕开口位于前面由蝶鞍前结节和后方由 Galen 静脉、下矢状窦和直窦汇合处的切线。Sylvius 导水管的近端开口漏斗部(上箭头)位于切线 2mm 内。枕骨大孔线的定义是位于前方斜坡下尖与大孔后唇骨基部之间。C. 一名 47 岁男性患者,恶心、呕吐、头痛、共济失调 1 周,突然昏迷,第三脑神经麻痹,腱反射亢进,双侧伸跖反应阳性。MRI 显示第三脑室肿块,梗阻性脑积水,下方的漏斗部移位 6.5mm。小脑扁桃体没有移位。D. 同一患者外科切除胶质囊肿 2 周后复查 MRI。漏斗部切线下 1.2mm,患者的神经功能完全恢复。(图片 A、C 和 D 引自 Reich JB, Sierra J, Camp W, et al. Magnetic resonance imaging measurements and clinical changes accompanying transtentorial and foramen magnum brain herniation. Ann Neurol 1993; 33: 159-70.)

声可以早期发现蛛网膜下隙出血和脑死亡时的血管痉挛[30],此种情况下流速波形显示振荡反射运动。

诱发电位

诱发电位(evoked potentials,EPs)用于追踪昏迷患者中枢神经系统的功能水平[31]。临床应用脑干听觉诱发电位(brainstem auditory evoked potential,BAEP)和短潜伏期体感诱发电位(somatosensory evoked potential,SEP)的应答来反映 CNS 功能是源于推测 EP 波形的产生与某些中枢神经系统的结构相关。SEP 在 ICU 领域有特殊的应用前景,因为在丘脑和初级感觉皮层中产生的 EP 成分可以被识别和跟踪。颅内结构改变导致的脑疝综合征在 SEPs 中表现异常,而 BAEPs 则完全在中脑及以下,通常很少受影响。EPs 与 EEG 相比,不容易受镇静剂、脓毒性或代谢性脑病的影响,这些因素常常混淆昏迷患者的诊断。解剖的特异性及生理和代谢的恒定性是 EPs 临床应用的基础。但异常的检查结果在病因学上是非特异性的,必须由熟悉 EPs 使用的医生谨慎地整合到临床情况中。执行 SEPs 时要注意除外技术问题导致的应答缺失。反复检测 SEPs 对以下情况很有用,反应幅度的下降似乎与恶化的预后有关。研究表明,所有缺氧性昏迷,双侧 SEPs 缺失的患者均已死亡或处于持续性植物状态[32]。外伤性昏迷的患者,SEPs 应答缺失可能不是一个那么确切的评估预后的指标,因为已经有报道一些患者的意识得到了恢复[33]。另外,昏迷患者,特别是存在屈肌运动反应的患者,早期的 EEG 提示预后差而 SEPs 正常,可能存在恢复的潜能,应该支持治疗,直到他们的预后更明确[34]。在昏迷发生后 24 小时内获得 BAEPs 和中位 SEPs,对 TBI、脑出血、肿瘤患者进行 3 个月预后的预测性研究[35],这两个参数对不良预后的敏感性都较低,但 BAEPs 异常波形Ⅳ和中位 SEPs 的特异性和阳性预测值同样高。

颅内压监测

总结对比发表了的侵入性或半侵入性实时 ICP 监测和无 ICP 监测(例如,临床评估)的随机对照试验,研究对急性(创伤性或非创伤性)昏迷患者在随访期内所有原因导致死亡和严重致残的影响[36]。结论不支持在所有急性昏迷的患者中进行常规 ICP 监测,但在 TBI 中是有益的,其他情况导致的昏迷应根据实际病情确定。

正电子发射计算机断层显像

应用氧 -15 正电子发射计算机断层显像(positron emission tomography,PET)技术研究低意识水平和对照患者的显像变化,发现最低限度意识状态患者与疼痛刺激相关的大脑关键区域的显像与植物状态的患者是不同的,这些结果提示我们需要对最低限度意识状态的患者进行镇痛治疗,而植物状态的患者则不需要镇痛治疗[37]。应用脑 PET 作为研究昏迷患者的工具,将有助于对患者情况的进一步了解。

预后

对昏迷患者的全面评估必须包括对预后的评估。一个特定的昏迷患者的预后,无法绝对准确地预估。现行有效的一些数据没有足够的特异性或选择性来帮助确定某个特定患者的预后。关于昏迷预后的指南是依据一系列的审核制定的。尽管昏迷患者入院时提供的早期信息对家属和医疗人员讨论患者的状态有帮助,但在大多数情况下,这些均应在采取紧急措施之后进行。然而理想的情况是,在患者入院的 24 小时内,尽早稳定很可能出现不良预后患者的病情,避免患者家庭在无效病例中受到虚假希望的伤害。近乎合理的评估预后的方法包括将导致昏迷的病因分成亚类,分为内科疾病导致的、药物诱导的和外伤性的三类。

有许多院前或院内评分系统被用于评估疾病的严重程度及患者的预后，包括院前和院内的患者。一项为期两年的前瞻性研究，比较了疾病严重程度的评分系统［急性生理和慢性健康状况评分系统（Acute Physiology and Chronic Health Evaluation Ⅱ，APACHEⅡ）］和 Mainz 急救评估系统（Mainz Emergency Evaluation System，MEES）与心理状态评估系统［格拉斯哥昏迷量表（Glasgow Coma Scale，GCS）］，持续观察了 286 例非创伤性昏迷成年住院患者的预后，评估预后的各评分系统之间，发现没有统计学差异[38]。APACHEⅡ和 MEES 不能取代 GCS。在预测病死率方面，GCS 评分也是非创伤性昏迷的最佳预测指标（简单，省时，紧急情况下准确）。决定内科疾病昏迷预后的因素包括昏迷的原因\深度及持续时间。反映脑干、运动和语言功能的临床体征是最有效的预测因素（95% 可信区间）[39-42]。总体而言，只有 15% 的内科疾病导致的昏迷患者，确定昏迷 6 小时以上，可以获得中等以上恢复；61% 死亡；12% 呈植物状态；11% 失去独立生活的能力。预后主要取决于导致昏迷的内科疾病的病因。中风、蛛网膜下隙出血、心搏呼吸骤停导致昏迷的患者只有 10% 可以独立生活。由于感染、器官衰竭和生化紊乱等代谢原因导致昏迷的患者，约 35% 可以达到中等以上程度的恢复。几乎所有到达医院的镇静剂或其他药物过量的患者都会获得完全或中等程度的恢复。昏迷程度影响患者的预后。昏迷 6 小时后对疼痛刺激睁眼有反应，患者有 20% 的机会恢复较好，如果仍然闭眼的患者只有 10%。昏迷持续的时间越长，恢复的可能性越小；昏迷 6 小时的患者中，15% 可获中等或以上恢复，而昏迷持续 1 周者只有 3% 可恢复[39, 40]。TBI 后昏迷的患者预后相对较好。

入院时脑干功能障碍症状的严重程度与从内科疾病导致的昏迷中取得较好预后呈负相关。除苯巴比妥或苯妥英钠中毒外，发病后任何时间都没有瞳孔反应，昏迷后 1 天前庭反射消失提示预后差（<2% 恢复）。除镇静药中毒所致昏迷外，瞳孔对光反射、角膜反射、头眼反射或冷热反射消失，发病 3 天后对伤害性刺激无躲避反应的患者，均未能恢复独立生活的能力。一项针对 500 例内科性昏迷患者的前瞻性研究，210 例脑缺氧性损伤患者中，24 小时无瞳孔反射的 52 例患者均死亡；至第 3 天，70 例患者的运动反应较停药时差，全部死亡；第 7 天无眼球自主运动的 16 例患者，全部死亡[39, 40]。

在 1～3 天能够说话，噪声刺激睁眼，热试验时出现眼震，或自发的眼球运动，患者恢复到功能独立的可能性较大。超过 25% 的缺氧性脑损伤患者，在昏迷后 6 小时内疼痛刺激后出现自主的眼球运动或睁眼，他们将恢复自主生活能力，或能得到中等以上的康复。结合临床体征有助于提高评估预后的准确性：24 小时内角膜反射、瞳孔对光反射、热试验或头眼反射消失，提示很难恢复自主生活能力。

缺氧后癫痫持续状态和 / 或肌阵挛状态提示预后不佳，偶尔患者会恢复意识，但遗留残疾；大多数死亡或植物状态[43, 44]。相关的临床表现（如当肌阵挛性抽搐发作时脑干反射消失或睁眼）和凶险的脑电图模式（如抑制或暴发抑制）可以进一步证实残酷的不良预后。尸检研究表明：脑和小脑损伤可归因于最初的缺血缺氧事件，没有证据表明癫痫持续状态可以加重这种损伤。有关治疗的详细细节见第 54 章。

缺血缺氧性昏迷患者预后的荟萃分析，回顾了血及脑脊液中脑损伤生物化学标记物的价值[45]。只有 CSF 标记物水平（如肌酸激酶脑同工酶，神经元特异性烯醇化酶）达到了 0 的假阳性率。由于参与研究的患者数很少和方法学的限制，因此，这些结果不足以为昏迷患者的管理决策提供坚实的基础。

最准确预测昏迷患者预后是通过结合临床体征得到的，除明确昏迷原因的相关检查外，很少需要其他复杂检查[39, 40]。昏迷患者在第一周除非出现脑死亡或脑干功能丧失的征象，否则不应放弃治疗。此后，预测生活质量的可能性逐渐增加。一个由神经内科和神经外科组成的多学科工作组获得了大量关于长期植物状态的数据，为严重 TBI 或昏迷导致的其他疾病（主要是缺氧性的）引起的一个月后仍处于植物状态的患者的预后提供了参考[15]。

目前心搏骤停后广泛应用的轻度治疗性低体温，由于降低或改变了对预后的可预测性而备受关注。各种临床变量，如脑干反射恢复、肌阵挛、疼痛刺激的躲避反应消失等临床征象，与美国神经病学学会 72 小时对心搏骤停昏迷幸存者的预后评估相比，预测死亡的假阳性率较高[46]。低体温治疗中大量镇静药物的应用或低体温本身可能对此有影响[47, 48]。因此，在更好地了解这种重要的新疗法的疗效之前，对心搏呼吸骤停患者预后的评估要谨慎。

成人 TBI 植物状态一个月的患者中（n=434），33% 死亡，15% 仍处于植物状态，28% 1 年后遗留严重残疾。儿童创伤后持续植物状态一个月的患者中（n=106），9% 死亡，29% 仍处于植物状态，35% 1 年后遗留严重残疾，只有 27% 达到中度以上的恢复。

非创伤性（内科性）疾病导致的昏迷预后更差。169 例非创伤性脑损伤导致的持续 1 个月植物状态的患者中，53% 的患者一年内死亡，32% 仍处于植物状态，只有 14% 中度以上恢复。同样情形下的 45 例儿童中，有 22% 死亡，65% 仍处于植物状态，只有 6% 的患儿 1 年后得以中度以上的恢复。小部分患者有可能在第 1 周内评估其预后，哪些可能康复，哪些可能死于昏迷或进入植物状态，哪些可能在严重残疾情况下幸存。缺氧性昏迷持续 1 个月的植物状态患者，将永远不会恢复到发病前的身体状况及认知功能。

由于外源性药物（除外一氧化碳中毒）引起的昏迷患者的总体预后较好，前提是通过避免或纠正心律失常、吸入性肺炎、呼吸骤停等来保证呼吸和循环稳定。深度镇静药物中毒的患者尽管脑干反射消失，但有可能完全恢复。因此在紧急情况下，不确定原因的昏迷患者应积极支持治疗直至明确昏迷原因。

创伤性昏迷患者的预后优于内科疾病导致的昏迷，评估方法也有所不同[15, 33, 49]。许多 TBI 患者很年轻，创伤后长时间甚至几个月的昏迷，也可能获得很好预后；与最初的神经功能障碍相比，创伤性昏迷较内科疾病导致昏迷的改善更明显。创伤后昏迷超过6小时的患者有40%的机会6个月后能恢复到中度残疾以上。6个月后预测预后最可靠的指标是：

1. 患者年龄（60岁以后预后差）。
2. 昏迷的深度和持续时间（与GCS负相关）。
3. 瞳孔反应和眼球运动（持续24小时消失，90%预示死亡或植物状态）。
4. 受伤第1周的运动反应（表48-3）。

持续增加、不可控的ICP（>20mmHg）是预后不良的独立风险预测指标。其他因素对创伤性昏迷患者的预后同样存在影响。导致昏迷的特殊病变（如硬膜下血肿）只有不足10%的恢复概率[50]。在钝性创伤的研究中，昏迷患者出现血糖增高，低钾血症或白细胞计数增加与GCS评分低及病死率增加有关[51]。有部分病例报告指出，TBI后昏迷、植物状态数月后恢复意识，这些个案的情况很难得到证实，很可能这些患者在初期处于严重的功能障碍阶段，留存少量认知能力而不是真正的植物状态[52]。在一个病例报告中，患者从持续19年的TBI后微意识状态中恢复，这与MRI弥散成像技术发现的白质束的改善有关[53]。新的MRI技术有助于解释这些不同寻常的恢复，但需要更多的研究来证实。

对TBI昏迷或植物状态患者多重感官刺激方案的报道进行了系统回顾，发现与标准的康复训练相比，没有可靠证据支持这项技术的有效性[54]。预后评估应包括意识丧失的持续时间（损伤至出现遵嘱动作），意识水平（GCS），认知功能，功能预后（GOS），或残疾评定量表。总体来看方法学方面质量较差，研究在设计和实施上存在很大差别。预后评估报告的多样性导致荟萃分析很难实施。连续皮下注射阿扑吗啡（以刺激多巴胺能神经传导）推荐用于唤醒昏迷患者，尤其是创伤性昏迷[55]。与多巴胺能神经元刺激的理念一致，在随机实验中，金刚烷胺的应用也可以促进TBI后昏迷或严重残疾患者的恢复[56]。同样，其他的研究提示唑吡坦可能存在促进昏迷或最低水平意识状态患者恢复的作用[57]，但需要进一步研究来证实[58]。

预测创伤性昏迷或内科疾病昏迷预后指南的应用需谨慎。必须确保临床体征的解释和评价是正确的。预后的指标可以预测大多数患者的预后，但不是绝对适用于每一个昏迷患者。我们必须有选择性地排除复苏期间应用的抗胆碱能药物对瞳孔反应的作用及麻醉药物对运动反应的影响。

评估昏迷患者预后的能力，可使患者、家庭和医生获益。对恢复独立功能和生活质量可能性微乎其微的患者，家庭可以免除照顾患者的情感和经济负担。医生可以恰当地分配有限的医疗资源到可能从更高级的医疗中获益的患者。解读有关昏迷预后的研究目前存在一些公认的困难：缺乏前瞻性研究，不能说明可信区间，昏迷患者可能死于非神经系统疾病等。预后不良的自我感觉很难消除：对患者的治疗可以反映医生对患者预后的印象。理想情况下，关于预后的研究应该在尽可能接受长时间、最大的生命支持的患者中进行，但这可能对患者和家属是不利的，不够人性化。

关于预测和偏好对预后和治疗风险的研究（Study to Understand the Prognoses and Preferences for Outcomes and Risks of Treatments，SUPPORT）被用于评估积极治疗的非创伤性昏迷患者的成本效益分析[59,60]。可逆性代谢因素导致昏迷的患者被排除在外。在患者昏迷后的第3天，对积极治疗组和停止心肺复苏及机械通气的基本治疗组的增量成本进行有效性分析，评价增加的成本和获益。采取更加积极策略的高风险患者，每个质量调整生命年需花费14万美元（1998年），低风险患者每年需花费8.7万美元。这5种风险因素是：年龄大于70岁，缺乏语言应答，疼痛反应消失，异常的脑干反射，血肌酐>1.5mg/dl。从纯粹的经济学角度看，对预后非常差的患者及早做出决定仅维持生命的治疗策略，可以显著地节约成本。然而在道德和伦理方面，很多医生反对在为患者做医疗决策时考虑成本因素。然而，政治家们的日益强大的财政约束政策和商业文化的影响已经施加于医学界，不考虑成本的医疗服务可能变得奢侈，即使在美国这样的国家也负担不起。

表48-3 创伤量表

格拉斯哥昏迷量表	
14～15	5
11～13	4
8～10	3
5～7	2
3～4	1
呼吸频率	
10～24次/min	4
25～35次/min	3
>35次/min	2
1～9次/min	1
无呼吸	0
呼吸扩张	
正常	1
没有	0
收缩压	
>89mmHg	4
70～89mmHg	3
50～69mmHg	2
0～49mmHg	1
无脉搏	0
外周灌注（毛细血管充盈）	
正常	2
延迟	1
没有	0
创伤评分总分（个人总分）*	

*评分<10分代表存活机会<60%。

知识点

1. 觉醒的改变是由于急性或亚急性脑损伤导致的，反映了弥漫性双侧大脑功能障碍，脑干 - 丘脑上行网状激活系统功能障碍，或两者同时存在。
2. 昏迷不是永久性的状态。存活的患者经历或进入不同的行为状态反映不同程度的恢复。
3. 通常在确定昏迷原因之前，需要采取紧急措施以尽量减少额外的脑损伤。
4. 早期评估必须关注生命体征，以确定适当的复苏措施(气道—呼吸—循环)。
5. 当患者病情平稳时，必须积极查找昏迷的原因。
6. 患者无法描述既往史或现病史，因此对昏迷患者进行系统、详细的检查是必要的。
7. 为确定昏迷的原因和发展过程，需要正确分析反映大脑整体功能或损伤水平的神经学体征。
8. 昏迷的分类(幕上或幕下结构性病变，代谢性中毒性脑病或心理因素相关性无反应)对于确定诊断和实施治疗步骤非常重要，可确保患者获得最佳预后。
9. CT 扫描是最便捷的成像技术，可快速提供有关结构性脑损伤及预后的信息。
10. 尽管无法绝对准确地预测昏迷患者的预后，但理想的状况是最好对很可能出现预后不良的患者在入院后 24 小时内做出预测，指导重症监护设施的使用及防止家庭免受虚假希望的伤害。
11. 通常外源性药物引起的昏迷患者预后良好，创伤后昏迷患者的情况优于内科疾病导致的昏迷。
12. 对心搏骤停后实施轻度低温治疗的患者，建议谨慎评估其预后。因为心搏骤停后 72 小时的临床变量，与目前公布的指南相比，在接受治疗的昏迷幸存者中，可能会出现预测病死率偏高的假阳性报警。
13. 金刚烷胺的应用可能会使某些创伤性昏迷的患者获益。

(尹永杰 译，刘桢干 审校)

参考文献

1. Plum F, Posner JB. The diagnosis of stupor and coma. Philadelphia: FA Davis; 1980.
2. Plum F. Coma and related global disturbances of the human conscious state. In: Peters A. Cerebral cortex. New York: Plenum Publishing Corp.; 1991. p. 359–425.
3. Brodal A. Neurological anatomy in relation to clinical medicine. Oxford: Oxford University Press; 1981.
4. Steriade M, McCarly RW. Brain stem control of wakefulness and sleep. New York: Plenum Publishing; 1990.
5. McCormick DA, Von Krosigk M. Corticothalamic activation modulates thalamic firing through glutamate “metabotropic” receptors. Proc Natl Acad Sci U S A 1992;89:2774–2778.
6. Sejnowski TJ, McCormick DA, Steriade M. Thalamocortical oscillations in sleep and wakefulness. In: Arbib MA. The handbook of brain theory and neural networks. Cambridge, MA: The MIT Press; 1995. p. 976–980.
7. Kales A. Pharmacology of sleep. Handbook of experimental pharmacology, vol. 116. Berlin: Springer; 1995.
8. Tinuper P. Idiopathic recurring stupor: a case with possible involvement of the gamma aminobutyric acid (GABA) ergic system. Ann Neurol 1992;31:503–506.
9. Plum F. Coma. In: Adelman G. Encyclopedia of neuroscience. Boston: Birkhauser Boston Inc.; 1998. p. 446–447.
10. Cuneo RA, Caronna JJ, Pitts L, et al. Upward transtentorial herniation: seven cases and a literature review. Arch Neurol 1979;36:618–623.
11. Reich JB, Sierra J, Camp W, et al. Magnetic resonance imaging measurements and clinical changes accompanying transtentorial and foramen magnum brain herniation. Ann Neurol 1993;33: 159–170.
12. Kase CS, Wolf PA. Cerebellar infarction: upward transtentorial herniation after ventriculostomy. Stroke 1993;24:1096–1098.
13. Jennett WB, Plum F. The persistent vegetative state: a syndrome in search for a name. Lancet 1972;1: 734–737.
14. Council on Scientific Affairs and Council on Ethical and Judicial Affairs. Persistent vegetative state and the decision to withdraw or withhold life support. JAMA 1990;263:426–430.
15. Multi-Society Task Force on PVS. Medical aspects of the persistent vegetative state: statement of a multi-society task force. N Engl J Med 1994;330:1499–1508.
16. Cairns H. Disturbances of consciousness with lesions of the brain stem and diencephalon. Brain 1952;75:109–146.
17. Goldberg S. The four minute neurologic exam. Miami: Medmaster; 1992.
18. Winkler E, Shlomo A, Kriger D, et al. Use of flumazenil in the diagnosis and treatment of patients with coma of unknown etiology. Crit Care Med 1993;21:538–542.
19. Hund EF, Lehman-Horn F. Life-threatening hyperthermic syndromes. In: Hacke W. Neurocritical care. Berlin: Springer-Verlag; 1994. p. 888–896.
20. Rennick G, Shann F, de Campo J. Cerebral herniation during bacterial meningitis in children. BMJ 1993;306:953–955.
21. Howell JM, Altieri M, Jagoda AS, et al. Emergency medicine. Philadelphia: WB Saunders; 1998. p. 1377–1538.
22. Ellenhorn MJ, Schonwald S, Ordog G, et al. Ellenhorn's medical toxicology: diagnosis and treatment of human poisoning. Baltimore: Williams & Wilkins; 1997.
23. Austin EG, Walkus RJ, Longstreth WT. Etiology and prognosis of alpha coma. Neurology 1988;38: 773–777.
24. Synek VM. Prognostically important EEG coma patterns in diffuse anoxic and traumatic encephalopathies in adults. J Clin Neurophysiol 1988;5:161–174.
25. Edgren E, Hedstrend U, Nordin M, et al. Prediction of outcome after cardiac arrest. Crit Care Med 1987;15:820–825.
26. Young GB, Jordan KG, Doig GS. An assessment of non-convulsive seizures in the intensive care unit using continuous EEG monitoring: an investigation of variables associated with mortality. Neurology 1996;47:83–89.
27. Lowenstein DH, Aminoff MJ. Clinical and EEG features of status epilepticus in comatose patients. Neurology 1992;42:100–104.
28. Souter MJ, Andrews PJD. A review of jugular venous oximetry. Intensive Care World 1996;13: 32–38.
29. DeWitt LD, Wechsler LR. Transcranial doppler. Stroke 1988;19:915–921.
30. Ropper AH, Kehne SM, Wechsler LR. Transcranial doppler in brain death. Neurology 1987;37: 1733–1735.
31. Chiappa KH, Hoch DB. Electrophysiologic monitoring. In: Roper AH. Neurological and neurosurgical intensive care. New York: Raven Press; 1993. p. 147–183.
32. Chen R, Bolton CF, Young GB. Prediction of outcome in patients with anoxic coma: A clinical and electrophysiologic study. Crit Care Med 1996;24:672–678.
33. Marshall LF, Gautille T, Klauber MR, et al. The outcome of severe head injury. J Neurosurg 1991;75(Suppl.):S28–S36.
34. Lindsay K, Pasaoglu A, Hirst D, et al. Somatosensory and auditory brainstem conduction after head injury: a comparison with clinical features in prediction of outcome. Neurosurgery 1990;26: 278–285.
35. Balogh A, Wedekind C, Klug N. Does wave VI of BAEP pertain to the prognosis of coma? Neurophysiol Clin 2001;31:406–411.
36. Forsyth R, Baxter P, Elliot T. Routine intracranial pressure monitoring in acute coma. Cochrane Database Syst Rev 2001;(3):CD002043.
37. Boly M, Faymonville ME, Schnakers C, et al. Perception of pain in the minimally conscious state with PET activation: an observational study. Lancet Neurol 2008;7:1013–1020.
38. Grmec S, Gasparovic V. Comparison of APACHE II, MEES and Glasgow Coma Scale in patients with non-traumatic coma for prediction of mortality. Crit Care 2001;5:19–23.
39. Levy DE, Bates D, Caronna JJ, et al. Prognosis in non-traumatic coma. Ann Intern Med 1981;94: 293–301.
40. Levy DE, Caronna JJ, Singer BH, et al. Predicting outcome from hypoxic-ischemic coma. JAMA 1985;253:1420–1426.
41. Edgren E, Hedstrand U, Sutton-Tyrrel K, Safar P. Assessment of neurological prognosis in comatose survivors of cardiac arrest. Lancet 1994;343:1055–1059.
42. Longstreth WT, Diehr P, Init S. Prediction of awakening after out of hospital cardiac arrest. N Engl J Med 1983;308:1378–1382.
43. Young GB, Gilbert JJ, Zochodine DW. The significance of myoclonic status epilepticus in postanoxic coma. Neurology 1990;40:1843–1848.
44. Wijdecks EF, Parisi JE, Sharbrough FW. Prognostic value of myoclonus status in comatose survivors of cardiac arrest. Ann Neuro 1994;35:239–243.
45. Zandbergen EG, de Haan RJ, Hijdra A. Systematic review of prediction of poor outcome in anoxic-ischaemic coma with biochemical markers of brain damage. Intensive Care Med 2001;27: 1661–1667.
46. Rossetti AO, Oddo M, Logroscino G, Kaplan PW. Prognostication after cardiac arrest and hypothermia: a prospective study. Ann Neurol 2010;67:301–307.
47. Samaniego EA, Mlynash M, Caulfield AF, et al. Sedation confounds outcome prediction in cardiac arrest survivors treated with hypothermia. Neurocrit Care 2011;15:113–119.
48. Tortorici MA, Kochanek PM, Poloyac SM. Effects of hypothermia on drug disposition, metabolism, and response: a focus of hypothermia-mediated alterations on the cytochrome P450 enzyme system. Crit Care Med 2007;35:2196–2204.
49. Jennett B, Teasdale G, Braakman R, et al. Prognosis of patients with severe head injury. Neurosurgery 1979;4:283–301.
50. Gennarelli TA, Spielman GM, Langfitt TW, et al. Influence of the type of intracranial lesion on outcome from severe head injury. J Neurosurg 1982;56:26–32.
51. Kassum DA, Thomas EJ, Wang CJ. Early determinations of outcome in blunt injury. Can J Surg 1984;27:64–69.
52. Rosenberg GA, Johnson SF, Brenner RP. Recovery of cognition after prolonged vegetative state. Ann Neurol 1977;2:167–168.
53. Voss HU, Uluç AM, Dyke JP, et al. Possible axonal regrowth in late recovery from the minimally conscious state. J Clin Invest 2006;116:2005–2011.
54. Lombardi F, Tarrico M, De Tanti A, et al. Sensory stimulation of brain-injured individuals in coma or vegetative state: results of a Cochrane systematic review. Clin Rehab 2002;16:464–472.
55. Fridman EA, Krimchansky BZ, Bonetto M, et al. Continuous subcutaneous apomorphine for severe disorders of consciousness after traumatic brain injury. Brain Inj 2010;24:636–641.
56. Giacino JT, Whyte J, Bagiella E, et al. Placebo-controlled trial of amantadine for severe traumatic brain injury. N Engl J Med 2012;366:819–826.
57. Clauss R, Nel W. Drug induced arousal from the permanent vegetative state. NeuroRehabilitation 2006;21:23–28.
58. Pistoia F, Mura E, Govoni S, et al. Awakening and awareness recovery in disorders of consciousness: is there a role for drugs? CNS Drugs 2010;24:625–638.
59. The Support Principal Investigators. A controlled trial to improve care for seriously ill hospitalized patients. The study to understand prognosis and preferences for outcomes and risks for treatments (Support). JAMA 1995;274:1591–1598.
60. Hamel HB, Phillips R, Teno J, et al. Cost effectiveness of aggressive care for patients with non-traumatic coma. Crit Care Med 2002;30:1191–1196.

49 脑损伤生物标志物在重症医学领域的应用

Dongnan Yu, Zhihui Yang, and Kevin K.W. Wang

基于生物体液分析的脑损伤生物标志物，在神经重症领域的辅助诊断、监测和治疗方面有很大的应用前景。脑损伤生物标志物如神经元特异性烯醇化酶（neuron specific enolase，NSE）已经证实对心搏骤停患者在一定程度上可以提示其预后[1]，在ICU（intensive care unit，ICU）中各种原因导致的相关中枢神经系统（central nervous system，CNS）损伤也有潜在的应用前景，例如创伤性脑损伤（traumatic brain injury，TBI）和中风。在这一章，我们将以TBI为例，阐述在ICU中脑损伤生物标志物如何作为传统诊断的补充及监测工具。

在ICU中应用基于生物体液分析的生物标志物来检测脑损伤

生物标志物的定义："生物标志物是一个可以客观测量和评价的基于生物体液分析的物质，它可以作为正常生理过程、病理过程或治疗干预的药理学反应的指示剂"[1a]。脑损伤时，细胞可以发生各种变化，包括变性、蛋白酶激活、氧化应激和代谢紊乱。这些变化导致特异性蛋白泄露到脑脊液（cerebrospinal fluid，CSF）或血浆中，可以被识别并用于研究与疾病发生、发展及与预后的相关性。这些基于生物体液分析的生物标志物反映了损伤后细胞中最早发生的变化，且早于影像学证据。因此，生物标志物是一种快速、无创、经济有效的脑损伤的诊断工具，决定患者是否需要进一步的诊断性检查、监测及治疗干预。

目前大多数基于生物体液分析的CNS损伤标志物是蛋白或蛋白片段。研究发现，几种脑损伤标志物，包括NSE、神经胶质蛋白S-100B、神经胶质纤维酸性蛋白（glial fibrillary acidic Protein，GFAP）、髓鞘磷脂碱性蛋白（myelin basic protein，MBP）在TBI中有很高的实用性。α-Ⅱ血影蛋白和它的降解产物（spectrin protein breakdown products，SBDPs）是TBI后细胞坏死和凋亡的潜在生物标志物。在TBI小鼠和大鼠模型中发现，裂解的轴突微管结合蛋白tau（c-tau）是一种新的生物标志物。此外，炎症标志物神经丝-H有望成为多种类型脑损伤中TBI动物模型轴索损伤的标志物。

蛋白质组学是针对蛋白质的大规模研究，尤其是其结构和功能。此领域包括与疾病和内环境相关的蛋白表达变化的研究。脑损伤生物标志物的研究已经接近整合的生物体液和组织信息，这种新方法利用体液和组织的协同作用，可能为临床带来有意义的发现。利用特异的神经蛋白质组学方法，对相应的动物模型进行系统的评估，成功地发现了TBI的其他生物标志物，例如，泛素C末端水解酶L1（ubiquitin C terminal hydrolase-L1，UCH-L1），微管相关蛋白2（microtubule-associated protein 2，MAP2）[2]。

将基础科学发现运用到临床目前仍存在很大的挑战性。系统生物学-复合计算机和数学模型的生物系统是一种构建一个全面、系统、不偏倚理解的生物网络结构和行为要素的方法。将这些发现转化到临床，以数据驱动开发周期，以数据推动发现的步骤、鉴定、验证和临床确认。此领域中这些数据挖掘技术的扩展超过了数据收集水平，整合到动物模型的建立、仪器使用和函数资料分析中。在TBI蛋白质组学背景下，系统生物学工具可以整合各种途径，以克服单纯的蛋白组学的许多限制[3]。

目前备选的生物标志物及其特征

尽管目前没有生物标志物被FDA批准用于临床，但是许多关于TBI的蛋白质生物标志物的研究，发现了几种公认的诊断和提示预后的指标。表49-1列举了研究最多且有潜在意义的TBI生物标志物。

GFAP是一种神经胶质细胞特异性中间丝蛋白，是神经胶质细胞活化的标志物。这种蛋白有8种亚型在不同的胶质细胞亚型中表达。GFAP及其降解产物的检测在鉴别损伤途径、局灶和弥漫性损伤，预测发病率和死亡率方面前景广阔。在重症TBI患者中，对GFAP在CSF和血浆的浓度进行了研究[4-9]，在中度和重度的TBI患者（GCS<12）中，血浆GFAP的水平与6个月的不良预后相关[10]。两个独立的研究也分别观察轻-中度的TBI[11]和全脑损伤的TBI[12]（TRACK-TBI队列研究）患者，应用ELSIA法检测GFAP及其降解产物。Metting等同样发现，CT检查异常的中度TBI患者血浆GFAP的水平明显增高[13]。TRACK-TBI后续的队列研究发现，UCH-L1和GFAP/BDP的联合应用可以提高诊断效能[14]。

UCH-L1是一种在神经元细胞中高度表达的去泛素化酶，是用蛋白质组学方法鉴定的为数不多的标志物之一。此外，它对脑特异性较高，在脑组织中含量丰富，是一个令人感兴趣的脑损伤标志物。CSF和血浆中UCH-L1的水平与

表 49-1　重症监护领域可能用到的潜在的 TBI 蛋白质生物标志物

TBI 蛋白质生物标志物	蛋白全称	来源	人重症 TBI 数据	人轻中度 TBI 或昏迷数据
GFAP（或 BDPs）	神经胶质纤维酸性蛋白（及其降解产物）	胶质细胞损伤	是	是
UCH-L1	泛素 C 末端水解酶 L1	神经损伤	是	是
Tau（P-Tau）	微管结合蛋白（磷酸化 -Tau）	轴索损伤	是	是
S100b	神经胶质蛋白 S100b	胶质细胞 /BBB	是	是
SBDPs（SBDP150，145，120）	α-Ⅱ血影蛋白 150，145，120kDa 降解产物	轴索损伤，脑细胞坏死凋亡	是	?
MBP	微管相关蛋白	脱髓鞘	是	—
NSE	神经元特异性烯醇化酶	神经元	是	—
NF-H，NF-L	神经纤维蛋白	轴索	是	—

表中并未包括所有的生物标志物，但可以反映目前的研究状况。其他的标志物包括神经丝蛋白 MAP2（微管相关蛋白 2A，2B）、脂肪酸结合蛋白 -H、脑衍生神经营养因子（brain-derived neurotropic factor，BDNF）和脑抗原的自身抗体，但需要进一步的研究来证实其临床实用性及特征。

重症 TBI 患者的损伤严重程度及预后相关[15，16]。TBI 后 UCH-L1 水平的增高可能与血 - 脑屏障（blood-brain barrier，BBB）的功能障碍有关[17]。其他几项研究也报道了 UCH-L1 可以在中度 TBI 患者血中检测到，UCH-L1 水平与传统临床评分工具相一致[11，18]。但是 UCH-L1 在 mTBI 应用的敏感性和特异性需要进一步的临床评估。

Tau 是细胞内微管相关蛋白，分子量为 48～67kD，在轴突高度表达。TBI 可以导致 c-tau 蛋白的渗漏，并引起血和 CSF 中 c-tau 蛋白的浓度增高。c-tau 具有很多生物化学标志物的理想特征，与 BBB 损伤及破坏后的 tau 蛋白渗漏有关[19]。其他 2 个研究证实了 Tau/c-tau 在重症 TBI 患者中可以评估预后[20，21]。同样，其他几个研究也证实了 Tau 或 c-tau 可以预测 mTB 患者的预后[22，23]。但有研究报道 tau 蛋白在 mTBI 患者中预测预后和震荡后综合征中实用性很差[24]。最近设立了两个超灵敏的检测平台，确保 Tau（和磷酸化的 Tau）在各种严重程度 TBI 患者创伤急性期的血浆检测[25]。

S100b 是一种神经胶质细胞特异性钙结合蛋白。S100b 升高准确提示存在神经性病变，包括 TBI 或神经退行性病变导致的胶质细胞损伤。更重要的是，S100b 水平的增高早于颅内压、神经影像学及神经系统查体改变。S100b 是一种预测 BBB 通透性和 CNS 损伤的生物标志物。研究发现 S100b 蛋白可以预测严重 TBI 后脑死亡[26，27]。另一项研究表明，血和尿中 S100b 的水平可以预测 TBI 患者的存活率及致残率[28]。在重症 TBI 患者中，创伤后 24 小时血中 S100b 水平增高提示预后不良，Glascow 预后量表（Glascow Outcome Scale，GOS）评分 <4 或 3 个月死亡率增加[29]。mTBI 后 S100b 水平增高[30]。尽管 S100b 是一种很有前景的辅助标志物，但限制其应用的主要缺陷是对脑创伤的特异性，特别是考虑到 S100b 可以从胶质细胞以外的细胞释放。

αⅡ- 血影蛋白是细胞骨架蛋白，主要分布在神经元轴突和突触前端。αⅡ- 血影蛋白降解产物（αⅡ-spectrin breakdown products，SBDPs）是 TBI 后激活的钙蛋白酶和半胱天冬酶分解 αⅡ- 血影蛋白产生的，SBDPs 反映轴突损伤。SBDP150 和 SBDP145 提示钙蛋白酶活化，经常与急性神经元细胞坏死有关，而 SBDP120 由 caspase-3 作用产生，与迟发的神经元细胞凋亡有关。最早进行的 αⅡ- 血影蛋白的研究是关于重症 TBI 患者。重症 TBI 患者的 CSF 中 SBDP150 和 / 或 SBDP145 的增高较 Marshall 分级的 CT 诊断更能评估预后。SBDPs，尤其是 CSF 中 SBDP150 的水平可以作为 TBI 急性期鉴别局灶性还是弥漫性脑损伤的诊断标志物[31，32]。尽管 αⅡ- 血影蛋白存在于各种有核细胞和组织中，但大脑中含量最高，因此脑损伤产生的 SBDPs 是潜在的 TBI 生物标志物，特别是与其他脑特异性标志物联合应用。

髓鞘磷脂碱性蛋白（myelin basic protein，MBP）是脑白质中最丰富的蛋白之一，占髓磷脂蛋白的 30%，在神经鞘形成中起重要作用。作为神经鞘的重要组成部分，MBP 是神经鞘形成和神经信号传导必不可少的。有关重症 TBI 患者的研究发现，MBP 水平可以预测 TBI 后缺氧及预后，有助于及早调整治疗方案[7，33]。大多数急性 TBI 的儿童血浆 MBP 水平是增高的，包括因虐待儿童导致 TBI 而没有症状表现的儿童，可以防止漏诊[34]。最近 Kochanek 等建议：MBP 可以作为儿童 TBI 的潜在生物标志物[35]。MBP 由于缺乏临床敏感性，作为 TBI 的生物标志物的前景比 S100b、NSE、GFAP 要低。MBP 缺乏临床敏感性的可能解释是 TBI 后 MBP 大量降解，使传统的 ELISA 检测不够准确。

NSE 是存在于中枢和外周神经系统及神经内分泌细胞的糖酵解酶，神经损伤后血浆水平增高。只有在病理情况下细胞被破坏时 NSE 才释放到细胞外。急性 TBI 后血中 NSE 和 MBP 水平与儿童的预后相关，尤其是小于 4 岁的儿童[36，37]。在重症 TBI 弥漫性轴索损伤的患者中，损伤后 72 小时 NSE

水平与预后不良相关[38]。但是，在早期研究中，不支持血浆或CSF中NSE的水平作为神经损伤的标志物[39,40]。NSE应用受限的一个方面是假阳性，这是由于NSE在红细胞中的含量也很高。

神经丝（neurofilament，NF）蛋白是构成神经元和轴突细胞骨架结构的重要的结构蛋白。CNS中主要的神经丝是由NF的三联体蛋白构成的：神经丝轻链（neurofilament light，NF-L，61kDa）、中链（NF-M，90kDa）和重链（NF-H，115kDa）。TBI后钙离子进入细胞内，引起级联反应，激活钙调磷酸酶，这是一种钙依赖的磷酸酶，能使神经丝侧臂去磷酸化，进而可能导致轴索损伤。与对照组相比，成人重症TBI患者CSF中的磷酸化NF-H（Phosphorylated NF-H，pNF-H）是增高的[41]。同样，在重症TBI的儿童中，高磷酸化的NF-H水平与神经损伤有关[42]。最近研究发现，中度TBI后3天以内磷酸化的NF-H都显著增高，因此pNF-H可用以区分低风险的患者。业余拳击手的脑脊液pNF-H水平是增高的，尽管pNF-H有希望成为TBI后轴索损伤的敏感、特异的标志物。但对于TBI患者损伤严重程度分层，但也需要考虑到NF的其他亚型，像业余拳击手脑脊液的NF-L水平也是增高的[23]。

TBI是一种复合损伤：创伤时出现了原发的损伤，当组织和血管拉伸、压缩和撕裂时出现了继发损伤。继发损伤包括血-脑屏障的破坏，致炎因子的释放，自由基超负荷，兴奋性神经递质的过度释放，钙离子和钠离子内流到神经元，线粒体功能障碍。因此，我们预计将会有越来越多的、来源于不同细胞及其亚群的生物标志物，为临床提供不同的诊断和预后意义。这些发现在神经重症的其他CNS损伤方面也可能具有相同的意义。临床前期和临床期的研究表明，在某些TBI病例中，下列蛋白质可能发生潜在的变化，如：轴突退行性标志物、MAP2、类淀粉蛋白β肽（Aβ1-40，Aβ1-42）、神经炎症标志物（小神经胶质细胞钙离子结合适配体分子1，炎症复合体蛋白caspase-1，NALP-1，ACS）[43,44]，嗜神经的标志物的生物体液水平（脑源性嗜神经因子、神经和生长因子、心肌型脂肪酸结合蛋白）[45-47]。最后，自身免疫性标志物（脑抗原的自身抗体，如GFAP）也可能是TBI亚急性期或慢性期的生物标志物[48]。但是生物标志物的特征及临床实用性尚需进一步的研究。

脑生物标志物在TBI患者管理中的潜在应用

重症TBI

TBI的严重程度应该用GCS评估或连续监测及颅CT检查来区分出血、肿胀或颅骨骨折。CT检查可以明确病变的位置信息，指导外科手术干预治疗。病变导致颅内压增高或颅内出血经常需要去骨瓣减压、侧脑室引流或增加脑灌注压的治疗，以恢复大脑的能量和氧供。在重症TBI的急性期，生物标志物穿过破坏的BBB释放到脑脊液或循环中。这些基于体液分析的生物标志物可以反映神经元或星形胶质细胞的损伤程度及从立即死亡到完全康复多种临床预后。到目前为止，没有一种生物标志物可以描述TBI的整个病理过程，包括复杂的病理生理级联反应，各种脑细胞（神经元、胶质细胞、少突胶质细胞）的变性，大脑宏观和微观结构和功能的退化。大脑功能不仅依赖于完整的神经元和星形胶质细胞，也依赖于完整的网络连接。因此理想情况下，我们应该联合应用由不同细胞或亚细胞结构产生互补的TBI生物标志物组合（表49-1）。

这种方法可能允许我们评估细胞或结构损伤的程度和原发TBI后整个大脑不同时期的恢复进程（图49-1）。连续监测生物体液（CSF，血浆）中一组蛋白生物标志物的变化，我们可以获得损伤严重程度、损伤进展、二次损害出现的可能性、TBI患者的预后，甚至可以制订个体化的治疗方案（图49-2）。

总之，我们描述了基于生物体液分析的TBI后生物标志物检测的重要性及与神经重症的密切关系。我们提出了可能合乎逻辑的工作流程，把TBI生物标志物检测整合到日常急性TBI重症患者的临床管理中。我们还讨论了在TBI中可能用到的蛋白生物标志物。然而，目前结果判定装置（point-of-care device，POC平台）的缺乏限制了临床应用，需要一个可以20～30分钟以内提供可靠的生物标志物测定及结果判读的平台。另一个挑战是我们是否应该继续寻找可能的生物标志物，或者将目前发现的生物标志物组合成最佳的生物标志物面板。未来的5～10年，将可能实现基于TBI生物标志物诊断技术的实施，如何改变重症TBI患者的管理和医疗实践，最终将应用扩展至全部的神经重症患者。

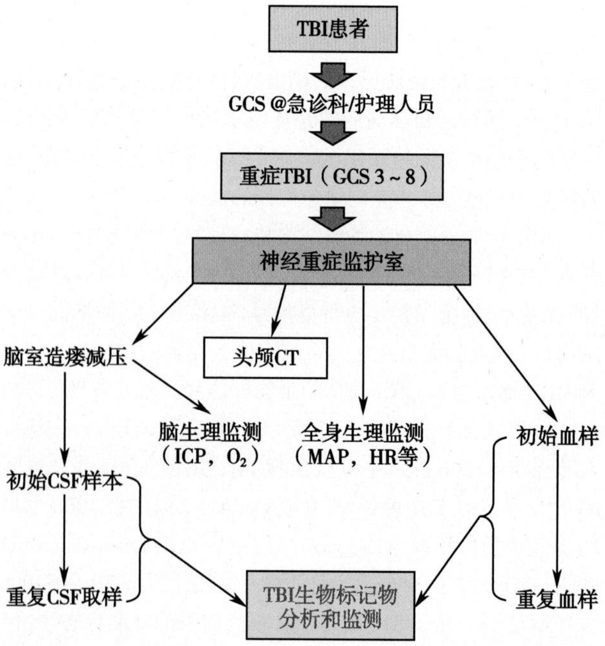

图49-1　脑生物标志物在重症TBI患者的应用设想　CSF：脑脊液；GCS：Glasgow昏迷评分量表；HR：心率；ICP：颅内压；MAP：平均动脉压

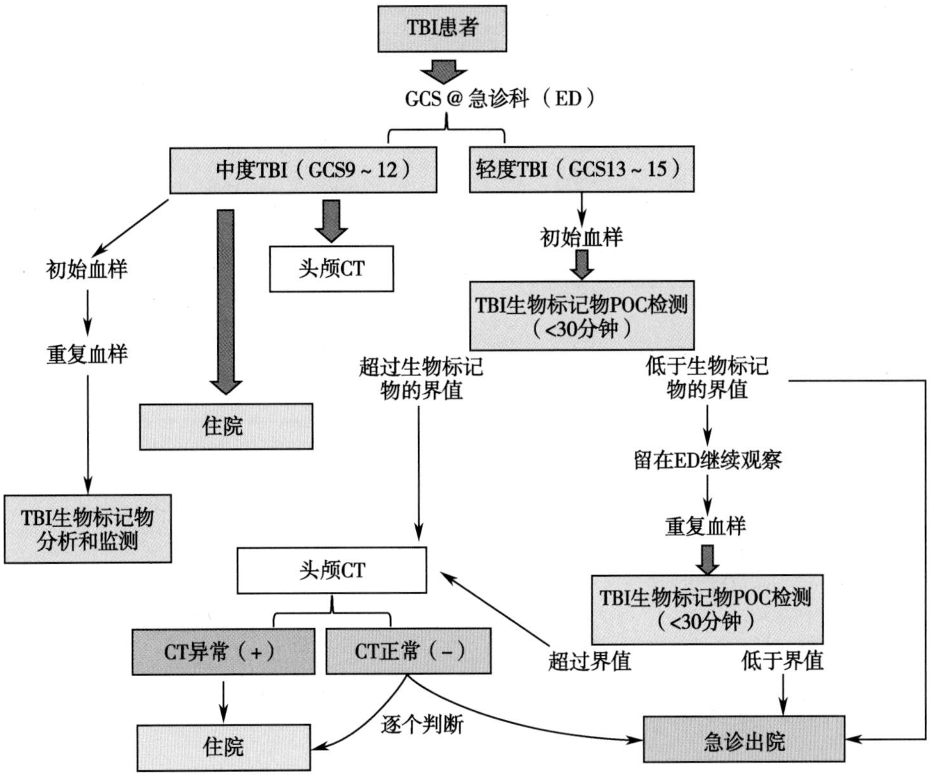

图 49-2 脑生物标志物在轻中度 TBI 患者的应用设想

知识点

1. 脑损伤的血清生物标志物由于多方面的需要得到了长足的发展，并被广泛应用于神经重症患者中，包括：①预后；②损伤严重程度分层；③区分未识别的 ICU 患者的脑损伤；④监测治疗效果。
2. 胶质细胞原纤维酸性蛋白（GFAP）是来源于星形胶质细胞的具有临床应用前景的脑损伤标志物。
3. 泛素蛋白酶体碳末端水解酶 L1（UCH-L1）和神经元烯醇化酶（NSE）也是脑损伤的潜在标志物，NSE 目前在某些中心用于心搏骤停后预后的评估。
4. 髓磷脂碱性蛋白 MBP 是一种新兴的脑白质损伤标志物，目前的临床研究正在评估其实用性。
5. 微管相关蛋白 Tau 是一种新兴的生物标志物，是慢性神经退行性疾病包括慢性创伤性脑病的标志物。

（尹永杰 译，刘桢干 审校）

参考文献

1. Wijdicks EF, Hijdra A, Young GB, et al; Quality Standards Subcommittee of the American Academy of Neurology. Practice parameter: prediction of outcome in comatose survivors after cardiopulmonary resuscitation (an evidence-based review): Report of the Quality Standards Subcommittee of the American Academy of Neurology. Neurology 2006;67(2):203-10.
1a. Zhang Z, Mondello S, Kobeissy FH, et al. Protein biomarkers for traumatic and ischemic brain injury: from Bench to Bedside. Transl Stroke Res 2011:2:455-62.
2. Kobeissy FH, Ottens AK, Zhang Z, et al. Novel differential neuroproteomics analysis of traumatic brain injury in rats. Mol Cell Proteomics 2006;5(10):1887-98.
3. Kobeissy FH, Larner SF, Sadasivan S, et al. Neuroproteomic and systems biology-based discovery of protein biomarkers for traumatic brain injury and clinical validation. Proteomics Clin Appl 2008;2(10-11):1467-83.
4. Nylen K, Öst M, Csajbok LZ, Nilsson I. Increased serum-GFAP in patients with severe traumatic brain injury is related to outcome. J Neurol Sci 2006;240(1-2):85-91.
5. Vos PE, Lamers K, Hendriks J, et al. Glial and neuronal proteins in serum predict outcome after severe traumatic brain injury. Neurology 2004;62(8):1303-10.
6. Fraser DD, Close TE, Rose KL, et al. Severe traumatic brain injury in children elevates glial fibrillary acidic protein in cerebrospinal fluid and serum. Pediatric Crit Care Med 2011;12(3):319-24.
7. Mondello S, Papa L, Buki A, et al. Neuronal and glial markers are differently associated with computed tomography findings and outcome in patients with severe traumatic brain injury: a case control study. Crit Care 2011;15(3):R156.
8. Pelinka LE, Kroepfl A, Schmidhammer R. Glial fibrillary acidic protein in serum after traumatic brain injury and multiple trauma. J Trauma 2004;57(5):1006-12.
9. Takano R, Misu T, Takahashi T, et al. Astrocytic damage is far more severe than demyelination in NMO: a clinical CSF biomarker study. Neurology 2010;75(3):208-16.
10. Vos PE, Jacobs B, Andriessen T, et al. GFAP and S100B are biomarkers of traumatic brain injury: an observational cohort study. Neurology 2010;75(20):1786-93.
11. Papa L, Lewis LM, Falk JL, et al. Elevated levels of serum glial fibrillary acidic protein breakdown products in mild and moderate traumatic brain injury are associated with intracranial lesions and neurosurgical intervention. Ann Emerg Med 2012;59(6):471-83.
12. Okonkwo DO, Yue JK, Puccio AM, Panczykowski DM. GFAP-BDP as an acute diagnostic marker in traumatic brain injury: results from the prospective transforming research and clinical knowledge in traumatic brain injury study. J Neurotrauma 2013;30(17):1490-7.
13. Metting Z, Wilczak N, Rodiger LA, et al. GFAP and S100B in the acute phase of mild traumatic brain injury. Neurology 2012;78(18):1428-33.
14. Diaz R, Wang KK, Papa L, et al. Acute biomarkers of traumatic brain injury: relationship between plasma levels of ubiquitin C-terminal hydrolase-L1 and glial fibrillary acidic protein. J Neurotrauma 2014;31(1):19-25.
15. Shemilt M, Laforest JF, Lauzier F, et al. Prognostic value of ubiquitin carboxy-terminal hydrolase L1 in patients with moderate or severe traumatic brain injury: a systematic review. Crit Care 2015;19(Suppl. 1):P454.
16. Brophy GM, Mondello S, Papa L. Biokinetic analysis of ubiquitin C-terminal hydrolase-L1 (UCH-L1) in severe traumatic brain injury patient biofluids. J Neurotrauma 2011;28(6):861-70.
17. Blyth BJ, Farhavar A, Gee C, et al. Validation of serum markers for blood-brain barrier disruption in traumatic brain injury. J Neurotrauma 2009;26(9):1497-507.
18. Siman R, Roberts VL, McNeil E, et al. Biomarker evidence for mild central nervous system injury after surgically-induced circulation arrest. Brain Res 2008;1213:1-11.
19. Neselius S, Zetterberg H, Blennow K, et al. Olympic boxing is associated with elevated levels of the neuronal protein tau in plasma. Brain Inj 2013;27(4):425-33.

20. Zemlan FP, Jauch EC, Mulchahey JJ, et al. C-tau biomarker of neuronal damage in severe brain injured patients: association with elevated intracranial pressure and clinical outcome. Brain Res 2002;947(1):131-9.
21. Franz G, Beer R, Kampfl A, et al. Amyloid beta 1-42 and tau in cerebrospinal fluid after severe traumatic brain injury. Neurology 2003;60(9):1457-61.
22. Bulut M, Koksal O, Dogan S, et al. Tau protein as a serum marker of brain damage in mild traumatic brain injury: preliminary results. Adv Ther 2006;23(1):12-22.
23. Wuthisuthimethawee P, Saeheng S. Serum cleaved tau protein and traumatic mild head injury: a preliminary study in the Thai population. Eur J Trauma Emerg Surg 2013;39(3):293-6.
24. Shaw GJ, Jauch EC, Zemlan FP. Serum cleaved tau protein levels and clinical outcome in adult patients with closed head injury. Ann Emerg Med 2002;39(3):254-7.
25. Rubenstein R, Chang B, Davies P, et al. A novel, ultrasensitive assay for tau: potential for assessing traumatic brain injury in tissues and biofluids. J Neurotrauma 2015;32(5):342-52.
26. Egea JJ. S100B protein may detect brain death development after severe traumatic brain injury. J Neurotrauma 2013;30(20):1762-9.
27. Goyal A, Failla MD, Niyonkuru C, et al. S100b as a prognostic biomarker in outcome prediction for patients with severe traumatic brain injury. J Neurotrauma 2013;30(11):946-57.
28. Rodríguez A. Role of S100B protein in urine and serum as an early predictor of mortality after severe traumatic brain injury in adults. Clin Chim Acta 2012;414:228-33.
29. Rainey T, Lesko M, Sacho R, et al. Predicting outcome after severe traumatic brain injury using the serum S100B biomarker: results using a single (24h) time-point. Resuscitation 2009;80(3):341-5.
30. Cervellin G, Benatti M, Carbucicchio A, et al. Serum levels of protein S100B predict intracranial lesions in mild head injury. Clin Biochem 2012;45(6):408-11.
31. Pineda JA, Lewis SB, Valadka AB. Clinical significance of α ii-spectrin breakdown products in cerebrospinal fluid after severe traumatic brain injury. J Neurotrauma 2007;24(2):354-66.
32. Mondello S, Robicsek SA, Gabrielli A. αII-spectrin breakdown products (SBDPs): diagnosis and outcome in severe traumatic brain injury patients. J Neurotrauma 2010;27(7):1203-13.
33. Yan EB, Satgunaseelan L, Paul E, et al. Hypoxia is associated with prolonged cerebral cytokine production, higher serum biomarker levels, and poor outcome in patients with severe traumatic brain injury. J Neurotrauma 2014;31(7):618-29.
34. Berger RP, Adelson PD, Pierce MC, et al. Serum neuron-specific enolase, S100B, and myelin basic protein concentrations after inflicted and noninflicted traumatic brain injury in children. J Neurosurg 2005;103(1 Suppl.):61-8.
35. Kochanek PM, Berger RP, Fink EL, et al. The potential for bio-mediators and biomarkers in pediatric traumatic brain injury and neurocritical care. Front Neurol 2013;4:40.
36. Lamers K, Vos P, Verbeek MM, et al. Protein S-100B, neuron-specific enolase (NSE), myelin basic protein (MBP) and glial fibrillary acidic protein (GFAP) in cerebrospinal fluid (CSF) and blood of neurological patients. Brain Res 2003;61(3):261-4.
37. Varma S, Janesko KL, Wisniewski SR. F2-isoprostane and neuron-specific enolase in cerebrospinal fluid after severe traumatic brain injury in infants and children. J Neurotrauma 2003;20(8):781-6.
38. Chabok SY, Moghadam AD, Saneei Z. Neuron-specific enolase and S100BB as outcome predictors in severe diffuse axonal injury. J Trauma Acute Care Surg 2012;72(6):1654-7.
39. Skogseid IM, Nordby HK, Urdal P, et al. Increased serum creatine kinase BB and neuron specific enolase following head injury indicates brain damage. Acta Neurochir (Wien) 1992;115(3-4):106-11.
40. Fridriksson T, Kini N, WalshKelly C. Serum neuron-specific enolase as a predictor of intracranial lesions in children with head trauma: a pilot study. Acad Emerg Med 2000;7(7):816-20.
41. Siman R, Toraskar N, Dang A, et al. A panel of neuron-enriched proteins as markers for traumatic brain injury in humans. J Neurotrauma 2009;26(11):1867-77.
42. Gatson JW, Liu MM, Rivera FA. Serum levels of neurofilament-H are elevated in patients suffering from severe burns. J Burn Care Res 2015;36(5):545-50.
43. Adamczak S, Dale G, de Rivero Vaccari JP. Inflammasome proteins in cerebrospinal fluid of brain injured patients are biomarkers of functional outcome. J Neurosurg 2012;117(6):1119-25.
44. Susarla B, Villapol S, Yi JH, et al. Temporal patterns of cortical proliferation of glial cell populations after traumatic brain injury in mice. ASN Neuro 2014;6(3):159-70.
45. Chiaretti A, Barone G, Riccardi R, et al. NGF, DCX, and NSE upregulation correlates with severity and outcome of head trauma in children. Neurology 2009;72(7):609-16.
46. Angelucci F, Ricci V, Gelfo F, et al. BDNF serum levels in subjects developing or not post-traumatic stress disorder after trauma exposure. Brain Cognition 2014;84(1):118-22.
47. Pelsers M, Glatz J. Detection of brain injury by fatty acid-binding proteins. Clinical Chemical Clin Chem Lab Med 2005;43(8):802-9.
48. Zhang Z, Zoltewicz JS, Mondello S, Newsom KJ. Human traumatic brain injury induces autoantibody response against glial fibrillary acidic protein and its breakdown products. PLoS ONE 2014;9(3):e92698.

50

心肺脑复苏

W. Callaway and Joshua C. Reynolds

呼吸心搏骤停可作为终点事件或许多疾病的终末结果而发生。通常是在治疗开始的时候，即或是同时使用了系统的近乎于滴定式的实时监测方法，其机制仍是未知的。当病因已知或疑似时，治疗可以针对具体病因进行个体化的和有针对性的治疗。对于所有病例，管理患者应优先考虑以下两个事项：迅速恢复心肺功能和尽量减少对外周器官的缺血损伤，尤其是大脑。循环的恢复主要由机械和电处理两部分组成。与之相比，针对脑和其他器官损伤的治疗主要涉及继发性的细胞和分子水平事件的预防，并运用特效的和周密的重症监护治疗。不对心脏和大脑进行有效的关注，有意义的生存是不可能的。

自从首次采用闭胸心外按压直到 2000 年，心搏骤停长期生存率几乎没有变化[1,2]。然而，在随后的多重改进复苏做法的区域性研究中，包括快速反应和心跳停搏后的监护等，在改善生存方面取得了显著的效果[3,4]。本文描述了心搏骤停后生理学变化的特定方式，有越来越多的证据表明心跳停搏后的系统管理会影响其最终结局[5-7]。进一步改善预后，需要采取综合的方法来进行复苏，以及随后的重症监护和重症监护后的康复。本章将回顾心搏骤停的流行病学，逆转心脏呼吸骤停的最初方法，适合特定疾病状态的方法的修改，以及旨在将脑损伤降至最低限度的心跳停搏后管理。

流行病学

在发达国家，心脏病是导致死亡的主要原因，院外心脏呼吸骤停事件的发生率为 55～120 人次 /（年•10 万人口）[8-11]。院外心搏骤停存活率的中位数估计为 10.6%[8]，但是这一范围在不同区域有所不同，从不足 2%[12,13] 到 16% 不等[11]。院内心搏骤停事件的发生率为每个医院病床每年大约发生 0.17 起[14]。经历心搏骤停的住院患者，出院的中位数生存率约为 20%。近半数的院内心搏骤停发生在重症监护室（intensive care unit，ICU），其存活率也高于普通病房[15]。呼吸功能不全是院内心搏骤停最常见的先兆症状[15]，伴有呼吸系统损害的患者，近 17% 在医院发生了心搏骤停[16]。

发生于院外的心搏骤停，男性较女性常见，但因急性心肌梗死住院的患者中，女性（6%）比男性（4.4%）心搏骤停的发生率更高[17]。院外心搏骤停对黑人和拉丁裔的影响比白人和亚洲人要大[10,12,18]，在少数群体和较低社会经济地位人群组成的社区中发病率更高，这些人群发生心搏骤停的可能性也更大，行心肺复苏的可能性更小，存活起来更加困难[19,20]。猝死可以发生在所有年龄的患者，研究发现心搏骤停发生的平均年龄是 65～70 岁[10,11,14]。

心跳停搏后大部分死亡归因于循环呼吸衰竭或脑损伤。院外发生心搏骤停的患者，1/3～1/2 患者恢复自主心跳收入 ICU，院内的患者这一比例为 44%[14]。院外心搏骤停的患者 2/3 被送到医院[21]，60% 恢复自主心跳的患者在出院前死亡[14]。缺血后脑损伤是院外心搏骤停患者院内死亡的最常见原因[14,22]，而院内心搏骤停的患者则为多脏器衰竭[23]。61% 院外心搏骤停的患者由于始终昏迷而放弃继续维持生命的治疗。

恢复循环

心搏骤停的紧急处置应包括同时进行的并以目标为导向的两部分治疗：①建立人工循环为心脏和大脑提供含氧的血液供给；②电复律终止室颤（ventricular fibrillation，VF）和不稳定的快速型心律失常（图 50-1）。持续、不间断、高质量的胸外心脏按压是保证复苏成功的基础[24]，而电复律只有在适合的情况下方可进行[25]。规律性心电图和脉搏的出现会进一步促进选择恰当的治疗方法。图 50-2 描述了为达到这些目标而推荐的时间划分和优先实施次序。其他内容还包括药物治疗及建立高级人工气道，其主要目的是补充心搏骤停急救的两个核心部分，尽可能在不中断上述治疗的情况下提高复苏效果。有针对性的床旁超声有助于判断危重患者的病情及识别心搏骤停的可逆性因素[26]。

美国心脏病协会和欧洲复苏委员会就心搏骤停的急救处理发表联合声明，其中包括对特定药物和流程的详细说明[27]。以下部分概述的是气道管理、循环支持、电复律和药物治疗。

开放气道和机械通气

心搏骤停后意识障碍的患者，易发生气道梗阻[28]，需要防止通气和氧合障碍。急性心搏骤停后 1～2 分钟出现濒死样呼吸，这可引起旁观者困惑，延迟了其对心搏骤停的识别[29]。

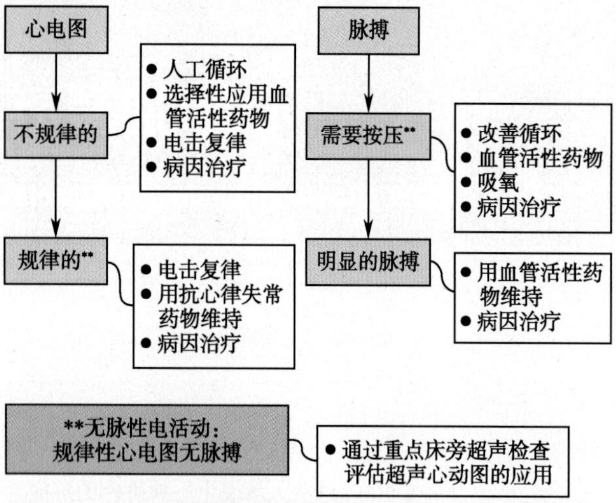

图 50-1 在心脏复苏期间依靠心电图和心脏机械活动的存在(脉搏)对患者进行持续的重新评估。如果心电图提示没有规律性节律，应采取恢复规律性节律的措施进行干预。如果心脏的机械活动不存在，应采取改善心脏机械活动的措施干预。为实现这两个目标，上述操作应循环往复

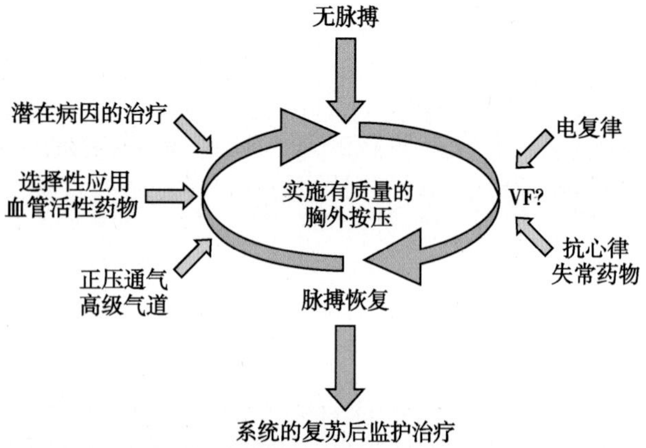

图 50-2 在心脏复苏期间，必须确定采取措施的优先次序。着重强调的是，胸外心脏按压只有在电复律或在循环恢复时方可中断。所有药物、气道开放设备和其他干预措施的应用均是为了增加人工循环或利于除颤。这些附属手段不应中断或干扰人工循环。VF：心室纤颤

虽然与生存相关，尚不清楚濒死样呼吸是否会产生足够的通气来支持生命[30]。但无论如何，人工通气对那些瞬时需要复苏的患者是必需的。

开放气道的简单操作包括伸展颈部(头部后仰)和前推下颌(使下颌提升)。插入口咽或鼻咽通气道，以使舌根从咽部移开，维持气道开放。使用口对口或带储气囊及单向活瓣的球囊面罩(bag-valve-mask，BVM)进行正压通气，成人 2～3 秒给予(6～7ml/kg)400ml 左右的气体通气，使胸部向上抬升[31]。心跳停搏期间，少于长期支持所需的分钟通气量，即可满足气体交换的需要。心肺脑复苏时，过度通气或肺过度扩张可能减少静脉回流，不利于循环恢复[32]。

心肺复苏需要气体交换，但即使胸部按压的短暂中断也可导致冠状动脉灌注压(coronary perfusion pressure，CPP)下降，我们需要权衡利弊(图 50-3)[33]。在实验动物猪中，不同胸部按压次数与通气频率比较发现，每 50 次或者更多次数的胸部按压配合 2 次呼吸，复苏效果最佳[34]。有学者进行了创新性的实践——不进行人工通气[35]或仅氧气被动吸入[36]，以减少胸外心脏按压的中断，结果提示仅胸外心脏按压可能不能产生显著的通气效果[28, 37]。折中的方法：提倡不间断的胸外心脏按压和非同步正压呼吸，即不考虑按压和通气的比例，尽可能地减少呼吸导致按压暂停的时间。

CO_2 波形图可有效确认通气及监测循环的效果，在心搏骤停期间，呼气末 CO_2 与心输出量和肺血流量密切相关[38]。心搏骤停期间，开始复苏时呼气末 CO_2 水平可能非常低(<10mmHg)，有效的胸外心脏按压可以提高呼气末 CO_2 水平，这些变化可以作为反馈结果来改善或修正胸外心脏按压。呼气末 CO_2 浓度大于 15～16mmHg 与心脏复苏成功相关[39, 40]；相反，复苏 20 分钟后呼气末 CO_2 低于 10mmHg 提示复苏失败[41]。常用的复苏药物会影响呼气末 CO_2 与肺血流量之间的相关性：肾上腺素降低了呼气末 CO_2 水平，碳酸氢钠可导致二氧化碳水平短暂升高。呼气末 CO_2 水平的突然增加，通常达到 35mmHg 以上，可能有助于判断循环的恢复，而不会中断胸外心脏按压去检查有无脉搏(图 50-4)。

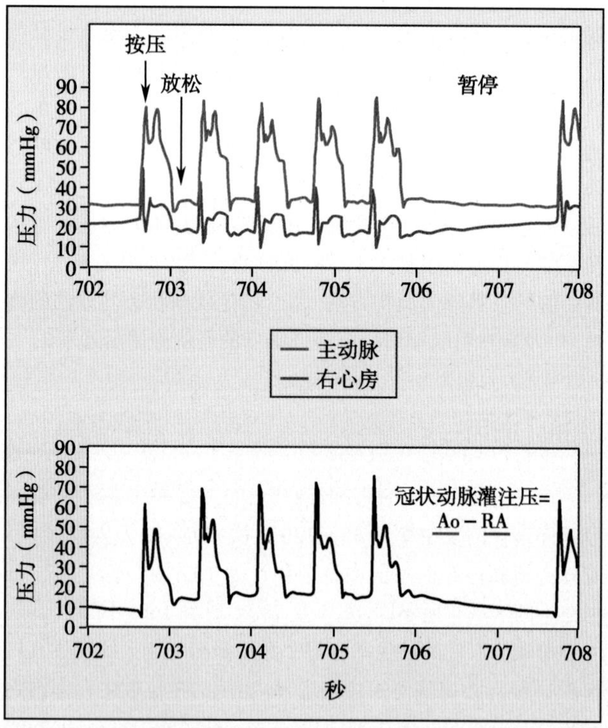

图 50-3 通过胸外按压产生主动脉和心室(接近于右心房的压力)的压力梯度，提供冠状动脉灌注。两个部位之间的压力梯度是冠状动脉的灌注压。胸外心脏按压时，主动脉压和右心房压均升高，放松时主动脉压持续高于右心房压。因此心肌血流与心脏按压放松期间的 CPP 关系最为密切。需要注意的是暂停心脏按压进行通气时，CPP 1～2 秒即开始下降(实验结果尚未发表)

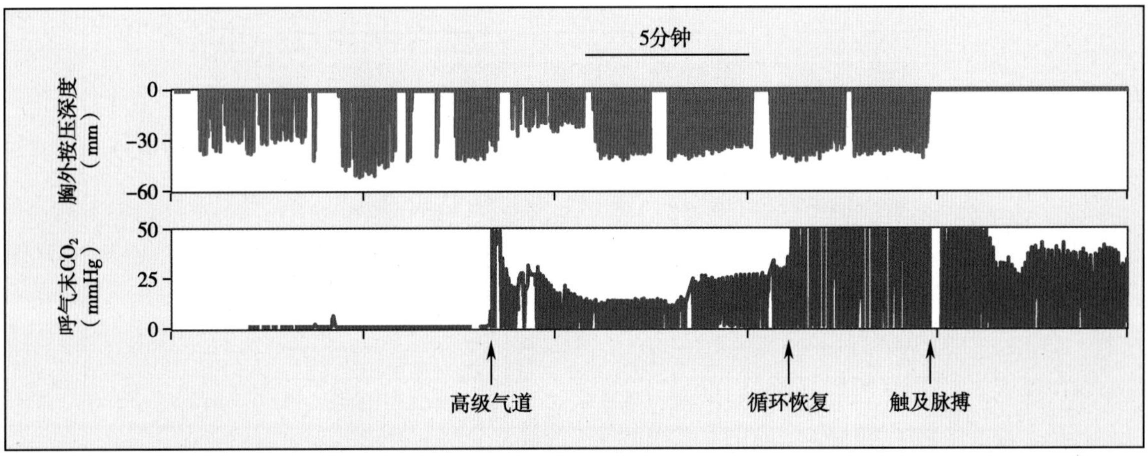

图 50-4　**复苏期间呼气末 CO_2 的变化**。监视器描记测量胸部按压深度（顶部轨迹）和应用二氧化碳图测量呼气末的 CO_2 波形（底部轨迹）。用呼气末 CO_2 证实了人工气道的正确位置。需注意的是建立高级人工气道前，胸外心脏按压常常被迫中断。胸外心脏按压持续的时间越长，呼气末 CO_2 就会突然增加，这与循环的恢复（包括肺循环）是相对应的。胸外心脏按压持续 2～3 分钟，直到触及明显的脉搏

气道装置

急救人员、护理人员及其他医疗健康提供者最常使用的通气装置是带储气袋的球囊面罩（bag attached to a face mask，BVM），若单人使用且成功实现通气，则需对相关人员进行培训和练习；双人使用球囊面罩通气，气道管理则可得到有效保障。BVM 通气也会将空气压到胃中[42]，这会导致呕吐和腹胀，静脉回流减少，肺顺应性降低[43]。正常情况下，食管存在防止气体进入胃内的阻力（15～20cmH_2O）[44]，但心搏骤停后随着肌张力的下降，其阈值下降至（5～8cmH_2O）[45]。

气管插管须用套管固定并封闭气道，以防止呕吐误吸，但喉镜检查通常需要中断胸外心脏按压。观察性研究发现，在简单的气管插管过程中，胸外心脏按压中断时间非常长[46]，因此，建议采取其他的挽救生命手段之后再考虑延迟的气管插管。最终，昏迷或持续呼吸衰竭的患者仍需要气管插管。

声门上气道辅助装置，如双腔气管 - 食管联合导管（例如，复合管）、喉管（例如，King-LT）或喉罩可在复苏期间临时保障通气[47, 48]。这些装置的优点是不需喉镜检查或中断胸部按压的情况下，数秒内盲插即可完成[42]。临床医生应认真考虑应用这些装置作为复苏过程中首选开放气道的方法。

人工循环

对于没有脉搏的患者，通过反复持续的胸外心脏按压来维持血液循环。恢复心肌能量储备和自主循环的关键是获得足够的 CPP。CPP 是舒张末期或停止按压时主动脉和心室内的压力梯度。大多数血液在舒张期或停止按压时流到心室壁，此时心室压力最低（图 50-3）。CPP 与心肌灌注、复苏的可能性密切相关[49]。对于人类而言，恢复循环需要超过 15～20mmHg 稳定的 CPP。

在行胸外心脏按压时，测得的动脉峰压或可触及明显的脉搏不一定能代替 CPP，因为心室压也是同步升高的。因此，胸部按压引起的脉搏和产生的收缩压可能有一定的误导性。监测舒张期动脉压是最有用的。如果不能监测这些压力，临床医生只能依靠心肌灌注的间接证据来判断 CPP，如心肌电和机械活动得到了改善，或肺排出 CO_2 增加。

即使短暂的胸部按压中断也会降低 CPP，并且按压中断与循环恢复和生存率呈负相关[24]。实际复苏时，按压中断和暂停是很常见的[50, 51]。现在一些除颤仪能够监测和记录胸外按压，实时反馈胸外按压的幅度和频率[52]，这些优点对存活没有明显的影响[53]。胸外按压分数是持续胸外按压的一个度量标准，是高质量复苏的一个组成部分[24]（图 50-5），许多临床医生认为实时的自动反馈可以促进安全和质量的改进。

开胸直接心脏按压比胸外按压更有效，CPP 约增加 3 倍[54, 55]。这种方法还可以及时发现心脏压塞和立即行心包切开术处理，直接观察心脏机械活动和纤维性颤动，以及直接电除颤或起搏。在失血导致的心肺功能衰竭情况下，开胸手术还能够直接压迫主动脉，将血液分流到心脏和大脑，并直接控制胸腔内出血。直到 20 世纪 60 年代，开胸手术仍是治疗心搏骤停的标准方法，但现在这种手术已经被闭合式胸外心脏按压所取代。个案病例报道了这种技术的有效性，当胸外按压无效时可考虑开胸直接心脏按压[54]。在复苏早期开始时直接心脏按压是最有可能复苏成功的[56]。

为了更好地提供持续的胸外按压，目前已经开发出多种机械装置[24, 33, 57-59]，某些装置利用了环向压缩和胸腔主动减压的原理。Cochrane 发表的综述比较了机械和人工胸外心脏按压治疗心搏骤停的效果，没有证据支持机械按压对恢复自主循环有益；随后的随机试验也发现其不能提高 3 0 天存活率[59, 60]。虽然目前没有装置优于手动按压，但这些装置仍可在手动按压很难或不可能的情况下（例如，在救护车运送期间、X 线检查时、按压人数少）实施。

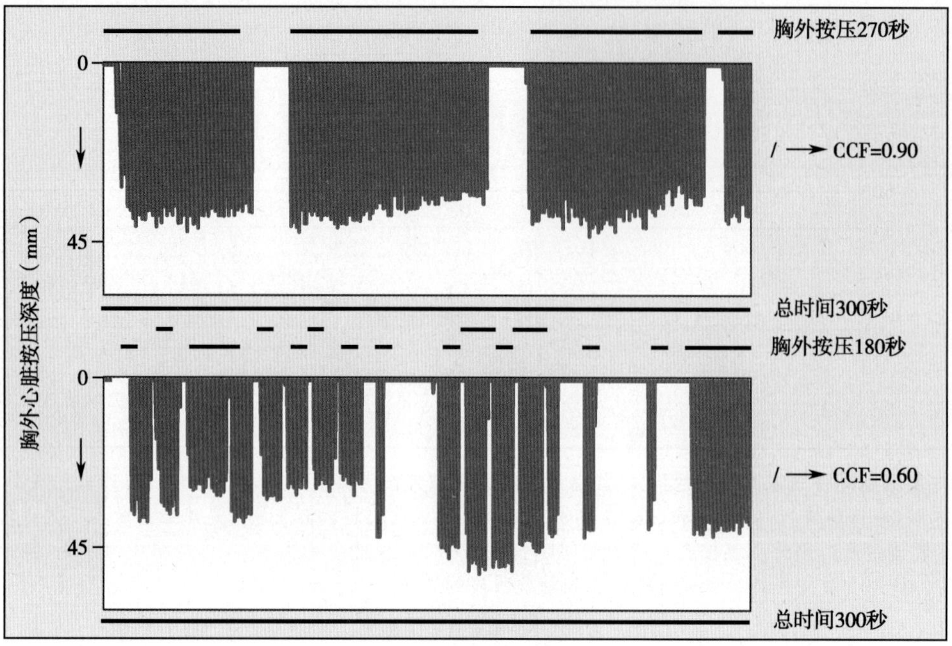

图 50-5　胸外按压分数反映了复苏时按压的连续性。除颤监护仪测量和记录的胸外按压轨迹，在上轨处，按压很少中断，CCF 是 0.90；在下轨处，由于频繁的呼吸或其他步骤，CCF 是 0.60

体外循环

体外灌注恢复循环（extracorporeal perfusion for restoration of circulation，E-CPR）可用于对胸外按压失败患者的复苏[61-63]。这种方法需要较强专业技术能力的保障和团队协作的配合，以及需要承担更高的成本和增加的风险。存在的问题包括：灌注设备的不足，启动循环的时间以及建立动 - 静脉通路的延迟。快速启动的便携式心肺分流装置以及改进的快速血管通路建立技术，扩大了 E-CPR 的使用范围。

选择恰当的患者进行 E-CPR 至关重要。理想者应为年轻的心搏骤停患者，有可疑的心脏病因，接受了即时的心肺复苏，穿刺插管和开始体外复苏间隔很短。3 个医学中心的选择标准如下（表 50-1）。

开始 E-CPR 的时机也很重要，因为即使血流动力学恢复，不可逆的心肌和神经细胞损伤也会降低生存率。常规复苏仍然是首选，常规复苏是指早期识别，早期高质量的胸外按压，早期电除颤。然而随着治疗心搏骤停时间的延长，功能良好的生存率逐渐降低（专业复苏 16 分钟后生存概率可降低至 1%）[64]。紧急复苏失败，应考虑对适合患者开始实施 E-CPR。一项 E-CPR 研究发现，85% 的 E-CPR 幸存者在循环衰竭的 55 分钟内开始灌注，起始 E-CPR 的间隔时间越长，越不利于神经系统的恢复[58]。

心电图动态监测

持续的三导联心电图监测对于指导复苏至关重要。在实际应用中可将心脏节律分为规律性和不规律性心律。规律性心律包括室上性心律或室性心动过速（ventricular tachycardia，VT）。不规律心律包括心室颤动（ventricular fibrillation，VF）和心跳停搏。无论容量状态、心肌细胞情况及血管完整性如何，不规律节律不能维持有效血流。因此，恢复规律的心脏电活动是复苏的重要组成部分。规律心律可以维持血流，除非节律太慢（<30～40 次 /min）或太快（>170～180 次 /min）。没有脉搏的规律的心脏电活动被称为无脉电活动（pulseless electrical activity，PEA）。

随着 PEA 作为初始心律失常的发生率的增加，VF 的发生率相对下降[10, 65-67]，PEA 成为研究的重点。复苏期间，心脏超声检查可以更准确地评估 PEA。PEA 在有规律心律无脉搏前提下，可被再细分为超声下无心脏运动和有心脏运动的 PEA（“真 PEA”与“假 PEA”）。在假 PEA 中，暂停按压和给予血管活性药可以恢复血液循环[68]。室性心动过速、室上性心动过速和心房颤动灌注差，导致脉搏消失，即使有快速的心室收缩，也没有充分的心脏充盈。因此，快速型心律失常应先纠正休克。

伴有缓慢的规律性电活动的低灌注患者，可能是由心肌损伤（如大面积心肌梗死，MI）或心脏电机械活动分离造成的（如长时间循环停止）。心率变化可用来监测复苏效果。随着缺血的加重，生物电系统能量耗竭，PEA 的频率会降低。如果复苏改善了心脏的能量状态，PEA 的频率会增加。心率达到 80～100 次 / 分时，常提示脉搏的恢复。心率下降则预示复苏失败。PEA 的波形形态也是反映这种节律的简化方法。狭窄波形倾向于提示存在机械问题，而波形增宽常常表明代谢紊乱或濒死心律[69]。

VF 和心搏停止常发生于连续的不规律心律。通常使用 ECG 任意的峰 - 峰振幅区分心搏停止（振幅 <0.1～0.2mV）与 VF（振幅 >0.2mV）[70]。VF 也存在短暂的时间结构而心搏

表 50-1 体外灌注恢复循环(E-CPR)的患者选择标准

	骏河台日本大学医院，东京，日本	夏普纪念医院，圣地亚哥，加利福尼亚	阿尔弗雷德医院，墨尔本，维多利亚，澳大利亚
选择标准	年龄：18～74 岁 确切的心搏骤停病史 怀疑有心脏疾病 EMS 急救在 15 分钟内到达 通过 AED 或 EMS 除颤 持续性心搏骤停一直到 ED	持续性心搏骤停 常规方法难以治疗的休克	年龄：18～65 岁 怀疑心脏疾病 循环衰竭后 10 分钟内的心脏复苏术 初始节律为心室颤动 持续性心搏骤停达 30 分钟
排除标准	怀疑非心脏病因 到达 ED 10 分钟内出现成功的 ROSC 到达 ED 前核心体温低于 30℃ 孕妇	心搏骤停时的初始节律为心搏停止 心搏骤停 10 分钟内未实施任何心脏复苏术 估计急救转运时间超过 10 分钟 心搏骤停时间超过 60 分钟 怀疑脓毒症或大出血 既往存在严重的神经系统疾病	明确既往有严重的神经功能障碍 存在严重的晚期并发症 恶性肿瘤的终末期

院外心搏骤停(OHCA)体外生命支持(ECLS)的样本选择标准。
AED：自动体外除颤器；ED：急诊科；ROSC：自主循环恢复。

停止时消失[71]。VF 是由心脏内多重相互作用的激活波而形成的一种混乱的电活动[72]。VF 常由缺血(如 MI)，不应期延长(如药物诱导或遗传的 QT 间期延长)，或连续过快的激活电位(如心动过速，或“R on T”期前收缩)引起。规律性节律和波幅可因缺血或低氧而下降，ECG 的振幅也下降。心搏停止后心脏再灌注可引发 VF。此外，VF 的振幅和节律随着再灌注的增加而增加，可作为人工灌注充分的标志。

合理使用除颤仪

及时为患者实施经胸壁电除颤，可以将 VF 转换为规律的心律。当 VF 持续时间非常短(<1～2 分钟)时，电除颤非常有效。除颤通过使心肌去极化，消除初始波峰，或延长不应期来起作用[72]。虽然电除颤能够恢复规律的心律，但反复除颤可直接损伤心肌[73]。最佳的治疗方案应该是为患者提供最低的有效的除颤能量，并应尽量减少不成功的电除颤次数。

在没有医务人员的院外环境中晕倒，只有 9%～12% 的急救电除颤恢复了规律性心电图[74,75]，而且大多数情况下电除颤将 VF 转变为心搏停止[76]。即使除颤成功，VF 可能会因为电击引起的去极化不完全、不同区域不应期不一致，或存在持续异常放电部位而复发[77]。多相波较单相波对心肌细胞的去极化更有效，并且需要的能量也更少[72]。因此，大多数除颤仪提供双相波。除颤仪手柄电极的压力从 0.5kg 增加到 8kg，可以降低 14% 的经胸电阻，增加对心脏电流的输送[78,79]。需要我们权衡手柄电极这一优势与大多数单位使用的更安全、更便利的免提、粘贴式电极之间的利弊。在过去，为降低胸部阻抗，对患者实施连续不断的电击。然而在实际患者中，反复除颤尽管会降低约 8% 或更少的胸部阻抗[78,80,81]，但这不能证明中断人工循环“累加”除颤是合理的。除颤前后尽量减少胸部按压的暂停时间，这与复苏成功率的增加密切相关[82]，这还导致“除颤前后暂停”这一名词的出现。除颤前后暂停的持续时间与出院存活率呈负相关[83]。减少除颤前后暂停的具体技术包括：在除颤器充电时持续进行胸外按压，仅在除颤前的最后一刻停止，取消除颤后脉搏检查。使用绝缘手套和粘贴式除颤电极，救援人员在除颤期间接触患者被电击的风险很小[25]，除颤时可以继续手动按压或使用按压装置进行胸外按压。

对于持续时间超过 3～4 分钟的 VF，临床前数据表明，几分钟的胸外按压之后进行电除颤能提高成功率[84-87]。迄今为止，两项针对院外心搏骤停患者的临床研究发现，在开始除颤之前胸外按压 90 秒或 3 分钟，可改善院外 VF 患者的复苏成功率，尤其在医院外救援人员的反应间隔时间超过 4 分钟时[2,88]。然而第 3 项研究发现，除颤前胸部按压 5 分钟，结果无差异[89]；第 4 项研究发现，除颤前胸部按压 3 分钟与立即除颤相比，结果无差异[90]。最后，一项大样本多中心研究比较了立即除颤与除颤前进行 3 分钟胸部按压，发现两组之间没有差异[91]。总而言之，临床数据表明，第 1 次除颤越早越好，最好在持续胸外心脏按压开始的 3～5 分钟，没有理由故意延迟除颤时机。

VF 波形的定量分析可以区分早期 VF 和晚期 VF，有助于预估除颤成功的可能性[92]。较大振幅的 VF[93]、基于测量的频率、非线性动态测量的 VF 节律规整性[94-97]与较高的除颤成功率相关。未来的除颤器可以提供实时、半定量的评估，估计除颤成功恢复规律性节律的可能性。尚不清楚这些定量测量在临床上是否可用于滴定式复苏。

应用艾司洛尔等短效的 β 受体阻滞剂是治疗 VF 的另一种选择。β 受体激活可能会增加心肌氧需求，加重缺血性损伤，降低 VF 阈值，使复苏后心肌功能恶化[98-100]。阻断 β 受体可能会终止导致难治性 VF 的电活动风暴[98-102]。艾司洛尔的半衰期极短，是一种有用的药物[103]。

药物治疗

没有药物治疗被证实可以改善长期生存率[104]。尽管如此，治疗心搏骤停的药物仍可被分为三类：血管活性药，抗心律失常药和代谢性药物。复苏期间使用的血管活性药，包括肾上腺素和血管升压素。这两种药物可以通过 α- 肾上腺素受体（肾上腺素）或血管升压素受体增加 CPP（图 50-6）[105，106]。肾上腺素通常以 1mg（～0.015mg/kg）的增量给药。在实验室研究中，心搏骤停期间肾上腺素的升压效应很短（～5 分钟）。血管升压素以 40U 的剂量（约 0.5U/kg）给药，产生更长时间（～10 分钟）的升压及维持增高 CPP 的效果。两种药物都应以滴定的方式给药直至临床指标改善（心电图波形，心脏机械活动，呼气末 CO_2，或作为 CPP 替代指标的舒张期动脉压）。生搬硬套、机械重复的管理，不太可能为临床带来有意义的预后改善。目标导向心搏骤停复苏的概念是复苏科学的新兴范例，得到了临床前期和初步的临床工作支持[107，108]。

早期的临床试验发现，较高的肾上腺素初始剂量（15mg vs 1mg），有更高的脉搏恢复率（13% vs 8%）和较高的入院率（18% vs 10%）[109]，但总体生存率没有显著差异。比较院内和院外心搏骤停，中等剂量（7mg vs 1mg）的肾上腺素对脉搏恢复或存活无影响[110]。同样，比较 0.02mg/kg 与 0.2mg/kg 的肾上腺素，未发现脉搏恢复或存活率有变化[111]。这些较高剂量的肾上腺素所产生的 β- 肾上腺素能效应，其毒性可能限制了长期生存。心搏骤停后心脏指数受损和氧输送障碍的情况与肾上腺素剂量有关[112]。同样，神经功能障碍也与肾上腺素剂量有关。越来越多的学者认识到大剂量的肾上腺素可能损害脑循环[113]，这是一种有害的影响，它可能会抵消循环恢复率提高所带来的任何获益[114]。肾上腺素的滴定式输注能否为其正负两方面的影响之间找到平衡点，这种方法目前还未在临床中尝试。

血管升压素可以增加 CPP 而没有复杂的 β- 肾上腺素能效应。比较住院期间[115]或院外心搏骤停后，应用升压素和标准剂量的肾上腺素复苏的两组患者，二者的复苏率和存活率相同[116]。然而事后分析显示，最初心电图表现为心搏停止或需要多次给予血管升压素复苏的患者，应用血管升压素在复苏和生存方面可能更有优势[116]。随后的研究比较了肾上腺素和血管升压素联合应用与肾上腺素单独应用治疗心搏骤停的效果[117，118]。结果发现，不同药物组合的疗效没有差异。因此，在心搏骤停的情况下应用血管升压素或肾上腺素均是合理的，但在常规复苏中不建议用血管升压素来代替肾上腺素。

虽然临床前期和现有的临床数据支持这样的结论，即 CPR 期间应用血管活性药物可增加恢复自主循环的可能，但尚不清楚这些药物是否真正提高了总体存活率。一项针对院外心搏骤停患者的研究，比较静脉注射药物和没有静脉注射药物对复苏效果的影响[104]，在这项研究中，静脉注射药物增加了脉搏恢复的比例（32% vs 21%），但不改善神经学预后（9.8% vs 8.1%）。同样，一项基于人群的大样本匹配的队列研究发现，院前心搏骤停应用肾上腺素与循环恢复有关，但 1 个月存活率较低，也没有好的功能预后[119]。这些数据可能会引起人们的担忧，当需要静脉注射药物来恢复心脏活动时，严重的脑损伤已经发生了，或者所应用的药物加重了脑损伤[113]。

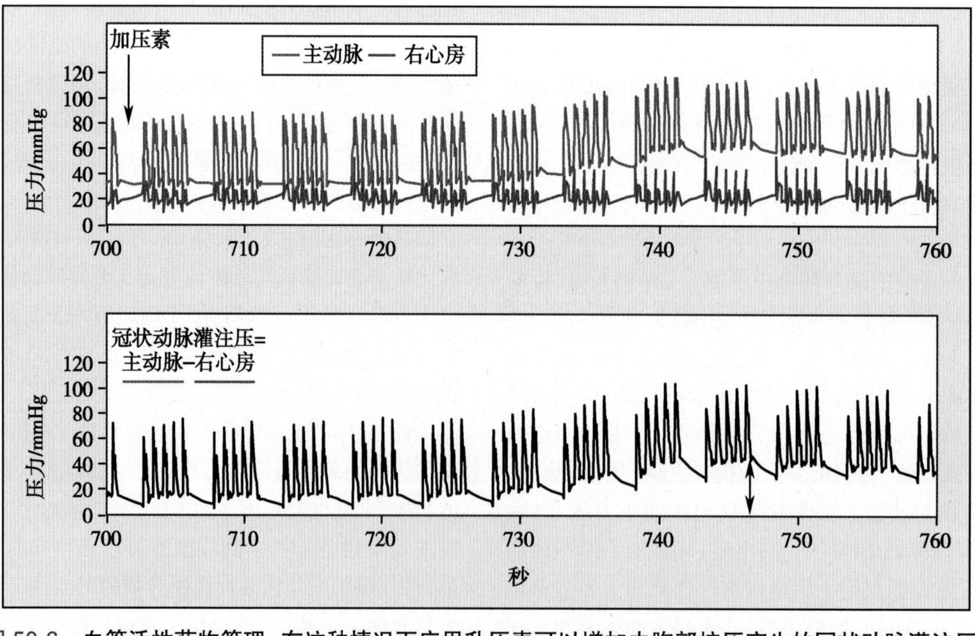

图 50-6　血管活性药物管理，在这种情况下应用升压素可以增加由胸部按压产生的冠状动脉灌注压。注意，仅由胸部按压产生的 CPP 不足 15～20mmHg，这是恢复自主循环必需的。然而，在给药 40～60 秒后主动脉压（AO）及 CPP 的增加会超过这个阈值，而右心房（RA）压力保持不变。在治疗心搏骤停时，我们有理由相信胸外按压 60 秒钟后，血管活性药物将发挥作用（未公开的实验室数据）

抗心律失常药物在心搏骤停期间的作用是模棱两可的[120,121]。阿托品可减轻迷走神经介导的心动过缓。然而，神经系统对心脏的影响在循环停止 1～2 分钟基本消失。因此，很少有学者认为阿托品可以提高心跳停搏或无脉电活动者的复苏成功率。利多卡因、普鲁卡因胺和溴苄胺治疗心室颤动的历史很长。一旦发生心室颤动，应用利多卡因会增加至少 50% 的除颤所需的电能[122]。没有钠通道阻断作用的其他类型的抗心律失常药不改变除颤所需的电能。例如，胺碘酮（5mg/kg）在恢复经三次电除颤而未终止的院外心室颤动患者的脉搏方面优于安慰剂[123]和利多卡因[124]。一项比较胺碘酮、利多卡因或安慰剂治疗难治性心室颤动的大样本临床研究发现，总体存活率无差异[125]，但利多卡因和胺碘酮在心室颤动有旁观者亚组中疗效优于安慰剂。

用碳酸氢盐或其他缓冲液经验性治疗代谢紊乱，可改善缺血引起的高碳酸血症。虽然有报道应用碳酸氢钠可获较高复苏成功率[126]，但没有试验证明应用碳酸氢钠可改善预后[127]。氨茶碱被当作缺血过程中腺苷释放的拮抗剂。对无脉电活动或心跳停搏的患者，两项给予氨茶碱的前瞻性研究发现，在复苏成功率上无改善[128,129]。含葡萄糖或无葡萄糖的液体的应用不改变院外心搏骤停患者的预后[130]。其他代谢支持疗法，包括钙和镁的应用也缺乏数据支持[131,132]。然而，使用特异性药物来纠正明确导致心搏骤停的离子紊乱是恰当的，如已知的高钾血症、钙通道阻滞剂过量、尖端扭转型室性心动过速或低镁血症。

总之，这些数据支持简单的药理学方法治疗心搏骤停：血管活性药、肾上腺素或血管升压素可以增加胸外按压期间的 CPP，抗心律失常药物可能有助于维持有旁观者的难治性心室颤动的规律性节律，其他药物治疗应根据患者的临床情况和患者的反应。

心搏骤停的特殊情况

如果可提供确切的心搏骤停的初始病因，治疗和评估预后应根据特定患者个体化实施。在院外患者中，66% 的患者有原发性心脏病[133]。院内心搏骤停患者心律失常和心脏缺血占 59%[134]。本节回顾了心脏和非心脏原因引起的心搏骤停的特征。

原发心脏事件

原发性心律失常或心源性休克是心搏骤停最常见的直接原因[133,134]。接受血管成形术患者心搏骤停的发生率为 1.3%，这些患者的存活率与其他患者相近[135]。在住院的急性心肌梗死患者中，心搏骤停发生率为 4.8%[17]。尽管再灌注治疗降低了心搏骤停的总体风险[136]，但再灌注治疗后数小时内出现心律失常却很常见[135]。急性心肌梗死时，心搏骤停最可能发生于血钾水平较低、ST 段抬高合计超过 20mm、发病 2 小时内 QTc 间期延长的患者。约 3.3% 的急性心肌梗死患者出现心源性猝死[137]。大多数心搏骤停的患者均有心脏异常，至少 65% 的患者尸检时发现存在冠状动脉疾病[138]。总之，这些数据表明，大多数心搏骤停患者均有心血管疾病。

对心搏骤停复苏患者进行血管造影时发现，48%～58% 的患者存在急性冠状动脉闭塞[139,140]。同样，51% 复苏的门诊患者出现心肌酶升高或心电图呈现急性心肌梗死的证据[141]。在一系列研究中，40% 的院外 CPR 患者肌钙蛋白 T 升高[142]。除颤和 CPR 直接造成的心肌损伤可引起与心血管疾病无关的肌酸激酶的假性升高[143]。然而，心肌肌钙蛋白水平的升高反映的是急性心肌梗死，而非电击造成的损伤[144]。因此，40% 接受 CPR 的患者肌钙蛋白的升高可能是因在晕倒前即已出现心肌损伤导致。

除非心搏骤停的非心脏病因明确，否则急性冠状动脉造影可能提示需要进行血管成形术、溶栓或其他再灌注治疗。早期再灌注治疗与提高生存率和改善预后有关[17,139,145,146]。在低温治疗的昏迷患者中，最初血运重建是安全的，已经有报道提示其预后良好[147,148]。因此，对可疑急性冠脉综合征的急救处理，昏迷及其治疗不应延误。

原发性室性心动过速可迅速逆转，23%～41% 院外心搏骤停患者[10,11,149]和 25%[14]院内心搏骤停患者最初节律有室性心动过速。对于心搏骤停后存活下来的患者应考虑长期抗心律失常治疗。至少，对无可逆因素的左心室功能减退或原发性心律失常的患者应考虑抗心律失常治疗[150]。重要的是，在平均 16 个月的随访中，危及生命的室性心律失常存活患者，存在 15%～20% 的死亡风险，即使明确了心律失常的可逆因素，如电解质紊乱或缺氧[151]。植入式除颤仪优于抗心律失常药物，可以降低随后的死亡风险[152]，主要是左心室射血分数（left ventricular ejection fraction，LVEF）小于 0.35 的患者可能从中获益[153]。欧洲进行的一项研究未评估 LVEF，该项试验纳入了因室性心律失常引起心搏骤停而接受复苏的患者，发现植入式除颤器并不优于抗心律失常药物。然而，这些装置是预防心源性猝死的希望，识别可能从中受益的患者群是目前研究的热点[154]。目前，对于 LVEF 小于 0.35 的意识恢复的患者或没有明显可逆原因的室性心律失常的存活患者，应该考虑放置植入式除颤器。

窒息

窒息可引起短暂的心动过速和高血压，随后是心动过缓和低血压，最后进展为无脉电活动或心搏停止。在心跳停搏之前的严重低氧血症期间，窒息可能导致比室颤或其他快速循环衰竭更严重的损伤[155]。心搏骤停是由肺部疾病引起的，而非心脏因素引起，复苏后 CT 扫描脑水肿更常见[156]。在心跳停搏期间，血流重新分布到肺血管引起肺水肿，进一步加重窒息患者的氧合障碍[157]。明确窒息的主要原因及改善氧合是治疗中需要关注的。

肺栓塞

肺栓塞最可能发生于手术后以及内科运动障碍的患者[158]。有两个系列研究发现，10% 院内死亡[159]和院外死亡[160]的患者肺部出现栓子。肺栓塞可迅速地导致呼吸循环衰竭，在特定的临床情况下，当患者有肺栓塞的诱因或突然出现的呼吸急促、低氧血症或胸膜性胸痛时，应考虑肺栓塞是心搏骤停的可能病因。

肺栓塞可因低氧血症或大块血栓阻塞血液从右心室进入肺动脉而导致心搏骤停。此时出现右心室扩张，左心室容量不足，可通过超声心动图进行识别。除非栓塞解除，否则循环很难恢复。由于主要干扰因素是低氧血症和心输出量减少，肺栓塞引起心搏骤停的初始心律通常表现为无脉电活动或心搏停止。

一项非随机无差别化研究中，已有应用负荷剂量的促纤溶药物如替奈普酶成功改善复苏患者预后的报道[161]，但在大规模随机对照研究中未发现心搏骤停患者获益[162]。同样，在另一项随机对照试验中，对初始节律表现为无脉电活动的院外心搏骤停患者应用组织纤溶酶原激活物也未发现获益[163]。关于大面积肺栓塞引起心搏骤停的治疗数据很少，应用促纤溶药物制定个体化治疗方案成功的可能性较低，需慎重。

电解质紊乱

钾离子紊乱是最有可能导致心搏骤停的电解质紊乱。在心脏病患者中，低钾血症与心肌梗死后心室颤动的发生相关[136, 164]。低钾血症也可能是大剂量应用利尿剂患者发生猝死的原因。血清钾在 4.5mmol/L 以上的患者很少发生心室颤动。相反高钾血症可延长复极，增加心室颤动发生的可能性。高钾血症可能通过抑制心肌电活动的自律性而导致心动过缓的无脉电活动或心搏停止。有趣的是，在血液透析中发生的心搏骤停与钾水平的高低无关，但用低钾（0 或 1mmol/L）透析液透析对患者是不利的，发生心律失常更常见[165]。这些数据说明，钾的快速变化而非绝对值，是心搏骤停的重要触发因素。钙和镁的异常可能在心脏传导中产生相似或协同的效应。

心搏骤停或伴有心室扩张的患者合并心电图复极异常，提示可能存在原发性电解质紊乱。如果怀疑有高钾血症，通常情况下急救复苏操作应快速注射碳酸钙（1g），碳酸氢盐（1mmol/kg），或者胰岛素（0.1U/kg）和葡萄糖（0.5～1g/kg）。这些药物可以改善心脏电生理稳定性，促进循环的恢复。

中毒

心搏骤停可由药物过量引起。除非有特定的解毒剂或治疗对策，否则中毒后心搏骤停的治疗不变。例如，钙通道阻滞剂过量可通过静脉注射钙来中和[166]。β 受体阻滞剂的毒性可能需要应用大剂量的正性肌力药来拮抗[167]，或胰高血糖素可能有治疗作用[168]。地高辛结合抗体可能对地高辛过量有治疗作用[169]。麻醉剂引起的呼吸抑制，随后出现的心搏骤停通常是由窒息导致的，而并非其心脏的毒性作用。有病例报道可以用 1～3ml/kg 的脂肪乳剂治疗局麻药物的毒性作用[170]。这种干预还可能应用于其他脂溶性物质的中毒[171]。中毒的患者往往比较年轻，很少有合并症，一旦毒物被消除，他们可能会得到很好的恢复。这种可获良好预后的可能，应为患者提供更持久、更积极的复苏而努力。最近一项针对兴奋剂过量导致心搏骤停的队列研究发现，与其他原因导致心搏骤停的患者相比，兴奋剂过量的患者更有可能出院存活[172]。

脓毒症

脓毒症引起的心搏骤停可能涉及体液因素引起的直接心肌抑制[173, 174]。血管扩张也可导致明显的低血容量。最终，氧摄取障碍、动静脉分流和线粒体功能受抑致使细胞缺氧。泵及血管功能衰竭是主要的病理生理特征，最常见的初始心电图节律是快速的无脉性电活动，随着缺血加重及时间延长，无脉性电活动逐渐进展到心脏停搏。需要大剂量的正性肌力药、血管活性药和液体复苏来恢复循环。急性容量复苏可能需要 100ml/kg 或更多的等渗液体，滴定到达生理复苏目标（例如，中心静脉血氧饱和度、中心静脉压或尿量）。脉搏恢复时，脓毒症潜在的生理学基础依然存在，因此在亚急性恢复期是不稳定的，生存概率也会降低[30, 175-177]。

创伤 / 出血

在严重创伤、消化道出血或其他失血之后，可因低血容量而发生心搏骤停。尽管心肌收缩力和血管张力正常，但因静脉回心血量减少，心输出量也较少。与脓毒症相似，此时可能表现为快速的无脉性电活动，而后其频率逐渐减慢直至停搏，但全心缺血可导致室颤。由于心功能和血管功能最初是正常的，所以正性肌力药和血管收缩剂对低血容量引起的心搏骤停很难奏效。同样的，在低血容量性心搏骤停期间，心室回心血流少，胸外心脏按压无效。因此，采取传统的复苏策略是没有生理学依据的，相反，应将重点转向紧急程序以控制出血，用晶体液或血液制品扩容，为明确的外科干预做准备[178]。循环恢复后，出血性心搏骤停患者有可能发生多器官功能衰竭[178]。

如果正在出血或者不能迅速进行大量的液体复苏，开胸手术夹闭或压迫主动脉，或许可以在近端主动脉中保留足够的血液，以维持冠状动脉和脑动脉的灌注。有报道该方法用于开放性创伤的患者获得了成功[179]，但在闭合性创伤中并未获益[180]。如果能在短暂的脉搏消失后迅速在手术室进行开胸手术可提高存活率，尤其是开放性损伤造成的心脏压塞，可通过直接切开心包缓解。很明显，只有出血部位得到修复，血液循环才能恢复。

低体温

低体温是一种重要的情况，因为低温可以提高心脏和大脑对缺血的耐受性，在这种情况下，延长复苏的努力是合理的。据报道，浸泡或暴露于冷水中的心搏骤停患者，持续数小时的复苏后幸存，且神经恢复良好[181, 182]。由于体温过低而发生循环停止的患者似乎较窒息或体温正常的循环停止的患者更易于复苏[183]。

治疗应以患者的初始体温为基础。体温在 32～37℃，不需要改变药物或电除颤治疗，这种程度的低温有利于心脏和大脑的复苏。体温在 29～32℃时，心脏的机械活动可能被保留，复苏过程中可能需加用外部加热设备（暖空气、暖灯、暖毯）和静脉输注加温的液体[184, 185]。当体温从 32℃降低至 29℃时，试图通过改善自身灌注以使身体重新复温的可能性很小，如果外部加热措施不能很快复温，则应考虑有创的复温措施。体温在 28℃以下时心脏的机械活动和电活动均遭破坏，患者可能表现为无脉电活动、对电除颤无效的室颤或心跳停搏。针对这些患者进行反复电除颤是不合理的，甚至是有害的；相反，患者在持续循环支持的条件下复温，电击除颤还应被保留应用。此时大多数的药物复苏可能无效。

严重低体温患者复苏期间，主动复温包括建立动静脉通路进行部分或完全体外心肺循环。体外循环可同时进行人工循环和加温，对此类患者复苏尤其有用[183, 186, 187]。另一种选择是胸膜腔造口放置胸腔导管，用温水进行胸腔冲洗[188]。胸腔造口置管灌洗直觉上优于腹腔灌洗，因其可为心脏直接复温。暖空气吹拂体表是热交换最少的复温方法[189]。任何病例，深度低温的情况下，很难确定其是否能恢复有效的血液循环，直到身体核心温度接近生理体温（32～36℃）。

其他内科情况

合并症对心搏骤停患者的预后有很大影响[134, 190, 191]。某些情况下，心搏骤停可能是患者疾病的预期进展。例如，在预期会发生心搏骤停的癌症患者发生心搏骤停后，尚无幸存者的报道[191]。因此，在一些疾病进展到呼吸循环衰竭之前，可以适当地对复苏努力进行限定。理想的情况是，在心搏骤停之前与患者、其家人或其代表讨论对复苏努力的期望。如果未在心搏骤停之前讨论可能的复苏效果，则应把患者当作可能复苏成功的患者进行复苏。

心搏骤停后治疗——尽可能地减少脑损伤

心搏骤停复苏后综合征是由脑损伤、心肌功能障碍、全身缺血 / 再灌注以及引起心搏骤停的持续、急剧的病理变化所组成的一组临床综合征。循环功能恢复后，对这种综合征的处理直接影响其最终预后。例如，接受同样急救车治疗的患者被送往不同的医院，进行住院治疗，因不同医院管理制度方面存在差异，故其存活率存在差异[5, 6]。美国心脏协会（American Heart Association）联合欧洲复苏委员会（European CRP Council）将心搏骤停复苏后综合征的治疗纳入其科学共识。本节将重点介绍心搏骤停后的集束化治疗策略，旨在减轻原发性损伤和防止继发性脑损伤。

缺血后脑损伤在复苏后数小时至数天内是一种进行性进展的过程。多种细胞和分子机制引发了脑损伤[192]。机制包括：兴奋性氨基酸释放增加、自由基形成以及能量耗竭。持续数小时在翻译水平蛋白质合成受抑[193]。有局灶性脑血流障碍[194]。脑缺血后数小时，特异性的细胞内和细胞外信号通路被激活，可能引起特异性基因转录的改变[195, 196]。最终，再灌注后 24～72 小时，特定的蛋白酶活化，与神经元死亡的组织学特征出现相关联[197]。这些过程对神经元损伤的作用及其作为干预靶点的潜能尚不清楚。

尽管对脑缺血机制的了解越来越多，但迄今为止没有一种药物能够在人体试验中显示出明显的益处。随机试验观察了硫喷妥纳、钙通道阻滞剂利多氟嗪、镁和地西泮在脑缺血中的作用[198-200]。对这些失败的一种解释是多种机制同时参与了缺血性神经元的死亡，拮抗导致神经元死亡的一个途径可能不影响其他途径的作用。证据显示，非特异性治疗可能更有效。例如，两个前瞻性随机临床研究发现，复苏后的 12～24 小时行全身轻度的低体温（32～34℃）治疗，可以提高生存率和改善神经系统的恢复[184, 201]。无论是温度管理本身引起的直接获益，还是仅仅防止了高热的有害作用，这种全身性治疗的成功都值得我们重视。观察性的数据还支持进行冠状动脉血管重建和尽可能避免高热、低血压、低碳酸血症、低氧和高血糖的出现[5, 202-204]。总之，需要进行系统的以大脑为导向的重症监护治疗来改善预后，而不是单一的用治疗药物或干预措施来改善预后（表 50-2）。

冠状动脉血管重建

考虑到这一人群中普遍存在急性冠脉阻塞和高危冠状动脉疾病，无论最初的意识水平如何，都应立即开始对急性冠脉综合征或 ST 段抬高性心肌梗死（ST elevation MI，STEMI）进行适当治疗[205]。此外，由于急性冠脉缺血是心搏骤停的常见诱因，即使没有 STEMI 也可考虑急诊行冠脉造影检查。重复的观察性研究强调，最初的心电图无论是否存在 STEMI，直接冠状动脉造影和与之相伴随的冠状动脉介入治疗都是存活和获得良好神经学预后的独立预测因素[139, 140, 146, 206, 207]。到目前为止，针对这种疗法还未进行随机对照试验。

目标体温管理

缺血性脑损伤后的 24～48 小时，精细的温度管理是非常重要的。复苏后患者中，感染和自发性发热很常见，因此需积极预防高热[208, 209]。预防发热对创伤性脑损伤、中风和心搏骤停后的脑损伤是有益的[202, 210, 211]。从机制上讲，温度对大脑的影响可能比代谢率对大脑的影响更大（在实验研究中，控制体温可以改善神经恢复，但对颈静脉乳酸或摄氧量没有影响）[212]。相反，各种信号通路和细胞反应对大脑相对较小的温度变化（1～2℃）很敏感[195, 196]。此外，降低大脑温度可以降低颅内压[213]以及减少癫痫的发作[214]。

十余年来，轻度的低体温治疗（32～34℃）持续 12 小时或 24 小时，成为了心搏骤停后重症监护治疗的基础。2002 年发表的两项随机研究发现，由室颤导致的心搏骤停复苏后的患者，经低温治疗，死亡的相对风险或不良的神经学预后降低了 24%～30%[215]，生存率显著提高，神经学预后显著改善[184, 201]。最近的一项大型前瞻性随机对照试验比较了 33℃和 36℃的目标温度，发现两组患者的病死率和 180 天神经

表 50-2 心搏骤停后的重症监护

体温	目标体温管理 33～36℃持续 24 小时或更长时间 缓慢复温（<0.25℃/h） 48 小时内避免发热或直至清醒
心血管	第 1 天平均动脉压 >80mmHg（根据需要使用正性肌力药和血管升压素；根据需要使用有创监测技术） 急性心肌梗死的再灌注治疗，无论是否同时存在昏迷或低温治疗 急性冠脉综合征的药物治疗（抗血小板药物、抗凝药物）
肺脏	避免过度通气 避免低氧和不必要的高氧 肺炎常见
胃肠道	常规护理 考虑早期再喂养（低温治疗后）以减少菌群易位
液体 / 电解质	低温和复温过程中注意监测 CVP 和尿量 监测温度变化时的钾或电解质 维持钾≥4.5mmol/L 经常监测血糖，高血糖 >180mg/dl 的常规治疗
感染	肺炎常见 预防性应用抗生素尚未证实有效 应用退热药是合理的
神经系统	CT 扫描排除颅内病变 为达到目标体温管理的目的必要时需要镇静药和肌松剂 连续脑电图监测癫痫 抗癫痫药物可抑制恶性脑电图发作 连续进行临床检查以判断预后 在低温治疗的最初 72 小时内（或更长时间），检查可能会发现显著的变化 EEG、SSEP 和 MRI 与 DWI 结合，可作为临床体格检查的补充，以评估特定患者的预后 对完整的 SSEP 但持续昏迷的患者可考虑进行药物刺激

CT：计算机断层扫描；CVP：中心静脉压；DWI：弥散加权成像；EEG：脑电图；MRI：磁共振成像；SSEP：躯体感觉诱发电位。

学预后相似[216]。2002 年的试验与最近的试验最显著的区别是，早期的研究没有充分控制对照组的温度。2002 年的两个研究的对照组体温均超过 37℃，而将对照组体温严格控制在 36℃，仅是在最近的研究中。此外，最近的研究采用双盲法进行神经学评估以及预后的管理决策。将体温控制在 36℃并不优于将温度控制在 33℃，目前尚不清楚最佳体温究竟多少对不同的研究人群是最适合的。33℃的研究患者与 36℃的研究患者相比，有目击者的心搏骤停、旁观者心肺复苏以及早期电复律的发生率都很高，从倒地到开始基本生命支持的时间间隔也很短。这些未经确定的亚组患者，可能得益于特定的目标温度或是滴定的温度。

目前的推荐是所有心搏骤停后昏迷患者的目标温度应保持在 32～26℃。这不同于发热的治疗，目前尚未在临床试验中进行研究。如果选择 36℃作为目标温度，就等同于没有进行体温管理或没有积极防控发热，这是错误的。积极的防控措施需要恒温控制设备，这有很多种类。重要的是，将体温控制在这个范围没有临床禁忌，即使出血的患者在 36℃也不增加出血风险。

没有生物学基础认定温度管理的神经学获益仅限于某种特定心脏节律的患者。所有节律类型的患者都被纳入了大规模的临床研究[216]。多个病例报道，在所有初始节律的院外和院内心搏骤停后，诱导低体温治疗改善了患者的预后[3, 217, 218]。复苏时，许多患者已经存在轻度低体温，核心温度在 35～35.5℃[184, 201, 219]。这种自发的降温可能是由于循环停止期间核心和外周血室的血混合造成的，除非采取特定的干预措施，患者通常会在数小时内恢复体温[202, 220]。

温度管理的最佳持续时间、何时达到目标温度、最佳目标温度和理想的复温速度是多少，目前仍不明确。实验研究提示，在 12～24 小时将体温降至 32～35℃是有益的，尤其是复苏后 6 小时内达到目标温度。这些研究还建议，复温应该缓慢进行（<0.25℃/h）。这个类似于最大的临床试验方案（24～28 小时，随后严格控制发热至少 3 天），可能是合理的[216]。

心搏骤停后，温度管理可以通过各种技术来实现，包括体表冰袋降温、降温毯或血管内装置[185, 201, 221]。早期的研究表明，单独使用体表降温是缓慢的，可能需要 4～6 小时才能达到 34℃[184, 210, 222]。应用神经肌肉阻滞剂和镇静药物能预防寒颤，可加速体表降温[223]。体表降温与血管内降温的直接比较很少，但血管内导管降温对温度的控制更稳定[224, 225]。当有充足的高温核心血液灌注的时候，头部局部冷却很难使大脑产生低温[219]，尽管头部可以有效地散热[226]。

快速注入 30ml/kg 冷的（4℃）晶体液可迅速降低心搏骤停患者的核心温度[220, 227-229]。低温液体必须快速进入中心循环（通过中心静脉或外周静脉加压输注）。所需的液体量可能会限制在某些患者中的应用。最近一项临床研究显示，医护人员无差别地对所有心搏骤停患者，在他们到达医院之前，静脉输注低温液体，发现不能改善预后，反而增加并发症[230-232]。因此，这种干预措施最好在具有足够的监护设备和其他资源齐全的医院重症监护室应用。静脉输注低温液体只会导致核心温度的短暂下降，因此在输液后需采取低温维持技术（血管内导管或体表降温装置）[220, 229]。

低体温可导致周围血管收缩，血管容积明显减少，CVP 升高和尿量增多[233]。复温可引起血管扩张，CVP 下降，患者表现出相对的低血容量。在对创伤性脑损伤的低温治疗研究中，忽视对血管容量的影响被认为是有缺陷的[233]。低温治疗过程中也可发生低钾血症、低磷血症和低镁血症，复温过程中容易出现高钾血症[234, 235]，因此要求注意监测和纠正电解质紊乱。

在低体温治疗的患者中早期行血管成形术是安全的[147, 148, 185]。超过 30℃的轻度低体温不会影响除颤。体温从 37℃降到 31℃有增加正性肌力的作用，增加心搏量的作用超过了其降低心率的影响[236]。临床数据显示，体温降至 33℃时，心指数可一过性下降 18%[237]。

当低温治疗超过 24 小时或更长时间后，感染的发生可能会更常见[184, 201]。虽然轻度低体温可以抑制血小板功能和凝血[238]，但变化较小，很少导致出血，甚至在伴有创伤或同时使用肝素和糖蛋白Ⅱb/Ⅲa 抑制剂的患者中也是如此[185, 210]。低体温和进行心导管置入的心搏骤停患者，6.2% 出现术后出血[239]。据报道低温患者胰酶可升高，但可随着复温而消失[184, 237]。肌酐清除率和血小板计数可能在降温过程中有所降低，但这两个参数在复温时均可恢复正常[237]。

血流动力学管理

心搏骤停后心肌收缩功能出现短暂下降[240]。氧化应激或其他诱因可导致再灌注后心肌细胞损伤[241]。临床上，大部分心搏骤停复苏后的患者，在复苏后的 24～48 小时需要血管活性药物和/或正性肌力药物支持。

心搏骤停复苏后的第一天，患者表现出脑血管阻力增加[242]和大脑自动调节功能受损[243, 244]。自动调节存在时，当平均动脉压(mean arterial pressure，MAP)低于 80～120mmHg 时，大脑灌注下降。当血压保持不变时，临床正电子发射断层扫描(positron emission tomography，PET)研究表明，局部灌注与心搏骤停后的代谢活动保持匹配[245, 246]。现有数据表明，在心搏骤停后的最初几小时到几天内，大脑灌注需要比正常情况下更高的 MAP。脉搏恢复后的低血压时期可能增加明显的继发性脑缺血损伤。

如果心脏能耐受，可应用正性肌力药和/或血管活性药维持相对较高的血压(MAP 为 80～100mmHg)以防止脑灌注不足。复苏后的低血压与心搏骤停后患者的死亡和神经恢复不良有关[203, 247]，较高的 MAP 与存活和更好的神经学预后相关[248, 249]。

血流动力学管理策略在心搏骤停后治疗的大多数研究中并没有确切的定义[250]，也未明确选择何种加压药物有优势。多巴胺[5～20μg/(kg·min)]、去甲肾上腺素[0.01～1μg/(kg·min)]，和(或)肾上腺素(0.01～1μg/min)都是可选择的血管活性药物。多巴胺有诱发心动过速的缺点。肾上腺素比去甲肾上腺素有更明显的正性肌力作用，但可延长乳酸酸中毒。因此，这些药物及其剂量的选择必须依照每个患者的具体情况进行滴定式治疗。

氧合和通气

心搏骤停后高氧血症(PaO_2≥300mmHg)与正常氧含量的患者相比，住院病死率更高[251, 252]。根据这些研究推测氧浓度过高会加重氧自由基损伤。一项多中心队列研究发现，氧分压水平与住院患者病死率之间存在线性、剂量依赖关系，但无法确定开始伤害的阈值[253]。在缺乏证据支持、无特定 PaO_2 目标值的情况下，最合理的做法是将 FiO_2 滴定到足以维持正常动脉血氧饱和度(94%～98%)的最低值。

尽管心搏骤停后大脑血流自动调节功能受损，但它倾向于保留对二氧化碳的反应活性[244]。低碳酸血症($PaCO_2$≤30mmHg)和高碳酸血症($PaCO_2$≥50mmHg)均是不良神经学预后的独立危险因素[254]。与创伤性脑损伤类似，通气不足及过度通气均可导致脑灌注障碍，因此最好以正常水平的血碳酸值($PaCO_2$ 35～45mmHg)作为通气目标。

血糖控制

心搏骤停后血糖升高很常见，与不良预后相关[130, 255]，但高血糖可能仅是疾病更加严重的一个标志。肾上腺素和生理应激均可导致血糖升高，轻度低温也可降低胰岛素的敏感性[256]。考虑复苏时间和药物使用的多变量模型显示，入院时和重症监护治疗前 48 小时的血糖可影响患者的长期预后[5, 257]。应密切监测复苏后患者的血糖和控制高血糖。

强化血糖控制，即将血糖控制在较低水平(72～108mg/dl，4～6mmol/L)，除外科患者以外的其他患者均没有获益[258]，对重症监护患者还可能是有害的[259, 260]。心搏骤停后，将目标血糖控制在中度的血糖水平(108～144mg/dl；6～8mmol/L)与严格的较低水平(72～108mg/dl；4～6mmol/L)相比，预后没有差异[261]，但严格控制组低血糖事件的发生率更高(18% vs 2%)。根据现有研究结果，将血糖水平控制在 180mg/dl(10mmol/L)以上是合理的。

血液变化

心搏骤停与凝血系统被激活且未被纤溶系统平衡及血管内皮的缺血性损伤有关。这种血液学特征难免使人联想起弥散性血管内凝血，及随后可能出现的终末期器官功能障碍。有报道发现血栓形成的标志物包括凝血酶 - 抗凝血酶复合物和纤维蛋白肽 A 的增多[262, 263]，这些物质的增多至少持续 24 小时不能被纤维蛋白溶解因子所平衡。

目前，抗凝的应用方式是多种多样的，尚无评价复苏后患者经验性应用抗凝治疗的前瞻性研究。心肺复苏后，应用抗凝甚至促溶纤药物是安全的[162, 263-265]。回顾性研究发现，抗凝治疗和 6 个月生存率之间存在单变量关系[257]，这在多变量模型中并不显著。存在血栓形成的血液学证据时，只要存在血栓形成的诱因就应考虑抗凝治疗。

感染

心搏骤停后，缺血引起的全身炎症反应和感染都很常见[266]。肺炎、血行感染及导管相关感染是最常见的感染并发症[266, 267]。尤其是肺炎与机械通气时间及 ICU 住院时间有关，但似乎对病死率或神经学预后没有影响[266-268]。39% 的患者在复苏后的 12 小时内发生菌血症[208]。由于复苏后炎症反应标记物的增加[269, 270]及控制体温的干预，妨碍了感染的准确诊断。尽管这些观察研究提示预防性应用抗生素或退热药对预后的影响仍不清楚，但对已明确的感染进行选择性治疗却是合理的。

预测神经恢复

临床实践的目标始终是恢复患者的全部意识和功能[271]。所有循环骤停超过1分钟或2分钟的患者最初均处于昏迷状态，但其中一些患者可以恢复和苏醒。因此，在循环恢复后立即出现神经活动的迹象是令人鼓舞的，但它们的缺失并不妨碍最终的恢复。不幸的是许多心搏骤停的幸存者没有完全醒来，可能处于持续性植物状态[272,273]。那些不完全符合植物状态标准但没有清醒的患者被称为低水平意识状态[274]。在心搏骤停后住院患者中，只有不到10%的人会发展成真正的脑死亡[23]。

确定心搏骤停复苏后患者的神经学预后，一直是进行现代化ICU治疗前后多重荟萃分析和指南阐述的主题[275-278]。目前尚不清楚与不良预后相关的传统发现是否仍适用于现代ICU治疗和目标体温管理[279-281]。事实上，一些以前通常被认作不良预后的情况，如心搏骤停状态的肌阵挛和癫痫[282,283]或对诱发电位后皮质反应的缺失，已经有报道出现了良好的存活率[284]。神经恢复的持续时间超过以前报道中建议的3天[275,276]。因此，对许多患者来讲，进行长时间的支持和观察是合理的。此外，对体格检查可疑、很难判断预后的患者，可以通过应用影像学和神经生理学在内的多模式的方法来帮助判定预后[282]。在实际操作中，临床医生可以通过临床检查对康复可能性做出初步评估。随着临床、影像学及神经生理学研究的不断进展，更多的信息可用于评估预后，根据这些信息做出的神经恢复的修正评估，可为家属和监护人提供更好的建议。根据对各种预后发生概率的最佳预测，需要每天重新评估患者的病情，以确定正在进行的治疗是否与患者的预期目标一致。

恢复的基础概率

院内和院外心搏骤停后住院的患者中，31%～33%的患者能够恢复良好的功能状态[22,23]。虽然临床医生可以做出总体估计，即所有的患者大约有30%的机会康复，显然一些患者在入院时比其他患者更严重。因此，应当重新修订患者的生存预期。各种预测预后工具或量表可以根据最初的生理状态或既往疾病特征来改善评估的恢复概率[285,286]。框50-1是匹兹堡心搏骤停分类（Pittsburgh Cardiac Arrest Category，PCAC）中的一个简单的评估量表。根据最初昏迷时的检查和心肺衰竭程度将患者分为四类[287]。存活率、功能恢复良好以及多器官衰竭的风险因类别而异。该量表的优点是快速、易于沟通，并在前瞻性队列研究中得到验证[288]。临床医生对疾病严重程度进行初步评估是一种合理的做法，可以为家属或代理决策者提供比较真实可靠的预后评价。

临床检查

经典案例中，瞳孔反射、角膜反射和主动运动在复苏后的72小时内可以发生变化[281]。瞳孔反射和角膜反射72小时内不恢复，是永久性昏迷高度相关的预测因素[277,278]，但

框50-1 心搏骤停后分类

对患者进行分类，可为患者到达时提供快速评估，更好地分层估计初始的生存率和不同并发症的风险。精确分类是指在脉搏恢复后6小时内用评分系统进行的评估[287]，临床检查通常可以将患者分类。存在药物或麻痹症状混杂时不能进行神经系统检查

类别1——清醒（遵从指令）

80%的生存机会；恢复正常功能的概率为60%；多器官衰竭的发生概率小于5%

类别2——保留脑干反射的昏迷*

60%的生存机会；恢复正常功能的概率是40%；多器官衰竭的概率是20%

类别3——保留脑干反射和伴有严重心肺衰竭的昏迷**

40%的生存机会；恢复正常功能的概率是20%；多器官衰竭的概率是40%

类别4——脑干反射丧失的昏迷

10%的生存机会；恢复正常功能的概率是7%；多器官衰竭的概率是35%

*保留脑干反射的昏迷＝FOUR量表的运动部分＋脑干反射≥4分；存在典型的瞳孔反射，角膜反射和肢体运动（至少是姿势）。

**严重的心肺衰竭＝SOFA评分的循环＋呼吸部分评分≥4分；通常应用不止一种血管活性药物，去甲肾上腺素＞0.1μg/(kg•min)（或等同于此效果的其他药物剂量）和/或呼吸机设置调整后患者的 PaO_2/FiO_2＜100。

运动检查预测不良预后的假阳性率高，其可靠性要低很多。明确地说，据报道复苏后第3天运动反应低于屈曲反应的患者预测不良预后的假阳性率为14%（95%CI，3%～44%）[289]或8%（95%*CI*，2%～25%）[282]。相比之下，未接受低温治疗的患者，心搏骤停后瞳孔对光反射的缺失（＞72小时）在预测死亡或植物人状态方面的假阳性率为0（95%CI，0～8%）。肌阵挛的存在对预测不良预后也不可靠，但必须与肌阵挛状态（持续的、重复的肌阵挛）相区别。入院时肌阵挛状态与死亡或植物人状态相关的假阳性率为0（95%CI，0～14%）。心搏骤停后24小时的肌阵挛状态与死亡或植物人状态相关的假阳性率更为精确，为0（95%CI，0～3%）[277,278]。接受治疗性低体温的患者也有类似的发现，但需要更长周期的观察来去除镇静药物的混杂影响。

目标体温管理的生理反应可为深入了解神经恢复的潜能提供另一条途径。在温度的诱导和维持管理过程中患者出现寒战[290]、产生热量（由冷却装置测得）[291]和心动过缓（少于60次/分钟）[292]都与良好的神经学预后相关。

影像学研究

颅脑影像学检查对除外晕倒时导致的脑外伤及颅内原因导致的晕厥很重要。在心搏骤停后和抗凝或纤溶治疗前，为昏迷患者进行非对比颅内计算机断层扫描（computed tomography，CT）以排除脑出血是明智的[293,294]。一般来说，非对

比 CT 扫描评估心搏骤停后的预后不敏感，只有出现严重的改变，如广泛性水肿，通常与脑干反射的丧失有关，并可能进展到脑疝和脑死亡（图 50-7）。脑水肿的严重程度可以用灰质和白质的特定区域的衰减率（Hounsfield 单位）来量化。这种“灰白对比率”与生存和功能预后直接相关[295, 296]。脑水肿的治疗是否值得或是否重要，尚无相关研究。

磁共振成像（magnetic resonance imaging，MRI）可以看到心搏骤停后大脑的细微变化。例如，弥散加权成像（diffusion-weighted images，DWI）或压水相（fluid-attenuated inversion recovery，FLAIR）上皮质信号增强与神经学不良预后相关[297]。对昏迷数日且临床或电生理检查仍不明确的患者，MRI 可以提供有关脑损伤程度的额外信息。如果存在广泛的皮质损伤，长期支持的期望和热情可能会降低。如果解剖损伤程度看起来有限，持续性支持治疗可能是合理的。需要注意的是，解读整个大脑缺血后的影像学改变时，不同区域病变所产生的临床影响是不同的。大脑解剖的复杂性使病变数量或大小与结果之间的关系变得并非简单的量效关系。DWI 相某个解剖位置上孤立的异常信号并不能预示其神经学预后不良[298]。此外，现有的关于 MRI 的文献受适应证的限制存在偏差：只有少部分临床上没有得到改善的患者进行了这项检查，可能无形中夸大了任何发现的预后意义。长期认知障碍与心搏骤停后的脑容量损失有关[299]。MRI 可作为评估心搏骤停后脑损伤的一项辅助检查，需要集中神经病学或神经放射学专家对这些检查结果进行解读。

神经生理学

复苏后的脑电图（electroencephalogram，EEG）模式随时间的变化而变化[300, 301]。脑电图的最大效用是诊断癫痫发作，并排除非痉挛性癫痫导致的无应答状态。临床上有 5%～20% 的心搏骤停后昏迷的患者被诊断为癫痫发作[184, 301]，而非痉挛性癫痫脑电图的实际发生率可能更高。如果有可能，终止癫痫发作对于无干扰地对神经系统进行检查评估是至关重要的（图 50-8）。某些恶性脑电图模式与不良神经预后有很强的相关性。具体来说，广泛抑制（<20μV）、广泛的癫痫活动引起的暴发抑制，或在复苏后 1 周内在平直波的基础上出现的弥漫性复合波的脑电图，与不良神经预后有关[279]。恶性脑电图模式的存在为临床评估提供了附加信息[302]。脑电图本身不能用于判断预后，但它提供的信息可以排除干扰因素（癫痫），可以整合到整体临床资料中用于评估患者预后。

对刺激的电生理反应也可以用于评估皮质区域是否完整。长潜伏期事件相关电位的恢复与觉醒有关[303-305]。相反，在接受低温治疗的患者中，躯体感觉诱发电位（somatosensory evoked potentials，SSEPs）的短潜伏期（N20）皮质反应的消失与不良神经学预后高度相关（FPR 0；95%CI，0～2%）[276, 278, 279]。与 EEG 一样，SSEP 也随复苏后时间的变化而变化[300]。近期数据表明，低温治疗可能会增加 SSEP 的时间依赖性变化。一个病例系列报道了两名接受低温治疗的患者，他们在心搏骤停后 3 天没有出现 N20 反应，但恢复了认知[283]。因此，为了避免可能出现的假阴性结果而误诊，数天内重复检查 SSEPs 再认定 N20s 是否缺失是合理的。

血液标记物

脑损伤后，血液中可出现数种多肽类物质，其中包括神经元特异性烯醇化酶（neuron-specific enolase，NSE）、神经胶质衍生蛋白和 S-100B。心搏骤停后 72 小时，NSE 在血清中达到最高水平。复苏后的 48～72 小时高水平的 NSE 或持续上升超过了第一个 72 小时水平的 NSE 与不良预后密切相关[305-307]。与 NSE 相比，复苏后 24 小时内血清 S-100B 达峰值水平，S-100B 的增高与神经学的不良预后相关[306, 308]。低温治疗似乎能改变血清 NSE 水平[309]。用 NSE 或 S-100B 来确定预后，因缺乏清晰的不能存活的界限值和实验室检测的通用标准而受限。脑组织以外器官的损伤也可以导致 NSE 的释放[310]。这些神经标记物可能被当作脑损伤后的判定工具，类似于心肌损伤后的肌钙蛋白水平，但这些标记物缺乏指导治疗决策所需的特异性或清晰度。

综上所述，心搏骤停后神经学预后的判定因患者而异。

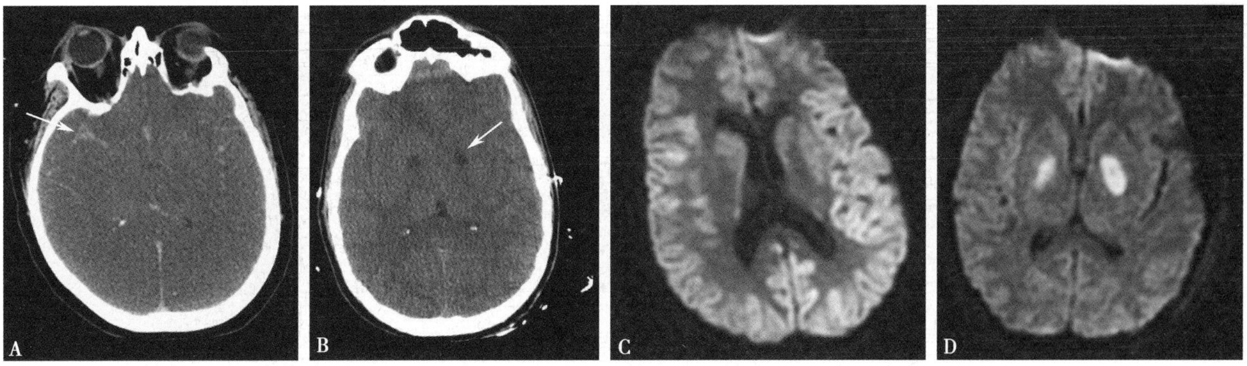

图 50-7 **心搏骤停后的脑成像**。A. 严重的脑缺血表现为脑沟消失，灰质与白质的对比度降低。脑膜充血所致假性蛛网膜下隙出血（箭头所指），有时是明显的。这种情况如果出现在早期的 CT 扫描中，经常进展到脑疝和脑死亡。B. 不太严重的早期变化显示水肿局限于基底神经节（箭头所指的低密度区），皮质被保留。C. DWI 上呈现广泛皮层区域的 MRI 增强信号与持续昏迷的破坏性脑损伤相对应。这个患者的昏迷状况没有好转。D. 还是 B 患者的例子，DWI 显示来自受损皮层下区域的高强度信号，在这种情况下，皮层和其他结构正常。昏迷 5 天后，患者苏醒，完全康复

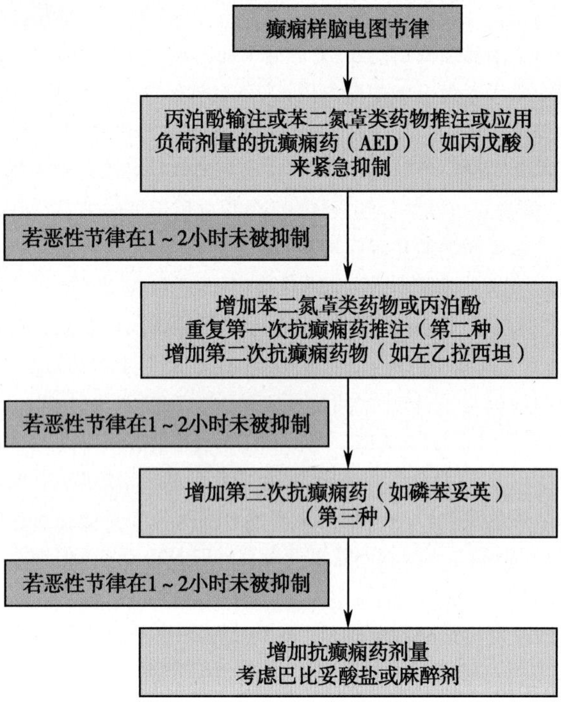

图 50-8 复苏后脑电图检查与抗癫痫药（AED）管理

临床检查的改变是判定预后的基础。当患者正在恢复时，低体温和支持性治疗可增加恢复的可能性。电生理学和影像学检查可以提供额外的有用信息，有助于临床医生和家属决策。这些检查的大致时间如图 50-9 所示。新的来自欧洲复苏委员会和欧洲重症医学会的评估预后指南强调[311]，无论是否进行目标体温管理，双侧瞳孔和角膜反射或 SSEPs 中的 N20 波的消失，均是不良预后的最强预测因子。早期肌阵挛、心搏骤停后 48～72 小时 NSE 值升高、复温后无反应的恶性脑电图波形、CT 或 MRI 上弥漫性缺氧损伤征象等均是有用的预测指标，但可靠性较差。当初步评估结果可疑时，应考虑延长观察时间。

康复

康复或其他治疗在心搏骤停后神经功能障碍的恢复中所起的作用，目前研究还相对很少。很明显，如果神经损伤严重，患者和他们的照护人员对康复都有很复杂的需求[312]。较早的数据显示，当神经损伤是由心搏骤停等内科疾病引起，而不是由创伤性脑损伤引起时，那么长期预后的改善是不常见的[273]。最近的研究表明，大脑缺血后，康复治疗也能产生类似于脑创伤患者的神经改善效果[313, 314]。早期进行包括物理疗法和作业疗法在内的康复治疗可促进恢复，就像急性中风后康复治疗一样[315]。物理刺激和肌肉张力的维持可以促进觉醒。创伤性脑损伤后觉醒或意识水平受损时，可以应用诸如哌甲酯或金刚烷胺等兴奋剂来减少 ICU 总停留时间或改善最终状态[316, 317]。虽然这方面研究数据很少且是间接的，但如果药物耐受性好，添加这些兴奋剂对心搏骤停后徘徊于中度昏迷状态的患者可能有一定的刺激作用[318]。

停止维持生命的治疗

在北美，心搏骤停后神经系统受到严重破坏的成年人，更常见的是在医院里死亡而不是接受长期的照护。据估计，最初因心搏骤停而复苏的住院患者中，有 44% 在住院后会放弃治疗[14]。院外心搏骤停复苏后的患者，由于预测神经学预后不良，61% 的人停止维持生命的治疗而死亡[23]。由于这些决定通常是基于对患者神经学预后的判定做出的，停止

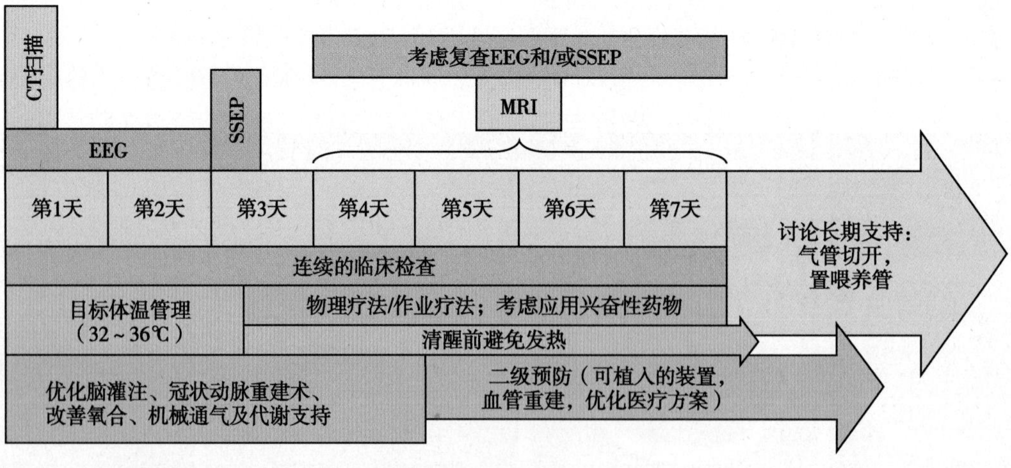

图 50-9 **心搏骤停后神经学治疗、监测和检测的合理方法**。对于仍处于昏迷状态的患者，进行低温治疗后的治疗和刺激可能会改善其预后。早期 EEG 监测不是用于判定预后，而是用于发现和治疗癫痫发作。低体温治疗后，SSEP 或恶性脑电图模式的皮质反应消失，可能有助于区分那些临床改善可能性小的患者亚群。当这些测试可疑，也没有任何临床改善的迹象时，大脑的 MRI 可能有助于量化损伤的程度和位置，从而帮助决定是否继续提供长期支持。当患者表现出明显的临床改善时，大多数测试检查是不需要的。相反，一旦毒理学紊乱、代谢异常和休克得到纠正，进展到脑死亡的患者应该接受脑死亡检查

维持生命的治疗减少了从医院出院的神经受损个体的数量，因此，那些存活出院的患者通常有很高的生活质量[21, 319, 320]。对历经长期昏迷后醒来患者的通俗报道，可能会为其家属或其代理人带来不恰当的乐观情绪。部分被唤醒的患者进入持续的植物状态或最低限度的意识状态会进一步混淆他们的预期。决策者应该获取这些相关的综合信息，结合现实的康复预期，有针对性地对待患者的特定情况。宗教、文化和个人信仰将有助于决定的做出，并提供适当的社会服务和牧师的帮助。最后，对于那些心搏骤停后仍然存活，但随后进展到死亡或脑死亡的患者，评估其成为器官捐赠者的候选资格是合理的：这个人群器官移植的结果与所有其他捐赠者的结果是相同的[321]。

总结

心搏骤停预后的改善需要注意心肺骤停的逆转和意识的恢复。单独关注心脏或大脑不太可能改善大多数患者的预后。适当优化各种心脏复苏工具，以及强调人工循环的基本机制，可能会增加收入 ICU 的患者数量。轻度诱导低体温、血压和呼吸的管理以及对心搏骤停的根本原因的适当治疗，可能会增加初始昏迷患者苏醒的数量。基于临床查体和辅助检查，经常重复评估有意义恢复的可能性，以保证继续治疗和干预是合理的。

知识点

1. 改善心搏骤停的预后必须立即逆转心脏呼吸骤停，并通过随后的重症监护室（ICU）干预来促进脑功能的恢复。对于大多数患者来说，仅仅关注心脏或大脑不太可能改善预后。
2. 着重强调人工循环的基本技术，特别是不间断的有力度的胸外心脏按压，可能会增加到达 ICU 的人数。
3. 有必要对心脏复苏的各种辅助工具进行优化排序。例如，花时间专心于气管插管可能延迟了药物治疗和中断了胸外按压，但不改变整体血流动力学。
4. 在复苏过程中药物治疗的基石是选择性使用血管活性药物，这种药物会增加胸外按压产生的冠状动脉灌注压力。生搬硬套、重复使用不太可能产生良好的神经学预后。
5. 目标体温管理；对血压、氧合和通气的优化管理；以及正确治疗心搏骤停的根本原因可能会增加最初昏迷患者的觉醒数量。
6. 神经学预后评估是通过一系列临床检查和辅以神经生理学或影像学检查来确定的。心搏骤停后的几天内，临床检查在持续发生变化，对低温治疗的患者可能需要更长的观察时间。经常重新评估有意义恢复的可能性，以保证持续的治疗和干预是恰当合理的。

（尹永杰 译，刘桢干 审校）

参考文献

1. Stratton S, Niemann JT. Effects of adding links to "the chain of survival" for prehospital cardiac arrest: a contrast in outcomes in 1975 and 1995 at a single institution. Ann Emerg Med 1998;31:471–477.
2. Cobb LA, Fahrenbruch CE, Walsh TR, Copass MK, Olsufka M, Breskin M, et al. Influence of cardiopulmonary resuscitation prior to defibrillation in patients with out-of-hospital ventricular fibrillation. JAMA 1999;281:1182–1188.
3. Girotra S, Nallamothu BK, Spertus JA, Li Y, Krumholz HM, Chan PS; American Heart Association Get with the Guidelines–Resuscitation Investigators. Trends in survival after in-hospital cardiac arrest. N Engl J Med 2012;367:1912–1920.
4. Daya MR, Schmicker RH, Zive DM, Rea TD, Nichol G, Buick JE, et al. Out-of-hospital cardiac arrest survival improving over time: results from the Resuscitation Outcomes Consortium (ROC). Resuscitation 2015;91:108–115.
5. Langhelle A, Tyvold SS, Lexow K, Hapnes SA, Sunde K, Steen PA. In-hospital factors associated with improved outcome after out-of-hospital cardiac arrest. A comparison between four regions in Norway. Resuscitation 2003;56:247–263.
6. Engdahl J, Abrahamsson P, Bang A, Lindquist J, Karlsson T, Herlitz J. Is hospital care of major importance for outcome after out-of-hospital cardiac arrest? Resuscitation 2000;43:201–211.
7. Neumar RW, Nolan JP, Adrie C, Aibiki M, Berg RA, Böttiger BW, et al. Post-cardiac arrest syndrome: epidemiology, pathophysiology, treatment, and prognostication. A consensus statement from the International Liaison Committee on Resuscitation (American Heart Association, Australian and New Zealand Council on Resuscitation, European Resuscitation Council, Heart and Stroke Foundation of Canada, InterAmerican Heart Foundation, Resuscitation Council of Asia, and the Resuscitation Council of Southern Africa); the American Heart Association Emergency Cardiovascular Care Committee; the Council on Cardiovascular Surgery and Anesthesia; the Council on Cardiopulmonary, Perioperative, and Critical Care; the Council on Clinical Cardiology; and the Stroke Council. Circulation 2008;118:2452–2483.
8. Mozaffarian D, Benjamin EJ, Go AS, Arnett DK, Blaha MJ, Cushman M, et al. Heart disease and stroke statistics–2015 update: a report from the American Heart Association. Circulation. 2015;131:e29–e322.
9. Zheng ZJ, Croft JB, Giles WH, Mensah GA. Sudden cardiac death in the United States, 1989-1998. Circulation 2001;104:2158–2163.
10. Cobb LA, Fahrenbruch CE, Olsufka M, Copass MK. Changing incidence of out-of-hospital ventricular fibrillation 1980-2000. JAMA 2002;288:3008–3013.
11. Nichol G, Thomas E, Callaway CW, Hedges J, Powell JL, Aufderheide TP, et al. Resuscitation Outcomes Consortium Investigators. Regional variation in out-of-hospital cardiac arrest incidence and outcome. JAMA 2008;300:1423–1431.
12. Becker LB, Ostrander MP, Barrett J, Kondos GT. Outcome of CPR in a large metropolitan area: Where are the survivors? Ann Emerg Med 1991;20:48–54.
13. Lombardi G, Gallagher J, Gennis P. Outcome of out-of-hospital cardiac arrest in New York City. JAMA 1994;271:678–683.
14. Peberdy MA, Kaye W, Ornato JP, Larkin GL, Nadkarni V, Mancini ME, et al. Cardiopulmonary resuscitation of adults in the hospital: a report of 14720 cardiac arrests from the National Registry of Cardiopulmonary Resuscitation. Resuscitation 2003;58:297–308.
15. Chan PS, Berg RA, Spertus JA, Schwamm LH, Bhatt DL, Fonarow GC, et al. Risk-standardizing survival for in-hospital cardiac arrest to facilitate hospital comparisons. J Am Coll Cardiol 2013;62:601–609.
16. Wang HE, Abella BS, Callaway, CW. American Heart Association National Registry of Cardiopulmonary Resuscitation Investigators. Risk of cardiopulmonary arrest after acute respiratory compromise in hospitalized patients. Resuscitation 2008;79:234–240.
17. Ornato JP, Peberdy MA, Tadler SC, Strobos NC. Factors associated with the occurrence of cardiac arrest during hospitalization for acute myocardial infarction in the second national registry of myocardial infarction in the US. Resuscitation 2001;48:117–123.
18. Sasson C, Magid DJ, Chan P, Root ED, McNally BF, Kellermann AL, Haukoos JS; CARES Surveillance Group. Association of neighborhood characteristics with bystander-initiated CPR. N Engl J Med 2012;367:1607–1615.
19. Reinier K, Stecker EC, Vickers C, Gunson K, Jui J, Chugh SS. Incidence of sudden cardiac arrest is higher in areas of low socioeconomic status: a prospective two year study in a large United States community. Resuscitation 2006;70:186–192.
20. Vaillancourt C, Lui A, De Maio VJ, Wells GA, Stiell IG. Socioeconomic status influences bystander CPR and survival rates for out-of-hospital cardiac arrest victims. Resuscitation 2008;79:417–423.
21. De Vos R, de Haes HC, Koster RW, de Haan RJ. Quality of survival after cardiopulmonary resuscitation. Arch Intern Med 1999;159:249–254.
22. Callaway CW, Schmicker RH, Brown SP, Albrich JM, Andrusiek DL, Aufderheide TP, et al. Early coronary angiography and induced hypothermia are associated with survival and functional recovery after out-of-hospital cardiac arrest. Resuscitation 2014;85:657–663.
23. Laver S, Farrow C, Turner D, Nolan J. Mode of death after admission to an intensive care unit following cardiac arrest. Intensive Care Med 2004;30:2126–2128.
24. Christenson J, Andrusiek D, Everson-Stewart S, Kudenchuk P, Hostler D, Powell J, et al. Resuscitation Outcomes Consortium Investigators. Chest compression fraction determines survival in patients with out-of-hospital ventricular fibrillation. Circulation 2009;120:1241–1247.
25. Deakin CD, Thomsen JE, Løfgren B, Petley GW. Achieving safe hands-on defibrillation using electrical safety gloves–a clinical evaluation. Resuscitation 2015;90:163–167.
26. Volpicelli G. Usefulness of emergency ultrasound in nontraumatic cardiac arrest. Am J Emerg Med 2011;29:216–223.
27. Callaway CW, Soar J, Aibiki M, Böttiger BW, Brooks SC, et al. Part 4: Advanced life support: 2015 International Consensus on Cardiopulmonary Resuscitation and Emergency Cardiovascular Care Science with Treatment Recommendations. Circulation 2015;132:S84–S145.
28. Safar P, Brown TC, Holtey WJ, Wilder RJ. Ventilation and circulation with closed-chest cardiac massage in man. JAMA 1961;176:574–576.
29. Clark JJ, Larsen MP, Culley LL, Graves JR, Eisenberg MS. Incidence of agonal respirations in cardiac arrest. Ann Emerg Med 1992;21:1464–1467.
30. Mullie A, Lewi P, Van Hoeyweghen R. Pre-CPR conditions and the final outcome of CPR. The Cerebral Resuscitation Study Group. Resuscitation 1989;17:S11–S21.
31. Baskett P, Nolan J, Parr M. Tidal volumes which are perceived to be adequate for resuscitation. Resuscitation 1996;31:231–234.
32. Aufderheide TP, Sigurdsson G, Pirrallo RG, Yannopoulos D, McKnite S, von Briesen C, et al. Hyperventilation-induced hypotension during cardiopulmonary resuscitation. Circulation 2004;109:1960–1965.
33. Kern KN, Hilwig RW, Berg RA, Sanders AB, Ewy GA. Importance of continuous chest compressions during cardiopulmonary resuscitation: improved outcome during a simulated single lay-rescuer scenario. Circulation 2002;105:645–649.

34. Sanders AB, Kern KB, Berg RA, Hilwig RW, Heidenrich J, Ewy GA. Survival and neurologic outcome after cardiopulmonary resuscitation with four different chest compression-ventilation ratios. Ann Emerg Med 2002;40:553–562.
35. Berg RA, Kern KB, Sanders AB, Otto CW, Hilwig RW, Exy GA. Bystander cardiopulmonary resuscitation: is ventilation necessary? Circulation 1993;88:1907–1915.
36. Bobrow BJ, Ewy GA, Clark L, Chikani V, Berg RA, Sanders AB, et al. Passive oxygen insufflation is superior to bag-valve-mask ventilation for witnessed ventricular fibrillation out-of-hospital cardiac arrest. Ann Emerg Med 2009;54:656–662.
37. Deakin CD, O'Neill JF, Tabor T. Does compression-only cardiopulmonary resuscitation generate adequate passive ventilation during cardiac arrest? Resuscitation 2007;75:53–59.
38. Weil MH, Bisera J, Trevino RP, Rackow EC. Cardiac output and end-tidal carbon dioxide. Crit Care Med 1985;13:907–909.
39. Salen P, O'Connor R, Sierzenski P, Passarello B, Pancu D, Melanson S, et al. Can cardiac sonography and capnography be used independently and in combination to predict resuscitation outcomes? Acad Emerg Med 2001;8:610–615.
40. Callaham M, Barton C. Prediction of outcome from cardiopulmonary resuscitation from end-tidal carbon dioxide concentration. Crit Care Med 1990;18:358–362.
41. Levine RL, Wayne MA, Miller CC. End-tidal carbon dioxide and outcome of out-of-hospital cardiac arrest. New Engl J Med 1997;337:301–306.
42. Gabrielli A, Layon AJ, Wenzel V, Dorges V, Idris AH. Alternative ventilation strategies in cardiopulmonary resuscitation. Curr Opin Crit Care 2002;8:199–211.
43. Wenzel V, Idris AH, Banner MJ, Kubilis PS, Band R, Williams JL Jr, Lindner KH. Respiratory system compliance decreases after cardiopulmonary resuscitation and stomach inflation: impact of large and small tidal volumes on calculated peak airway pressure. Resuscitation 1998;38: 113–118.
44. Weiler N, Heinrichs W, Dick W. Assessment of pulmonary mechanics and gastric inflation pressure during mask ventilation. Prehosp Disaster Med 1995;10:101–105.
45. Bowman FP, Menegazzi JJ, Check BD, Duckett TM. Lower esophageal sphincter pressure during prolonged cardiac arrest and resuscitation. Ann Emerg Med 1995;26:216–219.
46. Wang HE, Simeone SJ, Weaver MD, Callaway CW. Interruptions in cardiopulmonary resuscitation from paramedic endotracheal intubation. Ann Emerg Med 2009;54:645–652.
47. Rumball CJ, MacDonald D. The PTL, Combitube, laryngeal mask, and oral airway: a randomized prehospital comparative study of ventilatory device effectiveness and cost-effectiveness in 470 cases of cardiorespiratory arrest. Prehosp Emerg Care 1997;1:1–10.
48. Staudinger T, Brugger S, Watschinger B, Roggla M, Dielacher C, Lobl T, et al. Emergency intubation with the Combitube: comparison with the endotracheal airway. Ann Emerg Med 1993;22:1573–1575.
49. Paradis NA, Martin GB, Rivers EP, Goetting MG, Appleton TJ, Feingold M, et al. Coronary perfusion pressure and the return of spontaneous circulation in human cardiopulmonary resuscitation. JAMA 1990;263:1106–1113.
50. Abella BS, Alvarado JP, Myklebust H, Edelson DP, Barry A, O'Hearn N, et al. Quality of cardiopulmonary resuscitation during in-hospital cardiac arrest. JAMA 2005;293:305–310.
51. Wik L, Kramer-Johansen J, Myklebust H, Sørebø H, Svensson L, Fellows B, et al. Quality of cardiopulmonary resuscitation during out-of-hospital cardiac arrest. JAMA 2005;293:299–304.
52. Abella BS, Edelson DP, Kim S, Retzer E, Myklebust H, Barry AM, et al. CPR quality improvement during in-hospital cardiac arrest using a real-time audiovisual feedback system. Resuscitation 2007;73:54–61.
53. Kirkbright S, Finn J, Tohira H, Bremner A, Jacobs I, Celenza A. Audiovisual feedback device use by health care professionals during CPR: a systematic review and meta-analysis of randomised and non-randomised trials. Resuscitation 2014;85:460–471.
54. Boczar ME, Howard MA, Rivers EP, Martin GB, Horst EM, Lewandowski C, et al. A technique revisited: hemodynamic comparison of close and open-chest cardiac massage during human cardiopulmonary resuscitation. Crit Care Med 1995;23:498–503.
55. Alzaga-Fernandez AG, Varon J. Open-chest cardiopulmonary resuscitation: past, present and future. Resuscitation 2005;64:149–156.
56. Takino M, Okada Y. The optimum timing of resuscitative thoracotomy for non-traumatic out-of-hospital cardiac arrest. Resuscitation 1993;26:69–74.
57. Berg RA, Sanders AB, Kern KB, Hilwig RW, Heidenreich JW, Porter ME, et al. Adverse hemodynamic effects of interrupting chest compressions for rescue breathing during cardiopulmonary resuscitation for ventricular fibrillation cardiac arrest. Circulation 2001;13:2465–2470.
58. Eftestol T, Sunde K, Steen PA. Effects of interrupting precordial compressions on the calculated probability of defibrillation success during out-of-hospital cardiac arrest. Circulation 2002;105:2270–2273.
59. Brooks SC, Hassan N, Bigham BL, Morrison LJ. Mechanical versus manual chest compressions for cardiac arrest. Cochrane Database Syst Rev 2014;2:CD007260.
60. Perkins GD, Lall R, Quinn T, Deakin CD, Cooke MW, Horton J, et al. PARAMEDIC trial collaborators. Mechanical versus manual chest compression for out-of-hospital cardiac arrest (PARAMEDIC): a pragmatic, cluster randomised controlled trial. Lancet 2015;385:947–955.
61. Bartlett RH, Roloff DW, Custer JR, Younger JG, Hirschl RB. Extracorporeal life support: the University of Michigan experience. JAMA 2000;283:904–908.
62. Nagao K, Hayashi N, Kanmatsuse K, Arima K, Ohtsuki J, Kikushima K, et al. Cardiopulmonary cerebral resuscitation using emergency cardiopulmonary bypass, coronary reperfusion therapy and mild hypothermia in patients with cardiac arrest outside the hospital. J Am Coll Cardiol 2000;36:776–783.
63. Nichol G, Karmy-Jones R, Salerno C, Cantore L, Becker L. Systematic review of percutaneous cardiopulmonary bypass for cardiac arrest or cardiogenic shock states. Resuscitation 2006;70:381–394.
64. Reynolds JC, Rittenberger JC, Toma C, Callaway CW; Post Cardiac Arrest Service. Risk-adjusted outcome prediction with initial post-cardiac arrest illness severity: implications for cardiac arrest survivors being considered for early invasive strategy. Resuscitation 2014;85:1232–1239.
65. Kuisma M, Repo J, Alaspää A. The incidence of out-of-hospital ventricular fibrillation in Helsinki, Finland, from 1994 to 1999. Lancet 2001;358:473–474.
66. Herlitz J, Andersson E, Bång A, Engdahl J, Holmberg M, Lindqvist J, Karlson BW, Waagstein L. Experiences from treatment of out-of-hospital cardiac arrest during 17 years in Göteborg. Eur Heart J 2000;21:1251–1258.
67. Parish DC, Dinesh Chandra KM, Dane FC. Success changes the problem: why ventricular fibrillation is declining, why pulseless electrical activity is emerging, and what to do about it. Resuscitation 2003;58:31–35.
68. Prosen G, Križmarić M, Završnik J, Grmec S. Impact of modified treatment in echocardiographically confirmed pseudo-pulseless electrical activity in out-of-hospital cardiac arrest patients with constant end-tidal carbon dioxide pressure during compression pauses. J Int Med Res 2010;38:1458–1467.
69. Littmann L, Bustin DJ, Haley MW. A simplified and structured teaching tool for the evaluation and management of pulseless electrical activity. Med Princ Pract 2014;23:1–6.
70. Gliner BE, White RD. Electrocardiographic evaluation of defibrillation shocks delivered to out-of-hospital sudden cardiac arrest patients. Resuscitation 1999;41:133–144.
71. Sherman L, Callaway C, Menegazzi J. Ventricular fibrillation exhibits dynamical properties and self-similarity. Resuscitation 2000;47:163–173.
72. White RD. New concepts in transthoracic defibrillation. Emerg Med Clin N Am 2002;20: 785–807.
73. Walcott GP, Killingsworth CR, Ideker RE. Do clinically relevant transthoracic defibrillation energies cause myocardial damage and dysfunction? Resuscitation 2003;59:59–70.
74. Hargarten KM, Stueven HA, Waite EM, Olson DW, Mateer JR, Aufderheide TP, et al. Prehospital experience with defibrillation of coarse ventricular fibrillation: a ten year review. Ann Emerg Med 1990;19:157–162.
75. Lo BM, Quinn SM, Hostler D, Callaway CW. Rescue shock outcomes during out-of-hospital cardiac arrest. Resuscitation 2007;75:469–475.
76. Niemann JT, Strattion SJ, Cruz B, Lewis RJ. Outcome of out-of-hospital postcountershock asystole and pulseless electrical activity. Crit Care Med 2001;29:2366–2370.
77. Chattipakorn N, Fotuhi PC, Chattipakorn SC, Ideker RE. Three-dimensional mapping of earliest activation after near-threshold ventricular defibrillation shocks. J Cardiovasc Electrophysiol 2003;24:65–69.
78. Kerber RE, Grayzel J, Hoyt R, Marcus M, Kennedy J. Transthoracic resistance in human defibrillation: influence of body weight, chest size, serial shocks, paddle contact size, and paddle contact pressure. Circulation 1981;63:676–682.
79. Deakin CD, Sado DM, Petley GW, Clewlow F. Determining the optimal paddle force for external defibrillation. Am J Cardiol 2002;90:812–813.
80. Deakin CD, Ambler JJ, Shaw S. Changes in transthoracic impedance during sequential biphasic defibrillation. Resuscitation 2008;78:141–145.
81. Walker RG, Koster RW, Sun C, Moffat G, Barger J, Dodson PP, et al. Defibrillation probability and impedance change between shocks during resuscitation from out-of-hospital cardiac arrest. Resuscitation 2009;80:773–777.
82. Edelson DP, Abella BS, Kramer-Johansen J, Wik L, Myklebust H, Barry AM, et al. Effects of compression depth and pre-shock pauses predict defibrillation failure during cardiac arrest. Resuscitation 2006;71:137–145.
83. Cheskes S, Schmicker RH, Christenson J, Salcido DD, Rea T, Powell J, et al. Perishock pause: an independent predictor of survival from out-of-hospital shockable cardiac arrest. Circulation 2011;124:58–66.
84. Menegazzi JJ, Callaway CW, Sherman LD, Hostler DP, Wang HE, Fertig KC, et al. The ventricular fibrillation scaling exponent can guide timing of defibrillation and other therapies. Circulation 2004;109:926–931.
85. Niemann J, Cairns C, Sharma J, Lewis R. Treatment of prolonged ventricular fibrillation. Immediate countershock versus high-dose epinephrine and CPR preceding countershock. Circulation 1992;85: 281–287.
86. Yakaitis RW, Ewy GA, Otto CW, Taren DL, Moon TE. Influence of time and therapy on ventricular defibrillation in dogs. Crit Care Med 1980;8:157–163.
87. Menegazzi JJ, Seaberg DC, Yealy DM, Davis EA, MacLeod BA. Combination pharmacotherapy with delayed countershock vs standard advanced cardiac life support after prolonged ventricular fibrillation. Prehosp Emerg Care 2000;4:31–37.
88. Wik L, Hansen TB, Fylling F, Vaagnes P, Auestad BH, Steen PA. Delaying defibrillation to give basic cardiopulmonary resuscitation to patients with out-of-hospital ventricular fibrillation. JAMA 2003;289:1389–1395.
89. Jacobs IG, Finn JC, Oxer HF, Jelinek GA. CPR before defibrillation in out-of-hospital cardiac arrest: a randomized trial. Emerg Med Australas 2005;17:39–45.
90. Baker PW, Conway J, Cotton C, Ashby DT, Smyth J, Woodman RJ, et al. Clinical Investigators. Defibrillation or cardiopulmonary resuscitation first for patients with out-of-hospital cardiac arrests found by paramedics to be in ventricular fibrillation? A randomised control trial. Resuscitation 2008;79:424–431.
91. Stiell IG, Callaway C, Davis D, Terndrup T, Powell J, Cook A, et al. ROC Investigators. Resuscitation Outcomes Consortium (ROC) PRIMED cardiac arrest trial methods part 2: rationale and methodology for "Analyze Later vs. Analyze Early" protocol. Resuscitation 2008;78:186–195.
92. Reed MJ, Clegg GR, Robertson CE. Analysing the ventricular fibrillation waveform. Resuscitation 2003;57:11–20.
93. Weaver WD, Cobb LA, Dennis D, Ray R, Hallstrom AP, Copass MK. Amplitude of ventricular fibrillation waveform and outcome after cardiac arrest. Ann Intern Med 1986;102:53–55.
94. Brown C, Dzworczyk R. Signal analysis of the human electrocardiogram during ventricular fibrillation: frequency and amplitude parameters as predictors of successful countershock. Ann Emerg Med 1996;27:184–188.
95. Strohmenger HU, Linder KH, Lurie KG, Welz A, Georgieff M. Frequency of ventricular fibrillation as a predictor of defibrillation success during cardiac surgery. Anesth Analg 1994;79:434–438.
96. Eftestol T, Sunde K, Aase S, Husoy J, Steen P. Predicting outcome of defibrillation by spectral characterization and nonparametric classification of ventricular fibrillation in patients with out-of-hospital cardiac arrest. Circulation 2000;102:1523–1529.
97. Callaway C, Sherman L, Mosesso V, Dietrich T, Holt E, Clarkson M. Scaling exponent predicts defibrillation success for out-of-hospital ventricular fibrillation cardiac arrest. Circulation 2001;103: 1656–1661.
98. Bassiakou E, Xanthos T, Papadimitriou L. The potential beneficial effects of beta adrenergic blockade in the treatment of ventricular fibrillation. Eur J Pharmacol 2009;616:1–6.
99. de Oliveira FC, Feitosa-Filho GS, Ritt LE. Use of beta-blockers for the treatment of cardiac arrest due to ventricular fibrillation/pulseless ventricular tachycardia: a systematic review. Resuscitation 2012;83:674–683.
100. Bourque D, Daoust R, Huard V, Charneux M. Beta-blockers for the treatment of cardiac arrest from ventricular fibrillation? Resuscitation 2007;75:434–444.
101. Miwa Y, Ikeda T, Mera H, Miyakoshi M, Hoshida K, Yanagisawa R, et al. Effects of landiolol, an ultra-short-acting beta1-selective blocker, on electrical storm refractory to class III antiarrhythmic drugs. Circ J 2010;74:856–863.
102. Nademanee K, Taylor R, Bailey WE, Rieders DE, Kosar EM. Treating electrical storm: sympathetic blockade versus advanced cardiac life support-guided therapy. Circulation 2000;102:742–747.
103. Driver BE, Debaty G, Plummer DW, Smith SW. Use of esmolol after failure of standard cardiopulmonary resuscitation to treat patients with refractory ventricular fibrillation. Resuscitation 2014;85:1337–1341.
104. Olasveengen TM, Sunde K, Brunborg C, Thowsen J, Steen PA, Wik L. Intravenous drug administration during out-of-hospital cardiac arrest: a randomized trial. JAMA 2009;302:2222–2229.
105. Paradis NA, Martin GB, Rosenberg J, River EP, Goetting MG, Appleton TJ, et al. The effect of standard- and high-dose epinephrine on coronary perfusion pressure during prolonged cardiopulmonary resuscitation. JAMA 1991;265:1139–1144.
106. Wenzel V, Lindner KH. Arginine vasopressin during cardiopulmonary resuscitation: laboratory evidence, clinical experience and a view to the future. Crit Care Med 2002;30:S157–S161.
107. Friess SH, Sutton RM, French B, Bhalala U, Maltese MR, Naim MY, et al. Hemodynamic directed CPR improves cerebral perfusion pressure and brain tissue oxygenation. Resuscitation 2014;85: 1298–1303.
108. Sutton RM, Friess SH, Naim MY, Lampe JW, Bratinov G, Weiland TR 3rd, et al. Patient-centric blood pressure-targeted cardiopulmonary resuscitation improves survival from cardiac arrest. Am J Respir Crit Care Med 2014;190:1255–1262.
109. Callaham M, Madsen C, Barton C, Saunders C, Daley M, Pointer J. A randomized clinical trial of high-dose epinephrine and norepinephrine versus standard-dose epinephrine in prehospital cardiac arrest. JAMA 1992;268:2667–2672.
110. Stiell IG, Hebert PC, Weitzman BN, Wells GA, Raman S, Stark RM, et al. High-dose epinephrine in adult cardiac arrest. N Engl J Med 1992;327:1045–1050.
111. Brown C, Martin D, Pepe P, Stueven H, Cummins R, Gonzalez E, et al. Multicenter High-Dose Epinephrine Study Group. A comparison of standard-dose and high-dose epinephrine in cardiac arrest outside the hospital. New Engl J Med 1992;327:151–155.
112. Rivers EP, Wortsman J, Rady MY, Blake HC, Mcgeorge FT, Buderer NM. The effect of the total cumulative epinephrine dose administered during human CPR on hemodynamic, oxygen transport, and utilization variables in the postresuscitation period. Chest 1994;106:1499–1507.
113. Behringer W, Kittler H, Sterz F, Domanovits H, Schoerkhuber W, Holzer M, et al. Cumulative epinephrine dose during cardiopulmonary resuscitation and neurologic outcome. Ann Intern Med 1998;129:450–456.
114. Burnett AM, Segal N, Salzman JG, McKnite MS, Frascone RJ. Potential negative effects of epinephrine on carotid blood flow and $ETCO_2$ during active compression-decompression CPR utilizing an impedance threshold device. Resuscitation 2012;83:1021–1024.
115. Stiell IG, Herbert PC, Wells GA, Vandemheen KL, Tang AS, Higginson LA, et al. Vasopressin versus epinephrine for in-hospital cardiac arrest: a randomized controlled trial. Lancet 2001;358:105–109.

116. Wenzel V, Krismer AC, Arntz HR, Sitter H, Stadlbauer KH, Lindner KH. A comparison of vasopressin and epinephrine for out-of-hospital cardiopulmonary resuscitation. New Engl J Med 2004;350: 105–113.
117. Callaway CW, Hostler D, Doshi AA, Pinchalk M, Roth RN, Lubin J, et al. Usefulness of vasopressin administered with epinephrine during out-of-hospital cardiac arrest. Am J Cardiol 2006;98:1316–1321.
118. Gueugniaud PY, David JS, Chanzy E, Hubert H, Dubien PY, Mauriaucourt P, et al. Vasopressin and epinephrine vs. epinephrine alone in cardiopulmonary resuscitation. N Engl J Med 2008;359:21–30.
119. Hagihara A, Hasegawa M, Abe T, Nagata T, Wakata Y, Miyazaki S. Prehospital epinephrine use and survival among patients with out-of-hospital cardiac arrest. JAMA 2012;307:1161–1168.
120. Kudenchuk PJ. Intravenous antiarrhythmic drug therapy in the resuscitation from refractory ventricular arrhythmias. Am J Cardiol 1999;84:52R–55R.
121. Nolan JP, De Latorre FJ, Steen PA, Chamberlain DA, Bossaert LL. Advanced life support drugs: do they really work? Curr Opin Crit Care 2002;8:212–218.
122. Chow MS, Kluger J, Lawrence R, Fieldman A. Lidocaine and bretylium on the defibrillation threshold during cardiac arrest and cardiopulmonary resuscitation. Proc Soc Exp Biol Med 1986;182:63–67.
123. Kudenchuk PJ, Cobb LA, Copass MK, Cummins RO, Doherty AM, Fahrenbruch CE, et al. Amiodarone for resuscitation after out-of-hospital cardiac arrest due to ventricular fibrillation. N Engl J Med 1999;16:871–878.
124. Dorian P, Cass D, Schwartz B, Cooper R, Gelaznikas R, Barr A. Amiodarone as compared with lidocaine for shock-resistant ventricular fibrillation. N Engl J Med 2002;346:884–890.
125. Kudenchuk PJ, Brown SP, Daya M, Rea T, Nichol G, Morrison LJ, et al. Amiodarone, lidocaine, or placebo in out-of-hospital cardiac arrest. N Engl J Med 2016;374:1711–1722.
126. Bar-Joseph G, Abramson NS, Kelsey SF, Mashiach T, Craig MT, Safar, P; Brain Resuscitation Clinical Trial III (BRCT III) Study Group. Improved resuscitation outcome in emergency medical systems with increased usage of sodium bicarbonate during cardiopulmonary resuscitation. Acta Anaesthesiol Scand 2005;49:6–15.
127. Vukmir RB, Katz L; Sodium Bicarbonate Study Group. Sodium bicarbonate improves outcome in prolonged prehospital cardiac arrest. Am J Emerg Med 2006;24:156–161.
128. Mader TJ, Smithline HA, Gibson P. Aminophylline in undifferentiated out-of-hospital asystolic cardiac arrest. Resuscitation 1999;41:39–45.
129. Mader TJ, Smithline HA, Durkin L, Scriver G. A randomized controlled trial of intravenous aminophylline for atropine-resistant out-of-hospital asystolic cardiac arrest. Acad Emerg Med 2003;10:192–197.
130. Longstreth WT Jr, Copass MK, Dennis LK, Rauch-Matthews ME, Stark MS, Cobb LA. Intravenous glucose after out-of-hospital cardiopulmonary arrest: a community-based randomized trial. Neurology 1993;43:2534–2541.
131. Fatovich DM, Prentice DA, Dobb GJ. Magnesium in cardiac arrest (the MAGIC trial). Resuscitation 1997;35:237–241.
132. Thel MC, Armstrong AL, McNulty SE, Califf RM, O'Connor CM. Randomized trial of magnesium in in-hospital cardiac arrest: Duke Internal Medicine Housestaff. Lancet 1997;350:1272–1276.
133. Kuisma M, Alaspaa A. Out-of-hospital cardiac arrests of non-cardiac origin. Epidemiology and outcome. Eur Heart J 1997;18:1122–1128.
134. De Vos R, Koster RW, de Haan RJ, Oosting H, van der Wouw PA, Lampe-Schoenmaeckers AJ. In-hospital cardiopulmonary resuscitation: prearrest morbidity and outcome. Arch Int Med 1999; 159:845–850.
135. Webb JG, Solankhi NK, Chugh SK, Amin H, Buller CE, Ricci DR, et al. Incidence, correlates, and outcome of cardiac arrest associated with percutaneous coronary intervention. Am J Cardiol 2002;90:1252–1254.
136. Selker HP, Raitt MH, Schmid CH, Laks MM, Beshansky JR, Griffith JL, et al. Time-dependent predictors of primary cardiac arrest in patients with acute myocardial infarction. Am J Cardiol 2003;91:280–286.
137. Huikuri HV, Tapanainen JM, Lindgren K, Raatikainen P, Makikallio TH, Airaksinen KEJ, et al. Prediction of sudden cardiac death after myocardial infarction in the beta-blocker age. J Am Coll Cardiol 2003;42:652–658.
138. Chugh SS, Kelly KL, Titus JL. Sudden cardiac death with apparently normal heart. Circulation 2000;102:649–654.
139. Spaulding CM, Joly LM, Rosenberg A, Monchi M, Weber SN, Dhainaut JF, et al. Immediate coronary angiography in survivors of out-of-hospital cardiac arrest. N Engl J Med 1997;336:1629–1633.
140. Dumas F, Cariou A, Manzo-Silberman S, Grimaldi D, Vivien B, Rosencher J, et al. Immediate percutaneous coronary intervention is associated with better survival after out-of-hospital cardiac arrest: insights from the PROCAT (Parisian Region Out of hospital Cardiac ArresT) registry. Circ Cardiovasc Interv 2010;3:200–207.
141. Bulut S, Aengevaeren WRM, Luijten HJE, Verheugt FWA. Successful out-of-hospital cardiopulmonary resuscitation: what is the optimal in-hospital treatment strategy. Resuscitation 2000;47: 155–161.
142. Lai CS, Hostler D, D'Cruz BJ, Callaway CW. Prevalence of troponin-T elevation during out-of-hospital cardiac arrest. Am J Cardiol 2004;93:754–756.
143. Grubb NR, Fox KA, Cawood P. Resuscitation from out-of-hospital cardiac arrest: implications for cardiac enzyme estimation. Resuscitation 1996;33:35–41.
144. Goktekin O, Melek M, Gorenek B, Birdane A, Kudaiberdieva G, Cavusoglu Y, et al. Cardiac troponin T and cardiac enzymes after external transthoracic cardioversion of ventricular arrhythmias in patients with coronary artery disease. Chest 2002;122:2050–2054.
145. Keelan PC, Bunch TJ, White RD, Packer DL, Holmes DR Jr. Early direct coronary angioplasty in survivors of out-of-hospital cardiac arrest. Am J Cardiol 2003;91:1461–1463.
146. Reynolds JC, Callaway CW, El Khoudary SR, Moore CG, Alvarez RJ, Rittenberger JC. Coronary angiography predicts improved outcome following cardiac arrest: propensity-adjusted analysis. J Intensive Care Med 2009;24:179–186.
147. Wolfrum S, Pierau C, Radke PW, Schunkert H, Kurowski V. Mild therapeutic hypothermia in patients after out-of-hospital cardiac arrest due to acute ST-segment elevation myocardial infarction undergoing immediate percutaneous coronary intervention. Crit Care Med 2008;36:1780–1786.
148. Knafelj R, Radsel P, Ploj T, Noc M. Primary percutaneous coronary intervention and mild induced hypothermia in comatose survivors of ventricular fibrillation with ST-elevation acute myocardial infarction. Resuscitation 2007;74:227–234.
149. Stiell IG, Wells GA, DeMaio VJ, Spaite DW, Field BJ, Munkley DP, et al. Modifiable factors associated with improved cardiac arrest survival in a multicenter basic life support/defibrillation system: OPALS Study Phase I results. Ann Emerg Med 1999;33:44–50.
150. Bruxton AE, Ellison KE, Kirk MM, Frain B, Koo C, Gandhi G, et al. Primary prevention of sudden cardiac death: trials in patients with coronary artery disease. J Interven Cardiac Electrophysiol 2003;9:203–206.
151. Anderson JL, Hallstrom AP, Epstein AE, Pinski SL, Rosenberg Y, Nora MO, et al. Design and results of the antiarrhythmics vs implantable defibrillators (AVID) registry. The AVID Investigators. Circulation 1999;99:1692–1699.
152. AVID Investigators. A comparison of antiarrhythmic-drug therapy with implantable defibrillators in patients resuscitated from near-fatal ventricular arrhythmias. N Engl J Med 1997;337:1576–1583.
153. Domanski MJ, Sakseena S, Epstein AE, Hallstrom AP, Brodsky MA, Kim S, et al. Relative effectiveness of the implantable cardioverter-defibrillator and antiarrhythmic drugs in patients with varying degrees of left ventricular dysfunction who have survived malignant ventricular arrhythmias. AVID Investigators. Antiarrhythmics Versus Implantable Defibrillators. J Am Coll Cardiol 1999;34:1090–1095.
154. Kuck KH, Cappato R, Siebels J, Ruppel R. Randomized comparison of antiarrhythmic drug therapy with implantable defibrillators in patients resuscitated from cardiac arrest : the Cardiac Arrest Study Hamburg (CASH). Circulation 2000;102:748–754.
155. Vaagenes P, Safar P, Moossy J, Rao G, Diven W, Ravi C, et al. Asphyxiation versus ventricular fibrillation cardiac arrest in dogs. Differences in cerebral resuscitation effects: a preliminary study. Resuscitation 1997;35:41–52.
156. Morimoto Y, Kemmotsu O, Kitami K, Matsubara I, Tedo I. Acute brain swelling after out-of-hospital cardiac arrest: pathogenesis and outcome. Crit Care Med 1993;21:104–110.
157. Ornato JP, Ryschon TW, Gonzalez ER, Bardthauer JL. Rapid change in pulmonary vascular hemodynamics with pulmonary edema during cardiopulmonary resuscitation. Am J Emerg Med 1985;3:137–142.
158. Hirsh DR, Ingentino EP, Goldhaber SZ. Prevalence of deep venous thrombosis among patients in medical intensive care. JAMA 1995;274:335–337.
159. Sandler DA, Martin JF. Autopsy proven pulmonary embolism in hospital patients. Are we detecting enough deep vein thrombosis? J R Soc Med 1989;82:203–205.
160. Courtney DM, Kline JA. Identification of prearrest clinical factors associated with outpatient fatal pulmonary embolism. Acad Emerg Med 2001;8:1136–1142.
161. Bottiger BW, Bode C, Kern S, Gries A, Gust R, Glatzer R, et al. Efficacy and safety of thrombolytic therapy after initially unsuccessful cardiopulmonary resuscitation: a prospective clinical trial. Lancet 2001;357:1583–1585.
162. Bottiger BW, Arntz HR, Chamberlain DA, Bluhmki E, Belmans A, Danays T, et al. N Engl J Med 2008;359:2651–2662.
163. Abu-Laban RB, Christenson JM, Innes GD, van Beek CA, Wanger KP, McKnight RD, et al. Tissue plasminogen activator in cardiac arrest with pulseless electrical activity. New Engl J Med 2002;346:1522–1528.
164. MacDonald JE, Struthers AD. What is the optimal serum potassium level in cardiovascular patients? J Am Coll Cardiol 2004;43:155–161.
165. Karnik JA, Young BS, Lew NL, Herget M, Dubinsky C, Lazarus JM, et al. Cardiac arrest and sudden death in dialysis units. Kidney Int 2001;60:350–357.
166. Isbister GK. Delayed asystolic cardiac arrest after diltiazem overdose; resuscitation with high dose intravenous calcium. Emerg Med J 2002;19:355–357.
167. Love JN, Litovitz TL, Howell JM, Clancy C. Characterization of fatal beta blocker ingestion: a review of the American Association of Poison Control Centers data from 1985 to 1995. J Toxicol Clin Toxicol 1997;35:353–359.
168. Tai YT, Lo CW, Chow WH, Cheng CH. Successful resuscitation and survival following massive overdose of metoprolol. Br J Clin Pract 1990;44:746–747.
169. Antman EM, Wenger TL, Butler VP Jr, Haber E, Smith TW. Treatment of 150 cases of life-threatening digitalis intoxication with digoxin-specific Fab antibody fragments. Final report of a multicenter study. Circulation 1990;81:1744–1752.
170. Leskiw U, Weinberg GL. Lipid resuscitation for local anesthetic toxicity: is it really lifesaving? Curr Opin Anaesthesiol 2009;22:667–671.
171. Cave G, Harvey M. Intravenous lipid emulsion as antidote beyond local anesthetic toxicity: a systematic review. Acad Emerg Med 2009;16:815–824.
172. Elmer J, Lynch MJ, Kristan J, Morgan P, Gerstel SJ, Callaway CW, Rittenberger JC; Pittsburgh Post-Cardiac Arrest Service. Recreational drug overdose-related cardiac arrests: break on through to the other side. Resuscitation 2015;89:177–181.
173. Kumar A, Haery C, Parrillo JE. Myocardial dysfunction in septic shock. Crit Care Clin 2000;16:251–287.
174. Jardin F, Brun-Ney D, Auvert B, Beauchet A, Bourdarias JP. Sepsis-related cardiogenic shock. Crit Care Med 1990;18:1055–1060.
175. Khalafi K, Ravakhah K, West BC. Avoiding the futility of resuscitation. Resuscitation 2001;50: 161–166.
176. Ebell MH. Prearrest predictors of survival following in-hospital cardiopulmonary resuscitation: a meta-analysis. J Fam Pract 1992;34:551–558.
177. Rozenbaum EA, Shenkman L. Predicting outcome of in hospital cardiopulmonary resuscitation. Crit Care Med 1988;16:583–586.
178. Shoemaker WC, Peitzman AB, Bellamy R, Bellomo R, Bruttig SP, Capone A, et al. Resuscitation from severe hemorrhage. Crit Care Med 1996;24:S12–S23.
179. Washington B, Wilson RF, Steiger Z, Bassett JS. Emergency thoracotomy: a four-year review. Ann Thorac Surg 1985;40:188–191.
180. Grove CA, Lemmon G, Anderson G, McCarthy M. Emergency thoracotomy: appropriate use in the resuscitation of trauma patients. Am Surg 2002;68:313–316.
181. Gilbert M, Busund R, Skagseth A, Nilsen PÅ, Solbø JP. Resuscitation from accidental hypothermia of 13.7°C with circulatory arrest. Lancet 2000;355:375–376.
182. Jones AI, Swann IJ. Prolonged resuscitation in accidental hypothermia: use of mechanical cardio-pulmonary resuscitation and partial cardio-pulmonary bypass. Eur J Emerg Med 1994;1: 34–36.
183. Farstad M, Andersen KS, Koller ME, Grong K, Segadal L, Husby P. Rewarming from accidental hypothermia by extracorporeal circulation. A retrospective study. Eur J Cardiothorac Surg 2001;20:58–64.
184. HACA—Hypothermia after Cardiac Arrest Study Group. Mild therapeutic hypothermia to improve the neurologic outcome after cardiac arrest. N Engl J Med 2002;346:549–556.
185. Dixon SR, Whitbourn RJ, Dae MW, Grube E, Sherman W, Schaer GL, et al. Induction of mild systemic hypothermia with endovascular cooling during primary percutaneous coronary intervention for acute myocardial infarction. J Am Coll Cardiol 2002;40:1928–1934.
186. Ireland AJ, Pathi VL, Crawford R, Colquhoun IW. Back from the dead: extracorporeal rewarming of severe accidental hypothermia victims in accident and emergency. J Accid Emerg Med 1997;14:255–257.
187. Walpoth BH, Walpoth-Aslan BN, Mattle HP, Radanov BP, Schroth G, Schaeffler L, et al. Outcome of survivors of accidental deep hypothermia and circulatory arrest treated with extracorporeal blood warming. N Engl J Med 1997;337:1500–1505.
188. Hall KN, Syverud SA. Closed thoracic cavity lavage in the treatment of severe hypothermia in human beings. Ann Emerg Med 1990;19:204–206.
189. Kornberger E, Schwarz B, Lindner KH, Mair P. Forced air surface rewarming in patients with severe accidental hypothermia. Resuscitation 1999;41:105–111.
190. Hallstrom AP, Cobb LA, Yu BH. Influence of comorbidity on the outcome of patients treated for out-of-hospital ventricular fibrillation. Circulation 1996;93:2019–2022.
191. Ewer MS, Kish SK, Martin CG, Price KJ, Feeley TW. Characteristics of cardiac arrest in cancer patients as a predictor of survival after cardiopulmonary resuscitation. Cancer 2001;92:1905–1912.
192. Neumar RW. Molecular mechanisms of ischemic neuronal injury. Ann Emerg Med 2000;36:483–506.
193. White BC, Grossman LI, O'Neil BJ, DeGracia DJ, Neumar RW, Rafols JA, et al. Global brain ischemia and reperfusion. Ann Emerg Med 1996;27:588–594.
194. Cohan SL, Mun SK, Petite J, Correia J, Tavelra Da Silva AT, Waldhorn RE. Cerebral blood flow in humans following resuscitation from cardiac arrest. Stroke 1989;20:761–765.
195. Hicks SD, Parmele KT, DeFranco DB, Klann E, Callaway CW. Hypothermia differentially increases ERK and JNK/SAPK activation in hippocampus after asphyxial cardiac arrest. Neuroscience 2000;98:677–685.
196. D'Cruz BJ, Fertig KC, Filiano AJ, Hicks SD, DeFranco DB, Callaway CW. Hypothermic reperfusion after cardiac arrest augments brain-derived neurotrophic factor activation. J Cereb Blood Flow Metab 2002;22:843–851.
197. Vogel P, Putten H, Popp E, Krumnikl JJ, Teschendorf P, Galmbacher R, et al. Improved resuscitation after cardiac arrest in rats expressing the baculovirus caspase inhibitor protein p35 in central neurons. Anesthesiology 2003;99:112–121.
198. BRCT I. A randomized clinical study of cardiopulmonary-cerebral resuscitation: design and patient characteristics. Am J Emerg Med 1986;4:72–86.
199. BRCT II. A randomized clinical trial of calcium entry blocker administration to comatose survivors of cardiac arrest. Design, methods, and patient characteristics. The Brain Resuscitation Clinical Trial II Study Group. Control Clin Trials 1991;12:525–545.

200. Longstreth WT, Fahrenbuch CE, Olsufka M, Walsh TR, Copass MK, Cobb LA. Randomized clinical trial of magnesium, diazepam or both after out-of-hospital cardiac arrest. Neurology 2002;59:506–514.
201. Bernard SA, Gray TW, Buist MD, Jones BM, Silvester W, Gutteridge G, et al. Treatment of comatose survivors of out-of-hospital cardiac arrest with induced hypothermia. N Engl J Med 2002;346:557–563.
202. Zeiner A, Holzer M, Sterz F, Schorkhuber W, Eisenburger P, Havel C, Kliegel A, et al. Hyperthermia after cardiac arrest is associated with an unfavorable neurologic outcome. Arch Intern Med 2001;161:2007–2012.
203. Mullner M, Sterz F, Binder M, Hellwanger K, Meron G, Herkner H, et al. Arterial blood pressure after human cardiac arrest and neurologic recovery. Stroke 1996;27:59–62.
204. Mullner M, Sterz F, Binder M, Schreiber W, Deimel A, Laggner AN. Blood glucose concentration after cardiopulmonary resuscitation influences functional neurological recovery in human cardiac arrest survivors. J Cereb Blood Flow Metab 1997;17:430–436.
205. O'Connor RE, Bossaert L, Arntz HR, Brooks SC, Diercks D, Feitosa-Filho G, et al. Part 9: Acute coronary syndromes: 2010 International Consensus on Cardiopulmonary Resuscitation and Emergency Cardiovascular Care Science With Treatment Recommendations. Circulation 2010;122:S422–S465.
206. Strote JA, Maynard C, Olsufka M, Nichol G, Copass MK, Cobb LA, Kim F. Comparison of role of early (less than six hours) to later (more than six hours) or no cardiac catheterization after resuscitation from out-of-hospital cardiac arrest. Am J Cardiol 2012;109:451–454.
207. Dumas F, White L, Stubbs BA, Cariou A, Rea TD. Long-term prognosis following resuscitation from out of hospital cardiac arrest: role of percutaneous coronary intervention and therapeutic hypothermia. J Am Coll Cardiol 2012;60:21–27.
208. Gaussorgues P, Gueugniaud PY, Vedrinne JM, Salord F, Mercatello A, Robert D. Bacteremia following cardiac arrest and cardiopulmonary resuscitation. Intensive Care Med 1988;14:575–577.
209. Bjork RJ, Snyder BD, Campion BC, Loewenson RB. Medical complications of cardiopulmonary arrest. Arch Int Med 1982;142:500–503.
210. Marion DW, Penrod LE, Kelsey SF, Obrist WD, Kochanek PM, Palmer AM, et al. Treatment of traumatic brain injury with moderate hypothermia. N Engl J Med 1997;336:540–546.
211. Kasner SE, Wein T, Piriyawat P, Villar-Cordova CE, Chalela JA, Krieger DW, et al. Acetaminophen for altering body temperature in acute stroke: a randomized clinical trial. Stroke 2002;33:130–134.
212. Kuboyama K, Safar P, Oku K, Obrist W, Leonov Y, Sterz F, et al. Mild hypothermia after cardiac arrest in dogs does not affect postarrest cerebral oxygen uptake/delivery mismatching. Resuscitation 1994;27:231–244.
213. Flynn LM, Rhodes J, Andrews PJ. Therapeutic hypothermia reduces intracranial pressure and partial brain oxygen tension in patients with severe traumatic brain injury: preliminary data from the Eurotherm3235 Trial. Ther Hypothermia Temp Manag 2015 May 19. [Epub ahead of print.]
214. Schmitt FC, Buchheim K, Meierkord H, Holtkamp M. Anticonvulsant properties of hypothermia in experimental status epilepticus. Neurobiol Dis 2006;23:689–696.
215. Nolan JP, Morley PT, Vanden Hoek TL, Hickey RW, Kloeck WG, Billi J, et al. International Liaison Committee on Resuscitation. Therapeutic hypothermia after cardiac arrest: an advisory statement by the advanced life support task force of the International Liaison Committee on Resuscitation. Circulation 2003;108:118–121.
216. Nielsen N, Wetterslev J, Cronberg T, Erlinge D, Gasche Y, Hassager C, et al. Targeted temperature management at 33°C versus 36°C after cardiac arrest. N Engl J Med 2013;369:2197–2206.
217. Storm C, Steffen I, Schefold JC, Krueger A, Oppert M, Jörres A, Hasper D. Mild therapeutic hypothermia shortens intensive care unit stay of survivors after out-of-hospital cardiac arrest compared to historical controls. Crit Care 2008;12:R78.
218. Don CW, Longstreth WT Jr, Maynard C, Olsufka M, Nichol G, Ray T, et al. Active surface cooling protocol to induce mild therapeutic hypothermia after out-of-hospital cardiac arrest: a retrospective before-and-after comparison in a single hospital. Crit Care Med 2009;37:3062–3069.
219. Callaway CW, Tadler SC, Lipinski CL, Katz LM, Brader E. Feasibility of external cranial cooling during resuscitation. Resuscitation 2002;52:159–165.
220. Kim F, Olsufka M, Carlbom D, Deem S, Longstreth WT Jr, et al. Pilot study of rapid infusion of 2 L of 4 degrees C normal saline for induction of mild hypothermia in hospitalized, comatose survivors of out-of-hospital cardiac arrest. Circulation 2005;112:715–719.
221. Felberg RA, Krieger DW, Chuang R, Persse DE, Burgin WS, Hickenbottom SL, et al. Hypothermia after cardiac arrest: feasibility and safety of an external cooling protocol. Circulation 2001;104:1799–1804.
222. Clifton GL, Choi SC, Miller ER, Levin HS, Smith KR Jr, Muizelaar JP, et al. Intercenter variance in clinical trials of head trauma–experience of the National Acute Brain Injury Study: hypothermia. J Neurosurg 2001;95:751–755.
223. Heard KJ, Peberdy MA, Sayre MR, Sanders A, Geocadin RG, Dixon SR, et al. A randomized controlled trial comparing the Arctic Sun to standard cooling for induction of hypothermia after cardiac arrest. Resuscitation 2010;81:9–14.
224. Hoedemaekers CW, Ezzahti M, Gerritsen A, van der Hoeven JG. Comparison of cooling methods to induce and maintain normo- and hypothermia in intensive care unit patients: a prospective intervention study. Crit Care 2007;11:R91.
225. Pichon N, Amiel JB, François B, Dugard A, Etchecopar C, Vignon P. Efficacy of and tolerance to mild induced hypothermia after out-of-hospital cardiac arrest using an endovascular cooling system. Crit Care 2007;11:R71.
226. Hachimi-Idrissi S, Corne L, Ebinger G, Michotte Y, Huyghens L. Mild hypothermia induced by a helmet device: a clinical feasibility study. Resuscitation 2001;51:275–281.
227. Bernard S, Buist M, Monteiro O, Smith K. Induced hypothermia using large volume, ice-cold intravenous fluid in comatose survivors of out-of-hospital cardiac arrest: a preliminary report. Resuscitation 2003;56:9–13.
228. Kim F, Olsufka M, Longstreth WT Jr, Maynard C, Carlbom D, Deem S, et al. Pilot randomized clinical trial of prehospital induction of mild hypothermia in out-of-hospital cardiac arrest patients with a rapid infusion of 4 degrees C normal saline. Circulation 2007;115:3064–3070.
229. Kliegel A, Janata A, Wandaller C, Uray T, Spiel A, Losert H, et al. Cold infusions alone are effective for induction of therapeutic hypothermia but do not keep patients cool after cardiac arrest. Resuscitation 2007;73:46–53.
230. Bernard SA, Smith K, Cameron P, Masci K, Taylor DM, Cooper DJ, Kelly AM, Silvester W; Rapid Infusion of Cold Hartmanns (RICH) Investigators. Induction of therapeutic hypothermia by paramedics after resuscitation from out-of-hospital ventricular fibrillation cardiac arrest: a randomized controlled trial. Circulation 2010;122:737–742.
231. Bernard SA, Smith K, Cameron P, Masci K, Taylor DM, Cooper DJ, et al. Induction of prehospital therapeutic hypothermia after resuscitation from nonventricular fibrillation cardiac arrest. Crit Care Med 2012;40:747–753.
232. Kim F, Nichol G, Maynard C, Hallstrom A, Kudenchuk PJ, Rea T, et al. Effect of prehospital induction of mild hypothermia on survival and neurological status among adults with cardiac arrest: a randomized clinical trial. JAMA 2014;311:45–52.
233. Clifton GL, Miller ER, Choi SC, Levin HS. Fluid thresholds and outcome from severe brain injury. Crit Care Med 2002;30:739–745.
234. Abiki M, Kawaguchi S, Maekawa N. Reversible hypophosphatemia during moderate hypothermia therapy for brain-injured patients. Crit Care Med 2001;29:1726–1730.
235. Polderman KH, Peerdeman SM, Girbes AR. Hypophosphatemia and hypomagnesemia induced by cooling in patients with severe head injury. J Neurosurg 2001;94:697–705.
236. Dae MW, Gao DW, Sessler DI, Chair K, Stillson CA. Effect of endovascular cooling on myocardial temperature, infarct size, and cardiac output in human-sized pigs. Am J Physiol 2002;282:H1584–H1591.
237. Metz C, Holzschuh M, Bein T, Woertgen C, Frey A, Frey I, et al. Moderate hypothermia with severe head injury: cerebral and extracerebral effects. J Neurosurg 1996;85:533–541.
238. Kettner SC, Sitzwohl C, Zimpfer M, Kopzek SA, Holtzer A, Spiss CK, et al. The effect of graded hypothermia (36 degrees C—32 degrees C) on hemostasis in anesthetized patients without surgical trauma. Anesth Analg 2003;96:1772–1776.
239. Nielsen N, Hovdenes J, Nilsson F, Rubertsson S, Stammet P, Sunde K, et al. Hypothermia Network. Outcome, timing and adverse events in therapeutic hypothermia after out-of-hospital cardiac arrest. Acta Anaesthesiol Scand 2009;53:926–934.
240. Angelos MA, Menegazzi JJ, Callaway CW. Bench to bedside: resuscitation from prolonged ventricular fibrillation. Acad Emerg Med 2001;8:909–924.
241. Vanden Hoek TL, Shao Z, Li C, Zak R, Schumacker PT, Becker LB. Reperfusion injury on cardiac myocytes after simulated ischemia. Am J Physiol 1996;270:H1334–H1341.
242. Buunk G, van der Hoeven JG, Frolich M, Meinders AE. Cerebral vasoconstriction in comatose patients resuscitated from a cardiac arrest. Intensive Care Med 1996;22:1191–1196.
243. Nishizawa H, Kudoh I. Cerebral autoregulation is impaired in patients after cardiac arrest. Acta Anaesthesiol Scand 1996;40:1149–1153.
244. Sundgreen C, Larsen FS, Herzog TM, Knudsen GM, Boesgaard S, Aldershville J. Autoregulation of cerebral blood flow in patients resuscitated from cardiac arrest. Stroke 2001;32:128–132.
245. Rudolf J, Ghaemi M, Ghaemi M, Haupt WF, Szelies B, Heiss WD. Cerebral glucose metabolism in acute and persistent vegetative state. J Neurosurg Anesthesiol 1999;11:17–24.
246. Schaafsma A, de Jong BM, Bams JL, Haaxma-Reiche H, Pruim J, Zijlstra JG. Cerebral perfusion and metabolism in resuscitated patients with severe post-hypoxic encephalopathy. J Neurol Sci 2003;10:23–30.
247. Trzeciak S, Jones AE, Kilgannon JH, Milcarek B, Hunter K, Shapiro NI, et al. Significance of arterial hypotension after resuscitation from cardiac arrest. Crit Care Med 2009;37:2895–2903.
248. Beylin ME, Perman SM, Abella BS, Leary M, Shofer FS, Grossestreuer AV, et al. Higher mean arterial pressure with or without vasoactive agents is associated with increased survival and better neurological outcomes in comatose survivors of cardiac arrest. Intensive Care Med 2013;39:1981–1988.
249. Kilgannon JH, Roberts BW, Jones AE, Mittal N, Cohen E, Mitchell J, et al. Arterial blood pressure and neurologic outcome after resuscitation from cardiac arrest. Crit Care Med 2014;42:2083–2091.
250. Gaieski DF, Neumar RW, Fuchs B, Abella BS, Kolansky D, Delfin G, et al. Haemodynamic management strategies are not explicitly defined in the majority of therapeutic hypothermia implementation studies. Resuscitation 2012;83:835–839.
251. Kilgannon JH, Jones AE, Shapiro NI, Angelos MG, Milcarek B, Hunter K, et al. Association between arterial hyperoxia following resuscitation from cardiac arrest and in-hospital mortality. JAMA 2010;303:2165–2171.
252. Bellomo R, Bailey M, Eastwood GM, Nichol A, Pilcher D, Hart GK, et al. Arterial hyperoxia and in-hospital mortality after resuscitation from cardiac arrest. Crit Care 2011;15:R90.
253. Kilgannon JH, Jones AE, Parrillo JE, Dellinger RP, Milcarek B, Hunter K, et al. Relationship between supranormal oxygen tension and outcome after resuscitation from cardiac arrest. Circulation 2011;123:2717–2722.
254. Roberts BW, Kilgannon JH, Chansky ME, Mittal N, Wooden J, Trzeciak S. Association between postresuscitation partial pressure of arterial carbon dioxide and neurological outcome in patients with post-cardiac arrest syndrome. Circulation 2013;127:2107–2113.
255. Kim SH, Choi SP, Park KN, Lee SJ, Lee KW, Jeong TO, et al. Association of blood glucose at admission with outcomes in patients treated with therapeutic hypothermia after cardiac arrest. Am J Emerg Med 2014;32:900–904.
256. Sah Pri A, Chase JG, Pretty CG, Shaw GM, Preiser JC, Vincent JL, et al. Evolution of insulin sensitivity and its variability in out-of-hospital cardiac arrest (OHCA) patients treated with hypothermia. Crit Care 2014;18:586.
257. Skrifvars MB, Pettila V, Rosenberg PH, Castren M. A multiple logistic regression analysis of in-hospital factors related to survival at six months in patients resuscitated from out-of-hospital ventricular fibrillation. Resuscitation 2003;59:319–328.
258. Van den Berghe G, Wouters P, Weekers F, Verwaest C, Bruyninckx F, Schetz M, et al. Intensive insulin therapy in the critically ill patients. N Engl J Med 2001;345:1359–1367.
259. Van den Berghe G, Wilmer A, Hermans G, Meersseman W, Wouters PJ, Milants I, et al. Intensive insulin therapy in the medical ICU. N Engl J Med 2006;354:449–461.
260. NICE-SUGAR Study Investigators; Finfer S, Chittock DR, Su SY, Blair D, Foster D, Dhingra V, et al. Intensive versus conventional glucose control in critically ill patients. N Engl J Med 2009;360:1283–1297.
261. Oksanen T, Skrifvars MB, Varpula T, Kuitunen A, Pettilä V, Nurmi J, Castrén M. Strict versus moderate glucose control after resuscitation from ventricular fibrillation. Intensive Care Med 2007;33:2093–2100.
262. Gando S, Kameue T, Nanzaki S, Nakanishi Y. Massive fibrin formation with consecutive impairment of fibrinolysis in patients with out-of-hospital cardiac arrest. Thromb Haemost 1997;77:278–282.
263. Bottiger BW, Martin E. Thrombolytic therapy during cardiopulmonary resuscitation and the role of coagulation activation after cardiac arrest. Curr Opin Crit Care 2001;7:176–183.
264. Newman DH, Greenwald I, Callaway CW. Cardiac arrest and the role of thrombolytic agents. Ann Emerg Med 2000;35:472–480.
265. Schreiber W, Gabriel D, Sterz F, Muellner M, Kuerkciyan I, Holzer M, et al. Thrombolytic therapy after cardiac arrest and its effect on neurological outcome. Resuscitation 2002;52:63–69.
266. Mongardon N, Perbet S, Lemiale V, Dumas F, Poupet H, Charpentier J, et al. Infectious complications in out-of-hospital cardiac arrest patients in the therapeutic hypothermia era. Crit Care Med 2011;39:1359–1364.
267. Perbet S, Mongardon N, Dumas F, Bruel C, Lemiale V, Mourvillier B, et al. Early-onset pneumonia after cardiac arrest: characteristics, risk factors and influence on prognosis. Am J Respir Crit Care Med 2011;184:1048–1054.
268. Pabst D, Römer S, Samol A, Kümpers P, Waltenberger J, Lebiedz P. Predictors and outcome of early-onset pneumonia after out-of-hospital cardiac arrest. Respir Care 2013;58:1514–1520.
269. Davies KJ, Walters JH, Kerslake IM, Greenwood R, Thomas MJ. Early antibiotics improve survival following out-of hospital cardiac arrest. Resuscitation 2013;84:616–619.
270. Adrie C, Adib-Conquy M, Laurent I, Monchi M, Vinsonneau C, Fitting C, et al. Successful cardiopulmonary resuscitation after cardiac arrest as a "sepsis-like" syndrome. Circulation 2002;106:562–568.
271. Jaffe AS, Landau WM, Wetzel RD. Resuscitation 2000: the need for improved databases in regard to neurological outcomes. Resuscitation 1998;37:65–66.
272. AAN—The Quality Standards Subcommittee of the American Academy of Neurology. Practice parameters: assessment and management of patients in the persistent vegetative state (summary statement). Neurology 1995;45:1015–1018.
273. MSTFPVS. Multisociety Task Force on PVS. Medical aspects of the persistent vegetative state. New Engl J Med 1994;330:1572–1579.
274. Giacino JT, Ashwal S, Childs N, Cranford R, Jennett B, Katz DI, et al. The minimally conscious state: definition and diagnostic criteria. Neurology 2002;58:349–353.
275. Booth CM, Boone RH, Tomlinson G, Detsky AS. Is this patient dead, vegetative or severely neurologically impaired? Assessing outcome for comatose survivors of cardiac arrest. JAMA 2004;291:870–879.
276. Wijdicks EF, Hijdra A, Young GB, Bassetti CL, Wiebe S; Quality Standards Subcommittee of the American Academy of Neurology. Practice parameter: prediction of outcome in comatose survivors after cardiopulmonary resuscitation (an evidence-based review): report of the Quality Standards Subcommittee of the American Academy of Neurology. Neurology 2006;67:203–210.
277. Sandroni C, Cavallaro F, Callaway CW, Sanna T, D'Arrigo S, Kuiper M, et al. Predictors of poor neurological outcome in adult comatose survivors of cardiac arrest: a systematic review and meta-analysis. Part 1: patients not treated with therapeutic hypothermia. Resuscitation 2013;84:1310–1323.
278. Sandroni C, Cavallaro F, Callaway CW, D'Arrigo S, Sanna T, Kuiper MA, et al. Predictors of poor neurological outcome in adult comatose survivors of cardiac arrest: a systematic review and meta-analysis. Part 2: Patients treated with therapeutic hypothermia. Resuscitation 2013;84:1324–1338.

279. Zandbergen EG, de Haan RJ, Stoutenbeek CP, Koelman JH, Hijdra A. Systematic review of early prediction of poor outcome in anoxic-ischaemic coma. Lancet 1998;352:1808-1812.
280. Edgren E, Hedstrand U, Kelsey S, Sutton-Tyrrell K, Safar P. Assessment of neurological prognosis in comatose survivors of cardiac arrest. BRCT I Study Group. Lancet 1994;343(8905):1055-1059.
281. Levy DE, Caronna JJ, Singer BH, Lapinski RH, Frydman H, Plum F. Predicting outcome from hypoxic-ischemic coma. JAMA 1985;253:1420-1426.
282. Rossetti AO, Oddo M, Logroscino G, Kaplan PW. Prognostication after cardiac arrest and hypothermia: a prospective study. Ann Neurol 2010;67:301-307.
283. Amorim E, Rittenberger JC, Baldwin ME, Callaway CW, Popescu A, Post Cardiac Arrest Service. Malignant EEG patterns in cardiac arrest patients treated with targeted temperature management who survive to hospital discharge. Resuscitation 2015;90:127-132.
284. Leithner C, Ploner CJ, Hasper D, Storm C. Does hypothermia influence the predictive value of bilateral absent N20 after cardiac arrest? Neurology 2010;74:965-969.
285. Adrie C, Cariou A, Mourvillier B, Laurent I, Dabbane H, Hantala F, et al. Predicting survival with good neurological recovery at hospital admission after successful resuscitation of out-of-hospital cardiac arrest: the OHCA score. Eur Heart 2006;27:2840-2845.
286. Chan PS, Spertus JA, Krumholz HM, Berg RA, Li Y, Sasson C, et al. A validated prediction tool for initial survivors of in-hospital cardiac arrest. Arch Intern Med 2012;172:947-953.
287. Rittenberger JC, Tisherman SA, Holm MB, Guyette FX, Callaway CW. An early, novel illness severity score to predict outcome after cardiac arrest. Resuscitation 2011;82:1399-1404.
288. Coppler PJ, Elmer J, Calderon L, Sabedra A, Doshi AA, Callaway CW, et al. Validation of the Pittsburgh Cardiac Arrest Category illness severity score. Resuscitation 2015;89:86-92.
289. Al Thenayan E, Savard M, Sharpe M, Norton L, Young B. Predictors of poor neurologic outcome after induced mild hypothermia following cardiac arrest. Neurology 2008;71:1535-1537.
290. Nair SU, Lundbye JB. The occurrence of shivering in cardiac arrest survivors undergoing therapeutic hypothermia is associated with a good neurologic outcome. Resuscitation 2013;84:626-629.
291. Murnin MR, Sonder P, Janssens GN, Henry CL, Polderman KH, Rittenberger JC, et al. Determinants of heat generation in patients treated with therapeutic hypothermia following cardiac arrest. J Am Heart Assoc 2014;3:e000580.
292. Stær-Jensen H, Sunde K, Olasveengen TM, Jacobsen D, Drægni T, Nakstad ER, et al. Bradycardia during therapeutic hypothermia is associated with good neurologic outcome in comatose survivors of out-of-hospital cardiac arrest. Crit Care Med 2014;42:2401-2408.
293. Inamasu J, Miyatake S, Tomioka H, Suzuki M, Nakatsukasa M, Maeda N, et al. Subarachnoid haemorrhage as a cause of out-of-hospital cardiac arrest: a prospective computed tomography study. Resuscitation 2009;80:977-980.
294. Naples R, Ellison E, Brady WJ. Cranial computed tomography in the resuscitated patient with cardiac arrest. Am J Emerg Med 2009;27:63-67.
295. Metter RB, Rittenberger JC, Guyette FX, Callaway CW. Association between a quantitative CT scan measure of brain edema and outcome after cardiac arrest. Resuscitation 2011;82:1180-1185.
296. Cristia C, Ho ML, Levy S, Andersen LW, Perman SM, Giberson T, et al. The association between a quantitative computed tomography (CT) measurement of cerebral edema and outcomes in post-cardiac arrest—a validation study. Resuscitation 2014;85:1348-1353.
297. Wijdicks EF, Campeau NG, Miller GM. MR imaging in comatose survivors of cardiac resuscitation. AJNR Am J Neuroradiol 2001;22:1561-1565.
298. Greer D, Scripko P, Bartscher J, Sims J, Camargo E, Singhal A, et al. Serial MRI changes in comatose cardiac arrest patients. Neurocrit Care 2011;14:61-67.
299. Grubb NR, Fox KA, Smith K, Best J, Blane A, Ebmeier KP, et al. Memory impairment in out-of-hospital cardiac arrest survivors is associated with global reduction in brain volume, not focal hippocampal injury. Stroke 2000;31:1509-1514.
300. Gendo A, Kramer L, Hafner M, Funk GC, Zauner C, Sterz F, et al. Time-dependency of sensory evoked potentials in comatose cardiac arrest survivors. Intensive Care Med 2001;27:1305-1311.
301. Tiainen M, Kovala TT, Takkunen OS, Roine RO. Somatosensory and brainstem auditory evoked potentials in cardiac arrest patients treated with hypothermia. Crit Care Med 2005;33:1736-1740.
302. Youn CS, Callaway CW, Rittenberger JC; Post Cardiac Arrest Service. Combination of initial neurologic examination and continuous EEG to predict survival after cardiac arrest. Resuscitation 2015;94:73-79.
303. Abend NS, Topjian A, Ichord R, Herman ST, Helfaer M, Donnelly M, et al. Electroencephalographic monitoring during hypothermia after pediatric cardiac arrest. Neurology 2009;72:1931-1940.
304. Madl C, Kramer L, Domanovits H, Woolard RH, Gervais H, Gendo A, et al. Improved outcome prediction in unconscious cardiac arrest survivors with sensory evoked potentials compared with clinical assessment. Crit Care Med 2000;28:721-726.
305. Zingler VC, Krumm B, Bertsch T, Fassbender K, Pohlmann-Eden B. Early prediction of neurological outcome after cardiopulmonary resuscitation: a multimodal approach combining neurobiochemical and electrophysiological investigations may provide high prognostic certainty in patients after cardiac arrest. Neurology 2003;49:79-84.
306. Rosen H, Sunnerhagen KS, Herlitz J, Blomstrand C, Rosengren L. Serum levels of the brain-derived proteins S-100 and NSE predict long-term outcome after cardiac arrest. Resuscitation 2001;49:183-191.
307. Schoerkhuber W, Kittler H, Sterz F, Behringer W, Holzer M, Frossard M, et al. Time course of serum neuron-specific enolase. A predictor of neurological outcome in patients resuscitated from cardiac arrest. Stroke 1999;30:1598-1603.
308. Martens P, Raabe A, Johnsson P. Serum S-100 and neuron-specific enolase for prediction of regaining consciousness after global cerebral ischemia. Stroke 1998;29:2363-2366.
309. Tiainen M, Roine RO, Pettila V, Takkunen O. Serum neuron-specific enolase and S-100B protein in cardiac arrest patients treated with hypothermia. Stroke 2003;34:2881-2886.
310. Pelinka LE, Hertz H, Mauritz W, Harada N, Jafarmadar M, Albrecht M, et al. Nonspecific increase of systemic neuron-specific enolase after trauma: clinical and experimental findings. Shock 2005;24:119-123.
311. Sandroni C, Cariou A, Cavallaro F, Cronberg T, Friberg H, Hoedemaekers C, et al. Prognostication in comatose survivors of cardiac arrest: an advisory statement from the European Resuscitation Council and the European Society of Intensive Care Medicine. Resuscitation 2014;85:1779-1789.
312. Pusswald G, Fertl E, Faltl M, Auff E. Neurological rehabilitation of severely disabled cardiac arrest survivors. Part II. Life situation of patients and families after treatment. Resuscitation 2000;47:241-248.
313. Fertl E, Vass K, Sterz F, Gabriel H, Auff E. Neurological rehabilitation of severely disabled cardiac arrest survivors. Part I. Course of post-acute inpatient treatment. Resuscitation 2000;47:231-239.
314. Shah MK, Al-Adawi S, Dorvlo ASS, Burke DT. Functional outcomes following anoxic brain injury: a comparison with traumatic brain injury. Brain Injury 2004;18:111-117.
315. Heiss WD, Teasel RW. Brain recovery and rehabilitation. Stroke 2006;37:314-316.
316. Moein H, Khalili HA, Keramatian K. Effect of methylphenidate on ICU and hospital length of stay in patients with severe and moderate traumatic brain injury. Clin Neurol Neurosurg 2006;108:539-542.
317. Saniova B, Drobny M, Kneslova L, Minarik M. The outcome of patients with severe head injuries treated with amantadine sulphate. J Neural Transm 2004;111:511-514.
318. Reynolds JC, Rittenberger JC, Callaway CW. Methylphenidate and amantadine to stimulate reawakening in comatose patients resuscitated from cardiac arrest. Resuscitation 2013;84:818-824.
319. Nichol G, Stiell IG, Herbert P, Wells GA, Vandembeen K, Laupacis A. What is the quality of life for survivors of cardiac arrest? A prospective study. Acad Emerg Med 1999;6:95-102.
320. De Vos R. Quality of life after cardiopulmonary resuscitation. Resuscitation 1997;35:231-236.
321. Orioles A, Morrison WE, Rossano JW, Shore PM, Hasz RD, Martiner AC, et al. An under-recognized benefit of cardiopulmonary resuscitation: organ transplantation. Crit Care Med 2013;41:2794-2799.

51

谵　妄

Colleen M. Moranand David Crippen

谵妄是重症监护室（intensive care unit，ICU）中的常见问题之一。由于谵妄患者行为的不可预测在处置上具有挑战性，对患者抑或医务人员均存在较高的风险。在 ICU 中，谵妄本身与发病率有关。另外，患者出院后发病率显著下降。

谵妄的发病率因患者人群而异，据报道最高可达 80%[1]。有研究发现，神经内科 / 神经外科患者出现谵妄的风险最高，其次是创伤患者，再次是内科重症患者，外科 ICU 患者的风险最低[2]。然而，这一结果并未在多中心的研究中得到验证。

谵妄通常与躁动（即躁动型谵妄）有关，但这并非必需条件。躁动型谵妄是一种过度活动的综合征，行动通常无明确目的，而与内部紧张有关。谵妄也可能表现为一种安静的意识障碍，检查医师很难辨别。而混合型谵妄是指安静的意识障碍与激烈的非目的性行为交替发生。

对于重症监护工作者而言，躁动与其说它是一个诊断，不如说它是基础疾病导致的焦虑不安而表现出来的后果。由于高科技的血流动力学监测与支持设备，我们给已经出现血流动力学不稳定的患者增加了过去从没面对的应激。在先进的监护技术和严密的滴定式治疗下，目前的现代 ICU 有可能让病情危重患者存活，但实际上也通过管路和装置把患者紧紧固定在了病床上。

一项大型研究发现，谵妄最常见的类型为混合型谵妄（54.9%），其次是低活动型谵妄（43.5%），高活动躁动型谵妄较为罕见（1.6%）[3]。这项研究还发现，低活动型谵妄最常见于 65 岁及以上患者中（41% vs 21.6%，$P<0.001$）。影响血流动力学稳定性的躁动发作比较少见，但由于 ICU 能收治的危重患者范围较前更广，在复杂生命支持系统上维持的时间更长，发生率越来越高。

为什么谵妄会发生在 ICU?

ICU 需要患者具有很好的耐心和依从性。敏感的监护系统和留置导管经常占据身体的每个孔道，患者需要较长时间保持相对不动。许多患者，尤其是 65 岁以上者，都存在轻度的潜在痴呆，但在其家庭环境中由于模式识别抑制了潜在的认知障碍而控制良好。

当一个患者因任何原因入住 ICU 时，所有原来的模式识别均丢失，患者不能再依靠习惯与常规获取信息，其潜在的认知障碍就表现得很明显。

最初引入 ICU 精神病这一术语是为了强调心理社会因素和心理因素在该综合征中的病因学意义，以便更好地理解这一疾病。ICU 昼夜不间断的治疗活动可能会导致患者失去时间概念。监护设备发出陌生、重复而嘈杂的声音形成了单调的感觉输入，长时间制动、短暂却频繁被打扰的睡眠模式、社会隔离、频繁更换的 ICU 医护人员等因素最终都促成患者进入谵妄前状态。

ICU 精神病一词对疾病的描述并不准确，反而容易形成误导性结论。在精神病学文献中，精神病这一术语是指无特定器质性因素因果关系存在的持续性脑功能紊乱。而在真正的谵妄中，不仅存在器质性因果关系，而且常源于神经系统之外。与 ICU 相关的谵妄症状是非常随机、无目的、非系统性的，而精神病症状往往是异常却有序、一致的。ICU 应激性谵妄这一术语更适用于 ICU 环境中发生的器质性脑综合征。

虽然一部分谵妄的病因是明确的，但其他的由于研究人群和数据评估方法不同，谵妄的病因仍然存在争议。一项系统回顾发现，谵妄与以下危险因素之间存在强烈的正相关：年龄、痴呆、高血压、昏迷、急性生理学和慢性健康Ⅱ（Acute Physiology and Chronic Health Evaluation Ⅱ，APACHE）评分、急诊手术、机械通气、多发伤和代谢性酸中毒[4]。重症医学协会的指南仅发现痴呆、高血压、昏迷、酒精中毒和 APACHEⅡ评分这几项因素可以增加谵妄风险[5]。一项关于谵妄的大样本前瞻性研究发现，只有身体束缚这项因素会增加谵妄的风险[6]。

谵妄预测模型的研发也是大家感兴趣的领域。荷兰一项对不同类型 ICU 患者进行的大样本研究提出了 PRE-DELIRIC 模型。该模型的受试者特征性曲线下面积为 0.87，与 ICU 意识状态评估（confusion assessment method for the intensive care unit，CAM-ICU）筛查的效度匹配性良好。CAM-ICU 筛查是一种用于评估谵妄的临床测试，评估的因素包括：年龄、APACHEⅡ评分、昏迷、ICU 类型、感染、代谢性酸中毒、吗啡的使用、镇静剂的使用、尿素浓度和是否紧急入院。PRE-DELIRIC 模型是发现谵妄高危患者的一种有前景的方法，并可进行早期治疗以预防谵妄的发生。

随着该领域更多研究的进行，可能会更好地阐明谵妄的危险因素。

谵妄的病理生理学

已经提出很多解释脑衰竭导致谵妄潜在机制的理论。

很多人认为，体内其他部位的血流动力学或代谢失代偿是全身性脑衰竭的一个主要病因。ICU 的环境是血流动力学或代谢性致病易感因素的储存库，包括急慢性器质性脑血管功能不全、内分泌功能不全、急慢性心肺功能失代偿、多器官系统功能不全、相对缺氧、组织灌注不良、多种药物的使用，以及最后由于制动、焦虑和疼痛引起的睡眠 / 觉醒周期中断。当存在综合性脑衰竭及强烈的感觉刺激源时，就可能会出现躁动。

躁动是一种可视化的线索，提示随着感觉刺激的传入错误，运动轴出现错误整合。系统发育中的原始脑区域（如基底节、网状结构、前庭核、锥体外系统通常为红核）的短路导致不协调的、无目的运动临床表现。

认知和觉醒的紊乱以及精神运动行为受损是谵妄的特征，感知、演绎推理、记忆、注意力和定向力等重要的认知功能均出现障碍。目前逐渐形成的共识认为，谵妄是广泛性或局灶性脑功能不全的表现，伴有神经递质系统的失调。

胆碱能系统与谵妄的发生密切相关[7]。乙酰胆碱是影响意识和觉醒水平的重要神经递质。谵妄发生的可能机制包括乙酰胆碱的生成减少或传递减弱。乙酰胆碱的生成对低血糖、氧化应激和底物缺乏等因素十分敏感。血清抗胆碱能活性增高也与谵妄有关[8]。胆碱能活性随着年龄的增长而降低，因此年龄是谵妄的预测因素。此外，抗胆碱能药物也与谵妄发生率增加有关[9]。

多巴胺超过正常水平也与谵妄的发生相关，这可能是由于多巴胺再摄取减少或释放增加。缺氧可以导致多巴胺过度释放，而精神疾病与多巴胺水平升高有关。氟哌啶醇用于谵妄防治的部分原因就在于其对多巴胺受体的拮抗作用[10]，影响 D2 受体的药物可增加前额皮质中乙酰胆碱的释放[11]，这一发现提示谵妄发生发展过程中多巴胺和乙酰胆碱水平之间存在相互作用。

炎症也可能是导致谵妄的一个重要途径。一些研究发现炎性细胞因子与谵妄发生率之间存在正相关[12,13]。在术后或脓毒症等生理应激状态时，血脑屏障可能受损，这些炎性细胞因子就会穿透血脑屏障影响脑功能。值得注意的是，脑病在脓毒症患者中非常常见。事实上，高达 70% 的菌血症患者被发现存在神经系统紊乱[14]。

尽管谵妄最终的共同通路尚未阐明，但显然，神经递质、氧化应激和炎症方面的改变都与谵妄的发生发展有关。随着该领域研究的进展，我们希望能更好地了解这一疾病的病理生理学，从而更有选择地对谵妄进行预防和治疗。

不同类型的谵妄（包括高活动躁动型谵妄、低活动型谵妄或混合型谵妄）可能是由大脑中不同因素所导致的，也许这就是统一的谵妄理论至今尚未形成的原因。

谵妄的临床表现

思维混乱、注意力减弱、漫无边际、不相关或不连贯的思维模式通常是谵妄的特征。谵妄患者无法把连贯的想法整合起来，也无法从中推断出有用的信息。由于注意力短暂和对传入刺激感知错误，患者还会出现短期记忆缺损。大多数谵妄患者在疾病恢复后都会出现遗忘，或者仅保留小部分随机的“记忆片段”。日间觉醒水平的波动是谵妄的重要标志，也是一项主要诊断标准。与睡眠 / 觉醒周期相关的谵妄临床表现（例如，认知与注意紊乱）为波动的昼夜颠倒。混乱的妄想和幻觉伴随清醒间隔的存在，是应激性谵妄的诊断要点。这些症状有效地将谵妄与痴呆、功能性精神病和分离的心因性状态鉴别开来。

患者在谵妄状态时，认知失去了清晰性和目标导向性，即使是在正常旁观者的指导下，也无法进行推理或解决问题，也不能感知现实。由于谵妄患者无法重新整合这些认知片段，他们的知觉会发生变化，从而导致妄想和幻觉。患者的妄想往往是个体化和偏执的（例如，患者会误认为自身周围发生的行为和事件威胁到自己的生命，潜在有害）。幻觉的特点是短暂、多变、混乱的。这种应激性谵妄的 ICU 患者往往会持续抵抗束缚和各种治疗，有时甚至可以达到精疲力竭的程度。由于这种精神运动性躁动综合征通常发生在夜间，因此它被称为日落综合征，实际上提示应激性谵妄的诊断。

谵妄筛查时，必须排除能改变精神状态的器质性病变，尤其是脓毒症。ICU 中引发精神状态改变的最常见原因之一就是脓毒症，事实上 50%～70% 的脓毒症患者都会发生脑病。

诊断谵妄的金标准不一定必须是精神科医生根据 DSM-5 标准做出的评估。精神科会诊通常处理的是门诊或不敏感的住院精神病患者，精神科医师对 ICU 患者的处理经验可能有限，特别是对于插管或反应迟钝的患者。

对所有患者的谵妄筛查有助于了解该疾病的发病率和评估治疗反应。对于 ICU 患者，最有效的两个谵妄筛查的工具分别是 CAM-ICU 和重症监护谵妄筛查检查表（intensive care delirium screening checklist，ICDSC）。

CAM-ICU 量表首先需要使用里士满躁动 - 镇静评分（Richmond Agitation-Sedation Scale，RASS）或 Riker 镇静 - 躁动评分（Sedation-Agitation Scale，SAS）[15] 评估意识水平（框 51-1）。SAS 和 RASS 用于 CAM-ICU 均已经通过验证[16]。使用 CAM-ICU 评估患者筛查谵妄，需 RASS > −4 或 Riker 评分 > 2[17]。CAM-ICU 量表共 4 项评分内容：①急性起病或波动性过程；②注意力不集中；③思维混乱；④意识水平改变。前两项是必备特征，后两项只具备一项即可（图 51-1）。理想情况下，24 小时内用该量表谵妄筛查应超过 1 次，白天和夜间各 1 次。在最初的验证研究中，CAM-ICU 量表的特异度达到 98%～100%，灵敏度达到 93%～100%，评估者间可靠性良好。

另一个常用的谵妄筛查测试是ICDSC，有8项内容，在24小时内对患者进行评估（框51-2），源自谵妄的DSM标准。得分≥4符合谵妄的诊断。最初的验证研究表明，该评分量表的特异度为64%，灵敏度为99%[18]。ICDSC的主要优势之一在于它能在24小时内对患者进行评估。

框51-1　里士满躁动-镇静量表(RASS)与Riker镇静-躁动量表(SAS)

RASS量表		SAS量表	
得分	术语	得分	术语
4	有攻击性	7	危险躁动
3	非常躁动	6	非常躁动
2	躁动焦虑	5	躁动
1	不安焦虑	4	安静合作
0	清醒平静	3	镇静
−1	嗜睡	2	非常镇静
−2	轻度镇静	1	不能唤醒
−3	中度镇静		
−4	重度镇静		
−5	昏迷		

这两个量表可用于评估ICU患者的意识水平。

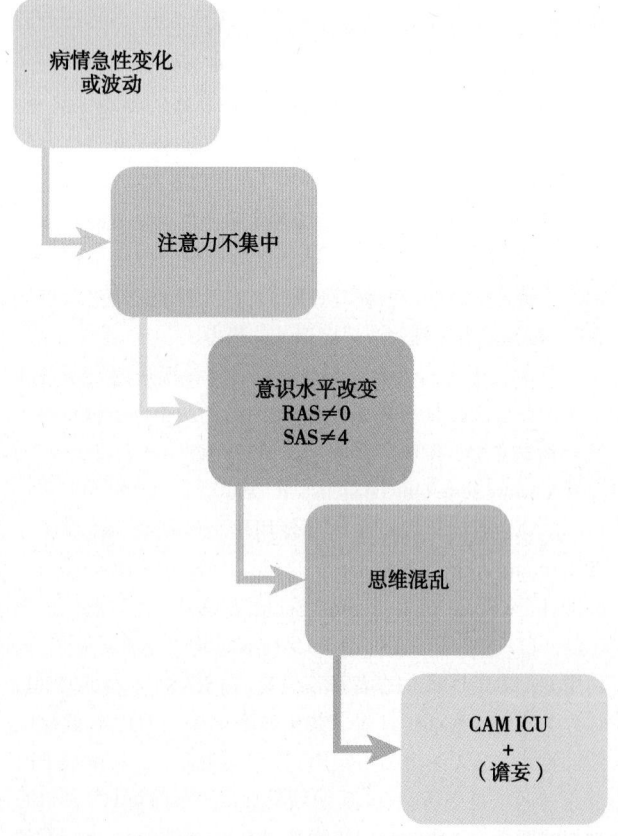

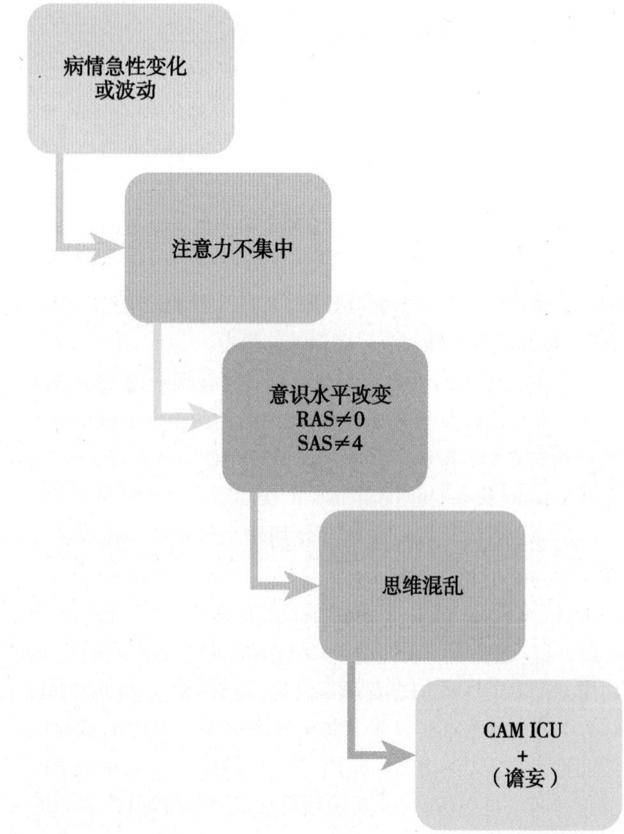

图51-1　ICU谵妄诊断的意识状态评估法（CAM-ICU）。CAM-ICU筛查测试中必须有多项内容评分为正才能诊断谵妄，每项内容中都有单独的问题，评分必须为正才能进入下一项内容

框51-2　重症监护谵妄筛查表

组成内容
意识水平改变
注意力不集中
定向障碍
幻觉、妄想或精神病
精神运动躁动或迟钝
不恰当的言语或情绪
睡眠/觉醒周期紊乱
症状波动

临床医生在24小时观察期间对ICDSC进行评分，八项内容中每项内容的评分为0或1，总分≥4可诊断谵妄。

CAM-ICU和ICDSC均可有效筛查谵妄。一项荟萃分析表明，CAM-ICU具有更高的灵敏度和特异性[19]。无论使用何种量表，重要的是要在整个ICU住院期间均监测患者的谵妄。识别谵妄患者有助于临床医生了解特定患者群体中谵妄的患病率，从而有针对性地采用合适的治疗策略。

谵妄的并发症

ICU中加重应激的因素可以让谵妄更早发生，促进ICU中躁动发生的因素主要有疼痛、焦虑和不适。

1. 疼痛：大多数ICU住院患者都接受过会导致疼痛的手术或医疗操作，疼痛通过刺激大脑的交感神经中枢释放儿茶酚胺而加剧躁动。疼痛时的体液变化可引发水钠潴留和高血糖，前者是抗利尿激素和醛固酮分泌的结果，后者是皮质醇和肾上腺素分泌增加导致的。此外，疼痛还表现为明显的心动过速、呼吸急促、收缩压高三联征，这些均可在ICU被监测。
2. 焦虑：许多因素可导致患者焦虑，包括对死亡或残疾的恐惧、对医疗人员所提供信息的误解、不适，以及日常活动能力受限等，这些因素也可能与无助感或失去控制感有关。在ICU环境中，焦虑可能以过度活跃或戒断为特征，并且可能不一定会引起儿茶酚胺反应。焦虑可能迅速发展为谵妄，特别是在应对异常应激能力下降的老年患者中。
3. 不适：被体内留置设备管路约束而被迫躺着不动的患者很快就会感到极度不适。想要移动和伸展肢体的需求可能会转变成一种困扰，特别是夜间失眠时，这会降低患者的应对能力。交感神经刺激不一定会发生，但持续的肌肉骨骼活动可能导致身体疲惫。

震颤性谵妄——严重躁动的范例

酒精饮料在世界各地都很流行，其中通常含有短效中枢神经系统抑制剂——乙醇。大多数饮用此类饮料者的大脑中都有一个“停止命令”开关，告诉他们何时饮用量足够，但一部分饮者大脑中没有这种开关，或者开关存在缺陷。

这类人往往有连续饮酒倾向，大脑基本持续浸泡在酒精中。这与“酗酒者”并不一样，“酗酒者”的成瘾通常是社会问题的表现，而非取决于他们的酒精摄入量。无论是经常饮酒、暴饮，还是长时间不饮酒，酗酒者的表现都是一致的。

酗酒者的脑功能会变得依赖酒精的抑制作用，相应的神经受体数量下调。一旦发生依赖性，该作用可扩大到其他与酒精作用类似的中枢神经系统化学抑制剂，特别是苯二氮䓬类和巴比妥类药物，这被称为交叉耐受性。当一个人酒精依赖时，也会变得其他类似药物依赖。

通常创伤和创伤后住院治疗会导致患者突然停止酒精摄入，即酒精戒断，这会影响下调的神经受体。由于酒精是一种短效药物，受体会很快，甚至不受调控地剧烈上调，造成典型的躁动型谵妄。

酒精戒断最严重的并发症是震颤性谵妄（delirium tremens，DT），一种肌肉骨骼活动过高、高血压和心动过速综合征，该疾病甚至可危及生命。

震颤性谵妄的症状是由于兴奋机制的活动性代偿性增高所致，去甲基肾上腺素、多巴胺和N-甲基-D-天冬氨酸（N-methyl-d-aspartate，NMDA）神经递质的受体增多，乙醇对中枢神经系统的长期抑制引起的抑制性受体γ-氨基丁酸、α2-肾上腺素能受体的活性降低（下调）。目前有假说认为，身体戒断症状（如震颤、高血压、心动过速和自主神经过度活跃）是由最近饮酒期间身体的依赖程度决定的。而精神症状（如错觉、幻觉和癫痫发作）则是常年反复酒精中毒和戒断而累积的中枢神经系统过度活跃所致。

震颤性谵妄发生后，表现为不可预测而反复无常的躁动。由于交叉耐受现象，常规使用镇静剂（如苯二氮䓬类和巴比妥类）的剂量需增加，而这又会导致在谵妄症状得到有效控制之前就已造成血流动力学不稳定和呼吸抑制。

与乙醇类似但可预测、长效的交叉依赖性中枢神经系统抑制药物可改善酒精戒断症状，让大脑恢复平静。用交叉耐受药物代替原始药物（乙醇）来重置神经递质并不像后者那样有效，往往需要增加剂量。

医院工作人员通常根据原有的治疗推荐选择第一代苯二氮䓬类药物（例如，氯氮䓬和地西泮）来治疗酒精戒断。然而，这些药物已经被第二代、第三代镇静剂替代，后者具有更强的可滴定性，更少的长效中间体。

治疗的第一步是滴定式给予交叉耐受的镇静剂，在控制患者症状的同时，对呼吸或血流动力学的不良反应最小。随着震颤性谵妄加重，需根据中枢神经系统兴奋程度来滴定式调节镇静程度。

劳拉西泮是长效苯二氮䓬类药物的中间体，具有典型的抗焦虑和镇静作用，该药物也具有温和的遗忘效应。4mg劳拉西泮大约等效于10mg地西泮。劳拉西泮的代谢没有中间产物的蓄积，无需肝脏氧化，只需要葡萄糖醛酸化，对于肝功能不全的患者来说劳拉西泮是非常有优势的药物。

与其他苯二氮䓬类药物相比，咪达唑仑水溶性高、起效快。咪达唑仑的药效约为地西泮的3～4倍，半衰期更短，约为1.5～3.5小时。静脉注射后1～5分钟内起效，持续时间不到2小时。

可乐定是一种α-2激动剂，可降低心率和血压，有轻度的协同镇静作用。可乐定是震颤性谵妄的三线用药，虽然在欧洲应用很便利，但美国并没有可乐定的针剂剂型。

右美托咪定是一种类似于可乐定的α-2激动剂，不良反应较少，有静脉针剂剂型。临床证据表明，对严重躁动所致高血压、心动过速的患者静脉应用右美托咪定可产生良好的镇静效果，且不良反应很小。单用此药或与其他镇痛药（如吗啡）或镇静药减量后（如咪达唑仑）联用，可以改善患者心脏功能和血流动力学。

静脉给予右美托咪定有导致心动过缓和/或低血压的风险。但是，对于治疗初期高血压、心动过速的震颤性谵妄患者而言，这种风险很低。

丙泊酚是一种快速起效、可滴定性高的镇静药、麻醉药，在ICU环境中具有独特的实用性。丙泊酚起效快、作用时间短，适合持续泵入滴定式治疗躁动严重的插管患者。如果大剂量使用苯二氮䓬类药物患者的躁动控制效果仍不理想，呼吸和血流动力学不稳定时，需要使用丙泊酚。对于气管插管患者，使用丙泊酚和短效β受体阻滞剂治疗通常是有效的。

谵妄的治疗

1. 应激性谵妄的治疗：躯体感觉应激和受限可以导致大脑内精细的化学反应的异常，这些异常可产生对环境奇怪可怕的感知，常会引起偏执的想法。从患者的角度来看，在这种情况下，合理的行为是躲避感知到的伤害，但患者此时很难脱离ICU病床的束缚，因此，ICU精神病患者会持续抵制束缚和各种治疗，甚至有时会抵抗到筋疲力尽。这种状态下，恰当的治疗是应用神经安定类药物（如氟哌啶醇）来拮抗D2受体。氟哌啶醇还可抑制大脑功能失调所引起的自发运动与复杂行为，对中枢神经系统抑制作用较小。氟哌啶醇的镇静作用比吩噻嗪弱，对心率、血压和呼吸的影响很小。虽然氟哌啶醇广泛用于临床，但其能否减少谵妄持续时间或降低严重程度尚未得到证实。非典型抗精神病药物可能会更好地控制谵妄且不良反应较少，但亦尚未证实。

   在健康人群中使用典型或非典型抗精神病药物所引发的不良血流动力学效应是罕见的。目前，静脉使用氟哌啶醇尚未经食品药品管理局（Food and Drug Administration，FDA）批准，但这一用药物途径在临床上很常见，在同行评审的医学文献中有广泛的经验报道。给药的剂量、频率更多取决于患者的躁动程度，与患者年龄关系较小。

2. 疼痛的治疗：过去10年，人们对疼痛生理学的了解取得了重大进展。早期简单特定的脊髓丘脑疼痛系统这一概念已被否认，目前很多证据表明，神经系统不同区域复杂的神经连接在疼痛过程中起着重要作用。疼痛可以在脊髓水平、导水管周围灰质、脑干中缝核被调节、编辑，然后在丘脑的中转站通过门控机制最终到达大脑皮层。通常会用镇痛药、镇痛镇静剂（如硫酸吗啡）治疗由疼痛引起的躁动。这类药物最终会减弱促肾上腺素、去甲肾上腺素分泌的刺激，从而降低靶器官对上述儿茶酚胺的反应。最初的刺激消失，疼痛所导致的躁动综合征也会缓解。疼痛患者的体液反应（如高血压、呼吸急促）可以抵消麻醉镇痛药的不良反应（例如，组胺释放导致的低血压、延髓呼吸中枢抑制）。合成类麻醉剂芬太尼有良好的镇痛镇静作用，同时组胺相关的不良反应少。如果不能接受麻醉剂的不良反应，肠外非甾体抗炎药酮咯酸可以单纯镇痛而不镇静。

3. 焦虑和不适的治疗：许多学者建议在 ICU 中常规应用抗焦虑药物。由于苯二氮䓬类药物安全性高，不良反应少，多年来一直是 ICU 焦虑治疗的主要药物，其确切作用机制尚不清楚，可能与边缘系统神经抑制性递质 γ- 氨基丁酸（gamma aminobutyric acid，GABA）有关。除镇静特性外，苯二氮䓬类还具有抗焦虑、顺行性遗忘、催眠和骨骼肌松弛的作用。

    ICU 患者的所有活动均局限于病床上，疼痛刺激不一定很严重，更可能是一种不适感，想通过某种方法来缓解肌肉痉挛与酸痛。作为中枢神经系统抑制剂，苯二氮䓬类药物十分有效，可缓解不适感及由此引发的焦虑。半衰期短的苯二氮䓬类药物（如咪达唑仑）对于血流动力学不稳定的患者来说很适用，可以滴定式治疗。长期镇静可以使用更为长效的镇静剂劳拉西泮，血流动力学不良反应很小，还可在长期镇静过程中持续输注，也可以连续输注右美托咪定或丙泊酚以缓解焦虑。

常用的镇静剂给药途径

肌内注射药物的吸收受很多因素影响，包括离子化与非离子化药物的比例、注射部位、注射部位血流情况、药物进入体循环之前的代谢量，所有这些因素在危重疾病状态下均会受到不同程度的影响。肌内注射通常需要骨骼肌活动与足够的组织灌注以提升药物进入体循环的吸收率。由于 ICU 患者通常平躺，从肌肉中吸收药物往往是不规律的。ICU 患者多有不同程度心力衰竭和多器官功能不全，组织灌注减少，这也降低了肌肉吸收的可靠性。

ICU 通常静脉用药，静脉应用镇静剂的优点在于可以严格滴定，对于病情不稳定的患者这是非常有益的治疗方式。由于外周静脉通路可能在毫无预警的情况下出现渗液，尤其是在半夜，因此通常需要留置中心静脉通路以确保药物能持续进入血液循环。动脉内导管可进行连续血压监测，也便于血液标本采集。

大多数快速起效的药物（例如咪达唑仑）都是高度水溶性的，只能通过静脉给药途径实现滴定。然而，随着整个体内水分布的体积增加，这些药物的有效滴定性可能随着时间延长而降低。器官功能不全，尤其是肝功能衰竭时，药物的血浆半衰期延长，大多数镇静剂的短效滴定能力也因此而降低。

连续输注镇痛镇静剂是一种非常有效避免推注药物治疗产生药效“低谷”的方法。药物推注后产生治疗作用的“高峰”，随后是一个可变时期的药效“低谷”，药效很弱甚至为零。目前有研究表明，短效镇痛剂的无效期会对高风险心脏病患者产生危害。

由镇痛镇静的无效间歇引起的交感神经刺激可对受损心肌造成相对严重的损害。连续静脉输注短效药物如咪达唑仑、丙泊酚和芬太尼可以根据疼痛、焦虑、不适的波动基线滴定血浆药物水平与作用，这种根据自然波动实时药物滴定的方式能使血流动力学和呼吸抑制达到最小。

ICU 中谵妄治疗的误区

1. 应激性谵妄的不恰当药物治疗：用镇痛镇静剂治疗精神病性谵妄是无效的、自欺欺人的。这些患者通常没有疼痛，也不一定存在循环中的儿茶酚胺过量，因此，吗啡起不到镇痛作用，保留的只有对血流动力学和呼吸的抑制。因此，精神性疾病的治疗仍然面临血流动力学和通气抑制的问题，需要额外的监测技术以应对加重的应激与躁动。

    应用中枢神经抑制剂（例如，苯二氮䓬类药物）治疗精神病性谵妄会导致精神病和器质性脑功能障碍之间的界限混淆。此外，由于苯二氮䓬类药物无法重新规范大脑内异常的化学物质，用药后精神病患者会变得更加迟钝迷糊，进一步干扰治疗。

2. 疼痛的不恰当药物治疗：为避免吗啡的血流动力学不良反应，用苯二氮䓬类药物替代镇痛的方法通常是无效的。与吗啡相比，虽然苯二氮䓬类药物对血流动力学的影响很小，但它们并不能明显减轻机体对疼痛的体液反应。其实苯二氮䓬类药物只能在疼痛刺激的基础上增加对中枢神经系统的抑制作用，产生患者舒适的表象，而无实质性的镇痛作用。患者可能看起来比之前舒适，但仍存在持续代谢亢进的体液反应，最终导致终末器官损伤或功能障碍。

    神经安定药（例如，氟哌啶醇）没有镇痛作用，仅在大剂量时才有轻微的镇静作用，但此时其不良反应非常大。尝试用抗精神病性神经安定类药物治疗由疼痛引起的躁动，只会在疼痛反应的基础上叠加一些奇怪的神经系统不良反应，如果再加上儿茶酚胺的正常体液反应，会表现出更多奇怪的中枢神经系统症状，从而进一步混淆这个问题。最终患者可能会感觉“怪怪的”但仍然疼痛，并且当患者试图理解扭曲的外界刺激时，躁动症状可能会更加严重。

3. 焦虑和不适的不恰当药物治疗：虽然用镇痛镇静剂（例如，吗啡）来缓解不适通常是有效的，但这些药物会产生血流动力学方面的不良反应。不适患者通常只会有轻微的疼痛，以及随之而来的儿茶酚胺体液作用，因此使用麻醉药后其不良反应（例如，低血压和呼吸抑制）会占主导地位。心肺功能受损的患者往往难以耐受这些不良反应，即使使用低剂量药物也可能无法从镇痛效果中获益。患者用药后可能看起来更舒适，但最终需要额外的监护设备来监测血流动力学的不良反应，增加了不适和躁动。

不舒服的患者不一定就是精神病患者。氟哌啶醇的镇静作用较弱，除非大剂量使用，而这可能会加重中枢神经系统不良反应。为了躲避可怕的中枢神经系统不良反应，可能会加剧患者挣扎，为达到镇静效果必须大剂量应用药物，患者也可能因此而表现出锥体外系不良反应。

目前推荐对于任何疼痛，首先用麻醉剂进行滴定式治疗，然后根据需要使用镇静药物。如果可能，应避免使用镇静药物[20]。

谵妄的预防

预防患者发生谵妄是非常热门的话题。谵妄的预防不仅可以降低患者的并发症发生率，而且一级预防也能够降低治疗谵妄及其并发症的医疗卫生成本。预防谵妄主要有两种方法：非药物治疗和药物治疗。

谵妄的非药物治疗策略有多种形式。ICU 临床医生应鼓励患者保持正常的睡眠 / 觉醒周期，包括夜晚灯光和噪音的最小化。经常对患者重新定向白天和时间通常是有帮助的。家属在床旁可以让患者感到安心，也有助于患者重新定向时间和地点。如果患者在家中经常使用眼镜和助听器，也应向患者提供这些物品。尽管目前尚缺乏高质量证据支持上述举措，但它们相对容易实施，几乎不增加医疗卫生系统成本。

在临床试验中，更积极的干预措施有望可以预防谵妄的发生。一项在 70 岁以上患者中进行的前瞻性多方面临床试验成功降低了谵妄发生率（9.9% vs 15.0%，$P=0.02$）[21]，其干预措施针对 6 项危险因素：认知缺损、活动受限、睡眠紊乱、脱水、视力和听力障碍。但此类项目的人员和时间成本很高，限制了这种干预措施的广泛应用。

早期活动可能是降低谵妄发生率的有效方法。让 ICU 患者尽早活动有很多好处，包括缩短 ICU 住院时间和患者整体住院时间、增加无呼吸机天数及减少镇静的需求[22, 23]。研究甚至表明，约束增加谵妄的发生率，应减少患者的物理约束[24]。此外，研究发现，早期活动也可缩短谵妄时间。

谵妄的预防性药物治疗是很有限的，大多数证据相互矛盾，并未显示出预防用药可以明显获益[25]。重症监护医学协会发布的指南目前未推荐任何药物来预防谵妄。抗精神病药物可能对术后患者有一定益处，但该结论是否同样适用于 ICU 患者尚不清楚[26]。此外，抗精神病药物存在明确的风险，特别是 QT 间期延长和随后的尖端扭转型室性心动过速等限制了其广泛使用。

右美托咪定是一种高选择性的 α2- 肾上腺素能受体激动剂，被认为可能降低谵妄的发生风险[27]。然而，目前尚不明确右美托咪定是否真的能够预防谵妄，还是与其他更常用的镇静药物相比更不容易引起谵妄。与苯二氮䓬类药物相比，丙泊酚和右美托咪定可以缩短机械通气时间和 ICU 住院时间，但这并不意味着一定可以降低谵妄的风险[28]。

使用胆碱酯酶抑制剂预防谵妄这一方法也备受关注，其理论基础在于已提出的谵妄时乙酰胆碱水平异常减低这一机制。该领域的研究尚不充分，亦未有任何明确证据支持预防性使用胆碱酯酶抑制剂[29]。

某些药物可能更容易导致谵妄发生。阿片类药物和苯二氮䓬类药物可能会增加谵妄的风险，但相关数据是矛盾的。酒精戒断和苯二氮䓬类药物停药与谵妄的发生相关。此外，糖皮质激素、抗胆碱能药物和组胺 -2 受体拮抗剂也可引起谵妄[9]。从实际情况看，临床医生不可能完全避免应用可能诱发谵妄的药物治疗。然而，认识到某些药物可能会诱发高风险患者发生谵妄，如果可以，最好避免使用这些药物。

长期预后

谵妄不只发生在 ICU，它不但可延长患者在 ICU 的住院天数，也会延长患者整体住院天数，增加患者病死率。ICU 医护人员通常需要额外关注谵妄患者，以防他们伤害自己或他人。发生谵妄的患者经常被限制活动，还可能需要镇静治疗，后者往往需要气管插管。上述这些额外干预与治疗有可能会对患者造成伤害，并增加药物不良反应。患者发生谵妄常常令患者家属深感不安，谵妄患者人格、情感上的突然变化常常让患者家属难以理解，特别是当家属还要面临新的严重疾病诊断时。

对于 ICU 患者而言，正确诊断、预防和治疗谵妄，避免患者不必要的致残致死结局是非常重要的。谵妄在所有类型 ICU 患者中都非常常见，ICU 医护人员应认识到谵妄的危害，并积极降低谵妄的发生率。

知识点

1. 谵妄是一种以精神状态波动或突发变化为特征的疾病，伴随着注意力不集中和思维混乱。
2. 许多 ICU 患者均会发生谵妄，谵妄可以增加患者整体住院 /ICU 住院时间和病死率。
3. 谵妄的一些预防措施包括频繁的重新定位、避免诱导谵妄的药物和尽早让患者活动。
4. 谵妄很难治疗，临床医生应重点关注给予充分的疼痛控制，必要时使用抗精神病药物，避免过度镇静。
5. 严重的酒精戒断可导致震颤性谵妄，可以静脉给予镇静剂治疗。

（张京晓 译，尹永杰 审校）

参考文献

1. Kalabalik J, Brunetti L, El-Srougy R. Intensive care unit delirium: a review of the literature. J Pharm Pract 2014;27(2):195-207.
2. van den Boogaard M, Pickkers P, Slooter AJ, et al. Development and validation of PRE-DELIRIC (PREdiction of DELIRium in ICu patients) delirium prediction model for intensive care patients: observational multicentre study. BMJ 2012;344:e420.
3. Peterson JF, Pun BT, Dittus RS, et al. Delirium and its motoric subtypes: a study of 614 critically ill patients. Am Geriatr Soc 2006;54(3):479-84.
4. Zaal IJ, Devlin JW, Peelen LM, et al. A systematic review of risk factors for delirium in the ICU. Crit Care Med 2015;43(1):40-7.
5. Barr J, Fraser GL, Puntillo K, Ely EW, et al. Clinical practice guidelines for the management of pain, agitation, and delirium in adult patients in the intensive care unit. Crit Care Med 2013;41(1): 263-306.
6. Mehta S, Cook D, Devlin JW, et al. Prevalence, risk factors, and outcomes of delirium in mechanically ventilated adults. Crit Care Med 2015;43(3):557-66.
7. Hshieh TT, Fong TG, Marcantonio ER, et al. Cholinergic deficiency hypothesis in delirium: a synthesis of current evidence. J Gerontol A Biol Sci Med Sci 2008;63(7):764-72.
8. Marcantonio ER, Rudolph JL, Culley D, et al. Serum biomarkers for delirium. J Gerontol A Biol Sci Med Sci 2006;61(12):1281-6.
9. Voils SA, Human T, Brophy GM. Adverse neurologic effects of medications commonly used in the intensive care unit. Crit Care Clin 2014;30(4):795-811.
10. Page VJ, Ely EW, Gates S, et al. Effect of intravenous haloperidol on the duration of delirium and coma in critically ill patients (Hope-ICU): a randomised, double-blind, placebo-controlled trial. Lancet Respir Med 2013;1(7):515-23.
11. Brooks JM, Sarter M, Bruno JP. D2-like receptors in nucleus accumbens negatively modulate acetylcholine release in prefrontal cortex. Neuropharmacology 2007;53(3):455-63.
12. van den Boogaard M, Kox M, Quinn KL, et al. Biomarkers associated with delirium in critically ill patients and their relation with long-term subjective cognitive dysfunction; indications for different pathways governing delirium in inflamed and noninflamed patients. Crit Care 2011;15(6):R297.
13. van der Mast RC. Pathophysiology of delirium. J Geriatr Psychiatry Neurol 1998;11(3):138-45.
14. Gofton TE, Young GB. Sepsis-associated encephalopathy. Nat Rev Neurol 2012;8(10):557-66.
15. Ely EW, Truman B, Shintani A, et al. Monitoring sedation status over time in ICU patients: reliability and validity of the Richmond Agitation-Sedation Scale (RASS). JAMA 2003;289(22):2983-91.
16. Khan BA, Guzman O, Campbell NL, et al. Comparison and agreement between the Richmond Agitation-Sedation Scale and the Riker Sedation-Agitation Scale in evaluating patients' eligibility for delirium assessment in the ICU. Chest 2012;142(1):48-54.
17. Ely EW, Inouye SK, Bernard GR, et al. Delirium in mechanically ventilated patients: validity and reliability of the confusion assessment method for the intensive care unit (CAM-ICU). JAMA 2001;286(21):2703-10.
18. Bergeron N, Dubois MJ, Dumont M, et al. Intensive Care Delirium Screening Checklist: evaluation of a new screening tool. Intensive Care Med 2001;27(5):859-64.
19. Gusmao-Flores D, Salluh JI, Chalhub RÁ, et al. The confusion assessment method for the intensive care unit (CAM-ICU) and intensive care delirium screening checklist (ICDSC) for the diagnosis of delirium: a systematic review and meta-analysis of clinical studies. Crit Care 2012;16(4):R115.
20. Page VJ, Ely EW, Gates S, et al. Effect of intravenous haloperidol on the duration of delirium and coma in critically ill patients (Hope-ICU): a randomised, double-blind, placebo-controlled trial. Lancet Respir Med 2013;1(7):515-23.
21. Inouye SK, Bogardus ST Jr, Charpentier PA, et al. A multicomponent intervention to prevent delirium in hospitalized older patients. N Engl J Med 1999;340(9):669-76.
22. Schweickert WD, Pohlman MC, Pohlman AS, et al. Early physical and occupational therapy in mechanically ventilated, critically ill patients: a randomised controlled trial. Lancet 2009;373(9678): 1874-82.
23. Needham DM, Korupolu R, Zanni JM, et al. Early physical medicine and rehabilitation for patients with acute respiratory failure: a quality improvement project. Arch Phys Med Rehabil 2010;91(4): 536-42.
24. Titsworth WL, Hester J, Correia T, et al. The effect of increased mobility on morbidity in the neurointensive care unit. J Neurosurg 2012;116(6):1379-88.
25. Bledowski J, Trutia A. A review of pharmacologic management and prevention strategies for delirium in the intensive care unit. Psychosomatics 2012;53(3):203-11.
26. Gilmore ML, Wolfe DJ. Antipsychotic prophylaxis in surgical patients modestly decreases delirium incidence—but not duration—in high-incidence samples: a meta-analysis. Gen Hosp Psychiatry 2013;35(4):370-5.
27. Pasin L, Landoni G, Nardelli P, et al. Dexmedetomidine reduces the risk of delirium, agitation and confusion in critically ill patients: a meta-analysis of randomized controlled trials. J Cardiothorac Vasc Anesth 2014;28(6):1459-66.
28. Fraser GL, Devlin JW, Worby CP, et al. Benzodiazepine versus nonbenzodiazepine-based sedation for mechanically ventilated, critically ill adults: a systematic review and meta-analysis of randomized trials. Crit Care Med 2013;41(9 Suppl. 1):S30-8.
29. Gamberini M, Bolliger D, Lurati Buse GA, et al. Rivastigmine for the prevention of postoperative delirium in elderly patients undergoing elective cardiac surgery–a randomized controlled trial. Crit Care Med 2009;37(5):1762-8.

52

急性缺血性脑卒中的处理

Ashutosh P. Jadhav and Lawrence R. Wechsler

目前，脑卒中已成为美国第五位常见致死疾病，并且是导致长期残疾的首要病因，每年有近 795 000 人发病[1]。急性缺血性卒中属于神经科急症，必须给予快速准确的处理。急性缺血性卒中的治疗是基于缺血半暗带这一概念作为理论基础的。当发生动脉阻塞时，梗死核心区的脑组织发生不可逆缺血损伤，其周围区域由于血流灌注降低引起功能障碍，但并未严重至不可逆性缺血损伤，这一核心区的周围区域即缺血半暗带。如果血流能够在关键时间窗内充分恢复，那么缺血半暗带内处于高危状态的组织将能够得到挽救，恢复正常功能。发生卒中时血流灌注水平和持续时间之间的关系尚未阐明。但实验室研究提示，脑血流恢复越快，越能够避免可挽救区域脑组织出现永久性损伤[2, 3]。

1995 年美国国立神经病及卒中研究所（National Institute of Neurological Disorders and Stroke，NINDS）rt-PA 卒中研究小组研究结果首次显示，急性期治疗能够改善缺血性卒中的转归[4]。到目前为止，静脉给予组织型纤溶酶原激活剂（tissue plasminogen activator，t-PA）仍是美国联邦药品管理局（Federal Drug Administration，FDA）唯一批准用于治疗发病 3 小时内的急性缺血性脑卒中的方法。而发病 6 小时内的急性缺血性卒中患者可考虑行动脉内支架取栓治疗[5]。其他治疗急性缺血性卒中的方法，如神经保护剂、细胞替代治疗等仍有待进一步研究。

突发卒中的评估

基于症状考虑急性缺血性卒中可能的患者，一旦启动紧急医疗服务（emergency medical services，EMS），应当快速进行院前卒中量表评估神经功能。这些快速筛查工具能够统一规范地评估卒中损伤情况，从而使急诊接诊精准了解患者的状况。如果院前人员能够与家属或目睹患者发病的旁观人员确定患者最后正常状态的确切时间，将有助于患者的诊治。到达急诊或者更理想是在到达急诊之前，卒中急救小组成员即能够收到“卒中紧急呼叫”。

标准的卒中小组是由具备急性卒中诊治专业知识和兴趣的多学科人员组成，通常包括神经血管学专业医生、护理协调员，如果可能的话还有神经介入专科医生等。神经内科医生进行美国国立卫生研究院卒中量表评分（National Institutes of Health Stroke Scale，NIHSS）（表 52-1）。NIHSS 作为附加的快速神经功能评估工具能够更好地帮助定位和确定临床表现的严重程度，并且评分结果可能影响患者接受何种治疗方案。对于已收入重症监护室（intensive care unit，ICU）或者其他住院病房的局灶性神经功能障碍的患者，NIHSS 评分方法应当保持一致。

缺血性卒中一般分为大动脉粥样硬化型、小动脉闭塞型、心源性栓塞以及其他明确病因型或者不明病因型卒中[6]。在缺血性卒中发生的最初几分钟或者几小时可能很难鉴别出卒中的发病机制。影像检查极大地帮助了早期诊断，包括计算机断层扫描（computed tomography，CT）和磁共振成像（magnetic resonance imaging，MRI）。

急性脑卒中的影像学

在溶栓治疗前必须鉴别缺血性和出血性卒中，影像检查的作用很重要。同时，影像学检查可以为医生提供更多的信息。在大多数卒中中心，卒中发病时间（即确认患者最后看起来正常的时间点）是决定患者是否能够静脉溶栓（3 小时内）或者介入治疗（6 小时内）最主要的决定因素。另外，急诊还要注意的一点是在选择合适治疗方案上，患者的生理功能也是需要关注的重点，而不仅仅是时间窗[7]。例如，一些患者在发病 3 小时时间窗内就诊，但可能已经有明确的梗死病变，不能被溶栓治疗逆转，还可能因为缺血再灌注而导致出血发生。相反，另有一些患者尽管在 3 小时时间窗后临床表现较好，但仍可能存在可挽救的缺血半暗带。假如有研究能够可靠地预测卒中后脑组织活性，那么进行组织存活状态的生理评估将会更好地帮助确定治疗时间窗。CT 和 MRI 可能是有希望进行这种评估的方法[8]。

计算机断层扫描

非增强头颅 CT 检查是怀疑卒中患者首选的影像检查方法。CT 设备普及广泛，能够便捷快速地进行，这是 CT 扫描作为首选检查的最首要原因，CT 还能够排查颅内出血。除了能够鉴别缺血和出血性卒中，CT 也能够发现提示早期水肿或梗死的比较细微的脑实质异常征象。早期研究认为，这些改变在缺血性卒中发生至少 6 小时以后才能在 CT 上显现。

表 52-1 美国国立卫生研究院卒中量表

1A. 意识水平（LOC） 0＝清醒 1＝嗜睡，轻微刺激可唤醒 2＝反应迟钝 3＝昏迷	**1B. 意识水平提问** 询问月份和年龄 0＝都正确 1＝正确回答一个 2＝两个回答都不正确	**1C. 意识水平指令** 睁闭眼，健侧握拳松拳 0＝都正确完成 1＝正确完成一个 2＝都不正确
2. 凝视（水平向） 0＝正常 1＝部分凝视麻痹 2＝强迫凝视或完全凝视麻痹	**3. 视野** 0＝无视野缺损 1＝部分偏盲 2＝完全偏盲 3＝双侧偏盲	**4. 面瘫** 0＝正常 1＝轻度瘫痪 2＝部分瘫痪（下组面肌完全或几乎完全瘫痪） 3＝上下组面肌完全瘫痪
5. 上肢运动 **右侧** 上肢平举 10 秒（坐位 90°，卧位 45°），掌心向下 0＝无下落 1＝能抬起，但不能维持 10 秒，下落时不撞击床或支持物 2＝用力可对抗重力 3＝不能抵抗重力 4＝无运动 **左侧**	**6. 下肢运动** **右侧** 下肢仰卧位伸直抬高 30°，维持 5 秒 0＝无下落 1＝能抬起，但不能维持 5 秒，下落时不撞击床或支持物 2＝用力可对抗重力 3＝不能抵抗重力 4＝无运动 **左侧**	**7. 肢体共济失调** 指鼻试验和跟膝胫试验 0＝无共济失调 1＝1 个肢体共济失调 2＝2 个肢体共济失调
8. 感觉 **针刺或有害刺激** 0＝正常 1＝轻至中度感觉缺失 2＝重度至完全感觉缺失	**9. 语言** 0＝正常，无失语 1＝轻至中度失语 2＝严重失语 3＝不能抵抗重力 4＝完全失语，无言语，昏迷	**10. 构音障碍** 0＝正常 1＝轻至中度 2＝重度（包括失语所致无言语 / 失音） 插管患者不评分
11. 忽视 0＝正常 1＝存在忽视 2＝严重忽视（2 种形式）		**总分：**

但近期越来越多的研究提示，卒中发病最开始的几小时内，甚至有研究报道卒中发病 1 小时左右，即有一些早期的缺血改变[9]。这些表现包括基底节区信号减低[2]，灰 - 白质间区别消失尤其是岛叶[10]，皮层和皮层下白质低密度以及脑沟回纹路消失，提示早期占位效应和水肿（图 52-1A 和 B）[11]。

在 20%～37% 的病例中存在大脑中动脉高密度征[12]，提示急性动脉内血栓形成。这种情况很少单独出现，通常会伴随存在其他至少一种 CT 早期异常征象。也有研究报道基底动脉高密度征与血栓形成有关[13]。一项对 100 例卒中发病 14 小时（平均 6.4 小时）内患者的研究提示，存在多种早期 CT 异常征象与最终梗死面积以及较差的结局相关[12]。在 t-PA 治疗急性脑卒中的 ECASS Ⅰ试验中，早期 CT 改变与后续出现较大梗死体积以及 t-PA 治疗后更高的出血转化可能性相关[14]。采用 Alberta 卒中项目早期 CT 评分（Alberta Stroke Program Early CT Score，ASPECTS）量表对静脉 t-PA 溶栓患者的 CT 改变进行定量分析结果显示，早期 CT 高密度征（ASPECTS＜8）与出血转化之间具有相关性[15, 16]。因此，一些学者建议对有多种 CT 早期改变的患者避免进行溶栓治疗，尤其是在溶栓时间窗后期的患者，但目前该观点仍存在争议[17]。例如，NINDS 对 rt-PA 试验数据进行后续分析结果显示，早期缺血改变并不能预测症状性出血或者预测患者对治疗的反应[18]，并且近期更多证据提示，早期 CT 缺血改变与结局并不相关[19]。

计算机断层扫描血管造影

螺旋 CT 能够进行 CT 血管造影（CT angiography，CTA）显示颅内外血液循环系统。而最佳的成像是颈部 CTA 能够包括主动脉弓部位的显像。经典的快速弹丸注碘造影剂每次大约需要 70ml。这种注射造影剂检查在肾功能衰竭或者造影剂过敏的患者中的应用是受限的。对于急性卒中患者，头颈 CTA 检查对颅内动脉阻塞的诊断具有较高可靠性，而且与其他成像方法具有较好的一致性[20,21]。我们还可以通过三维重建技术获得更多颈动脉分叉和颈动脉病变的显像和信息，例如血管离心性损伤和溃疡性斑块形成等（图 52-1C 和 D）。

计算机断层扫描灌注成像

非增强头颅 CT 显示脑实质成像，CTA 显示脑血管系统成像，除此之外，CT 灌注成像（CT perfusion，CTP）能够评估脑血容量（cerebral blood volume，CBV）和脑血流量（cerebral blood flow，CBF）（图 52-2）。在急性卒中患者中，CTP 与患者最终梗死体积及结局之间具有良好的符合度，尤其是血管再通后[22]。CTP 图像综合了 CBV 和 CBF 的信息，能够帮助识别如果不能及时得到血流再灌注而进展为梗死的脑组织，符合缺血半暗带区[23]。近期研究显示，联合 CTP 成像能够提高卒中诊断的准确性[22,24,25]。

但是，既往所有用 CTP 进行 CBF 定量检测的研究都是使用氙气 CT 测定 CBF 值的[26]。稳定的氙气是一种惰性气体，吸入时是由 27% 的氙气和 73% 的氧气混合而成。在数分钟的吸入过程中，快速进行扫描，并在不同脑组织水平逐个像素计算血流量（图 52-3）。在一组大脑中动脉（middle cerebral artery，MCA）阻塞患者的研究表明，氙气 CT 能够显示所有患者的缺血半暗带，并且这些患者缺血半暗带［CBF 8～20ml/(100g·min)］范围内 MCA 区所占比例相对恒定。相反，MCA 区域 CBF 值提示为梗死的组织所占比例［CBF＜8ml/(100g·min)］则差异很大。卒中结局与梗死的 MCA 区而非缺血半暗带区有很大相关性。因此，在发病最初数小时后，梗死核心区而非半暗带区的大小可能是决定急性脑卒中最优治疗的最重要影像参数[27]。

磁共振成像

磁共振成像（magnetic resonance imaging，MRI）对脑梗死显示更加敏感，因此与 CT 检查相比更加具有优势，尤其是对脑干和深部白质区域成像更佳。经典的脑卒中 MRI 成像序列包括弥散加权相（diffusion-weighted imaging，DWI）和表观弥散系数（apparent diffusion coefficient，ADC）评估潜在的急性缺血病变，多平面梯度回波（multiplanar gradient-recalled，MPGR）或者梯度回波序列（gradient-recalled echo，GRE）评估出血，液体衰减反转恢复序列（fluid-attenuated inversion recover，FLAIR）评估脑卒中超急性期和急性期的重要征象（即评估主要脑动脉流空效应缺失，提示动脉闭塞

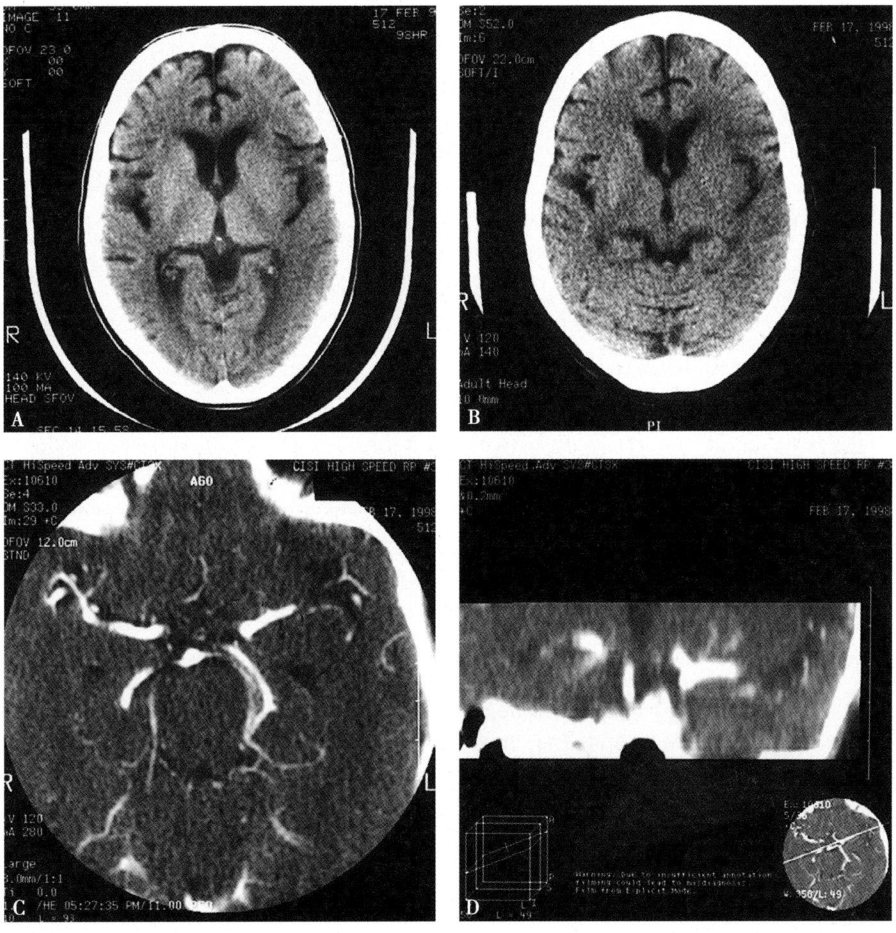

图 52-1　A. 失语和左侧轻偏瘫发病 2 小时的标准计算机断层扫描（CT）。B. 卒中发病 5 小时重复 CT 扫描显示早期 CT 改变。C. 卒中发病 5 小时 CT 血管造影显示左侧大脑中动脉完全闭塞。D. 再次 CT 血管造影快速重建显示左侧大脑中动脉闭塞

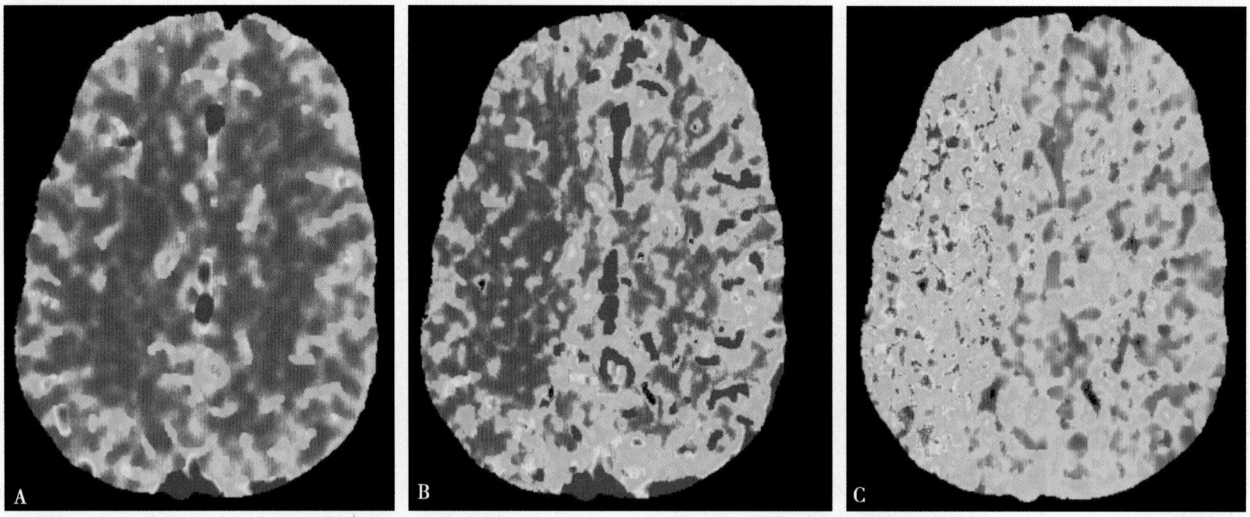

图 52-2 计算机断层扫描脑灌注成像序列图。A. 脑血容量(CBV)并未显示明确的梗死核心区。B. 脑血流量(CBF)显示右侧大脑中动脉(MCA)区血流量降低。C. 平均通过时间(MTT)显示右侧 MCA 供血区灌注延迟。这些序列成像一致提示右侧 MCA 区存在较大的缺血半暗带

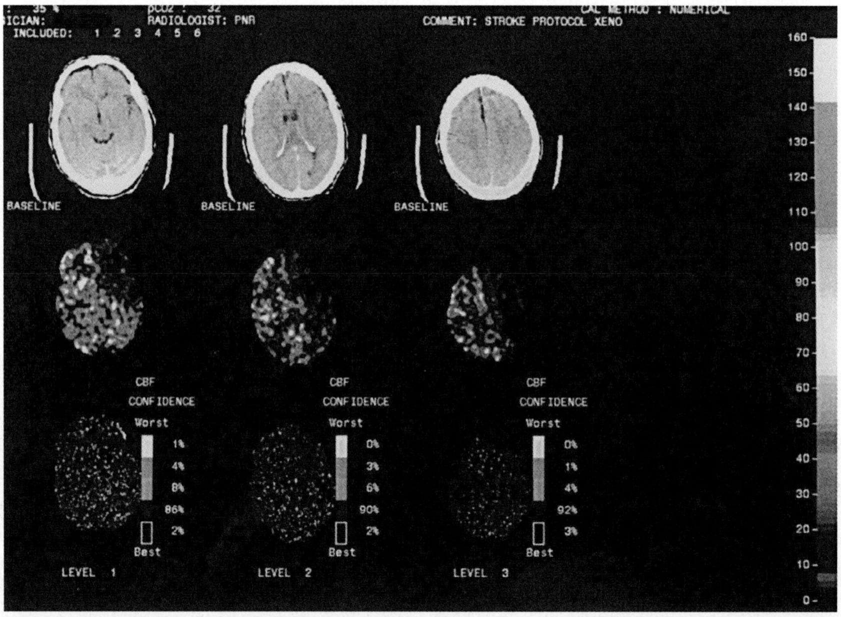

图 52-3 对卒中发病 3 小时的大面积左侧大脑半球梗死患者进行氙气计算机断层扫描血流成像研究。整个左侧大脑中动脉供血区的血流信号几乎完全缺失

或血流缓慢)。灌注加权成像(perfusion-weighted imaging, PWI)一般是用于检测造影剂在脑实质内的通过时间,从而发现灌注异常的脑组织(图 52-4)。

与传统 T2 加权成像相比,DWI 能够更早地显示急性卒中患者异常的脑实质[28]。DWI 检测脑组织内水弥散情况,弥散受限区域显示高信号(见图 52-4)。当水分从细胞外转至细胞内,其运动减少信号减弱从而显示高信号[29]。损伤早期进行 DWI 检查有助于脑缺血与其他类似卒中样表现疾病的鉴别,例如癫痫发作、中毒及代谢性疾病等。此外,DWI 与 PWI 联合有助于分辨可逆性缺血的脑组织。PWI 异常提示该区域 CBF 降低,DWI 异常显示已梗死组织,如果 PWI 异常面积较大而 DWI 异常区域有限,那么提示可能存在缺血半暗带,而缺血半暗带内的脑组织有可能进展为梗死病变。

脑卒中患者 PWI 受损范围以及 DWI 异常区域的扩大是卒中结局重要的预测因子。对于急性脑卒中患者,能够反映组织活性的指标是很有意义的。因此有学者建议将 DWI 和 PWI 异常区域间不匹配的程度作为反映组织活性的标记。目前已有几项研究将 DWI/PWI 不匹配的概念作为入组标准

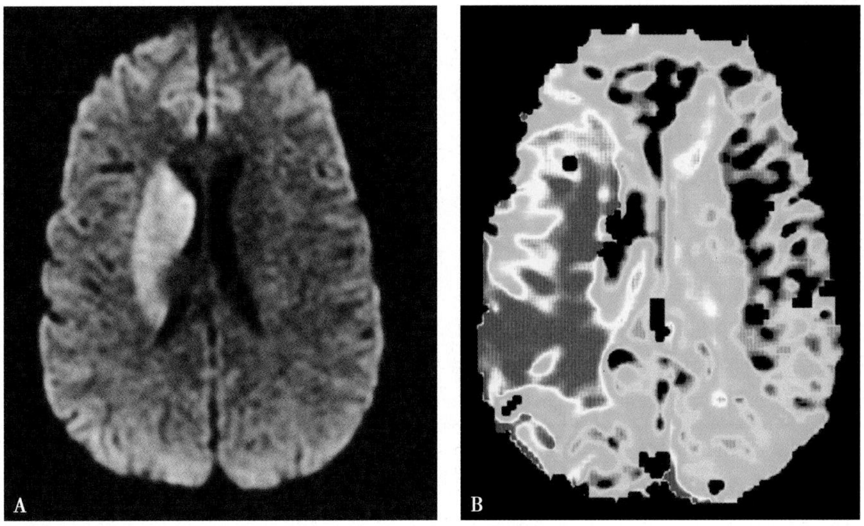

图 52-4　图 52-2 患者的磁共振成像。A. 弥散加权成像（DWI）显示右侧基底节区脑梗死。B. 灌注加权成像（PWI）增强显示的平均时间信号增强。这些序列均提示右侧 MCA 区存在较大的缺血半暗带

（其中有 DIAS、DIAS-2 等）用于评价溶栓治疗，并且更多地用于筛选适合再灌注治疗的患者[30-37]。存在不匹配区域的患者接受再灌注治疗可能获益更多[38]。而 DWI 异常范围较大或者严重 PWI 异常区域较大的患者如果进行再灌注治疗可能存在较大的出血风险[39]。

磁共振血管造影

头颈磁共振血管造影（magnetic resonance angiography，MRA）是一种无创的颅内外血管系统成像方法。经典的 MRA 检查是在合适的患者中使用钆造影剂，但是应用流空效应技术可以不用注射造影剂进行成像从而获得重要的信息[40,41]。MRA 可以对颅内的 Willis 环和颅外的椎动脉及颈动脉解剖或者闭塞情况进行检测，但是可能无法显示周围小的动脉分支。伪影也可能影响 MRA 对动脉病变的正确鉴别。由于存在湍流效应，动脉狭窄处可能发生信号流失。如果动脉走行迂曲，则可能延伸至成像切面之外，显示动脉闭塞征象。MRI 可能会高估血管狭窄的严重程度，当 MRA 提示重度狭窄时应当进行其他检查进一步确证。因此，MRA 更有益于血管狭窄病变的定位，而非用于检测血管狭窄的严重程度。同样，MRI 在鉴别血管严重狭窄和闭塞方面的可靠性也欠佳，MRA 提示明显血管闭塞时也应当进行造影检查进一步明确。

数字减影血管造影

导管介入数字减影血管造影技术（digital subtraction angiography，DSA）是评估血管狭窄程度和侧支循环的金标准。DSA 和 CTA 一样能够高质量显示血管的解剖结构，从而准确地检测颈动脉狭窄。尽管现代技术操作评估发现，在经验丰富的医疗中心卒中风险明显降低，但是以往观点仍然认为 DSA 操作与并发症的发生风险相关[42,43]。

急性脑卒中的治疗

静脉溶栓

静脉溶栓治疗急性脑卒中的临床试验最早可追溯至 20 世纪 60 年代早期，使用的溶栓剂有链激酶[44]、纤溶酶[45]和尿激酶[46]，但是接受这些溶栓治疗的患者要么无明显获益，要么死亡率很高。这些研究给药前未进行 CT 检查，因此未能排除出血的患者。这些结果令人沮丧，阻碍了更多急性脑卒中临床试验的进行，直到 20 世纪 80 年代，几项病例报道卒中发病数小时内进行动脉内溶栓治疗取得了可喜的效果[47,48]。这些报道推动了静脉溶栓治疗的小型随机临床试验和可行性研究的开展[49,50]，最终 NINDS 进行的 rt-PA 试验显示，急性脑卒中患者在发病 3 小时内接受溶栓治疗能够获益，而该项研究结果对于急性脑卒中的治疗具有非常关键的作用[4]。

3 小时内组织纤溶酶原激活剂治疗

NINDS 试验共纳入 600 多例急性缺血性脑卒中患者。所有患者均在发病 3 小时内接受治疗，其中一半患者是在发病 90 分钟内接受治疗。这些患者随机分配至静脉 t-PA 治疗组（t-PA 给药剂量为 0.9mg/kg，最大量不超过 90mg）或者静脉安慰剂对照组。主要结局是使用 NIHSS、Barthel 指数、Glasgow 预后评分和改良 Rankin 评分（modified Rankin Scale，mRS）量表评估患者 90 天预后改善情况。研究结果显示，与对照组相比，t-PA 治疗组患者 90 天后上述四项评分均明显改善。接受 t-PA 治疗的患者良好预后由 11% 增加至 13%，但 3 个月时的死亡率仅轻度降低，与对照组相比没有统计学差异。这种获益能够持续至发病后 12 个月[51]。发生颅内出血导致临床病情恶化的比例，对照组仅为 0.6%，而 t-PA 组为 6.4%。

虽然 t-PA 治疗组出血比例增加，但与对照组相比两者之间的死亡率或者严重致残率并无显著差异。所有亚型的脑卒中在 t-PA 治疗后均有更好的结局。目前尚无明确的因素能够预测患者对 t-PA 治疗的反应[52]。NIHSS 评分大于 20 分的重度卒中患者，CT 在早期即显示低密度影或者水肿表现者，t-PA 治疗后发生出血的比例更高[53]。

基于以上研究结果，FDA 于 1996 年批准通过静脉 t-PA 用于治疗发病 3 小时内的脑卒中患者。ATLANTIS 试验对发病 3 小时内接受治疗的卒中患者进行分析结果同样支持 FDA 的结论[54]。随后对 NINDS t-PA、ECASS 以及 ATLANTIS 试验结果的荟萃分析显示，越早给予 t-PA 治疗，患者临床获益越大，尤其是在发病 90 分钟内启动治疗的患者(表 52-2)[55]。但是并非所有患者均能通过静脉 t-PA 溶栓而再通。在一项增加静脉 t-PA 剂量的研究中，所有患者在溶栓前进行造影检查记录动脉闭塞部位，在 2 小时后再次重复造影。结果发现，MCA 近端闭塞较远端分支闭塞者开通的概率更低，而颈动脉闭塞的开通率仅为 8%[56]。

鉴于早期给药的重要性，随后研究者更加关注如何改善救治体系从而更快更早地启动药物治疗。在这方面远程医学的应用发挥了广泛而重要的作用，患者可以就近到达已准备好卒中接诊的医院，通过远程医疗帮助院外神经血管专家通过视频直播进行远程临床查体和读片。在匹兹堡大学卒中网络系统中，12 家附近医院安装启用了远程医学设备，使得静脉溶栓治疗的比例由 2.8% 提升至 6.8%，并且症状性出血的发生比例较低。美国全国范围内已有很多类似经验的报道。同样，如何尽可能减少筛选患者时进行的额外检查，优先进行影像检查以及尽早启动卒中小组等问题也是学者们关注的重点。一些卒中中心在与时间赛跑的驱动下已将入院至溶栓开始的时间缩短至 22 分钟以内。

3 小时后组织纤溶酶原激活剂治疗

随后进行的几项 t-PA 试验主要是尝试扩大时间窗至 3 小时以外。ECASS Ⅰ和Ⅱ试验以及 ATLANTIS 试验对卒中发病 6 小时内的患者给予静脉 t-PA 溶栓，但是结果与安慰剂对照组相比未显示获益[57-59]。但是 NINDS t-PA、ECASS 以及 ATLANTIS 试验数据的荟萃分析结果提示 3 小时外溶栓治疗可能存在获益。近期的 ESCASS Ⅲ试验结果显示，急性缺血性卒中患者在发病 3～4.5 小时接受静脉阿替普酶治疗能够显著改善临床结局，由此，静脉 t-PA 溶栓治疗的时间窗可能进一步扩大。除了标准的静脉 t-PA 治疗排除标准(表 52-3)外，ECASS Ⅲ还将既往卒中和糖尿病病史、NIHSS 评分 > 25 分，口服抗凝药物或者年龄 > 80 岁纳入排除标准[60]。因此，发病 3～4.5 小时时间窗内的患者如果存在上述排除标准，则进行静脉 t-PA 治疗的获益尚不明确。

IST-3 试验纳入 3 035 例发病 6 小时内的缺血性卒中患者，随机分配至静脉阿替普酶治疗(0.9mg/kg；n = 1 515)联合标准治疗组或者单纯标准治疗组(对照组，n = 1 520)。该项研究结果显示，两组间在主要终点的良好结局上无统计学差异，但时间窗内早期接受治疗的患者显示出获益，并且该试验还纳入了较高比例的老年患者(年龄 > 80 岁)，因此确定了这类患者能够通过静脉组织纤溶酶原治疗(intravenous tissue plasminogen activator，IV tpa)获益。另有几项正在进行的临床试验是观察时间窗后期且存在有意义的影像表现(即小的梗死核心和大的缺血半暗带或者 DWI/FLAIT 不匹配)的患者接受 IV t-PA 治疗的效果。

表 52-2 t-PA 治疗荟萃分析中改良 Rankin 评分为 0～1 分的优势比

时间 /min	例数	优势比	95% CI
0～90	311	2.83	1.77，4.53
91～180	618	1.53	1.11，2.11
181～270	801	1.40	1.06，1.85
271～360	1 046	1.16	0.91，1.49

CI，可信区间；t-PA，组织纤溶酶原激活剂。

资料来源：The ATLANTIS，ECASS，and NINDS rt-PA Study Group Investigators. Association of outcome with early stroke treatment：pooled analysis of ATLANTIS，ECASS and NINDS rt-PA stroke trials. *Lancet*. 2004；363(9411)：768-774.

表 52-3 ASPECTS 量表检测 CT 早期改变

10 个关注区域*	
基底节和丘脑层面	**深部核团以上层面**
大脑中动脉前皮质区	位于上方的大脑中动脉前皮质区
大脑中动脉岛叶外侧皮质区	位于上方的大脑中动脉岛叶外侧皮质区
大脑中动脉后皮质区	位于上方的大脑中动脉后皮质区
尾状核	
豆状核 内囊 岛叶	

*每个指定区域出现早期缺血改变减 1 分，例如局部组织肿胀或者脑实质密度减低。评分范围为 0～10 分。

资料来源：Pexman JH，Barber PA，Hill MD，et al. Use of the Alberta Stroke Program Early CT Score(ASPECTS) for assessing CT scans in patients with acute stroke. *AJNR Am J Neuroradiol*. 2001；22(8)：1534-1542.

轻微和快速缓解的症状

最初的 NINDS 研究认为轻微和快速缓解的症状是 IV 溶栓的相对禁忌证，但后续的回顾性分析显示，这类患者的预后也较差，30%～40% 的患者在出院后仍需要住院接受康复治疗，部分患者神经功能损伤进一步加重。虽然这类患者的自然病程不如既往认为的那么良性发展，但目前 IV 溶栓对其是否获益仍有待进一步验证。研究者对 SPOTRIAS 数据库内的患者进行总结回顾，发现各中心之间临床实践情况有很大差别，轻型卒中患者接受 IV t-PA 治疗比例为 2.7%～18%。然而，NIHSS 评分为轻型卒中的患者数量却由 2005 年的 4.8% 升至 2009 年的 10.7%（$P=0.001$）。这种程度的临床差异突出了轻型卒中患者的不确定性，也促进了研究者开展随机对照临床试验进一步观察 IV 阿替普酶治疗轻微或症状快速缓解患者疗效的观察（PRISMS 研究）。

其他溶栓选择

去氨普酶是吸血蝙蝠唾液的重组形式，与 t-PA 相比具有更强的作用效果。其对纤维蛋白具有高选择性，它能够溶解附近的血凝块但对凝血系统影响很小。这种特性使得去氨普酶与纤维蛋白特异性纤溶酶原激活剂相比可能降低颅内和全身性出血的风险。目前已有多中心临床试验观察去氨普酶是否能够将静脉溶栓时间窗扩大至 9 小时 [31, 33]。但不幸的是，卒中发病 3～9 小时给予去氨普酶溶栓并未显示出获益 [32]。替奈普酶是人们为了更有效溶栓对 t-PA 进行改良的形式。其半衰期更长，因此可以单次弹丸注射给药。与去氨普酶类似，替奈普酶较 t-PA 纤维蛋白选择性更高，对纤维蛋白原的消耗更低 [61]。一项Ⅱb 期临床研究将 75 例缺血性卒中发病 6 小时内的患者随机分配至阿替普酶治疗组（0.9mg/kg）或者替萘普酶治疗组（0.1mg/kg 或 0.25mg/kg）。与阿替普酶治疗组相比，两个替萘普酶治疗组在 24 小时后均显示更高的再灌注率（$P=0.004$）和临床改善率（$P<0.001$），但在颅内出血或者严重不良反应的发生率方面并无显著差异。而高剂量替萘普酶（0.25mg/kg）较低剂量替萘普酶和阿替普酶治疗在所有预后中均显示更优效果，并且 90 天没有严重致残预后。瑞替普酶是另一种人 t-PA 的重组形式，在治疗急性心肌梗死方面显示出良好效果 [62]。与阿替普酶相比，瑞替普酶同样具有更长的半衰期。一项小型系列病例报道发现，卒中发病后 9 小时给予动脉内瑞替普酶治疗，88% 的患者完全再通，44% 的患者在 24 小时达到临床缓解 [63]。另有一项Ⅰ期临床研究观察了动脉内瑞替普酶联合静脉阿昔单抗治疗发病 3～6 小时的卒中患者 [64]。阿昔单抗是一种血小板糖蛋白Ⅱb/Ⅲa 受体拮抗剂，它可能直接通过有效的抗栓或溶栓机制发挥作用。

阿昔单抗单独用于急性卒中治疗也已进行了 2 期临床试验观察，结果显示该药能够改善轻中度卒中患者 3 个月的转归 [65]。但是接下来开展的 3 期临床试验由于存在不利的获益 - 风险趋势而过早地被终止 [66]。此外，急性缺血性卒中联合应用溶栓药物依替巴肽和 rt-PA 强化治疗（CLEAR-ER）试验结果显示，rt-PA 与另一种血小板糖蛋白Ⅱb/Ⅲa 受体拮抗剂依替巴肽联合治疗具有良好的安全性。目前正在进行Ⅲ期临床试验比较上述联合治疗与单纯 rt-PA 之间的效果（CLEAR-STROKE 试验）。近期已完成的 ARTIS 研究比较了单纯阿替普酶治疗和阿替普酶治疗开始后 90 分钟内静脉给予 300mg 阿司匹林的联合治疗之间的区别。由于过多的症状性颅内出血以及联合阿司匹林组未显示获益证据，该项研究在入组 642 例患者时过早终止。

动脉内治疗

动脉内溶栓

静脉溶栓之外的另一种可选择治疗方式是通过微导管介入直接将溶栓剂传送至血栓处（图 52-5）。动脉内治疗的优点在于可直接看到阻塞动脉，溶栓进行的同时能够知晓血管再通的情况。理论上讲，将溶栓剂直接运送至血栓处应该比静脉注入药物效果更好，但该治疗方法的缺点在于溶栓给药前，需要额外的时间将患者转送至造影手术间，进行腹股沟区准备，将导管插入股动脉以及导管由股动脉送至颅内动脉系统。

早期研究曾使用尿激酶进行动脉内溶栓，但现在已认为不可行 [67]。临床试验对重组尿激酶原治疗进行了正规的评估 [68-70]，PROCATⅡ研究观察了卒中发病 6 小时内给予重组尿激酶原的疗效，该研究是第一个结果显示治疗有效的临床试验。其治疗时间窗的中位时间为 5.5 小时，其中大多数患者是在发病 5 小时后开始用药的 [69]。该项研究结果表明，尽管开始治疗的时间较晚，但临床获益明显；越早接受治疗的患者可能获益越大。发生症状性出血的患者比例为重组尿激酶原治疗组 10% 和对照组 2%。虽然出血发生率较既往静脉溶栓研究报道高，但 NIHSS 评分的中位数为 17 分，提示 PROACTⅡ研究纳入的卒中患者损伤更重而治疗时间窗更晚。因此，这种情形下溶栓治疗出血发生率更高是显而易见的。不同危险分层之间接受重组尿激酶原治疗的效果无明显差异，提示无论卒中风险水平高低，所有重组尿激酶原治疗的患者均能够获益 [70]。但是，到目前为止，尿激酶原仍未通过 FDA 批准，而 t-PA 更多地用于动脉内溶栓治疗。目前动脉内 t-PA 治疗的准确剂量、有效性以及安全性证据仍有限，但近期研究提示，使用 40mg 剂量可能比较安全 [71]。

第一代机械装置

虽然大多数溶栓研究关注于治疗时间窗，但其实对临床结局最重要的影响因素很可能是闭塞血管再通的时间。在溶栓剂注入后一般需要 1～2 小时才能完全溶解血栓，因此血管再通的时间可能过长。机械装置为医生提供了显著缩短再通时间的可能性，能够在数分钟内快速清除大动脉内的血栓。并且该操作不需要使用溶栓剂，可能会降低颅内出血的发生率。

研究显示，新型 Merci 取栓系统（Concentric Medical Inc.，Mountain View，CA，USA）能够使卒中发病 8 小时内患者的血管有效再通，可作为不符合溶栓药物治疗指征患者的另一种替代治疗方法。该系统已经通过 FDA 批准可用于缺血性卒中患者血栓清除的治疗 [72]。Merci 取栓器是一种超弹的镍钛丝（即镍钛合金），一旦通过导管尖端后呈现一种螺旋形状。在临床操作中，导管携导丝穿过血栓到达远端后，导管撤离，而导丝呈现螺旋形结构。然后该螺旋装置抓捕血栓并由血管内取出。目前已开发出第二代 Merci 取栓系统（例如，L5 型取栓器），虽然研究显示其与以往的取栓器相比未

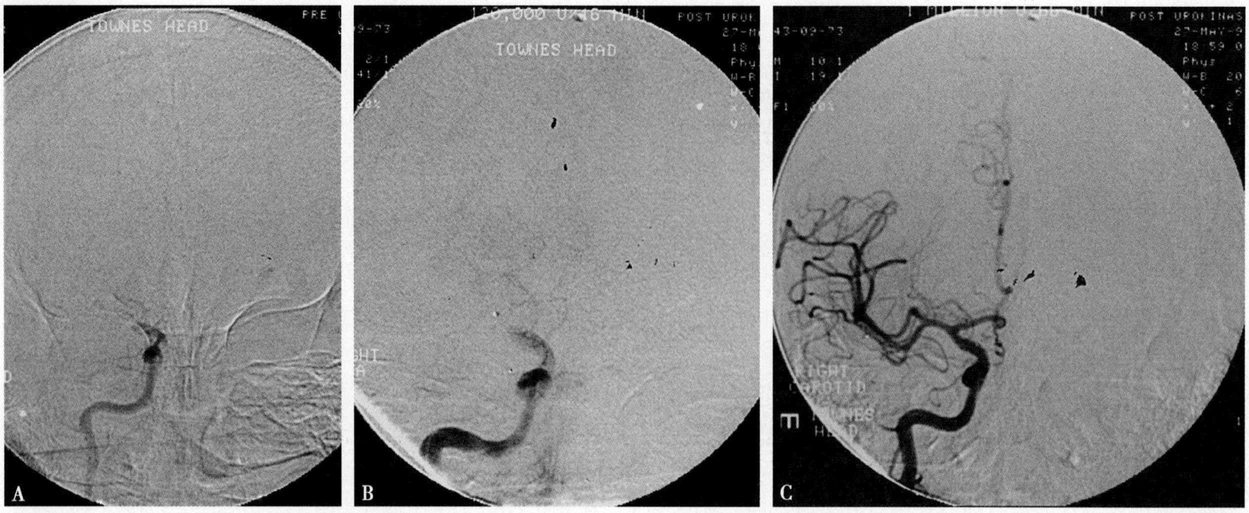

图 52-5　A. 一位发病 4 小时的右侧大脑中动脉（MCA）栓塞患者，右侧颈动脉血管造影。B. 该患者造影显示，在 MCA 血栓处放置微导管，并注入 120 000U 尿激酶，但是血管并未再通。C. 在血栓处直接注射 100 万 U 尿激酶后，造影显示 MCA 完全再通

达到统计学差异，但仍显示出更高的再通率。此外，与旧系统相比，新一代取栓系统患者死亡率降低，且良好临床转归所占比例升高 [73]。Penumbra 系统是建立在抽吸平台上进行机械取栓的技术（enumbra Inc.，Alameda，CA，USA），其使用微导管和分离器对血栓进行连续抽吸。最近的一项研究显示，Penumbra 系统在治疗卒中发病 8 小时内且存在大血管闭塞的患者具有良好的安全性和有效的血管再通率，有 81.6% 的患者心肌梗死溶栓（thrombolysis in myocardial infarction，TIMI）血流分级为 2～3 级 [74]。

动脉内治疗第一代随机临床试验

3 项临床试验观察了动脉内治疗作为标准药物治疗方案的替代或者辅助治疗的作用。SYNTHESIS 研究对比了单纯静脉溶栓与单纯动脉内治疗的效果，结果显示，尽管动脉内治疗开始时间延迟 1 小时，但两组间预后相当 [75]。该项研究未观察到 IA 治疗组获益增加，但是其在治疗前并未要求摘选明确大血管闭塞的患者。另有 92 例不符合该试验条件的患者接受了 IA 治疗，因此进一步降低了该研究患者从 IA 治疗中获益的可能性。MR RESCUE 研究采用缺血半暗带成像模式选择患者，随机分配接受标准内科治疗和动脉内治疗 [76]。结果显示两组间无显著差异。最终，IMS 3 研究比较了 IV t-PA 之外加用机械取栓治疗的获益 [77]。结果再一次显示，IA 治疗虽然安全但相比标准内科治疗并未增加获益。但是这些研究中很高比例的患者很少或几乎没有机会获益 [78]。他们接受治疗的时间明显延迟，IV t-PA 开始腹股沟穿刺的平均治疗时间为 81 分钟 ±27 分钟，由腹股沟穿刺至 IA 开始治疗时间为 41 分钟 ±21 分钟，但在进行头颅 CT 检查至腹股沟穿刺过程中延迟了 2 小时以上 [79]。

支架型取栓装置和最新临床试验

以上三项第一代试验均突出显示了血管重建中的一个重要观念，即对临床表现重但梗死核心区小的患者应用动脉内治疗进行早期有效血管再通可能更易于获益。2012 年 FDA 批准了两种新的装置用于急性脑卒中患者清除血栓治疗的适应证，SOLITAIRE 和 TREVO 取栓器。这两种装置都属于支架型取栓器，由颅内动脉支架组成，该支架能够穿过血栓，并通过临时形成血管内通路以及在支架内抓捕血凝块而达到双重获益。接着支架型取栓器能够随血栓一起回收。与 MERCI 系统相比，支架型取栓器获得更高的高质量血管再通率（86%～89% *vs*. 60%～66%）[80, 81]。目前已有多项随机对照试验对 IA 治疗使用新技术达到血管再通时会较内科治疗可能获益更多的假设进行验证 [82-86]。MR CLEAN 是第一项已完成的临床研究，其结果显示血管内介入治疗能够获益（校正后共同优势比 1.67），而独立功能恢复比率显示出 13.5 的绝对差异。以上结果推动了几项正在进行的研究对上述结果进行回顾分析，而所有研究均显示出类似的获益（见表 52-4～表 52-6）。

这些研究大多数关注于发病时间窗早期的患者，而时间窗晚期的患者 IA 治疗能否获益尚不确定。鉴于基底动脉阻塞的卒中患者死亡率高，许多专家支持对时间窗晚期的这类患者进行血管重建 [87]。目前学者们正在研究发病 6～24 小时的前循环闭塞卒中患者 IA 治疗相比内科治疗的效果 [88]。

外科手术治疗选择

脑水肿和脑疝是发病最初几天内大面积梗死患者常见的死亡原因。水肿逐渐加重，并在卒中发病 2～3 天达到高峰。类固醇激素减轻卒中所致脑水肿的效果欠佳，其他抗水肿措施如甘露醇或者过度通气等效果有限。控制颅内压（intra cranial pressure，ICP）与改善转归具有相关性，但 ICP 检测是否有助于指导治疗尚不清楚。大脑半球大面积梗死可导致脑水肿及颅内压升高，由于水肿通常有一定自限性，因此进行外科减压术是符合常理的。如果能够避免脑疝出现，那么

表 52-4　机械取栓研究中试验设计总结

	年龄/岁	时间/h	IV t-PA	NIHSS	LVO	影像标准
MR CLEAN（n=500）	≥18	6	～90%	>	ICA M1，M2，ACA A2	"灰区原则"
EXTEND-IA（n=70）	≥18	6	100%	无	ICA M1，M2	快速成像： 核心区小于 70cm³ 半暗带>10cm³ 不匹配比>1.2
SWIFT PRIME（n=196）	18～80	6	100%	>7	ICA M1	ASPECT>6 快速成像（81%）
ESCAPE（n=314）	≥18	12	～75%	>5	ICA M1	ASPECT>5 中等或良好的侧支循环
REVASCAT（n=206）	18～85	8	～75%	>5	ICA M1	ASPECT>6 DWI ASPECT 0.5

表 52-5　机械取栓试验研究中患者人口学总结

	年龄/岁	时间/min	NIHSS	LVO	基线影像
MR CLEAN（n=500）	65.8（55～76）	260*（210～313）	17（14～21）	ICA 25% M1 66% M2 8%	ASPECT：9（7～10）
EXTEND-IA（n=70）	68.6±12	248（204～277）	17（13～20）	ICA 31% M1 57% M2 11%	核心区：12.3cm³（4～32） 半暗带：106cm³（76～137）
REVASCAT（n=206）	65.7±11	355（269～430）	17（14～20）	ICA 26% M1 64% M2 10%	ASPECT：7（6～9）
ESCAPE（n=314）	71（60～81）	341（176～359）	16（13～20）	ICA 28% M1 68% M2 4%	ASPECT：9（8～10） 侧枝：94% 中等至良好
SWIFT PRIME（n=196）	66.3±11	252（190～300）	17（13～19）	ICA 16% M1 77% M2 6%	ASPECT：9（8～10）

表 52-6　机械取栓试验研究中转归的总结

试验	PTS	再灌注占比 IAT/内科治疗	mRS 0～2 IAT/内科治疗	sICH IAT/内科治疗	死亡率 IAT/内科治疗
ESCAPE	238	72.4% TICI 2b/3 32.2% mAOL 2～3	53%/29.3% 53%/29.3%	3.6% 2.7%	10.4% 19%
EXTEND-IA	70	89% mTICI 2b/3 34% Maol 2-3	71%/40% 71%/40%	0 6%	9% 20%
MR CLEAN	500	58.7% mTICI 2b/3 57.5% mAOL 2～3	32.6%/19.1% 32.6%/19.1%	7.7% 6.4%	21% 22%
REVASCAT	206	65.7% mTICI 2b/3 NA	43.7%/28.2% 43.7%/28.2%	1.9% 1.9%	18.4% 115.5%
SWIFT-PRIME	196	82.8% mTICI 2b/3 40.4% mAOL 2～3	60.2%/35.5% 60.2%/35.5%	1.0% 3.1%	9.2% 12.4%

大面积梗死患者也可能像不伴严重水肿的卒中患者一样得到恢复。目前学者们推荐有多种不同的减压术操作方法。

偏侧颅骨切除术是首选的而且是最常用的外科手术方式。该手术包括了梗死同侧大骨瓣切除术。硬脑膜切开术也是常用的方法，使脑组织向外疝出从而降低ICP，避免向下疝。对于大面积MCA梗死患者，手术时机、损伤侧别、术前出现脑疝征象以及其他血管分布区是否受累等因素并不影响预后[89]。但这项分析结果来自非对照回顾性研究数据，因此无法进行meta分析。

目前恶性MCA梗死患者进行偏侧颅骨切除术的最佳时机尚不清楚。如果脑疝持续进展加重，可能会出现脑干功能不可逆受损，从而限制手术治疗获益。更多近期研究证据提示，无论有无脑疝征象均应在早期进行手术干预。欧洲三项同时开展的临床试验（即DECIMAL、DESTINY和HAMLET研究）针对恶性MCA梗死并接受偏侧颅骨切除术的患者，综合进行荟萃分析[90-92]。在该项分析中，发病45小时作为随机分配治疗的界点，而发病48小时作为手术治疗的界点。综合分析结果显示，卒中发病48小时内接受减压手术治疗的患者死亡率降低，而功能转归获益的患者数量增高[93]。

大脑半球大面积梗死的年轻患者恢复的可能性相对增加，应当考虑及时进行外科减压术。而对于60岁以上大面积MCA卒中患者进行手术减压是否能够获益仍存在争议。DESTINY 2研究对比了60岁以上患者内科治疗与早期减压术治疗的效果，结果显示，手术组患者存活率较对照组改善，但是多数幸存者大部分日常活动仍需辅助完成。脑梗死是需要紧急进行手术干预的特殊病种[94]。小脑梗死患者快速实施减压术能够逆转脑干和第四脑室受压导致的脑积水或者严重的脑桥延髓压迫。

其他内科治疗

抗凝治疗

虽然几项随机临床试验为卒中抗凝治疗的有效性提供了一些证据，但急性脑卒中使用抗凝药治疗仍存在争议。既往的回顾性数据分析提示缺血性卒中早期复发率较高，研究报道约为20%。这些研究也提示肝素抗凝治疗能够降低复发率。而出血并发症相对较低可以接受，尤其是将卒中合并难以控制的高血压患者排除在外时。最近的随机临床试验结果对上述研究结果提出了挑战，并质疑急性卒中患者抗凝治疗的价值[95]。但是，更多近期结果显示，对于心源性卒中患者，华法林抗凝治疗可以较安全地在卒中发病后立即启动，而不需要肝素或者依诺肝素桥接治疗[96]。

研究显示，卒中发病24～48小时给予抗凝治疗并未减少卒中复发率或者改善疾病转归。而出血发生率为1%～2.5%。这些研究结果提示，对于所有急性卒中患者进行抗凝治疗的价值很低，但是针对某些卒中亚型进行抗凝治疗可能会获益。TOAST研究提示，大血管病的患者抗凝治疗可能会有更好的功能转归[97]。但是一些研究中相对较高的出血发生率同时妨碍了患者的获益。国际卒中试验（International Stroke Trial，IST）结果显示，卒中复发率由对照组的3.8%显著降低至皮下注射肝素治疗组的2.9%（$P<0.01$），但是出血卒中的发生率由对照组的0.4%升高至肝素治疗组的1.2%（$P<0.000\ 01$），因此肝素抗凝治疗的获益被抵消[98]。即使是心房颤动的患者，早期抗凝治疗的价值也尚未明确，有些研究结果提示能够获益，而另有研究显示并未降低卒中复发[95]。如果需要启动抗凝治疗，应当在静脉溶栓24小时以后开始进行，并且用药前必须复查影像明确无出血转化发生。新型抗凝药例如利伐沙班、阿哌沙班和达比加群等用于急性卒中治疗的作用尚未明确，但是，与华法林类似，如果卒中相对较轻，那么这些药物用于急性期治疗可能也是安全的。另外，这些药物不需要桥接治疗，给药后能够早期达到治疗剂量。

抗血小板治疗

目前阿司匹林治疗急性脑卒中的获益已比较明确。两项大型随机对照研究CAST[99]和IST[98]结果显示，阿司匹林能够轻度但有统计学意义地改善急性卒中患者转归。在IST研究中，患者接受每日300mg阿司匹林治疗共14天。结果显示，阿司匹林治疗组14天内卒中复发率（2.8%）较非阿司匹林治疗组（3.9%）明显降低，而在死亡风险和非致命性卒中复发率上阿司匹林治疗组（11.3%）较非阿司匹林治疗组（12.4%）亦显著降低。在CAST研究中，患者接受每日160mg阿司匹林治疗共4周或者至出院为止。结果显示，阿司匹林治疗组（3.3%）与安慰剂对照组（3.9%）相比患者4周内病死率明显降低，而住院期间的死亡或者非致死性卒中发生率明显降低。此外，阿司匹林治疗组（1.6%）与安慰剂对照组（2.1%）相比缺血性卒中复发率亦显著降低，但是额外发生出血性卒中的风险增加（阿司匹林1.1%，安慰剂组0.9%），因此获益也被抵消。

CAST和IST在试验设计时考虑到可以合并研究，共纳入4万例患者。两项研究结果综合分析显示，卒中复发率明显降低为7‰（$P<0.000\ 001$），死亡或者生活依赖发生率降低至12‰（$P=0.01$）[100]。在未进行溶栓治疗时使用阿司匹林的风险很小，而其虽小但有意义的获益支持常规服用阿司匹林治疗。但如果进行了静脉溶栓治疗则阿司匹林应在溶栓24小时后再给药，以避免出血发生。

CHANCE研究结果显示，对TIA或者轻型卒中患者，给予双联抗血小板治疗（即阿司匹林联合氯吡格雷）能够降低缺血事件复发。该研究是在中国进行的，中国人颅内动脉粥样硬化性疾病的发生率较高（与美国人相比），而该卒中亚型对双联抗血小板治疗的反应特别好，因此CHANCE研究的结果在不同人种中适用的普遍性尚不明确。此外，氯吡格雷前体转化为药物活性形式时依赖专门的P450酶。由于代谢酶存在特殊的基因多态性，因此决定了每个患者体内药物前体代谢为活性形式的程度存在很大差异。目前针对美国人群正在开展的POINT试验包含了一项类似CHANCE的研究设计继续对上述问题进行探索。

他汀类药物治疗

对于有心血管疾病高风险的患者，他汀类药物能够降低其卒中的发生率。但是，他汀能否降低近期卒中或 TIA 患者的卒中风险尚待确证，而 SPARCL 试验正在对这一问题进行研究。SPARCL 研究对象是卒中或 TIA 发病 1～6 个月的患者，LDL 在 100～190，并且否认冠状动脉疾病史，随机接受 80mg 阿托伐他汀或安慰剂治疗。主要终点为首次发生非致死性或致死性卒中。接受高剂量阿托伐他汀治疗组卒中和心血管事件总体发生率降低。因此，急性脑卒中发生后应当给予高剂量阿托伐他汀治疗 [101]。

专科 ICU 管理的思考

综合评估

对于急性脑卒中患者，最开始需要关注的内容包括呼吸功能评估、心血管稳定性以及意识状态。对反应迟钝或者昏迷的患者必须保护气道以保证适当通气。吸气功能与肺炎密切相关，并且是住院患者最主要的致死和致残原因，需要密切关注。氧气吸入是通常采取的措施，但是对于氧供已经比较充足的患者继续给予额外的供氧是否获益尚不清楚。缺氧时应当立即纠正，但更应当注意查找缺氧的原因。心律失常在急性脑卒中患者中较常见，如心动过缓可能提示存在 ICP 升高或者心肌缺血。伴有快速心室率的心房颤动常会损伤心排血量因而需要及时治疗，并且还可能造成脑栓塞。卒中患者较少发生室性心动过速或者室颤，一旦发生，通常是由于患者合并心肌梗死所致。低血压时应当注意纠正静脉循环量。一旦出现痫性发作需要应用抗癫痫药物治疗。出现发热应当积极退热治疗。

血压管理

缺血性卒中患者经常合并高血压，但对于大多数病例，并不推荐急剧的降低血压，因为有可能进一步增加缺血区域低灌注损伤风险 [102]。当存在其他系统或者心源性因素需要降低血压时，例如主动脉夹层或者急性心肌梗死等，也必须考虑到相对重要的全身性和神经功能方面的问题。高血压脑病是一种合并极端高血压、视盘水肿、精神状态改变、微血管病性溶血性贫血以及继发于血压降低所致的肾脏灌注不足等表现的临床综合征。在不伴有视盘水肿或其他系统表现时，急性神经功能障碍不太可能是由高血压脑病所致，并且血压急剧降低可能更加重而非改善神经功能损伤。

当考虑溶栓治疗时，血压需要降至规定范围内。溶栓治疗前，收缩压应当降至 185mmHg 以下，舒张压降至 110mmHg 以下 [17]。拉贝洛尔是比较经典的降压用药，可以每 5～10 分钟逐渐增加剂量从而控制血压。依那普利是另一种合理的选择。舌下含服硝苯地平可能造成血压急剧降低应当避免使用。如果上述药物都不能很好地控制血压可考虑静点尼卡地平，但这类血压不易控制的患者可能并不适合接受溶栓治疗。在溶栓治疗后，应当积极控制血压，在最初的 24 小时内应当维持收缩压在 185mmHg、舒张压在 110mmHg 以下。

液体量

大多数急性卒中患者处于循环容量不足的状态，因此应当给予静脉补液，使用生理盐水或者乳酸林格液均可。对于伴有脑水肿进展的大卒中患者，补液治疗应当谨慎逐步进行，尤其是注意限制游离水的入量。不需要紧急处理轻度低钠血症，但是严重的低钠血症应当及时进行缓慢的纠正。一般静脉输注生理盐水即可以促进血钠恢复。

高渗盐水（3%～23%）用于治疗急性缺血性脑卒中减轻脑水肿的作用尚存在争议。持反对意见的学者认为使用高渗盐水治疗一旦停用可能会导致脑实质反跳性肿胀加重。而支持者通常会将血浆钠目标设定在 145～150mmol/L，血浆渗透压目标设定在 315～320mOsm/L。一般每 6 小时检测 1 次钠和血浆渗透压水平 [103, 104]。

血糖控制

卒中的动物实验结果提示高血糖会增加缺血损伤的严重程度 [105]。缺血区域血糖水平升高会引起乳酸浓度升高以及局部组织酸中毒，导致自由基形成损伤神经元。高血糖还可能增加缺血水肿，引起兴奋性氨基酸过度释放，损伤缺血区域的血管。卒中的临床研究显示，卒中转归与初始血糖水平的相关性差，但是认为血糖水平与卒中发病初始的严重程度相关。初始血糖水平与更高的卒中后病死率相关 [106]。另有一些研究提示，急性卒中患者高血糖是一种应激反应，但是初始血糖水平与转归的相关性是独立于卒中发病初始的严重程度的，不支持应激反应的理论。

GIST-UK 研究观察了急性卒中后立即给予输注葡萄糖 - 钾 - 胰岛素（glucose-potassium-insulin，GKI）控制血糖是否能够降低患者 90 天的死亡率。该试验由于入组太慢而被终止，但是得出结论认为，输注 GKI 能够降低血糖和血压水平，但是该治疗与临床获益不相关。该研究结果证据并不充分，不能完全压倒其他结论 [107]。GRASP 预试验发现，给急性缺血性卒中患者注射胰岛素是可行并且安全的。该研究设立了 3 个组，包括强化组（70～110mg/dl）、中等强度组（70～200mg/dl）和常规组（70～300mg/dl）[108]。目前还需要进行更多的比较研究来弄清血糖的治疗原则。

总结

卒中发病最初的数小时内采取有效措施改善转归使患者获益的目标一直在快速发展中。出现脑缺血症状的患者必须紧急接受治疗，应当快速高质量的完善影像检查。急性卒中的治疗除溶栓之外还包括很多方面，深入理解溶栓治疗可能的获益和风险，不断取得更多的治疗经验并进行更多的临床试验，才能不断向前发展。目前研究者们正在不断研发新一代的机械装置，而神经保护剂和神经调节剂作为卒中再灌注治疗的协同补充治疗也具有很大的发展前景。合理地管理血压、血糖和静脉液体量都能够帮助改善急性卒中患者的总体转归。到目前为止，仅有一小部分卒中患者（低于5%）能够在急性卒中治疗时间窗内及时到达急诊室。发展新的急性卒中治疗方法从而尽可能改善疾病转归减少出血风险，将促进医疗系统进一步支持建立严密的整体化的卒中医疗护理结构。这些努力是为了尽可能保证所有卒中患者能够在最短时间内接受最佳可行的治疗方案。

知识点

1. 当发生动脉阻塞时，不可逆缺血损伤脑组织（梗死核心区）周围区域血流降低，功能受损（缺血半暗带），但该区域并未严重损伤至不可逆性梗死的程度。
2. 理论上讲，急性缺血性脑卒中的影像检查应当是以下方式的一些组合成像，包括非增强头颅CT、头颈CT血管造影、CT脑灌注成像、头MRI、头颈MRA或者MR脑灌注成像等。
3. 静脉t-PA是FDA唯一批准用于发病3小时内急性缺血性脑卒中治疗的方法。
4. ECASSⅢ研究结果提示，对于一些经过挑选的患者，静脉t-PA的治疗时间窗可能能够延长至4.5小时。
5. 多项研究（MR CLEAN，EXTEND-IA，ESCAPE，SWIFT PRIME和REVASCAT试验）显示，经过特定条件挑选的患者在发病6～12小时使用支架型取栓器进行动脉内治疗能够改善卒中转归。
6. 目前，DAWN研究正在观察发病6小时以上的急性缺血性脑卒中患者进行动脉内治疗的效果。
7. 对于条件合适的大面积梗死患者，建议在发病48小时内完成外科减压术。
8. 对于静脉溶栓治疗的患者，在最初24小时内不建议加用抗凝或抗血小板治疗，直到能够排除出血转化。在这个时间点后，需要根据患者情况选择使用抗凝治疗。如果不能进行抗凝，则应当启动抗血小板治疗。
9. 对于既往有卒中或TIA病史而无冠状动脉疾病病史的患者，在发生缺血性卒中后，可以及时给予高剂量他汀类药物治疗。
10. TIA或轻型卒中患者可能存在很高的复发风险。短期内双联抗血小板治疗能够降低缺血事件复发的可能。
11. 高血糖可能与缺血性卒中患者死亡率升高相关，因此需要积极治疗。

（赵贵锋 译，尹永杰 审校）

参考文献

1. Lloyd-Jones D, Adams RJ, Brown TM, Carnethon M, Dai S, De Simone G, et al. Heart Disease and Stroke Statistics–2010 update. A report from the American Heart Association. Circulation. 2010; 121(7):e46-e215.
2. Jones TH, Morawetz RB, Crowell RM, Marcoux FW, FitzGibbon SJ, DeGirolami U, et al. Thresholds of focal cerebral ischemia in awake monkeys. J Neurosurg. 1981;54(6):773-82.
3. Baron JC. Perfusion thresholds in human cerebral ischemia: historical perspective and therapeutic implications. Cerebrovasc Dis. 2001;11(Suppl. 1):2-8.
4. Tissue plasminogen activator for acute ischemic stroke. The National Institute of Neurological Disorders and Stroke rt-PA Stroke Study Group. N Engl J Med. 1995;333(24):1581-7.
5. Powers WJ, Derdeyn CP, Biller J, Coffey CS, Hoh BL, Jauch EC, et al. 2015 AHA/ASA Focused Update of the 2013 Guidelines for the Early Management of Patients with Acute Ischemic Stroke Regarding Endovascular Treatment: A Guideline for Healthcare Professionals From the American Heart Association/American Stroke Association. Stroke. 2015;46(10):3020-35.
6. Adams HP, Jr., Bendixen BH, Kappelle LJ, Biller J, Love BB, Gordon DL, et al. Classification of subtype of acute ischemic stroke. Definitions for use in a multicenter clinical trial. TOAST. Trial of Org 10172 in Acute Stroke Treatment. Stroke. 1993;24(1):35-41.
7. Nogueira RG, Smith WS. Emergency treatment of acute ischemic stroke: expanding the time window. Curr Treat Options Neurol. 2009;11(6):433-43.
8. Molina CA, Saver JL. Extending reperfusion therapy for acute ischemic stroke: emerging pharmacological, mechanical, and imaging strategies. Stroke. 2005;36(10):2311-20.
9. Tomura N, Uemura K, Inugami A, Fujita H, Higano S, Shishido F. Early CT finding in cerebral infarction: obscuration of the lentiform nucleus. Radiology. 1988;168(2):463-7.
10. Truwit CL, Barkovich AJ, Gean-Marton A, Hibri N, Norman D. Loss of the insular ribbon: another early CT sign of acute middle cerebral artery infarction. Radiology. 1990;176(3):801-6.
11. Moulin T, Cattin F, Crepin-Leblond T, Tatu L, Chavot D, Piotin M, et al. Early CT signs in acute middle cerebral artery infarction: predictive value for subsequent infarct locations and outcome. Neurology. 1996;47(2):366-75.
12. Jaillard A, Cornu C, Durieux A, Moulin T, Boutitie F, Lees KR, et al. Hemorrhagic transformation in acute ischemic stroke. The MAST-E study. MAST-E Group. Stroke. 1999;30(7):1326-32.
13. Tan X, Guo Y. Hyperdense basilar artery sign diagnoses acute posterior circulation stroke and predicts short-term outcome. Neuroradiology. 2010;52(12):1071-8.
14. Larrue V, von Kummer R, del Zoppo G, Bluhmki E. Hemorrhagic transformation in acute ischemic stroke. Potential contributing factors in the European Cooperative Acute Stroke Study. Stroke. 1997;28(5):957-60.
15. Barber PA, Demchuk AM, Zhang J, Buchan AM. Validity and reliability of a quantitative computed tomography score in predicting outcome of hyperacute stroke before thrombolytic therapy. ASPECTS Study Group. Alberta Stroke Programme Early CT Score. Lancet. 2000;355(9216): 1670-4.
16. Pexman JH, Barber PA, Hill MD, Sevick RJ, Demchuk AM, Hudon ME, et al. Use of the Alberta Stroke Program Early CT Score (ASPECTS) for assessing CT scans in patients with acute stroke. AJNR Am J Neuroradiol. 2001;22(8):1534-42.
17. Adams HP, Jr., Brott TG, Furlan AJ, Gomez CR, Grotta J, Helgason CM, et al. Guidelines for Thrombolytic Therapy for Acute Stroke: a Supplement to the Guidelines for the Management of Patients with Acute Ischemic Stroke. A statement for healthcare professionals from a Special Writing Group of the Stroke Council, American Heart Association. Stroke. 1996;27(9):1711-8.
18. Patel SC, Levine SR, Tilley BC, Grotta JC, Lu M, Frankel M, et al. Lack of clinical significance of early ischemic changes on computed tomography in acute stroke. JAMA. 2001;286(22):2830-8.
19. Aronovich BD, Reider G, II, Segev Y, Bornstein NM. Early CT changes and outcome of ischemic stroke. Eur J Neurol. 2004;11(1):63-5.
20. Shrier DA, Tanaka H, Numaguchi Y, Konno S, Patel U, Shibata D. CT angiography in the evaluation of acute stroke. AJNR Am J Neuroradiol. 1997;18(6):1011-20.
21. Knauth M, von Kummer R, Jansen O, Hahnel S, Dorfler A, Sartor K. Potential of CT angiography in acute ischemic stroke. AJNR Am J Neuroradiol. 1997;18(6):1001-10.
22. Lev MH, Segal AZ, Farkas J, Hossain ST, Putman C, Hunter GJ, et al. Utility of perfusion-weighted CT imaging in acute middle cerebral artery stroke treated with intra-arterial thrombolysis: prediction of final infarct volume and clinical outcome. Stroke. 2001;32(9):2021-8.
23. Wintermark M, Reichhart M, Thiran JP, Maeder P, Chalaron M, Schnyder P, et al. Prognostic accuracy of cerebral blood flow measurement by perfusion computed tomography, at the time of emergency room admission, in acute stroke patients. Ann Neurol. 2002;51(4):417-32.
24. Ezzeddine MA, Lev MH, McDonald CT, Rordorf G, Oliveira-Filho J, Aksoy FG, et al. CT angiography with whole brain perfused blood volume imaging: added clinical value in the assessment of acute stroke. Stroke. 2002;33(4):959-66.
25. Hopyan J, Ciarallo A, Dowlatshahi D, Howard P, John V, Yeung R, et al. Certainty of stroke diagnosis: incremental benefit with CT perfusion over noncontrast CT and CT angiography. Radiology. 2010;255(1):142-53.
26. Gupta R, Jovin TG, Yonas H. Xenon CT cerebral blood flow in acute stroke. Neuroimaging Clin N Am. 2005;15(3):531-42, x.
27. Jovin TG, Yonas H, Gebel JM, Kanal E, Chang YF, Grahovac SZ, et al. The cortical ischemic core and not the consistently present penumbra is a determinant of clinical outcome in acute middle cerebral artery occlusion. Stroke. 2003;34(10):2426-33.
28. Moseley ME, Kucharczyk J, Mintorovitch J, Cohen Y, Kurhanewicz J, Derugin N, et al. Diffusion-weighted MR imaging of acute stroke: correlation with T2-weighted and magnetic susceptibility-enhanced MR imaging in cats. AJNR Am J Neuroradiol. 1990;11(3):423-9.
29. Mintorovitch J, Yang GY, Shimizu H, Kucharczyk J, Chan PH, Weinstein PR. Diffusion-weighted magnetic resonance imaging of acute focal cerebral ischemia: comparison of signal intensity with changes in brain water and Na+,K(+)-ATPase activity. J Cereb Blood Flow Metab. 1994;14(2): 332-6.
30. Donnan GA, Baron JC, Ma H, Davis SM. Penumbral selection of patients for trials of acute stroke therapy. Lancet Neurol. 2009;8(3):261-9.
31. Hacke W, Albers G, Al-Rawi Y, Bogousslavsky J, Davalos A, Eliasziw M, et al. The Desmoteplase in Acute Ischemic Stroke Trial (DIAS): a phase II MRI-based 9-hour window acute stroke thrombolysis trial with intravenous desmoteplase. Stroke. 2005;36(1):66-73.
32. Hacke W, Furlan AJ, Al-Rawi Y, Davalos A, Fiebach JB, Gruber F, et al. Intravenous desmoteplase in patients with acute ischaemic stroke selected by MRI perfusion-diffusion weighted imaging or perfusion CT (DIAS-2): a prospective, randomised, double-blind, placebo-controlled study. Lancet Neurol. 2009;8(2):141-50.
33. Furlan AJ, Eyding D, Albers GW, Al-Rawi Y, Lees KR, Rowley HA, et al. Dose Escalation of Desmoteplase for Acute Ischemic Stroke (DEDAS): evidence of safety and efficacy 3 to 9 hours after stroke onset. Stroke. 2006;37(5):1227-31.
34. Albers GW, Thijs VN, Wechsler L, Kemp S, Schlaug G, Skalabrin E, et al. Magnetic resonance imaging profiles predict clinical response to early reperfusion: the diffusion and perfusion imaging evaluation for understanding stroke evolution (DEFUSE) study. Ann Neurol. 2006;60(5):508-17.
35. Davis SM, Donnan GA, Parsons MW, Levi C, Butcher KS, Peeters A, et al. Effects of alteplase beyond 3 h after stroke in the Echoplanar Imaging Thrombolytic Evaluation Trial (EPITHET): a placebo-controlled randomised trial. Lancet Neurol. 2008;7(4):299-309.

36. Albers GW, von Kummer R, Truelsen T, Jensen JK, Ravn GM, Gronning BA, et al. Safety and efficacy of desmoteplase given 3-9 h after ischaemic stroke in patients with occlusion or high-grade stenosis in major cerebral arteries (DIAS-3): a double-blind, randomised, placebo-controlled phase 3 trial. Lancet Neurol. 2015;14(6):575-84.
37. Lansberg MG, Straka M, Kemp S, Mlynash M, Wechsler LR, Jovin TG, et al. MRI profile and response to endovascular reperfusion after stroke (DEFUSE 2): a prospective cohort study. Lancet Neurol. 2012;11(10):860-7.
38. Parsons MW, Barber PA, Chalk J, Darby DG, Rose S, Desmond PM, et al. Diffusion- and perfusion-weighted MRI response to thrombolysis in stroke. Ann Neurol. 2002;51(1):28-37.
39. Singer OC, Humpich MC, Fiehler J, Albers GW, Lansberg MG, Kastrup A, et al. Risk for symptomatic intracerebral hemorrhage after thrombolysis assessed by diffusion-weighted magnetic resonance imaging. Ann Neurol. 2008;63(1):52-60.
40. Debrey SM, Yu H, Lynch JK, Lovblad KO, Wright VL, Janket SJ, et al. Diagnostic accuracy of magnetic resonance angiography for internal carotid artery disease: a systematic review and meta-analysis. Stroke. 2008;39(8):2237-48.
41. Ruggieri PM, Masaryk TJ, Ross JS. Magnetic resonance angiography. Cerebrovascular applications. Stroke. 1992;23(5):774-80.
42. Fifi JT, Meyers PM, Lavine SD, Cox V, Silverberg L, Mangla S, et al. Complications of modern diagnostic cerebral angiography in an academic medical center. J Vasc Interv Radiol. 2009;20(4):442-7.
43. Thiex R, Norbash AM, Frerichs KU. The safety of dedicated-team catheter-based diagnostic cerebral angiography in the era of advanced noninvasive imaging. AJNR Am J Neuroradiol. 2010;31(2):230-4.
44. Meyer JS, Gilroy J, Barnhart MI, Johnson JF. Anticoagulants Plus Streptokinase Therapy in Progressive Stroke. JAMA. 1964;189:373.
45. Meyer JS, Gilroy J, Barnhart MI, Johnson JF. Therapeutic thrombolysis in cerebral thromboembolism. Double-blind evaluation of intravenous plasmin therapy in carotid and middle cerebral arterial occlusion. Neurology. 1963;13:927-37.
46. Fletcher AP, Alkjaersig N, Lewis M, Tulevski V, Davies A, Brooks JE, et al. A pilot study of urokinase therapy in cerebral infarction. Stroke. 1976;7(2):135-42.
47. del Zoppo GJ, Ferbert A, Otis S, Bruckmann H, Hacke W, Zyroff J, et al. Local intra-arterial fibrinolytic therapy in acute carotid territory stroke. A pilot study. Stroke. 1988;19(3):307-13.
48. Hacke W, Zeumer H, Ferbert A, Bruckmann H, del Zoppo GJ. Intra-arterial thrombolytic therapy improves outcome in patients with acute vertebrobasilar occlusive disease. Stroke. 1988;19(10):1216-22.
49. Haley EC, Jr., Brott TG, Sheppard GL, Barsan W, Broderick J, Marler JR, et al. Pilot randomized trial of tissue plasminogen activator in acute ischemic stroke. The TPA Bridging Study Group. Stroke. 1993;24(7):1000-4.
50. Mori E, Yoneda Y, Tabuchi M, Yoshida T, Ohkawa S, Ohsumi Y, et al. Intravenous recombinant tissue plasminogen activator in acute carotid artery territory stroke. Neurology. 1992;42(5):976-82.
51. Kwiatkowski TG, Libman RB, Frankel M, Tilley BC, Morgenstern LB, Lu M, et al. Effects of tissue plasminogen activator for acute ischemic stroke at one year. National Institute of Neurological Disorders and Stroke Recombinant Tissue Plasminogen Activator Stroke Study Group. N Engl J Med. 1999;340(23):1781-7.
52. Generalized efficacy of t-PA for acute stroke. Subgroup analysis of the NINDS t-PA Stroke Trial. Stroke. 1997;28(11):2119-25.
53. Intracerebral hemorrhage after intravenous t-PA therapy for ischemic stroke. The NINDS t-PA Stroke Study Group. Stroke. 1997;28(11):2109-18.
54. Albers GW, Clark WM, Madden KP, Hamilton SA. ATLANTIS trial: results for patients treated within 3 hours of stroke onset. Alteplase Thrombolysis for Acute Noninterventional Therapy in Ischemic Stroke. Stroke. 2002;33(2):493-5.
55. Hacke W, Donnan G, Fieschi C, Kaste M, von Kummer R, Broderick JP, et al. Association of outcome with early stroke treatment: pooled analysis of ATLANTIS, ECASS, and NINDS rt-PA stroke trials. Lancet. 2004;363(9411):768-74.
56. del Zoppo GJ, Poeck K, Pessin MS, Wolpert SM, Furlan AJ, Ferbert A, et al. Recombinant tissue plasminogen activator in acute thrombotic and embolic stroke. Ann Neurol. 1992;32(1):78-86.
57. Clark WM, Wissman S, Albers GW, Jhamandas JH, Madden KP, Hamilton S. Recombinant tissue-type plasminogen activator (alteplase) for ischemic stroke 3 to 5 hours after symptom onset. The ATLANTIS Study: a randomized controlled trial. Alteplase Thrombolysis for Acute Noninterventional Therapy in Ischemic Stroke. JAMA. 1999;282(21):2019-26.
58. Hacke W, Kaste M, Fieschi C, Toni D, Lesaffre E, von Kummer R, et al. Intravenous thrombolysis with recombinant tissue plasminogen activator for acute hemispheric stroke. The European Cooperative Acute Stroke Study (ECASS). JAMA. 1995;274(13):1017-25.
59. Hacke W, Kaste M, Fieschi C, von Kummer R, Davalos A, Meier D, et al. Randomised double-blind placebo-controlled trial of thrombolytic therapy with intravenous alteplase in acute ischaemic stroke (ECASS II). Second European-Australasian Acute Stroke Study Investigators. Lancet. 1998;352(9136):1245-51.
60. Hacke W, Kaste M, Bluhmki E, Brozman M, Davalos A, Guidetti D, et al. Thrombolysis with alteplase 3 to 4.5 hours after acute ischemic stroke. N Engl J Med. 2008;359(13):1317-29.
61. Van De Werf F, Adgey J, Ardissino D, Armstrong PW, Aylward P, Barbash G, et al. Single-bolus tenecteplase compared with front-loaded alteplase in acute myocardial infarction: the ASSENT-2 double-blind randomised trial. Lancet. 1999;354(9180):716-22.
62. Randomised, double-blind comparison of reteplase double-bolus administration with streptokinase in acute myocardial infarction (INJECT): trial to investigate equivalence. International Joint Efficacy Comparison of Thrombolytics. Lancet. 1995;346(8971):329-36.
63. Qureshi AI, Pande RU, Kim SH, Hanel RA, Kirmani JF, Yahia AM. Third generation thrombolytics for the treatment of ischemic stroke. Curr Opin Investig Drugs. 2002;3(12):1729-32.
64. Qureshi AI, Harris-Lane P, Kirmani JF, Janjua N, Divani AA, Mohammad YM, et al. Intra-arterial reteplase and intravenous abciximab in patients with acute ischemic stroke: an open-label, dose-ranging, phase I study. Neurosurgery. 2006;59(4):789-96; discussion 96-7.
65. Abciximab Emergent Stroke Treatment Trial (AbESTT) Investigators. Emergency administration of abciximab for treatment of patients with acute ischemic stroke: results of a randomized phase 2 trial. Stroke. 2005;36(4):880-90.
66. Adams HP, Jr., Effron MB, Torner J, Davalos A, Frayne J, Teal P, et al. Emergency administration of abciximab for treatment of patients with acute ischemic stroke: results of an international phase III trial: Abciximab in Emergency Treatment of Stroke Trial (AbESTT-II). Stroke. 2008;39(1):87-99.
67. Barr JD, Mathis JM, Wildenhain SL, Wechsler L, Jungreis CA, Horton JA. Acute stroke intervention with intraarterial urokinase infusion. J Vasc Interv Radiol. 1994;5(5):705-13.
68. del Zoppo GJ, Higashida RT, Furlan AJ, Pessin MS, Rowley HA, Gent M. PROACT: a phase II randomized trial of recombinant pro-urokinase by direct arterial delivery in acute middle cerebral artery stroke. PROACT Investigators. Prolyse in Acute Cerebral Thromboembolism. Stroke. 1998;29(1):4-11.
69. Furlan A, Higashida R, Wechsler L, Gent M, Rowley H, Kase C, et al. Intra-arterial prourokinase for acute ischemic stroke. The PROACT II study: a randomized controlled trial. Prolyse in Acute Cerebral Thromboembolism. JAMA. 1999;282(21):2003-11.
70. Wechsler LR, Roberts R, Furlan AJ, Higashida RT, Dillon W, Roberts H, et al. Factors influencing outcome and treatment effect in PROACT II. Stroke. 2003;34(5):1224-9.
71. Qureshi AI, Suri MF, Shatla AA, Ringer AJ, Fessler RD, Ali Z, et al. Intraarterial recombinant tissue plasminogen activator for ischemic stroke: an accelerating dosing regimen. Neurosurgery. 2000;47(2):473-6; discussion 7-9.
72. Smith WS, Sung G, Starkman S, Saver JL, Kidwell CS, Gobin YP, et al. Safety and efficacy of mechanical embolectomy in acute ischemic stroke: results of the MERCI trial. Stroke. 2005;36(7):1432-8.
73. Smith WS, Sung G, Saver J, Budzik R, Duckwiler G, Liebeskind DS, et al. Mechanical thrombectomy for acute ischemic stroke: final results of the Multi MERCI trial. Stroke. 2008;39(4):1205-12.
74. Penumbra Pivotal Stroke Trial Investigators. The penumbra pivotal stroke trial: safety and effectiveness of a new generation of mechanical devices for clot removal in intracranial large vessel occlusive disease. Stroke. 2009;40(8):2761-8.
75. Ciccone A, Valvassori L, Nichelatti M, Sgoifo A, Ponzio M, Sterzi R, et al. Endovascular treatment for acute ischemic stroke. N Engl J Med. 2013;368(10):904-13.
76. Kidwell CS, Jahan R, Gornbein J, Alger JR, Nenov V, Ajani Z, et al. A trial of imaging selection and endovascular treatment for ischemic stroke. N Engl J Med. 2013;368(10):914-23.
77. Broderick JP, Palesch YY, Demchuk AM, Yeatts SD, Khatri P, Hill MD, et al. Endovascular therapy after intravenous t-PA versus t-PA alone for stroke. N Engl J Med. 2013;368(10):893-903.
78. Hill MD, Demchuk AM, Goyal M, Jovin TG, Foster LD, Tomsick TA, et al. Alberta Stroke Program early computed tomography score to select patients for endovascular treatment: Interventional Management of Stroke (IMS)-III Trial. Stroke. 2014;45(2):444-9.
79. Khatri P, Yeatts SD, Mazighi M, Broderick JP, Liebeskind DS, Demchuk AM, et al. Time to angiographic reperfusion and clinical outcome after acute ischaemic stroke: an analysis of data from the Interventional Management of Stroke (IMS III) phase 3 trial. Lancet Neurol. 2014;13(6):567-74.
80. Nogueira RG, Lutsep HL, Gupta R, Jovin TG, Albers GW, Walker GA, et al. Trevo versus Merci retrievers for thrombectomy revascularisation of large vessel occlusions in acute ischaemic stroke (TREVO 2): a randomised trial. Lancet. 2012;380(9849):1231-40.
81. Saver JL, Jahan R, Levy EI, Jovin TG, Baxter B, Nogueira RG, et al. Solitaire flow restoration device versus the Merci Retriever in patients with acute ischaemic stroke (SWIFT): a randomised, parallel-group, non-inferiority trial. Lancet. 2012;380(9849):1241-9.
82. Goyal M, Demchuk AM, Menon BK, Eesa M, Rempel JL, Thornton J, et al. Randomized assessment of rapid endovascular treatment of ischemic stroke. N Engl J Med. 2015;372(11):1019-30.
83. Berkhemer OA, Fransen PS, Beumer D, van den Berg LA, Lingsma HF, Yoo AJ, et al. A randomized trial of intraarterial treatment for acute ischemic stroke. N Engl J Med. 2015;372(1):11-20.
84. Saver JL, Goyal M, Bonafe A, Diener HC, Levy EI, Pereira VM, et al. Stent-retriever thrombectomy after intravenous t-PA vs. t-PA alone in stroke. N Engl J Med. 2015;372(24):2285-95.
85. Jovin TG, Chamorro A, Cobo E, de Miquel MA, Molina CA, Rovira A, et al. Thrombectomy within 8 hours after symptom onset in ischemic stroke. N Engl J Med. 2015;372(24):2296-306.
86. Campbell BC, Mitchell PJ, Kleinig TJ, Dewey HM, Churilov L, Yassi N, et al. Endovascular therapy for ischemic stroke with perfusion-imaging selection. N Engl J Med. 2015;372(11):1009-18.
87. Mattle HP, Arnold M, Lindsberg PJ, Schonewille WJ, Schroth G. Basilar artery occlusion. Lancet Neurol. 2011;10(11):1002-14.
88. Jovin TG, Liebeskind DS, Gupta R, Rymer M, Rai A, Zaidat OO, et al. Imaging-based endovascular therapy for acute ischemic stroke due to proximal intracranial anterior circulation occlusion treated beyond 8 hours from time last seen well: retrospective multicenter analysis of 237 consecutive patients. Stroke. 2011;42(8):2206-11.
89. Gupta R, Connolly ES, Mayer S, Elkind MS. Hemicraniectomy for massive middle cerebral artery territory infarction: a systematic review. Stroke. 2004;35(2):539-43.
90. Vahedi K, Vicaut E, Mateo J, Kurtz A, Orabi M, Guichard JP, et al. Sequential-design, multicenter, randomized, controlled trial of early decompressive craniectomy in malignant middle cerebral artery infarction (DECIMAL Trial). Stroke. 2007;38(9):2506-17.
91. Juttler E, Schwab S, Schmiedek P, Unterberg A, Hennerici M, Woitzik J, et al. Decompressive Surgery for the Treatment of Malignant Infarction of the Middle Cerebral Artery (DESTINY): a randomized, controlled trial. Stroke. 2007;38(9):2518-25.
92. Hofmeijer J, Kappelle LJ, Algra A, Amelink GJ, van Gijn J, van der Worp HB. Surgical decompression for space-occupying cerebral infarction (the Hemicraniectomy After Middle Cerebral Artery infarction with Life-threatening Edema Trial [HAMLET]): a multicentre, open, randomised trial. Lancet Neurol. 2009;8(4):326-33.
93. Vahedi K, Hofmeijer J, Juettler E, Vicaut E, George B, Algra A, et al. Early decompressive surgery in malignant infarction of the middle cerebral artery: a pooled analysis of three randomised controlled trials. Lancet Neurol. 2007;6(3):215-22.
94. Heros RC. Surgical treatment of cerebellar infarction. Stroke. 1992;23(7):937-8.
95. Adams HP, Jr. Emergent use of anticoagulation for treatment of patients with ischemic stroke. Stroke. 2002;33(3):856-61.
96. Hallevi H, Albright KC, Martin-Schild S, Barreto AD, Savitz SI, Escobar MA, et al. Anticoagulation after cardioembolic stroke: to bridge or not to bridge? Arch Neurol. 2008;65(9):1169-73.
97. Low molecular weight heparinoid, ORG 10172 (danaparoid), and outcome after acute ischemic stroke: a randomized controlled trial. The Publications Committee for the Trial of ORG 10172 in Acute Stroke Treatment (TOAST) Investigators. JAMA. 1998;279(16):1265-72.
98. The International Stroke Trial (IST): a randomised trial of aspirin, subcutaneous heparin, both, or neither among 19435 patients with acute ischaemic stroke. International Stroke Trial Collaborative Group. Lancet. 1997;349(9065):1569-81.
99. CAST: randomised placebo-controlled trial of early aspirin use in 20,000 patients with acute ischaemic stroke. CAST (Chinese Acute Stroke Trial) Collaborative Group. Lancet. 1997;349(9066):1641-9.
100. Chen ZM, Sandercock P, Pan HC, Counsell C, Collins R, Liu LS, et al. Indications for early aspirin use in acute ischemic stroke : a combined analysis of 40,000 randomized patients from the Chinese Acute Stroke Trial and the International Stroke Trial. On behalf of the CAST and IST collaborative groups. Stroke. 2000;31(6):1240-9.
101. Amarenco P, Bogousslavsky J, Callahan A, 3rd, Goldstein LB, Hennerici M, Rudolph AE, et al. High-dose atorvastatin after stroke or transient ischemic attack. N Engl J Med. 2006;355(6):549-59.
102. Lisk DR, Grotta JC, Lamki LM, Tran HD, Taylor JW, Molony DA, et al. Should hypertension be treated after acute stroke? A randomized controlled trial using single photon emission computed tomography. Arch Neurol. 1993;50(8):855-62.
103. Steiner T, Ringleb P, Hacke W. Treatment options for large hemispheric stroke. Neurology. 2001;57(5 Suppl 2):S61-8.
104. Bhardwaj A, Ulatowski JA. Hypertonic saline solutions in brain injury. Curr Opin Crit Care. 2004;10(2):126-31.
105. Lindsberg PJ, Roine RO. Hyperglycemia in acute stroke. Stroke. 2004;35(2):363-4.
106. Kruyt ND, Biessels GJ, Devries JH, Roos YB. Hyperglycemia in acute ischemic stroke: pathophysiology and clinical management. Nat Rev Neurol. 2010;6(3):145-55.
107. Gray CS, Hildreth AJ, Sandercock PA, O'Connell JE, Johnston DE, Cartlidge NE, et al. Glucose-potassium-insulin infusions in the management of post-stroke hyperglycaemia: the UK Glucose Insulin in Stroke Trial (GIST-UK). Lancet Neurol. 2007;6(5):397-406.
108. Johnston KC, Hall CE, Kissela BM, Bleck TP, Conaway MR. Glucose Regulation in Acute Stroke Patients (GRASP) trial: a randomized pilot trial. Stroke. 2009;40(12):3804-9.

53

非创伤性颅内出血和蛛网膜下隙出血

Allyson R. Zazulia and Michael N. Diringer

颅内出血

自发性（非创伤性）颅内出血（intracerebral hemorrhage，ICH）在整个北美地区约占全部脑卒中的10%，在东亚约占20%～30%。预后通常很差，30天内死亡率高达50%，幸存者往往伴有严重的后遗症[1]。

病理生理

颅内出血引发脑损伤的机制十分复杂。最初是由于血管破裂使血液突然流入脑实质引起局部组织的破坏。在许多情况下，再次出血会导致血肿在发病后数小时内扩大[2]，血肿团块会引起颅内组织变形和移位。

经证实，出血停止后会产生进一步的脑损伤。引起损伤的原因包括缺血、水肿和毒素释放入血。尽管上述原因在动物模型中均被证实，但其临床重要性仍有待考证。

尽管ICH的实验模型[3,4]和对患者的研究[5-7]一致显示血肿周围的血流量减少，然而这似乎并不代表缺血[8,9]。经正电子发射断层扫描（positron emission tomography，PET）和磁共振成像（magnetic resonance imaging，MRI）的人体研究表明：血肿周围的脑代谢比脑血流量（cerebral blood flow，CBF）降低得更多，颅内出血患者的活检显示线粒体功能受损[10]。这些发现表明，低灌注导致了血肿周围组织代谢的降低而不是缺血[9,11]。

脑水肿发生在脑出血后的几个小时内，可能是由凝血酶原的毒性作用及血块衍生的血清蛋白或缺血引起的渗透压增加所致[12]。水肿在人体内形成的原因、时间进程和重要性是有争议的，水肿体积的最佳预测指标是血肿的大小。早期水肿似乎不会导致占位效应的增加[13]、功能恶化，或死亡率增加[14]。

病因及危险因素

ICH的主要危险因素是慢性高血压，占所有病例的1/2以上[15]。出血的风险每10年增加1倍，直至80岁[16]。吸烟[17]、酗酒[18,19]和糖尿病[20,21]的影响对于诱发ICH的风险存在争议。

高血压性脑出血

高血压性脑出血主要发生在大脑半球深处，最常见于壳核[22]、丘脑、脑白质、小脑和桥脑（图53-1）。它们之间的连接是由深穿支小动脉供应的[23]，也就是垂直于主动脉的分支，这些动脉承受很大的压力，没有交通支。

颅内动脉瘤与血管畸形

虽然动脉瘤破裂最常与蛛网膜下隙出血有关，但血液也可直接破入脑实质。位于大脑中动脉分叉处的动脉瘤破裂可引起类似高血压性出血的基底节区出血，而前交通动脉瘤可在额叶底部产生喷射状出血。

约半数成人颅内动静脉畸形（intracranial arteriovenous malformations，AVMs）者伴有出血[24]。在60%的病例中，出血是实质性的，出血可涉及大脑的任何部位[25]。AVM引起的出血在年轻人群中比动脉瘤或高血压更常见。

其他原因

淀粉样脑血管病（cerebral amyloid angiopathy，CAA）是引起老年人脑出血的主要病因之一，并且容易复发。脑血管内淀粉样蛋白沉积的发生率随年龄的增长而急剧增加[26,27]，随着年龄的增长，颅内出血的危险性呈指数上升。载脂蛋白Eε2和ε4基因型与首次出血发病年龄较早、早期复发风险较

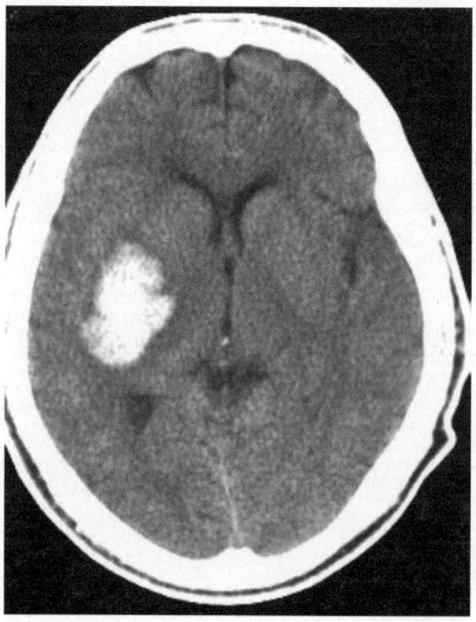

图53-1　典型中等大小壳核出血

高有关[28, 29]。多发性及复发性颅内出血（包括加权梯度回波MRI 发现的无症状微出血）多发生于 55 岁及以上人群，无其他已知出血因素的患者也强有力地证实了这个观点[30]。

颅内出血的血液学病因包括抗凝和溶栓药物、全身性疾病（如血小板减少症、白血病、肝肾功能衰竭），以及先天性或后天获得性凝血因子缺乏症。抗凝药物华法令的使用逐步增长，与之相伴的是口服抗凝药物相关性脑出血的发生率的持续增长。虽然国际标准化比率（international normalized ratio，INR）治疗使 ICH 的风险更大，但当 INR 引起治疗性出血时，脑出血数量明显增加[31]。应用华法林的患者血肿扩大可能更常见，并且持续时间更长，由此导致死亡率高于自发性颅内出血[32]。最近，一种通过抑制凝血酶或Ⅹa 因子发挥作用的新型口服抗凝药物问世，并且发生 ICH 的风险比华法林更低[33-36]。

大多数研究表明，血小板的使用与脑出血发病时血肿体积增大、血肿扩大或临床预后差无明显相关[37]。血小板功能障碍与血肿扩大和病情恶化相关[38]。然而，到目前为止，输血小板治疗并没有降低死亡率或改善预后[39]。

潜在的肿瘤出血是罕见的，但偶见恶性原发性中枢神经系统肿瘤出血时有发生，例如多形性胶质母细胞瘤、淋巴瘤以及转移性肿瘤[40]。

ICH 的发生也可能与感染有关（例如，真菌入血，[41] 单纯疱疹坏死性出血性脑炎[42]），血管炎[43]，静脉窦栓塞[44]。脑外伤后迟发性出血[45]，缺血再灌注后（如颈动脉内膜切除术或急性溶栓后）[46]，应用各种药物，特别是拟交感神经药物（例如，可卡因、安非他明、伪麻黄碱和苯丙醇胺）[47]。最后，急性脑梗死引起继发性脑出血非常常见[48]，然而在没有抗凝或溶栓治疗的情况下出现脑出血是罕见的。

临床特点

脑出血的临床表现与缺血性脑卒中的临床表现往往难以区分；然而，脑出血更多地表现为头痛、呕吐和不同程度的意识障碍[22]。绝大多数患者伴有血压明显升高（见下文）。临床症状及单纯脑电图改变可能出现在发病的前几天，尤其是有脑叶出血或潜在的血管瘤或肿瘤病变的患者[49]。临床症状可能在发病时最严重，也可能在几分钟到几小时内发生演变。据报道，20% 的患者入院后 48 小时内出现神经功能恶化[50]。大多数神经功能恶化与血肿扩大有关，但仍有部分患者原因不明确。

诊断学

计算机断层扫描（computed tomography，CT）是诊断急性脑出血的金标准。急性血肿的典型 CT 表现为密度明显增加，可见血肿和包绕血肿的低密度水肿带。随着时间的推移，高密度区和低密度区的边界都变得越来越模糊，在 2～6 周时血肿与邻近的脑实质形成等密度线[51]。尽管 MRI 对急性脑出血的诊断也有较高的敏感性和特异性[52-54]，但对急性脑出血诊断不及 CT，应用的安全性受患者的意识受损程度、血流动力学损害或呕吐等因素的影响较大[55]。MRI 相对于 CT 的好处在于它在确定血肿的大致发病时间方面具有更高的准确性[56]，还可以明确既往有无出血[57]。

如怀疑潜在的动脉瘤或血管畸形，血管造影有助于评估脑出血的病因，但当患者患有慢性高血压且出血位于高血压出血的典型部位之一时，血管造影的显影率极低[58]。多层螺旋 CT 血管造影是一种可供选择的成像方法，敏感性为 96%，特异性达 99%～100%[59, 60]。该手段在较年轻的患者（47%）、无高血压或凝血功能受损的患者（20%）、幕下脑出血（16%）患者的成功率更高。

多层螺旋 CT 血管造影也可用于鉴别血肿内是否存在活动性对比剂外渗，这是活动性出血的一个指标。在急性脑出血患者中，有多达 1/3 的患者可见到活动性出血的强化灶[61]，它们与血肿扩大、住院死亡率和幸存者预后不良的风险增加有关[62]。

治疗

内科治疗

急性脑出血是一种医学急症，需要仔细观察呼吸道、血压和任何潜在的凝血异常。多达一半的 ICH 患者需要机械通气[63]。血压在发病时往往升高，有时明显升高，早期控制血压是内科治疗的一个重要组成部分。最为重要的是紧急识别和纠正凝血功能障碍。

气道和呼吸的管理

随着意识功能减退，咽和舌肌松弛，咳嗽和呕吐反射抑制，导致气道受损。如果出血在脑干或小脑，咽喉可能完全失弛张，导致气道阻塞。

最初的气道管理包括保持正确的体位，频繁的吸引气道异物，以及口咽或鼻咽插管的放置。如果呼吸抑制，无法清除气道分泌物，氧饱和度降低无法改善，则必须进行气管插管。气管插管术前应给予足够的镇静和肌松药物，并防止因缺氧、高碳酸症和直接气管刺激而导致颅内压升高（intracranial pressure，ICP）。短效的静脉（intravenous，IV）麻醉药物（硫喷妥纳 1～5mg/kg，或依托咪酯 0.1～0.5mg/kg 可以阻断这种反应[64]，并能抑制大脑代谢率[65]，理论上可以提高脑灌注压下降的耐受性。依托咪酯通常优于硫喷妥纳，因为它降低血压的可能性小。尽管缺乏数据支持[67]，仍推荐静脉应用利多卡因（1～1.5mg/kg）阻止这一反应[66]。麻痹性药物通常是不必要的，但如果必须应用，应使用短效制剂。

血流动力学

即使没有高血压病史，大多数 ICH 患者入院时动脉血压也会升高[22, 68]。虽然血压的这种急剧升高常常被认为是导致出血的原因，但它更有可能反映出慢性高血压，即大脑试图对突发 ICP、疼痛、焦虑和交感神经活动突然增加时维持脑灌注（cerebral perfusion pressure，CPP）的反应。即使不进行治疗，血压也倾向于在脑出血后 1 周内降至发病前水平。[69]

在急性脑出血后是否以及何时应该降低血压有很大的争议[70]，支持降压者认为，高血压可能导致血肿扩大，并增加毛细血管静水压加重血管水肿，尤其是在血-脑屏障受损的区域。中重度高血压脑出血患者降低血压的另一个可靠原因是其可能导致终末器官损害，包括心肌缺血、充血性心力衰竭和急性肾功能衰竭。

反对降压者认为，降低血压可能会降低CBF，加剧血肿周围的缺血[71]。由于慢性高血压使大脑自身调节曲线向右移动，可能需要更高的CPP来维持足够的CBF[72,73]。将血压降至"正常"水平，可能导致缺血性脑损伤。同时，降低血压可能会严重降低ICP患者的CPP从而导致大面积占位性凝块或脑积水。

一系列针对平均动脉压（mean arterial pressure，MAP）在130～140mmHg的患者的研究证实了这个问题[74-76]。这些研究表明，当平均动脉压大于110mmHg或高于MAP的80%时，血肿区域和脑半球的CBF能够维持。

这些研究为对照试验奠定了基础[77]，这是一项在404例自发性脑出血并伴随收缩压进行性增高（SBP，150～220mmHg）患者出现症状后6小时内开始血压管理的前瞻性试验。患者随机分为早期强化降压组（1小时内收缩压 < 140mmHg）或对照组（目标收缩压 < 180mmHg）。然后行CT检查统计最初发病至发病后血肿体积的变化，24小时的中位血肿生长差异为1.7ml（95%*CI* 0.5～3.9，$P=0.13$）。强化降压并没有增加不良事件的风险，也没有改善90天的临床预后。接下来对照试验使用相同的方案统计了近3 000例患者[78]。对血肿扩大的影响也很小（如果有的话），并且这些患者的血肿体积相当小（中位数，11ml）。虽然这项研究没有达到其最初目标，对修正的Rankin评分进行的数据分析表明，随着血压的进行性下降，功能得到改善。基于此研究表明，许多临床医生现在更积极地对这些患者的血压进行早期控制。

在ICH情况下，理想的降压药物相对容易确定，包括脑血管效应最小，不引起突然大幅度血压降低。血管扩张剂特别是静脉扩张剂，可通过增加脑血容量来提高ICP，应避免使用。硝普钠和硝酸甘油对颅内顺应性降低患者有增高ICP和减少CBF的作用，应避免使用。钙通道阻滞剂、β-受体阻滞剂和血管紧张素转换酶抑制剂对CBF的影响在MAP的自动调节范围内最小，不影响ICP。因此，在急性脑出血的治疗方案中，常用的治疗方法包括间断滴注拉贝洛尔、依那普利和/或肼苯哒嗪，持续输注尼卡地平或克利维地平。

预防继发出血

由于有大约1/3的患者在症状出现后的前几个小时内就会继发性出血（图53-2），因此有必要尽可能快的纠正凝血功能障碍。

服用华法林的患者应接受静脉注射维生素K和替代凝血因子。直到最近，新鲜的冰冻血浆（fresh frozen plasma，FFP）才被用于该治疗，但其可诱发充血性心力衰竭和输血相关的急性肺损伤。凝血酶原复合物浓缩物（prothrombin complex concentrate，PCC）是一种有效的替代品，可以尽快使用又不会产生这些风险[79]。

使用凝血酶和Ⅹa因子抑制剂治疗出血的难度更大。动物模型表明，PCC作为一种非特异性抑制剂可能是有效的。尽管目前还没有经FDA批准的拮抗剂、安第斯（一种重组因子Ⅹa衍生物）和idarucizumab（人源化抗体片段）正在进行Ⅲ期试验。

约6%的急性缺血性脑卒中患者在溶栓治疗后出现脑出血症状[80]。在脑血栓形成的溶栓治疗后，其发生率要低得多[81]。重组织型纤溶酶原激活物（recombinant tissue plasminogen activator，rt-PA）用于溶栓的作用缺乏可靠的数据指导。目前的治疗方法多种多样，包括给予输注FFP、PCC、冷沉淀

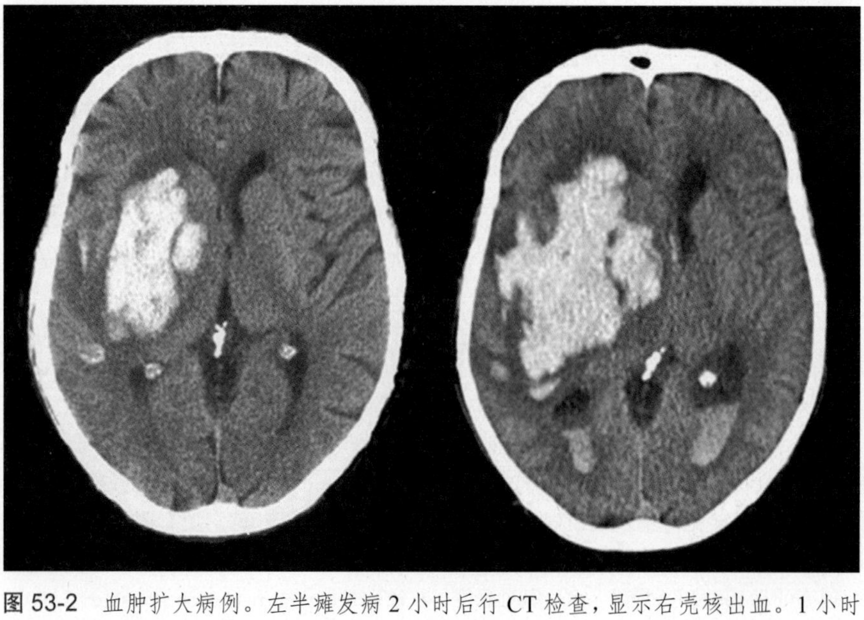

图53-2 血肿扩大病例。左半瘫发病2小时后行CT检查，显示右壳核出血。1小时后，当患者病情严重恶化行CT检查示血肿扩大、脑室内延伸，中线移位，脑室扩大

和血小板等。

即使在没有凝血疾病的患者中，促进早期止血也可以限制持续出血，减少血肿量。凝血因子Ⅶa 与暴露在受损血管壁上的组织因子相互作用，促使凝血酶暴发，从而引发血小板聚集，加速形成稳定的纤维蛋白凝块。一项Ⅱb 阶段的研究发现重组因子Ⅶa（rFⅦa）在脑出血 4 小时内单次静脉滴注治疗，尽管使血栓栓塞事件略微增加，但减少了血肿的生长，改善了临床预后。随后进行了一项更大规模的三期临床试验，将安慰剂与 20μg/kg 和 80μg/kg 的 rFⅦa 治疗进行比较，证实 rFⅦa 有抑制血肿生长的作用；然而，在 90 天内临床预后并无显著性差异[82]。一项探索性分析表明，较早出现且无明显脑室内出血的年轻患者可能受益于 rFⅦa，但到目前为止还没有可靠的数据支持[83]。

脑室内出血与脑积水

在大约 40% 的 ICH 患者中，血液会延伸到脑室系统（脑室内出血，intraventricular hemorrhage，IVH）[84]。这些患者的死亡率很高[85, 86]。脑积水在脑出血后可能与 IVH 有关。（例如，在第三脑室伴有丘脑出血；图 53-3）。脑室外引流（脑室造口术）常用于治疗脑积水和 IVH，但其疗效尚未确定。脑室造口术由于常因血栓堵塞、引流中断及提高 ICP 而应用受限。引流系统有助于清除导管中的血栓，但增加了脑室感染的风险。近来，研究人员试图通过直接从脑室内注射溶栓药物来促进血液从脑室中排出。初步研究令人振奋[87]，目前正在进行多中心随机试验。

颅内压增高

脑出血颅内高压的发生率、发病原因和发病机制尚不清楚。可能导致颅内压升高的因素包括血肿大小、脑萎缩程度、脑积水和脑水肿程度，但是因为没有进行常规的 ICP 监测，所以颅内压增高的真实发生率还不清楚。因为血肿是局部的，而血肿体积的增大可以通过脑室和蛛网膜下隙的缩小来在一定程度上代偿，除非血肿巨大或伴有明显的脑积水，全脑 ICP 的升高非常罕见。然而，血肿和局部组织移位所产生的肿块效应可以压迫脑干，或者在没有明显增加整体 ICP 的情况下导致脑疝[88-89]。因此，监测 ICP 的效果并不明确。在某些情况下，脑室引流（external ventricular drain，EVD）置入术治疗脑积水的效果更佳。该治疗对患者的选择和时机是有争议的，然而，对伴有意识水平下降和脑室扩大的实质性小血肿的患者最有可能获益。巨大的实质血肿受益最小，在对侧脑室放置 EVD 通常会使组织移位，常常导致临床症状恶化。

颅内压升高、脑水肿和组织移位常用脱水药物（甘露醇、高渗盐水）治疗，如果脑室增大，可行脑室外引流。关于 ICP 管理的详细内容可参阅本书关于颅脑损伤的第 56 章。关于 ICH 只有少数几个小规模的脱水药物临床试验，而它们没有提供足够的数据来支持它们的常规疗法[90]。此外，激素对 ICH 没有益处，但也不能增加并发症的发生[91]。

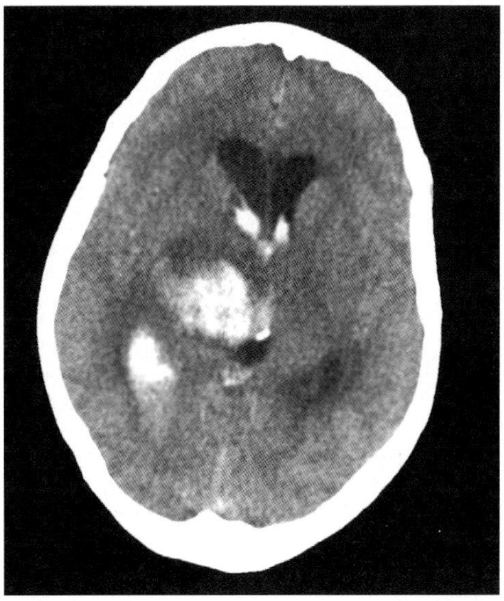

图 53-3 1 例丘脑小范围出血，出血阻塞 Monro 孔，引起脑积水

手术治疗

手术清除血肿的理由是减少肿块和清除神经毒性血凝块以尽量减少对邻近脑组织的损伤，从而改善预后。然而，20 世纪中后期对幕上脑出血手术的早期随机对照试验却未能显示出其益处[92-95]。对其中 3 项试验的 meta 分析表明，接受开颅手术的患者在 6 个月内死亡率比保守治疗的患者高（两者分别为 83% vs 70%）[96]。这些试验因为使用了陈旧的外科技术，患者选择不恰当，手术延迟而得到教训。由于开颅手术在清除血肿过程中受到组织损伤的复杂性影响，人们提出了多种新的清除血凝块的技术，包括阿基米德螺钉、超声抽吸器、改良内镜、改良核小体、双径迹吸引器、术中 CT 监测、溶栓药物滴注等。然而，10% 的开颅手术患者由于失去填塞效应而导致的出血复发仍然是一个值得关注的问题。另外，因为新技术引起的手术暴露程度有限，人们担心再出血会风险比开颅手术更难控制。

在 STICH 试验中也显示出手术治疗 ICH 缺乏受益，这项多中心研究将 1 033 例患者随机分组后在 72 小时内进行手术血肿清除术（开颅手术或立体定向抽吸术，由外科医生自行决定）或内科保守治疗。各组结果并无显著差异。然而，亚组分析表明，手术治疗浅表血肿（离皮质表面不到 1cm）可能获益[97]。StichⅡ试验包括意识清醒且脑出血量为 10～100ml，未发生脑室内出血，且发病后 48 小时内的入院患者。其中手术组有改善生存率的趋势[98]。在最新的第三阶段试验中，患者随机分为 48 小时内行血肿内定向置管引流并在 72 小时内分为 rt-PA 注射治疗组和内科保守治疗组[99]。

由于发生脑干受压和脑积水的风险高，小脑出血被排除在随机试验之外。一系列病例报道手术治疗小脑大出血或伴有脑干压迫或第四脑室梗阻的患者的良好疗效。小脑血肿的手术指征包括意识减退、血肿体积大（>3cm³）、中线移位、基底节受压和 / 或脑干受压，脑积水的存在（图 53-4）[100-102]。

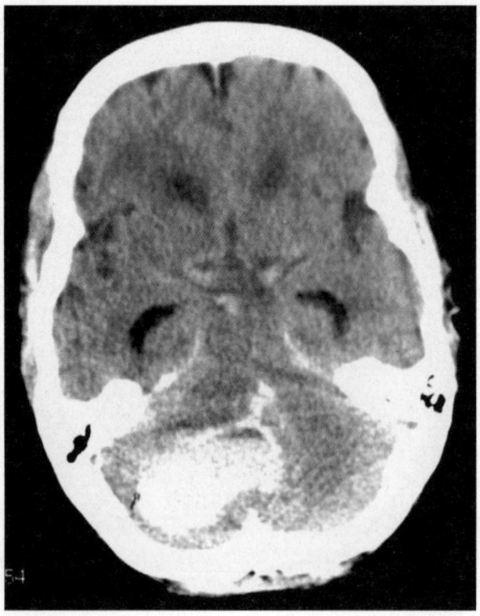

图 53-4 典型的小脑出血，基底池消失，早期脑积水表现为侧脑室颞角增大

患者的选择尤为重要，因为许多出血较小的患者在内科保守治疗有良好疗效[103]。

癫痫发作的治疗

虽然理论上癫痫发作可能会加重脑出血，然而并没有证据显示能改变预后。预防性抗惊厥药物可降低脑出血患者早期癫痫发作的风险，但不影响癫痫的发生[104]。因此，合理的治疗方法包括短期预防或在癫痫发作时进行治疗。对于所有住院患者，临床发作的治疗通常从静脉注射苯二氮䓬类药物（如氯拉西泮）开始，然后是静脉注射剂（如芬斯普林）。亚临床性癫痫的监测和处理将在本书第 54 章中讨论。

支持疗法

脑出血患者易出现与缺血性脑卒中患者相同的医学并发症，包括发热、深静脉血栓形成（deep venous thrombosis，DVT）、肺栓塞和肺炎[105, 106]。在脑损伤的实验模型中，证实发热和病情恶化具有相关性，因此对脑出血伴有发热的患者应用退热药物是合理的。使用气压驱动装置和弹性袜可显著降低急性脑出血患者的 DVT 发生率，而单用弹性袜亦可[107]。出血后第 2 天开始，每日 3 次皮下注射肝素 5 000U，相对于在第 4 或第 10 天开始抗凝治疗的 DVT 的发生率明显降低，且无明显血肿扩大风险[108]。在另一项研究中，在脑出血后 48 小时开始皮下应用肝素（每天 40mg）也是安全的。由于两组 DVT 的发生率较低，肝素相较于弹性袜的优点未能体现[109]。

与缺血性脑卒中患者类似，ICH 患者在吞咽功能评估之前不应口服进食。如果发现有误吸或患者没有足够的自主意识来保证安全进食，则应立即开始鼻胃管喂养。患者应监测吸入性肺炎的迹象，无论是口服或经鼻胃管进食，应该注意预防患者的吸入性肺炎。

临床上病情稳定的 ICH 患者一般推荐早期运动和康复治疗。

影响死亡率和预后的因素

脑出血后的死亡率很高（25%～50%），半数以上的死亡发生在 48 小时内；大多数 ICH 幸存者有严重的后遗症[1, 110, 111]。对预后最一致的评估是意识受损与入院时血肿大小呈正相关。其他评估因素包括：年龄、高血压、糖尿病病史、华法林使用史、男性、神经功能恶化程度、高血糖、肌钙蛋白水平升高、血浆 S100B 水平升高、低胆固醇和甘油三酯水平及载脂蛋白 Eε2 或 ε4 等位基因的存在。预后不良的影像学表现包括幕下血肿、脑室内血液扩散、中线移位、脑积水、血肿生长及 CT 血管造影上的点状征象。许多评估量表已经开发出来，以便在 ICH 出现时进行危险分层。一个易于使用的 ICH 评分模型[112]是根据格拉斯哥昏迷量表、脑出血体积、脑室内出血、幕下位置和患者的年龄来计算的，并已证实可准确预测 30 天的死亡率。

然而，有学者担心，对患者停止生命支持措施可能会在 ICH 预后不良的预测模型中产生偏倚并否定其他变量的预测价值[113]。因此，ICH 后最常见的死亡原因是放弃治疗，其次是早期（48 小时内）脑疝进展为脑死亡。治疗过程中的并发症（肺栓塞、肺炎、脓毒症）是随后死亡的主要原因[111]。

蛛网膜下隙出血

蛛网膜下隙出血（subarachnoid hemorrhage，SAH）通常是一个突发的，导致多系统的不良后果的紧急脑血管事件。1/4 的患者在接受治疗前死亡[114]，并且由于二次损伤（再出血、脑积水和延迟缺血）而死亡，超过一半的患者在就医前死亡或留下明显的神经功能缺损。

病理生理学

蛛网膜下隙出血的主要部位是蛛网膜下隙，但也可能会导致脑实质、脑室系统或硬膜下隙出血。颅内囊状动脉瘤破裂（图 53-5）是最常见的自发性蛛网膜下隙出血的原因。球状动脉瘤，或称囊状动脉瘤是动脉壁小而圆的突出物，主要发生在大脑底部 Willis 环的大动脉分叉处。破裂动脉瘤最常见的部位是远侧颈内动脉及其后交通动脉接口（41%）、前交通动脉 / 大脑前动脉（34%）、大脑中动脉（20%）和椎基底动脉（4%）[115]。大约 20% 的患者有多发性动脉瘤。

大多数动脉瘤都是在穹顶破裂的，那里的血管壁可能很薄，只有 0.3mm。动脉瘤壁的张力取决于动脉瘤的半径和跨壁压力梯度（拉普拉斯法）。破裂的概率与大小有关，直径小于 5mm 的动脉瘤破裂率很低。动脉瘤破裂会造成局部组织损伤，以及与动脉血压相对应的颅内压的短暂增加。

成因及危险因素

易导致动脉瘤形成的遗传条件包括多囊肾、结缔组织

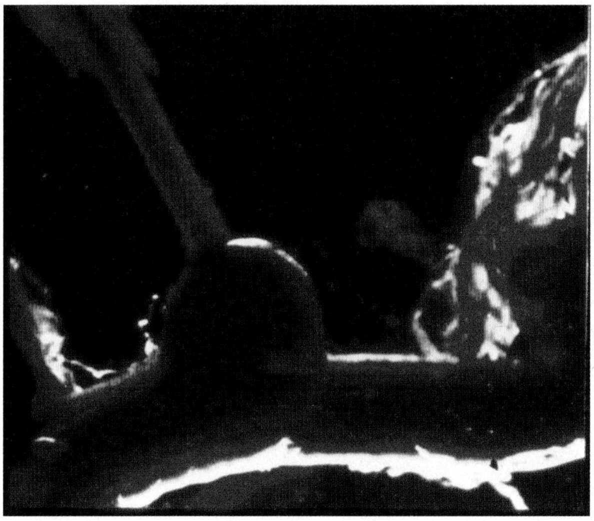

图 53-5　模拟蛛网膜下隙出血的颅内动脉瘤标本

疾病和主动脉狭窄。最近，越来越多的资料显示，在一些患者群体中，家庭遗传因素[117]在动脉瘤的形成中起着重要作用，而不涉及其他相关的因素[116]。其他较少引起 SAH 的因素包括动脉粥样硬化性动脉瘤、霉菌和创伤性动脉瘤。创伤是非动脉瘤性 SAH 最常见的原因。其余病例大部分为动静脉畸形、可卡因和兴奋剂滥用、肿瘤和血管炎。蛛网膜下隙出血可能伴随脑出血，尤其是在 CAA 的形成过程中。在 10%～15% 的 SAH 病例中，没有明确的出血来源。

临床特征

一般症状

突发的剧烈头痛是 SAH 最常见的最初症状，发生于 90% 以上的患者。约一半的动脉瘤性 SAH 患者发病前有轻微的警示性头痛（信号性）[118]，这是小量出血或动脉瘤受牵拉所致。在大约一半的患者中，头痛伴随着意识的丧失[119]，一部分是因为出血时 ICP 突然剧增，一部分是心律失常所致，而呕吐可以作为一个突出的伴随症状发生。癫痫的发生可能与之相关[120]，但是，目前还不清楚这是真正的癫痫发作还是与 ICP 突然上升产生的反射相关。出血开始时出现局灶性缺损的病例不到 10%。几个小时后，颈部就会僵硬，表现为蛛网膜下隙积血引起的无菌性脑膜炎。

并发症

神经功能的恶化通常表现为 SAH 的三大并发症之一：再出血、脑积水或迟发性脑缺血（delayed cerebral ischemia，DCI）。了解病情恶化的时间和性质有助于快速诊断和治疗。必须强调的是，诸如感染、低钠血症、发热、乏氧和低血压等全身紊乱可能会产生类似的症状，应作为评价病情进展的一部分予以追踪和纠正。

早期并发症：再出血　头痛、呕吐、血压升高、新发神经功能缺损或心律失常等突然病情恶化预示着再出血。多达 1/3 的患者可能发生再出血，而且往往是致命的。在最初 24 小时内再出血的风险最大（5%～10%），在接下来的 2 周内迅速下降[121]。再出血的发生率在女性、临床分级差、医疗条件差、收缩压升高的患者中较高。

脑水肿　蛛网膜下隙出血后出现脑积水，原因是脑脊液流量或重吸收紊乱：蛛网膜下隙出血可损害脑脊液在蛛网膜颗粒处的再吸收，而脑室血液则可能阻碍其血流。急性脑水肿可于蛛网膜下隙出血后数小时内发生[122]，且通常发生在没有脑室内出血的情况下。

通常表现为意识水平的逐渐下降，可以通过放置脑室外引流得到解决。迟发性脑积水也可能在几天到几周后逐渐出现。如果急性脑积水得不到治疗，大约 1/3 的患者病情进展，1/3 的患者自然好转，1/3 的患者保持原状[123]。

迟发性并发症：血管痉挛　血管痉挛涉及颅内血管的复杂变化，由于动脉壁增厚、血管收缩和舒张功能受损，导致管腔节段性或弥漫性狭窄，可降低 CBF。如果血流减少的程度足够严重，通常会出现缺血和梗死。如果血流减少达到一定程度，随之会出现缺血和梗死。DCI 一词描述了这些因素，以及其他因素的临床情况，包括受损的自我调节、低血容量、扩散的皮质抑制和微血栓形成，共同导致缺血[124]。在 70% 的患者中，血管造影可以检测到动脉狭窄（图 53-6）[125]，其中将近一半有伴随症状。血管痉挛的是迟发性的，最常见于首次出血发生后 5～10 天，并可持续 3 周。血管痉挛的最有价值预测因素是临床表现和首次 CT 扫描时蛛网膜下隙出血量。风险最高的是那些有较厚的蛛网膜下隙血块和脑室内出血的患者（采用修正的 Fisher 评分法进行分级；表 53-1）[126, 127]。由血管痉挛引起的局灶性神经功能缺损可能突然或逐渐出现，并可能反复，因低血容量、低血压或发热而恶化。如果不治疗，可能会发生梗死。

临床并发症　SAH 后血压通常升高，并伴有更大范围的再出血、血管痉挛和更高的死亡率。血压上升的原因可能是多方面的，包括交感神经兴奋性增加、激动和疼痛。早期，控制的重点是高血压，以防止动脉瘤再次暴发。动脉瘤修复

表 53-1　蛛网膜下隙出血计算机断层扫描的 Fisher 分级

1 级	蛛网膜下隙未见血液
2 级	纵裂、脑岛池等各扫描层有薄层血液，厚度＜1mm，或血液弥漫分布于蛛网膜下隙
3 级	蛛网膜下隙局限血凝块，或垂直各层面血块厚≥1mm
4 级	脑内或脑室内血块，无或有弥漫性蛛网膜下隙出血
改良 Fisher CT 评分	
1 分	微小或极薄层 SAH 无脑室内出血
2 分	微小或薄 SAH 伴脑室内出血
3 分	较厚积血不伴有脑室内出血
4 分	较厚积血伴有脑室内出血

CT：计算机断层扫描；IVH：脑室出血；SAH：蛛网膜下隙出血。

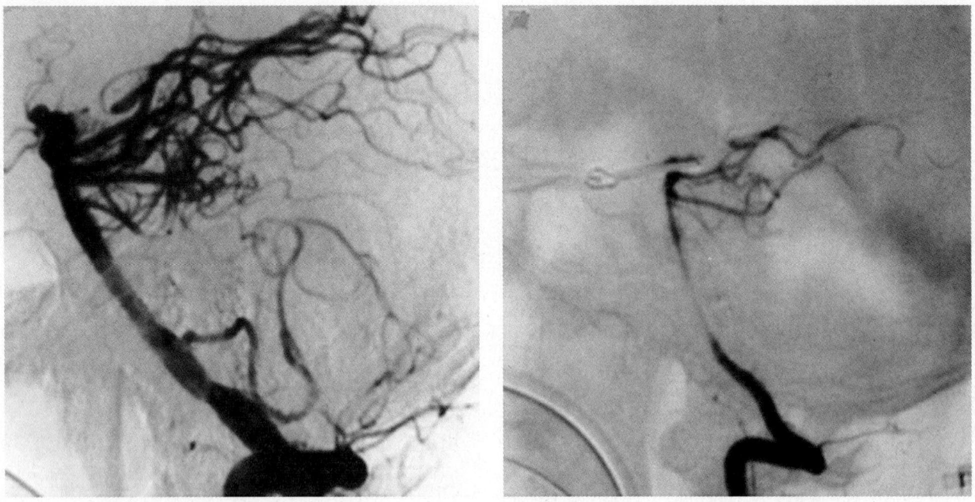

图 53-6 在蛛网膜下隙出血（左）后不久获得基底动脉造影，7 天后（右）再次行血管造影，显示基底动脉严重血管痉挛，远端血流减少

后，再出血的风险基本消除，在没有干预的情况下，应该允许自发性血压升高，因此血管痉挛的风险成为管理的首要关注点。

大约 1/3 的患者出现水钠平衡紊乱，SAH 后低钠血症和容积耗竭与症状性血管痉挛和预后不佳的风险增加有关[128]。以前，虽然低钠血症被认为是由于不适当分泌抗利尿激素（secretion of antidiuretic hormone，SIADH）引起，然而，经过液体控制治疗后，有证据表明钠和水都会流失。事实上，当正常给药时，“维持”液体量在 2～3L/d，超过 1/2 的患者会出现血管内容积不足[129]。

心脏功能异常在 SAH 发生后的前 48 小时很常见。心电图（electrocardiographic，ECG）改变（图 53-7），包括 T 波高尖（“脑 T 波”）、广泛 T 波倒置、ST 段压低和 QT 延长等[130]，往往与儿茶酚胺水平升高有关。这些改变通常不代表心肌缺血，因为其报告的心肌病变在病理上不同于缺血。心肌酶谱可能轻度升高[131]。30%～40% 的患者会出现心律失常，尤其是在出血当日或术后，心律失常通常是良性的，但依然有 5% 的心律失常可能危及生命[132, 133]。在罕见的情况下，再灌注心肌病通常被称为 Takotsubo 心肌病，可能发生心肌收缩功能受损，导致心输出量下降、低血压和肺水肿。心尖球囊样综合征是一种常见的超声心动图表现[134]。这可能是偶发性的，但往往是短暂的，通常持续 2～3 天之后心脏功能恢复[135]。治疗原则和其他心源性休克是一样的[136]。在血管痉挛的血流动力学治疗中，尽管经过密切的监护发病率有所降低[138]，仍有多达 1/4 的患者会出现肺水肿[137]。

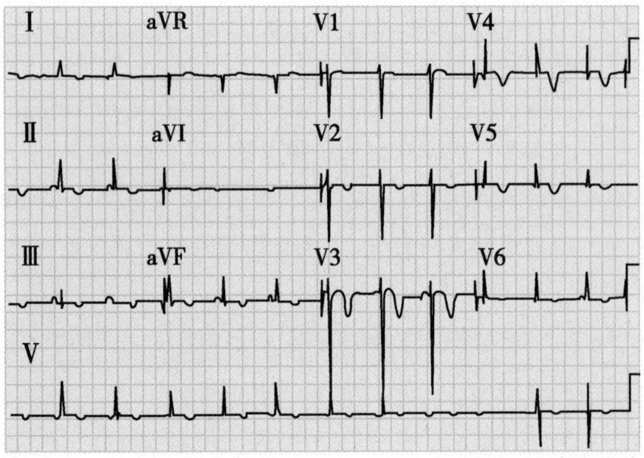

图 53-7 1 例急性蛛网膜下隙出血患者心电图表现为广泛 T 波倒置

诊断

CT 是筛查 SAH 的首选影像学方法，敏感性超过 90%[139]。血液在基底池、外侧裂和脑沟内表现为高密度影（图 53-8）。

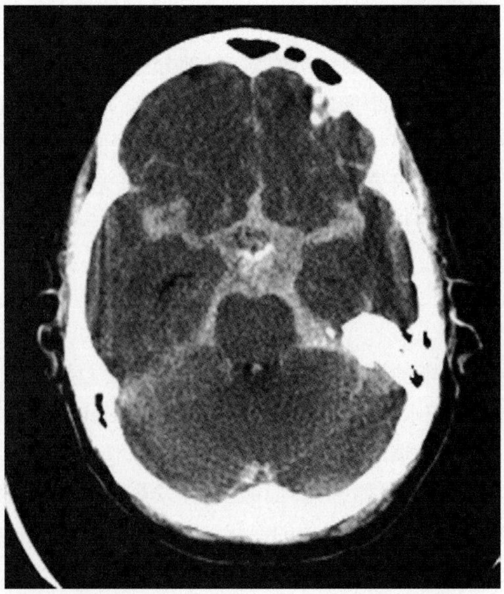

图 53-8 急性蛛网膜下隙出血的 CT 扫描，可见高密度血液充盈基底池

如果出血量很小、出血发生在 CT 扫描前几天，或者红细胞比容极低则 CT 可能无法显示 SAH[140]。如果 CT 阴性但临床高度怀疑，则行腰椎穿刺做脑脊液分析。脑脊液中的红细胞是蛛网膜下隙出血的标志，但也可以发生在创伤性穿刺时。常用的细胞计数技术在收集的第一管和最后一管中是不可靠的；然而，由于红细胞分解而产生的血黄素的存在有助于两者的区分[141]。黄疸在出血后 2～6 小时发生，并持续 1～4 周。它也可以出现在糖尿病、肾功能衰竭或感染引起的高蛋白水平中，在这种情况下，光度分析可以识别血红蛋白分解产物，从而提高诊断的准确性[142]。

一旦诊断为蛛网膜下隙出血，应尽快进行脑血管造影。10%～15% 的非创伤性蛛网膜下隙出血患者的血管造影无法确定出血来源。因此，建议在大约 1 周内复查血管造影[143]。有一部分患者 CT 上的出血定位于脑池。在这些病例中，血管造影通常是阴性的，出血被认为起源于静脉；预后良好，而重复血管造影多为阴性[144]。

CT 血管造影以其易操作性和安全性而广泛应用，越来越多地被用作 SAH 的初步诊断工具。与常规血管造影相比，其敏感性超过 90%，但对于小于 5mm 的动脉瘤敏感性明显降低[145]；因此，在 CT 血管造影阴性后，应进行常规导管造影，但围产期 SAH 除外[144]。磁共振血管造影（magnetic resonance angiography，MRA）对中、大动脉瘤有较好的敏感性，但是对于小动脉瘤的敏感性下降到 40% 以下。此外，MRA 对于许多急性 SAH 患者来说是不切实际的。MRA 和 CT 血管造影也可能有助于确定手术或保守治疗方法。

治疗

2011 年召开的国际性会议讨论了危重 SAH 患者的医疗管理问题，并制定了基于循证医学的建议[146]。

支持治疗

对怀疑为 SAH 患者进行评估的内容应包括评估气道、血流动力学和神经功能水平。Hunt 和 Hess 量表[147]、世界神经外科医生联合会量表[148]提供了患者临床状况的标准化测量（表 53-2 和表 53-3）。这些评分应在患者稳定后进行，包括脑积水的治疗（如有指征）。如果患者昏迷或烦躁，应在血管造影前考虑选择性插管，因为血管造影通常需要镇静，术中可能导致呼吸暂停或气道梗阻。

日常护理和监测

所有急性蛛网膜下隙出血患者的常规监测应包括连续的神经学检查、连续心电图监测以及血压、电解质、体重和液体平衡的连续检测。对于没有癫痫发作的患者，使用抗惊厥药物不再作为常规推荐。动脉瘤夹闭患者围手术期可服用抗惊厥药；服用时间应控制在数天之内[149]。最近有回顾性研究表明，长期常规使用抗惊厥药物会导致神经功能恶化[150]。过去，地塞米松曾被广泛用于减轻脑膜刺激和术后水肿，但由于缺乏证据支持，如今已不被广泛应用。

表 53-2　蛛网膜下隙出血的 Hunt-Hess 临床分级法

Ⅰ级	无症状或轻微头痛及轻度颈强直
Ⅱ级	中 - 重度头痛，颈强直，除有颅神经麻痹外，无其他神经功能缺失
Ⅲ级	倦睡，意识模糊，或轻微的灶性神经功能缺失
Ⅳ级	木僵，中或重度偏侧不全麻痹，可能有早期的去脑强直及自主神经系统功能障碍
Ⅴ级	深昏迷，去大脑强直，濒死状态

表 53-3　世界神经外科医生联合会蛛网膜下隙出血临床分级

分级标准	格拉斯哥昏迷评分	运动缺陷
Ⅰ	15	无运动缺陷
Ⅱ	13～14	无运动缺陷
Ⅲ	13～14	有运动缺陷
Ⅳ	7～12	有或无运动缺陷
Ⅴ	3～6	有或无运动缺陷

液体管理

维持稳定的血管内体积，应通过等渗盐水和每日监测液体平衡、体重和红细胞比容来维持。单独监测液体平衡可能不足以预防低血容量，需要结合多项临床容量指标[151, 152]。在一些严重的脑盐消耗患者中，需要大量的液体来防止血管内的体积收缩[153]。低钠血症通常可以在限制自由水的情况下处理，只使用Ⅳ型等渗液体，尽量减少口服液体，并使用浓缩的肠内喂养。调节流体的张力是很重要的，而不是液体的体积。氢化可的松治疗盐耗的疗效不佳[154, 155]；然而，一项研究表明，氢化可的松可能有效[156]。持续性低钠血症可使用轻度高渗溶液（1.25%～2% 生理盐水）作为唯一的静脉输液。抗利尿激素（antidiuretic hormone，ADH）拮抗剂如盐酸托伐普坦可能有效，但由于它们会增加尿量，所以必须格外小心，以免出现低血容量[157]。

调控血压

最初治疗高血压的药物应该包括止痛药和尼莫地平；如果必要，其他降压药也应该跟进。有效的药物包括短效的 β- 受体阻滞剂和血管扩张剂。如果需要持续输注，尼卡地平或氯维地平是有效的。当出现严重脑积水时不应对高血压进行干预，这是因为高血压可能在颅内压升高时维持足够的脑灌注。

硫酸镁

镁离子可以拮抗钙离子，从而减少血管痉挛。近 40% 的 SAH 患者在发病时血清镁水平较低，由此人们推测镁的使用可能会改善 SAH 患者的预后。镁具有使用方便、成本低、安全性能好等优点[158]。几项研究表明，硫酸镁的应用是有益的[159, 160]，但是对照试验还没有定论[161, 162]。最近对硫酸镁的十项随机试验进行的荟萃分析并没有证据支持硫酸镁的使用[163]。

他汀类药物

他汀类药物可能通过诱导一氧化氮合成酶的作用而在SAH中发挥作用，引起脑血管扩张或产生抗炎作用。一些初步研究表明，它们可以减少血管痉挛，改善预后[164, 165]。而其他药物没有相关证据[166-168]。超过800例患者参加了辛伐他汀40mg或安慰剂的多中心三期临床试验，发现该药物没有明显的获益[169]。

并发症的处理

再出血 多项临床试验表明，抗纤溶药物如阿司匹林、氨基己酸和氨甲环酸可降低再出血的风险，但这种好处被血管痉挛和脑积水的发病率增加所抵消[170, 171]。随着早期干预措施的出现，这些制剂的使用急剧减少。最近，人们对在等待手术或血管内治疗的同时短期应用抗纤溶的治疗产生了兴趣。氨甲环酸在SAH确诊后立即开始应用，持续到动脉瘤被夹闭为止（在72小时内）可将再出血的风险从10.8%降低到2.4%，而不增加DCI的风险[172]。

其他预防再出血的措施包括避免动脉瘤壁跨壁压力突然改变（即动脉或静脉压力突然升高或ICP下降）。患者应躺在床上休息，尽量减少刺激。烦躁的患者服用镇静剂应小心，避免服用长效药物。应采取措施尽量减少咳嗽和Valsalva手法。使用大便导泻以消除紧张。预防再出血的有效方法是通过手术或血管内修复动脉瘤。血管内修复术涉及可电解分离的铂线圈，使动脉瘤形成血栓，现在通常用于修补破裂的动脉瘤（图53-9）。

国际蛛网膜下隙动脉瘤试验比较了急性破裂颅内动脉瘤的手术夹闭与血管内栓塞术。只有具有最佳方法修复动脉瘤达到好的临床效果时，患者才有治疗机会。最初结果提示，1年内死亡者占23.7%，而手术组为30.6%[173]。长期随访显示，与动脉瘤夹闭相比，动脉瘤修复的再次出血的风险略有增加。不管如何，在5年的时候，手术组的死亡风险仍然显著地降低了，但独立的幸存者比例没有显著差异[174]。对1 644例治疗10～18.5年的患者进行了长期随访，手术组死亡的概率更大。弹簧圈组再出血更常见，但风险很小，10年内无残疾生存率显著高于血管内治疗组。

脑水肿 治疗脑积水通常是根据患者意识水平下降程度和患者脑室扩大的CT表现来决定的。在EVD的安置过程中，脑脊液压力必须缓慢降低，以减少动脉瘤复发的风险。在确定是否需要永久性分流前需要行数日脑脊液引流以清除脑室内的血液。

迟发性脑缺血 DCI的监测包括连续的神经学检查，连续的经颅多普勒（transcranial Doppler，TCD）对血流速度的测量[177, 178]，以及血管造影。CT血管造影和CT灌注技术在这方面的应用日益增多。神经系统表现不确定，例如，大脑反应能力的下降，或者是局灶性缺陷。症状不稳定，可能因低血容量或低血压而加重。血管痉挛可通过线性血流速度（linear blood flow velocity，LBFV）的增加来识别，定义为轻度（>120cm/s）、中度（>160cm/s）或重度（>200cm/s）[179]。另外，LBFV的上升率被用来定义血管痉挛的发生。与血管造影相比，TCD检测血管痉挛的敏感性约为80%，部分原因是TCD只检测了一小部分血管[180]。它有一个负的预测值，而正常速度的存在通常表明没有血管痉挛。新的CT和MRI技术包括血管造影和灌注技术，未来在评估DCI方面可能扮演重要角色。

临床诊断DCI时，应注意镇静、再出血、脑积水、脑水肿、代谢紊乱和感染等引起神经功能改变的其他原因，应配合使用影像诊断、临床症状和实验室等进行排除诊断。临床上诊断DCI在一般条件较差的患者中尤其困难，因为进行检

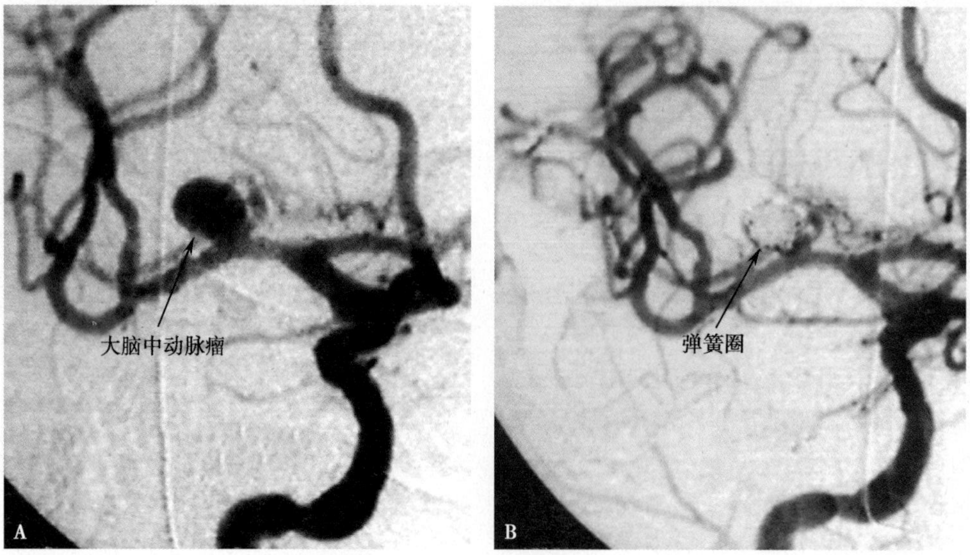

图53-9 血管造影显示大脑中动脉瘤（A）在放置可电解分离的弹簧圈后形成血栓（B）

查可能是受限的。CT 造影有助于临床诊断。

预防　为减少 DCI 风险而采取的常规措施包括在动脉瘤手术或脑脊液引流时机械清除蛛网膜下隙出血，给予中枢钙通道拮抗剂尼莫地平，避免血管内体积收缩或低血压。尼莫地平（60mg 间隔 4 小时口服），持续 3 周，减轻症状性血管痉挛的影响，改善预后 [181, 182]。其疗效可能与其对脑血管的作用或通过阻止钙内流入缺血神经元有关。使用尼莫地平后出现的低血压通常可以通过液体管理改善，或者每 2 小时调整给药 30mg。如果尼莫地平对 DCI 患者血压的影响无法克服，则可能不得不停止使用尼莫地平。

虽然人们普遍认为必须避免低血容量，但预防性高血容量的使用更具争议性 [183-185]。在一项前瞻性对照研究中，使用白蛋白预防容积扩张未能减少临床或经颅多普勒所定义的血管痉挛的发生率，没有改善 CBF，对预后没有影响 [186]。预防性高血容量可能会增加成本和并发症。

在前瞻性随机对照试验中，对腔内球囊血管成形术的预防性使用进行了评估 [187]。虽然它减少了治疗性血管成形术的需要，并且减少了脑缺血的发生，但这些好处被与手术有关的血管并发症所抵消。

DCI 治疗　采取更积极的干预措施的结果差别很大。一些中心积极干预 TCD 上升速度 [188] 或者对无症状脑血管痉挛患者进行血管造影 [189]，而其他人则在临床恶化的背景下采取积极的措施。积极的措施包括血流动力学和血管内操作 [190-192]，目的是改善缺血区的脑血流。因为 SAH 患者往往会转变成低血容量，失去对压力的自动调节 [193]，通过提供高血容量、升高血压和增加心输出量均能达到这一目的。

血流动力学　改善 CBF 的血流动力学干预包括高血容量、高血压和血液稀释，或称为“三 H 疗法”。由于有再出血的危险，这种治疗只适用于动脉瘤破裂修复的患者。存在其他未治疗的小动脉瘤并不排除使用这种疗法。对于改善血流动力学获益的证据支持是基于临床实践的，并对每个组成部分的相对贡献进行了辨识。

支持使用高血容量的数据很少。在一项针对有症状的血管痉挛患者的研究中，高血容量可以改善 CBF，但没有适当的对照组 [194]。其他的研究质疑高血容量是否比纠正低血容量更能增加益处，并得出结论，认为血容量增高对 CBF 的影响与高血压减低相比并不大 [195]。

血液稀释也许是最不为人所知的方法。其基本原理是通过降低血液黏度来增加 CBF。不足在于降低了氧的承载能力，减少了氧的输送。在研究 SAH 患者中：当 CBF 上升时，血液稀释伴随氧输送下降 [196]。因此，血液稀释已经被放弃。

最近，已建议对贫血患者进行输血以改善脑的氧输送。目前的建议是，在有缺血危险的患者（无论是心脏还是脑）中，血红蛋白应保持在接近 10g/dl 的水平，而不是标准输血阈值 7g/dl。

据报道，多巴胺和肾上腺素可使血压升高，但仍未确定最佳目标值 [195]。多巴酚丁胺和米力农可能对部分患者心输出量和 CBF 有改善作用。根据回顾性研究通过对贫血患者增加血容量、升高血压和输注 1U 红细胞进行脑输氧量比较，提示输红细胞效果最佳 [197]。首先是用等渗晶体或胶体液迅速纠正任何可能的低血容量。如果没有明确的反应，应使用血管活性药物 - 血管升压素（苯肾上腺素，去甲肾上腺素），或者是肌醇类药物（多巴酚丁胺，米力农）。

最近，用于监测血流动力学的 Swan-Ganz 导管的使用有所减少。过去用于监测肺毛细血管楔压已经被放弃了。应调整液体用量以优化心输出量。血压的目标应该被定义为从基线开始的 1% 的变化（从大约 15% 的变化开始），而不是预先设定的水平。血流动力学增强程度应根据患者的意识状态，因此，如果目标实现，但是没有神经功能的改善，那么这个目标就应该被修正。一旦达到最理想的目标，通常维持 2～3 天，然后根据意识状态情况逐渐减量。

贫血可能导致 DCI。虽然输血对大脑有益，但它可能与 SAH 后的并发症、感染、血管痉挛和不良预后有关。尽管如此，考虑到持续脑缺血的高风险，在危重护理试验中输血需求的结果和随后的关于红细胞输注的观察研究的结果表明，对于 SAH 患者，不应像对心脏缺血患者那样进行紧急护理 [198]。实践表明，输血阈值为 8～10g/dl，为 DCI 患者保留了较高的范围。

血管内治疗　血管内治疗血管痉挛的方法包括用球囊血管成形术或行血管扩张剂的动脉灌注来治疗狭窄的血管 [151, 199]。脑血管近端痉挛行血管成形术可获得显著的血管造影改变（图 53-10）[200, 201]。远端的血管通常不能行血管成形术导管治疗，但可以通过动脉内输注血管扩张药物来治疗。动脉内应用罂粟碱类药物可迅速扩张全脑血管，但临床转归不确定 [200-204]。由于其作用时间短和并发症较多，包括颅内压增高、呼吸暂停、血管痉挛恶化、神经功能恶化和癫痫发作，它的使用基本上已被放弃 [205] 已被尼卡地平、维拉帕米、尼莫地平和米力农所取代 [206-208]。

血管内治疗的时机是有争议的。一般情况下，对血流动力学进行治疗数小时后的反应不确切，这可能是心功能不佳患者早期行血流动力学治疗引起的并发症 [209]。

内皮素 -1 拮抗剂　内皮素 -1（endothelin-1，ET-1）是一种调节血管收缩的 21- 氨基酸肽。在早期研究中，内皮素拮抗剂克拉生坦减少了血管造影的痉挛 [210, 211]，而且具有于降低血管痉挛相关的发病率 / 死亡率的趋势。两个超大规模的随机对照试验行血管造影证实了血管痉挛的减少，但是克拉生坦并没有改变临床预后 [212]。

发热　SAH 后，超过一半的患者会出现发热，这与住院时间延长、预后恶化和死亡率的提高有关。在疾病发生的早期，大多数发热是中枢性的。解热药在少数患者中是有效的，静脉应用可能效果更佳。体表和血管内降温治疗的效果要好得多，但降温带来的好处可能会被震颤带来的负面影响所抵消 [213]。

影响死亡率和预后的因素

未接受治疗的动脉瘤导致的 SAH 预后不佳，死亡率约

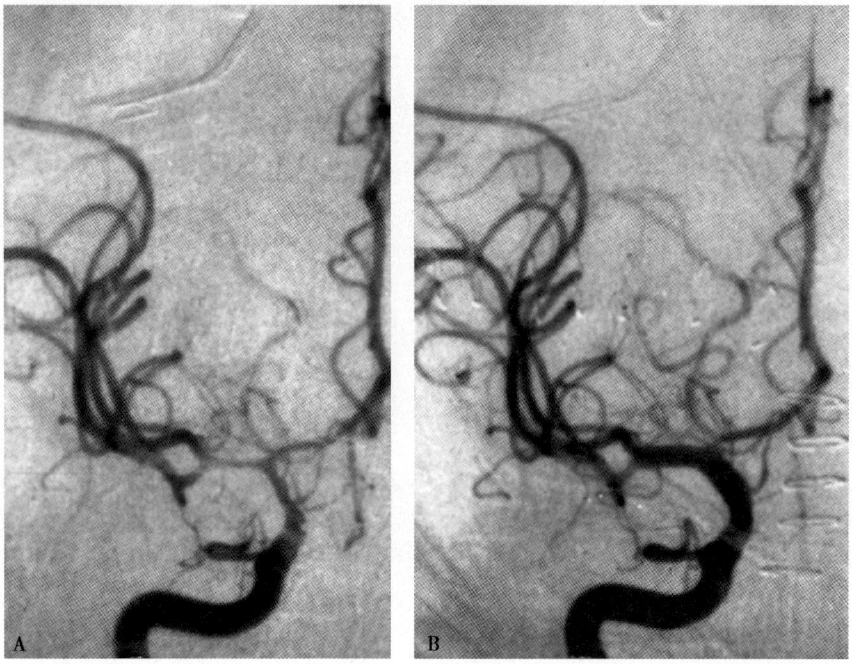

图 53-10 严重颈内动脉远端及大脑中动脉近端血管痉挛（A）及血管成形术后（B）

为 50%。在接受治疗的患者中，死亡率 20%～40%。导致死亡的原因在首次出血、再出血、血管痉挛和医疗并发症的直接影响中分布大致相同。总的来说，只有不到 1/3 的患者能获得良好的神经功能恢复。预后不良包括：意识功能丧失和神经功能恢复不佳（例如，高 Hunt 和 Hess 分级），高龄，高血压，既往疾病，CT 上蛛网膜下隙出血≥1mm 厚度（Fisher 3 级），癫痫发作，脑水肿，动脉瘤基底动脉位置和症状性血管痉挛均与之相关[214-218]。生理疾病量化程度量表也是 SAH 患者预后的预测指标[219]。除非动脉瘤得到修复，初次出血的长期幸存者每年仍面临 3% 的再出血风险。

知识点

脑出血

1. 脑出血（ICH）主要通过直接机械压迫而非局部缺血来损伤大脑。
2. 超过 1/3 的患者在 3 小时内出现早期血肿增大，并且是早期神经功能恶化的主要原因。早期治疗高血压和纠正凝血功能可有助于限制扩张。
3. 开放性手术清除血肿和皮质类固醇治疗未能显示出益处。渗透剂的功效尚未得到充分评估。
4. 微创手术联合滴入 t-PA 进入血肿是有希望的，并且正在进行一项关键性试验。
5. ICH 最常见的死亡原因是生命维持干预措施的退出，其次是幕后疝和无法改善的医疗并发症。

蛛网膜下隙出血

1. 蛛网膜下隙出血（SAH）通常表现为突然发作的严重头痛，通常伴有恶心，呕吐和晕厥。局灶性神经功能缺损并不常见。
2. 最常见于最初的 24 小时内再出血通常是致命的，可以通过动脉瘤的早期手术或内血管修复来预防。
3. 脑积水可能在 SAH 后数小时内急剧发作，或逐渐发展至数周后，通常表现为精神状态的潜在下降。
4. 超过 2/3 的患者发生迟发性血管痉挛，特别是那些患有大量蛛网膜下隙出血的患者。约 1/3 的患者出现迟发性脑缺血，可引起局灶性神经功能缺损和远端神经功能障碍。治疗方案包括尼莫地平、稳定血流动力学和血管内操作。
5. SAH 相关“脑盐消耗”的管理通常需要大量等渗盐水的使用，以防止血管内容量不足和限制游离水和轻度高渗盐水溶液治疗低钠血症。
6. 心脏异常，包括心电图改变，轻度升高的心肌酶和心律失常，在 SAH 后常见，并且被认为与升高的儿茶酚胺水平而非心肌缺血有关。极少数情况下，出现心肌病，低血压和肺水肿时出现更为极端的心功能障碍。

（尹江涛 译，袁睿 审校）

参考文献

1. Feldmann E. Intracerebral hemorrhage. Current concepts of cerebrovascular disease and stroke. Stroke 1991;22:684–691.
2. Brott T, Broderick J, Kothari R, et al. Early hemorrhage growth in patients with intracerebral hemorrhage. Stroke 1997;28:1–5.
3. Mendelow AD, Bullock R, Teasdale GM, et al. Intracranial haemorrhage induced at arterial pressure in the rat. Part 2: Short term changes in local cerebral blood flow measured by autoradiography. Neurol Res 1984;6:189–193.
4. Nath FP, Kelly PT, Jenkins A, et al. Effects of experimental intracerebral hemorrhage on blood flow, capillary permeability, and histochemistry. J Neurosurg 1987;66:555–562.
5. Sills C, Villar-Cordova C, Pasteur W, et al. Demonstration of hypoperfusion surrounding intracerebral hematoma in humans. J Stroke Cerebrovasc Dis 1996;6:17–24.
6. Videen TO, Dunford-Shore JE, Diringer MN, et al. Correction for partial volume effects in regional blood flow measurements adjacent to hematomas in humans with intracerebral hemorrhage: implementation and validation. J Comput Assist Tomogr 1999;23:248–256.
7. Pascual AM, Lopez-Mut JV, Benlloch V, et al. Perfusion-weighted magnetic resonance imaging in acute intracerebral hemorrhage at baseline and during the 1st and 2nd week: a longitudinal study. Cerebrovasc Dis 2007;23:6–13.
8. Hirano T, Read SJ, Abbott DF, et al. No evidence of hypoxic tissue on 18F-fluoromisonidazole PET after intracerebral hemorrhage. Neurology 1999;53:2179–2182.
9. Zazulia AR, Diringer MN, Videen TO, et al. Hypoperfusion without ischemia surrounding acute intracerebral hemorrhage. J Cereb Blood Flow Metab 2001;21:804–810.
10. Kim-Han JS, Kopp SJ, Dugan LL, Diringer MN. Perihematomal mitochondrial dysfunction after intracerebral hemorrhage. Stroke 2006;37:2457–2462.
11. Schellinger PD, Fiebach JB, Hoffmann K, et al. Stroke MRI in intracerebral hemorrhage: is there a perihemorrhagic penumbra? Stroke 2003;34:1674–1679.
12. Lee KR, Kawai N, Kim S, et al. Mechanisms of edema formation after intracerebral hemorrhage: effects of thrombin on cerebral blood flow, blood-brain barrier permeability, and cell survival in a rat model. J Neurosurg 1997;86:272–278.
13. Zazulia AR, Diringer MN, Derdeyn CP, et al. Progression of mass effect after intracerebral hemorrhage. Stroke 1999;30:1167–1173.
14. Arima H, Wang JG, Huang Y, et al. Significance of perihematomal edema in acute intracerebral hemorrhage: the INTERACT trial. Neurology 2009;73:1963–1968.
15. Brott T, Thalinger K, Hertzberg V. Hypertension as a risk factor for spontaneous intracerebral hemorrhage. Stroke 1986;17:1078–1083.
16. Ojemann RG, Heros RC. Spontaneous brain hemorrhage. Stroke 1983;14:468–475.
17. Kurth T, Kase CS, Berger K, et al. Smoking and the risk of hemorrhagic stroke in men. Stroke 2003;34:1151–1155.
18. Juvela S, Hillbom M, Palomaki H. Risk factors for spontaneous intracerebral hemorrhage. Stroke 1995;26:1558–1564.
19. Sturgeon JD, Folsom AR, Longstreth WT Jr, et al. Risk factors for intracerebral hemorrhage in a pooled prospective study. Stroke 2007;38:2718–2725.
20. Burchfiel CM, Curb JD, Rodriguez BL, et al. Glucose intolerance and 22-year stroke incidence. The Honolulu Heart Program. Stroke 1994;25:951–957.
21. Rodriguez BL, D'Agostino R, Abbott RD, et al. Risk of hospitalized stroke in men enrolled in the Honolulu Heart Program and the Framingham Study: a comparison of incidence and risk factor effects. Stroke 2002;33:230–236.
22. Mohr JP, Kistler JP, et al. Intracranial aneurysms. In: Mohr JP. Stroke: pathophysiology, diagnosis and management. London: Churchill Livingstone; 1985:643–677.
23. Fisher CM. Pathological observations in hypertensive cerebral hemorrhage. J Neuropathol Exp Neurol 1971;30:536–550.
24. Brown RD Jr, Wiebers DO, Torner JC, et al. Frequency of intracranial hemorrhage as a presenting symptom and subtype analysis: a population-based study of intracranial vascular malformations in Olmsted County, Minnesota. J Neurosurg 1996;85:29–32.
25. Hook O, Johanson C. Intracranial arteriovenous aneurysms: a follow-up study with particular attention to their growth. Arch Neurol Psychiatry 1958;80:39.
26. Masuda J, Tanaka K, Ueda K, et al. Autopsy study of incidence and distribution of cerebral amyloid angiopathy in Hisayama, Japan. Stroke 1988;19:205–210.
27. Vinters HV, Gilbert JJ. Cerebral amyloid angiopathy: incidence and complications in the aging brain. II. The distribution of amyloid vascular changes. Stroke 1983;14:924–928.
28. Greenberg SM, Vonsattel JP, Segal AZ, et al. Association of apolipoprotein E epsilon2 and vasculopathy in cerebral amyloid angiopathy. Neurology 1998;50:961–965.
29. O'Donnell HC, Rosand J, Knudsen KA, et al. Apolipoprotein E genotype and the risk of recurrent lobar intracerebral hemorrhage. N Engl J Med 2000;342:240–245.
30. Knudsen KA, Rosand J, Karluk D, et al. Clinical diagnosis of cerebral amyloid angiopathy: validation of the Boston criteria. Neurology 2001;56:537–539.
31. Rosand J, Eckman MH, Knudsen KA, et al. The effect of warfarin and intensity of anticoagulation on outcome of intracerebral hemorrhage. Arch Intern Med 2004;164:880–884.
32. Flibotte JJ, Hagan N, O'Donnell J, et al. Warfarin, hematoma expansion, and outcome of intracerebral hemorrhage. Neurology 2004;63:1059–1064.
33. Connolly SJ, Ezekowitz MD, Yusuf S, et al. Dabigatran versus warfarin in patients with atrial fibrillation. N Engl J Med 2009;361:1139–1151.
34. Patel MR, Mahaffey KW, Garg J, et al. Rivaroxaban versus warfarin in nonvalvular atrial fibrillation. N Engl J Med 2011;365:883–891.
35. Granger CB, Alexander JH, McMurray JJV, et al. Apixaban versus warfarin in patients with atrial fibrillation. N Engl J Med 2011;365:981–992.
36. Giugliano RP, Ruff CT, Braunwald E, et al. Edoxaban versus warfarin in patients with atrial fibrillation. N Engl J Med 2013;369:2093–2104.
37. Sansing LH, Messe SR, Cucchiara BL, et al. Prior antiplatelet use does not affect hemorrhage growth or outcome after ICH. Neurology 2009;72:1397–1402.
38. Naidech AM, Jovanovic B, Liebling S, et al. Reduced platelet activity is associated with early clot growth and worse 3-month outcome after intracerebral hemorrhage. Stroke 2009;40:2398–2401.
39 Martin M, Conlon LW. Does platelet transfusion improve outcomes in patients with spontaneous or traumatic intracerebral hemorrhage? Ann Emerg Med 2013;61:58–61.
40. Lieu AS, Hwang SL, Howng SL, et al. Brain tumors with hemorrhage. J Formos Med Assoc 1999;98:365–367.
41. Walsh TJ, Hier DB, Caplan LR. Aspergillosis of the central nervous system: clinicopathological analysis of 17 patients. Ann Neurol 1985;18:574–582.
42. Erdem G, Vanderford PA, Bart RD. Intracranial hemorrhage in herpes simplex encephalitis: an unusual presentation. Pediatr Neurol 2002;27:221–223.
43. Younger DS, Hays AP, Brust JC, et al. Granulomatous angiitis of the brain. An inflammatory reaction of diverse etiology. Arch Neurol 1988;45:514–518.
44. de Bruijn SF, de Haan RJ, Stam J. Clinical features and prognostic factors of cerebral venous sinus thrombosis in a prospective series of 59 patients. For the Cerebral Venous Sinus Thrombosis Study Group. J Neurol Neurosurg Psychiatry 2001;70:105–108.
45. Alvarez-Sabin J, Turon A, Lozano-Sanchez M, et al. Delayed posttraumatic hemorrhage. "Spatapoplexie." Stroke 1995;26:1531–1535.
46. Henderson RD, Phan TG, Piepgras DG, et al. Mechanisms of intracerebral hemorrhage after carotid endarterectomy. J Neurosurg 2001;95:964–969.
47. Martin-Schild S, Albright KC, Hallevi H, et al. Intracerebral hemorrhage in cocaine users. Stroke 2010;41:680–684.
48. Aviv RI, d'Esterre CD, Murphy BD, et al. Hemorrhagic transformation of ischemic stroke: prediction with CT perfusion. Radiology 2009;250:867–877.
49. Claassen J, Jette N, Chum F, et al. Electrographic seizures and periodic discharges after intracerebral hemorrhage. Neurology 2007;69:1356–1365.
50. Leira R, Davalos A, Silva Y, et al. Early neurologic deterioration in intracerebral hemorrhage: predictors and associated factors. Neurology 2004;63:461–467.
51. Dolinskas CA, Bilaniuk LT, Zimmerman RA, et al. Computed tomography of intracerebral hematomas. I. Transmission CT observations on hematoma resolution. AJR Am J Roentgenol 1977;129:681–688.
52. Chalela JA, Kidwell CS, Nentwich LM, et al. Magnetic resonance imaging and computed tomography in emergency assessment of patients with suspected acute stroke: a prospective comparison. Lancet 2007;369:293–298.
53. Oppenheim C, Touze E, Hernalsteen D, et al. Comparison of five MR sequences for the detection of acute intracranial hemorrhage. Cerebrovasc Dis 2005;20:388–394.
54. Fiebach JB, Schellinger PD, Gass A, et al. Stroke magnetic resonance imaging is accurate in hyperacute intracerebral hemorrhage: a multicenter study on the validity of stroke imaging. Stroke 2004;35:502–506.
55. Singer OC, Sitzer M, du Mesnil de RR, et al. Practical limitations of acute stroke MRI due to patient-related problems. Neurology 2004;62:1848–1849.
56. Zimmerman RD, Heier LA, Snow RB, et al. Acute intracranial hemorrhage: intensity changes on sequential MR scans at 0.5 T. AJR Am J Roentgenol 1988;150:651–661.
57. Tsushima Y, Aoki J, Endo K. Brain microhemorrhages detected on T2-weighted gradient-echo MR images. AJNR Am J Neuroradiol 2003;24:88–96.
58. Zhu XL, Chan MS, Poon WS. Spontaneous intracranial hemorrhage: which patients need diagnostic cerebral angiography? A prospective study of 206 cases and review of the literature. Stroke 1997;28:1406–1409.
59. Delgado Almandoz JE, Schaefer PW, Forero NP, et al. Diagnostic accuracy and yield of multidetector CT angiography in the evaluation of spontaneous intraparenchymal cerebral hemorrhage. AJNR Am J Neuroradiol 2009;30:1213–1221.
60. Yoon DY, Chang SK, Choi CS, et al. Multidetector row CT angiography in spontaneous lobar intracerebral hemorrhage: a prospective comparison with conventional angiography. AJNR Am J Neuroradiol 2009;30:962–967.
61. Delgado Almandoz JE, Yoo AJ, Stone MJ, et al. The spot sign score in primary intracerebral hemorrhage identifies patients at highest risk of in-hospital mortality and poor outcome among survivors. Stroke 2010;41:54–60.
62. Demchuk AM, Dowlatshahi D, Rodriguez-Luna D, et al. Prediction of haematoma growth and outcome in patients with intracerebral haemorrhage using the CT-angiography spot sign (PREDICT): a prospective observational study. Lancet Neurol 2012;11:307–314.
63. Gujjar AR, Deibert E, Manno EM, et al. Mechanical ventilation for ischemic stroke and intracerebral hemorrhage: indications, timing, and outcome. Neurology 1998;51:447–451.
64. Modica PA, Tempelhoff R. Intracranial pressure during induction of anaesthesia and tracheal intubation with etomidate-induced EEG burst suppression. Can J Anaesth 1992;39:236–241.
65. Hoffman WE, Charbel FT, Ausman JI. Cerebral blood flow and metabolic response to etomidate and ischemia. Neurol Res 1997;19:41–44.
66. Brucia J, Rudy E. The effect of suction catheter insertion and tracheal stimulation in adults with severe brain injury. Heart Lung 1996;25:295–303.
67. Robinson N, Clancy M. In patients with head injury undergoing rapid sequence intubation, does pretreatment with intravenous lignocaine/lidocaine lead to an improved neurological outcome? A review of the literature. Emerg Med J 2001;18:453–457.
68. Carlberg B, Asplund K, Hagg E. The prognostic value of admission blood pressure in patients with acute stroke. Stroke 1993;24:1372–1375.
69. Wallace JD, Levy LL. Blood pressure after stroke. JAMA 1981;246:2177–2180.
70. Dandapani BK, Suzuki S, Kelley RE, et al. Relation between blood pressure and outcome in intracerebral hemorrhage. Stroke 1995;26:21–24.
71. Powers WJ. Acute hypertension after stroke: the scientific basis for treatment decisions. Neurology 1993;43:461–467.
72. Strandgaard S, Olesen J, Skinhoj E, et al. Autoregulation of brain circulation in severe arterial hypertension. Br Med J 1973;1:507–510.
73. Strandgaard S. Autoregulation of cerebral blood flow in hypertensive patients. The modifying influence of prolonged antihypertensive treatment on the tolerance to acute, drug-induced hypotension. Circulation 1976;53:720–727.
74. Kaneko T, Sawada T, Niimi T, et al. Lower limit of blood pressure in treatment of acute hypertensive intracerebral hemorrhage. J Cereb Blood Flow Metab 1983;3:S51–S52.
75. von Helden A, Schneider GH, Unterberg A, et al. Monitoring of jugular venous oxygen saturation in comatose patients with subarachnoid haemorrhage and intracerebral haematomas. Acta Neurochir Suppl (Wien) 1993;59:102–106.
76. Powers WJ, Zazulia AR, Videen TO, et al. Autoregulation of cerebral blood flow surrounding acute intracerebral hemorrhage. Neurology 2001;57:18–24.
77. Anderson CS, Huang Y, Wang JG, et al. Intensive blood pressure reduction in acute cerebral haemorrhage trial (INTERACT): a randomised pilot trial. Lancet Neurol 2008;7:391–399.
78. Anderson CS, Heeley E, Huang Y, et al. Rapid blood-pressure lowering in patients with acute intracerebral hemorrhage. N Engl J Med 2013;368(25):2355-65.
79. Sarode R, Milling TJ Jr, Refaai MA, et al. Efficacy and safety of a 4-factor prothrombin complex concentrate in patients on vitamin K antagonists presenting with major bleeding: a randomized, plasma-controlled, phase IIIb study. Circulation 2013;128:1234–1243.
80. Hacke W, Donnan G, Fieschi C, et al. Association of outcome with early stroke treatment: pooled analysis of ATLANTIS, ECASS, and NINDS rt-PA stroke trials. Lancet 2004;363:768–774.
81. Patel SC, Mody A. Cerebral hemorrhagic complications of thrombolytic therapy. Prog Cardiovasc Dis 1999;42:217–233.
82. Mayer SA, Brun NC, Begtrup K, et al. Efficacy and safety of recombinant activated factor VII for acute intracerebral hemorrhage. N Engl J Med 2008;358:2127–2137.
83. Mayer SA, Davis SM, Skolnick BE, et al. Can a subset of intracerebral hemorrhage patients benefit from hemostatic therapy with recombinant activated factor VII? Stroke 2009;40:833–840.
84. Tuhrim S, Horowitz DR, Sacher M, et al. Volume of ventricular blood is an important determinant of outcome in supratentorial intracerebral hemorrhage. Crit Care Med 1999;27:617–621.
85. de Weerd AW. The prognosis of intraventricular hemorrhage. J Neurol 1979;222:46–51.
86. Portenoy RK, Lipton RB, Berger AR, et al. Intracerebral haemorrhage: a model for the prediction of outcome. J Neurol Neurosurg Psychiatry 1987;50:976–979.
87. Naff NJ, Carhuapoma JR, Williams MA, et al. Treatment of intraventricular hemorrhage with urokinase: effects on 30-day survival. Stroke 2000;31:841–847.
88. Andrews BT, Chiles BW III, Olsen WL, et al. The effect of intracerebral hematoma location on the risk of brain-stem compression and on clinical outcome. J Neurosurg 1988;69:518–522.
89. Janny P, Papo I, Chazal J, et al. Intracranial hypertension and prognosis of spontaneous intracerebral haematomas. A correlative study of 60 patients. Acta Neurochir (Wien) 1982;61:181–186.
90. Bereczki D, Fekete I, Prado GF, et al. Mannitol for acute stroke. Cochrane Database Syst Rev 2007;CD001153.
91. Poungvarin N, Bhoopat W, Viriyavejakul A, et al. Effects of dexamethasone in primary supratentorial intracerebral hemorrhage. N Engl J Med 1987;316:1229–1233.
92. McKissock W, Richardson A, Taylor J. Primary intracerebral hemorrhage: a controlled trial of surgical and conservative treatment in 180 unselected cases. Lancet 1961;2:221–226.
93. Batjer HH, Reisch JS, Allen BC, et al. Failure of surgery to improve outcome in hypertensive putaminal hemorrhage. A prospective randomized trial. Arch Neurol 1990;47:1103–1106.
94. Juvela S, Heiskanen O, Poranen A, et al. The treatment of spontaneous intracerebral hemorrhage. A prospective randomized trial of surgical and conservative treatment. J Neurosurg 1989;70:755–758.

95. Prasad K, Mendelow AD, Gregson B. Surgery for primary supratentorial intracerebral haemorrhage. Cochrane Database Syst Rev 2008;CD000200.
96. Hankey GJ, Hon C. Surgery for primary intracerebral hemorrhage: is it safe and effective? A systematic review of case series and randomized trials. Stroke 1997;28:2126-2132.
97. Mendelow AD, Gregson BA, Fernandes HM, et al. Early surgery versus initial conservative treatment in patients with spontaneous supratentorial intracerebral haematomas in the International Surgical Trial in Intracerebral Haemorrhage (STICH): a randomised trial. Lancet 2005;365: 387-397.
98. Mendelow AD, Gregson BA, Rowan EN, Murray GD, Gholkar A, Mitchell PM; STICH II Investigators. Early surgery versus initial conservative treatment in patients with spontaneous supratentorial lobar intracerebral haematomas (STICH II): a randomised trial. Lancet 2013;382(9890):397-408.
99. Morgan T, Zuccarello M, Narayan R, Keyl PM, Lane K, Hanley DF. Preliminary findings of the minimally-invasive surgery plus rtPA for intracerebral hemorrhage evacuation (MISTIE) clinical trial. Acta Neurochir Suppl 2008;105:147-51.
100. Kirollos RW, Tyagi AK, Ross SA, et al. Management of spontaneous cerebellar hematomas: a prospective treatment protocol. Neurosurgery 2001;49:1378-1386.
101. Morioka J, Fujii M, Kato S, et al. Surgery for spontaneous intracerebral hemorrhage has greater remedial value than conservative therapy. Surg Neurol 2006;65:67-72.
102. Qureshi AI, Tuhrim S, Broderick JP, et al. Spontaneous intracerebral hemorrhage. N Engl J Med 2001;344:1450-1460.
103. Kobayashi S, Sato A, Kageyama Y, et al. Treatment of hypertensive cerebellar hemorrhage—surgical or conservative management? Neurosurgery 1994;34:246-250.
104. Passero S, Rocchi R, Rossi S, et al. Seizures after spontaneous supratentorial intracerebral hemorrhage. Epilepsia 2002;43:1175-1180.
105. Zurasky JA, Aiyagari V, Zazulia AR, et al. Early mortality following spontaneous intracerebral hemorrhage. Neurology 2005;64:725-727.
106. Bamford J, Dennis M, Sandercock P, et al. The frequency, causes and timing of death within 30 days of a first stroke: the Oxfordshire Community Stroke Project. J Neurol Neurosurg Psychiatry 1990;53:824-829.
107. Lacut K, Bressollette L, Le Gal G, et al. Prevention of venous thrombosis in patients with acute intracerebral hemorrhage. Neurology 2005;65:865-869.
108. Boeer A, Voth E, Henze T, et al. Early heparin therapy in patients with spontaneous intracerebral haemorrhage. J Neurol Neurosurg Psychiatry 1991;54:466-467.
109. Orken DN, Kenangil G, Ozkurt H, et al. Prevention of deep venous thrombosis and pulmonary embolism in patients with acute intracerebral hemorrhage. Neurologist 2009;15:329-331.
110. Daverat P, Castel JP, Dartigues JF, et al. Death and functional outcome after spontaneous intracerebral hemorrhage. A prospective study of 166 cases using multivariate analysis. Stroke 1991;22: 1-6.
111. Counsell C, Boonyakarnkul S, Dennis M, et al. Primary intracerebral haemorrhage in the Oxfordshire Community Stroke Project: 2. Prognosis. Cerebrovasc Dis 1995;5:26-34.
112. Hemphill JC III, Bonovich DC, Besmertis L, et al. The ICH score: a simple, reliable grading scale for intracerebral hemorrhage. Stroke 2001;32:891-897.
113. Becker KJ, Baxter AB, Cohen WA, et al. Withdrawal of support in intracerebral hemorrhage may lead to self-fulfilling prophecies. Neurology 2001;56:766-772.
114. Weir B. Intracranial aneurysms and subarachnoid hemorrhage: an overview. In: Wilkins RW, Rengachary SS. Neurosurgery. New York: McGraw-Hill 1985;1308-1329.
115. Suarez JI, Tarr RW, Selman WR. Aneurysmal subarachnoid hemorrhage. N Engl J Med 2006;354:387-396.
116. Zacharia BE, Hickman ZL, Grobelny BT, et al. Epidemiology of aneurysmal subarachnoid hemorrhage. Neurosurg Clin N Am 2010;21:221-233.
117. Brown RD Jr, Huston J, Hornung R, et al. Screening for brain aneurysm in the Familial Intracranial Aneurysm study: frequency and predictors of lesion detection. J Neurosurg 2008;108:1132-1138.
118. Gillingham FJ. The management of ruptured intracranial aneurysms. Scott Med J 1967;12:377-383.
119. Fisher CM, Roberson GH, Ojemann RG. Cerebral vasospasm with ruptured saccular aneurysm—the clinical manifestations. Neurosurgery 1977;1:245-248.
120. Huff JS, Perron AD. Onset seizures independently predict poor outcome after subarachnoid hemorrhage. Neurology 2001;56:1423-1424.
121. Winn HR, Richardson AE, Jane JA. The long-term prognosis in untreated cerebral aneurysms: I. The incidence of late hemorrhage in cerebral aneurysm: a 10-year evaluation of 364 patients. Ann Neurol 1977;1:358-370.
122. Hasan D, Vermeulen M, Wijdicks EF, et al. Management problems in acute hydrocephalus after subarachnoid hemorrhage. Stroke 1989;20:747-753.
123. Vermeij FH, Hasan D, Vermeulen M, et al. Predictive factors for deterioration from hydrocephalus after subarachnoid hemorrhage. Neurology 1994;44:1851-1855.
124. Macdonald RL, Pluta RM, Zhang JH. Cerebral vasospasm after subarachnoid hemorrhage: the emerging revolution. Nat Clin Pract Neurol 2007;3:256-263.
125. Kassell NF, Sasaki T, Colohan AR, et al. Cerebral vasospasm following aneurysmal subarachnoid hemorrhage. Stroke 1985;16:562-572.
126. Fisher CM, Kistler JP, Davis JM. Relation of cerebral vasospasm to subarachnoid hemorrhage visualized by computerized tomographic scanning. Neurosurgery 1980;6:1-9.
127. Frontera JA, Claassen J, Schmidt JM, et al. Prediction of symptomatic vasospasm after subarachnoid hemorrhage: the modified Fisher scale. Neurosurgery 2006;59:21-27.
128. Diringer MN. Neuroendocrine regulation of sodium and volume following subarachnoid hemorrhage. Clin Neuropharmacol 1995;18:114-126.
129. Mori T, Katayama Y, Kawamata T, et al. Improved efficiency of hypervolemic therapy with inhibition of natriuresis by fludrocortisone in patients with aneurysmal subarachnoid hemorrhage. J Neurosurg 1999;91:947-952.
130. Brouwers PJ, Wijdicks EF, Hasan D, et al. Serial electrocardiographic recording in aneurysmal subarachnoid hemorrhage. Stroke 1989;20:1162-1167.
131. Deibert E, Barzilai B, Braverman AC, et al. Clinical significance of elevated troponin I levels in patients with nontraumatic subarachnoid hemorrhage. J Neurosurg 2003;98:741-746.
132. Andreoli A, di Pasquale G, Pinelli G, et al. Subarachnoid hemorrhage: frequency and severity of cardiac arrhythmias. A survey of 70 cases studied in the acute phase. Stroke 1987;18:558-564.
133. Estanol BV, Dergal EB, Cesarman E, San Martin OM, Loyo M, Ortego RP. Cardiac arrhythmias associated with subarachnoid hemorrhage: prospective study. Neurosurgery 1969;5:675-680.
134. Banki NM, Kopelnik A, Dae MW, et al. Acute neurocardiogenic injury after subarachnoid hemorrhage. Circulation 2005;112:3314-3319.
135. Lee VH, Connolly HM, Fulgham JR, et al. Takotsubo cardiomyopathy in aneurysmal subarachnoid hemorrhage: an underappreciated ventricular dysfunction. J Neurosurg 2006;105:264-270.
136. Jain R, Deveikis J, Thompson BG. Management of patients with stunned myocardium associated with subarachnoid hemorrhage. AJNR Am J Neuroradiol 2004;25:126-129.
137. Shimoda M, Oda S, Tsugane R, et al. Intracranial complications of hypervolemic therapy in patients with a delayed ischemic deficit attributed to vasospasm. J Neurosurg 1993;78:423-429.
138. Miller JA, Dacey RG Jr, Diringer MN. Safety of hypertensive hypervolemic therapy with phenylephrine in the treatment of delayed ischemic deficits after subarachnoid hemorrhage. Stroke 1995;26:2260-2266.
139. Boesiger BM, Shiber JR. Subarachnoid hemorrhage diagnosis by computed tomography and lumbar puncture: are fifth generation CT scanners better at identifying subarachnoid hemorrhage? J Emerg Med 2005;29:23-27.
140. Kirkwood JR. Intracranial aneurysms and subarachnoid hemorrhage. In: Kirkwood JR. Essentials of neuroimaging. New York: Churchill Livingstone 1990;101-118.
141. Van Der Meulen JP. Cerebrospinal fluid xanthochromia: an objective index. Neurology 1966; 16:170-178.
142. Beetham R. CSF spectrophotometry for bilirubin—why and how? Scand J Clin Lab Invest 2009;69:1-7.
143. Andaluz N, Zuccarello M. Yield of further diagnostic work-up of cryptogenic subarachnoid hemorrhage based on bleeding patterns on computed tomographic scans. Neurosurgery 2008;62:1040-1046.
144. van Gijn J, Rinkel GJ. Subarachnoid haemorrhage: diagnosis, causes and management. Brain 2001;124:249-278.
145. Marshall SA, Kathuria S, Nyquist P, et al. Noninvasive imaging techniques in the diagnosis and management of aneurysmal subarachnoid hemorrhage. Neurosurg Clin N Am 2010;21:305-323.
146. Diringer MN, Bleck TP, Claude Hemphill J 3rd, et al. Critical care management of patients following aneurysmal subarachnoid hemorrhage: recommendations from the Neurocritical Care Society's Multidisciplinary Consensus Conference. Neurocrit Care 2011;15:211-240.
147. Hunt WE, Hess RM. Surgical risk as related to time of intervention in the repair of intracranial aneurysms. J Neurosurg 1968;28:14-20.
148. Report of World Federation of Neurological Surgeons Committee on a Universal Subarachnoid Hemorrhage Grading Scale. J Neurosurg 1988;68:985-986.
149. Zubkov AY, Wijdicks EF. Antiepileptic drugs in aneurysmal subarachnoid hemorrhage. Rev Neurol Dis 2008;5:178-181.
150. Rosengart AJ, Huo JD, Tolentino J, et al. Outcome in patients with subarachnoid hemorrhage treated with antiepileptic drugs. J Neurosurg 2007;107:253-260.
151. Hoff R, Rinkel G, Verweij B, et al. Blood volume measurement to guide fluid therapy after aneurysmal subarachnoid hemorrhage: a prospective controlled study. Stroke 2009;40:2575-2577.
152. Kramer AH. Statins in the management of aneurysmal subarachnoid hemorrhage—not (yet) a standard of care. Stroke 2009;40:e80-e81.
153. Diringer MN, Wu KC, Verbalis JG, et al. Hypervolemic therapy prevents volume contraction but not hyponatremia following subarachnoid hemorrhage. Ann Neurol 1992;31:543-550.
154. Hasan D, Lindsay KW, Wijdicks EF, et al. Effect of fludrocortisone acetate in patients with subarachnoid hemorrhage. Stroke 1989;20:1156-1161.
155. Woo MH, Kale-Pradhan PB. Fludrocortisone in the treatment of subarachnoid hemorrhage-induced hyponatremia. Ann Pharmacother 1997;31:637-639.
156. Katayama Y, Haraoka J, Hirabayashi H, et al. A randomized controlled trial of hydrocortisone against hyponatremia in patients with aneurysmal subarachnoid hemorrhage. Stroke 2007;38: 2373-2375.
157. Murphy T, Dhar R, Diringer M. Conivaptan bolus dosing for the correction of hyponatremia in the neurointensive care unit. Neurocrit Care 2009;11:14-19.
158. Boet R, Chan MT, Poon WS, et al. Intravenous magnesium sulfate to improve outcome after aneurysmal subarachnoid hemorrhage: interim report from a pilot study. Acta Neurochir Suppl 2005;95:263-264.
159. Wong GK, Chan MT, Boet R, et al. Intravenous magnesium sulfate after aneurysmal subarachnoid hemorrhage: a prospective randomized pilot study. J Neurosurg Anesthesiol 2006;18:142-148.
160. Schmid-Elsaesser R, Kunz M, Zausinger S, et al. Intravenous magnesium versus nimodipine in the treatment of patients with aneurysmal subarachnoid hemorrhage: a randomized study. Neurosurgery 2006;58:1054-1065.
161. van den Bergh WM, Algra A, van Kooten F, et al. Magnesium sulfate in aneurysmal subarachnoid hemorrhage: a randomized controlled trial. Stroke 2005;36:1011-1015.
162. Prevedello DM, Cordeiro JG, de Morais AL, et al. Magnesium sulfate: role as possible attenuating factor in vasospasm morbidity. Surg Neurol 2006;65: S1:14-1:20; discussion S1:20-1:21.
163. Reddy D, Fallah A, Petropoulos JA, Farrokhyar F, Macdonald RL, Jichici D. Prophylactic magnesium sulfate for aneurysmal subarachnoid hemorrhage: a systematic review and meta-analysis. Neurocrit Care 2014;21:356-64.
164. Tseng MY, Czosnyka M, Richards H, et al. Effects of acute treatment with pravastatin on cerebral vasospasm, autoregulation, and delayed ischemic deficits after aneurysmal subarachnoid hemorrhage: a phase II randomized placebo-controlled trial. Stroke 2005;36:1627-1632.
165. Lynch JR, Wang H, McGirt MJ, et al. Simvastatin reduces vasospasm after aneurysmal subarachnoid hemorrhage: results of a pilot randomized clinical trial. Stroke 2005;36:2024-2026.
166. Kramer AH, Gurka MJ, Nathan B, et al. Statin use was not associated with less vasospasm or improved outcome after subarachnoid hemorrhage. Neurosurgery 2008;62:422-427.
167. Chou SH, Smith EE, Badjatia N, et al. A randomized, double-blind, placebo-controlled pilot study of simvastatin in aneurysmal subarachnoid hemorrhage. Stroke 2008;39:2891-2893.
168. Vergouwen MD, de Haan RJ, Vermeulen M, et al. Statin treatment and the occurrence of hemorrhagic stroke in patients with a history of cerebrovascular disease. Stroke 2008;39:497-502.
169. Kirkpatrick PJ, Turner CL, Smith C, Hutchinson PJ, Murray GD; STASH Collaborators. Simvastatin in aneurysmal subarachnoid haemorrhage (STASH): a multicentre randomised phase 3 trial. Lancet Neurol. 2014;13:666-675.
170. Kassell NF, Torner JC, Adams HP Jr. Antifibrinolytic therapy in the acute period following aneurysmal subarachnoid hemorrhage. Preliminary observations from the Cooperative Aneurysm Study. J Neurosurg 1984;61:225-230.
171. Solomon RA, Fink ME. Current strategies for the management of aneurysmal subarachnoid hemorrhage. Arch Neurol 1987;44:769-774.
172. Hillman J, Fridriksson S, Nilsson O, et al. Immediate administration of tranexamic acid and reduced incidence of early rebleeding after aneurysmal subarachnoid hemorrhage: a prospective randomized study. J Neurosurg 2002;97:771-778.
173. Molyneux A, Kerr R, Stratton I, et al. International Subarachnoid Aneurysm Trial (ISAT) of neurosurgical clipping versus endovascular coiling in 2143 patients with ruptured intracranial aneurysms: a randomised trial. Lancet 2002;360:1267-1274.
174. Molyneux AJ, Kerr RS, Birks J, et al. Risk of recurrent subarachnoid haemorrhage, death, or dependence and standardised mortality ratios after clipping or coiling of an intracranial aneurysm in the International Subarachnoid Aneurysm Trial (ISAT): long-term follow-up. Lancet Neurol 2009;8:427-433.
175. Deleted in review.
176. Molyneux AJ, Birks J, Clarke A, Sneade M, Kerr RS. The durability of endovascular coiling versus neurosurgical clipping of ruptured cerebral aneurysms: 18 year follow-up of the UK cohort of the International Subarachnoid Aneurysm Trial (ISAT). Lancet 2015;385:691-697.
177. Vajkoczy P, Horn P, Thome C, et al. Regional cerebral blood flow monitoring in the diagnosis of delayed ischemia following aneurysmal subarachnoid hemorrhage. J Neurosurg 2003;98:1227-1234.
178. Rigamonti A, Ackery A, Baker AJ. Transcranial Doppler monitoring in subarachnoid hemorrhage: a critical tool in critical care. Can J Anaesth 2008;55:112-123.
179. Vora YY, Suarez-Almazor M, Steinke DE, et al. Role of transcranial Doppler monitoring in the diagnosis of cerebral vasospasm after subarachnoid hemorrhage. Neurosurgery 1999;44:1237-1247.
180. Sloan MA, Haley EC Jr, Kassell NF, et al. Sensitivity and specificity of transcranial Doppler ultrasonography in the diagnosis of vasospasm following subarachnoid hemorrhage. Neurology 1989; 39:1514-1518.
181. Petruk KC, West M, Mohr G, et al. Nimodipine treatment in poor-grade aneurysm patients. Results of a multicenter double-blind placebo-controlled trial. J Neurosurg 1988;68:505-517.
182. Barker FG, Ogilvy CS. Efficacy of prophylactic nimodipine for delayed ischemic deficit after subarachnoid hemorrhage: a metaanalysis. J Neurosurg 1996;84:405-414.
183. Muench E, Horn P, Bauhuf C, et al. Effects of hypervolemia and hypertension on regional cerebral blood flow, intracranial pressure, and brain tissue oxygenation after subarachnoid hemorrhage. Crit Care Med 2007;35:1844-1851.
184. Raabe A, Beck J, Keller M, et al. Relative importance of hypertension compared with hypervolemia for increasing cerebral oxygenation in patients with cerebral vasospasm after subarachnoid hemorrhage. J Neurosurg 2005;103:974-981.
185. Capampangan DJ, Wellik KE, Aguilar MI, et al. Does prophylactic postoperative hypervolemic therapy prevent cerebral vasospasm and improve clinical outcome after aneurysmal subarachnoid hemorrhage? Neurologist 2008;14:395-398.

186. Lennihan L, Mayer SA, Fink ME, et al. Effect of hypervolemic therapy on cerebral blood flow after subarachnoid hemorrhage: a randomized controlled trial. Stroke 2000;31:383–391.
187. Zwienenberg-Lee M, Hartman J, Rudisill N, et al. Effect of prophylactic transluminal balloon angioplasty on cerebral vasospasm and outcome in patients with Fisher grade III subarachnoid hemorrhage: results of a phase II multicenter, randomized, clinical trial. Stroke 2008;39:1759–1765.
188. Manno EM, Gress DR, Schwamm LH, et al. Effects of induced hypertension on transcranial Doppler ultrasound velocities in patients after subarachnoid hemorrhage. Stroke 1998;29:422–428.
189. Nolan CP, Macdonald RL. Can angiographic vasospasm be used as a surrogate marker in evaluating therapeutic interventions for cerebral vasospasm? Neurosurg Focus 2006;21:E1.
190. Keyrouz SG, Diringer MN. Clinical review: prevention and therapy of vasospasm in subarachnoid hemorrhage. Crit Care 2007;11:220.
191. Koebbe CJ, Veznedaroglu E, Jabbour P, et al. Endovascular management of intracranial aneurysms: current experience and future advances. Neurosurgery 2006;59:S93–S102.
192. Kirmani JF, Alkawi A, Ahmed S, et al. Endovascular treatment of subarachnoid hemorrhage. Neurol Res 2005;27:S103–S107.
193. Jaeger M, Schuhmann MU, Soehle M, et al. Continuous monitoring of cerebrovascular autoregulation after subarachnoid hemorrhage by brain tissue oxygen pressure reactivity and its relation to delayed cerebral infarction. Stroke 2007;38:981–986.
194. Mori K, Arai H, Nakajima K, et al. Hemorheological and hemodynamic analysis of hypervolemic hemodilution therapy for cerebral vasospasm after aneurysmal subarachnoid hemorrhage. Stroke 1995;26:1620–1626.
195. Treggiari MM, Deem S. Which H is the most important in triple-H therapy for cerebral vasospasm? Curr Opin Crit Care 2009;15:83–86.
196. Ekelund A, Reinstrup P, Ryding E, et al. Effects of iso- and hypervolemic hemodilution on regional cerebral blood flow and oxygen delivery for patients with vasospasm after aneurysmal subarachnoid hemorrhage. Acta Neurochir (Wien) 2002;144:703–712.
197. Le Roux PD; Participants in the International Multi-disciplinary Consensus Conference on the Critical Care Management of Subarachnoid Hemorrhage. Anemia and transfusion after subarachnoid hemorrhage. Neurocrit Care 2011;15:342–353.
198. Dhar R, Scalfani MT, Zazulia AR, Videen TO, Derdeyn CP, Diringer MN. Comparison of induced hypertension, fluid bolus, and blood transfusion to augment cerebral oxygen delivery after subarachnoid hemorrhage. J Neurosurg 2012;116:648–656.
199. Eddleman CS, Hurley MC, Naidech AM, et al. Endovascular options in the treatment of delayed ischemic neurological deficits due to cerebral vasospasm. Neurosurg Focus 2009;26:E6.
200. Eskridge JM, Newell DW, Pendleton GA. Transluminal angioplasty for treatment of vasospasm. Neurosurg Clin N Am 1990;1:387–399.
201. Fujii Y, Takahashi A, Yoshimoto T. Effect of balloon angioplasty on high grade symptomatic vasospasm after subarachnoid hemorrhage. Neurosurg Rev 1995;18:7–13.
202. Cross DT III, Moran CJ, Angtuaco EE, et al. Intracranial pressure monitoring during intraarterial papaverine infusion for cerebral vasospasm. AJNR Am J Neuroradiol 1998;19:1319–1323.
203. Milburn JM, Moran CJ, Cross DT III, et al. Effect of intraarterial papaverine on cerebral circulation time. AJNR Am J Neuroradiol 1997;18:1081–1085.
204. Sayama CM, Liu JK, Couldwell WT. Update on endovascular therapies for cerebral vasospasm induced by aneurysmal subarachnoid hemorrhage. Neurosurg Focus 2006;21:E12.
205. Stiefel MF, Spiotta AM, Udoetuk JD, et al. Intra-arterial papaverine used to treat cerebral vasospasm reduces brain oxygen. Neurocrit Care 2006;4:113–118.
206. Brisman JL, Eskridge JM, Newell DW. Neurointerventional treatment of vasospasm. Neurol Res 2006;28:769–776.
207. Fraticelli AT, Cholley BP, Losser MR, et al. Milrinone for the treatment of cerebral vasospasm after aneurysmal subarachnoid hemorrhage. Stroke 2008;39:893–898.
208. Pierot L, Aggour M, Moret J. Vasospasm after aneurysmal subarachnoid hemorrhage: recent advances in endovascular management. Curr Opin Crit Care 2010;16:110–116.
209. Frontera JA, Fernandez A, Schmidt JM, et al. Clinical response to hypertensive hypervolemic therapy and outcome after subarachnoid hemorrhage. Neurosurgery 2010;66:35–41.
210. Vajkoczy P, Meyer B, Weidauer S, et al. Clazosentan (AXV-034343), a selective endothelin A receptor antagonist, in the prevention of cerebral vasospasm following severe aneurysmal subarachnoid hemorrhage: results of a randomized, double-blind, placebo-controlled, multicenter phase IIa study. J Neurosurg 2005;103:9–17.
211. Macdonald RL, Kassell NF, Mayer S, et al. Clazosentan to overcome neurological ischemia and infarction occurring after subarachnoid hemorrhage (CONSCIOUS-1): randomized, double-blind, placebo-controlled phase 2 dose-finding trial. Stroke 2008;39:3015–3021.
212. Macdonald RL, Higashida RT, Keller E, et al. Randomized trial of clazosentan in patients with aneurysmal subarachnoid hemorrhage undergoing endovascular coiling. Stroke 2012;43(6):1463–149.
213. Scaravilli V, Tinchero G, Citerio G; Participants in the International Multi-Disciplinary Consensus Conference on the Critical Care Management of Subarachnoid Hemorrhage. Fever management in SAH. Neurocrit Care 2011;15:287–294.
214. Claassen J, Carhuapoma JR, Kreiter KT, et al. Global cerebral edema after subarachnoid hemorrhage: frequency, predictors, and impact on outcome. Stroke 2002;33:1225–1232.
215. Dennis LJ, Claassen J, Hirsch LJ, et al. Nonconvulsive status epilepticus after subarachnoid hemorrhage. Neurosurgery 2002;51:1136–1143.
216. Lagares A, Gomez PA, Lobato RD, et al. Prognostic factors on hospital admission after spontaneous subarachnoid haemorrhage. Acta Neurochir (Wien) 2001;143:665–672.
217. Franz G, Brenneis C, Kampfl A, et al. Prognostic value of intraventricular blood in perimesencephalic nonaneurysmal subarachnoid hemorrhage. J Comput Assist Tomogr 2001;25:742–746.
218. Qureshi AI, Sung GY, Razumovsky AY, et al. Early identification of patients at risk for symptomatic vasospasm after aneurysmal subarachnoid hemorrhage. Crit Care Med 2000;28:984–990.
219. Schuiling WJ, de Weerd AW, Dennesen PJ, et al. The simplified acute physiology score to predict outcome in patients with subarachnoid hemorrhage. Neurosurgery 2005;57:230–236.

54

重症患者的癫痫

Sebastian Pollandt, Adriana Bermeo-Ovalle, and Thomas P. Bleck

通过对重症监护室（intensive care unit，ICU）内常规使用持续脑电监测（continuous electroencephalographic，cEEG），发现无论是罹患神经系统疾病还是非神经系统疾病的重症患者，有临床症状的癫痫患者仅是 ICU 内发生癫痫的冰山一角。10%～30% 意识状态改变的危重患者发生了非惊厥性癫痫，而在住院期间早期就被目击证实发生过有临床症状的癫痫患者中非惊厥性癫痫发生率可高达 60%[1]。癫痫的发生是死亡率增加的危险因素之一[2]，且与患者神经系统功能不良预后以及长期神经损伤密切相关[3]。常规使用传统脑电以及定量脑电监测（quantitative electroencephalographic，qEEG）有助于癫痫的诊断及治疗[4]，改善患者的早期及远期预后[5]。持续脑电监测已经成为 ICU 的常规监测手段。强烈推荐在新发持续性癫痫发作患者，不明原因昏迷患者，精神状态改变以及行为意识改变的颅内出血患者中使用脑电监测，因为这些患者均可能出现亚临床型癫痫[1]。

在没有原发神经损害的患者中，出现癫痫可能意味着合并中枢神经系统（central nervous system，CNS）并发症。如未能尽早发现并及时处理可能会导致患者死亡率的增加[6]。因此，对癫痫以及痫样放电的快速诊断、治疗以及随访都极为关键。正常人群中癫痫的发病率约为 2%，存在癫痫倾向的患者可能进入 ICU 治疗其他原因导致的疾病，而此类人群在急重症状态下是发作癫痫或癫痫持续状态的高危人群[7]。同样，癫痫或持续性癫痫状态的重症患者因为多种抗癫痫药物和镇静剂的应用常需要开放气道，血流动力学支持和密切监测调整等，往往也需要进行重症监护治疗。

癫痫持续状态意味着长时间的癫痫发作，与自限性、孤立性癫痫不同，其既是入 ICU 的原因，也是 ICU 内常见的并发症。癫痫持续超过 5 分钟或两次发作中未能恢复到既往神志基线即为癫痫持续状态[8]。癫痫持续状态也可表现为几乎不伴有任何临床症状的亚临床型癫痫。在昏迷患者中行 EEG 监测发现：8%～10% 的患者出现非惊厥性癫痫持续状态[9]。

认识并熟悉癫痫以及亚临床型癫痫的危险因素、临床表现、诊断以及管理是 ICU 医生的重要职责。医疗技术的发展极大地促进了 ICU 医师对癫痫患者的实时诊断和治疗。ICU 团队和神经 / 神经生理学团队之间的沟通对于患者及时治疗和改善预后尤为关键[6]。

流行病学

ICU 患者发生癫痫的流行病学数据非常有限。在一项对 ICU 患者进行的 10 年回顾性研究显示，每 1 000 例 ICU 患者中有 7 例出现癫痫发作[10]。另一项为期 2 年在 ICU 患者中进行的前瞻性研究发现，每 1 000 例 ICU 患者中有 35 例出现癫痫发作[11]。而另外一项回顾性研究发现 570 例进行连续脑电图监测的患者，110 例出现癫痫发作（19%），其中 89% 为 ICU 患者，92% 的癫痫发作为非惊厥性癫痫，需要 EEG 辅助诊断[12]。

34% 的患者在住院期间经历过一次致死性癫痫发作。一项内科 ICU 的研究表明，ICU 内非神经重症患者发生癫痫后死亡率增加 1 倍[11]。欧美 ICU 内癫痫持续状态的发生率约为（10.3～41）/10 万[3, 13-15]，在老人以及未成年人群中发生率更高[16, 13]。癫痫患者死亡率差别很大，但是长时间的癫痫发作是明确的预后不良因素。如患者全身惊厥性癫痫发作（generalized convulsive status epilepticus，GCSE）持续 30～59 分钟，死亡率为 2.7%，持续时间超过 60 分钟死亡率为 32%[17]，癫痫持续发作无法中止的患者死亡率升至 61%[18]。住院期间发生非惊厥性癫痫持续发作的患者死亡率高达 57%[6]，因其往往存在严重的精神障碍、呼吸衰竭和感染等诸多潜在的并发症[19]。探讨癫痫持续状态对死亡率的直接影响比重是比较困难的，因为影响预后的潜在病因过于繁杂。

表 54-1 总结了癫痫持续状态最常见的因素。50% 的发作与脑血管疾病有关[20]。抗癫痫药物的依从性差是既往存在癫痫病史患者出现癫痫持续状态的主要原因；而中枢神经系统感染、卒中和代谢紊乱在既往无癫痫病史的患者中占主导地位[7]。

关于 GCSE（广泛性癫痫持续发作）存活患者的预后数据有限，目前也没有办法可以可靠区分癫痫以及癫痫病因对患者预后的影响[21]。GCSE 存活患者的神经系统功能预后最差。死亡率增加的原因包括缺氧、颅内出血、肿瘤、感染和创伤。由于癫痫持续状态可引起患者智力下降，因此存活患者往往存在记忆和行为障碍，但与癫痫发作引起的神经器质性损伤并非线性关系。有病例报道显示，复杂部分性癫痫持续状态与患者记忆损伤有关[22]，但一项对 180 例高热惊厥持续状态儿童的前瞻性研究显示，患儿并未出现死亡，也没有出现新的认知或运动障碍[23]。动物实验和人口流行病学研究表明[24, 25]，癫痫持续状态可能是日后癫痫发作的危险因素。延长抗癫痫治疗时间能否降低日后癫痫发生风险仍不确定。

分类

国际抗癫痫联盟(International League Against Epilepsy，ILAE)在 2010 年修订了最新关于癫痫发作和分类的指导意见[26]。新的意见放弃了二分类的癫痫术语，比如复杂性或简单性的定义，因其可能误导医师认为癫痫状态仅包括两种觉醒状态。指南更倾向于使用描述性更强的术语以更好地表示在局灶性癫痫发作中所发生的觉醒状态、交互水平、反应性和记忆功能的多种改变(表 54-2)。局灶性和广泛性癫痫发作的概念仍然存在，但从病理生理学的角度重新进行了诠释，从单纯的癫痫灶的定位演变为侧重于对大脑皮质网络的理解。

局灶性癫痫发作指的是痫性放电只存在于半球或单个脑叶的情况。在广泛性癫痫发作中，痫性放电存在双侧半球。这些术语继续用于描述癫痫临床发作的初始阶段和表现。

新术语强调癫痫的病因可分为 3 大类：遗传、结构代谢和不明原因。而部分癫痫的成因有可能是混合型的，随着医疗技术发展可能会有助于提高我们对癫痫病因的认识。临床的电生理变化仍然是癫痫分类的核心，鉴别 3 种不同的癫痫病因分类仍然有意义。临床症状、脑电图以及影像检查在明确癫痫的类型以及病因中格外重要，而明确癫痫症状、病因以及癫痫灶定位也是癫痫治疗中的重要环节。

癫痫是异常过度和同步的大脑活动的临床表现。癫痫发作的临床表现因癫痫灶、痫样放电的活跃程度以及扩散模式等因素而不同，并可以影响所有可监测的大脑功能。除可明确观测的临床症状如抽搐之外，ICU 内进行明确的症状学描述以及诊断非常困难。ICU 患者往往因药物治疗、低血压、脓毒症或颅内病变而改变意识和影响药物作用，因此很难单纯靠观察定位局灶性癫痫以及广泛性癫痫的异同(表 54-3)。癫痫的分类需要综合临床症状以及这些详细的指标。如清醒的 ICU 患者存在稳定、持续、有规律的重复收缩的右臂肌

表 54-1　成人癫痫持续状态的诱因

既往癫痫病史	无癫痫病史
常见	
剂量不充足的抗癫痫药物使用	酒精相关
酒精相关	药物毒性
难治性癫痫	中枢感染
	头部外伤
	中枢肿瘤
不常见	
中枢感染	代谢异常
代谢异常	中风
药物毒性	
中风	
中枢肿瘤	
头部外伤	

表 54-2　2010 年国际抗癫痫联盟修改后的癫痫症状*

1. 局灶性癫痫
    a. 无意识改变或觉醒状态的改变
    b. 可观测到的运动或者不自主活动
    c. 主观感觉或心理现象
    d. 意识 / 觉醒状态 / 认识损害
    e. 可演变为双侧惊厥性癫痫
2. 广泛性癫痫
    a. 强直 - 阵挛(任意组合)
    b. 肌阵挛 - 强直 / 弛缓(任意组合)
    c. 失神
        典型失神
        不典型失神
        伴有特征(如睑肌阵挛)
    d. 阵挛
    e. 强直
    f. 弛缓

*Berg A，Millichap J. The 2010 revised classification of seizures and epilepsy. Continuum(Minneap Minn) 2013；19(3 Epilepsy)：571-597.

表 54-3　美国临床神经生理学学会标准化 ICU 术语

术语 1：癫痫灶位置	术语 2：痫样放电类型	增加描述	附加描述
广泛性	周期性放电	快波 +F	持续性(% 记录时间)
单侧性	节律性 δ 波	节律性 +R	持续期
双侧独立性	棘慢波	尖波 +S	频率
多灶性		无修饰语	清晰度
			极性
			绝对振幅(uV)
			刺激诱发

自 1～3 组内选择描述，必要时增加 4 组。

Hirsch LJ. Classification of EEG patterns in patients with impaired consciousness. Epilepsia 2011；52(Suppl. 8)：21-24.

肉并且反应灵敏，可以归类为局灶性的右臂癫痫持续状态，而无意识损害表现。

部分癫痫持续状态是一种特殊的局灶性癫痫持续状态，在这种状态下，因癫痫发生重复机械运动会影响身体的一小部分，有时会持续数月或数年。

国际抗癫痫联盟致力于修改和升级目前的癫痫分类系统，最新的信息可以在 www.ilae.org 上查到[27]。

发病机制和病理生理学

癫痫持续状态的病因和影响在细胞、大脑和系统水平上相互关联，而了解每个水平的病理生理改变均有助于下一步的治疗。癫痫发作的离子运动是在兴奋性氨基酸受体连接的离子通道打开后发生的。有 3 个通道的激活可能会将细胞内游离钙提高到有毒水平而显得至关重要，分别是：α- 氨基 -3- 羟基 -5- 甲基 -4- 异噁唑丙酸受体（alpha-amino-3-hydroxy-5-methyl-4-isoxazole propionic acid receptor，AMPAR）、n- 甲基 -d- 门冬氨酸受体（N-methyl-d-aspartate receptor，NMDAR）和代谢型通道。这些兴奋性氨基酸系统对学习和记忆至关重要。痫性放电引发的反调节离子运动如通过离子化的 γ- 氨基丁酸（γ-aminobutyric acid，GABAA）突触激活抑制性中间神经元从而抑制兴奋性神经元。

细胞内过量兴奋性氨基酸通道活性有以下影响：①细胞内产生毒性水平的游离钙；②活化自溶酶系统；③产生氧自由基；④产生既能增强随后兴奋，又能作为一种毒素的一氧化氮；⑤使酶和受体系统磷酸化，下调癫痫发作阈值；⑥细胞内渗透性增加，产生神经元水肿。如果无法产生三磷酸腺苷继而膜离子交换停止，神经元进一步水肿。以上为癫痫持续状态产生神经损伤的病理生理过程。癫痫持续时间越长，发生神经严重损伤的可能性越大，治疗也越发困难[28]。

癫痫持续状态发生期间及之后会引起一系列的生物物理和化学改变，其中对于神经系统损伤的机制已被阐明[29, 30]。失神性癫痫持续状态是一个例外，其可带来节律性的神志异常，但无明确的临床或者病理性的神经系统损害[31]。

癫痫持续状态的电生理特征可由脑电图来进行分型（如失神性癫痫的脑电即以 3Hz 棘慢波起始）。持续去极化改变了细胞外环境，细胞外钾浓度上升，从而超过了星形胶质细胞的耐受能力而带来损伤。

处于癫痫状态的细胞活动增加了对氧和葡萄糖的需求，大脑的血流量随之上升。大约 20 分钟后能量供应耗尽，导致局部分解代谢以支持离子泵工作，这被认为是癫痫致脑损伤的主要原因。GCSE 也会产生危及生命的全身性效应[32]。肾上腺素和皮质醇的过量分泌会在发作时引起全身和肺动脉压力急剧上升并导致高血糖。肌肉抽搐加速热量的产生，增加核心体温，血乳酸水平上升。气道阻塞和膈肌异常收缩损害患者的呼吸功能，二氧化碳产生增加的同时排出减少，引起呼吸性酸中毒合并代谢性酸中毒经常使动脉血液 pH 降低到 6.9 或更低。严重酸中毒带来的高钾血症对心脏电生理有害并可能促进癫痫发作。再加上低氧血症和血中儿茶酚胺水平升高的共同作用可能会导致心搏骤停。神经源性肺水肿也可能是导致死亡的原因之一。迅速终止癫痫活动是最有效的治疗方法。恢复通气和促进乳酸代谢能迅速恢复正常的 pH。

抽搐持续约 30 分钟后，肢体抽搐可能会减弱但痫样放电依然存在。低血压和高热会随之而来，同时因葡萄糖生成障碍导致低血糖。GCSE 患者往往会伴随误吸从而引起化学或细菌性肺炎。患者常可因持续抽搐发生横纹肌溶解继而导致肾衰竭。压迫性骨折、关节错位和肌腱撕脱是其他严重的并发症。

终止癫痫发作的机制并不明确。主要观点认为抑制机制主要作用于 GABA-ergic 神经元和抑制丘脑神经元。

临床表现

ICU 环境使得癫痫的早期识别比较困难，主要有以下几个因素：①原本存在意识障碍的患者出现非惊厥性癫痫；②神经肌肉阻滞和 / 或镇静患者出现癫痫；③将非癫痫异常运动和行为误认为癫痫发作。ICU 患者往往存在意识水平下降以及诸多药物使用，因此会忽视癫痫及其并发症的存在（如肝性脑病[33]或者脓毒症脑病[34]）。意识水平的进一步下降可能意味着癫痫，但除非刻意观察并诊断，否则癫痫发作甚至癫痫持续状态均可能无法被识别。

接受神经肌肉阻滞剂的患者无法出现癫痫发作的运动迹象。原发性脑损伤、肝性脑病或其他严重疾病导致颅内压（intracranial pressure，ICP）增高的患者可能同时面临瘫痪和镇静，在缺乏脑电图监测的情况下癫痫发作的诊断非常困难。心动过速、呼吸过速和高血压是癫痫发作的征兆，但临床上可能被误解为镇静作用不足或原发性循环呼吸系统疾病。

癫痫是 ICU 内非原发性神经系统疾病患者排在脑病之后的第二常见神经并发症[11]，这要求 ICU 医生必须能够发现并鉴别所有意识改变患者在 ICU 环境下的癫痫发作。

广泛性运动性癫痫发作和惊厥性癫痫持续状态在有癫痫病史的患者中更为常见，多与急性疾病发作或抗癫痫药物治疗依从性差有关。然而存在全身疾病或急性脑损伤的无癫痫病史的患者中，亚临床癫痫以及非惊厥性癫痫也越来越多地被发现。在 ICU 中 10%～30% 的精神状态改变患者发生非惊厥性癫痫和非惊厥性癫痫持续状态。危险因素包括中枢神经系统感染（脑膜炎或脑炎）和脑瘤或脑软化等局灶性病变。重症监护室的癫痫发作往往非常轻微，可能与脑损伤的解剖位置有关。轻微的面部或四肢抽搐、意识水平改变、眼球歪斜、异常面部表情和反复眨眼比常见的癫痫抽搐更常见。如果怀疑癫痫发作，有必要在存在以上改变的人群中进行持续的脑电图监测，因为非惊厥性癫痫持续状态诊断和治疗的延迟可能会导致患者在出院时的功能预后变差，并直接导致死亡率增加[35]。

患有代谢紊乱、缺氧和其他类型中枢神经系统损伤的患者可能表现出一系列可能被误认为是癫痫发作的异常运动症状。如扑翼性震颤是指在代谢性脑病的基础上，手腕或髋关节出现短暂的不同步的张力丧失。如缺氧后刺激诱发的严重肌阵挛可能是急性的，通常会在几天内自行消失。关于这种疾病是否为癫痫目前存在争议，但在大脑皮层完全受抑制的情况仍可观察到缺氧后的肌阵挛，故其与癫痫还是有一定区别的[36]。脑损伤患者可能表现为阵发性交感神经高反应性和相关的僵直或伸展姿势[37]。破伤风患者在痉挛时清醒，而不是像癫痫患者那样伸展手臂。ICU 精神障碍有时表现为精神上的非癫痫事件。由于这些事件往往集中在一起并表现为极为类似癫痫样的惊厥发作，因此在急诊科经常将其诊断为难治性癫痫持续状态并且进行治疗，从而导致患者误转入 ICU。癫痫发作和癫痫持续状态的临床表现依赖于癫痫类型和癫痫灶所位于的皮质区。表 54-2 和表 54-4 显示了 ILAE 提供的癫痫发作的分类；所有这些分类都可能在 ICU 中看到。

惊厥性癫痫或癫痫持续状态发作的主要特征是异常运动。最基础的异常运动即为强直，即局部或全身的一组肌肉持续的收缩。癫痫的异常运动也可表现为震颤或强直性痉挛。局灶性强直性痉挛发生后可伴随有震颤性发作，即强迫的、持续的、不自然的头部或眼睛旋转到一边而远离中线的震颤。阵挛性发作和肌阵挛发作也是异常运动中的常见现象，阵挛性发作是肌肉群有规律的、可预测的、有节奏的、重复性的收缩，而肌阵挛发作往往是不可预测的和不规则的短暂的非随意肌肉收缩；癫痫的异常运动可以是以上描述的异常动作以任何顺序在任何肌群如中央肌群或者四肢肌群中发生，也可无任何征兆地发生于局部或者全身。

表 54-4　2010 年国际抗癫痫联盟修改后的癫痫分类*

1. 基本运动发作
    a. 肌阵挛
    b. 阵挛
    c. 强直
    d. 扭转
    e. 肌痉挛
2. 阴性运动
    a. 弛缓
    b. 阴性肌阵挛
    c. 运动不能
    d. 动作少 / 行为中止
3. 复合活动性癫痫 / 自动活动
    a. 机械咀嚼
    b. 机械模仿
    c. 机械手 / 脚动作
    d. 机械体位
    e. 哭泣
    f. 发声
    g. 动作增加
4. 认知消失性癫痫
5. 自发性癫痫
6. 环境 / 氛围
    a. 感觉
        上腹不适，视觉，嗅觉，听觉，味觉，躯体感觉，头痛
    b. 精神 - 心理
        情感、记忆、复合知觉、幻觉
    c. 不受意志支配

*Berg A，Millichap J. The 2010 revised classification of seizures and epilepsy. Continuum（Minneap Minn）2013；19（3 Epilepsy）：571-597.

当一个患有 GCSE 的患者接受了剂量不足的抗癫痫药物治疗时，显著的惊厥抽搐可能会停止，但痫样放电仍然存在。一项对 164 例患者进行的前瞻性评估显示，近一半的患者在临床症状控制后的 24 小时内仍表现出持续的痫样放电[38]。惊厥中止后的脑电图监测对指导治疗至关重要[39]。

当癫痫持续状态中止后，患者通常会在 15～20 分钟恢复意识，部分患者恢复意识的速度更快。20 分钟后仍未恢复意识的患者需要考虑是否存在非惊厥性癫痫持续状态，应仔细观察患者细微的活动以观察是否存在前文所述的异常运动。存在非惊厥性癫痫持续状态的患者不会伴随 GCSE。未能成功诊断非惊厥性癫痫持续状态的患者多伴随有非特异性的神经行为异常，如精神错乱、嗜睡、奇怪的行为、猝倒或缄默[40]。如果 ICU 患者意识或认知发生了无法解释的改变，应高度怀疑为非惊厥性癫痫持续状态。

诊断流程

当患者存在临床可见的癫痫时，仔细观察发作时的临床症状至关重要。细微的症状亦可提供颅内定位证据或提示脑结构性疾病。发作中止后的检查也同样有意义，语言、运动、感觉以及复现的异常如广泛性癫痫发作可能有助于定位癫痫灶。

ICU 患者的癫痫发作需要关注几个潜在的原因。药物是引起 ICU 内癫痫发作的主要原因，尤其是肝肾功能不全或血 - 脑屏障不全的患者。特别需要注意的是亚胺培南西司他丁[41]和氟喹诺酮[42]可以降低肾功能不全患者癫痫发作的阈值。其他抗生素尤其是 β 内酰胺类药物也有潜在的致痫性[43]。七氟醚是一种挥发性麻醉剂，在既往无癫痫史的患者中具有剂量依赖性的致痫性[44]。

ICU 患者中的药物滥用史往往不被重视。急性可卡因或甲基苯丙胺中毒可能会引起交感兴奋后的癫痫发作[45]。尽管酒精戒断是癫痫发作的常见原因，但任何镇静类药物戒断 1～3 天后均有可能引起癫痫。麻醉药品的戒断可能会引起 ICU 患者癫痫发作。如癫痫患者无结构性致痫因素，应进行完整的毒物、感染性和代谢筛查。

癫痫患者的检查应包括血糖、电解质浓度和血浆渗透压。非酮症高血糖和低钠血症都可能导致癫痫局灶性和广泛性发作。癫痫发作可能是糖尿病的首发症状[46,47]。低钙血症很少导致新生儿人群以外的癫痫发作，排除低钙血症后需要进一步寻找癫痫的原因。而低镁血症是营养不良的酒

精中毒患者发生癫痫的重要原因。

癫痫患者的体格检查应尽可能全面进行以及有针对性地评估中枢神经系统。心血管疾病或全身感染的因素如皮肤感染和真菌感染等需要仔细筛查。一旦癫痫发作中止应立即进行影像学检查。对癫痫发作和癫痫持续状态的处理不应该因影像学检查或神经生理检查而延迟，诊断和治疗策略应同时实施。一项ICU患者的前瞻性研究发现，61例癫痫患者中有38例（62%）存在血管、感染性或肿瘤的原因[11]。考虑到目前大多数ICP监视器与MRI兼容，所有ICU患者新发癫痫时均应进行MRI检查。需要脑脊液检验的患者通常需要对大脑行影像学检查。当怀疑有中枢神经系统感染时，应在行检查检验的同时开始经验性抗生素治疗。

脑电图是评估疑似诊断癫痫患者的重要工具。局灶性癫痫表现为脑电异常起源于产生癫痫的皮质区域即癫痫灶。原发性广泛性癫痫发作从发病起即表现为累及双侧半球。发作后慢波或不对称EEG振幅提供了癫痫灶定位线索，痫样放电有助于鉴别癫痫的类型和起源并可能指导治疗。临床上癫痫中止后仍需要急诊EEG以排除非惊厥性癫痫持续状态的可能（图54-1）。

持续的脑电图监测可以协助明确癫痫的诊断、发作频率、癫痫灶定位和持续时间。它还有助于评估患者对治疗的反应和脑病严重程度。其可持续不断地提供长期数据和实时反馈，在几乎不增加患者的风险及成本的同时挽救生命[48]。鉴于非惊厥性癫痫持续状态在ICU患者的高发病率和与cEEG监测相关的低风险，即使是轻微的疑似癫痫也应启动脑电监测。现代化的脑电分析和趋势分析在ICU内价值巨大，因为这一技术允许医师快速审阅长时间的脑电趋势，识别细微的非对称性脑电活动，从而诊断以及定量化痫样放电。因此qEEG得到了学界的一致关注。cEEG的主要适应证包括精神状态改变、癫痫病史、意识波动、急性脑损伤、惊厥后癫痫状态，以及异常的刻板动作或行为，次要适应证包括评估镇静水平、监测血管痉挛、监测抗癫痫药物效果和撤离镇静药物[49]。cEEG可以协助判断心搏骤停后行亚低温治疗患者的预后情况，因此亚低温全程应进行cEEG直到复温完成为止。cEEG在伴或不伴肌阵挛的严重缺氧性脑病中的评估价值还需进一步评估[50]。

在ICU诊断为癫痫的患者中，超过半数的癫痫发作在脑电记录开始后30分钟内被检测出来，1/3的患者被发现在同一时间段内患有间脑癫痫。如果在2小时内没有出现癫痫异常，癫痫发作的风险就会降低[51]。然而常规的脑电监测可能会错过诊断癫痫发作的机会，因而进行连续的脑电监测格外重要。非惊厥性癫痫持续状态的存在，单侧的周期性放电，广泛周期性放电，以及异常的脑电图背景都可引起患者预后变差[2]。

准确阐释ICU中的脑电监测结果对神经生理学家和临床医生而言都是一个挑战。为了统一标准并确立脑电模式的临床意义，美国临床神经生理学学会的重症监护监测小组委员会为意识障碍的患者提出了脑电模式分类系统[52]。该系统提出按位置、周期、频率和形态对脑电图活动进行描述性分组，然后是一系列修正描述（见表54-3）。该系统内部可靠性较高。使用标准化的术语描述将有助于推进癫痫研究并加强理论与临床的联系从而提高ICU内对于癫痫的诊治水平。

处理流程

孤立性癫痫的处理

如ICU患者不存在中枢神经系统结构性病变，处理癫痫需要充分考虑癫痫的诱因，预测复发的可能性并认识到抗癫痫药物的作用和局限性。例如，酒精戒断期间癫痫发作并不一定需要长期治疗。患者可能需要预防震颤性谵妄，但必须

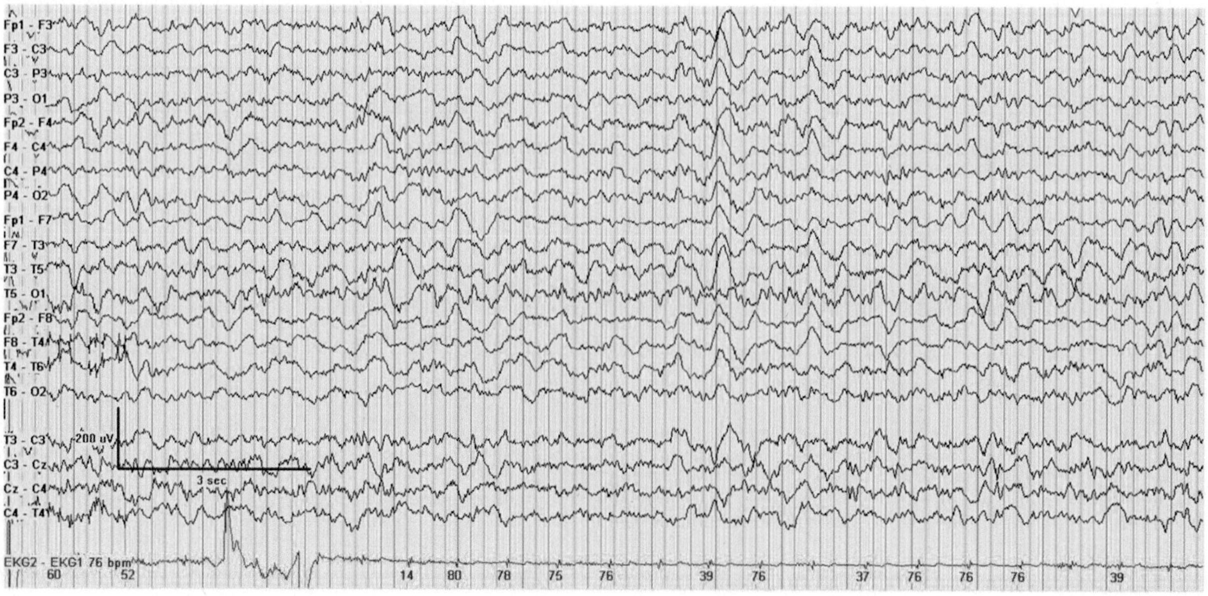

A1

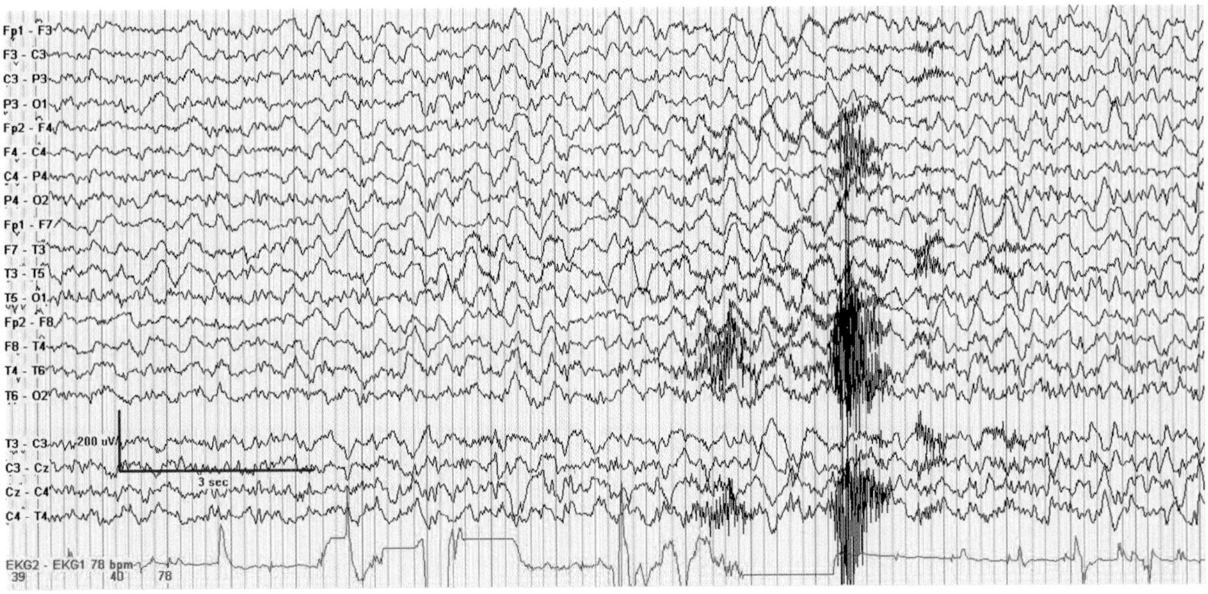
Fp1 - F3
F3 - C3
C3 - P3
P3 - O1
Fp2 - F4
F4 - C4
C4 - P4
P4 - O2
Fp1 - F7
F7 - T3
T3 - T5
T5 - O1
Fp2 - F8
F8 - T4
T4 - T6
T6 - O2
T3 - C3
C3 - Cz
Cz - C4
C4 - T4
200 uV
3 sec
EKG2 - EKG1 78 bpm
39
40
78

A2

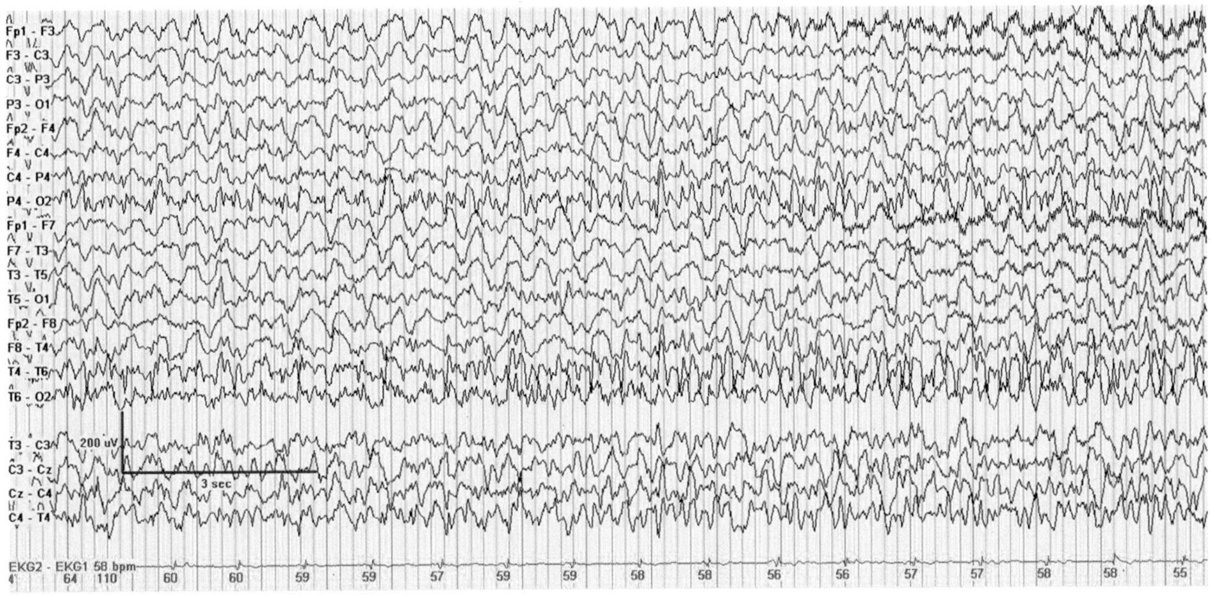
Fp1 - F3
F3 - C3
C3 - P3
P3 - O1
Fp2 - F4
F4 - C4
C4 - P4
P4 - O2
Fp1 - F7
F7 - T3
T3 - T5
T5 - O1
Fp2 - F8
F8 - T4
T4 - T6
T6 - O2
T3 - C3
C3 - Cz
Cz - C4
C4 - T4
200 uV
3 sec
EKG2 - EKG1 58 bpm
64 110 60 60 59 59 57 59 59 58 58 56 56 57 57 58 58 55

A3

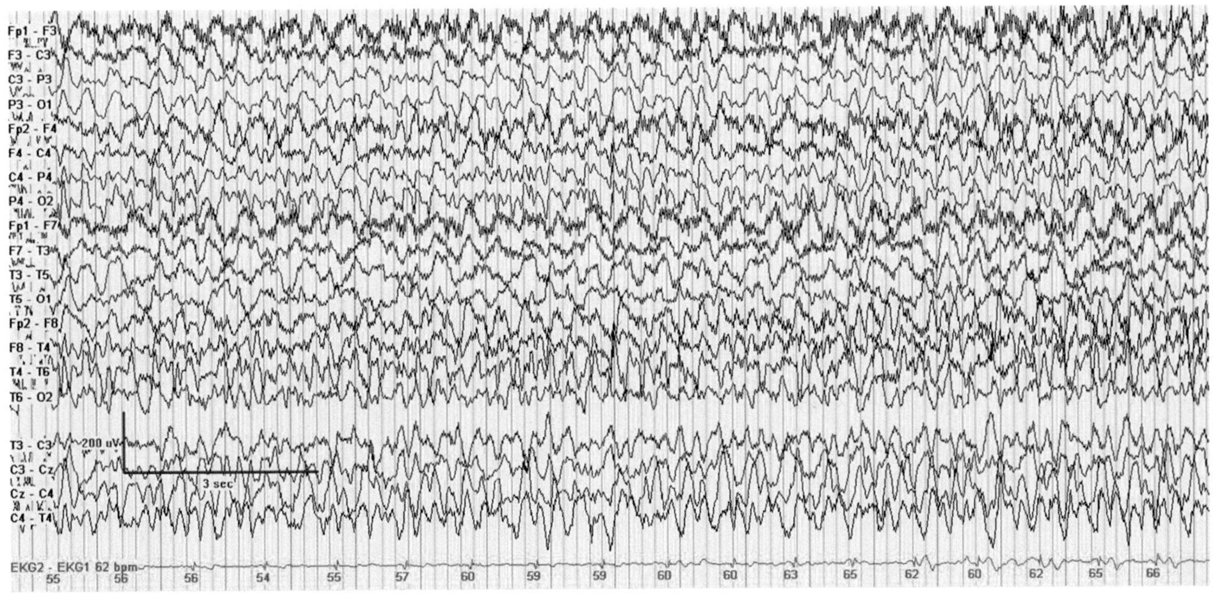
Fp1 - F3
F3 - C3
C3 - P3
P3 - O1
Fp2 - F4
F4 - C4
C4 - P4
P4 - O2
Fp1 - F7
F7 - T3
T3 - T5
T5 - O1
Fp2 - F8
F8 - T4
T4 - T6
T6 - O2
T3 - C3
C3 - Cz
Cz - C4
C4 - T4
200 uV
3 sec
EKG2 - EKG1 62 bpm
55 56 56 54 55 57 60 59 59 60 60 63 65 62 60 62 65 66

A4

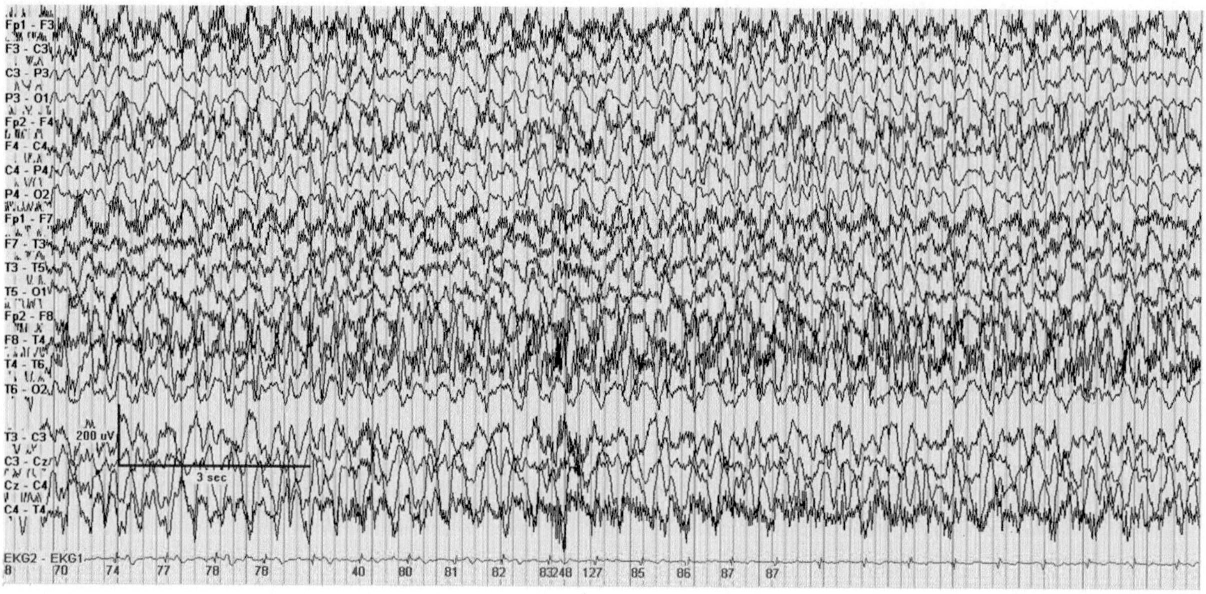
Fp1 - F3
F3 - C3
C3 - P3
P3 - O1
Fp2 - F4
F4 - C4
C4 - P4
P4 - O2
Fp1 - F7
F7 - T3
T3 - T5
T5 - O1
Fp2 - F8
F8 - T4
T4 - T6
T6 - O2
T3 - C3
C3 - Cz
Cz - C4
C4 - T4
200 uV
3 sec
EKG2 - EKG1
8 70 74 77 78 78 40 80 81 82 83248 127 85 86 87 87

A5

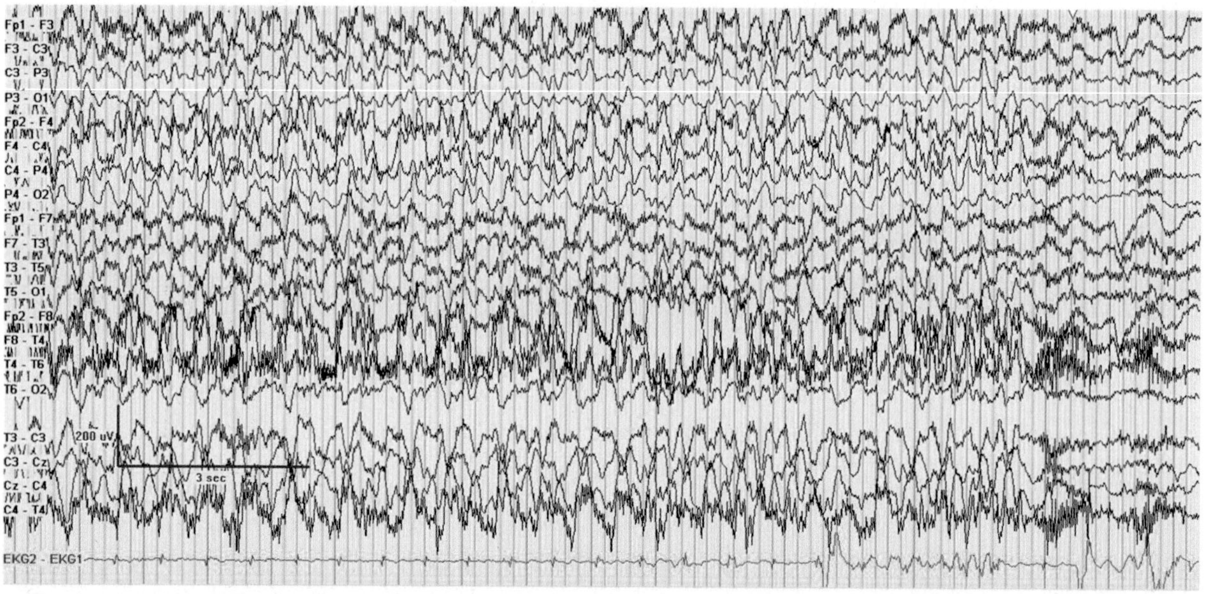
Fp1 - F3
F3 - C3
C3 - P3
P3 - O1
Fp2 - F4
F4 - C4
C4 - P4
P4 - O2
Fp1 - F7
F7 - T3
T3 - T5
T5 - O1
Fp2 - F8
F8 - T4
T4 - T6
T6 - O2
T3 - C3
C3 - Cz
Cz - C4
C4 - T4
200 uV
3 sec
EKG2 - EKG1

A6

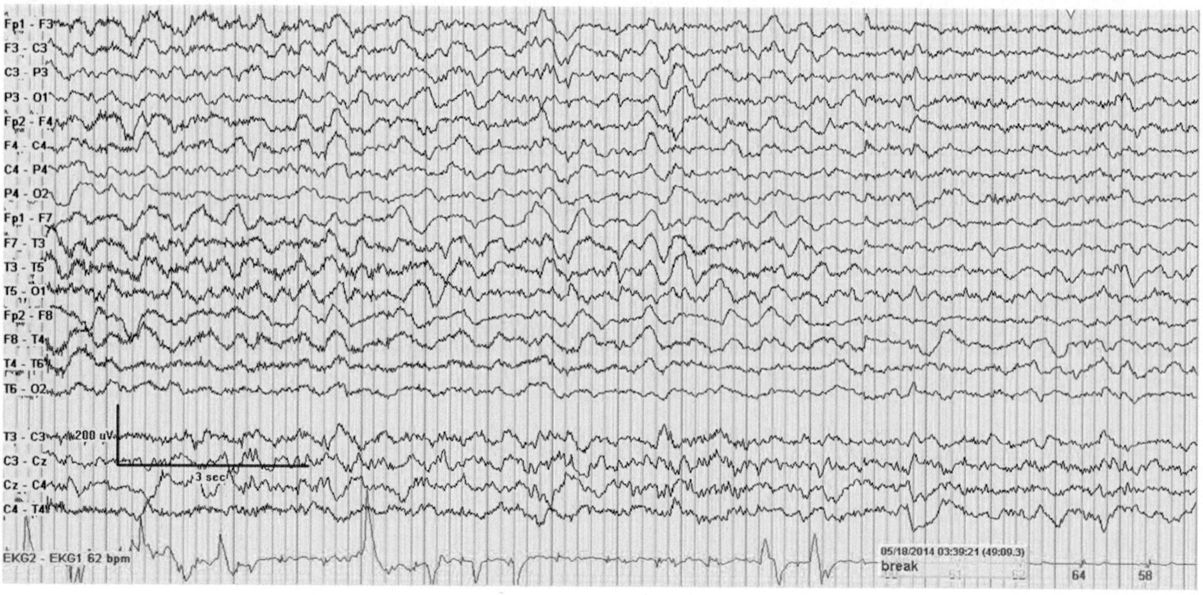
Fp1 - F3
F3 - C3
C3 - P3
P3 - O1
Fp2 - F4
F4 - C4
C4 - P4
P4 - O2
Fp1 - F7
F7 - T3
T3 - T5
T5 - O1
Fp2 - F8
F8 - T4
T4 - T6
T6 - O2
T3 - C3
C3 - Cz
Cz - C4
C4 - T4
200 uV
3 sec
EKG2 - EKG1 62 bpm
05/18/2014 03:39:21 (49:09.3)
break
64 58

A7

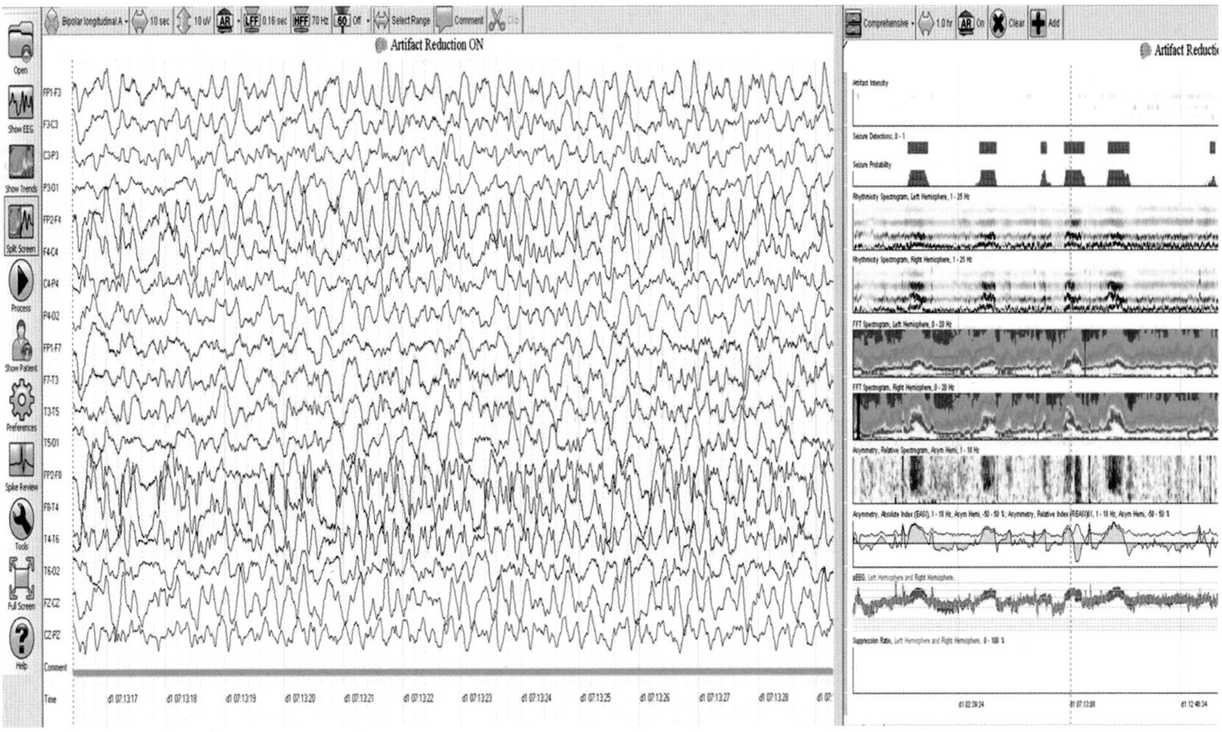

B

图 54-1 在 1 例 18 岁的自身免疫性脑炎昏迷患者中，脑电图（EEG）记录了癫痫持续状态。A 显示了发病（A1）、进展（A2～A6）和随后的癫痫发作（A7）。B 为定量脑电图显示同一患者反复发作

处理几乎所有的癫痫。而巴比妥或苯二氮䓬类戒断期间抽搐的患者应该接受苯二氮䓬类的短期治疗以防止癫痫发作。代谢紊乱引起的长期或频繁发作的癫痫，需要积极处理原发病，并临时用苯二氮䓬类药物治疗。例如，治疗与非酮症高血糖有关的局灶性癫痫发作的患者，应以纠正高血糖和低血容量血症为导向，而不是一味积极采用抗癫痫药物治疗[47]。另一方面，罹患 CNS 疾病的 ICU 患者即使单次发作，也应给予长期抗癫痫药物治疗。一般来说，在第一次非预期癫痫发作后开始抗癫痫治疗可能有助于预防复发[53]，但这一理念学术界争议较多[54]。如果危重患者的临床状况会因抽搐而严重复杂化，那么癫痫中止后的抗癫痫药物治疗也可能是至关重要的。

一般情况下，危重患者首选静脉给药，以避免药物吸收和代谢的变化。在美国，有列维替拉坦、拉考胺、苯妥英钠 / 磷苯妥英钠、丙戊酸和苯巴比妥四种剂型。

左乙拉西坦是一种新型的抗癫痫药物，在 ICU 中被越来越多地用于癫痫治疗和预防[55]。推荐的初始剂量是每 12 小时 500～1 000mg。目标浓度以及剂量 > 3 000mg 的治疗效果尚未确定。左乙拉西坦对多种发作类型都很敏感，一般耐受性良好，药物相互作用极小，不会被肝脏代谢。肾功能衰竭需要调整剂量，血液透析患者应给予补充剂量。

2008 年，拉科酰胺被批准作为成人局灶性发作性癫痫的辅助治疗，由于其疗效好，不良反应小在 ICU 中应用广泛。其有一种新的抗癫痫作用机制，已被研究用于治疗癫痫发作。最初的剂量是每天两次 100mg，根据反应和耐受性增加到每天两次 150～200mg 的推荐剂量。目标浓度暂不确定。暂未发现其已知的药物相互作用，但在肝肾功能损害患者中需要调整剂量。暂无在严重的肝衰竭患者中的应用记录。最常见的不良反应包括 PR 间期延长和低血压。

尽管越来越多的证据表明，苯妥英钠对认知、发烧和不良结局风险增加有严重影响[56, 57]，但仍经常被选择用于预防或治疗癫痫。苯妥英钠可以治疗目前所有的发作类型，治疗剂量为 100mg，2～4 次 / 天，目标浓度 10～20μg/ml。低血压和心律失常的患者接受静脉注射时应格外警惕。由于不良反应包括罕见的三度房室传导阻滞，当已知的传导异常患者静脉注射苯妥英时，应使用体外心脏起搏器。苯妥英钠的溶剂为丙二醇，蛋白结合率高，因此血清药物水平可以根据营养状况的不同而有很大的差异。苯妥英钠的前体药磷苯妥英是水溶性药物，与静脉注射苯妥英钠相比局部不良反应的发生率更低，但二者心血管并发症均很常见[58, 59]。磷苯妥英钠是按照苯妥英当量单位给药的，当患者从苯妥英转为使用磷苯妥英钠时不需要调整剂量，其在体内可迅速转化为苯妥英钠。磷苯妥英钠给药后的游离苯妥英水平与直接使用苯妥英钠无明显差异。如果血清苯妥英水平达到 10～20μg/ml 仍然出现癫痫复发，则需要追加注射第二剂。肝肾功能障碍均干扰苯妥英钠的代谢和排泄，故应密切监测血清苯妥英钠水平。对苯妥英钠和其他抗癫痫药物的不良反应已被充分认识[60]。

由于丙戊酸钠具有治疗全身性癫痫发作的作用，可能是有原发性全身癫痫发作史患者的首选药物。外伤性脑损伤

的患者使用丙戊酸药物需格外谨慎，在预防外伤性癫痫发作的丙戊酸钠与苯妥英钠的试验中，丙戊酸钠组死亡率呈上升趋势[61]。推荐起始剂量为10～15mg/(kg•d)，血清靶浓度为50～100μg/ml。其蛋白结合率为80%～90%，肾脏损害患者不需要剂量调节。肝功能障碍患者应减量使用，而严重的肝损害则是用药禁忌。慢性丙戊酸钠治疗的不良反应很多，包括高氨血症、血小板减少、肝毒性、胰腺炎以及许多其他药物相互作用。

苯巴比妥对那些持续发作或不能接受其他抗癫痫药物的患者来说仍然是一种有效的抗癫痫药物，初始剂量建议在1～2剂之后达到1～3mg/(kg•d)。目标浓度20～40μg/ml。肝肾功能障碍影响苯巴比妥代谢，故需要密切监测血清药物浓度。主要不良反应为镇静，很少发生过敏反应。

癫痫持续状态处理

近期，癫痫持续状态的评估和处理被充分认识并阐述。癫痫持续状态的定义包括持续5分钟或更长时间的临床症状和(或)痫样放电，或两次发作之间患者神志没有恢复到之前的基线水平。以前的定义包括持续30分钟或更长时间的癫痫发作，但是有证据表明，不可逆的神经损伤可能发生在这之前，并且持续5分钟以上的癫痫发作不会自发停止[1]。

图54-2显示了癫痫持续状态的处理常用药物，表54-5总结了治疗流程，包括药物治疗的细节[1]。GCSE和非惊厥性癫痫持续状态均与致残率和死亡率增加有关，应作为神经系统急症紧急处理。一般的ICU处理包括气道保护，快速排除代谢异常(特别是低血糖)，开放静脉通路并确保血流动力学稳定。一旦癫痫状态确诊后，应立即启动抗癫痫治疗，目的是尽快终止临床癫痫和痫样放电。治疗方法分为紧急初始治疗、紧急控制治疗和难治性癫痫持续状态治疗。

紧急初始治疗是指为尽早终止癫痫发作而采取的首批抗癫痫药物的使用。普遍认为苯二氮䓬类药物是首选的初始治疗药物。一项大型多中心临床试验比较了多个一线抗癫痫方案，发现劳拉西泮的成功率最高[62]。首选的给药途径包括静脉注射(如果静脉通路开放)和肌内注射(intramuscular，IM)[63]，但颊、鼻或直肠的给药途径亦可考虑。若静脉通道已开放则劳拉西泮为首选药物；咪达唑仑为首选肌注药物；地西泮常用于直肠给药。苯二氮䓬类药物的不良反应主要表现为呼吸抑制[64]。一项随机对照试验表明，与安慰剂相比接受劳拉西泮治疗的患者呼吸抑制或循环并发症的发生率较低。劳拉西泮的初始剂量为0.1mg/kgiv，最高为4mg/kg，5～10分钟后可重复给药。咪达唑仑的给药剂量为0.2mg/kg im或iv，最高为10mg，而有观点甚至提倡使用更高剂量的苯二氮䓬类药物。在欧洲，医生可以选择氯硝西泮静脉注射以达到紧急初始治疗的目的。从药代动力学的角度分析，苯二氮䓬类药物会迅速重新分布，导致作用时间较短。因此紧急初始治疗应与紧急控制治疗紧密结合，以快速中止癫痫为目标。假若苯二氮䓬类药物不能控制癫痫发作，应启动紧急控制治疗以终止癫痫发作。一旦癫痫发作由苯二氮䓬类药物控制，紧急控制治疗的目标是防止癫痫复发。

与ICU孤立性癫痫发作的治疗一样，首选静脉给药，因其可以更快达到药物治疗目标浓度。对苯妥英/磷苯妥英、丙戊酸、利夫替拉坦、苯巴比妥、咪达唑仑等药物连续静脉输注均可以达到治疗目的。此外，拉科酰胺也是治疗癫痫持续状态的常用药物，特别是在治疗难治性癫痫持续状态中使用最多[65,66]。药物在癫痫持续状态下的剂量见表54-5。

难治性癫痫持续状态指的是标准治疗方案无法中止的

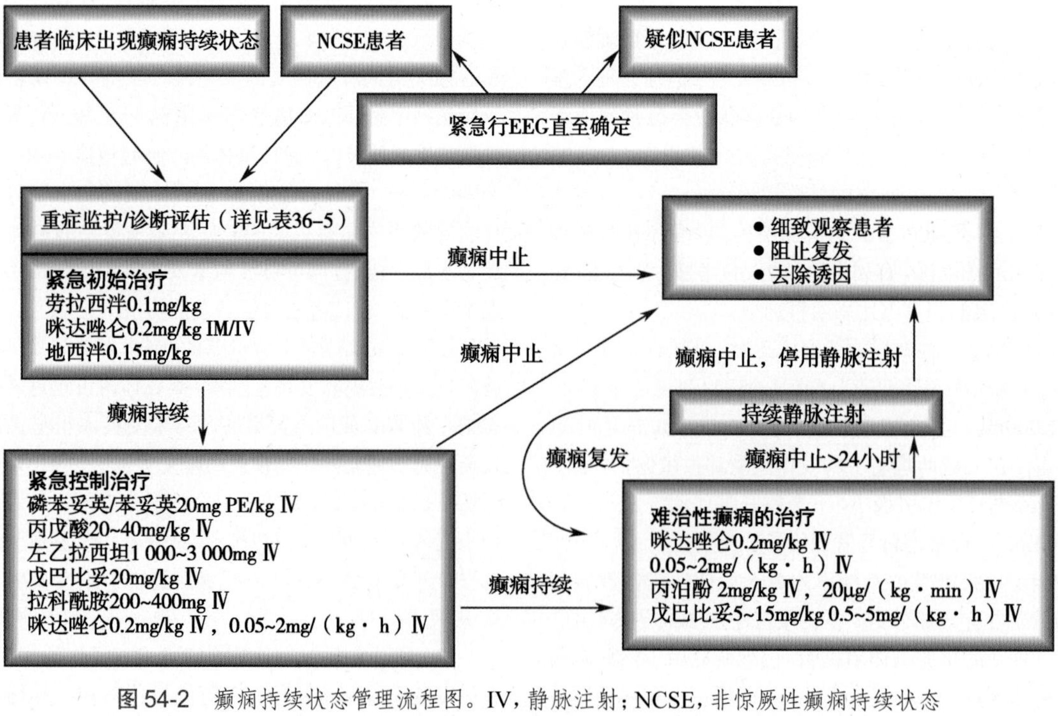

图54-2 癫痫持续状态管理流程图。IV，静脉注射；NCSE，非惊厥性癫痫持续状态

表 54-5　癫痫持续状态治疗流程

应尽早给予癫痫患者正确处理，并同时给予紧急治疗。治疗应迅速升级直到癫痫发作得到控制

1a. 重症监护治疗（视临床情况决定）
- A. 气管插管和机械通气
- B. 生命体征监测
- C. 开放静脉通路
- D. 使用血管活性药物纠正低血压
- E. 指尖血糖监测
- F. 营养复苏（硫胺素，葡萄糖）
- G. 高血压可能与持续的癫痫发作活动有关，终止癫痫持续状态通常会从根本上纠正与之相关的高血压。此外，许多用于终止癫痫持续状态的药物可以产生低血压

1b. 使用苯二氮䓬类药物紧急初始治疗
- A. 劳拉西泮 0.1mg/kg，每剂最高 4mg，5～10 分钟后可重复给药
- B. 咪达唑仑 0.2mg/kg IV，最高 10mg
- C. 地西泮 0.15mg/kg，每剂最高 10mg，5 分钟后可重复给药

2. 紧急控制治疗 - 抗癫痫药物静脉注射
- A. 磷苯妥英 / 苯妥英 20mg PE/kg IV，5 分钟后可追加 5mg/kg
- B. 丙戊酸钠 20～40mg/kg IV，可追加给药 20mg/kg IV
- C. 左乙拉西坦 1 000～3 000mg IV
- D. 苯巴比妥 20mg/kg IV，可追加给药 5～10mg/kg
- E. 拉科酰胺 200～400mg IV
- F. 咪达唑仑单剂 0.2mg/kg IV，0.05～2mg/（kg•h）序贯静脉注射

3. 持续滴定式输注抗癫痫药物直至癫痫停止，暴发 - 抑制或脑电完全抑制
- A. 咪达唑仑首剂 0.2mg/kg IV，0.05～2mg/（kg•h）序贯静脉注射
- B. 丙泊酚首剂 2mg/kg IV，20μg/（kg•min）连续输注，滴定至 30～200μg/（kg•min）
- C. 戊巴比妥 5～15mg/kg。可追加 5～10mg/kg，0.5～5mg/（kg•h）序贯注射

4. 治疗并发症

癫痫持续状态的并发症可累及多个器官系统，尤其是惊厥性癫痫持续状态与心血管系统并发症如高血压、心动过速、横纹肌溶解和高热有关。呼吸系统并发症包括呼吸衰竭、缺氧和神经源性肺水肿。癫痫持续状态与神经损伤和脑水肿有关，颅内压增高可能需要用高渗剂控制颅内压，同时进行颅内压监测和积极治疗

IV，静脉注射。

癫痫持续状态。尽管这一定义目前存在争议，但大多数专家认为如果足够剂量的初始化的苯二氮䓬类药物加常规抗癫痫药物治疗后癫痫持续或者复发，则意味着抗癫痫失败[1]。通常需要持续的脑电图监测来排除持续的痫样放电。如果患者生命体征稳定，且不需要插管来保护气道的话，可以尝试间断补充抗癫痫药物治疗复发性发作。如果间断给药无法控制癫痫，应立刻转为持续输注抗癫痫药物。最常用的药物是咪达唑仑、异丙酚、戊巴比妥和硫喷妥钠。剂量建议列于表 54-5。需要这些治疗方法的患者通常需要机械通气和密切的循环监测。目前暂无充分证据显示何种药物优先于其他药物。而我们的首选是咪达唑仑，因其在成人和儿童中均有很高的敏感性[67,68]，且水溶性好，与戊巴比妥或丙泊酚相比心血管不良反应发生率更低。但咪达唑仑多次给药的话其终末半衰期会延长到正常的 3～8 倍[69]。异丙酚对难治性癫痫持续状态有效，但与其他药物的比较结果有利有弊[70,71]。如果需要大剂量来控制癫痫发作的话，特别是在年轻患者中需要考虑丙泊酚输注综合征的风险。大剂量戊巴比妥治疗控制癫痫发作最常见的不良反应是严重低血压，并可增加患者死亡率[72]。有报道称经戊巴比妥输注治疗的患者有院内呼吸道感染增加的风险[73]。

一旦惊厥或非惊厥癫痫发作控制超过 24～48 小时，应开始逐渐停止持续输注。如果停药后再次发作应继续输注，直到发作得到控制。在这一点上，可以考虑加用抗癫痫药物或其他治疗方法，如亚低温、免疫调节或神经外科干预。

知识点

1. ICU 患者的癫痫发作和癫痫持续状态较为常见，与高致残率和死亡率有关。
2. 当患者癫痫发作时细致观察极为重要。广泛性发作后的语言、运动、感觉、反射异常可提供癫痫灶定位证据。

知识点(续)

3. 癫痫持续时间超过5分钟或2次发作间未恢复基础神志，应被视为癫痫持续状态。患者抽搐停止20分钟后未恢复基础神志需要考虑是否存在非惊厥性癫痫持续状态，cEEG在监测和治疗中极为重要。
4. 对于ICU内发作过癫痫的中枢神经系统疾病患者，应该给予长期抗癫痫药物治疗，并且抗癫痫治疗在出院前应重新进行评估。
5. 癫痫持续状态的紧急初始治疗首选苯二氮䓬类(劳拉西泮，咪达唑仑，地西泮)。然后是紧急控制治疗，包括左乙拉西坦、丙戊酸钠、苯妥英/磷苯妥英、苯巴比妥或拉科酰胺。对于初始化的苯二氮䓬类药物加常规抗癫痫药物治疗后癫痫持续发作患者，应持续输注咪达唑仑、巴比妥或丙泊酚治疗。

(张丽娜 译，赵妍 审校)

参考文献

1. Brophy GM, et al. Guidelines for the evaluation and management of status epilepticus. Neurocrit Care 2012;17(1):3-23.
2. Rai V, et al. Continuous EEG predictors of outcome in patients with altered sensorium. Seizure 2013;22(8):656-61.
3. Vespa PM, et al. Nonconvulsive electrographic seizures after traumatic brain injury result in a delayed, prolonged increase in intracranial pressure and metabolic crisis. Crit Care Med 2007; 35(12):2830-6.
4. Vespa PM, et al. Nonconvulsive seizures after traumatic brain injury are associated with hippocampal atrophy. Neurology 2010;75(9):792-8.
5. Kilbride RD, Costello DJ, Chiappa KH. How seizure detection by continuous electroencephalographic monitoring affects the prescribing of antiepileptic medications. Arch Neurol 2009;66(6): 723-8.
6. Young GB, Jordan KG, Doig GS. An assessment of nonconvulsive seizures in the intensive care unit using continuous EEG monitoring: an investigation of variables associated with mortality. Neurology 1996;47(1):83-9.
7. Garzon E, Fernandes RM, Sakamoto AC. Analysis of clinical characteristics and risk factors for mortality in human status epilepticus. Seizure 2003;12(6):337-45.
8. Lowenstein DH, Bleck T, Macdonald RL. It's time to revise the definition of status epilepticus. Epilepsia 1999;40(1):120-2.
9. Towne AR, et al. Prevalence of nonconvulsive status epilepticus in comatose patients. Neurology 2000;54(2):340-5.
10. Wijdicks EF, Sharbrough FW. New-onset seizures in critically ill patients. Neurology 1993;43(5): 1042-4.
11. Bleck TP, et al. Neurologic complications of critical medical illnesses. Crit Care Med 1993;21(1): 98-103.
12. Claassen J, et al. Detection of electrographic seizures with continuous EEG monitoring in critically ill patients. Neurology 2004;62(10):1743-8.
13. Hesdorffer DC, et al. Incidence of status epilepticus in Rochester, Minnesota, 1965-1984. Neurology 1998;50(3):735-41.
14. DeLorenzo RJ, et al. A prospective, population-based epidemiologic study of status epilepticus in Richmond, Virginia. Neurology 1996;46(4):1029-35.
15. Coeytaux A, et al. Incidence of status epilepticus in French-speaking Switzerland: (EPISTAR). Neurology 2000;55(5):693-7.
16. Knake S, et al. Incidence of status epilepticus in adults in Germany: a prospective, population-based study. Epilepsia 2001;42(6):714-18.
17. Towne AR, et al. Determinants of mortality in status epilepticus. Epilepsia 1994;35(1):27-34.
18. Delanty N, et al. Status epilepticus arising de novo in hospitalized patients: an analysis of 41 patients. Seizure 2001;10(2):116-19.
19. Shneker BF, Fountain NB. Assessment of acute morbidity and mortality in nonconvulsive status epilepticus. Neurology 2003;61(8):1066-73.
20. Hauser WA. Status epilepticus: epidemiologic considerations. Neurology 1990;40(5 Suppl. 2):9-13.
21. Lothman EW, Bertram EH 3rd. Epileptogenic effects of status epilepticus. Epilepsia 1993;34(Suppl. 1):S59-70.
22. Treiman DM, Delgado-Escueta AV. Complex partial status epilepticus. Adv Neurol 1983;34:69-81.
23. Shinnar S, et al. Short-term outcomes of children with febrile status epilepticus. Epilepsia 2001; 42(1):47-53.
24. Brandt C, et al. Epileptogenesis and neuropathology after different types of status epilepticus induced by prolonged electrical stimulation of the basolateral amygdala in rats. Epilepsy Res 2003;55(1-2): 83-103.
25. Berg AT, et al. Early development of intractable epilepsy in children: a prospective study. Neurology 2001;56(11):1445-52.
26. Berg AT, et al. Revised terminology and concepts for organization of seizures and epilepsies: report of the ILAE Commission on Classification and Terminology, 2005-2009. Epilepsia 2010;51(4): 676-85.
27. Epilepsy ILAE. Definitions & Classification. Available from: <http://www.ilae.org/Visitors/Centre/Definition_Class.cfm>.
28. Goodkin HP, Liu X, Holmes GL. Diazepam terminates brief but not prolonged seizures in young, naive rats. Epilepsia 2003;44(8):1109-12.
29. Lowenstein DH, Simon RP, Sharp FR. The pattern of 72-kDa heat shock protein-like immunoreactivity in the rat brain following flurothyl-induced status epilepticus. Brain Res 1990;531(1-2):173-82.
30. Wasterlain CG, et al. Pathophysiological mechanisms of brain damage from status epilepticus. Epilepsia 1993;34(Suppl. 1):S37-53.
31. Shirasaka Y. Lack of neuronal damage in atypical absence status epilepticus. Epilepsia 2002;43(12): 1498-501.
32. Walton NY. Systemic effects of generalized convulsive status epilepticus. Epilepsia 1993;34(Suppl. 1):S54-8.
33. Ficker DM, Westmoreland BF, Sharbrough FW. Epileptiform abnormalities in hepatic encephalopathy. J Clin Neurophysiol 1997;14(3):230-4.
34. Bolton CF, Young GB, Zochodne DW. The neurological complications of sepsis. Ann Neurol 1993;33(1):94-100.
35. Laccheo I, et al. Non-convulsive status epilepticus and non-convulsive seizures in neurological ICU patients. Neurocrit Care 2015;22(2):202-11.
36. Kanemoto K, Ozawa K. A case of post-anoxic encephalopathy with initial massive myoclonic status followed by alternating Jacksonian seizures. Seizure 2000;9(5):352-5.
37. Baguley IJ, et al. Paroxysmal sympathetic hyperactivity after acquired brain injury: consensus on conceptual definition, nomenclature, and diagnostic criteria. J Neurotrauma 2014;31(17):1515-20.
38. DeLorenzo RJ, et al. Persistent nonconvulsive status epilepticus after the control of convulsive status epilepticus. Epilepsia 1998;39(8):833-40.
39. Friedman D, Claassen J, Hirsch LJ. Continuous electroencephalogram monitoring in the intensive care unit. Anesth Analg 2009;109(2):506-23.
40. Kaplan PW. Nonconvulsive status epilepticus in the emergency room. Epilepsia 1996;37(7):643-50.
41. Campise M. Neurological complication during imipenem/cilastatin therapy in uraemic patients. Nephrol Dial Transplant 1998;13(7):1895-6.
42. Kushner JM, Peckman HJ, Snyder CR. Seizures associated with fluoroquinolones. Ann Pharmacother 2001;35(10):1194-8.
43. Abanades S, et al. Reversible coma secondary to cefepime neurotoxicity. Ann Pharmacother 2004; 38(4):606-8.
44. Jaaskelainen SK, et al. Sevoflurane is epileptogenic in healthy subjects at surgical levels of anesthesia. Neurology 2003;61(8):1073-8.
45. Klein C, et al. Body packer: cocaine intoxication, causing death, masked by concomitant administration of major tranquilizers. Eur J Neurol 2000;7(5):555-8.
46. Morres CA, Dire DJ. Movement disorders as a manifestation of nonketotic hyperglycemia. J Emerg Med 1989;7(4):359-64.
47. Hennis A, Corbin D, Fraser H. Focal seizures and non-ketotic hyperglycaemia. J Neurol Neurosurg Psychiatry 1992;55(3):195-7.
48. Ney JP, et al. Continuous and routine EEG in intensive care: utilization and outcomes, United States 2005-2009. Neurology 2013;81(23):2002-8.
49. Claassen J, et al. Recommendations on the use of EEG monitoring in critically ill patients: consensus statement from the neurointensive care section of the ESICM. Intensive Care Med 2013;39(8): 1337-51.
50. Crepeau AZ, et al. Continuous EEG in therapeutic hypothermia after cardiac arrest: prognostic and clinical value. Neurology 2013;80(4):339-44.
51. Westover MB, et al. The probability of seizures during EEG monitoring in critically ill adults. Clin Neurophysiol 2014;126(3):463-71.
52. Hirsch LJ. Classification of EEG patterns in patients with impaired consciousness. Epilepsia 2011;52(Suppl. 8):21-4.
53. Randomized clinical trial on the efficacy of antiepileptic drugs in reducing the risk of relapse after a first unprovoked tonic-clonic seizure. First Seizure Trial Group (FIR.S.T. Group). Neurology 1993;43(3 Pt 1):478-83.
54. Musicco M, et al. Treatment of first tonic-clonic seizure does not improve the prognosis of epilepsy. First Seizure Trial Group (FIRST Group). Neurology 1997;49(4):991-8.
55. Szaflarski JP, et al. Levetiracetam use in critically ill patients. Neurocrit Care 2007;7(2):140-7.
56. Naidech AM, et al. Anticonvulsant use and outcomes after intracerebral hemorrhage. Stroke 2009;40(12):3810-15.
57. Naidech AM, et al. Phenytoin exposure is associated with functional and cognitive disability after subarachnoid hemorrhage. Stroke 2005;36(3):583-7.
58. Browne TR. Fosphenytoin (Cerebyx). Clin Neuropharmacol 1997;20(1):1-12.
59. Fierro LS, Savulich DH, Benezra DA. Safety of fosphenytoin sodium. Am J Health Syst Pharm 1996;53(22):2707-12.
60. Smith M, Bleck TP. Toxicity of anticonvulsants. In: Goetz CG, Klawans HL, Tanner CM, editors. Textbook of Clinical Neuropharmacology. New York: Raven Press; 1992, p. 45-64.
61. Temkin NR, et al. Valproate therapy for prevention of posttraumatic seizures: a randomized trial. J Neurosurg 1999;91(4):593-600.
62. Treiman DM, et al. A comparison of four treatments for generalized convulsive status epilepticus. Veterans Affairs Status Epilepticus Cooperative Study Group. N Engl J Med 1998;339(12):792-8.
63. Silbergleit R, et al. Intramuscular versus intravenous therapy for prehospital status epilepticus. N Engl J Med 2012;366(7):591-600.
64. Alldredge BK, et al. A comparison of lorazepam, diazepam, and placebo for the treatment of out-of-hospital status epilepticus. N Engl J Med 2001;345(9):631-7.
65. Hofler J, et al. Intravenous lacosamide in status epilepticus and seizure clusters. Epilepsia 2011; 52(10):e148-52.
66. Legros B, et al. Intravenous lacosamide in refractory seizure clusters and status epilepticus: comparison of 200 and 400 mg loading doses. Neurocrit Care 2013;20(3):484-8.
67. Igartua J, et al. Midazolam coma for refractory status epilepticus in children. Crit Care Med 1999;27(9):1982-5.
68. Hanley DF Jr, Pozo M. Treatment of status epilepticus with midazolam in the critical care setting. Int J Clin Pract 2000;54(1):30-5.
69. Naritoku DK, Sinha S. Prolongation of midazolam half-life after sustained infusion for status epilepticus. Neurology 2000;54(6):1366-8.
70. Stecker MM, et al. Treatment of refractory status epilepticus with propofol: clinical and pharmacokinetic findings. Epilepsia 1998;39(1):18-26.
71. Prasad A, et al. Propofol and midazolam in the treatment of refractory status epilepticus. Epilepsia 2001;42(3):380-6.
72. Bleck T. High-dose pentobarbital treatment of refractory status epilepticus: a meta-analysis of published studies. Epilepsia 1992;33:5.
73. Sato M, et al. Complications associated with barbiturate therapy. Resuscitation 1989;17(3):233-41.
74. Berg A, Millichap J. The 2010 revised classification of seizures and epilepsy. Continuum (Minneap Minn) 2013;19(3 Epilepsy):571-97.

55 重症相关的神经肌肉功能障碍

Diana J. Goodman and Thomas P. Bleck

神经肌肉功能障碍既可能是导致患者转入重症监护室(intensive care unit, ICU)的原因,也可能是一些其他重症或者其治疗后产生的结果。本章聚焦由于神经肌肉疾病所导致的呼吸衰竭,同时也讨论在这种情况下发生的自主神经功能障碍。为便于读者理解下文所提及的诸多概念,这里对后文所涉及的运动单元及其生理功能做一简述,对与通气密切相关的特定肌群给予详述。

运动单元及其生理功能

中枢神经系统(central nervous system, CNS)中进行冲动传出的神经主要由低级运动神经单元(也叫 α 运动神经元)所支配。一个完整的运动单位由更低级的运动神经元及其神经末梢、神经肌肉接头、受其支配的肌纤维所组成。下运动神经元的细胞体位于脑干以控制颅内肌肉的活动,位于脊髓前角以控制躯干肌的活动。运动轴突通过蛛网膜下隙并穿透硬脑膜成为神经根,它们可能与其他运动轴突和神经丛中的感觉神经、自主神经相连,然后通过周围神经到达其支配的肌肉。α 运动神经元是有髓鞘包裹的,髓鞘可以加速神经冲动传播。单个的运动神经元突触发散出多条末端分支,支配各自的肌纤维。

运动神经元与肌肉通过一个叫作神经肌肉接头的特定区域进行联系,在神经肌肉接头的突触前侧,神经递质 - 乙酰胆碱在此合成,并在囊泡中包裹及储存,以备释放。轴突去极化激活了突触前膜的电压门控的钙离子通道,钙通道的开放激活了囊泡向突触前膜移动的分子机制。然后,囊泡与膜融合并将乙酰胆碱释放到突触间隙。乙酰胆碱分子与突触后膜上的受体结合导致钠离子内流,使肌肉终板上的电压增高。当终板电位超过电压阈值水平,肌细胞膜开始去极化。这种去极化使得肌浆网中的钙离子释放,肌肉通过兴奋 - 收缩耦联机制发生肌肉收缩。乙酰胆碱受体复合物活化后,乙酰胆碱分子被胆碱酯酶所降解,突触前神经元再循环此反应中释放的胆碱。

呼吸肌

根据肌肉对呼吸的重要性来定义 3 个肌群(图 55-1)[1]:

1. 上呼吸道肌群:腭、咽、喉和舌。
2. 吸气肌群:胸锁乳突肌、横膈膜肌、斜角肌和胸骨旁肋间肌。
3. 呼气肌群:内部肋间肌(除外胸骨旁)和腹部肌肉。

上呼吸道肌群受下级脑神经支配。胸锁乳突肌主要受颅神经Ⅺ的支配,同时较少部分受 C_2 支配。膈神经起于 C_3 和 C_5 的椎体间,主要由位于 C_4 的膈神经支配膈肌。支配斜角肌的神经发自 C_4～C_8,支配胸骨旁肋间肌的神经发自 T_1～T_7。肋间肌接受发自 T_1～T_{12} 的神经支配,腹部肌肉接受从 T_7～L_1 的神经支配。

神经肌肉性呼吸衰竭的临床表现

由神经肌肉性疾病所致的呼吸功能障碍,患者通常同时发生上呼吸道功能障碍和潮气量降低(diminished tidal volume, Vt)。上呼吸道肌肉无力通常表现为:液体吞咽困难,呼吸道分泌物堆积,以及嘶哑或鼻音。不仅仅是吸气的风险,这些患者还存在因肌无力所致胸腔负压降低、气道不通畅而出现吸气性呼吸困难[2]。

潮气量降低继发于吸气肌肌无力。除了膈肌无力,还可能有腹腔内的运动失调[3]。胸骨旁肋间肌肌无力时,为抗胸腔内负压而降低潮气量来防止胸壁过度扩张。因此,尽管保留了膈神经功能,但颈髓下段损伤仍能引起呼吸衰竭。尽管胸骨旁肋间肌痉挛可能会持续数周,但是此种呼吸功能常常会自行改善。

患有进行性全身无力的患者(如吉兰 - 巴雷综合征),通常在出现上呼吸道肌无力之前就已经开始潮气量降低。为了维持每分钟吸气量及二氧化碳排出量,患者呼吸频率会增加。因此,呼吸频率是需要监测的最重要的临床指标之一。随着肺活量从大约 65ml/kg 下降至大约 30ml/kg,患者的咳嗽动作变弱,所以清除分泌物就变得困难了。肺活量进一步降低至 20～25ml/kg,逐步发展为进行性肺不张。此时,由于通气 - 灌注不匹配可能导致缺氧,因此通过增加潮气量百分比来试图通开闭死的腔隙。呼吸衰竭是早晚的事,因此建议所有肺活量 <20ml/kg 的患者立即转入 ICU。需要机械通气的精准点随患者潜在病情的变化做出调整,尤其是那些治疗后呼吸功能能够快速改善的患者。

不考虑肺活量,插管和机械通气的适应证都应有:乏力,

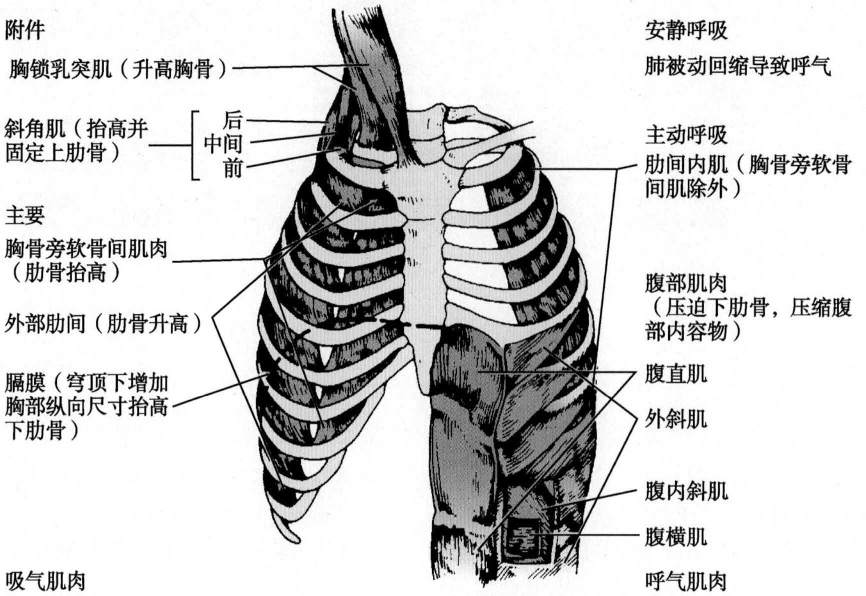

图 55-1 主要的呼吸道肌肉，左侧示吸气肌，右侧示呼气肌。（资料来源：Garrity ER. Respiratory failure due to disorders of the chest wall and respiratory muscles. In：MacDonnell KF，Fahey PJ，Segal MS，editors. Respiratory intensive care. Boston：Little，Brown；1987，p. 313.）

在补充氧气的情况下仍存在低氧血症，分泌物清除困难和 $PaCO_2$ 升高等症状。在没有高碳酸血症的情况下，某些患者（如，重症肌无力患者）可以仅通过微创技术［如，双水平气道正压呼吸机（bilevel positive airway pressure，BiPAP）］[4] 在 ICU 中进行密切观察和管理。

除肺活量外，最大吸气压力［PImax，通常被记录为吸气负压（negative inspiratory force，NIF）］的趋势测量值是判定肺通气能力的有效指标。通常情况下，若无法维持 PImax＞20～25cmH$_2$O，则意味着需要行机械通气辅助呼吸。虽然最大呼气压力（maximum expiratory pressure，PEmax）是呼吸衰竭一个更敏感的指标 [5]，但却无有效证据证明其可以被用作必要时机械通气的最佳指标 [6, 7]。

由于患有神经肌肉性呼吸衰竭的患者具有基础结构完好的通气趋动 [8]，因此最初潮气量的下降与呼吸速率的增加相匹配，以保持 $PaCO_2$ 在正常范围或略低于正常范围。这种情况一直持续到肺活量剧减，许多患者最初的 $PaCO_2$ 能维持在 35mmHg 左右，主要原因有：①低潮气量时有主观感觉性呼吸困难；②肺不张导致缺氧和死腔的增加。在某些情况下，$PaCO_2$ 开始上升，随着二氧化碳从肺泡中置换出更多的氧气，呼吸衰竭可能一触即发。当二氧化碳开始升高时，大多数的患者对缺氧的耐受程度降低，更多的氧气被从肺泡中置换出来。此外，吸入性肺炎和肺栓塞也是这些患者低氧血症的常见原因。为了确定这些因素对患者低氧血症的影响，可以使用如下所列的简化版肺泡气体方程式来判断 [6, 7]。

$$PAO_2 = PIO_2 - (PaCO_2/R)$$

其中 P_AO_2 是肺泡局部氧分压，P_IO_2 代表吸入气体分压（室内气体环境下，150mmHg），R 代表呼吸商（在多数情况下，大约值是 0.8），此法用于估测肺泡 - 动脉氧差（$P_AO_2 - PaO_2$）。理想情况下，年轻人吸入室内空气，这个值约为 10mmHg，但当吸入氧的分数（fraction of inspired oxygen，F_IO_2）为 1.0 时，此值便升高到约 100mmHg。肺泡气体交换方程使得人们对高碳酸血症所造成的动脉氧分压（pressure of oxygen，PaO_2）降低的影响有了进一步的了解，亦可用来排除除二氧化碳置换氧气以外是否有其他引起严重低氧血症的原因。

医生必须观察患者在呼吸循环中是否有浅快呼吸 [9]，相关肌肉的恢复情况以及腹部肌肉的反常运动。直接观察至关重要，因为患有口轮匝肌炎的患者，嘴不能完全与肺活量计密封吻合，这就意味着人为地造成了肺活量和最大吸气负压值的测量值偏低。除了常规检查外，隔膜透视检查也常常用于诊断膈肌功能障碍 [10]。

自主神经功能障碍通常伴发于一些需要重症监护的神经肌肉性疾病，如吉兰 - 巴雷综合征、肉毒杆菌中毒和卟啉症（表 55-1）。在吉兰 - 巴雷综合征（后面讨论）中，自主神经功能障碍相当常见，并且常与肌无力同时发生，或者是在 1 周或更长时间后发生。

神经肌肉功能障碍

许多慢性神经肌肉疾病和其他中枢神经系统影响超节段的神经支配以及控制呼吸肌的中枢神经系统疾病，最终都会影响通气。本章节，我们更关注常见的急性和亚急性神经肌肉性疾病导致的通气障碍和自主神经功能障碍，再进一步引起其他危重症的疾病。神经肌肉性疾病的完整清单见表 55-1。表 55-1 中囊括多项病因 [11, 12]，列出参考文献索引，对罕见病也有涉及。表中所列的一些疾病（如 Lambert-Eaton 肌无力综合征）几乎不可能独立引起呼吸衰竭 [13]，但有原发病的前提下却可能是主要诱因，如延长手术时间，导致神经肌肉功能阻滞时间延长[14]。

神经肌肉病所致的危重症

吉兰 - 巴雷综合征

吉兰 - 巴雷综合征或急性炎性脱髓鞘导致的多发性神经性疾病，比起周围感觉神经病变，更像是亚急性的运动神经元病变，其特点是单相病程，并在 4 周内恶化。虽病因不清，但已明确其由免疫介导，且与外周神经成分的抗体相关，每年 10 万人中约有 1.7 例发生[15]。大多数患者表现为脱髓鞘性神经病变，但在约 5% 的病例中，该病主要为轴突病变[16]。经多因素研究[17]，最常见的原因被列举在列表框 55-1 中：与曾发生过感染相关，某些特定的药物还可能与引起周围神经的神经节苷脂发生交叉反应的抗体的产生有关。发生空肠弯曲杆菌感染后，吉兰 - 巴雷综合征患者中检测到神经节苷脂抗体，如轴突形式的 GM1 抗体[18]和 Miller-Fisher 变体中的 GQ1b 抗体[19]。

吉兰 - 巴雷综合征患者的首发症状是出现亚急性或进行性的肌无力，通常双腿最明显，初期为感觉不适，无明显的感觉功能障碍[20]。虽然可能需要几天才能发现病情进展，但诸如腱反射这样的深反射通常初起时就有减弱或消失。脑脊液（cerebrospinal fluid，CSF）检查示：蛋白与细胞表现为分离现象，或有些仅蛋白质含量升高却无细胞增多。然而，这种改变直到发病的第二周才会出现。检查 CSF 的主要是为了排除其他诊断。虽然轻度 CSF 淋巴细胞增多症（10～20 个细胞 /mm^3）提示可能为人类免疫缺陷病毒（human immunodeficiency virus，HIV）感染，在大多数患者中，有核细胞计数 <10 个细胞 /mm^3）[21]。可能初期的检查结果是正常的，电

表 55-1 神经肌肉疾病导致的呼吸衰竭

位置	疾病	相关自主功能障碍
脊髓	破伤风[119]	多发
脊髓前角细胞	肌萎缩性侧索硬化症[120]	无
	脊髓灰质炎	无
	狂犬病	多发
	西尼罗河病毒迟缓性麻痹	无
周围神经	吉兰 - 巴雷综合征	多发
	危重病多发性神经病变	无
	白喉	无，但可能发生心肌病和心律失常
	卟啉症	偶发
	雪卡酶素中毒	偶发
	麻痹性贝类中毒	无
	河豚毒素中毒	无
	砣中毒	无
	砷中毒[121, 122]	无
	铅中毒	无
	Buckthorn 神经病变	无
神经肌肉接点	重症肌无力	无
	肉毒杆菌中毒[123]	多发
	兰伯特 - 伊顿肌无力综合征[124]	常口干和直立性低血压
	高镁血症[125]	无
	有机磷中毒	无
	蜱虫性麻痹	无
	蛇咬伤	无
肌群	肌肉多发性肌炎 / 皮肌炎	无
	急性四肢瘫痪	无
	嗜酸性粒细胞肌痛综合征[126]	无
	肌营养不良[127]	无，但可发生心律失常
	肉碱棕榈酸转移酶缺乏症	无
	杆状体肌病[128]	无
	酸性麦芽糖综合征[129]	无
	线粒体肌病[130]	无
	急性低钾麻痹	无
	石鱼肌毒素中毒	无
	横纹肌溶解	无
	低磷血症[131]	无

框 55-1 吉兰 - 巴雷综合征的主要发病因素

常见因素

上呼吸道感染空肠弯曲杆菌肠炎巨细胞病毒感染
EB 病毒（EBV）感染
甲型肝炎感染
乙肝病毒感染
丙型肝炎感染
人体免疫缺陷病毒（HIV）感染

罕见因素

肺炎支原体感染
流感嗜血杆菌感染
钩端螺旋体 icterohaemorrhagiae 感染
沙门菌病
狂犬病疫苗
破伤风类毒素
卡介苗免疫结节病
系统性红斑狼疮
淋巴瘤
创伤
手术

可疑因素

乙型肝炎疫苗
流感疫苗
高热
硬膜外麻醉

诊断法（运动和感觉神经传导研究和针刺肌电图等）的结果却显示出现节段性神经脱髓鞘伴多灶性传导阻滞，时间分散的复合肌肉动作电位，传导速度减慢，F 波延长或缺失 [22]。诊断疑似吉兰 - 巴雷综合征的患者主要考虑的是在表 55-1 中列出来的周围神经病变部分。

吉兰 - 巴雷综合征患者的治疗措施如下：

- 通气障碍的管理
- 自主神经功能障碍的管理
- 细致的护理
- 心理支持
- 物理和职业治疗
- 预防深静脉血栓形成
- 营养支持
- 早期的康复计划
- 针对自身潜在性免疫疾病的免疫疗法

患有进行性呼吸衰竭的吉兰 - 巴雷综合征患者在肺活量降至约 15ml/kg 时或因对治疗反应缓慢而导致分泌物清除出现困难时应及时进行气管插管。如果患者在插管前已经无法活动达数日，此时需进行神经肌肉接头阻滞，并使用非去极化剂以避免出现瞬时性的高钾血症。口腔插管优于鼻腔途径，因为气管插管经常需要保持 1 周或更长时间，这就意味着导致鼻窦炎的风险增加。

许多患者因为太虚弱而无法正常通气，在这种情况下，需要启动辅助 / 控制或间歇性强制通气模式。吉兰 - 巴雷综合征患者必须肺活量超过 15ml/kg 且 NIF > $25cmH_2O$，这种程度才可以停掉机械辅助通气装置。使用通气和气体交换变量组合公式可以更准确地确定患者达到脱离机械通气的能力 [23]。虽然经常使用压力性通气方式脱离呼吸机，但并没有证据表明它优于或等同于间歇性强制通气。大多数患者需要机械辅助通气超过 4 周。然而，多达 1/5 的患者需要至少 2 个月的辅助呼吸才能恢复在无帮助的情况下进行自主呼吸。自主神经功能障碍通常表现为交感神经过度兴奋，常有不明原因的窦性心动过速和血压剧烈波动。患者还可能出现心动过缓，这可能需要临时起搏器。气管抽吸期间，由于内脏扩张引起的自主神经症可能非常明显，应尽量减少这种情况发生。自主神经功能衰竭和肺栓塞是吉兰 - 巴雷综合征死亡的主要原因。

吉兰 - 巴雷综合征患者的护理与其他瘫痪患者和做机械通气患者相似，但必须特别注意的是——患者意识完全清醒。除了仔细解释各项操作之外，为其白天安排分散注意力的活动（如电视、电影、对话或访客等）和保证夜间充足的睡眠都是非常重要的。对于受疾病影响相当严重的患者，应考虑给予镇静处理。配合身体和职业治疗师的治疗，日常经常进行被动运动锻炼。

深静脉血栓形成是极为危险的。偶发性动脉失饱极为常见，可能是由于短暂的黏液堵塞。因此，次等大小的肺栓塞很可能会被忽视。应给予适度剂量的肝素（略微延长部分促凝血酶原激酶激活时间），并在腿上使用序列压迫装置（以预防血栓形成）。此外，可以考虑加用治疗性抗凝措施。肺栓塞的致命风险从最初的进展期一直延续到患者可以下地走动为止。

患者入院后应立即开始营养支持，并密切关注吸入的危险 [24]。大多数需要机械通气的吉兰 - 巴雷综合征患者可通过柔软的小口径进食管进食，自主神经功能障碍者，若疾病影响到肠道吸收，则应改用全胃肠外营养支持。

吉兰 - 巴雷综合征的免疫疗法包括以血浆置换的方式去除自身抗体，或高剂量静脉注射免疫球蛋白（intravenous immunoglobulin，IVIg）进行免疫调节。血浆置换的疗效已经在 Cochrane 系统评价的 6 项Ⅱ级试验中进行了评估，该试验比较了单独血浆置换和支持性治疗之间的差异。大多数试验需要在 2 周内使用多达 5 次 50ml/kg 的血浆交换。在北美的一次大型试验中 [25]，如果要提高一个临床等级（即需要达到脱离机械呼吸或者是能够行走），血浆置换组比起对照组需要的时间减少了大约 50%。在症状出现 2 周后再开始血浆置换并无明显获益。一项大数据分析显示，如果在首发症状发生 4 周内采取血浆置换的机械通气，患者恢复得更快 [26]。通过与法国合作的评价系统来评估患者所患吉兰 - 巴雷综合征的程度：轻度（不能跑），中度（不能在无帮助的情况下独立站立），重度（需要机械通气），以筛定最适当频次的血浆置换的次数 [27]。基于此次实验，对于轻度的吉兰 - 巴雷综合征患者而言，两次的血液透析比不做血液透析显然是更具有优势的，对中度患者而言，4 次显然又优于 2 次；但对重度患者而言，6 次却未必比 4 次更有获益。白蛋白是首选的替代解决方案 [28]，对采用 IVIg 治疗方案的吉兰 - 巴雷综合征患者，也同样进行了 Cochrane 系统评价。在成人中进行了 5 项随机对照试验，结果显示，对于行走障碍的患者，IVIg（0.4～0.5g/kg 静脉注射时间超过 4～5 天）与血浆置换的效果是一样的 [29]。与血浆置换治疗方式相比，IVIg 治疗更有可能被接受，尽管二者在不良事件上并没有差异。一个大型国际多中心随机试验对血浆置换（50ml/kg × 5 次，交换 8～13 天），IVIg（0.4g/kg × 5 天），和血浆置换后再行 IVIg 3 种治疗手段进行了比较 [30]。结果显示，这些疗法在 4～48 周的功能改善方面，并无明显差异。

美国神经病学学会质量标准小组委员会已公布了吉兰 - 巴雷综合征免疫治疗的循证治疗指南 [31]。建议在首发症状 4 周内无法行走的成年患者采用血浆置换的治疗手段；对于出现首发症状 2～4 周的患者，IVIg 疗法也是推荐的。并认为这两种疗法获益相同，而且二者的联合治疗被指出并无额外的优势。鉴于其治疗的等效性，是采用血浆置换法还是 IVIg 疗法治疗急性吉兰 - 巴雷综合征，应考虑其资源的可获得性，同时应避免患者其他合并症是否存在有关联的潜在不良反应来确定。患有心脏病、肾功能不全或肾衰竭，高黏血症或 IgA 缺乏的患者可能更容易受到 IVIg 治疗并发症的影响；而血浆置换可能对患有血压波动、败血症和有大的静脉通路问题的患者造成复杂的影响。

尽管吉兰 - 巴雷综合征符合自身免疫病理生理学发病机

制，但皮质类固醇在许多慢性炎性神经病变中却有疗效，而皮质类固醇在吉兰 - 巴雷综合征治疗中却无效，因此指南并不推荐使用[31]。大型多中心试验未能证明大剂量静脉注射甲泼尼龙有效[32]，而且另一项大型多中心试验报道，IVIg 和甲泼尼龙联合治疗并没有额外的临床获益[33]。

西尼罗河病毒 - 急性弛缓性麻痹综合征

1999 年夏季，在纽约市暴发了西尼罗河病毒性脑炎，标志着出现了相对全新的神经肌无力病的病因，这也意味着出现导致神经肌肉性呼吸衰竭的新病因。西尼罗河病毒是由鸟类和蚊子传播的黄病毒。人类可能被感染了西尼罗河病毒的库蚊属蚊子叮咬，获得西尼罗河病毒，此病的发作高峰期是在夏末和秋季。西尼罗河病毒也可通过器官移植[34]、血液及血液制品[35]、胎盘传播[36]和母乳喂养[37]及实验室损伤后经皮接触[38]等方式在人与人之间进行传播。约 20% 的人曾患轻流感，持续 3～6 天，且约 1/150 的人会进展并出现中枢神经系统疾病，通常是脑膜脑炎[39]。

最初北美西尼罗病毒暴发时，大约 10% 的感染患者出现弛缓性肌无力，其临床特征类似于吉兰 - 巴雷综合征[40]。虽然西尼罗河病毒感染患者表现出一系列临床症状[41, 42]，但在西尼罗河病毒感染暴发后的几个后续报告中发现最突出和最独特的综合征是急性“脊髓灰质炎样”或急性弛缓性麻痹综合征，病变位于脊髓腹侧角和 / 或腹部神经根[43-49]。相对较年轻的患者更易出现急性、不对称和感觉缺失导致的肌肉弛缓和弥漫性肌反射消失和肠 / 膀胱的功能障碍[50]。部分患者还可并发脑膜脑炎，少数则需要机械通气[44, 45]。

西尼罗河病毒急性弛缓性麻痹综合征患者的电生理学诊断显示正常的感觉潜能。缺乏揭示节段性脱髓鞘的症状（例如，运动传导阻滞，传导速度降低，远端延长和 F 波潜伏期延长等），受影响区域的低振幅复合动作电位，以及肌电图中受影响的肢体和相应的椎旁肌的显著去神经支配变化。有时可在相对应的磁共振成像（magnetic resonance imaging，MRI）以及 T2 加权图像中发现脊髓的异常征象[47, 48]，神经根和马尾神经信号的异常增强[51]。脑脊液分析通常显示轻度的细胞增多症，淋巴细胞占优势，轻度至中度的蛋白质升高，葡萄糖含量正常。这些患者的预后通常较差[52]。

逆转录酶聚合酶链式反应（polymerase chain reaction，PCR）方法的灵敏度虽然不高，但在西尼罗河病毒感染者血清、脑脊液或其他组织中仍然可以找到西尼罗河病毒的 RNA[53]。更为常用的一种诊断方法是酶联免疫吸附测定法（enzyme-linked immunosorbent assay，ELISA），该方法可检测 CSF 或血清中是否存在西尼罗河病毒 IgM。当血清中确有西尼罗河病毒时，从急性期到恢复期需要 4 周，若这期间西尼罗河病毒 IgG 滴度增加了 4 倍，即可确诊。通过噬斑减少病毒中和试验检测 IgM 和 IgG 抗体滴度阳性，可以排除与其他黄病毒感染（如圣路易斯脑炎）等相关的假阳性结果。在首发症状 8 天后，血清中才会检测到阳性结果[39]。

特别一提的是，在没有典型的西尼罗河病毒感染所致脑炎表现的情况下，此时应高度重视临床指标，以确诊是否为西尼罗河病毒急性弛缓性麻痹综合征，并与易发生在夏末和秋季的吉兰 - 巴雷综合征呈现的急性肌无力症状加以区别。

电生理学诊断有助于定位西尼罗河病毒感染部位在脊髓或腹侧根角，并排除格林—巴利综合征的节段性脱髓鞘的检查结果。脑脊液评估可以帮助区分吉兰 - 巴雷综合征的白蛋白细胞学分离和西尼罗河病毒感染中的淋巴细胞增多症。

西尼罗河病毒感染没有特效的治疗方法。一项多中心研究评估了以色列采用 IVIg 法（含有高浓度的西尼罗河病毒抗体）对西尼罗河病毒性脑膜脑炎或肌无力患者的疗效，由于入选率低，研究产品到期以及对照组 IVIg 剂量不足，而提前终止了研究[54]。目前有两种针对西尼罗河病毒的候选疫苗治疗方案正在评估中[55, 56]。

重症肌无力

重症肌无力是神经肌肉接头处的突触后膜上的乙酰胆碱受体复合物被自身免疫攻击的结果。这个过程异常可导致临床出现肌无力，在长时间肌肉运动后出现明显的肌束震颤。女性发生重症肌无力在成年早期发生率较高，但是再往后，男性和女性的发病率变得几乎相等。报告显示，疾病发生率为：人群中每 10 万人就有 14.2 人发病[55]。重症肌无力通常波及眼肌，导致上睑下垂和复视，波及延髓的肌无力会导致吞咽困难和发音障碍。重症肌无力的临床诊断可以通过依酚氯胺测试来完成，包括重复性神经刺激研究和单纤维肌电图，以及乙酰胆碱受体和肌肉特异性受体酪氨酸激酶（muscle-specific receptor tyrosine kinase，MuSK）抗体测试在内的电生理学研究来支持完成。

大约 20% 的重症肌无力患者出现因肌无力致呼吸衰竭危象时需要行机械通气[56]。最常见的诱发因素有支气管感染（29%）和误吸（10%）[57]。其他诱发因素包括败血症，外科手术，免疫功能迅速衰竭，使用皮质类固醇治疗，怀孕，以及使用可能增加肌无力症的药物（框 55-2）[58]。重症肌无力患者对非去极化神经肌肉阻滞剂特别敏感，但对去极化制剂却有特殊抵抗力[59]。胸腺瘤与更多的暴发性疾病相关，并在约 1/3 的肌无力危象患者中被发现。

上呼吸道肌肉出现肌无力是导致肌无力危象的常见原因[60]。口咽和喉部肌肉无力可导致上呼吸道塌陷进而发生阻塞。吞咽困难进一步导致分泌物的阻塞和误吸。由于直接评估口咽肌肉的肌力是不切实际的，因此通过病史和辅助检查来评估头颈部区域的替代肌肉就显得尤为重要了。与上呼吸道受损相关的球状肌无力表现为：鼻塞，断断续续或声音嘶哑、吞咽困难（有时伴有鼻腔反流）和咀嚼肌疲劳。

患者还可能出现面部肌无力，难以保持住脸颊内的通气，通常表现为下颚闭合无力，不能抵抗阻力。患有舌肌无力的患者可能无法将舌头伸入任何一侧脸颊。虽然正常情况下颈部屈肌较软弱，但是也可能会出现因颈部伸肌无力而引起的头部下垂综合征。声带外展肌麻痹可能导致喉梗阻并伴喘鸣[61, 62]。有即将发生肌无力危象的患者，包括有严重的

框 55-2　疑似加重重症肌无力的药物

神经肌肉阻滞剂
选择性抗生素
　氨基糖苷类，特别是庆大霉素
　大环内酯类，尤其是红霉素和阿奇霉素
选择性心血管药物
　β受体阻滞剂
　钙离子通道抑制剂
　普鲁卡因
奎尼丁
奎宁
皮质类固醇
镁盐
　抗酸药，泻药，静脉注射宫缩抑制剂
碘化造影剂
D-青霉胺

球囊无力，边缘肺活量（<20～25ml/kg），咳嗽无力以致清除气道分泌物困难或仰卧时呼吸困难等症状，理应转入ICU并开始禁食以防止误吸[63]。连续肺活量和最大吸气负压（NIF）测量可用于监测即将发生肌无力危象时的通气功能。然而，由于严重的球囊无力，患者难以紧密闭合肺活量计咬嘴周围的嘴唇或者不能密闭鼻腔，而导致肺活量测量不准确。基于肌无力症临床症状的波动性，肺活量测量基本无法准确预测重症肌无力发生呼吸衰竭[64]。行气管插管和机械通气的临床指标与吉兰-巴雷综合征相似。如果上呼吸道状况尚可且能够处理分泌物或出现高碳酸血症（$PaCO_2 > 50mmHg$），使用间歇性的鼻腔BiPAP是一种有用的临时措施[4]。多数肌无力危象中发生高碳酸血症的患者需要插管，同理于呼吸衰竭的患者。

血浆置换是一种有效的短期免疫调节治疗肌无力危象和有症状的肌无力患者手术准备的方法。尽管没有对照试验，但在几个系列的试验中[65-69]，已经充分证明肌无力危象程度可得到显著改善。我们隔日进行5～6次交换量为2～3升的血浆置换，在2～3次置换后，置换的量都是可调节的。对于因血管通路障碍或发生败血症而导致血浆置换不良的患者，IVIg可成为针对肌无力症状急性加重期或危急期的短期替代性的治疗方法。在相对较小的IVIg随机对照试验中，IVIg以1.2g/kg和2g/kg的比例，使用2～5天，用于肌无力的急性加重期和危急期。实验表明，IVIg和血浆置换的效力具有可比性[70]。然而，在一项关于肌无力危象的回顾性多中心研究中显示血浆置换在2周和1个月的效果被证实比IVIg更有效[69]。也有报道显示，IVIg应用于血浆置换后可出现不良反应而导致治疗失败[71]。最近对重症肌无力胸腺切除术术前应用IVIg的经验表明，某些患者对治疗的反应时间可能会极大的延迟[72]。

皮质类固醇［例如泼尼松，1mg/（kg·d）］有时也可以长时间的用于肌无力危象，其不会影响血浆交换或IVIg的治疗效果。在肌无力危象的早期，起始使用皮质类固醇，有可能会延长机械通气时间。当血浆置换或IVIg治疗后症状明显改善之后，再开始长期使用皮质类固醇治疗，可以降低与皮质类固醇有关的恶化风险。

在肌无力危象的大前提下，过量给予胆碱酯酶抑制剂则可能由于去极化障碍而导致胆碱能危象，进一步加重肌无力。胆碱能危象的其他症状包括，肌肉震颤，突出的毒蕈碱症状，瞳孔缩小，过度流泪、流涎，腹部绞痛，恶心，呕吐，腹泻，支气管分泌物增多，出汗和心动过缓。胆碱能危象在一系列肌无力危象中是很少见的[57]。现在通用的做法是避免在即将发生肌无力危象时反复增加胆碱酯酶抑制剂的剂量，并在插管后停止使用胆碱酯酶抑制剂以减少毒蕈碱型并发症。当存在导致呼吸功能不全的胆碱能过量的问题时，立即停止所有胆碱酯酶抑制剂，保护气道，并在必要时给予呼吸支持治疗。对疑似胸腺瘤的患者，胸腺切除术可以延长患者预期寿命超过10年，并改善其生活质量。然而，急性呼吸衰竭患者被认为手术风险较大，胸腺切除术应当延迟至患者病情好转后再施行[73]。术后硬膜外给予吗啡可改善胸腺切除术后的疼痛以及通气功能[74]。

继发于重症及其治疗后的神经肌肉疾病

危重症多发性神经病变

危重症多发性神经病变是一种广泛的轴突周围神经病变，常在多器官衰竭和败血症的情况下出现[75-79]。在43例脓毒症和多器官衰竭患者的前瞻性系列研究中，70%发现了感觉运动轴索性神经病变的电生理学证据，15例患者由于神经病变，而出现了在脱离机械呼吸辅助下的呼吸困难[80]。在没有已知神经肌肉疾病的前提下，危重症多发性神经病变可能是导致呼吸机依赖性延长的最常见的神经肌肉原因[81]。基于危重病的大前提，临床上运动和感觉功能检查多有局限，危重症多发性神经病变的典型临床特征（四肢肌肉无力伴消瘦，远端感觉丧失和感觉功能异常）可能无法识别。在叠加中枢神经系统损伤伴锥体束功能障碍的情况下，深反射和腱反射减弱或消失。但是，也有可能深反射和腱反射是正常的或亢进的[82]。

电生理检测对于确诊危重症多发性神经病变具有重要意义，因为此时临床表现既可能无法获得，也可能是不准确的[82]。神经传导显示，包括正常或接近正常的传导速度和潜伏期值，以及明显降低的复合肌肉动作电位和感觉神经动作电位幅度。针刺检查显示去极化在远端肌肉中最明显，包括出现颤动电位、正斜波、运动单位储备电势降低[83]。随着时间的推移，去神经电位减弱，而运动单位电位变为多相且增大。周围神经组织病理学揭示了远端运动和感觉纤维中广泛存在原发性轴索变性，并且骨骼肌表现出纤维型分组[79]。

虽然临床病史通常足以区分危重症多发性神经病变与吉兰-巴雷综合征，但后者亦有可能在近期手术并发感染的情况下发生[84]。然而，吉兰 - 巴雷综合征通常与面部和口咽部肌无力有关[84]，这些症状在危重症多发性神经病变中却很少见[85]。此外，在吉兰 - 巴雷综合征中也观察到了自主神经功能障碍和偶发的外眼肌麻痹，但事实上从未将其归类于危重症多发性神经病[85]。

电生理发现也有助于区分这两种疾病。在吉兰 - 巴雷综合征中可以观察到神经传导过程中节段性脱髓鞘的特征（如传导速度降低，远端和 F 波潜伏期延长，传导阻滞和肌肉复合动作电位的时间分散），在危重症多发性神经病变中没有观察到这些改变。针肌电图结果显示可能不同，因为在吉兰 - 巴雷综合征患者最开始的几天内，一些在临床上相对较弱的肌肉中很少观察到自发活动[83]。尽管电生理学研究对于证明吉兰 - 巴雷综合征的典型脱髓鞘改变非常有帮助，但是吉兰 - 巴雷综合征与危重症多发性神经病变的轴突形式在电生理学上的区别可能并不可靠。虽然两种病症状互有交叉，但吉兰 - 巴雷综合征的患者平均脑脊液的蛋白水平明显高于危重症多发性神经病变[83]。周围神经组织病理学也可以区分这两种疾病，因为吉兰 - 巴雷综合征中可发现节段性脱髓鞘和炎症改变，但并未在危重症多发性神经病变中发现过这些改变[79]。

尽管危重症多发性神经病变总体预后取决于原发的危重病的恢复情况，但大多数存活的患者在几个月内经历的病变神经的功能恢复还是与预后息息相关[84]。危重症多发性神经病变可能会延长对呼吸机的依赖性，但不会使病情长期恶化[85]。正确的定位和填充对于预防压迫性神经病变至关重要，毕竟危重症多发性神经病变再叠加压迫性神经病，那么预后必然不好[85]。

危重症多发性神经病变的病理生理学机制尚不明确。虽然危重症多发性神经病变严重程度已证明与 ICU 治疗时间、侵入性手术的数量、血糖水平升高、白蛋白水平降低以及多器官衰竭的严重程度相关，但是在代谢水平、药物、营养情况或毒物因素等方面至今尚未明确[86]。基于多脏器衰竭或脓毒症的原因，细胞因子开始释放，假定微血管通透性增加，由于神经内膜水肿而导致轴突缺氧和变性[87]。

神经肌肉阻滞剂的长效作用

大多数去极化和非去极化药物可能会延长神经肌肉阻滞效应，尤其是肝功能或肾功能受损时[88]。在一项研究中，维库溴铵连续给药 2 天或更长时间导致神经肌肉阻滞和瘫痪持续时间为 6 小时到 7 天不等[89]。虽然维库溴铵从肝脏代谢，由于活化后的 3- 去乙酰基代谢物的清除延迟，如长期使用，肾功能衰竭患者易受到影响。酸中毒和血清镁水平升高也与维库溴铵的长期麻痹作用有关。在使用神经肌肉阻滞剂期间，外周神经刺激器可用于监测对四个成串刺激的肌肉抽搐反应，应滴定药物以保留一次或两次抽搐，以避免过量。当怀疑神经肌肉阻滞时，也可以使用 2～3Hz 重复神经刺激来确认神经肌肉阻滞。由于阿曲库铵和顺式阿曲库铵不需要器官代谢来进行清除，因此它们与这个问题基本无关。

急性四肢瘫痪性肌病

被称为急性四肢瘫痪性肌病[90]或重症监护急性肌病的综合征[91]，最初是在 1977 年由一名年轻女性描述的，该女性在用大剂量皮质类固醇和泮库溴铵治疗哮喘后出现严重肌病[92]。随后，在没有预先存在的神经肌肉性疾病的重症患者中，有许多引发急性肌病的发生。急性四肢瘫痪性肌病在严重肺病的情况下最常发生，因为针对该病使用神经肌肉阻滞剂用于促进机械通气，并且同时施用大剂量的皮质类固醇。在多数病例报道中，当非去极化神经肌肉阻滞剂使用超过 2 天时，就会出现肌病[90-100]。使用高剂量皮质类固醇和催眠剂量的异丙酚以及致肌麻痹剂量的苯二氮䓬类药物的患者也会出现伴有肌球蛋白丢失的急性坏死性肌病[101]。这一观察结果强调了高剂量皮质类固醇在该综合征发展中的严重性，并表明瘫痪的肌肉可能对皮质类固醇的药毒性相当敏感。这种肌球蛋白异常的机制，发生在蛋白质合成转录调节过程中[102]。器官移植后急性四肢瘫痪性肌病的发生可能是由于使用大剂量的皮质类固醇来预防免疫排斥，以及在围手术期使用大剂量的神经肌肉阻滞剂[103]。尽管多数急性四肢瘫痪性肌病发生与危重情况、大剂量的皮质类固醇使用及麻痹剂的使用都有关[90,104-107]，但急性四肢瘫痪性肌病也可在单独使用皮质类固醇暴露后发生[100,104,108]，单独使用非去极化神经肌肉阻滞剂后也可诱发，还有一种情况就是两者都不会诱发[109]。损害神经肌肉传导（例如，高镁血症和氨基糖苷类暴露），降低非去极化神经肌肉阻滞剂（例如，肝或肾衰竭）的清除，以及与危重疾病（例如，败血症和酸中毒）等相关因素都可能与急性四肢瘫痪肌病有关[93]。在典型病例中，诱导麻痹后数日，伴有呼吸肌和肌肉萎缩的弥漫性弛缓性四肢瘫痪会继续进展。鲜有外眼科麻痹事件被提及[110,112]。感觉功能完好，但深腱反射减弱或消失。肌酸激酶水平通常升高，但是也有一种情况，在肌病发生后检测肌酸激酶水平可能并不会升高，则可能无法观察到这种情况。尽管麻痹可能非常严重，并且需要延长机械通气，但肌病的预后良好，功能恢复仅需数周至数月[95]。肌电图检查结果包括具有正常感觉神经动作电位和正常神经传导速度的复合运动动作电位的幅度减小。随着临床恢复，M 波波幅逐渐增大[100]。重复性神经刺激可能会导致应答弛缓，因为非去极化神经肌肉阻滞剂或其活性代谢物的残留效应持续存在[93,100]。针肌电图显示小的、低幅度、潜在的多相运动单位电位在早期集中出现，还出现正斜波和潜在颤波，可观察到一系列肌肉组织学变化，范围从Ⅱ型纤维萎缩、严重病例中萎缩性纤维中的腺苷三磷酸酶（ATP 酶）反应性丧失到纤维坏死。然而，在大多数情况下，特殊的发现是肌球蛋白相对应的粗丝的大量损失[90,94,99,104,109]，这一发现可通过免疫组织化学染色或电子显微镜证实。去神经和制动肌肉的甾体受体表达增加[111]会导致对甾体有毒分解的易感性[90,113]。鉴于对急性四肢瘫痪性肌病认知的日益增加，提示需进行神经肌肉阻滞或诱导麻痹时，应避免大剂量使用皮质类固醇。

然而，在最近一项关于预防危重症多发性神经病变和危重病肌病的干预措施 Cochrane 评价中[114]，一项 180 例急性呼吸窘迫综合征患者的随机对照试验——皮质类固醇与安慰剂相比较，未发现治疗对危重症多发性神经病 / 肌病有影响的中等以上效应的证据[115]。该评论的其他结果发现，在减少多发性神经病 / 肌病的情况下，进行强化胰岛素治疗的中等证据是以增加低血糖症[116, 117]和早期康复的潜在益处为代价的[118]。同时也需要更大的早期康复和电肌肉刺激的随机对照试验来探索这些疗法的价值。

知识点

1. 神经肌肉疾病引起的呼吸功能障碍通常表现为上呼吸道功能障碍和潮气量减少(VT)。
2. 除肺活量外，最大吸气压力[PImax 或负吸气力(NIF)]的趋势测量值是检测通气能力的有效指标。在无法保证 PImax > 20～25cmH_2O 时，需要机械通气辅助。
3. 自主神经功能衰竭和肺栓塞是吉兰 - 巴雷综合征死亡的主要原因。
4. 美国神经病学学会质量标准小组委员会已公布了吉兰 - 巴雷综合征免疫疗法的循证指南。建议在症状出现后 4 周内对于不能行走的成年患者行血浆置换。在首发症状出现后 2～4 周推荐使用静脉注射免疫球蛋白(IVIg)。血浆置换和 IVIg 被认为在功效上是等同的，并且两种治疗方法的联合使用被证实没有额外的益处。鉴于治疗等效性，是采用血浆置换还是 IVIg 治疗急性吉兰 - 巴雷综合征，可以通过资源可获得性和避免与患者其他合并症相关的潜在不良反应来确定。
5. 在最初北美暴发的西尼罗河病毒中，大约 10% 的感染患者出现弛缓性肌无力，其临床特征类似于吉兰 - 巴雷综合征。
6. 大约 20% 的重症肌无力患者因肌无力而导致的呼吸衰竭需要机械通气。
7. 危重症多发性神经病变是一种广泛的轴突周围神经病变，在有多脏器衰竭和败血症的前提下更容易进展。在没有先前已知的神经肌肉疾病的患者中，危重症多发性神经病变可能是导致呼吸机依赖性延长的最常见的神经肌肉病原因。
8. 急性四肢瘫痪性肌病在严重肺部疾病的情况下最常发生，主要是由于使用大剂量的皮质类固醇和神经肌肉阻滞剂用于促进机械通气。

(赵妍 译，高长征 审校)

参考文献

1. Garrity ER. Respiratory failure due to disorders of the chest wall and respiratory muscles. In: MacDonnell KF, Fahey PI, Segal MS. Respiratory intensive care. Boston: Little, Brown; 1987. p. 312-320.
2. Jackson M, Kinnear W, King M, et al. The effect of five years of nocturnal cuirass-assisted ventilation in chest wall disease. Eur Respir J 1993;6:630-635.
3. Mier-Jedrzejowicz AK, Brophy C, Moxham J, et al. Assessment of diaphragm weakness. Am Rev Respir Dis 1988;137:877-883.
4. Rabinstein A, Wijdicks EFM. BiPAP in acute respiratory failure due to myasthenic crisis may prevent intubation. Neurology 2002;59:1647-1649.
5. Black LF, Hyatt RE. Maximal static respiratory pressures in generalized neuromuscular disease. Am Rev Respir Dis 1971;103:641-650.
6. Rochester DF, Truwit JD. Respiratory muscle failure in critical illness. In: Ayres SM, Grenvik A, Holbrook PR, et al. Textbook of critical care 3rd ed. Philadelphia: WB Saunders; 1995. p. 637-643.
7. Alex CG, Tobin MJ. Assessment of pulmonary function in critically ill patients. In: Ayres SM, Grenvik A, Holbrook PR, et al. Textbook of critical care 3rd ed. Philadelphia: WB Saunders; 1995. p. 649-659.
8. Borel CO, Teitelbaum IS, Hanley DF. Ventilatory failure and carbon dioxide response in ventilatory failure due to myasthenia gravis and Guillain-Barré syndrome. Crit Care Med 1993;21:1717-1726.
9. Yang KL, Tobin MJ. A prospective study of indexes predicting the outcome of trials of weaning from mechanical ventilation. N Engl J Med 1991;324:1445-1450.
10. Loh L, Goldman M, Newsom-Davis J. The assessment of diaphragm function. Medicine 1977;56: 165-169.
11. Bennett DA, Bleck TP. Diagnosis and treatment of neuromuscular causes of respiratory failure. Clin Neuropharmacol 1988;11:303-347.
12. Kelly BJ, Luce JM. The diagnosis and management of neuromuscular diseases causing respiratory failure. Chest 1991;99:1485-1494.
13. Bleck TP, Smith MC, Pierre-Louis JC, et al. Neurologic complications of critical medical illnesses. Crit Care Med 1993;21:98-103.
14. Breucking E, Mortier W. Anesthesia in neuromuscular diseases. Acta Anaesthesiol Belg 1990;41: 127-132.
15. Kennedy RH, Danielson MA, Mulder DW, et al. Guillain-Barré syndrome: a 42-year epidemiologic and clinical study. Mayo Clin Proc 1978;53:93-99.
16. Gupta SK, Taly AB, Surmh TG, et al. Acute idiopathic axonal neuropathy (AIAN): a clinical and electrophysiological observation. Acta Neurol Scand 1994;89:220-224.
17. Ropper AH, Wijdicks EFM, Truax BT. Guillain-Barré syndrome. Philadelphia: FA Davis; 1991.
18. Griffin JW, Li CY, Ho TW, et al. Pathology of the motor-sensory axonal Guillain-Barré syndrome. Ann Neurol 1996;39:17-28.
19. Yuki N, Sato S, Tsuji S, et al. Frequent presence of anti-GQ_{1b} antibody in Fisher's syndrome. Neurology 1993;43:414-417.
20. Hughes RA. The spectrum of acquired demyelinating polyradiculoneuropathy. Acta Neurol Belg 1994;94:128-132.
21. Brannagan TH, Zhou Y. HIV-associated Guillain-Barré syndrome. J Neurol Sci 2003;208:39-42.
22. Albers JW, Kelly JJ. Acquired inflammatory demyelinating polyneuropathies: clinical and electrodiagnostic features. Muscle Nerve 1989;12:435-451.
23. Jabour ER, Rabil DM, Truwit JD, et al. Evaluation of a new weaning index based on ventilatory endurance and the efficiency of gas exchange. Am Rev Respir Dis 1991;144:531-537.
24. Roubenoff RA, Borel CO, Hanley DF. Hypermetabolism and hypercatabolism in Guillain-Barré syndrome. J Parenter Enteral Nutr 1992;16:464-472.
25. Raphael J-C, Chevret S, Hughes RAC, Annane D. Plasma exchange for Guillain-Barré syndrome (Cochrane review). Cochrane Database of Systematic Reviews 2 Oxford: Update Software 2001.
26. Guillain-Barré Study Group. Plasmapheresis and acute Guillain-Barré syndrome. Neurology 1985;35:1096-1104.
27. French Cooperative Group on Plasma Exchange in Guillain-Barré Syndrome. Appropriate number of plasma exchanges in Guillain-Barré syndrome. Ann Neurol 1997;41:298-306.
28. French Cooperative Group on Plasma Exchange in Guillain-Barré Syndrome. Efficacy of plasma exchange in Guillain-Barré syndrome: Role of replacement fluids. Ann Neurol 1987;22:753-761.
29. Hughes RAC, Swan AV, van Doorn PA. Intravenous immunoglobulin for Guillain-Barré syndrome (Cochrane review). Cochrane Database of Systematic Reviews; 2014.
30. Plasma Exchange/Sandoglobulin Guillain-Barré Syndrome Trial Group. Randomized trial of plasma exchange, intravenous immunoglobulin, and combined treatments in Guillain-Barré syndrome. Lancet 1997;349:225-230.
31. Hughes RAC, Wijdicks EFM, Barohn R, et al. Practice parameter: immunotherapy for Guillain-Barré syndrome. Report of the Quality Standards Subcommittee of the American Academy of Neurology. Neurology 2003;61:736-740.
32. Guillain-Barré Syndrome Steroid Trial Group. Double-blind trial of intravenous methylprednisolone in Guillain-Barré syndrome. Lancet 1993;341:586-590.
33. van Koningsveld R, Schmitz PIM, van der Meche FGA, et al. Effect of methylprednisolone when added to standard treatment with intravenous immunoglobulin for Guillain-Barré syndrome: randomized trial. Lancet 2004;363:192-196.
34. Iwamoto M, Jernigan DB, Guasch A, et al. Transmission of West Nile virus from an organ donor to four transplant recipients. N Engl J Med 2003;348:2196-2203.
35. Centers for Disease Control and Prevention. Investigations of West Nile virus infections in recipients of blood transfusions. MMWR Morb Mortal Wkly Rep 2002;51:973-974.
36. Centers for Disease Control and Prevention. Intrauterine West Nile virus infection—New York, 2002. MMWR Morb Mortal Wkly Rep 2002;51:1135-1136.
37. Centers for Disease Control and Prevention. Possible West Nile virus transmission to an infant through breast-feeding—Michigan, 2002. MMWR Morb Mortal Wkly Rep 2002;51:877-878.
38. Centers for Disease Control and Prevention. Laboratory-acquired West Nile virus infections—United States, 2002. MMWR Morb Mortal Wkly Rep 2002;51:1133-1135.
39. Petersen LR, Marfin AA. West Nile virus: a primer for the clinician. Ann Intern Med 2002;137: 173-179.
40. Nash D, Mostashari F, Fine A, et al. The outbreak of West Nile virus infection in the New York City area in 1999. N Engl J Med 2001;344:1807-1814.
41. Ahmed S, Libman R, Wesson K, et al. Guillain-Barré syndrome: an unusual presentation of West Nile virus infection. Neurology 2000;55:144-146.
42. Leis AA, Stokic DS, Webb RM, et al. Clinical spectrum of muscle weakness in human West Nile virus infection. Muscle Nerve 2003;28:302-308.
43. Leis AA, Stokic DS, Polk JL, et al. A poliomyelitis-like syndrome from West Nile virus infection. N Engl J Med 2002;347:1279-1280.

44. Glass JD, Samuels O, Rich MM. Poliomyelitis due to West Nile virus. N Engl J Med 2002;347: 1280-1281.
45. Centers for Disease Control and Prevention. Acute flaccid paralysis syndrome associated with West Nile virus infection—Mississippi and Louisiana, July-August 2002. MMWR Morbid Mortal Wkly Rep 2002;51:708-709.
46. Sejvar JJ, Leis AA, Stokic DS, et al. Acute flaccid paralysis and West Nile virus infection. Emerg Infect Dis 2003;9:788-793.
47. Jeha LE, Sila CA, Lederman RJ, et al. West Nile virus infection: a new acute paralytic illness. Neurology 2003;61:55-59.
48. Li J, Loeb JA, Shy ME, et al. Asymmetric flaccid paralysis: a neuromuscular presentation of West Nile virus infection. Ann Neurol 2003;53:703-710.
49. Flaherty ML, Wijdicks EFM, Stevens JC, et al. Clinical and electrophysiologic patterns of flaccid paralysis due to West Nile virus. Mayo Clin Proc 2003;78:1245-1248.
50. Weiss D, Carr D, Kellachan J, et al. Clinical findings of West Nile virus infection in hospitalized patients, New York and New Jersey, 2000. Emerg Infect Dis 2001;7:654-658.
51. Sampathkumar P. West Nile virus: epidemiology, clinical presentation, diagnosis, and prevention. Mayo Clin Proc 2003;78:1137-1144.
52. Sejvar JJ, Haddad MB, Tierney BC, et al. Neurologic manifestations and outcome of West Nile virus infection. JAMA 2003;290:511-515.
53. Lanciotti RS, Kerst AJ, Nanci RS, et al. Rapid detection of West Nile virus from human clinical specimens, field-collected mosquitoes, and avian samples by a TaqMan reverse transcriptase-PCR assay. J Clin Microbiol 2000;38:4066-4071.
54. Hart J Jr, Tillman G, Kraut MA, et al. West Nile virus neuroinvasive disease: neurological manifestations and prospective longitudinal outcomes. BMC Infect Dis 2014;14:248.
55. Biedenbender R, Bevilacqua J, Gregg AM, et al. Phase II, randomized, double-blind, placebo-controlled, multicenter study to investigate the immunogenicity and safety of a West Nile virus vaccine in healthy adults. J Infect Dis 2011;203:75.
56. Martin JE, Pierson TC, Hubka S, et al. A West Nile virus DNA vaccine induces neutralizing antibody in healthy adults during a phase 1 clinical trial. J Infect Dis 2007;196:1732.
57. Phillips LH, Torner JC, Anderson MS, et al. The epidemiology of myasthenia gravis in central and western Virginia. Neurology 1992;42:1888-1893.
58. Fink ME. Treatment of the critically ill patient with myasthenia gravis. In: Ropper AH. Neurological and neurosurgical intensive care. New York: Raven Press; 1993. p. 351-362.
59. Thomas CE, Mayer SA, Gungor Y, et al. Myasthenic crisis: clinical features, mortality, complications, and risk factors for prolonged intubation. Neurology 1997;48:1253-1260.
60. Wright RB. Myasthenia. In: Klawans HL, Goetz CG, Tattler CM. Textbook of clinical neuropharmacology and therapeutics. New York: Raven Press; 1992. p. 505-516.
61. Cullen DJ, Bigatello LM, DeMonaco HI. Anesthetic pharmacology and critical care. In: Chernow B. The Pharmacologic approach to the critically ill patient. Baltimore: Williams & Wilkins; 1994. p. 291-308.
62. Putman MT, Wise RA. Myasthenia gravis and upper airway obstruction. Chest 1996;109:400-404.
63. Cridge PB, Allegra J, Gerhard H. Myasthenic crisis presenting as isolated vocal cord paralysis. Am J Emerg Med 2000;18:232-233.
64. Schmidt-Nowara WW, Marder EJ, Feil PA. Respiratory failure in myasthenia gravis due to vocal cord paresis. Arch Neurol 1984;41:567-568.
65. Rabinstein AA, Wijdicks EFM. Warning signs of imminent respiratory failure in neurological patients. Semin Neurol 2003;23:97-104.
66. Rieder P, Louis M, Jolliet P, Chevrolet JC. The repeated measurement of vital capacity is a poor predictor of the need for mechanical ventilation in myasthenia gravis. Intensive Care Med 1995;21: 663-668.
67. Dau PC, Lindstrom JM, Cassel CK, et al. Plasmapheresis and immunosuppressive drug therapy in myasthenia gravis. N Engl J Med 1977;297:1134-1140.
68. Kornfield P, Ambinder EP, Papatestas AE, et al. Plasmapheresis in myasthenia gravis: controlled study. Lancet 1979;2:629.
69. Antozzi C, Gemma M, Regi B, et al. A short plasma exchange protocol is effective in severe myasthenia gravis. J Neurol 1991;238:103-107.
70. Gracey DR, Howard FM, Divertie MB. Plasmapheresis in the treatment of ventilator-dependent myasthenia gravis patients: report of four cases. Chest 1984;8:739-743.
71. Qureshi AI, Choundry MA, Akbar MS, et al. Plasma exchange versus intravenous immunoglobulin treatment in myasthenic crisis. Neurology 1999;52:629-632.
72. Gajdos P, Chevret S, Clair B, et al.; Myasthenia Gravis Clinical Study Group. Clinical trial of plasma exchange and high-dose intravenous immunoglobulin in myasthenia gravis. Ann Neurol 1997;41:789-796.
73. Stricker RB, Kwiatkowska BJ, Habis JA, Kiprov DD. Myasthenic crisis: response to plasmapheresis following failure of intravenous gamma-globulin. Arch Neurol 1993;50:837-840.
74. Huang C-S, Hsu H-S, Kao K-P, et al. Intravenous immunoglobulin in the preparation of thymectomy for myasthenia gravis. Acta Neurol Scand 2003;60:1805-1810.
75. Turani E, Szathmary I, Molnar J, et al. Myasthenia gravis: prognostic significance of clinical data in the prediction of post-thymectomy respiratory crises. Acta Chir Hung 1992-1993;33:353-360.
76. Kirsch IR, Diringer MN, Borel CO, et al. Preoperative lumbar epidural morphine improves postoperative analgesia and ventilatory function after transsternal thymectomy in patients with myasthenia gravis. Crit Care Med 1991;19:1474-1479.
77. Rivner MH, Kim S, Greenberg M, et al. Reversible generalized paresis following hypotension: a new neurological entity. Abstr Neurol 1983;33:164.
78. Bolton CF, Brown JD, Sibbald WJ. The electrophysiologic investigation of respiratory paralysis in critically ill patients. Abstr Neurol 1983;33:240.
79. Roelofs RJ, Cerra F, Bielka N, et al. Prolonged respiratory insufficiency due to acute motor neuropathy: a new syndrome. Abstr Neurol 1983;33:240.
80. Bolton CF, Gilbert JJ, Hahn AF, Sibbald WJ. Polyneuropathy in critically ill patients. J Neurol Neurosurg Psychiatry 1984;47:1223-1231.
81. Zochodne DW, Bolton CF, Wells GA, et al. Critical illness polyneuropathy: a complication of sepsis and multiple organ failure. Brain 1987;110:819-842.
82. Witt NJ, Zochodne DW, Bolton CF, et al. Peripheral nerve function in sepsis and multiple organ failure. Chest 1991;99:176-184.
83. Spitzer AR, Giancarlo T, Maher L, et al. Neuromuscular causes of prolonged ventilator dependency. Muscle Nerve 1992;15:682-686.
84. Hund EF, Fogel W, Krieger D, et al. Critical illness polyneuropathy: clinical findings and outcomes of a frequent cause of neuromuscular weaning failure. Crit Care Med 1996;24:1328-1333.
85. Bolton CF, Laverty DA, Brown JD, et al. Critically ill polyneuropathy: electrophysiological studies and differentiation from Guillain-Barré syndrome. J Neurol Neurosurg Psychiatry 1986;49: 563-573.
86. Arnason BGW, Soliven B. Acute inflammatory demyelinating polyradiculoneuropathy. In: Dyck PJ, Thomas PK. Peripheral neuropathy 3rd ed. Philadelphia: WB Saunders; 1993. p. 1437-1497.
87. Leijten FS, de Weerd AW. Critical illness polyneuropathy: a review of the literature, definition and pathophysiology. Clin Neurol Neurosurg 1994;96:10-19.
88. Leitjen FS, de Weerd AW, Poortvliet DC, et al. Critical illness polyneuropathy in multiple organ dysfunction syndrome and weaning from the ventilator. Intensive Care Med 1996;22:856-861.
89. Bolton CF, Young GB, Zochodne DW. The neurological complications of sepsis. Ann Neurol 1993;33:94-100.
90. Murphy GS, Brull SJ. Residual neuromuscular block: lessons unlearned. Part I: definitions, incidence, and adverse physiologic effects of residual neuromuscular block. Anesth Analg 2010;111: 120-128.
91. Segredo V, Caldwell JE, Matthay MA, et al. Persistent paralysis in critically ill patients after long-term administration of vecuronium. N Engl J Med 1992;327:524-528.
92. Hirano M, Ott MD, Raps EC, et al. Acute quadriplegic myopathy: a complication of treatment with steroids, nondepolarizing blocking agents, or both. Neurology 1992;42:2082-2087.
93. Lacomis D, Giuliani MJ, Van Cott A, Kramer DJ. Acute myopathy of intensive care: clinical, electromyographic, and pathological aspects. Ann Neurol 1996;40:645-654.
94. MacFarlane IA, Rosenthal FD. Severe myopathy after status asthmaticus. Lancet 1977;2:615.
95. Barohn RJ, Jackson CE, Rogers SJ, et al. Prolonged paralysis due to nondepolarizing neuromuscular blocking agents and corticosteroids. Muscle Nerve 1994;17:647-654.
96. Danon MJ, Carpenter S. Myopathy with thick filament (myosin) loss following prolonged paralysis with vecuronium during steroid treatment. Muscle Nerve 1991;14:1131-1139.
97. Gooch JL. Prolonged paralysis after neuromuscular blockade. Muscle Nerve 1995;18:937-942.
98. Kaplan PW, Rocha W, Sanders DB, et al. Acute steroid-induced tetraplegia following status asthmaticus. Pediatrics 1986;78:121-123.
99. Lacomis D, Smith TW, Chad DA. Acute myopathy and neuropathy in status asthmaticus: case report and literature review. Muscle Nerve 1993;16:84-90.
100. Op de Coul AAW, Lembregts PCLA, Koeman J, et al. Neuromuscular complications in patients given Pavulon (pancuronium bromide) during artificial ventilation. Clin Neurol Neurosurg 1985;87:17-22.
101 Waclawik AJ, Sufit RL, Beinlich BR, Schutta HS. Acute myopathy with selective degeneration of myosin filaments following status asthmaticus treated with methylprednisolone and vecuronium. Neuromusc Disord 1992;2:19.
102. Zochodne DW, Ramsay DA, Saly V, et al. Acute necrotizing myopathy of intensive care: electrophysiological studies. Muscle Nerve 1994;17:285-292.
103. Hanson P, Dive A, Brucher JM, et al. Acute corticosteroid myopathy in intensive care patients. Muscle Nerve 1997;20:1371-1380.
104. Norman H, Zackrisson H, Hedström Y, et al. Myofibrillar protein and gene expression in acute quadriplegic myopathy. J Neurol Sci 2009;285:28-38.
105. Campellone JV, Lacomis D, Kramer DJ, et al. Acute myopathy after liver transplantation. Neurology 1998;50:46-53.
106 Al-Lozi MT, Pestronk A, Yee WC, et al. Rapidly evolving myopathy with myosin-deficient muscle fibers. Ann Neurol 1994;35:273-279.
107. Gutmann L, Blumenthal D, Schochet SS. Acute type II myofiber atrophy in critical illness. Neurology 1996;46:819-821.
108. Sher JH, Shafiq SA, Schutta HS. Acute myopathy with selective lysis of myosin filaments. Neurology 1979;29:100-106.
109. Van Marle W, Woods KL. Acute hydrocortisone myopathy. BMJ 1980;281:271-272.
110. Gooch JL, Moore MH, Ryser DK. Prolonged paralysis after neuromuscular junction blockade: case reports and electrodiagnostic findings. Arch Phys Med Rehabil 1993;74:1007-1011.
111. Showalter CJ, Engel AG. Acute quadriplegic myopathy: analysis of myosin isoforms and evidence for calpain-mediated proteolysis. Muscle Nerve 1997;20:316-322.
112. Sitwell LD, Weinshenker BG, Monpetit V, Reid D. Complete ophthalmoplegia as a complication of acute corticosteroid- and pancuronium-associated myopathy. Neurology 1991;41:921-922.
113. Du Bois DC, Almon RR. A possible role for glucocorticoid in denervation atrophy. Muscle Nerve 1981;4:370-373.
114. Hermans G, De Jonghe B, Bruyninckx F, et al. Interventions for preventing critical illness polyneuropathy and critical illness myopathy. Cochrane Database of Systematic Reviews 2014, Issue 1.
115. Steinberg KP, Hudson LD, Goodman RB, et al. Efficacy and safety of corticosteroids for persistent acute respiratory distress syndrome. N Engl J Med 2006;354:1671-1684.
116. Hermans G, Wilmer A, Meersseman W, et al. Impact of intensive insulin therapy on neuromuscular complications and ventilator-dependency in MICU. Am J Respir Crit Care Med 2007;175: 480-489.
117. Van den Berghe G, Schoonheydt K, Becx P, et al. Insulin therapy protects the central and peripheral nervous system of intensive care patients. Neurology 2005;64:1348-1353.
118. Schweickert WD, Pohlman MC, Pohlman AS, et al. Early physical and occupational therapy in mechanically ventilated, critically ill patients: a randomized controlled trial. Lancet 2009;373: 1874-1882.
119. Bleck TP, Brauner JS. Tetanus. In: Scheld WM, Whitley RJ, Marra CM. Infections of the central nervous system 3rd ed. New York: Lippincott Williams & Wilkins; 2004. p. 625-648.
120. Kuisma MJ, Saarinen KV, Teirmoa HT. Undiagnosed amyotrophic lateral sclerosis and respiratory failure. Acta Anaesthesiol Scand 1993;37:628-630.
121. Donofrio PD, Wilbourn AJ, Albers JW, et al. Acute arsenic intoxication presenting as Guillain-Barré like syndrome. Muscle Nerve 1987;10:114-120.
122. Greenberg C, Davies S, McGowan T, et al. Acute respiratory failure following acute arsenic poisoning. Chest 1979;76:596-598.
123. Reddy P, Bleck, TP. *Clostridium botulinum*. In: Mandell GM, Bennett JE, Dolin R. Principles and practice of infectious diseases 7th ed. New York: Churchill Livingstone, Elsevier; 2010. p. 3097-3102.
124. Peolsi G, Perili V, Sollazzi L, et al. Lambert-Eaton myasthenic syndrome: a clinical contribution. Acta Anaesthesiol Belg 1991;42:41-44.
125. Gambling DR, Birmingham CL, Jenkins LC. Magnesium and the anaesthetist. Can J Anesth 1988;35:644-654.
126. Swygert LA, Back EE, Auerbach SB, et al. Eosinophilia-myalgia syndrome: mortality data from the US national surveillance system. J Rheumatol 1993;20:1711-1717.
127. Curran FJ, Colbert AP. Ventilator management in Duchenne muscular dystrophy and postpoliomyelitis syndrome: twelve years' experience. Arch Phys Med Rehabil 1989;70:180-185.
128. Sasaki M, Yoneyama H, Nonaka I. Respiratory involvement in nemaline myopathy. Pediatr Neurol 1990;6:425-427.
129. Barohn RJ, McVey AL, DiMauro S. Adult acid maltase deficiency. Muscle Nerve 1993;16:672-676.
130. Kim GW, Kim SM, Sunwoo IN, et al. Two cases of mitochondrial myopathy with predominantly respiratory dysfunction. Yonsei Med J 1991;32:184-189.
131. Newman JH, Neff TA, Ziporin P. Acute respiratory failure associated with hypophosphatemia. N Engl J Med 1977;296:1101-1103.

56

创伤性脑损伤

Kimberly S. Meyer and Donald W. Marion

大约3.2亿人长期受困于创伤性脑损伤（traumatic brain injury，TBI）[1]导致的功能障碍。除了对患者个人的影响，每年TBI造成的直接和间接损失高达600亿美元[2]。美国每年有160万新发TBI患者。其中约29万需要住院治疗，5.1万因该病死亡[3]。TBI在美国1～45岁人群中无论发病率还是死亡率均居于前列。青少年和老年人均是该病的高发人群，但其病因截然不同[4]。在5～64岁人群中，交通事故是主要原因，而超过65岁的老人，首要病因却是跌倒。穿透性颅脑损伤的主要原因是枪击。在任何年龄组中，男性罹患TBI的风险均是女性的2倍，且因TBI导致死亡的风险男性是女性的3倍。

病理生理

头部外伤可导致颅骨骨折、脑挫伤和出血等原发性损伤，这是撞击的直接物理后果。创伤发生数小时或数天后，会发生继发性损伤，可能是患者最终神经功能预后的主要决定因素。脑损伤是由头部的外力造成的，脑组织耐受这种外力的能力超出其结构承受能力[5]。这些力可以分为接触力或惯性力[6]。接触力通常会产生局灶性损伤，例如颅骨骨折、挫伤以及硬膜外或硬膜下血肿。惯性力是由于大脑经历加速或减速（平移、旋转或两者兼而有之）而产生的，可以在没有头部撞击的情况下发生。

颅骨骨折是头部与外力接触所引起的，该外力通常严重到足以引起至少短暂的意识丧失。线性骨折是颅骨骨折的最常见类型，通常发生在颅骨的侧凸上。颅骨凹陷的凹陷处，颅骨碎片被推入颅穹顶，通常是由表面面积较小的物体（例如，锤子）钝力产生的（图56-1）。基底颅骨骨折最常见于前颅底，通常累及筛状板，破坏嗅觉神经（图56-2）。后颅底颅骨骨折可能延伸穿过岩骨和内耳道，从而损伤听神经和面神经。

颅骨骨折本身对内部组织或血管的损害较小。例如，涉及颞骨鳞状部分的线性颅骨骨折经常伴有脑膜中动脉撕裂，引起硬膜外血肿。它们还可能引起面部神经损伤，表现为面部不对称，可以立即出现或以延迟方式出现。凹陷的颅骨骨折通常与颅内的脑组织挫伤相关，头皮撕裂覆盖在凹陷性颅骨碎片上可能会使碎片受到头皮和头发中细菌的污染。颅底骨折时，骨折下的硬脑膜经常被破坏，导致脑脊液（cerebrospinal fluid，CSF）瘘和脑脊液从鼻子或耳朵漏出来。这种瘘管允许细菌从正常定植的鼻子、鼻旁窦或外耳道进入颅内。

创伤后常见的颅内病变包括出血（硬膜外、硬膜下和实质内）、挫伤和弥漫性脑损伤。在脑外伤昏迷患者中，硬膜下血肿占20%～25%（图56-3）。它们在大脑表面和硬脑膜内表面之间，被认为是由于皮质表面的桥接静脉撕裂或主要静脉窦或其支流破裂所致。血肿通常分布在大脑大部分凸出处；大脑镰的硬脑膜反射阻止对侧半球的扩张。鉴于硬膜下血肿伴有潜在的脑组织损害，脑半球肿胀在硬膜下血肿患者中很常见。在一系列硬膜下血肿患者中，有67%的患者发现了潜在的脑挫伤[7]。硬膜下血肿分为急性、亚急性或慢性，在计算机断层扫描（computed tomography，CT）上均具有特征性表现：急性血肿为亮白色，亚急性病变与脑组织等密度，因此常被忽视，而慢性血肿相对于大脑是低密度的。

硬膜外血肿发生在颅骨与硬脑膜之间，通常是由于颅骨骨折撕裂硬脑膜中动脉或它的分支造成。其在TBI引起的昏迷中占8%～10%[8]。大部分硬膜外血肿发生于颞区或顶骨区，但也可发生在额叶或枕叶和后颅窝（很少）。CT上表现为高密度的肿块。与硬脑膜下血肿不同，由于颅骨缝处的硬脑膜粘合非常牢固（图56-4），为此硬膜外血肿的分布受到颅骨缝的限制。

硬膜外血肿在婴幼儿及小儿中并不常见，可能是因为他们的头盖骨更容易变形，且骨折的可能性更小。在60岁以上的TBI患者中，硬膜外血肿的发生率也较低，因为该人群硬脑膜与颅骨的黏结力非常强。

脑实质血肿是TBI后脑实质内发生的出血，它通常与周围组织的挫伤有关。脑干出血、出血进入基底部或中脑出血被认为是由于发生钩回疝时穿通动脉破裂而引起的。这种脑干出血的死亡率非常高。

外伤性蛛网膜下隙出血通常是由于皮质血管撕裂所致。虽然蛛网膜下隙出血重症TBI后常见，但不会产生血肿或肿块[9]。然而，它可能会增加创伤后血管痉挛的风险，这对临床预后可能产生不利影响[10]。

脑挫裂伤是包括点状出血、水肿和坏死的异质性病变，常与其他颅内病变伴随存在。20%～25%的重症TBI患者

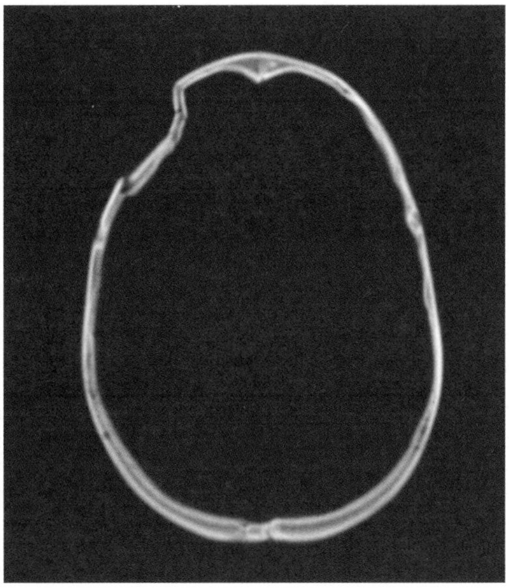

图 56-1　锤击致右额下凹颅骨骨折（轴位计算机断层扫描，骨窗）

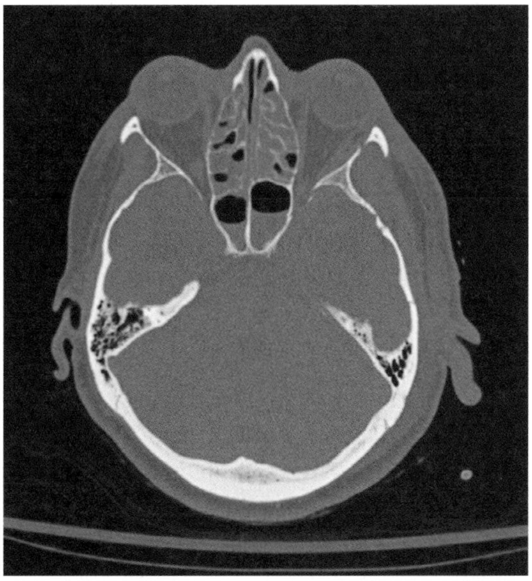

图 56-2　通过前颅底的颅底骨折通常会导致相邻硬脑膜鼻漏和撕裂。通过颅底的计算机断层摄影（CT）扫描可能发现不了骨折本身，但常常发现蝶窦或其他鼻旁窦内的液体（轴向 CT 扫描，骨窗）。

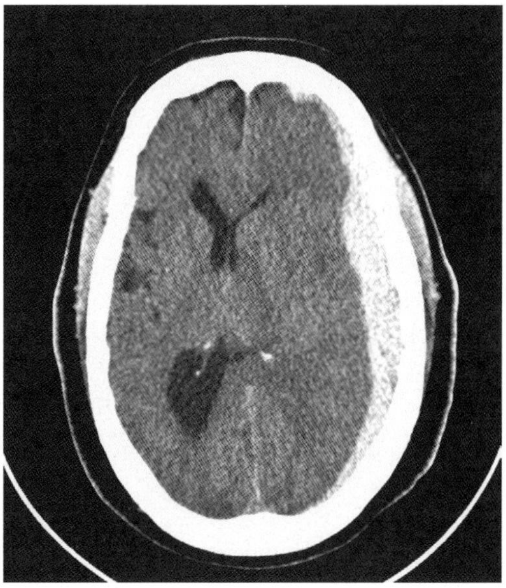

图 56-3　急性硬膜下血肿（acute subdural hematomas，SDH）。通常分布在整个大脑半球表面。偶尔可见混合密度 SDH，这表明受伤发生在不同的时间。

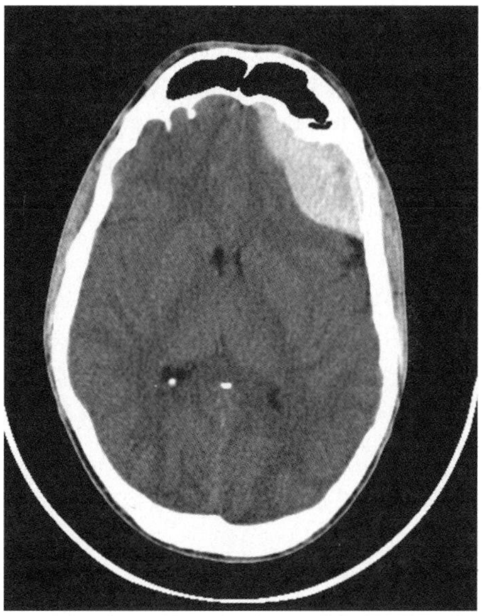

图 56-4　硬膜外血肿呈晶状体状，内边界光滑，因为它们的扩大（轴位计算机断层扫描）可将硬脑膜从颅内表面剥离

合并有一处或多处挫裂伤发生。因为挫裂伤需要时间进展，其初始在 CT 扫描上可能不明显，或可能表现为小区域点状高密度（出血）伴周围低密度（水肿）（图 56-5）。局部神经损伤和出血导致的水肿可能在损伤后的 24～48 小时内扩大。随着时间的推移，脑挫裂伤可能合并颅内血肿，或者表现为类似颅内血肿。根据它们的大小和位置判断可能会引起不同的症状，导致中线移位、大脑镰下疝或小脑幕切迹疝。挫伤最常见于额叶下皮层和前颞叶，这些地方颅骨的内表面都不规则。头部的钝性暴力创伤会在冲击面下的脑组织形成挫裂伤（冲击性脑挫伤）[10]。如果头部在运动状态下与坚硬物体表面发生碰撞，则在撞击点对侧的颅内可能发生挫裂伤（对冲性脑挫伤）。

弥漫性轴索损伤是指灰质和白质交界处的撕裂或点状挫裂伤。这种点状的挫裂伤被认为是因为灰质和白质的密度不同，二者产生的向心力与损伤的旋转矢量不同所导致[11]。弥漫性轴索损伤曾一度被认为仅是在撞击时机械性破坏所

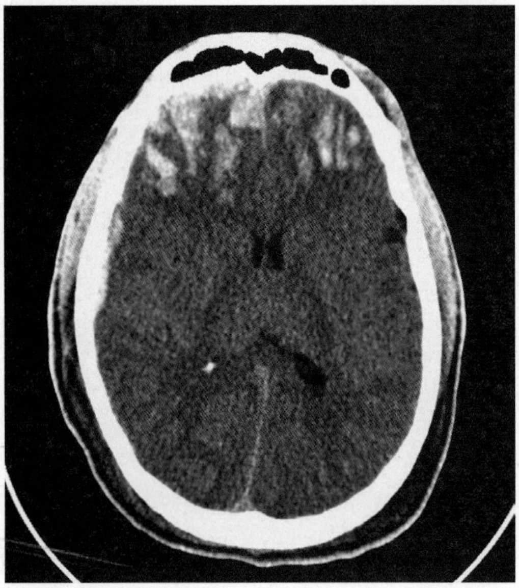

图 56-5 挫裂伤最常见于颞叶和额叶。在受伤后的最初几个小时，他们只出现局部出血与脑水肿相混合的表现。在受伤后 24～48 小时内，可能会发生进一步出血，导致挫裂伤和血肿显著扩大（轴位计算机断层扫描）

致；然而，最近的研究发现有些病例的弥漫性轴突损伤的组织学表现，如轴突断裂和轴突肿胀直到事故发生后的 24～48 小时才会出现。这个发现提示有些弥漫性轴索损伤是外伤后的继发表现[12,13]。弥漫性轴索损伤几乎占所有重症 TBI 患者的 1/2，占 TBI 死亡患者的 1/3，而且也是引发持续性植物状态的常见原因[14]。

创伤后颅内病变会直接或间接造成神经功能障碍。其会通过破坏脑组织挫裂伤和脑实质内出血直接影响受损组织的功能。钩回疝形成也是暂时性或永久性神经损伤的重要机制[15,16]。半硬脑膜反射将颅内容物分成隔室。小脑幕将颅窝分为前中后颅窝。脑干，特别是中脑，横跨小脑幕孔，在这个分区的前中部分。颞叶内侧部，钩突位于小脑幕孔两侧。位于大脑侧面的血肿和挫裂伤可压迫大脑内侧，并将颞叶内侧部分压入到小脑幕孔内（即钩回疝）。这种位移压缩了中脑，中脑包含网状激活系统的一部分。钩回疝造成的中脑压迫损害了网状激活系统，导致意识丧失；第三脑神经及其相关副交感神经的牵拉，会导致瞳孔扩大和对光反射丧失；损伤大脑脚的锥体纤维，会引起对侧臂和下肢姿势反应异常。

颅内压增高是外伤后神经系统损害和死亡的主要原因[17]。颅内压（intracranial pressure，ICP）是由 CSF、血液和脑组织的体积决定的。这些成分的体积是动态改变的，大脑可以适应 3 种中任何一种的适度变化。颅内体积可以增加 100～150ml，相当于一个中等大小的硬膜下血肿，而不会表现为 ICP 显著增加。然而，当超过这个缓冲值，即使血肿大小的微小增加也会引起 ICP 的快速上升。如果没有及时给予适当治疗，ICP 接近平均动脉压（mean arterial pressure，MAP），导致流入脑的血流受阻，进而发展至脑死亡。

院前监护

急性损伤的脑组织容易因为低血压、脑低灌注、高碳酸血症、低氧血症和 ICP 升高而发生进一步损害。防止这些生理性损害是限制继发性脑损伤的关键因素。对 TBI 患者的处理通常应该从评估、保护气道和恢复正常的呼吸、循环开始，因为这些治疗已经被证明可以降低重症 TBI 患者的死亡率[18,19]。

通常经口气管插管是最容易也是最安全的气道保护方式。重度颌面创伤患者可能需要经鼻气管插管，但这种方式是不可取的，因为这是一种相对盲目的手术。保护气道的第 3 种替代方法是喉罩，这是一种易于学习和快速应用的装置，有研究已证明其有效性[20]。外科干预（环甲膜切开术）仅应用于其他保护气道的方式失败以后。建议快速序列插管，以防止短暂性高血压、心动过速、ICP 增加和躁动等干扰保护气道流程的情况发生。列表框 56-1 展示了一个推荐的快速序列插管的临床路径。

气管插管前及插管术后立即补充氧气。成人的呼吸频率为每分钟 10～12 次，儿童为每分钟 20 次，婴儿为每分钟 25 次，应可以提供足够的氧气。治疗性过度通气是不可取的，除非在评估和转运过程中发现神经恶化明显。积极的过度通气可导致脑血管收缩，将已经很低的脑血流量（cerebral blood flow，CBF）降得更低，并可能引起或加重脑缺血[21]。

快速液体复苏和恢复正常血压在院前治疗中至关重要，因为低血压使重症 TBI 患者的死亡率加倍[22]。引起严重低血压最可能的原因通常是腹部或胸部出血；因此，血容量减少应该是我们首先要考虑的。乳酸林格液或生理盐水应该通过大孔径静脉导管快速补液，直至血压正常。

重症 TBI 定义为格拉斯哥昏迷量表（Glasgow Coma Scale，GCS）评分为 3～8 分，且无法遵从命令。此类患者都应先按照脊柱骨折处理，直到充分的脊柱相关检查证实。在能够顺利收入急诊科的重症 TBI 患者当中，颈椎骨折的可能性为 2%～7%。然而，转运至医院过程中造成医源性脊髓损伤占创伤后脊髓损伤的比例高达 10%～25%[23]。呼吸和血流动

框 56-1 重型颅脑损伤患者推荐的快速序列诱导

1. 预氧
   100% 氧 5 分钟或 4 次深呼吸
2. 预处理
   芬太尼（3～5μg/kg IV）
3. 等待 2～3 分钟，如果可能的话，继续预氧
4. 肌肉阻滞与镇静
   琥珀胆碱（1.5mg/kg IV）或罗库溴铵（1mg/kg IV）
5. 插管和同轴颈椎固定术
   如果预期运输时间延长，需要给予正压通气和可能持续使用维库溴铵维持神经肌肉阻滞，以及额外的镇痛和镇静

IV，静脉注射。

力学稳定后，患者应放置在一个平坦的、坚硬的平面中央位置，然后佩戴刚性颈托，最后固定在一个长脊柱板上。

急诊处置

急救人员到达创伤中心时，应简明报告院前评估和处理，包括损伤过程、制动方法、给予的药物、初始生命体征、GCS 评分和输运过程中的血流动力学稳定性[18]。然后进行全面的生理学和影像学检查以识别所有危及生命的损伤情况。大多数创伤中心都遵循高级创伤生命支持流程，这是一个综合全面的常规检查，已经被证实在快速检出所有严重创伤中效果良好[24]。任何危及生命的损伤，如出血、张力性气胸或心脏压塞，一旦发现应立即给予治疗。应该进行简明的神经系统检查，包括 GCS 评分（表 56-1）评估，瞳孔大小和对光反射，以及肢体运动的对称性和幅度。头部触诊以检测骨折、撕裂伤或穿透性伤口，并轻轻探伤以确定是否存在凹陷性颅骨骨折或异物。较大的撕裂伤口用敷料加压按压或暂时缝合以防止进一步出血。

TBI 引起的凝血病被认为是低灌注引起蛋白 C 通路活化，从而引发凝血瀑布改变造成的[25]，也常被认为是华法林和新型抗凝剂的抗凝治疗结果，尤其是在老年人群当中。新鲜冷冻血浆和冷冻沉淀物可用于校正 INR 至 1.3 或更低。凝血酶原复合浓缩物（Prothrombin complex concentrates，PCCs）和重组因子Ⅶa 已被证明可降低血液制品需求和降低与纠正凝血的相关成本[26-28]。

在所有危及生命的损伤已经被确定和稳定后，需要立即关注患者是否需要开颅手术以清除颅内肿块。头部 CT 扫描每层应为 5mm 或者更小，从 C2 椎骨扫至头顶。如果在头部扫描没有明显的颅内肿块，则可以进行颈椎、胸部和腹部的 CT 扫描，以检测这些区域的隐匿性损伤。如果头部 CT 明确发现肿块病变，应延后所有其他影像学检查，立即行手术清除。如果需要，可以在开颅手术同时进行诊断性腹腔灌洗以检测是否有腹腔出血。

确定性治疗

CT 检查结合可靠的神经功能检查是确定初始脑损伤严重程度和下一步合适治疗的关键[29]。比如，急性硬膜下血肿患者，有一个中等大小的病变，瞳孔大小和对光反射正常，可以给予保守治疗[9]。相反，对于瞳孔固定和扩张、GCS 评分 3 或 4 分的老年患者，无论 CT 结果如何，外科手术都是弊大于利的。其他决定因素包括血肿的大小和位置，潜在或扩大的脑挫裂伤或脑肿胀，以及神经检查结果。神经功能恶化，特别是神志改变，表明血肿扩大，应立即重新进行 CT 扫描[30]。通常中线移位小于 5mm 的小于 10mm 厚血肿，尤其在未累及颅中窝情况下可以选择严密观察[31]。如果选择非手术治疗颅内血肿，患者应收入重症监护室（intensive care unit，ICU）并频繁进行神经评估。

表 56-1 格拉斯哥昏迷评分[59]

反应	分值
言语	
警觉，定向力正确和应答准确	5
困惑，迷惑，但可应答	4
可理解的单词，应答不准确	3
不可理解的声音	2
即便给予疼痛刺激也没有言语表达	1
睁眼	
自然睁眼	4
呼唤睁眼	3
刺激睁眼	2
不睁眼	1
运动	
根据指令动作	6
定位疼痛刺激	5
疼痛刺激后回缩	4
疼痛刺激后伸直	3
中枢性疼痛伸肌姿势	2
疼痛刺激无反应	1

资料来源：Teasdale G，Jennett B. Assessment of coma and impaired consciousness：a practical scale. Lancet 1974；2：81-84.

硬膜外血肿患者的典型表现是在头部撞击后立即失去意识，接着是所谓的清醒间隔，患者可能恢复意识几分钟、几个小时或更长时间直至昏迷。然而，实际上发生这种清醒间隔的硬膜外血肿患者不到 1/3。大多数患者在受伤后仍保持清醒（凝块较小）或持续昏迷。

压迫颞叶的血肿预后差，并且很小的扩大就可以迅速引发钩回疝。与其他部位血肿相比，此类病变进行手术清除的阈值更低。出血量小的出血如果给予非手术治疗，在伤后的最初几天内应频繁进行 CT 扫描监测病灶。进展的中颅窝血肿，即使大到足以引发脑疝，也不一定会引起 ICP 增加；因此，ICP 与患者神志状态未必呈正相关。

挫裂伤的最初症状和体征很大程度上取决于它们的大小和位置以及其他相关病变。小的挫裂伤可能仅引起头痛或根本没有症状。如果位于大脑重要区域，例如语言或运动区，它可能会引起局部神经症状。较大挫裂伤，尤其是额叶或颞叶，通常会引起 ICP 升高和昏迷。挫裂伤需要进行头部 CT 密切动态监测，因为有 20%～30% 的病变可能在接下来的 24～48 小时扩大。昏迷患者还需要监测 ICP。与颅中窝血肿一样，颞叶挫裂伤也需要通过 CT 密切监测。颞叶挫裂伤可在发展至钩回疝前都没有 ICP 的明显升高，因此清除这些病灶的手术阈值时机应适当放宽（图 56-6）。单侧额叶或颞叶切除术通常耐受性良好，不会引起明显的神经功能缺损，且允许脑组织有进一步肿胀的空间[32]。

ICU 中的主要治疗目标是防止脑缺血，从而限制继发性

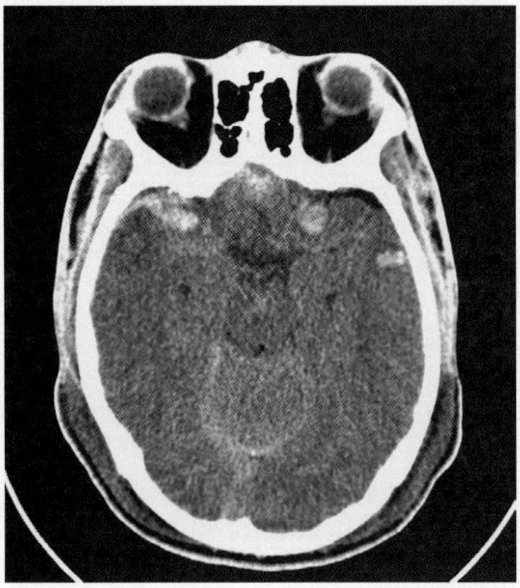

图 56-6　颞叶挫裂伤必须密切监测，因为即使稍微扩大也可能导致钩突疝，通常颅内压（ICP）不增加（轴向计算机断层扫描）

脑损伤。脑缺血最常见的可预防原因是低血压、低氧血症和高颅压。应进行全面的生理监测，以及时发现和治疗这些生理损害。

生理监测

连续监测呼气末二氧化碳（pressure of carbon dioxide，PCO_2）和频繁进行动脉血气分析，能够早期发现通气状态恶化，并立即适当调整呼吸机参数。氧饱和度也应通过脉搏血氧仪连续监测。血压最好通过留置动脉导管，连接压力传感器进行持续监测。对于重症 TBI 患者，尤其是非中枢神经系统损伤患者，应进行中心静脉压（central venous pressure，CVP）监测。在老年或重度肺挫裂伤患者中，可以通过肺动脉置入 SWAN-GANZ 导管或微创的唯捷流导管更准确地评估血管内容量。留置 Foley 导管监测尿量对于确定患者的液体状态至关重要。

持续的 ICP 监测对于所有重症 TBI 和头部 CT 异常患者是必不可少的，因为以上患者高颅压的比例高达 53%～63%[33, 34]。年龄大于 40 岁伴有单侧或双侧运动异常或收缩压（systolic blood pressure，SBP）低于 90mmHg 的昏迷患者，即使最初 CT 扫描没有发现异常，也推荐给予 ICP 监测。ICP 监护仪的金标准是脑室导管连接外部换能器[35, 36]。这种方法比新的独立压力传感装置更加准确、可靠、成本更低。此外，脑室压比硬膜下、蛛网膜下隙或硬膜外压力更能反映脑半球 ICP。脑室造口术监测 ICP 的其他优点是系统可以在插入后重新归零和可以抽出 CSF 以治疗高颅压。脑室 ICP 监测的并发症发生率为 7.7%（感染为 6.3%，出血为 1.4%）[37]。有研究表明，当导管留置 5 天以上[38]，感染率显著增加，使用抗生素浸渍脑室导管可能有预防效果。

脑室造口术的替代技术逐步发展，其能够提供相对准确的半球 ICP，更容易置入，并发症也更少。这些装置包括导管末端连接压力传感器（应变仪或光纤技术）的设备[34]。这些压力传感器即使在插入白质时也能提供可靠的 ICP 测量，并且经常在因脑室过小或者脑室塌陷导致导管插入困难时使用。主要缺点是不能进行脑脊液引流。此外，这些装置只能在插入之前校准 1 次，并且其中的一些装置，测量漂移每天高达 1～2mmHg。测出的 ICP 可以用来计算脑灌注压（cerebral perfusion pressure，CPP），定义为 MAP 和 ICP 之间的差值。目前的建议是保持 CPP 高于 50mmHg[39]。

监测脑组织氧分压（partial pressure of oxygen，$PbtO_2$）的装置可用于确定脑组织氧合是否足够。这些监视器不断地测量其插入的局部区域组织的 $PbtO_2$。研究表明，接受氧导向治疗的患者死亡率可能降低。虽然没有方法可连续监测脑半球 CBF，但大脑中动脉的经颅多普勒超声可以提供间接信息[40-42]。氙气可作为放射性标记物或 CT 对比剂进行正电子发射断层扫描（positron emission tomography，PET）或 CBF 测量，可以提供脑血流的周期性快照。

治疗

最好使用气管插管和机械通气以避免低氧血症的发生。应该滴定调节吸入氧浓度至动脉氧分压达到 100mmHg[43]。建议维持约 35mmHg 的动脉 PCO_2 以避免发生与过度通气有关的脑血管收缩。某些患者可能会发生急性呼吸窘迫综合征（acute respiratory distress syndrome，ARDS）。在这种情况下，为保证充分的氧合需要使用呼气末正压（positive end-expiratory pressure，PEEP）。值得注意的是，在 TBI 患者中使用 PEEP 可能会增加 ICP。然而，临床研究已经表明，在 ARDS 存在下，可以使用 14～15cmH_2O 的 PEEP 而不会引起 ICP 变化。

低血压定义为 SBP 小于 90mmHg，应该给予积极治疗。恢复正常血容量应通过静注等渗盐水以达到中心静脉压为 7～12cmH_2O 的目标[43]。应避免给予低渗静脉溶液，因其可能加重脑水肿。如果患者贫血，应给予输血治疗，至少使红细胞压积恢复至 30%。如果液体复苏对低血压无效，患者应开始滴定血管加压素，将 SBP 升高至超过 90mmHg。去甲肾上腺素已被证明是最有效的维持 MAP 和 CPP 而不影响 ICP 的药物[44]。

高颅压定义为持续大于 20mmHg 的 ICP。一些临床研究已经发现，当 ICP 持续高于这个阈值时，发病率和死亡率均增加显著[45]。基于这种关联被广泛接受的前提，即 ICP 升高会危及脑灌注，引起脑缺血，侵入性治疗 ICP 的方法被广泛接受。癫痫、高碳酸血症、发热、颈静脉流出道梗阻（如颈托佩戴不当）和躁动可引起或加重高颅压。ICP 治疗通常遵循循序渐进的方法，首先使用损伤最小的疗法，只有在初始治疗失败时才考虑损伤更大的疗法。镇静剂和神经肌肉阻滞药物通常是有效的首选方法，特别是在患者感到焦虑或不适时[46]。麻醉药（如吗啡、芬太尼）、短效苯二氮䓬类药物（如咪达唑仑），或催眠药如异丙酚可用于镇静，维库溴铵可作为肌松药。使用相对较低的剂量可以避免麻醉药引起的低血压，而且使用麻醉药前应确保患者血容量正常。由于在此类治疗过程中无法准确获得 GCS 评分，所以必须密切监测瞳孔状态、ICP 和 CT 扫描。

如果镇静药和神经肌肉阻滞药物对高颅压治疗效果不佳，则应使用间歇性脑室脑脊液引流。间歇式而非连续式引流使 ICP 测量准确。如果这些措施不能降低 ICP，推荐使用甘露醇（每 3～4 小时给予 0.25～1g/kg）或高渗盐水[47-49]。甘露醇通过渗透性利尿发挥作用，降低 ICP 并通过扩大血容量来增加 CPP，降低血液黏稠度，在输注后的数分钟内增加 CBF 和组织的氧输送，其作用时间平均为 3～5 小时。弹丸注射比连续输注效果更高，因为后者可能使药物渗入脑组织，导致反向渗透梯度，加重水肿和增加 ICP[48]。血管内容量也应被密切监测，以防止脱水。高渗盐水似乎可以引起水跨血脑屏障的渗透动员。目前应用于降低 ICP 的高渗盐水浓度范围为 3%～23.4%。渗透疗法的使用过程中应经常监测血清渗透压和钠离子水平。如果血清钠离子水平超过 160mg/dl 或渗透压超过 320mol，应停止用药，以降低急性肾损伤的风险[50]。

尽管已经给予以上措施，ICP 仍超过 20mmHg，可以调节通气频率以降低动脉 PCO_2 至 30mmHg[21]。在受伤后的第一个 24～48 小时内应谨慎使用过度通气，因为当 CBF 已经明显减少时，它会导致脑血管收缩。证据还表明，即使是短暂的过度通气也会引起继发性脑损伤，导致细胞外乳酸和谷氨酸水平增加[51]。如果没有 ICP 升高，禁止使用预防性过度通气[52]。如果使用过度通气，应监测脑组织 $PbtO_2$ 或颈静脉血氧饱和度，以监测任何因治疗导致的脑缺血。如果脑组织 $PbtO_2$ 低于 10mmHg，则会增加组织缺血的风险和发生不良结局的可能性[42]。

如果给予以上治疗，高颅压仍持续存在，特别是如果 ICP 上升迅速，或患者初始 CT 扫描显示小挫裂伤或血肿，应立即再次进行 CT 扫描以确定是否有新的肿块或先前的病灶已经扩大。即使病变轻微扩大，急诊开颅、清除挫裂伤或血肿可能是最快速且有效的减少 ICP 的方法。

如果没有新的或扩大的肿块，如果神经系统检查有抢救可能的患者，可考虑使用高剂量巴比妥类药物。戊巴比妥是最常用的药物，1～2 小时给予 10～15mg/kg 负荷剂量，随后每小时 1～2mg/kg 维持。增加剂量时建议连续监测脑电图，直到观察到爆发抑制模式。低血压是巴比妥类药物最常见的不良反应，在使用药物前保证正常的血管内容量通常可以避免。

在过去的数十年中，治疗性亚低温已被用于临床。损伤后体温尽快降至 32～33℃，并使用表面冷却技术保持该体温 24～48 小时。虽然一些临床试验发现与常温相比，这种治疗没有改善神经系统的预后，但是却一致发现低温可以显著降低 ICP[53, 54]。

对于一小部分患者，可以使用去骨瓣减压术，例如大的侧骨或双面骨瓣，去骨瓣时可同时行颞叶或额叶切除术。两项研究报道了难治性高颅压患者以去骨瓣减压术作为最后的治疗手段，其中 56%～58% 的患者预后良好[55, 56]。另一项研究表明，年轻患者在创伤后早期给予颞叶切除减压术能够改善预后[32, 57]。然而，另一些研究发现，骨瓣减压术并不能改善 ICP、CPP 或死亡率[58]。因为年龄因素对恢复的可能性影响很大，所以这些二级疗法只推荐用于年龄小于 40 岁的患者。

无法控制的高颅压可能导致脑死亡，大脑功能不可逆停止。临床上表现为运动功能和脑干反射的丧失。脑干反射包括瞳孔反应、角膜反射、咳嗽反射和眼前庭反射[59]。一旦满足了这些条件，就需要进行验证性试验如呼吸暂停试验或脑灌注试验[60]。联邦法律要求在进行脑死亡试验前需要获得地方器官获取办公室的许可。医务人员应该避免向患者的家庭成员提供器官捐赠以减少利益冲突；去除利益关联后，对已注册的器官需求者是公平的。

TBI 患者，特别是那些昏迷或有明显非中枢神经系统损伤的患者，易患肺炎和其他感染性疾病，还有发热、营养不良、癫痫、深静脉血栓（deep venous thrombosis，DVT）、肺栓塞和其他 ICU 特有的疾病[61]。大多数这些并发症会引起继发性脑损伤，应及时诊断和治疗。发热在 ICU 中非常常见，其被证明能延长住院时间，恶化预后。前期临床研究发现，缺血的大脑区域温度高于 39℃后，温度每上升 1℃神经元死亡数量呈对数性增长，这种效应在受伤后 24 小时及更长时间仍然存在[62]。因此，体温应保持在 37℃以下，应该积极寻找并治疗所有导致发热的感染或非感染因素。

昏迷患者，使用神经肌肉阻滞剂者，还有骨盆或长骨骨折者易患深静脉血栓和肺栓塞。此类患者应该接受早期预防，通常包括下肢连续加压设备的使用以及皮下应用各种肝素或依诺肝素。早期（伤后 2～3 天）使用小剂量肝素或低分子量肝素是安全的，尚未发现引起或加重 TBI 后的颅内出血[63-65]。

重症 TBI 后营养不良也是常见的。非瘫痪重症 TBI 患者静息代谢通常增加 140%[66]。氮消耗增加，排泄量达 9～12g/d。因此，应该早期给予肠内营养，在伤后第 3 天或第 4 天至少达到日常基础代谢热量需求的 140%[67]。预计长期昏迷的患者，经皮胃造瘘术或空肠造口术可以提供方便的、耐受性好的管饲通路。TBI 引起的高血糖会延长住院时间、增加病死率[68]。积极治疗高血糖已被证明可以减少并发症和改善长期预后[69]，但重症 TBI 患者的最佳血糖范围仍然存有争议，严格的血糖控制可能也存在问题[70, 71]。

众所周知，外伤后挫裂伤和硬膜下血肿是引发癫痫的原因，而癫痫可导致继发性损伤。因此，建议对此类患者进行癫痫预防治疗。伤后的前 7 天都应该给予癫痫预防药物。一个前瞻性试验发现延长预防性治疗并没有获益[72]。在 TBI 后的第 1 周，近 33% 的患者可能发生亚临床癫痫[73]。因此，无法解释的精神抑郁状态，脑组织氧合突然恶化，或 ICP 的突然增加等情况应考虑行脑电图（electroencephalogram，EEG）检查。

几种情况可能会延长重度 TBI 患者的 ICU 住院时间。阵发性交感神经过度兴奋也被称为交感风暴，可能在高达 30% 的患者开始停止使用镇静药物时表现出来。交感风暴的特点包括看似无缘无故的周期性发作的高血压、心动过速、呼吸急促、出汗和高热[74]。自发的姿态或肌张力障碍也可能在这时出现。对这些神经症状的识别是避免延误治疗和不必要检查的关键。治疗方案是个性化的，大多数患者需要联合加巴喷丁、阿片、心得安和溴隐亭以实现症状的充分控制。创伤后躁动（posttraumatic agitation，PTA）可能会在昏迷后出现，是 TBI 恢复的有利迹象。PTA 可能会延迟撤机和治疗进程，并影响患者的安全。初始治疗应包括紧急控制下给予苯二氮䓬类药物将躁动控制在可接受范围。进行性加重的 PTA 可用治疗药物包括普萘洛尔、三环类抗抑郁药和抗癫痫药物（卡马西平、丙戊酸钠）。严重的情况下可能需要使用非典型抗精神病药物。氟哌啶醇应避免使用，因为其影响多巴胺传递及延迟 TBI 恢复[75]。

理疗及康复

TBI 患者的康复应在伤后最初几天在 ICU 内就开始进行，包括被动活动训练和肢体功能性夹板治疗。活动有助于预防深静脉血栓形成。研究表明，昏迷患者早期给予坐位锻炼可能加速意识的恢复。最近研究表明，摄入多巴胺能药物，特别是金刚烷胺，在解决颅内高压后，可能会加速觉醒和改善预后[76, 77]。综合性 TBI 康复计划应包括物理、职业、语言治疗师、神经心理学家和社会工作者等多学科构成的团队，这个团队理想上应该由一个经过理疗和康复医学培训的理疗师或神经学家进行领导。良好的 TBI 后康复需要考虑很多因素，但是在此我们不做讨论。

穿透伤

枪伤是头部穿透性损伤的主要原因，通常会导致脑组织的大规模破坏和严重的脑肿胀，如果贯穿头部，则会导致死亡。子弹的杀伤力主要取决于它在撞击时的速度和它的质量，子弹的形状和它的横向运动也起到一定的作用。撞击速度是子弹伤害力的最重要的决定因素。因此，高速步枪对头部的伤害总是致命的，而低速开膛手枪的伤口往往不是致命的。当子弹进入颅骨时，它会在大脑中产生各种压力波，其中一些会造成近 100 个大气压的组织压力，从而导致进一步的组织损伤。子弹在撞击颅骨后经常碎裂，将颅骨的一部分破碎成多个碎片。无论是子弹和碎骨，会变成投射物，对脑组织造成二次损伤。

低速的投射伤，如刀、冰镐或箭，不会造成如子弹一样巨大的脑损伤。通常，只有在投射物直接路径中的组织被破坏，并且在投射物去除后患者神经往往能够完全恢复。尽管如此，血管损伤总是可能发生在头部的高速或低速投射物上，特别是在颅底或大脑外侧裂处或附近。

穿透性颅脑损伤患者的初步评估和复苏与闭合性颅脑损伤患者相同。决不能在现场或急诊部拔出刀或其他露出头外的投射物；如果它们正压着受损的颅内血管，拔出则可能导致颅内大出血。当患者头部有枪伤时，颈部、胸部和腹部都应仔细检查是否有其他枪伤，因为胸部和腹部的心脏或大血管损伤可能更致命。头部 CT 扫描可以确定投射物的颅内路径和相关颅骨或组织的损伤情况。更重要的是，它可以发现所有影响预后的颅内大血肿或挫裂伤。如果投射物轨迹在颅底或侧裂处或附近，这样的患者是可抢救的，应该立即进行脑血管造影，因为这种损伤模式可能同假性动脉瘤的发展有关[10]。

大多数可能存活的穿透性颅脑损伤患者需要进行限制性手术。颅内大血肿应立即清除。对于低速投射物造成的伤口，需要进行开颅手术。移除包含投射物的颅骨暴露出足够的视野进行颅内探查，外科医生可以寻找并立即修复或结扎由投射物造成的血管损伤。对于头部的枪伤，外科医生应该对头皮和颅骨伤口进行限制性的清理，去除穿透大脑的位于表面附近的头皮、骨头和子弹碎片。容易清除的坏死性脑组织应进行清创和充分的止血。随后的医疗处置同之前所描述的闭合性头部损伤。由于穿透性 TBI 的定义是脑组织的破坏和挫裂伤，所以此类患者也应接受至少 7 天的抗惊厥药物治疗。

预后

在 TBI 发生后尽快预测预后，可以帮助指导护理，并帮助家庭成员为后续长期康复过程做准备。同样重要的是，如果进一步治疗无益，那么昂贵的危重护理或手术就可以留给那些可能受益的人。当然，早期预测必须是可靠的，特别是考虑放弃生命支持时。

一些临床和放射学特征已被证明对预测预后有用，但它们必须一起使用[78]。此外，这些标准对于预测死亡或植物生存，比预测轻微症状、无功能障碍或者能够完全恢复常态更加准确。最有效的预后预测因子是年龄、初始 GCS 评分（尤其是运动部分）、瞳孔大小和对光反射、ICP，以及颅内损伤的性质和程度。

Marshall 及其同事设计了一个基于 CT 的分类方案，证明对预后是有用的，该方案使用的是外伤性昏迷数据库数据（表 56-2 和表 56-3）[79]。这个分类方法强调颅脑创伤后颅内病变的肿块效应。毫不奇怪，这些研究人员发现大面积颅内肿块病变和钩突疝患者预后最差。

穿透伤后患者的可恢复性和预后比闭合性颅脑损伤患者更加清晰。入院前或入院后大多数头部高速枪伤患者死亡。最近一项对检查头部平民枪击伤的临床研究的荟萃分析发现，490 例 GCS 评分为 3～5 分的患者中，只有 5 例患者的预后良好（格拉斯哥预后量表评分为 4 分或 5 分）[80]。GCS 评分 8 分或更低的患者，死亡率在 51%～87%。相比之下，GCS 评分为 13～15 分的患者全部存活并有良好的预后。

表 56-2　创伤性脑损伤 CT 分类

分类	定义
弥漫性损伤Ⅰ型	无可见的颅内病变
弥漫性损伤Ⅱ型	脑池存在，中线移位 0～5mm；高密度病变 <25ml
弥漫性损伤Ⅲ型（肿胀）	脑池受压或消失，中线移位 0～5mm；高密度病变 <25ml
弥漫性损伤Ⅳ型（移位）	中线移位 >5mm；高密度病变 <25ml
切除的肿块病变	任何病变经手术清除
未切除的肿块病变	高密度病变 >25ml；未给予外科切除

资料来源：Marshall LF，Marshall SB，Klauber MR，Clark M. A new classification of head injury based on computerized tomography. J Neurosurg. 1991；75（Suppl.）：S14-S20.

表 56-3　CT 分类和出院患者预后之间的关系

分类	患者数量	不良预后*/%	良性预后†/%
弥漫性损伤Ⅰ型	52	38	62
弥漫性损伤Ⅱ型	177	65	35
弥漫性损伤Ⅲ型（肿胀）	153	84	16
弥漫性损伤Ⅳ型（移位）	32	94	6
切除的肿块病变	276	77	23
未切除的肿块病变	36	89	11

*死亡、永久性植物状态或严重残疾。

†轻度残疾或完全康复。

资料来源：Marshall LF，Marshall SB，Klauber MR，Clark M. A new classification of head injury based on computerized tomography. J Neurosurg. 1991；75（Suppl.）：S14-S20.

其他与死亡或预后不良的相关临床症状是瞳孔固定和扩大、颅内高压和低血压[81, 82]。

CT 所确定的颅内损伤程度也有一定的预后意义。体积大于 15ml、中线移位大于 3mm、基底池受压或消失、蛛网膜下隙出血和脑室内出血的死亡率均为 80%～90%，与子弹贯穿两个半球、基底节或后颅窝的死亡率相同。

知识点

1. 严重创伤性脑损伤是 1～45 岁美国人死亡的主要原因。
2. 颅脑损伤后的结果不仅取决于颅骨骨折、硬膜下血肿等原发性损伤，还取决于创伤后缺血引起的继发性损伤。
3. 继发性脑损伤是延迟性颅内压增高的主要原因。
4. 重症颅脑外伤患者急救管理的目标是加强脑灌注，避免可能导致局部脑缺血的治疗。
5. 对重症颅脑损伤患者的早期评估和分类应使用美国创伤外科委员会制定的高级创伤生命支持方案。
6. 重症颅脑损伤患者最好在具有可随时提供神经外科治疗的Ⅰ级创伤中心接受治疗。
7. 脑挫伤类患者，或头部计算机断层扫描发现血肿且格拉斯哥昏迷评分为 8 分或 8 分以下的患者，给予颅内压监测可能是有利的。
8. 与外部传感器耦合的脑室导管是监测颅内压的最佳手段，因为它提供了精确的测量并能够进行 CSF 引流，而 CSF 引流是治疗高颅压的最佳方法。
9. TBI 患者应避免使用预防性过度通气治疗，尤其是当颅内压小于 20mmHg 时。
10. 硬膜下血肿、挫裂伤或穿透性损伤患者在伤后 7 天内应给予抗惊厥预防治疗。
11. 为防止无法活动导致的并发症，并尽早恢复运动能力，强烈建议物理治疗师和康复专家对脑损伤患者进行早期评估。

（刘于红　译，张丽娜　审校）

参考文献

1. Zaloshnja E, Miller T, Langlois JA, Selassie AW. Prevalence of long-term disability from traumatic brain injury in the civilian population of the United States, 2005. J Head Trauma Rehabil 2008;23:394–400.
2. Finkelstein EA Corso PS, Miller TR. The incidence and economic burden of injuries in the United States. 2006, New York: Oxford University Press.
3. Rutland-Brown W, Langlois JA, Thomas KE, Xi YL. Incidence of traumatic brain injury in the United States, 2003. J Head Trauma Rehabil 2006;21:544–8.
4. Faul M, Xu L, Wald MM, Coronado VG. Traumatic brain injury in the United States: emergency department visits, hospitalizations and deaths 2002–2006. 2010, Centers for Disease Control and Prevention, National Center for Injury Prevention and Control: Atlanta.
5. Gennarelli TA, Meaney DF. Mechanisms of primary head injury. In: Rengachary SS, editor. Neurosurgery. New York: McGraw-Hill; 1996, p. 2611–22.
6. Graham DI, Adams JH, Nicoll JA, Maxwell WL, Gennarelli TA. The nature, distribution and causes of traumatic brain injury. Brain Pathol 1995;5:397–406.
7. Seelig JM, Becker DP, Miller JD, Greenberg RP, Ward JD, Choi SC. Traumatic acute subdural hematoma: major mortality reduction in comatose patients treated within four hours. N Engl J Med 1981;304:1511–18.
8. Haselsberger K Pucher R, Auer LM. Prognosis after acute subdural or epidural haemorrhage. Acta Neurochir (Wien) 1988;90:111–16.
9. Servadei F, Nasi MT, Cremonini AM, Giuliani G, Cenni P, Nanni A. Importance of a reliable admission Glasgow Coma Scale score for determining the need for evacuation of posttraumatic subdural hematomas: a prospective study of 65 patients. J Trauma 1998;44:868–73.
10. Armonda RA, Bell RS, Vo AH, Ling G, DeGraba TJ, Crandall B, et al. Wartime traumatic cerebral vasospasm: recent review of combat casualties. Neurosurgery 2006;59:1215–25; discussion 1225.
11. Vernon, DD, Woodward GA, Skjonsberg AK. Management of the patient with head injury during transport. Crit Care Clin 1992;8(3):619–31.
12. Povlishock JT, Christman CW. The pathobiology of traumatically induced axonal injury in animals and humans: a review of current thoughts. J Neurotrauma 1995;12:555–64.
13. Schweitzer JB, Dohan FC Jr. Diffuse axonal injury: windows for therapeutic intervention allowed by its pathobiology. Virchows Arch A Pathol Anat Histopathol 1993;423:153–6.
14. Skandsen T, Kvistad KA, Solheim O, Strand IH, Folvik M, Vik A. Prevalence and impact of diffuse axonal injury in patients with moderate and severe head injury: a cohort study of early magnetic resonance imaging findings and 1-year outcome. J Neurosurg 2010;113:556–63.
15. Athiappan S, Muthukumar N, Srinivasan US. Influence of basal cisterns, midline shift and pathology on outcome in head injury. Ann Acad Med Singapore 1993;22:452–5.
16. Andrews BT, Pitts LH. Functional recovery after traumatic transtentorial herniation. Neurosurgery 1991;29:227–31.
17. Miller JD, Becker DP, Ward JD, Sullivan HG, Adams WE, Rosner MJ. Significance of intracranial hypertension in severe head injury. J Neurosurg 1977;47:503–16.
18. Badjatia N, Carney N, Crocco TJ, Fallat ME, Hennes HM, Jagoda AS, et al. Guidelines for prehospital management of traumatic brain injury. Prehosp Emerg Care 2008;12:S1–52.
19. Winchell, RJ, Hoyt DB. Endotracheal intubation in the field improves survival in patients with severe head injury. Trauma Research and Education Foundation of San Diego. Arch Surg 1997;132:592–7.
20. Sasada MP, Gabbott DA. The role of the laryngeal mask airway in pre-hospital care. Resuscitation 1994;28:97–102.
21. Brain Trauma Foundation; American Association of Neurological Surgeons; Congress of Neurological Surgeons; Joint Section on Neurotrauma and Critical Care, et al. Guidelines for the management of severe traumatic brain injury. XIV. Hyperventilation. J Neurotrauma 2007;24:S87–90.

22. Chesnut RM, Marshall SB, Piek J, Blunt BA, Klauber MR, Marshall LF. Early and late systemic hypotension as a frequent and fundamental source of cerebral ischemia following severe brain injury in the Traumatic Coma Data Bank. Acta Neurochir Suppl (Wien) 1993;59:121–5.
23. Diliberti T, Lindsey RW. Evaluation of the cervical spine in the emergency setting: who does not need an X-ray? Orthopedics 1992;15:179–83.
24. ATLS Subcommittee; American College of Surgeons' Committee on Trauma; International ATLS working group. Advanced trauma life support (ATLS(R)): the ninth edition. J Trauma Acute Care Surg 2013;74:1363–6.
25. Cohen MJ, Brohi K, Ganter MT, Manley GT, Mackersie RC, Pittet JF. Early coagulopathy after traumatic brain injury: the role of hypoperfusion and the protein C pathway. J Trauma 2007;63:1254–61; discussion 1261–2.
26. Joseph B, Aziz H, Pandit V, Hays D, Kulvatunyou N, Tang A, et al. Prothrombin complex concentrate use in coagulopathy of lethal brain injuries increases organ donation. Am Surg 2014;80:335–8.
27. Le Roux P, Pollack CV Jr, Milan M, Schaefer A. Race against the clock: overcoming challenges in the management of anticoagulant-associated intracerebral hemorrhage. J Neurosurg 2014;121:1–20.
28. Brown CV, Foulkrod KH, Lopez D, Stokes J, Villareal J, Foarde K, et al. Recombinant factor VIIa for the correction of coagulopathy before emergent craniotomy in blunt trauma patients. J Trauma 2010;68:348–52.
29. Braakman R. Early prediction of outcome in severe head injury. Acta Neurochir (Wien) 1992; 116:161–3.
30. Mauritz W, Leitgeb J, Wilbacher I, Majdan M, Janciak I, Brazinova A, et al. Outcome of brain trauma patients who have a Glasgow Coma Scale score of 3 and bilateral fixed and dilated pupils in the field. Eur J Emerg Med 2009;16:153–8.
31. Servadei F, Murray GD, Teasdale GM, Dearden M, Iannotti F, Lapierre F, et al. Traumatic subarachnoid hemorrhage: demographic and clinical study of 750 patients from the European brain injury consortium survey of head injuries. Neurosurgery 2002;50:261–7; discussion 267–9.
32. Nussbaum ES, Wolf AL, Sebring L, Mirvis S. Complete temporal lobectomy for surgical resuscitation of patients with transtentorial herniation secondary to unilateral hemispheric swelling. Neurosurgery 1991;29:62–6.
33. Adelson PD, Bratton SL, Carney NA, Chesnut RM, du Coudray HE, Goldstein B, et al. Guidelines for the acute medical management of severe traumatic brain injury in infants, children, and adolescents. Chapter 5. Indications for intracranial pressure monitoring in pediatric patients with severe traumatic brain injury. Pediatr Crit Care Med 2003;4:S19–24.
34. Brain Trauma Foundation; American Association of Neurological Surgeons; Congress of Neurological Surgeons (AANS/CNS); Joint Section on Neurotrauma and Critical Care; Bratton SL, et al. Guidelines for the management of severe traumatic brain injury. VI. Indications for intracranial pressure monitoring. J Neurotrauma 2007;24:S37–44.
35. Anonymous, The Brain Trauma Foundation. The American Association of Neurological Surgeons. The Joint Section on Neurotrauma and Critical Care. Recommendations for intracranial pressure monitoring technology. J Neurotrauma 2000;17:497–506.
36. Brain Trauma Foundation; American Association of Neurological Surgeons; Congress of Neurological Surgeons (AANS/CNS); Joint Section on Neurotrauma and Critical Care; Bratton SL, et al. Guidelines for the management of severe traumatic brain injury. VII. Intracranial pressure monitoring technology. J Neurotrauma 2007;24:S45–54.
37. Narayan RK, Greenberg RP, Miller JD, Enas GG, Choi SC, Kishore PR, et al. Improved confidence of outcome prediction in severe head injury. A comparative analysis of the clinical examination, multimodality evoked potentials, CT scanning, and intracranial pressure. J Neurosurg 1981;54: 751–62.
38. Clark WC, Muhlbauer MS, Lowrey R, Hartman M, Ray MW, Watridge CB. Complications of intracranial pressure monitoring in trauma patients. Neurosurgery 1989;25:20–4.
39. Brain Trauma Foundation; American Association of Neurological Surgeons; Congress of Neurological Surgeons (AANS/CNS); Joint Section on Neurotrauma and Critical Care; Bratton SL, et al. Guidelines for the management of severe traumatic brain injury. IX. Cerebral perfusion thresholds. [Erratum appears in J Neurotrauma 2008;25:276–8 Note: multiple author names added]. J Neurotrauma 2007;24:S59–64.
40. Brain Trauma Foundation; American Association of Neurological Surgeons; Congress of Neurological Surgeons (AANS/CNS); Joint Section on Neurotrauma and Critical Care; Bratton SL, et al. Guidelines for the management of severe traumatic brain injury. X. Brain oxygen monitoring and thresholds. J Neurotrauma 2007;24:S65–70.
41. Stiefel MF, Spiotta A, Gracias VH, Garuffe AM, Guillamondegui O, Maloney-Wilensky E, et al. Reduced mortality rate in patients with severe traumatic brain injury treated with brain tissue oxygen monitoring. J Neurosurg 2005;103:805–11.
42. Kiening KL, Härtl R, Unterberg AW, Schneider GH, Bardt T, Lanksch WR. Brain tissue pO_2-monitoring in comatose patients: implications for therapy. Neurol Res 1997;19:233–40.
43. Brain Trauma Foundation; American Association of Neurological Surgeons; Congress of Neurological Surgeons (AANS/CNS); Joint Section on Neurotrauma and Critical Care; Bratton SL, et al. Guidelines for the management of severe traumatic brain injury. I. Blood pressure and oxygenation. J Neurotrauma 2007;24:S7–13.
44. Johnston AJ, Steiner LA, Chatfield DA, Coles JP, Hutchinson PJ, Al-Rawi PG, et al. Effect of cerebral perfusion pressure augmentation with dopamine and norepinephrine on global and focal brain oxygenation after traumatic brain injury. Intensive Care Med 2004;30:791–7.
45. Brain Trauma Foundation; The American Association of Neurologic Surgeons; The Joint Section of Neurotrauma and Critical Care. Intracranial pressure Treatment Threshold. J Neurotrauma 2000; 17:493–5.
46. Brain Trauma Foundation; American Association of Neurological Surgeons; Congress of Neurological Surgeons (AANS/CNS); Joint Section on Neurotrauma and Critical Care; Bratton SL, et al. Guidelines for the management of severe traumatic brain injury. XI. Anesthetics, analgesics, and sedatives. J Neurotrauma 2007;24:S71–6.
47. Benardete, EA. Hyperosmolar therapy for raised intracranial pressure. N Engl J Med 2012;367:2556; author reply 2556–7.
48. Brain Trauma Foundation; American Association of Neurological Surgeons; Congress of Neurological Surgeons (AANS/CNS); Joint Section on Neurotrauma and Critical Care; Bratton SL, et al. Guidelines for the management of severe traumatic brain injury. II. Hyperosmolar therapy. J Neurotrauma 2007;24:S14–20.
49. Diringer, MN. New trends in hyperosmolar therapy? Curr Opin Crit Care 2013;19:77–82.
50. Hirsch KG, Spock T, Koenig MA, Geocadin RG. Treatment of elevated intracranial pressure with hyperosmolar therapy in patients with renal failure. Neurocrit Care 2012;17:388–94.
51. Marion DW, Puccio A, Wisniewski SR, Kochanek P, Dixon CE, Bullian L, et al. Effect of hyperventilation on extracellular concentrations of glutamate, lactate, pyruvate, and local cerebral blood flow in patients with severe traumatic brain injury. Crit Care Med 2002;30:2619–25.
52. Muizelaar JP, Marmarou A, Ward JD, Kontos HA, Choi SC, Becker DP, et al. Adverse effects of prolonged hyperventilation in patients with severe head injury: a randomized clinical trial. J Neurosurg 1991;75:731–9.
53. Schreckinger M, Marion DW. Contemporary management of traumatic intracranial hypertension: is there a role for therapeutic hypothermia? Neurocrit Care 2009;11:427–36.
54. Marion D, Bullock MR. Current and future role of therapeutic hypothermia. J Neurotrauma 2009;26:455–67.
55. Guerra WK, Piek J, Gaab MR. Decompressive craniectomy to treat intracranial hypertension in head injury patients. Intensive Care Med 1999;25:1327–9.
56. Kunze E, Meixensberger J, Janka M, Sörensen N, Roosen K. Decompressive craniectomy in patients with uncontrollable intracranial hypertension. Acta Neurochir Suppl 1998;71:16–18.
57. Kohta M, Minami H, Tanaka K, Kuwamura K, Kondoh T, Kohmura E. Delayed onset massive oedema and deterioration in traumatic brain injury. J Clin Neurosci 2007;14:167–70.
58. Münch E, Horn P, Schürer L, Piepgras A, Paul T, Schmiedek P. Management of severe traumatic brain injury by decompressive craniectomy. Neurosurgery 2000;47:315–22; discussion 322–3.
59. Black PM, Zervas NT. Declaration of brain death in neurosurgical and neurological practice. Neurosurgery 1984;15:170–4.
60. Wijdicks EF, Rabinstein AA, Manno EM, Atkinson JD. Pronouncing brain death: contemporary practice and safety of the apnea test. Neurology 2008;71:1240–4.
61. Diringer MN, Reaven NL, Funk SE, Uman GC. Elevated body temperature independently contributes to increased length of stay in neurologic intensive care unit patients. Crit Care Med 2004;32: 1489–95.
62. Baena RC, Busto R, Dietrich WD, Globus MY, Ginsberg MD. Hyperthermia delayed by 24 hours aggravates neuronal damage in rat hippocampus following global ischemia. Neurology 1997; 48:768–73.
63. Farooqui A, Hiser B, Barnes SL, Litofsky NS. Safety and efficacy of early thromboembolism chemoprophylaxis after intracranial hemorrhage from traumatic brain injury. J Neurosurg 2013;119: 1576–82.
64. Phelan HA, Wolf SE, Norwood SH, Aldy K, Brakenridge SC, Eastman AL, et al. A randomized, double-blinded, placebo-controlled pilot trial of anticoagulation in low-risk traumatic brain injury: the Delayed Versus Early Enoxaparin Prophylaxis I (DEEP I) study. J Trauma Acute Care Surg 2012; 73:1434–41.
65. Minshall CT, Eriksson EA, Leon SM, Doben AR, McKinzie BP, Fakhry SM. Safety and efficacy of heparin or enoxaparin prophylaxis in blunt trauma patients with a head abbreviated injury severity score >2. J Trauma 2011;71:396–9; discussion 399–400.
66. Anonymous, The Brain Trauma Foundation. The American Association of Neurological Surgeons. The Joint Section on Neurotrauma and Critical Care. Nutrition. J Neurotrauma 2000;17: 539–47.
67. Brain Trauma Foundation; American Association of Neurological Surgeons; Congress of Neurological Surgeons (AANS/CNS); Joint Section on Neurotrauma and Critical Care; Bratton SL, et al. Guidelines for the management of severe traumatic brain injury. XII. Nutrition. J Neurotrauma 2006; 24:S77–82.
68. Jeremitsky E, Omert LA, Dunham CM, Wilberger J, Rodriguez A. The impact of hyperglycemia on patients with severe brain injury. J Trauma 2005;58:47–50.
69. Van Beek JG, Mushkudiani NA, Steyerberg EW, Butcher I, McHugh GS, Lu J, et al. Prognostic value of admission laboratory parameters in traumatic brain injury: results from the IMPACT study. J Neurotrauma 2007;24:315–28.
70. Vespa P, Boonyaputthikul R, McArthur DL, Miller C, Etchepare M, Bergsneider M, et al. Intensive insulin therapy reduces microdialysis glucose values without altering glucose utilization or improving the lactate/pyruvate ratio after traumatic brain injury. Crit Care Med 2006;34:850–6.
71. Oddo M, Schmidt JM, Carrera E, Badjatia N, Connolly ES, Presciutti M, et al. Impact of tight glycemic control on cerebral glucose metabolism after severe brain injury: a microdialysis study. Crit Care Med 2008;36:3233–8.
72. Brain Trauma Foundation; American Association of Neurological Surgeons; Congress of Neurological Surgeons (AANS/CNS); Joint Section on Neurotrauma and Critical Care; Bratton SL, et al. Guidelines for the management of severe traumatic brain injury. XIII. Antiseizure prophylaxis. J Neurotrauma 2007;24:S83–6.
73. Ronne-Engstrom E, Winkler T. Continuous EEG monitoring in patients with traumatic brain injury reveals a high incidence of epileptiform activity. Acta Neurol Scand 2006;114:47–53.
74. Baguley IJ, Nicholls JL, Felmingham KL, Crooks J, Gurka JA, Wade LD. Dysautonomia after traumatic brain injury: a forgotten syndrome? J Neurol Neurosurg Psychiatry 1999;67:39–43.
75. Hoffman AN, Cheng JP, Zafonte RD, Kline AE. Administration of haloperidol and risperidone after neurobehavioral testing hinders the recovery of traumatic brain injury-induced deficits. Life Sci 2008;83:602–7.
76. Breceda EY, Dromerick AW. Motor rehabilitation in stroke and traumatic brain injury: stimulating and intense. Curr Opin Neurol 2013;26:595–601.
77. Giacino JT, Whyte J, Bagiella E, Kalmar K, Childs N, Khademi A, et al. Placebo-controlled trial of amantadine for severe traumatic brain injury. N Engl J Med 2012;366:819–26.
78. MRC CRASH Trial Collaborators, Perel P, Arango M, Clayton T, Edwards P, Komolafe E, et al. Predicting outcome after traumatic brain injury: practical prognostic models based on large cohort of international patients. BMJ 2008;336:425–9.
79. Marshall LF, Marshall SB, Klauber MR, Van Berkum Clark M, Eisenberg H, Jane JA, et al. A new classification of head injury based on computerized tomography. J Neurosurg 1991;75:S14–S20.
80. Siccardi D, Cavaliere R, Pau A, Lubinu F, Turtas S, Viale GL. Penetrating craniocerebral missile injuries in civilians: a retrospective analysis of 314 cases. Surg Neurol 1991;35:455–60.
81. Aldrich EF, Eisenberg HM, Saydjari C, Foulkes MA, Jane JA, Marshall LF, et al. Predictors of mortality in severely head-injured patients with civilian gunshot wounds: a report from the NIH Traumatic Coma Data Bank. Surg Neurol 1992;38:418–23.
82. Kazim SF, Shamim MS, Tahir MZ, Enam SA, Waheed S. Management of penetrating brain injury. J Emerg Trauma Shock 2011;4:395–402.

57 脊髓损伤

AIlan D.Levi

脊柱创伤在急救、诊断、外科治疗方面已经取得巨大进展，但仍是神经外科医生面临的挑战。脊柱创伤导致的脊髓损伤（spinal cord injury，SCI），给个人及家庭造成精神和财产的巨大损失。过去几十年，能以最好装备为 SCI 患者提供急性治疗和康复的优秀治疗中心认证反映了护理质量的改善。

流行病学

SCI 通常发生在男性生育年龄高峰期。创伤性 SCI 在美国的年发病率约 11 000 例 [1]，总患病率约 191 000 例。患病率的提高主要是由于 SCI 在急性、慢性阶段存活率的提高。依据受伤年龄、水平和严重程度，伤后预期寿命为 4～50 岁。患者的照料费用与脊髓损伤程度及年龄直接相关，费用最高的是四肢瘫痪依赖呼吸机的老年患者。

一名 25 岁高位颈椎受伤人员的终身照料费用估计高达 460 多万美元 [2]。只有 12%～24% 的 SCI 患者能重返工作岗位。因此，高生存率、巨大的医疗费用和高失业率导致 SCI 成为重大的公共卫生负担。据估计，每年美国至少要花费 97 亿美元治疗脊髓损伤 [3]。

病因学

大多数脊髓损伤是由高速机动车事故引起的（图 57-1）。跌倒和工伤是其余因素。暴力导致的脊髓损伤由于暴力事件的增多也在急剧上升。这些损伤包括钝器伤和穿透伤，如枪、刀伤。运动相关损伤，如足球、骑马和曲棍球等少见但备受媒体关注 [4, 5]。最后，娱乐相关损伤如水上摩托、雪地摩托、滑雪、单板滑雪、跳伞等，随着极限运动的流行而增加。

初始治疗

疑似 SCI 患者的复苏有几个方面必须注意。气道管理方面，疑似 SCI 时，颈部禁忌过度伸展，须始终保持轴位固定。上推下颚开放气道，与气管插管必须要保持头颈部在中立位。这点必须谨记，因为高位 SCI 患者会有呼吸受限或丧失，经常需要紧急插管。

SCI 患者的快速液体复苏与所有创伤患者一样。上段 SCI 可能与神经源性休克有关，需要大量液体。尽管需要血管活性药物，但院外管理大多仅限于液体复苏。头部损伤为高发病率，复苏需要仔细的液体滴定管理，以尽量减少脑水肿的恶化。

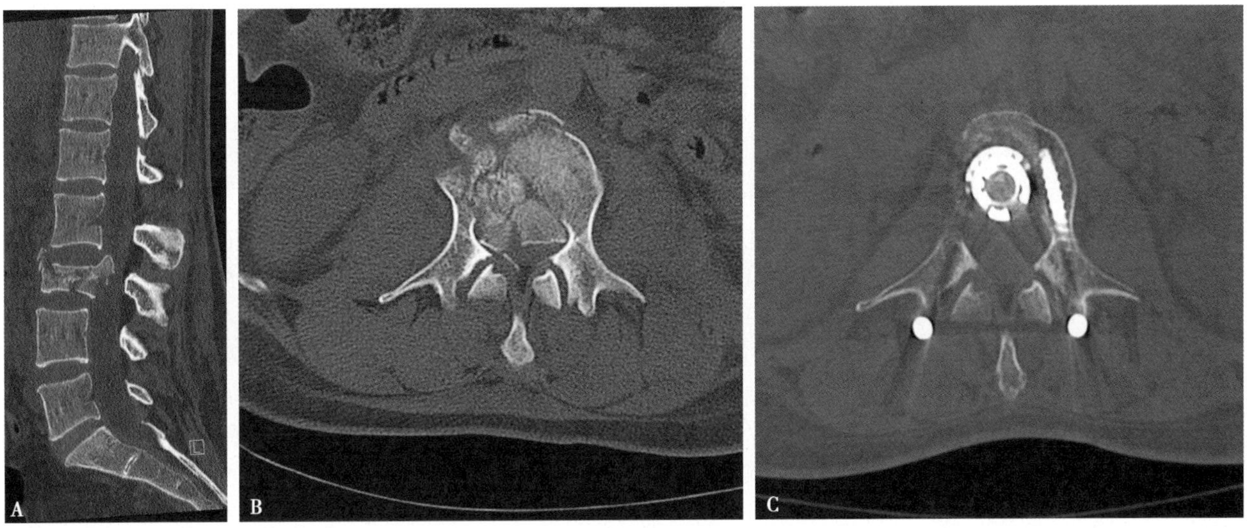

图 57-1　A. 矢状面 CT 显示临床表现为马尾综合征的 L3 爆裂性骨折；B. 轴向 CT 显示椎管严重受压；C. 通过微创手术进行椎管减压，根部恢复明显

固定和诊断评估

只要怀疑有SCI存在，就要施行可靠的固定。精神状态的改变是脊髓损伤预防措施的应用指征。包括：线性固定、保持中立位、硬质颈托固定颈和使用背板转运。

初始复苏后，进行诊断评估。在大多数创伤中心，具备冠状和矢状位重建功能的薄层螺旋计算机断层扫描（computed tomography，CT）取代了平片，用来初始评估脊柱骨折。进一步的脊柱评估，可以在患者病情稳定及更多急诊评估之后进行。在此期间，必须始终保持硬质颈托和背板在位。

进一步的诊断依赖于初始和再次的调查，以及初始诊断评估的结果。有几点要谨记：从其他原因进行的检查中获得重要信息。例如，常规的胸部和腹部平片可以提供关于胸椎或腰椎损伤的重要信息。虽然这些不能代替随后正式的脊柱检查，但他们可以从创伤常规检查中获得，提供脊柱创伤的早期线索，并有助于确定后续影像检查的顺序。平片，尤其是CT，是检测脊柱骨折最敏感的工具，但偶尔也无法除外脊柱损伤，因为不稳定韧带损伤可能不伴随骨折。

高分辨率CT辨别排除脊柱损伤的敏感性和特异性大于99.9%，表明单独CT足以检测创伤患者是否伴随不稳定颈椎损伤[6]。磁共振成像（magnetic resonance imaging，MRI）用于定量韧带损伤并排除血肿或椎间盘突出，并评估脊髓压迫程度。影像学检查发现的错位和脊柱创伤的证据经常决定了随后的管理和诊断决策。颈椎半脱位通常需要使用牵引或手动法减少骨折脱位。通常在重症监护室（intensive care unit，ICU）环境中，需要有地西泮或劳拉西泮以及仔细的神经系统监测，因为牵引可以重新调整脊柱，但也可能导致神经功能恶化。

小儿脊髓损伤

小儿脊柱创伤相对不常见，大约占所有SCI患者的5%[7]。有关儿科SCI的具体讨论，请见第172章。已就该主题发布了指南[8]。

药物治疗

原发性和继发性SCI概念是理解病理生理学和药物制剂在紧急治疗中作用的重要原则。原发性损伤是撞击时导致的机械损伤，包括急性压迫、撞击、牵引、撕裂和剪切[9]。原发损伤后发生的继发性损伤可以导致与SCI相关的进行性病理生理改变，如果不加以治疗，可能会导致恢复受限[9]。许多药物经过了实验室测试，但只有少数进展到临床试验以评估其疗效。已经有五项针对急性SCI药物治疗的随机对照试验，主要关注于皮质类固醇或神经节苷脂的治疗效果。

皮质类固醇和神经节苷脂

许多研究表明，接受地塞米松或甲泼尼龙治疗的SCI动物神经功能恢复改善[10-13]。最初推测皮质类固醇有减少白质水肿和炎症的作用。然而，目前的证据表明，主要作用机制是减少继发性损伤的影响，特别是脂质过氧化对细胞膜的破坏作用[3]。其余作用包括改善脊髓血流量，增强Na^+/K^+ ATP酶损伤后活性和促进细胞外钙离子的恢复[13, 14]。

第一次NASCIS试验（NASCIS Ⅰ）比较了给予急性SCI患者10天的低剂量（100mg）和高剂量（1 000mg）甲泼尼龙。不幸的是，该研究没有对照组，除高剂量组患者伤口感染增加外，两组结果无显著差异[15]。

第二次NASCIS试验（NASCISⅡ）是一项前瞻、随机、双盲、多中心试验，显示在接受甲泼尼龙方案（包含30mg/kg的冲击量）的非穿透性SCI患者中，6周、6个月和1年后神经功能改善[16]。与纳洛酮或安慰剂相比，给予甲泼尼龙后患者的运动和感觉评分改善。仅在受伤后8小时内给药，使这项研究结果受到了质疑[17, 18]。问题主要涉及随机化方面的困难、报告方法、利益分析仅限于亚组，以及缺乏其他研究人员的结果重复等。NASCISⅢ的结果表明，当患者在伤后3小时内被发现时，应该给予推注剂量的甲泼尼龙（30mg/kg，静脉注射），继之以23小时的治疗方案（5.4mg/kg静脉注射）。伤后3～8小时被发现的患者应该接受相同的推注，然后是更长时间的给药方案（48小时）。48小时治疗的并发症包括严重脓毒症和肺炎的显著增加[19]。由于考虑到使用的风险比获益更加明确，最新的脊柱外伤神经外科治疗指南并不建议使用甲泼尼龙作为治疗选择[20]。一项前瞻、随机、双盲、单中心研究发现，当神经节苷脂GM-11在人脊髓损伤后72小时内给药时，有益于神经功能恢复[21]。然而，多中心试验显示在受伤后26周和52周，用药组获益无统计学意义[22]。

低温

最近发表了3项关于SCI患者轻至中度血管内降温的安全性和可行性的研究。Levi等报道了14例颈髓损伤[美国脊髓损伤协会（American Spinal Injury Association，ASIA）A级]患者接受闭环运输降温系统达到33.5℃的方案。研究者发现血管内和鞘内脊髓液温度之间存在良好的相关性[23]。受伤至低温诱导之间的平均时间为9.17小时±2.24小时（均值±标准差），到达目标温度时间为2.72小时±0.42小时，目标温度持续时间为47.6小时±3.1小时，总冷却时间为93.6小时±4小时。随后的一篇论文总结了这组初始低温治疗患者的并发症和神经系统结局，并将其与年龄和损伤匹配的对照进行了比较[24]。大约42%的低温治疗患者ASIA分期改善，心血管并发症发生率类似于历史匹配的对照组[25]。最近的一项研究包含了更多的患者（$n=35$），也有相似比例的患者ASIA等级改善[26]。根据这些研究结论，脊柱和周围神经联合会发布声明，即现有数据为低温治疗提供了Ⅳ级推荐证据（www.spinesection.org）。

ICU管理

脊髓损伤影响所有重要系统的功能。来自Ⅲ类医学数据的大量报告表明，ICU监测和对生理变化的加强医疗管理，可以降低SCI患者的发病率和死亡率[27-35]。至少，这些研究表明，必须用一种系统的方法来评估和治疗每种潜在的并发症。早期和晚期的并发症都可以观察到，通常每个系统受影响的程度与损伤的水平和严重程度有关。

呼吸系统

呼吸系统并发症是脊髓损伤后发病率和死亡率的主要原因，四肢瘫患者的死亡率为18%～30%[30,36]。在Hachen和其同事的一项研究中[28,34]，大多数早期死亡与肺部并发症有关，严重肺功能不全的可能性与SCI严重程度有关。尽管大多数颈髓损伤发生在C4以下，膈神经可以继续支配膈肌，但呼吸系统经常受到严重影响，特别是颈髓损伤后。具体而言，(用力)肺活量、吸气能力和呼气流速的显著降低经常导致低氧血症[30,34,37-40]。这些变化可能是由于肋间肌和呼吸辅助肌肉的瘫痪导致。腹肌张力下降和肠梗阻也降低了呼吸的机械效率。

一般来说，颈椎SCI患者在一段时间内会保持其呼吸状态。然而，入院后24～48小时可能会出现呼吸衰竭。伴随的损伤，如肋骨骨折和血胸，使呼吸恶化加速。对于此类事件，应尽早准备，以便在需要插管时可以使用轴位牵引保持颈部稳定，通常使用纤维支气管镜插管。动脉血气分析、负力吸气和用力肺活量有助于呼吸衰竭的早期检测。

最常见的呼吸系统并发症包括肺不张、肺炎、肺栓塞、肺水肿和急性呼吸窘迫综合征。除了难以深呼吸和咳嗽之外，患者通常也无法清除气道分泌物。分泌物和黏液栓的累积可导致呼吸衰竭。预防措施包括应用支气管扩张剂、勤吸痰、胸部理疗、增加气道湿度、插管和使用持续气道正压的机械通气。使用RotoRest床可显著降低与SCI[30,41]相关的肺部并发症，可改善肺血流量并降低肺栓塞的发生率。

肺部感染通常使SCI复杂化。在入院后数天内，口腔的正常菌群将包含越来越多的医院内微生物。发热，痰和外周血中的白细胞增加，以及胸部X线片的变化预示着院内获得性肺部感染。留取合适的细菌学标本培养后，应开始使用广谱抗生素治疗。

肺部感染控制、容量恢复、呼吸肌功能增强及给予充足的营养以对抗创伤的高热量需求之后，大多数患者在病情稳定后可以脱机。脱机开始时用间歇性控制通气，然后切换到气道正压通气(持续正压或呼气末正压)。如果通气时间长(>2周)或多次拔管失败，应考虑进行气管切开术。需要气管切开术的可能性随着高位SCI、既往肺部疾病和患者年龄增加而增加。气管切开术有效地减少了生理无效腔。

心血管系统

在脊髓损伤后使用脊髓休克这一术语时会出现严重的混淆。关于其使用的误解源于多种原因。首先，许多医生对脊髓休克和神经源性休克这两个术语使用得不严格。神经源性休克是指以脊髓内交感神经系统通路中断引起的低血压和心动过缓为特征的病症。T_6水平以上越高位水平的损伤，因为高迷走神经张力减慢心率并减少全身血管阻力，导致静脉汇集，从而导致神经源性休克的发生率也明显增加。此种情况应该给予液体或胶体治疗，偶尔需要使用血管活性药物。低血容量性休克和神经源性休克不同，偶尔伴随SCI和多发性创伤发生，其具有外部或内部出血的证据。虽然孤立性低血容量性休克的特征是伴有心动过速的低血压，但在伴随SCI的多发伤情况下，预计会出现相对心动过缓(对应于一定程度的低血压)。

随着SCI不同的时间进程，脊髓休克有许多不同的神经系统表现。脊髓的创伤可中断或暂时损害许多下行和上行通路。SCI关于反射和自主神经功能最常见表现过程，初始是反射消失和松弛，然后逐渐被高血压、过度反射(在多数情况下)和痉挛所取代。过渡期可能持续数天至数周。反射亢进和痉挛的即刻发作并不常见，当它发生时，是预后不良的标志。这种反射和自主神经功能的转变通常被称为脊髓休克，运动和感觉功能的伴随变化也很常见。

动物研究表明，缺血是影响SCI患者不良预后的次要因素[34,42-44]。人体研究表明，SCI的严重程度与心血管疾病的发生率和严重程度直接相关[34,45]。总之，这表明SCI管理的优先原则应该是减少继发性损伤程度。

没有相关血管和内脏损伤的典型SCI患者，急诊室的平均动脉血压为80mmHg，心率为65次/min[33]。持续性心动过缓很常见，常足以影响到血流动力学[25,34]。患者的血压可能对容量复苏有反应，但通常也需要低剂量的血管活性药物。积极的医疗管理，包括容量复苏和维持平均动脉压大于85mmHg，被认为可以通过增加损伤部位的脊髓灌注而改善神经系统的预后，并减少继发性损伤的可能性[9]。侵入性血流动力学监测常表现为正常的心脏指数和低的全身血管阻力。在老年SCI患者中，需要谨慎容量复苏，以免引起心力衰竭。

消化系统

由于缺乏交感神经调节，脊髓损伤后出现肠鸣音减弱和肠蠕动受损。为避免胃和小肠扩张，最好延迟肠内喂养。当胃扩张损害呼吸功能时，留置鼻胃管。由于肠蠕动受损，空气吞咽导致胃扩张，以及肋间肌麻痹引起的呼吸减弱，大多数颈髓损伤患者需要鼻胃管减压。SCI患者发生胃和十二指肠应激性溃疡的风险很高，使用类固醇会增加胃肠道大出血的风险[46]。所有SCI患者应至少接受H_2受体阻滞剂以预防该并发症。据报道，对照组NASCISⅡ中消化道出血的风险为3%，甲泼尼龙组为4.5%[16]。

泌尿系统

在颈椎或胸椎SCI后的脊髓休克期间，膀胱失张力松弛。随着时间的推移，成为一个小容量的上运动神经元膀胱。开始即留置 Foley 导管，3～4 天后，改为间断导尿以维持膀胱容量低于 500ml。尿路感染很常见，如果发热，必须留取尿培养，并根据培养和敏感性结果选择抗生素。如果膀胱过度扩张，脊髓损伤高于 T6 的患者可能出现自主神经反射异常，有时在留置尿管时也可能发生。结果可能是交感神经过度活跃，出现头痛，高血压，出汗和体温降低。长期并发症包括慢性感染、阻塞性泌尿系疾病和肾结石；如果不及时治疗，可能会出现肾衰竭。

皮肤

SCI 患者极易发生压疮。频繁翻身对于防止皮肤破损非常重要。SCI 患者翻身专用床[例如，RotoRest41（KCI 治疗支持系统，圣安东尼奥）]可以通过降低单个区域的压力减少皮肤损伤的发生率。皮肤破损的早期干预通常应用 DuoDERM 贴剂（ConvaTec，Princeton，NJ）以预防进展。

血栓栓塞并发症

SCI 患者存在静脉血栓栓塞的高风险，可表现为下肢或上肢的深静脉血栓形成（deep vein thrombosis，DVT）导致肢体肿胀，并可能导致肺栓塞。根据损伤的严重程度、年龄和诊断方法，报告的血栓栓塞事件发生率为 7%～100%[47]。除老年人、肥胖或曾患有血栓栓塞事件的患者外，这些事件大多数发生在受伤后的前 3 个月内[47]。大量研究报道了 DVT 的预防措施。传统上，预防措施为每天两次或更多次给予低剂量肝素（皮下 5 000U）。然而，现有文献的荟萃分析表明，更好的方案包括气动压力袜与低分子量肝素或调整剂量肝素的联合治疗[47]。

疑诊血栓栓塞的评估包括多普勒超声检查，如果临床强烈怀疑 DVT 或可疑肺栓塞时，即使超声检查阴性，也可选择静脉造影[47,48]。治疗肺栓塞或膝关节以上的 DVT 需要肝素化。如果有肝素禁忌证，应放置下腔静脉滤器。虽然提倡预防性放置下腔静脉滤器[24,47,49,50]，但这些操作并非没有风险，迄今为止没有研究将成功率与上述保守预防方式进行比较[1,44]。

预后指标

临床医生根据神经系统检查、患者年龄、脊髓的 MRI 表现及其他临床数据，告知患者和家属特定损伤的预期结果。在任何创伤性 SCI 中，重要的是确定患者是否具有完全或不完全的神经功能缺损。神经系统恢复的预后因这两种情况而异，所以区别很重要。损伤平面以下没有运动或感觉功能的，是完全功能损伤。没有自主运动，仅骶尾最低部位皮肤或肛门皮肤有轻微感觉保留，是不完全的损伤。从功能上来说，入院后 24 小时内仍处于完全损伤的完全性颈部 SCI 患者，神经功能很少能再恢复（1%～3%）[52,53]。然而，大多数神经系统损伤不完全的入院患者可以获得一定程度恢复。不完全损伤的水平和程度也提供了重要的预后信息。与胸椎或胸腰椎损伤相比，颈部损伤具有更高的恢复潜力。SCI 越轻，患者就越有可能康复[54]。

大多数损伤发生在男性中，超过一半发生在 16～30 岁年龄组。预后恢复与年龄有着紧密的联系，年龄较小的 SCI 患者在神经功能恢复方面要比老年患者好得多[55,56]。两个最重要的神经学方面的解释是：年轻患者脊髓在神经环路缺损时，存在更好的适应能力，以及 CNS 伤后自发再生的可能性[57]。相反的情况似乎也是如此。众所周知，患有稳定性不完全损伤的患者随着年龄的增长可能会失去功能，这或许仅仅是由于脊髓受损区域最后几个功能神经元或轴突的丢失[58]。神经元丢失是大脑和脊髓衰老的表现，SCI 后的临床恶化类似脊髓灰质炎后综合征。

脊髓损伤后的 MRI 可以实现脊髓的无创可视化（图 57-2）。该检查使外科医生可以迅速评估脊髓压迫程度，并通过评估韧带、椎间盘和周围软组织的完整性，获得脊柱稳定性的信息。此外，可以容易地辨别髓内出血，提供预后的重要信息。髓内出血在神经完全损伤后很常见，意味着神经功能的较差结局[59,60]。SCI 的 MRI 在第 38 章中详细讨论。

研究

脊髓损伤研究是美国国立卫生研究院的绝对优先项目。脊髓损伤的模型、继发性损伤的机制、脊髓损伤急性期的治疗以及修复受损脊髓的移植策略正在北美和世界各地进行研究。研究的治疗组可以分为两类：①在损伤的急性期给予，以限制继发性损伤的药剂；②促进再生的策略。两种曾被认为是最有希望的药物，甲泼尼龙和神经节苷脂 GM-1 只取得了一般化结果。甲泼尼龙用于几乎所有主要的 SCI 中

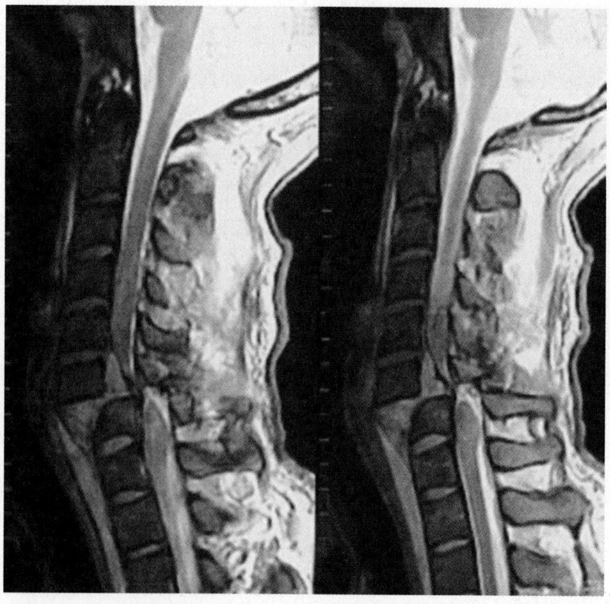

图 57-2 矢状面 T2 加权 MRI 显示完全性 C_6 四肢瘫痪患者 $C_{6\text{-}7}$ 骨折脱位，伴严重脊髓压迫

心，其有效性受到严格审查[17]。未来的药物包括能够促进受损神经细胞存活和再生的神经营养因子，能够预防SCI炎症反应的药物[59]，以及预防凋亡的药物[61]。在移植领域，治疗慢性损伤的细胞疗法很重要。感兴趣的细胞包括施万(Schwann)细胞、嗅鞘细胞、胚胎脊髓和神经祖细胞。髓鞘中抑制蛋白的中和抗体也有前景。联合治疗最有可能在未来显示出益处。

结论

尽管在过去的30年里，脊柱骨折的诊断和治疗取得了巨大进步，但对于创伤性脊柱骨折患者来说，管理存在许多未解决的问题。虽然本章仅提出了脊柱创伤手术治疗的几个方面，但很显然，仍有许多问题尚待解决。

脊柱器械和药物治疗的技术将在21世纪继续进步。至关重要的是，神经外科医生和骨科医生共同努力检验一些新治疗方式的疗效和成本效益，因为最好的治疗和成本控制将成为未来管理策略的一部分。评估结局是所有新方法首先要面对的。只有对我们的治疗策略进行批判性和开放性的分析，我们才能为这些因受伤而失能的患者提供最好的治疗。因为患者急诊入院后一系列事件迅速发生，如何应用最佳策略将是一项挑战。

知识点

1. 大多数脊髓损伤是由高速机动车事故引起的。
2. 原发性损伤是撞击时导致的机械损伤，包括急性压迫、撞击、牵引、撕裂和剪切。原发损伤后发生的继发性损伤，可以导致与SCI相关的进行性病理生理改变。
3. 呼吸系统并发症是脊髓损伤后发病率和死亡率的主要原因。
4. 在老年SCI患者中，需要谨慎容量复苏，以免引起心力衰竭。
5. 总之，这表明减少继发性损伤的程度应位于SCI管理最前，SCI患者生存与康复的预后与年龄有着不可分割的联系，年轻患者要好于年老患者。

(刘于红 译，张丽娜 审校)

参考文献

1. Harvey C, Rothschild BB, Asmann AJ, Stripling T. New estimates of traumatic SCI prevalence: a survey-based approach. Paraplegia. 1990;28:537-544.
2. Berkowitz M. Spinal cord injury: an analysis of medical and social costs. New York: Demos; 1998.
3. National Spinal Cord Injury Statistical Center, Facts and Figures at a Glance. Birmingham, Al: University of Alabama at Birmingham, 2015.
4. Tator CH, Carson JD, Edmonds VE. Spinal injuries in ice hockey. Clin Sports Med. 1998;17:183-194.
5. Torg JS, Naranja RJ, Jr, Pavlov H, Galinat BJ, Warren R, Stine RA. The relationship of developmental narrowing of the cervical spinal canal to reversible and irreversible injury of the cervical spinal cord in football players. J Bone Joint Surg Am. 1996;78:1308-1314.
6. Panczykowski DM, Tomycz ND, Okonkwo DO. Comparative effectiveness of using computed tomography alone to exclude cervical spine injuries in obtunded or intubated patients: meta-analysis of 14,327 patients with blunt trauma. J Neurosurg. 2011;115:541-549.
7. Proctor MR. Spinal cord injury. Crit Care Med. 2002;30:S489-499.
8. Management of pediatric cervical spine and spinal cord injuries. Neurosurgery. 2002;50:S85-99.
9. Tator CH, Fehlings MG. Review of the secondary injury theory of acute spinal cord trauma with emphasis on vascular mechanisms. J Neurosurg. 1991;75:15-26.
10. Ducker TB, Hamit HF. Experimental treatments of acute spinal cord injury. J Neurosurg. 1969;30:693-697.
11. Green BA, Kahn T, Klose KJ. A comparative study of steroid therapy in acute experimental spinal cord injury. Surg Neurol. 1980;13:91-97.
12. Hansebout RR, Kuchner EF, Romero-Sierra C. Effects of local hypothermia and of steroids upon recovery from experimental spinal cord compression injury. Surg Neurol. 1975;4:531-536.
13. Young W. Secondary CNS injury. J Neurotrauma. 1988;5:219-221.
14. Lewin MG, Hansebout RR, Pappius HM. Chemical characteristics of traumatic spinal cord edema in cats. Effects of steroids on potassium depletion. J Neurosurg. 1974;40:65-75.
15. Bracken MB, Collins WF, Freeman DF, et al. Efficacy of methylprednisolone in acute spinal cord injury. JAMA. 1984;251:45-52.
16. Bracken MB, Shepard MJ, Collins WF, et al. A randomized, controlled trial of methylprednisolone or naloxone in the treatment of acute spinal-cord injury. Results of the Second National Acute Spinal Cord Injury Study. N Engl J Med. 1990;322:1405-1411.
17. Nesathurai S. Steroids and spinal cord injury: revisiting the NASCIS 2 and NASCIS 3 trials. J Trauma. 1998;45:1088-1093.
18. Shapiro SA. Methylprednisolone for spinal cord injury. J Neurosurg. 1992;77:324; author reply 325-327.
19. Bracken MB, Shepard MJ, Holford TR, et al. Administration of methylprednisolone for 24 or 48 hours or tirilazad mesylate for 48 hours in the treatment of acute spinal cord injury. Results of the Third National Acute Spinal Cord Injury Randomized Controlled Trial. National Acute Spinal Cord Injury Study. JAMA. 1997;277:1597-1604.
20. Hurlbert RJ, Hadley MN, Walters BC, et al. Pharmacological therapy for acute spinal cord injury. Neurosurgery. 2013;72(Suppl. 2):93-105.
21. Geisler FH, Dorsey FC, Coleman WP. Recovery of motor function after spinal-cord injury—a randomized, placebo-controlled trial with GM-1 ganglioside. N Engl J Med. 1991;324:1829-1838.
22. Geisler FH, Blumenthal SL, Guyer RD, et al. Neurological complications of lumbar artificial disc replacement and comparison of clinical results with those related to lumbar arthrodesis in the literature: results of a multicenter, prospective, randomized investigational device exemption study of Charite intervertebral disc. Invited submission from the Joint Section Meeting on Disorders of the Spine and Peripheral Nerves, March 2004. J Neurosurg Spine. 2004;1:143-154.
23. Levi AD, Green BA, Wang MY, et al. Clinical application of modest hypothermia after spinal cord injury. J Neurotrauma. 2009;26:407-415.
24. Levi AD, Casella G, Green BA, et al. Clinical outcomes using modest intravascular hypothermia after acute cervical spinal cord injury. Neurosurgery. 2010;66:670-677.
25. Lehmann KG, Lane JG, Piepmeier JM, Batsford WP: Cardiovascular abnormalities accompanying acute spinal cord injury in humans: incidence, time course and severity. J Am Coll Cardiol. 1987;10:46-52.
26. Dididze M, Green BA, Dietrich WD, Vanni S, Wang MY, Levi AD. Systemic hypothermia in acute cervical spinal cord injury: a case-controlled study. Spinal Cord. 2013;51:395-400.
27. Gschaedler R, Dollfus P, Mole JP, Mole L, Loeb JP. Reflections on the intensive care of acute cervical spinal cord injuries in a general traumatology centre. Paraplegia. 1979;17:58-61.
28. Hachen HJ. Idealized care of the acutely injured spinal cord in Switzerland. J Trauma. 1977;17:931-936.
29. Levi L, Wolf A, Belzberg H. Hemodynamic parameters in patients with acute cervical cord trauma: description, intervention, and prediction of outcome. Neurosurgery. 1993;33:1007-1016; discussion 1016-1007.
30. Reines HD, Harris RC. Pulmonary complications of acute spinal cord injuries. Neurosurgery. 1987;21:193-196.
31. Tator CH. Vascular effects and blood flow in acute spinal cord injuries. J Neurosurg Sci. 1984;28:115-119.
32. Tator CH, Rowed DW, Schwartz ML, et al. Management of acute spinal cord injuries. Can J Surg. 1984;27:289-293, 296.
33. Vale FL, Burns J, Jackson AB, Hadley MN. Combined medical and surgical treatment after acute spinal cord injury: results of a prospective pilot study to assess the merits of aggressive medical resuscitation and blood pressure management. J Neurosurg. 1997;87:239-246.
34. Wilson JT, Rogers FB, Wald SL, Shackford SR, Ricci MA. Prophylactic vena cava filter insertion in patients with traumatic spinal cord injury: preliminary results. Neurosurgery. 1994;35:234-239; discussion 239.
35. Zach GA, Seiler W, Dollfus P. Treatment results of spinal cord injuries in the Swiss Parplegic Centre of Basle. Paraplegia. 1976;14:58-65.
36. Silver JR, Gibbon NO. Prognosis in tetraplegia. Br Med J. 1968;4:79-83.
37. Ledsome JR, Sharp JM. Pulmonary function in acute cervical cord injury. Am Rev Respir Dis. 1981;124:41-44.
38. Lu K, Lee TC, Liang CL, Chen HJ. Delayed apnea in patients with mid- to lower cervical spinal cord injury. Spine. 2000;25:1332-1338.
39. Mansel JK, Norman JR. Respiratory complications and management of spinal cord injuries. Chest. 1990;97:1446-1452.
40. McMichan JC, Michel L, Westbrook PR. Pulmonary dysfunction following traumatic quadriplegia. Recognition, prevention, and treatment. JAMA. 1980;243:528-531.
41. Green BA, Green KL, Klose KJ. Kinetic therapy for spinal cord injury. Spine. 1983;8:722-728.
42. Amar AP, Levy ML. Pathogenesis and pharmacological strategies for mitigating secondary damage in acute spinal cord injury. Neurosurgery. 1999;44:1027-1039; discussion 1039-1040.
43. Tator CH. Experimental and clinical studies of the pathophysiology and management of acute spinal cord injury. J Spinal Cord Med. 1996;19:206-214.
44. Tator CH. Ischemia as a secondary neural injury. In: Salzman SK, Faden AI, editors, Neurobiology of central nervous system trauma. New York: Oxford University Press; 1994, p. 209-215.
45. Piepmeier JM, Lehmann KB, Lane JG. Cardiovascular instability following acute cervical spinal cord trauma. Cent Nerv Syst Trauma. 1985;2:153-160.
46. Khan MF, Burks SS, Al-Khayat H, Levi AD. The effect of steroids on the incidence of gastrointestinal hemorrhage after spinal cord injury: a case-controlled study. Spinal Cord. 2014;52:58-60.
47. Deep venous thrombosis and thromboembolism in patients with cervical spinal cord injuries. Neurosurgery. 2002;50:S73-80.
48. Prevention of thromboembolism in spinal cord injury. Consortium for Spinal Cord Medicine. J Spinal Cord Med. 1997;20:259-283.
49. Jarrell BE, Posuniak E, Roberts J, Osterholm J, Cotler J, Ditunno J. A new method of management using the Kim-Ray Greenfield filter for deep venous thrombosis and pulmonary embolism in spinal cord injury. Surg Gynecol Obstet. 1983;157:316-320.
50. Khansarinia S, Dennis JW, Veldenz HC, Butcher JL, Hartland L. Prophylactic Greenfield filter placement in selected high-risk trauma patients. J Vasc Surg. 1995;22:231-235; discussion 235-236.
51. Quirke TE, Ritota PC, Swan KG. Inferior vena caval filter use in U.S. trauma centers: a practitioner survey. J Trauma. 1997;43:333-337.
52. Heiden JS, Weiss MH, Rosenberg AW, Apuzzo ML, Kurze T. Management of cervical spinal cord trauma in Southern California. J Neurosurg. 1975;43:732-736.
53. Levi L, Wolf A, Rigamonti D, Ragheb J, Mirvis S, Robinson WL. Anterior decompression in cervical spine trauma: does the timing of surgery affect the outcome? Neurosurgery. 1991;29:216-222.
54. Tator CH. Spine-spinal cord relationships in spinal cord trauma. Clin Neurosurg. 1983;30:479-494.

55. Cifu DX, Seel RT, Kreutzer JS, McKinley WO. A multicenter investigation of age-related differences in lengths of stay, hospitalization charges, and outcomes for a matched tetraplegia sample. Arch Phys Med Rehabil. 1999;80:733-740.
56. Prusmack C, Rochman AS, Levi AD. The effect of age on survival following traumatic spinal cord injury. Top Spinal Cord Inj Rehabil. 2006;12:49-57.
57. Inoue T, Kawaguchi S, Kurisu K. Spontaneous regeneration of the pyramidal tract after transection in young rats. Neurosci Lett. 1998;247:151-154.
58. Wang D, Bodley R, Sett P, Gardner B, Frankel H. A clinical magnetic resonance imaging study of the traumatised spinal cord more than 20 years following injury. Paraplegia. 1996;34:65-81.
59. Bethea JR, Castro M, Keane RW, Lee TT, Dietrich WD, Yezierski RP. Traumatic spinal cord injury induces nuclear factor-kappaB activation. J Neurosci. 1998;18:3251-3260.
60. Schaefer DM, Flanders AE, Osterholm JL, Northrup BE. Prognostic significance of magnetic resonance imaging in the acute phase of cervical spine injury. J Neurosurg. 1992;76:218-223.
61. Emery E, Aldana P, Bunge MB, et al. Apoptosis after traumatic human spinal cord injury. J Neurosurg. 1998;89:911-920.

58 神经影像学

David J. Michelson and Stepphen Ashwal

本章回顾了常用的神经影像学方法，及其在疑似神经系统疾病的儿童中的应用。

方法

普通射线检查

平片摄影可快速识别手术或不稳定的创伤。然而，当颅内或脊柱内受伤时，计算机断层扫描（computed tomography，CT）或磁共振成像（magnetic resonance imaging，MRI）检查是必要的[1]。

计算机断层扫描

CT 在急诊情况下广泛可用，快速准确，几乎没有禁忌证，在年轻患者应考虑辐射风险，可能需要进一步评估[2]。CT 检查很快，通常不需要镇静。可以通过其他位面进行轴向重建。碘化造影剂静注可以用于识别血 - 脑屏障破坏的区域，血管造影（angiography，CTA）可显示血管。CT 灌注可以估计脑血容量（cerebral blood volume，CBV）、脑血流量（cerebral blood flow，CBF）和平均传输时间[3]。

磁共振成像

MRI 使用没有电离辐射的强磁场。MRI“序列”改变成像参数以突出不同的解剖学和生理特性[4]。尽管不用担心外渗到脑组织，造影剂仍使用不含碘化物的钆基造影剂。MR 血管造影（MR angiography，MRA）和定性 MR 灌注加权成像（perfusion-weighted imaging，PWI）可以在没有静注造影剂的情况下完成。

功能磁共振成像（functional MRI，fMRI）通过静止和流动状态来分析 CBF。弥散加权成像（diffusion-weighted imaging，DWI）评价水分子运动的自由度。在细胞较少或细胞外水增多的区域，可见扩散增加。而在细胞密集或肿胀的区域可见扩散受限。此外，水在组织良好的白质束中可自由平行地扩散。DWI 可用于鉴别急性缺血，区别坏死性肿瘤及脓肿，并对肿瘤进行分级[5-7]。PWI 研究可以显示低灌注区域对再灌注的反应[8, 9]。

磁共振波谱（magnetic resonance spectroscopy，MRS）测量代谢产物可以帮助表征病变或分级的严重程度[10, 11]。弥散张量成像（diffusion tensor imaging，DTI）可以映射白质纤维束，制定手术计划[12]。

带有铁磁性的金属装置、假体或碎片的患者不能暴露于强大的 MRI 磁体[13]。有些患者可能病情不稳定而不能离开 ICU 完成核磁共振检查。

核医学研究

正电子发射断层扫描（positron emission tomography，PET）和单光子发射计算机断层扫描（single photon emission computed tomography，SPECT）被用来测量脑代谢和 / 或灌注[14]。PET 研究更容易与 MRI 配准，但需要使用较短半衰期的同位素，而这些同位素的用途并不广泛。PET 在肿瘤的诊断、分期和监测以及难治性癫痫的外科评估中是有用的[15, 16]。SPECT 常常用于评估可疑脑死亡患者的 CBF[17]。

血管造影

传统的血管造影采用经皮股动脉插管、注射碘化造影剂和透视检查是评估脑和脊髓血管的金标准。虽然是侵入性，但严重并发症罕见[18, 19]。

脑

疾病种类

脑水肿

脑水肿可分为 3 种类型，定义如下：

1. 血管源性：从毛细血管渗漏出来。
2. 细胞毒性：能量衰竭损伤的肿胀细胞。
3. 间质（室间隔）：从脑室到脑组织中。

水容量增加在 CT 表现为暗密度，在 T_1 加权成像（T1-weighted imaging，T1WI）上亦呈暗黑色，但在 T2 加权成像（T2-weighted imaging，T2WI）较亮，水抑制成像（fluid-attenuated inversion recovery，FLAIR）中脑脊液亦呈现暗色。血管源性水肿沿着白质束延伸，产生向皮层延伸的“手指”（图 58-1）。这种水肿不沿着血管分布，通常具有肿块效应。细胞毒性水

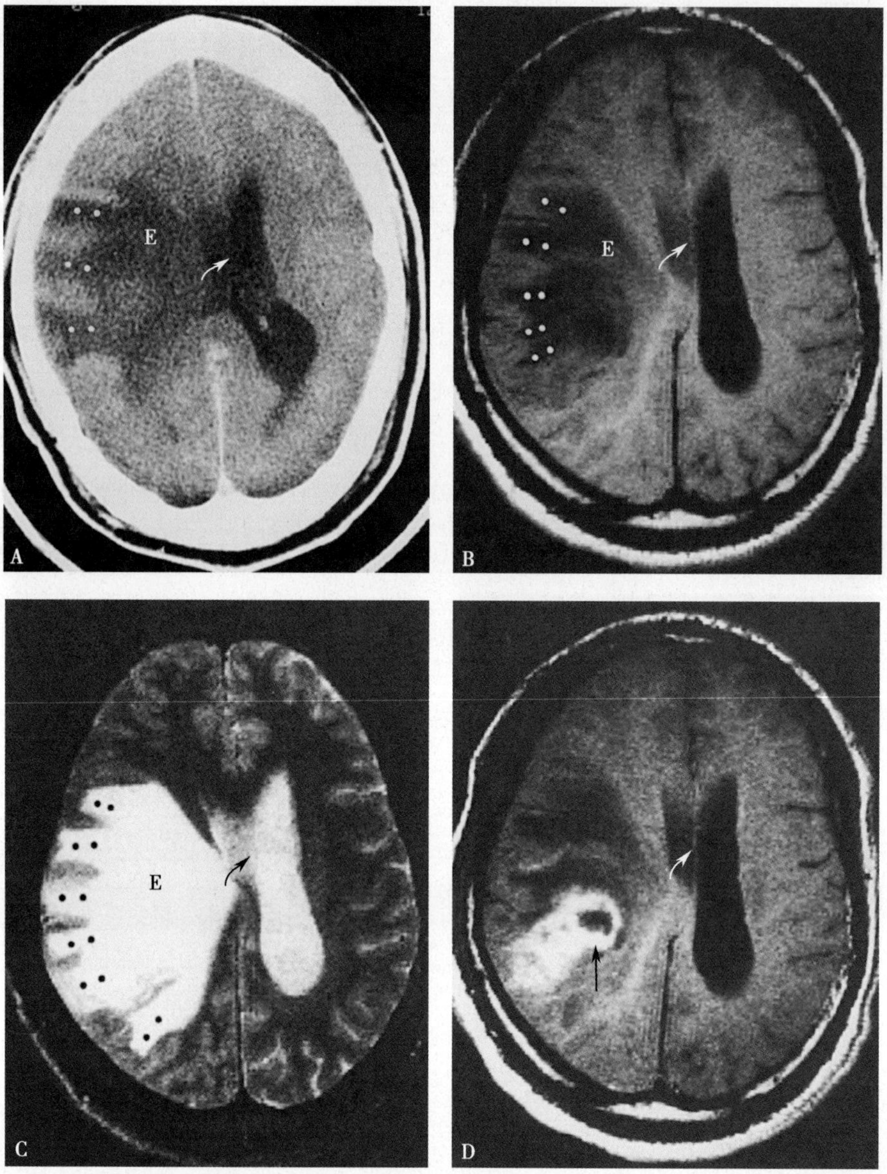

图 58-1 胶质母细胞瘤血管源性水肿。普通轴向 CT 平扫（A）、轴向 T1 加权 MRI 成像扫描（B）和 T2 加权 MRI 扫描（C）均提示水肿区（E）。水肿沿白质纤维（点）延伸，有正常灰质插入。增强扫描（D）后的轴向 T1 加权 MRI 显示增强的肿瘤灶（箭头），与周围水肿区不同。本组片中存在大脑镰移位（弯曲箭头）提示存在大脑镰下疝

肿通常伴随血管分布并产生较少的团块效应（图 58-2）。DWI 在血管性水肿时扩散明显，而在细胞毒性水肿中扩散不明显。间质性水肿在 FLAIR 相最明显 [20]。CBV 增加产生类似于脑水肿表现，可以通过灌注实验进行鉴别 [21]。

出血

出血的影像表现随时间改变而改变。在 CT 上，出血超急性期时限可以表现为等密度线，然后在数小时内变为高密度（图 58-3A），几天后再次变成等密度区，然后在几周内变为低密度区（表 58-1）。贫血及凝血障碍患者脑出血急性期可以维持等密度区时间更长一些 [22, 23]。远端末梢血管出血在 CT 上可表现不明显或因为组织损伤表现为低密度，亦或由于钙化而表现为高密度。

出血在 MRI 上的表现是由血红蛋白（hemoglobin，Hb）代谢引起的。在急性期，氧化血红蛋白在 T1WI 相呈现低至等信号，在 T2WI 相呈现等至高信号。当血红蛋白脱氧后，则在 T2WI 相呈现低信号。在亚急性期，Hb 被降解为高铁血红蛋白，则表现为 T1WI 呈高信号，T2WI 呈低信号。当红细胞溶解并释放高铁血红蛋白时，其信号在 T1WI 和 T2WI 上均呈高信号。在慢性期，高铁血红蛋白降解为含铁血黄素，在 T1WI 和 T2WI 上呈低信号（图 58-3B 和 C）[7]。磁敏感加权成像（susceptibility-weighted imaging，SWI）使 MRI 对出血更敏感 [24]。

脑实质内出血可伴随周围的血管源性水肿，且血肿在最初的 3 小时内可明显扩大 [25]，特别是初始造影剂增强的血肿 [26]。血管源性水肿可在数天内显著增加。

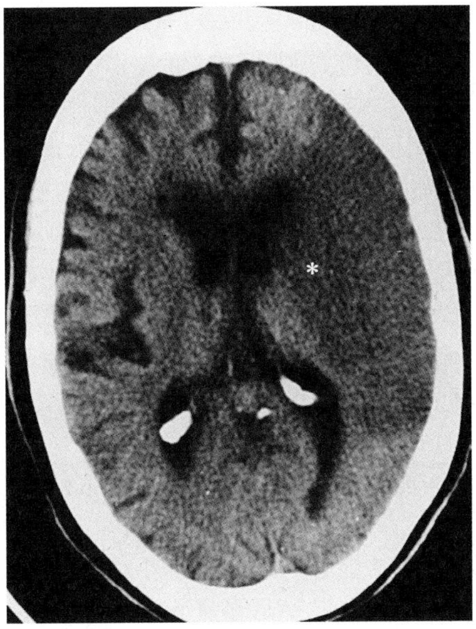

图 58-2　**细胞毒性水肿和急性梗死**。普通 CT 扫描显示沿左大脑中动脉供血区的密度降低区域（星号）。灰质和白质受到影响，片中几乎没有团块效应

团块效应、移位及疝

由于病灶生长、血管源性水肿或阻塞性脑积水，颅内病变可导致脑疝[27]。头骨内的硬脑膜分区，大脑镰和小脑幕形成隔室，这些部位可引起脑疝。

当大脑半球内容物被挤压越过中央大脑镰时即发生大脑镰下疝。早期影像学表现可显示为侧脑室变形（见图 58-1）。晚期则表现为大脑镰移位，中线结构偏移和大脑前动脉受压缺血。

当脑组织被向上或向下挤压通过蝶骨大翼的脊时，会发生经颅突出，这可能导致大脑中动脉的受压缺血。

小脑幕后疝可以向上或向下形成疝。向下脑疝可推动和旋转脑干，使同侧脑干池扩大和对侧脑干池的减小（图 58-4），对侧颞角继发扩张。向上疝常引起脑干池对称性消失、脑导水管受压，引起急性脑积水。

小脑扁桃体疝组织挤压嵌入枕骨大孔可导致脑干受压。

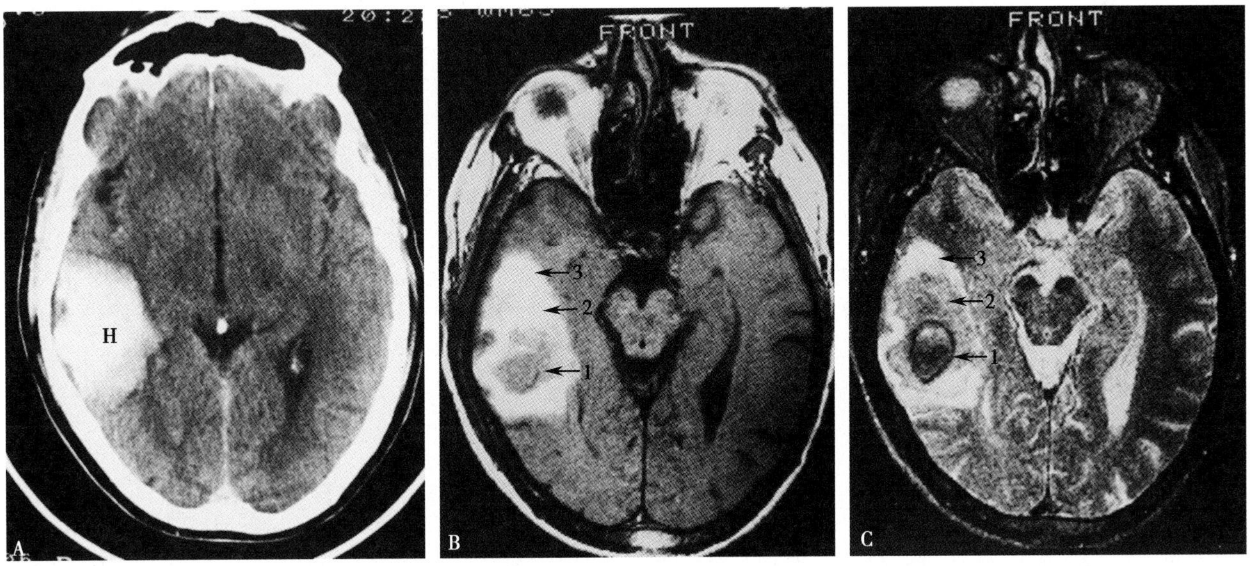

图 58-3　**出血**。CT 扫描（A）显示右颞叶大面积急性出血（H）。T1- 加权（B）和 T2- 加权（C）磁共振成像扫描显示出血处于不同出血时相。病变中心区 T1 和 T2 加权图像显示为黑色，提示为氧合血红蛋白（1）。中间区在 T1 加权像上是亮的，在 T2 加权像上是灰的，表明细胞内高铁血红蛋白（2）。外边缘在 T1 和 T2 加权图像上均亮，表明胞外高铁血红蛋白（3）

表 58-1　出血的 CT 演变与磁共振成像表现

阶段	时间周期	血液成分	CT*	T1WI†	T2WI†
超急性期	<12 小时	氧合血红蛋白	↔/↑	↓/↔	↑
急性期	1～3 天	脱氧血红蛋白	↑	↓/↔	↓↓
早期亚急性期	3～14 天	胞内高铁血红蛋白	↔	↑	↓↓
晚期亚急性期	2～4 周	胞外高铁血红蛋白	↔	↑↑	↑
慢性期	>2 周	含铁血黄素	↓	↔	↓↓
		非顺磁性半染色体	↓	↓	↑
		钙化	↑↑	↓	↓

* 相对于脑实质的密度。

† 相对于脑实质的信号强度。

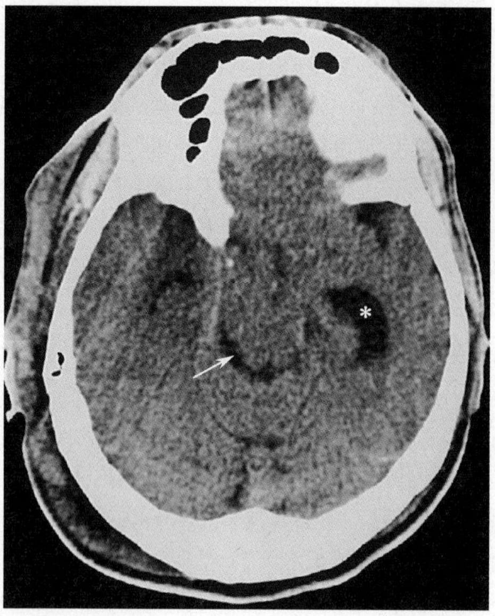

图 58-4 **右顶叶硬膜下血肿导致右小脑幕裂孔疝**。中脑水平头颅轴位非对比增强 CT 扫描显示同侧蛛网膜下隙扩大(箭头),对侧蛛网膜下隙由于脑干旋转而消失。左颞角也扩张(星号),提示左侧脑室受压

特殊疾病过程

创伤性脑损伤

普通头颅 CT 仍然是初步评估的主要方式[28]。其优点包括检查时间短、可用性广、骨折检测、禁忌证少、准确性高。虽然 MRI 在检测颅内损伤方面更为敏感,但其使用受限于检查时间较长、不合作患者需要镇静以及监测潜在血流动力学不稳定患者的困难。一旦患者稳定下来,MRI 就成为全面检查损伤的性质和程度的选择方式[29]。

创伤性脑损伤(traumatic brain injury,TBI)可能导致挫伤、轴索(剪切)损伤或血肿。较大的挫伤包含淤点微出血,很少或没有团块现象,表现为不明确的非均质病灶。在 48 小时后水肿和团块效应增加,病变显像更明确。

剪切伤是白质中最常见的损伤,其影像学特征与非出血性挫伤相似。早期表现为正常的或小局灶水肿。剪切伤在 MRI 上表现更明显,特别是使用以下几种方法来评估损伤严重程度:① SWI,它对微出血非常敏感;② DWI,可能显示细胞毒性水肿;③ MRS,这可能显示胆碱(choline,CHO)和肌醇(myoinositol,MI)升高和 N- 乙酰天门冬氨酸(N-acetylaspartate,NAA)比例降低。

TBI 也可能导致出血进入硬膜外、硬膜下和蛛网膜下隙。在 CT 上,脑室和蛛网膜下隙出血是通过高密度血液置换正常低密度脑脊液来鉴定。当出血量微少时,蛛网膜下隙出血可被误认为是全脑广泛水肿,基底池和皮质沟消失。硬膜下血肿表现为新月形混合或高密度集合,穿过骨缝线,但不超过硬脑膜附着处(图 58-5A)。硬膜外血肿表现为双硬脑膜高密度集合,穿过硬脑膜附着点但不超过骨缝线(图 58-5B)。随着血液的迅速积累,可能出现未凝固的半流质凝块。在这种情况下,CT 显示高密度血肿(漩涡征)内的低密度区[30]。硬膜外和硬膜下血肿的区别很重要,因为硬膜外血肿常常有动脉来源,迅速扩张,需要紧急引流[31]。

虐待引起头部外伤(abusive head trauma,AHT)是 2 岁以下儿童神经发育异常和死亡的一个重要原因[32]。常见的损伤包括颅骨骨折、硬膜下血肿、蛛网膜下隙出血和剪切伤。小儿硬膜下血肿更常见于 AHT,而不是意外创伤[32]。MRI 可评估出血的时间;不同时期的血液共存(图 58-6)提示反复虐待引起的反复出血,当然需要谨慎认定这个结果[7]。

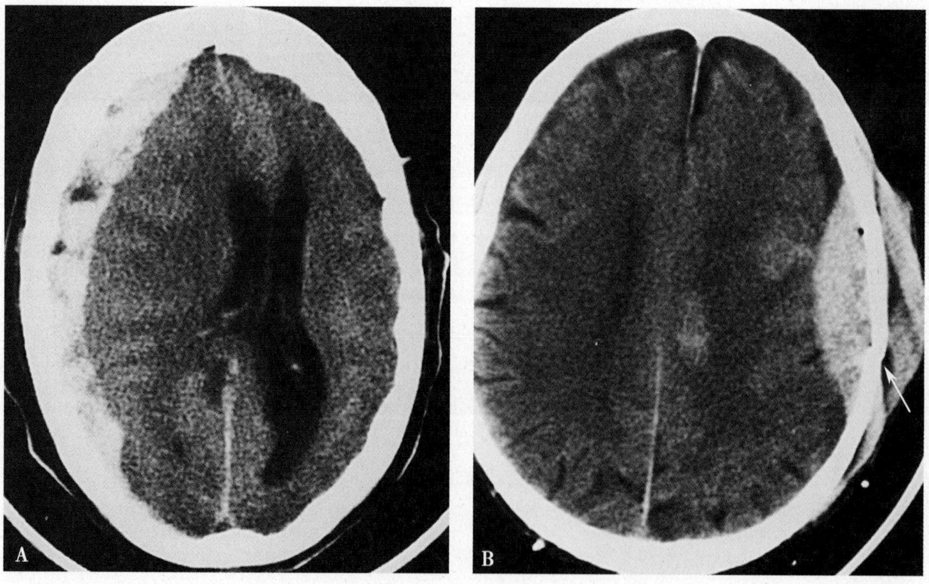

图 58-5 **硬膜下和硬膜外血肿**。A. 头颅 CT 平扫显示右额叶混合密度硬膜下血肿。混合密度常提示存在半流质血凝血。B. 头颅 CT 扫描显示为双凸面高密度影,这是硬膜外血肿的经典表现,同时可识别骨折(箭头处)

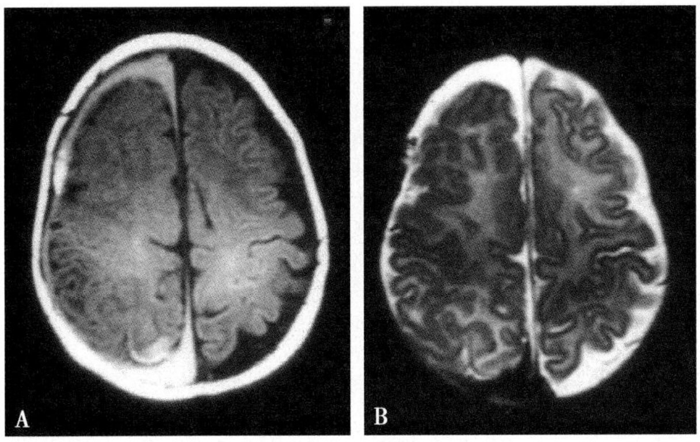

图 58-6　**虐待性头部外伤**。婴儿头颅磁共振 T1 加权像（A）和 T2 加权像（B）显示双侧不同时期的硬膜下血肿。右侧为晚亚急性期（2～4 周），左侧为慢性期（>1 个月）。这个结果高度提示反复虐待

血管病变

缺血、缺氧和梗死　CT 检查在第一个 48 小时内仅显示约一半的缺血性梗死，但经常用来排除出血性疾病。CT 上的特征可以识别出出血转化风险较高的患者[33]。CT 可以通过显示血管分布中的脑水肿或显示血栓动脉内的高密度凝块来显示血栓形成的病因。CT 也可显示需要急诊外科治疗的肿块（如恶性脑水肿）[5]。小腔隙性梗死和幕下卒中难以通过 CT 检查来发现[34]。

在超急性期（前 24 小时），梗死区域在 CT 上可能表现正常，或显示密度和灰白分化的细微损失（图 58-7）。在急性期（第 1 周），梗死表现出细胞毒性水肿的质量效应和密度降低（见图 58-2）。在亚急性期（第 2 周至第 3 周），水肿和肿块效应逐渐消退。慢性梗死表现为实质性置换和收缩，囊性脑软化和胶质增生具有明显边缘区。

缺血性梗死的 MRI 表现也是变化的（图 58-8）。非出血性脑梗死在 T2WI 相信号强度微弱增加，而在 T1WI 相的变化微小。细微的变化包括血流停滞（动脉强化）和累及的脑回肿胀。DWI（图 58-9）可以在梗死发生数分钟后即显示细胞毒性水肿，但强度通常在 3～5 天达到最大，在 1～2 周后消退。由于细胞毒性水肿和 T2 高信号病灶在 DWI 上均显得明亮（T2 穿透），利用表观扩散系数（apparent diffusion coefficient，ADC）图可最好地评估细胞毒性水肿，ADC 上细胞毒性水肿表现为低信号。

CT 和 MRI 灌注技术可以显示损伤数分钟内的灌注减少。当 MRI 灌注研究与扩散图像结合时，半影区可以被识别为低灌注但仍存活的组织（图 58-10）[9]。

使用多个 MRI 序列对可疑卒中进行急性评估的成像协议可以提供解剖学、血供、梗死范围、血管解剖、血流和代谢改变的信息（见图 58-10）[35]。

高血压性脑病的 MRI 表现包括皮质下白质的对称性血管源性水肿，主要在枕叶和顶叶。影像学上与后部可逆性脑病综合征（posterior reversible encephalopathy syndrome，PRES）有相似的损伤，已证实与高血压相关，但也有许多其他因素。大多数的研究显示，灌注与血流量的减少相一致[36]。在高达 25% 的情况下，同时可见细胞毒性水肿和出血[37, 38]。

与动脉梗死相反，静脉梗死通常是出血性的，并且主要影响白质。CT 和 MRI 能检测出血和水肿以及静脉窦血栓形成。静脉造影有助于充分描述和追踪梗死。

围产期新生儿脑髓鞘快速形成，在脑干、基底节、小脑和中央沟周围皮层等区域代谢活跃。新生儿全身缺氧缺血性损伤主要发生于这些区域[39]。由于持续的神经元凋亡，在最初的 72 小时的 MRI 可能不能显示缺血损伤的全部范围。1 年后，血管损伤情况类似于较大儿童和成年人，主要在纹状体、外侧膝状体、海马、额叶和顶枕叶皮质等血管脆弱区

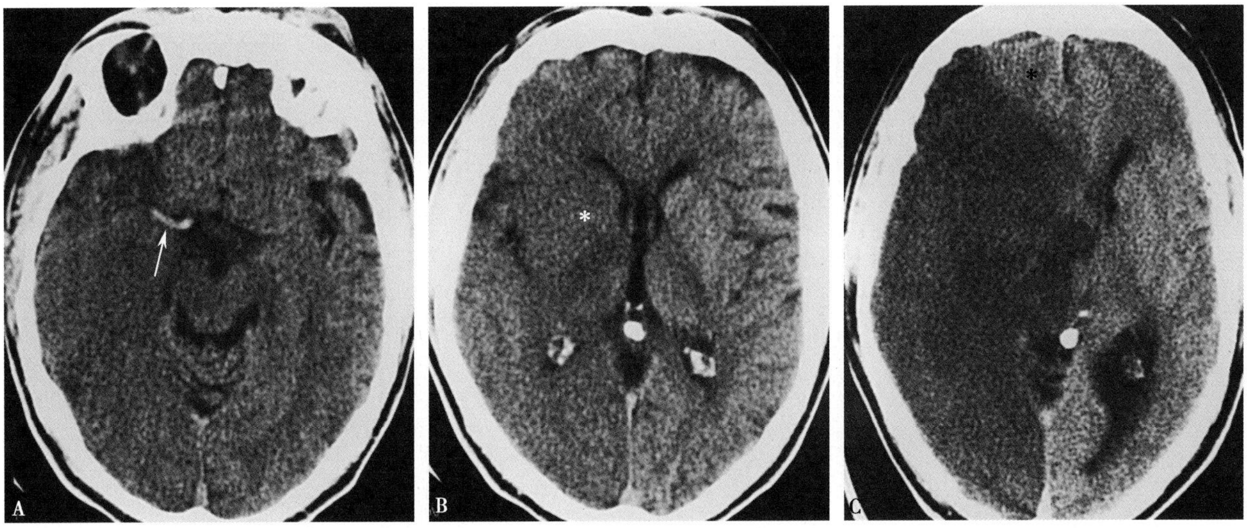

图 58-7　**急性脑梗死**。在颞叶（A）和基底节（B）水平 CT 平扫图像显示右侧半球灰质和白质的低密度区域。灰白质分化消失，特别是基底节区（星号、B）。左右侧对比，右大脑中动脉（箭头，A 图）处高密度影代表血凝块。48 小时后 CT（C）显示右侧大脑明显水肿，涉及中、后大脑动脉的区域，右侧大脑前动脉区域基本正常（星号，C）

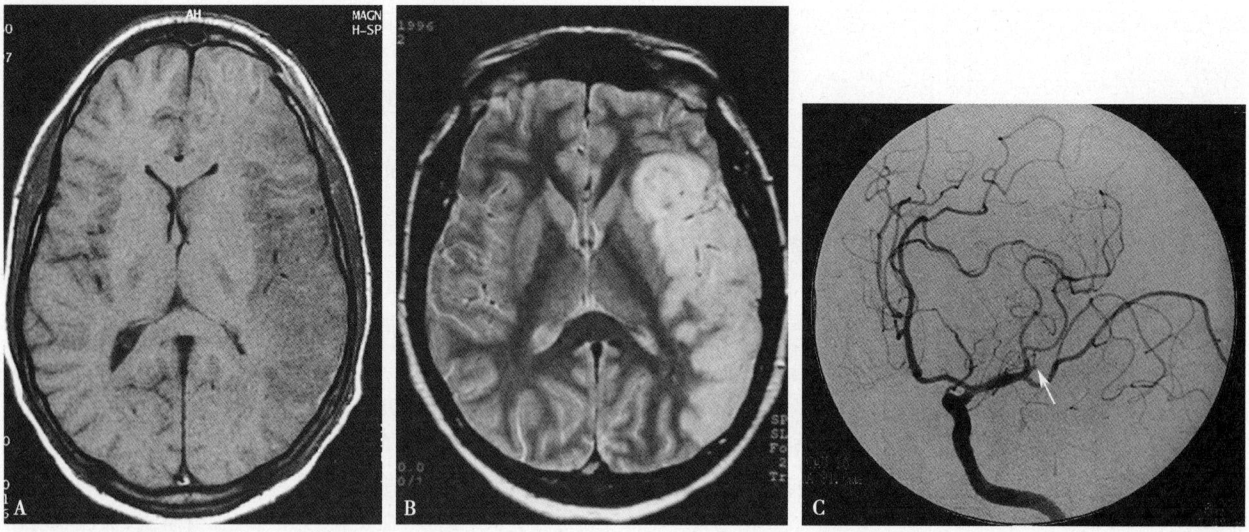

图 58-8 脑梗死。中风患者的轴向 T1 加权（A）和 T2 加权（B）磁共振成像（MRI）扫描。初始计算机断层扫描（未显示）是正常的。磁共振成像显示左侧大脑中动脉末端供血区域出现细胞毒性水肿，T1 加权像上水肿为低信号，T2 加权像为高信号。左颈内动脉血管造影（C）显示左大脑中动脉闭塞支（箭头）。如果在合适的时间窗内，动脉溶栓是治疗方法之一

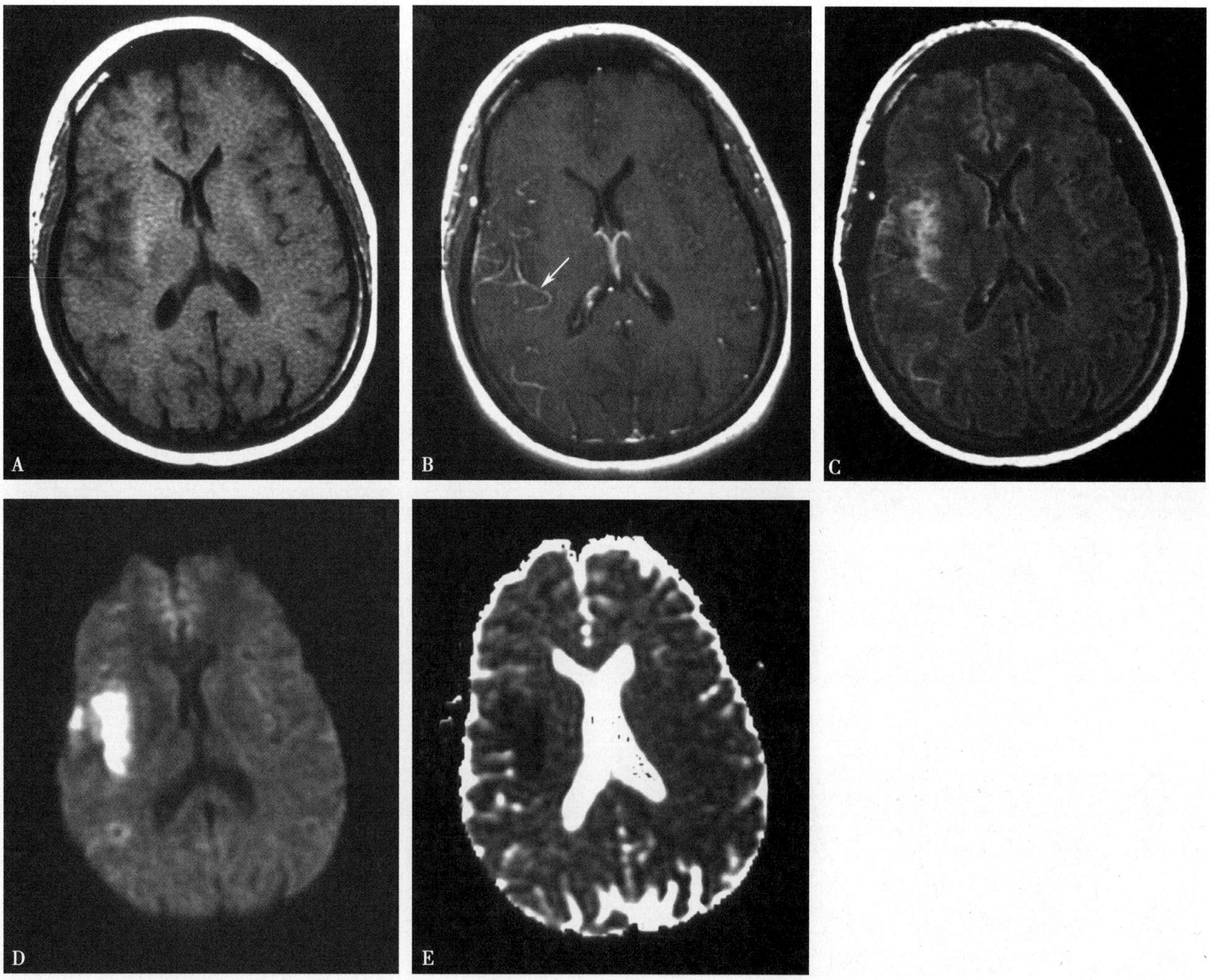

图 58-9 超急性期梗死。造影前（A）和造影后（B）的 T1 加权图像显示右侧岛叶皮质微弱的低强度和动脉增强（箭头）。水抑制成像（FLAIR）序列（C）有助于确定病变范围。弥散加权序列（D）显示梗死最清楚。表观扩散系数图（E）的低信号证实了急性期

域（图 58-11）[38]。在小脑相对缺血，甚至大脑半球严重缺氧缺血性损伤时，CT 影像上可出现“小脑反转”的表现[40]。

先天性动脉瘤和蛛网膜下隙出血　头颅增强 CT 通常不是可疑蛛网膜下隙出血的首要检查（图 58-12）。如果 CT 或腰椎穿刺见到蛛网膜下隙出血，可以进行常规血管造影检查以寻找脑动脉瘤（见图 58-12）。MRA 和 CTA 不足以排除动脉瘤出血源[41]。常规血管造影为进一步治疗计划提供更好的解剖学细节。

10%～30% 动脉瘤性蛛网膜下隙出血患者会因血管痉挛而出现延迟缺血性神经功能障碍[42]。血管造影可显示血管痉挛，但不能明确区分有症状和无症状狭窄。对有症状性血管痉挛进行治疗可改善症状[43-45]。

血管畸形　AVM 是最常见的血管畸形。未破裂的 AVM 在 CT 上可以表现为管状结构，在使用造影剂时则被增强。在 MRI 上，异常血管可能由于血流而出现低信号。首选血管造影来评估可疑 AVMS，因为这可以很好地区分动静脉瘘，明确动脉瘤交联情况，并可以评估供血动脉及静脉回流情况（图 58-13）[46]。介入医生可以栓塞部分或全部供血动脉，可减少手术复杂程度或避免手术[47]。毛细血管扩张症和海绵状血管瘤最好使用 MRI 评估，因为血管造影通常显示正常，CT 也是不敏感的。MRI 信号特征根据是否存在相关出血而变化。

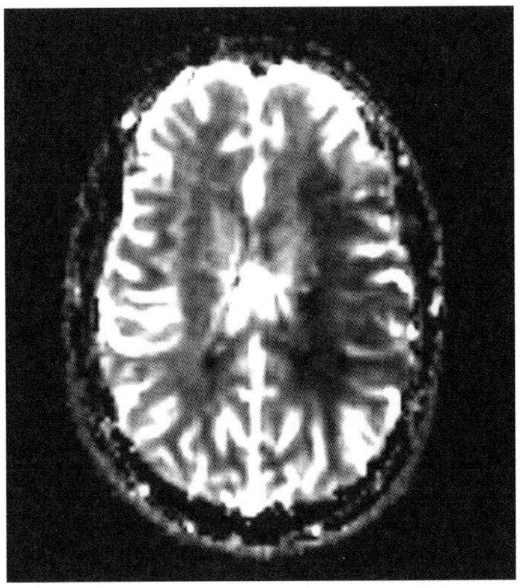

图 58-10　**灌注不足**。磁共振灌注成像显示左大脑中动脉在 M1 段血栓栓塞后区域灌注不足

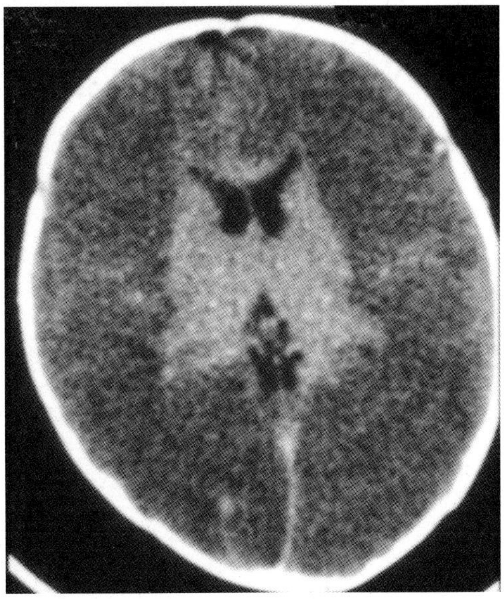

图 58-11　**脑缺氧损伤**。心跳停搏后儿童的 CT 扫描。大脑半球弥漫性低密度，脑室和脑沟受压，反映水肿增加和由此产生的肿块效应，基底节和丘脑高亮显示

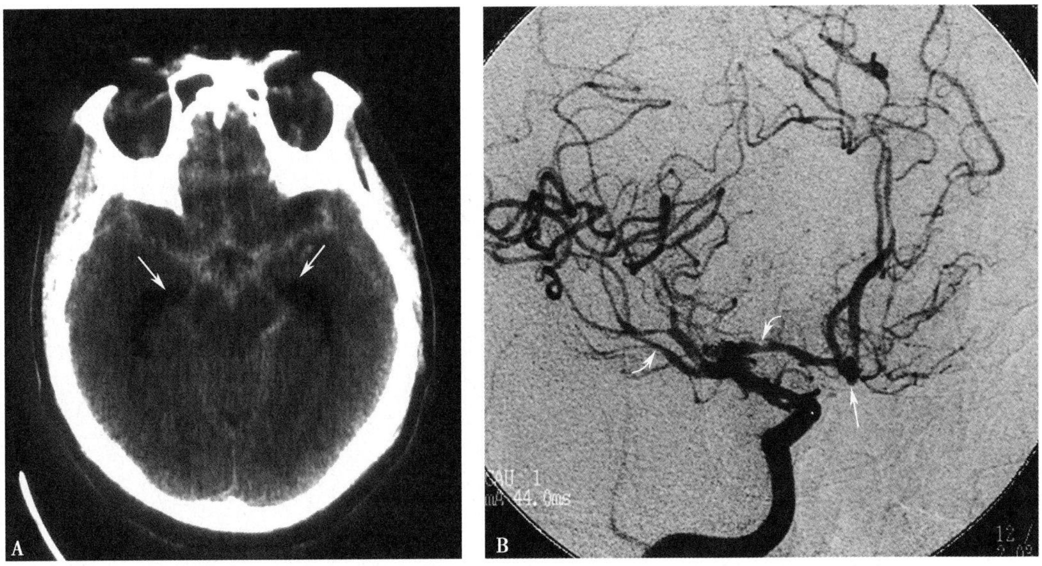

图 58-12　**蛛网膜下隙出血及动脉瘤**。A. 头部普通 CT 扫描显示，在鞍上池和蛛网膜下隙，高密度（血液）取代了正常低密度的脑脊液，表明蛛网膜下隙出血。颞角扩张（箭头）表明急性脑积水。B. 右颈内动脉造影显示先天性前交通动脉瘤（箭头），以及血管痉挛（曲线箭头）

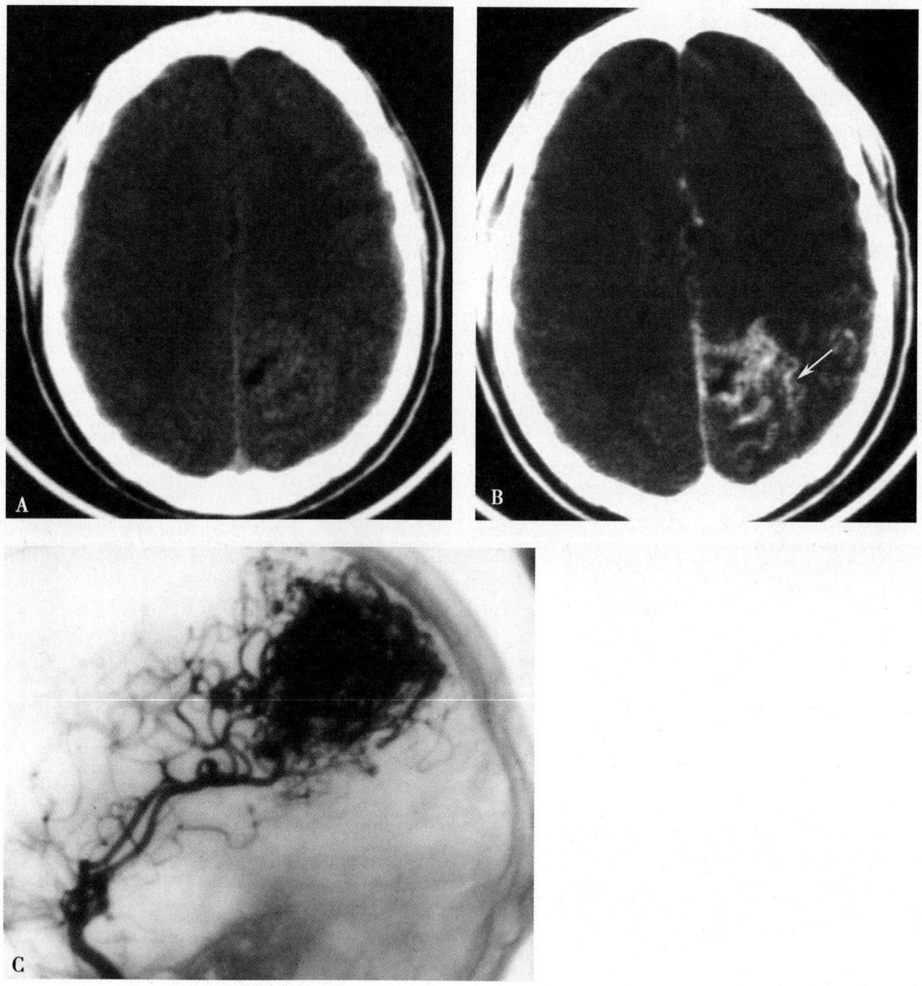

图 58-13 **动静脉畸形**。A. 头部普通头颅 CT 平扫显示左侧顶骨后部有一模糊的高密度区域。B. CT 增强扫描显示该病变部位增强（箭头）。C. 颈内动脉血管造影显示大脑中动脉供血的动静脉畸形

静脉发育异常（developmental venous anomalies，DVA）由大的引流静脉组成，周围有小的静脉。这些静脉在普通 CT 上不明显，使用造影剂时则可增强，在常规 MRI 上可看到流动空隙征。除了与海绵状血管瘤或 AVM 相关时，DVAS 很少有症状，只有当明显的 DVA 与不明原因的出血或水肿相关时，才推荐常规血管造影[48]。

脑肿瘤

在 CT 上，低级别胶质瘤可表现为细微的非增强性团块影，而高级别脑胶质瘤的大面积坏死灶和血管源性水肿常表现为异质强化（见图 58-1）。转移灶可能是低密度增强肿块，或者可能是继发于出血性成分的高密度影（图 58-14）。囊肿与 CSF 密度相当（图 58-15）。表皮样和皮样瘤经常包含脂肪成分，其密度低于 CSF。

MRI 对肿瘤的诊断具有较高的敏感性，但特异性较低。肿瘤通常在 T1WI 上呈低信号强度，T2WI 上呈高信号强度（见图 58-1）。DWI 和 MRS 有助于术前分期和分级，选择活检部位，以及监测治疗效果[15, 49]。DTI 和 fMRI 可显示肿瘤与

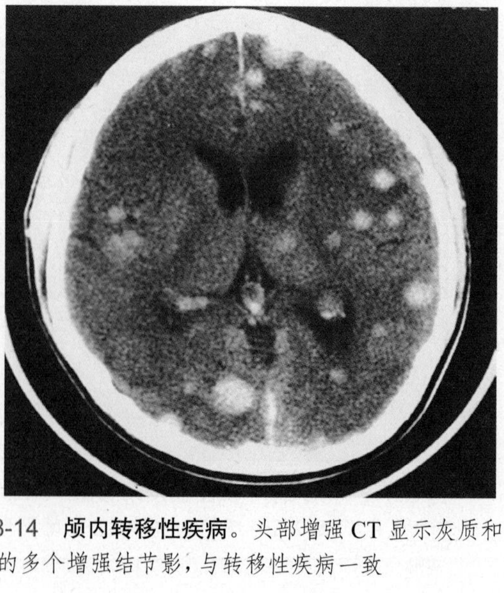

图 58-14 **颅内转移性疾病**。头部增强 CT 显示灰质和白质结构的多个增强结节影，与转移性疾病一致

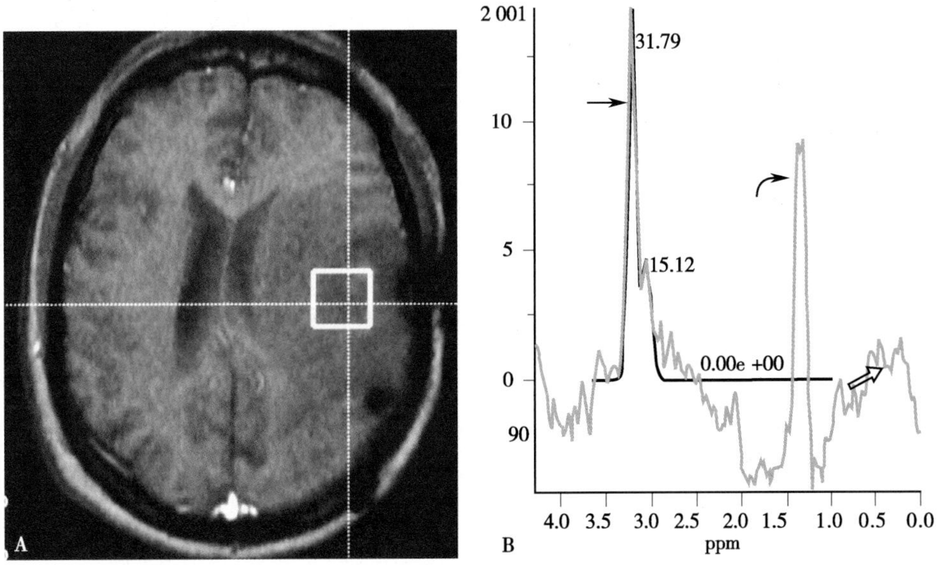

图 58-15　复发性高级别星形细胞瘤。放射治疗后检查显示水肿和肿块效应增加；鉴别诊断包括肿瘤复发和放射坏死。A. 轴向 MRI 显示选择用于光谱学的组织（盒）的体积。B. 质子光谱显示胆碱峰（箭头）增加，N- 乙酰天冬氨酸峰（曲线箭头）减少，乳酸峰出现（空心箭头）。这种表现与复发肿瘤一致，这是通过重复手术和活检证实的

重要的皮质和白质束之间的关系，有助于精确手术并减少手术风险 [50]。DWI、PET 可区分放疗后坏死与肿瘤复发 [10, 51]。

感染与炎症

脑炎早期 CT 和 MRI 检查可表现正常，但后期显示为皮质水肿或出血的区域。病程早期 MRI 可显示扩散受限区域 [6]。单纯疱疹病毒（herpes simplex virus，HSV）在大龄儿童及成年人中很容易侵犯孤岛、扣带回等区域，而在新生儿中很少出现 [52]。急性播散性脑脊髓炎（acute disseminated encephalomyelitis，ADEM）由感染性脑炎后免疫介导引起，表现为皮质下白质对称性脱髓鞘和水肿改变 [53]。

脓肿腔在 CT 上显示为中央低密度区，有一个等密度的薄壁，造影薄壁可增强，周围为低密度水肿区。在 MRI 上，中央腔信号强弱不等，但在 T1WI 上囊壁显示为等至高信号，而在 T2WI 相呈现低信号，造影时可见增强。DWI 和 MRS 可用于区分脓肿和其他囊性病变 [6]。

脑膜炎时，CT 和 MRI 可能是正常的或表现为弥漫性脑膜增强。脑室炎显示脑室壁的增强。硬膜下和硬膜外脓肿在 CT 上密度常介于脑脊液和急性出血之间。与正常脑组织相比，积脓在 MRI T1WI 上呈低信号，T2WI 上呈高信号。

白质损伤与代谢性疾病

MRI 在确诊脑白质疾病及程度方面优于 CT（图 58-16）。病变在 T1WI 呈现低信号，T2WI 呈高信号；室管膜下病变在 FLAIR 上更为明显。

大多数白质疾病进展缓慢，但在中毒和血管损害时可快速进展 [54]。一氧化碳中毒常选择性损伤豆状核、丘脑、尾状核头部、小脑和脑白质 [55]。Wernicke 脑病 MRI 检查可显示为丘脑，下丘脑，中脑导水管周围背侧中脑，乳头体，延髓顶盖的选择性损伤 [56]。甲醇摄入可导致尾状核头部、硬脑膜、脑桥、视神经和皮质下白质等部位的出血坏死 [57]。

免疫抑制药物与 PRES 相关，一些化疗药物，尤其是鞘内氨甲蝶呤，可引起毒性脱髓鞘 [10]。快速纠正低渗透性可引起渗透性脱髓鞘，可能会影响中央脑桥，有时也涉及丘脑、基底神经节和深层白质 [58]。肝病脑病可出现苍白球、丘脑底核和中脑的 T1WI 高信号；皮质 T2WI 高信号；MRS 像提示 CHO 和 MI 减少，谷氨酰胺和谷氨酸增加 [59]。

脊髓

疾病类型

脊髓疾病可以根据病变位置（图 58-17）进行分类，通常需要行 MRI 检查 [60]。但在急性创伤时，平片和 CT 可更好地对骨排列和关节稳定性进行初始评估。

髓内病变扩张脊髓压迫蛛网膜下隙（见图 58-17A），通常是肿瘤性的，其症状常缓慢进展。

髓外硬膜下病变使脑膜的蛛网膜层移位，但将硬脑膜留在原处，使蛛网膜下隙脑脊液在其与病变的交界处形成一个“帽子”（见图 58-17B）。此部位病变主要包括脑膜瘤、神经鞘肿瘤和其他良性肿瘤 [61]。

硬膜外病变通常引起蛛网膜下隙及脊髓移位（见图 58-17C）。这不包括椎间盘疾病，其硬脑膜病理改变是一种代谢性疾病。

特殊疾病过程

脊髓损伤

普通的 X 线能够识别大多数不稳定的损伤。但可能会漏诊一些椎体骨折和错位（图 58-18A）。当出现或怀疑骨折时，应考虑 CT 重建（图 58-18B 和 C）[62]。

当患者存在神经功能缺损，之前影像提示不稳定损伤，或即使 CT 正常但有不稳定损伤症状时，推荐行 MRI 检查[63]，但可能在大多数症状较轻或创伤后昏迷的患者并不适用[64]。MRI 可直接显示脊髓和软组织损伤，并可区分出血性（较差预后）和水肿性脊髓损伤。椎间盘突出伴脊髓压迫情况决定是否手术或手术路径。MRI 也可用于检测韧带损伤和血肿或骨移位压迫脊髓或神经根的程度（图 58-18D）。

脊柱感染

MRI 对脊柱感染的敏感性高于平片和 CT[65]。在脊椎炎中，MRI 表现为椎间盘间隙缩小、对比增强、椎体 T1WI 的低信号、椎体和椎间盘上 T2WI 的高信号（图 58-19）。跳跃性病变和相关的椎旁大脓肿提示分枝杆菌感染。核医学检查可以帮助区分慢性脊椎炎和外科器械感染[66]。在脊髓炎中，典型的 MRI 表现为 T2WI 高信号的局灶性或弥散性区域，具有可变的对比度增强[67]。

肿瘤

MRI 是评估疑似脊柱和椎旁肿瘤的主要方式[68]。

脊柱是肿瘤转移第 3 个好发部位。平片显示弥漫性椎体皮质“虫噬”样破坏。当出现单侧骨质破坏、椎体终板不规则或角变形、上胸椎受累、软组织肿块或椎弓根破坏时，椎体塌陷更可能是由肿瘤形成而不是退行性疾病引起[69]。肿瘤浸润椎体的骨髓在 T1WI 表现为低信号，T2WI 表现为高信号（图 58-20）。良性椎体骨折的骨髓显示正常的影像学特征（图 58-21）。

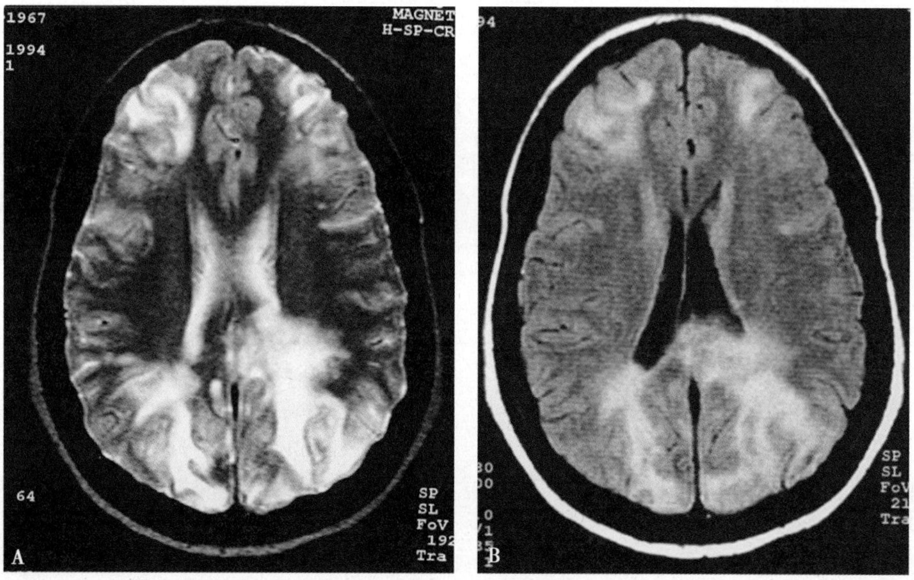

图 58-16 **进行性多灶性白质脑病**。患有人类免疫缺陷病毒（HIV）的患者的轴向 T2 加权成像（A）和水抑制成像（FLAIR）（B）。明确可见多个白质病区域受累；FLAIR 图像阐明了脑室周围白质的参与。HIV 阳性患者的这些表现强烈提示进行性多灶性白质脑病

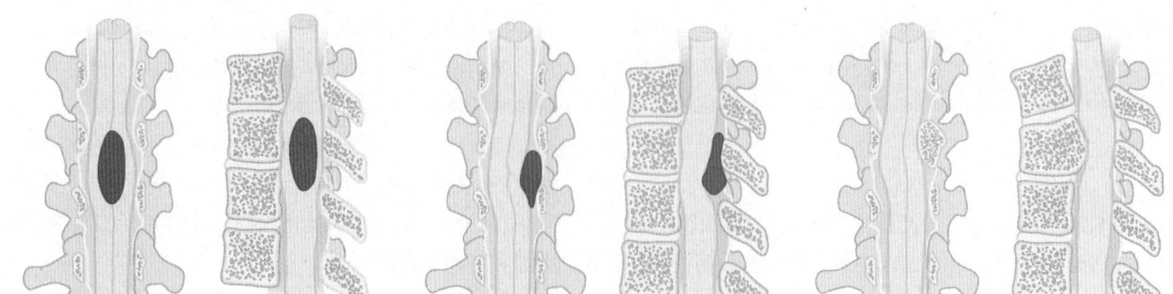

图 58-17 **脊柱隔室**。脊髓和椎管的前后位（AP）和侧位（LAT）显示髓内病变（A）、髓外硬膜内病变（B）和硬膜外病变（C 图）

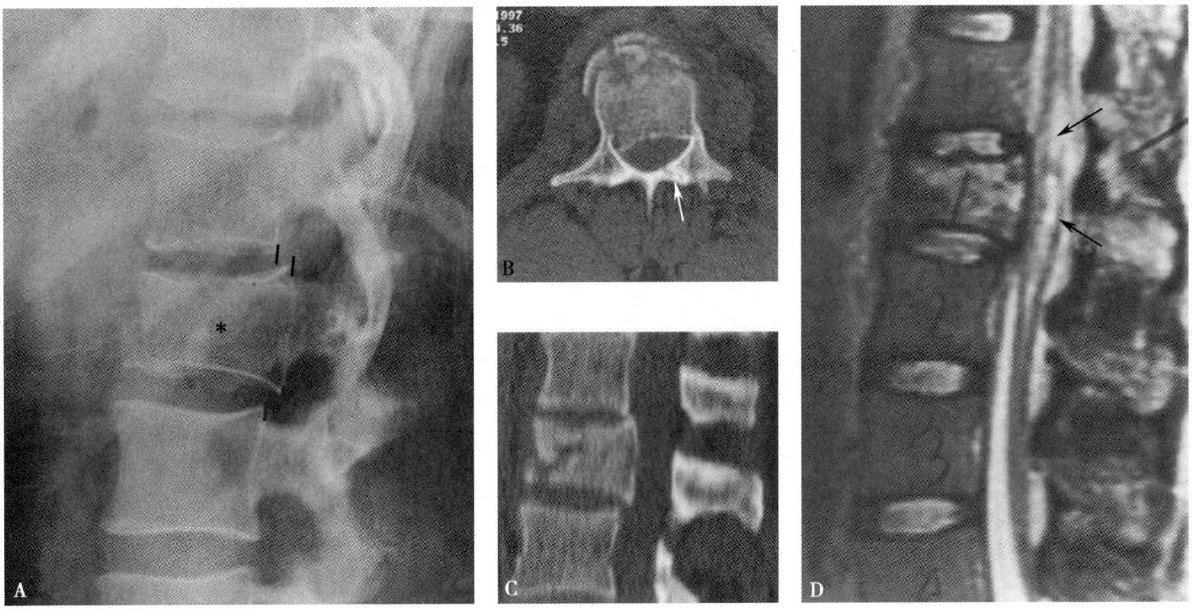

图 58-18 **外伤后椎体压缩骨折**。胸腰段侧位平片(A)显示L1椎体(星号)的压缩骨折。椎体高度降低，并可见前下角轻度骨折。当相邻椎体(线)的轮廓进行比较时，也可以看到椎体移位。同一患者的轴位(B)和矢状位重建(C)CT扫描为继发于椎体移位的椎管狭窄分级提供更多细节。可见平片显示不明显的左侧椎板骨折(箭头，B)。D. 矢状位T2加权磁共振成像显示L_1椎体压缩性骨折和椎体向后移位，以及由于压缩性骨折直接导致的挫伤和肿胀(箭头)

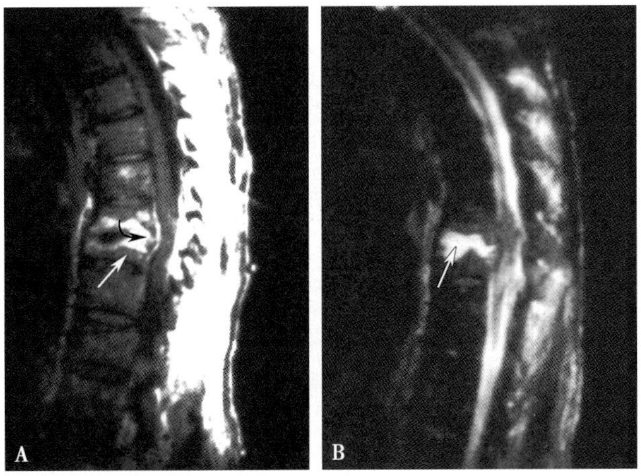

图 58-19 **椎间盘炎伴硬膜外脓肿**。矢状位对比T1加权(A)和T2加权(B)MRI扫描显示椎间盘炎和邻近骨髓炎的特征。椎体和椎间盘间隙在T1加权像上呈低信号强度，在T2加权像上呈明亮信号强度(直箭头)。还可见周围硬膜外脓肿(弯曲箭头)

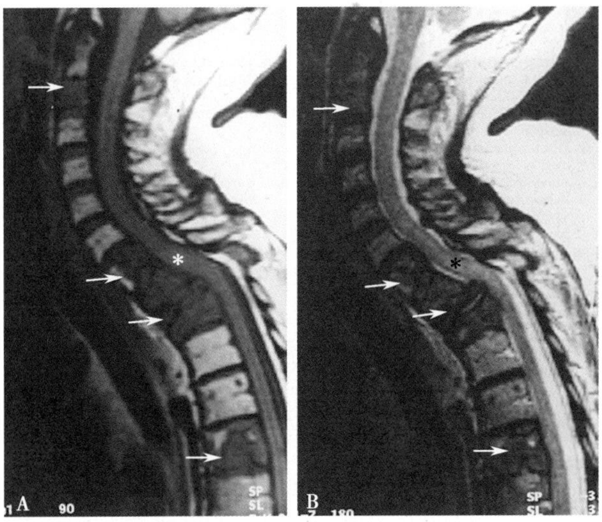

图 58-20 **转移性疾病**。脊柱矢状位T1加权(A)和T2加权(B)磁共振成像扫描显示转移性病变(箭头)在T1加权像上呈低强度，取代了正常的明亮骨髓。未受累的椎体内的高信号表示放射后的变化。T2加权像上的低信号病变(与更典型的高强度相反)反映治疗后的表现。在上胸椎内部发现多处压缩性骨折，伴有塌陷、碎片和脊髓压迫。还出现了继发于压迫(星号)的脊髓内水肿变化

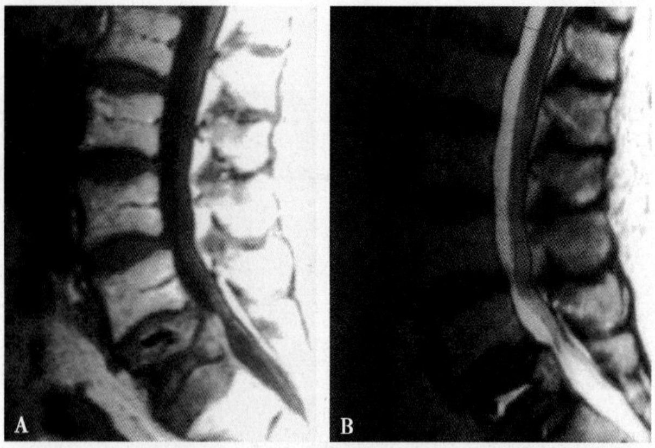

图 58-21 良性压缩性骨折。矢状位 T1 加权(A)和 T2 加权(B)磁共振成像扫描显示 L5 的压缩性骨折。将剩余骨元素和椎弓根的信号特征与正常骨结构的信号进行比较

知识点

方法

1. CT 禁忌证少，可快速实施。MRI 提供更详细的细节，无电离辐射，但需要更多的时间来获取。

脑

1. CT 和 MRI 有助于鉴别不同病因的病变。
2. 梗死和出血随着时间的推移而发生变化。
3. CT 对急性蛛网膜下隙出血、梗阻性脑积水和肿块病变有较高的诊断价值。
4. CT 可排除疑似梗死患者的出血。
5. 多种成像方式可用于评估中枢神经系统肿瘤。

脊柱

1. CT 可鉴别需要手术干预的不稳定脊柱损伤。MRI 对软组织和脊髓损伤更敏感。
2. MRI 对于评估影响脊髓的疾病更有优势。

致谢

本章部分内容引自 Fred J. Laine 博士创作的这本书的前一版本。

(刘于红 译，张丽娜 审校)

参考文献

1. Lange BB, Penkar P, Binder WD, Novelline RA. Are cervical spine radiograph examinations useful in patients with low clinical suspicion of cervical spine fracture? An experience with 254 cases. Emerg Radiol 2010;17(3):191-3.
2. Brenner DJ. Should we be concerned about the rapid increase in CT usage? Rev Environ Health 2010;25(1):63-8.
3. Paciaroni M, Caso V, Agnelli G. The concept of ischemic penumbra in acute stroke and therapeutic opportunities. Eur Neurol 2009;61(6):321-30.
4. Moseley ME, Liu C, Rodriguez S, Brosnan T. Advances in magnetic resonance neuroimaging. Neurol Clin 2009;27(1):1-19.
5. Chalela JA, Kidwell CS, Nentwich LM, et al. Magnetic resonance imaging and computed tomography in emergency assessment of patients with suspected acute stroke: a prospective comparison. Lancet 2007;369(9558):293-8.
6. Kastrup O, Wanke I, Maschke M. Neuroimaging of infections. NeuroRx 2005;2(2):324-32.
7. Vezina G. Assessment of the nature and age of subdural collections in nonaccidental head injury with CT and MRI. Pediatr Radiol 2009;39(6):586-90.
8. Kidwell CS, Alger JR, Saver JL. Evolving paradigms in neuroimaging of the ischemic penumbra. Stroke 2004;35(11 Suppl. 1):2662-5.
9. Motta M, Ramadan A, Hillis AE, et al. Diffusion-perfusion mismatch: an opportunity for improvement in cortical function. Front Neurol 2015;5:280.
10. Arora A, Neema M, Stankiewicz J, et al. Neuroimaging of toxic and metabolic disorders. Semin Neurol 2008;28(4):495-510.
11. Soares DP, Law M. Magnetic resonance spectroscopy of the brain: review of metabolites and clinical applications. Clin Radiol 2009;64(1):12-21.
12. Jang SH, Kim SH, Kim OL, et al. Corticospinal tract injury in patients with diffuse axonal injury: a diffusion tensor imaging study. Neurorehabilitation 2009;25(4):229-33.
13. Shellock FG, Crues JV. MR procedures: biologic effects, safety, and patient care. Radiology 2004;232(3):635-52.
14. Masdeu JC, Arbizu J. Brain single photon emission computed tomography: technological aspects and clinical applications. Semin Neurol 2008;28(4):423-34.
15. Mechtler L. Neuroimaging in neuro-oncology. Neurol Clin 2009;27(1):171-201.
16. Podoloff DA, Ball DW, Ben-Josef E, et al. NCCN task force: clinical utility of PET in a variety of tumor types. J Natl Compr Canc Netw 2009;7(Suppl. 2):S1-26.
17. Heran MK, Heran NS, Shemie SD. A review of ancillary tests in evaluating brain death. Can J Neurol Sci 2008;35(4):409-19.
18. Willinsky RA, Taylor SM, TerBrugge K, et al. Neurologic complications of cerebral angiography: prospective analysis of 2,899 procedures and review of the literature. Radiology 2003;227(2):522-8.
19. Dawkins AA, Evans AL, Wattam J, et al. Complications of cerebral angiography: a prospective analysis of 2,924 consecutive procedures. Neuroradiology 2007;49(9):753-9.
20. Bradley WG Jr. Diagnostic tools in hydrocephalus. Neurosurg Clin N Am 2001;12(4):661-84.
21. Lagares A, Millan JM, Ramos A, et al. Perfusion computed tomography in a dural arteriovenous fistula presenting with focal signs: vascular congestion as a cause of reversible neurologic dysfunction. Neurosurgery 2010;66(1):E226-7.
22. Deb S, Bhaumik S, Pal H. Isodense acute subdural haematoma in anaemic patients. Neurol India 2000;48(3):298-9.
23. Claes F, Verhagen CV, Verhagen WI, et al. Acute isodense intracerebral haematoma due to coagulopathy associated with prostate cancer. Clin Neurol Neurosurg 2007;109(6):520-2.
24. Tong KA, Ashwal S, Holshouser BA, et al. Hemorrhagic shearing lesions in children and adolescents with posttraumatic diffuse axonal injury: improved detection and initial results. Radiology 2003;227(2):332-9.
25. Kidwell CS, Wintermark M. Imaging of intracranial haemorrhage. Lancet Neurol 2008;7(3):256-67.
26. Kim J, Smith A, Hemphill JC 3rd, et al. Contrast extravasation on CT predicts mortality in primary intracerebral hemorrhage. AJNR Am J Neuroradiol 2008;29(3):520-5.
27. Kalita J, Misra UK, Vajpeyee A, et al. Brain herniations in patients with intracerebral hemorrhage. Acta Neurol Scand 2009;119(4):254-60.
28. Le TH, Gean AD. Neuroimaging of traumatic brain injury. Mt Sinai J Med 2009;76(2):145-62.
29. Ashwal S, Babikian T, Gardner-Nichols J, et al. Susceptibility-weighted imaging and proton magnetic resonance spectroscopy in assessment of outcome after pediatric traumatic brain injury. Arch Phys Med Rehabil 2006;87(12 Suppl. 2):S50-8.
30. Subramanian SK, Roszler MH, Gaudy B, Michael DB. Significance of computed tomography mixed density in traumatic extra-axial hemorrhage. Neurol Res 2002;24(2):125-8.
31. Su IC, Wang KC, Huang SH, et al. Differential CT features of acute lentiform subdural hematoma and epidural hematoma. Clin Neurol Neurosurg 2010;112(7):552-6.
32. Chiesa A, Duhaime AC. Abusive head trauma. Pediatr Clin North Am 2009;56(2):317-31.
33. Asuzu D, Nyström K, Amin H, et al. Cohort-based identification of predictors of symptomatic intracerebral hemorrhage after IV thrombolysis. Neurocrit Care 2015;23(3):394-400.
34. Brazzelli M, Sandercock PA, Chappell FM, et al. Magnetic resonance imaging versus computed tomography for detection of acute vascular lesions in patients presenting with stroke symptoms. Cochrane Database Syst Rev 2009;(4):CD007424.
35. Breuer L, Schellinger PD, Huttner HB, et al. Feasibility and safety of magnetic resonance imaging-based thrombolysis in patients with stroke on awakening: initial single-centre experience. Int J Stroke 2010;5(2):68-73.
36. Bartynski WS. Posterior reversible encephalopathy syndrome, part 2: controversies surrounding pathophysiology of vasogenic edema. AJNR Am J Neuroradiol 2008;29(6):1043-9.
37. Bartynski WS. Posterior reversible encephalopathy syndrome, part 1: fundamental imaging and clinical features. AJNR Am J Neuroradiol 2008;29(6):1036-42.
38. Huang BY, Castillo M. Hypoxic-ischemic brain injury: imaging findings from birth to adulthood. Radiographics 2008;28(2):417-39.
39. Lequin MH, Dudink J, Tong KA, Obenaus A. Magnetic resonance imaging in neonatal stroke. Semin Fetal Neonatal Med 2009;14(5):299-310.
40. Rafaat KT, Spear RM, Kuelbs C, et al. Cranial computed tomographic findings in a large group of children with drowning: diagnostic, prognostic, and forensic implications. Pediatr Crit Care Med 2008;9(6):567-72.
41. Dupont SA, Lanzino G, Wijdicks EF, Rabinstein AA. The use of clinical and routine imaging data to differentiate between aneurysmal and nonaneurysmal subarachnoid hemorrhage prior to angiography. J Neurosurg 2010;113(4):790-4.
42. Carlson AP, Yonas H. Radiographic assessment of vasospasm after aneurysmal subarachnoid hemorrhage: the physiological perspective. Neurol Res 2009;31(6):593-604.
43. Purkayastha S, Sorond F. Transcranial Doppler ultrasound: technique and application. Semin Neurol 2012;32(4):411-20.
44. Jabbour PM, Tjoumakaris SI, Rosenwasser RH. Endovascular management of intracranial aneurysms. Neurosurg Clin N Am 2009;20(4):383-98.
45. Pierot L, Aggour M, Moret J. Vasospasm after aneurysmal subarachnoid hemorrhage: recent advances in endovascular management. Curr Opin Crit Care 2010;16(2):110-16.
46. Geibprasert S, Pongpech S, Jiarakongmun P, et al. Radiologic assessment of brain arteriovenous malformations: what clinicians need to know. Radiographics 2010;30(2):483-501.
47. Strozyk D, Nogueira RG, Lavine SD. Endovascular treatment of intracranial arteriovenous malformation. Neurosurg Clin N Am 2009;20(4):399-418.
48. Ruiz DS, Yilmaz H, Gailloud P. Cerebral developmental venous anomalies: current concepts. Ann Neurol 2009;66(3):271-83.
49. Rossi A, Gandolfo C, Morana G, et al. New MR sequences (diffusion, perfusion, spectroscopy) in brain tumours. Pediatr Radiol 2010;40(6):999-1009.
50. Vezina LG. Imaging of central nervous system tumors in children: advances and limitations. J Child Neurol 2008;23(10):1128-35.
51. Yang I, Huh NG, Smith ZA, et al. Distinguishing glioma recurrence from treatment effect after radiochemotherapy and immunotherapy. Neurosurg Clin N Am 2010;21(1):181-6.
52. Vossough A, Zimmerman RA, Bilaniuk LT, Schwartz EM. Imaging findings of neonatal herpes simplex virus type 2 encephalitis. Neuroradiology 2008;50(4):355-66.
53. Al-Okaili RN, Krejza J, Woo JH, et al. Intraaxial brain masses: MR imaging-based diagnostic strategy–initial experience. Radiology 2007;243(2):539-50.
54. Sharma P, Eesa M, Scott JN. Toxic and acquired metabolic encephalopathies: MRI appearance. AJR Am J Roentgenol 2009;193(3):879-86.
55. Prockop LD, Chichkova RI. Carbon monoxide intoxication: an updated review. J Neurol Sci 2007;262(1-2):122-30.
56. Chu K, Kang DW, Kim HJ, et al. Diffusion-weighted imaging abnormalities in Wernicke encephalopathy: reversible cytotoxic edema? Arch Neurol 2002;59(1):123-7.

57. Sefidbakht S, Rasekhi AR, Kamali K, et al. Methanol poisoning: acute MR and CT findings in nine patients. Neuroradiology 2007;49(5):427-35.
58. Chu K, Kang DW, Ko SB, Kim M. Diffusion-weighted MR findings of central pontine and extrapontine myelinolysis. Acta Neurol Scand 2001;104(6):385-8.
59. Grover VP, Dresner MA, Forton DM, et al. Current and future applications of magnetic resonance imaging and spectroscopy of the brain in hepatic encephalopathy. World J Gastroenterol 2006;12(19):2969-78.
60. Van Goethem JW, van den Hauwe L, Ozsarlak O, et al. Spinal tumors. Eur J Radiol 2004;50(2):159-76.
61. Beall DP, Googe DJ, Emery RL, et al. Extramedullary intradural spinal tumors: a pictorial review. Curr Probl Diagn Radiol 2007;36(5):185-98.
62. Egloff AM, Kadom N, Vezina G, Bulas D. Pediatric cervical spine trauma imaging: a practical approach. Pediatr Radiol 2009;39(5):447-56.
63. Menaker J, Philp A, Boswell S, Scalea TM. Computed tomography alone for cervical spine clearance in the unreliable patient–are we there yet? J Trauma 2008;64(4):898-903.
64. Tomycz ND, Chew BG, Chang YF, et al. MRI is unnecessary to clear the cervical spine in obtunded/comatose trauma patients: the four-year experience of a level I trauma center. J Trauma 2008;64(5):1258-63.
65. James SL, Davies AM. Imaging of infectious spinal disorders in children and adults. Eur J Radiol 2006;58(1):27-40.
66. El-Maghraby TA, Moustafa HM, Pauwels EK. Nuclear medicine methods for evaluation of skeletal infection among other diagnostic modalities. Q J Nucl Med Mol Imaging 2006;50(3):167-92.
67. Hong SH, Choi JY, Lee JW, et al. MR imaging assessment of the spine: infection or an imitation? Radiographics 2009;29(2):599-612.
68. Rodallec MH, Feydy A, Larousserie F, et al. Diagnostic imaging of solitary tumors of the spine: what to do and say. Radiographics 2008;28(4):1019-41.
69. Guillevin R, Vallee JN, Lafitte F, et al. Spine metastasis imaging: review of the literature. J Neuroradiol 2007;34(5):311-21.

59

神经外科手术后的重症监护

Andrew I.R. Maas, Philippe G. Jorens, and Nino Stocchetti

合适的神经重症监护是神经外科（大脑和脊髓）介入治疗成功的基础。手术过程中技术上的巨大进步使得以前被认为无法手术的病变现在可以被治疗，而麻醉的进步使老年人和危重患者的手术数量增加。因此，需要术后重症监护的患者数量与日俱增。

对神经外科患者的成功监护需要神经外科医生、麻醉师、重症监护科医师和神经放射学家等各类专业医师之间的密切合作。一个技术上完美的手术结果可能会毁于不恰当的术后监护，而复杂的手术后需要专业的重症监护来纠正体内平衡机制的异常，确保充足的大脑血流灌注和氧气供应，并促进大脑功能的恢复。中枢神经系统（central nervous system，CNS）和各系统之间功能上相互作用的复杂性要求医师熟练掌握一般的重症监护知识的同时也要熟知脑与脊髓的病理生理学。在并发症充分发展之前就有所预期，并且及早做出反应是优质神经重症监护的标志。例如，当血清钠水平下降时，因为低钠血症可能导致脑水肿，在低钠血症出现之前应进行纠正。对神经外科患者的最佳监护应该由具备重症医学和神经外科两个专业领域的知识，同时具有此类患者大量的治疗经验的专科医师主要负责。

在病例丰富的医院和医疗单元中，集中监护的益处已经在不同的专科监护中得到充分的证实，如创伤[1]、新生儿学和特殊的神经重症监护[2-8]。

自发性脑出血患者收入专业的神经重症监护室（neurointensive care unit，neuro-ICU）与在普通重症监护室（intensive care unit，ICU）接受治疗[9, 10]相比，死亡率有所下降。而动脉瘤性蛛网膜下隙出血（subarachnoid hemorrhage，SAH）患者在病例丰富的中心中死亡率较低[5, 11]。Patel 及其同事[12]明确表示，与在神经外科中心接受治疗的严重创伤性脑损伤（traumatic brain injury，TBI）患者相比，在非神经外科中心接受治疗的同类患者死亡率（病例数量调整后）增加了 2.15 倍。他们的报道为需要将所有严重创伤性脑损伤患者转移到具有 24 小时神经外科和神经重症监护设施的环境中进行救治提供了有力证据。随后的一项研究表明，将 TBI 的非手术患者转移到神经科学中心导致死亡风险调整比值比的显著改善（0.52；95%CI，0.34～0.80）。成人和儿科重症监护中诊疗的标准化以及中心收治患者数量较大都与患者的良好预后相关[13-17]。

神经外科术后准入 ICU 的政策在各国和中心之间甚至在中心内差异很大。在一些中心，所有接受颅内手术的患者在手术后被送入 ICU 接受术后 24 小时的观察；这是因为人们发现一些患者虽然最初完全清醒并且神经功能完好，但随后可能会发生需要及时干预的并发症。

在其他中心，患者只有在发现了颅内并发症后才被转入 ICU。一些医院有专门的神经 ICU，而在其他医院，患者被转入普通 ICU，有时甚至进入一家医院内不同的专科 ICU。一般来说，ICU 病床的稀缺也导致了术后神经外科监护更严格的准入政策。具有高级监护单元的机构，有时被称为“降阶单元”，可以允许更有效地使用稀缺的重症监护资源，同时为恰当的术后监护提供充分的保证。然而，再次强调，应该由在照顾此类患者方面经验丰富的人员提供监护，从而及早发现可能的病情恶化和预防继发的并发症。

术后神经外科护理的优先事项和目标

术后神经外科重症监护的首要目标是早期发现和治疗术后并发症。第二个目标是防止可能引发或加剧易损的中枢神经系统的继发性损伤。

因此，优先考虑的是确保完善的监测设施，这可能在镇静和机械通气的患者中需要对颅内系统进行进一步的侵入性监测，并确保充分的氧合和脑灌注。术后并发症可能是全身性或者神经外科性的（表 59-1）。

神经外科手术后系统并发症的预防和处理

一般原则和二次损伤

神经外科手术后全身并发症的预防和处理遵循“重症监护”医学的一般原则。全身并发症和二次损伤可能引发或加重脑损伤，积极治疗至关重要，其旨在预防和限制二次损伤。表 59-2 总结了主要的二次损伤及其原因和对脑内稳态和功能的不利影响。该表说明了系统性事件和中枢神经功能之间复杂的相互作用。

相反，中枢神经系统损害可能诱发系统功能紊乱。例

表 59-1　术后并发症

全身并发症	神经外科并发症
凝血障碍：失血，弥散性血管内凝血，药物诱发	术后血肿：帽状腱膜下、硬膜外、硬膜下、脑实质内血肿
血栓栓塞：DVT，肺栓塞，心肌梗死	脑缺血：蛛网膜下隙出血、血管痉挛、血管闭塞
肺：肺不张、气胸、呼吸机相关肺炎	脑水肿：水肿、血管舒张
血容量不足：术前和围术期的补液不充分、失血	感染：脑脊膜炎，硬膜下积脓，脑脓肿
感染：肺炎、尿路感染、导管相关性败血症	癫痫发作：感染、凹陷型复合颅骨骨折、皮层损伤
代谢：高血糖（类固醇诱导）、糖尿病、低钠血症	脑积水：阻塞 / 再吸收
空气栓塞：手术时的坐姿、术中大脑静脉的开放	张力性气颅
压力性溃疡和褥疮：术中体位、颈椎牵引、截瘫	脑脊液瘘
	逆行性小脑疝
	脑神经病变

DVT：深静脉血栓。

如，作为对颅内压（intracranial pressure，ICP）升高的反应，平均动脉血压（mean arterial blood pressure，MABP）可以代偿性升高以确保足够的脑灌注（库欣反应）。在这种情况下，降压治疗存在禁忌，因为这可能加剧脑缺血。然而，在其他情况下，高血压可能加剧脑水肿的发生和 / 或增加颅内出血的风险。外科医生在止血困难时可能需要预防发作性血压（blood pressure，BP）升高；与之相反，当面临发生脑血管痉挛的情况时，例如，在脑动脉瘤术后，则希望将 BP 保持在相对高的水平。临床上面临的难题是如何在限制脑水肿形成、减少术后出血风险的期望与维持充分的脑灌注的目标之间达到平衡。了解手术所见相关信息以及与外科医生的密切互动至关重要。

常规用于神经外科患者的许多药物（例如，类固醇，抗癫痫药）可能引起并发症或不良反应。知晓这些潜在的不良反应至关重要。中枢神经系统损伤，尤其是下丘脑区域、脑干和颈髓病变，可能导致体温调节功能紊乱，引起低热或高热。在脊髓损伤患者中，自主神经中交感神经功能丧失可能进一步导致外周血管舒张和低血压。在没有使用 β 受体阻断剂的情况下，低血压伴随心动过缓强烈提示脊髓受损。

心功能障碍

心电图异常通常表现为类似心肌缺血和心律失常的 ST 段改变，可能是由 SAH，TBI 或 ICP 升高引起的。SAH 急性期的心脏并发症是众所周知的[18]。左心室出现典型的心尖膨出（表明缺血性改变和功能障碍）时由于形状类似于古代日本渔民用于捕捉章鱼的工具（章鱼壶）的形状而被称为 Takotsubo 综合征。左心室功能障碍的程度是多种多样的，但可能导致心力衰竭和肺水肿[19, 20]。2014 年的一项研究报道中提到，在孤立性 TBI 患者中超声心动图异常率为 22.3%，有 12% 的患者左心室射血分数降低[21]。

神经源性肺水肿

据报道，神经源性肺水肿的发生过程在各种神经外科手术操作后早期，包括脑肿瘤（特别是那些在后颅窝切除的肿瘤）、囊肿、脑积水、颅内出血和脑干病变[22-25]。虽然是一个

表 59-2　系统性二次损伤

项目	主要原因	不良反应
低氧血症	低通气、吸入性肺不张、气胸、肺炎、贫血	减少氧气供应和增加缺血性损伤的风险
低血压	血容量减少、心功能衰竭、脓毒症、脊髓损伤	减少 CPP、CBF，增加缺血的风险
贫血	失血	减少氧的输送，增加缺血性损伤的风险
高碳酸血症	呼吸抑制	增加脑血流量，升高 ICP
低碳酸血症	换气过度（自发或诱发）	脑血管收缩增加缺血性损伤的风险
体温过高	代谢亢进、应激反应、感染、中枢功能紊乱	代谢需求可能超过底物的供给，导致能量消耗
体温过低	暴露、中枢功能紊乱	可能有神经保护作用，但可以引起凝血功能紊乱和电解质紊乱
高血糖	静脉注射葡萄糖、类固醇激素、应激反应	酸中毒、电解质紊乱
低血糖	营养不足、胰岛素过量、脑垂体功能不全	大脑的能量消耗、癫痫
低钠血症	盐摄入量不足（低渗性液体） 过量钠丢失（脑耗盐 /CSF 引流）、不适当的 ADH 综合征	增加脑水肿、癫痫
高钠血症	糖尿病尿崩症 渗透剂（甘露醇、高渗盐水）	嗜睡、昏迷

ADH：抗利尿激素；CBF：脑血流量；CPP：脑灌注压；CSF：脑脊液；ICP：颅内压。

罕见的事件，但神经源性肺水肿可能危及生命，需要在ICU进行快速评估和紧急治疗[25]。在一篇综述中，对于类似病情直接归因于神经源性肺水肿的死亡率是9%。一般来说，这种并发症出现在神经系统急症发生的最初4小时内，并且在女性中比在男性中更常见，可能与SAH以女性患者为主有关。这种情况的潜在机制尚不清楚；突发的中枢性交感神经电活动可引发肺静脉收缩，全身动脉血压升高，左心室负荷增加，肺血管床毛细血管通透性增加，同时诱发心肌缺血和心室泵衰竭[20, 26]。由于这些机制，神经源性肺水肿可以被解释为非心源性的，或者在一定程度上可以被解释为心源性的[27]。据报道，水肿液中蛋白含量可以降低或者升高。它通常与升高的ICP相关，并且除了针对颅内高压的治疗外，治疗措施大多是支持性的。为了减少交感神经大量放电，可以使用阿片类药物和镇静剂。应一直给予患者氧气。据报道，约75%的患者使用气管插管、机械通气及给予呼气末正压[25]。如果容量负荷适宜，可使用利尿剂，但疗效不如心源性肺水肿。大多数患者需要使用血管活性药物[28]。

高凝状态和血栓形成的预防

受损脑组织释放的化学因子可能诱发局部和全身性高凝状态[29-31]。各种研究都表明，在脑外科手术后的临近术后阶段和TBI患者中都存在短暂的高凝状态综合征[29, 32-34]。在硬膜下血肿患者中，凝血因子的消耗可导致高达22%的患者出现凝血功能障碍[35]。目前关于脑损伤中凝血功能障碍发生机制的假说认为，脑组织受损后可以同时诱发低凝和高凝状态，并且可以引起缺血性或出血性疾病导致继发性损伤。可能的潜在机制包括组织因子的释放和纤溶亢进等。对于外伤患者，低灌注更为特异（通过触发蛋白C通路），并可能发展为弥散性血管内凝血[36, 37]。

据报道，在神经外科患者中，深静脉血栓（deep venous thrombosis，DVT）的发生率是18%～50%[38]，肺栓塞（pulmonary embolism，PE）发生率为0～25%。DVT和PE的发病率在脑肿瘤患者中特别高。然而，神经外科医生常常会低估DVT和PE的风险[39]，并且有时因为害怕增加术后出血的风险而不愿意常规预防性抗凝[40]。在神经外科患者中预防血栓形成包括机械性（例如，不同型号的压力袜，间歇性充气压力泵）和药物性（例如，低剂量的经典肝素，低分子量肝素）疗法。直观地说，机械性疗法带来的相关风险很低，但药物性治疗在预防血栓性并发症方面更有效。各种研究确实表明，术后出血并发症的发生率较高，但并非所有研究都具有临床相关性[41]。

然而总的来说，现有的证据表明，抗凝治疗减少DVT，特别是PE所带来的益处超过了临床症状性出血性并发症的风险[42, 43]。这些数据支持对接受神经外科手术的患者进行抗血栓预防[44]，包括颅内出血性病变[45]或闭合性TBI患者[46, 47]，以及高风险的脑创伤患者[48, 49]。美国外科医师学会创伤质量改进计划的实践建议中提出：建议在大多数患者的最初72小时内开始静脉血栓栓塞预防（https://www.facs.org/qualityprograms/trauma/tqip）[50-53]。但是，应该对凝血状态进行客观评估后再给出治疗建议，并且应该仔细评估收益与风险孰轻孰重。建议在术后抗凝治疗效果不佳时（例如，在下一次给予抗凝药物之前）拔除导管或引流管[54]。

然而，关于药物的优先选择、最佳给药方案和血栓形成开始预防给药的时机存在一些不确定性，特别是在具有较高出血风险的患者中。作出关于使用抗栓治疗的任何决定前都必须对干预措施的有效性和有害性进行权衡。此外，建议尽可能在术后阶段进行早期活动。现已有更多关于脊髓损伤患者常规抗凝治疗管理的共识。

神经外科术后并发症的预防和处理

幕上手术

术后帽状腱膜下血肿

在高达11%的幕上手术中，可能发生术后帽状腱膜下血肿。这些血肿通常是由于颞浅动脉的无意损伤且止血不充分或颞肌出血所致。如果在手术过程中颞浅动脉受损，则结扎优于电凝。通过常规使用术后伤口引流24小时可以最大限度地减少帽状腱膜下血肿的发生。除非与颅内腔室连通并且继发脑部受压，否则帽状腱膜下血肿很少需要再次手术[55]。

颅内出血

大约1%的手术发生术后颅内出血，主要包括实质内血肿（43%～60%），硬膜外血肿（28%～33%）和硬膜下血肿（5%～7%）。在每次幕上手术后，一些血液可能积聚在硬膜外腔。适当的手术技术旨在通过将硬脑膜悬吊到骨、骨膜或帽状腱膜上来使硬膜外腔最小化。然而，脑膜动脉的止血不充分、颞肌渗血，或被Mayfield头架的钉子穿透头盖骨引起的出血可能导致较大量的术后硬膜外血肿。对于考虑由于术后硬膜外血肿所导致的神经功能恶化的患者是具有外科引流手术指征的。术后硬膜下血肿的发生频率较低，并且可能隔一段时间才会出现，这是由于脑内大幅度减压后桥静脉迟发性破裂引起的。有时，这种硬膜下血肿可能远离主要手术部位。

在幕上手术后，实质内脑出血是术后血肿的最常见原因，并且通常发生在手术部位，特别是在部分肿瘤切除后。手术结束时全身血压升高可能会增加实质内脑出血的风险。在极少数情况下，血肿可能位于远离原先手术的部位。有报道称，在幕上手术后可出现小脑血肿[56, 57]。对于所有麻醉后没有完全清醒的患者，以及表现出继发性恶化的患者，应考虑到术后血肿的可能性。

术后脑肿胀

现代神经麻醉学技术减少了术中和术后脑肿胀的发生率。然而，有时可能会出现明显的肿胀，导致手术处理困难并可能在ICU中出现严重问题。易感因素是高碳酸血症、高血压、低钠血症、静脉引流阻塞以及手术期间或术后即刻的无症状或明显癫痫发作[58]。此外，过程顺利的手术后出现明显的脑肿胀被归因于过度硬膜外负压引流引起的低颅压。对于任何在外科手术过程中脑肿胀的患者，都应考虑深部血肿的可能性，并应急查计算机断层扫描（computed tomography，CT）。过度通气和巴比妥酸盐给药可以纠正因血管扩张引起的脑肿胀；脑水肿引起的脑肿胀应优先用渗透类药物治疗。

张力性气颅

在术后 CT 扫描中通常可以观察到一些气体[59]。在极少数情况下，术后颅内区空气复温或颅底脑脊液瘘（cerebrospinal fluid，CSF）引起的持续漏气可能导致张力性气颅，临床症状包括意识水平下降和 ICP 升高体征，偶尔出现癫痫发作。术后积气通常是自限性的，不需要特殊治疗。

癫痫

术后早期癫痫发作被认为是一种严重的并发症，并且可能因为血管扩张、脑氧耗量增加和脑水肿增加而导致严重的临床恶化。15%～18% 的中度和重度 TBI 患者可发生亚临床癫痫发作[60]。预防性抗癫痫药物的益处应与风险相平衡。在一些医疗中心，所有接受幕上脑手术的患者都规定常规使用预防性抗癫痫治疗。在其他情况下，适应证仅限于风险较高的患者：

- 脑血管手术（例如，动静脉畸形、动脉瘤）
- 脑脓肿和硬膜下积脓
- 凸面与大脑镰旁脑膜瘤
- 颅脑穿通伤
- 复合凹陷性颅骨骨折

关于预防性抗癫痫治疗疗程的意见各不相同，一些中心建议持续治疗 1 周，其他中心建议持续治疗至少 3 个月。在任何不明原因的神经功能恶化或麻醉延迟苏醒的情况下，都应考虑到癫痫发作的可能性。

幕下手术

幕下手术后患者的早期护理存在特殊问题。后颅窝手术的术后并发症可导致快速神经功能恶化，因为幕下空间储备相对较小并且脑干快速受压，会导致呼吸功能不全和急性脑疝。脑干的刺激可能诱发动脉血压的大幅波动，增加术后高血压发作期间脑出血的风险。脑神经比周围神经更容易受到手术操作引起的损伤[61]。尾组脑神经的损伤可能导致呕吐反射减弱，增加误吸和肺炎的风险。在桥小脑角部位的手术后，应特别注意三叉神经和面神经的功能，并采取预防措施以防止角膜损伤。

任何的幕下手术都存在由于第四脑室水平阻塞引起术后急性脑积水的风险。在极少数情况下进行幕上脑脊液引流时，幕下脑室的压力增加可能导致向上逆行的脑疝形成[62]。这就需要将所有接受过后颅窝手术的患者常规收入 ICU，以便进行仔细观察和监测。应特别注意拔管前和早期拔管时呕吐反射是否存在，并且必须经常监测呼吸状态，保证充分的通气功能。

在后颅窝手术后，一些患者可能会出现无菌性脑膜炎综合征，其特征有脑膜刺激征、头痛以及在没有感染证据的情况下出现的 CSF 炎症反应。该综合征的起因尚未完全阐明，但随着间歇性脑脊液引流，症状可以很快消失。

位于中线的巨大后颅窝肿瘤切除术后可观察到一种罕见的一过性并发症：小脑缄默症。确切原因尚不清楚，但据推测这是一种血管事件[63]。

脑血管手术

接受脑血管手术患者的术后护理对神经重症监护提出了特殊的挑战。在动静脉畸形手术后，癫痫发作的风险特别高，并且可能在脑血流动力学改变后出现局灶性神经功能缺损。在脑动脉瘤治疗术后，可能发生与疾病或治疗（手术夹闭或血管内栓塞）有关的医疗和脑部并发症。与 SAH 相关的特异性医疗并发症是神经源性肺水肿、心律失常和心室衰竭。电解质紊乱特别是低钠血症也很常见[64]。

主要的脑部并发症包括：

1. 再出血。
2. 迟发性脑缺血（delayed cerebral ischemia，DCI）。
3. 脑积水。

再出血主要发生在动脉瘤破裂后第 1 周，并且目前防止再出血的方法涉及动脉瘤的早期手术夹闭或血管内介入（填塞）治疗。DCI（通常是血管痉挛的结果）是 SAH 仅次于再出血的引起死亡和致残的常见原因。这种并发症被报道的发生率差异很大，但在第 1 周末被认为是发生最严重血管痉挛的时段，超过 67% 的未经治疗的患者在血管造影中可发现血管痉挛[65]。

虽然 DCI 可能由血管痉挛引起，但并非所有 DCI 患者都有血管痉挛。反之，并非所有患有血管痉挛的患者都会出现 DCI 的临床症状和体征[66, 67]。最近的研究表明，DCI 可能并不总是归因于血管痉挛，而更多地归因于微血栓的形成。在血管痉挛发生的时间窗之前，DCI 与 SAH 之后几天内凝血级联反应的激活有关。此外，纤溶蛋白活性受损以及炎症和内皮相关损害均可导致微血栓形成，进一步促进 DCI 的发展。

约 1/3 患者会出现有明显临床表现的迟发性缺血性损害（delayed ischemic deficits，DID）。各种研究表明，口服钙拮抗剂对预防 DID 有益[68, 69]。然而，静脉内给予尼莫地平的有益效果尚未得到证实。

有证据表明，SAH 患者存在血容量和血浆容量减少以及红细胞聚集的现象，3H（高血容量、高血压和血液稀释，hypervolemia，hypertension，and hemodilution，HHH）疗法被用于预防和治疗 SAH 后的 DID。各种研究表明，HHH 预防疗法可降低 DID，但争论仍然存在[70-72]。

HHH 疗法的有效性被普遍接受，但随机对照试验从未明确显示其优于单纯给予适量的液体负荷。HHH 疗法的 3

个组成部分的相对重要性尚不确定[73,74]。足够的液体负荷应该被认为是早期治疗和预防DID的最重要方面，但是存在迟发性缺血的临床证据的情况下，保留更充足的容量负荷和诱导高血压被认为可能是合理的[74-76]。

出现DID的进展迹象可能需要更积极的处置，包括血管成形术等[77]。一般建议进行经腔球囊血管成形术，但这需要特殊设备和高技能且经验丰富的神经介入放射学团队。或者可以考虑所谓的化学血管成形术，即将血管造影导管用作承载罂粟碱或尼莫地平的载体[78]。

化学血管成形术通常需要在数小时或数天内重复进行，并且通过椎动脉注射，存在出现瞳孔改变、癫痫发作或呼吸骤停等并发症的风险。还应考虑进行脑池内治疗的可能性，将重组组织纤溶酶原激活剂或尿激酶注入基底池，以降解积聚的血细胞[79]或注射一氧化氮供体以改善血管张力。各种研究表明，这种方法有一定的临床效果，同时可以得到降低脑积水发生率的额外收益。

SAH后急性脑积水并不少见，据报道其发生率在9%[80]～67%[81]，差异在于用于诊断的标准不同[81]。据报道，入院时急性脑积水和意识障碍的患者中大约一半脑积水可以自发性改善，但由于通常都会给予治疗干预，因此可能难以预测自发性改善的趋势。在没有伴随占位效应的血肿或梗阻的情况下，连续腰椎穿刺可能是最佳的初始治疗方法，对于脑积水持续不缓解的患者，可以保留持续的CSF引流装置。

重症监护室中患者的初始检查和监测

对术后神经外科患者的特殊护理和监护需要准确了解术前情况和术中过程，包括手术、麻醉以及任何手术并发症或技术难题（表59-3）。

入住ICU后，需要对患者进行全面检查，包括尽可能评估意识水平和神经功能。应该由重症监护医师和神经外科医生联合提供患者的医疗护理。重症监护包括临床监测、技术监测和随访CT或磁共振成像（magnetic resonance imaging，MRI）。表59-4总结了各种监测方法，第47章详细讨论了这些问题。

临床监测

即使在这个拥有先进监测程序的时代，常规临床检查也是必不可少的。临床评估的目的是在手术后早期发现主要的危及生命的并发症，并在随后的数小时、数天内评估和追踪神经功能的缺损。

早期评估

对意识、瞳孔以及局灶性（主要是运动性）症状的发展进行简单检查仍然是评估神经ICU患者最重要的方法。在整个ICU住院过程中，需要定期重复进行神经系统的评估，因为检查结果的变化是检测神经功能恶化的最敏感方法。

表59-3 神经外科手术的术后监护要点

术前情况	神经功能障碍（意识水平、局部瘫痪、脑神经损害、激素不足）；既存疾病（特别是肺和心脏）；术前用药；癫痫发作史；过敏
术中麻醉细节	阿片类药物和拮抗剂；失血和补偿；术中实验室化验数值；手术后的二次损伤、糖尿病、尿崩症等
术中手术过程	手术指征、术式和持续时间；手术体位；手术难点和并发症（脑肿胀、难以止血、暂时或明确的血管闭塞、空气窦开放）；患者制动/体位
术后医嘱（外科医生和麻醉师）	术后用药（如抗惊厥剂、抗生素、类固醇、甘露醇、抗血栓药物）；关于术后监护和监测的指导；引流管、导管和缝线移除的指导；术后人工通气的首选持续时间；后续计算机断层扫描或MRI检查的指导（如有指示）

MRI：磁共振成像。

表59-4 颅内手术后的术后监测方法

临床监测	意识水平（格拉斯哥昏迷量表）、瞳孔对光反射、局灶功能缺损、脑神经损伤
系统监控	心电图和心率、呼吸、脉搏血氧测定、呼气末二氧化碳分压、血压（有创或无创）、体温、中心静脉压力、心输出量监测
针对大脑的监测	颅内压和脑灌注压、颈静脉血氧饱和度、脑氧张力监测、微透析、经颅多普勒、脑电图、诱发电位
接入设备	中心或外周静脉导管、动脉导管、导尿管、胃管
实验室检查	血气、血液学、电解质、葡萄糖、凝血状态（遵医嘱）
影像学检查	胸片（机械通气患者和肺手术后）、计算机断层扫描或磁共振成像跟踪（根据要求）

应使用格拉斯哥昏迷量表（Glasgow Coma Scale，GCS）评估意识水平[82,83]。在这个量表中，对反应性的3个方面进行了标准化评估：眼睛、运动和言语反应（表59-5）。当运用刺激来评估反应性水平时，需要将其标准化。在运动量表中测试定位反应时，将按压甲床作为外周刺激，将按压眶上或挤压斜方肌作为中枢刺激（图59-1）。由于镇静和瘫痪，并不总是能够准确地确定完整的GCS，如果可能的话，至少应该记录最佳的运动评分。对于机械通气患者，每日中断镇静，可间歇性唤醒他们，不仅便于监测神经系统状态，而且还能更好地提示预后[84]。

一些作者主张在镇静和/或机械通气患者中根据睁眼反应和运动反应来进行评估[85]。我们更倾向于仅在镇静水平允许的情况下评估运动评分，因为这是神经功能的重要参数并且是意识障碍患者预后的主要预测因子。应记录无法评估的 GCS 相应部分的原因。当用于描述个体患者的意识水平时，应分别描述 GCS 的 3 个组成部分。出于分类和研究的目的，可以计算 GCS 总和得分[83]。

瞳孔异常的变化是中脑受压的敏感指标（小脑幕疝）。瞳孔对光反应是通过第Ⅲ脑神经（动眼神经）的副交感神经纤维介导的。光线传入后，通过第Ⅱ脑神经（视神经）在内眼肌核水平与动眼神经发生联系，并通过睫状神经节向括约肌瞳孔发出副交感神经纤维。

动眼神经受压导致副交感神经纤维功能受损，通常造成最初位于病变侧的瞳孔对光反射减弱或对光反射消失（图 59-2）。

表 59-5 格拉斯哥昏迷量表

睁眼反应	运动反应	语言反应
1：无反应	1：无反应	1：无反应
2：疼痛刺激睁眼	2：异常伸展	2：语言无法理解（呻吟）
3：语言吩咐睁眼	3：异常屈曲	3：只能说出不适当单词
4：自发睁眼	4：屈曲（回缩）	4：言语错乱
	5：可定位	5：正常交谈
	6：按吩咐动作	

每项反应的最佳分数应按以上表格进行判断和记录。根据手臂的最佳反应评估最佳运动反应。对于个别患者，强烈推荐单独描述格拉斯哥昏迷量表（GCS）的 3 个部分。为了进行分类，可以通过将每个类别中获得的最佳分数相加来计算 GCS 总分。GCS 应注明易混因素：T，插管患者，S，镇静；P，神经肌肉阻滞。

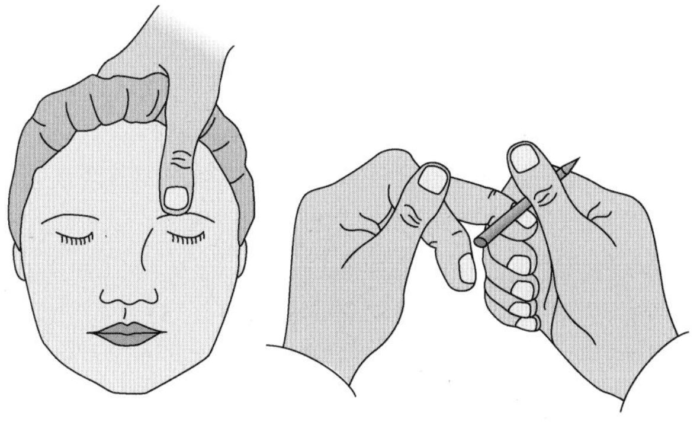

图 59-1 根据格拉斯哥昏迷量表在眶上和甲床施压进行评估

随着压迫逐渐加重，两个瞳孔都会扩大并且无对光反射。在存在视神经病变的患者中，间接对光反射（当光线照射到患侧的眼睛时对侧的瞳孔收缩）仍然保留。

由于 ICU 中光线太强，，瞳孔检查（直径和对光反射）可能很难完成。在阿片类药物的影响下，检查患者尤其困难，因为这些药物会导致瞳孔缩小。在这些情况下，有一种瞳孔测量仪的计算机系统可用于精确评估瞳孔直径和对光反射[86-89]。

进一步评估

当排除了严重的并发症时，仍然有必要评估先前存在的损伤的持续时间、手术后的改善情况或手术引起的新体征出现的情况。例如，需要估计在手术切除前庭神经鞘瘤后会发生第Ⅶ脑神经的某种程度的损伤的可能。在位于脑干或靠近脑干的结构上进行外科手术后，也可以发生尾组脑神经的损害。在这个阶段需要进行仔细、完整的神经系统检查，因为上一节中提出的简单评估并不能完全评估脑神经功能。这种评估很重要，因为脑神经损害可能需要采取相应的措施：例如，保护眼球以防止角膜炎，吞咽受损则需避免口服喂养等。

系统监控：心肺状态、呼吸状态和体温

心肺和呼吸监测的目的是确保充分控制全身血流动力学和呼吸功能，这对优化脑部氧供是必不可少的。建议进行有创动脉血压监测，将参考点设置在与 ICP 测量相同的水平，以准确计算脑灌注压（cerebral perfusion pressure，CPP）。

对于维持液体成分进行认真计算配比，根据患者需求而制定的补充替代方案，以及合理但不激进的以目标为导向的液体复苏方法，几乎是避免围手术期，包括神经外科手术后液体相关疾病的最佳方法[90]。

低血容量性休克最常见于多系统损伤或术中失血时补液不充分。心动过速和外周血管收缩的迹象，如皮肤苍白和毛细血管充盈不良，可能先于血压下降出现。为了实现快速液体复苏，治疗选择等渗晶体液、扩容剂、小容量复苏（高渗盐水）和输血。等渗平衡晶体液似乎是达到复苏目的的最佳实用选择。对于患有多种中枢神经系统疾病的患者，应谨慎使用胶体，特别是白蛋白。TBI 重症患者使用盐水与白蛋白进行液体复苏治疗研究的事后分析显示，与用盐水复苏相比，用白蛋白进行液体复苏与更高的死亡率相关[91]。

中心静脉压监测或心输出量监测可指导静脉液体和血管加压药的使用，旨在优化器官灌注。血流动力学参数监测

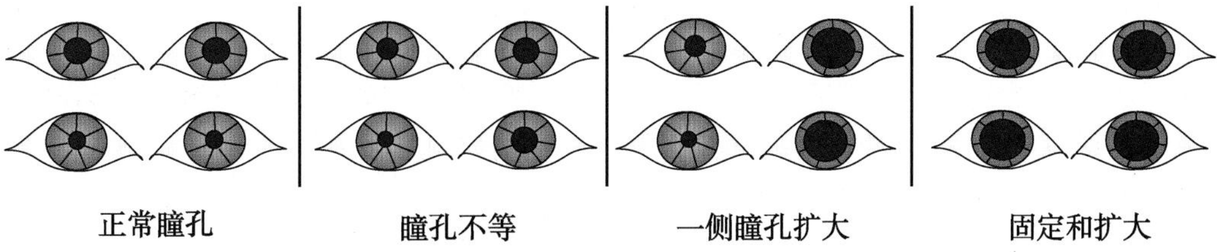

图 59-2 瞳孔反应和大小

仪器可用于指导容量治疗，包括心输出量、每搏输出量变化监测和舒张末期容积指数。SAH 后早期目标导向的血流动力学治疗已被证明可改善临床分级差的患者或共存心肺并发症患者的临床预后[92]。

在初始容量复苏后，我们建议在神经 ICU 患者的术后急性期间，将血细胞比容维持在 30%～33% 为最佳。尽管争议仍然存在，但现有证据表明，限制性输血策略可能不太适合神经重症监护[93-97]。然而，2014 年 TBI 的一项随机临床试验比较了两种血红蛋白输血阈值（7g/dl 与 10g/dl）的预后，发现两组之间神经系统预后没有差异，但在血红蛋白水平较高的组中，不良事件的发生率较高[98]。确切地说，治疗应该是个性化的，旨在为患者提供大脑最需要的、充足的氧气。在颅内或脊髓手术后，我们主张更加宽松地使用输血，而不是按照重症监护医学通常推荐的输血目标来输血，目标是血红蛋白至少为 5.5～6.0mmol/L（9.0～9.5g/dl），以保证中枢神经系统的充分氧合[99]。这与 Goodnough 对于存在缺血的患者提出的建议不谋而合。

由于原发性心脏功能不全引起的心源性休克在神经外科患者中并不常见，但可能发生，在患有继发性心肌缺血或心律失常的老年患者或应激性心肌病的患者中。这些患者可能需要连续超声心动图随访和（或）心输出量监测来优化容量状态和心输出量。

全身性低血压患者应考虑大面积肺栓塞、脓毒症或脊髓截瘫。在脊髓分布性休克患者中，低血压通常与心动过缓有关，心率在 35～50 次 / 分。这些患者不应该进行过量的液体复苏，而应使用血管加压剂来恢复 α- 肾上腺素能周围血管的舒缩张力。高血压和心动过缓（库欣反应）的组合提示有颅内病变扩大的潜在可能性和脑疝形成的风险。在这种情况下，治疗应针对升高的 ICP，使用抗高血压药物存在禁忌。

体温监测在神经 ICU 中很重要，因为体温过低可能抑制神经功能到意识水平下限或昏迷的程度。反之，发热会增加代谢需求，可能加剧继发性损伤。脑损伤后患者的平均能量消耗可增加至 200%，因此，不增加代谢需求的风险是合理的[100]。总之，我们建议使用药物（例如，布洛芬、双氯芬酸）、外部或血管内冷却，将核心温度保持在 38.0℃以下。

低体温可能是由于肾上腺或垂体功能不全、下丘脑疾病、低血糖或术中暴露所致。低温有时用于复杂的脑血管手术，并作为 TBI 患者的第 3 级治疗以降低 ICP。对于 TBI，低温已被证明可有效降低 ICP，但是关于它的临床益处，与已有报道的结果相矛盾[101, 102]。最近的 Eurotherm 公司试验中，将 ICP 升高的患者随机分为低温治疗或其他二线治疗组，出于安全性原因，在 387 例患者入组时试验被提前叫停。在最终分析中，接受低温治疗的患者预后不良的结果在统计学上有显著意义。Eurotherm 公司和其他做 TBI 低温的随机对照试验的公司之间差异在于，Eurotherm 公司是在许多国家和中心（全球 47 个中心）进行的。即使体温过低可能会在高级研究中心显示某些益处，但 Eurotherm 公司的结果明确证明它在更广泛的应用中是有害的[102]。

在已采用的各种降温方法中，最常用的方法是采用表面降温或用冷液体洗胃。Marion[103] 报道了使用血管内冷却装置的有利结果，并且该技术有望在不久的将来成为诱导低体温的标准。

低体温与多种并发症有关，包括心血管不稳定（主要是心律失常）、凝血功能障碍、电解质变化、液体过负荷以及感染和颤抖的风险增加[104, 105]。对于控制升高的 ICP，在较长时间内用低温治疗患者的管理可能比在心搏骤停后使用短期低温更复杂。理想情况下，常温可以代表在高热的危险与低温的复杂性和不良反应三者之间的最佳温度。在实践中，一项临床试验将血管内降温治疗与传统的降温到维持常温的治疗方法进行比较，前者未能显示出更多益处[106]（有关详细信息，请参阅有注释的参考文献。）。

生化参数：电解质、渗透压和血糖

神经重症监护的主要重点是预防和限制脑损伤，并通过确保最佳氧合、灌注、离子稳态、血糖控制和体温管理，为手术或损伤的脑自然恢复提供最佳条件。将生化参数保持在其生理范围内是可取的但具有挑战性。重复测定对于早期发现紊乱和防止过度矫正是必要的。患有合并症（例如，糖尿病、心力衰竭）和同时用药的患者风险最高。

电解质和渗透压

血浆渗透压与进入和离开脑细胞的液体之间存在直接联系[107, 108]。如果血 - 脑屏障是完整的，血浆渗透压的降低都会导致脑细胞内液体的增加，并可能导致 ICP 升高，跨膜电位改变和其他变化[109]。因此，预防低钠血症的发生非常重要，因为这可能加剧术后环境中脑水肿的程度。特别是在接受外部 CSF 引流的儿科患者中，建议用生理盐水置换引流的 CSF。

可能导致神经重症监护中电解质紊乱的高危因素：

1. 使用渗透活性药物［例如，甘露醇、高渗盐水（hypertonic saline，HTS）或其他利尿剂］来治疗升高的 ICP。这些药物可能诱导电解质紊乱或增加血清渗透压甚至损害肾功能的水平。因此，需要仔细和频繁地监测。一般建议血清渗透压应保持在 320mOsm/L 以下。使用高渗盐水时，血清钠应保持在 160mmol/L 以下。
2. 神经外科常用类固醇预防脑水肿。这可以将血糖升高至超过肾脏转运葡萄糖的最大能力。如果出现糖尿，则会引起渗透性利尿。
3. 减少抗利尿激素（antidiuretic hormone，ADH）的释放。抗利尿激素减少继发于手术或损伤，影响神经垂体功能，导致尿崩症的突然发作[110]。除了给予外源性 ADH 外，还必须用适当的溶液补充大量尿液的丢失，以保持血容量和正常的血清渗透压。
4. 脑耗盐。对这种疾病仍然知之甚少[111]，并且难以与不适当的 ADH 综合征相鉴别。一般应避免为了纠正该疾病而限制液体；给予高渗盐水通常会更好。

葡萄糖

葡萄糖是大脑新陈代谢的必需物质，应该尽一切努力以确保向神经组织输送足够的葡萄糖。在普通的重症监护中，遵循 van den Berghe 等的研究结果，并基于以下因素提倡严格的血糖控制：在高血糖存在下预后较差[112]。通过将血糖控制在较严格的范围内（80～110mg/dl），可使外科重症监护患者的死亡率降低。然而，这些结果在随后的研究中受到了挑战[113]。

尽管神经重症监护患者的各项研究已证实血糖水平升高与预后较差之间存在关联，但问题仍然是这种关联是否是因果关系并不确定[114-117]。在神经重症监护中，特别值得关注的是受损的大脑不能耐受可能是由于过度的血糖控制引起的低血糖不良事件。增加胰岛素用量（用于严格的血糖控制）和低血糖的发生之间紧密相关[118, 119]。此外，将血糖降低至“正常”水平可能导致脑中葡萄糖水平过低，从而剥夺了体内最基础的代谢底物。使用微透析证实了这种观点[120-122]。

这些观察结果说明了全身和大脑参数之间复杂的相互作用，并强调血液中生化参数的校正可能并不总是对大脑有益，特别是在从手术或损伤中恢复时。目前可用的证据不支持在神经 ICU 中使用严格的葡萄糖控制。

脑监测和特定治疗方法

与心脏重症监护相比，脑监测具有较大局限性[123]。在心脏监护中，常规测量的参数包括多种压力指数和许多不同的血清标记物（例如，肌酸激酶、肌钙蛋白），以确定心脏是否有进一步损伤的风险。在生理学上，通过心电图和间歇性超声心动图监测心脏。相比之下，大多数中心的常规大脑监测仅限于 ICP 和 CPP 监测。然而，该领域正在迅速发展。目前，脑氧合监测正在逐步实施[124-126]，并且在一些中心进行连续脑电图（electroencephalography，EEG）监测[127-129]。MRI 光谱学提供了无创评估大脑新陈代谢的可能[130, 131]。生物标记物的研究进展，希望能够检测和跟踪大脑中的病理生理过程[132-135]。不同的标记物与受伤后的不同阶段有关。在急性和亚急性阶段，细胞降解产物和炎症反应的标记物具有潜在的用途，而在慢性期，神经退行性病变标记物被检测用来发现体内与脑损伤（例如，慢性创伤性脑病和阿尔茨海默病）有关的退化性病变。在严重 TBI 患者中，S-100B 和神经元特异性烯醇化酶水平升高与 ICP 升高、CPP 降低和 CT 扫描可见的结构损伤相关[136]。神经胶质纤维酸性蛋白和泛素 C 末端水解酶 L1（神经胶质和神经元标记物）水平升高与疾病的不良后果之间存在明显的关联[137]。

目前用于脑特异性监测的方法包括 ICP、脑氧合和脑血流量（cerebral blood flow，CBF）的监测以及电监测和代谢监测。这些具体方式已在第 47 章详细讨论。在这里，我们重点关注监测结果的解释及其治疗意义的基本方面。

颅内压和脑灌注压

ICP 监测最常用于创伤患者。对于严重脑损伤（GCS＜8）且初始 CT 扫描异常的患者应行 ICP 监测，对于入院 CT 扫描正常的患者，如果存在以下两种或多种特征：年龄超过 40 岁、单侧或双侧疼痛运动姿势异常或收缩压低于 90mmHg，也应行 ICP 监测。

轻度或中度 TBI 患者通常不需要进行常规 ICP 监测，但当其他严重的颅外损伤存在且需要麻醉进行手术时，或当初始 CT 显示创伤性病变伴有占位效应时可以考虑 ICP 监测[138]。对低级别的 SAH 患者应进行 ICP 监测[139-141]。此外，被镇静和机械通气的具有其他颅内疾病的患者，或者是有发生 ICP 升高风险（例如，术后肿胀、卒中、Reye 综合征）的患者，都可以考虑行 ICP 监测。自 BEST-TRIP 试验发表以来，一些人一直质疑 ICP 监测的价值。该试验显示，根据 ICP 监测治疗的 TBI 患者与基于临床观察和 CT 扫描的“ICP 靶向”治疗患者之间的预后没有差异[142]。然而，ICP 监测有助于更好地了解病理生理学状态，从而促进精准治疗方法的建立。关于各种疾病状态下 ICP 监测的适应证和技术的建议已于近期总结发表[143]。

ICP 监测具有 0.5% 的出血风险和 2% 的感染风险[144]。颅内出血是 ICP 监测的罕见并发症，通常由于存在凝血异常时多次穿刺引起。脑室监测的感染风险较高，感染率与监测持续时间成正比[145]。脑室内导管更为适用，因为它们测量准确，可以重新校准，并可以引流 CSF。脑实质内探头使用方便且准确。硬膜下导管提供的数据准确度较低，硬膜外探头不可靠[146-148]。使用计算机支持的系统可以提高 ICP 监测的准确性[149]。非侵入性地监测 ICP 实验效果并不令人满意[150, 151]。

关于术后期间常规 ICP 监测的数据相对较少。在严重 TBI 和选择性颅骨切除术后的 30 例患者中，记录到了 156 次 ICP 增加和 / 或 CPP 减少的情况[152]，仅有 15 例伴有临床恶化。遥感 ICP 控制技术已被提出用于后颅窝手术[153]。在幕上和幕下手术后的 514 例患者中，分别有 13% 和 18% 的病例存在 ICP 升高[154]。这些 ICP 升高的患者中大约一半出现神经功能恶化，并且总是在 ICP 升高之前出现恶化。在一系列接受颅内手术常规 ICP 监测的 780 例患者中，47% 需要在 ICP 指导下治疗[155]。在 Bullock 等的一份涉及 850 个病例的报告中[156]，ICP 监测可以更早识别复发性血肿。这些数据将支持在颅内手术后更常规地使用 ICP 监测，特别是在复杂的病例中。在一些机构中，ICP 通常在大部分神经外科手术过程中作为术后监测的一部分，尤其是存在术后出血风险的情况下。图 59-3 说明了在术后前几个小时内检测到 ICP 升高的情况。这是由出血扩大引起的，需要再次手术干预。

成人 ICP 的正常值高达 15mmHg。目前已形成共识：ICP 应优先保持在 20mmHg 以下。然而，不应孤立考虑 ICP 测量的绝对值，更重要的是要关注随着时间的推移，ICP 的变化趋势以及与动脉血压的关系。CPP 计算如下：

$$CPP = MABP - ICP$$

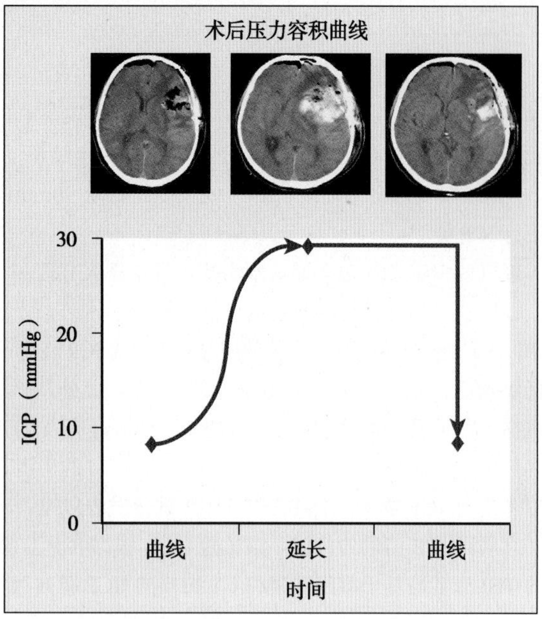

图 59-3 升高的颅内压(ICP)作为术后血肿进展的第一个迹象

生理和非生理学 ICP 波形都可能出现。在指定诊断程序或 ICP 指导治疗开始或强化之前，应排除技术性伪影和系统性原因(框 59-1)。

在一些患者中，正常压力自动调节机制受到干扰，并且存在增加 CPP 可能引起脑水肿恶化的风险。需要仔细观察 ICP 相对于动脉血压变化的变化，以确定自动调节是否受到干扰或完好无损。为了连续评估自动调节状态，压力反应性指数(pressure reactivity index，PRx)的计算已被提出，并作为 MABP 和 ICP 之间的移动相关系数[157-159]。PRx 只要有 ICP 探针和动脉管线就可以完成，故易于监测。通过揭示压力反应性的最佳 CPP，PRx 的连续监测可用在 ICU 中创伤患者 CPP 的导向管理中，为患者提供个体化阈值[160]。自动调节监测的使用为更好地发现病理机制提供了良好前景，但最佳 CPP 导向指导的治疗带来的预期收益仍待明确。

脑疝的治疗和升高的颅内压

脑疝(小脑幕疝或小脑扁桃体疝)的发生属于神经外科急症。在进一步检查确定原因之前需要先给予快速干预。根据压力 - 容积曲线的概念(图 59-4)，颅内容量的小幅下降将显著降低升高的 ICP，并可能逆转脑疝。应采取的紧急措施包括：

1. 脑室脑脊液引流(如果有入路)(在这种情况下，不应尝试腰椎 CSF 引流，因为可能加剧疝气)。
2. 大剂量的高渗液体(甘露醇 1～1.5g/kg；HTS：7.5% 的生理盐水 1～2ml/kg，注入 5 分钟以上)。
3. 快速有序插管和适度的过度通气。

在这些紧急处理之后，应进行急查头部 CT 扫描以检测 ICP 升高的原因并允许靶向治疗，例如清除术后血凝块或进一步治疗急性阻塞性脑积水。

框 59-1 可治疗的发生颅内高压的颅外原因

校准误差
气道阻塞(气管内插管、舌头、痰液潴留、气胸)
低氧血症(吸入氧浓度低、肺部疾病或呼吸衰竭)
高碳酸血症(肺换气不足)
高血压(疼痛、镇静、咳嗽或紧张)
低血压(血容量减少、镇静、心脏病)
姿势(头低脚高位、颈部旋转)
体温过高
癫痫
低渗(低钠、低蛋白)

ICP 升高主要的颅内原因：

1. 占位性病变(如血肿)。
2. 水肿(血管源性的、细胞毒性的、渗透性的或静力学性的)。
3. 增加脑血容量(如血管扩张)。
4. 脑脊液流动失调(如脑积水、良性颅内压升高)。

在没有急性脑疝的情况下，通过去除可治性的颅内占位性病变和可治疗的颅外原因或排除监测功能障碍，来解决 ICP 升高的问题(见框 59-1)。

在适当的情况下，可以进行手术干预。对 ICP 升高的保守疗法包括如下第一线、第二线治疗方法：

1. 镇静、镇痛、轻度到中度过度换气(动脉二氧化碳分压 $PaCO_2$ 4～4.5kPa，即 30～35mmHg)。
2. 渗透疗法：优先选择甘露醇静脉推注(剂量：0.25～0.5g/kg 体重或通过监测情况给药)。或者可以考虑 HTS，有效推注剂量范围为 7.5% 盐水 1～2ml/kg。有效的连续输注剂量范围为 3% 盐水 75～150ml/h。

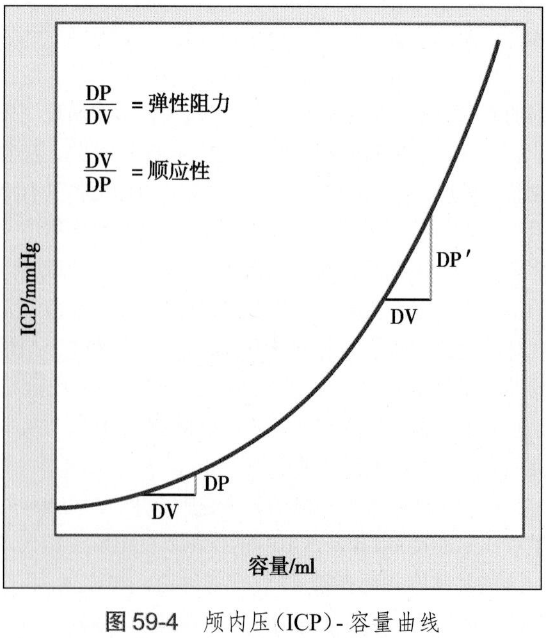

图 59-4 颅内压(ICP)- 容量曲线

尽管比较甘露醇与 HTS 的有效性常常因 HTS 的浓度和剂量的广泛变化而混淆。最近的一项研究报道指出，对于降低 TBI 患者 ICP 的累积和每日负担方面，给予推注 HTS 比甘露醇更有效[161]。表 59-6 概述了用于处理 ICP 升高的不同市售高渗溶液的渗透压和电解质浓度。血清渗透压应尽可能保持在 320mOsm/L 以下，血清钠应低于 160mmol/L。当同时给予甘露醇和 HTS 时，需要特别注意。如果渗透疗法效果不佳，可以另外给予呋塞米。

3. 脑脊液引流。
4. 当动脉血压不足以维持正常血容量患者的 CPP 和 CBF 时，可以扩容和使用升压药。
5. 如果这些方法失败了，那么针对升高的 ICP 的第三线疗法包括：
   (1) 轻度或中度低温；
   (2) 减压手术；
   (3) 给予巴比妥酸盐；
   (4) 更充分的过度换气(应伴有脑氧监测以检测脑缺血)。

脑血流

在过去 10 年中，监测 CBF 和 CBF 相关变量的方法取得了很大进展，特别是来自神经影像学的研究。CT 和 MRI 技术都已开发用于灌注成像和血管造影。现在，临床医生通常可以评价特定脑区可能出现缺血的风险。这些方法已经取代了用稳定的氙 CT 扫描测量 CBF 的方法。用于 CBF 和大脑代谢的正电子发射断层扫描研究在很大限度上仍然占据主导地位。热扩散流量计虽然已经作为床旁的持续监测 CBF 的技术被介绍到临床，但对于这种方法的经验还非常有限[146, 162, 163]。该传感器的主要缺点是不兼容 MRI。经颅多普勒(transcranial Doppler，TCD)为主要脑动脉的血流速度的无创评估提供了方法，TCD 被广泛用于检测和跟踪脑血管痉挛[164]，但是当测量的流速与 CBF 的测量结果相比时，各种研究表明，存在的相关性较差[165, 166]。对于卒中患者，大多数现有 TCD 装置可以检测栓子[167]。

在神经 ICU 中对患者的术后监护可能需要血管加压剂。在 SAH 和严重 TBI 的治疗中经常需要用到它们(详见第 50 章和第 53 章)。然而，重要的是要认识到两种疾病的病理生理机制不同，并且治疗动脉瘤性 SAH 后出现的 DID 的常用方法不能直接照搬到 TBI 的治疗中。

类似于电学的欧姆定律，其中电流(I)取决于电压(V)和电阻(R)，根据公式 $I = V/R$，CBF 取决于驱动压力(CPP)和脑血管阻力(CVR)：

$$CBF = CPP/CVR$$

参考 Hagen-Poiseuille 方程，CVR 由血管的半径和长度以及血液的黏度决定，具体如下：

$$\frac{8\eta l}{k\pi r^4}$$

其中 k 为常数，r 为血管的半径，l 为血管的长度(本质上是恒定的)，η 为动态血液黏度。这个方程中最关键的指标是血管的半径。

HHH 和 CPP 治疗观点是，如果 CVR 增加，则需要高驱动压力来克服增加的阻力。在 SAH 后，包括皮质扩散缺血在内的多种机制可能导致迟发性脑缺血。然而，血管痉挛不但可导致脑灌注减少，它也可能导致 CBF 大幅度减少。为了维持脑灌注，需要大幅度升高 CPP。相比之下，在 TBI 患者中，主要的脑动脉在急性期并未明显收缩，而且目前尚不确定观察到的急性期 CBF 的减少是由微循环内的血管收缩引起的，还是继发于可能由线粒体功能障碍所致的代谢需求减少。此外，在 TBI 之后，正常压力自动调节机制可能受到干扰，并且存在 CPP 增加，可能使脑水肿恶化的风险。

表 59-7 列出了神经外科患者术后监护中最常用的血管加压药。提供剂量范围，但通常建议滴定所需剂量以达到所需的 BP 或 CPP。

表 59-6 与等渗溶液*相比，用于治疗颅内压升高的不同市售高渗溶液的组成

药物	渗透性 /($mOsm\cdot L^{-1}$)	钠 /($mmol\cdot L^{-1}$)	氯化物 /($mmol\cdot L^{-1}$)	胶体
乳酸林格液*	277	130	112	—
0.9% NaCl*	309	154	154	—
1.7% NaCl	598	268	268	—
3% NaCl	1 030	515	515	—
5.85% NaCl	2 000	1 000	1 000	—
20% NaCl	6 800	3 400	3 400	—
23.8% NaCl	8 200	4 100	4 100	—
7.5% NaCl/6% 右旋糖酐 70	2 567	1 283	1 283	右旋糖酐
7.2% NaCl/6% 羟乙基淀粉 200	2 264	1 132	1 132	羟乙基淀粉
20% 甘露醇	1 098	—	—	—
40% 山梨醇	2 200	—	—	—
10% 甘油	1 379	77	77	—

表 59-7 常用于神经重症监护室的血管加压剂

药剂	肾上腺素能效应	在成年人中的剂量/(μg·kg⁻¹·min⁻¹)
去甲肾上腺素	α 和 β (α≫>β)	0.02～1.5
去氧肾上腺素	α	0.1～9.0
肾上腺素	α 和 β (α>β)	0.1～1.0

多巴胺是去甲肾上腺素的前体，主要由于干扰激素分泌而被放弃使用。

脑氧合和新陈代谢

临床医生可以使用 3 种监测脑氧合的方法，包括颈静脉球血氧饱和度测量[测量颈静脉血氧饱和度(jugular venous oxygen saturation，$SjVO_2$)]、无创脑血氧测定[即近红外光谱(near-infrared spectroscopy，NIRS)测定区域静脉血氧饱和度(Somanetics)或组织氧合指数(Hamamatsu)]和脑实质氧监测仪[测量脑组织氧张力(PbO_2)(LICOX；Raumedic)]。

全脑脑氧合可以使用颈静脉血氧测定法进行评估，这在第 47 章进行了讨论。当血红蛋白浓度和动脉血红蛋白氧饱和度保持不变时，可以通过简单记录 $SjVO_2$ 来估计颈动脉的氧含量差异。$SjVO_2$ 的降低表明大脑正在摄取更多的氧气，这表明氧气供应不足以满足代谢需求。低于 55% 的值表明相对于灌注而言氧摄取增加，提示存在缺血 [165, 168, 169]。

解释颈静脉血氧饱和度测定结果需要同时结合全身状况(血红蛋白浓度和动脉血氧饱和度)以及颅内数据(CPP)。该技术有几个局限性：首先，用光纤装置连续监测 $SjVO_2$ 容易产生伪影；其次，在贫血或动静脉分流的情况下，尽管 $SjVO_2$ 值正常，但组织水平可能存在缺氧 [170]；最后，$SjVO_2$ 是全脑氧合的量度，并不反映由于局部损害引起的紊乱，因此可能无法检测到脑组织相关部位的缺血 [171]。

NIRS 是一种非侵入性技术，可以在动脉、毛细血管和静脉组合体中评估氧合血红蛋白、脱氧血红蛋白和细胞色素氧化酶 [172]。在用 NIRS 计算脑氧饱和度的算法中进行了各种假设，这可能并不总是准确的，并且如果如所声称的 NIRS 主要测量颅内区，那么记录的值被颅外区“污染”，则会存在不确定性。其主要临床应用是新生儿科和冠状动脉或颈动脉手术 [173-175]。近期颅内手术和在 TBI 患者中很常见的头皮皮下肿胀或伤口存在时，不能使用这种技术。因此，我们不认为 NIRS 适合常规用于监测接受神经外科手术的患者的氧合作用，但是评估脑氧合的非侵入性技术是有吸引力的，并且值得进一步的临床研究。

通过将氧敏感电极插入大脑皮层或白质，可以监测 PbO_2。从定义上讲，这代表了一种区域性的技术，是否应该将其用于大脑相对未受损的部分(从而代表更全面的氧合和新陈代谢)或者它是否最好用于病变的半暗带以限制潜在可行区域的继发性损伤，仍然存在相当大的争论。PbO_2 表示输送到组织的氧气与特定区域的氧气消耗之间的平衡，如果 PbO_2 低于 15～20mmHg，则 PbO_2 可指示区域缺氧 [176, 177]。微血管的直径和扩散屏障也可能影响记录值 [178, 179]。在 TBI 中，在最初的 24 小时内，超过 50% 的患者出现低 PbO_2 值，并且深度和持续时间与预后相关。增加过度通气已被证明可进一步降低 PbO_2[171, 178]。实验和临床证据表明，根据监测的结果，针对适当的 PbO_2 水平可以调整 CPP 治疗 [180]。非随机研究表明了 PbO_2 靶向方案是有效的 [181-183]。

微透析

微透析技术涉及将导管插入脑实质中以使得能够连续取样细胞外脑脊液。它能够测量代谢性物质(葡萄糖、乳酸和丙酮酸)和氨基酸(谷氨酸)，以及大脑细胞外液中的脑损伤标记物(甘油或蛋白质，如 tau 蛋白或 β- 淀粉样蛋白)[184-187]。通过半透膜输注盐水后获得的透析液液体反映了探针周围的细胞外液的组成。微透析的主要研究目的是用于各种专科的神经 ICU。由于技术和辅助方面以及获得实时值的延迟问题，将结果常规应用于个性化靶向治疗仍有难度。具有高切割膜的微透析导管现在可用来检测更大的分子并且可以跟踪炎症反应 [188-193]。

脑电监控

连续 EEG(continuous EEG，cEEG)监测具有检测 ICU 患者中非惊厥性癫痫持续状态的潜力。作为脑功能的主要监测器，cEEG 可用于连续输注镇静剂的滴定。该技术可进一步提示医生注意局灶性或全脑性缺血的发生 [194, 195]。cEEG 检测缺血和缺氧的敏感性很高，但由于镇静剂的作用，其特异性较低。cEEG 可在早期阶段检测并治疗这些不良症状，并对预后产生潜在的积极影响 [196]。脑电图双谱分析也可用于评估神经科监护室患者的镇静水平 [197]。

在研究过程中，监测皮层扩散性抑制备受关注。创伤性损伤的神经元在损伤后早期大大减少了它们的放电比率。去极化波导致离子流和静息膜电位的损失，加剧神经化学物质的失调并加重了受损组织的代谢需求 [197-201]。诱发电位的测量 [202] 用来评估感觉和运动路径的完整性，可提供诊断和预后信息，但由于该技术的复杂性，一般不推荐使用。

神经保护作用

神经保护的最初概念是在导致脑损伤的事件发生之前开始治疗，并且所采用的方法旨在最小化损伤的强度或其对脑的直接影响。

在过去的几十年中，神经保护的观念已经扩展到包括在损伤发作后开始的治疗，反映了我们对引起和/或增强继发性脑损伤的进行性病理生理机制的更多理解。在神经保护中，可以辨别出四种主要方法(框 59-2)。

框59-2 在神经保护方面的主要方法

改善新陈代谢和微环境的方法
例如：低体温、甘露醇
药物的特殊作用机制
例如：抗炎剂、细胞凋亡抑制剂、钙通道阻滞剂、神经传递靶向制剂、自由基清除剂、脂质过氧化反应抑制剂
影响各种机制（所谓的“脏药”）的多功能药剂
联合疗法（包括顺序管理）
促进细胞存活和再生的策略（细胞置换、基因疗法和神经营养因子）

改善新陈代谢和微环境的策略

改善代谢和微环境的方法包括低温，以最小化能量衰竭的效果和高渗性治疗以降低ICP并改善CBF。低温使体温每降低1℃，CBF降低约5.2%。适度低温的情况下，脑的氧代谢率（$CMRO_2$）和动脉-静脉氧代谢率的差异（$AVDO_2$）也会下降。这反映了能量需求的减少，因此受损脑中的能量损失更少。低温的许多其他影响，例如细胞膜的稳定和神经递质转换的减少[203]，也可能对局部缺血的病例有益[204]。因此，低温而非代谢抑制剂目前更多地被视为神经保护方法。然而，低温的使用并非没有风险，需要高水平的神经重症监护。

高渗性疗法广泛用于神经外科手术治疗ICP的升高，在颅内手术中减少脑容量，治疗脑缺血等。高渗液体被认为通过两种机制发挥有益效果：

1. 立即产生血浆扩容效应，降低血细胞比容和血液黏度，从而增加CBF和脑氧输送。
2. 当血浆和细胞之间建立了浓度梯度后，渗透效应会在15～30分钟逐渐形成。可在脑疝形成等紧急情况下给予高渗溶液，作为治疗升高ICP的保守方法之一。

作用于特殊机制的药物

通过对加重继发性脑损伤的病理生理机制的更多了解，使得大量旨在改善这些机制的特异性靶向药物已被开发[205]。虽然已在实验研究中显示了有益效果，但遗憾的是，这些有前景的结果并未转化为临床效果。除了患者群体的异质性之外，临床参数缺乏靶向识别机制也是导致失败的原因。生物标记物和先进的神经影像学的新兴领域为未来提供了希望。

多能药物和组合疗法

认识到各种病理生理机制经常同时作用或连续起作用，增加了人们对使用具有多种机制的药物的关注；针对这些药物，“脏药”这个词被创造了出来[206]。皮质类固醇，巴比妥酸盐和镁是多能神经保护剂的实例。尽管它们在治疗脑肿瘤合并血管性水肿方面有效，但皮质类固醇在改善TBI或SAH后出现的细胞毒性水肿方面并非有效。在SAH患者中，各种研究支持镁对于SAH患者的神经保护效应[207, 208]。然而，2010年的一项随机对照试验却不能支持这个观点[209]。在TBI中，一项随机临床试验中发现了更高的死亡率和较差的结果[210]。促红细胞生成素、环孢菌素和黄体酮是具有神经保护潜力的药剂，最近已经过临床研究或仍在研究中。2014年，两项在TBI中使用孕酮的大型三期临床试验未能显示出疗效[211, 212]。与其寻求一种针对多种机制的“银弹”药物，不如考虑将药物与补充目标和效果结合起来[213]。任何神经保护策略的基础都是正确的检测和追踪个体患者的病理生理过程，这将为神经保护剂的联合或连续管理提供更好的前景[205]。

促进细胞存活和再生的方法

促进细胞存活和再生的策略包括细胞置换、基因治疗和营养因子的管理。目的是促进再生和神经可塑性，并可能最终对功能的恢复有所促进[214, 215]。这些新方法的潜力通过在神经变性疾病中获得的实验和临床结果得到加强，包括帕金森病、亨廷顿病和卒中[215-218]。该方法是众多研究工作努力的焦点所在，这将为进一步改善长期预后提供可能性。

知识点

1. 对神经外科患者的成功监护和治疗需要麻醉师、神经外科医生和重症医学科医师之间的良好合作。技术上完美的手术结果可能会被术后护理不当所破坏，并且复杂的手术操作需要专业的重症监护来纠正稳态机制的紊乱，确保充分的脑灌注和氧合，并促进脑功能的恢复。
2. 对术后神经外科患者的护理和监测需要准确地了解术前情况和术中过程，包括手术、麻醉和所有手术并发症或技术难点。
3. 术后神经外科重症监护的主要目标是早期发现和治疗术后并发症。次要目标是防止二次损伤，它可能会引发或加剧易损的中枢神经系统的继发性损伤。
4. 心血管和呼吸监测的目标是确保充足的血流动力学和呼吸功能，这对于优化脑部氧供是至关重要的。这里的主要参考指标应该由脑功能相关参数决定，而不是简单地将系统参数保持在正常范围以内。建议与颅内压测量同步使用有创动脉血压监测，以准确计算脑灌注压。
5. 脑疝的形成（小脑幕疝或小脑扁桃体疝）属于神经外科急症。在进行进一步查明确切原因之前，需要进行快速干预。

（孙宝玲 译，陈炜 审校）

参考文献

1. MacKenzie EJ, Rivara FP, Jurkovich GJ, et al. A national evaluation of the effect of trauma center care on mortality. N Engl J Med 2006;354:366–378.
2. Heros RC. Case volume and mortality. J Neurosurg 2003;99:805–806.
3. Suarez JI, Zaidat OO, Suri MF, et al. Length of stay and mortality in neurocritically ill patients: impact of a specialized neurocritical care team. Crit Care Med 2004;32:2311–2317.
4. Boogaarts HD, van Amerongen MJ, de Vries J, et al. Caseload as a factor for outcome in aneurysmal subarachnoid hemorrhage: a systematic review and meta-analysis. J Neurosurg 2014;120:605–611.
5. McNeill L, English SW, Borg N, Matta BF, Menon DK. Effects of institutional caseload of subarachnoid hemorrhage on mortality: a secondary analysis of administrative data. Stroke 2013;44: 647–652.
6. Hemphill JC. It's getting better all the time? Using secular trends to understand the impact of neurocritical care. Intensive Care Med 2013;39:1489–1491.
7. Rahme RJ, Veznedaroglu E, Batjer HH, Bendok BR. Case volumes in vascular neurosurgery: potential implications for comprehensive stroke center designation. Neurosurgery 2012;71: N25–N26.
8. Shi HY, Hwang SL, Lee KT, Lin CL. Temporal trends and volume-outcome associations after traumatic brain injury: a 12-year study in Taiwan. J Neurosurg 2013;118:732–738.
9. Diringer MN, Edwards DF. Admission to a neurologic/neurosurgical intensive care unit is associated with reduced mortality rate after intracerebral hemorrhage. Crit Care Med 2001;29:635–640.
10. Mirski MA, Chang CW, Cowan R. Impact of a neuroscience intensive care unit on neurosurgical patient outcomes and cost of care: evidence-based support for an intensivist-directed specialty ICU model of care. J Neurosurg Anesthesiol 2001;13:83–92.
11. Cross DT, 3rd, Tirschwell DL, Clark MA, et al. Mortality rates after subarachnoid hemorrhage: variations according to hospital case volume in 18 states. J Neurosurg 2003;99:810–817.
12. Patel HC, Bouamra O, Woodford M, King AT, Yates DW, Lecky FE; Trauma Audit and Research Network. Trends in head injury outcome from 1989 to 2003 and the effect of neurosurgical care: an observational study [published erratum in Lancet 2006;367:816]. Lancet 2005;366:1538–1544.
13. Harrison DA, Prabhu G, Grieve R, et al. Risk Adjustment In Neurocritical care (RAIN)–prospective validation of risk prediction models for adult patients with acute traumatic brain injury to use to evaluate the optimum location and comparative costs of neurocritical care: a cohort study. Health Technol Assess 2013;17:vii–viii, 1–350.
14. Tepas JJ, Pracht EE, Orban BL, Flint LM. High-volume trauma centers have better outcomes treating traumatic brain injury. J Trauma Acute Care Surg 2013;74:143–148.
15. Fakhry SM, Trask AL, Waller MA, Watts DD; IRTC Neurotrauma Task Force. Management of brain-injured patients by an evidence-based medicine protocol improves outcomes and decreases hospital charges. J Trauma 2004;56:492–499.
16. Pineda JA, Leonard JR, Mazotas IG, et al. Effect of implementation of a paediatric neurocritical care programme on outcomes after severe traumatic brain injury: a retrospective cohort study. Lancet Neurol 2012;12:45–52.
17. English SW, Turgeon AF, Owen E, Doucette S, Pagliarello G, McIntyre L. Protocol management of severe traumatic brain injury in intensive care units: a systematic review. Neurocrit Care 2013;18: 131–142.
18. Papanikolaou J, Makris D, Karakitsos D, et al. Cardiac and central vascular functional alterations in the acute phase of aneurysmal subarachnoid hemorrhage. Crit Care Med 2012;40:223–232.
19. Banki N, Kopelnik A, Tung P, et al. Prospective analysis of prevalence, distribution, and rate of recovery of left ventricular systolic dysfunction in patients with subarachnoid hemorrhage. J Neurosurg 2006;105:15–20.
20. Macmillan CS, Grant IS, Andrews PJ. Pulmonary and cardiac sequelae of subarachnoid haemorrhage: time for active management? Intensive Care Med 2002;28:1012–1023.
21. Prathep S, Sharma D, Hallman M, et al. Preliminary report on cardiac dysfunction after isolated traumatic brain injury. Crit Care Med 2014;42:142–147.
22. Simon RP, Gean-Marton AD, Sander JE. Medullary lesion inducing pulmonary edema: a magnetic resonance imaging study. Ann Neurol 1991;30:727–730.
23. Inobe J, Mori T, Ueyama H, et al. Neurogenic pulmonary edema induced by primary medullary hemorrhage: a case report. J Neurol Sci 2000;172:73–76.
24. Keegan MT, Lanier WL. Pulmonary edema after resection of a fourth ventricle tumor: possible evidence for a medulla-mediated mechanism. Mayo Clin Proc 1999;74:264–268.
25. Davison DL, Terek M, Chawla LS. Neurogenic pulmonary edema. Crit Care 2012;16:212.
26. Stocchetti N. Wet lungs, broken hearts and difficult therapies after subarachnoid hemorrhage. Crit Care 2010;14:140.
27. Ware LB, Matthay MA. Clinical practice. Acute pulmonary edema. N Engl J Med 2005;353: 2788–2796.
28. Smith WS, Matthay MA. Evidence for a hydrostatic mechanism in human neurogenic pulmonary edema. Chest 1997;111:1326–1333.
29. Harhangi BS, Kompanje EJ, Leebeek FW, Maas AI. Coagulation disorders after traumatic brain injury. Acta Neurochir (Wien) 2008;150:165–175.
30. Halpern CH, Reilly PM, Turtz AR, Stein SC. Traumatic coagulopathy: the effect of brain injury. J Neurotrauma 2008;25:997–1001.
31. Zehtabchi S, Soghoian S, Liu Y, et al. The association of coagulopathy and traumatic brain injury in patients with isolated head injury. Resuscitation 2008;76:52–56.
32. Murshid WR, Gader AG. The coagulopathy in acute head injury: comparison of cerebral versus peripheral measurements of haemostatic activation markers. Br J Neurosurg 2002;16:362–369.
33. Stein SC, Chen XH, Sinson GP, Smith DH. Intravascular coagulation: a major secondary insult in nonfatal traumatic brain injury. J Neurosurg 2002;97:1373–1377.
34. Saggar V, Mittal RS, Vyas MC. Hemostatic abnormalities in patients with closed head injuries and their role in predicting early mortality. J Neurotrauma 2009;26:1665–1668.
35. Bershad M, Farhadi S, Suri MF, et al. Coagulopathy and inhospital deaths in patients with acute subdural hematoma. J Neurosurg 2008;109:664–669.
36. Maegele M. Coagulopathy after traumatic brain injury: incidence, pathogenesis, and treatment options. Transfusion 2013;53:28S–37S.
37. Kunio NR, Differding JA, Watson KM, Stucke RS, Schreiber MA. Thrombelastography-identified coagulopathy is associated with increased morbidity and mortality after traumatic brain injury. Am J Surg 2012;203:584–588.
38. Hamilton MG, Hull RD, Pineo GF. Venous thromboembolism in neurosurgery and neurology patients: a review. Neurosurgery 1994;34:280–296.
39. Carman TL, Kanner AA, Barnett GH, Deitcher SR. Prevention of thromboembolism after neurosurgery for brain and spinal tumors. South Med J 2003;96:17–22.
40. Gnanalingham KK, Holland JP. Attitudes to the use of prophylaxis for thrombo-embolism in neurosurgical patients. J Clin Neurosci 2003;10:467–469.
41. Agnelli G, Piovella F, Buoncristiani P, et al. Enoxaparin plus compression stockings compared with compression stockings alone in the prevention of venous thromboembolism after elective neurosurgery. N Engl J Med 1998;339:80–85.
42. Constantini S, Kanner A, Friedman A, et al. Safety of perioperative minidose heparin in patients undergoing brain tumor surgery: a prospective, randomized, double-blind study. J Neurosurg 2001;94:918–921.
43. Gerlach R, Scheuer T, Beck J, et al. Risk of postoperative hemorrhage after intracranial surgery after early nadroparin administration: result of a prospective study. Neurosurgery 2003;53:1028–1034.
44. Gerlach R, Krause M, Seifert V, Goerlinger K. Hemostatic and hemorrhagic problems in neurosurgical patients. ACTA Neurochir 2009;151:873–900.
45. Norwood SH, McAuley CE, Berne JD, et al. Prospective evaluation of the safety of enoxaparin prophylaxis for venous thromboembolism in patients with intracranial hemorrhagic injuries. Arch Surg 2002;137:696–701; discussion 701–702.
46. Norwood SH, Berne JD, Rowe SA, Villareal DH, Ledlie JT. Early venous thromboembolism prophylaxis with enoxaparin in patient with blunt traumatic brain injury. J Trauma 2008;65: 1021–1026.
47. Brain Trauma Foundation, American Association of Neurological Surgeons (AANS), Congress of Neurological Surgeons (CNS), AANS/CNS Joint Section on Neurotrauma and Critical Care. Guidelines for the management of severe traumatic brain injury, 3rd edition. V. Deep vein thrombosis prophylaxis. J Neurotrauma 2007;24:S32–S36.
48. Piotrowski JJ, Alexander JJ, Brandt CP, et al. Is deep vein thrombosis surveillance warranted in high-risk trauma patients? Am J Surg 1996;172:210–213.
49. Latronico N, Berardino M. Thromboembolic prophylaxis in head trauma and multiple-trauma patients. Minerva Anestesiol 2008;74:543–548.
50. Juratli TA, Zang B, Litz RJ, et al. Early hemorrhagic progression of traumatic brain contusions: frequency, correlation with coagulation disorders, and patient outcome: a prospective study. J Neurotrauma 2014;31:1521–1527.
51. Franschman G, Boer C, Andriessen TM, et al. Multicenter evaluation of the course of coagulopathy in patients with isolated traumatic brain injury: relation to CT characteristics and outcome. J Neurotrauma 2012;29:128–136.
52. Phelan HA. Pharmacologic venous thromboembolism prophylaxis after traumatic brain injury: a critical literature review. J Neurotrauma 2012;29:1821–1828.
53. Scales DC, Riva-Cambrin J, Wells D, Athaide V, Granton JT, Detsky AS. Prophylactic anticoagulation to prevent venous thromboembolism in traumatic intracranial hemorrhage: a decision analysis. Crit Care 2010;14:R72.
54. Hotta K, Seo N, Kouno Y. Spinal hematoma associated with heparin therapy for venous thromboembolism prophylaxis. Masui 2007;56:794–800.
55. Palmer JD, Sparrow OC, Iannotti F. Postoperative hematoma: a 5-year survey and identification of avoidable risk factors. Neurosurgery 1994; 35:1061–1064; discussion 1064–1065.
56. Marquardt G, Setzer M, Schick U, Seifert V. Cerebellar hemorrhage after supratentorial craniotomy. Surg Neurol 2002;57:241–251; discussion 251–252.
57. Honegger J, Zentner J, Spreer J, Carmona H, Schulze-Bonhage A. Cerebellar hemorrhage arising postoperatively as a complication of supratentorial surgery: a retrospective study. J Neurosurg 2002; 96:248–254.
58. Van Roost D, Thees C, Brenke C, et al. Pseudohypoxic brain swelling: a newly defined complication after uneventful brain surgery, probably related to suction drainage. Neurosurgery 2003;53:1315–1326; discussion 1326–1327.
59. Schirmer CM, Heilman CB, Bhardway A. Pneumocephalus: case illustrations and review. Neurocrit Care 2010;13:152–158.
60. Vespa PM, Nuwer MR, Nenov V, et al. Increased incidence and impact of nonconvulsive and convulsive seizures after traumatic brain injury as detected by continuous electroencephalographic monitoring. J Neurosurg 1999;91:750–760.
61. Menovsky T, van Overbeeke JJ. On the mechanism of transient postoperative deficit of cranial nerves. Surg Neurol 1999;51:223–226.
62. Dubey A, Sung WS, Shaya M, et al. Complications of posterior cranial fossa surgery–an institutional experience of 500 patients. Surg Neurol 2009;72:369–375.
63. McMillan HJ, Keene DL, Matzinger MA, et al. Brainstem compression: a predictor of postoperative cerebellar mutism. Childs Nerv Syst 2009;25:677–681.
64. Wartenberg KE, Schmidt JM, Claassen J, et al. Impact of medical complications on outcome after subarachnoid hemorrhage. Crit Care Med 2006;34:617–624.
65. Lazaridis C, Naval N. Risk factors and medical management of vasospasm after subarachnoid hemorrhage. Neurosurg Clin N Am 2010;21:353–364.
66. Stein SC, Levine JM, Nagpal S, Leroux PD. Vasospasm as the sole cause of cerebral ischemia: how strong is the evidence? Neurosurg Focus 2006;21:E2.
67. Vergouwen MD, Vermeulen M, Coert BA, Stroes ES, Roos YB. Microthrombosis after aneurysmal subarachnoid hemorrhage: an additional explanation for delayed cerebral ischemia. J Cereb Blood Flow Metab 2008;28:1761–1770.
68. Rinkel GJE, Feigin VL, Algra A, et al. Calcium antagonists for aneurysmal subarachnoid hemorrhage. Cochrane Database Syst Rev 2005;1:CD000277.
69. Amenta F, Lanari A, Mignini F, et al. Nicardipine use in cerebrovascular disease: a review of controlled clinical studies. J Neurol Sci 2009;283:219–223.
70. Dankbaar JW, Slooter AJ, Rinkel GJ, Schaaf IC. Effect of different components of triple-H therapy on cerebral perfusion in patients with aneurysmal subarachnoid haemorrhage: a systematic review. Crit Care 2010;14:R23.
71. Naval NS, Stevens RD, Mirski MA, Bhardwaj A. Controversies in the management of aneurysmal subarachnoid hemorrhage. Crit Care Med 2006;34:511–524.
72. Al-Shahi R, White PM, Davenport RJ, Lindsay KW. Subarachnoid haemorrhage. BMJ 2006;333: 235–240.
73. Rinkel GJ, Feigin VL, Algra A, van Gijn J. Circulatory volume expansion therapy for aneurysmal subarachnoid haemorrhage. Cochrane Database Syst Rev 2004;4:CD000483.
74. Raabe A, Beck J, Keller M, et al. Relative importance of hypertension compared with hypervolemia for increasing cerebral oxygenation in patients with cerebral vasospasm after subarachnoid hemorrhage. J Neurosurg 2005;103:974–981.
75. Sen J, Belli A, Alborn H, Morgan L, Petzold A, Kitchen N. Triple-H therapy in the management of aneurysmal subarachnoid hemorrhage. Lancet Neurol 2003;2:614–621.
76. Treggiari MM, Deem S. Which H is the most important in triple-H therapy for cerebral vasospasm? Curr Opin Crit Care 2009;15:83–86.
77. Keyrouz SG, Diringer MN. Clinical review: prevention and therapy of vasospasm in subarachnoid hemorrhage. Crit Care 2007;11:220–230.
78. Hänggi D, Turowski B, Beseoglu K, Yong M, Steiger HJ. Intra-arterial nimodipine for severe cerebral vasospasm after aneurysmal subarachnoid hemorrhage: influence on clinical course and cerebral perfusion. AJNR Am J Neuroradiol 2008;29:1053–1060.
79. Hamada J, Kai Y, Morioka M, et al. Effect on cerebral vasospasm of coil embolization followed by microcatheter intrathecal urokinase infusion into the cisterna magna: a prospective randomized study. Stroke 2003;34:2549–2554.
80. Germanwala AV, Huang J, Tamargo RJ. Hydrocephalus after aneurysmal subarachnoid hemorrhage. Neurosurg Clin N Am 2010;21:263–270.
81. Black PM. Hydrocephalus and vasospasm after subarachnoid hemorrhage from ruptured intracranial aneurysms. Neurosurgery 1986;18:12–16.
82. Teasdale G, Jennett B. Assessment of coma and impaired consciousness. A practical scale. Lancet 1974;2:81–84.
83. Teasdale G, Maas A, Lecky F, Manley G, Stocchetti N, Murray G. The Glasgow Coma Scale at 40 years: standing the test of time. Lancet Neurol 2014;13:844–854.
84. Girard TD, Kress JP, Fuchs BD, et al. Efficacy and safety of a paired sedation and ventilator weaning protocol for mechanically ventilated patients in intensive care (Awakening and Breathing Controlled trial): a randomized controlled trial. Lancet 2008;12:126–134.
85. Livingston BM, Mackenzie SJ, MacKirdy FN, Howie JC. Should the pre-sedation Glasgow Coma Scale value be used when calculating Acute Physiology and Chronic Health Evaluation scores for sedated patients? Scottish Intensive Care Society Audit Group. Crit Care Med 2000;28:389–394.
86. Du R, Meeker M, Bacchetti P, Larson MD, Holland MC, Manley GT. Evaluation of the portable infrared pupillometer. Neurosurgery 2005;57:198–203.
87. Meeker M, Du R, Bacchetti P, et al. Pupil examination: validity and clinical utility of an automated pupillometer. J Neurosci Nurs 2005;37:34–40.
88. Fountas KN, Kapsalaki EZ, Machinis TG, Boev AN, Robinson JS, Troup EC. Clinical implications of quantitative infrared pupillometry in neurosurgical patients. Neurocrit Care 2006;5:55–60.

89. Kramer CL, Rabinstein AA, Wijdicks EF, Hocker SE. Neurologist versus machine: is the pupillometer better than the naked eye in detecting pupillary reactivity. Neurocrit Care 2014;21:309–311.
90. Van Regenmortel N, Jorens PG, Malbrain ML. Fluid management before, during and after elective surgery. Curr Opin Crit Care 2014;20:390–395.
91. SAFE Study Investigators; Australian and New Zealand Intensive Care Society Clinical Trials Group; Australian Red Cross Blood Service; George Institute for International Health; Myburgh J, Cooper DJ, Finfer S, et al. Saline or albumin for fluid resuscitation in patients with traumatic brain injury. N Engl J Med 2007;357:874–884.
92. Gruenbaum SE, Bilotta F. Postoperative ICU management of patients after subarachnoid hemorrhage. Curr Opin Anaesthesiol 2014;27:489–493.
93. Naidech AM, Drescher J, Ault ML, et al. Higher hemoglobin is associated with less cerebral infarction, poor outcome, and death after subarachnoid hemorrhage. Neurosurgery 2006;59:775–780.
94. Pendem S, Rana S, Manno EM, Gajic O. A review of red cell transfusion in the neurological intensive care unit. Neurocritical Care 2006;4:63–67.
95. Leal-Noval SR, Munoz-Gomez M, Murillo-Cabezas F. Optimal hemoglobin concentration in patients with subarachnoid hemorrhage, acute ischaemic stroke an traumatic brain injury. Curr Opin Crit Care 2008;14:156–162.
96. Zygun DA, Nortje J, Hutchinson PJ, et al. The effect of red blood cell transfusion on cerebral oxygenation and metabolism after severe traumatic brain injury. Crit Care Med 2009;37:1074–1078.
97. Sharma D, Vavilala MS. Transfusion improves cerebral oxygenation … but not always. Crit Care Med 2009;37:1166–1167.
98. Robertson CS, Hannay HJ, Yamal JM, et al.; Epo Severe TBI Trial Investigators. Effect of erythropoietin and transfusion threshold on neurological recovery after traumatic brain injury: a randomized clinical trial. JAMA 2014;312:36–47.
99. Goodnough LT, Bach RG. Anemia, transfusion, and mortality. N Engl J Med 2001;345:1272–1274.
100. Foley N, Marshall S, Pikul J, Salter K, Teasell R. Hypermetabolism following moderate to severe traumatic acute brain injury: a systematic review. J Neurotrauma 2008;25:1415–1431.
101. Polderman KH, Ely EW, Badr AE, Girbes ARJ. Induced hypothermia in traumatic brain injury: considering the conflicting results of meta-analyses and moving forward. Intensive Care Med 2004;30:1860–1864.
102. Andrews PJ, Sinclair HL, Rodriguez A, et al. Hypothermia for intracranial hypertension after traumatic brain injury. N Engl J Med 2015;373:2403–2412.
103. Marion DW. Therapeutic moderate hypothermia and fever. Curr Pharm Des 2001;7:1533–1536.
104. Zydlewski AW, Hasbargen JA. Hypothermia-induced hypokalemia. Mil Med 1998;163:719–721.
105. Polderman KH, Peerdeman SM, Girbes AR. Hypophosphatemia and hypomagnesemia induced by cooling in patients with severe head injury. J Neurosurg 2001;94:697–705.
106. Broessner G, Beer R, Lackner P, et al. Prophylactic, endovascularly based, long-term normothermia in ICU patients with severe cerebrovascular disease: bicenter prospective, randomized trial. Stroke 2009;40:e657–e665.
107. Amiry-Moghaddam M, Ottersen OP. The molecular basis of water transport in the brain. Nat Rev Neurosci 2003;4:991–1001.
108. Bourque CW. Central mechanisms of osmosensation and systemic osmoregulation. Nat Rev Neurosci 2008;9:519–531.
109. Kimelberg HK. Water homeostasis in the brain: basic concepts. Neuroscience 2004;129:851–860.
110. Schneider HJ, Kreitschmann-Andermahr I, Ghigo E, Stalla GK, Agha A. Hypothalamopituitary dysfunction following traumatic brain injury and aneurysmal subarachnoid hemorrhage. JAMA 2007;298:1429–1438.
111. Singh S, Bohn D, Carlotti AP, et al. Cerebral salt wasting: truths, fallacies, theories, and challenges. Crit Care Med 2002;30:2575–2579.
112. van den Berghe G, Wouters P, Weekers F, et al. Intensive insulin therapy in critically ill patients. N Engl J Med 2001;345:1359–1367.
113. NICE-SUGAR Study Investigators, Finfer S, Chittock DR, Su SY, et al. Intensive versus conventional glucose control in critically ill patients. N Engl J Med 2009;360:1283–1297.
114. Van Beek JG, Mushkudiani NA, Steyerberg EW, et al. Prognostic value of admission laboratory parameters in traumatic brain injury: results from the IMPACT study. J Neurotrauma 2007;24:315–328.
115. Lannoo E, Van Rietvelde F, Colardyn F, et al. Early predictors of mortality and morbidity after severe closed head injury. J Neurotrauma 2000;17:403–414.
116. Frontera JA, Fernandez A, Claassen J, et al. Hyperglycemia after SAH: predictors, associated complications, and impact on outcome. Stroke 2006;37:199–203.
117. Diedler J, Sykora M, Hahn P, et al. Low hemoglobin is associated with poor functional outcome after non-traumatic, supratentorial intracerebral hemorrhage. Crit Care 2010;14:R63.
118. Bilotta F, Caramia R, Paoloni FP, Delfini R, Rosa G. Safety and efficacy of intensive insulin therapy in critical neurosurgical patients. Anesthesiology 2009;110:611–619.
119. De La Rosa GD, Donado JH, Restrepo AH, et al.; Grupo de Investigacion en Cuidado intensivo: GICI-HPTU. Strict glycaemic control in patients hospitalised in a mixed medical and surgical intensive care unit: a randomised clinical trial. Crit Care 2008;12:R120.
120. Vespa P, Boonyaputthikul R, McArthur DL, et al. Intensive insulin therapy reduces microdialysis glucose values without altering glucose utilization or improving the lactate/pyruvate ratio after traumatic brain injury. Crit Care Med 2006;34:850–856.
121. Oddo M, Schmidt JM, Carrera E, et al. Impact of tight glycemic control on cerebral glucose metabolism after severe brain injury: a microdialysis study. Crit Care Med 2008;36:3233–3238.
122. Meierhans R, Bechir M, Ludwig S et al. Brain metabolism is significantly impaired at blood glucose below 6 mM and brain glucose beneath 1 mM in patients with severe traumatic brain injury. Crit Care 2010;14:R13.
123. Adelson DP. Cerebral oximetry in the head-injured patient: is it time for widespread application? Clin Neurosurg 2007;54:58–63.
124. Stiefel MF, Udoetuk JD, Spiotta AM, et al. Conventional neurocritical care and cerebral oxygenation after traumatic brain injury. J Neurosurg 2006;105:568–575.
125. Longhi L, Pagan F, Valeriani V, et al. Monitoring brain tissue oxygen tension in brain-injured patients reveals hypoxic episodes in normal-appearing and in peri-focal tissue. Intensive Care Med 2007;33:2136–2142.
126. Andrews PJ, Citerio G, Longhi L, et al; Neuro-Intensive Care and Emergency Medicine (NICEM) Section of the European Society of Intensive Care Medicine. NICEM consensus on neurological monitoring in acute neurological disease. Intensive Care Med 2008;34:1362–1370.
127. Scheuer ML. Continuous EEG monitoring in the intensive care unit. Epilepsia 2002;43(Suppl. 3):114–127.
128. Nuwer MR. ICU EEG monitoring: nonconvulsive seizures, nomenclature, and pathophysiology. Clin Neurophysiol 2007;118:1653–1654.
129. Oddo M, Carrera E, Claassen J, Mayer SA, Hirsch LJ. Continuous electroencephalography in the medical intensive care unit. Crit Care Med 2009;37:2051–2056.
130. Garnett MR, Corkill RG, Blamire AM, et al. Altered cellular metabolism following traumatic brain injury: a magnetic resonance spectroscopy study. J Neurotrauma 2001;18:231–240.
131. Signoretti S, Marmarou A, Aygok GA, et al. Assessment of mitochondrial impairment in traumatic brain injury using high-resolution proton magnetic resonance spectroscopy. J Neurosurg 2008;108:42–52.
132. Kochanek PM, Berger RP, Bayir H, et al. Biomarkers of primary and evolving damage in traumatic and ischemic brain injury: diagnosis, prognosis, probing mechanisms, and therapeutic decision making. Curr Opin Crit Care 2008;14:135–141.
133. Stocchetti N, Longhi L. The race for biomarkers in traumatic brain injury: what science promises and the clinicians still expect. Crit Care Med 2010;38:318–319.
134. Mondello S, Muller U, Jeromin A, Streeter J, Hayes RL, Wang KK. Blood-based diagnostics of traumatic brain injuries. Expert Rev Mol Diagn 2011;11:65–78.
135. Mondello S, Schmid K, Berger RP, et al. The challenge of mild traumatic brain injury: role of biochemical markers in diagnosis of brain damage. Med Res Rev 2014;34:503–531.
136. Olivecrona M, Rodling-Wahlström M, Naredi S, Koskinen LO. Prostacyclin treatment and clinical outcome in severe traumatic brain injury patients managed with an ICP-targeted therapy: a prospective study. Brain Inj 2012;26:67–75.
137. Diaz-Arrastia R, Wang KK, Papa L, et al.; TRACK-TBI Investigators. Acute biomarkers of traumatic brain injury: relationship between plasma levels of ubiquitin C-terminal hydrolase-L1 and glial fibrillary acidic protein. J Neurotrauma 2014;31:19–25.
138. Brain Trauma Foundation; American Association of Neurological Surgeons; Congress of Neurological Surgeons; Joint Section on Neurotrauma and Critical Care, AANS/CNS. Guidelines for the management of severe traumatic brain injury. VI. Indications for intracranial pressure monitoring. J Neurotrauma 2007;24(Suppl. 1):S37–S44.
139. Mack WJ, King RG, Ducruet AF, et al. Intracranial pressure following aneurysmal subarachnoid hemorrhage: monitoring practices and outcome data. Neurosurg Focus 2003;14:e3.
140. Stocchetti N, Longhi L, Magnoni S, et al. Head injury, subarachnoid hemorrhage and intracranial pressure monitoring in Italy. Acta Neurochir (Wien) 2003;145:761–765.
141. Heuer GG, Smith MJ, Elliott JP, Winn HR, LeRoux PD. Relationship between intracranial pressure and other clinical variables in patients with aneurysmal subarachnoid hemorrhage. J Neurosurg 2004;101:408–416.
142. Chesnut RM, Temkin N, Carney N, et al.; Global Neurotrauma Research Group. A trial of intracranial-pressure monitoring in traumatic brain injury. N Engl J Med 2012;367:2471–2481.
143. Stocchetti N, Picetti E, Berardino M, et al. Clinical applications of intracranial pressure monitoring in traumatic brain injury: report of the Milan consensus conference. Acta Neurochir (Wien) 2014;156:1615–1622.
144. Stocchetti N, Penny KI, Dearden M, et al.; European Brain Injury Consortium. Intensive care management of head-injured patients in Europe. A survey from the European Brain Injury Consortium. Intensive Care Med 2001;27:400–406.
145. Park P, Garton HJ, Kocan MJ, Thompson BG. Risk of infection with prolonged ventricular catheterization. Neurosurgery 2004;55:594–601.
146. Bhatia A, Gupta AK. Neuromonitoring in the intensive care unit. Intracranial pressure and cerebral blood flow monitoring. Intensive Care Med 2007;33:1263–1271.
147. Citerio G, Andrews PJ. Intracranial pressure. Part two: clinical applications and technology. Intensive Care Med 2004;30:1882–1885.
148. Poca MA, Sahuquillo J, Topczewski T, Penarrubia MJ, Muns A. Is intracranial pressure monitoring in the epidural space reliable? Fact and fiction. J Neurosurg 2007;106:548–556.
149. Zanier ER, Ortolano F, Ghisoni L, et al. Intracranial pressure monitoring in intensive care: clinical advantages of a computerized system over manual recording. Crit Care 2007;11:R7.
150. Czarnik T, Gawda R, Latka D, et al. Noninvasive measurement of intracranial pressure: is it possible? J Trauma 2007;62:207–211.
151. Stocchetti N. Could intracranial pressure in traumatic brain injury be measured or predicted noninvasively? Almost. Intensive Care Med 2007;33:1682–1683.
152. Cotev S, Eimerl D, Feinsod M, Wald U, Perel A. The value of intracranial pressure monitoring after craniotomy and head injury. Crit Care Med 1981;9:152.
153. Chapman PH, Cosman E, Arnold M. Telemetric ICP monitoring after surgery for posterior fossa and third ventricular tumors. Technical note. J Neurosurg 1984;60:649–651.
154. Constantini S, Cotev S, Rappaport ZH, Pomeranz S, Shalit MN. Intracranial pressure monitoring after elective intracranial surgery. A retrospective study of 514 consecutive patients. J Neurosurg 1988;69:540–544.
155. Takagi MY, Morii S, Ohwadat T, Yada K. Clinical experience of 780 cases of postoperative ICP monitoring. In: Miller JD, Teasdale G, Rowan JO, Galbraith S, Mendelow AD, editors. ICP, 6th ed. Berlin, Heidelberg: Springer Verlag; 1986:695–700.
156. Bullock R, Hanemann CO, Murray L, Teasdale GM. Recurrent hematomas following craniotomy for traumatic intracranial mass. J Neurosurg 1990;72:9–14.
157. Zweifel C, Lavinio A, Steiner LA, et al. Continuous monitoring of cerebrovascular pressure reactivity in patients with head injury. Neurosurg Focus 2008;25:E2.
158. Steiner LA, Coles JP, Johnston AJ, et al. Assessment of cerebrovascular autoregulation in head-injured patients: a validation study. Stroke 2003;34:2404–2409.
159. Schmidt B, Klingelhöfer J, Perkes I, Czosnyka M. Cerebral autoregulatory response depends on the direction of change in perfusion pressure. J Neurotrauma 2009;26:651–656.
160. Aries MJ, Czosnyka M, Budohoski KP, et al. Continuous determination of optimal cerebral perfusion pressure in traumatic brain injury. Crit Care Med 2012;40(8):2456–2463.
161. Mangat HS, Chiu YL, Gerber LM, Alimi M, Ghajar J, Härtl R. Hypertonic saline reduces cumulative and daily intracranial pressure burdens after severe traumatic brain injury. J Neurosurg 2015;122:202–210.
162. Vajkoczy P, Horn P, Thome C. Regional cerebral blood flow monitoring in the diagnosis of delayed ischaemia following aneurysmal subarachnoid hemorrhage. J Neurosurg 2003;98:1227–1234.
163. Vajkoczy P, Schomacher M, Czabanka M. Monitoring cerebral blood flow in neurosurgical intensive care. Eur Neurol Dis 2007–Issue II; p. 2–6.
164. Kincaid MS. Transcranial Doppler ultrasonography: a diagnostic tool of increasing utility. Curr Opin Anaesthesiol 2008;21:552–559.
165. Minhas PS, Menon DK, Smielewski P, et al. Positron emission tomographic cerebral perfusion disturbances and transcranial Doppler findings among patients with neurological deterioration after subarachnoid hemorrhage. Neurosurgery 2003;52:1017–1024.
166. Chieregato A, Sabia G, Tanfani A, et al. Xenon-CT and transcranial Doppler in poor-grade or complicated aneurysmatic subarachnoid hemorrhage patients undergoing aggressive management of intracranial hypertension. Intensive Care Med 2006;32:1143–1150.
167. Chung EML. Transcranial Doppler embolus detection: a primer. Ultrasound 2006;14:202–210.
168. Robertson CS, Narayan RK, Gokaslan ZL, et al. Cerebral arteriovenous oxygen difference as an estimate of cerebral blood flow in comatose patients. J Neurosurg 1989;70:222–230.
169. Chieregato A, Calzolari F, Trasforini G, Targa L, Latronico N. Normal jugular bulb oxygen saturation. J Neurol Neurosurg Psychiatry 2003;74:784–786.
170. Dunn IF, Ellegala DB, Kim DH, et al. Neuromonitoring in neurological critical care. Neurocrit Care 2006;4:83–92.
171. Coles JP, Fryer TD, Coleman MR, et al. Hyperventilation following head injury: effect on ischemic burden and cerebral oxidative metabolism. Crit Care Med 2007;35:568–578.
172. Owen-Reece H, Smith M, Elwell CE, Goldstone JC. Near infrared spectroscopy. Br J Anaesth 1999;82:418–426.
173. Maas A, Citerio G. Noninvasive monitoring of cerebral oxygenation in traumatic brain injury: a mix of doubts and hope. Intensive Care Med 2010;36:1283–1285.
174. Murkin JM, Adams SJ, Novick RJ, et al. Monitoring brain oxygen saturation during coronary bypass surgery: a randomized, prospective study. Anesth Analg 2007;104:51–58.
175. Pennekamp CW, Bots ML, Kappelle LJ, Moll FL, de Borst GJ. The value of near-infrared spectroscopy measured cerebral oximetry during carotid endarterectomy in perioperative stroke prevention. A review. Eur J Vasc Endovasc Surg 2009;38:539–545.
176. Van den Brink WA, van Santbrink H, Steyerberg EW, et al. Brain oxygen tension in severe head injury. Neurosurgery 2000;46:868–878.
177. Zauner A, Daugherty WP, Bullock MR, Warner DS. Brain oxygenation and energy metabolism: part I biological function and pathophysiology. Neurosurgery 2002;51:289–302.
178. Carmona Suazo JA, Maas AIR, van den Brink WA, et al. CO_2 reactivity and brain oxygen pressure monitoring in severe head injury. Crit Care Med 2000;28:3268–3274.
179. van Santbrink H, Van den Brink WA, Steyerberg EW, et al. Brain tissue oxygen response in severe traumatic brain injury. Acta Neurochir (Wien) 2003;145:429–438.
180. Brain Trauma Foundation; American Association of Neurological Surgeons; Congress of Neurological Surgeons; Joint Section on Neurotrauma and Critical Care, AANS/CNS. Guidelines for the management of severe traumatic brain injury. X. Brain oxygen monitoring and thresholds. J Neurotrauma 2007;24(Suppl. 1):S65–S70.
181. Meixensberger J, Jaeger M, Vath A, et al. Brain tissue oxygen guided treatment supplementing ICP/

CPP therapy after traumatic brain injury. J Neurol Neurosurg Psychiatry 2003;74:760–764.
182. Stiefel MF, Spiotta A, Gracias VH, et al. Reduced mortality rate in patients with severe traumatic brain injury treated with brain tissue oxygen monitoring. J Neurosurg 2005;103:805–811.
183. Adamides AA, Cooper DJ, Rosenfeldt FL, et al. Focal cerebral oxygenation and neurological outcome with or without brain tissue oxygen-guided therapy in patients with traumatic brain injury. Acta Neurochir 2009;151:1399–1409.
184. Hillered L, Vespa PM, Hovda DA. Translational neurochemical research in acute human brain injury: the current status and potential future for cerebral microdialysis. J Neurotrauma 2005;22:3–41.
185. Marklund N, Blennow K, Zetterberg H, et al. Monitoring of brain interstitial total tau and beta amyloid proteins by microdialysis in patients with traumatic brain injury. J Neurosurg 2009;110:1227–1237.
186. Zetterling M, Hillered L, Enblad P, Karlsson T, Ronne-Engström E. Relation between brain interstitial and systemic glucose concentrations after subarachnoid hemorrhage. J Neurosurg 2011;115:66–74.
187. Magnoni S, Tedesco C, Carbonara M, Pluderi M, Colombo A, Stocchetti N. Relationship between systemic glucose and cerebral glucose is preserved in patients with severe traumatic brain injury, but glucose delivery to the brain may become limited when oxidative metabolism is impaired: implications for glycemic control. Crit Care Med 2012;40:1785–1791.
188. Hutchinson PJ, O'Connell MT, Nortje J, et al. Cerebral microdialysis methodology – evaluation of 20 kDa and 100 kDa catheters. Physiol Meas 2005;26:423–428.
189. Helmy A, Carpeneter KL, Skepper J, et al. Microdialysis of cytokines: methodological considerations, scanning electron microscopy, and determination of relative recovery. J Neurotrauma 2009;26:549–561.
190. Goodman JC, Robertson CS. Microdialysis: is it ready for prime time? Curr Opin Crit Care 2009;15:110–117.
191. Hillman J, Åneman O, Persson M, et al. Variations in the response of interleukins in neurosurgical intensive care patients monitored using intracerebral microdialysis. J Neurosurg 2007;106:820–825.
192. Mellergård P, Åneman O, Sjögren F, Pettersson P, Hillman J. Changes in extracellular concentrations of some cytokines, chemokines, and neurotrophic factors after insertion of intracerebral microdialysis catheters in neurosurgical patients. Neurosurgery 2008;62:151–158.
193. Brody DL, Magnoni S, Schwetye KE, et al. Amyloid-b dynamics correlate with neurological status in the injured human brain. Science 2008;321:1221–1224.
194. Claassen J, Mayer SA. Continuous electroencephalographic monitoring in neurocritical care. Curr Neurol Neurosci Rep 2002;2:534–540.
195. Scheuer ML. Continuous EEG monitoring in the intensive care unit. Epilepsia 2002;43(Suppl. 3):114–127.
196. Visser MC,Vriens EM, Vandertop WP, et al. Changes in EEG synchronization level during epileptic seizures in ICU patients. J Neurosurg Anesthesiol 2002;14:265.
197. Citerio G, Cormio M. Sedation in neurointensive care: advances in understanding and practice. Curr Opin Crit Care 2003;9:120–126.
198. Strong AJ, Fabricius M, Boutelle MG, et al. Spreading and synchronous depressions of cortical activity in acutely injured human brain. Stroke 2002;33:2738–2743.
199. Strong AJ, Hartings JA, Dreier JP. Cortical spreading depression: an adverse but treatable factor in intensive care? Curr Opin Crit Care 2007;13:126–133.
200. Dreier JP, Woitzik J, Fabricius M, et al. Delayed ischaemic neurological deficits after subarachnoid haemorrhage are associated with clusters of spreading depolarizations. Brain 2006;129:3224–3237.
201. Fabricius M, Fuhr S, Bhatia R, et al. Cortical spreading depression and peri-infarct depolarization in acutely injured human cerebral cortex. Brain 2006;129:778–790.
202. Guerit JM. Medical technology assessment EEG and evoked potentials in the intensive care unit. Neurophysiol Clin 1999;29:301–317.
203. Ginsberg MD, Sternau LL, Globus MY, Dietrich WD, Busto R. Therapeutic modulation of brain temperature: relevance to ischemic brain injury. Cerebrovasc Brain Metab Rev 1992;4:189–225.
204. Busto R, Globus MY, Dietrich WD, Martinez E, Valdes I, Ginsberg MD. Effect of mild hypothermia on ischemia-induced release of neurotransmitters and free fatty acids in rat brain. Stroke 1989;20:904–910.
205. Royo NC, Shimizu S, Schouten JW, Stover JS, McIntosh TK. Pharmacology of traumatic brain injury. Curr Opin Pharmacology 2003;3:27–32.
206. Barriere H, Belfodil R, Rubera I, et al. CFTR null mutation altered cAMP-sensitive and swelling-activated Cl-currents in primary cultures of mouse nephron. Am J Physiol Renal Physiol 2003;284:F796–F811.
207. Ma L, Liu WG, Zhang JM, et al. Magnesium sulphate in the management of patients with aneurysmal subarachnoid hemorrhage: a meta-analysis of prospective controlled trials. Brain Injury 2010;24:730–735.
208. Westermaier T, Stetter C, Giles V, et al. Prophylactic intravenous magnesium sulfate for treatment of aneurysmal hemorrhage: a randomized, placebo-controlled, clinical study. Crit Care Med 2010;38:1284–1290.
209. Wong GK, Poon WS, Chan MT, et al.; for the IMASH Investigators. Intravenous magnesium sulphate for aneurysmal subarachnoid hemorrhage (IMASH). A randomized, double-blinded, placebo-controlled, multicenter phase III trial. Stroke 2010;41:921–926.
210. Temkin NR, Anderson GD, Winn HR, et al. Magnesium sulfate for neuroprotection after traumatic brain injury: a randomized controlled study. Lancet Neurol 2007;6:29–38.
211. Wright DW, Yeatts SD, Silbergleit R, et al.; NETT Investigators. Very early administration of progesterone for acute traumatic brain injury. N Engl J Med 2014;371:2457–2466.
212. Skolnick B, Maas AI, Narayan RK, et al.; for the SYNAPSE Trial Investigators. A clinical trial of progesterone for severe traumatic brain injury. N Engl J Med 2014;371:2467–2476.
213. Margulies S, Hicks R, The Combination Therapies for Traumatic Brain Injury Workshop Leaders. Combination therapies for traumatic brain injury: prospective considerations. J Neurotrauma 2009;26:925–939.
214. Gage FH. Neurogenesis in the adult brain. J Neurosci 2002;22:612–613.
215. Dunnett SB, Bjorklund A, Lindvall O. Cell therapy in Parkinson's disease–stop or go? Nat Rev Neurosci 2001;2:365–369.
216. Vink R, Nimmo AJ, Cernak I. An overview of new and novel pharmacotherapies for use in traumatic brain injury. Clin Exp Pharmacol Physiol 2001;28:919–921.
217. Borlongan CV, Sanberg PR. Neural transplantation for treatment of Parkinson's disease. Drug Discov Today 2002;7:674–682.
218. Kondziolka DWL, Geldstein S. Transplantation of cultured of human neuronal cells for patients with stroke. Neurology 2000;55:565–569.

60 儿科神经重症的重点问题

Patrick M. Kochanek, Michael J. Bell, Robert W. Hickey, Hülya Bayır, Ericka L. Fink, Randall A. Ruppel, and Robert S.B. Clark

儿科神经重症的流行病学特点、临床表现、病程及治疗危重婴儿及儿童中枢神经系统（central neural system，CNS）功能障碍是一个复杂的临床问题。大脑极容易出现二重损伤，最大限度地改善病理生理并选择最佳治疗策略，对于儿科神经重症来说至关重要。大部分情况下，此类患者需要转运至儿科进行专科治疗，由训练有素的儿科神经重症医生、儿科神经外科医生及儿童神经内科医生参与救治，当然专科设备也必不可少。本章阐述的内容，主要适用于院前、急诊处理、转运及三级甲等医院的儿科从业人员。创伤性颅脑、脊髓损伤的推荐意见在第 56 章已经详细说明。新生儿神经重症的相关内容亦不在本章的讨论之列。

儿科神经重症的特殊性

儿科神经重症的特殊性在于两点，即婴儿和儿童 CNS 损伤的类型与成人不同，及不同年龄阶段的患者对损伤的反应也不相同。

婴儿和儿童中枢神经系统损伤的特点

与成年人不同的是，血管粥样硬化导致的卒中、颅内出血和心肺复苏几乎很少见于儿科神经重症。例如，婴儿和儿童心肺复苏常见于窒息而不是心肌梗死。此外，发生 2 岁以下婴儿的创伤性颅脑损伤（traumatic brain injury，TBI）很大限度上是由于虐待性颅脑损伤（摇晃婴儿综合征及虐待儿童）。此类患者多为慢性损伤或延迟表现，因此在诊断、治疗和预后上大不相同。儿科神经重症多为 TBI、脊髓损伤、心肺复苏、持续性癫痫、卒中、严重的 CNS 感染、神经外科术后及其他不多见的 CNS 功能障碍（创伤性颅脑损伤及脊髓损伤在第 56 章和第 57 章已讨论）。

中枢神经系统对损伤的反应因年龄而异

血 - 脑屏障破坏

许多生物化学、生理和物理因素在大脑发育中起到了重要作用。尽管上述变化在胎儿期十分剧烈，但也可能是 CNS 对损伤的反应因年龄而异的重要原因[1,2]。在出生后发育至成年的过程中，大脑水的含量大大减少[3-5]。这些改变发生在全脑，且与髓鞘形成密切相关，但其与急性脑损伤后脑水肿的发生机制的关系尚不清楚。然而，婴儿和儿童在多种致伤因素的影响下迅速发生弥漫性脑水肿可能与未成年的大脑含水量较多有关。研究表明，将谷氨酸盐注射至未成年大鼠大脑的脑实质中可迅速进展为大片脑水肿[6]。这一快速发展的严重脑水肿可能是由于谷氨酸盐及其他物质在未成年的大脑中快速分布的缘故所致。与大脑含水量随年龄增长而变化的规律相反的是，现有证据并没有发现血 - 脑屏障的通透性随年龄有显著变化[7,8]，或在缺血或创伤时血 - 脑屏障更加容易破坏[9]。因此，迄今为止在 CNS 损伤后，儿科患者血 - 脑屏障通透性的研究较少。

脑血流和能量代谢

出生后脑血流（cerebral blood flow，CBF）和能量代谢的变化在多种哺乳动物和人类中得以证实[10-17]。在所有的病例中，出生前及婴儿期的 CBF 处于非常低的水平，在儿童时期快速增加。成年后，随年龄增加逐步降低至平台水平。一项研究分析了 42 例正常婴儿和儿童的 CBF，新生儿大脑皮层的 CBF 为 30～45ml/（100g•min），显著低于成年人。而 5～6 岁儿童的皮层 CBF 则较成人高出 50%～80%。此后约在 15 岁时降至成年人水平（图 60-1）[18,19]。儿童时期 CBF 较婴儿或成年时期都高的原因主要在于满足出生后脑容量迅速增加的生理需要，特别是突触数量显著增加[20-22]。此外，大脑糖代谢率在 3～9 岁的儿童达到高峰[15]，但上述特征在 CNS 损伤中的作用迄今尚未明确。充血是儿童 CNS 损伤的重要病理生理机制。由于儿童大脑皮层的 CBF 显著高于成年人，充血在儿童的发生率可能并没有想象中那么高。大部分 3～10 岁儿童灰质结构充血主要发生在 CBF 超过 70ml/（100g•min）[17-19,22]时，这一阈值在成年人仅为 45ml/（100g•min）[23]。另外，损伤发生后，大脑代谢的改变也是需要关注的因素。近来在进展性脑损伤模型及心肺复苏后儿童大脑中发现局灶性充血[24,25]。在儿童中，充血和 MRI 中显著降低的弥散系数均提示心肺复苏后患者神经功能恢复不良[25]。

脑灌注压（cerebral perfusion pressure，CCP）

脑灌注压［CPP = 平均动脉压（mean arterial pressure，

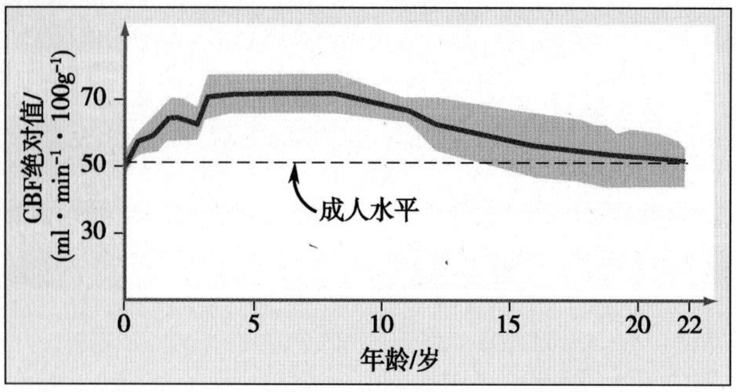

图 60-1　42 例 2 天～19 岁儿童（均数（曲线）±1 倍标准差（粉色区域）与成年人（虚线）正常大脑血流的比较。与成年人数值相比，婴儿脑血流下降，此后在儿童时期则超过成年人。（资料来源：Chiron C，Raynaud C，Maziere B，et al. Changes in regional cerebral blood flow during brain maturation in children and adolescents. J Nucl Med. 1992；33：696-703. Reprinted by permission of the Society of Nuclear Medicine.）

MAP）－颅内压（intracranial pressure，ICP）］是 CBF 的自身调节受限时或血压（blood pressure，BP）自身调节机制被打破时的外部决定因素。在成年人，正常的自身调节范围是 60～150mmHg[26, 27]。未成年动物的研究提示，BP 自身调节的最低限值直接与年龄相关[28-30]，这一现象可以用血压与年龄相关且 CPP 是动脉血压的功能之一来解释。关于正常婴儿和儿童 CPP 的阈值研究较少。仅有研究发现正常早产儿的 CPP 平均值为 37.5mmHg±4.9mmHg（±SD）[31]。关于脑损伤的婴儿和儿童 BP 自身调节阈值的数据亦有限。Vavilala 等[32]研究了 53 例健康婴儿和儿童的 CBF 自身调节。令人惊讶的是，在各个年龄分组中，如小于 2 岁、2～5 岁、6～9 岁和 10～14 岁，自身调节的最低限值均为 50～60mmHg。这一结果提示婴儿和年幼儿童 BP 自身调节能力（即基线平均动脉压和自身调节最低限值的差值）弱于年长儿童和成年人。亦即婴儿严重 TBI 的患者，即使发生中度 BP 下降也可以带来 CBF 显著下降。这可能有利于解释儿童 TBI 患者低血压对神经功能具有重大影响的原因[33]。因此，在婴儿或年幼儿童发生脑损伤时，维持 CPP 在 50mmHg 以上可能对于患者是有益的。近来，Chambers 等[34]和 Allen 等[35]提出儿童 TBI 患者 CPP 控制的目标数值需根据年龄决定。Chambers 等[34]建议分别将 2～6 岁、7～10 岁和 11～16 岁儿童 CPP 维持在 53mmHg、63mmHg 和 66mmHg。Allen 等[35]则建议分别将 0～5 岁、6～17 岁和大于 17 岁儿童的 CPP 控制在 40mmHg、50mmHg 和 50～60mmHg。然而，为了达到上述目标而造成的轻度高血压对预后的影响还需要进一步研究。

髓鞘形成

人类髓鞘形成主要发生于出生后[21]。这一过程在年龄相关的儿童 CNS 损伤的病理生理机制中究竟起什么作用尚未可知，可能与儿童大脑可塑性较强有关系。儿童 TBI 后白质损伤较常见[36]。

兴奋性中毒

任何年龄阶段，CNS 损伤发生时，大脑间质兴奋性氨基酸，如谷氨酸盐水平均会反应性升高[37-42]。然而，儿童脑损伤后兴奋性中毒介导的继发性脑损伤也屡见不鲜[37, 40-42]。兴奋性中毒与年龄密切相关。在发育的某些阶段，大量兴奋性氨基酸受体产生，这一阶段一过性与突触可塑性有关[38, 39]。实验数据证实，未成年的大鼠更容易发生兴奋性中毒[38, 39]。兴奋性中毒可通过多种途径引起神经元死亡（坏死、凋亡、坏死性凋亡和自噬）[43]。突触外 N- 天冬氨酸受体作用至关重要[43]，治疗性低温可能通过该途径起作用，但迄今没有确切疗效的药物。

凋亡

动物实验和临床研究数据证实，CNS 损伤后细胞死亡可因形态不同分为坏死和凋亡[44-46]。细胞凋亡（程序性细胞死亡）的重要性在胚胎形成和实验性 TBI 中至关重要，提示在创伤性或缺血性脑损伤中，反应性的细胞死亡瀑布可能与年龄相关[47]。例如，正在发育中的动物的神经元较成年动物的神经元更加容易受到损伤[44-47]。此外，在发育中的大脑，兴奋性氨基酸生理水平对于神经元的存活也十分必要[48]。上述研究，包括在灵长类[49]中进行的研究主要关注一些治疗性药物，如苯巴比妥类、氯胺酮、丙泊酚或兴奋性氨基酸受体拮抗剂可能对正在发育中的神经元产生损伤。然而，上述增强的凋亡反应是否仅存在于胎儿发育期抑或在婴儿和儿童 ICU 治疗中起到重要作用还是个未知数。发生 TBI 的婴儿和儿童脑脊液（cerebrospinal fluid，CSF）检查有力地证实了凋亡途径儿童脑损伤中的重要作用[2]。例如，死亡效应蛋白（细胞色素 -C 和 Fas 受体 / 配体）相互作用和抗凋亡途径失活，是严重脑损伤婴儿及儿童预后较差的主要因素[2, 50-53]。当然，上述发现如何能影响临床治疗决策目前还不清楚，但神经元程序性死亡可能是儿科神经重症治疗的重要靶点。

线粒体功能障碍和氧化应激

众所周知，发育中的大脑对氧化应激损伤极其敏感，主要原因在于缺乏谷胱甘肽过氧化物酶[54]。近来在 TBI 和大脑缺血的模型中发现，线粒体在氧化应激损伤中具有重要作用[55, 56]。以线粒体为靶点的治疗有望在临床获得成功[55, 56]，临床研究已经证实婴儿和儿童 TBI 可造成机体失去抗氧化应激的能力[57]。

其他因素

还有其他一些因素在年龄相关的、重症 CNS 损伤差异性中发挥了重要作用。其中，缺血缺氧和低血压造成的 CNS 损伤因年龄差别而差异巨大是典型的例子。

低血压和低氧血症是重症 CNS 损伤患者两个最重要的继发性损伤。低血压是严重 TBI 预后不良的最重要的因素[58]，其中年龄小于 4 岁的患者死亡率可高达 62%[59]。约 50% 的 TBI 儿童患者表现为休克，而成年人中这一比例只有 30%[59]。

由于婴儿和儿童血容量有限，头皮撕裂伤丢失的血容量也相对较少。相反，未成年的大脑和心血管系统对于缺血 - 缺氧损伤耐受性较成年人更好 [60]。窒息时间造成心搏骤停与年龄呈反比 [61-64]。对于未成年人而言，因窒息造成的心搏骤停的耐受性较好的主要原因多种多样，如儿童可耐受更长时间的缺氧和低血压，而上述因素对于成年人来说可能是致命的。然而，未成年人心肌对缺氧耐受性较好并不意味着大脑损伤减轻，25%～56% 发生窒息但并未发生心搏骤停的儿童神经系统的预后较差 [65]。这也可以解释婴儿严重颅脑损伤的一些临床特征，如呼吸停止、抽搐及濒死状态的发生 [66]。Ichord 等 [67] 发现严重颅脑创伤患者的缺血 - 缺氧性脑病往往可通过弥散加权 MRI 诊断。不仅如此，Berger 等 [68] 发现婴儿严重颅脑创伤时血清神经特异性烯醇化酶水平与儿童窒息患者更为相似。

特殊疾病或条件

心跳呼吸骤停

成人心跳呼吸骤停在第 50 章已作详细阐述。尽管第 50 章的部分内容也适用于儿童患者，但窒息在儿童心跳呼吸骤停中的地位不容忽视，值得单独重点讨论。

流行病学

儿童心跳呼吸骤停的原因多种多样。院外呼吸心搏骤停的原因包括创伤、婴儿猝死综合征、中毒及溺水、气道梗阻、严重哮喘或肺炎导致的呼吸窘迫综合征 [69]。继发于放血疗法、严重颅脑损伤或气道陷闭的创伤性呼吸心搏骤停是儿童或年轻成人的首要致死原因。非创伤性心跳呼吸骤停多是低氧血症和高碳酸血症的结果，可导致呼吸骤停、心动过缓并最终导致心搏骤停或无脉电活动 [69-71]。室性心动过速或室颤在儿童患者中发生率低于成年患者，但也并不罕见，可占院外心搏骤停患者的 5%～15%[72-74]。约 50% 的院外心搏骤停发生于既往身体健康的人，而院内心搏骤停大多数发生于既往存在基础疾病的儿童 [75]。需要特殊照料的儿童尤其容易突然恶化。

结局

儿童心跳呼吸骤停的存活率约为 13%，其中院内骤停患者的生存率远高于院外骤停患者（24% vs 9%）[71]。心跳停止的患者生存率最低（约 5%），而室性颤动或室性心动过速的患者的生存率则较高（约 30%）。患者表现为单纯呼吸骤停的生存率最高（约 75%）[76, 77]。发生骤停时有旁观者及旁观者实施心肺复苏（CRP）与存活密切相关，而 CPR 超过 30 分钟或应用 2 次以上肾上腺素则预示结局不良 [69, 72, 78, 79]。约 60% 的存活者神经系统预后良好，其余则遗留严重残疾，中间状态的预后并不多见。准确地识别预后不良可有助于撤离生命支持的决定或减少存活但遗留严重神经系统并发症的可能 [80, 81]。能够预测神经系统结局不良的因素包括：昏迷 24 小时、格拉斯哥评分（Glasgow Coma Scale，GCS）小于 5 分、自主呼吸消失、瞳孔反射消失、脑电图（electroencephalography，EEG）或躯体感觉诱发电位提示特异性异常。上述预测因素必须谨慎地在心跳呼吸骤停的药物过量或低温暴露（冰水淹溺）的儿童中使用，因为在上述两种情况下及时心跳呼吸骤停时间较长也可有神经系统预后良好的报道。

治疗

儿童心跳呼吸骤停的最佳治疗方法是预防。如果心跳呼吸骤停一旦发生，最重要的是首先立刻开始心肺复苏（cardiopulmonary resuscitation，CPR）。许多婴儿和儿童，特别是院外心跳呼吸骤停的情况下，可仅依靠实施 CPR 复苏成功 [69]。对于心搏骤停的患者来说，成人 CPR 和儿童 CPR 差异日益显著。在成人 CPR 中，传统的复苏方式开始向单纯按压转变。Kitamura 等 [82] 在日本超过 5 000 例实施 CPR 的儿童患者中，比较了常规 CPR 和单纯按压对结局的影响。结果发现，在非心源性骤停患者中实施传统 CPR 的生存率和神经系统结局均优于单纯实施心外按压的患者。但在心源性骤停的患者中二者的预后没有差异。该研究强烈提示公众应该接受传统 CPR 的培训，用于儿童心搏骤停患者的复苏。近来一个在成年 CPR 患者中的研究发现，持续按压较传统 CPR 相比并不能改善预后 [83]。另外，儿童持续按压的技术要求比成人高，对于 8 岁以下儿童仅用单手按压。有两种方法可用于婴儿胸外按压。如有 2 人以上参与抢救，1 人利用双手环抱胸廓，使用双手大拇指按压胸骨，另一人则负责通气（图 60-2）。当只有 1 人施救时，使用单手 2 个手指用于胸外按压，另一手保证头部倾斜以充分开放气道。对于儿童来说，心搏骤停多因窒息引起，故保证通气至关重要。而成人心搏骤停则多为心源性因素，故胸外按压和早期电除颤更加重要。因此，对于年幼儿童来说，按压：通气为 5：1，而在年长儿童和成年人中这一比例则为 15：2。一旦患者行气管插管，通气则不再需要按照比例进行。尽管室颤和室速在儿童并不常见，且这类原因造成的心搏骤停往往存活率较高（约 30%），因此需要尽早明确有无室性心律失常 [71]。目前自动体外除颤可提供 50J 电流，可常规在 1：8 岁患儿中使用 [84]。

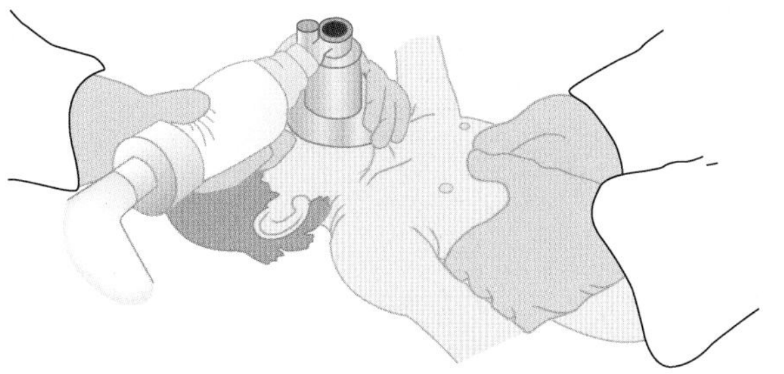

图 60-2 婴儿和年幼儿童的 2 人心肺复苏法。[资料来源：Pediatric Basic Life Support. Guidelines 2000 for Cardiopulmonary and Emergency Cardiovascular Care：International Consensus on Science. Circulation. 2000；102（Suppl）：I253-290.]

对于经验不足的施救者来说，给儿童气管插管十分困难。不仅如此，儿童气道较短，且转运或日常护理时患儿躁动不配合均可能造成气管导管移位[85]，因此确认气管导管在位十分重要。呼气末二氧化碳监测是检测儿童气管导管是否在位的重要手段。然而，若患者存在严重循环衰竭可造成二氧化碳无法输送至肺泡，造成呼气末二氧化碳数据的假阴性。如果 CPR 时无法检测到二氧化碳，气管导管位置可通过喉镜确认。没有一种方法可以放之四海而皆准，有时候需要考虑多种方法确认导管位置。

患者初始复苏时往往使用纯氧，原因在于低氧往往是心搏骤停的主要因素或促进因素，且在心搏骤停时机体往往存在氧债。然而，越来越多的研究证实，氧气可能与再灌注损伤有关。因此，需避免持续给予不必要的高氧浓度通气[86, 87]。

成人心搏骤停复苏成功后脑血管二氧化碳反应性正常，但常合并过度通气相关的缺血[88]。尽管有证据显示脑损伤后，代谢下降可抵消脑血流下降带来的问题，但仍需要谨慎地避免损伤后脑血流下降。因此，过度通气只适用于有脑疝征象的患者或疑似肺动脉高压的患者。此外，患者转运过程中也需尽量避免因疏忽造成过度通气[89]。定量持续二氧化碳监测可有效避免上述问题。

儿童建立静脉通道也较困难。幸运的是，当静脉通路建立困哪时，现有的骨髓腔输液技术可在 30～60 秒建立输液通道。利多卡因、肾上腺素、阿托品和纳洛酮可经过气道内给药。气道内给药的最佳剂量目前尚不清楚，推荐肾上腺素剂量为 0.1mg/kg（约为静脉给药剂量的 10 倍）。此后，必须随时监测血糖，一旦出现低血糖，必须静脉立刻给予 0.5～1g/kg 葡萄糖。实验研究表明，高血糖和低血糖都会加重缺血性损伤。因此，维持血糖正常非常重要。初始复苏液体应选用等渗的晶体液，如生理盐水或乳酸林格液。

最常用的儿科复苏用药是肾上腺素、阿托品和碳酸氢钠（表 60-1）。镁和钙一般仅在特殊情况下才使用，如尖端扭转型室性心动过速、低钙血症和钙离子通道阻滞。美国心脏协会（American Heart Association，AHA）基于成人心搏骤停的研究结果，近来将胺碘酮纳入儿童复苏流程[90]。证据显示，成人院外室颤或室速应用胺碘酮复律的成功率高于利多卡因[91]。对于无脉性心搏骤停的儿童，可首剂给予 5mg/kg 胺碘酮负荷剂量。对于有脉搏的室速儿童，可给予 2～5mg/kg 胺碘酮持续泵入，维持 20～60 分钟，注意监测低血压的发生。因血管加压素可改善心肌和脑血流的效应，AHA 将其纳入成人心搏骤停的复苏流程中作为肾上腺素以外的选择。然而，随后的临床研究并未证实血管加压素的有利作用，且来自儿童的数据多为小样本病例系列报道，证据等级不高[92, 93]。目前儿童复苏成功后到底哪一种血管活性药物是血流动力学支持的最佳选择尚未可知。

体外膜肺氧合（extracorporeal membrane oxygenation，ECMO）成功用于院内儿童心搏骤停的复苏[94-98]。ECMO-CPR 较胸外心脏按压或开胸心脏按压相比，可为大脑和心肌提供更多的血供，且有利于滴定体温、血流及氧输送。ECMO 在传统心肺复苏失败的患者中应用也可改善预后，是存在可逆性器官衰竭或等待心脏移植患者的最佳选择。

复苏后治疗

心搏骤停后持续昏迷的患者体温控制非常重要。十年前的研究即证实，成人室颤发生后 12～24 小时，控制性降温维持在 32～34℃可增加生存率，改善神经系统预后[99]。然而，也有研究认为，将目标温度定为 36℃，与 32～34℃相比预后无明显差异[100]。与此相反的是，动物实验证实缺血性脑损伤后，发热可导致脑损伤加重和不良的临床结局。儿童心搏骤停复苏后往往出现轻度低体温，发热较成人更为延迟[101]。目前达成共识的是，低温一旦出现，只要患儿可以耐

表 60-1 心肺复苏常用药物

药物	剂量	最大单次剂量	途径
腺苷*	0.1mg/kg 重复剂量 0.2mg/kg	12mg	IV（快速静推）
阿托品	0.2mg/kg（0.1mg/min）	儿童：0.5mg 成人：1mg	IV，IO，ET
胺碘酮	5mg/kg	300mg	IV，IO（无脉性心搏骤停给予首剂负荷量，否则持续泵入）
氯化钙（10%）**	20mg/kg	500mg	IV，IO（缓慢）
右旋糖酐	0.5～1mg/kg	N/A	IV，IO
肾上腺素	0.01mg/kg（如经气道则 0.1mg/kg）	5mg	IV，IO，ET
利多卡因	1mg/kg	100mg	IV，IO，ET
纳洛酮	0.1mg/kg	2mg	IV，IO
镁	20～50mg/kg	2g	IV，IO
碳酸氢钠（8.4%）***	1mEq/kg	N/A	IV，IO

ET：气管内；IO：骨髓内；IV：静脉内。*室上性心动过速；**推荐用于心脏重症监护室患者；***AHA 不推荐。

受，应该持续维持且尽量避免发热。在正常体温儿童实施诱导性低温尚存在争议。在新生儿窒息患儿中实施诱导性低温可极大地改善预后[102-104]，临床研究显示，脑损伤发生后，哪怕体温仅仅增加 1℃，也可能造成神经系统功能障碍[105]。在院外儿童心搏骤停患儿中的治疗性低温（therapeutic hypothermia after cardiac arrest，THAPCA）研究并没有显示出心搏骤停后持续 48 小时的治疗性低温可以显著改善预后[75]。然而，该研究的结果可能被低估，且显示出低温可能改善预后及降低死亡率的趋势，甚至有学者基于该研究的结果支持在上述患儿群体中实施治疗性低温[106]。

在大脑半球缺血的恢复中，可能在某一阶段存在持续、多灶性脑血流下降。在这一时期内需避免低血压和低氧以免造成继发性脑损伤。然而，鉴于目前最佳的氧输送和血管活性药物尚未可知，因此上述要求往往很难实现，需要进一步研究加以证实。

在窒息造成的心搏骤停中，持续的 ICP 升高较心源性心搏骤停更为常见[107]，如儿童溺水患者往往预后较差。20 世纪 80 年代，一些病例的系列报道发现 ICP 监测并不能改善神经系统预后，因而这一监测手段逐渐淡出人们的视线[108]。然而，笔者认为，ICP 导向的治疗（可能包括诱导性低体温）仍然值得重新评估其价值。

其他

大部分心跳呼吸骤停的儿科患者复苏并不成功。拒绝接受这一事实往往意味着复苏被无限制延长。AHA 指南认为，如果不是难治性室颤或室速、没有中毒性药物暴露史或不是原发性低温损伤，尽管有高级生命支持，如果患儿持续自助循环不恢复即可考虑停止复苏。总的来说，复苏时间不超过 30 分钟[90]。上述指导意见让临床医生明白持续复苏是无效的，也支持他们做出停止复苏的决策。当然，该指南并不是强制临床医生在某一阶段必须停止 CPR，只是让医生知晓延长 CPR 即使可使患者存活，但可遗留严重的神经系统并发症。

调查显示，大部分家庭在亲属实施 CPR 时，出于情感原因不愿意中止 CPR[109-112]。但如果 CPR 是家属在场，可以帮助家属尽快接受患者已经死亡的现实[113,114]。尽管在 CPR 时允许患者家属在场可能需要提前计划甚至更多的临床资源，但仍然值得一试。

癫痫持续状态

癫痫持续状态是儿科急症，即癫痫持续发作至少 30 分钟或连续两次癫痫中间意识没有完全清醒。难治性癫痫持续状态被定义为 2 种一线抗癫痫用药治疗至少 60 分钟仍不能中止癫痫发作。大部分难治性癫痫持续状态可造成 CNS 损伤[115]。

流行病学和病因学

儿科癫痫持续状态的发病率约为 40 例 /（10 万人·年）。1 岁以下婴儿发病率最高，为 40 例 /（10 万人·年）[116]，超过 90% 的病例表现为持续惊厥。癫痫持续状态的首次发作年龄平均为 4.2 岁[117]，且男性患儿稍多于女性[116,118]。

按照病因学可将癫痫持续状态分为 5 类，因分类不同治疗和预后也不尽相同。特发性或隐匿性癫痫是指没有抽搐的既往史及已知的危险因素。非典型发热性癫痫持续状态见于发热的患儿，既往从未在体温正常时出现过惊厥。发生急性症状性癫痫持续状态的患儿往往合并新发的 CNS 损伤，如脑炎、创伤、肿瘤、卒中或缺氧。发生远期症状性癫痫持续状态的患儿既往多存在 CNS 损伤，因此癫痫更容易诱发。在这些患儿中，癫痫持续状态的出现可能没有明显的诱因，甚至会在最初损伤多年后发生。最后，一些患儿因进展性脑病发生癫痫持续状态，包括神经系统退行性疾病、恶性疾病和神经皮肤综合征（框 60-1）[116,118,119]。

儿科 ICU 住院患者中约 1.6% 为癫痫持续状态患儿，因年龄不同病因也有较大差异。在小于 2 岁的患儿中，因脑膜炎和脑炎造成的急性症状性癫痫持续状态约占 51%，而远期症状性癫痫持续状态仅占 16%。年长患儿既往多存在癫痫病史[118]，癫痫持续状态的患儿死亡率在 3%～6%[116,119]。死亡率与病因、年龄及持续时间有关，无明显诱因或热性癫痫持续状态死亡率为 0，而急性 CNS 损伤或进展性脑病造成癫痫持续状态死亡率则高达 12.5%[120]。癫痫持续状态的发病率，为 11%～25%。婴儿发病率较高，且通常为急性症状性癫痫持续状态。癫痫持续状态的神经系统后遗症包括癫痫、复发、反应迟钝和运动障碍。然而，上述后遗症也可能是基础疾病或非持续性癫痫本身所造成的。特发性癫痫持续状态的复发风险小于 5%。相反，急性症状性癫痫持续状态的复发风险则高达 60%[116,120]。系统性并发症与癫痫持续状态

框 60-1　持续性癫痫状态的病因学

- 特发性 / 隐匿性（24%）
- 非典型发热性（24%）
  - 既往正常
  - 既往异常
- 急性症状性（23%）
  - CNS 感染
  - 缺氧
  - 创伤
  - 卒中 / 出血
  - 中毒
  - 代谢
  - 抗癫痫药突然中断
- 远期症状性癫痫持续状态（23%）
- 进展性脑病（6%）
  - 神经皮肤综合征
  - 肿瘤
  - 基因 / 代谢性

持续的时间有关，主要有呼吸衰竭、心血管系统抑制和自主神经功能及代谢紊乱[121]。

此外，神经系统损伤需要重症监护，如心搏骤停和TBI的患儿，重视亚临床癫痫持续状态的诊断和治疗研究也非常重要，因其往往预示着预后不良[122,123]。

诊断

如上所述，癫痫持续状态可以表现为抽搐，也可以不表现为抽搐，后者仅能从脑电图上发现。抽搐性发作可表现为全身大发作或进展为部分小发作。非抽搐性癫痫则主要表现为亚临床症状，如眼球震颤、不规律的阵挛抽搐合并意识水平下降和/或脑电图痫性放电。也可表现为复杂/简单部分性发作甚至失神发作[124]。

治疗

癫痫持续状态的治疗目的是提供心肺支持、中止癫痫发作、明确并治疗原发病和预防系统并发症[124]。鉴于癫痫持续时间越长则复发及死亡风险越高，近来多部指南和全球性调查均支持在癫痫持续状态发作5分钟内启动抗癫痫治疗。静脉给予劳拉西泮是一线治疗[125,126]，详细治疗流程及用药见表60-2。

现病史和既往史可能有助于癫痫持续状态的病因并选择合适的治疗方式，但不应影响复苏时间。初始治疗包括基础生命支持-气道、呼吸和循环（airway，breathing and circulation，ABCs）。预防低体温和低血压以避免继发性神经损伤十分重要。气道应以手法维持开放，并利用非再呼吸面罩给予纯氧，注意清除呼吸道分泌物及脉氧饱和度监测。利用临床表现或血气分析结果评估是否需要机械通气。若患者自主呼吸无法维持足够的氧合或通气，必须立刻气管插管。循环监测主要包括心电图、血压和灌注。建立静脉通路并开始液体及药物治疗。床旁立刻监测血糖，并监测患者血清电解质水平、肝肾功能及抗惊厥药物的血药浓度。还需监测血清及尿液毒物水平。发热和低血糖需立即治疗。神经系统查体包括：GCS评分，ICP升高的症状，局灶性运动感觉障碍及瞳孔大小。对于使用肌松药的患者需使用持续脑电图监测。

一线抗癫痫药物包括苯二氮䓬类、苯妥英或磷苯妥英及苯巴比妥。药物选择依据给药途径（建议静脉给药）、患者现有抗癫痫药物使用情况（建议使用不同的药物）及患者临床特征。目前关于抗惊厥药物的循证医学证据较少，推荐意见多来自于成人。因此，用于儿童持续癫痫状态的一线药物尚存在争议。

如前所述，紧急状态下静脉给予劳拉西泮是治疗癫痫持续状态的一线用药[125]。劳拉西泮起效迅速、作用时间长，经直肠给药也可有效。回顾性[127]及前瞻性[128]研究均显示，劳拉西泮因呼吸抑制导致气管插管的作用弱于地西泮。上述研究中，呼吸抑制发生率为3%～76%。近来一篇Cochrane综述也支持选择劳拉西泮而不是地西泮[129]。

对于随后的药物选择而言，可以考虑磷苯妥英或苯妥英钠，也可以使用静脉丙戊酸钠、左乙拉西坦或持续泵入咪达唑仑[126]。一项研究比较了成人癫痫患者使用劳拉西泮、苯妥英、苯巴比妥和地西泮的效果，其中苯妥英控制癫痫持续状态的成功率最高[130]。苯妥英一般不产生呼吸抑制，与苯二氮䓬类和巴比妥类相比对意识影响较小。磷苯妥英较苯妥英给药速度更快，起效更迅速，且心血管不良反应较小，但价格较为昂贵。

苯巴比妥也是一种比较有效的抗惊厥药物，但往往不是控制癫痫持续状态的一线用药。这是因为其呼吸抑制及心血管不良反应较大，特别是与苯二氮䓬类联合应用时。婴儿代谢苯巴比妥的能力较年长儿童强，故根据体重需要使用较

表60-2 急性癫痫持续状态治疗流程

时间	检查/干预	检验
发病时	气道、呼吸、循环、静脉通路、生命监测	血糖，脉氧，血气分析
初步检查：5分钟内	神经系统检查 使用抗癫痫药物劳拉西泮0.1mg/kg，苯巴比妥20mg/kg，生理盐水维持静脉通路 退热	电解质，肝肾功能，血氨，抗痉挛药物水平，中毒检测，全血分析，尿液分析
再次检查：15～30分钟	评估治疗效果，如癫痫仍持续发作可考虑静脉给予二线抗癫痫药物：磷苯妥英钠，20mg/kg或苯妥英，20mg/kg	颅脑影像学（CT *vs.* MRI），腰椎穿刺，脑电图，心电图
癫痫持续状态>30分钟	插管，机械通气	
难治性癫痫持续状态>60分钟	滴定抗癫痫药物：30分钟内给予戊巴比妥达10mg/kg，此后5mg/(kg·h)连续给予3小时，并1mg/(kg·h)直至控制癫痫发作。咪达唑仑0.15mg/kg静脉注射，此后1～2μg/(kg·min)，直至控制癫痫发作。苯巴比妥每20分钟静推5～10mg/kg直至控制癫痫持续状态，但此后每12小时需评估患者是否需要血管活性药物	持续脑电图监测 神经内科会诊 考虑麻醉科会诊或吸入麻醉药

CT，计算机断层扫描；MRI，磁共振成像。

高的剂量。此外，苯巴比妥的药代动力学特征较苯妥英研究得更为透彻。

其他检查

腰椎穿刺最好尽早进行，但应避免在不稳定或 ICP 升高或凝血功能异常及血小板下降的患者中进行。患者需行 CT 检查以协助腰椎穿刺的决策。此外，持续癫痫状态的婴儿或儿童的神经影像学检查应根据病史及查体情况个体化。心电图和脑电图对于明确癫痫持续状态的病因也十分重要（如 QT 延长综合征或可辨认的脑电图模式）。EEG 也可用于滴定抗癫痫药物的治疗（见下一部分）[124]。

难治性癫痫持续状态的药物治疗

难治性癫痫持续状态是指苯二氮䓬类和其他一种抗癫痫药物治疗失败，该诊断基于脑电图或临床表现。一旦诊断成立，需立刻进行治疗。患儿需转入儿科 ICU 或中间护理单元，并请神经内科会诊。这些患者往往使用机械通气，且使用多种药物控制癫痫发作，大部分甚至需要持续脑电监测来诱导暴发抑制。大部分情况下，持续泵入戊巴比妥用于难治性癫痫持续状态。戊巴比妥首剂缓慢静推 5～15mg/kg，继以 1mg/(kg•h) 持续泵入。关于何时开始或终止治疗仍存在争议。大多推荐癫痫发作停止 12 小时后停止持续泵入治疗[131]。在儿童中，可植入中心静脉或肺动脉导管用于滴定液体、正性肌力药物和血管活性药物。戊巴比妥使用时往往需要额外正性肌力药物或血管活性药物。咪达唑仑在难治性癫痫持续状态中也可起效，首剂给予 0.15mg/kg 负荷量，继以 1～2μg/(kg•min) 持续泵入。如果持续脑电图监测提示癫痫控制不佳或未达到暴发抑制，可每 15 分钟增加剂量。咪达唑仑一般不需联用正性肌力药物[132]。苯巴比妥每 20 分钟间断推注 5～10mg/kg 可以作为持续泵入巴比妥或咪达唑仑的替代药物，也可以每 12 小时给药 1 次用于慢性治疗。

卒中

流行病学

儿童卒中越来越受到临床医学的重视，发病率超过 8 例 /(10 万人•年)[133]，新生儿占卒中发病总人数的 25%。临床观察到发病率升高主要缘于诊断技术的提高，如磁共振（magnetic resonanceimaging，MRI）、计算机断层扫描（computed tomography，CT）和磁共振血管成像（magnetic resonance angiography，MRA），早期诊断也大大提高了卒中高危婴儿和儿童（复杂先天性心脏病、恶性肿瘤）的生存率。

病因学

动脉粥样硬化是成年人组中的核心因素，而儿童和婴儿卒中，脑外危险因素占病因的 75%，与成人大不相同。DeVeber 等[133] 将儿童缺血性卒中的常见危险因素分为血管、血管内和血栓（框 60-2）。最常见的血管因素是短暂性脑动脉病[134]。水痘病毒感染后动脉病、偏头疼、创伤性颈动脉夹层、血管炎和 Moyamoya 综合征是这一类型的代表性疾病。血管内阻塞可在镰状细胞贫血、静脉窦血栓、白血病和获得性 / 先天性高凝状态中出现。脱水和有效循环血量减少可增加上述情况中卒中的风险，特别是在儿童 ICU 中。例如，约 84% 的急性系统性疾病和 30% 脱水的婴儿和儿童可能发生静脉

框 60-2　常见儿童缺血性卒中病因

血管疾病

动脉病
- 儿童短暂性脑动脉病
- 水痘病毒感染后血管病
- 肌纤维发育不良
- Moyamoya 综合征
- 放射后血管病

血管痉挛性疾病
- 偏头疼
- 麦角中毒
- 高血压导致的血管痉挛

血管炎
- 脑膜炎
- 系统性红斑狼疮
- 结节性动脉炎
- 肉芽肿性血管炎
- 高安氏动脉炎
- 皮肌炎
- 炎症性肠病
- 药物滥用（可卡因、安非他命）

系统性血管病
- 早期动脉粥样硬化
- 糖尿病
- Ehlers-Danlos 综合征
- 弹性纤维假黄瘤
- 高胱氨酸尿
- 法布里病

创伤
- 脑疝和动脉受压
- 创伤后解剖
- 口内创伤
- 颈动脉缝合（如 ECMO）
- 动脉造影

血管内疾病

造血系统异常
- 血红蛋白病性疾病（镰状细胞贫血）
- 血栓形成
- 红细胞增多症
- 白血病或其他造血系统肿瘤

获得性高凝状态
- 促凝药物
- 怀孕和产后
- 狼疮抗凝物
- 抗心磷脂抗体
- 脂蛋白异常
- 高同型半胱氨酸血症

先天性高凝状态
- 抗凝物质缺乏
- 蛋白 S 缺乏
- 蛋白 C 缺乏
- 纤溶酶原缺乏
- 莱登 V 因子
- 凝血酶基因突变
- 亚甲基四氢叶酸还原酶

代谢紊乱
- 高同型半胱氨酸血症
- 高脂血症

栓塞

先天性心脏病
- 复杂先天性心脏病
- 室间隔 / 房间隔缺损
- 主动脉缩窄
- 卵圆孔未闭
- 动脉导管未闭

获得性心脏病
- 风湿性心脏病
- 人工瓣膜
- 细菌性心内膜炎
- 心肌病和心肌炎
- 心房黏液瘤
- 心脏横纹肌瘤
- 心律失常

创伤
- 羊水或胎盘栓塞
- 脂肪或空气栓塞
- 体外栓塞
- 心脏导管

窦血栓[135]。先天性和获得性心脏疾病是栓塞性卒中最重要的发病因素[133]。如先天性心脏病患儿手术后卒中的发病率可达1/250[136]。

诊断

婴儿和儿童卒中的临床表现因年龄而异。婴儿突出表现为抽搐和昏睡，而年长儿童则主要表现为急性局灶性神经系统症状或弥散性体征（如头疼、昏睡或抽搐）[133,137]。儿童偏头疼、Todd 麻痹和卒中往往很难鉴别诊断，在最初 12 小时内上述 3 种疾病的 CT 表现可能都是正常的[133]。MR 对于卒中的诊断更加敏感，且 MRI 灌注显像、弥散加权及 MRA 等技术有助于早期诊断。上述技术在 58 章进行了详细讨论。由于卒中是否由血管性疾病所致对于后续治疗决策的选择至关重要，故血管造影推荐用于儿童特发性卒中[133]。

除了心脏手术或导管植入以外，心内膜炎、心肌病和其他栓塞性心源性因素也是血栓性卒中的重要危险因素。心脏超声因此也是卒中儿童的必要检查手段[138,139]。读者可参考 Rivkin 等[140a]制定的卒中儿童管理指南及诊断流程。

治疗

在急性过程，抗血栓治疗常用于儿童卒中。Strater 等[140]在 135 例卒中患儿（病因包括特发性、心源性、血管和感染）中对比了低分子肝素和阿司匹林的治疗效果，结果发现二者在预防复发中的效果和不良反应无明显差异。但事实上，目前学界对于是否使用抗血栓治疗尚存在争议[141]。DeVeber[133]认为，新生儿因几乎可以忽略的复发风险并不需要抗血栓治疗，而另有研究认为年长儿童需要阿司匹林治疗［2～3mg/（kg•d）］[142]。在夹层、重度狭窄或严重高凝状态时，需维持低分子肝素或华法林治疗达数月。在心内膜炎治疗中，并不推荐抗凝治疗，这是因为可能造成隐匿性真菌性动脉瘤破裂风险。在儿童中关于血栓治疗的研究较少，仅有个案报道在儿童卒中患者中使用组织纤溶酶原激活剂或颅内血管造影球囊扩张技术，并有显著的临床改善[143]。表 60-3 比较了三个指南中关于急性缺血性卒中的治疗关键点[144]。

在该书上一版中，由于介入取栓技术的发展，关于成人急性卒中治疗发生了天翻地覆的变化，层出不穷的临床研究表明，介入取栓较传统抗血栓治疗可显著改善患者预后。过去 2 年中，关于上述热点问题发表了超过 500 篇论著。Campbell 等[145]将上述研究做了详细的综述，当然，这些研究不是本章应该讨论的问题。迄今为止，只有少数研究分析了介入取栓技术在儿童中的应用。Ellis 等[146]总结了利用介入取栓技术治疗的 34 例患儿的病历资料。近来，Hu 等[147]和

表 60-3 儿童急性缺血性卒中的处理指南汇总

	英国指南：2004	G	S	Chest 指南：2008	G	S	美国心脏协会指南：2008	G	S
常规处理	阿司匹林 5mg/kg	WPC	1	UFH、LMWH 或阿司匹林 1～5mg/（kg•d）直至除外心因性或夹层	1B	1	UFH 或 LMWH（1mg/kg q12h）1 周，直至明确病因	2B～C	3
镰状细胞贫血	置换红细胞至 HbS<30%	WPC	1	水化治疗和置换红细胞至 HbS<30%	1B	1	优化液体治疗，纠正低氧血症和低血压 置换红细胞至 HbS<30%	1C 2A～B	1 2
心源性	是否抗凝须有高年资儿科神经及心脏医师共同决定	WPC	1	LMWH 治疗 6 周	2C	3	治疗心源性因素	1C	1
颈部血管夹层	如夹层位于颅外且未出血可予以抗凝	WPC	1	LMWH 治疗 6 周	2C	3	UFH 或 LMWH 过渡至口服抗凝治疗	2A～C	3
阿替普酶在儿童中的应用	不推荐	—	1	不推荐	1B	1	不推荐	3C	1
阿替普酶在青少年中的应用	无推荐意见	—	—	无推荐意见	—	—	无一致意见	—	3
颅内静脉窦血栓	抗凝直至再通后 6 个月	—	C3	起始 UFH 或 LMWH 治疗 3 个月，如未再通需继续抗凝 3 个月	1B	1	起始 UFH 或 LMWH 治疗，后序贯华法林，共治疗 3～6 个月	2A～C	3

资料来源：DeVeber G，Kirkham F. 儿童卒中的治疗和预防指南. Lancet. 2008；7：983-5. Reproduced with permission.

*Childhood is defined as 28 days to 18 years（*Chest*）or 1 month to 16 years（UK）. Comparison of guidelines for acute management of ischemic stroke in children by subtype of stroke.

G：指南推荐等级；HbS：镰状红细胞；LMWH：低分子肝素；S：证据或推荐等级；UFH：肝素；WPC：工作组一致意见。

Bodey 等 [148] 又报道了 6 例患儿。目前可用的取栓系统包括 Solitaire、Merci 和 Revive。这是一种极有前景的治疗方法，但基于目前的研究，我们只能推荐在有经验的团队中实施，并且需要经过谨慎的选择患者人群 [148]。儿童使用上述治疗方法出现并发症也有报道 [149]。最后，除了介入取栓技术，正如在卒中诊断中讨论的部分所言，儿童急性卒中的处理往往是多个维度的，且影像学和 tPA 治疗也是值得考虑的 [140]。

儿童 ICU 的支持治疗

目前关于儿童 ICU 内急性卒中患者的治疗缺乏循证医学证据。不仅如此，收治卒中患儿的 ICU 必须也有同等处理其他神经系统疾病的能力，如 TBI[150] 和动静脉畸形 [151] 破裂。神经重症处理的 ABC 原则非常重要，如果 GCS 评分≤8 分、存在气道风险或通气能力下降，则需要紧急气管插管，且需要遵循神经保护、快速诱导的原则。必须保证正常的氧分压和二氧化碳分压，维持动脉血压以保证充分的脑灌注压。儿童卒中时血压管理往往因合并潜在疾病（如心脏术后、潜在高血压等）、合并 / 不合并脑出血而变得更加复杂。在发生血栓性或出血性卒中的成人高血压患者中，往往不推荐将平均动脉收缩压降至 130mmHg 以下 [152]。但在儿童中尚无目标血压值的推荐。

在婴儿和儿童严重卒中合并脑梗死及脑水肿时，往往出现 ICP 升高的症状和体征。但目前尚无标准的 ICP 控制目标及治疗 ICP 升高的流程。不仅如此，尽管目前尚无在严重卒中患儿中的证据，当颅高压出现时，是否应该实时观察症状和体征？是否应该实时监测 ICP，并启动 ICP 导向的目标治疗？一些个案报道了轻度低温治疗和去骨瓣减压术在急性卒中患儿的治疗效果 [153, 154]。儿童大脑的可塑性，特别是局灶性损伤的恢复能力鼓励医生采取更为激进的措施 [155-157]。然而，儿童卒中后的远期预后还需要大量研究进一步证实 [158]。

儿科神经重症还需同时维持血糖正常和精细的液体管理，避免血糖异常和低钠血症。在儿童中，生理盐水或 5% 的葡萄糖氯化钠应在起始治疗 24 小时使用，以谨慎地控制血糖水平，此后再加用葡萄糖或静脉营养。在婴儿中，需要使用 5% 或 10% 葡萄糖氯化钠，并滴定胰岛素用量以控制血糖水平。虽然没有直接证据，但将血糖控制在 200mg/dl 是合理的。合适的营养支持治疗也需要重视，患儿一进入 ICU，康复治疗就需要开始介入。

严重中枢神经系统感染

任何微生物均可导致 CNS 感染，宿主年龄和免疫状态及病原学的流行病学特征可帮助临床医生判断病原体。不考虑病因学，大部分儿童 CNS 患者没有特异性症状，均可表现为发热，头疼，恶心，呕吐，厌食和烦躁。畏光、颈部疼痛和强直、抽搐及局灶性神经系统症状是共同的症状，可因病原体不同或感染部位不一致略有差异。

细菌性脑膜炎

流行病学

细菌性脑膜炎及其治疗在新生儿（出生后 28 天）、婴儿及儿童中不尽相同。在出生后最初 2 个月中，导致脑膜炎的细菌往往取决于产程中或患儿的暴露环境。最常见的病原体为 B 组或 D 族链球菌、革兰氏阴性肠杆菌及李斯特菌，偶可见流感嗜血杆菌（B 型和无包膜型）和其他在年长患者中常见的病原体。2 个月～12 岁细菌性脑膜炎患儿的病原体常为肺炎链球菌、脑膜炎双球菌或 B 型流感嗜血杆菌。如注射过流感嗜血杆菌的疫苗，这一病原体感染的比例将大幅度下降。2000 年后，全球推荐在 2 个月婴儿中注射多价肺炎链球菌疫苗，由该病原体所致的脑膜炎也显著减少。近来一项多中心研究报道 B 族链球菌是 2 个月以下脑膜炎患儿感染的主要病原体（86%），在 11～17 岁儿童中，脑膜炎奈瑟菌的比例高达 46%，而在其他年龄阶段，肺炎链球菌则是最常见的病原体 [159]。其他病原体感染则往往见于解剖异常、手术操作、神经系统创伤或免疫缺陷。

细菌性脑膜炎常因远隔器官感染造成血源性播散引起。鼻咽部致病微生物的定植往往是菌血症的来源。细菌经侧脑室脉络丛进入 CSF 和脑膜，并循环至脑外的 CSF 和蛛网膜下隙。革兰氏阴性细菌细胞壁脂多糖和肺炎球菌的细胞壁成分可导致严重的炎症反应，造成局部 TNF-α、IL-1β、PGE 和其他炎症介质的释放，导致中性粒细胞浸润、血管通透性增加和血栓。脊神经和神经根炎症可导致脑膜炎症状，神经元炎症可导致视神经、动眼神经、面神经及听神经病变。颅内高压可导致动眼神经和外展神经麻痹。脑膜炎的颅内高压被认为是细胞死亡（细胞毒性脑水肿）、细胞因子造成的毛细血管通透性增加（血管源性水肿）和 CSF 再吸收及流出障碍造成的静水压升高的共同结果。少数情况下，脑膜炎是细菌感染灶持续释放细菌的结果，如鼻窦炎、中耳炎、乳突炎、眼眶蜂窝织炎或颅骨、脊柱骨髓炎，也可发生于穿通性脑外伤或脑脊髓脊膜膨出 [160]。

诊断

临床表现可快速进展为休克、紫癜、弥散性血管内凝血和意识状态改变，常在 24 小时内导致患者死亡。更为常见的是，患儿前驱表现为上呼吸道感染或胃肠道症状，进而表现为非特异性的 CNS 感染症状，如昏睡和烦躁。头疼、呕吐、前囟隆起、骨缝增宽、动眼神经或外展神经麻痹、高血压合并心动过缓、呼吸暂停或过度通气均提示颅内高压。视神经盘水肿在非复杂性脑膜炎中并不常见，往往提示慢性病程，如颅内脓肿、静脉窦血栓或硬膜下积脓。大脑炎、梗死或电解质紊乱可导致抽搐，可见于 20%～30% 的患者。发病时或发病 4 天内出现的抽搐往往与预后无关，4 天后仍持续出现的抽搐或无法控制的抽搐往往提示预后不良 [161]。

CSF 检查可确诊急性脑膜炎，立即予以腰椎穿刺的禁忌证为：①显著地 ICP 升高（而不是前囟隆起）；②严重心肺衰竭或体位改变可能导致严重的心肺功能不全；③穿刺部位皮肤感染；④凝血功能紊乱。如腰椎穿刺延迟进行，经验性抗生素治疗应在留取血培养后立刻开始。血培养在 80%～90% 的脑膜炎中可提供病原体证据。CT 检查确认 ICP 升高或脑脓肿不应延误治疗。表 60-4 总结了 CNS 感染的 CSF 表现。脑脊液细胞数增多且以淋巴细胞为主可能见于早期脑膜炎；相反地，中性粒细胞为主可能见于早期的病毒性脑膜炎。淋巴细胞为主转变为单核细胞为主往往发生于病毒性脑膜炎发生后 8～24 小时。如 CSF 为血性，需至少收集 3～4 管，如后几管 CSF 血性消失则认为是穿刺创伤造成，如一直都是血性 CSF，则考虑颅内出血。因穿刺创伤造成 CSF 的白细胞 / 红细胞比值应该与同时检测的血常规一致（多为 1∶500 至 1∶1 000）[162]。

新生儿期后的细菌性脑膜炎死亡率不足 10%。严重神经发育后遗症的发生率为 10%～20%。最常见的后遗症为耳聋、反应迟钝、癫痫、语言发育迟缓、视力受损和行为异常。感觉神经性耳聋在肺炎链球菌、脑膜炎双球菌和 B 型流感嗜血杆菌脑膜炎中发生率分别为 30%、10% 和 5%～10%[163]。

治疗

在免疫功能正常的婴儿和儿童中，起始经验性治疗的选择往往依据抗生素对肺炎链球菌的敏感性。在美国，25%～50% 的肺炎链球菌目前对青霉素耐药，约 25% 的分离菌株对头孢噻肟和头孢曲松钠耐药。因此，经验性治疗往往使用万古霉素［60mg/（kg•24h），分次，每 6 小时 1 次］和头孢噻肟［100mg/（kg•24h），每天 1 次或每 12 小时 1 次］。如患者对 β- 内酰胺类过敏，可考虑使用氯霉素［100mg/（kg•24h），分次，每 6 小时 1 次］。如果考虑李斯特菌感染，如在 1～2 个月婴儿中或 T 淋巴细胞免疫缺陷患者中，可使用氨苄西林［200mg/（kg•24h），分次，每 6 小时 1 次］与头孢噻肟或头孢曲松联用。此外，经验性使用阿昔洛韦抗单纯疱疹病毒也需要考虑，特别是在新生儿感染合并皮疹、抽搐、母体感染病史或病态表现时，这是因为新生儿单纯疱疹病毒治疗延迟与死亡率增加明显相关。如为免疫抑制患儿且拟诊为革兰氏阴性菌脑膜炎，头孢他啶和氨基糖苷类可能作为起始治疗。治疗周期根据细菌类型不同，一般为 10～14 天。革兰氏阴性杆菌脑膜炎需在 CSF 培养阴性后治疗 3 周或至少 2 周时间。新生儿、革兰氏阴性杆菌脑膜炎或 β- 内酰胺类耐药的肺炎链球菌感染患儿需重复 CSF 检查。在所有可能控制 CNS 炎症的辅助治疗中，仅有皮质激素在临床研究中得以充分评估。在细菌性脑膜炎中，辅助皮质激素的治疗可降低死亡率，降低严重耳聋及其他远期神经系统后遗症的发生率。在抗生素使用前或首剂抗生素时使用皮质激素治疗，可显著降低流感嗜血杆菌和肺炎链球菌脑膜炎引起耳聋的发生率[164]。地塞米松的推荐剂量是 0.6mg/（kg•24h），分次给予，每 6 小时 1 次，连续 4 天[160]。近来 meta 分析总结了 25 例成人和儿童随机、安慰剂对照试验的结果，发现皮质激素可降低儿童流感嗜血杆菌脑膜炎引起耳聋的发生率（4% vs 12%），但在其他细菌性脑膜炎中没有作用[164]。两个随机对照实验（RCT）研究地塞米松联合标准抗生素治疗在新生儿细菌性脑膜炎中的作用，结果发现可降低死亡率和耳聋的发生率。但该研究在近来的 meta 分析中被认为证据等级较低。院内获得性或脑脊液分流相关的脑膜炎中皮质激素是否可以改善预后尚无人研究。因此，还需要进一步验证地塞米松在预降低死亡率和预防神经系统后遗症中的作用。

Peltola 等[165]报道了口服丙三醇［6ml/（kg•d），分 4 次，最大不超过 25ml/ 次］可改善 654 例脑膜炎患儿的预后。然而，另一项研究则认为口服丙三醇不能降低儿童脑膜炎引起

表 60-4　中枢神经系统感染的脑脊液表现

感染类型	压力 /cmH_2O	白细胞 /mm^3	蛋白 /($mg•dl^{-1}$)	糖 /($mg•dl^{-1}$)
正常	5～8	<5%，淋巴细胞≥75%，新生儿<30	20～45 新生儿低于 180	>50（或 75% 血糖）
急性细菌性	升高（10～30）	300～2 000，中性粒为主	100～500	下降（<40% 或 50% 血糖）
部分治疗的细菌性脑膜炎	正常或升高	5～10 000，多为中性粒细胞	100～500	正常或下降
病毒性脑膜炎或脑膜脑炎	正常或轻度升高（8～15）	很少>1 000。早期中性粒为主，后单核细胞为主	50～200	正常（某些流行性腮腺炎病毒可下降）
结核性脑膜炎	升高	10～500 早期为中性粒细胞，大部分时候淋巴细胞为主	100～3 000	<50
真菌性脑膜炎	升高	5～500 早期中性粒细胞为主，大部分时候淋巴细胞为主	25～500	<50
梅毒	升高	50～500 淋巴细胞为主	50～200	正常
阿米巴（纳氏虫属）脑膜脑炎	升高	1 000～10 000，或更多。中性粒细胞为主	50～500	正常或轻度下降

的耳聋的发生率[166]。虽然没有指南的认可，但是丙三醇仍然被推荐用于儿童脑膜炎[167]。最近的综述发现，渗透性利尿剂包括丙三醇仅在部分 RCTs 中推荐。最近一个 RCT 研究旨在比较 CPP 和 ICP 导向治疗在急性脑膜炎患儿治疗中的作用[168]，该研究结果在本章中获准报道。110 例因急性 CNS 感染造成昏迷的患儿（1～12 岁）使用有创 ICP 监测，随机分为 ICP 目标值 $<$20mmHg 组和 CPP 目标值 $>$60mmHg 组。CPP 导向组需要更多的血管活性药物，但需要较少的过度通气和渗透性治疗，较 ICP 导向更能降低患者死亡率。

患者中表现为低灌注、弥散性血管内凝血皮肤表现（紫癜、瘀点）、不规则呼吸、意识改变、脑神经症状和其他潜在提示 ICP 升高的症状及临床表现进展迅速、显著代谢性酸中毒、低血氧症、中性粒细胞减少、低钠血症、贫血或肝肾功能异常者需收入儿科 ICU 治疗。当患者出现上述表现时，必须已经启动抗生素治疗且已送检病原学培养。早期识别并发症，如休克或 ICP 升高并及时治疗，可改善暴发性脑膜炎的预后。

脑膜炎治疗中的急性 CNS 并发症包括抽搐、颅内高压、脑神经麻痹、卒中、脑疝和双侧静脉窦血栓形成[169]。硬膜下积液出现于 10%～30% 的儿童患者，但在新生儿中更为常见。在 85%～90% 的病例中往往没有任何症状。发生 ICP 升高时，往往硬膜下积液可明显吸收。单纯的发热往往并不是误吸造成的。抗利尿激素异常分泌综合征（syndrome of inappropriate secretion of antidiuretic hormone，SIADH）表现为低钠血症和血清渗透压下降，可出现于 30%～50% 的病例中。脑耗盐也可见于脑膜炎患儿。因此，必须重视利用生理盐水或高渗盐水维持正常的血钠浓度，预防脑水肿进一步加重。持续发热（超过 10 天）发生于 10% 的患者中，往往由于合并病毒感染、二重感染或院内获得性细菌感染、血栓性静脉炎、药物反应、心包炎或关节炎。

儿科 ICU 的支持治疗

婴儿和儿童细菌性脑膜炎的 ICU 治疗问题和脑炎治疗相同，可参考以下内容。

病毒性脑炎

流行病学

肠道病毒是脑炎患儿最常见的病原体，可表现为轻症，或重度脑炎引起死亡或严重神经系统远期并发症。肠道病毒感染可在人与人之间迅速传播，潜伏期一般 4～6 天。大部分病例发生于夏秋季节。虫媒病毒也可能引起脑炎，如圣路易斯和加利福尼亚脑炎及西尼罗河病毒[170]。

一些疱疹病毒也可以引起脑炎。单纯疱疹病毒（herpes simplex virus，HSV）-1 是儿童重症脑炎的重要病原体，常累及大脑皮质，特别是颞叶。新生儿疱疹病毒感染常由垂直传播的 HSV-2 引起，表现为：①皮肤、眼睛和口腔感染（约占 45%）；②脑炎（约占 35%）；③弥散性血管内凝血（约占 20%）。30%～40% 的原发性生殖系统感染和 3% 的活动性疱疹病毒感染可造成母婴垂直传播。皮肤或全身性感染多出现于出生后 6 天，而脑炎多见于 11 天。如没有典型的皮肤症状，新生儿 HSV 感染诊断比较困难。出生后 48～72 小时留取结膜、鼻咽和直肠分泌物病原学检查可能有助于早期诊断。在新生儿中，由 HSV 感染引起的弥散性血管内凝血和脑炎的死亡率分别为 50% 和 14%[170]。

水痘 - 带状疱疹病毒和水痘病毒引起的脑炎比例相近。前者突出的临床表现是小脑共济失调。巨细胞病毒感染可见于先天性感染或免疫抑制的宿主。EB 病毒引起的 CNS 疾病可能表现为大小、形状及空间关系感知扭曲，被戏称为“爱丽丝梦游仙境综合征”。可能出现脑膜炎、抽搐、共济失调、面神经瘫痪、横贯性脊髓炎和脑炎[170]。在流感病毒 A（H1N1）脑炎往往造成明显的神经系统后遗症，包括意识状态改变，抽搐，脑病，可能不伴有显著的呼吸系统症状[171]。

感染病原体可经血源性感染或神经源性进入颅内。许多血源性感染的病原体可导致动脉、小动脉及毛细血管的内皮直接损伤，导致血管炎、出血和血栓形成。感染后脑炎本质是自身免疫病，表现为静脉周围炎及脱髓鞘，但在 1 岁以下儿童中并不常见[172]。即使早期使用阿昔洛韦治疗，疱疹病毒感染的死亡率仍可高达 20%～30%[173]。

诊断

脑炎发病往往较急，多有先驱持续几天的非特异性发热。年长儿童病毒性脑炎的临床表现为头疼和感觉过敏，而婴儿则为易激惹和昏睡。青少年往往主诉眼球后疼痛，发热，恶心，呕吐，光过敏及腿、背和颈部疼痛。出疹在 CNS 症状出现前后均可能发生。60% 的 HSV 感染脑炎可出现抽搐。CSF 常规表现为轻度单核细胞为主，应做 CSF 病毒、细菌、真菌和分枝杆菌培养。利用聚合酶链反应（polymerase chain reaction，PCR）检测病毒 DNA 或 RNA 可用于诊断 HSV、水痘 - 带状疱疹病毒、巨细胞病毒、EB 病毒和肠道病毒感染的脑炎。PCR 检测脑脊液 HSV 对于诊断敏感性超过 90%，特异性为 100%[174]。约 50% 的 HSV 脑炎患者 CT 平扫可见局灶性异常。磁共振是临床查体后必行的影像学检查。脑电图在大部分 HSV 脑炎患者中均表现为异常，即周期性侧向痫样放电[175]。

免疫介导的脑炎，多为急性弥漫性脑脊髓炎，可因病毒性脑炎引起。HSV 脑炎后神经系统症状复发可能是 HSV 感染复发或出现自身抗体的原因所致。免疫介导的脑炎诊断依赖于检测到特异性细胞表面蛋白抗体[176]。在某些病例中，诊断工具必须包括：①抗 -NDMA 受体抗体，多为血清或 CSF 中的 IgG（NMDA 受体脑炎）；②血清中检测到甲状腺过氧化物酶抗体，偶可见于 CSF（合并自身免疫性甲状腺炎的激素敏感性脑病）；③血清亮氨酸富集胶质瘤失活蛋白 -1 的 IgG、CSF 中抗谷氨酸脱羧酶抗体 IgG 和血清抗 -$GABA_B$ 受体 IgG（边缘叶脑炎）。明确免疫介导的脑炎的诊断对于治疗策略的调整十分重要。除了需要其他相关实验室检查以外，免疫介导的脑炎往往与病毒性脑炎症状并不一致，且经常出现病毒性脑炎没有的症状，如 NMDA 受体脑炎可出现运动障碍、紧张症、幻觉和偏执；自身免疫性甲状腺炎相关性脑病可出现面肌痉挛和局灶性神经系统缺陷；边缘叶脑炎则可出现记忆异常。尽管非常罕见，儿童畸胎瘤（多位于卵巢）可引起 NMDA 受体脑炎，因此 NMDA 受体脑炎的女性患儿需检查盆腔和腹部 MRI。

治疗

HSV 脑炎可用阿昔洛韦行抗病毒治疗。阿昔洛韦在血清中半衰期较短，80% 以原型从尿液中排出，因此肾功能不全可加重其药物毒性。标准剂量为 30mg/（kg•24h），分 3 次给予，疗程 14 天。在新生儿中的剂量为 60mg/（kg•d）。对于免疫抑制的患者，疗程延长至 21 天。阿昔洛韦对于 HSV-1、HSV-2 和水痘 - 带状疱疹病毒脑炎有效。治疗水痘 - 带状疱疹病毒脑炎时，阿昔洛韦剂量同 HSV 脑炎[174]。H1N1 脑炎的抗病毒治疗可使用奥司他韦[171]。免疫治疗（常用甲强龙，免疫球蛋白和血浆置换。利妥昔单抗和环磷酰胺可用于一线治疗无效的抢救治疗）对于治疗免疫介导性脑炎至关重要。免疫治疗对于儿童或青少年 HSV 脑炎恢复后再次出现神经系统治疗也有效果[176]。

儿童重症监护治疗

目前尚无儿科重症监护室中脑膜炎和脑炎的循证医学数据。神经重症处理的 ABC 原则非常重要，如果 GCS 评分 ≤8 分、存在气道风险或通气能力下降，则需要紧急气管插管，且需要遵循神经保护、快速诱导的原则，必须保证正常的氧分压和二氧化碳分压。细菌性脑膜炎和脑炎常合并严重的感染性休克，需要集束化治疗[177]，必须维持动脉血压以保证充分的脑灌注压。婴儿和儿童脑膜炎及脑炎，ICP 往往升高明显。CNS 感染最重要的死亡原因主要是继发于颅内高压的脑疝形成。Kumar 等研究提示，CPP 导向的治疗策略优于 ICP 导向治疗[168]，而颅内高压往往预示着不良的神经系统预后[178-180]。此外，ICP 监测和激进的控制颅内压力的治疗手段可以降低儿童及成人脑膜炎和脑炎的预期死亡率[181-184]。一旦发现颅内高压，需立刻启动 ICP 监测及 ICP 导向的治疗。已知或可能 CNS 感染，GCS 评分 <8 分的患者需开始 ICP 监测。如果存在脑积水或需要引流脑脊液时，脑室外引流是 ICP 监测的有效手段。

其他儿童重症监护的治疗原则在前文已经提到，包括维持血糖水平正常。此外，SIADH 在此类患者中很常见，因此也需要紧密监测血钠浓度，避免低钠血症。营养支持在第 44 章中进行了详细介绍，对于此类患者也十分重要。

脑脓肿

流行病学和诊断

脑脓肿在 4～8 岁的儿童中发病率较高。脑脓肿的潜在病因包括慢性中耳炎、鼻窦炎、眼眶蜂窝织炎、牙源性感染、颅脑贯通伤、脑室腹腔分流感染、免疫缺陷状态、先天性心脏病左向右分流的细菌定植和脑膜炎。约 80% 脑脓肿发生于额颞叶和顶叶，而 30% 的脑脓肿可能是多发的。表 60-5 总结了病因与脑脓肿部位、可能的病原体及起始经验性抗生素的使用之间的关系。在早期，脑脓肿主要表现为低热、头痛和昏睡，随着炎症的加重，可能会进一步出现呕吐、视神经盘水肿、局灶性神经系统体征和抽搐。眼球震颤、同侧共济失调、辨距不良、头疼和呕吐是小脑脓肿的特征性表现。如果脓肿破入脑室，患者可迅速出现休克和死亡[185]。

增强 CT 和磁共振是诊断脑脓肿的主要手段，脓肿腔可在增强 CT 上表现为强化的指环征。MRI 钆造影则为胶囊样。血培养在约 10% 的脑脓肿患者中为阳性，对于怀疑脑脓肿的患者，不应该行腰穿检查，这是因为 CSF 化验几乎是阴性的，且有造成脑疝的危险。

治疗

起始抗生素治疗应根据可能病因，覆盖可能病原体。有包膜的脓肿应在抗生素治疗的基础上结合穿刺抽取脓液，这也是病原学诊断的最好手段。手术适应证为：①脓肿直径超过 2.5cm；②含气；③多腔脓肿穿刺引流效果较差；④颅后窝脓肿；⑤真菌性脓肿。疗程长短取决于微生物学种类及患者反应性，但常为 4～6 周。此外，需除外儿童和婴儿脑膜炎及脑炎[186]。

表 60-5　脑脓肿的病因学因素、常见病原体及经验性治疗

病因学	脑脓肿位置	病原体	治疗
鼻窦炎 眼眶蜂窝织炎 牙源性感染	大脑额叶	链球菌、拟杆菌属、肠杆菌科、金黄色葡萄球菌、流感嗜血杆菌	万古霉素 + 三代头孢 + 甲硝唑
中耳炎 乳突炎	颞叶 / 小脑	链球菌、拟杆菌属、肠杆菌科、金黄色葡萄球菌、流感嗜血杆菌、铜绿假单胞菌	万古霉素 + 三代头孢 + 甲硝唑
头部创伤 术后感染	手术区域	金黄色葡萄球菌、链球菌、肠杆菌、梭状芽孢杆菌属	万古霉素 + 三代头孢 + 甲硝唑
先天性发绀性心脏病	脑中央动脉供血区	草绿色链球菌、厌氧菌、链球菌	青霉素 + 甲硝唑
脑室腹腔分流	分流区域	铜绿假单胞菌，链球菌，肠杆菌属	万古霉素 + 头孢他啶

神经外科术后感染

流行病学

儿童神经外科手术包括常规手术和急诊手术，多见于脑肿瘤、脑积水和动脉静脉畸形。

诊断

手术相关的并发症是患儿收入儿童监护室的主要原因。需要重症监护的最常见的并发症包括脑积水、呼吸抑制、出血、血管并发症、水电解质紊乱和抽搐。持续脑积水患者多需要手术治疗，往往采用分流、脑室切开术或减压手术。先天性脑积水患儿是否需要 ICU 监护主要取决于围手术期的状态。脑积水进展缓慢者，临床症状较少，可能不需要收入 ICU 治疗；而围手术期症状典型提示脑疝可能，则需要密切的观察和监护。Chiari 畸形、肿瘤压迫 CSF 引流或脑室出血均是围手术期脑积水的重要危险因素。

呼吸抑制是脑干相关手术后最致命的并发症，这可能是延髓麻痹或颅神经损伤的结果。先天性面部畸形的患者也是呼吸抑制风险较高的患者。此外，一直保持一种体位的患者也可能出现呼吸抑制，这是因为显著面部肿胀而导致。

尽管出血是所有外科手术都必须担心的问题，但在血管畸形切除不彻底时出血风险显著升高。然而，所有的操作均存在不同程度的术后出血，甚至没有切除大脑的手术也是一样。大动脉周围的手术操作可导致血管痉挛，从而引起脑缺血或脑梗死。动脉瘤或血管畸形破裂造成的蛛网膜下隙出血是血管痉挛的另一个主要原因。

电解质异常可出现于下列 3 种情况，即尿崩症、SIADH 和脑耗盐综合征（见下）。其他并发症包括 CSF 漏、无菌性脑膜炎和假性脑脊膜膨出。

体格检查

体格检查需包括 ABC 评估，特别是对于神经外科术后患者，快速的神经系统查体有助于评估神经系统损伤的基线情况，并与后续的神经系统体征作为对比。例如，瞳孔不等大可能是神经外科手术的原因，可能在手术后立刻出现。但如果瞳孔不等大发生在既往瞳孔等大的患者，则往往是脑疝出现的征兆。神经系统检查应包括意识状态的评估，患者常因麻醉后出现意识水平下降，但应反复评估患者意识水平有无改善。GCS 评分是客观评估患儿意识水平的方法。脑神经查体常因患儿无法配合而效果欠佳：瞳孔反应（第Ⅱ对颅神经）、眼外肌运动（第Ⅱ/Ⅳ/Ⅵ对颅神经），婴儿吮吸时下颌分离（第Ⅴ对颅神经），哭泣或微笑时面部不对称（第Ⅶ对颅神经），咽反射（第Ⅸ/Ⅹ对颅神经），肩膀下垂（第Ⅺ对颅神经）。运动功能检查依赖于细致的观察，这是因为很少有患者在术后能够配合常规查体。感觉功能检查需要仔细观察患者对刺激的反应。深部腱反射的全面查体是可行的，在最初 24 小时内神经系统评估需反复进行，以寻找有无新的或进展性病变的线索。

治疗

所有入住 ICU 患儿均需心肺监测，呼吸监测主要目的在于评估气道风险，包括呼吸频率、脉氧饱和度和反复评估呼吸功能、吸气和有无喘鸣。血流动力学监测对于评估血流动力学和神经系统功能都有帮助。心率增快和血压升高可能是疼痛或抽搐的表现，也可能是即将出现脑疝的表现，而脑疝在儿童中可能并不表现为典型的库欣三联征。心动过速及持续存在的毛细血管充盈不良或低血压可能提示液体大量丢失，存在出血、第三间隙失液或尿崩的可能。心动过速和低血压也可能是外周血管张力下降的缘故，如感染、药物或脊髓手术后神经调节功能障碍。有创血压监测对存在以上风险的患者是必要的。严格的液体出入量管理有助于保持水、电解质平衡。如手术过程存在引起液体调节失衡的风险，如颅咽管瘤切除术，血清和尿电解质需每 4～6 小时监测 1 次，还需持续监测尿量及中心静脉压。密切监测体温变化也十分重要，必须严格防止出现高热，否则会极大地加重神经系统损伤。

神经外科术后患者的液体管理策略与其他手术大相径庭。尽管维持循环血量十分重要，但避免液体过负荷加重脑水肿需时刻警惕。总的说来，神经外科手术与其他手术相比不会导致大量液体丢失到第三间隙，一旦血容量足够维持灌注，就不再需要液体复苏，仅需要维持输液，保证出入平衡。

由于高血糖和低血糖均会加重神经系统损伤，血糖水平对神经外科术后患者一样重要。根据成人 ICU 治疗推荐，年长儿童输液应使用生理盐水或 5% 葡萄糖氯化钠，需密切监测血糖水平。对于年长儿童来说，对于输注葡萄糖的限制需要持续多久尚无定论，这是因为即使血糖水平正常，也可能出现酮症。一般情况下，术后 24 小时内限制输入葡萄糖，高血糖则在整个 CNS 损伤的急性期都需要避免。婴儿患者则完全相反，因其如不摄入碳水化合物则没有能力维持血糖水平。最初可采用 5% 葡萄糖氯化钠，如输入静脉营养，需持续泵入胰岛素以避免高血糖。高血糖水平可加重婴儿和儿童神经系统损伤目前还停留于理论水平，但低血糖的损伤作用是毋庸置疑的，必须严格避免。

低钠血症对于神经外科术后患者来说至关重要，这是因为渗透效应可导致脑水肿加重。在神经外科术后 48 小时内，儿童患者低钠血症发生率可高达 31%[187]。等渗液体的输注在儿科 ICU 中可有效降低医源性低钠血症的发生率[188]。如低钠血症的发生合并尿量减少、尿比重增加和尿钠浓度增加，则可能是 SIADH 的原因。此时，则需要对患者限液。神经外科术后患者有两种特殊的钠丢失途径，即脑室外引流的患者经 CSF 丢失和脑耗盐患者经尿丢失，不管是哪一种，都必须减少钠的丢失以维持正常的血钠水平。

轻度的高钠血症，往往是由于过度输入钠盐或渗透性利尿所导致，一般危害较小。而进行性血钠升高合并低渗尿增加，提示尿崩症的发生。这一并发症除了在可能造成垂体损伤的手术患者中以外，一般并不常见。尿崩症的治疗必须十分精细，必须计算每日不显性失水[300ml/(m²•d)]和每日经尿液丢失的液体和电解质。血管升压素或去氨加压素治疗用于控制自由水的丢失。

每位神经外科手术患者可考虑使用下列药物。首先，止吐药对于预防麻醉术后恶心、呕吐十分重要，因为呕吐可造成颅内压力急剧升高。昂丹司琼和氟哌利多因其镇静作用较轻，故而是止吐的较好选择[189]。术后抽搐往往造成严重的后果，因此抗癫痫药物需要在所有高风险患者中常规使用。苯妥英是抗癫痫药物中镇静作用最轻的一种。如患者长期使用抗癫痫药物，需要术后尽快恢复使用。地塞米松常被用于减轻肿瘤周围水肿，且缩小肿瘤体积[190]。皮质激素在神经外科的使用尚存在争议，但那些在围手术期使用皮质激素的患者需要补充应激剂量的激素。预防性使用质子泵抑制剂可能减少胃肠道出血的风险[191]，但可能增加院内获得性感染的风险[192]。消化道出血在后颅窝肿瘤切除的患者中更为常见，推荐在该类患者中预防性使用质子泵抑制剂[193]。

紧急干预

围手术期需要重点关注的问题，往往也是在儿童患者中较难发现的问题，即意识状态的改变。尽管麻醉药物可导致感觉中枢改变，但如果药物代谢完毕后意识状态仍无改善，需立刻行检查除外神经系统病变。如患者GCS小于8分，任何转运或检查前需气管插管保证气道安全。如患者存在脑室外引流，需保持开放状态并确保CSF引流通畅。甘露醇或高渗性盐水可以用于出现脑疝症状的患者，并立刻开始暂时性高通气直至实施手术干预。上述患者需急诊行头颅CT检查，并依据检查结果实施紧急干预。

婴儿及儿童其他中枢神经系统重症疾病

婴儿及儿童还存在其他类型的CNS重症疾病，包括肝性脑病、高血压性脑病和Reye综合征。这些问题及其他更为罕见的临床情况的讨论不在本章范围之内，读者可阅读本章参考文献或参考其他专业的儿童重症监护书籍。Reye综合征曾经是儿科神经重症监护的常见病，1980年，美国全年共发生555例。但在过去的10年内，仅有不到2例的报道[194]。

知识点

1. 婴儿及儿童的神经系统损伤病因及其对治疗的反应有显著的年龄依赖特点。
2. 儿童及婴儿神经重症监护治疗的主要目的在于预防继发性脑损伤，且以脑保护为导向优化各种治疗手段。维持心肺功能、正常的血糖水平、预防高热和低钠血症可改善预后。
3. 婴儿及儿童心跳呼吸骤停往往因窒息引起。
4. 治疗癫痫持续状态主要在于提供心肺支持、终止癫痫发作、查找并治疗导致癫痫的因素、预防并发症。建议采用持续性脑电监测。
5. 婴儿和儿童栓塞性脑卒中的主要病因是先天性和获得性心脏病。介入技术取出血栓是成年脑卒中治疗革命性的改变，但仍需要在儿童治疗中进一步研究。
6. 婴儿和儿童细菌性脑膜炎的流行病学特征及治疗策略因年龄而异。
7. 儿童严重脑炎的重要病原体是单纯疱疹病毒。
8. 儿童脑疝的治疗包括：气管管理、甘露醇或高渗盐水、过度通气、脑脊液外引流（如可能）及急诊头颅CT检查。

（胡婕 译，潘亮 审校）

参考文献

1. Kochanek PM, Bell MJ, Forbes ML, et al. Pathophysiology. In: Marion DW, editor. Traumatic brain injury. New York: Thieme Medical; 1999. p. 233-256.
2. Kochanek PM, Clark RS, Ruppel RA, et al. Biochemical, cellular, and molecular mechanisms in the evolution of secondary damage after severe traumatic brain injury in infants and children: lessons learned from the bedside. Pediatr Crit Care Med. 2000;1:4-19.
3. Donaldson HH, Hatai S. On the weight of the parts of the brain and on the percentage of water in them according to brain weight and to age in albino and in wild Norway rats. J Comp Neurol. 1931;53:263-307.
4. Agrawal HC, Davis JM, Himwich WA. Water content of dog brain parts in relation to maturation of the brain. Am J Physiol. 1968;215:846-848.
5. Selzer ME, Myers RE, Holstein SB. Maturational changes in brain water and electrolytes in Rhesus monkey with some implications for electrogenesis. Brain Res. 1972;45:193-204.
6. Van Lookeren Campagne M, Verheul JB, Nicolay K, Balázs R. Early evolution and recovery from excitotoxic injury in the neonatal rat brain: a study combining magnetic resonance imaging, electrical impedance, and histology. J Cereb Blood Flow Metab. 1994;14:1011-1023.
7. Caley DW, Maxwell DS. Development of the blood vessels and extracellular space during postnatal maturation of rat cerebral cortex. J Comp Neurol. 1970;138:31-47.
8. Evans AN, Reynolds JM, Reynolds ML, Saunders NR, Segal MB. Development of a blood-brain barrier mechanism in foetal sheep. J Physiol. 1974;238:371-386.
9. Tress EE, Clark RSB, Foley LM, et al. Blood brain barrier is impermeable to solutes and permeable to water after experimental pediatric cardiac arrest. Neurosci Lett. 2014;578:17-21.
10. Nehlig A, Vasconcelos A, Boyet S. Postnatal changes in local cerebral blood flow measured by the quantitative autoradiographic [14C] iodoantipyrine technique in freely moving rats. J Cereb Blood Flow Metab. 1989;9:579-588.
11. Moore TJ, Lione AP, Regen DM, Tarpley HL, Raines PL. Brain glucose metabolism in the newborn rat. Am J Physiol. 1971;221:1746-1753.
12. Himwich HE, Fazekas JF. Comparative studies of the metabolism of the brain of infant and adult dogs. Am J Physiol. 1941;132:454-459.
13. Kennedy C, Grave JD, Jehle JW, Sokoloff L. Changes in blood flow in component structures of the dog brain during postnatal maturation. J Neurochem. 1972;19:2423-2433.
14. Chugani HT, Phelps ME. Maturational changes in cerebral function in infants determined by 18FDG positron emission tomography. Science. 1986;231:840-843.
15. Chugani HT, Phelps ME, Mazziotta JC. Positron emission tomography study of human brain functional development. Ann Neurol. 1987;22:487-497.
16. Volpe JJ, Herscovitch P, Perlman JM, Raichle ME. Positron emission tomography in the newborn: extensive impairment of regional cerebral blood flow with intraventricular hemorrhage and hemorrhagic intracerebral involvement. Pediatrics. 1983;72:589-601.
17. Chiron C, Raynaud C, Maziere B, et al. Changes in regional cerebral blood flow during brain maturation in children and adolescents. J Nucl Med. 1992;33:696-703.
18. Muizelaar JP, Marmarou A, DeSalles AAF, et al. Cerebral blood flow and metabolism in severely head-injured children: Part 1: relationship with GCS score, outcome, ICP, and PVI. J Neurosurg. 1989;71:63-71.
19. Muizelaar JP, Ward JD, Marmarou A, Newlon PG, Wachi A. Cerebral blood flow and metabolism in severely head-injured children: II. Autoregulation. J Neurosurg. 1989;71:72-76.
20. Dobbing J, Sands J. Quantitative growth development of human brain. Arch Dis Child. 1973;48: 757-767.
21. Brody BA, Kinney HC, Kloman AS, Gilles FH. Sequence of central nervous system myelination in human infancy: I. An autopsy study of myelination. J Neuropathol Exp Neurol. 1987;46:283-301.
22. Zwienenberg M, Muizelaar JP. Severe pediatric head injury: the role of hyperemia revisited. J Neurotrauma. 1999;16:37-43.
23. Obrist WD, Langfitt TW, Jaggi JL, Cruz J, Gennarelli TA. Cerebral blood flow and metabolism in comatose patients with acute head injury. J Neurosurg. 1984;61:241-253.
24. Manole MD, Foley LM, Hitchens TK, et al. Magnetic resonance imaging assessment of regional cerebral blood flow after asphyxial cardiac arrest in immature rats. J Cereb Blood Flow Metab. 2009;29(1):197-205.
25. Manchester LC, Lee V, Schmithorst V, Kochanek PM, Panigrahy A, Fink EL. Global and regional derangements of cerebral blood flow and diffusion magnetic resonance imaging after pediatric cardiac arrest. J Pediatr. 2016;169:28-35.e1.
26. Keyt SS, King BD, Horvath SM, Jeffers WS, Hafkenschiel JH. The effect of an acute reduction in blood pressure by means of differential spinal sympathetic block on the cerebral circulation of

hypertensive patients. J Clin Invest. 1950;29:402-407.
27. Olesen J. Quantitative evaluation of normal and pathologic cerebral blood flow regulation to perfusion pressure. Arch Neurol. 1973;28:143-149.
28. Pasternak JF, Groothuis DR. Autoregulation of cerebral blood flow in the newborn beagle puppy. Biol Neonate. 1985;48:100-109.
29. Laptook AR, Stonestreet BS, Oh W. Brain blood flow and O_2 delivery during hemorrhagic hypotension in the piglet. Pediatr Res. 1983;17:77-80.
30. Szymonowicz W, Walker AM, Yu VY, Stewart ML, Cannata J, Cussen L. Regional cerebral blood flow after hemorrhagic hypotension in the preterm, near-term, and newborn lamb. Pediatr Res. 1990;28:361-366.
31. Raju TNK, Doshi UV, Vidyasagar D. Cerebral perfusion pressure studies in healthy preterm and term newborn infants. J Pediatr. 1982;100:139-142.
32. Vavilala MS, Lee LA, Lam AM. The lower limit of autoregulation in children during sevoflurane anesthesia. J Neurosurg Anesthesiol. 2003;15:307-312.
33. Hutchison JS, Ward RE, Lacroix J, et al.; Hypothermia Pediatric Head Injury Trial Investigators and the Canadian Critical Care Trials Group. Hypothermia after traumatic brain injury in children. N Engl J Med. 2008;358:2447-2456.
34. Chambers IR, Stobbart L, Jones PA, et al. Age-related differences in intracranial pressure and cerebral perfusion pressure in the first 6 hours of monitoring after children's head injury: association with outcome. Childs Nerv Syst. 2005;21(3):195-199.
35. Allen BB, Chiu Y-L, Gerber LM, Ghajar J, Greenfield JP. Age-specific cerebral perfusion pressure thresholds and survival in children and adolescents with severe traumatic brain injury. Pediatr Crit Care Med. 2014;15(1):62-70.
36. Su E, Bell MJ, Kochanek PM, et al. Increased CSF concentrations of myelin basic protein after TBI in infants and children: absence of significant effect of therapeutic hypothermia. Neurocrit Care. 2012;17(3):401-407.
37. Ruppel RA, Kochanek PM, Adelson PD, et al. Excitatory amino acid concentrations in ventricular cerebrospinal fluid after severe traumatic brain injury in infants and children: the role of child abuse. J Pediatr. 2001;138:18-25.
38. McDonald JW, Johnston MV. Physiological pathophysiological roles of excitatory amino acids during central nervous system development. Brain Res Rev. 1990;15:41-70.
39. McDonald JW, Silverstein FS, Johnston MV. Neurotoxicity of *N*-methyl-D-aspartate is markedly enhanced in developing rat central nervous system. Brain Res. 1988;459:200-203.
40. Richards DA, Tolias CM, Sgouros S, Bowery NG. Extracellular glutamine to glutamate ratio may predict outcome in the injured brain: a clinical microdialysis study in children. Pharmacol Res. 2003;48:101-109.
41. Tolias CM, Richards DA, Bowery NG, Sgouros S. Extracellular glutamate in the brains of children with severe head injuries: a pilot microdialysis study. Childs Nerv Syst. 2002;18:368-374.
42. Robertson CL, Bell MJ, Kochanek PM, et al. Increased adenosine in cerebrospinal fluid after severe traumatic brain injury in infants and children: association with severity of injury and excitotoxicity. Crit Care Med. 2001;29:2287-2390.
43. Kochanek PM, Jackson TC, Ferguson NM, et al. Emerging therapies in traumatic brain injury. Semin Neurol. 2015;35(1):83-100.
44. Pohl D, Bittigau P, Ishimaru MJ, et al. *N*-Methyl-D-aspartate antagonists and apoptotic cell death triggered by head trauma in developing rat brain. Proc Natl Acad Sci U S A. 1999;96:2508-2513.
45. Rink A, Fung KM, Trojanowski JQ, Lee VM, Neugebauer E, McIntosh TK. Evidence of apoptotic cell death after experimental traumatic brain injury in the rat. Am J Pathol. 1995;147:1575-1583.
46. Clark RS, Kochanek PM, Chen M, et al. Increases in Bcl-2 and cleavage of caspase-1 and caspase-3 in human brain after head injury. FASEB J. 1999;13:813-821.
47. Ikonomidou C, Bosch F, Miksa M, et al. Blockade of NMDA receptors and apoptotic neurodegeneration in the developing brain. Science. 1999;283:70-74.
48. Jevtovic-Todorovic V, Hartman RE, Izumi Y, et al. Early exposure to common anesthetic agents causes widespread neurodegeneration in the developing rat brain and persistent learning deficits. J Neurosci. 2003;23:876-882.
49. Loftis GK, Collins S, McDowell M. Anesthesia-induced neuronal apoptosis during synaptogenesis: a review of the literature. AANA J. 2012;80(4):291-298.
50. Clark RS, Chen J, Watkins SC, et al. Apoptosis-suppressor gene BCL-2 expression after traumatic brain injury in rats. J Neurosci. 1997;17:9172-9182.
51. Seidberg NA, Clark RSB, Kochanek PM, et al. Soluble fat is increased in CSF from infants and children after head injury. Crit Care Med. 2000;27:A38.
52. Satchell MA, Kochanek PM, Graham SH, et al. IL-1 converting enzyme, pro IL-1 and cytochrome C in cerebrospinal fluid after head injury in pediatric patients. Crit Care Med. 2000;28:A52.
53. Kochanek PM. Biochemical, metabolic and molecular response in the brain after inflicted childhood neurotrauma. Presented before the American Academy of Pediatrics, Proceedings of the Inflicted Childhood Neurotrauma Conference; October 10-11, 2002; Bethesda, MD. In: Reece RM, Nicholson CE, editors. Inflicted childhood neurotrauma, Washington, DC: American Academy of Pediatrics; 2003. p. 191-201.
54. Fan P, Yamauchi T, Noble LJ, Ferriero DM. Age-dependent differences in glutathione peroxidase activity after traumatic brain injury. J Neurotrauma. 2003;20(5):437-445.
55. Ji J, Kline AE, Amoscato A, et al. Lipidomics identifies cardiolipin oxidation as a mitochondrial target for redox therapy of brain injury. Nat Neurosci. 2012;15(10):1407-1413.
56. Ji J, Baart S, Vikulina AS, et al. Deciphering of mitochondrial cardiolipin oxidative signaling in cerebral ischemia-reperfusion. J Cereb Blood Flow Metab. 2015;35(2):319-328.
57. Bayır H, Kagan VE, Tyurina YY, et al. Assessment of antioxidant reserves and oxidative stress in cerebrospinal fluid after severe traumatic brain injury in infants and children. Pediatr Res. 2002; 51(5):571-578.
58. Chesnut RM, Marshall LF, Klauber MR, et al. The role of secondary brain injury in determining outcome from severe head injury. J Trauma. 1993;34:216-222.
59. Levin HS, Aldrich EF, Saydjari C, et al. Severe head injury in children: experience of the Traumatic Coma Data Bank. Neurosurgery. 1992;31:435-444.
60. Kirsch JR, Helfaer MA, Blizzard K, Toung TJ, Traystman RJ. Age-related cerebrovascular response to global ischemia in pigs. Am J Physiol. 1990;259:H1551-H1558.
61. Cockburn F, Daniel SS, Dawes GS, et al. The effect of pentobarbital anesthesia on resuscitation and brain damage in fetus rhesus monkeys asphyxiated on delivery. J Pediatr. 1969;75:281.
62. Daniel SS, Dawes GS, James LS, et al. Hypothermia and the resuscitation of asphyxiated fetal rhesus monkeys. J Pediatr. 1966;68:45.
63. Ment LR, Stewart WB, Duncan CC, Pitt BR. Beagle pup model of perinatal asphyxia: nimodipine studies. Stroke. 1987;18:599.
64. Miller JR, Myers RE. Neuropathology of systematic circulatory arrest in adult monkeys. Neurology. 1972;22:888.
65. Kochanek PM, Uhl MW, Schoettle RJ. Hypoxic ischemic encephalopathy: pathobiology and therapy of the post-resuscitation syndrome in children. In: Fuhrman B, Zimmerman J, editors. Pediatric critical care medicine. St. Louis: CV Mosby; 1992. p. 637-657.
66. Duhaime AC, Genneralli TA, Thibault LE, Bruce DA, Margulies SS, Wiser R. The shaken baby syndrome: a clinical pathological and biochemical study. J Neurosurg. 1987;66:409-415.
67. Ichord RN, Naim M, Pollock AN, Nance ML, Margulies SS, Christian CW. Hypoxic-ischemic injury complicates inflicted and accidental traumatic brain injury in young children: the role of diffusion-weighted imaging. J Neurotrauma. 2007;24:106-118.
68. Berger RP, Adelson PD, Richichi R, Kochanek PM. Serum biomarkers after traumatic and hypoxemic brain injuries: insight into the biochemical response of the pediatric brain to inflicted brain injury. Dev Neurosci. 2006;28:327-335.
69. Sirbaugh PE, Pepe PE, Shook JE, et al. A prospective, population-based study of the demographics, epidemiology, management, and outcome of out-of-hospital pediatric cardiopulmonary arrest [see comments] [published erratum appears in Ann Emerg Med 1999 Mar;33(3):358]. Ann Emerg Med. 1999;33:174-184.
70. Kuisma M, Suominen P, Korpela R. Paediatric out-of-hospital cardiac arrests—epidemiology and outcome. Resuscitation. 1995;30:141-150.
71. Young KD, Seidel JS. Pediatric cardiopulmonary resuscitation: a collective review [see comments]. Ann Emerg Med. 1999;33:195-205.
72. Hickey RW, Cohen DM, Strausbaugh S, Dietrich A. Pediatric patients requiring CPR in the prehospital setting. Ann Emerg Med. 1995;25:495-501.
73. Appleton GO, Cummins RO, Larson MP, Graves JR. CPR and the single rescuer: at what age should you "call first" rather than "call fast?" Ann Emerg Med. 1995;25:492-494.
74. Mogayzel C, Quan L, Graves JR, Tiedeman D, Fahrenbruch C, Herndon P. Out-of-hospital ventricular fibrillation in children and adolescents: causes and outcomes. Ann Emerg Med. 1995;25: 484-491.
75. Moler FW, Silverstein FS, Holubkov R, et al: Therapeutic hypothermia after out-of-hospital cardiac arrest in children. N Engl J Med. 2015;372(20):1898-1908.
76. Friesen RM, Duncan P, Tweed WA, Bristow G. Appraisal of pediatric cardiopulmonary resuscitation. Can Med Assoc J. 1982;126:1055-1058.
77. Zaritsky A, Nadkarni V, Getson P, Kuehl K. CPR in children. Ann Emerg Med 1987;16: 1107-1111.
78. Kyriacou DN, Arcinue EL, Peek C, Kraus JF. Effect of immediate resuscitation on children with submersion injury. Pediatrics. 1994;94:137-142.
79. Schindler MB, Bohn D, Cox PN, et al. Outcome of out-of-hospital cardiac or respiratory arrest in children. N Engl J Med. 1996;335:1473-1479.
80. Mandel R, Martinot A, Delepoulle F, et al. Prediction of outcome after hypoxic-ischemic encephalopathy: a prospective clinical and electro-physiologic study. J Pediatr. 2002;141:45-50.
81. Jacinto SJ, Gieron-Korthals M, Ferreira JA. Predicting outcome in hypoxic-ischemic brain injury. Pediatr Clin North Am. 2001;48:647-660.
82. Kitamura T, Iwami T, Kawamura T, et al.; implementation working group for All-Japan Utstein Registry of the Fire and Disaster Management Agency. Conventional and chest-compression-only cardiopulmonary resuscitation by bystanders for children who have out-of-hospital cardiac arrests: a prospective, nationwide, population-based cohort study. Lancet. 2010;375:1347-1354.
83. Nichol G, Leroux B, Wang H, et al. Trial of continuous or interrupted chest compressions during CPR. N Engl J Med. 2015;373(23):2203-2214.
84. Samson RA, Berg RA, Bingham R. Use of automated external defibrillators for children: an update—an advisory statement from the Pediatric Advanced Life Support Task Force, International Liaison Committee on Resuscitation. Pediatrics. 2003;112:163-168.
85. Gausche M, Lewis RJ, Stratton SJ, et al. Effect of out-of-hospital pediatric endotracheal intubation on survival and neurological outcome: a controlled clinical trial. JAMA. 2000;283:783-790.
86. Lefkowitz W. Oxygen and resuscitation: beyond the myth. Pediatrics. 2002;109:517-519.
87. Kilgannon JH, Jones AE, Shapiro NI, et al.; Emergency Medicine Shock Research Network (EMShockNet) Investigators. Association between arterial hyperoxia following resuscitation from cardiac arrest and in-hospital mortality. JAMA. 2010;303:2165-2171.
88. Buunk G, van der Hoeven JG, Meinders AE. Cerebrovascular reactivity in comatose patients resuscitated from a cardiac arrest. Stroke. 1997;28:1569-1573.
89. Tobias JD, Lynch A, Garrett J. Alterations of end-tidal carbon dioxide during the intrahospital transport of children. Pediatr Emerg Care. 1996;12:249-251.
90. American Heart Association. Guidelines 2000 for Cardiopulmonary Resuscitation and Emergency Cardiovascular Care, 8th ed. Dallas, TX: American Heart Association; 2000.
91. Dorian P, Cass D, Schwartz B, Cooper R, Gelaznikas R, Barr A. Amiodarone as compared with lidocaine for shock-resistant ventricular fibrillation. N Engl J Med. 2002;346:884-890.
92. Mann K, Berg RA, Nadkarni V. Beneficial effects of vasopressin in prolonged pediatric cardiac arrest: a case series. Resuscitation. 2002;52:149-156.
93. Liedel JL, Meadow W, Nachman J, Koogler T, Kahana MD. Use of vasopressin in refractory hypotension in children with vasodilatory shock: five cases and a review of the literature. Pediatr Crit Care Med. 2002;3:15-18.
94. Dalton HJ, Siewers RD, Fuhrman BP, et al. Extracorporeal membrane oxygenation for cardiac rescue in children with severe myocardial dysfunction. Crit Care Med. 1993;21:1020-1028.
95. del Nido PJ. Extracorporeal membrane oxygenation for cardiac support in children. Ann Thorac Surg. 1996;61:336-339.
96. Duncan BW, Ibrahim AE, Hraska V, et al. Use of rapid-deployment extracorporeal membrane oxygenation for the resuscitation of pediatric patients with heart disease after cardiac arrest. J Thorac Cardiovasc Surg. 1998;116:305-311.
97. Posner JC, Osterhoudt KC, Mollen CJ, Jacobstein CR, Nicolson SC, Gaynor JW. Extracorporeal membrane oxygenation as a resuscitative measure in the pediatric emergency department. Pediatr Emerg Care. 2000;16:413-415.
98. Parra DA, Totapally BR, Zahn E, et al. Outcome of cardiopulmonary resuscitation in a pediatric cardiac intensive care unit. Crit Care Med. 2000;28:3296-3300.
99. Hypothermia after Cardiac Arrest Study Group. Mild therapeutic hypothermia to improve the neurologic outcome after cardiac arrest. N Engl J Med. 2002;346:549-556.
100. Nielsen N, Wetterslev J, Cronberg T, et al. Targeted temperature management. N Engl J Med. 2013;369:2197-2206.
101. Hickey RW, Kochanek PM, Ferimer H, Graham SH, Safar P. Hypothermia and hyperthermia in children after resuscitation from cardiac arrest. Pediatrics. 2000;106:118-122.
102. Shankaran S, Laptook AR, Ehrenkranz RA, et al.; National Institute of Child Health and Human Development Neonatal Research Network. Whole-body hypothermia for neonates with hypoxic-ischemic encephalopathy. N Engl J Med. 2005;353:1574-1584.
103. Azzopardi DV, Strohm B, Edwards AD, et al.; TOBY Study Group. Moderate hypothermia to treat perinatal asphyxial encephalopathy. N Engl J Med. 2009;361:1349-1358.
104. Gluckman PD, Wyatt JS, Azzopardi D, et al. Selective head cooling with mild systemic hypothermia after neonatal encephalopathy: multicentre randomised trial. Lancet. 2005;365:663-670.
105. Laptook A, Tyson J, Shankaran S, et al.; National Institute of Child Health and Human Development Neonatal Research Network. Elevated temperature after hypoxic-ischemic encephalopathy: risk factor for adverse outcomes. Pediatrics. 2008;122:491-499.
106. Vincent JL, Taccone FS. Difficulty interpreting the results of some trials: the case of therapeutic hypothermia after pediatric cardiac arrest. Crit Care. 2015;19:391.
107. Morimoto Y, Kemmotsu O, Kitami K, Matsubara I, Tedo I. Acute brain swelling after out-of-hospital cardiac arrest: pathogenesis and outcome. Crit Care Med. 1993;21:104-110.
108. Bohn DJ, Biggar WD, Smith CR, Conn AW, Barker GA. Influence of hypothermia, barbiturate therapy, and intracranial pressure monitoring on morbidity and mortality after near-drowning. Crit Care Med. 1986;14:529-534.
109. Boie ET, Moore GP, Brummett C, Nelson DR. Do parents want to be present during invasive procedures performed on their children in the emergency department? A survey of 400 parents. Ann Emerg Med. 1999;34:70-74.
110. Doyle CJ, Post H, Burney RE, Maino J, Keefe M, Rhee KJ. Family participation during resuscitation: an option. Ann Emerg Med. 1987;16:673-675.
111. Hanson C, Strawser D. Family presence during cardiopulmonary resuscitation: Foote Hospital emergency department's nine-year perspective. J Emerg Nurs. 1992;18:104-106.
112. Meyers TA, Eichhorn DJ, Guzzetta CE. Do families want to be present during CPR? A retrospective survey. J Emerg Nurs. 1998;24:400-405.
113. Tsai E. Should family members be present during cardiopulmonary resuscitation. N Engl J Med. 2002;346:1019-1021.
114. Robinson SM, Mackenzie-Ross S, Campbell Hewson GL, Egleston CV, Prevost AT. Psychological effect of witnessed resuscitation on bereaved relatives. Lancet. 1998;352:614-617.
115. Mitchell WG. Status epilepticus and acute repetitive seizures in children, adolescents, and young adults: etiology, outcome, and treatment. Epilepsia. 1996;37:S74-S80.
116. DeLorenzo RJ, Hauser WA, Towne AR, et al. A prospective, population-based epidemiologic study of status epilepticus in Richmond, Virginia. Neurology. 1996;46:1029-1035.
117. Shinnar S, Pellock JM, Moshe SL, et al. In whom does status epilepticus occur: age-related differences in children. Epilepsia. 1997;38:907-914.
118. Lacroix J, Deal C, Gauthier M, Rousseau E, Farrell CA. Admissions to a pediatric intensive care unit for status epilepticus: a 10-year experience. Crit Care Med. 1994;22:827-832.

119. Maytal J, Shinnar S, Moshe SL, Alvarez LA. Low morbidity and mortality of status epilepticus in children. Pediatrics. 1989;83:323-331.
120. Shinnar S, Maytal J, Krasnoff L, Moshe SL. Recurrent status epilepticus in children. Ann Neurol. 1992;31:598-604.
121. Tasker RC. Neurological critical care. Curr Opin Pediatr. 2000;12:222-226.
122. Herman ST, Abend NS, Bleck TP, et al.; Critical Care Continuous EEG Task Force of the American Clinical Neurophysiology Society. Consensus statement on continuous EEG in critically ill adults and children, part I: indications. J Clin Neurophysiol. 2015;32(2):87-95.
123. Topjian AA, Fry M, Jawad AF, et al. Detection of electrographic seizures by critical care providers using color density spectral array after cardiac arrest is feasible. Pediatr Crit Care Med. 2015;16(5): 461-467.
124. Pellock JM. Status epilepticus. In: Swaiman KF, Ashwal S, editors. Pediatric neurology, principles and practice, 3rd ed. vol 1. St. Louis: Mosby; 1999.
125. Brophy GM, Bell R, Claassen J, et al; Neurocritical Care Society Status Epilepticus Guideline Writing Committee. Guidelines for the evaluation and management of status epilepticus. Neurocrit Care. 2012;17(1):3-23.
126. Riviello JJ, Claassen J, LaRoche SM, et al. Treatment of status epilepticus: an international survey of experts. Neurocrit Care. 2013;18(2):193-200.
127. Chiulli DA, Terndrup TE, Kanter RK. The influence of diazepam or lorazepam on the frequency of endotracheal intubation in childhood status epilepticus. J Emerg Med. 1991;9:13-17.
128. Tasker RC. Emergency treatment of acute seizures and status epilepticus. Arch Dis Child. 1998;79: 78-83.
129. Appleton R, Macleod S, Martland T. Drug management for acute tonic-clonic convulsions including convulsive status epilepticus in children. Cochrane Database Syst Rev. 2008;(3):CD001905.
130. Treiman DM, Meyers PD, Walton NY, et al. A comparison of four treatments for generalized convulsive status epilepticus. N Engl J Med. 1998;339:792-798.
131. Bleck T. Management approaches to prolonged seizures and status epilepticus. Epilepsia. 1999;40: S59-S63.
132. Igartua J, Silver P, Maytal J, Sagy M. Midazolam coma for refractory status epilepticus in children. Crit Care Med. 1999;27:1982-1985.
133. DeVeber G. Arterial ischemic strokes in infants and children: an overview of current approaches. Semin Thromb Hemost. 2003;29:567-573.
134. Chabrier S, Rodesch G, Lasjaunias P, Tardieu M, Landrieu P, Sébire G. Transient cerebral arteriopathy: a disorder recognized by serial angiograms in children with stroke. J Child Neurol. 1998;13: 27-32.
135. DeVeber G, Andrew M, Adams C, et al.; for the Canadian Pediatric Ischemic Stroke Study Group. Cerebral sinovenous thrombosis in children. N Engl J Med. 2001;345:417-423.
136. Domi T, Edgell D, McCrindle BW, et al. Frequency and predictors of vaso-occlusive strokes associated with congenital heart disease [abstract]. Ann Neurol 2002;52(Suppl 3):S129–S133.
137. Levy SR, Abroms IF, Marshall PC, Rosquete EE. Seizures and cerebral infarction in the full-term newborn. Ann Neurol. 1985;17:366-370.
138. Alehan D, Ozkutu S, Ayabakan C, et al. Complications and outcome in left-sided endocarditis in children. Turk J Pediatr. 2002;44:5-12.
139. Karande SC, Kulthe SG, Lahiri KR, Jain MK. Embolic stroke in a child with idiopathic dilated cardiomyopathy. J Postgrad Med. 1996;42:84-86.
140. Strater R, Kurnik K, Heller C, Schobess R, Luigs P, Nowak-Göttl U. Aspirin versus low-dose low-molecular-weight heparin: antithrombotic therapy in pediatric ischemic stroke patients: a prospective follow-up study. Stroke. 2001;32:2554-2558.
140a. Rivkin MJ, Bernard TJ, Dowling MM, Amlie-Lefond C. Guidelines for the urgent management of stroke in children. Pediatr Neurol 2016; 56:8-17.
141. Carvalho KS, Garg BP. Arterial strokes in children. Neurol Clin 2002;20:1079-1100.
142. The Child Neurological Society Ad Hoc Committee on Stroke in Children. Available at http://www.stroke-site.org/guidelines/childneuro_stmt.html.
143. Kirton A, Wong JH, Mah J, et al. Successful endovascular therapy for acute basilar thrombosis in an adolescent. Pediatrics. 2003;112:e248-e251.
144. DeVeber G, Kirkham F. Guidelines for the treatment and prevention of stroke in children. Lancet. 2008;7:983-985.
145. Campbell BC V, Donnan GA, Lees KR, et al. Endovascular stent thrombectomy: the new standard of care for large vessel ischaemic stroke. Lancet Neurol. 2015;14(8):846-854.
146. Ellis MJ, Amlie-Lefond C, Orbach DB. Endovascular therapy in children with acute ischemic stroke: review and recommendations. Neurology. 2012;79(13 Suppl 1):S158-S164.
147. Hu YC, Chugh C, Jeevan D, Gillick JL, Marks S, Stiefel MF. Modern endovascular treatments of occlusive pediatric acute ischemic strokes: case series and review of the literature. Childs Nerv Syst. 2014;30(5):937-943.
148. Bodey C, Goddard T, Patankar T, et al. Experience of mechanical thrombectomy for paediatric arterial ischaemic stroke. Eur J Paediatr Neurol. 2014;18(6):730-735.
149. Felker MV, Zimmer JA, Golomb MR. Failure of a clot retrieval device in an adolescent stroke patient. Pediatr Neurol. 2010;43(6):435-438.
150. Adelson PD, Bratton SL, Carney NA, et al. Guidelines for the acute medical management of severe traumatic brain injury in infants, children, and adolescents. Pediatr Crit Care Med. 2003;4: S1-S75.
151. Meyer PG, Orliaguet GA, Zerah M, et al. Emergency management of deeply comatose children with acute rupture of cerebral arteriovenous malformations. Can J Anaesth. 2000;47:758-766.
152. Wijdicks EFM. Management of specific disorders. In: The clinical practice of critical care neurology, 2nd ed. New York: Oxford University Press; 2003. p 228.
153. Inamasu J, Ichikizaki K, Matsumoto S, et al. Mild hypothermia for hemispheric cerebral infarction after evacuation of an acute subdural hematoma in an infant. Childs Nerv Syst. 2002;18:175-178.
154. Lee MC, Frank JI, Kahana M, Tonsgard JH, Frim DM. Decompressive hemicraniectomy in a 6-year-old male after unilateral hemispheric stroke: case report and review. Pediatr Neurosurg. 2003;38: 181-185.
155. Golomb MR, deVeber GA, MacGregor DL, et al. Independent walking after neonatal arterial ischemic stroke and sinovenous thrombosis. J Child Neurol. 2003;18:530-536.
156. Willis JK, Morello A, Davie A, Rice JC, Bennett JT. Forced use treatment of childhood hemiparesis. Pediatrics. 2002;110(1 Pt 1):94-96.
157. Rutten GJ, Ramsey NF, van Rijen PC, Franssen H, van Veelen CW. Interhemispheric reorganization of motor hand function to the primary motor cortex predicted with functional magnetic resonance imaging and transcranial magnetic stimulation. J Child Neurol. 2002;17:292-297.
158. Lynch JK. Cerebrovascular disorders in children. Curr Neurol Neurosci Rep. 2004;4:129-138.
159. Thigpen M, Whitney C, Messonnier N, et al. Bacterial meningitis in the United States, 1998-2007. N Engl J Med. 2011;364:2016-2025.
160. Chaudhuri A. Adjunctive dexamethasone treatment in acute bacterial meningitis. Lancet Neurol. 2004;3:54-62.
161. Pomeroy SL, Holmes SJ, Dodge PR, Feigin RD. Seizures and other neurologic sequelae of bacterial meningitis in children. N Engl J Med. 1990;323:1651-1657.
162. Bonsu BK, Harper MB. Fever interval before diagnosis, prior antibiotic treatment, clinical outcome for young children with bacterial meningitis. Clin Infect Dis. 2001;32:566-572.
163. Grimwood K, Anderson P, Anderson V, Tan L, Nolan T. Twelve year outcome following bacterial meningitis: further evidence for persistent effects. Arch Dis Child. 2000;83:111-116.
164. Brouwer MC, McIntyre P, Prasad K, van de Beek D. Corticosteroids for acute bacterial meningitis. Cochrane Database Syst Rev. 2015;9:CD004405.
165. Peltola H, Roine I, Fernández J, et al. Adjuvant glycerol and/or dexamethasone to improve the outcomes of childhood bacterial meningitis: a prospective, randomized, double-blind, placebo-controlled trial. Clin Infect Dis. 2007;45:1277-1286.
166. Peltola H, Roine I, Fernández J, et al. Hearing impairment in childhood bacterial meningitis is little relieved by dexamethasone or glycerol. Pediatrics. 2010 Jan;125(1):e1-e8. Epub 2009 Dec 14.
167. Ackerman AD, Singhi S. Pediatric infectious diseases: 2009 update for the Rogers' textbook of pediatric intensive care. Pediatr Crit Care Med. 2010;11(1):117-123.
168. Kumar R, Singhi S, Singhi P, Jayashree M, Bansal A, Bhatti A. Randomized controlled trial comparing cerebral perfusion pressure-targeted therapy versus intracranial pressure-targeted therapy for raised intracranial pressure due to acute CNS infections in children. Crit Care Med. 2014;42(8): 1775-87.
169. Connor SEJ, Jarosz JM. Magnetic resonance imaging of the cerebral venous sinus thrombosis. Clin Radiol. 2002;57:449-461.
170. Bonthius D, Karacay B. Meningitis and encephalitis in children: an update. Neurol Clin. 2002;20:1013-1038.
171. Baltagi SA, Shoykhet M, Felmet K, Kochanek PM, Bell MJ. Neurological sequelae of 2009 influenza A (H1N1) in children: a case series observed during a pandemic. Pediatr Crit Care Med. 2010;11: 179-184.
172. Redington JJ, Tyler KL. Viral infections of the nervous system: update on diagnosis and treatment. Arch Neurol. 2002;59:712-718.
173. Kleinschmidt-DeMasters BK, Gilden DH. The expanding spectrum of herpes virus infections of the nervous system. Brain Pathol. 2001;11:440-451.
174. Cinque P, Bossolasco S, Lundkvist A. Molecular analysis of cerebrospinal fluid in viral diseases of central nervous system. J Clin Virol. 2003;26:1-28.
175. Watemberg N, Morton L. Images in clinical medicine. Periodic lateralized epileptiform discharges. N Engl J Med. 1996;334:634.
176. Bale JF Jr. Virus and immune-mediated encephalitides: epidemiology, diagnosis, treatment, and prevention. Pediatr Neurol. 2015;53:3-12.
177. Carcillo J, Field A, American College of Critical Care Medicine Task Force Committee Members. Clinical practice parameters for hemodynamic support of pediatric and neonatal patients in septic shock. Crit Care Med. 2002;30:1365-1378.
178. Goitein KJ, Amit Y, Mussaffi H. Intracranial pressure in central nervous system infections and cerebral ischaemia of infancy. Arch Dis Child. 1983;58:184-186.
179. Rebaud P, Berthier JC, Hartemann E, Floret D. Intracranial pressure in childhood central nervous system infections. Intensive Care Med. 1988;14:522-525.
180. Rennick G, Shann F, de Campo J. Cerebral herniation during bacterial meningitis in children. BMJ. 1993;306:953-955.
181. Lindvall P, Ahlm C, Ericsson M, Gothefors L, Naredi S, Koskinen LO. Reducing intracranial pressure may increase survival among patients with bacterial meningitis. Clin Infect Dis. 2004;38:384-390.
182. Grände PO, Myhre E, Nordstrom CH, Schliamser S. Treatment of intracranial hypertension and aspects on lumbar dural puncture in severe bacterial meningitis. Acta Anaesthesiol Scand. 2002;46:264-270.
183. Barnett GH, Ropper AH, Romeo J. Intracranial pressure and outcome in adult encephalitis. J Neurosurg. 1988;68:585-588.
184. Schwab S, Junger E, Spranger M, et al. Craniectomy: an aggressive treatment approach in severe encephalitis. Neurology. 1997;48:412-417.
185. Saez-Llorens A. Brain abscess in children. Semin Pediatr Infect Dis. 2003;14:108-114.
186. Brook I. Brain abscesses in children: microbiology and management. J Child Neurol. 1995;10: 283-288.
187. Eulmesekian PG, Pérez A, Minces PG, Bohn D. Hospital-acquired hyponatremia in postoperative pediatric patients: prospective observational study. Pediatr Crit Care Med. 2010;11:479-483.
188. Montañana PA, Modesto I, Alapont V, et al. The use of isotonic fluid as maintenance therapy prevents iatrogenic hyponatremia in pediatrics: a randomized, controlled open study. Pediatr Crit Care Med. 2008;9:589-597.
189. Fabling JM, Gan TJ, El-Moalem HE, Warner DS, Borel CO. A randomized, double-blinded comparison of ondansetron, droperidol, and placebo for prevention of postoperative nausea and vomiting after supratentorial craniotomy. Anesth Analg. 2000;91:358-361.
190. Gutin PH. Corticosteroid therapy in patients with brain tumors. Natl Cancer Inst Monogr. 1977;46:151-156.
191. Levine B, Sirinek K, Mcleod C, Teegarden DK, Pruitt BA Jr. The role of cimetidine in the prevention of stress-induced gastric mucosal injury. Surg Gynecol Obstet. 1979;148:399-402.
192. MacLean L. Prophylactic treatment of stress ulcers: first do no harm. Can J Surg. 1988;31:76-77.
193. Ross AJ 3rd, Siegel KR, Bell W, Templeton JM Jr, Schnaufer L, Bishop HC. Massive gastrointestinal hemorrhage in children with posterior fossa tumors. J Pediatr Surg. 1987;22:633-636.
194. Chow EL, Cherry JD, Harrison R, McDiarmid SV, Bhuta S. Reassessing Reye syndrome. Arch Pediatr Adolesc Med. 2003;157:1241.

第四篇

呼 吸 系 统

61

人-机交互作用

V. Marco Ranieri, Vincenzo Squadrone, Lorenzo Appendini, and Cesare Gregoretti

急性呼吸衰竭患者的临床管理基于以下假设：呼吸力学、呼吸肌性能和呼吸控制等的显著异常是导致急性呼吸衰竭的潜在机制[1]。机械通气在（对）气体交换，呼吸肌负荷和呼吸困难方面的影响取决于呼吸机设置与患者呼吸生理机制之间的匹配。然而，机械通气很少能做到最大优化的设置，因为这需要基于准确并可重复监测肺和胸壁力学、呼吸肌功能和呼吸驱动力来调整呼吸机参数[2-5]。

呼吸生理学

内在通气控制系统的目标是整合膈神经信号的时间和强度，这种信号来自化学受体和肺牵张感受器的输入，以及代谢需求的变化。呼吸肌的收缩导致气流和容积的产生，以提供足够的肺泡通气，并产生最小的呼吸功[6]。在自主呼吸时[7]，呼吸肌产生压力（Pmus）以对抗气体流动引起的气道阻力（R_{RS}）和容积变化引起的呼吸系统弹性阻力（E_{RS}），并最终克服内源性呼气末正压（intrinsic positive end expiratory pressure，PEEPi）。在这种情况下，在任意时刻可将自主呼吸的动力描述如下：

$$Pmus = Pres + Pel + PEEPi \qquad (公式 1)$$

其中 Pres 代表流速作用引起的阻力（Pres = 流速 × R_{RS}），Pel 代表容量作用引起的弹性回缩力（Pel = 容积 × E_{RS}）。假设 R_{RS} 和 E_{RS} 是线性的，则等式变为：

$$Pmus = (流速 \times R_{RS}) + (容积 \times E_{RS}) + PEEPi \qquad (公式 2)$$

在需要通气支持的急性呼吸衰竭患者中，公式 3 表示呼吸机产生的压力（Pappl）叠加呼吸肌收缩所产生的压力，具体如下：

$$Pmus + Pappl = (流速 \times R_{RS}) + (容积 \times E_{RS}) + PEEPi \qquad (公式 3)$$

公式 3 中所有参数之间的复杂相互关系可以通过神经通气耦合概念进行概括（图 61-1）[8]。在正常情况下，以及在急性呼吸衰竭开始时，呼吸肌自发性收缩瞬间产生气流和容量；患者吸气努力和气流输出之间关系的斜率取决于呼吸肌的收缩特性和呼吸系统的阻抗。在多数常见的机械通气模式下施加正压辅助呼吸时，吸气努力和气体输出之间的同步性可能会受到影响。

在容量目标辅助控制通气（assist-control ventilation，ACV）时，尽管肌肉收缩发生变化，但流速和容量仍保持不变。在压力目标流速切换[压力支持通气（pressure support ventilation，PSV）]或时间切换[压力目标辅助控制通气（assist-control pressure-targeted ventilation，AC/PCV）]时，尽管自主的吸气努力和呼吸机送气之间有更好的耦合，但任何增加呼吸阻抗的因素都会降低呼吸机输送气体的流速和容量[8]。在无创通气（noninvasive ventilation，NIV）时，漏气可能进一步损害患者吸气努力和气体输出之间的同步性[9]。

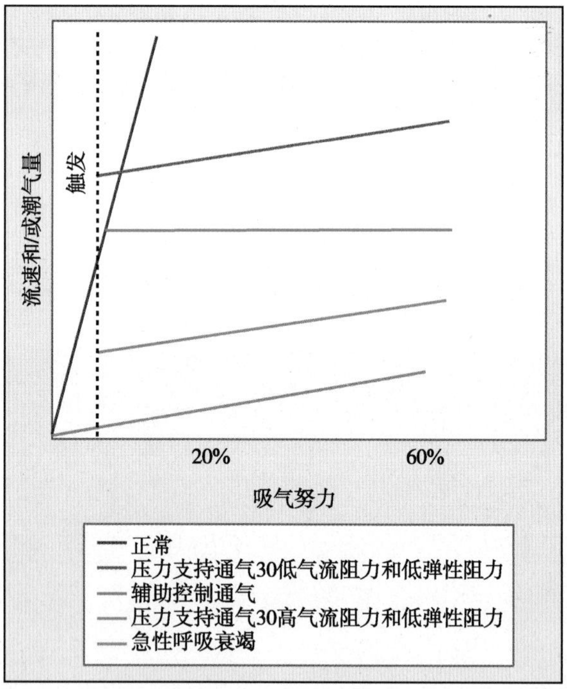

图 61-1 神经通气同步性。在正常情况下，以及急性呼吸衰竭的发作时，呼吸肌自发收缩瞬间产生气流和体积。患者吸气努力与机器气流输出之间关系的斜率由呼吸肌的收缩特性和呼吸系统的阻抗所决定。在最常见的机械通气模式下，当正压辅助呼吸运动时，吸气努力和气体输出之间的同步性就会受到影响。在容量目标辅助控制通气（ACV）过程中，尽管肌肉产生收缩，但呼吸机输送的气体流速和容积保持不变。在压力支持通气（PSV）过程中，尽管吸气努力和气体输出之间存在某种同步性，但呼吸阻抗的任何增加都会减少气体流速和容量的输送

患者和呼吸机参数

患者参数

患者根据 3 个生理变量与呼吸机相互作用[2, 10, 11]：

1. 呼吸驱动力[12]
2. 通气需求[5]
3. 呼吸模式的同步性[10]

呼吸机参数

呼吸机基于 3 个技术变量与患者的生理机制相互作用：

1. 送气机制（控制变量）：也就是说，呼吸机使用的算法通过输送流速、容量或压力来辅助通气[13-18]。
2. 吸气触发（阶段性触发变量）：呼吸机开始输送流速、容量和压力时的触发时机[19, 20]。
3. 吸气切换标准（阶段性切换变量）：呼吸机停止辅助吸气并让患者自发呼气[16, 17]。

呼吸机的特征，如压缩机和吸气阀、呼气阀和呼气末正压（PEEP）阈，对于确定患者和呼吸机之间的相互作用也很重要[21-24]。

为了改善呼吸肌负荷，恢复充足的气体交换，减轻患者呼吸困难，临床医生有两种选择：①完全性呼吸机控制性通气支持；②部分性患者控制的通气支持。

完全呼吸机控制的机械支持

在这种模式下，患者的呼吸模式完全由呼吸机控制，呼吸肌产生的压力被消除。这种模式可在一些清醒的患者（即患有神经肌肉疾病的患者）中使用，但其他患者通常需要在镇静和 / 或肌松状态下施行。患者的呼吸模式完全被呼吸机所取代，呼吸机控制患者呼吸的流速、容量和压力。完全呼吸机控制通气模式避免了人 - 机不同步的风险，但却带来了与镇静和肌松相关的潜在危险[25]，包括呼吸肌萎缩[26]、过度肺膨胀引起的肺损伤[27]、患者不适[28]和长期控制性机械通气后撤机困难[1]。

部分性患者控制的机械支持

在这种模式下，部分保留了患者的自主呼吸活动[29]，对镇静和麻醉的需求减少[30]。因此，部分性患者控制的机械支持通气可改善患者的气体交换，减轻患者的呼吸肌负担和呼吸困难，但这些效果取决于人 - 机的同步性[31]。

虽然没有一个很好的且可被接受的定义，人 - 机不同步现象并不少见，但常不被识别、被低估甚至不恰当的治疗[3-5, 18, 31-33]。当 3 个特征性自主呼吸生理变量（通气驱动力、通气需求以及吸气时间占呼吸周期持续时间的比率）与 3 个特征性呼吸机功能性技术变量[触发功能，气体输送算法（受控变量）和呼气切换标准]之间发生不匹配时，就会发生人 - 机不同步现象。

呼吸驱动 - 呼吸机触发不同步

在部分通气辅助时，吸气同步系统（吸气触发器）检测到患者的任何吸气努力并启动一个机械送气动作。因此，跟踪并同步患者吸气努力，将一定的压力、流速或容积的气体输送给患者。良好的吸气触发目标是在机械支持的呼吸开始之前尽可能地减少患者肌肉努力的持续时间和强度[34]。有学者建议吸气触发器（独立于算法）响应时间必须小于 100ms。然而，触发一次呼吸所需的吸气努力可能是总吸气努力的重要部分，压力触发和流速触发分别占患者吸气总努力度的 17% 和 12%[13-21, 32, 33]。Aslanian 及其同事发现，比起压力触发模式，流速触发所需的时间缩短了 43%，触发时的努力度减少了 62%，但两者在触发后患者吸气努力度是相同的[35]。因此，流速触发的临床好处似乎远不如通常所说的那么确切[3]。

吸气相不同步可能是由于吸气触发问题，这可能与呼吸驱动力有关。相位滞后可由吸气肌肉开始活动与机械开始送气之间的延迟来量化（图 61-2）[3, 10, 11]。触发阈值负荷的存在，如动态内源性 PEEP，可能使触发阶段的人 - 机互动更趋复杂[19]。Giuliani 等认为触发过程中的吸气努力度决定了患者在吸气剩余部分期间的努力[36]。Leung 及其同事证实，呼吸机施加的压力越高，呼吸驱动力就越低，但触发呼吸机所需的时间就更长，结果是呼吸肌产生较小的吸气相胸腔内压力的变化，但会有更长的吸气时间[2]。另一个问题是我们多数检测的是呼吸机内部压力，因此，任何引起阻力增加的因素（例如气管插管或 NIV 经过的上呼吸道）都会降低反应患者吸气努力度的机器触发灵敏度[18]。

自动触发是指在没有患者自主吸气努力触发的情况下呼吸机进行了一次强制通气[22]。呼吸机上的监测呼吸频率高于患者触发的频率。呼吸机自动触发的原因可能包括：过于灵敏的吸气触发设置、漏气或外部干扰信号过强（如心跳或呼吸回路中的水）。

无效触发是指尽管患者有实质性自主吸气努力，呼吸机依然无法检测到患者对辅助呼吸的“请求”（图 61-3）。这种现象通常发生在高水平的呼吸机辅助和呼气时间不足。可导致无效触发的力学特性包括：低弹性、高阻力和内源性 PEEP。无效触发与患者吸气努力度的增加无关[2]。采用低于内源性 PEEP 水平的外源性 PEEP 可以减少触发呼吸机所需的吸气努力度[37]。

双重触发是指存在两个吸气周期，这两个吸气周期由非常短的呼气时间隔开并且可能导致呼吸重叠。双重触发可由患者通气需求过于强烈引起的一个有限的呼气相里出现两次呼吸，是由呼吸机送气时间（Ti）相较于神经冲动发放的时间过短造成的。此问题可以通过在时间切换模式中增加 Ti，通过调节流速切换模式中的呼气阈值时间，或优化压力上升时间（即达到呼吸机设定的压力水平所花费的时间）来解决[38]。

反向触发是最近发现的神经机械耦合形式，在深镇静的患者中，具有潜在的重要临床后果[39]。在这种情况下，与通常的触发顺序（患者呼吸努力启动呼吸机驱动的呼吸）相反，膈肌收缩是由呼吸机送气所触发。

新的触发算法旨在改善人-机在流速或呼吸频率突然变化时的相互作用以及改善在NIV期间漏气的情况。已经开发的容量触发器是与流速波形算法相关联的触发器，在相同

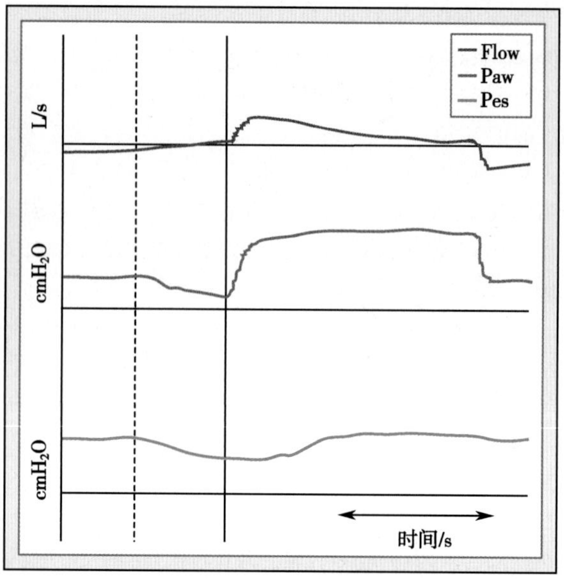

图61-2 患者努力和呼吸机触发之间交互作用的典型描记图。吸气肌开始活动（虚线）和机械开始送气（实线）之间的延迟会导致吸气相不同步。Flow：气体在开放气道中产生的流速；Paw：作用在开放气道中的压力；Pes：食管压力

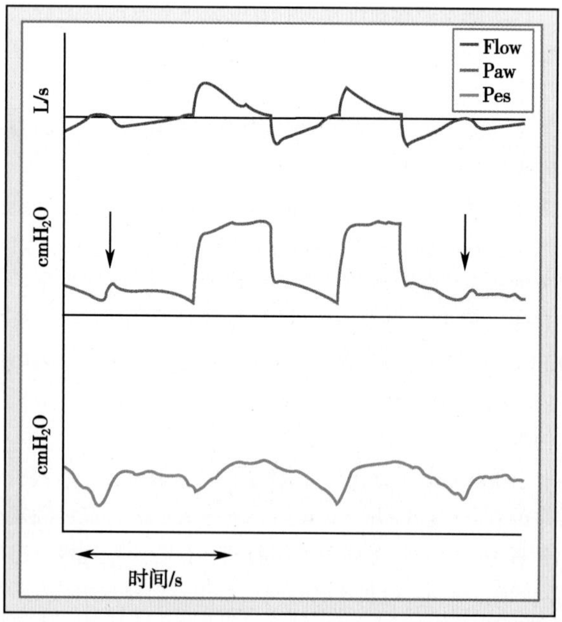

图61-3 由于呼吸机不能发现患者"请求"协助呼吸而产生无效触发点的典型描记图。一个实质性吸气努力（箭头）在流速和压力描记图上只产生一个拐点，没有触发一个强制性的辅助呼吸。Flow：气体在开放气道中产生的流速；Paw：作用在开放气道中的压力；Pes：食管压力

触发算法中结合了压力和流速信号，或者使用压力和流速触发器。然而，通过使用专用鼻胃管获得的神经触发器可以克服所有吸气触发器的缺点，这种具多个电极阵列的专用鼻胃管放置于远端食管中[8,40,41]。

通气需求-气体输送不同步

当呼吸机输送气体的流速、容积和压力不足以满足患者的通气需求时，会发生气体输送不同步。Ward及其同事发现，增加流速可能刺激患者呼吸频率和吸气肌主动收缩力度[3,16,17,42-48]，但可以作为减少患者吸气驱动力和呼吸肌主动做功的方法[13]。Laghi及其同事证实，机械通气时施加的吸气时间决定了呼吸频率，不依赖于吸气流速和潮气量[16]。压力目标通气可能更有效地匹配患者的通气需求，因为流速在恒压通气过程中是可变的。此外，吸气开始时气道压力的快速上升伴随着高吸气流速，符合人体吸气过程的生理特点[49]。然而，在压力目标通气时，压力上升时间的设定可能会影响人-机相互作用，因为其变化决定了依赖性流速输出[50,51]。

吸气时间-通气切换不同步

一次呼吸可以是压力、时间、容量或流速切换[51]。当不再使用容量和压力切换时，呼吸为时间切换或流速切换。时间切换指吸气达到预设的吸气时间后呼吸机终止送气（例如，压力-容量-控制时间-切换通气），流速切换指吸气流速降到峰流速的预定的百分比时（例如，PSV模式）呼吸机停止送气。

呼吸机送气患者却在努力呼气时，可引起人-机不同步[35,52,53]。Parthasarathy及其同事证实，将机械送气时长延伸至呼吸中枢呼气期时，使患者呼气时长不足，可导致患者需更加努力地吸气来触发机械通气[52]。Younes等发现，呼吸机依赖患者呼气阀的延迟开放加剧了动态肺过度充气[54]。

以时间切换通气的患者，当患者呼吸中枢吸气期的时间短于或长于呼吸机送气时间时，可发生呼气相人-机不同步现象。为了使呼吸机恰当地呼吸切换并使人-机同步达到最佳状态，必须监测患者的吸气流速和吸气时间占总呼吸周期时长的比率。

压力支持通气模式下的流速切换，吸气时间由患者吸气流速下降达到吸气峰流速的一定比例阈值时（当吸气和呼气之间发生切换时）所决定[32,55]。因此，吸气流速的阈值（也称为呼气触发）控制在此模态下的呼吸机吸气-呼气开关，并假定通过跟踪患者吸气流速衰减来判断患者正处于真正的吸气末期[50,56]。

这些通气模式的目标是优化患者自发吸气时机与呼吸机送气时机之间的同步性。然而，为了恰当的呼吸阀切换和最佳的人-机同步性，呼吸机必须始终跟踪患者的吸气流速[52,57,58]。

压力支持通气中的人 - 机不同步

在 PSV 期间，3 个阶段可能影响人 - 机相互作用：①吸气流速衰减的阈值（呼气触发）；②压力斜坡（压力斜率）；③ PSV 的水平。

（1）呼气触发灵敏度可以是固定值（默认为吸气峰流速的 25%）或者在一些老的呼吸机软件中可以在 1%～90% 或 *5～25L/min 范围内进行设置（图 61-4）[59]。它也可以链接到算法，其中存在将呼吸切换与呼吸联系起来的呼气切换标准的排序逻辑。在阻塞性肺疾病患者中，将呼气触发设置在较高的吸气峰流速百分比（如：吸气峰流速衰减 40%～70%）的情况下，可改善人 - 机同步性并减少吸气肌的努力度 [60]。此外，呼气切换标准的调整可能对减少慢性阻塞性肺疾病患者的动态过度充气和吸气努力度有益，尤其是在低水平的压力支持下 [61]。

对于急性肺损伤患者来说，适当调整呼气触发阈值对于改善人 - 机同步性和减少呼吸功可能是重要的。与阻塞性肺疾病不同，将阈值设定为吸气峰流速的 5% 可能是急性呼吸窘迫综合征或急性肺损伤患者的最佳值 [62]。确实，Chiumello 等研究发现，在支持压力为 15cmH$_2$O 的急性肺损伤好转中的患者，最低的吸呼切换标准降低了呼吸频率并增加了潮气量，而患者的呼吸功并未改变 [63]。

当呼吸机用于输送 NIV 时，呼气灵敏度设置至关重要。因为空气泄漏可能导致呼吸机送气时间的异常延长，结果导致呼气时间的缩短从而影响患者呼气过程（吸气性等候）（图 61-5）[64-69]。

（2）压力上升时间（压力斜率）的设定可以通过改变吸气流速来影响呼气阈值 [63, 70-73]。尽管有一些证据表明，快速的压力上升时间可能会减少患者的呼吸功 [71]，但是压力快速升高可能导致特别高的吸气峰流速，当达到此峰流速的固定百分比标准时进行呼气切换，这可能导致吸气过早终止（图 61-6）[18, 61, 73]。

Prinianakis 等评估了 COPD 患者行 PSV 通气时压力变化率的改变对患者呼吸模式，吸气努力度，动脉血气，机械通气耐受性和漏气量的影响。在不同的压力变化之间没有观察到呼吸模式和动脉血气的显著变化，但是隔肌的压力 - 时间乘积（代谢消耗的估算值）随着压力上升速率的增加而显著降低。有趣的是，此时患者气体泄漏增加，患者对机械通气的耐受性显著变差 [74]。

（3）在 NIV 期间，支持压力水平影响人 - 机相互作用，主要是通过影响产生的气体泄漏 [9, 65]（主要是通过气体泄漏所产生影响）。由于气体泄漏可决定吸气流速曲线的变化（见上文），目前已证实将支持压力水平降低 1cmH$_2$O 或 2cmH$_2$O 可改善患者 - 呼吸机的不同步性 [9]。

总之，可以通过改变吸呼切换标准（例如，呼气触发阈值）或调节吸气流速（例如，改变压力斜率或设定压力水平）来改善 PSV 人 - 机不同步性 [9]。以实现最佳吸呼切换为设计目标的 PSV 自动模式是有效的，但值得进一步研究 [75, 76]。

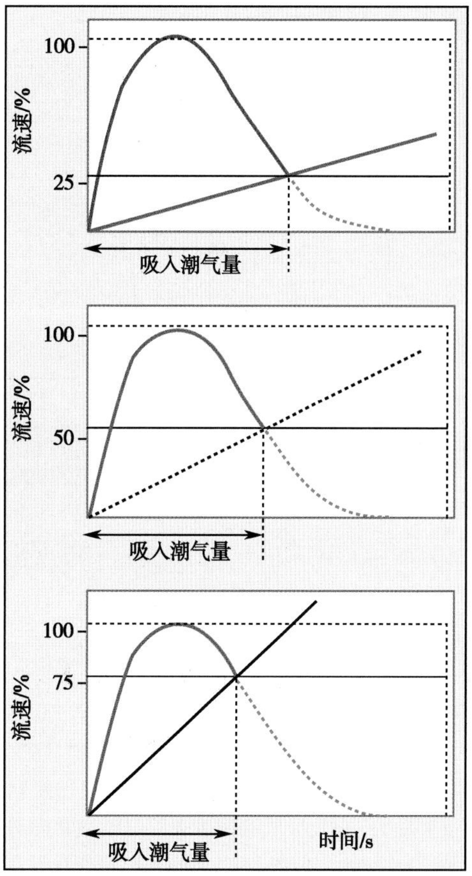

图 61-4　不同呼气触发灵敏度设置的流速 - 时间曲线。从上到下，呼气触发设置为吸气峰流速的 25%、50% 和 75%。呼吸机吸气时间受预设的流速呼气触发灵敏度的影响，此时呼吸机切换到呼气状态

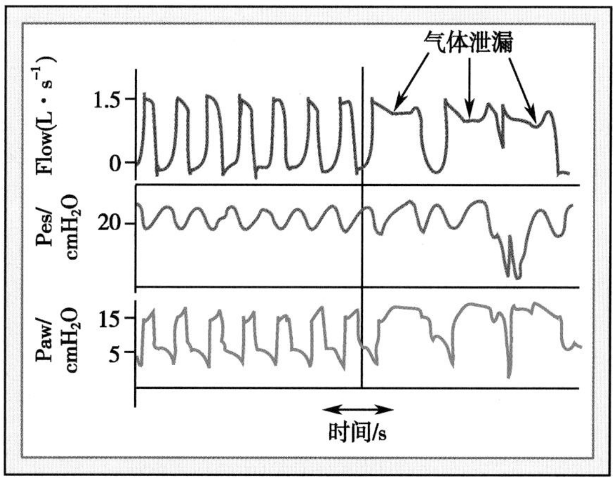

图 61-5　无创面罩压力支持通气时空气泄漏的代表性记录图。空气泄漏会延长呼吸机送气时间（箭头）。Flow：气体在开放气道中产生的流速；Paw：作用在开放气道中的压力；Pes：食管压力

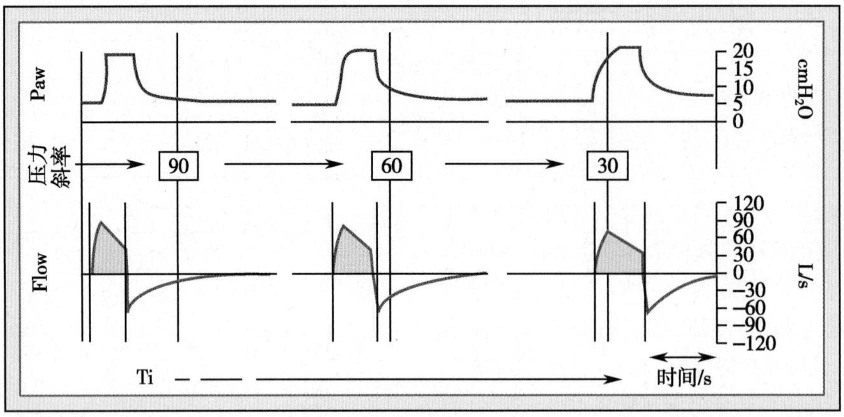

图 61-6 不同的压力上升时间灵敏度的流速 - 时间曲线。从左到右，压力上升时间设置为最大压力上升时间的 90%、60% 和 30%。呼吸机送气时间（阴影区）受预设的压力 - 斜率敏感性影响，产生不同的吸气峰流速。Flow：气体在开放气道中产生的流速；Paw：作用在开放气道中的压力

完全患者控制的机械支持通气

只有通过呼吸机的触发、流速输送、呼吸切换功能与患者的通气驱动力、自发吸气流速需求以及吸气时间与总呼吸周期时长比率之间的连续匹配，才能获得最优化的人 - 机相互作用。这意味着需要连续性地测量患者自主呼吸的生理变量以及呼吸机根据这些自主呼吸变量进行连续性调整适应。呼吸机技术的未来应该发展旨在能够自动关联患者的呼吸生理参数和呼吸机输出的系统。这种技术将基于能够实现完全患者控制的机械支持的闭环计算程序[4]。

机械通气自动控制系统的设计特点包括：①激活系统的参数（输入）；②系统输出参数（输出）；③用于链接输入和输出的协议（控制算法）。在闭环系统中，输出将激活并适应输入的变化。当输出的变化与输入的变化方向相反时，称为负向闭环。当输出变化与输入变化同向时，为正向闭环。在临床设置中，负向闭环控制系统最常见的例子是呼吸机加湿器。在这种情况下，输入是腔内的温度，输出是输送给患者的气体温度。控制算法旨在使后者温度始终高于操作者设定的值。如果输出（即输送给患者的气体温度）低于预设水平，则算法将增加输入（即腔内的温度）。如果输出高于预设水平，算法将减少输入。因此，闭环系统能够稳定并限制机械系统的性能。

在急性呼吸衰竭的情况下，患者不能提供足够的输出（即每分钟通气量）。因此，呼吸机应能够检测患者的输入并持续调整适应输出。如果输入正在增加（即通气需求正在增加），呼吸机将增加输出（即施加更多正压）。如果输入正在减少（即通气需求正在降低），则呼吸机将减小输出（即施加较小的正压）。最终由呼吸机施加的控制闭环肯定是正的。正的闭环控制系统本质上是不稳定的，因为它们倾向于：①伴随通气辅助“逃跑”。如果呼吸机产生的压力高于抵消呼吸系统被动特性所需的压力时，呼吸机将继续输送流速和容量；当患者停止吸气努力时，呼吸机尝试开始呼气；②“熄灭”通气辅助。如果患者不产生任何吸气努力，呼吸机将不会产生任何通气支持。

基于闭环算法，提出了新的机械通气模式。这些方式代表 PSV 的变化，其特征在于患者能够控制呼吸机提供的辅助量。它们通过用于关闭环路的患者相关变量来区分。

比例辅助通气、比例压力支持和比例辅助通气加强

在比例辅助通气（proportional assisted ventilation，PAV）和比例压力支持（proportional pressure support，PPS）期间，呼吸机产生与患者产生的流速和容量成比例的压力[77, 78]；呼吸机放大患者努力而不施加任何通气或压力目标；只要患者产生吸气肌努力，呼吸机产生的压力就会升高。在这些机械支持模式期间，临床医生在确定患者的阻力和弹性后，调整流速辅助或容量辅助通气的百分比，目的是减少患者吸气负荷所施加的负荷[79-81]。尽管这些技术具有令人兴奋的潜力[81-84]，它们应用在有创性或无创性的通气[75-93]，但是没有大规模的研究证实，与其他通气模式相比，PAV 或 PPS 可改善患者的预后。在有创通气中进行的几项研究表明，PAV 在吸气开始时改善人 - 机的同步性[32, 86, 88]，但不一定到最后[78-86]。

根据 Younes 及其同事描述的方法，与 PAV 相比，比例辅助通气加强（proportional assisted ventilation plus，PAV+）可连续测量患者的弹性和阻力[79-81, 89-93]。此选项要求医生仅设定总压力增益的特定百分比水平。在有创通气中，与传统的 PAV 相比，PAV+ 似乎可显著降低人 - 机不同步的发生率[94]（图 61-7）。与 PSV 相比，PAV+ 可缩短设置时间并稳定镇静剂剂量的变化[95]。

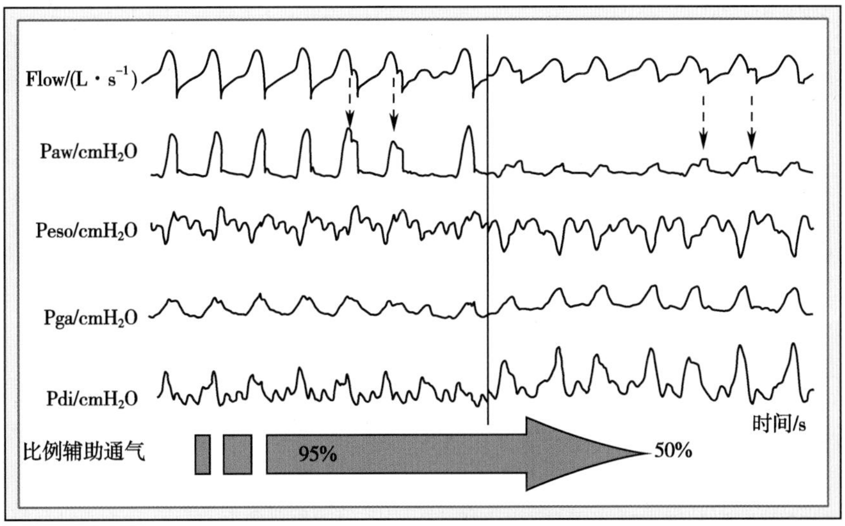

图 61-7　在 PAV+ 通气期间流速（Flow）、气道压力（Paw）、食管压力（Peso）、胃压（Pga）和横膈压（Pdi）的代表性描记图。从左向右的方向箭头（底部）显示，随着吸气努力度的增加，增益从 95% 降低到 50%。虚线箭头（顶部）表示由呼吸机自动计算的呼吸力学测量

神经调节呼吸辅助

神经调节呼吸辅助（neural-adjusted ventilatory assistance，NAVA）是利用插入并放置在下段食管中的鼻胃管上的电极阵列测量膈肌的电活动，然后通过膈肌电活动信号强度控制呼吸机产生成比例的辅助压力用于提供一定流速、容量和压力的气体[8, 38, 39, 96, 97]。NAVA 的代表性图形如图 61-8 所示。因此，使用 NAVA，患者保留完全控制呼吸模式[98]。与前面描述的比例模式不同，NAVA 不需要估测患者的呼吸力学。使用 NAVA，患者的呼吸中枢控制了全部时相的辅助正压呼吸，从触发到吸气切换。即使在呼吸力学存在差异的情况下，呼吸机通过每一次呼吸调整来匹配患者通气输出的任何变化。

与压力控制流速切换通气（即 PSV）相比，NAVA 已经表现出可减少无效的吸气努力（触发不同步）和过早或延迟的吸呼切换（切换不同步）[99-101]。此外，Vignaux 等研究表明，与压力支持 NIV 相比，NAVA 通过减少触发延迟和不同步事件数量来改善人 - 机的同步性[102]。NAVA 似乎也可以改善头盔通气期间人 - 机的同步性[103]。最后，相比于 PAV，NAVA 一个主要优势在于气体泄漏不会干扰其准确的功能[104]。

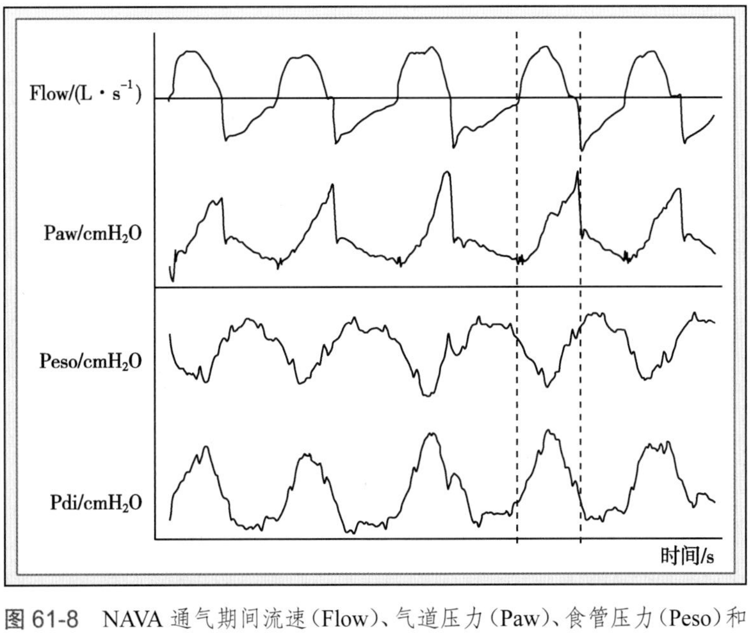

图 61-8　NAVA 通气期间流速（Flow）、气道压力（Paw）、食管压力（Peso）和横膈压（Pdi）代表性描记图。这两条虚线代表患者吸气努力的开始和结束

适应性支持通气

与 PAV 和 NAVA 相比，适应性支持通气（adaptive support ventilation，ASV）是一种时间限制，压力目标的辅助性通气模式（压力控制通气），其依赖于调节呼吸机设置的负向闭环系统，以响应患者的呼吸阻抗（弹性和气道阻力）和自发努力的变化[105]。ASV 基本原理来源于 Otis 及其同事[106]和 Mead[6]的研究，他们证实，对于给定水平的肺泡分钟通气量，对应一个最小呼吸做功的最小呼吸频率。通过 ASV，操作员输入患者的体重并设定期望的分钟通气量。呼气时间常数通过呼气流速 - 容量曲线分析确定[107]。ASV 因此而调整吸气压力、吸 - 呼比和控制呼吸频率，在一个框架内维持患者目标分钟通气量和呼吸频率，避免浅快呼吸和过度肺充气。在压力控制模式或吸气压力支持的自发呼吸模式下自主呼吸触发，并调整其水平以达到目标呼吸速率 - 潮气量。

知识点

1. 通气支持期间人 - 机不同步现象并不少见，但在临床环境中常不被识别、被低估和被不恰当的治疗。
2. 当患者自主呼吸的三个生理变量（呼吸驱动力、通气需求以及吸气时间占呼吸时长的比率）与呼吸机触发，呼吸机输送的流速和呼吸机吸呼切换标准之间不匹配时，就会出现人 - 机不同步现象。
3. 人 - 机交互作用的临床优化可通过呼吸机的触发、流速输送和呼吸机吸呼切换功能与患者生理变量之间的连续匹配来获得。
4. 有创或无创通气过程中人 - 机交互作用的优化意味着呼吸机对患者的生理变量进行持续性测量以及呼吸机对这些自发变化的生理变量进行持续性调适。
5. 呼吸机技术的未来发展方向应该是一个能够在患者生理参数和呼吸机输出之间自动交流的系统，这样的技术将以闭环算法为基础，能够实现完全患者控制的机械支持。

（李福祥 向朝雪 译，姚立农 审校）

参考文献

1. Jubran A, Tobin MJ. Pathophysiologic basis of acute respiratory distress in patients who fail a trial of weaning from mechanical ventilation. Am J Respir Crit Care Med 1997;155:906-15.
2. Leung P, Jubran A, Tobin MJ. Comparison of assisted ventilator modes on triggering, patients' effort, and dyspnea. Am J Respir Crit Care Med 1997;155:1940-8.
3. Tobin MJ, Jubran A, Laghi L. Patient-ventilator interaction. Am J Respir Crit Care Med 2001;163: 1059-63.
4. Ranieri VM. Optimization of patient-ventilator interactions: closed-loop technology to turn the century. Intensive Care Med 1997;23:936-9.
5. Cameron RD, Sassoon CSH. Patient-ventilator interactions. Clin Chest Med 1996;17:423-38.
6. Mead J. Control of respiratory frequency. J Appl Physiol 1960;15:325-36.
7. Mead J, Whittenberger JL. Physical properties of human lungs measured during spontaneous respiration. J Appl Physiol 1953;5:770-96.
8. Beck J, Sinderby C, Lindström L. Effects of lung volume on diaphragm EMG signal strength during voluntary contractions. J Appl Physiol 1998;85:1123-34.
9. Vignaux L, Vargas F, Roeseler J, et al. Patient-ventilator asynchrony during non-invasive ventilation for acute respiratory failure: a multicenter study. Intensive Care Med 2009;35:840-6.
10. Hubmayr RD, Abel MB, Rehder K. Physiologic approach to mechanical ventilation. Crit Care Med 1990;18:103-11.
11. Iotti G, Braschi A, Locatelli A, Bellinzona G. Spontaneous respiration in artificial ventilation: importance of valve resistance. Presse Med 1985;14:165-8.
12. Whitelow WA, Derenne JP, Milic-Emili J. Occlusion pressure as a measure of respiratory center output in conscious man. Respir Physiol 1975;23:181-99.
13. Ward ME, Corbeil C, Gibbons W, et al. Optimization of respiratory muscle relaxation during mechanical ventilation. Anesthesiology 1988;69:29-35.
14. Puddy A, Younes M. Effect of inspiratory flow rate on respiratory output in normal subjects. Am Rev Respir Dis 1992;146:787-9.
15. Georgopulos G, Mitrousa I, Bshouty Z, et al. Effect of N-REM sleep on the response of respiratory output to varying inspiratory flow. Am J Respir Crit Care Med 1996;153:1624-30.
16. Laghi F, Karamchandani K, Tobin MJ. Influence of ventilator settings in determining respiratory frequency during mechanical ventilation. Am J Respir Crit Care Med 1999;160:1766-70.
17. Banner MJ, Paul B, Blanch PB, Gabrielli A. Tracheal pressure control provides automatic and variable inspiratory pressure assist to decrease the imposed resistive work of breathing. Crit Care Med 2002;30:1106-11.
18. MacIntyre NR. Improving patient/ventilator interactions. In: Vincent J-L, editor. Yearbook of intensive care and emergency medicine. Berlin: Springer-Verlag; 1999. p. 235-43.
19. Ranieri VM, Mascia L, Petruzzelli V, et al. Inspiratory effort and measurement of dynamic intrinsic PEEP in COPD patients: effects of ventilator triggering system. Intensive Care Med 1995;21: 896-903.
20. Alberti A, Gallo F, Fongaro A, et al. P01 is a useful parameter in setting the level of pressure support ventilation. Intensive Care Med 1995;103:547-53.
21. Sassoon CSH, Gruer SE. Characteristic of the ventilator pressure- and flow-trigger variables. Intensive Care Med 1995;21:159-68.
22. Fabry B, Guttmann J, Eberhard L, et al. An analysis of desynchronization between the spontaneously breathing patients and ventilator during inspiratory pressure support. Chest 1995;107:1387-94.
23. Fabry B, Haberthur C, Zappe D, et al. Breathing pattern and additional work of breathing in spontaneously breathing patients with different ventilatory demand during inspiratory pressure support and automatic tube compensation. Intensive Care Med 1997;23:545-52.
24. Fink JB. Device and equipment evaluations. Respir Care 2004;49:1157-64.
25. Kress JP, Pohlman AS, O'Connor MF, Hall JB. Daily interruption of sedative infusions in critically ill patients undergoing mechanical ventilation. N Engl J Med 2000;342:1471-7.
26. Shanely RA, Zergeroglu MA, Lennon SL, et al. Mechanical ventilation-induced diaphragmatic atrophy is associated with oxidative injury and increased proteolytic activity. Am J Respir Crit Care Med 2002;166:1369-74.
27. Imai Y, Parodo J, Kajikawa D, et al. Injurious mechanical ventilation and end-organ epithelial cell apoptosis and organ dysfunction in an experimental model of acute respiratory distress syndrome. JAMA 2003;289:2104-12.
28. Parthasarathy S, Tobin JM. Effect of ventilator mode on sleep quality in critically ill patients. Am J Respir Crit Care Med 2002;166:1423-9.
29. Marini JJ, Capps JS, Culver BH. The inspiratory work of breathing during assisted mechanical ventilation. Chest 1985;87:612-18.
30. MacIntyre NR, Cook DJ, Ely EW Jr, et al.; American College of Chest Physicians; American Association for Respiratory Care; American College of Critical Care Medicine. Evidence-based guidelines for weaning and discontinuing ventilatory support: a collective task force facilitated by the American College of Chest Physicians; the American Association for Respiratory Care; and the American College of Critical Care Medicine. Chest 2001;120:375-395S.
31. Younes M. Interactions between patients and ventilators. In: Roussos C, editor. Thorax. 2nd ed. New York: Marcel Dekker; 1995. p. 2367-420.
32. Ranieri VM, Giuliani R, Mascia L, et al. Patient-ventilator interaction during acute hypercapnia: pressure support vs proportional assist ventilation. J Appl Physiol 1996;81:426-37.
33. Nava S, Bruschi C, Fracchia C, et al. Patient-ventilator interaction and inspiratory effort during pressure support ventilation in patients with different pathologies. Eur Respir J 1997;10:177-83.
34. Hill LL, Pearl RG. Flow triggering, pressure triggering, and autotriggering during mechanical ventilation. Crit Care Med 2000;28:579-81.
35. Aslanian P, El Atrous S, Isabey D, et al. Effects of flow triggering on breathing effort during partial ventilatory support. Am J Respir Crit Care Med 1998;157:135-43.
36. Giuliani R, Mascia L, Recchia F, et al. Patient-ventilator interaction during synchronized intermittent mandatory ventilation: effects of flow triggering. Am J Respir Crit Care Med 1995;151:159.
37. Gottfried SB. The role of PEEP or CPAP in the mechanically ventilated COPD patient. In: Roussos C, editor. Thorax. 2nd ed. New York: Marcel Dekker; 1995. p. 2471-500.
38. Mulqueeny Q. Automatic detection of ineffective triggering and double triggering during mechanical ventilation. Intensive Care Med 2007;33:2014-18.
39. Akoumianaki E, Lyazidi A, Rey N, et al. Mechanical ventilation-induced reverse-triggered breaths: a frequently unrecognized form of neuromechanical coupling. Chest 2013;143:927-38.
40. Sinderby C, Navalesi P, Beck J, et al. Neural control of mechanical ventilation in respiratory failure. Nat Med 1999;5:1433-6.
41. Navalesi P, Costa R. New modes of mechanical ventilation: proportional assist ventilation, neurally adjusted ventilatory assist, and fractal ventilation. Curr Opin Crit Care 2003;9:51-8.
42. Clark FJ, von Euler C. On the regulation of depth and rate of breathing. J Physiol (Lond) 1972;222:267-95.
43. Younes M, Vaillancourt P, Milic-Emili J. Interaction between chemical factors and duration of apnea following lung inflation. J Appl Physiol 1974;36:190-201.
44. Zuperku EJ, Hopp FA, Kampine JP. Central integration of pulmonary stretch receptor input in the control of expiration. J Appl Physiol 1982;52:1296-315.
45. Georgopoulos D, Mitrouska I, Bshouty Z, et al. Effects of breathing route, temperature and volume of inspired gas, and airway anesthesia on the response of respiratory output to varying inspiratory flow. Am J Respir Crit Care Med 1996;153:168-75.
46. Corne S, Gillespie D, Roberts D, Younes M. Effect of inspiratory flow rate on respiratory rate in intubated ventilated patients. Am J Respir Crit Care Med 1997;156:304-8.
47. Mitrouska I, Bshouty Z, Younes M, Georgopoulos D. Effects of pulmonary and intercostal denervation on the response of breathing frequency to varying inspiratory flow. Eur Respir J 1998;11:895-900.
48. Tobert DG, Simon PM, Stroetz RW, Hubmayr RD. The determinants of respiratory rate during mechanical ventilation. Am J Respir Crit Care Med 1997;155:485-92.
49. Boysen PG, McGough E. Pressure-control and pressure-support ventilation: flow patterns, inspiratory time, and gas distribution. Respir Care 1988;33:126-34.
50. Kacmarek RM, Chipman D. Basic principles of ventilator machinery. In: Tobin MJ, editor. Principles and practice of mechanical ventilation. 2nd ed. New York: McGraw-Hill; 2006. p. 53-95.
51. Chatburn RL. Classification of mechanical ventilators. In: Tobin MJ, editor. Principles and practice of mechanical ventilation. 2nd ed. New York: McGraw-Hill; 2006. p. 37-52.
52. Parthasarathy S, Jubran A, Tobin MJ. Cycling of inspiratory and expiratory muscle groups with the ventilator in airflow limitation. Am J Respir Crit Care Med 1998;158:1471-8.

53. Tobin MJ, Yang KL, Jubran A, Lodato RF. Interrelationship of breath components in neighboring breaths of normal eupneic subjects. Am J Respir Crit Care Med 1995;152:1967-76.
54. Younes M, Kun Webster JK, Roberts D. Response of ventilator-dependent patients to delayed opening of exhalation valve. Am J Respir Crit Care Med 2002;166:21-30.
55. Brochard L. Pressure support ventilation. In: Tobin MJ, editor. Principles and practice of mechanical ventilation. New York: McGraw-Hill; 1994. p. 239-57.
56. Hess DR. Ventilator waveforms and the physiology of pressure support ventilation. Respir Care 2005;50:166-86.
57. Jubran A, Van de Graaff WB, Tobin MJ. Variability of patient-ventilator interaction with pressure-support ventilation in patients with COPD. Am J Respir Crit Care Med 1995;152:129-36.
58. Vignaux L, Tassaux D, Jolliet P. Performance of noninvasive ventilation modes on ICU ventilators during pressure support: a bench model study. Intensive Care Med 2007;33:1444-51.
59. Tassaux D, Michotte JB, Gainnier M, et al. Expiratory trigger setting in pressure support ventilation: from mathematical model to bedside. Crit Care Med 2004;9:1844-50.
60. Tassaux D, Gainnier M, Battisti A, et al. Impact of expiratory trigger setting on delayed cycling and inspiratory muscle workload. Am J Respir Crit Care Med 2005;172:1283-9.
61. Chiumello D, Polli F, Tallarini F, et al. Effect of different cycling-off criteria and positive end-expiratory pressure during pressure support ventilation in patients with chronic obstructive pulmonary disease. Crit Care Med 2007;35:2547-52.
62. Tokioka H, Tanaka T, Ishizu T, et al. The effect of breath termination criterion on breathing patterns and the work of breathing during pressure support ventilation. Anesth Analg 2001;92:161-5.
63. Chiumello D, Pelosi P, Taccone P, et al. Effect of different inspiratory rise time and cycling off criteria during pressure support ventilation in patients recovering from acute lung injury. Crit Care Med 2003;31:2604-10.
64. Stell IM, Paul G, Lee KC, et al. Noninvasive ventilator triggering in chronic obstructive pulmonary disease: a test lung comparison. Am J Respir Crit Care Med 2001;164:2092-7.
65. Calderini E, Confalonieri M, Puccio PG, et al. Patient-ventilator asynchrony during noninvasive ventilation: the role of the expiratory trigger. Intensive Care Med 1999;25:662-7.
66. Hotchkiss JR, Adams AB, Dries DY, et al. Dynamic behavior during noninvasive ventilation chaotic support? Am J Respir Crit Care Med 2001;163:374-8.
67. Nava S, Bruschi C, Rubini F, et al. Respiratory response and inspiratory effort during pressure support ventilation in COPD patients. Intensive Care Med 1995;21:871-9.
68. Yamada Y, Du HL. Analysis of the mechanisms of expiratory asynchrony in pressure support ventilation: a mathematical approach. J Appl Physiol 2000;88:2143-50.
69. Mehta S, McCool FD, Hill NS. Leak compensation in positive pressure ventilators: a lung model study. Eur Respir J 2001;17:259-67.
70. Richard JC, Carlucci A, Breton L, et al. Bench testing of pressure support ventilation with three different generations of ventilators. Intensive Care Med 2002;28:1049-57.
71. Bonmarchand G, Chevron V, Menard JF, et al. Effects of pressure ramp slope values on the work of breathing during pressure support ventilation in restrictive patients. Crit Care Med 1999;27:715-22.
72. Chatmongkolchart S, Williams P, Hess DR, Kacmarek RM. Evaluation of inspiratory rise time and inspiration termination criteria in new-generation mechanical ventilators: a lung model study. Respir Care 2001;46:666-77.
73. Chiumello D, Pelosi P, Croci M, et al. The effects of pressurization rate on breathing pattern, work of breathing, gas exchange and patient comfort in pressure support ventilation. Eur Respir J 2001;18:107-14.
74. Prinianakis G, Delmastro M, Carlucci A, et al. Effect of varying the pressurisation rate during noninvasive pressure support ventilation. Eur Respir J 2004;23:314-20.
75. Dojat M, Harf A, Touchard D, et al. Clinical evaluation of a computer-controlled pressure support mode. Am J Respir Crit Care Med 2000;161:1161-6.
76. Battisti A, Roeseler J, Tassaux D, et al. Automatic adjustment of pressure support by computer-driven knowledge-based system during noninvasive ventilation: a feasibility study. Intensive Care Med 2006;32:1523-8.
77. Younes M, Puddy A, Roberts D, et al. Proportional assist ventilation: results of an initial clinical trial. Am Rev Respir Dis 1992;145:121-9.
78. Navalesi P, Hernandez P, Wongsa D, et al. Proportional assist ventilation in acute respiratory failure: effects on breathing pattern and inspiratory effort. Am J Respir Crit Care Med 1996;154:1330-8.
79. Younes M, Webster K, Kun J, et al. A method for measuring passive elastance during proportional assist ventilation. Am J Respir Crit Care Med 2001;164:50-60.
80. Younes M, Kun J, Masiowski B, et al. A method for non-invasive determination of inspiratory resistance during proportional assist ventilation. Am J Respir Crit Care Med 2001;163:829-39.
81. Farre R, Mancini M, Rotger M, et al. Oscillatory resistance measured during noninvasive proportional assist ventilation. Am J Respir Crit Care Med 2001;164:790-4.
82. Ranieri VM, Grasso S, Mascia L, et al. Effects of proportional assist ventilation on inspiratory muscle effort in patients with chronic obstructive pulmonary disease and acute respiratory failure. Anesthesiology 1997;86:79-91.
83. Bigatello LM, Nishimura M, Imanaka H, et al. Unloading the work of breathing by proportional assist ventilation in a lung model. Crit Care Med 1997;25:267.
84. Appendini L, Purro A, Gudjonsdottir M, et al. Physiologic response of ventilator-dependent patients with chronic obstructive pulmonary disease to proportional assist ventilation and continuous positive airway pressure. Am J Respir Crit Care Med 1999;159:1510-17.
85. Wrigge H, Golisch W, Zinserling J, et al. Proportional assist versus pressure support ventilation: effects on breathing pattern and respiratory work of patients with chronic obstructive pulmonary disease. Intensive Care Med 1999;25:790-8.
86. Giannouli E, Webster K, Roberts D, Younes M. Response of ventilator-dependent patients to different levels of pressure support and proportional assist. Am J Respir Crit Care Med 1999;159:1716-25.
87. Vitacca M, Clini E, Pagani M, et al. Physiologic effects of early administered mask proportional assist ventilation in patients with chronic obstructive pulmonary disease and acute respiratory failure. Crit Care Med 2000;28:1791-7.
88. Du HL, Ohtsuji M, Shigeta M, et al. Expiratory asynchrony in proportional assist ventilation. Am J Respir Crit Care Med 2002;165:972-7.
89. Rusterholtz T, Bollaert PE, Feissel M, et al. Continuous positive airway pressure vs. proportional assist ventilation for noninvasive ventilation in acute cardiogenic pulmonary edema. Intensive Care Med 2008;34:840-6.
90. Grasso S, Puntillo F, Mascia L, et al. Compensation for increase in respiratory workload during mechanical ventilation. Am J Respir Crit Care Med 2000;161:819-26.
91. Gay PC, Hess DR, Hill NS. Non-invasive proportional assist ventilation for acute respiratory insufficiency. Am J Respir Crit Care Med 2001;164:1606-11.
92. Grasso S, Ranieri VM. Proportional assist ventilation. Respir Care Clin N Am 2001;7:465-73.
93. Wysocki M, Richard JC, Meshaka P. Non-invasive proportional assist ventilation compared with non-invasive pressure support ventilation in hypercapnic acute respiratory failure. Crit Care Med 2002;30:323-9.
94. Xirouchaki N, Kondili E, Vaporidi K, et al. Proportional assist ventilation with load-adjustable gain factors in critically ill patients: comparison with pressure support. Intensive Care Med 2008;34:2026-34.
95. Xirouchaki N, Kondili E, Klimathianaki M, et al. Is proportional-assist ventilation with load-adjustable gain factors a user-friendly mode? Intensive Care Med 2009;35:1599-603.
96. Sinderby C, Beck J, Spahija J, et al. Inspiratory muscle unloading by neurally adjusted ventilatory assist during maximal inspiratory efforts in healthy subjects. Chest 2007;131:711-17.
97. Costa R, Spinazzola G, Cipriani F, et al. A physiologic comparison of proportional assist ventilation with load-adjustable gain factors (PAV+) versus pressure support ventilation (PSV). Intensive Care Med 2011;37:1494-500.
98. Navalesi P, Longhini F. Neurally adjusted ventilatory assist. Curr Opin Crit Care 2015;21:58-64.
99. Schmidt M, Dres M, Raux M, et al. Neurally adjusted ventilatory assist improves patient-ventilator interaction during postextubation prophylactic noninvasive ventilation. Crit Care Med 2012;40:1738-44.
100. Piquilloud L, Tassaux D, Bialais E, et al. Neurally adjusted ventilatory assist (NAVA) improves patient-ventilator interaction during non-invasive ventilation delivered by face mask. Intensive Care Med 2012;38:1624-31.
101. Bertrand PM, Futier E, Coisel Y, et al. Neurally adjusted ventilatory assist vs pressure support ventilation for noninvasive ventilation during acute respiratory failure: a crossover physiologic study. Chest 2013;143:30-6.
102. Vignaux L, Grazioli S, Piquilloud L, et al. Patient-ventilator asynchrony during noninvasive pressure support ventilation and neurally adjusted ventilatory assist in infants and children. Pediatr Crit Care Med 2013;14:e357-64.
103. Cammarota G, Olivieri C, Costa R, et al. Noninvasive ventilation through a helmet in postextubation hypoxemic patients: physiologic comparison between neurally adjusted ventilatory assist and pressure support ventilation. Intensive Care Med 2011;37:1943-50.
104. Sinderby C, Beck J. Neurally adjusted ventilatory assist in non-invasive ventilation. Minerva Anestesiol 2013;79:915-25.
105. Tassaux D, Dalmas E, Gratadour P, Jolliet P. Patient-ventilator interactions during partial ventilatory support: a preliminary study comparing the effects of adaptive support ventilation with synchronized intermittent mandatory ventilation plus inspiratory pressure support. Crit Care Med 2002;30:801-7.
106. Otis AB, Fenn WO, Rahn H. Mechanics of breathing in man. J Appl Physiol 1950;2:592-607.
107. Brunner JX, Laubscher TP, Banner MJ, et al. Simple method to measure total expiratory time constant based on the passive expiratory flow-volume curve. Crit Care Med 1995;23:1117-22.

62

无创正压通气

Felix Yu and Nicholas S. Hill

无创机械通气是指在没有侵入性人工气道情况下为肺部提供通气支持。无创呼吸机包括负压式呼吸机和正压式呼吸机。直到20世纪60年代早期，箱式呼吸机负压通气模式是除麻醉机外最常见的机械通气类型[1]。然而，1952年在哥本哈根脊髓灰质炎流行期间，使用有创正压麻醉机治疗可使呼吸麻痹患者存活率提高。此后，有创正压机械通气逐渐成为治疗急性呼吸衰竭的优选方法[2]。直到20世纪80年代中期，负压通气模式一直是慢性呼吸衰竭患者治疗的主要方式[1]。

随着面罩和通气技术的改进，负压通气模式劣势渐显[1]，无创正压通气（noninvasive positive-pressure ventilation，NIPPV）取代了负压通气，成为伴有神经肌肉功能障碍和胸壁畸形的慢性呼吸衰竭患者的治疗之选[3]。在过去30多年里，NIPPV逐渐从治疗门诊患者过渡到用于急性呼吸衰竭住院患者的治疗。包括一些大样本量的临床研究数据表明，在21世纪的第一个十年期间，应用NIPPV治疗慢性阻塞性肺疾病（chronic obstructive pulmonary disease，COPD）引起的及非COPD引起的急性呼吸衰竭（acute respiratory failure，ARF）案例成倍增加[4]。最近在马萨诸塞州的一项调查发现，重症监护需进行通气支持的患者中，首选NIPPV方式达40%[5]。本章就NIPPV工作原理、适应证、应用实践和机器监测逐一进行阐述。

基本原理

无创通气最重要的优势是避免了有创机械通气相关的并发症，这些并发症包括上呼吸道创伤，上呼吸道防御机制的削弱，医院获得性肺炎风险的增加，以及包括正常进食和语言交流能力的受限[6]。无创通气方式避免了气管插管，保留了完整的上呼吸道生理功能和防御机制，在通气休息间期，患者可进行正常的进食、发声及排痰。与有创机械通气比较，无创通气可减少包括肺炎、鼻窦炎和脓毒血症等感染并发症[7-9]。在特定急性呼吸衰竭的人群中，无创通气方式可降低患者发病率和死亡率，缩短住院时间甚至避免患者住院治疗，从而减轻患者经济负担，这是NIPPV临床使用率增加的原因[10]。

呼吸衰竭是机械通气最主要的治疗指征，包括Ⅰ型呼吸衰竭（低氧血症）、Ⅱ型呼吸衰竭（高碳酸血症），或者两者并存。图62-1显示导致低氧血症的病理生理机制：气腔陷闭、肺泡表面活性物质异常、气道狭窄、通气血流比例失调和肺内分流，导致低氧血症。通过打开陷闭的气腔和狭窄的气道，气道正压可减少肺内分流并改善通气-血流比例，从而改善患者低氧血症状态。而且，气道正压可以通过打开陷闭气腔，改善肺顺应性，从而减轻患者呼吸功。气道正压的另一个潜在益处是增加胸内压，降低心脏后负荷，从而增强患者心血管功能。但是，对于那些血容量不足的患者，如果正压通气引起心脏前负荷降低的程度超过了后负荷，则可能会损害心血管功能。

作用机制

图62-2显示呼吸衰竭产生的病理生理机制。气道阻力的增加、呼吸系统顺应性的下降和PEEPi导致患者呼吸功增加，更易发生呼吸肌疲劳。COPD患者膈肌曲率半径增加，提高了膈肌张力，由此加大血流阻力，更加重患者的病情。NIPPV通过外源性PEEP来抗衡内源性PEEP的存在，并通过间歇性正压通气增加潮气量，从而减少患者呼吸功并打断由此产生的恶性循环所导致的呼吸衰竭。使用NIPPV治疗COPD急性加重患者，我们可在呼吸机上观察到患者的各项呼吸功参数，如跨膈压、膈压-时间乘积和膈肌肌电图幅度均下降。CPAP和压力支持通气（pressure-support ventilation，PSV）都会减少患者呼吸功，但PSV＋PEEP联合使用效果更佳[11]。

适应证

现在认为无创机械通气适用于治疗多种原因引起的急性呼吸衰竭（框62-1）。在此我们对这些适应证的证据进行评级和简要的讨论，相关指南容后再叙。

气道阻塞

慢性阻塞性肺疾病

一些临床随机对照试验[12, 13]和meta分析均[14]一致表明，与传统疗法相比，NIPPV可改善患者的生命体征、气体交换和呼吸困难评分，降低患者的气管插管率、发病率和死亡率，并缩短中、重度 COPD 患者急性加重期的住院时间。因此，NIPPV 被认为是特定的 COPD 患者急性加重期可选的机械通气模式。另一些研究表明，在 COPD 急性加重期间，NIPPV 添加氦氧混合气可进一步改善呼吸功并促进肺泡气体交换[15]。但此效果并未得到随后的多中心研究所证实[16]。

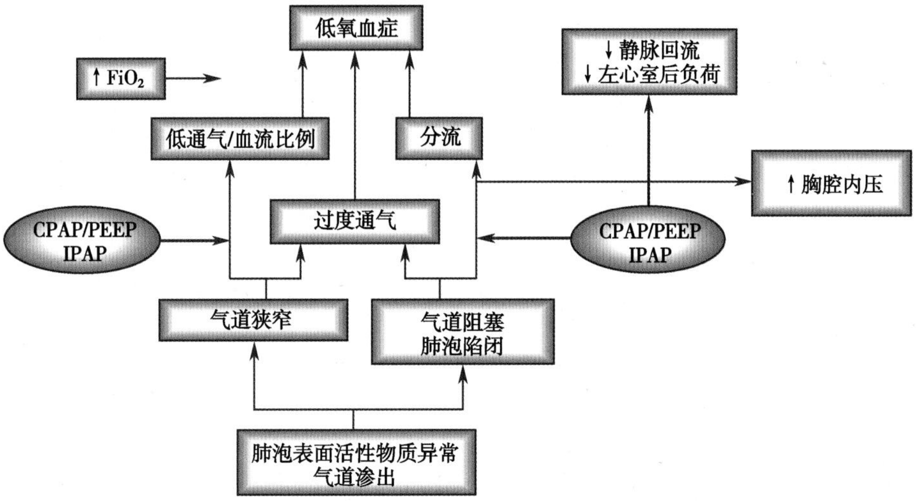

图 62-1　急性高碳酸血症病理生理机制和持续气道正压通气(continuous positive airway pressure, CPAP)、呼气末正压(positive end-expiratory pressure, PEEP)、压力支持(pressure support, PS)、干预环节(粗箭头)。呼吸肌功能衰竭时引起肺泡通气量减少，CO_2 清除能力下降，导致高碳酸血症发生。呼吸肌衰竭可发生于呼吸功正常(如急性或慢性神经肌肉疾病)或增加状态下(如 COPD、哮喘或肥胖性低通气综合征)，也可发生于呼吸肌氧供不足状态下(如 1/3 罹患心源性肺水肿患者)。治疗策略包括应用 CPAP 或 PEEP 来平衡内源性 PEEP(intrinsic PEEP, PEEPi)，增加间断性正压通气(intermittent positive-pressure ventilation, IPPV)潮气量来改善肺泡通气状况、减少呼吸功及减少 CO_2 产生量。IPAP：吸气气道正压

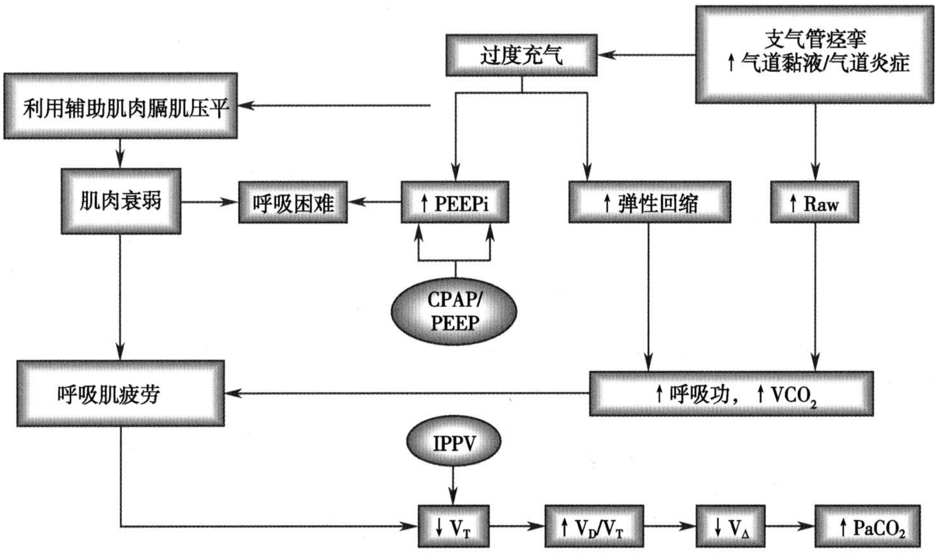

图 62-2　急性低氧性呼吸衰竭病理生理机制和正压给氧方式的干预环节。低通气 - 灌注率、肺内分流及肺泡低通气状态引起低氧血症。低氧血症可通过提高吸氧浓度(inspired oxygen fraction, FiO_2)(肺内分流效果有限)、应用 CPAP 或 PEEP(可增加功能残气量，开放陷闭的肺泡和狭窄的气道，提高肺顺应性)来纠正。对于心源性肺水肿，CPAP 模式可以降低回心血量和减轻左心室后负荷，从而提升左心室的射血功能。PEEPi：内源性呼气末气道正压；CPAP：持续气道正压通气；PEEP：呼气末气道正压；VCO_2：二氧化碳产生量；IPPV：间歇正压通气；V_T：潮气量；V_D/V_T：无效腔气量与潮气量比值；$PaCO_2$：二氧化碳分压；Raw：气道阻力

框 62-1 无创机械通气在急症中的应用指征

气道梗阻
COPD(A)*
哮喘(B)
囊性纤维化(C)
梗阻性呼吸睡眠暂停或肥胖性低通气(B)
上呼吸道梗阻(C)
COPD 脱机后续治疗(A)
COPD 拔管后呼吸衰竭(B)

低氧性呼吸衰竭
ARDS(C)
肺炎(C)
创伤或烧伤(B)
急性肺水肿(CPAP 模式)(A)
免疫功能低下患者(A)
限制性胸廓功能障碍(C)
术后患者(B)
不愿气管插管患者(C)
纤支镜检查(C)

*括号中的字母表示支持使用无创通气的证据水平:A,多个随机对照试验,推荐;B,至少一项随机对照试验,较弱的推荐;C,病例系列或报告,可以尝试,但需密切监测。
ARDS,急性呼吸窘迫综合征;COPD,慢性阻塞性肺疾病;CPAP,持续气道正压通气。

哮喘

非对照性临床研究显示,在哮喘重度发作时,初始即用 NIPPV 可改善患者肺泡气体交换并降低气管插管率。两项临床对照性研究结果表明,NIPPV 更迅速地改善患者的呼气流速率[17, 18];其中的一项研究证实,与面罩空白组比较,NIPPV 治疗组降低了急性哮喘患者的住院率[18]。尽管两项研究的数据均未达到充分强度来评价气管插管率和死亡率,但这些数据均支持 NIPPV 可试用于初始对支气管扩张剂治疗反应不佳的哮喘患者。无创通气可联合持续雾化和氦氧混合气吸入治疗,但联合疗法所增加的效果尚未被临床对照试验所证实。

囊性纤维化

非对照性研究表明,无创通气用于治疗终末期囊性纤维化患者急性呼吸衰竭时,有助于稳定肺泡气体的交换,并可作为肺移植前期的桥接呼吸支持手段[19]。

肥胖低通气综合征(Obesity Hypoventilation Syndrome,OHS)

随着人口肥胖率的增加,与肥胖低通气相关的急性高碳酸血症性呼吸衰竭发病率越来越高。一项单中心前瞻性观察研究显示,以 COPD 合并急性高碳酸血症的呼吸衰竭患者为参照,两组间 NIV 使用失败率并无差异,但 OHS 组的 NIV 后期失败率、重返 ICU 率、ICU 死亡率和住院死亡率均低于 COPD 组。这项研究认为 NIV 可安全有效地应用于入住 ICU 的 OHS 相关的急性高碳酸血症性呼吸衰竭患者[20]。

上呼吸道阻塞

据报道,无创通气可用于治疗上呼吸道阻塞的患者,如由气管拔管后导致的声门水肿阻塞。在这种情况下,无创通气可以联合药物雾化或氦氧混合气吸入治疗,但迄今尚未有临床对照试验研究来证实该方法的有效性。上呼吸道阻塞患者病情恶化迅速,因此在考虑使用无创通气治疗时,应谨慎选择患者并密切监测患者状况。无创通气不适于治疗致密性、固定性的上呼吸道阻塞,因为它延误了患者确定性的治疗方法。

低氧血症性呼吸衰竭

低氧血症性呼吸衰竭是指非 COPD 引起的严重低氧合指数($PaO_2/FiO_2 < 200$)伴呼吸频率超过 35 次 / 分状态,包括急性肺炎、急性肺损伤(acute lung injury,ALI)、急性呼吸窘迫综合征(acute respiratory distress syndrome,ARDS)、肺水肿或创伤。临床对照试验显示,对于急性低氧血症性呼吸衰竭,无创通气治疗可显著降低患者的气管插管率、住院时间、感染并发症发生率[8, 21]。其中的一项研究提示,无创通气可降低 ICU 死亡率[21]。然而,由于呼吸衰竭成因的异质性,这些研究未能证明所有亚组的低氧血症性呼吸衰竭患者均受益于无创通气治疗。此外,当根据疾病严重度分层时,简化急性生理评分(SAPSⅡ)低于 35 分的患者使用 NIPPV 疗效明显优于分数更高的患者[22]。因此,选择 NIPPV 治疗轻度低氧性呼吸衰竭患者的成功率更高,对更大类别的亚组进行分析研究对临床可能更为有用。

肺炎

一项临床对照试验表明,和常规疗法相比,严重社区获得性肺炎患者使用无创通气可降低患者气管插管率并缩短 ICU 住院时间;但亚组分析却显示,这种益处仅出现在 COPD 患者中[23]。非 COPD 重症肺炎患者无明显获益。随后在非 COPD 重症肺炎患者中进行的非对照性临床试验发现,2/3 的无创通气治疗患者最终仍需气管插管[24]。虽然他们认为非 COPD 重症肺炎尝试无创通气治疗是合理的方式,但目前仍缺乏支持这种建议的临床对照性研究数据。

免疫功能低下状态

免疫功能低下患者采用有创通气治疗的预后悲观。无创通气治疗可以减少院内获得性肺炎发生率,因此,无创通气治疗无疑是这部分患者最佳的选择方式[7]。早期关于并发急性低氧血症性呼吸衰竭的实体器官移植[25]和中性粒细胞减少症患者(多数为血液系统恶性肿瘤)[26]的研究证实,与传统疗法比较,无创通气可降低患者气管插管率、院内感染率和 ICU 死亡率。然而,更近的研究表明,NIPPV 疗效并不确切。一项证据力度足够的临床随机对照研究提示，与氧疗相比，NIPPV 并未降低患者的气管插管死亡率和住院时间[27]。一项有创 / 无创机械通气治疗 AIDS 引起的卡氏肺孢子虫肺炎研究显示，两组患者在生理学和人口学数据上匹配，无创通气效果优于有创机械通气[28]。因此，目前的建议是免疫功能低下的轻度急性呼吸衰竭患者可选择 NIPPV，当病情发生进行性恶化时，应毫不犹豫采取气管插管有创机械通气[29-30]。

急性呼吸窘迫综合征

严重低氧合指数和多器官功能障碍的 ARDS 患者应优选快速气管插管和有创通气治疗。一项应用无创通气作为 ARDS“一线”治疗方式的前瞻性队列研究显示，那些无创通气治疗成功患者的呼吸机相关性肺炎发生率和死亡率大为降低，第一个小时内简化急性生理学评分低于 34 分且 $PaO_2/FiO_2>175$ 的患者采用无创通气方式成功率较高[31]。因此，符合这些标准的 ARDS 患者可以考虑无创通气治疗，但仍须密切监测病情，以免病情恶化时延误气管插管。

急性心源性肺水肿

一项纳入随机对照试验研究的 meta 分析显示，与单纯吸氧比较，CPAP 模式（虽然不是真正意义的通气支持模式）治疗急性心源性肺水肿，可以高效地缓解患者呼吸窘迫状态，改善肺泡气体交换，避免气管插管[32, 33]。与单独使用 CPAP 相比，吸气正压辅助结合呼气末正压可以更有效地减少患者呼吸功并缓解呼吸窘迫症状。此外，一些非对照性研究和两项对照性试验发现，无创通气和 CPAP 在改善患者生命体征和避免气管插管方面同样有效。目前建议单独使用 CPAP 模式或无创通气作为心源性肺水肿的初始治疗。如果最初使用 CPAP，患者仍出现持续性高碳酸血症或呼吸困难，应加上吸气压力支持[33]。

术后呼吸衰竭

目前已有关于各种术后并发呼吸衰竭单独应用 NIPPV 和 CPAP 治疗的研究报道。无创通气可降低心脏搭桥术后患者血管外肺水，改善患者的肺部力学和肺泡气体交换状态[34]。两项与单纯吸氧治疗比较的对照性研究显示，CPAP 或 NIV 可减少高风险性如胸腹主动脉手术或腹部手术后的并发症[35-36]。肺切除术后使用 NIV 可改善患者氧合，减少气管再插管率，并降低死亡率[37]，NIV 也可改善胃成形术后患者的肺功能[38]。因此，术后有肺部并发症高危因素者或伴有明确的呼吸衰竭者，特别是有潜在的 COPD 或肺水肿患者，应考虑术后使用无创通气。

创伤和烧伤

多种原因可导致创伤患者出现呼吸衰竭。但有些类型的胸壁创伤，如连枷胸或轻度急性肺损伤，可能对 NIPPV 治疗反应良好。Beltrame 等对 46 例创伤合并呼吸衰竭患者的回顾性调查研究发现，NIPPV 治疗可快速改善肺泡气体交换，治疗成功率达 72%；但烧伤患者治疗效果欠佳[39]。最近，一项比较 NIPPV 和高流量氧疗治疗氧合指数 <200 的胸部创伤患者的随机对照研究在入组了 50 例患者后就终止了试验，因为 NIPPV 组比高流量氧疗组气管插管率（12% vs 40%）和住院时间（14 天 vs 21 天）显著下降[40]。虽然这些研究的数据有限，我们难以得出确切结论，但这些结果提示，谨慎挑选并密切监测合并呼吸衰竭的胸外伤患者可尝试 NIPPV 治疗方式。

限制性肺病

具有潜在限制性肺疾病和呼吸状况急剧恶化的患者在 ICU 住院患者中占比较少，迄今尚未广泛开展相关疾病的无创通气治疗性研究。仅有一项研究显示有潜在神经肌肉性疾病合并急性呼吸衰竭患者可从 NIPPV 治疗中获益。零星个案报道肌无力危象患者使用 NIPPV 可避免气管插管[41, 42]。

机械通气治疗终末期肺纤维化效果不佳[43]。然而，在部分间质性肺疾病患者中，NIV 治疗可降低患者气管插管率并提高生存时间。一项前瞻性观察研究显示，急性生理和慢性健康（Acute Physiology and Chronic Health Evaluation，APACHE）Ⅱ评分 <20 的混合型间质性肺疾病患者，仅需间断 NIV 治疗者的存活率高于需要持续 NIV 或有创通气治疗的患者[44]。同样，一项针对继发于特发性肺纤维化的急性呼吸衰竭患者的小型回顾性观察研究显示，虽然此类患者整体预后差；但 NIV 治疗有助于此类疾病幸存者缩短 ICU 入住时间并提高 90 天存活率[45]。有趣的是，该研究还发现存在高 NT-proBNP 基线的 IPF 患者接受 NIV 治疗失败的概率更高。

不愿气管插管患者

虽然存在争议，但无创通气可能是不愿插管的急性呼吸衰竭患者的有效治疗手段。一些报道提示部分患者使用无创通气后效果良好（出院时存活率 >50%），尤其是那些罹患 COPD 和充血性心力衰竭者[46]。无创通气为临终患者提供姑息性治疗手段，可减轻患者气紧症状，保留患者自主活动，并为患者处理后事提供一定的时间[47]。然而，NIPPV 在此也仅能延长患者的死亡过程。因此，患者及其家属必须被告知无创通气此时仅能用作生命支持的工具，他们有拒绝无创通气治疗的选择权。

便于撤机和拔管

为了便于拔管，无创通气成为了有创机械通气但又不能快速撤机拔管患者的候选方式，可减少患者长时间气管插管所带来的相关并发症。几项随机对照研究和荟萃分析已证实，与常规撤机比较，无创通气可显著缩短患者有创机械通气时间和 ICU 住院时间，提高生存率[48-50]。COPD 急性加重气管插管患者效果最好[51, 52]。

拔管失败再插管是有创机械通气的并发症，可增加患者的死亡率。无创通气可潜在性减少再次插管的发生率，但

NIPPV这种效果的临床研究数据并非一致，因此效果并无定论。早期一些研究显示，NIPPV可减少有创机械通气患者再插管率，但另一项随机研究发现NIPPV可能会延迟必要的再插管，从而增加ICU死亡率[53]。最近，更多研究表明，拔管失败高危患者，特别是高碳酸血症，使用无创通气治疗而不是单独吸氧治疗，患者再插管的必要性和死亡率下降[54,55]。Meta分析表明，计划拔管后预防性使用NIV可以降低患者的再插管率[56,57]。然而，这种作用对ICU死亡率和住院死亡率的影响仍不清楚。因此，对于COPD伴高碳酸血症患者或充血性心力衰竭患者，无创通气的使用有利于患者的撤机和拔管过程，但过度应用NIV则可能给患者带来再插管的延迟和其他不良后果。

支气管镜检查

支气管镜检查中应用CPAP和NIPPV来维持患者氧合和通气的相关研究已有报道。Maitre等报道，他们在支气管镜检查术中使用了一种专门设计的开放式CPAP系统，使氧合不佳患者在检查过程中能保持充足的气体交换，从而避免患者在术中发生呼吸衰竭[58]。一项对照性临床试验，Antonelli等发现，支气管镜检查术中，患者无论接受无创或有创机械通气支持，两者氧合情况和并发症发生率并无差异[59]。因此，支气管镜检查术中NIPPV可为患者提供有效通气支持[59]。

实践应用

患者选择

我们可将无创通气视为呼吸衰竭患者的“拐杖”，在引起呼吸衰竭可逆性因素被治愈前帮助患者渡过急性呼吸衰竭期，并尽量帮助患者免于有创机械通气治疗及有创机械通气所带来的各种并发症。为了增加无创通气成功的概率，患者一旦出现早期呼吸衰竭的迹象，应尽早使用无创通气。此外，框62-2列举了一些可受益于无创通气并治疗成功的预测因素。选择无创通气治疗的过程可被视为利用病情的“机会之窗”：一旦患者初始需要通气支持时窗户打开，当病情太不稳定时则窗户关闭。

基于以往对照性研究中采用的无创通气成功的预测因子和标准，我们建议以下3步选择流程：①确保引起患者呼吸衰竭病因可能对无创通气治疗反应良好；②通过临床和血气标准来确定需要通气辅助的患者，轻度呼吸困难和仅有轻度气体交换异常的患者可在没有通气辅助的情况下保持稳定呼吸，不必考虑使用无创通气治疗。中至重度呼吸困难、呼吸急促和即将发生呼吸肌疲劳的患者（如辅助呼吸肌呼吸或胸腹矛盾呼吸）是无创通气治疗的优先之选。以呼吸急促水平作为标准取决于基础疾病。COPD患者呼吸频率超过每分钟24次时即可考虑无创通气治疗。低氧血症性呼吸衰竭患者采用更高的呼吸频率标准，30～35次/min；③排除不安全无创通气治疗者。即使成功启动无创通气治疗，患者仍需时间去适应通气，因此，那些有明显或即将发生呼吸停止的患者应及时插管行有创通气治疗。有创机械通气能更好地管理不稳定的病情，如低血压性休克、无法控制的上消化道出血、不稳定的心律失常，或危及生命的脏器缺血。此外，那些无法配合、自身无法充分保护上呼吸道、无法清除口腔呼吸道分泌物、不能耐受面罩、近期接受上消化道或气道手术患者不应使用无创通气治疗。

框62-2 预测无创通气治疗急性呼吸衰竭的成功因素

疾病严重状态较轻（APACHE评分）
配合良好，较好的神经病学评分
人机呼吸合作能力良好
漏气少，牙齿完整
不甚严重的高碳酸血症（$PaCO_2$介于45～92mmHg）
不甚严重的酸血症（pH 7.1～7.35）
上机第一个2小时内气体交换改善，心率、呼吸频率好转

启用无创通气

一旦选定了合适的无创通气治疗患者，我们必须挑选好合适的呼吸机和人机连接界面，做好初始设置，在适当的场所密切监测患者病情直至稳定。医生、呼吸治疗师和护士的作用至关重要，因为他们需要向患者讲解治疗的流程知识并获得患者的信任。患者在任何地方出现急性呼吸窘迫情况，都可以启用无创通气治疗，但应将患者转移到能够进行病情监测的场所（通常为ICU或过渡监护治疗病房），直至病情稳定。转移期间，应对患者持续进行通气辅助和监测治疗。

呼吸机选择

呼吸机的选择主要取决于现有可获得的呼吸机种类、操作者使用该机器的经验和患者舒适度。压力限定通气模式包括压力支持和压力控制两种类型，多数重症监护室机器都拥有这些模式。压力控制通气（pressure controlled ventilation，PCV）提供以时间切换，在一定的控制性通气频率下，吸/呼比可调，需预置一定水平的吸气压力和呼气压力的通气模式。此模式下的大多数呼吸机允许患者自主触发呼吸，并有后备通气频率的选择功能。PCV提供预设的吸气压和呼气压，以协助自主呼吸的努力。不同品牌的呼吸机对这些模式的命名和具体特性可能不同，大家必须了解以免犯错。例如，一些呼吸机，其压力支持是指在预设呼气压力水平上增加一定量的辅助吸气压力。另一些品牌机器则需要独立设置吸气压力和呼气压力，吸气和呼气压力之差决定了压力支持水平。

PSV是流速触发、流速切换模式。患者的努力程度决定了潮气量大小和吸气持续时间。压力支持模式与自主呼吸模式有很强的匹配性，因此，使用过的患者评价NIPPV中压力限定型比容量限定型通气更舒适[60]。然而，无创通气中的漏气会影响到吸气末吸气流量下降水平的监测，从而导致人

机呼气不同步。无创压力限定型通气模式通常应用在标准重症监护型呼吸机，也可用于便携式双水平呼吸机。

传统家用型的双水平气道正压呼吸机产生有限的压力水平（≤30cmH$_2$O），且无空 - 氧混合器和先进的报警及备用电池系统，因此，家用型无创呼吸机无法用于需要高浓度氧气吸入或高水平压力支持的患者。为急症病房设计的新型呼吸机配备了先进的报警和监测系统、图形显示系统和空氧混合器。这些呼吸机可以通过限制机器吸气持续时间和可调节的“压力上升时间”（达到目标吸气压力水平所需的时间）方式来增强人机的同步性。目前许多重症监护有创呼吸机都配置了“NIV”模式，这些机器提高了漏气补偿能力，并可关闭扰人的警报音。然而，面对瞬变气体泄漏现象，使得这些有创呼吸机难以保持其 NIV 性能[61]。如果需要，我们可以利用重症监护有创呼吸机提供容量限定型无创通气，但建议设置比有创机械通气更高的潮气量来补偿漏气。

为了让患者容易接受通气治疗，呼吸机压力初始设置通常较低，但如果为了缓解呼吸窘迫症状，压力初始设置水平可以高一点。起始吸气正压水平通常设置为 10～12cmH$_2$O，PEEP 为 4～5cmH$_2$O。L’Her 等[62]证实增加吸气压力有助于缓解呼吸困难，而呼气压力的增加有利于改善氧合。对于容量限定通气，初始潮气量可设定为 6～7ml/kg。呼吸机设置为自动触发模式，有或没有后备通气频率。通常将 ARDS 患者 CPAP 压力水平设置在 5～12.5cmH$_2$O。CPAP 压力可由带有调节系统的压缩空气、鼓风机为基础的 CPAP 发生设备、双水平正压呼吸机或重症监护呼吸机来提供。

人机连接界面

有创和无创通气的主要区别在于后者通过面罩而不是通过有创管道将加压气体输送到气道。无创通气的开放式呼吸回路允许面罩周围或口腔漏气，无创通气的成功依赖于呼吸机的设计能有效处理漏气并能优化患者舒适度和接受度。人机连接界面是指呼吸机管道与患者鼻子、嘴巴或两者之间的装置，并将通气加压气体送入上呼吸道。急症病房常用的人机连接界面包括鼻和全脸（或口鼻）面罩。

鼻罩广泛用于 CPAP 或 NIPPV，特别是慢性疾病使用者。对于长期应用无创通气的患者，鼻罩通常比全面罩更易耐受，因为鼻罩可以减少幽闭恐惧症，增加使用的舒适度，使用期间患者能够进食、谈话和咳痰。标准鼻罩是一种三角形或锥形透明的塑料装置，贴合鼻子，柔软的卡夫与皮肤形成良好的气密性。面罩压在鼻梁上经常引起皮肤激惹、发红，甚至形成溃疡。为了减少这些并发症，面罩已经进行了系列的改进，例如，前额间隔物的使用，超薄的硅胶卡夫，热敏凝胶。

全面罩覆盖鼻和嘴（图 62-3），在急症病房比鼻罩效果更佳。研究显示，在急症病房中应用鼻罩和口鼻面罩通气在降低 PaCO$_2$ 和避免插管方面的效果无异。但一个随机对照试验发现，因为全面罩口腔漏气较少，患者对全面罩的耐受性更好[63]。“全面”面罩最近已经上市，这种面罩密封在脸部周

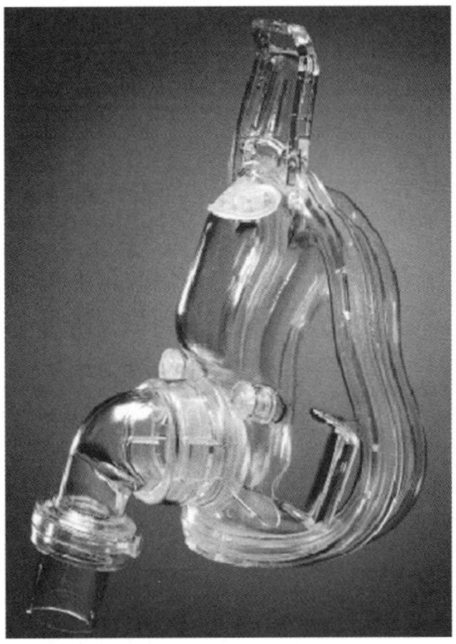

图 62-3　利用软硅密封减少鼻梁压力的全脸面罩。这种一次性面罩在急症治疗中广泛使用

围，类似于曲棍球守门员的面具或呼吸管面罩。面罩由光学级透光度的塑料制造且使用方便，因此，不会产生比标准面罩更多的幽闭恐怖症[5]。急症病房中很少使用口器进行无创通气。但在患者将口器固定在适当位置以适应正压通气的感觉时偶尔也会使用口器。全头罩是由透明的塑料制成的桶形人机连接界面，可将患者整个头部放入其中，并在肩部和颈部进行密封[64]。一些欧洲国家在 NIV 时流行使用全头罩，但美国并没批准使用。

选择合适且舒适的面罩是无创通气成功的关键。急症病房中首先应试用全脸面罩，如果可能的话，应允许患者先自行放置面罩。然后以最小的张力系紧面罩带，以免空气泄漏过多。由于需要从单管回路中冲洗二氧化碳，双水平正压通气的呼吸机存在一定量的泄漏是可接受且必须的。但是，任何机器如果存在过多的空气泄漏必将导致无创通气治疗失败。

对于患者舒适度来说，头带将面罩固定到位非常重要。头带以 2～5 个点方式连接，这取决于面罩的类型。连接点越多，稳定性越好。

氧合和湿化

氧气浓度滴定治疗到所需的氧饱和度，通常大于 90%～92%。吸氧浓度的调节可通过重症监护室呼吸机的空氧混合器和一些类型的双水平正压呼吸机来进行，也可以通过调节氧气管道中的气体流量（最高至 15L/min）并通过氧气管道将氧气直接输入面罩或呼吸管路中。双水平正压呼吸机仅有有限的氧合能力（最大吸入氧气浓度为 0.45～0.5），因此，低氧性呼吸衰竭应该使用带有空氧混合器的呼吸机治疗。当呼吸机预期使用超过数小时者，应使用加温加湿器来防止鼻腔和口咽部干燥。

监测

一旦启动无创通气，应在重症监护室或降压装置中密切监测患者，直至其足够稳定，以便移至常规医疗楼层。监测的目的是确定是否实现了主要目标，包括缓解症状，减少呼吸功，改善或稳定气体交换，良好的人-机同步性和患者舒适度（框 62-3）。呼吸频率下降，氧饱和度改善或在最初 1～2 小时降低 $PaCO_2$ 的 pH 改善，都表明结果成功[65]。如果腹部矛盾呼吸体征消失，患者的心率通常会下降。缺乏这些有利的迹象表明患者对无创通气的反应很差，需要进一步调整。应寻求并纠正泄漏，优化人-机同步，并且可能需要向上调整压力以缓解呼吸窘迫并实现 $PaCO_2$ 的减少。如果这些调整无法在几小时内改善得到反应，则应将无创通气视为失败。如仍有插管指征，应立即对患者进行气管插管。过度延迟插管可能会引发呼吸危象并增加致病率和死亡率。

不良反应和并发症

当无创通气操作者经验丰富，患者挑选合适，患者往往耐受性很好，并发症发生率很少。最常见的不良反应和并发症与面罩、呼吸机气流或压力、人-机相互作用及气道分泌物有关。与面罩相关的常见不良反应包括皮肤的不适、红斑或溃疡，常发生在鼻梁上，与面罩密封圈上的压力作用有关。面罩大小合适，固定稳妥，鼻梁上坚持使用人造皮肤，较为柔软的硅胶密封圈有助于减少这些问题。气流或压力相关的不良反应包括：由于面罩下气体泄漏引起的结膜刺激，压力过高导致的鼻窦或耳部疼痛。重新调整并固定好面罩或降低吸气压力可以改善这些不良反应。由高气流引起的鼻腔或口腔干燥通常意味着口腔气体泄漏。为了减轻口、鼻腔干燥问题，除了可采取减少漏气的措施外，通常还需要使用鼻腔生理盐水或润滑剂以及加温加湿器。鼻腔充血和流涕症状临床上也较为常见，可以局部使用血管收缩剂或类固醇类激素，口服抗组胺药-血管收缩药复方制剂治疗。无创通气常会引起胃部胀气，但患者往往能够忍受，严重者可用二甲硅油治疗。

NIPPV 期间人-机不同步现象较为常见。这种现象使呼吸机减轻患者呼吸功的效果减退，导致 NIPPV 治疗失败。人-机不同步可能与患者躁动有关，可以合理地使用镇静剂治疗。人-机同步失败也可能是由于呼吸机触发不灵敏，或气体泄漏导致机器无法感知患者开始呼气。这可以通过减少气体泄漏和使用具有限定最大吸气时间功能的呼吸模式来纠正。即使我们尽力去优化和调整机器设置，仍有少数患者通气治疗失败，部分可能是患者潜在疾病进展导致，亦或是患者不能忍受 NIPPV 所致，但我们仍应尽一切努力确保其不是可通过调整面罩或呼吸机来纠正的技术问题。因此，如果数小时内病情没有明显改善者，不应延迟气管插管。

框 62-3 急症治疗中对接受无创通气患者的监测项目

地点

重症监护室或降压装置中

在内科或外科病房是否能在不辅助的情况下呼吸大于 20～30 分钟

视诊

呼吸困难

舒适度（舒适度，气压）

焦虑

不同步

漏气

生命体征

呼吸频率和心率

血压

持续心电监护

气体交换

持续氧饱和度

动脉血气（基线，1～2 小时后，经临床诊断）

知识点

1. 无创性的人机连接界面和呼吸机的有效性和优势性得到了越来越多证据的支持，无创正压通气（NIPPV）在某些形式急性呼吸衰竭患者中的应用逐步确立。
2. 对于某些慢性阻塞性肺疾病（COPD）急性加重期患者来说，通过鼻或口鼻面罩传送的 NIPPV，可减少患者气管插管的需要，缩短 ICU 和医院的住院时间并降低死亡率。
3. NIPPV 的有效性已被急性肺水肿、免疫功能低下伴轻至中度呼吸衰竭的效果所证实。NIPPV 还可促进 COPD 患者气管拔管。
4. 罹患呼吸衰竭且拒绝插管者是 NIPPV 良好的治疗对象，但对象的选择必须小心。
5. NIPPV 治疗成功至关重要的几个因素：仔细选择患者，适当启动治疗时机，舒适且合身的人机连接界面，对患者的教育与鼓励，密切的监测。
6. 应使用无创通气来避免而不是来替代气管插管。不允许因为 NIPPV 的使用而延误必要的插管。
7. 在呼吸骤停逼近前，尝试对某些合适的急性呼吸衰竭患者进行无创通气治疗，以提供通气支持，同时积极治疗引起呼吸衰竭的因素。
8. 对于急性呼吸衰竭患者来说，无创通气是重要的辅助治疗手段。如果应用得当，NIPPV 可改善重症监护室中患者的预后。

（李福祥　向朝雪 译，姚立农 审校）

参考文献

1. Hill NS. Clinical applications of body ventilators. Chest 1986;90:897–905.
2. Lassen HA. A preliminary report on the 1952 epidemic of poliomyelitis in Copenhagen. Lancet 1953;1:37.
3. Hill NS, Carlisle C, Kramer NR. Effect of a nonrebreathing valve on long-term nasal ventilation using a bilevel device. Chest 2002;122:84–91.
4. Demoule A, Girou E, Richard JC, Taille S, Brochard L. Increased use of noninvasive ventilation in French intensive care units. Intensive Care Med 2006;32(11):1747–1755.
5. Ugurlu AO, Sidhom SS, Khodabandeh A, et al. Use and outcomes of noninvasive positive pressure ventilation in acute care hospitals in Massachusetts. Chest 2014;145:964–971.
6. Griesdale DE, Bosma TL, Kurth T, Isac G, Chittock DR. Complications of endotracheal intubation in the critically ill. Intensive Care Med 2008;34:1835–1842.
7. Nourdine K, Combes P, Carton MJ, et al. Does noninvasive ventilation reduce the ICU nosocomial infection risk? A prospective clinical survey. Intensive Care Med 1999;25:567–573.
8. Antonelli M, Conti G, Rocco M, et al. A comparison of noninvasive positive-pressure ventilation and conventional mechanical ventilation in patients with acute respiratory failure. N Engl J Med 1998; 339:429–435.
9. Girou E, Schorten F, Delclaux C, et al. Association of noninvasive ventilation with nosocomial infections and survival in critically ill patients. JAMA 2000;284:2361–2367.
10. Tomii K, Seo R, Tachikawa R, et al. Impact of noninvasive ventilation (NIV) trial for various types of acute respiratory failure in the emergency department; decreased mortality and use of the ICU. Respir Med 2009;103:67–73.
11. Appendini L, Palessio A, Zanaboni S, et al. Physiologic effects of positive end-expiratory pressure and mask pressure support during exacerbations of chronic obstructive pulmonary disease. Am J Respir Crit Care Med 1994;149:1069–1076.
12. Brochard L, Mancebo J, Wysocki M, et al. Noninvasive ventilation for acute exacerbations of chronic obstructive pulmonary disease. N Engl J Med 1995;333:817–822.
13. Plant PK, Owen JL, Elliott MW. Early use of non-invasive ventilation for acute exacerbations of chronic obstructive pulmonary disease on general respiratory wards: a multicentre randomised controlled trial. Lancet 2000;355(9219):1931–1935.
14. Lightowler JV, Wedzicha JA, Elliott MW, Ram FS. Noninvasive positive pressure ventilation to treat respiratory failure resulting from exacerbations of chronic obstructive pulmonary disease: Cochrane systematic review and meta-analysis. BMJ 2003;326:185–189.
15. Jaber S, Fodil R, Carlucci A, et al. Noninvasive ventilation with helium-oxygen in acute exacerbations of chronic obstructive pulmonary disease. Am J Respir Crit Care Med 2000;161:1191–1200.
16. Jolliet P, Tassaux D, Roeseler J, et al. Helium-oxygen versus air-oxygen noninvasive pressure support in decompensated chronic obstructive disease: a prospective, multicenter study. Crit Care Med 2003;31:878–884.
17. Soroksky A, Stav D, Shpirer I. A pilot prospective, randomized, placebo-controlled trial of bilevel positive airway pressure in acute asthmatic attack. Chest 2003;123:1018–1025.
18. Soma T, Hino M, Kida K, Kudoh S. A prospective and randomized study for improvement of acute asthma by non-invasive positive pressure ventilation (NPPV). Intern Med 2008;47:493–501.
19. Madden BP, Kariyawasam H, Siddiqi AJ, et al. Noninvasive ventilation in cystic fibrosis patients with acute or chronic respiratory failure. Eur Respir J 2002;19:310–313.
20. Carrillo A, Ferrer M, Gonalez-Diaz G, et al. Noninvasive ventilation in acute hypercapnic respiratory failure caused by obesity hypoventilation syndrome and chronic obstructive pulmonary disease. Am J Respir Crit Care Med 2012;186:1279–1285.
21. Ferrer M, Esquinas A, Leon M, Gonzalez G, Alarcon A, Torres A. Noninvasive ventilation in severe hypoxemic respiratory failure: a randomized clinical trial. Am J Respir Crit Care Med 2003;168: 1438–1444.
22. Antonelli M, Conti G, Moro ML, et al. Predictors of failure of noninvasive positive pressure ventilation in patients with acute hypoxemic respiratory failure: a multi-center study. Intensive Care Med 2001;27:1718–1728.
23. Confalonieri M, Potena A, Carbone G, et al. Acute respiratory failure in patients with severe community-acquired pneumonia. Am J Respir Crit Care Med 1999;160:1585–1591.
24. Jolliet P, Abajo B, Pasquina P. Noninvasive ventilation in severe community acquired pneumonia. Intensive Care Med 2001;27:812–821.
25. Antonelli M, Conti G, Bufi M, et al. Noninvasive ventilation for treatment of acute respiratory failure in patients undergoing solid organ transplantation: a randomized trial. JAMA 2000;283:235–241.
26. Hilbert G, Gruson D, Vargas F, et al. Noninvasive ventilation in immunosuppressed patients with pulmonary infiltrates, fever, and acute respiratory failure. N Engl J Med 2001;344:481–487.
27. Molina R, Bernal T, Borges M, et al. EMEHU Study Investigators: Ventilatory support in critically ill hematology patients with respiratory failure. Crit Care 2012;16:R133.
28. Rocker GM, Mackenzie MG, Williams B, Logan PM. Noninvasive positive pressure ventilation: successful outcome in patients with acute lung injury/ARDS. Chest 1999;115:173–177.
29. Antonelli M, Conti G, Esquinas A, et al. A multiple-center survey on the use in clinical practice of noninvasive ventilation as a first-line intervention for acute respiratory distress syndrome. Crit Care Med 2007;35:18–25.
30. Schnell D, Lemiale V, Azouley E. Non-invasive mechanical ventilation in hematology patients: let's agree on several things first. Critical Care 2012;16:175
31. Masip J, Roque M, Sanchez B, Fernandez R, Subirana M, Exposito JA. Noninvasive ventilation in acute cardiogenic pulmonary edema: systematic review and meta-analysis. JAMA 2005;294:3124–3130.
32. Winck JC, Azevedo LF, Costa-Pereira A, Antonelli M, Wyatt JC. Efficacy and safety of non-invasive ventilation in the treatment of acute cardiogenic pulmonary edema–a systematic review and meta-analysis. Crit Care 2006;10:R69.31.
33. Nava S, Hill N. Non-invasive ventilation in acute respiratory failure. Lancet 2009;374:250–259.
34. Ferreyra GP, Baussano I, Squadrone V, et al. Continuous positive airway pressure for treatment of respiratory complications after abdominal surgery: a systematic review and meta-analysis. Ann Surg 2008;247:617–626.
35. Kindgen-Milles D, Muller E, Buhl R, et al. Nasal-continuous positive airway pressure reduces pulmonary morbidity and length of hospital stay following thoracoabdominal aortic surgery. Chest 2005;128:821–828.
36. Squadrone V, Coha M, Cerutti E, et al. Continuous positive airway pressure for treatment of postoperative hypoxemia: a randomized controlled trial. JAMA 2005;293:589–595.
37. Auriant I, Jallot A, Herve P. Noninvasive ventilation reduces mortality in acute respiratory failure following lung resection. Am J Respir Crit Care Med 2001;164:1231–1235.
38. Joris JL, Sottiaux TM, Chiche JD, et al. Effect of bilevel positive airway pressure (BiPAP) nasal ventilation on the postoperative pulmonary restrictive syndrome in obese patients undergoing gastroplasty. Chest 1997;111:665–670.
39. Beltrame F, Lucangelo U, Gregory D, Gregoretti C. Noninvasive positive pressure ventilation in trauma patients with acute respiratory failure. Monaldi Arch Chest Dis 1999;54:109–114.
40. Hernandez G, Fernandez R, Lopez-Reina P, et al. Noninvasive ventilation reduces intubation in chest trauma-related hypoxemia: a randomized clinical trial. Chest 2010;137:74–80.
41. Rabenstein A, Widjicks EF. BiPAP in acute respiratory failure due to myasthenic crisis may prevent intubation. Neurology 2002;59:1647–1649.
42. Seneviratne J, Mandrekar J, Wijdicks EFM, et al. Noninvasive ventilation in myasthenic crisis. Arch Neurol 2008;65:54–58.
43. Fumeaux T, Rothmeier C, Jolliet P. Outcome of mechanical ventilation for acute respiratory failure in patients with pulmonary fibrosis. Intensive Care Med 2001;27:1868–1874.
44. Gungor G, Tatar D, Salturk C, et al. Why do patients with interstitial lung disease fail in the ICU? A 2-center cohort study. Respir Care 2013;58:525–531.
45. Vianello A, Arcaro G, Battistella L, et al. Noninvasive ventilation in the event of acute respiratory failure in patients with idiopathic pulmonary fibrosis. J Crit Care 2014;29:562–567.
46. Levy M, Tanios MA, Nelson D, et al. Outcomes of patients with do-not-intubate orders treated with noninvasive ventilation. Crit Care Med 2004;32:2002–2007.
47. Curtis JR, Cook DJ, Sinuff T, et al. Noninvasive positive pressure ventilation in critical and palliative care settings: understanding the goals of therapy. Crit Care Med 2007;35:932–939.
48. Nava S, Ambrosino N, Clini E, et al. Noninvasive mechanical ventilation in the weaning of patients with respiratory failure due to chronic obstructive pulmonary disease: a randomized, controlled trial. Ann Intern Med 1998;128:721–728.
49. Girault C, Daudenthum I, Chevron V, et al. Noninvasive ventilation as a systematic extubation and weaning technique in acute or chronic respiratory failure: a prospective, randomized controlled study. Am J Respir Crit Care Med 1999;160:86–92.
50. Ferrer M, Esquinas A, Arancibia F, et al. Noninvasive ventilation during persistent weaning failure: a randomized controlled trial. Am J Respir Crit Care Med 2003;168:70–76.
51. Burns K, Meade M, Premji A, et al. Noninvasive ventilation as a weaning strategy for mechanical ventilation in adults with respiratory failure: a Cochrane systemic review. CMAJ-130974.
52. Burns K, Adhikari N, Keenan S, et al. Use of non-invasive ventilation to wean critically ill adults off invasive ventilation: meta-analysis and systemic review. BMJ 2009;338:b1574.
53. Esteban A, Frutos-Vivar F, Ferguson ND, et al. Noninvasive positive-pressure ventilation for respiratory failure after extubation. N Engl J Med 2004;350:2452–2460.
54. Ferrer M, Valencia M, Nicolas JM, Bernadich O, Badia JR, Torres A. Early noninvasive ventilation averts extubation failure in patients at risk: a randomized trial. Am J Respir Crit Care Med 2006; 173(2):164–170.
55. Ferrer M, Sellares J, Valencia M, et al. Non-invasive ventilation after extubation in hypercapnic patients with chronic respiratory disorders: randomised controlled trial. Lancet 2009;374:1082–1088.
56. Lin C, Yu H, Fan H, et al. The efficacy of noninvasive ventilation in managing postextubation respiratory failure: a meta-analysis. Heart & Lung 2014;43:99–104.
57. Krishna B, Sampath S, Moran J. The role of non-invasive positive pressure ventilation in post-extubation respiratory failure: an evaluation using meta-analytic techniques. Indian J Crit Care Med 2013;17:253–261.
58. Maitre B, Jaber S, Maggiore SM, et al. Continuous positive airway pressure during fiberoptic bronchoscopy in hypoxemic patients: a randomized double-blind study using a new device. Am J Respir Crit Care Med 2000;162:1063–1067.
59. Antonelli M, Conti G, Rocco M, et al. Noninvasive positive-pressure ventilation vs conventional oxygen supplementation in hypoxemic patients undergoing diagnostic bronchoscopy. Chest 2002; 121:1149–1154.
60. Vitacca M, Rubini F, Foglio K. Noninvasive modalities of positive pressure ventilation improve the outcome of acute exacerbation of COLD patients. Intensive Care Med 1993;19:450–455.
61. Ferreira JC, Chipman DW, Hill NS, Kacmarek RM. Bilevel vs ICU ventilators providing noninvasive ventilation: effect of system leaks: a COPD lung model comparison. Chest 2009;136:448–456.
62. L'Her E, Deye N, Lellouche F, Taille S, Demoule A, Fraticelli A, et al. Physiologic effects of noninvasive ventilation during acute lung injury. Am J Respir Crit Care Med 2005;172:1112–1118.
63. Kwok H, McCormack J, Cece R, et al. Controlled trial of oronasal versus mask ventilation in the treatment of acute respiratory failure. Crit Care Med 2003;123:949–952.
64. Pisani L, Mega C, Vaschetto R, et al. Oronasal mask versus helmet in acute hypercapnic respiratory failure. Eur Respir J. 2015;45:691–699.
65. Soo Hoo GW, Santiago S, Williams J. Nasal mechanical ventilation for hypercapnic respiratory failure in chronic obstructive pulmonary disease: determinants of success and failure. Crit Care Med 1994;27:417–434.

63

机械通气撤机

Hernán Aguirre-Bermeo, Ferran Roche-Campo, and Jordi Mancebo

脱机和拔管的概念

机械通气撤机意味着患者从完全通气支持到自主呼吸的过渡期。大约 70% 的插管机械通气患者在第一次自主呼吸试验（spontaneous breathing test，SBT）尝试后即可拔管，SBT 可通过短时间（30～120 分钟）内断开呼吸机患者自主呼吸或低水平压力支持通气试验[1,2]。剩下约 30% 患者需要逐渐停止人工通气支持。

早期撤离机械通气并拔除气管导管具有重要的临床意义。机械通气不必要的延长会增加并发症的风险，这包括感染（特别是支气管肺源性）、气压伤、心血管危害、气管损伤和肌肉失用性功能减退。临床医生应加速辙机进程，最终能拔除气管导管，最大限度地改善患者的预后[3]。

脱机和拔管是两个不同的问题[4]。脱机是指撤离机械通气过程，这意味着患者不再需要通气支持。当实现该步骤时，临床医生不得不考虑另外一个问题，如“患者是否能够在没有气管导管的情况下自主呼吸？”气管插管的移除被称为拔管。拔管失败率（即需要再次放置气管内导管并重新进行机械通气）变异较大（5%～20%）[1,5-7]。

撤机失败的机制

呼吸泵功能衰竭

撤机失败的最常见原因是呼吸泵功能不全，导致患者呼吸能力与呼吸需求之间的不平衡[8-11]。Jubran 和 Tobin[12] 研究了慢性阻塞性肺疾病（chronic obstructive pulmonary disease，COPD）患者 SBT 期间呼吸力学的变化过程。在试验的最初阶段，SBT 失败患者的气道阻力、呼吸系统顺应性和内源性呼气末正压（positive end-expiratory pressure，PEEP）都略高于 SBT 成功者。然而，失败患者 SBT 测试间期呼吸力学逐渐恶化，形成浅快呼吸，多数患者 $PaCO_2$ 升高。总之，这些异常改变导致患者吸气肌用力增加，部分患者甚至达到了肌肉疲劳的阈值。

Laghi 等[13] 对 19 例插管患者撤离机械通气进行了研究，11 例撤机失败，8 例成功；测量了 SBT 前、后 30 分钟几项生理指标：SBT 之前，刺激双侧膈神经引起的颤搐性跨膈压在撤机失败者或成功者两者之间没有差异；SBT 之后，两组患者的压力值没有降低。由于患者表现为不适的临床症状，未通过 SBT 的患者重新使用呼吸机。研究结论：由于颤搐压通常较低，撤机失败者表现为严重膈肌无力现象，但并不伴有低频膈肌疲劳。

危重症患者呼吸能力和负荷平衡改变的常见疾病

神经肌肉功能降低 以往的研究表明，膈肌损伤和萎缩与被动辅助控制通气的使用相关[14,15]，与较长的呼吸机支持时间有显著相关性[16]。危重症多发性神经病和肌病是脓毒症和多脏器系统衰竭常见并发症，也可能阻碍患者的撤机[17]。此外，呼吸肌无力与患者延迟拔管有关[18]。最后，由于危重症长时间卧床休息导致的营养不良和失用现象可引起严重的肌肉功能障碍[19]。

肌肉负荷增加 呼吸功的增加是由机械负荷（弹性和/或阻力）增加所引起。当肺和胸壁顺应性降低时（例如肺水肿，哮喘急性发作期间极度的肺膨胀，肺纤维化，腹胀，肥胖，创伤或胸廓畸形），需要克服弹性阻力的做功增加[13]。内源性 PEEP 的存在是弹性阻力增加的另一个例子，是相对常见的一种临床现象，尤其是在 COPD 患者[20,21]。危重症期间，患者由于支气管痉挛、分泌物过多、气管插管导管阻力增加（导管打折扭曲和导管内表面分泌物沉积恶化）、呼吸机阀门/回路和加湿器（特别在加温加湿交换器的吸入气体情况下），需要克服气道阻力的呼吸功可能增加。呼吸机阀门/回路和加湿器也会增加仪器无效腔空间。

心血管功能障碍

心血管功能障碍可能通过增加呼吸系统的负荷和降低神经肌肉功能而导致撤机失败[22,23]。患者从机械辅助通气恢复到自主呼吸时发生的生理性改变可引起心血管功能障碍[24]。当自发呼吸恢复时，吸气时患者的胸内压为负压，这可导致左心室前负荷和后负荷增加。心脏负荷的增加导致心肌需氧量的增加，加剧了冠心病患者心肌缺血程度[25]。

Jubran 等[26] 在撤机试验中检测了患者的血流动力学和混合静脉氧饱和度情况，与机械通气期间的值相比，成功撤机的患者表现出心脏指数和氧输送的增加；撤机失败的患者组织氧输送并未增加，究其原因，部分是由于右心室和左心室后负荷升高所致。因此，这些异常改变会损害患者的呼吸肌功能。

重症监护室（intensive care unit，ICU）患者中，充血性心力衰竭可发生在以下情况：增加静脉回流，容量过负荷，脱机等导致的生理性应激引起的儿茶酚胺释放增加[24,27,28]。液体正平衡情况下可加剧心血管功能损害[29,30]。

最近的研究已经表明，撤机困难患者以压力支持和 PEEP 方式进行 SBT 时，呼吸和心血管功能均得到改善，而使用 T 管时则会引起不同的心血管反应[31]。ICU 中拥有检测心血管功能障碍的无创性诊断工具（如超声心动图和脑利钠肽）。Mekontso-Desap 等[32]在撤机试验中检测脑利钠肽（B-type natriuretic peptide，BNP），研究显示 41% 的患者撤机失败，高水平 BNP 是撤机失败的一项独立危险因素；此外，42 例撤机失败者中，9 例患者经利尿剂治疗后成功撤机。

撤机与拔管结果预测

Yang 和 Tobin[33]对几种撤机指标的预测强度进行了研究分析，证实浅快呼吸指数（f/VT）预测价值最好。在他们的研究中，95% 的 f/VT＞105，患者自主呼吸试验失败，提示浅快呼吸指数似乎是床旁最有用的筛查患者是否可做脱机准备的方法。如果该值小于 105，那就应进行 30～120 分钟的 SBT，以确认患者具备在没有辅助条件下进行自主呼吸的能力。然而，由于 f/VT 特异性低（测试为阳性但撤机失败的比例相对较大），单独应用 f/VT 不足以预测撤机失败。从实际的角度来看，临床做拔管的重要决定时需要综合评估患者的撤机指数和临床表现。

无气道自我保护能力且无有效咳嗽来清除分泌物能力的患者，其拔管失败的风险增加。传统气道评估方法包括吸痰管刺激气道时咳嗽反射能力和气道内分泌物状况。Smina 等[34]发现，呼气峰流速≤60L/min 的患者拔管失败的概率是峰流速＞60L/min 患者的 5 倍。

拔管失败

拔管失败是指气管插管拔管后 24～48 小时需要再插管和恢复机械通气者。根据 Esteban 等[5,35]发表的数据来看，再插管率为 13%～19%。

拔管失败的机制包括：拔管时未被发现且即将发作的疾病（例如肺炎或持续性心力衰竭），无法清除气管支气管树内过多分泌物并保持气道通畅[7,36,37]。拔管失败可延长患者机械通气时间，延长 ICU 和整体住院时间，需要行气管切开术，增加患者的住院死亡率[5,7,38-40]。拔管失败的病理生理机制尚需进一步的研究。

逐步撤机

当患者 SBT 失败时，压力支持通气（pressure support ventilation，PSV）是临床上最常用的逐步撤机方式[41]。两项前瞻性多中心随机临床试验表明，使用同步间歇性指令通气（synchronized intermittent mandatory ventilation，SIMV）模式撤机效果比其他通气模式都差[1,2]。

镇静和镇痛是机械通气患者治疗方式的重要组成部分。一项重要的研究表明，每日间断镇静显著减少了患者机械通气的持续时间[42]。由于机械通气的镇静和撤机过程两者无法相互区隔，所以两种策略结合起来（即每日间断镇静策略和有计划的 SBT 策略）可加速患者脱机进程，联合策略的效果比单独使用更为有效[43]。

PSV 模式

临床经验[1,2]和临床试验数据[44,45]建议，PSV 的“最佳”初始水平是维持患者呼吸频率 25～30 次 / 分钟。在这种情况下，甄别出患者存在不同步呼吸或无效呼吸努力状态特别重要。人 - 机不同步可能是机器设置高水平的支持压力的原因。患者无效触发越多，患者机械通气时间就越长，这种现象常见于气管切开患者[46]。随后一项研究发现，当压力支持水平降低时，患者无效呼吸努力的次数减少，呼吸所需做功和呼吸频率并没有改变[47]。这些研究[46,47]结果提示一些患者在撤机过程中接受了过高的机械通气水平。

临床怀疑存在肺动态过度充气和动态气道陷闭的患者，调整外源性 PEEP 水平应该非常小心，因为测量自主呼吸患者的动态内源性 PEEP 较为困难。为此，有学者建议可以根据气道闭合压的变化滴定调整外源性 PEEP[48]。

撤机期间，根据患者的临床耐受性下调 PSV 水平，通常每天下调至少两次，每次 2～4cmH_2O。一般而言，在进行拔管之前，患者能够耐受扣除 PEEP 后的约 8cmH_2O 水平的 PSV，该水平也可根据给定患者的总体临床状态来进行调整。

用 T 管自发呼吸

患者能够通过 T 管呼吸即表明其耐受力良好，且已具备维持自主呼吸的能力[49]。T 管试验的最佳测试持续时间至少为 30 分钟且不超过 120 分钟。

T 管试验的主要缺点是没有连接呼吸机，此时呼吸机无法监控患者呼吸状态，没有报警提示，因此对患者需要进行密切监测。

带压力支持的 SBT 或带 T 管的 SBT 是评估患者自主呼吸能力的合适方法[5]。但是，在撤机困难的患者中，PSV 模式改变了患者呼吸模式，减少了患者吸气肌努力程度和心血管反应，因此，此类患者最好使用 T 管撤机试验[31]。

无创通气

无创通气（noninvasive ventilation，NIV）用于撤机期间的一些临床情况：

1. 再插管的高风险患者预防性使用 NIV[50]。此类患者包括在撤机试验结束时存在高碳酸血症者、有心脏病史者、存在慢性高碳酸血症性呼吸衰竭病史的患者[51-53]。一项研究表明，拔管之后使用 NIV，再插管率减少[51]；另一项研究显示，使用 NIV 后再插管率和死亡率均降低 [52]。最后，Girault 等 [53] 的研究发现，在高碳酸血症性呼吸衰竭患者中，NIV 可通过缩短插管时间，减少拔管后急性呼吸衰竭的风险来改善患者的撤机预后，然而，研究并未发现再插管率和死亡率的差异。

2. NIV 应用于拔管后呼吸衰竭。加拿大的一项研究显示，拔管后呼吸衰竭患者使用 NIV 并未降低再插管率和死亡率 [54]。2004 年，一项发表的研究提出了对于拔管后呼吸衰竭应用 NIV 的质疑 [55]。患者随机分成接受氧气和常规护理治疗组与 NIV 治疗组，所有患者必要时接受插管治疗，尽管再插管的发生率与加拿大研究结果相似，但 NIV 治疗组患者的死亡率更高。这些研究结果结束了对 NIV 不加区别的使用，因此，NIV 只推荐用于特定人群，包括那些患有慢性呼吸系统疾病的人群 [56] 和特定的术后患者 [57, 58]。

高流量鼻导管(high-flow nasal cannula，HFNC)是一种相对较新的系统，通过鼻腔给患者提供加温加湿的氧气，氧气最大流量达 60L/min。HFNC 提供低水平的气道正压(<4cmH_2O)，气道正压高度依赖于患者口腔的密闭性 [59]。一些研究发现，HFNC 可用于撤机阶段。Maggiore 等 [60] 开展了一项随机试验，研究纳入 105 例 $PaO_2/FiO_2<300$mmHg 的患者，其中，52 例患者常规使用文丘里面罩治疗，53 例患者拔管后最初 48 小时内接受 HFNC 治疗。结果显示 HFCN 组氧合改善效果更为显著，患者对呼吸装置产生的不适更少，再插管率更低。目前仍需更强有力的随机研究来验证 HFNC 协助脱机的效果。

新模式

目前已对几种新的脱机模式进行了验证，其中包括使用闭环 PSV 模式 [61, 62]，为患者提供每天 24 小时呼吸机辅助的持续适应通气 [63]。Lellouche 等验证了这种脱机新模式 [64]。对照组根据指南常规进行撤机，研究组使用计算机驱动的方案进行撤机，与常规撤机组比较，研究组撤机时间显著减少(5 天 vs 3 天；$P=0.01$)。撤机时间的缩短与机械通气的总持续时间(12 天 vs 7.5 天；$P=0.003$)和 ICU 住院时间(15.5 天 vs 12 天；$P=0.02$)的减少有关。

Rose 等随后进行了一项研究 [65]，比较闭环模式与常规治疗(撤机管理由经验丰富的重症监护专业护士施行，1∶1 护患比)两种撤机策略，结果显示两种策略在撤机时间上没有差异。Schadler 等 [66] 发现闭环系统减少了特定亚组患者(心脏手术)的机械通气时间。最后，Burns 等 [67] 比较了危重患者闭环模式自动撤机方案与标准化方案的撤机效果，研究发现自动撤机组首次成功 SBT 的中位时间显著缩短(1 天 vs 4 天；$P<0.001$)，拔管成功的中位时间也显著减低(4 天 vs 5 天；$P=0.01$)。

撤机的分类

会议共识 [68] 将撤机患者分为 3 种类型：①撤机简单(即第一次尝试就从开始撤机到成功拔管的患者)；②撤机困难(即初次撤机失败且需要距第一次 SBT 7 天以内才能成功撤机的患者)；③撤机延长(即从第一次 SBT 到成功撤机需要 7 天以上的患者)。

这种分类是为了让我们更深入地了解撤机过程流行病学情况及撤机过程与患者预后的关系 [68]。机械通气患者中，撤机简单组占 60%～70%，困难组占 20%～25%，延长组占 5%～15%[69]。一些研究 [70-74] 评估了这种分类，组间分布如图 63-1 所示，结果见表 63-1，结果总体如图 63-2 所示。这些数据证实，简单撤机是临床最常见的情况，撤机延长患者预后较差。

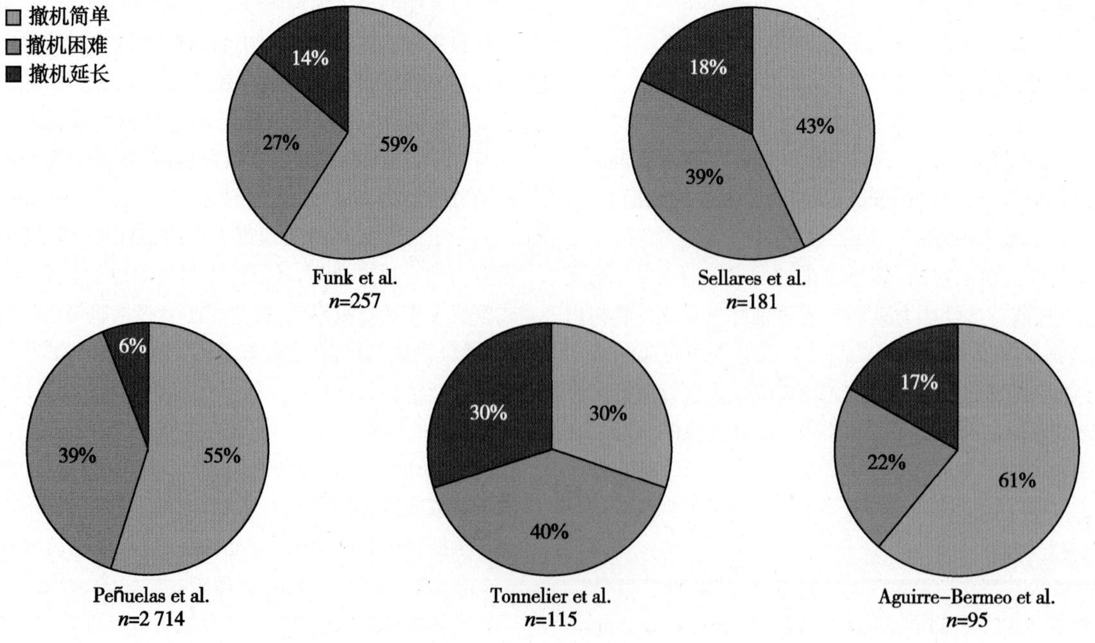

图 63-1 根据撤机情况分类，患者在不同研究中的分布

表 63-1　根据撤机情况分类，不同研究的结果统计

变量	研究	撤机简单	撤机困难	撤机延长
再插管	Funk 等（n=257）	13%	7%	5%
	Sellares 等（n=181）	15%	19%	33%
	Peñuelas 等（n=2 714）	10%	10%	16%
	Tonnelier 等（n=115）	0	6%	15%
	Aguirre-Bermeo 等（n=95）	7%	19%	73%
气管切开	Funk 等（n=257）	7%	15%	68%
	Sellares 等（n=181）	8%	9%	39%
	Peñuelas 等（n=2 714）	6%	6%	10%
	Aguirre-Bermeo 等（n=95）	3%	10%	50%
ICU 住院时间（天数）*	Funk 等（n=257）	4（1～9）	11（7～20）	27（18～37）
	Sellares 等（n=181）	11±12	12±8	21±13
	Peñuelas 等（n=2 714）	6（3～10）	9（6～15）	18（14～25）
	Tonnelier 等（n=115）	10±9	16±15	30±25
	Aguirre-Bermeo 等（n=95）	10±7	17±13	24±15
ICU 死亡率	Funk 等（n=257）	3%	1%	22%
	Sellares 等（n=181）	13%	11%	42%
	Peñuelas 等（n=2 714）	7%	7%	13%
	Tonnelier 等（n=115）	0%	2%	18%
	Aguirre-Bermeo 等（n=95）	3%	5%	38%

*数据是中位数（百分位数 25%～75% 或均值±SD）。

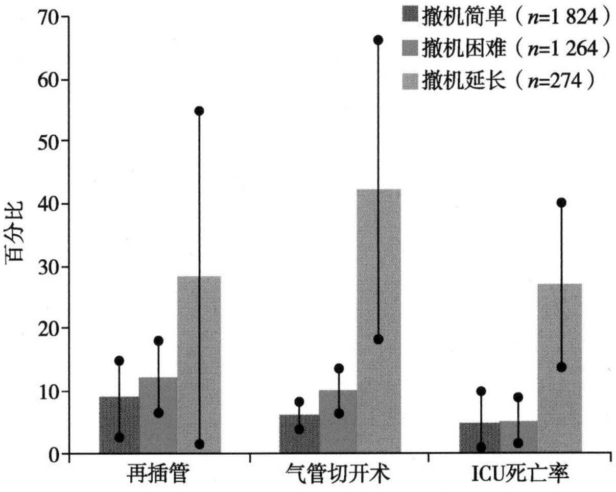

图 63-2　根据撤机情况分类，对研究结果进行总体总结，给出了数据的平均百分率和标准差

总结

通过 SBT 后，绝大多数气管插管机械通气患者可以成功地撤机。缩短机械通气总时间的最佳策略是基于简单且日常的临床方法，该方法是评估患者能够耐受无辅助的自主呼吸能力。该方法要求我们每天尽可能早地进行撤机筛选试验，如果是阳性，则患者继续进行 30～120 分钟确认性的 SBT。当患者 SBT 失败时，可以使用渐进性撤机模式。PSV 是临床最常用的撤机模式。自动化撤机辅助系统似乎至少与常规治疗效果一样，甚至可能更好。NIV 可用于加速撤机进程并可减少特定患者人群再插管率。撤机时间长（距离第一次 SBT＞7 天）的患者预后较差。我们目前对拔管失败机制了解很少，但拔管失败患者的死亡率很高。

知识点

1. 对于绝大多数机械通气患者，撤机是一个简单的过程。患者在第一次 SBT 尝试时即可拔管，这有利于患者的预后。
2. 基于坚实的临床和病理生理学知识实施撤机策略可改善患者预后，表现在 ICU 机械通气持续时间和住院时间的缩短。这种效应主要归因于患者每天接受评估以了解患者是否能够具有维持自主呼吸的能力。
3. 少部分患者撤机时间延长，导致患者预后较差。需要仔细评估这些患者的神经肌肉功能和心血管功能是否存在障碍，患者可从相关疾病的辅助治疗中获益。

知识点(续)

4. 对拔管失败的机制仍然了解甚少，对此仍需大量的研究。拔管失败的患者死亡率增加，死亡率增加取决于拔管失败的具体原因。

5. 无创通气用于促进撤机和拔管，但有一些保留意见。应仔细挑选患者，并且应根据每位患者具体病情使用NIV。

(李福祥 向朝雪 译，姚立农 审校)

参考文献

1. Brochard L, Rauss A, Benito S, et al. Comparison of three methods of gradual withdrawal from ventilatory support during weaning from mechanical ventilation. Am J Respir Crit Care Med 1994;150(4):896-903.
2. Esteban A, Frutos F, Tobin MJ, et al. A comparison of four methods of weaning patients from mechanical ventilation. Spanish Lung Failure Collaborative Group. N Engl J Med 1995;332(6):345-50.
3. Ely EW, Baker AM, Evans GW, et al. The prognostic significance of passing a daily screen of weaning parameters. Intensive Care Med 1999;25(6):581-7.
4. Epstein SK. Decision to extubate. Intensive Care Med 2002;28(5):535-46.
5. Esteban A, Alia I, Gordo F, et al. Extubation outcome after spontaneous breathing trials with T-tube or pressure support ventilation. Am J Respir Crit Care Med 1997;156(2 Pt 1):459-65.
6. Ely EW, Baker AM, Dunagan DP, et al. Effect on the duration of mechanical ventilation of identifying patients capable of breathing spontaneously. N Engl J Med 1996;335(25):1864-9.
7. Vallverdu I, Calaf N, Subirana M, et al. Clinical characteristics, respiratory functional parameters, and outcome of a two-hour T-piece trial in patients weaning from mechanical ventilation. Am J Respir Crit Care Med 1998;158(6):1855-62.
8. Marini JJ. Weaning from mechanical ventilation. N Engl J Med 1991;324(21):1496-8.
9. Mancebo J. Weaning from mechanical ventilation. Eur Respir J 1996;9:1923-31.
10. Vassilakopoulos T, Roussos C, Zakynthinos S. Weaning from mechanical ventilation. J Crit Care 1999;14(1):39-62.
11. McConville JF, Kress JP. Weaning patients from the ventilator. N Engl J Med 2012;367(23):2233-9.
12. Jubran A, Tobin MJ. Pathophysiologic basis of acute respiratory distress in patients who fail a trial of weaning from mechanical ventilation. Am J Respir Crit Care Med 1997;155(3):906-15.
13. Laghi F, Tobin MJ. Disorders of the respiratory muscles. Am J Respir Crit Care Med 2003;168(1):10-48.
14. Levine S, Nguyen T, Taylor N, et al. Rapid disuse atrophy of diaphragm fibers in mechanically ventilated humans. N Engl J Med 2008;358(13):1327-35.
15. Hussain SN, Mofarrahi M, Sigala I, et al. Mechanical ventilation-induced diaphragm disuse in humans triggers autophagy. Am J Respir Crit Care Med 2010;182(11):1377-86.
16. Jaber S, Petrof BJ, Jung B, et al. Rapidly progressive diaphragmatic weakness and injury during mechanical ventilation in humans. Am J Respir Crit Care Med 2011;183(3):364-71.
17. Maher J, Rutledge F, Remtulla H, et al. Neuromuscular disorders associated with failure to wean from the ventilator. Intensive Care Med 1995;21(9):737-43.
18. De Jonghe B, Sharshar T, Lefaucheur JP, et al. Paresis acquired in the intensive care unit: a prospective multicenter study. JAMA 2002;288:2859-67.
19. Schweickert WD, Pohlman MC, Pohlman AS, et al. Early physical and occupational therapy in mechanically ventilated, critically ill patients: a randomised controlled trial. Lancet 2009;373(9678):1874-82.
20. Brochard L. Intrinsic (or auto-) positive end-expiratory pressure during spontaneous or assisted ventilation. Intensive Care Med 2002;28(11):1552-4.
21. Brochard L. Intrinsic (or auto-) PEEP during controlled mechanical ventilation. Intensive Care Med 2002;28(10):1376-8.
22. Feihl F, Broccard AF. Interactions between respiration and systemic hemodynamics. Part I: basic concepts. Intensive Care Med 2009;35(1):45-54.
23. Feihl F, Broccard AF. Interactions between respiration and systemic hemodynamics. Part II: practical implications in critical care. Intensive Care Med 2009;35(2):198-205.
24. Lemaire F, Teboul JL, Cinotti L, et al. Acute left ventricular dysfunction during unsuccessful weaning from mechanical ventilation. Anesthesiology 1988;69(2):171-9.
25. Chatila W, Ani S, Guaglianone D, et al. Cardiac ischemia during weaning from mechanical ventilation. Chest 1996;109(6):1577-83.
26. Jubran A, Mathru M, Dries D, et al. Continuous recordings of mixed venous oxygen saturation during weaning from mechanical ventilation and the ramifications thereof. Am J Respir Crit Care Med 1998;158(6):1763-9.
27. Gandhi SK, Powers JC, Nomeir AM, et al. The pathogenesis of acute pulmonary edema associated with hypertension. N Engl J Med 2001;344(1):17-22.
28. Poppas A, Rounds S. Congestive heart failure. Am J Respir Crit Care Med 2002;165(1):4-8.
29. Upadya A, Tilluckdharry L, Muralidharan V, et al. Fluid balance and weaning outcomes. Intensive Care Med 2005;31(12):1643-7.
30. Frutos-Vivar F, Ferguson ND, Esteban A, et al. Risk factors for extubation failure in patients following a successful spontaneous breathing trial. Chest 2006;130(6):1664-71.
31. Cabello B, Thille AW, Roche-Campo F, et al. Physiological comparison of three spontaneous breathing trials in difficult-to-wean patients. Intensive Care Med 2010;36(7):1171-9.
32. Mekontso-Dessap A, de Prost N, Girou E, et al. B-type natriuretic peptide and weaning from mechanical ventilation. Intensive Care Med 2006;32(10):1529-36.
33. Yang KL, Tobin MJ. A prospective study of indexes predicting the outcome of trials of weaning from mechanical ventilation. N Engl J Med 1991;324(21):1445-50.
34. Smina M, Salam A, Khamiees M, et al. Cough peak flows and extubation outcomes. Chest 2003;124(1):262-8.
35. Esteban A, Alia I, Tobin MJ, et al. Effect of spontaneous breathing trial duration on outcome of attempts to discontinue mechanical ventilation. Am J Respir Crit Care Med 1999;159(2):512-18.
36. Khamiees M, Raju P, DeGirolamo A, et al. Predictors of extubation outcome in patients who have successfully completed a spontaneous breathing trial. Chest 2001;120(4):1262-70.
37. Thille AW, Boissier F, Ben Ghezala H, et al. Risk factors for and prediction by caregivers of extubation failure in ICU patients: a prospective study*. Crit Care Med 2015;43(3):613-20.
38. Epstein SK, Ciubotaru RL, Wong JB. Effect of failed extubation on the outcome of mechanical ventilation. Chest 1997;112(1):186-92.
39. Lee KH, Hui KP, Chan TB, et al. Rapid shallow breathing (frequency-tidal volume ratio) did not predict extubation outcome. Chest 1994;105(2):540-3.
40. Epstein SK, Ciubotaru RL. Independent effects of etiology of failure and time to reintubation on outcome for patients failing extubation. Am J Respir Crit Care Med 1998;158(2):489-93.
41. Esteban A, Frutos-Vivar F, Muriel A, et al. Evolution of mortality over time in patients receiving mechanical ventilation. Am J Respir Crit Care Med 2013;188(2):220-30.
42. Kress JP, Pohlman AS, O'Connor MF, et al. Daily interruption of sedative infusions in critically ill patients undergoing mechanical ventilation. N Engl J Med 2000;342(20):1471-7.
43. Girard TD, Kress JP, Fuchs BD, et al. Efficacy and safety of a paired sedation and ventilator weaning protocol for mechanically ventilated patients in intensive care (Awakening and Breathing Controlled trial): a randomised controlled trial. Lancet 2008;371(9607):126-34.
44. Brochard L, Harf A, Lorino H, et al. Inspiratory pressure support prevents diaphragmatic fatigue during weaning from mechanical ventilation. Am Rev Respir Dis 1989;139(2):513-21.
45. Jubran A, Van de Graaff WB, Tobin MJ. Variability of patient-ventilator interaction with pressure support ventilation in patients with chronic obstructive pulmonary disease. Am J Respir Crit Care Med 1995;152(1):129-36.
46. Thille AW, Rodriguez P, Cabello B, et al. Patient-ventilator asynchrony during assisted mechanical ventilation. Intensive Care Med 2006;32(10):1515-22.
47. Thille AW, Cabello B, Galia F, et al. Reduction of patient-ventilator asynchrony by reducing tidal volume during pressure-support ventilation. Intensive Care Med 2008;34(8):1477-86.
48. Mancebo J, Albaladejo P, Touchard D, et al. Airway occlusion pressure to titrate positive end-expiratory pressure in patients with dynamic hyperinflation. Anesthesiology 2000;93(1):81-90.
49. Strauss C, Louis B, Isabey D, et al. Contribution of the endotracheal tube and the upper airway to breathing workload. Am J Respir Crit Care Med 1998;157:23-30.
50. Thille AW, Richard JC, Brochard L. The decision to extubate in the intensive care unit. Am J Respir Crit Care Med 2013;187(12):1294-302.
51. Nava S, Gregoretti C, Fanfulla F, et al. Noninvasive ventilation to prevent respiratory failure after extubation in high-risk patients. Crit Care Med 2005;33(11):2465-70.
52. Ferrer M, Sellares J, Valencia M, et al. Non-invasive ventilation after extubation in hypercapnic patients with chronic respiratory disorders: randomised controlled trial. Lancet 2009;374(9695):1082-8.
53. Girault C, Bubenheim M, Abroug F, et al. Noninvasive ventilation and weaning in patients with chronic hypercapnic respiratory failure: a randomized multicenter trial. Am J Respir Crit Care Med 2011;184(6):672-9.
54. Keenan SP, Powers C, McCormack DG, et al. Noninvasive positive-pressure ventilation for postextubation respiratory distress: a randomized controlled trial. JAMA 2002;287(24):3238-44.
55. Esteban A, Frutos-Vivar F, Ferguson ND, et al. Noninvasive positive-pressure ventilation for respiratory failure after extubation. N Engl J Med 2004;350(24):2452-60.
56. Hilbert G, Gruson D, Portel L, et al. Noninvasive pressure support ventilation in COPD patients with postextubation hypercapnic respiratory insufficiency. Eur Respir J 1998;11(6):1349-53.
57. Auriant I, Jallot A, Herve P, et al. Noninvasive ventilation reduces mortality in acute respiratory failure following lung resection. Am J Respir Crit Care Med 2001;164(7):1231-5.
58. Squadrone V, Coha M, Cerutti E, et al. Continuous positive airway pressure for treatment of postoperative hypoxemia: a randomized controlled trial. JAMA 2005;293(5):589-95.
59. Chanques G, Riboulet F, Molinari N, et al. Comparison of three high flow oxygen therapy delivery devices: a clinical physiological cross-over study. Minerva Anestesiol 2013;79(12):1344-55.
60. Maggiore SM, Idone FA, Vaschetto R, et al. Nasal high-flow versus Venturi mask oxygen therapy after extubation. Effects on oxygenation, comfort, and clinical outcome. Am J Respir Crit Care Med 2014;190(3):282-8.
61. Dojat M, Harf A, Touchard D, et al. Evaluation of a knowledge-based system providing ventilatory management and decision for extubation. Am J Respir Crit Care Med 1996;153(3):997-1004.
62. Dojat M, Harf A, Touchard D, et al. Clinical evaluation of a computer-controlled pressure support mode. Am J Respir Crit Care Med 2000;161(4 Pt 1):1161-6.
63. Bouadma L, Lellouche F, Cabello B, et al. Computer-driven management of prolonged mechanical ventilation and weaning: a pilot study. Intensive Care Med 2005;31(10):1446-50.
64. Lellouche F, Mancebo J, Jolliet P, et al. A multicenter randomized trial of computer-driven protocolized weaning from mechanical ventilation. Am J Respir Crit Care Med 2006;174(8):894-900.
65. Rose L, Presneill JJ, Johnston L, et al. A randomised, controlled trial of conventional versus automated weaning from mechanical ventilation using SmartCare/PS. Intensive Care Med 2008;34(10):1788-95.
66. Schadler D, Engel C, Elke G, et al. Automatic control of pressure support for ventilator weaning in surgical intensive care patients. Am J Respir Crit Care Med 2012;185(6):637-44.
67. Burns KE, Meade MO, Lessard MR, et al. Wean earlier and automatically with new technology (the WEAN study). A multicenter, pilot randomized controlled trial. Am J Respir Crit Care Med 2013;187(11):1203-11.
68. Boles JM, Bion J, Connors A, et al. Weaning from mechanical ventilation. Eur Respir J 2007;29(5):1033-56.
69. Brochard L, Thille AW. What is the proper approach to liberating the weak from mechanical ventilation? Crit Care Med 2009;37(Suppl. 10):S410-15.
70. Funk GC, Anders S, Breyer MK, et al. Incidence and outcome of weaning from mechanical ventilation according to new categories. Eur Respir J 2010;35(1):88-94.
71. Sellares J, Ferrer M, Cano E, et al. Predictors of prolonged weaning and survival during ventilator weaning in a respiratory ICU. Intensive Care Med 2011;37(5):775-84.
72. Peñuelas O, Frutos-Vivar F, Fernandez C, et al. Characteristics and outcomes of ventilated patients according to time to liberation from mechanical ventilation. Am J Respir Crit Care Med 2011;184(4):430-7.
73. Tonnelier A, Tonnelier JM, Nowak E, et al. Clinical relevance of classification according to weaning difficulty. Respir Care 2011;56(5):583-90.
74. Aguirre-Bermeo H, Bottiroli M, Cuartero M, et al. Outcomes of weaning from mechanical ventilation. Intensive Care Med 2011;37(1):S189.

64

辅助呼吸治疗

Sanjay Manocha and Keith R. Walley

许多重症患者都无法有效地清除中央和周围气道积聚的分泌物，这可能是由于分泌物产生增多、咳嗽反射受损、无力和疼痛等因素造成的。气管插管妨碍声门关闭，从而使气道不能产生有效咳嗽所需的高呼气压力，导致分泌物的滞留。此外，在危重患者中，支气管树上皮细胞上的纤毛功能受损，数量减少[1,2]。

这些因素导致误吸、肺不张、以及肺炎的风险增加，这对危重患者都是有害的。辅助呼吸疗法旨在预防和治疗危重患者呼吸系统并发症（表 64-1）。

提高肺部黏膜纤毛廓清的方法

叩击法

叩击胸部可以帮助患者清除气道分泌物。可通过手指聚拢成杯状，有节奏地用手叩击胸腔排痰，或者使用机械装置，模拟手法叩击相同动作排痰。胸腔传导叩击排痰法所产生的力量，可以排出任何分泌物。叩击结合体位引流时，这是一种排出气道分泌物的有效方法[3]。

高频胸部震荡法

高频胸部震荡（high-frequency chest compression，HFCC）可增强气道内黏液清除。患者穿戴自动背心装置，该装置与空气脉冲发生器相连，以 5～25Hz 频率震荡装置内的气体，产生高达 50cmH_2O 的压力。这项技术主要应用于肺囊性纤维化患者，与传统的胸部物理治疗技术（叩击法及体位引流）的效果相当[4,5]。在一项观察性研究中，比较 9 例长期机械通气患者 HFCC 排痰与叩击联合体位引流排痰，两种方法在痰液产生量、血氧饱和度或患者舒适度方面无显著差异[6]。HFCC 排痰治疗安全，而且可节省工作人员的时间。在接受机械通气超过 21 天的拔管患者的一项小型随机试验中发现，HFCC 提高了痰液清除率，但对撤机成功率没有显著影响[7]。由于背心尺寸的原因，胸部覆盖式的穿戴方式可能会妨碍对患者充分的监测，因而此项技术很难应用于多数危重症患者。

手动膨肺法

手动膨肺指用一个呼吸气囊将肺缓慢充气至潮气量的 1.5～2 倍，或达到 40cmH_2O 的气道峰压时，维持吸气暂停以缓慢扩张肺泡，然后快速释放气囊以快速呼气。手动膨肺法的目的是打开患者肺不张的区域以改善氧合并提高分泌物的清除。与机械通气的肺复张操作相似，手动膨肺法只是短暂改善患者的氧合。因此，手动膨肺法可以促进分泌物清除，但对患者的临床预后没有长期显著改善[8-12]。治疗时需要与呼吸机断开是手动膨肺法一个缺点，可以通过机械通气来模拟手动膨肺法[13]。

表 64-1 辅助呼吸治疗

提高气道黏膜纤毛清除的方法
胸部理疗
• 叩击法
• 体位引流法
• 胸部震动法
吸痰
• 口咽吸痰
• 鼻咽吸痰
• 气管内吸痰
连续侧向旋转
呼气正压装置
用力呼气
闭式胸部振荡
支气管镜检查
手动膨肺法
支气管扩张剂
黏液活性剂
提高肺扩张的方法
深呼吸
刺激性呼吸法
间歇性正压通气
最佳体位
CPAP 治疗
改善氧合和通气的方法
吸入血管扩张剂
• 一氧化氮
• 前列腺素
氦氧（氦氧混合气）

手动膨肺法的禁忌证包括：影响血流动力学和升高颅内压。此外，还可带来气压伤的风险，这是因为正常肺开放区域的顺应性较高（相较肺不张区域），更易于出现过渡肺膨胀。

体位和运动

重症监护室（ICU）中主动或被动地活动患者的肢体，可改善患者整体健康状况，更长时间的活动可给患者带来更好的预后。每日中断镇静，让患者早期接受物理疗法和作业疗法，可使无呼吸机治疗的时间略有增加，并可改善患者的功能状态[14]。

床头抬高至少 30° 可显著降低患者误吸和呼吸机相关性肺炎的风险[15]。如无禁忌，患者保持直立体位可改善肺容量，从而改善气体交换和呼吸功，尤其是那些仰卧或半卧位会增加呼吸功的患者。在一些单侧肺疾病患者中，患侧肺朝上的体位可通过增加对重力依赖性“良好”侧的肺灌注来改善通气 / 血流比[16, 17]。如果继发于分泌物潴留引起的肺不张，患侧肺朝上的体位还可增进体位引流的效果。

体位引流是改变患者身体位置，利用重力效应协助患者排出分泌物，适用于痰液量超过 25～30ml/d 并且难以自身清除痰液的患者[18]。

气管吸痰

吸痰是一种有效的祛除气道内分泌物以洁净气道的方法。吸痰与其他方法合用，可促进分泌物从周围气道向中央气道移动。开放式吸痰法，患者与呼吸机断开连接，并插入一次性吸引管。封闭式吸痰法包括将吸引管置于保护套中，并直接连接到呼吸机回路中，吸痰时不需要断开呼吸机连接，可降低环境交叉污染的风险。封闭式吸痰不必常规更换吸引导管，常规更换增加了成本[21, 22]。总体而言，两种方法的院内获得性肺炎发生率没有差别[23-25]。

由于大的中央气道解剖学特点，吸引导管往往更易于进入右主支气管。因此，尖端“左弯”这种特殊设计的吸引管增加了吸痰时进入左主支气管的可能性。

经鼻气管吸痰已不如直接气管内吸痰受欢迎，仅考虑在那些具有保护气道保护能力的患者使用，联合辅助咳嗽和其他形式的胸部物理治疗。

吸痰的并发症包括：低氧血症（尤其是在呼吸机断开时），颅内压升高，气管机械性损伤，支气管痉挛和细菌污染。所有患者在吸痰前应先在 100% 的氧浓度下预充 1～2 分钟。为降低躁动的风险，吸痰之前预先告知患者。每次吸痰时间不超过 15～20 秒，导管上的吸入口应间歇开闭，每次关闭时间不超过 5 秒。

连续旋转疗法

连续旋转或动力疗法是将患者放置在翻身病床上，病床预编好翻身角度的程序，定期每小时两次将患者从一侧翻身到另一侧，翻身床使用从侧面交替放气的气垫来提供姿势位置的变化。大多数研究表明，这种方法使医院获得性肺炎或肺不张的发生率降低[26-32]。系统评价没有显示翻身疗法能改善患者的死亡率或机械通气的持续时间[33]。

支气管镜检查

纤维支气管镜的优点是提供气道的直视效果并吸引有分泌物潴留的特定区域[34]。正如最近的一篇综述强调的那样，支气管镜是治疗危重患者肺不张的一种较为有效的方法，成功率为 19%～89%，效果取决于肺不张的程度（肺叶不张效果优于亚段不张）。在唯一的随机试验中，支气管镜与积极的多模式胸部理疗相比，在肺复张率上没有差异[35]。支气管镜是一种有创性检查，仍存在相关风险和并发症：操作过程所需的镇静、短暂颅内压升高、低氧血症、血流动力学异常或心律失常等。因此，不建议所有患者进行支气管镜检查，除非存在广泛的单侧肺不张导致的氧合下降或通气严重困难而不能用其他方法（如吸痰）来解决的情况。

胸部物理治疗

胸部物理治疗是一种多模式疗法，其目的是改善肺功能（改善患者的气体交换、肺顺应性和肺内黏液清除率）。胸部物理治疗技术包括叩击疗法（手动叩击或机械性胸部震荡）、体位引流、胸部振动、手动膨肺、活动、吸痰、旋转疗法。总体来说，胸部理疗对氧合和肺顺应性有短暂性改善，这很可能继发于气道清除能力的提高和肺不张区域的复张。在具体情况下，它可以改善患者预后和临床过程，如预防呼吸机相关性肺炎[36]或急性大叶性肺不张[37]。

气溶胶疗法

气溶胶

药物的气溶胶治疗可直接将药物输送至肺部病变部位并起作用，治疗能够给局部提供高浓度药物，但机体全身吸收较少，因此对机体毒性较小。

两种最常见的气溶胶输送方法是：①雾化；②计量吸入器（metered-dose inhalers，MDIs）。雾化通常使用高流量的气体（通常 6～8L/min）进行气动喷射，产生目标药物的小颗粒液体颗粒。在自主呼吸的患者中，大约 50% 的雾化液体可到达细支气管和肺泡内，这部分的气溶胶微粒直径（mass median aerodynamic diameter，MMAD）为 1～5μm。大约 10% 到达下呼吸道和小气道。在机械通气患者中，1%～15% 的雾化液体和药物被送到下呼吸道。超声雾化是利用高频超声波作用于液体介质表面从而产生可吸入性颗粒。

MDIs 是将药物悬浮于推进剂、防腐剂和表面活性剂混合成分中并储存在加压罐内。揿压后，MDIs 产生直径在 1～2μm 的颗粒。MDI 联合储雾罐装置，可显著增加自主呼吸患者和连接呼吸机回路患者（包括直接连接气管导管或连接到 Y 形接头吸气端）的药物输送。

影响机械通气患者气雾剂输送效果的因素包括[38]：

1. 在回路中的给药位置：MDI 应该更靠近气管导管 Y 形

端位置，并和储雾罐一起使用。气动喷雾器应至少距Y形接头30cm。

2. 湿化：由于呼吸机回路中药物大量沉积，湿化可减少气溶胶向呼吸道输送。为了达到预期的治疗效果，可能需要更高的药物剂量。
3. 输送时间：输送应在吸气相进行，以最大限度地增加药物的输送。
4. 流速：较慢的吸气流速（因此吸气时间较长）增加雾化药物的输送量。减速波模式也可增加下呼吸道药物的输送。
5. 潮气量：较大的潮气量（>500ml）药物输送效果更佳。
6. 气管内导管尺寸：气管导管直径<7mm，药物输送减少。
7. 吸入气体的密度：低密度气体，如氦-氧混合气，通过增加气体层流方式和产生较小的可吸入颗粒，从而增加药物向下呼吸道的沉积。

支气管扩张剂

支气管扩张剂是危重患者雾化治疗最常用的药物。吸入β_2受体激动剂，如沙丁胺醇或非诺特罗，一般在危重患者中耐受性好而且能改善患者肺部力学状况，尤其是对可逆性气流阻塞患者。在急性肺损伤中，β_2受体激动剂可促进肺水肿清除，并具有额外的抗感染作用。然而，这种治疗的临床意义尚未确定[39-42]，不良反应（例如心律失常、低钾血症）可能发生在机体全身吸收过量药物的患者中。其他支气管扩张剂，包括异丙托溴铵，也能有效治疗气道高反应性的患者，特别是与β_2受体激动剂联合使用。通过MDI给予支气管扩张剂，与自主呼吸患者的雾化器治疗同样有效[38]。在机械通气患者中，雾化吸入与带有储雾罐的MDI治疗的效果一样[43]或略差[44,45]。MDI具有使用方便、无细菌污染风险和不需调整流速的优点[38]。

抗生素

理论上，抗生素雾化吸入治疗的优势包括局部感染部位具较高浓度抗生素和治疗直接性，可降低全身吸收和不良反应的风险。慢性肺部感染状态（如肺囊性纤维化和严重支气管扩张）[46-48]，抗生素雾化吸入治疗可降低患者痰中细菌浓度，但抗生素雾化吸入治疗仅对肺囊性纤维化患者具有临床长期益处[48]。在急性感染患者中，与胃肠外使用抗生素相比，雾化抗生素并没带来更多的益处[49-51]。

插管或气管切开的患者中，气道细菌定植风险较高，院内获得性肺炎的风险显著增加。作为预防措施，最近对雾化吸入氨基糖苷类药物前瞻性临床试验的meta分析表明，患者呼吸机相关性肺炎的发展显著减少，但总死亡率没有差别[52]。最近的一项综述[53]和五项随机对照试验的meta分析表明，抗生素雾化吸入辅助治疗呼吸机相关性肺炎，肺炎临床吸收率有显著的提高[54]。虽然这些研究结论很好，但考虑到试验的异质性问题，我们也应认清这些研究的局限性。此外，局部使用抗生素也带来细菌的耐药性问题。据报道，自主呼吸患者雾化吸入妥布霉素治疗的不良反应包括咳嗽、呼吸困难和胸痛[46]。

黏液活性剂

肺慢性炎症性状态，如慢性阻塞性肺疾病（chronic obstructive pulmonary disease，COPD）、肺囊性纤维化、支气管扩张、气管插管/气管切开等，气道黏液分泌过多和肺廓清能力下降导致诸如气流阻塞、肺不张和感染等并发症。气道黏液主要由水、黏液素糖蛋白、细胞碎片、中性粒细胞源性丝状肌动蛋白和DNA，以及细菌组成[55]。

黏液溶解剂通过分解黏液素糖蛋白网或游离DNA链来降低黏液的黏度，从而改善痰液的黏性，提高痰液清除率。雾化N-乙酰半胱氨酸（N-acetylcysteine，NAC）治疗可破坏黏液素糖蛋白网的二硫键，从而提高黏液清除率。然而，由于使用后支气管痉挛的发生率增加，临床并不常用NAC雾化吸入治疗，但可与吸入支气管扩张剂连用[55]。重组人DNA酶（Recombinant human DNase，rhDNase，dornaseα）可改善肺囊性纤维化患者的痰液黏度和肺功能，但在肺囊性纤维化的急性加重期却没有明显效果[56,57]。非囊性纤维化所引起的支气管扩张中，重组人DNA酶无效甚至可能给患者带来潜在的危害[58]。在机械通气肺不张患者中，重组人DNA酶也未改善患者的临床结局[59,60]。

其他气溶胶疗法

其他气雾剂治疗包括高渗盐水、外消旋肾上腺素（用于炎症引起的急性上呼吸道梗阻）、皮质类固醇激素和表面活性物质。

肺复张方法

模拟正常叹息动作的肺扩张技术可能有助于逆转和预防肺不张。这些技术常用于术后肺部并发症的高危患者，例如接受胸部和上腹部手术的患者，以及罹患神经肌肉或胸壁疾病的患者。

深吸气和刺激肺活量法包括指导患者做吸气动作，主动吸气将肺容积提高到肺活量之上。与胸部理疗比较，这两种方法在减少术后肺部并发症方面是等效的[61]。最近一项对上腹部手术术后持续气道正压（continuous positive airway pressure，CPAP）的系统评价表明，CPAP可减少患者术后肺不张的发生率及再插管率，但不能改善死亡率或ICU住院率[62]。

临床已经很少采用间歇正压呼吸进行肺扩张的方法预防术后患者肺不张，这是因为与深吸气或刺激肺活量法比，前者的治疗费用更高，但预后并无差别，且有腹胀并发症[63]。

改善氧合和通气的方法

一氧化氮

一氧化氮（nitric oxide，NO）是一种通过松弛血管平滑肌引起血管扩张的血管源性舒张因子，其主要作用是通过激活鸟苷酸环化酶，增加细胞内环磷酸鸟苷（cyclic guanylate monophosphate，cGMP）浓度，松弛血管平滑肌，随后引起血管舒缩[64]。吸入NO的益处主要是其介导的肺血管扩张[64]，其他的额外好处包括减少肺内血小板聚集和中性粒细胞黏附/浸润[65-67]。NO通过与血红蛋白的血红素结合而快速失活。由于其半衰期短，NO不进入全身循环，使其成为理想的选择性肺血管扩张剂。

吸入性NO（inhaled NO，iNO）最常应用于ICU中的急性呼吸窘迫综合征（acute respiratory distress syndrome，ARDS）的治疗。不同样本大小的ARDS随机对照试验表明，NO通过改善V/Q比例的失调，可以改善患者的氧合。与对照组相比，NO能快速改善PaO_2和氧合指数，但24～72小时后两组无显著差异[68, 69]。这些试验也发现，NO能降低患者的平均肺动脉压。一项研究的析因分析发现，更严重的ARDS患者中NO吸入治疗的益处更明显[68]。然而，一项纳入对照试验的Meta分析结果并不支持在ARDS患者中常规使用NO吸入治疗，甚至认为可能有增加肾功能障碍的风险[70-73]，但可作为难治性重度ARDS病例的一个治疗选择[72]。

NO可作为一种"拯救"疗法，可能允许制定更多的保护性通气形式，减少FiO_2和平均气道压，以维持可接受的氧合状态。NO吸入也可用于继发性肺动脉高压引起的右心室衰竭所致的血流动力学障碍。

二甲磺酸阿米三嗪可提高缺氧性血管收缩区域的肺血管收缩，从而促进血流从缺氧区向正常（V/Q）的肺单位重新分布[74, 75]。因此，阿米三嗪缩血管作用可强化NO吸入促进氧合的治疗效果，但目前在北美地区阿米三嗪尚未被批准临床使用。

除ARDS外，表64-2列举了NO吸入治疗其他可能获益的临床情况。NO吸入已被用于心脏和肺脏移植后，作为一种降低肺动脉高压导致的右心室后负荷的方法[76]。NO可降低肺脏移植出现的缺血再灌注损伤的风险。然而，肺移植后早期使用NO治疗效果并未被一项随机临床试验所支持[77]。

NO吸入治疗通常从低剂量（1～2ppm）开始，并逐渐增加，直至达到预期的效果。英国一项基于美国-欧洲ALI/ARDS会议共识指南的推荐：NO初始治疗浓度为20ppm，逐步降低到10ppm、5ppm和0ppm，以确定最低有效剂量[78]，氧合指数增加20%或平均肺动脉压（PAP）下降至少5mmHg被认定为有显著的治疗反应。低剂量NO情况下氧合改善情况通常优于PAP的降低效果。吸入NO的常用剂量在10～40ppm。剂量大于80ppm有较高的不良反应风险。

表64-2 NO吸入治疗的临床适应证

急性呼吸窘迫综合征
严重原发性和继发性肺动脉高压
先天性心脏病
急性肺栓塞或心脏手术后导致的右心室衰竭
心肺移植联合或肺脏移植术后的肺缺血-再灌注损伤
镰刀形红细胞贫血症危象

NO的不良反应包括高铁血红蛋白的形成和NO自发氧化生成二氧化氮（nitrogen dioxide，NO_2）。有毒的NO_2在浓度水平低至1.5ppm即可刺激气道并引起气道高反应性，较高浓度的NO_2可引起肺水肿和肺纤维化。尽管有这些不良影响，但急性或长期NO吸入很少出现与NO_2相关的高铁血红蛋白血症或其他毒性反应，特别是当NO的浓度低于80ppm时[79]。

为降低NO_2暴露风险，NO应储存在浓度不超过1 000ppm纯氮气环境中，仅在给药时可暴露于氧气中。NO吸入装置应连接在尽可能靠近患者的呼吸机管道回路中。当使用剂量超过2ppm时，应在Y形连接处密切监测NO和NO_2浓度。突然撤药可发生反跳性肺血管收缩，导致V/Q比例失调急剧恶化，肺动脉压力骤然升高从而可导致血流动力学衰竭[80]。

NO治疗的绝对禁忌是高铁血红蛋白血症还原酶缺乏（先天性或后天性）。相对的禁忌包括出血倾向（继发于iNO引起的血小板功能下降及出血时间延长）、颅内出血、严重左心室衰竭（NYHA Ⅲ或Ⅳ级）[78]。

吸入前列腺素

吸入前列腺素I_2（Inhaled prostaglandins，PGI_2）和前列腺素E_1（PGE_1）的效果与iNO相似，他们的全身作用都很小[81]。PGE_1具有肺内皮细胞快速降解的优点，较高剂量下比PGI_2更具选择性优势[82]。最近的一项meta分析显示，常规使用PGE_2治疗并未改善ARDS[83]患者的结局，但当用于与iNO治疗相似的病症时，它可视为挽救治疗的一种替代方案。与iNO一样，临床必须注意避免突然中断PGI_2或PGE_1，因为会引起反弹性肺动脉高压和心血管系统衰竭。

氦氧混合气

氦气是一种惰性气体，其密度明显低于大气（氧气为1.42g/L，氦为0.17g/L）。用氦气代替氮气，混合气的密度降低的程度与混合气体中吸入氧浓度的分数成正比。氦氧混合气降低了雷诺数，增加了气流层流，降低了气流阻力。因此，混合气减少了与高气道阻力相关的呼吸做功和肺过度充气。氦氧混合气的临床应用指征包括高气流阻力性疾病，如急性重症哮喘或COPD急性加重期、细支气管炎、支气管肺发育不良和胸腔外或气管内阻塞。氦氧混合气已用于改善COPD患者无创通气时的肺顺应性，减少患者呼吸做功，减少气管插管率，并改善雾化药物的输送效果。在中度至重度哮喘急性发作的治疗中，文献系统评价并不支持常规使用氦氧混合气，但在严重的情况下可作为辅助治疗手段。在COPD急性加重时，两项多中心试验发现，无创通气时使用氦氧混合气，患者气管插管率或ICU住院时间无差异[84, 85]。然而，由于患者总住院时间的缩短似乎可带来费用益处[84]。大多数研究使用氦/氧混合气的比例为80∶20或70∶30来获得治疗效果。在较高的氧浓度下，氦气低密度的优势下降，因此氦氧混合气的应用仅限于不严重低氧血症患者。当与药物雾化联用时，考虑到药物可能会被氦氧混合气中产生的较小的粒子所抵消，就需要更高流量的氦氧混合气以确保药物的充分运输。同时，在使用氦氧混合气时，呼吸机也需要重新定标校准以测量 FiO_2、气体流速和潮气量。

总结

危重症患者，特别是机械通气患者，肺部疾病和并发症很常见。对于临床医生来说，识别这些潜在并发症以及正确利用现有的各种形式的辅助呼吸疗法很重要，因为这些辅助呼吸疗法可预防更多的发病率。多数患者应采用简单的治疗方法，如胸部理疗、吸痰、体位引流等，并根据潜在的临床状况选择使用更先进的治疗方法。

知识点

1. 危重症患者往往无法有效地清除分泌物，这增加了患者误吸、肺不张和肺炎的风险。
2. 所有危重症患者都应考虑胸部理疗、体位治疗和早期活动。
3. 其他辅助形式的呼吸治疗应该根据患者个体基础及其潜在的临床病症来决定。
4. 气溶胶给药方式是将药物直接输送到肺部的一种有效方法。
5. 在自主呼吸和机械通气患者中，MDIS 比雾化吸入更适合输送支气管扩张剂。
6. 在 ICU 所遇到各种临床病症，一氧化氮吸入与改善肺和心脏生理参数相关。
7. 氦氧混合气可作为严重气流阻塞患者的辅助治疗方式。

（李福祥　向朝雪 译，姚立农 审校）

参考文献

1. Konrad F, Schreiber T, Brecht-Kraus D, Georgieff M. Mucociliary transport in ICU patients. Chest 1994;105:237-41.
2. Konrad F, Schiener R, Marx T, Georgieff M. Ultrastructure and mucociliary transport of bronchial respiratory epithelium in intubated patients. Intensive Care Med 1995;21:482-9.
3. Thomas J, Cook DJ, Brooks D. Chest physical therapy management of patients with cystic fibrosis. A meta-analysis. Am J Respir Crit Care Med 1995;151:846-50.
4. Arens R, Gozal D, Omlin KJ, et al. Comparison of high frequency chest compression and conventional chest physiotherapy in hospitalized patients with cystic fibrosis. Am J Respir Crit Care Med 1994;150:1154-7.
5. Varekojis SM, Douce FH, Flucke RL, et al. A comparison of the therapeutic effectiveness of and preference for postural drainage and percussion, intrapulmonary percussive ventilation, and high-frequency chest wall compression in hospitalized cystic fibrosis patients. Respir Care 2003;48:24-8.
6. Whitman J, Van Beusekom R, Olson S, et al. Preliminary evaluation of high-frequency chest compression for secretion clearance in mechanically ventilated patients. Respir Care 1993;38:1081-7.
7. Huang WC, Wu PC, Chen CJ, et al. High-frequency chest wall oscillation in prolonged mechanical ventilation patients: a randomized controlled trial. Clin Respir J. 2014 Sep 4. doi: 10.1111/crj.12212.
8. Hodgson C, Keating JL, Holland AE, et al. Recruitment manoeuvres for adults with acute lung injury receiving mechanical ventilation. Cochrane Database Syst Rev 2009;CD006667.
9. Hodgson C, Denehy L, Ntoumenopoulos G, et al. An investigation of the early effects of manual lung hyperinflation in critically ill patients. Anaesth Intensive Care 2000;28:255-61.
10. Anderson A, Alexanders J, Sinani C, et al. Effects of ventilator vs manual hyperinflation in adults receiving mechanical ventilation: a systematic review of randomised clinical trials. Physiotherapy 2014 Oct 6;pii: S0031-9406(14)00090-X.
11. Paulus F, Binnekade JM, Vroom MB, Schultz MJ. Benefits and risks of manual hyperinflation in intubated and mechanically ventilated intensive care unit patients: a systematic review. Crit Care 2012;16:R145.
12. Dennis D, Jacob W, Budgeon C. Ventilator versus manual hyperinflation in clearing sputum in ventilated intensive care unit patients. Anaesth Intensive Care 2012;40:142-9.
13. Berney S, Denehy L. A comparison of the effects of manual and ventilator hyperinflation on static lung compliance and sputum production in intubated and ventilated intensive care patients. Physiother Res Int 2002;7:100-8.
14. Schweickert WD, Pohlman MC, Pohlman AS, et al. Early physical and occupational therapy in mechanically ventilated, critically ill patients: a randomised controlled trial. Lancet 2009;373:1874-82.
15. Keenan SP, Heyland DK, Jacka MJ, et al. Ventilator-associated pneumonia. Prevention, diagnosis, and therapy. Crit Care Clin 2002;18:107-25.
16. Ibanez J, Raurich JM, Abizanda R, et al. The effect of lateral positions on gas exchange in patients with unilateral lung disease during mechanical ventilation. Intensive Care Med 1981;7:231-4.
17. Rivara D, Artucio H, Arcos J, Hiriart C. Positional hypoxemia during artificial ventilation. Crit Care Med 1984;12:436-8.
18. AARC (American Association for Respiratory Care) clinical practice guideline. Postural drainage therapy. Respir Care 1991;36:1418-26.
19. Deleted in review.
20. Deleted in review.
21. Kollef MH, Prentice D, Shapiro SD, et al. Mechanical ventilation with or without daily changes of in-line suction catheters. Am J Respir Crit Care Med 1997;156:466-72.
22. Stoller JK, Orens DK, Fatica C, et al. Weekly versus daily changes of in-line suction catheters: impact on rates of ventilator-associated pneumonia and associated costs. Respir Care 2003;48:494-9.
23. Subirana M, Sola I, Benito S. Closed tracheal suction systems versus open tracheal suction systems for mechanically ventilated adult patients. Cochrane Database Syst Rev 2007;CD004581.
24. Deppe SA, Kelly JW, Thoi LL, et al. Incidence of colonization, nosocomial pneumonia, and mortality in critically ill patients using a Trach Care closed-suction system versus an open-suction system: prospective, randomized study. Crit Care Med 1990;18:1389-93.
25. Zeitoun SS, de Barros AL, Diccini S. A prospective, randomized study of ventilator-associated pneumonia in patients using a closed vs. open suction system. J Clin Nurs 2003;12:484-9.
26. Clemmer TP, Green S, Ziegler B, et al. Effectiveness of the kinetic treatment table for preventing and treating pulmonary complications in severely head-injured patients. Crit Care Med 1990;18:614-17.
27. deBoisblanc BP, Castro M, Everret B, et al. Effect of air-supported, continuous, postural oscillation on the risk of early ICU pneumonia in nontraumatic critical illness. Chest 1993;103:1543-7.
28. Fink MP, Helsmoortel CM, Stein KL, et al. The efficacy of an oscillating bed in the prevention of lower respiratory tract infection in critically ill victims of blunt trauma. A prospective study. Chest 1990;97:132-7.
29. Gentilello L, Thompson DA, Tonnesen AS, et al. Effect of a rotating bed on the incidence of pulmonary complications in critically ill patients. Crit Care Med 1988;16:783-6.
30. Kirschenbaum L, Azzi E, Sfeir T, et al. Effect of continuous lateral rotational therapy on the prevalence of ventilator-associated pneumonia in patients requiring long-term ventilatory care. Crit Care Med 2002;30:1983-6.
31. Raoof S, Chowdhrey N, Feuerman M, et al. Effect of combined kinetic therapy and percussion therapy on the resolution of atelectasis in critically ill patients. Chest 1999;115:1658-66.
32. Staudinger T, Bojic A, Holzinger U, et al. Continuous lateral rotation therapy to prevent ventilator-associated pneumonia. Crit Care Med 2010;38:486-90.
33. Delaney A, Gray H, Laupland KB, Zuege DJ. Kinetic bed therapy to prevent nosocomial pneumonia in mechanically ventilated patients: a systematic review and meta-analysis. Crit Care 2006;10(3):R70.
34. Kreider ME, Lipson DA. Bronchoscopy for atelectasis in the ICU: a case report and review of the literature. Chest 2003;124:344-50.
35. Marini JJ, Pierson DJ, Hudson LD. Acute lobar atelectasis: a prospective comparison of fiberoptic bronchoscopy and respiratory therapy. Am Rev Respir Dis 1979;119:971-8.
36. Pattanshetty RB, Gaude GS. Effect of multimodality chest physiotherapy in prevention of ventilator-associated pneumonia: A randomized clinical trial. Indian J Crit Care Med. 2010;14:70-6.
37. Stiller K, Geake T, Taylor J, et al. Acute lobar atelectasis. A comparison of two chest physiotherapy regimens. Chest 1990;98:1336-40.
38. Dhand R, Tobin MJ. Inhaled bronchodilator therapy in mechanically ventilated patients. Am J Respir Crit Care Med 1997;156:3-10.
39. Groshaus HE, Manocha S, Walley KR, Russell JA. Mechanisms of beta-receptor stimulation-induced improvement of acute lung injury and pulmonary edema. Crit Care 2004;8:234-42.
40. Manocha S, Gordon AC, Salehifar E, et al. Inhaled beta-2 agonist salbutamol and acute lung injury: an association with improvement in acute lung injury. Crit Care 2006;10:R12.
41. Perkins GD, McAuley DF, Thickett DR, Gao F. The Beta-Agonist Lung Injury Trial (BALTI): a randomized placebo-controlled clinical trial. Am J Respir Crit Care Med 2006;173:281-7.
42. Gao Smith F, Perkins GD, Gates S, et al. Effect of intravenous β-2 agonist treatment on clinical outcomes in acute respiratory distress syndrome (BALTI-2): a multicentre, randomised controlled trial. Lancet 2012;379:229-35.
43. Duarte AG, Momii K, Bidani A. Bronchodilator therapy with metered-dose inhaler and spacer versus nebulizer in mechanically ventilated patients: comparison of magnitude and duration of response. Respir Care 2000;45:817-23.
44. Ikeda A, Nishimura K, Koyama H, et al. Comparison of the bronchodilator effects of salbutamol delivered via a metered-dose inhaler with spacer, a dry-powder inhaler, and a jet nebulizer in patients with chronic obstructive pulmonary disease. Respiration 1999;66:119-23.
45. Marik P, Hogan J, Krikorian J. A comparison of bronchodilator therapy delivered by nebulization and metered-dose inhaler in mechanically ventilated patients. Chest 1999;115:1653-7.
46. Barker AF, Couch L, Fiel SB, et al. Tobramycin solution for inhalation reduces sputum *Pseudomonas aeruginosa* density in bronchiectasis. Am J Respir Crit Care Med 2000;162:481-5.
47. Lin HC, Cheng HF, Wang CH, et al. Inhaled gentamicin reduces airway neutrophil activity and mucus secretion in bronchiectasis. Am J Respir Crit Care Med 1997;155:2024-9.
48. Ramsey BW, Pepe MS, Quan JM, et al. Intermittent administration of inhaled tobramycin in patients with cystic fibrosis. Cystic Fibrosis Inhaled Tobramycin Study Group. N Engl J Med 1999;340:23-30.
49. Bilton D, Henig N, Morrissey B, Gotfried M. Addition of inhaled tobramycin to ciprofloxacin for acute exacerbations of *Pseudomonas aeruginosa* infection in adult bronchiectasis. Chest 2006;130:1503-10.
50. Flume PA, Mogayzel PJ Jr, Robinson KA, et al. Cystic fibrosis pulmonary guidelines: treatment of pulmonary exacerbations. Am J Respir Crit Care Med 2009;180:802-8.
51. Stephens D, Garey N, Isles A, et al. Efficacy of inhaled tobramycin in the treatment of pulmonary exacerbations in children with cystic fibrosis. Pediatr Infect Dis 1983;2:209-11.
52. Falagas ME, Siempos II, Bliziotis IA, Michalopoulos A. Administration of antibiotics via the respiratory tract for the prevention of ICU-acquired pneumonia: a meta-analysis of comparative trials. Crit Care 2006;10:R123.
53. Kollef MH, Hamilton CW, Montgomery AB. Aerosolized antibiotics: do they add to the treatment of pneumonia? Curr Opin Infect Dis 2013;26:538-44.
54. Ioannidou E, Siempos II, Falagas ME. Administration of antimicrobials via the respiratory tract for the treatment of patients with nosocomial pneumonia: a meta-analysis. J Antimicrob Chemother 2007;60:1216-26.
55. Rubin BK. The pharmacologic approach to airway clearance: mucoactive agents. Respir Care 2002;47:818-22.
56. Fuchs HJ, Borowitz DS, Christiansen DH, et al. Effect of aerosolized recombinant human DNase on exacerbations of respiratory symptoms and on pulmonary function in patients with cystic fibrosis. The Pulmozyme Study Group. N Engl J Med 1994;331:637-42.

57. Wilmott RW, Amin RS, Colin AA, et al. Aerosolized recombinant human DNase in hospitalized cystic fibrosis patients with acute pulmonary exacerbations. Am J Respir Crit Care Med 1996;153:1914-17.
58. O'Donnell AE, Barker AF, Ilowite JS, Fick RB. Treatment of idiopathic bronchiectasis with aerosolized recombinant human DNase I. rhDNase Study Group. Chest 1998;113:1329-34.
59. Youness HA, Mathews K, Elya MK, et al. Dornase alpha compared to hypertonic saline for lung atelectasis in critically ill patients. J Aerosol Med Pulm Drug Deliv 2012;25:342-8.
60. Zitter JN, Maldjian P, Brimacombe M, Fennelly KP. Inhaled Dornase alfa (Pulmozyme) as a noninvasive treatment of atelectasis in mechanically ventilated patients. J Crit Care 2013;28:218e1-7.
61. do Nascimento Junior P, Módolo NSP, Andrade S, et al. Incentive spirometry for prevention of postoperative pulmonary complications in upper abdominal surgery. Cochrane Database Syst Rev 2014;2:CD006058.
62. Ireland CJ, Chapman TM, Mathew SF, et al. Continuous positive airway pressure (CPAP) during the postoperative period for prevention of postoperative morbidity and mortality following major abdominal surgery. Cochrane Database Syst Rev 2014;8:CD008930.
63. Celli BR, Rodriguez KS, Snider GL. A controlled trial of intermittent positive pressure breathing, incentive spirometry, and deep breathing exercises in preventing pulmonary complications after abdominal surgery. Am Rev Respir Dis 1984;130:12-15.
64. Gianetti J, Bevilacqua S, De Caterina R. Inhaled nitric oxide: more than a selective pulmonary vasodilator. Eur J Clin Invest 2002;32:628-35.
65. Gries A, Bode C, Peter K, et al. Inhaled nitric oxide inhibits human platelet aggregation, P-selectin expression, and fibrinogen binding in vitro and in vivo. Circulation 1998;97:1481-7.
66. Gries A, Herr A, Motsch J, et al. Randomized, placebo-controlled, blinded and cross-matched study on the antiplatelet effect of inhaled nitric oxide in healthy volunteers. Thromb Haemost 2000;83:309-15.
67. Sato Y, Walley KR, Klut ME, et al. Nitric oxide reduces the sequestration of polymorphonuclear leukocytes in lung by changing deformability and CD18 expression. Am J Respir Crit Care Med 1999;159:1469-76.
68. Dellinger RP, Zimmerman JL, Taylor RW, et al. Effects of inhaled nitric oxide in patients with acute respiratory distress syndrome: results of a randomized phase II trial. Inhaled Nitric Oxide in ARDS Study Group. Crit Care Med 1998;26:15-23.
69. Lundin S, Mang H, Smithies M, et al. Inhalation of nitric oxide in acute lung injury: results of a European multicentre study. The European Study Group on Inhaled Nitric Oxide. Intensive Care Med 1999;25:911-19.
70. Adhikari NK, Dellinger RP, Lundin S, et al. Inhaled nitric oxide does not reduce mortality in patients with acute respiratory distress syndrome regardless of severity: systematic review and meta-analysis. Crit Care Med 2014;42:404-12.
71. Afshari A, Brok J, Møller AM, Wetterslev J. Inhaled nitric oxide for acute respiratory distress syndrome (ARDS) and acute lung injury in children and adults. Cochrane Database Syst Rev 2010;7:CD002787.
72. Pipeling MR, Fan E. Therapies for refractory hypoxemia in acute respiratory distress syndrome. JAMA 2010;304:2521-7.
73. Afshari A, Brok J, Møller AM, Wetterslev J. Aerosolized prostacyclin for acute lung injury (ALI) and acute respiratory distress syndrome (ARDS). Cochrane Database Syst Rev 2010;8:CD007733.
74. Payen DM, Gatecel C, Plaisance P. Almitrine effect on nitric oxide inhalation in adult respiratory distress syndrome. Lancet 1993;341:1664.
75. Reyes A, Roca J, Rodriguez-Roisin R, et al. Effect of almitrine on ventilation-perfusion distribution in adult respiratory distress syndrome. Am Rev Respir Dis 1988;137:1062-7.
76. Date H, Triantafillou AN, Trulock EP, et al. Inhaled nitric oxide reduces human lung allograft dysfunction. J Thorac Cardiovasc Surg 1996;111:913-19.
77. Meade MO, Granton JT, Matte-Martyn A, et al. A randomized trial of inhaled nitric oxide to prevent ischemia-reperfusion injury after lung transplantation. Am J Respir Crit Care Med 2003;167:1483-9.
78. Cuthbertson BH, Dellinger P, Dyar OJ, et al. UK guidelines for the use of inhaled nitric oxide therapy in adult ICUs. American-European Consensus Conference on ALI/ARDS. Intensive Care Med 1997;23:1212-18.
79. Weinberger B, Laskin DL, Heck DE, Laskin JD. The toxicology of inhaled nitric oxide. Toxicol Sci 2001;59:5-16.
80. Christenson J, Lavoie A, O'Connor M, et al. The incidence and pathogenesis of cardiopulmonary deterioration after abrupt withdrawal of inhaled nitric oxide. Am J Respir Crit Care Med 2000;161:1443-9.
81. van Heerden PV, Barden A, Michalopoulos N, et al. Dose-response to inhaled aerosolized prostacyclin for hypoxemia due to ARDS. Chest 2000;117:819-27.
82. Meyer J, Theilmeier G, Van Aken H, et al. Inhaled prostaglandin E1 for treatment of acute lung injury in severe multiple organ failure. Anesth Analg 1998;86:753-8.
83. Fuller BM, Mohr NM, Skrupky L, et al. The use of inhaled prostaglandins in patients with ARDS: a systematic review and meta-analysis. Chest 2015;147(6):1510-22.
84. Jolliet P, Tassaux D, Roeseler J, et al. Helium-oxygen versus air-oxygen noninvasive pressure support in decompensated chronic obstructive disease: A prospective, multicenter study. Crit Care Med 2003;31:878-84.
85. Maggiore SM, Richard JC, Abroug F, et al. A multicenter, randomized trial of noninvasive ventilation with helium-oxygen mixture in exacerbations of chronic obstructive lung disease. Crit Care Med 2010;38:145-51.

65 重症监护中的高压氧治疗

Kinjal N. Sethuraman and Stephen R. Thom

高压氧治疗（hyperbaric oxygen，HBO_2）是指在高于环境压力（> 1.4 绝对大气压）（atmospheres absolute，ATA）的情况下间歇性吸入纯氧的治疗。在过去 20 多年中，随着我们对高压氧的作用机制和临床应用了解的增加，HBO_2 治疗在持续进行更新和优化。

应用

HBO_2 治疗是在一个单舱（单人）或多舱（通常 2 人以上）进行的。舱内施加的压力通常为 2～3ATA，意味着总压力为大气压加上相当于 1 或 2 个大气的附加静水压。根据指征，治疗时间通常为 2～8 小时，每天 1～3 次。单舱通常采用纯氧增压。多舱使用空气加压，患者通过贴合紧密的面罩、罩衣或气管导管呼吸纯氧。治疗期间，PaO_2 通常超过 2 000mmHg，组织中氧分压在 200～400mmHg 的水平[1]。

HBO_2 应被视为一种药物，而高压舱为一种给药装置。HBO_2 首要作用是提高组织氧张力。虽然 HBO_2 可减轻缺氧组织的生理应激，但 HBO_2 的长期益处必须与其减少疾病潜在病理生理过程有关。因为 HBO_2 适应证包括一组异质性疾病（框 65-1），这意味着存在多种 HBO_2 治疗机制（框 65-2）[1-3]。

动脉气体栓塞与减压病

高压氧最早是用来治疗与体内气体溢出形成气泡引起的相关性疾病。采用压缩空气施工方式在泥泞的地下挖掘隧道或挖掘桥梁地基，为了不被泥水淹没，工人需要在较高气压下的操作舱（沉箱）内暴露很长时间。19 世纪，大家观察到，当工人回到地面面对正常大气压力时，经常会出现关节疼痛、肢体瘫痪或肺损伤的情况。这种情况被称为减压病（decompression sickness，DCS）或沉箱病，后来证实该病是由体内的氮气溢出形成气泡造成的，患者再入高气压环境时症状可缓解。患者重返高气压治疗 DCS，完全基于 Boyle 定律，利用高的气压环境来减少体内气泡体积，后来在治疗上补充额外的氧气，以加速体内的惰性气体排出体外。后来，人们观察到潜水员也有类似挖掘工人的现象，潜水员容易罹患动脉气体栓塞症（arterial gas embolism，AGE），AGE 是潜水员在水下高压环境重返水面引起的一种减压病。

据报道，医源性 AGE 与心血管、妇产科、神经外科、整形外科手术流程有关，通常在血管壁破裂时出现。非手术过程引起的 AGE 包括：机械通气时引起的肺过度膨胀、血液透析和中心静脉导管的意外开放[4]。

治疗气泡性疾病包括：标准的气道开放、机械通气和循环支持，联合快速的 HBO_2 治疗。虽然应尽量避免延误治疗，但气泡仍会持续存在数天，因此，即使长时间延误治疗的患者 HBO_2 治疗仍可能是有益的[5-9]。动物对照性实验支持 HBO_2 的疗效，但目前尚缺乏随机临床试验[10]。Moon 和 Gorman 对 27 个病例系列报道进行了综述分析，441 例接受 HBO_2 治疗的患者中，78% 完全恢复，4.5% 死亡；而 74 例未接受 HBO_2 治疗的患者中仅有 26% 完全恢复，52 例死亡，因此，HBO_2 治疗效果是明显的[4]。

HBO_2 治疗 AGE 和 DCS 的作用机制包括：气泡体积的缩小（Boyle 定律），过氧合作用加速体内惰性气体的扩散溢出，以及抑制白细胞对损伤血管内皮细胞的黏附作用。血管

框 65-1 接受高压氧治疗的适应证

空气或气体栓塞
一氧化碳中毒
梭菌性肌炎与肌肉坏死
挤压伤，室间隔综合征，急性创伤性缺血
减压病
增强特殊伤口的愈合能力
重度贫血
颅内脓肿
坏死性筋膜炎
难治性骨髓炎
放射性坏死
　迟发性放射损伤
皮肤移植和皮瓣受损
烧烫伤
　视网膜中心动脉闭塞
　特发性突发性感音神经性聋

资料来源：Weaver，LK，editor. Hyperbaric oxygen therapy indications. 13th ed. Durham，NC：Undersea and Hyperbaric Medical Society；2014.

框 65-2 高压氧作用机制

与组织超氧合作用相关的机制

- 缺血组织中的血管发生/新血管形成/骨发生/上皮形成(机制可能包括 O_2 作为细胞内信号传导元件，导致一种或多种生长因子增加和血管生成干细胞动员)
- 抑菌/杀菌作用
- 碳氧血红蛋白解离加速
- 产气荚膜梭菌 α 毒素合成受抑
- 提高吞噬细胞杀菌效果
- 暂时性抑制中性粒细胞 β2 整合素黏附
- 血管收缩
  - 诱导生长因子和生长因子受体表达
  - 抑制中性粒细胞黏附
  - 减轻缺血再灌注损伤
  - 减轻炎症和水肿

与加压相关的机制

- 减小气泡体积(Boyle 定律)

内皮细胞功能障碍的发生与气泡和血管壁机械性作用和血管管腔阻塞相关[11-15]。中性粒细胞活化及内皮细胞黏附的发生，与减压后的机体功能性缺陷有关[4,16,17]。实验性脑气体栓塞中，去白细胞动物的脑血流量减少较轻，神经系统预后较好[18]。HBO_2 可暂时性抑制人 β2- 整合素黏附功能[19]。通过 HBO_2 抑制中性粒细胞 β2- 整合素黏附功能已在许多动物模型中都有描述，包括骨骼肌缺血再灌注、脑缺血再灌注、烟雾吸入性肺损伤和 CO 中毒后脑损伤[20-23]。其作用机制包括细胞骨架 β- 肌动蛋白的 S- 硝基化，从而阻碍了黏附所需的细胞表面 β2- 整合素的迁移[24]。

CO 中毒

一氧化碳(carbon monoxide，CO)是世界上中毒致伤、致死的主要原因[25]。CO 与血红蛋白结合形成碳氧血红蛋白(carboxyhemoglobin，COHb)，与血红蛋白的亲和力是氧气的 200 倍以上。CO 介导的缺氧应激是中毒的原发性损害，COHb 浓度值与临床结果的相关性较差[26-32]。此外，损伤的病理机制还包括血管内血小板 - 白细胞聚集，白细胞介导的氧化性脑损伤，氨基酸(如谷氨酸)的过度释放，线粒体氧化磷酸化受损，可能还包括心肌细胞钙超载等[33-39]。

急性 CO 中毒幸存者有发展为迟发性神经系统后遗症(delayed neurologic sequelae，DNS)的风险，神经系统后遗症包括认知缺陷、记忆丧失、痴呆、帕金森病、瘫痪、舞蹈症、皮质性失明、精神病、人格改变和周围神经病变。典型 DNS 发生于中毒后 2～40 天，严重中毒者发生率为 25%～50%。

给氧是 CO 中毒治疗的基础。氧气吸入可加速 CO 与血红蛋白的解离，同时增强组织的氧合作用。HBO_2 使 COHb 解离速率高于在海平面吸入纯氧所能达到的解离速率。此外，HBO_2 不同于常压下的氧疗，动物试验模型显示，HBO_2 通过多种机制改善 CO 介导的中枢神经系统(central nervous system，CNS)损伤相关的病理生理事件。这些机制包括改善线粒体氧化进程[40]，抑制脂质过氧化[41]和减轻白细胞黏附导致微血管损伤[22]。利用 HBO_2 治疗 CO 中毒的动物研究显示，中毒动物的心血管状态恢复更快[42]，死亡率更低[43]，神经系统后遗症发生率更少[44]。

尽管网上对 Juurlink 等所做的 meta 分析颇有微词，此项来自于 Cochrane 图书馆的 meta 分析认为，目前 HBO_2 减少 CO 中毒导致的神经系统后遗症的发生率未有定论[45]。目前有 5 项评估 HBO_2 治疗急性 CO 中毒的临床疗效的前瞻性随机试验研究[30-32,46,47]。其中，几项研究未能得出 HBO_2 治疗有益的结论[30,47]。但一些作者认为，是研究方法缺陷导致了临床影响力下降的原因[39,48]。只有一项临床试验能满足所有被认为是高质量的随机对照研究所需的条款[49]。根据一项回顾性研究，HBO_2 治疗似乎也可以降低患者急性死亡率[48]。

因烟雾和火灾受伤的患者，需要特别关注患者的气道，强烈建议患者早期气管插管。一些 CO 中毒患者接受 HBO_2 治疗期间意识变得更为警觉，因此，机械通气患者应优先给予充分镇静治疗，以防止发生意外拔管风险。一些烧伤中心使用辅助性 HBO_2 治疗严重烧伤。动物模型已经证明 HBO_2 治疗有助于减少部分至全厚度皮肤丢失，加速上皮形成并降低死亡率[1]。一些例数很少的随机性临床试验报道，HBO_2 治疗提高了烧伤患者的治愈率，同时缩短了住院时间，因此也就降低了治疗费用[79-82]。HBO_2 治疗烧伤的基本原理是减少组织水肿和增加新生血管的形成。

梭菌性肌坏死(气性坏疽)

气性坏疽的成功治疗有赖于疾病的及时识别和积极干预。建议早期 HBO_2 治疗以抑制产气荚膜杆菌 α 毒素的产生。据报道，气性坏疽常规治疗的死亡率为 11%～52%。目前有 5 项 HBO_2 治疗气性坏疽的回顾性比较研究和 13 个病例系列文献报道。这已在一些综述中讨论过[1,54,55]。由于患者组间比较困难，很难对基于死亡率或“组织挽救”率的 HBO_2 疗效进行公正评估。多数学者对治疗相关性的临床益处进行评论。坏疽患者生命体征的暂时改善可能是日常实践中最引人注目的观察结果之一。

进行性坏死性感染

坏死性筋膜炎和福尼尔坏疽是需氧菌 - 厌氧菌混合性感染，已有 6 个非随机对照性研究和 4 个病例系列报道了应用 HBO_2 治疗这两种疾病[62-71]。与气性坏疽一样，疾病的确诊时间以及患者入院时的临床状况的差异，影响了我们对现有文献结果的评估。大多数研究报道，HBO_2 联合外科手术和抗生素治疗坏死性感染，与单独应用手术和抗生素治疗相比，患者死亡率降低。动物实验难以评估，因为难以建立协同的细菌感染过程。一项报道发现 HBO_2 治疗链球菌性肌炎中具有增强抗生素效能作用[72]。一些多微生物感染的菌血症和脓毒症的动物模型显示 HBO_2 可提高存活率[73-75]。

HBO_2 的作用机制可能包括抑制厌氧微生物的生长和增强白细胞的杀菌效果（在低氧条件下作用较差）[11, 76-78]。

高压医学的重症监护

患者转入高压舱之前还在重症监护室时就应开始设计治疗计划。关注的内容包括患者知情同意，确定所有静脉 / 动脉管道、鼻胃管 /Foley 尿管固定到位，封闭所有不必要的静脉导管接口，将胸腔闭式引流管 Heimlich 阀门置于单向，根据临床指征给予患者充分镇静或肌松。

高压舱环境限制了一些设备的使用，这包括空间的限制、防火要求和压力对设备功能的影响。设备电气部件置于高压舱外，电缆穿过舱壁与舱内呼吸机的气动部件、心脏起搏器的体内导线、心电图附件和动脉导管换能器连接。治疗前，患者在常压下连接好各种设备。一旦达到了治疗压力，检查所有的设置，并重新校准传感器。切记应检查气管导管的套囊压力。许多中心习惯在治疗前将套囊中的空气替换为等量的无菌盐水，以防止加压后导致套囊容积改变。

目前有几种静脉输液泵可在多舱环境中正常使用。如果在高压舱内使用玻璃瓶、压力袋或其他任何充气设备，在治疗过程中，必须进行充分的排气和严密的监测。被批准用于高压环境的呼吸机品牌数量有限，通常压力循环模式比容量循环模式更为可靠。此外，在肺功能好转之前，患有严重肺部疾病及气道平均压过高的患者，往往无法进行高压氧治疗。

病床型号、大小及治疗的时限可限制患者接受 HBO_2 治疗的次数。最近的趋势认为，持续透析时，危重患者肌酐仍升高，也阻碍了对患者进行定期治疗。

不良反应

任何时候 HBO_2 用于治疗时，都必须关注氧气的固有毒性和由于压力升高造成损伤的可能性。中耳气压伤是 HbO_2 治疗最常见的不良反应 [91]。随着舱内压力的升高，患者必须能够自动鼓气来平衡中耳内的压力。标准流程包括训练患者自动鼓气技术，需要时口服或外用减充血剂治疗。当这些干预失败时，必须行鼓膜造口置管。插管患者难以平衡压力，每次治疗后必须检查鼓膜。一个病例系列报道，鼓膜造口置管率约 4%[92]。其他学者报道耳部气压伤总发生率为 1.2%～7%[93, 94]。

在 HBO_2 治疗期间，肺部气压伤非常罕见，但在减压过程中或减压后不久出现任何明显的胸部或血流动力学症状时，应考虑存在肺部气压伤。因为所有患者吸入的气体都是纯氧，所以进入体内的氧气都可能会被吸收。如果患者出现不适症状，则应停止减压，并对患者进行检查评估。如果怀疑是气胸，应放置胸腔闭式引流管。治疗前已有气胸患者应该在治疗开始前行胸腔闭式引流术。

氧气引起的生化毒性可以表现为肺、中枢神经系统（central nervous system，CNS）和眼睛的损伤。肺损伤可削弱患者的肺部力学（弹性）、肺活量和气体交换 [94]。只有当治疗时间和压力超过标准的治疗方案时才能观察到这些典型的肺部改变。CNS 氧中毒表现为癫痫大发作，每 10 000 例治疗患者中有 1～4 例发生 [93, 99, 100]。高碳酸血症患者和因脓毒症引起的酸中毒或损害的患者发生 CNS 氧中毒的风险较高。一个关于 HBO_2 治疗气性坏疽的病例系列报道的发病率为 7%（322 例中 23 例发病）[54]。据传，插管患者癫痫发作的风险似乎更高，因为他们暴露在更大量的氧气中。通过降低吸氧浓度来控制癫痫发作，但患者仍继续保留在相同的气压下（避免处于强直惊厥期患者减压时出现肺过度膨胀引起肺损伤）。

癫痫发作的处理方法是降低引起的 O_2 张力，同时使患者处于相同的环境压力下（当患者处于强直性惊厥期，可以避免患者在肺部过度扩张时受到伤害）。

据报道，接受每日长时间 HBO_2 治疗的患者出现变性近视，但近视通常在治疗结束后 6 周内逆转 [102]。HBO_2 治疗可引起核性白内障的风险，最常发生在治疗总时长超过 150～200 小时以上者，但少数也可能发生在激进性暴露 [103, 104]。虽然新生儿存在晶状体后纤维组织增生的理论风险 [105]，但迄今并没有发生这种情况的报道。目前，没有实验室和临床证据表明标准的 HBO_2 治疗方案对新生儿或胎儿产生有害影响 [106]，这很可能是与高氧症持续时间相对较短有关。

其他风险

在高压舱内，患者可能会发生幽闭焦虑症，通常使用镇静剂来治疗。任何高氧环境都有火灾风险。因此，严禁火种入舱是 HBO_2 治疗的程序规范 [107]。

知识点

1. 高压氧治疗的机制源于两个基本效应：组织的高氧灌注和减小气泡体积。
2. 危重患者的安全治疗可在单人“单舱”或更大的多人高压舱内完成。
3. 异质性疾病组的随机临床试验已证实了高压氧的疗效。

（李福祥　向朝雪 译，姚立农 审校）

参考文献

1. Thom SR. Hyperbaric oxygen therapy. Intensive Care Med 1989;4:58.
2. Weaver LK, editor. Hyperbaric oxygen therapy indications. 13th ed. Durham, NC: Undersea and Hyperbaric Medical Society; 2014.
3. Thom SR. Oxidative stress is fundamental to hyperbaric oxygen therapy. J Appl Physiol 2009;106:988.
4. Moon R, Gorman D. Treatment of the decompression disorders. In: Brubakk A, Neuman T, editors. Physiology and medicine of diving. 5th ed. 2003. p. 600.
5. Bray P, Myers RAM, Cowley RA. Orogenital sex as a cause of nonfatal air embolism in pregnancy. Obstet Gynecol 1983;61:653.

6. Conahan TJ 3rd. Air embolization during percutaneous Swan-Ganz catheter placement. Anesthesiology 1979;50:360.
7. Mader JT, Hulet WH. Delayed hyperbaric treatment of cerebral air embolism. Arch Neurol 1979;36:504.
8. Majendie F. Sur l'entree accidentelle de l'air dans les veins. J Physiol Exper (Paris) 1821;1:190.
9. Takita H, Olszewski W, Schimert G, et al. Hyperbaric treatment of cerebral air embolism as a result of open-heart surgery. J Thorac Cardiovasc Surg 1968;55:682.
10. McDermott JJ, Dutka AJ, Koller WA, et al. Effects of an increased Po_2 during recompression therapy for the treatment of experimental cerebral arterial gas embolism. Undersea Biomed Res 1992;19:403.
11. Brown OR. Reversible inhibition of respiration of Escherichia coli by hyperoxia. Microbios 1972;5:7.
12. Brubakk A, Duplancic D, Valic Z, et al. A single air dive reduces arterial endothelial function. J Physiol 2005;566:901.
13. Lehtosalo J, Tervo T, Laitinen LA. Bubbles and hematologic alterations in intracranial veins during experimental decompression sickness. Acta Neuropathol 1983;59:139.
14. Levin LL, Stewart GJ, Lynch PR, et al. Blood and blood vessel wall changes induced by decompression sickness in dogs. J Appl Physiol 1981;50:944.
15. Nossum V, Koteng S, Brubakk A. Endothelial damage by bubbles in the pulmonary artery of the pig. Undersea Hyperb Med 1999;26:1.
16. Martin JD, Thom SR. Vascular leukocyte sequestration in decompression sickness and prophylactic hyperbaric oxygen therapy in rats. Aviat Space Environ Med 2002;73:565.
17. Nossum V, Hjelde A, Brubakk A. Small amounts of venous gas embolism cause delayed impairment of endothelial function and increase polymorphonuclear neutrophil infiltration. Eur J Appl Physiol 2002;86:209.
18. Helps SC, Gorman DF. Air embolism of the brain in rabbits pretreated with mechlorethamine. Stroke 1991;22:351.
19. Thom SR, Mendiguren I, Hardy K, et al. Inhibition of human neutrophil beta2-integrin-dependent adherence by hyperbaric O2. Am J Physiol 1997;272:C770.
20. Atochin D, Fisher D, Demchenko I, et al. Neutrophil sequestration and the effect of hyperbaric oxygen in a rat model of temporary middle cerebral artery occlusion. Undersea Hyperb Med 2000;27:185.
21. Thom S, Mendiguren I, Fisher D. Smoke inhalation-induced alveolar lung injury is inhibited by hyperbaric oxygen. Undersea Hyperb Med 2002;28:175.
22. Thom SR. Functional inhibition of leukocyte B2 integrins by hyperbaric oxygen in carbon monoxide-mediated brain injury in rats. Toxicol Appl Pharmacol 1993;123:248.
23. Zamboni WA, Roth AC, Russell RC, et al. Morphologic analysis of the microcirculation during reperfusion of ischemic skeletal muscle and the effect of hyperbaric oxygen. Plast Reconstr Surg 1993;91:1110.
24. Thom S, Bhopale V, Mancini J, et al. Actin S-nitrosylation inhibits neutrophil beta-2 integrin function. J Biol Chem 2008;283:10822.
25. Raub JA, Mathieu-Nolf M, Hampson NB, et al. Carbon monoxide poisoning–a public health perspective. Toxicology 2000;145:1.
26. Choi S. Delayed neurologic sequelae in carbon monoxide intoxication. Arch Neurol 1983;40:433.
27. Gorman DF, Clayton D, Gilligan JE, et al. A longitudinal study of 100 consecutive admissions for carbon monoxide poisoning to the Royal Adelaide Hospital. Anaesth Intensive Care 1992;20:311.
28. Mathieu D, Wattel F, Mathieu-Nolf M, et al. Randomized prospective study comparing the effect of HBO versus 12 hours NBO in non-comatose CO poisoned patients. Undersea Hyperb Med 1996;23:7.
29. Myers RAM, Snyder SK, Emhoff TA. Subacute sequelae of carbon monoxide poisoning. Ann Emerg Med 1985;14:1163.
30. Raphael JC, Elkharrat D, Guincestre MCJ, et al. Trial of normobaric and hyperbaric oxygen for acute carbon monoxide intoxication. Lancet 1989;2:414.
31. Thom SR, Taber RL, Mendiguren II, et al. Delayed neuropsychologic sequelae after carbon monoxide poisoning: prevention by treatment with hyperbaric oxygen. Ann Emerg Med 1995;25:474.
32. Weaver LK, Hopkins RO, Chan KJ, et al. Hyperbaric oxygen for acute carbon monoxide poisoning. N Engl J Med 2002;347:1057.
33. Andre L, Boissiere J, Reboul C, et al. Carbon monoxide pollution promotes cardiac remodeling and ventricular arrhythmia in healthy rats. Am J Respir Crit Care Med 2009;181:587.
34. Ishimaru H, Katoh A, Suzuki H, et al. Effects of *N*-methyl-D-aspartate receptor antagonists on carbon monoxide-induced brain damage in mice. J Pharmacol Exp Ther 1992;261:349.
35. Maurice T, Hiramatsu M, Kameyama T, et al. Cholecystokinin-related peptides, after systemic or central administration, prevent carbon monoxide-induced amnesia in mice. J Pharmacol Exp Ther 1994;269:665.
36. Nabeshima T, Katoh A, Ishimaru H, et al. Carbon monoxide-induced delayed amnesia, delayed neuronal death and change in acetylcholine concentration in mice. J Pharmacol Exp Ther 1991;256: 378.
37. Piantadosi CA, Tatro L, Zhang J. Hydroxyl radical production in the brain after CO hypoxia in rats. Free Radic Biol Med 1995;18:603.
38. Thom S, Bhopale V, Han ST, et al. Intravascular neutrophil activation due to carbon monoxide poisoning. Am J Respir Crit Care Med 2006;174:1239.
39. Thom SR. Carbon monoxide-mediated brain lipid peroxidation in the rat. J Appl Physiol 1990;68:997.
40. Brown SD, Piantadosi CA. Recovery of energy metabolism in rat brain after carbon monoxide hypoxia. J Clin Invest 1991;89:666.
41. Thom SR. Antagonism of carbon monoxide-mediated brain lipid peroxidation by hyperbaric oxygen. Toxicol Appl Pharmacol 1990;105:340.
42. End E, Long CW. Oxygen under pressure in carbon monoxide poisoning. J Ind Hyg Toxicol 1942;24:302.
43. Pearce EC, Zacharias A, Alday J, et al. Carbon monoxide poisoning: experimental hypothermic and hyperbaric studies. Surgery 1972;72:229.
44. Thom SR. Learning dysfunction and metabolic defects in globus pallidus and hippocampus after CO poisoning in a rat model. Undersea Hyperb Med 1997;23:20.
45. Juurlink DN, Buckley NA, Stanbrook MB, et al. Hyperbaric oxygen for carbon monoxide poisoning. Cochrane Database Syst Rev 2005;(1):CD002041.
46. Ducasse JL, Celsis P, Marc-Vergnes JP. Non-comatose patients with acute carbon monoxide poisoning: hyperbaric or normobaric oxygenation? Undersea Hyperb Med 1995;22:9.
47. Scheinkestel C, Bailey M, Myles P, et al. Hyperbaric or normobaric oxygen for acute carbon monoxide poisoning: a randomised controlled clinical trial. Med J Aust 1999;170:203.
48. Hampson NB, Mathieu D, Piantadosi CA, et al. Carbon monoxide poisoning: interpretation of randomized clinical trials and unresolved treatment issues. Undersea Hyperb Med 2001;28:157.
49. Weaver LK, Hopkins RO, Chan KJ, et al. Carbon monoxide research group: LDS Hospital, Utah in reply to Sheinkestel, et al. and Emerson: the role of hyperbaric oxygen in carbon monoxide poisoning. Emerg Med Australas 2004;16:394.
50. Deleted in review.
51. Deleted in review.
52. Deleted in review.
53. Deleted in review.
54. Hart GB, Lamb RC, Strauss MB. Gas gangrene: I. A collective review. J Trauma 1983;23:991.
55. Hirn M, Niinikoski J. Hyperbaric oxygen in the treatment of clostridial gas gangrene. Ann Chir Gynaecol 1988;77:37.
56. Deleted in review.
57. Deleted in review.
58. Deleted in review.
59. Deleted in review.
60. Deleted in review.
61. Deleted in review.
62. Barzilai A, Zaaroor M, Toledano C. Necrotizing fasciitis: early awareness and principles of treatment. Isr J Med Sci 1985;21:127.
63. Brown DR, Davis NL, Lepawsky M, et al. A multicenter review of the treatment of major truncal necrotizing infections with and without hyperbaric oxygen therapy. Am J Surg 1994;167:485.
64. Eltorai IM, Hart GB, Strauss MB, et al. The role of hyperbaric oxygen in the management of Fournier's gangrene. Int Surg 1986;71:53.
65. Gozal D, Ziser A, Shupak A, et al. Necrotizing fasciitis. Arch Surg 1986;121:233.
66. Hollabaugh RS Jr, Dmochowski RR, Hickerson WL, et al. Fournier's gangrene: therapeutic impact of hyperbaric oxygen. Plast Reconstr Surg 1998;101:94.
67. Korhonen K. Hyperbaric oxygen therapy in acute necrotizing infections with a special reference to the effects on tissue gas tensions. Ann Chir Gynaecol Suppl 2000;214:7.
68. Korhonen K, Hirn M, Niinikoski J. Hyperbaric oxygen in the treatment of Fournier's gangrene. Eur J Surg 1998;164:251.
69. Riseman JA, Zamboni WA, Curtis A, et al. Hyperbaric oxygen therapy for necrotizing fasciitis reduces mortality and the need for debridements. Surgery 1990;108:847.
70. Sawin RS, Schaller RT, Tapper D, et al. Early recognition of neonatal abdominal wall necrotizing fasciitis. Am J Surg 1994;167:481.
71. Shupak A, Shoshani O, Goldenberg I, et al. Necrotizing fasciitis: an indication for hyperbaric oxygenation therapy? Surgery 1995;118:873.
72. Zamboni WA, Mazolewski PJ, Erdmann D, et al. Evaluation of penicillin and hyperbaric oxygen in the treatment of streptococcal myositis. Ann Plast Surg 1997;39:131.
73. Ollodart R, Blair E. High-pressure oxygen as an adjunct in experimental bacteremic shock. JAMA 1965;191:132.
74. Ross RM, McAllister TA. Protective action of hyperbaric oxygen in mice with pneumococcal septicaemia. Lancet 1965;579.
75. Thom SR, Lauermann MW, Hart GB. Intermittent hyperbaric oxygen therapy for reduction of mortality in experimental polymicrobial sepsis. J Infect Dis 1986;154:504.
76. Hill GB, Osterhout S. Experimental effects of hyperbaric oxygen on selected clostridical species. I. In-vitro studies. J Infect Dis 1972;125:17.
77. Mader JT, Brown GL, Guckian JC, et al. A mechanism for the amelioration by hyperbaric oxygen of experimental staphylococcal osteomyelitis in rabbits. J Infect Dis 1980;142:915.
78. Park MK, Muhvich KH, Myers RAM, et al. Hyperoxia prolongs the aminoglycoside-induced post antibiotic effect in pseudomonas aeruginosa. Antimicrob Agents Chemother 1991;35:691.
79. Brannen AL, Still J, Haynes MS, et al. A randomized prospective trial of hyperbaric oxygen in a referral burn center population. Am Surg 1997;63:205.
80. Cianci P, Lueders H, Lee H, et al. Adjunctive hyperbaric oxygen reduces the need for surgery in 40-80% burns. J Hyperb Med 1988;3:97.
81. Hart GB, O'Reilly RR, Broussard ND, et al. Treatment of burns with hyperbaric oxygen. Surg Gynecol Obstet 1974;139:693.
82. Niu AKC, Lee HC, et al. Burns treated with adjunctive hyperbaric oxygen therapy: a comparative study in humans. 1987;2.
83. Deleted in review.
84. Deleted in review.
85. Deleted in review.
86. Deleted in review.
87. Deleted in review.
88. Deleted in review.
89. Deleted in review.
90. Deleted in review.
91. Carlson S, Jones J, Brown M. Prevention of hyperbaric-associated middle ear barotrauma. Ann Emerg Med 1992;21:1468.
92. Clements KS, Vrabec JT, Mader JT. Complications of tympanostomy tubes inserted for facilitation of hyperbaric oxygen therapy. Arch Otolaryngol Head Neck Surg 1998;124:278.
93. Plafki C, Peters P, Almeling M, et al. Complications and side effects of hyperbaric oxygen therapy. Aviat Space Environ Med 2000;71:119.
94. Trytko B, Bennett M. Hyperbaric oxygen therapy: complication rates are much lower than authors suggest. Br Med J 1999;318:1077.
95. Deleted in review.
96. Deleted in review.
97. Deleted in review.
98. Deleted in review.
99. Davis JC, Dunn JM, Heimbach RD. Hyperbaric medicine: patient selection, treatment procedures, and side-effects. In: Davis JC, Hunt TK, editors. Problem wounds. New York: Elsevier; 1988. p. 225.
100. Hart GB, Strauss MB. Central nervous system oxygen toxicity in a clinical setting. In: Bove AA, Bachrack AJ, Greenbaum LJ, editors. Undersea and hyperbaric physiology IX. Bethesda: Undersea and Hyperbaric Medical Society; 1987. p. 695.
101. Deleted in review.
102. Lyne AJ. Ocular effects of hyperbaric oxygen. Trans Ophthalmol Soc U K 1978;98:66.
103. Gesell L, Trott A. De novo cataract development following a standard course of hyperbaric oxygen therapy. Undersea Hyperb Med 2007;34:389.
104. Palmquist BM, Philipson BO, Barr PO. Nuclear cataract and myopia during hyperbaric oxygen therapy. Br J Ophthalmol 1984;68:113.
105. Patz A. The effect of oxygen on immature retinal vessels. Invest Ophthalmol 1965;4:988.
106. Van Hoesen K, Camporesi EM, Moon RE, et al. Should hyperbaric oxygen be used to treat the pregnant patient for acute carbon monoxide poisoning? A case report and literature review. JAMA 1989;261:1039.
107. Sheffield PJ, Desautels DA. Hyperbaric and hypobaric chamber fires: a 73-year analysis. Undersea Hyperb Med 1997;24:153.

66

胸部影像学

Caron L. Boyd Dover and Kerry Michael Link

危重患者的胸部影像对于明确诊断、评估治疗反应性、监测支持设备放置的位置都是十分必要的。然而，重症监护室（intensive care unit，ICU）患者的影像学在技术和诊断上都是具有挑战性的。

便携式 X 线片和计算机断层扫描（computed tomography，CT）是评估重症患者的主要方式。然而，当患者无法移动或使用机械通气时，两者都有局限性。例如，便携式床边胸部 X 线片的质量受到多种因素的影响，包括前后位（anteroposterior，AP）投影、患者仰卧或半卧位姿势、身体上放置的仪器线路、管路以及其他生命支持设备等。AP 投影和较短的 X 线源 - 影像接收器距离可导致心脏和纵隔影的放大（图 66-1）[1]。患者仰卧位也可使心脏和前纵隔结构显影较大，同时也导致气胸及后层的胸腔积液显像不清晰。在仰卧位患者中肺血管充盈程度也可能被高估。

与普通胶片相比，CT 扫描提供了更好的解剖学细节和更高的诊断精度，但由于不便捷，因此难以实施。CT 扫描的质量可能受到呼吸机辅助呼吸运动以及来自设备的线束硬化伪影的限制。ICU 中的许多患者伴有肾功能损害，因此通常不能使用静脉造影剂。

介入放射学已经成为危重患者治疗方法中越来越重要的组成部分。临床上常在影像引导下放置血管导管和胸腔引流管，尤其是存在包裹性胸腔积液的情况下。另外，用于病理评估的组织取样通常在介入放射科医师的引导下进行（表 66-1）。

支持设备

在危重患者中经常使用多种设备进行监测和生命支持（表 66-2）。这些设备的错误放置可导致严重的并发症甚至死亡。了解设备的影像学外观及其正确的放置位置至关重要。此外，熟悉每种设备潜在的相关并发症也非常重要。

气管插管

呼吸衰竭的治疗需要机械通气，包括放置尺寸合适的带套囊的气管插管（cuffed endotracheal tube，ETT）或气管切开套管（tracheostomy tube，TT），以确保气道通畅。ETT 管壁上通常有不透 X 线的刻度线对其长度进行标记。当患者的颏部处于正中位时，ETT 尖端的正确位置应在隆突上方 3～7cm 处，即大致对应于 T3/T4 椎体的水平。如果颈部处于弯曲或伸展状态，则尖端的位移可达 2cm。将尖端保持在锁骨头水平是一个较好的标记。由于操作疏忽，ETT 可能误插进

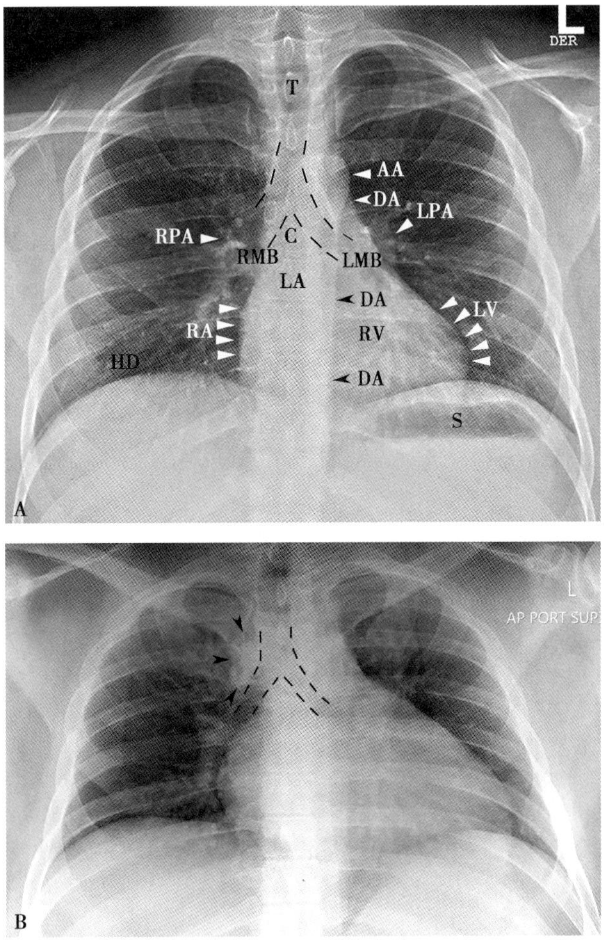

图 66-1 A. 直立后前（posteroanterior，PA）位胸部 X 线片。B. 同一患者仰卧前后（antero- posterior，AP）位胸部 X 线片。注意心脏和纵隔的放大。通过浅吸气增加血管阻力，使肺门和肺间质的标记（肺血管）更加突出，比如奇静脉（如箭头所示）显示更清晰。AA= 主动脉弓；C= 隆突；DA= 降主动脉；HD= 半侧膈肌；LA= 左心房；LMB= 左主支气管；LV= 左心室；RA= 右心房；RMB= 右主支气管；RV= 右心室；S= 胃；T= 气管

表 66-1 胸部 X 线的系统解读方法

- 注意投影方向（前后与后前），患者体位（仰卧、直立，以及其他体位）
- 确定所有支持设备和术后设备的性质和位置
- 评估心脏大小、轮廓和位置
- 评估肺血管系统
- 评估肺实质和预期的轮廓
- 评估胸膜
- 评估纵隔和肺门区域
- 评估骨结构
- 检查片中可见的上腹部情况

表 66-2 支持设备的理想位置

气管插管
- 隆突上方 3～7cm，T3/T4 椎体水平，锁骨头水平

气管切开套管
- 环状软骨插入；尖端在隆突上方几厘米处

中心静脉导管尖端
- 上腔静脉远端至心房交点

肺动脉导管尖端
- 右肺或左肺主动脉中距肺门 2cm 内

心脏起搏器和植入式自动复律除颤仪尖端
- 右心室、右心房，通过冠状窦至心脏静脉

胸腔引流管
- 引流胸腔积液：后下方
- 引流胸腔积气：前上方
- 侧孔在肋骨内侧。

鼻胃管尖端
- 左上腹部食管胃交界处 > 10cm

食管，但更常见的是插入气道过深，致使其尖端位于右主支气管或左主支气管中。当气管插管误插入食管后，在胸部 X 线片（chest X-ray，CXR）上通常表现为胃部积气，有时则表现为气管插管影在气管的侧方。与左主支气管相比，由于右主支气管与主支气管成角较小，因此当气管插管过深时，其通常是进入右主支气管，从而使对侧支气管堵塞造成肺不张或肺塌陷，并且造成同侧肺过度通气，使气胸风险增加。ETT 的位置太高则会有声带损伤的风险，因此也是不可取的（图 66-2 和图 66-3）。

气管切开套管是通过手术在环状软骨水平插入气管。其尖端应始终在隆突上方几厘米处。插入后，上纵隔和颈部软组织中的积气比较常见，但会很快消退。需要注意的是，放置 TT 后，上纵隔扩张要警惕出血、血肿等并发症。

ETT 和 TT 放置后可能会导致气胸，因此应在每个 CXR 上进行评估（图 66-4）。气管撕裂是一种少见的并发症。而气管狭窄是 TT 的慢性并发症，其可发生在切开部位或气囊部位，即切开处远端约 1.5cm 的位置。

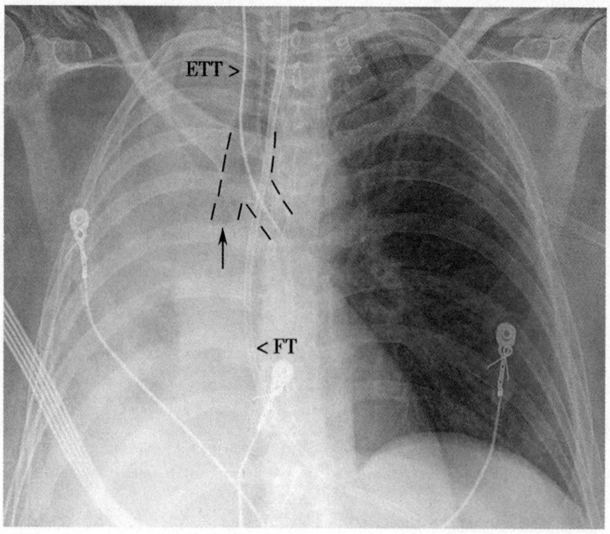

图 66-2 前后位（AP）胸部 X 线片。右肺下叶（right lower lobe，RLL）、右肺中叶（right middle lobe，RML）塌陷导致左主支气管（main stem，MS）插管及纵隔向右偏移。箭头标记右侧远端主支气管的“断端征”。需要注意，当 RML 塌陷时，由于不存在空气界面，因此无法看到半侧膈肌和右心房的边界。ETT = 气管插管；FT = 鼻饲管

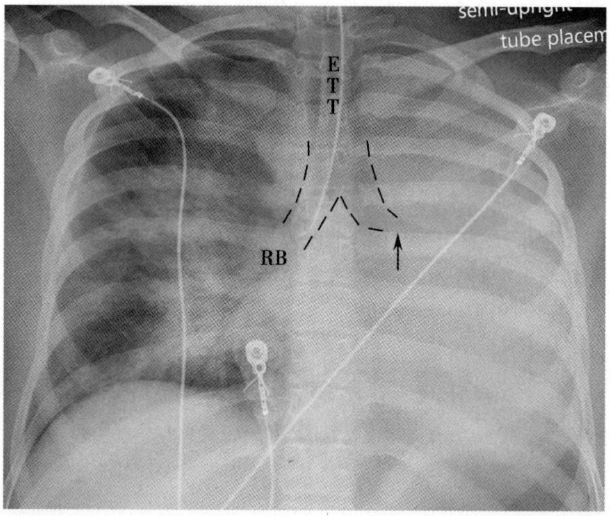

图 66-3 前后位（AP）胸部 X 线片。右主支气管插管及纵隔因左肺塌陷而向左移位。在这种情况下，左半膈肌和左心室边界不可见。“塌陷”总是在选择性插管的对侧。右肺门的气腔模糊影是由急性心肌梗死引起的“蝙蝠翼”水肿所致。箭头标记“支气管截断征”。ETT = 气管插管；RB = 右主支气管

中心静脉导管

中心静脉导管（central venous catheters，CVC）最常通过锁骨下静脉或颈内静脉放置。它们通常用于静脉液体通路和监测危重患者的中心静脉压。其直径通常为 6～8F。掌握胸部静脉的解剖结构对确定导管位置的正确与否非常必要。导管尖端的最佳位置位于上腔静脉（superior vena cava，

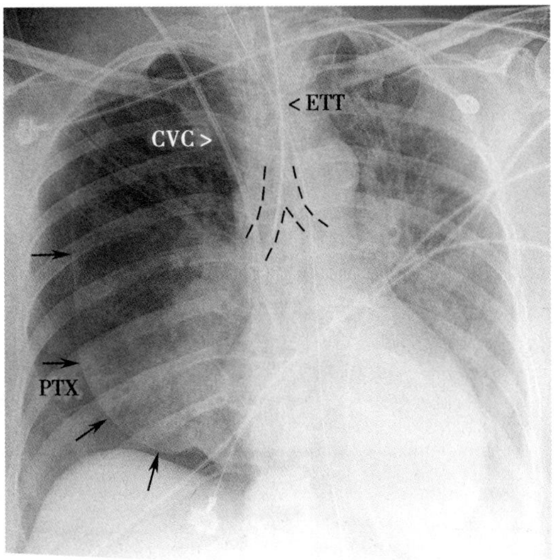

图 66-4 前后位（AP）胸部 X 线片。右主支气管插管导致右侧气胸（pneumothorax，PTX），边界如箭头所示。背景为间质性肺水肿。肺不张和胸腔积液导致左半膈肌显示不清并引起“心后致密影”。ETT = 气管插管；CVC = 中心静脉导管

SVC）内，即在纵隔右侧沿第一肋前间隙（超过最后一个静脉瓣）到腔静脉交汇处（隆突下方 1.5～2 个椎体高度）。

导管尖端位置过低，进入右心房内会使心脏穿孔和心律失常的风险增加。如果导管尖端在右侧纵隔区域钩向后方，则导管可能进入奇静脉内（图 66-5），此时应稍微回撤导管使其回到 SVC 中。在左侧 SVC 变异的患者中，导管则沿着纵隔左侧并通常通过冠状窦进入右心房。

临床上由于鲜红色、搏动性血液的回流，导管常被怀疑为误置入动脉，此时 CXR 上的动脉影像将有助于确诊（图 66-6）。

中心静脉穿刺置管术并发气胸的比率可高达 5%，尤其是锁骨下静脉穿刺置管（图 66-7）。因此，每次置管后无论成功与否都应行立位的胸部 X 线片检查 [2]。如果在术后 X 线片上观察到有新的不透明的尖端、纵隔影扩大或增多的单侧胸腔积液，应怀疑局部血肿或动 / 静脉损伤导致的血胸。此外，可能需要进行 CT 扫描，最好是增强 CT，以确认是否有活动性出血。比较少见的并发症是 CVC 断裂，且断裂的部分通常通过中心静脉和右心进入肺动脉分支（图 66-8）。

经皮取出导管是预防并发症的必要手段，例如血管损伤、血管闭塞或心律失常。通过肘前静脉放置的外周中心静脉导管（peripheral central venous catheters，PICC）一般较小（2～5F）且更柔韧。因此，相关气胸的风险很小。然而，其柔韧性也导致放置后更容易移位、卷曲或扭结，以及断裂（图 66-9）。

通过手术方式在锁骨下静脉放置隧道式导管，其感染风险较低。但这种方式可能使导管夹在锁骨和第一肋骨之间，导致输注不畅、血栓形成或导管碎裂（图 66-10）。PICC 和隧道式导管的尖端位置与标准 CVC 的尖端位置相似。

肺动脉漂浮导管

肺动脉漂浮导管（pulmonary artery catheters，PAC）（即 Swan-Ganz 导管）用于监测重症患者心脏和肺血流动力学状态。正确的放置对于测量结果的准确性非常重要。导管一般通过颈内静脉（internal jugular，IJ）或锁骨下静脉放置，尖端通过右心室进入肺主动脉，在不使用时应保留在距离肺门约 2cm 处。在使用时，尖端向前推送并“楔入”近端叶间动脉，此时可测得准确的肺动脉压力，即反映左心房压力。气囊距离导管尖端约 1cm，仅在测量时才需要充气，并且在 CXR 上无法显示。肺栓塞并不常见，但却是 PAC 最常见的严重并发症。这可能是由于导管位置过深（图 66-11）或球囊膨胀过

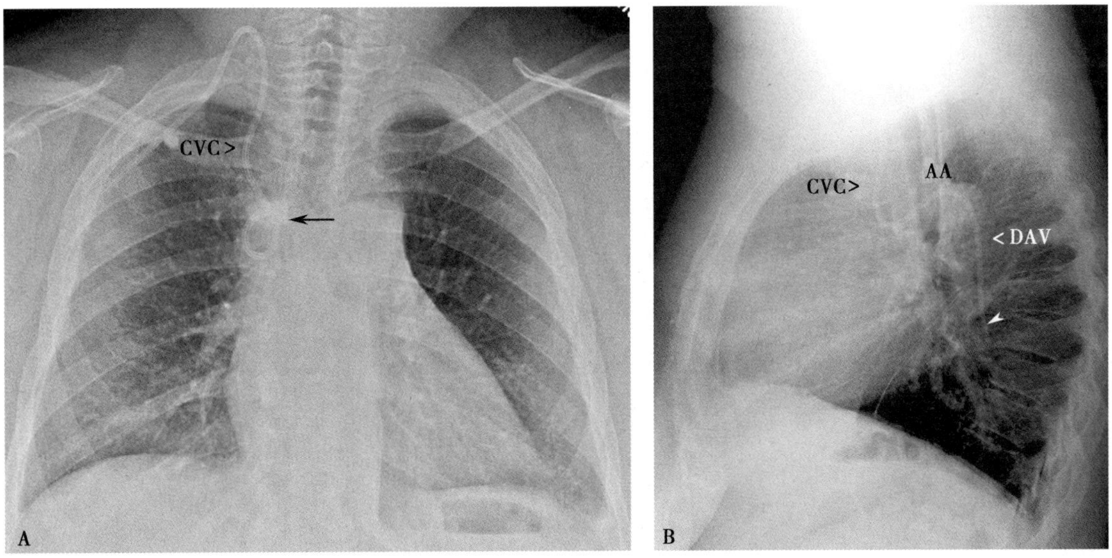

图 66-5 A. 后前位（PA）胸部 X 线片。中心静脉导管（central line，CVC）放置于奇静脉。箭头所示为在奇静脉中盘绕的 CVC。B. 相应的胸部侧位 X 线片。注意 CVC 是如何经过 90° 弯进入奇静脉弓（azygos arch，AA），然后再 90° 下弯至降奇静脉（descending azygos vein，DAV）

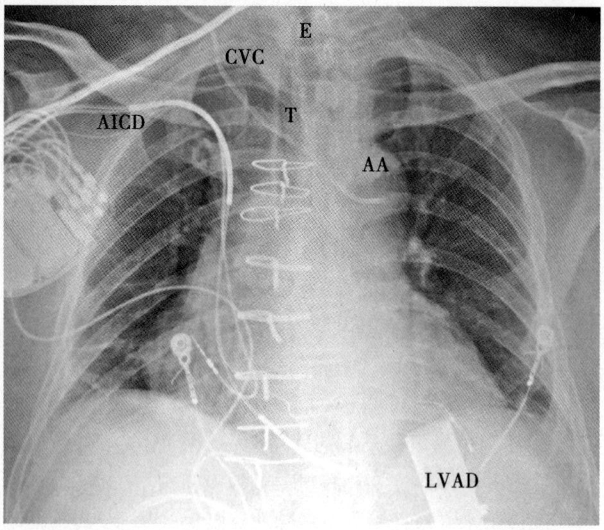

图 66-6 仰卧前后位(AP)胸部 X 线片。中心静脉导管位于右颈内动脉而不是右颈内静脉。导管没有沿纵隔右侧直线向下,而是在纵隔上部斜行至主动脉弓。E=食管;T=气管;CVC=中心静脉导管;AICD=植入式自动复律除颤仪;AA=主动脉弓;LVAD=左心室辅助装置

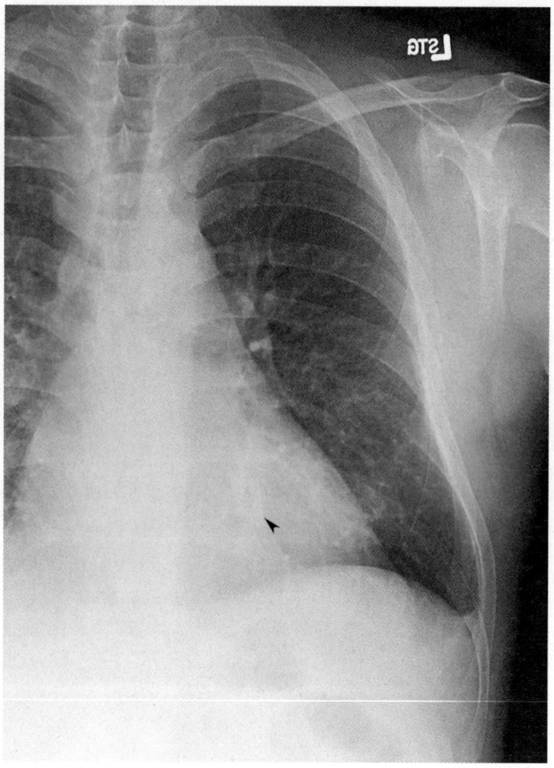

图 66-8 仰卧前后位(AP)胸部 X 线片。导管碎片(箭头所示)在左下肺动脉分支内

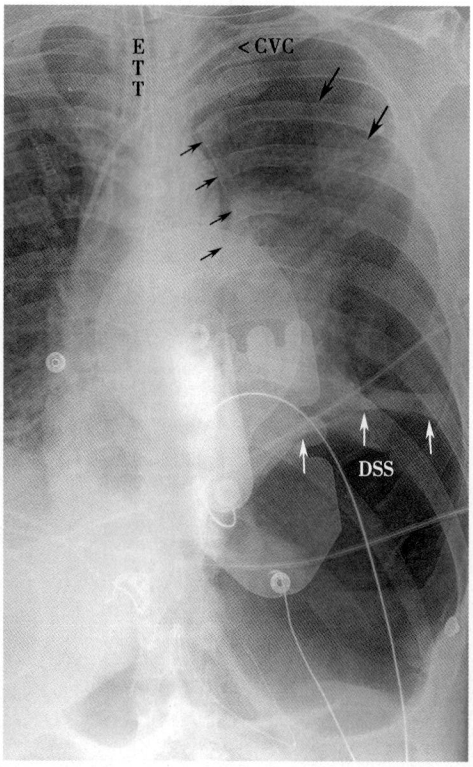

图 66-7 仰卧前后位(AP)胸部 X 线片。左侧大面积气胸(pneumothorax,PTX),气体标识在左肺尖周围(大箭头所示),中间部位沿纵隔内侧(小箭头所示),下部在肺下方(白色箭头所示)。后者导致“深沟征”(deep sulcus sign,DSS),因为可见肋膈角和心膈角。ETT=气管插管;CVC=中心静脉导管

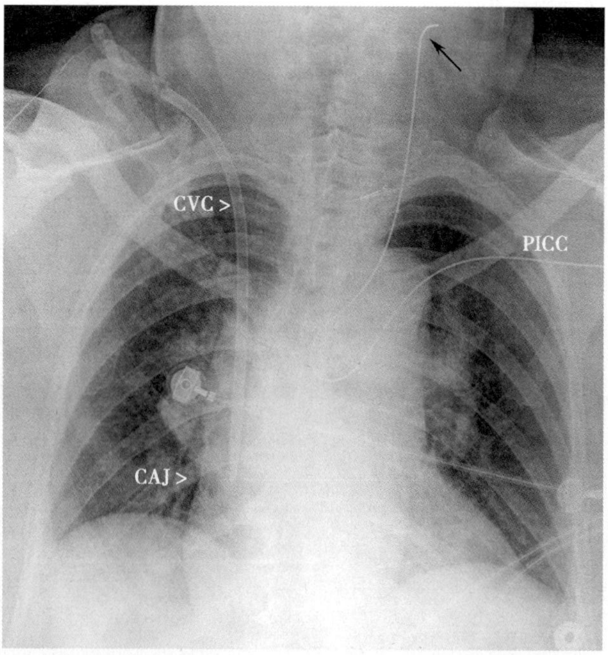

图 66-9 仰卧前后位(AP)胸部 X 线片。左侧外周中心静脉导管(PICC)通过左头臂静脉至左颈内静脉,其尖端(箭头所示)留在颈部中端。注意,导丝在 PICC 内,使其容易显示。右颈内 CVC 尖端位于房室交界处(cavoatrial junction,CAJ)的理想位置。CVC=中心静脉导管

度造成的。在 CXR 上，肺栓塞表现为与导管所在肺叶或肺段相对应的新形成的外周楔形或斑片状阴影。肺动脉假性动脉瘤、穿孔出血以及咯血也是 PAC 的少见的并发症。

ECMO 导管

体外膜肺氧合（extracorporeal membranous oxygenation，ECMO）可用于患有呼吸衰竭的重症患者。ECMO 的技术类似于体外循环，但其可在床旁进行。原理是通过将大口径（19～24F）导管置入静脉引出血液，然后将血液通过体外氧合，再通过另一个大口径导管回输至静脉或动脉。静脉通路通常选择右颈内静脉或股静脉。动脉通路通常选择右颈动脉或股动脉（图 66-12）。

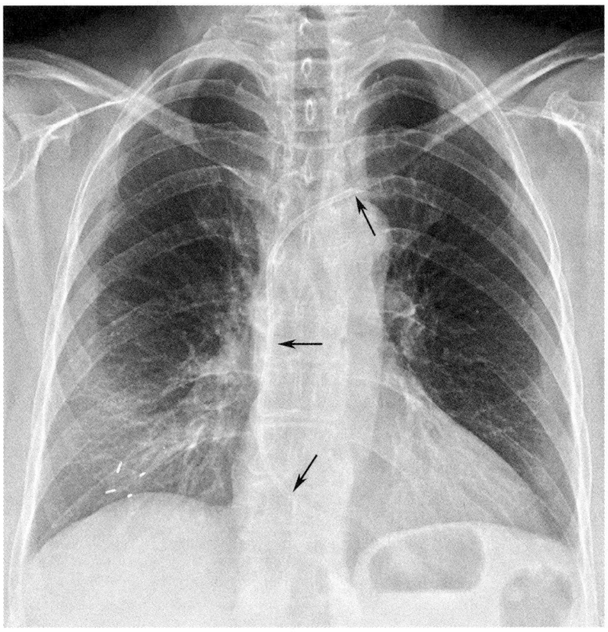

图 66-10 直立后前位（PA）胸部 X 线片。左头臂静脉、上腔静脉和右心房内保留的导管碎片（箭头所示）是导管断裂所致

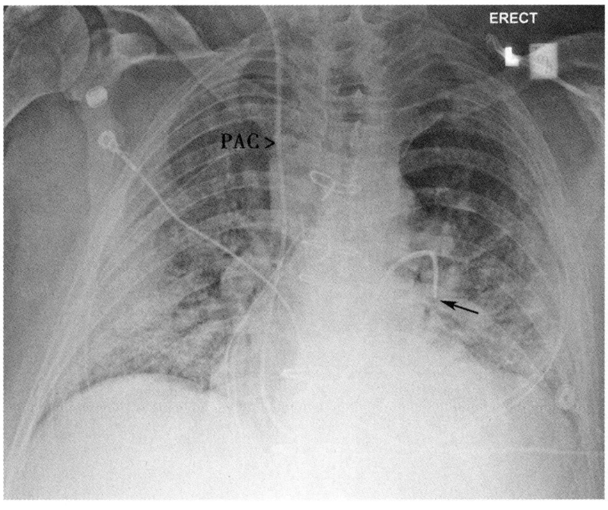

图 66-11 直立前后位（AP）胸部 X 线片。Swan-Ganz 导管尖端（箭头所示）过深，位于左肺下叶动脉。背景是心脏扩大、间质及肺泡水肿及心脏后肺不张。PAC＝肺动脉漂浮导管

心脏植入装置

心脏起搏器和植入式自动复律除颤仪（automatic implantable cardioverter defibril- lators，AICD）被用于各种传导异常以及防止室颤引起猝死的患者。通常是通过锁骨下静脉或颈内静脉进行植入。一个电极头放置在右心室内，即位于胸部正位片的中线左侧和胸部侧位片的前方位置。另外一个电极头通常位于右心房内，即位于中线右侧或通过冠状窦进入中间或大的心脏静脉，覆盖左心室表面。电池则包埋在前胸壁皮下。放置心脏起搏器或 AICD 后评估导线的完整性是非常重要的。导线的断裂最常发生在 3 个位置：尖端附近、电池包或静脉穿刺点部位 [3]。心肌穿孔是另一种并发症，当影像学证据显示心包轮廓进行性扩大则应怀疑此并发症。心脏压塞一般通过临床表现得以诊断，但在影像学上可以表现为肺动脉扩张和腔静脉充血。

可植入式循环记录仪是一种埋入皮下的小型设备，以心电图的形式持续监测心脏的电活动。设备不需要使用植入式导线。可记录并长期保存心律失常的发作，以帮助诊断晕厥、癫痫发作和心悸的患者。设备呈矩形，通常位于胸骨左侧 [4]（图 66-13）。

胸腔引流管

胸腔引流管有多种孔径和柔韧度，用于从胸膜腔排出空气和 / 或液体。引流管放置的位置取决于所要排出物质的类型。若是为了排出胸膜腔积液，通常需要将引流管放置在胸

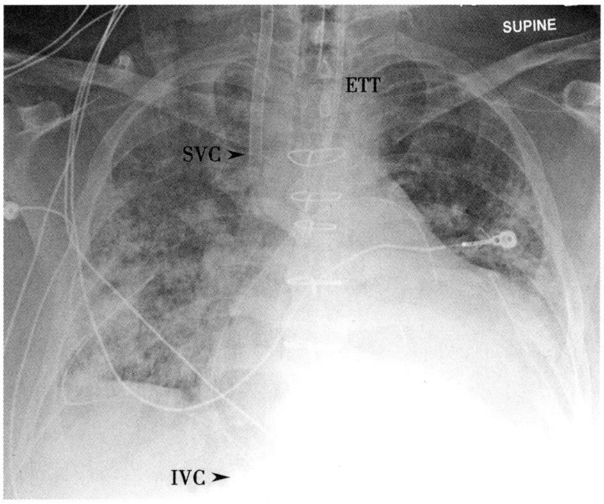

图 66-12 仰卧前后位（AP）胸部 X 线片。弥漫性肺泡疾病（diffuse alveolar disease，DAD）患者双侧弥漫性气腔模糊影。在上腔静脉（superior vena cava，SVC）和下腔静脉（inferior vena cava，IVC，箭头所示）内可见双腔静脉 ECMO 导管。片中也可见双侧胸引管、气管插管、鼻饲管、纵隔引流管和二尖瓣人工瓣膜。ETT＝气管插管

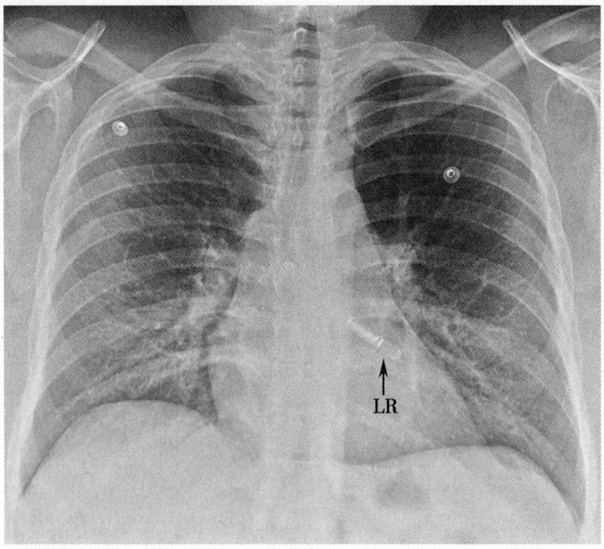

图 66-13　后前位(PA)胸部 X 线片。植入式循环记录器位于左前胸壁的软组织中。LR＝循环记录仪

膜腔后方。如果为了缓解气胸，通常将引流管放置在胸膜腔前上方。

在确定引流管的位置方面，特别是确定引流管与胸腔积气或积液相对位置关系时，胸部 CT 要优于 CXR(图 66-14)。当胸膜腔存在分隔或粘连时，可能需要在 CT 或超声引导下进行胸腔引流管的放置。

胸腔引流管管壁有不透射线的线性标记，但是在引流管侧孔位置不含此标记，该位置应始终位于肋骨内侧(图 66-15)。如果侧孔不在肋骨内侧，则可能形成气胸和 / 或皮下气肿。胸腔引流管如果不慎置入肺实质内则可能导致肺裂伤、血肿或支气管胸膜瘘。如果引流管放置在叶间裂或皮下组织中，或被血凝块堵塞时，可能导致引流不畅。

胸腔引流管通常在胸外科手术时放置，在术后 1～2 天拔除。在心脏术后患者中，与胸骨平行的前纵隔引流比较常见，心包和后下纵隔引流管也很常见，通常与胸骨呈直角。经胸前放置并固定在心肌的心外膜起搏线通常见于术后 CXR。在中线位置也可以看到硬膜外镇痛导管或脊髓神经刺激器导线(图 66-16)。

肠管

许多需要胃肠减压或肠道喂养的重症患者处于镇静或神经受损状态，其呛咳反射受到抑制。肠管无意中进入气管支气管可能在临床上无法识别。因此，在影像学确认正确的肠管位置之前，进行喂食或胃肠减压需要谨慎。鼻胃管(nasogastric，NG)和鼻饲管(feeding tubes，FT)都有其特征的影像学外观。鼻胃管的直径较粗，除了其侧孔位置，在其整个长度上有一条不透明的标记线。鼻饲管较薄且较长，没有不透明的标记线，而是含有一个短圆柱形的金属尖端。

错误的放置可使肠管放置到支气管中或盘绕在下咽部内，也可能在肠道系统内放置不当(通常是深度不足)(图 66-17)。

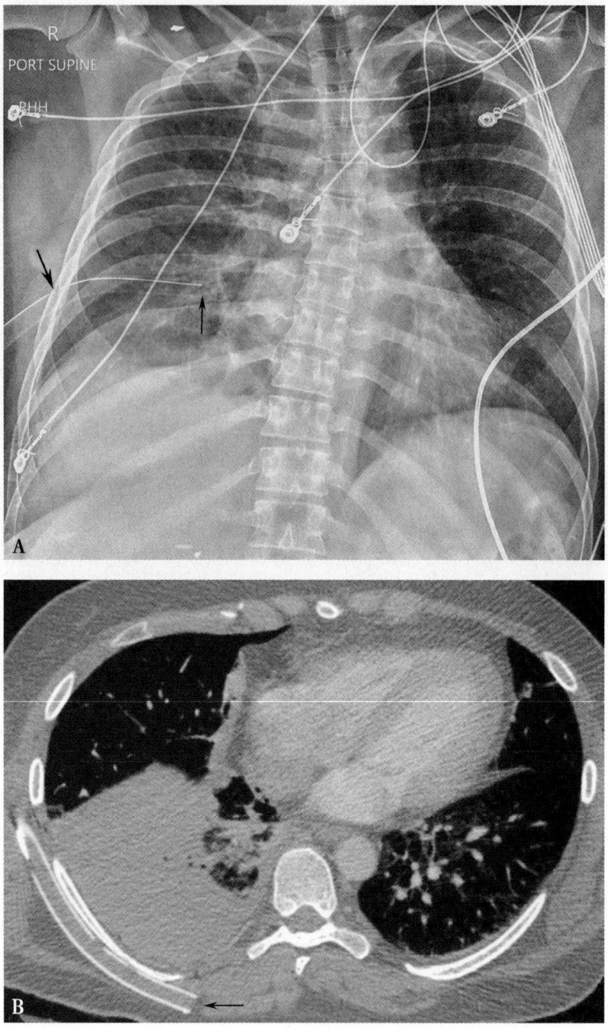

图 66-14　A. 仰卧前后位(AP)胸部 X 线片。胸腔引流管尖端似乎(大箭头所示)位于右胸腔内。请注意，侧孔(小箭头所示)在右侧肋骨上，而没有在胸腔内。右侧胸腔积液使右侧膈肌显示不清。B. 水平面 CT 扫描同一患者显示胸腔引流管尖端(小箭头所示)实际上位于胸腔外的背部软组织内

NG 管侧孔通常距离尖端 10cm，应位于食管与胃(esophagogastric，EG)连接处的正下方。如果侧孔位于或靠近 EG 连接处，常导致胃内容物的反流误吸(吸入性肺炎)、肺或肺叶的阻塞性不张合并肺炎。鼻饲管尖端应位于十二指肠或近端空肠，以避免食物反流，以及减少反流所致的误吸风险(图 66-18)。由于鼻肠管是通过导丝放置的，因此存在食管或胃穿孔的潜在风险。导丝放置到气道则可能会导致气胸。

左心室辅助装置

主动脉内反搏球囊(intraaortic counterpulsation balloon，IACB)是通过减少收缩后负荷和增加冠状动脉灌注来辅助严重的左心室功能障碍患者。其血管导管的远端由一个 16～20mm 长的充气球囊包绕，通常经股动脉放置或直接插入胸主动脉。

在 IACB 的远端，有一个小的不透射线的圆柱形标记，

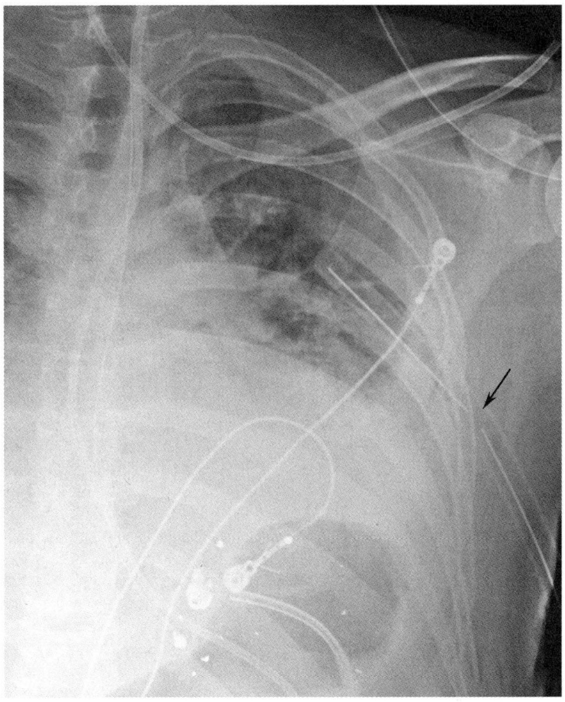

图 65-15　仰卧前后位（AP）胸部 X 线片。左侧胸腔引流管没有充分进入胸腔，引流管侧孔在肋缘外侧（箭头所示）

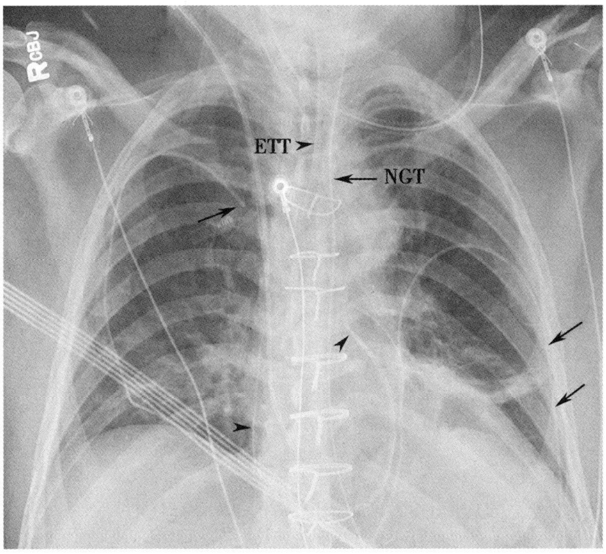

图 66-16　仰卧前后位（AP）胸部 X 线片。冠状动脉旁路移植术术后患者立即行胸部 X 线，伴有典型的左肺下叶肺不张，局部可见模糊的左心缘和左侧膈肌。图片显示气管插管（ETT）、鼻胃管（NGT）、双侧胸腔引流管（黑色箭头所示）和 Swan-Ganz 导管（黑色三角所示）均放置在位

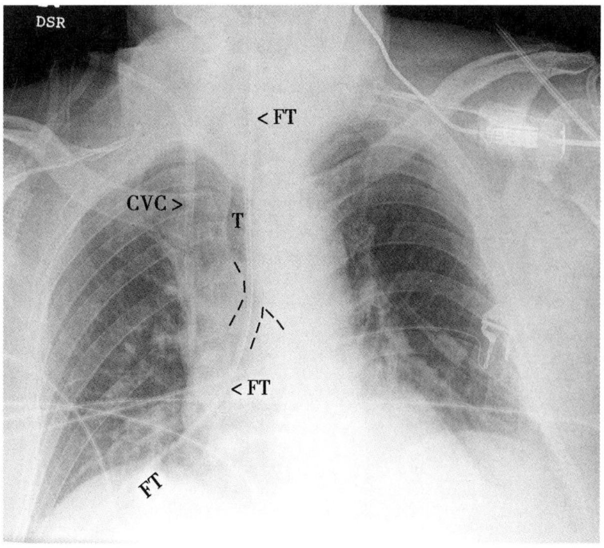

图 66-17　仰卧前后位（AP）胸部 X 线片。鼻饲管通过气管，沿右支气管树向下进入周围肺组织。FT = 鼻饲管；T = 气管；CVC = 中心静脉导管

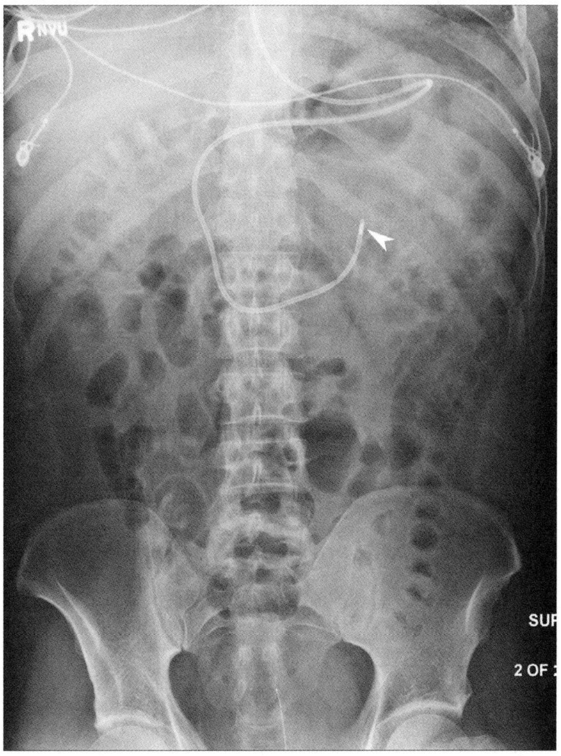

图 66-18　仰卧前后位（AP）腹部 X 线片。鼻饲管尖端（白色箭头所示）位于十二指肠的第四段

以确定位置及定位导管。正确定位后，尖端应位于左侧锁骨下动脉的远端，即胸降主动脉近端，位于主动脉弓下方（图 66-19）。球囊本身在 CXR 上通常是不可见的，因为它要么是放气状态，要么是充满水[3]。

当 IACB 过远时，导管会阻塞或阻断左锁骨下动脉或左颈总动脉。如果推进不足，球囊相对于近端主动脉太远，反搏的效果就会降低。也有可能阻塞肠系膜和（或）肾血管，导致缺血。

插入 IACB 后的主动脉夹层是另一种潜在的并发症，特别是对于明显的主动脉粥样硬化或血管弯曲的患者，当出现新的纵隔扩大和（或）在 CXR 上胸降主动脉无法显像时应考虑此并发症。

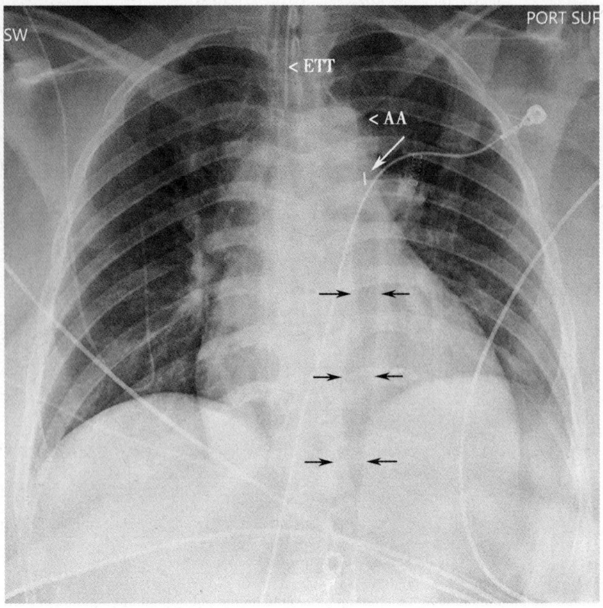

图 66-19 仰卧前后位(AP)胸部 X 线片。主动脉内球囊泵(intraaortic balloon pump,IABP)位于主动脉弓(aortic arch,AA)下方接近圆柱形标记的地方(白色箭头所示)。当拍摄 X 线片时,气囊恰好充气,并且可以容易地识别(用较小的黑色箭头表示)。气管插管(ETT)也显示处于适当的位置

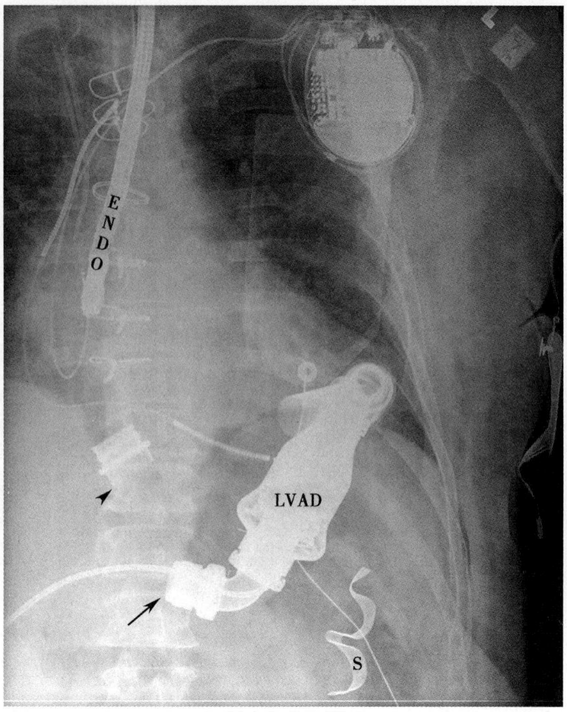

图 66-20 术中仰卧前后位胸部 X 线片。分离的左心室辅助装置(LVAD)流出套管(箭头和三角之间的间隙)。此外,片中可见食管探头(esophageal probe,ENDO)和左上腹的手术海绵(sponge,S)

左心室辅助装置(left ventricular assist devices,LVAD)通常用于 3 个目的:作为移植的过渡、作为不适合接受移植的患者的治疗,以及作为心肌恢复的过渡。当超声心动图评估 LVAD 不确定时,胸部 CT 扫描被用作是解决问题的工具。LVAD 的心电图门控 CT 应显示流入套管进入左心室尖端并进入左心室腔而没有阻塞或周围血栓形成,室间隔居中,收缩期和心脏舒张期间主动脉瓣关闭,很少或没有主动脉瓣反流。流出套管将附着在升主动脉或胸降主动脉上[5](图 66-20)。

Impella 系统是经皮植入的心室辅助装置,其通过股动脉或通过胸廓小切口逆行穿过主动脉瓣进行放置(图 66-21)。其将血液从左心室泵入升主动脉和体循环。该装置应跨越主动脉瓣,其中流入端(导管远端)位于左心室腔内,流出端位于主动脉近端[6,7]。

心血管系统

正如引言中所讨论的,患者的体位将影响心脏大小以及脉管系统的外观。此外,心脏轮廓在 AP 位图像中比后前位(posteroanterior,PA)图像中大约要大 12.5%[1]。如果患者旋转或 CXR 是在脊柱前凸位拍摄,情况也是如此。类似地,在呼吸周期中,特别是如果在吸气相末端未拍摄 X 线片,心脏和脉管系统的外观将有所改变。在所有这些情况下,心脏将显得更大,脉管系统"更饱满"并且更加模糊。站立时,肺下叶血管的直径通常大于上叶血管。然而,当仰卧时,由于重力,血流通常会向后方重新分布,上肺和下肺之间的血管分布不存在差异。

在评估心血管系统时,心脏轮廓应小于吸气相末端下胸廓横径的 50%。事实上,一个大的"心脏"可能不是心脏扩大,而是一个正常大小的心脏周围有心包积液。在这里,基线"良好患者"的 CXR 与临床病史相结合的时间分析变得至关重要。

如果心脏整体扩张,通常是由于缺血性心肌病(ischemic cardiomyopathy,ICM)、扩张型心肌病(dilated cardiomyopathy,DCM),或多瓣膜病导致。结合患者的病史、肺水肿、舒张功能障碍、狭窄或反流性杂音的存在,几乎能得到正确的诊断。心脏局灶性增大,其中一个或两个腔室增大,最常见的是由于缺血性疾病引起的左心室增大。伴有或不伴有真正的动脉瘤、单瓣膜病、心脏肿瘤或先天性心脏病。

肺实质混浊

肺水肿

连续 CXR 可评估肺血管容量的变化;时间模式对治疗反应性的评估和精确诊断有所帮助。此外,在重症监护中,区分心源性和非心源性肺水肿非常重要,但也很有挑战性。

心源性肺水肿

在心源性肺水肿中,Swan-Ganz 导管测量提供了心功能的可靠测量数据。随着毛细血管楔压的增加和肺间质、肺泡

内液体渗出的增多，在 CXR 可见相关表现（表 66-3）。

最初，在具有正常血管内渗透压的患者中，肺毛细血管楔形压（pulmonary capillary wedge pressure，PCWP）为 12～18mmHg，表现为中央支气管"袖口征"或支气管周围间质增厚。上叶动脉充盈（或"增粗"），甚至与直立位 X 线片上的下叶血管直径相同或更大。为了帮助确定肺血流量，比较中央肺动脉和邻近支气管的直径是有用的。正常比例为 1∶1 或更小。该比率的增加反映了肺流量 / 压力的增加。随着 PCW 压力进一步增加至 18～25mmHg，液体会在小叶间隔内积聚，表现为明显的水平线样的阴影。这些线被称为 KerleyA 线，其较长且位于肺门部，Kerley B 线则较细且延伸到胸膜表面。最后，当楔压超过 25mmHg 时，会出现肺泡水肿，表现为蓬松的肺门影或肺基底部气腔模糊影（图 66-22）。心源性水肿的气腔模糊影可以迅速发生，这可作为诊断的线索[8]。心源性水肿通常也伴有心脏肿大和胸腔积液。有时，相对于肺动脉导管压力而言，心脏源性水肿的影像学改善可能存在滞后，这被认为与大量细胞外液体需要数小时或数天才能被重新吸收有关。

表 66-3　心源性肺水肿

肺毛细血管楔压（PCWP）= 12 ~ 18mmHg
- 中央支气管袖口征
- 中央肺动脉的"头侧化"或充血

PCWP = 18 ~ 25mmHg
- Kerley A 和 Kerley B 线在肺间质中表现明显

PCWP≥25mmHg
- 肺泡高密度影或肺泡不透明阴影
- 心脏扩大
- 胸腔积液

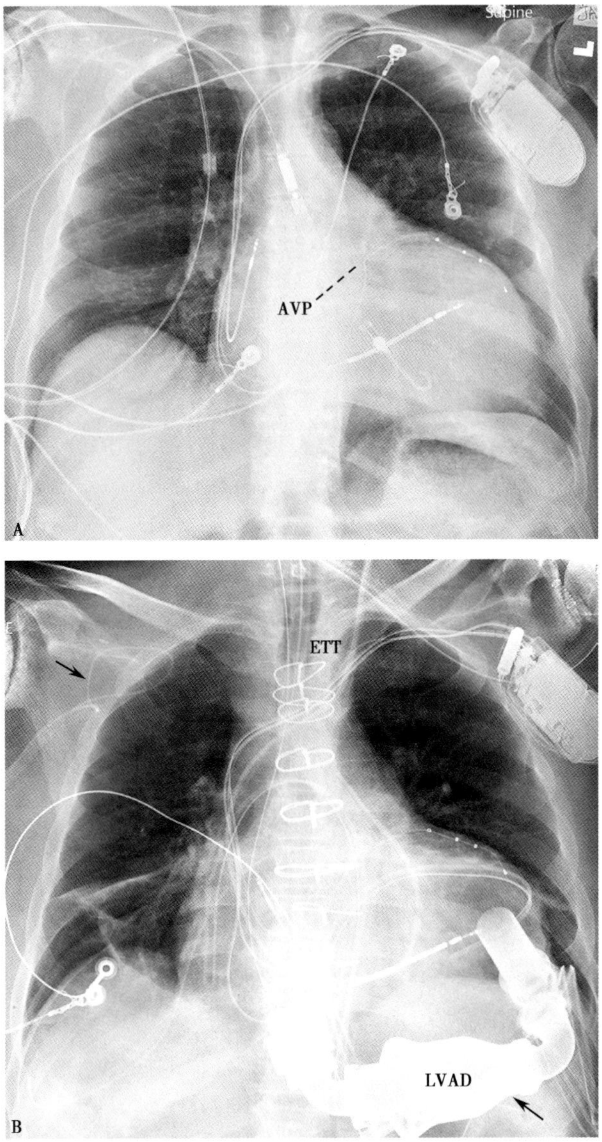

图 66-21　A. 仰卧前后位（AP）胸部 X 线片。Impella 装置跨主动脉瓣平面（aortic valve plane，AVP），处于适宜位置。B. 直立前后位（AP）胸部 X 线片。同一患者经胸骨切除术后用左心室辅助装置（右下箭头所示）替换 Impella 装置。右侧 PICC 导管卷绕在右腋静脉水平（左上箭头所示）。心脏扩大和双下肺肺不张。LVAD = 左心室辅助装置；ETT = 气管插管

肺水肿中间质和气腔模糊影的分布通常是对称的和依赖性的。然而，与肺水肿相关的模糊影可以是不对称的，通常与重力和患者体位有关。潜在的肺气肿或慢性间质性肺病也可使水肿在其分布上呈片状。

非心源性肺水肿

非心源性肺水肿的原因包括神经源性水肿、肾脏疾病、全身液体超负荷、复张性水肿、脓毒症伴有毛细血管通透性增加，以及其他罕见的原因，如脂肪栓塞或其他类型的化学性肺炎[9]（表 66-4）。

神经性源性肺水肿通常在神经损伤后数小时至数天内发生，其可包括创伤、中风、癫痫发作或颅内出血、肿块或感染。在这些因素中肺水肿的病因被认为与微小血管压力升高及肺血管通透性增加有关。可能大量的交感神经放电引起儿茶酚胺的激增，从而导致心肺功能障碍。水肿发生的暂时性是此诊断的关键，因为在脑水肿 / 脑损伤消退后，双侧气腔病变通常会迅速消除，不存在心脏扩大和血管充盈[10, 11]。

肾病相关的肺水肿与全身液体负荷过多有关。通常可观察到心脏肥大、血管头侧化和浆膜腔积液。

表 66-4　非心源性肺水肿

- 全身液体超负荷 / 肾脏疾病
- 脓毒症合并毛细血管通透性增加
- 复张性肺水肿
- 神经源性肺水肿
- 脂肪栓塞
- 化学性肺炎

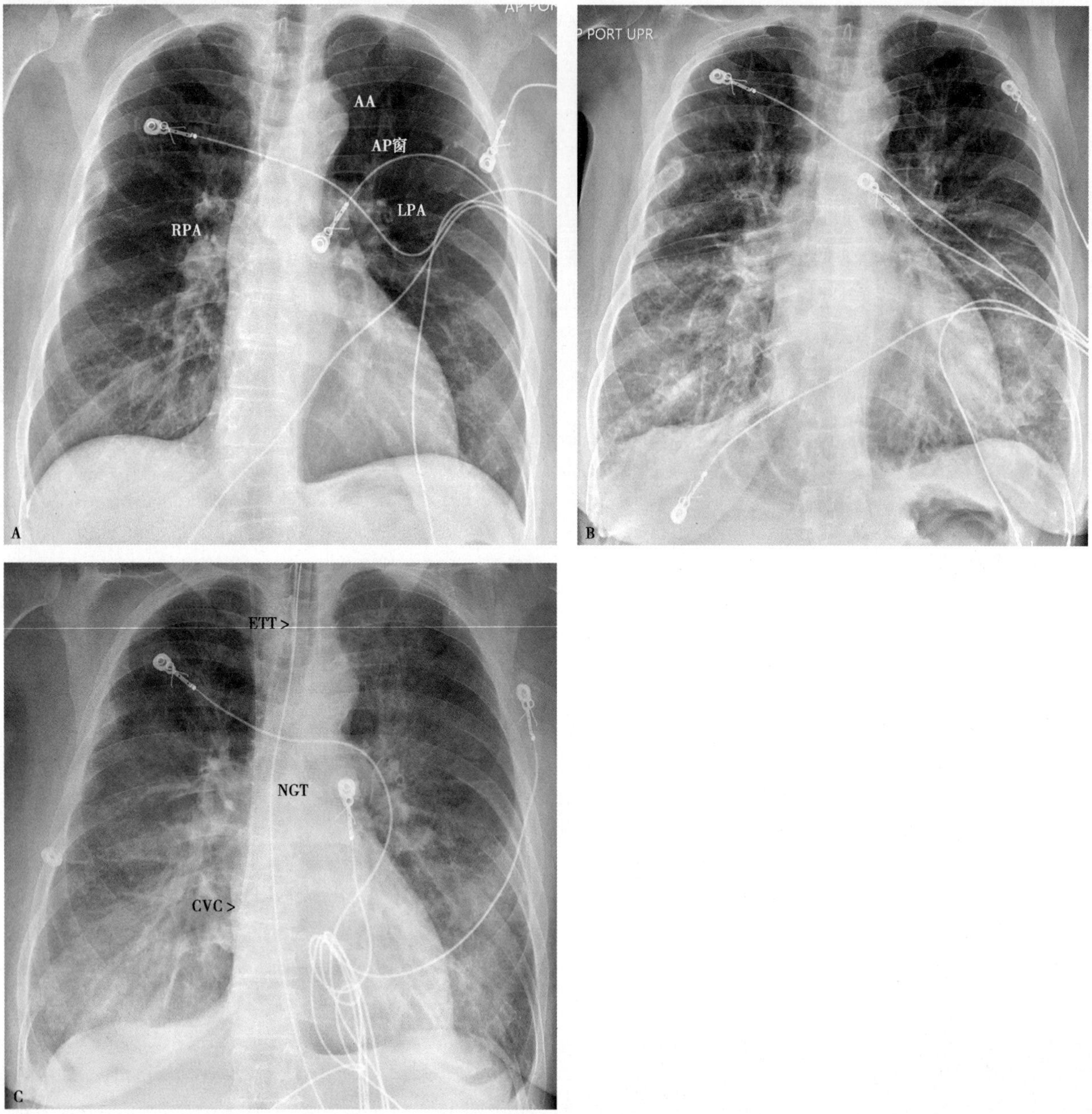

图 66-22 A. 直立前后位(AP)胸部 X 线片。肺气肿表现为肺透亮度增加，上肺血管影纤细、稀疏。B. 直立前后位胸部 X 线片。同一患者 3.5 小时后，肺血流再分布到肺上叶，间质性肺水肿表现为肺血管显示不清和“支气管袖口征”、右侧少量胸腔积液和心脏扩大。C. 仰卧位前后胸部 X 线片。同一患者 4.5 小时后，出现弥漫但对称的气腔混浊，与液体填充肺泡表现一致。增多的胸腔积液在后侧分层，使中下半胸呈现“白色”的外观。AA＝主动脉弓；LPA＝左肺动脉；RPA＝右肺动脉；ETT＝气管插管；NGT＝鼻胃管；CVC＝中心静脉导管

复张性肺水肿是由于塌陷的肺组织迅速复张所引起。它通常发生在单侧肺，并在胸腔积液或积气引流后发生。如果受影响的肺组织长期塌陷，此时大量胸膜腔积液或积气被引流，则更可能发生复张性肺水肿。此类型肺水肿并不伴有心脏扩大(图 66-23)。

脂肪栓塞是严重的长骨骨折后发生的一种少见并发症，临床上常以创伤病史为诊断依据。呼吸困难、精神状态改变和淤点在最初的伤后 12～72 小时发生。胸部影像学表现可能与肺水肿和机化性肺炎(organizing pneumonia，OP)相似，伴有气腔地图样混浊，通常是磨玻璃样。这种表现可能与肺炎和毛细血管通透性增加有关(图 66-24)。影像学没有心脏扩大和血管充盈的表现。肺动脉中的低密度脂肪充盈缺陷也很少见[3]。

肺挫伤

肺挫伤是胸部创伤后常见的并发症，通常在伤后 6 小时内出现(图 66-25)。在影像学上，挫伤(或肺实质局灶性出血 / 挫伤)通常表现为在胸壁撞击部位的深处，其周围气腔

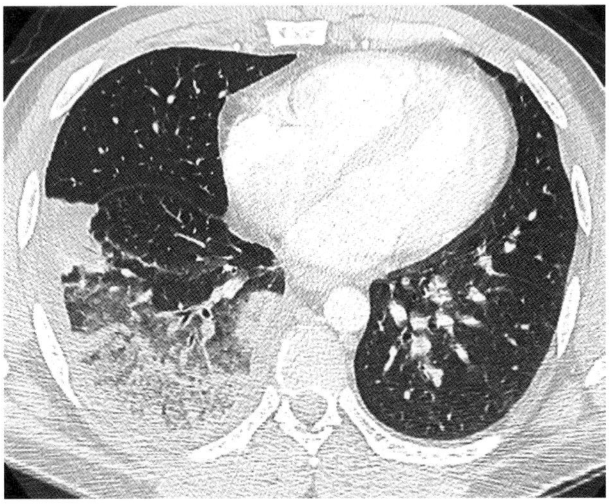

图 66-23　下胸部的轴位 CT 片。胸膜腔积液引流后右下叶局限性间质及气腔混浊，仍存在少量胸腔积液

的模糊影。相邻的肋骨骨折也较常见。通常在伤后 24～72 小时，就会表现出与挫伤相关的肺部模糊影。肺挫伤可伴有肺撕裂伤或肺实质的破坏，并表现为肺挫伤部位的局灶性囊状放射影[3]。这些表现也称为创伤性肺膨出。出血可以填满囊腔，产生不透明的血肿。撕裂伤和相关血肿通常在数周至数月内缓慢消退（表 66-5）。

弥漫性肺泡疾病 / 机化性肺炎

尽管有许多药物可以引起此类疾病，但不论何种原因，肺部损伤后的影像学表现都较为类似。同样，组织学特征也较相似，损伤导致肺泡上皮基底膜以及组织的破坏，表现为成纤维细胞增生。这种表现见于弥漫性肺泡损伤（diffuse alveolar damage，DAD）和 OP（表 66-6）[12]。在大多数情况下，组织清理是正常修复过程的一部分。然而，在某些情况下，修复的强化会导致纤维化。

表 66-5　创伤

- 肋骨、胸骨、锁骨、脊柱骨折
- 肺挫伤，创伤性肺大泡，肺实质血肿
- 气胸
- 血胸
- 主动脉损伤 - 横断、夹层
- 纵隔血肿和纵隔气肿
- 膈肌破裂

表 66-6　弥漫性肺泡疾病（DAD）/ 机化性肺炎（OP）

- 感染
- 药物反应
- 脓毒症 / 休克
- 有毒吸入
- 吸入性肺炎
- 嗜酸性粒细胞肺炎
- 胶原血管性疾病
- 放射性损伤
- 过敏性肺炎
- 特发性肺炎（隐源性组织性肺炎）

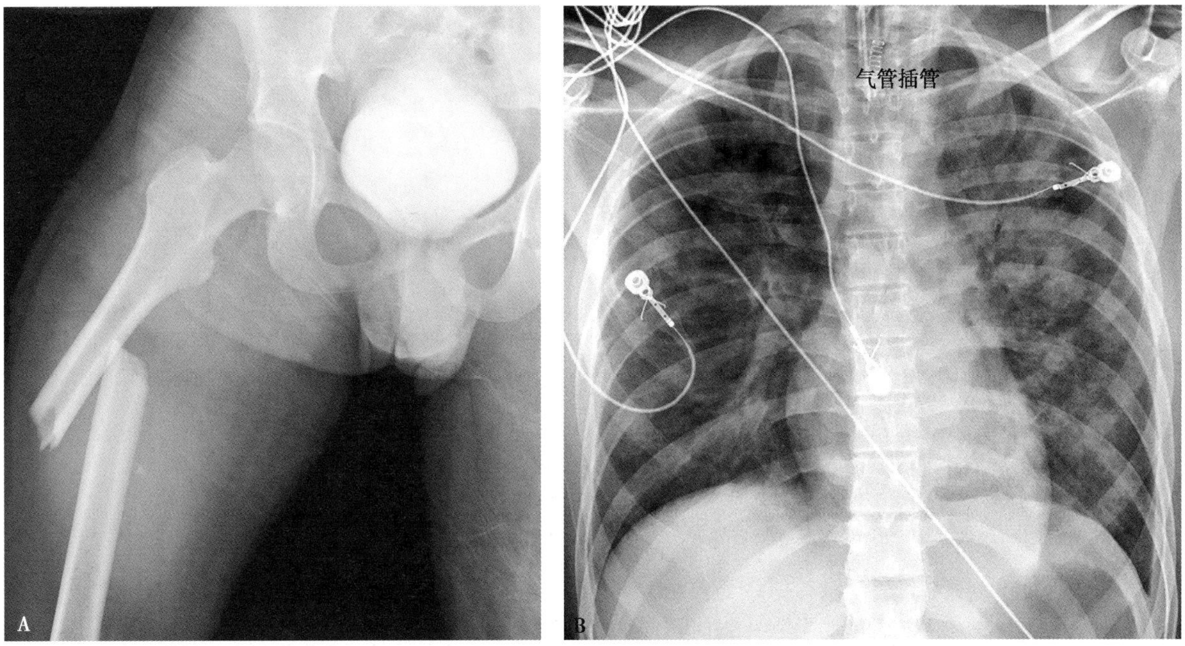

图 66-24　A. 仰卧前后位右股骨 X 线片。右股骨近端骨折。B. 直立前后位胸部 X 线片。同一患者在股骨骨折后约 24 小时的胸部 X 线片表现为脂肪栓子引起的弥漫性双侧气腔混浊影

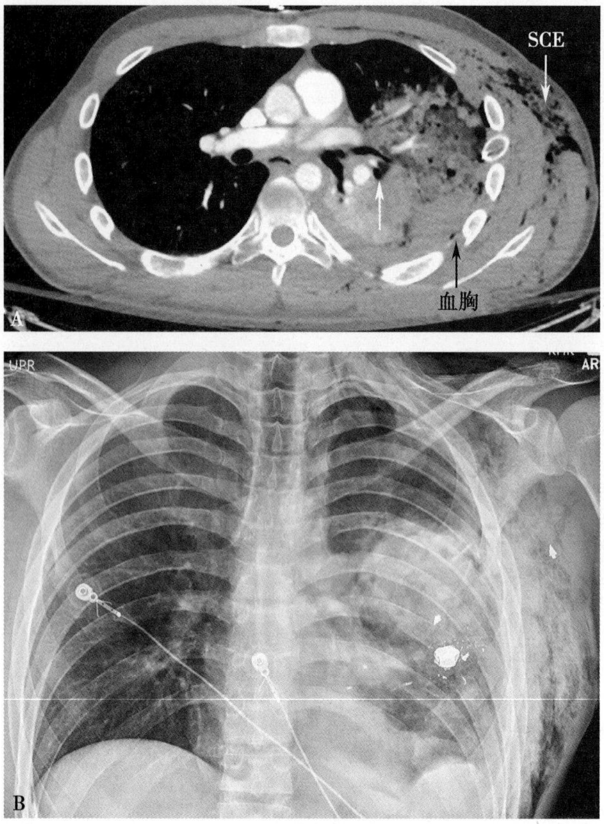

图 65-25 A. 肺门水平轴向 CT 扫描。与挫伤相一致的左下肺和上肺的混浊影。相关的肺实质挫裂伤(白色箭头)、血气胸和皮下气肿(subcutaneous emphysema, SCE)都是由枪伤引起的。B. 相应的前后位(AP)胸片。左腋下的小箭头是放置在患者皮肤上的标记,用来标记子弹进入的部位

DAD 的急性期表现为弥漫性或斑片状的地图样磨玻璃样影(ground glass opacities, GGO),在 CXR 和 CT 上有实变和间隔增厚。这种分布在病变相关部分最为明显(图 66-12)。慢性肺损伤中的纤维化疾病可以进展为网格状和牵拉性支气管扩张,其在肺的前部非相关性部位中最明显。这种分布可能与机械通气或氧中毒引起的气压伤有关,而病变相关的部位因肺组织塌陷而受到保护[13,14](表 66-6)。

历史上,"OP"用于描述肺部感染的肺部反应,尽管现在已经认识到许多其他因素也可以引起 OP。在尚未识别原因的情况下,可以做出隐源性 OP(cryptogenic OP, COP)的临床诊断[15,16]。

在大多数 OP 病例中,表现为弥漫性、双侧实变性的磨玻璃样渗出影,常位于外周或中央支气管周边,其间通常有散在的正常、未受影响的肺组织。CT 上的"反晕"和"环礁"特征可见于 OP,特征为 GGO 周围有较高密度影的不透明边缘[17]。

OP 无心脏扩大和肺血管充盈/头侧化。否则,DAD 和 OP 的影像学特征可能与肺水肿难以区分,渗出并不常见。但由于肺顺应性降低和机械通气时间的延长,气压伤导致的气胸常见于 DAD[18,19]。

肺炎/吸入性肺炎

肺炎的诊断通常是基于发热和白细胞增多的临床表现。然而,CXR 出现新的或进行性肺部阴影可有助于诊断。院内感染细菌性肺炎可使多达 40% 的机械通气患者的治疗更加复杂[3]。在肺炎发生 48 小时内,即使给予适当的抗生素治疗或临床症状有所改善,其影像学也可能没有变化。但是超过这个时限,如果治疗有效,其放射学异常应该有所改善。

对于需要气管插管和机械通气的患者,院内感染肺炎的风险远大于不需要插管和机械通气的患者[20]。这是因为气管插管绕过了正常的上呼吸道防御。另外,咽部分泌物和菌群可以通过气囊周围流入下呼吸道。吞咽障碍导致分泌物的滞留,气管上皮的机械创伤也易于发生条件致病菌感染。ICU 患者通常留置鼻胃管和气管插管,这种情况下更容易发生吸入性肺炎。

肺炎的影像学表现包括:伴有或不伴有支气管影的整个肺叶的致密影(图 66-26),肺叶内融合的致密影,气腔内斑片状模糊影或磨玻璃样影,或支气管周围增厚伴支气管周围模糊影(表 66-7)。

医院获得性肺炎比社区获得性肺炎更可能是双侧和多病灶性的[20]。空洞和相关的脓胸可发生于细菌和分枝杆菌感染,且与社区获得性肺炎相比更常见。

非典型肺炎包括病毒、真菌和分枝杆菌感染,这些感染常见于免疫功能低下的患者。病毒性肺炎可表现为弥漫性结节或间质网状结构,以及空腔融合实变。真菌性肺炎可表现为结节或局灶性、斑片状阴影和磨玻璃样影。真菌感染或真菌球可以在先前存在的空腔内发生。

感染性栓子通常表现为多发性、双侧、外周不清楚或楔形的阴影,其中一些可能会出现空洞(图 66-27 至图 66-29)。感染性栓子的常见来源包括感染的三尖瓣和肺动脉瓣或留置导尿管,以及脓毒症和泌尿系感染。

吸入性肺炎或肺部感染常见发生于那些意识较差、留置有气管插管的患者,以及患有食管疾病或吞咽障碍的患者。吸入性肺炎通常表现为肺部相关部分内的阴影,在仰卧患者中,常为下叶的后基底部和背段以及上叶的后段肺组织(图 66-30)。除了患者的体位之外,阴影的密度和位置还取

表 66-7 肺炎

- 整个肺叶的模糊影,伴有或不伴有支气管影
- 融合的气腔模糊影
- 斑片和磨砂玻璃气腔模糊影
- 支气管内增厚伴有支气管中心模糊影
- 肺实质的空腔和坏死
- 胸腔积液和脓胸
- 非典型病原体的间质或结节型改变
- 伴有感染性栓子的外周空洞混浊影
- 相关位置提示吸入性肺炎

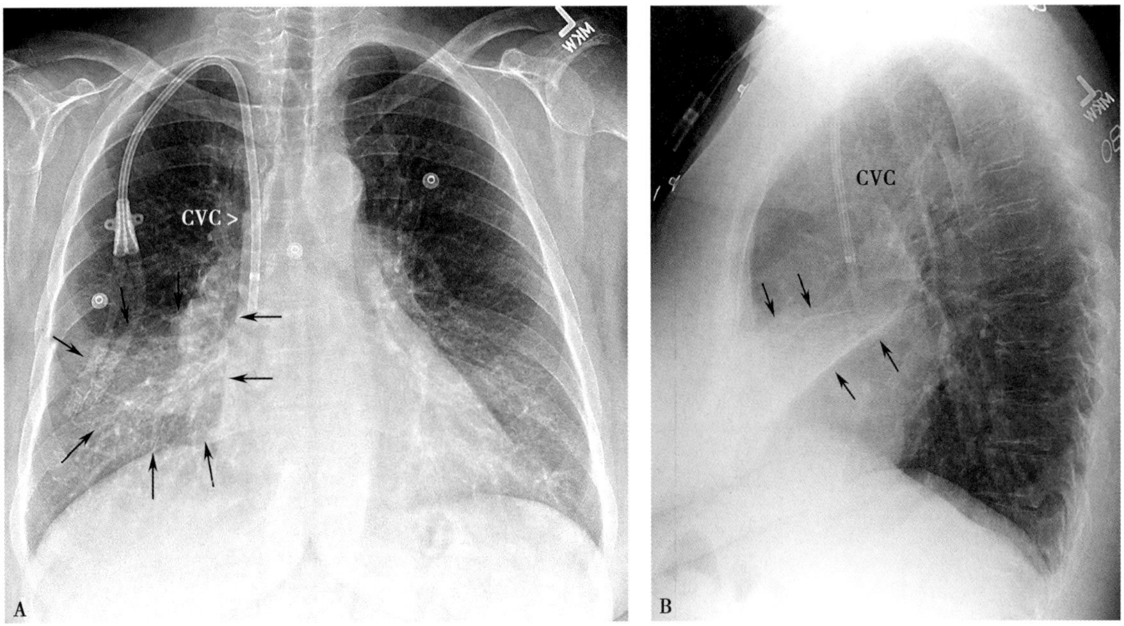

图 66-26　A. 直立后前位（PA）胸部 X 线片。右肺中叶（RML）内的气腔模糊影是由肺炎引起（箭头所示）。注意右心室边缘显示不清提示与右肺中叶内侧段炎症相关。B. 直立侧位胸部 X 线片病变位于横裂（上箭头）和斜裂（下箭头）之间，是由右中叶肺炎导致的。CVC = 中心静脉导管

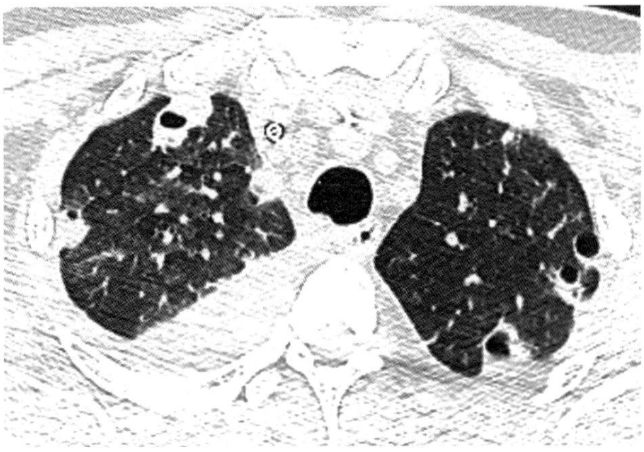

图 66-27　轴位 CT 扫描。感染性栓子导致外周双侧多发性空洞性结节

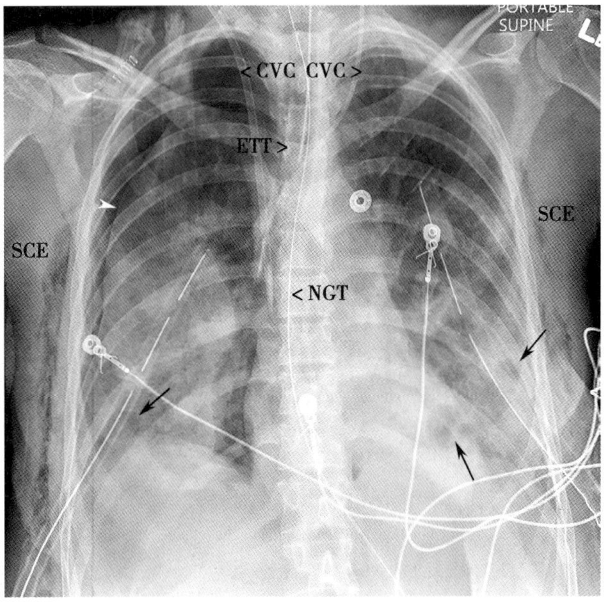

图 66-28　仰卧前后位（AP）胸部 X 线片。双侧气腔混浊影中局部透光的部分（黑箭头所示）提示存在脓毒性栓子或实质坏死。右侧合并气胸（白色箭头描绘肺缘）。气管插管、双侧颈内静脉导管、双侧胸腔引流管和鼻胃管均处于适当位置。皮下气肿是由于近期留置胸腔引流管所继发导致。SCE = 皮下气肿；CVC = 中心静脉导管；ETT = 气管插管；NGT = 鼻胃管

决于误吸物的体积和性质。例如，当误吸酸性胃内容物时，可发生类似肺水肿的化学性肺炎。然而，当误吸来自上呼吸道的感染性黏液时，表现为肺容积减少和类似肺炎的致密影的组合[3, 20]。相关的肺不张也可以继发于吸入物质导致的支气管阻塞。

肺不张

肺不张是重症患者和术后患者的常见并发症，通常与全身麻醉相关，并且经常发生在胸部和上腹部手术之后，表示无法通气的肺组织区域，范围从线状带、板状或片状阴影到全肺萎陷。肺不张可能伴有或不伴有支气管影，并且外观

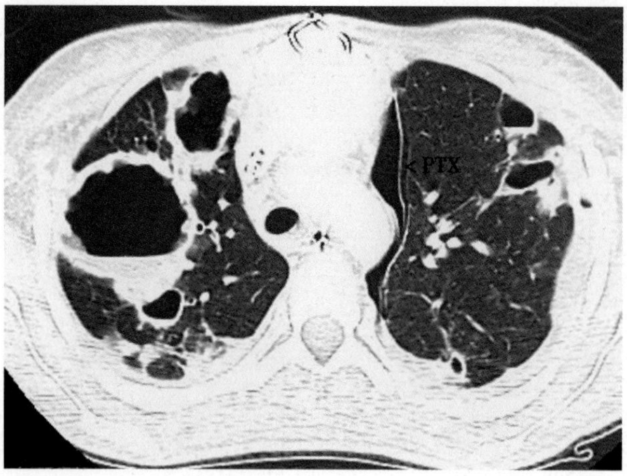

图 66-29 主动脉弓水平 CT 扫描。三尖瓣心内膜炎患者左侧气胸导致的两侧肺周大的厚壁空腔，符合感染性栓子表现。PTX＝气胸

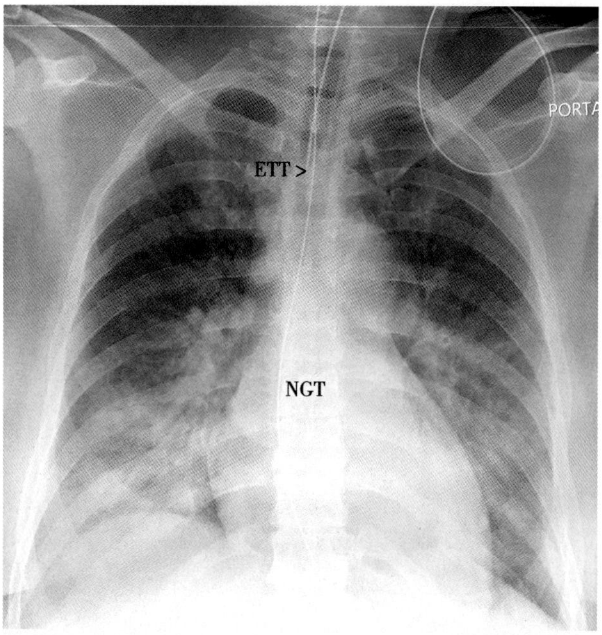

图 66-30 仰卧前后位（AP）胸片。双侧肺下叶片状气腔混浊影是由气管插管患者吸入性肺炎 / 肺炎所导致。ETT＝气管插管；NGT＝鼻胃管

可能与肺炎难以区分。当怀疑肺不张持续超过术后第 3 天或第 4 天时，肺炎更容易发生。然而，肺不张的发生和发展比肺炎和吸入性肺炎更快，通常在数小时内而不是数周或数天。肺不张可继发导致肺容积的减少，例如膈肌抬高和隆起、叶间裂移位、支气管血管结构的间隙变小，甚至更严重的情况下，心脏和纵隔可能向不张侧偏移。左肺下叶是肺不张最常见的部位[20]。心脏手术后，膈神经的牵拉和冷损伤是左肺下叶不张的常见原因（见图 66-16；表 66-8）。

表 66-8 肺不张

- 亚段线状带
- 板状或片状的节段性阴影
- 肺萎陷
- +/− 支气管影
- 肺容积减少的间接征象：
  - 膈肌抬高
  - 叶间裂移位
  - 支气管血管结构间隙变小
  - 纵隔 / 心脏患侧偏移

血栓栓塞

急性肺栓塞（pulmonary Embolism，PE）是一种潜在的致命性疾病，由于不活动、术后状态、化疗和使用其他导致高凝状态的药物以及其他合并症而在住院患者中更常见。常规胸部 X 线检查结果不一致且无特异性。因此，肺动脉的 CT 血管造影已成为诊断肺栓塞的金标准。肺动脉内部分或完全的充盈缺损即可诊断 PE，同时可伴有胸腔积液、肺不张、周围性楔形肺梗死（Hampton's hump）、局部缺血（Westermark 征）和再灌注性水肿（图 66-31 和图 66-32）。也可以继发性肺动脉高压伴肺动脉主干增粗、右心室劳损伴室间隔向左心室内凸出、腔静脉和肝静脉充血。

胸膜疾病

胸膜腔积液

在 ICU 中，胸膜腔积液很常见，但即使是中等量的胸腔积液，在仰卧 CXR 上可能也难以发现。当仰卧位时，积液通常沉积于背部，并可表现为胸腔下半部分整体密度均匀的增加、肋间角变钝、膈肌轮廓的消失。在直立位的胸部 X 线片上，胸膜腔积液的诊断并不复杂，因为积液流动至胸腔底部，因此胸片上表现为基底部的不透明、具有边界清楚的向下凸起以及钝化的肋膈角。随着积液量的增加，它将向上蔓延，导致外侧胸膜影变宽，最终顶端"封顶"。床边胸片，如侧卧位成像或侧卧水平成像，有时可以帮助确定是否存在胸腔积液，以及这些积液是可流动的还是包裹性的（图 66-33）。床旁超声还可以帮助检测和描述胸腔积液，并可对胸腔穿刺术和胸腔引流管置管进行引导。CT 在评估复杂的胸腔积液和气体方面远优于胸部 X 线片。

继发于充血性心力衰竭和创伤性血胸的胸腔积液是重症监护室中胸膜腔积液最常见的病因。其他病因还包括肺炎、肺栓塞、肿瘤、胸骨切开或开胸术后的患者，以及腹腔内病变如胰腺炎或肝炎。当肺炎引起包裹性胸腔积液且其中含有气体时应高度怀疑脓胸（表 66-9）。

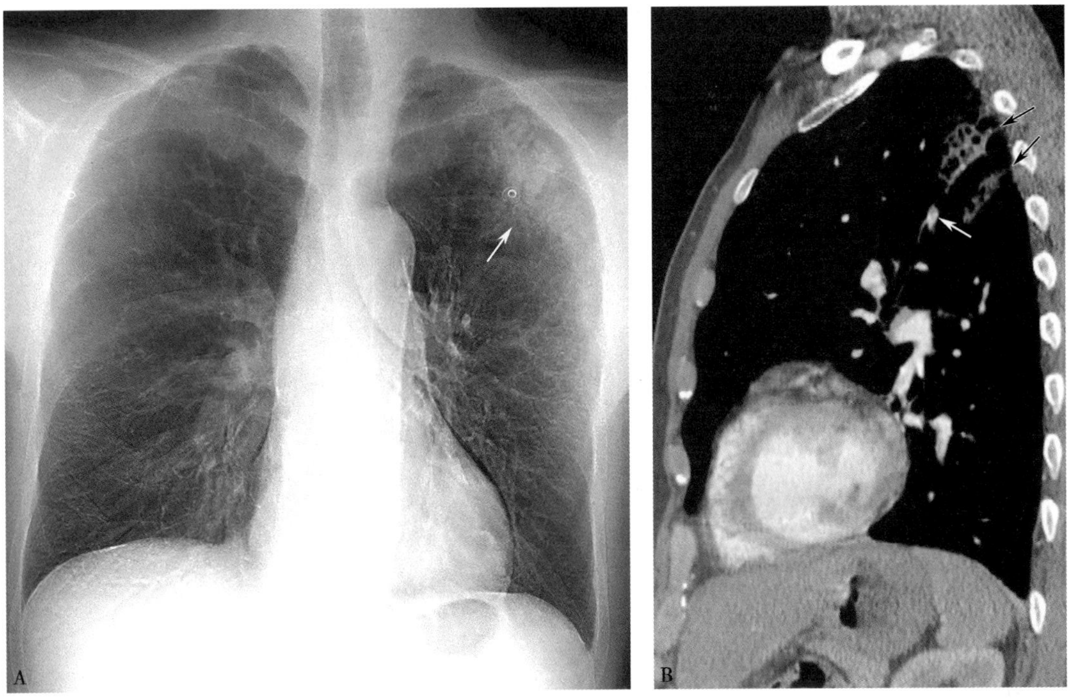

图 66-31　A. 直立后前(PA)位胸部 X 线片。左肺上叶周边楔形模糊影(白色箭头)。B. 同一患者矢状位 CT 重建。CT 显示左肺上叶梗死和出血(黑色箭头),栓子位于此肺段的动脉内(白色箭头)

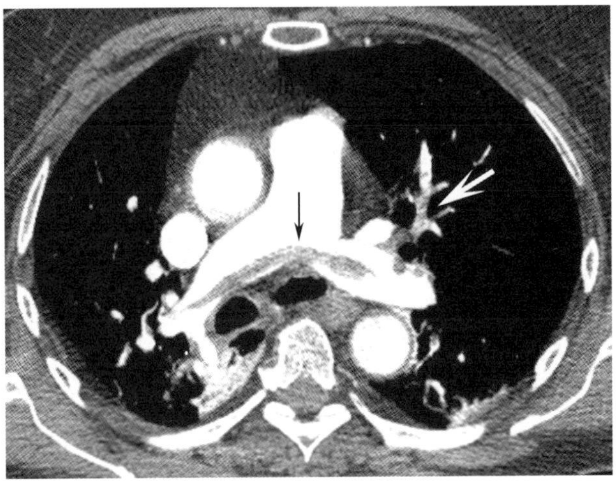

图 66-32　肺门水平轴位 CT 扫描。鞍状血栓(黑箭头所示)位于主肺动脉远端,整个长度横跨于左、右肺动脉。片中也可见左肺上叶节段闭塞性肺栓塞(白色箭头)

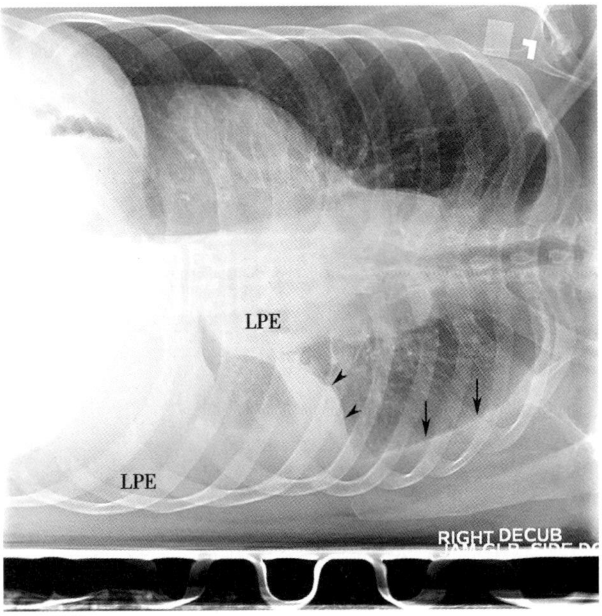

图 66-33　右侧卧位胸部 X 线片显示右下方和内侧存在局限性胸腔积液,侧向自由流动(箭头),并延伸到叶间裂内(箭头)。LPE＝局限性胸膜腔渗出

表 66-9　胸腔积液

- 漏出液——充血性心力衰竭、容量超负荷最常见;普通液体密度(0～32HU)
- 渗出液——癌,感染,胶原血管疾病最常见;密度略高(21～28HU)
- 血性液体——创伤后血胸,主动脉破裂,引流管放置术后;密度更高(21～28HU)
- 脓性液体——脓胸;包括性并含有气体(并且可能具有增强的边缘)
- 乳糜液——乳白色;密度低于普通液体(<0HU)

在创伤后,胸腔积液通常是由于出血(血胸)引起。由于主动脉峡部的破裂而导致的血胸通常在左侧,并可与左“胸膜顶”相连。中心静脉置管或多次穿刺后的血管损伤可能导致胸膜积液。在这些情况下,胸腔积液的产生会非常迅速(见表 66-5)。

严重创伤后可发生膈肌破裂，通常为左侧。它表现为由于腹部器官向胸腔移位而导致患侧膈肌的明显隆起，或由于部分含气脏器如结肠或胃体位于患侧膈肌上方，而导致胸腔基底部透光度增高（图 66-34）。诊断可通过 CT 得到证实，CT 常可显示膈肌中断或缺损[3]。在接受机械通气的患者中，由于胸腔内压力高于腹腔压力，因此可能会延误诊断。

在肺切除术或肺叶切除术后，胸腔中的空隙由胸壁出血、胸膜渗出液或淋巴液填充。患侧膈肌抬高、纵隔移位和残余肺过度膨胀也有助于填补剩余的空间。胸膜腔的完全闭塞通常需要数周时间。术后立刻发生小的支气管漏气并不罕见，通常在保守治疗后可自发闭合。然而，我们应该注意的是，支气管胸膜瘘的形成有以下的表现：进行性气胸和患侧胸膜腔未能充满液体；先前存在的气液平下降 2cm 或更多；对侧纵隔的移位或同侧膈肌的下沉（图 66-35）。

胸腔积气

由气压伤导致的气胸是机械通气患者常见的并发症，并且被认为是继发于肺泡破裂、气体直接进入胸膜腔而导致。并发症也可以由侵入性操作所致，如中心静脉置管、气管内插管或鼻饲管放置。钝性胸部创伤即使在没有肋骨骨折的情况下，也可能由于肺泡内压力突然增加而导致气胸。在进行冠状动脉搭桥和开胸等手术后，常会引起气胸，但积气通常会在几天内减少。肺炎也可发生自发性气胸，特别是肺孢子虫和其他空洞性感染，如葡萄球菌和肺炎克雷伯菌感染。

患者仰卧位时，大部分积气位于患侧胸腔的基底前内侧部分，有助于显示前基底部气胸的影像学特征：外侧或内侧深肋膈沟征（图 66-36）；胸腔下半部或上腹部象限的弥漫性高透光影；膈肌、纵隔、或心脏轮廓与正常外观相比过于锐利（表 66-10）。

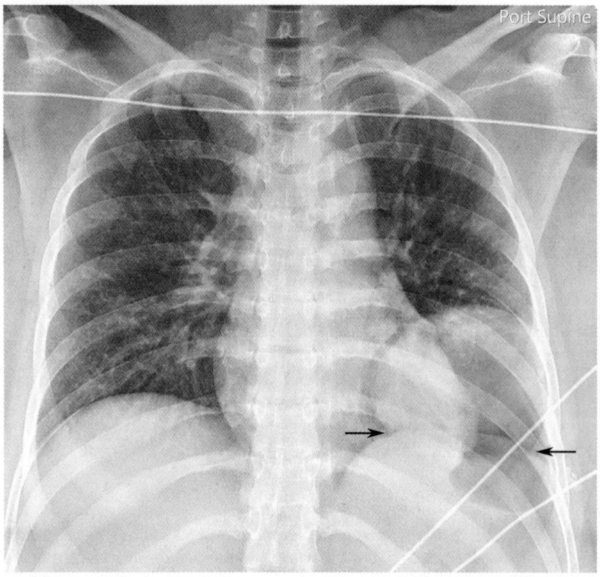

图 66-34 仰卧前后位胸部 X 线片。膈肌破裂："项圈征"，左侧膈膜变窄形成包块（黑箭头），脾胃通过左侧膈肌缺损进入左侧胸腔

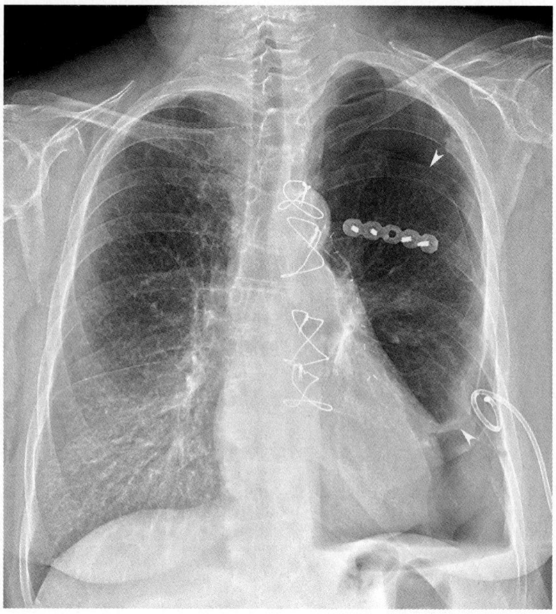

图 66-35 直立后前位（PA）胸部 X 线片。尽管左下胸腔留置有一个小口径的猪尾管，但左侧气胸（白色箭头）在肺叶切除术后 2 个月仍持续增加，提示发生了支气管胸膜瘘

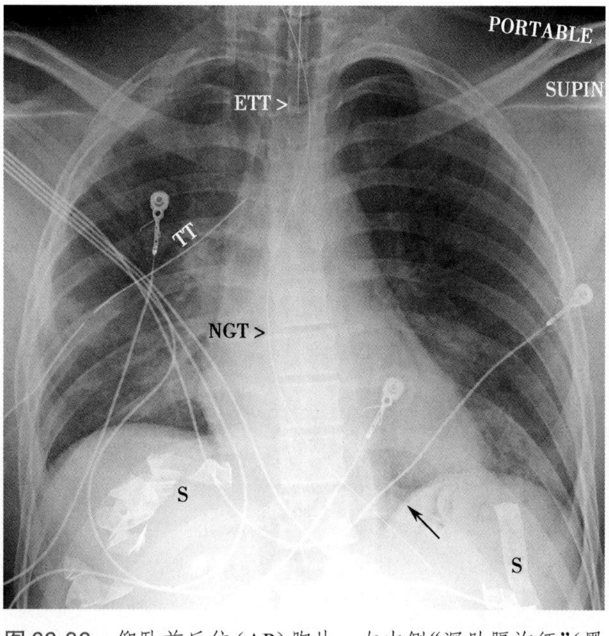

图 66-36 仰卧前后位（AP）胸片。左内侧"深肋膈沟征"（黑箭头）与仰卧位胸部 X 线片上的气胸一致。气管插管、鼻胃管、胸腔闭式引流管位置良好。手术海绵 / 填塞物均位于上腹部。ETT＝气管插管；NGT＝鼻胃管；TT＝胸腔闭式引流管；S＝手术海绵 / 填塞物

表 66-10 胸腔积气

- 外侧或内侧深肋膈沟征
- 血胸或上腹部象限弥漫性高透光影
- 膈肌、纵隔或心脏轮廓过于锐利
- 直立或半直立位时的顶部胸膜线
- 皮下气肿

在直立位胸片上鉴别气胸比仰卧时更为容易。通常，有一条顶部的胸膜线，在其之外没有肺部标记。卧位视图可以帮助诊断气胸。沿着胸壁或颈部的皮下气肿提示患者可能存在隐匿性气胸或纵隔气肿。CT 对气胸的检测敏感性更高，即使是面积小的气胸也可检测。

当胸膜腔内的压力等于或超过大气压时就会出现张力性气胸，这种情况在连续机械通气时更为常见（图 66-37 和表 66-11）。

纵隔

在重症患者中，便携式仰卧位胸部 X 线片在评估纵隔方面的作用有限。胸部 CT 在纵隔评估中非常有用，因为即使是明显的纵隔异常在胸部 X 线片上可能也难以体现。

纵隔积液

主动脉夹层和主动脉横断（主动脉破裂）可能是急性情况下需要排除的最严重的纵隔异常。平片上可见致密、增宽的纵隔影（仰卧前后位时主动脉弓水平的正常纵隔宽度应 < 8cm）；模糊的主肺动脉窗和降主动脉轮廓；移位的动脉粥样硬化钙化灶；气管右偏；左主支气管向下移位（图 66-38 和图 66-39）。如果怀疑是急性主动脉损伤，应在给药前后行主动脉血管 CT 造影。在造影前图像上，可以看到高密度的急性壁内血肿。造影后，可以观察到主动脉夹层或破裂的情况下真腔和假腔的内膜瓣、血管管径突变、假性动脉瘤、主动脉周围血肿或造影剂的大量渗出[21]（表 66-12）。

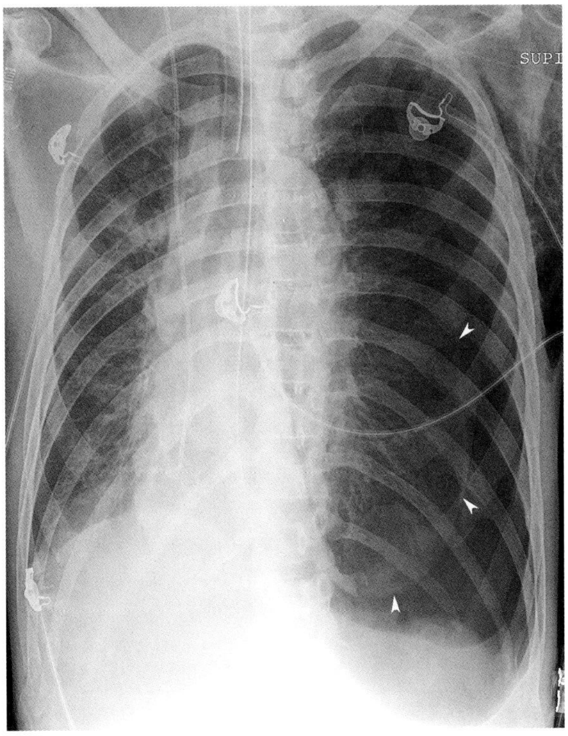

图 66-37 仰卧前后位（AP）胸部 X 线片。左侧胸腔过度扩张、高透光影。左侧张力性气胸（箭头所示）导致心脏和纵隔向右偏斜，同侧膈肌塌陷

表 66-11	张力性气胸特征
● 纵隔向对侧移位	
● 同侧膈肌塌陷	
● 心脏边界和腔静脉扁平（由于正常静脉回流受阻）	

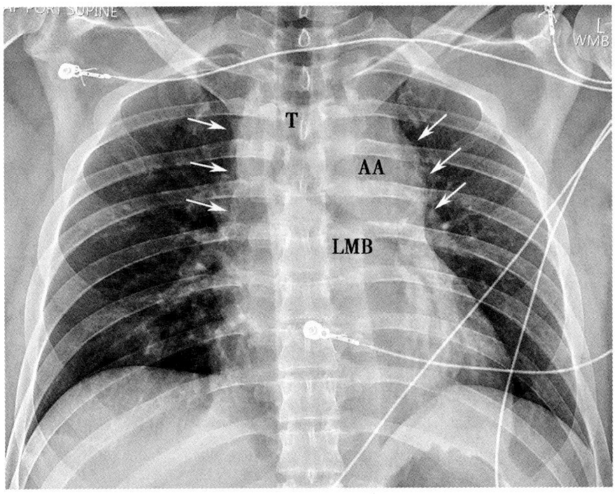

图 66-38 仰卧前后位（AP）胸部 X 线片。外伤性主动脉横断或"撕裂"导致纵隔影增宽（白色箭头所示），主动脉弓模糊不清，左主支气管凹陷，气管向右偏移。T = 气管；AA = 主动脉弓；LMB = 左主支气管

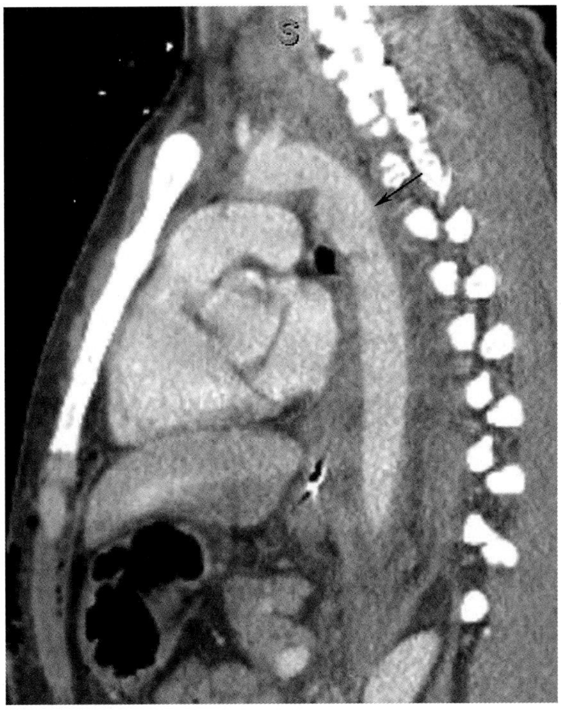

图 66-39 矢状位 CT 重建急性主动脉横断位于肺动脉韧带水平（黑色箭头所示）

表 66-12 急性主动脉损伤

- 致密、增宽的纵隔影
- 前后窗和降主动脉轮廓显示不清
- 移位的动脉粥样硬化钙化灶
- 气管向右偏移
- 左主支气管向下移位
- 左侧胸腔积液或左肺“尖帽征”
- 心包积液

最常见的创伤性主动脉损伤的部位在左锁骨下动脉起始部远端的主动脉峡部。虽然主动脉断裂的最常见部位是在主动脉根部，但这种情况很少见，因为这种损伤几乎总是致命性的。

对于Ⅰ型主动脉夹层和主动脉根部横断，常发生心包积血或心包血肿（图 66-40）并导致心脏压塞。在主动脉峡部横断时，常有左侧血胸及左肺“尖帽征”。创伤患者的纵隔血肿也可能是由于纵隔静脉出血或胸骨、脊髓损伤造成的。食管破裂、胸腺疾病和胸骨切开术后的纵隔脓肿可导致纵隔腔扩大。

纵隔积气

在危重患者中，纵隔积气最常继发于气压伤。肺内压突然增加导致气体直接进入纵隔而不是胸膜腔从而导致纵隔积气，同时也可能由钝性创伤、严重咳嗽和慢性阻塞性肺部疾病引起。其他病因，如气道或食管破裂和感染，也可导致纵隔积气（图 66-41）。纵隔气体可向上进入颈部及皮下组织或向下进入腹膜后。

当气体影显示出通常不可见的解剖结构时，例如 SVC 和大血管的内侧边界，或围绕中央肺动脉和胸主动脉时，可在 CXR 上检测到纵隔气肿。由于纵隔左右两侧的连续性，空气可以勾勒出心缘下方膈肌的中心部分。

当在心包上部凹陷中观察到大血管时，便可怀疑有心包积气（图 66-42）。纵隔气体可能沿着肺静脉外膜进入心包腔从而导致心包积气[3]。

上腹部

在胸部图像上也可以看到上腹部异常。可能严重的表现包括腹腔积气（图 66-43）、肠梗阻、气肿、门静脉积气和胆道积气。来自创伤或手术的意外异物（包括保留的针头或海绵）也可以被识别。

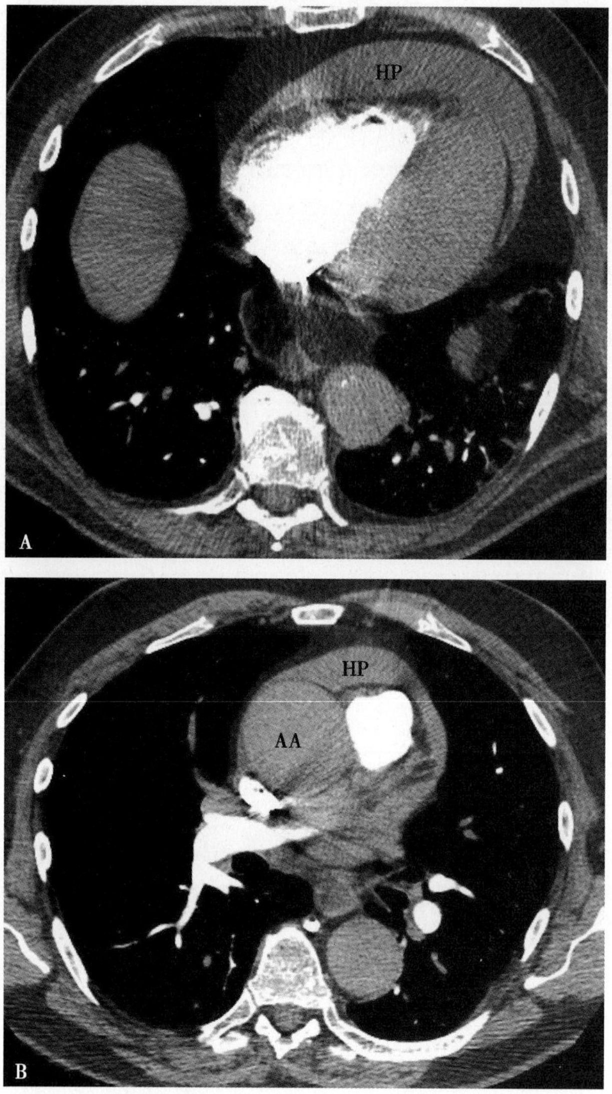

图 66-40 A. 轴位 CT 扫描。大心包积血伴右心室变窄，室间隔变直，合并心脏压塞。B. 同一患者的轴位 CT 扫描。心包积血和心脏压塞是由升主动脉瘤破裂所导致。HP＝心包积血；AA＝主动脉动脉瘤

结论

为了最好地服务于重症患者群体，将现有的临床信息与全面系统的影像学分析结合起来，并进行适当的研究是至关重要的。便携式胸部 X 线片仍然是 ICU 胸部评估的首选。然而，当普通胶片结果模棱两可时，CT 可作为一种解决“隐性”肺异常问题的工具。CT 扫描可提供更好的解剖学细节和更高的诊断精度，但在危重患者中较难实施。超声也是一种实用的床旁工具，有助于诊断包裹性胸腔积液，并可在放置胸腔引流管和中心静脉导管时提供帮助。

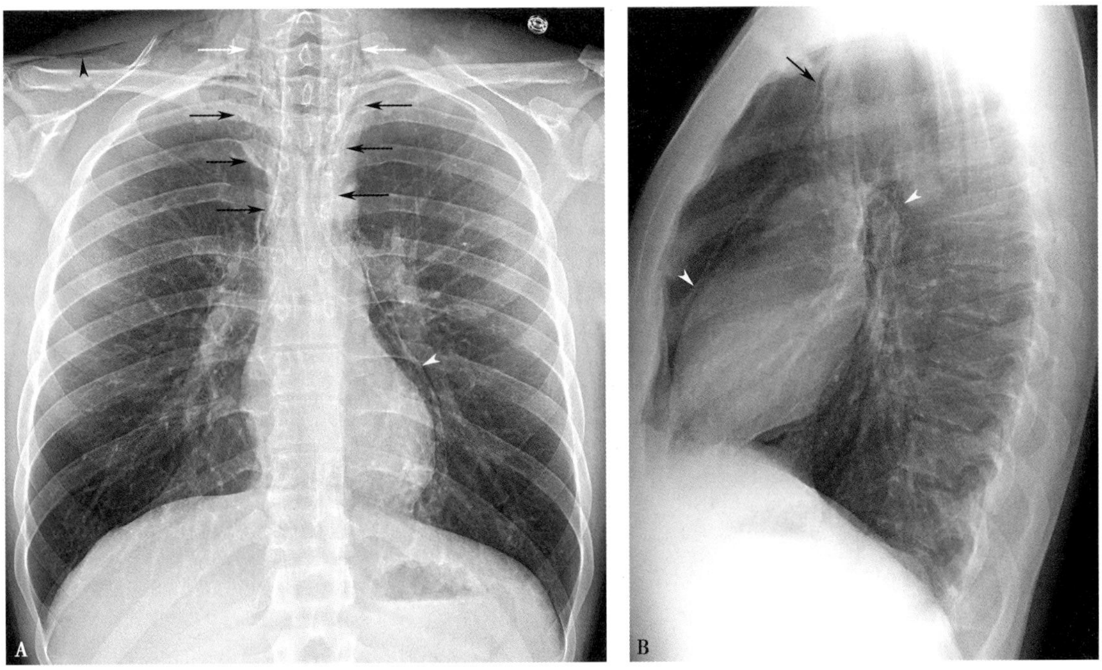

图66-41　A. 直立后前位(PA)胸部X线片。纵隔积气(黑色箭头)延续到颈部(白色箭头)和右锁骨上软组织内(黑色三角)。由于心包积气(白色三角)导致心脏周围包绕着透光区。B. 直立侧位胸部X线片。心脏和左肺动脉周围存在心包积气(白色三角)。纵隔积气(黑色箭头)沿着前纵隔向上延伸

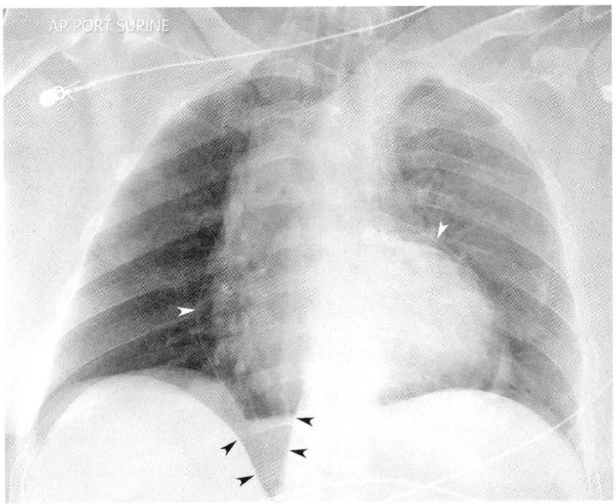

图66-42　仰卧前后位胸部X线片。创伤后张力性心包积气(白色三角)。仰卧位胸部X线片中的右内侧"深肋膈沟征"提示气胸(黑色三角)

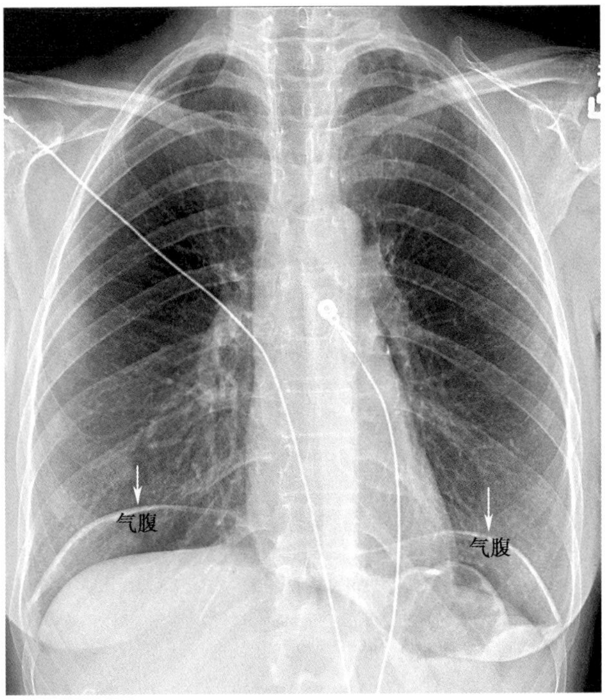

图66-43　直立后前位(PA)胸部X线片。气腹使膈肌下方呈现高透光区，并清楚地显示膈肌轮廓

(朱长亮 译，姚立农 审校)

参考文献

1. Lai V, Tsang W, Yeung T. Diagnostic accuracy of mediastinal width measurement on posteroanterior and anteroposterior chest radiographs in the depiction of acute nontraumatic thoracic aortic dissection. Emerg Radiol 2012;19(4):309-15.
2. Henschke CI, Yankelevitz DF, Wand A, et al. Accuracy and efficacy of chest radiography in the intensive care unit. Radiol Clin North Am 1996;34(1):21-31.
3. McLoud TC, Trotman-Dickenson B. Radiography in the critical care patient, and thoracic trauma. In: McLoud TC, editor. Thoracic radiology: the requisites. St. Louis, MO: Mosby, Inc.; 1998. p. 151-72, 173-200.
4. Kanjwal K, Figueredo V, Karabin B, Grubb BP. The implantable loop recorder: current uses, future directions. The Journal of Innovations in Cardiac Rhythm Management 2011;2(March):215-22.
5. Carr CM, Jacob J, Park SJ, et al. CT of left ventricular assist devices. Radiographics 2010;30(2):429-44.
6. Mukku V, Cai Q, Barbagelata A. Use of Impella ventricular assist device in patients with severe coronary artery disease presenting with cardiac arrest. Int J Angiol 2012;21(3):163-6.
7. Choi DC, Anderson MB, Batsides G. Insertion of the Impella 5.0 left ventricular assist device via right anterior mini-thoracotomy: a novel practical approach. Innovations (Phila) 2011;6(4):265-6.
8. Dash H, Lipton MJ, Chatterjee K, Parmley WW. Estimation of pulmonary artery wedge pressure from chest radiograph in patients with chronic congestive cardiomyopathy and ischaemic cardiomyopathy. Br Heart J 1980;44(3):322-9.
9. Milne ENC, Pistolesi M, Miniati M. The radiologic distinction of cardiogenic and noncardiogenic edema. AJR Am J Roentgenol 1985;144(5):879-94.
10. Yamagishi T, Ochi N, Yamane H, Takigawa N. Neurogenic pulmonary edema after subarachnoid hemorrhage. J Emerg Med 2014;46(5):683-4.
11. Dai Q, Su L. Neurogenic pulmonary edema caused by spontaneous cerebellar hemorrhage: a fatal case report. Surg Neurol Int. 2014;5:103.
12. Kigerman SJ, Franks TJ, Galvin JR. From the radiologic pathology archives: organization and fibrosis as a response to lung injury in diffuse alveolar damage, organizing pneumonia, and acute fibrinous and organizing pneumonia. Radiographics 2013;33(7):1951-75.
13. Rouby JJ, Puybasset L, Nieszkowska A, Lu Q. Acute respiratory distress syndrome: lessons from computed tomography of the whole lung. Crit Care Med 2003;31(4):S285-95.
14. Nöbauer-Huhmann IM, Eibenberger K, Schaefer-Prokop C, et al. Changes in lung parenchyma after acute respiratory distress syndrome (ARDS): assessment with high-resolution computed tomography. Eur Radiol 2001;11(12):2436-43.
15. Roberton BJ, Hansell DM. Organizing pneumonia: a kaleidoscope of concepts and morphologies. Eur Radiol 2011;21(11):2244-54.
16. Kligerman SJ, Groshong S, Brown KK, Lynch DA. Nonspecific interstitial pneumonia: radiologic, clinical, and pathologic considerations. Radiographics 2009;29(1):73-87.
17. Marchiori E, Zanetti G, Meirelles GSP, et al. The reverse halo sign on high-resolution CT in infectious and non-infectious pulmonary diseases. AJR Am J Roentgenol 2011;197(1):W69-75.
18. Ujita M, Renzoni EA, Veeraraghavan S, et al. Organizing pneumonia: perilobular pattern at thin-section CT. Radiology 2004;232(3):757-61.
19. Ferguson EC, Berkowitz EA. Lung CT: part 2, the interstitial pneumonias—clinical, histologic, and CT manifestations. AJR Am J Roentgenol 2012;199(4):W464-76.
20. Goodman LR, Putnam CE. Critical care imaging. 3rd ed. Philadelphia: WB Saunders; 1992.
21. Vilacosta I, Aragoncillo P, Cañadas V, et al. Acute aortic syndrome: a new look at an old conundrum. Heart 2009;95(14):1130-9.

67

急性呼吸窘迫综合征

Lorraine B. Ware, Julie A. Bastarache, and Gordon R. Bernard

急性呼吸窘迫综合征(acute respiratory distress syndrome, ARDS)是重症医学科(intensive care unit, ICU)常见病，会使一系列危重症疾病复杂化。1967 年 Ashbaugh[1] 首次提出此概念，该病起初被命名为“成人呼吸窘迫综合征”，以此区分“新生儿呼吸窘迫综合征”。然而，随着人们对 ARDS 的深入认识，ARDS 同样可以发生于儿童，并且由于急性起病的特点，因此将定义中的“A”由成人(adult)改为急性(acute)。尽管 ARDS 的特异性治疗迟迟没有出现，但机械通气的新策略能改善 ARDS 的死亡率，针对重度 ARDS 的治疗方案(俯卧位通气、肌松药物和液体管理策略)能缩短机械通气时间，这些治疗策略强调了对 ARDS 患者的识别和治疗的重要性。尽管这个观点并不难理解，但实际上仍有大量未被诊断的 ARDS 患者 [2,3]，由于专科医生对 ARDS 的诊断并未统一 [4]，往往会导致患者接受不恰当和不充分的治疗。

流行病学

由于各种原因，对于 ARDS 发病率的准确估计较困难，其发病率在 7～85 例 /10 万人。在过去，该疾病被冠以不同的定义 [5]。各种病因和共存的疾病过程导致在临床和编码管理中对于该疾病的诊断异常困难 [6]。1977 年美国国立卫生研究院(National Institutes of Health, NIH)首次提出 ARDS 的发病率约为 75/10 万人 [7]，但此后的一些研究报道其发病率要低于早前的报道。并且两项前瞻性研究也证实 NIH 对于 ARDS 发病率的估计过高 [6]。国立心肺血液研究所(National Heart, Lung, and Blood Institute)发起的由 20 家医院参与的 ARDS 协作网，使用登记日志估计 ARDS 的发病率可高达 64/10 万人。由于这些数据集的获得来源于众多学术研究中心，因此具有前瞻性的优势。而第二项前瞻性研究显示，成人 ARDS 的粗略发病率为 78.9/(10 万人·年) [8]。一项来自于欧洲的前瞻性研究发现，ARDS 患者在所有入院患者中占 7.1%[9]。几项研究显示，在过去几年 ARDS 的发病率有所降低 [10]。例如，一项大型前瞻性队列研究收集了从 1997—2004 年具有 ARDS 和多器官功能衰竭潜在风险的创伤患者，其结果显示，ARDS 发病率从 1997 年的 43% 下降至了 2004 年的 12%[11]，这可能与创伤后重症救治水平的提高密切相关。一项在奥姆斯戴德县，明尼苏达州展开的大规模人群研究显示，ARDS 的发病率从 2001 年的 82.4/10 万人下降至了 2008 年的 38.9/10 万人 [12]，尽管同时间 ARDS 的并发症随着急性疾病的严重程度、危险因素以及并发症数量的增加而不断增加。一项在西班牙进行的从 2008 年到 2009 年耗时一年的观察性研究显示，在小潮气量通气常规应用于 ARDS 治疗的时代，ARDS 发病率为 7.2/10 万人 [13]。不管 ARDS 的准确发病率是多少，ARDS 都是所有医生在治疗危重症患者中经常遇到的危害公共健康的主要难题。

危险因素

ARDS 经常由一系列临床危险因素(表 67-1)所诱发，危险因素越多，其发病风险越高。临床常见的危险因素分为直接和间接肺损伤 [14,15]。尽管这些危险因素并不是决定 ARDS 发病与否的直接因素，但至少约一半的患者会因此而发病 [16]。无论 ARDS 的根本病因是什么，大多数患者都存在全身性疾病，并且其炎症和器官功能障碍并不局限于肺部 [17]。

脓毒血症是导致间接肺损伤最常见的原因，在需要入住 ICU 的严重脓毒症患者中，发展为 ARDS 的总体风险为 30%～40%[14,18-20]。除了脓毒症本身是发生 ARDS 的危险因素，感染部位也可能是会影响肺损伤的风险。因脓毒症入住 ICU 的患者中，肺炎所致脓毒症的患者与其他部位(腹部、皮肤、软组织等)[21] 感染的患者相比，ARDS 的发生风险会增加。严重创伤性休克和反复输血也会导致间接的肺损伤。虽然间接性肺损伤的其他原因并不常见，但其中很多原因(如输血 [22])都是 ICU 中经常发生的事件。肺炎是肺损伤最常见

表 67-1　发生 ARDS 的危险因素

直接肺损伤	间接肺损伤
肺炎	脓毒症
胃内容物误吸	多发伤
肺挫伤	体外循环
脂肪、羊水、空气栓塞	药物过量
溺水	急性胰腺炎
吸入性损伤	输注血液制品
再灌注性肺水肿	

的直接因素，可能由细菌、病毒、真菌引起。次要因素（慢性肺部疾病[20]，慢性或急性酒精滥用[23,24]，吸烟[22,25,26]，年龄增长[27]，输注血液制品[28-30]，肺切除术[31]以及肥胖[27]）也可能增加ARDS的发生风险。与之相比，一些研究表明，糖尿病患者发展为ARDS的风险相对较低[32-34]。在某种程度上，ICU中的每个患者均有发展为ARDS的风险，因此这就要求临床医生对ARDS诊断的识别提高警惕，并给予合适的治疗。

病理生理

ARDS的病理生理过程复杂，目前对此仍未完全了解[35]。在显微镜下，ARDS患者早期肺组织可见弥漫的肺泡损伤，富含蛋白质的渗出液充填肺泡腔，中性粒细胞外渗至肺泡腔，肺泡上皮细胞受损，透明膜沉积于裸露的肺泡上皮，广泛的微血栓形成（图67-1）[36]。肺泡渗出是肺泡-毛细血管屏障受损的结果，也是导致低氧血症的决定因素，并且是早

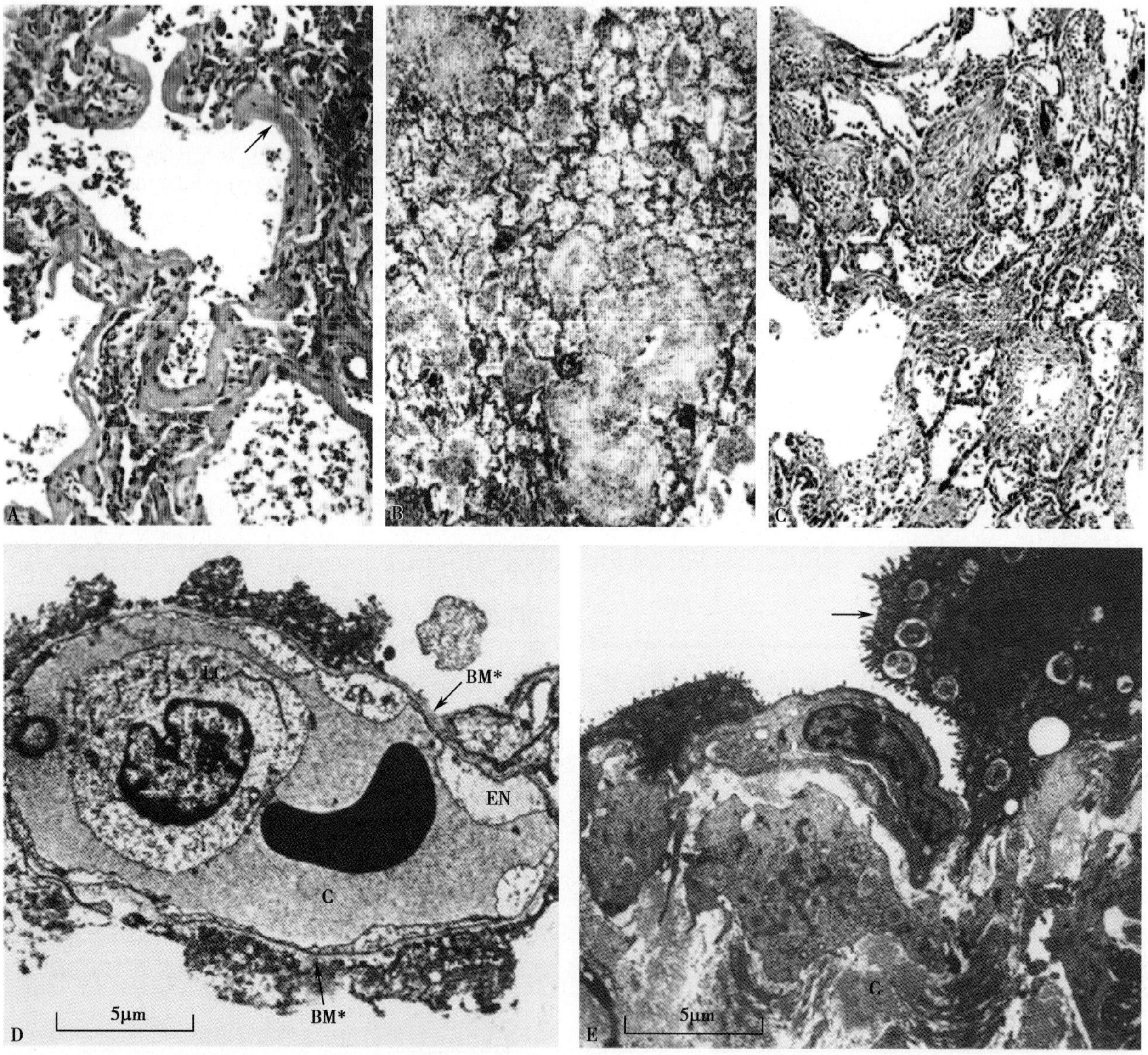

图67-1 急性呼吸窘迫综合征（ARDS）的组织学表现。A. 患者由于胃内容物的误吸导致ARDS后2天的肺活检标本。箭头所示特征性透明膜的形成，伴有肺泡内红细胞和中性粒细胞浸润，其结果与弥漫性肺泡损伤（苏木精和曙红染色，×90）的病理诊断一致。B和C图患者因脓毒症所致ARDS后14天的肺活检标本。B. 显示远端气道中慢性炎性细胞浸润的肉芽组织（苏木精和曙红染色，×60）。C. 中的三色染色显示肉芽组织中的胶原沉积（深蓝色区域），这一发现与肺泡腔中细胞外基质的沉积是一致的（×60）。D. 显示ARDS发病4天后死亡患者的肺组织标本，可见毛细血管内皮和肺泡上皮均有损伤。在毛细血管内（C）可以看到中性粒细胞（LC），以及内皮（EN）明显的肿胀和空泡化。肺泡上皮细胞的损伤同样明显，并在基底膜（BM*）的上皮侧形成透明膜。E. 显示在纤维化-肺泡炎阶段患者的肺组织样本，其中可见肺泡上皮Ⅱ型细胞构成的上皮屏障的明显再上皮化。箭头所示具有微绒毛的典型Ⅱ型上皮细胞和含有表面活性物质的层状体。紧邻该细胞的上皮细胞处于向Ⅰ型细胞变化的过程，其具有扁平化，层状体和微绒毛的丢失。肺间质增厚伴胶原（C）沉积。（资料来源：Ware LB，Matthay MA. Medical progress：the acute respiratory distress syndrome. N Engl J Med. 2000；342：1334-49.）

期 ARDS 肺力学改变的特征性表现。肺泡 - 毛细血管屏障是由微血管内皮细胞和肺泡上皮细胞两个独立细胞层组成的。肺泡上皮受损是重要的组织学特征，其伴随肺泡上皮屏障完整性的丧失以及肺泡Ⅰ型上皮细胞的脱落[37, 38]，肺泡上皮细胞的广泛凋亡可能导致了这一超微结构的改变。尽管内皮细胞损伤在显微镜下并不明显，但超微结构研究显示其损伤也是相当广泛的[39, 40]，并伴有内皮细胞通透性的增加[35]。内皮细胞受损导致毛细血管内的血浆外渗至肺泡腔和间质。肺泡 - 毛细血管屏障通透性增加导致的高蛋白性肺水肿是 ARDS 肺泡渗出的特征性改变，与之相反的是由于流体静水压改变导致的低蛋白性肺水肿，如充血性心力衰竭、急性心肌梗死[41-44]。随着时间的推移，ARDS 的病理变化也会发生演变，比如急性炎症和肺水肿不再突出，而可能出现纤维化肺泡炎。最近的尸检研究表明，增生期可能出现在 ARDS 早期，并且可能与渗出期并存出现[45]。

中性粒细胞在 ARDS 病程的起始免疫应答阶段扮演着重要角色[46]。中性粒细胞外渗至肺泡腔是 ARDS 早期的特征[39, 40]。中性粒细胞可以释放一系列有害物质，其中包括各种蛋白酶，如中性粒细胞弹性蛋白酶，胶原酶和明胶酶 A、B，以及活性氮、活性氧。此外，还可以放大促炎因子和趋化因子在肺组织的免疫炎症反应。最近有证据表明，含有 DNA、组织蛋白和其他细胞内蛋白质的中性粒细胞胞外杀菌网络（neutrophil extracellular traps，NETS），可能作为损伤相关的分子模式而放大 ARDS 的免疫反应应答[47, 48]。而肺泡巨噬细胞则参与启动和维持促炎细胞因子级联反应，从而导致中性粒细胞在肺部的大量聚集[49]。

除了急性中性粒细胞性炎症和促炎因子引起的爆发样级联反应，还有其他许多异常因素共同参与到了 ARDS 的发病机制中。表面活性物质功能障碍常伴蛋白结构和脂质成分的异常[50-53]，其可能是由于正常的表面活性物质的结构破坏，导致血浆蛋白大量涌入肺泡腔，加上蛋白酶水解作用，从而损伤肺泡Ⅱ型上皮细胞。表面活性物质功能障碍可能对肺力学以及机体主动防御功能造成重要影响[54]。凝血级联反应的激活和纤维蛋白溶解的障碍[55, 56]在 ARDS 患者的肺组织[57-59]和全身系统[60]均表现得尤为明显。尽管氧化产物数量在增加，但内源性氧化物质和抗氧化剂[61]之间平衡的改变伴随着内源性抗氧化剂的减少，[62]。

呼吸机相关性肺损伤对于 ARDS 发病机制的影响越来越被人们所认识。关于机械通气引发肺损伤的机制有如下几点。在大容量和高压力通气下甚至会损伤正常肺组织；由于毛细血管应力性衰竭[63]，以及血液循环内细胞因子的持续高水平[64]，造成毛细血管损伤的加重并引起通透性肺水肿。即使是肺能耐受的正常容量，受损的肺组织也可导致正常肺泡出现过度膨胀，这是因为肺可用于分布管理的潮气量已大大减少，并且吸入气体的分布也是不均匀的[65, 66]。除了肺泡过度膨胀，在没有肺泡过度扩张的肺组织，肺泡周期性的开放和闭合也会导致肺损伤。肺泡过度膨胀结合肺泡的周期性开闭是极其有害的，其可以启动促炎细胞因子级联反应[67]。一种新的通气策略应旨在最大限度地减少肺泡过度膨胀同时最大化恢复肺泡容积，从而减少促炎细胞因子的释放[68]。这种对 ARDS 发病机制的认识，已经促成多种针对 ARDS 患者的新型通气策略相关临床试验的出现，包括具有里程碑意义的 ARDS 协作网的试验，6ml/kg 与 12ml/kg 潮气量的对比[69]，以及高水平呼气末正压（positive end-expiratory pressure，PEEP）联合肺复张的试验（见治疗部分）。

目前对所有 ARDS 患者的治疗方法均相似，无论原因如何，各种新出现的证据表明 ARDS 患者可能存在生物学和临床上不同的亚型，并可能对治疗产生不同的反应。其中一个区别就是由于直接损伤肺部而发生 ARDS 的患者（继发于肺炎或误吸）和由于全身性损害引起的肺间接损伤（继发于败血症或胰腺炎）的患者。区分直接和间接肺损伤在临床上是否有用目前尚不清楚[70, 71]。一些调查人员研究表明，尽管呼吸系统的总顺应性（包括胸壁）是相似的，但直接肺损伤引起的 ARDS 患者的呼吸系统顺应性与间接肺损伤相比有所降低[72][73]。肺力学的改善可能是直接肺损伤所致 ARDS 的患者采用了肺复张和 PEEP[74, 75]。ARDS 生物标记物的研究表明，直接肺损伤的患者会出现更明显的上皮损伤，而间接肺损伤的患者则是出现内皮损伤[76]。然而，根据目前最大的队列研究数据显示，直接（肺内）和间接（肺外）原因引起肺损伤的患者之间死亡率并没有差异[16]。

使用统计学方法区分 ARDS 亚型可能更具临床应用的潜力。Calfee 等将两项大型临床试验的 ARDS 患者纳入研究，使用潜在类别分析，基于对临床、实验室以及生物标记物指标的测量，发现 ARDS 存在两种不同的亚型[77]。其中一组的特征是高水平的促炎细胞因子，更高的血管加压素使用率，较高的脓毒症患病率和较低的血清碳酸氢盐（高炎症内毒素型）。与低炎症亚型组比较，该组具有更高的死亡率、更长的呼吸机使用天数和器官衰竭天数。最有趣的是，这两组具有相同定义特征的亚型是来自两个独立的、异质的大型队列。区分生物学和临床学上有意义的亚型可能成为改变 ARDS 治疗的潜在方法，可能是未来研究的重点。

诊断

临床标准

自 1967 年，ARDS 诊断标准第一次提出，目前已经建立了多个诊断标准。在 1997 年以前使用到了 Murray 肺损伤评分（Murray Lung Injury Score）等数个标准[78]。而在 1994 年，美国欧洲共识会议（American European Consensus Conference，AECC）发布了新的急性肺损伤（Acute lung injury，ALI）和 ARDS 的临床定义[5]。这些定义最近被修改，修改后的版本被称为柏林定义[79]，目前其已经成为了用于临床诊断和研究 ARDS 的主要诊断工具（图 67-2）。新的修改版本在几个重要方面与既往 AECC 标准有所不同。首先，新定义废除了 ALI，而仅用 ARDS，根据低氧血症的严重程度，将其分为轻度、中度和重度。其次，新版本提出 ARDS 的发生需要有明确的诱因，并在 1 周内出现胸片双肺浸润表现。诊断标准还提出，患者必须接受≥5cmH_2O 的持续气道正压通气；对于轻度 ARDS，这种气道压力可通过无创通气实现。严重程度的诊断是根据低氧血症的程度分为轻度、中度和重度。在所有疑似 ARDS 患者中，应寻找急性肺损伤的潜在原因。在没有识别出潜在原因的情况下，应特别注意由其他原因所导致的肺部浸润病变和低氧血症，如心源性肺水肿。最后，柏林定义认为血管充盈压升高和 ARDS 可以共存；柏林定义中没有要求必须排除心源性肺水肿，除非患者呼吸功能障碍无法完全由 ARDS 危险因素来解释。对于这种情况，可以使用对心脏的客观检查来判断，例如超声心动图或肺动脉导管。

柏林定义的一个潜在使用限制在于需要动脉血气来计算 PaO_2/FiO_2 比率。近期研究表明，SpO_2/FiO_2 比值（通过脉搏血氧仪测量）与 PaO_2/FiO_2 比值之间有很好的相关性[80, 81]，SpO_2/FiO_2 为 235，对应于 PaO_2/FiO_2 为 200，SpO_2/FiO_2 315 与 PaO_2/FiO_2 300 对应。这种相关性仅在 SpO_2 小于 98% 时成立，因为氧合血红蛋白解离曲线在该水平之上是平坦的。由于氧饱和度的测量是非侵入性的，连续测量和使用 SpO_2/FiO_2 比值及 PaO_2/FiO_2 比值可以提高临床医生诊断 ARDS 的能力[82]。但是，SpO_2 尚未纳入 ARDS 的正式定义。

ARDS 与静水压性肺水肿之间的区别可能很困难，并且这些综合征之间存在明显重叠（图 67-3）[83]。一项关于 ARDS 患者以静脉导管为导向的液体管理策略的多中心研究发现，在临床确诊为 ARDS 患者中，29% 患者的 PAOP＞18mmHg，但 97% 的患者心指数是正常或升高的，这表明这些患者并没有心力衰竭的临床表现[84]。其他研究显示，在 ARDS 患者中有相似的比率出现 PAOP 的升高[85]。而且也没有特异

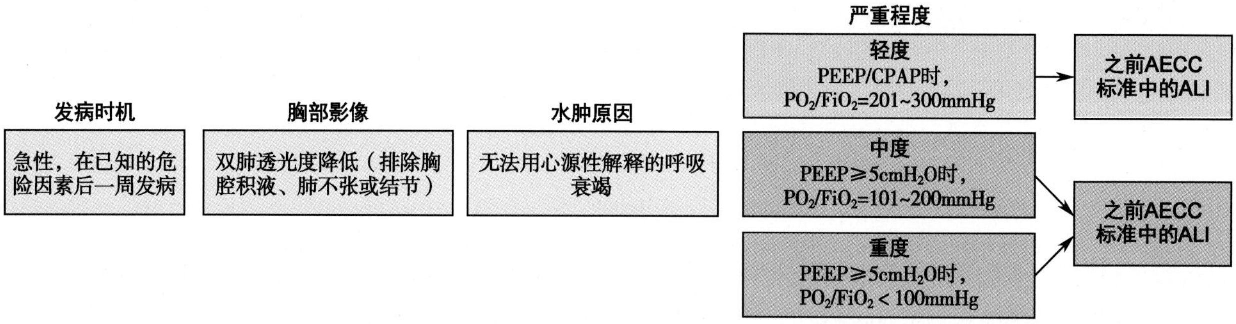

图 67-2 ARDS 柏林定义

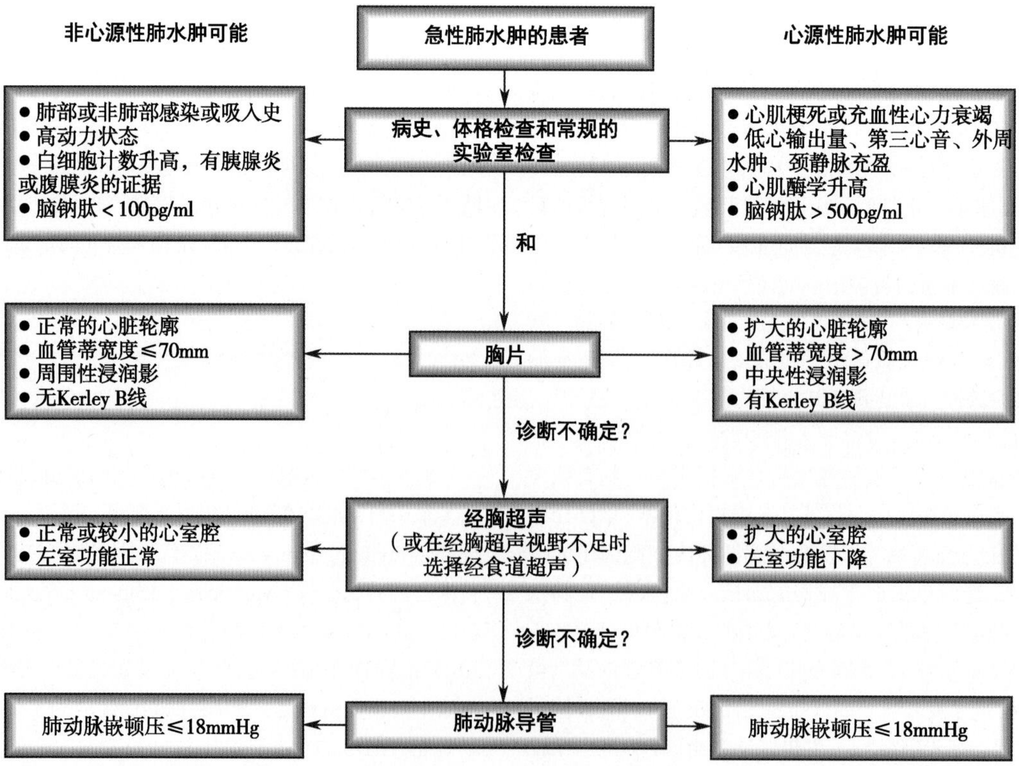

图 67-3 心源性和非心源性肺水肿的鉴别。（资料来源：Ware LB，Matthay MA. Clinical practice. Acute pulmonary edema. N Engl J Med. 2005；353[26]：2788-2796.）

性的临床或实验室研究能够可靠地区别 ARDS 和静水压性肺水肿。一项检测血清 B 型利钠肽水平的研究表明，入院时测量的 BNP 无法可靠地区分静水压性肺水肿和 ARDS。此外，这些患者的 BNP 水平与有创血流动力学测量的结果并不一致[86]。ARDS 患者的 BNP 水平也会升高[87]，但不一定与 PAOP 相关。

尽管 ARDS 定义的标准化对于临床诊断和临床研究都具有巨大价值，但 ARDS 的本质决定任何一种定义都存在缺陷。首先，柏林定义仅基于临床标准，因为目前没有实验室检测能够临床评估是否存在 ARDS。其次，柏林定义没有具体说明多器官功能障碍是否存在，而这是决定预后的重要因素。最后，虽然双肺浸润性病灶的存在对于预后影响大，也是该综合征的重要标志，但 ARDS 的影像结果并无特异性[4, 88]，有多种疾病与 ARDS 相似（表 67-2）[89]。由于这些原因，ARDS 的

表 67-2　ARDS 患者呼吸机参数设置

理想体重的计算（PBW）

- 男性：PBW（kg）= 50 + 0.91［身高（cm）− 152.4］
- 女性：PBW（kg）= 45.5 + 0.91［身高（cm）− 152.4］

通气模式

容量辅助 / 控制通气

潮气量（tidal volume，VT）

- 初始 Vt：6ml/kg（理想体重）
- 每 4 小时和每次 PEEP 或 Vt 改变时测量平台压（Pplat，吸气暂停后 0.5 秒）
- 如果 Pplat > 30cmH_2O，将 Vt 减少至 5ml/kg 或 4ml/kg
- 如果 Pplat < 25cmH_20 和 Vt < 6ml/kg（理想体重）

呼吸频率（Respiratory rate，RR）

- 随着 Vt 的变化，调整 RR 以维持分钟通气量
- 对 RR 进行后续调整以保持 pH 7.30～7.45，但 RR 不超过 35 次 /min，如果 $PaCO_2$ < 25mmHg，则不要增加设定的呼吸频率

吸呼比

可接受范围为 1∶1～1∶3（无反比通气）

FiO_2、PEEP 和动脉氧合

以下述的 PEEP/FiO_2 组合维持 PaO_2 = 55～80mmHg 或 SpO_2 = 88%～95%：

FiO_2	0.3～0.4	0.4	0.5	0.6	0.7	0.8	0.9	1
PEEP	5～8	8～14	8～16	10～20	10～20	14～22	16～22	18～25

酸中毒的管理

- 如果 pH < 7.30，则增加 RR 直至 pH ≥ 7.30 或 RR = 35 次 /min
- 如果 pH < 7.30 同时 RR = 35 次 /min，考虑输注碳酸氢钠
- 如果 pH < 7.15，则增加 Vt（Pplat 可能超过 30cmH_2O）

碱中毒的管理

如果 pH > 7.45 并且患者未触发通气，可考虑降低设置的呼吸频率，但不低于 6 次 /min

液体管理

- 一旦患者休克已纠正，则应采用限制性液体管理策略
- 使用利尿剂或中心静脉压（CVP）< 4 或肺动脉楔压（PAOP）< 8

脱离呼吸机

- 每日中断镇静
- 每日自主呼吸试验筛查（SBT）
- SBT 时满足下述所有标准：
  （a）FiO_2 < 0.40 和 PEEP < 8cmH_2O
  （b）未使用肌松剂
  （c）患者清醒并能遵循指令
  （d）收缩压 > 90mmHg，无血管升压药维持
  （e）患者气管分泌物很少，有良好的咳嗽和呕吐反射

自主呼吸试验

- 压力支持水平 5mmHg 同时 PEEP = 5mmHg 或使用 T 形管
- 监测 HR、RR、氧饱和度 30～90 分钟
- 如果没有窘迫的表现（如心动过速，呼吸急促，躁动，缺氧，大汗）则拔管

诊断不确定性很常见[90]，这也成为及时启动适当治疗手段的主要障碍，并且也是临床医生对于患者未能开展肺保护性通气策略的主要原因之一[91]。

侵入性操作

大多数ARDS患者的最初诊断是临床诊断。诊断ARDS的侵入性操作在临床运用有限，并且风险往往超过受益[92]。在可用的侵入性诊断方法中，支气管镜检查是最常用的。对于没有易感风险和免疫抑制的患者，ARDS的早期阶段可能需要进行支气管镜检查。支气管肺泡灌洗液培养和细胞学检查可以确定肺炎的原因，并且在诊断机会性感染中也特别有用。ARDS肺泡灌洗液通常以中性粒细胞为主，并且可能存在弥漫性肺泡出血的证据。细胞学检查可用于确认是否存在弥漫性肺泡损伤[93]，但对于如急性嗜酸性粒细胞性肺炎、肺泡蛋白沉积症、弥漫性肺泡出血或机会感染等疾病目前很少有其他可替代、治疗性的方法用于诊断。

过去，开胸肺活检更常用于诊断。但有趣的是，肺组织学的异常程度与肺功能测量的最终结果无关[94]。开胸或胸腔镜肺活检对于诊断不确定且病因不明的某些病例可能仍然有用。尽管开胸肺活检可以提供导致治疗方法改变的结果，但已发表的荟萃分析表明，22%的患者会发生术后并发症[95]。一些病理学研究表明，活检或尸检可以鉴别需要特异性治疗的疑诊疾病，如粟粒性肺结核、肺芽生菌病、曲霉菌病或闭塞性细支气管炎伴机化性肺炎，这些疾病占40%～60%[96-98]；然而，这些研究的适用性可能因其回顾性病例研究而受限。现有研究的荟萃分析发现，开胸肺活检改变了73%病例的治疗策略[95]，导致治疗策略改变的活检结果可能与更好的生存率有关[99]。

重症医学的医生除了熟悉ARDS的柏林定义之外，还应该意识到ARDS也被其他各种术语所称，其中一些术语主要见于较早的文献，但有些仍然在临床使用。这些术语中较常见的包括成人透明膜病、灌注肺或泵肺、休克肺、呼吸机相关肺损伤和成人呼吸功能不全综合征。再灌注肺水肿、原发移植物功能障碍、原发移植物衰竭和移植肺等这些术语已被用于描述肺移植后即刻发生的ARDS。无论使用何种名称，ARDS都是一种临床综合征，除了潜在的病因（即感染、误吸、创伤等）之外，还具有预后和治疗意义。这一事实并没有减少识别这些根本病因（如果存在）的必要性，如果存在这些病因，仍然需要积极地处理。

临床分期

ARDS早期

柏林定义旨在病程早期（急性期或渗出期）即识别出ARDS患者。临床上，急性期主要表现为肺部影像学的浸润性改变以及突发的肺水肿、低氧血症和呼吸做功的增加。根据定义，影像学的浸润性改变涉及双肺，可呈斑片状或弥漫性密度不均的改变（图67-4），可伴有胸腔积液[100]。胸部CT虽然过去很少应用于临床，但目前已经作为一种检查手段广泛用于确定ARDS患者影像学上浸润性病变的性质。CT提示浸润性改变的分布区域也有多种变化。虽然有些患者CT表现为弥漫性肺泡水肿，但更多的患者表现为肺泡充盈和实变区的局限性病灶，这些局灶性浸润主要出现在重力依赖部位，而非重力依赖部位则相对较少[101-103]。然而，在常规影像图像中正常的区域，通过支气管肺泡灌洗液[104]或FDG-PET[105]成像技术可能都表现为明显的炎症反应。弥漫性浸润病变越严重的患者对肺复张效果可能更好[106]，但CT影像是否有助于指导机械通气的治疗尚不明确。

早期ARDS的低氧血症很难通过吸氧来纠正。ARDS急性期呼吸功的增加是由于肺顺应性下降所致，其原因是肺泡和肺间质水肿伴随气流阻力[107]和呼吸驱动力[108]的增加。尽管偶尔可以通过无创通气或高流量吸氧来治疗患者，但低氧血症和呼吸做功增加的患者通常需要气管插管和机械通气（见下文治疗部分）。

除了低氧血症和呼吸功增加之外，很多ARDS患者也会发生肺血管阻力的增加，从而导致肺动脉高压和急性右心衰竭。院内ARDS患者出现肺动脉高压的比例高达92%[109]。经食管超声心动图发现，中重度ARDS患者即使在小潮气量通气时，仍有22%的患者会出现急性右心衰竭，这与28天死亡率几乎是增加2倍有关[110]。尝试使用血管舒张药物（西地那非）可以降低肺动脉压以治疗肺内分流增加和氧合降低[111]，从而逆转肺动脉高压和右心衰竭。这些研究表明，尽管ARDS患者有肺动脉高压的证据，但在某些情况下，减少血流流向肺部受损严重的区域可能是一种有益的生理反应。

ARDS纤维增殖期

在急性期后，大多数ARDS患者的症状会基本缓解。然而仍有部分患者会发展为纤维性肺泡炎。尽管有证据显示，早在气管插管的第1天，患者的肺泡上皮衬液中就已经发现有细胞外基质的沉积[112]，而且尸检报告也提示一些患者会出现早期纤维化变化[45]，但纤维性肺泡炎通常在患病7～10天后才出现临床表现。肺部影像会出现条索样的模糊影并伴随不断进展的纤维化。而组织学上，肺水肿和中性粒细胞的炎症反应并不明显。在肺部严重的纤维增生过程中，肺泡会被肉芽组织所充填，而肉芽组织由富含胶原蛋白和纤维蛋白的细胞外基质，以及新生血管和增生的间充质细胞所构成[113, 114]。

临床上，纤维增生晚期ARDS的特点是患者需要接受持续高水平PEEP和FiO_2的机械通气治疗。期间患者的肺顺应性可能进一步下降，肺死腔量增加。如果患者在急性期没有出现肺动脉高压，在病程晚期由于肺毛细血管床的闭塞仍会发展为肺动脉高压，并且可能出现右心功能衰竭[115]。疾病的这一阶段可以延长并持续数周，这对于临床医生、患者及其家属来说都是非常失望的，因为肺功能的轻度改善常被

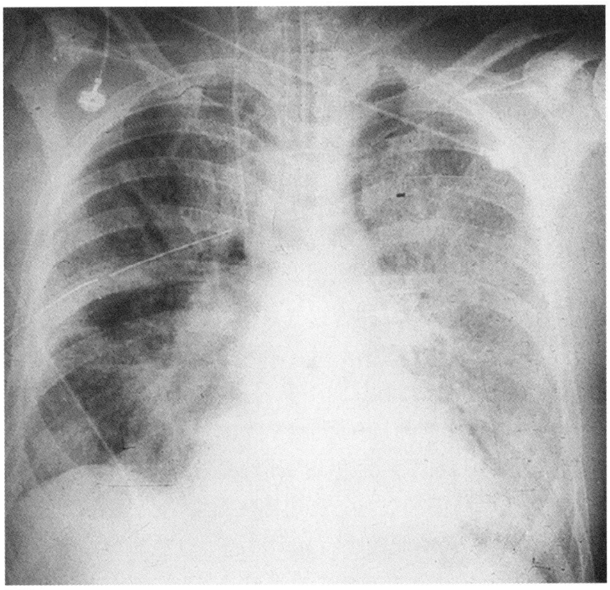

图 67-4 ARDS 患者特征性胸片表现

诸如院内获得性感染和肺外器官功能障碍等新问题所抵消。如果纤维性肺泡炎阶段延长，最终会导致脱机困难。小潮气量通气能提高自主呼吸的天数，因而可能会降低纤维化肺泡炎的发生率。然而，最近一项研究发现，与同期接受大潮气量的患者相比，小潮气量通气患者的肺部会出现更显著的纤维化改变[45]。这一可能的解释是，更好的支持治疗延长了部分严重肺损伤患者的生存期，使得患者有更长的时间发展为纤维化，并在尸检中才被发现。

ARDS 消散期

ARDS 典型缓解的患者，其肺组织切片检查为正常或接近正常的肺组织。ARDS 组织学上病灶的完全吸收，一定意味着 ARDS 各种病程的逆转。肺泡内水肿液的主动吸收是由钠、氯离子载体通过远端气道和肺泡输送回肺间质，并通过淋巴管被清除或重新吸收入脉管系统[116]。水则是通过水通道蛋白顺渗透梯度被动吸收[117]。大多数早期的 ARDS 患者都有肺泡液体转运的障碍，而在肺泡液转运完整的患者中，肺泡上皮液转运越快，预后越好。此外，肺泡内可溶性和不溶性蛋白质也必须被清除。可溶性蛋白质可能通过细胞旁路扩散进入组织间隙被淋巴管清除。不溶性蛋白质则可能被巨噬细胞吞噬或肺泡上皮细胞的胞吞作用和转胞吞作用清除[118]。

裸露的肺泡上皮也必须被修复。Ⅱ型肺泡上皮细胞充当用于重建肺泡上皮的祖细胞。Ⅱ型细胞通过增殖、迁移和分化重新形成一个紧密的Ⅰ型肺泡上皮细胞屏障。炎性细胞的浸润也必须被消除，但其机制尚不明确。中性粒细胞所致炎症的消除可能主要是通过中性粒细胞的凋亡和巨噬细胞的吞噬作用来实现。然而，有报道表明，ARDS 患者肺部中性粒细胞的凋亡会受到损害。肺部纤维化改变的消散同样尚不明确[119]。明显的是，肺泡恢复正常或接近正常结构是需要经过大量重塑过程的。对于晚期纤维化患者，这一过程可能持续数月，ARDS 幸存者直到第一年及以后，异常的肺功能都会持续改善，有时甚至会明显改善。（见下文）[120, 121]。

治疗

标准支持治疗

随着时间的推移，ARDS 死亡率的逐渐下降可能是得益于标准支持疗法的改善[122, 123]。虽然有关支持性治疗所有细节方面的讨论已超出了本章的范畴，但仍要考虑如下几个方面。

发病诱因的治疗

首先，最重要的是应该寻找引起 ARDS 的根本原因。对任何突发的感染（如肺炎或脓毒血症），适当的治疗对于提高患者存活率至关重要。在免疫功能低下的患者中，为寻找机会性感染的证据，可能需要进行包括支气管镜检查在内的侵入性操作。对于脓毒症和不明原因的 ARDS 患者，应考虑是否来源于腹腔内病变。对于腹腔病变导致的脓毒症患者，及时的手术治疗会有更好的预后[124]。而在某些患者中，肺损伤的原因并不是特别容易被识别或治疗，比如胃内容物吸入。

液体和血流动力学的管理

以往，危重病患者和 ARDS 患者会安置肺动脉漂浮导管（pulmonary artery catheter，PAC）来实现对液体和血流动力学的管理。欧洲一项有关 ARDS 患者的大型随机试验发现[125]，PAC 组与非 PAC 组的临床结局并无差异，这表明在 ARDS 患者中常规使用 PAC 是没有益处的，除非在某些特定情况下以 PAC 为导向进行治疗。在特定液体管理的背景下，ARDS 协作网在检验 PAC 价值的研究中发现，对于指导 ARDS 患者的液体管理，PAC 并不优于中心静脉导管，并且不改善患者的预后[84]。有研究者提出，通过大量液体复苏、正性肌力药物以提高氧输送水平可以改善 ARDS 患者的临床结局。然而，现已证实，提高氧输送水平对 ARDS 患者并无益处[126, 127]。

数十年来，ARDS 患者的最佳液体管理策略颇有争议。开放性液体策略的支持者认为，增加循环容量可保证终末器官的灌注，避免患者出现肺外器官的衰竭。而血管内容量的减少可能对心输出量和组织灌注产生不利影响，这些因素可能导致多系统器官衰竭。这种考虑不无道理，因为 ARDS 患者的死亡常常是由于非肺源性因素，包括其他器官的衰竭。另一部分人则支持保守的液体策略，通过试图减少循环容量以减少肺水肿形成的驱动力[128, 129]。在肺损伤的实验模型中，左心房压力降低与肺水肿形成减少相关。但支持这种说法的临床证据却有限[130-133]。两种理论僵持不下，因此 ARDS 协作网开展了一项大型、多中心、随机对照试验，比较中心静脉导管和肺动脉导管在 ARDS 患者液体管理中的指导作用[84]。当患者休克一旦纠正后，即被随机分配至开放性液体组或保守性液体组。前者每天平均产生1L的液体正平衡，后者则通过积极使用利尿剂使目标CVP<4或PAOP<8，从而使第7天的液体累积量为0。尽管研究的主要结局指标60天死亡率没有差异，但保守组患者在没有额外器官衰竭的情况下，氧合得到改善，无机械通气时间显著增加。在这项研究中，治疗是否以中心静脉压（通过中心静脉导管）或肺动脉楔压（通过肺动脉导管）为指导并不重要[134]。

尽管有研究结果支持对ARDS患者实行保守的液体管理策略，但ARDS血流动力学治疗的合适目标仍然存在很大的不确定性。目前推荐的策略是通过测量尿量、其他器官灌注和代谢性酸碱状态来达到维持足够组织灌注的最低血管内容量，并利用中心静脉压监测来指导治疗。如果器官灌注不能在足够的血管内容量情况下维持，则应使用血管升压药和（或）正性肌力药来恢复终末器官的灌注[115]。现有证据不支持使用一种特定的或联合使用血管升压药。一旦休克纠正，患者就应采用保守液体管理策略，目标是在ICU期间保持CVP<4，以使患者的体液平衡净值为0。

营养支持

ARDS患者的标准支持治疗包括提供充足的营养支持。肠内途径优于肠外途径，并且能减少感染相关并发症[135]。肠内喂养也可能有其他益处。实验表明，肠内喂养的缺乏会促进肠道细菌移位[136]。与接受肠内营养的健康受试者相比，接受肠外营养的受试者其循环中肿瘤坏死因子（tumor necrosis factor，TNF）-α、胰高血糖素和肾上腺素水平会增加，并且会增加发热反应[137]。

所有危重患者的营养支持目标包括：根据其新陈代谢水平提供足够的营养，以及治疗和预防其微量或常量营养素的缺乏[138]。目前尚不清楚特定的膳食成分是否对ARDS患者是有益的。许多危重症领域研究者试图通过组合多种营养素如ω-3脂肪酸、核糖核酸、精氨酸和谷氨酰胺进行饮食控制来调节免疫功能。针对这些试验进行的荟萃分析表明，在降低感染发生率方面是有益，但并不降低总体死亡率[139]。然而，一项针对ARDS患者补充ω-3脂肪酸和抗氧化剂的大型、多中心、随机、安慰剂对照研究[140]，在研究早期即被数据安全监察委员会叫停，因为补充ω-3脂肪酸的患者出现死亡率增加的趋势。采用高脂肪、低碳水化合物的饮食方法可以减少急性呼吸衰竭患者的机械通气时间[141]。尽管这种有益效果的机制假定是由呼吸商的降低和二氧化碳生成减少引起的，但危重患者中高呼吸商最常见的原因不是膳食结构，而是简单的过度喂养[138]。一项临床研究将1 000例ARDS患者随机分配到完全性能量供给组与滋养性（10cc/h）肠内喂养组，研究结果并没有显示出两组在死亡率或其他临床结果中存在任何差异[142]。总之，目前仍然没有令人信服的证据支持对ARDS患者实施除标准（肠内）营养支持和避免过度喂食之外的营养支持手段。早期喂养的时机仍是一个悬而未决的问题。

机械通气

肺保护性通气

虽然以往对于ARDS患者潮气量的设置建议为12～15ml/kg，但目前的研究表明小潮气量和限制平台压的通气策略可降低患者的死亡率。2000年，NIH ARDS协作网公布了他们在861例患者中首次进行随机对照多中心临床试验的结果[69]。该试验旨在比较小潮气量（6ml/kg预测体重，平台压力<30cmH_2O）和大潮气量（12ml/kg预测体重，平台压力<50cmH_2O）的通气策略。越来越多的临床和实验证据证明该临床试验的合理性，即大潮气量和高平台压力的通气可能对已损伤的肺是有害的（参见上述病理生理学章节）。在该试验中，12ml/kg组的院内死亡率为40%，6ml/kg组为31%，死亡率降低了22%。在小潮气量组，无机械通气的天数和无器官衰竭的天数也有显著改善。这些研究结果确实具有重要意义，因为之前确实没有针对ARDS的任何特定疗法的大型随机临床试验被证明能改善ARDS患者的死亡率。

目前ARDS患者的推荐治疗策略见表67-3。预测体重是通过测量身高并根据提供的公式来计算的。这是经常被临床医师忽略的关键点：使用实际而非预测的体重可能导致错误的大潮气量和导致患者肺损伤的潜在潮气量，尤其是肥胖患者。最初设定的潮气量应为6ml/预测体重（kg）。有趣的是，6ml/kg预测体重计算出来的潮气量与成人平静状态下自主呼吸的正常潮气量接近。因此，虽然常常提到这个特定的潮气量是小潮气量，实际上它是真正正常的潮气量通气。然而，如果吸气末平台压力>30cmH_2O，那么潮气量必须以1ml/kg逐步减少至最低4ml/kg，患者对该潮气量的通气通常

表67-3 与ARDS类似的疾病

	胸部影像结果	潜在的诊断检查
弥漫性肺泡出血	双肺磨玻璃样改变	支气管镜检查和支气管肺泡灌洗
肺泡蛋白沉积症	肺门和双肺下叶肺泡渗出，呈“蝙蝠翼”状，CT上呈现出“铺路石样”改变	高分辨率CT 支气管镜检查和支气管肺泡灌洗 PAS染色
急性间质性肺炎	双肺磨玻璃样改变，肺间隔增厚，牵拉性支气管扩张	没有确定ARDS的替代原因 开胸或胸腔镜肺活检
隐源性机化性肺炎	双肺渗出性病变，以外周带分布为主，游走性浸润病变	支气管镜检查和经支气管肺活检
特发性肺纤维化急性加重	周围呈磨玻璃改变，双肺基底部纤维化	CT显示为特征性纤维化

PAS：过碘酸-希夫（氏）（染色反应）。

资料来源：Janz DR，Ware LB. Approach to the patient with the acute respiratory distress syndrome. Clin Chest Med 2014；35（4）：685-96.

有良好的耐受性。部分患者可能会发生呼吸叠加或与呼吸机显著不同步的情况，通过增加吸气流速或增加镇静深度通常能够解决这些问题。几项研究表明，与大潮气量相比，小潮气量通气的患者并不需要增加镇静剂的剂量和使用时间，但可能会发生呼吸性酸中毒，但通常无症状[143,144]。通过增加呼吸频率通常足以代偿潮气量的减少，高达 35 次 /min 的呼吸频率也被用于临床试验中。无论哪种通气模式，ARDS 患者偶尔也需要神经肌肉阻滞剂来缓解严重的人机不同步。虽然许多人认为神经肌肉阻滞剂应该用于严重低氧血症的患者，但使用肌松剂可能会增加危重病多发性神经病和肌病的风险。一项随机临床试验显示，在发生严重 ARDS（PaO_2/FiO_2）的前 48 小时内使用苯磺酸顺式阿曲库铵对 28 天死亡率是有益的[145]。

在 ARDS 协作网的规程中，PEEP 和 FiO_2 水平的滴定是根据一组预定值进行设置的（表 67-3）。ARDS 的最佳 PEEP 水平一直存在争议。较高的 PEEP 水平可能有利于预防肺泡萎陷和减少肺泡反复开放和关闭导致的肺损伤。而另一方面，较高的 PEEP 可能导致肺的过度扩张并损害更多的肺部区域。一些研究调查了不同 PEEP 水平对 ARDS 患者的影响[146]。一项由 ARDS 协作网发起的大型多中心试验抽取小潮气量通气的 ARDS 患者随机分为低 PEEP 组（第 1～4 天的平均 PEEP 水平是 8.3 ± 3.2）和高 PEEP 组（第 1～4 天的平均 PEEP 水平是 13.2 ± 3.5）[147]。在本研究中，各组之间在临床结果没有差异，包括无机械通气的天数和死亡率。另外两项关于 PEEP 对 ARDS 影响的研究也有类似结果[148,149]，虽然其中一项研究确实表明应用更高 PEEP 会增加患者的无机械通气和无器官衰竭天数。这些试验均未显示高 PEEP 水平与气压伤显著增加有关。虽然这三项大型研究未显示使用高 PEEP 对所有 ARDS 患者均有益，但可能会有一部分患者会从高 PEEP 中获益。在一项小型试验中，将 PEEP 水平调至每个患者压力容积曲线的低位拐点以上，并联合小潮气量通气的策略会增加 ARDS 患者的死亡率[150]。然而，对所有患者均测量压力容积曲线在临床上并不现实。由于缺乏关于高 PEEP 或低 PEEP 通气策略的可靠数据，目前的建议是将 PEEP 调整在可接受的范围内（表 67-3），在给定的 FiO_2 下实现充足的氧合。

最初在几个小型试验[151-153]和 3 个大型试验[154-156]中研究了俯卧位通气，表明俯卧位通气与患者的氧合改善相关但并没有降低死亡率。亚组分析发现俯卧位通气对严重 ARDS 患者有潜在益处，一项多中心前瞻性随机试验显示严重 ARDS 患者（$PaO_2/FiO_2 < 150$）进行长时间俯卧位通气（> 16h/d），其 28 天死亡率有显著降低[157]。根据该试验结果，对没有俯卧位禁忌证（如颅内压升高、严重咯血、近期胸骨手术、妊娠、新发的深静脉血栓形成或不稳定的骨折）的所有重度 ARDS 患者均应考虑俯卧位通气。

无创通气和高流量吸氧

在 COPD 急性加重期的患者中通过鼻或面罩的无创正压通气（noninvasive ventilation，NIV）能够成功避免气管插管[158]。无创通气常用于 ARDS 的儿科患者[159]，虽然只有一项 50 例患者的随机试验，但研究仍表明 NIV 可以改善氧合，并能避免急性呼吸衰竭患儿的气管插管。但 NIV 在 ARDS 成人患者中的作用尚不清楚。越来越多的小型研究表明，具有压力支持通气和 PEEP 的双水平 NIV 可以减少气管插管的需求，并改善患者的预后[160,161]。然而，目前仍然缺乏大型随机对照试验的数据。此外，大多数 ARDS 患者似乎仍然需要有创机械通气。在一项涉及 2 770 例急性低氧性呼吸衰竭患者的大型多中心研究中，有 354 例患者并未施行气管插管，无创通气失败的患者占 30%，但无创通气失败在 ARDS 患者占到了 51%[162]。NIV 对于因各种原因导致免疫抑制并且罹患院内感染风险最高的患者是最具吸引力的。目前 NIV 在各种急性呼吸衰竭和免疫抑制患者中应用的报道都已得到了令人鼓舞的结果[163-165]。

最近，高流量吸氧作为气管插管的替代方法已经在急性低氧性呼吸衰竭患者中进行了测试[166]。一项涉及 310 例急性呼吸衰竭患者（包括部分 ARDS 患者）的研究发现，与无创或有创机械通气相比，高流量吸氧能增加无呼吸机的天数并降低死亡率。高流量吸氧的一个好处是其可以无创地提供显著的 PEEP 水平。来自大型随机临床研究的数据，对于没有严重氧合障碍、血流动力学不稳定或精神状态改变的 ARDS 患者，可以考虑对这类患者尝试无创通气或高流量吸氧，但需要对患者实施严密的观察，必要时做好气管插管的准备。

药物治疗

ARDS 目前并没有特效的药物治疗方法。在大型随机试验中已经研究了多种治疗策略，包括抗炎策略，表面活性剂，血管舒张剂，新型抗凝剂，抗氧化剂和增强肺水肿消退等策略。在实验和早期临床研究中看似有希望但在大型随机试验中失败的药物还包括早期使用的糖皮质激素[167,168]、抗 TNF 抗体片段[169]、前列地尔[170-172]、表面活性剂[173-175]、酮康唑[176]、N- 乙酰半胱氨酸[177]、丙环司坦[177]、利索茶碱[178]、他汀[179]、沙丁胺醇[180,181]、重组活化蛋白 C[182]和位点灭活重组因子Ⅶa[183]。

一些研究者认为，糖皮质激素虽然对 ARDS 急性期没有帮助，但可能会加速晚期 ARDS 的纤维增生性消退。一项小样本的随机研究（因受困于交叉治疗，安慰剂组只有 4 例患者）表明，糖皮质激素可能对晚期 ARDS 患者有益[184]。该问题在 ARDS 协作网进行的一项随机、多中心研究中得到了解决。该研究对 ARDS 持续 7 天的患者进行了 14 天的甲基强的松龙治疗[185]。与接受安慰剂治疗的患者相比，接受甲基强的松龙治疗的患者增加了 28 天内无休克天数和无呼吸机天数，氧合得到改善，但没有改善生存率，并且可能由于神经肌肉无力而导致更高的再次插管率。鉴于大剂量糖皮质激素在重症患者中使用的安全性，包括增加医院感染或危重病多发性神经病 / 肌病风险的可能以及死亡率无改善，临床不建议常规使用糖皮质激素。

迄今为止，尽管对 ARDS 药物治疗的众多研究结果是令人沮丧的，但正在研究中的新的治疗策略可能对 ARDS 患者的治疗还是有益的。由于已有的 ARDS 药物治疗的失败，因此研究的注意力转向了对 ARDS 的预防和早期治疗，并且一些试验正处于计划阶段或正在进行中。目前正在进行的是基于间充质干细胞[mesenchymal stromal (stem) cells，MSCs]静脉输注治疗 ARDS 的 2 期临床试验。在临床之前的研究中发现，MSCs 在肺部具有多效性保护和修复作用，包括抗炎和抗菌因子的分泌，上皮和内皮生长因子的分泌，以及线粒体的直接转移以恢复受损肺上皮细胞的能量平衡[186]。而另一个研究领域则是加速或促进 ARDS 恢复的策略。此类治疗方法可能是针对增加肺泡液清除速率，调节肺泡上皮细胞修复或调节炎症消退的免疫调控。

挽救性治疗

尽管进行了适当的治疗，但仍有一部分 ARDS 患者会出现严重的难治性低氧血症。针对这类患者的初始治疗包括增加镇静和神经肌肉阻滞剂以维持充足的氧合作用。对于小潮气量通气等常规治疗无效并且持续存在低氧血症的患者，有几种未经证实的救治疗法可以尝试，以改善氧合（表 67-4）。虽然以前主要将其视为一种挽救治疗，但在一项研究中发现俯卧位通气能改善中重度 ARDS 的死亡率[157]，而现在更常用于中 / 重度 ARDS 患者的常规治疗（$PaO_2/FiO_2 < 150$），此外还可用于改善难治性低氧血症的氧合作用。体外膜肺氧合（extracorporeal membrane oxygenation，ECMO）已用于 ARDS 和严重低氧血症患者。在专门的中心，ECMO 已被成功用于治疗严重的 ARDS 患者[187-189]。一项大型临床研究将重症 ARDS 患者随机分配到 ECMO 与常规治疗组，接受 ECMO 治疗的患者能提高 6 个月的存活率[190]，并无残疾发生。在这项研究中，随机分配到 ECMO 的患者被转移到专科中心接受治疗。抵达后，ECMO 组中只有 75% 的患者实际接受了 ECMO 治疗。这项研究的设计使研究结果难以确定转移到专科医疗中心或 ECMO 本身是否会为患者带来益处。虽然这项研究的结果令人鼓舞，但是转移到专业医疗中心的必要性和转移时 25% 的脱落率限制了该研究应用的普遍性；而其他临床试验还在进行中。在 ARDS 患者的几项小型随机试验中，高频振荡通气（high-frequency oscillatory ventilation，HFOV）使严重低氧血症患者的氧合得到改善[191-195]，此治疗用于治疗 ARDS 患者似乎更有希望。然而，在针对严重 ARDS 的两项大型随机临床试验未能显示出 HFOV 的治疗益处[196, 197]，并且其中一项试验中，HFOV 组的死亡率更高[196]。因此，HFOV 只能用于挽救性治疗，并且只能由经验丰富的临床医师实施。其他挽救性治疗包括使用肺血管扩张剂，例如吸入一氧化氮（nitric oxide，NO）或吸入前列环素。在几项吸入 NO 治疗 ARDS 的小型随机临床试验中，虽然没有 1 例显示能改善死亡率，但 NO 的使用确实与氧合的改善有关[198]。吸入前列环素可用于严重难治性 ARDS 的挽救治疗，但目前没有随机试验显示其对死亡率的改善有益处[199]。

表 67-4 ALI 和 ARDS 挽救性治疗总结

挽救性治疗	年份	分期	病例数	评论	参考文献
ECMO	1979	Ⅲ期	90	这项多中心研究显示 ECMO 的使用并没有带来任何益处	241
	2009	Ⅲ期	180	这项大型随机研究显示 ECMO 治疗具有好处；然而，分配到 ECMO 组的患者中有 25% 并没有接受这项治疗，并且急需转移到专科治疗中心，这些原因限制了该项研究的适用性	190
ECCOR	1994	Ⅲ期	40	这种新形式的体外治疗方式并未改善死亡率	204
俯卧位通气	2001	Ⅲ期	304	尽管俯卧位能改善氧合，但对死亡率的改善并无益处	155
	2009	Ⅲ期	342	根据低氧血症的严重程度将患者随机分组，与常规治疗相比，接受 20 小时俯卧位通气的患者 28 天或 6 个月的死亡率并没有降低	156
	2013	Ⅲ期	466	重度 ARDS 患者（$PaO_2/FiO_2 < 150mmHg$）随机分为仰卧位或俯卧位通气（>16h/d）。俯卧通气组患者 28 天死亡率有所改善	157
高频振荡通气（HFOV）	2002	Ⅲ期	148	HFOV 组氧合有改善但死亡率并无差异	191
	2005	Ⅲ期	61	两组之间的任何结果均无显著差异	195
	2013	Ⅲ期	548	HFOV 组具有更高的死亡率和更多的血流动力学的不稳定性	196
	2013	Ⅲ期	795	死亡率无差异	197
吸入一氧化氮	1998	Ⅱ期	177	尽管部分患者吸入一氧化氮后氧合有所改善，但在大型研究中并没有得到任何死亡率改善的益处	242
	1999	Ⅲ期	203		243
	2004	Ⅲ期	385		244

ECMO，体外膜肺氧合；ECCOR，体外 CO_2 清除。

并发症

并发症在任何重症患者中都是很常见的。对所有危重患者的支持性治疗必须警惕对常见并发症的预防和诊断，如肺栓塞、急性心肌梗死，胃肠道出血和院内感染。某些并发症在 ARDS 患者中更为常见，因此值得特别提及。

气压伤

当气体从气道或肺泡进入周围组织时就会发生气压伤，导致气胸、纵隔气肿、肺气肿或皮下气肿（图 67-5）。ARDS 发生气压伤的确切发病率尚不清楚，但似乎在下降。来自保护性通气策略的两项大型随机试验的数据表明，早期气胸的发生率为 12%～13%[200-201]。以往的报道中气胸的发病率更高，可能是使用了大潮气量和高吸气平台压的机械通气的结果[202]。纳入 861 例患者的 NIH ARDS 协作网试验中，无论是在 6ml/kg 还是 12ml/kg 潮气量组，大约有 10% 的患者会出现某种形式的气压伤。此外，在多因素分析中 PEEP 水平是预测气压伤发生的唯一因素[203]。

气压伤的治疗取决于气体的位置。气胸可能会危及生命，特别是张力性气胸，及时诊断和胸腔闭式引流术是必不可少的。任何接受机械通气的 ARDS 患者，当突然出现无法解释的低氧血症、呼吸窘迫或血流动力学恶化时均需要考虑气胸。胸部 X 线片（最好是直立位）通常足以做出该诊断，但在许多情况下可能并没有时间进行这项检查（图 67-5）。纵隔气肿和皮下气肿会引起疼痛，但除镇痛外不需要特殊治疗。空气栓塞是机械通气潜在的致命并发症，偶尔会有 ARDS 患者报道这种并发症[204-206]，并且通常与其他气压伤同时发生。

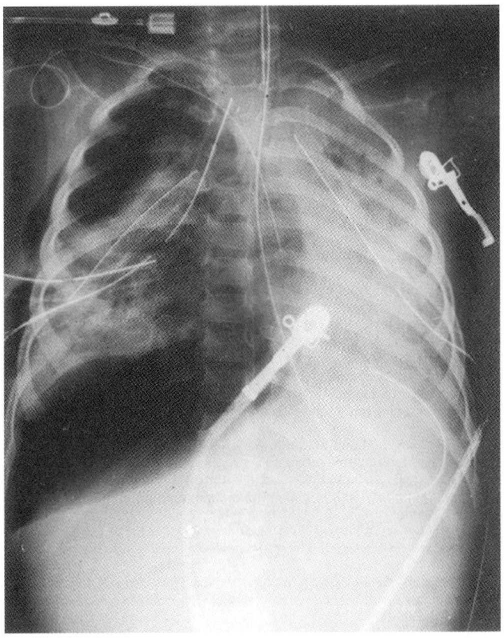

图 67-5 胸部 X 线片显示急性呼吸窘迫综合征患者的张力性气胸

医院内肺炎

ARDS 患者的医院内肺炎发病率难以量化，根据诊断定义和 / 或采用的策略，估计发病率为 15%～60%[207, 208]。关于在机械通气患者中诊断医院内肺炎的适当方法尚未达成共识。由于 ARDS 患者经常死于不受控制的感染，因此识别（虽然特别困难）和治疗医院内肺炎是 ARDS 患者治疗的重要部分。常用于诊断医院内肺炎的临床标准包括发热、白细胞升高、脓性分泌物和肺部浸润病变。然而，这些症状通常在没有医院内肺炎的 ARDS 患者中也经常存在[209]。对 ARDS 死亡患者的尸检研究显示，肺炎的漏诊率很高[210-212]。本文的其他地方将对诊断策略进行深入讨论。无论用于诊断的方法如何，早期、恰当和经验性治疗是医院获得性肺炎的主要治疗方法。初始经验治疗的充分性和及时性是结果的重要决定因素，而这需要对当地的耐药情况有充分的了解。

多器官功能障碍

尽管 ARDS 通常被认为主要累及肺部，但实际上也是一种全身性疾病，ARDS 与脓毒症或 SIRS 有许多相似之处。多器官功能障碍是 ARDS 的常见并发症。器官功能障碍可能独立发生或由 ARDS 的潜在病因引起，如脓毒症。ARDS 中多器官功能障碍的确切发生率难以量化。在小潮气量通气的 ARDS Network 试验中，每位患者的肺外器官功能衰竭的平均数量为 1.8[200]。鉴于多器官衰竭可能同时发生，因此通常很难确定 ARDS 患者的确切死因，患者的存活最终取决于对衰竭器官的成功支持。

神经肌肉无力

ARDS 患者发生长期肌肉无力的风险很高，在肺部浸润病变消退后仍然存在，并且可能使机械通气的脱机和康复复杂化。这种临床综合征通常被称为重症多发性神经病，其神经病和肌病可以共存或单独发生[213]。尽管缺乏前瞻性数据，但有几项研究表明，即使转出 ICU 后长达 5 年，神经肌肉异常在许多危重病的幸存者中仍然存在[121, 214]。在接受糖皮质激素治疗的重症患者中，肌无力的延长最常见。在一项研究中，皮质类固醇的使用被证明是 ICU 获得性肌无力最有力的独立预测因子（OR，14.9；95%CI，3.2～69.8）[215]。在没有令人信服的临床适应证，如存在结缔组织病的情况下，除非有新的临床证据支持糖皮质激素在 ARDS 中的临床应用，否则不应常规使用糖皮质激素。在其他研究中，神经肌肉阻滞剂也存在上述同样的情况。

临床结局和预后

一旦患者发生 ARDS，一些预后因素可以帮助临床医生预测结局。ARDS 患者肺的死腔分数的升高能反映肺微循环的广泛受损及肺微血管血栓和肺血流的区域性差异，并且也是 ARDS 患者死亡的预测因子[216, 217]。尽管死腔分数可能预测死亡率，但在ICU中并不常规应用。鉴于这个原因，目前已经开发出容易获取临床变量的预测模型[218]。除死腔分数外，ARDS患者第4天的液体正平衡也预示死亡率的增加[219]，这也进一步支持对ARDS患者采用限制性液体管理策略[134]。

据报道ARDS患者的死亡率正在逐渐下降[122]，然而，这一发现与回顾性研究中的报道并不一致[220]。在20世纪90年代之前，ARDS临床试验的死亡率为40%～60%[221]。最近的一些单中心研究表明，同一中心ARDS的死亡率会随着时间而下降[222-225]。在20世纪90年代后期，一项纳入了861例ARDS患者的研究中发现，6ml/kg潮气量组的总死亡率为31%，而12ml/kg潮气量组的总死亡率为40%。然而，该研究的死亡率数据可能显著低估了ARDS的整体死亡率，因为有许多重症患者被排除在外，包括晚期肝病、骨髓移植、严重慢性呼吸系统疾病，体表面积超过30%的烧伤或6个月内死亡可能性超过50%的其他潜在疾病。正如在其他研究中观察到的那样，本研究中院内死亡的风险在脓毒症患者中最高（43%），肺炎（36%）或吸入损伤患者（37%）次之，多发伤患者（11%）最低[16]。小潮气量通气策略能有效降低ARDS的全因死亡率[16]。另一项研究表明，ARDS协作网有关小潮气量通气策略的实施与住院死亡率的降低有关[226]。在2012年最新发布的ARDS协作网研究中，ARDS的60天总死亡率为23%[142]。

最近在法国[227]、瑞典[228]、澳大利亚[229]和阿根廷[230]等国开展的多中心研究、试图在观察性和基于人群的研究中定义死亡率和预后变量，而非从临床试验参与者中获得上述指标。在这些研究中发现，死亡率是不定的，从轻度ARDS的32%到中/重度ARDS的58%～60%。与ARDS死亡率独立相关的因素可能会因研究的差异而不同，其中包括年龄、急性生理学评分、PaO_2/FiO_2、器官衰竭或感染性休克、免疫抑制、循环衰竭和慢性肝病[30, 227-230]。另外，两项美国的研究报道中，来自内科ICU的ARDS患者总的死亡率较高（58%）[231, 232]。死亡率与慢性肝病和其他潜在疾病如HIV感染或癌症有关。虽然大多数研究报道了ARDS的短期死亡率，但最近的一项研究审查了ARDS的1年死亡率[233]。在641例ARDS患者的异质组中，1年死亡率显著高于住院死亡率（41% vs 24%; $P<0.000\ 1$）。总之，这些研究表明，尽管ARDS死亡率有所改善，但在基于人群的研究中死亡率仍然很高，短期结局的改善可能并不会反映出长期结局的改善。

在ARDS幸存者中，经常会遭受长期功能障碍、认知功能障碍和社会心理问题[234]。而幸存者的肺功能常常能恢复正常或接近正常。一项有关ARDS 109例幸存者1年随访的报道中[120]，患者的肺容量和肺活量测定在6个月前已经恢复正常。然而，全年的一氧化碳弥散能力持续较低。6分钟的步行距离持续低于12个月，主要是由于肌肉萎缩和虚弱而不是肺功能异常[120]。任何全身性皮质类固醇治疗，ICU住院期间获得的疾病，以及ICU住院期间肺损伤和多器官功能障碍的缓解率是第1年6分钟步行距离的最重要决定因素。据报道，ARD幸存者在ICU出院后2年内与健康相关的生活质量[235]、与肺疾病相关的健康相关的生活质量[236-238]和功能障碍均降低[239]。除了身体和社交难题，ARDS幸存者的抑郁和焦虑率也很高[240]。

（高晓岚 译，刘于红 审校）

参考文献

1. Ashbaugh DG, Bigelow DB, Petty TL, Levine BE. Acute respiratory distress in adults. Lancet 1967;2:319-23.
2. Mahoney AM, Caldwell E, Hudson LD, Rubenfeld GD. Barriers to physician recognition of acute lung injury. Am J Respir Crit Care Med 2003;167:A738.
3. Howard AE, Courtney-Shapiro C, Kelso LA, Goltz M, Morris PE. Comparison of 3 methods of detecting acute respiratory distress syndrome: clinical screening, chart review, and diagnostic coding. Am J Crit Care 2004;13:59-64.
4. Rubenfeld GD, Caldwell E, Granton J, Hudson LD, Matthay MA. Interobserver variability in applying a radiographic definition for ARDS. Chest 1999;116:1347-53.
5. Bernard GR, Artigas A, Brigham KL, Carlet J, Falke K, Hudson L, et al. The American-European Consensus Conference on ARDS. Definitions, mechanisms, relevant outcomes, and clinical trial coordination. Am J Respir Crit Care Med 1994;149:818-24.
6. Rubenfeld GD. Epidemiolgy of acute lung injury. Crit Care Med 2003;31:S276-84.
7. Murray JF, and the staff of the Division of Lung Diseases National Heart Lung and Blood Institute. Mechanisms of acute respiratory failure. Am Rev Respir Dis 1977;115:1071-8.
8. Rubenfeld GD, Caldwell E, Peabody E, Weaver J, Martin DP, Neff M, et al. Incidence and outcomes of acute lung injury. N Engl J Med 2005;353:1685-93.
9. Brun-Buisson C, Minelli C, Bertolini G, Brazzi L, Pimentel J, Lewandowski K, et al. Epidemiology and outcome of acute lung injury in European intensive care units. Intensive Care Med 2004; 30:51-61.
10. Spragg RG, Bernard GR, Checkley W, Curtis JR, Gajic O, Guyatt G, et al. Beyond mortality: future clinical research in acute lung injury. Am J Respir Crit Care Med 2010;181:1121-7.
11. Ciesla DJ, Moore EE, Johnson JL, Cothren CC, Banerjee A, Burch JM, et al. Decreased progression of postinjury lung dysfunction to the acute respiratory distress syndrome and multiple organ failure. Surgery 2006;14:640-7; discussion 7-8.
12. Li G, Malinchoc M, Cartin-Ceba R, Venkata CV, Kor DJ, Peters SG, et al. Eight-year trend of acute respiratory distress syndrome: a population-based study in Olmsted County, Minnesota. Am J Respir Crit Care Med 2011;183:59-66.
13. Villar J, Blanco J, Anon JM, Santos-Bouza A, Blanch L, Ambros A, et al. The ALIEN study: incidence and outcome of acute respiratory distress syndrome in the era of lung protective ventilation. Intensive Care Med 2011;37:1932-41.
14. Pepe PE, Potkin RT, Reus DH, Hudson LD, Carrico CJ. Clinical predictors of the adult respiratory distress syndrome. Amer J Surg 1982;144:124-30.
15. Ferguson ND, Frutos-Vivar F, Esteban A, Gordo F, Honrubia T, Penuelas O, et al. Clinical risk conditions for acute lung injury in the intensive care unit and hospital ward: a prospective observational study. Crit Care 2007;11:R96.
16. Eisner M, Thompson T, Hudson L, Luce J, Hayden D, Schoenfeld D, et al. Efficacy of low tidal volume ventilation in patients with different clinical risk factors for acute lung injury and the acute respiratory distress syndrome. Am J Respir Crit Care Med 2001;164:231-6.
17. Matthay MA, Zimmerman GA, Esmon C, Bhattacharya J, Coller B, Doerschuk CM, et al. Future research directions in acute lung injury: summary of a National Heart, Lung and Blood Institute working group. Am J Respir Crit Care Med 2003;167:1027-35.
18. Angus DC, Linde-Zwirble WT, Lidicker J, Clermont G, Carillo J, Pinsky MR. Epidemiology of severe sepsis in the United States: analysis of incidence, outcome, and associated costs of care. Crit Care Med 2001;29:1303-10.
19. Bernard G, Wheeler AP, Russell JA, Schein R, Sumner WR, Steinberg KP, et al. The effects of ibuprofen on the physiology and survival of patients with sepsis. The Ibuprofen in Sepsis Study Group. N Engl J Med 1997;336:912-18.
20. Hudson LD, Milberg JA, Anardi D, Maunder RJ. Clinical risks for development of the acute respiratory distress syndrome. Am J Respir Crit Care Med 1995;151:293-301.
21. Sheu CC, Gong MN, Zhai R, Bajwa EK, Chen F, Thompson BT, et al. The influence of infection sites on development and mortality of ARDS. Intensive Care Med 2010;36:963-70.
22. Toy P, Gajic O, Bacchetti P, Looney MR, Gropper MA, Hubmayr R, et al. Transfusion-related acute lung injury: incidence and risk factors. Blood 2012;119:1757-67.
23. Moss M, Bucher B, Moore FA, Moore EE, Parsons PE. The role of chronic alcohol abuse in the development of acute respiratory distress syndrome in adults. JAMA 1996;275:50-4.
24. Thakur L, Kojicic M, Thakur SJ, Pieper MS, Kashyap R, Trillo-Alvarez CA, et al. Alcohol consumption and development of acute respiratory distress syndrome: a population-based study. Int J Environ Res Public Health 2009;6:2426-35.
25. Calfee CS, Matthay MA, Kangelaris KN, Siew ED, Janz DR, Bernard GR, et al. Cigarette smoke exposure and the acute respiratory distress syndrome. Crit Care Med 2015;43:1790-7.
26. Calfee CS, Matthay MA, Eisner MD, Benowitz N, Call M, Pittet JF, et al. Active and passive cigarette smoking and acute lung injury after severe blunt trauma. Am J Respir Crit Care Med 2011;183: 1660-5.
27. Towfigh S, Peralta MV, Martin MJ, Salim A, Kelso R, Sohn H, et al. Acute respiratory distress syndrome in nontrauma surgical patients: a 6-year study. J Trauma 2009;67:1239-43.
28. Watson GA, Sperry JL, Rosengart MR, Minei JP, Harbrecht BG, Moore EE, et al. Fresh frozen plasma is independently associated with a higher risk of multiple organ failure and acute respiratory distress syndrome. J Trauma 2009;67:221-7; discussion 8-30.
29. Zilberberg MD, Carter C, Lefebvre P, Raut M, Vekeman F, Duh MS, et al. Red blood cell transfusions and the risk of acute respiratory distress syndrome among the critically ill: a cohort study. Crit Care 2007;11:R63.
30. Khan H, Belsher J, Yilmaz M, Afessa B, Winters JL, Moore SB, et al. Fresh-frozen plasma and platelet transfusions are associated with development of acute lung injury in critically ill medical patients. Chest 2007;131:1308-14.
31. Jeon K, Yoon JW, Suh GY, Kim J, Kim K, Yang M, et al. Risk factors for post-pneumonectomy acute lung injury/acute respiratory distress syndrome in primary lung cancer patients. Anaesth Intensive Care 2009;37:14-19.
32. Frank JA, Nuckton TJ, Matthay MA. Diabetes mellitus: a negative predictor for the development of acute respiratory distress syndrome from septic shock. Crit Care Med 2000;28:2645-6.

33. Moss M, Guidot DM, Steinberg KP, Duhon GF, Treece P, Wolken R, et al. Diabetic patients have a decreased incidence of acute respiratory distress syndrome. Crit Care Med 2000;28:2187-92.
34. Gu WJ, Wan YD, Tie HT, Kan QC, Sun TW. Risk of acute lung injury/acute respiratory distress syndrome in critically ill adult patients with pre-existing diabetes: a meta-analysis. PLOS ONE 2014;9:e90426.
35. Matthay MA, Ware LB, Zimmerman GA. The acute respiratory distress syndrome. J Clin Invest 2012;122:2731-40.
36. Tomashefski JF. Pulmonary pathology of acute respiratory distress syndrome. Clin Chest Med 2000;21:435-66.
37. Albertine KH, Soulier MF, Wang Z, Ishizaka A, Hashimoto S, Zimmerman GA, et al. Fas and fas ligand are up-regulated in pulmonary edema fluid and lung tissue of patients with acute lung injury and the acute respiratory distress syndrome. Am J Pathol 2002;161:1783-96.
38. Lee KS, Choi YH, Kim YS, Baik SH, Oh YJ, Sheen SS, et al. Evaluation of bronchoalveolar lavage fluid from ARDS patients with regard to apoptosis. Respir Med 2008;102:464-9.
39. Bachofen M, Weibel ER. Structural alterations of lung parenchyma in the adult respiratory distress syndrome. Clin Chest Med 1982;3:35-56.
40. Bachofen M, Weibel ER. Alterations of the gas exchange apparatus in adult respiratory insufficiency associated with septicemia. Am Rev Respir Dis 1977;116:589-615.
41. Ware LB, Matthay MA. Alveolar fluid clearance is impaired in the majority of patients with acute lung injury and the acute respiratory distress syndrome. Am J Respir Crit Care Med 2001;163:1376-83.
42. Matthay MA, Wiener-Kronish JP. Intact epithelial barrier function is critical for the resolution of alveolar edema in humans. Am Rev Respir Dis 1990;142:1250-7.
43. Sprung C, Rackow E, Fein I, Jacob A, Isikoff S. The spectrum of pulmonary edema: differentiation of cardiogenic intermediate and noncardiogenic forms of pulmonary edema. Am Rev Respir Dis 1981;124:718-22.
44. Fein A, Grossman RF, Jones JG, Overland E, Pitts L, Murray JF, et al. The value of edema protein measurements in patients with pulmonary edema. Am J Med 1979;67:32-9.
45. Thille AW, Esteban A, Fernandez-Segoviano P, Rodriguez JM, Aramburu JA, Vargas-Errazuriz P, et al. Chronology of histological lesions in acute respiratory distress syndrome with diffuse alveolar damage: a prospective cohort study of clinical autopsies. Lancet Respir Med 2013;1:395-401.
46. Lee WL, Downey GP. Neutrophil activation and acute lung injury. Curr Opin Crit Care 2001;7:1-7.
47. Yildiz C, Palaniyar N, Otulakowski G, Khan MA, Post M, Kuebler WM, et al. Mechanical ventilation induces neutrophil extracellular trap formation. Anesthesiology 2015;122:864-75.
48. Sayah DM, Mallavia B, Liu F, Ortiz-Munoz G, Caudrillier A, DerHovanessian A, et al. Neutrophil extracellular traps are pathogenic in primary graft dysfunction after lung transplantation. Am J Respir Crit Care Med 2015;191:455-63.
49. Aggarwal NR, King LS, D'Alessio FR. Diverse macrophage populations mediate acute lung inflammation and resolution. Am J Physiol Lung Cell Mol Physiol 2014;306:L709-25.
50. Gregory TJ, Longmore WJ, Moxley MA, Whitsett JA, Reed CR, Fowler AAI, et al. Surfactant chemical composition and biophysical activity in acute respiratory distress syndrome. J Clin Invest 1991;88:1976-81.
51. Lewis JF, Jobe AH. Surfactant and the adult respiratory distress syndrome. Am Rev Respir Dis 1993;147:218-33.
52. Cheng IW, Ware LB, Greene KE, Nuckton TJ, Eisner MD, Matthay MA. Prognostic value of surfactant proteins A and D in patients with acute lung injury. Crit Care Med 2003;31:20-7.
53. Greene KE, Wright JR, Steinberg KP, Ruzinski JT, Caldwell E, Wong WB, et al. Serial changes in surfactant-associated proteins in lung and serum before and after onset of ARDS. Am J Respir Crit Care Med 1999;160:1843-50.
54. Gunther A, Ruppert C, Schmidt R, Markart P, Grimminger F, Walmrath D, et al. Surfactant alteration and replacement in acute respiratory distress syndrome. Respir Res 2001;2:353-64.
55. Abraham E. Coagulation abnormalities in acute lung injury and sepsis. Am J Respir Cell Mol Biol 2000;22:401-4.
56. Idell S. Anticoagulants for acute respiratory distress syndrome: can they work? Am J Respir Crit Care Med 2001;164:517-20.
57. Bastarache JA, Wang L, Geiser T, Wang Z, Albertine KH, Matthay MA, et al. The alveolar epithelium can initiate the extrinsic coagulation cascade through expression of tissue factor. Thorax 2007;62:608-16.
58. Bastarache JA, Fremont RD, Kropski JA, Bossert FR, Ware LB. Procoagulant alveolar microparticles in the lungs of patients with acute respiratory distress syndrome. Am J Physiol Lung Cell Mol Physiol 2009;297:L1035-41.
59. Wang L, Bastarache JA, Wickersham N, Fang X, Matthay MA, Ware LB. Novel role of the human alveolar epithelium in regulating intra-alveolar coagulation. Am J Respir Cell Mol Biol 2007;36:497-503.
60. Prabhakaran P, Ware L, White K, Cross M, Matthay M, Olman M. Elevated levels of plasminogen activator inhibitor-1 in pulmonary edema fluid are associated with mortality in acute lung injury. Am J Physiol Lung Cell Mol Physiol 2003;285:L20-L8.
61. Bowler RW, Velsor LW, Duda B, Chan ED, Abraham E, Ware LB, et al. Pulmonary edema fluid anti-oxidants are depressed in acute lung injury. Crit Care Med 2003;31:2309-15.
62. Chabot F, Mitchell JA, Gutteridge JMC, Evans TW. Reactive oxygen species in acute lung injury. Eur Respir J 1998;11:745-57.
63. Webb HH, Tierney DF. Experimental pulmonary edema due to intermittent positive pressure ventilation with high inflation pressures. Protection by positive end expiratory pressure. Am Rev Respir Dis 1974;110:556-65.
64. Determann RM, Royakkers A, Wolthuis EK, Vlaar AP, Choi G, Paulus F, et al. Ventilation with lower tidal volumes as compared with conventional tidal volumes for patients without acute lung injury: a preventive randomized controlled trial. Crit Care 2010;14:R1.
65. Dreyfuss D, Soler P, Basset G, Saumon G. High inflation pressure pulmonary edema. Respective effects of high airway pressure, high tidal volume, and positive end-expiratory pressure. Am Rev Respir Dis 1988;137:1159-64.
66. Parker JC, Townsley MI, Rippe B, Taylor AE, Thigpen J. Increased microvascular permeability in dog lungs due to high peak airway pressure. J Appl Physiol 1984;57:1809-16.
67. Slutsky AS, Tremblay LN. Multiple system organ failure: is mechanical ventilation a contributing factor. Am J Respir Crit Care Med 1998;157:1721-5.
68. Ranieri VM, Suter PM, Tortorella C, De Tullio R, Dayer JM, Brienza A, et al. Effect of mechanical ventilation on inflammatory mediators in patients with acute respiratory distress syndrome. JAMA 1999;282:54-61.
69. The ARDS Network. Ventilation with lower tidal volumes as compared with traditional tidal volumes for acute lung injury and the acute respiratory distress syndrome. N Engl J Med 2000;342:1301-8.
70. Callister ME, Evans TW. Pulmonary versus extrapulmonary acute respiratory distress syndrome: different diseases or just a useful concept? Curr Opin Crit Care 2002;8:21-5.
71. Shaver CM, Bastarache JA. Clinical and biological heterogeneity in acute respiratory distress syndrome: direct versus indirect lung injury. Clin Chest Med 2014;35:639-53.
72. Rouby JJ, Puybasset L, Cluzel P, Richecoeur J, Lu Q, Grenier P. Regional distribution of gas and tissue in acute respiratory distress syndrome. II. Physiological correlations and definition of an ARDS severity score. CT Scan ARDS Study Group. Intesive Care Med 2000;26:1046-56.
73. Gattinoni L, Pelosi P, Suter PM, Pedoto A, Vercesi P, Lissoni A. Acute respiratory distress syndrome caused by pulmonary and extrapulmonary disease. Different syndromes? Am J Respir Crit Care Med 1998;158:3-11.
74. Pelosi P, Caironi P, Gattinoni L. Pulmonary and extrapulmonary forms of acute respiratory distress syndrome. Semin Respir Crit Care Med 2001;22:259-68.
75. Lim CM, Jung H, Koh Y, Lee JS, Shim TS, Lee SD, et al. Effect of alveolar recruitment maneuver in early acute respiratory distress syndrome according to antiderecruitment strategy, etiological category of diffuse lung injury, and body position of the patient. Crit Care Med 2003;31:411-18.
76. Calfee CS, Janz DR, Bernard GR, May AK, Kangelaris KN, Matthay MA, et al. Distinct molecular phenotypes of direct versus indirect ARDS in single and multi-center studies. Chest 2015;147:1539-48.
77. Calfee CS, Delucchi K, Parsons PE, Thompson BT, Ware LB, Matthay MA, et al. Subphenotypes in acute respiratory distress syndrome: latent class analysis of data from two randomised controlled trials. Lancet Resp Med 2014;2:611-20.
78. Murray JF, Matthay MA, Luce JM, Flick MR. An expanded definition of the adult respiratory distress syndrome. Am Rev Respir Dis 1988;138:720-3.
79. Ranieri VM, Rubenfeld GD, Thompson BT, Ferguson ND, Caldwell E, Fan E, et al. Acute respiratory distress syndrome: the Berlin definition. JAMA 2012;307:2526-33.
80. Pandharipande PP, Shintani AK, Hagerman HE, St Jacques PJ, Rice TW, Sanders NW, et al. Derivation and validation of Spo2/Fio2 ratio to impute for Pao2/Fio2 ratio in the respiratory component of the Sequential Organ Failure Assessment score. Crit Care Med 2009;37:1317-21.
81. Rice TW, Wheeler AP, Bernard GR, Hayden DL, Schoenfeld DA, Ware LB. Comparison of the SpO2/FiO2 ratio and the PaO2/FiO2 ratio in patients with acute lung injury or acute respiratory distress syndrome. Chest 2007;132:410-7.
82. Chen W, Janz DR, Shaver CM, Bernard GR, Bastarache JA, Ware LB. Clinical characteristics and outcomes are similar in ARDS diagnosed by SpO2/FiO2 ratio compared with PaO2/FiO2 ratio. Chest 2015.
83. Ware LB, Matthay MA. Clinical practice. Acute pulmonary edema. N Engl J Med 2005;353:2788-96.
84. Wheeler AP, Bernard GR, Thompson BT, Schoenfeld D, Wiedemann HP, deBoisblanc B, et al. Pulmonary-artery versus central venous catheter to guide treatment of acute lung injury. N Engl J Med 2006;354:2213-24.
85. Ferguson ND, Meade MO, Hallett DC, Stewart TE. High values of the pulmonary artery wedge pressure in patients with acute lung injury and acute respiratory distress syndrome. Intensive Care Med 2002;28:1073-7.
86. Levitt JE, Vinayak AG, Gehlbach BK, Pohlman A, Van Cleve W, Hall JB, et al. Diagnostic utility of B-type natriuretic peptide in critically ill patients with pulmonary edema: a prospective cohort study. Crit Care 2008;12:R3.
87. Determann RM, Royakkers AA, Schaefers J, de Boer AM, Binnekade JM, van Straalen JP, et al. Serum levels of N-terminal proB-type natriuretic peptide in mechanically ventilated critically ill patients–relation to tidal volume size and development of acute respiratory distress syndrome. BMC Pulm Med 2013;13:42.
88. Meade MO, Cook RJ, Guyatt GH, Groll R, Kachura JR, Bedard M, et al. Interobserver variation in interpreting chest radiographs for the diagnosis of acute respiratory distress syndrome. Am J Respir Crit Care Med 2000;161:85-90.
89. Janz DR, Ware LB. Approach to the patient with the acute respiratory distress syndrome. Clin Chest Med 2014;35:685-96.
90. Ferguson ND, Frutos-Vivar F, Esteban A, Fernandez-Segoviano P, Aramburu JA, Najera L, et al. Acute respiratory distress syndrome: underrecognition by clinicians and diagnostic accuracy of three clinical definitions. Crit Care Med 2005;33:2228-34.
91. Mikkelsen ME, Dedhiya PM, Kalhan R, Gallop RJ, Lanken PN, Fuchs BD. Potential reasons why physicians underuse lung-protective ventilation: a retrospective cohort study using physician documentation. Respir Care 2008;53:455-61.
92. Sanchez JF, Ghamande SA, Midturi JK, Arroliga AC. Invasive diagnostic strategies in immunosuppressed patients with acute respiratory distress syndrome. Clin Chest Med 2014;35:697-712.
93. Beskow CO, Drachenberg CB, Bourquin PM, Britt EJ, Simsir A, Gunev I, et al. Diffuse alveolar damage. Morphologic features in bronchoalveolar lavage fluid. Acta Cytol 2000;44:640-6.
94. Suchyta MR, Elliott CG, Colby T, Rasmusson BY, Morris AH, Jensen RL. Open lung biopsy does not correlate with pulmonary function after the adult respiratory distress syndrome. Chest 1991;99:1232-7.
95. Libby LJ, Gelbman BD, Altorki NK, Christos PJ, Libby DM. Surgical lung biopsy in adult respiratory distress syndrome: a meta-analysis. Ann Thorac Surg 2014;98:1254-60.
96. de Hemptinne Q, Remmelink M, Brimioulle S, Salmon I, Vincent JL. ARDS: a clinicopathological confrontation. Chest 2009;135:944-9.
97. Kao KC, Tsai YH, Wu YK, Chen NH, Hsieh MJ, Huang SF, et al. Open lung biopsy in early-stage acute respiratory distress syndrome. Crit Care 2006;10:R106.
98. Patel SR, Karmpaliotis D, Ayas NT, Mark EJ, Wain J, Thompson BT, et al. The role of open-lung biopsy in ARDS. Chest 2004;125:197-202.
99. Papazian L, Doddoli C, Chetaille B, Gernez Y, Thirion X, Roch A, et al. A contributive result of open-lung biopsy improves survival in acute respiratory distress syndrome patients. Crit Care Med 2007;35:755-62.
100. Wiener-Kronish JP, Matthay MA. Pleural effusions associated with hydrostatic and increased permeability pulmonary edema. Chest 1988;93:852-8.
101. Gattinoni L, Bombino M, Pelosi P, Lissoni A, Pesenti A, Fumagalli R, et al. Lung structure and function in different stages of severe adult respiratory distress syndrome. JAMA 1994;271:1772-9.
102. Goodman LR. Congestive heart failure and adult respiratory distress syndrome. New insights using computed tomography. Radiol Clin N Amer 1996;34:33-46.
103. Maunder RJ, Shuman WP, McHugh JW, Marglin SI, Butler J. Preservation of normal lung regions in the adult respiratory distress syndrome: analysis by computed tomography. JAMA 1986;255:2463-5.
104. Pittet JF, MacKersie RC, Martin TR, Matthay MA. Biological markers of acute lung injury: prognostic and pathogenetic significance. Am J Respir Crit Care Med 1997;155:1187-205.
105. Rodrigues RS, Miller PR, Bozza FA, Marchiori E, Zimmerman GA, Hoffman JM, et al. FDG-PET in patients at risk for acute respiratory distress syndrome: a preliminary report. Intensive Care Med 2008;34:2273-8.
106. Constantin JM, Grasso S, Chanques G, Aufort S, Futier E, Sebbane M, et al. Lung morphology predicts response to recruitment maneuver in patients with acute respiratory distress syndrome. Crit Care Med 2010;38:1108-17.
107. Wright PE, Bernard GR. The role of airflow resistance in patients with the adult respiratory distress syndrome. Am Rev Respir Dis 1989;139:1169-74.
108. Kallet RH, Hemphill JC, 3rd, Dicker RA, Alonso JA, Campbell AR, Mackersie RC, et al. The spontaneous breathing pattern and work of breathing of patients with acute respiratory distress syndrome and acute lung injury. Respir Care 2007;52:989-95.
109. Beiderlinden M, Kuehl H, Boes T, Peters J. Prevalence of pulmonary hypertension associated with severe acute respiratory distress syndrome: predictive value of computed tomography. Intensive Care Med 2006;32:852-7.
110. Boissier F, Katsahian S, Razazi K, Thille AW, Roche-Campo F, Leon R, et al. Prevalence and prognosis of cor pulmonale during protective ventilation for acute respiratory distress syndrome. Intensive Care Med 2013;39:1725-33.
111. Cornet AD, Hofstra JJ, Swart EL, Girbes AR, Juffermans NP. Sildenafil attenuates pulmonary arterial pressure but does not improve oxygenation during ARDS. Intensive Care Med 2010;36:758-64.
112. Chesnutt AN, Matthay MA, Tibayan FA, Clark JG. Early detection of type III procollagen peptide in acute lung injury. Am J Respir Crit Care Med 1997;156:840-5.
113. Raghu G, Striker LJ, Hudson LD, Striker GE. Extracellular matrix in normal and fibrotic human lungs. Am Rev Respir Dis 1985;131:281-9.
114. Bitterman PB. Pathogenesis of fibrosis in acute lung injury. Am J Med 1992;92:39S-43S.
115. Matthay MA, Broaddus VC. Fluid and hemodynamic management in acute lung injury. Semin Respir Crit Care Med 1994;15:271-88.
116. Matthay MA, Folkesson HG, Clerici C. Lung epithelial fluid transport and the resolution of pulmonary edema. Physiol Rev 2002;82:569-600.
117. Dobbs LG, Gonzalez R, Matthay MA, Carter EP, Allen L, Verkman AS. Highly water-permeable type I alveolar epithelial cells confer high water permeability between the airspace and vasculature in rat lung. Proc Natl Acad Sci USA 1998;95:2991-6.
118. Folkesson HG, Matthay MA, Westrom BR, Kim KJ, Karlsson BW, Hastings RH. Alveolar epithelial clearance of protein. J Appl Physiol 1996;80:1431-45.
119. Matute-Bello G, Liles WC, Radella F, II, Steinberg KP, Ruzinski JT, Jonas M, et al. Neutrophil apoptosis in the acute respiratory distress syndrome. Am J Respir Crit Care Med 1997;156:1969-77.
120. Herridge MS, Cheung AM, Tansey CM, Matte-Martyn A, Diaz-Granados N, Fatma A-S, et al. One-year outcomes in survivors of the acute respiratory distress syndrome. N Engl J Med

2003;348:683-93.
121. Herridge MS, Tansey CM, Matte A, Tomlinson G, Diaz-Granados N, Cooper A, et al. Functional disability 5 years after acute respiratory distress syndrome. N Engl J Med 2011;364:1293-304.
122. Zambon M, Vincent JL. Mortality rates for patients with acute lung injury/ARDS have decreased over time. Chest 2008;133:1120-7.
123. Erickson SE, Martin GS, Davis JL, Matthay MA, Eisner MD. Recent trends in acute lung injury mortality: 1996-2005. Crit Care Med 2009;37:1574-9.
124. Anderson ID, Fearon KC, Grant IS. Laparotomy for abdominal sepsis in the critically ill. Br J Surg 1996;83:535-9.
125. Richard C, Wwarszawski J, Anguel N, Deye N, Combes A, Barnoud D, et al. Early use of the pulmonary artery catheter and outcomes in patients with shock and acute respiratory distress syndrome. JAMA 2003;290:2713-20.
126. Hayes MA, Timmins AC, Yau EHS, Palazzo M, Hinds CJ, Watson D. Elevation of systemic oxygen delivery in the treatment of critically ill patients. N Engl J Med 1994;330:1717-22.
127. Yu M, Levy MM, Smith P, Takiguchi SA, Miyasaki A. Effect of maximizing oxygen delivery on morbidity and mortality rates in critically ill patients: a prospective, randomized, controlled study. Crit Care Med 1993;21:830-8.
128. Prewitt RM, McCarthy J, Wood LDH. Treatment of acute low pressure pulmonary edema in dogs. J Clin Invest 1981;67:409-18.
129. Matthay MA. Function of the alveolar epithelial barrier under pathological conditions. Chest 1994;105:67S-74S.
130. Martin GS, Mangialardi RJ, Wheeler AP, Dupont WD, Morris JA, Bernard GR. Albumin and furosemide therapy in hypoproteinemic patients with acute lung injury. Crit Care Med 2002; 30:2175-82.
131. Mitchell JP, Schuller D, Calandrino FS, Schuster DP. Improved outcome based on fluid management in critically ill patients requiring pulmonary artery catheterization. Am Rev Respir Dis 1992;145: 990-8.
132. Humphrey H, Hall J, Sznajder I, Silverstein M, Wood L. Improved survival in ARDS patients associated with a reduction in pulmonary capillary wedge pressure. Chest 1990;97:1176-80.
133. Simmons RS, Berdine GG, Seidenfeld JJ, Prihoda TJ, Harris GD, Smith JD, et al. Fluid balance and the adult respiratory distress syndrome. Am Rev Respir Dis 1987;135:924-9.
134. Wiedemann HP, Wheeler AP, Bernard GR, Thompson BT, Hayden D, deBoisblanc B, et al. Comparison of two fluid-management strategies in acute lung injury. N Engl J Med 2006;354:2564-75.
135. Heyland DK, Cook DJ, Guyatt GH. Enteral nutrition in the critically ill patients: a critical review of the evidence. Intens Care Med 1993;19:435-42.
136. Alverdy JC, Aoys E, Moss GS. TPN promotes bacterial translocation from the gut. Surgery 1988;104:185-90.
137. Fong Y, Marano MA, Barber A. TPN and bowel rest modify the metabolic response to endotoxins in humans. Ann Surg 1989;210:449-57.
138. Cerra FB, Benitez MR, Blackburn GL, Irwin RS, Jeejeebhoy K, Katz DP, et al. Applied nutrition in ICU patients: a consensus statement of the American College of Chest Physicians. Chest 1997;111: 769-78.
139. Heys SD, Walker LG, Smith I, Eremin O. Enteral nutritional supplementation with key nutrients in patients with critical illness and cancer: a meta-analysis of randomized controlled clinical trials. Ann Surg 1999;229:467-77.
140. Rice TW, Wheeler AP, Thompson BT, deBoisblanc BP, Steingrub J, Rock P, et al. Enteral omega-3 fatty acid, gamma-linolenic acid, and antioxidant supplementation in acute lung injury. JAMA 2011;306:1574-81.
141. al-Saady NM, Blackmore CM, Bennett ED. High fat, low carbohydrate, enteral feeding lowers PaCO2 and reduces the period of ventilation in artificially ventilated patients. Intensive Care Med 1989;15:290-5.
142. Rice TW, Wheeler AP, Thompson BT, Steingrub J, Hite RD, Moss M, et al. Initial trophic vs full enteral feeding in patients with acute lung injury: the EDEN randomized trial. JAMA 2012;307: 795-803.
143. Kahn JM, Andersson L, Karir V, Polissar NL, Neff MJ, Rubenfeld GD. Low tidal volume ventilation does not increase sedation use in patients with acute lung injury. Crit Care Med 2005;33:766-71.
144. Wolthuis EK, Veelo DP, Choi G, Determann RM, Korevaar JC, Spronk PE, et al. Mechanical ventilation with lower tidal volumes does not influence the prescription of opioids or sedatives. Crit Care 2007;11:R77.
145. Papazian L, Forel JM, Gacouin A, Penot-Ragon C, Perrin G, Loundou A, et al. Neuromuscular blockers in early acute respiratory distress syndrome. N Engl J Med 2010;363:1107-16.
146. Briel M, Meade M, Mercat A, Brower RG, Talmor D, Walter SD, et al. Higher vs lower positive end-expiratory pressure in patients with acute lung injury and acute respiratory distress syndrome: systematic review and meta-analysis. JAMA 2010;303:865-73.
147. Brower RG, Lanken PN, MacIntyre N, Matthay MA, Morris A, Ancukiewicz M, et al. Higher versus lower positive end-expiratory pressures in patients with the acute respiratory distress syndrome. N Engl J Med 2004;351:327-36.
148. Meade MO, Cook DJ, Guyatt GH, Slutsky AS, Arabi YM, Cooper DJ, et al. Ventilation strategy using low tidal volumes, recruitment maneuvers, and high positive end-expiratory pressure for acute lung injury and acute respiratory distress syndrome: a randomized controlled trial. JAMA 2008;299: 637-45.
149. Mercat A, Richard JC, Vielle B, Jaber S, Osman D, Diehl JL, et al. Positive end-expiratory pressure setting in adults with acute lung injury and acute respiratory distress syndrome: a randomized controlled trial. JAMA 2008;299:646-55.
150. Amato MB, Barbas CS, Medeiros DM, Magaldi RB, Schettino G, Lorenzi-Filho G, et al. Effect of a protective-ventilation strategy on mortality in the acute respiratory distress syndrome. N Engl J Med 1998;338:347-54.
151. Voggenreiter G, Aufmkolk M, Stiletto RJ, Baacke MG, Waydhas C, Ose C, et al. Prone positioning improves oxygenation in post-traumatic lung injury—a prospective randomized trial. J Trauma 2005;59:333-41; discussion 41-3.
152. Beuret P, Carton MJ, Nourdine K, Kaaki M, Tramoni G, Ducreux JC. Prone position as prevention of lung injury in comatose patients: a prospective, randomized, controlled study. Intensive Care Med 2002;28:564-9.
153. Mancebo J, Fernandez R, Blanch L, Rialp G, Gordo F, Ferrer M, et al. A multicenter trial of prolonged prone ventilation in severe acute respiratory distress syndrome. Am J Respir Crit Care Med 2006;173:1233-9.
154. Guerin C, Gaillard S, Lemasson S, Ayzac L, Girard R, Beuret P, et al. Effects of systematic prone positioning in hypoxemic acute respiratory failure: a randomized controlled trial. JAMA 2004;292: 2379-87.
155. Gattinoni L, Tognoni G, Pesenti A, Taccone P, Mascheroni D, Labarta V, et al. Effect of prone positioning on the survival of patients with acute respiratory failure. N Engl J Med 2001;345: 568-73.
156. Taccone P, Pesenti A, Latini R, Polli F, Vagginelli F, Mietto C, et al. Prone positioning in patients with moderate and severe acute respiratory distress syndrome: a randomized controlled trial. JAMA 2009;302:1977-84.
157. Guerin C, Reignier J, Richard JC, Beuret P, Gacouin A, Boulain T, et al. Prone positioning in severe acute respiratory distress syndrome. N Engl J Med 2013;368:2159-68.
158. Brochard L, Mancebo J, Wysocki M, Lofaso F, Conti G, Rauss A, et al. Noninvasive ventilation for acute exacerbations of chronic obstructive pulmonary disease. N Engl J Med 1995;333:817-22.
159. Randolph AG. Management of acute lung injury and acute respiratory distress syndrome in children. Crit Care Med 2009;37:2448-54.
160. Brochard L. Noninvasive ventilation for acute respiratory failure. JAMA 2002;288:932-5.
161. Antonelli M, Conti G, Esquinas A, Montini L, Maggiore SM, Bello G, et al. A multiple-center survey on the use in clinical practice of noninvasive ventilation as a first-line intervention for acute respiratory distress syndrome. Crit Care Med 2007;35:18-25.
162. Antonelli M, Conti G, Moro ML, Esquinas A, Gonzalez-Diaz G, Confalonieri M, et al. Predictors of failure of noninvasive positive pressure ventilation in patients with acute hypoxemic respiratory failure: a multi-center study. Intensive Care Med 2001;27:1718-28.
163. Antonelli M, Conti G, Bufi M, Costa MG, Lappa A, Rocco M, et al. Noninvasive ventilation for treatment of acute respiratory failure in patients undergoing solid organ transplantation. JAMA 2000;283:235-41.
164. Hilbert G, Gruson D, Vargas F, Valentino R, Chene G, Boiron JM, et al. Noninvasive continuous positive airway pressure in neutropenic patients with acute respiratory failure requiring intensive care unit admission. Crit Care Med 2000;28:3185-90.
165. Hilbert G, Gruson D, Vargas F, Valentino R, Gbikpi-Benissan G, Dupon M, et al. Non-invasive ventilation in immunosuppressed patients with pulmonary infiltrates, fever, and acute respiratory failure. N Engl J Med 2001;344:481-7.
166. Frat JP, Thille AW, Mercat A, Girault C, Ragot S, Perbet S, et al. High-flow oxygen through nasal cannula in acute hypoxemic respiratory failure. N Engl J Med 2015;372:2185-96.
167. Luce JM, Montgomery BA, Marks JD, Turner J, Metz CA, Murray JF. Ineffectiveness of high-dose methylprednisolone in preventing parenchymal lung injury and improving mortality in patients with septic shock. Am Rev Respir Dis 1988;136:62-8.
168. Bernard GR, Luce JM, Sprung CL. High-dose corticosteroids in patients with the adult respiratory distress syndrome. N Engl J Med 1987;317:1565-70.
169. Bernard GR, Francois B, Mira JP, Vincent JL, Dellinger RP, Russell JA, et al. Evaluating the efficacy and safety of two doses of the polyclonal anti-tumor necrosis factor-alpha fragment antibody AZD9773 in adult patients with severe sepsis and/or septic shock: randomized, double-blind, placebo-controlled phase IIb study. Crit Care Med 2014;42:504-11.
170. Abraham E, Baughman R, Fletcher E, Heard S, Lamberti J, Levy H, et al. Liposomal prostaglandin E1 (TLC C-53) in acute respiratory distress syndrome: a controlled, randomized, double-blind, multicenter clinical trial. Crit Care Med 1999;27:1478-85.
171. Bone RC, Slotman G, Maunder R, Silverman H, Hyers TM, Kerstein M. Randomized double-blinded, multicenter study of prostaglandin E1 in patients with adult respiratory distress syndrome. Chest 1989;96:114-9.
172. Meduri GU, Golden E, Freire AX, Taylor E, Zaman M, Carson SJ, et al. Methylprednisolone infusion in early severe ARDS: results of a randomized controlled trial. Chest 2007;131:954-63.
173. Spragg RG, Lewis JF, Wurst W, Hafner D, Baughman RP, Wewers MD, et al. Treatment of acute respiratory distress syndrome with recombinant surfactant protein C surfactant. Am J Respir Crit Care Med 2003;167:1562-6.
174. Anzueto A, Baughman RP, Guntupalli KK, Weg JG, Wiedemann HP, Raventos AA, et al. Aerosolized surfactant in adults with sepsis-induced acute respiratory distress syndrome. N Engl J Med 1996;334:1417-21.
175. Spragg RG, Lewis JF, Walmarath H-D, Johannigman J, Bellingan G, Laterre P-F, et al. Effect of recombinant surfactant protein C-based surfactant on the acute respiratory distress syndrome. N Engl J Med 2004;351:884-92.
176. The Acute Respiratory Distress Syndrome Network. Ketoconazole for early treatment of acute lung injury and acute respiratory distress syndrome: a randomized controlled trial. JAMA 2000;283: 1995-2002.
177. Bernard GR, Wheeler AP, Arons MM, Morris PE, Paz HL, Russell JA, et al. A trial of antioxidants N-acetylcysteine and procysteine in ARDS. Chest 1997;112:164-72.
178. The ARDS Network. Randomized, placebo-controlled trial of lisofylline for early treatment of acute lung injury and acute respiratory distress syndrome. Crit Care Med 2002;30:1-6.
179. National Heart L, Blood Institute ACTN, Truwit JD, Bernard GR, Steingrub J, Matthay MA, et al. Rosuvastatin for sepsis-associated acute respiratory distress syndrome. N Engl J Med 2014;370: 2191-200.
180. Matthay MA, Brower RG, Carson S, Douglas IS, Eisner M, Hite D, et al. Randomized, placebo-controlled clinical trial of an aerosolized beta(2)-agonist for treatment of acute lung injury. Am J Respir Crit Care Med 2011;184:561-8.
181. Gao Smith F, Perkins GD, Gates S, Young D, McAuley DF, Tunnicliffe W, et al. Effect of intravenous beta-2 agonist treatment on clinical outcomes in acute respiratory distress syndrome (BALTI-2): a multicentre, randomised controlled trial. Lancet 2012;379:229-35.
182. Liu KD, Levitt J, Zhuo H, Kallet RH, Brady S, Steingrub J, et al. Randomized clinical trial of activated protein C for the treatment of acute lung injury. Am J Respir Crit Care Med 2008;178:618-23.
183. Vincent JL, Artigas A, Petersen LC, Meyer C. A multicenter, randomized, double-blind, placebo-controlled, dose-escalation trial assessing safety and efficacy of active site inactivated recombinant factor VIIa in subjects with acute lung injury or acute respiratory distress syndrome. Crit Care Med 2009;37:1874-80.
184. Meduri GU, Headley AS, Golden E, Carson SJ, Umberger RA, Kelso T, et al. Effect of prolonged methylprednisolone therapy in unresolving acute respiratory distress syndrome: a randomized controlled trial. JAMA 1998;280:159-65.
185. Steinberg KP, Hudson LD, Goodman RB, Hough CL, Lanken PN, Hyzy R, et al. Efficacy and safety of corticosteroids for persistent acute respiratory distress syndrome. N Engl J Med 2006;354: 1671-84.
186. Matthay MA. Therapeutic potential of mesenchymal stromal cells for acute respiratory distress syndrome. Ann Am Thorac Soc 2015;12(Suppl. 1):S54-7.
187. Hemmila MR, Rowe SA, Boules TN, Miskulin J, McGillicuddy JW, Schuerer DJ, et al. Extracorporeal life support for severe acute respiratory distress syndrome in adults. Ann Surg 2004;240:595-605; discussion 605-7.
188. Peek GJ, Moore HM, Moore N, Sosnowski AW, Firmin RK. Extracorporeal membrane oxygenation for adult respiratory failure. Chest 1997;112:759-64.
189. Lewandowski K, Rossaint R, Pappert D, Gerlach H, Slama KJ, Weidemann H, et al. High survival rate in 122 ARDS patients managed according to a clinical algorithm including extracorporeal membrane oxygenation. Intensive Care Med 1997;23:819-35.
190. Peek GJ, Mugford M, Tiruvoipati R, Wilson A, Allen E, Thalanany MM, et al. Efficacy and economic assessment of conventional ventilatory support versus extracorporeal membrane oxygenation for severe adult respiratory failure (CESAR): a multicentre randomised controlled trial. Lancet 2009;374:1351-63.
191. Derdak S, Mehta S, Stewart T, Smith T, Rogers M, Buchman T, et al. The multicenter oscillatory ventilation for acute respiratory distress syndrome trial (MOAT) study investigators: high-frequency oscillatory ventilation for acute respiratory distress syndrome in adults: a randomized controlled trial. Am J Respir Crit Care Med 2002;166:801-8.
192. Mehta S, Lapinsky SE, Hallett DC, Merker D, Groll RJ, Cooper AB, et al. Prospective trial of high-frequency oscillation in adults with acute respiratory distress syndrome. Crit Care Med 2001;29: 1360-9.
193. Ferguson ND, Chiche JD, Kacmarek RM, Hallett DC, Mehta S, Findlay GP, et al. Combining high-frequency oscillatory ventilation and recruitment maneuvers in adults with early acute respiratory distress syndrome: the Treatment with Oscillation and an Open Lung Strategy (TOOLS) Trial pilot study. Crit Care Med 2005;33:479-86.
194. David M, Weiler N, Heinrichs W, Neumann M, Joost T, Markstaller K, et al. High-frequency oscillatory ventilation in adult acute respiratory distress syndrome. Intensive Care Med 2003;29: 1656-65.
195. Bollen CW, van Well GT, Sherry T, Beale RJ, Shah S, Findlay G, et al. High frequency oscillatory ventilation compared with conventional mechanical ventilation in adult respiratory distress syndrome: a randomized controlled trial [ISRCTN24242669]. Crit Care 2005;9:R430-9.
196. Ferguson ND, Cook DJ, Guyatt GH, Mehta S, Hand L, Austin P, et al. High-frequency oscillation in early acute respiratory distress syndrome. N Engl J Med 2013;368:795-805.
197. Young D, Lamb SE, Shah S, MacKenzie I, Tunnicliffe W, Lall R, et al. High-frequency oscillation for acute respiratory distress syndrome. N Engl J Med 2013;368:806-13.
198. Adhikari NK, Burns KE, Friedrich JO, Granton JT, Cook DJ, Meade MO. Effect of nitric oxide on oxygenation and mortality in acute lung injury: systematic review and meta-analysis. BMJ 2007;334: 779.
199. Searcy RJ, Morales JR, Ferreira JA, Johnson DW. The role of inhaled prostacyclin in treating acute respiratory distress syndrome. Ther Adv Respir Dis 2015;9:302-12.
200. The Acute Respiratory Distress Syndrome Network. Ventilation with lower tidal volumes as compared with traditional tidal volumes for acute lung injury and the acute respiratory distress syndrome. N Engl J Med 2000;342:1301-8.

201. Brochard L, Roudot-Thoraval F, Roupie E, Delclaux C, Chastre J, Fernandez-Mondejar E, et al. Tidal volume reduction for prevention of ventilator-induced lung injury in acute respiratory distress syndrome. Am J Respir Crit Care Med 1998;158:1831-8.
202. Boussarsar M, Thierry G, Jaber S, Roudot-Thoraval F, Lemaire F, Brochard L. Relationship between ventilatory settings and barotrauma in the acute respiratory distress syndrome. Intensive Care Med 2002;28:406-13.
203. Eisner MD, Thompson BT, Schoenfeld D, Anzueto A, Matthay MA, the Acute Respiratory Distress Syndrome Network. Airway pressures and early barotrauma in patients with acute lung injury and acute respiratory distress syndrome. Am J Respir Crit Care Med 2002;165:978-82.
204. Morris AH, Wallace CJ, Menlove RL, Clemmer TP, Orme JFJ, Weaver LK, et al. Randomized clinical trial of pressure-controlled inverse ratio ventilation and extracorporeal CO2 removal for adult respiratory distress syndrome. Am J Respir Crit Care Med 1994;149:295-305.
205. Weaver LK, Morris A. Venous and arterial gas embolism associated with positive pressure ventilation. Chest 1998;113:1132-4.
206. Marini JJ, Culver BH. Sysemic gas embolism complicating mechanical ventilation in the adult repiratory distress syndrome. Ann Intern Med 1989;110:699-703.
207. Chastre J, Trouillet JL, Vuagnat A, Joly-Guillou ML, Clavier H, Dombret MC, et al. Nosocomial pneumonia in patients with acute respiratory distress syndrome. Am J Respir Crit Care Med 1998;157:1165-72.
208. Sutherland KR, Steinberg KP, Maunder RJ, Milberg JA, Allen DL, Hudson LD. Pulmonary infection during the acute respiratory distress syndrome. Am J Respir Crit Care Med 1995;152:550-6.
209. Meduri G, Mauldin G, Wunderink R, Leeper KJ, Jones C, Tolley E, et al. Causes of fever and pulmonary densities in patients with clinical manifestations of ventilator-associated pneumonia. Chest 1994;106:221-35.
210. Seidenfeld JJ, Pohl DF, Bell RC, Harris GD, Johanson WGJ. Incidence, site and outcome of infections in patients with the adult respiratory distress syndrome. Am Rev Respir Dis 1986;134:12-16.
211. Bell RC, Coalson JJ, Smith JD, Johanson WG. Multiple organ system failure and infection in adult respiratory distress syndrome. Ann Intern Med 1983;99:293-8.
212. Rouby JJ, Martin De Lassale E, Poete P, Nicolas M, Bodin L, Jarlier V, et al. Nosocomial bronchopneumonia in the critically ill. Histologic and bacteriologic aspects. Am Rev Respir Dis 1992;146: 1059-66.
213. Hudson LD, Lee CM. Neuromuscular sequelae of critical illness. N Engl J Med 2003;348:745-7.
214. Fletcher SN, Kennedy DD, Ghosh IR, Misra VP, Kiff K, Coakley JH, et al. Persistent neuromuscular and neurophysiologic abnormalities in long-term survivors of prolonged critical illness. Crit Care Med 2003;31:1012-6.
215. De Jonghe B, Sharshar T, Lefaucheur J-P, Authier F-J, Durand-Zaleski I, Boussarsar M, et al. Paresis acquired in the intensive care unit. A prospective multicenter study. JAMA 2002;288:2859-67.
216. Nuckton TJ, Alonso JA, Kallet RH, Daniel BM, Pittet J-F, Eisner MD, et al. Pulmonary dead-space fraction as a risk factor for death in the acute respiratory distress syndrome. N Engl J Med 2002;346: 1281-6.
217. Raurich JM, Vilar M, Colomar A, Ibanez J, Ayestaran I, Perez-Barcena J, et al. Prognostic value of the pulmonary dead-space fraction during the early and intermediate phases of acute respiratory distress syndrome. Respir Care 2010;55:282-7.
218. Cooke CR, Shah CV, Gallop R, Bellamy S, Ancukiewicz M, Eisner MD, et al. A simple clinical predictive index for objective estimates of mortality in acute lung injury. Crit Care Med 2009;37:1913-20.
219. Rosenberg AL, Dechert RE, Park PK, Bartlett RH, Network NNA. Review of a large clinical series: association of cumulative fluid balance on outcome in acute lung injury: a retrospective review of the ARDSnet tidal volume study cohort. J Intensive Care Med 2009;24:35-46.
220. Phua J, Badia JR, Adhikari NK, Friedrich JO, Fowler RA, Singh JM, et al. Has mortality from acute respiratory distress syndrome decreased over time? A systematic review. Am J Respir Crit Care Med 2009;179:220-7.
221. Ware LB, Matthay MA. Medical progress: The acute respiratory distress syndrome. N Engl J Med 2000;342:1334-49.
222. Navarrete-Navarro P, Rodriguez A, Reynolds N, West R, Habashi N, Rivera R, et al. Acute respiratory distress syndrome among trauma patients: trends in ICU mortality, risk factors, complications and resource utilization. Intensive Care Med 2001;27:1133-40.
223. Rocco TR, Jr, Reinert SE, Cioffi W, Harrington D, Buczko G, Simms HH. A 9-year, single-institution, retrospective review of death rate and prognostic factors in adult respiratory distress syndrome. Ann Surg 2001;233:414-22.
224. Abel SJC, Finney SJ, Brett SJ, Keogh BF, Morgan CJ, Evans TW. Reduced mortality in association with the acute respiratory distress syndrome. Thorax 1998;53:292-4.
225. Milberg JA, Davis DR, Steinberg KP, Hudson LD. Improved survival of patients with acute respiratory distress syndrome (ARDS): 1983-1993. JAMA 1995;273:306-9.
226. Kallet RH, Jasmer RM, Pittet JF, Tang JF, Campbell AR, Dicker R, et al. Clinical implementation of the ARDS network protocol is associated with reduced hospital mortality compared with historical controls. Crit Care Med 2005;33:925-9.
227. Roupie E, Lepage E, Wysocki M, Fagon JY, Chastre J, Dreyfuss D, et al. Prevalence, etiologies and outcome of the acute respiratory distress syndrome among hypoxemic ventilated patients. SRLF Collaborative Group on Mechanical Ventilation. Society de Reanimation de Langue Francaise. Intensive Care Med 1999;25:920-9.
228. Luhr OR, Karlsson M, Thorsteinsson A, Rylander C, Frostell CG. The impact of respiratory variables on mortality in non-ARDS and ARDS patients requiring mechanical ventilation. Intensive Care Med 2000;26:508-17.
229. Bersten AD, Edibam C, Hunt T, Moran J, and The Australian and New Zealand Intensive Care Society Clinical Trials Group. Incidence and mortality of acute lung injury and the acute respiratory distress syndrome in three Australian states. Am J Respir Crit Care Med 2002;165:443-8.
230. Estenssoro E, Dubin A, Laffaire E, Canales H, Saenz G, Moseinco M, et al. Incidence, clinical course, and outcome in 217 patients with acute respiratory distress syndrome. Crit Care Med 2002;30: 2450-6.
231. Zilberberg MD, Epstein SK. Acute lung injury in the medical ICU. Comorbid conditions, age, etiology and hospital outcome. Am J Respir Crit Care Med 1998;157:1159-64.
232. Doyle RL, Szaflarski N, Modin GW, Wiener-Kronish JP, Matthay MA. Identification of patients with acute lung injury. Predictors of mortality. Am J Respir Crit Care Med 1995;152:1818-24.
233. Wang CY, Calfee CS, Paul DW, Janz DR, May AK, Zhuo H, et al. One-year mortality and predictors of death among hospital survivors of acute respiratory distress syndrome. Intensive Care Med 2014;40:388-96.
234. Wilcox ME, Patsios D, Murphy G, Kudlow P, Paul N, Tansey CM, et al. Radiologic outcomes at 5 years after severe acute respiratory distress syndrome (ARDS). Chest 2013;143:920-6.
235. Deja M, Denke C, Weber-Carstens S, Schroder J, Pille CE, Hokema F, et al. Social support during intensive care unit stay might improve mental impairment and consequently health-related quality of life in survivors of severe acute respiratory distress syndrome. Crit Care 2006;10:R147.
236. Davidson TA, Caldwell ES, Curtis JR, Hudson LD, Steinberg KP. Reduced quality of life in survivors of acute respiratory distress syndrome compared with critically ill control patients. JAMA 1999;281: 354-60.
237. Weinert CR, Gross CR, Kangas JR, Bury CL, Marinelli WA. Health-related quality of life after acute lung injury. Am J Respir Crit Care Med 1997;156:1120-8.
238. McHugh LG, Milberg JA, Whitcomb ME, Schoene RB, Maunder RJ, Hudson LD. Recovery of function in survivors of the acute respiratory distress syndrome. Am J Respir Crit Care Med 1994;150: 90-4.
239. Cheung AM, Tansey CM, Tomlinson G, Diaz-Granados N, Matte A, Barr A, et al. Two-year outcomes, health care use, and costs of survivors of acute respiratory distress syndrome. Am J Respir Crit Care Med 2006;174:538-44.
240. Hopkins RO, Key CW, Suchyta MR, Weaver LK, Orme JF, Jr. Risk factors for depression and anxiety in survivors of acute respiratory distress syndrome. Gen Hosp Psychiatry 2010;32:147-55.
241. Zapol WM, Snider MT, Hill JD, Fallat RJ, Bartlett RH, Edmunds LH, et al. Extracorporeal membrane oxygenation in severe acute respiratory failure. JAMA 1979;242:2193-6.
242. Dellinger RP, Zimmerman JL, Taylor RW. Effects of inhaled nitric oxide in patients with acute respiratory distress syndrome: results of a randomized phase II trial. Crit Care Med 1998;26: 15-23.
243. Payen D, Vallet B, and the Genoa Group. Results of the French prospective multicentric randomized double-blind placebo-controlled trial on inhaled nitric oxide in ARDS. Intensive Care Med 1999;25: S166.
244. Taylor RW, Zimmerman JL, Dellinger RP, Straube RC, Criner GJ, Davis K, Jr, et al. Low-dose inhaled nitric oxide in patients with acute lung injury: a randomized controlled trial. JAMA 2004;291: 1603-9.

68

吸入性肺炎和肺部感染

Paul E. Marik

误吸是指口咽或胃内容物误入喉部及下呼吸道[1]。误吸后出现的肺部症状通常取决于吸入物的量和性质、误吸发生的频率以及宿主的防御功能特性。最重要的综合征包括吸入性肺炎或称作 Mendslson 综合征（一种由吸入胃内容物后导致的化学性肺炎），以及吸入含有定植致病微生物的口咽分泌物导致的吸入性肺部感染[1]。这两种吸入性综合征存在一定的重叠，但它们是两种不同的临床疾病。其他吸入性综合征还包括气道梗阻、肺脓肿、外源性类脂性肺炎、慢性间质性纤维化和偶然分支杆菌肺炎。

吸入性肺炎

吸入性肺炎的最佳定义是指继发于反流的胃内容物误吸导致的急性肺损伤[1]。这种综合征通常发生于那些有明显意识障碍的患者，例如药物过量、癫痫，以及继发于颅脑创伤和麻醉期间出现的急性神经系统损伤和大的脑血管意外后的昏迷。在临床实践中，药物过量是最常见的导致吸入性肺炎的原因，大约 10% 因药物过量住院的患者会发生吸入性肺炎。历史上与吸入性肺炎关系最密切的综合征是 Mendelson 综合征，1946 年报道，见于产科患者接受全身麻醉时发生的误吸[2]。

尽管误吸是全身麻醉时一个普遍担心的并发症，临床明显的误吸在现代麻醉实践中是很少见到的，并且在体健患者中总体发生率和病死率不高。然而，吸入性肺炎是一个重要的围手术期并发症，仍然是麻醉相关死亡的最常见原因。现代麻醉导致误吸的风险有报道介于每 10 000 例全麻中 2.9～4.7 例（大约每 3 000 例全麻中发生 1 例），病死率约为 1∶125 000，占所有麻醉死亡病例中的 10%～30%[3,4]。夜间进行的急诊外科（特别是伴胃排空延迟的创伤和腹部外科）手术、麻醉不充分、肥胖、年老行动不便患者以及阻塞性睡眠通气障碍的患者被认为具有更高的误吸风险[4,5]。

病理生理

Mendelson 强调了酸的重要性，他演示了将未中和的胃内容物注入兔子的肺内导致重症肺炎与等量的 0.1N 盐酸产生的效果没有区别[2,6,7]。然而如果呕吐物的 pH 在误吸之前被中和，则肺的损伤会很小。实验研究证实了肺损伤的严重程度随着吸入物量的增加而明显增加，也间接地受其 pH 的影响，通常 pH 低于 2.5 才可导致吸入性肺炎。然而当误吸发生时胃内容物中除了胃酸还包含了许多其他物质也会对肺产生损害。一些实验研究揭示了胃内许多小的颗粒状物质在 pH 大于 2.5 以上时，可能导致严重的肺损伤[8,9]。这些研究表明，在胃酸和小颗粒物共同造成的肺损伤中细胞浸润和炎症介质表达是最显著的。在患者中观察到颗粒状食物误吸后发生的肺损伤最严重也证实了这一观点[10,11]。

临床表现

胃内容物的误吸后能显著表现出一组多种症状的综合征，包括口咽部胃内容物、哮喘发作、咳嗽、气短、发绀、肺水肿、低血压和低氧血症，可能会快速进展为重度 ARDS 和死亡。然而，在误吸胃内容物后，许多患者可能不会出现这些症状和体征，而其他患者或许会出现咳嗽和哮喘发作。在一些患者中，误吸可能临床上显得很平静，仅仅表现为动脉血氧饱和度的下降和胸片呈现误吸证据。Warner 和他的同事们研究了经历全麻后误吸的 67 例患者[7]，其中 42 例（64%）患者完全没有症状、13 例需要 6 小时以上的机械通气支持、4 例死亡。

吸入性肺炎的管理

目击误吸后应充分抽吸上气道。对那些丧失气道保护功能的患者应考虑实施气管插管。然而通常会预防性使用抗生素，但对那些疑似或确诊的误吸患者来说是不推荐的。与此相类似，不主张对那些误吸事件后出现发热，白细胞增高以及肺部渗出的患者短期内立刻使用抗生素，因为对于一个不复杂的化学性肺炎患者，这样处理可能会使更多的细菌耐药。然而，对于存在小肠梗阻或与胃内容物中定植菌相关的其他情况误吸胃内容物后的患者经验性使用抗生素是合适的。当吸入性肺炎未能在 48 小时内缓解时可以考虑应用抗生素治疗。抗生素使用时推荐应用广谱抗生素，不需要常规覆盖厌氧菌。

吸入性肺炎治疗时应用糖皮质激素始于 1955 年[12]。然而由于缺少大量的预后相关的数据，尚不能对这些药物在吸入性肺部感染治疗中的应用做出循证基础上的推荐。

吸入性肺部感染

吸入性肺部感染是指那些口咽部分泌物误吸高风险的患者影像学检查出现肺部浸润影进展。大约半数的健康成人在睡眠中会出现少量的口咽部分泌物的误吸，可以想象正常口咽部分泌物中含有的低毒致病菌负荷伴随着有力咳嗽，活跃纤毛摆动以及正常的体液和细胞免疫机制而被清除从而不产生任何后果。然而如果机械、体液或细胞免疫机制受损或如果误吸量足够大，则会导致肺部感染。任何导致口咽部分泌物及其中病原菌负荷量增多的情况在宿主防御功能受损的情况下都可能导致肺部感染。事实上，对卒中患者的吞咽功能进行评估发现，误吸的量和肺部感染的发生有着明显的相关性[13]。导致潜在病原微生物在口咽部定植增加的因素和病原菌负荷量增加的因素可能都会增加吸入性肺部感染的发生风险。

临床处置肺部感染主要是要将吸入性肺部感染与其他形式的肺部感染区别开来，然而两者之间有许多重叠。有实例证明发生了“社区获得性肺炎（community-acquired pneumonia，CAP）”的既往健康的老年患者与年龄相仿的对照组相比有较高的静息误吸发生率[14]。

流行病学

由于缺少特异的和敏感的误吸标志物使得误吸综合征的流行病学研究很困难。大多数研究没有区分吸入性肺炎和吸入性肺部感染。然而，一些研究将“吸入性肺部感染”列为 5%～15% CAP 发生的原因[15, 16]。CAP 是老年人发病和死亡的主要病因，误吸可能是这些患者肺部感染的主要原因。流行病学研究证实肺部感染的发生率随着年龄增加而增加，75 岁以上人群发生肺部感染的风险比 60 岁以下人群的几乎高 6 倍[17, 18]。肺部感染的发病率在那些养老院中是最高的[19]。

吸入性肺部感染患者的吞咽困难

吞咽困难是导致吸入性肺部感染的主要风险因素。此外，吞咽困难与蛋白 - 能量营养不良及脱水有明显关系。任何构成吞咽机制的组成部分受损，包括上呼吸道或食管解剖异常，都能导致吞咽困难。传统观念认为吞咽困难与脑干和双侧大脑半球梗死有关，尽管近来有研究显示其也可见于孤立性的脑梗死。此外，吞咽困难常常与静息性脑梗死有关。

在西方国家，吞咽困难很常见并且是导致患者发病和死亡的主要原因之一。事实上，吸入性肺部感染可能是一些慢性疾病的患者最终走向死亡的共同通路。据估计，在美国有超过 1 600 万的老人患有吞咽困难[20]。此外，在美国每年还有 30 万～60 万患者因为神经系统疾病新发吞咽困难[21]。吞咽困难影响 30% 以上的脑血管意外患者、52%～82% 的帕金森症患者、84% 的阿尔茨海默病患者、高达 40% 的 65 岁及以上成人和 60% 以上的疗养院的老年患者[22]。

吞咽机制的效能随着年龄的增长而下降，因此增加了老年人误吸和肺部感染的发生风险。Kikuchi 和同事们应用氯化铟扫描成像评估了患 CAP 的“健康老年人”和年龄相匹配的对照组静息误吸的发生状况[14]。结果显示，71% 的 CAP 患者发生了静息误吸，而对照组仅 10% 发生。老年人吞咽功能受损可归因于感觉减弱、静息性的脑梗死、脑萎缩、传入信号到中枢神经系统的突触传导延迟以及由衰老引起的舌无力（少肌症）[23, 24]。

吞咽困难的风险因素

吞咽困难的主要风险因素见表 68-1。在急性卒中的患者中，吞咽困难发生率为 40%～70%[25]。吞咽困难的患者发生误吸增加了发展为肺部感染的风险[26, 27]。尽管大多数卒中后的患者吞咽困难有所改善，但一些吞咽障碍的表现会呈波动性，10%～30% 患者仍继续会伴有误吸的吞咽困难[28, 29]。

增加误吸患者发生肺部感染风险的因素

存在吞咽困难和误吸的量是预测患者是否易患肺部感染的关键因素，许多其他因素也扮演重要角色[13]。口咽部的定植是吸入性肺部感染发病机制的重要一步。老年人口咽部病原体定植增加，例如，金黄色葡萄球菌和需氧的革兰氏阴性杆菌（如肺炎克雷伯菌杆菌和大肠埃希杆菌）。尽管这样的定植增加可能是短暂的，但这些病原体成为老年人肺部感染发生风险增加的基础。此外，口腔牙菌斑定植可能是吸入性肺部感染的一个重要风险因素[30]。一些患者中使这些病原微生物定植增加的宿主防御缺陷是不确定的，然而伴随唾液清除能力下降和口腔卫生不良的吞咽困难可能是主要

表 68-1 吞咽困难和吸入性肺部感染的风险因素

脑血管疾病
- 缺血性卒中
- 出血性卒中
- 蛛网膜下隙出血

退行性神经系统疾病
阿尔茨海默病
多发脑梗死性痴呆
帕金森症
肌萎缩侧索硬化（运动神经元病）
多发性硬化
头颈部肿瘤
口咽部恶性肿瘤
口腔恶性肿瘤
食管恶性肿瘤
其他
- 硬皮病
- 糖尿病胃轻瘫
- 反流性食管炎
- 老年性食管
- 贲门失弛缓症

风险因素[31]。由于缺乏口腔卫生保健，更易导致需长期照顾的居民口腔健康状况较差，就像牙周和/或牙病状况一样。另外，质子泵抑制剂（proton pump inhibitors，PPIs）的应用增加了胃和口咽部潜在病原微生物的定植。Gulmez 等的研究认为，60 岁以上老年人同时使用 PPI 增加社区获得性（误吸）肺部感染[32]。

吸入性肺部感染的诊断与处理

没有"金标准"的实验可以诊断误吸。而且不像吸入性肺炎，吸入性肺部感染的患者发生误吸事件时常是没有证据的。因此它的诊断常常是根据患者有已知的误吸的风险因素同时支气管肺段有特征性浸润影来推测的。当患者误吸发生在仰卧位时，最常见的受累部位是上叶的后段和下叶的舌段；如果误吸发生于患者直立位或半卧位，肺下叶的基底部容易受累。典型的表现是一个急性肺炎的过程，其表现类似于典型的 CAP 的发病过程，如果不加治疗，这些患者也可有较高的肺空洞和肺脓肿形成的发生率[33]。

吸入性肺部感染是抗生素治疗的指征。抗生素的选择有赖于误吸发生时的状况，同样要参考患者发病前的状况，包括患者发生误吸是否在社区或一些健康照护机构等因素，以及患者的特征，如酗酒、口腔卫生状况、滥用静脉注射药物、最近抗生素的使用情况或是否应用抑酸治疗[34]。

吸入性肺部感染最常发生于健康照护机构（health care facility，HCF）或急性护理医院（acute care hospital，ACH）。健康照护相关的吸入性肺部感染（Health care-associated aspiration pneumonia，HCAP）指个体接受医院以外的健康照护时发生的肺部感染，包括透析，养老院和长期的急性监护（long-term acute care，LTAC）机构。有耐药病原体感染风险的 HCAP 患者需应用广谱抗生素治疗。

通常开具（常被认为是治疗标准）抗微生物治疗时不需要常规考虑厌氧菌活性。到目前为止一项最严格的研究中，El-Sohl 等对 95 例重症吸入性肺部感染患者的保护性支气管样本定量检测[35]，在鉴定出的 67 个病原菌中，革兰阴性肠杆菌最多（49%），其次是厌氧菌（16%）和金黄色葡萄球菌（12%）。11 例患者中仅分离出厌氧菌，更多见的是与革兰阴性菌同时存在。尽管有 7 例仅分离出厌氧菌的病例最初没有接受充分的抗微生物治疗，但其中 6 例临床反映有效。特别针对厌氧菌活性的抗生素治疗可能仅用于有牙周疾病、咳腐臭样痰的患者以及胸部放射性检查提示坏死性肺部感染或肺脓肿的患者[1, 34, 36, 37]。

吞咽困难的评估与处理

所有患有 CAP 和慢性先天性肺疾病的老年患者，以及那些最近发生脑血管意外以及神经系统退行性变的患者，都需要参考语音及语言病理学家对其进行正规的吞咽评估[27, 38]。吞咽困难的患者需要构想并实施一个个体化的管理策略，临床医师床边评估患者咳嗽及呕吐反射来筛选误吸风险的患者是不可靠的，因为客观的吞咽评估对已放置鼻胃管（nasogastric，NG）或营养管的患者能够实施，不需要拔除 NG 管和中断肠内营养去评估吞咽困难，同样，留置 NG 也不是补充口服营养的禁忌证[39]。

吞咽困难患者管理需要一个相互协作的健康照护专业团队，包括患者初级保健医师、肺科医师、发音和语言病理学家、临床营养师、职业理疗师、物理治疗师、护士、口腔卫生师和牙科医师，以及患者初级护理人员。目标是优化口咽吞咽的安全性、效率和效果，维持足够的营养和水化物以及改善口腔清洁。为提高生活质量，只要有可能就直接管理。管理的途径需强调是经口还是非经口营养摄入及补水。

康复的一项基本原则是对任何活动能力最好的治疗就是这项活动本身。像吞咽动作可能就是针对吞咽障碍最好的治疗。康复治疗的目的应该是确定能确保个体患者采用安全有效的吞咽方法。当前对吞咽困难的处理包括从食物的形式和液体成分的改变上来防止误吸、补偿策略、体位改变和康复训练[40]。饮食调整也是一个常用处理吞咽困难的方式。食物黏稠度的调整是个体化的，由临床吞咽评估及视频吞咽造影评估的结果来决定。减少固体食物团块体积和提高食团黏稠度可以明显改善吞咽的安全性以及降低误吸的风险[23]。除了饮食改变，维持经口营养常常需要其他补偿技术来降低误吸发生或改善食物在咽部的清除。与特殊的吞咽动作一样，多种技术可供使用，包括姿势调整、头的位置和呼吸方式等。

管饲

管饲饮食不是对所有误吸患者都是必要的。然而短期内的管饲，对存在严重吞咽困难和误吸的老年患者来说是有可能可以改善吞咽的。Nakajoh 等证实了卒中伴吞咽困难的患者，尽管经口进食组的患者吞咽功能状态（Barthel 指数更高）要高于管饲组，但经口进食肺部感染的发生率明显高于接受管饲组（54.3% vs 13.2%，$P < 0.001$）[41]。FOOD 试验包括两个关于吞咽困难的卒中患者的大样本随机研究[42]。在第一个试验中，纳入的病例在入院 7 天内随机选择分入早期管饲组或未行管饲，早期管饲组死亡风险明显下降至 5.8%。另一个试验将患者分为早期 NG 喂养组或早期经皮内镜胃造瘘（percutaneous endoscopic gastrostomy，PEG）喂养组。PEG 喂养与死亡风险绝对增加 1% 明显相关，也与患者死亡风险增加 7.8% 的不良预后相关，与 NG 组相比，PEG 组的患者极少可能过渡到经口进食而且更可能生活在医疗机构中，两组患者这种状况差异可能能部分解释 PEG 喂养组的高病死率。PEG 喂养组患者更易出现压疮，也说明这些患者在护理方面存在差异。FOOD 试验的结果显示，吞咽困难的卒中患者应尽早经 NG 或营养管喂养，一旦吞咽功能改善，应尽早过渡至经口进食。如果这些患者的吞咽功能一直没有改善可能才是放置 PEG 管的指征。

口腔卫生

牙菌斑和"舌苔"一样可作为潜在病原微生物的储存地[30]。

居民的居住地可以反映出比较差的口腔卫生和很少接受牙科医师和口腔保健师的治疗[43]。一个关于口腔护理的积极策略会降低潜在病原微生物的定植以及减少细菌负荷，这些措施已被证明可以降低吸入性肺部感染的风险[44-47]。口腔护理在无牙的患者中也不能忽视，因为舌体的清洁也与口咽部细菌负荷下降有关[48, 49]。

药物管理

神经递质 P 物质被认为在咳嗽和吞咽传导通路中扮演重要角色。血管紧张素转换酶（angiotensin-converting enzyme，ACE）抑制剂可阻止 P 物质分解，可能在理论上对吸入性肺部感染的患者是有用的。大量的研究显示，应用 ACE 抑制剂治疗的卒中患者与应用其他降压药物相比吸入性肺部感染的风险更低[50, 51]。这项观察最初是在日本患者中发现的，因此建议这种作用仅限于亚洲人群中[52]。进而，有研究推测亲脂性 ACE 抑制剂可能比亲水性 ACE 抑制剂更有利[53]。然而，一项来自英国的以人群为基础的病例对照研究显示，ACE 抑制剂的应用与总体人群的肺部感染发生风险下降有关（OR 0.75；95%CI 0.65～0.86）[54]。

结论

吸入性肺部感染和肺炎是常见的临床综合征，继发于胃内容物吸入后所发生的吸入性肺炎通常见于意识水平明显下降的患者。吸入性肺炎的处理主要是支持治疗；吸入性肺部感染常发生在那些吞咽困难的患者，常表现为 CAP 或健康照护相关的肺部感染，伴有独立的支气管肺段局灶性浸润。吸入性肺部感染的患者需要根据耐药病原菌感染风险选择抗生素治疗及以管理吞咽困难为基础的治疗。

（孙昀 译，王宏志 审校）

参考文献

1. Marik PE. Aspiration pneumonitis and pneumonia: a clinical review. N Engl J Med 2001;344(9):665-72.
2. Mendelson CL. The aspiration of stomach contents into the lungs during obstetric anesthesia. Am J Obstet Gynecol 1946;52:191-205.
3. Olsson GL, Hallen B, Hambraeus-Jonzon K. Aspiration during anaesthesia: a computer-aided study of 185,358 anaesthetics. Acta Anaesthesiol Scand 1986;30(1):84-92.
4. Beck-Schimmer B, Bonvini JM. Bronchoaspiration: incidence, consequences and management. Eur J Anaesthesiol 2011;28(2):78-84.
5. Memtsoudis S, Liu SS, Ma Y, et al. Perioperative pulmonary outcomes in patients with sleep apnea after noncardiac surgery. Anesth Analg 2011;112(1):113-21.
6. Teabeaut JR. Aspiration of gastric contents. An experimental study. Am J Pathol 1952;28(1):51-67.
7. Warner MA, Warner ME, Weber JG. Clinical significance of pulmonary aspiration during the perioperative period. Anesthesiol 1993;78(1):56-62.
8. Knight PR, Rutter T, Tait AR, et al. Pathogenesis of gastric particulate lung injury: a comparison and interaction with acidic pneumonitis. Anesth Analg 1993;77(4):754-60.
9. Knight PR, Davidson BA, Nader ND, et al. Progressive, severe lung injury secondary to the interaction of insults in gastric aspiration. Exp Lung Res 2004;30(7):535-57.
10. Pepe PE, Potkin RT, Reus DH, et al. Clinical predictors of the adult respiratory distress syndrome. Am J Surg 1982;144(1):124-30.
11. Fowler AA, Hamman RF, Good JT, et al. Adult respiratory distress syndrome: risk with common predispositions. Ann Intern Med 1983;98(5 Pt 1):593-7.
12. Haussmann W, Lunt RL. Problem of treatment of peptic aspiration pneumonia following obstetric anesthesia (Mendelson's syndrome). J Obstet Gynaecol Br Commonw 1955;62:509-12.
13. Croghan JE, Burke EM, Caplan S, Denman S. Pilot study of 12-month outcomes of nursing home patients with aspiration on videofluoroscopy. Dysphagia 1994;9(3):141-6.
14. Kikuchi R, Watabe N, Konno T, et al. High incidence of silent aspiration in elderly patients with community-acquired pneumonia. Am J Respir Crit Care Med 1994;150(1):251-3.
15. Torres A, Serra-Batlles J, Ferrer A, et al. Severe community-acquired pneumonia epidemiology and prognostic factors. Am Rev Respir Dis 1991;144:312-18.
16. Moine P, Vercken JP, Chevret S, et al. Severe community-acquired pneumonia: etiology, epidemiology, and prognosis factors. Chest 1994;105:1487-95.
17. Jokinen C, Heiskanen L, Juvonen H, et al. Incidence of community-acquired pneumonia in the population of four municipalities in eastern Finland. Am J Epidemiol 1993;137:977-88.
18. Koivula I, Stenn M, Makela PH. Risk factors for pneumonia in the elderly. Am J Med 1994;96:313-20.
19. Loeb M, McGreer A, McArthur M, et al. Risk factors for pneumonia and other lower respiratory tract infections in elderly residents of long-term care facilities. Arch Intern Med 1999;159:2058-64.
20. Robbins J, Langmore S, Hind JA, Erlichman M. Dysphagia research in the 21st century and beyond: proceedings from Dysphagia Experts Meeting, August 21, 2001. J Rehabil Res Dev 2002;39(4):543-8.
21. Diagnosis and treatment of swallowing disorders (dysphagia) in acute care stroke. Patients summary. 1999. Agency for Health Care Policy and Research <http://www.ahcpr.gov/clinic/dysphsum.htm>.
22. Ekberg O, Hamdy S, Woisard V, et al. Social and psychological burden of dysphagia: its impact on diagnosis and treatment. Dysphagia 2002;17(2):139-46.
23. Rofes L, Arreola V, Almirall J, et al. Diagnosis and management of oropharyngeal dysphagia and its nutritional and respiratory complications in the elderly. Gastroenterol Res Pract 2011;2011.
24. Robbins J, Levine R, Wood J, et al. Age effects on lingual pressure generation as a risk factor for dysphagia. J Gerontol. Series A 1995;50(5):M257-62.
25. Holas MA, DePippo KL, Reding MJ. Aspiration and relative risk of medical complications following stroke. Arch Neurol 1994;51(10):1051-3.
26. Smithard DG, O'Neill PA, Parks C, Morris J. Complications and outcome after acute stroke. Does dysphagia matter? Stroke 1996;27(7):1200-4.
27. Post-stroke rehabilitation clinical guidelines. <http://www.ncbi.nlm.nih.gov/bookshelf/br.fcgi?book=hsarchive&part=A27305>. 1996. Agency for Health Care Policy and Research Guidelines. Accessed September 1, 2009.
28. Smithard DG, O'Neill PA, England RE, et al. The natural history of dysphagia following a stroke. Dysphagia 1997;12(4):188-93.
29. Mann G, Hankey GJ, Cameron D. Swallowing function after stroke: prognosis and prognostic factors at 6 months. Stroke 1999;30(4):744-8.
30. el Solh AA, Pietrantoni C, Bhat A, et al. Colonization of dental plaques: a reservoir of respiratory pathogens for hospital-acquired pneumonia in institutionalized elders. Chest 2004;126(5):1575-82.
31. Palmer LB, Albulak K, Fields S, et al. Oral clearance and pathogenic oropharyngeal colonization in the elderly. Am J Respir Crit Care Med 2001;164(3):464-8.
32. Gulmez SE, Holm A, Frederiksen H, et al. Use of proton pump inhibitors and the risk of community-acquired pneumonia. Arch Intern Med 2007;167(9):950-5.
33. Bartlett JG, Gorbach SL, Feinegold SM. The bacteriology of aspiration pneumonia. Am J Med 1974;56(2):202-7.
34. American Thoracic Society, Infectious Diseases Society of America. Guidelines for the management of adults with hospital-acquired, ventilator-associated, and healthcare-associated pneumonia. Am J Respir Crit Care Med 2005;171(4):388-416.
35. El-Sohl AA, Pietrantoni C, Bhat A, et al. Microbiology of severe aspiration pneumonia in institutionalized elderly. Am J Respir Crit Care Med 2003;167(12):1650-4.
36. Mier L, Dreyfuss D, Darchy B, et al. Is penicillin G an adequate initial treatment for aspiration pneumonia? A prospective evaluation using a protected specimen brush and quantitative cultures. Intensive Care Med 1993;19(5):279-84.
37. Marik PE, Careau P. The role of anaerobes in patients with ventilator-associated pneumonia and aspiration pneumonia. A prospective study. Chest 1999;115(1):178-83.
38. Murray J. Manual of dysphagia assessment in adults. San Diego, CA: Singular Publishing Group; 1999.
39. Leder SB, Suiter DM. Effect of nasogastric tubes on incidence of aspiration. Arch Phys Med Rehabil 2008;89(4):648-51.
40. Cecconi E, Di Piero V. Dysphagia–pathophysiology, diagnosis and treatment. Front Neurol Neurosci 2012;30:86-9.
41. Nakajoh K, Nakagawa T, Sekizawa K, et al. Relation between incidence of pneumonia and protective reflexes in post-stroke patients with oral or tube feeding. J Intern Med 2000;247(1):39-42.
42. Dennis MS, Lewis SC, Warlow C. Effect of timing and method of enteral tube feeding for dysphagic stroke patients (FOOD): a multicentre randomised controlled trial. Lancet 2005;365(9461):764-72.
43. Simons D, Kidd EAM, Beighton D. Oral health of elderly occupants in residential homes. Lancet 1999;353:1761.
44. Yoneyama T, Yoshida M, Matsui T, Sasaki H. Oral care and pneumonia [letter]. Lancet 1999;354:515.
45. Bassim CW, Gibson G, Ward T, et al. Modification of the risk of mortality from pneumonia with oral hygiene care. J Am Geriatr Soc 2008;56(9):1601-7.
46. Ishikawa A, Yoneyama T, Hirota K, et al. Professional oral health care reduces the number of oropharyngeal bacteria. J Dent Res 2008;87(6):594-8.
47. Adachi M, Ishihara K, Abe S, et al. Effect of professional oral health care on the elderly living in nursing homes. Oral Surg Med Oral Path Oral Radiol Endod 2002;94(2):191-5.
48. Yonezawa H, Takasaki K, Teraoka K, et al. Effects of tongue and oral mucosa cleaning on oral Candida species and production of volatile sulfur compounds in the elderly in a nursing home. J Med Dent Sci 2003;50(1):1-8.
49. Abe S, Ishihara K, Adachi M, Okuda K. Tongue-coating as risk indicator for aspiration pneumonia in edentate elderly. Arch Gerontol Geriatr 2008;47(2):267-75.
50. Arai T, Yasuda Y, Toshima S, et al. ACE inhibitors and pneumonia in elderly people. Lancet 1998;352(9144):1937-8.
51. Arai T, Yasuda Y, Takaya T, et al. Angiotensin-converting enzyme inhibitors, angiotensin-II receptor antagonists, and pneumonia in elderly hypertensive patients with stroke. Chest 2001;119(2):660-1.
52. Ohkubo T, Chapman N, Neal B, et al. Effects of an angiotensin-converting enzyme inhibitor-based regimen on pneumonia risk. Am J Respir Crit Care Med 2004;169(9):1041-5.
53. Mortensen EM, Restrepo MI, Copeland LA, et al. Association of hydrophilic versus lipophilic angiotensin-converting enzyme inhibitor use on pneumonia-related mortality. Am J Med Sci 2008;336(6):462-6.
54. Myles PR, Hubbard RB, McKeever TM, et al. Risk of community-acquired pneumonia and the use of statins, ace inhibitors and gastric acid suppressants: a population-based case-control study. Pharmacoepidemiol Drug Saf 2009;18(4):269-75.

69

重症哮喘急性加重

Thomas C. Corbridge and Susan J. Corbridge

问题的重要性

在美国每年有大约 190 万急性哮喘患者就诊于急诊（emergency department，ED），48 万人住院，3 400 人死亡[1]。当病情在门诊控制失败后，这些患者的预后通常较差。有一小部分哮喘患者出现在 ED，它们正口服糖皮质激素或最近口服激素正在逐渐减量[2,3]。在这些恶化倾向表型背后的因素包括吸烟、医疗依从性差、社会心理因素、贫困、肥胖和宿主细胞因子对病毒感染的反应改变[4]。哮喘致死率在黑人中要高于白人，65 岁及以上老年人中死亡率较高。需要机械通气的哮喘患者哮喘致死和气胸的风险较低，并且哮喘致死的发生率自 2000 年以来每年都在下降[3]。致命性或接近致命性哮喘的风险因素见表 69-1。

急性气流阻塞的病理生理

有不到 15% 的哮喘病例出现急性发作，主要表现为支气管痉挛，持续时间数分钟至数小时不等。敏感体质的患者暴露于过敏原或刺激物、应激状态、服用违禁药物，或使用了非甾体抗炎药或 β 受体阻滞剂容易发生哮喘急性发作。触发因素通常是非感染性的[5]，哮喘发作持续 24 小时以上通常与气道壁炎症、支气管痉挛及黏液痰栓子有关。这些急性加重的情况常常是由病毒感染或支原体感染等引起并且需要花较长的时间治疗。

无论哮喘发展速度如何，严重的气流梗阻接踵而至以及整个呼气周期中的有效呼气时间不足，导致气体滞留以及动态肺过度膨胀（dynamic lung hyperinflation，DHI），滞留的气体增加了肺泡容积以及呼气末相对于口腔的压力，这种状态被称为内源性呼气末正压（positive end-expiration pressure，PEEP）[6]。内源性 PEEP 必须通过用力降低吸气时的胸膜腔压力来克服，增加吸气做功；与此同时，DHI 增加弹性做功，气道狭窄增加阻力做功。动态肺过度充气也将膈肌处在一个不利的位置，降低了其原动力的产生。最后，呼吸做功增加和呼吸肌力量下降之间的平衡被打破，患者出现呼吸衰竭[7]。

肺泡毛细血管的通气（$\dot{V}$）血流（$\dot{Q}$）比值下降可以导致低氧血症。低氧血症的严重程度大致追踪于气道狭窄的严重程度，但是在恢复期的患者，气流速率比 PaO_2 和 $\dot{V}/\dot{Q}$ 失衡改善得更快，提示大气道的恢复比小气道更快。急性哮喘时可能也会因过度充气状态，肺组织的血流减少而出现小区域的相对于 $\dot{Q}$ 的高 $\dot{V}$ 和增加生理死腔。呼吸疲劳的患者死腔的增加和肺泡通气的下降使患者容易发生高碳酸血症。

胸腔内压的大幅变化加重了正常吸气时收缩压的下降，这一现象称为奇脉。在强有力的吸气过程中，胸腔内压下降，降低了右心房和右心室（right ventricular，RV）压，增加了右心室的充盈。右心充盈的增加使得室间隔向左偏移，导致左心室（left ventricular，LV）构象的改变，左心室顺应性下降和左心室充盈的降低。进而 DHI 可能会因心脏压塞样生理效应导致左心室充盈的下降。增大的胸腔负压和左心室后负荷增加影响了 LV 的射血。

在努力的呼气过程中，胸腔压力增高阻碍了右心的充盈，这些胸腔压力的循环改变产生的净效应即出现奇脉，重要的是奇脉的消失并不总预示着病情改善，因为呼吸肌的疲劳会导致胸腔内压波动幅度的下降。

临床特征

中到中重度哮喘发作的患者主要表现为呼吸急促及呼吸窘迫。患者表现为有延长呼气的时间并且说长句话都很困难，动脉血气常常显示低氧血症和呼吸性碱中毒。严重哮喘发作时常表现为直立位，出汗，说话语句简短，呼吸频率（RR）超过 30 次 /min，动用辅助呼吸肌，脉搏大于 120 次 /min，吸气时收缩压下降大于 25mmHg，低氧血症和正常或高碳酸血症。精神状态抑郁、反常呼吸、心动过缓、奇脉消失（因呼吸疲劳）、胸廓起伏弱等信号预示着心搏骤停即将发生。重症患者出现喘鸣通常是一个气流出现改善的好转征象，患者的体位、说话方式和精神状态可用作对疾病的严重程度、治疗反应和是否需要气管插管等进行快速评价[8]。窦性心动过速很常见，但其他心脏并发症也会发生，包括室上性和室性心律失常，右心抑制和心肌缺血。“不是所有的气喘都是哮喘”是一句应该记住的格言，还应想到表 69-2 所列出的其他诊断。

峰流速测定

早期测定呼气峰流速（peak expiratory flow rate，PEFR）

表 69-1　致命哮喘或接近致命哮喘发作的风险因素

经常就诊急诊或住院治疗
入住 ICU
气管插管（之前或目前）
高碳酸血症
气压伤
精神疾病
医疗依从性差
吸毒
贫困
治疗不充分
每月使用 >2 支吸入性 β_2 受体激动剂
气流阻塞感觉不佳
合并症（如冠心病）
对链格孢霉真菌过敏

表 69-2　急性哮喘的鉴别诊断

慢性阻塞性肺疾病急性加重
声带失功
气道内肿块或外源性物质堵塞气道
误吸
气道狭窄
支气管感染或肺部感染
心力衰竭（“心源性哮喘”）

或用力呼气第一秒呼气量（forced expiratory volume in the first second of expiration，FEV1）可用来描述哮喘发作的严重程度。一般情况下，一次严重发作通常是指 PEFR 低于 200L/min 或 FEV1 低于 1L。当症状与预期肺功能下降不符时，客观的评估也可以指导或者变更诊断。对哮喘急性恶化的患者应推迟实施客观评估，因为这些操作会加重气道痉挛甚至引起心搏骤停。

PEFR 或 FEV1 的变化可预测患者是否需住院治疗。一些研究显示，经过 30～60 分钟的初始治疗，呼气气流没有明显改善预示着患者治疗困难，需要在急诊室或住院继续治疗。

酸碱平衡状态

严重发作的患者建议监测动脉血气分析，但是连续的血气监测通常不是必需的，除非患者行机械通气。低氧血症和呼吸性碱中毒在轻到中度恶化的患者中是常见的。正常碳酸血症和高碳酸血症预示着急性恶化，但这并非构成气管插管的充足理由，因为患者有可能对药物治疗仍有反应。

肾脏对急性呼吸性碱中毒的充分持续的代偿反应表现为阴离子间隙正常的代谢性酸中毒。乳酸酸中毒常见于费力呼吸，特别是在静脉注射 β 受体激动剂的情况下。

胸部影像学检查

对典型的急性哮喘患者来说，胸部 X 线检查几乎对诊治没有什么影响。胸部影像检查的指征包括体检时发现的局部征象，需关注相关气压伤，确定和评估气管插管的位置。

急诊室的处置

在急诊室哮喘患者如果对沙丁胺醇治疗反应不佳，则几乎都需要住院治疗或继续在急诊室处置[9]。大约有 1/3 的患者对沙丁胺醇没有反应（图 69-1），这些患者在治疗 30～60 分钟后 PEFR 几乎没有什么改变。其他一些急剧发作的标记物，例如，PEFR 小于预测值或个人最佳值的 40%，或经处理后仍继续恶化等都是住院治疗的指征。对于呼吸衰竭、需要频繁使用沙丁胺醇、呼吸疲劳、意识状态改变和出现心功能损害时需要入住重症监护室（Intensive care unit，ICU）。患者在 ED 对治疗反应不完全，是指病情有所改善但症状仍持续，PEFR 或 FEV1 预测值为 40%～69%，即使部分患者可能

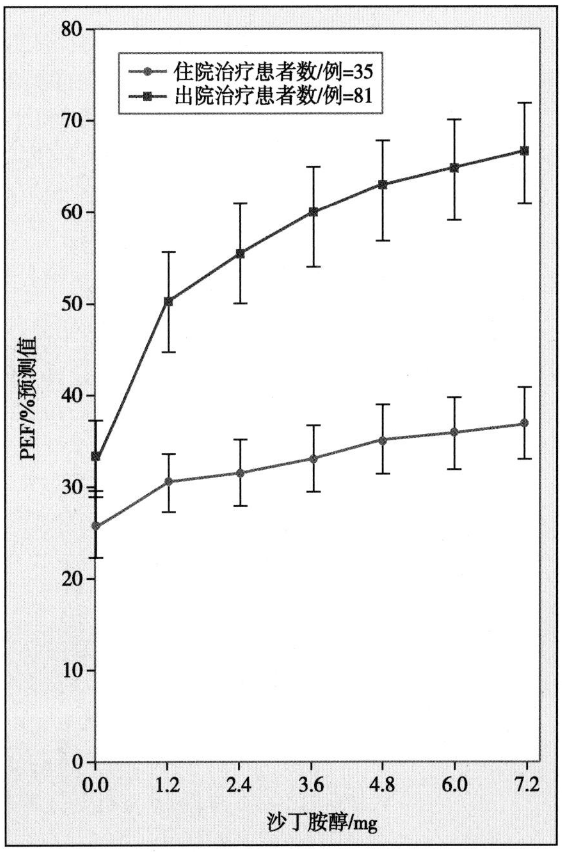

图 69-1　116 例急性哮喘发作患者每 10 分钟给予 4 揿（400μg）沙丁胺醇的量 - 效关系图。其中 67% 的患者在 1 小时内给予 2.4mg 沙丁胺醇后予以出院；半数有反应者在给予 12 揿后达到出院标准。累加量 - 效关系不明显的患者予以住院。（资料来源：Rodrigo C，Rodrigo G. Therapeutic response patterns to high and cumulative doses of salbutamol in acute severe asthma. Chest 1998；113：593.）

经合适的处理和随访后回家也是安全的，但也应考虑住院治疗。治疗反应良好的患者可予以出院继续吸入抗炎药物治疗并按要求随访。

氧疗

保障充足的氧气供应以维持血氧饱和度大于90%，这可以改善氧的组织输送，包括对呼吸肌；并且可以纠正低氧导致的肺血管收缩；氧还可进一步避免机体出现β受体激动剂诱导的肺血管舒张和增加血液流向低$\dot{V}/\dot{Q}$的肺组织。

药物治疗

治疗急性哮喘可供选择的药物列表见表69-3。

β2受体激动剂

机械哮喘患者的支气管痉挛可以吸入短效β_2受体激动剂（short-acting β_2-agonists，SABAs）治疗。重复吸入还是持续吸入取决于患者的临床反应和不良反应情况，如震颤、心动过速和低钾血症。通常建议应用沙丁胺醇，2.5mg雾化吸入，第1小时内每20分钟1次。在重症哮喘恶化时，虽然这两种给药方式在大多数患者中并没有多少区别，但持续给药（同等总剂量）可能略优于重复给药。沙丁胺醇可通过定量雾化吸入器（metered dose inhaler，MDI）有效给药；沙丁胺醇通过MDI间断性每次4～8揿等同于2.5mg雾化吸入处理。

表69-3 治疗急性哮喘可供选择的药物

沙丁胺醇	2.5mg加入2.5ml生理盐水中雾化吸入，第1个小时每15～20分钟×3次或使用MDI 4～8喷，1小时内每次间隔10～20分钟，然后视需要使用；对于气管插管患者，准确评估生理效应和不良反应而定
左旋沙丁胺醇	1.25mg雾化吸入，第1个小时每15～20分钟×3次，然后视需要使用
肾上腺素	1:1 000稀释液0.3ml，皮下注射，每30分钟×3次。特布他林适用于有静脉用药指征的妊娠妇女。40岁以上及冠心患者慎用
糖皮质激素	甲基泼尼松龙iv或强的松40～80mg/d，分1～2次po，直到PEFR达到70%预测值或个人最佳值
抗胆碱能药物	异丙托溴铵0.5mg（联合沙丁胺醇）每20分钟雾化吸入，或应用MDI每间隔20分钟（联合沙丁胺醇）8喷
硫酸镁	2g iv 20分钟以上，必要时重复1次（总量4g）除非低镁血症

iv：静脉注射；MDI：定量雾化吸入器；PEFR：呼气峰流速；po：口服。

间断性应用MDI费用低廉且起效迅速；手持式雾化吸入几乎不需要他人监管和帮助使用，第1小时后的使用频率取决于患者的临床反应和不良反应情况。

尽管沙丁胺醇是应用最广泛的SABA，其他的SABA类药物也可使用，包括左旋沙丁胺醇。一项最近的荟萃分析结果显示，左旋沙丁胺醇治疗急性哮喘不优于沙丁胺醇[10]。

皮下注射肾上腺素与吸入治疗依从性好的患者应用特布他林比较没有初始优势。然而在难治病例中，皮下注射可能是有利的。皮下注射存在风险，有冠心病的老年人慎用。虽然福莫特罗（在急性哮喘患者中）也是安全有效的，但长效β_2受体激动剂（Long-acting β_2-agonists，LABAs）不常用于急性哮喘患者[11]。LABA和吸入性糖皮质激素（inhaled corticosteroid，ICS）联合治疗可用于住院患者的初始治疗，也可用于一些患者的继续治疗，这些患者包括接受补救治疗以及已在门诊接受治疗且需要住院进一步使治疗更加充分的患者。

异丙托溴铵

异丙托溴铵适中的支气管扩张效应使其在急性哮喘治疗中不能作为单药使用。异丙托溴铵与沙丁胺醇合用在轻到中度发作的哮喘患者疗效有限。然而，对于严重发作的患者，异丙托溴铵和沙丁胺醇联用效果优于单用沙丁胺醇[12]。在成人雾化吸入治疗中，0.5mg异丙托溴铵和2.5mg沙丁胺醇联用；MDI中，4～8揿异丙托溴铵和4～8揿沙丁胺醇联用。如果沙丁胺醇/异丙托溴铵联合吸入治疗，推荐的剂量是每20分钟4～8揿。在发病的第1～3小时是否联用沙丁胺醇和异丙托溴铵根据患者的临床反应和药物毒性情况，之后可沙丁胺醇单药应用。

糖皮质激素

除了极少数对初始应用SABA治疗有迅速且持久反应的患者以外，推荐对所有急性重症哮喘患者应用全身性糖皮质激素。糖皮质激素通过促进新的蛋白质合成来发挥抗炎效应，其发挥的效应通常被推迟，因此强调及早开始应用的重要性。全身性糖皮质激素的应用可以降低住院率，加速康复以及降低出院后复发概率。

口服皮质醇类药物和静脉使用皮质醇一样有效。单剂量的肌内制剂对那些看起来出院后口服皮质醇类药物依从性不高的患者来说是一个合理的选择。

糖皮质激素的多种给药方案被研究过，关于最佳的给药策略的争论也一直在持续。对住院的成人患者，专家小组3建议给予40～80mg/d的强的松、甲基强的松龙或强的松龙，分1～2次使用直到PEFR达到预测值或患者最佳值的70%。对门诊患者，常用的方法是使用强的松40mg/d，持续5～10天，早期进行随访以判断临床反应和优化门诊给药方案。

大剂量ICSs在急性哮喘治疗中的地位尚未确定。然而ICSs在实现控制门诊哮喘，让患者离开急诊室或医院踏上一段以ICS为基础的治疗路程中扮演关键角色。

其他治疗

与标准的 β_2 受体激动剂治疗方案相比，氨茶碱在成人哮喘中没有被赋予额外的支气管扩张剂效应，它增加了不良反应的发生率（例如，快速性心律失常），应该仅被用于难治性病例。

在急诊室成人急性哮喘治疗中，静脉注射 $MgSO_4$ 的安全性和有效性是最近一项荟萃分析的主题 [13]。结果显示，对充分氧疗、SABAs 和静脉应用糖皮质激素类药物无反应的成人急性哮喘患者，单次输注 1.2g 或静脉注射 2g $MgSO_4$ 超过 15～30 分钟可以降低患者住院率和改善肺功能。在急性哮喘治疗中吸入 $MgSO_4$ 的作用尚不明确 [14]。

有一些并不充分的数据建议在急性哮喘中应用白三烯调节剂。最引人关注的数据来自关于静脉应用孟鲁司特的随机试验，但是在美国没有该药物的静脉制剂。在传统治疗的基础上，增加口服孟鲁司特并无益处 [15]。

由于方法学的差异、患者样本量少以及对上气道梗阻无法控制等原因困扰着氦氧混合气的研究。总而言之，数据不支持氦氧混合气在急性哮喘中常规使用。然而，氦氧混合气在某些严重病例中应用可能是合理的。此外，数据支持氦氧混合气作为 SABAs 雾化吸入的驱动气体可以改善严重哮喘发作患者的 PEFRs，以及可以降低住院率 [16]。

无创机械通气

尽管无创机械通气（noninvasive ventilation，NIV）在急性哮喘的应用中已经非常普遍并呈越来越多的趋势，关于这一技术应用的相关数据资料仍非常有限。一项小样本的随机试验结果显示，在标准治疗基础上应用 NIV 加快了肺功能的改善，减少了吸入性支气管扩张剂的使用，并缩短了住 ICU 的时间和住院时间 [17]。NIV 减少了患者的呼吸做功并且可能使支气管扩张药物更有效地吸入。

无创机械通气包括使用 5～7.5cmH_2O 的低水平经鼻连续正压通气（continuous positive airway pressure，CPAP）或更常见的双水平正压通气（bilevel positive airway pressure，BiPAP）。BiPAP 的一种实现方式是初始应用 8cmH_2O 吸气压力支持和 3cmH_2O 的呼气正压，然后根据需要调整压力最终使得患者的呼吸频率（respiratory rate，RR）降至 25 次 /min 以下以及潮气量大于 7ml/kg[18]。无创机械通气仅用于清醒、配合以及血流动力学稳定的患者。

气管插管和机械通气

呼吸骤停或即将骤停（例如极度衰竭，胸部起伏减弱，进行性高碳酸血症和意识状态改变）是气管插管的指征。低血压是插管后会立刻出现的一个常见问题，主要原因是镇静治疗和血管麻痹、低血容量、机械通气过度和可能出现的张力性气胸。

机械通气中不合适的过快的呼吸频率设置会导致呼气时间不足，以及非常危险的肺动态过度充气，提示这种状况的迹象包括极度用力需要加压给氧面罩手动辅助呼吸、高气道压、低血压和心动过速。当怀疑发生危重的肺动态过度扩张时，对一个氧合良好的患者实施一个持续 30～60 秒的浅慢呼吸（2～3 次 /min）试验或窒息通气既是一个诊断手段也是一项治疗措施。这个方法降低了肺容积和气道压，增加了心脏的前负荷以帮助患者的心肺功能重新达到稳定。密切监测患者胸部摄片的变化以排除发生单侧或双侧的气胸是必须做的。

呼吸机的初始设置

呼气时间（Te）、潮气量（V_T）和气道梗阻的严重程度决定了机械通气过程中肺动态过度充气的水平 [19, 20]。呼气时间是由分钟通气量和吸气流速决定的，降低呼吸频率延长了 Te 和允许呼气更充分（图 69-2）。因为呼气流速低，通过这种方式使多余的气体排空可能很有限，但肺容量发生很小的变化都可能会有临床意义。增加吸气流速也会延长 Te，然而，过高的吸气流速会增加气道峰压，使得人 - 机同步性变差，进而，高吸气流速会增加自主呼吸患者的呼吸频率，最终使患者实际 Te 下降。另一方面，如果吸气流速太低，会导致 Te 降低而肺容积增加。

对一个体重 70kg 的患者，机械通气参数设置的一个合理选择是吸气流速 60LPM 和初始分钟通气量 7～8L/min，这样可避免发生危险的动态肺过度充气 [21]。通过将呼吸机设

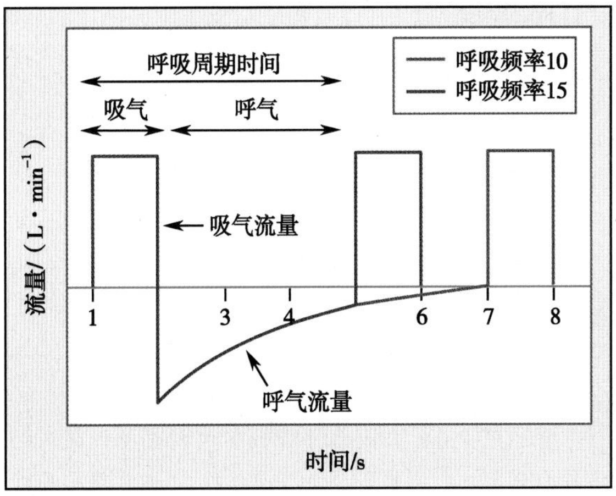

图 69-2　在设定 1 000ml 的 V_T 和恒定 60LPM（1LPS）吸气流速时改变呼吸频率（RR）对呼气时间（Te）的影响。RR 设为 15 次 /min 钟时，整个呼吸周期（允许完成一次完整的呼吸所需的总时间）是 4 秒。吸气时间（Ti）是 1 秒，Te 是 3 秒，吸气时间 : 呼气时间为 1 : 3。从图中可见呼气流量逐渐衰减持续到下一次呼吸仍然存在（图示呼气流量曲线未能延续到基线或归零），说明存在内源性 PEEP。降低 RR 到 10 次 /min 钟后一次呼吸周期的时间增加到 6 秒，Te 为 5 秒，结果吸气时间 : 呼气时间为 1 : 5。降低 RR 允许呼吸时更多地呼出气体并降低呼气末平台压（图中未显示），尽管因为呼气末流速很低导致其效果不甚明显

置在容量 - 控制通气（volume-controlled ventilation VCV）模式同时 RR 设为 12～14 次 /min 和 V_T 在 7～8ml/kg 时可以达到上述目标。在存在自主呼吸的患者，设置一个较低水平的 PEEP（例如，5cmH$_2$O）可以通过降低需要克服内源性 PEEP 的压力梯度而减少吸气做功，将不发生恶化的肺扩张。理论上压力 - 控制通气（pressure-controlled ventilation，PCV）可能会比 VCV 模式使机械通气的气体分配更均匀，但 PCV 模式下 Vt 的输送受气道狭窄程度的变化而更不稳定[22]。在大范围的主要临床结果方面，没有数据支持 AC 模式优于 SIMV+ 压力支持（pressure support，PS）[23]，但 AC 在临床中应用更普遍[3]。

肺充气的评估

动态肺过度充气的程度是机械通气调节的核心，但是肺容积的测定在临床实践中是一个挑战。仅有的经过验证的方法是测量吸气末气体容积，即 Vei，可以在 40～60 秒的窒息通气过程中通过收集肺总容量（total lung capacity，TLC）和功能性残余量（functional residual capacity，FRC）得出呼出气体容量。尽管 Vei 可能会因残余在部分肺组织中排空缓慢的气体存在而被低估，但 Vei 大于 20ml/kg 仍被认为会导致气压伤[21]。这种方法的实用性受限于患者需无自主呼吸和要求掌握呼出气体收集的专门技术。其他可替代的肺充气评估方法还包括测定单次呼吸平台压（plateau pressure，Pplat）和内源性 PEEP，准确测量 Pplat 和内源性 PEEP 需要人 - 机同步并且患者无干扰，通常并不需要使患者无自主呼吸。然而这两个压力的测定都不能被确定为一个预后预测因子。Pplat（或肺扩张压）是对平均吸气末肺泡压的估测，由气流在吸气末暂停决定（图 69-3），但是 Pplat 也受胸壁和腹部功能影响，Pplat 通常要求≤30cmH$_2$O。

内源性 PEEP 是在呼吸周期中肺泡压的最低水平，它可以通过在呼气末屏气测量气道开放压获得（见图 69-3）。呼出气流在吸气开始时（可通过听诊或流速曲线监测到）的持续存在也反映出内源性 PEEP（见图 69-2）。当肺泡和气道开放间的沟通较差时内源性 PEEP 可能会被低估。

呼吸机调节

尽管通过 Pplat 来调节呼吸机参数设置没有在对照实验中得到确认，我们推荐限制 Pplat 作为一个通常的管理原则并建议以下流程（图 69-4）。如果初始呼吸机设置导致 Pplat 高于 30cmH$_2$O，我们可降低呼吸频率以使 Pplat 降至 30cmH$_2$O 以下。这种方式可能会导致高碳酸血症，但通常在可耐受范围。缺氧性脑病和心力衰竭是允许性高碳酸血症的禁忌证，因为高碳酸血症有潜在地扩张脑血管，降低心肌收缩性和收缩肺血管等作用。降低呼吸频率如果减少了肺过度充气和降低了死腔通气，那么它可能并不会导致 $PaCO_2$ 像预期的那样增高。如果高碳酸血症导致血 pH 小于 7.20，由于 Pplat 的限制使得呼吸频率不能增加，尽管并没有证据显示可以改善预后，我们依然考虑输注碳酸氢钠。如果 Pplat 低于 30cmH$_2$O 同时 pH 小于 7.20，可以安全地上调呼吸频率直至 Pplat 达到 30cmH$_2$O 的上限。需注意，策略是针对低 Pplat 同时也期望降低内源性 PEEP。

是否这个策略可以降低气压伤的风险尚不得知。一项关于在限制 Vt 和气道压的机械通气气压伤的研究中纳入了

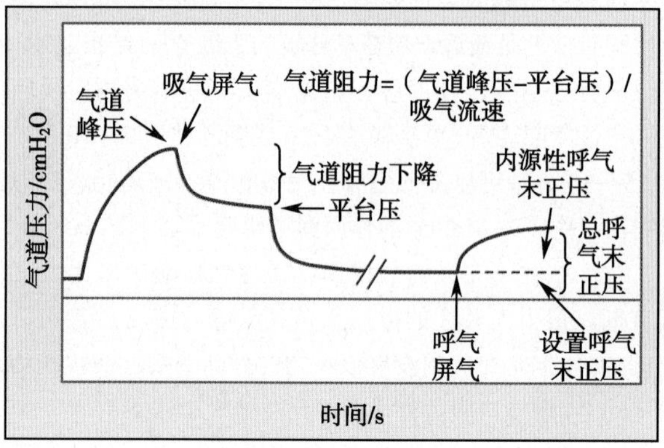

图 69-3 机械通气中的压力 - 时间曲线显示气道峰压（Ppk）、平台压（Pplat）和内源性 PEEP 测定。当输送一个恒定吸气流量（未显示）时，气道压力（Paw）上升至 Ppk，即气道阻力和平台压之和。气道阻力和平台压由吸气暂停决定，在吸气流暂时停止时，去除气道阻力，允许气道压从 Ppk 降至 Pplat。如果吸气流速设定为 60L/min，则气道阻力下降相当于气道阻力（Raw）cmH$_2$O/（L•s）。呼气末暂停的设置可用来测定内源性 PEEP。在这项演练中，由于大量的内源性 PEEP 存在而导致 Paw 增加。需注意吸气末和呼气末暂停设置是在不同的呼吸中设置

初始设置

潮气量	7~8ml/kg
呼吸频率	12~14/min
吸气流速	60L/min
氧浓度	1.0
呼气末正压	0~5cmH$_2$O

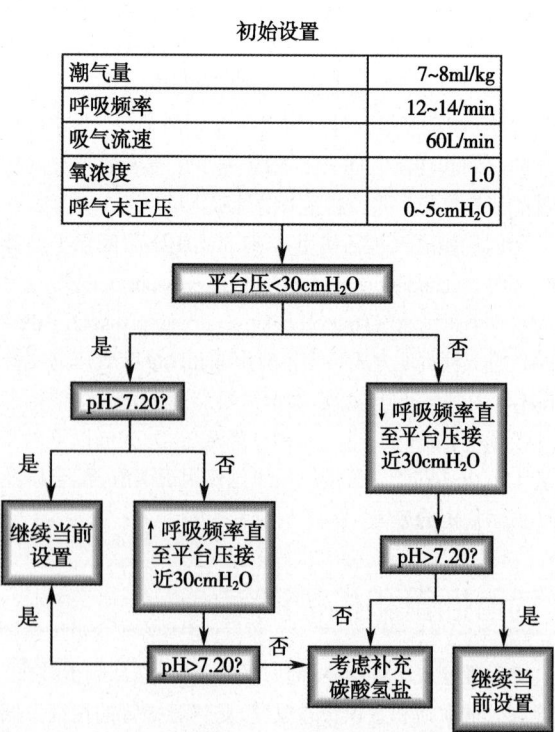

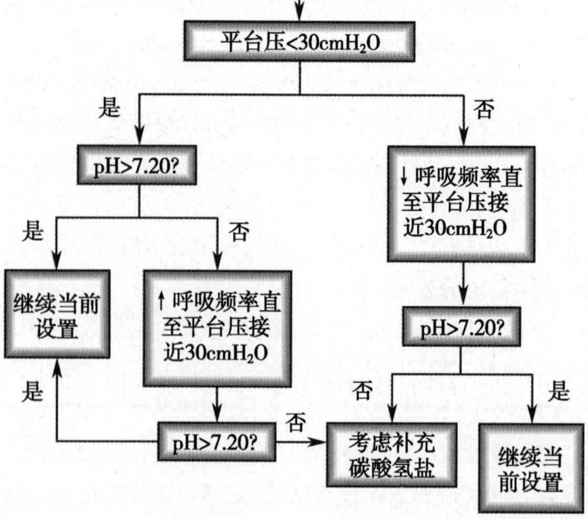

图 69-4 对于急性哮喘恶化的患者，推荐初始机械通气设置和基于 Pplat（吸气末平台压）及动脉血 pH 的后续呼吸机参数调整

79 例哮喘患者[24]，5 例（6.3%）出现了气压伤。潮气量和气道压力在发生气压伤组与未发生组没有区别。

镇静和肌松

镇静可以提高患者的舒适度和安全性及人 - 机协调。对可能会于数小时内拔管的患者，推荐使用丙泊酚，因为它可以让患者深度镇静的同时也可以在停药后使患者迅速清醒。苯二氮卓类药物价格低廉但是患者苏醒的可预测性差且患者可能会发生谵妄。为达到让患者丧失记忆，镇静，镇痛和呼吸驱动抑制等目的，阿片类药物可以和丙泊酚或苯二氮草类药物中任一种联用。每日镇静、镇痛中断有助于避免药物的过度蓄积。

仅通过镇静和镇痛治疗不能完成安全有效的机械通气是应用肌松剂的指征。可选择阿曲库铵，该药物不产生心血管效应，不释放组胺，不依赖肝肾功能清除药物。肌松剂与其他一些并发症相关，包括肌病，静脉血栓形成，呼吸机相关性肺炎等，应在不需要应用时及时停药。

机械通气时支气管扩张剂的使用

关于气管插管患者使用支气管扩张剂的对照试验是需要的，它可以提供优化使用该类药物的信息以及为当前的推荐意见提供证据或反对意见。插管患者通常需要大剂量药物才能达到临床效果，这可能反映出这些患者的难治性特征是药物剂量不足或药物输送方面存在问题。支气管扩张剂无论是通过定量雾化吸入器（metered-dose inhaler，MDI）还是雾化吸入，人 - 机同步都有助于优化药物的输送。当在机械通气过程中使用 MDI 时，必须在呼吸机管路的吸气回路中安装一个分隔装置。当应用雾化吸入时，雾化装置必须靠近呼吸机，雾化时应停止使用气道加湿装置。雾化时降低呼吸机吸气流速有助于使气体湍流最小化，但这个方法可能会加剧肺过度充气范围，应限定在一定时间范围内应用。

无论是应用间隔 MDI 还是雾化吸入，都需要较大的药物剂量。在应用支气管扩张剂后应有一个可测量的气道峰压和平台压之间的压力梯度下降（图 69-5）。如果没有出现这种气道压力的下降，这个患者可能属于难治性哮喘，药物的输送和 / 或药物剂量可能不合适，或者有其他原因参与提高了气道阻力，例如，气管导管扭曲或堵塞。

其他注意事项

极少情况下，上述的处置策略仍不能使患者病情稳定，

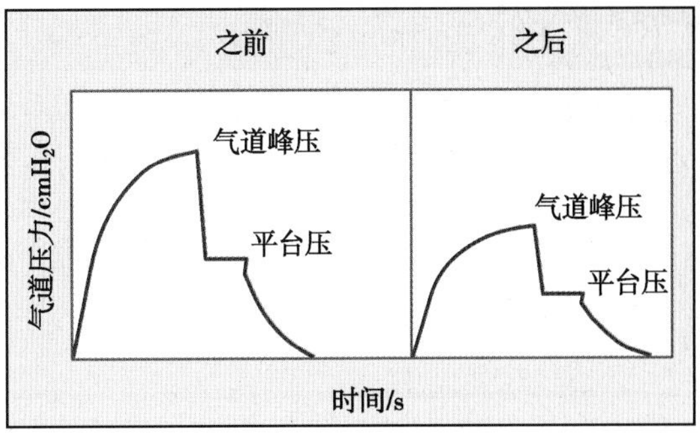

图 69-5　成功管理支气管扩张剂之前和之后的压力 - 时间曲线注意气道阻压和呼气末平台压（Pplat）的下降，反映了相应的气道直径增加和肺充气的减轻。

这时候全麻支气管扩张剂可能会降低气道峰压和 $PaCO_2$，但这些药物与低血压和心律失常有关，它们的益处是短暂的。通过呼吸机回路输送氦氧混合气可能也会降低气道峰压和 $PaCO_2$，但它的使用需要重要机构的专业知识和计划。有限的证据支持应用化痰药甚至支气管肺泡灌洗帮助清除附着力强的分泌物。重要的是，迅速增多的证据显示体外生命支持系统可成功应用于那些伴威胁生命的 DHI 或呼吸性酸中毒的难治性病例，尽管这些病例已经过最佳的药物和机械通气治疗。

拔管

目前还没有经过验证的应用于急性哮喘的拔管标准。一个方法是实施自主呼吸试验，一旦 $PaCO_2$ 正常并不伴明显肺过度充气，气道阻力小于 20cmH_2O/（L•s），意识状态尚可，不需要高浓度氧，PEEP≤5cmH_2O，血流动力学稳定，气道分泌物不多时可考虑拔管。不稳定性哮喘患者一旦插管后可能很快会达到上述标准；更常见的需要经过 24～48 小时的治疗。气管拔管后，建议在 ICU 多观察 12～24 小时。

恶化后管理

健康教育非常重要，应遵嘱应用控制病情的药物，环境控制以及密切随访等也是需要极其重视的。经历过重症哮喘恶化的患者仍有再次发作以及哮喘导致死亡的可能。在这方面，一个三方特别工作组的报道就患者在急性哮喘发作出院后的抗炎治疗及随访提供了建议[25, 26]。

知识点

1. 门诊控制失败是许多哮喘恶化的基础。
2. 重症恶化的特征包括发汗，直立体位，不能说长句的话，动用辅助肌肉，奇脉增大，正常或高碳酸血症，精神状态改变，反常呼吸，心动过缓和胸廓起伏变弱等，这些征象提示会立即出现呼吸衰竭。
3. 急性哮喘对吸入 β 受体激动剂的反应是不一样的。经常（或持续）使用沙丁胺醇对难治性患者是必要的。增加异丙托溴胺和沙丁胺醇联用可能会给急性发作的患者带来额外的益处。
4. 静脉使用皮质醇可用于重症哮喘恶化。

知识点(续)

5. 有限的数据支持经选择后的部分患者可以使用无创机械通气(NIV)以降低呼吸的吸气做功。
6. 气管插管后的低血压说明呼气时间不足导致肺过度充气和心脏前负荷降低。窒息或低通气试验既可诊断同时也可用于这种状况的治疗。张力性气胸的发生与这种临床状况有关。
7. 在机械通气期间,可通过设置低分钟通气量和充足的吸气流速以延长呼气时间。通过监测平台压评估肺过度充气,必要时允许适度的高碳酸血症以降低肺过度充气。
8. 机械通气期间避免长期肌松和镇静剂的使用。
9. 建立流程以评估和实现哮喘控制,在患者出院时帮助其防止将来的病情恶化。

(孙昀 译,王宏志 审校)

参考文献

1. Moorman JE, Akinbami LJ, Bailey CM, et al. National Surveillance of Asthma: United States, 2001–2010. National Center for Health Statistics. Vital Health Stat 3. 2012 Nov;(35):1-58.
2. Bateman ED, Reddel HK, Eriksson G, et al. Overall asthma control: the relationship between current control and future risk. J Allergy Clin Immunol 2010;125:600–608.
3. Peters JI, Stupka JE, Singh H, et al. Status asthmaticus in the medical intensive care unit: a 30-year experience. Resp Med 2010;106:344–348.
4. Dougherty RH, Fahy JV. Acute exacerbations of asthma: epidemiology, biology and the exacerbation-prone phenotype. Clin Exp Allergy 2009;39:193–202.
5. Rodrigo G, Rodrigo C. Rapid-onset asthma attack: a prospective cohort study about characteristics and response to emergency department treatment. Chest 2000;118:1547.
6. Pepe PE, Marini JJ. Occult positive end-expiratory pressure in mechanically ventilated patients with airflow obstruction: the auto-PEEP effect. Am Rev Respir Dis 1982;126:166–170.
7. Corbridge T, Hall JB. The assessment and management of status asthmaticus in adults. State-of-the-art. Am Rev Respir Dis 1995;151:1296–1316.
8. U.S. Department of Health and Human Services, National Institutes of Health, National Heart, Lung and Blood Institute, Expert Panel Report 3. Guidelines for the diagnosis and management of asthma. Available at http://www.nhlbi.nih.gov/guidelines/asthma/asthgdln.pdf.
9. McFadden ER Jr. Acute severe asthma: state of the art. Am J Resp Crit Care Med 2003;168:740–759.
10. Jat KR, Khaira H. Levalbuterol versus albuterol for acute asthma: a systematic review and meta-analyis. Pulm Pharmacol Ther 2013;26:239–248.
11. Rodrigo GJ, Neffen H, Colodenco FD, Castro-Rodriguez JA. Formoterol for acute asthma in the emergency department: a systematic review with meta-analysis. Ann Allergy Asthma Immunol 2010;104:247–252.
12. Stoodley RG, Aaron SD, Dales RE. The role of ipratropium bromide in the emergency management of acute asthma exacerbation: a meta-analysis of randomized clinical trials. Ann Emerg Med 1999;34:8–18.
13. Kew KM, Kirtchuk L, Michell CI. Intravenous magnesium sulfate for treating adults with acute asthma in the emergency department. Cochrane Database Syst Rev 2014;5:CD010909. doi: 10.1002/14651858.CD010909.pub2.
14. Goodacre S, Cohen J, Bradburn M, Gray A, Benger J, Coats T; 3Mg Research Team. Intravenous or nebulised magnesium sulphate versus standard therapy for severe acute asthma (3Mg trial): a double-blind, randomised controlled trial. Lancet Respir Med 2013;1:293–300.
15. Zubairi AB, Salahuddin N, Khawaja A, et al. A randomized, double-blind, placebo-controlled trial of oral montelukast in acute asthma exacerbation. BMC Pulm Med 2013;13:20.
16. Rodrigo GJ, Castro-Rodriguez JA. Heliox-driven β2-agonists nebulization for children and adults with acute asthma: a systematic review with meta-analysis. Ann Allergy Asthma Immunol 2014;112:29–34.
17. Gupta D, Nath A, Agarwal R, Behera D. A prospective randomized controlled trial on the efficacy of noninvasive ventilation in severe acute asthma. Respir Care 2010;55:536–543.
18. Nowak R, Corbridge T, Brenner B. Noninvasive ventilation. Proc Am Thorac Soc 2009;6:367–370.
19. Tuxen DV, Lane S. The effects of ventilatory pattern on hyperinflation, airway pressures, and circulation in mechanical ventilation of patients with severe air-flow obstruction. Am Rev Respir Dis 1987;136:872–879.
20. Brenner B, Corbridge T, Kazzi A. Intubation and mechanical ventilation in the asthmatic patient in respiratory failure. Proc Am Thorac Soc 2009;6:371–379.
21. Williams TJ, Tuxen DV, Scheinkestel CD, Czarny D, Bowes G. Risk factors for morbidity in mechanically ventilated patients with acute severe asthma. Am Rev Respir Dis 1992;146:607–615.
22. Wongviriyawong C, Winkler T, Harris RS, Venegas JG. Dynamics of tidal volume and ventilation heterogeneity under pressure-controlled ventilation during bronchoconstriction: a simulation study. J Appl Physiol 1985;109:1211–1218.
23. Ortiz G, Frutos-Vivar F, Ferguson ND, Esteban A, Raymondos K, Apezteguía C, Hurtado J, González M, Tomicic V, Elizalde J, Abroug F, Arabi Y, Pelosi P, Anzueto A; Ventila Group. Outcomes of patients ventilated with synchronized intermittent mandatory ventilation with pressure support: a comparative propensity score study. Chest 2010;137:1265–1277.
24. Anzueto A1, Frutos-Vivar F, Esteban A, Alía I, Brochard L, Stewart T, Benito S, Tobin MJ, Elizalde J, Palizas F, David CM, Pimentel J, González M, Soto L, D'Empaire G, Pelosi P. Incidence, risk factors and outcome of barotrauma in mechanically ventilated patients. Intensive Care Med 2004;30:612–619.
25. Krishnan JA, Nowak R, Davis SQ, Schatz M. Anti-inflammatory treatment after discharge home from the emergency department in adults with acute asthma. Proc Am Thorac Soc 2009;6:380–385.
26. Schatz M, Rachelefsky G, Krishnan JA. Follow up-after acute asthma episodes: what improves outcomes. J Allergy Clin Immunol 2009;124:S35–S42.

70 慢性阻塞性肺疾病

Peter M.A. Calverley and Paul Phillip Walker

慢性阻塞性肺疾病(chronic obstructive pulmonary disease,COPD)是世界范围内最常见导致患者死亡和致残的疾病之一,并且是患者入住重症监护室(intensive care unit,ICU)的主要病因。一些专著对这一复杂疾病作了较为详细的综述[1,2]。危重症专家对COPD的认识主要是生理学方面的,他们关注肺功能损坏对个体正常稳态机制的影响。尽管我们许多对COPD认识的重要见解来自ICU的研究,但如果COPD治疗方式需要进一步优化,就也应考虑到一些其他方面问题。

进入ICU监护治疗的COPD患者在不同的医疗保健系统内仍是相对不平等的。北美和部分西欧国家为大多数的患者提供ICU监护治疗,但是在其他一些相对发达的医疗保健系统(例如,在英国),则没有这样的情况。同一个医疗保健系统内医生在选择患者进入ICU治疗方面也有明显的区别[3]。这些选择可能受到当地可获得的资源影响,但也可能受他们对完成治疗干预后患者可达到的预后所持的悲观态度影响。然而,并不是所有COPD患者在ICU对治疗的反应就都差,部分患者并不需要延长机械通气周期[4]。重症医学专家常常将COPD患者的治疗结果与因其他疾病进入ICU治疗的患者相比,导致对COPD患者的预后总是不乐观。在一项回顾性研究中,重症医学专家估计那些最重的COPD患者住院后180天存活率仅10%,而事实上可达40%[5]。在接受机械通气治疗后存活下来的人群中,96%的人很乐意地接受了通气支持,尽管他们的身体状况并未得到改善[6]。患者能否存活更大程度是与急性病程的严重度有关,例如,较高的急性生理评分,先前较长的住院时间,意识状态水平和心律失常;而不是那些发病前的因素,例如,年龄、用力呼气量(forced expiratory volume,FEV)和肺功能[7]。很显然,由于没有掌握充分的医疗信息及与患者家庭进行合适的讨论,我们不应在急诊室做出是否给COPD患者接受通气支持治疗的决定。但在对2014年英格兰和威尔士的COPD住院患者审核中,我们发现仅对一小部分患者做到了这一点[8]。

定义和发展史

尽管COPD最恰当的定义仍存争议,但它对在ICU接受监护治疗的具体内容影响很小,急诊收住ICU的常常只是病情严重和已明确诊断的疾病。当前较一致的定义是由慢性阻塞性肺疾病全球倡议(the Global Initiative for Chronic Obstructive Lung Disease,GOLD)组织制定的,具体如下:

慢性阻塞性肺疾病是一种常见的可预防和可治疗的疾病,主要特征是持续的气流受限,通常疾病进展与气道和肺对有害颗粒物和气体的慢性炎症反应增强有关。急性加重和并存病症影响着每个患者发病的总体严重程度[9]。

尽管对COPD的合并症以及急性加重的重要性的认识在逐渐增加,但这里强调的重点是持续并进展的不完全可逆的气流受限。合并症及急性加重通常是重症医学专家的关注点。症状和活动能力下降常常与这些进程相平行。虽然有些患者在没有寻求医疗帮助的情况下表面上也能应付程度严重的气流受限,但当发展成COPD急性加重时这些患者最终会去急诊室就诊。在这种情况下,为他们提供通气支持是明智的,可以使患者至少有机会接受常规医疗以改善病情。更常见的是患者病情进展伴随着反复恶化,表明他们的肺功能和健康状态在明显迅速下降[10,11]。这样的患者此前常反复住院治疗,他们对治疗措施的反应通常很明确。

常见的引发COPD的吸入性颗粒物或气体是来自烟草烟雾的微粒物和碳氢化合物的复杂组合。在美国和西欧国家,这是COPD的首要发病原因[12]。其他因素,例如,儿童时期肺功能较差和儿童呼吸系统疾病、支气管高反应性、自述哮喘和低出生体重等也很重要[13]。戒烟后炎症反应仍会持续,可用来解释气道和实质组织的破坏,以及肺内的纤维化[14,15]。

COPD的发展演变史解释了为什么在最近30年里西方国家烟草消费呈总体下降,而入住ICU的患者却并没有像我们所期望的那样减少。下表是Fletcher和Peto的经典研究,现已被Framingham研究的纵向数据所证实(图70-1)[16,17]。尽管在那些戒烟的人群中肺功能下降的速度是减少了,但已经丧失的肺功能则不可能恢复,而且,即使肺功能下降的速度回到正常,随着他们年龄增长仍更有可能残疾。因此,在包含了前述吸烟者的老年人群中,仍有相当数量的患者因COPD的并发症而需要入住ICU治疗。现在已经认识到了在COPD中合并症所扮演的重要角色[18,19]。大多数因COPD有明显症状的患者至少有一种并存疾病,特别是心血管疾病[20]。

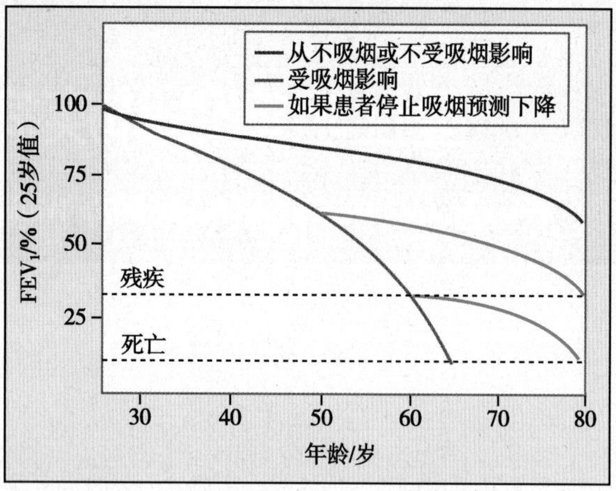

图 70-1 慢性阻塞性肺疾病发展史和戒烟的影响。以 25 岁时的肺功能为比照标准，吸烟者表现为第 1 秒用力呼气量（FEV_1）的快速下降，当他们戒烟后，这一指标可恢复到更正常的水平。然而他们的 FEV_1 仍处在比他们年龄的预测值低的水平，生理功能的下降仍在继续。这解释了为什么老年戒烟者不论戒烟时间长短仍会因疾病严重而入住 ICU。（资料来源：Fletcher C，Peto R. The natural history of chronic airway obstruction. BMJ 1977；1（6077）：1645-8.）

病理学

COPD 的病理学特征依赖于疾病的发展阶段和肺被检查的部位[21]。主气道表现为黏液腺过度肥大和杯状细胞化生。与此同时，更多的外周气道表现为平滑肌细胞过度肥大，支气管周围纤维化，小管腔黏液堵塞和淋巴滤泡增大。肺泡常扩大，但伴随着这一区域肺的非软骨小气道支撑组织丧失会出现肺泡壁丧失，故肺泡并非总是扩大。有证据表明，气道存在持续炎症，如气道腔内存在中性粒细胞及气道壁上的巨噬细胞。在这一反应中，尽管存在中间状态，$CD8^+$T 淋巴细胞比在哮喘类型的支气管炎症反应中更突出[22]。炎症细胞也存在于破坏的肺泡壁邻近组织[23]。总之，当疾病的临床表现和肺功能测定的严重程度增加时，涉及这一炎症过程的每一类细胞数量也相应增加[24]。此外，腔外的淋巴滤泡发展为包含 $CD4^+$ 的淋巴细胞，可能系一种反复感染发作加重的反应[24]。最近有学者将宿主免疫反应元素与应用 DNA 测序技术评估肺微生态联系起来进行研究[25]。在病情加重阶段得到的数据尽管有限，仍支持中性粒细胞在其中扮演重要角色，有些出人意料的是还包括嗜酸性粒细胞。当前正在开展针对嗜酸性粒细胞[26]的研究，目的是检验血嗜酸性粒细胞计数能否作为一个在 COPD 恶化时决定是否使用糖皮质激素的标记物[27]。

生理学

上述病理改变结合在一起可产生“特定肺容积下 FEV_1 减少”这样一种特征性诊断，通常以“某一时间基线下 FEV_1/用力肺活量（forced vital capacity，FVC）小于 0.7”来进行评估。从技术上来说，对这一比率，有 70% 需根据年龄调整正常值，因为在健康个体，肺的顺应性也会随着年龄下降。

COPD 对肺功能的所有方面都产生影响，但主要是导致肺的呼吸力学发生变化，也即指我们一直以来关于呼吸系统静态（无气流）和动态（有气流）性能的研究[28]。COPD 患者的胸壁力学通常被认为是正常的（尽管很少会直接测量），呼吸系统压力 - 容积特征的改变是由肺的顺应性改变而决定的，常归因于肺气肿而导致肺的弹性回缩丧失，这一点在组织顺应性的变化中是否起作用还不确定。COPD 患者的压力 - 容积曲线的典型特征是早期形成吸气末压力平台，呼气末肺容积逐渐增加，形成一个陡峭的斜坡。呼气末肺容积的改变和肺残余量的增加改变了胸壁的几何形态，膈肌变得低平，就像肋骨框变得更水平一样。这些变化反过来又损害了呼吸肌的呼吸力量以及增加了总体的呼吸做功[29]。呼气肌运动增强在重症 COPD 中很常见[30, 31]，甚至在休息时也是如此，这是判断呼吸窘迫的一个很有用的临床标志。呼吸系统的力学特征受其静态属性影响，但在吸气和呼气之间又有明显的区别，最大吸气流速受吸气阻力影响，同时也受吸气肌产生压力的能力影响（因此也间接受胸壁的几何形态影响）；最大呼气流速受产生的呼气压力影响，更重要的是，由于容量相关的气流限制，最好用最大呼气流量 - 容积环来描述。随着肺容积在呼气时下降，气道关闭或变得气流受限。因此对特定的肺容量而言气流是减少的，尽管在定义 COPD 时气流（FEV_1）相对于呼气时肺总交换容积（FVC）变化的评估是有价值的，但对潮气量气流受限程度的评估更有助于确定患者呼吸困难的程度[32]。现在人们更关注潮气量恒定时决定呼气流量受限的因素上。在过去，监测很困难，涉及侵入性设备或依赖体积描记法，这个方法可能会过高估计呼出潮气量流量受限的发生率。随着呼气负压实验的发展，尤其最近，呼吸系统力学电阻抗随呼吸运动的变异度研究改变了这一点[33]。这种定位于呼吸运动本身的方法更多的评估是呼吸，可以减少观察误差，并有可能在未来 ICU 应用中实现自动化[34]。

通常，FEV_1 越低，呼气流量受限存在的可能性越大。然而，一些 COPD 患者每次呼气没有流量限制来调节他们呼气末肺容积以尽量使之最小化。当呼吸驱动力升高（例如，在运动）、疾病加重期，或在撤机过程中分钟通气量增加以维持气体交换时，呼气肺容积的静态变异度是趋于降低的。如果呼气流量以及由此产生的潮气量升高，呼气末肺容积一定升高，进而增加呼吸做功并产生呼吸疲劳的感觉。这个过程称之为动态过度充气，在运动负荷时可以清楚地显示，也可通过应用支气管扩张剂促使肺通气，从而使之减轻[35]。

ICU 的患者在撤机过程中会出现一个很高的呼吸驱动并采用浅快呼吸模式。总的呼吸肌做功增加，部分是由于工作肺容积的增加，还由于存在内源性呼气末正压（intrinsic positive end-expiratory pressure，PEEPi）。这代表着在吸气开始之前，吸气压必须增大到能克服残余的呼气驱动压[36]。目前能明确 COPD 根本问题是肺总体机械做功的损害，同时肺静态和动态特征相互影响。呼吸系统的时间常量最能体现这一概念，它是整个呼吸系统顺应性抵抗的产物。在 COPD 中这一常量明显延长，这有助于解释为什么肺呼气延迟以及发生动态的肺过度充气。有一些确凿的证据证明在非常严重的 COPD 中存在局部的肺不均一性，局部的时间常量的差异解释了为什么尽管吸气峰压貌似是可接受的，但 COPD 患者仍易于在机械通气时发生气压伤，以及为什么气体交换在这类患者中会很混乱。

气体交换

动脉低氧血症在 COPD 中很常见，但只有当动脉血氧分压（PaO_2）下降至 60mmHg 以下时才出现明显的临床表现，动脉低氧血症对 FEV_1 低于预测值 35% 以下的患者影响更大。主要由于此类病人存在通气 - 血流比失调，常常在活动时加重，稍增加吸入氧浓度即可纠正，除非因为痰液引流不畅或重症肺部感染使病情恶化[37]。动脉高碳酸血症见于一部分临床状况稳定的低氧血症患者，以住院患者更常见，至少暂时如此[38]。由于生理死腔增加导致的通气 - 血流比值失调和一定程度的有效肺泡低通气的共同作用可以解释这种现象。动脉血二氧化碳分压（$PaCO_2$）的急剧增加导致呼吸性酸中毒，是比 $PaCO_2$ 本身更可靠的判断预后及指导通气治疗的指标[39, 40]。

呼吸调控

尽管经过多年的研究，目前仍无确凿证据证明 COPD 患者的通气调控是异常的。然而在健康志愿者[41]中观察到的对持续机械负荷的反应呈多变的特征可以解释为什么某些人采用他们的呼吸模式。研究呼吸调控的传统技术，包括用体外 CO_2 或氮气刺激试验可以来显示呼吸驱动的下降。而应用口腔阻断压力技术或记录吸气肌电子激活技术则可显示呼吸驱动力是升高的，甚至在那些能耐受相对高水平 CO_2 的 COPD 患者中也是如此[42-44]。呼吸模式的研究现在变得更有启发性，通常，潮气量越低，$PaCO_2$ 越高[45]，这是因为当潮气量下降时，死腔（这是一个固定的，主要由解剖结构决定的容量）和潮气量的比值增加了。小潮气量伴随着呼吸频率的增加以维持比正常水平稍高的分钟通气量，其结果是缩短了吸气时间，也与高碳酸血症有关[45]。机体似乎会调节使得吸气峰压尽可能最小化，甚至以牺牲气体交换为代价。理论上我们相信这兼有节能和使吸气肌疲劳发生的可能性降至最低的作用[46]，这也可以解释浅快呼吸方式是无效的，它是呼吸系统中神经机械耦合在相当大的应激下产生的呼吸方式，通常作为一个撤机失败的观察指标[47]。

肺循环

过去相当大的关注度是放在了 COPD 患者肺动脉压的测定上，但现在认为这并不是那么重要。毋庸置疑的是肺动脉压在低氧 COPD 患者中每时每刻[48]都在增高，它反映了同时存在低氧性血管收缩和肺血管重构。肺动脉高压在这些患者反馈的每日运动受限中有多重要尚不清楚，但已知家庭供氧可防止疾病进展[49]甚至有可能降低肺动脉压力。更多的在治疗方面的尝试，包括应用血管扩张剂、磷酸二酯酶 V（phosphodiesterase enzyme type V，PDEV）抑制剂和一氧化氮（在 ICU 内和 ICU 外研究）都未获成功，通常是因为导致无法接受的通气 - 血流比值失调的加重[50]。进一步的研究和治疗留给那些仅占少数的（< 5%）具有严重肺动脉高压并且与其 COPD 严重程度[51]不成比例的患者，肺动脉高压严重程度并不是现在实行的常规评估 COPD 患者病情的一部分，但当监护患者中心静脉压发生改变时，如何解释这种变化需考虑到肺动脉压力。

全身效应

有充分的证据显示全身性（肺外）因素在 COPD 中的重要性。体重指数降低的患者较那些有同等程度肺功能损害但营养状况良好的患者死亡的更早，尽管那些体重能够增加的患者饮食相对较好[52]。有证据显示 COPD 患者外周肌肉功能存在损害[53]，肌纤维类型发生改变[54]，以及活动与增加氧化应激有关[55]。由于上肢肌肉群的功能得以保留，主要责任落在下肢肌群，早期关于特定的 COPD 肌病的概念现在很大程度上已被废弃。这可能反映出缺乏活动，而在那些 COPD 急性加重的患者中更严重[56]。股四头肌力量的下降是反映 COPD 预后不良的一个独立预测因素[57]。相比之下，尽管 COPD 中循环生物标记物的丰富程度似乎与病死率相关，但到目前为止对临床实践管理作用不大[58]。

急性加重

COPD 急性加重目前定义为患者状况从稳定阶段开始出现持续恶化，超过正常每日变化，急性开始并且需要对常规治疗做出改变[9]。关键的特征是出现与日常症状不同的持续变化，急性发作时对治疗做出的改变常是更加个性化的，但几乎都需要将患者送入 ICU 监护治疗。疾病恶化是 ICU 收治 COPD 的主要原因，患者通常已经存在或者是处在发展为明显的呼吸衰竭的风险中。呼吸衰竭的定义是 PaO_2 降至 60mmHg 以下伴或不伴 $PaCO_2$ 的增高[59]。最常见导致病情加重的原因见表 70-1。病毒和细菌感染是彼此相关的[54]，鼻病毒经常见于大多数病例；流感嗜血杆菌和肺炎链球菌是主要的微生物病原菌[60, 61]。某些患者，特别是那些经常咳嗽并且咳绿色痰的患者，会发展为持续的下呼吸道定植，使得微生物的定性解读变得困难[62]。

并非所有的 COPD 急性加重都与感染有关，大气污染程度的变化也可以促使某些患者发病[63]。急性加重发生的频率随着肺活量损害加重而升高[64]。来自一项大样本的纵向研究显示，对个体而言，急性加重的发生频率每年都非常稳定[65]。

表 70-1 慢性阻塞性肺疾病急性加重的原因

新发感染
细菌(流感嗜血杆菌、肺炎链球菌、卡他莫拉菌)
现有菌株的变化(流感嗜血杆菌)
病毒(流感病毒、鼻病毒、呼吸道合胞病毒)
大气污染
二氧化硫,含氮氧化物
温度改变
常常与污染发生有关
并发疾病*
肺部感染,肺栓塞,气胸
手术后
特别是在上腹部术后

*临床表现主要由原发病为主,但可能会发生呼吸衰竭。

继发于气道炎症增加而加重的气流阻塞带来的生理学效应总结于图 70-2。无论什么原因导致的,关键性的事件都是呼吸力学的改变。以前关注的焦点是呼吸系统阻力的变化,但最近的数据强调气道狭窄和闭合可能是更重要的因素,特别是通过改变工作肺容积产生的变化(见上文)。对患者从急性加重住院后的恢复观察显示,呼吸困难明显好转的患者中,呼吸系统电阻抗(对吸气阻力和流量限制的监测)逐渐改善和呼气末肺容积的下降是最明显的[66]。

肺部感染是 COPD 患者住院的一个重要原因,比在其他患者中更常见,并且与更严重的预后相关[67]。肺部感染多见

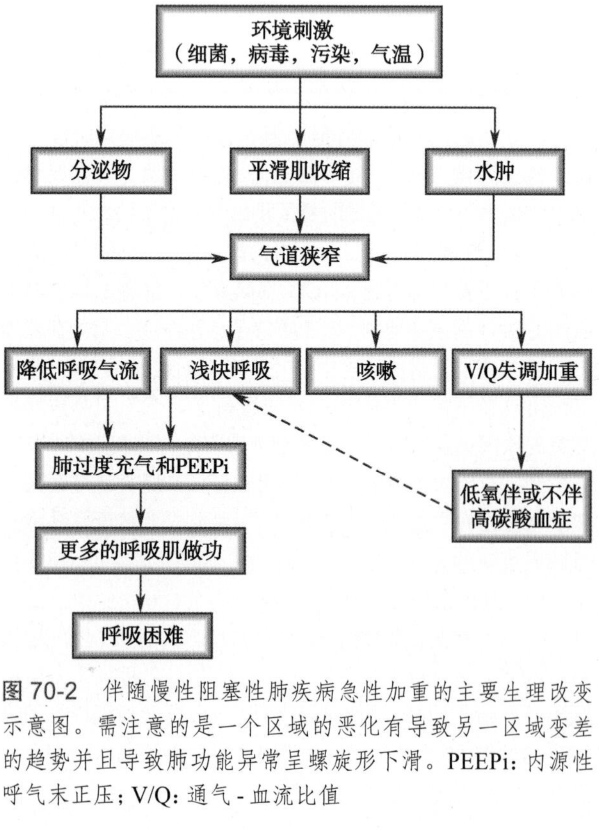

图 70-2 伴随慢性阻塞性肺疾病急性加重的主要生理改变示意图。需注意的是一个区域的恶化有导致另一区域变差的趋势并且导致肺功能异常呈螺旋形下滑。PEEPi:内源性呼气末正压;V/Q:通气 - 血流比值

于吸入糖皮质激素,丙酸氟替卡松治疗的患者[68],特别是气流阻塞比较严重的老年人[69]。这些肺部感染并非都和病死率及健康状况[68]等反映预后差的指标相关,也并非见于吸入所有类型糖皮质激素的患者[70,71]。目前吸入糖皮质激素治疗带来的益处,特别是与长效吸入性支气管扩张剂联合使用的益处高于显著增加肺部感染的风险。

转入重症监护治疗

需要通气支持是 COPD 患者转入 ICU 的主要原因,尽管不同机构制定的各种各样的机械通气指征(表 70-2)存在差异,但这些指征代表了入住 ICU 的最常见原因。在将一个患者转至 ICU 监护,特别是为了实施任何形式的机械通气之前,决定多大的干预程度合适非常重要。

处理原则

四条基本原则指导 COPD 患者急性发作转入 ICU 的管理,每一条都有助于缩短疾病持续时间和从生理学方面稳定患者,直到疾病的自然病程或者治疗效果导致患者好转。

处理诱发因素

细菌感染是 COPD 患者入 ICU 治疗的最常见原因。有充分证据证明抗生素可以缩短病程,即使患者在应用糖皮质激素治疗[72];早期应用抗生素与病死率下降有关,可减少气管插管率和缩短住院时间[73]。当影像学提示肺部感染时很可能需要使用广谱抗生素,但不论感染仅限于气道还是包括肺泡,抗生素治疗应根据当地制定的指南,目的在于降低 ICU 细菌耐药,并且利于根据已知的社区和医院的耐药状况选用合适的抗生素。广谱的青霉素或更普通的头孢菌素是经常选用的,并且常与静脉的大环内酯类药物联用。耐甲氧西林金黄色葡萄球菌定植是常见问题,选择抗生素时应特别

表 70-2 有创机械通气的指征

重度呼吸困难,动用辅助呼吸肌和反常腹式呼吸
呼吸频率 >35 次 /min
威胁生命的低氧血症(PaO_2<40mmHg 或 PaO_2/FiO_2<200mmHg)
严重酸中毒(pH<7.25)和高碳酸血症($PaCO_2$>60mmHg)
呼吸骤停
嗜睡,意识状态改变
心血管并发症(低血压,休克,心力衰竭)
其他并发症:代谢异常,脓毒症,肺部感染,肺栓塞,气压伤,大量胸腔积液
无创正压机械通气失败(或排除标准)

FiO_2:吸入氧浓度;$PaCO_2$:动脉血二氧化碳分压;PaO_2:动脉血氧分压

警惕。与此同时，过度使用广谱药物能导致二重感染，例如梭状芽孢杆菌腹泻。

2009—2010 年 H1N1 流感病毒 A 的大流行使得抗病毒药物的角色更清晰。一项荟萃分析显示早期使用神经氨酸酐酶抑制剂（48 小时内）与死亡率下降相关，尽管这并非特异针对急性发作的 COPD 患者 [74]。事实上，对 COPD 患者来说流行性感染并不是一个特殊的问题，可能部分反映了患者发病之前的免疫状况 [75]，但如果诊断病毒感染，需谨慎使用抗病毒药物例如奥司他韦。类似的看法也适用于其他病毒性肺炎。

降低肺容积和增加呼气流速

改善肺通气的药物，通常通过增加气道直径或防止气道堵塞，打断肺过度充气的恶性循环，这一点在利用运动作为肺过度充气模型的稳定患者中已得到证实 [75]，但这些数据在自主呼吸的 COPD 患者病情加重时不太令人满意。尽管如此，仍然推荐有规律的大剂量的吸入短效 β 受体激动剂，例如沙丁胺醇或异丙托溴胺（分别为 2.5～5mg 或 250～500μg）。没有明确的证据证明一种药物优于另一种 [76]，联合治疗是常用的方法。静脉使用茶碱，或其衍生物，常常被加入这些方案中，但是并不比注射安慰剂组更有效 [77, 78]。

减轻肺部炎症

一些随机对照研究显示，口服糖皮质激素可缩短 COPD 急性加重患者的住院时间和加快应用支气管扩张剂后 FEV_1 的改善 [79, 80]。随机应用口服糖皮质激素组的患者在随后的时间里复发的可能较少，并且还显示出一些其他益处，尽管这些并不都能达到明显的统计学差异 [81]。给予短期（5 天）口服糖皮质激素而不是长期（14 天）几乎没什么坏处，并且总体皮质醇剂量明显下降 [82]，这一点在一项荟萃分析中已得到证实 [83]。在 ICU，常常很果断地给机械通气患者应用糖皮质激素治疗。最近两项研究产生了相互矛盾的结果，一项使用 10 天并且剂量逐渐减量的甲强龙治疗显示出可以缩短机械通气时间和降低无创机械通气（NIV）失败率 [84]，而另一项大型研究使用 10 天的大剂量泼尼松，结果显示没有益处且有较高的高血糖发生率 [85]。一项关于在 COPD 患者入住 ICU 的第一个 48 小时每天应用低于 240mg 全身性糖皮质激素的回顾性研究显示，可降低住 ICU 和住院时间，缩短机械通气时间，较少应用胰岛素和较少发生真菌感染 [86]。在这里需提醒谨慎参照使用，因为除了上述的效应以外，这些患者常常有相关的皮质醇肌病急性发作的风险 [87]。在缺少大型随机对照试验和认识到 94% 的患者在回顾性研究中使用全身性糖皮质激素的情况下，短程使用低剂量糖皮质激素似乎是合适的。

气体交换的管理

改善一个不复杂的 COPD 急性发作患者的氧合相对容易 [88]。将吸入氧浓度升高到 28%～35% 通常足以实现 PaO_2> 90mmHg，然而，这有可能伴随着 $PaCO_2$ 的异常升高，及随之出现呼吸性酸中毒。$PaCO_2$ 的升高会损害呼吸肌的功能，至少在负荷性呼吸时如此 [89]，并且常常在此之前会出现更严重的临床恶化的表现，包括意识状态损害。产生这种效应的原因已经争论了很多年，有些人认为呼吸驱动力的下降是源于颈动脉化学感受器，而其他人引证为通气 - 血流匹配变差所致 [88]。每一种观点都有证据支持，但实际的原因可能是两方面的共同作用，通气 - 血流比值失调在重症患者中特别重要，肺换气不足在那些病情还没差到需要气管插管的患者中扮演着一个重要角色 [90]。

尽管供氧诱导高碳酸血症的现象已经认识了数十年了，但仍然是一个客观存在的问题。在英国一个大型医疗中心，有证据显示 34% 的患者存在供氧诱导的高碳酸血症 [40]。使用高流量氧疗在急诊室非常普遍，因为很高的血氧饱和度会给人一种错误的安全感。一些重症专业的医生有他们认为合理的担忧，认为 COPD 患者不接受充分的氧供会影响到患者的循环，并因此伴随着无法预料的死亡风险。然而解决方法是仔细分析氧供过高或不足对一个特定患者带来的风险，而不是一味支持其中某一种观点。如果患者的主要问题是 COPD 并且血红蛋白水平正常，且当血氧饱和度低到 85% 时心输出量能维持足够的氧输送，那么他的动脉血氧饱和度（SaO_2）维持在 90%～93% 时患者就会表现得相当好。达到这一点需适度的增加吸入氧浓度（通常 24%～28% 的氧浓度），患者同时会伴随出现轻度的高碳酸血症，但可能会避免通气支持治疗。然而，如果心输出量不足（血压下降，外周循环差）或组织代谢需求增加（例如，继发于肺部感染的脓毒症），则需要较高的 SaO_2 以确保充分的氧输送，这种情况下，任何高碳酸血症带来的结果，包括需要机械通气支持等都必须接受。

无创机械通气

该部分内容细节上的综述见 49 章节，但与 COPD 相关的一些关键内容仍需强调。许多数据支持 COPD 急性加重伴呼吸衰竭患者使用 NIV，一些高质量的综述对这些数据资料进行了分析 [91-93]。

COPD 患者应用 NIV 有许多潜在的好处，直观地看，对 NIV 在增加潮气量，提高 CO_2 清除，并因此降低呼吸驱动等方面的期待是合理的。针对 NIV 期间的气体交换，应用复合惰性气体清除法的研究证实，CO_2 的清除是增加的，但总的通气 - 血流比值失调没有改变 [94]。在严重呼吸衰竭发生时患者常常近于疲劳状态，而 NIV 一个更重要的效应是可以减轻呼吸肌的负荷。假设某些附加的做功需要克服内源性 PEEP，NIV 可以直接导致呼吸驱动降低和呼吸频率下降，而这些都是反映预后较好的指标 [95]。随机对照研究数据显示 COPD 患者应用 NIV 后呼吸频率平均每分钟下降 3.5 次（95%CI：4.3～1.9）[93]，这将允许肺更有效的通气和减少动态肺过度充气，气促强度的改善通常是 COPD 应用 NIV 成功的一个早期征象，比血气变化出现得更早，后者相对于临床改善往往滞后。

循证的文献复习为我们提供了一系列建立在NIV相对有效基础上的合理建议。关键点包括了为防止一种重大事件或并发症发生而需要治疗的患者数量，见表70-3。NIV与传统的医疗处理方式比较失败率较少、死亡率较低，有着较少的并发症和较低的气管插管率。NIV使得住ICU时间或住院时间下降了近3天，并且对气体交换产生了有利的影响。应用NIV后，pH平均增加了0.03（0.02～0.04），$PaCO_2$平均下降了3mmHg（5.9～0.23mmHg），PaO_2平均升高2mmHg（-2～6mmHg），与NIV相关的院内获得性肺部感染的发生率较低是一个特别的优势。运用氦-氧混合气体的NIV与仅应用氧气的NIV相比没有明显的益处[96]。

在美国一些医院，NIV治疗失败的发生率为10%～15%[97, 98]，这反映了这些患者不能适应NIV或疾病的进展。数据显示患者应用NIV失败可通过以下指标预测：入院后高血糖（不论是否有糖尿病）、呼吸频率增快，或较高的APACHE2评分。所有这些变量是相对有效的风险预测因子，但将它们联合应用可增加判别能力[95]。近来的研究证实，急性生理评分（APACH2）的重要性，并且突出了如果患者患有肿瘤时的失败率和病死率较高[97]。NIV除了应用于呼吸衰竭的急性期，还可作为一个“桥梁”帮助患者从间歇正压通气状态撤机。在一项重要的多中心前瞻性研究中，Nava和同事们将患者T管试验撤机失败后随机分为接受NIV组或继续机械通气组[99]。NIV组与较少的机械通气支持天数（分别为10.2 *vs.* 16.6），较短的ICU停留时间（分别为15.1 *vs.* 24），较低的院内获得性肺部感染率和较好的60天存活率（92% *vs.* 72%）有关，这些结果是在一个有经验的治疗单位完成的。一般性使用NIV来完成撤机很少成功，特别是患者有明显心脏病或发生急性呼吸窘迫综合征（acute respiratory distress syndrome，ARDS）时[100]。然而，来自西班牙的进一步研究数据证实NIV在高碳酸血症患者中的应用价值主要限于COPD患者[101, 102]。关于早期拔管后应用NIV和继续机械通气的比较的系列文献复习中，结果是前者在所有指标均占优势。

表70-3　无创机械通气与常规治疗效果比较

预后	患者例数	相对风险系数	NNT
处理失败	529	0.51（0.38～0.67）	5
死亡	523	0.41（0.26～0.64）	8
气管插管	546	0.42（0.31～0.59）	5
并发症	143	0.32（0.18～0.56）	3

NNT，需要处理患者数——必须接受治疗以防止出现此类结局的患者数量。

机械通气

当NIV不适合应用或应用失败时应考虑机械通气。当患者pH低于7.25以下时更需要该治疗，尽管现在大多数医生提出可以先尝试NIV除非患者血流动力学不稳定或存在NIV禁忌证。经治疗后仍持续明显的低氧血症、低血压和意识状态受损是即将出现呼吸骤停的预测因素，需要气管插管和实施机械通气。

通气策略

当前用于COPD治疗的通气策略涉及许多方面，每一条都有证据支持。然而没有一条能显示出其明显超越竞争者的优势。熟悉机械通气设备在COPD这样的患者中的应用可能比了解不同通气模式间相对较小的区别更重要。最常用的通气模式及其被推荐的优势见表70-4。

辅助通气和撤机

当酸中毒纠正和氧需求下降，可能就需要降低镇静强度，允许患者在撤机前进行部分自主通气。在这种情况下一些通气支持模式可以尝试，同样，一种模式并非比另一种有特别的优势[103, 104]。然而有一种印象，依赖同步间歇指令通气会延长后续的撤机。尽管并没被普遍接受，但有一些好的数据支持对临床稳定的COPD患者，可以使用自主通气试验来决定何时撤机[104-106]。在患者的CO_2不增高、酸中毒不加重或不出现临床疲劳征象（可表现为血压、心率升高，或躁动）情况下持续通气的能力被认为是将来撤机成功的预测因素。尽管COPD患者很少可能像其他ICU患者一样那么早实现这些目标，但一旦符合这些指标的患者再插管率还是很

表70-4　通气模式

模式	方式	内容
辅助-控制	预设潮气量，患者以后备频率触发	患者仍进行着基本的呼吸；动态肺过度充气使之更差
同步间歇指令通气	预设潮气量，呼吸次数——其余由患者完成	机器辅助通气期间患者仍在努力呼吸——包含有更多的患者的工作，特别是在低呼吸频率时
压力支持通气	设置压力以增大每次吸气——产生的潮气量取决于患者吸气努力强度，肺的力学特征和提供的压力大小	无创通气治疗的基础；将压力滴定至患者呼吸速率低于27次/min；可能在气道高压下与机器不同步
成比例辅助通气	流速和容量的产生成比例依赖于患者努力	试验性技术；需要精确测定弹性阻力和气道阻力＋完整的呼吸驱动；在COPD患者中被证明有效

低的 [105, 106]。不幸的是通过呼吸机在一个连续气道正压通气回路中呼吸，仍可能导致吸气阻力明显增加 [107]，使用压力支持模式来补偿患者额外的呼吸做功是合理的，这反映出识别不同的患者的必要性，即什么样的患者仅使用通气就能撤机而什么样的患者需要延长呼吸支持。对后者而言，通过使用 NIV 来实现撤机是一个特别有效的方法。

各种临床研究得出很多关于成功撤机的预测因子，都试图鉴定出患者什么时候能成功撤机。遗憾的是，目前没有一个被证明是完全可信的并且极少有前瞻性研究来做出评估。有一个基于标准的经验性方法被广泛应用于评估撤机失败，见表 70-5。在 COPD 患者中实施一项针对撤机的积极政策是合理的，因为不能撤机总是与预后较差相关并延长机械通气时间。

表 70-5 撤机失败的标准

进行性加重的高碳酸血症或低氧血症（<55mmHg）
pH<7.32
呼吸频率增加>35 次 /min
心率或血压较基线值升高 20%
激动，出汗或意识状态改变

非机械通气问题

那些经历过机械通气的自主呼吸患者仍需要接受其它治疗。大剂量的支气管扩张剂雾化吸入是普遍使用的，既可以单独也可联合使用 [108, 109]，但是应重视给药的一些细节问题。如果使用定量雾化吸入器替代，则应始终配合使用某种形式的隔离装置，这也是一个重要的细节。常常会用到静脉糖皮质激素，这并非没有危险，特别是要面临现实的肌病风险，这一点在本章节前面的内容中已叙述。

清除气道分泌物对接受通气治疗的患者非常重要，避免患者处于脱水状态也很关键。应用特别的化痰药物如 N- 乙酰半胱氨酸是否有帮助尚不清楚，目前还没有好的科学研究支持或反对使用。

预后

COPD 急性加重患者的预后要好于一些医生对其作出的悲观预测。尽管如此，那些经历过病情恶化的患者看起来比没有经历过的临床过程更严重，他们的总体生存质量更差 [110]。入住 ICU 治疗的患者病死率显著增加，至少最近来自北美的报告提示这一点，应用 NIV 治疗和机械通气治疗的患者中死亡率分别为 7.4% 和 16.1%[98]。然而一些团队报道的情况更差，行 NIV 失败后长期接受氧疗和机械通气的 COPD 患者住院死亡率达 23%，1 年病死率 45% 并有 27% 的患者出院后需要护理 [111]。低 FEV_1、有明显合并症和在家中表现状态特别差的患者结局极其糟糕 [112]。当决定需要给患者进行通气治疗时应考虑这些因素。然而，像前面已经提及的临床医生对状况很差的 COPD 患者会有过度的悲观看法。病情恶化会使患者活动减少，这一点已经被客观证实 [56]。起初有一些关于早期康复潜在益处的数据很令人鼓舞，但并未被在 COPD 急性加重且未插管的住院患者中进行的大型 RCT 研究所证实。这些干预活动是强有力的，包括有氧的和耐力训练、神经肌肉电刺激、书面的自我管理计划和健康教育，然而，我们并没有在随后的一年里看到再入院率的下降 [113]。

临床实践中的变化继续促进 COPD 患者预后的改善 [114]。NIV 对 COPD 患者急性期监护产生着巨大的影响，在重症监护领域更严格的遵守循证医学的建议，是医生和他们的患者都感到骄傲的事情。

知识点

1. 入住 ICU 的慢性阻塞性肺疾病（COPD）的预后比通常认为的好。
2. 尽管在许多国家开展了有效的戒烟运动，有症状 COPD 所带来的负担可能还会持续几十年。
3. 用力呼气流量的微小变化与肺力学的显著损害有关，特别是气道闭合和动态过度充气，以及较差的气体交换。
4. 常见的上呼吸道病原菌和呼吸道病毒是大多数 COPD 急性加重的主要原因。针对这些目标的药物治疗是有效的，但相比较而言改善肺通气和维持气体交换更重要，直到急性状况得到缓解。
5. 口服和静脉使用糖皮质激素可缩短急性加重持续时间及降低复发风险。然而，超过两周以上的大剂量应用没有好处且事实上存在风险，特别是对通气治疗患者。
6. 维持氧合相对容易，但如果给高流量氧时有 CO_2 潴留和酸中毒的风险。如果心输出量稳定，血氧饱和度介于 91%～93% 之间即可确保足够的组织氧输送。
7. 呼吸性酸中毒是 COPD 急性加重预后较差的标记物之一，也是需要辅助通气的一个强有力的预测因子。
8. 除非有禁忌症，无创机械通气（NIV）是治疗急性呼吸衰竭最安全有效的的方式。如果 NIV 失败，更多的酸中毒的患者可以在 ICU 选择气管插管及机械通气治疗。
9. 符合传统的撤机标准的 COPD 患者要少于其他 ICU 患者，但他们如果符合标准则更容易成功撤机。
10. 应鼓励重症 COPD 患者提前做出指令，特别是在入住 ICU 后采用任何形式的通气支持治疗的患者。

（孙昀 译，王宏志 审校）

参考文献

1. Calverley PMA, MacNee W, Pride NB, Rennard SI. Chronic Obstructive Pulmonary Disease. 2nd ed. London: Arnold; 2003.
2. Voelkel N, MacNee W. Chronic Obstructive Pulmonary Disease. Hamilton: BC Dekker; 2002.
3. Wildman MJ, O'Dea J, Kostopoulou O, et al. Variation in intubation decisions for patients with chronic obstructive pulmonary disease in one critical care network. QJM 2003;96(8):583-91.
4. Breen D, Churches T, Hawker F, Torzillo PJ. Acute respiratory failure secondary to chronic obstructive pulmonary disease treated in the intensive care unit: a long term follow up study. Thorax 2002;57(1):29-33.
5. Wildman MJ, Sanderson C, Groves J, et al. Implications of prognostic pessimism in patients with chronic obstructive pulmonary disease (COPD) or asthma admitted to intensive care in the UK within the COPD and asthma outcome study (CAOS): multicentre observational cohort study. BMJ 2007;335(7630):1132.
6. Wildman MJ, Sanderson CF, Groves J, et al. Survival and quality of life for patients with COPD or asthma admitted to intensive care in a UK multicentre cohort: the COPD and Asthma Outcome Study (CAOS). Thorax 2009;64(2):128-32.
7. Messer B, Griffiths J, Baudouin SV. The prognostic variables predictive of mortality in patients with an exacerbation of COPD admitted to the ICU: an integrative review. QJM 2012;105(2):115-26.
8. Royal Collage of Physicians of London Clinical Effectiveness and Evaluation Unit. <https://www.rcplondon.ac.uk/sites/default/files/nat_copd_audit_prog_secondary_care_clinical_audit_national_full_report_2014_final_web.pdf>. [Accessed July 21, 2015].
9. Global Initiative for Chronic Obstructive Lung Disease. <http://www.goldcopd.org/guidelines-global-strategy-for-diagnosis-management.html>. [Accessed July 21, 2015].
10. Donaldson GC, Seemungal TA, Bhowmik A, Wedzicha JA. Relationship between exacerbation frequency and lung function decline in chronic obstructive pulmonary disease. Thorax 2002;57(10):847-52.
11. Spencer S, Calverley PM, Burge PS, Jones PW. Impact of preventing exacerbations on deterioration of health status in COPD. Eur Respir J 2004;23(5):698-702.
12. Mannino DM, Buist AS. Global burden of COPD: risk factors, prevalence, and future trends. Lancet 2007;370(9589):765-73.
13. Tan WC, Sin DD, Bourbeau J, et al; for the CanCOLD Collaborative Research Group. Characteristics of COPD in never-smokers and ever-smokers in the general population: results from the CanCOLD study. Thorax 2015;70(9):822-9.
14. Turato G, Di Stefano A, Maestrelli P, et al. Effect of smoking cessation on airway inflammation in chronic bronchitis. Am J Respir Crit Care Med 1995;152(4 Pt 1):1262-7.
15. Gamble E, Grootendorst DC, Hattotuwa K, et al. Airway mucosal inflammation in COPD is similar in smokers and ex-smokers: a pooled analysis. Eur Respir J 2007;30(3):467-71.
16. Fletcher C, Peto R. The natural history of chronic airway obstruction. BMJ 1977;1(6077):1645-8.
17. Kohansal R, Martinez-Camblor P, Agusti A, et al. The natural history of chronic airflow obstruction revisited: an analysis of the Framingham offspring cohort. Am J Respir Crit Care Med 2009;180(1):3-10.
18. Barnes PJ, Celli BR. Systemic manifestations and comorbidities of COPD. Eur Respir J 2009;33(5):1165-85.
19. Divo M, Cote C, de Torres JP, et al; for the BODE Collaborative Group. Comorbidities and risk of mortality in patients with chronic obstructive pulmonary disease. Am J Respir Crit Care Med 2012;186(2):155-61.
20. Crisafulli E, Costi S, Luppi F, et al. Role of comorbidities in a cohort of patients with COPD undergoing pulmonary rehabilitation. Thorax 2008;63(6):487-92.
21. Hogg JC. Pathophysiology of airflow limitation in chronic obstructive pulmonary disease. Lancet 2004;364(9435):709-21.
22. Saetta M, Di Stefano A, Turato G, et al. $CD8^+$ T-lymphocytes in peripheral airways of smokers with chronic obstructive pulmonary disease. Am J Respir Crit Care Med 1998;157(3 Pt 1):822-6.
23. Saetta M, Ghezzo H, Kim WD, et al. Loss of alveolar attachments in smokers. A morphometric correlate of lung function impairment. Am Rev Respir Dis 1985;132(4):894-900.
24. Hogg JC, Chu F, Utokaparch S, et al. The nature of small-airway obstruction in chronic obstructive pulmonary disease. N Engl J Med 2004;350(26):2645-53.
25. Sze MA, Dimitriu PA, Suzuki M, et al. The host response to the lung microbiome in chronic obstructive pulmonary disease. Am J Respir Crit Care Med 2015;192(4):438-45.
26. Saetta M, Di Stefano A, Maestrelli P, et al. Airway eosinophilia and expression of interleukin-5 protein in asthma and in exacerbations of chronic bronchitis. Clin Exp Allergy 1996;26(7):766-74.
27. Bafadhel M, McKenna S, Terry S, et al. Blood eosinophils to direct corticosteroid treatment of exacerbations of chronic obstructive pulmonary disease: a randomized placebo-controlled trial. Am J Respir Crit Care Med 2012;186(1):48-55.
28. Pride NB, Milic-Emili J. Lung mechanics. In: Calverley PMA, Pride NB, editors. Chronic Obstructive Pulmonary Disease. 1st ed. London: Edward Arnold; 1995. p. 69-92.
29. Gibson GJ. Pulmonary hyperinflation a clinical overview. Eur Respir J 1996;9(12):2640-9.
30. Dodd DS, Brancatisano T, Engel LA. Chest wall mechanics during exercise in patients with severe chronic air-flow obstruction. Am Rev Respir Dis 1984;129(1):33-8.
31. Gorini M, Misuri G, Duranti R, et al. Abdominal muscle recruitment and PEEPi during bronchoconstriction in chronic obstructive pulmonary disease. Thorax 1997;52(4):355-61.
32. Eltayara L, Becklake MR, Volta CA, Milic-Emili J. Relationship between chronic dyspnea and expiratory flow limitation in patients with chronic obstructive pulmonary disease. Am J Respir Crit Care Med 1996;154(6 Pt 1):1726-34.
33. Calverley PM, Koulouris NG. Flow limitation and dynamic hyperinflation: key concepts in modern respiratory physiology. Eur Respir J 2005;25(1):186-99.
34. Dellaca RL, Duffy N, Pompilio PP, et al. Expiratory flow limitation detected by forced oscillation and negative expiratory pressure. Eur Respir J 2007;29(2):363-74.
35. O'Donnell DE. Hyperinflation, dyspnea, and exercise intolerance in chronic obstructive pulmonary disease. Proc Am Thorac Soc 2006;3(2):180-4.
36. Pepe PE, Marini JJ. Occult positive end-expiratory pressure in mechanically ventilated patients with airflow obstruction: the auto-PEEP effect. Am Rev Respir Dis 1982;126(1):166-70.
37. Rodriguez-Roisin R, Barbera JA, Roca J. Pulmonary gas exchange. In: Calverley PMA, MacNee W, Pride NB, Rennard SI, editors. Chronic Obstructive Pulmonary Disease. 2nd ed. London: Arnold; 2003. p. 175-93.
38. Costello R, Deegan P, Fitzpatrick M, McNicholas WT. Reversible hypercapnia in chronic obstructive pulmonary disease: a distinct pattern of respiratory failure with a favorable prognosis. Am J Med 1997;102(3):239-44.
39. Jeffrey AA, Warren PM, Flenley DC. Acute hypercapnic respiratory failure in patients with chronic obstructive lung disease: risk factors and use of guidelines for management. Thorax 1992;47(1):34-40.
40. Plant PK, Owen JL, Elliott MW. One year period prevalence study of respiratory acidosis in acute exacerbations of COPD: implications for the provision of non-invasive ventilation and oxygen administration. Thorax 2000;55(7):550-4.
41. Clague JE, Carter J, Pearson MG, Calverley PM. Effect of sustained inspiratory loading on respiratory sensation and CO2 responsiveness in normal humans. Clin Sci 1996;91(4):513-18.
42. Parot S, Miara B, Milic-Emili J, Gautier H. Hypoxemia, hypercapnia, and breathing pattern in patients with chronic obstructive pulmonary disease. Am Rev Respir Dis 1982;126(5):882-6.
43. Sorli J, Grassino A, Lorange G, Milic-Emili J. Control of breathing in patients with chronic obstructive lung disease. Clin Sci Mol Med 1978;54(3):295-304.
44. De Troyer A, Leeper JB, McKenzie DK, Gandevia SC. Neural drive to the diaphragm in patients with severe COPD. Am J Respir Crit Care Med 1997;155(4):1335-40.
45. Gorini M, Misuri G, Corrado A, et al. Breathing pattern and carbon dioxide retention in severe chronic obstructive pulmonary disease. Thorax 1996;51(7):677-83.
46. Poon CS, Lin SL, Knudson OB. Optimization character of inspiratory neural drive. J Appl Physiol 1992;72(5):2005-17.
47. Yang KL, Tobin MJ. A prospective study of indexes predicting the outcome of trials of weaning from mechanical ventilation. N Engl J Med 1991;324(21):1445-50.
48. Douglas NJ, Calverley PM, Leggett RJ, et al. Transient hypoxaemia during sleep in chronic bronchitis and emphysema. Lancet 1979;1(8106):1-4.
49. Long term domiciliary oxygen therapy in chronic hypoxic cor pulmonale complicating chronic bronchitis and emphysema. Report of the Medical Research Council Working Party. Lancet 1981;1(8222):681-6.
50. Barbera JA, Roger N, Roca J, et al. Worsening of pulmonary gas exchange with nitric oxide inhalation in chronic obstructive pulmonary disease. Lancet 1996;347(8999):436-40.
51. Chaouat A, Bugnet AS, Kadaoui N, et al. Severe pulmonary hypertension and chronic obstructive pulmonary disease. Am J Respir Crit Care Med 2005;172(2):189-94.
52. Schols AM, Slangen J, Volovics L, Wouters EF. Weight loss is a reversible factor in the prognosis of chronic obstructive pulmonary disease. Am J Respir Crit Care Med 1998;157(6 Pt 1):1791-7.
53. Gosselink R, Troosters T, Decramer M. Peripheral muscle weakness contributes to exercise limitation in COPD. Am J Respir Crit Care Med 1996;153(3):976-80.
54. Maltais F, Sullivan MJ, LeBlanc P, et al. Altered expression of myosin heavy chain in the vastus lateralis muscle in patients with COPD. Eur Respir J 1999;13(4):850-4.
55. Rabinovich RA, Ardite E, Troosters T, et al. Reduced muscle redox capacity after endurance training in patients with chronic obstructive pulmonary disease. Am J Respir Crit Care Med 2001;164(7):1114-18.
56. Pitta F, Troosters T, Probst VS, et al. Physical activity and hospitalization for exacerbation of COPD. Chest 2006;129(3):536-44.
57. Swallow EB, Reyes D, Hopkinson NS, et al. Quadriceps strength predicts mortality in patients with moderate to severe chronic obstructive pulmonary disease. Thorax 2007;62(2):115-20.
58. Celli BR, Locantore N, Yates J, et al; ECLIPSE Investigators. Inflammatory biomarkers improve clinical prediction of mortality in chronic obstructive pulmonary disease. Am J Respir Crit Care Med 2012;185(10):1065-172.
59. Calverley PMA. Chronic respiratory failure. In: Warrell DA, Cox TM, Firth JD, editors. Oxford Textbook of Medicine. 5th ed. Oxford: OUP; 2010. p. 3467-75.
60. Seemungal T, Harper-Owen R, Bhowmik A, et al. Respiratory viruses, symptoms, and inflammatory markers in acute exacerbations and stable chronic obstructive pulmonary disease. Am J Respir Crit Care Med 2001;164(9):1618-23.
61. Sethi S, Murphy TF. Bacterial infection in chronic obstructive pulmonary disease in 2000: a state-of-the-art review. Clin Microbiol Rev 2001;14(2):336-63.
62. Soler N, Agusti C, Angrill J, et al. Bronchoscopic validation of the significance of sputum purulence in severe exacerbations of chronic obstructive pulmonary disease. Thorax 2007;62(1):29-35.
63. Delfino RJ, Murphy-Moulton AM, Burnett RT, et al. Effects of air pollution on emergency room visits for respiratory illnesses in Montreal, Quebec. Am J Respir Crit Care Med 1997;155(2):568-76.
64. Jones PW, Willits LR, Burge PS, Calverley PM. Disease severity and the effect of fluticasone propionate on chronic obstructive pulmonary disease. Eur Respir J 2003;21(1):68-73.
65. Hurst JR, Vestbo J, Anzueto A, et al; Evaluation of COPD Longitudinally to Identify Predictive Surrogate Endpoints (ECLIPSE) Investigators. Susceptibility to exacerbation in chronic obstructive pulmonary disease. N Engl J Med 2010;363(12):1128-38.
66. Stevenson NJ, Walker PP, Costello RW, Calverley PM. Lung mechanics and dyspnea during exacerbations of chronic obstructive pulmonary disease. Am J Respir Crit Care Med 2005;172(12):1510-16.
67. Restrepo MI, Mortensen EM, Pugh JA, Anzueto A. COPD is associated with increased mortality in patients with community-acquired pneumonia. Eur Respir J 2006;28(2):346-51.
68. Calverley PM, Anderson JA, Celli B, et al. Salmeterol and fluticasone propionate and survival in chronic obstructive pulmonary disease. N Engl J Med 2007;356(8):775-89.
69. Crim C, Calverley PM, Anderson JA, et al. Pneumonia risk in COPD patients receiving inhaled corticosteroids alone or in combination: TORCH study results. Eur Respir J 2009;34(3):641-7.
70. Calverley PM, Rennard S, Nelson HS, et al. One-year treatment with mometasone furoate in chronic obstructive pulmonary disease. Respir Res 2008;9:73.
71. Sin DD, Tashkin D, Zhang X, et al. Budesonide and the risk of pneumonia: a meta-analysis of individual patient data. Lancet 2009;374(9691):712-19.
72. Daniels JM, Snijders D, de Graaff CS, et al. Antibiotics in addition to systemic corticosteroids for acute exacerbations of chronic obstructive pulmonary disease. Am J Respir Crit Care Med 2010;181(2):150-7.
73. Rothberg MB, Pekow PS, Lahti M, et al. Antibiotic therapy and treatment failure in patients hospitalized for acute exacerbations of chronic obstructive pulmonary disease. JAMA 2010;303(20):2035-42.
74. Muthuri SG, Venkatesan S, Myles PR, et al. Effectiveness of neuraminidase inhibitors in reducing mortality in patients admitted to hospital with influenza A H1N1pdm09 virus infection: a meta-analysis of individual participant data. Lancet Respir Med 2014;2(5):395-404.
75. Bautista E, Chotpitayasunondh T, Gao Z, et al. Clinical aspects of pandemic 2009 influenza A (H1N1) virus infection. N Engl J Med 2010;362(18):1708-19.
76. Moayyedi P, Congleton J, Page RL, et al. Comparison of nebulised salbutamol and ipratropium bromide with salbutamol alone in the treatment of chronic obstructive pulmonary disease. Thorax 1995;50(8):834-7.
77. Barr RG, Rowe BH, Camargo CA Jr. Methylxanthines for exacerbations of chronic obstructive pulmonary disease: meta-analysis of randomised trials. BMJ 2003;327(7416):643.
78. Duffy N, Walker P, Diamantea F, et al. Intravenous aminophylline in patients admitted to hospital with exacerbations of chronic obstructive pulmonary disease: a prospective randomised controlled trial. Thorax 2005;60(9):713-17.
79. Niewoehner DE, Erbland ML, Deupree RH, et al. Effect of systemic glucocorticoids on exacerbations of chronic obstructive pulmonary disease. N Engl J Med 1999;340(25):1941-7.
80. Davies L, Angus RM, Calverley PMA. Oral corticosteroids in patients admitted to hospital with exacerbations of chronic obstructive pulmonary disease: a prospective randomised controlled trial. Lancet 1999;354(9177):456-60.
81. Aaron SD, Vandemheen KL, Hebert P, et al. Outpatient oral prednisone after emergency treatment of chronic obstructive pulmonary disease. N Engl J Med 2003;348(26):2618-25.
82. Leuppi JD, Schuetz P, Bingisser R, et al. Short-term vs conventional glucocorticoid therapy in acute exacerbations of chronic obstructive pulmonary disease: the REDUCE randomized clinical trial. JAMA 2013;309(21):2223-31.
83. Walters JA, Tan DJ, White CJ, Wood-Baker R. Different durations of corticosteroid therapy for exacerbations of chronic obstructive pulmonary disease. Cochrane Database Syst Rev 2014;(12):CD006897.
84. Abroug F, Ouanes-Besbes L, Fkih-Hassen M, et al. Prednisone in COPD exacerbation requiring ventilatory support: an open-label randomised evaluation. Eur Respir J 2014;43(3):717-24.
85. Alía I, de la Cal MA, Esteban A, et al. Efficacy of corticosteroid therapy in patients with an acute exacerbation of chronic obstructive pulmonary disease receiving ventilatory support. Arch Intern Med 2011;171(21):1939-46.
86. Kiser TH, Allen RR, Valuck RJ, et al. Outcomes associated with corticosteroid dosage in critically ill patients with acute exacerbations of chronic obstructive pulmonary disease. Am J Respir Crit Care Med 2014;189(9):1052-64.
87. Anzueto A. Muscle dysfunction in the intensive care unit. Clin Chest Med 1999;20(2):435-52.
88. Barbera JA, Roca J, Ferrer A, et al. Mechanisms of worsening gas exchange during acute exacerba-

tions of chronic obstructive pulmonary disease. Eur Respir J 1997;10(6):1285-91.
89. Juan G, Calverley P, Talamo C, et al. Effect of carbon dioxide on diaphragmatic function in human beings. New Engl J Med 1984;310(14):874-9.
90. Calverley PMA. Oxygen-induced hypercapnia revisited. Lancet 2000;356(9241):1538-9.
91. Cabrini L, Landoni G, Oriani A, et al. Noninvasive ventilation and survival in acute care settings: a comprehensive systematic review and metaanalysis of randomized controlled trials. Crit Care Med 2015;43(4):880-8.
92. British Thoracic Society, Royal College of Physicians of London and Intensive Care Society. <https://www.brit-thoracic.org.uk/document-library/clinical-information/niv/niv-guidelines/the-use-of-non-invasive-ventilation-in-the-management-of-patients-with-copd-admitted-to-hospital-with-acute-type-ii-respiratory-failure/>. [Accessed July 21, 2015].
93. Ram FS, Wellington S, Rowe BH, Wedzicha JA. Non-invasive positive pressure ventilation for treatment of respiratory failure due to severe acute exacerbations of asthma. Cochrane Database Syst Rev 2005;(1):CD004360.
94. Diaz O, Iglesia R, Ferrer M, et al. Effects of noninvasive ventilation on pulmonary gas exchange and hemodynamics during acute hypercapnic exacerbations of chronic obstructive pulmonary disease. Am J Respir Crit Care Med 1997;156(6):1840-5.
95. Chakrabarti B, Angus RM, Agarwal S, et al. Hyperglycaemia as a predictor of outcome during non-invasive ventilation in decompensated COPD. Thorax 2009;64(10):857-62.
96. Maggiore SM, Richard JC, Abroug F, et al. A multicenter, randomized trial of noninvasive ventilation with helium-oxygen mixture in exacerbations of chronic obstructive lung disease. Crit Care Med 2010;38(1):145-51.
97. Lindenauer PK, Stefan MS, Shieh MS, et al. Hospital patterns of mechanical ventilation for patients with exacerbations of COPD. Ann Am Thorac Soc 2015;12(3):402-9.
98. Stefan MS, Nathanson BH, Higgins TL, et al. Comparative effectiveness of noninvasive and invasive ventilation in critically ill patients with acute exacerbation of chronic obstructive pulmonary disease. Crit Care Med 2015;43(7):1386-94.
99. Nava S, Ambrosino N, Clini E, et al. Noninvasive mechanical ventilation in the weaning of patients with respiratory failure due to chronic obstructive pulmonary disease. A randomized, controlled trial. Ann Intern Med 1998;128(9):721-8.
100. Esteban A, Frutos-Vivar F, Ferguson ND, et al. Noninvasive positive-pressure ventilation for respiratory failure after extubation. N Engl J Med 2004;350(24):2452-60.
101. Ferrer M, Valencia M, Nicolas JM, et al. Early noninvasive ventilation averts extubation failure in patients at risk: a randomized trial. Am J Respir Crit Care Med 2006;173(2):164-70.
102. Ferrer M, Sellares J, Valencia M, et al. Non-invasive ventilation after extubation in hypercapnic patients with chronic respiratory disorders: randomised controlled trial. Lancet 2009;374(9695):1082-8.
103. Brochard L, Rauss A, Benito S, et al. Comparison of three methods of gradual withdrawal from ventilatory support during weaning from mechanical ventilation. Am J Respir Crit Care Med 1994;150(4):896-903.
104. Esteban A, Frutos F, Tobin MJ, et al. A comparison of four methods of weaning patients from mechanical ventilation. Spanish Lung Failure Collaborative Group. N Engl J Med 1995;332(6):345-50.
105. Vallverdu I, Calaf N, Subirana M, et al. Clinical characteristics, respiratory functional parameters, and outcome of a two-hour T-piece trial in patients weaning from mechanical ventilation. Am J Respir Crit Care Med 1998;158(6):1855-62.
106. Alvisi R, Volta CA, Righini ER, et al. Predictors of weaning outcome in chronic obstructive pulmonary disease patients. Eur Respir J 2000;15(4):656-62.
107. Leung P, Jubran A, Tobin MJ. Comparison of assisted ventilator modes on triggering, patient effort and dyspnea. Am J Respir Crit Care Med 1997;155(8):1940-8.
108. Dhand R, Duarte AG, Jubran A, et al. Dose-response to bronchodilator delivered by metered-dose inhaler in ventilator-supported patients. Am J Respir Crit Care Med 1996;154(2 Pt 1):388-93.
109. Yang SC, Yang SP, Lee TS. Nebulized ipratropium bromide in ventilator-assisted patients with chronic bronchitis. Chest 1994;105(5):1511-15.
110. Connors AF Jr, Dawson NV, Thomas C, et al. Outcomes following acute exacerbation of severe chronic obstructive lung disease. The SUPPORT investigators (Study to Understand Prognoses and Preferences for Outcomes and Risks of Treatments) [published erratum appears in Am J Respir Crit Care Med 1997;155(1):386]. Am J Respir Crit Care Med 1996;154(4 Pt 1):959-67.
111. Hajizadeh N, Goldfeld K, Crothers K. What happens to patients with COPD with long-term oxygen treatment who receive mechanical ventilation for COPD exacerbation? A 1-year retrospective follow-up study. Thorax 2015;70(3):294-6.
112. Menzies R, Gibbons W, Goldberg P. Determinants of weaning and survival among patients with COPD who require mechanical ventilation for acute respiratory failure. Chest 1989;95(2):398-405.
113. Greening NJ, Williams JE, Hussain SF, et al. An early rehabilitation intervention to enhance recovery during hospital admission for an exacerbation of chronic respiratory disease: randomised controlled trial. BMJ 2014;349:g4315.
114. Esteban A, Ferguson ND, Meade MO, et al. Evolution of mechanical ventilation in response to clinical research. Am J Respir Crit Care Med 2008;177(2):170-7.

71

肺 栓 塞

David Jiménez, Roger D. Yusen, and Russell D. Hull

静脉血栓栓塞症（venous thromboembolism，VTE）包括深静脉血栓（deep venous thrombosis，DVT）和肺栓塞（pulmonary embolism，PE）。重症监护室（Intensive Care Unit，ICU）患者的 VTE 诊断及治疗问题有其独特之处，准确的风险分层仍然是急性 PE 患者初始评估和治疗过程中重要的环节。PE 的基本治疗包括抗凝和溶栓治疗，而导管介入治疗、手术治疗以及静脉滤器放置也在 PE 的治疗中占有一席之地[1-3]。

流行病学

VTE 的发生会加重住院患者的病情[4-6]，特别是对于 ICU 患者[7,8]。在进行预防的情况下仍有可能发生 VTE[9]。尽管诊断技术不断进步，急性 PE 仍然存在诊断不足的现象。在一项对 ICU 内收治的创伤患者研究中，CT 扫描检查偶然发现 PE 的比例高达 24%[7]。另一项对机械通气患者的研究中，尽管患者并非因为疑诊 PE 而行胸部 CT 检查，但仍有 18.7% 患者发现了 PE[8]。

有研究表明，内科 ICU 接受 DVT 预防的患者 PE 发生率小于 2.5%[10-12]。需要注意的是，一小部分患者在收治入 ICU 时已合并有疑似近端 DVT[10]，但并未明确诊断。一项研究表明，对 ICU 内接受 DVT 预防的患者，每周进行 1～2 次下肢静脉加压超声检查（当临床有指征时可以加做其他检查），发现 DVT 的发生率为 5.4%～23.6%[9,10,13]。重症患者尸检研究中 PE 的检出率为 7%～27%，而在这些患者中的大约 1/3 并没有被临床医生怀疑罹患 PE[14-18]。

在美国每年有大约 10 万～18 万例患者死于 PE，在心血管事件的病死率中名列前茅[19,20]。多数死于 PE 的患者生前未能准确诊断 PE[21]，许多患者在治疗开始或起效之前突然或急性事件后数小时内死亡[22]。急性 PE 的发病率与病死率受到临床表现、合并疾病以及其他潜在因素的影响，差异较大。尽管有现代化的诊疗技术，PE 的病死率仍然相当高[23-25]。与复发性 VTE 相比，在确诊 PE 的第一周内，死亡和严重出血的发生率更高[23]。对 PE 患者进行 3 个月随访，大多数死亡发生在确诊 PE 的第 1 周内[23]。在 PIOPED 研究中，患者诊断 PE 后随访期间病死率达到 10.5%，10 例死于 PE 患者中，有 9 例（90%；95%CI，55.5%～99.7%）患者死于确诊后的 2 周之内[26]；来自 MAPPET 研究结果显示，患有急性 PE 的患者，9.6% 死于住院期间，其中 94.2% 死于 PE[27]。总体来说，尽管 ICU 患者较其他患者的病程更为复杂，大部分获得治疗的 PE 患者还是能够得以生存，并且没有发生复发及严重的治疗并发症[12,28]。

PE 的危险因素

PE 的危险因素可以分为遗传因素、获得性因素以及特发性因素（框 71-1）。患者的 PE 风险因素常常同时包括患者因素以及环境因素，一些因素是暂时性的或可逆的，而另一些因素是持续存在的[29,30]。VTE 最常见的遗传性风险因素包括基因多态性（如 V Leiden 因子及凝血酶原基因 G20210A），和不常见的突变导致的天然抗凝血物质蛋白 C、蛋白 S 以及抗凝血酶的缺乏[31-33]。大部分合并 VTE 的患者并不需要测定上述异变，且大多数检测与 ICU 的情境无关。非上述原因导致的无诱因（自发性或特发性）血栓形成的患者，其后续发生血栓的风险明显高于因暂时性因素而发生 VTE 的患者[29]。获得性的高凝状态可以继发于恶性肿瘤、制动、感染、创伤、手术、胶原性血管疾病、肾病综合征、肝素诱导血小板减少（heparin induced thrombocytopenia，HIT）、弥散性血管内凝血（disseminated intravascular coagulation，DIC）、药物因素（如雌激素）以及妊娠。留置中心静脉导管明显增加 DVT 的发生风险[34-41]，股静脉导管尤其增加 DVT 及相关 PE 的风险[8,36,38]。住院患者特别是 ICU 患者同时兼有多个 VTE 风险因素[8,13,29,34,42,43]，危险因素越多，VTE 的风险就越高[32,44]。

自然病程

虽然在门诊患者中 PE 的死亡率并不高[46]，但未能接受治疗的急性 PE 患者的短期死亡率可以高达 30%[45]。根据注册数据和出院数据库的结果，所有 PE 或 VTE 患者的 30 天全因死亡率约为 10%[47-50]，PE 复发或进展是导致大约一半的患者在确诊 PE 后早期死亡的原因[51]。血压正常且不合并右心功能不全的 PE 患者短期死亡率大约为 2%，而合并休克的 PE 患者病死率增高至 30%，发生心搏骤停的患者病死率高达 65%[4,12,50,52-55]。

患者在接受治疗后 VTE 复发率相当低，尤其是在 ICU

框 71-1 ICU 内发生 PE 的常见危险因素

临床危险因素

手术和非手术创伤，脊髓损伤
近期手术
恶性肿瘤（风险因肿瘤类型而异）
肾病综合征
心功能衰竭
中风，下肢瘫痪
静脉血栓栓塞病史
年龄（>40 岁，且风险随年龄增加而增加）
肥胖
妊娠 / 产后
药物（例如，雌激素，特定的化疗药物，促红细胞生成素）
制动

ICU 获得性风险因素

脓毒症
中心静脉导管
使用肌松药物
呼吸衰竭
急性心功能衰竭
机械通气
急性肾衰竭，透析
血制品输注（例如，血小板，重组Ⅶa 因子）
升压药物

遗传性或获得性异常

Leiden Ⅴ因子
凝血酶原 20210A
蛋白C缺乏
蛋白质S缺乏
抗凝血酶缺乏
抗磷脂抗体综合征
肝素诱导的血小板减少症
骨髓增生综合征
异常纤维蛋白原血症

期间，复发的风险在确诊后的最初几周内是最高的，但此期间复发率大概只有 2%[56-58]。相比于那些由于明确性危险因素所导致 VTE 的患者，无诱因的 VTE 患者有更高的复发倾向[29]。急性 PE 患者和复发性 VTE 患者，复发事件通常表现为 PE 而不是 DVT[59]。

对发生急性 PE 患者随访的第 1 年，肺通气灌注扫描结果提示大约 1/3 的患者血栓并没有完全再通[60-62]，值得关注的是一小部分 PE 患者会发展为慢性血栓栓塞性肺动脉高压[63]。

PE 患者死亡的风险因素

早期的研究表明，急性 PE 患者中出现血流动力学失代偿者，死亡率增加 3～7 倍[64, 65]。近期大规模观察性研究也发现，PE 患者动脉收缩压低是预后不良的最重要预测指标[23, 27, 50]。

病理生理

在基础生理条件下，血栓形成的促进因素与保护机制之间存在总体平衡，这对临床上防止血栓形成有意义。机体的纤溶系统和天然抗凝物质能够预防高凝状态[66]。诱发血栓形成的因素分为凝血系统的激活、血管损伤和静脉淤滞（Virchow 三要素）。防止血栓形成的机制包括：①通过血液内的抑制物例如抗凝血酶和活化蛋白 C 灭活活化的凝血因子；②通过网状内皮系统及肝脏清除活化凝血因子和可溶性纤维蛋白 / 聚合物的复合物；③通过来自血浆和内皮细胞的纤维蛋白溶解酶溶解及白细胞的消化作用降解纤维蛋白。上述系统的功能损伤和缺陷导致高凝状态及静脉血栓的形成，凝血酶与细胞活性的相互作用导致了凝血酶生成及血凝块形成，静脉血栓主要由纤维蛋白和红细胞组成，并或多或少地含有少量的血小板和白细胞成分[67]。

血栓在浅表静脉和深静脉内都可以形成，分别称为浅静脉血栓（superficial vein thrombosis，SFVT）和深静脉血栓（deep vein thrombosis，DVT）。DVT 可以栓塞到肺部并聚集在肺动脉形成 PE，在超过 90% 的 PE 患者，栓子源于下肢 DVT[16, 68, 69]。临床上，通常只有部分血栓会导致栓塞[70]，大多数重症 PE 的栓子来自下肢腘静脉及其近端深静脉。在通过血管造影诊断的 PE 患者中，约一半患者（30%～70%）通过加压超声发现下肢无症状 DVT 的存在[16, 68, 71-73]；在有客观记录的有症状下肢近端 DVT 患者中，至少有 50% 患者同时发生无症状 PE[5, 16]。其他少见的 PE 栓子来源包括盆腔静脉、肾静脉、下腔静脉、右心房和心室，以及腋静脉、空气、脂肪、肿瘤和异物也可以在肺部形成栓塞。

尽管多数患者的 PE 是无症状性的，临床急性 PE 的严重程度取决于栓塞栓子聚集的量、患者心肺功能状况以及机体的神经体液调节反应情况。PE 能够导致非常严重的肺和心血管后遗症（图 71-1）[74, 75]，肺血管的阻塞可以导致肺血管阻力的明显增加。当肺动脉血管床横截面积的 30%～50% 被阻塞后会出现肺动脉压的升高[76]。低氧性血管收缩也会增加肺血管阻力，当 PE 发生在肺动脉主干或大的分支时通常会导致休克。炎症介质（例如，血栓素 A2 和血清素）在肺血管收缩、肺灌注减少以及肺血管阻力增加的过程中起到一定的作用[77]。肺动脉栓塞和肺血管收缩使肺泡气体交换下降并增加肺无效腔通气，导致低氧血症[78]。在非阻塞的血管区内，毛细血管床血流增加导致通气血流比例失调也会导致低氧血症；如果存在右向左分流（例如，卵圆孔未闭），则会进一步加重低氧血症，并可能出现矛盾栓塞（译者注：即同时出现肺循环及体循环栓塞）。血流动力学紊乱，心输出量下降使混合静脉血氧饱和度下降的情况下也可导致呼吸衰竭。

通常患者会通过增加呼吸驱动及分钟通气量来代偿 PE 导致的无效腔通气增加[78]，这可导致低碳酸血症[74, 75]。然而，在有潜在肺部疾病或接受机械通气的患者（如镇静状态下控制通气的无自主呼吸患者）则可能会发生高碳酸血症[75]。通常情况下，呼气末 CO_2 分压近似于血 CO_2 分压，然而，由于呼气末气体由非无效腔和无效腔气体混合组成，而在非灌注区域（即无效腔通气区）CO_2 无法从血中转运到气道内，使得呼气末 CO_2 随着无效腔的增加而降低[75]。

PE 引起的肺血管阻力的突然增加会导致右心室（right ventricle，RV）的扩张，神经体液调节机制的激活引起右心室变力和变时效应，得以维持部分阻塞的肺血管床的血流[78]。然而，右心室压力的长时间升高会导致室间隔向左心室（left ventricular，LV）偏移，并影响左心室舒张期的充盈[79]，如果存在右束支传导阻滞则会导致心室运动的不同步，舒张早期的左心室充盈减少会导致心输出量减少及低血压[80]。心肌的炎症改变、右心室壁张力的增加和氧需的增加可引起右心室缺血并导致右心室收缩力、右心输出量、左心室前负荷、左心室心输出量的降低以及全身血压下降。

右心室的微小梗死导致血清肌钙蛋白升高[74,81-86]，心肌细胞损伤引发心肌特异性标记物心肌肌钙蛋白 T（cardiac troponin T，cTnT）和心肌肌钙蛋白 I（cardiac troponin I，cTnI）的释放，不过，右心功能不全时也可能并不伴随 cTnI 水平的升高。心室充盈压力增高和心肌缺氧相关的心肌壁应激会触发冠状动脉及心室细胞释放 B 型利尿钠肽（例如，脑利钠肽，BNP）和其带有 N- 末端的前体（N-terminal pro-BNP，NT-proBNP）[74,81,87,88]。

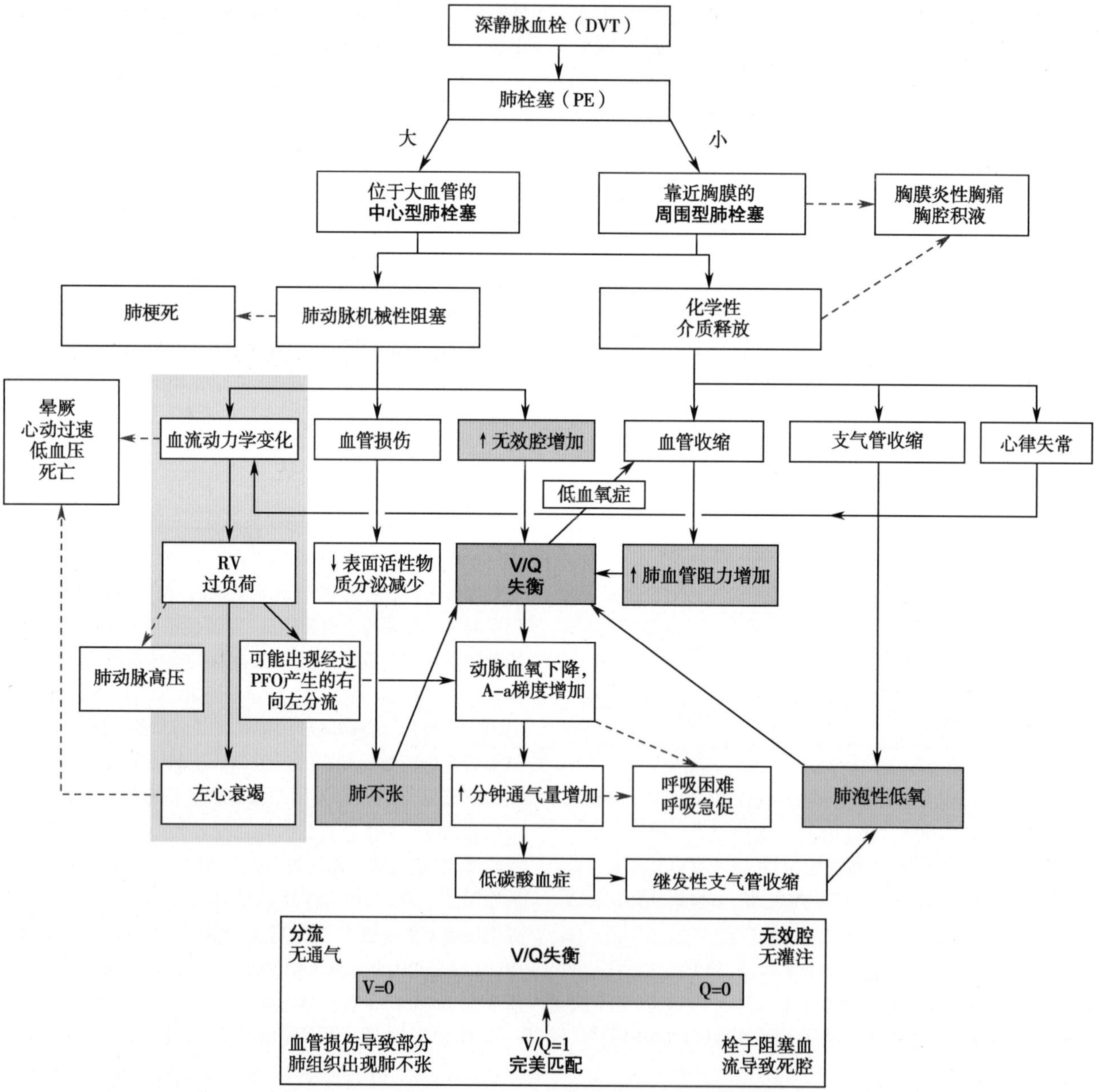

图 71-1 PE 的病理生理。A-a，肺泡 - 动脉；DVT，深静脉血栓，PE，肺栓塞；PFO，卵圆孔未闭；RV，右心室；V/Q，通气灌注。［摘自资料来源：Wong E，Chaudry S：Venous thromboembolism. McMaster Pathophysiology Review（www.pathophys.org），Hamilton，Ontario，Canada.）.］

VTE 复发的危险因素

多项研究试图寻找 VTE 复发的危险因素，包括确诊 PE 患者出现 PE 复发并死亡的危险因素。导致抗凝患者 VTE 复发的因素包括住院时间、合并肿瘤、高龄、多发创伤以及近 3 个月内手术史[89, 90]。

DVT 的部位也影响 VTE 复发的发生。与腘静脉 DVT 相比，股髂静脉 DVT 出现复发概率更大[91]；除此之外，DVT 的累及范围（例如，静脉造影评分）与 VTE 复发也呈正相关[92]。

诊断（图 71-2）

临床表现

PE 的临床表现与栓塞的大小、数量、分布及患者的心肺功能储备情况有关。许多发生于 ICU 内的 PE 并未被及时诊断[93.94]。PE 的症状和体征常与 ICU 内的其他疾病重叠，如果没有客观的检查，无法以症状和体征来诊断 PE。急性 PE 的临床表现一般可分为以下几个明显重叠的综合征：①呼吸困难，有时伴有明显的低氧血症和呼吸急促，其他相关临床表现有限；②肺梗死，常伴有胸膜炎性胸痛、咳嗽、咯血、胸腔积液和胸部 X 线片或 CT 上的肺部浸润影；③右心衰竭或循环衰竭，伴有心动过速、低血压并可能出现晕厥；④其他非特异性临床特征包括发热、喘息、焦虑、低氧血症和不明原因的心律失常[95, 96]。

鉴别诊断

疑诊 PE 患者的鉴别诊断包括针对各种临床表现对应的心肺疾病（见临床表现部分）。对于出现呼吸困难、呼吸急促和低氧血症等症状，需要鉴别包括肺不张、肺炎、气胸、胸腔积液、误吸、肺水肿、支气管阻塞、肺泡出血及其他肺部疾病。对于表现为胸膜炎性胸痛或咳血的肺梗死，可能需要鉴别包括肺炎、气胸、心包炎、主动脉夹层、肺或支气管肿瘤、胸膜炎、肋软骨炎、肌肉拉伤和肋骨骨折。对于临床表现为右心衰竭或循环衰竭的症状及体征，可能的鉴别诊断包括心肌梗死、急性大出血、脓毒症、心脏压塞、心力衰竭、血容量不足和张力性气胸。需要与 PE 相鉴别的其他诊断还包括脓毒症，异物、脂肪、空气、羊水、肿瘤栓塞及原位血栓形成（如镰形细胞病急性胸部综合征）。尽管以上疾病与静脉血栓栓塞导致的 PE 需要类似的支持治疗，但需要对病因进行正确的诊断并针对各种病因给予特异性治疗。

确诊检查

DVT 和 PE 两者密切相关，是 VTE 在不同阶段的不同表现形式，所以初始的临床表现可能是 DVT、PE 或两者皆有的症状。因此，VTE 的诊断策略应包括 PE 相关检查和 DVT 相关检查[16, 68, 69]。ICU 患者应该接受快速评估以鉴别除外那些危及生命的潜在疾病。

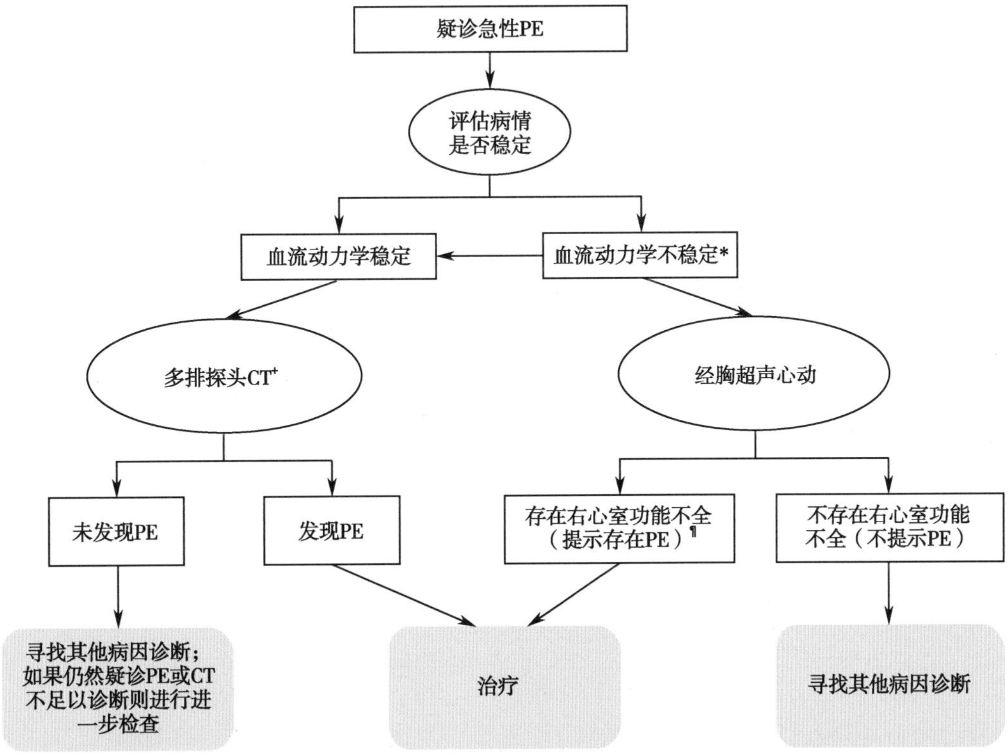

图 71-2 ICU 内疑诊急性 PE 的诊断性评估。CT，计算机断层扫描；ICU，重症监护室；PE，肺栓塞；* 寻找替代的和伴随的诊断。+ 如果存在造影剂使用禁忌，考虑通气灌注扫描，下肢静脉加压超声或 MR 血管成像。¶ 尝试其他检查以证实 PE 的存在。在适当的情况下，下肢近端 DVT 可以用于辅助诊断 PE

临床风险评估

尽管大多数临床预测模型（如 Wells 评分[97]、简化 Wells 评分[98]、Geneva 评分[99]和简化 Geneva 评分[100, 101]）主要是针对非 ICU 患者进行评估[26, 97, 100-113]，但对疑诊 PE 患者检查前进行临床风险评估仍然是非常重要的。将风险评估（如 Wells 评分）与诊断性检查的结果相结合可以提高诊断的准确性[114]。评估 ICU 内疑诊 PE 患者的常规检查包括胸部 X 线片、心电图和动脉血气。这些结果虽然并不是诊断 PE 的特异性检查，但可以在进一步检查前辅助判断疾病发生的可能性，并了解疾病的严重程度和其他疾病相关信息。如果上述检查后仍不能排除 PE，则需要进行进一步的特异性检查。

氧合水平评估

尽管多数患者存在肺泡 - 动脉氧分压差异常，但 PE 患者大多数并未表现为低氧血症（即低 PaO_2 或低 SpO_2）[96]。一些研究表明，多达 40% 的急性 PE 患者动脉血氧饱和度（oxygen saturation，SaO_2）是正常的，而 20% 急性 PE 患者肺泡动脉氧差也是正常的[115, 116]。

心电图

大多数 PE 患者会出现窦性心动过速[96]。经典的 PE 心电图表现为 SⅠQ3T3（V1 导联的 S 波，V3 导联的 Q 波，以及 V3 导联的 T 波倒立）和右束支传导阻滞，但在大多数 PE 患者中并不会出现，而且即使出现上述征象阳性预测值也相当低[117]。右心室张力增加的表现如电轴右偏及右心室肥大提示可能存在 PE[117-119]。

D- 二聚体检测

血浆 D- 二聚体水平升高提示凝血和纤溶系统的激活。虽然 D- 二聚体检测有助于指导低 PE 发生率人群的进一步检查，但对于 ICU 患者意义并不大。这是因为在 ICU 中大多数疑诊 PE 的患者都有较高的验前概率，这使得 D- 二聚体检测的假阳性率很高（即较低的阳性预测值）[94, 120]，因此无论是否有 D- 二聚体的检测结果，对于疑诊 VTE 的 ICU 患者均应进行客观影像学诊断检查[121, 122]。

疑诊 PE 的影像学诊断检查

在 ICU 中，患者的病情平稳程度，能否平躺并屏气，其他影像学检查的结果，能否耐受静脉造影剂，是否具备静脉通路以及是否具备检查条件决定了诊断检查的选择（见图 71-2）。

胸部 X 线片 胸部 X 线片（chest radiograph，CXR）通常仅能提供与急性 PE 相关的非特异性表现，但有助于迅速的鉴别诊断。经典的 Westermark 征和驼峰征并不常见[123]。

增强胸部 CT 造影剂增强螺旋胸部 CT，也称为 CT 血管造影（CT angiography，CTA），已成为疑诊 PE 患者进行评估的最常见和最重要的诊断方式[124-127]。进行 CTA 检查的患者需要具备适宜的静脉通路，能够耐受静脉负荷量含碘造影剂，能够耐受平躺并屏气，病情能够耐受安全转运至影像科，身材 / 体型能够符合 CT 设备的要求，并同意接受一定剂量的辐射。患者如有 CTA 的禁忌证或 CTA 成像结果不佳，应进行其他形式的检查。

与通气 - 灌注显像（V/Q 扫描）相比，CTA 的优势在于能够给出更多确切的诊断结果（阳性或阴性结果），更少的不确定或不充分的结论，同时鉴别其他或合并的诊断（如主动脉夹层、肺炎及恶性肿瘤）。CT 还能用于评估是否存在右心室功能不全[128, 129]。

PIOPEDⅡ研究评估了多排探头 CTA 和 CTA 联合 CT 静脉造影（CT venography，CTV）的准确性[114]。在对 824 例患者的诊断方法和全面 CT（主要为 4 排探头 CT）检查进行研究表明，CTA 因图像质量较差不能确定诊断的比例达到 6%，CTA 的灵敏度为 83%，特异性为 96%，结合 CTA 的阳性结果与 Wells' 标准中或高风险的评分[130]，PE 的阳性预测值（positive predictive value，PPV）为 92%～96%，而 CTA 未发现异常且预测评分为低发生率的患者，阴性预测值（negative predictive value，NPV）达到 96%。因此，如果 PE 预测风险和 CT 结果一致则无需进一步检查，当临床预测 PE 可能性与 CT 检查结果不一致的情况下，CT 的诊断准确性较差（阳性预测值及阴性预测值均为 60%），提示应进行进一步检查[114]。

CTA 上孤立亚段 PE 的临床意义尚有争论，特别是因为它具有较低的阳性预测值和较差的观察者间信度[131, 132]。在这种情况下，静脉加压超声可能有助于进一步的诊断和治疗决策[1, 2, 133]。

少数患者会在临床上未被疑诊 PE 的情况下，进行 CT 检查时发现偶然的 PE。尽管现有指南仅推荐对于近端较大的 PE 进行治疗[1, 2]，但越来越多地推荐对于亚段或更小的偶然发现的 PE 也需要进行治疗[2]。

放射性核素肺扫描 尽管胸部 CT 诊断技术不断进步，肺通气 / 灌注（ventilation/perfusion，V/Q）扫描技术在 PE 的诊断环节中仍有一定的价值[26]。通气灌注扫描需要静脉注射锝（technetium，Tc）-99m 标记的聚集白蛋白颗粒来阻断肺部的一小部分毛细血管并吸入示踪剂[例如，氙 -133 气体，Tc-99m 标记的气溶胶，或 Tc-99m 标记的碳微粒（锝气体）]。当肺血流出现低灌注区段（如由 PE 引起）并伴有正常的通气，在伽马成像检测中会出现 V/Q 的不匹配，通气灌注扫描即依据上述表现做出诊断[134, 135]。

通气灌注扫描对有 CTA 绝对或相对禁忌证患者（例如，对静脉造影剂过敏，妊娠，肾衰竭）或 CTA 结果不确定的患者有着十分重要的意义[136]；对于无法转运行 CT 检查的患者，可考虑在 ICU 内行移动式灌注扫描（非机械通气患者可行通气扫描）。此外，相比 CTA，通气灌注扫描对乳房的辐射暴露更低[137]，因此有学者认为通气灌注扫描应作为育龄女性影像学检查的一线选择[125]。

以往曾将通气灌注扫描结果分为正常、极低度可能性、低度可能性、中度可能性以及高度可能性[26]，而现在常被分类为正常（和接近正常）、低度可能性、非确诊性（中度可能性）和高度可能性[138, 139]。一些研究和指南提出了三分类即正常（排除 PE）、非确诊性（既不能诊断 PE 也不能完全除外 PE），以及高可能性（多数患者可诊断 PE）[1, 126, 140, 141]。与 CT 扫描类似，当联合临床风险预测客观分级的结果后，通气灌注扫描对于 PE 的诊断价值将进一步提高。如果临床预测 PE 可能性较低且通气灌注扫描结果显示正常或低可能性，则可以排除 PE；如果临床评估高度疑诊 PE 且通气灌注扫描结果提示高度可能性，则可以确诊 PE（存在极少数分层错误的情况影响诊断的风险，但尚在可接受范围内）。然而，临床评估与通气灌注扫描结果一致的情况在住院患者中只占少数[26, 142, 143]。此外，通气灌注扫描结果对于胸片正常患者的诊断帮助最大，在胸片存在异常的情况下通气灌注扫描结果常提示非确诊性的结果[26]，而不幸的是，在 ICU 中异常胸片是极为常见的，即使联合临床风险预测结果，大约 70% 的通气灌注扫描结果仍然不能得到确诊结果[26, 68, 143]。考虑到诊断分层错误的影响（假阳性和假阴性结果）[1]，当通气灌注扫描结果显示无法确诊或临床可能性预测和检查结果不一致的情况下，应进行进一步的检查。在这种情况下，静脉加压超声作为针对 DVT 的客观检查可以提供额外的诊断依据，同时由于超声检查便于在 ICU 床旁开展，也使得其成为进一步检查的首选。

肺血管造影 肺血管造影需要将导管置于肺动脉并使用静脉碘化造影剂，血管造影中 PE 诊断标准的两个征象为肺动脉分支的充盈缺损或截断征[26]，其诊断准确性与 CT 扫描相似[144]。与 CT 扫描类似的是，阅片者对亚段水平栓塞的诊断可靠性明显下降[145, 146]。肺血管造影评估疑诊急性 PE 的诊断意义仅限于在无创检查不能确诊，而临床高度疑诊 PE，且有临床经验的医生进行操作的前提下，肺血管造影在经皮导管导向 PE 治疗中也具有一定的意义，在经右心进行肺血管造影过程中获取的血流动力学数据，也能对患者的治疗提供帮助。对于没有肺动脉高压或心力衰竭的患者，肺血管造影的风险相对较低[26, 142]。对于 ICU 患者而言，肺血管造影的局限性和禁忌证与 CT 扫描相似。

心脏检查

超声心动图。超声心动图可以发现右心血栓[147-150]或用于显示活动的栓塞。能够表明存在 PE 的超声心动图间接征象包括右心室的扩张和运动功能减退、RV/LV 直径比增加、三尖瓣反流、房间隔矛盾运动、室间隔偏向左心室、McConnell 征（即右心室游离壁的运动减退并伴有心尖部运动正常）、三尖瓣环收缩期位移（tricuspid annulus plane systolic excursion，TAPSE）[151]减低以及肺动脉的扩张。如果超声心动检查发现不能用急性右心室过负荷导致的变化解释的肺动脉压或右心室壁厚度变化，这表明存在其他病因导致的潜在或既往已存在的右心功能不全。对于疑诊急性 PE 且血流动力学稳定的患者，除非在超声发现血栓，否则超声心动检查出现上述任何一项异常并不能确诊 PE（阳性预测值低）[152-155]。超声心动图的阴性预测值也较低，因此血流动力学稳定的患者超声心动未发现异常征象并不能排除 PE[156-158]，血流动力学稳定和正常血压疑诊 PE 的患者，不推荐将超声心动检查作为常规评估手段[1]。

在低血压患者血流动力学失代偿的病因筛查时，如超声心动检查未发现右心功能不全的征象几乎可以除外 PE。超声心动检查能够很好地协助鉴别评估低血压的其他病因（例如，心脏压塞、心脏瓣膜病、左心室功能不全、主动脉夹层和血容量不足）。

对于通过其他方式诊断为 PE 的患者，超声心动图可以用于评估患者心肺功能储备并作为终末器官损害的证据（即右心功能不全）。超声心动图还能提供一系列与肺血流动力学相关的独立参数，并能够识别死亡高风险的 PE 患者[85, 151, 159-163]，可以为明确心搏骤停的病因提供证据，可能有助于选取合适的患者进行溶栓或导管下碎栓治疗[164-167]。

经食管超声心动图（transesophageal ECHO，TEE）通常不是疑诊 PE 患者或确诊 PE 患者诊断评估的常规手段，但是 TEE 可以发现中心型血栓，尤其是血流动力学不稳定的患者[168, 169]。

心脏血清生物标志物。心脏血清生物标志物（例如，肌钙蛋白和 BNP）对 PE 的诊断准确性较低。心脏血清生物标志物在急性 PE 患者治疗决策中的作用虽然缺乏相关研究证实，但这些标记物可能具有一定的预后价值（例如，标记物水平升高提示心功能失代偿或死亡风险增加）[83-85, 163, 170]。这些标记物的阴性预测意义可能对评估预后更有价值，如肌钙蛋白和 BNP 正常的急性 PE 患者死亡风险更低[1]。

静脉加压超声检查。诊断 DVT 的静脉加压超声检查，加压标准是以深静脉不被完全压闭（假设有血栓存在）为妥[72, 171]。近期一项研究结果表明，由 ICU 医生进行下肢静脉加压超声检查，发现 DVT 的敏感性为 85%，特异性为 96%[172]。

大多数 PE 来源于下肢 DVT[68]，下肢静脉加压超声检查显示，在急性 PE 患者中 30%～50% 可同时发现 DVT[70-73]，在疑诊 PE 且 D- 二聚体阳性患者进行的研究中，下肢静脉全程超声检查诊断的 DVT 几乎是仅行下肢近端静脉超声的 2 倍。尽管远端 DVT 的患者中约 1/3 并不合并发生 PE[173, 174]，下肢近端 DVT 对 PE 的阳性预测价值很高[100]，而静脉加压超声未发现 DVT 并不能除外 PE[68]。

静脉加压超声检查对于疑诊 PE 的患者具有诊断意义，特别是对于 CT 及肺通气灌注扫描结果都不能确诊 PE 的患者[26, 143]，或是不能进行上述检查的患者，DVT 的发现（尤其是近端 DVT）肯定了 VTE 的存在。无论是否存在 PE，通过客观检查发现近端 DVT 都是进行标准治疗的适应证，这也减少了对进一步诊断性检查的需求。对于 CT 或肺通气灌注扫描不能明确诊断的 PE，且下肢静脉加压超声结果阴性的患者，如果患者的心肺功能储备尚可，暂不给予抗凝治疗，并定期复查静脉加压超声检查可以作为肺血管造影的替代方案[125, 175, 176]。

在 ICU 中，DVT 还可以发生在患者下肢静脉以外的部位[177, 178]。带有中心静脉导管的患者，尤其是肿瘤患者，上肢 DVT 的风险明显增加[177, 179]，上肢 DVT 也能够导致 PE。尽管存在评估效能不足的问题，近期一项大型巢式前瞻性队列研究结果并未发现非下肢 DVT 和 ICU 死亡率之间明显的相关性[177]，相比下肢静脉加压超声，上肢静脉加压超声敏感性较低，这主要是由于上肢近端静脉的成像难度更高造成的[171]。

肺栓塞的综合诊断策略

图 71-2 和图 71-3 总结了 ICU 内疑诊 PE 的诊断方法。采用哪些特殊的检查应该取决于患者的个体情况，这些情况决定了检查及治疗的紧迫程度，以及对可能出现的检查结果的预判和已经完成了哪些检查；同时还应考虑到本医疗机构是否具备该项检查条件，和不同诊断技术所需要的专业知识与经验，还有进行检查的时机以及各项诊断检查的特点。

对疑诊 PE 的 ICU 患者诊断检查方法的选择，取决于是否存在休克及临床病情是否稳定。在没有休克及临床稳定

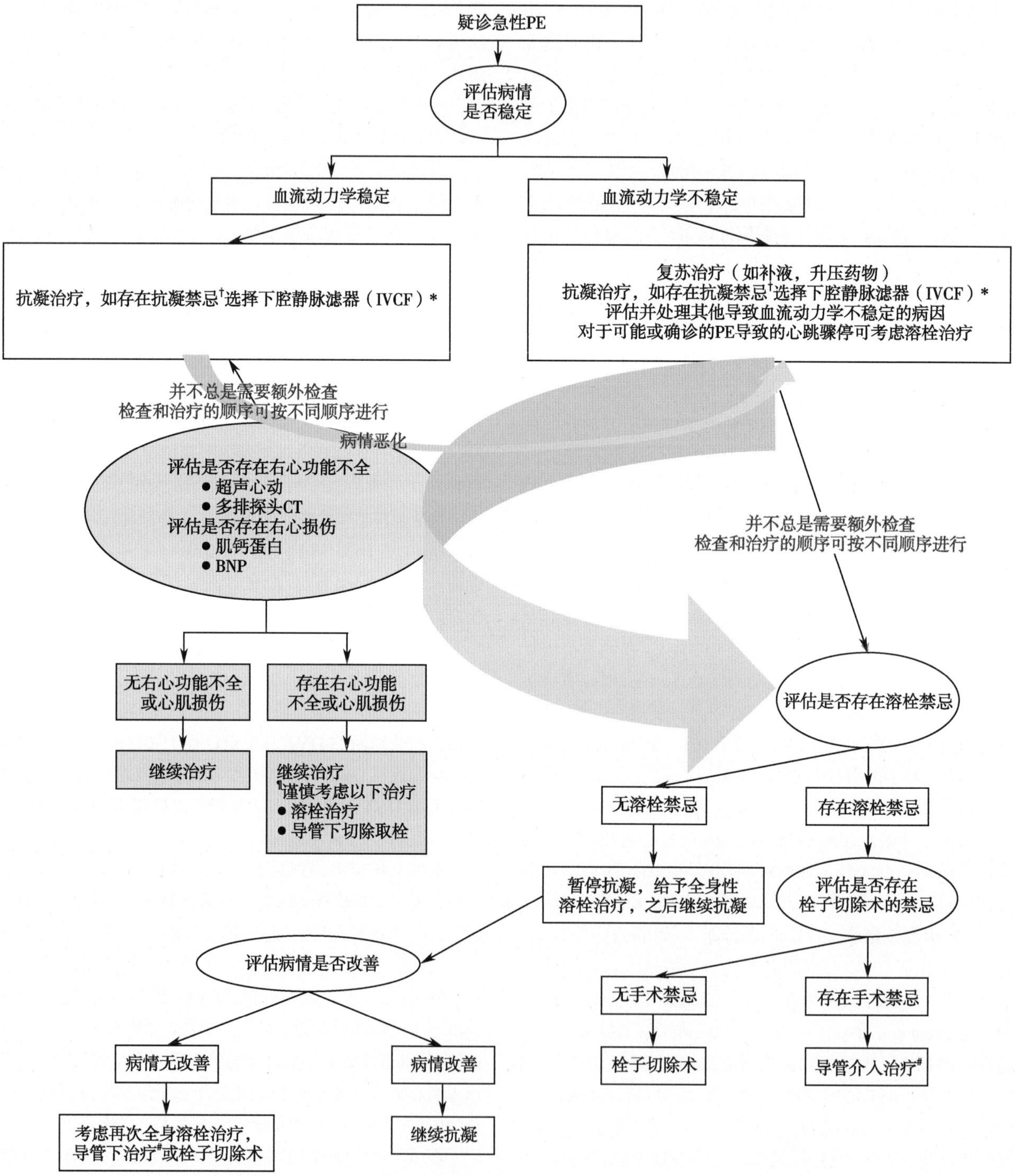

图 71-3 ICU 内确诊急性 PE 后的治疗。BNP，脑钠肽；CT，计算机断层扫描；CUS，加压超声；ICU，重症监护室；IVCF，下腔静脉滤器；PE，肺栓塞；RV，右心室；Rx，治疗。* 临时或永久 IVCF。† 在置入 IVCF 后一旦抗凝禁忌证得以解决应立即开始抗凝。¶ 如果不存在禁忌。# 导管介入治疗包括机械性血栓治疗和导管下溶栓；采取何种治疗取决于本地是否具备该技术开展的条件及临床医生的经验

的前提下，患者可以转运到ICU外进行检查；对于病情不稳定或高转运风险的患者，应尽量选择床边检查；病情不稳定的患者也应该对潜在且危及生命的其他疾病进行快速排查，以便尽早干预。

分类

PE可以按照急性与慢性进行分类，而急性PE与ICU最为相关。在过去的50年里，急性PE是按照大面积、次大面积和“其他”进行分级的，分级的主要依据是按照PE对心血管系统及患者预后的影响[29,180]。

通常大面积PE被定义为伴有急性右心衰竭，以及经过液体复苏及升压药物治疗仍不能纠正的低血压（如收缩压<90mmHg或较基线下降>40mmHg，并持续至少15分钟）。在将低血压定义为顽固性低血压之前，临床医生需要纠正相关因素，如心律失常、心输出量降低以及非相关因素如低血容量等；次大面积PE被定义为存在PE相关的右心室功能不全血流动力学稳定的患者；不具有大面积或次大面积PE症状和体征的患者被归类为“其他”类别。临床表现决定了PE严重程度的分层，不过放射影像学进行分级也根据血栓负荷或动脉阻塞程度使用上述术语。

最新的欧洲心血管学会（European Society of Cardiology，ESC）指南已经从大面积/次大面积/其他的PE分级标准，转向早期死亡风险为基础的PE分层标准以指导治疗决策（表71-1）[1]。指南使用4项关键风险指标用于风险分层：①存在血流动力学不稳定（如存在休克或低血压）；②影像学（超声心动或CT）发现右心室功能不全征象；③肺栓塞严重指数（pulmonary embolism severity index，PESI）或简化PESI风险评分升高（表71-2）；④心脏生物标志物检验结果的异常（如肌钙蛋白，BNP）。高危风险PE患者是指血流动力学不稳定，并伴有影像学可发现的右心功能不全征象，可伴有或不伴有PESI评分升高及心肌标记物的异常；中危风险PE患者是指血流动力学稳定，但PESI评分升高，可能有或可能没有影像学发现的右心功能不全征象或心脏生物标志物检验结果的异常；低危风险PE患者是指上述四项均无异常的患者。肺栓塞严重程度分层并没有涵盖所有的重要临床指标，包括低氧血症、需要机械通气的呼吸衰竭及循环状态的恶化（如心率进一步加快或尚未达到低血压标准的血压下降）。

预后评估与严重指数

提示PE患者预后不良或出现不良结局的指标包括血流动力学不稳定/低血压、右心功能不全征象、肌钙蛋白升高、BNP升高、同时合并DVT、高血栓负荷及右心室内血栓[23,25,70,81-85,92,151,157,159-161,163,170,181-189]。潜在的风险因素还包括年龄大于70岁、充血性心力衰竭、慢性阻塞性肺疾病（chronic obstructive pulmonary disease，COPD）和恶性肿瘤[190-192]。常用的预后评分系统包括肺栓塞严重程度指数（Pulmonary Embolism Severity Index，PESI）[190,191]和简化的PESI（simplified Pulmonary Embolism Severity Index，sPESI）[192]、Gevena风险评分[99]、简化Gevena风险评分[193]、Hestia标准[194]、休克指数[195]、GRACE评分[196]、PREP评分[62]、PROTECT多指标指数[187]、Bova评分[188]和RIETE评分[197]。然而上述临床预测工具却并非专为ICU患者设计。值得注意的是，预测指标在不同人群（如低血压患者和无低血压患者）中常存在预测风险分层的差异。

表71-1 急性PE患者的死亡风险分层

早期死亡风险		风险指标及评分			
		休克或低血压	PESI Ⅲ～Ⅴ级或sPESI≥1分[a]	影像学检查提示右心功能不全征象[b]	心肌损伤标记物[c]
高危风险		+	(+)[d]	+	(+)[d]
中危风险	中高危	−	+	均为阳性	
	中低危	−	+	仅有一项阳性或均为阴性[e]	
低危风险		−	−	可选评估，如果评估均为阴性[e]	

[a]PESI Ⅲ～Ⅴ级提示30天病死率风险为中危到非常高危；sPESI≥1分提示30天病死率风险为高危。
[b]右心功能不全的超声心动标准包括右心室扩张伴或不伴舒张末期RV/LV直径比的增加（多数研究将阈值设定为0.9～1.0），右心室自由壁活动度下降或三尖瓣反流流速增加。CT造影检查（四腔心切面）诊断右心功能不全的标准为舒张末期RV/LV直径比值的增加（≥0.9或1.0）。
[c]心肌损伤标记物（血清cTnI或cTnT增加）或右心室功能不全导致的心力衰竭（血清BNP水平升高）。
[d]如存在低血压或休克则直接被分层为高危，无需考虑PESI或sPESI。
[e]PESI低危（Ⅰ～Ⅱ级）或sPESI低危（评分为0分）伴有心肌损伤标记物升高或影像学出现右心功能不全征象的患者被分层为中低危。
LV，左心室；PE，肺栓塞，PESI，肺栓塞严重指数；RV，右心室；sPESI，简化肺栓塞严重指数。
资料来源：Konstantinides SV，Torbicki A，Agnelli G，Danchin N，Fitzmaurice D，Galiè N，Gibbs JS，Huisman MV，Humbert M，Kucher N，Lang I，Lankeit M，Lekakis J，Maack C，Mayer E，Meneveau N，Perrier A，Pruszczyk P，Rasmussen LH，Schindler TH，Svitil P，Vonk Noordegraaf A，Zamorano JL，Zompatori M；Authors/Task Force Members. 2014 ESC Guidelines on the diagnosis and management of acute pulmonary embolism：The Task Force for the Diagnosis and Management of Acute Pulmonary Embolism of the European Society of Cardiology（ESC）Endorsed by the European Respiratory Society（ERS）. Eur Heart J 2014；35：3033-3073（Table 9）.

表 71-2 原始版及简化版肺栓塞严重指数(pulmonary embolism severity index，PESI)

参数	原始 PESI	简化 PESI
年龄	年龄(以年数计)	1(如果年龄>80岁)
性别(男性)	+10	—
肿瘤病史	+30	1
心力衰竭病史	+10	1
慢性肺疾病病史	+10	—
脉率>110 次 /min	+20	1
收缩压<100mmHg	+30	1
呼吸频率>30 次 /min	+20	—
体温<36℃	+20	—
神志改变	+60	—
动脉血氧饱和度(SaO_2<90%)	+20	1
30 天病死率风险分层(根据总分)		
低风险 PESI		**低风险 sPESI**
Ⅰ级：<65 分(事件发生率 95%CI，0～1.6%) Ⅱ级：66～85 分(事件发生率 95%CI，1.7%～3.5%)		0 分(事件发生率 95%CI，0～2.1%)
高风险 PESI		**高风险 PESI**
Ⅲ级：86～105 分(事件发生率 95%CI，3.2%～7.1%) Ⅳ级：106～125 分(事件发生率 95%CI，4.0%～11.4%) Ⅴ级：>125 分(事件发生率 95%CI，10.0%～24.5%)		≥1 分(事件发生率 95%CI，8.5%～13.2%)

右心功能不全的评估

研究证实超声心动图发现右心功能不全的征象是急性症状性 PE 患者不良预后的独立预测因素 [151, 157, 181, 183, 198]，有荟萃分析结果发现，超声心动检查出现右心功能不全的患者，预测短期死亡率的比值比(oddsratio，OR)为 2.5(95%CI，1.2～5.5) [199]。研究也验证了 CT 血管造影在评估右心室扩张中的作用 [200, 201]。最近的一项系统综述显示，正常血压的 PE 患者 CT 评估出现右心功能不全与死亡风险增加有关(OR 1.8；95%CI，1.3～2.6)，但相对较小的似然比及对风险分层的影响并不明显，表明仅根据 CT 结果制定治疗决策并不可靠 [186]。尽管关联较弱，超声心动检查发现右心功能不全仍是提示 PE 相关短期并发症的独立危险因素。上述结果表明，对于血压正常的急性 PE 患者，不应该仅根据右心功能不全这一独立征象(无论是通过超声心动检查还是 CT 血管造影术评估得出的结果)就做出溶栓治疗的决定 [2]。

单一指标提示右心功能不全(例如，超声心动检查或螺旋 CT 阳性结果，BNP 升高)或心肌损伤(例如，cTnT 或 cTnI 升高)预测 PE 相关并发症的阳性预测值，并不足以作为决策血管再通治疗的决定性证据。研究表明，这些指标只能识别中低风险的 PE 患者 [25, 85, 186]。

心肌损伤的评估

对急性 PE 患者的研究表明，心肌损伤(通过血清肌钙蛋白水平或心脏型脂肪酸结合蛋白的升高来评判)与短期院内的不良结局具有相关性 [83, 86, 202]，肌钙蛋白和 BNP 可用于协助评估 PE 患者的疾病严重程度和预后 [85, 159-163]。一项对正常血压急性 PE 患者的荟萃分析结果表明，肌钙蛋白升高与死亡率增加之间存在明显的相关性(OR 4.3；95%CI，2.1～8.5) [85]。但仅仅根据肌钙蛋白这一单独指标水平决定治疗决策并不可靠，虽然一些观察性研究表明心脏生物标志物结合超声心动检查的结果可能具有评估预后的价值 [81, 82, 182]，但近期发表的 PEITHO 研究结果提示心脏标记物联合超声心动检查的组合，在 PE 患者相关并发症风险评估方面并不足够可靠 [203]。

血栓负荷

在 VTE 患者中，血栓的负荷与死亡率相关 [70, 92, 204]。在一项对门诊确诊的早期症状性 PE 患者的单中心前瞻性队列研究中，研究者评估合并 DVT 对预后的影响，并进行 3 个月的随访 [192]，连续加压超声评估 DVT，预测 90 天 PE 相关病死率的阳性预测值为 6.6%(95%CI，4.1%～9.2%)。

D- 二聚体

研究已发现 D- 二聚体水平与急性症状性 PE 患者的肺栓塞的近端位置、合并症严重程度和病死率有关 [193, 205-209]。最近，调查者利用 RIETE 注册研究的数据，评估在诊断 PE 后近期 D- 二聚体水平预测随后 15 天结局的作用 [210]。在 1 707 例患者的队列中，15 天全因病死率随着 D- 二聚体水平的增加从 2.7%(第一个四分位区间)升至 7.0%(第四个四分位区间)，D- 二聚体水平位于第四分位区间的 PE 患者致死性肺栓塞风险(*OR* 2.0；95%CI，1.0～3.8)和大出血风险(OR 3.2；95%CI，1.5～7.0)也明显升高，为期 15 天的随访期间死亡的患者有 45% 是由 PE(无论初始或复发)导致的。

多指标联合的预测作用

尽管对 PE 的严重程度有一定提示作用，但右心功能不全与心肌损伤标记物作为独立指标，预测 PE 相关并发症，不具备足够强的阳性预测意义，也不足以确定积极的治疗策略(例如，溶栓治疗) [182]。观察性研究结果提示，右心功能不全征象较单一影像学和(或)生物标志物结果 [185] 具有更高的预后价值 [81, 82]。

PREP评分纳入的变量包括心源性休克、BNP、RV/LV比例、合并的心肺疾病、神志改变以及肿瘤[62]，进一步研究纳入的570例PE患者中的247例(43%)分层为最高危风险组，该组患者的30天PE相关严重并发症的发生率为22.9%[62]。

PROTECT研究[183,187]利用848例在急诊科收治的血压正常并诊断急性症状性PE患者数据，构建了一项预测工具(www.PEprognosis.com)，包含BNP、cTnI、sPESI以及连续加压超声筛查是否同时伴有DVT等指标，并利用529例患者进行内部验证，PROTECT预后评分各项指标均异常，在模型建立队列中出现不良结局[定义为各种原因导致的死亡，血流动力学不稳定和(或)复发PE]的阳性预测值为25.8%，而在验证组为21.2%。

一项纳入2 874例因PE入院且血压正常患者的荟萃分析结果表明，PE相关并发症的显著预测因素包括心动过速、轻度低血压、心功能不全以及心肌损伤[188]。Bova风险评分共分为Ⅰ级、Ⅱ级和Ⅲ级，对应的30天PE相关并发症发生率分别为4.2%、10.8%以及29.2%。近期一项研究也验证了Bova评分预测确诊PE后30天相关并发症发生率的准确性[189]。

观察性研究结果建议，应以临床指标(心动过速和轻度低血压)结合心肌损伤和右心功能不全等结果，尤其是那些伴有DVT的患者中的中度以上风险急性期PE患者(即ESC分层中的“中高风险”患者)[1]，这些患者可能会从更为严密的监测甚至血管再通治疗中获益。尽管如此，预后工具预测的风险仍不足以作为血流动力学稳定患者进行再通治疗的证据[2,211]。

PE的治疗(见图71-3)

治疗的目标和原则

ICU患者PE治疗的目标包括：①支持治疗(例如，治疗低血压和呼吸衰竭)；②预防PE导致的临床病情的恶化或死亡；③针对PE的病因治疗；④预防VTE的复发；⑤避免治疗引起的并发症。临床医生制定PE治疗决策时，应根据患者的血流动力学状态、右心功能不全/心肌损伤的程度、出血风险、患者的预后、患者的选择以及其他可能影响治疗安全性和有效性的患者个体因素。

一般来说，如果确诊检查无法快速完成，对于非高出血风险的患者应该在临床疑诊PE且未确诊前，即迅速开始经验性抗凝。确诊PE的患者抗凝应该迅速达到治疗水平，抗凝治疗应在适当的监测下进行，排除了PE诊断的患者停止药物抗凝，并进行静脉血栓栓塞的预防。

复苏治疗

对于尚未进入ICU的高风险患者应转移到ICU，中度风险的次大面积PE患者，可能会因ICU内的严密监测病情恶化情况而从中获益。

患有PE并且伴有休克的患者病情恶化甚至死亡的风险明显升高，特别是在发生休克后的几个小时内，存在PE相关血流动力学不稳定的患者，应该迅速接受复苏治疗并考虑溶栓治疗。

容量管理

针对右心功能不全进行恰当的容量复苏，以及降低PE相关的右心前负荷，可以改善心输出量[212]。然而，容量复苏时右心室的过度牵张可能会影响后续的左心室充盈、左心室输出以及冠状动脉灌注[213]。因此，对合并PE相关低血压的患者应该接受适当的静脉输液治疗[28]。

升压药

关于急性PE患者选择升压药物的临床研究数据有限。在犬模型研究的结果显示，去甲肾上腺素与去氧肾上腺素相比，尽管都能够提升平均动脉压，前者在增加心输出量与右心室冠脉血流方面更具有优势[214]。肾上腺素和多巴酚丁胺具有正性肌力作用，但多巴酚丁胺的缺点是引起或加重全身低灌注。值得注意的是，提高心脏指数可以使血流从部分阻塞的肺动脉向未阻塞的血管再分布，导致或加重通气-血流比失调[215]，因此，PE导致低血压的患者应在严密的监测下使用血管活性药物治疗。

扩血管治疗

使用肺动脉血管扩张剂(例如，吸入一氧化氮和口服磷酸二酯酶抑制剂)治疗急性PE是近年兴起的热点[216,217]，血管扩张剂可影响因缺氧导致的血管收缩、血小板活化和血管活性介质的释放(例如，内皮素、血栓素)。从理论上讲，使用血管扩张剂会降低肺动脉压力并减轻右心负荷，然而目前的临床试验结果尚未确定其有效性和安全性。因此，文献不建议在肺栓塞合并低血压或严重低氧的患者中常规使用肺动脉血管扩张剂。

给氧治疗

通常，PE患者的肺泡-动脉氧分压差增大，在合并有低氧血症的PE患者中[74,75,96]，氧疗可以用来维持正常的血氧水平。

机械通气和镇静

气管插管及机械通气可以作为PE导致的呼吸衰竭的辅助治疗措施，或者作为复苏支持的一部分(例如，PE导致的心搏骤停)。PE可发生于部分已经接受机械通气的患者，对于接受机械通气的PE患者，正压通气能够降低右心前负荷。此外，机械通气时使用的镇静剂可能引起全身性低血压。多种机械通气方式(例如，俯卧位通气)也可以减少右心后负荷[218]，避免过高的潮气量和呼气末正压以及谨慎的镇静管理，有助于预防低血压的发生及进一步恶化[219]。

机械循环支持

伴有循环衰竭的PE患者可能会从机械循环支持中获

益[220, 221]，但目前还没有深入全面的探讨在这种情境下机械循环支持的效果。

初始抗凝治疗注意事项

抗凝治疗是急性 PE 治疗方案的主要手段，抗凝治疗能够预防新血凝块的形成，并预防引起 PE 的栓子进展（例如，DVT）以及 PE 的复发。在决定抗凝药物的选择之前，临床医生应考虑抗凝药物的药效和安全性，包括抗凝血剂的生物利用度和吸收问题、起效及药物浓度达峰时间、半衰期、清除机制、药物相互作用、抗凝效果的监测以及抗凝作用如何逆转，临床医生还应该考虑后续可能需要面临的有创操作或手术的相关问题。ICU 患者的抗凝策略通常应只针对短期抗凝，而长期抗凝治疗计划可以在患者转出 ICU 后决定。合并低血压的 PE 患者应用普通肝素（unfractionated heparin，UFH）治疗，而不是低分子肝素（low-molecular-weight heparin，LMWH）或磺达肝癸钠作为抗凝治疗方案。因为并没有更为充足的临床研究结果确认后两种药物在此种情境下的有效性。此外，对于那些将要或可能会接受溶栓治疗的患者，使用半衰期短的抗凝药物（普通肝素）无疑更为安全。尽管针对 ICU 的专科研究能够为 PE 的抗凝治疗提供最为相关的数据，目前大多数对于 ICU 中标准抗凝治疗策略的推荐，是由非 ICU 数据研究推断得出的。

出血风险评估

所有患者在开始抗凝治疗之前均应进行出血风险评估和抗凝治疗禁忌证的评估[2]。抗凝治疗的绝对禁忌证包括颅内出血、严重的活动性出血、恶性高血压，或近期的脑、眼或脊髓手术；相对禁忌证包括近期大手术、近期脑血管意外、非严重活动性出血、严重高血压、严重肝肾功能衰竭以及严重的血小板减少症（例如，血小板 < 50 000/L）[29]。由于阿司匹林和其他非甾体抗炎药显著增加接受抗凝治疗患者的出血风险[222]，因此应考虑减少或避免同时使用该类药物。虽然已有研究确定了 VTE 患者抗凝导致出血的相关危险因素[223, 224]，但对于高出血风险的 VTE 患者，因为获益明显超过风险，通常会考虑抗凝治疗。

初始抗凝

如上所述，对于临床疑诊 PE，尤其是短时间不能确诊或者没有高出血风险的患者，临床医生应考虑开始经验性使用非口服抗凝药物治疗。在确诊 PE 诊断后，适合抗凝的 ICU 患者通常应接受非口服药物治疗。

肝素治疗

普通肝素治疗 尽管 LMWH 和新型口服抗凝药物越来越多地被使用，UFH 仍然在 ICU 患者 VTE 的治疗中扮演着重要的角色。对于 ICU 患者来说，UFH 的优势在于相对较短的半衰期、不依赖肾脏清除以及抗凝作用可以被鱼精蛋白逆转[225]。

决定 UFH 抗凝活性的是一种特殊的戊糖序列，存在于大约 1/3 的肝素分子上，该结构与抗凝血酶（antithrombin，AT）结合从而增强其对凝血酶及活化因子Ⅹ（activated factor Ⅹ，FⅩa）的抑制作用[225-227]。肝素还能够通过肝素辅助因子不依赖抗凝血酶的活性催化凝血酶的失活[225]。肝素的其他作用还包括释放组织因子途径抑制剂（tissue factor pathway inhibitor，TFPI）、抑制血小板功能、增加血管通透性并能够与大量血浆和血小板蛋白、内皮细胞和白细胞结合[226]。

标准剂量普通肝素的抗凝效果在不同患者个体差异仍然非常大，这种差异使得有必要对普通肝素的抗凝作用进行监测，通过监测活化部分凝血活酶时间（activated partial thromboplastin time，aPTT）或肝素水平，滴定式调整患者的个体剂量[255]。

普通肝素的治疗效果一定程度上取决于能否在治疗的第一个 24 小时内，严格达到治疗水平的要求[228-230]。临床研究结果表明，未能在最初 24 小时达到治疗性 aPTT 阈值要求的患者，随访 3 个月的 VTE 复发率可高达 23%；而在 24 小时内达到治疗目标要求的患者复发率为 4%～6%[229, 230]。普通肝素最小治疗剂量是使 aPTT 达到平均对照值或正常上限的 1.5 倍的剂量[228-230]。普通肝素的有效治疗范围用鱼精蛋白滴定法相当于 0.2～0.4U/ml 及用抗 FⅩa 测定法相当于 0.35～0.70U/ml。每个实验室均应设立由 aPTT 测定的普通肝素最低治疗水平标准。每批试剂，特别是在更换不同厂家生产的检测试剂时，需采用抗 FⅩa 测量法取得普通肝素血液浓度水平至少 0.35U/ml 时，对应的 aPTT 值[225]。

大量研究结果表明，成功实施普通肝素治疗并不容易。既往临床实践常用的进行普通肝素剂量滴定的特殊方法，经常导致治疗不足。多项研究结果支持在 VTE 患者的治疗中采用规范化方法或方案实施静脉注射普通肝素[228, 230]。规范化方案在绝大多数患者中达到普通肝素治疗水平。与标准治疗相比，按照体重列线图设定的方案能够降低 VTE 复发率[230, 231]。常用的列线图方案是初始静脉推注负荷剂量普通肝素 80U/kg，随后开始 18U/（kg•h）的持续静脉滴入[230]，随后列线图根据 aPTT 调整普通肝素的剂量。列线图通常建议在开始普通肝素治疗后的第 1 个 6 小时复查 aPTT。应注意，对于 ICU 中具有高风险或一些中等风险的 PE 患者，在给予负荷剂量后 90 分钟的 aPTT 应该升至非常高的水平（> 150 秒），如果 aPTT 并没有达到如此高的水平，则提示应该追加推注负荷量的普通肝素。

调整与不调整剂量使用皮下注射普通肝素在 VTE 初始治疗的有效性已被证实[232-235]，与静脉注射普通肝素相似的是 24 小时内达到治疗范围能够提高皮下注射普通肝素的疗效[236]，但需要注意的是由于组织水肿与低血压等因素影响皮下注射给药的吸收，在 ICU 中静脉给药途径仍然是优于皮下注射的选择[237]。

低分子肝素 普通肝素在化学或酶促解聚作用下产生具有不同化学结构和药代动力学特点的低分子肝素[238, 239]。很少有研究直接比较不同种类低分子肝素的差别，因此这种差别对临床结局的影响尚不明确[239]。与普通肝素相比，低分子肝素的生物利用度更高（皮下注射生物利用度＞90%）、更长的半衰期、药物清除更可预测。低分子肝素的上述特征使其能够每日一次或两次皮下注射不需要实验室监测[225,238-240]。由于低分子肝素需要经肾脏清除，故对于存在明显肾功能减退的患者，需要减少用药剂量或用药频率，甚至完全避免使用（例如，肾衰竭患者）。

与普通肝素相比，低分子肝素严重并发症的发生率较低。出血[231]和肝素诱导的血小板减少症[241-243]，在ICU中皮下使用抗凝药物仍可能出现抗凝效率的下降。在接受低分子肝素进行DVT预防的ICU患者中，接受升压药物治疗的患者抗Xa因子活性低于未接受升压药物治疗的患者[244,245]，对使用低分子肝素的皮下水肿患者抗Xa因子活性的研究中，不同研究之间得出的结论差异很大[237,246]；而对于病态肥胖患者何为适宜的低分子肝素剂量仍不明确[247]。相比于普通肝素，低分子肝素具有抗凝作用不可完全逆转、半衰期更长、依赖肾脏清除，以及在低血压及组织水肿患者可能会出现抗凝效果降低等特点，这可能会导致在ICU中更倾向于普通肝素作为抗凝药物的选择。

磺达肝癸钠 磺达肝癸钠是一种合成的Xa因子间接抑制剂，在安全性和有效性方面，与普通肝素用于PE的初始治疗[248]及低分子肝素用于DVT的初始治疗[249]的效果相似。磺达肝癸钠在ICU的使用中存在与低分子肝素类似的问题，这使得在ICU中更倾向于选择普通肝素。

口服药物

维生素K拮抗剂 直到目前，PE患者标准的治疗方案是在开始阶段接受普通肝素、低分子肝素或磺达肝癸钠后，重叠使用口服维生素K拮抗剂（vitamin K antagonist，VKA）。然而对于那些病情严重需要在ICU进行治疗的患者，常常无法长期VKA治疗。这些患者可能需要面临有创操作或手术高出血风险，和可能需要使用纤溶药物，以及其他因素不适宜选择具有长半衰期的抗凝药物（例如，VKA），此时长期的抗凝计划应该在需要ICU处理的临床问题得到充分解决之后进行制定。

非维生素K拮抗剂靶向的口服抗凝血剂 非VKA口服抗凝剂按照作用靶点可分为两类，即直接凝血酶抑制剂（如达比加群）和直接Xa因子抑制剂（如利伐沙班、阿哌沙班和依度沙班）。由于达比加群[250]和依度沙班[251]用于治疗VTE时需要与非口服抗凝治疗重叠5～10天，因此在ICU内通常不会作为初始治疗的选择。相比华法林，非VKA口服药物起效更快，半衰期更短，治疗窗更宽，同时药代动力学更为稳定和可预测。总的来说，上述特点使得利伐沙班[252]和阿哌沙班[253]可以作为单药口服治疗VTE，无需与非口服抗凝剂重叠使用，在肾功能不全患者也无需滴定或调整药物剂量，且无需进行常规凝血功能监测。以下情况限制了ICU中非VKA口服抗凝剂的使用，需要引起注意，包括：需要口服摄入和胃肠道吸收，与UFH相比有相对较长的半衰期，缺乏确切的Xa因子抑制剂的拮抗药物，药效水平依赖于肾脏功能，药物间的相互作用以及无法充分监测抗凝效果。

溶栓治疗

与上述抗凝药物不同，溶栓药物可通过将纤溶酶原转化为纤溶酶导致血凝块的快速溶解。纤溶治疗目前主要包括纤维蛋白特异性更强的药物（激活已经结合的纤维蛋白，例如在血凝块中的纤溶酶），包括阿替普酶、瑞替普酶和替奈普酶，早期的纤溶药物对纤维蛋白的特异性更差（即会激活全身的纤溶酶），主要包括链激酶和尿激酶[29]。包括内皮细胞在内的许多组织产生天然存在的酶丝氨酸蛋白酶，即组织型纤溶酶原激活物（tissue-type plasminogen activator，t-PA），阿替普酶是重组组织型纤溶酶原激活物（rtPA；阿替普酶），具有纤维蛋白特异性，并且与纤维蛋白结合的t-PA随着纤溶酶原增加而增加；而存在于体循环中的没有与纤维蛋白结合的t-PA不会广泛激活纤溶酶原。治疗PE的阿替普酶标准剂量为2小时静脉输注100mg。瑞替普酶（重组纤溶酶原激活物，rPA）是通过重组技术生产的t-PA。瑞替普酶的纤维蛋白特异性不及阿替普酶，半衰期也更长，对于PE的治疗，瑞替普酶通常需要在2分钟内静脉给予10U，30分钟后，再次于2分钟内静脉给予追加10U。替奈普酶（TNK-tPA）是在基因工程下通过多点突变产生的重组t-PA，替奈普酶的血浆半衰期比瑞替普酶和阿替普酶更长，因此可以单次静脉负荷量注射（如在5秒内静脉推注50mg）。相比于其他纤溶药物，替奈普酶具有更高的纤维蛋白特异性，并能够抵抗纤溶酶原激活物抑制剂1（plasminogen activator inhibitor 1，PAI-1）的抑制作用。阿替普酶、链激酶和尿激酶目前已获得了美国食品药品管理局（Food and Drug Administration，FDA）的批准用于治疗PE，大多数指南推荐使用阿替普酶。

相比抗凝治疗，溶栓治疗能够更快速的溶解肺内血栓栓子，恢复肺灌注，同时降低肺动脉压及肺血管阻力，改善右心功能[28,52,167,254,255]。尽管确信这些药物能够挽救生命，但临床研究并未发现令人信服的结果以证明溶栓药物可以改善临床病死率。近期的一项荟萃分析提示，溶栓治疗能够改善急性PE患者生存率（OR＝0.53），但同时也明显增加了出血风险[256]。溶栓治疗对于急性PE伴有右心功能不全征象（次大面积PE或中高危风险的PE患者）且血压正常的患者疗效不一，同时还增加了包括颅内出血在内溶栓相关的大出血的风险[1,2,267,203,254-266]。此外，针对急性PE溶栓药物治疗的头对头研究非常少[267]，根据已发表的临床研究及其他类型研究结果的数据来看[132,256,263,265,266,268]，指南建议溶栓治疗主要用于急性PE且合并血流动力学不稳定的患者（即高危风险或大面积PE的患者）的救治[1,2]，对于初始单独使用抗凝治疗后发生循环衰竭的患者，可能会从补救性溶栓治疗中获益[2]。

在发生PE症状的48小时内启动溶栓治疗，似乎能够最大限度地使患者获益，但对于出现PE症状长达2周的患者，进行溶栓仍然是有效的[269]。

溶栓治疗的主要风险是包括颅内出血在内的大出血，溶栓药物相关的出血甚至可能会导致死亡。一项注册研究的结果显示，大面积 PE（高危风险）患者溶栓治疗后大出血和颅内出血的风险分别为 22% 和 3%[52]。最近的一项荟萃分析表明，溶栓治疗明显增加大出血（9.2%）和颅内出血的风险（1.5%）[256]。在被认为适合溶栓治疗的患者中，高龄及有合并疾病与出血风险增加有关[270]，在使用溶栓治疗之前，确保不存在溶栓的禁忌证至关重要（框 71-2）。

在溶栓期间可以停止或继续使用普通肝素[1]，虽然近期的一项关于替奈普酶的研究并没有停用治疗组及对照组低分子肝素的使用[261]，但指南通常建议溶栓期间停止使用其他任何抗凝药物治疗[2]。如果在溶栓期间停用了普通肝素，当 aPTT 降至治疗范围时，有必要重新开始普通肝素治疗。在溶栓治疗完成后，应继续进行普通肝素的治疗，直到可以安全的过渡到使用具有更长半衰期和可逆性不及普通肝素的抗凝药物。

心搏骤停患者的处理

设立安慰剂对照试验研究结果表明，给予负荷剂量（50mg）的重组组织纤溶酶原激活物（rtPA；阿替普酶）[271]或 50mg 的替奈普酶[272]，患者恢复自主循环的比例更高，并可能进一步改善生存率。

抗凝和溶栓治疗的并发症

出血是抗凝和溶栓治疗最为常见的严重并发症，在普通肝素和低分子肝素使用中，肝素诱导性血小板减少虽不常见，但仍是值得注意的并发症[273-276]。

出血

近期手术、创伤或具有其他易出血临床因素的患者，在抗凝期间出血风险明显增加（框 71-3）[29]；手术或其他有创操作、使用影响凝血或血小板功能药物也会增加出血的风险。

对出血的处理需要考虑出血的原因、出血部位和出血的严重程度，同时还要考虑药物、化验值和患者个体特点等因素。一旦发现出血现象，应暂时或永久的停用普通肝素或溶栓治疗，并给予支持性治疗措施。如果需要紧急逆转肝素的抗凝效应，可以给予鱼精蛋白进行拮抗[255]。

肝素诱导的血小板减少症

肝素诱导的血小板减少症（heparin-induced thrombocytopenia，HIT）是普通肝素和低分子肝素治疗的一种为人熟知的并发症，通常发生在开始肝素治疗的 5～10 天[273-276]，接受普通肝素治疗的患者，1%～2% 会表现出血小板计数降低至正常范围以下，或尽管在正常范围内但血小板计数较前下降 50%[273-276]。在大多数情况下，肝素对血小板的影响直接导致轻至中度的血小板减少症，且不会产生不良的后果。然而，接受普通肝素治疗的患者可能会发展为免疫球蛋白 G（immunoglobulin G，IgG）抗体介导，作用于 PF_4- 肝素复合物，导致免疫性血小板减少症[273-276]。

与普通肝素相比，低分子肝素的 HIT 发生率更低[241，242，273-279]；然而，低分子肝素导致的 HIT 临床表现可能与普通肝素导致的 HIT 相同或更为严重。此外，普通肝素和低分子肝素在血小板计数下降的极值、发病时间和血小板减少持续时间会有所不同。

在近期有肝素暴露史的患者，HIT 发病速度可能更快[273-276]。HIT 的发病还可能延迟到使用肝素结束后的几周后发生，这使得 HIT 更难以确诊。HIT 的发病率和严重程度因不同的患者人群而有所差异，与内科患者相比，进行心脏或骨科手术的患者 HIT 的发病率更高[273-276]。

HIT 的进展也可能与动脉及静脉血栓形成有关，这一过程被称为肝素诱导的血小板减少症和血栓形成综合征（heparin-induced thrombocytopenia and thrombosis，HITT）。这些血栓形成事件可能导致筋膜室综合征、需要随后进行截肢的肢体缺血和死亡等严重并发症[27-276]。

大多数医疗中心采用酶联免疫吸附测定法（enzyme-linked immunosorbent assay，ELISA）测定 PF_4- 肝素复合物的 HIT

框 71-2 溶栓治疗的禁忌证*

绝对禁忌证

既往颅内出血病史

已知的结构性脑血管病变

已知的颅内恶性肿瘤

3 个月内缺血性脑卒中（除外 3 小时内的卒中）

可疑主动脉夹层

易严重出血的体质（除外月经）

3 个月内明显的颅内闭合伤或面部创伤

相对禁忌证

慢性、严重且控制不佳的高血压病史

严重、难于控制的高血压（SBP＞180mmHg 或者 DBP＞110mmHg）

3 个月以外的缺血性脑卒中病史

创伤性或长时间（＞10 分钟）CPR，或者 3 周内的大手术

四周之内的内出血

不可按压止血的血管穿刺

近期有创操作

先前链激酶暴露史（超过 5 天之前）或先前链激酶过敏史

妊娠

活动性消化道溃疡

心包炎或心包积液

正在使用抗凝药物（如华法林）且 INR＞1.7 或 PT＞15 秒

年龄＞75 岁

糖尿病视网膜病变

SBP，收缩压；DBP，舒张压；CPR，心肺复苏；INR，国际标准化比值；PT，凝血酶原时间。

*绝对禁忌证与相对禁忌证的区分取决于临床医生对病情严重程度的判断；本表未包括所有危险因素。

框 71-3 初始抗凝治疗的出血*危险因素

危险因素	糖尿病
年龄>65岁	贫血
年龄>75岁	抗血小板治疗
出血病史	抗凝药物使用不当
恶性肿瘤	合并疾病伴有储备功能下降
恶性肿瘤伴转移病灶	近期手术史
肾功能衰竭	经常性跌倒
肝功能衰竭	酗酒
血小板减少	
卒中病史	

*本框图并未包括所有危险因素。

合并一项危险因素出血风险之间的差异取决于：①危险因素的严重程度（比如肿瘤转移病灶的部位及受累范围，血小板计数）；②危险因素发生的时间（比如距离手术的时间，或距离上次出血的时间）；③之前出血原因纠正的效果（比如上消化道出血）。

相比于低风险患者（无危险因素），中度风险的患者（1项危险因素）大出血风险增至正常的2倍，而高风险患者（≥2项危险因素）增至8倍。

资料来源：改编自 the American College of Chest Physicians，Kearon C，Akl EA，Comerota AJ，et al. Antithrombotic therapy for VTE disease：Antithrombotic Therapy and Prevention of Thrombosis，9th ed：American College of Chest Physicians Evidence-Based Clinical Practice Guidelines. Chest. 2012 Feb；141（2 Suppl.）：e432（Table 2）.

抗体检验来诊断 HIT，尽管该方法的敏感性较高，但存在假阳性的风险，因此 HIT 的诊断需要结合特异性更高的检测结果，如 5-羟色胺释放测定试验（serotonin releaseassay，SRA）[273-276]。

当高度怀疑 HIT 或确诊 HIT 后，应该立即停用肝素/低分子肝素抗凝及重叠华法林的治疗[275，276，280]。患者应换用其他药物继续抗凝治疗以避免停用标准抗凝治疗后高发生率的血栓形成[275，276，280]。最常用的替代药物包括直接凝血酶抑制剂阿加曲班[275，280-282]或来匹卢定[283-286]。这两种药物均为静脉用药，来匹卢定通过肾脏代谢，可以用于肝功能不全的患者[275，280]。来匹卢定的缺点是长期使用后可能会出现抗体和过敏反应[287]，虽然未经 FDA 批准用于此适应证，一些医疗中心使用比伐卢定代替来匹卢定用于 HIT 治疗。阿加曲班部分通过肝脏代谢，因此是肾功能不全患者的首选药物，但严重肝功能不全是使用禁忌[275，280]。在血小板计数恢复之前，不应开始重叠 VKA 治疗，替代抗凝药物应持续使用直至血小板计数恢复≥100×10^9/L，并且口服用药的时间已经足够（例如，使用 VKA 且 INR 连续两天达到治疗水平）[275]。阿加曲班本身会增加 INR，超出了单独使用 VKA 治疗所观察到的 INR。因此，在这种情况下，特别建议对 INR 进行监测[282]。尽管相关研究较少，磺达肝癸已经被用作 HIT 患者的替代抗凝治疗，相比于静脉使用直接凝血酶抑制剂需要调整剂量，采用皮下注射方式且无需调整剂量的特点使得许多临床医生更喜欢使用磺达肝癸[288，289]。新型口服抗凝药物用于治疗 HIT/HITT 患者的数据仍然非常有限[290]。

非药物治疗

下腔静脉滤器

放置下腔静脉（inferior vena cava，IVC）滤器的方法适用于有抗凝治疗绝对禁忌的急性 VTE 患者[1，2]，一旦禁忌解除，患者还应接受标准的抗凝治疗。下腔静脉滤器也适用于有些罕见的、在充分抗凝治疗期间仍有血栓复发客观证据的患者[1，2]。

下腔静脉滤器有助于预防来自盆腔或下肢 DVT 的栓塞。有研究表明，与单独使用抗凝治疗相比，同时接受下腔静脉滤器和抗凝治疗的近端 DVT 患者，罹患 PE 的风险降低，DVT 风险增加，而对总体死亡率没有影响[291-293]。

如果是因高出血风险而短时间出现抗凝治疗的禁忌证，针对这些患有急性 VTE 的患者应该放置可回收的下腔静脉滤器[294-296]。目前有多种类型的可移除/可回收下腔静脉滤器，这些滤器能够作为临时性的物理屏障阻止下肢栓子进一步脱落形成 PE，但同时可能增加 DVT 的风险[29]。在抗凝治疗禁忌证解除后应取出可回收滤器，因此增加了额外的操作。可回收的下腔静脉滤器应该在生产商建议的时间窗内取出，而且一旦不再具备预防长期并发症（如 DVT 复发）的指征时，由于存在滤器相关的并发症风险（例如，支架断裂导致可能发生的栓塞，支架移位，刺穿静脉血管壁和血栓形成等）[297，298]，可回收滤器不应该作为永久性滤器继续使用。

最近的一项研究表明，在合并 DVT 且有至少一项其他严重风险因素的 PE 住院患者中，可回收下腔静脉滤器联合抗凝治疗的方案与单独的抗凝治疗方案相比，随访 3 个月内复发的症状性 PE 的发生率并没有降低[299]。因此，可回收下腔静脉滤器不应该作为 VTE 的常规治疗。

导管介入治疗

在合并右心功能不全以及中心型巨大血栓负荷的患者中，机械性重建肺血流的方法备受关注。但在次大面积/中高危风险 PE[167，300-304]及大面积/高位风险 PE[301]患者的治疗中，无论是否联合局部溶栓治疗，有关导管下机械性血栓治疗的有效性与安全性优于单独药物治疗的结论，目前缺乏有力的数据支持[1，2]；导管下溶栓治疗的效果与单独使用溶栓治疗的效果之间的比较也尚不充分。不过，导管介入治疗的方法为存在抗凝和溶栓禁忌的大面积/高危风险 PE 患者的治疗提供了另一种治疗选择[1，2]。

栓子切除术

在大面积/高危风险 PE 患者存在溶栓禁忌或溶栓治疗失败的情况下，栓子切除术具有一定的作用[1，2]。根据各医学中心的经验，导管介入治疗应该被考虑作为栓子切除术的替代选择方案[1，2]。

对于大面积/高危风险 PE 中的严重的、高病死率（25%）

患者的治疗，栓子切除术可作为治疗急性PE的手段[305-307]。而且，对于在静脉溶栓治疗后循环仍不稳定的患者，心脏体外循环下栓子切除术的抢救方法仍然可能是有效的[164]。在一组溶栓治疗未能改善临床病情的PE患者中，接受栓子切除术的患者PE复发率明显降低，死亡率也较重复溶栓治疗的患者有下降趋势[165]。右心内存在通过未闭的卵圆孔/房间隔缺损跨越房间隔的血栓应考虑栓子切除术[308]。存在右心内漂浮血栓的患者是否应该接受栓子切除术尚存在争议[309]。综上所述，在具有经验的医学中心施行外科取栓术，对于有药物治疗禁忌或药物治疗失败的患者具有重要意义，各医学中心制定各自的针对类似患者的管理规范与流程，有助于改善患者的预后[166,310]。

监测与随访

在ICU中接受抗凝治疗、溶栓治疗、导管介入治疗或手术治疗的急性PE患者，应该密切监测与PE或其治疗相关的无改善或失代偿的继发病情变化（例如，出血，HIT/HITT），监测心、肺、肾脏功能、循环和血液系统状态将有助于PE患者的管理。实验室检查方面，接受普通肝素、阿加曲班或来匹卢定的患者应该密切监测aPTT。应该在抗凝治疗之初进行血小板计数和血红蛋白的监测。在初次出现血栓事件、出现血小板下降或复发血栓事件的情况下，可以考虑进行HIT-抗体监测，在急诊情况下常并不需要检测凝血状态。面临有创操作或外科手术干预时，可能会导致PE管理策略的改变，此时可能需要临时中断或改变抗凝治疗，但应谨慎地调整用药时机和用药剂量。原血流动力学稳定的急性PE患者，如果出现血流动力学的不稳定（见图71-3），应进行进一步的检查。PE相关的病情恶化应该是溶栓治疗的指征。

（徐稼轩 译，王宏志 审校）

参考文献

1. Konstantinides SV, Torbicki A, Agnelli G, Danchin N, Fitzmaurice D, Galiè N, et al. 2014 ESC Guidelines on the diagnosis and management of acute pulmonary embolism: The Task Force for the Diagnosis and Management of Acute Pulmonary Embolism of the European Society of Cardiology (ESC) Endorsed by the European Respiratory Society (ERS). Eur Heart J 2014;35:3033-3073.
2. Kearon C, Akl EA, Ornelas J, Blaivas A, Jimenez D, Bounameaux H, et al. Antithrombotic therapy for VTE disease: CHEST Guideline and Expert Panel Report. Chest 2016;149:315-352.
3. Tapson VF. Acute pulmonary embolism. N Engl J Med 2008;358:1037-1052.
4. Dalen JE, Alpert JS. Natural history of pulmonary embolism. Prog Cardiovasc Dis 1975;17:259-270.
5. Dismuke SE, Wagner EH. Pulmonary embolism as a cause of death. The changing mortality in hospitalized patient. JAMA 1986;255:2039-2042.
6. Anderson FA, Wheeler HB, Goldberg RJ, Hosmer DW, Patwardhan NA, Jovanovic B, et al. A population-based perspective of the hospital incidence and case-fatality rates of deep vein thrombosis and pulmonary embolism. Arch Intern Med 1991;151:933-938.
7. Schultz DJ, Brasel KJ, Washington L, Goodman LR, Quickel RR, Lipchik RJ, et al. Incidence of asymptomatic pulmonary embolism in moderately to severely injured trauma patients. J Trauma 2004;56:727-731.
8. Minet C, Lugosi M, Savoye PY, Menez C, Ruckly S, Bonadona A, et al. Pulmonary embolism in mechanically ventilated patients requiring computed tomography: prevalence, risk factors, and outcome. Crit Care Med 2012;40:3202-3208.
9. Ibrahim EH, Iregui M, Prentice D, Sherman G, Kollef MH, Shannon W. Deep vein thrombosis during prolonged mechanical ventilation despite prophylaxis. Crit Care Med 2002;30:771-774.
10. Cook D, Meade M, Guyatt G, Walter S, Heels-Ansdell D, Warkentin TE, et al. Dalteparin versus unfractionated heparin in critically ill patients. N Engl J Med 2011;364:1305-1314.
11. Patel R, Cook DJ, Meade MO, Griffith LE, Mehta G, Rocker GM, et al. Burden of Illness in venous ThromboEmbolism in Critical care (BITEC) Study Investigators, Canadian Critical Care Trials Group. Burden of illness in venous thromboembolism in critical care: a multicenter observational study. J Crit Care 2005;20:341-347.
12. Bahloul M, Chaari A, Kallel H, Abid L, Hamida CB, Dammak H, et al. Pulmonary embolism in intensive care unit: predictive factors, clinical manifestations and outcome. Ann Thorac Med 2010;5:97-103.
13. Cook D, Crowther M, Meade M, Rabbat C, Griffith L, Schiff D, et al. Deep venous thrombosis in medical-surgical critically ill patients: prevalence, incidence, and risk factors. Crit Care Med 2005;33:1565-1571.
14. McLeod AG, Geerts W. Venous thromboembolism prophylaxis in critically ill patients. Crit Care Clin 2011;27:765-780.
15. Neuhaus A, Bentz RR, Weg JG. Pulmonary embolism in respiratory failure. Chest 1978;73:460-465.
16. Moser KM, LeMoine JR. Is embolic risk conditioned by location of deep venous thrombosis? Ann Intern Med 1981;94:439-444.
17. Pingleton SK, Bone RC, Pingleton WW, Ruth WE. Prevention of pulmonary emboli in a respiratory intensive care unit. Efficacy of low-dose heparin. Chest 1981;79:647-650.
18. Cullen DJ, Nemeskal AR. The autopsy incidence of acute pulmonary embolism in critically ill surgical patients. Intensive Care Med 1986;12:399-403.
19. Surgeon General. The surgeon general's call to action to prevent deep vein thrombosis and pulmonary embolism. U.S. Department of Health and Human Services. 2008. Available at: www.ncbi.nlm.nih.gov/books/NBK44178/. Accessed February 29, 2016.
20. White RH. The epidemiology of venous thromboembolism. Circulation 2003;107:I4-I8.
21. Cohen AT, Agnelli G, Anderson FA, Arcelus JI, Bergqvist D, Brecht JG, et al. Venous thromboembolism (VTE) in Europe. The number of VTE events and associated morbidity and mortality. Thromb Haemost 2007;98:756-764.
22. Donaldson GA, Williams C, Scanell J, Shaw RS. A reappraisal of the application of the Trendelenburg operation to massive fatal embolism. N Engl J Med 1963;268:171-174.
23. Conget F, Otero R, Jiménez D, Martí D, Escobar C, Rodríguez C, et al. Short-term clinical outcome after acute symptomatic pulmonary embolism. Thromb Haemost 2008;100:937-942.
24. Uresandi F, Otero R, Cayuela A, Cabezudo MA, Jiménez D, Laserna E, et al. A clinical prediction rule for identifying short-term risk of adverse events in patients with pulmonary thromboembolism. Arch Bronconeumol 2007;43:617-622.
25. Aujesky D, Hughes R, Jiménez D. Short-term prognosis of pulmonary embolism. J Thromb Haemost 2009;7:318-321.
26. PIOPED Investigators. Value of the ventilation/perfusion scan in acute pulmonary embolism: results of the Prospective Investigation of Pulmonary Embolism Diagnosis (PIOPED). JAMA 1990;263:2753-2759.
27. Konstantinides S, Geibel A, Olschewski M, Heinrich F, Grosser K, Rauber K, et al. Association between thrombolytic treatment and the prognosis of hemodynamically stable patients with major pulmonary embolism: results of multicenter registry. Circulation 1997;96:882-888.
28. Carlbom DJ, Davidson BL. Pulmonary embolism in the critically ill. Chest 2007;132;313-324.
29. Kearon C, Akl EA, Comerota AJ, Prandoni P, Bounameaux H, Goldhaber SZ, et al. Antithrombotic Therapy for VTE Disease Antithrombotic Therapy and Prevention of Thrombosis, 9th ed: American College of Chest Physicians. Evidence-Based Clinical Practice Guidelines. Chest 2012; 141:419S-494S.
30. Geerts WH, Bergqvist D, Pineo GF, Heit JA, Samama CM, Lassen MR, et al. Prevention of venous thromboembolism: American College of Chest Physicians Evidence-Based Clinical Practice Guidelines (8th Edition). Chest 2008;133(6 Suppl.):381S-453S.
31. Simioni P, Prandoni P, Lensing AW, Scudeller A, Sardella C, Prins MH, et al. The risk of recurrent venous thromboembolism in patients with an Arg506-Gln mutation in the gene for factor V (factor V Leiden). N Engl J Med 1997;336:399-403.
32. Heit JA, O'Fallon WM, Petterson TM, Lohse CM, Silverstein MD, Mohr DN, et al. Relative impact of risk factors for deep vein thrombosis and pulmonary embolism: a population-based study. Arch Intern Med 2002;162:1245-1248.
33. Bezemer ID, Bare LA, Doggen CJ, Arellano AR, Tong C, Rowland CM, et al. Gene variants associated with deep vein thrombosis. JAMA 2008;299:1306-1314.
34. Cook D, Attia J, Weaver B, McDonald E, Meade M, Crowther M. Venous thromboembolic disease: an observational study in medical-surgical intensive care unit patients. J Crit Care 2000;15:127-132.
35. Timsit JF, Farkas JC, Boyer JM, Martin JB, Misset B, Renaud B, et al. Central vein catheter-related thrombosis in intensive care patients: incidence, risks factors, and relationship with catheter-related sepsis. Chest 1998;114:207-213.
36. Merrer J, De Jonghe B, Golliot F, Lefrant JY, Raffy B, Barre E, et al. Complications of femoral and subclavian venous catheterization in critically ill patients: a randomized controlled trial. JAMA 2001;286:700-707.
37. Chastre J, Cornud F, Bouchama A, Viau F, Benacerraf R, Gibert C. Thrombosis as a complication of pulmonary-artery catheterization via the internal jugular vein: prospective evaluation by phlebography. N Engl J Med 1982;306:278-281.
38. Joynt GM, Kew J, Gomersall CD, Leung VY, Liu EK. Deep venous thrombosis caused by femoral venous catheters in critically ill adult patients. Chest 2000;117:178-183.
39. Trottier SJ, Veremakis C, O'Brien J, Auer AI. Femoral deep vein thrombosis associated with central venous catheterization: results from a prospective, randomized trial. Crit Care Med 1995;23:52-59.
40. Monreal M, Raventos A, Lerma R, Ruiz J, Lafoz E, Alastrue A, Llamazares JF. Pulmonary embolism in patients with upper extremity DVT associated to venous central lines - a prospective study. Thromb Haemost 1994;72:548-550.
41. Kooij JD, van der Zant FM, van Beek EJ, Reekers JA. Pulmonary embolism in deep venous thrombosis of the upper extremity: more often in catheter-related thrombosis. Neth J Med 1997;50:238-242.
42. Darze ES, Latado AL, Guimaraes AG, Guedes RA, Santos AB, de Moura SS, et al. Incidence and clinical predictors of pulmonary embolism in severe heart failure patients admitted to a coronary care unit. Chest 2005;128:2576-2580.
43. Shorr AF, Williams MD. Venous thromboembolism in critically ill patients. Observations from a randomized trial in sepsis. Thromb Haemost 2009;101:139-144.
44. Rosendaal FR. Risk factors for venous thrombosis: prevalence, risk and interaction. Semin Haematol 1997;34:171-187.
45. Barritt DW, Jordan SC. Anticoagulant drugs in treatment of pulmonary embolism: controlled trial. Lancet 1960;1:1309-1312.
46. Calder KK, Herbert M, Henderson SO. The mortality of untreated pulmonary embolism in emergency department patients. Ann Emerg Med 2005;45:302-310.
47. Aujesky D, Obrosky DS, Stone RA, Auble TE, Perrier A, Cornuz J, et al. A prediction rule to identify low-risk patients with pulmonary embolism. Arch Intern Med 2006;166:169-175.
48. Aujesky D, Roy PM, Le Manach CP, Verschuren F, Meyer G, Obrosky DS, et al. Validation of a model to predict adverse outcomes in patients with pulmonary embolism. Eur Heart J 2006;27:476-481.
49. Laporte S, Mismetti P, Decousus H, Uresandi F, Otero R, Lobo JL, Monreal M. Clinical predictors for fatal pulmonary embolism in 15,520 patients with venous thromboembolism: findings from the Registro Informatizado de la Enfermedad Trombo Embolica venosa (RIETE) Registry. Circulation 2008;117:1711-1716.
50. Goldhaber SZ, Visani L, De Rosa M. Acute pulmonary embolism: clinical outcomes in the International Cooperative Pulmonary Embolism Registry (ICOPER). Lancet 1999;353:1386-1389.
51. Sánchez D, De Miguel J, Sam A, Wagner C, Zamarro C, Nieto R, et al. The effects of cause of death classification on prognostic assessment of patients with pulmonary embolism. J Thromb Haemost

2011;9:2201-2207.
52. Kucher N, Rossi E, De Rosa M, Goldhaber SZ. Massive pulmonary embolism. Circulation 2006;113:577-582.
53. Coon WW, Willis PW. Deep venous thrombosis and pulmonary embolism: prediction, prevention and treatment. Am J Cardiol 1959;4:611-621.
54. Soloff LA, Rodman T. Acute pulmonary embolism. II. Clinical. Am Heart J 1967;74:829-847.
55. Kasper W, Konstantinides S, Geibel A, Olschewski M, Heinrich F, Grosser KD, et al. Management strategies and determinants of outcome in acute major pulmonary embolism: results of a multicenter registry. J Am Coll Cardiol 1997;30:1165-1171.
56. Kyrle PA, Rosendaal FR, Eichinger S. Risk assessment for recurrent venous thrombosis. Lancet 2010;376:2032-2039.
57. Zhu T, Martinez I, Emmerich J. Venous thromboembolism: risk factors for recurrence. Arterioscler Thromb Vasc Biol 2009;29:298-310.
58. Heit JA. Predicting the risk of venous thromboembolism recurrence. Am J Hematol 2012;87(Suppl. 1):S63-S67.
59. Eichinger S, Weltermann A, Minar E, Stain M, Schönauer V, Schneider B, et al. Symptomatic pulmonary embolism and the risk of recurrent venous thromboembolism. Arch Intern Med 2004;164: 92-96.
60. Miniati M, Monti S, Bottai M, Scoscia E, Bauleo C, Tonelli L, et al. Survival and restoration of pulmonary perfusion in a long-term follow-up of patients after acute pulmonary embolism. Medicine (Baltimore) 2006;85:253-262.
61. Cosmi B, Nijkeuter M, Valentino M, Huisman MV, Barozzi L, Palareti G. Residual emboli on lung perfusion scan or multidetector computed tomography after a first episode of acute pulmonary embolism. Intern Emerg Med 2011;6:521-528.
62. Sanchez O, Trinquart L, Caille V, Couturaud F, Pacouret G, Meneveau N, et al. Prognostic factors for pulmonary embolism: the PREP study, a prospective multicenter cohort study. Am J Respir Crit Care Med 2010;181:168-173.
63. Pengo V, Lensing AW, Prins MH, Marchiori A, Davidson BL, Tiozzo F, et al. Incidence of chronic thromboembolic pulmonary hypertension after pulmonary embolism. N Engl J Med 2004;350: 2257-2264.
64. Urokinase Pulmonary Embolism Trial. Phase I results: a cooperative study. J Am Med Assoc 1970;214:2163-2172.
65. Alpert JS, Smith R, Carlson J, et al. Mortality in patients treated for pulmonary embolism. J Am Med Assoc 1976;236:1477-1480.
66. Turpie AG, Esmon C. Venous and arterial thrombosis–pathogenesis and the rationale for anticoagulation. Thromb Haemost 2011;105:586-596.
67. Sobieszczyk P, Fishbein MC, Goldhaber SZ. Acute pulmonary embolism: don't ignore the platelet. Circulation 2002;106:1748-1749.
68. Hull RD, Hirsh J, Carter CJ, Jay RM, Dodd PE, Ockelford PA, et al. Pulmonary angiography, ventilation lung scanning, and venography for clinically suspected pulmonary embolism with abnormal perfusion lung scan. Ann Intern Med 1983;98:891-899.
69. Huisman MV, Büller HR, ten Cate JW, Vreeken J. Serial impedance plethysmography for suspected deep-vein thrombosis in outpatients. The Amsterdam general practitioner study. N Engl J Med 1986;314:823-828.
70. Jiménez D, Aujesky D, Díaz G, Monreal M, Otero R, Martí D, et al. Prognostic significance of deep vein thrombosis in patients presenting with acute symptomatic pulmonary embolism. Am J Respir Crit Care Med 2010;181:983-991.
71. Righini M, Le Gal G, Aujesky D, Roy PM, Sanchez O, Verschuren F, et al. Diagnosis of pulmonary embolism by multidetector CT alone or combined with venous ultrasonography of the leg: a randomised non-inferiority trial. Lancet 2008;371:1343-1352.
72. Kearon C, Ginsberg JS, Hirsh J. The role of venous ultrasonography in the diagnosis of suspected deep venous thrombosis and pulmonary embolism. Ann Intern Med 1998;129:1044-1049.
73. Perrier A, Bounameaux H. Ultrasonography of leg veins in patients suspected of having pulmonary embolism. Ann Intern Med 1998;128:243-245.
74. Goldhaber SZ, Elliott CG. Acute pulmonary embolism: part I: epidemiology, pathophysiology, and diagnosis. Circulation 2003;108:2726-2729.
75. Kostadima E, Zakynthinos E. Pulmonary embolism: pathophysiology, diagnosis, treatment. Hellenic J Cardiol 2007;48:94-107.
76. McIntyre KM, Sasahara AA. The hemodynamic response to pulmonary embolism in patients without prior cardiopulmonary disease. Am J Cardiol 1971;28:288-294.
77. Smulders YM. Pathophysiology and treatment of haemodynamic instability in acute pulmonary embolism: the pivotal role of pulmonary vasoconstriction. Cardiovasc Res 2000;48:23-33.
78. Molloy WD, Lee KY, Girling L, Schick U, Prewitt RM. Treatment of shock in a canine model of pulmonary embolism. Am Rev Respir Dis 1984;130:870-874.
79. Marcus JT, Gan CT, Zwanenburg JJ, Boonstra A, Allaart CP, Gotte MJ, et al. Interventricular mechanical asynchrony in pulmonary arterial hypertension: left-to-right delay in peak shortening is related to right ventricular overload and left ventricular underfilling. J Am Coll Cardiol 2008;51: 750-757.
80. Mauritz GJ, Marcus JT, Westerhof N, Postmus PE, Vonk-Noordegraaf A. Prolonged right ventricular post-systolic isovolumic period in pulmonary arterial hypertension is not a reflection of diastolic dysfunction. Heart 2011;97:473-478.
81. Binder L, Pieske B, Olschewski M, Geibel A, Klostermann B, Reiner C, et al. N-terminal pro-brain natriuretic peptide or troponin testing followed by echocardiography for risk stratification of acute pulmonary embolism. Circulation 2005;112:1573-1579.
82. Scridon T, Scridon C, Skali H, Alvarez A, Goldhaber SZ, Solomon SD. Prognostic significance of troponin elevation and right ventricular enlargement in acute pulmonary embolism. Am J Cardiol 2005;96:303-305.
83. Janata K, Holzer M, Laggner AN, Müllner M. Cardiac troponin T in the severity assessment of patients with pulmonary embolism: cohort study. BMJ 2003;326:312-313.
84. Jiménez D, Díaz G, Molina J, Martí D, Del Rey J, García-Rull S, et al. Troponin I and risk stratification of patients with acute nonmassive pulmonary embolism. Eur Respir J 2008;31:847-853.
85. Jiménez D, Uresandi F, Otero R, Lobo JL, Monreal M, Martí D, et al. Troponin-based risk stratification of patients with nonmassive pulmonary embolism: systematic review and metaanalysis. Chest 2009;136:974-982.
86. Lankeit M, Friesen D, Aschoff J, Dellas C, Hasenfuß G, Katus H, et al. Highly sensitive troponin T assay in normotensive patients with acute pulmonary embolism. Eur Heart J 2010;31:1836-1844.
87. Toth M, Vuorinen KH, Vuolteenaho O, Hassinen IE, Uusimaa PA, Leppäluoto J, et al. Hypoxia stimulates release of ANP and BNP from perfused rat ventricular myocardium. Am J Physiol 1994; 266:H1572-H1580.
88. Sabatine MS, Morrow DA, de Lemos JA, Omland T, Desai MY, Tanasijevic M, et al. Acute changes in circulating natriuretic peptide levels in relation to myocardial ischemia. J Am Coll Cardiol 2004;44:1988-1995.
89. White RH, Dager WE, Zhou H, Murin S. Racial and gender differences in the incidence of recurrent venous thromboembolism. Thromb Haemost 2006;96:267-273.
90. Cushman M, Tsai AW, White RH, Heckbert SR, Rosamond WD, Enright P, et al. Deep vein thrombosis and pulmonary embolism in two cohorts: the longitudinal investigation of thromboembolism etiology. Am J Med 2004;117:19-25.
91. Douketis JD, Crowther MA, Foster GA, Ginsberg JS. Does the location of thrombosis determine the risk of disease recurrence in patients with proximal deep vein thrombosis? Am J Med 2001;110: 515-519.
92. Hull RD, Marder VJ, Mah AF, Biel RK, Brant RF. Quantitative assessment of thrombus burden predicts the outcome of treatment for venous thrombosis: a systematic review. Am J Med 2005 May;118:456-464.
93. Geerts W, Cook D, Selby R, Etchells E. Venous thromboembolism and its prevention in critical care. J Crit Care. 2002;17:95-104.
94. Crowther MA, Cook DJ, Griffith LE, Devereaux PJ, Rabbat CC, Clarke FJ, et al. Deep venous thrombosis: clinically silent in the intensive care unit. J Crit Care 2005;20:334-340.
95. Stein PD, Henry JW. Clinical characteristics of patients with acute pulmonary embolism stratified according to their presenting syndromes. Chest 1997;112:974-979.
96. Stein PD, Beemath A, Matta F, Weg JG, Yusen RD, Hales CA, et al. Clinical characteristics of patients with acute pulmonary embolism: Data from PIOPED II. Am J Med 2007;120: 871-879.
97. Wells PS, Anderson DR, Rodger M, Stiell I, Dreyer JF, Barnes D, et al. Excluding pulmonary embolism at the bedside without diagnostic imaging: management of patients with suspected pulmonary embolism presenting to the emergency department by using a simple clinical model and d-dimer. Ann Intern Med 2001;135:98-107.
98. Chagnon I, Bounameaux H, Aujesky D, Roy PM, Gourdier AL, Cornuz J, et al. Comparison of two clinical prediction rules and implicit assessment among patients with suspected pulmonary embolism. Am J Med 2002;113:269-275.
99. Wicki J, Perrier A, Perneger TV, Bounameaux H, Junod AF. Predicting adverse outcome in patients with acute pulmonary embolism: a risk score. Thromb Haemost 2000;84:548-552.
100. Le Gal G, Righini M, Sanchez O, Roy PM, Baba-Ahmed M, Perrier A, et al. A positive compression ultrasonography of the lower limb veins is highly predictive of pulmonary embolism on computed tomography in suspected patients. Thromb Haemost 2006;95:963-966.
101. Klok FA, Mos IC, Nijkeuter M, Righini M, Perrier A, Le Gal G, et al. Simplification of the revised Geneva score for assessing clinical probability of pulmonary embolism. Arch Intern Med 2008;168:2131-2136.
102. Miniati M, Pistolesi M, Marini C, Di Ricco G, Formichi B, Prediletto R, et al. Value of perfusion lung scan in the diagnosis of pulmonary embolism: results of the Prospective Investigative Study of Acute Pulmonary Embolism Diagnosis (PISA-PED). Am J Respir Crit Care Med 1996;154: 1387-1393.
103. Wells PS, Anderson DR, Rodger M, Ginsberg JS, Kearon C, Gent M, et al. Derivation of a simple clinical model to categorize patients' probability of pulmonary embolism: increasing the models utility with the SimpliRED D-dimer. Thromb Haemost 2000;83:416-420.
104. Wolf SJ, McCubbin TR, Feldhaus KM, Faragher JP, Adcock DM. Prospective validation of Wells Criteria in the evaluation of patients with suspected pulmonary embolism. Ann Emerg Med 2004;44:503-510.
105. Rodger MA, Maser E, Stiell I, Howley HE, Wells PS. The inter observer reliability of pretest probability assessment in patients with suspected pulmonary embolism. Thromb Res 2005;116:101-107.
106. Runyon MS, Webb WB, Jones AE, Kline JA. Comparison of the unstructured clinician estimate of pretest probability for pulmonary embolism to the Canadian score and the Charlotte rule: a prospective observational study. Acad Emerg Med 2005;12:587-593.
107. Sohne M, Kamphuisen PW, van Mierlo PJ, Buller HR. Diagnostic strategy using a modified clinical decision rule and D-dimer test to rule out pulmonary embolism in elderly in- and outpatients. Thromb Haemost 2005;94:206-210.
108. van Belle A, Buller HR, Huisman MV, Huisman PM, Kaasjager K, Kamphuisen PW, et al. Effectiveness of managing suspected pulmonary embolism using an algorithm combining clinical probability, D-dimer testing, and computed tomography. JAMA 2006;295:172-179.
109. Gibson NS, Sohne M, Kruip MJ, Tick LW, Gerdes VE, Bossuyt PM, et al. Further validation and simplification of the Wells clinical decision rule in pulmonary embolism. Thromb Haemost 2008;99: 229-234.
110. Douma RA, Gibson NS, Gerdes VE, Buller HR, Wells PS, Perrier A, et al. Validity and clinical utility of the simplified Wells rule for assessing clinical probability for the exclusion of pulmonary embolism. Thromb Haemost 2009;101:197-200.
111. Ceriani E, Combescure C, Le Gal G, Nendaz M, Perneger T, Bounameaux H, et al. Clinical prediction rules for pulmonary embolism: a systematic review and meta-analysis. J Thromb Haemost 2010;8:957-970.
112. Douma RA, MosI C, Erkens PM, Nizet TA, Durian MF, Hovens MM, et al. Performance of 4 clinical decision rules in the diagnostic management of acute pulmonary embolism: a prospective cohort study. Ann Intern Med 2011;154:709-718.
113. Lucassen W, Geersing GJ, Erkens PM, Reitsma JB, Moons KG, Buller H, et al. Clinical decision rules for excluding pulmonary embolism: a meta-analysis. Ann Intern Med 2011;155:448-460.
114. Stein PD, Fowler SE, Goodman LR, Gottschalk A, Hales CA, Hull RD, et al; PIOPED II Investigators. Multi-detector computed tomography for acute pulmonary embolism. N Engl J Med 2006;354: 2317-2327.
115. Rodger MA, Carrier M, Jones GN, Rasuli P, Raymond F, Djunaedi H, et al. Diagnostic value of arterial blood gas measurement in suspected pulmonary embolism. Am J Respir Crit Care Med 2000;162:2105-2108.
116. Stein PD, Goldhaber SZ, Henry JW, Miller AC. Arterial blood gas analysis in the assessment of suspected acute pulmonary embolism. Chest 1996;109:78-81.
117. Rodger M, Makropoulos D, Turek M, Quevillon J, Raymmond F, Rasuli P, et al. Diagnostic value of the electrocardiogram in suspected pulmonary embolism. Am J Cardiol 2000;86:807-809.
118. Chan TC, Vilke GM, Pollack M, Brady WJ. Electrocardiographic manifestations: pulmonary embolism. J Emerg Med 2001;21:263-270.
119. Ullman E, Brady WJ, Perron AD, Chan T, Mattu A. Electrocardiographic manifestations of pulmonary embolism. Am J Emerg Med 2001;19:514-519.
120. Miron MJ, Perrier A, Bounameaux H, de MP, Slosman DO, Didier D, Junod A. Contribution of noninvasive evaluation to the diagnosis of pulmonary embolism in hospitalized patients. Eur Respir J 1999;13:1365-1370.
121. Gibson NS, Sohne M, Gerdes VE, Nijkeuter M, Buller HR. The importance of clinical probability assessment in interpreting a normal d-dimer in patients with suspected pulmonary embolism. Chest 2008;134:789-793.
122. Quinn DA, Fogel RB, Smith CD, Laposata M, Thompson BT, Johnson SM, et al. D dimers in the diagnosis of pulmonary embolism. Am J Resp Crit Care Med 1999;159:1445-1449.
123. Lu P, Chin BB. Simultaneous chest radiographic findings of Hampton's hump, Westermark's sign, and vascular redistribution in pulmonary embolism. Clin Nucl Med 1998;23:701-702.
124. Perrier A, Roy PM, Sanchez O, Le Gal G, Meyer G, Gourdier AL, et al. Multidetector-row computed tomography in suspected pulmonary embolism. N Engl J Med 2005;352:1760-1768.
125. Stein PD, Woodard PK, Weg JG, Wakefield TW, Tapson VF, Sostman HD, et al. Diagnostic pathways in acute pulmonary embolism: recommendations of the PIOPED II Investigators. Am J Med 2006;119:1048-1055.
126. Anderson DR, Kahn SR, Rodger MA, Kovacs MJ, Morris T, Hirsch A, et al. Computed tomographic pulmonary angiography versus ventilation-perfusion lung scanning in patients with suspected pulmonary embolism: a randomized controlled trial. JAMA 2007;298:2743-2753.
127. Ragni MV. Pulmonary embolism and spiral computerized tomographic scans. Curr Opin Pulm Med 2009;15:430-438.
128. Kang DK, Thilo C, Schoepf UJ, Barraza JM Jr, Nance JW Jr, Bastarrika G, et al. CT signs of right ventricular dysfunction: prognostic role in acute pulmonary embolism. JACC Cardiovasc Imaging 2011;4:841-849.
129. Park JR, Chang SA, Jang SY, No HJ, Park SJ, Choi SH, et al. Evaluation of right ventricular dysfunction and prediction of clinical outcomes in acute pulmonary embolism by chest computed tomography: comparisons with echocardiography. Int J Cardiovasc Imaging 2012;28:979-987.
130. Wells PS, Ginsberg JS, Anderson DR, Kearon C, Gent M, Turpie AG, et al. Use of a clinical model for safe management of patients with suspected pulmonary embolism. Ann Intern Med 1998;129:997-1005.
131. Carrier M, Righini M, Wells PS, Perrier A, Anderson DR, Rodger MA, et al. Subsegmental pulmonary embolism diagnosed by computed tomography: incidence and clinical implications. A systematic review and meta-analysis of the management outcome studies. J Thromb Haemost 2010;8: 1716-1722.
132. Stein PD, Matta F. Thrombolytic therapy in unstable patients with acute pulmonary embolism: saves lives but underused. Am J Med 2012;125:465-470.
133. Goodman LR, Stein PD, Matta F, Sostman HD, Wakefield TW, Woodard PK, et al. CT venography and compression sonography are diagnostically equivalent: data from PIOPED II. AJR Am J Roentgenol 2007;189(5):1071-1076.

134. Alderson PO. Scintigraphic evaluation of pulmonary embolism. Eur J Nucl Med 1987;(3 Suppl.): S6-10.
135. Miller RF, O'Doherty MJ. Pulmonary nuclear medicine. Eur J Nucl Med 1992;19:355-368.
136. Reid JH, Coche EE, Inoue T, Kim EE, Dondi M, Watanabe N, et al. Is the lung scan alive and well? Facts and controversies in defining the role of lung scintigraphy for the diagnosis of pulmonary embolism in the era of MDCT. Eur J Nucl Med Mol Imaging 2009;36:505-521.
137. Schembri GP, Miller AE, Smart R. Radiation dosimetry and safety issues in the investigation of pulmonary embolism. Semin Nucl Med 2010;40:442-454.
138. Gottschalk A, Sostman HD, Coleman RE, Juni JE, Thrall J, McKusick KA, et al. Ventilation-perfusion scintigraphy in the PIOPED study. Part II. Evaluation of the scintigraphic criteria and interpretations. J Nucl Med 1993;34:1119-1126.
139. Sostman HD, Coleman RE, DeLong DM, Newman GE, Paine S. Evaluation of revised criteria for ventilation-perfusion scintigraphy in patients with suspected pulmonary embolism. Radiology 1994;193:103-107.
140. Bajc M, Olsson B, Palmer J, Jonson B. Ventilation/Perfusion SPECT for diagnostics of pulmonary embolism in clinical practice. J Intern Med 2008;264:379-387.
141. Glaser JE, Chamarthy M, Haramati LB, Esses D, Freeman LM. Successful and safe implementation of a trinary interpretation and reporting strategy for V/Q lung scintigraphy. J Nucl Med 2011;52: 1508-1512.
142. Hull RD, Raskob GE, Coates G, Panju AA. Clinical validity of a normal perfusion lung scan inpatients with suspected pulmonary embolism. Chest 1990;97:23-26.
143. Hull RD, Raskob GE, Ginsberg JS, Panju AA, Brill-Edwards P, Coates G, et al. A noninvasive strategy for the treatment of patients with suspected pulmonary embolism. Arch Intern Med 1994;154: 289-297.
144. van Beek EJ, Reekers JA, Batchelor DA, Brandjes DP, Buller HR. Feasibility, safety and clinical utility of angiography in patients with suspected pulmonary embolism. Eur Radiol 1996;6:415-419.
145. Diffin DC, Leyendecker JR, Johnson SP, Zucker RJ, Grebe PJ. Effect of anatomic distribution of pulmonary emboli on interobserver agreement in the interpretation of pulmonary angiography. AJR Am J Roentgenol 1998;171:1085-1089.
146. Stein PD, Henry JW, Gottschalk A. Reassessment of pulmonary angiography for the diagnosis of pulmonary embolism: relation of interpreter agreement to the order of the involved pulmonary arterial branch. Radiology 1999;210:689-691.
147. Torbicki A, Galie N, Covezzoli A, Rossi E, De Rosa M, Goldhaber SZ. Right heart thrombi in pulmonary embolism: results from the International Cooperative Pulmonary Embolism Registry. J Am Coll Cardiol 2003;41:2245-2251.
148. Casazza F, Bongarzoni A, Centonze F, Morpurgo M. Prevalence and prognostic significance of right-sided cardiac mobile thrombi in acute massive pulmonary embolism. Am J Cardiol 1997;79: 1433-1435.
149. Mollazadeh R, Ostovan MA, Abdi Ardekani AR. Right cardiac thrombus in transit among patients with pulmonary thromboemboli. Clin Cardiol 2009;32:E27-E31.
150. Rose PS, Punjabi NM, Pearse DB. Treatment of right heart thromboemboli. Chest 2002;121: 806-814.
151. Lobo JL, Holley A, Tapson V, Moores L, Oribe M, Barron M, et al. Prognostic significance of tricuspid annular displacement in normotensive patients with acute symptomatic pulmonary embolism. J Thromb Haemost 2014;12:1020-1027.
152. Bova C, Greco F, Misuraca G, Serafini O, Crocco F, Greco A, et al. Diagnostic utility of echocardiography in patients with suspected pulmonary embolism. Am J Emerg Med 2003;21:180-183.
153. Rudski LG, Lai WW, Afilalo J, Hua L, Handschumacher MD, Chandrasekaran K, et al. Guidelines for the echocardiographic assessment of the right heart in adults: a report from the American Society of Echocardiography endorsed by the European Association of Echocardiography, a registered branch of the European Society of Cardiology, and the Canadian Society of Echocardiography. J Am Soc Echocardiogr 2010;23:685-713.
154. Platz E, Hassanein AH, Shah A, Goldhaber SZ, Solomon SD. Regional right ventricular strain pattern in patients with acute pulmonary embolism. Echocardiography 2012;29:464-470.
155. Hsiao SH, Chang SM, Lee CY, Yang SH, Lin SK, Chiou KR. Usefulness of tissue Doppler parameters for identifying pulmonary embolism in patients with signs of pulmonary hypertension. Am J Cardiol 2006;98:685-690.
156. Torbicki A, Kurzyna M, Ciurzynski M, Pruszczyk P, Pacho R, Kuch-Wocial A, et al. Proximal pulmonary emboli modify right ventricular ejection pattern. Eur Respir J 1999;13:616-621.
157. Grifoni S, Olivotto I, Cecchini P, Pieralli F, Camaiti A, Santoro G, et al. Short term clinical outcome of patients with pulmonary embolism, normal blood pressure and echocardiographic right ventricular dysfunction. Circulation 2000;101:2817-2822.
158. Roy PM, Colombet I, Durieux P, Chatellier G, Sors H, Meyer G. Systematic review and meta-analysis of strategies for the diagnosis of suspected pulmonary embolism. BMJ 2005;331:259.
159. Mookadam F, Jiamsripong P, Goel R, Warsame TA, Emani UR, Khandheria BK. Critical appraisal on the utility of echocardiography in the management of acute pulmonary embolism. Cardiol Rev 2010;18:29-37.
160. Kline JA, Steuerwald MT, Marchick MR, Hernandez-Nino J, Rose GA. Prospective evaluation of right ventricular function and functional status 6 months after acute submassive pulmonary embolism: frequency of persistent or subsequent elevation in estimated pulmonary artery pressure. Chest 2009;136:1202-1210.
161. Stawicki SP, Seamon MJ, Kim PK, Meredith DM, Chovanes J, Schwab CW, et al. Transthoracic echocardiography for pulmonary embolism in the ICU: finding the "right" findings. J Am Coll Surg 2008;206:42-47.
162. Janata KM, Leitner JM, Holzer-Richling N, Janata A, Laggner AN, Jilma B. Troponin T predicts in-hospital and 1-year mortality in patients with pulmonary embolism. Eur Respir J 2009;34: 1357-1363.
163. Lega JC, Lacasse Y, Lakhal L, Provencher S. Natriuretic peptides and toponins in pulmonary embolism: a meta-analysis. Thorax 2009;64:869-875.
164. Aklog L, Williams CS, Byrne JG, Goldhaber SZ. Acute pulmonary embolectomy: a contemporary approach. Circulation 2002;105:1416-1419.
165. Leacche M, Unic D, Goldhaber SZ, Rawn JD, Aranki SF, Couper GS, et al. Modern surgical treatment of massive pulmonary embolism: results in 47 consecutive patients after rapid diagnosis and aggressive surgical approach. J Thorac Cardiovasc Surg 2005;129:1018-1023.
166. Meneveau N, Seronde MF, Blonde MC, Legalery P, Didier-Petit K, Briand F, et al. Management of unsuccessful thrombolysis in acute massive pulmonary embolism. Chest 2006;129:1043-1050.
167. Kuo WT, Gould MK, Louie JD, Rosenberg JK, Sze DY, Hofmann LV. Catheter-directed therapy for the treatment of massive pulmonary embolism: systematic review and meta-analysis of modern techniques. J Vasc Interv Radiol 2009;20:1431-1440.
168. Pruszczyk P, Torbicki A, Pacho R, Chlebus M, Kuch-Wocial A, Pruszynski B, et al. Noninvasive diagnosis of suspected severe pulmonary embolism: transesophageal echocardiography vs. spiral CT. Chest 1997;112:722-728.
169. Pruszczyk P, Torbicki A, Kuch-Wocial A, Szulc M, Pacho R. Diagnostic value of transoesophageal echocardiography in suspected haemodynamically significant pulmonary embolism. Heart 2001;85: 628-634.
170. Moores L, Aujesky D, Jiménez D, Díaz G, Gómez V, Martí D, et al. Pulmonary Embolism Severity Index and troponin testing for the selection of low-risk patients with acute symptomatic pulmonary embolism. J Thromb Haemost 2010;8:517-522.
171. Gornik HL, Gerhard-Herman MD, Misra S, Mohler ER, Zierler RE. Appropriate use criteria for peripheral vascular ultrasound and physiological testing part II: testing for venous disease and evaluation of hemodialysis access. JACC 2013;62:649-665.
172. Kory PD, Pellecchia CM, Shiloh AL, Mayo PH, DiBello C, Koenig S. Accuracy of ultrasonography performed by critical care physicians for the diagnosis of DVT. Chest 2011;139:538-542.
173. Elias A, Colombier D, Victor G, Elias M, Arnaud C, Juchet H, et al. Diagnostic performance of complete lower limb venous ultrasound in patients with clinically suspected acute pulmonary embolism. Thromb Haemost 2004;91:187-195.
174. Righini M, Le GG, Aujesky D, Roy PM, Sanchez O, Verschuren F, et al. Complete venous ultrasound in outpatients with suspected pulmonary embolism. J Thromb Haemost 2009;7:406-412.
175. Hull RD, Raskob GE, Coates G, Panju AA, Gill GJ. A new non-invasive management strategy for patients with suspected acute pulmonary embolism. Arch Intern Med 1989;149:2549-2555.
176. Turkstra F, Kuijer PM, van Beek EJ, Brandjes DP, ten Cate JW, Büller HR. Diagnostic utility of ultrasonography of leg veins in patients suspected of having pulmonary embolism. Ann Intern Med 1997;126:775-781.
177. Lamontagne F, McIntyre L, Dodek P, Heels-Ansdell D, Meade M, Pemberton J, et al. Nonleg venous thrombosis in critically ill adults: a nested prospective cohort study. JAMA Intern Med 2014;174: 689-696.
178. Malinoski DJ, Ewing T, Patel MS, Nguyen D, Le T, Cui E, et al. The natural history of upper extremity deep venous thromboses in critically ill surgical and trauma patients: what is the role of anticoagulation? J Trauma 2011;71:316-321.
179. Muñoz FJ, Mismetti P, Poggio R, Valle R, Barrón M, Guil M, et al. Clinical outcome of patients with upper-extremity deep vein thrombosis: results from the RIETE Registry. Chest 2008;133: 143-148.
180. Kearon C, Kahn SR, Agnelli G, Goldhaber S, Raskob GE, Comerota AJ. Antithrombotic therapy for venous thromboembolic disease. American College of Chest Physicians Evidence-based Clinical Practice Guidelines (8th edition). Chest 2008;133(6 Suppl.):454S-545S.
181. Ribeiro A, Lindmarker P, Juhlin-Dannfelt A, Johnsson H, Jorfeldt L. Echocardiography Doppler in pulmonary embolism: right ventricular dysfunction as a predictor of mortality rate. Am Heart J 1997;134:479-487.
182. Jiménez D, Aujesky D, Moores L, Gómez V, Martí D, Briongos S, et al. Combinations of prognostic tools for identification of high-risk normotensive patients with acute symptomatic pulmonary embolism. Thorax 2011;66:75-81.
183. Jiménez D, Lobo J, Monreal M, Remedios O, Yusen RD. Prognostic significance of multidetector computed tomography in normotensive patients with pulmonary embolism: rationale, methodology, and reproducibility for the PROTECT study. J Thromb Thrombolysis 2012;34:187-192.
184. Lankeit M, Gómez V, Wagner C, Aujesky D, Recio M, Briongos S, et al. A strategy combining imaging and laboratory biomarkers in comparison with a simplified clinical score for risk stratification of patients with acute pulmonary embolism. Chest 2012;141:916-922.
185. Sanchez O, Trinquart L, Planquette B, Couturaud F, Verschuren F, Caille V, et al. Echocardiography and Pulmonary Embolism Severity Index have independent prognostic roles in pulmonary embolism. Eur Respir J 2013;42:681-688.
186. Trujillo-Santos J, den Exter PL, Gómez V, del Castillo H, Moreno C, van der Hulle T, et al. Computed tomography-assessed right ventricular dysfunction and risk stratification of patients with acute non-massive pulmonary embolism: systematic review and meta-analysis. J Thrombosis and Haemostasis 2013;10:1823-1832.
187. Jimenez D, Kopecna D, Tapson V, Briese B, Schreiber D, Lobo JL, et al. Derivation and validation of multimarker prognostication for normotensive patients with acute symptomatic pulmonary embolism. Am J Respir Crit Care Med 2014;189:718-726.
188. Bova C, Sanchez O, Prandoni P, Lankeit M, Konstantinides S, Vanni S, et al. Identification of intermediate-risk patients with acute symptomatic pulmonary embolism: analysis of individual participants' data from six studies. Eur Respir J 2014;44:694-703.
189. Fernandez C, Bova C, Sanchez O, Prandoni P, Lankeit M, Konstantinides S, et al. Validation of a model for identification of patients at intermediate to high risk for complications associated with acute symptomatic pulmonary embolism. Chest 2015;148:211-218.
190. Aujesky D, Obrosky DS, Stone RA, Auble TE, Perrier A, Cornuz J, et al. Derivation and validation of a prognostic model for pulmonary embolism. Am J Respir Crit Care Med 2005;172: 1041-1046.
191. Donzé J, Le Gal G, Fine MJ, Roy PM, Sanchez O, Verschuren F, et al. Prospective validation of the Pulmonary Embolism Severity Index. A clinical prognostic model for pulmonary embolism. Thromb Haemost 2008;100:943-948.
192. Jiménez D, Aujesky D, Moores L, Gómez, V, Lobo JL, Uresandi F, et al. Simplification of the Pulmonary Embolism Severity Index for prognostication in patients with acute symptomatic pulmonary embolism. Arch Int Med 2010;170:1383-1389.
193. Klok FA, Djurabi RK, Nijkeuter M, Eikenboom HC, Leebeek FW, Kramer MH, et al. High D-dimer level is associated with increased 15-d and 3-months mortality through a more central localization of pulmonary emboli and serious comorbidity. Brit J Haematol 2008;140:218-222.
194. Zondag W, Mos IC, Creemers-Schild D, Hoogerbrugge AD, Dekkers OM, Dolsma J, et al. Outpatient treatment in patients with acute pulmonary embolism: the Hestia study. J Thromb Haemost 2011; 9:1500-1507.
195. Sam A, Sánchez D, Gómez V, Wagner C, Kopecna D, Zamarro C, et al. Shock Index vs simplified PESI for prognostication of patients with pulmonary embolism. Eur Resp J 2011;37: 762-766.
196. Paiva LV, Providencia RC, Barra SN, Faustino AC, Botelho AM, Marques AL. Cardiovascular risk assessment of pulmonary embolism with the GRACE risk score. Am J Cardiol 2013;111: 425-431.
197. Maestre A, Trujillo-Santos J, Riera-Mestre A, Jiménez D, Di Micco P, Bascuñana J, et al. Identification of low-risk patients with acute symptomatic pulmonary embolism for outpatient therapy. Ann Am Thorac Soc 2015;12:1122-1129.
198. Kopecna D, Briongos S, Castillo H, Moreno C, Recio M, Navas P, et al. Interobserver reliability of echocardiography for prognostication of normotensive patients with pulmonary embolism. Cardiovasc Ultrasound 2014;12:29.
199. Sanchez O, Trinquart L, Colombet I, Durieux P, Huisman MV, Chatellier G, et al. Prognostic value of right ventricular dysfunction in patients with haemodynamically stable pulmonary embolism: a systematic review. Eur Heart J 2008;29:1569-1577.
200. Becattini C, Agnelli G, Vedovati MC, Pruszczyk P, Casazza F, Grifoni S, et al. Multidetector computed tomography for acute pulmonary embolism: diagnosis and risk stratification in a single test. Eur Heart J 2011;32:1657-1663.
201. Schoepf UJ, Kucher N, Kipfmueller F, Quiroz R, Costello P, Goldhaber SZ. Right ventricular enlargement on chest computed tomography: a predictor of early death in acute pulmonary embolism. Circulation 2004;110:3276-3280.
202. Dellas C, Puls M, Lankeit M, Schafer K, Cuny M, Berner M, et al. Elevated heart-type fatty acid-binding protein levels on admission predict an adverse outcome in normotensive patients with acute pulmonary embolism. J Am Coll Cardiol 2010;55:2150-2157.
203. Meyer G, Vicaut E, Danays T, Agnelli G, Becattini C, Beyer-Westendorf J, et al. Fibrinolysis for patients with intermediate-risk pulmonary embolism. N Engl J Med 2014;370:1402-1411.
204. Becattini C, Cohen AT, Agnelli G, Howard L, Castejón B, Trujillo-Santos J, et al. Risk stratification of patients with acute symptomatic pulmonary embolism based on presence or absence of lower extremity DVT: systematic review and meta-analysis Chest 2016;149:192-200.
205. Galle C, Papazyan JP, Miron MJ, Slosman D, Bounameaux H, Perrier A. Prediction of pulmonary embolism extent by clinical findings, D-dimer level and deep vein thrombosis shown by ultrasound. Thromb Haemost 2001;86:1156-1160.
206. Aujesky D, Roy PM, Guy M, Cornuz J, Sanchez O, Perrier A. Prognostic value of D-dimer in patients with pulmonary embolism. Thromb Haemost 2006;96:478-482.
207. Grau E, Tenias JM, Soto MJ, Gutierrez MR, Lecumberri R, Perez JL, Tiberio G. D-dimer levels correlate with mortality in patients with acute pulmonary embolism: findings from the RIETE registry. Crit Care Med 2007;35:1937-1941.
208. Ghanima W, Abdelnoor M, Holmen LO, Nielssen BE, Ross S, Sandset PM. D-dimer level is associated with the extent of pulmonary embolism. Thromb Res 2007;120:281-288.
209. Hochuli M, Duewell S, Frauchiger B. Quantitative d-dimer levels and the extent of venous thromboembolism in CT angiography and lower limb ultrasonography. Vasa 2007;36:267-274.
210. Lobo JL, Zorrilla V, Aizpuru F, Grau E, Jiménez D, Palareti G, et al. D-dimer levels and outcome in patients with acute pulmonary embolism. Findings from the RIETE Registry. J Thromb Haemost 2009;7:1795-1801.
211. Hao Q, Dong BR, Yue J, Wu T, Liu GJ. Thrombolytic therapy for pulmonary embolism. Cochrane Database Syst Rev 2015;9:CD004437.

212. Mercat A, Diehl JL, Meyer G, Teboul JL, Sors H. Hemodynamic effects of fluid loading in acute massive pulmonary embolism. Crit Care Med 1999;27:540-544.
213. Ghignone M, Girling L, Prewitt RM. Volume expansion versus norepinephrine in treatment of a low cardiac output complicating an acute increase in right ventricular afterload in dogs. Anesthesiology 1984;60:132-135.
214. Hirsch LJ, Rooney MW, Wat SS, Kleinmann B, Mathru M. Norepinephrine and phenylephrine effects on right ventricular function in experimental canine pulmonary embolism. Chest 1991;100: 796-801.
215. Manier G, Castaing Y. Influence of cardiac output on oxygen exchange in acute pulmonary embolism. Am Rev Respir Dis 1992;145:130-136.
216. Capellier G, Jacques T, Balvay P, Blasco G, Belle E, Barale F. Inhaled nitric oxide in patients with pulmonary embolism. Intensive Care Med 1997;23:1089-1092.
217. Szold O, Khoury W, Biderman P, Klausner JM, Halpern P, Weinbroum AA. Inhaled nitric improves pulmonary functions following massive pulmonary embolism: a report of four patients and review of the literature. Lung 2006;184:1-5.
218. Cherpanath TGV, Lagrand WK, Schultz MJ, Groeneveld ABJ. Cardiopulmonary interactions during mechanical ventilation in critically ill patients. Netherlands Heart J 2013;21:166-172.
219. Barr J, Fraser GL, Puntillo K, Ely EW, Gélinas C, Dasta JF, et al. Clinical practice guidelines for the management of pain, agitation, and delirium in adult patients in the intensive care unit. Crit Care Med 2013;41:263-306.
220. Kjaergaard B, Rasmussen BS, de Neergaard S, Rasmussen LH, Kristensen SR. Extracorporeal cardiopulmonary support may be an efficient rescue of patients after massive pulmonary embolism. An experimental porcine study. Thromb Res 2012;129:e147-e151.
221. Leick J, Liebetrau C, Szardien S, Willmer M, Rixe J, Nef H, et al. Percutaneous circulatory support in a patient with cardiac arrest due to acute pulmonary embolism. Clin Res Cardiol 2012;101: 1017-1020.
222. Davidson BL, Verheijen S, Lensing AA, et al. Bleeding risk of patients with acute venous thromboembolism taking nonsteroidal anti-inflammatory drugs or aspirin. JAMA Intern Med 2014; 174:947-953.
223. Kuijer PMM, Hutton BA, Prins MH, Büller HR. Prediction of the risk of bleeding during anticoagulant treatment for venous thromboembolism. Arch Intern Med 1999;159:457-460.
224. Ruíz-Giménez N, Suárez C, González R, Nieto JA, Todolí JA, Samperiz AL, et al. Predictive variables for major bleeding events in patients presenting with documented acute venous thromboembolism. Findings from the RIETE Registry. Thromb Haemost. 2008;100:26-31.
225. Hirsh J, Bauer KA, Donati MB, Gould M, Samama MM, Weitz JI. Parenteral anticoagulants: American College of Chest Physicians Evidence-Based Clinical Practice Guidelines (8th Edition). Chest 2008;133:141S-159S.
226. Lane DA. Heparin binding and neutralizing protein. In: Lane DA, Lindahl U, editors. Heparin, chemical and biological properties, clinical applications. London: Edward Arnold; 1989, 363-371.
227. Rosenberg RD, Lam L. Correlation between structure and function of heparin. Proc Natl Acad Sci USA 1979;76:1218-1222.
228. Hull RD, Raskob GE, Rosenbloom D, Lemaire J, Pineo GF, Baylis B, et al. Optimal therapeutic level of heparin therapy in patients with venous thrombosis. Arch Intern Med 1992;152:1589-1595.
229. Hull RD, Raskob GE, Brant RF, Pineo GF, Valentine KA. The relation between the time to achieve the lower limit of the APTT therapeutic range and recurrent venous thromboembolism during heparin treatment for deep-vein thrombosis. Arch Intern Med 1997;157:2562-2568.
230. Raschke RA, Reilly BM, Guidry JR, Fontana JR, Srinivas S. The weight based heparin dosing nomogram compared with a "standard care" nomogram. Ann Intern Med 1993;119:874-881.
231. Raschke R, Hirsh J, Guidry JR. Suboptimal monitoring and dosing of unfractionated heparin in comparative studies with low-molecular-weight heparin. Ann Int Med 2003;138:720-723.
232. Van Den Belt AG, Prins MH, Lensing AW, et al. Fixed dose subcutaneous low molecular weight heparins versus adjusted dose unfractionated heparin for venous thromboembolism. Cochrane Database Syst Rev 2004;(4):CD001100.
233. Lopaciuk S, Meissner AJ, Filipecki S, Zawilska K, Sowier J, Ciesielski L. Subcutaneous low molecular weight heparin versus subcutaneous UFH in the treatment of DVT: a Polish multicenter trial. Thromb Haemost 1992;68:14-18.
234. Belcaro G, Nicolaides AN, Cesarone MR, Laurora G, De Sanctis MT, Incandela L, et al. Comparison of low-molecular-weight heparin, administered primarily at home, with UFH, administered in hospital, and subcutaneous heparin, administered at home for deep-vein thrombosis. Angiology 1999;50:781-787.
235. Prandoni P, Carnovali M, Marchiori A; Galilei Investigators. Subcutaneous adjusted-dose UFH vs fixed-dose low-molecular-weight heparin in the initial treatment of venous thromboembolism. Arch Intern Med 2004;164:1077-1083.
236. Prandoni P, Bagatella P, Bernardi E, Girolami B, Rossi L, Scarano L, et al. Use of an algorithm for administering subcutaneous heparin in the treatment of deep vein thrombosis. Ann Intern Med 1998;129:299-302.
237. Haas CE, Nelsen JL, Raghavendran K, Mihalko W, Beres J, Ma Q, et al. Pharmacokinetics and pharmacodynamics of enoxaparin in multiple trauma patients. J Trauma 2005;59:1336-1343.
238. Barrowcliffe TW, Curtis AD, Johnson EA, Thomas DP. An international standard for low molecular weight heparin. Thromb Haemost 1988;60:1-7.
239. Weitz JI. Low molecular weight heparins. N Engl J Med 1997;337:688-698.
240. Gould MK, Dembitzer AD, Doyle RL, Hastie TJ, Garber AM. Low-molecular-weight heparins compared with unfractionated heparin for treatment of acute deep venous thrombosis. A meta-analysis of randomized, controlled trials. Ann Intern Med 1999;130:800-809.
241. Gruel Y, Pouplard C, Nguyen P, Borg JY, Derlon A, Juhan-Vague I, et al. Biological and clinical features of low-molecular-weight heparin-induced thrombocytopenia. Br J Haematol 2003;121: 786-792.
242. Girolami B, Prandoni P, Stefani PM, Tanduo C, Sabbion P, Eichler P, et al. The incidence of heparin-induced thrombocytopenia in medical patients treated with low molecular weight heparin: a prospective cohort Study. Blood 2003;10:2955-2959.
243. Martel N, Lee J, Wells PS. Risk for heparin-induced thrombocytopenia with unfractionated and low-molecular-weight heparin thromboprophylaxis: a meta-analysis. Blood 2005;106:2710-2715.
244. Dorffler-Melly J, de Jonge E, Pont AC, Meijers J, Vroom MB, Buller HR, et al. Bioavailability of subcutaneous low-molecular-weight heparin to patients on vasopressors. Lancet 2002;359: 849-850.
245. Priglinger U, Delle Karth G, Geppert A, Joukhadar C, Graf S, Berger R, et al. Prophylactic anticoagulation with enoxaparin: Is the subcutaneous route appropriate in the critically ill? Crit Care Med 2003;31:1405-1409.
246. Rommers MK, Van Der Lely N, Egberts TCG, van den Bemt PMLA. Anti-Xa activity after subcutaneous administration of dalteparin in ICU patients with and without subcutaneous oedema: a pilot study. Crit Care 2006;10:R93.
247. Clark NP. Low-molecular-weight heparin use in the obese, elderly, and in renal insufficiency. Thromb Res 2008;123(Suppl. 1):S58-61.
248. Büller HR, Davidson BL, Decousus H, Gallus A, Gent M, Piovella F, et al. Subcutaneous fondaparinux versus intravenous unfractionated heparin in the initial treatment of pulmonary embolism. N Engl J Med 2003;349:1695-1702.
249. Büller HR, Davidson BL, Decousus H, Gallus A, Gent M, Piovella F, et al. Fondaparinux or enoxaparin for the initial treatment of symptomatic deep venous thrombosis: a randomized trial. Ann Intern Med 2004;140:867-873.
250. Schulman S, Kearon C, Kakkar AK, Mismetti P, Schellong S, Eriksson H, et al. Dabigatran versus warfarin in the treatment of acute venous thromboembolism. N Engl J Med 2009;361: 2342-2352.
251. Büller HR, Decousus H, Grosso MA, Mercuri M, Middeldorp S, Prins MH, et al. Edoxaban versus warfarin for the treatment of symptomatic venous thromboembolism. N Engl J Med 2013;369: 1406-1415.
252. Büller HR, Prins MH, Lensin AW, Decousus H, Jacobson BF, Minar E, et al. Oral rivaroxaban for the treatment of symptomatic pulmonary embolism. N Engl J Med 2012;366:1287-1297.
253. Agnelli G, Buller HR, Cohen A, Curto M, Gallus AS, Johnson M, et al. Oral apixaban for the treatment of acute venous thromboembolism. N Engl J Med 2013;369:799-808.
254. Goldhaber SZ, Haire WD, Feldstein ML, Miller M, Toltzis R, Smith JL, et al. Alteplase versus heparin in acute pulmonary embolism: randomised trial assessing right-ventricular function and pulmonary perfusion. Lancet 1993;341:507-11.
255. Dong BR, Hao Q, Yue J, Wu T, Liu GJ. Thrombolytic therapy for pulmonary embolism. Cochrane Database Syst Rev 2009;(3):CD004437.
256. Chatterjee S, Chakraborty A, Weinberg I, Kadakia M, Wilensky RL, Sardar P, Kumbhani DJ, et al. Thrombolysis for pulmonary embolism and risk of all-cause mortality, major bleeding, and intracranial hemorrhage: a meta-analysis. JAMA 2014;311:2414-2421.
257. Konstantinides S, Geibel A, Heusel G, Heinrich F, Kasper W; Management Strategies and Prognosis of Pulmonary Embolism-3 Trial Investigators. Heparin plus alteplase compared with heparin alone in patients with submassive pulmonary embolism. N Engl J Med 2002;347:1143-1150.
258. Becattini C, Agnelli G, Salvi A, Grifoni S, Pancaldi LG, Enea I, et al. Bolus tenecteplase for right ventricle dysfunction in hemodynamically stable patients with pulmonary embolism. Thromb Res 2010;125:e82-e86.
259. Fasullo S, Scalzo S, Maringhini G, Ganci F, Cannizzaro S, Basile I, et al. Six-month echocardiographic study in patients with submassive pulmonary embolism and right ventricle dysfunction: comparison of thrombolysis with heparin. Am J Med Sci 2011;341:33-39.
260. Sharifi M, Bay C, Skrocki L, Rahimi F, Mehdipour M; "MOPETT" Investigators. Moderate pulmonary embolism treated with thrombolysis (from the "MOPETT" Trial). Am J Cardiol 2013;111:273-277.
261. Kline JA, Nordenholz KE, Courtney DM, Kabrhel C, Jones AE, Rondina MT, et al. Treatment of submassive pulmonary embolism with tenecteplase or placebo: cardiopulmonary outcomes at 3 months: multicenter double-blind, placebo-controlled randomized trial (TOPCOAT). J Thromb Haemost 2014;12:459-68.
262. Kucher N, Boekstegers P, Müller OJ, Kupatt C, Beyer-Westendorf J, Heitzer T, et al. Randomized, controlled trial of ultrasound-assisted catheter-directed thrombolysis for acute intermediate-risk pulmonary embolism. Circulation 2014;129:479-486.
263. Nakamura S, Takano H, Kubota Y, Asai K, Shimizu W. Impact of the efficacy of thrombolytic therapy on the mortality of patients with acute submassive pulmonary embolism: a meta-analysis. J Thromb Haemost 2014;12:1086-1095.
264. Riera-Mestre A, Jiménez D, Muriel A, Lobo J, Moores L, Yusen RD, et al. Thrombolytic therapy and outcome of patients with acute symptomatic pulmonary embolism. J Thromb Haemost 2012;10: 751-759.
265. Cao Y, Zhao H, Gao W, Wang Y, Cao J. Systematic review and meta-analysis for thrombolysis treatment in patients with acute submassive pulmonary embolism. Patient Prefer Adherence 2014;8:275-282.
266. Marti C, John G, Konstantinides S, Combescure C, Sanchez O, Lankeit M, et al. Systemic thrombolytic therapy for acute pulmonary embolism: a systematic review and meta-analysis. Eur Heart J 2015;36:605-614.
267. Meyer G, Sors H, Charbonnier B, Kasper W, Bassand JP, Kerr IH, et al. Effects of intravenous urokinase versus alteplase on total pulmonary resistance in acute massive pulmonary embolism: a European multicenter double-blind trial; the European Cooperative Study Group for Pulmonary Embolism. J Am Coll Cardiol 1992;19:239-245.
268. Wan S, Quinlan DJ, Agnelli G, Eikelboom JW. Thrombolysis compared with heparin for the initial treatment of pulmonary embolism: a meta-analysis of the randomized controlled trials. Circulation 2004;110:744-749.
269. Daniels LB, Parker JA, Patel SR, Grodstein F, Goldhaber SZ. Relation of duration of symptoms with response to thrombolytic therapy in pulmonary embolism. Am J Cardiol 1997;80:184-188.
270. Mikkola KM, Patel SR, Parker JA, Grodstein F, Goldhaber SZ. Increasing age is a major risk factor for hemorrhagic complications after pulmonary embolism thrombolysis. Am Heart J 1997;134: 69-72.
271. Bottiger BW, Bode C, Kern S, Gries A, Gust R, Glätzer R, et al. Efficacy and safety of thrombolytic therapy after initially unsuccessful cardiopulmonary resuscitation: a prospective clinical trial. Lancet 2001;357:1583-1585.
272. Fatovich DM, Dobb GJ, Clugston RA. A pilot randomized trial of thrombolysis in cardiac arrest (the TICA trial). Resuscitation 2004;61:309-313.
273. Warkentin TE. Review. Heparin-induced thrombocytopenia: pathogenesis and management. Br J Haematol 2003;121:535-555.
274. Warkentin TE. An overview of the heparin-induced thrombocytopenia syndrome. Semin Thromb Hemost 2004;30:273-283.
275. Warkentin TE, Greinacher A, Koster A, Lincoff AM; American College of Chest Physicians. Treatment and prevention of heparin-induced thrombocytopenia: American College of Chest Physicians Evidence-Based Clinical Practice Guidelines (8th Edition). Chest 2008;133(6 Suppl.):340S-380S.
276. Linkins LA, Dans AL, Moores LK, Bona R, Davidson BL, Schulman S, et al. Treatment and prevention of heparin-induced thrombocytopenia: Antithrombotic Therapy and Prevention of Thrombosis, 9th ed: American College of Chest Physicians Evidence-Based Clinical Practice Guidelines. Chest 2012 Feb;141(2 Suppl.):e495S-e530S.
277. Amiral J, Peynaud-Debayle E, Wolf M, Bridley F, Vissac AM, Meyer D. Generation of antibodies to heparin-PF4 complexes without thrombocytopenia in patients treated with unfractionated or low-molecular-weight heparin. Am J Hematol 1996;52:90-95.
278. Ahmad S, Untch B, Haas S, Hoppensteadt DA, Misselwitz F, Messmore HL, et al. Differential prevalence of anti-heparin-PF4 immunoglobulin subtypes in patients treated with Clivarine and heparin: implications in the HIT pathogenesis. Mol Cell Biochem 2004;258:163-170.
279. Rice L, Attisha WK, Drexler A, Francis FL. Delayed-onset heparin-induced thrombocytopenia. Ann Intern Med 2002;136:210-215.
280. Hirsh J, Heddie N, Kelton JG. Treatment of heparin-induced thrombocytopenia: a critical review. Arch Intern Med 2004;164:361-369.
281. Lewis BE, Wallis DE, Leya F, Hursting MJ, Kelton JG. Argatroban anticoagulation in patients with heparin-induced thrombocytopenia. Arch Intern Med 2003;163:1849-1856.
282. Matthai Jr WH, Hursting MJ, Lewis BE, Kelton JG. Argatroban anticoagulation in patients with a history of heparin-induced thrombocytopenia. Thromb Res 2005;116:121-126.
283. Greinacher A, Eichler P, Lubenow N, Kwasny H, Luz M. Heparin-induced thrombocytopenia with thromboembolic complications: meta-analysis of two prospective trials to assess the value of parenteral treatment with lepirudin and its therapeutic aPTT range. Blood 2000;96:846-851.
284. Call JT, Deliargyris EN, Sane DC. Direct thrombin inhibitors in the treatment of immune mediated heparin-induced thrombocytopenia. Semin Thromb Hemost 2004;30:297-304.
285. Greinacher A, Eichler P, Albrecht D, Strobel U, Pötzsch B, Eriksson BI. Antihirudin antibodies following low-dose subcutaneous treatment with desirudin for thrombosis prophylaxis after hip-replacement surgery: incidence and clinical relevance. Blood 2003;101:2617-2619.
286. Greinacher A, Lubenow N, Eichler P. Anaphylactic and anaphylactoid reactions associated with lepirudin in patients with heparin-induced thrombocytopenia. Circulation 2003;108:2062-2065.
287. Harenberg J, Jorg I, Fenyvesi T, Piazolo L. Treatment of patients with a history of heparin-induced thrombocytopenia and antilepirudin antibodies with argatroban. J Thromb Thrombolysis 2005;19: 65-69.
288. Savi P, Chong BH, Greinacher A, Gruel Y, Kelton JG, Warkentin TE, et al. Effect of fondaparinux on platelet activation in the presence of heparin-independent antibodies: a blinded comparative multicenter study with unfractionated heparin. Blood 2005;105:139-144.
289. Kuo KHM, Kovacs MJ. Successful treatment of heparin induced thrombocytopenia (HIT) with fondaparinux. Thromb Haemost 2005;93:999-1000.
290. Dhakal P, Pathak R, Giri S, Murthy GS, Bhatt VR. New oral anticoagulants for the management of heparin induced thrombocytopenia: a focused literature review. Cardiovasc Hematol Agents Med Chem 2015;13:87-91.
291. Decousus H, Leizorovicz A, Parent F, Page Y, Tardy B, Girard P, et al. A clinical trial of vena caval filters in the prevention of pulmonary embolism in patients with proximal deep-vein thrombosis. N Engl J Med 1998;338:409-415.

292. PREPIC Study Group. Eight-year follow-up of patients with permanent vena cava filters in the prevention of pulmonary embolism: the PREPIC (Prevention du Risque d'Embolie Pulmonaire par Interruption Cave) randomized study. Circulation 2005;112:416-422.
293. Muriel A, Jiménez D, Aujesky D, Bertoletti L, Decousus H, Laporte S, et al. Survival effects of inferior vena cava filter in patients with acute symptomatic venous thromboembolism. J Am Coll Cardiol 2014;63:1675-1683.
294. Young T, Tang H, Aukes J, Hughes R. Vena caval filters for the prevention of pulmonary embolism. Cochrane Database Syst Rev 2007;(4):CD0006212.
295. Mismetti P, Rivron-Guillot K, Quenet S, Décousus H, Laporte S, Epinat M, et al. A prospective long-term study of 220 patients with a retrievable vena cava filter for secondary prevention of venous thromboembolism. Chest 2007;13:223-229.
296. Tschoe M, Kim HS, Brotman DJ, Streiff MB. Retrievable vena cava filters: a clinical review. J Hosp Med 2009;4:441-448.
297. Nicholson W, Nicholson WJ, Tolerico P, Taylor B, Solomon S, Schryver T, et al. Prevalence of fracture and fragment embolization of Bard retrievable vena cava filters and clinical implications including cardiac perforation and tamponade. Arch Intern Med 2010;170:1827-1831.
298. Zhu X, Tam MD, Bartholomew J, Newman JS, Sands MJ, Wang W. Retrievability and device-related complications of the G2 filter: a retrospective study of 139 filter retrievals. J Vasc Interv Radiol 2011;22:806-812.
299. Mismetti P, Laporte S, Pellerin O, Ennezat PV, Couturaud F, Elias A, et al. Effect of a retrievable inferior vena cava filter plus anticoagulation vs anticoagulation alone on risk of recurrent pulmonary embolism: a randomized clinical trial. JAMA 2015;313:1627-1635.
300. Jaff MR, McMurtry MS, Archer SL, Cushman M, Goldenberg N, Goldhaber SZ, et al. Management of massive and submassive pulmonary embolism, iliofemoral deep vein thrombosis and chronic thromboembolic pulmonary hypertension. Circulation 2011;123:1788-1830.
301. Piazza G, Hohlfelder B, Jaff MR, Ouriel K, Engelhardt TC, Sterling KM, et al. A prospective, single-arm, multicenter trial of ultrasound-facilitated, catheter-directed, low-dose fibrinolysis for acute massive and submassive pulmonary embolism: the SEATTLE II Study. JACC Cardiovasc Interv 2015;8:1382-1392.
302. Kuo WT. Endovascular therapy for acute pulmonary embolism. J Vasc Interv Radiol 2012;23:167-179.
303. Kuo WT, Banerjee A, Kim PS, DeMarco FJ Jr, Levy JR, Facchini FR, et al. Pulmonary Embolism Response to Fragmentation, Embolectomy, and Catheter Thrombolysis (PERFECT): initial results from a prospective multicenter registry. Chest 2015;148:667-673.
304. Avgerinos ED, Chaer RA. Catheter-directed interventions for acute pulmonary embolism. J Vasc Surg 2015;61:559-565.
305. Tschirkov A, Krause E, Elert O, Satter P. Surgical management of massive pulmonary embolism. J Thorac Cardiovasc Surg 1978;75:730-733.
306. Dauphine C, Omari B. Pulmonary embolectomy for acute massive pulmonary embolism. Ann Thorac Surg 2005;79:1240-1244.
307. Vohra HA, Whistance RN, Mattam K, Kaarne M, Haw MP, Barlow CW, et al. Early and late clinical outcomes of pulmonary embolectomy for acute massive pulmonary embolism. Ann Thorac Surg 2010;90:1747-1752.
308. Mathew TC, Ramsaran EK, Aragam JR. Impending paradoxic embolism in acute pulmonary embolism: diagnosis by transesophageal echocardiography and treatment by emergent surgery. Am Heart J 1995;129:826-827.
309. Chartier L, Béra J, Delomez M, Asseman P, Beregi JP, Bauchart J, et al. Free-floating thrombi in the right heart: diagnosis, management, and prognostic indexes in 38 consecutive patients. Circ 1999;99:2779-2783.
310. Kabrhel C, Jaff MR, Channick RN, Baker JN, Rosenfield K. A multidisciplinary pulmonary embolism response team. Chest 2013;144:1738-1739.

72

肺动脉高压

Lewis J. Rubin

肺动脉高压（pulmonary hypertension，PH）是指肺动脉平均压（pulmonary artery mean pressure，PAPm）≥25mmHg，毛细血管前性和毛细血管后性的变化可能是主要原因。引起毛细血管后的因素包括影响左心功能的疾病（左心室舒缩功能障碍、二尖瓣狭窄或反流、主动脉瓣膜疾病）和极少见的肺静脉疾病（肺静脉闭塞病）。毛细血管后性PH的处理主要是针对左心本身疾病的治疗，通常用于治疗毛细血管前性PH的药物对毛细血管后性PH不仅无效，但实际上可能还是有害的，有可能会加重肺水肿或引起全身性低血压。

毛细血管前性PH，即动脉型肺动脉高压（pulmonary arterial hypertension，PAH），包括特发性PAH[idiopathic PAH，IPAH，以往称为原发性PH（primary pulmonary hypertension，PPH）]，以及与某些基础疾病发展的某个阶段有关，如胶原血管疾病、门静脉高压、先天性体-肺循环分流、药物或毒素的暴露或人类免疫缺陷病毒（human immunodeficiency virus，HIV）感染[1]。IPAH多发于青年女性，但是各个年龄组的不同性别均可受累。有些病例中遗传因素起主要作用，也称为遗传性肺动脉高压（heritable pulmonary arterial hypertension，HPAH）[2-8]。

初始治疗主要针对病因治疗，例如与PH有关的阻塞性呼吸睡眠暂停患者，应用持续正压通气（continuous positive airway pressure，CPAP）和辅助氧疗；有关PAH的相关疾病和促成因素的确诊和治疗，应该考虑某些特殊疗法。在20世纪80年代中期，IPAH的预后极差（确诊后的中位存活率大约2.8年）。随后，许多治疗方案有了很大进展，由美国食品药品监督管理局（Food and Drug Administration，FDA）认定的12种药物分为3类：①前列环素类，包括静脉用依前列醇，曲罗尼尔（皮下、静脉、吸入剂和口服制剂），以及吸入用的伊洛前列素；②内皮素受体拮抗剂（波生坦，安贝生坦和马西替坦）；③作用于一氧化氮通路的药物，包括磷酸二酯酶（phosphodiesterase，PDE）5抑制剂，西地那非和他达拉非，以及鸟苷酸环化酶激动剂（利奥西呱）。

诊断

症状、体征和临床病史

由于PAH症状隐匿，通常在确诊时已经为晚期。劳力性呼吸困难是最常见的主要症状，也会发生胸痛、假性心绞痛，但是，有时会误认为缺乏锻炼或患其他心肺疾病。疾病晚期可表现为晕厥，或是右心功能衰竭的症状和体征，包括下肢水肿、颈静脉怒张和腹水等。

临床病史应首先关注PH潜在原因的排除。潜在原因的重要线索包括：既往病史中的心脏杂音，深静脉血栓（deep venous thrombosis，DVT）或肺栓塞，雷诺现象，关节炎，关节痛，皮疹，大量饮酒，肝炎，重度打鼾，白天嗜睡，早晨头痛和病态性肥胖。家族史要细致采集。药物暴露史，特别是食欲抑制剂和安非他明应受到关注，可卡因是一种强效的血管收缩剂，可能导致PH的进展。静脉注射药物滥用与PAH的进展有关。

体格检查

直到疾病晚期，PAH的体征才会变得明显。当出现第二心音亢进，胸骨左缘的收缩期杂音，颈静脉怒张，外周性水肿和腹水时，已经表明PH的存在和右心室功能障碍。在常规检查时，相关的全身性疾病，如胶原性血管疾病或肝脏疾病都可以变得很明显。

实验室评估

在对相关疾病和各种促成因素的检测中，实验室结果可以提供重要信息。虽然一些IPAH患者会出现抗核抗体试验低滴度阳性[9]，但是，胶原血管疾病的筛查，包括抗核抗体、类风湿因子和红细胞沉降率有助于检测自身免疫性疾病。硬皮病疾病谱，特别是局限性硬皮病，或CREST综合征（如钙质沉着症、雷诺现象、食管功能障碍、指端硬化和毛细血管扩张）与PAH的进展具有较高的相关风险[10, 11]。肝功能检查（如天冬氨酸氨基转移酶、丙氨酸氨基转移酶和碱性磷酸酶）可能在右心衰竭和被动性肝淤血的患者中升高，但也可能与潜在的肝脏疾病有关。伴有门静脉高压的肝病与PH的进展有关。IPAH患者发生甲状腺疾病的频率增加，甲状腺功能检测可以排除[12]。应该进行艾滋病毒检测和肝炎血清学研究。常规实验室检测全血细胞计数、综合代谢检查、凝血酶原时间和部分活化凝血酶原激酶时间在初始评估中被推荐使用，并作为患者长期临床状态的检测指标。

超声心动图

多普勒超声心动图可用于评估 PH 的严重程度和筛查左心疾病。超声心动图可发现存在右心室扩大、室间隔变形和左心室受压。气相造影超声心动图可以检测右心向左心的分流，但要排除左侧至右侧的心内分流需要用能够进行血氧系列检测的心导管检查。虽然并非所有患者都有合适的超声心动图视窗，但是超声心动图用于患者的长期随访是有益的[13, 14]。

放射影像评估和血栓栓塞性疾病排除

胸片可显示中心性肺血管和右心室扩大的证据。实质性肺疾病的证据也可能很明显，当怀疑肺实质疾病时，需要进行肺功能检查和胸部高分辨率计算机断层扫描（computed tomography，CT）。通气 / 灌注（ventilation/perfusion，V/Q）肺扫描可用于排除慢性复发性肺血栓栓塞性疾病，这些因素提示 PH 是可预防和可治疗的。在 IPAH 中可以看到弥漫性斑点状灌注，而较大节段和亚段不匹配的灌注缺损提示慢性复发性肺血栓栓塞性疾病。V/Q 肺扫描为中间结果时，需要进行肺动脉造影以获得明确诊断。虽然应用造影剂的增强 CT 最近已广泛用于急性肺血栓栓塞性疾病的诊断，但是这项技术对于这种特殊情况的经验有限。因此，我们建议目前在使用增强 CT 排除慢性复发性血栓栓塞性疾病时要慎重。

肺功能检查

肺功能检查用于检测潜在的实质性肺疾病。在肺血管性疾病中肺弥散功能通常会下降，与气体交换功能受损是一致的。

右心导管术和血管反应性测试

右心导管检查仍然是评估的重要部分，可以排除左心功能障碍和心内分流，准确地判定 PH 的严重程度，并且可测量心输出量，然后可以计算肺血管阻力。急性肺血管反应性可使用短效药物评估，如前列环素（依前列醇）、吸入一氧化氮或静脉注射腺苷[1]。PAH 患者对急性血管舒张反应阳性的共识定义是：PAPm 下降值≥10mmHg 至≤40mmHg，而心输出量增加或不变，PAH 患者急性血管舒张试验的主要目的是确定口服钙通道拮抗剂可能有效的患者。短效药物如前列环素的急性反应性可预测对钙通道拮抗剂的反应性[14]。病情不稳定或严重右心衰竭的患者不适合接受钙通道拮抗剂的治疗，故不需要进行血管舒张试验。

治疗

常规措施

华法林、氧疗、利尿剂、地高辛和疫苗接种

据报道，IPAH 患者口服抗凝治疗可提高生存率[15, 16]。这些患者的国际标准化比值（International Normalized Ratio，INR）目标为 1.5～2.5。其他基础疾病（如硬皮病或先天性心脏病）导致的 PAH 患者抗凝治疗仍存在争议。通常在没有禁忌证的情况下，对长期静脉注射依前列醇治疗的 PAH 患者进行抗凝，部分原因是针对导管相关性血栓形成的额外风险。

低氧血症是一种肺血管收缩剂，可以促进 PAH 的发生或进展。一般认为，始终维持动脉氧饱和度大于 90% 是很重要的。对于艾森门格综合征的患者，辅助氧供更具较大争议性，但有减少静脉放血的可能性，并可能降低神经系统功能障碍和并发症的发生。

对于右心室衰竭和容量负荷过重（如外周性水肿和腹水）的患者可以使用利尿剂。伴有右心衰竭的 PAH 患者严格限制饮食中钠和液体摄入是很重要的。因快速和过度利尿可能会导致全身性低血压、肾功能不全和晕厥，故接受利尿剂治疗的患者应密切监测血清电解质和肾功能的变化。

虽然在 PAH 中没有进行大规模的研究，但洋地黄有时会用于治疗难治性右心室衰竭或房性心律失常，不过应密切监测药物水平，特别是肾功能受损的患者。

由于 PAH 患者可能发生潜在的致命性呼吸道感染，推荐针对流感和肺炎球菌肺炎进行免疫接种。

钙通道拮抗剂

对血管扩张剂和钙通道拮抗剂有反应的 IPAH 患者其存活率通常有明显的改善[15]。遗憾的是，只是较小比例的患者，包括不到 20% 的 IPAH 患者，而在其他原因的 PAH 患者中甚至更少。

前列腺素类药物

前列环素是一种主要在血管内皮中产生的花生四烯酸的代谢产物，是一种有效的全身和肺血管扩张剂，也具有抗血小板聚集作用。内源性前列环素的相对缺乏可能是 PAH 的发病机制[17]。

依前列醇 依前列醇治疗过程复杂，需要连续静脉输注，而且该药物在室温下不稳定，通常最好在输注前和输注过程中保持冷却；并且该药物在血液中的半衰期非常短（<6 分钟），在酸性 pH 环境下不稳定，不能口服给药；由于半衰期短，突然停药或无意中断给药可出现反跳使病情恶化，而且为了避免对外周静脉的影响，应通过留置中心静脉导管给药。依前列醇治疗的常见不良反应包括头痛、潮红、开始咀嚼时下颌疼痛、腹泻、恶心、斑点性红斑疹和肌肉骨骼疼痛（主要涉及下肢和双足），疼痛有剂量依赖性，并且对剂量的轻微减少有反应。依前列醇严重的不良反应通常在药物过量时发生。急性过量使用依前列醇可导致全身性低血压；慢性过量可导致高动力状态和高输出量性心力衰竭的发生[18]。治疗过程中应避免突然或无意中断依前列醇的输注，因为这可能导致 PH 的反跳恶化、症状恶化甚至死亡。依前列醇长期静脉内应用的其他并发症包括管路相关性感染（从出口部位的炎症反应到导管隧道感染和蜂窝织炎，直至菌血症、脓

毒血症）、导管相关的静脉血栓形成、全身性低血压、血小板减少和腹水。

曲前列环素　曲前列环素是一种半衰期为 3 小时的前列环素类似物，在室温下稳定。一项国际的安慰剂随机对照试验表明，尽管治疗组之间在 6 分钟步行距离内 16m 的中位差异不大[19]，但曲前列环素能改善运动耐量和血流动力学参数。常见的不良反应包括头痛、腹泻、恶心、皮疹和下颌疼痛。与输注部位相关的不良反应很常见（85% 的患者主诉输液部位疼痛，83% 的患者输液部位有红斑或硬结）。基于皮下途径的生物等效性，曲前列环素也被批准用于静脉内给药，并且还被批准作为吸入制剂，给药剂量为 6～54μg，每日 4 次[20]。

吸入性伊洛前列素　伊洛前列素是一种化学结构稳定的前列环素类似物，血清半衰期为 20～25 分钟[21]。在 IPAH 中，快速吸入伊洛前列素导致肺血管舒张效果明显高于一氧化氮吸入[21, 22]。在非对照或对照研究中，伊洛前列素用于各种形式的 PAH[23, 24]。吸入伊洛前列素每日总剂量为 30～200μg，分 6～12 次吸入，随访 1 年的时间，可改善功能分级、运动耐力和肺血流动力学，除轻度咳嗽，轻微头痛和一些患者的下颌疼痛外，治疗的耐受性很好。吸入伊洛前列素最大的缺点是作用持续时间相对较短，每天需要使用 6～9 次吸入。

贝前列素　贝前列素钠是一种口服活性的前列环素类似物[25]，在空腹条件下可迅速吸收。在外周血管疾病，如间歇性跛行[26]、雷诺现象和系统性硬化症的指（趾）端坏死中进行了评估[27]，该药物的评价结果不一致。虽然一些小样本、非双盲、非对照性研究结果显示，IPAH 患者使用贝前列素有利于血流动力学效应，但有两项随机双盲、安慰剂对照试验仅显示出轻度的改善，表明贝前列素的有益效果可能会随着时间的推移而减少[28, 29]。

内皮素受体拮抗剂

内皮素 -1 是血管收缩剂和平滑肌有丝分裂原，可能参与 PAH 的发病机制。PAH 患者血浆[30, 31]和肺组织[32]中的内皮素 -1 表达，其产生和浓度可增高，而增高的水平与疾病严重程度有关。

波生坦　波生坦是一种双重内皮素受体拮抗剂，已证明可以改善患者肺血流动力学和运动耐量，并可延迟 NYHA Ⅲ级和Ⅳ级 PAH 患者临床恶化的时间[33, 34]。波生坦最常见和潜在的严重不良反应是剂量依赖性肝功能异常（丙氨酸氨基转移酶和天冬氨酸氨基转移酶升高）。由于存在潜在肝毒性风险，FDA 要求接受该药物治疗的患者至少每月进行一次肝功能检查。波生坦也可能与贫血有关，但通常表现较轻，应定期检查血红蛋白和红细胞比容。

安贝生坦　安贝生坦是一种选择性内皮素 -A 受体拮抗剂，已证明对 PAH 有效[35]，剂量为每日 5～10mg。

马西替坦　马西替坦是一种双重内皮素受体拮抗剂，已证明可以减缓 PAH 的疾病进展，并且肝功能异常和外周性水肿的发生率较低，通常每日剂量是 10mg。

PDE 抑制剂

PDEs 是水解环核苷酸、环磷酸腺苷（cyclic adenosine monophosphate，cAMP）和环磷酸鸟苷（cyclic guanosine monophosphate，cGMP）的酶，并且限制细胞内信号传导。PH 模型中，选择性抑制特异性 cGMP 的磷酸二酯酶（PDE 5 型抑制剂）的药物，可增强肺血管对内源性或吸入性一氧化氮的反应[36, 37]。PDE5 在肺部有较强的表达，而 PDE5 基因在慢性 PH 患者中的表达和活性是增高的[38]。

西地那非　西地那非是一种有效的特异性 PDE5 抑制剂，已被批准用于治疗勃起功能障碍。后来的研究显示，西地那非可阻断健康成年志愿者的急性缺氧性肺血管收缩，并快速降低 PAH 患者的 PAPm[39]。与吸入一氧化氮相比，西地那非对 PAPm 的降低可产生类似的效果；然而，与一氧化氮不同的是，西地那非也具有明显的全身血流动力学效应。当与吸入的一氧化氮联合使用时，西地那非似乎可以增加和延长吸入一氧化氮的效应[40]，它似乎可以防止吸入一氧化氮急性撤除后肺血管收缩的反跳[41]。一些随机研究已经证实，西地那非治疗 PAH 有效，包括单药治疗和依前列醇联合使用[42, 43]。在实验性肺损伤的动物模型中，西地那非应用可降低 PAP，但可因 V/Q 比值失调导致气体交换恶化[44, 45]。因此，建议严重肺疾病的 PH 患者使用西地那非治疗时要谨慎。

他达拉非　他达拉非是另一种以前被批准用于勃起功能障碍的 PDE5 抑制剂，基于随机临床试验被批准用于治疗 PAH[46]，其不良反应与西地那非类似，推荐剂量为每日 40mg。

利奥西胍　利奥西胍是一种新型药物，其作用机制是活化可溶性鸟苷酸环化酶，从而加强 cGMP 的血管舒张作用。cGMP 又是一氧化氮发挥其血管作用的介质。利奥西胍被批准用于治疗 PAH 和不能手术的慢性血栓栓塞性 PH（chronic thromboembolic pulmonary hypertension，CTEPH），并且是唯一被批准用于慢性血栓栓塞性 PH 的治疗药物。

联合治疗

AMBITION 试验表明，使用安贝生坦和他达拉非的初始联合治疗方案，对初治的 PAH 患者疾病进展相对风险显著下降[46a]。此外，还观察到联合用药与单独使用任何一种药物的单一疗法相比，N- 末端脑钠肽前体（一种心脏负荷过重的生物标记物）明显下降，运动耐力明显改善。基于这些结果，许多有经验的临床医生对初治的 PAH 使用联合治疗方案。

一氧化氮

一氧化氮有助于维持正常的血管功能和结构，这对于出生时肺循环的正常适应过程尤其重要，一氧化氮产生受损可导致新生儿 PH 的进展。L- 精氨酸是一氧化氮合酶的唯一底物，因此对于一氧化氮的产生是必需的。

吸入性一氧化氮　吸入一氧化氮已被证明在成人 IPAH 短期治疗中具有强效和选择性肺血管舒张作用[47]。它是新生儿 PH（persistent pulmonary hypertension of the newborn，

PPHN)，以及先天性心脏病患儿及其术后 PH 的强效肺血管扩张剂，也是急性呼吸窘迫综合征或接受肺移植患者的有效肺血管扩张剂[48]。吸入一氧化氮可对 PPHN 患者带来很大益处，减少了对体外膜肺氧合(extracorporeal membrane oxygenation，ECMO)支持的需求[49]。虽然吸入一氧化氮已用于多种临床学科，特别是在重症监护室中，但 FDA 批准此疗法仅限于患有低氧性呼吸衰竭的新生儿。

在慢性 PAH 中，吸入一氧化氮主要用于右心导管术期间急性肺血管反应性试验 1(见前文)或患者病情恶化时需要迅速稳定者。

肺移植

尽管有最好的药物治疗，但对病情恶化的 PAH 患者，肺移植治疗也较为常用，不过肺移植总体上具有争议，在 PAH 患者中更是如此[50]。在全球范围内，PAH 患者总的生存率 1 年约为 77%，5 年约为 44%[51]，接受肺移植的 PAH 患者的生存率在 1 年时为 66%～75%(一中心精确报道了 1 年和 5 年存活率分别为 75% 和 57%)[52]。PAH 患者的早期死亡率较高可能与麻醉和手术风险、体外循环风险[53]，以及单肺移植术后灌注肺发生率增加有关。灌注肺可能是因流入新移植肺的血流量增加所致，此时，V/Q 比例失调尤其严重[54]。因此，大多数中心似乎更倾向于双侧肺移植治疗 PAH 患者[55]。PAH 患者肺移植的时机也具有争议，选择指征为表现出明显恶化迹象的患者，例如尽管进行了最大限度的药物治疗，但患者的活动能力下降和右心功能衰竭仍然进展。

ICU 的特殊情况

DVT 的预防

PAH 的患者由于右心充盈压增加，患者日常喜于久坐不动，以至于下肢慢性静脉淤血，发生 DVT 的风险增加。由于 DVT 的发生，PAH 预后不良的风险肯定增加。重症监护室(intensive care unit，ICU)的住院患者，由于预期有侵入性操作而通常过早停止抗凝治疗，可能使这些患者的 DVT 风险更高。出于这些原因，必须对 DVT 的预防特别关注。

操作和外科手术

PAH 患者的有创操作和外科手术的围手术期风险可能会显著增加。为此，除积极采取适当的预防措施，以防围手术期并发症外，还应严格掌握侵入性操作指征。

血管迷走神经事件

严重 PAH 患者特别容易发生血管迷走神经事件，这可能导致严重后果，会出现晕厥，心肺骤停和死亡。疼痛，恶心，呕吐甚至排便都可能导致严重 PAH 患者发生血管迷走神经事件。因血管迷走神经事件发生心动过缓和全身血管扩张，可导致血压的突然下降，此时，心输出量可能特别依赖于心率。因此，在进行侵入性操作时，应密切监测患者的心率，并备好阿托品或同类药物。

避免低氧血症和高碳酸血症

低氧血症和高碳酸血症都是肺血管收缩剂，可导致 PH 恶化。过度镇静会导致呼吸功能不全，致使 PAH 患者病情恶化。PAH 患者应谨慎使用腹腔镜手术，因该操作会应用二氧化碳注入腹腔，被吸收可导致高碳酸血症。对于 PAH 患者，麻醉诱导和手术插管过程可能是一个特别高风险的时期，这是因为此时存在迷走神经事件、低氧血症、高碳酸血症、胸腔内压改变以及心脏充盈压相关变化等风险。

妊娠

妊娠期间的血流动力学变化很大，孕妇在产后立即发生容量变化，下腔静脉阻力下降、子宫血液返回体循环，心脏充盈压增加。有报道妊娠引起 IPAH 女性显著的血流动力学变化，导致 30%～50% 的死亡率[56, 57]。一项关于肺血管疾病和妊娠结局的荟萃分析显示，艾森门格综合征的孕产妇死亡率为 36%，IPAH 为 30%，继发性 PH 为 56%[58]。由于孕产妇和胎儿的发病率和死亡率很高，大多数专家建议 PAH 患者应有效避孕和怀孕时早期终止妊娠[59]。临床上应用长期静脉注射依前列醇[60-62]、吸入一氧化氮[63-65]和口服钙通道阻滞剂[66]，成功治疗妊娠 IPAH 患者已有病例报道。内皮素受体拮抗剂具有致畸作用，在这种情况下应避免使用。总之，这类患者的管理应包括早期住院严密监测，谨慎的液体管理，辅助氧气治疗，必要时应用利尿剂和多巴酚丁胺。建议应用肺动脉导管密切监测血流动力学，推荐使用血管扩张剂和强心剂滴定治疗。关于分娩方式的建议仍存在争议。

门脉性肺动脉高压

慢性肝病患者的肺血管疾病患病率增加[67, 68]，两种形式的肺血管疾病增加了慢性肝病复杂性：①肝肺综合征；②门脉性肺动脉高压。两者均易发生于慢性晚期肝病患者，并且每一种都可能增加与肝移植相关的风险。

低氧血症和肺内分流是肝肺综合征的特征。分流可以通过超声心动图上左心气相造影的晚期表现(在 3～5 个心动周期之后)来体现。通常采用支持治疗的方法，氧气辅助治疗。肝移植可能会改善部分患者的临床表现。严重的肝肺综合征可能会增加肝移植有关的风险。

门脉性肺动脉高压发生于慢性晚期肝病和门静脉高压患者[69]。门脉性肺动脉高压在血流动力学上与 IPAH 不同，这些差异可能影响治疗策略。门脉性肺动脉高压的患者肺动脉舒张压和平均压较低，心输出量较高，肺和全身血管阻力较低[70]。晚期患者门脉性肺动脉高压可能出现类似于 IPAH 患者的血流动力学表现，且预后较差，试行肝移植术风险也较高，通过积极治疗 PAH，极少数患者能达到接受肝移植的临界条件。应根据需要吸氧，以保持血氧饱和度≥91%，用利尿剂控制容量过负荷、水肿和腹水。抗凝治疗尚无确切的研究结果，由于肝脏合成能力受损导致的显著凝血功能障碍的患者，以及由胃食管静脉曲张引起出血风险高的患者，应该避免使用抗凝治疗。已有许多病例报道和小型系列病例描述静脉注射依前列醇用于治疗门脉性肺动脉高压[71-75]，值得关注的是，有的患者在肝移植后PH可能有所改善[76]，也有患者肝移植后PH可能会恶化。偶尔有肝移植后的患者可以撤掉依前列醇，不过应该在密切观察下逐步完成。如出现呼吸困难加重、液体潴留或疲劳，则提示必须对依前列醇的使用情况进行重新评估。由于具有潜在的肝毒性，因此建议使用口服内皮素受体拮抗剂要谨慎。

知识点

1. 对肺动脉高压(PH)患者的评估主要针对潜在的促成因素和相关疾病的检测，如左心功能障碍，潜在的先天性心脏病，肺血栓栓塞性疾病，胶原血管性疾病，肺实质疾病，阻塞性睡眠呼吸暂停，肝脏疾病，安非他明或食欲抑制剂的使用，静脉注射药物滥用或人类免疫缺陷病毒(HIV)感染。
2. 患有严重PH的患者特别容易发生血管迷走神经事件，当发生这些事件时，可能会导致严重后果，包括晕厥、心搏骤停和死亡。
3. 低氧血症和高碳酸血症都是肺血管收缩剂，可导致肺动脉高压的恶化。
4. 对于PAH患者，外科手术时麻醉诱导和插管可能是一个特别高风险的时段，因为此时易发生迷走神经事件、低氧血症、高碳酸血症和心脏充盈压变化相关的胸腔内压力变化的风险。

(李艳 译，马敬 审校)

参考文献

1. Galiè N, et al. 2015 ESC/ERS Guidelines for the diagnosis and treatment of pulmonary hypertension: The Joint Task Force for the Diagnosis and Treatment of Pulmonary Hypertension of the European Society of Cardiology (ESC) and the European Respiratory Society (ERS) Endorsed by: Association for European Paediatric and Congenital Cardiology (AEPC), International Society for Heart and Lung Transplantation (ISHLT). Eur Heart J 2015;46:903-75.
2. Lane KB, et al. Heterozygous germline mutations in *BMPR2*, encoding a TGF-beta receptor, cause familial primary pulmonary hypertension. The International PPH Consortium. Nat Genet 2000;26:81-4.
3. Deng Z, et al. Familial primary pulmonary hypertension (gene *PPH1*) is caused by mutations in the bone morphogenetic protein receptor-II gene. Am J Hum Genet 2000;67:737-44.
4. Machado RD, et al. *BMPR2* haploinsufficiency as the inherited molecular mechanism for primary pulmonary hypertension. Am J Hum Genet 2001;68:92-102.
5. Newman JH, et al. Mutation in the gene for bone morphogenetic protein receptor II as a cause of primary pulmonary hypertension in a large kindred. N Engl J Med 2001;345:319-24.
6. Humbert M, et al. *BMPR2* germline mutations in pulmonary hypertension associated with fenfluramine derivatives. Eur Respir J 2002;20:518-23.
7. Thomson JR, et al. Sporadic primary pulmonary hypertension is associated with germline mutations of the gene encoding BMPR-II, a receptor member of the TGF-beta family. J Med Genet 2000;37:741-5.
8. Thomson J, et al. Familial and sporadic primary pulmonary hypertension is caused by *BMPR2* gene mutations resulting in haploinsufficiency of the bone morphogenetic protein type II receptor. J Heart Lung Transplant 2001;20:149.
9. Rich S, et al. Antinuclear antibodies in primary pulmonary hypertension. J Am Coll Cardiol 1986;8:1307-11.
10. Salerni R, et al. Pulmonary hypertension in the CREST syndrome variant of progressive systemic sclerosis (scleroderma). Ann Intern Med 1977;86:394-9.
11. Ungerer RG, et al. Prevalence and clinical correlates of pulmonary arterial hypertension in progressive systemic sclerosis. Am J Med 1983;75:65-74.
12. Badesch DB, et al. Hypothyroidism and primary pulmonary hypertension: an autoimmune pathogenetic link? Ann Intern Med 1993;119:44-6.
13. Hinderliter AL, et al. Effects of long-term infusion of prostacyclin (epoprostenol) on echocardiographic measures of right ventricular structure and function in primary pulmonary hypertension. Primary Pulmonary Hypertension Study Group. Circulation 1997;95:1479-86.
14. Galiè N, et al. Effects of the oral endothelin-receptor antagonist bosentan on echocardiographic and Doppler measures in patients with pulmonary arterial hypertension. J Am Coll Cardiol 2003;41:1380-6.
15. Rich S, Kaufmann E, Levy PS. The effect of high doses of calcium-channel blockers on survival in primary pulmonary hypertension. N Engl J Med 1992;327:76-81.
16. Olsson KM, et al. Anticoagulation and survival in pulmonary arterial hypertension: results from the Comparative, Prospective Registry of Newly Initiated Therapies for Pulmonary Hypertension (COMPERA). Circulation 2014;129:57-65.
17. Christman BW, et al. An imbalance between the excretion of thromboxane and prostacyclin metabolites in pulmonary hypertension. N Engl J Med 1992;327:70-5.
18. Rich S, McLaughlin W. The effects of chronic prostacyclin therapy on cardiac output and symptoms in primary pulmonary hypertension. J Am Coll Cardiol 1999;34:1184-7.
19. Simonneau G, et al. Continuous subcutaneous infusion of treprostinil, a prostacyclin analogue, in patients with pulmonary arterial hypertension: a double-blind, randomized, placebo-controlled trial. Am J Respir Crit Care Med 2002;165:800-4.
20. McLaughlin VV, et al. Addition of inhaled treprostinil to oral therapy for pulmonary arterial hypertension. J Am Coll Cardiol 2010;55:1915-22.
21. Pepke-Zaba J, et al. Inhaled nitric oxide as a cause of selective pulmonary vasodilatation in pulmonary hypertension. Lancet 1991;338:1173-4.
22. Cannon JE, Pepke-Zaba J. Riociguat for pulmonary hypertension. Expert Rev Clin Pharmacol 2014;7:259-70.
23. Hoeper MM, Schwarze M, Ehlerding S, et al. Long-term treatment of primary pulmonary hypertension with aerosolized iloprost, a prostacyclin analogue. N Engl J Med 2000;342(25):1866-70.
24 Olschewski H, et al. Inhaled iloprost for severe pulmonary hypertension. N Engl J Med 2002;347:322-9.
25. Okano Y, et al. Orally active prostacyclin analogue in primary pulmonary hypertension. Lancet 1997;349:1365.
26. Lievre M, et al. Oral beraprost sodium, a prostaglandin 1(2) analogue, for intermittent claudication: a double-blind, randomized, multicenter controlled trial. Beraprost et Claudication Intermittente (BERCI) Research Group. Circulation 2000;102:426-31.
27. Vayssairat M. Preventive effect of anoral prostacyclin analog, beraprost sodium, on digital necrosis in systemic sclerosis. French Microcirculation Society Multicenter Group for the Study of Vascular Acrosyndromes. J Rheumatol 1999;26:2173-8.
28. Galie N, et al. Effects of beraprost sodium, an oral prostacyclin analogue, in patients with pulmonary arterial hypertension: a randomized, double-blind, placebo-controlled trial. J Am Coll Cardiol 2002;39:1496-502.
29. Barst RJ, et al. Beraprost therapy for pulmonary arterial hypertension. J Am Coll Cardiol 2003;41:2119-25.
30. Galie N, et al. Relation of endothelin-1 to survival in patients with primary pulmonary hypertension. Eur J Clin Invest 1996;26:273.
31. Yamane K. Endothelin and collagen vascular disease: a review with special reference to Raynaud's phenomenon and systemic sclerosis. Intern Med 1994;33:579-82.
32. Giaid A, et al. Expression of endothelin-1 in the lungs of patients with pulmonary hypertension. N Engl J Med 1993;328:1732-9.
33. Rubin LJ, et al. Bosentan therapy for pulmonary arterial hypertension. N Engl J Med 2002;346:896-903.
34. Pulido T, et al. Macitentan and pulmonary arterial hypertension. N Engl J Med 2014;370:82-3.
35. Galiè N, et al. Ambrisentan therapy for pulmonary arterial hypertension. J Am Coll Cardiol 2005;46:529-35.
36. Cohen AH, et al. Inhibition of cyclic 5′-5′-guanosine monophosphate-specific phosphodiesterase selectively vasodilates the pulmonary circulation in chronically hypoxic rats. J Clin Invest 1996;97:172-9.
37. Hanson KA, et al. Chronic pulmonary hypertension increases fetal lung cGMP phosphodiesterase activity. Am J Physiol 1998;275:L931-41.
38. Zhao L, et al. Sildenafil inhibits hypoxia-induced pulmonary hypertension. Circulation 2001;104:424-8.
39. Michelakis E, et al. Oral sildenafil is an effective and specific pulmonary vasodilator in patients with pulmonary arterial hypertension: comparison with inhaled nitric oxide. Circulation 2002;105:2398-403.
40. Lepore JJ, et al. Effect of sildenafil on the acute pulmonary vasodilator response to inhaled nitric oxide in adults with primary pulmonary hypertension. Am J Cardiol 2002;90:677-80.
41. Atz AM, Wessel DL. Sildenafil ameliorates effects of inhaled nitric oxide withdrawal. Anesthesiology 1999;91:307-10.
42. Galiè N, et al. Sildenafil citrate therapy for pulmonary arterial hypertension. N Eng J Med 2005;353:2148-57.
43. Simonneau G, et al. Safety and efficacy of the addition of sildenafil to long-term intravenous epoprostenol therapy in patients with pulmonary arterial hypertension: a randomized clinical trial. Ann Intern Med 2008;149:521-30.
44. Abman SH, et al. Role of endothelium-derived relaxing factor during transition of pulmonary circulation at birth. Am J Physiol 1990;259:H1921-7.
45. Villamor E, et al. Chronic intrauterine pulmonary hypertension impairs endothelial nitric oxide synthase in the ovine fetus. Am J Physiol 1997;272:L1013-20.
46. Galie N, et al. Tadalafil for pulmonary arterial hypertension. Circulation 2009;119:2894-903.
46a. Galiè N, Barberà JA, Frost AE, et al. Initial use of Ambrisentan plus Tadalafil in pulmonary arterial hypertension. N Engl J Med 2015;373(9):834-44.
47. Zapol WM, et al. Inhaling nitric oxide: a selective pulmonary vasodilator and bronchodilator. Chest 1994;105:87S-91S.
48. Kinsella JP, et al. Low-dose inhalation nitric oxide in persistent pulmonary hypertension of the newborn. Lancet 1992;340:819-20.
49. The Neonatal Inhaled Nitric Oxide Study Group. Inhaled nitric oxide in full-term and nearly full-term infants with hypoxic respiratory failure. N Engl J Med 1997;336:597-604.
50. Christie JD, et al. Clinical risk factors for primary graft failure following lung transplantation. Chest 2003;124:1232-41.
51. Bennett LE, Keck BM, Hertz MI, et al. Worldwide thoracic organ transplantation: a report from the UNOS/ISHLT International Registry for Thoracic Organ Transplantation. Clin Transpl 2001;25-40.
52. Mendeloff EN, et al. Lung transplantation for pulmonary vascular disease. Ann Thorac Surg 2002;73:209-17, discussion 217-219.
53. Ceriana P, et al. Influence of underlying lung disease on early postoperative course after single lung transplantation. J Cardiovasc Surg (Torino) 2002;43:715-22.
54. Badesch DB, et al. Independent ventilation and ECMO for severe unilateral pulmonary edema after SLT for primary pulmonary hypertension. Chest 1995;107:1766-70.
55. Pielsticker EJ, Martinez FJ, Rubenfire M. Lung and heart-lung transplant practice patterns in pulmonary hypertension centers. J Heart Lung Transpl 2001;20:1297-304.

56. McCaffrey RN, Dunn LH. Primary pulmonary hypertension in pregnancy. Obstet Gynecol Surv 1964;19:567-91.
57. Weiss BM, et al. Outcome of pulmonary vascular disease in pregnancy: a systematic overview from 1978 through 1996. J Am Coll Cardiol 1998;31:1650-7.
58. Elkayam U, et al. Primary Pulmonary Hypertension and Pregnancy. Cardiac Problems in Pregnancy. New York: Wiley-Liss; 1998. p. 183-90.
59. Badalian SS, et al. Twin pregnancy in a woman on long-term epoprostenol therapy for primary pulmonary hypertension: a case report. J Reprod Med 2000;45:149-52.
60. Monnery L, Nanson J, Charlton G. Primary pulmonary hypertension in pregnancy: a role for novel vasodilators. Br J Anaesth 2001;87:295-8.
61. O'Hare R, et al. Anaesthesia for caesarean section in the presence of severe primary pulmonary hypertension. Br J Anaesth 1998;81:790-2.
62. Stewart R, et al. Pregnancy and primary pulmonary hypertension: successful outcome with epoprostenol therapy. Chest 2001;119:973-5.
63. Decoene C, et al. Use of inhaled nitric oxide for emergency cesarean section in a woman with unexpected primary pulmonary hypertension. Can J Anaesth 2001;48:584-7.
64. Lam GK, et al. Inhaled nitric oxide for primary pulmonary hypertension in pregnancy. Obstet Gynecol 2001;98:895-8.
65. Robinson JN, et al. Inhaled nitric oxide therapy in pregnancy complicated by pulmonary hypertension. Am J Obstet Gynecol 1999;180:1045-6.
66. Kiss H, et al. Primary pulmonary hypertension in pregnancy: a case report. Am J Obstet Gynecol 1995;172:1052-4.
67. Niemann C, Mandell S. Pulmonary hypertension and liver transplantation. Pulm Perspect 2003;20:4-6.
68. Schraufnagel DE, Kay JM. Structural and pathologic changes in the lung vasculature in chronic liver disease. Clin Chest Med 1996;17:1-15.
69. Kuo PC, et al. Portopulmonary hypertension and the liver transplant candidate. Transplantation 1999;8:1087-93.
70. Kuo PC, et al. Distinctive clinical features of portopulmonary hypertension. Chest 1997;112:980-6.
71. Kuo PC, et al. Continuous intravenous infusion of epoprostenol for the treatment of portopulmonary hypertension. Transplantation 1997;63:604-6.
72. Plotkin JS, et al. Successful use of chronic epoprostenol as a bridge to liver transplantation in severe portopulmonary hypertension. Transplantation 1998;65:457-9.
73. Krowka MJ, et al. Improvement in pulmonary hemodynamics during intravenous epoprostenol (prostacyclin): a study of 15 patients with moderate to severe portopulmonary hypertension. Hepatology 1999;30:641-8.
74. McLaughlin VV, et al. Compassionate use of continuous prostacyclin in the management of secondary pulmonary hypertension: a case series. Ann Intern Med 1999;130:740-3.
75. Kahler CM, et al. Successful use of continuous intravenous prostacyclin in a patient with severe portopulmonary hypertension. Wien Klin Wochenschr 2000;112:637-40.
76. Schott R, et al. Improvement of pulmonary hypertension after liver transplantation. Chest 1999;115:1748-9.

73

气　胸

Hans J. Lee, Lonny Yarmus, and David Feller-Kopman

气胸的定义为空气进入胸膜腔，通常是由于脏层胸膜或纵隔的损伤所引起。由于中心静脉置管或机械通气患者发生气压伤等医源性因素，气胸在重症监护室（intensive care unit，ICU）较常见。ICU 内的机械通气患者中张力性气胸的发生率可达 4%～5%[1,2]。此外，慢性肺部疾病、心胸外科手术或创伤患者发生气胸的风险增加。单纯性气胸可迅速进展为致命性张力性气胸，并导致低氧和 / 或低血压，而致心源性休克。因此，ICU 的医护人员必须对气胸进行快速诊断和治疗。

病理生理学

引起气胸的最常见原因是脏层胸膜的撕裂，除此之外空气还可由于创伤 / 医源性原因从大气进入胸膜腔，或通过脓胸中的产气生物体形成[3]。没有明确的潜在肺部疾病的自发性气胸多为原发性气胸，当存在潜在的肺部疾病如肺气肿或囊性肺疾病时则认为是继发性气胸。原发性自发性气胸通常多见于瘦高体型的男性，多认为是由于胸膜孔的增加或既往未发现的胸膜下肺大疱破裂导致[4]。由于继发性自发性气胸患者多有基础肺部疾病，心肺储备功能较差，通常需要紧急引流和住院治疗，因此，通常比原发性自发性气胸更严重[5]。非自发性气胸多由于穿透性或钝性损伤，以及医源性壁层或脏层胸膜损伤引起。外伤性气胸是胸部创伤后继肋骨骨折后最常见的临床表现。ICU 中医源性气胸最常发生于中心静脉置管、胸腔穿刺、经支气管肺活检和正压通气之后[6]。

气体持续进入密闭的胸膜腔可导致单纯性气胸进展为张力性气胸，这会导致胸膜腔压力增大、肺萎陷、肺不张和低氧血症。随着张力性气胸逐渐加重，静脉回流受限，导致心输出量下降和休克。

通过动物实验对张力性气胸的病理生理学进行了研究[7-9]。提出张力性气胸生理学特征的机制主要包括肺不张导致血液分流引起的低氧血症，胸膜腔压力升高导致膈肌活动下降引起的通气不足和胸腔内压力升高引起的前负荷降低，传统的腔静脉机械性梗阻机制起的作用很小[10]。主要临床表现可能因患者是自主呼吸还是正压通气而有所不同，缺氧通常是自主呼吸患者的主要症状。然而，呼吸驱动受损（需要降低胸腔内压力和增加静脉回流）或低血容量的患者可能使心输出量下降。

机械通气患者血流动力学不稳定的风险最高。胸膜腔容积增加的程度取决于气体进入的容量 / 压力和胸膜损伤的程度。随着进入胸膜腔的气体量增加，达到一个临界点，导致静脉回流减少，心腔内压力均衡，使心输出量减少，最终导致心脏停搏[11]。

诊断和评估

危重患者气胸的诊断有时可以通过病史和体格检查发现，主要体征为突发呼吸困难或胸痛、心动过速、低血压、呼吸音降低、奇脉和气管向对侧移位。尽管可以通过临床特征来诊断气胸，但应注意的是，大部分特征都是非特异性的，并且不是气胸严重程度的可靠指标，特别是在继发性自发性气胸的患者，其呼吸困难的严重程度可能与气胸的大小不成比例，而且潜在的肺气肿也可导致呼吸音减低。通气参数的急剧变化，例如肺顺应性降低导致的潮气量减少或气道压力增加，可能与气胸有关，但也可能在其他疾病特征中发现，在不同临床情况下有误诊的可能性。因此，放射影像仍然是诊断气胸的金标准[12]。

虽然放射影像是诊断气胸的最佳选择，然而设备可能不容易获取，并且在影像学确认之前，病情不稳定的患者可能需要在临床判断基础上进行针对性治疗（例如，穿刺针减压或胸腔置管）[13]（图 73-1）。

ICU 内气胸的初步诊断手段是传统的便携式胸部 X 线摄片。ICU 中 X 线摄片时大多数是让患者处于仰卧位或半卧位，而不是直立位[14]。分析仰卧位 X 线片时需注意，这个体位时空气会集中于胸部最不显著的肋膈角部位，出现所谓的“深沟征”[15]。胸部 X 线片上的皮肤皱褶可能由于像肺部的锐利边缘而类似于气胸，是一种正常的表现[16]，皮肤皱褶在老年人或肥胖患者中多见并且可以通过重复进行不同体位的影像照射来判断。由于胸部 X 线的局限性，治疗患者比等待影像学更重要。临床上正确处理张力性气胸的方法是立即进行胸腔引流，以避免进一步的临床失代偿。如果胸部 X 线检查结果存在疑问且患者病情稳定，建议请放射科专家会诊和 / 或进行超声或胸部 CT 以进一步明确[17]。

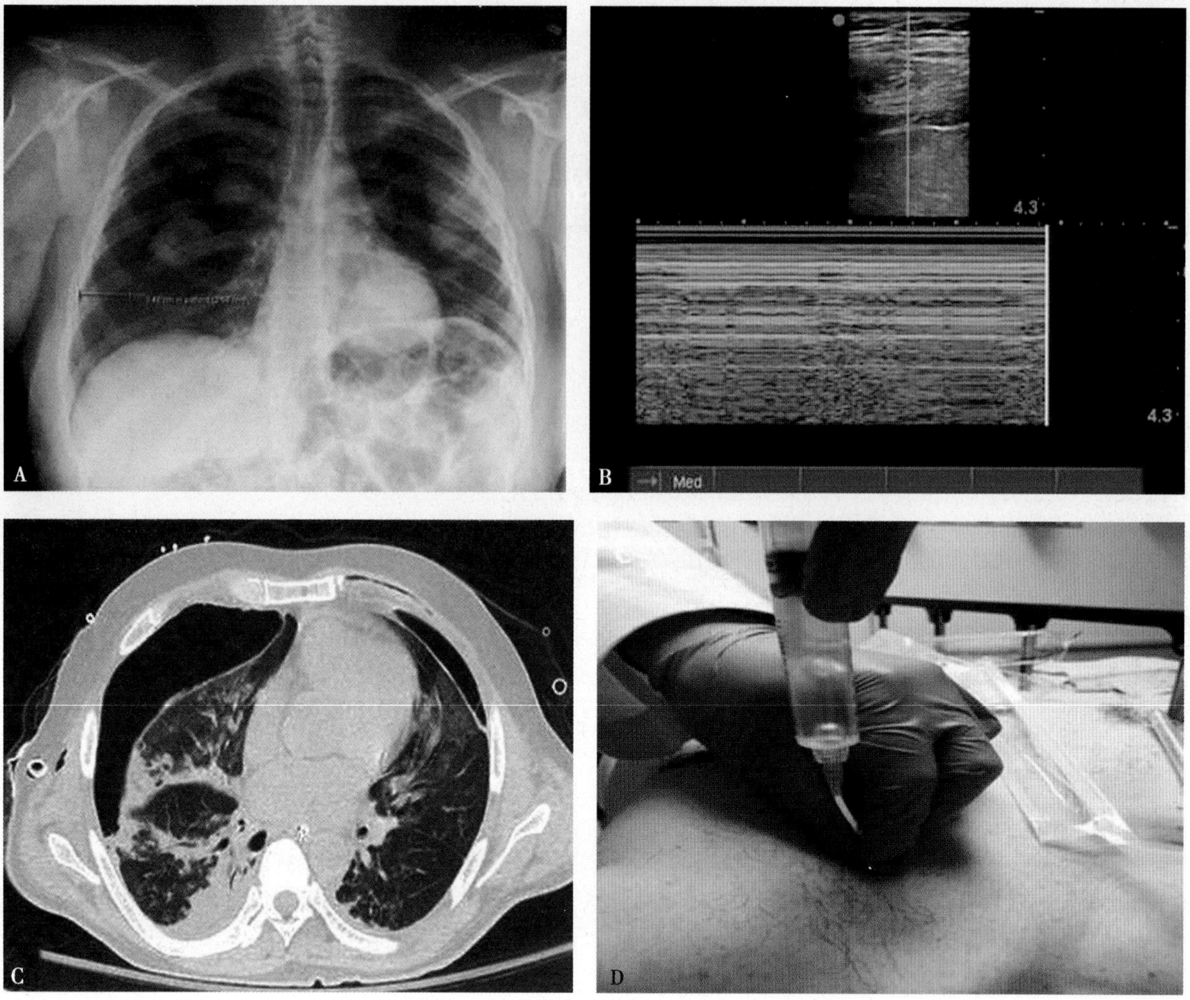

图 73-1 诊断气胸的不同方式。A. 胸部 X 线；B. M 型超声；C. CT 扫描；D. 针吸

CT 是确诊气胸以及判断气胸范围大小的金标准。CT 还可以评估潜在的肺实质和胸膜病变，可以区分肺大疱和气胸，也可以避免不恰当的引流和肺 - 胸膜瘘的形成[18]。随着 CT 的广泛使用，隐匿性气胸的诊断变得更加容易。隐匿性气胸的定义为通过 CT 检测到的气胸，其在临床上不易被发现或在标准胸部 X 线检查中不易被识别[19]。随着 CT 的广泛使用，隐匿性气胸检出率增多，创伤患者隐匿性气胸的总体发病率在 2%～15%，而复合伤患者可高达 64%[20]。由于存在潜在的进展为张力性气胸的可能性，如何治疗机械通气患者隐匿性气胸存在争议。一项关于机械通气的创伤患者多中心随机研究显示，临床观察和预防性胸腔置管之间呼吸窘迫的发生率没有明显差异（OR 0.71；95%CI，0.40～1.27）[21]。最终，观察组 31% 的患者由于影像学上气胸恶化随后进行了非紧急的胸腔置管，但发病率并没有增加。虽然这项单中心研究显示，对创伤后应用机械通气患者的隐匿性气胸可进行临床观察，但仍需要进一步研究以指导不同人群和不同疾病状态下隐匿性气胸的处理。专家共识仍然是利用临床判断来确定是否需要引流[22]。

胸部超声已成为 ICU 用于诊断气胸越来越普遍的工具。与胸部 X 线和 CT 相比，超声具有多个方面的优势，包括床旁操作、无辐射、实时成像以及易于动态和重复评估。最近的一项 meta 分析显示，气胸诊断方法中超声比普通胸部 X 线检查更敏感，更具特异性，并且可以用于评估胸腔置管后肺复张[23]。超声检查的主要局限性在于非影像学医师需要具备图像采集和解析的能力[24]；另一个局限性可能是严重的皮下气肿会限制超声波透入胸腔。一项关于比较超声与 CT/胸部 X 线诊断隐匿性气胸的研究表明，超声可检测出 92% 用 CT 检测出的隐匿性气胸[25]。超声检查对于胸腔手术和中心置管后排除气胸非常有益，避免了 X 线检查过程的时间延迟[26, 27]。

随着呼吸运动，肺部会产生“移位”或“滑动”征象，这种动态运动可以识别脏层胸膜和肺实质。肺部超声检查通常显示 A 线和 B 线。A 线是水平的强回声线，表示脏层 - 壁层胸膜分界面的反射伪影；B 线，也称为彗尾伪影，是由充满空气的肺的回声反射引起的，表现为从胸膜线延伸到超声屏幕边缘的狭窄的线样高回声，不会随着肺滑动而同步运动衰减。由于胸膜腔内气体会阻断下方肺部的可见度，B 线和肺滑动的存在可排除气胸，胸部探头位置的阴性预测值为100%[28]。胸部多个部位的检查很重要，特别是前胸壁和侧胸壁，通常会积聚空气。当存在对侧主支气管插管、胸膜-肺实质粘连、支气管内阻塞或膈肌麻痹时，也可能看不到肺的滑动。因此，超声评估气胸的主要用途在于能够排除气胸。通过识别肺与胸壁分离的点，肺部超声也可用于确诊气胸。可以看到从正常肺滑动到未见肺滑动相交的区域，也被称为肺点。肺点可以通过B型和M型超声看到，并且对于气胸具有100%的特异性[29]。由于大量气胸会阻止肺实质与胸壁相贴近，气胸肺点的敏感度与气胸的大小成反比。近来，已经使用超声来连续跟踪肺点并确定气胸是否扩大。

治疗

气胸治疗的主要目标是恢复氧供和血流动力学稳定，从胸膜腔排出空气，使脏层和壁层胸膜复位。虽然许多气胸患者可以通过吸入氧气和监测来治疗，但大多数ICU内的气胸患者则需要进行胸腔闭式引流治疗[30]，气胸的病因和患者的临床特征将决定治疗策略。气胸若继发于气压伤，张力性气胸和并发脓毒症，则与ICU死亡风险的增加存在显著独立相关性[31]。英国胸科协会建议对所有机械通气的气胸患者，以及那些表现出或怀疑有张力性气胸生理特征、创伤性气胸或血胸和术后气胸的患者进行肋间引流术[32]。对于机械通气患者，针头减压的作用尚未得到很好的阐明，并且有数据表明，尽管放置和定位恰当，这种干预的治疗效果证据仍然不足[33,34]。即使进行针头减压，通常随后仍然需要进行标准的胸腔置管治疗。

机械通气的气胸或张力性气胸患者，其标准的治疗是胸腔置管闭式引流术[35,36]。由于难以评估脏层胸膜损伤的程度，因此导管的最佳型号仍不明确。最新的英国胸科学会指南推荐使用小口径导管进行气胸的初始治疗，这类导管给患者造成的疼痛较轻，并且可能减少血小板减少症或凝血功能障碍患者的并发症。小口径导管相关的严重并发症的风险很小，器官损伤发生率为0.2%，移位率为0.6%；最大的风险是引流管堵塞，发生率为8.1%，并且可以通过定期的无菌冲洗轻松预防，以保持通畅[37]。超声的使用降低了并发症的发生率，应该常规使用，特别是在非紧急置管时[13]。如果临床高度怀疑张力性气胸，不应因为等待胸片确认而延迟胸腔置管，以免延误病情引起致命；然而，在这种情况下，为避免在气胸不存在时对肺、心脏或其他器官造成损伤[17]，应谨慎地进行开放的（外科）胸部造口术，而不是改良Seldinger术。

持续漏气

长期或持续的漏气（>3～5天）可能意味着出现了一个更复杂的问题，需要除了胸腔置管外进行其他的治疗。诸如营养不良，胸膜损伤的程度，机械通气和药物（即类固醇）等因素可能会阻碍ICU患者气胸的吸收。目前的指南推荐早期胸外科会诊，使用电视辅助胸腔镜手术（video-assisted thoracoscopic surgery，VATS）作为长期胸膜漏气的治疗选择，而并不是开胸或部分开胸手术。虽然已证实外科手术干预对持续性漏气有效且安全，但大多数研究并未包括重症患者[38,39]。对于不适合手术的患者，支气管镜下在支气管内植入单向活瓣以隔离和关闭瘘口的方法安全有效，并且在美国已被批准为人道主义器械豁免[40]。目前，活瓣推荐用于治疗在肺叶切除术、肺段切除术或肺减容术后长时间漏气或可能延长的漏气（定义为>7天），而在美国活瓣也常用于继发性自发性气胸患者的治疗。操作程序是：首先进行支气管镜下的序贯球囊阻塞来确定"罪犯"气道，然后进行活瓣治疗。当通向肺泡-胸膜瘘的气道被堵塞时，胸腔引流中的漏气将停止或显著减少，然后通过柔性支气管镜的工作通道置入活瓣并对其尺寸进行调整。

知识点

1. 气胸在重症监护室中较常见，可能具有各种临床表现。
2. 对于高度怀疑张力性气胸的患者，不应因进行胸片确认而延迟治疗。
3. 在胸腔引流管易于置入的前提下，机械通气患者的隐匿性气胸可密切监测。

（李艳 译，马敬 审校）

参考文献

1. Strange C. Pleural complications in the intensive care unit. Clin Chest Med 1999;20(2):317-27.
2. de Latorre FJ, Tomasa A, Klamburg J, et al. Incidence of pneumothorax and pneumomediastinum in patients with aspiration pneumonia requiring ventilatory support. Chest 1977;72(2):141-4.
3. Noppen M, De KT. Pneumothorax. Respiration 2008;76(2):121-7.
4. Noppen M, Dekeukeleire T, Hanon S, et al. Fluorescein-enhanced autofluorescence thoracoscopy in patients with primary spontaneous pneumothorax and normal subjects. Am J Respir Crit Care Med 2006;174(1):26-30.
5. Tschopp JM, Rami-Porta R, Noppen M, et al. Management of spontaneous pneumothorax: state of the art. Eur Respir J 2006;28(3):637-50.
6. Baumann MH, Noppen M. Pneumothorax. Respirology 2004;9(2):157-64.
7. Barton E, Rhee P, Hutton K, et al. The pathophysiology of tension pneumothorax in ventilated swine. J Emerg Med 1997;15(2):147-53.
8. Liu J, Joynt C, Tymafichuk C, Cheung PY. Sequential changes of hemodynamics and blood gasses in newborn piglets with developing pneumothorax. Pediatr Pulmonol 2009;44(1):70-1.
9. Leigh-Smith S, Harris T. Tension pneumothorax. Emerg Med J 2005;22(1):8-16.
10. Carvalho P, Hilderbrandt J, Charan NB. Changes in bronchial and pulmonary arterial blood flow with progressive tension pneumothorax. J Appl Physiol 1996;81(4):1664-9.
11. Nelson D, Porta C, Satterly S, et al. Physiology and cardiovascular effect of severe tension pneumothorax in a porcine model. J Surg Res 2013;184(1):450-7.
12. Rankine JJ, Thomas AN, Fluechter D. Diagnosis of pneumothorax in critically ill adults. Postgrad Med J 2000;76(897):399-404.
13. Bernardin B, Troquet JM. Initial management and recususcitation of severe chest trauma. Emerg Med Clin North Am 2012;30(2):377.
14. Rhea JT, vanSonnenberg E, McLoud TC. Basilar pneumothorax in the supine adult. Radiology 1979;133(3 Pt 1):593-5.
15. Carr JJ, Reed JC, Choplin RH, et al. Pneumothorax detection: a problem in experimental design. Radiology 1993;186(1):23-5.
16. Lee CH, Chan WP. Skin fold mimicking pneumothorax. Intern Med 2011;50(16):1775.
17. Mowery NT, Gunter OL, Collier BR, et al. Practice management guidelines for management of hemothorax and occult pneumothorax. J Trauma 2011;70(2):510-18.
18. Phillips GD, Trotman-Dickenson B, Hodson ME, et al. Role of CT in the management of pneumothorax in patients with complex cystic lung disease. Chest 1997;112(1):275-8.
19. Wall SD, Federle MP, Jeffrey RB, et al. CT diagnosis of unsuspected pneumothorax after blunt abdominal trauma. AJR Am J Roentgenol 1983;141(5):919-21.
20. Guerrero-Lopez F, Vazquez-Mata G, Cazar-Romero PP, et al. Evaluation of the utility of computed tomography in the initial assessment of the critical care patient with chest trauma. Crit Care Med 2000;28(5):1370-5.
21. Kirkpatrick AW, Rizoli S, Ouellet JF, et al. Occult pneumothoraces in critical care: a prospective multicenter randomized controlled trial of pleural drainage for mechanically ventilated trauma patients with occult pneumothoraces. J Trauma Acute Care Surg 2013;74(3):747-54.
22. Ball CG, Kirkpatrick AW, Feliciano DV. The occult pneumothorax: what have we learned? Can J Surg 2009;52(5):E173-9.
23. Galbois A, Oufella H, Baudel JL, et al. Pleural ultrasound compared with chest radiographic detection of pneumothorax resolution after drainage. Chest 2010;138(3):648-55.

24. Mayo PH, Goltz HR, Tafreshi M, et al. Safety of ultrasound-guided thoracentesis in patients receiving mechanical ventilation. Chest 2004;125:1059-62.
25. Soldati G, Testa A, Sher S, et al. Occult traumatic pneumothorax: diagnostic accuracy of lung ultrasonography in the emergency department. Chest 2008;133(1):204-11.
26. Sachdeva A, Shepherd RW, Lee HJ. Thoracentesis and thoracic ultrasound: state of the art in 2013. Clin Chest Med 2013;34(1):1-9.
27. Vezzani A, Brusasco C, Palermo S, et al. Ultrasound localization of central vein catheter and detection of postprocedural pneumothorax: an alternative to chest radiography. Crit Care Med 2010;38(2):533-8.
28. Lichtenstein D, Meziere G, Biderman P, et al. The comet-tail artifact: an ultrasound sign ruling out pneumothorax. Intensive Care Med 1999;25(4):383-8.
29. Lichtenstein DA, Meziere G, Lascols N, et al. Ultrasound diagnosis of occult pneumothorax. Crit Care Med 2005;33(6):1231-8.
30. Sahn SA, Heffner JE. Spontaneous pneumothorax. N Engl J Med 2000;342(12):868-74.
31. Chen KY, Jerng JS, Liao WY, et al. Pneumothorax in the ICU: patient outcomes and prognostic factors. Chest 2002;122(2):678-83.
32. MacDuff A, Arnold A, Harvey J. Management of spontaneous pneumothorax: British Thoracic Society Pleural Disease Guideline 2010. Thorax 2010;65(Suppl. 2):ii18-31.
33. Conces DJ Jr, Tarver RD, Gray WC, Pearcy EA. Treatment of pneumothoraces utilizing small caliber chest tubes. Chest 1988;94(1):55-7.
34. Jones R, Hollingsworth J. Tension pneumothoraces not responding to needle thoracocentesis. Emerg Med J 2002;19(1):176-7.
35. Gilbert TB, McGrath BJ, Soberman M. Chest tubes: indications, placement, management, and complications. J Intensive Care Med 1993;8(2):73-86.
36. Yamus L, Feller-Kopman D. Pneumothorax in the critically ill patient. Chest 2012;14(4):1098-105.
37. Havelock T, Teoh R, Laws D, et al. Pleural procedures and thoracic ultrasound: British Thoracic Society Pleural Disease Guideline 2010. Thorax 2010;65(Suppl. 2):ii61-76.
38. Shaikhrezai K, Thompson AI, Parkin C, et al. Video-assisted thoracoscopic surgery management of spontaneous pneumothorax–long-term results. Eur J Cardiothorac Surg 2011 Jul;40(1):120-3.
39. Hatz RA, Kaps MF, Meimarakis G, et al. Long-term results after video-assisted thoracoscopic surgery for first-time and recurrent spontaneous pneumothorax. Ann Thorac Surg 2000;70(1):253-7.
40. Gillespie CT, Sterman DH, Cerfolio RJ, et al. Endobronchial valve treatment for prolonged air leaks of the lung: a case series. Ann Thorac Surg 2011;91(1):270-3.

74

社区获得性肺炎

Girish B. Nair, Michael S. Niederman

肺炎是一种发生在肺内气体交换单位的感染，其临床严重程度差别很大，可以从门诊患者的轻度不适到严重的呼吸衰竭、脓毒症。在美国，肺炎和流感一起位列造成患者死亡的第八大原因，是感染性疾病死亡的首要原因[1,2]。在社区感染或者入院后48小时内发生的肺炎称为社区获得性肺炎（community-acquired pneumonia，CAP）。"社区"还包括医疗保健机构，这些机构患者罹患的肺炎称为医疗机构相关性肺炎（health care-associatedpneumonia，HCAP）。部分（不是全部）HCAP患者有多重耐药（multidrug-resistant，MDR）菌感染的风险，可能需要经验性地给予广谱抗生素治疗，但许多患者的病情可以通过直接针对CAP病原体的治疗得到控制[3]。在美国联邦医疗保险和医疗补助服务中心（Centers for Medicare and Medicaid Services）的公开汇报里显示，该机构增加了对CAP治疗结果和质量的审查[4]。需要机械通气（mechanical ventilation，MV）或输注血管活性药物维持血压的CAP统称为重症CAP（severe CAP，SCAP）。目前对于SCAP尚无统一定义，在没有上述两个因素的情况下，难以定义重症肺炎。肺炎严重程度评分可帮助我们识别危重患者并指导我们做出及时有效的治疗决策。对于重症肺炎患者而言，延迟入住重症监护室（intensive care unit，ICU）会导致更差的预后。很多生物标志物像降钙素原（procalcitonin，PCT）越来越广泛地被用于鉴别细菌性肺炎，同时联合严重程度评分能帮助医生识别高危患者并指导抗生素的管理和降阶梯治疗[5]。

发病率

肺炎的发病率为5～11/（1 000人•年），大多数患者不需住院治疗[1,6]。肺炎的医疗费用主要由少数需住院治疗的患者产生，尤其是入住ICU的患者。此外，在需住院治疗或危重的患者中，大部分为高龄和合并有其他疾病。该类患者面临较高的CAP发病率和病死率。尽管CAP的临床表现可轻可重，但是病情严重到需入住ICU的患者仅占极少数[7,8]。Torres等分析了ICU 4年内住院患者的病种，发现CAP仅占10%，在这10%患者中有42%为直接收住ICU，37%由其他病房转入，21%由外院转入[7]。

入住ICU的时间长短可能影响预后。Woodhead等的一项研究显示，CAP占ICU住院人数的5.9%，早期入住ICU（住院2天内，病死率46.3%）比晚期（住院 > 7天，病死率50.4%）入住病死率低[9]。近期，Restrepo及其同事等也指出，即使根据疾病的严重程度进行了调整，入住ICU晚于48小时的患者比直接入住或24小时内入住的患者病死率高（47.4% vs 23.2%，$P=0.02$）[10]。

CAP给社会造成了严重的经济负担，美国政府在CAP上每年花费约170亿美金[11]。Kaplan和同事调查了美国623 718例老年CAP患者的治疗费用，发现其中2/3的患者有一种或多种基础疾病，其中以充血性心力衰竭最为多见，占32%[8]。CAP总体病死率为10.6%，但随着年龄增加、居住养老院以及合并其他疾病死亡率逐渐升高。CAP患者平均住院时间（length of stay，LOS）7.6天，治疗费用与住院时间呈正相关，机械通气患者尤其高。Kozma等研究了150万例CAP住院患者，发现每例名患者每减少一天住院时间，住院费可减少2 300美元[12]。另有研究报道，合并其他疾病的患者比单纯CAP患者花费高；在单纯CAP患者中，死亡患者的花费低于康复患者；但在整体CAP患者中，死亡患者的花费高于康复患者[13]。

发展为SCAP的危险因素

所有关于CAP的研究均指出住院或ICU治疗的CAP患者通常合并有基础疾病，说明具有慢性基础疾病的患者发展成严重疾病的风险增高（表74-1）[14]。关于SCAP的研究表明，46%～66%的SCAP患者既往有严重的基础疾病[8,14,15]。在这些患者中常见的慢性疾病有呼吸系统疾病、心血管系统疾病和糖尿病[1,16,17]。无论CAP病情轻重，在CAP患者中，呼吸系统疾病以慢性阻塞性肺疾病（chronic obstructive pulmonary disease，COPD）最为常见[7,17]。

吸烟已被证实为细菌性肺炎的危险因素之一，特别是在很少有合并症的年轻患者中，"正在吸烟者"罹患CAP后病死率明显高于非吸烟者和已戒烟者[7,18,19]。与CAP有关的其他常见疾病还包括恶性肿瘤、神经系统疾病（包括癫痫发作）和获得性免疫缺陷综合征（acquired immune deficiency syndrome，AIDS）[1,15]。另有研究表明，酗酒以及入院前未接受抗生素治疗也是CAP的危险因素。如果轻度肺炎得不到及时诊治，可能会进展为重症肺炎[15]。在免疫反应上的遗传差异使得某些个体更容易罹患重症感染并出现不良预后[20]。更重要的是，与安慰剂相比，吸入类固醇激素会提高罹患SCAP的风险[21]。

影响预后的因素

近年来，CAP患者住院率有升高趋势，特别是在老年人和那些合并慢性疾病的人群中，这些患者可能面临较高的死亡率[22,23]。多项研究指出，住院CAP患者病死率高达12.1%～24.4%，入住ICU的患者病死率甚至更高[17,24,25]。近期，来自社区获得性肺炎协会（Community-Acquired Pneumonia Organization，GAPO）开展的一项队列研究报道，不同国家住院CAP患者病死率不同，拉丁美洲的病死率（13.3%）高于欧洲（9.1%）和美国（7.3%）[26]。

一项纳入33 148例CAP患者的meta分析表明，CAP总体病死率（OR）为13.7%，但ICU中CAP患者病死率为36.5%。与住院患者病死率升高有关的因素包括：男性、胸膜炎胸痛、低体温、收缩压低、呼吸急促、糖尿病、肿瘤、神经系统疾病、菌血症、白细胞减少和双肺多叶受累[25]。

Metersky等分析了21 223例65岁以上、确诊为肺炎的医保患者住院和出院后病死率的危险因素[24]，并指出住院30天内患者病死率为12.1%（52.4%的死亡发生在住院期间）。接受MV，以及合并菌血症、低血压（收缩压低于90mmHg）、呼吸频率>30次/min、pH<7.35、肾功能不全的患者病死率更高。值得注意的是，住院患者死亡时间（早或晚）与基础人口学特征及有无合并症无关，但是病死率与疾病的严重程度相关。

在其他研究报道中，CAP不良预后的影响因素包括（表74-2）：高龄（>65岁），已存在任何类型的慢性病，入院时无发热，呼吸频率高于30次/min，收缩压或舒张压低，血尿素氮增高（BUN>19.6mg/dl），严重的白细胞减少或增多，抗生素治疗不充分，需要机械通气，低白蛋白血症，以及某些高致病性病原菌感染（如Ⅲ型肺炎链球菌、金黄色葡萄球菌、革兰氏阴性杆菌、吸入性微生物，或阻塞性肺炎）[1]。西班牙一项纳入3 233例患者的研究发现，全因死亡率的危险因素包括：入院时病情严重、需入住ICU、多叶受累。如果血培养阴性，遵循指南行抗生素治疗能找到病原菌，患者后期（至少3天）的病死率会降低[27]。另一项前瞻性研究对来自17个不同国家的1 166例SCAP患者进行分析，发现与28天和6个月的死亡率相关的因素包括：急性生理与慢性健康评分（Acute Physiology and Chronic Health Evaluation，APACHE）Ⅱ较高、血细胞比容低以及需机械通气；还发现动脉血气分析低pH预示CAP患者早期死亡[17]。其他研究表明，红细胞分布宽度升高很可能反映了重度感染对红细胞生成的炎症抑制情况。因此，红细胞分布宽度升高无论是否合并BUN≥30mg/dl，均

表74-1 重度社区获得性肺炎的危险因素

高龄
合并慢性疾病（如慢性呼吸系统疾病、心血管疾病、糖尿病、神经系统疾病、肾功能不全、恶性肿瘤等）
吸烟
酗酒
入院前未接受抗生素治疗
感染未控制在局部
免疫抑制
免疫反应的基因多样性

表74-2 社区获得性肺炎预后差的高危因素

患者自身因素
男性
无胸膜炎性胸痛
临床症状不典型
肿瘤
神经系统疾病
年龄>65岁
重症肺炎或脓毒症死亡家族史
阳性体征
入院时呼吸频率>30次/min
低血压，收缩压<90mmHg或舒张压<60mmHg
心动过速（>125次/min）
高热（>40℃）或无发热
意识障碍
实验室检查
血尿素氮>19.6mg/dl
白细胞增多或减少（<4 000/mm^3）
胸部影像学提示双肺多叶病灶
治疗期间影像学检查提示病情快速进展
菌血症
低钠血症（<130mmol/L）
多脏器功能衰竭
呼吸衰竭
低白蛋白血症
血小板减少（<100 000/mm^3）或血小板增多（>400 000/mm^3）
动脉血pH<7.35
胸腔积液
病原学相关因素
高致病性病原菌
Ⅲ型肺炎链球菌，金黄色葡萄球菌，革兰氏阴性杆菌（包括铜绿假单胞菌），吸入微生物，SARS病毒
耐青霉素（最小抑菌浓度4mg/L）的肺炎链球菌
治疗相关因素
首次抗生素治疗时间超过4小时
初始治疗采用非敏感抗生素
72小时经验性治疗无效

可增加90天病死率，同时使住院病情更复杂[28,29]。总之，入院时病情的严重程度很大限度决定了患者的早期病死率，治疗措施、危险因素的改变可影响晚期病死率。

Prina等发现住院CAP患者血小板计数与病死率之间存在双相关系，血小板计数在$1\times10^5/mm^3$～$4\times10^5/mm^3$外均会增加病死率[3,30]。该研究指出，血小板增多（血小板计数≥$4\times10^5/mm^3$）的患者与血小板计数正常的患者相比更易发生呼吸系统并发症，如脓胸或胸腔积液。另一方面，血小板减少（血小板计数≤$1\times10^5/mm^3$）的患者发生脓毒症、感染性休克、有创机械通气以及入住ICU的几率较其他人群更高。在另一个研究中，Laserna等观察到入院时动脉血二氧化氮分压（partial pressure of carbon dioxide，$PaCO_2$）与CAP患者病死率也存在双相关系。即使排除COPD的患者，与$PaCO_2$正常的CAP患者相比，低碳酸血症（$PaCO_2<35mmHg$）或高碳酸血症（$PaCO_2>45mmHg$）均会增加30天病死率和ICU入住率[31]。

与其他急性严重感染一样，SCAP患者延误治疗或入住ICU均会导致并发症发生率增加或病死率升高[10]。几项研究指出，当CAP患者启动抗生素治疗不及时，病死率也会增加。大多数研究将急诊室首次医疗干预6小时作为截点值[1,7,15,32,33]。Renaud等在一项关于453例CAP患者的研究报道中指出，对于有ICU治疗指征的患者如果直接入住ICU，那么28天病死率为11.7%，明显低于无ICU指征导致延迟入住的患者（23.4%）[34]。Hraiech等将CAP患者分为两类：CAP发病72小时内需要机械通气治疗组和发病4天或者以上有进行性呼吸衰竭需要接受有创机械通气治疗组[35]。早期呼吸衰竭和晚期呼吸衰竭的病死率有显著统计学差异，分别为28%和51%（$P=0.03$），这表明诊断呼吸衰竭和入住ICU的延迟，或临床表现的进行性发展对疾病预后都有不利影响。

Carr等调查了55 276例早期发生心脏不良事件（心肌梗死和心搏骤停）的患者，指出有8%的心搏骤停事件出自于肺炎患者；其中有62%是ICU患者，但仅有50%患者需要机械通气或血管活性药物治疗[36]。心搏骤停在ICU的发生时间早于普通病房（中位数分别为18.9小时和28.4小时），且通常是无法通过电除颤恢复节律（心脏停搏或无脉电活动）。上述研究发现，CAP住院患者，特别是入住ICU的患者，常常伴有心肌缺血，心脏不良事件常常突然发生，最终导致心跳呼吸骤停。另一项研究指出，限制性红细胞输注疗法（除外急性心肌梗死和不稳定心绞痛患者，目标血红蛋白水平为7～9g/dl，）对CAP患者预后有利[37]。

综上所述，上述研究总结了一些总体原则。伴有严重的生理功能紊乱、合并严重基础疾病、抗感染治疗不及时或需机械通气以及临床表现不典型的CAP患者病死率高。最后一项因素即不典型的临床表现（如低热、呼吸道症状不明显）和病死率相关，这可能是因为机体针对感染产生的炎症反应不够充分，也可能是因为这些表现导致了对肺炎的识别和正确治疗的延迟。

发病机制

肺炎发生于病原菌的侵袭力超过宿主防御能力时。罹患肺炎可能是因为患者自身免疫力弱，通常与以下因素有关：合并基础疾病，解剖学异常，急性疾病导致免疫功能紊乱以及治疗引起的免疫功能障碍。肺炎也可以发生在免疫力正常的人群中，如大量微生物入侵完全超过了宿主免疫能力，或患者感染了先前未免疫过的致命性病原菌，或患者无法立即形成有效的免疫反应[38,39]。

肺炎最常见的发病机制是口咽部感染分泌物的微量吸入。其他途径还有吸入（病毒、军团菌、结核杆菌），肺外感染血源性播散（右心内膜炎）以及邻近部位感染（如肝脓肿）直接蔓延。因此，既往健康个体因恶性病原体侵入而被感染，例如病毒、军团菌、肺炎支原体、肺炎衣原体和肺炎链球菌等。另一方面，合并慢性病的患者可能被上述病菌感染，以及被正常定植在人体但在免疫力低下时会导致感染的病菌感染，如肠道革兰氏阴性杆菌（大肠杆菌、肺炎克雷伯菌、铜绿假单胞菌、不动杆菌属）和真菌。

研究表明，在大多数单侧CAP、免疫力正常的患者中，炎症反应仅限于感染部位[39]。病灶内可检测到肿瘤坏死因子α（tumor necrosis factor alpha，TNF-α）、白细胞介素（interleukin，IL）-6和IL-8升高，而病灶外正常肺组织和血清不受累[40,41]。另一方面，在重症肺炎患者中，免疫反应“溢出”病灶进入体循环，血清TNF-α和IL-6水平明显升高[42]。目前，对于为什么局限性病灶不是发生在所有的患者中、为什么部分患者会发展成弥漫性肺损伤[急性呼吸窘迫综合征（acute respiratory distress syndrome，ARDS）]或全身性脓毒症的原因尚未阐明。这些并发症可能是由于特定的细菌毒力因素、治疗不充分或延迟、或影响免疫反应的遗传多态性导致无法产生快速肺免疫反应所致。[43]。肺炎相关的炎症反应可能对CAP患者远期病死率和认知功能减退有影响[44-46]。

临床表现

症状和体格检查

免疫系统完整的CAP患者对感染有正常的肺部反应，并通常具有呼吸道症状，如咳嗽、咳痰、喘息，同时伴随发热和其他不适等。其中咳嗽最多见，存在于高达80%的患者中，但是来自养老院的合并严重基础疾病的高龄患者较少出现咳嗽[47]。胸膜炎性胸痛也是常见症状，有研究表明，该症状消失提示预后不良[48]。老年人呼吸道症状常常少于年轻人，如上所述，没有明显的呼吸道症状和无发热均预示死亡率增高[1,49]。在老年患者中，肺炎可能表现出非呼吸道症状：意识模糊，晕厥，营养不良，功能性改变，或原有疾病恶化，例如充血性心力衰竭[47,50,51]。

肺炎体格检查的阳性体征有：呼吸急促，爆裂音，干啰音和其他局部体征（羊鸣音，支气管呼吸音，叩诊浊音）。还应注意有无胸腔积液的迹象。此外，需排除肺外组织的转移性感染（关节炎、心内膜炎、脑膜炎），或者增加对“非典型”病原体感染（肺炎支原体或肺炎衣原体）的怀疑，因为这可能导致其他并发症，例如中耳炎、皮疹、心包炎、肝炎、溶血性贫血或脑膜脑炎等。在老年患者中，呼吸频率增快可能是肺炎最早出现的症状，早于其他症状1～2天[52]。事实上，一项研究已经发现，呼吸急促是老年肺炎患者最常见的症状，占60%以上，且老年患者中呼吸急促的发生率明显高于年轻患者[47]。

放射学表现

对大多数患者而言，CAP可通过临床症状和近期影像学检查来诊断，但并非所有患者在初次就诊时就有阳性发现。如果患者有合适的肺炎症状和局灶性阳性体征，即使胸部X线检查阴性，也不能除外肺炎。虽然一些研究发现，发热和脱水明显的患者首次胸部X线检查可能会显示正常，但是传统观念和无对照的报告仍然认为，肺炎会使肺水量增多。肺泡密度影（肺叶或支气管肺炎）可能与病原菌种类有关，但想通过放射学检查鉴别病原菌种类是极其困难的[53]。胸部X线检查对有重症肺炎、多叶受累、进展迅速的患者来说，浸润具有提示患者预后不良的意义，可以帮助医生筛选出需重症监护的患者[1,7]。胸部计算机断层扫描（computed tomography CT）通常对X线检查为阴性的隐匿性肺炎诊断有更高的敏感性[54]。胸部CT对非感染因素或疑似合并气胸、脓胸、肺脓肿等并发症的重症患者，也有诊断价值。CT可协助某些非感染性疾病的诊断，例如肉芽肿性血管炎，急性嗜酸性粒细胞性肺炎和闭塞性细支气管炎伴肺炎。

肺部超声（lung ultrasound，LUS）越来越多地被用于胸膜和肺部疾病的诊断。B型和M型超声技术的多种模式包括“组织征象”、“碎片征”、“动态空气支气管征”等多见于肺实变[55]；而“正弦征”和“四角征”可见于少量的胸腔积液。一项纳入了362例疑似CAP患者的前瞻性、多中心研究指出，与胸部X线和CT相比，LUS诊断肺炎敏感性为93.4%，特异性为97.7%[56]。LUS联合肺部听诊可将阴性似然比降低至0.04（95%CI：0.02～0.09），但是，该技术受操作者主观影响大，漏诊率约8%。由于超声检查具有无创、迅速等优点，故正在成为ICU医师的必备工具之一，近期一项纳入10篇文献涉及1 172例患者的meta分析支持有经验的医生使用LUS[57]。

CAP严重程度评分

尽管SCAP没有被广泛接受的统一的定义，但它通常指的是因CAP而入住ICU的患者。这些患者大多数发展为脓毒症或“呼吸衰竭”，可由低氧血症或高碳酸血症诊断，而且并非所有SCAP患者都需要MV。部分患者需ICU治疗可能是因为CAP导致先前基础疾病恶化，而并非由于肺炎本身严重。菌血症多数由肺炎链球菌引起，有菌血症不一定代表病情严重，其单独存在并非提示预后不良。然而，在感染肺炎链球菌的老年患者中，约1/4出现菌血症，并且与氮质血症和多叶受累有关[58]。当感染恶化为脓毒症或感染性休克（不仅仅是菌血症）时预后差，病死率、LOS、住院费用均会相应增加。

预测CAP患者预后和死亡风险的一种方法是使用病情严重程度评分标准。目前应用最广泛的是肺炎严重程度指数（Pneumonia Severity Index，PSI）和英国胸科协会（Toracic Society，BTS）评分系统修订版，即CURB-65评分。其他评分系统，如美国胸科学会（American Thoracic Society，ATS）/美国感染疾病学会（Infectious Diseases Society of America，IDSA）的SCAP评分，澳大利亚SMART-COP评分，日本A-DROP评分、CAP-PIRO评分，西班牙CURXO-80评分，不仅能预测风险，还可协助诊疗[1,59-61]。

肺炎结局研究小组（Pneumonia Outcomes Research Team，PORT）制定了一套预测死亡风险的评分系统，他们将所有患者分为5级（PSI Ⅰ～Ⅴ级），每组患者病死率不同[62]。Ⅳ级和Ⅴ级患者病死率分别为8.2%～9.3%和27%～31.1%，然而Ⅰ级和Ⅱ级患者病死率分别为0.1%～0.4%和0.6%～0.7%。该评分依据患者的年龄、性别、基础疾病、体格检查、实验室检查计算分数[62]。虽然PSI评分对预测病死率和预后有效，但不能直接衡量病情严重程度，而且，病死率和ICU住院需求之间关联不大[63]。一项研究指出，在PORT Ⅴ级的患者中，只有约20%的患者需ICU治疗，其病死率为37%，而不需ICU治疗的患者病死率为20%[64]。总之，需ICU治疗的PSI Ⅴ级患者得分多来自急性病的临床表现，而不需ICU治疗的患者得分多源自基础疾病因素。除此之外，在无基础疾病的年轻患者中，只有肺炎特别严重时才会使患者处于死亡高风险的级别，并且某些重要生命体征要超过阈值才能提高评分，提示不良预后。

对于ICU医生，低估疾病的严重程度是一个更重要的问题，而应用从BTS修改而来的CURB-65评分鉴别危重患者是一种简单又准确的方法。CURB-65是用于评估肺炎严重程度和预后的评分，为5分制，每符合一项得1分：意识障碍，血尿素氮>7mmol/L，呼吸频率≥30次/min，收缩压<90mmHg或舒张压≤60mmHg，年龄≥65岁。研究指出，当得分0～1分时，病死率为0；当得分≥3分时，病死率超过20%；当得分为2分时，病死率为8.3%[65]。在老年患者中应用该评分可能存在问题，反映了在该人群中肺炎的临床症状有所变化。有趣的是，虽然这个评分用于老年人群并不像在其他人群中那样理想，但是从PORT研究得出，它在预测病死率方面敏感性高于PSI。有研究比较了CURB-65和PSI，指出它们在识别低危人群方面无差别，但CURB-65比PSI能更好地鉴别危重患者中的不良预后[66]。不考虑BUN的CURB-65修订版（CRB-65）评分也具有上述相似作用[67]。另有研究指出，在预测30天病死率方面，PSI和CURB-65评分对HCAP患者预测的敏感性低于CAP患者[68]。

还有其他评分系统可评估肺炎患者预后。Espana等评估了患者需要入住ICU治疗的条件，出现以下2条主要标准中的一条即可：动脉血 pH＜7.30 或收缩压＜90mmHg。在这些标准缺失时，也可以通过患者满足以下 6 个次要标准中两个或两个以上来诊断 SCAP。这 6 个标准包括：意识障碍，BUN＞30mg/dl，呼吸频率＞30 次 /min，PaO_2/FiO_2＜250，多叶浸润，年龄＞80 岁。当这些条件满足时，该评分用于诊断 SCAP 的敏感性为 92%，尽管其不如 CURB-65 评分更具特异性，但比 PSI 或者 CURB-65 更准确[61]。与其他定义 SCAP 的评分不同，上述方法中酸中毒和收缩期低血压这两项指标的权重更大。

不同于上述主要用于评估死亡风险的评价系统，还有一类评分主要用于明确 ICU 干预措施的必要性，例如强化呼吸管理和血压维持（intensive respiratory and vasopressor support，IRVS）。SMART-COP 评分主要用于预测需 IRVS 的患者，通过使用多变量模型，该评分有 8 个临床特征与 IRVS 相关，分别是：收缩压＜90mmHg，多叶受累，血清白蛋白＜3.5g/dl，呼吸频率加快（年龄＜50 岁者＞25 次 /min，年龄＞50 岁者＞30 次 /min），心动过速（＞125 次 /min），意识障碍，低氧血症（年龄＜50 岁者 PaO_2＜70mmHg，年龄＞50 岁者 PaO_2＜60mmHg），动脉血 pH＜7.35。收缩压、氧合情况以及动脉血 pH 异常得 2 分，其他 5 项各得 1 分，总分至少 3 分者，需进行 IRVS。以 3 分为截点，其敏感性为 92.3%，特异性为 62.3%，阳性和阴性预测值分别为 22% 和 98.6%。PSI 和 CURB-65 评分在预测 IRVS 方面不如 SMART-COP 评分。

CAP 的最新 ATS/IDSA 指南建议，如果患者出现下列两个主要标准中的 1 条主要指标（MV 或脓毒症休克需要血管活性药物治疗）或九个次要标准中的至少 3 个次要指标，需收住 ICU[1]。9 个次要指标包括：呼吸频率＞30 次 /min，PaO_2/FiO_2＜250，多叶受累，意识障碍 / 定向障碍，尿毒症（BUN＞20mg/dl），白细胞减少（白细胞计数＜4 000mm^3），血小板减少（血小板计数＜$1\times10^5/mm^3$），体温低（核心体温＜36℃），以及低血压需要积极液体复苏。在判定过程中，还应考虑其他因素，例如低血糖（非糖尿病患者）、低钠血症、急性酒精中毒、肝硬化、无脾及其他不明原因的代谢性酸中毒。单独使用次要标准需校对验证。有研究显示，仅使用次要标准就将患者收住 ICU 对病死率并无改善，另一项研究发现，若将次要指标的选择截点提高至 4 分，那么次要指标的准确率将得到显著提升[69, 70]。Phua 等指出，ATS 次要指标在预测疾病严重程度、ICU 住院需求和病死率方面优于与 PSI 和 CURB-65 评分[71]。Brown 等指出，如果用 4 项次要指标而不是 3 项来决定 ICU 入住的需要，阳性和阴性预测值超过 80%。最近的一项研究将发生率＜5% 的指标删除（白细胞减少、血小板减少、低体温）来简化 ATS/IDSA 评分，并指出简化 ATS/IDSA 与原版相比，在预测病死率和 ICU 住院率方面无差别[72]。该研究还表明，添加另一变量酸中毒（pH＜7.35），能提高 ATS/IDSA 对死亡率和 ICU 入住预测的准确性。

Rello 及其同事等评估了用以计算患者入住 ICU 24 小时内病情的 CAP-PIRO 评分[73]。在这个研究中，下列几项每符合一项得 1 分，包括：合并症（COPD，免疫功能低下），年龄大于 70 岁，胸片提示多叶受累，休克，严重低氧血症，急性肾功能衰竭，菌血症和 ARDS。据分值分为四级：① 0～2 分，低危；② 3 分，中危；③ 4 分，高危；④ 5～8 分，极高危。PIRO 分数作为预测入住 ICU 的 CAP 患者 28 天病死率的工具，效果优于 APACHEⅡ和 ATS/IDA。

早期入住 ICU 患者风险（Risk of Early Admission to ICU，REA-ICU）指数的数据来自近 5 000 例患者，可帮助医生识别无明显入住 ICU 指征实则需要 ICU 治疗的患者。它通过 11 项指标来评估患者入住 ICU 的需要，并将其分为四组，包括：男性，年龄小于 80 岁，合并基础疾病，呼吸频率≥30 次 /min，心率≥125 次 /min，多叶受累或胸腔积液，白细胞计数＜30 000/L 或＜20 000/L 或白细胞计数高，低氧血症［血氧饱和度＜90% 或动脉氧分压（PaO_2）＜60mmHg］，BUN≥11mmol/L 或更高，pH＜7.35，血钠＜130mmol/L[74]。病死率和对 ICU 治疗的需求随着连续风险分组的升高而增加，最高为Ⅳ级≥9 分。近期有一项验证研究容纳了 850 例没有明显 ICU 入住指征的 CAP 患者，发现 REA-ICU 指数在评估患者是否需早期入住 ICU 方面优于 PSI，但与其他评分系统（如 SMART-COP、CURXO-80、2007 ATS/IDSA 次要标准和 CURB-65）相比无差别[75]。早期入住 ICU 对重症患者的救治有积极意义，因此制定一套敏感性高的评分标准来鉴别重症 CAP 患者很有意义。

SCAP 生物标志物

测量血清生物标志物水平，如 C 反应蛋白、肾上腺髓质激素前体中间片段、血清中段心房利钠肽原（midregional proatrial natriuretic peptide，MR-proANP）、精氨酸加压素（和肽素）、前内皮素 -1 或 PCT 等，可能对 CAP 患者抗生素治疗有指导意义。PCT 是一种在肝脏合成的对细菌感染（而不是病毒感染）产生应答的急性期反应物。研究证实，连续测量 PCT 水平可用于指导抗生素疗程，一旦 PCT 水平下降，抗生素治疗即可停止。与根据临床表现做判断相比，这显著缩短了抗生素的疗程[5, 76]。对于 SCAP 患者，测量初始和连续 PCT 水平能帮助识别预后差的患者，并且低 PCT 水平可分辨 PSI Ⅳ～Ⅴ级的可安全在 ICU 外治疗的患者[77]。Kruger 等报道，死亡患者在入院时的 PCT 中位值明显高于存活患者（0.88 vs 0.13ng/ml；P=0.000 1）[78]。PCT 低提示非常低的死亡风险，甚至适用于 CURB-65 预后评分高的患者。鉴于其较高的阴性预测能力（PCT＜0.228ng/mL 时为 98.9%），初诊 PCT 较低的患者可以安全地在 ICU 外治疗[78]。Huang 等发现 23.1%（126/546）的被 PSI 定义为高危的患者，如果第一个住院日 PCT 水平低，那么该组患者病死率也低，这样的结果与低风险组患者是一致的[79]。

在一个容纳 685 例 CAP 患者的前瞻性研究中，Ramirez 等评估了生物标志物与 ICU 住院患者之间的关系[80]。炎症生物标志物可用来鉴别是否需 ICU 治疗的患者，包括需要延迟 ICU 治疗的患者。通过与 14 例（23%）PCT 高于截点值（$P=0.032$）的患者比较，ATS 次要标准≥3 分的患者，如果PCT 低于 0.35ng/ml，那么不需入住 ICU[80]。另一项研究对比了 3 种标志物——N- 末端脑利钠肽原（N-terminal pro-B-type natriuretic peptide，NT-proBNP）、MR-proANP、B 型钠尿肽（B-type natriureticPeptide，BNP）与 PSI、CURB-65 评分在预测肺炎患者早期、晚期病死率方面的优劣[81]。该研究发现，NT-proBN、MR-proANP 和 BNP 水平与肺炎严重程度呈正相关，且死亡患者血清中 3 种标志物水平较高。综合应用 PSI 和 NT-proBNP 比单独应用一种更能准确反映疾病风险。一项分析了 7 篇文献涉及 1 075 例患者的 meta 分析指出，在严重感染或感染性休克的患者中，基于 PCT 水平的治疗方案与常规治疗方案相比，28 天病死率无差别，但是 PCT 组患者的抗生素疗程明显缩短[82]。基于 PCT 的抗感染治疗方案，能够使抗生素降级且缩短治疗疗程，而对死亡率无影响。

使用生物学标志物来判断病情的严重程度，最好同时结合患者临床表现、病原学和病理结果。包括肺炎严重性评分和生物标志物在内的综合分析能帮助临床医生评估疾病严重程度和抗生素的使用，连续监测可以用来评估对治疗的反应。然而，PCT 和其他生物标志物并不是肺炎特异性的指标，在其他感染或炎性疾病中也会升高，因此，对于心脏和肾脏功能衰竭的患者应谨慎解释其意义。

病原学检查

即使进行了大量的诊断检查，也只有大约一半的 CAP 患者能找到病原体，这提示了诊断检查的局限性以及未知病原体存在的可能性[1,83]。在过去的四十年里，许多能导致肺炎的新型病原体被发现，例如军团菌、肺炎衣原体、中东呼吸综合征冠状病毒（MERS-CoV），禽流感病毒（H7N9），新型 HIN1、H3N2 流感病毒和汉坦病毒。此外，肺炎的常见病原体肺炎链球菌的抗生素耐药也越来越多见。然而，最近的数据显示，2000—2013 年，肺炎链球菌 CAP 患者的 ICU 死亡率降低，可能反映出对 SCAP 患者的正确识别、早期抗菌素的使用以及联合治疗手段的增加[84]。

可能感染的病原菌会根据患者对特定微生物的免疫情况和合并的慢性疾病而不同，但是对所有组别的患者，肺炎链球菌是 CAP（包括 SCAP）患者最常见的病原体[1,85]。近年来，肺炎链球菌耐药菌株有所增加，有接近 40% 的病菌对青霉素或其他抗生素的敏感性降低，但体外实验报道细菌耐药性和临床表现的关系尚不明确[1,86,87]。虽然肺炎链球菌是 CAP 最常见的病原体，但其感染率在下降，这可能和针对它的疫苗接种及成人吸烟率下降有关[88]。感染耐药性肺炎链球菌（drug-resistant S.*pneumoniae*，SRSP）的危险因素包括：过去 3 个月内接受 β 内酰胺类抗生素治疗，酗酒，大于 65 岁，免疫抑制，合并多种基础疾病以及与日托班儿童接触[1,89,90]。SCAP 其他常见感染的病原体有病毒［如流感病毒、呼吸道合胞病毒、引起严重急性呼吸窘迫综合征的冠状病毒（severe acute respiratory syndrome，SARS）］，肺炎链球菌，肺炎支原体，结核杆菌和流感嗜血杆菌（尤其吸烟者）。重症肺炎常见金黄色葡萄球菌（包括耐甲氧西林的金黄色葡萄球菌，或 MRSA）或肠道革兰氏阴性杆菌感染，很少见厌氧菌感染。在老年患者中（包括患吸入性肺炎、HCAP 和潜在心肺疾病），以肠道革兰氏阴性杆菌较常见。

虽然误吸被认为是厌氧菌感染的危险因素，但是一项研究表明，误吸引发老年患者罹患 SCAP，最常见的病原体是革兰氏阴性杆菌[91,92]。感染革兰氏阴性杆菌的危险因素有：误吸，入院前 30 天以内住院史，入院前 30 天以内使用抗生素，肺部基础疾病，吸烟和低钠血症[93,94]。Falguera 等研究了 3 272 例 CAP 患者的病原菌，发现肠道革兰氏阴性杆菌（最常见铜绿假单胞杆菌）占比 2%。感染这些病菌的高危因素有：COPD，使用糖皮质激素，先前使用抗生素治疗，呼吸急促（>30 次 /min），入院时出现感染性休克[95]。感染这些病菌的患者大多需要 ICU 治疗而且病死率高、住院时间长。

多年来都有报道，SCAP 患者多有原发的非典型病原体引起的肺部感染。事实上，在西班牙一所医院的 ICU 中，近 25% 的患者存在非典型病原体感染，但是致病菌种随时间而不同。在一段时间内，这家医院 14% 的 SCAP 患者的致病菌为军团菌，但 10 年后这家医院内军团菌只占 2%，取而代之的是占 17% 的支原体和衣原体感染；然而，支原体和衣原体在 10 年前，比例仅为 6%[15]。多项研究表明，即使是由细菌引发的 CAP，也可同时合并以混合感染形式存在的非典型病原体[96,97]。非典型病原体包括肺炎支原体、肺炎衣原体和军团菌。有研究显示，非典型病原体存在于各年龄段人群，它不仅见于年轻健康人群，在养老院的老年人中也能见到[1,96,98]。与单一病原体相比，混合感染会导致更复杂的病情和更长的住院时间。这可能解释了越来越多的研究显示，早期给予覆盖这些病原体的抗生素治疗能显著降低 CAP 患者的病死率，包括入住 ICU 的 CAP 患者的病死率[99,100]。值得注意的是，多项关于肺炎链球菌的回顾性研究指出，采取双联抗感染治疗（通常包括大环内酯类）比单药治疗病死率低，更说明了这些患者中存在混合非典型病原体感染的可能性[101,102]。非典型病原体感染率高达 60%，约 40% 的 CAP 患者存在混合感染[97]。这些高发病率是通过血清检测得出的，正确性有待商榷。非典型病原体感染的肺炎并非一成不变，其感染频率随着时间和地理位置变化。

在过去，金黄色葡萄球菌性肺炎很少见，但是葡萄球菌确实能够导致重症肺炎。在过去的几年里，一种社区获得性 MRSA（community-acquired strain of MRSA，CA-MRSA）已经成为 SCPA 的致病菌，尤其是在无住院史和基础疾病的患者中，并常伴随流感发生[1,103,104]。CA-MRSA 导致严重的双肺坏死性肺炎，通常与其产生的毒素有关。与院内感染 MRSA 不同，它起源于 USA 300 菌株。

感染特殊病原体危险因素

表 74-3 基于临床危险因素总结了住院 CAP 患者（包括 ICU）的常见病原菌。分类是基于特定病原体的临床危险因

表 74-3　社区获得性肺炎常见病原体

住院患者，没有心血管疾病及其他高危因素
肺炎链球菌，流感嗜血杆菌，肺炎支原体，肺炎衣原体，混合感染（细菌加非典型病原体），病毒（包括流感病毒），军团菌，其他病毒（结核分枝杆菌，地方性真菌，气囊嗜血杆菌）
住院患者，合并心血管疾病和 / 或其他高危因素
以上所有，但是耐药性肺炎链球菌（DRSP）和肠道革兰氏阴性杆菌更应值得关注
重症社区获得性肺炎患者，无铜绿假单胞杆菌危险因素
肺炎链球菌（包括 DRSP），军团菌，流感嗜血杆菌，肠道革兰氏阴性杆菌，金黄色葡萄球菌（包括耐甲氧西林金黄色葡萄球菌），肺炎支原体，呼吸道病毒（包括流感病毒），其他（肺炎衣原体，结核杆菌，地方性真菌）
重症社区获得性肺炎患者，有铜绿假单胞杆菌危险因素
上述所有病原体加铜绿假单胞杆菌

素的存在，这些因素也被称作"可改变因素"。耐药性肺炎链球菌（drug-resistant S. pneumoniae，DRSP）的可改变因素是年龄大于 65 岁，过去 3 个月内接受 β 内酰胺类药物治疗，酗酒，免疫抑制（包括糖皮质激素治疗），多种基础疾病以及接触日托班儿童。除了在养老院居住的患者，HCAP 患者还可被耐药革兰氏阴性杆菌和 MRSA 感染，尤其是危险因素多者。这些危险因素包括：严重疾病，生活能力低下，免疫抑制，近期抗生素治疗及 3 个月内住院史[105]。在预测入住 ICU 的患者可能的病原菌时，患者被分为假单胞菌感染风险人群和不太可能存在该病原菌的人群。铜绿假单胞杆菌感染的危险因素是：结构性肺病（支气管扩张），糖皮质激素治疗史（泼尼松 > 10mg/d），1 个月内接受广谱抗生素治疗超过 7 天，营养不良[1]。一项关于 935 例 CAP 或 HCAP 住院患者的研究，根据 ATS/IDSA 2005 HCAP 指南，对 MDR 病原体感染风险进行了评估[106]并指出：患者符合≥1 条危险因素时，会比没有危险因素的患者面临更高的住院率和重症肺炎患病率（45% vs 29%，$P < 0.001$；45% vs 29%，$P < 0.001$）。在所有危险因素中，90 天内住院史（$OR = 4.87$）或养老院居住史（$OR = 3.55$）是感染耐药菌和病死率高的独立危险因素。表 74-4 总结了这些临床因素与感染特殊病原体的关系，在询问病史时应引起重视[1]。

肺炎的放射学表现虽然种类很多，但是这些检查结果很难用于判定病原体种类，有些征象对明确病原菌具有重要指导意义。肺炎链球菌、肺炎克雷伯菌、金黄色葡萄球菌、流感嗜血杆菌、肺炎支原体和肺炎衣原体肺炎多由误吸引起，局部多见，特别是双肺下叶或其他肺段。以间质浸润为主的肺炎多见于病毒、肺炎支原体、肺炎衣原体、鹦鹉热衣原体和卡氏肺孢子菌。淋巴结间质改变提示炭疽杆菌、土拉弗朗西斯菌和鹦鹉热衣原体，而淋巴结腺体浸润提示结核杆菌、真菌、炭疽杆菌和细菌感染。肺脓肿影像学表现可出现空

表 74-4　临床因素与特定病原体

临床因素	常见病原体
酗酒	肺炎链球菌（包括耐青霉素菌株），厌氧菌，革兰氏阴性杆菌（可能是肺炎克雷伯菌），结核杆菌
慢性阻塞性肺疾病 / 吸烟或戒烟者	肺炎链球菌，流感嗜血杆菌，卡他莫拉菌
养老院居住史	肺炎链球菌，革兰氏阴性杆菌，流感嗜血杆菌，金黄色葡萄球菌，肺炎衣原体，结核杆菌。厌氧菌不多见
不注意口腔卫生	厌氧菌
蝙蝠暴露	荚膜组织胞浆菌
鸟类暴露	鹦鹉热衣原体，新型隐球菌，荚膜组织胞浆菌
兔暴露	土拉弗朗西斯菌
美国西南部暴露史	特定地区孢子菌病，汉坦病毒
家禽或孕猫暴露史	博纳特立克次体
流感后肺炎	肺炎链球菌，金黄色葡萄球菌（包括社区获得的耐甲氧西林金黄色葡萄球菌），流感嗜血杆菌
结构性肺病（如支气管扩张，囊性纤维化）	铜绿假单胞菌，洋葱假单胞菌或金黄色葡萄球菌
镰状细胞病，无脾	肺炎链球菌，流感嗜血杆菌
生化袭击	炭疽杆菌，土拉菌，鼠疫
亚洲暴露史	SARS 病毒，结核杆菌，类鼻疽伯克菌

洞，多与以下病原体有关：金黄色葡萄球菌、需氧革兰氏阴性杆菌（铜绿假单胞杆菌）、结核杆菌、真菌（曲霉菌）、诺卡菌和放线菌。

感染特定病原体的临床特征

肺炎链球菌

肺炎链球菌是 CAP 最常见的病原体，革兰氏染色阳性的双球菌，有 84 种不同的血清型，每种血清型抗原类型不同。在所有感染中，约 80% 由 23 种血清型中的一种导致，目前已有针对这 23 种血清型的疫苗。该病多好发于冬春季节，70% 的患者可能和先前病毒感染有关。肺炎链球菌可在人与人之间传播，最初定植于口咽部，当它被吸入肺时，就会发生肺炎。高达 20% 的住院肺炎患者存在菌血症，肺外感染有：脑膜炎、脓胸、关节炎、心内膜炎和脑脓肿。由于大多数研究更关注菌血症和侵袭性肺炎，因此低估了肺炎链球菌的致病性。在一篇系统回顾和 meta 分析中，Said 等指出 27.3% 的 CAP 归因于肺炎链球菌，而使用尿液抗原检测可比常规方法多诊断出 11.4% 的 CAP[107]。在该研究中，菌

血症占 24.8%，并且菌血症更多见于病情严重、未使用抗生素和获得性人免疫缺陷病毒（human immunodeficiency virus，HIV）阳性的人群。近年来，由于抗生素管理规范化和吸烟减少，ICU 中重症 CAP 患者存活率有升高趋势[84]。

20 世纪 90 年代中期以来，肺炎链球菌的耐药性增加日益普遍，其中 40% 以上对青霉素及其他常用抗生素（大环内酯类、磺胺甲噁唑、头孢类）耐药[1,86-90]。幸运的是，大多数肺炎链球菌青霉素耐药呈“中介”型[最小抑菌浓度（minimal inhibitory concentration，MIC）为 0.1～1.0mg/L]而不是耐药型（MIC 为 2.0mg/L 或更高）。尽管其体外抗药性的临床作用尚不明确，但一个大型数据库调查显示，只有青霉素 MIC 超过 4.0mg/L 才会增加死亡风险[86]。最近对于非脑膜的感染，青霉素耐药定义发生了变化，MIC≤2mg/L 为敏感，MIC＝4mg/L 为中介，≥8mg/L 为耐药[108]。使用旧定义很难评估耐药性对预后的影响，而使用新定义后耐药菌较前明显减少，但对预后有影响。最近的一项研究调查了 118 例使用新定义诊断耐药菌的患者，发现敏感组和耐药组 30 天病死率无差别[109]。耐药组在过去 2 周内使用抗生素治疗频率高。值得关注的是，敏感组患者更有可能发生较差的初始表现，如菌血症和 ICU 住院率的比率更高。在该项队列研究中，两组患者都接受了广谱抗生素的治疗，如超广谱头孢菌素、万古霉素和碳青霉烯类抗生素。

众所周知，前期抗生素治疗与肺炎链球菌耐药相关。前期大环内酯类、β 内酰胺类和喹诺酮类已被证实会诱发肺炎链球菌产生耐药[89,110-112]。过去 1 个月抗生素治疗史和过去 6 个月相比，产生耐药风险无统计学差异[112]。研究指出，喹诺酮类抗生素会导致肺炎球菌产生耐药[110,111]。另有研究发现，肺炎链球菌菌血症患者如果在过去 3 个月内接受 β 内酰胺类（青霉素和头孢类）、大环内酯类或喹诺酮类治疗，则更容易产生耐药[10]。尽管有研究报道，耐药菌治疗不当会增加死亡风险，但也有研究指出，应用头孢曲松或头孢噻肟并不会增加死亡风险[113]。因此，在临床实践中，产生耐药菌不一定影响治疗结果，因为现行 SCAP 指南已经推荐这类抗生素作为经验性治疗药物。肺炎链球菌对大环内酯类药物耐药性可强可弱，这取决于细菌的耐药机制是主动外排还是核糖体改变。尽管细菌强耐药性和临床治疗有关，但这并不是 ICU 中 CAP 患者治疗的难点，因为所有接受大环内酯类药物治疗的患者，即使存在大环内酯类耐药，也会联合有效针对肺炎球菌的高活性 β- 内酰胺类药物进行治疗。

嗜肺军团菌

这种微小的、弱染色的革兰氏阴性杆菌在 1976 年一场流行后首次被诊断，它可以是以偶发的或者流行病的形式出现。虽然军团菌属有多种血清型，但在所有病例中，90% 是由 1 型导致的。另一种导致人类致病的是米克戴德军团菌，它经水传播，也可以经空调设备、饮用水、湖泊和河岸、水龙头和淋浴喷头传播[114]。疾病通常由雾化吸入受污染的水源引起。当水系统被感染时，可能会暴发地方性流行病。散在病例中，军团菌占所有 CAP 病例的 7%～15%，在重症患者中应当予以重视[1,15,114]。最近的研究发现，军团菌发病率逐渐增高，特别是在纽约这样的大城市，糖尿病患者和贫困社区的发病率也较高[115]。

典型军团菌感染的特点是高热、寒战、头痛、肌痛和白细胞计数增多[114]。若肺炎前有腹泻、意识障碍、低钠血症、心动过缓或肝功能异常，应高度怀疑军团菌感染，但这些症状通常很少出现。病情迅速进展，患者可能表现出中毒症状。这种典型的症状不一定总会出现，因此，ICU 的 CAP 患者和影像学进展迅速的患者要考虑该病。若从血清学的角度诊断，需同时检测急性和恢复期的抗体滴度。尿抗原检测（urinary antigen test，UAT）是军团菌最精确的快速检测方法，但仅仅是针对 1 型。然而，由于目前尚无技术能检测其他军团菌，因此检测结果阴性也不能排除军团菌感染。近年来，大多数病例都是通过尿抗原来进行诊断，对血清和微生物培养的依赖程度较低。随着对 UAT 的依赖增加，军团菌感染的病死率已经下降。这表明，与过去相比，该病导致的重症患者越来越少[116]。

金黄色葡萄球菌

金黄色葡萄球菌会导致严重的 CAP，可为坏死性，随后发展为空洞性肺炎，并可经血传播至身体多个部位。金黄色葡萄球菌可来自右心内膜炎心脏瓣膜植入后或脓毒性静脉血栓性静脉炎（中央静脉导管或颈静脉感染）感染灶。当患者存在流感后肺炎时，会继发金黄色葡萄球菌感染。在美国，CA-MRSA 主要出现在皮肤和软组织感染中，但它也是 SCAP 的病因。“CA-MRSA”无性繁殖，源自 USA 300 克隆，它在临床表现和病原学上与院内获得性肺炎 MRSA 菌株不同[103]。它能感染既往健康的个体，这种病原体引起 CAP 的典型临床表现是先前病毒或流感感染的并发症。

这种疾病的特点是病情重、累及双侧的坏死性肺炎，这可能与葡萄球菌毒素有关，如杀白细胞毒素（panton-valentine leukocidin，PVL）。在对美国 12 个急诊部门的 627 例患者进行的前瞻性研究中，作者将 CA-MRSA 从 2.4% 的所有患者和 5% 的 ICU 患者中分离出来；死亡率是 14%，所有菌株均为 USA 300[117]。CA-MRSA 患者有严重的感染且伴有多重浸润或胸部影像有空洞，需要气管插管或血管活性药物治疗；与其他患者相比，之前的 1 年在养老机构居住或前一个月接触皮肤感染患者更容易出现该病。由于这种病菌引起肺炎的发病机制与细菌产生的毒素有关，因此治疗可能需要同时包括抗菌和抗毒素的药物[104]。Sicot 等在一项对 133 例 PVL 阳性的患者的研究中发现，感染 MRSA 和甲氧西林敏感的金黄色葡萄球菌的患者病死率无统计学差异。然而，使用具有抗毒素作用的抗生素（克林霉素、利福平和利奈唑胺）与没有接受抗毒素治疗的患者相比，尽管只有大约 1/3 的患者接受了抗毒素治疗，但死亡率降低（从 52.3% 下降到 6.1%，$P < 0.001$）[118]。该病的发病率相对较低，但偶尔也会发生，在某些地域，尤其在流感季节，该病发生率较高。

其他病原体

病毒性肺炎的发病率很难定义。但是对超过 300 个非免疫缺陷的患者进行仔细的研究发现，通过血清抗体检测诊断病毒性肺炎，仅可诊断出 18% 的患者，其中一半为单纯病毒感染，余下则合并细菌感染[119]。流感（A 多于 B）病毒、副流感病毒和腺病毒是最常见的病毒。除了流感之外，病毒性肺炎会导致呼吸衰竭，包括呼吸道合胞体病毒（可感染老年人）、水痘（尤其是有水痘的孕妇）和汉坦病毒（新墨西哥州的四个区流行）[120]。在最近的一项关于使用聚合酶链反应（polymerase chain reaction，PCR）技术的对重症肺炎患者的研究中，该学者发现单纯病毒感染更常见：36.4%（$n=72$）的患者病毒检测阳性，而 9.1%（$n=18$）的患者为细菌和病毒混合感染[121]。

在流行地区，特别是感染艾滋病毒的人群中，对患有 SCAP 并伴肺球孢子菌和组织胞浆菌真菌感染的患者进行结核病筛查很重要。一些立克次体会引起 CAP，包括在世界范围内发生的 Q 热病（伯纳特立克次体），在亚洲和澳大利亚的落基山斑疹热（Rocky Mountain spotted fever，RMSF）和斑疹伤寒（立克次体）。疾病传播通常有一个媒介，例如蜱虫（Q 热病，RMSF）或螨虫（灌木状伤寒），也包括绵羊、奶牛和受污染的牛奶（Q 热病）。这些感染有不同的潜伏期，几天到几周不等，表现出发热综合征，可能包括肺部表现和皮疹表现（Q 热病，RMSF）。

流感病毒 流感在流行病流行期间应始终被考虑，它可导致原发性病毒性肺炎，或继发性肺炎链球菌、金黄色葡萄球菌或流感嗜血杆菌等细菌感染。2009 年 4 月，甲型 H1N1 流感在全球范围内感染了大约 6 100 万人，其中有 13 000 人死亡。与季节性流感不同的是，甲型 H1N1 流感对年轻人的影响超过了老年人，其高危人群包括孕妇和肥胖人群[122]。在一系列研究中，有 12% 的感染 H1N1 病毒的住院患者接受 MV 治疗，6% 的住院患者死亡[123]。如果及早给予扎那米菲和奥司他韦进行抗病毒治疗可以减轻疾病严重程度，而糖皮质激素对重症患者的作用尚有争议[122, 124]。在放射性肺炎的患者中，该病合并细菌性肺炎的发病率从 <5% 到 >25% 不等。在 681 例 2009 年甲型流感（H1N1）感染患者中，Muscedere 及其同事评估了并存或继发获得性细菌呼吸道或血培养阳性的风险[125]。在这一研究中，几乎所有的 ICU 患者都接受了抗生素治疗，但仅有 38% 的患者血培养和（或）痰培养阳性。与培养结果阴性患者相比，这部分患者病死率高，呼吸机支持时间长，ICU 和住院时间长。2013 年春，中国出现了新型禽流感病毒（H7N9）感染的患者，疾病与接触包括鸡（82%）在内的感染动物有相关性[126]。这种疾病导致较高的呼吸衰竭发生率和 ICU 住院率，特别是在有并发症的 ICU 患者中，其死亡率在 27%～34%[126, 127]。

SARS 2003 年末，一种由冠状病毒引起的呼吸道病毒感染在亚洲部分地区出现，被称为“SARS”。该疾病在亚洲许多地区流行，当加拿大多伦多暴发疫情时，这种疾病才在北美蔓延。值得注意的是，在全世界范围内，20% 的患病人群为医护人员，特别是那些照顾重症监护室患者的医护人员。在紧急插管过程中，病毒传播风险最大；另外，在无创性通气时也可能传播。因此，如果怀疑 SARS，则应禁止使用后一种治疗方式[128]。阻止 SARS 向医护人员传播可有效控制感染，其方法包括对呼吸道分泌物仔细处理、呼吸机使用、佩戴 N-95 型口罩，以及使用无菌的隔离服和手套[129]。更复杂的感染控制措施，包括个人换气装置，对参与高危操作（例如，插管）的医护人员来说也是很有必要的。ICU 确诊的 SARS 患者死亡率超过 30%，患者死亡通常是由多器官衰竭和败血症导致的。目前没有特定的治疗 SARS 的方法，但是无对照组的报道指出，脉冲剂量的糖皮质激素和利巴韦林是有效的。

中东呼吸综合征冠状病毒 2012 年 9 月，一种新的冠状病毒在阿拉伯半岛暴发，随后被命名为“*MERS-CoV*”[130]。患者出现严重急性肺炎，伴有低氧性呼吸衰竭和肾功能衰竭。它可以在社区中散在发生，也可以经卫生保健相关的人员传播发生[131]。该病毒感染致死率高达 60%，特别是在有基础疾病的患者中，大多数患者需要有创性的呼吸支持，并且有肺外的表现，常见肾功能衰竭[132]。糖皮质激素、奥斯他韦、利巴韦林和干扰素的作用不确切。

生化袭击

一些经空气传播的病原体可以作为生化武器，以气溶胶的形式蓄意传播，并引起 CAP 的临床症状。能以这种方式传播的病原体包括炭疽杆菌（炭疽热）、鼠疫杆菌（鼠疫）和土拉弗菌（兔热病），它们均能导致严重的肺部感染[133-137]。由于其高死亡率和对公共卫生的潜在影响，美国疾病与预防控制中心将这些疾病列为“A 类传染病”[133]。其他肺炎病原体也可以作为生物战的媒介，但可能不那么严重，它们被归为 B 类，包括贝纳柯克斯体和布鲁氏菌。某些新兴病原体归为 C 类，它们并不广泛用于生化武器，但可能导致高发病率和死亡率，包括汉坦病毒和 MDR 结核。一些生物恐怖主义者可以通过气雾剂传播病原菌，但一般不会导致肺炎，包括天花和病毒性出血热（埃博拉病毒、马尔堡病毒）。

诊断

如前所述，患者的病史、体格检查可以提示 CAP，可经由胸部 X 线影像学确诊。根据流行病学的特点、病史可能会提示某些病原体（见表 74-4），但临床特征和胸片不能给出确切的病因。在 SCAP 患者中，检验诊断可用以确诊肺炎及其严重程度和并发症，以及病原体。尽管确定病原种类可以针对性地选择抗生素，但是大多数患者并没有明确的病原学诊断结果，因为微生物的培养和血液学的检查需要一定时间，许多患者在几天或几周后也许才能获得病原学结果。如果血液或胸水培养发现一种病原体，比如支气管镜发现高浓度的病原体，或者血清浓度检测证实了特定病原体浓度增加了

4倍(比较几个星期内收集的急性和恢复期样品),那么就能明确病因。

对于ICU住院的患者,在胸片确定肺炎后,还应进行的检查包括:氧合作用(指脉氧测定或血气分析,后者用在怀疑二氧化碳潴留时),常规的入院血液检测及两组血培养(表74-5)[1,149]。尽管血培养在CAP患者中阳性率只有10%~20%,但是它们却可被用来确定特定的诊断和确定耐药肺炎链球菌的存在[1,86]。对所有住院患者而言,血培养不是常规检查,但应对重症患者行血培养,特别是入院前未接受过抗生素治疗的患者,因为在该人群中阳性率很高[138]。若患者有胸膜渗漏,应将胸水送培养和生化分析。

所有插管的重症患者都应该做痰培养以帮助鉴别不常见的病原菌及其耐药性[1]。肺炎链球菌或军团菌的UAT具有为患者提供快速诊断的潜在价值。军团菌尿抗原只针对血清1型感染,并在一半以上的受感染患者中呈阳性;然而在急性病中,这种测定常常呈阳性[139]。UAT也可用于检测肺炎链球菌的荚膜多糖,在有菌血症的肺炎链球菌患者中其敏感性为77%~88%,但在非菌血症肺炎患者中其敏感性仅为64%[88,140]。若用浓缩尿液进行测定,其敏感性会增加,即使在抗生素治疗的情况下也可以是阳性;然而,最近有报道指出,该检测可能在近期有肺炎链球菌感染的患者中出现假阳性[141]。用痰涂片革兰氏染色来指导早期抗生素使用是有争议的,但这个测试最大的价值在于对痰培养结果的解释并确定样本中主要的病原体。革兰氏染色可引起临床工作者对经验性治疗未涉及的病原体的怀疑,从而扩大初步经验性治疗的范围(例如,在流行性感冒季节,革兰氏阳性球菌提示金黄色葡萄球菌)[1]。

不建议常规行血清学检查。核酸扩增试验和PCR技术为非典型病原体(如病毒、支原体、衣原体和军团菌)提供了快速检测结果。PCR检测技术在CAP处理中的有效性还未得到证实,因为这种方法非常敏感,如果一个样本检测结果呈阳性,它仍不能区分是致感染的病菌还是正常定植菌。然而,如果检测结果为阴性则非常有价值,因为通过PCR技术排除可疑病原菌后可以让抗感染治疗更有针对性。如前所述,生物标志物有助于抗生素的管理,低血清PCT浓度(<0.1g/L)有助于支持不给予或停用抗生素的决策[76]。

支气管镜检不作为常规检查,应仅限于免疫系统受损的患者和有SCAP的患者使用。多项研究表明,对SCAP患者进行特定的病因诊断,对结局并没有任何改善[142,143]。相反,如果最初的经验疗法是准确的且患者有临床迅速好转,那么预后就会改善[143]。然而,急性进行性肺部感染的患者尽管已经接受了治疗,也仍会受益于有创检查。但是这种有创检查对预后的有利影响尚未得到证实。还有一类应进行有创检查的人群是接受糖皮质激素治疗的COPD患者,他们有缓慢反应或非反应性肺炎,且感染曲霉菌的风险高,这种病菌可从支气管镜检中被发现。此外,支气管镜检查对症状不明显的患者或其他免疫抑制的患者也是有价值的[144]。

在SCAP患者中,诊断检查可能对抗生素的调整更有指

表74-5 社区获得性肺炎诊断方法

检测方法	敏感性	特异性	评价
胸片	65%~85%	85%~95%	CT对浸润性更加敏感。对所有患者推荐使用胸片
计算机断层扫描	金标准	非特异性感染	不作为常规使用,但该方法有助于识别空泡和定位胸腔液。推荐对治疗无反应的患者使用
血培养	10%~20%	结果阳性时,特异性高	通常显示肺炎链球菌(占阳性样本的50% ~80%)和明确对抗生素的敏感性。推荐在严重CAP患者中,特别是在检测时未使用抗生素治疗的患者中使用
痰涂片革兰氏染色	40%~100%,视情况而定	0~100%,视情况而定	可与痰培养联合明确主要的致病菌并识别未被怀疑的病原体。建议与痰培养联用,但无法缩小经验疗法的药物选择范围
痰培养	—	—	怀疑耐药菌或特殊病原体时使用,但其结果不能区分是病原菌还是正常定植菌。所有器官插管患者需通过气管吸痰留取痰标本
血氧监测或动脉血气	—	—	判断病情和缺氧程度;如怀疑高碳酸血症,则需测定血气分析。推荐在严重社区获得性肺炎患者中使用
军团菌、衣原体、肺炎分枝杆菌,病毒血清学测定	—	—	准确,但通常需要检测间隔4~6周急性和恢复期的滴度。不作为常规推荐
军团菌尿抗原	50%~80%	—	对军团菌来说是最好的急性诊断测试,但只能用于血清型1型军团菌的检测。
肺炎链球菌尿抗原	70%~100%	80%	近期肺炎链球菌感染可呈假阳性。浓缩尿液可以增加其敏感性
血清降钙素原	—	—	非常规测试,但若要测定,应用高度敏感的Kryptor法。有助于指导治疗时间和判断是否需入住ICU

导价值，而不是影响最初治疗方案的选择[145]。一项研究表明，近 40% 的患者没有发现病原体，针对病原体的治疗对整体死亡率或住院时间并没有影响，但对比经验治疗，其不良反应更少，ICU 患者的死亡率也更低[146]。此外，这项研究还强调了及时应用有效的抗生素治疗可降低病死率[147]。因此，医生不应当因诊断检查而延迟治疗，应对检查进行简化，并使所有患者都尽快接受基于诊疗程序的经验治疗。

治疗

表 74-3 和表 74-4 以疾病的严重程度和特定病原体的危险因素为基础，对患者进行了分类，基于这两个表所考虑的因素，为了针对可能的病原菌，最初对 SCAP 的抗生素治疗必然是经验性的。感染 DRSP、肠革兰氏阴性细菌和铜绿假单胞菌等微生物的可能性可以通过对心肺疾病或"可改变因素"的评估确定。尽管每个患者都可以预测一组可能的病原体（表 74-3），且这些信息可被用来指导最初经验性治疗，但如果诊断检查显示在特定病原体，那么治疗就更有针对性。

当选择对 CAP 进行经验性治疗时，应该遵循表 74-6 的原则和治疗方法[1, 148]。所有患者都应该接受对 DRSP 和非典型病原体的治疗，但只有有恰当危险因素的患者（见上述内容）应该有针对性的包含对铜绿假单胞菌的治疗，感冒后导致双侧坏死性肺炎的患者应行包含 CA-MRSA 的抗感染治疗[1]。所有重症监护的患者都需要使用 β 内酰胺类药物联合大环内酯类或喹诺酮类药物，再根据临床情况加上其他药物[1, 149]。避免抗生素单药治疗基于以下事实：对于 ICU 内的 CAP 患者来说，包括喹诺酮单药疗法在内的任何单药治疗的药效（特别是脑膜炎并发的肺炎）、有效剂量以及安全性目前都是未知的。从现有数据来看，加用大环内酯类药物和加用喹诺酮类药物会导致相似的结果。尽管在一些菌血症型 CAP 患者，特别是肺炎链球菌患者中的数据显示：大环内酯类可能因其抗感染作用而具有特殊的优势[101, 102, 150, 151]。

表 74-6 重症社区获得性肺炎经验性抗感染治疗

无假单胞菌危险因素
选 β 内酰胺类（头孢噻肟，头孢曲松）
加
静脉注射大环内酯类或喹诺酮类（莫西沙星，左氧氟沙星*）
存在假单胞菌感染风险
选择抗假单胞菌的 β 内酰胺类（头孢吡肟，哌拉西林 / 他唑巴坦，亚胺培南，美罗培南）
加
环丙沙星
或
抗假单胞菌的 β 内酰胺类
加
氨基糖苷类
加
静脉注射大环内酯类或抗肺炎链球菌的喹诺酮类（莫西沙星，左氧氟沙星*）

注意：虽然不建议将常规耐甲氧西林金黄色葡萄球菌（MRSA）用于所有严重的社区获得性肺炎，但考虑社区获得性 MRSA，尤其是流感后和有双侧坏死性肺炎时，如果怀疑有此情况，可加用利奈唑啉或万古霉素和克林霉素联合治疗。* 对于肾功能正常的患者，左氧氟沙星的推荐剂量为每日 750mg。

在一项容纳 529 例 ICU-CAP 患者的研究中显示：与单药治疗相比，β 内酰胺类联合大环内酯类或喹诺酮类药物的疗法可以改善出现休克并需要升压治疗患者的存活率[152]。在对 SCAP 患者（并非所有的肺炎链球菌）的另一项研究中也证实了在最初的经验治疗中添加大环内酯类而不是喹诺酮类的益处，能降低患者病死率[153]。在最近的一项研究中，通过比较在免疫力正常的 SCAP 患者中双药（β 内酰胺类和大环内酯类或喹诺酮 $n=394$）和单药治疗（β 内酰胺类，$n=471$）的结局，发现两组患者 60 天病死率无统计学差异[154]。然而，双药治疗组患者初始给予充足抗生素的频率高，生存率也更高。在一项研究中，将高剂量的左氧氟沙星与 β- 内酰胺类或喹诺酮类联合使用，这种治疗方法总体上也是有效的。然而，感染性休克的患者并未被包括。另外，接受 MV 患者的单药疗法的结局并不理想[149]。在一项关于 SCAP 的 meta 分析指出，大环内酯类与 β 内酰胺类药物联用可显著降低死亡率[155]。如果怀疑感染军团菌，那么使用喹诺酮类是更好的选择，因为它在治疗由军团菌引起的肺炎方面效果显著，而且可能比大环内酯类药物更有效[156]。

对于有铜绿假单胞菌感染危险因素的患者，可以采用使用两种药物的治疗方案，即使用抗假单胞菌的 β 内酰胺类（头孢、亚胺培南、美罗培南、哌拉西林 / 他唑巴坦）和环丙沙星（最活跃的喹诺酮）或左氧氟沙星。或者可以使用三种药物的治疗方案，抗假单胞菌 β 内酰胺类加上氨基糖苷类抗生素，再加上静脉注射抗肺炎链球菌的喹诺酮（莫西氟沙星或左氧氟沙星）或大环内酯类药物[1]。如果怀疑是 CA-MRSA，可以用万古霉素或利奈唑胺治疗，不过其他的药物也可能是有效的，因为这种病原体不像医院内 MRSA 那样具有抗药性。然而，CA-MRSA 在某种程度上是一种毒素介导的疾病，所以推荐患者使用一种抗毒素的药物，以产生更好的效果[104]。为此，利奈唑胺可以单独使用（因为它可以抑制蛋白质合成），或者可将克林霉素和万古霉素联用。

HCAP 患者可以按其他 SCAP 患者的治疗方式治疗，但要考虑覆盖院内肺炎感染的病原体，包括 MDR 革兰氏阴性菌和院内 MRSA[105]。在降低死亡率方面，在 HCAP 患者中使用大环内酯类药物的作用可能没有在 CAP 患者中那样显著[157]。伴有高风险因素的重症 HAP 患者（除了居住在养老院）需要行覆盖 MDR 病原体的治疗方案，而没有这些风险因素的人可以接受 SCAP 的治疗方案。MDR 病原体感染的危险因素包括：机体状况不佳、免疫抑制、近期抗生素治疗或住院治疗[105]。那些感染 MDR 病原体的患者应该接受双抗（β 内酰胺加氨基糖苷类）加 MRSA 治疗（利奈唑胺或万古霉素)的方案。Maruyama 等前瞻性地应用基于已存在的 MDR 风险因素(免疫抑制、90 天以内有住院史,机体功能较差:Barthel 指数 < 50 和 6 个月以内的抗生素治疗)和疾病严重程度(需要入住 ICU 或 MV)的算法对 CAP 和 HCAP 患者的结局进行预测 [158]。该研究报道,CAP 疗法能用于治疗危险因素在 0~1 的 HCAP 患者和两个以上的危险因素的 HCAP 患者,而且大多数患者(92.9%)接受针对特定病原体的合理治疗。因此,即使在 HCAP 患者中,广谱抗生素的应用也可能是被限制的。

尽管喹诺酮类药物不应该被用作 ICU 内 CAP 患者的单独治疗药物,但由于它能同时覆盖肺炎链球菌(包括 DRSP)、非假单胞菌革兰氏阴性菌及非典型病原体,故其仍非常重要 [1]。喹诺酮类能很好地渗透到呼吸道分泌物中,并且具有很高的生物利用度,口服或静脉注射治疗能达到同样的血药浓度,从而使患者能够快速切换到口服治疗。现有针对肺炎链球菌有效的静脉注射剂是莫西沙星和左氧氟沙星 [159]。在体外活性的研究基础上,莫西沙星和左氧氟沙星的推荐剂量分别为每天 400mg 和 750mg,但对肾功能不全的患者需要调整左氧氟沙星(但不包括莫西沙星)的剂量。

初始治疗的及时性

对于住院的 CAP 患者,治疗的及时性和准确性是降低死亡率的关键所在。在 SCAP 患者中,如果早期的经验疗法是正确的,能迅速地产生临床反应,那么患者存活率就会升高 [99, 143, 147]。在一项研究中,如果早期治疗在 72 小时观察到临床反应,SCAP 的死亡率大约是 10%,而早期临床治疗无效患者的死亡率为 60%。一般来说,早期治疗与后期治疗相比,更能降低死亡率;如果患者罹患败血症和低血压,那么开始治疗的时间每延误 1 小时病死率就上升 8% [160]。

疗程

对于 CAP 患者,特别是那些合并严重基础疾病的患者,关于合适疗程的报道相对较少。即使有肺炎链球菌菌血症,对于治疗有反应的患者,短时间从静脉注射到口服治疗也是有效的 [161]。一般来说,如果患者接受了正确治疗剂量,并有快速的反应,则治疗肺炎链球菌感染的疗程是 5~7 天。有肺外感染(如脑膜炎)或某些特殊病原体(如金黄色葡萄球菌和铜绿假单胞菌)感染可能使治疗时间延长。疗程的长短取决于疾病的严重程度和宿主的防御能力,军团菌感染的肺炎治疗至少需要 14 天,但若使用喹诺酮类药物,则可缩短治疗时间。ICU 病房的患者大多数以静脉注射药物的方式进行治疗。然而,最近使用多种抗生素的研究显示,如果患者的病情已经稳定且无发热,口服疗法可以在胃肠外给药 2~3 天后就开始 [1]。即使是在重症患者中,也可以使用具有高生物利用度的喹诺酮进行口服治疗,并达到与静脉注射相同的血药浓度。

初始 PCT 水平可以准确地预测肺炎患者的血液培养阳性率,并且连续监测 PCT 有助于 CAP 患者抗生素的降级和停药 [162, 163]。与所有患者(包括 SCAP 患者)的标准疗程相比,在对 ICU 患者的抗生素治疗随机试验中,PCT 指导可显著缩短疗程 [164]。最近一项分析了 14 篇文献的 meta 分析指出,基于 PCT 的治疗,可指导使用低级别抗生素而不增加患者病死率和治疗失败率 [165]。

辅助治疗措施

除了抗生素治疗外,SCAP 患者可能需要胸部物理治疗,尤其是当患者有过量的脓痰(30ml/d)时或严重的呼吸肌无力导致咳嗽无效 [166] 时。雾化吸入已被用于减少痰液黏度,从而提高了无效咳嗽患者的痰液清除率。然而,雾化产生的大量水蒸气很可能沉积在上呼吸道,可刺激咳嗽,但不太可能影响痰的流变特性。支气管扩张剂治疗也能增强黏膜纤毛清除和纤毛摆动频率,对肺炎并发 COPD 的患者最有可能有益。最近,Cochrane 等的一篇综述文章报道,目前还没有令人信服的证据支持胸腔物理疗法在肺炎患者中的作用 [167]。

之前有关于在 SCAP 患者中辅助应用糖皮质激素的研究,结果好坏参半 [168, 169]。尽管糖皮质激素在常规治疗中所起的作用还没有明确,但它对败血症和相对肾上腺功能不全的患者是有益的,这种情况大多发生在 SCAP 患者中 [170]。最近的一项纳入了 9 项试验涉及 1 001 例患者的 meta 分析不支持在 CAP 患者中常规使用糖皮质激素,其研究结果表明,它可能只减低小部分 SCAP 患者的病死率 [171]。另一项研究指出,糖皮质激素可能对肺炎链球菌性肺炎有一定的作用,这种肺炎并发脑膜炎,在抗生素治疗前使用皮质类固醇治疗可能更有利于神经系统的预后 [172]。最近,Torres 等在一项随机前瞻性研究中发现,对入院时 C 反应蛋白 > 150mg/L 的 SCAP 患者静脉注射甲泼尼龙(每 12 小时 0.5mg/kg),能增加治疗成功率 [173]。在这项研究中,两组患者的病死率没有显著差异。粒细胞刺激因子辅助免疫疗法也被用于 SCAP 患者,对死亡率或疾病缓解过程没有任何益处 [174]。

治疗反应评价

大多数患者会快速在 24~72 小时对正确的经验性治疗有反应。临床反应包括:咳嗽、痰量和呼吸困难等症状的改善,可以口服药物,白细胞计数回落及相隔 8 小时无明显发热 [1]。尽管鲜有研究对 MV 患者进行调查,但在危重患者中,氧合改善可能是对治疗有反应最早的迹象之一 [1]。影像学好转滞后于临床症状,一般来说,50% 的肺炎链球菌性肺炎患者在 5 周时影像学方可见病灶清除,而大多数患者病灶在 2~3 个月内才能被完全清除。对于菌血症患者,其中 50% 在 9 周时有清晰的胸部 X 线片,大多数患者的胸部 X 线片在 18 周内清晰 [175]。影像清晰度很大程度上取决于所涉及的肺叶数量和患者的年龄。在 20 岁之后,放射学检查发现年龄每增长 10 岁,病灶清除的速度减慢 20%,而那些有多叶浸润的患者比单叶患者需要更长的时间来清除病灶 [175]。

如果患者病情未能在预期的时间内改善,那么就要考虑耐药或特殊病原体感染(肺结核、贝纳特氏立克次体,类鼻疽伯克霍尔德菌，鹦鹉热衣原体，地方性真菌或汉坦病毒），肺炎并发症（肺脓疡、心内膜炎、积脓症）或类似肺炎的非传染性疾病（闭塞性细支气管炎合并肺炎、过敏性肺炎、肺血管炎、支气管肺泡细胞癌、淋巴瘤、肺栓子的细支气管炎）[1]。对这类患者的评估因人而异，可能包括胸部 CT、肺血管造影、支气管镜检查以及肺活检。

预防

CAP 的预防对所有人群都非常重要，但是老年患者尤其重要，因为他们患该病的概率更高，并且病情更严重。因此，适合接种肺炎链球菌疫苗和流感疫苗的患者应该进行疫苗接种，高危患者应当戒烟。即使处于 CAP 恢复期的患者，在医院进行免疫接种也可以预防将来的 CAP 感染。对所有患者进行接种疫苗需求进行评估，讲解有关戒烟的知识，这些都可用作评估 CAP 患者医院治疗的绩效标准。

肺炎链球菌疫苗

肺炎链球菌荚膜多糖疫苗可预防健康人群出现肺炎，这在南非的金矿工人和美国新兵中得到了证实[1,176]。在非流行病环境下，该预防作用的益处在高龄或有基础疾病的患者中并不明确。在糖尿病、冠状动脉疾病、充血性心力衰竭、慢性肺部疾病和解剖性无脾的患者中，疫苗的有效性为 65%～84%。在 65 岁以上的有正常免疫力的患者中，疫苗的有效率已经达到了 75%。在免疫缺陷患者中，包括有镰状细胞病、慢性肾功能衰竭、免疫球蛋白缺乏、霍奇金病、淋巴瘤、白血病和多发性骨髓瘤等疾病的患者，其疗效尚未得到证实。65 岁以上的患者接种疫苗 5 年以上或其第一次接种疫苗时年龄低于 65 岁，可再进行一次接种[1,90]。若患者最初接种疫苗在 65 岁及以上时，则无需复种（有解剖或功能性脾功能不全或之前列出的一些免疫损害性疾病的患者除外）。在这些患者中应进行复种且复种间隔≥5 年。

现有的肺炎链球菌疫苗并未广泛使用，尤其是包含 23 种肺炎链球菌血清型的 23 价肺炎链球菌疫苗，而这些血清型可导致 85% 的肺炎链球菌感染。两种蛋白质结合的肺炎链球菌疫苗已获许可，比原有疫苗的免疫原性更强，这两种疫苗分别只包含了 7 种和 13 种血清型。然而，这种结合疫苗对成年人有作用，即使接种于儿童，也可显示出免疫效应[177]。美国食品和药物管理局在 2011 年末批准了 13 价肺炎链球菌结合疫苗（PCV13），用于年龄≥50 岁的成年人使用[178]。根据随机安慰剂对照试验（Community-Acquired Pneumonia Immunization Trialin Adults，CAPITA）对 PCV13 预防 65 岁以上成人患 CAP 的评估，免疫接种咨询委员会建议从 2014 年 8 月起在 65 岁的成年人中定期接种 PCV13[178]。PCV13 应与 23 价肺炎链球菌疫苗串联使用，如有可能，应首先接种 PCV13。PCV13 和 23 价肺炎链球菌疫苗也被推荐给以下患者接种：慢性肺部疾病患者，接受糖皮质激素和免疫抑制治疗的患者，患有镰状细胞病或其他血红蛋白病的患者，原发性免疫缺陷的患者，艾滋病患者，肾病综合征患者，以及血液系统或其他恶性肿瘤的患者[179]。

在医院进行免疫接种可能是非常有效的，因为在过去的 4 年里，有 60% 的 CAP 患者因某些原因曾住院，住院期间可能为疫苗的最适接种时间。肺炎链球菌疫苗可与其他疫苗同时接种，如流感疫苗，但每一种疫苗都应接种在不同的位置。CAP 患者出院前应接种肺炎链球菌疫苗。

流行性感冒疫苗

通过引起直接感染和流感后并发症，流行性感冒可导致高发病率和死亡率。流感疫苗的制剂每年都要进行修改，因每个季节发生的病毒（抗原漂移）抗原性质都有变化。每种疫苗制备中都有三种菌株：两种流感 A 毒株（H3N2 和 H1N1）和一种 B 型流感毒株。推荐所有 65 岁以上的患者、慢性病患者（包括疗养院居民）、对患者提供健康保健的高危人员接种疫苗[1]。每年接种一次，接种时间通常在 9 月到 11 月中旬。虽然传统的流感疫苗含有灭活病毒，但现在有一种鼻内疫苗含有减毒活流感病毒。这种疫苗目前被批准用于年龄在 5～49 岁没有免疫抑制或慢性哮喘疾病的患者。当疫苗与流感毒株相匹配时，可以在 70%～90% 年龄在 65 岁以下的健康人群中产生预防作用[1,180]。对于患有慢性基础疾病的老年人，其效果欠佳，但疫苗仍然可以减少流感发生，减少下呼吸道感染，并降低与流感相关的发病率和死亡率。在许多研究中，该疫苗已被证实是划算的，能够预防严重的疾病和死亡，并减少继发性肺炎和肺炎住院治疗的发生[180]。对于 65 岁以上的患者来说，更高剂量的流感疫苗（每株 60μg 血凝素）已被证明可以提供更好的防护[181,182]。一项研究发现（包括 31 989 例患者）：与标准剂量流感疫苗相比，高剂量疫苗可产生更明显的抗体反应，从而为患者提供更好的防护[181]。另一项来自大型医疗保险数据库 65 岁以上患者的研究发现，与接种标准剂量疫苗相比较，那些在 2012—2013 年流感季节接受高剂量流感疫苗的受试者，患与流感相关的疾病和住院概率均更低[183]。

知识点

1. 社区获得性肺炎（CAP）是一种常见的疾病，只有约 20% 的患者住院，10%～20% 的住院患者需要重症监护。
2. 吸烟、酗酒、严重的基础疾病和高龄都是重症 CAP 患者的危险因素。
3. CAP 病死率的影响因素包括：生理结构异常、抗生素治疗的延迟、高龄、遗传免疫反应异常、影像学进展快、呼吸衰竭以及某些高危病原体的存在。
4. 预后评分系统对预测病死率有帮助，但对于鉴别需要

知识点(续)

重症监护的患者来说，却不那么精确。呼吸衰竭、多叶浸润、严重低氧血症（$PaO_2/FiO_2<250$）或收缩压低于90mmHg的患者需要ICU治疗。重症CAP的尽早识别可以减少病死率。

5. 无法将感染控制在局部，伴有过度的全身和肺部炎症是重症CAP患者的一个常见特征。
6. 肺炎的临床表现无法帮助预测病原菌，尤其是在免疫反应受损的老年患者中，他们的临床症状通常比那些患有相同疾病的年轻患者要少。
7. 引起重症CAP的常见病原体包括肺炎链球菌、非典型病原体（军团菌、肺炎支原体和肺炎衣原体）、肠道革兰氏阴性菌（包括铜绿假单胞菌）、金黄色葡萄球菌（包括社区获得的耐甲氧西林菌株）和流感嗜血杆菌；也可能是病毒性疾病（流感、SARS）、生物恐怖（炭疽）和其他混杂生物所导致。
8. 耐抗生素的肺炎链球菌越来越普遍，对于重症CAP患者抗生素治疗是首选，但是耐药性对患者预后的影响尚不明确。
9. 在重症CAP患者中，可能很难准确地判断病因，但检查方法需包括胸部X线片、氧合测定、血培养，在特定患者中的痰涂片革兰氏染色和培养，支气管镜培养，以及军团菌和肺炎链球菌的尿抗原检测。
10. 对于重症CAP患者必须进行及时的经验性治疗，用多种抗生素来对抗肺炎链球菌、非典型病原体、肠杆菌科细菌；在有些患者中，应覆盖到铜绿假单胞菌、社区获得性耐甲氧西林金黄色色葡萄球菌。这通常需要β内酰胺类与大环内酯类或喹诺酮类联合应用，有时甚至还需再联合其他药物。对重症CAP患者的经验性治疗不推荐使用喹诺酮单药疗法。流感后继发重症CAP的患者，应重点考虑社区获得性耐甲氧西林金黄色葡萄球菌。
11. 生物学标志物，例如降钙素原，有助于识别细菌感染，连续监测有助于指导抗生素治疗。
12. 在24～48小时无临床改善的重症CAP患者，应考虑特殊病原体或耐药性病原体，非感染性疾病，如类肺炎疾病和肺炎并发症等。
13. 预防肺炎可通过戒烟和接种肺炎链球菌或流感疫苗，以及医院为基础的免疫规划。在2011年底，13价肺炎链球菌结合疫苗（PCV13）被美国食品和药物管理局批准用于50岁以上的成年人，最近的证据表明，PCV13与23价肺炎链球菌疫苗可在65岁以上的患者中联合使用。

（弓清梅 师东武 译，杨萌萌 审校）

参考文献

1. Mandell LA, Wunderink RG, Anzueto A, et al. Infectious Diseases Society of America/American Thoracic Society consensus guidelines on the management of community-acquired pneumonia in adults. Clin Infect Dis 2007;44:S27-72.
2. Murphy SL, Xu J, Kochanek KD. Deaths: preliminary data for 2010. National Vital Statistics Reports 2012;60:1-51.
3. Nair GB, Niederman MS. Nosocomial pneumonia: lessons learned. Crit Care Clin 2013;29:521-46.
4. Wilson KC, Schunemann HJ. An appraisal of the evidence underlying performance measures for community-acquired pneumonia. Am J Respir Crit Care Med 2011;183:1454-62.
5. Upadhyay S, Niederman MS. Biomarkers: what is their benefit in the identification of infection, severity assessment, and management of community-acquired pneumonia? Infect Dis Clin North Am 2013;27:19-31.
6. Niederman MS, McCombs JS, Unger AN, et al. The cost of treating community-acquired pneumonia. Clin Ther 1998;20:820-37.
7. Torres A, Serra-Batlles J, Ferrer A, et al. Severe community-acquired pneumonia. Epidemiology and prognostic factors. Am Rev Respir Dis 1991;144:312-18.
8. Kaplan V, Angus DC, Griffin MF, et al. Hospitalized community-acquired pneumonia in the elderly: age- and sex-related patterns of care and outcome in the United States. Am J Respir Crit Care Med 2002;165:766-72.
9. Woodhead M, Welch CA, Harrison DA, et al. Community-acquired pneumonia on the intensive care unit: secondary analysis of 17,869 cases in the ICNARC Case Mix Programme Database. Crit Care 2006;10(Suppl. 2):S1.
10. Restrepo MI, Mortensen EM, Rello J, et al. Late admission to the ICU in patients with community-acquired pneumonia is associated with higher mortality. Chest 2010;137:552-7.
11. File TM Jr, Marrie TJ. Burden of community-acquired pneumonia in North American adults. Postgrad Med 2010;122:130-41.
12. Kozma CM, Dickson M, Raut MK, et al. Economic benefit of a 1-day reduction in hospital stay for community-acquired pneumonia (CAP). J Med Econ 2010;13:719-27.
13. Colice GL, Morley MA, Asche C, Birnbaum HG. Treatment costs of community-acquired pneumonia in an employed population. Chest 2004;125:2140-5.
14. Ewig S, Ruiz M, Mensa J, et al. Severe community-acquired pneumonia. Assessment of severity criteria. Am J Respir Crit Care Med 1998;158:1102-8.
15. Ruiz M, Ewig S, Torres A, et al. Severe community-acquired pneumonia. Risk factors and follow-up epidemiology. Am J Respir Crit Care Med 1999;160:923-9.
16. Ruiz M, Ewig S, Marcos MA, et al. Etiology of community-acquired pneumonia: impact of age, comorbidity, and severity. Am J Respir Crit Care Med 1999;160:397-405.
17. Walden AP, Clarke GM, McKechnie S, et al. Patients with community acquired pneumonia admitted to European intensive care units: an epidemiological survey of the GenOSept cohort. Crit Care 2014;18:R58.
18. Nuorti JP, Butler JC, Farley MM, et al. Cigarette smoking and invasive pneumococcal disease. Active Bacterial Core Surveillance Team. N Engl J Med 2000;342:681-9.
19. Bello S, Menendez R, Torres A, et al. Tobacco smoking increases the risk for death from pneumococcal pneumonia. Chest 2014;146:1029-37.
20. Waterer GW, Quasney MW, Cantor RM, Wunderink RG. Septic shock and respiratory failure in community-acquired pneumonia have different TNF polymorphism associations. Am J Respir Crit Care Med 2001;163:1599-604.
21. Singh S, Amin AV, Loke YK. Long-term use of inhaled corticosteroids and the risk of pneumonia in chronic obstructive pulmonary disease: a meta-analysis. Arch Intern Med 2009;169:219-29.
22. Trotter CL, Stuart JM, George R, Miller E. Increasing hospital admissions for pneumonia, England. Emerg Infect Dis 2008;14:727-33.
23. Fry AM, Shay DK, Holman RC, et al. Trends in hospitalizations for pneumonia among persons aged 65 years or older in the United States, 1988-2002. JAMA 2005;294:2712-19.
24. Metersky ML, Waterer G, Nsa W, Bratzler DW. Predictors of in-hospital vs postdischarge mortality in pneumonia. Chest 2012;142:476-81.
25. Fine MJ, Smith MA, Carson CA, et al. Prognosis and outcomes of patients with community-acquired pneumonia. A meta-analysis. JAMA 1996;275:134-41.
26. Arnold FW, Wiemken TL, Peyrani P, et al. Mortality differences among hospitalized patients with community-acquired pneumonia in three world regions: results from the Community-Acquired Pneumonia Organization (CAPO) International Cohort Study. Respir Med 2013;107:1101-11.
27. Garau J, Baquero F, Perez-Trallero E, et al. Factors impacting on length of stay and mortality of community-acquired pneumonia. Clin Microbiol Infect 2008;14:322-9.
28. Braun E, Kheir J, Mashiach T, et al. Is elevated red cell distribution width a prognostic predictor in adult patients with community acquired pneumonia? BMC Infect Dis 2014;14:129.
29. Lee JH, Chung HJ, Kim K, et al. Red cell distribution width as a prognostic marker in patients with community-acquired pneumonia. Am J Emerg Med 2013;31:72-9.
30. Prina E, Ferrer M, Ranzani OT, et al. Thrombocytosis is a marker of poor outcome in community-acquired pneumonia. Chest 2013;143:767-75.
31. Laserna E, Sibila O, Aguilar PR, et al. Hypocapnia and hypercapnia are predictors for ICU admission and mortality in hospitalized patients with community-acquired pneumonia. Chest 2012;142:1193-9.
32. Metersky ML, Sweeney TA, Getzow MB, et al. Antibiotic timing and diagnostic uncertainty in Medicare patients with pneumonia: is it reasonable to expect all patients to receive antibiotics within 4 hours? Chest 2006;130:16-21.
33. Waterer GW, Kessler LA, Wunderink RG. Delayed administration of antibiotics and atypical presentation in community-acquired pneumonia. Chest 2006;130:11-15.
34. Renaud B, Santin A, Coma E, et al. Association between timing of intensive care unit admission and outcomes for emergency department patients with community-acquired pneumonia. Crit Care Med 2009;37:2867-74.
35. Hraiech S, Alingrin J, Dizier S, et al. Time to intubation is associated with outcome in patients with community-acquired pneumonia. PLoS ONE 2013;8:e74937.
36. Carr GE, Yuen TC, McConville JF, et al. Early cardiac arrest in patients hospitalized with pneumonia: a report from the American Heart Association's Get With The Guidelines-Resuscitation Program. Chest 2012;141:1528-36.
37. Georges H, Journaux C, Devos P, et al. Improvement in process of care and outcome in patients requiring intensive care unit admission for community acquired pneumonia. BMC Infect Dis 2013;13:196.
38. Welsh DA, Mason CM. Host defense in respiratory infections. Med Clin North Am 2001;85:1329-47.
39. Niederman MS, Ahmed QA. Inflammation in severe pneumonia: act locally, not globally. Crit Care Med 1999;27:2030-2.
40. Dehoux MS, Boutten A, Ostinelli J, et al. Compartmentalized cytokine production within the human lung in unilateral pneumonia. Am J Respir Crit Care Med 1994;150:710-16.

41. Boutten A, Dehoux MS, Seta N, et al. Compartmentalized IL-8 and elastase release within the human lung in unilateral pneumonia. Am J Respir Crit Care Med 1996;153:336-42.
42. Monton C, Torres A, El-Ebiary M, et al. Cytokine expression in severe pneumonia: a bronchoalveolar lavage study. Crit Care Med 1999;27:1745-53.
43. Wu CL, Lee YL, Chang KM, et al. Bronchoalveolar interleukin-1 beta: a marker of bacterial burden in mechanically ventilated patients with community-acquired pneumonia. Crit Care Med 2003;31:812-17.
44. Kaplan V, Clermont G, Griffin MF, et al. Pneumonia: still the old man's friend? Arch Intern Med 2003;163:317-23.
45. Reade MC, Yende S, D'Angelo G, et al. Differences in immune response may explain lower survival among older men with pneumonia. Crit Care Med 2009;37:1655-62.
46. Shah FA, Pike F, Alvarez K, et al. Bidirectional relationship between cognitive function and pneumonia. Am J Respir Crit Care Med 2013;188:586-92.
47. Metlay JP, Schulz R, Li YH, et al. Influence of age on symptoms at presentation in patients with community-acquired pneumonia. Arch Intern Med 1997;157:1453-9.
48. Fine MJ, Orloff JJ, Arisumi D, et al. Prognosis of patients hospitalized with community-acquired pneumonia. Am J Med 1990;88:1N-8N.
49. Niederman MS. Making sense of scoring systems in community acquired pneumonia. Respirology 2009;14:327-35.
50. Riquelme R, Torres A, el Ebiary M, et al. Community-acquired pneumonia in the elderly. Clinical and nutritional aspects. Am J Respir Crit Care Med 1997;156:1908-14.
51. Fernandez-Sabe N, Carratala J, Roson B, et al. Community-acquired pneumonia in very elderly patients: causative organisms, clinical characteristics, and outcomes. Medicine 2003;82:159-69.
52. McFadden JP, Price RC, Eastwood HD, Briggs RS. Raised respiratory rate in elderly patients: a valuable physical sign. Br Med J (Clin Res Ed) 1982;284:626-7.
53. Macfarlane JT, Miller AC, Roderick Smith WH, et al. Comparative radiographic features of community acquired Legionnaires' disease, pneumococcal pneumonia, mycoplasma pneumonia, and psittacosis. Thorax 1984;39:28-33.
54. Syrjala H, Broas M, Suramo I, et al. High-resolution computed tomography for the diagnosis of community-acquired pneumonia. Clin Infect Dis 1998;27:358-63.
55. Lichtenstein DA. Lung ultrasound in the critically ill. Ann Intensive Care 2014;4:1.
56. Reissig A, Copetti R, Mathis G, et al. Lung ultrasound in the diagnosis and follow-up of community-acquired pneumonia: a prospective, multicenter, diagnostic accuracy study. Chest 2012;142:965-72.
57. Chavez MA, Shams N, Ellington LE, et al. Lung ultrasound for the diagnosis of pneumonia in adults: a systematic review and meta-analysis. Respir Res 2014;15:50.
58. Esposito AL. Community-acquired bacteremic pneumococcal pneumonia. Effect of age on manifestations and outcome. Arch Intern Med 1984;144:945-8.
59. Shindo Y, Sato S, Maruyama E, et al. Comparison of severity scoring systems A-DROP and CURB-65 for community-acquired pneumonia. Respirology 2008;13:731-5.
60. Charles PG, Wolfe R, Whitby M, et al. SMART-COP: a tool for predicting the need for intensive respiratory or vasopressor support in community-acquired pneumonia. Clin Infect Dis 2008;47:375-84.
61. Espana PP, Capelastegui A, Gorordo I, et al. Development and validation of a clinical prediction rule for severe community-acquired pneumonia. Am J Respir Crit Care Med 2006;174:1249-56.
62. Fine MJ, Auble TE, Yealy DM, et al. A prediction rule to identify low-risk patients with community-acquired pneumonia. N Engl J Med 1997;336:243-50.
63. Angus DC, Marrie TJ, Obrosky DS, et al. Severe community-acquired pneumonia: use of intensive care services and evaluation of American and British Thoracic Society Diagnostic criteria. Am J Respir Crit Care Med 2002;166:717-23.
64. Valencia M, Badia JR, Cavalcanti M, et al. Pneumonia severity index class v patients with community-acquired pneumonia: characteristics, outcomes, and value of severity scores. Chest 2007;132:515-22.
65. Lim WS, van der Eerden MM, Laing R, et al. Defining community acquired pneumonia severity on presentation to hospital: an international derivation and validation study. Thorax 2003;58:377-82.
66. Aujesky D, Auble TE, Yealy DM, et al. Prospective comparison of three validated prediction rules for prognosis in community-acquired pneumonia. Am J Med 2005;118:384-92.
67. Bauer TT, Ewig S, Marre R, et al. CRB-65 predicts death from community-acquired pneumonia. J Intern Med 2006;260:93-101.
68. Jeong BH, Koh WJ, Yoo H, et al. Performances of prognostic scoring systems in patients with healthcare-associated pneumonia. Clin Infect Dis 2013;56:625-32.
69. Liapikou A, Ferrer M, Polverino E, et al. Severe community-acquired pneumonia: validation of the Infectious Diseases Society of America/American Thoracic Society guidelines to predict an intensive care unit admission. Clin Infect Dis 2009;48:377-85.
70. Brown SM, Jones BE, Jephson AR, Dean NC. Validation of the Infectious Disease Society of America/American Thoracic Society 2007 guidelines for severe community-acquired pneumonia. Crit Care Med 2009;37:3010-16.
71. Phua J, See KC, Chan YH, et al. Validation and clinical implications of the IDSA/ATS minor criteria for severe community-acquired pneumonia. Thorax 2009;64:598-603.
72. Salih W, Schembri S, Chalmers JD. Simplification of the IDSA/ATS criteria for severe CAP using meta-analysis and observational data. Eur Respir J 2014;43:842-51.
73. Rello J, Rodriguez A, Lisboa T, et al. PIRO score for community-acquired pneumonia: a new prediction rule for assessment of severity in intensive care unit patients with community-acquired pneumonia. Crit Care Med 2009;37:456-62.
74. Renaud B, Labarere J, Coma E, et al. Risk stratification of early admission to the intensive care unit of patients with no major criteria of severe community-acquired pneumonia: development of an international prediction rule. Crit Care 2009;13:R54.
75. Labarere J, Schuetz P, Renaud B, et al. Validation of a clinical prediction model for early admission to the intensive care unit of patients with pneumonia. Acad Emerg Med 2012;19:993-1003.
76. Christ-Crain M, Jaccard-Stolz D, Bingisser R, et al. Effect of procalcitonin-guided treatment on antibiotic use and outcome in lower respiratory tract infections: cluster-randomised, single-blinded intervention trial. Lancet 2004;363:600-7.
77. Masia M, Gutierrez F, Shum C, et al. Usefulness of procalcitonin levels in community-acquired pneumonia according to the patients outcome research team pneumonia severity index. Chest 2005;128:2223-9.
78. Kruger S, Ewig S, Marre R, et al. Procalcitonin predicts patients at low risk of death from community-acquired pneumonia across all CRB-65 classes. Eur Respir J 2008;31:349-55.
79. Huang DT, Weissfeld LA, Kellum JA, et al. Risk prediction with procalcitonin and clinical rules in community-acquired pneumonia. Ann Emerg Med 2008;52:48-58e2.
80. Ramirez P, Ferrer M, Marti V, et al. Inflammatory biomarkers and prediction for intensive care unit admission in severe community-acquired pneumonia. Crit Care Med 2011;39:2211-17.
81. Nowak A, Breidthardt T, Christ-Crain M, et al. Direct comparison of three natriuretic peptides for prediction of short- and long-term mortality in patients with community-acquired pneumonia. Chest 2012;141:974-82.
82. Prkno A, Wacker C, Brunkhorst FM, Schlattmann P. Procalcitonin-guided therapy in intensive care unit patients with severe sepsis and septic shock—a systematic review and meta-analysis. Crit Care 2013;17:R291.
83. Fang GD, Fine M, Orloff J, et al. New and emerging etiologies for community-acquired pneumonia with implications for therapy. A prospective multicenter study of 359 cases. Medicine 1990;69:307-16.
84. Gattarello S, Borgatta B, Sole-Violan J, et al. Decrease in mortality in severe community-acquired pneumococcal pneumonia: impact of improving antibiotic strategies (2000-2013). Chest 2014;146:22-31.
85. Ruiz-Gonzalez A, Falguera M, Nogues A, Rubio-Caballero M. Is *Streptococcus pneumoniae* the leading cause of pneumonia of unknown etiology? A microbiologic study of lung aspirates in consecutive patients with community-acquired pneumonia. Am J Med 1999;106:385-90.
86. Feikin DR, Schuchat A, Kolczak M, et al. Mortality from invasive pneumococcal pneumonia in the era of antibiotic resistance, 1995-1997. Am J Public Health 2000;90:223-9.
87. Pallares R, Linares J, Vadillo M, et al. Resistance to penicillin and cephalosporin and mortality from severe pneumococcal pneumonia in Barcelona, Spain. N Engl J Med 1995;333:474-80.
88. Musher DM, Thorner AR. Community-acquired pneumonia. N Engl J Med 2014;371:1619-28.
89. Clavo-Sanchez AJ, Giron-Gonzalez JA, Lopez-Prieto D, et al. Multivariate analysis of risk factors for infection due to penicillin-resistant and multidrug-resistant *Streptococcus pneumoniae*: a multicenter study. Clin Infect Dis 1997;24:1052-9.
90. Ewig S, Ruiz M, Torres A, et al. Pneumonia acquired in the community through drug-resistant *Streptococcus pneumoniae*. Am J Respir Crit Care Med 1999;159:1835-42.
91. El-Solh AA, Pietrantoni C, Bhat A, et al. Microbiology of severe aspiration pneumonia in institutionalized elderly. Am J Respir Crit Care Med 2003;167:1650-4.
92. El-Solh AA, Sikka P, Ramadan F, Davies J. Etiology of severe pneumonia in the very elderly. Am J Respir Crit Care Med 2001;163:645-51.
93. Arancibia F, Bauer TT, Ewig S, et al. Community-acquired pneumonia due to gram-negative bacteria and *Pseudomonas aeruginosa*: incidence, risk, and prognosis. Arch Intern Med 2002;162:1849-58.
94. Kang CI, Song JH, Oh WS, et al. Clinical outcomes and risk factors of community-acquired pneumonia caused by gram-negative bacilli. Eur J Clin Microbiol Infect Dis 2008;27:657-61.
95. Falguera M, Carratala J, Ruiz-Gonzalez A, et al. Risk factors and outcome of community-acquired pneumonia due to gram-negative bacilli. Respirology 2009;14:105-11.
96. Marston BJ, Plouffe JF, File TM Jr, et al. Incidence of community-acquired pneumonia requiring hospitalization. Results of a population-based active surveillance Study in Ohio. The Community-Based Pneumonia Incidence Study Group. Arch Intern Med 1997;157:1709-18.
97. Lieberman D, Schlaeffer F, Boldur I, et al. Multiple pathogens in adult patients admitted with community-acquired pneumonia: a one year prospective study of 346 consecutive patients. Thorax 1996;51:179-84.
98. Troy CJ, Peeling RW, Ellis AG, et al. *Chlamydia pneumoniae* as a new source of infectious outbreaks in nursing homes. JAMA 1997;277:1214-18.
99. Gleason PP, Meehan TP, Fine JM, et al. Associations between initial antimicrobial therapy and medical outcomes for hospitalized elderly patients with pneumonia. Arch Intern Med 1999;159:2562-72.
100. Houck PM, MacLehose RF, Niederman MS, Lowery JK. Empiric antibiotic therapy and mortality among Medicare pneumonia inpatients in 10 western states: 1993, 1995, and 1997. Chest 2001;119:1420-6.
101. Weiss K, Tillotson GS. The controversy of combination vs monotherapy in the treatment of hospitalized community-acquired pneumonia. Chest 2005;128:940-6.
102. Baddour LM, Yu VL, Klugman KP, et al. Combination antibiotic therapy lowers mortality among severely ill patients with pneumococcal bacteremia. Am J Respir Crit Care Med 2004;170:440-4.
103. Deresinski S. Methicillin-resistant *Staphylococcus aureus*: an evolutionary, epidemiologic, and therapeutic odyssey. Clin Infect Dis 2005;40:562-73.
104. Micek ST, Dunne M, Kollef MH. Pleuropulmonary complications of Panton-Valentine leukocidin-positive community-acquired methicillin-resistant *Staphylococcus aureus*: importance of treatment with antimicrobials inhibiting exotoxin production. Chest 2005;128:2732-8.
105. Brito V, Niederman MS. Healthcare-associated pneumonia is a heterogeneous disease, and all patients do not need the same broad-spectrum antibiotic therapy as complex nosocomial pneumonia. Curr Opin Infect Dis 2009;22:316-25.
106. Aliberti S, Di Pasquale M, Zanaboni AM, et al. Stratifying risk factors for multidrug-resistant pathogens in hospitalized patients coming from the community with pneumonia. Clin Infect Dis 2012;54:470-8.
107. Said MA, Johnson HL, Nonyane BA, et al. Estimating the burden of pneumococcal pneumonia among adults: a systematic review and meta-analysis of diagnostic techniques. PLoS ONE 2013;8:e60273.
108. Wayne P. Performance standards for antimicrobial susceptibility testing. Clinical and Laboratory Standards Institute 2008;CLSI document M100-S18.
109. Choi SH, Chung JW, Sung H, et al. Impact of penicillin nonsusceptibility on clinical outcomes of patients with nonmeningeal *Streptococcus pneumoniae* bacteremia in the era of the 2008 Clinical and Laboratory Standards Institute penicillin breakpoints. Antimicrob Agents Chemother 2012;56:4650-5.
110. Vanderkooi OG, Low DE, Green K, et al. Predicting antimicrobial resistance in invasive pneumococcal infections. Clin Infect Dis 2005;40:1288-97.
111. Ho PL, Tse WS, Tsang KW, et al. Risk factors for acquisition of levofloxacin-resistant *Streptococcus pneumoniae*: a case-control study. Clin Infect Dis 2001;32:701-7.
112. Ruhe JJ, Hasbun R. *Streptococcus pneumoniae* bacteremia: duration of previous antibiotic use and association with penicillin resistance. Clin Infect Dis 2003;36:1132-8.
113. Lujan M, Gallego M, Fontanals D, et al. Prospective observational study of bacteremic pneumococcal pneumonia: effect of discordant therapy on mortality. Crit Care Med 2004;32:625-31.
114. Stout JE, Yu VL. Legionellosis. N Engl J Med 1997;337:682-7.
115. Farnham A, Alleyne L, Cimini D, Balter S. Legionnaires' disease incidence and risk factors, New York, New York, USA, 2002-2011. Emerg Infect Dis 2014;20:1795-802.
116. Benin AL, Benson RF, Besser RE. Trends in legionnaires disease, 1980-1998: declining mortality and new patterns of diagnosis. Clin Infect Dis 2002;35:1039-46.
117. Moran GJ, Krishnadasan A, Gorwitz RJ, et al. Prevalence of methicillin-resistant *Staphylococcus aureus* as an etiology of community-acquired pneumonia. Clin Infect Dis 2012;54:1126-33.
118. Sicot N, Khanafer N, Meyssonnier V, et al. Methicillin resistance is not a predictor of severity in community-acquired legionnaires necrotizing pneumonia-results of a prospective observational study. Clin Microbiol Infect 2013;19:E142-8.
119. de Roux A, Marcos MA, Garcia E, et al. Viral community-acquired pneumonia in nonimmunocompromised adults. Chest 2004;125:1343-51.
120. Duchin JS, Koster FT, Peters CJ, et al. Hantavirus pulmonary syndrome: a clinical description of 17 patients with a newly recognized disease. The Hantavirus Study Group. N Engl J Med 1994;330:949-55.
121. Choi SH, Hong SB, Ko GB, et al. Viral infection in patients with severe pneumonia requiring intensive care unit admission. Am J Respir Crit Care Med 2012;186:325-32.
122. Rello J, Rodriguez A, Ibanez P, et al. Intensive care adult patients with severe respiratory failure caused by influenza A (H1N1) virus in Spain. Crit Care 2009;13:R148.
123. Dawood FS, Jain S, Finelli L, et al. Emergence of a novel swine-origin influenza A (H1N1) virus in humans. N Engl J Med 2009;360:2605-15.
124. Kumar A, Zarychanski R, Pinto R, et al. Critically ill patients with 2009 influenza A (H1N1) infection in Canada. JAMA 2009;302:1872-9.
125. Muscedere J, Ofner M, Kumar A, et al. The occurrence and impact of bacterial organisms complicating critical care illness associated with 2009 influenza A (H1N1) infection. Chest 2013;144:39-47.
126. Li Q, Zhou L, Zhou M, et al. Epidemiology of human infections with avian influenza A (H7N9) virus in China. N Engl J Med 2014;370:520-32.
127. Gao HN, Lu HZ, Cao B, et al. Clinical findings in 111 cases of influenza A (H7N9) virus infection. N Engl J Med 2013;368:2277-85.
128. Lapinsky SE, Hawryluck L. ICU management of severe acute respiratory syndrome. Intensive Care Med 2003;29:870-5.
129. Fowler RA, Lapinsky SE, Hallett D, et al. Critically ill patients with severe acute respiratory syndrome. JAMA 2003;290:367-73.
130. Arabi YM, Arifi AA, Balkhy HH, et al. Clinical course and outcomes of critically ill patients with Middle East respiratory syndrome coronavirus infection. Ann Intern Med 2014;160:389-97.
131. Assiri A, McGeer A, Perl TM, et al. Hospital outbreak of Middle East respiratory syndrome coronavirus. N Engl J Med 2013;369:407-16.
132. Assiri A, Al-Tawfiq JA, Al-Rabeeah AA, et al. Epidemiological, demographic, and clinical characteristics of 47 cases of Middle East respiratory syndrome coronavirus disease from Saudi Arabia: a descriptive study. Lancet Infect Dis 2013;13:752-61.
133. Darling RG, Catlett CL, Huebner KD, Jarrett DG. Threats in bioterrorism. I: CDC category A agents. Emerg Med Clin North Am 2002;20:273-309.
134. Moran GJ. Threats in bioterrorism. II: CDC category B and C agents. Emerg Med Clin North Am 2002;20:311-30.

135. Bartlett JG, Inglesby TV Jr, Borio L. Management of anthrax. Clin Infect Dis 2002;35:851-8.
136. Inglesby TV, O'Toole T, Henderson DA, et al. Anthrax as a biological weapon, 2002: updated recommendations for management. JAMA 2002;287:2236-52.
137. Dennis DT, Inglesby TV, Henderson DA, et al. Tularemia as a biological weapon: medical and public health management. JAMA 2001;285:2763-73.
138. Metersky ML, Ma A, Bratzler DW, Houck PM. Predicting bacteremia in patients with community-acquired pneumonia. Am J Respir Crit Care Med 2004;169:342-7.
139. Plouffe JF, File TM Jr, Breiman RF, et al. Reevaluation of the definition of Legionnaires' disease: use of the urinary antigen assay. Community Based Pneumonia Incidence Study Group. Clin Infect Dis 1995;20:1286-91.
140. Gutierrez F, Masia M, Rodriguez JC, et al. Evaluation of the immunochromatographic Binax NOW assay for detection of legionnaires urinary antigen in a prospective study of community-acquired pneumonia in Spain. Clin Infect Dis 2003;36:286-92.
141. Marcos MA, Jimenez de Anta MT, de la Bellacasa JP, et al. Rapid urinary antigen test for diagnosis of pneumococcal community-acquired pneumonia in adults. Eur Respir J 2003;21:209-14.
142. Sanyal S, Smith PR, Saha AC, et al. Initial microbiologic studies did not affect outcome in adults hospitalized with community-acquired pneumonia. Am J Respir Crit Care Med 1999;160:346-8.
143. Leroy O, Santre C, Beuscart C, et al. A five-year study of severe community-acquired pneumonia with emphasis on prognosis in patients admitted to an intensive care unit. Intensive Care Med 1995;21:24-31.
144. Ortqvist A, Kalin M, Lejdeborn L, Lundberg B. Diagnostic fiberoptic bronchoscopy and protected brush culture in patients with community-acquired pneumonia. Chest 1990;97:576-82.
145. Rello J, Bodi M, Mariscal D, et al. Microbiological testing and outcome of patients with severe community-acquired pneumonia. Chest 2003;123:174-80.
146. van der Eerden MM, Vlaspolder F, de Graaff CS, et al. Comparison between pathogen directed antibiotic treatment and empirical broad spectrum antibiotic treatment in patients with community acquired pneumonia: a prospective randomised study. Thorax 2005;60:672-8.
147. Meehan TP, Fine MJ, Krumholz HM, et al. Quality of care, process, and outcomes in elderly patients with pneumonia. JAMA 1997;278:2080-4.
148. Shorr AF, Bodi M, Rodriguez A, et al. Impact of antibiotic guideline compliance on duration of mechanical ventilation in critically ill patients with community-acquired pneumonia. Chest 2006;130:93-100.
149. Leroy O, Saux P, Bedos JP, Caulin E. Comparison of levofloxacin and cefotaxime combined with ofloxacin for ICU patients with community-acquired pneumonia who do not require vasopressors. Chest 2005;128:172-83.
150. Metersky ML, Ma A, Houck PM, Bratzler DW. Antibiotics for bacteremic pneumonia: improved outcomes with macrolides but not fluoroquinolones. Chest 2007;131:466-73.
151. Lodise TP, Kwa A, Cosler L, et al. Comparison of beta-lactam and macrolide combination therapy versus fluoroquinolone monotherapy in hospitalized Veterans Affairs patients with community-acquired pneumonia. Antimicrob Agents Chemother 2007;51:3977-82.
152. Rodriguez A, Mendia A, Sirvent JM, et al. Combination antibiotic therapy improves survival in patients with community-acquired pneumonia and shock. Crit Care Med 2007;35:1493-8.
153. Martin-Loeches I, Lisboa T, Rodriguez A, et al. Combination antibiotic therapy with macrolides improves survival in intubated patients with community-acquired pneumonia. Intensive Care Med 2010;36:612-20.
154. Adrie C, Schwebel C, Garrouste-Orgeas M, et al. Initial use of one or two antibiotics for critically ill patients with community-acquired pneumonia: impact on survival and bacterial resistance. Crit Care 2013;17:R265.
155. Sligl WI, Asadi L, Eurich DT, et al. Macrolides and mortality in critically ill patients with community-acquired pneumonia: a systematic review and meta-analysis. Crit Care Med 2014;42:420-32.
156. Yu VL, Greenberg RN, Zadeikis N, et al. Levofloxacin efficacy in the treatment of community-acquired legionellosis. Chest 2004;125:2135-9.
157. McEvoy C, Micek ST, Reichley RM, et al. Macrolides are associated with a better survival rate in patients hospitalized with community-acquired but not healthcare-associated pneumonia. Surg Infect (Larchmt) 2014;15:283-9.
158. Maruyama T, Fujisawa T, Okuno M, et al. A new strategy for healthcare-associated pneumonia: a 2-year prospective multicenter cohort study using risk factors for multidrug-resistant pathogens to select initial empiric therapy. Clin Infect Dis 2013;57:1373-83.
159. Niederman MS, Mandell LA, Anzueto A, et al. Guidelines for the management of adults with community-acquired pneumonia. Diagnosis, assessment of severity, antimicrobial therapy, and prevention. Am J Respir Crit Care Med 2001;163:1730-54.
160. Kumar A, Roberts D, Wood KE, et al. Duration of hypotension before initiation of effective antimicrobial therapy is the critical determinant of survival in human septic shock. Crit Care Med 2006;34:1589-96.
161. Ramirez JA, Bordon J. Early switch from intravenous to oral antibiotics in hospitalized patients with bacteremic community-acquired legionnaires pneumonia. Arch Intern Med 2001;161:848-50.
162. Schuetz P, Briel M, Christ-Crain M, et al. Procalcitonin to guide initiation and duration of antibiotic treatment in acute respiratory infections: an individual patient data meta-analysis. Clin Infect Dis 2012;55:651-62.
163. Muller F, Christ-Crain M, Bregenzer T, et al. Procalcitonin levels predict bacteremia in patients with community-acquired pneumonia: a prospective cohort trial. Chest 2010;138:121-9.
164. Bouadma L, Luyt CE, Tubach F, et al. Use of procalcitonin to reduce patients' exposure to antibiotics in intensive care units (PRORATA trial): a multicentre randomised controlled trial. Lancet 2010;375:463-74.
165. Schuetz P, Muller B, Christ-Crain M, et al. Procalcitonin to initiate or discontinue antibiotics in acute respiratory tract infections. Cochrane Database Syst Rev 2012;9:CD007498.
166. Graham WG, Bradley DA. Efficacy of chest physiotherapy and intermittent positive-pressure breathing in the resolution of pneumonia. N Engl J Med 1978;299:624-7.
167. Yang M, Yan Y, Yin X, et al. Chest physiotherapy for pneumonia in adults. Cochrane Database Syst Rev 2013;2:CD006338.
168. Salluh JI, Povoa P, Soares M, et al. The role of corticosteroids in severe community-acquired pneumonia: a systematic review. Crit Care 2008;12:R76.
169. Snijders D, Daniels JM, de Graaff CS, et al. Efficacy of corticosteroids in community-acquired pneumonia: a randomized double-blinded clinical trial. Am J Respir Crit Care Med 2010;181:975-82.
170. Salluh JI, Bozza FA, Soares M, et al. Adrenal response in severe community-acquired pneumonia: impact on outcomes and disease severity. Chest 2008;134:947-54.
171. Nie W, Zhang Y, Cheng J, Xiu Q. Corticosteroids in the treatment of community-acquired pneumonia in adults: a meta-analysis. PLoS ONE 2012;7:e47926.
172. de Gans J, van de Beek D. Dexamethasone in adults with bacterial meningitis. N Engl J Med 2002;347:1549-56.
173. Torres A, Sibila O, Ferrer M, et al. Effect of corticosteroids on treatment failure among hospitalized patients with severe community-acquired pneumonia and high inflammatory response: a randomized clinical trial. JAMA 2015;313:677-86.
174. Root RK, Lodato RF, Patrick W, et al. Multicenter, double-blind, placebo-controlled study of the use of filgrastim in patients hospitalized with pneumonia and severe sepsis. Crit Care Med 2003;31:367-73.
175. Mittl RL Jr, Schwab RJ, Duchin JS, et al. Radiographic resolution of community-acquired pneumonia. Am J Respir Crit Care Med 1994;149:630-5.
176. Butler JC, Breiman RF, Campbell JF, et al. Pneumococcal polysaccharide vaccine efficacy. An evaluation of current recommendations. JAMA 1993;270:1826-31.
177. Whitney CG, Farley MM, Hadler J, et al. Decline in invasive pneumococcal disease after the introduction of protein-polysaccharide conjugate vaccine. N Engl J Med 2003;348:1737-46.
178. Tomczyk S, Bennett NM, Stoecker C, et al. Use of 13-valent pneumococcal conjugate vaccine and 23-valent pneumococcal polysaccharide vaccine among adults aged ≥65 years: recommendations of the Advisory Committee on Immunization Practices (ACIP). MMWR Morb Mortal Wkly Rep 2014;63:822-5.
179. Mirsaeidi M, Ebrahimi G, Allen MB, Aliberti S. Pneumococcal vaccine and patients with pulmonary diseases. Am J Med 2014;127(886):e1-8.
180. Nichol KL, Margolis KL, Wuorenma J, Von Sternberg T. The efficacy and cost effectiveness of vaccination against influenza among elderly persons living in the community. N Engl J Med 1994;331:778-84.
181. DiazGranados CA, Dunning AJ, Kimmel M, et al. Efficacy of high-dose versus standard-dose influenza vaccine in older adults. N Engl J Med 2014;371:635-45.
182. Nace DA, Lin CJ, Ross TM, et al. Randomized, controlled trial of high-dose influenza vaccine among frail residents of long-term care facilities. J Infect Dis 2015;211:1915-24.
183. Izurieta HS, Thadani N, Shay DK, et al. Comparative effectiveness of high-dose versus standard-dose influenza vaccines in US residents aged 65 years and older from 2012 to 2013 using Medicare data: a retrospective cohort analysis. Lancet Infect Dis 2015;15:293-300.

75

医院获得性肺炎

Gianluigi Li Bassi, Miguel Ferrer, and Antoni Torres

定义

医院获得性肺炎是由医院内存在的病原体引起的肺实质感染[1]。其在患者住院时间超过 48 小时后发生，潜伏期一般不超过 2 天。本章关注的重点是医院获得性肺炎中的呼吸机相关性肺炎（ventilator-associated pneumonia，VAP），VAP 一般是指在重症监护室（intensive care unit，ICU）的患者机械通气至少 48 小时以上时发生的肺炎。相比之下，呼吸机相关性气管支气管炎（ventilator-associated tracheobronchitis，VAT）的特征是存在呼吸道感染的征象，但肺部 X 线没有新的浸润病灶[2]。医疗保健机构相关性肺炎（healthcare-associated pneumonia，HCAP）是指那些虽没有住院[1]，但具有多重耐药（multidrug-resistant，MDR）病原体定植高危因素暴露风险的患者发生的获得性肺炎。发生 HCAP 的高危因素包括：之前的 90 天内曾住院 2 天以上、居住在养老院或长期护理机构、接受过家庭输液治疗、透析治疗、家庭伤口护理，以及有与其他 MDR 病原体定植环境的接触史等。一些北美研究[3]已经报道，MDR 病原体主要引起 HCAP；与此相反，来自欧洲的数据显示，MDR 病原体与社区获得性肺炎有更大的相关性[4]。

医院获得性肺炎根据呼吸道监测培养的病原体结果分类，包括以下类别[5]：

1. 原发性内源性肺炎：在入院时患者的培养检测中检出病原体。
2. 继发性内源性肺炎：所感染的是院内常驻病原体，入院时患者未携带该病原体，而是在住院期间被定植。
3. 外源性肺炎：在最初的培养检测中未检出病原体，所感染的病原体既非医院常驻，也非患者携带。

掌握医院获得性肺炎的发病时间，有助于临床上分析可能的病因、决定经验性抗生素治疗方案以及判断预后。既往 VAP 被分为早发型与迟发型两种[6]。Trouillet 等的一项试验值得关注[7]，结果表明能预测 MDR 感染发生可能性的最重要三个变量是：机械通气持续时间（mechanical ventilation，MV）≥7 天[优势比（odds ratio，OR）= 6]，既往抗生素使用史（OR = 13.5），以及既往广谱抗生素使用史（OR = 4.1）。最近的报道[8-11]质疑这一结果，研究人员发现早发型或迟发型 VAP 患者之间存在类似的微生物学病因，这可能与全球范围内的 MDR 发生率升高有关，着重强调了当地 ICU 定植的病原体是获得性 MDR 感染的最重要危险因素，而不是气管插管的留置时间。

流行病学

发病率和相关负担

医院获得性肺炎是院内医源性感染的第二常见原因，是危重患者院内感染的主要死亡原因，发病率为 5‰～20‰[1]，以免疫功能低下、手术和老年患者为主。大约 1/3 的医院获得性肺炎病例是在 ICU 内发生的，其中 VAP 占绝大多数。来自美国的流行病学统计资料显示，VAP 的发病率在 2‰～16‰[12]，与以前的统计相比，VAP 的发病率呈下降趋势[13]，这可能与更好地实施了预防策略相关。Cook 等[14]预测 VAP 的发生风险在机械通气的前 5 天为 3%，从第 5～10 天为 2%，随后为 1%。医院获得性肺炎，尤其是 VAP，增加了患者住院时间和医疗费用，多年来一直有与 VAP 相关的不良临床预后分析[15, 16]，结果显示每个 VAP 患者的平均住院费用增加约 40 000 美元[15, 16]。

病死率

医院获得性肺炎的粗死亡率高达 30%～70%[1]，部分研究显示 1/3～1/2 的 VAP 相关死亡是由感染直接导致的，尤其是铜绿假单胞菌[17]和不动杆菌[18]感染引起的死亡率较高。VAP 可归因死亡率的定义是：全部机械通气患者中，因 VAP 导致死亡病例的百分比。最近的研究重新评价了 VAP 对死亡率的影响因素[19-21]，尤其是如前所述，VAP 的发生风险是随时间变化的，导致这种显著时间依赖性偏倚的原因，可能是统计处理时将患者的死亡和转出 ICU 同时作为事件终点之故，因此，最近的研究报道了归因于 VAP 的死亡率为 10%[21, 22]，其中外科手术和中度以上严重程度患者的相关风险最高。

发病机制

大量的实验室和临床研究已经明确了 VAP 的关键致病

机制。首先必须有病原体进入呼吸道才能引起肺炎，气管插管的患者容易误吸携带定植病原体的口咽部分泌物，因此引起肺炎的风险很高。在健康的、非插管的患者中，当细菌进入呼吸道时，机体能通过防御机制，如咳嗽、黏液清除、细胞和体液免疫反应，防止细菌定植；危重患者和插管的患者由于潜在的疾病、合并症、营养不良和各种侵入性装置或操作导致感染肺炎的风险很高。然而，气管插管是 VAP 发生的必备条件，因为它的存在即有利于病原体的吸入，又妨碍呼吸道的固有防御机制。

气管插管与 VAP 发病机制

VAP 发生的主要致病机制是，携带定植病原体的口咽分泌物越过气管导管（endotracheal tube，ETT）的气囊吸入气道，因此作为屏障的 ETT 气囊尤为重要。长期使用机械通气的患者最常用的 ETT 气囊一般是大容量、低压（high-volume，lowpressure，HVLP）气囊，此种 HVLP 气囊最初是为了预防气管损伤而设计的[23]。这种 HVLP 气囊的直径是气管内径的 2～3 倍，当 ETT 气囊在气管内充气时，则可能沿气囊表面不断形成皱褶，将会导致口咽部的分泌物沿着皱褶持续吸入气道[24]。

病原体也可以生长在气管导管的内表面，最终转移到肺部。细菌容易附着在气管导管内表面上，形成一种被称为生物被膜的结构[25]（图 75-1），生物被膜是由细菌分泌多糖基质等物质并黏附固着细菌自身而组成[26]，气管插管后不久在气管导管内表面就可以形成生物膜[27-29]，但因固着细菌在管壁上进行表型分化提高了存活率，以至于固着细菌很难被宿主的免疫反应或抗生素清除[30]。在机械通气期间，生物被膜颗粒可通过吸气气流[25]和侵入性操作（如气管内吸引）[31]而进入呼吸道。一些研究[27-29, 32]已经证实，气管导管内生物被膜构成了持久的定植病原体来源。

定植病原体来源

病原体的外源性定植可通过接触被污染的辅助通气设备、ICU 环境以及 ICU 工作人员的手部而发生。有部分报道描述了病原体定植在医疗及其相关设备上，如气管镜[33, 34]、供水设备[35]、辅助呼吸设备[36]、加湿器[37]、呼吸机温度传感器[38]、呼吸雾化器[39]等，以及被污染的 ICU 环境[40]，从而引起感染暴发。

病原体内源性定植是 VAP 发生的主要致病机制，在危重患者，口腔菌群迅速转化为需氧革兰氏阴性菌[41]、铜绿假单胞菌和耐甲氧西林金黄色葡萄球菌（methicillin-resistant Staphylococcus aureus，MRSA）而占优势，此时发生口咽部内容物误吸，会增加呼吸道病原体定植和感染的风险。随着误吸定植了病原体的呼吸道分泌物，VAP 的发生与否主要取决于吸入量的多少、患者的免疫功能状态和机体的防御能力。VAP 发病机制中关于病原体定植和感染源的确切顺序仍存在争议。Feldman 等的早期研究[42]发现，在机械通气患者中，口咽部是第一个被病原体定植的部位（36 小时），其次是胃（36～60 小时）和下呼吸道（60～84 小时），随后是气管导管（60～96 小时）。

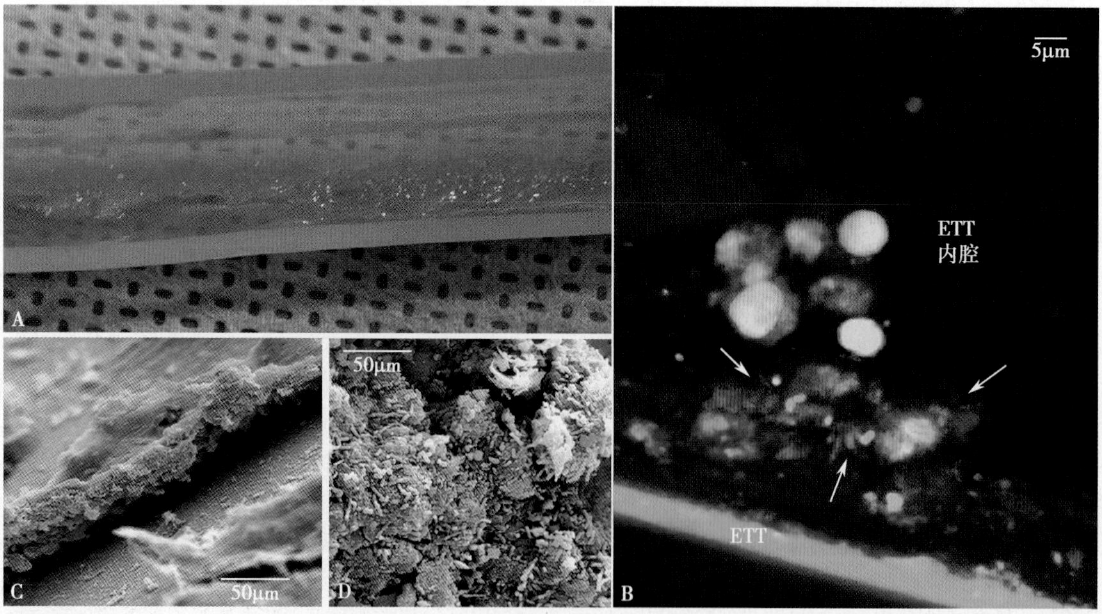

图 75-1 评价气管导管内表面生物被膜形成的实验研究。实验方法：机械通气 72 小时，猪的口咽部遭受铜绿假单胞菌（PAO1 株）侵袭。A. 拔管时气管导管的内表面，大部分被呼吸道分泌物覆盖。B. 气管导管横断面，应用活菌 / 死菌细菌活力试剂盒染色，激光扫描共焦显微镜成像，显示细菌生物被膜附着在 ETT 内部表面，图中白色箭头表示嵌入生物膜基质中的细菌。C. 扫描电镜检查气管导管内腔，观察到在大部分表面上存在不规则沉积物。D. 通过扫描电子显微镜高倍放大观察气管导管腔，显示在生物膜胞外聚合物质中清楚可见铜绿假单胞菌固着细胞。ETT：气管导管

口咽部定植

在 ICU 患者中，口咽部的一些防御机制发生了显著改变。首先，患者的合并症和固有的生活习惯如酗酒[43-45]、糖尿病[46,47]和慢性阻塞性肺疾病（chronic obstructive pulmonary disease，COPD）[48]等，众所周知是革兰氏阴性细菌口咽部定植的危险因素；老年[49-52]、运动障碍[53]和长期气管插管患者因为不能进行有效的口腔护理，导致口咽部病原体发生过度生长的风险增加；此外，重症监护室中抗生素的广泛使用，也可能促进口咽部病原体的过度生长[54,55]。其次，在疾病危重期间，由于唾液量显著减少[56]、唾液 pH 值降低[57]以及机体免疫细胞和牙周细菌释放的蛋白酶量增加[58-60]，导致唾液的抗微生物功效受到极大的损害，同时定植于口咽部的细菌也产生多种水解酶，导致细菌黏附的关键受体表达增加[61-63]。

Fourrier 及其同事[64]发现，延长 ICU 停留时间会增加口咽部病原体定植的风险，最终导致医院获得性肺部感染；Azarpazhooh 等[65]发现肺炎与口腔健康的相关性（OR＝1.2～9.6）取决于口腔健康指标，因此，加强口腔卫生可减少高危老年患者呼吸道感染的发生率。还应关注到，Heo[66]的一项研究表明，口腔及上呼吸道的病原体通常与从下呼吸道获取的病原体种类相同，并且口腔和肺部的病原体种类会一起发生快速变化。

鼻旁窦定植

关于鼻旁窦炎与 VAP 之间关系的争论由来已久[67]，一些研究证实，与经鼻气管插管相比，经口气管插管可降低鼻旁窦炎的发病率[68-70]，而未患鼻旁窦炎患者的 VAP 发生率较低[71]。Halzapfel 等[72]的研究评估了经鼻插管或经口插管患者的上颌窦炎和肺炎发生率，结果显示副鼻窦炎患者发生 VAP 的风险可增加 3.8 倍。

胃内定植

根据胃肺定植假说，ICU 患者由于肠内营养以及预防消化道出血药物的应用，使胃内 pH 环境碱化，从而导致病原体定植[73]，随着不断发生的胃食管反流使病原体进入口咽部，然后越过气管导管气囊吸入呼吸道。早期研究表明，在气管插管的患者中，当胃液 pH 高于 4 时，则与胃内病原体定植的发生率高度相关[74,75]；然而，早年研究[76-78]发现，有关胃内病原体定植与 VAP 之间存在关联的学说，又被近期的相关研究[79,80]所质疑。总体来说，关于 VAP 与胃内病原体定植两者之间，是否存在因果关系的争论仍在进行，时至今日，一些专门的研究中[42,79,81-84]，关于来源于胃的病原体与引起 VAP 的病原体之间，也并未发现有确切的相应关系。

危重症患者气管插管时呼吸道防御功能的损伤

在健康人体中，解剖学上的喉屏障作用能阻止携带有病原体的口咽内容物被吸入呼吸道，当进行气管插管后，这些解剖屏障完全失效，病原体就可能进入呼吸道；此时，咳嗽便是防止病原体进一步易位的最有效的机制之一，但气管插管阻止了声门闭合，因此阻碍了咳嗽反射[85]；此外，由于气管插管患者因常被镇静，以至于不能产生高速呼吸气流，从而进一步影响到咳嗽反射。

呼吸道黏膜纤毛系统对病原体的清除是人体主要的先天性防御机制，在年轻、健康的非吸烟人群中，黏膜纤毛的摆动速度在 10～20mm/min。动物实验研究表明，气管导管气囊充气后仅 2 小时就可使黏膜纤毛摆动速度降低 50%[86]；危重症患者的临床研究[87]也发现，黏膜纤毛摆动速度降低（0.8～1.4mm/min）者，发生肺部并发症的风险较高。

如前所述，在开始机械通气的起初几天内，发生 VAP 的危险性就逐日增高[14]。研究人员发现，危重症患者收治入 ICU 的早期，可出现暂时性的免疫麻痹现象[88]，特别是研究人员评估了作为免疫功能标志的人白细胞抗原 -DR（HLA-DR）在外周血单核细胞中的表达[89]，结果发现 HLA-DR 表达低水平的患者随后发生了医院获得性肺炎[90]。

医院获得性肺炎病原学分析

医院获得性肺炎可由多种病原体引起，在许多患者体内可以检测出不止一种病原体。医院获得性肺炎的病原体种类可因 ICU 入住人数、住院和入住 ICU 时间以及具体诊断方法的不同而各异。VAP 的致病病原体通常为需氧菌，且常是 MDR，包括铜绿假单胞菌、不动杆菌属、耐碳青霉烯酶的肺炎克雷伯菌和耐甲氧西林 MRSA[1]；有研究（EPICⅡ项目）[91]根据 7 087 例感染患者（63.5% 是呼吸道感染）的流行病学数据证实，在 ICU 分离出的病原体最常见的是铜绿假单胞菌和金黄色葡萄球菌。

Esperatti 等[92]前瞻性评估了 315 例入住 ICU 患者，其中 52% 为有创通气；48% 为自主呼吸或无创通气（noninvasive ventilation，NIV）。值得关注的是，无创通气组中肺炎链球菌的比例较高，除此之外，其他致病性病原体的比例各组之间大致相同，而 ICU 获得性肺炎的致病病原体 MDR 和 MRSA 的比例较高，所以广谱抗生素经验性治疗很有必要。

VAP 病例中多种病原体混合感染的现象屡屡出现，Combes 及其同事[93]研究了 124 例 ICU 患者，其中 52% 的 VAP 是单一病原体感染；48% 是混合感染，其中大多数患者分离出两种不同种类的病原体（34%），有 7 例（6%）患者存在高达四种不同种类的病原体，但有趣的是两者之间 30 天的死亡率没有发现差异。Teixeira 等[94]研究了 ICU 内 151 例经验性抗生素治疗不足患者的危险因素，发现抗生素治疗不足与多致病菌 VAP 相关（OR＝3.67；95%CI＝1.21～11.12；P＝0.02），死亡率较高。

某些基础疾病可能会导致患者感染特定的病原体，如 COPD 患者罹患流感嗜血杆菌、卡他莫拉菌、铜绿假单胞菌或肺炎链球菌感染的风险增加[95,96]；急性呼吸窘迫综合征（acute respiratory distress syndrome，ARDS）患者发生由金黄色葡萄球菌、铜绿假单胞菌和鲍曼不动杆菌引起 VAP 的风险较高，且这种情况的 VAP 往往是由多种病原体引起[97,98]；创伤和神经系统疾患感染金黄色葡萄球菌、流感嗜血杆菌和肺炎链球菌的风险增加[99-101]。

可以导致 VAP 的病原体如铜绿假单胞菌、MRSA、不动杆菌属、嗜麦芽窄食单胞菌、洋葱伯克霍尔德菌、肺炎克雷伯菌等为 MDR 病原体[8]；而如肺炎链球菌、流感嗜血杆菌、甲氧西林敏感金黄色葡萄球菌（methicillin-sensitive *S. aureus*，MSSA）和抗生素敏感的肠杆菌科等则不是 MDR 病原体。在大多数情况下，对碳青霉烯类敏感的大肠杆菌和肺炎克雷伯菌株，对第三和第四代头孢菌素耐药，这种耐药性的产生是由含有 Ambler A 类超广谱 β- 内酰胺酶或 Amp-C 类头孢菌素酶的质粒介导所致[102]；肠杆菌科细菌对碳青霉烯类抗生素的耐药性是由 Ambler A 类（主要是肺炎克雷伯菌碳青霉烯酶）、B 类或 D 类碳青霉烯酶的质粒介导而产生[102]。重要的是，含有超广谱 β- 内酰胺酶（extended-spectrum β-lactamase，ESBL）编码和 / 或碳青霉烯酶编码基因的质粒常常携带其他耐药基因，最终导致泛耐药（pan-drug resistance，PDR），而铜绿假单胞菌和鲍曼不动杆菌对碳青霉烯类抗生素的耐药性，可能是由于外膜孔蛋白的流失、外排泵系统的高表达和碳青霉烯酶的产生而引起。2010 年发现了利奈唑胺耐药的 MRSA 菌株[103]，是由氯霉素 - 氟苯尼考耐药基因的质粒介导而引起的[104-106]。

感染 MDR 病原体危险因素是多种多样的，经常是几种因素共存，许多患者在住院期间接受过抗生素治疗，MDR 感染的发病率也还与地域因素密切相关，而且各个机构报道的结果偏差较大[107]，因此，在实际工作中，临床医生必须关注当地 ICU 的常驻菌的种类及其抗生素敏感性，以避免不恰当的初始抗菌治疗。

医院获得性肺炎的病原体还应该考虑到军团菌，尤其是免疫功能低下的患者[108]。一般而言，医院内军团菌病暴发的原因是医院的供水系统被病原体定植[109]。

VAP 发生的主要机制之一是误吸被厌氧菌高度定植的口咽内容物。Robert 等[110]对 26 例机械通气患者进行了研究，发现 15 例患者中有 28 种不同的厌氧菌定植；与此相似，Dore 等[111]报道 130 例 VAP 中有 30 例（23%）发现了厌氧菌，大多数患者还是以需氧菌为主。临床上，针对厌氧菌的经验性抗生素治疗似乎能改善 VAP 患者的短期预后，尽管如此，厌氧菌在 VAP 中的作用仍然存在有争议，特别是 Marik 等的研究报道[112]，对 185 例疑似 VAP 患者通过肺保护毛刷（protected specimen brush，PSB）和迷你支气管肺泡灌洗（mini-BAL）采样进行微生物学检查，并不能确定厌氧菌是 VAP 的病原体。

真菌引起 VAP 的病例在临床上较为少见，最常检出的真菌是念珠菌和烟曲霉[113]，主要见于免疫功能低下的患者。念珠菌可通过促进有利于病原体定植的生物被膜形成，达到促进肺炎的发展[114]。此外，念珠菌生长还可能减低机体的免疫应答[115]。临床研究表明，念珠菌的定植增加了由铜绿假单胞菌导致 VAP 的风险[116]，可是，在一组活检证实为肺炎，且从呼吸道标本中检出念珠菌的病例中，死后尸检并没有发现念珠菌肺炎的存在[117]。值得关注的是，念珠菌的定植也与机械通气时间、住院和停留 ICU 的时间长，以及住院死亡率高度相关[118-120]，也有一些研究者认为念珠菌的存在仅仅是疾病严重程度的标志，而不是 VAP 真正的致病因素[121]。

病毒也可能引起 VAP，单纯疱疹病毒 1 型（HSV-1）导致医院获得性肺炎的情况，较常见于免疫功能低下患者和 ARDS[122]、重大手术[123, 124]，以及广泛性烧伤[125]患者。Luyt 等[126]报道了在 201 例临床疑似 VAP 患者中，有 21% 是 HSV-1 肺炎；另一些研究[127-130]报道了在机械通气患者中巨细胞病毒（cytomegaloviru，CMV）感染的发病率高。Chiche 等[130]研究了 242 例免疫状态良好的 ICU 患者，发现 39 例（16%）有 CMV 感染，在 28 天内，只有 15% 的 CMV 感染患者脱机和存活，而没有 CMV 感染的患者中这一数据是 52%（$P<0.001$）。

预防

医院获得性肺炎的高发病率造成了医院患者的高死亡率，也成为医疗系统的重大负担。预防策略的实施可以减少医院获得性肺炎的总体发病率（框 75-1）。卫生疾控部门建议，集束化管理措施是更为有效的医院获得性肺炎感染防控手段，明显优于各个单一的措施。首先是设计集束化管理方案，随后需要对医疗从业人员的依从性进行持续评估，并对措施的实施进行不断地评估改进。有研究报道证实[131-133]，

框 75-1 医院获得性肺炎的预防策略

- 医院获得性肺炎预防策略的实施，能有效地降低其发病率和死亡率
- 实施护理人员教育计划，并及时对实施效果和依从性进行评估
- 加强医护人员手卫生，严格使用含酒精溶液的手消毒剂
- 严格掌握气管插管指征，尽可能使用 NIV
- 程序化镇静和每日唤醒
- 只要呼吸机管路未被污染或损坏，可不需更换
- 使用新型材质和新形状气囊的气管导管
- 使用镀银气管导管
- 机械通气时使用合适的低水平 PEEP
- 声门下分泌物抽吸
- 气管导管气囊压力维持在推荐范围内，患者在 ICU 外转运过程中应加强约束
- 氯己定口腔护理
- 对于胃肠道出血风险非常低的患者，可不做应激性溃疡预防，必要时使用硫糖铝
- 患者采取半卧位
- 持续侧向翻身治疗
- 存在胃排空障碍的患者采取幽门后喂养
- 机械通气超过 48 小时的患者，可进行 SDD

ICU：重症监护室；NIV：无创通气；PEEP：呼气末正压；SDD：选择性消化道去污。

实施 VAP 预防集束化管理措施后，VAP 的发病率呈现下降趋势。

一般预防措施

在 ICU 从业人员中开展教育，使其对 VAP 的病理生理学和防控措施有了高度的认知，才能够有效地减少 VAP 发病率[131]。Needleman 等[134]研究了来自 11 个州的 799 家医院的临床数据（包括 5 075 969 例内科出院患者和 1 104 659 例外科手术出院患者），发现与实习护士和助理护士相比，如果注册护士每天实施护理的时间比例升高，则肺炎的发生率就会降低。

采用简单的感染控制措施，如用含酒精溶液进行手消毒[135, 136]，既能有效地减少病原体的交叉传播，又能降低 VAP 的发病率。因此，世界卫生组织已经认可，手卫生是预防医疗相关感染的最重要的独立相关因素[137]。总体而言，许多在外科 ICU 进行的研究显示出较一致结果，即实施含酒精溶液的手卫生和医院获得性感染发生率降低之间高度相关[135, 138]。

有研究证实，ICU 患者外出转运过程可增加罹患 VAP 的风险[139, 140]，因此，临床医生和护理人员应在患者转运之前和转运期间仔细检查气管导管气囊的内部压力，此外，还应仔细检查清理转运呼吸机的管道，以防止误吸定植的病原体。

强力推荐每日唤醒或减轻镇静[141-143]、早期活动[144]以及不使用肌松剂等措施，以避免损害患者的呼吸系统防御机制，防止气管插管时间延长和 VAP 的发生。

有证据表明，策略导向脱机程序的实施可以缩短机械通气时间，减少脱机失败的概率，以及降低 VAP 发病率[145-148]。Marelich 等[146]将 385 例脱机患者随机分成接受策略导向脱机程序和标准脱机程序两组，发现机械通气持续时间的中位数从标准组的 124 小时，减少到策略导向组的 68 小时（$P=0.000\ 1$），而且策略导向组 VAP 发生率呈下降趋势（$P=0.061$）。

无创通气

气管内插管和机械通气是罹患医院获得性肺炎的主要危险因素，因此应尽可能避免这两项操作。在 COPD 急性加重期或急性低氧性呼吸衰竭患者，以及一些免疫功能低下合并肺部浸润和呼吸衰竭患者的治疗时，有关替代有创通气的方法中，NIV 是一个值得重视的治疗手段[149-153]。NIV 还可以安全地用以脱机过渡，以利于早期拔管，避免了持续带插管的脱机尝试。一项 meta 分析[154]证实，实施 NIV 过渡脱机策略，患者的死亡率和 VAP 发生率下降，住院和 ICU 停留时间缩短；其他研究报道[155, 156]显示了 NIV 可防止某些患者再次插管，例如有呼吸衰竭复发风险的新近拔管患者。Kohlenberg 等[157]汇总了来自德国 400 个 ICU 的数据，比较了分别接受 NIV 和有创机械通气的病例，发现每 1 000 个机械通气天数的肺炎平均发病数分别为 1.58 例和 5.44 例。因此，在有指征的前提下，为避免气管插管或减少气管插管总留置时间，应考虑使用 NIV。

气管导管的气囊

目前在重症监护室常用的气管导管的气囊是大容量低压气囊，这种气囊在充气时，会在气囊表面形成褶皱，携带有定植病原体的口咽部分泌物可沿着这些褶皱进入气道。在实验室和临床试验中对由聚氨酯[158]、硅橡胶[159]和乳胶[160]等材料制成的新型气囊进行了测试，特别是聚氨酯气囊的厚度仅为 5～10μm，而传统 PVC 气囊为 50μm，因此在充气时，聚氨酯气囊表面形成的褶皱较小，可以减少甚至防止存在于气囊上方分泌物的吸入。另一些研究人员试图通过改变气囊的形状来预防气道误吸[161]，而不考虑气囊的材质。结果显示，与圆柱形标准气囊相比，设计成平滑、锥形的气囊，可减少在导管或气囊与气管内壁接触区形成的褶皱。

在内科 ICU 患者中的一些研究表明，聚氨酯气囊的使用减少了 VAP 的发生风险[162, 163]，聚氨酯气囊插管的使用可减少心脏手术患者术后早期的肺炎发生率[164, 165]。在最近的一项多中心研究中[166]，比较了气囊分别为圆柱形聚氯乙烯、圆柱形聚氨酯、锥形聚氯乙烯或锥形聚氨酯的气管导管，评判它们预防 VAP 的效果，结果显示无论是使用聚氨酯材质还是锥形外型气囊的气管导管，均没有发现任何临床上的益处。硅橡胶[159]和乳胶[160]气囊具有低体积和低压力的特点，因此充气状态下在气管内没有褶皱形成，未来有望替代 PVC 材质导管成为主流产品。Young 等[159]研究了一组麻醉患者或 ICU 住院患者，结果显示硅橡胶气囊导管的应用有效减少了气道误吸的发生率。笔者认为，由于缺乏对这些新型气囊导管有利的明确支持证据，故对它们的使用范围应只限于存在 VAP 高危因素的患者。

重要的是，要做到既防止上下呼吸道吸入被污染的口咽分泌物，又避免气管损伤，须将气管导管气囊内的压力保持在 25～30cmH_2O。一些研究[167-169]已经表明，如按照常规流程管理气管导管，气囊则经常处于充气不足或充气过度状态，须采用气囊内压力的连续监测技术，才能同时降低气囊过度充气和气道误吸的双风险。

在 VAP 的发病机制中，呼吸机的参数设置也起到一定作用，尤其是，口咽部分泌物会沿着气管导管向下，在气囊上方积聚产生静水压力，增加气道误吸概率，此时合适的 PEEP 设置，可通过对抗该静水压力而降低 VAP 的发生率[170, 171]。Lucangelo 等[172]评估了一组循环功能稳定的机械通气患者，显示 PEEP 在 5～8cmH_2O 的情况下 VAP 发生率降低。因此，在没有重大禁忌证的情况下，呼吸机设置应保持低水平的 PEEP 以避免气道误吸。

抗菌剂涂层气管导管

一项大有前途的 VAP 预防策略是，使用带有抗菌剂（如银）涂层的气管导管，可防止导管内表面生物被膜形成以及 VAP 的发生[173]。Olson 等[174]在实验犬身上测试了一种银涂层的气管导管，观察其对口咽部定植的铜绿假单胞菌的作用，结果显示使用该新型导管，可以减少气管导管内表面的细菌定植，降低肺部细菌负荷。同样，Berra 等 [175] 在绵羊身上研究了银磺胺嘧啶 / 氯己定涂层气管导管的作用，经过 24 小时的机械通气，常规气管导管和通气回路被大量细菌定植，而涂层气管导管完全避免了细菌定植。应注意的是，银涂层的功效似乎随着时间的推移而降低，甚至，有动物研究报道显示，在机械通气 72 小时后银涂层气管导管也被大量细菌定植。迄今为止，只有一项实验室研究 [176] 表明，用黏液刷定期清理 [177] 磺胺嘧啶银涂层的气管导管，可以在连续机械通气 168 小时期间不形成生物被膜。北美的银涂层气管导管（North American Silver-Coated Endotracheal Tube，NASCENT）随机对照试验 [178] 中，比较了银涂层与传统气管导管的感染预防效果，结果显示使用银涂层气管导管者，微生物学确诊的 VAP 发病率较低（4.8% vs 7.5%，$P=0.03$），相对风险降低了 35.9%。Afessa 等 [179] 的回顾性队列分析显示，使用银涂层气管导管与 VAP 患者的死亡率低相关（银涂层组：对照组 = 14%：36%，$P=0.03$），但在无 VAP 患者中银涂层组死亡率较高。总之，使用带有抗菌剂涂层的气管导管可以降低 VAP 的发病率，但支持其使用的证据仅来自一项研究，局限性显而易见 [180]。因此，临床上应综合考虑该类气管导管的优点和局限性，对于长时间机械通气、医院获得性肺炎罹患风险较高的患者，考虑使用银涂层气管导管。Shorr 等 [181] 分析了银涂层气管导管的成本效益，发现每预防 1 例 VAP 患者，节省费用 12 840 美元。

声门下分泌物吸引

声门下吸引是通过气管导管的专用旁路，抽吸出可能已发生了病原体定植的声门下分泌物，以减少施加在气囊上方的静水压力，即可能有效地减少通过气囊褶皱导致的气道误吸。一项 meta 分析 [182] 结果显示，声门下分泌物抽吸可使发生 VAP 的相对危险度（risk ratio，RR）下降一半（RR，0.55；95%CI，0.46～0.66；$P<0.01$）。Lacherade 等的一项多中心研究 [183]，将 333 例患者随机分为使用声门下吸引气管导管组和标准气管导管组进行比较，结果显示微生物学确诊的 VAP 发生率在抽吸组为 14.8%，而标准组为 25.6%（$P=0.02$）。值得关注的是，在临床 [184] 以及实验室研究 [24, 185] 中都发现，气管损伤的发生与声门下吸引有相关性。

气管切开术

气管切开的患者与气管内插管的患者相比，吸入聚集在气囊上方分泌物的风险相同。在最新的一项 meta 分析 [186] 中，评估早期和晚期气管切开术的利弊，发现早期气管切开术并不能降低 VAP 的发生率。早期气管切开术相对气管内插管来讲，可提高患者的舒适度、沟通能力、口腔喂养能力，减少对镇静和镇痛的需求，并能减少气道阻力。上述因素对于缩短气管内插管时间，尽早脱机锻炼更为重要。

呼吸机管道管理

成人临床研究 [187-192] 和 meta 分析 [193] 已经证实，常规更换呼吸机外管道不能降低 VAP 发生的风险以及医疗成本，因此，除非管道被污染或损坏，呼吸机外管道不需要常规更换。重要的是，应当经常性地认真清空呼吸管路以及贮水器中的冷凝水，以避免被污染的冷凝水进入管道近端以及雾化器 [194, 195]。

最新的 meta 分析 [196] 评估了加热加湿器（heated humidifiers，HH）和热湿交换器（heat and moisture exchangers，HME）的使用，对于预防医院获得性肺炎的效果，没有得出阳性结论。至此，没有一项湿化策略被推荐为肺部感染预防手段。不过，吸入气体的最理想条件应是，温度等于或略低于体温，湿度为相对最高的湿度，如此可以预防气道热量和水分的损失，避免呼吸道分泌物变黏稠，防止呼吸道黏膜纤毛系统的清除功能损害。加热加湿器的使用，在低体温、长时间机械通气、分泌物黏稠和慢性呼吸系统疾病的患者中尤为重要。最后要说的是，虽然多项研究 [197-201] 显示，热湿交换器更换频次过低并不增加 VAP 的风险，但仍建议热湿交换器应该定期更换（即每 72 小时），以确保良好的性能。

临床上应用封闭式气道抽吸系统，目的是为预防在开放式气道抽吸操作过程中，因呼吸机断开引起的不良事件，以及避免外源污染物通过吸引导管进入气管导管。有三项 meta 分析 [202-204] 比较了两种气道抽吸系统在机械通气患者中的应用，并没有发现封闭式气道抽吸系统对预防 VAP 的发生有所帮助。

气道抽吸之前气管导管内注入盐水溶液的做法仍然存在争议。在大多数研究中，系统评价 [205] 一致发现患者氧合减低，只有一项研究 [206] 得出了相反结论，是在通过研究一组微生物学确诊的 VAP 患者中得到的（盐水组：对照组 = 23.5%：10.8%；$P=0.008$）。重要的是，在半卧位的镇静患者和气管导管内表面存在高度细菌定植的患者，盐水注入可能增加病原体易位进入气道的风险。

体位

早期研究表明，与半卧位（45°）相比，插管患者在仰卧位（0°）时存在较高的胃内容物吸入气道风险 [73, 207, 208]。一项随机研究 [209] 显示，与完全仰卧位患者相比，半卧位患者 VAP 的发病率降低，尤其是在肠内喂养期间；随后的随机对照研究 [210] 发现体位干预的作用有限，VAP 的发病率没有差异。总之，美国和欧洲的指南 [211] 都强烈建议，气管插管患者应优先保持在半卧位（30°～45°），而不是仰卧位（0°），尤其是患者在接受肠内喂养时。

有些实验室研究的结果 [212, 213] 质疑半卧位的预防作用。理论上，气管插管患者的气管走向高于水平位时，可能增加通过导管气囊褶皱的分泌物误吸量；实验室研究发现 [213, 214]，侧向特伦德伦伯（氏）卧位能增强分泌物的引流作用，降低 VAP 的风险。目前，一项多中心临床试验正在危重患者中进行，验证侧向特伦德伦伯（氏）卧位对预防 VAP 发生的有效性、安全性和可行性（ClinicalTrials.gov，NLM 标识符：NCT011385 40）。

翻身床

有些 ICU 病床能做到帮助患者沿纵轴从一个侧向体位旋转到另一个侧向体位，以减少血管外肺水，改善肺的通气血流比例，并增强气道对分泌物的排泌[215]。有 meta 分析[216-218]显示，经翻身治疗的患者，VAP 发生率显著降低；Staudinger 等[219]研究了连续侧向翻身治疗的效果，显示翻身组的 VAP 发生率为 11%，对照组为 23%（$P=0.048$）；该学者还发现，翻身组患者的机械通气时间（8 天 ±5 天 vs 14 天 ±23 天，$P=0.02$）和住院天数（25 天 ±22 天 vs 39 天 ±45 天，$P=0.01$）均明显缩短。总之，在需较长时间卧床和呼吸道感染高风险的患者中，应考虑连续侧向翻身疗法，可与其他预防 VAP 的措施起协同作用。

应激性溃疡的预防与肠内营养

硫糖铝、组胺 2 型受体阻滞剂（H2 受体阻滞剂）或质子泵抑制剂（proton pump inhibitor，PPI）是预防应激性溃疡最常用的药物，其中硫糖铝是唯一使用后不会引起胃液酸性环境改变的药物。早期研究发现，将患者的胃液 pH 进行碱化时，肺炎的发生率较高[76-78]，反之则没有这种现象[80，220]。Cook 等[220]发现，与 H2 受体阻滞剂相比，使用硫糖铝的患者胃肠道出血风险较高，VAP 发生率无显著差异，分别为 19.1% 和 16.2%；还有最近的一项 meta 分析表明[221]，PPI 比 H2 受体阻滞剂能更有效地减少上消化道出血的发生，而 VAP 的发生率无明显差异（$RR=1.06$；95%CI：0.73～1.52；$P=0.76$）。总体而言，胃肠道出血也是危重患者的严重并发症，当实施了恰当的肠内喂养方法（即避免大容积胃残留），或其他预防措施结合预防应激性溃疡药物的使用，患者的 VAP 实际风险无法确定。因此，对于硫糖铝（潜在更少的 VAP 发生率和更多的胃肠道出血可能）和 H2 受体阻滞剂 /PPI（潜在更多的 VAP 发生率和更少的胃肠道出血可能）的潜在优缺点，临床医生必须加以权衡，可能会限制 VAP 高风险的患者此类药物的应用。

肠内营养早已被认为是 VAP 发生的危险因素，因为它可能导致胃液碱化、胃食管反流和气道误吸的风险增加。然而，替代它的肠外营养，也有其固有缺点，包括更高的导管相关感染风险、与导管置入相关的并发症、更多的费用支出以及与肠绒毛结构丧失有关的肠道菌群易位。一项纳入 11 个研究包括 500 多例危重患者的大型 meta 分析[222]发现，与早期肠内营养相比，使用肠外营养与更多的感染性并发症相关（OR=1.47；95%CI：0.90～2.38；$P=0.12$）。相反，内科 ICU 患者的研究显示，早期肠内喂养者发生 VAP 的风险较高[223，224]，因此，在内科 ICU 患者中早期营养的实施与否，应根据 VAP 发生的相关风险而定。

许多 ICU 患者存在胃排空障碍，因此采取放置幽门后营养管的方法，则有可能在不增加气道误吸风险的前提下满足患者的营养需求。Jiyong 等[225]最新的 meta 分析发现，小肠喂养的患者肺炎发生率较低（$RR=0.63$；95%CI：0.48～0.83；$P=0.001$）；Davies 及其合作者的一份报道则很有趣[226]，显示已经接受了鼻饲营养且胃残留量轻度升高的机械通气患者，给予早期幽门后管饲并不能增加能量的供给，也不能减少肺炎的发生率。因此，只有当胃排空障碍时，才应首选幽门后管饲喂养。还有，最近的一项研究[227]结果挑战了常规监测胃残留量的传统理念，对 449 例接受有创机械通气和早期肠内营养的患者研究发现，未常规监测组 VAP 发生率为 16.7%，常规监测组为 15.8%，两组无显著差异。

口咽部与胃肠道去定植

鉴于口咽部细菌定植过程在 VAP 的发生中所起的关键作用[41]，为此已经有了许多去污策略，包括洗手、口腔卫生和刷牙[228]，以及选择性口服不吸收抗生素[229]和杀菌剂口咽冲洗[230]。氯己定是一种阳离子氯苯基双胍类抗菌剂，一直被用来抑制牙菌斑形成和牙龈炎的发生。一项 meta 分析[230]评估了氯己定对减少 VAP 发生的作用，结果发现心脏术后患者的下呼吸道感染率较低（$RR=0.56$；95%CI：0.41～0.77），死亡率没有显著差异（$RR=0.88$；95%CI：0.25～2.14），在非心脏手术患者中结论不一致。以前大多数研究报道使用的氯己定浓度最高达 0.2%，这种浓度可能对大多数口咽部细菌定植高水平的 ICU 患者是无效的。有研究[231，232]表明，当氯己定浓度增加至 2% 时，VAP 发生率显著降低。因此，临床上应该常规使用氯己定行口腔清洁去污，特别是在心胸外科患者中，而在其他 ICU 患者中使用较高浓度的氯己定，可能是一个很有前途的选择。另外，一些研究者[233]最近检测了下述有关医院内获得性感染预防策略的效果：住院患者每天一次用 2% 氯己定洗浴，并使用氯己定浸泡过的一次性衣物，但是结果没有发现这种方法有任何显著的益处。

选择性消化道去污（selective digestive decontamination，SDD）包括联合使用抗革兰氏阴性病原体的不可吸收的抗生素（即妥布霉素和多黏菌素 E），加上两性霉素 B 或制霉菌素，这些药物进入胃肠道后，可以防止需氧革兰氏阴性杆菌和念珠菌等在口咽部和胃内定植，同时保持正常厌氧菌群的存在；另一些方案还包括短疗程的全身使用抗生素（即头孢噻肟）。SDD 最初是用在处于严重免疫抑制状态的肿瘤和血液病患者[234，235]，20 世纪 80 年代初，Stoutenbeek 率先将这种疗法引入重症监护医学[236]，自此，大量的临床试验和 meta 分析证实了 SDD 的益处，表现为 SDD 的使用降低了 VAP 和血行感染的发病率以及患者的死亡率[237]。目前，SDD 疗法在 MDR 发生率较低的欧洲应用较多[238]。

随机临床试验[229，239，240]和 meta 分析[237]肯定了 SDD 对医院获得性肺炎的防治作用，但在将其推广到全世界之前，应该考虑到几个因素。首先，对肠道菌群的最新研究结果，凸现了胃肠道细菌菌落的变异性、相互作用和复杂性，以及肠道定植菌变化的全身性影响[241-247]。众所周知的是，在肠道系统中，每克粪便中含有超过 10^{11} 个的细菌，包括 1 000 多种不同的菌属[248]。即使生活在同一地域的人群中，细菌种属的个体间差异也很明显[249]。随着个性化治疗概念的出现，针对所有ICU人群使用单一SDD方案的做法，似乎是痴人说梦[250]。此外，SDD对需氧革兰阴性菌的选择性也受到了质疑[251]，因此，SDD对肠道菌群的影响以及由此引起的细菌多样性改变需要进一步评估；不使用SDD的最常见论据之一是，该方案未能解决某些病原体无法覆盖（即MRSA和肠球菌），或应用抗生素后可能导致MDR增加等问题。最近的研究表明[252]，在SDD期间厌氧菌群的抗生素耐药基因增加，尤其是赋予了氨基糖苷类抗生素耐药性的高度可转移基因，与此一致，Oostdijk及其同事[239]发现，在SDD使用期间对氨基糖苷类耐药的革兰氏阴性菌增加。最后，一项较早的研究表明[253]，在同一组研究了SDD后的细菌再定植问题，发现了对头孢他啶、妥布霉素或环丙沙星耐药的革兰氏阴性菌在肠道定植增加，同样在SDD期间，呼吸道中对头孢他啶耐药的细菌也逐渐增加，甚至在进一步的干预后，出现了对所有三种抗生素都耐药的细菌。以上这些表明SDD在被普遍接受之前，仍需解决一些影响后果的未明确的问题。现欧洲正在进行的一项试验试图解决这些问题：R-GNOSIS试验（革兰氏阴性菌的耐药性：干预策略研究）正在评估减少MDR病原体感染的最有效措施，并了解ICU患者去定植策略的生态效应。（资料来源：https://www.clinicaltrials.gov/ct2/show/NCT02208154?term=bonten&rank=2）

只有一项研究[254]表明，在器质性昏迷或严重烧伤患者中短疗程使用头孢呋辛是降低VAP发生率的有效预防措施，不过，在没有更多的证据之前，不推荐常规肠外使用抗生素。

有一些临床试验已经尝试通过使用益生菌来改变在胃肠道和口咽部生长的病原体。益生菌是一种可以作为单个剂型或以各种组合施用的微生物制剂，这些微生物通常与不易消化的食物成分一起施用，因这些成分能促进细菌生长和活动（益生元），含有益生菌和益生元的产品被称为合生素。关于益生菌作用的最新meta分析表明[255]，益生菌可以降低VAP的发病率，由于证据质量较低，故这一问题尚无定论。

诊断

有关VAP诊断的问题仍存在着争议[256-258]。临床提示有肺炎的症状，如发热、心动过速和白细胞增多等，在危重患者中这都是非特异性的[259,260]；再者，特别是在支气管扩张和/或慢性阻塞性肺疾病的患者中，由于可能只有轻微的肺部浸润，X线胸片不能识别，这时只能通过计算机断层扫描（computed tomography，CT）进行检查[261]。而当出现明显的肺浸润影时，鉴别诊断任务又是艰巨的，必须鉴别心源性和非心源性肺水肿、肺挫伤、肺不张等。

关于移动式床边X线摄片机对VAP诊断的准确性，很少有试验研究进行探讨[262-265]。在经尸检证实为VAP的机械通气患者中，没有任何一个影像学征象的生前诊断准确率超过68%[265]。有报道[266]，在ARDS患者中，影像学异常表现有明显的个体化差异。一项临床研究显示[267]，临床怀疑VAP的患者，只有42%确实存在肺部感染。出现支气管充气征可增加ARDS患者X线胸片诊断的特异性。

目前我们采用包括6项指标的临床肺部感染评分（clinical pulmonary infection score，CPIS）系统[268]（表75-1），CPIS评分与BAL定量细菌学检验结果有着良好的相关性（$r=0.84$；$P<0.000\,1$），CPIS评分的临界值为6，大于等于此数值者即能判别为肺炎患者。目前CPIS的价值仍有待大型前瞻性研究来验证，尤其是双肺均有浸润病灶的患者。

气管插管患者下呼吸道检测出病原体，并不足以诊断VAP，因为它可能仅是非病理性的定植或VAT[41,269]，呼吸衰竭患者和组织学证实的肺炎患者气道分泌物培养结果具有82%的敏感性和27%的特异性，仅有40%的病例能做到同时从气道和肺组织获得培养物[270]。与此相似，另一项研究显示，只有23%的病原体定植患者后来发展成VAP[41]。

呼吸道分泌物的采样手段众多，如痰液收集、气管内抽吸、BAL和PSB等均常采用。此外，还有一些微生物学技术，包括通过BAL获得标本进行革兰氏染色和细胞内微生物计数，每项诊断技术既有优点又有局限性，有着不同的诊断特异性和敏感性。

从气管内抽吸痰液做细菌定性培养的方法，其结果的假阳性率很高，反之，如能采用适当的临界标准，定量培养技术更可靠。当患者发生肺炎时，在下呼吸道分泌物中至少存在10^5～10^6CFU/ml的病原体[271-274]。当前采用气道抽吸物标本检验的诊断临界值是10^6CFU/ml，以下类推，PSB操作时收集0.001～0.01ml的分泌物，之后将其稀释成1ml的标本进行检验，如果其中存在超过10^3菌落，即代表在肺分泌物中存在10^5～10^6CFU/ml的病原体；BAL标本的临界值定为10^4CFU/ml，因为它是在收集的10～100ml灌洗液中提取1ml液体进行检测的。

有研究表明[274]，比较气道抽吸物标本和PSB获得标本的微生物学培养结果，病原体一致率只有40%；同样，分别将各种方法取得的下呼吸道标本定量培养结果，与尸检肺组织定量培养结果进行比较，发现用于VAP诊断的所有检测技术的价值都很有限[275]。

在对疑似VAP患者的处理方面，主要问题是抗生素的使用。ICU患者如果无原则地随意使用抗菌药物，可能会诱发MDR病原体的出现，增加二重感染的风险，且增加并发症发生率和患者死亡率，还会使患者既要面对抗生素相关不良反应的风险，又要面对更高的经济支出压力[276]。从另一方面来说，正确和及时地治疗肺炎能提高患者的生存率[277-280]，与根据细菌培养结果给予足量抗菌覆盖的抗生素方案相比，如在细菌培养出结果之前经验性抗生素治疗不当，则患者的死亡率更高[281-285]。然而，由于涉及既往抗生素的使用情况[286]、MDR病原体的流行情况[7]，以及病原体定植等因素，导致抗生素治疗初始方案的选择很是困难[287-289]。

近年来，已经开发了几项替代微生物学培养的新技术，用以实现医院获得性肺炎诊断的快速化和准确化，包括有实时荧光定量聚合酶链反应技术[290]和细菌的荧光原位杂交技术[291]，这些快速检测致病病原体方法的可行性已得到

表 75-1 临床肺部感染评分(CPIS)

标准	0	1	2
气道分泌物	缺失	非脓性	量多、脓性
胸部 X 线片浸润影	无	散在片状	融合片状
体温	36.5～38.4℃	38.5～38.9℃	≥39℃或≤36℃
白细胞计数	4.0×10^9/L～11.0×10^9/L	<4.0×10^9/L 或 >11.0×10^9/L	<4.0×10^9/L 或 >11.0×10^9/L，分叶核 >50%
氧合指数(PaO_2/FiO_2)	>240 或 ARDS		≤240，无 ARDS
微生物学	致病菌阴性		致病菌阳性

CPIS 得分≥6 为阳性；ARDS：急性呼吸窘迫综合征。

资料来源：Pugin J，Auckentholer R，Mili N，et al. Diagnosis of ventilator-associated pneumonia by bacteriologic analysis of bronchoscopic and non-bronchoscopic “blind” bronchoalveolar lavage fluid. Am Rev Respir Dis 1991；143：1121-9.

临床证实。此外，我们还努力试图做到快速检测一些至关重要的 MDR 基因，如 *mecA*、*blaKPC*、*blaIMP*、*blaVIM* 和 *blaOXA*[292]。最近，西班牙的一项研究采用快速电子测试抗菌谱的方法检测了 6 种抗生素，并在 24 小时内获得了抗生素的敏感性，结果发现，这项技术能帮助 VAP 治疗方案中的抗生素合理选择，且抗生素总用量减少[293]。

呼吸机相关事件监测方案

为了更好地监测机械通气患者的并发症，疾病控制中心制订了呼吸机相关事件(ventilator-associated events，VAE)监测方案[294](见图 75-2)，这一新方案能够比较客观地评估与呼吸机不良事件相关的肺部并发症。重要的是，既往有研究报告显示，比较用不同的监测方法，统计与感染有关的呼吸机相关并发症(infection-related ventilator-associated condition，IVAC)、疑诊和拟诊 VAP 以及明确诊断 VAP 的发生情况，所得结果的一致性较差[295, 296]。Boudma 团队研究了 VAP 诊断条件的敏感性和特异性，结果显示呼吸机相关并发症(ventilator-associated condition，VAC)分别为 0.92 和 0.28；而 IVAC 分别为 0.67 和 0.75[297]。Boyer 等[298]研究了 1 209 例机械通气时间超过 2 天的患者，VAE 发生率为 5.5%，最常见的事件包括 IVAC(50.7%)、ARDS(16.4%)、肺水肿(14.9%)和肺不张(9%)，用 VAE 监测方案诊断 VAP 的灵敏度仅为 25.9%(95%*CI*：16.7%～34.5%)。因此，该 VAE 监测方案可认为是一个强大的平台工具，但对于 VAP 的诊断价值尚有限。

医院获得性肺炎的诊断策略

临床上对疑似医院获得性肺炎的理想诊断策略应包括：

1. 快速准确识别肺部感染的患者，立即进行适当的抗生素治疗，同时进行致病病原体的检测，并根据所得的药敏结果优化治疗。
2. 排除非肺部感染的患者。
3. 对没有感染的患者减量和/或撤停抗生素。

从临床怀疑开始诊断医院获得性肺炎，以肺部新出现或渐发展的影像学浸润病灶，加上 3 个临床指标中的至少 2 个(发热/低体温，白细胞增多/白细胞减少，脓痰)，为诊断程序开始的起点。

当临床怀疑医院获得性肺炎时，可使用两种诊断策略，即临床策略和细菌学策略。临床策略建议，即使确诊感染的可能性很低，也要对每一个疑似肺部感染的患者，使用先前没有用过的经验用抗生素(图 75-3)，不过，在开始抗生素治疗之前，应先获得呼吸道分泌物(如气管内分泌物或痰)进行微生物学检查。策略强调，选择合适的经验性抗生素治疗，应根据危险因素以及当地的病原体耐药情况而定。肺炎的病因学诊断方法是，对气管内抽吸物或痰进行半定量细菌培养，经革兰氏染色后用显微镜检查，此后抗生素治疗应根据该培养结果或临床反应进行调整。气管抽吸物半定量培养法的优点是不需要专门的微生物学技术且敏感性高。该临床策略可为大多数怀疑 HAP 患者的抗生素治疗提供依据，假阴性率较低。如果气管抽吸物培养没有病原体生长，且患者在过去的 72 小时内未接受过抗生素治疗，则可初步排除肺炎诊断[285]。在没有普及使用支气管镜的医疗中心常用这一临床策略，其主要缺点是气管抽吸物半定量培养的高敏感性导致假阳性率过高，可致抗生素的过度使用。

细菌学策略的核心是下呼吸道分泌物的定量细菌培养及其结果(图 75-4)。采集标本(气管内抽吸物、BAL 或 PSB)的手段可以是侵入性的(支气管镜下)，也可是非侵入性的(盲吸)。细菌学策略宗旨是准确地鉴别真正的 HAP 患者，以便做到仅给予感染者抗生素治疗，提高临床疗效[283, 289]。因为与半定量细菌培养相比，定量培养的假阳性率较低，所以采用这种策略，降低了过度使用抗生素的风险。细菌学策略的缺点之一是可能出现的假阴性结果，导致延误肺炎患者的抗生素治疗。此外，采用细菌学策略其诊断结果缺乏可重复性，并且在初始抗生素治疗时往往没有微生物学靶向。

有 4 项随机对照试验(randomized controlled trials，RCTs)[283, 299-301]评估了不同诊断策略对临床疑似 VAP 患者抗生素使用及其结果的影响。其中的三项小规模研究[283, 299, 300]显示，比较导致更换抗生素的发生率，侵入性诊断技术高于非侵入性技术；无论是采用侵入性(PSB 和/或 BAL)还是非侵入性(定量气管内吸出物培养)技术，其发病率和死亡率没患者每日PEEP或FiO_2的最低值保持稳定或者逐日降低的状态维持2天以上。
患者的呼吸状况稳定或逐渐改善，FiO_2或PEEP稳定或逐渐降低的时间≥2天

↓

在呼吸状况稳定或逐渐改善的情况下，患者至少有以下一项逐渐恶化的氧合指标：
1）每日FiO_2的最低值比前两日中的最低值增高≥20%，连续时间≥2天
2）每日PEEP的最低值比前两日中的最低值增高≥3cmH_2O，连续时间≥2天

↓

呼吸机相关并发症（VAC）

机械通气≥3天，氧合状况恶化开始之前或之后的2天内，患者同时符合以下两个标准：
1）体温>38℃或<36℃，白细胞计数≥12.0×10^9或≤4.0×10^9
2）使用新的抗菌药物，连续使用时间≥4天

↓

与感染有关的呼吸机相关并发症（IVAC）

机械通气≥3天，氧合状况恶化开始之前或之后的2天内，患者符合以下标准之一：
1）脓性呼吸道分泌物（来自肺、支气管或气管的一个或多个样本），每低倍镜视野（放大100倍）中含有≥25个中性粒细胞，且≤10个鳞状上皮细胞（或相应的半定量结果）
2）痰、气管内吸出物、支气管肺泡灌洗液、肺组织或保护性毛刷的任一项标本阳性培养结果（定性，半定量或定量）
培养结果需排除：
正常的呼吸道/口腔菌群，混杂在呼吸道/口腔的菌群，非特异性的念珠菌或其他酵母菌，凝固酶阴性葡萄球菌，肠球菌

↓

疑诊VAP

机械通气≥3天，氧合状况恶化开始之前或之后的2日内，患者符合以下标准之一：
1）脓性呼吸道分泌物（来自一个或多个样本，同疑诊VAP）于下列任何一个
- 气管内抽出物定量培养≥10^5 CFU/ml的阳性结果或等效半定量结果
- 支气管肺泡灌洗液（BAL）定量培养≥10^4 CFU/ml的阳性结果或等效半定量结果
- 肺组织阳性定量培养≥10^4 CFU/ml的阳性结果或等效半定量结果
- 保护性毛刷（PSB）定量培养≥10^3 CFU/ml的阳性结果或等效的半定量结果

培养结果需排除项目同疑诊VAP
2）以下情况之一（不需要有脓性呼吸道分泌物）：
- 胸水培养阳性（通过胸穿或初次置胸腔引流管时取样，而非从留置的胸腔引流管采样）
- 肺组织病理学阳性
- 军团菌诊断试验阳性
- 流感病毒、呼吸道合胞病毒、腺病毒、副流感病毒、鼻病毒、人偏肺病毒或冠状病毒的呼吸道分泌物诊断试验阳性

↓

拟诊VAP

图 75-2 呼吸机相关事件监测方案。CFU：菌落形成单位；FiO_2：吸入氧气的浓度分数；PEEP：呼气末压力；VAP：呼吸机相关性肺炎。（有关符合条件抗菌药物的全面监测方案，请访问：http//www.cdc.gov/nhsn/acute-care-hospital/vae/index.html）

有差异。相比之下，另外一项大样本的研究[301]却显示，采用侵入性诊断技术组的死亡率降低、抗生素使用减少，以及无抗生素日数增加，但因此项研究是采用气管抽吸物进行定性培养，故与其他临床研究缺乏可比性，其结果价值有限。无论使用何种方法获得呼吸道标本，均强烈建议在开始抗生素治疗之前获得标本，或患者抗生素的更换过程中，在抗生素使用水平较低的时候获得标本[302, 303]。

一项临床试验[304]比较了疑似 VAP 危重患者的 BAL 液和气管内吸引液的定量细菌培养结果，这项试验是一个更大的 2×2 析因设计临床研究的一部分，该研究是比较 VAP 经验性治疗中单一抗生素治疗（碳青霉烯类）和联合治疗（碳青霉烯＋氟喹诺酮）的疗效，在加拿大和美国的 28 个 ICU 中共有 740 例患者纳入研究，作者发现 BAL 组和气管内抽吸组的 28 天死亡率没有差异（分别为 18.9% 和 18.4%；$P=0.94$）；两组的靶向治疗率和无抗生素日数也接近。由于该研究选择入组时排除了 40% 的患者，且筛选条件为铜绿假单胞菌或 MRSA 的定植风险以及免疫功能抑制状态患者，导致了许多疑似 VAP 的 ICU 患者被排除，故将这些研究数据进行临床推广实有难度。最后，最近的一项 meta 分析显示[305]，在死亡率（$RR=0.91$；95%CI：0.75～1.11）、机械通气天数、ICU 停留时间或抗生素改变方面，使用定量培养与定性培养方法没有差异；同样的是，侵入性和非侵入性诊断方法之间也没有差异。

疑似 VAP 诊断策略的实施

在临床实践中，所在地的临床指南制订可以结合临床和细菌学策略来完成（表 75-2），诊断方案从疑诊医院获得性呼吸道感染开始（图 75-5），在机械通气患者中，如果 X 线胸片上出现浸润影，能有助于鉴别存在肺炎还是气管支气管炎，下一步是采集下呼吸道标本鉴定致病微生物（表 75-3）。呼吸道标本可通过咳痰、气管抽吸、BAL 或 PSB 获得，后两种操作可以通过支气管镜直视下或盲视下进行，还应收集其他

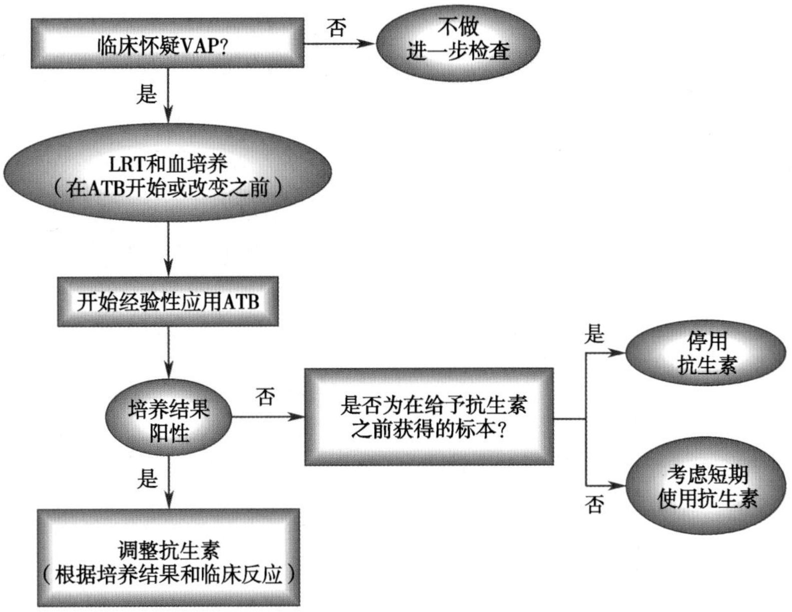

图 75-3 VAP 的临床无创性诊断和治疗策略。ATB：抗生素；LRT：下呼吸道；VAP：呼吸机相关性肺炎。（资料来源：American Thoracic Society. Guidelines for the management of adults with hospital-acquired，ventilator-associated，and healthcare-associated pneumonia. Am J Respir Crit Care Med 2005；171：388-416.）

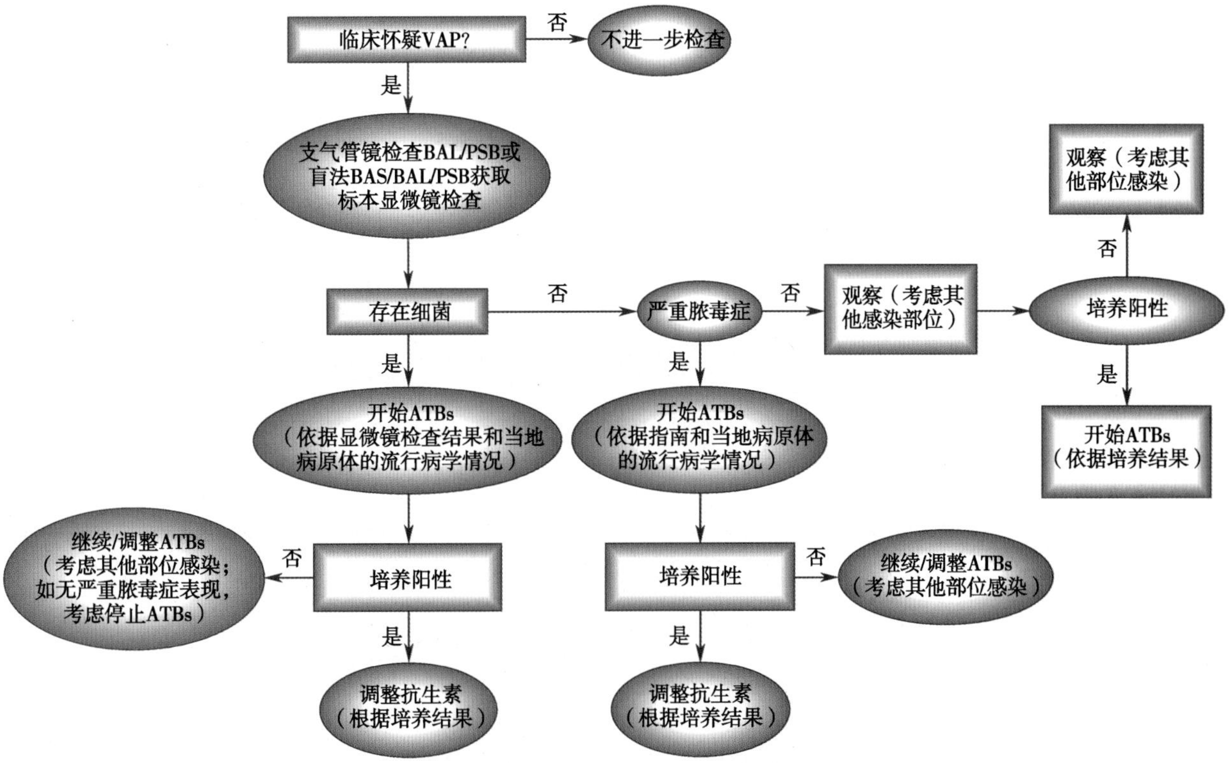

图 75-4 VAP 的有创性定量培养诊断和治疗策略。ATBs：抗生素；BAL：支气管肺泡灌洗；BAS：支气管抽吸；PSB：保护性标本刷；VAP：呼吸机相关性肺炎。（资料来源：American Thoracic Society. Guidelines for the management of adults with hospital-acquired，ventilator-associated，and healthcare-associated pneumonia. Am J Respir Crit Care Med 2005；171：388-416.）

几种标本，如表 75-2 所示。临床疑似肺炎，应采用 CPIS 评分[268]，以便更加客观地评估（见表 75-1）。

治疗

一旦临床启动抗生素治疗，目标定为既达到最佳抗菌效果，又减少抗生素过度使用，应考虑以下问题：

- 最有可能的致病病原体。
- 选择可能对这些病原体有效的抗生素。
- 根据微生物学培养结果调整抗生素使用以及抗生素疗程。

致病病原体

如前面章节所述，导致 VAP 的病原体来源于患者口咽部菌群，潜在的慢性疾病、特定的危险因素、急性炎症过程以及每个医院或 ICU 特有的因素均可以促进口咽部异常细菌定植，并可能导致患者特定的病原体感染。因此，初始抗生素治疗的选择，必须根据当地病原体的流行情况和每个医疗机构的病原体耐药情况而定[107]。患者住院期间口咽部菌群的动态变化情况可描述如下（图 75-6）：

1. 健康受试者口咽部常被正常菌群定植，有时也可短暂的出现某些病原微生物，诸如肺炎链球菌、A 组链球菌或脑膜炎球菌等。
2. 伴有慢性合并症或急性炎症过程的患者，可能存在免疫功能的损害，因此，可能发生金黄色葡萄球菌和肠杆菌科的细菌口咽部定植。
3. 接受抗生素治疗的患者可以出现耐药病原体定植，包括 ESBL 阳性肠杆菌科细菌、肠杆菌属细菌、铜绿假单胞菌或 MRSA。

表 75-2 呼吸机相关肺炎的临床和病原学诊断方案

1. 一旦怀疑是机械通气相关的肺部感染，在开始新的抗生素治疗前，收集如下标本*：
   - 痰液、呼吸道分泌物
   - 气管吸出物（BAS）**
   - 支气管肺泡灌洗液（BAL）或 mini-BAL**
   - 保护性标本刷（PBS）**
2. 两套血培养
3. 有胸腔积液者，抽取胸水标本
4. 尿液检测嗜肺军团菌和肺炎链球菌抗原
5. 其他实验室检查：全血细胞计数，血清电解质，肝和肾功能检查，C- 反应蛋白，降钙素原，动脉血气

* 标本应立即送到微生物室进行革兰氏染色、细胞微生物计数（BAL 和迷你 BAL）和定量培养，如果不能及时送达应将标本放置于 4℃冰箱中暂存（仅限于呼吸道标本）最多 1 小时。对于严重脓毒症患者，分泌物标本的留取过程不应影响经验治疗的启动。

** 通过支气管镜检查或盲法进行。定量培养用 BAS、BAL 或 PBS 获得的呼吸道分泌物进行。诊断肺炎的定量培养结果临界值如下：BAS 10^6CFU/ml，BAL 10^4CFU/ml，PSB 10^3CFU/ml。

表 75-3 无多重药耐危险因素的早发型医院获得性肺炎和呼吸机相关性肺炎的初始经验性抗生素治疗方案

病原体	推荐抗生素
肺炎链球菌	头孢曲松
流感嗜血杆菌	或
甲氧西林敏感金黄色葡萄球菌	左氧氟沙星，莫西沙星
肠道革兰氏阴性杆菌	或
大肠埃希菌	氨苄西林 / 舒巴坦
肺炎克雷伯菌	或
肠杆菌属	厄他培南
变形杆菌属	
黏质沙雷菌	

资料来源：American Thoracic Society. Guidelines for the management of adults with hospital-acquired, ventilator-associated, and healthcare-associated pneumonia. Am J Respir Crit Care Med 2005; 171: 388-416.

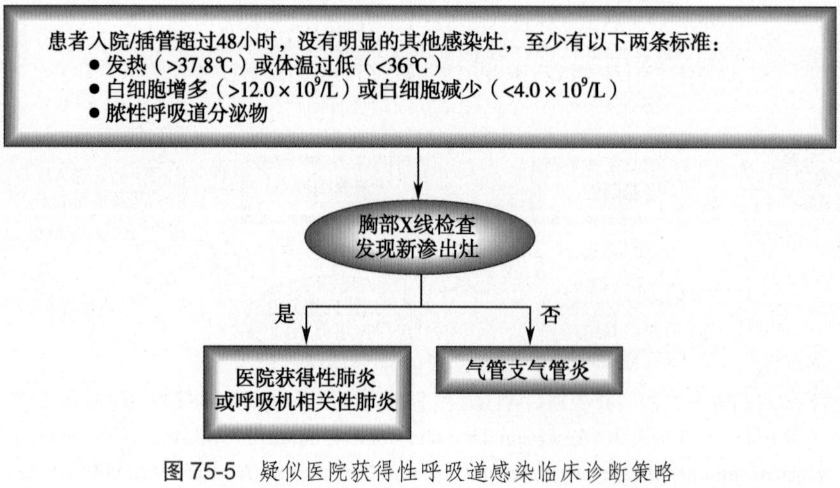

图 75-5 疑似医院获得性呼吸道感染临床诊断策略

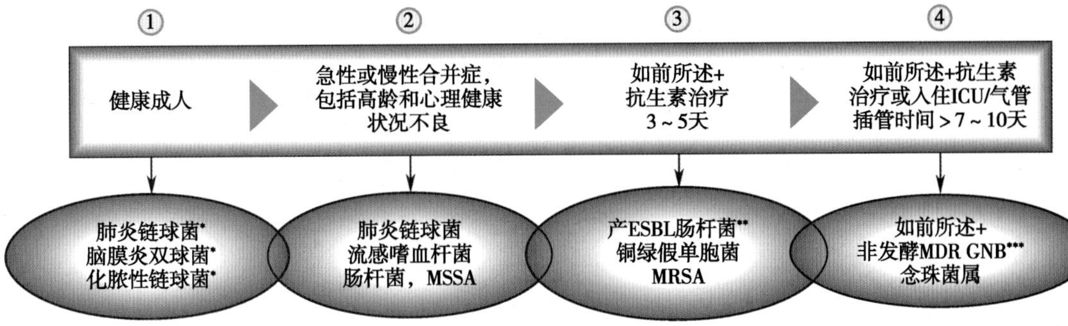

图 75-6　与合并症、抗生素治疗和定植压力相关的口咽部菌群中潜在致病微生物的变迁。* 健康人群可短暂携带；**ESBL 或 AmpC 型 β- 内酰胺酶产生；*** 铜绿假单胞菌，嗜麦芽窄食单胞菌，不动杆菌属，伯克霍尔德菌属。ESBL：超广谱 β- 内酰胺酶；GNB：革兰氏阴性杆菌；MDR：多重耐药菌；MRSA：耐甲氧西林金黄色葡萄球菌；MSSA：对甲氧西林敏感的金黄色葡萄球菌

4. 接受广谱抗生素治疗超过 7 天的患者常常有 MDR 病原体定植，包括鲍曼不动杆菌、嗜麦芽窄食单胞菌、洋葱伯克霍尔德菌和革兰氏阳性菌。

口咽部菌群的变迁是一个渐进的过程，以至病原体在一个阶段的存在常常与下一阶段有重叠。

经验性选择对致病病原体可能有效的抗生素

美国胸科学会和美国传染病学会（American Thoracic Society and Infectious Diseases Society of America，ATS/IDSA）针对成人医院获得性肺炎最新指南建议 [1]：应根据每个患者的发病时间以及 MDR 危险因素来选择经验性抗生素治疗方案。由 ATS/IDSA 指南定义的 MDR 危险因素的总结见框 75-2；医院获得性呼吸道感染患者初始管理和合适抗生素选择的策略见图 75-7；最新 ATS/IDSA 指南推荐的抗生素见于表 75-3 和表 75-4；而经验性抗生素治疗的推荐用量见表 75-5。一旦获得微生物学培养结果，广谱经验性抗生素治疗应立即降阶梯，以避免耐药菌的出现。图 75-7、表 75-3 和表 75-4 详述了如何根据患者的 MDR 定植风险来选择经验性抗生素治疗。

Aarts 等的 meta 分析中 [306] 纳入了 11 个随机对照试验共 1 805 例患者，评估针对革兰氏阴性病原体联合抗生素治疗的必要性，结果显示单一抗生素治疗与联合治疗的死亡率无差异（RR＝0.94，0.76～1.16），同样，比较临床疑似肺炎组（RR＝0.88，0.72～1.07；图 75-5）和经微生物学确诊的肺炎组（*RR*＝0.86，0.63～1.16），治疗失败的发生率也没有显著差异。

框 75-2　多重耐药菌感染医院获得性肺炎的危险因素

- 最近 90 天内曾使用过抗菌药物
- 目前住院 5 天以上
- 所在的社区或医疗单位抗生素耐药率偏高
- 存在医疗保健相关性肺炎的危险因素：
  - 最近 90 天内的住院时间≥2 天
  - 居住在养老院或长期护理机构
  - 接受家庭输液治疗（包括抗生素）
  - 30 天内曾接受透析治疗
  - 接受家庭伤口护理
  - 家庭成员携带有多重耐药病原体
- 免疫抑制性疾病和 / 或免疫抑制治疗

资料来源：American Thoracic Society. Guidelines for the management of adults with hospital-acquired，ventilator-associated，and healthcare-associated pneumonia. Am J Respir Crit Care Med 2005；171：388-416.

抗生素雾化吸入

医院获得性肺炎治疗中静脉注射抗生素疗法有几个局限性，包括肺部药物分布不足、全身不良反应的发生，以及 MDR 产生的选择性压力。此外，危重患者静脉注射抗生素往往会出现剂量不足现象，这是由于脓毒症相关的药物高表观分布容积和血流动力学的高动力状态所致。抗生素雾化吸入可以克服上述不足，是一种有潜在前景的治疗方法 [307, 308]，可以大大地减少全身应用抗生素及其不良反应。此外，抗生素的雾化吸入也可以降低发生 MDR 感染的风险 [309]。

在实验室模型中，雾化吸入阿米卡星的肺部药物浓度比静脉给药高 30 倍。Lu 等的一项关键性研究 [310]，给予 20 例感染敏感或中度耐药性革兰氏阴性病原体的患者行头孢他啶和阿米卡星雾化治疗，17 例感染敏感菌株的患者行头孢他啶和阿米卡星静脉注射治疗，经 8 天治疗后，比较组间治愈率结果相似，然而在静脉注射组中，与治疗相关的抗生素产生耐药率较高。随后的一项研究，Niederman 等 [311] 随机抽取 69 例机械通气的革兰氏阴性 VAP 患者，同时给予阿米卡星雾化吸入和其他全身抗生素治疗，结果发现阿米卡星在肺实质分布良好，在气管和肺泡的浓度较高，而血清浓度低于肾毒性阈值。

最新开发的新型雾化器能使雾化吸入的抗生素在肺内沉积量增加 60%。在机械通气期间，影响雾化吸入时抗生素在肺内沉积过程的常见关键性因素有：首先，肺部感染的范

表 75-4 具有多重耐药危险因素的迟发型医院获得性和呼吸机相关性肺炎的初始经验性抗生素治疗方案

病原微生物	联合抗生素治疗
表 75-3 列出的病原体	抗假单胞菌头孢菌素（头孢他啶或头孢吡肟）*
铜绿假单胞菌	或
肺炎克雷伯菌（ESBL+）†	碳青霉烯类（亚胺培南，美罗培南）*
不动杆菌†	或
其他非发酵革兰氏阴性杆菌	β- 内酰胺 /β- 内酰胺酶抑制剂哌拉西林他唑巴坦*
耐甲氧西林金黄色葡萄球菌（MRSA）	+
嗜肺军团菌‡	抗假单胞菌氟喹诺酮（环丙沙星，左氧氟沙星）** 或 氨基糖苷类**（丁胺卡那霉素） ± 利奈唑胺或万古霉素***

*β- 内酰胺类的选择如下：在最近 30 天内未接受任何抗假单胞菌β- 内酰胺类治疗的患者，应给予哌拉西林 - 他唑巴坦或抗假单胞菌头孢菌素。接受过这类药物治疗的患者，应给予碳青霉烯的经验性治疗。无论抗菌谱的结果如何，产生 ESBL 病原体感染的患者，都应该给予碳青霉烯类治疗。

** 联合用药治疗多重耐药 GNB，在肾功能衰竭或同时使用万古霉素的情况下，应使用抗假单胞菌氟喹诺酮类药物。在其他情况下，联合阿米卡星经验性治疗，连用 5 天。

*** 针对先前感染过该病原体或机械通气超过 6 天，已证实为细菌定植的患者，MRSA 的经验性治疗：选择万古霉素（除患者该药物过敏、肌酐值≥1.6mg/dl 或患者经 48 小时该抗生素治疗后呈现治疗失败迹象），或利奈唑胺。ICU 患者应进行流行病学监测，鼻咽部和会阴部的细菌培养应该分别在入院时和间隔 1 周进行。

† 如果怀疑为 ESBL+ 菌株，如肺炎克雷伯菌或不动杆菌属，则首选碳青霉烯类抗生素。

‡ 如果怀疑是嗜肺军团菌，联合抗生素方案应包括大环内酯类（如阿奇霉素），或氟喹诺酮（如环丙沙星、左氧氟沙星），而不用氨基糖苷类。

ESBL：超广谱β- 内酰胺酶；GNB：革兰氏阴性杆菌。

围和严重程度明显影响雾化抗生素的肺内分布[312]；其次，使用振动筛孔片式雾化器能将气溶胶颗粒的输送效率提高到 40%～60%[313, 314-319]；再次，应考虑在雾化过程中通气回路的加湿和管路成角以及长度等因素[317, 320, 321]。除此之外，确保呼吸机提供层状吸气流，以便于气溶胶颗粒更好地在肺远端沉积[322-325]。

特殊情况下的抗生素应用

在曾有社区获得性 MRSA 感染记录的地区，针对伴有影像学显现肺部空洞的和呼吸道分泌物中检出革兰氏阳性

表 75-5 医院获得性和呼吸机相关性肺炎患者治疗推荐的初始静脉抗生素用量

抗生素	剂量	给药间隔	输注时间
非抗假单胞菌头孢菌素类药物			
头孢曲松	2g	24h	1/2～1h
头孢噻肟	2g	6h	1/2～1h
抗假单胞菌头孢菌素类药物			
头孢他啶	2g	8h	2～3h
头孢吡肟	1～2g	8h	2～3h
碳青霉烯类抗生素：			
亚胺培南	0.5 或 1g	6h 或 8h	1h
美罗培南	1g	8h	2～3h
哌拉西林他唑巴坦	0.4～0.5g	6h	2～3h
氟喹诺酮类药物			
左氧氟沙星	500mg	12h*	1/2h
环丙沙星	400mg	8h	1/2h
阿米卡星	15～20mg/kg	24h**	1/2～1h
万古霉素	1g	8～12h***	1～3h
利奈唑胺	600mg	12h	1h

* 给予该剂量 3 天后，以 500mg/24h 给药。

** 根据 PK/PD 参数调整剂量。

*** 起初 24 小时内以该剂量给药，随后进行药物血液水平检测，并根据检测值调整给药方法。

以上的推荐剂量限于肾及肝功能正常的患者。

球菌的重症肺炎病例，抗生素的经验性治疗可使用利奈唑胺或万古霉素。最近有报道称，在西班牙马德里的一家有 1 000 张床位的三级护理大学教学医院重症监护室内，爆发了 MRSA 和利奈唑胺耐药金黄色葡萄球菌感染，这与病原体医院内传播和广泛使用利奈唑胺相关[103]。在这种状态下，尽管临床应用经验很少，作者认为替加环素也许是一个有用的替代治疗方案。

嗜肺军团菌血清 1 型感染可通过军团菌尿抗原试验诊断，如果已知医院供水系统被嗜肺军团菌血清 1 所定植，则临床上应常规进行试验检验，嗜肺军团菌感染的治疗建议使用氟喹诺酮或大环内酯类抗生素。

治疗方案和疗程的调整

医院获得性肺炎患者随访的建议流程见图 75-8。抗生素治疗 72 小时后，应根据微生物学检验结果进行调整，如果检验证实所感染的病原体，对最初经验性选定的β- 内酰胺类抗生素敏感，可继续使用，否则，应根据药敏结果调换另一种β- 内酰胺类抗生素。针对 MRSA 经验性使用的抗生素，如果微生物学培养结果不支持，则应停用该抗生素。联合用药时氟喹诺酮类药物，尤其是氨基糖苷类药物，应在治

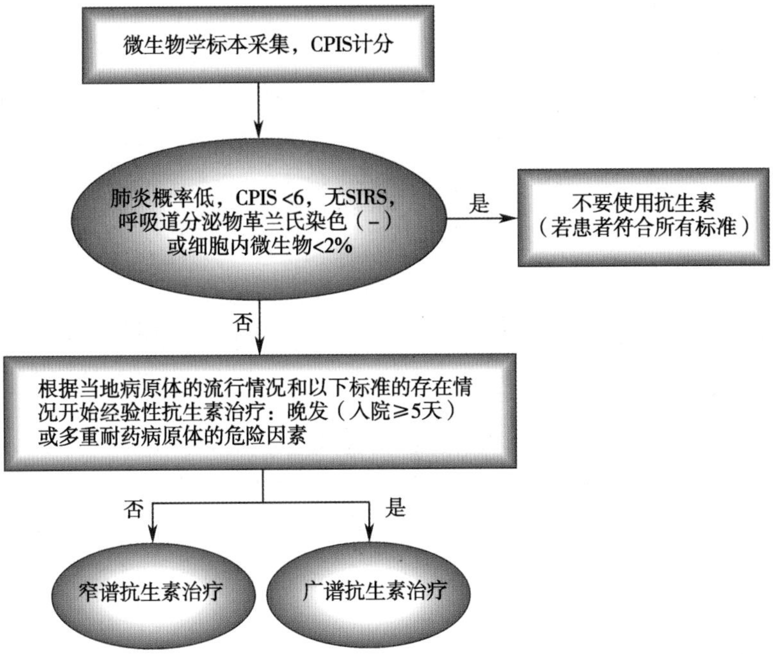

图 75-7　疑似医院获得性呼吸道感染患者的治疗方案。SIRS 需包括如下指标的至少两项：体温 >38℃或 <36℃；心率 >90 次 /min；呼吸频率 >20 次 /min 或 $PaCO_2$ <32mmHg；白细胞 >12.0×10⁹/L 或 <4.0×10⁹/L，未成熟中性粒细胞 >10%。SIRS：全身性炎症反应综合征

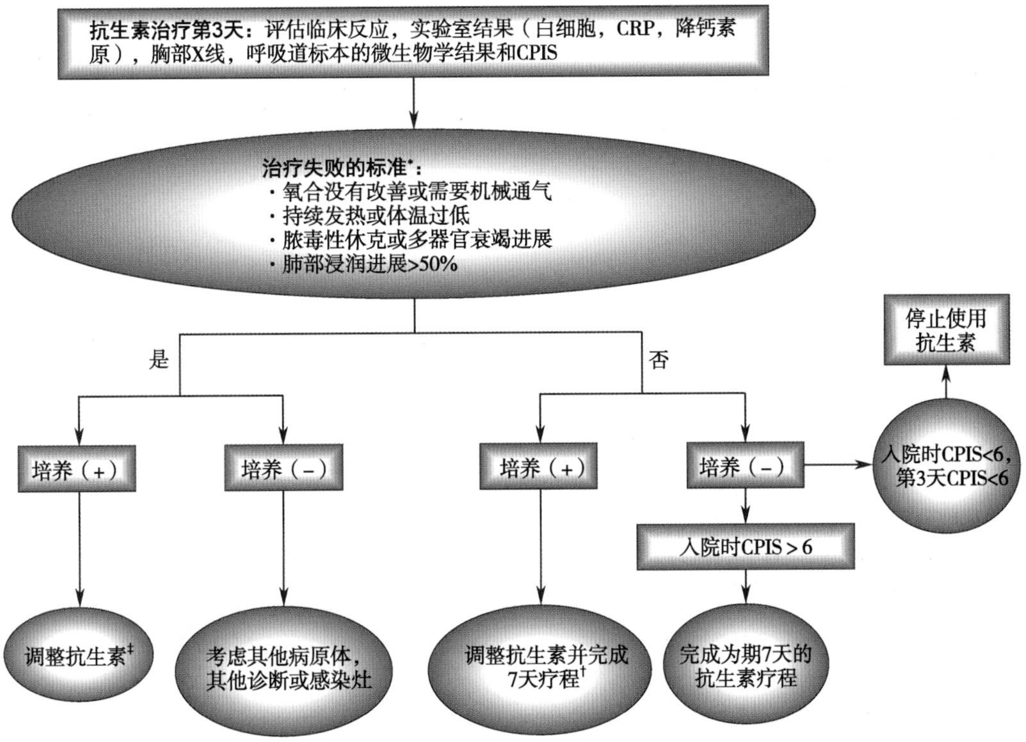

图 75-8　医院获得性肺炎和 VAP 患者随访的流程图。*治疗失败的标准源自 Ioanas M，Ferrer M，Cavalcanti M et al. Causes and predictors of non-response to treatment of the ICU-acquired pneumonia. Crit Care Med 2004；32：93845. † 如果病原体为铜绿假单胞菌或不动杆菌属，疗程应为 14 天。‡ 具有治疗失败标准且检出 MRSA 的患者应给予利奈唑胺，如果只检出一次 GNB，则需要商榷。GNB：革兰氏阴性杆菌；MRSA：耐甲氧西林金黄色葡萄球菌；VAP：呼吸机相关性肺炎

疗的 3～5 天后考虑停药，因氨基糖苷类药物和氟喹诺酮类药物的杀菌活性作用在开始治疗的前几天就导致细菌负荷迅速减少，在此之后，单一抗生素治疗可能就足够了，这样方法可以既减少耐药突变体的出现，又减少氨基糖苷类药物引起的肾毒性。

大多数感染可在抗生素疗程 8 天或更短时间内得到有效控制。一项 meta 分析 [326] 汇总了 4 个 RCT 研究采集的数据，比较抗生素短疗程（7～8 天）与长疗程（10～15 天）的疗效，结果发现死亡率没有明显差异，短疗程治疗组无抗生素日数增加，而长疗程治疗组的复发率有降低趋向（OR＝1.67；95%CI：0.99～2.83%；P＝0.06）。

临床上在 4 种情况下可能需要延长抗生素的疗程：①细胞内微生物感染，如军团菌属；②生物被膜形成或体内存在人工植入物；③组织坏死、脓肿形成或封闭腔内感染，如脓胸；④原发感染顽固（如穿孔或心内膜炎）。肺炎治疗有效可表现为，体温回归正常，氧合指数的改善，以及抗生素治疗开始的 3～5 天 C 反应蛋白（C-reactive protein，CRP）水平的降低，那么该抗生素疗程只需维持 7 天；如果致病病原体是非发酵的革兰氏阴性杆菌，则抗生素疗程应延长到超过 14 天。一项大型前瞻性、多中心、随机试验研究 [327]，比较了 VAP 患者抗生素治疗 8 天和 15 天两种方案的临床效果，结论是两组预后相似，8 天方案组抗生素的使用量减少，且肺部 MDR 病原体出现的概率也减少；不过，该研究也发现，由非发酵革兰氏阴性杆菌引起的肺炎，采用短疗程方案时肺部的细菌清除率较低 [327]；另一方面，14 天的治疗方案与 MDR 菌群的高定植倾向和较高二重感染发生率均相关。最后，临床疑似 ICU 获得性肺炎患者，如果在抗生素治疗的第 3 天 CPIS 评分低于 6 分，可停用抗生素，因为这种情况，可能是患者没有肺炎或肺炎很轻微，因此不需要长时间抗生素治疗。

治疗失败

医院获得性肺炎的抗感染治疗欲达到临床上改善，至少需使用 3 天抗生素，因此，评估治疗失败与否应在抗生素治疗开始后 3～5 天进行。治疗失败率在 30%～50%，彰显出该类肺部感染的严重性和复杂性。通过既往的研究 [92]，我们对治疗失败进行了系统的定义，包括：①氧合指数（PaO_2/FiO_2）无明显改善，或因肺炎而气管插管；②持续发热或低体温，并伴有脓性呼吸道分泌物；③ X 线胸片肺部浸润灶增加≥50%；④发生脓毒症休克或多器官功能障碍综合征。因此，如果发现患者的 SOFA 评分和氧合指数不能改善，则高度提示 28 天的死亡率会更高。重要的是，治疗失败即是抗生素治疗新方案代替原方案的交界点，一旦掌握抗生素治疗失败的证据，应立即重新留取呼吸道标本，并迅速调整原治疗方案。CT 扫描或肺部超声 [328, 329] 有助于发现引起治疗失败的肺部空洞、胸腔积液及其他原因。

治疗指南的实施

虽然指南推荐的策略对指导临床治疗有着重要意义，但是实施起来往往很困难 [330, 331]。Soo-Hoo 等 [331] 依据 1996 年的 ATS 指南 [332]，制订了重症医院获得性肺炎患者的管理方案，指南引入临床实施后，作者发现超过 81% 的医院获得性肺炎患者得到足够的抗生素治疗，而在实施前则只有 46%（P＜0.01）；此外，在指南实施后患者的 14 天死亡率也降低（P=0.03）。同样，Ibrahim 及其同事制订了一项方案，推荐了适当的 VAP 治疗的初始抗生素方案，并建议疗程为 7 天 [333]，比较患者得到足够抗生素治疗的比率，显示接受该方案的 VAP 病例明显高于未接受该方案的病例（94% vs 48%，P＜0.001），总疗程缩短为 6 天，再次发生 VAP 的可能性也有所降低。

知识点

1. 医院获得性肺炎是重症患者常见的并发症，也是医院感染相关死亡的主要原因。气管插管患者易发生呼吸机相关性肺炎。
2. 呼吸机相关性肺炎的病原体可因 ICU 患者人数、住院时间和先期的抗生素治疗情况而不同。多重耐药菌引起的医院获得性肺炎发病率及死亡率甚高。
3. 医院获得性肺炎的预防策略可归纳为集束化，几种预防策略对降低肺炎的发生率有一定的效果，最有效的措施是减少交叉传播、减少误吸可能和减少口咽部细菌量。
4. 在临床怀疑医院获得性肺炎的情况下，诊断策略应包括在抗生素开始或更换前及早收集呼吸道标本。
5. 经验性治疗方案的选择依据是：①最可能的致病病原体；②对该病原体可能有效的抗生素。治疗反应可在 3～5 天评估，并调整或降级抗生素，以减轻负担。

（马敬 译，潘亮 审校）

参考文献

1. Infectious Diseases Society of America. Guidelines for the management of adults with hospital-acquired, ventilator-associated, and healthcare-associated pneumonia. Am J Respir Crit Care Med 2005;171:388-416.
2. Craven DE, Hudcova J, Lei Y. Diagnosis of ventilator-associated respiratory infections (VARI): microbiologic clues for tracheobronchitis (VAT) and pneumonia (VAP). Clin Chest Med 2011; 32:547-57.
3. Falcone M, Venditti M, Shindo Y, Kollef MH. Healthcare-associated pneumonia: diagnostic criteria and distinction from community-acquired pneumonia. Int J Infect Dis 2011;15:e545-50.
4. Polverino E, Torres A, Menendez R, et al, HCAP Study investigators. Microbial aetiology of healthcare associated pneumonia in Spain: a prospective, multicentre, case-control study. Thorax 2013;68:1007-14.
5. Safdar N, Crnich CJ, Maki DG. The pathogenesis of ventilator-associated pneumonia: its relevance to developing effective strategies for prevention. Respir Care 2005;50:725-39, discussion 739-41.
6. Langer M, Cigada M, Mandelli M, et al. Early onset pneumonia: a multicenter study in intensive care units. Intensive Care Med 1987;13:342-6.
7. Trouillet JL, Chastre J, Vuagnat A, et al. Ventilator-associated pneumonia caused by potentially drug-resistant bacteria. Am J Respir Crit Care Med 1998;157:531-9.
8. Martin-Loeches I, Torres A, Rinaudo M, et al. Resistance patterns and outcomes in intensive care unit (ICU)-acquired pneumonia. Validation of European Centre for Disease Prevention and Control (ECDC) and the Centers for Disease Control and Prevention (CDC) classification of multidrug resistant organisms. J Infect 2015;70:213-22.
9. Martin-Loeches I, Deja M, Koulenti D, et al, EU-VAP Study Investigators. Potentially resistant microorganisms in intubated patients with hospital-acquired pneumonia: the interaction of ecology, shock and risk factors. Intensive Care Med 2013;39:672-81.
10. Ferrer M, Liapikou A, Valencia M, et al. Validation of the American Thoracic Society-Infectious Diseases Society of America guidelines for hospital-acquired pneumonia in the intensive care unit.

Clin Infect Dis 2010;50:945-52.

11. Restrepo MI, Peterson J, Fernandez JF, et al. Comparison of the bacterial etiology of early-onset and late-onset ventilator-associated pneumonia in subjects enrolled in 2 large clinical studies. Respir Care 2013;58:1220-5.
12. Rosenthal VD, Bijie H, Maki DG, INICC members, et al. International Nosocomial Infection Control Consortium (INICC) report, data summary of 36 countries, for 2004-2009. Am J Infect Control 2012;40:396-407.
13. Rosenthal VD, Maki DG, Jamulitrat S, INICC Members, et al. International Nosocomial Infection Control Consortium (INICC) report, data summary for 2003-2008, issued June 2009. Am J Infect Control 2010;38:95-104.e2.
14. Cook DJ, Walter SD, Cook RJ, et al. Incidence of and risk factors for ventilator-associated pneumonia in critically ill patients. Ann Intern Med 1998;129:433-40.
15. Rello J, Ollendorf DA, Oster G, et al, VAP Outcomes Scientific Advisory Group. Epidemiology and outcomes of ventilator-associated pneumonia in a large US database. Chest 2002;122:2115-21.
16. Warren DK, Shukla SJ, Olsen MA, et al. Outcome and attributable cost of ventilator-associated pneumonia among intensive care unit patients in a suburban medical center. Crit Care Med 2003;31:1312-17.
17. Micek ST, Wunderink RG, Kollef MH, et al. An international multicenter retrospective study of *Pseudomonas aeruginosa* nosocomial pneumonia: impact of multidrug resistance. Crit Care 2015;19:219.
18. Garnacho-Montero J, Ortiz-Leyba C, Fernández-Hinojosa E, et al. *Acinetobacter baumannii* ventilator-associated pneumonia: epidemiological and clinical findings. Intensive Care Med 2005;31:649-55.
19. Melsen WG, Rovers MM, Bonten MJ. Ventilator-associated pneumonia and mortality: a systematic review of observational studies. Crit Care Med 2009;37:2709-18.
20. Bekaert M, Timsit JF, Vansteelandt S, Outcomerea Study Group, et al. Attributable mortality of ventilator-associated pneumonia: a reappraisal using causal analysis. Am J Respir Crit Care Med 2011;184:1133-9.
21. Melsen WG, Rovers MM, Koeman M, Bonten MJ. Estimating the attributable mortality of ventilator-associated pneumonia from randomized prevention studies. Crit Care Med 2011;39: 2736-42.
22. Melsen WG, Rovers MM, Groenwold RH, et al. Attributable mortality of ventilator-associated pneumonia: a meta-analysis of individual patient data from randomised prevention studies. Lancet Infect Dis 2013;13:665-71.
23. Nordin U. The trachea and cuff-induced tracheal injury. An experimental study on causative factors and prevention. Acta Otolaryngol Suppl 1977;345:1-71.
24. Li Bassi G, Luque N, Marti JD, et al. Endotracheal tubes for critically ill patients: an in-vivo analysis of associated tracheal injury, mucociliary clearance and sealing efficacy. Chest 2015;147:1327-35.
25. Inglis TJ, Millar MR, Jones JG, Robinson DA. Tracheal tube biofilm as a source of bacterial colonization of the lung. J Clin Microbiol 1989;27:2014-18.
26. Costerton JW, Stewart PS, Greenberg EP. Bacterial biofilms: a common cause of persistent infections. Science 1999;284:1318-22.
27. De Souza PR, De Andrade D, Cabral DB, Watanabe E. Endotracheal tube biofilm and ventilator-associated pneumonia with mechanical ventilation. Microsc Res Tech 2014;77(4):305-12.
28. Gil-Perotin S, Ramirez P, Marti V, et al. Implications of endotracheal tube biofilm in ventilator-associated pneumonia response: a state of concept. Crit Care 2012;16:R93.
29. Wilson A, Gray D, Karakiozis J, Thomas J. Advanced endotracheal tube biofilm stage, not duration of intubation, is related to pneumonia. J Trauma Acute Care Surg 2012;72:916-23.
30. Høiby N, Bjarnsholt T, Givskov M, et al. Antibiotic resistance of bacterial biofilms. Int J Antimicrob Agents 2010;35:322-32.
31. Ng KS, Kumarasinghe G, Inglis TJ. Dissemination of respiratory secretions during tracheal tube suctioning in an intensive care unit. Ann Acad Med Singapore 1999;28:178-82.
32. Adair CG, Gorman SP, Feron BM, et al. Implications of endotracheal tube biofilm for ventilator-associated pneumonia. Intensive Care Med 1999;25:1072-6.
33. DiazGranados CA, Jones MY, Kongphet-Tran T, et al. Outbreak of *Pseudomonas aeruginosa* infection associated with contamination of a flexible bronchoscope. Infect Control Hosp Epidemiol 2009;30:550-5.
34. Weber DJ, Rutala WA. Lessons learned from outbreaks and pseudo-outbreaks associated with bronchoscopy. Infect Control Hosp Epidemiol 2012;33:230-4.
35. Guyot A, Turton JF, Garner D. Outbreak of *Stenotrophomonas maltophilia* on an intensive care unit. J Hosp Infect 2013;85:303-7.
36. Kikuchi T, Nagashima G, Taguchi K, et al. Contaminated oral intubation equipment associated with an outbreak of carbapenem-resistant *Pseudomonas* in an intensive care unit. J Hosp Infect 2007;65:54-7.
37. Bou R, Ramos P. Outbreak of nosocomial Legionnaires' disease caused by a contaminated oxygen humidifier. J Hosp Infect 2009;71:381-3.
38. Rogues AM, Maugein J, Allery A, et al. Electronic ventilator temperature sensors as a potential source of respiratory tract colonization with *Stenotrophomonas maltophilia*. J Hosp Infect 2001;49:289-92.
39. Pegues CF, Pegues DA, Ford DS, et al. *Burkholderia cepacia* respiratory tract acquisition: epidemiology and molecular characterization of a large nosocomial outbreak. Epidemiol Infect 1996;116: 309-17.
40. Enoch DA, Summers C, Brown NM, et al. Investigation and management of an outbreak of multidrug-carbapenem-resistant *Acinetobacter baumannii* in Cambridge, UK. J Hosp Infect 2008; 70:109-18.
41. Johanson WG, Pierce AK, Sanford JP, Thomas GD. Nosocomial respiratory infections with gram-negative bacilli. The significance of colonization of the respiratory tract. Ann Intern Med 1972;77:701-6.
42. Feldman C, Kassel M, Cantrell J, et al. The presence and sequence of endotracheal tube colonization in patients undergoing mechanical ventilation. Eur Respir J 1999;13:546-51.
43. Golin V, Mimica IM, Mimica LM. Oropharynx microbiota among alcoholics and non-alcoholics. Sao Paulo Med J 1998;116:1727-33.
44. Fuxench-López Z, Ramírez-Ronda CH. Pharyngeal flora in ambulatory alcoholic patients: prevalence of gram-negative bacilli. Arch Intern Med 1978;138:1815-16.
45. Mackowiak PA, Martin RM, Jones SR, Smith JW. Pharyngeal colonization by gram-negative bacilli in aspiration-prone persons. Arch Intern Med 1978;138:1224-7.
46. Frandah W, Colmer-Hamood J, Mojazi Amiri H, et al. Oropharyngeal flora in patients admitted to the medical intensive care unit: clinical factors and acid suppressive therapy. J Med Microbiol 2013;62:778-84.
47. Mackowiak PA, Martin RM, Smith JW. The role of bacterial interference in the increased prevalence of oropharyngeal gram-negative bacilli among alcoholics and diabetics. Am Rev Respir Dis 1979;120:589-93.
48. Scannapieco FA, Bush RB, Paju S. Associations between periodontal disease and risk for nosocomial bacterial pneumonia and chronic obstructive pulmonary disease. A systematic review. Ann Periodontol 2003;8:54-69.
49. Terpenning M, Bretz W, Lopatin D, et al. Bacterial colonization of saliva and plaque in the elderly [Internet]. Clin Infect Dis 1993;16:S314-16.
50. Coleman PR. Pneumonia in the long-term care setting: etiology, management, and prevention. J Gerontol Nurs 2004;30:14-23, quiz 54-5.
51. Leibovitz A, Plotnikov G, Habot B, et al. Pathogenic colonization of oral flora in frail elderly patients fed by nasogastric tube or percutaneous enterogastric tube. J Gerontol A Biol Sci Med Sci 2003; 58:52-5.
52. Palmer LB, Albulak K, Fields S, et al. Oral clearance and pathogenic oropharyngeal colonization in the elderly. Am J Respir Crit Care Med 2001;164:464-8.
53. Michishige F, Yoshinaga S, Harada E, et al. Relationships between activity of daily living, and oral cavity care and the number of oral cavity microorganisms in patients with cerebrovascular diseases. J Med Invest 1999;46:79-85.
54. Helovuo H, Hakkarainen K, Paunio K. Changes in the prevalence of subgingival enteric rods, staphylococci and yeasts after treatment with penicillin and erythromycin. Oral Microbiol Immunol 1993;8:75-9.
55. Rams TE, Babalola OO, Slots J. Subgingival occurrence of enteric rods, yeasts and staphylococci after systemic doxycycline therapy. Oral Microbiol Immunol 1990;5:166-8.
56. Dennesen P, van der Ven A, Vlasveld M, et al. Inadequate salivary flow and poor oral mucosal status in intubated intensive care unit patients. Crit Care Med 2003;31:781-6.
57. Ayars GH, Altman LC, Fretwell MD. Effect of decreased salivation and pH on the adherence of Klebsiella species to human buccal epithelial cells. Infect Immun 1982;38:179-82.
58. Gibbons RJ, Etherden I. Fibronectin-degrading enzymes in saliva and their relation to oral cleanliness. J Periodontal Res 1986;21:386-95.
59. Nakamura M, Slots J. Salivary enzymes. Origin and relationship to periodontal disease. J Periodontal Res 1983;18:559-69.
60. Scannapieco FA. Role of oral bacteria in respiratory infection. J Periodontol 1999;70:793-802.
61. Gibbons RJ, Hay DI, Childs WC, Davis G. Role of cryptic receptors (cryptitopes) in bacterial adhesion to oral surfaces. Arch Oral Biol 1990;35:107S-114S.
62. Quinn MO, Miller VE, Dal Nogare AR. Increased salivary exoglycosidase activity during critical illness. Am J Respir Crit Care Med 1994;150:179-83.
63. Weinmeister KD, Dal Nogare AR. Buccal cell carbohydrates are altered during critical illness. Am J Respir Crit Care Med 1994;150:131-4.
64. Fourrier F, Duvivier B, Boutigny H, et al. Colonization of dental plaque: a source of nosocomial infections in intensive care unit patients. Crit Care Med 1998;26:301-8.
65. Azarpazhooh A, Leake JL. Systematic review of the association between respiratory diseases and oral health. J Periodontol 2006;77:1465-82.
66. Heo SM, Haase EM, Lesse AJ, et al. Genetic relationships between respiratory pathogens isolated from dental plaque and bronchoalveolar lavage fluid from patients in the intensive care unit undergoing mechanical ventilation. Clin Infect Dis 2008;47:1562-70.
67. Agrafiotis M, Vardakas KZ, Gkegkes ID, et al. Ventilator-associated sinusitis in adults: systematic review and meta-analysis. Respir Med 2012;106:1082-95.
68. Salord F, Gaussorgues P, Marti-Flich J, et al. Nosocomial maxillary sinusitis during mechanical ventilation: a prospective comparison of orotracheal versus the nasotracheal route for intubation. Intensive Care Med 1990;16:390-3.
69. Michelson A, Kamp HD, Schuster B. [Sinusitis in long-term intubated, intensive care patients: nasal versus oral intubation]. Anaesthesist 1991;40:100-4.
70. Bach A, Boehrer H, Schmidt H, Geiss HK. Nosocomial sinusitis in ventilated patients. Nasotracheal versus orotracheal intubation. Anaesthesia 1992;47:335-9.
71. Rouby JJ, Laurent P, Gosnach M, et al. Risk factors and clinical relevance of nosocomial maxillary sinusitis in the critically ill. Am J Respir Crit Care Med 1994;150:776-83.
72. Holzapfel L, Chastang C, Demingeon G, et al. A randomized study assessing the systematic search for maxillary sinusitis in nasotracheally mechanically ventilated patients. Influence of nosocomial maxillary sinusitis on the occurrence of ventilator-associated pneumonia. Am J Respir Crit Care Med 1999;159:695-701.
73. Torres A, El-Ebiary M, Soler N, et al. Stomach as a source of colonization of the respiratory tract during mechanical ventilation: association with ventilator-associated pneumonia. Eur Respir J 1996;9:1729-35.
74. Hillman KM, Riordan T, O'Farrell SM, Tabaqchali S. Colonization of the gastric contents in critically ill patients. Crit Care Med 1982;10:444-7.
75. Donowitz LG, Page MC, Mileur BL, Guenthner SH. Alteration of normal gastric flora in critical care patients receiving antacid and cimetidine therapy. Infect Control 1986;7:23-6.
76. Prod'hom G, Leuenberger P, Koerfer J, et al. Nosocomial pneumonia in mechanically ventilated patients receiving antacid, ranitidine, or sucralfate as prophylaxis for stress ulcer. A randomized controlled trial. Ann Intern Med 1994;120:653-62.
77. Driks MR, Craven DE, Celli BR, et al. Nosocomial pneumonia in intubated patients given sucralfate as compared with antacids or histamine type 2 blockers. The role of gastric colonization. N Engl J Med 1987;317:1376-82.
78. Apte NM, Karnad DR, Medhekar TP, et al. Gastric colonization and pneumonia in intubated critically ill patients receiving stress ulcer prophylaxis: a randomized, controlled trial. Crit Care Med 1992;20:590-3.
79. Bonten MJ, Gaillard CA, van Tiel FH, et al. The stomach is not a source for colonization of the upper respiratory tract and pneumonia in ICU patients. Chest 1994;105:878-84.
80. Bonten MJ, Gaillard CA, van der Geest S, et al. The role of intragastric acidity and stress ulcus prophylaxis on colonization and infection in mechanically ventilated ICU patients. A stratified, randomized, double-blind study of sucralfate versus antacids. Am J Respir Crit Care Med 1995;152:1825-34.
81. Vallés J, Mariscal D, Cortés P, et al. Patterns of colonization by *Pseudomonas aeruginosa* in intubated patients: a 3-year prospective study of 1,607 isolates using pulsed-field gel electrophoresis with implications for prevention of ventilator-associated pneumonia. Intensive Care Med 2004;30: 1768-75.
82. Palmer LB, Donelan SV, Fox G, et al. Gastric flora in chronically mechanically ventilated patients. Relationship to upper and lower airway colonization. Am J Respir Crit Care Med 1995;151: 1063-7.
83. Garrouste-Orgeas M, Chevret S, Arlet G, et al. Oropharyngeal or gastric colonization and nosocomial pneumonia in adult intensive care unit patients. A prospective study based on genomic DNA analysis. Am J Respir Crit Care Med 1997;156:1647-55.
84. Cardeñosa Cendrero JA, Solé-Violán J, Bordes Benítez A, et al. Role of different routes of tracheal colonization in the development of pneumonia in patients receiving mechanical ventilation. Chest 1999;116:462-70.
85. Gal TJ. Effects of endotracheal intubation on normal cough performance. Anesthesiology 1980;52:324-9.
86. Sackner MA, Hirsch J, Epstein S. Effect of cuffed endotracheal tubes on tracheal mucous velocity. Chest 1975;68:774-7.
87. Benjamin R, Chapman G, Kim C, Sackner M. Removal of bronchial secretions by two-phase gas-liquid transport. Chest 1989;95:658-63.
88. Leentjens J, Kox M, van der Hoeven JG, et al. Immunotherapy for the adjunctive treatment of sepsis: from immunosuppression to immunostimulation. Time for a paradigm change? Am J Respir Crit Care Med 2013;187:1287-93.
89. Fumeaux T, Pugin J. Role of interleukin-10 in the intracellular sequestration of human leukocyte antigen-DR in monocytes during septic shock. Am J Respir Crit Care Med 2002;166:1475-82.
90. Muehlstedt SG, Lyte M, Rodriguez JL. Increased IL-10 production and HLA-DR suppression in the lungs of injured patients precede the development of nosocomial pneumonia. Shock 2002;17:443-50.
91. Vincent JL, Rello J, Marshall J, et al, EPIC II Group of Investigators. International study of the prevalence and outcomes of infection in intensive care units. JAMA 2009;302:2323-9.
92. Esperatti M, Ferrer M, Theessen A, et al. Nosocomial pneumonia in the intensive care unit acquired by mechanically ventilated versus nonventilated patients. Am J Respir Crit Care Med 2010;182: 1533-9.
93. Combes A, Figliolini C, Trouillet JL, et al. Incidence and outcome of polymicrobial ventilator-associated pneumonia. Chest 2002;121:1618-23.
94. Teixeira PJ, Seligman R, Hertz FT, et al. Inadequate treatment of ventilator-associated pneumonia: risk factors and impact on outcomes. J Hosp Infect 2007;65:361-7.
95. Soler N, Torres A, Ewig S, et al. Bronchial microbial patterns in severe exacerbations of chronic obstructive pulmonary disease (COPD) requiring mechanical ventilation. Am J Respir Crit Care Med 1998;157:1498-505.
96. Ferrer M, Ioanas M, Arancibia F, et al. Microbial airway colonization is associated with noninvasive

ventilation failure in exacerbation of chronic obstructive pulmonary disease. Crit Care Med 2005;33:2003-9.
97. Delclaux C, Roupie E, Blot F, et al. Lower respiratory tract colonization and infection during severe acute respiratory distress syndrome: incidence and diagnosis. Am J Respir Crit Care Med 1997;156:1092-8.
98. Fagon JY, Chastre J. Diagnosis and treatment of nosocomial pneumonia in ALI/ARDS patients. Eur Respir J Suppl 2003;42:77s-83s.
99. Baker AM, Meredith JW, Haponik EF. Pneumonia in intubated trauma patients. Microbiology and outcomes. Am J Respir Crit Care Med 1996;153:343-9.
100. Bronchard R, Albaladejo P, Brezac G, et al. Early onset pneumonia: risk factors and consequences in head trauma patients. Anesthesiology 2004;100:234-9.
101. Sirvent JM, Torres A, Vidaur L, et al. Tracheal colonisation within 24 h of intubation in patients with head trauma: risk factor for developing early-onset ventilator-associated pneumonia. Intensive Care Med 2000;26:1369-72.
102. Hawkey PM, Jones AM. The changing epidemiology of resistance. J Antimicrob Chemother 2009;64(Suppl. 1):i3-10.
103. Sánchez García M, De la Torre MA, Morales G, et al. Clinical outbreak of linezolid-resistant *Staphylococcus aureus* in an intensive care unit. JAMA 2010;303:2260-4.
104. Morales G, Picazo JJ, Baos E, et al. Resistance to linezolid is mediated by the cfr gene in the first report of an outbreak of linezolid-resistant *Staphylococcus aureus*. Clin Infect Dis 2010;50:821-5.
105. Locke JB, Zuill DE, Scharn CR, et al. Linezolid-resistant *Staphylococcus aureus* strain 1128105, the first known clinical isolate possessing the cfr multidrug resistance gene. Antimicrob Agents Chemother 2014;58:6592-8.
106. Locke JB, Zuill DE, Scharn CR, et al. Identification and characterization of linezolid-resistant cfr-positive *Staphylococcus aureus* USA300 isolates from a New York City medical center. Antimicrob Agents Chemother 2014;58:6949-52.
107. Rello J, Sa-Borges M, Correa H, et al. Variations in etiology of ventilator-associated pneumonia across four treatment sites: implications for antimicrobial prescribing practices. Am J Respir Crit Care Med 1999;160:608-13.
108. Carratalà J, Garcia-Vidal C. An update on *Legionella*. Curr Opin Infect Dis 2010;23:152-7.
109. Osawa K, Shigemura K, Abe Y, et al. A case of nosocomial *Legionella* pneumonia associated with a contaminated hospital cooling tower. J Infect Chemother 2014;20:68-70.
110. Robert R, Grollier G, Frat JP, et al. Colonization of lower respiratory tract with anaerobic bacteria in mechanically ventilated patients. Intensive Care Med 2003;29:1062-8.
111. Doré P, Robert R, Grollier G, et al. Incidence of anaerobes in ventilator-associated pneumonia with use of a protected specimen brush. Am J Respir Crit Care Med 1996;153:1292-8.
112. Marik PE, Careau P. The role of anaerobes in patients with ventilator-associated pneumonia and aspiration pneumonia: a prospective study. Chest 1999;115:178-83.
113. Meersseman W, Lagrou K, Maertens J, et al. Galactomannan in bronchoalveolar lavage fluid: a tool for diagnosing aspergillosis in intensive care unit patients. Am J Respir Crit Care Med 2008;177:27-34.
114. El-Azizi MA, Starks SE, Khardori N. Interactions of *Candida albicans* with other *Candida* spp. and bacteria in the biofilms. J Appl Microbiol 2004;96:1067-73.
115. Roux D, Gaudry S, Dreyfuss D, et al. *Candida albicans* impairs macrophage function and facilitates *Pseudomonas aeruginosa* pneumonia in rat. Crit Care Med 2009;37:1062-7.
116. Nseir S, Jozefowicz E, Cavestri B, et al. Impact of antifungal treatment on *Candida-Pseudomonas* interaction: a preliminary retrospective case-control study. Intensive Care Med 2007;33:137-42.
117. Meersseman W, Lagrou K, Spriet I, et al. Significance of the isolation of *Candida* species from airway samples in critically ill patients: a prospective, autopsy study. Intensive Care Med 2009;35:1526-31.
118. Olaechea PM, Palomar M, León-Gil C, EPCAN Study Group, et al. Economic impact of *Candida* colonization and *Candida* infection in the critically ill patient. Eur J Clin Microbiol Infect Dis 2004;23:323-30.
119. Delisle MS, Williamson DR, Perreault MM, et al. The clinical significance of *Candida* colonization of respiratory tract secretions in critically ill patients. J Crit Care 2008;23:11-17.
120. Azoulay E, Timsit JF, Tafflet M, Outcomerea Study Group, et al. *Candida* colonization of the respiratory tract and subsequent *Pseudomonas* ventilator-associated pneumonia. Chest 2006;129:110-17.
121. Ricard JD, Roux D. *Candida* pneumonia in the ICU: myth or reality? Intensive Care Med 2009;35:1500-2.
122. Tuxen DV, Cade JF, McDonald MI, et al. Herpes simplex virus from the lower respiratory tract in adult respiratory distress syndrome. Am Rev Respir Dis 1982;126:416-19.
123. Klainer AS, Oud L, Randazzo J, et al. Herpes simplex virus involvement of the lower respiratory tract following surgery. Chest 1994;106:8S-14S, discussion 34S-35S.
124. Camazine B, Antkowiak JG, Nava ME, et al. Herpes simplex viral pneumonia in the postthoracotomy patient. Chest 1995;108:876-9.
125. Byers RJ, Hasleton PS, Quigley A, et al. Pulmonary herpes simplex in burns patients. Eur Respir J 1996;9:2313-17.
126. Luyt CE, Combes A, Deback C, et al. Herpes simplex virus lung infection in patients undergoing prolonged mechanical ventilation. Am J Respir Crit Care Med 2007;175:935-42.
127. Heininger A, Jahn G, Engel C, et al. Human cytomegalovirus infections in nonimmunosuppressed critically ill patients. Crit Care Med 2001;29:541-7.
128. Heininger A, Haeberle H, Fischer I, et al. Cytomegalovirus reactivation and associated outcome of critically ill patients with severe sepsis. Crit Care 2011;15:R77.
129. Papazian L, Fraisse A, Garbe L, et al. Cytomegalovirus. An unexpected cause of ventilator-associated pneumonia. Anesthesiology 1996;84:280-7.
130. Chiche L, Forel JM, Roch A, et al. Active cytomegalovirus infection is common in mechanically ventilated medical intensive care unit patients. Crit Care Med 2009;37:1850-7.
131. Sinuff T, Muscedere J, Cook DJ, Canadian Critical Care Trials Group, et al. Implementation of clinical practice guidelines for ventilator-associated pneumonia: a multicenter prospective study. Crit Care Med 2013;41:15-23.
132. Rosenthal VD, Rodrigues C, Álvarez-Moreno C, INICC members, et al. Effectiveness of a multidimensional approach for prevention of ventilator-associated pneumonia in adult intensive care units from 14 developing countries of four continents: findings of the International Nosocomial Infection Control Consortium. Crit Care Med 2012;40:3121-8.
133. Eom JS, Lee MS, Chun HK, et al. The impact of a ventilator bundle on preventing ventilator-associated pneumonia: a multicenter study. Am J Infect Control 2014;42:34-7.
134. Needleman J, Buerhaus P, Mattke S, et al. Nurse-staffing levels and the quality of care in hospitals. N Engl J Med 2002;346:1715-22.
135. Barrera L, Zingg W, Mendez F, Pittet D. Effectiveness of a hand hygiene promotion strategy using alcohol-based handrub in 6 intensive care units in Colombia. Am J Infect Control 2011;39:633-9.
136. Slekovec C, Gbaguidi-Haore H, Coignard B, et al. Relationship between prevalence of device-associated infections and alcohol-based hand-rub consumption: a multi-level approach. J Hosp Infect 2011;78:133-7.
137. WHO Guidelines on Hand Hygiene in Health Care. First Global Patient Safety Challenge Clean Care Is Safer Care. Geneva: World Health Organization; 2009.
138. Koff MD, Corwin HL, Beach ML, et al. Reduction in ventilator associated pneumonia in a mixed intensive care unit after initiation of a novel hand hygiene program. J Crit Care 2011;26:489-95.
139. Schwebel C, Clec'h C, Magne S, Outcomerea Study Group, et al. Safety of intrahospital transport in ventilated critically ill patients: a multicenter cohort study*. Crit Care Med 2013;41:1919-28.
140. Kollef MH, Von Harz B, Prentice D, et al. Patient transport from intensive care increases the risk of developing ventilator-associated pneumonia. Chest 1997;112:765-73.
141. Kress JP, Pohlman AS, O'Connor MF, Hall JB. Daily interruption of sedative infusions in critically ill patients undergoing mechanical ventilation. N Engl J Med 2000;342:1471-7.
142. Schweickert WD, Gehlbach BK, Pohlman AS, et al. Daily interruption of sedative infusions and complications of critical illness in mechanically ventilated patients. Crit Care Med 2004; 32:1272-6.
143. Strøm T, Martinussen T, Toft P. A protocol of no sedation for critically ill patients receiving mechanical ventilation: a randomised trial. Lancet 2010;375:475-80.
144. Schweickert WD, Pohlman MC, Pohlman AS, et al. Early physical and occupational therapy in mechanically ventilated, critically ill patients: a randomised controlled trial. Lancet 2009;373: 1874-82.
145. Lansford T, Moncure M, Carlton E, et al. Efficacy of a pneumonia prevention protocol in the reduction of ventilator-associated pneumonia in trauma patients. Surg Infect (Larchmt) 2007;8:505-10.
146. Marelich GP, Murin S, Battistella F, et al. Protocol weaning of mechanical ventilation in medical and surgical patients by respiratory care practitioners and nurses: effect on weaning time and incidence of ventilator-associated pneumonia. Chest 2000;118:459-67.
147. Lellouche F, Mancebo J, Jolliet P, et al. A multicenter randomized trial of computer-driven protocolized weaning from mechanical ventilation. Am J Respir Crit Care Med 2006;174:894-900.
148. Dries DJ, McGonigal MD, Malian MS, et al. Protocol-driven ventilator weaning reduces use of mechanical ventilation, rate of early reintubation, and ventilator-associated pneumonia. J Trauma 2004;56:943-51, discussion 951-2.
149. Brochard L, Mancebo J, Wysocki M, et al. Noninvasive ventilation for acute exacerbations of chronic obstructive pulmonary disease. N Engl J Med 1995;333:817-22.
150. Antonelli M, Conti G, Rocco M, et al. A comparison of noninvasive positive-pressure ventilation and conventional mechanical ventilation in patients with acute respiratory failure. N Engl J Med 1998;339:429-35.
151. Hilbert G, Gruson D, Vargas F, et al. Noninvasive ventilation in immunosuppressed patients with pulmonary infiltrates, fever, and acute respiratory failure. N Engl J Med 2001;344:481-7.
152. Ram FS, Picot J, Lightowler J, Wedzicha JA. Non-invasive positive pressure ventilation for treatment of respiratory failure due to exacerbations of chronic obstructive pulmonary disease. Cochrane Database Syst Rev 2004;CD004104.
153. Gray A, Goodacre S, Newby DE, 3CPO Trialists, et al. Noninvasive ventilation in acute cardiogenic pulmonary edema. N Engl J Med 2008;359:142-51.
154. Burns KE, Adhikari NK, Keenan SP, Meade M. Use of non-invasive ventilation to wean critically ill adults off invasive ventilation: meta-analysis and systematic review. BMJ 2009;338:b1574.
155. Esteban A, Frutos-Vivar F, Ferguson ND, et al. Noninvasive positive-pressure ventilation for respiratory failure after extubation. N Engl J Med 2004;350:2452-60.
156. Ferrer M, Sellarés J, Valencia M, et al. Non-invasive ventilation after extubation in hypercapnic patients with chronic respiratory disorders: randomised controlled trial. Lancet 2009;374:1082-8.
157. Kohlenberg A, Schwab F, Behnke M, et al. Pneumonia associated with invasive and noninvasive ventilation: an analysis of the German nosocomial infection surveillance system database. Intensive Care Med 2010;36:971-8.
158. Dullenkopf A, Gerber A, Weiss M. Fluid leakage past tracheal tube cuffs: evaluation of the new Microcuff endotracheal tube. Intensive Care Med 2003;29:1849-53.
159. Young PJ, Burchett K, Harvey I, Blunt MC. The prevention of pulmonary aspiration with control of tracheal wall pressure using a silicone cuff. Anaesth Intensive Care 2000;28:660-5.
160. Zanella A, Cressoni M, Epp M, et al. A double-layer tracheal tube cuff designed to prevent leakage: a bench-top study. Intensive Care Med 2008;34:1145-9.
161. Young PJ, Blunt MC. Improving the shape and compliance characteristics of a high-volume, low-pressure cuff improves tracheal seal. Br J Anaesth 1999;83:887-9.
162. Lorente L, Lecuona M, Jiménez A, et al. Influence of an endotracheal tube with polyurethane cuff and subglottic secretion drainage on pneumonia. Am J Respir Crit Care Med 2007;176: 1079-83.
163. Miller MA, Arndt JL, Konkle MA, et al. A polyurethane cuffed endotracheal tube is associated with decreased rates of ventilator-associated pneumonia. J Crit Care 2011;26:280-6.
164. Poelaert J, Haentjens P, Blot S. Association among duration of mechanical ventilation, cuff material of endotracheal tube, and postoperative nosocomial pneumonia in cardiac surgical patients: a prospective study. J Thorac Cardiovasc Surg 2014;148:1622-7.
165. Poelaert J, Depuydt P, De Wolf A, et al. Polyurethane cuffed endotracheal tubes to prevent early postoperative pneumonia after cardiac surgery: a pilot study. J Thorac Cardiovasc Surg 2008;135: 771-6.
166. Philippart F, Gaudry S, Quinquis L, et al, TOP-Cuff Study Group. Randomized intubation with polyurethane or conical cuffs to prevent pneumonia in ventilated patients. Am J Respir Crit Care Med 2015;191:637-45.
167. Nseir S, Zerimech F, Fournier C, et al. Continuous control of tracheal cuff pressure and microaspiration of gastric contents in critically ill patients. Am J Respir Crit Care Med 2011;184:1041-7.
168. Rouzé A, Nseir S. Continuous control of tracheal cuff pressure for the prevention of ventilator-associated pneumonia in critically ill patients: where is the evidence? Curr Opin Crit Care 2013;19:440-7.
169. Valencia M, Ferrer M, Farre R, et al. Automatic control of tracheal tube cuff pressure in ventilated patients in semirecumbent position: a randomized trial. Crit Care Med 2007;35:1543-9.
170. Ouanes I, Lyazidi A, Danin PE, et al. Mechanical influences on fluid leakage past the tracheal tube cuff in a benchtop model. Intensive Care Med 2011;37:695-700.
171. Zanella A, Scaravilli V, Isgrò S, et al. Fluid leakage across tracheal tube cuff, effect of different cuff material, shape, and positive expiratory pressure: a bench-top study. Intensive Care Med 2011;37:343-7.
172. Lucangelo U, Zin WA, Antonaglia V, et al. Effect of positive expiratory pressure and type of tracheal cuff on the incidence of aspiration in mechanically ventilated patients in an intensive care unit. Crit Care Med 2008;36:409-13.
173. Høiby N, Bjarnsholt T, Moser C, et al, ESCMID Study Group for Biofilms (ESGB) and Consulting External Expert Werner Zimmerli. ESCMID guideline for the diagnosis and treatment of biofilm infections 2014. Clin Microbiol Infect 2015;21:S1-25.
174. Olson ME, Harmon BG, Kollef MH. Silver-coated endotracheal tubes associated with reduced bacterial burden in the lungs of mechanically ventilated dogs. Chest 2002;121:863-70.
175. Berra L, De Marchi L, Yu ZX, et al. Endotracheal tubes coated with antiseptics decrease bacterial colonization of the ventilator circuits, lungs, and endotracheal tube. Anesthesiology 2004;100: 1446-56.
176. Berra L, Curto F, Li Bassi G, et al. Antibacterial-coated tracheal tubes cleaned with the Mucus Shaver: a novel method to retain long-term bactericidal activity of coated tracheal tubes. Intensive Care Med 2006;32:888-93.
177. Kolobow T, Berra L, Li Bassi G, Curto F. Novel system for complete removal of secretions within the endotracheal tube: the Mucus Shaver. Anesthesiology 2005;102:1063-5.
178. Kollef MH, Afessa B, Anzueto A, et al, NASCENT Investigation Group. Silver-coated endotracheal tubes and incidence of ventilator-associated pneumonia: the NASCENT randomized trial. JAMA 2008;300:805-13.
179. Afessa B, Shorr AF, Anzueto AR, et al. Association between a silver-coated endotracheal tube and reduced mortality in patients with ventilator-associated pneumonia. Chest 2010;137:1015-21.
180. Chastre J. Preventing ventilator-associated pneumonia: could silver-coated endotracheal tubes be the answer? JAMA 2008;300:842-4.
181. Shorr AF, Zilberberg MD, Kollef M. Cost-effectiveness analysis of a silver-coated endotracheal tube to reduce the incidence of ventilator-associated pneumonia. Infect Control Hosp Epidemiol 2009;30:759-63.
182. Muscedere J, Rewa O, McKechnie K, et al. Subglottic secretion drainage for the prevention of ventilator-associated pneumonia: a systematic review and meta-analysis. Crit Care Med 2011;39:1985-91.
183. Lacherade JC, De Jonghe B, Guezennec P, et al. Intermittent subglottic secretion drainage and ventilator-associated pneumonia: a multicenter trial. Am J Respir Crit Care Med 2010;182:910-17.
184. Suys E, Nieboer K, Stiers W, et al. Intermittent subglottic secretion drainage may cause tracheal damage in patients with few oropharyngeal secretions. Intensive Crit Care Nurs 2013;29:317-20.
185. Berra L, De Marchi L, Panigada M, et al. Evaluation of continuous aspiration of subglottic secretion in an in vivo study. Crit Care Med 2004;32:2071-8.
186. Meng L, Wang C, Li J, Zhang J. Early vs late tracheostomy in critically ill patients: a systematic review and meta-analysis. Clin Respir J 2015 Mar 12. doi: 10.1111/crj.12286. [Epub ahead of print].
187. Han JN, Liu YP, Ma S, et al. Effects of decreasing the frequency of ventilator circuit changes to every

7 days on the rate of ventilator-associated pneumonia in a Beijing hospital. Respir Care 2001;46:891-6.
188. Fink JB, Krause SA, Barrett L, et al. Extending ventilator circuit change interval beyond 2 days reduces the likelihood of ventilator-associated pneumonia. Chest 1998;113:405-11.
189. Kotilainen HR, Keroack MA. Cost analysis and clinical impact of weekly ventilator circuit changes in patients in intensive care unit. Am J Infect Control 1997;25:117-20.
190. Long MN, Wickstrom G, Grimes A, et al. Prospective, randomized study of ventilator-associated pneumonia in patients with one versus three ventilator circuit changes per week. Infect Control Hosp Epidemiol 1996;17:14-19.
191. Dreyfuss D, Djedaïni K, Gros I, et al. Mechanical ventilation with heated humidifiers or heat and moisture exchangers: effects on patient colonization and incidence of nosocomial pneumonia. Am J Respir Crit Care Med 1995;151:986-92.
192. Hess D, Burns E, Romagnoli D, Kacmarek RM. Weekly ventilator circuit changes. A strategy to reduce costs without affecting pneumonia rates. Anesthesiology 1995;82:903-11.
193. Han J, Liu Y. Effect of ventilator circuit changes on ventilator-associated pneumonia: a systematic review and meta-analysis. Respir Care 2010;55:467-74.
194. Cook D, De Jonghe B, Brochard L, Brun-Buisson C. Influence of airway management on ventilator-associated pneumonia: evidence from randomized trials. JAMA 1998;279:781-7.
195. Stamm AM. Ventilator-associated pneumonia and frequency of circuit changes. Am J Infect Control 1998;26:71-3.
196. Kelly M, Gillies D, Todd DA, Lockwood C. Heated humidification versus heat and moisture exchangers for ventilated adults and children. Cochrane Database Syst Rev 2010;CD004711.
197. Boisson C, Viviand X, Arnaud S, et al. Changing a hydrophobic heat and moisture exchanger after 48 hours rather than 24 hours: a clinical and microbiological evaluation. Intensive Care Med 1999;25:1237-43.
198. Thomachot L, Viviand X, Arnaud S, et al. Comparing two heat and moisture exchangers, one hydrophobic and one hygroscopic, on humidifying efficacy and the rate of nosocomial pneumonia. Chest 1998;114:1383-9.
199. Ricard JD, Le Mière E, Markowicz P, et al. Efficiency and safety of mechanical ventilation with a heat and moisture exchanger changed only once a week. Am J Respir Crit Care Med 2000;161: 104-9.
200. Lorente L, Lecuona M, Galván R, et al. Periodically changing ventilator circuits is not necessary to prevent ventilator-associated pneumonia when a heat and moisture exchanger is used. Infect Control Hosp Epidemiol 2004;25:1077-82.
201. Davis K, Evans SL, Campbell RS, et al. Prolonged use of heat and moisture exchangers does not affect device efficiency or frequency rate of nosocomial pneumonia. Crit Care Med 2000;28: 1412-18.
202. Vonberg RP, Eckmanns T, Welte T, Gastmeier P. Impact of the suctioning system (open vs. closed) on the incidence of ventilation-associated pneumonia: meta-analysis of randomized controlled trials. Intensive Care Med 2006;32:1329-35.
203. Subirana M, Solà I, Benito S. Closed tracheal suction systems versus open tracheal suction systems for mechanically ventilated adult patients. Cochrane Database Syst Rev 2007;CD004581.
204. Siempos II, Vardakas KZ, Falagas ME. Closed tracheal suction systems for prevention of ventilator-associated pneumonia. Br J Anaesth 2008;100:299-306.
205. Ayhan H, Tastan S, Iyigun E, et al. Normal saline instillation before endotracheal suctioning: "What does the evidence say? What do the nurses think?": multimethod study. J Crit Care 2015;30: 762-7.
206. Caruso P, Denari S, Ruiz SA, et al. Saline instillation before tracheal suctioning decreases the incidence of ventilator-associated pneumonia. Crit Care Med 2009;37:32-8.
207. Torres A, Serra-Batlles J, Ros E, et al. Pulmonary aspiration of gastric contents in patients receiving mechanical ventilation: the effect of body position. Ann Intern Med 1992;116:540-3.
208. Orozco-Levi M, Torres A, Ferrer M, et al. Semirecumbent position protects from pulmonary aspiration but not completely from gastroesophageal reflux in mechanically ventilated patients. Am J Respir Crit Care Med 1995;152:1387-90.
209. Drakulovic MB, Torres A, Bauer TT, et al. Supine body position as a risk factor for nosocomial pneumonia in mechanically ventilated patients: a randomised trial. Lancet 1999;354:1851-8.
210. van Nieuwenhoven CA, Vandenbroucke-Grauls C, van Tiel FH, et al. Feasibility and effects of the semirecumbent position to prevent ventilator-associated pneumonia: a randomized study. Crit Care Med 2006;34:396-402.
211. Rello J, Lode H, Cornaglia G, et al, VAP Care Bundle Contributors. A European care bundle for prevention of ventilator-associated pneumonia. Intensive Care Med 2010;36:773-80.
212. Panigada M, Berra L, Greco G, et al. Bacterial colonization of the respiratory tract following tracheal intubation-effect of gravity: an experimental study. Crit Care Med 2003;31:729-37.
213. Li Bassi G, Marti JD, Saucedo L, et al. Gravity predominates over ventilatory pattern in the prevention of ventilator-associated pneumonia. Crit Care Med 2014;42:e620-7.
214. Li Bassi G, Zanella A, Cressoni M, et al. Following tracheal intubation, mucus flow is reversed in the semirecumbent position: possible role in the pathogenesis of ventilator-associated pneumonia. Crit Care Med 2008;36:518-25.
215. Wanless S, Aldridge M. Continuous lateral rotation therapy - a review. Nurs Crit Care 2012;17: 28-35.
216. Delaney A, Gray H, Laupland KB, Zuege DJ. Kinetic bed therapy to prevent nosocomial pneumonia in mechanically ventilated patients: a systematic review and meta-analysis. Crit Care 2006;10:R70.
217. Goldhill DR, Imhoff M, McLean B, Waldmann C. Rotational bed therapy to prevent and treat respiratory complications: a review and meta-analysis. Am J Crit Care 2007;16:50-61, quiz 62.
218. Hess DR. Patient positioning and ventilator-associated pneumonia. Respir Care 2005;50:892-8, discussion 898-9.
219. Staudinger T, Bojic A, Holzinger U, et al. Continuous lateral rotation therapy to prevent ventilator-associated pneumonia. Crit Care Med 2010;38:486-90.
220. Cook D, Guyatt G, Marshall J, Canadian Critical Care Trials Group, et al. A comparison of sucralfate and ranitidine for the prevention of upper gastrointestinal bleeding in patients requiring mechanical ventilation. N Engl J Med 1998;338:791-7.
221. Alhazzani W, Alenezi F, Jaeschke RZ, et al. Proton pump inhibitors versus histamine 2 receptor antagonists for stress ulcer prophylaxis in critically ill patients: a systematic review and meta-analysis. Crit Care Med 2013;41:693-705.
222. Simpson F, Doig GS. Parenteral vs. enteral nutrition in the critically ill patient: a meta-analysis of trials using the intention to treat principle. Intensive Care Med 2005;31:12-23.
223. Ibrahim EH, Mehringer L, Prentice D, et al. Early versus late enteral feeding of mechanically ventilated patients: results of a clinical trial. JPEN J Parenter Enteral Nutr 2002;26:174-81.
224. Artinian V, Krayem H, DiGiovine B. Effects of early enteral feeding on the outcome of critically ill mechanically ventilated medical patients. Chest 2006;129:960-7.
225. Jiyong J, Tiancha H, Huiqin W, Jingfen J. Effect of gastric versus post-pyloric feeding on the incidence of pneumonia in critically ill patients: observations from traditional and Bayesian random-effects meta-analysis. Clin Nutr 2013;32:8-15.
226. Davies AR, Morrison SS, Bailey MJ, ANZICS Clinical Trials Group, et al. A multicenter, randomized controlled trial comparing early nasojejunal with nasogastric nutrition in critical illness. Crit Care Med 2012;40:2342-8.
227. Reignier J, Mercier E, Le Gouge A, et al, Clinical Research in Intensive Care and Sepsis (CRICS) Group. Effect of not monitoring residual gastric volume on risk of ventilator-associated pneumonia in adults receiving mechanical ventilation and early enteral feeding: a randomized controlled trial. JAMA 2013;309:249-56.
228. Alhazzani W, Smith O, Muscedere J, et al. Toothbrushing for critically ill mechanically ventilated patients: a systematic review and meta-analysis of randomized trials evaluating ventilator-associated pneumonia. Crit Care Med 2013;41:646-55.
229. de Smet AM, Kluytmans JA, Cooper BS, et al. Decontamination of the digestive tract and oropharynx in ICU patients. N Engl J Med 2009;360:20-31.
230. Labeau SO, Van de Vyver K, Brusselaers N, et al. Prevention of ventilator-associated pneumonia with oral antiseptics: a systematic review and meta-analysis. Lancet Infect Dis 2011;11:845-54.
231. Koeman M, van der Ven AJ, Hak E, et al. Oral decontamination with chlorhexidine reduces the incidence of ventilator-associated pneumonia. Am J Respir Crit Care Med 2006;173:1348-55.
232. Tantipong H, Morkchareonpong C, Jaiyindee S, Thamlikitkul V. Randomized controlled trial and meta-analysis of oral decontamination with 2% chlorhexidine solution for the prevention of ventilator-associated pneumonia. Infect Control Hosp Epidemiol 2008;29:131-6.
233. Noto MJ, Domenico HJ, Byrne DW, et al. Chlorhexidine bathing and health care-associated infections: a randomized clinical trial. JAMA 2015;313:369-78.
234. Klastersky J, Hensgens C, Debusscher L. Protected environment and intestinal decontamination in acute leukemia. Acta Clin Belg 1975;30:327-32.
235. van der Waaij D, Berghuis-de Vries JM, Korthals Altes C. Oral dose and faecal concentration of antibiotics during antibiotic decontamination in mice and in a patient. J Hyg (Lond) 1974; 73:197-203.
236. Stoutenbeek CP, Van Saene HK, Miranda DR, Zandstra DF. A new technique of infection prevention in the intensive care unit by selective decontamination of the digestive tract. Acta Anaesthesiol Belg 1983;34:209-21.
237. Price R, MacLennan G, Glen J, SuDDICU Collaboration. Selective digestive or oropharyngeal decontamination and topical oropharyngeal chlorhexidine for prevention of death in general intensive care: systematic review and network meta-analysis. BMJ 2014;348:g2197.
238. Silvestri L, Petros AJ, De La Cal MA, Visintin S. Selective digestive decontamination. Why are intensivists more "resistant" than microorganisms? Minerva Anestesiol 2011;77:658-9.
239. Oostdijk EA, Kesecioglu J, Schultz MJ, et al. Effects of decontamination of the oropharynx and intestinal tract on antibiotic resistance in ICUs: a randomized clinical trial. JAMA 2014;312: 1429-37.
240. de Smet AM, Kluytmans JA, Blok HE, et al. Selective digestive tract decontamination and selective oropharyngeal decontamination and antibiotic resistance in patients in intensive-care units: an open-label, clustered group-randomised, crossover study. Lancet Infect Dis 2011;11:372-80.
241. Ohtani N, Yoshimoto S, Hara E. Obesity and cancer: a gut microbial connection. Cancer Res 2014;74:1885-9.
242. Tilg H, Moschen AR. Microbiota and diabetes: an evolving relationship. Gut 2014;63:1513-21.
243. Ahn J, Sinha R, Pei Z, et al. Human gut microbiome and risk for colorectal cancer. J Natl Cancer Inst 2013;105:1907-11.
244. Louis P, Hold GL, Flint HJ. The gut microbiota, bacterial metabolites and colorectal cancer. Nat Rev Microbiol 2014;12:661-72.
245. Allin KH, Nielsen T, Pedersen O. Mechanisms in endocrinology: gut microbiota in patients with type 2 diabetes mellitus. Eur J Endocrinol 2014.
246. Grąt M, Hołówko W, Gałecka M, et al. Gut microbiota in cirrhotic liver transplant candidates. Hepatogastroenterology 2014;61:1661-7.
247. Festi D, Schiumerini R, Eusebi LH, et al. Gut microbiota and metabolic syndrome. World J Gastroenterol 2014;20:16079-94.
248. Dethlefsen L, Eckburg PB, Bik EM, Relman DA. Assembly of the human intestinal microbiota. Trends Ecol Evol 2006;21:517-23.
249. Lay C, Rigottier-Gois L, Holmstrøm K, et al. Colonic microbiota signatures across five northern European countries. Appl Environ Microbiol 2005;71:4153-5.
250. Mittal R, Coopersmith CM. Redefining the gut as the motor of critical illness. Trends Mol Med 2014;20:214-23.
251. Benus RF, Harmsen HJ, Welling GW, et al. Impact of digestive and oropharyngeal decontamination on the intestinal microbiota in ICU patients. Intensive Care Med 2010;36:1394-402.
252. Buelow E, Gonzalez TB, Versluis D, et al. Effects of selective digestive decontamination (SDD) on the gut resistome. J Antimicrob Chemother 2014;69:2215-23.
253. Oostdijk EA, de Smet AM, Blok HE, et al. Ecological effects of selective decontamination on resistant gram-negative bacterial colonization. Am J Respir Crit Care Med 2010;181:452-7.
254. Sirvent JM, Torres A, El-Ebiary M, et al. Protective effect of intravenously administered cefuroxime against nosocomial pneumonia in patients with structural coma. Am J Respir Crit Care Med 1997;155:1729-34.
255. Bo L, Li J, Tao T, et al. Probiotics for preventing ventilator-associated pneumonia. Cochrane Database Syst Rev 2014;(10):CD009066.
256. Ego A, Preiser JC, Vincent JL. Impact of diagnostic criteria on the incidence of ventilator-associated pneumonia. Chest 2015;147:347-55.
257. Chastre J, Fagon JY. Invasive diagnostic testing should be routinely used to manage ventilated patients with suspected pneumonia. Am J Respir Crit Care Med 1994;150:570-4.
258. Niederman MS, Torres A, Summer W. Invasive diagnostic testing is not needed routinely to manage suspected ventilator-associated pneumonia. Am J Respir Crit Care Med 1994;150:565-9.
259. Tejerina E, Esteban A, Fernández-Segoviano P, et al. Accuracy of clinical definitions of ventilator-associated pneumonia: comparison with autopsy findings. J Crit Care 2010;25:62-8.
260. Fàbregas N, Ewig S, Torres A, et al. Clinical diagnosis of ventilator associated pneumonia revisited: comparative validation using immediate post-mortem lung biopsies. Thorax 1999;54:867-73.
261. Patel IS, Vlahos I, Wilkinson TM, et al. Bronchiectasis, exacerbation indices, and inflammation in chronic obstructive pulmonary disease. Am J Respir Crit Care Med 2004;170:400-7.
262. Andrews CP, Coalson JJ, Smith JD, Johanson WG. Diagnosis of nosocomial bacterial pneumonia in acute, diffuse lung injury. Chest 1981;80:254-8.
263. Lefcoe MS, Fox GA, Leasa DJ, et al. Accuracy of portable chest radiography in the critical care setting. Diagnosis of pneumonia based on quantitative cultures obtained from protected brush catheter. Chest 1994;105:885-7.
264. Wunderink RG. Radiologic diagnosis of ventilator-associated pneumonia. Chest 2000;117: 188S-190S.
265. Wunderink RG, Woldenberg LS, Zeiss J, et al. The radiologic diagnosis of autopsy-proven ventilator-associated pneumonia. Chest 1992;101:458-63.
266. Meduri GU, Belenchia JM, Estes RJ, et al. Fibroproliferative phase of ARDS. Clinical findings and effects of corticosteroids. Chest 1991;100:943-52.
267. Meduri GU, Mauldin GL, Wunderink RG, et al. Causes of fever and pulmonary densities in patients with clinical manifestations of ventilator-associated pneumonia. Chest 1994;106:221-35.
268. Pugin J, Auckenthaler R, Mili N, et al. Diagnosis of ventilator-associated pneumonia by bacteriologic analysis of bronchoscopic and nonbronchoscopic "blind" bronchoalveolar lavage fluid. Am Rev Respir Dis 1991;143:1121-9.
269. Johanson WG, Seidenfeld JJ, Gomez P, et al. Bacteriologic diagnosis of nosocomial pneumonia following prolonged mechanical ventilation. Am Rev Respir Dis 1988;137:259-64.
270. Hill JD, Ratliff JL, Parrott JC, et al. Pulmonary pathology in acute respiratory insufficiency: lung biopsy as a diagnostic tool. J Thorac Cardiovasc Surg 1976;71:64-71.
271. el-Ebiary M, Torres A, González J, et al. Quantitative cultures of endotracheal aspirates for the diagnosis of ventilator-associated pneumonia. Am Rev Respir Dis 1993;148:1552-7.
272. Marquette CH, Georges H, Wallet F, et al. Diagnostic efficiency of endotracheal aspirates with quantitative bacterial cultures in intubated patients with suspected pneumonia. Comparison with the protected specimen brush. Am Rev Respir Dis 1993;148:138-44.
273. Torres A, Martos A, Puig de la Bellacasa J, et al. Specificity of endotracheal aspiration, protected specimen brush, and bronchoalveolar lavage in mechanically ventilated patients. Am Rev Respir Dis 1993;147:952-7.
274. Jourdain B, Novara A, Joly-Guillou ML, et al. Role of quantitative cultures of endotracheal aspirates in the diagnosis of nosocomial pneumonia. Am J Respir Crit Care Med 1995;152:241-6.
275. Torres A, Fàbregas N, Ewig S, et al. Sampling methods for ventilator-associated pneumonia: validation using different histologic and microbiological references. Crit Care Med 2000;28:2799-804.
276. Nair GB, Niederman MS. Ventilator-associated pneumonia: present understanding and ongoing debates. Intensive Care Med 2015;41:34-48.
277. Kollef MH, Ward S, Sherman G, et al. Inadequate treatment of nosocomial infections is associated with certain empiric antibiotic choices. Crit Care Med 2000;28:3456-64.
278. Iregui M, Ward S, Sherman G, et al. Clinical importance of delays in the initiation of appropriate antibiotic treatment for ventilator-associated pneumonia. Chest 2002;122:262-8.
279. Luna CM, Aruj P, Niederman MS, Grupo Argentino de Estudio de la Neumonía Asociada al Respi-

rador group, et al. Appropriateness and delay to initiate therapy in ventilator-associated pneumonia. Eur Respir J 2006;27:158-64.
280. Kuti EL, Patel AA, Coleman CI. Impact of inappropriate antibiotic therapy on mortality in patients with ventilator-associated pneumonia and blood stream infection: a meta-analysis. J Crit Care 2008;23:91-100.
281. Alvarez-Lerma F. Modification of empiric antibiotic treatment in patients with pneumonia acquired in the intensive care unit. ICU-Acquired Pneumonia Study Group. Intensive Care Med 1996; 22:387-94.
282. Rello J, Gallego M, Mariscal D, et al. The value of routine microbial investigation in ventilator-associated pneumonia. Am J Respir Crit Care Med 1997;156:196-200.
283. Sanchez-Nieto JM, Torres A, Garcia-Cordoba F, et al. Impact of invasive and noninvasive quantitative culture sampling on outcome of ventilator-associated pneumonia: a pilot study. Am J Respir Crit Care Med 1998;157:371-6.
284. Kollef MH, Bock KR, Richards RD, Hearns ML. The safety and diagnostic accuracy of minibronchoalveolar lavage in patients with suspected ventilator-associated pneumonia. Ann Intern Med 1995;122:743-8.
285. Dupont H, Mentec H, Sollet JP, Bleichner G. Impact of appropriateness of initial antibiotic therapy on the outcome of ventilator-associated pneumonia. Intensive Care Med 2001;27:355-62.
286. Hanberger H, Garcia-Rodriguez JA, Gobernado M, et al. Antibiotic susceptibility among aerobic gram-negative bacilli in intensive care units in 5 European countries. French and Portuguese ICU Study Groups. JAMA 1999;281:67-71.
287. Fagon JY, Chastre J, Domart Y, et al. Nosocomial pneumonia in patients receiving continuous mechanical ventilation. Prospective analysis of 52 episodes with use of a protected specimen brush and quantitative culture techniques. Am Rev Respir Dis 1989;139:877-84.
288. Torres A, Aznar R, Gatell JM, et al. Incidence, risk, and prognosis factors of nosocomial pneumonia in mechanically ventilated patients. Am Rev Respir Dis 1990;142:523-8.
289. Rello J, Ausina V, Ricart M, et al. Impact of previous antimicrobial therapy on the etiology and outcome of ventilator-associated pneumonia. Chest 1993;104:1230-5.
290. Bogaerts P, Hamels S, de Mendonca R, et al. Analytical validation of a novel high multiplexing real-time PCR array for the identification of key pathogens causative of bacterial ventilator-associated pneumonia and their associated resistance genes. J Antimicrob Chemother 2013;68: 340-7.
291. Hogardt M, Trebesius K, Geiger AM, et al. Specific and rapid detection by fluorescent in situ hybridization of bacteria in clinical samples obtained from cystic fibrosis patients. J Clin Microbiol 2000;38:818-25.
292. Tenover FC. Developing molecular amplification methods for rapid diagnosis of respiratory tract infections caused by bacterial pathogens. Clin Infect Dis 2011;52:S338-45.
293. Bouza E, Torres MV, Radice C, et al. Direct E-test (AB Biodisk) of respiratory samples improves antimicrobial use in ventilator-associated pneumonia. Clin Infect Dis 2007;44:382-7.
294. Magill SS, Klompas M, Balk R, et al. Developing a new, national approach to surveillance for ventilator-associated events*. Crit Care Med 2013;41:2467-75.
295. Muscedere J, Sinuff T, Heyland DK, Canadian Critical Care Trials Group, et al. The clinical impact and preventability of ventilator-associated conditions in critically ill patients who are mechanically ventilated. Chest 2013;144:1453-60.
296. Klein Klouwenberg PM, van Mourik MS, Ong DS, on behalf of the MARS consortium, et al. Electronic implementation of a novel surveillance paradigm for ventilator-associated events: feasibility and validation. Am J Respir Crit Care Med 2014;189:947-55.
297. Bouadma L, Sonneville R, Garrouste-Orgeas M, Outcomerea Study Group, et al. Ventilator-associated events: prevalence, outcome, and relationship with ventilator-associated pneumonia. Crit Care Med 2015;43:1798-806.
298. Boyer AF, Schoenberg N, Babcock H, et al. A prospective evaluation of ventilator-associated conditions and infection-related ventilator-associated conditions. Chest 2015;147:68-81.
299. Solé Violán J, Fernández JA, Benítez AB, et al. Impact of quantitative invasive diagnostic techniques in the management and outcome of mechanically ventilated patients with suspected pneumonia. Crit Care Med 2000;28:2737-41.
300. Ruiz M, Torres A, Ewig S, et al. Noninvasive versus invasive microbial investigation in ventilator-associated pneumonia: evaluation of outcome. Am J Respir Crit Care Med 2000;162:119-25.
301. Fagon JY, Chastre J, Wolff M, et al. Invasive and noninvasive strategies for management of suspected ventilator-associated pneumonia. A randomized trial. Ann Intern Med 2000;132: 621-30.
302. Montravers P, Fagon JY, Chastre J, et al. Follow-up protected specimen brushes to assess treatment in nosocomial pneumonia. Am Rev Respir Dis 1993;147:38-44.
303. Souweine B, Veber B, Bedos JP, et al. Diagnostic accuracy of protected specimen brush and bronchoalveolar lavage in nosocomial pneumonia: impact of previous antimicrobial treatments. Crit Care Med 1998;26:236-44.
304. Canadian Critical Care Trials Group. A randomized trial of diagnostic techniques for ventilator-associated pneumonia. N Engl J Med 2006;355:2619-30.
305. Berton DC, Kalil AC, Teixeira PJ. Quantitative versus qualitative cultures of respiratory secretions for clinical outcomes in patients with ventilator-associated pneumonia. Cochrane Database Syst Rev 2014;(10):CD006482.
306. Aarts MA, Hancock JN, Heyland D, et al. Empiric antibiotic therapy for suspected ventilator-associated pneumonia: a systematic review and meta-analysis of randomized trials. Crit Care Med 2008;36:108-17.
307. Palmer LB. Aerosolized antibiotics in the intensive care unit. Clin Chest Med 2011;32:559-74.
308. Palmer LB. Aerosolized antibiotics in critically ill ventilated patients. Curr Opin Crit Care 2009;15:413-18.
309. Palmer LB, Smaldone GC. Reduction of bacterial resistance with inhaled antibiotics in the intensive care unit. Am J Respir Crit Care Med 2014;189:1225-33.
310. Lu Q, Yang J, Liu Z, et al, Nebulized Antibiotics Study Group. Nebulized ceftazidime and amikacin in ventilator-associated pneumonia caused by *Pseudomonas aeruginosa*. Am J Respir Crit Care Med 2011;184:106-15.
311. Niederman MS, Chastre J, Corkery K, et al. BAY41-6551 achieves bactericidal tracheal aspirate amikacin concentrations in mechanically ventilated patients with gram-negative pneumonia. Intensive Care Med 2012;38:263-71.
312. Elman M, Goldstein I, Marquette CH, Experimental ICU Study Group, et al. Influence of lung aeration on pulmonary concentrations of nebulized and intravenous amikacin in ventilated piglets with severe bronchopneumonia. Anesthesiology 2002;97:199-206.
313. Lu Q, Girardi C, Zhang M, et al. Nebulized and intravenous colistin in experimental pneumonia caused by *Pseudomonas aeruginosa*. Intensive Care Med 2010;36:1147-55.
314. Ferrari F, Lu Q, Girardi C, Experimental ICU Study Group, et al. Nebulized ceftazidime in experimental pneumonia caused by partially resistant *Pseudomonas aeruginosa*. Intensive Care Med 2009;35:1792-800.
315. Ari A, Fink JB, Dhand R. Inhalation therapy in patients receiving mechanical ventilation: an update. J Aerosol Med Pulm Drug Deliv 2012;25:319-32.
316. Dhand R. New frontiers in aerosol delivery during mechanical ventilation. Respir Care 2004;49:666-77.
317. Dhand R, Guntur VP. How best to deliver aerosol medications to mechanically ventilated patients. Clin Chest Med 2008;29:vi, 277-96.
318. Dhand R. Aerosol delivery during mechanical ventilation: from basic techniques to new devices. J Aerosol Med Pulm Drug Deliv 2008;21:45-60.
319. Brain JD, Valberg PA. Deposition of aerosol in the respiratory tract. Am Rev Respir Dis 1979;120:1325-73.
320. Ferron GA, Kerrebijn KF, Weber J. Properties of aerosols produced with three nebulizers. Am Rev Respir Dis 1976;114:899-908.
321. Miller DD, Amin MM, Palmer LB, et al. Aerosol delivery and modern mechanical ventilation: in vitro/in vivo evaluation. Am J Respir Crit Care Med 2003;168:1205-9.
322. Dolovich MA. Influence of inspiratory flow rate, particle size, and airway caliber on aerosolized drug delivery to the lung. Respir Care 2000;45:597-608.
323. Dhand R. Maximizing aerosol delivery during mechanical ventilation: go with the flow and go slow. Intensive Care Med 2003;29:1041-2.
324. Hess DR, Dillman C, Kacmarek RM. In vitro evaluation of aerosol bronchodilator delivery during mechanical ventilation: pressure-control vs. volume control ventilation. Intensive Care Med 2003;29:1145-50.
325. Fink JB, Dhand R, Grychowski J, et al. Reconciling in vitro and in vivo measurements of aerosol delivery from a metered-dose inhaler during mechanical ventilation and defining efficiency-enhancing factors. Am J Respir Crit Care Med 1999;159:63-8.
326. Dimopoulos G, Poulakou G, Pneumatikos IA, et al. Short- vs long-duration antibiotic regimens for ventilator-associated pneumonia: a systematic review and meta-analysis. Chest 2013;144: 1759-67.
327. Chastre J, Wolff M, Fagon JY, et al, PneumA Trial Group. Comparison of 8 vs 15 days of antibiotic therapy for ventilator-associated pneumonia in adults: a randomized trial. JAMA 2003;290: 2588-98.
328. Zagli G, Cozzolino M, Terreni A, et al. Diagnosis of ventilator-associated pneumonia: a pilot, exploratory analysis of a new score based on procalcitonin and chest echography. Chest 2014; 146:1578-85.
329. Bouhemad B, Mongodi S, Via G, Rouquette I. Ultrasound for "lung monitoring" of ventilated patients. Anesthesiology 2015;122:437-47.
330. Sinuff T, Muscedere J, Cook D, Canadian Critical Care Trials Group, et al. Ventilator-associated pneumonia: improving outcomes through guideline implementation. J Crit Care 2008;23:118-25.
331. Soo Hoo GW, Wen YE, Nguyen TV, Goetz MB. Impact of clinical guidelines in the management of severe hospital-acquired pneumonia. Chest 2005;128:2778-87.
332. Hospital-acquired pneumonia in adults: diagnosis, assessment of severity, initial antimicrobial therapy, and preventive strategies. A consensus statement, American Thoracic Society, November 1995. Am J Respir Crit Care Med 1996;153:1711-25.
333. Ibrahim EH, Ward S, Sherman G, et al. Experience with a clinical guideline for the treatment of ventilator-associated pneumonia. Crit Care Med 2001;29:1109-15.

淹溺

David Szpilman, James P. Orlowski, and Joost Bierens

淹溺（又称溺水）是一种严重且被忽视的公共卫生问题。据世界卫生组织统计[1]，每年全世界有超过37.2万人被夺去生命，或每天每小时40人丧生。其中，90%以上的溺亡发生在中低收入国家。无论是疏于看管的掉进池塘、游泳池或是落井的儿童、青少年或其他在饮酒或使用毒品后的游泳者、倾覆船只的乘客，或是沿海地区遭受洪水袭击的居民，这个全球杀手导致的伤亡人数仍在悄然上升。

致命溺水是世界范围内5～14岁男孩的常见死因。在美国，溺水是1～4岁儿童与伤害有关死亡的第二大原因，死亡率为3/10万。在包括泰国在内的一些国家，2岁儿童的死亡率超过1‰[2]。

国际数据严重低估了实际的溺水人数，甚至在高收入国家也是如此[3]。由于许多国家没有登记因溺水所导致的死亡人数，流行病学数据仅反映了实际问题的6%。几乎所有的溺水者能够自救，或被非专业、专业救援人员及时救出。在救生员服务全面运作的地区[2]，被救生员解救的溺水者中，只有不到1%的人需要心肺复苏术（cardiopulmonary resuscitation，CPR），0.34%的被救援者死亡[4]。一份由非专业救援人员进行救援的报告显示，将近30%被救援的溺水者需要CPR[5]，这表明没有救生员当值的延迟干预可能会导致更严重的后果。国家范围的数据表明，救生员或非专业救援人员采取的救援和急救护理未受到重视，从而导致了世界范围内溺水负担的扭曲增长。

从1972—2002年，里约热内卢救生服务的消防局在海滩上进行了约16.6万次救援，8 500例受害者需要到溺水复苏中心接受医务人员的救治。据报道，在这种救生员服务全面运作的情况下，每救援290人中约1人死亡（0.34%），在溺水复苏中心（Drowning Resuscitation Center，DRC）接受医疗护理的每10例受害者中约有1例死亡。

溺水数据统计的偏倚不仅影响了其流行病学相关问题的重要性[6]，也给人以错误的印象，即每一个溺水者都需要CPR，并认为复苏是拯救溺水者最重要的手段。

据估计，美国每年的沿海溺水费用都超过2.73亿美元，巴西每年也超过2.28亿美元。每出现1个溺亡者，就有4人因非致命溺水而在急诊室接受治疗[1]。经暴露因素调整后，溺亡者的估测人数是交通事故所致死亡人数的200倍[7]。

溺水的主要危险因素是男性、14岁以下、饮酒、低收入、教育程度低、农村居民、水环境暴露、危险行为和缺乏监管。癫痫患者溺水的风险是正常人的15～19倍[1]。

通过一系列的干预措施，85%以上的溺水者可以避免死亡[8]。当预防措施失败时，救援人员需采取必要的行为步骤以中断与溺水相关的病理生理过程。首先是要识别水中有溺水危险的人，并认识到他们有救援的需要。早期的自救和被救可能会中断溺水过程，防止最初和随后的吸水、呼吸窘迫和医疗并发症。溺水过程发生很快，但重要的是救援人员要采取预防措施，避免因不当或危险的救援行为而成为另一例受害者[5, 9]。将溺水者从不利的环境中救出对救援者有很大的潜在危险。“溺水生存链”[10]指的是由非专业或专业救援人员实施的一系列水安全干预措施，以降低与溺水相关的死亡率。

定义

世界卫生组织于2002年采用了溺水的新定义[11]，指出“溺水是由于淹没或浸入在液体介质中并导致呼吸受损的过程”。

溺水是一个连续的过程，当受害者的气道位于液体表面以下或面部浸入水中时，首先导致呼吸功能受损。如果溺水者获救，溺水的过程就会中断，这就是所谓的非致命溺水。如果溺水者死亡，这就是致命的溺水。任何没有呼吸受损证据的淹没或浸入水中的事件应被认为是水救援，而不是溺水。诸如“濒临溺水”“干性或湿性溺水”“二次溺水”“主动和被动溺水”和“呼吸窘迫延迟发作”等术语不应使用[11]。报告溺水的研究数据以及允许不同中心之间进行比较的统一方法是采用Utstein模式来处理溺水复苏病例[12]。

病理生理学

当水被吸入气道时，咳嗽是最初的反射反应。在不到2%的病例中[13, 14]，当受害者开始吸入水时，可能会出现喉痉挛。如果这个人没有获救，就会继续吸入水，低氧血症会导致意识丧失和呼吸骤停。呼吸骤停和缺氧先于心搏骤停。因此，低氧性心搏骤停通常发生于心动过缓和无脉性电活动（pulseless electrical activity，PEA）持续一段时间之后，而不是心室颤动所致[15,16]。从浸入水中到心搏骤停的过程视情况而定，从几秒钟到几分钟不等，但在特殊情况下，比如低体温状态下发生缺氧时，这个过程可以持续到一个小时[17]。大多数溺水者，其最初的心脏功能是受到相对保护的，在呼吸停止一段时间后，心脏才会因受到低氧损伤而停止灌注[4,9]。

如果患者在溺水过程中及时获救，临床情况由气道的反应性和吸入水的量所决定。肺泡里的水会导致表面活性物质的冲刷和破坏。盐水和淡水的吸入可引起相似的病理过程[15]。无论在何种情况下，渗透梯度都会破坏肺泡毛细血管膜的完整性，增加其通透性，并加剧液体、血浆和电解质的转移[15]。损伤的临床表现为局部或广泛的肺水肿（取决于吸入水的量和气道反应性），可能会影响 O_2 和 CO_2 的交换[4,15,18]。在动物实验中[18]，吸水量达到 2.2ml/kg 就可以导致严重的氧交换障碍，在 3 分钟内动脉氧分压（PaO_2）可降至 60mmHg。在人体中，似乎只要吸水量达到 1～3ml/kg 就会严重影响肺气体交换，并使肺顺应性降低 10%～40%[15]。进入肺内的液体、表面活性物质的丢失和肺泡毛细血管通透性的增加可导致肺的顺应性下降，肺内右向左分流增加，肺不张和肺泡炎[15]。

溺水生存链（图 76-1）[10]

预防溺水

减少溺亡人数最有效的方法是预防。据估计，80%～90% 的溺水是可以预防的[8,19]。预防溺水需要采取多种措施（表 76-1）。

识别危难并呼救

溺水链的第二个要素是识别水中的遇险人员，并知道如何启动救援[21]。溺水风险评估（drowning risk assessment，DRA）认为，当一个人出现近乎垂直的体位、无效的手臂下移、无效的蹬腿或踢腿动作以及在水中很少或没有前移时就有着溺水的高风险，接受过 DRA 培训的专业人员能够很容易地识别出有溺水危险的人。在发现遇险人员时，派人求助是确保尽早启动专业救援服务和紧急救援服务（emergency rescue service，EMS）的关键[10]。

提供救生装备阻止溺水过程[10]

下一个优先事项是中断溺水过程，向受害者提供救生装备是减少淹没风险的临时措施。这为现场人员启动救援以及紧急救援服务的到来提供了宝贵的时间。像救生圈这样的装备可以用来提供浮力；而它们只在发生溺水的少数地点可获得。在大多数情况下，可以使用临时的漂浮装备，如空的塑料瓶、各种容器、冰箱或浮木。重要的是，非专业人员应避免采取不恰当或危险的救援行为，以免成为另一例受害者[5,9]。在不进入水中的情况下，伸出手、投掷或放下漂浮装备，是向溺水者提供帮助的首选方法[24]。此外，由于许多受害者会紧紧抓住他们的救援人员，所以最好使用中介物接近挣扎中的溺水者。

水中复苏[25]

如果溺水的过程未被中断，将首先导致意识丧失和呼吸骤停，然后在几分钟内心跳停止。在这短暂的机会时间窗内，及时安全有效地于水上进行通气，可能会有所帮助。对于失去意识的溺水者，水上复苏可以使无后遗症的出院率提高 3 倍以上。只有在救援人员训练有素的情况下，才能进行水上通气。当救援者和受害者在深水中时，胸部按压是徒劳的，所以评估脉搏也毫无意义。只有呼吸停止的溺水者通常会在几次人工呼吸后就出现反应。如果没有反应，则应假定其心搏骤停，并尽快转移上岸，以便进行有效的 CPR。

颈椎损伤

很少有研究调查水中颈椎损伤（cervical spine injury，CSI）发生的概率[26-28]。一项回顾性的研究分析了 46 060 例在沙滩上进行的救援，结果显示 CSI 的发生率很低（0.009%）[27]。在另一项对 2 400 多例溺水者进行的回顾性分析中，只有 11 例（< 0.5%）发生 CSI，而这些人都有跳水、从高处坠落或机动车事故的病史[26]。考虑到 CSI 的低发生率，为了避免急需通气时浪费时间，在没有明确创伤存在的情况下，不建议在水上救援时常规进行颈椎固定[29]。所以，在没有明确创伤指征或受害者疑似生命垂危的情况下，不应尝试脊柱固定[30]。

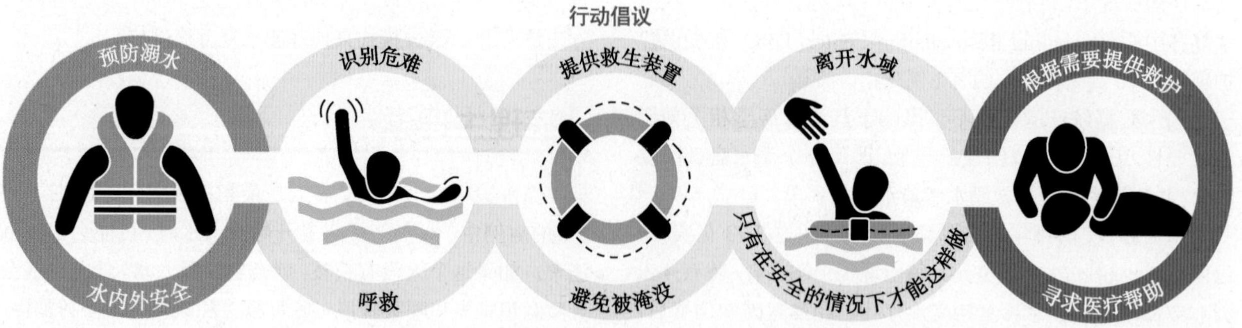

图 76-1 溺水生存链。（资料来源：Szpilman D，Morizot-Leite L，Vries W，et al. First aid courses for the aquatic environment. In：Bierens JJ，ed. Handbook on Drowning：prevention，rescue，and treatment. Berlin：Springer-Verlag；2006，p.342-7.）

表 76-1 预防措施

仔细看护儿童；84% 的溺水因成人的监管不足而发生。应从 2 岁开始学习游泳
避免使用充气的游泳辅助用具，比如“救生圈”，因为它们会给人一种错误的安全感。使用救生衣！
千万不要在能力不足的情况下帮助救援。许多人因盲目施救而死亡
避免游泳前饮酒和进餐
不要在浅水里潜水，因为可能导致颈椎受伤

海滨	水池和类似的水体
一定要在有救生员监督的地方游泳	超过 65% 的死亡发生在淡水中，甚至在沿岸地区
向救生员询问游泳或玩耍的安全地点	把游泳池用围栏隔开，并安装一扇门
阅读并遵循张贴在海滩上的警告标识	推荐：合格的围栏可以减少 50%～70% 的溺水
不要高估自己的游泳能力——46.6% 的溺水者认为他们会游泳	避免在泳池周围玩耍
远离码头、岩石和木	每当婴儿或学步儿童在水中或水域附近时，要将其保持在触手可及的范围内，提供“触摸式监管”
把迷失的孩子带到最近的救生员瞭望塔	使用泳池时关闭电机过滤器
超过 80% 的溺水发生在裂流中（裂缝通常是两个沙洲之间最不平静、最深层的地方）。如果被困在裂口，横向游到沙洲，或者随它带你脱离而不需要挣扎或招手求救	在泳池区域使用移动电话，避免因需要接电话而离开
如果你在岩石上钓鱼，小心被海浪卷入海中	不要试图通过过度呼吸来增加浸入水中的时间
远离海洋动物	放置游泳池浅水警告标识
	学习 CPR；超过 42% 的泳池所有者不懂得急救技术。要特别注意！

脱离水体：只有在安全的情况下才能这样做

实施救援通常包括三个阶段：接近、接触和稳定受害者。将受害者从水中转移是结束溺水过程的关键[25]，并为更好地评估和照顾受害者提供条件。非专业救援人员可以采用多种转移策略帮助受害者。可以通过引导受害者到距离陆地最近、最安全的地方以脱离水域的方法帮助他们。如果别的方法都失败了，非专业救援人员可以考虑进入水中，通过试图向受害者投掷、伸手或涉水的方法来营救受害者[10]。为了减少非专业救援人员的风险，建议使用一些漂浮装置或连接绳索，尽管这些装置也可能会增加风险[24]。是否入水是个人决定，可能取决于与受害者的个人关系（如父母和孩子）、水深、游泳距离和游泳技能。溺水者离开水面时的体位最好接近水平位，头部始终保持在身体水平之上（如果长时间浸没或曾浸入冷水，尽量保持水平体位）。尽量保证气道持续开放[31]。

根据需要提供救护

基础生命支持

一旦着陆，溺水者应仰卧放置，躯干和头部在同一水平面上。在海滩上，这意味着与海岸线平行。立即对其反应性和呼吸进行标准的检查[25]。如无意识但有呼吸，应采用复苏体位[31]。如果溺水者没有呼吸，辅助通气是必不可少的[2,4,30]。如果受害者因溺水而心搏骤停，则主要是由于缺氧造成的[4,9,30,32]。因此，CPR 遵循传统的气道—呼吸—循环（airway-breathing-circulation，ABC）[32,33]的顺序是非常重要的。呕吐和肺水肿液对气道的影响增加了上呼吸道管理的困难，也由于肺的顺应性下降，肺损伤可导致初始的通气困难[30,35]。开始通气时先做 5 次人工呼吸，再做 30 次胸部按压，然后继续 2 次呼吸至 30 次按压，直到生命征象再现、救援者体力耗竭或高级生命支持（advanced life support，ALS）启动。由于溺水者的心搏骤停是由乏氧引起的，心脏按压——仅仅 CPR 是无效的[30,32]。

溺水复苏过程中最常见的并发症是胃内容物反流，在仅需要人工呼吸的患者中发生率超过 65%，在需要 CPR 的患者中发生率超过 86%[36]。呕吐物误入气道会导致进一步的吸入性损伤和氧供障碍[25]。应避免立即从气道中清除水分（腹部挤压或将患者的头部放低），因为它们只会延迟通气，使呕吐的风险增加 5 倍以上，导致死亡率显著增加[25,31]。

研究表明，不足 10% 的溺水者出现心室颤动[37]。鉴于此，自动体外除颤器（automated external defibrillator，AED）在溺水时的效用性很低。

高级生命支持

溺水严重程度分级 早期的基本生命支持有助于改善溺水者的预后，应尽早开始[2]。心跳、呼吸骤停或孤立性呼吸骤停的发生率仅为全部救援的 0.5%。在这种情况下，需要启动 CPR 是显而易见的。对于不太严重的情况，1972 年里

约热内卢（巴西）制定了分级系统，并于 1997 年进行更新[4]，用以指导救生员、救护人员和治疗溺水者的医生。这一分级最初是基于对 41 279 次救援的分析，其中 2 304 次（5.5%）是需要医疗救助的。在 2002 年通过另一项 10 年间 46 080 次救援的研究得到再一次验证[38]。此分级系统（图 76-2）[2] 分为 6 级，加上安然无恙和无复苏必要的情况，包括从事故现场到医院的生命支持。分级系统推荐最适当的治疗方法，并根据损伤的严重程度预测死亡的可能性。仅使用临床变量，现场救援人员、内科急救专家或医生就可以很容易地判断患者的严重程度[4]。

为了节省时间，应该把医疗设备带到救援现场，而不是把溺水者送到救护车上。根据溺水分级给予进一步的医疗救治[4, 10]。其何时开始与停止复苏的推荐方案与非溺水引起的心搏骤停是不同的（表 76-2）[2, 16]。

表 76-2 溺水：何时开始 CPR，何时终止[2]

问题	推荐
从谁开始？	为呼吸窘迫 / 呼吸骤停的患者提供通气支持，以避免心搏骤停。 为所有淹没时间 <60 分钟，没有明显死亡征象的患者开始心肺复苏。
何时终止？	基本生命支持应持续进行，直到有生命征象再现，救援人员体力耗竭，或是高级生命支持启动。高级生命支持应持续进行直到患者体温恢复（如果存在低体温）且心跳停止超过 20 分钟。

对于 6 级病例（心跳、呼吸骤停[4]），由非专业救援人员或救生员在现场进行的复苏需由 EMS 继续进行。首先应是给予充分的氧合，可以使用 15L 氧气袋面罩通气直到插入气管导管。同时，心脏按压应持续进行。一旦插管，即使有大量肺水肿液充满气管内管的情况下，大多数患者仍能进行有效的通气和氧合。只有当液体的存在导致无法进行有效通气时，才需要进行气管导管的吸痰。吸痰会干扰氧合，需要与通气和氧合相权衡。心电监护显示溺水后心搏骤停的节律通常是心搏停止或无脉性电活动（pulseless electrical activity，PEA）。心室颤动鲜有报道，但当患者有冠状动脉疾病史、肾上腺素使用史或是存在严重的低体温时可能会发生[16]。如果存在心室颤动，应尝试除颤。外周静脉通路是院前给药的首选途径，可考虑使用 1mg（或 0.01mg/kg）肾上腺素静脉注射，但对于溺水者不建议使用气管内用药[34]。复苏过程顺利进行后，可留置胃管，以减少胃胀，防止进一步误吸，尤其是当腹胀已限制通气时。如果最初的复苏未能成功，受害者应被送往医院，在医院可以采取先进的保暖措施，而在运输期间应持续进行复苏。

5 级病例（孤立性呼吸骤停[4]）通常在高级生命支持到达现场时已被非专业救援人员或救生员逆转。如果自主呼吸尚未恢复，应该遵循 6 级的氧合和通气方案，直到自主呼吸恢复。如果有自主呼吸，则遵循 4 级方案。尽管呼吸加快，但 4 级（伴有低血压的急性肺水肿[4]）患者最初可能足以维持充足的氧合。可以使用面罩以 15L/min 的速度供氧，氧合目标是使院前外周血氧饱和度达到 92% 以上。即使使用面罩实现良好的氧合作用，早期插管和机械通气也适用于呼吸疲劳的情况。一旦插管，大多数患者可以进行有效的通气和氧合。患者应使用镇静剂以耐受插管，机械通气需要提供至少 5ml/kg 的潮气量。FiO_2 最初可以是 1.0，但应尽可能下调。如果低血压未能因改善氧合而纠正，应给予快速晶体输注[15]。

在 3 级病例（无低血压的急性肺水肿）中，治疗方案涉及有创通气是否比使用面罩吸氧有更多的益处。只有 27.6% 的 3 级溺水者适合无创通气支持。2 级患者（在一些肺区有水泡音）通常仅需要鼻导管吸氧。1 级和安然无恙的人，通常不需要进一步医疗看护和吸氧。

由于大多数溺水者只会有轻微的不适，或者可能并没有吸入水，急救人员知道何时呼叫 EMS 或寻求医疗救助 / 住院治疗是很重要的（表 76-3）。建议急诊部门对所有 2～6 级溺水者进行评估。

医院 关于患者是需要入住重症监护室（intensive care unit，ICU）或医院病床还是应该在急诊观察或出院观察，取决于整个事件过程和既往史、体格检查和诊断研究，包括胸部 X 线检查和 ABG 检查。电解质、血尿素氮、肌酐和血红蛋白水平虽然很少受到影响，但也应进行检测。在某些情况下，可能需要对可疑饮酒、使用娱乐性药物或药物过量者进行毒理学筛查。经历 3～6 级的溺水者应入住 ICU 进行密切观察和治疗。2 级患者可在急诊室观察 6～24 小时，但 1 级和无任何不适、相关疾病或创伤的获救者可回家。

溺水有时是由受伤或一些身体状况（如外伤、癫痫或心律失常）引起的。由于会影响到治疗方案，在患者到达急诊科后应考虑到这些合并症[4]。

呼吸问题 在院前高级生命支持下，4～6 级患者通常经由机械通气得到足够的氧合，否则，急诊科医生应执行标准通气方案。呼气末正压（positive end-expiratory pressure，PEEP）初始设置为 5cmH_2O，然后根据需要增加 2～3cmH_2O，直到肺内分流（QS∶QT）达到 20% 或更少，或 PaO_2∶FiO_2 达到 250 或更高。严重溺水的受害者常常出现与急性呼吸窘迫综合征（acute respiratory distress syndrome，ARDS）非常相似的临床表现（3～6 级）。治疗方法与 ARDS 患者类似，包括尽量减少容积伤和气压伤。而允许性低碳酸血症的肺保护性通气并不适合 6 级严重程度的溺水者，这可能与严重的缺氧缺血性脑损伤有关。在一些病例中，可以给比较配合的青少年通过面罩进行持续气道正压通气（continuous positive airway pressure，CPAP），或者通过鼻套管给经鼻呼吸的婴儿进行 CPAP，但通常是难以耐受的。如果肺功能和心理状态允许，在患者无对抗的情况下，CPAP 或通气压力支持模式（ventilatory pressure support mode，PSV）可以是不错的选择。

游泳池、江河和海滩通常没有足够的细菌定植使患者在溺水后立即发生肺炎[39]。肺部有水的早期影像学表现[40]常

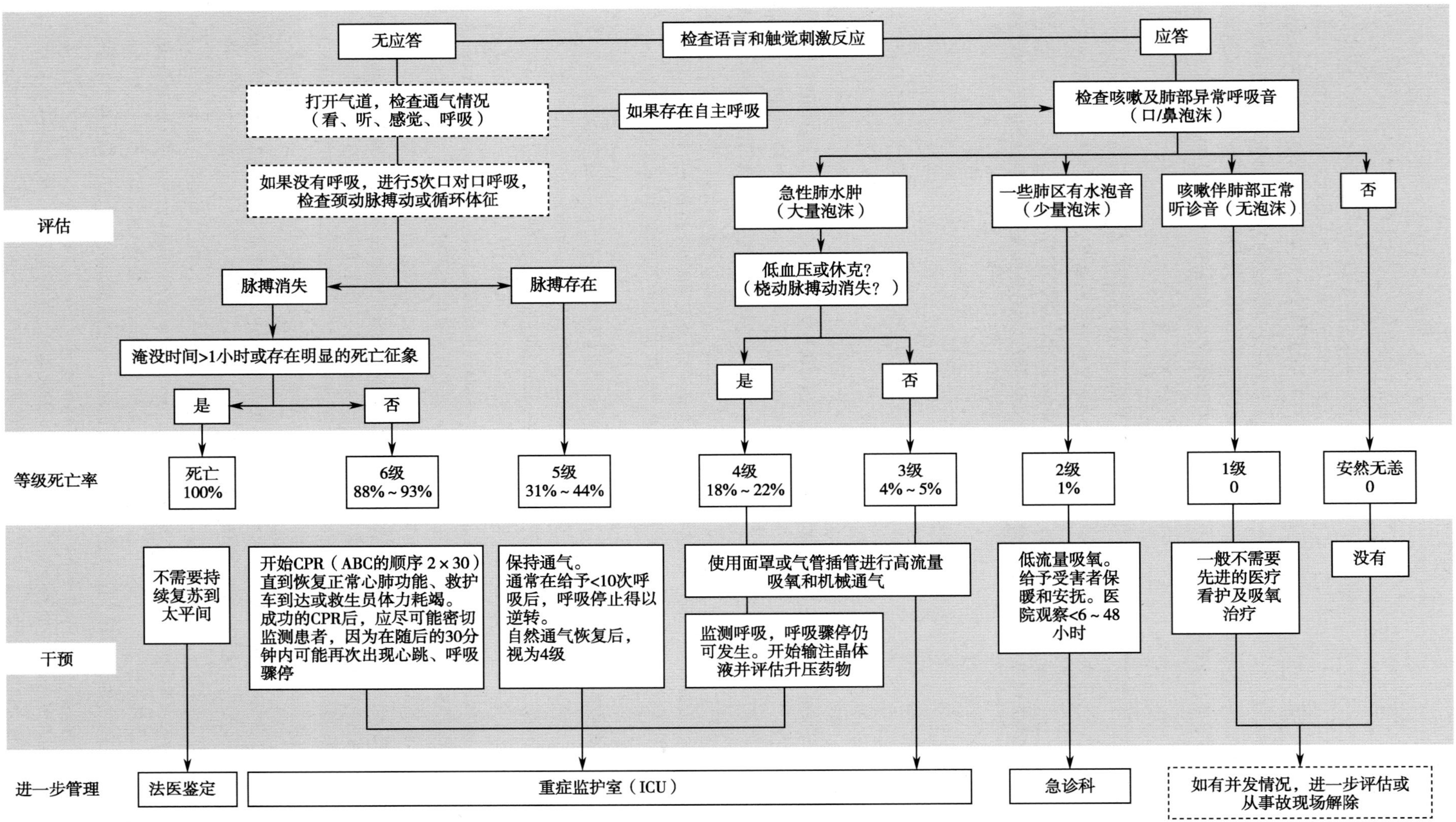

CPR：心肺复苏术。复苏体位（侧卧位）；对严重程度进行分级。

图76-2 基于87 339次救援的溺水严重程度分级及决策流程图[2,4,38]

表 76-3 从水中获救后是否需要进一步的医疗帮助

(a) 有下列情形之一者，应送医院：
- 意识丧失，即使是一过性的
- 人工呼吸
- 心肺复苏术
- 心脏病发作、脊髓损伤、其他损伤、哮喘、癫痫、毒刺、中毒、谵妄等严重情况

(b) 在给予受害者毯子或其他覆盖物保暖时，经过 10～15 分钟的仔细观察受害者具有以下所有条件时，可考虑不需要现场治疗：
- 无咳嗽
- 正常的呼吸
- 脉搏强度和速率以及血压（如果能够测量）提示正常的血液循环
- 正常的肤色和皮肤灌注
- 没有颤抖
- 意识完全清楚、清醒和警觉的

在这种情况下，开车过于轻率，应建议受害者不要开车。如果任何一种情况不符合，或者救生员有任何疑问，应建议患者尽早就医

(c) 延迟性肺并发症的风险总是存在的。因此，应警告所有溺水者，如果随后出现咳嗽、呼吸困难、发热或任何其他呼吸道症状，应立即就医。这些人最好不要在接下来的 24 小时里回到独自居住的家中

常被误诊为初期的肺炎。如果患者需要机械通气，随着肺水肿的缓解，住院第三或第四天呼吸机相关肺炎的发生率从 34% 上升到 52%[40]，因此对肺部及其他感染并发症保持警惕是非常重要的，往往选择抗生素进行预防性治疗[42]用以针对更具抗性和更具侵略性的炎症。建议每日监测气管吸出物的革兰染色、培养和药物敏感性，一旦出现肺炎的迹象，通常是在溺水后的 48～72 小时（如发热、持续白细胞增多、持续性或新的肺部浸润、气管吸出物中白细胞数量增加），就可以根据获取的信息启动抗生素治疗。可以针对发生溺水所在水体中的主要生物体进行治疗。如果怀疑呼吸机相关性肺炎，应根据 ICU 中主要微生物的敏感性或可能的培养物使用抗生素。纤维支气管镜检查有助于评估感染，并可用于治疗性地清除沙子、砾石或其他固体的罕见情况。除支气管痉挛外，不应使用糖皮质激素治疗肺损伤。

在溺水者机械通气过程中，临床医生必须意识到并时常警惕容积伤和气压伤[39]。继发于正压通气和局部区域的恶性膨胀，自发性气胸很常见（10%）。除非证明另有其他原因，否则，一旦机械通气开始后血流动力学的稳定性出现任何突发改变，都应考虑是气胸或其他气压伤所致。

循环问题 严重溺水后，心输出量减低的心功能障碍很常见[15]。低心输出量与肺毛细血管闭塞压、中心静脉压和肺血管阻力的升高相关，并且在溺水受害者的氧合和灌注异常校正后可持续数天。这可能会增加心源性因素所致的溺水相关的肺水肿。如果存在低血压，可以通过更好的氧合、快速晶体输注和恢复正常体温来纠正。升压药的使用应仅用于难治性低血压，当晶体替代不足以恢复血压时来改善心输出量。尿量应通过导尿管进行监测。超声心动图评估心脏功能和射血分数可以指导临床医生调整正性肌力药、血管加压药[2]，当大量晶体补液失败时，可用于调整这两种药物剂量。在血流动力学不稳定或有严重肺功能障碍的患者中，肺动脉导管置入被认为能够提供有关肺部滤过压的信息，并可能有助于控制肺水肿。当溺水后发生肺水肿时，无论是咸水或淡水溺水，均不推荐任何特定的液体疗法，而应使用利尿剂或限液。

70% 的患者在溺水后到达医院时发生了代谢性酸中毒[4]。尽管有足够的通气支持，当 pH 低于 7.2 或碳酸氢盐低于 12mmol/L 时，应纠正酸中毒。在 CPR 的前 10～15 分钟内很少出现碳酸氢盐的显著消耗，在复苏初始期使用碳酸氢盐的理论也并未提出。在低体温患者中，动脉血气不需要进行温度校正（alpha- 稳态或 pH- 稳态）[43]。

神经系统 除可逆性肺损伤外，6 级溺水最重要的并发症是缺氧缺血性脑损伤。大多数溺水者的后期死亡和长期后遗症起源于神经系统的损伤[39]。虽然溺水后复苏的首要任务是恢复自主循环，但救援后早期的每一项努力都应针对脑复苏和防止进一步的神经损伤。这些步骤包括提供足够的氧合（$SatO_2p > 92\%$）和脑灌注（平均动脉压约 100mmHg）。任何在 CPR 成功复苏后仍然昏迷和无反应的溺水者或神经系统功能恶化者，应对其脑水肿的发展进行仔细和反复的神经功能评估，并应采取以下措施：
- 将床头抬高 30°（如果没有低血压）。
- 保持足够的机械通气。
- 在不引起缺氧的情况下，给予适当清肺。
- 如有癫痫发作，进行治疗。
- 避免过快纠正代谢改变。
- 必要时使用镇静剂或肌肉松弛剂，避免尿潴留、疼痛、低血压和缺氧增加颅内压（intracranial pressure，ICP）。
- 在急性恢复期应避免高热。
- 经常监测血糖浓度，维持正常血糖值[44]。

建议在急诊科和重症监护室经常监测体温。自主循环恢复的溺水者，如果仍处于昏迷状态，不应被积极地复温到 32～34℃以上。如果中心体温超过 34℃，低温治疗（32～34℃）应尽快实现并持续 12～24 小时。虽然没有足够的证据明确复苏期间和复苏之后的 $PaCO_2$ 或氧饱和度的目标值，但应避免低氧血症。虽然溺水者脑复苏疗效的研究未能证实控制颅内高压和维持高脑灌注压（cerebral perfusion pressure，CPP）可改善预后，但当颅内压为 20mmHg 或更高且 CPP 为 60mmHg 或更低时，即使予以控制和改善这些压力的治疗，研究也显示出不良预后（即死亡或中重度神经系统后遗症）。

冰水溺水 在某些情况下，体温过低只是长时间淹没和预后不良的表现。在另外一些溺水者中，早期低体温是导致

神经系统未受损的生存的重要原因[30,45]。最近关于溺水的报道指出，一些复苏后的患者尽管预后不佳，但在保持低体温或进行低体温治疗后取得良好效果[32,46,47]。溺水导致的低体温可以提供一种保护机制，使受害者能够在长时间的溺水中幸存下来[2,17]。在37～20℃范围内，体温每降低1℃，大脑耗氧量减少约5%[48]。

溺水复苏的矛盾之处在于，低体温受害者为了有效复苏需要复温，但成功复苏后可能会需要再次的低体温治疗[2]。从冰水溺水和意外体温过低的经验中得出的重要结论是，暴露于极低温度下似乎已经死亡的溺水者在已恢复正常中心体温并且心跳持续停止以后才能宣布死亡。

一些研究表明，溺水者可以得益于一些新的治疗措施，如体外膜肺氧合[46]、人工表面活性剂和一氧化氮[49]。

罕见并发症 除了与神经功能相关的并发症外，溺水后的严重并发症非常罕见，而且几乎都局限于6级严重程度的患者。很少有溺水者在最初评估时胸部X线正常，但在事件发生后12小时内就出现暴发性肺水肿。这种迟发性肺水肿是否是ARDS，一种继发于缺氧的神经源性肺水肿，或者仅仅是气道对吸入水的高反应性尚不清楚。肾功能不全或肾衰竭在溺水者中很罕见，但可继发于缺氧、休克或血红蛋白尿。

预后和评分系统

随着重症监护治疗的进步，如今溺水者的预后主要基于神经系统的恢复程度[9]。在严重程度为1～5级的溺水者中，95%没有后遗症[4]。

在6级严重程度的患者中，当在溺水事件后的早期阶段对家庭成员进行询问时，以及在决定哪些患者可能通过标准支持疗法获得良好的结果以及哪些患者应该接受强化脑复苏治疗时，预后变量尤为重要[9]。

仍处于昏迷状态或神经系统恶化的患者应接受进一步评估并加强护理[50]。多个问题需要回答，诸如"我们如何判断对什么程度的患者进行复苏？我们应该持续复苏多久？应该采取什么样的治疗方法？复苏成功后的生活质量应是怎样的？"。无论是在救援现场还是在医院，6级严重程度的患者，任何单一指标都不能绝对可靠地预测结果[2]。长时间淹没水中后的成功复苏案例不仅发生于冷水或冰水中，一些没有后遗症的温水溺水的幸存案例也有所报道[4,45,51]。多项研究[2,4,9,12,16,17,19,25,48,50,51]表明，结果几乎完全取决于单一因素——淹没时间长短。基本和高级生命支持使受害者能够在心肺骤停持续时间（包括淹没时间）最小化时达到最佳效果。大多数表现出改善且警觉的患者（或者表现为昏迷或迟钝，但在事件发生2～6小时后对刺激作出反应），神经功能恢复正常或接近正常（表76-4）[9]。

表76-4 基于格拉斯哥昏迷评分的成功CPR后即刻临床预后评分溺水者成功心肺复苏后神经系统预后评分

A：第1个小时	B：5～8小时后
警觉的，10	警觉的，9.5
困惑的，9	困惑的，8
反应迟钝，7	反应迟钝，6
脑干功能正常的昏迷，5	脑干功能正常的昏迷，3
脑干功能异常的昏迷，2	脑干功能异常的昏迷，1

A+B	无后遗症康复
极高的，≥13	≥95%
很好，10～12	75%～85%
好，8	40%～60%
一般，5	10%～30%
差，3	≤5%

知识点

1. 溺水是一种严重且被忽视的公共卫生威胁，每年全世界约有37.2万人因溺水而丧生。
2. 数据仅反映了实际案例的6%，并显示几乎全部溺水者均死亡，这给人一种错误的印象，即每次溺水都需要CPR，而复苏是拯救溺水者的最重要手段。
3. 经暴露因素调整后，溺亡者的估测人数是交通事故死亡人数的200倍。
4. "溺水链"是指一系列的水安全干预措施，在付诸实施时，可以降低溺水的发病率和死亡率。
5. 85%以上的患者可以避免因溺水而死亡。
6. 当预防措施失败时，首先要认识到水中有溺水危险的人，认识到救援的必要性，并知道如何在不成为第2个受害者的情况下提供帮助。
7. 几乎所有溺水者都能自救或及时获救。在有救生员工作的地区，只有不到1%的获救者需要心肺复苏。

（宋立莎 金小渊 译，潘亮 审校）

参考文献

1. Global report on drowning: preventing a leading killer [Internet]. Australian Policy Online website: http://apo.org.au/node/42350 2014. Accessed 2014 Dec 6.
2. Szpilman D, Handley AJ, Bierens JJ, Quan L, Vasconcellos R. Drowning. In: Field JM, editor. The textbook of emergency cardiovascular care and CPR. Philadelphia: Lippincott Williams & Wilkins; 2009, p. 477–489.
3. Lu TH, Lunetta P, Walker S. Quality of cause-of-death reporting using ICD-10 drowning codes: a descriptive study of 69 countries. BMC Med Res Methodol 2010;10:30.
4. Szpilman D. Near-drowning and drowning classification: a proposal to stratify mortality based on the analysis of 1831 cases. Chest 1997;112:660–665.
5. Venema AM, Groothoff JW, Bierens JJ. The role of bystanders during rescue and resuscitation of drowning victims. Resuscitation 2010;81:434–439.
6. Murray CJL. Quantifying the burden of disease: the technical basis for disability-adjusted life years. Bull World Health Organ 1994;72:429–445.
7. Mitchell RJ, Williamson AM, Olivier J. Estimates of drowning morbidity and mortality adjusted for exposure to risk. Injury Prevention 2010;16:261–266.
8. Moran K, Quan L, Franklin R, Bennett E. Where the evidence and expert opinion meet: a review of open-water recreational safety messages. Int J Aquat Res Educ 2011;5:251–270.
9. Orlowski JP, Szpilman D. Drowning—rescue, resuscitation, and reanimation. In: Pediatric critical

care: a new millennium. W. B. Saunders Company Pediatric Clinics of North America 2001;V48:627-646.
10. Szpilman D, Webber J, Quan L, Bierens JJ, Morizot-Leite L, Langendorfer SJ, Beerman S, Løfgren B. Creating a drowning chain of survival. Resuscitation 2014;85:1149-1152.
11. Van Beeck EF, Branche CM, Szpilman D, Modell JH, Bierens JJ. A new definition of drowning: towards documentation and prevention of a global public health problem. Bull World Health Organization 2005;83:853-856.
12. Idris AH, Berg RA, Bierens JJ, Bossaert L, Branche CM, Gabrielli A, et al. Recommended guidelines for uniform reporting of data from drowning: the "Utstein style." American Heart Association. Circulation 2003;108:2565-2574.
13. Szpilman D, Elmann J, Cruz-Filho FES. Dry-drowning—fact or myth?; World Congress on Drowning, Netherlands 2002, Book of Abstracts, ISBN:90-6788-280-01, Poster presentation, pg 176.
14. Lunetta P, Modell JH, Sajantila A. What is the incidence and significance of "dry-lungs" in bodies found in water? Am J Forensic Med Pathol 2004;25:291-301.
15. Orlowski JP, Abulleil MM, Phillips JM. The hemodynamic and cardiovascular effects of near-drowning in hypotonic, isotonic, or hypertonic solutions. Ann Emerg Med 1989;18:1044-1049.
16. Grmec S, Strnad M, Podgorsek D. Comparison of the characteristics and outcome among patients suffering from out-of-hospital primary cardiac arrest and drowning victims in cardiac arrest. Int J Emerg Med 2009;2:7-12.
17. Tipton MJ, Golden FStC. A proposed decision-making guide for the search, rescue and resuscitation of submersion (head under) victims based on expert opinion. Resuscitation 2011;82:819-884.
18. Modell JH, Moya F, Newby EJ, Ruiz BC, Showers AV. The effects of fluid volume in seawater drowning. Ann Intern Med 1967;67:68-80.
19. Quan L, Pilkey D, Gomez A, Bennett E. Analysis of paediatric drowning deaths in Washington State using the child death review for surveillance: what the CDR tells us and doesn't tell us about lethal drowning injury. Inj Prev 2011;17:28-33.
20. Deleted in review.
21. Langendorfer SJ. Applying a development perspective to aquatics and swimming. In: Kjendlie PL, Stallman RK, Cabri J, editors. Biomechanics and medicine in swimming XI; 2010, p. 20-22.
22. Deleted in review.
23. Deleted in review.
24. Turgut A, Turgut B. A study on rescuer drowning and multiple drowning incidents. J Safety Res 2012;43:129-132.
25. Szpilman D, Soares M. In-water resuscitation—is it worthwhile? Resuscitation 2004;63:25-31.
26. Watson RS, Cummings P, Quan L, Bratton S, Weiss NS. Cervical spine injuries among submersion victims. J Trauma 2001;51:658-662.
27. Szpilman D, Brewster C, Cruz-Filho FES. Aquatic cervical spine injury—how often do we have to worry? World Congress on Drowning, Netherlands 2002, Oral Presentation.
28. Szpilman D. Aquatic cervical and head trauma: nobody told me it could be a jump in the darkness! World Conference on Drowning Prevention. Danang, Vietnam, 2011, Book of Abstracts, ISBN: 978-0-909689-33-9, p. 153.
29. Wernicke P, Szpilman D. Immobilization and extraction of spinal injuries; Section 6, Resuscitation. In: Handbook on drowning: prevention, rescue, and treatment. Bierens JJ, ed. Berlin: Springer-Verlag; 2014, p. 621-628.
30. Soar J, Perkins GD, Abbasc G, Alfonzo A, Barelli A, Bierens JJ, et al. European Resuscitation Council Guidelines for Resuscitation 2010. Section 8. Cardiac arrest in special circumstances: electrolyte abnormalities, poisoning, drowning, accidental hypothermia, hyperthermia, asthma, anaphylaxis, cardiac surgery, trauma, pregnancy, electrocution. Resuscitation 2010;81:1400-1433.
31. Szpilman D, Handley A. Positioning the drowning victim. In Bierens JJ, ed. Handbook on drowning: prevention, rescue, and treatment. Berlin: Springer-Verlag; 2006, p. 336-341.
32. Vanden Hoek TL, Morrison LJ, Shuster M, Donnino M, Sinz E, Lavonas EJ, et al. Part 12: Cardiac arrest in special situations: drowning. 2010 American Heart Association Guidelines for Cardiopulmonary Resuscitation and Emergency Cardiovascular Care. Circulation 2010;122:S847-S848.
33. Kitamura T, Iwami T, Kawamura T, Nagao K, Tanaka H, Nadkarni VM, Berg RA, Hiraide A. Conventional and chest-compression-only cardiopulmonary resuscitation by bystanders for children who have out-of-hospital cardiac arrests: a prospective, nationwide, population-based cohort study. Lancet 2010;375:1347-1354.
34. Deleted in review.
35. Baker PA, Webber JB. Failure to ventilate with supraglottic airways after drowning. Anaesth Intensive Care 2011;39:675-677.
36. Manolios N, Mackie I. Drowning and near-drowning on Australian beaches patrolled by life-savers: a 10-year study, 1973-1983. Med J Aust 1988;148:165-167, 170-171.
37. Beerman S, Lofgren B. Automated external defibrillator in the aquatic environment. In Bierens JJ, ed. Handbook on drowning: prevention, rescue, and treatment. Berlin: Springer-Verlag; 2006, p. 331-336.
38. Szpilman D, Elmann J, Cruz-Filho RES. Drowning classification: a revalidation study based on the analysis of 930 cases over 10 years. World Congress on Drowning, Amsterdam 2002, Book of Abstracts, pg 66.
39. Orlowski JP. Drowning, near-drowning, and ice water submersion. Pediatr Clin North Am 1987;34:92.
40. Berkel M, Bierens JJ, Lie RL, de Rooy TP, Kool LJ, van de Velde EA, et al. Pulmonary oedema, pneumonia and mortality in submersions victims: a retrospective study in 125 patients. Intensive Care Med 1996;22:101-107.
41. Deleted in review.
42. Wood C. Towards evidence based emergency medicine: best BETs from the Manchester Royal Infirmary. BET, 1, prophylactic antibiotics in near-drowning. Emerg Med J 2010;27:393-394.
43. Abdul Aziz KA, Meduoye A. Is pH-stat or alpha-stat the best technique to follow in patients undergoing deep hypothermic circulatory arrest? Interactive Cardiovascular and Thoracic Surgery 2010;10:271-282.
44. The NICE-SUGAR Study Investigators. Intensive versus conventional glucose control in critically ill patients. N Engl J Med 2009;360:1283-1297.
45. Tipton MJ, Golden FStC. A proposed decision-making guide for the search, rescue and resuscitation of submersion (head under) victims based on expert opinion. Resuscitation 2011;82:819-824.
46. Wang CH, Chou CC, Ko WJ, Lee YC. Rescue a drowning patient by prolonged extra corporeal membrane oxygenation support for 117 days. Am J Emerg Med 2010; 28:750e5-750e7.
47. Guenther U, Varelmann D, Putensen C, Wrigge H. Extended therapeutic hypothermia for several days during extracorporeal membrane-oxygenation after drowning and cardiac arrest: two cases of survival with no neurological sequelae. Resuscitation 2009;80:379-381.
48. Polderman KH. Application of therapeutic hypothermia in the ICU: opportunities and pitfalls of a promising treatment modality. Part 1: indications and evidence. Intens Care Med 2004;30:556-575.
49. Takano Y, Hirosako S, Yamaguchi T, Saita N, Suga M, Kukita I, et al. Nitric oxide inhalation as an effective therapy for acute respiratory distress syndrome due to near-drowning: a case report. Nihon Kokyuki Gakkai Zasshi 1999;37:997-1002.
50. Warner D, Knape J. Recommendations and consensus brain resuscitation in the drowning victim. In: Bierens JJ, ed. Handbook on drowning: prevention, rescue and treatment. Berlin: SpringerVerlag; 2006, p. 436-439.
51. Szpilman D. A case report of 22 minutes submersion in warm water without sequelae. Resuscitation. In: Bierens JJ, ed. Handbook on drowning: prevention, rescue and treatment. Berlin: Springer-Verlag; 2005, p. 375-376.
52. Deleted in review.
53. Deleted in review.
54. Deleted in review.

77

小儿患者中的急性肺实质疾病

Kathleen M. Ventre and John H. Arnold

重症监护中常见的儿童肺实质病变包括常见和少见的下呼吸道、肺泡和肺间质病变。在重症监护室（intensive care unit，ICU）中需要处理的更具有挑战性的疾病包括所有这三类疾病或功能障碍，如支气管肺发育不良和先天性膈疝。本章将讨论与每个疾病类别相关的病理生理学和治疗原则，重点介绍典型病例和儿科特有的病情。

呼吸道疾病

哮喘持续状态

虽然下呼吸道解剖异常在儿科患者中时有发生（框 77-1），但哮喘持续状态和细支气管炎仍是儿科 ICUs 中最常见的下呼吸道疾病。哮喘在工业化国家很普遍，美国由于哮喘造成的儿童总死亡率约为每年每百万儿童 2.6 人[1]。反复住院，既往 ICU 住院史，以及需要机械通气支持是患儿哮喘死亡的危险因素[2]。哮喘持续状态的特点是由于支气管收缩而引起的急性、严重的气道梗阻，并且早期使用补充氧、吸入支气管扩张剂和类固醇皮质激素治疗难以逆转。这种情况始于致敏原触发支气管平滑肌过度反应收缩、黏液分泌和黏膜水肿，导致大小气道的阻塞（图 77-1）。在呼气时，由于气流受限和下呼吸道过早关闭，导致呼气末肺容积增加，呼吸负荷增加，最终导致肺泡缺氧和低氧血症。当体内无机酸积累到无法通过呼吸代偿时，可导致严重酸中毒[3]。哮喘状态的儿童会表现出焦虑或嗜睡，体格检查时，可见呼吸辅助肌群的参与，根据吸入的气体量，可表现为深大吸气后剧烈咳嗽和 / 或呼气相持续哮鸣音，或寂静肺。由于自主吸气时产生极大的胸膜内负压，患儿常伴有奇脉。

治疗

对哮喘持续状态患儿的支持治疗包括维持气道通畅、监测呼吸量和适当补充血容量。标准的治疗还包括支气管扩张剂和皮质醇。在严重的病例中，一些辅助治疗，经研究显示，可能是有效的抢救措施（表 77-1）。短效 β- 受体激动剂作用于气道 β_2 受体，并促使平滑肌松弛，是哮喘持续状态最常用的支气管扩张药。在这些药剂中，沙丁胺醇是使用最为广泛的药物。与肾上腺素和异丙肾上腺素不同，沙丁胺醇选择性激动 β_2 受体，常经雾化吸入。通常间歇性给药剂量为 0.15mg/kg（最高每次 2.5mg），但实际上只有一小部分药物可能被真正吸入肺部，特别是对于带气管插管的危重婴儿和儿童[4-6]。一些研究表明，小剂量、高频快速吸入 β- 受体激动剂比高剂量、低频率给药可有效改善用力呼气量[7,8]，而且，证据表明，连续雾化给药有助于快速和持续改善症状[9]。

沙丁胺醇制剂的异构体（左旋沙丁胺醇）已经广泛应用了至少 10 年。左旋沙丁胺醇对哮喘稳定状态的儿童似乎有效，但尚不清楚它在治疗哮喘持续状态方面是否比外消旋体更具优势[10]。最近的一项双盲随机对照试验（randomized controlled trial，RCT）评估了它在哮喘急性加重儿童中的应用[11]。研究者对初始治疗（包括 3 次 5mg 剂量的外消旋沙丁胺醇吸入，两次 500μg 剂量的吸入异丙托溴铵和口服或肠外皮质醇）失败的 6～18 岁的 81 例儿童随机分组，给予有效剂量的吸入用外消旋沙丁胺醇（20mg/h）或左旋沙丁胺醇（10mg/h），随后对入组患儿进行评估、治疗，并根据标准化治疗方案，逐渐停止支气管扩张剂治疗。两组平均血清（serum，S）沙丁胺醇浓度在研究开始时相似，但在应用研究药物后出现显著差异，并持续整个疗程（S- 沙丁胺醇平均基线浓度，外消旋组为 14.2ng/ml，左旋组为 11.7ng/ml；外消旋组的 S- 沙丁胺醇浓度在 6 小时内上升到 28.6ng/ml，而左旋组为 5.5ng/ml；$P<0.001$）。研究人员均采取按意愿治疗和按方案分析，未发现研究小组间的主要结果存在任何差异。患者需要连续沙丁胺醇治疗的持续时间，外消旋组连续治疗持续时间中位数为 18.3 小时，左旋沙丁胺醇组为 16.0 小时（秩和检验，$P=0.75$）。值得注意的是，研究人员在持续沙丁胺醇治疗期间的任何时间点均没有发现组间平均心率的差异。

吸入性抗胆碱能药如异丙托溴铵在哮喘伴严重支气管痉挛患儿的治疗中具有重要作用。吸入 β- 受体激动剂时增加吸入异丙托溴铵能显著改善肺功能，尤其在患有严重哮喘的儿童中应用[12,13]。对吸入支气管扩张剂无反应的患儿，可以静脉注射 β- 受体激动剂治疗。在一些国家，有沙丁胺醇的静脉制剂，可以静脉应用选择性 β_2- 受体激动剂。在美国，没有静脉注射沙丁胺醇出售，而特布他林具备部分 β_2- 受体选择性，可用于静脉注射。虽然对大多数儿科患者而言，特布他林不会导致严重心脏毒性[3,14]，但许多临床医生仍建议在给药期间监测心电图和血清肌钙蛋白水平。

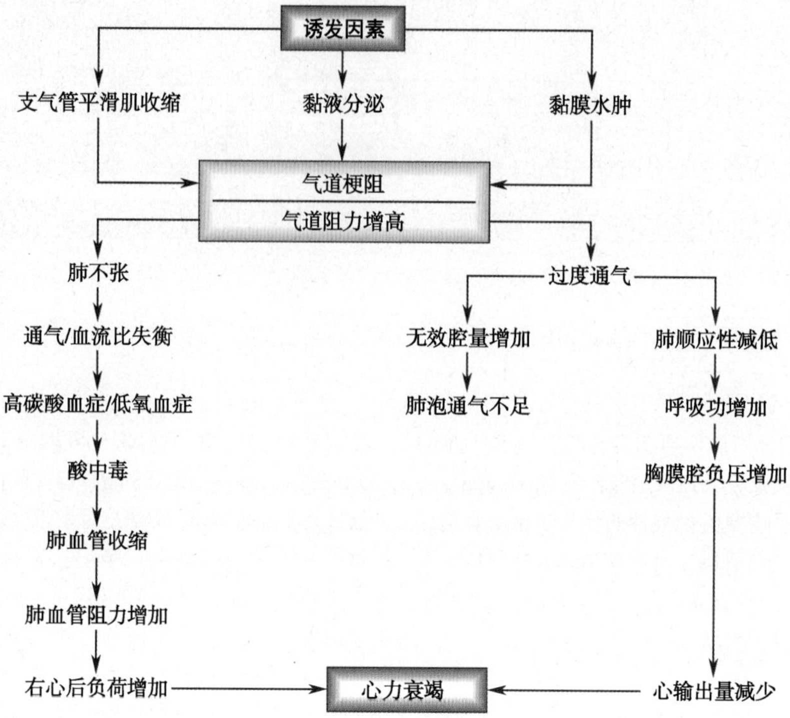

图 77-1 哮喘持续状态的病理生理。(资料来源：Helfaer M，Nichols D，Rogers M. Lower airways disease：bronchiolitis and asthma. In：Rogers M，editor. Textbook of pediatric intensive care. 3rd ed. Baltimore：Williams and Wilkins；1996，p. 141.)

框 77-1 下呼吸道功能障碍的解剖原因

气管、支气管软化
- 血管异常
- 气管食管瘘
- 特发性

支气管扩张
先天性肺气肿
囊性腺瘤样畸形
肺固定
支气管囊肿

表 77-1 哮喘持续状态的药物选择

雾化吸入治疗	沙丁胺醇（0.5%）0.15mg/（kg•喷）[0.03ml/（kg•喷）]吸入，q1～6h，长期备用 连续吸入 0.5mg/（kg•h） 异丙托铵 0.25～0.5mg 吸入，q4～6h 外消旋肾上腺素（2.25%）0.25～0.5ml 吸入，q1h，长期备用
皮下注射治疗	肾上腺素（1∶1 000）0.01mg/（kg•剂）[0.01ml/（kg•剂）]SC（最大 0.5ml/ 剂）
静脉注射治疗	特布他林首剂 10μg/kg 静注，随后 0.4～6.0μg/（kg•min）静脉泵入 硫酸镁 25～50mg/kg 20 分钟静注（最大量 2g/ 剂） 甲泼尼龙 1mg/（kg•剂）静注 q6h

糖皮质激素在治疗哮喘持续状态中发挥重要作用，这是基于对哮喘炎症本质的认知。糖皮质激素的使用已经被证明可以显著改善严重急性哮喘患者的气道梗阻，静脉途径是危重患儿用药的方法之一[15]。但同样重要的是：糖皮质激素类药物也可导致致命的过敏反应。甲泼尼龙是治疗急性重症哮喘最常用的药物之一[16,17]。由于其半衰期的特点，稳态的血药浓度水平可以相对较快地达到，虽然剂量存在个体差异，但每 6 小时给药可能是最合适的。哮喘持续状态时，大剂量使用糖皮质激素不一定有效[18]。如果没有甲泼尼龙，可以使用另一种等效剂量的糖皮质激素。

因镁粒子制剂具有松弛气道平滑肌，潜在促进支气管扩张的作用，已被研究是否有助于哮喘持续状态的治疗。最近一个成人患者的随机对照试验表明，对于 FEV1 极低患者（预计＜20%），在雾化吸入 β- 受体激动剂和静注类固醇治疗基础上，静脉输注硫酸镁 2g，能改善肺功能[19]。虽然镁剂偶尔会作为对哮喘持续状态患儿的标准治疗，但其循证依据有限[20]。

甲基黄嘌呤（如茶碱、氨茶碱）在儿童哮喘中的应用一直存在争议。茶碱是经肠内吸收的药物，氨茶碱是由 80% 的茶碱（按重量计）和 20% 的乙二胺化合而成，后者提高了药物的溶解度，可用于静脉注射[21]。虽然，该类药物主要作用途径是抑制磷酸二酯酶，但也有许多协同作用，这可能有助于其在急性哮喘中的应用。这些协同作用包括内源性儿茶酚胺释放[22]，促进阿诺定受体对细胞内钙粒子的敏感性，增强骨骼肌收缩，诱导组蛋白脱乙酰酶激活以减弱炎症基因表达（即使在低血清浓度下），抑制 NF-κB 激活 [22, 23]。重要的是，甲氧基黄嘌呤也是非选择性腺苷受体拮抗剂 [22, 24]，可拮抗 A_{2B} 受体，该受体位于支气管树，有可能介导支气管痉挛。这种作用可能在产生支气管扩张作用机制时特别重要。最近的一项 RCT 研究了氨茶碱对 163 例哮喘持续状态患儿的影响。治疗这些孩子时，氨茶碱是作为雾化 β- 受体激动剂、抗胆碱能药物和静注皮质类固醇之外的辅助药物 [25]。本试验结果表明，氨茶碱改善了肺功能，部分接受氨茶碱的患者可能避免了插管 [25]。虽然氨茶碱可能对标准疗法无效的严重哮喘持续状态患儿有效，但其相对狭窄的治疗指数，限制了该药的广泛应用 [3]。

细支气管炎

细支气管炎是一个临床术语，指在发生急性呼吸系统疾病的情况下，炎症细胞侵袭大小气道的呼吸道上皮。呼吸道合胞病毒（respiratory syncytial virus，RSV）是细支气管炎最常见的病因，占总病原学的 45%～80%[26]。其他致病微生物包括副流感病毒、人偏肺病毒（human metapneumovirus，hMPV）、肠病毒、腺病毒、流感病毒和肺炎支原体。不仅如此，细支气管炎患儿的住院率还随随季节和地区而异。2000—2009 年细支气管炎患儿的住院率趋势显示，美国小于 2 岁的儿童由细支气管炎引起住院的发病率下降了 17%，而在同一时期，有早产和一个或多个慢性病病史住院的患儿，比例增加了 34%（2000 年的 5.9% 和 2009 年的 7.9%；$P_{trend}<0.001$）[27]。去除通货膨胀因素后，总住院费用从 2000 年的 13.4 亿美元增加到 2009 年的 17.3 亿美元（$P_{trend}<0.001$），这一发现说明了细支气管炎相关住院费用对整体医疗费用的潜在贡献。

将细支气管炎的流行病学、病理生理学和临床预后放在一个更有意义的背景下，了解主要致病病原体之间遗传关系的分类是必要的（表 77-2）。

肺炎病毒：人偏肺病毒和呼吸道合胞病毒性细支气管炎

根据它们的遗传同源性，RSV 和 hMPV 共享大部分编码蛋白，导致世界范围内感染的幼儿具有惊人的相似性 [28]。在大多数国家和区域的冬春之季，RSV 必然引起一次流行。婴儿和 2 岁前儿童感染 RSV 几乎是普遍现象，在 5 岁以后，几乎所有的儿童都出现了既往感染 hMPV 的血清学证据 [29]。这两种病毒中的每一种都发展出一套独特的技术来逃避宿主的免疫反应。例如，hMPV 通过抑制 Toll 样受体（Toll-like receptor，TLR）4 和 TLR 7- 依赖的气道上皮细胞激活信号的级联反应，终止干扰素 -α 和干扰素 -β 的表达，来颠覆先天免疫反应 [28]。

RSV 通过各种进化策略，以维持其在感染宿主中的存在，这将成为研究急性和 / 或复发感染与其持久病理生理因果后果的重要途径。利用免疫荧光和流式细胞术对人鼻、气管、支气管上皮细胞系进行体外实验，证实 RSV 感染触发远端气道上皮细胞构建神经生长因子（nerve growth factor，

表 77-2　急性细支气管炎重要病原体的病毒分类

科	亚科	病毒
副黏病毒科	肺病毒亚科	RSV[1] hMPV[2]
	副黏病毒科	副流感病毒
小 RNA 病毒科		肠病毒类 A、B、C、D 鼻病毒类[3] A、B、C

[1] 呼吸道合胞病毒；[2] 人偏肺病毒；[3] 鼻病毒属 A、B 和 C 现在被归入肠病毒属 [45]。

NGF）及其高亲和受体 trkA，其负责促进抗凋亡 bcl-2 调节蛋白的表达 [30]。同时，感染的远端气道触发神经生长因子下调低亲和力受体 p75NTR，该受体通常负责启动的分子信号级联最终调亡，由 NF-κB 压力激发了 c-Jun 氨基蛋白激酶（物）和神经酰胺活化。通过破坏免疫反应的这些冗余成分，RSV 能够在远端气道上皮细胞中维持较长时间的存在，允许它们适应持续的病毒复制和局部病毒传播（图 77-2）[31, 32]。RSV 在感染宿主中维持长期存在的方法在肺外环境中也有表现。2011 年，Rezaee 和他的同事首次证明 RSV 感染人类骨髓细胞 [33]。他们证实，RSV 可以有效地感染人类骨髓细胞，并在骨髓细胞中定植，使病毒能够调节对急性感染的免疫反应，并可能成为潜伏疾病的病因 [32, 33]。

RSV 可以通过直接接触外界分泌物或暴露于呼吸道黏膜的雾化颗粒而传播。潜伏期为 2～8 天 [34]；症状往往会在 3～5 天加重，在最脆弱的小婴儿中，恢复期可延长长达数周。组织学检查显示，有纤毛的呼吸上皮再生通常需要 2 周以上。从呼吸道播散的病毒通常发生在 3～8 天，但在小婴儿中可持续 4～6 周。典型的症状最初为上呼吸道疾病的症状，包括发热、鼻炎，可能还有中耳炎。小婴儿通常在疾病早期出现昏睡和中枢性窒息 [35]。通常在潜伏期后 1～3 天，当疾病发展到下呼吸道时，咳嗽和呼吸急促会很快进展。影像学表现主要包括：过度充气、支气管周围增厚、分节段下实变、多处肺不张或浸润，最常累及右肺中上叶。尽管存在可疑影像学表现，以及在这些患者中曾经普遍经验性使用广谱抗菌药物，但 RSV 感染住院儿童的大型前瞻性研究发现，只有 1.2% 的研究对象发生继发性细菌感染，证实 RSV 性细支气管炎继发细菌感染的风险较低 [27, 36]。

外周气道气流受限引起的喘鸣，在 RSV 相关下呼吸道感染中普遍存在，可能在很大限度上与坏死的上皮细胞碎片、水肿、黏液分泌导致大小气道的间歇阻塞有关，这点与哮喘时支气管痉挛所致的不同。目前实验室研究结果可以让我们更好地理解 RSV 引起的支气管扩张剂或类固醇皮质激素无效的急性哮鸣的发病机制 [34]，以及感染后慢性气道高反应性之间的关系。在 RSV 感染的小动物模型中进行的实验表明，RSV 感染增强了编码神经激肽 -1 受体的基因表达，而 RSV 诱导的 NGF 在远端气道上皮细胞中表达增强了这一过程 [32, 37]。促炎性神经肽 P 物质与神经激肽 -1 受体相互

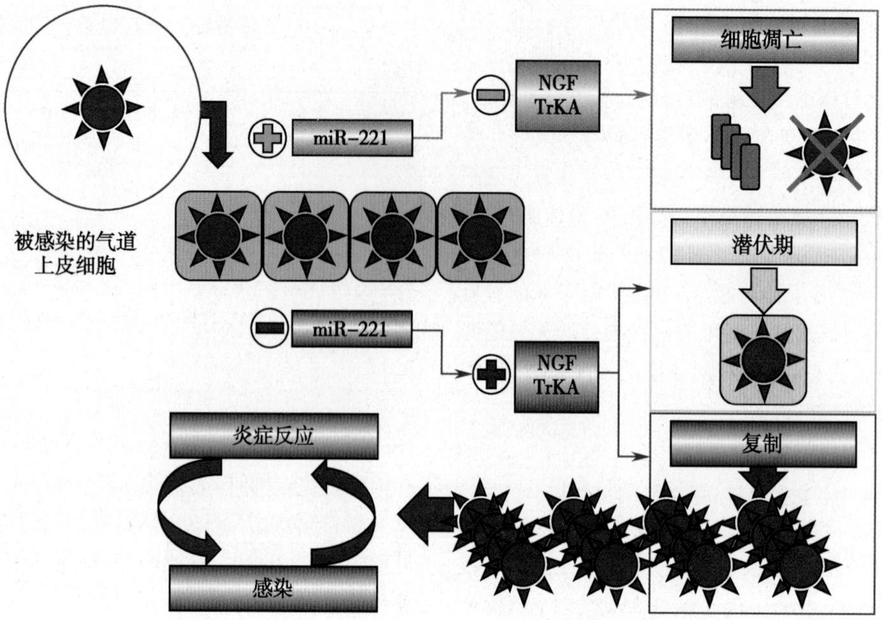

图 77-2 一旦感染确立，RSV 会引发一系列事件来促成其自身在远端气道上皮细胞中的持久性。RSV 感染的事件序列用红色表示。在没有 RSV 感染的情况下发生的事件用绿色表示。在感染的情况下，作为病毒复制和局部传播的重要防御手段，神经生长因子（NGF）及其高亲和受体 TrKA 的上调会干扰细胞凋亡。在未感染状态下，NGF/TrKA 的产生和寿命受 microRNA（miRNA）-221 调控[30]。RSV 感染抑制 miRNA 表达，增强了 NGF 和 TrKA 的产生并延长了存活时间，最终增强了潜在病毒持久性。在急性感染得到解决后，潜伏病毒的重新激活和/或暴露于环境触发因子（见文本）可以刺激活跃的病毒复制和复发的 RSV 疾病，或神经介导的气道高反应性。（资料来源：Piedimonte G. Respiratory syncytial virus and asthma：speed-dating or long-term relationship? Curr Opin Pediatr 2013；25：344-349.）

作用，通过伤害性神经炎性通路调节气道张力。神经激肽 -2 受体亚型通过平滑肌收缩调节气道张力，在很大限度上不受 RSV 感染的影响。RSV 诱导的神经激肽 -1 受体上调主要发生在细支气管 T 淋巴细胞和气道肥大细胞上，启动 T 淋巴细胞部署到感染气道，诱导 5- 脂氧合酶表达和肥大细胞白三烯生成，使其聚集在神经纤维周围[38]。因此，RSV 感染为一个持久的神经介导炎症程序奠定了基础，该程序可以在任何空气中暴露后有效地重新激活，从而触发呼吸道中感觉神经释放 P 物质（图 77-3）。

RSV 引起的细支气管炎季节性流行，对婴幼儿健康有巨大影响。最近的一项研究指出，5 岁以下儿童平均住院率为 3‰，6 个月以下儿童平均住院率为 17‰[39]。据报道，在所有住院治疗的 RSV 细支气管炎儿童中，没有合并疾病的患儿需要重症监护的比例为 7%～9%，如存在合并疾病如免疫抑制和心脏疾病、慢性肺部疾病，早产和年龄不到 6 周的患儿其比例高达 20%～37%[40]。这些合并疾病也增加 RSV 患儿的死亡风险[41]，因此这类患儿有必要在流行季每月预防接种 RSV 抗原特异性单克隆抗体（帕利珠单抗，MedImmune Inc. Gaithersburg，MD）。最新发布的美国儿科学会实践指南建议对以下儿童使用帕利珠单抗：出生 1 年内的早产婴儿（<29 周的胎龄），严重心脏病伴血流动力学异常的儿童或存在慢性肺部疾病的早产婴儿（定义为 <32 周的校正胎龄，至少在出生的前 28 天内需要吸氧）[42]。最近的流行病学数据表明，大多数 RSV 感染的儿童没有严重的合并疾病，因此，仅针对存在合并疾病患儿的 RSV 预防策略，可能是对总体医疗花费影响最小的方案[39]。

小 RNA 病毒科：肠病毒性细支气管炎和肠病毒 D68 的复活

在肠病毒属中，鼻病毒和肠病毒都是引起细支气管炎的重要病原体。与 RSV 一样，人鼻病毒感染可增强 NGF 及其 trkA 受体在气道上皮细胞中的表达，该情况可造成双重后果：为正在进行的病毒复制创造适宜的环境，并通过在远端气道中启动神经激肽 1 介导的神经重塑阶段，增加感染后气道的高反应性[32]。在鼻病毒感染患儿中，NGF 的形成和 trkA 的上调也通过增加细胞间黏附分子 -1（increasing expression of intercellular adhesion molecule-1，ICAM-1）的表达来增强病毒的附着[43]。

2014 年，随着肠道病毒 D68（EV-D68）引起的严重下呼吸道疾病的广泛暴发，儿科医师对肠病毒在细支气管炎发病机制中的作用有了重新认识。这种病毒最初是从 4 例 10 个月～3 岁儿童的口咽部发现的，这些儿童在 1962 年秋季因急性下呼吸道感染和喘息在加利福尼亚住院治疗。Schieble 和他的同事随后在细胞培养中分离出了这种病毒[44]。该病毒被归类为小 RNA 病毒科家族中的新型肠病毒血清型，被称为 EV-D68 的“Fermon”属[44]。类似鼻病毒，与其他肠病毒不

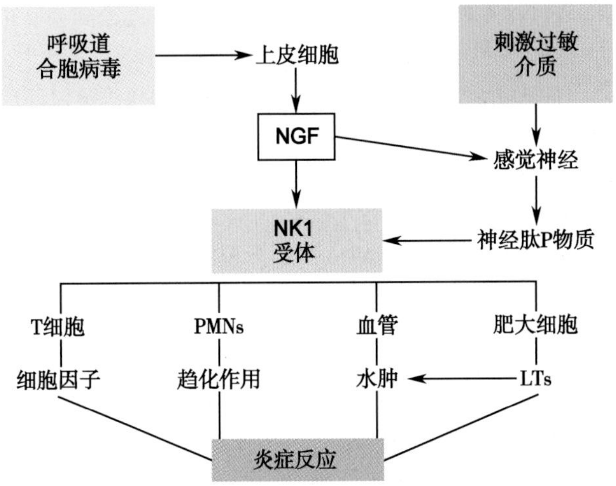

图 77-3　RSV 感染引起神经源性炎症的机制。神经源性炎症可通过环境暴露重新激活，引起反复喘息。RSV 优先入侵远端气道上皮细胞并在其中复制，增加 NGF 的产生，上调多种免疫细胞 P 物质受体神经激肽（NK）-1 的表达。这一过程导致神经源性炎症通路的激活和感染气道的长期神经重塑。在未感染 RSV 的小动物中，NGF 的表达随着年龄的增长而下降，而 RSV 感染在不同年龄范围内均显著增加 NGF 的表达。接触抗 -NGF 抗体可以抑制 NK-1 受体的上调[222]。LTs：白细胞三烯；NGF：神经生长因子。（资料来源：Piedimonte G. Pathophysiological mechanisms for the respiratory syncytial virus-reactive airway disease link. Respir Res 2002；3：S21-S25.）

同，EV-D68 优先感染呼吸道而非消化道，且主要通过接触呼吸道分泌物传播。在其 3～6 天潜伏期期间，EV-D68 先通过病毒壳表面 VP1、2、3 编码的氨基酸序列与上皮细胞表面唾液酸的相互作用并附着于上皮细胞，再通过一系列改变定植于宿主呼吸道上皮细胞内[45]。

在 1970—2005 年，EV-D68 导致的呼吸道疾病确诊病例仅为 26 例；其中 75% 发生在儿童身上[45]。在 2008—2010 年，菲律宾、日本、荷兰和美国报道了另外 95 例确诊病例。2014 年在美国暴发的大范围疫情是迄今为止规模最大的一次，涉及全美 1 150 多例患者。EV-D68 相关的呼吸系统疾病典型的综合征包括咳嗽、呼吸困难、喘鸣和呼吸功增加，通常在全血计数中发现周围型粒细胞增多[45]。与以往不同，2014 年的暴发特别严重，12 例儿童死亡。值得注意的是，2014 年美国科罗拉多州暴发了一群病例，12 例从 1～16 岁（平均年龄 11.5 岁）的儿童，出现急性弛缓性麻痹，颅神经功能障碍，磁共振成像（magnetic resonance imaging，MRI）提示脊髓和脑干存在相似的异常改变，平均 7 天前驱发热疾病（图 77-4）[46]。这些病例的临床发现与 2005—2014 年发表的病例报道一致，该报道首次提出 EV-D68 感染与急性运动神经病变和 / 或前脊髓炎之间可能存在联系[47-49]。8 例科罗拉多儿童病例鼻咽标本中鼻病毒或肠病毒呈阳性；这 8 个样本中的 5 个后来发现 EV-D68 的存在。所有取得脑脊液的 10 个孩子均出现脑脊液细胞增多（平均 55 个细胞 /μl），然而均

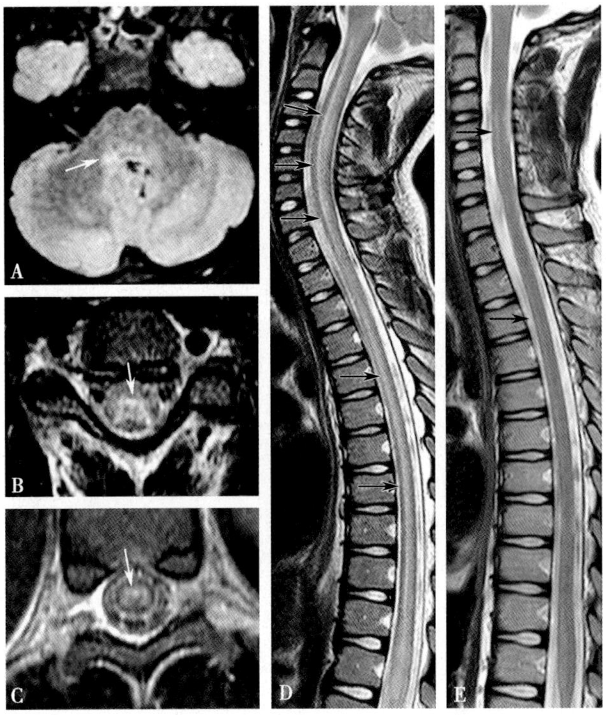

图 77-4　EV-D68 感染伴弛缓性麻痹及颅脑神经功能障碍的典型脑脊髓 MR 图像。在疾病的急性期，轴位图像 A、B 和 C 显示 T2 右背侧脑桥高信号（白色箭头，A）和中央灰质高信号（白色箭头，B 和 C）。从疾病的急性期，矢状位图像显示广泛的疾病相关 T2 高信号（黑色箭头，D），至起病 38 天内前角细胞合并引起的高信号（黑色箭头，E）提示病情进展。（资料来源：Maloney JA，Mirsky DM，Messacar K，et al. MRI findings in children with acute flaccid paralysis and cranial nerve dys- function occurring during the 2014 enterovirus D68 outbreak. Am J Neuroradiol 2015；36：245-250；Fig.4）

未分离出肠病毒。尽管如此，这些儿童的神经系统症状，以及缺乏其他感染或自身免疫疾病的证据，均提示有可能是肠病毒（即 EV-D68）感染。科罗拉多病例的随访仍在进行中，尽管许多人的神经系统症状得到部分改善，但截至 2014 年 12 月 1 日，所有 10 例肢体无力的儿童都出现了残余功能缺陷[46]。

在过去 40 年中，EV-D68 相关呼吸道疾病的流行似乎有所增加，这很可能与诊断技术进步有关。高灵敏度的多重聚合酶链反应（polymerase chain reaction，PCR）检测方法在过去的 10 年中得到应用，这无疑为快速诊断提供了便利，但由于它们针对的是肠道病毒和鼻病毒共同的基因序列，因此无法区分这两种病毒[45]。自 1999 年以来，一种特定针对 VP1 基因序列的诊断技术问世，并促进了 EV-D68 作为 2014 年美国疾病暴发的原因病原体的鉴定，从而使至关重要的早期监测工作得以开展[45, 50]。

治疗

多年的临床经验和经验性对症治疗均显示没有药物对毛细支气管炎有显著治疗作用。尽管没有证据表明住院和 / 或重症患儿的相关临床结局有显著改善，但广泛使用支气管

扩张剂和皮质激素治疗细支气管炎仍十分常见[52-58]。一些小的研究已经发现皮质类固醇和免疫球蛋白的应用有助于改善重症细支气管炎婴儿和儿童的一些短期的生理学指标，但是该疗法未能改变这群患儿的预后[53]。后来发现，重症细支气管炎患儿存在表面活性物质缺乏和功能异常，人们开始尝试使用外源性表面活性物质改变插管的细支气管炎患者病程。针对这一目标进行了一些小规模、低证据质量的试验[59-61]，但现有数据无法对表面活性物质的治疗作用进行可靠评估[62]。由于表面活性物质的选择、给药方案和机械通气策略不同，因此对文献结果的解释比较复杂[62]。最近的一个多中心随机对照试验，评估半合成表面活性物质 Lucinactant (Discovery Laboratories，Warrington，PA）对符合急性肺损伤（acute lung injury，ALI）和急性呼吸窘迫综合征（acute respiratory distress syndrome，ARDS）诊断标准的 2 岁或更小患儿中机械通气时间的影响，其中有一部分患儿为细支气管炎[63]。这是一项二期临床试验，旨在检验研究开始的 14 天内，Lucinactant 是否可以安全、有效地缩短机械通气时间。这项研究随机抽取了美国和智利 PICU 中的 165 例婴儿，经气管插管给予 Lucinactant（175mg/kg）或等量的空气安慰剂。在干预组中，如果患者达到预定的重复给药标准，则可给予额外剂量的 Lucinactant。不幸的是，研究方案并没有要求采用标准的方法来管理呼吸机或预备拔管测试。不能明确机械通气时间明显减少（最小二乘法平均值：Lucinactant 组 4 天 vs 安慰剂组 4.5 天；$P=0.25$）是否与 Lucinactant 相关。本研究 34 例患者中发生 50 起严重不良事件（20 例 Lucinactant 患者，14 例安慰剂患者）；其中两起被认为是研究药物使用的结果。

美国儿科学会发布的最新指南强调对住院的病毒性细支气管炎婴儿和儿童的支持性治疗，并建议该人群不要常规使用雾化吸入性支气管扩张剂和全身使用皮质激素[42]。细支气管炎患者的支持性治疗包括持续评估气道通畅性、呼吸的充分性和维持足够的血液循环。为了纠正低氧血症，常常需要吸氧，临床医生应该对可能预示呼吸衰竭的精神状态变化保持警惕。因为，不能确定对 RSV 的获得性免疫是否持久[34]，目前仍需要进行大规模多中心研究，找到对这种疾病有效的治疗方法。

机械通气

下呼吸道疾病的患者，因为通气衰竭和由此导致的高碳酸血症，往往需要机械通气。在患有细支气管炎的婴幼儿中，普遍存在的低氧血症和反复呼吸暂停症状，是呼吸机支持的指征。下呼吸道疾病患儿，假如有足够的气道保护能力、良好的氧合和呼吸驱动力，应尽可能避免气管插管，除非总体临床状态和气道装置证实气道高反应性的风险增加[64]。在积极应用的常规治疗中，有几种辅助治疗可以避免气管插管。一种氦氧混合物（氦氧混合气）被用于缓解儿科患者的呼吸气流受限。氦气密度低，雷诺系数降低，可将气道内的湍流转换为层流，临床效果普遍较好。因为它是一种惰性气体，可以在没有毒性的情况下降低气道阻力。当给到总吸气量的 60%～80% 时，氦气能更有效地输送氧气和雾化药物[65]。

氦氧混合气对下呼吸道疾病患者的疗效还有争议。一个小样本量的 RCT 研究对哮喘持续状态下自主呼吸的儿童中给予氦氧混合气治疗，结果显示氦氧混合气能够减少奇脉，增加峰流量和降低呼吸困难指数，进而改善呼吸力学，减少机械通气的使用[66]。另一项小样本系列研究给予 7 例气管插管患者 60∶40 氦氧混合气体后，吸气峰压降低 15%～50%，$PaCO_2$ 降低 30%～60%[67]。最新的一篇综述，回顾了氦氧混合气对不同年龄段急性哮喘患者的疗效，结果显示氦氧混合气可能短期内有效，但远期疗效并不显著[68]。氦氧混合气在危重的细支气管炎患者中应用的循证学证据很少。一项非随机的前瞻性研究，纳入了 ICU 的 38 例非气管插管的 RSV 细支气管炎婴儿，结果显示，在给予氦氧混合气 4 个小时内，患儿呼吸状态得到有效的改变，并显著降低了 ICU 的住院时间[69]。另一项针对 RSV 阳性非插管患儿的小型随机交叉研究显示，氦氧混合气治疗期间，患儿的临床呼吸指标确实得到了改善，病情较重的儿童更明显[70]。但是，这些患者中的许多人需要其他形式的呼吸支持，并且该项研究没有评估，如 ICU 住院时间在内的远期疗效[70]。

无创机械通气的应用，如 CPAP 或双水平正压，无论是鼻罩还是全脸面罩形式，对有足够呼吸驱动力的患者均具有潜在优势。滴定式实施 CPAP（或 PEEP）可以防止气道在呼气时过早关闭和减少气体陷闭（见后面的讨论）。过度通气会引起内源性 PEEP 增高，增加患者呼吸做功，最终导致呼吸肌肉疲劳，病情急剧恶化。无创呼吸支持可使呼吸肌肉放松而不增加气道反应性，对治疗哮喘和细支气管炎同样有效[71,72]。

对于不适合实施无创机械通气的呼吸衰竭患者，应该给予插管和机械通气。由于气管插管是用于呼吸道疾病的患者，因此临床医生应警惕转变为正压通气后的并发症。对于存在自主呼吸的严重气道梗阻的儿童，为了维持通气，胸腔内负压明显增加。由于右心房压力仍然保持负大气压，这种情况下可产生最大的静脉回流[74]。转为正压通气后，近心压力和右心室后负荷增加，导致静脉回流减少，左心室顺应性降低，左心室舒张末期容积减少[74]，从而出现低血压和心搏骤停的危险[3]。

对于因哮喘持续状态或细支气管炎而气管插管的患者，由于支气管收缩引起气道弹性降低和气道阻力增加，气道水肿、黏液堵塞，导致局部气道陷闭和动态过度充气（图 77-5A）。用力呼气可加速气道陷闭，在此期间，增加的腹腔内压传导至胸腔，加速气道过早关闭和产生内源性 PEEP（“自动 PEEP”）。内源性 PEEP 的程度反映了严重哮喘患者肺动态过度充气的程度[75]。动态过度充气和内源性 PEEP 有增加肺弹性回缩力的“积极”作用，肺弹性回缩力增加有助于呼出更多气体。但是，这种代偿机制的前提是肺的顺应性处于正常范围。除此之外，动态过度充气和自动 -PEEP 是有潜在危害的，这包括空气泄漏。肺血管阻力持续增高所引起血流动力学改变以及增加患者吸气作功［触发呼吸需要克服呼吸机回路总

PEEP（设定 PEEP 加上自动 -PEEP）]（图 77-5B）。如果呼吸机屏幕显示的流量 - 时间波形提示在前一次呼气流量达到零之前吸气开始，则可以推断出存在气道陷闭和自动 PEEP。或者，利用呼吸机的呼气屏息功能，在肺泡内压与气道内压相等时，测算自动 PEEP。无论哪种技术的准确性和可靠性都建立在所有肺单元与气道开口相通的前提下，如果支气管梗阻严重，结果就会有偏差[76]。

以下机械通气的基本原则将有助于控制下呼吸道疾病患者的广泛气道陷闭和自动 PEEP：①限制潮气量、平台压和呼吸频率；②缩短吸气时间；③谨慎滴定 PEEP。在自主呼吸存在的机械通气患者中，增加设定的 PEEP 可降低自动 PEEP，因为提高 PEEP 可减少呼气时气道过早关闭的倾向，恢复肺泡和气道开口之间的压力梯度，从而有助于恢复正常的呼气末肺容积。利用这种策略降低自动 PEEP，可以减少患者触发呼吸机的做功。事实证明，这个方法在实践中很难优化呼吸力学。如果 PEEP 的增加不能改善呼吸力学或加重气道陷闭，临床医生可以考虑尝试给予神经肌肉阻滞剂，实施允许性高碳酸血症通气策略，进一步降低分钟通气量。

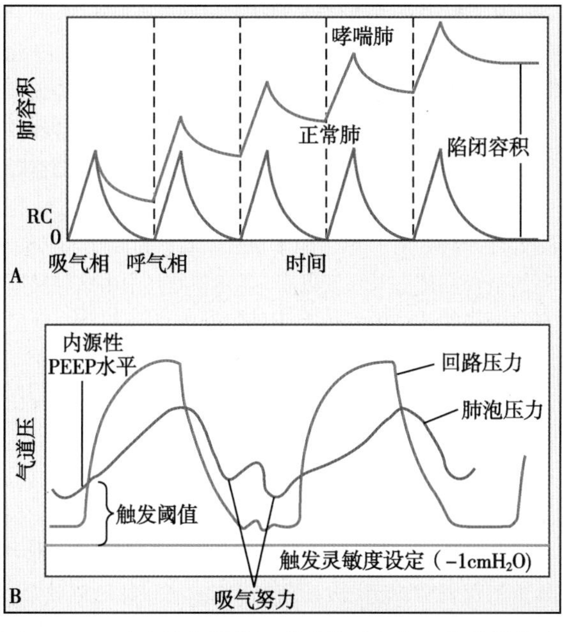

图 77-5　A. 动态过度膨胀。哮喘肺呼气相气流受限导致呼气末肺内气体不能完全排出。气体陷闭后的重复循环导致呼气末压力蓄积过多（内源性 PEEP），逐渐转向在压力 - 容积曲线的顺应性较低的部分（上部和外部）通气。（图 77-6 也可见）B. 内源性 PEEP 对吸气负荷阈值的影响。呼吸机显示回路压力、肺泡压力和触发灵敏度设置。吸气回路峰压力与吸气肺泡峰压的差异反映了气道阻力的增加。呼气末回路压力与呼气末肺泡压力的差值反映了呼气流量限制和呼气末正压的水平。产生吸气气流所需降低的压降值（“触发阈值”）是呼气末压力与触发灵敏度设置之间的差值。当存在内源性 PEEP 时，患者需要较大的吸气压力才能产生吸气流。（A 图资料来源：Stather DR，Stewart TE. Clinical review：Mechanical ventilation in severe asthma. Crit Care 2005；9：581-587.）

综上所述，下呼吸道疾病患者的呼吸机初始设置应依据临床观察结果、听诊情况、呼吸机波形分析结果以及吸气平台压数值等综合因素。本质上讲，选择呼吸机模式并不重要，重要的是全面了解如何有策略地使用这些模式，改变气道陷闭和自动 PEEP 的病理生理学影响。一般情况下，最好允许患者以自主呼吸模式呼吸，使用允许性高碳酸血症的策略。在自主通气模式下，为改善呼吸力学指标，PEEP 的设置应采取滴定式增加的策略，但不应超过自动 PEEP 的 80%，或平台压不超过 30cmH$_2$O[76,77]。如果有必要进行控制通气，最好采用满足充分气体交换的最低分钟通气量[78]。神经肌肉阻滞剂的使用应仅限于短疗程应用，因为它们可能对通气和血流的交互作用有不利影响，而且当这类药物联合皮质醇应用时，会增加肌无力的危险[79]。高频振荡通气（HFOV，见下文）已被用于抢救少数哮喘和细支气管炎的患儿，这些患者表现出常规机械通气难以纠正的呼吸衰竭[80]。最近的一份研究建议使用高膨胀压力来降低气道阻力，减少呼吸频率，延长呼气时间和松弛肌肉，以减少气道陷闭[81]。

镇静是治疗经气管插管下呼吸道疾病患者的一个重要组成部分。除了减轻痛苦和促进呼吸机的同步，镇静剂可以帮助减少二氧化碳的产生和降低呼吸机支持参数[76]。氯胺酮是一种具有交感神经和支气管扩张性的解离性麻醉剂，常用于哮喘插管患儿的镇静[82]。吸入麻醉剂异氟烷（Forane®；Baxter Healthcare，Deerfield，IL）因其良好的气道反应性，可作为一个辅助手段，适用于严重的哮喘状态插管后镇静效果不理想或对其药物无反应的患儿，但是其支气管扩张特性的机制尚不清楚[83]。尽管异氟烷比氟烷有更好的安全性，但对于需要长期使用该药物治疗的儿童，定期监测肾功能可能是需要的[83]。

肺泡病变

病毒性肺炎

肺炎是儿童常见的一种综合征，定义为急性呼吸道症状并伴有胸片实质性浸润，通常由病毒或细菌病原体引起[84]。引起婴幼儿肺炎的重要病原包括 RSV、流感、副流感病毒和腺病毒。这些病原都能引起婴幼儿细支气管炎的临床症状。体格检查、年龄和发病季节性特征有可能提示小儿病毒性肺炎感染的确切病因。通过微生物学分析进行的验证性试验通常是为了促进类似患者的治疗决策和患者群的建立。RSV 是导致婴儿下呼吸道感染最常见的病毒，主要影响小气道。副流感病毒亦可导致儿童肺炎和秋季常见的季节性流行[85]。初次感染倾向于发生在 2～6 岁的幼儿中，除免疫缺陷的宿主外，复发感染一般没有初次感染严重[85]。最后，据报道，腺病毒肺炎可占到 5 岁以下儿童肺炎的 20%，且死亡率高达 20%[86]。在新生儿中，甚至在出生后 10 天，腺病毒就可导致一种特别严重的弥散性全身感染综合征[86]。病毒潜伏期为 2～14 天[85]，可产生严重的破坏性下呼吸道病变。尸检可发现坏死性支气管炎、化脓性渗出性肺泡炎和肺透明膜形成[86]。严重腺病毒感染患者常残留慢性后遗症，如反复喘鸣和细支气管炎闭塞征——一种不可逆纤维化综合征，其特征是某些肺单元出现多形性气道狭窄，而另一些肺单元气管腔完全消失[86,87]。

流感是引起小儿肺炎的一个主要病因。健康儿童的感染率估计为每年10%～40%，其中约1%的儿童需要住院治疗[85]。多达25%的受感染儿童并发下呼吸道疾病[85]。新生儿和5岁以下的易感儿童包括免疫功能受损、合并肺病、先天性心脏病和其他慢性疾病[85]。新生儿有罹患重症流感综合征的风险，其中可能包括呼吸暂停和脓毒症[85]。

2009年H1N1流感大流行期间观察到的流感临床病程与以往典型的季节性流感有所不同。其特征是迅速出现的缺氧和呼吸衰竭[88,89]，常同时合并休克表现，死亡率明显增加[90]。2009年H1N1感染儿童和成人的重症病例中均表现为暴发型ARDS[88,89,91-93]。在加拿大[92]、英国[93]、美国[94]进行的多中心观察研究报道，H1N1相关呼吸衰竭患者ICU死亡率为7%～9%。美国的研究样本显示，早期肺部合并耐甲氧西林金黄色葡萄球菌（methicillin-resistant staphylococcus aureus，MRSA）感染，增加H1N1感染的重症儿童的死亡率（相对死亡风险＝8；95%*CI*：3.1～20.6；P＜0.000 1）[94]。

治疗

目前已有针对甲型和乙型流感病毒的抗病毒治疗方法，可用于复杂或严重疾病风险较高的适龄儿童。金刚烷胺已批准于1岁以下儿童，在发病48小时内应用，可能会降低甲型流感的危重程度，但其他年龄组的应用数据有限[85]。奥司他韦（Oseltamivir）是一种口服神经氨酸酶抑制剂，对甲型和乙型流感均有治疗作用。研究表明，疾病早期服用奥司他韦可缩短症状持续时间。在最初获得儿科用药许可时，奥司他韦未被批准用于1岁以下的婴儿[95]。然而，在2009年H1N1流感大流行期间，奥司他韦在较小的婴儿中的使用经验不断增加，现已对这一年龄组的剂量准则达成一些共识[96]。疾病控制中心和美国儿科学会推荐对存在以下危险因素的任何年龄段婴儿和儿童应用奥司他韦：住院治疗患儿；症状严重或进行性加重；病程复杂或流感并发症风险高[97]。该药还可用于3个月以上高风险、易感个体病毒曝露后的预防，或机构疫情控制。与该药药理作用类似的吸入剂型扎那米韦对A型和B型流感毒株也有效，被批准用于7岁或更小儿童的疾病活动期治疗以及5岁以下儿童的预防。到目前为止，病毒对这两种药物的耐药性都很低[97]。

与RSV不同的是，流感通常与继发性细菌性肺炎有关。继发性细菌性肺炎通常由肺炎链球菌或金黄色葡萄球菌引起，因此在临床需要时，适时考虑经验性抗菌治疗尤为重要[98,99]。

细菌性肺炎

B组链球菌是出生3天以内“早发”新生儿肺炎的主要致病原，主要经母体垂直传播。而3个月大的婴儿，引发细菌性肺炎和败血症的主要致病原是单核细胞增多性李斯特菌和革兰阴性肠杆菌。这一年龄组患儿的发病机制可能包括定殖菌局部过度生长和侵袭，通过呼吸道黏膜传播至下呼吸道，或血源性病原体通过血行传播至下呼吸道[85,100]。普遍的分娩期预防性抗生素应用，影响了围产期GBS感染的发病率及其耐药性的变化[101]。在氨苄西林用于预防出生低体重婴儿感染的年代，GBS脓毒症的发生率已经下降，然而大肠杆菌性脓毒症（主要是耐氨苄西林）的发生率在同一时期有所上升[101]。围产期获得的沙眼衣原体是造成12周龄婴儿下呼吸道感染的另一个重要原因。博德杆菌感染引起的百日咳虽然并不常见，但在免疫功能不全的婴儿和儿童中也会发生周期性流行。感染百日咳的幼儿，其喘憋和间歇性发绀症状会迅速进展为呼吸衰竭和休克，因此临床医生应降低这类疾病的ICU转入指征。

在年龄较大的婴儿和儿童中，由于环境获得性病原体在口咽部过度生长以及随后的这些分泌物流入下气道，细菌通常会定植于下呼吸道。患有误吸综合征、免疫缺陷和呼吸道畸形的儿童，下呼吸道细菌感染风险增加。在发展中国家，细菌性病原菌仍然是导致潜在的危及生命的小儿肺炎的主要原因。在欧洲和北美，它们也是重症肺炎的最重要病因，尤其是在伴有肺实质坏死和/或肺炎性胸腔积液的情况下。在儿童患者中，上呼吸道分泌物是常用的微生物学诊断标本，但其结果很难区分常驻菌和致病菌。一项关于社区获得性肺炎致病原研究，利用肺穿刺获取病因学标本，结果显示肺炎链球菌、流感嗜血杆菌和金黄色葡萄球菌是最主要的致病原[84]。自从1988年将一种针对B型流感嗜血杆菌（H. influenzae type B，Hib）的结合疫苗引入临床以来，婴儿和幼儿中由这种病原体引起的侵袭性感染的发病率下降了99%[85]。其他血清型的病原体，包括无包膜菌株，同样能引起儿童肺炎。

对1990—2005年因坏死性肺炎在波士顿儿童医院住院的、免疫功能正常的患儿进行全面回顾性研究，结果显示肺实质坏死似乎在儿童细菌性肺炎中日益常见[102]。肺炎链球菌占总病例数的22%，为主要致病原。自2002年以来，越来越多的微生物，包括甲氧西林敏感金黄色葡萄球菌、耐甲氧西林金黄色葡萄球菌、梭杆菌、假单胞菌和其他链球菌，也成为坏死性肺炎的重要病因。除了病程较短，经过保守治疗后（主要包括抗生素和胸腔痰液引流），临床症状在出院后2个月内可消失，6个月内影像学结果明显改善。

最近对并发胸腔积液的小儿肺炎流行病学研究表明，20世纪90年代脓胸的发病率似乎有所上升[103-105]。在此期间，最常见病原菌是肺炎链球菌，其次是化脓性链球菌和金黄色葡萄球菌[104,105]。在坏死性肺炎的病例中，美国儿童脓胸流行病学的时间趋势显示，2000年后，当七价肺炎球菌结合疫苗（pneumococcal conjugate vaccine，PCV）获得广泛使用的许可后，致病微生物发生了变化。自2000年以来，金黄色葡萄球菌已超过肺炎链球菌，成为从儿童脓胸中分离出的最常见的细菌性病原体，而金黄色葡萄球菌通常具有甲氧西林耐药性[103]。此外，在后PCV时期，无疫苗血清型（特别是血清型 1、3 和 19A）在肺炎球菌性脓胸的病因中占主导地位[104, 106]。在美国，广泛接种 PCV 对儿科脓胸发病率的总体影响尚不清楚。在一直流行 1 型血清肺炎球菌的犹他州，儿科脓胸的发病率仍在上升，而来自德克萨斯州儿童医院的数据显示，自从疫苗应用以来，脓胸的发病率在下降[103, 104]。

治疗

在临床中，医生经常面临在未明确病毒或细菌感染诊断之前，开始经验性抗感染治疗的局面。胸片上存在局灶性肺泡病变，特别是伴有重要的肺炎性胸腔积液、实质坏死的证据以及（或）异常的外周血计数和 C 反应蛋白，这些都大大增加了细菌感染性疾病的预测价值。在局部感染明确之前，新生儿和婴儿可能会表现出非特异的，但可能提示病情危重的特征，如嗜睡、低体温和呼吸暂停。3 个月以下的婴儿应接受广谱抗生素的联合治疗，如氨苄西林和庆大霉素，严重的病例应考虑添加第三代头孢菌素。婴儿患有严重的周围淋巴细胞增多症、突发性咳嗽和 / 或呼吸暂停的严重呼吸道疾病时，也应考虑对百日咳的感染进行排查和经验性覆盖。

对于社区获得的重症肺炎患儿，尽管一些中心提倡使用克林霉素作为第二线经验性药物，合理使用第三代头孢菌素[84, 100]才能确保疗效。大环内酯类抗生素可用于可能感染非典型肺炎支原体和肺炎衣原体的病例，特别是镰状细胞型贫血患者[84, 107]。虽然耐青霉素的肺炎链球菌已被普遍认知，但只要并发脑膜炎，大剂量头孢菌素仍对大多数青霉素耐药菌株有效，但在某些情况下可能需要加用万古霉素。如果疑似金黄色葡萄球菌感染，应加用抗葡萄球菌青霉素，如苯唑西林。如细菌呈现耐药特征可使用万古霉素[84, 108]。对于有吸入性肺炎危险和免疫缺陷的儿童，应特别考虑使用两种对革兰阴性菌（如假单胞菌）有效的抗生素，并优化厌氧菌的覆盖。

胸腔积液的治疗是细菌性肺炎患者的另一个需要重点考虑的因素。虽然在通常情况下，胸腔引流是必要的，但在许多病例中，不进行引流干预也可能会恢复[109]。基于循证学的临床实践指南制定了成人胸腔积液的内、外科治疗原则[110]。该小组提出了针对不良预后风险的治疗建议，这些风险因素包括胸腔积液量的多少、位置，以及积液的生化和微生物分析结果[110]。大量积液（积液量占单侧胸廓 50% 以下）建议穿刺引流，无论是否存在分隔或胸膜增厚。对于化脓性分泌物，培养或革兰染色涂片阳性，或血气分析仪测得 pH 低于 7.20 的，推荐引流。在某些特殊情况下，如患者具备引流指征，但病情复杂或有可能需要更为复杂的操作方案，如胸腔镜或“开胸”手术，才能充分控制积液[110]。此时，专家委员会建议应根据以往病例救治经验和专家意见综合决策[110]。

目前，关小儿肺炎性胸腔积液的文献，没有提供有力的证据指导临床干预。在一项 5 年回顾性儿科肺炎性胸腔积液的研究中，对比了影像引导下穿刺针抽吸与经皮猪尾导管引流胸腔积液的效果[111]。结果显示，两组患者的住院时间没有差异，但胸腔引流组患者接受第二次干预的比例显著降低[111]。在他们的研究人群中进行第二次干预的其他独立预测因素包括胸膜液分隔和 pH 小于 7.2。胸水生化同时存在低血糖和低 pH 高度提示需要再次干预。但最终是否行胸腔引流可能还取决于实际的临床背景。当胸腔积液明显机化时，一些人赞成在胸膜腔内使用溶栓药物，以促进胸腔积液引流[112]。但其有效性评估的研究得出了相互矛盾的结果。在一个非对照的病例系列中，58 例患有肺炎并发脓胸儿童接受了胸膜内组织纤溶酶原激活剂（tissue plasminogen activator，tPA）治疗，其中 54 例儿童（93%）不需要额外的手术引流[113]。然而，一项纳入 454 例患有脓胸的成年人的 RCT 显示，与单纯的胸腔引流和常规的支持性治疗相比，采用胸膜腔内溶栓治疗并无明显的获益[114]。近年来，视频胸腔镜手术（video-assisted thoracoscopic surgery，VATS）作为一种通过检查胸膜间隙、阻断粘连和在重要位置放置胸腔引流的方式来促进胸腔引流获得流行[112]。到目前为止，至少有两项针对儿童患者的前瞻性试验，未能发现与溶栓强化胸腔引流和常规支持治疗相比，VATS 对治疗脓胸有什么优势[115, 116]。

综上所述，当怀疑胸腔积液与重症患儿的血流动力学不稳有关时，对大量的肺炎性胸腔积液进行引流是非常重要的。引流也有助于缓解可能导致呼吸衰竭或呼吸机持续依赖的呼吸窘迫。获得充分引流的最佳时机可能是最初的 48～72 小时组织积液发生之前。有必要进行更多 RCT 研究，以解决哪些小儿肺炎性胸腔积液患者可从积极的胸腔引流中获益的问题。

急性肺损伤和急性呼吸窘迫综合征

急性呼吸窘迫综合征曾经命名为成人呼吸窘迫综合征，为了区分其在儿童人群中的发病。ARDS 描述了一组不同的病因，最终的共同途径包括渗透性肺水肿、肺实质浸润和明显的氧合障碍。这种综合征可能是原发性肺部疾病的结果，也可能是非肺源性疾病的全身性病理生理学特征。尽管 ARDS 用于描述成年人的疾病情况已经很多年，但诊断标准的共识直到 1994 年才纳入学术文献[117]。美欧联席会议（American European Consensus Conference's，AECC）为 ARDS 以及它的较低严重程度的状况——ALI，建立了高度精确的诊断标准，促进了大规模的 RCT 的实施，大大增加了我们对该病流行病学、病理生理学，以及两种状况预后的理解。文献发表的急性呼吸窘迫综合征 / 呼吸肺损伤的发病率各不相同，这与研究设计、病例纳入标准、人口差异及确诊时机械通气的设置有关。有数据表明，儿童 ALI 和 ARDS 发病率与成人相比存在显著差异（表 77-3）。

根据 AECC 诊断标准，ARDS 占所有 PICU 住院病例的 1%～4%，或者占所有需要机械通气支持儿童的 10%[118, 119]。根据最新的流行病学研究，35% 的 ARDS 病例由肺炎引起，似乎已经超越了脓毒症，成为最常见的儿童 ARDS 病因[118]。已报道的儿童 ARDS 死亡率随着时间的推移而波动，这与病例诊断标准，重要的并发症如免疫抑制和肺外器官衰竭，以及 ICU 所提供的支持的质量和连续性有关。当代流行病学

表 77-3 急性肺损伤和急性呼吸窘迫综合征美 - 欧共识诊断标准

	ALI	ARDS
病程	急性起病	急性起病
胸部影像	双肺弥漫性浸润	双肺弥漫性浸润
水肿	PAOP≤18mmHg 或无左心房高压证据	PAOP≤18mmHg 或无左心房高压证据
氧合障碍	PaO_2/FiO_2≤300*	PaO_2/FiO_2≤200*
估计发病率		
成人	17.9～78.9[a] 例 /（10 万•年）[223-225]	14～58.7[b] 例 /（10 万•年）[224, 225]
儿童	2.95～12.8[c] 例 /（10 万儿童•年）[226-228]	2.2～9.5[c] 例 /（10 万儿童•年）[226, 227, 229, 230]

* 当海拔高度超过 1 000 米，PaO_2/FiO_2 应根据当地大气压进行调整[PaO_2/FiO_2×(大气压力 /760)]。[a] 成人 ALI/ARDS 发病率与年龄相关。青少年中，报道的发病率仅为 16/10 万 [225]。[b] 成年人中 ARDS 可能降低至 38.9/10 万 [231]。[c] 儿童 ALI/ARDS 发病率的高估源自 1999—2000 年的队列研究，该研究给予（9.3 ± 1.5）cc/kg 潮气量的机械通气 [227]。最新的包括儿童的大型，基于人口数据的队列研究，接受肺保护性机械通气策略后，提示儿童 ARDS 发病率为每年 3.9/10 万 [229]。

资料来源：Bernard GR，et al. Am J Respir Crit Care Med 1994；149：818-824.

研究和在过去十年中进行的多中心临床试验显示，儿童 ALI/ARDS 死亡率，在不同研究中存在较大差异，在俯卧位通气研究中 [120]，研究者对可预见的干预因素加以控制，得到的患者死亡率为 8%，而另一项对外源性肺泡表面活性物质的 RCT 研究，得到的死亡率为 36%[121]。在免疫缺陷儿童中，死亡率可能高达 60%[121-124]。与成人病例文献报道的一样，儿童 ALI/ARDS 的最低死亡率往往见于利用现代循证医学手段，评估某种疗法有效性研究的结论中 [120, 125, 126]。

在过去的 20 年里，很多已完成的多中心试验，研究了各种支持治疗对儿童和成人 ALI 和 ARDS 的影响（表 77-4）。迄今为止，在机械通气时，俯卧位 [127] 和小潮气量是唯一被证明对 ALI 和 ARDS 患者具有显著死亡益处的干预措施 [128]。目前我们处于一个阶段，临床试验始终无法证明有助于改善 ARDS 预后的最优疗法。我们已进入细化诊断的新时代，将 ARDS 分成不同亚组，以前无效的治疗方法，有可能让某些亚组患者受益。ARDS 定义工作组和儿科急性肺损伤共识会议（Pediatric Acute Lung Injury Consensus Conference，PALICC）小组分别提出了针对成人和儿科患者的最新诊断标准，这些标准致力于解决目前临床医生认为存在潜在问题的 AECC 标准 [129, 130]。首先，PaO_2/FiO_2 可以通过改变呼吸机设置来改变。其次，急性肺损伤常伴有静水压增高性肺水肿。第三，机械通气时，需要监测氧合但没有留置动脉通路的患儿呈升高趋势。最后，放射科医师在解释胸片时存在差异 [131]。所有研究小组均建议取消急性肺损伤诊断，取而代之的是根据氧合损害程度，将 ARDS 分为“轻度”、“中度”或“重度”，这样分类更能体现氧合损害程度和死亡风险之间的关系 [129]。PALICC 小组还定义了一组 ARDS“高危”患儿，以此促进未来对 ARDS 预防策略的研究 [130]。从它们的最终形式（表 77-5）可以明显看出，这两种新定义均排除了非机械通气患者诊断为 ARDS 的可能——鉴于多项证据表明机械通气在该病的发病机制中扮演着重要角色，这种改变似乎是恰当的。

机械通气

机械通气是 ALI/ARDS 患者必需的支持措施，以改善氧合。在疾病早期，无创通气对病情相对稳定的患者可能有效。该方法已成功用于成人急性缺氧性呼吸衰竭的治疗 [132] 和大部分免疫抑制患者的救治 [133]。这些 RCT 显示早期使用无创通气可以减少患者气管插管，降低 ICU 和在院死亡风险。有关无创正压通气在儿科患者应用的数据相对有限，但一些系列病例报告该技术已成功应用于儿童肺泡型疾病 [134, 135]。一项无创双向正压通气对小儿肺炎、急性胸部综合征、镰状细胞病、潜在慢性肺换气不足综合征、术后通气不足合并肺不张的疗效进行了研究 [134]。该作者报道：在所有接受无创机械通气支持的患者中，呼吸频率、心率和氧合发生了良好的变化；在他们的研究中，91% 的呼吸衰竭在无需插管的情况下得到了逆转 [134]。

当无创通气技术不适宜或失败时，则需要进行气管插管。我们认为，机械通气对疾病的病程和整体临床预后都有深远的影响 [77, 136-139]。其中最具里程碑的研究是由 ARDSnet 发起的多中心研究，其研究结果显示，随机接受潮气量为 6ml/kg（理想体重）的 ALI/ARDS 患者，相对于那些接受“传统”潮气量 12ml/kg（理想体重），死亡率降低了 22%[77]。本试验还表明，随机接受较低潮气量的患者，血浆促炎性细胞因子白细胞介素 -6 的水平更低，这表明在机械通气过程中，减少阶段性牵张实际上可以减弱全身炎症反应。在过去的 10 年中，ALI/ARDS 患者的“肺保护”通气备受关注。肺保护性通气包括：①合理设置 PEEP 来维持呼气末肺泡开放，减少萎陷肺泡比例；②尽可能减小呼吸循环对肺泡产生的剪切力；③限制潮气量和跨肺压，以避免吸气末肺实质过度膨胀（图 77-6）[77, 136-139]。PALICC 最近发布的专家共识，呼吁对于肺部顺应性受损最严重的婴儿和儿童，将潮气量限制在 3～6ml/kg（理想体重），pH 值维持在 7.15～7.30。对于肺顺应性较好的患者，可以给予更多的“生理性的”潮气量（5～8ml/kg 理想体重），将吸气平台压力保持在 28～32cmH_2O。

当“肺保护”通气难以纠正低氧状态时，高频震荡通气（high frequency oscillatory ventilation，HFOV）可以作为替代模式，该模式在儿科人群中已有很长的使用历史。HFOV 通过应用相对较高的平均气道压力来维持肺复张，并以 3～15Hz[139] 频率的压力振荡叠加。这种技术可以使肺在损伤肺单元的临界开放压力以上进行通气，同时避免顺应性好的肺单元在吸气末期过度膨胀（图 77-3）[140-142]。这种机械通气的

表 77-4　急性肺损伤和急性呼吸窘迫综合征的机械通气策略或药物治疗的部分临床研究结果

干预措施	年度	病例数	结论	研究者
小潮气量机械通气	2000	861	相对死亡率改善 22%	NIH Acute Respiratory Distress Syndrome Network[128]
递增肺复张法 vs 最小肺泡过度膨胀治疗 ALI 和 ARDS（PEEP 滴定至平台压 28～30cmH$_2$O vs PEEP 5～9cmH$_2$O）	2008	767	死亡率无差异	Mercat et al.[232]
肺复张手法，小潮气量和高 PEEP 治疗 ALI 和 ARDS	2008	983	死亡率无差异	Meade et al.[233]
“OSCILLATE”研究，HFOV 最高频 vs 传统机械通气，高 PEEP、潮气量 6ml/kg，且 Pplat≤35cmH$_2$O	2013	548[c]（总 1 200）	HFOV 增加住院死亡率[m]	Ferguson et al.[144]
“OSCAR” trial，HFOV vs“常规”传统机械通气（约 8ml/kg 理想体重）	2013	795（总 1 006）	死亡率无差异[n]	Young et al.[145]
俯卧位通气	2001	304	死亡率无差异[j]	Gattinoni et al.[234]
	2004	791	死亡率无差异[k]	Guérin et al.[235]
	2005[a]	102	死亡率无差异	Curley et al.[120]
	2006	136	死亡率无差异[b]	Manceb et al.[236]
	2009	342	死亡率无差异[l]	Taccone et al.[237]
	2013	237	相对死亡率改善 51%[o]	Guérin et al.[127]
保守 vs 开放液体治疗策略	2006	1 000	死亡率无差异[e]	NIH Acute Respiratory Distress Syndrome Network[238]
活化蛋白 C	2008	75	死亡率无差异	Liu et al.[239]
吸入 β- 受体激动剂	2011	282	死亡率无差异	Matthay et al.[125]
静注 β- 受体激动剂	2012	324	死亡率无差异[f]	Gao Smith et al.[240]
肺泡表面活性物质	1996	725	死亡率无差异	Anzueto et al.[241]
	2004	448	死亡率无差异	Spragg et al.[242]
	2005[a]	152	生存率改善[c]	Willson et al.[121]
	2009	418	死亡率无差异[g]	Kesecioglu et al.[243]
	2011	419	死亡率无差异[i]	Spragg et al.[244]
	2012[a]	165	死亡率无差异[h,i]	Thomas et al.[63]
糖皮质激素	1998	24	死亡率改善[d]	Meduri et al.[245]
	2006	180	死亡率无差异	NIH Acute Respiratory Distress Syndrome Network[246]
吸入一氧化氮	1998	177	死亡率无差异	Dellinger et al.[247]
	1999[a]	108	死亡率无差异	Dobyns et al.[248]
	2004	385	死亡率无差异	Taylor et al.[249]
补充 Ω-3 脂肪酸、γ- 亚油酸、抗氧化剂 vs 等热量控制补充	2011	272	死亡率无差异	Rice et al.[250]
早期营养 vs 全肠内喂养	2012	1 000	死亡率无差异	Rice et al.[126]

[a] 儿童研究。[b] 患者平均俯卧位 17h/d 且允许潮气量达到 10ml/kg 体重，气道峰压达到 40cmH$_2$O。在对照组 ICU 死亡率为 58%。[c] 研究最终效力不足。[d] 小规模研究；交叉设计。[e] 接受保守液体治疗策略的患者在治疗的前 28 天内，氧合指数改善，无呼吸机天数显著增加。[f] 试验在中期分析时提前终止；干预组患者的死亡率高于对照组。[g] 治疗组死亡率和不良反应增加的趋势不显著。[h] Ⅱ期试验。[i] 试验纳入了严重的直接肺损伤的患者，其中一部分符合 ALI/ARDS 的所有诊断标准。[j] 患者使用（近似）平均 10cc/kg 预测体重潮气量机械通气。[k] 试验纳入急性低氧性呼吸衰竭患者，其中部分患者存在 ALI/ARDS。他们每天俯卧位中位时间为 8 小时，并以（近似）平均 8cc/kg 的预测体重进行通气。俯卧位组中与体位相关的不良事件的增加受到关注。[l] 试验纳入中度（PaO$_2$/FiO$_2$ 100～200）和重度（PaO$_2$/FiO$_2$＜100）的 ARDS 患者。俯卧位时间≥20h/d；通气使用潮气量≤8cc/kg，平台压≤30cmH$_2$O。[m] 试验因潜在的危害而提前终止。入组患者 PaO$_2$/FiO$_2$≤200，FiO$_2$≥0.5，症状≤2 周。HFOV 使用 SensorMedics 3100B 呼吸机（CareFusion，San Diego，CA，USA）。[n] 在中期分析中，入组人数从 1 006 例开始减少。入组患者在 PEEP≥5cmH$_2$O 时 PaO$_2$/FiO$_2$≤200。HFOV 采用 Novalung R100 呼吸机（Metran，Kawaguchi，Japan）。[o] 绝对死亡率降低 16.8%。

资料来源：Ventre KM，Arnold JH. Acute lung injury and the acute respiratory distress syndrome. In：Rogers M，editor. Textbook of Pediatric Intensive Care，5th ed. Baltimore：Lippincott Williams and Wilkins，in press.

表 77-5　急性呼吸窘迫综合征：修正的诊断标准

	柏林定义		儿童 ARDS(PARDS)定义 §	
病程	1 周内起病，具备已知的诱因或新发 / 加重的呼吸系统症状		1 周内起病，具备已知的诱因	
肺部影像(X 线或 CT)	无法用积液、局部肺不张或结节解释的双肺浸润影		伴有急性肺实质病变的新发双肺浸润影	
肺水肿病因	无法用心力衰竭或液体超负荷解释的呼吸衰竭 **		无法用心力衰竭或液体超负荷解释的呼吸衰竭 *	
氧合损害			无创机械通气 ††	有创机械通气 ¶
	轻度 ARDS*	$200 < PaO_2/FiO_2 \leq 300$ 在 PEEP 或 CPAP≥$5cmH_2O$ 条件下 †	$PaO_2/FiO_2 \leq 300$ $SpO_2/FiO_2 \leq 264$	4≤OI<8 或 5≤OSI<7.5
	中度 ARDS*	$100 < PaO_2/FiO_2 \leq 200$ 在 PEEP≥$5cmH_2O$ 条件下		8≤OI<16 或 7.5≤OSI<12.3
	重度 ARDS*	$PaO_2/FiO_2 \leq 100$ 在 PEEP≥$5cmH_2O$ 条件下		OI≥16 或 OSI≥12.3

* 当海拔超过 1 000m 时，PaO_2/FiO_2 应根据当地气压（PaO_2/FiO_2）×（气压 /760）进行调节。

** 在缺乏特定危险因素的情况下，需要通过超声心动图等客观评估排除肺静水源性水肿。

† 轻度 ARDS 可采用无创正压通气。

†† 全面罩双水平压力通气或 CPAP≥$5cmH_2O$。无创通气支持的儿童 ARDS 患者无严重层度分层。如果用 SpO_2/FiO_2 来量化氧合损伤的程度，则应滴定 FiO_2 以保持 SpO_2 在 88%～97%。

§ 诊断标准不包括婴儿和围产儿相关肺部疾病。

¶ 氧合指数（OI）=100×（FiO_2×平均气道压力）/PaO_2；氧饱和度指数（OSI）=100×（FiO_2×平均气道压力）/SpO_2。如果使用 OSI 来量化肺氧合损伤的程度，则 FiO_2 应该被滴定以保持 SpO_2 88%～97%。患有紫绀型先天性心脏病的儿童和患有慢性肺病和依赖有创机械通气的儿童不应被划分为重度儿童 ARDS 组。

资料来源：Ranieri M，et al.，JAMA 2012；307：2526-2533 and Pediatric Acute Respiratory Distress Syndrome：Consensus Recommendations from the Pediatric Acute Lung Injury Consensus Conference. Pediatr Crit Care Med 2015（16）DOI 10.1097.

"肺开放"策略可以利用肺迟滞现象，在相对较低的肺泡压力下实现满意的气体交换（图 77-3）。1994 年，一项前瞻性多中心随机临床研究比较了 HFOV 和常规机械通气在小儿弥漫性肺泡疾病或漏气综合征患者中的应用 [143]。结果显示，HFOV 组患者氧合迅速持久改善且无不良影响 [143]。最终，HFOV 组 30 天内需要氧气支持的患儿更少，由此推断，该组呼吸机相关肺损伤的发生率更低。此外，与常规组相比，在插管 72 小时内开始 HFOV 的患儿预后更佳 [143]。氧合指数（oxygenation index，OI）定义为（平均气道压力×FiO_2×100）/PaO_2，常用于儿科学文献中量化氧合障碍。在治疗最初的 72 小时内，氧合指数在存活患者和死亡患者中差异明显 [143]。此外，研究发现，氧合指数发生变化的时间似乎影响生存率：在 24 小时内，OI≥42，死亡率增加 20.8 倍，敏感性为 62%，特异性为 93%[143]。该研究发表后，其他研究进一步显示 OI 似乎是缺氧性呼吸衰竭患者存活的一个时间敏感预测因子，OI 变化趋势有助于决定是否采用体外氧合支持。

最近，对成人 ARDS 患者使用 HFOV 的热情有所下降，因为最近两项涉及 1 343 例患者的大型多中心临床试验未能证明 HFOV 能改善死亡率 [144, 145]。急性呼吸窘迫综合征早期振荡治疗（"OSCILLATE"）试验 [144] 纳入 1 200 例 72 小时内达到入选标准的患者，应用"最大限度地保护"高平均气道压 HFOV 策略，按照研究计划，经过中期分析显示，HFOV

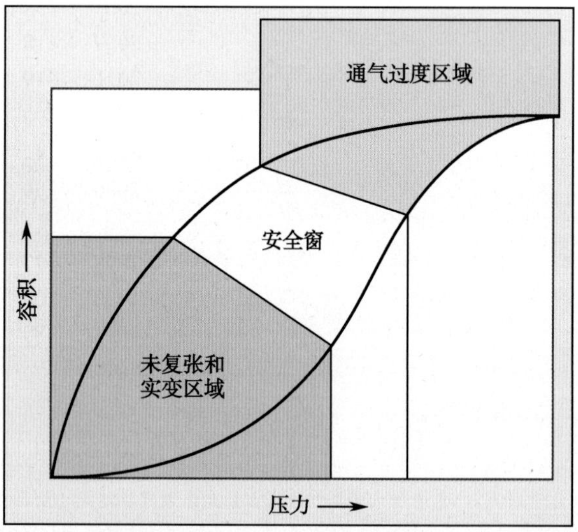

图 77-6　急性肺损伤时压力 - 容量相互关系。下曲线显示了吸气相压力 - 容积相互关系，曲线上支显示了呼气相压力 - 容量相互关系。值得注意的是，在呼气过程中（与吸气相比），在较低的肺外压下可以保持较大的肺容积。将中到高呼气末正压与小的潮气量相结合，可将反复肺塌陷（左下）和过度膨胀（右上）的可能性降至最低。（资料来源：Froese AB. High-frequency oscillatory ventilation for adult respiratory distress syndrome：let's get it right this time! Crit Care Med 1997；25：906-908.）

组的住院死亡率为 47%，常规通气的对照组为 35%（HFOV 死亡率 RR = 1.33；95%CI：1.09～1.64；P = 0.005）。几乎一半的研究对象都被诊断为脓毒血症。与对照组相比，随机分配到 HFOV 组的患者需要更高的血管活性药（91% vs 84%）和神经肌肉阻滞剂（83% vs 68%）（P < 0.001），咪达唑仑中位剂量[199mg/d（IQR = 100～382）vs 141mg/d（IQR = 68～240）；P < 0.001]。无论这些数据是否“明确”提供了 HFOV 的相对获益和潜在风险，它们都指向一些更重要的问题。首先，早期高平均气道压力 HFOV 可能适合诊断（如脓毒症），需要支持治疗（如深度镇静和神经肌肉阻滞）的患者，因为会导致血流动力学恶化。其次，该研究采取的 HFOV 管理方案，要求初始平均气道压力设置为 30cmH$_2$O，并根据 FiO$_2$ 进行增量调整，这可能值得商榷。在脓毒症患者的早期临床过程中，在平均气道压力为 30cmH$_2$O 的情况下启动 HFOV，并从该点向上调整，会在整个呼吸周期中肺泡压力超过肺动脉压力，从而加剧血流动力学的不稳定性导致右心室后负荷增加和左心室顺应性受损。总而言之，HFOV 可能是一种更适合于肺泡弥撒障碍的患者，这种疾病常伴随胸壁顺应性的变差——通常见于 ALI/ARDS 患儿。

肺间质病变

儿童间质性肺病（interstitial lung diseases，ILD）是一种罕见的疾病，包括肺泡壁改变、肺间质浸润和纤维化，以及肺泡 - 毛细血管单元破坏 [146]。主要的临床表现包括气体交换异常、呼吸急促和呼吸爆裂音，以及潜在的限制性和阻塞性肺生理功能障碍 [147]。儿童 ILD 的发病率和死亡率较高，这与成人类似 [148, 149]，但在这两种人群中，特定条件下的发病频率分布和预后影响似乎非常不同。基于儿童 ILD 分类的国际共识和欧洲呼吸学会工作小组对免疫缺陷儿童慢性 ILD 的随访报道（框 77-2），近年来，我们发现特定 ILD 亚型在儿科人群中的流行趋势发生了变化 [150, 151]。我们对表面活性物质代谢的遗传决定因素的理解和敏感诊断技术的发展已经帮助证实了表面活性物质功能的遗传异常是过去被归类为特发性 ILD 特殊组织学特征的重要因素（表 77-6；图 77-7）。

作为一组疾病，ILDs 可以被概念化为损伤后肺泡修复紊乱所引起的各种情况。ILDs 的组织病理特征（见表 77-6）显示，肺泡结构再生过程发生异常改变，这可能是 ILD 发病机制的核心因素 [152]。在有利条件下，Ⅱ型上皮细胞在局部损伤后肺泡上皮重建过程中扮演了关键角色。损伤发生后，存活的Ⅱ型细胞能够在暴露的基底膜上扩散、增殖，甚至转化为Ⅰ型细胞。长时间的基底膜暴露可改变肺泡上皮细胞与间充质细胞之间的相互作用，导致细胞因子、生长因子、氧化剂、蛋白酶和促进纤维胶原、弹性纤维、纤维连接蛋白和蛋白糖增生的抗凋亡因子之间形成不适应性构建 [152]。附近的肺泡上皮细胞实际上可以将这些环境分子信号转化为激惹信号，迫使它们失去顶端 - 基底极性，溶解它们的细胞间黏附，重组它们的细胞骨架，并呈间充质表型 [152, 153]。

框 77-2　儿童特发性间质性肺炎病理分型*

- 特发性肺纤维化
- 脱皮性间质性肺炎（desquamative interstitial pneumonia，DIP）
- 呼吸道支气管间质性肺病（respiratory bronchilitis-interstitial lung disease，RP-ILD）
- 急性间质性肺炎
- 不明原因引起的组织肺炎†
- 非特异性间质性肺炎（nonspecific interstitial pneumonia，NSIP）
- 淋巴间质性肺炎

*2007 年，欧洲呼吸学会特别工作小组将慢性肺炎列入其中 [151]。

†既往称为毛细支气管闭塞性组织肺炎。

资料来源：Fan LL，Deterding RR，Langston C. Pediatric interstitial lung disease revisited. Pediatr Pulmonol 2004；38：369-378.

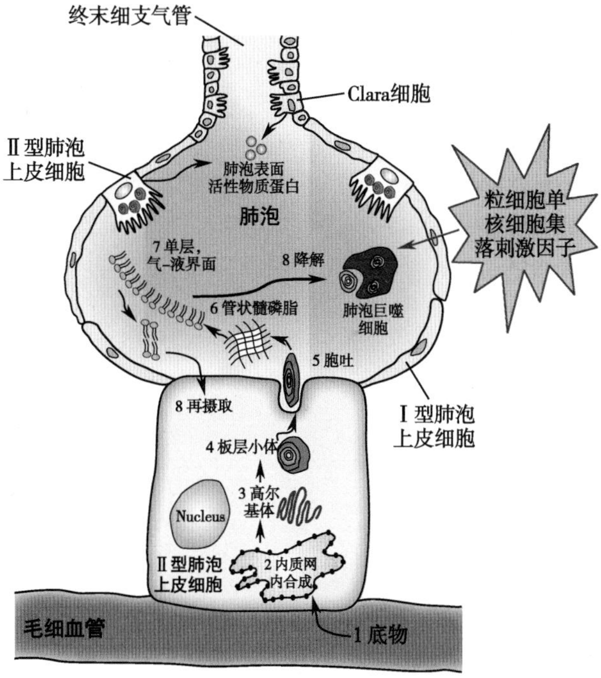

图 77-7　表面活性物质的产生和代谢。表面活性物质蛋白是在位于末端细支气管的Ⅱ型肺泡上皮细胞和 Clara 细胞中产生的。图中所示为表面活性物质在Ⅱ型肺泡细胞内的合成步骤。表面活性物质合成开始于内质网，在高尔基体内进一步修饰，其组件存储在板层小体直到胞吐到肺泡腔内（步骤 5），在那里，表面活性物质形成晶格（称为“管状髓磷脂”），并被运送到气液界面形成表面活性物质单层膜。表面活性物质磷脂被肺泡巨噬细胞吞噬和降解（步骤 8），或被运送回Ⅱ型肺泡细胞再循环（步骤 8）。GM-CSF 在表面活性物质稳态中起重要作用，它与特定受体的相互作用会触发肺泡巨噬细胞成熟，达到有效清除表面活性物质所需的程度。（资料来源：Han S，Mallampalli R. The role of surfactant in lung disease and host defense against pulmonary infections. Ann Am Thorac Soc 2015；12：765-774.

表 77-6 儿童间质性肺病(chILD)协作组对儿科间质性肺病分类方案

亚组	典型疾病
好发于婴儿时期的疾病	
广泛发育异常	腺泡的发育不良
	先天性肺泡发育不良
	肺泡毛细血管发育不良伴肺静脉 ACD/MPV 错位[1]
肺泡形成缺陷为特点的生长异常	肺发育不全
	早产儿慢性肺病
	染色体疾病相关性肺病
	先天性心脏病相关性肺病
病因不明的情况	婴儿期神经内分泌细胞增生(NEHI)
	肺间质肝糖分解
肺泡表面活性物质功能障碍性疾病	表面活性物质蛋白 B(SFTPB)突变
	表面活性物质蛋白 C(SFTPC)突变
	ABCA3[2] 突变
	TTF-1/NKX2.1 突变(?)[3]
	非已知致病基因
	肺肺泡蛋白质沉积症
	婴儿慢性肺炎
	脱皮的间质性肺炎
	非特异性间质性肺炎
与系统性疾病过程相关的疾病	
	免疫介导的结缔组织疾病
	贮积病
	结节病
	朗格汉斯组织细胞增生症
	恶性浸润
免疫宿主病	
	传染病/后传染病过程
	环境因素相关
	过敏性肺炎;毒气吸入
	误吸综合征
	嗜酸性肺炎
免疫缺陷宿主的疾病	
	机会性感染
	与治疗干预相关
	与移植和/或排异相关
	不明原因的弥漫性肺泡损害
类间质性肺病性疾病	
	动脉高血压性血管病变
	充血性心脏疾病
	静脉阻塞疾病
	淋巴疾病

[1] 致死性疾病,以新生儿早期严重肺动脉高压为特征。组织病理学上与严重的肺动脉分支内侧肥大、肺静脉和小静脉扩张有关。1/3 的病例显示肺淋巴管扩张。肺毛细血管位于张开的肺泡壁内,与肺泡上皮相分离。与 *FOXF1* 基因突变和缺失相关[87]。

[2] ATP- 结合盒 A3 转运蛋白基因。ABCA3 在将表面活性剂磷脂输送到层状体中起着重要的作用。

[3] 甲状腺转录因子基因/常染色体显性遗传。该基因在肺分支形成、肺泡Ⅱ型细胞分化和表面活性物质稳态等方面起着重要作用。突变和缺失与"脑-肺-甲状腺综合征"有关,该综合征与表面活性蛋白合成失调和 *ABCA3* 基因表达有关[251]。

资料来源:Dishop M. Paediatric interstitial lung disease: Classification and definitions. Paediatr Resp Rev 2011; 12: 230-237.

Ⅱ型肺泡上皮细胞的高度代谢特性使其容易受到突变或功能异常蛋白的细胞质积累所导致的功能障碍的影响，这些突变或功能异常蛋白足以压倒调控防御并导致细胞死亡[152]。表面活性物质的合成与代谢是Ⅱ型肺泡上皮细胞的关键功能，其“生命周期”如图 77-7 所示。表面活性物质在内质网（endoplasmic reticulum，ER）合成，内质网将多肽折叠成几何构象，以确保其具备成熟蛋白质的适当功能。表面活性物质蛋白 C（surfactant protein C's SP-C）的多缬氨酸域使其特别容易错折和聚集成淀粉样纤维[152]。其前体分子（pro-SP-C）的 c- 末端区域介导折叠过程，使多缬氨酸区域干扰正常 SP-C 蛋白构象的趋势降至最低。因此，*SP-C* 基因的突变会影响 pro-SP-C 的 c- 末端区域，从而破坏这一重要的适应性功能，为异常蛋白材料的胞质积累奠定基础[152]。一般而言，引起肺泡上皮细胞内突变蛋白积累的疾病，在儿童 ILD 的病原体中就是很好的代表。

儿童 ILD（Children's interstitial lung diseases，chILD）研究合作组织最近提出了一种分类新方案，基于 1999 年 7 月至 2004 年 7 月 187 例 2 岁以下北美儿童肺弥漫性实质病变的病理标本[156]。该研究疾病部分包括先天性肺泡 - 毛细血管单元，感染、反复误吸或有症状的心血管疾病引起的获得性慢性间质疾病（见表 77-6）。

鉴于 ILD 的多元化病因，建立系统的诊断方法是非常重要的[148]。既往病史和体格检查结果对医师初步评估疑似 ILD 患儿非常重要，无创检查如检测血清学、分泌物培养、胸片、高分辨率的胸部 CT 扫描、肺功能测试、钡餐检查、pH 检测和超声心动图，有助于临床医生得到一个准确的诊断[147, 148]。病因难以诊断的患儿，可考虑进一步行有创检查，如支气管肺泡灌洗、心导管置入术和肺活检。活检的结果对指导治疗无效的危重症患儿非常重要。

治疗

儿科 ILD 的病因有很多，可以肺部的炎性损伤为首要表现，因此治疗通常需要使用皮质类固醇等抗炎药物。在患有 ILD 的儿童中，只有 40% 的病例对皮质类固醇有较好反应[157]，这也可能是病因多样性的体现。考虑到长期使用糖皮质激素产生的不良反应，可以使用非类固醇抗炎药，如硫唑嘌呤、环磷酰胺、甲氨蝶呤、环孢素和静脉注射丙种球蛋白[147]。羟氯喹虽然该药有肝毒性和视网膜病变的不良反应，依然常用于治疗 ILD 患儿[157]。对于有肺泡蛋白沉积症的患者，全肺灌洗能显著改善病情[158, 159]。为了保持其促进表面活性物质的清除作用，粒细胞单核细胞刺激因子（GM-CSF）通过触发适当水平的肺泡巨噬细胞成熟（见图 77-7）[160]，已经对这些患者取得了一些成功的治疗效果[161]，肺泡巨噬细胞功能障碍患者基于循环中粒细胞单核细胞刺激因子的治疗抗体仍面临巨大挑战。

复杂肺组织疾病

支气管肺发育不良

支气管肺发育不良（bronchopulmonary dysplasia，BPD）是一个术语，用于描述机械通气治疗后的新生儿肺组织的病理改变。这些新生儿在 36 周时仍表现出放射影像学异常和氧依赖[162]。Northway 和他的同事们在 1967 年第一次描述了典型 BPD 相关病理学改变，包括异构肺泡整合，气道上皮鳞状化生，黏液腺增生，支气管旁纤维化，气管平滑肌肥大和肺动脉高压性血管病[163, 164]。过去 20 年人们见证了支气管肺发育不良的组织病理特征的转变，从囊性变、化生和纤维增生，转变为更加均匀分布的、通气更少、更大、更简化的肺泡，伴随着肺毛细血管系统的增长和发育受损，临床上往往会演变成严重的肺动脉高压[165, 166]。BPD 表型的进化似乎记录了 20 多年来广泛应用于早产儿的气管内表面活性物质的作用，以及对这些患者的支持性治疗中更倾向于使用肺保护性通气策略和其他改进措施。15 年前，一次会议共识完善了 BPD 的诊断标准，根据婴儿需要的呼吸支持强度，将其重新定义为一种具有轻度、中度或严重症状的疾病（表 77-7）[167]。修改后的标准更好地反映了目前 BPD 的一系列临床表现，并促进临床试验的进行，以确定对某些特定婴儿亚群受益的治疗。目前，BPD 最有可能发生在胎龄不足的早产儿，出生时体重在 1 000～1 200g[163, 168]，此时肺泡发育尚未完成。最近，

表 77-7　支气管肺发育不良（BPD）诊断标准共识

		孕龄	
		<32 周	≥32 周
评估时间		停经 36 周或出院回家*	产后 >28 天且 <56 天或出院回家*
吸氧需求		吸氧≥28 天	吸氧≥28 天
疾病严重程度	轻	停经 36 周或出院回家，未吸氧*	产后 56 天内或出院后未吸氧*
	中	停经 36 周或出院回家，吸氧浓度 <30%*	产后 56 天或出院回家，吸氧浓度 <30%*
	重	停经 36 周或出院回家，在有或者无机械通气或 CPAP 的情况下，吸氧浓度 >30%*	产后 56 天或出院回家，在没有机械通气或 CPAP 的情况下吸氧浓度 >30%*

*以最先出现的情况为准。

资料来源：Kinsella JP，Greenoμgh A，Abman SH. Bronchopulmonary dysplasia. Lancet 2006；367：1421-1431.

美国国家儿童健康与发展研究所（National Institute of Child Health and Development，NICHD）新生儿研究网络纳入了9 575例2003—2007年出生的婴儿，胎龄在22～28周，出生体重在401～1 500g。使用新的基于严重程度分级的诊断标准，研究者们发现在这些婴儿中有68%的BPD发病率[169]。

在临床上，BPD症状与气道高反应和间歇性气道阻塞有关，导致呼吸做功增加，反复喘息，慢性气体交换异常，潜在的重度肺动脉高压[163]。这些婴儿中同时存在局灶性气道塌陷与气管软化和/或支气管软化[170]，其发病机制尚不清楚。在BPD患者中观察到的病理变化被认为是由肺部损伤引起的炎症反应所导致的，因为大量的研究已经明确了慢性肺部疾病婴儿血液中的炎症介质[171]。因心源性和非心源性原因引起的肺水肿、感染和暴露于高浓度的吸入氧是BPD发病的其他重要因素。早产儿可能特别容易接触高浓度的吸入氧，因为他们缺乏抗蛋白酶和抗氧化酶，而这些酶对活性氧离子的增殖所产生的有害影响有调节作用[162]。

我们目前所了解的新生儿慢性肺损伤的发病机制源自对年龄较大儿童和成年患者的推断，同样重要的是要认识到在早产儿中，围产期或后天获得的炎性肺损伤与肺泡发育不良有关。这是BPD与急性呼吸窘迫综合征或急性肺损伤之间的一个关键区别，后者在发育成熟的婴儿和年龄较大的儿童中发生，也可能是BPD发病率持续到青春期早期的原因[166]。在任何情况下，呼吸衰竭的早产新生儿可能更容易受到呼吸机相关肺损伤，因为表面活性物质缺乏，胸壁依从性高，以及这个年龄段，肺动态功能残气量接近无效腔量，肺塌陷和再膨胀会加重肺损伤，这在人类和动物模型，包括肺表面活性物质缺乏的早产动物中，已经得到证明[136-138,172,173]。旨在促进肺泡复张和维持肺活量的机械通气技术实际上减少了婴儿呼吸机相关肺损伤的发生率。无数大规模前瞻性RCT发现，HFOV治疗的高危婴儿患慢性肺病的发生率低于传统的双水平机械通气治疗的婴儿，在颅内出血或其他重大并发症方面没有明显增加[174-176]。对有创机械通气在BPD发病机制中的作用，引起了人们的兴趣，即是否可以通过在出生后立即策略性地使用CPAP来避免对机械通气的需求[177-180]。第一个研究表明，CPAP的早期启用和适度降低目标氧饱和度（91%～94%）可以降低BPD的发生[181]。在后续的研究中，NICHD新生儿早期接受CPAP治疗并坚持有限的通气方案将会降低BPD或死亡的发生率。第二个实验验证了这样一种假设，即使用较低的目标饱和范围的婴儿可以降低早产或死亡的严重视网膜病变的发病率。在第一组比较中，两组之间的死亡率或BPD（定义为吸氧的需求持续到36周的纠正胎龄）发生没有显著差异。值得注意的是，在早期应用CPAP的患儿组，有33%的患儿从未接受过表面活性物质[182]。在研究低目标饱和度和高目标饱和度的影响时，研究人员发现两组在主要结果（死亡率或发展为严重视网膜病变）上没有差异。BPD发生率在各组间也具有可比性。然而，严重视网膜病变在低目标饱和度组的幸存者中发生的频率较低（8.6% vs 17.9%；$P<0.001$），这组婴儿出院前死亡发生率较高（低饱和度组为19.9%，高饱和度组为16.2%）；$P=0.04$）[183]。这些结果挑战了气管插管、表面活性物质，有创机械通气为早产儿支持治疗的必要元素的范式，他们还提出一个重要的警告，追求温和宽容的“允许性血氧不足”的策略似乎并不影响BPD的发生率，并可能在以较高死亡率为代价的同时，实际上减少早产儿严重的视网膜病变的发生率[183]。

治疗

在过去的10年里，甲基黄嘌呤在预防BPD中扮演着重要的角色。一项大型的多中心RCT发现，963例在出生后10天内摄入咖啡因的极低出生体重的婴儿中，有36%在36周龄仍依赖于吸入氧气，而安慰剂组的这一比例为47%（$P<0.001$）[184]。停止正压呼吸支持时间也比对照组早1周（$P>0.001$）。对于那些无法采取措施预防BPD的婴儿来说，支气管扩张剂、皮质类固醇和利尿剂可能有助于短期改善其肺部力学[162,163,185]。患有慢性肺部疾病的婴儿，治疗平滑肌介导支气管痉挛时，雾化β-受体激动剂可能是有用的，但随之而来的气管平滑肌力量减低，可能加重气管或支气管软化婴儿的气道塌陷[170]。利尿剂可能对这些婴儿的治疗特别有帮助，因为许多婴儿在肺部血管阻力、血浆渗透压、毛细血管通透性和淋巴引流受损的基础上表现出肺间质中液体积聚的倾向。合理地使用利尿剂还可以改善向患有慢性肺病的婴儿提供足够的营养[171]。吸入型一氧化氮（inhaled nitric oxide，iNO）也因其在治疗慢性肺部疾病婴儿难治性低氧血症中的潜在作用而被研究。一组病例记录了使用iNO在氧合方面的改善，甚至包括并发感染的婴儿，一些持续有效的患者也被报告[186,187]。西地那非（Revatio®，辉瑞公司，纽约）是一种口服制剂，多年来一直被作为BPD相关肺动脉高压的辅助治疗药物。这种药物选择性地抑制5型磷酸二酯酶，使循环中一磷酸鸟苷数量增加，一磷酸鸟苷是分子信号级联中的第二信使，可触发NO生成，血管舒张。一项16周的临床试验研究（“STARTS-1”）[188]，对1～17岁肺动脉高压儿童使用西地那非治疗，其结果显示低剂量西地那非没有改善运动持续时间的疗效。此外，后续研究得出的数据表明，服用高剂量西地那非的儿童可能比服用低剂量西地那非的儿童有更高的死亡风险[189]。2014年FDA就此事发布了一项建议，建议那些仍倾向于为患有PAH的儿童提供西地那非的临床医生，在个案基础上考虑治疗的益处是否大于风险[191,192]。

下呼吸道感染是BPD患儿在出生后第一年再次住院的最常见原因之一，在肺部疾病急性加重的病例中占了相当大的比例[168]。其他可能导致BPD加重的原因包括吸入综合征，严重肺动脉高压，以及从全身到肺重要侧支血管的建立[163]。因此，对BPD患儿，病情不明原因恶化的诊断方法可能包括动态气道检测、超声心动图检查以及在必要情况下的心导管插入术[163]。对症支持对这些发作的治疗是有帮助的，通常包括对潜在的感染原因进行经验性的抗生素覆盖。

先天性膈疝

先天性膈疝（congenital diaphragmatic hernia，CDH）患儿的治疗是 ICU 临床医师面临的最大临床挑战之一。胸腹膜裂孔疝是最常见的形式，当腹部内容物通过后腹侧膈缺损疝入胸腔时，通常发生在妊娠第 10 周左右。这一阶段同时包括支气管动脉和肺动脉分支的发育，这一关键过程可能被逐渐增大的疝出脏器所打断 [193]；另一方面，给予孕中期老鼠注射致畸剂除草醚，导致鼠胎儿膈肌发育缺陷以及一系列其他器官系统异常谱，类似于人类 CHD 的发现，表明这种综合征的发病机制可能源自胎儿暴露于一个药物后导致广义畸形 [194-197]。CDH 小型动物模型已经证明，亚硝基芬通过减少视黄醇结合蛋白和转乳清蛋白的滋养细胞表达，从而干扰胎儿肺的发育。视黄醇结合蛋白和转乳清蛋白是引导母亲视黄醇进入胎儿循环的蛋白质，在器官形态发生中起着重要作用 [198]。

人类 CDH 的复杂病理改变包括发育不良和异常肌化的肺动脉网 [193]。与 CDH 相关的其他先天性畸形高达 39%。先天性心脏病是最常见的畸形，常常涉及不同程度的心源性发育不全，尽管更广泛的心脏结构异常都可能与 CDH 有关 [199]。泌尿生殖系统、胃肠、神经和骨骼缺陷也同样有关 [193]。辅助药物治疗无法提高这些婴儿的存活率，一般来说，这些婴儿的死亡率在 50% 左右。尽管如此，一些经验丰富的中心报道了近年来通过对这些患者采用策略性机械辅助的治疗方式取得的更令人鼓舞的结果，其中包含了许多关于调节机械通气对肺和血流动力学影响的知识。

治疗

在患有 CDH 的婴儿中，与 BPD 患儿一样，ICU 的治疗是针对下呼吸道疾病、肺泡疾病和不正常的肺血管反应性。CDH 患儿的早期治疗包括气管插管和鼻胃减压。如可能，最好留置动脉导管（如：右桡动脉）。动脉血气分析反映了脑循环状况，可以指导临床治疗。最初，超声心动图被建议用来排除结构性心脏病，并在必要时可以在整个临床过程中重复，以确定持续性右向左分流的证据，以及经治疗后右心室压力和功能的评估 [193]。吸入 NO 的结果各不相同，在肺动脉高压的新生儿中使用吸入性 NO，在减少对 ECMO 的需求或提高这些患者的生存率方面，该药物的作用并没有通过大量的 RCT 来验证 [200]。支持在治疗婴儿 CDH 中使用吸入性 NO 的证据仅限于小型病例系列和个别病例研究 [201-203]。CDH 与 BPD 一样，肺泡发育不全或许能解释吸入 NO 的潜在益处有限 [187]。数量有限的报告探讨了针对 CDH 肺动脉高压潜在机制的可能性，包括：干扰钙介导的血小板活化和血管舒张（前列腺素类似物），抑制内皮素介导的血管收缩（波生坦），抑制磷酸二酯酶代谢（西地那非，米利酮），但是没有人能够确定这些药物对患有这种疾病的婴儿有明显的疗效 [204]。当波生坦用于婴儿时，曾有一篇报道引起了对其潜在肝毒性的关注 [205]。

随着时间的推移，对 CDH 患儿手术修复最佳时机的建议也在不断改进。曾经认为，将这些婴儿转诊并立即进行治疗是最佳方案。随着对 CDH 患者的机械通气支持的经验逐步增加，以及对患儿肺血管阻力和反应性以及肺顺应性观察，发现随着出生后时间的推移往往会变得更加稳定，让大家倾向于推迟手术修复，直到患儿可以达到满意的的稳定生理状态时 [193, 206]。

机械通气

鉴于目前对呼吸机相关肺损伤的了解，对慢性肺疾病和 CDH 婴儿应用肺保护性通气策略是合理的。虽然这项技术传统上并不适用于新生儿，但事实上大多数患有这种疾病的婴儿都能很好地耐受允许性高碳酸血症 [207-209]。由于 BPD 和 CDH 通气容量的异质性，很容易发生局部过度膨胀。因此，为了维持在压力容积曲线最适范围内通气，需要小心地滴定 PEEP 并将潮气量限制在 4～6ml/kg[210]。在治疗这些患者时，监测气管插管内的潮气量是非常重要的，因为在呼吸机回路中可压缩的体积损失是很显著的。合理地使用镇静和自主通气模式（如流量触发压力支持）可以改善通气与灌注的匹配，并能保证患者与呼吸机在最佳的同步状态。

一篇关于 CDH 的综述显示，采用允许性高碳酸血症策略治疗的婴儿，生存率显著提高，从 44% 上升到 69%；而在没有并存心脏病的婴儿中，存活率甚至更高（表 77-8）[211]。在

表 77-8　先天性膈疝的治疗历史和结局，波士顿儿童医院

年度	ECMO	手术	呼吸机	肌松	镇痛	监护	生存率，单纯 CDH ECMO	CMV*	总体
1981—1984	N/A	立即	高条件	是	大剂量芬太尼	动脉导管后	N/A	73%	73%
1984—1987	术后	立即	高条件	是	大剂量芬太尼	动脉导管后	50%	67%	61%
1987—1991	术前	延缓	高条件	是	大剂量芬太尼	动脉导管后	48%	80%	57%
1991—1994	术前	延缓	允许性高碳酸血症	否	硬脑膜外给药	动脉导管前	71%	100%	84%
P 值							NS	0.02	0.02

*常规机械通气。

资料来源：Wilson JM，Lund DP，Lillehei CW，Vacanti JP. Congenital diaphragmatic hernia-a tale of two cities：the Boston experience. J Pediatr Surg 1997；32：401-405.

这个单中心的既往经验中，无论 ECMO 或延迟手术修复都与生存率的显著增加无关[211]。其他系列病例，使用更保守和温和的通气策略，而不是更积极的技术去试图控制肺部血管阻力，也同样报道了良好的结果[206,212,213]。这些研究人员认为，呼吸机相关的肺损伤增加 CDH 婴儿的死亡率[206,211]，而随着更广泛地应用 ECMO 技术让肺获得休息，生存率将进一步提高。至少有一个单中心的经验表明，在术后阶段硬膜外镇痛有助于自主通气的实施，并可能进一步改善这些婴儿的肺功能。

在过去 10 年中，使用 HFOV 治疗 CDH 婴儿的经验有所增加。对于那些选择使用 HFOV 的临床医生，至关重要的是需要了解 CDH 婴儿天生没有可复张的肺，如果试图通过应用高水平的平均气道压力改善气体交换可能会增加无效腔分数，同时导致肺损伤和潜在增加肺血管阻力的风险[214]。因此，有经验的中心对 CDH 患儿使用 HFOV 通常建议将平均气道压力限制在 16cm 或以下[214]。多伦多儿童医院为患有 CDH 的婴儿制定了 HFOV 治疗方案，该方案强调维持导管血 SaO_2 低于 85%，在 pH 代偿范围内耐受高碳酸血症，并在常规机械通气的吸气压力峰值超过 $25cmH_2O$ 时启动 HFOV。自 1995 年实施这一套准则以来，他们报道 CDH 婴儿的存活率有所提高。

小儿患者机械通气的撤离

虽然在可行的情况下尽快撤离呼吸机支持是众所周知的，但是关于呼吸机模式的选择、撤机的速度，以及将患儿与呼吸机分离的时机，仍有很多争议。在目前文献所报道最大规模的儿科研究中，使用特定的撤机模式和呼吸机撤机方案与机械通气婴儿和儿童的标准治疗（没有明确的呼吸机撤机方案）进行对比[215]。研究纳入肺泡疾病和下呼吸道疾病患者，2 岁以下哮喘持续状态和 CDH 患者除外。在本研究中，182 例符合床边拔管标准的气管插管、自主呼吸的儿童被随机分配到压力支持通气（pressure support ventilation，PSV）方案、容积支持通气（volume support ventilation，VSV）方案或无固定方案[215]，3 组拔管失败率差异无统计学意义，大部分患儿在 2 天或更短的时间内脱机[215]。成功拔管的儿童，不同组的脱离呼吸机的中位时间没有显著差异。将患有复杂和 / 或慢性肺部疾病的婴儿或儿童脱离呼吸机是一项具有挑战性的工作，需要了解肺功能障碍的组成部分，并及时发现自主呼吸患儿可接受的呼吸力学和气体交换状态。例如，肺泡发育不全的患儿预期在基线时会出现呼吸急促，这使得应用常用的拔管准备标准变得复杂。在这些情况下，通过持续检测呼出气潮气量（在气道开口处测量）、呼吸功、血清 pH，以及随着支持压力的降低而适当增加体重的证据，可以指导机械通气的撤离。

许多研究人员对镇静疗法是否会对急性呼吸衰竭患者的长期依赖呼吸机造成潜在的风险感兴趣。在成人患者中进行的研究，发现“动态管理”的镇静方案，与呼吸机支持时间减少相关。该方案寻求患者在机械通气期间主要维持一个轻度镇静、自主呼吸的状态[216-220]。最近发表的关于呼吸衰竭镇静滴定的随机评估（RESTORE）试验，研究了目标导向的、由护士控制的镇静方案是否会减少急性呼吸衰竭婴幼儿的机械通气时间[221]。这是一项分组随机试验，其中 31 个参与的美国 PICUs 被随机指定为“干预”场所，在那里镇静方案被严格按标准执行，或“常规治疗”场所（对照组），镇静实践和拔管准备评估仍然是自由裁量的。该试验纳入了 2 449 例 2 周至 17 岁的儿童，他们需要有创机械通气来治疗急性气道和 / 或肺实质疾病。干预组按照治疗协议，目标导向镇静，间断唤醒，动态镇静滴定和拔管准备测试。研究发现两组 PICU 的主要预后没有差异，干预组 PICUs 机械通气时间中位数 6.5 天（IQR＝4.1～11.2 天）与对照组 PICUs 中位数 6.5 天（IQR＝3.7～12.1 天）。在两组中，由镇静措施引起的不良事件（疼痛或镇静管理不当、明显的医源性撤药、非计划拔管或输液导管脱落）的数量相当。长期随访将继续进行。

总结

在治疗有肺部疾病的儿科患者时，需要对特定年龄患儿的诊断和治疗有基本的了解。虽然婴儿和儿童有着非常良好的生理代偿能力，但临床症状也容易突然变化和明显加重，因此有必要在 ICU 中应用复杂的支持措施。近年来，在实验室和临床领域的工作使人们认识到，在气道疾病、肺泡疾病和 BPD、CDH 等复杂疾病时，更温和的机械通气策略可能在改善功能性预后方面发挥核心作用。经过深思熟虑的治疗方法被证实可以逆转肺病理状态，同时尽可能促进自主通气，这可能会提高即使是病情最严重的儿科患者的生存统计数据。

（潘亮 译，王黎 审校）

参考文献

1. Akinbami L: The state of childhood asthma, United States, 1980-2005: advance data from vital and health statistics; no. 381. Hyattsville: National Center for Health Statistics; 2006.
2. Turner MO, Noertjojo K, Vedal S, Bai T, Crump S, Fitzgerald JM: Risk factors for near-fatal asthma. A case-control study in hospitalized patients with asthma. Am J Respir Crit Care Med 1998, 157(6 Pt 1):1804-1809.
3. Werner HA: Status asthmaticus in children: a review. Chest 2001, 119(6):1913-1929.
4. Bisgaard H: Delivery of inhaled medication to children. J Asthma 1997, 34(6):443-467.
5. MacIntyre NR, Silver RM, Miller CW, Schuler F, Coleman RE: Aerosol delivery in intubated, mechanically ventilated patients. Crit Care Med 1985, 13(2):81-84.
6. Ahrens RC, Ries RA, Popendorf W, Wiese JA: The delivery of therapeutic aerosols through endotracheal tubes. Pediatr Pulmonol 1986, 2(1):19-26.
7. Robertson CF, Smith F, Beck R, Levison H: Response to frequent low doses of nebulized salbutamol in acute asthma. J Pediatr 1985, 106(4):672-674.
8. Heimer D, Shim C, Williams MH, Jr.: The effect of sequential inhalations of metaproterenol aerosol in asthma. J Allergy Clin Immunol 1980, 66(1):75-77.
9. Papo MC, Frank J, Thompson AE: A prospective, randomized study of continuous versus intermittent nebulized albuterol for severe status asthmaticus in children. Crit Care Med 1993, 21(10):1479-1486.
10. Milgrom H, Skoner DP, Bensch G, Kim KT, Claus R, Baumgartner RA: Low-dose levalbuterol in children with asthma: safety and efficacy in comparison with placebo and racemic albuterol. J Allergy Clin Immunol 2001, 108(6):938-945.
11. Andrews T, McGintee E, Mittal MK, Tyler L, Chew A, Zhang X, Pawlowski N, Zorc JJ: High-dose

continuous nebulized levalbuterol for pediatric status asthmaticus: a randomized trial. J Pediatr 2009, 155(2):205-210, e201.
12. Rebuck AS, Chapman KR, Abboud R, Pare PD, Kreisman H, Wolkove N, Vickerson F: Nebulized anticholinergic and sympathomimetic treatment of asthma and chronic obstructive airways disease in the emergency room. Am J Med 1987, 82(1):59-64.
13. Schuh S, Johnson DW, Callahan S, Canny G, Levison H: Efficacy of frequent nebulized ipratropium bromide added to frequent high-dose albuterol therapy in severe childhood asthma. J Pediatr 1995, 126(4):639-645.
14. Chiang VW, Burns JP, Rifai N, Lipshultz SE, Adams MJ, Weiner DL: Cardiac toxicity of intravenous terbutaline for the treatment of severe asthma in children: a prospective assessment. J Pediatr 2000, 137(1):73-77.
15. Fanta CH, Rossing TH, McFadden ER, Jr.: Glucocorticoids in acute asthma. A critical controlled trial. Am J Med 1983, 74(5):845-851.
16. Schonwald S: Methylprednisolone anaphylaxis. Am J Emerg Med 1999, 17(6):583-585.
17. Kamm GL, Hagmeyer KO: Allergic-type reactions to corticosteroids. Ann Pharmacother 1999, 33(4):451-460.
18. Manser R, Reid D, Abramson M: Corticosteroids for acute severe asthma in hospitalised patients. The Cochrane Database Syst Rev 2001(1): CD001740.
19. Silverman RA, Osborn H, Runge J, Gallagher EJ, Chiang W, Feldman J, Gaeta T, Freeman K, Levin B, Mancherje N, et al: IV magnesium sulfate in the treatment of acute severe asthma: a multicenter randomized controlled trial. Chest 2002, 122(2):489-497.
20. Ciarallo L, Sauer AH, Shannon MW: Intravenous magnesium therapy for moderate to severe pediatric asthma: results of a randomized, placebo-controlled trial. J Pediatr 1996, 129(6): 809-814.
21. Aminophylline Injection, USP [www.hospira.com/images/EN-2301_81-5698_1.pdf].
22. Dalabih AR, Bondi SA, Harris ZL, Saville BR, Wang W, Arnold DH: Aminophylline infusion for status asthmaticus in the pediatric critical care unit setting is independently associated with increased length of stay and time for symptom improvement. Pulm Pharmacol Ther 2014, 27(1):57-61.
23. Cosio BG, Mann B, Ito K, Jazrawi E, Barnes PJ, Chung KF, Adcock IM: Histone acetylase and deacetylase activity in alveolar macrophages and blood monocytes in asthma. Am J Respir Crit Care Med 2004, 170(2):141-147.
24. Daly JW, Jacobson KA, Ukena D: Adenosine receptors: development of selective agonists and antagonists. Prog Clin Biol Res 1987, 230:41-63.
25. Yung M, South M: Randomised controlled trial of aminophylline for severe acute asthma. Arch Dis Child 1998, 79(5):405-410.
26. Wright AL, Taussig LM, Ray CG, Harrison HR, Holberg CJ: The Tucson Children's Respiratory Study. II. Lower respiratory tract illness in the first year of life. Am J Epidemiol 1989, 129(6): 1232-1246.
27. Hasegawa K, Tsugawa Y, Brown DF, Mansbach JM, Camargo CA, Jr.: Trends in bronchiolitis hospitalizations in the United States, 2000-2009. Pediatrics 2013, 132(1):28-36.
28. Kolli D, Bao X, Casola A: Human metapneumovirus antagonism of innate immune responses. Viruses 2012, 4(12):3551-3571.
29. van den Hoogen BG, de Jong JC, Groen J, Kuiken T, de Groot R, Fouchier RA, Osterhaus AD: A newly discovered human pneumovirus isolated from young children with respiratory tract disease. Nat Med 2001, 7(6):719-724.
30. Othumpangat S, Walton C, Piedimonte G: MicroRNA-221 modulates RSV replication in human bronchial epithelium by targeting NGF expression. PLoS One 2012, 7(1):e30030.
31. Othumpangat S, Gibson LF, Samsell L, Piedimonte G: NGF is an essential survival factor for bronchial epithelial cells during respiratory syncytial virus infection. PLoS One 2009, 4(7): e6444.
32. Piedimonte G: Respiratory syncytial virus and asthma: speed-dating or long-term relationship? Curr Opin Pediatr 2013, 25(3):344-349.
33. Rezaee F, Gibson LF, Piktel D, Othumpangat S, Piedimonte G: Respiratory syncytial virus infection in human bone marrow stromal cells. Am J Respir Cell Mol Biol 2011, 45(2):277-286.
34. Hall CB: Respiratory syncytial virus and parainfluenza virus. N Engl J Med 2001, 344(25): 1917-1928.
35. Anas N, Boettrich C, Hall CB, Brooks JG: The association of apnea and respiratory syncytial virus infection in infants. J Pediatr 1982, 101(1):65-68.
36. Hall CB, Powell KR, Schnabel KC, Gala CL, Pincus PH: Risk of secondary bacterial infection in infants hospitalized with respiratory syncytial viral infection. J Pediatr 1988, 113(2):266-271.
37. Piedimonte G: Pathophysiological mechanisms for the respiratory syncytial virus-reactive airway disease link. Respir Res 2002, 3 (Suppl 1):S21-25.
38. Mohtasham L, Auais A, Piedimonte G: Nerve growth factor mediates steroid-resistant inflammation in respiratory syncytial virus infection. Pediatr Pulmonol 2007, 42(6):496-504.
39. Hall CB, Weinberg GA, Iwane MK, Blumkin AK, Edwards KM, Staat MA, Auinger P, Griffin MR, Poehling KA, Erdman D, et al: The burden of respiratory syncytial virus infection in young children. N Engl J Med 2009, 360(6):588-598.
40. Wang EE, Law BJ, Stephens D: Pediatric Investigators Collaborative Network on Infections in Canada (PICNIC) prospective study of risk factors and outcomes in patients hospitalized with respiratory syncytial viral lower respiratory tract infection. J Pediatr 1995, 126(2):212-219.
41. Stretton M, Ajizian SJ, Mitchell I, Newth CJ: Intensive care course and outcome of patients infected with respiratory syncytial virus. Pediatr Pulmonol 1992, 13(3):143-150.
42. Ralston SL, Lieberthal AS, Meissner HC, Alverson BK, Baley JE, Gadomski AM, Johnson DW, Light MJ, Maraqa NF, Mendonca EA, et al: Clinical practice guideline: the diagnosis, management, and prevention of bronchiolitis. Pediatrics 2014, 134(5):e1474-1502.
43. Othumpangat S, Regier M, Piedimonte G: Nerve growth factor modulates human rhinovirus infection in airway epithelial cells by controlling ICAM-1 expression. Am J Physiol Lung Cell Mol Physiol 2012, 302(10):L1057-1066.
44. Schieble JH, Fox VL, Lennette EH: A probable new human picornavirus associated with respiratory diseases. Am J Epidemiol 1967, 85(2):297-310.
45. Oermann CM, Schuster JE, Conners GP, Newland JG, Selvarangan R, Jackson MA: Enterovirus D68: a focused review and clinical highlights from the 2014 United States outbreak. Ann Am Thorac Soc 2015, 12(5): 775-781.
46. Messacar K, Schreiner TL, Maloney JA, Wallace A, Ludke J, Oberste MS, Nix WA, Robinson CC, Glode MP, Abzug MJ, et al: A cluster of acute flaccid paralysis and cranial nerve dysfunction temporally associated with an outbreak of enterovirus D68 in children in Colorado, USA. Lancet 2015, 385 (9978):1662-1671.
47. Khetsuriani N, Lamonte-Fowlkes A, Oberst S, Pallansch MA: Enterovirus surveillance–United States, 1970-2005. MMWR Surveill Summ 2006, 55(8):1-20.
48. Kreuter JD, Barnes A, McCarthy JE, Schwartzman JD, Oberste MS, Rhodes CH, Modlin JF, Wright PF: A fatal central nervous system enterovirus 68 infection. Arch Pathol Lab Med 2011, 135(6):793-796.
49. Ayscue P, Van Haren K, Sheriff H, Waubant E, Waldron P, Yagi S, Yen C, Clayton A, Padilla T, Pan C, et al: Acute flaccid paralysis with anterior myelitis - California, June 2012-June 2014. MMWR Morb Mortal Wkly Rep 2014, 63(40):903-906.
50. Oberste MS, Maher K, Schnurr D, Flemister MR, Lovchik JC, Peters H, Sessions W, Kirk C, Chatterjee N, Fuller S, et al: Enterovirus 68 is associated with respiratory illness and shares biological features with both the enteroviruses and the rhinoviruses. J Gen Virol 2004, 85(Pt 9): 2577-2584.
51. Deleted in review.
52. Deleted in review.
53. Davison C, Ventre KM, Luchetti M, Randolph AG: Efficacy of interventions for bronchiolitis in critically ill infants: a systematic review and meta-analysis. Pediatr Crit Care Med 2004, 5(5):482-489.
54. Davison C, Luchetti M, Randolph A: Systematic review of treatments for critically ill infants with bronchiolitis (Abstract). Crit Care Med 2001, 29(A144).
55. Wainwright C, Altamirano L, Cheney M, Cheney J, Barber S, Price D, Moloney S, Kimberley A, Woolfield N, Cadzow S, et al: A multicenter, randomized, double-blind, controlled trial of nebulized epinephrine in infants with acute bronchiolitis. N Eng J Med 2003, 349(1):27-35.
56. Kellner JD, Ohlsson A, Gadomski AM, Wang EE: Bronchodilators for bronchiolitis. Cochrane Database Syst Rev 2000(2):CD001266.
57. Wald ER, Dashefsky B: Ribavirin. Red Book Committee recommendations questioned. Pediatrics 1994, 93(4):672-673.
58. Turner RB: Red Book recommendations on ribavirin challenged. Pediatrics 1994, 93(5):873; author reply 873-874.
59. Luchetti M, Ferrero F, Gallini C, Natale A, Pigna A, Tortorolo L, Marraro G: Multicenter, randomized, controlled study of porcine surfactant in severe respiratory syncytial virus-induced respiratory failure. Pediatr Crit Care Med 2002, 3(3):261-268.
60. Tibby SM, Hatherill M, Wright SM, Wilson P, Postle AD, Murdoch IA: Exogenous surfactant supplementation in infants with respiratory syncytial virus bronchiolitis. Am J Respir Crit Care Med 2000, 162(4 Pt 1):1251-1256.
61. Luchetti M, Casiraghi G, Valsecchi R, Galassini E, Marraro G: Porcine-derived surfactant treatment of severe bronchiolitis. Acta Anaesthesiol Scand 1998, 42(7):805-810.
62. Ventre K, Haroon M, Davison C: Surfactant therapy for bronchiolitis in critically ill infants. Cochrane Database Syst Rev 2006, 3:CD005150.
63. Thomas NJ, Guardia CG, Moya FR, Cheifetz IM, Markovitz B, Cruces P, Barton P, Segal R, Simmons P, Randolph AG: A pilot, randomized, controlled clinical trial of lucinactant, a peptide-containing synthetic surfactant, in infants with acute hypoxemic respiratory failure. Pediatr Crit Care Med 2012, 13(6):646-653.
64. Roberts JS, Bratton SL, Brogan TV: Acute severe asthma: differences in therapies and outcomes among pediatric intensive care units. [Comment]. Critical Care Medicine 2002, 30(3):581-585.
65. Anderson M, Svartengren M, Bylin G, Philipson K, Camner P: Deposition in asthmatics of particles inhaled in air or in helium-oxygen. Am Rev Respir Dis 1993, 147(3):524-528.
66. Kudukis TM, Manthous CA, Schmidt GA, Hall JB, Wylam ME: Inhaled helium-oxygen revisited: effect of inhaled helium-oxygen during the treatment of status asthmaticus in children. J Pediatr 1997, 130(2):217-224.
67. Gluck EH, Onorato DJ, Castriotta R: Helium-oxygen mixtures in intubated patients with status asthmaticus and respiratory acidosis. Chest 1990, 98(3):693-698.
68. Ho AM, Lee A, Karmakar MK, Dion PW, Chung DC, Contardi LH: Heliox vs air-oxygen mixtures for the treatment of patients with acute asthma: a systematic overview. Chest 2003, 123(3):882-890.
69. Martinon-Torres F, Rodriguez-Nunez A, Martinon-Sanchez JM: Heliox therapy in infants with acute bronchiolitis. Pediatrics 2002, 109(1):68-73.
70. Hollman G, Shen G, Zeng L, Yngsdal-Krenz R, Perloff W, Zimmerman J, Strauss R: Helium-oxygen improves clinical asthma scores in children with acute bronchiolitis. Crit Care Med 1998, 26(10):1731-1736.
71. Padman RI, Lawless ST, Kettrick RG. Noninvasive ventilation via bilevel positive airway pressure support in pediatric practice. Crit Care Med 1998, 26:169-173.
72. Beasley JM, Jones SE: Continuous positive airway pressure in bronchiolitis. Br Med J (Clin Res Ed) 1981, 283(6305):1506-1508.
73. Soong WJ, Hwang B, Tang RB: Continuous positive airway pressure by nasal prongs in bronchiolitis. Pediatr Pulmonol 1993, 16(3):163-166.
74. Miro A, Pinsky M: Cardiopulmonary interactions. In: Pediatric critical care. Edited by Fuhrman B, Zimmerman J, 2 edn. St. Louis: Mosby; 1998: 250-260.
75. Koh Y: Ventilatory management of patients with severe asthma. Int Anesthesiol Clin 2001, 39(1):63-73.
76. Stather DR, Stewart TE: Clinical review: mechanical ventilation in severe asthma. Crit Care 2005, 9(6):581-587.
77. Ventilation with lower tidal volumes as compared with traditional tidal volumes for acute lung injury and the acute respiratory distress syndrome. The Acute Respiratory Distress Syndrome Network. N Engl J Med 2000, 342(18):1301-1308.
78. Darioli R, Perret C: Mechanical controlled hypoventilation in status asthmaticus. Am Rev of Respir Dis 1984, 129(3):385-387.
79. Leatherman JW, Fluegel WL, David WS, Davies SF, Iber C: Muscle weakness in mechanically ventilated patients with severe asthma. Am J Respir Crit Care Med 1996, 153(5):1686-1690.
80. Priebe GP, Arnold JH: High-frequency oscillatory ventilation in pediatric patients. Respir Care Clin N Am 2001, 7(4):633-645.
81. Duval EL, van Vught AJ: Status asthmaticus treated by high-frequency oscillatory ventilation. Pediatr Pulmonol 2000 30(4):350-353.
82. Youssef-Ahmed MZ, Silver P, Nimkoff L, Sagy M: Continuous infusion of ketamine in mechanically ventilated children with refractory bronchospasm. Intensive Care Med 1996, 22(9):972-976.
83. Tobias JD, Garrett JS: Therapeutic options for severe, refractory status asthmaticus: inhalational anaesthetic agents, extracorporeal membrane oxygenation and helium/oxygen ventilation. Paediatr Anaesth 1997, 7(1):47-57.
84. McIntosh K: Community-acquired pneumonia in children. N Engl J Med 2002, 346(6):429-437.
85. Bednash G: The decreasing supply of registered nurses: inevitable future or call to action? JAMA 2000, 283(22):2985-2987.
86. Singh-Naz N, Rodriguez W: Adenoviral infections in children. Adv Pediatr Infect Dis 1996; 11:365-388.
87. Dishop MK: Paediatric interstitial lung disease: classification and definitions. Paediatr Respir Rev 2011, 12(4):230-237.
88. Kumar A, Zarychanski R, Pinto R, Cook DJ, Marshall J, Lacroix J, Stelfox T, Bagshaw S, Choong K, Lamontagne F, et al: Critically ill patients with 2009 influenza A(H1N1) infection in Canada. JAMA 2009, 302(17):1872-1879.
89. Davies A, Jones D, Bailey M, Beca J, Bellomo R, Blackwell N, Forrest P, Gattas D, Granger E, Herkes R, et al: Extracorporeal membrane oxygenation for 2009 influenza A (H1N1) acute respiratory distress syndrome. JAMA 2009, 302(17):1888-1895.
90. Randolph A, Jouvet P, Guo C, Ferdinands J, Yoon G, Flori H, Paden M, Anas NG, Czaja A, Loftis LL, et al: Risk factors for mortality in children admitted to the ICU with influenza infection [Abstract]. Am J Respir Crit Care Med 2010, 181:A3902.
91. Miller RR, 3rd, Markewitz BA, Rolfs RT, Brown SM, Dascomb KK, Grissom CK, Friedrichs MD, Mayer J, Hirshberg EL, Conklin J, et al: Clinical findings and demographic factors associated with ICU admission in Utah due to novel 2009 influenza A (H1N1) infection. Chest 2010, 137(4):752-758.
92. Jouvet P, Hutchison J, Pinto R, Menon K, Rodin R, Choong K, Kesselman M, Veroukis S, Andre Dugas M, Santschi M, et al: Critical illness in children with influenza A/pH1N1 2009 infection in Canada. Pediatr Crit Care Med 2010, 11(5):603-609.
93. Lister P, Reynolds F, Parslow R, Chan A, Cooper M, Plunkett A, Riphagen S, Peters M: Swine-origin influenza virus H1N1, seasonal influenza virus, and critical illness in children. Lancet 2009, 374(9690):605-607.
94. Randolph AG, Vaughn F, Sullivan R, Rubinson L, Thompson BT, Yoon G, Smoot E, Rice TW, Loftis LL, Helfaer M, et al: Critically ill children during the 2009-2010 influenza pandemic in the United States. Pediatrics 2011, 128(6):e1450-1458.
95. Whitley RJ, Hayden FG, Reisinger KS, Young N, Dutkowski R, Ipe D, Mills RG, Ward P: Oral oseltamivir treatment of influenza in children. Pediatr Infect Dis J 2001, 20(2):127-133.
96. Smith J, Ariano R, Toovey S: The use of antiviral agents for the management of severe influenza. Crit Care Med 2010, 38(Suppl).
97. Influenza Antiviral Medications: Summary for Clinicians: http://www.cdc.gov/flu/professionals/antivirals/summary-clinicians.htm.
98. O'Brien KL, Walters MI, Sellman J, Quinlisk P, Regnery H, Schwartz B, Dowell SF: Severe pneumococcal pneumonia in previously healthy children: the role of preceding influenza infection. Clin Infect Dis 2000, 30(5):784-789.
99. Siberry GK: Complications of influenza infection in children. Pediatr Ann 2000, 29(11):683-690.

100. Lichenstein R, Suggs A, Campbell J: Pediatric pneumonia. Emerg Med Clin North Am 2003, 21(2):437-448.
101. Stoll BJ, Hansen N, Fanaroff AA, Wright LL, Carlo WA, Ehrenkranz RA, Lemons JA, Donovan EF, Stark AR, Tyson JE, et al: Changes in pathogens causing early-onset sepsis in very-low-birth-weight Infants. N Engl J Med 2002, 347(4):240-247.
102. Sawicki GS, Lu FL, Valim C, Cleveland RH, Colin AA: Necrotising pneumonia is an increasingly detected complication of pneumonia in children. Eur Respir J 2008, 31(6):1285-1291.
103. Schultz KD, Fan LL, Pinsky J, Ochoa L, Smith EO, Kaplan SL, Brandt ML: The changing face of pleural empyemas in children: epidemiology and management. Pediatrics 2004, 113(6): 1735-1740.
104. Byington CL, Korgenski K, Daly J, Ampofo K, Pavia A, Mason EO: Impact of the pneumococcal conjugate vaccine on pneumococcal parapneumonic empyema. Pediatr Infect Dis J 2006, 25(3): 250-254.
105. Byington CL, Spencer LY, Johnson TA, Pavia AT, Allen D, Mason EO, Kaplan S, Carroll KC, Daly JA, Christenson JC, et al: An epidemiological investigation of a sustained high rate of pediatric parapneumonic empyema: risk factors and microbiological associations. Clin Infect Dis 2002, 34(4):434-440.
106. Tan TQ, Mason EO, Jr., Wald ER, Barson WJ, Schutze GE, Bradley JS, Givner LB, Yogev R, Kim KS, Kaplan SL: Clinical characteristics of children with complicated pneumonia caused by *Streptococcus pneumoniae*. Pediatrics 2002, 110(1 Pt 1):1-6.
107. Dean D, Neumayr L, Kelly DM, Ballas SK, Kleman K, Robertson S, Iyer RV, Ware RE, Koshy M, Rackoff WR, et al: *Chlamydia pneumoniae* and acute chest syndrome in patients with sickle cell disease J Pediatr Hematol Oncol 2003, 25(1):46-55.
108. Friedland IR: Comparison of the response to antimicrobial therapy of penicillin-resistant and penicillin-susceptible pneumococcal disease. Pediatr Infect Dis J 1995, 14(10):885-890.
109. Chonmaitree T, Powell KR: Parapneumonic pleural effusion and empyema in children. Review of a 19-year experience, 1962-1980. Clin Pediatr (Phila) 1983, 22(6):414-419.
110. Colice GL, Curtis A, Deslauriers J, Heffner J, Light R, Littenberg B, Sahn S, Weinstein RA, Yusen RD: Medical and surgical treatment of parapneumonic effusions: an evidence-based guideline. [erratum appears in Chest 2001 Jan;119(1):319]. Chest 2000, 118(4):1158-1171.
111. Mitri RK, Brown SD, Zurakowski D, Chung KY, Konez O, Burrows PE, Colin AA: Outcomes of primary image-guided drainage of parapneumonic effusions in children. Pediatrics 2002, 110(3):e37.
112. Ampofo K, Byington C: Management of parapneumonic empyema. Pediatr Infect Dis J 2007, 26(5):445-446.
113. Hawkins JA, Scaife ES, Hillman ND, Feola GP: Current treatment of pediatric empyema. Semin Thorac Cardiovasc Surg 2004, 16(3):196-200.
114. Maskell NA, Davies CW, Nunn AJ, Hedley EL, Gleeson FV, Miller R, Gabe R, Rees GL, Peto TE, Woodhead MA, et al: U.K. Controlled trial of intrapleural streptokinase for pleural infection. N Engl J Med 2005, 352(9):865-874.
115. St Peter SD, Tsao K, Spilde TL, Keckler SJ, Harrison C, Jackson MA, Sharp SW, Andrews WS, Rivard DC, Morello FP, et al: Thoracoscopic decortication vs tube thoracostomy with fibrinolysis for empyema in children: a prospective, randomized trial. J Pediatr Surg 2009, 44(1):106-111; discussion 111.
116. Sonnappa S, Cohen G, Owens CM, van Doorn C, Cairns J, Stanojevic S, Elliott MJ, Jaffe A: Comparison of urokinase and video-assisted thoracoscopic surgery for treatment of childhood empyema. Am J Respir Crit Care Med 2006, 174(2):221-227.
117. Bernard GR, Artigas A, Brigham KL, Carlet J, Falke K, Hudson L, Lamy M, Legall JR, Morris A, Spragg R: The American-European Consensus Conference on ARDS. Definitions, mechanisms, relevant outcomes, and clinical trial coordination. Am J Respir Crit Care Med 1994, 149(3 Pt 1):818-824.
118. Flori HR, Glidden DV, Rutherford GW, Matthay MA: Pediatric acute lung injury: prospective evaluation of risk factors associated with mortality. Am J Respir Crit Care Med 2005, 171(9):995-1001.
119. Randolph AG, Meert KL, O'Neil ME, Hanson JH, Luckett PM, Arnold JH, Gedeit RG, Cox PN, Roberts JS, Venkataraman ST, et al: The feasibility of conducting clinical trials in infants and children with acute respiratory failure. Am J Respir Crit Care Med 2003, 167(10):1334-1340.
120. Curley MA, Hibberd PL, Fineman LD, Wypij D, Shih MC, Thompson JE, Grant MJ, Barr FE, Cvijanovich NZ, Sorce L, et al: Effect of prone positioning on clinical outcomes in children with acute lung injury: a randomized controlled trial. JAMA 2005, 294(2):229-237.
121. Willson DF, Thomas NJ, Markovitz BP, Bauman LA, DiCarlo JV, Pon S, Jacobs BR, Jefferson LS, Conaway MR, Egan EA: Effect of exogenous surfactant (calfactant) in pediatric acute lung injury: a randomized controlled trial. JAMA 2005, 293(4):470-476.
122. Trachsel D, McCrindle BW, Nakagawa S, Bohn D: Oxygenation index predicts outcome in children with acute hypoxemic respiratory failure. Am J Respir Crit Care Med 2005, 172(2):206-211.
123. Tamburro RF, Barfield RC, Shaffer ML, Rajasekaran S, Woodard P, Morrison RR, Howard SC, Fiser RT, Schmidt JE, Sillos EM: Changes in outcomes (1996-2004) for pediatric oncology and hematopoietic stem cell transplant patients requiring invasive mechanical ventilation. Pediatr Crit Care Med 2008, 9(3):270-277.
124. Balit C, Horan R, Frndova H, Doyle J, Cox PN: Pediatric bone marrow transplant and intensive care: have things changed? [Abstract]. Crit Care Med 2012, 40(12):A855.
125. Matthay MA, Brower RG, Carson S, Douglas IS, Eisner M, Hite D, Holets S, Kallet RH, Liu KD, MacIntyre N et al: Randomized, placebo-controlled clinical trial of an aerosolized beta(2)-agonist for treatment of acute lung injury. Am J Respir Crit Care Med 2011, 184(5):561-568.
126. Rice TW, Wheeler AP, Thompson BT, Steingrub J, Hite RD, Moss M, Morris A, Dong N, Rock P: Initial trophic vs full enteral feeding in patients with acute lung injury: the EDEN randomized trial. JAMA 2012, 307(8):795-803.
127. Guerin C, Reignier J, Richard JC, Beuret P, Gacouin A, Boulain T, Mercier E, Badet M, Mercat A, Baudin O et al: Prone positioning in severe acute respiratory distress syndrome. N Engl J Med 2013, 368 (23):2159-2168.
128. Delacourt C, Lorino H, Herve-Guillot M, Reinert P, Harf A, Housset B: Use of the forced oscillation technique to assess airway obstruction and reversibility in children. Am J Respir Crit Care Med 2000, 161(3 Pt 1):730-736.
129. Ranieri VM, Rubenfeld GD, Thompson BT, Ferguson ND, Caldwell E, Fan E, Camporota L, Slutsky AS: Acute respiratory distress syndrome: the Berlin Definition. JAMA 2012, 307(23): 2526-2533.
130. Pediatric Acute Respiratory Distress Syndrome: Consensus Recommendations From the Pediatric Acute Lung Injury Consensus Conference. Pediatr Crit Care Med 2015, 16(5):428-439.
131. Rubenfeld GD, Caldwell E, Granton J, Hudson LD, Matthay MA: Interobserver variability in applying a radiographic definition for ARDS. Chest 1999, 116(5):1347-1353.
132. Ferrer M, Esquinas A, Leon M, Gonzalez G, Alarcon A, Torres A: Noninvasive ventilation in severe hypoxemic respiratory failure: a randomized clinical trial. Am J Respir Crit Care Med 2003, 168(12):1438-1444.
133. Hilbert G, Gruson D, Vargas F, Valentino R, Gbikpi-Benissan G, Dupon M, Reiffers J, Cardinaud JP: Noninvasive ventilation in immunosuppressed patients with pulmonary infiltrates, fever, and acute respiratory failure. [Comment]. N Engl J Med 2001, 344(7):481-487.
134. Padman R, Lawless ST, Kettrick RG: Noninvasive ventilation via bilevel positive airway pressure support in pediatric practice. Crit Care Med 1998, 26(1):169-173.
135. Piastra M, Antonelli M, Chiaretti A, Polidori G, Polidori L, Conti G: Treatment of acute respiratory failure by helmet-delivered non-invasive pressure support ventilation in children with acute leukemia: a pilot study. Intensive Care Med 2004, 30(3):472-476.
136. Ranieri VM, Suter PM, Tortorella C, De Tullio R, Dayer JM, Brienza A, Bruno F, Slutsky AS: Effect of mechanical ventilation on inflammatory mediators in patients with acute respiratory distress syndrome: a randomized controlled trial. JAMA 1999, 282(1):54-61.
137. Slutsky AS, Tremblay LN: Multiple system organ failure. Is mechanical ventilation a contributing factor? Am J Respir Crit Care Med 1998, 157(6 Pt 1):1721-1725.
138. Hernandez LA, Peevy KJ, Moise AA, Parker JC: Chest wall restriction limits high airway pressure-induced lung injury in young rabbits. J Appl Physiol 1989, 66(5):2364-2368.
139. Doctor A, Arnold JH: Mechanical support of acute lung injury: options for strategic ventilation. New Horizons 1999, 7(3):359-373.
140. Froese AB: High-frequency oscillatory ventilation for adult respiratory distress syndrome: let's get it right this time! Crit Care Med 1997, 25(6):906-908.
141. Arnold JH: High-frequency ventilation in the pediatric intensive care unit. Pediatr Crit Care Med 2000, 1(2):93-99.
142. Ventre KM, Arnold JH: High frequency oscillatory ventilation in acute respiratory failure. Paediatr Respir Rev 2004, 5(4):323-332.
143. Arnold JH, Hanson JH, Toro-Figuero LO, Gutierrez J, Berens RJ, Anglin DL: Prospective, randomized comparison of high-frequency oscillatory ventilation and conventional mechanical ventilation in pediatric respiratory failure. Crit Care Med 1994, 22(10):1530-1539.
144. Ferguson ND, Cook DJ, Guyatt GH, Mehta S, Hand L, Austin P, Zhou Q, Matte A, Walter SD, Lamontagne F, et al: High-frequency oscillation in early acute respiratory distress syndrome. N Engl J Med 2013, 368(9):795-805.
145. Young D, Lamb SE, Shah S, MacKenzie I, Tunnicliffe W, Lall R, Rowan K, Cuthbertson BH: High-frequency oscillation for acute respiratory distress syndrome. N Engl J Med 2013, 368(9): 806-813.
146. Langston C, Fan LL: The spectrum of interstitial lung disease in childhood. Pediatr Pulmonol 2001, Suppl 23:70-71.
147. Fan LL, Deterding RR, Langston C: Pediatric interstitial lung disease revisited. Pediatr Pulmonol 2004, 38(5):369-378.
148. Fan LL, Kozinetz CA, Deterding RR, Brugman SM: Evaluation of a diagnostic approach to pediatric interstitial lung disease. Pediatrics 1998, 101(1 Pt 1):82-85.
149. Fan LL, Mullen AL, Brugman SM, Inscore SC, Parks DP, White CW: Clinical spectrum of chronic interstitial lung disease in children. J Pediatr 1992, 121(6):867-872.
150. American Thoracic Society/European Respiratory Society International Multidisciplinary Consensus Classification of the Idiopathic Interstitial Pneumonias. Am J Respir Crit Care Med 2002, 165(2):277-304.
151. Clement A: Task force on chronic interstitial lung disease in immunocompetent children. Eur Respir J 2004, 24(4):686-697.
152. Nathan N, Thouvenin G, Fauroux B, Corvol H, Clement A: Interstitial lung disease: physiopathology in the context of lung growth. Paediatr Respir Rev 2011, 12(4):216-222.
153. Thiery JP, Sleeman JP: Complex networks orchestrate epithelial-mesenchymal transitions. Nat Rev Mol Cell Biol 2006, 7(2):131-142.
154. Deleted in review.
155. Deleted in review.
156. Deutsch GH, Young LR, Deterding RR, Fan LL, Dell SD, Bean JA, Brody AS, Nogee LM, Trapnell BC, Langston C, et al: Diffuse lung disease in young children: application of a novel classification scheme. Am J Respir Crit Care Med 2007, 176(11):1120-1128.
157. Fan LL, Langston C: Chronic interstitial lung disease in children. Pediatr Pulmonol 1993, 16(3):184-196.
158. Michaud G, Reddy C, Ernst A: Whole-lung lavage for pulmonary alveolar proteinosis. Chest 2009, 136(6):1678-1681.
159. Reiter K, Schoen C, Griese M, Nicolai T: Whole-lung lavage in infants and children with pulmonary alveolar proteinosis. Paediatr Anaesth 2010, 20(12):1118-1123.
160. Dranoff G, Crawford AD, Sadelain M, Ream B, Rashid A, Bronson RT, Dickersin GR, Bachurski CJ, Mark EL, Whitsett JA, et al: Involvement of granulocyte-macrophage colony-stimulating factor in pulmonary homeostasis. Science 1994, 264(5159):713-716.
161. Seymour JF, Dunn AR, Vincent JM, Presneill JJ, Pain MC: Efficacy of granulocyte-macrophage colony-stimulating factor in acquired alveolar proteinosis. N Engl J Med 1996, 335(25):1924-1925.
162. Barrington KJ, Finer NN: Treatment of bronchopulmonary dysplasia. A review. Clin Perinatol 1998, 25(1):177-202.
163. Abman SH, Groothius JR: Pathophysiology and treatment of bronchopulmonary dysplasia. Current issues. Pediatr Clin North Am 1994, 41(2):277-315.
164. Northway WH, Jr., Rosan RC, Porter DY: Pulmonary disease following respirator therapy of hyaline-membrane disease. Bronchopulmonary dysplasia. N Engl J Med 1967, 276(7):357-368.
165. Bhandari A, Bhandari V: Pitfalls, problems, and progress in bronchopulmonary dysplasia. Pediatrics 2009, 123(6):1562-1573.
166. Kinsella JP, Greenough A, Abman SH: Bronchopulmonary dysplasia. Lancet 2006, 367(9520): 1421-1431.
167. Jobe AH, Bancalari E: Bronchopulmonary dysplasia. Am J Respir Crit Care Med 2001, 163(7): 1723-1729.
168. Eber E, Zach MS: Long term sequelae of bronchopulmonary dysplasia (chronic lung disease of infancy). Thorax 2001, 56(4):317-323.
169. Stoll BJ, Hansen NI, Bell EF, Shankaran S, Laptook AR, Walsh MC, Hale EC, Newman NS, Schibler K, Carlo WA, et al: Neonatal outcomes of extremely preterm infants from the NICHD Neonatal Research Network. Pediatrics 2010, 126(3):443-456.
170. McCubbin M, Frey EE, Wagener JS, Tribby R, Smith WL: Large airway collapse in bronchopulmonary dysplasia. J Pediatr 1989, 114(2):304-307.
171. Bancalari E: Neonatal chronic lung disease. In: Neonatal-perinatal medicine: diseases of the fetus and infant. Edited by Fanaroff A, Martin R, vol. 2. St. Louis: Mosby; 2002: 1057-1070.
172. Wada K, Jobe AH, Ikegami M: Tidal volume effects on surfactant treatment responses with the initiation of ventilation in preterm lambs. J Appl Physiol 1997, 83(4):1054-1061.
173. Taskar V, John J, Evander E, Robertson B, Jonson B: Surfactant dysfunction makes lungs vulnerable to repetitive collapse and reexpansion. Am J Respir Crit Care Med 1997, 155(1):313-320.
174. Clark RH, Gerstmann DR, Null DM, Jr., deLemos RA: Prospective randomized comparison of high-frequency oscillatory and conventional ventilation in respiratory distress syndrome. Pediatrics 1992, 89(1):5-12.
175. Gerstmann DR, Minton SD, Stoddard RA, Meredith KS, Monaco F, Bertrand JM, Battisti O, Langhendries JP, Francois A, Clark RH: The Provo multicenter early high-frequency oscillatory ventilation trial: improved pulmonary and clinical outcome in respiratory distress syndrome. Pediatrics 1996, 98(6 Pt 1):1044-1057.
176. Courtney SE, Durand DJ, Asselin JM, Hudak ML, Aschner JL, Shoemaker CT: High-frequency oscillatory ventilation versus conventional mechanical ventilation for very-low-birth-weight infants. N Engl J Med 2002, 347(9):643-652.
177. Aly H, Massaro AN, Patel K, El-Mohandes AA: Is it safer to intubate premature infants in the delivery room? Pediatrics 2005, 115(6):1660-1665.
178. Dani C, Bertini G, Pezzati M, Cecchi A, Caviglioli C, Rubaltelli FF: Early extubation and nasal continuous positive airway pressure after surfactant treatment for respiratory distress syndrome among preterm infants <30 weeks' gestation. Pediatrics 2004, 113(6):e560-563.
179. Booth C, Premkumar MH, Yannoulis A, Thomson M, Harrison M, Edwards AD: Sustainable use of continuous positive airway pressure in extremely preterm infants during the first week after delivery. Arch Dis Child Fetal Neonatal Ed 2006, 91(6):F398-402.
180. Morley CJ, Davis PG, Doyle LW, Brion LP, Hascoet JM, Carlin JB: Nasal CPAP or intubation at birth for very preterm infants. N Engl J Med 2008, 358(7):700-708.
181. Eichenwald EC, Stark AR: Management and outcomes of very low birth weight. N Engl J Med 2008, 358(16):1700-1711.
182. Finer NN, Carlo WA, Walsh MC, Rich W, Gantz MG, Laptook AR, Yoder BA, Faix RG, Das A, Poole WK, et al: Early CPAP versus surfactant in extremely preterm infants. N Engl J Med 2010, 362(21):1970-1979.
183. Carlo WA, Finer NN, Walsh MC, Rich W, Gantz MG, Laptook AR, Yoder BA, Faix RG, Das A, Poole WK, et al: Target ranges of oxygen saturation in extremely preterm infants. N Engl J Med 2010, 362(21):1959-1969.
184. Schmidt B, Roberts RS, Davis P, Doyle LW, Barrington KJ, Ohlsson A, Solimano A, Tin W: Caffeine therapy for apnea of prematurity. N Engl J Med 2006, 354(20):2112-2121.

185. Cabal LA, Larrazabal C, Ramanathan R, Durand M, Lewis D, Siassi B, Hodgman J: Effects of metaproterenol on pulmonary mechanics, oxygenation, and ventilation in infants with chronic lung disease. J Pediatr 1987, 110(1):116-119.
186. Clark PL, Ekekezie, II, Kaftan HA, Castor CA, Truog WE: Safety and efficacy of nitric oxide in chronic lung disease. Arch Dis Child Fetal Neonatal Ed 2002, 86(1):F41-45.
187. Mariani G, Barefield ES, Carlo WA: The role of nitric oxide in the treatment of neonatal pulmonary hypertension. Curr Opin Pediatr 1996, 8(2):118-125.
188. Barst RJ, Ivy DD, Gaitan G, Szatmari A, Rudzinski A, Garcia AE, Sastry BK, Pulido T, Layton GR, Serdarevic-Pehar M, et al: A randomized, double-blind, placebo-controlled, dose-ranging study of oral sildenafil citrate in treatment-naive children with pulmonary arterial hypertension. Circulation 2012, 125(2):324-334.
189. Barst RJ, Beghetti M, Pulido T, Layton G, Konourina I, Zhang M, Ivy DD: STARTS-2: long-term survival with oral sildenafil monotherapy in treatment-naive pediatric pulmonary arterial hypertension. Circulation 2014, 129(19):1914-1923.
190. Deleted in review.
191. Abman SH, Kinsella JP, Rosenzweig EB, Krishnan U, Kulik T, Mullen M, Wessel DL, Steinhorn R, Adatia I, Hanna B, et al: Implications of the U.S. Food and Drug Administration warning against the use of sildenafil for the treatment of pediatric pulmonary hypertension. Am J Respir Crit Care Med 2013, 187(6):572-575.
192. http://www.fda.gov/Safety/MedWatch/SafetyInformation/SafetyAlertsforHumanMedicalProducts/ucm391152.htm.
193. Greenholz SK: Congenital diaphragmatic hernia: an overview. Semin Pediatr Surg 1996, 5(4): 216-223.
194. Greer JJ, Allan DW, Babiuk RP, Lemke RP: Recent advances in understanding the pathogenesis of nitrofen-induced congenital diaphragmatic hernia. Pediatr Pulmonol 2000, 29(5):394-399.
195. Migliazza L, Xia H, Alvarez JI, Arnaiz A, Diez-Pardo JA, Alfonso LF, Tovar JA: Heart hypoplasia in experimental congenital diaphragmatic hernia. J Pediatr Surg 1999, 34(5):706-710; discussion 710-701.
196. Migliazza L, Otten C, Xia H, Rodriguez JI, Diez-Pardo JA, Tovar JA: Cardiovascular malformations in congenital diaphragmatic hernia: human and experimental studies. J Pediatr Surg 1999, 34(9):1352-1358.
197. Migliazza L, Xia H, Diez-Pardo JA, Tovar JA: Skeletal malformations associated with congenital diaphragmatic hernia: experimental and human studies. J Pediatr Surg 1999, 34(11):1624-1629.
198. Kutasy B, Gosemann JH, Doi T, Fujiwara N, Friedmacher F, Puri P: Nitrofen interferes with trophoblastic expression of retinol-binding protein and transthyretin during lung morphogenesis in the nitrofen-induced congenital diaphragmatic hernia model. Pediatr Surg Int 2012, 28(2):143-148.
199. Fauza DO, Wilson JM: Congenital diaphragmatic hernia and associated anomalies: their incidence, identification, and impact on prognosis. J Pediatr Surg 1994, 29(8):1113-1117.
200. The Neonatal Inhaled Nitric Oxide Study Group (NINOS). Inhaled nitric oxide and hypoxic respiratory failure in infants with congenital diaphragmatic hernia. Pediatrics 1997, 99(6):838-845.
201. Henneberg SW, Jepsen S, Andersen PK, Pedersen SA: Inhalation of nitric oxide as a treatment of pulmonary hypertension in congenital diaphragmatic hernia. J Pediatr Surg 1995, 30(6):853-855.
202. Russell IA, Zwass MS, Fineman JR, Balea M, Rouine-Rapp K, Brook M, Hanley FL, Silverman NH, Cahalan MK: The effects of inhaled nitric oxide on postoperative pulmonary hypertension in infants and children undergoing surgical repair of congenital heart disease. Anesth Analg 1998, 87(1): 46-51.
203. Leveque C, Hamza J, Berg AE, Barbotin-Larrieu F, Laguenie G, Goutail-Flaud F, Couturier C, Egu JF, Mekouar R, Saint-Maurice C: Successful repair of a severe left congenital diaphragmatic hernia during continuous inhalation of nitric oxide. Anesthesiology 1994, 80(5):1171-1175.
204. van den Hout L, Sluiter I, Gischler S, De Klein A, Rottier R, Ijsselstijn H, Reiss I, Tibboel D: Can we improve outcome of congenital diaphragmatic hernia? Pediatr Surg Int 2009, 25(9):733-743.
205. Kinsella JP, Ivy DD, Abman SH: Pulmonary vasodilator therapy in congenital diaphragmatic hernia: acute, late, and chronic pulmonary hypertension. Semin Perinatol 2005, 29(2):123-128.
206. Azarow K, Messineo A, Pearl R, Filler R, Barker G, Bohn D: Congenital diaphragmatic hernia–a tale of two cities: the Toronto experience. J Pediatr Surg 1997, 32(3):395-400.
207. Wung JT, James LS, Kilchevsky E, James E: Management of infants with severe respiratory failure and persistence of the fetal circulation, without hyperventilation. Pediatrics 1985, 76(4):488-494.
208. Varughese M, Patole S, Shama A, Whitehall J: Permissive hypercapnia in neonates: the case of the good, the bad, and the ugly. Pediatr Pulmonol 2002, 33(1):56-64.
209. Mariani G, Cifuentes J, Carlo WA: Randomized trial of permissive hypercapnia in preterm infants. Pediatrics 1999, 104(5 Pt 1):1082-1088.
210. Carlo WA, Martin R, Fanaroff A: Assisted ventilation and complications of respiratory distress. In: neonatal-perinatal medicine: diseases of the fetus and infant.Edited by Fanaroff A, Martin RJ, vol. 2. St. Louis: Mosby; 2002: 1011-1025.
211. Wilson JM, Lund DP, Lillehei CW, Vacanti JP: Congenital diaphragmatic hernia–a tale of two cities: the Boston experience. J Pediatr Surg 1997, 32(3):401-405.
212. Wung JT, Sahni R, Moffitt ST, Lipsitz E, Stolar CJ: Congenital diaphragmatic hernia: survival treated with very delayed surgery, spontaneous respiration, and no chest tube. J Pediatr Surg 1995, 30(3):406-409.
213. Dworetz AR, Moya FR, Sabo B, Gladstone I, Gross I: Survival of infants with persistent pulmonary hypertension without extracorporeal membrane oxygenation. Pediatrics 1989, 84(1):1-6.
214. Bohn D: Congenital diaphragmatic hernia. Am J Respir Crit Care Med 2002, 166(7):911-915.
215. Randolph AG, Wypij D, Venkataraman ST, Hanson JH, Gedeit RG, Meert KL, Luckett PM, Forbes P, Lilley M, Thompson J, et al: Effect of mechanical ventilator weaning protocols on respiratory outcomes in infants and children: a randomized controlled trial. JAMA 2002, 288(20):2561-2568.
216. Barr J, Fraser GL, Puntillo K, Ely EW, Gelinas C, Dasta JF, Davidson JE, Devlin JW, Kress JP, Joffe AM, et al: Clinical practice guidelines for the management of pain, agitation, and delirium in adult patients in the intensive care unit. Crit Care Med 2013, 41(1):263-306.
217. Brook AD, Ahrens TS, Schaiff R, Prentice D, Sherman G, Shannon W, Kollef MH: Effect of a nursing-implemented sedation protocol on the duration of mechanical ventilation. Crit Care Med 1999, 27(12):2609-2615.
218. Kress JP, Pohlman AS, O'Connor MF, Hall JB: Daily interruption of sedative infusions in critically ill patients undergoing mechanical ventilation. N Engl J Med 2000, 342(20):1471-1477.
219. Girard TD, Kress JP, Fuchs BD, Thomason JW, Schweickert WD, Pun BT, Taichman DB, Dunn JG, Pohlman AS, Kinniry PA, et al: Efficacy and safety of a paired sedation and ventilator weaning protocol for mechanically ventilated patients in intensive care (Awakening and Breathing Controlled trial): a randomised controlled trial. Lancet 2008, 371(9607):126-134.
220. Strom T, Martinussen T, Toft P: A protocol of no sedation for critically ill patients receiving mechanical ventilation: a randomised trial. Lancet 2010, 375(9713):475-480.
221. Curley MA, Wypij D, Watson RS, Grant MJ, Asaro LA, Cheifetz IM, Dodson BL, Franck LS, Gedeit RG, Angus DC, et al: Protocolized sedation vs usual care in pediatric patients mechanically ventilated for acute respiratory failure: a randomized clinical trial. JAMA 2015, 313(4):379-389.
222. Hu C, Wedde-Beer K, Auais A, Rodriguez MM, Piedimonte G: Nerve growth factor and nerve growth factor receptors in respiratory syncytial virus-infected lungs. Am J Physiol Lung Cell Mol Physiol 2002, 283(2):L494-502.
223. Bersten AD, Edibam C, Hunt T, Moran J: Incidence and mortality of acute lung injury and the acute respiratory distress syndrome in three Australian states. Am J Respir Crit Care Med 2002, 165(4):443-448.
224. Luhr OR, Antonsen K, Karlsson M, Aardal S, Thorsteinsson A, Frostell CG, Bonde J: Incidence and mortality after acute respiratory failure and acute respiratory distress syndrome in Sweden, Denmark, and Iceland. The ARF Study Group. Am J Respir Crit Care Med 1999, 159(6): 1849-1861.
225. Rubenfeld GD, Caldwell E, Peabody E, Weaver J, Martin DP, Neff M, Stern EJ, Hudson LD: Incidence and outcomes of acute lung injury. N Engl J Med 2005, 353(16):1685-1693.
226. Kneyber MC, Brouwers AG, Caris JA, Chedamni S, Plotz FB: Acute respiratory distress syndrome: is it underrecognized in the pediatric intensive care unit? Intensive Care Med 2008, 34(4):751-754.
227. Zimmerman JJ, Akhtar SR, Caldwell E, Rubenfeld GD: Incidence and outcomes of pediatric acute lung injury. Pediatrics 2009, 124(1):87-95.
228. Erickson S, Schibler A, Numa A, Nuthall G, Yung M, Pascoe E, Wilkins B: Acute lung injury in pediatric intensive care in Australia and New Zealand: a prospective, multicenter, observational study. Pediatr Crit Care Med 2007, 8(4):317-323.
229. Lopez-Fernandez Y, Azagra AM, de la Oliva P, Modesto V, Sanchez JI, Parrilla J, Arroyo MJ, Reyes SB, Pons-Odena M, Lopez-Herce J et al: Pediatric Acute Lung Injury Epidemiology and Natural History Study: incidence and outcome of the acute respiratory distress syndrome in children*. Crit Care Med 2012, 40(12):3238-3245.
230. Bindl L, Dresbach K, Lentze MJ: Incidence of acute respiratory distress syndrome in German children and adolescents: a population-based study. Crit Care Med 2005, 33(1):209-312.
231. Li G, Malinchoc M, Cartin-Ceba R, Venkata CV, Kor DJ, Peters SG, Hubmayr RD, Gajic O: Eight-year trend of acute respiratory distress syndrome: a population-based study in Olmsted County, Minnesota. Am J Respir Crit Care Med 2011, 183(1):59-66.
232. Mercat A, Richard JC, Vielle B, Jaber S, Osman D, Diehl JL, Lefrant JY, Prat G, Richecoeur J, Nieszkowska A, et al: Positive end-expiratory pressure setting in adults with acute lung injury and acute respiratory distress syndrome: a randomized controlled trial. JAMA 2008, 299(6):646-655.
233. Meade MO, Cook DJ, Guyatt GH, Slutsky AS, Arabi YM, Cooper DJ, Davies AR, Hand LE, Zhou Q, Thabane L, et al: Ventilation strategy using low tidal volumes, recruitment maneuvers, and high positive end-expiratory pressure for acute lung injury and acute respiratory distress syndrome: a randomized controlled trial. JAMA 2008, 299(6):637-645.
234. Gattinoni L, Tognoni G, Pesenti A, Taccone P, Mascheroni D, Labarta V, Malacrida R, Di Giulio P, Fumagalli R, Pelosi P, et al: Effect of prone positioning on the survival of patients with acute respiratory failure. N Engl J Med 2001, 345(8):568-573.
235. Guerin C, Gaillard S, Lemasson S, Ayzac L, Girard R, Beuret P, Palmier B, Le QV, Sirodot M, Rosselli S, et al: Effects of systematic prone positioning in hypoxemic acute respiratory failure: a randomized controlled trial. JAMA 2004, 292(19):2379-2387.
236. Mancebo J, Fernandez R, Blanch L, Rialp G, Gordo F, Ferrer M, Rodriguez F, Garro P, Ricart P, Vallverdu I, Gich I, Castano J, Saura P, Dominguez G, Bonet A, Albert RK: A multicenter trial of prolonged prone ventilation in severe acute respiratory distress syndrome. Am J Respir Crit Care Med 2006, 173 (11):1233-1239.
237. Taccone P, Pesenti A, Latini R, Polli F, Vagginelli F, Mietto C, Caspani L, Raimondi F, Bordone G, Iapichino G, et al: Prone positioning in patients with moderate and severe acute respiratory distress syndrome: a randomized controlled trial. JAMA 2009, 302(18):1977-1984.
238. Wiedemann HP, Wheeler AP, Bernard GR, Thompson BT, Hayden D, deBoisblanc B, Connors AF, Jr., Hite RD, Harabin AL: Comparison of two fluid-management strategies in acute lung injury. N Engl J Med 2006, 354(24):2564-2575.
239. Liu KD, Levitt J, Zhuo H, Kallet RH, Brady S, Steingrub J, Tidswell M, Siegel MD, Soto G, Peterson MW, et al: Randomized clinical trial of activated protein C for the treatment of acute lung injury. Am J Respir Crit Care Med 2008, 178(6):618-623.
240. Gao Smith F, Perkins GD, Gates S, Young D, McAuley DF, Tunnicliffe W, Khan Z, Lamb SE: Effect of intravenous beta-2 agonist treatment on clinical outcomes in acute respiratory distress syndrome (BALTI-2): a multicentre, randomised controlled trial. Lancet 2012, 379(9812):229-235.
241. Anzueto A, Baughman RP, Guntupalli KK, Weg JG, Wiedemann HP, Raventos AA, Lemaire F, Long W, Zaccardelli DS, Pattishall EN: Aerosolized surfactant in adults with sepsis-induced acute respiratory distress syndrome. Exosurf Acute Respiratory Distress Syndrome Sepsis Study Group. N Engl J Med 1996, 334(22):1417-1421.
242. Spragg RG, Lewis JF, Walmrath HD, Johannigman J, Bellingan G, Laterre PF, Witte MC, Richards GA, Rippin G, Rathgeb F, et al: Effect of recombinant surfactant protein C-based surfactant on the acute respiratory distress syndrome. N Engl J Med 2004, 351(9):884-892.
243. Kesecioglu J, Beale R, Stewart TE, Findlay GP, Rouby JJ, Holzapfel L, Bruins P, Steenken EJ, Jeppesen OK, Lachmann B: Exogenous natural surfactant for treatment of acute lung injury and the acute respiratory distress syndrome. Am J Respir Crit Care Med 2009, 180(10):989-994.
244. Spragg RG, Taut FJ, Lewis JF, Schenk P, Ruppert C, Dean N, Krell K, Karabinis A, Gunther A: Recombinant surfactant protein C-based surfactant for patients with severe direct lung injury. Am J Respir Crit Care Med 2011, 183(8):1055-1061.
245. Meduri GU, Headley AS, Golden E, Carson SJ, Umberger RA, Kelso T, Tolley EA: Effect of prolonged methylprednisolone therapy in unresolving acute respiratory distress syndrome: a randomized controlled trial. JAMA 1998, 280(2):159-165.
246. Steinberg KP, Hudson LD, Goodman RB, Hough CL, Lanken PN, Hyzy R, Thompson BT, Ancukiewicz M: Efficacy and safety of corticosteroids for persistent acute respiratory distress syndrome. N Engl J Med 2006, 354(16):1671-1684.
247. Dellinger RP, Zimmerman JL, Taylor RW, Straube RC, Hauser DL, Criner GJ, Davis K, Jr., Hyers TM, Papadakos P: Effects of inhaled nitric oxide in patients with acute respiratory distress syndrome: results of a randomized phase II trial. Inhaled Nitric Oxide in ARDS Study Group. [Comment]. Crit Care Med 1998, 26(1):15-23.
248. Dobyns EL, Cornfield DN, Anas NG, Fortenberry JD, Tasker RC, Lynch A, Liu P, Eells PL, Griebel J, Baier M, et al: Multicenter randomized controlled trial of the effects of inhaled nitric oxide therapy on gas exchange in children with acute hypoxemic respiratory failure. J Pediatr 1999, 134(4):406-412.
249. Taylor RW, Zimmerman JL, Dellinger RP, Straube RC, Criner GJ, Davis K, Jr., Kelly KM, Smith TC, Small RJ: Low-dose inhaled nitric oxide in patients with acute lung injury: a randomized controlled trial. JAMA 2004, 291(13):1603-1609.
250. Rice TW, Wheeler AP, Thompson BT, deBoisblanc BP, Steingrub J, Rock P: Enteral omega-3 fatty acid, gamma-linolenic acid, and antioxidant supplementation in acute lung injury. JAMA 2011, 306(14):1574-1581.
251. Galambos C, Levy H, Cannon CL, Vargas SO, Reid LM, Cleveland R, Lindeman R, deMello DE, Wert SE, Whitsett JA, et al: Pulmonary pathology in thyroid transcription factor-1 deficiency syndrome. Am J Respir Crit Care Med 2010, 182(4):549-554.

第五篇

循 环 系 统

78

急性冠脉综合征

Joanne Mazzarelli and Steven M. Hollenberg

定义与临床表现

在美国，每年约有 200 万患者因急性冠脉综合征（acute coronary syndrome，ACS）住院，如果将院外死亡的患者计算在内，死亡率高达 25%。ACS 是一组具有相似致病机制与不同临床特征的疾病。包括 ST 段抬高心肌梗死（ST elevation myocardial infarction，STEMI）、非 ST 段抬高心肌梗死（non-ST segment elevation myocardial infarction，NSTEMI）和不稳定型心绞痛（unstable angina，UA）。ACS 之间的共同联系是一个脆弱但先前静止的冠状动脉粥样硬化斑块破裂。暴露于循环血池的斑块内容物触发血管活性物质的释放和血小板的活化以及凝血级联反应。血小板聚集、血栓形成、血管收缩和微栓塞的程度决定了该综合征的临床表现。

ACS 通常分为 Q 波心肌梗死（Q-wave myocardial infarction，QMI）、非 Q 波心肌梗死（non-Q-wave myocardial infarction，NQMI）和 UA。近期，分类标准已改变并开始基于初始心电图；患者分为 3 组：① STEMI；② NSTEMI，但有心肌损伤酶学证据；③伴有 UA。以心电图表现为分类标准符合当前的治疗策略，因为 ST 段抬高的患者受益于即时再灌注治疗，并且应该用纤溶治疗或紧急血运重建来治疗。相反，纤溶剂在其他 ACS 患者中无效。

ACS 的病理生理学

心肌缺血是由供氧需求不平衡引起，通常在限制心肌血液供应的阻塞性动脉粥样硬化性冠状动脉疾病中发生发展。不稳定冠状动脉综合征和心肌梗死（myocardial infarction，MI）的病理生理学通常涉及由急性冠状动脉血栓形成导致的心外膜冠状动脉部分或完全闭塞。

ACS 发生的诱因事件是动脉粥样硬化斑块破裂[1]。斑块破裂的并发症包括血栓形成、血管完全闭塞、STEMI、血栓溶解和骨折愈合，导致血管全闭塞或次全闭塞，可引起 NSTEMI 或 UA。

动脉粥样硬化斑块由脂质核心组成，其包括胆固醇、氧化低密度脂蛋白（low-density lipoprotein，LDL）、巨噬细胞和平滑肌细胞，并由纤维帽覆盖。当外部机械力超过纤维帽的抗拉强度时，会发生斑块破裂。斑块破裂后的临床后果很大限度上取决于凝血功能和抗血栓力之间的平衡[2, 3]。脂质核心包含组织因子和其他血栓形成因子，会导致血小板活化和聚集。纤溶因子，如组织纤溶酶原激活剂、前列环素和一氧化氮，起到抑制血栓形成的作用。斑块破裂的一个主要因素是血流，随着次全闭塞、高级别狭窄或血管痉挛，血栓开始在动脉管腔中下游播散。与富含血小板的初始血栓相比，这些血栓含有大量的红细胞，其聚集在纤维蛋白网中。前者对抗血小板治疗反应最好，后者对抗血栓治疗和纤溶治疗反应最好。

STEMI

流行病学

STEMI 约占 MI 病例的 25%～40%。STEMI 的住院死亡率和 1 年死亡率随着再灌注治疗的运用和指南导向药物治疗（guideline-directed medical therapy，GDMT）的改善而显著降低；目前住院死亡率可低至 4%～6%，1 年死亡率在 7%～18%[4, 5]。但并非所有符合条件的 STEMI 患者都能接受再灌注治疗；由于大多数患者为老年人，故 2004—2006 年的登记数据估计错失率为 7%。女性、糖尿病患者和肾脏疾病患者出现 STEMI 时预后更差。在美国大约有 23% 的 STEMI 患者患有糖尿病，75% 的糖尿病患者死亡与冠状动脉疾病有关。慢性肾脏疾病患者，尤其是透析患者，不耐受 GDMT；只有 45% 的透析患者接受再灌注治疗并且只有 70% 入院时规律服用阿司匹林。约 67% 的透析患者出院后服用阿司匹林，而只有 57% 的患者接受 β 受体阻滞剂治疗[4, 5]。女性患者和透析患者出现抗血栓治疗相关的出血并发症概率更高[6, 7]。

STEMI 的诊断与治疗

MI 的症状可与心绞痛类似，但发作症状更明显，持续时间更长。主要症状包括恶心、呕吐、发汗和由心输出量低导致的不适甚至休克。左心室功能受损可引起肺水肿，双肺底湿啰音和颈静脉怒张；第四心音的出现提示心肌轻微梗死或轻度缺血，但第三心音出现通常预示着更广泛的心肌损害。

制定 MI 定义的共识小组将 STEMI 解释为，在至少两个相邻的导联中出现 J 点上的 ST 段抬高，男性 V_2～V_3≥2mm（0.2mV），女性 V_2～V_3≥1.5mm（0.15mV），其他导联≥1mm（0.1mV）[7,8]。但是，可能存在心电图难以解释的情况，一种新型左束支传导阻滞（left bundle branch block，LBBB）被称为“STEMI 等效”。于 2011 年发表的一项多中心纵向研究对此概念提出了质疑。这项研究中，892 例潜在 ACS 患者中有 36 例（4%）患有 LBBB，而这 36 例中仅有 14 例被确诊为 ACS[9]。据类似研究报道[10]：在 GUSTO-1 试验中，在 26 003 例潜在 ACS 患者中，仅 131 例（0.5%）确诊为急性心肌梗死（acute myocardial infarction，AMI）的患者患有 LBBB[11]。

出现疑似心肌缺血症状的患者应接受快速病情评估、连续监测和病情再评估。2013 年美国心脏病学会基金会（American College of Cardiology Foundation，ACCF）和美国心脏协会（American Heart Association，AHA）发布的关于 STEMI 的指南强调了在适当时机尽早选择再灌注治疗的重要性（图 78-1）。除了常规抗血小板治疗外，还应尽早行经皮腔内冠状动脉成形术（percutaneous coronary intervention，PCI）、转移到具有 PCI 能力的医疗机构或进行纤溶治疗。2004 年发布的相关准则仍然成立：“及时地行再灌注治疗可能比治疗选择更重要[12]。”现阶段关于再灌注时机和策略的指南列在表 78-1 中。

表 78-1 STEMI 患者行再灌注治疗的时机与策略

推荐方案	建议级别	证据水平
所有符合条件的 STEMI 患者均应在出现症状 12 小时内接受再灌注治疗	I	A
直接 PCI 为再灌注治疗推荐治疗手段	I	A
在 120 分钟内无条件行 PCI，若无相关禁忌证，建议患者接受纤溶疗法	I	B
当选择纤溶疗法为再灌注治疗的主要手段时，建议患者在入院 30 分钟内行纤溶治疗	I	B

PCI：皮腔内冠状动脉成形术；STEMI：ST 段抬高心肌梗死。
资料来源：Adapted from O'Gara PT，Kushner FG，Ascheim DD，Casey DE Jr，Chung MK，de Lemos JA，et al. 2013 ACCF/AHA Guidelines for the Management of ST-Elevation Myocardial Infarction：A Report of the American College of Cardiology Foundation/American Heart Association Task Force on Practice Guidelines. Circulation. 2013；127：e362-e425.

2013 年 ACCF 和 AHA 关于 STEMI 的指南强调早期再灌注的重要性，说明对就诊于不具备 PCI 能力医院的患者，应尽一切努力在首次医疗联系（first medical contact，FMC）120 分钟内将患者送到具备 PCI 能力的医院。此外，因 FMC 到目标医疗机构的理想时间为 90 分钟或更少，急诊医务人员直接将患者运送到具备 PCI 能力的医院行 PCI 是针对 STEMI 患者的推荐分流策略。现阶段 STEMI 患者再灌注治疗的管理指南，见图 78-2。

SIZE OF TREATMENT EFFECT

	Ⅰ类	Ⅱa类	Ⅱb类	Ⅲ类
	受益>>>风险 不需要额外的研究 手术/治疗应该执行/管理	受益>>风险 需要有针对性的额外研究 实施程序/实施治疗是合理的	受益≥风险 需要有针对性目标的额外研究 需要额外的注册数据 实施程序/实施治疗是合理的	风险≥受益 没有额外的研究需要程序/治疗不应该进行/管理 不但无益，可能是有害的
A级 多个（3～5个）种群风险层的评价 方向和效果大小的一般一致性	• 推荐程序或治疗是有用/有效的 • 来自多个随机试验或荟萃分析的充分证据	• 推荐对治疗或程序有用/有效 • 来自多个随机试验或荟萃分析的一些相互矛盾的证据	• 推荐的有用性/有效性不够充分 • 来自多个随机试验或meta分析的更大的冲突证据	• 推荐程序或治疗无用/无效，可能是有害的 • 来自多个随机试验或荟萃分析的充分证据
B级 有限（2～3）人群风险层评估	• 推荐程序或治疗是有用/有效的 • 来自单个随机试验或非随机研究的有限证据	• 推荐对治疗或程序有用/有效 • 来自单个随机试验或非随机研究的更大冲突的证据	• 推荐的有用性/有效性不够充分 • 来自单个随机试验或非随机研究的一些相互矛盾的证据	• 推荐程序或治疗无用/无效，可能是有害的 • 来自单个随机试验或非随机研究的有限证据
C级 非常有限（1～2）人群风险层评估	• 推荐程序或治疗是有用/有效的 • 只有专家意见、案例研究或护理标准	• 推荐对治疗或程序有用/有效 • 只有不同的专家意见、案例研究，或护理标准	• 推荐的有用性/有效性不够充分 • 只有不同的专家意见、案例研究，或护理标准	• 推荐程序或治疗无用/无效，可能是有害的 • 只有专家意见、案例研究或护理标准

图 78-1 **证据水平与推荐级别**。（资料来源：Gibbons RJ，Smith S，Antman E. American College of Cardiology/American Heart Association Clinical Practice Guidelines：Part I. C. Circulation. 2003；107：2979-2986.）

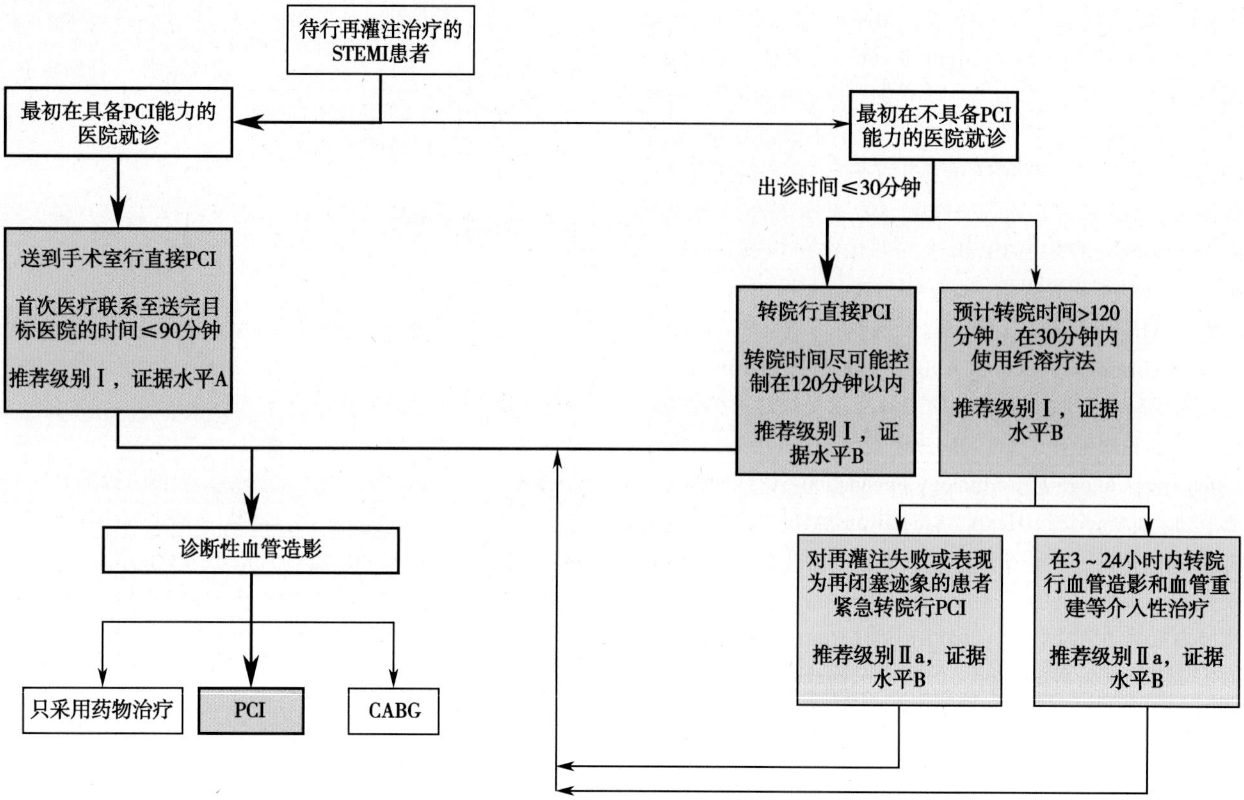

图 78-2 **STEMI 患者再灌注治疗策略**。CABG：冠状动脉旁路移植手术；PCI：经皮腔内冠状动脉成形术；STEMI：ST 段抬高心肌梗死。（资料来源：O'Gara PT，Kushner FG，Ascheim DD，et al. 2013 ACCF/AHA Guidelines for the Management of ST-Elevation Myocardial Infarction：A Report of the American College of Cardiology Foundation/American Heart Association Task Force on Practice Guidelines. Circulation. 2013；127：e362-e425-27.）

纤溶疗法

早期冠状动脉再灌注治疗适用于所有符合条件的患者。多项临床试验证明了纤溶剂在 AMI 早期发挥的作用：减少心肌梗死面积，保留左心室功能，减少短期和长期死亡率[13-15]，且治疗越早，患者受益越大[15]。当预期 FMC 120 分钟内无条件行 PCI 手术[6]，应考虑在症状出现的 12 小时内行纤溶治疗。纤溶治疗的适应证和禁忌证见表 78-2。

由于纤溶治疗相关出血并发症（尤其是颅内出血）虽发生较少，但意义重大，因此当选择给予 AMI 患者纤溶治疗时应慎重考虑。这在 ICU 患者中具有特别的意义，因为 ICU 患者情况复杂，他们更有并发出血的可能。在这种情况下，通常优先选择急诊冠状动脉造影（存在行 PCI 的临床指征）。

常用的纤溶药物包括特异性纤维蛋白溶解剂替奈普酶（tenecteplase）、瑞替普酶（reteplase）和阿替普酶（alteplase）。非纤维蛋白特异性链激酶很少使用。在纤维蛋白溶解剂给药后，应监测患者再灌注的症状和体征，如初始症状缓解和血流动力学 / 电稳定性趋于改善，并结合初始 ST 抬高段的回降率（理想状态为 50%）[16,17]。一般情况下，在纤维蛋白溶解治疗后 60 分钟或 90 分钟内 ST 段回降完成（接近完成），ST 段回降可有效地提示冠状动脉再通[18-20]。如果该迹象在 90 分钟内不明显（即"纤溶失败"），应紧急转移患者至具备 PCI 能力的医疗机构[6]。表现为休克或严重心力衰竭症状的 STEMI 患者，不必考虑心肌梗死的发作时间或给予纤溶治疗的治疗时间，应立即转院至具备 PCI 能力的医疗机构[21]。即使存在心肌再灌注的证据或血流动力学保持稳定，也应考虑在纤溶治疗后 3～24 小时行诊断性冠状动脉造影和 PCI，相关病例对照研究和小样本随机对照试验支持此项建议，研究显示：与那些纤溶后出现心肌缺血症状后再行冠状动脉造影的患者相比，在 30 天内进行常规血管造影的患者死亡率、MI 复发率、心肌缺血复发率、心力衰竭或休克症状的发生率均有所降低[22-24]。

高危患者首选纤溶治疗后行血管成形术，由此可降低复发性心肌梗死或缺血的发生率[25,26]。与 STEMI 的治疗相比，纤溶药物在治疗 UA/NSTEMI 时没有益处且会增加不良事件的发生风险[27]。基于以上研究结果，不推荐纤溶酶用于治疗 UA/NSTEMI。

直接 PCI 治疗 AMI

直接 PCI 较纤溶治疗的主要优点包括：梗死动脉通畅率高、血流动力学正常率高、缺血再灌注率低、紧急重复血运重建率低、颅内出血风险低[14,28]。还可根据冠状动脉造影结果对疾病的严重程度和分布情况进行风险分层。多项随机试验数据表明：针对高风险 AMI 患者，PCI 优于纤溶治疗[28]。

表 78-2 STEMI 纤溶治疗的适应证及禁忌证

纤溶治疗的适应证

- 症状出现后 12 小时内出现缺血症状
- 存在证据表明首发症状出现后 12～24 小时持续心肌缺血，可能发生大面积心肌梗死或血流动力学不稳定
- NSTEMI 是纤溶疗法的禁忌证，但如果并发后壁梗死或出现 aVR 导联 ST 段抬高，则可建议患者行纤溶疗法

禁忌证

绝对禁忌证

- 既往脑出血病史
- 既往脑血管病变（如动静脉畸形）
- 既往颅内恶性肿瘤病史（原发或转移）
- 3 个月内发生缺血性卒中（4.5 小时内发生的急性缺血性卒中除外）
- 疑似主动脉夹层
- 易出血体质（月经期除外）
- 3 个月内出现严重的头部或面部外伤
- 2 个月内曾行颅内或椎管内手术
- 严重高血压（对紧急治疗无效）
- 前 6 个月内曾行链激酶治疗

相对禁忌证

- 慢性、严重、控制不佳的高血压病史
- 严重高血压（收缩压＞180mmHg 或舒张压＞110mmHg）
- 既往缺血性卒中病史
- 痴呆
- 已知非绝对禁忌证的颅内疾病
- 曾行创伤性或延长 CPR（＞10 分钟）
- 既往手术史（＜3 周）
- 最近内出血（2～4 周）
- 近期行非弹性血管穿刺
- 妊娠
- 消化性溃疡活动期
- 口服抗凝治疗

CPR：心肺复苏；STEMI：ST 段抬高心肌梗死；NSTEMI：非 ST 段抬高心肌梗死。

行血管重建的时间比操作方法更为重要，PCI 应以最有效、最快捷的方式实现[29]。研究表明，心肌梗死后早期，完全和持续的再灌注疗法可以降低 30 天死亡率。及时接受 PCI 是 STEMI 患者首选的再灌注疗法，其定义为 FMC 至接受 PCI 间隔不超过 90 分钟。如果患者最初于不具备 PCI 能力的医院就诊，且预计出诊时间不超过 30 分钟，FMC 到行 PCI 的时间预计不超过或等于 120 分钟，则应安排转至可行 PCI 的医院。如果 FMC 到医院的时间超过 120 分钟，应考虑先行纤溶治疗后转移到具备 PCI 能力的医院接受治疗。在行纤溶治疗前，应仔细考虑耗费在输送患者到目标医疗设施的时间。及时行再灌注治疗与最终梗死灶面积、左心室剩余功能及预后情况密切相关[16, 17]。通过恢复相关梗死动脉到梗死区域的血流，以减缓微血管损伤和再灌注损伤是救治最终目标。后者可通过联合辅助性治疗来完成，将在下面讨论。

冠状动脉支架术

行直接球囊血管成形术治疗 AMI 可显著降低死亡率，但受限于突发性血管闭合、复发性院内缺血、梗死相关动脉再闭塞和冠状动脉再狭窄的可能性。使用冠状动脉支架在常规和高危 PCI 中均可减少再狭窄和不良预后[30]，现已成为 ACS 的常规治疗手段。是否对 AMI 患者使用裸金属支架或药物洗脱支架，这仍是尚未通过临床试验解决的问题；目前主要基于患者情况和血管造影特征来决策。再狭窄率随着药物洗脱支架的运用而降低，随着技术的进步，支架血栓形成率也在下降。对高出血风险的患者来说，若无条件行 1 年的双抗血小板治疗（dual antiplatelet therapy，DAPT），或在未来 1 年内需接受介入治疗或外科手术，首选裸金属支架[6]。

直接 PCI 辅助治疗

阿司匹林

阿司匹林，因其成本低廉、毒性较弱，是最知名、使用最广泛的抗血小板药物之一。此药通过不可逆转地乙酰化前列腺素 H_2 合成酶的丝氨酸残基，抑制血栓素 A_2 的产生。已有研究证明阿司匹林可降低 AMI 的死亡率，与纤溶治疗具有相同的溶栓作用[31]。此外，阿司匹林还能降低心肌再梗死的风险[32, 33]。所有疑似 ACS 的患者，除禁忌证外，均应尽快服用阿司匹林。初始剂量为 162～325mg，维持剂量一般为 81mg/d。若无禁忌证，阿司匹林应无限期规律服用。

腺苷二磷酸受体 $P2Y_{12}$ 阻滞剂

$P2Y_{12}$ 阻滞剂包括氯吡格雷（clopidogrel）、普拉格雷（prasugrel）和替卡格雷（ticagrelor8）。针对 STEMI 患者，应尽早给药至负荷剂量或在患者接受 PCI 时充分给药。

氯吡格雷作为一种前体药物，其在肝脏中通过肝细胞色素 P450（cytochrome P450，CYP）3A、1A、2B 和 2C 亚族转化为活性巯基代谢物。活性代谢物不可逆地与血小板表面 ADP 受体的 $P2Y_{12}$ 成分结合，阻止 GPⅡb/Ⅲa 受体复合物的活化，以减少血小板聚集，延长血小板的寿命。血小板聚集抑制（inhibition of platelet aggregation，IPA）发挥作用具有剂量依赖性的特点，300～600mg 的负荷剂量可 2 小时内实现血小板功能抑制。600mg 负荷剂量的氯吡格雷可提供更快的血小板抑制作用，优于 300mg 负荷剂量[34]。

普拉格雷是一种噻吩并吡啶，其与 ADP 受体的 $P2Y_{12}$ 成分不可逆地结合[41]，作用更迅速。与氯吡格雷类似，普拉格雷也是一种前体药物，可代谢为活性与非活性代谢物，其主要代谢为活性代谢物，故对血小板聚集的抑制作用高于氯吡格雷。此类药物发挥作用具有剂量依赖性，60mg 负荷剂量在 30 分钟内即可实现血小板功能抑制，峰值效应在约 4 小

时内发生[42]。在随机双盲TRITION-TIMI试验中，接受普拉格雷治疗的患者与氯吡格雷相比，非致死性心肌梗死的发生率显著降低[43]。但是普拉格雷组大出血率较高（2.4% vs 1.8%，$P=0.03$），危及生命的出血率也较高。一项随机双盲试验分析表明：有短暂性脑缺血或卒中病史（净伤害）、年龄超过75年（无净益）、体重小于60kg（无净益）。FDA已将短暂性脑缺血和中风的病史标记为普拉格雷使用的禁忌证[44]。

替卡格雷作为一种可逆的非噻吩并吡啶$P2Y_{12}$受体拮抗剂，不需要通过代谢转化即可发挥作用。PLATO试验在38%患有STEMI的18 000例ACS患者中比较替卡格雷与氯吡格雷；替卡格雷组主要终点事件发生较少（MI、中风或死亡）（9.4% vs 10.8%，$P<0.05$），但替卡格雷组中风和颅内出血发生率更高[45]。有趣的是替卡格雷在北美洲的使用疗效不及世界其他地区，可能是因为与阿司匹林维持剂量的交互作用（在美国更多患者服用阿司匹林，阿司匹林剂量中位数为300mg/dl[46]）。因此，当选择替卡格雷与阿司匹林作为双重抗血小板治疗方案时，阿司匹林的剂量不应超过100mg[47]。

综上所述，所有接受PCI的患者应联用阿司匹林和$P2Y_{12}$受体抑制剂行双重抗血小板治疗[48]。然而，相关数据表明：未接受PCI的患者也会获益于联用这两种药物。因此，无论进行再灌注治疗与否，患者都应考虑使用氯吡格雷。替卡格雷和普拉格雷在STEMI患者溶栓治疗中作用尚不明确，可能存在导致患者出血增加的风险[50]。

GPⅡb/Ⅲa受体拮抗剂

GPⅡb/Ⅲa受体拮抗剂抑制血小板聚集的最终共同途径，阻断活化血小板的交联，经常用于经皮介入治疗[51-54]。在使用$P2Y_{12}$抑制剂和阿司匹林的双重抗血小板治疗的时代，在STEMI血管成形术中添加GPⅡb/Ⅲa抑制剂的作用尚不明确。在PCI前使用GPⅡb/Ⅲa受体拮抗剂效果仍不明确，故不推荐使用。当ST段抬高心肌梗死患者用噻吩并吡啶和阿司匹林并加抗凝药物，如UFH或比伐卢啶（bivalirudin）。虽然不常规推荐患者接受PCI时使用糖蛋白Ⅱb/Ⅲa抑制剂，但可能对少数患者有效。例如，如果患者血栓负荷较大或$P2Y_{12}$受体拮抗剂负荷量不足，则在PCI时使用GPⅡb/Ⅲa抑制剂可能有效[55]。

PCI治疗的抗凝剂

对于已经接受阿司匹林和$P2Y_{12}$抑制剂治疗的PCI患者，普通肝素和比瓦卢啶都是可接受的抗凝治疗药物[55]。比瓦卢啶是一种直接凝血酶抑制剂，抑制血凝块形成和循环凝血酶活性。对于肝素相关血小板减少症患者来说，比瓦卢啶可作为普通肝素的替代品之一[60,62]。最近的一些临床试验，包括双重抗血小板治疗（dual antiplatelet therapy，DAPT）的使用，经桡动脉PCI治疗，以及GPⅡb/Ⅲa抑制剂的使用减少，得出结论，与比伐卢啶相比，肝素降低了PCI患者中主要不良缺血事件的发生率[63]。抗血小板药物和抗凝剂针对于STEMI的治疗剂量见表78-3。

表78-3 直接PCI的辅助治疗：抗血小板治疗与抗凝治疗

药物	剂量	建议级别	证据水平
抗血小板治疗			
阿司匹林	负荷剂量：162～325mg 维持剂量：81mg	Ⅰ	B
氯吡格雷	负荷剂量：600mg 维持剂量：75mg	Ⅰ	B
普拉格雷	负荷剂量：60mg 维持剂量：10mg	Ⅰ	B
替卡格雷	负荷剂量：180mg 维持剂量：90mg，每日2次	Ⅰ	B
GPⅡb/Ⅲa受体拮抗剂与普通肝素、比伐卢啶联用			
阿昔单抗	初始用量：0.25mg/kg 维持用量：0.125μg/(kg•min)（最大10μg/min）	ⅡA	A
替罗非班	初始用量：25μg/kg 维持用量：0.15μg/(kg•min)。若CrCl<30ml/min，则用量减半	ⅡA	B
依替巴肽	初始用量：180μg/kg，维持用量：2μg/(kg•min)；第二次180μg/kg，首次给药10分钟后再给药。若CrCl<50ml/min，则用量减半，透析患者禁用	ⅡA	B
抗凝治疗			
普通肝素	与GPⅡb/Ⅲa受体拮抗剂联用：50～70U/kg，静脉注射达到治疗效果，单独使用：70～100U/kg，达到治疗效果	Ⅰ	C
比瓦卢啶	初始剂量：0.75mg/kg，静脉注射；维持剂量：1.75mg/(kg•h)（使用或不使用肝素）*,†	Ⅰ	B
磺达肝癸钠	不推荐单独作为直接PCI的辅助抗凝用药	Ⅲ危害	B

PCI：经皮腔内冠状动脉成形术。

* 如果CrCl<30ml/min，剂量减至1mg/(kg•h)。

† 出血高风险患者首选GPⅡb/Ⅲa受体拮抗剂，而非普通肝素。

资料来源：O'Gara PT，Kushner FG，Ascheim DD，Casey DE Jr，Chung MK，de Lemos JA，et al. 2013 ACCF/AHA Guidelines for the Management of ST-Elevation Myocardial Infarction：A Report of the American College of Cardiology Foundation/American Heart Association Task Force on Practice Guidelines. Circulation. 2013；127：e362-e425.

冠状动脉旁路移植术

冠状动脉旁路移植术(coronary artery bypass graft, CABG)对于 STEMI 患者而言是一种良好的治疗手段。PCI 失败、冠状动脉解剖不耐受 PCI，或者出现缺血、心源性休克、严重心力衰竭或其他高危症状的患者应考虑行 CABG[65]。CABG 也适用于同时行血管重建和修复机械缺陷(如室间隔缺损、游离壁破裂或乳头肌破裂)的患者[6]。既往研究显示，接受 CABG 的 STEMI 患者死亡率增加，这提示平衡血管重建的重要性。对于近期发作的 STEMI 患者使用抗血小板药物时，必须考虑行紧急 CABG 的时机。表 78-4 提供了这些建议的相关摘要。既往研究提示，行 CABG 前 5～7 天接受氯吡格雷治疗的患者发生大出血和纵隔再探查的风险较高。然而，2009 年一项随机患者接受氯吡格雷治疗的试验：无论是于 CABG 当天停药，在 CABG 前 3 天停药，或在 CABG 前停药 5 天，患者出血率与血液制品使用率均显著地高于手术前停药患者[66]。与历史对照数据相比，那些提前 3～5 天服用氯吡格雷的患者有类似的低出血率[67]。据相关回顾性非随机研究证明，在手术前接受氯吡格雷或替卡格雷治疗的患者中，CABG 相关出血的发生率类似。在 TRITION-TIMI 38 研究中，接受 CABG 的患者比接受 PCI 的患者术后发生出血的比例更高(21.9% vs 4.1%, $P<0.004$)[68]。接受 CABG 的 STEMI 患者应慎用 $P2Y_{12}$ 受体拮抗剂。

表 78-4 行紧急 CABG 的时机与抗血小板药物的使用

药品	建议	建议级别	证据水平
阿司匹林	不建议行 CABG 前使用	I	C
氯吡格雷或替卡格雷	至少提前 24 小时停药	I	B
替罗非班或依替巴肽	至少提前 2～4 小时停药	I	B
阿昔单抗	至少提前 12 小时停药	I	B

CABG：冠状动脉旁路移植术。

资料来源：O'Gara PT, Kushner FG, Ascheim DD, Casey DE Jr, Chung MK, de Lemos JA, et al. 2013 ACCF/AHA Guidelines for the Management of ST-Elevation Myocardial Infarction: A Report of the American College of Cardiology Foundation/American Heart Association Task Force on Practice Guidelines. Circulation. 2013; 127: e362-e425.

其他治疗措施

硝酸酯类

硝酸酯类药物在救治 AMI 中有较多益处，其通过减少心脏负荷以减少心肌耗氧量，同时增加心内膜灌注和缺血区域的侧支血流来改善心肌氧供应[69]。冠状动脉闭塞性痉挛所致 ST 段抬高的患者可通过服硝酸酯药物有效地缓解心肌缺血症状。除了血流动力学效应外，硝酸盐还可减少血小板聚集。尽管益处较多，但是 GISSI-3 和 ISIS-4 试验没有证明长期或短期硝酸盐治疗可有效地降低患者死亡率[70, 71]。然而，硝酸酯类药物仍然是缓解心绞痛症状的一线药物，特别是并发心肌梗死、高血压或和充血性心力衰竭等。对于右心室梗死、低血压(SBP<90mmHg 或 SBP 低于基线>30mmHg)或在 24～48 小时服用过磷酸二酯酶 -5 抑制剂的患者应避免使用硝酸酯类药物。

β- 受体阻滞剂

β- 受体阻滞剂在心肌梗死的短期治疗和长期治疗中都发挥着积极的作用。在纤溶前期，早期静脉注射阿替洛尔(atenolol)可显著减少心肌再梗死、心搏骤停、心脏破裂和死亡的发生[72]。然而，近期相关数据表明：早期静脉注射 β- 受体阻滞剂后口服用药可能在 4 周内降低再梗死率，但与安慰剂相比，β- 受体阻滞剂导致心力衰竭和心源性休克的风险增加[73]。基于上述发现，在无全身性高血压的情况下，不再建议常规使用静脉 β- 受体阻滞剂[74]。然而，只要无下列情况：心力衰竭征象、心源性休克或低输出状态、严重房室传导疾病和反应性气道疾病所致呼吸急促等[6]，β- 受体阻滞剂应在 STEMI 发病 24 小时内口服给药。除非禁忌证，β- 受体阻滞剂应在住院后继续使用。

肾素 - 血管紧张素 - 醛固酮系统(RAAS)抑制剂

RAAS 抑制剂包括血管紧张素转换酶抑制剂(angiotensin converting enzyme inhibitors, ACEI)、血管紧张素受体拮抗剂(angiotensin receptor blocker, ARB)和醛固酮拮抗剂。

虽无研究证明立即静脉注射 ACEI 是有益的治疗，但患者应尽早口服 ACEI[80]。所有 STEMI、左心室功能障碍或心力衰竭的患者应在发病 24 小时内接受 ACEI 治疗。ACEI 的可能禁忌证包括低血压、休克、肾衰竭史、ACEI 或 ARB 所致高钾血症。当启用 ACEI 或 ARB 时，应考虑基线肾功能，但肾衰竭并不是其绝对禁忌证。患者服药应低剂量口服开始，并逐渐滴定到最大耐受剂量。不耐受 ACEI 的 STEMI 患者应给予 ARB。VALIANT 实验[81]证实，缬沙坦(valsartan)效果不低于卡托普利(captopril)。醛固酮也与 MI 后左心室恶性重塑有关。研究证明，早期(MI 症状出现 7 天内)服用醛固酮拮抗剂依普利酮(eplerenone)可降低或改善患者死亡率，故服用 ACEI 和 β- 受体阻滞药的 STEMI 患者和左心室射血量≤40%、出现心力衰竭症状或糖尿病的患者[6, 82]，若无禁忌证，都应接受此类药物治疗。醛固酮拮抗剂的禁忌证包括：男性肌酐值大于 2.5mg/dl，女性肌酐值大于 2.0mg/dl，或钾大于 5.0mmol/L。

降脂药

多项研究表明，ACS 患者服用他汀类药物可以预防猝死、复发性心肌梗死和中风[83, 84]。优先选用高剂量他汀类药物，并在出院前开始服药以提高患者依从性[5, 6]。ACS 患者中，不论 LDL 水平，都应给予高剂量他汀类药物治疗。在目前可用的他汀类药物中，临床试验显示，高剂量（每日 80mg）阿托伐他汀（atorvastatin）可减少 ACS 患者的死亡和缺血事件[85,86]。他汀类药物禁忌证包括药物诱发横纹肌溶解症、严重肌肉病变和急性肝损伤。

钙通道阻滞药

临床随机试验已证明常规使用钙通道阻滞剂可以提高心肌梗死后的生存率[87]。事实上，meta 分析表明，高剂量的短效二氢吡啶硝苯地平可增加心肌梗死的死亡率[88]。钙通道阻滞剂的不良反应包括心动过缓、房室传导阻滞和心力衰竭加重。

氧疗

对于非低氧血症患者（血氧饱和度 <90%）的 ACS 患者不常规推荐氧疗[90]。Meta 分析结果显示，为血氧正常的 MI 患者安排氧疗，并没有降低死亡率，甚至可能会造成死亡率上升。AVOID 试验随机安排 441 例已确诊的 STEMI 患者，无论血氧饱和度多少，一律接受氧疗。接受氧疗的患者，心肌梗死复发率增加（5.5% vs 0.9%，$P=0.006$），心律失常频率增加（40.4% vs 31.4%，$P=0.05$）。在 6 个月时，氧疗组心肌梗死面积增加（$n=139$；20.3g vs 13.1g，$P=0.04$）。故不再推荐血氧饱和度正常的 STEMI 患者行辅助性氧疗[91]。

UA 和 NSTEMI

UA 和 NSTEMI 作为 ACS 的组成部分，肌钙蛋白升高可区分 NUSTEMI 和 UA。NSTEMI 患者病情管理关键要进行风险分层。患者的总体风险与心脏疾病的严重程度和斑块不稳定性的程度有关。风险分层是一个连续的过程，从入院开始持续到出院（图 78-3）。ACS 的风险随年龄增长而增加。一般情况下，心电图上 ST 段下降可识别临床高危事件[92]。然而，正常的 12 导联心电图无法准确排除 NSTEMI，仅在 1%～6% 的 ACS 患者中可见[93,94]。例如，左冠状回旋动脉闭塞在一般心电图上不可见，并且只能使用后导联 V7～V9 检测到；左回旋支梗死或右冠状动脉闭塞可发生孤立性后壁梗死，并表现为前导联 V1～V3 中的高 R 波；ST 段抬高可见于后导联（V7～V9），但通常不超过 1mm。如果临床高度怀疑 ACS，应在发病 1 小时内每隔 15～30 分钟行重复心电图检查[95]。若无 ACS，心电图上可以看到非特异性 ST 和 T 波的变化。ST-T 段改变的非 ACS 原因，见表 75-5。

NSTEMI 相关生化标记物

心肌损伤标记物是判断预后的有效指标。心肌坏死的首选标记物为肌钙蛋白。心肌肌钙蛋白 T 和心肌肌钙蛋白 I 是心脏损伤的敏感标记物[96,97]。肌钙蛋白 T 水平升高与心脏风险事件和 30 天死亡率增高有关[98]。相反，低水平的肌钙蛋白与低事件发生率相关，但是肌钙蛋白水平正常不能保证预后良好，也不能替代良好的临床判断。肌钙蛋白在症状出现后 2～4 小时再开始升高，并可能持续数天。

表 78-5 心电图 ST-T 段改变的非 ACS 原因

疾病 / 症状	心电图改变
左心室室壁瘤	心前区导联 ST 段抬高；Q 波；低电压
心包炎或心肌炎	ST 段弓背抬高；多数导联 PR 段下抬；aVR 导联上 ST 段倒置，PR 段抬高
右束支传导阻滞	右心前区导联上 ST 段下抬，T 波倒置
左心室高电压	水平导联上 ST 段下抬成异常 T 波
高钾血症	T 波高尖
变异性心绞痛	缺血区导联 ST 段升高
应激性心肌病	ST 段升高
brugada 综合征	V1～V3 导联 ST 段升高
中枢神经系统疾病	T 波倒置；ST 段下抬
早期复极综合征	在相邻导联上 J 点升高≥0.1mV；V2～V5 导联上 ST 段宽大畸形；无倒置 ST 段下降提示 STEMI（除 aVR 外）

在无明显缺血性心脏病的情况下，肌钙蛋白水平升高在急性期和非急性期病程中均较为常见。当血清肌钙蛋白升高但临床症状不提示 ACS 时，临床医生应考虑其他病因。

早期介入治疗对比缺血导向治疗

这两种途径都已被采用来治疗 NSTEMI 患者，称为早期介入性治疗或缺血导向性治疗。对符合条件的患者在入院 24 小时内行冠状动脉造影与 PCI 是一种早期介入性治疗手段。患有难治性心绞痛、血流动力学不稳定、严重心力衰竭或二尖瓣反流恶化，且无严重合并症或心导管插入术禁忌证的 NSTEMI 患者，可明确行早期介入性治疗[95]。对于被认为风险低但伴有出血、晚期肝肾衰竭、终末期肺部疾病或晚期癌症等严重并发症的患者，不应考虑采用早期介入性手段，以避免风险大于收益。每当考虑介入策略时，必须充分考虑患者抗凝、抗血小板或抗血栓治疗的能力。

风险分层是管理 NSTEMI ACS 患者的关键。对于风险较低的患者，可采取稳定的医疗管理策略，但高危患者应考虑行心脏导管插入术。

UA/NSTEMI 的药物治疗指南

推荐治疗 UA/NSTEMI 患者的标准药物治疗包括止痛药、硝酸酯类药物、抗血小板药物和抗血栓药物。其他应考虑的药物包括高剂量他汀类药物、β 受体阻滞剂和 RASS。NSTEMI/UA 患者诊疗指南见表 78-6。

疑似 NSTEMI 患者的抗血小板 / 抗凝治疗

抗血小板治疗

抗血小板治疗包括阿司匹林、$P2Y_{12}$ 受体抑制剂和 GPⅡb/Ⅲa

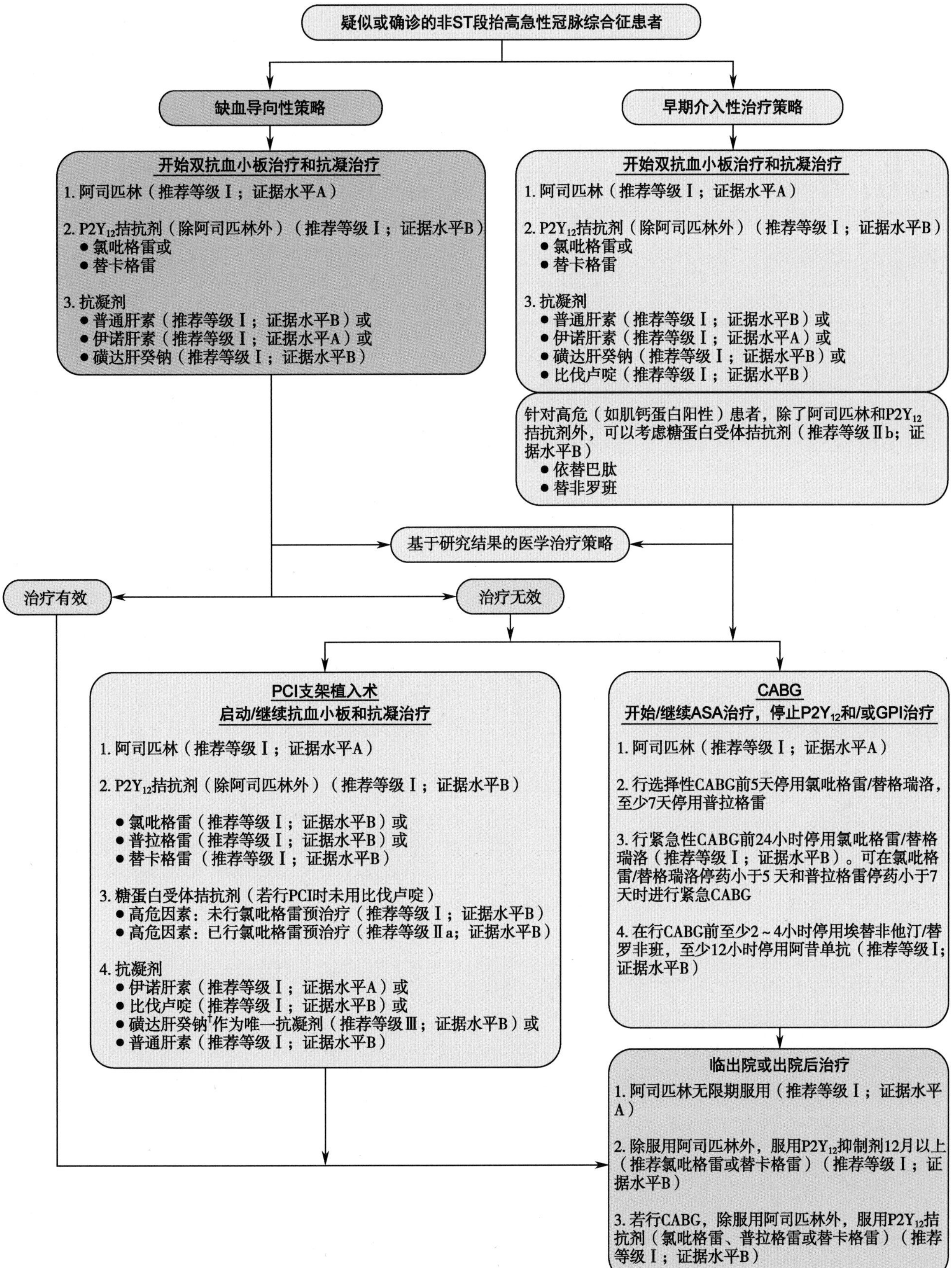

图 78-3　疑似或确诊非 ST 段抬高急性冠脉综合征患者治疗策略。CABG：冠状动脉支架置入术；PCI：经皮腔内冠状动脉成形术。（资料来源：Amsterdam EA，Wenger NK，Brindis RG，et al. 2014 AHA/ACC Guidelines for the Management of Patients With Non-ST-Elevation Acute Coronary Syndromes：A Report of the American College of Cardiology/American Heart Association Task Force on Practice Guidelines. Circulation. 2014；130：e344-426.）

表 78-6 NSTEMI/UA 患者诊疗指南

治疗方法	推荐等级	证据水平
氧疗		
氧疗：SpO_2<90% 或呼吸衰竭时给予氧疗	Ⅰ	C
硝酸酯类药物		
舌下含服硝酸甘油	Ⅰ	C
静脉注射硝酸甘油治疗心肌缺血、心力衰竭、高血压	Ⅰ	B
近期使用过磷酸二酯酶则禁用硝酸酯类药物	Ⅲ	B
止痛药		
静脉注射硫酸吗啡缓解持续心肌缺血疼痛	ⅡB	B
不应使用非甾体抗炎药止痛	Ⅲ	B
β 受体阻滞剂		
若无禁忌证，应于症状发生后 24 小时内口服 β 受体阻滞剂	Ⅰ	A
伴发心室收缩功能减退与心力衰竭的 NSTEMI 患者使用美托洛尔、普萘洛尔、卡维地洛等	Ⅰ	C
存在休克风险的患者禁止静脉注射 β- 受体阻滞剂	Ⅲ	B
他汀类药物		
若无禁忌证，所有患者应开始或继续口服高剂量他汀类药物	Ⅰ	A
行口服血脂检查	Ⅱa	C
肾素 - 血管紧张素 - 醛固酮抑制剂		
糖尿病、高血压、慢性肾脏病或左心室射血分数 <40% 的患者，若无禁忌证，应开始或继续服用 ACEI	Ⅰ	A
不耐受 ACEI 的患者应采用 ARB	Ⅰ	A
推荐无明显肾功能不全的患者（男性 Cr>2.5mg/dl，女性 Cr>2.0mg/dl 或 K>5.0mmol/L）、左心室射血分数 <40%、糖尿病或已接受治疗剂量的 ACEI 与 β- 受体阻滞剂的心力衰竭患者使用醛固酮受体拮抗剂治疗	Ⅰ	A

资料来源：Adapted from Amsterdam EA，Wenger NK，Brindis RG，Casey DE，Ganiats TG，Holmes DR，et al.2014 AHA/ACC Guidelines for the Management of Patients With Non-ST-Elevation Acute Coronary Syndromes：A Report of the American College of Cardiology/American Heart Association Task Force on Practice Guidelines. Circulation. 2014；130：e344-e426.

抑制剂。如前所述，阿司匹林是 ACS 的主要治疗药物。负荷剂量为 162～325mg 的非肠溶阿司匹林是主要的抗血小板药物。VA 合作研究组 [32，99] 和加拿大多中心试验 [100] 显示，阿司匹林可降低 UA 或 NSTEMI 患者死亡或心肌梗死的风险约 50%。阿司匹林还减少 ACS 所致不良事件的发生，81mg 的维持量应无限期地持续服用。不耐受阿司匹林（过敏或胃肠道不耐受）的患者，应每日服用维持剂量的氯吡格雷 [6]。

与 STEMI 患者相似，NSTEMI 和 UA 患者除了可受益于阿司匹林，还受益于 $P2Y_{12}$ 受体抑制剂。这种表现在心血管死亡、心肌梗死或中风的减少，不仅见于接受 PCI 的患者，而且也见于接受医疗管理的患者 [101]。CURE 研究中显示，这种益处可能会导致 5 天内 CABG 相关的非致命性出血绝对值增加 1%（P=0.001），与冠状动脉搭桥术相关的大出血或危及生命的出血绝对值增加 2.8%（P=0.07）。在本试验中行 PCI 患者的心血管死亡率或心肌梗死率降低了 31%（P<0.002）[102]。然而，因为在最初的住院治疗期间中仅有 23% 的患者于 CURE trial 接受了 PCI，这项研究提供了令人信服的证据：氯吡格雷对接受 PCI 以外的医学治疗的患者来说是有益的。

与氯吡格雷相比，普拉格雷作用更迅速，且可获得更强的血小板抑制作用。考虑到 20%～25% 的患者可能不耐受氯吡格雷 [103]，因此普拉格雷可作为氯吡格雷有效替代物。对于接受 PCI 的 NSTEMI 患者，由于出血并发症的增加而复合终点没有显著降低 [104]，所以不推荐使用普拉格雷进行前期治疗。

替卡格雷是一种小分子物质，可与 $P2Y_{12}$ 血小板受体可逆性结合。PLATO 研究证明其疗效强于氯吡格雷。大出血事件在各组之间没有差异，尽管与冠状动脉旁路移植术无关的出血事件更常发生于替卡格雷组。与氯吡格雷相比，替卡格雷起效更快，并且血小板功能恢复较快。PLATO 研究 [105] 中比较 NSTEMI 患者使用氯吡格雷和替卡格雷的结果显示：使用替卡格雷治疗的患者死于血管疾病、心肌梗死或中风的综合结果降低（减少 11.7%～9.8%；HR=0.84；P<0.001）。表 78-7 总结了氯吡格雷、普拉格雷和替卡格雷在 NSTEMI/UA 治疗中的剂量。

抗凝剂治疗

肝素是治疗不伴有 ST 段抬高的不稳定型冠状动脉综合征患者的重要药物。已有研究证明肝素与阿司匹林联用可减缓难治性心绞痛和心肌梗死的发展 [32]。Meta 分析表明，肝素降低了患者复合终点死亡或心肌梗死。然而因为个体抗凝效果不可预测，故普通肝素的使用管理较难。因此，长期使用肝素必须密切监测活化部分凝血活酶时间（activated partial thromboplastin time，APTT）。同时，肝素相关血小板减少症也是一个值得注意的潜在性安全问题。推荐药量以患者体重为依据，并通过标准的诺模图进行调整 [106]。

低分子肝素（low-molecular-weight heparins，LMWH）具

表 78-7 NSTEMI 患者抗血小板药物用药剂量

药物	负荷剂量	维持剂量
氯吡格雷	300mg 或 600mg	75mg
普拉格雷†	不推荐使用*	10mg
替卡格雷‡	180mg	90mg，每日 2 次

* 与氯吡格雷组相比，普拉格雷组患者的自发性出血、危及生命的出血和致命性出血显著增加。

† 对有脑血管事件史的患者有净危害，对 75 岁以上或低体重（<60kg）的患者无临床益处（Wiviott SD，Braunwald E，McCabe CH，Montalescot G，Ruzyllo W，Gottlieb S，et al. Prasugrel versus clopidogrel in patients with acute coronary syndromes. N Engl J Med. 2007；357：2001-2015.）

‡ 与替格瑞洛合用时，阿司匹林的推荐维持剂量为每天 81mg。

资料来源：Adapted from Amsterdam EA，Wenger NK，Brindis RG，Casey DE，Ganiats TG，Holmes DR，et al. 2014 AHA/ACC Guidelines for the Management of Patients With Non-ST-Elevation Acute Coronary Syndromes: A Report of the American College of Cardiology/American Heart Association Task Force on Practice Guidelines. Circulation. 2014；130：e344-e426.

有几个优点。由于与肝素结合蛋白的结合力较弱，抗凝反应的变异性和预测剂量 - 反应曲线的变化较小，故使用时无须监测 APTT；血小板减少症的发生率较低（抗肝素抗体呈阳性的肝素相关血小板减少症患者不能使用 LMWH）；LMWH 不易受血小板因子的影响而失活；LMWH 具有更长的半衰期，并且可通过皮下注射来给药。

已有相关实验证实了低分子肝素在治疗不稳定冠状动脉综合征中的益处[107, 108]。肾功能不全导致清除率下降，缺乏衡量抗凝作用的测试方法，都是使用肝素治疗需要考虑的问题。依诺肝素的剂量由体重决定，当肾功能受损（CrCl < 30ml/min）时，剂量应减少。

直接凝血酶抑制剂

比伐卢啶是一种直接凝血酶抑制剂（direct thrombin inhibitors，DTI）。与肝素相反，比伐卢啶直接与循环凝血酶和血栓凝血酶结合，并在凝血级联末抑制纤维蛋白原转化为纤维蛋白。直接凝血酶抑制剂与肝素相比存在理论上的优势。肝素可与大部分组织蛋白和血浆蛋白结合，从而改变其生物有效性和清除能力。同时，ACS 患者使用肝素可活化血小板。最后，DTI 不与血小板因子结合，从而避免了肝素诱导血小板减少症的发生。

比伐卢啶是 ACS 患者推荐使用的直接血凝酶抑制剂。比伐卢啶的功效似乎相当于糖蛋白Ⅱb/Ⅲa 抑制剂加肝素，并且出血率较低[109]。然而，在血管造影或 PCI 术前单独使用比伐卢啶而不使用噻吩吡啶的患者可能比使用肝素加 GPⅡb/Ⅲa 抑制剂的患者有更高的复合缺血事件发生率（9.1% vs 7.1%）[110]。因此，不建议单独使用比伐卢啶，尤其是在血管造影延迟的情况下。

GPⅡb/Ⅲa 拮抗剂

鉴于血小板活化聚集在不稳定冠状动脉综合征的病理生理学中的核心作用，人们关注的焦点集中在可抑制血小板聚集最终共同途径的 GPⅡb/Ⅲa 拮抗剂上。meta 分析发现，此类药物可将 NSTEMI 相关风险降低 11%[52]。附加分析表明，GPⅡb/Ⅲa 拮抗剂对高危患者（心电图特征性改变或肌钙蛋白升高）最有效[52, 111]。这种益处仅限于行经皮介入治疗的患者。

上述研究是在双抗治疗时代之前进行的。如前所述，在 ACS 患者中，通常使用 $P2Y_{12}$ 抑制剂和阿司匹林联合抗凝剂。对于初次行侵入性治疗的 UA/NSTEMI 患者，最近的数据表明，对于低风险患者（肌钙蛋白阴性），除了阿司匹林和抗凝血剂外，还可以使用 GPⅡb/Ⅲa 拮抗剂或 $P2Y_{12}$ 拮抗剂。然而，对于高危患者（肌钙蛋白阳性，复发性缺血特征），除了阿司匹林和抗凝血剂外，还可以使用 GPⅡb/Ⅲa 抑制剂和氯吡格雷。对于具有中度 / 高危特征（肌钙蛋白阳性）的患者，可采用早期侵入治疗策略，并考虑使用 GPⅡb/Ⅲa 抑制剂，首选替罗非班（tirofiban）和依替巴肽（eptifibatide）[95]。

AMI 并发症

心室游离壁破裂

心室游离壁破裂通常发生在梗死后的第 5 天，超过 90% 的病例发生在 2 周内。STEMI 患者中左心室游离壁破裂发生率均较低（约 1%）。毫无疑问，那些死于 STEMI 患者的发病率要高得多，为 7%～26%[112-114]，典型病例为老年女性后壁梗死。早期使用纤溶疗法可以降低心脏破裂的发生率，但病程后期使用可能会增加破裂风险。假性动脉瘤破裂可出现胸痛、恶心和不安等症状，但游离壁破裂作为一个表现为与休克和机电分离现象的灾难性事件。因心包积液可能会堵塞出血，故为缓解急性心脏压塞，理想情况下可于手术室行心包穿刺。快速开胸修补，贴片缝合都可以进行抢救[115]。而那些进入手术室进行修复的患者，死亡率接近 60%[6]。

室间隔破裂

室间隔破裂通常表现为伴有巨大的全收缩期杂音和胸骨旁震颤的严重的心力衰竭或心源性休克。STEMI 患者中，再灌注 24 小时内最常发生室间隔缺损，其特征是心内由左向右分流（右心房至右心室氧饱和度“升高”）[116]。室间隔破裂可通过超声心动图快速诊断。症状发生后须快速建立支持性药物措施和机械支持（如主动脉内球囊抽吸）。若要获得长期生存目标，唯一可行的治疗手段为及时手术修复，但死亡率仍然很高，为 20%～87%[116-119]。

急性二尖瓣反流

缺血性二尖瓣反流通常与下壁心肌梗死和后乳头肌缺血或梗死有关，也可能发生于前乳头肌破裂。乳头肌破裂具有双峰发生性，约在 AMI 后 24 小时或 3～7 天发生，可表现为中重度肺水肿、低血压和心源性休克。当乳头肌破裂时，由于左心房和心室压力迅速平衡，急性二尖瓣反流杂音可能仅限于早期收缩期。值得注意的是，当心排血量较低时，杂音可能较轻，甚至不可听及[120]。

超声心动图在鉴别诊断中起到至关重要的作用，鉴别诊断包括游离壁破裂、室间隔破裂、梗死灶扩大和心力衰竭。肺动脉插管血流动力学监测也辅助诊断。可通过主动脉内气囊泵减轻后负荷作为临时治疗措施，并行正性肌力药或血管升压素治疗以维持心排血量和血压。外科瓣膜修复或替换为最终治疗手段，为防止突发性临床病情恶化，应尽快安排手术[120, 121]。

右心室梗死

多达30%的下壁梗死患者可出现右心室梗死（临床数据为10%[122]）。患者的X线片联合颈内静脉扩张症状应考虑右心室梗死。右心前侧导联ST段抬高（V_3～V_5）或右心导管血流动力学特征发现（右房和右心室舒张末期压升高，肺动脉闭塞压力正常至低，心输出量低）为主要诊断依据，超声心动图可显示右心室收缩力降低[123]。合并右心室梗死的心源性休克患者预后优于左侧泵衰竭患者。这可能是由于右心室功能随着支持治疗的时间逐渐恢复正常，尽管这种治疗可能需要延长[124]。

对于右心室梗死患者，可通过输液维持右心室前负荷。但在某些情况下，液体复苏可能会增加肺毛细血管闭塞压力，但不会增加心输出量。而右心室过度扩张可能会损害左心室充盈，降低心输出量[124]。正性肌力药物治疗可有效地增加患者的心排血量，而连续超声心动图监测也可有助于诊断右心室过度膨胀[123]。保持患者房室同步对优化右心室充盈也很重要。对于血流动力学不稳定的患者（特别是由于右心室压力和容积升高增加了壁压和耗氧量，降低了右冠状动脉灌注压，加重了右心室缺血），主动脉内气囊泵疗法可能有效。冠状动脉再灌注治疗是重要的治疗手段[125]。

心源性休克

流行病学与病理生理学

由左心室衰竭或机械并发症引起的心源性休克是心肌梗死后住院死亡的主要原因[126, 127]。当存在持续性低血压（收缩压小于90mmHg或平均动脉压低于基线30mmHg）时，应考虑心源性休克，其心脏指数降低[无支持＜1.8L/（min•m²）或有支持＜2.2L/（min•m²）]，且充盈压力充足或升高[128]。患者可能在最初就表现为心源性休克，但休克症状最常在发病几个小时内出现[129, 130]。

心源性休克患者的心脏功能障碍通常由心肌梗死或缺血引起。缺血引起的心肌功能障碍使缺血进一步恶化，形成恶性循环（图78-4）。为了维持心排血量而保留液体的代偿机制可能会加重恶性循环并进一步增加舒张压。解决心肌功能障碍和中断缺血循环是心源性休克治疗方案的基础。早期发现和及时处理（血管重建）对降低死亡率至关重要。

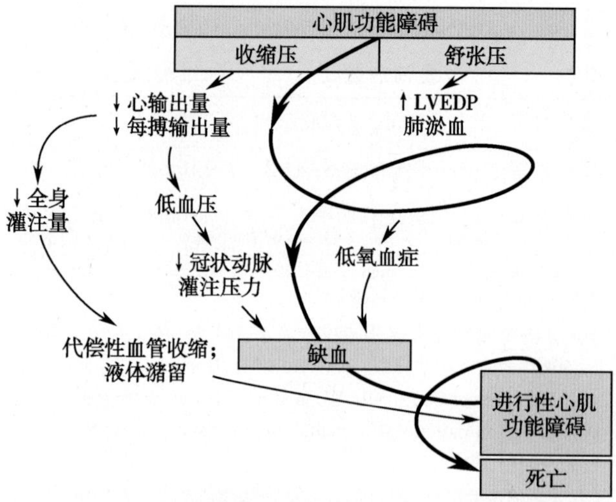

图78-4 **心源性休克恶性循环机制图。**每搏输出量和心输出量随左心室功能障碍而下降，产生低血压和心动过速，减少冠状动脉血流。心室舒张压的增加减少了冠状动脉血流，心壁应力的增加提高了心肌对氧的需求。所有这些因素共同作用，使缺血情况恶化。心输出量的下降也损害了系统灌注。补偿机制包括交感神经刺激和液体潴留以增加前负荷。这些机制实际上可以通过增加心肌需氧量和后负荷来加重心源性休克。因此，形成了一个恶性循环。LVEDP，左心室舒张末压。（资料来源：Hollenberg SM，Kavinsky CJ，Parrillo JE. Cardiogenic shock. Ann Intern Med 1999；131：47-59.）

初期管理

充分吸氧通气至关重要。许多患者在心导管插入术前需要行插管机械通气，以减少呼吸做功，促进镇静，维持稳定。及时纠正电解质异常，吗啡（若收缩压降低，则改用芬太尼）用于缓解疼痛和焦虑。若出现心律失常和心脏传导阻滞影响心输出量，应立即使用抗心律失常药物、电复律来纠正。胺碘酮（amiodarone）是治疗心源性休克时室性或房性快速心律失常的首选抗心律失常药物。

药理学和机械形式的循环支持应用于逆转低血压和维持器官和冠状动脉灌注。多达20%的心源性休克患者可表现为多汗、相对低血容量症状。对于生理储备较差的患者，应考虑行侵入性血流动力学监测。血流动力学监测可用于在床边构建Starling曲线，以识别心输出量最大充盈压力。维持适当的前负荷对于右心室梗死患者尤为重要。

血管升压药和正性肌力药仍是心源性休克一线治疗的主要药物。儿茶酚胺类药物，如去甲肾上腺素（norepinephrine）、肾上腺素（epinephrine）、多巴胺（dopamine）、多巴酚丁胺（dobutamine）和去氧肾上腺素（phenylephrine）都具有升压和正性肌力作用，但要明确区分血管升压药效应（那些旨在维持血压）和正性肌力作用（那些旨在提高心肌收缩力）、收缩力和心输出量，以便调节滴定剂量。当提示动脉压不足时，应考虑使用血管升压剂来维持冠状动脉灌注压，以打破持续性心肌缺血所致恶性循环。最常用的血管升压药包括去甲肾上腺素、去氧肾上腺素和肾上腺素。去甲肾上腺素作用于 α_1 和 β_1 肾上腺素受体，因有效的血管收缩作用与心肌收缩增强作用，是治疗心源性休克首选的一线药物 [131]。一项多组随机分析比较了去甲肾上腺素与多巴胺在休克患者中的表现，去甲肾上腺素组 28 天的死亡率有所下降（$P=0.03$）[132]。去氧肾上腺素作为一种有效的血管收缩剂选择性地与 α_1 肾上腺素能受体结合，可升高全身血管阻力，而不严重影响收缩力或心输出量。去氧肾上腺素可与其他血管收缩剂联合应用治疗心律失常。肾上腺素具有较强的 α_1 肾上腺素能受体活性和适度的 β_1 和 β_2 肾上腺素能受体效应，可促进心输出量的增加和全身血管阻力的降低，但随着给药剂量的提升可能会导致全身血管阻力的增加。肾上腺素是除去甲肾上腺素外的治疗感染性休克最常用的药物，并可用于治疗冠状动脉旁路移植术后低血压。

在心源性休克患者中，输注血管升压素时需要仔细滴定，以最大限度地提高冠状动脉灌注压，同时尽可能不增加心肌氧需。血流动力学监测通过连续测量心输出量和充盈压力（以及其他参数，如混合静脉血氧饱和度），可将血管活性药物的剂量滴定到选定治疗目标所需的最小剂量 [133]。然而，不可因放置肺动脉导管而延迟再灌注治疗。

在血压维持稳定后，应该评估组织灌注。如果组织灌注充足但肺淤血明显，可考虑使用利尿剂与血管扩张剂。如果组织灌注仍不充分，应开始使用正性肌力药物提高心肌收缩力。关于在心源性休克治疗中使用何种肌力因子，目前尚无明确的指导原则。多巴胺和去甲肾上腺素（可同时作为血管升压素和正性肌力药物）都是使用广泛的正性肌力药物。多巴酚丁胺作为选择性 β1 受体激动剂可以改善心肌收缩性，增加心输出量，通常用于舒张压超过 80mmHg 的患者。但多巴酚丁胺可加重患者低血压，并诱发快速性心律失常。肾上腺素与多巴酚丁胺均可增加心排血量，但通常是以增加心肌氧需求为代价。在某些情况下，抗利尿激素和正性肌力药物联合使用比单独使用更有效。磷酸二酯酶抑制剂如米力农，较儿茶酚胺不易引起心律失常，但有可能引起低血压，故临床状况不佳的患者应慎用。

心源性休克的机械支持疗法

主动脉内球囊反搏（intraaortic balloon counterpulsation，IABP）可降低收缩压后负荷，增加舒张压灌注，增加心输出量，改善冠状动脉血流 [134]。与正性肌力药或抗利尿激素药物相比，不增加氧气消耗。然而，IABP 并不能显著改善冠状动脉狭窄远端的血流 [134,135]。然而，IABP 在 STEMI 合并心源性休克患者中的效用仍不确定 [136,137]。IABP-shockⅡ试验是一项随机开放多中心试验，将 600 例合并心源性休克的 AMI 患者分配到 IABP 组或无 IABP 组。在 30 天（39.7% vs 41.3%，$P=0.69$）或 12 个月（52% vs 51%）时，所有原因的死亡率均无差异，在任何子组中也没有显著差异 [138]。随机患者在 PCI 术后在血流动力学稳定的情况下接受 IABP 治疗，但并未出现预期益处。另外，对照组 10% 的患者接受 IABP 治疗。IABP 广泛可用，易于安装，并且与其他支持设备相比成本更低；因此，IABP 仍可能在某些心源性休克患者的稳定中发挥作用。在适当的情况下，也可使用机械辅助装置行加强循环支持。这些装置包括左心室和双心室辅助装置、经皮左心房 - 股动脉心室辅助装置（串联心电图）、经皮经瓣膜左心室辅助装置（叶轮），以及使用体外膜氧合器（extracorporeal membrane oxygenator，ECMO）的经皮体外循环。与 IABP 相比，经皮左心室辅助装置可改善血流动力学、心脏指数和平均动脉压并降低充盈压力，改善代谢参数。然而，关于对死亡率的影响仍未有定论 [139,140]。

再灌注治疗

虽然纤溶疗法可降低首次发病后发展为休克的可能性，但它对心源性休克患者的效果明显不如无休克表现的患者 [141]，也没有证据表明它能降低已确诊心源性休克患者的死亡率 [13,142]。

迄今为止，直接经皮血运重建是唯一有效的干预措施，其已证明可持续性降低心源性休克患者的死亡率。大量的观察和注册研究证明了血管重建的有效性 [143,144]。这些数据已在 SHOCK 研究中得到证实，这是一项随机、多中心的国际试验，让心源性休克患者接受最佳的医疗管理（包括 IABP 和纤溶疗法），或使用经皮腔内冠状动脉成形术（percutaneous transluminal coronary angioplasty，PTCA）或 CABG 进行血运重建的心导管插入术 [21,145]。该试验纳入了 302 例患者，并检测出 30 天死亡率下降了 20%。早期干预治疗中患者 30 天死亡率为 46.7%，早期稳定医疗治疗中患者死亡率为 56%，但这一差异没有统计学意义（$P=0.11$）。6 个月时，此试验中早期介入治疗患者的绝对风险降低了 13%（50.3% vs 63.1%，$P=0.027$），风险降低维持在 12 个月（死亡率 53.3% vs 66.4%，$P<0.03$）[145]。亚组分析显示，75 岁以下的患者在 30 天（41.4% vs 56.8%，$P=0.01$）和 6 个月（44.9% vs 65.0%，$P=0.003$）[145] 的死亡率均有显著改善。从 AMI 患者的随机对照试验结果来看：尽管适度相对危险降低（0.72，*CI* 0.4～0.95），但绝对益处具有主要存在意义：30 天内 100 例患者中，挽救了 9 例（需要治疗的人数，10.8）；在 1 年内挽救了 13.2 例（需要治疗的人数，7.6）。基于上述数据试验，AMI 导致心源性休克是急诊血管重建的手术指征。有关 AMI 并发症的摘要，见表 78-8。

表 78-8 AMI 并发症

心源性休克	左心室动脉瘤
器质性损伤	心律失常
左心室游离壁破裂	心动过缓或房室传导阻滞
室间隔缺损	心包炎
急性二尖瓣反流	出血

知识点

1. 心肌梗死(MI)的定义已经演变。现在,患者的临床表现将与高度敏感和特异的血清标记物、心电图、先进的影像技术和病理标本一起相结合考虑。
2. 急性心肌梗死(AMI)的非典型表现可见于30%的梗死患者中。非典型表现的心肌梗死在精神状态改变、晕厥和其他非特异性症状/体征的老年人中发生率最高。在危重患者身上更有可能发生非典型表现的心肌梗死。
3. 只有50%的急性心肌梗死患者依赖心电图[例如ST段抬高或新发左束支传导阻滞(LBBB)]最终确诊为急性心肌梗死。其余急性心肌梗死患者表现为正常、非特异性异常、异常但未被诊断和混淆状态。
4. 心脏肌钙蛋白是可选择的诊断标记物。虽然高度特异,但应连续测量来正确识别心肌梗死。
5. 超声心动图(ECHO)是一项有价值的无创工具。它可以运用于多种临床情况下,以帮助确诊心肌梗死及其并发症。

(韦亚忠 何斌 译,王黎 审校)

参考文献

1. Sherman CT, Litvack F, Grundfest W, et al. Coronary angioscopy in patients with unstable angina pectoris. N Engl J Med 1986;315:913-9.
2. Ambrose JA, Martinez EE. A new paradigm for plaque stabilization. Circulation 2002;105:2000-4.
3. Dargie HJ. Effect of carvedilol on outcome after myocardial infarction in patients with left-ventricular dysfunction: the CAPRICORN randomised trial. Lancet 2001;537:1385-90.
4. Fox KA, Steg PG, Eagle KA, et al. Decline in rates of death and heart failure in acute coronary syndromes, 1999-2006. JAMA 2007;297:1892-900.
5. Yeh RW, Sidney S, Chandra M, Sorel M, Selby JV, Go AS. Population trends in the incidence and outcomes of acute myocardial infarction. N Engl J Med 2010;362:2155-65.
6. O'Gara PT, Kushner FG, Ascheim DD, et al. 2013 ACCF/AHA guideline for the management of ST-elevation myocardial infarction: executive summary: a report of the American College of Cardiology Foundation/American Heart Association Task Force on Practice Guidelines: developed in collaboration with the American College of Emergency Physicians and Society for Cardiovascular Angiography and Interventions. Catheter Cardiovasc Interv 2013;82:E1-27.
7. Subherwal S, Bach RG, Chen AY, et al. Baseline risk of major bleeding in non-ST-segment-elevation myocardial infarction: the CRUSADE (Can Rapid risk stratification of Unstable angina patients Suppress ADverse outcomes with Early implementation of the ACC/AHA Guidelines) Bleeding Score. Circulation 2009;119:1873-82.
8. Thygesen K, Alpert JS, Jaffe AS, et al. Third universal definition of myocardial infarction. Glob Heart 2012;7:275-95.
9. Jain S, Ting HT, Bell M, et al. Utility of left bundle branch block as a diagnostic criterion for acute myocardial infarction. Am J Cardiol 2011;107:1111-6.
10. Kontos MC, Aziz HA, Chau VQ, Roberts CS, Ornato JP, Vetrovec GW. Outcomes in patients with chronicity of left bundle-branch block with possible acute myocardial infarction. Am Heart J 2011;161:698-704.
11. Sgarbossa EB, Pinski SL, Barbagelata A, et al. Electrocardiographic diagnosis of evolving acute myocardial infarction in the presence of left bundle-branch block. GUSTO-1 (Global Utilization of Streptokinase and Tissue Plasminogen Activator for Occluded Coronary Arteries) Investigators. N Engl J Med 1996;334:481-7.
12. Antman EM, Anbe DT, Armstrong PW, et al. ACC/AHA guidelines for the management of patients with ST-elevation myocardial infarction; A report of the American College of Cardiology/American Heart Association Task Force on Practice Guidelines (Committee to Revise the 1999 Guidelines for the Management of patients with acute myocardial infarction). J Am Coll Cardiol 2004;44:E1-E211.
13. Gruppo Italiano per lo Studio della Streptochinasi nell'Infarto Miocardico (GISSI). Effectiveness of intravenous thrombolytic treatment in acute myocardial infarction. Lancet 1986;1:397-402.
14. TIMI Study Group. The Thrombolysis in Myocardial Infarction (TIMI) trial. Phase I findings. N Engl J Med 1985;312:932-6.
15. Fibrinolytic Therapy Trialists (FTT) Collaborative Group. Indications for fibrinolytic therapy in suspected acute myocardial infarction: collaborative overview of early mortality and major morbidity results from all randomised trials of more than 1000 patients. Lancet 1994;343:311-22.
16. Schroder R, Dissmann R, Bruggemann T, et al. Extent of early ST segment elevation resolution: a simple but strong predictor of outcome in patients with acute myocardial infarction. J Am Coll Cardiol 1994;24:384-91.
17. Sutton AG, Campbell PG, Price DJ, et al. Failure of thrombolysis by streptokinase: detection with a simple electrocardiographic method. Heart 2000;84:149-56.
18. Fernandez AR, Sequeira RF, Chakko S, et al. ST segment tracking for rapid determination of patency of the infarct-related artery in acute myocardial infarction. J Am Coll Cardiol 1995;26:675-83.
19. De Lemos J, Antman E, Giugliano R, Mccabe C, Murphy S, Van De Werf F. Thrombolysis In Myocardial Infarction (TIMI) 14 Investigators ST-segment resolution and infarct-related artery patency and flow after thrombolytic therapy. Am J Cardiol 2000;85:299-304.
20. Zeymer U, Schröder R, Tebbe U, Molhoek GP, Wegscheider K, Neuhaus KL. Non-invasive detection of early infarct vessel patency by resolution of ST-segment elevation in patients with thrombolysis for acute myocardial infarction; results of the angiographic substudy of the Hirudin for Improvement of Thrombolysis (HIT)-4 trial. Eur Heart J 2001;22:769-75.
21. Hochman JS, Sleeper LA, White HD, et al. One-year survival following early revascularization for cardiogenic shock. JAMA 2001;285:190-2.
22. Collet J-P, Montalescot G, Le May M, Borentain M, Gershlick A. Percutaneous coronary intervention after fibrinolysis: a multiple meta-analyses approach according to the type of strategy. J Am Coll Cardiol 2006;48:1326-35.
23. Bøhmer E, Hoffmann P, Abdelnoor M, Arnesen H, Halvorsen S. Efficacy and safety of immediate angioplasty versus ischemia-guided management after thrombolysis in acute myocardial infarction in areas with very long transfer distances results of the NORDISTEMI (NORwegian study on DIstrict treatment of ST-elevation myocardial infarction). J Am Coll Cardiol 2010;55:102-10.
24. Borgia F, Goodman SG, Halvorsen S, et al. Early routine percutaneous coronary intervention after fibrinolysis vs. standard therapy in ST-segment elevation myocardial infarction: a meta-analysis. Eur Heart J 2010;31:2156-69.
25. Cantor WJ, Fitchett D, Borgundvaag B, et al. Routine early angioplasty after fibrinolysis for acute myocardial infarction. N Engl J Med 2009;360:2705-18.
26. Di Mario C, Dudek D, Piscione F, et al. Immediate angioplasty versus standard therapy with rescue angioplasty after thrombolysis in the Combined Abciximab REteplase Stent Study in Acute Myocardial Infarction (CARESS-in-AMI): an open, prospective, randomised, multicentre trial. Lancet 2008;371:559-68.
27. TIMI Investigators. Effects of tissue plasminogen activator and a comparison of early invasive and conservative strategies in unstable angina and non-Q-wave myocardial infarction. Results of the TIMI IIIB Trial. Circulation 1994;89:1545-56.
28. Keeley EC, Boura JA, Grines CL. Primary angioplasty versus intravenous thrombolytic therapy for acute myocardial infarction: a quantitative review of 23 randomised trials. Lancet 2003;361:13-20.
29. Cannon CP, Gibson CM, Lambrew CT, et al. Relationship of symptom-onset-to-balloon time and door-to-balloon time with mortality in patients undergoing angioplasty for acute myocardial infarction. JAMA 2000;283:2941-7.
30. Rankin JM, Spinelli JJ, Carere RG, et al. Improved clinical outcome after widespread use of coronary-artery stenting in Canada. N Engl J Med 1999;341:1957-65.
31. ISIS-2 (Second International Study of Infarct Survival) Collaborative Group. Randomised trial of intravenous streptokinase, oral aspirin, both, or neither among 17,187 cases of suspected acute myocardial infarction: ISIS-2. Lancet 1988;2:349-60.
32. Lewis HD, Jr., Davis JW, Archibald DG, et al. Protective effects of aspirin against acute myocardial infarction and death in men with unstable angina. Results of a Veterans Administration Cooperative Study. N Engl J Med 1983;309:396-403.
33. Theroux P, Ouimet H, McCans J, et al. Aspirin, heparin, or both to treat acute unstable angina. N Engl J Med 1988;319:1105-11.
34. Silvain J, Bellemain-Appaix A, Barthélémy O, Beygui F, Collet JP, Montalescot G. Optimal use of thienopyridines in non-ST-elevation acute coronary syndrome following CURRENT-OASIS 7. Circ Cardiovasc Interv 2011;4:95-103.
35. Sabatine MS, Cannon CP, Gibson CM, et al. Addition of clopidogrel to aspirin and fibrinolytic therapy for myocardial infarction with ST-segment elevation. N Engl J Med 2005;352:1179-89.
36. Lev EI PR, Maresh KJ, et al. Aspirin and clopidogrel drug response in patients undergoing percutaneous coronary intervention the role of dual drug resistance. J Am Coll Cariol 2006;47:27-33.
37. Gurbel PA, Bliden KP, Hiatt BL, O'Connor CM. Clopidogrel for coronary stenting: response variability, drug resistance and the effect of pretreatment reactivity. Circulation 2003;107:2908-13.
38. Bhatt DL, Cryer BL, Contant CF, et al. Clopidogrel with or without omeprazole in coronary artery disease. N Engl J Med 2010;363:1909-17.
39. O'Donoghue ML, Braunwald E, Antman EM, et al. Pharmacodynamic effect and clinical efficacy of clopidogrel and prasugrel with or without a proton-pump inhibitor: an analysis of two randomised trials. Lancet 2009;374:989-97.
40. Harjai KJ, Shenoy C, Orshaw P, Usmani S, Boura J, Mehta RH. Clinical outcomes in patients with the concomitant use of clopidogrel and proton pump inhibitors after percutaneous coronary intervention: an analysis from the Guthrie Health Off-Label Stent (GHOST) investigators. Circ Cardiovasc Interv 2011;4:162-70.
41. Michelson AD, Frelinger AL, 3rd, Braunwald E, et al. Pharmacodynamic assessment of platelet inhibition by prasugrel vs. clopidogrel in the TRITON-TIMI 38 trial. Eur Heart J 2009;30:1753-63.
42. Brandt JT, Payne CD, Wiviott SD, et al. A comparison of prasugrel and clopidogrel loading doses on platelet function: magnitude of platelet inhibition is related to active metabolite formation. Am Heart J 2007;153:e9-16.
43. Wiviott SD, Antman EM GC, et al. Evaluation of prasugrel compared with clopidogrel in patients with acute coronary syndromes: design and rationale for the TRial to assess Improvement in Therapeutic Outcomes by optimizing platelet InhibitioN with prasugrel Thrombolysis In Myocardial Infarction 38 (TRITON-TIMI 38). Am Heart J 2006;152.
44. Wiviott SD, Braunwald E, McCabe CH, et al. Prasugrel versus clopidogrel in patients with acute coronary syndromes. N Engl J Med 2007;357:2001-15.
45. Steg PG, James S, Harrington RA, et al. Ticagrelor versus clopidogrel in patients with ST-elevation acute coronary syndromes intended for reperfusion with primary percutaneous coronary intervention: a Platelet Inhibition and Patient Outcomes (PLATO) trial subgroup analysis. Circulation 2010;122:2131-41.
46. Mahaffey KW, Wojdyla DM, Carroll K, et al. Ticagrelor compared with clopidogrel by geographic region in the Platelet Inhibition and Patient Outcomes (PLATO) trial. Circulation 2011;124:544-54.
47. AstraZeneca. Brilinta REMS Document.
48. Chen ZM, Jiang LX, Chen YP, et al. Addition of clopidogrel to aspirin in 45,852 patients with acute myocardial infarction: randomised placebo-controlled trial. Lancet 2005;366:1607-21.
49. Deleted in review.
50. Stone GW, Grines CL, Cox DA, et al. Comparison of angioplasty with stenting, with or without abciximab, in acute myocardial infarction. N Engl J Med 2002;346:957-66.
51. Chew DP, Moliterno DJ. A critical appraisal of platelet glycoprotein IIb/IIIa inhibition. J Am Coll Cardiol 2000;36:2028-35.
52. Lincoff AM, Califf RM, Moliterno DJ, et al. Complementary clinical benefits of coronary-artery stenting and blockade of platelet glycoprotein IIb/IIIa receptors. Evaluation of Platelet IIb/IIIa Inhibition in Stenting Investigators. N Engl J Med 1999;341:319-27.
53. EPISTENT Investigators. Randomised placebo-controlled and balloon-angioplasty-controlled trial to assess safety of coronary stenting with use of platelet glycoprotein-IIb/IIIa blockade. Lancet 1998;352:87-92.
54. Montalescot G, Barragan P, Wittenberg O, et al. Platelet glycoprotein IIb/IIIa inhibition with coronary stenting for acute myocardial infarction. N Engl J Med 2001;344:1895-903.

55. Kushner FG, Hand M, Smith SC, Jr., et al. 2009 Focused Updates: ACC/AHA Guidelines for the Management of Patients With ST-Elevation Myocardial Infarction (Updating the 2004 Guideline and 2007 Focused Update) and ACC/AHA/SCAI Guidelines on Percutaneous Coronary Intervention (Updating the 2005 Guideline and 2007 Focused Update): a Report of the American College of Cardiology Foundation/American Heart Association Task Force on Practice Guidelines. Circulation 2009;120:2271-306.
56. Ryan TJ, Antman EM, Brooks NH, et al. 1999 update: ACC/AHA guidelines for the management of patients with acute myocardial infarction. A report of the American College of Cardiology/American Heart Association Task Force on Practice Guidelines (Committee on Management of Acute Myocardial Infarction). J Am Coll Cardiol 1999;34:890-911.
57. Antman EM, Morrow DA, McCabe CH, et al. Enoxaparin versus unfractionated heparin with fibrinolysis for ST-elevation myocardial infarction. N Engl J Med 2006;354:1477-88.
58. Yusuf S, Mehta SR, Chrolavicius S, et al. Effects of fondaparinux on mortality and reinfarction in patients with acute ST-segment elevation myocardial infarction: the OASIS-6 randomized trial. JAMA 2006;295:1519-30.
59. Mehta SR, Granger CB, Eikelboom JW, et al. Efficacy and safety of fondaparinux versus enoxaparin in patients with acute coronary syndromes undergoing percutaneous coronary intervention: results from the OASIS-5 trial. J Am Coll Cariol 2007;50:1742-51.
60. Lincoff AM, Kleiman NS, Kereiakes DJ, et al. Long-term efficacy of bivalirudin and provisional glycoprotein IIb/IIIa blockade vs heparin and planned glycoprotein IIb/IIIa blockade during percutaneous coronary revascularization: REPLACE-2 randomized trial. JAMA 2004;292:696-703.
61. Mehran R, Brodie B, Cox DA, et al. The Harmonizing Outcomes with RevasculariZatiON and Stents in Acute Myocardial Infarction (HORIZONS-AMI) Trial: study design and rationale. Am Heart J 2008;156:44-56.
62. Mehran R, Lansky AJ, Witzenbichler B, et al. Bivalirudin in patients undergoing primary angioplasty for acute myocardial infarction (HORIZONS-AMI): 1-year results of a randomised controlled trial. Lancet 2009;374:1149-59.
63. Shahzad A KI, Mars C, Willon K, et al. Unfractionated heparin versus bivalirudin in primary percutaneous coronary intervention (HEAT-PPCI): an open-label, single centre, randomised controlled trial. Lancet 2014;384.
64. Cavender MA SM. Bivalirudin versus heparin in patients planned for percutaneous coronary intervention: a meta-analysis of randomised controlled trials. Lancet 2014;384:599-606.
65. Hillis LD, Smith PK, Anderson JL, et al. 2011 ACCF/AHA Guideline for Coronary Artery Bypass Graft Surgery: executive summary: a report of the American College of Cardiology Foundation/American Heart Association Task Force on Practice Guidelines. Circulation 2011;124:2610-42.
66. Firanescu CE, Martens EJ, Schönberger JP, Hamad MAS, van Straten AH. Postoperative blood loss in patients undergoing coronary artery bypass surgery after preoperative treatment with clopidogrel. A prospective randomised controlled study. Eur J Cardiothorac Surg 2009;36:856-62.
67. Held C, Åsenblad N, Bassand JP, et al. Ticagrelor versus clopidogrel in patients with acute coronary syndromes undergoing coronary artery bypass surgery: results from the PLATO (Platelet Inhibition and Patient Outcomes) trial. J Am Coll Cardiol 2011;57:672-84.
68. Montalescot G, Wiviott SD, Braunwald E, et al. Prasugrel compared with clopidogrel in patients undergoing percutaneous coronary intervention for ST-elevation myocardial infarction (TRITON-TIMI 38): double-blind, randomised controlled trial. Lancet 2009;373:723-31.
69. Cohn PF, Gorlin R. Physiologic and clinical actions of nitroglycerin. Med Clin North Am 1974;58:407-15.
70. Gruppo Italiano per lo Studio della Sopravvinza nell'Infarto Miocardico (GISSI). GISSI-3: effects of lisinopril and transdermal glyceryl trinitrate singly and together on 6-week mortality and ventricular function after acute myocardial infarction. Lancet 1994;343:1115-22.
71. ISIS-4 (Fourth International Study of Infarct Survival) Study Group. ISIS-4: a randomised factorial trial assessing early oral captopril, oral mononitrate, and intravenous magnesium sulphate in 58,050 patients with suspected acute myocardial infarction. Lancet 1995;345:669-85.
72. First International Study of Infarct Survival Collaborative Group. Randomised trial of intravenous atenolol among 16,027 cases of suspected acute myocardial infarction: ISIS-1. Lancet 1986;2:57-66.
73. Chen ZM, Pan HC, Chen YP, et al. Early intravenous then oral metoprolol in 45,852 patients with acute myocardial infarction: randomised placebo-controlled trial. Lancet 2005;366:1622-32.
74. Antman EM, Hand M, Armstrong PW, et al. 2007 Focused Update on the ACC/AHA 2004 Guidelines for the Management of Patients with ST-Elevation Myocardial Infarction. J Am Coll Cardiol 2008;51:210-47.
75. CONSENSUS Trial Study Group. Effects of enalapril on mortality in severe congestive heart failure. Results of the Cooperative North Scandinavian Enalapril Survival Study (CONSENSUS). N Engl J Med 1987;316:1429-35.
76. SOLVD Investigators. Effect of enalapril on survival in patients with reduced left ventricular ejection fractions and congestive heart failure. N Engl J Med 1991;325:293-302.
77. SOLVD Investigators. Effect of enalapril on mortality and the development of heart failure in asymptomatic patients with reduced left ventricular ejection fractions. N Engl J Med 1992;327:685-91.
78. Pfeffer MA, Braunwald E, Moye LA, et al. Effect of captopril on mortality and morbidity in patients with left ventricular dysfunction after myocardial infarction. Results of the Survival and Ventricular Enlargement Trial. N Engl J Med 1992;327:669-77.
79. Yusuf S, Sleight P, Pogue J, et al. Effects of an angiotensin-converting-enzyme inhibitor, ramipril, on cardiovascular events in high-risk patients. N Engl J Med 2000;342:145-53.
80. Edner M, Bonarjee VV, Nilsen DW, Berning J, Carstensen S, Caidahl K. Effect of enalapril initiated early after acute myocardial infarction on heart failure parameters, with reference to clinical class and echocardiographic determinants. CONSENSUS II Multi-Echo Study Group. Clin Cardiol 1996;19:543-8.
81. Pfeffer MA, McMurray JJ, Velazquez EJ, et al. Valsartan, captopril, or both in myocardial infarction complicated by heart failure, left ventricular dysfunction, or both. N Engl J Med 2003;349:1893-906.
82. Pitt B, Remme W, Zannad F, et al. Eplerenone, a selective aldosterone blocker, in patients with left ventricular dysfunction after myocardial infarction. N Engl J Med 2003;348:1309-21.
83. Sacks FM, Pfeffer MA, Moye LA, et al. The effect of pravastatin on coronary events after myocardial infarction in patients with average cholesterol levels. N Engl J Med 1996;335:1001-9.
84. Scandinavian Simvastatin Survival Study Group. Randomised trial of cholesterol lowering in 4444 patients with coronary heart disease: the Scandinavian Simvastatin Survival Study (4S). Lancet 1994;344:1383-9.
85. Cannon CP, Braunwald E, McCabe CH, et al. Intensive versus moderate lipid lowering with statins after acute coronary syndromes. N Engl J Med 2004;350:1495-504.
86. Schwartz GG, Olsson AG, Ezekowitz MD, et al. Effects of atorvastatin on early recurrent ischemic events in acute coronary syndromes: the MIRACL study: a randomized controlled trial. JAMA 2001;285:1711-8.
87. Held PH, Yusuf S, Furberg CD. Calcium channel blockers in acute myocardial infarction and unstable angina: an overview. BMJ 1989;299:1187-92.
88. Furberg CD, Psaty BM, Meyer JV. Nifedipine. Dose-related increase in mortality in patients with coronary heart disease. Circulation 1995;92:1326-31.
89. Gibson RS, Boden WE, Theroux P, et al. Diltiazem and reinfarction in patients with non-Q-wave myocardial infarction. Results of a double-blind, randomized, multicenter trial. N Engl J Med 1986;315:423-9.
90. Cabello JB, Burls A, Emparanza JI, Bayliss S, Quinn T. Oxygen therapy for acute myocardial infarction. Cochrane Database Syst Rev 2013;8:CD007160.
91. Stub D SK, Bernard, S. A randomised controlled trial of oxygen therapy in acute ST-segment elevation myocardial infarction: the Air Versus Oxygen in Myocardial Infarction (AVOID) study. Chicago, IL, American Heart Association 2014 Scientific Sessions; 2014.
92. Braunwald E. Unstable angina. A classification. Circulation 1989;80:410-4.
93. Rouan GW, Lee TH, Cook EF, Brand DA, Weisberg MC, Goldman L. Clinical characteristics and outcome of acute myocardial infarction in patients with initially normal or nonspecific electrocardiograms (a report from the Multicenter Chest Pain Study). Am J Cardiol 1989;64:1087-92.
94. McCarthy BD, Wong JB, Selker HP. Detecting acute cardiac ischemia in the emergency department: a review of the literature. J Gen Intern Med 1990;5:365-73.
95. Amsterdam EA, Wenger NK, Brindis RG, et al. 2014 AHA/ACC Guideline for the Management of Patients with Non-ST-Elevation Acute Coronary Syndromes: a report of the American College of Cardiology/American Heart Association Task Force on Practice Guidelines. J Am Coll Cardiol 2014;64:e139-228.
96. Luepker RV, Apple FS, Christenson RH, et al. Case definitions for acute coronary heart disease in epidemiology and clinical research studies: a statement from the AHA Council on Epidemiology and Prevention; AHA Statistics Committee; World Heart Federation Council on Epidemiology and Prevention; the European Society of Cardiology Working Group on Epidemiology and Prevention; Centers for Disease Control and Prevention; and the National Heart, Lung, and Blood Institute. Circulation 2003;108:2543-9.
97. James S, Armstrong P, Califf R, et al. Troponin T levels and risk of 30-day outcomes in patients with the acute coronary syndrome: prospective verification in the GUSTO-IV trial. Am J Med 2003;115:178-84.
98. Ohman EM, Armstrong PW, Christenson RH, et al. Cardiac troponin T levels for risk stratification in acute myocardial ischemia. N Engl J Med 1996;335:133-1341.
99. Nguyen TA, Diodati JG, Pharand C. Resistance to clopidogrel: a review of the evidence. J Am Coll Cardiol 2005;45:1157-64.
100. Cairns JA, Gent M, Singer J, et al. Aspirin, sulfinpyrazone, or both in unstable angina. Results of a Canadian multicenter trial. N Engl J Med 1985;313:1369-75.
101. Yusuf S, Zhao F, Mehta SR, Chrolavicius S, Tognoni G, Fox KK. Effects of clopidogrel in addition to aspirin in patients with acute coronary syndromes without ST-segment elevation. N Engl J Med 2001;345:494-502.
102. Mehta SR, Yusuf S, Peters RJ, et al. Effects of pretreatment with clopidogrel and aspirin followed by long-term therapy in patients undergoing percutaneous coronary intervention: the PCI-CURE study. Lancet 2001;358:527-33.
103. Matetzky S, Shenkman B, Guetta V, et al. Clopidogrel resistance is associated with increased risk of recurrent atherothrombotic events in patients with acute myocardial infarction. Circulation 2004;109:3171-5.
104. Montalescot G, Bolognese L, Dudek D, et al. Pretreatment with prasugrel in non-ST-segment elevation acute coronary syndromes. N Engl J Med 2013;369:999-1010.
105. Wallentin L, Becker RC, Budaj A, et al. Ticagrelor versus clopidogrel in patients with acute coronary syndromes. N Engl J Med 2009;361:1045-57.
106. Oler A, Whooley MA, Oler J, Grady D. Adding heparin to aspirin reduces the incidence of myocardial infarction and death in patients with unstable angina. A meta-analysis. JAMA 1996;276:811-5.
107. Cohen M, Demers C, Gurfinkel EP, et al. A comparison of low-molecular-weight heparin with unfractionated heparin for unstable coronary artery disease. Efficacy and Safety of Subcutaneous Enoxaparin in Non-Q-Wave Coronary Events Study Group. N Engl J Med 1997;337:447-52.
108. Antman EM, McCabe CH, Gurfinkel EP, et al. Enoxaparin prevents death and cardiac ischemic events in unstable angina/non-Q-wave myocardial infarction. Results of the thrombolysis in myocardial infarction (TIMI) 11B trial. Circulation 1999;100:1593-601.
109. Lincoff AM, Bittl JA, Harrington RA, et al. Bivalirudin and provisional glycoprotein IIb/IIIa blockade compared with heparin and planned glycoprotein IIb/IIIa blockade during percutaneous coronary intervention: REPLACE-2 randomized trial. JAMA 2003;289:853-63.
110. Stone GW, McLaurin BT, Cox DA, et al. Bivalirudin for patients with acute coronary syndromes. N Engl J Med 2006;355:2203-16.
111. Wallentin L, Goldstein P, Armstrong PW, et al. Efficacy and safety of tenecteplase in combination with the low-molecular-weight heparin enoxaparin or unfractionated heparin in the prehospital setting: the Assessment of the Safety and Efficacy of a New Fibrinolytic Regimen (ASSENT)-3 PLUS randomized trial in acute myocardial infarction Circulation 2003;108:135-42.
112. Stevenson WG, Linssen GC, Havenith MG, Brugada P, Wellens HJ. The spectrum of death after myocardial infarction: a necropsy study. Am Heart J 1989;118:1182-8.
113. Pohjola-Sintonen S, Muller JE, Stone PH, et al. Ventricular septal and free wall rupture complicating acute myocardial infarction: experience in the Multicenter Investigation of Limitation of Infarct Size. Am Heart J 1989;117:809-18.
114. Patel MR, Meine TJ, Lindblad L, et al. Cardiac tamponade in the fibrinolytic era: analysis of >100,000 patients with ST-segment elevation myocardial infarction. Am Heart J 2006;151:316-22.
115. Reardon MJ, Carr CL, Diamond A, et al. Ischemic left ventricular free wall rupture: prediction, diagnosis, and treatment. Ann Thorac Surg 1997;64:1509-13.
116. Crenshaw BS, Granger CB, Birnbaum Y, et al. Risk factors, angiographic patterns, and outcomes in patients with ventricular septal defect complicating acute myocardial infarction. GUSTO-I (Global Utilization of Streptokinase and TPA for Occluded Coronary Arteries) Trial Investigators. Circulation 2000;101:27-32.
117. Prêtre R, Ye Q, Grünenfelder J, Lachat M, Vogt PR, Turina MI. Operative results of "repair" of ventricular septal rupture after acute myocardial infarction. Am J Cardiol 1999;84:785-8.
118. Lemery R, Smith HC, Giuliani ER, Gersh BJ. Prognosis in rupture of the ventricular septum after acute myocardial infarction and role of early surgical intervention. Am J Cardiol 1992;70:147-51.
119. Skillington PD, Davies RH, Luff AJ, et al. Surgical treatment for infarct-related ventricular septal defects. Improved early results combined with analysis of late functional status. J Thorac Cardiovasc Surg 1990;99:798-808.
120. Khan SS, Gray RJ. Valvular emergencies. Cardiol Clin 1991;9:689-709.
121. Bolooki H. Emergency cardiac procedures in patients in cardiogenic shock due to complications of coronary artery disease. Circulation 1989;79:I137-I48.
122. Zehender M, Kasper W, Kauder E, et al. Right ventricular infarction as an independent predictor of prognosis after acute inferior myocardial infarction. N Engl J Med 1993;328:981-8.
123. Kinch JW, Ryan TJ. Right ventricular infarction. N Engl J Med 1994;330:1211-7.
124. Dell'Italia LJ, Starling MR, Blumhardt R, Lasher JC, O'Rourke RA. Comparative effects of volume loading, dobutamine, and nitroprusside in patients with predominant right ventricular infarction. Circulation 1985;72:1327-35.
125. Bowers TR, O'Neill WW, Grines C, Pica MC, Safian RD, Goldstein JA. Effect of reperfusion on biventricular function and survival after right ventricular infarction. N Engl J Med 1998;338:933-40.
126. Hollenberg SM, Kavinsky CJ, Parrillo JE. Cardiogenic shock. Ann Intern Med 1999;131:47-59.
127. Goldberg RJ, Samad NA, Yarzebski J, Gurwitz J, Bigelow C, Gore JM. Temporal trends in cardiogenic shock complicating acute myocardial infarction. N Engl J Med 1999;340:1162-8.
128. Reynolds HR, Hochman JS. Cardiogenic shock: current concepts and improving outcomes. Circulation 2008;117:686-97.
129. Hochman JS, Boland J, Sleeper LA, et al. Current spectrum of cardiogenic shock and effect of early revascularization on mortality. Results of an International Registry. Circulation 1995;91:873-81.
130. Holmes DR, Jr., Bates ER, Kleiman NS, et al. Contemporary reperfusion therapy for cardiogenic shock: the GUSTO-I trial experience. The GUSTO-I Investigators. Global Utilization of Streptokinase and Tissue Plasminogen Activator for Occluded Coronary Arteries. J Am Coll Cardiol 1995;26:668-74.
131. Practice parameters for hemodynamic support of sepsis in adult patients in sepsis. Task Force of the American College of Critical Care Medicine, Society of Critical Care Medicine. Crit Care Med 1999;27:639-60.
132. De Backer D, Biston P, Devriendt J, et al. Comparison of dopamine and norepinephrine in the treatment of shock. N Engl J Med 2010;362:779-89.
133. Hollenberg SM, Hoyt JW. Pulmonary artery catheters in cardiovascular disease. New Horizons 1997;5:207-13.
134. Willerson JT, Curry GC, Watson JT, et al. Intraaortic balloon counterpulsation in patients in cardiogenic shock, medically refractory left ventricular failure and/or recurrent ventricular tachycardia. Am J Med 1975;58:183-91.

135. Bates ER, Stomel RJ, Hochman JS, Ohman EM. The use of intraaortic balloon counterpulsation as an adjunct to reperfusion therapy in cardiogenic shock. Int J Cardiol 1998;65(Suppl 1):S37-42.
136. Chen EW, Canto JG, Parsons LS, et al. Relation between hospital intra-aortic balloon counterpulsation volume and mortality in acute myocardial infarction complicated by cardiogenic shock. Circulation 2003;108:951-7.
137. Sjauw KD, Engström AE, Vis MM, et al. A systematic review and meta-analysis of intra-aortic balloon pump therapy in ST-elevation myocardial infarction: should we change the guidelines? Eur Heart J 2009;30:459-68.
138. Thiele H, Zeymer U, Neumann F-J, et al. Intra-aortic balloon counterpulsation in acute myocardial infarction complicated by cardiogenic shock (IABP-SHOCK II): final 12 month results of a randomised, open-label trial. The Lancet 2013;382:1638-45.
139. Seyfarth M, Sibbing D, Bauer I, et al. A randomized clinical trial to evaluate the safety and efficacy of a percutaneous left ventricular assist device versus intra-aortic balloon pumping for treatment of cardiogenic shock caused by myocardial infarction. J Am Coll Cardiol 2008;52:1584-8.
140. Thiele H, Sick P, Boudriot E, et al. Randomized comparison of intra-aortic balloon support with a percutaneous left ventricular assist device in patients with revascularized acute myocardial infarction complicated by cardiogenic shock. Eur Heart J 2005;26:1276-83.
141. Becker RC. Hemodynamic, mechanical, and metabolic determinants of thrombolytic efficacy: a theoretic framework for assessing the limitations of thrombolysis in patients with cardiogenic shock. Am Heart J 1993;125:919-29.
142. GUSTO Investigators. An international randomized trial comparing four thrombolytic strategies for acute myocardial infarction. N Engl J Med 1993;329:673-82.
143. Berger PB, Holmes DR, Jr., Stebbins AL, Bates ER, Califf RM, Topol EJ. Impact of an aggressive invasive catheterization and revascularization strategy on mortality in patients with cardiogenic shock in the Global Utilization of Streptokinase and Tissue Plasminogen Activator for Occluded Coronary Arteries (GUSTO-I) trial. An observational study. Circulation 1997;96:122-7.
144. Rogers WJ, Canto JG, Lambrew CT, et al. Temporal trends in the treatment of over 1.5 million patients with myocardial infarction in the US from 1990 through 1999: the National Registry of Myocardial Infarction 1, 2 and 3. J Am Coll Cardiol 2000;36:2056-63.
145. Hochman JS, Sleeper LA, Webb JG, et al. Early revascularization in acute myocardial infarction complicated by cardiogenic shock. N Engl J Med 1999;341:625-34.

79

室上性心律失常

John Camm and Irina Savelieva

分类及流行病学

室上性心律失常包括起源于窦房结及邻近心房组织（不适当的窦性心动过速、窦房折返性心动过速）、左心房及右心房（房性心动过速、心房扑动、心房颤动）、房室结（AV node）（房室结折返性心动过速、加速性异位交界性心律）以及具有旁路或者多个通路的房室结的异常节律（房室折返性心动过速）（图 79-1）。

房室结折返性心动过速和房室折返性心动过速

房室结折返性心动过速和房室折返性心动过速通常被称为阵发性室上性心动过速。它们常见于几乎没有或者没有结构性心脏病的年轻患者，但是，先天性心脏病因为继发心房压升高、心房扩大（如 Ebstein 畸形、房间隔缺损、法洛四联症）也可导致此类心律失常，只是比例很小[1]。最常见的年龄段是 12～30 岁，患病率大约为 2.5‰。女性患病率为男性的 2 倍，多表现为房室结折返性心动过速。

心房扑动和心房颤动

心房颤动是最常见的室上性心律失常，患者数约占总人口的 1%～2%，尤其是老年人多发。它通常与心血管疾病有关，其中高血压和充血性心力衰竭占大多数[2]。但是，大约 1/3 的患者因为没有基础心脏疾病，而被认为是患有“孤立性”心房颤动。单独心房扑动的发生率不详，为 0.037%～0.88%/（1 000 人•年），但是至少一半的患者同时合并心房颤动。

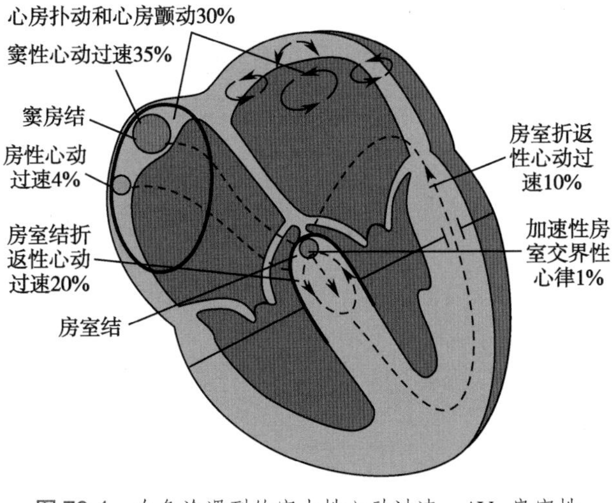

图 79-1 在急诊遇到的室上性心动过速。AV：房室性

房性心动过速

房性心动过速患者约占心律失常患者总数的 0.34%～0.46%。它常见于先天性心脏病术后的年轻患者以及一些老年人，而后者往往合并心房颤动。

其他的室上性心动过速

不适当的窦性心动过速以及窦房折返性心动过速的临床及心电图表现均不特异，目前它们的患病率及合并症均不十分明确。房室结折返性心动过速是室上性心动过速患者在电生理检查时偶然发现的，比例为 1.8%～16.9%。

临床特征

绝大多数室上性心动过速，尤其是房室结折返性心动过速以及房室折返性心动过速，临床主要表现为快速的、规律的心悸，通常突然发生，可能是自然发生的，也可能由简单的活动诱发。

包含房室结环路心动过速的一个普遍的特征是可以被 Valsalva 方法终止。在没有结构性心脏病的年轻患者中，快心室率可能是主要的病态的表现，其他症状可能包括焦虑、眩晕、呼吸困难、颈动脉异常搏动、胸中部疼痛、无力，偶尔的情况下，由于心房压力增加（在房性心动过速及房室结折返性心动过速中更常见），释放更多的心房钠尿肽，会出现多尿的症状。在房室结折返及房室折返性心动过速中，由于心房在房室瓣关闭的时候收缩，故可以观察到明显的颈静脉搏动。

真正的晕厥并不常见，除非在心室率超过 200 次 /min，且持续时间很长的情况下才会发生，尤其是当患者持续站立的时候。既往的报道有 10%～15% 的患者出现晕厥，通常是由于心律失常刚刚开始或者转复的时候出现长间歇所致。但是，对于患有心脏疾病的老年患者，如动脉粥样硬化、高血压心脏病、脑血管疾病，心室率仅轻度增快，就有可能导致显著的血流动力学不稳定，从而出现晕厥。

房室折返性心动过速的患者可能同时伴有心房颤动，了解这一点是非常重要的。如果一个旁路具有短的顺行传导的有效不应期（<250 毫秒），它可能导致冲动以非常快的频率下传到心室，从而导致心室颤动。这种猝死的发生率为 0.15%～0.39%/（患者·年），并且这有可能是年轻患者的首发表现。

不规则的心悸可能是房性期前收缩、心房扑动不等比下传、心房颤动或者多灶性房性心动过速导致的。尽管症状很明显，但是这些心律失常通常血流动力学是稳定的。但是，对于心室功能减退的患者，未控制的心房颤动可能进一步降低心脏输出量，导致低血压及充血性心力衰竭。心房颤动伴房室传导减慢或完全阻滞（Frederick 综合征）可能导致血流动力学紊乱。不适当窦性心动过速以及非阵发性、加速性、交界性心律的特点是心率相对慢一些，且发作和终止都是渐进性的。

心电图

只要情况允许，都应进行 12 导联心电图（electrocardiogram，ECG）的检查。如果患者心律失常导致血流动力学不稳定，那么应该在电转复之前用除颤仪留取监测图形。

窄 QRS 波心动过速

经典的心电图特征是 QRS 波形小于 120 毫秒。这种心动过速绝大部分是室上性心动过速，鉴别诊断取决于它的机制（图 79-2）。

宽 QRS 波心动过速

室上性起源的宽 QRS 波心动过速的鉴别诊断包括（但不局限于）以下几种情况：有束支传导阻滞既往史、频率依赖的异常传导、逆行性房室折返性心动过速当旁路为顺行传导并兴奋心室肌的时候，以及严重的电解质紊乱（如低钾血症）或者心肌病变（心肌病），所有这些均有可能导致 QRS 增宽（图 79-3）。如果不能明确为室上性心动过速，应按照室性心动过速的处理原则进行治疗。尽早的直流电复律适用于所有血流动力学不稳定的心律失常的治疗。

房室结折返性心动过速

机制

在房室结折返性心动过速中，房室结中存在两条功能及解剖都不同的通路：一条有效不应期短，但是传导缓慢，另一条有效不应期长，但是传导速度快。在窦性心律的时候，心房的冲动通过快速的通路下传激动心室。如果心房的冲动发生过早（如一次心房期前收缩），快速通道仍处于不应期，冲动就会沿慢速通道下传至心室。此时，快速通道恢复其可应性，冲动会通过快速通道逆传，从而激活了最经典的“慢 - 快”型房室结折返性心动过速。

心电图表现

在窦性心律时，心电图通常是正常的，或者有其他与心律失常无关的异常表现。在房室结折返性心动过速中，心电图

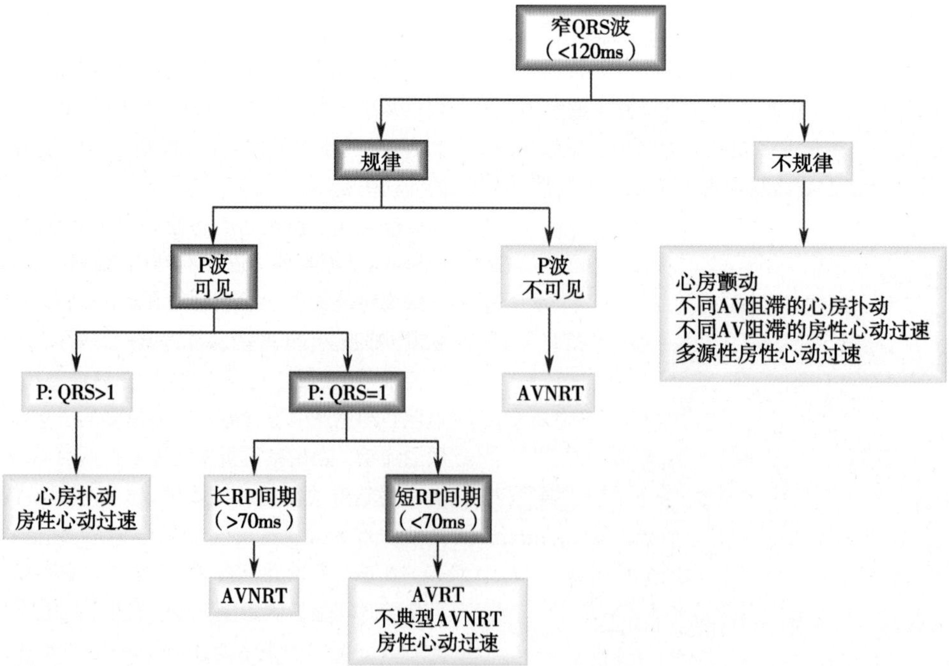

图 79-2 窄 QRS 波（假定为室上性）心动过速的鉴别诊断。注意室性心动过速也可能表现为窄 QRS 波（如束支心动过速）。AV：房室性；AVNRT：房室结折返性心动过速；AVRT：房室折返性心动过速

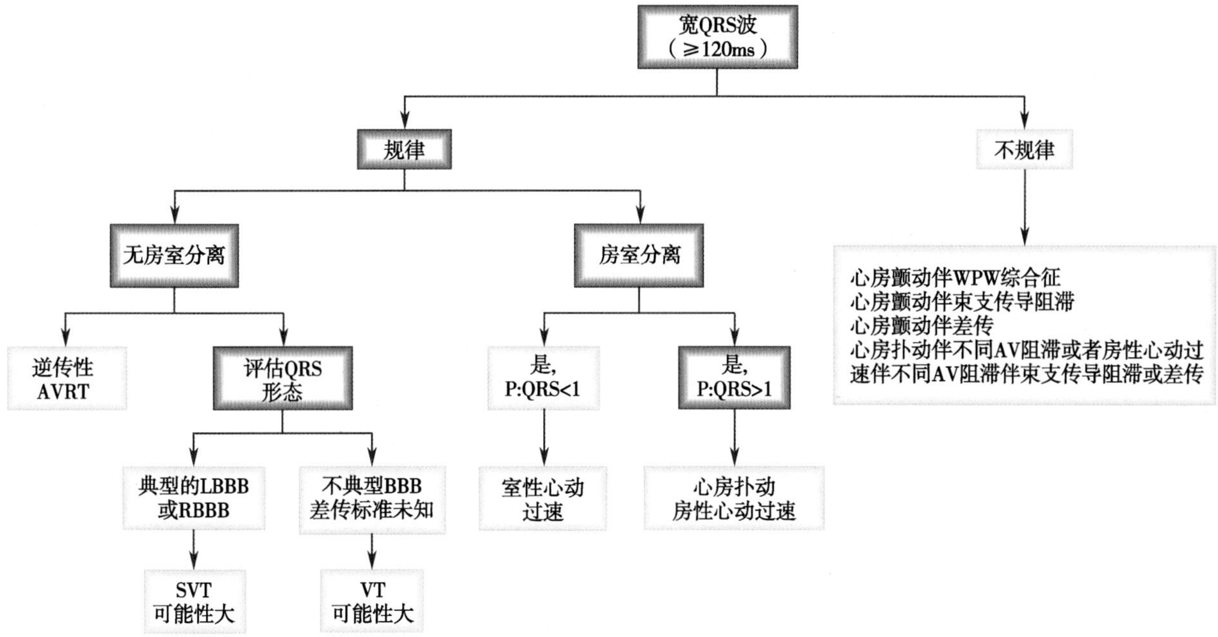

图 79-3　宽 QRS 波心动过速鉴别诊断。AV：房室性；AVRT：房室折返性心动过速；BBB：束支传导阻滞；LBBB：左束支传导阻滞；RBBB：右束支传导阻滞；SVT：室上性心动过速；VT：室性心动过速；WPW：Wolff- Parkinson-White。* 差传的标准：频率依赖性，三相 QRS 波，V_1 导联可见 rSR，QRS 宽 < 140 毫秒，前壁导联 QRS 偏移不一致，没有融合波及夺获

的节律是规则的，伴窄 QRS 波形，心室率为 140～250 次 /min。因为心房是逆行激动的，所以Ⅱ、Ⅲ、aVF 导联的 P 波是倒置的。由于心房和心室的除极是同时发生的，所以 P 波通常隐匿在 QRS 波中，在体表心电图中无法辨别（图 79-4A）。但是，在 1/3 的慢 - 快型房室结折返性心动过速的患者中，在 aVR 或者 V1 导联（或者两者都有），QRS 波末端会出现一个正向波，类似右束支传导阻滞的波形，或者在下壁导联可能出现假 S 波，这些表现提示心房逆行性激活。冲动通过这两条通路反向传导所形成的心动过速（“快 - 慢”型或者长 RP 心动过速）较为少见，占总数的 5%～10%。

房室折返性心动过速

旁路

房室折返性心动过速的产生是由于在房室结以外存在一条解剖学独立的传导通路，称为旁路。旁路的存在是由于胎儿发育的过程中，心房与心室不完全分离所导致的。最常见的房室旁路（通常被称为 Kent 束）位于二尖瓣或三尖瓣环周围。在大约 10% 的患者中，还存在其他多种通路。

旁路可以单向或者双向传导电冲动。前向传导的旁路是很容易辨认的，窦性心律时，心房的冲动通过旁路前传，且不会导致房室结传导延迟，在心电图上表现为出现 δ 波，PR 间期缩短（< 120 毫秒），QRS 波形增宽。这是因为心房冲动通过旁路下传至普通的心室肌，故在电冲动通过正常的传导通路下传至这些心室肌之前，它们就已经开始缓慢地除极，从而形成 δ 波。仅能逆传的旁路是隐匿性的，并不会导致 PR 间期缩短或者在窦性心律时出现 δ 波。

机制和心电图表现

顺行性房室折返性心动过速的折返环包括房室结和房室旁路，心房的电冲动通过房室结下传至心室，并通过旁路逆传（图 79-4B）。在逆行性房室折返性心动过速中，电冲动通过旁路由心房下传到心室，并通过房室结或者第二条旁路逆传（图 79-4C）。逆行性房室折返性心动过速是很少见的（患者比例 < 10%）。具有顺行传导通路的患者经常合并心房颤动（图 79-4D）。

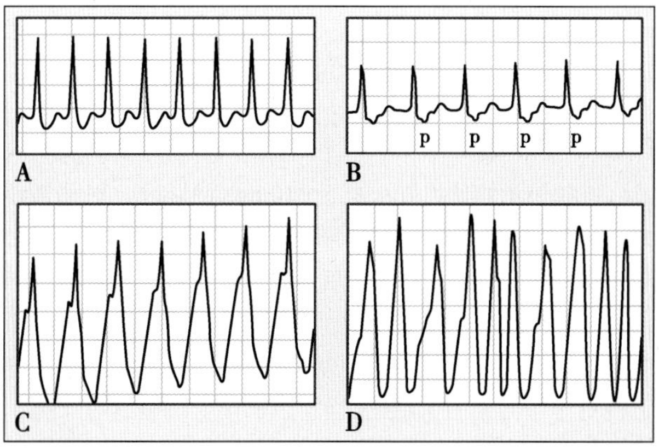

图 79-4　A. 房室结折返性心动过速，慢快型，注意窄 QRS 波，没有 P 波。B. 房室折返性心动过速，Ⅱ、Ⅲ和 aVF 导联逆传倒立的 P 波后可见 QRS 波。C. 房室折返性逆传性心动过速伴宽 QRS 波，心动过速心电图可见窦性心律时心电图的 QRS 波形，有利于此诊断。D. 快心室率的心房颤动伴预激综合征

紧急处理

紧急状态下，房室结折返性心动过速与房室折返性心动过速的鉴别可能是很困难的，但是由于两种心律失常处理方式相同，故这种鉴别并不是必需的。如果患者血流动力学稳定，可采用刺激迷走神经的方法，包括颈静脉窦按摩、Valsalva方法、将面部浸入冷水中（跳水反射），这可以终止约 50% 的患者的心动过速（框 79-1）[3,4]。可选用市售凝胶袋进行冷敷，代替面部浸水法，但是最重要的是做到鼻孔湿润和屏气。

药物终止

阻滞房室传导的药物，如腺苷、维拉帕米、地尔硫䓬和β- 受体阻滞剂，对终止房室折返性及房室结折返性心动过速都是有效的（表 79-1）[1]。

腺苷

静脉注射腺苷对确诊窄 QRS 波心动过速病因、减慢其心率以及终止其发作均是有效的 [5]。腺苷通常可以终止房室结折返性心动过速以及房室折返性心动过速，但是几乎不能打断心房扑动环，也不能抑制房性心动过速。当心动过速持续存在时，它可以导致高度房室传导阻滞（图 79-5）。它对绝大多数的室性心动过速是无效的。与维拉帕米相比，腺苷的优势在于它起效快，且对左心室功能不全或者明显低血压患者来说，没有负性肌力作用。

腺苷的使用方式为 3～6mg 快速静脉注射，如果没有起效，2～5 分钟后可再次给予 6～12mg 静脉注射。腺苷代谢很快，半衰期仅有 10 秒。不良反应包括呼吸困难、面部潮红以及胸部压迫感，发生于大约 12% 的患者中，不过不良反应持续时间也很短。腺苷可能会缩短心房的有效不应期，诱发心房扑动或心房颤动，它还可能加速旁路的传导，导致快速的心室反应。在一部分患者中，当使用腺苷成功终止室上性心动过速后，可能会发生室性期前收缩以及非持续性室性心动过速 [6]。有些患者，尤其是心脏移植患者，通常对腺苷很敏感，所以使用剂量需减少（1mg）。

维拉帕米和地尔硫䓬

维拉帕米的使用方法是 5～10mg 静脉推注，时间需超过 2 分钟，其抗心律失常作用在 5～10 分钟后起效。如果必要的话，在首剂使用 30 分钟后，可以再次给予 10mg 静脉推注。在此阶段，刺激迷走神经可能有效。维拉帕米不能用于宽 QRS 波心动过速。左心室功能不全以及心功能衰竭为静脉注射维拉帕米的禁忌证，当患者已接受口服或静脉的β- 受体阻滞剂治疗后，不能再使用维拉帕米。心房颤动伴预激综合征的患者不应该使用维拉帕米，因为它可能导致顺行传导旁路（尤其是有效不应期短的旁路）的传导加快，导致快速的心室反应甚至心室颤动。地尔硫䓬是维拉帕米的替换药物，但是地尔硫䓬的有效率更低 [7]。地尔硫䓬的禁忌证同维拉帕米。

框 79-1 迷走神经刺激法终止心动过速

颈静脉窦按摩

确定没有明显的颈动脉疾病（颈动脉杂音）

进行持续的心电图监测

将患者仰卧位，头部轻度过伸

从右侧颈动脉窦开始按摩

在第三颈椎水平的颈动脉处力量均匀地旋转按摩或者压迫 5 秒钟时间

如果没有反应，按摩左侧颈动脉

通常情况下，右侧颈动脉按摩会减少窦房结电活动，左侧颈动脉窦按摩会减慢房室传导

不要同时按摩两侧颈动脉

对于阵发性室上性心动过速的患者，一次颈动脉窦按摩可以终止 20%～30% 患者的心律失常，多次按摩可终止约 50% 患者的心律失常

心脏停搏是可能的并发症，但是很少见

VALSALVA 法

Valsalva 法是指突然地、主动地用力增加胸腹腔的压力

需持续地心电监测

患者取仰卧位

在用力前，患者不要深吸气

理想情况下，患者对着测压计吹气孔吹气，使压力达到 30～40mmHg，持续 15 秒

或者患者屏气 15 秒

通常用力时会出现一过性心动过速加重，导致症状加重

当用力结束时，心动过速的速率下降，因为迷走神经活性反射性增强（压力感受器反射），它可能终止约 50% 患者的心律失常

心动过速的终止可能伴有间歇或者室性异位心律

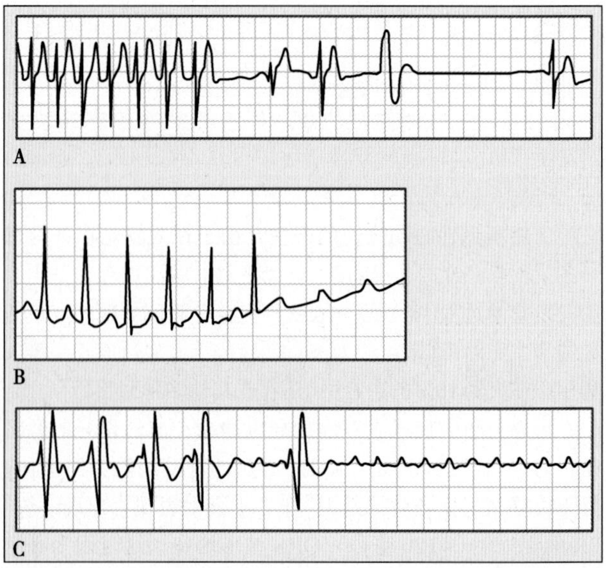

图 79-5 A. 腺苷通常用来终止房室折返性心动过速。B 和 C. 它几乎不能阻断心房扑动环或者抑制房性心动过速的自律性区域，但是在心动过速持续时它可以导致高度房室传导阻滞

表 79-1　房性心动过速的急诊心率控制药物

药物	给药途径	剂量	起效时间	可能的不良反应
维拉帕米	静脉	5～10mg（0.075～0.15mg/kg）超过 2 分钟；如果没反应，15～30 分钟后再次给予 5～10mg；每 4～6h 给予 3～10mg 以控制心率	3～5 分钟	低血压，心动过缓，心脏阻滞，在器质性心脏病患者中，可能降低心室功能
地尔硫䓬	静脉	0.25mg/kg 超过 2 分钟；如果没反应，15～30 分钟后再予以 0.35mg/kg；序贯 5～15mg/h 泵入控制心率	2～7 分钟	
艾司洛尔	静脉	0.5mg/kg 超过 1 分钟，序贯 0.05～0.2mg/（kg•min），时间 4 分钟；如果 5 分钟后没有反应，予以 0.5mg/kg 1 分钟，序贯 0.1mg/kg，时间 4 分钟；0.05～0.2mg/（kg•min）泵入控制心室率	2～3 分钟	低血压、心动过缓、心脏阻滞，在器质性心脏病患者中，可能降低心室功能
美托洛尔	静脉	2.5～5mg 超过 2 分钟，如有必要可重复给药（总量 10～15mg）	5 分钟	
阿替洛尔	静脉	2.5mg 超过 2 分钟，如有需要，可重复给药（总量 10mg）或者 0.15mg/kg 泵入 20 分钟	5～10 分钟	
普罗帕酮	静脉	1mg 超过 1 分钟（总量 10～12mg；0.15mg/kg）	5 分钟	
地高辛	静脉	0.5～1mg，每 2～4 小时序贯 0.25mg（最大量 1.5mg）	30～60 分钟	心动过缓、房室阻滞、房性心律失常、室性心动过缓

静脉使用胺碘酮对心率控制也有效，尤其是对左心室功能不全的患者，但是对此推荐缺乏足够的证据。胺碘酮的心率减慢效果可能会延迟 1～2 小时。

直流电复律以及静脉注射伊布利特、普罗帕酮或者氟卡尼也可以用来终止伴有预激的心房颤动发作。

β- 受体阻滞剂

在 β- 受体阻滞剂中，艾司洛尔起效迅速，因此可以作为用药选择之一。它的用法是静脉泵入 50～200μg/（kg•min）。其他已知的静脉注射的 β- 受体阻滞剂，如美托洛尔、阿替洛尔和普萘洛尔，也可以使用（表 79-1）。房室结阻滞药物过量所致的心动过缓可以用静脉注射阿托品进行拮抗，每次 0.6mg，总量 0.6～2.4mg。

其他抗心律失常药物

因为腺苷、维拉帕米、地尔硫䓬以及 β- 受体阻滞剂对于终止房室结折返性心动过速和房室折返性心动过速非常有效，所以一些特殊的抗心律失常药物，如普罗帕酮、氟卡尼、伊布利特及胺碘酮在紧急情况下很少使用。地高辛不推荐使用，因为它常常是无效的，且会加速旁路的传导，缩短心房有效不应期，诱发心房颤动。

心房起搏

对于有植入设备的患者，抗心动过速起搏功能可以用来终止心律失常。但是，对于有顺行性传导旁路的患者来说，这有可能诱发心房颤动伴快速心室率。

长期治疗

有房室折返性心动过速以及房室结折返性心动过速的患者应该就诊于心脏专科医院进行电生理检查以及长期治疗。药物治疗或者非药物治疗，包括旁路的射频消融，都可以选择。

加速性房室节律

加速性房室交界性节律是由房室结异常的自律性导致的。这是一种窄 QRS 波的心律失常（除非患者有束支传导阻滞既往史），心室率为 70～250 次 /min。同时还存在房室分离，因为心房是由正常的窦房结冲动激动的，而心室除极电活动来源于加速的交界区（图 79-6）。这种心律失常常见于地高辛中毒，通常处理方法就是停药。如果房室结起搏的频率不快，可使用阿托品加快窦房结频率发放，直到频率夺获。

心房颤动和心房扑动

快心室率的心房颤动是急诊室最常见的心律失常，既可见于初发心律失常的年轻患者，也可见于出现失代偿症状的老年患者。心房扑动的临床症状及初始治疗与心房颤动相似。因此，这两种心律失常的紧急处理措施可以一致。

心房扑动

机制

心房扑动的分类基于心电图表现及电生理机制。最常见的类型是经典的峡部依赖型心房扑动。先天性心脏病术后可发生术区折返性心房扑动。还有很多类型的非典型的心房扑动，比如非典型的右心房峡部依赖型心房扑动（双波

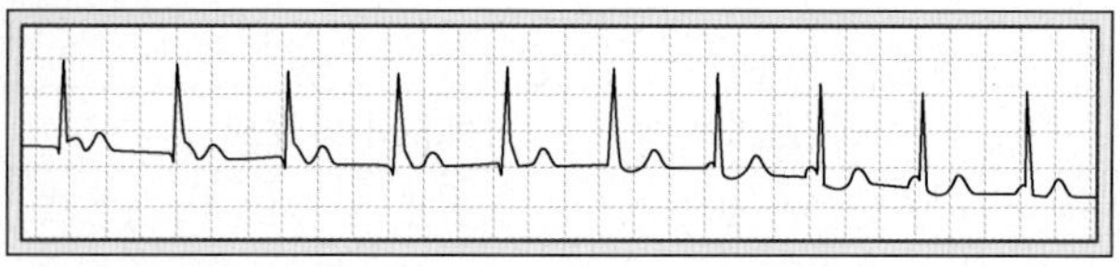

图 79-6 加速性交界性心律伴独立的窦房结活动

以及低位折返环）和左心房心房扑动，后者的折返环路包括肺静脉以及二尖瓣瓣环[8]。

经典型心房扑动，或称峡部依赖型心房扑动包括三尖瓣瓣环周围的一个大的右心房折返环。折返波沿着右心房侧壁下传，通过三尖瓣环和下腔静脉之间的欧氏嵴，上行至房间隔，形成最常见的心房扑动类型，也就是逆时针心房扑动。折返也可以发生在相反方向（顺时针或者反向心房扑动）。

心电图表现

心房扑动通常是一种有序的房性节律，心房率通常为250～350次/min。在常见的逆时针心房扑动中，F波在Ⅱ、Ⅲ、aVF和$V_{5\sim6}$导联是负向的，在$V_{1\sim2}$导联是正向的（图79-7A）。顺时针心房扑动的特点为F波在Ⅱ、Ⅲ、aVF和$V_{5\sim6}$导联正向，而在$V_{1\sim2}$导联负向。

单用普罗帕酮、氟卡尼和胺碘酮治疗复发性心房颤动，而没有联合房室传导阻滞药物（β-受体阻滞剂以及非二氢吡啶类钙离子通道阻滞剂）时，心房颤动会转化成经典型心房扑动，下传比例1∶1或2∶1，导致心室率在150次/min或更快（图79-7B）。如果旁路的有效不应期短，那么1∶1下传的可能性会增加。

长期治疗

心房扑动的发生机制对于初始治疗没有什么影响，但对于长期治疗方案的选择却十分重要（如射频消融）。所有类型的心房扑动患者均应该进行电生理检查，以明确能否进行射频消融术。即使手术成功，仍有可能发生心房颤动，所以应对患者进行严密的随访。

心房颤动

心电图表现

心房颤动是指f波快速地震荡或颤动，大小、形态及时程千变万化，各不相同（图79-7C）。心室率也是变化的，取决于心房电活动的规律性、房室结的不应性以及交感及副交感兴奋性的平衡。RR间期也是不等的，但是完全性房室传导阻滞以及起搏心律的患者除外。

分类

心房颤动的临床分类包括初发性、阵发性（7天及以内）、持续性（7天以上）、长期持续性（1年以上）和永久性（持续不变）心房颤动。分类对于决定心率转复还是频率控制的治疗决策是至关重要的。初发性心房颤动，如果持续时间小于48小时，是转复的绝对适应证，可采用电转复或者药物转复。

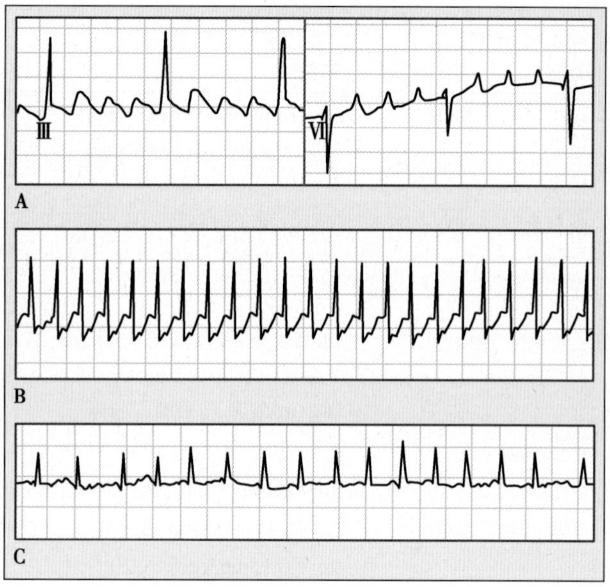

图79-7 A．典型的顺钟向的心房扑动，F波在Ⅱ、Ⅲ、aVF和$V_{5\sim6}$导联负向，在$V_{1\sim2}$正向。B．一个使用了氟卡尼的患者，心房扑动伴1∶1下传，心室率270次/min。C．心房颤动伴快速的未控制的心室率

因为心房颤动可能是无症状性的，所以首次检测到心房颤动的时间不应作为其实际的初发时间，在这种情况下，应进行正规的抗凝治疗（见后文讨论）以及心室率控制。持续性及永久性心房颤动应在情况允许的情况下，进行抗凝及心室率控制治疗。

长期治疗

人们认识到诱发或驱动心房颤动产生的房性期前收缩以及房性心动过速起源于肺静脉，从而带来了射频消融技术的发展，这项技术可能“治愈”这种心律失常。对于有症状的永久性或持续性心房颤动患者，房室结射频消融以及植入永久起搏器对于心室率的控制、症状的缓解是有效的。所有的初发心房颤动以及阵发性心房颤动的患者都应该就诊于心脏病专科医院以便得到长期的治疗。

急诊处理

心房颤动及心房扑动的急诊治疗取决于临床症状。对于血流动力学紊乱或者左心室收缩功能进行性恶化的患者，应该行急诊电转复。

直流电复律

心房扑动可以用低至25～50J能量的直流电进行转复，但是，因为能量达100J时，几乎能无一例外地转复成功，所以，最初的能量选择应该设置为100J。对于近期初发心房颤动的患者，使用100J能量电转复可以转复成窦性心律，但是，目前普遍推荐的起始能量为200J甚至更高。对于心律失常时间不确定、体重较大、有慢性阻塞性肺疾病及肺气肿

的患者，初始能量设置为 300～360J 是合适的。当首次电转复不成功时，可以重复进行电转复，有可能相同的能量下，第二次或第三次转复就可以成功。

心室率控制

对于所有的房性心动过速患者，都应该控制心室率，尤其是窦性心律在短期内无法恢复的情况下。静脉注射维拉帕米、地尔硫䓬和 β- 受体阻滞剂可以快速控制心房颤动患者的心室率[2]（见表 79-1），但是对心房扑动的患者，这些药物的有效性会下降。两类药物对于心室率的抑制作用（可降低 20%～30% 的心室率）、最大药效持续时间（20～30 分钟）、转复率（12%～25%）以及不良反应（低血压、心动过缓最为常见，偶见左心室功能不全以及高度心脏传导阻滞）是相似的。如果心律失常是甲状腺毒症引起的，则更推荐使用 β- 受体阻滞剂。

因为毛花苷丙的起效时间很长（>60 分钟），所以在需要快速控制心室率的情况下，不推荐静脉注射毛花苷丙。但是，因为它的正性肌力作用，对于左心室功能不全以及心室率轻度加快的患者，西地兰可能更为安全。毛花苷丙还可以将心房扑动转化为心房颤动，后者更容易实现心室率控制。

目前有证据显示，如果这些减慢房室结传导的药物无效或者存在用药禁忌，静脉使用胺碘酮可有效地控制心室率。

药物转复

如果心律失常是新近发生的，且血流动力学稳定，使用药物进行转复可能是有效的。

氟卡尼和普罗帕酮　ⅠC 类抗心律失常药物（氟卡尼或者普罗帕酮）可以用来转复心房颤动，单次口服剂量分别为 300mg 和 600mg（表 79-2）[2]。使用安慰剂的随机对照试验显示，服药后 3～8 小时，转复成功率为 60%～80%[9, 10]。口服和静脉注射两种给药方式是等效的，但是静脉给药转复更快。

氟卡尼给药剂量为 2mg/kg，缓慢静脉注射 10～30 分钟，总量不超过 150mg。普罗帕酮剂量为 1.5～3mg/kg，缓慢静脉注射，总量 300～600mg。因为这些药可以明显地降低心房率（从 300～350 次 /min 降至 200 次 /min），而这可能导致 1∶1 房室传导，所以应该同时应用 β- 受体阻滞剂以及对房室结具有负性传导作用的钙通道阻滞剂（维拉帕米、地尔硫䓬）。其他的心血管作用还有可逆性的 QRS 增宽以及罕见的左心室功能降低。因为氟卡尼和普罗帕酮的负性肌力作用，所以对于严重的结构性心脏病且射血分数低下的患者，这两个药是禁用的。

ⅠC 类药物在心房扑动的转复中通常是无效的，这是因为它们可以减慢折返环的传导，延长折返环的长度，但是却很少打断折返环。这些药还有增加房室传导的风险（如 2∶1 或 1∶1）。相关文献报道静脉使用氟卡尼和普罗帕酮，转复成功率低至 13%～40%。

伊布利特　伊布利特为Ⅲ类抗心律失常药物，使用方法为缓慢静脉注射 10 分钟，剂量为 1～2mg，在终止心房扑动发作方面特别有效，成功率约 60%。但是，由于它快速阻断了延迟整流 K 离子流（I_{Kr}），所以会导致 QT 间期明显延长，从而增加了发生尖端扭转型室速的风险[11, 12]。它在心房颤动的转复中有效性降低，所以需要使用更高的剂量来终止心房颤动发作，通常为连续两次静脉输注 1mg。伊布利特的优点是它在心律失常发生 30 天内都有转复的作用，但是，成功率会明显下降至 20%～30%。伊布利特在左心室功能不全患者中的安全性是未知的。

胺碘酮　胺碘酮在心房颤动和心房扑动的转复中都是有效的，但是转复效果存在明显的延迟现象，它的使用方法是第一个小时静脉泵入 5mg/kg 的剂量，而后泵入总量 20mg/kg，持续 24 小时[13, 14]。但是，由于它可以明显地控制心室率，并且诱发尖端扭转型室速的风险较低，没有负性肌力的不良反应，所以，它可以用于严重的结构性心脏病的患者以及危重患者。

表 79-2　房性心动过速转复的抗心律失常药物

药物	给药途径	剂量	可能的不良反应
氟卡尼	口服或静脉	口服负荷剂量 200～300mg 或缓慢注射 1.5～2mg/kg 超过 10～20 分钟；如果没有反应，泵入 1.5mg/kg，时间 1 小时，然后 0.1～0.25mg/kg 超过 24 小时	快速诱发心房扑动，可能降低器质性心脏病患者的心室功能，单形性室速
普罗帕酮	口服或静脉	口服负荷剂量 450～600mg 或者 1.5～2mg/kg 超过 10～20 分钟静脉注射，如果需要，序贯泵入 5～10mg/kg	
伊布利特	静脉	1mg 超过 10 分钟；如果没有反应，可再予以 1mg	QT 延长，尖端扭转性室速，低血压
胺碘酮	静脉（推荐中心静脉）	5～7mg/kg 超过 30～60 分钟，序贯泵入 20mg/kg，时间 24 小时（总量 1 200～1 800mg）	低血压、心动过缓、QT 延长、尖端扭转性室速（?），胃肠道不适，便秘，静脉炎
普鲁卡因	静脉	1 000mg 超过 30 分钟，序贯泵入 2mg/min	QRS 增宽，尖端扭转性室速，快心室率心房扑动
维纳卡兰	静脉	3mg/kg 超过 10 分钟；15 分钟后可再予 2mg/kg 直至心律失常终止	低血压，心房颤动后心动过缓

普鲁卡因胺和索他洛尔 普鲁卡因胺可以转复起病48小时以内的心房扑动和心房颤动，但是对于持续时间更长的心律失常，转复的效果会减弱，它的使用方法是1 000mg静脉注射20～30分钟，必要的情况下，静脉泵入2mg/min超过1小时[15]。与普罗帕酮、氟卡尼以及伊布利特相比，普鲁卡因胺的有效性更低。

索他洛尔的转复有效性不超过11%～13%，所以不推荐用于心房扑动和心房颤动的药物转复，但是，它可以有效地控制心室率。

维纳卡兰 这个药可以缓慢静脉注射（3mg/kg，超过10分钟）。观察15分钟，如果心律失常持续，可再次给予2mg/kg剂量，缓慢注射超过10分钟。在新发（<72小时）心房颤动中，约50%的病例可以在第一次注射后平均12分钟终止发作。维纳卡兰可以用于有潜在结构性心脏病的患者，但不适用于心功能Ⅱ/Ⅳ级的充血性心力衰竭患者。它的致心律失常作用并不常见，但是可能出现低血压以及转复后缓慢型心律失常[16]。

用于转复的抗心律失常药物的选择列于图79-8中。

心房起搏

暴发抑制型心房起搏可以终止约80%的心房扑动，这种方式可用于心脏术后的心房扑动患者，因为他们通常植入了心脏表面的心房起搏电极，或者是用于植入双腔起搏器以及除颤仪的患者。高频（50Hz或者3 000次/min）心房起搏最近用于一些早发性心房颤动的终止，但是它的有效性尚未被证实。尽管暴发抑制型心房起搏可以将持续时间较短的心房颤动转复为窦性心律，但是它也可能会导致心房颤动持续。

抗凝

如果心律失常持续时间超过24～48小时，或者它的起始时间不详，那么必须进行抗凝治疗。心房扑动和心房颤动具有相似的血栓风险，所以两种心律失常患者的抗凝标准是相同的。如果患者血流动力学稳定，心律失常持续超过48小时或者时间不详，那么在任何介入措施（电转复、药物转复或者射频消融）之前，应进行心室率控制以及3个星期的华法林药物抗凝治疗（国际标准化比值2.0～3.0）[17]。

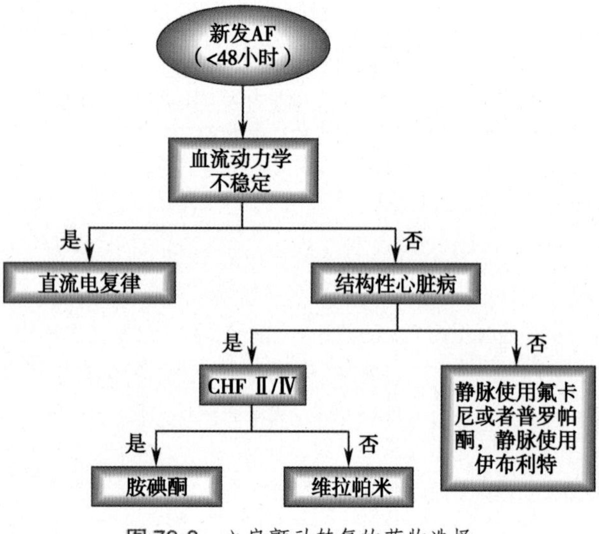

图79-8 心房颤动转复的药物选择

经食管超声引导下的电转复

如果有任何原因导致转复不能拖延，那么使用经食管超声引导下电转复，同时予以低分子肝素短期抗凝，是一种安全有效的方法[18]。这种方法可能对新发心律失常的患者以及长期抗凝治疗出血风险较高的患者具有临床获益性[19]。与普通肝素相比，低分子量肝素不需要持续静脉输注或者进行实验室监测，因此极大地简化了低危患者转复的抗凝方案。如果心房颤动持续时间达48小时及以上，或者血栓风险持续存在，那么转复后仍应进行抗凝治疗[17, 20]。

房性心动过速

机制

房性心动过速的机制是自律性增加、触发活动以及心房内折返。微小折返性房性心动过速常见于先天性心脏病术后患者。经典的局灶性房性心动过速起源于右心房的界嵴、肺静脉汇入左心房处或者一侧心耳附近。

心电图表现

心率范围为120～250次/min，P波在QRS波之前出现，PP间期规则（见图79-5）。PR间期长短与心动过速的速率有关，而且比相同心室率情况下窦性心律的PR间期长。P波形态与窦性心律时不同，取决于起源的位置。左心房心动过速表现为Ⅰ、aVL和V6导联的负向P波。自律性房性心动过速的表现可能是不断变化的，导致心动过速性心肌病的发生。

房性心动过速伴房室传导阻滞

伴房室传导阻滞的心动过速多见于有器质性心脏病的患者，占50%～75%，常继发于地高辛中毒（图79-9）。可用地高辛特异性抗体片段治疗其致死性过量。

多灶性房性心动过速

这种心动过速表现为快速的、不规则性房性电活动，P波不连续，且形态各异。它被认为是房性心动过速和心房颤

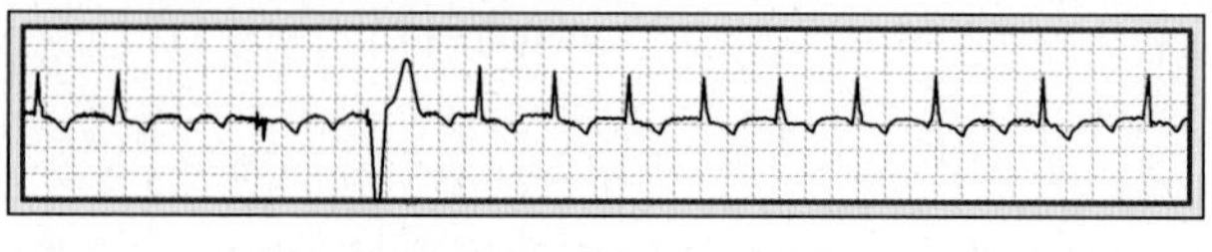

图79-9 地高辛中毒所致的房性心动过速伴不同的房室阻滞

动之间的过渡类型的心律失常。但是，它也可能发生在茶碱或 β 受体激动剂过量的慢性严重性肺疾病患者中。去除诱因可能会减少抗心律失常药物治疗的应用。静脉使用维拉帕米可控制心室率。

急诊处理

直流电复律可以转复由于折返或者触发活动机制形成的房性心动过速，但是对于自律性房性心动过速可能无效。与此类似，超速抑制性起搏可能会降低心房率，但是很少能抑制自律性病灶。

人们普遍认为 β- 受体阻滞剂以及钙通道阻滞剂，尤其是维拉帕米，可以终止心动过速或者控制心室率。腺苷也可以终止心动过速，但是最常见的治疗反应是导致房室传导阻滞，因此在心电图上可以更清楚地看到房性心动过速波（见图 79-5B、C）。

氟卡尼、普罗帕酮、索他洛尔和胺碘酮对于转复房性心动过速也是有效的。如果心律失常是地高辛中毒所致，那么治疗方案为停用地高辛，静脉使用钾剂。

长期管理

86% 的房性心动过速患者心律失常病灶可以被发现和射频消融，所以他们应该就诊于心脏病专科医院以便得到规范诊治。

不适当窦性心动过速

不适当的窦性心动过速是一种与活动及情绪应激无关的静息心率持续增加的心律失常。它通常见于女性，在健康个体中少见。窦房结自身的异常，比如自律性增加或者心脏自主神经调节异常（交感过于兴奋，副交感受抑制）导致窦性心动过速的情况并不少见。主要的治疗药物是 β- 受体阻滞剂，但是近几年，伊伐布雷定这种可以阻滞窦房结收缩期主要的除极电流的药物在欧洲使用情况逐渐增加[21]。大部分情况下，窦性心动过速是继发的，应该首先寻找其诱因。临床上常见的急性诱因包括发热、低血压、感染、贫血、甲状腺毒症、低血容量、急性心功能衰竭、急性肺栓塞和休克。窦性心动过速还有可能与药物滥用有关，比如安非他明。

知识点

1. 室上性心动过速（SVT）的特点是窄 QRS 波，但是，当同时合并束支传导阻滞、频率依赖性差异性传导以及逆向传导的房室折返性心动过速时，需与室性心动过速进行鉴别。
2. 如果 SVT 不能确诊，抗心律失常治疗应按照室性心动过速进行。
3. 对于任何血流动力学不稳定的心动过速，均应尽快行直流电复律。
4. 在血流动力学稳定的阵发性交界性心动过速（房室结折返性心动过速和房室折返性心动过速）中，应首先尝试迷走兴奋法，因为这种方法可以终止约 50% 患者的心动过速，而不需要进行药物治疗。
5. 静脉（IV）使用腺苷、维拉帕米和艾司洛尔是阵发性交界性心动过速的一线用药，但是腺苷和维拉帕米不能用于广泛复杂性心动过速以及心房颤动伴预激综合征患者的治疗。
6. 对于伴预激综合征的心房颤动，可选用直流电复律或者用静脉伊布利特或氟卡尼进行药物转复。
7. 静脉使用维拉帕米、地尔硫革、艾司洛尔、美托洛尔以及普萘洛尔可以快速控制心房颤动心室率，但对心房扑动患者有效性可能降低。
8. 对于伴甲状腺毒症的心房颤动患者，推荐使用 β- 受体阻滞剂。
9. 对于没有严重心脏病的心房颤动患者，药物转复可以选用口服或者静脉的氟卡尼或者普罗帕酮、维纳卡兰和静脉伊布利特，而伊布利特对心房扑动更为有效。
10. 普罗帕酮、氟卡尼和维纳卡兰可能导致心房扑动的心房率变慢，房室以 2:1 或 1:1 传导；维拉帕米、地尔硫革或者 β- 受体阻滞剂可以用来治疗此不良反应。伊布利特可以显著延长 QT 间期，导致多形室速，如果后者持续，可能需要直流电复律。
11. 静脉胺碘酮在有严重左心室功能不全患者中应作为一线用药。
12. 加速性 AV 节律以及伴 AV 阻滞的房性心动过速主要见于地高辛中毒；通常的处理方式是停药。
13. 如果心房颤动或心房扑动持续时间大于 48 小时或者持续时间不详，应进行抗凝治疗。在这些患者中，抗凝和心室率控制应作为首选治疗方法。
14. 另一个选择是做经食管超声除外心房血栓，或者选用高密度超声，短期使用低分子肝素抗凝后，可电复律或药物复律。
15. 患有阵发性交界性心动过速、房性心动过速、心房扑动、初发或者复发心房颤动的患者，应就诊于心脏专科医师处，以评估病情，长期治疗。对这些心律失常，存在有效的非药物治疗。

（刘平　陈炜 译，孙昀 审校）

参考文献

1. Blomström-Lundvist C, Scheiman MM, Aliot EM, et al. ACC/AHA/ESC guidelines for the management of patients with supraventricular arrhythmias—executive summary. A report of the American College of Cardiology/American Heart Association Task Force on Practice Guidelines and the European Society of Cardiology Committee for Practice Guidelines (Writing Committee to develop guidelines for the management of patients with supraventricular arrhythmias). J Am Coll Cardiol 2003;42:1493–1531.
2. Fuster V, Rydén LE, Asinger RV, et al. Task force report: ACC/AHA/ESC guidelines for the management of patients with atrial fibrillation. Eur Heart J 2001;22:1852–1923.
3. Mehta D, Wafa S, Ward DE, et al. Relative efficacy of various physical manoeuvres in the termination of junctional tachycardia. Lancet 1988;1:1181–1185.
4. Wen ZC, Chen SA, Tai CT, et al. Electrophysiological mechanisms and determinants of vagal maneuvers for termination of paroxysmal supraventricular tachycardia. Circulation 1998;98:2716–2723.
5. DiMarco JP, Miles W, Akhtar M, et al. Adenosine for paroxysmal supraventricular tachycardia: dose ranging and comparison with verapamil. Assessment in placebo-controlled, multicenter trials. The Adenosine for PSVT Study Group. Ann Intern Med 1990;113:104–110.
6. Tan HL, Spekhorst HH, Peters RJ, et al. Adenosine induced ventricular arrhythmias in the emergency room. Pacing Clin Electrophysiol 2001;24:450–455.
7. Dougherty AH, Jackman WM, Naccarelli GV, et al. Acute conversion of paroxysmal supraventricular tachycardia with intravenous diltiazem. IV Diltiazem Study Group. Am J Cardiol 1992;70:587–592.
8. Saoudi N, Cosio F, Waldo A, et al. A classification of atrial flutter and regular atrial tachycardia according to electrophysiological mechanisms and anatomical bases: a statement from a Joint Expert Group from the Working Group of Arrhythmias of the European Society of Cardiology and the North American Society of Cardiology and the North American Society of Pacing and Electrophysiology. Eur Heart J 2001;22:1162–1182.
9. Boriani G, Biffi M, Capucci A, et al. Conversion of recent-onset atrial fibrillation to sinus rhythm: effects of different drug protocols. Pacing Clin Electrophysiol 1998;21:2470–2474.
10. Bianconi L, Mennuni M. PAFIT-3 investigators: comparison between propafenone and digoxin administered intravenously to patients with acute atrial fibrillation. Am J Cardiol 1998;82:584–588.
11. Stambler BS, Wood MA, Ellenbogen KA, et al. Efficacy and safety of repeated intravenous doses of ibutilide for rapid conversion of atrial flutter or fibrillation. Circulation 1996;94:1613–1621.
12. Volgman AS, Carberry PA, Stambler B, et al. Conversion efficacy and safety of intravenous ibutilide compared with intravenous procainamide in patients with atrial flutter or fibrillation. J Am Coll Cardiol 1998;31:1414–1419.
13. Vardas PE, Kochiadakis GE, Igoumenidis NE, et al. Amiodarone as a first-choice drug for restoring sinus rhythm in patients with atrial fibrillation: a randomized, controlled study. Chest 2000;117:1538–1545.
14. Chevalier P, Durand-Dubief A, Burri H, et al. Amiodarone versus placebo and classic drugs for cardioversion of recent-onset atrial fibrillation: a meta-analysis. J Am Coll Cardiol 2003;41:255–262.
15. Kochiadakis GE, Igoumenidis NE, Solomou MC, et al. Conversion of atrial fibrillation to sinus rhythm using acute intravenous procainamide infusion. Cardiovasc Drugs Ther 1998;12:75–81.
16. Kowey PR, Dorian P, Mitchell LB, et al.; Atrial Arrhythmia Conversion Trial Investigators. Vernakalant hydrochloride for the rapid conversion of atrial fibrillation after cardiac surgery: a randomized, double-blind, placebo-controlled trial. Circ Arrhythm Electrophysiol 2009;2:652–659.
17. Albers GW, Dalen JE, Laupacis A, et al. Antithrombotic therapy in atrial fibrillation. Chest 2001;119(1 Suppl.):194S–206S.
18. Roijer A, Eskilsson J, Olsson B. Transesophageal echocardiography guided cardioversion of atrial fibrillation or flutter: selection of a low-risk group for immediate cardioversion. Eur Heart J 2000;21:837–847.
19. Camm AJ. Atrial fibrillation: is there a role for low-molecular-weight heparin? Clin Cardiol 2001;24(3 Suppl.):I15–I19.
20. Straus SE, Majumdar SR, McAlister FA. New evidence for stroke prevention: scientific review. JAMA 2002;288:1388–1395.
21. Calò L, Rebecchi M, Sette A, et al. Efficacy of ivabradine administration in patients affected by inappropriate sinus tachycardia. Heart Rhythm 2010;7:1318–1323.

80

室性心律失常

Raul J. Gazmuri, Cristina Santonocito, and Yenal I.J. Harper

心律失常在危重患者中是很常见的，对于可以进行心电监测并且对心律失常的识别和处理都训练有素的科室[比如，重症监护室(intensive care unit，ICU)以及心电遥测单元]，心律失常是患者入院常见的病因之一。

如果心律失常起源于房室结(atrioventricular，AV)以上的心房组织或者肺静脉，那么它属于室上性心律失常。其机制为心室率过快，或者因为失去了心房对前负荷的贡献而降低了左心室充盈，室上性心律失常可能减少心输出量，导致血流动力学不稳定。但是，在没有合并房室结旁路的情况下(比如，WPW 综合征)，室上性心动过速往往是非致命性的，不需要紧急的药物干预或者电转复。与此不同，起源于心室的心律失常，比如室性心动过速或者心室颤动，有可能危及生命，需要紧急处理。

正常电生理

解剖简介

心电活动的发放起源于窦房结，它位于右心房高位，靠近右心房与上腔静脉交汇处(图 80-1)。电活动沿着肌纤维及结间束(由浦肯野纤维组成)传播，集中于位于三尖瓣附近、房间隔中的房室结上。随后，电活动沿着希氏束继续下传，经过左束支和右束支，再通过浦肯野系统同步地兴奋左心室及右心室。心房与心室之间的纤维环可以阻止电活动通过肌纤维下传，确保了房室结作为心电活动的中转站及过滤器的作用，阻止了心房率过快时，电活动 1∶1 下传，如在心房扑动(心房率 300 次 /min)或者心房颤动(心房率 600 次 /min)的情况下。

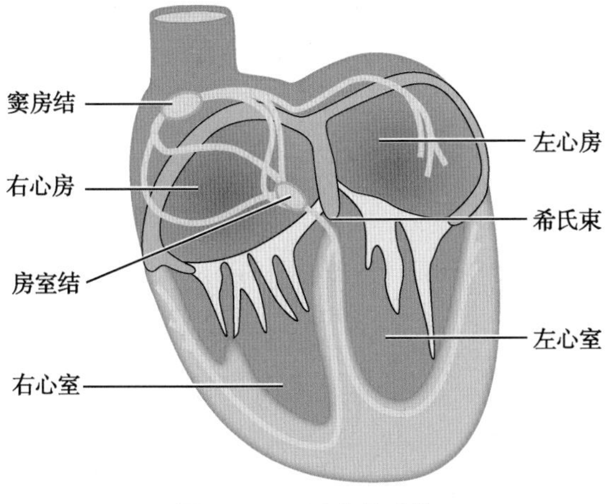

图 80-1　心脏传导系统

动作电位以及起搏点活动

动作电位

动作电位启动并传播心电活动，最终通过心肌细胞，传导 Ca^{2+} 信号，诱导肌浆网释放 Ca^{2+}，以激活收缩蛋白。动作电位是由于细胞膜离子通道的开合及关闭，导致离子于膜内外流动，从而导致细胞膜除极与复极而产生的。主要的离子流包括 Na^+ 和 Ca^{2+} 内流(内向离子流)以及 K^+ 离子外流(外向离子流)[1-3]。

浦肯野系统和肌肉组织的细胞有稳定的静息电位，约 −90mV(细胞内为负电位)。这主要是一个被称为内向整流(I_{KI})的 K^+ 离子内流来维持的。I_{KI} 将膜电位“铆钉”在接近钾离子平衡电位的电压，并在除极时关闭。一次动作电位的触发要求除极电压在 −80～−70mV，即快 Na^+ 通道开放导致 Na^+ 离子内流(I_{NA})[3] 的电压，且通常是下一次动作电位到达时触发。I_{NA} 使得膜电位趋向于 Na^+ 的平衡电位，将膜电位逆转到约 +20mV(超射)。这个过程被称为动作电位的 0 期，随后是复极的 4 期(图 80-2)。

1 期是早期复极期，在 I_{Na} 快速失活后，出现快速激活和失活的“一过性”的 K^+ 离子流(I_{To})，这是由 K^+ 离子通道的两个亚群实现的，它们分别驱动快恢复离子流(I_{Tof})和慢恢复离子流(I_{Tos})。在心室的心肌细胞中，I_{To} 主要由 I_{Tos} 构成[4]。因为承载 I_{To} 的 K^+ 离子通道仅在心外膜和中层心肌细胞表达，而心内膜细胞不表达，所以 I_{To} 导致复极化的不均一性[5]。

2 期是复极中期(平台期)，这一期的形成是由于 L 型电压门控 Ca^{2+} 通道($I_{Ca\sim L}$)缓慢、持续的开放，导致 Ca^{2+} 大量地内流的结果[6, 7]。这些离子通道在 0 期膜电位到达 −40～−30mV 时开放；随着细胞溶质 Ca^{2+} 离子浓度增加而失活，且主要受到神经递质的调节。

3 期是晚复极期，随着 Ca^{2+} 离子通道关闭，K^+ 离子通道开放，一个被称为延迟整流(I_K)的电流被缓慢激活，它由一

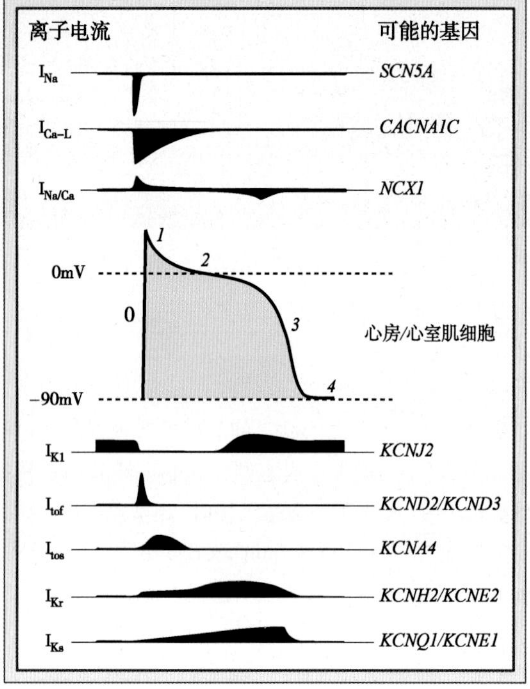

图 80-2 心肌细胞的动作电位，显示了主要的内向及外向的离子流及对应的基因产物。动作电位的不同分期用数字标明，电位（mV）指细胞膜内侧与外侧相比的电位。注意静息电位是负的，约 -90mV，提示静息状态下细胞是有极性的（4 期）。动作电位的开始以此电位快速消除为信号，在 0 期，内侧电位到达 0mV（除极），然后变为正数（超射），随后是 1 期、2 期、3 期，然后电位回归 4 期的静息电位

个快速电流（I_{Kr}）和一个缓慢电流（I_{Ks}）组成[8,9]。这两个电流都与先天性长 QT 间期综合征有关联[10]。I_{K1} 的开放，静息电位的主要维持电流在复极中也发挥作用。

4 期细胞电位再次恢复至静息电位，在此期，主要通过 Na^+/K^+ 泵的作用，细胞内外离子恢复平衡。

起搏点活动

窦房结及房室结的细胞缺乏门控 Na^+ 通道，所以，0 期由 $I_{Ca\sim L}$ 完成[11]。因为此电流的开放速度慢，所以 0 期的上升支是倾斜的，而且部分导致了窦房结及房室结的传导速度（约 50cm/s）比浦肯野纤维（约 400cm/s）及肌细胞（约 100cm/s）慢。房室结和窦房结的细胞起搏电活动致使缓慢的 4 期除极电位（被称为前电位或者起搏点前电位）达到约 -40mV。缓慢除极的过程是在 Na^+ 离子流（$I_{Na\sim B}$）的背景下，K^+ 离子流逐渐衰减以及 T 型 Ca^{2+} 离子门控通道开放（$I_{Ca\sim T}$）。浦肯野细胞具有潜在的前电位活性，当窦房结或房室结细胞活性受抑制或者电活动传导受阻滞时，浦肯野细胞的活性就会激活（比如“逸搏心律”），而肌肉细胞仅在异常环境下才会表现出前电位活性。

以往的阐述都简短且过于简单。其实还有很多其他的离子通道、逆向转运体、泵以及受体都参与调节动作电位。比如在静息电位的维持中，存在由细胞内 Ca^{2+} 控制的非选择性阳离子通道的作用。它可以导致 Na^+ 内流（I_{NS}）[12]，这可能是 Ca^{2+} 由胞浆内质网释放后，延迟性后复极的组成电流之一。$I_{K(atp)}$ 是一种 K^+ 电流，控制它的离子通道受三磷酸腺苷（adenosine triphosphate，ATP）抑制，在缺血缺氧情况下即会打开。当心肌缺血时，动作电位的时程变短，出现特征性的 ST 段抬高，正是 $I_{K(atp)}$ 发挥了主要的作用[13,14]。

肌细胞膜的 Na^+/Ca^{2+} 交换通道是另一个动作电位的调节体。因为它可以将 1 个 Ca^{2+} 和 3 个 Na^+ 交换，所以它产生的电流 $I_{(Na/Ca)}$ 的方向依赖于 Na^+ 及 Ca^{2+} 的浓度梯度以及膜电位[14,15]。

肾上腺素能受体激活后可以影响通道活性，从而影响动作电位[16-18]。比如，β- 肾上腺素受体激活后会增加 $I_{Ca\sim I}$ 活性及 Ca^{2+} 内流，增加收缩力。β- 肾上腺素受体激活后还会激活 K^+ 通道，缩短动作电位时程[19]。α_1 肾上腺素受体激活后，通过 G 蛋白作用于 Na^+/K^+ 泵、K^+ 通道及磷酸酯酶 C，可以改变冲动的触发及复极，可能通过早期或延迟后除极导致心律失常以及缺血再灌注损伤中的心肌异常的兴奋性[20,21]。

心肌细胞可对机械应力产生反应，机制为张力激活的离子通道开放及其他机制，如机械力的调节与其他机械应力敏感细胞间的 Ca^{2+} 输送及交换[22,23]。这些机制在心震荡[24]、心前区重击[25]、拳击起搏[26]中发挥一定的作用。

室性心律失常机制

冲动产生及传导异常是室性心律失常产生及维持的原因。

冲动产生异常

冲动产生异常通常的原因是自律性异常及触发活动。

自律性异常

自律性异常是指由于正常自律性增强或者异位自律性的出现，出现的异位起搏活动。

正常的自律性增强是指在正常情况下，本应被窦房结细胞抑制的潜在起搏点（如房室结或浦肯野细胞）不受抑制，自行起搏的现象。这种现象可能是因为一次过早的动作电位下传作用于 4 期动作电位前期的结果（如最大极化电位下降、除极速度加快或者阈电位下降），或者动作电位时程缩短导致 4 期提前的结果。正常起搏点自律性增强往往是肾上腺素能受体激动的结果。

异常的自律性指不具备起搏功能的细胞产生电冲动，通常是动作电位 4 期时除极产生的（如缺血）[27]。异常自律性可以出现在窦房结及房室结之外的心房肌细胞或者心室肌细胞中，包括室性自主心律以及急性心肌梗死后 24～72 小时发生的部分室速[28]。

触发活动

触发活动是指源于后除极的心律失常，后除极是指没有外界触发，在复极过程中出现的细胞膜电位的改变[29]。早期

后除极发生在动作电位的 2 期、3 期以及 4 期的早期，特点是一过性的复极迟滞（图 80-3）。若早期后除极达到足够的程度，便会触发一次“额外的”动作电位，这种现象通常与动作电位延长有关（如交感兴奋性增高、外源性儿茶酚胺作用、缺氧、酸中毒、缓慢型心律失常等），这会导致 Ca^{2+} 通过 $I_{Ca\sim L}$[30] 电流内流增加，并可能诱发尖端扭转性室速。

发生在 4 期的后除极成为晚期后除极，它达到阈值后，也可以触发动作电位（图 80-3），机制为细胞内 Ca^{2+} 超载，诱发肌浆内质网 Ca^{2+} 释放[30] 以及电流除极（如内向的 $I_{Na/Ca}$ 电流）。延迟后除极通常与地高辛中毒有关，但是，它们也可以发生在心室扩大、心肌肥厚、儿茶酚胺作用、缺血及再灌注损伤中。在心力衰竭患者中，Na^{+}-Ca^{2+} 交换体增加以及兰尼碱受体（肌质网钙释放通道）异常可以导致晚期后除极。

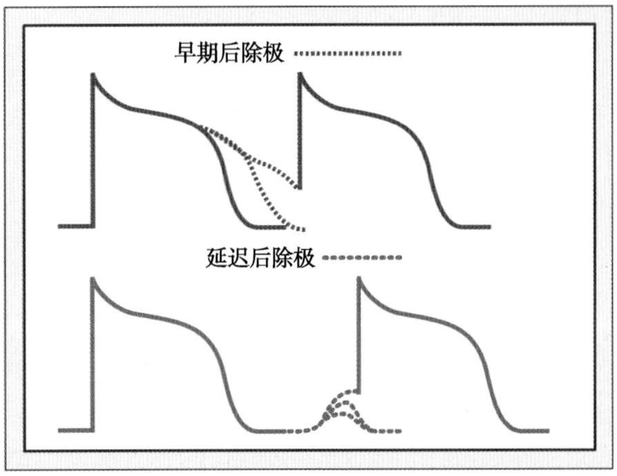

图 80-3　后除极（点状线）。早期后除极是复极延迟、动作电位时程延长（上图）。延迟后除极指自然的除极，但发生在复极结束之后（下图）。后除极达到阈值可诱发动作电位

冲动传导异常（折返）

冲动传导异常导致折返形成是绝大部分室性心动过速维持的原因。当一个电活动重复传导到一个区域，如果这个区域的不应期已过，就会被重复激活，形成折返。目前已知的几种折返的形式包括折返环、2 相折返以及反射[31]。

折返环

折返环是目前研究最广泛的折返机制，分为 4 种折返模型：环状模型、主导环路模型、八字模型以及螺旋波状模型。

环状模型是最简单[32]，也是最容易用来解释折返机制的模型（图 80-4）。这个模型要求存在两条相邻的但被不兴奋组织隔开的传导通路。其中一条通路［图 80-4（b）］有一个区域存在单向阻滞，而另一条通路［图 80-4（a）］可以双向传导，但速度缓慢。当冲动沿 a 通路下传至 b 通路时，就会沿 b 通路逆传，结果会再次进入 a 通路。为了形成折返，环形的冲动波长必须比折返路径传导路径短，这样参与传导的组织细胞才会是可兴奋的状态。环形的冲动波长是传导速度与细胞不应期共同作用的结果，传导缓慢、细胞不应期短容易产生折返。

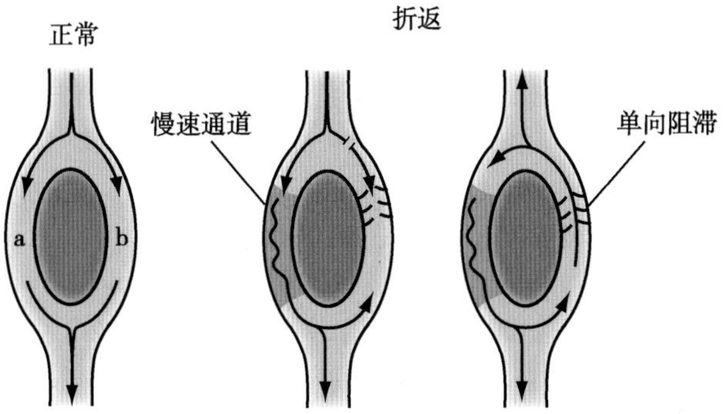

图 80-4　折返的环状模型

折返通常是由早搏诱发的。单向阻滞可能是解剖异常导致的不应期延长（如纤维化、旁路、束支阻滞）或者功能缺陷（如缺血、药物作用）的结果。常见的环状模型由房室结及房室旁路组成。

主导环路模型与环状模型相似，但不要求存在解剖上的传导阻滞。如果早搏的时机合适，即使心肌细胞结构一致，仍可以发生折返[33]。

八字模型最早是在心肌梗死的试验中被描述的。它包括两条相反方向的围绕功能性阻滞区（缺血或梗死）的折返环路，形成类似于双圈饼干的形状[34]。

螺旋波模型是这些环路模型中比较复杂的一种。这个模型包括一个核心和很多螺旋细丝，可以想象成两个方向的折返环[35]。这种模型用于解释单形及多形室速及心室颤动的形成机制。在单形室速中，螺旋波位置是固定的，不能漂移，而在多形室速，如尖端扭转型室速中，螺旋波位置是漂移的。当心室颤动发生时，螺旋波分解成多个不断交替消失又重现的螺旋波。同时，有些作者提出了一种单纯快速漂移的螺旋波模型。还有些学者提出了一个静止的螺旋波模型，这个模型的特点是激动的频率极高，从而导致很多区域出现阵发性传导阻滞[36]。

2 相模型

2 相折返模型是指因复极异质性导致的局部反复激动，由复极明显缩短的区域，尤其是动作电位缺少 2 期的区域，以及相邻的正常复极的区域组成。局部的反复激动可能诱发心肌缺血时室速发生[37]。在心肌缺血中，正常动作电位时程的区域可能与动作电位时程缩短的区域相间，导致每搏间的差异（时间离散）以及点与点之间的差异（空间离散），从而出现传导阻滞的区域和电流受损的区域，导致折返形成，产生室性心动过速。这种时间及空间离散的程度在缺血时加大，提示这种机制可能是急性心肌缺血时诱发室速和心室颤动的重要机制之一[38]。在体表心电图中，动作电位时程的离散度可以由 T 波变异度反映出来，这也是心室颤动发生的一个预测因子[39]。

反射

反射是指冲动传导过程中，在同一个功能不应区外出现往返传导，从而导致其近端区域反复激动 [40]。不应区可能由缺血导致，并可导致早搏出现。反射与传统的折返不同的是冲动是在两个方向上经由同一路径折返传导的。

室性心律失常的诱发条件

离子通道病

离子通道病指一系列因离子通道异常导致的疾病 [41, 42]。这些异常改变了动作电位，显著增加了复极的遗传不稳定性，增加了尖端扭转性室速这种多形室速的发生风险。离子通道病可以是遗传的，也可以是后天获得的。

遗传性离子通道病

绝大多数的遗传性离子通道病是因为编码 Na^+、K^+、Ca^{2+} 通道的基因突变引起的，主要表现为先天性长 QT 综合征（long QT syndrome，LQTS）[43-47]、Brugada 综合征 [48-51] 以及儿茶酚胺介导的多形室速（catecholaminergic polymorphic ventricular tachycardia，CPVT）[52-54]。少数的离子通道病表现为短 QT 综合征（short QT syndrome，SQTS）[55] 以及早复极综合征（early repolarization syndrome，ERS）[56-58]。这些疾病可能导致年轻患者出现不同表现的心搏骤停 [59, 60]。

长 QT 综合征 LQTS 最早是在 1957 年由 Jervell 和 Lange-Nielsen 报道的，他们描述了一组 QT 间期延长、阵发性尖端扭转性室速并伴有耳聋的患者 [61]。这个综合征是常染色体隐性遗传的，被称为 Jervell and Lange-Nielsen 综合征。1963 年和 1964 年，Romano[62]、Ward[63] 等分别报道了除耳聋外几乎同样症状的患者病例，这个综合征是常染色体显性遗传的，被称为 Romano-Ward 综合征。这两个综合征主要表现为 *LQTS1*，占所有基因型的 50%，*LQTS2* 占接近 40%，*LQTS3* 约占 5%，剩余其他类型非常少见 [64]，列于表 80-1 中。

常见的机制是动作电位 2 期 I_{Na}、I_K 平衡受到破坏，导致复极延长，$I_{Ca\text{-}L}$ 失活缓慢，Ca^{2+} 内流延迟以及早期后除极，诱发尖端扭转型室速 [65]。

对于临床表现为晕厥，活动及情绪紧张时突发心搏骤停以及心电图可见长 QT 间期的年轻患者，应考虑 LQTS 的可能。如果有不明原因晕厥或突发心搏骤停的家族史，也应怀疑此综合征可能。当男性校正 QT 间期（$QTc = QT_{(ms)} \cdot \sqrt{R-R_{(s)}}$）超过 470ms（正常 <422ms）、女性校正 QT 间期超过 480ms（正常 <432ms）时，应考虑此综合征。目前，各种 LQTS 亚型的基因检测已逐渐成为可能 [64]。

除了 LQTS，现在的人群研究提示，在成人中，即使轻度的 QT_C 延长（男性 >450ms，女性 >470ms），也会增加突发心搏骤停的可能 [66]。

最近，研究显示，钙调蛋白基因 *CALM1*、*CALM2* 突变也可以导致极其严重的 LQTS 类型，表现为 QT 间期延长至超过 600ms、T 波改变、婴儿心源性猝死以及间歇性 2∶1 房室阻滞 [67, 68]。

治疗方面，首先应停用所有已知可延长 QT 间期的药物，纠正可能诱发尖端扭转型室速的电解质平衡紊乱及代谢紊乱，同时应限制体育活动，使用 β- 受体阻滞剂及抗心律失常药物（如美西律或氟卡尼）。在有手术条件的病例中，可考虑植入术除颤仪、心脏交感神经灭活术或两者均进行。

儿茶酚胺介导的多形室速 CPVT 是一种高度恶性的心律失常，患者可能由运动及情绪诱发心搏骤停，最常见于无心脏结构性异常的儿童及青少年中 [54]。CPVT 主要与两种可影响内质网 Ca^{2+} 转运的基因突变有关，一个是常染色体显性遗传的兰尼碱受体 *RyR2* 基因突变（如 CRVT1 型）。这种突变可以降低 FKBP12.6 与 RyR2 的亲和性，降低 Ca^{2+} 从内质网释放的阈值 [53]。β- 肾上腺素可以加大 Ca^{2+} 释放，可以部分解释活动及情绪变化造成心律失常的机制。

第二种是常染色体隐性遗传的集钙蛋白 2 基因 *CASQ2* 的突变（CPVT2 型）。CASQ2 蛋白位于内质网，做为主要的 Ca^{2+} 储蓄池，这种突变可以导致一个域变为负电位，影响与 Ca^{2+} 的结合 [52]。

静息心电图通常是正常的，有时可见 u 波和心动过缓。β- 受体阻滞剂是治疗的基石，高危人群应植入埋藏式除颤仪（implantable cardioverter defibrillator，ICD）。氟卡尼抑制 RyR2 受体，可以抑制或终结心律失常。如果诊断明确，应行家族筛查。

短 QT 综合征 SQTS 是最近刚被发现的一种综合征 [55]，特点是高尖 T 伴 QT 间期≤300ms，且不随心率变化而变化，而心脏结构未见异常。患者有发生心房颤动及心室颤动的风险，家族史可能表现为青年猝死。

QT 间期缩短是动作电位 2 期及 3 期 K^+ 外流增加的结果，这与常染色体显性遗传的 *KCNH2*、*KCNJ2*、*KCNQ1* 基因突变有关。

曾发生心搏骤停及自发持续室速（伴或不伴晕厥）是 ICD 植入的Ⅰ类适应证。在抗心律失常的药物中，奎尼丁和索他洛尔可以延长 QT 间期，所以可能有效 [55]。

Brugada 综合征 另一个重要的遗传性离子通道病是 Brugada 综合征，它最早是由 Brugada 兄弟在 1992 年描述的 [48-51]，表现为心脏结构正常，但心电图 V_1～V_3 导联 ST 段抬高、右束支传导阻滞、突发心搏骤停。

Brugada 综合征绝大部分表现为常染色体显性遗传，世界范围的发病率为 5∶10 000[69]。目前已发现 10 个基因的突变 [70]。*SCN5A* 基因（编码 I_{Na}α- 亚基）突变导致其功能失活，可见于约 20% 的病例中，其余 80% 的病例突变基因包括 *GPD1-L*、*CACNA1C*、*CACNB2*、*SCN1B*、*KCNE3*、*SCN3B*、*MOG1*、*KCNE5* 和 *KCND3*[70]。

SCN5A 基因突变主要导致 I_{Na} 失活加速，导致 I_{To} 持续开放，结果是复极加速，动作电位时程缩短。与此同时，因为 I_{To} 在心外膜占主导，使得正常除极的心内膜重复激动、心外膜过早复极，从而形成折返，导致多形性室性心动过速。

ST 段抬高的形状与 I_{Na}/I_{To} 失衡的程度有关。随着失衡

表 80-1　先天性长 QT 综合征

类型	比例 /%	基因 染色体	蛋白	机制，突变效应	遗传方式	临床特点	综合征类型
LQTS1	40～55	*KCNQ1* *11p15.5*	α- 亚基，I_{Ks}	功能丧失，K 外流↓	常染色体阴性或显性遗传	广基底、晚出现的 T 波，伴（隐性）或不伴（显性）双侧神经性耳聋，致死性心律失常风险↑	RWS，JLNS
LQTS2	35～45	*KCNH2* *7q35～36*	I_{Kr}α- 亚基 *HERG*，*KV11.1*	功能丧失，K 外流↓	常染色体显性遗传	广泛分裂、低幅度 T 波；没有相关缺陷	RWS
LQTS3	2～8	*SCN5A* *3p21～24*	α- 亚基，I_{Na}	获得新功能，Na 内流↑	常染色体显性遗传	延迟出现、双向或者高尖 T 波，无相关缺陷	RWS
LQTS4	<1	*ANKB* *4q25～27*	锚蛋白 -B	功能丧失，细胞内 Na↑，细胞内 Ca↓	常染色体显性遗传	QT 间期延长程度不等，无相关缺陷	RWS
LQTS5*	<1	*KCNE1* *21q22.1～2*	β- 亚基，I_{Ks}	功能丧失，↓K 外流	常染色体隐性或显性遗传	伴（隐性）或不伴（显性）双侧神经感知性耳聋，致死性心律失常风险↑	RWS，JLNS
LQTS6†	<1	*KCNE2* *21q22.1*	细胞膜蛋白，I_{Kr}	功能丧失，↓K 外流	常染色体显性遗传	听力或声音刺激可诱发晕厥发作	RWS
LQTS7	<1	*KCNJ2* *17q23*	α- 亚基，I_{K1}	功能丧失，↓K 外流	常染色体显性遗传	QT 间期轻度延长，Q 波明显，双向 VT；周期性瘫痪，异常形态红细胞，心律失常	AS
LQTS8	<1	*CACNA1C* *12p13.3*	α- 亚基，I_{Ca}	新功能，Ca 内流↑	常染色体显性遗传	QT 间期明显延长，神经认知受损，先天性结构性心脏病，精神异常，免疫缺陷	TS
LQTS9	<1	*CAV3* *3p25*	小窝蛋白 -3	功能丧失，Na 内流↑	常染色体显性遗传	LQTS3 样表型	RWS
LQTS10	<0.1	*SCN4β* *11q23.3*	β- 亚基，I_{Na}	功能丧失，Na 内流↑	常染色体显性遗传	LQTS3 样表型	RWS
LQTS11	<0.1	*AKAP9* *7q21～q22*	调节 α 亚基蛋白，I_{Ks}	功能丧失，K 外流↓	常染色体显性遗传	无其他相关临床特点	RWS
LQTS12	<0.1	*SNTA1* *20q11.2*	折叠蛋白（I_{Na}）	功能丧失，Na 内流↑	常染色体显性遗传	无其他相关临床特点	RWS
LQTS13	<0.1	*KCNJ5* *11q24.3*	K^+ 通道亚基，Kir3.4	功能丧失，K 外流↓	常染色体显性遗传	晕厥发作，心力衰竭，房性心动过速，阵发性心房颤动，低血钾，房室阻滞，CA	RWS

**KCNQ1* 和 *KCNE1* 基因产物聚集在一起形成完整的 I_{Ks} 通道。†*HERG* 和 *KCNE2* 基因产物聚集在一起形成 I_{Kr} 通道。AS：Andersen 综合征；JLNS：Jervell and Lange-Nielsen 综合征；RWS：Romano-Ward 综合征；TS：Timothy 综合征。

程度的加重，可以出现鞍状、拱形以及三角形[65]。如图 80-5 所示，这些心电图改变可在同一个患者中动态演变。

Brugada 综合征可以出现不同的临床表现、降低的外显率以及“混合表型”，所以家族中可能表现为 Brugada 综合征，以及 SQTS、LQTS、心房颤动、传导疾病，甚至是结构性心脏病[69]。

如果静息心电图或者药物诱发心电图出现典型的改变，或者有此种心电图改变的家族史，那么基因检测有利于进一步诊断。

Brugada 综合征的患者可能表现为隐匿症状或者间歇发作形式，当发热、刺激迷走神经兴奋的药物、α- 肾上腺素能受体激动剂、β- 肾上腺素能受体阻滞剂、三环或四环类抗

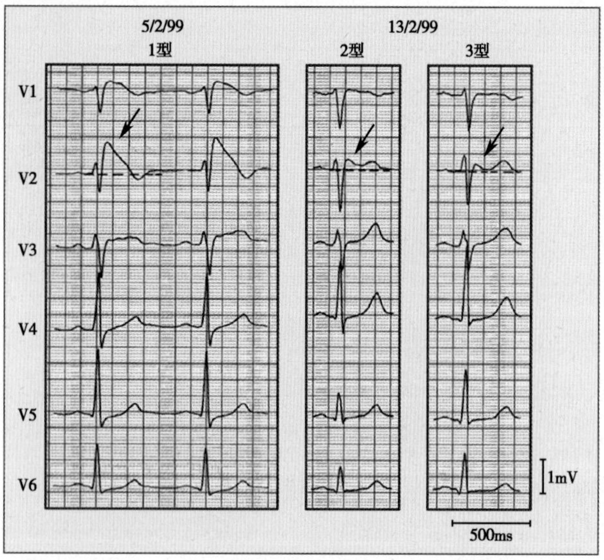

图 80-5 Brugada 综合征患者的典型心电图，显示了心搏骤停复苏后 V_1～V_2 导联的动态改变，1 型 ST-T 弓背向上，而 2 型和 3 型 ST-T 凹面向下。（资料来源：Wilde AA，Antzelevitch C，Borggrefe M，Brugada J，Brugada R，Corrado D，et al. Study Group on the Molecular Basis of Arrhythmias of the European Society of Cardiology. Proposed diagnostic criteria for the Brugada syndrome：consensus report. Circulation 2002；106：2514-9.）

抑郁药、使用糖加胰岛素以及低钾血症、酒精或可卡因中毒时，就会诱发或加重症状[71]。隐匿性 Brugada 综合征可以被ⅠC 类抗心律失常药物诱发，比如，阿义马林（1mg/kg 于 5 分钟内静脉注射）、氟卡尼（2mg/kg 于 10 分钟内静脉注射）或者普鲁卡因胺（10mg/kg 于 10 分钟内注射）。这些诱发试验有 0.5% 的风险导致心室颤动。所以，这种诱发试验更推荐使用阿义马林，因为它的半衰期更短[72]。如果 V_1、V_2 和 V_3 导联出现 ST 段抬高 1mm（J 点后 0.08s 处），则诱发试验为阳性。这种诱发试验有很高的特异度和很高的灵敏度（分别为 94% 及 80%）[73]。

目前 Brugada 综合征的推荐治疗为植入 ICD[50]。但是，奎尼丁和氢化奎尼丁可以阻止心电图出现自发的改变，降低室速和心室颤动的发生率，这很有可能是通过抑制 I_{To} 来实现的[74,75]。近期的研究证实，在植入 ICD 的患者中，位于右心室流出道心前区基底的射频消融术可以减少心室颤动的发生[76]。

早期复极和早期复极综合征 早期复极综合征通常定义为心电图上相邻两个导联上 J 点抬高超过 0.1mV，伴有形态模糊或者切迹。这种心电图表现可见于 1%～5% 的患者中[56]。早期复极曾被认为是一种良性疾病，但是，相关研究和病例报道提示在此类患者中，心律失常风险增加，尤其是特发性心室颤动[57,58]。

早期复极主要是散发的，但是，文献中也注意到其基因遗传性，而且一系列功能性基因的缺失或者获得突变已经被报道[72,77]。一些研究根据心电图早期复极的类型对其心律失常的风险进行分层。1 型与侧壁导联的早期复极有关。这一类型被认为很大可能是良性的。2 型为下壁及下侧壁导联的早期复极，有轻度的心律失常风险。3 型是下壁、侧壁和右心室前壁导联的早期复极，心律失常的风险最高[78]。4 型就是 Brugada 综合征，这在前文已有详细的描述。

将仅有典型的早期复极心电图改变，但无临床症状的个体与早期复极综合征患者进行鉴别是很重要的，后者是指有典型的早期复极的心电图特点、曾有心室颤动导致心搏骤停病史且除外其他心脏异常的临床综合征。

对于没有症状的早期复极患者，Ⅰ类推荐的处理意见是继续观察。对于曾经发作心室颤动需要除颤的患者，异丙肾上腺素对于抑制心室颤动发作是有效的[79]。有心源性猝死经历的 ERS 是植入 ICD 的Ⅰ类适应证。

获得性离子通道病

获得性离子通道病在进展性心力衰竭的患者中是很常见的，而且是除了原发性疾病之外影响离子通道表达的重要因素[80]。I_{To} 和 I_{K1} 可能会下调，导致 QT 间期延长，这可能是人体的一个适应性反应，使得心脏激动 - 收缩的持续时间延长。但是，它也导致了复极的异质性、早期后除极，诱发心律失常。Na^+/Ca^{2+} 交换体可能会出现表达上调，这部分是由肌浆内质网的 Ca^{2+}-ATP 酶（SERCA2a）活性下调导致的[81]，从而导致 $I_{Na/Ca}$ 增加，诱发延迟的后除极，导致心律失常。

获得性离子通道病一个越来越重要的机制是延迟 QT 间期药物的使用，绝大部分与阻滞 I_{Kr} 的药物有关，而 I_{Kr} 是由人类的 *HERG* 基因编码的亚基承载的[82]。这类药物非常多，包括抗心律失常药物以及非抗心律失常药物。美国亚利桑那医学部大学列举了此类药物，并根据它们诱发尖端扭转性室速的潜力进行分类（可在 www.crediblemeds.org 获得），包括已知风险药物、可能具有风险药物、条件致病性药物以及在先天 LQTS 患者中应避免使用的药物。

药物导致 LQTS 是非常重要的，这就要求药物公司在药物研发的早期进行筛查，尤其是作用于 *HERG* 基因的药品[82]。

其他情况

QT 间期延长还可见于以下情况：可卡因滥用、有机磷化合物、蛛网膜下腔出血、卒中、心肌缺血、使用液体蛋白代餐瘦身、自主神经病以及人免疫缺陷病毒感染[83-87]。电解质紊乱不仅可以延长 QT 间期，还可以导致其缩短。这些情况的一部分以及其他与离子通道病无关的情况将在下文继续讨论。

电解质紊乱

电解质紊乱很少直接诱发室性心动过速，但却可以参与其中，主要是血清 K^+、Mg^{2+}、Ca^{2+} 离子异常[88]。

低钾血症（血清 $K^+ < 3.5mM$）使得细胞膜静息电位（负性）增大，导致细胞不易激动，降低了起搏点细胞的起搏频率。低钾血症同时导致 QT 间期延长，T 波低平[10]，这是由

于 I_{Kr} 的传导性是依赖于细胞外 K^+ 浓度的平方根，所以血钾降低，复极时间会延长，这个效应在心肌中区细胞比较明显（因为此处细胞 I_{Kr}/I_{Ks} 比例更高）。

高钾血症（血清 K^+ > 5.5mM）使得细胞膜静息电位（负性）降低，导致细胞兴奋性增加。高钾血症可以增加 I_{Kr}，加速复极，缩短动作电位，这也解释了其心电图典型的高尖 T 的改变。在严重的高钾血症中，0 期的上升速度减慢，传导减慢，在血钾非常高的时候导致广泛的传导阻滞（比如 P 波及 QRS 波增宽）。血钾水平快速增加可以诱发心室颤动，这可能是由于出现传导阻滞区域后，诱发折返造成的。

Mg^{2+} 是 Na^+/K^+ 泵的共同作用因子，因此，在维持细胞内 K^+ 离子浓度稳定及细胞静息电位稳定中发挥重要作用。Mg^{2+} 还参与调节各种 K^+ 和 Ca^{2+} 通道的活性。低镁血症与 QT 间期延长有关，可增加室性心律失常的风险。这种不良后果往往是在伴有其他电解质紊乱的情况下发生，比如低钾血症和低钙血症。

血清 Ca^{2+} 也是一个很重要的电解质。低钙血症可延长 QT 间期、诱发室性心动过速，而高钙血症作用相反，可导致 QT 间期缩短。细胞内钙离子浓度改变在急性缺血再灌注损伤导致心律失常的过程中发挥作用，而且可能是运动或者地高辛诱发心室颤动的一个重要机制。

低体温

中度低体温（32～35℃）和严重低体温（<32℃）可以延长 QT 间期，导致 QT 间期离散度加大，从而诱发室性心动过速[89]。通常情况下，低体温的患者心电图会出现 J 波（也被称为 Osborn 波），这个波反映了复极的异质性，而这种异质性是由于 I_{To} 主要分布于心内膜及心肌中区所致的[90]。

低血糖

急性低血糖可以诱发糖尿病患者室性心动过速及心室颤动[91]。其中的机制包括直接抑制的复极的 K^+ 电流，导致 QT 间期延长。另外，低血糖可以导致神经内分泌应激，导致儿茶酚胺释放，增加细胞 Ca^{2+} 内流，降低血清 K^+ 浓度，更加重了此风险，尤其是对于有冠心病、急性心肌梗死、左心室肥厚、自主神经病、充血性心力衰竭以及使用延长 QT 间期药物的患者。

致心律失常性右心室心肌病（ARVC）

ARVC 的特点是右心室的心肌细胞逐渐被纤维组织及脂肪取代[92]。ARVC 是家族性的，是常染色体显性遗传性疾病[93]。患者表现为心悸和晕厥，这是 35 岁以下患者突发心源性猝死，尤其是运动相关的心源性猝死的一个非常重要的原因[94]。

90% 的患者心电图是异常的，主要表现为除 V1 导联之外 T 波倒置，以及 V1～V3 导联 epsilon 波。QRS 波可能增宽（>110ms），伴完全性或不完全性右束支传导阻滞。可见左束支传导阻滞形态的室性早搏。

临床诊断

首要的一点是辨别宽 QRS 波。它们提示心律失常可能起源于心室，但是，室上性心律失常时，如果存在心率依赖的束支传导阻滞或者旁路，也可能导致宽 QRS 波。鉴别点在于是否存在房室分离，但是这一点经常很难去辨别，有必要借助其他间接的特征进行鉴别诊断，这些将在后文中讨论。室性心律失常表现为以下几种形式。

室性期前收缩（PVCs）

PVCs 是单一心室异位起搏点所致。QRS 波通常是宽大的，T 波方向向下，伴有完全性代偿间歇。PVCs 可以表现为一个正常 QRS 后出现一个宽大的 QRS，即二联律，也可以是两个连续的 PVCs，即成对室性早搏。

室性心动过速（VT）

VT 是指三个及以上连续的室性收缩，心率通常在 100 次 /min 以上，最常见于 130～170 次 /min。QRS 波在 120ms 或更长。但是，宽 QRS 波心动过速也可以是室上性心动过速，这时起搏点位于希氏束的分支以上的位置，且沿旁路传导（见后文）[95]。VTs 可以分为单形性室速和多形性室速，前者 QRS 波形态相似，后者 QRS 波形态是多样的。当 VTs 的时间少于 30s 时，成为短阵室速，当持续时间为 30s 及以上时，成为持续性室速。

短阵室速通常没有临床症状，但是它是充血性心力衰竭患者心源性猝死的独立危险因素[96]。绝大部分持续性 VTs 伴有心悸、胸部不适、无力或者更重的临床表现，如眩晕、心绞痛、晕厥、抽搐甚至突发心源性猝死。

单形性室速

单形性室速是室速最常见的类型，通常与结构性心脏病有关。它的机制通常是受损心肌内部或周边形成折返导致的。查体颈静脉可见巨大 A 波，提示房室分离。

一张标准 12 导联心电图显示了一个形态均一的宽 QRS 波的心动过速。如图 80-6 所举的例子，如果要诊断 VT，需要先除外室上性心动过速（supraventricular tachycardia，SVT）伴差异性传导的可能。对于心肌缺血、心力衰竭、血流动力学不稳定的患者，应该首先假定宽 QRS 波心动过速是 VT，直到能够证明是其他类型的心动过速。在以下情形下，可以考虑是 SVT 伴差异性传导：既往有室上性心律失常病史、存在旁路、有束支传导阻滞或者心率诱发的束支传导阻滞。应该仔细观察心电图有无房室分离的证据（如 P 波与 QRS 波无关），这是 VT 的特异性表现。食管导联可以放大心房电位，所以对鉴别可能有所帮助。

一些特殊类型的 VT 容易与伴差异性传导的 SVT 相混淆[97]。包括束支折返性心动过速，机制是电活动通过右束支下传，穿过室间隔，再通过左束支上传[98]。在形态上，这类似于 SVT 伴有左束支传导阻滞（left bundle branch block，

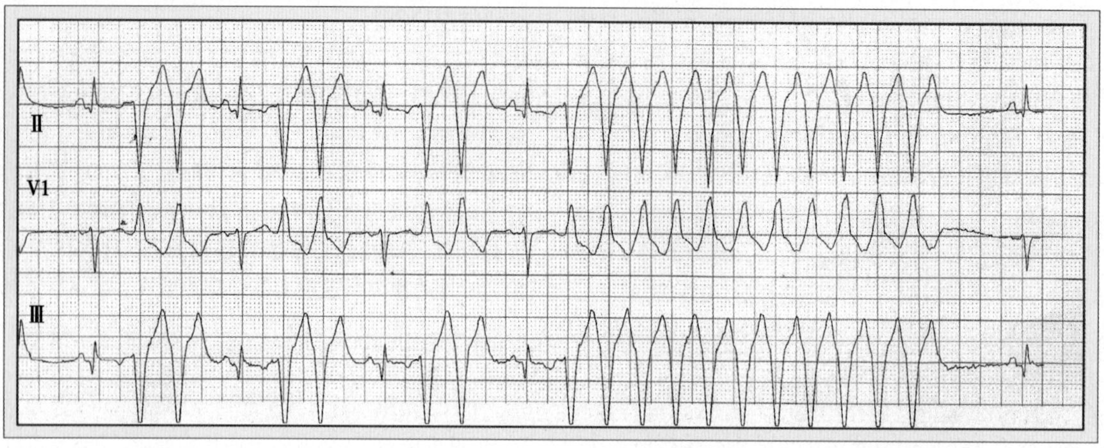

图 80-6　心电图图形（Ⅱ、Ⅲ和 V1 导联）显示偶联的室早后出现 11 次短阵的单形性室速

LBBB），常见于非缺血性扩张性心肌病的患者[99]。另一种情况是右心室流出道心动过速，它是延迟后除极的触发活动导致的，多起源于右心室流出道[100]。心电图表现为 LBBB 以及电轴右偏。右心室流出道心动过速发生在心脏结构正常的患者，通常是年轻患者，维拉帕米或腺苷可终止发作[101]。最后，还有束支心动过速，起源于左束支的其中一支。它们常见于心脏结构正常的患者，与伴差异性传导的 SVT 很类似，可被 β 受体阻滞剂及维拉帕米终止[102]。

心电图计算法可以用来区分 VT 和 SVT。目前一个被广泛接受的四步计算方法是 Brugada 等在 20 世纪 90 年代早期发现的，诊断 VT 的敏感度为 98.7%，特异度为 96.5%[103]。但是，最新的研究发现，当急诊科医生和心脏专科医生使用 Brugada 标准时，敏感度和特异度都会降低[104]。Vereckei 等提出了一个更简单的基于分析 aVR 的标准，并提出它具有更高的敏感度和特异度[105]。在正常的窦性心律和室上性心动过速中，由于心室的激动传导方向远离 aVR，所以 aVR 通常呈现 QS 型，而没有 R 波，这是这种新的计算方法的第一步（图 80-7）。

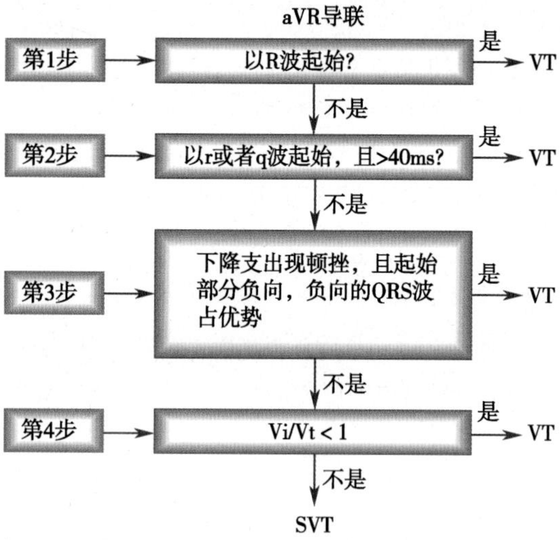

图 80-7　区分宽 QRS 波的单形性室速和室上性心动过速的 aVR 分析方法。对于每一步来说，如果分析 aVR 满足条件，均可诊断为 VT。第 4 步中，V_i 和 V_t 指在 QRS 的最初（V_i）和最后 40ms（V_t），心室垂直方向的动作电位速率（单位 mV）。当开始及最后 40ms 都表现为正向和负向时，将它们的绝对值相加（不考虑极性），用来计算 Vi 和 Vt，利用 Vi/Vt 比值可以判断是室速还是室上性心动过速。（资料来源：Vereckei A，Duray G，Szenasi G，Altemose GT，Miller JM. Application of a new algorithm in the differential diagnosis of wide QRS complex tachycardia. Eur Heart J 2007；28：589-600.）

多形性室速

多形性 VFs 节律不规则，通常会影响血流动力学稳定，且可能快速转化成 VF。QRS 形态的变化代表电轴的改变。多形性 VT 的特殊类型是尖端扭转性室速。这是一个描述性术语，它的心电图表现为电轴沿着一个虚拟的轴线（扭转点）180° 旋转。尖端扭转性室速通常与 LQTS 有关，典型的图例见图 80-8。

加速的异位心室律

AVIR 是自主室性心律失常的一种类型，特点是具有形态均一的宽 QRS 波，心室率在 50～120 次 /min 之间。它的心率通常比原本的窦性心律稍微快一点。AVIR 通常没有临床症状，没有相应的治疗[106]。出现 AIVR 提示可能存在潜在的心肌缺血。

心室颤动

VF 是一种突然发生的不规则的心电图波形，它的形态、时程、宽度均千变万化，没有可以辨别形态的 QRS 波以及 T 波，此时，心脏无法有效射血，在数秒内即可导致患者意识丧失。通过旁路（如 WPW 综合征）传导的 VTs 或者是 SVTs 可能只是一个开始，随后可能出现癫痫大发作以及终末濒死呼吸。

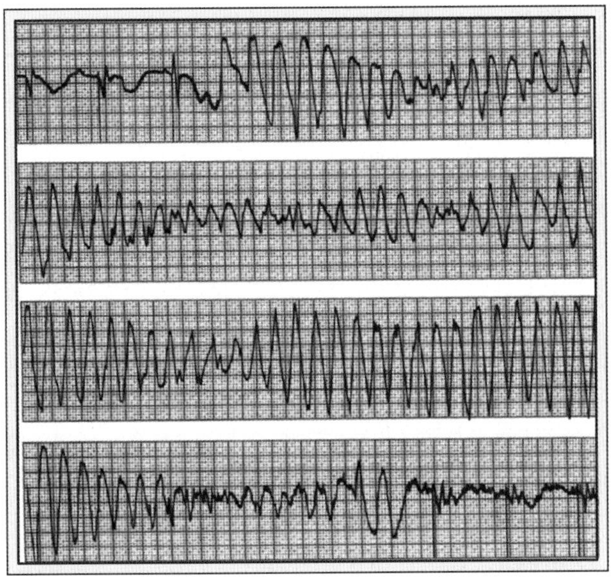

A

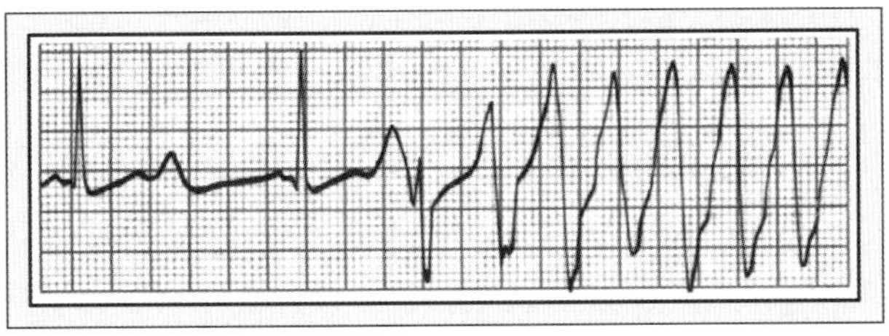

B

图 80-8 尖端扭转性室速。A. 对需要心室起搏的患者使用胺碘酮治疗复发性室性心动过速（VT）后，出现 QT 延长（≈640ms，见于起搏心律中），继发了尖端扭转性室速，并且自动终止，恢复起搏心律。B. 一个患有先天性长 QT 综合征且 QRU 间期明显延长（≈600ms）的年轻男性的心电图，在 TU 波的下降支出现了一个晚发的早搏，导致 TU 电交替，诱发了 VT 的发作。（资料来源：Braunwald E，Zipes D，Libby P，editors. Heart disease：a textbook of cardiovascular medicine，6th ed. Philadelphia：Saunders；2001，p. 868.）

紧急处理

在心脏结构正常的患者中，PVCs 和短阵室速的血流动力学影响小，通常是有一些诱发因素的，比如电解质紊乱、低氧血症、儿茶酚胺释放以及药物等。处理时应注意纠正诱因，它们进展为持续 VT 的可能性很低。即使是令人胆寒的 R-on-T 现象也仅仅在有基础疾病（如 Brugada 综合征）的患者中是诱发 VF 的预测因素[107]。通常不需要使用抗心律失常药物来治疗此类疾病。危重症患者持续发作短阵室速，应评估有无潜在的心脏基础疾病或者可能的诱因。

持续性室性心动过速的临床处理要求在诊断的同时开始治疗干预，立即实施非同步电除颤以及高级生命支持，尤其是对无脉性 VT、多形性 VT 和 VF 的患者。在情况没有如此紧急时，治疗应集中在明确基础疾病及诱因上。在危重患者中，常见的心律失常的诱因包括：血流动力学不稳定、呼吸异常、内源性或者外源性交感兴奋状态、酸中毒以及电解质紊乱、使用致心律失常药物、QT 间期延长、持续进展的心肌缺血以及心脏受到机械性刺激。通常情况下，纠正这些诱因，就可以终止心律失常发作。此外，根据心律失常类型以及血流动力学受影响程度，还可以采用相应的抗心律失常处理措施。

血流动力学稳定的室性心律失常

单形性室性心动过速

直流同步电复律以及静脉使用抗心律失常药物是一线治疗方案。抗心律失常药物在终止心律失常后存在后遗效应，且不需要使用麻醉药物。但是，患者可能出现不良反应，如低血压，因为几乎所有药物均可以延长 QT 间期，所以患者心律失常易感性增加。

美国心脏病学会 / 美国心脏病协会 / 欧洲心脏病学会（ACC/AHA/ESC）2006 年室性心律失常处理指南[108]推荐了多种静脉抗心律失常药物配方，包括氟卡尼、普罗帕酮、索他洛尔、普鲁卡因胺、利多卡因以及胺碘酮，不同国家的可用药品不尽相同。这个 2006 年指南还推荐静注普鲁卡因胺（有的欧洲国家为阿马林）作为血流动力学稳定的单形性 VT 的首选治疗药物[109, 110]。建议密切监测，因为静注普鲁卡因胺可能导致一过性低血压[111]，尤其是对于左心室功能严重减退的患者。对于持续单形性 VT 的患者，如果血流动力学不稳定、电转复难以终止或使用普鲁卡因胺或其他药物心律失常仍反复发作，可考虑静脉注射胺碘酮[112, 113]。胺碘酮最初的效果是减慢房室结传导，阻滞交感活性。不过，它对心室传导的抑制及对难治性心律失常的控制是逐渐起效的，只有经过数周或者数月的治疗才能达到最大效应[114, 115]。

当持续性单形性 VTs 与急性的缺血性病变（如不稳定性心绞痛或者心肌梗死）有关时，利多卡因可以作为初始的选择[116]。钙离子通道阻滞剂，如维拉帕米和地尔硫䓬，应避免在不明起源的宽 QRS 波心律失常中使用，尤其是患者存在心肌功能不全的时候。

不主张联用两种抗心律失常药物，以避免其致心律失常不良反应相叠加。如果一种药物使用无效，应使用直流同步电转复。

对于血流动力学不稳定或者血压已经位于低限、抗心律失常药物的扩血管及抗交感作用可能导致病情进一步恶化的患者，应将直流同步电复律作为一线治疗方案。选择单向波初始能量 100J 及以上或者双向波更低的初始能量进行电复律，效果是类似的。经静脉穿刺植入起搏器进行超速抑制可以终止单形性 VT，如果电复律抗心律失常药物治疗无效或仍频发 VT，应考虑此项治疗方法。

伴有血流中断的室性心律失常

血流中断多发生在无脉性 VT、VF 以及多形性 VT 的情况下。首要的应立即采取的措施是重建可产生有效心脏收缩的规律的电活动，通常需要非同步电除颤，并且在心律失常及电转复过程中持续地进行心肺复苏。

心室颤动及无脉性室速

现在的心肺复苏流程[117]认为VF和无脉性VT一旦确诊，应立即予以体表自动除颤仪或者手动除颤仪进行电转复，同时进行高质量的胸外按压。如果三次除颤后，VT/VF还持续存在，应静脉注射胺碘酮。电转复的能量选择根据除颤仪类型不同而不同。双向波除颤仪的能量选择为150～200J，第二次及以后的除颤可以选择相同或更高的能量。如果使用单向波除颤仪，那么每次除颤的能量选择均为360J。VF和无脉性VT的生存率与发生心律失常到电转复的时间间隔呈负相关[118]。

电风暴是一个非常罕见但致死率极高的现象，表现为反复发作的VF，通常发生在急性心肌梗死的病程中。常规的抗心律失常药物包括利多卡因和普鲁卡因酰胺，经常无法维持稳定的窦性心律。

多形性室性心动过速

伴有血流中断的多形性VT按照VF处理，应予以非同步电转复，能量选择同VF。像其他的室性心律失常一样，根本的治疗还是应该寻找和纠正诱因。

QT间期正常的多形VT最常见于急性心肌缺血，也可见于心肌病、特发性多形性VT以及儿茶酚胺介导的VT。在这种情况下，静脉注射β受体阻滞剂[119]或者胺碘酮[120]是有效的。对于反复出现多形VT的患者，如果怀疑心肌缺血，应行冠脉造影检查[121]。

QT间期延长的多形VT通常与心动过缓相关。治疗包括停用延长QT间期的药物、纠正电解质紊乱、避免使用儿茶酚胺类药物。在先天性LQTS中，可以考虑β受体阻滞剂（或者交感神经阻断）、起搏、植入ICD。在获得性LQTS的情况中，推荐静脉注射镁剂、超速起搏、起搏后使用β-受体阻滞剂。

结论

室性心动过速非常重要，往往与危重患者心脏或者心脏以外的异常病变有关。除了常规评估心电图和血流动力学特点，理解和识别影响离子通道、泵、交换体、传导机制的病生理过程对于正确处理室性心动过速是很重要的。对于其发生的普遍性、相关的临床表现以及影响心脏通道的基因突变的认识在逐渐增加。研究者应该保持警惕，随时能够鉴别出这种心律失常，并且可以提供必需的首选治疗方案及合理的备选治疗方案。由于抗心律失常药物被证实具有致心律失常作用，人们最初对它们的热衷程度已经逐渐减退。一些药物不再作为一线用药进行推荐，而有些药物仍在处理流程中被采用。目前，人们把更多的关注点放在理解心律失常产生的原因以及纠正心律失常的诱因和维持因素上。

知识点

1. 遗传性和获得性的离子通道异常可以改变动作电位，绝大部分延长复极时间，从而诱发室性心律失常，尤其是尖端扭转性室速。
2. 室性心律失常是冲动产生异常（自律性和触发活动）以及冲动传导异常（折返）的结果。
3. 对室性心动过速进行正确的处理需要正确评估诱因及持续因素，通常情况下，只要消除这些因素就可以了。
4. 如果基线心电图出现长QT间期，应检查有无可疑的用药史、代谢紊乱或遗传性离子通道病。
5. 危重患者的室性心动过速通常有心脏、代谢及呼吸病变诱发。
6. 房室分离提示宽QRS波心动过速为室性心动过速，这可能在体表12导联心电图就能找到，或者需要分析食管导联心电图。
7. 直流同步电复律是血流动力学不稳定或者有心力衰竭的VT患者的一线治疗方案。

（刘平 陈炜 译，孙昀 审校）

参考文献

1. Catterall WA. Structure and function of voltage-sensitive ion channels. Science 1988;242:50–61.
2. Jan LY, Jan YN. Voltage-gated and inwardly rectifying potassium channels. J Physiol 1997;505:267–82.
3. Marban E, Yamagishi T, Tomaselli GF. Structure and function of voltage-gated sodium channels. J Physiol 1998;508:647–57.
4. McKinnon D. Molecular identity of Ito: Kv1.4 redux. Circ Res 1999;84:620–2.
5. Nabauer M, Beuckelmann DJ, Uberfuhr P, Steinbeck G. Regional differences in current density and rate-dependent properties of the transient outward current in subepicardial and subendocardial myocytes of human left ventricle. Circulation 1996;93:168–77.
6. Pelzer D, Pelzer S, McDonald TF. Properties and regulation of calcium channels in muscle cells. Rev Physiol Biochem Pharmacol 1990;114:107–207.
7. Zeng J, Rudy Y. Early afterdepolarizations in cardiac myocytes: mechanism and rate dependence. Biophys J 1995;68:949–64.
8. Giles WR, Imaizumi Y. Comparison of potassium currents in rabbit atrial and ventricular cells. J Physiol 1988;405:123–45.
9. Sanguinetti MC, Jurkiewicz NK. Two components of cardiac delayed rectifier K+ current. Differential sensitivity to block by class III antiarrhythmic agents. J Gen Physiol 1990;96:195–215.
10. Yan GX, Antzelevitch C. Cellular basis for the normal T wave and the electrocardiographic manifestations of the long-QT syndrome. Circulation 1998;98:1928–36.
11. Brown HF. Electrophysiology of the sinoatrial node. Physiol Rev 1982;62:505–30.
12. Ehara T, Noma A, Ono K. Calcium-activated non-selective cation channel in ventricular cells isolated from adult guinea-pig hearts. J Physiol 1988;403:117–33.
13. Hamada K, Yamazaki J, Nagao T. Shortening of monophasic action potential duration during hyperkalemia and myocardial ischemia in anesthetized dogs. Jpn J Pharmacol 1998;76:149–54.
14. Philipson KD, Nicoll DA. Sodium-calcium exchange: a molecular perspective. Annu Rev Physiol 2000;62:111–33.
15. Bers DM. Cardiac excitation-contraction coupling. Nature 2002;415:198–205.
16. Apkon M, Nerbonne JM. Alpha 1-adrenergic agonists selectively suppress voltage-dependent K+ current in rat ventricular myocytes. Proc Natl Acad Sci U S A 1988;85:8756–60.
17. Hamra M, Rosen MR. Alpha-adrenergic receptor stimulation during simulated ischemia and reperfusion in canine cardiac Purkinje fibers. Circulation 1988;78:1495–502.
18. del Balzo U, Rosen MR, Malfatto G, Kaplan LM, Steinberg SF. Specific alpha 1-adrenergic receptor subtypes modulate catecholamine-induced increases and decreases in ventricular automaticity. Circ Res 1990;67:1535–51.
19. Yazawa K, Kameyama M. Mechanism of receptor-mediated modulation of the delayed outward potassium current in guinea-pig ventricular myocytes. J Physiol 1990;421:135–50.
20. Sheridan DJ, Penkoske PA, Sobel BE, Corr PB. Alpha adrenergic contributions to dysrhythmia during myocardial ischemia and reperfusion in cats. J Clin Invest 1980;65:161–71.
21. Kimura S, Cameron JS, Kozlovskis PL, Bassett AL, Myerburg RJ. Delayed afterdepolarizations and triggered activity induced in feline Purkinje fibers by alpha-adrenergic stimulation in the presence of elevated calcium levels. Circulation 1984;70:1074–82.
22. Garny A, Kohl P. Mechanical induction of arrhythmias during ventricular repolarization: modeling cellular mechanisms and their interaction in two dimensions. Ann N Y Acad Sci 2004;1015:133–43.
23. Chorro FJ, Trapero I, Such-Miquel L, Pelechano F, Mainar L, Canoves J, et al. Pharmacological modifications of the stretch-induced effects on ventricular fibrillation in perfused rabbit hearts. Am J Physiol Heart Circ Physiol 2009;297:H1860–H1869.
24. Madias C, Maron BJ, Supron S, Estes NA, III, Link MS. Cell membrane stretch and chest blow-

induced ventricular fibrillation: commotio cordis. J Cardiovasc Electrophysiol 2008;19:1304-9.
25. Madias C, Maron BJ, sheikh-Ali AA, Rajab M, Estes NA, III, Link MS. Precordial thump for cardiac arrest is effective for asystole but not for ventricular fibrillation. Heart Rhythm 2009;6:1495-500.
26. Eich C, Bleckmann A, Schwarz SK. Percussion pacing-an almost forgotten procedure for haemodynamically unstable bradycardias? A report of three case studies and review of the literature. Br J Anaesth 2007;98:429-33.
27. Dangman KH, Hoffman BF. Studies on overdrive stimulation of canine cardiac Purkinje fibers: maximal diastolic potential as a determinant of the response. J Am Coll Cardiol 1983;2:1183-90.
28. Sclarovsky S, Strasberg B, Fuchs J, Lewin RF, Arditi A, Klainman E, et al. Multiform accelerated idioventricular rhythm in acute myocardial infarction: electrocardiographic characteristics and response to verapamil. Am J Cardiol 1983;52:43-7.
29. Fozzard HA. Afterdepolarizations and triggered activity. Basic Res Cardiol 1992;87(Suppl 2):105-13.
30. Marban E, Robinson SW, Wier WG. Mechanisms of arrhythmogenic delayed and early afterdepolarizations in ferret ventricular muscle. J Clin Invest 1986;78:1185-92.
31. Antzelevitch C. Basic mechanisms of reentrant arrhythmias. Curr Opin Cardiol 2001;16:1-7.
32. Wit AL, Cranefield PF. Reentrant excitation as a cause of cardiac arrhythmias. Am J Physiol 1978;235:H1-17.
33. Allessie MA, Bonke FI, Schopman FJ. Circus movement in rabbit atrial muscle as a mechanism of trachycardia. Circ Res 1973;33:54-62.
34. El Sherif N, Smith RA, Evans K. Canine ventricular arrhythmias in the late myocardial infarction period. 8. Epicardial mapping of reentrant circuits. Circ Res 1981;49:255-65.
35. Davidenko JM, Pertsov AV, Salomonsz R, Baxter W, Jalife J. Stationary and drifting spiral waves of excitation in isolated cardiac muscle. Nature 1992;355:349-51.
36. Samie FH, Jalife J. Mechanisms underlying ventricular tachycardia and its transition to ventricular fibrillation in the structurally normal heart. Cardiovasc Res 2001;50:242-50.
37. Lukas A, Antzelevitch C. Phase 2 reentry as a mechanism of initiation of circus movement reentry in canine epicardium exposed to simulated ischemia. Cardiovasc Res 1996;32:593-603.
38. Kurz RW, Xiao-Lin R, Franz MR. Increased dispersion of ventricular repolarization and ventricular tachyarrhythmias in the globally ischaemic rabbit heart. Eur Heart J 1993;14:1561-71.
39. Pastore JM, Girouard SD, Laurita KR, Akar FG, Rosenbaum DS. Mechanism linking T-wave alternans to the genesis of cardiac fibrillation. Circulation 1999;99:1385-94.
40. Lukas A, Antzelevitch C. Reflected reentry, delayed conduction, and electrotonic inhibition in segmentally depressed atrial tissues. Can J Physiol Pharmacol 1989;67:757-64.
41. Clancy CE, Kass RS. Defective cardiac ion channels: from mutations to clinical syndromes. J Clin Invest 2002;110:1075-7.
42. Marban E. Cardiac channelopathies. Nature 2002;415:213-8.
43. Khan IA. Long QT syndrome: diagnosis and management. Am Heart J 2002;143:7-14.
44. Priori SG, Schwartz PJ, Napolitano C, Bloise R, Ronchetti E, Grillo M, et al. Risk stratification in the long-QT syndrome. N Engl J Med 2003;348:1866-74.
45. Vincent GM. The long-QT syndrome-bedside to bench to bedside. N Engl J Med 2003;348: 1837-8.
46. Bendahhou S, Fournier E, Gallet S, Menard D, Larroque MM, Barhanin J. Corticosteroid-exacerbated symptoms in an Andersen's syndrome kindred. Hum Mol Genet 2007;16:900-6.
47. Jamshidi Y, Nolte IM, Spector TD, Snieder H. Novel genes for QTc interval. How much heritability is explained, and how much is left to find? Genome Med 2010;2:35.
48. Brugada P, Brugada J. Right bundle branch block, persistent ST segment elevation and sudden cardiac death: a distinct clinical and electrocardiographic syndrome. A multicenter report. J Am Coll Cardiol 1992;20:1391-6.
49. Rook MB, Bezzina AC, Groenewegen WA, van Gelder IC, van Ginneken AC, Jongsma HJ, et al. Human SCN5A gene mutations alter cardiac sodium channel kinetics and are associated with the Brugada syndrome. Cardiovasc Res 1999;44:507-17.
50. Grant AO, Carboni MP, Neplioueva V, Starmer CF, Memmi M, Napolitano C, et al. Long QT syndrome, Brugada syndrome, and conduction system disease are linked to a single sodium channel mutation. J Clin Invest 2002;110:1201-9.
51. Mattu A, Rogers RL, Kim H, Perron AD, Brady WJ. The Brugada syndrome. Am J Emerg Med 2003;21:146-51.
52. Lahat H, Pras E, Olender T, Avidan N, Ben-Asher E, Man O, et al. A missense mutation in a highly conserved region of CASQ2 is associated with autosomal recessive catecholamine-induced polymorphic ventricular tachycardia in Bedouin families from Israel. Am J Hum Genet 2001;69:1378-84.
53. Wehrens XH, Lehnart SE, Huang F, Vest JA, Reiken SR, Mohler PJ, et al. FKBP12.6 deficiency and defective calcium release channel (ryanodine receptor) function linked to exercise-induced sudden cardiac death. Cell 2003;113:829-40.
54. Hayashi M, Denjoy I, Extramiana F, Maltret A, Buisson NR, Lupoglazoff JM, et al. Incidence and risk factors of arrhythmic events in catecholaminergic polymorphic ventricular tachycardia. Circulation 2009;119:2426-34.
55. Gaita F, Giustetto C, Bianchi F, Schimpf R, Haissaguerre M, Calo L, et al. Short QT syndrome: pharmacological treatment. J Am Coll Cardiol 2004;43:1494-9.
56. Klatsky AL, Oehm R, Cooper RA, Udaltsova N, Armstrong MA. The early repolarization normal variant electrocardiogram: correlates and consequences. Am J Med 2003;115:171-7.
57. Haissaguerre M, Derval N, Sacher F, Jesel L, Deisenhofer I, de Roy L, et al. Sudden cardiac arrest associated with early repolarization. N Engl J Med 2008;358:2016-23.
58. Rosso R, Kogan E, Belhassen B, Rozovski U, Scheinman MM, Zeltser D, et al. J-point elevation in survivors of primary ventricular fibrillation and matched control subjects: incidence and clinical significance. J Am Coll Cardiol 2008;52:1231-8.
59. Wilde AA, Behr ER. Genetic testing for inherited cardiac disease. Nat Rev Cardiol 2013;10:571-83.
60. Chockalingam P, Wilde AA. Inherited arrhythmia syndromes leading to sudden cardiac death in the young: a global update and an Indian perspective. Indian Heart J 2014;66(Suppl 1):S49-S57.
61. Jervell A, Lange-Nielsen F. Congenital deaf-mutism, functional heart disease with prolongation of the Q-T interval and sudden death. Am Heart J 1957;54:59-68.
62. Romano C, Gemme G, Pongiglione R. [Rare cardiac arrythmias of the pediatric age. II. Syncopal attacks due to paroxysmal ventricular fibrillation (presentation of 1st case in Italian pediatric literature)]. Clin Pediatr (Bologna) 1963;45:656-83.
63. Ward OC. A new familial cardiac syndrome in children. J Ir Med Assoc 1964;54:103-6.
64. Lu JT, Kass RS. Recent progress in congenital long QT syndrome. Curr Opin Cardiol 2010;25:216-21.
65. Gima K, Rudy Y. Ionic current basis of electrocardiographic waveforms: a model study. Circ Res 2002;90:889-96.
66. Straus SM, Kors JA, De Bruin ML, van der Hooft CS, Hofman A, Heeringa J, et al. Prolonged QTc interval and risk of sudden cardiac death in a population of older adults. J Am Coll Cardiol 2006;47:362-7.
67. Crotti L, Johnson CN, Graf E, De Ferrari GM, Cuneo BF, Ovadia M, et al. Calmodulin mutations associated with recurrent cardiac arrest in infants. Circulation 2013;127:1009-17.
68. Makita N, Yagihara N, Crotti L, Johnson CN, Beckmann BM, Roh MS, et al. Novel calmodulin mutations associated with congenital arrhythmia susceptibility. Circ Cardiovasc Genet 2014;7: 466-74.
69. Hedley PL, Jorgensen P, Schlamowitz S, Moolman-Smook J, Kanters JK, Corfield VA, et al. The genetic basis of Brugada syndrome: a mutation update. Hum Mutat 2009;30:1256-66.
70. Berne P, Brugada J. Brugada syndrome 2012. Circ J 2012;76:1563-71.
71. Riera AR, Zhang L, Uchida AH, Schapachnik E, Dubner S, Ferreira C. The management of Brugada syndrome patients. Cardiol J 2007;14:97-106.
72. Haissaguerre M, Chatel S, Sacher F, Weerasooriya R, Probst V, Loussouarn G, et al. Ventricular fibrillation with prominent early repolarization associated with a rare variant of KCNJ8/KATP channel. J Cardiovasc Electrophysiol 2009;20:93-8.
73. Hong K, Brugada J, Oliva A, Berruezo-Sanchez A, Potenza D, Pollevick GD, et al. Value of electrocardiographic parameters and ajmaline test in the diagnosis of Brugada syndrome caused by SCN5A mutations. Circulation 2004;110:3023-7.
74. Belhassen B, Glick A, Viskin S. Efficacy of quinidine in high-risk patients with Brugada syndrome. Circulation 2004;110:1731-7.
75. Hermida JS, Denjoy I, Clerc J, Extramiana F, Jarry G, Milliez P, et al. Hydroquinidine therapy in Brugada syndrome. J Am Coll Cardiol 2004;43:1853-60.
76. Szeplaki G, Ozcan EE, Osztheimer I, Tahin T, Merkely B, Geller L. Ablation of the epicardial substrate in the right ventricular outflow tract in a patient with Brugada syndrome refusing implantable cardioverter defibrillator therapy. Can J Cardiol 2014;30:1249.
77. Burashnikov E, Pfeiffer R, Barajas-Martinez H, Delpon E, Hu D, Desai M, et al. Mutations in the cardiac L-type calcium channel associated with inherited J-wave syndromes and sudden cardiac death. Heart Rhythm 2010;7:1872-82.
78. Antzelevitch C, Yan GX. J wave syndromes. Heart Rhythm 2010;7:549-58.
79. Haissaguerre M, Sacher F, Nogami A, Komiya N, Bernard A, Probst V, et al. Characteristics of recurrent ventricular fibrillation associated with inferolateral early repolarization role of drug therapy. J Am Coll Cardiol 2009;53:612-9.
80. Borlak J, Thum T. Hallmarks of ion channel gene expression in end-stage heart failure. FASEB J 2003;17:1592-608.
81. Sakata S, Lebeche D, Sakata N, Sakata Y, Chemaly ER, Liang LF, et al. Restoration of mechanical and energetic function in failing aortic-banded rat hearts by gene transfer of calcium cycling proteins. J Mol Cell Cardiol 2007;42:852-61.
82. Farkas AS, Nattel S. Minimizing repolarization-related proarrhythmic risk in drug development and clinical practice. Drugs 2010;70:573-603.
83. Isner JM, Sours HE, Paris AL, Ferrans VJ, Roberts WC. Sudden, unexpected death in avid dieters using the liquid-protein-modified-fast diet. Observations in 17 patients and the role of the prolonged QT interval. Circulation 1979;60:1401-12.
84. Bellavere F, Ferri M, Guarini L, Bax G, Piccoli A, Cardone C, et al. Prolonged QT period in diabetic autonomic neuropathy: a possible role in sudden cardiac death? Br Heart J 1988;59:379-83.
85. Kocheril AG, Bokhari SA, Batsford WP, Sinusas AJ. Long QTc and torsades de pointes in human immunodeficiency virus disease. Pacing Clin Electrophysiol 1997;20:2810-6.
86. Machado C, Baga JJ, Kawasaki R, Reinoehl J, Steinman RT, Lehmann MH. Torsade de pointes as a complication of subarachnoid hemorrhage: a critical reappraisal. J Electrocardiol 1997;30:31-7.
87. Bauman JL, DiDomenico RJ. Cocaine-induced channelopathies: emerging evidence on the multiple mechanisms of sudden death. J Cardiovasc Pharmacol Ther 2002;7:195-202.
88. Gettes LS. Electrolyte abnormalities underlying lethal and ventricular arrhythmias. Circulation 1992;85:I70-I76.
89. Durakovic Z, Misigoj-Durakovic M, Corovic N. Q-T and JT dispersion in the elderly with urban hypothermia. Int J Cardiol 2001;80:221-6.
90. Yan GX, Antzelevitch C. Cellular basis for the electrocardiographic J wave. Circulation 1996;93:372-9.
91. Nordin C. The case for hypoglycaemia as a proarrhythmic event: basic and clinical evidence. Diabetologia 2010;53:1552-61.
92. Basso C, Thiene G, Corrado D, Angelini A, Nava A, Valente M. Arrhythmogenic right ventricular cardiomyopathy. Dysplasia, dystrophy, or myocarditis? Circulation 1996;94:983-91.
93. Nava A, Thiene G, Canciani B, Scognamiglio R, Daliento L, Buja G, et al. Familial occurrence of right ventricular dysplasia: a study involving nine families. J Am Coll Cardiol 1988;12:1222-8.
94. Corrado D, Thiene G, Nava A, Rossi L, Pennelli N. Sudden death in young competitive athletes: clinicopathologic correlations in 22 cases. Am J Med 1990;89:588-96.
95. Janeira LF. Wide-complex tachycardias. The importance of identifying the mechanism. Postgrad Med 1996;100:259-62, 269.
96. Doval HC, Nul DR, Grancelli HO, Varini SD, Soifer S, Corrado G, et al. Nonsustained ventricular tachycardia in severe heart failure. Independent marker of increased mortality due to sudden death. GESICA-GEMA Investigators. Circulation 1996;94:3198-203.
97. Lau EW, Ng GA. The reliable electrocardiographic diagnosis of regular broad complex tachycardia: a holy grail that will forever elude the clinician's grasp? Pacing Clin Electrophysiol 2002;25:1756-61.
98. Caceres J, Jazayeri M, McKinnie J, Avitall B, Denker ST, Tchou P, et al. Sustained bundle branch reentry as a mechanism of clinical tachycardia. Circulation 1989;79:256-70.
99. Tchou P, Mehdirad AA. Bundle branch reentry ventricular tachycardia. Pacing Clin Electrophysiol 1995;18:1427-37.
100. Buxton AE, Waxman HL, Marchlinski FE, Simson MB, Cassidy D, Josephson ME. Right ventricular tachycardia: clinical and electrophysiologic characteristics. Circulation 1983;68:917-27.
101. Griffith MJ, Garratt CJ, Rowland E, Ward DE, Camm AJ. Effects of intravenous adenosine on verapamil-sensitive "idiopathic" ventricular tachycardia. Am J Cardiol 1994;73:759-64.
102. Ward DE, Nathan AW, Camm AJ. Fascicular tachycardia sensitive to calcium antagonists. Eur Heart J 1984;5:896-905.
103. Brugada P, Brugada J, Mont L, Smeets J, Andries EW. A new approach to the differential diagnosis of a regular tachycardia with a wide QRS complex. Circulation 1991;83:1649-59.
104. Isenhour JL, Craig S, Gibbs M, Littmann L, Rose G, Risch R. Wide-complex tachycardia: continued evaluation of diagnostic criteria. Acad Emerg Med 2000;7:769-73.
105. Vereckei A, Duray G, Szenasi G, Altemose GT, Miller JM. Application of a new algorithm in the differential diagnosis of wide QRS complex tachycardia. Eur Heart J 2007;28:589-600.
106. Gorgels AP, Vos MA, Letsch IS, Verschuuren EA, Bar FW, Janssen JH, et al. Usefulness of the accelerated idioventricular rhythm as a marker for myocardial necrosis and reperfusion during thrombolytic therapy in acute myocardial infarction. Am J Cardiol 1988;61:231-5.
107. Nam GB, Ko KH, Kim J, Park KM, Rhee KS, Choi KJ, et al. Mode of onset of ventricular fibrillation in patients with early repolarization pattern vs. Brugada syndrome. Eur Heart J 2010;31:330-9.
108. Zipes DP, Camm AJ, Borggrefe M, Buxton AE, Chaitman B, Fromer M, et al. ACC/AHA/ESC 2006 Guidelines for Management of Patients With Ventricular Arrhythmias and the Prevention of Sudden Cardiac Death: a report of the American College of Cardiology/American Heart Association Task Force and the European Society of Cardiology Committee for Practice Guidelines (writing committee to develop Guidelines for Management of Patients With Ventricular Arrhythmias and the Prevention of Sudden Cardiac Death): developed in collaboration with the European Heart Rhythm Association and the Heart Rhythm Society. Circulation 2006;114:e385-e484.
109. Callans DJ, Marchlinski FE. Dissociation of termination and prevention of inducibility of sustained ventricular tachycardia with infusion of procainamide: evidence for distinct mechanisms. J Am Coll Cardiol 1992;19:111-7.
110. Gorgels AP, van den DA, Hofs A, Mulleneers R, Smeets JL, Vos MA, Wellens HJ. Comparison of procainamide and lidocaine in terminating sustained monomorphic ventricular tachycardia. Am J Cardiol 1996;78:43-6.
111. Sharma AD, Purves P, Yee R, Klein G, Jablonsky G, Kostuk WJ. Hemodynamic effects of intravenous procainamide during ventricular tachycardia. Am Heart J 1990;119:1034-41.
112. Levine JH, Massumi A, Scheinman MM, Winkle RA, Platia EV, Chilson DA, et al. Intravenous amiodarone for recurrent sustained hypotensive ventricular tachyarrhythmias. Intravenous Amiodarone Multicenter Trial Group. J Am Coll Cardiol 1996;27:67-75.
113. Hamaad A, Lip GY. Intravenous water-soluble amiodarone improved 24-hour survival in incessant ventricular tachycardia. ACP J Club 2003;138:62.
114. Mitchell LB, Wyse DG, Gillis AM, Duff HJ. Electropharmacology of amiodarone therapy initiation. Time courses of onset of electrophysiologic and antiarrhythmic effects. Circulation 1989;80: 34-42.
115. Kulakowski P, Karczmarewicz S, Karpinski G, Soszynska M, Ceremuzynski L. Effects of intravenous amiodarone on ventricular refractoriness, intraventricular conduction, and ventricular tachycardia induction. Europace 2000;2:207-15.
116. Nasir N, Jr., Taylor A, Doyle TK, Pacifico A. Evaluation of intravenous lidocaine for the termination of sustained monomorphic ventricular tachycardia in patients with coronary artery disease with or without healed myocardial infarction. Am J Cardiol 1994;74:1183-6.
117. Link MS, Atkins DL, Passman RS, Halperin HR, Samson RA, White RD, et al. Part 6: electrical therapies: automated external defibrillators, defibrillation, cardioversion, and pacing: 2010 Ameri-

can Heart Association Guidelines for Cardiopulmonary Resuscitation and Emergency Cardiovascular Care. Circulation 2010;122:S706–S719.
118. Larsen MP, Eisenberg MS, Cummins RO, Hallstrom AP. Predicting survival from out-of-hospital cardiac arrest: a graphic model. Ann Emerg Med 1993;22:1652–8.
119. Sumitomo N, Harada K, Nagashima M, Yasuda T, Nakamura Y, Aragaki Y, et al. Catecholaminergic polymorphic ventricular tachycardia: electrocardiographic characteristics and optimal therapeutic strategies to prevent sudden death. Heart 2003;89:66–70.
120. Kowey PR, Marinchak RA, Rials SJ, Bharucha DB. Intravenous antiarrhythmic therapy in the acute control of in-hospital destabilizing ventricular tachycardia and fibrillation. Am J Cardiol 1999;84:46R–51R.
121. Dorian P, Cass D. An overview of the management of electrical storm. Can J Cardiol 1997;13(Suppl A):13A–7A.

81 心脏传导障碍和起搏器植入

Jason Knight and John Sarko

传导异常

在重症监护室（intensive care unit，ICU）中，心动过缓和传导阻滞很常见。心律失常有众多的临床表现和病理分型。有些心动过缓是良性和无症状的，不需要治疗，而有些房室传导阻滞和心律失常会威胁生命，需要立即干预。

正常心脏传导

正常的去极化和冲动传导是维持心输出量的关键。心脏中有两种类型细胞：①负责电信号产生和传导的细胞；②负责收缩的细胞。心肌的去极化从窦房（sinoatrial，SA）结开始。窦房结位于右心房的后上部，由交感神经系统和副交感神经系统支配。

电信号是由一组具有自动去极化能力的特殊细胞产生的。窦房结最初的去极化过程在心电图中无法体现。电信号在心房中传导时产生 P 波。心房中没有特定的传导系统将窦房结的电信号传递至房室结[1]。电信号在相邻的心房肌原纤维中去极化传导，在 P 波前半部分结束时电信号到达房室结，P 波的后半部分是由于左心房去极化产生的。

在正常心脏中，心房与心室的电信号相互独立，通过房室结传导。房室结位于房间隔科氏三角顶点处，受交感神经系统和副交感神经系统支配。房室结内的电信号传导时相占了 PR 间期的大部分。电信号通过房室结后，由希氏束至左右束支向下传至浦肯野纤维，从而引起心室收缩。

传导阻滞

传导阻滞可以发生在传导通路的任何地方。房室结阻滞通常由药物、副交感神经张力增高或缺血引起。房室结传导阻滞通常是可逆的，除非梗死永久性地破坏了部分传导通路。结下传导阻滞的主要病因为结构性心脏病和传导系统的解剖学破坏，很少因生理性异常引发。其他相对少见的原因包括主动脉瓣钙化、Lenègre 病（浦肯野纤维特发性变性）和查加斯病[2]。

一旦确定存在房室传导阻滞，定位病变部位是非常有意义的。在大多数情况下，可以通过综合分析房室传导阻滞的类型、QRS 波的宽度和 QRS 形态学来确定病变部位的解剖学定位。QRS 波 <120 毫秒时，病变部位很可能是室上的。QRS 波群较宽时，病变最可能的位置是在结下区。束支传导阻滞往往产生不同形态的 QRS 波，这有助于确定病变的具体解剖位置。

临床表现

晕厥和先兆晕厥是传导阻滞最显著的症状；心悸、呼吸困难、心绞痛和疲劳也可见，但有些患者可以无症状。其在急性心肌梗死患者中出现比例较高（表 81-1）[3]。

诊断性评估

高质量的心电图对于正确评价 P 波和各个间期是至关重要的。重症监护室中通常使用一个或三个导联行床边常规监测。所选的导联应该能清楚地显示 P 波和 QRS 波。复杂的心律失常可能需要 Lewis 导联（双极胸导联）、房内导联或经食管心电图监测。卡尺在诊断房室传导阻滞方面可发挥重要作用，有助于量化 P 波和间隔。Holter 或连续环路监控也有助于评估房室传导阻滞[4]。这些监测手段便于在患者的日常活动中评估心脏传导系统。推荐至少监测 24 小时，以便能囊括白天和夜间的活动。

表 81-1　心律失常在急性心肌梗死中的发生率

节律	概率 /%
任何房室传导阻滞	25～30
窦性心动过缓	25
交界性逸搏心律	20
室性自主逸搏心律	15
一度房室传导阻滞	15
二度Ⅰ型房室传导阻滞	12
二度Ⅱ型房室传导阻滞	4
三度传导阻滞	15
右束支传导阻滞	7
左束支传导阻滞	5
左前束支传导阻滞	8
左后束支传导阻滞	0.5

窦房结异常

窦性心动过缓

窦性心动过缓是指每分钟心率低于60次的窦性心律。窦性心动过缓分为生理性和病理性两类。生理性心动过缓见于年轻的健康人群和耐力型运动员，心率随运动而适当增加。病理性窦性心动过缓心率不随运动适度增加。药物因素是病理性窦性心动过缓最常见的原因，其他因素包括自主神经功能紊乱、电解质异常和器质性病变。在老年人中，窦性心动过缓可能是由于窦房结放电速率降低所致，而后者是正常的衰老过程。另外，局部缺血也可能增加迷走神经张力，导致心率减慢。

窦性停搏

窦性停搏发生于窦房结的起搏细胞不能去极化时。多达11%的正常人可能会出现少于3秒的停顿，不需要特别关注[5]。在运动员中窦性停搏的发生率更高。超过3秒的停顿通常被认为是病理性的，应该进行评估。

窦房传导阻滞和窦性停搏在心电图上的表现类似，但应尽可能加以区分。前者的暂停间歇应是P-P间隔的倍数，但高度的窦房传导阻滞与窦性停搏难以区分。两者的治疗方法是相同的[6]。

无创检查包括心电图、颈动脉窦按摩和直立倾斜试验。颈动脉窦按摩有助于判断颈动脉窦过敏。颈动脉窦按摩的风险包括短暂性缺血性发作和卒中，颈动脉杂音阳性患者不能行此项检查。直立倾斜试验有助于确定晕厥发作是否由自主功能障碍所致。也可以对窦房结节点进行侵入性检测，但一般没必要这样做。

窦房结功能障碍的治疗分为暂时性的抑或永久性的。阿托品或异丙肾上腺素在ICU中可被用来桥接永久性起搏器的放置。但对药物治疗反应差的患者，推荐使用临时起搏器。

颈动脉窦过敏

颈动脉窦过敏是指按摩颈动脉窦时引起心室停搏超过3秒（通常于窦性停搏所致）或收缩压下降大于50mmHg。但如果收缩压下降30mmHg且有窦性停搏症状，则定义为反应过度。永久起搏器治疗只针对有症状的患者[7]。

手术后引起的心动过缓

心动过缓在心脏手术后很常见。心脏瓣膜手术和室间隔部分切除术可能对传导系统造成重大损伤。心脏移植手术过程中长期缺血也可能导致窦房结或传导系统损伤。手术后所致的心动过缓可能是暂时性的，若术后5～7天仍未恢复可考虑放置永久起搏器。

手术过程中的药物使用与可逆性缺血往往有关联。3.2%～8.5%的心脏瓣膜手术后患者和约10%的心脏移植患者需要放置永久性起搏器[8]。

房室结功能障碍

房室结功能障碍有很多原因和多种临床表现。框81-1列出了房室结功能异常的可能原因。

一度房室传导阻滞

一度房室传导阻滞的特征为除外药物因素后，成人PR间期超过0.20秒，儿童PR间期超过0.18秒（图81-1）。所有P波均可下传，且PR间期固定。一度房室传导阻滞的潜在原因包括从窦房结经心房到房室结的传导延迟、房室结传导延迟，或结下传导延长。

从窦房结到房室结的传导延迟通常是由于结构性原因造成的，比如右心房肥大或房间隔缺损。房室结脉冲传导延迟是一度房室传导阻滞最常见的原因，此时PR间期通常长于0.3秒。结下传导延迟所致的一度房室传导阻较为少见，因束支病变其通常表现为宽大的QRS波群。当每一步的传导时长都处于正常上限时，时长叠加会导致PR间期整体延长，也会导致一度房室传导阻滞的发生[7]。

一度房室传导阻滞通常是良性且无症状的。可见于0.5%的没有心脏病的年轻人中。在老年人中，一度房室传导阻滞的发生多是由于特发性退行性病变的结果，通常是因其他原因行心电图检查时偶然发现PR间期延长，很少需要行进一步的检查或治疗。

二度Ⅰ型房室传导阻滞

二度Ⅰ型房室传导阻滞，或称MobitzⅠ型或文氏现象，是指PR间隔逐渐延长，最终一个P波不能下传（图81-2），从而导致心室漏搏，去极化失败。P波在一定的间期后重新出现。随着PR间期的延长，RR间期逐渐缩短，最终导致传导降低。RP间期和PR间期之间存在倒数关系。

二度Ⅰ型房室传导阻滞在病理生理上与一度房室传导阻滞类似，心房内阻滞通常不是病因。实际上，二度Ⅰ型房室传导阻滞通常是由于房室结传导阻滞所致。QRS波群一般比较窄。

QRS波通常两个一组，三个一组，依此类推。QRS波脱漏是文氏现象的特征，通常以P波数与QRS波数之比的形式记录（例如4∶3或3∶2）。心室漏搏时，P波后没有对应的QRS波。二度Ⅰ型房室传导阻滞有稳定的节律，预后比二度Ⅱ型房室传导阻滞要好得多。如果文氏节律是由药物作用引起，可以用心电图来监测其变化，一旦停药，可观察到PR间期缩短，RP间期延长，房室结传导得到相应改善。

二度Ⅱ型房室传导阻滞

二度Ⅱ型房室传导阻滞（或MobitzⅡ型）的特征是在PR间期没有变化的情况下突然出现一个不能下传的P波。在心电图上可观察到P波后无对应的QRS波（图81-3）。这是一种内在的不稳定节律，多在严重的病理状态下出现。与MobitzⅠ型不同，MobitzⅡ型被认为是高度的房室传导阻滞，P波与QRS波之比可为3∶1或4∶1。其通常是由于结下传

框 81-1 房室结功能异常的原因

药物
- 地高辛
- β- 受体阻滞剂
- 某些钙通道阻滞剂
- 膜活性抗心律失常药物

主要心脏疾病
- 缺血性心脏病
- 传导系统的特发性纤维化
- 先天性心脏病
- 钙化性瓣膜病
- 心肌病

代谢性疾病
- 高钾血症
- 高镁血症

浸润性疾病

感染/炎症性疾病

胶原血管病

内分泌疾病
- 阿狄森病

创伤

辐射

肿瘤

神经源性疾病
- 颈动脉窦综合征
- 血管迷走神经综合征
- 神经肌肉性疾病

资料来源：Wolbrette DL，Naccarelli GV. Bradycardias：sinus nodal dysfunction and atrioventricular conduction disturbances. In：Topol EJ，editor. Textbook of cardiovascular medicine. Philadelphia：Lippincott-Raven；1998：1655.

导障碍所致，因此其 QRS 波通常很宽，多伴随束支阻滞。二度房室传导阻滞可由前壁心肌梗死引起。二度Ⅱ型房室传导阻滞可进展为完全性心脏传导阻滞。

2∶1 房室传导阻滞

当每隔一次 P 波不能下传时，即为 2∶1 房室传导阻滞，其 PR 间期通常固定，QRS 波群是正常的，出现频率为心房率的一半。2∶1 房室传导阻滞既可由 MobitzⅠ型（通常为窄 QRS 波）引起，亦可由 MobitzⅡ型（伴有宽 QRS 波）引起，这两种情况很难区分。

三度房室传导阻滞

三度房室传导阻滞的特点为完全性房室分离。心房冲动不能传导至心室，所以心房和心室系统独立活动。在心电图上，P 波“经过”，与心室收缩无关。PR 间期不规律。心室波形可能是交界性的（窄 QRS 波；心率每分钟 40～60 次）或室性的（宽 QRS 波，心率每分钟小于 40 次）。根据逸搏心率的不同，患者可能会出现呼吸急促、劳力性呼吸困难、疲劳、发绀或晕厥（图 81-4）。

三度房室传导阻滞可分为先天性和获得性。60% 的先天性患者为女性。先天性三度房室传导阻滞的患者通常有一个适当的逸搏心律[9]。获得性三度房室传导阻滞最常发生在 70 岁左右的男性患者，通常需要永久起搏。其他原因包括药物作用、局部缺血、MobitzⅡ型进展和心肌梗死。急性心肌梗死所致的三度房室传导阻滞有 14% 为下壁心肌梗死，2% 为前壁心肌梗死。三度房室传导阻滞通常发生在心肌梗死后 24 小时内。下壁心肌梗死所致的三度房室传导阻滞通常是暂时的，通常仅需要临时起搏。而前壁心肌梗死造成的完全性房室传导阻滞通常需要永久起搏器。

治疗包括纠正原发病和对血流动力学不稳定患者立即行经皮或经静脉起搏。如果原发病不能通过临床治疗解除，则需要进行永久性起搏。

诊断误区

如果有足够的心电图资料，则很容易确定房室传导阻滞分类。然而，在某些情况下，也可能会被误导而做出错误的诊断。

如果存在一个恒定的 PR 间期，三度房室传导阻滞有时会被误诊为二度Ⅱ型房室传导阻滞。这种情况可能发生在一

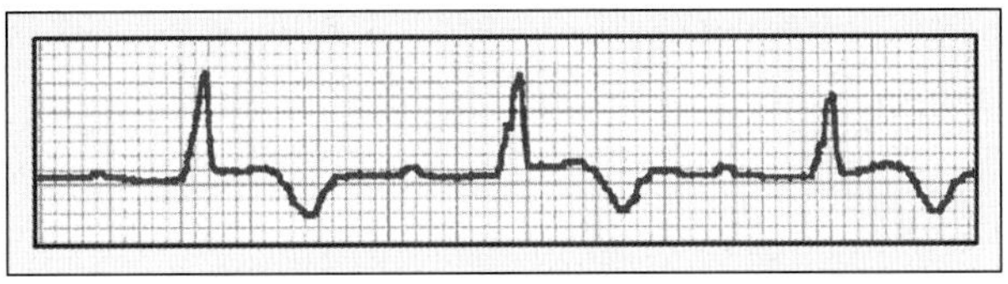

图 81-1 一度房室传导阻滞患者的心电图。PR 间隔约为 290 毫秒。所有的 P 波都被传导到心室，PR 区间是恒定的

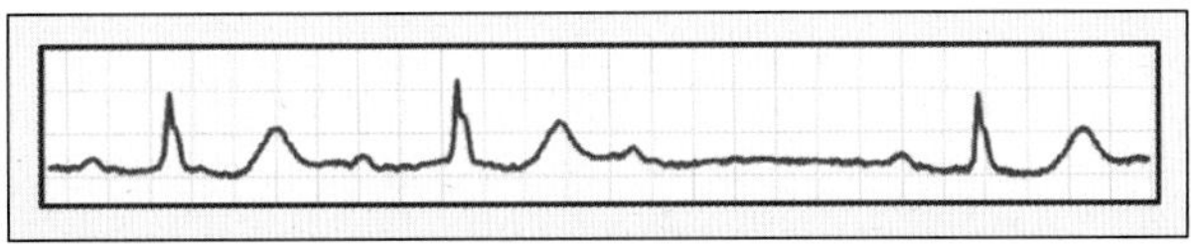

图 81-2 二度Ⅰ型房室传导阻滞患者的心电图片段。PR 间期进行性延长直至不能下传，与此相反，RP 间期逐渐缩短。传导方式是 3∶2

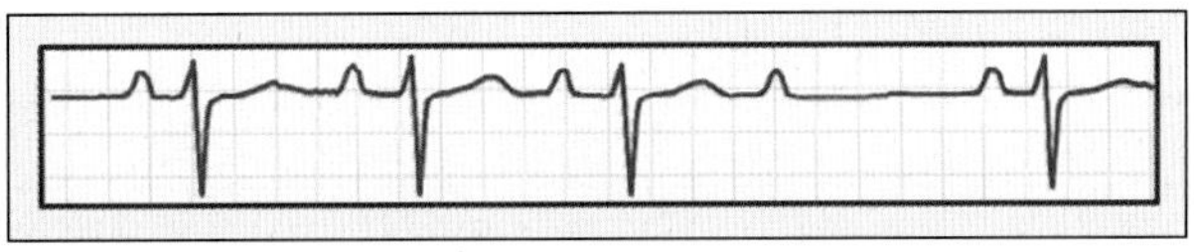

图 81-3 心电图显示二度Ⅱ型房室传导阻滞。在 P 波失传前后 PR 间隔是恒定的。QRS 波群增宽

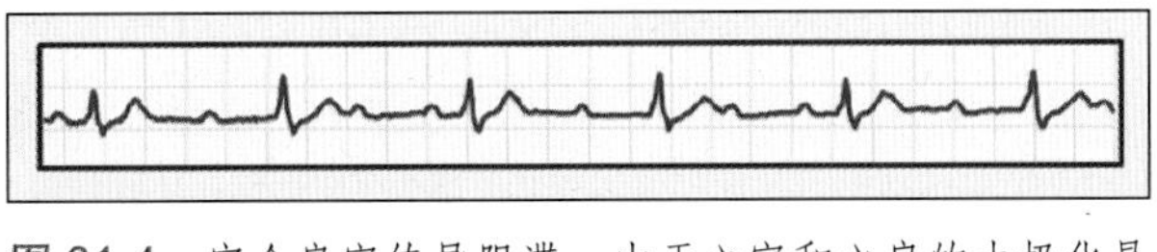

图 81-4 完全房室传导阻滞。由于心室和心房的去极化是独立的，所以 PR 间隔不规则

个存在较长脱漏间期的孤立节律中。因此，临床医生必须观察合适的时长明确脱漏周期规律以作出正确的诊断。可以尝试通过迷走神经按摩来鉴别诊断三度房室传导阻滞与二度Ⅱ型房室传导阻滞。

对于等节律的房室分离，P 波和 QRS 波以类似的速率出现。P 波后可能不会出现长间歇来确定它们是否都在传导。通过迷走神经反射有助于改变 P 波与 QRS 波的关系从而确定诊断。

当二度房室传导阻滞 P 波∶QRS 波固定为（2∶1，3∶1，4∶1）时，一些 P 波可能会隐藏在心电图复极过程中，急性心肌梗死或局部缺血时容易发生。迷走神经操作法和多方面检查有助于正确鉴别房室传导阻滞。

当完全性房室分离伴随交界性心率或心室率发生时，如果心率较慢时，一些心房冲动可能会下传。当复杂的房室分离出现时最好能够分辨出这些波形。

治疗

房室传导阻滞的药物治疗包括阿托品、肾上腺素类制剂、地高辛免疫抗原结合片段（如果合适）和起搏治疗。阿托品能降低迷走神经张力，对迷走神经过敏有效，但对房室结缺血无效。相比前壁心肌梗死，对下壁心肌梗死更有效。如果病变在房室结下方，阿托品不能改善三度房室传导阻滞或 MobitzⅡ型房室传导阻滞，对心脏移植患者亦无效。阿托品应谨慎用于 MobitzⅡ型心律失常患者，因为可能出现心率反常下降。

地高辛免疫抗原结合片段应用于有症状的地高辛诱导的房室传导阻滞患者，所需量大约等于患者体重（kg）乘以地高辛血清水平（ng/ml），再除以 100。

心脏起搏器

虽然起搏器治疗非常可靠，但患者们偶尔会出现一种或多种起搏器功能异常，可能会对病情造成影响。重症监护医生期望能够经常随诊起搏器植入术后患者，以了解起搏器的运行状况和故障。

北美起搏器和电生理学协会与英国起搏器和电生理学小组创建了一个由 5 个字母组成的代码来描述起搏器功能，称为 NBG 起搏器代码（表 81-2）[10]。前 3 个字母代表的是抗缓慢心律失常的能力，第四个字母描述的是速度响应的可编程性，第 5 个字母代表抗快速心律失常的起搏治疗能力。起搏器可以设定为某一起搏模式（如 DDD），但根据程序的不同，它可以有多种功能模式。2002 年美国心脏病学会更新了永久性起搏器的适应证[11]。

起搏器由两个部件组成：一个脉冲发生器和连接起搏器与心脏的导线。脉冲发生器包括锂离子电池和电子系统以检测和分析心脏节律并形成起搏信号。根据程序的类型，电池可以使用 10 年以上；起搏器电能即将耗尽时，它所产生起搏信号会逐渐下降，而不是骤然下降[12]。

起搏器还包含一个单向簧片开关，可以用来评估起搏器的起搏能力。当外部磁铁放置在脉冲发生器上时，单向簧片开关关闭，从而丧失感知能力。起搏器会忽略患者的基础节律不再按照程控频率起搏。每种模式和不同生产厂家设定的起搏频率都是唯一的，而程控频率可以根据电池是否刚开始使用和即将电能耗尽，或更换电池的时间而发生变化。

当植入心脏起搏器时，每个患者都会得到一张卡片，上面描述了心脏起搏器的制造商、型号和起搏器参数。起搏器本身也包含一个 X 线可视的代码，从而加以识别。起搏器可以通过制造商专用程序进行检索，进而获得相关心电图信息，有助于评估其功能。当怀疑出现故障时，应咨询电生理学家。

有两种类型的导联系统：单腔起搏与双腔起搏。双腔起搏被认为是标准的，除非患者因特定因素必须使用单腔起搏。单腔起搏是电极引入心内膜作为负极，起搏器本身作为正极。

由于单极导线的电压是在较长的距离上检测到的，因此起搏信号比双极引线的要大。导线可以通过主动固定（螺旋导线）或被动固定（通过翼状头端）附着在心内膜上。被动固定更易发生移动甚至穿孔[13]。

起搏器功能的评估需要了解其参数。心电图上的起搏信号可以准确地评估其功能。如果起搏信号不存在，可以在其上面放置一块磁铁，并记录心电图。然后，结合临床表现和先期心电图评估起搏器的功能。

表 81-2 NBG 起搏器代码

位置	Ⅰ	Ⅱ	Ⅲ	Ⅳ	Ⅴ
分类	起搏的心腔	感知的心腔	对感知的反应	频率调节或可程控	抗心律失常功能
	A＝心房	A＝心房	T＝触发	R＝频率调节	P＝起搏
	V＝心室	V＝心室	I＝抑制	P＝简单程控（频率或输出）	S＝电转复
	D＝双腔（心房＋心室）	D＝双腔（心房＋心室）	D＝双重（触发＋抑制）	M＝多重程控	D＝两者都有（起搏＋电转复）
				O＝无	

资料来源：Bernstein AD，Camm AJ，Fletcher AD. The NASPE/BPEG generic pacemaker code for antibradyarrhythmia and adaptive rate pacing and antitachycardia devices. Pacing Clin Electrophysiol 1987；10：794-8.

每个心脏起搏器的程序都是在没有检测到任何电活动的最长时限后启动。这被称为较低的低限频率，它是两个连续的节律之间的时间。逸搏间期是自身心律和起搏信号之间的时距。当起搏器感知到自身 QRS 波时，可以在低于低限频率的基础上对起搏器进行程控。这种方式允许心脏产生自己的输出，从而以一种更符合生理的方式发挥作用；这种现象被称为频率滞后，在心室按需起搏器中最常见[14]。双腔起搏器在房室和心室钉之间有一个被称为 AV 间期的程序，它的功能基本上类似于 PR 间期。一个心室起搏信号和下一个心房起搏信号之间的间隔是室房间隔。AV 和室房间隔总和等于低限频率。

并发症

感知失败（感知功能低下）

当起搏器不考虑患者的基础节律而产生输出时，就意味着出现感知功能低下（图 81-5）。起搏信号出现的比低限频率更早。起搏器的输出与患者自身固有的节律相竞争。虽然心室起搏在心室捕获阈值改变（如缺血）时可能会出现问题，而心房起搏可引起心房纤颤，但这些问题通常不是主要问题[15]。

表 81-3 列出了感知失败的具体原因。绝对不应期不是真正的原因；相反，这是双腔起搏器感知功能低下的一种表现。为了防止起搏器诱导的心动过速，在心房波后会出现一个 12～125 毫秒的不应期作为心室波的一部分。如果在此期间出现自身的 QRS 波，将不会被起搏器感知。瘢痕组织不像正常心肌那样容易传导冲动，亦将不会被感知到。当起搏器电能即将耗尽时大部分脉冲发生器会出现非同步起搏，不再感知自身节律。除颤可以破坏这一过程，将除颤仪放置在前后位可能有助于避免这种情况。除颤后应密切观察起搏器功能。

起搏停止（输出失败）

该并发症是指当超过低限频率后，没有起搏器脉冲出现（除外程控后的频率滞后，图 81-6）。当刺激被错误地感知为起搏器输出时，就会出现过度感知。从而导致预期的正确输出被抑制；该过程可以是连续性的或间歇性的。对于一个依赖起搏器的患者来说，起搏失败可能是致死性的。确定输出是否真正发生是很重要的。应该做一个 12 导联的心电图，因为在一个特定的导联中，起搏脉冲可能太小而不易观察，有多种可能的原因（表 81-4）。

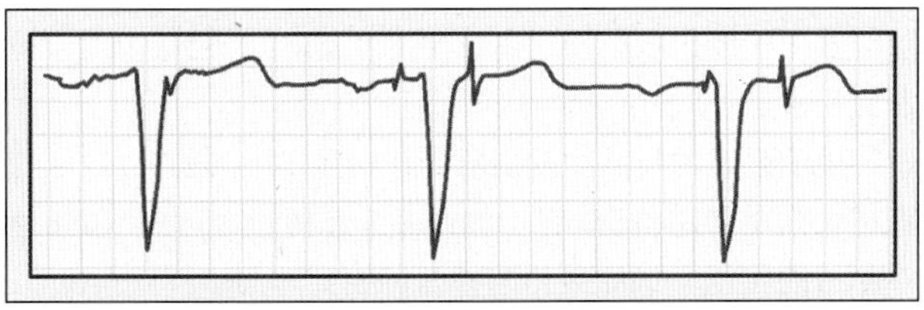

图 81-5 感知失败。在固有 QRS 波群周围可见房室起搏钉样信号。起搏器活动未能被捕获

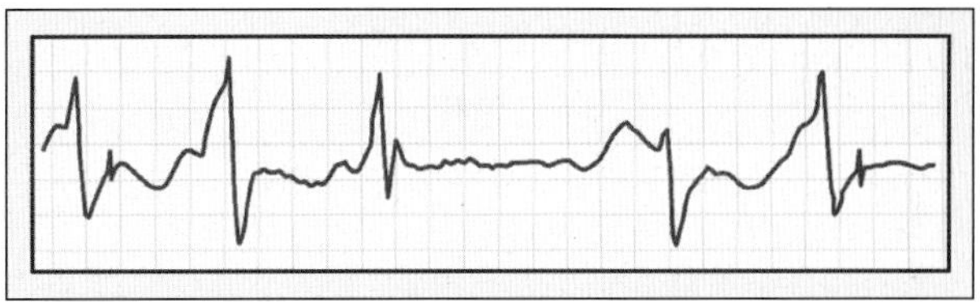

图 81-6 起搏失败。在第三个 QRS 波之后的下一个心搏前出现了过长间隔。在自主频率前心脏起搏器应该已经起搏

表 81-3 起搏器感知不足的原因

原因	治疗
导线断裂	更换导线
导线移出	重置导线或者增加灵敏度
导线绝缘破坏	更换导线
磁干扰	移除磁体
空白期	降低心室不应期
P 波或 QRS 波的振幅太低而无法被察觉	增加敏感性
心肌纤维化	增加敏感性或重置导线
心肌穿孔	增加敏感性或重置导线
电池寿命终止	更换电池
急性心肌梗死	治疗心肌梗死
电解质紊乱	纠正电解质紊乱
抗心律失常药物	增加敏感性或者更换药物
磁共振	编程至 VOO、AOO 或者 DOO 模式
除颤	除颤器放置位置远离起搏器，置于前后位
在心脏起搏器不应期发生的波形	不处理或者使用短不应期的发生器

起搏交叉感知并不是真正的起搏器故障，但它会导致脉冲被抑制。在双腔起搏系统中，一个腔的输出被感知为另一个腔的输出，不会产生起搏器脉冲，这在单极导线中更常见，可以通过编程一个不应期来纠正这个问题。在心房输出（12～25ms）后的一段短时间内，心室部分被抑制不能放电。另一种防止交叉感知的方法是，在房室间歇时检测到刺激后编码系统放电。如果它在不应期后立即发生，就会产生一个“安全”脉冲，因为它假定无法将交叉感知与自身 QRS 波区分开来。

捕获失败

捕获失败是指起搏器按预期放电但未能使心肌去极化。心电图上可以看见起搏信号，但其后没有相对应的 QRS 波（图 81-7）。这对依赖起搏器的患者来说是非常危险的，在纠正之前可能需要安装临时起搏器。大多数病例是由于导线 / 组织接触出现问题，少数是由于电极脱落（表 81-5）[13, 16]。

表 81-4 无法起搏的原因

原因	治疗
导线断裂，接触不良或者导线绝缘破坏	调整或者更换导联
电池损耗	更换电池
脉冲发生器失败	更换脉冲发生器
串音	编程空白期或者安全的频率
感知过度：感知 P 波或者 T 波	降低敏感度或者尖端深入右心室
肌电位感知	降低敏感度或者使用双极感知
电凝止血	降低敏感度或者电隔离患者
体外冲击波碎石	降低敏感性或者使用必需的最小设备
经皮神经电刺激	降低敏感度或者停止使用经皮神经电刺激设备
磁共振检查	编程至 DOO、VOO 或者 AOO 模式

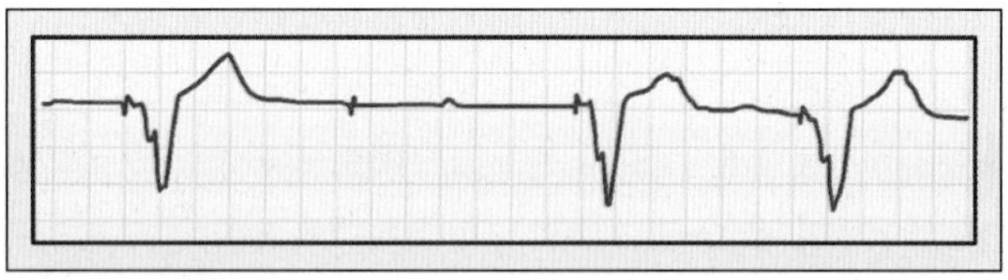

图 81-7 捕获失败。在第一个 QRS 波后，出现一个小的起搏器钉样脉冲信号，但未能导致心室去极化。随后是一个非传导的 P 波，然后是一个被捕获的起搏器钉样脉冲信号

当导线接入心肌 4～6 周后即可发生组织纤维化。由于瘢痕组织的传导能力不如正常心肌，可能需要增加输出电压。旋弄综合征是指患者旋转了脉冲发生器，从而导致导线附着到心肌上，可以经胸部 X 线证实。心脏起搏器被替换并紧紧固定在下面的筋膜上。心室穿孔通常发生在导线置入后不久，通过胸部 X 线可发现导线在心脏外，往往表现为右束支传导阻滞的图形，捕获失败，起搏后膈肌或肋间肌收缩，或出现心包摩擦音。如果患者没有正在接受抗凝，穿孔通常能被良好耐受。超声心动图可以评估是否存在心包积液或心脏压塞 [14]。电极的重新定位通常在凝血纠正后（如果存在）在手术室进行。心肌缺血、代谢异常或某些药物也可能导致捕获阈值增加，治疗需要纠正潜在的基础疾病。

在评估捕获失败时，必须区分假性融合波和融合波。假性融合波是指起搏器放电与自身节律同步时，起搏器的输出不能使心肌细胞去极化；相反，起搏器的脉冲使自身的 QRS 波变形。融合波是指自身节律和起搏器脉冲共同去极化心肌，导致 QRS 波形成为二者的混合体。

其他问题

起搏器介导的心动过速，又称环状循环或起搏器植入性心动过速，是双腔起搏的一种并发症。房性期前收缩或室性期前收缩，以逆行的方式进入心房，由起搏器的心房部分感知，它诱导心室放电。由此产生的心室去极化逆传至心房，循环往复。起搏器会设置上限节律限制，因此心动过速不会超过这个速度。心动过速时心房起搏信号和心室起搏信号同时存在。使用磁铁可终止心律失常；腺苷可能不能有效地阻断它 [17]。设置一个不应期可预防发生。

表 81-5 捕获失败的原因

原因	处理
导联脱离心内膜表面	调整导联
Twiddler 综合征（旋弄综合征）	固定起搏器
绝缘层内导线断裂或损坏	更换导线
错误或者不恰当的起搏电压	重新编程电压
电池故障	更换电池
心肌穿孔	手术室内更换导联位置或增加起搏电压
提高捕获阈值	
接触部位纤维化或者瘢痕	提高电压或者调整导联位置
心肌局部缺血	治疗缺血
代谢性疾病 高钾血症 高碳酸血症 低氧血症 甲状腺功能减退	纠正异常
药物 β- 受体阻滞剂 Ⅰa 类抗心律失常药物 异搏定 氟卡尼	去除药物或者替换为其他药物

起搏器综合征是在只有心室被起搏时出现的。患者表现为昏睡、晕厥、头晕、虚弱、疲劳、心悸或充血性心力衰竭。它的发生是因为心率不能代偿性升高和房室同步丧失。需改装双腔起搏器。

对于一个心脏起搏器功能正常的患者来说，诊断心肌梗死是很困难的。诊断标准类似于左侧束支阻滞，但敏感性和特异性较低 [15]。

起搏器的存在并不是进行高级心脏生命支持的禁忌。除颤器电极板应尽可能远离脉冲发生器，以尽量减少对起搏器的损害。

由于强磁场与脉冲发生器具有相互作用，磁共振成像检查被认为是禁忌检查，有增加或降低起搏速率，或以磁场速率起搏的可能。但如果将起搏器调控到非同步模式（AOO、VOO 或 DOO），并对患者进行密切监测，同时使用较低的磁场，可能安全 [18]。

临时起搏

由于紧急或其他的原因可能需要临时心脏起搏。一般来说，任何伴有症状的心动过缓，或对阿托品无反应的血流动力学不稳定的患者，都应考虑临时起搏（框 81-2）[19]。以上事件大部分见于急性心肌梗死后 [19]，但某些药物中毒也可能出现 [20, 21]。在治疗原有疾病的基础上，一些干预性措施也可能使患者易患严重的心动过缓。

起搏模式

有几种临时起搏模式可供选择。经皮起搏包括将起搏垫放置于胸壁和背部（通常位置）或前外侧位置（特别是如果可能需要体外除颤）。负极置于心尖之上。这是最容易使用的模式，但对于一个有意识的患者是不舒服的，可能需要止痛或镇静。

经静脉起搏通常对患者有良好的耐受性，但需要较高的技巧才能正确地将起搏电极放置在右心室。因此，美国医师学会和美国心脏病学会建议只有经过正式培训的医师才有资质 [22]。右颈内静脉是最佳的入路，因为它更直接地到达心脏；左锁骨下静脉入路也可以使用，但如果有其他选择应避免使用，因为它是放置永久起搏器的首选位置 [19]。

经食管起搏既可用于心房起搏，也可用于心室起搏，但不是常用的起搏方式。导联经皮置入心室的经胸起搏是可行的，但也存在众多并发症，包括心脏压塞、气胸、内脏损伤和冠状动脉撕裂。心脏直视手术中放置的起搏器也可以使用。

在建立临时起搏时，应确定起搏阈值，然后将起搏能量设置为最小输出量的 2～3 倍。每天都应该检查阈值。

框 81-2 临时心脏起搏适应证

药物毒性
- β- 受体阻滞剂
- 钙通道阻滞剂
- 洋地黄引起的心律失常（当禁忌直流电复率时）

高钾血症伴心动过缓或停搏

低体温（仅经皮起搏）

对阿托品无反应的有症状的心动过缓（包括血流动力学障碍、晕厥或发生于心动过缓的室性异搏）

有症状的起搏器故障

交替束支传导阻滞（心肌梗死后）

右束支传导阻滞交替左前束支传导阻滞或左后束支传导阻滞（心肌梗死后，不确定是否为陈旧的）

右束支传导阻滞合并左前束支传导阻滞或左后束支传导阻滞，或左束支传导阻滞合并一度房室传导阻滞，不确定是否为陈旧的

莫氏Ⅱ型房室传导阻滞

心脏停搏

左束支传导阻滞，不确定是否为陈旧的

复发性窦性停搏 >3 秒且对阿托品无反应

右束支传导阻滞伴一度房室传导阻滞

可能有帮助：双束支传导阻滞或未知年龄的右束支传导阻滞

知识点

传导阻滞

1. 房室结阻滞最常由药物、副交感张力增高或缺血引起。这种阻滞通常是可逆的，除非心肌梗死永久性地破坏传导通路，结下传导阻滞多为病理性。
2. 一度房室传导阻滞和文氏现象一般不需要治疗。二度Ⅱ型房室传导阻滞和三度房室传导阻滞通常需要治疗。
3. 房室传导阻滞的治疗包括阿托品、肾上腺素激动剂、地高辛免疫抗原结合片段和起搏器治疗。
4. 心动过缓在心脏手术后很常见，可能需要临时起搏，但在手术后 5～7 天之后才能决定是否需要放置永久性的起搏器。

心脏起搏

1. 当怀疑心脏起搏器或心脏复律除颤器发生故障时，应该咨询心脏病专家或电生理学家。
2. 在起搏器上方放置一块磁铁会使起搏器感知失败，导致起搏器以预先设定的速度起搏，而不考虑患者自身节律如何。
3. 安装起搏器后行磁共振检查可能是安全的，如果起搏器被编程为非同步模式，需要仔细观察患者情况。
4. 当起搏器不考虑患者自身节律而产生输出时会出现感知障碍，这是一个需要紧急处理的少见故障。
5. 当发现起搏失败，预期的起搏脉冲未出现时（超过了低限频率）；这对于依赖起搏器的患者来说是灾难性故障，可能需要临时起搏。
6. 当心脏起搏器按预期放电但未能使心肌去极化时，就会出现捕获失败。这种并发症可能亦需要临时起搏。

（臧学峰　陈炜 译，孙昀 审校）

参考文献

1. Rubart M, Zipes DP. Genesis of cardiac arrhythmias: electrophysiological considerations. In: Libby P, Bonow RO, Mann DL, Zipes DP, editors. Braunwald's heart disease: a textbook of cardiovascular medicine, 8th ed. Philadelphia: WB Saunders; 2007. p. 727.
2. Cheitlin MD, Sokolow M, McIlroy MB. Clinical cardiology, 6th ed. Norwalk, CT: Appleton & Lange; 1993. p. 486–494.
3. Rotman M. Bradyarrhythmias in acute myocardial infarction. Circulation 1972;45:703–722.
4. Zimetbaum PJ, Josephson ME. The evolving role of ambulatory arrhythmic monitoring in general clinical practice. Ann Intern Med 1999;130:848–856.
5. Cole C. Bradyarrhythmias, atrioventricular block, asystole, and pulseless electrical activity. In: Marso SP, Griffin BP, Topol EJ, editors. Manual of cardiovascular medicine. Philadelphia: Lippincott Williams & Wilkins; 2000. p. 282.
6. Sneddon AJF, Camm AJ. Sinus node disease: current concepts in diagnosis and therapy. Drugs 1992;44:728–737.
7. Olgin JE, Zipes DP. Specific arrhythmias: diagnosis and treatment. In: Libby P, Bonow RO, Mann DL, Zipes DP, editors. Braunwald's heart disease: a textbook of cardiovascular medicine, 8th ed. Philadelphia: WB Saunders; 2007. p. 863–933.

8. Dawkins S, Hobson AR, Kalra PR, et al. Permanent pacemaker implantation after isolated aortic valve replacement: incidence, indications, and predictors. Ann Thorac Surg 2008;85:108–112.
9. Reid JM, Coleman EN, Doig W. Complete congenital heart block. Br Heart J 1982;48:236–239.
10. Bernstein AD, Camm AJ, Fletcher AD. The NASPE/BPEG generic pacemaker code for antibradyarrhythmia and adaptive rate pacing and antitachycardia devices. Pacing Clin Electrophysiol 1987;10: 794–798.
11. Epstein AE, DiMarco JP, Ellenbogen KA, et al. ACC/AHA/HRS 2008 Guidelines for Device-Based Therapy of Cardiac Rhythm Abnormalities: Executive Summary: a report of the American College of Cardiology/American Heart Association Task Force on Practice Guidelines. J Am Coll Cardiol 2008;51:2085–2105.
12. Untereker F, Shepard RB, Schmidt CL, et al. Power sources for implantable pacemakers. In: Ellenbogen KA, Kay GN, Wildoff BL, editors. Clinical cardiac pacing. Philadelphia: WB Saunders; 1995. p. 91–111.
13. Bernstein AD, Parsonnet V. Survey of cardiac pacing in the United States in 1989. Am J Cardiol 1992;69:331–338.
14. Thakur RK. Permanent cardiac pacing. In: Gibler WB, Aufderhide TP, editors. Emergency cardiac care. St. Louis: Mosby; 1994. p. 385–428.
15. Sgarbossa EB. Recent advances in the electrocardiographic diagnosis of myocardial infarction: left bundle branch block and pacing. Pacing Clin Electrophysiol 1996;19:1370–1379.
16. Mitrani RD, Myerburg RF, Castellanos A. Cardiac pacemakers. In: Fuster V, Alexander R, O'Rourke R, editors. Hurt's the heart, 10th ed. New York: McGraw-Hill; 2001. p. 987.
17. Fishberger SB, Mehta D, Rossi AF, et al. Variable effects of adenosine on retrograde conduction in patients with atrioventricular nodal reentry tachycardia. Pacing Clin Electrophysiol 1998;21: 1254–1257.
18. Roguin A, Schwiter J, Valhous C, et al. Magnetic resonance imaging in individuals with cardiovascular implantable electronic devices. Europace 2008;10:336–346.
19. Gammage MD. Temporary cardiac pacing. Heart 2000;83:715–720.
20. Kenyon CJ, Aldinger GE, Joshipura P, et al. Successful resuscitation using external cardiac pacing in beta adrenergic antagonist–induced bradyasystolic arrest. Ann Emerg Med 1988;17:711–713.
21. Heard K, Kline JA. Calcium channel blockers. In: Tintinalli JE, Kelen GD, Stapczynski JS, editors. Emergency medicine: a comprehensive study guide, 6th ed. New York: McGraw-Hill; 2004. p. 1108–1112.
22. Francis GS, Williams SV, Achord JL, et al. Clinical competence in insertion of a temporary transvenous ventricular pacemaker. Circulation 1994;89:1913–1916.

82 心肌炎和急性心肌病

Fredric Ginsberg and Joseph E. Parrillo

重症监护室的心肌炎

心肌炎是指心脏肌肉的炎症[1]，其病因有多种，但病毒感染是最常见的病因，另外还与自身免疫性疾病和其他系统性疾病有关[2]。心肌炎的临床表现有很大的差异，轻者不进行特殊治疗能够无任何临床表现痊愈，严重者出现严重的心力衰竭，甚至心源性休克，需要经历一段时间的后遗症期。目前尚无标准化、特异性和广泛接受的诊断标准来诊断心肌炎或确定其病因，而且对于最合适的治疗方法仍存在争议。

在心肌活检标本的病理检查或尸检中，心肌炎往往表现为心肌的淋巴细胞、巨噬细胞和成纤维细胞浸润，伴有心肌细胞坏死（或溶解）[3]。这种类型的心肌炎，通常被称为淋巴细胞性心肌炎，除非另有说明，本章将会提到。其他包括巨细胞、嗜酸性粒细胞或肉芽肿等类型的炎症反应在心肌炎中不常见，这可能与特定的临床条件有关。

在大多数心肌炎患者中找不到明确的病因[4]。在北美和欧洲，认为最常见的病因是病毒[1]。在20世纪90年代之前，柯萨奇B型肠病毒被认为是最常见的病原体，但在过去20年里，人类疱疹病毒6、巨细胞病毒和细小病毒B19感染致病则更为常见[2]。在一些人群中，丙型肝炎病毒也是一种常见的病因。其他几种病毒性病原包括流感病毒、EB病毒以及1型和2型单纯疱疹病毒[5]。在人类免疫缺陷病毒（human immunodeficiency virus，HIV）感染患者中心肌炎也相对常见。然而，这些病例的病原体可能是艾滋病毒本身或巨细胞病毒等继发性感染的病毒[1,6,7]。莱姆病、急性风湿热、白喉等感染性疾病常以心肌炎为突出特征。在中南美洲引起心肌炎最常见的原因是原生生物克氏锥虫，也是恰加斯病（chagas病）的病因（表82-1）。系统性和自身免疫性疾病如系统性红斑狼疮、多发性肌炎、硬皮病、肉芽肿、惠普尔病和结节病可合并心肌炎，心肌炎的特征是血色素沉着症或淀粉样变性中心肌浸润性病变。其他特殊类型的心肌炎包括过敏性或嗜酸性心肌炎，可由过敏反应介导产生，包括天花疫苗接种[8]及巨细胞性心肌炎[9]。最后，心肌炎可与阿霉素心肌病或围生期心肌病有关[10,11]（框82-1）。

不幸的是，临床诊断有明确病毒感染的心肌炎是非常困难的。急性期和恢复期血清中的抗病毒抗体滴度无助于诊断，因为病毒在一般人群中非常普遍，而且抗体滴度水平随时间变化，与急性心肌炎症状的发生没有很好的相关性[12,13]。组织标本的病毒培养是不可靠的[4]。通过聚合酶链反应（polymerase chain reaction，PCR）等方法对侵入心肌细胞的病毒DNA进行病毒基因组鉴定具有很强的提示价值，但并不能明确证明病毒是病因。

发病机制

基于针对人类心肌炎和由柯萨奇B3病毒引起的该病的鼠模型的观察，病毒性心肌炎的发病机制可以分3个阶段[2,14]。第一个阶段是由病毒感染和心肌细胞内复制启动的。病毒蛋白酶和激活的促炎细胞因子引起肌细胞损伤。临床对于病毒复制阶段是很难检测到的，因为在这个阶段患者可能是无症状的，或者只有一些非特异性的病毒血症的症状。此外，目前还没有快速筛查试验来证实病毒感染。B19细小病毒可能更倾向于侵犯冠状动脉、静脉和毛细血管的内皮细胞，而心肌损伤可能是由于冠状动脉炎引起的心肌供血不足。

第二阶段主要由宿主免疫反应的激活引起。细胞免疫和体液免疫反应的激活抑制了病毒的复制，促进机体恢复。然而，当病毒短肽与心肌抗原存在交叉反应时，过强的免疫激活会导致T细胞活化攻击心肌抗原。这种反应会导致如肿瘤坏死因子、白细胞介素-1和白细胞介素-6等细胞因子的释放，从而进一步损害心肌细胞和细胞骨架[1,15]。活化CD4细胞和抗体产生在致病机制中发挥作用较为次要。与原发感染相比，病毒感染后的继发免疫反应可能在疾病过程中发挥更大的作用，而这可能是受基因的影响[15]。病毒清除不完全或病毒重复复制也可能导致持续的炎症和心肌损伤。支持这些机制的证据包括：① 20%～35%患者在心肌活检组织中用重组DNA技术可检测到存在病毒基因组；②在活检证实存在心肌炎的病例中有25%～73%的患者被检出组织特异性自身抗体，这些抗体直接作用于心肌收缩蛋白、结构蛋白和线粒体；③在活检标本中经常可以检测到主要组织相容性复合体的不恰当表达；④急性心肌炎患者中可以检测到炎症细胞因子水平升高[16]。

无论是持续过度激活的细胞免疫反应，还是持续病毒清除不彻底、复发性病毒复制，都会导致病程进入第三阶段，这一阶段以细胞凋亡、持续坏死和纤维化为特征。严重的心

表 82-1 心肌炎 / 炎症性心肌病的病因

感染性心肌炎	
细菌	葡萄球菌，链球菌，肺炎球菌，脑膜炎球菌，淋球菌，沙门菌，白喉杆菌、流感嗜血杆菌、分枝杆菌（结核）、肺炎支原体、布鲁菌属
螺旋体	Borrelia（莱姆病），钩端螺旋体（威尔病）
真菌	曲霉菌，放线菌，芽孢菌，念珠菌，球孢子菌，隐球菌，组织胞浆菌属，毛霉菌，诺卡氏菌属，孢子丝菌属
原虫	锥虫病，弓形虫，内阿米巴虫，利什曼虫
寄生虫	旋毛虫，细粒棘球绦虫，猪肉绦虫
立克次体	伯纳特立克次体（Q 热病），立氏立克次体（落基山斑疹热），恙虫病立克次体
病毒	RNA 病毒：柯萨奇病毒 A 和 B，艾柯病毒，脊髓灰质炎病毒，流感病毒 A 和 B，呼吸道合胞病毒，腮腺炎病毒，麻疹病毒，风疹病毒，丙型肝炎病毒，登革热病毒，黄热病病毒，基孔肯雅病毒，胡宁病毒，拉沙热病毒，狂犬病病毒，人类免疫缺陷病毒 -1 DNA 病毒：腺病毒，细小病毒 B19，巨细胞病毒，人类疱疹病毒 6，埃博拉病毒，水痘 - 带状疱疹病毒，单纯疱疹病毒，天花病毒，牛痘病毒
免疫介导性心肌炎	
过敏源	破伤风类毒素、疫苗、血清疾病 药物：青霉素、头孢克洛、秋水仙碱、呋塞米、异烟肼、利多卡因、四环素、磺胺类、苯妥英、苯丁酮、甲基多巴、噻嗪类利尿剂、阿米替林
异型抗原	心脏移植排斥反应
自身抗原	非感染性淋巴细胞、非感染性巨细胞 与自身免疫相关或与免疫诱导失衡：系统性红斑狼疮、类风湿性、Churg-Strauss 综合征、Kawasaki 病、炎症性肠病、硬皮病、多肌炎、重症肌无力、胰岛素依赖型糖尿病、甲状腺功能亢进、肉状瘤病、韦格纳肉芽肿、风湿性心脏病（风湿热）
中毒性心肌炎	
药物	安非他明，蒽环类药物，可卡因，环磷酰胺，乙醇，氟尿嘧啶，锂，儿茶酚胺，苏木精，白介素 -2，曲妥单抗，氯氮平
重金属	铜，铁，铅（罕见，更常见的原因是体内细胞内积累）
其他	蝎子蜇，蛇，蜘蛛咬，蜂和黄蜂刺，一氧化碳，吸入剂，磷，砷，亚氮化物
激素	嗜铬细胞瘤、维生素：脚气病
物理因素	放射、电休克

资料来源：Feldman A，McNamara D. Myocarditis. N Engl J Med 2000；343：1388-1398.

肌损伤导致左心室扩张和重塑，神经体液激活，收缩功能障碍，从而出现心力衰竭的表现[15, 17]。这些病变可能会逐步减轻，左心室体积缩小，左心室功能改善，也可能继续发展成扩张型心肌病，心室功能逐步恶化而出现慢性心力衰竭。慢性扩张性心肌病是急性心肌炎的主要远期后遗症（图 82-1）。

框 82-1 不同形式的心肌炎

活跃病毒相关性
病毒感染后（淋巴细胞）：急性心肌炎的常见形式，
过敏性或嗜酸性细胞
自身免疫性
感染性
巨细胞性心肌炎

资料来源：Haas G：Etiology，evaluation，and management of acute myocarditis. Cardiol Rev 2001；9：88-95.

临床表现和诊断

心肌炎的发病率很难确定，因为许多病例呈轻度的亚临床表现，没有特异的临床诊断标准，心肌炎的诊断是基于临床资料的。心肌炎的临床表现差异很大。由于在没有心脏病史的年轻成年人尸检标本中有 1%～10% 发现了心肌炎，推断心肌炎患者可以是无症状的。在猝死或者意外死亡，看起来健康的年轻成人的尸检中有多达 20% 的人发现心肌炎[1, 4, 11]。

心肌炎患者常表现为非特异性的呼吸困难（72%）、胸痛（32%）和心律失常（18%）[18]。其表现可能与冠状动脉疾病引起的急性冠状动脉综合征没有区别。发病前出现发热、萎靡不适和关节痛等病毒感染前驱症状。体格检查表现为发热、心动过速、S3 和 S4 奔马律，如有心包炎可出现心包摩擦音。也可能出现心力衰竭的症状，包括肺啰音和哮鸣音，颈静脉压升高，以及间质水肿。也可能听到二尖瓣反流和三尖瓣反

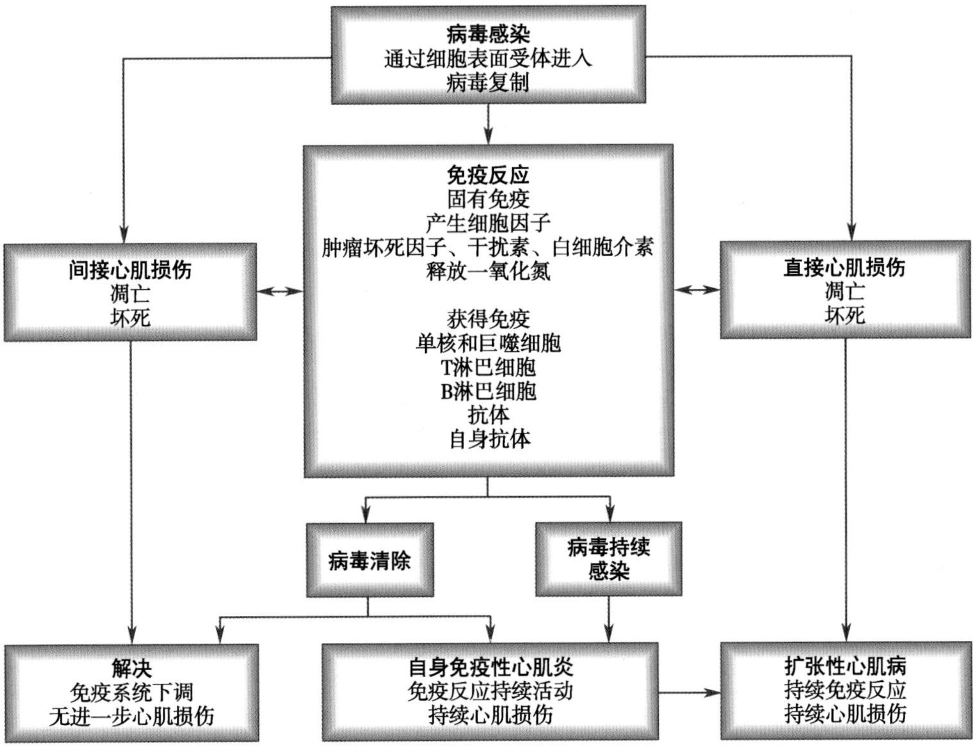

图 82-1 病毒性心肌炎的发病机制。病毒感染直接损伤心肌，免疫介导产生的细胞因子、蛋白酶和自身抗体损害心肌。这些过程的结果可以是炎症修复、心肌炎的恢复或慢性扩张型心肌病。（资料来源：Blauwer LA，Cooper LT. Myocar-ditis. Prog Cardiovasc Dis 2010；52：274-88.）

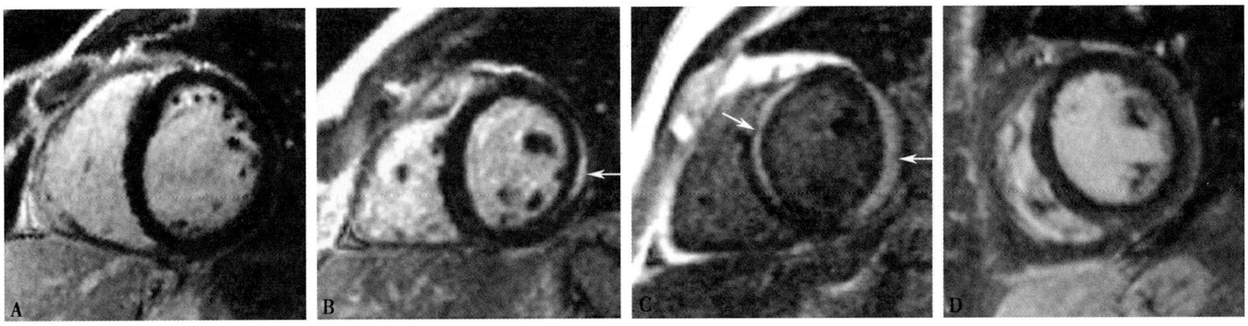

图 82-2 心脏磁共振成像与晚期钆增强：心肌炎的正常和异常结果。A. 正常心肌，无不可逆转的心肌细胞损伤的证据。B. 侧壁心外膜下局灶增强（箭头）。C. 侧壁和室间隔中间段心外膜下增强（箭头）。D. 弥漫性心外膜下增强。（资料来源：Friedrich MG，Sechtem U，Schulz-Menger J，Holmvang G，Alakija P，Cooper LT，et al. Cardiovascular magnetic resonance in myocarditis：a JACC White Paper. J Am Coll Cardiol 2009；53（17）：1475-87.）

流的杂音。暴发性、危重型少见，伴有急性心力衰竭、肺水肿和心源性休克[4]。

鉴别诊断包括急性心肌梗死，单纯性心包炎，或由肺栓塞、肺炎等肺部原因引起的肺源性胸痛。各种脓毒症也应该考虑。

实验室检查包括白细胞增多、嗜酸性粒细胞增多和血沉升高。心脏生物标志物肌酸激酶、肌钙蛋白 T 和肌钙蛋白 I 可能升高，其中肌钙蛋白 I 敏感性为 34%～53%，特异性为 89%[13, 19]。应评估风湿性疾病的血清学标志物和 HIV 感染情况。

12 导联心电图诊断心肌炎不敏感，最常表现为窦性心动过速、非特异性 ST 段压低和 T 波倒置。患者可有胸痛伴心电图 ST 段抬高，出现类似急性心肌梗死或急性心包炎的表现。更严重的病例可能出现室上性或室性心律失常、传导紊乱和传导阻滞[1]。QT 间期延长超过 440ms，QRS 持续时间超过 120ms，QRS 轴向改变与较差的预后相关[20]。

超声心动图是诊断和定量评估局灶性、整体左心室壁运动异常、左右心室大小和功能，以及心包积液和瓣膜反流的重要手段。25% 的患者可见右心室受累[13]。暴发性心肌炎的特点是左心室不扩张，严重收缩功能不全和心肌水肿引起的室壁增厚[21]。心包积液可能存在。心肌核素扫描常出现异常，但该检查对于诊断心肌炎没有帮助。寻找胸痛或急性心力衰竭病因时，心导管检查和冠状动脉造影通常是必要的，可以排除因冠状动脉疾病造成急性心肌缺血。

增强对比法进行心脏磁共振成像（cardiac magnetic resonance imaging，CMR）越来越多地用于诊断心肌炎[22-25]。这项技术是一种无创方法辅助诊断。诊断标准包括：① T2 加权像出现局灶性或弥漫性心肌水肿；② T1 像出现早期钆增强（early gadolinium enhancement，EGE）提示炎症和细胞损伤；③心外膜下或中层心肌出现晚期钆增强（late gadolinium enhancement，LGE）提示心肌坏死和纤维化。心肌水肿可以是心外膜下、透壁或整体性水肿，并不总是与 LGE 相关。病变可能是弥漫性或片状的，通常局限于左心室外侧游离壁或室间隔基部（图 82-2）。三种标准一起应用时会提高诊断灵敏度。当满足 2 个或 3 个标准时，CMR 的诊断准确性为 78%，当仅有晚期钆增强时准确性为 68%。当发病超过 7 天，CMR 更有可能出现异常。CMR 还可以发现心包积液（32%～57% 的患者可见），并提供有关左心室功能的信息。CMR 也可以用于指导局灶病灶的患者进行心肌活检。CMR 评估预后的价值尚不清楚[26-28]。

CMR 的优点包括无创和低风险，无采样误差（心内膜活检存在的问题，见后讨论），可以连续使用评估患者的病情。然而，在轻度心肌炎的患者中，CMR 结果可能是正常的，它不能区分病毒性和其他病因。CMR 在危重患者应用中存在难度。

心内膜活检

经皮心内膜穿刺活检（endomyocardial biopsy，EMB）用于帮助诊断心肌炎，目前被认为是确诊技术。达拉斯标准是目前广为接受的组织病理学诊断标准，但是达拉斯标准的效力存在很强争议（见后面的讨论）。该标准将活动性心肌炎定义为炎性心肌浸润（每高倍视野有 5 个以上的淋巴细胞）并伴有心肌细胞坏死。心肌炎临界值被定义为不伴有心肌细胞坏死的炎症。然而，这两种活检结果的患者预后并无差异[10]。因此，无论伴或不伴有心肌细胞坏死的淋巴细胞浸润是最重要的诊断标准。近期世界心脏协会将心肌炎病理诊断定义为经皮心内膜活检显示局灶或者弥漫性淋巴和巨噬细胞等单核细胞浸润，每平方毫米大于 14 个细胞，并且强调用免疫组化确认人类白细胞抗原（Human leukocyte antigen，HLA）蛋白表达上调，用聚合酶链反应（polymerase chain reaction，PCR）方法检测病毒基因组[20, 29, 30]。当心内膜穿刺活检中发现存在活动性炎症伴有病毒分子检测阳性需考虑病毒性心肌炎。当炎症存在不伴有病毒学标志物时需考虑自体反应性或自身免疫性心肌炎[31]。

EMB 阳性具有较高的阳性预测值，但有很多局限性。病理学家认为在应用达拉斯标准时观察者之间差异普遍存在。组织活检在诊断心肌炎时并不敏感，因为各种报道中发现只有 10%～67% 的临床高度怀疑的心肌炎患者及近期发病的特发性扩张型心肌病的患者右心室组织活检阳性。这种变异性可能与活检的时机有关，如疾病的分期或慢性程度。此外，心肌炎症可能是非弥漫性、局灶的或可能主要累及左心室，因此随机右心室活检可能会错过受累的心肌[29]。因此，尽可能在病情早期进行活检，采集 3～6 块活检标本或者行左心室活检可能会提高诊断阳性率。此外，HLA 的免疫组织化学染色可提高诊断灵敏度[14, 32]。EMB 应在经验丰富、验证过安全、有能力，拥有一定病理诊断技术的医学中心进行[33]。最近的报道显示，在有经验的中心中发生与 EMB 相关的严重并发症概率非常低，小于 0.1%[31]。需要强调的是，阴性的活检结果并不排除心肌炎的诊断。

临床怀疑心肌炎，当病理结果影响临床决策时，应强烈考虑心肌组织活检。最近的 AHA/ACC/ESC 科学声明建议应基于患者临床表现恰当使用 EMB[34]。在血流动力学不稳定，且除外了冠心病引起的急性心力衰竭患者中，EMB 被认为是有用、有益和有效的（一级推荐）。在这种情况下，EMB 对于鉴别淋巴细胞性心肌炎与巨细胞性心肌炎或嗜酸性粒细胞性心肌炎是必要的，后两者也经常表现为严重的心力衰竭或心律失常，其治疗则推荐免疫抑制疗法。对于新发的亚急性心力衰竭，或病程持续 2 周至 3 个月的心力衰竭，常规治疗无改善，或者伴有严重室性心律失常或进展型心脏传导阻滞的患者，推荐行 EMB（一级推荐）。如果怀疑有结节病或胶原性血管疾病引起的心肌炎，应考虑行 EMB 进行诊断，以明确巨细胞心肌炎或嗜酸性粒细胞性心肌炎[35]。在启动免疫抑制治疗前，应常规进行心肌活检（框 82-2）。

对疑似急性心肌炎患者的评价步骤流程图见图 82-3。

临床病程和预后

急性心肌炎的临床病程和预后各不相同。大多数心肌炎的患者病情会好转，症状轻微的患者通常会痊愈而无并发症。在尸检中发现，有 8%～12% 猝死于心脏病的年轻、看似健康的成年人在尸检中被发现患有心肌炎，这表明，即使是看似轻微的患者也可能会出现致命性心律失常[14]。超过 50% 临床诊断的心肌炎患者会在 4 周内痊愈。然而，25% 的人会发展为持续性心功能异常，大约 10%～20% 的人会发展为扩张型心肌病并伴有严重的慢性心力衰竭[3, 30]。15%～25% 的新发扩张型心肌病患者有前驱心肌炎的证据[3]。多达 40% 伴有心力衰竭、左心室功能障碍的患者会在 12 个月内自行缓解而无远期后遗症。急性心肌炎伴射血分数低于 35% 的患者中约有 1/4 将会改善，1/2 的患者将发展为慢性心肌病和心力衰竭，而另外 1/4 的患者可能恶化并可能需要心脏移植[36]。

在评估患者预后和死亡率方面，研究对象和用于诊断心肌炎的标准都很重要。目前没有可靠的临床指标预测心肌炎患者会恢复或恶化[10]。在心肌炎治疗临床试验中，活检确诊的淋巴细胞性心肌炎患者中 1 年死亡率为 20%，5 年死亡率为 56%[37]。有一项研究针对 21 例活检证实活动性心肌

框 82-2　心内膜下心肌活检的指征

排除了扩张的心肌病可能的常见病因（家族性、缺血性、酒精、产后、心脏毒性物质暴露），以及以下几点：

- 标准治疗无效的亚急性或急性心力衰竭
- 经过优化的药物治疗，射血分数仍显著恶化
- 出现严重影响血流动力学的心律失常，特别是进行性加重的传导阻滞和室性心动过速
- 并发皮疹、发热或外周嗜酸性粒细胞增多的心脏衰竭
- 胶原血管性疾病的病史，如全身性红斑狼疮、硬皮病，或结节性多动脉炎
- 存在淀粉样变、结节病，或血色素沉着病新出现的心肌病
- 怀疑巨细胞性心肌炎（年轻，新发亚急性心力衰竭，或无明显病因的进行性心律失常）

资料来源：Wu L，Lapeyre A，Cooper L. Currentrole of endomyocardial biopsy in the management of dilated cardiomyopathy and myocarditis. Mayo Clin Proc 2001；76：1030-8.

炎的患者进行病程转归分析。评估的变量包括基础血流动力学、呼吸循环支持情况，以及血清心脏生物标志物。结论认为，死亡率为 37%（21 例中死亡 8 例），死亡平均发生在第（27.6±6.9）天。不良预后的预测因素包括低血压（平均血压 84/49mmHg）、较高的肺毛细血管楔压（平均血压 24mmHg）和使用机械通气。对于死亡没有预测价值的因素包括性别、年龄、心率、心脏指数、肌酸激酶峰值以及使用主动脉内气囊反搏支持循环[38]。另一项试验报告了 181 例经 EMB 采用 Dallas 标准并进行了免疫组织化学染色和 PCR 检测证实的心肌炎患者。90% 的患者进行了左心室活检。患者平均随访 59 个月，其中 22% 死亡或接受心脏移植。多因素分析结果显示，心功能Ⅲ～Ⅳ级心力衰竭和免疫组化阳性是预后不良的独立预测因素，而 β- 受体阻滞剂治疗与较好的预后相关[32]（图 82-4）。其他研究报道，左心室射血分数低于 40%、右心室功能障碍也预示着预后更差。

暴发性心肌炎

一小部分急性心肌炎患者表现为严重急性心力衰竭和心源性休克。这种表现被称为暴发性心肌炎。大多数情况下，这些患者大多都有过去几周内出现发热或病毒感染的表现，并且有心力衰竭发作的确切时间。这一表现有别于急性心力衰竭不伴有心源性休克的心肌炎患者，其急性心力衰竭发作时间不太明确，严重低血压程度较轻。因病毒感染和复制直接引起的心肌细胞溶解被认为对于暴发性心肌炎患者发病尤为重要。早期心肌细胞和组织的大量破坏导致严重心力衰竭的迅速进展。

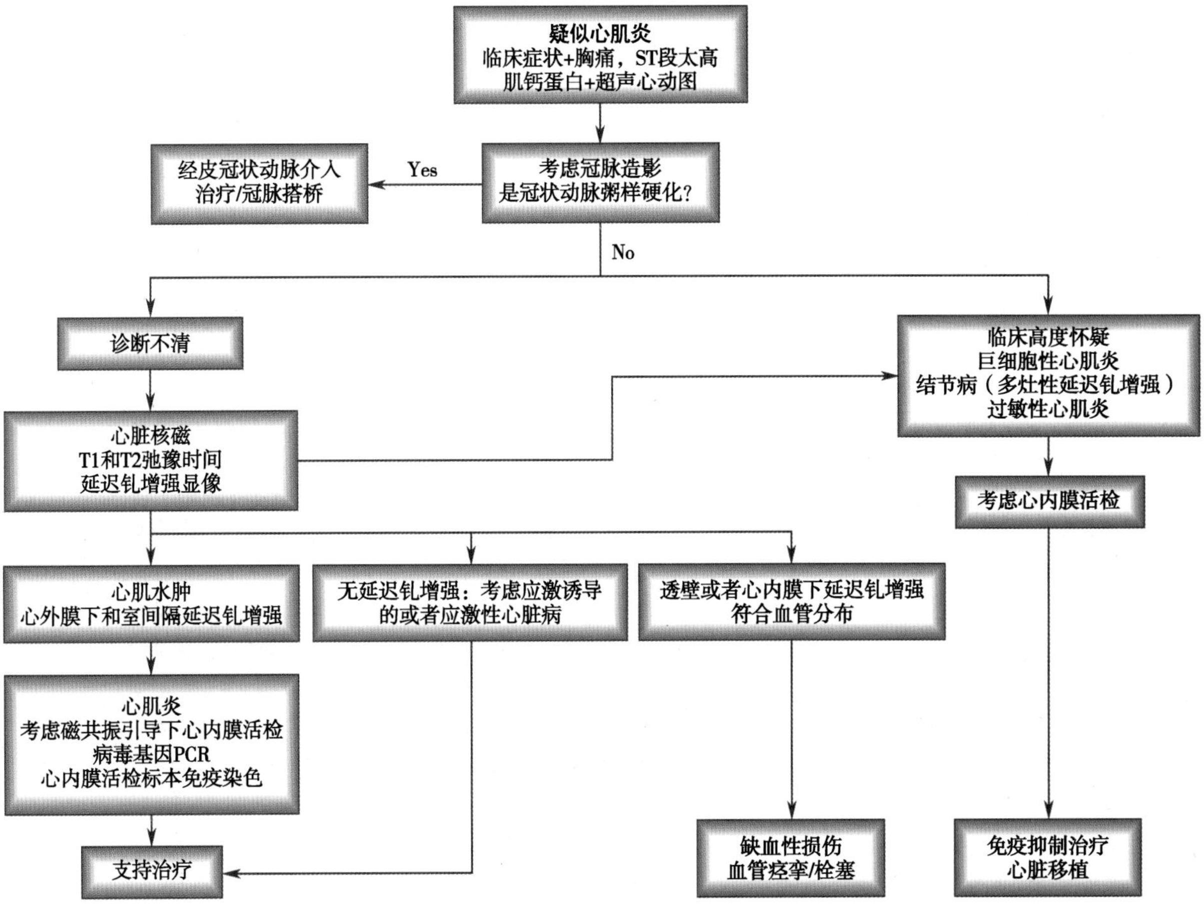

图 82-3　疑似急性心肌炎的诊断流程。（资料来源：Nelson KH，Li T，Afonso L. Diagnostic approach and role of MRI in the assessment of acute myocarditis. Cardiol Rev 2009；17：24-30.）

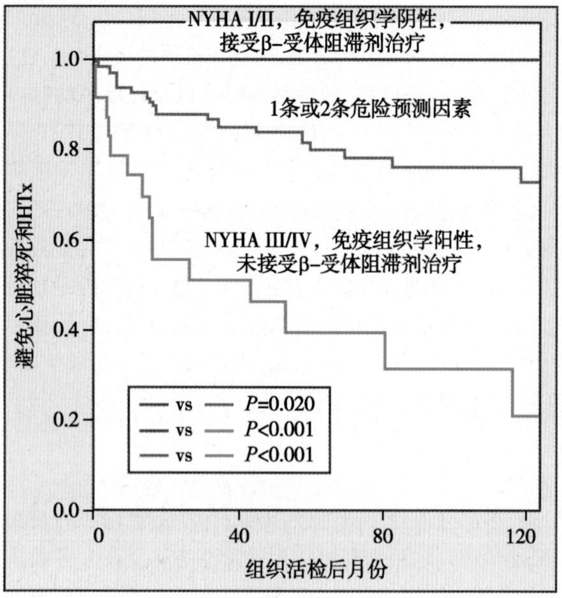

图 82-4 对急性心肌炎患者的预后有 3 个因素：NYHA 功能分级、心肌炎 EMB 的免疫组织学阳性，以及 β- 受体阻滞剂的治疗。（资料来源：Kindermann I，Kindermann M，Kandolf R，et al. Predic-tors of outcome in patients with suspected myocarditis. Circulation 2008；118：639-48.）

在一项针对 147 例急性心肌炎合并心力衰竭患者的研究中，所有患者均活检阳性提示活跃性心肌炎，且射血分数低于 40%，最终有 10% 的患者诊断为暴发性心肌炎，90% 为急性非暴发性心肌炎。暴发性心肌炎患者需要大剂量血管升压素或左心室辅助装置提供血流动力学支持。非暴发性急性心肌炎患者血流动力学更稳定，不需要或仅需要低剂量血管活性药物。暴发性心肌炎患者往往较年轻，心率较快，体循环血压较低。两组患者平均肺毛细血管楔压和心脏指数无明显差异。通过积极治疗，暴发性心肌炎患者的生存率实际上更好：1 年生存率 93%，11 年生存率同样 93%；而总体急性心肌炎患者 1 年生存率为 85%，11 年生存率则为 45%。发病时较低肺毛细血管楔压或较高心脏指数的患者预后较好。在另一项关于儿童心肌炎的研究中，38% 的心肌炎病例是暴发性心肌炎 [39]。

总之，暴发性心肌炎具有明确的临床病程，表现危重，但在急性期恢复后远期预后较好。如证实炎症反应活跃时 EMB 对指导免疫抑制治疗是必要的 [13]。心肌损伤的修复和左心室收缩功能的明显改善是可以预期的。因此，有必要采取积极的治疗方法，包括使用心室辅助装置或其他机械辅助装置，可以保证而无需早期进行心脏移植 [10]。

巨细胞性心肌炎

巨细胞性心肌炎是一种独特类型的心肌炎，以严重心力衰竭、危及生命的室性心律失常，和 / 或高度传导阻滞为特征。病程进展迅速，没有明显自发缓解的可能性。心内膜心肌活检可见巨细胞和淋巴细胞的炎性浸润。其发病机制尚不清楚，目前认为是一种自身免疫性疾病，可能由病毒感染引发，经常发生在患有其他自身免疫性疾病的患者中 [40]。CD4+ T 淋巴细胞被认为对于发病起着重要的作用 [41]。一项 63 例经活检证实为巨细胞性心肌炎患者的回顾性分析显示，有 75% 的患者存在心力衰竭；14% 存在室性心律失常；11% 表现有胸痛、心电图异常或传导阻滞。8% 的病例合并炎症性肠病。生存率很低，发病到死亡或心脏移植的平均时间为 5.5 个月。EMB 是确诊的关键。在这个非对照研究中，免疫抑制治疗可延长生存期：30 例患者中未使用免疫抑制剂存活 3 个月，经泼尼松治疗存活 3.8 个月，泼尼松 + 硫唑嘌呤治疗存活 11.5 个月和给予环孢霉素作为方案的一部分存活 12.6 个月。其他备选的免疫抑制治疗方案包括抗组织坏死因子治疗和 CD3 细胞的单克隆抗体治疗 [12, 31]。该类患者心脏移植后的预后也比其他类型的心脏病更差，30 天死亡率为 15%，移植后随访 3.7 年的死亡率为 26%。26% 的患者平均在移植 3 年后可发现巨细胞在移植心脏中浸润。

嗜酸性粒细胞心肌炎

嗜酸性粒细胞心肌炎又称过敏性心肌炎，是一种少见的心肌炎，以内膜心肌活检发现嗜酸性浸润和脱颗粒为特征。其发病机制与嗜酸性粒细胞介导的心肌细胞损伤有直接关系。可能伴有动脉炎。不同于嗜酸性心内膜炎（Loffler 心内膜炎）。除了外周高嗜酸性粒细胞血症高发，其临床表现无特异性。由于左心室收缩功能障碍，患者常出现心力衰竭。可能伴有发热和皮疹。这种疾病未经治疗往往很快就会死亡。

其病因目前认为是一种过敏反应，通常是药物治疗，也有少数与寄生虫感染有关。常见的相关药物包括：磺胺类、利尿剂、血管紧张素转换酶（angiotensin-converting enzyme，ACE）抑制剂、头孢菌素、地高辛和多巴酚丁胺。也有报道嗜酸性心肌炎发生在接种天花疫苗数周后，其发病率为接种人群的 1/16 000[42]。临床病程凶险，常伴有迅速加重的心力衰竭和突发致死性室性心律失常。治疗包括停止所有可能引起不良反应的药物，并使用大剂量的类固醇皮质激素和硫唑嘌呤。据报道，类固醇皮质激素具有较好的疗效，而且有些能自愈 [43, 44]。

在等待心脏移植患者或移植后移植心脏的心肌活检标本中，有 2%～7% 报道有嗜酸性粒细胞心肌浸润。原因尚不清楚，但有证据表明与多巴酚丁胺应用、多巴酚丁胺溶液中的防腐剂亚硫酸氢钠以及使用左心室辅助装置相关。但这种嗜酸性心肌炎对移植后生存没有不利影响，也不会在移植心脏中复发 [45, 46]。

治疗

心力衰竭的综合管理

心肌炎的治疗基于临床表现。症状轻微的患者可以通过限盐及数周或数月内避免剧烈运动达到预期的疗效 [3]。

动物模型表明，剧烈运动可使心肌炎恶化。停用不必要的药物治疗对同时伴有嗜酸性粒细胞增多症的患者尤为重要。

非甾体抗炎药应避免使用，因其可使心肌炎进一步恶化[4]。不推荐常规全身预防性抗凝用药。表现为有症状的心律失常或心力衰竭患者，应入院治疗，并给予持续心电监护，以评估其是否存在潜在的威胁生命的心律失常或传导阻滞。一旦确诊上述情况，患者的治疗方案与其他病因所致的心脏病相似，即给予抗心律失常药物或植入心脏起搏器。然而，在植入型心律转复除颤器（implantable cardioverter defibrillator，ICD）植入前，需观察一段时间，以评估心功能的改善情况。

小鼠心肌炎模型的研究数据支持使用血管紧张素转化酶抑制剂、血管紧张素受体拮抗剂和 β- 受体阻滞剂。这些药物可降低炎症反应，并减少组织坏死及纤维化[2, 3, 14, 26]。有基于人体研究且可靠的证据表明，扩张型心肌病患者亦推荐应用这些药物以及醛固酮受体拮抗剂。因此，心肌炎伴心力衰竭患者推荐联合用药治疗心力衰竭及左心室收缩功能障碍。这些药物被证实在各种原因引起的扩张型心肌病中，可以起到改善症状、延长生命，逆转心室重塑的作用[47-49]。

应用 ACEI 类药物应以小剂量开始，滴定式加量至可耐受的最大剂量。应密切监测患者的不良反应，包括肾功能不全，高钾血症和血管神经性水肿。应用 ACEI 的相对禁忌证包括肾功能不全、高钾血症，双侧肾动脉狭窄，肝功能衰竭。伴有低血压的患者在应用小剂量 ACEI 类药物前需注射血管升压素或者给予循环辅助支持。

如前所述，对急性心肌炎患者的多变量分析显示，β 肾上腺素受体阻滞剂可提高其存活率[32]。包括特发性扩张型心肌病在内的大型随机对照临床试验已明确地指出，应用 β- 受体阻滞剂可使存在左心室功能不全的患者受益[50-54]，因此这类药物应被应用于心肌炎导致的心力衰竭的患者中。β- 受体阻滞剂需在应用稳定剂量 ACEI 药物且液体过负荷被纠正之后开始使用。应用 β- 受体阻滞剂的禁忌证包括支气管痉挛或严重的慢性阻塞性肺疾病、心脏传导阻滞及严重的有潜在风险的心动过缓。应用 β- 受体阻滞剂前应纠正低血压。

在动物模型中，洋地黄类药物被证明可以降低细胞因子的水平，但在小鼠心肌炎模型中却发现，洋地黄类药物与不良预后相关。洋地黄类药物可用于控制心房颤动患者的心室率。伴有严重左心室收缩功能障碍的患者，在应用 ACEI 类药物及 β- 受体阻滞剂后，应考虑应用洋地黄类药物。然而，应用洋地黄不能使扩张型心肌病导致的心力衰竭患者生存获益[55]。应用洋地黄的禁忌证包括肾功能衰竭及心脏传导阻滞。

最后，对于心功能Ⅲ～Ⅳ级（NYHA）的慢性心力衰竭患者，应用醛固酮受体拮抗剂如螺内酯被证实有效且有生存获益[56]。在实验模型中，此类药物可以在扩张型心肌病发生心室重塑的过程中逆转心肌纤维化进展。此类药物虽然并未在心肌炎患者中进行研究，但在严重左心室功能不全（左心室射血分数 $<35\%$）和有症状的心力衰竭患者中强烈推荐[2]。醛固酮受体拮抗剂的禁忌证包括肾功能不全，血肌酐水平 $>2.0mg/dl$，或高钾血症。在初始给药及调整给药剂量时均需密切监测血钾水平。

在伴有严重心力衰竭及心脏指数减低的危重症患者中，若无严重的低血压，均应静脉给予扩血管药物。静脉注射硝普钠可降低外周血管阻力、体循环平均动脉压及肺毛细血管楔压，提升心脏指数。应用肺动脉漂浮导管进行侵入性的血流动力学监测，从而更好地判断药物的最佳剂量及准确的评估治疗效果。长期使用硝普钠可导致有毒代谢产物的积聚。静脉注射硝酸甘油可以有效地扩张静脉及冠状动脉，而其扩张动脉的作用较硝普钠弱。尚未有试验研究心肌炎患者应用硝酸甘油的情况。患者大多会对这类药物产生耐受性[57, 58]。

严重心肌炎患者可出现心源性休克、呼吸衰竭及末梢器官灌注不足。在此情况下，治疗上需给予正性肌力药或血管加压药。多巴酚丁胺具有强效的兴奋 β_1- 受体的作用，而对 β_2- 受体及 α- 受体作用相对较小。多巴酚丁胺能短期内改善血流动力学，增强心肌收缩力，降低外周血管阻力及降低肺毛细血管楔压。但多巴酚丁胺可致药物性心律失常，且患者可产生耐药性。米力农是另一种静脉应用的正性肌力药物，通过抑制磷酸二酯酶发挥作用。该药物通过增加心肌收缩力，降低外周血管阻力及肺毛细血管楔压，最终提升每搏量和心脏指数。米力农可导致低血压，但致药物性心律失常的不良反应较多巴酚丁胺低，且不会产生耐药[59, 60]。血管收缩剂如去甲肾上腺素和多巴胺，可以用于治疗难治性低血压及末梢器官灌注不足的患者。

暴发性心肌炎及心源性休克的患者药物治疗效果不佳，应予主动脉内球囊反搏治疗。对需要更高血流动力学支持的患者应给予机械心室辅助装置。这些装置可提供符合生理的心输出量，降低左心室后负荷，为左心室的自发性改善提供时间。心室辅助装置的并发症包括局部感染、脓毒症、血栓栓塞及装置失效。体外膜肺氧合是循环支持的另一个选择。

在严重心肌炎患者中，机械循环支持装置可在左心室功能障碍自发性恢复前用于改善血流动力学、末梢灌注情况及冠脉血流。进行机械辅助可能对心室逆向重构有益。暴发性心肌炎的患者在考虑行心脏移植前，应为左心室功能恢复保留一段合理的时间[61]。

心肌炎患者心室辅助装置的应用仍有一些待解决的问题。包括患者的选择、植入时机、支持期间最佳药物治疗方案，以及循环支持最佳的持续时间。在早先的研究中，给予 50 天的机械心室辅助装置支持有 50% 的患者最终康复，而当给予 90 天治疗后则有 80% 的患者最终康复。我们需要明确可以动态评估应用机械心室辅助装置时自身心功能的最佳方法，并定义最佳的脱机流程。

心脏移植是治疗危重症患者心肌炎的最后选择。但这类患者可能存在较高比例的移植排斥反应，且相较于因缺血性或其他原因导致的心肌病进行心脏移植的患者存活率更低（表 82-2）[11]。

表 82-2 急性心肌炎心力衰竭的药物治疗和高级支持治疗

左心室收缩功能障碍的心脏衰竭	袢利尿剂 β-受体阻滞剂（琥珀酸美托洛尔，卡维地洛，比索洛尔） ACEI 类或 ARB 类 醛固酮拮抗剂 地高辛
低心排导致的严重心力衰竭	静脉用血管活性药物（硝普钠，硝酸甘油） 静脉用正性肌力药物（米力农，多巴酚丁胺），血管加压药（去甲肾上腺素）
对药物治疗没有反应的心源性休克	主动脉内气囊反搏 体外膜肺氧合（ECMO） 心室辅助装置（VAD） 心脏移植

免疫抑制疗法

由于自身免疫反应是导致心肌损伤并产生相应的临床表现的原因，免疫抑制类药物的治疗被广泛研究。然而，考虑到左心室功能的自我恢复性较高，安慰剂对照试验对于正确评估治疗效果至关重要。另外，在免疫抑制试验中，急性心肌炎和慢性扩张型心肌病患者的人群存在个体差异的异质性，干扰了对结果的理解。

在一项针对 102 例扩张型心肌病患者的为期 3 个月的研究中，每日给予高剂量的泼尼松治疗，其中 59% 的患者心内膜活检结果提示存在"反应性"心肌炎[62]。该学者发现在存在"反应性"心肌炎的治疗患者中，左心室射血分数在 3 个月内有显著改善，但这一改善在 9 个月后没有持续。而在经泼尼松治疗后组织活检无反应性的患者中没有出现改善。尽管死亡率不是一个预定的主要终点，但免疫抑制治疗不能使其显著下降。

在心肌炎治疗临床试验中共收录了 111 例心内膜活检阳性且左心室射血分数小于 45% 的患者，患病不足 2 年[37]。共分为三组：每日服用泼尼松和硫唑嘌呤组，泼尼松和环孢菌素组，空白对照组。1 年死亡率为 20%，3 年死亡率为 56%。研究人员发现，无论在第 28 周还是第 52 周三组在射血分数上均没有显著统计学差异；在第 28 周时，其左心室大小无显著改变；并且治疗组与未治疗组的 1 年死亡率无统计学差异。因此他们得出结论：这些免疫抑制剂并不能带来临床获益。这项研究的主要局限性包括：有 30% 的中途退出率，而且尽管使用了达拉斯标准，但病理学家对活检标本的诊断存在显著的观察者偏倚。

鉴于采用达拉斯标准的组织病理学诊断的局限性，另一组研究人员利用炎症免疫组织标志物、HLA 上调水平来诊断活动性心肌炎，并以此作为免疫抑制治疗的适应证[63]。这一标准的优点是提示自身免疫在发病过程中起作用。此外，由于 HLA 分布于整个心肌，因此在评估治疗反应时可以将活检取样误差这一干扰变量排除在外。在本研究中，202 例慢性（>6 个月）原发性扩张型心肌病（射血分数 <40%）患者中 84 例在活检标本中发现 HLA 高表达，他们被随机接受安慰剂或泼尼松加硫唑嘌呤治疗 3 个月。随访 3 个月后，治疗组左心室射血分数、左心室体积和心功能容积等预定次要终点均有显著改善且持续 2 年（治疗组改善率 71.8%，对照组 30.8%）。然而，在预设的包括死亡、心脏移植和再住院率等综合主要终点均无改善。这项研究的局限性在于有 31% 的中途退出率。

在另一项研究中，心肌内膜活检标本呈阳性且进行性心力衰竭的患者接受泼尼松和硫唑嘌呤治疗 6 个月后，与无应答者相比，有效者更有可能存在外周血心脏自身抗体且心肌中未发现病毒基因组[64]。在另一项随机、安慰剂对照的泼尼松加硫唑嘌呤试验中，有 85 例慢性心力衰竭（>6 个月的疾病）的患者，EMB 提示存在活动性淋巴细胞性心肌炎且 PCR 检测没有病毒基因组，治疗组左心室射血分数有显著改善（平均射血分数从 26.5% 提升到 45.6%），对照组没有改善（平均射血分数从 27.7% 下降到 21.3%）。而且免疫抑制组中左心室的大小和患者的功能状态均有显著改善。本研究提示，对于病毒清除后仍持续存在活性心肌炎的患者，本疗法可能有较好的疗效（图 82-5）[65]。

研究表明，在心力衰竭和射血分数低的患者中，通过测定循环中炎症标志物水平提示静脉注射免疫球蛋白具有明显的抗炎作用[66]。非对照研究表明，静脉注射免疫球蛋白对心肌炎患者是有获益的[67,68]。然而，一项静脉注射免疫球蛋白的安慰剂对照双盲试验显示，在 6 个月病程以内的心肌炎或特发性扩张型心肌病患者中，治疗组在 6 个月和 12 个月并未发现射血分数或心功能有明显改善[69]。在这项研究中，6 个月时，实验组的平均左心室射血分数都较基线改善 25%±8%，对照组则为 41%±17%。两组患者的 1 年无事件生存率均为 91.9%，提示预后良好。因此，目前并没有支持使用静脉注射免疫球蛋白的任何随机试验[70]。持续存在心内膜活检病毒阳性的慢性心肌炎患者应用静脉注射免疫球蛋白以及抗病毒治疗作用的研究正在进行[16]。评估 VAD 支持期间心肌恢复的机制也有助于指导研究治疗心肌炎的新方法。

综上所述，没有证据表明存在淋巴细胞性心肌炎或特发性扩张型心肌病患者能从常规免疫抑制治疗中获益。然而，对于心肌内膜活检发现存在活动性炎症、出现严重心力衰竭的早期征象以及左心室功能恶化进展的心肌炎患者，均应考虑采用这种治疗方法。最后，对于有自身免疫性疾病，如系统性红斑狼疮（systemic lupus erythe，SLE）、嗜酸性粒细胞或肉芽肿性疾病相关的心肌炎患者，以及巨细胞性心肌炎患者，应该考虑行免疫抑制治疗（框 82-3）。

总结

心肌炎最常见的病因是病毒感染，自身免疫机制参与发

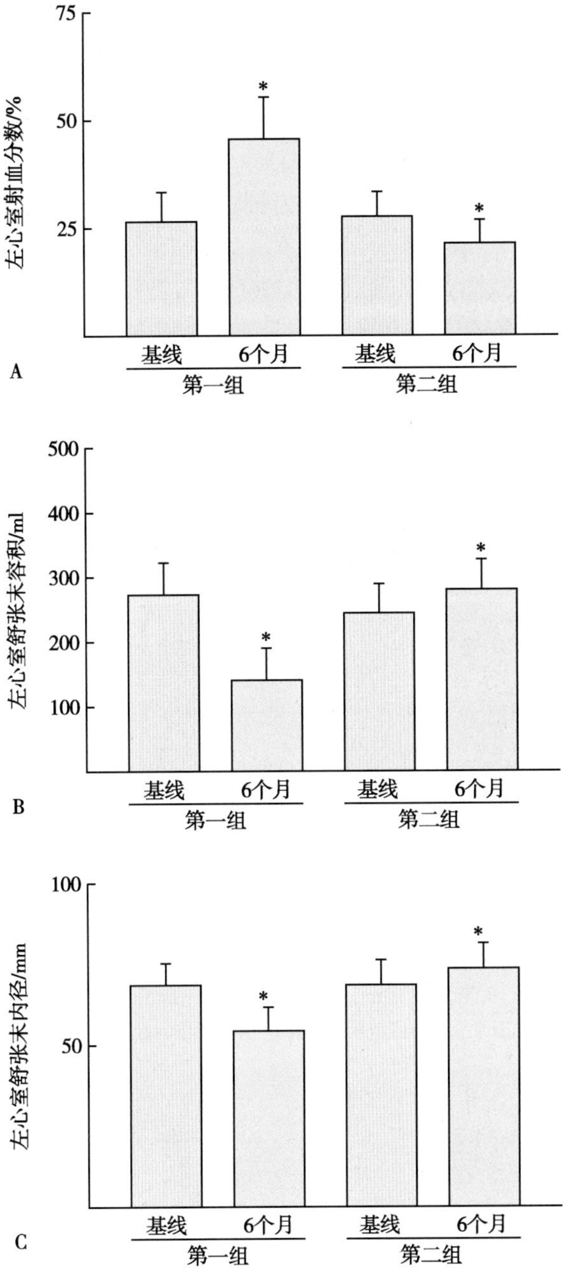

图 82-5 心肌活检证实存在活动性炎症而无病毒基因的心肌炎患者的左心室功能和大小在基线（灰色）和 6 个月（蓝色）的情况。第一组接受免疫抑制治疗，第二组使用安慰剂。（资料来源：Frustaci A，Russo MA，Chimenti C. Randomized study on the efficacy of immunosuppressive therapy in patients with virus- negative inflammatory cardiomyopathy: the TIMIC trial. Eur Heart J 2009；30：1999.）

病机制。心肌炎患者可表现为急性胸痛、类似急性缺血性心脏病或其他心肺疾病，也可表现为扩张型心肌病引起的心力衰竭。一小部分患者由于严重的左心室收缩功能障碍而出现急性心力衰竭。用于非心肌炎引起的心力衰竭患者的口服和肠外药物治疗也可用于这些患者。暴发性心肌炎的特点是严重的心力衰竭和心源性休克。这些患者需要强化、积极的药物治疗，可能需要机械循环支持。心脏磁共振成像是

框 82-3 心肌炎免疫抑制治疗的适应证

心内膜活检显示存在炎症且：

1. 持续而严重的心力衰竭症状，对药物治疗无效
2. 尽管给予积极的药物治疗，但心力衰竭症状或左心室收缩功能呈进行性恶化
3. 暴发性心肌炎
4. 巨细胞心肌炎
5. 嗜酸性粒细胞性心肌炎
6. 与全身自身免疫性疾病有关的心肌炎，如 SLE、炎症性肠病、多肌炎

诊断心肌炎的重要工具。心肌内膜活检术是一种安全的技术，用于诊断病情较重患者的心肌炎，以决定是否进行免疫抑制治疗。尽管它可能受到抽样误差和目前用于评价疾病活动性的组织病理学技术的限制。更新的免疫组织学方法可更好地明确那些对免疫抑制治疗有反应的患者。心肌炎和进展性心力衰竭患者，除了传统的心力衰竭治疗外，应考虑在个体化基础上进行免疫抑制治疗。这类患者应持续监测的左心室功能和心内膜活检。

暂时性心尖部气球综合征

暂时性心尖部气球综合征（transient apical ballooning syndrome，TABS）是一种特发的急性起病的心肌病，常由情绪或身体应激引起，由于其独特的左心室壁运动异常而得名。这种心肌病最早于 1991 年在日本的患者中被发现 [71]，随后在美国和欧洲被发现 [72, 73]。其特点是突然发作胸痛和 / 或呼吸困难，心电图改变类似急性心肌梗死，血清心肌生物标志物轻度升高。超过 70% 的病例是由极端的情绪或身体压力引起的 [74]。左心室壁运动异常特征为左心室心尖大面积无运动或运动障碍（图 82-6、图 82-7）。冠状动脉不存在狭窄。这种综合征被称为“TABS”、“应激性心肌病”或“takotsubo 心肌病”，之所以这样命名是因为这种情况下的左心室形状类似于日本渔民用来捕捉章鱼的 takotsubo 壶（“短颈圆烧瓶”）[73-76]。

该病在老年女性常见，在报道中占 86%～100%，平均年龄在 63～67 岁。然而，许多后续的报道显示，在年轻的患者也有这种情况。66%～90% 的患者出现胸痛症状，15%～20% 的患者出现呼吸困难、肺水肿或休克。最常见的心电图改变是 ST 段抬高或心电图胸前导联 T 波显著倒置。这些发现并不能与急性心肌梗死相鉴别。大多数患者可见 CK-MB 和肌钙蛋白升高，但与显著的心电图改变和左心室壁运动异常相比，酶升高的程度通常低于预期。引发 TABS 的因素包括与家人的争吵，亲人的去世，或突如其来的经济困难。身体应激包括胸腔穿刺或活检等医疗操作，癌症化疗或血液透析，髋部骨折和非心脏手术。

超声心动图和左心室造影显示这些患者有中度至重度的左心室功能不全，特征改变为下基底部和基底间隔部运动

增强，严重的中前间隔、心尖和下壁心尖部运动不足或运动障碍。一小部分患者会表现出不同的收缩异常，包括中前壁和中下壁无运动，而心尖部和基底段的运动正常或过度收缩。急性时，左心室射血分数降低到 20%～40%[74, 75]。20% 的患者可能由于基底间隔段过度运动和二尖瓣前叶短暂收缩前向运动所致表现出左心室流出道压力增高[72, 73, 77]。

TABS 患者通常表现危重，伴有肺水肿、低血压和休克。心源性休克是由明显的左心室收缩功能障碍和搏出量减少引起的。左心室流出道压力增高的发展也可加重休克[78]。5% 的患者可起病即表现为心源性休克，据报道 6%～46% 的患者伴随疾病的过程在不同时期出现心源性休克[72, 74-76, 79]。

怀疑 TABS 并紧急诊断是重要的，因为该病与 AMI 在

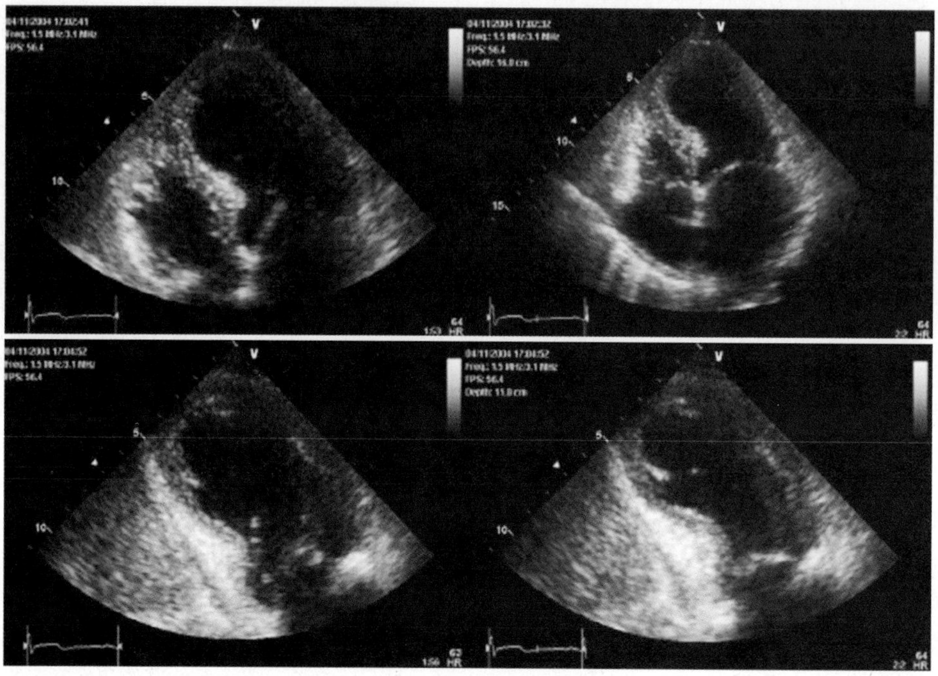

图 82-6 舒张末期和收缩末期心尖四腔和双腔心动图的视野显示了一个短暂性心尖部气球综合征患者典型的心尖部和左心室中部室壁运动异常。（资料来源：Gianni M，Dentali F，Grandi AM，Sumner G，Hiralal R，Lonn E. Apical ballooning syndrome or takotsubo cardiomyopathy：a systematic review. Eur Heart J 2006；27：1523-9.）

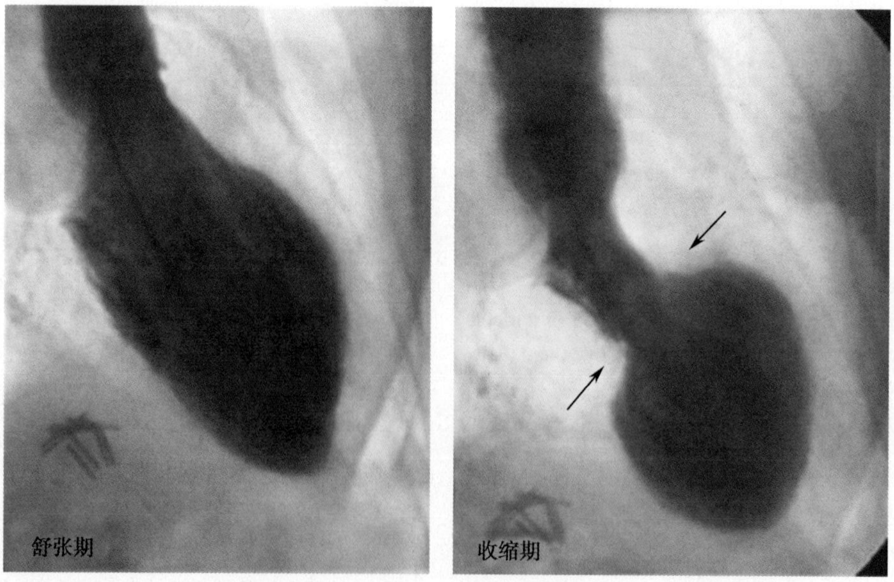

图 82-7 左心室造影显示在短暂性心尖部球形综合征中典型的左心室壁运动异常。收缩期的箭头表示下基底部和前段的过度运动，以及其他壁段的严重的运动减低。（资料来源：Sharkey SW，Lesser JR，Zenovich AG，Maron MS，Lindberg J，Longe TF，et al. Acute and reversible cardiomyopathy pro- voked by stress in women from the United States. Circulation 2005；111：472-9.）

治疗和预后方面有本质的不同。由于发病机制不涉及冠状动脉闭塞，因此不能用溶栓疗法治疗 TABS。如果发生心源性休克，建议采用主动脉内气囊反搏（intraaortic balloon counterpulsation，IABP）治疗。正性肌力药物治疗应理智地使用或根本不使用。因为多巴酚丁胺和其他受体激动剂可因增加心脏基底部的过度运动而加重心源性休克，引起或加重左心室流出道压力增高。一些病例报道描述了伴有低血压的 TABS 患者在开始肌力治疗后迅速出现的心源性休克。由于高肾上腺素能状态被认为是主要的致病机制，因此在应用 IABP 支持治疗的患者中经验性使用 β- 受体阻滞剂已经取得了成功。超声心动图对于指导治疗具有重要价值。对于有广泛的室壁运动异常但无流出道梗阻的患者，推荐不给予 β- 受体阻滞剂的 IABP 支持。对于左心室流出道压力阶差较高的情况下，也可以考虑使用 α 受体激动剂去氧肾上腺素，因为该药物可增加后负荷，导致左心室扩张，二尖瓣收缩期前向运动减弱，降低心室内压力阶差[77]。TABS 的预后良好；因此，积极治疗血流动力学障碍和心源性休克是必要的。在几乎所有的患者中，显著的心尖壁运动异常在几天内就能改善，左心室功能在接下来的几周或几个月内也有望恢复正常。然而，有一小部分患者的室壁运动异常可能会持续 1 年。不同的随访研究显示，大多数病例的左心室射血分数均能恢复正常。更大规模研究报道的住院死亡率在 0～4%[72, 74-76, 79, 80]。大部分幸存者将完全恢复正常的功能状态，长期预后良好。在一项研究系列中，72 例患者中只有 2 例在 13 个月内复发[74]。在另一项研究系列中，TABS 的年复发率为 2.9%。在 4 年的随访中，从 TABS 中恢复患者的长期生存率与性别和年龄匹配的没有 TABS 病史的对照组相同[80]。

目前 TABS 的发病机制不明。有学者提出短暂性多血管冠状动脉痉挛的学说，但绝大多数患者在急性冠状动脉造影时并未获得证实。大多数患者左心室壁运动异常的范围大于单支冠状动脉的供血范围。心脏 MRI 未发现心肌梗死或心肌炎的证据[81]。依我们判断，因急性压力造成高肾上腺素能状态，并导致心肌顿抑，是最可能的发病假说。一项研究记录了 TABS 患者急性期超生理水平的血清儿茶酚胺和应激神经肽，可能是由于肾上腺和交感神经功能亢进造成。左心室的心尖部可能比其他左心室壁节段对于高肾上腺素能过度刺激的毒性作用更为敏感[75]。

在日本，有 1.7%～2.2% 以急性冠状动脉综合征入院的患者和 2% 的急性冠状动脉综合征导致的急性心力衰竭患者是 TABS[79, 81]。TABS 的发病可能比目前公认的更普遍。能及时开展急诊冠状动脉造影和经皮冠状动脉介入治疗用于急性冠状动脉综合征和 ST 段抬高心肌梗死的中心更容易做出正确的诊断。

综上所述，具有与急性心肌梗死相一致的症状和心电图表现的患者，但在超声心动图或左心室造影中出现更大的心尖部室壁运动异常，而且其症状是由严重的情绪或身体压力引起的，应怀疑 TABS。当紧急心导管检查并行冠状动脉造影显示无明显冠状动脉闭塞或狭窄时可以确定诊断。

心动过速性心肌病

持续快速的心率可导致急性左心室扩张和功能障碍，并伴有心力衰竭症状。这被称为心动过速性心肌病（tachycardia-induced cardiomyopathy，TICMP）。这种情况可能发生在原本正常的心脏中，也可能加重已有心肌病患者的心力衰竭。任何类型的室上性或室性心律失常都可能导致这种综合征。可能导致 TICMP 的心律失常包括心房颤动、心房扑动、自主性房性心动过速、房室结折返性心动过速、涉及旁路的室上性心动过速、加速性交界性心动过速、来自右心室和左心室的室性心动过速、持续快速的心脏起搏，甚至频发的室性早搏和持续的室早二联律。

TICMP 的发生与心动过速时的心率、心律失常持续的时间以及其他心脏疾病的出现有关[82]。引起左心室功能障碍所需要的心动过速持续的时间长短尚不清楚，但是可能需要持续几天到几周。但并非所有持续性心动过速的患者都会发展为心肌病，因此，可能存在潜在的易诱发因素[83]。

目前已成功建立 TICMP 动物模型来阐明其病理生理机制和临床相关性。在这些模型中，持续、快速的心房或心室起搏导致严重的双室收缩和舒张功能障碍，伴心脏四腔扩张，并导致左心室的外形更像一个球形。在开始快速起搏后的 24 小时内，心排血量和血压会下降。在第一周，肺动脉压力上升，左心室和右心室充盈压力增加。神经体液机制激活是扩张型心肌病的特点。超过 3～5 周后心排血量和射血分数下降，心室容积增加。若心动过速停止，48 小时内心排血量接近正常，4 周内血流动力学恢复正常。射血分数在 1～2 周恢复正常，但舒张末期体积在 12 周时仍保持高位，提示存在持续心肌重塑。心脏的结构改变包括心肌细胞肥大、细胞凋亡和细胞外基质改变。已提出的病理生理学机制包括心肌能量耗竭、缺血和心肌细胞对钙调节的改变[83-86]。

目前，还没有关于人类 TICMP 的时间进程、机制或细胞生化改变的研究。TICMP 可以发生在任何年龄，从婴儿到老年人。据报道，TICMP 发生在伴有持续性室上心动过速的胎儿，这种情况在纠正心律失常后会消失[84]。是否存在引起心肌病的最低心率尚不清楚。TICMP 的发病率和流行病学也是未知的。一项研究分析了那些因快速房颤诱发心脏衰竭而住院治疗的患者，这些患者之前没有心脏疾病的诊断。这组患者中有 1/3 的人符合 TICMP。这些患者初发时心室较小，预后较好，而且再次住院和死亡率较低[87]。在另一项观察中，经房室结消融治疗的快速房颤和心肌病患者随着时间的推移心功能也有所改善，表明在心肌病的病理生理机制中，心动过速比房室不同步更重要。

任何持续室上性心动过速或室性心动过速患者发生心室功能受损时都应考虑诊断为 TICMP。其诊断对于心动过速发生前 LV 功能正常，而且心律失常无并发疾病发生时是明确的。而随着心律失常的纠正，左心室功能迅速改善则应该确诊该病。

治疗 TICMP 的方法是快速恢复正常心率。这可以通过静脉慢心率药物来实现，包括受体阻滞剂如艾司洛尔、美托洛尔或钙通道阻滞剂如地尔硫䓬。维拉帕米可加重低血压和左心室功能障碍，应避免使用。腺苷可迅速将房室结折返性心动过速转化为窦性心律。静脉滴注地高辛也可以考虑，虽然其作用是通过延迟起效的。Ⅰ型抗心律失常药物如普鲁卡因酰胺可用于与旁路相关的 SVT。电复律可迅速终止室上性和室性心动过速，并恢复窦性心律。对于房扑或房颤患者，有效地控制心率至 60～90 次 /min，是将心律失常转化为窦性心律的合理选择。

TICMP 患者接受适当心律失常治疗后心力衰竭症状可迅速改善。如果没有其他潜在的心脏病，左心室收缩功能一般会在 4 周内恢复正常。为了保证心率在运动和休息时均得到有效控制，24～48 小时的心律监测常常是必要的 [84]。在一项包含 11 例房扑伴收缩功能异常的消融术后患者中，7 个月内的射血分数平均较基线提高 31%～41%。低射血分数可以预测心肌病预后差 [88]。在一项 24 例 TICMP 患者的研究中，心肌病在心律失常控制后初步治愈；但心律失常的复发会导致左心室功能的快速下降和复发性心力衰竭。这些患者在控制心律失常 6 个月内射血分数再次改善或恢复正常。然而，其中 3 例患者突然意外死亡，提示结构和心电异常可能长期存在于慢性基础之上 [89]。

重要的是要认识到未控制的心动过速可能导致或加重许多患者的左心室功能障碍和心力衰竭。充分控制心率，有时将心律失常转化为窦性心律是治疗心力衰竭最重要的治疗措施，可以启动逆转重构，从而改善这些患者的左心室功能。

知识点

1. 心肌炎通常是由病毒感染引起的。心肌损伤是通过激活细胞免疫过程造成的。
2. 随着扩张型心肌病和充血性心力衰竭研究的发展，心肌炎的临床过程可以是完全缓解的良性疾病，可能是进展为扩张性心肌病和充血性心力衰竭的严重疾病，也可能发生致命性心律失常。
3. 心肌炎合并心力衰竭的药物治疗与其他扩张型心肌病的治疗相似。严重的病例可能需要使用机械循环支持。
4. 暴发性心肌炎是一种罕见的并发症，其病程迅速进展，可导致心源性休克。这些病例应在必要时积极地给予药物治疗和循环支持治疗，因为多数左心室功能会显著改善。
5. 心肌内膜活检常用于诊断心肌炎和指导治疗，即使是对活检结果的解释有局限性。新的心内膜心肌活检样本的分子和组织化学分析可能有助于评估心肌炎的原因和治疗效果。
6. 应避免基于心内膜心肌活检的结果而常规采用免疫抑制治疗心肌炎，而对于早期即出现严重心力衰竭但临床可治疗的心肌炎类型，或者虽使用常规治疗但仍进行性恶化的病例应该强烈推荐考虑。
7. 短暂性心尖部气球综合征，或应激性心肌病是一种急性、严重的心肌病，通常由情绪或身体压力引起，表现类似急性心肌梗死。经过一段积极的支持性治疗后，预后一般良好。

（臧学峰　陈炜　译，孙昀　审校）

参考文献

1. Feldman A, McNamara D. Myocarditis. N Engl J Med 2000;343:1388–1398.
2. Cooper LT. Myocarditis. N Engl J Med 2009;360:1526–1538.
3. Winkel E, Costanzo M, Parrillo JE. Myocarditis. Curr Treat Options Cardiovasc Med 2000;2:407–419.
4. Kavinsky CJ, Parrillo JE. Rheumatic fever and cardiovascular diseases. Samter's Immunol Dis 1995;5:823–840.
5. Kawai C, Matsumori A. Dilated cardiomyopathy update: infectious-immune theory revisited. Heart Fail Rev 2013;18:703–714
6. Barbaro G, Fisher SD, Lipshultz SE. Pathogenesis of HIV-associated cardiovascular complications. Lancet Infectious Diseases 2001;1:115–124.
7. Hsue PY, Deeks SG, Hunt PW. Immunologic baasis of cardiovascular disease in HIV-infected adults. J Infect Dis 2012;205:S375–S382.
8. Ginsberg FL, Parrillo JE. Eosinophilic myocarditis. In Dec GW, ed. Heart failure clinics, myocarditis. Philadelphia, PA: W.B. Saunders Co., 2005;1(3):419–429.
9. Cooper L, Berry G, Shabetai R. Idiopathic giant cell myocarditis—natural history and treatment. N Engl J Med 1997;336:1860–1866.
10. McCarthy R, Boehmer J, Hruban, F, et al. Long term outcome of fulminant myocarditis as compared with acute (nonfulminant) myocarditis. N Engl J Med 2000;342:690–695.
11. Haas G. Etiology, evaluation, and management of acute myocarditis. Cardiol Rev 2001;9:88–95.
12. Basso C, Calabrese F, Angelini A, et al. Classification and histological, immunohistochemical, and molecular diagnosis of inflammatory myocardial disease. Heart Fail Rev 2013;18:673–681.
13. Elamm C, Fairweather D, Cooper LT. Pathogenesis and diagnosis of myocarditis. Heart 2012;98:835–840.
14. Magnani, JW, Dec GW. Myocarditis. Current trends in diagnosis and treatment. Circulation 2006;113:876–890.
15. Liu P, Mason J. Advances in the understanding of myocarditis. Circulation 2001;104:1076–1082.
16. Schultheiss HP, Kuhl U, Cooper LT. The management of myocarditis. Eur Heart J 2011;32:2616–2625.
17. Drazner MH, Gupta S, Mammen PP, et al. Fulminant myocarditis. Nat Clin Pract Cardiovasc Med 2008;5:693–706.
18. Hufnagel G, Pankuweit S, Richter A, et al. The European Study of Epidemiology and Treatment of Cardiac Inflamatory Disease (ESETCID). First epidemiological results. Herz 2000;25:279–285.
19. Smith SC, Ladenson JH, Mason JW, Jaffe AS. Elevations of cardiac troponin I associated with myocarditis; experimental and clinical correlates. Circulation 1997;30:1354–1359.
20. Kindermann I, Barth C, Mahfoud F, et al. Update on myocarditis. J Am Coll Cardiol 2012;59:779–792.
21. Schultz JC, Hilliard AA, Cooper LT, Rihal CS. Diagnosis and treatment of viral myocarditis. Mayo Clin Proc 2009;84(11):1001–1009.
22. Liu PP, Yan AT. Cardiovascular magnetic resonance for the diagnosis of acute myocarditis; prospects for detecting myocardial inflammation. J Am Coll Cardiol 2005;45:1923–1925.
23. Abdel-Aty H, Boye P, Zagrosek A, et al. Diagnostic performance of cardiovascular magnetic resonance in patients with suspected acute myocarditis. J Am Coll Cardiol 2005;45:1815–1822.
24. Marholdt H, Goedecke C, Wagner A, et al. Cardiovascular magnetic resonance assessment of human myocarditis. Circulation 2004;109:1250–1258.
25. Yilmaz A, Ferreira V, Klingel K et al. Role of cardiovascular magnetic resonance imaging (CMR) in the diagnosis of acute and chronic myocarditis. Heart Fail Rev 2013;18:747–760.
26. Elllis CR, DiSalvo T. Myocarditis. Basic and clinical aspects. Cardiol in Review 2007;15:170–177.
27. Nelson KH, Li T, Afonso L. Diagnostic approach and role of MRI in the assessment of acute myocarditis. Cardiol in Review 2009;17:24–30.
28. Friedrich MG, Sechtem U, Schulz-Menger J, et al. Cardiovascular magnetic resonance in myocarditis: a JACC white paper. J Am Coll Cardiol 2009;53(17):1475–1487.
29. Parrillo JE. Inflammatory cardiomyopathy (myocarditis): which patients should be treated with anti-inflammatory therapy? Circulation 2001;104:4–6.
30. Caforio ALP, Pankuweit S, Arbustini E, et al. Current state of knowledge on aetiology, diagnosis, management and therapy of myocarditis: a position statement of the European Society of Cardiology Working Group on Myocardial and Pericardial Diseases. Eur Heart Journal 2013;34:2636–2648.
31. Maisch B, Pankuweit S. Standard and etiology-directed evidence-based therapies in myocarditis: state of the art and future perspectives. Heart Fail Rev 2013;18:761–795.
32. Kindermann I, Kindermann M, Kandolf R, et al. Predictors of outcome in patients with suspected myocarditis. Circulation 2008;118:639–648.
33. McKenna W, Davies M. Immunosuppression for myocarditis. N Engl J Med 1995;333:312–313.
34. Cooper LT, Baughman K, Feldman AM, et al. The role of endomyocardial biopsy in the management of cardiovascular disease: a scientific statement from the American Heart Association, the American College of Cardiology and the European Society of Cardiology. Circulation 2007;116:2216–2233.
35. Wu L, Lapeyre A, Cooper L. Current role of endomyocardial biopsy in the management of dilated cardiomyopathy and myocarditis. Mayo Clin Proc 2001;76:1030–1038.
36. Dec GW. Introduction to clinical myocarditis. In Cooper LT, ed. Myocarditis: from bench to bedside. Totowa, NJ: Humana Press, 2003;257–281.
37. Mason J, O'Connell J, Herskowitz A, et al. A clinical trial of immunosuppressive therapy for myocarditis. N Engl J Med 1995;333:269–275.
38. Fuse K, Kodama M, Okura Y, et al. Predictors of disease course in patients with acute myocarditis. Circulation 2000;102:2829–2835.
39. Saji T, Matsuura H, Hasegawa K, et al. Comparison of the clinical presentation, treatment, and outcome of fulminant and acute myocarditis in children. Circ J 2012;76:1222–1228.
40. Blauwet LA, Cooper LT. Idiopathic giant cell myocarditis and sarcoidosis. Heart Fail Rev 2013;18:733–746.

41. Cooper L, Berry G, Shabetai R. Idiopathic giant cell myocarditis—natural history and treatment. N Engl J Med 1997;336:1860-1866.
42. Murphy J, Wright S, Bruce K. Eosinophilic lymphocytic myocarditis after smallpox vaccination. Lancet 2003;362:1378-1380.
43. Galiuto L, Enriquez-Sarano M, Reeder G, et al. Eosinophilic myocarditis manifesting as myocardial infarction: early diagnosis and successful treatment. Mayo Clin Proc 1997;72:603-610.
44. Kazama R, Okura Y, Hoyano M. Therapeutic role of pericardiocentesis for acute necrotizing eosinophilic myocarditis with cardiac tamponade. Mayo Clin Proc 2003;78:901-907.
45. Takkenberg J, Czer L, Fishbein M. Eosinophilic myocarditis in patients awaiting heart transplantation. Crit Care Med 2004;32:714-721.
46. Johnson M. Eosinophilic myocarditis in the explanted hearts of cardiac transplant recipients: interesting pathologic finding or pathophysiologic entity of clinical significance? Crit Care Med 2004;32:888-890.
47. Pfeffer M, Braunwald E, Moye L, et al. Effect of captopril on mortality and morbidity in patients with left ventricular dysfunction after myocardial infarction. N Engl J Med 1992;327:669-677.
48. The SOLVD Investigators. Effect of enalapril on survival in patients with reduced left ventricular ejection fractions and congestive heart failure. N Engl J Med 1991;25:293-302.
49. Garg R, Yusuf S. Overview of randomized trials of angiotensin converting enzyme inhibitors on mortality and morbidity in patients with heart failure. JAMA 1995;273:1450-1456.
50. Packer M. Current role of beta-adrenergic blockers in the management of chronic heart failure. Am J Med 2001;110:81S-84S.
51. CIBIS II Investigators. The Cardiac Insufficiency Bisoprolol Study II: a randomized trial. Lancet 1999;353:9-13.
52. The MERIT-HF Study Group. Effects of controlled release metoprolol on total mortality, hospitalizations and well-being in patients with heart failure. JAMA 2000;283:1295-1302.
53. Bristow M, Gilbert E, Abraham W, et al. Carvedilol produces dose related improvements in left ventricular function and survival in subjects with chronic heart failure. Circulation 1996;94:2807-2816.
54. Packer M, Coats A, Fowler M, et al. Effects of carvedilol on survival in severe chronic heart failure. N Engl J Med 2001;344:1651-1658.
55. The Digitals Investigation Group. The effect of digoxin on mortality and morbidity in patients with heart failure. N Engl J Med 1997;336:525-533.
56. Pitt B, Zannad F, Remme W, et al. The effects of spironolactone on morbidity and mortality in patients with severe heart failure. N Engl J Med 1999;341:709-717.
57. Steimle A, Stevenson L, Chelimsky-Fallick C, et al. Sustained hemodynamic efficacy of therapy tailored to reduce the filling pressures in survivors with advanced heart failure. Circulation 1997;96:1165-1172.
58. Stevenson L. Tailored therapy for hemodynamic goals for advanced heart failure. Eur J Heart Fail 1999;1:251-527.
59. Jaski B, Fifer M, Wright R, et al. Positive inotropic and vasodilator actions of milrinone in patients with severe congestive heart failure. J Clin Invest 1985;75:643-649.
60. Cuffe M, Califf R, Adams K, et al. Short-term intravenous milrinone for acute exacerbation of chronic heart failure: a randomized controlled trial. JAMA 2002;287:1541-1547.
61. Farrar D, Holman W, McBride L, et al. Long-term follow-up of Thoratec ventricular assist device bridge-to-recovery patients successfully removed from support after recovery of ventricular function. J Heart Lung Transplant 2002;21:516-521.
62. Parrillo JE, Cunnion R, Epstein S, et al. A prospective randomized controlled trial of prednisone for dilated cardiomyopathy. N Engl J Med 1989;321:1061-1068.
63. Wojnicz R, Nowalany-Kozielska E, Wojciechowska C, et al. Randomized placebo controlled study for immunosuppressive treatment of inflammatory dilated cardiomyopathy: two year follow-up results. Circulation 2001;104:39-45.
64. Frustaci A, Chimenti C, Calabrese F, et al. Immunosuppressive therapy for active lymphocytic myocarditis: virological and immunologie profile of responders versus non-responders. Circulation 2003;107:857-863.
65. Frustaci A, Russo MA, Chimenti C. Randomized study on the efficacy of immunosuppressive therapy in patients with virus-negative inflammatory cardiomyopathy: the TIMIC study. Eur Heart J 2009;30: 1995-2002.
66. Gullestad L, Aass H, Field J, et al. Immunomodulating therapy with intravenous immunoglobulin in patients with chronic heart failure. Circulation 2001;103:220-225.
67. McNamara D, Rosenblum W, Janosko K, et al. Intravenous immune globulin in the therapy of myocarditis and acute cardiomyopathy. Circulation 1997;95:2476-2478.
68. Patel P, Lenihan D. The current status of immune modulating therapy for myocarditis: a case of acute parvovirus myocarditis treated with intravenous immunoglobulin. Am J Med Sci 2003;26:369-374.
69. McNamara DM, Holubkov R, Starling RC, et al. Controlled trial of intravenous immune globulin in recent-onset dilated cardiomyopathy. Circulation 2001;103:2254-2259.
70. Caforio ALP, Marcolongo R, Jahns R, et al. Immune-mediated and autoimmune myocarditis: clinical presentation, diagnosis and management. Heart Fail Rev 2013;18:715-732.
71. Dote I, Sato H, Tateishi H, et al. Myocardial stunning due to simultaneous multivessel spasm: a review of five cases. J Cardiol 1991;21:203-214.
72. Desmet WJR, Adriaenssens BFM, Dens JAY. Apical ballooning of the left ventricle: first series in white patients. Heart, 2003,89:1027-1031.
73. Sharkey SW, Lesser JR, Zenovich AG, et al. Acute and reversible cardiomyopathy provoked by stress in women from the United States. Circulation 2005;111:472-479.
74. Tsuchihashi K, Ueshima K, Uchida T, et al. Transient left ventricular apical ballooning without coronary artery stenosis: a novel heart syndrome mimicking acute myocardial infarction. J Am Coll Cardiol 2001;38(1):11-18.
75. Wittstein IS, Thiemann DR, Lima JAC, et al. Neurohumoral features of myocardial stunning due to sudden emotional stress. N Engl J Med 2005;352(6):539-548
76. Donohue D, Movahed M. Clinical characteristics, demographics and prognosis of transient left ventricular apical ballooning syndrome. Heart Fail Rev 2005;10:311-316.
77. Villareal RP, Achari A, Wilansky S, Wilson JM. Anteroapical stunning and left ventricular outflow tract obstruction. Mayo Clin Proc 2001;76(1):79-83.
78. Prasad A. Apical ballooning syndrome. An important differential diagnosis of acute myocardial infarction. Circulation 2007;115:e56-e59.
79. Gianni M, Dentali F, Grandi AM, Sumner G, Hiralal R, Lonn E. Apical ballooning syndrome or takotsubo cardiomyopathy: a systematic review. Eur Heart J 2006;27:1523-1529.
80. Elesber AA, Prasad A, Lennon RJ, Wright RS, Lerman A, Rihal CS. Four-year recurrence rate and prognosis of the apical ballooning syndrome. J Am Coll Cardiol 2007;50(5):448-452.
81. Dec GW. Recognition of the apical ballooning syndrome in the United States. Circulation 2005;111:388-390.
82. Shinbane JS, Wood MA, Jensen DN, et al. Tachycardia-induced cardiomyopathy: a review of animal models and clinical studies. J Am Coll Cardiol 1997;29:709-715.
83. Dandamuli G, Rampurwala AY, Mahenthiran J, et al. Persistent LV dilatation in tachycardia-induced cardiomyopathy patients with appropriate treatment and normalization of ejection fraction. Heart Rhythm 2008;5:1111-1114.
84. Umana E, Solares A, Alpert MA. Tachycardia-induced cardiomyopathy. Am J Med 2003;114: 51-55.
85. Khasnis A, Jongnarangsin K, Abela G, et al. Tachycardia-induced cardiomyopathy: a review of literature. Pace 2005;28:710-721.
86. Calo L, De Ruvo E, Sciarra L, et al. Tachycardia-induced cardiomyopathy: mechanisms of heart failure and clinical implications. J Cardiovasc Med 2007;8:138-143.
87. Fujino T, Yamashita T, Suzuki S, et al. Characteristics of congestive heart failure accompanied by atrial fibrillation with special reference to tachycardia-induced cardiomyopathy. Circ J 2007;71: 936-940.
88. Luchsiger JA, Steiniberg JS. Resolution of cardiomyopathy with ablation of atrial flutter. J Am Coll Cardiol 1998;32:205-210.
89. Nerheim P, Birger-Botkin S, Piracha L, Olshansky B. Heart failure and sudden death in patients with tachycardia-induced cardiomyopathy and recurrent tachycardia. Circulation 2004;110: 247-252.

83 儿童获得性和先天性心脏病

Duncan Macrae and Cecilia Korb

儿童获得性和先天性心脏病

儿童心脏疾病涵盖广泛的诊断，包括先天性心脏病、获得性心脏病、无症状心脏病及危及生命的心脏病。了解最常见心脏病的病理生理学和临床表现，对于从事儿科的医务人员非常重要。本章的目的是突出儿童心脏疾病的生理特点和疾病变化方向，并简要概述获得性和先天性心脏病的病理特征、常见靶器官损伤和重症医师需要关注的重要信息。本章内容并未包括所涉及内容的全部细节，读者可在儿科心脏病学[1,2]、儿科心脏外科学[3]和儿科心脏重症监护[4]等相关资料中获得更为详细的内容。

生理学

新生儿的循环变化特点

新生儿从宫内娩出时，循环系统即发生重大变化，了解这些变化对临床医师非常重要[5,6]。一个健康的新生儿，出生后低阻力的胎盘循环即被血液循环所取代，此时全身血管阻力（systemic vascular resistance，SVR）增加，随着呼吸的开始，肺血管阻力（pulmonary vascular resistance，PVR）降低。此外，胎儿时期的一些通道，如卵圆孔和动脉导管，也逐渐关闭。循环系统从胎儿时期到新生儿时期的变化出现异常，就会导致血流动力学的改变，如先天性心脏病（congenital heart disease，CHD）或心脏结构正常但出生后持续存在右向左分流。新生儿持续肺动脉高压（persistent pulmonary hypertension of the newborn，PPHN）的病理特点就是 PVR 在出生后未能降低[7]。PPHN 是新生儿"非肺源性"发绀的两个主要原因之一，另一个原因是发绀型心脏病。

右心室（right ventricle，RV）和左心室（left ventricle，LV）对胎儿心脏输出的贡献是一样的。出生后，左心室参与体循环，其特点是血管阻力高。出生时 PVR 急剧下降到胎儿时期的 50%，这促使肺血流增加。在生命的前 6～8 周，随着肺小动脉中平滑肌层逐渐变薄，PVR 降至成人水平。与右心室相比，左心室为了适应它的"高压"状态，心肌细胞快速增生，而右心室开始适应它的"低压"角色。CHD 的存在可以明显改变这些适应性过程（见下文）。

新生儿心肌的生理学

新生儿的心肌功能并未发育完全[8]（表 83-1），依赖年龄的内在功能变化和与日益成熟的循环的结合决定了它对缺氧和缺血等损伤的反应[9]。

出生后心肌细胞数量、体积增加以及构造发生变化，心肌变得更加成熟。细胞膜（肌膜）形成 T 管系统，促进动作电位快速传导至细胞中心；肌原纤维逐渐排列均匀，提高了其收缩功能。在这些结构变化的同时，肌细胞代谢也随着时间推移而成熟。心肌细胞的收缩功能取决于有效的兴奋 - 收缩过程，该过程是由钙与心脏肌钙蛋白 C 结合而激活的。成人肌浆网释放的钙是肌钙蛋白 C 活化的主要钙来源，而在新生儿心脏，激活主要依赖于 L- 型钙通道的钙内流。因此，新生儿心肌的最佳功能非常依赖于维持正常的细胞外钙浓度。肌细胞功能的其他元素是与年龄有关的，例如肌浆网钙 - ATP 酶在未成熟的心肌细胞中数量较少。这导致钙离子的再摄取相对低效，舒张期心肌舒张较慢，这个特点至少在一定程度上解释了为什么新生儿心力衰竭时，心肌舒张功能障碍更突出。

与年龄较大的儿童和成人相比，健康婴儿的血浆儿茶酚胺浓度更高，心脏交感神经密度更高。这可以部分解释为什么新生儿在内源性或外源性儿茶酚胺作用下心脏输出量变化不大。心力衰竭患儿的血浆儿茶酚胺浓度也高于同龄对照组[10]，但 β 受体密度明显降低[11]。这一结果与外源性激

表 83-1 新生儿心室特点

	与成人心室功能相比
心肌收缩力	新生儿心肌收缩力低
心室顺应性	心室顺应性极低
代偿能力：CO	因为心室顺应性低，每搏输出量储备很小，因此心输出量与心率密切相关
后负荷	新生儿心肌对后负荷增加的耐受性差
能量代谢底物	有氧条件下，新生儿心肌细胞主要以乳酸为代谢底物。无氧条件下代谢葡萄糖。1～2 岁后，逐渐变成"成人"能量代谢底物，游离脂肪酸

动剂导致儿茶酚胺受体敏感性降低类似。有证据表明，患有严重心力衰竭的儿童，β_1-肾上腺素受体与腺苷酸环化酶解偶联[11]及其他不适应的反应，导致对受体激动剂的反应减弱。除心力衰竭之外，在发绀型先天性心脏病患儿中，慢性缺氧引起交感神经系统激活和肾上腺素受体脱敏。已有综述对心肌支持的发展方面进行了回顾[12]。

充血性心力衰竭

虽然心力衰竭的基本病理生理机制与年龄无关，但心力衰竭的表现和治疗随年龄而变化。出生后第一年心力衰竭最主要的原因是 CHD，通常是由左至右的心内分流或心室阻塞性病变引起（表 83-2）。相比之下，成人心力衰竭的主要异常通常是左心室功能障碍。成人的心力衰竭通常是逐渐发生的，而新生儿心功能储备差，心力衰竭很快进展为失代偿阶段而呈急性表现。

婴儿的临床特点可见框 83-1[2]。婴儿心力衰竭的一个主要表现是继发于呼吸频率和呼吸力度增加的喂养困难。这种表现类似于大龄儿童或成年人的劳力性呼吸困难。患儿往往由于营养不良呈现经典的"干瘦"外观。虽然肝大是婴儿心力衰竭的一个常见症状（由于体循环容量增加和肝静脉淤血），但周围水肿、腹水和心包/胸膜积液症状较成年患者少见。严重心力衰竭的婴儿，由于肺动脉（pulmonary artery，PA）或左心房（left atrium，LA）增大，可对左肺主干或左肺下叶支气管产生压迫，导致气道闭塞，肺叶塌陷或远端肺叶过度膨胀，这些症状在婴儿中相对常见。长期外源性压迫，会使少数患者出现气管支气管软化症，导致长期呼吸困难——即使心力衰竭症状消除后该症状仍会存在。

发绀

发绀是先天性心脏病特征性的临床表现，当外周皮下血管中去氧血红蛋白浓度大于 5g/dl 时，患儿即可出现发绀。周围型发绀是由于组织氧摄取率增高所致，其意义是组织血流量与组织氧需求量的不匹配。中心型发绀是由动脉血氧饱和度降低所致，其意义是合并肺源性疾病或 CHD 相关右向左分流——氧含量低的静脉血经心脏缺损流入动脉系统。肺源性与心源性发绀可以通过纯氧呼吸（高氧试验）加以鉴别。肺源性发绀吸纯氧后症状可以暂时缓解，而心源性（右向左分流）不能缓解[13]。当给予纯氧通气时，动脉氧分压大于 160mmHg 高度提示非心源性发绀，如果动脉氧分压大于 250mmHg 可以排除该诊断。少数情况下，患儿可表现出上下肢差异性发绀，这是因为氧含量低的静脉血通过动脉导管在双侧或一侧锁骨下动脉开口处汇入主动脉并供应双下肢，而经过氧合的动脉血由左心射出供应上肢。

慢性低氧血症引起双重代偿反应，红细胞增多和血容量增加，以维持携氧能力。然而，血红蛋白浓度升高，增加血液黏度，导致周围循环血流淤滞，细胞聚集，可出现血栓形成。高血红蛋白血症是血栓性疾病的高危因素，尤其是合并体液丢失（如间流性腹泻病）或摄入不足（如术前禁食）的情况。

表 83-2	儿童心力衰竭的常见原因	
新生儿 < 2 周龄	新生儿 > 2 周龄，婴儿	大孩子
先天性心脏病 **左心阻塞性病变**	**先天性心脏病** **左向右分流**	**先天性心脏病** **任何病变**
● 严重主动脉狭窄	● 室间隔缺损	● 手术后
● 主动脉缩窄	● 房室隔缺损	● Palliated 循环后期心室功能恶化
● 左心发育不良综合征	● 动脉干	
	● 完全性肺静脉异常连接	**后天性心脏病**
心律失常		心肌病（特发性或特异性）
持续室上性心动过速		心肌炎
"先天性"心肌病		风湿热
由于出生性窒息，癫痫或严重的代谢紊乱导致严重的心室功能不全		感染性心内膜炎
		心律失常
		严重贫血
		营养不足

框 83-1	婴幼儿心力衰竭的临床特征

呼吸道症状

- 最初是呼吸急促
- 呼吸困难表现为喂养不良
- 后期体征：蜷缩，肋间肌衰退，鼻翼扩张
- 肺喘鸣/啰音

心动过速 - 即使在休息时

Gallop 节律

肝大

心脏扩大

外周灌注不足 - 严重的"紫青"面容

此外，大多数患有慢性发绀的儿童伴杵状指表现，这是由于缺氧导致手指和脚趾血管床上的毛细血管数量增加所致。存在低氧血症和多细胞血症的重度发绀还可引起脑或肺栓塞、脑脓肿等严重并发症，这些并发症虽然罕见但很严重。

肺血管系统与肺动脉高压[14]

从出生伊始，肺血管床功能与 CHD 临床表现密切相关。如前所述，PVR 在出生时急剧下降，出生后 2 个月时接近成人数值。CHD 的婴儿中，由于心内分流的存在，如室间隔缺损（ventricular septal defect，VSD），PVR 的下降促使血流进入低阻力的肺血管床，形成从左到右的分流。血流增加及其产生的剪切力诱导肺动脉和小动脉结构发生进行性改变。早期，这些改变包括肺动脉平滑肌细胞向无平滑肌的末端扩张和肺动脉的平滑肌细胞增生。随后，胶原蛋白与弹性蛋白在肺动脉内膜沉积，导致内膜增生，肺动脉管腔梗阻乃

至闭塞。与此相关的是肺小动脉丛状病变的发展，这是肺血管疾病的组织学特征。轻度肺血管改变对心脏重症患者临床意义不大；然而，合并广泛肺动脉中层平滑肌细胞增生的儿童肺动脉压压力不稳定，术后很可能出现肺动脉高压（pulmonary hypertension，PHT）（见下文）。肺动脉压力变化的程度，也就是肺动脉高压，经常决定能否手术。如患儿存在不可逆 PVR 增高，不适合进行矫治手术，因为如果实施手术封闭左右心分流通道将面临高 PVR，会立即导致右心衰竭。PVR 升高较轻是单心室“Fontan”循环手术的前提条件（见复杂单心室循环）。通过心导管检查，可以计算 PVR 和对不同血管扩张剂的反应性[15,16]。

儿童的循环支持

出现循环衰竭的儿童，必须及早按照标准救治流程进行评估和治疗[17]（图 83-1）。给予充分吸氧和维持循环容量。如心输出量仍无法改善，可加用血管活性药物治疗。由于新生儿和婴儿心肌发育差异，治疗心力衰竭时应考虑到与年龄相匹配的药物剂量[18-20]。如果上述措施仍无法改善心排血量，应考虑循环辅助装置支持。

药物支持[12]

β 肾上腺素受体激动剂

临床和实验研究表明，对正性肌力药的血流动力学反应存在明显的年龄差异。虽然观察到的一些差异可能是由于药代动力学不同造成的，但由于新生儿和儿童的交感神经系统及其受体和心肌细胞发育差异较大，儿茶酚胺的推荐剂量范围并不明确[12,21]。

临床实践中，儿童肾上腺素受体激动剂应该以滴定方法应用，与成人的临床应用类似。当收缩期心室功能受损时，应首选低剂量的肾上腺素，尽管多巴酚丁胺和多巴胺仍有人应用。先前多巴胺被普遍应用，但由于其“心外”不良反应较多，现在已较少被推荐应用[22]。也可以根据临床反应和血流动力学监测结果，联合其他血管活性药物。大剂量肾上腺素、去甲肾上腺素或其他类型血管收缩剂如血管升压素（见下文）可用于难治性循环衰竭，特别是存在全身血管扩张的情况下，这种情况偶可见于儿童体外循环（cardiopulmonary bypass，CPB）后。异丙肾上腺素是一种非特异性肾上腺素激动剂，其主要心血管作用是舒张血管和提高心率。这种药物很少在重症监护中使用，除非是在心率极低且未安装心脏起搏器的情况下用于提高心率。当给予新生儿高剂量的儿茶酚胺支持时，应特别谨慎，因为发育原因心室顺应性差，可能会导致心室舒张末期压进一步升高。儿茶酚胺诱导的心肌坏死已在新生儿动物模型中被证实[23,24]。所有肾上腺素激动剂大剂量应用时，都应谨慎，因为它们可能进一步对已经衰竭的心脏造成不利影响，增加心率，升高 SVR，导致心肌耗氧量增加。

磷酸二酯酶Ⅲ抑制剂

磷酸二酯酶（Phosphodiesterase，PDE）Ⅲ抑制剂因具正向肌力和血管扩张作用，已成为治疗新生儿和儿童心力衰竭的重要药物。尽管米力农是儿童最常用的药物，但临床应用的 PDEⅢ抑制剂如氨力农、米力农、依诺昔酮对心血管系统作用类似[25]。通过抑制环腺苷一磷酸（cyclic adenosine monophosphate，cAMP）的降解，增加细胞内钙离子浓度，从而增强心肌细胞收缩力。此外，钙的重吸收，cAMP 依赖的过程增强，有助于心肌充分舒张，这对改善新生儿心脏功能来说至关重要。在一项针对心脏手术后新生儿和幼儿的多中心随机对照研究中，预防性应用米力农可减少低心输出量综合征的发生率[26]。针对婴儿和儿童的临床研究表明，联合应用 β1 受体激动剂和 PDE Ⅲ抑制剂如氨力农、米力农或依诺昔酮时会产生协同效应，而且这种效应在新生儿中可能比成人更明显。在临床应用中，PDE Ⅲ抑制剂的显著血管舒张作用是一个有用的特性，因为低心输出量常与 SVR 和 PVR 升高有关，这在心脏手术后的年轻患者中有很好的记录[27]。米力农被广泛用于儿童心脏手术后低心输出量综合征伴 SVR 升高的初始治疗[28]。

血管升压素

精氨酸 - 血管升压素是肾上腺素血管收缩剂的替代品，用于治疗脓毒症或 CPB 后因血管扩张引起的顽固性低血压[29-31]。血管升压素直接作用于血管平滑肌的血管升压素 V1 受体，对心肌或心脏传导系统无直接影响。

系统性血管舒张药

这类药物用于降低 SVR，减轻后负荷和提高心输出量（表 83-3）。这点对新生儿非常重要，因为未发育成熟的心肌对 SVR 升高耐受性较差。血管扩张剂也用于治疗主动脉缩窄术后或其他左心阻塞性疾病术后出现的高血压。血管舒张剂对静脉有扩张作用，会对前负荷有不同程度的影响，其表现取决于最终舒张末压在心功能曲线上的位置。如果前负荷降低使舒张末压降至心功能曲线的平台前斜坡部分，则只有通过输入适当的液体优化前负荷，每搏输出量才能维持或增加。直接放置左心房压力监测常用于确定新生儿左心负荷情况。全身性血管扩张剂在全身性低血压和左心室流出道（LVOT）梗阻患者中应慎用，因为有造成严重体循环低血压和心肌缺血的危险。

在儿童中，硝普钠是常用的全身血管舒张剂，因为其强大的动脉扩张特性和短的半衰期，使其既有效又高度可滴定使用。硝酸甘油是另一类短效药物，在大剂量时扩张动脉，小剂量时以扩张静脉为主。苯氧苄胺是一种长效肾上腺素阻滞剂，在一些儿童心脏手术中心使用[32,33]。

在急性期过后，肠道条件允许时，可以应用血管紧张素转换酶（angiotensin-converting enzyme，ACE）抑制剂，如卡托普利和依那普利[34]。它们具有外周血管和神经激素作用，通过激活参与心肌细胞和成纤维细胞生长和凋亡的细胞内

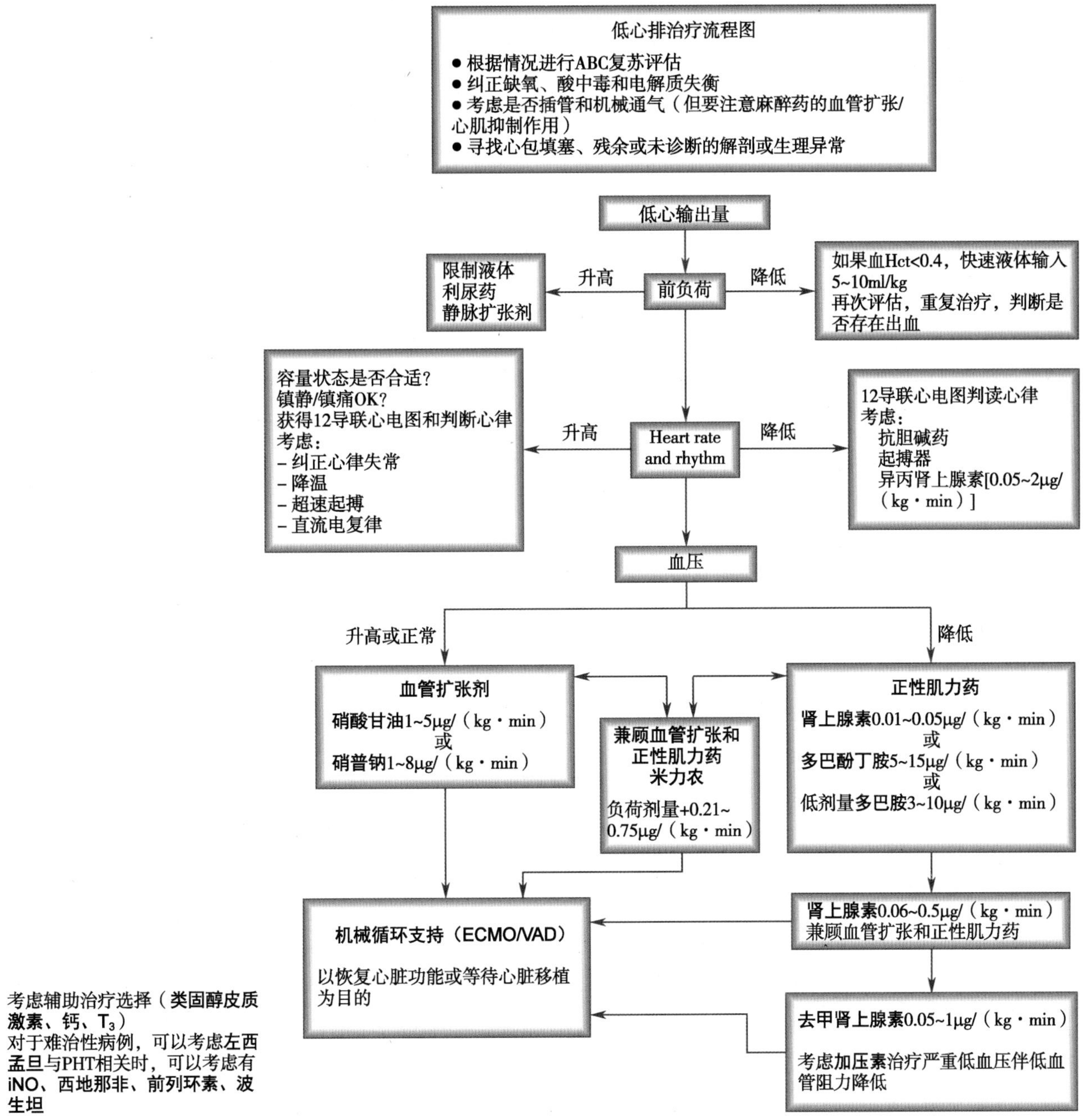

图 83-1　儿童低心输出量的治疗流程

信号通路，直接影响心肌。成年人的研究已经证实 ACE 抑制剂可以改善心力衰竭患者的生存和症状，部分是由于其有心脏重塑作用。ACE 抑制剂在儿童中的应用效果还不清楚。在左向右分流或二尖瓣 / 主动脉关闭不全和左心收缩功能障碍引起的心力衰竭患儿中，ACE 抑制剂具有显著血流动力学益处。长期应用血管紧张素转换酶抑制剂治疗慢性左心室容量过负荷的儿童，不仅可以有效减轻左心室容量负荷，而且还可以改善心脏肥大 [35, 36]。然而，ACE 抑制剂和安慰剂的多中心随机对照试验表明，依那普利对 1 岁内单心室婴儿未显示疗效，无论在躯体生长、心室功能改善程度，还是心力衰竭的严重程度方面 [37]。由肌肉疾病引起的心脏病，即杜氏心肌病（cardiomyopathy，CM）可能从 ACE 抑制剂中获益，因为它似乎可以延缓心脏病的发展 [38]。左心梗阻患者应避免使用血管紧张素转换酶抑制剂。

地高辛

地高辛通过抑制 Na/K ATP 酶而具有弱的正性肌力作用，也具有降低外围神经激素系统的作用。一些对成年人的研究表明，地高辛可以改善心力衰竭的症状 [39]。虽然没有研究显示患者的生存状况有所改善 [39, 40]，但人们对地高辛治疗心力衰竭的作用又重新产生兴趣。地高辛被广泛用于治疗儿童心力衰竭，但是仍没有足够的数据来支持它的疗效，这与成人研究结果类似 [20]。对于有症状的心力衰竭和低射血分数的患者，特别是联合使用卡维地洛或胺碘酮者，以及有

表 83-3 血管活性药在儿童中的应用

肾上腺素激动剂

	静脉用药剂量	ALPHA 1	BETA 1	BETA 2	DOPA	注释
多巴胺	1～5μg/(kg•min) 5～15μg/(kg•min)	0 0/++	+/++ ++		++ ++	小剂量时β介导的正性肌力作用 大剂量时α介导的血管收缩
多巴酚丁胺	2～15μg/(kg•min)	0	+/+++	0/++	0	
肾上腺素	0.01～0.1μg/(kg•min) 0.2～0.5μg/(kg•min)	0/++ ++/+++	++/+++ ++++	++/+++ +++	0 0	低剂量β-2效应为主 高剂量α缩血管效应为主
去甲肾上腺素	0.05～0.5μg/(kg•min)	++/++++	+	0	0	增加SVR用于治疗血管扩张相关的严重低血压
异丙肾上腺素	0.02～0.4μg/(kg•min)	0	++++	++++	0	主要的变力效应。β-2效应引起血管扩张

其他心血管药物

	剂量	作用
氨力农	新生儿：15分钟内4mg/kg，3～5μg/(kg•min)静滴维持 >4周龄：30分钟内1～3mg/kg，5～15μg/(kg•min)维持	心脏：轻度非肾上腺素正性肌力和松弛作用 血管：全身和肺血管扩张剂
米力农	所有年龄段：50～75μg/kg，20分钟以上，0.25～0.75μg/(kg•min)静滴维持	导致血小板减少 乙酰剂代谢缓慢者，减少氨力农剂量 肾衰竭时减少米力农剂量
左西孟旦	0.05～0.2μg/(kg•min)静滴24小时	作用维持3～7天
地高辛	初始剂量：15μg/kg，6小时后5μg/kg，12小时后5μg/kg，缓慢静脉注射或口服	延迟房室传导，用于治疗室上性心动过速，轻度变力性，可缓解充血性心力衰竭症状 过量时心动过缓、室上或室性心律失常 目标血浆水平为0.8～2.0ng/ml 肾衰竭需要调整剂量
艾司洛尔	室上速和围手术期高血压的短期用药，5～200μg/(kg•min)静脉注射	心动过缓 低血压 支气管痉挛
硝普钠	0.5～8μg/(kg•min)静脉注射 需要实时血压监测	体循环和肺血管扩张 低血压显著 氰化物毒性 • 最早症状：代谢性酸中毒 • 使用超过48小时或肾功能衰竭时，监测硫氰酸盐
卡托普利	口服：0.05mg/kg作为起始剂量，然后逐渐增加至0.4mg/kg(偶尔增加至1.0mg/kg)，滴定至起效(全身血压)。8小时给药	全身血管扩张/低血压 血钾水平小幅升高
硝酸甘油	0.2～8μg/(kg•min)静脉注射 需要实时监测血压	体肺循环血管扩张
普萘洛尔	法洛四联症高色素血症时，缓解急性RV痉挛性RV流出障碍 0. 05～0.1mg/kg静脉注射 系统性高血压，2～6mg/kg分4～6次	心动过缓 低血压 支气管痉挛 嗜睡

肾功能障碍风险的患者，推荐使用此药作为替代药物，并对其血药浓度进行监测[41]。

利尿剂

利尿剂被广泛用于心力衰竭儿童的治疗[20]，主要目的是改善肺充血的症状。目前还没有儿科研究表明，在心力衰竭中使用利尿剂可以降低发病率或死亡率，尽管心脏手术后液体超载被认为与不良预后有关[42-44]。速尿是小儿心脏治疗中应用最广泛的利尿剂。在急性情况下，静脉给药速尿优于口服，但研究表明，连续输注比间断静注更能平稳地控制液体和电解质的转移[45]。保钾利尿剂如螺内酯也被广泛应用于速尿的联合治疗，特别是在长期治疗中。虽然多巴胺有利钠作用，但没有证据支持使用多巴胺可预防或治疗肾脏损害。

β- 受体阻滞剂

虽然 β- 受体阻滞剂在成人心力衰竭中的治疗作用已确立，但儿童获益的证据有限，且基于小型研究[34,46-49]。最近发表的一篇论文表明，ACE 抑制剂基础上联合 β- 受体阻滞剂的疗效甚微[50]。由于 β- 受体阻滞剂在成人心力衰竭患者生存优势的结果，用于大龄儿童和青少年似乎是合理的，但对年幼儿童和新生儿应用时应格外谨慎，因为各年龄组间可能存在差异，如遗传学、药理学和心脏衰竭原因[51]。此外，β- 受体阻滞剂在心力衰竭患者中使用也应格外谨慎。β- 受体阻滞剂在儿童高血压和心室流出道梗阻的治疗中具有重要作用，如法洛四联症。

左西孟旦

左西孟旦能增强心脏收缩力和血管舒张且不影响细胞内游离钙浓度，为治疗严重心室功能障碍提供了一种新的辅助疗法[52]。该药物通过增强心脏肌丝对钙的敏感性而起作用。左西孟旦是一种主要通过其活性代谢物发挥作用的前体药物，具有较长的消除半衰期，单次给药后效果最长可达 7～9 天，与静脉注射以儿茶酚为基础、半衰期极短的正性肌力药形成鲜明对比。左西孟旦对心脏的作用不但表现在改善收缩功能，而且在舒张功能上也有改善。在严重心力衰竭患者中，舒张功能明显受损。在理解左西孟旦的临床效用时，其中一个问题是如何量化左西孟旦的松弛效应，将其与变时变力效应区分开来。Jorgensen 等[53]发表了一项关于左西孟旦在成年主动脉瓣疾病患者中应用的研究。他们明确地证明左西孟旦具有直接的正向松弛效应，可缩短等容舒张时间，改善左心室充盈。

在儿童中使用左西孟旦的尝试越来越多[54-56]。一项随机双盲对照临床试验表明，左西孟旦在儿童心脏手术后给药的效果至少与米里农一样，左西孟旦组的心肌氧需求明显降低[57]。一些学者建议将左西孟旦与其他正性肌力药物交替使用，来治疗失代偿性心力衰竭儿童[58]。还需要更多的临床试验来支持左西孟旦在心脏手术后和心力衰竭时作为常规正性肌力药物的使用。

甲状腺激素

甲状腺激素[三碘甲状腺素（T_3）和甲状腺素（T_4）]在调节心脏代谢[59]、上调 β- 肾上腺受体和增加心肌细胞收缩力等方面发挥重要作用[60]。严重的疾病能使 TSH 正常或降低，尽管 T_3 水平很低，即所谓的非甲状腺疾病综合征或甲状腺病态综合征。该情况可见于小儿 CPB 后[61-63]，但其重要性存在争议，尽管临床研究表明，T_3 的补充可以增加心率，同时不会降低全身血压[64]，并可能增强婴儿 CPB 后的心脏功能储备。一个双盲安慰剂对照试验显示，小于 2 岁儿童 CBP 术后补充 T_3，超声心动图虽然显示有些指标更好，但没有发现拔管时间和其他临床终点上的优势[65]。进一步年龄分层分析显示，对于 5 个月以下的婴儿 T_3 组在拔管时间和正性肌力药物用量上有优势[66]。但常规应用 T_3 对甲状腺功能正常的危重儿童治疗，还需要进一步的研究。

胰岛素

严格的血糖控制（tight glycemic control，TGC）对是否改善危重症的预后仍存有争议[67]。一项包括心脏手术后儿童的随机对照试验显示[68,69]，虽然支持在一般的儿童重症患者中干预，但未能为心脏术后儿童营养 TGC 提供证据[69,70]。Agus 等进行的亚组分析表明，在大于 60 天的患儿组，TGC 降低了感染风险[71]。目前不推荐对心脏手术后儿童使用 TGC。

类固醇

在一些心脏中心，类固醇被用于患儿围术期，一般用于 CPB（术前或术中）或术后肾上腺功能相对不全。CPB 可诱发全身性炎症反应综合征，因此，类固醇被预防性应用以预防或减轻炎症反应[72,73]。然而，术前应用类固醇激素的研究显示出不同结果，患儿是否从中受益受到质疑[74-78]。与重症相关的肾上腺功能不全类似，经历 CPB 的患儿也会出现肾上腺功能绝对或相对不全，这可能诱发或演变为心脏手术后低心排血量综合征。因此，类固醇常被用于心脏术后低血压和肾上腺功能不全的治疗[79]。

肺血管扩张剂和预防 / 治疗 PHT 的其他策略[14]

氧本身是一种有效的肺血管扩张剂，无论是提高肺泡内氧浓度，还是肺动脉氧饱和度，都可以降低 PVR。肺容积也影响 PVR，过低或过高的肺容积都会升高 PVR。避免肺不张、肺泡和肺动脉缺氧是降低 PVR 和 PAP 简单有效的初始策略。

PVR 升高可见于所有 CPB 后反应性肺动脉高压的儿童[27]，通常发生在左向右分流纠正后或术前肺静脉高压患者[80]。围术期肺动脉高压的其他危险因素包括 CPB 持续时间过长和手术时机较晚。在当今，早期的矫正手术已经大大减少了婴儿围手术期 PHT 的危险。在完全阻塞性肺静脉异位引流、永存动脉干和因先天性二尖瓣狭窄行二尖瓣置换术后的新生儿或婴儿 PHT 仍较多见。轻度至中度 PHT 患儿无论是否合并 RV 功能障碍，如心脏移植术后[81]或需要低 PVR 的 Fontan 循环[82]，都可以从肺血管扩张剂获益。在给予肺血管扩张剂之前，应考虑针对 PHT 的预防和治疗的一般措施（表 83-4）。对于心脏手术后 PHT 的高危人群，可于术中制造一个房间隔缺损（atrial septal defect，ASD），利用右向左分流维持 LV 充盈。右向左分流好比一个压力“安全阀”，在一定程度上允许体循环脉氧饱和度降低，以保持左心室充盈和心输出量。

从临床来看，大多数静脉应用降低 PHT 的药物是非选择性的，可以同时扩张肺循环和体循环血管床，其中包括妥拉唑啉、前列腺素 E_1、前列环素和硝酸酯类。前列环素是一种短效血管扩张药，通过增加细胞内 cAMP 浓度发挥作用，已广泛用于治疗儿童原发性 PHT[83]。这些药物对肺循环的特异性不高，临床应用时，因为常导致严重的低血压而受到限制。与此相反，硝酸盐、硝基苯丙酸钠和一氧化氮通过激动鸟苷酸环化酶起作用，增加细胞内环磷鸟苷酸水平并由 PDE5 灭活。

一氧化氮在常温下为气体，是一种内源性内皮细胞源性血管扩张剂。如果以雾化形式吸入，会选择性扩张肺血管床，治疗 PHT[84]。一氧化氮通过肺泡扩散到邻近的肺动脉平滑肌。吸入一氧化氮（inhaled nitric oxide，iNO）已被随机对照试验证明是一种有效和安全的 PPHN 治疗方法。虽然结果获益的证据主要来自一项随机对照研究[85]，但有大量的证据表明，iNO 对小儿心脏患者有效，包括先天性心脏病手术后[86, 87]和儿童心脏移植术后急性 PHT 的患者。iNO 可用于 PHT 患者的术前评估[16, 88]。最近一项 meta 分析比较 iNO 与安慰剂或 PHT 常规治疗对先天性心脏病患儿手术后 PHT 的疗效，结果显示 iNO 没有改善死亡率、肺高压危象发生率和血流动力学参数；但是，纳入的研究数量有限，而且可能存在偏倚，妨碍了结论的可靠性，仍需要进一步研究[89]。

其他用于儿童的选择性肺血管扩张剂包括吸入性前列环素[90, 91]、PDE 5 抑制剂西地那非[92-95]和内皮素 1 受体阻滞剂波生坦[96-98]。吸入用前列环素（iloprost，伊诺前列素）可能对 PPHN 和接受心脏手术的 CHD 患儿的治疗有帮助[99]，但除了小规模研究外，还需要持续的临床试验来支持吸入前列环素有效。PDE5 抑制剂西地那非在儿童 PHT 的临床治疗

表 83-4 肺动脉高压的防治策略

策略	注释
解剖研究	排除残余或未诊断的解剖异常
允许性右向左减压	在有风险的情况下，主动残留 ASD 会起到“减压”的作用
镇痛 / 镇静	有助于机械通气，降低交感兴奋性
纠正酸中毒	呼吸或代谢性酸中毒增加 PVR
维持氧合	正常 / 高肺泡和混合静脉 PO_2 降低 PVR
改善 HCT	确保最佳氧气输送和较高的混合静脉 PO_2
改善心输出量	确保最佳氧气输送和较高的混合静脉 PO_2
肺血管扩张剂	选择性降低 PVR

中得到越来越多的应用。波生坦似乎对 PHT 患儿和 PPHN 患者有良好的作用[100, 101]，尽管还缺乏强有力的证据。

体外循环支持

在严重循环衰竭的情况下，机械循环支持可以挽救生命[102]。机械循环支持的目的是提供最佳的体循环血流；帮助心脏减负和“休息”，促进心脏恢复；或作为心脏移植的桥梁。体外膜氧合（extracorporeal membrane oxygenation，ECMO）和心室辅助装置（ventricular assist devices，VADs）是提供机械循环支持的两种有效形式。ECMO 是一项成熟的技术，已用于 2.5 万多名呼吸衰竭新生儿的呼吸支持，预期存活率达到 75%[103]。随机对照试验显示，ECMO 用于呼吸支持具有良好的短期和中期预后[104]。随后 ECMO 被用于儿童顽固性循环衰竭的循环支持（见第 91 章）。ECMO 的主要优点包括提供双心室支持、呼吸支持以及易于紧急启动；然而，它应用的时间仅限于数天或数周[102]。随着小型设备的发展，VAD 在儿童中的使用变得更加方便，VAD 的优点是可以使用几周或几个月，这有助于受体等待供体器官移植。应用于儿童急性心脏手术后适应证的单中心系列研究[105]和合作登记的 ECMO[103]或 VADs 数据报告了相近的存活率，其存活出院率约为 40%，而这些儿童在没有机械支持的情况下无法存活。ECMO 幸存者的短期和长期随访及预后在不同的报告中存在差异，在未来的研究中应进一步探讨[106]。文献报道显示，在儿科心脏 ICU 和心导管室，实施紧急 ECMO 支持是治疗心搏骤停的有效措施[107]。CPR-ECMO 的院内存活数据似乎令人鼓舞，估计存活率超过 40%[108]，但远期神经系统随访数据不足且有争议[108-110]。

知识点

1. 未成熟心肌几乎没有储备功能，对前负荷和后负荷的耐受性均较差。
2. 婴儿的心输出量严重依赖于心率。
3. 高氧试验有助于区分由心内分流引起的发绀与肺内通气灌注失配。
4. 控制肺循环、PVR 和右心室功能对于理解和处理 CHD 至关重要。
5. 全身血管扩张剂在平衡分流循环和治疗儿童心力衰竭中起着重要作用。

获得性心脏病

心肌病

儿童心力衰竭最常见的两个原因是 CHD 和 CM。CM 是一种原发性或继发性心肌疾病，可由各种病因导致心血管功能障碍，可发生于各个年龄的儿童和成人（见第 82 章）。根据其病理生理学，CM 可分为扩张型、肥厚型、限制型或致

心律失常型室性 CM。左心室心肌致密化不全也被认为是先天性心肌病。

Nugent 等对澳大利亚儿童进行了一项为期 10 年的大型研究，报告称 10 岁以下儿童，CM 的发病率为 1.24/10 万例[111]，这一发现与美国最近报道的一项研究惊人地相似[112]。Nugent 等的研究显示，184/314 例（59%）为扩张型 CM，80 例（25%）为肥厚型 CM，8 例（2.5%）为限制型 CM，42 例（13%）未分类，这其中 29 例（69%）为 LV 心肌致密化不全。该研究显示，20% 的心肌病患者为家族性，8.9% 的 CMs 存在与 CM 相关的特定线粒体或代谢性疾病。在 Nugent 等的研究中接受心肌活检的儿童，根据 Dallas 标准，40.3% 的儿童有淋巴细胞性心肌炎的组织学证据[113]，这与成人仅 10% 的淋巴细胞性心肌炎形成对比[114]。

症状

CM 大多数儿童表现出心力衰竭的体征和症状，包括呼吸困难、上腹部不适、恶心和呕吐。腹部症状常被误诊为是肠胃炎的表现，有经验的临床医生会意识到 CM 腹部症状不伴有腹泻。CM 腹部症状可能与右心力衰竭引起的肝充血和肠道水肿或内脏血管收缩引起的肠缺血有关。扩张型 CM 急性发作时，如存在流感样前驱症状，强烈提示心肌炎。一些心肌炎儿童迅速起病，以心源性休克为典型暴发性 CM[115, 116]。在某些情况下，CM 以心律失常为特征，在 LV 心肌致密化不全和心律失常型 CM 患者中多见。

根据 CM 的类型，急性 CM 患者的 X 线胸片可显示不同程度的心影扩大和肺静脉充血，在扩张 CM 时更为突出。超声心动图有助于明确诊断，能够区分 CM 类型和提供短期和长期随访。在扩张型 CM，超声心动图可提供左心房和心室扩张和收缩舒张功能受损程度，以及二尖瓣、三尖瓣反流情况。心电图特征大多是非特异性的，包括心肺扩大、心室肥厚、ST、T 波变化和心律失常。Q 波的存在提示存在左冠状动脉起源于肺动脉畸形（left coronary artery from PA，ALCAPA）。如果不能通过超声心动图明确排除 ALCAPA，应行冠状动脉造影或 CT 血管造影。

由于 CM 是由各种获得性或遗传性疾病引起的，因此区分继发性（病因可治愈）或原发性 CM 是非常重要的。因此，应尽可能明确病因，如维生素缺乏、病毒和细菌感染、自身免疫紊乱以及遗传和代谢等。心肌内膜活检明确诊断心肌炎和其他原因所致的心肌病。

预后

最近的研究报道了儿童 CM5 年生存率在 64%～84%，其中心脏移植对生存率的影响有多少还不清楚。与心肌炎不同，猝死在儿童扩张型 CM 中并不常见，但在心律失常型和 LV 心肌致密化不全型 CM 却可以是初始症状。对于保守治疗无效的 CM 患儿，特别是持续需要静脉应用正性肌力药物、呼吸机或体外循环支持的患儿，以及复发性心律失常型 CM，适合早期心脏移植[117]。尽管如此，心室功能仍有可能晚期恢复[118]。儿童心肌炎所致 CM 的预后与成人有差异，在活着到达医院的儿童中存活率高达 80%[119, 120]。很多急性期存活下来的儿童心脏功能可以恢复正常，这与成人形成鲜明对比，1 岁死亡率为 20%，5 岁则上升到 56%[114]。

失代偿性 CM 的 ICU 治疗

在患有急性心力衰竭、低血压或心源性休克的儿童中，β- 肾上腺素激动剂可改善心室收缩功能，特别是对于扩张型 CM 和心肌炎的儿童。然而，根据临床情况和给药剂量，肾上腺素激动剂的变力和变时性作用可进一步增加舒张功能障碍，这在肥厚性 CM 患者中较为常见。在这种类型的 CM 中，肥厚的心室对心动过速耐受性很差，早期谨慎地应用 β- 受体阻滞剂或许可改善舒张期充盈。PDE Ⅲ抑制剂如米力农对急性心力衰竭（扩张或肥厚 CM）有血流动力学方面的益处，可改善收缩期和舒张期功能障碍。在 ICU 治疗儿童急性心力衰竭方面，目前没有足够的数据支持单独应用血管扩张剂。美托洛尔和卡维地洛等 β- 受体阻滞剂可能对慢性心力衰竭有益处[34, 46, 47]，但在血流动力学不稳定的儿童中应避免使用，ACE 抑制剂也应避免使用。利尿剂应用会使肺静脉充血和肺水肿的儿童获益。然而，在失代偿性肥厚性 CM，需要足够的心室充盈，因此，应谨慎使用利尿剂以避免低血容量。

鼻腔或面罩持续正压通气可提高胸腔内压，从而减少呼吸肌做功，降低左心室后负荷，改善症状[121]。重度心力衰竭患儿 SVR 高，无心室储备功能。因此，如果使用镇静剂以便于气管插管或 ICU 操作时，需要非常小心。应选择对心血管系统影响最小的药物，并在滴定镇静剂量时，选择代谢周期较短的药物。

严重心功能障碍的儿童可考虑抗凝治疗。尽管存在争议，对于疑似急性心肌炎的患者静注免疫球蛋白仍普遍应用。除非，基础血液检查可排除 CM 的原因并非相关物质缺乏，所有患儿均应给予大剂量维生素 D、肉碱（左卡尼汀）和辅酶 Q10 治疗。

机械循环支持，如 ECMO 或 VADs，可挽救心肌炎或合并心源性休克 CM 患儿的生命[122, 123]。在因心力衰竭而需要 ECMO 支持的新生儿和儿童中，CM 和心肌炎的患者比其他原因导致心力衰竭的患者存活率更高[103]。接受机械支持治疗的暴发性心肌炎的儿童，有很大一部分会恢复心室功能。那些无法恢复的患者可以接受心脏移植。显然，与心脏移植相比，心功能恢复正常的儿童预后更好。一个多中心系列研究显示[120]，非移植存活者心室功能恢复的中位时间是 9 天。心室功能恢复的绝对时限尚未确定，但如果支持 10～14 天后心脏仍未恢复，则可以考虑心脏移植[124]。

知识点

1. 机械循环支持对许多严重的心力衰竭儿童，是有效的桥梁，帮助其过渡到疾病恢复或心脏移植。
2. 在机械循环支持的时代，儿童急性暴发性心肌炎应视为一种可恢复的疾病。

先天性心脏病

CHD 分为中度或重度，活产婴儿中发病率大约为 6/1 000，其中 2.5～3 个在出生后即需要心脏专科监护。合并其他畸形的 CHD 患儿预后较差。与心血管受累相关的各种综合征对儿童重症监护者至关重要，他们必须重视心脏和其他方面的治疗 [125]。21- 三体（唐氏综合征）CHD 发病率很高，特别是房室隔缺损（atrioventricular septal defects，AVSDs）。22 号染色体的 q11 区域的缺失与一组心脏畸形（圆锥动脉干畸形，如永存动脉干、法洛四联症）和心外异常有关 [126]。后者中，胸腺发育不全使婴儿有细胞免疫受损和继发于甲状旁腺功能减退的低钙血症的危险。

许多先天性心脏病的分类方法被提出。儿童心脏病学家习惯基于心脏解剖学畸形，重症医学偏向于生理学角度。

以左右分流为主的病变

VSD 是血液从左到右分流的典型病变。ASD、AVSDs、动脉导管未闭（patent ductus arteriosus，PDA）、永存动脉干等也属于左向右分流病变。心室输出将遵循阻力最小的路径，导致血液分流穿过缺陷进入肺部，因为 PVR 低于 SVR。分流量的大小，表现为肺血流量与全身血流量的比值（Qp∶Qs），取决于缺损的大小和 PVR 的水平。如果缺损直径很小，缺损两侧存在阻力，从而限制左向右的分流量，可保持缺损两侧的压力梯度。直径较大的缺损则无限制性，左右心室间无压力梯度，在这种情况下，血流完全依赖于 PVR 与 SVR 的比值，PVR 越低，分流和肺血流量越大。

小的限制性缺损很少在婴儿期引起症状，通常表现为偶然发现的心脏杂音。由于肺血流增加，存在较大的非限制性缺损的婴儿会逐渐发展为充血性心力衰竭，这种情况发生在最初几周 PVR 下降时 [127]。因此，中度或较大的非限制性缺损导致肺血流量增加（高 Qp∶Qs）和 LV 容量做功增加。LV 的容量负荷增加会导致 LV 扩大和衰竭。如果左向右大量分流未纠正，PVR 会逐渐上升。初期 PVR 上升是由于肺动脉平滑肌增生所致，这是可逆的，但后期可导致不可逆的肺血管梗阻性疾病 [128]，最终导致 PA 压力和血管阻力超过体循环，导致分流逆转（从右到左）和发绀（艾森曼格综合征）。因此，所有先天性心脏病患儿在发生严重的肺血管病变前，都必须采取措施，通过纠正或姑息性手术（如肺动脉环缩）纠正或保护肺部。除孤立的房间隔缺损外，大多数需要手术干预的左向右分流的缺损在 1 年内发生心力衰竭，并且与 PHT 有关。主要病变描述如下。

室间隔缺损

解剖学 VSD 可发生在室间隔的任何部分，按位置分类 [129, 130]，最常见的是膜周部 VSD。它可能单独存在或与其他心脏畸形并存。

病理生理学：心室水平的左到右分流，分流量取决于缺损大小和 PVR，分流导致肺泡内血流增加、LA 扩张和 LV 容量超负荷。

许多小的 VSDs 会自发关闭 [131]，但如果缺损没有闭合或缺损是无限制性的，婴儿将出现生长缓慢和充血性心力衰竭症状。未治疗的 VSD 会导致 PHT，并发展为不可逆性肺血管梗阻性疾病，最终发展为艾森曼格综合征。不可逆性 PVR 增高的患者不适合 VSD 闭合，因为 RV 无法承受过度增高的肺动脉压力。

室间隔缺损闭合术 大多数 VSDs 首选外科手术修复 [132]，在 CPB 下使用补片进行闭合。一些缺损可以通过心导管术使用闭塞装置修补 [133]。偶尔，对初诊高危或无法完全修复的新生儿进行 PA 条带治疗，以减少肺血流量和保护肺血管床。这种情况多见于复杂先天性心脏病，合并多重缺陷，或非常小的早产儿。然而，这些保守的策略受到一些外科医生的质疑 [134, 135]。

术后管理 大多数择期 VSD 闭合术的儿童可以顺利拔管。严重心力衰竭或术前 PHT 的患者，与复杂先天性心脏病患者一样，在术后早期采取更为谨慎的治疗方法，可使其获益。低心排血量或肺水肿可能在术后早期出现，由全心肌收缩力不足或 VSD 残留（应用术中经食管超声造影技术后罕见）引起。由于目前 VSD 多早期修补，PHT 相对少见。然而，迟发病例可能存在 PHT，术后可发生危及生命的肺动脉高压“危象”。术中放置 PA 导管有助于早期发现和处理此类事件 [136]。临床上交界性异位心动过速（junctional ectopic tachycardia，JET）[137, 138] 和完全性房室传递阻滞是室间隔手术的常见风险。完全性阻滞可能是短暂的，但如果 AV 节律在 7～10 天没有恢复，则需要安装永久起搏器 [139]。

房间隔缺损

解剖学 在解剖学上，心房缺损分为四种类型，可单独发生或与其他 CHD 合并发生 [128, 140]。继发孔缺损是 ASD 最常见的形式，位于房间隔（卵圆窝）的中心位置。原发孔缺损是 AVSD 的一部分（见下文）。静脉窦缺损发生在上腔静脉或下腔静脉交界处附近，通常与部分肺静脉异位引流有关。冠状窦缺损是由于左心房和冠状窦之间房壁缺损，导致左心房血液通过冠状窦到达右心房。

病理生理学 心房水平的血液从左到右分流导致右心房和右心室扩张，肺血流量增加。超过 5% 的 ASD 患儿在出生后第一年发生充血性心力衰竭。小的自限性缺损在出生后两年内会自发关闭。ASD 相关的 PHT 在儿童时期相对少见，在 10 岁以下的未手术儿童中发病率为 13%，但如果缺损持续存在，患者可能进展到不可逆的 PHT[141]。偶尔有原发性 PHT、肺发育不全或类似疾病的婴儿或幼童表现为 ASD 明显的右向左分流。在这些情况下，ASD 是有益的，它能减压右心负荷，其表现是 PHT 的结果，而不仅仅是因为 ASD 的存在。一些未治疗的病例在成年后可能发生房性心律失常。

ASD 闭合术 中央型继发孔 ASD 常可通过心脏导管置入 ASD 闭合装置修补 [142, 143]。如果出现 ASD 闭合装置并发症可采取手术治疗 [144]。大的缺损和其他类型缺损首选 CPB

下手术修补。手术指征为出现心力衰竭症状并且或在 3～5 岁择期进行，因为在这个年龄之后自发闭合的可能性很低。单纯 ASD 闭合手术基本上没有死亡风险，远期预后良好[145]。

术后管理　绝大多数择期 ASD 患者，术后数小时内可拔除气管插管。ASD 闭合术后出现的并发症包括：①窦房结功能障碍：表现为不适当的变时反应或房性、交界性心律失常。这一问题是由于窦房结的直接创伤，或者手术过程中血供中断造成的。②心包切开术后综合征：表现为术后数周内发热、不适、淋巴细胞增生、恶心、呕吐或腹痛。这些症状与无菌性炎症反应有关，该反应还可导致心包积液甚至心脏压塞。近期有心脏手术史并出现上述症状者应高度警惕该综合征和潜在心脏压塞的可能，特别是在胸部 X 线检查中发现心脏增大。③ PHT：在 ASD 修复后的儿童中，PHT 相对少见，而在漏诊的成年患者中术后 PHT 更为多见。④静脉阻塞：肺静脉或腔静脉阻塞可发生于静脉窦缺损修复的病例。⑤左心室功能不全：合并短暂左心房压升高和肺水肿偶见于老年 ASD 修补术后，往往由于慢性右心室负荷过重和左心室顺应性降低所致。

房室隔缺损

解剖学　AVSD[146] 的原因是房间隔下部未能与室间隔上部融合。所有 AVSDs 的标志是存在一个共同的房室连接和共同的房室瓣，有 2 个桥瓣（前、后）和 3 个小瓣叶。共同房室瓣具有不同程度的性能。该缺损包括 3 个潜在的组成部分，即原发孔 ASD、VSD 和异常的房室瓣。该病可表现为部分型 AVSDs 和完全型 AVSDs。部分型 AVSDs 有时被称为原发孔 ASD，表现为 ASD 和房室瓣裂隙，前、后桥瓣融合，形成分离的右孔和左孔（三尖瓣和二尖瓣）。完全型 AVSD 另外有一个 VSD，且桥瓣没有融合，因此，存在一个共同的孔。根据共同房室瓣与心室的关系，AVSDs 可分为平衡型和不平衡型。当它与两个心室均匀分布为平衡型，如果倾向于其中一个心室，则为不平衡型，在这种情况下，可能出现相反心室的发育不全。AVSD 病变常见于唐氏综合征患儿。

病理生理学　部分型缺损与继发孔 ASD 类似，在心房水平从左到右分流导致 RA 和 RV 容量过负荷。相关的左心房室瓣关闭不全可能导致明显的反流和症状恶化。完全型缺损，心室水平的左右分流常导致出生后 2 个月时发生充血性心力衰竭。如果在 6～9 个月龄之前没有进行修复，就会发生 PHT 和肺血管闭塞性病变，唐氏综合征患儿出现更早。

手术　部分型缺损通常在 1～5 岁进行择期修复，而完全型通常在 3～6 个月进行修复，以避免严重的肺动脉高压并发症[146]。不平衡的 AVSDs 如果合并一个心室发育不全，可进行单心室成型术。

术后管理　AVSD 术后出现的问题包括 PHT[147]，尽管这在当前进行早期手术修复的时代并不常见。残余病灶如左心房室瓣残余反流或残余 VSD 会影响术后恢复，需要及时诊断和积极地治疗，包括在必要时再次手术。如果修复后出现轻度房室反流瓣反流，使用硝普钠或米力农降低后负荷是有效的。如果残留的瓣膜功能不全持续存在或恶化，应考虑再次手术。AVSD 修复后左心房压力升高可能是由于左心室瓣膜反流、左心室瓣膜狭窄、左心室流出道梗阻、VSD 残留、左心室心肌功能障碍等原因。必须明确导致左心房压力升高的原因，并采取适当的管理措施。接受 AVSD 修复的患者术后也有发展为交界性异位心动过速或完全性传导阻滞的风险。

动脉导管未闭（patent ductus arteriosus，PDA）

解剖学　动脉导管是胎儿时期位于主肺动脉和左肺动脉交界处与主动脉弓（近降主动脉）之间，维持胎儿循环所必需的血液通道，通常在出生后两周内关闭。PDA 可单独见于早产儿或合并其他先天性心脏畸形患儿。早产儿发生 PDA 是由于未成熟导管对氧的收缩反应差。

病理生理学　PDA 的主要病理生理异常如 VSD，是由左向右的分流导致肺动脉血流增加，PHT 和左心室容量过负荷[148]。患有这种疾病的新生儿通常伴有充血性心力衰竭、呼吸暂停或其他呼吸问题。在婴儿和年龄较大的儿童中，孤立的 PDA 可能在治疗心力衰竭或反复发作的肺部感染时偶然发现。PHT 可在出生后 1 年进展到肺血管阻塞性疾病，症状的发生率取决于导管的大小。

治疗　在早产儿中，吲哚美辛或布洛芬通过抑制血管扩张性前列腺素的产生来诱导 PDA 的闭合，在 70% 的情况下有效[149]。经皮导管封堵对合适病例是有效的，且并发症少[150]。手术治疗适用于非常小的婴儿或大龄儿童存在较大或弯曲的 PDA 无法通过介入封堵者。手术闭合可通过侧开胸术或胸腔镜手术进行[151]。

术后管理　在早产新生儿中使用吲哚美辛或布洛芬联合治疗 PDA 的主要并发症是治疗失败和肾衰竭[149]。手术并发症包括闭合失败、感染和出血。邻近组织包括胸导管、膈神经和喉返神经可能在手术中受损。介入手术术后并发症包括残余分流、封堵装置周边血栓形成和溶血等。

永存动脉干

解剖学　永存动脉干是由于共同动脉干不能分裂为主动脉和肺动脉而引起的。一个单一的动脉血管起源于存在室间隔的两个心室，供应冠状动脉、肺动脉和全身循环。解剖学变化取决于左肺动脉和右肺动脉分支从共同动脉干各自起源的位置。Ⅰ型起源于主肺动脉，Ⅱ型起源于后壁，Ⅲ型起源于两侧，Ⅳ型起源于主动脉。室间隔缺损紧邻的单一的共同动脉干瓣，瓣膜常发育不良导致狭窄或反流。常见冠状动脉异常，在进行手术修复时可能会导致困难。10%～15% 的病例伴有主动脉弓发育不全、缩窄或中断，一小部分患者有肺动脉狭窄或发育不全。右主动脉弓也可能存在。

主肺动脉窗是一种罕见的病变，在升主动脉和主肺动脉之间存在异常的血管沟通。与动脉干相似，这个病变与 22q11 染色体缺失[152, 153]（见后面的讨论）有关。

病理生理学　右心室和左心室均承受压力和容量过负荷，

特别是当共同动脉干瓣膜有狭窄或反流时。由于低 PVR，血流流入肺循环；由于动脉干瓣膜血流反流导致舒张压降低，在心室舒张末压增高的情况下会导致心肌缺血加剧。肺血流量取决于 PVR 和是否存在肺动脉近端狭窄。由于 PVR 在出生后下降导致肺循环过负荷和充血性心力衰竭。这种缺陷通常与 22q11 染色体缺失有关（Di George 综合征，Sphrintzen 综合征）。与此相关的重要临床表现包括 T 细胞不足或缺乏，输血后出现移植物抗宿主反应。除非 T 细胞状态正常，否则建议对输入的所有血液制品进行辐照。

手术[154, 155] 肺动脉从心脏干中离断，留下一条成为新主动脉的血管。然后，将一个带瓣管道置入右心室与肺动脉之间，闭合 VSD。如果动脉干瓣膜功能正常，没有其他病变存在，且孩子的体重在可接受范围内，死亡风险小于 10%。当需要更换动脉干瓣膜时，死亡率会更高。尽管带瓣管道在儿童时期需要扩大，但长期的结果是令人鼓舞的。

术后管理 术后并发症包括 PHT 和低心排。术后常规需要正性肌力药支持，为防止术后早期心脏压塞，甚至可延迟关胸。重症监护医师必须意识到右 - 左分流的可能性，因为外科医生可能会留下一个较小的心房缺损来降低 RV 压力。未意识到这一机制可能导致术后发绀原因的误判。右束支阻滞是右心室切开术永存动脉干修补术后的常见并发症。心脏传导阻滞、房性或交界性心律失常也较常见。有证据表明，22q11 微缺失的儿童术后并发症比正常儿童多[156]。

左心梗阻

梗阻可以发生在主动脉瓣下、瓣膜或瓣上水平或更远处的主动脉弓部。新生儿主动脉瓣或主动脉弓有严重狭窄常伴有心力衰竭或心源性休克发作。主动脉缩窄、主动脉中断和严重的主动脉瓣狭窄（aortic stenosis，AS）全身灌注常依赖动脉导管，通常在出生最初几天动脉导管关闭的时候表现出来。轻一点的重度梗阻常为偶然发现（杂音）或伴随逐渐出现的体征和症状，如左心力衰竭。慢性 LVOT 梗阻导致左心室肥厚，虽然初期收缩功能正常，但舒张功能已发生损伤。如果梗阻得不到缓解，心内膜下区域会出现缺血和心内膜纤维化。乳头肌缺血也可能发生，并进展为获得性二尖瓣反流。

主动脉瓣狭窄

解剖学 AS 最常见的形式是在瓣膜水平的狭窄，常合并其他左心畸形（如瓣上狭窄、二尖瓣畸形、主动脉缩窄）、主动脉瓣关闭不全和心内膜弹力纤维增生症。在新生儿主动脉狭窄中[157]，左心室和其他左心室结构可能发育不全。

病理生理学 存在显著瓣膜狭窄的新生儿，多表现为急性左心室衰竭或休克。全身灌注依靠经 PDA 右向左分流的血流维持，因此全身脉氧饱和度降低，如果导管自发关闭，则全身灌注会进一步降低。左心室舒张和收缩功能均受影响，左心房压力增高。肺水肿是一个突出的临床特征。终末器官缺血损伤，包括肾功能衰竭和坏死性肠胃炎，常被认为是系统灌注不良的结果。轻一点的重度主动脉瓣狭窄可在婴儿期或儿童期表现为运动诱发的晕厥、胸痛或猝死。在这些患者中，常可见慢性压力过负荷引起的 LV 向心性肥大。

手术 治疗方案取决于年龄、儿童的临床状况、心脏畸形类型和解剖复杂性。最简单的手术是经皮球囊瓣膜切开术，适用于轻度到中度狭窄和主动脉瓣解剖良好的患者[158]。开放主动脉瓣手术是球囊瓣膜成形术的一种替代方法，使用于同时根治其他畸形如动脉导管结扎患者。如果主动脉瓣无法修复或重建，手术选择包括用同种移植或带瓣管道行主动脉瓣置换术，或将患者自己的肺动脉瓣置入主动脉位置，肺动脉瓣采用同种假体移植（Ross 手术）[159-161]。改良 Ross 手术和 Ross-Konno 术适用于复杂 LVOT 梗阻，术中还需同时行瓣环扩张或主动脉左心室成形术的患者[162]。

术后管理 大多数出现心力衰竭或休克的新生儿在接受紧急手术后仍然处于危重状态，需要持续的多器官支持[163]。如果术后心脏输出量仍很低，则必须排除残余 AS 或反流。正性肌力和血管扩张剂的应用，应基于连续血流动力学监测和心脏超声评估的基础上。年龄较大儿童 AS 纠正后，由于 LV 后负荷降低，会出现继发性高血压。接受人工瓣膜置换术的儿童需要长期抗凝治疗[159]。

主动脉瓣下狭窄

解剖学 主动脉瓣下狭窄[164]表现为各种形态，包括纤维膜型；纤维肌性隧道型，常伴有升主动脉发育不全和 LV 异常；或者简单地说，是由于 LVOT 肥大引起的动态梗阻。新生儿瓣膜下狭窄可表现为孤立病变，或与其他病变相关的病变，包括对位不良型 VSD、右心室双出口，以及主动脉或主动脉瓣膜病变等。

病理生理学 与主动脉瓣狭窄一样，LV 内压增加导致心室肥厚。

手术 手术方法取决于解剖基础。纤维膜型仅需简单的修复。隧道形需要切除或扩大 Konno 或 Ross -Konno 术。最后，由于瓣膜下增生，需要进行 Ross-Konno 术手术切除 LV 部分心肌[159, 162]。一些存在小主动脉瓣和心内膜弹力纤维增生，左心室功能差的儿童，可能不适合于双心室修复，可行腔肺循环姑息手术。

术后管理 膜性主动脉瓣下狭窄切除术后围手术期通常相对平安，术后再发狭窄较常见。隧道型和增生型瓣下狭窄术后恢复过程与年龄、手术复杂程度及特点有关，更关键的是与左心室的大小和功能相关。术后特异性并发症包括：残余 LVOT 狭窄、二尖瓣反流、VSD 合并左向右分流、左束支阻滞或左心室心肌切除术后的完全传导阻滞。

主动脉瓣上狭窄

解剖学 主动脉瓣上狭窄分为局限性或弥漫性狭窄。狭窄有时伴有升主动脉发育不全，可能会影响冠状动脉供血。瓣上狭窄可以单独发病，也可与 Williams 综合征（主动脉瓣上狭窄、上腔静脉、RVOT 梗阻、周围性肺动脉狭窄、肾动脉狭窄）相关[165, 166]。

病理生理学 与主动脉瓣狭窄一样，左心室压力升高导致心室肥大，压力超负荷。此外，冠状动脉在高室内压下，可能会变得扭曲和发育不良。

手术 大多数情况下可行补片血管成形术，当冠状动脉上梗阻被解除时，冠状动脉灌注压急剧降低，因此术后发生冠状动脉缺血的风险很大。

术后管理 术后过程通常是平稳的。特殊的术后问题包括残余主动脉瓣狭窄或 LVOT 狭窄，而导致心力衰竭；冠状动脉缺血发生于修复手术扰乱冠状动脉血流，或压力过高和心内膜下缺血持续的情况。应注意避免过度扩张血管或降压，这可能导致冠状动脉缺血。

主动脉缩窄

解剖学 主动脉缩窄是位于左锁骨下动脉韧带起源区域的胸主动脉狭窄。复杂病变可以为多处狭窄，也可表现为更广泛的主动脉弓发育不良，延伸至主动脉弓近端[167]。缩窄常与 VSD 并存[168]，也可同时合并与主动脉瓣和二尖瓣狭窄等左心畸形。

病理生理学 在新生儿出现主动脉缩窄时，循环可保持正常，直到动脉导管收缩，此时缩窄远端血流严重减少，临床表现为心力衰竭或休克，以及下肢搏动特征性消失[169]。一旦诊断为导管依赖性病变，立即开始输注前列腺素 E_1 或前列腺素 E_2，以便重新打开或维持动脉导管通畅。早期复苏后，尿量恢复和代谢性酸中毒的缓解是主动脉远端再灌注成功的早期指标。早期手术修复是首选治疗方案。

在早期新生儿期之后，主动脉缩窄表现为心力衰竭进展性发作，或在儿童期后偶然发现的症状（杂音、上肢高血压、股动脉搏动弱或无）。胸主动脉侧支形成，在胸片上可见肋骨切迹。

手术 在新生儿期，手术切除缩窄主动脉段和相关导管组织，直接吻合或锁骨下动脉补片修补或非 CPB 血管成形术[170]。如果主动脉弓发育不全是弥漫性的，可行 CPB 下同种或人工血管植入术[171]。新生儿主动脉缩窄合并 VSD，可行缩窄切除和肺动脉环缩以限制肺血流量，延期修复 VSD，特别是在高 PVR 的情况下。或者，在新生儿期同时纠正两个畸形[168]。新生儿主动脉缩窄修复术的死亡率较低。Kanter 等报道 91% 的手术存活率，包括孤立和复杂的缩窄[172]。在年龄较大的儿童中，死亡率低于 1%，但继发于脊髓灌注中断的截瘫仍需要关注。

复发性主动脉缩窄，可行主动脉球囊血管成形术，或支架植入术缓解症状，介入治疗逐渐增加并取得成功，特别是在年龄较大的患者，但不适应于有症状的新生儿[170, 173]。

术后管理 特殊的术后问题包括全身性高血压，这可能是多种因素作用的结果，包括压力感受器和肾素 - 儿茶酚胺和肾素 - 血管紧张素轴的改变[174, 175]。持续性高血压在新生儿修复后不太常见，短期血管降压治疗对其有效[174, 176]。可能还需要应用肾上腺素阻滞剂（艾司洛尔[177]、普萘洛尔，或拉贝洛尔），尤其是后期出现缩窄的患者，但如果心室功能受损应慎用。一些儿童在修复后出现持续性高血压，需要长期抗高血压治疗[178]。缩窄切除术后综合征[179]发生在年龄较大的患者，被认为是由于肠系膜动脉系统恢复高压搏动血流所致，表现为腹胀、腹痛、腹水，或偶尔出现肠梗死。最好的治疗方法是术后积极治疗全身性高血压，24 小时内避免肠内喂养。在手术修复过程中，主动脉夹闭阻断主动脉远端血流，可能导致脊髓缺血（新生儿罕见，年龄较大患者发生率为 0.4%）或肾缺血。监护室医师必须在术后早期确认下肢肌力情况和肾功能状况。在新生儿中，术后低心排血量可能由于术前存在心室功能障碍，尽管如此，应排除残余缩窄可能。主动脉弓附近的结构包括胸导管、喉返神经和膈神经，容易在术中损伤，导致术后乳糜胸、喘鸣或一侧膈肌麻痹。

主动脉弓中断

解剖学 主动脉弓中断是主动脉弓部闭锁或中断，造成完全中断或腔内梗阻（没有外部中断）。根据主动脉弓中断的位置分为 3 型：A 型，位于左锁骨下动脉远端；B 型，在左颈总动脉与左锁骨下动脉之间；C 型，头臂动脉干与左颈总动脉之间。PDA 是维持远端主动脉弓灌注所必需的，PDA 关闭会导致病情急性加重，常合并 VSD 和 LVOT 畸形。主动脉弓较常见的中断形式为 B 型，与 22q11 染色体缺失（见上文）有关[152, 153]。

病理生理学 主动脉弓中断可被视为一种严重的主动脉缩窄，伴有依赖导管的远端主动脉灌注，需要类似的早期处理措施[169]。

手术 通常在于新生儿期，在体外循环下进行主动脉弓重建和 VSD 闭合。

术后问题 主动脉弓中断修复后出现的术后问题包括肺动脉高压、残余主动脉弓梗阻和残余 VSD。在与 22q11 缺失和 Di George 表型相关的 B 型主动脉弓中断患儿，存在输血相关移植物抗宿主病和低钙血症的风险[180]。

发绀型缺损

法洛四联症（tetralogy of fallot，TOF）

解剖学 法洛四联症[181]最初在 19 世纪被描述为 4 个解剖畸形：VSD、肺动脉瓣下狭窄、主动脉骑跨和右心室肥厚。这四个病变实际上是一个主要问题所致。漏斗隔前、上移位而与肌间隔对位不良，造成 RVOT 的阻塞，并导致所见的四个特征性病变。冠状动脉异常也可能存在，大约 20% 的病例可见右位主动脉弓。出现 TOF 的儿童应该进行 22q11 染色体微缺失的筛查（见之前的讨论）。

病理生理学 术前生理主要取决于 RVOT 梗阻程度。RVOT 梗阻轻的患者肺动脉血流不受限制，可存在通过 VSD 的左向右分流。相反，严重梗阻的患者 VSD 存在右向左分流，饱和度维持在 70%～80%。RVOT 梗阻通常是变化的，可能会引起严重的发绀（缺氧发作），这需要以减轻 RVOT 梗阻和维持右心输出量为目标的治疗。缺氧发作的治疗包括吸氧、镇静和扩容。胸膝位或肩上位可压迫肝脏，增加 RV

充盈。如果这样操作失败，可应用 β 受体阻滞剂（普萘洛尔 0.1mg/kg）或血管收缩剂（如去甲肾上腺素 5～20μg/kg 静脉注射，最大剂量 500μg），或者作为最后的手段，术前采用 ECMO 支持。

手术 TOF 的手术时机和类型是有争议的[182, 183]。完全修复通常在 1 岁以内进行，修补 VSD，疏通 RVOT 和肺动脉瓣切开术。然而，一些中心采取了分两期的手术，早期行改良的体 - 肺动脉分流术（Blalock-Taussig），以确保发绀新生儿的肺血流量，几个月后再行完全修复。如果存在严重的冠状动脉异常，尤其是来自右冠状动脉的前降支穿过 RVOT，手术修复 RVOT 梗阻会变得复杂。

手术后的问题 残余 VSD 在 TOF 修复后是不能耐受的，需要早期手术关闭。中度残留 RVOT 梗阻在术后早期可以耐受，但严重残留梗阻需要早期重新检查和再手术，并放置较大的 RVOT 补片或带瓣的 RV-PA 导管。所有右心室切口的患者都可出现右束支阻滞。修理后对 JET 的耐受性很差[184]。由右心室功能障碍引起的低心排血量相对常见，如果儿童存在低血压和心动过速，并且 CVP 升高和肝大，应该考虑该问题。该问题主要是 RV 顺应性差，常称为 RV 限制[185]，通常在 3～5 天恢复。在恢复之前，应该通过优化 RV 充盈和确保房室同步来支持心脏。在 RV 限制存在的情况下，负压通气已被证实可以改善心排血量[17, 186]。

室间隔完整的肺动脉闭锁[187]

解剖学 室间隔完整的肺动脉闭锁是 RVOT 完全梗阻，同时伴不同程度的 RV 和三尖瓣发育不全，或无功能。肺动脉血流通过 PDA 供应。冠状窦 / 动脉瘘常见于室间隔完整，伴小 RV 的严重肺闭锁。10% 的病例会有依赖右心室的冠状动脉循环，其中冠状窦动脉瘘与近端狭窄有关，心肌区域的灌注依赖于 RV 的血流。在一些患者中，肺动脉供血异常，部分肺段完全或部分供应（“双重供应”）来自体循环侧支血管，称为主肺侧支动脉（major aortopulmonary collateral arteries，MAPCA）[188]。有此症状的儿童应进行 22q11 微缺失筛查（见之前的讨论）。

病理生理学 术前循环依赖开放的动脉导管，全身静脉回流和肺静脉回流完全混合。RV 压力可以非常高，因为血液没有出口。如果存在，一些血液可能从冠状窦通过，或通过关闭不全的三尖瓣返回。

手术 治疗的目标是提供一个安全的肺血流量来源，使之与体循环平衡，并允许 RV 发挥其最大潜力。如果可能，应以双心室修复为目标[188, 189]。由于高度依赖动脉导管，干预手术均须与胎儿期[190]或新生儿[191, 192]进行。根据个体的解剖情况选择治疗方案。

在病情严重的类型（严重的右心室发育不全 + 冠状动脉瘘），不可能进行双心室修复，可采取姑息性方法。初步的缓解是通过体 - 肺动脉分流术（30%～40% 的病例）来保证肺血流，最终的目标是单心室 Fontan 循环（见后面的讨论）。相比之下，RV 大小正常的婴儿可能适合在新生儿期进行 RVOT 重建，因此避免了分流，达到早期解剖纠正（10% 的病例）。大多数 PA/IVS 患者属于中间组，需要姑息手术减压右心室，可通过射频打孔介入治疗闭锁的肺动脉瓣，或右心室流出道补片，或采用体 - 肺动脉分流。再根据 RV 和 PA 的后续发展情况，进行单心室、“一个半”心室[193]或双心室修复。胎儿心脏瓣膜成形术可能在未来的治疗中会有一定的作用[190]。

手术后的特有问题 分流过量导致低心排、冠状窦压力降低引起的心肌缺血，或过度分流导致的体循环舒张压降低[194]。

大动脉转位

解剖学 TGA[195, 196]占 CHD 的 5%～7%，表现为大血管错位，导致心室 - 大动脉连接不一致，表现为主动脉连接解剖 RV，肺动脉连接解剖 LV。也被称为完全型 TGA 或 D-TGA，这是指主动脉位于 PA 的右侧和前方。大约 40% 的病例合并 VSD。其他常见的相关病变包括主动脉缩窄（10%）、LVOT 梗阻（5%）和冠状动脉异常（33%）。先天性矫正型 TGA 是一种罕见的、不同的病理改变，同时存在房 - 室和动脉 - 心室连接不一致，主动脉位于 PA 左侧（也称为 L-TGA）。

病理生理学 TGA 的主要表现是发绀，这是由于肺和体循环为并行而非串联，心室输出的大部分血液被重新循环到该心室。因此，生存取决于两个循环之间是否存在交通（图 83-2）。单独存在 PDA 或 VSD 或两者并存，若无心房交通，仍不能保证两循环充分混合。如果新生儿怀疑 TGA，应输入前列腺素 E_1 或 E_2 以保持动脉导管开放，随后行超声心动图证实诊断。有时需要房间隔球囊成形扩大未闭的卵圆孔，以确保血液于心房水平混合，尤其是在卵圆孔较小而致肺静脉压力增高时。实施这些干预措施后，饱和度通常会从非常低的水平（< 50%）上升到 65%～85%，此时可以停止前列腺素的注射。

手术 目前首选的手术是动脉调转（Switch，Jatene）手术[195-198]，尽管 Senning 手术的长期效果似乎也可以接受[199]。Switch 手术通常在出生两周内进行。超过两周后，LV（从出生起就作为低压力的功能右心室）将不能应对体循环压力[200]。存在大 VSD 的婴儿具有相同的心室压力，手术时间可适当延后，但大多数外科医生采用在出生后 1 个月内修复伴 VSD 的 TGA。手术包括主动脉和肺动脉的横断，在解剖位置进行血管重建，这需要冠状动脉从主动脉（neo-PA，新的 PA）转移到肺动脉（neoaorta，新的主动脉）。

动脉调转手术后的特有问题 左心室功能障碍常见于动脉调转手术后的前 12 小时[27]。可能是冠状动脉供血不足或继发于左心室由于功能转换而准备不足的急性功能障碍，或是单纯的非特异性 CPB 后低心排[201]。如果没有心电图或超声心动图证实局部冠状动脉缺血，低心排采用保守治疗。新生儿术后左心室顺应性差，因此应避免快速输液，以防止 LV 扩张和缺血。应根据左心房压滴定式逐渐增加负荷。

其他外科技术 心房内调转手术（Senning 和 Mustard 术）是动脉调转术的替代方法，可用于在新生儿期之后发病

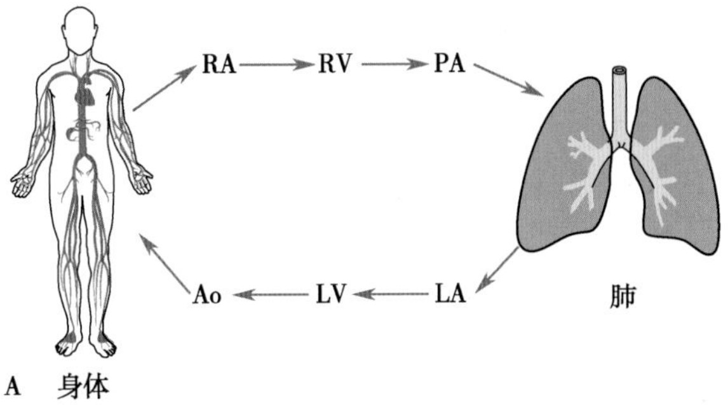

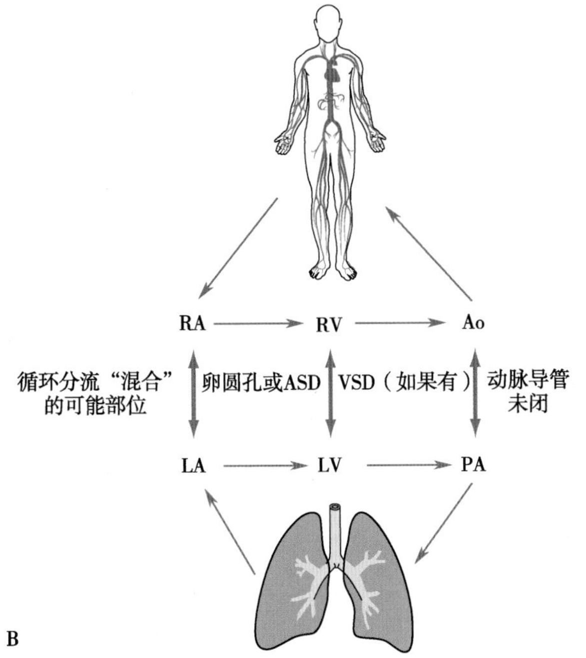

图 83-2　A. 正常体肺循环解剖链接；B. 大血管转位的平行循环

的婴儿。由于 LV 的去功能化，这些孩子不能一期行动脉调转术。在心房内调转术中，血液通过心房内挡板转移，形成一系列循环，使右心室充当功能左心室。一般认为后期并发症（如 RV 衰竭），在心房调转术后更为严重。年龄较大才发病的孩子的另一种策略是分期手术，一期行肺动脉环缩增加左心室负荷，一旦左心室条件允许，行调转术[202]。

术后监护　心房内调转手术通常是在新生儿年龄组以外实施的，与动脉转换患者相比，术后过程相对安全。手术减少了心房容积和顺应性，因而术后左、右心房压力必须保持在高于正常的水平，以维持心室充盈和防止心率减慢和心律失常难以耐受。

复杂单心室

复杂单心室的一些缺陷可能永远不能校正成两个功能性心室[203, 204]，心脏任何一个心室发育不全且不能独立地支持肺或体循环功能都属于复杂单心室范畴，如三尖瓣闭锁或 LV 双入口。后者是由于 RV 未能充分发育并通过 VSD 与主要 LV 相连。体循环流量来自主要腔室，并且取决于 VSD 的大小。此类解剖异常患儿，始终有两个解剖心室，即一个发育不全的和一个主要心室，但从生理学角度来看，心脏行为就好像仅由一个心室组成。

复杂的单心室心脏可通过一系列干预措施进行缓解，这促使 Fontan 循环产生，使体循环和肺循环完全分离[205]。起初适当的心内分流是确保体循环和肺静脉回流不受阻碍，进入主要的心室，提供全身和肺血流。必要时，通过使用体 -PA 分流器或 RV-PA 导管增强肺流量，从而增加体循环和肺循环血流，但这是以牺牲最大限度体肺循环血液混合为代价的，随之会发生发绀和单心室的容量负荷过量。

随后，如果血流动力学条件允许，可通过两阶段手术，建立 Fontan 循环。最初建立双向腔 - 肺分流（Glenn 手术）或"hemi-Fontan"吻合术，其中 SVC 连接到右 PA 近端。这有助于减少先前体肺分流造成的主要心室容量过负荷。最后，IVC 的静脉回流也并入肺循环。这是通过形成侧向隧道[206]或使用合成心外导管[207]来将血液从 IVC 引导至右侧 PA 的下方来实现的，从而完成总腔静脉连接或 Fontan 循环。

在 Fontan 循环中，没有"肺下"心室，所有心室组织均视为单心室，接收肺静脉回流并且射入体循环中。这建立了新的循环形式，导致全身氧合改善，体 - 肺血流的量相等。Fontan 循环中的肺血流由跨肺静水压梯度驱动，并且仅在 PVR 和全心舒张末期压力（肺静脉压）均较低时才可行。良好的心功能和较低 PVR 是可操作性的关键决定因素。Fontan 循环患者对各种原因导致静脉回流受阻的耐受性非常差，如脱水、气胸、心包积液、正压通气[121]、PVR 升高[208]、心室或呼吸功能受损[209]。围手术期使用 ACE 抑制剂已被证明可以降低因术后全身静脉压增高引起的胸腔引流液的严重程度和持续时间[210]。全身静脉通路和肺静脉心房之间的沟通或开窗应用于具有较高风险的并发症。例如由于相对较高的 PVR 引起的积液或围手术期低心输出量。

长期随访研究表明，Fontan 手术后全心室功能仍然异常[211]。最终，Fontan 循环可能失败并考虑心脏移植。

左心发育不良综合征（hypoplastic left heart syndrome，HLHS）是一个术语，包括左心腔结构和连接，包括升主动脉、发育不全[212]。这种情况通常分三个阶段进行缓解，尽管有些学者更愿意在没有进行姑息性手术的情况下进行心脏移植[213]。第一阶段手术采用 Norwood 手术或类似手术或杂交手术，建立体 - 肺循环血流畅通[214, 215]。Norwood 手术包括重建主动脉弓和通过中央系统到肺动脉分流建立肺血流。一些学者提倡用 RV-to-PA 管道取代经典 Norwood 的体 - 肺动脉分流术，这可能更容易在术后管理，因为可能有较少的舒张期径流，冠状动脉缺血的风险较小[212]。在一项大型随机试验中，比较改良的 Blalock-Taussig 分流术与 RV-PA 导管分流术治疗左心室发育不全或相关单右心室异常的婴儿，他们均接受 Norwood 手术，RV-to-PA 导管组的 12 个月无移植存活率更高[216]。然而，RV-to-PA 导管组的患者经历了更多的并发症和意外的心血管介入治疗。

在术后即刻恢复肺循环和体循环平衡可能具有挑战性。应该避免诸如突然过度通气或增加氧浓度以降低 PVR 的干预措施。Norwood 术后的患者管理策略包括使用长效血管扩张剂，如苯氧苄胺[32,33]，并密切监测脑氧合，静脉血氧饱和度和血乳酸水平。随后给予 ACE 抑制剂。密切术后监测可能有助于降低分阶段手术间的并发症率和死亡率。

在第一阶段手术后，通常在 2～6 个月大时进行双向腔 - 肺动脉吻合术，最后在 18～24 个月大的时候完成 Fontan 循环。胎儿诊断有助于早期和适当的治疗，并可能有助于改善 HLHS 的预后[217]。目前已知新生儿 HLHS 干预的幸存者中，神经系统发育不良的风险很大[218]。

肺静脉异常

肺静脉异常连接

解剖学 肺静脉异常引流至体静脉系统，然后到 RA 而不是直接汇入 LA。这种情况可能会影响所有肺静脉（完全异常肺静脉连接，TAPVC）或更少，通常是一条静脉（部分异常肺静脉连接）。在心上 TAPVC（45% 的病例）中，肺静脉通过垂直静脉排出到无名静脉或直接连接到 SVC。在心内 TAPVC（25% 的病例）中，静脉汇合通过冠状窦进入 RA，而在心下 TAPVC（25% 的病例）中，静脉流入 IVC 或门静脉。混合形式也存在（5% 的病例）[219]。TAPVC 常伴有 ASD，允许混合的体静脉和肺静脉回流进入 LV，再进入体循环。

病理生理学 在 TAPVC 的情况下，根据肺静脉回流是否受阻可分为两种特征。阻塞性肺静脉异物连接较常见（特别是在心外型），可引起肺静脉高压和肺水肿，反射性 PA 血管收缩以及随后的右心力衰竭。如果不存在阻塞，则主要的病理生理效应是右心室全身和肺静脉血完全混合导致 RV 容量过负荷并衰竭。部分异常静脉连接具有与 ASD 相似的病理生理学，RA 和 RV 扩张和肺血流增多。

手术 肺静脉吻合或限制在 LA。在目前，预期的手术死亡率低于 5%，尽管复杂病例中伴有相关病变的风险较高[220]。出现危及生命的梗阻的婴儿必须接受紧急手术或使用 ECMO 进行短期术前稳定治疗然后进行手术。

具体的术后问题 PHT，有时可能是严重甚至危及生命，在手术后阻塞型异常肺静脉的婴儿中很常见[147]。如果术后发生 PHT，必须排除残留的肺静脉阻塞。晚期再狭窄可见于高达 10% 的病例并且预后不良，通常与进行性纤维化导致肺静脉管腔狭窄相关[221]。

其他病变

血管环和悬带

血管环和悬带[222]是由大血管的异常分支或位置引起的，这反过来又导致气管和 / 或食管的包围或压迫。它们可以单独发病或与心内其他畸形相关联。

解剖学 三种常见类型可以单独发生，也可以与其他心脏病变相关联，包括右主动脉弓、法洛四联症和 AVSD。

双主动脉弓

这是由于胚胎主动脉弓持续存在造成的。占优势右侧弓通常较大，通过食管和气管后部连接到左侧下行胸主动脉，形成血管环。左弓通常较小并且可能表现出不同程度的低血压缩窄或真正的闭锁。颈动脉和锁骨下动脉起源于两个弓部。有时 PDA 或韧带动脉在气管周围形成真正的环。

右主动脉弓，左锁骨下动脉异常

在这种情况下，左锁骨下动脉起源于升主动脉，并且在食管后方向左侧行进与动脉韧带形成血管环。

PA 悬带

左 PA 由右 PA 产生并通过气管后方传递至左侧。气管被挤压在主动脉和左 PA 之间，并且可以通过 PDA 或动脉韧带形成真正的环。

病理生理学 血管环有可能压迫气管和食管。PA 吊带通常会引起慢性气管压迫，最终导致气管骨骼破坏，50% 的病例导致气管狭窄。

手术[223,224] 血管环手术通常通过侧位胸廓切开术（通常左侧）入路。将左弓或韧带分开以释放环，并将降主动脉从食管切开。为了纠正 PA 悬带，将异常的左 PA 横切并重新走线至前部并重新吻合至中央 PA。

术后护理 一般术后恢复较顺利。预计在麻醉结束时或 ICU 早期拔管。气管松弛可能在术后持续存在或再发，特别是在 PA 吊带手术后，并且可能需要通过气管切开术进行长时间的呼吸支持。

来自肺动脉的左冠状动脉异常

解剖学 ALCAPA 通常作为孤立的病变发生，其中左冠状动脉来自 PA 而不是主动脉。

病理生理学 随着早期婴儿期 PVR 下降，症状逐渐发展。由于左冠状动脉血流与 PA 压力下降同时下降，因此心肌缺血逐渐发作。心肌最初由不饱和的 PA 血液灌注，但随着冠状动脉血流的下降，严重的左心室缺血和功能障碍发生。

手术 需要手术干预以重新连接左冠状动脉和主动脉，这可以通过从左冠状动脉口到主动脉[225]（Takeuchi 手术）建立隧道或直接重新植入冠状动脉来实现。

术后护理 有症状的 ALCAPA 婴儿的主要围手术期问题是低心输出量的治疗。可能需要 β 肾上腺素激动剂、PDE Ⅲ抑制剂如米力农和偶尔的机械循环支持[226]。

监护特殊问题

肺血流的外科控制 - 肺动脉绑扎术

PA 绑扎是一种外科手术，旨在限制主 PA 物理扩张，限制肺血流。目的是保护肺部免受过多的血液流动，从而保持体 - 肺部循环之间的平衡，并防止 PHT 在一些不适合早期解剖修复的复杂先天性心脏病中过早形成[227]。PA 束带是主要的对症手术，通常是为后期确定或更复杂的手术做基础。该手术无需 CPB 下进行，一般采用左胸廓切开或正中胸骨切开入路。

生理学

PA带减少肺血流限制了体循环或单心室的液体负荷。新生儿在有效绑扎后，动脉饱和度可以维持在75%～85%，压力梯度在40～60mmHg的范围内。然而，在完全混合发生的情况下，可达到90%以上的动脉饱和度。

术后具体管理

极低的术后氧饱和度（SaO_2＜70%）可能提示束带过紧，限制肺血流量，也可能与低心输出量以及随之而来的低混合静脉饱和度有关，因此，应紧急超声评估束带压力梯度[228]，排除其他低氧血症原因。如果低氧血症持续存在，特别是如果发生显著的代谢性酸中毒，则可能需要急诊松解或移除束带。

高氧饱和度超过90%应警惕PA带过于松散且无法控制肺血流的可能性。如果出现充血性心力衰竭，需要进行药物治疗（利尿剂）或进一步的手术干预（再次手术或病变矫正）。

延迟胸骨闭合

涉及CPB的复杂心脏手术可导致心肌和其他纵隔组织水肿。外科手术结束时胸骨闭合可能导致心脏压迫（填塞），从而降低心室顺应性并导致心输出量减少和肺静脉压升高[229, 230]。在这种情况下，患儿可开放胸骨返回ICU，一旦血流动力学状况改善，再行胸骨闭合。胸骨闭合时短暂病情恶化通常是自限性的并且可以耐受。然而，低血压、少尿、血乳酸升高或静脉饱和度下降表明心输出量不能代偿，此时患儿不能耐受闭合胸骨[231]。虽然在某些情况下延迟胸骨闭合可能是必要的，但必须权衡手术部位感染的风险[232]。

感染性心内膜炎

患有先天性心脏病的儿童发生感染性心内膜炎的风险较高，特别是那些患有发绀型先天性心脏病患儿[233]。虽然不建议对患有心脏瓣膜疾病的年轻人或儿童[234]接受非心脏手术前，预防性抗生素治疗，但仍建对以下患者的牙科手术进行预防性抗生素治疗：先前感染性心内膜炎患者，人工瓣膜置入术后，合并瓣膜功能障碍的心脏移植受者，特定的CHD患者。如发绀性CHD未完全修复（包括分流器和导管），6个月内，任何应用手术或导管放置的假体材料或装置的完全修复CHD患者，任何CHD完全修复，但补片周围，人工假体或装置附近存在残余缺陷的患者。重症医师应采取最佳实践指南尽可能减少导管相关的血流感染并发症的风险，包括监测用中心静脉导管[235]。

血栓形成与预防

患有CHD的儿童有血栓形成的风险，这可能导致更高的发病率和死亡率，尤其是那些患有发绀型CHD和分流依赖性循环的患者。最近对儿童血栓预防和治疗的指南进行了修订，特别更新了CHD和外科手术（如体-肺部分流，腔静脉吻合术和瓣膜置换术）相关内容[236, 237]。

对于重症监护患者来说，更重要的是CHD患儿的中心静脉导管相关血栓形成，因为它可能最终对手术计划和结果产生不利影响。应该尽量避免使用或尽快移除，一旦这些患者不再需要。低剂量肝素可用于血栓危险较高的患者或计划行完全性腔静脉吻合术的患者[237]。在评估栓塞风险后，应考虑及时拔除导管并进行全身抗凝治疗导管相关血栓形成。

乳糜胸

儿童心脏手术后乳糜胸的发生率约为3%，复杂手术和腔静脉吻合术的发病率更高[238, 239]。与乳糜胸相关的并发症包括呼吸衰竭、静脉血栓形成、免疫抑制和营养不良。接受正常脂肪含量饮食的患者会出现不透明的乳状胸膜引流液。液体分析可以确诊：甘油三酯含量＞1.1mmol/L（如果含有脂肪），白细胞计数＞1 000个细胞/mm^3，淋巴细胞＞80%[240]。初始治疗基于喂养策略调整，包括中链甘油三酯肠内营养，低脂肪模块化饮食，静脉注射脂质或全胃肠外营养。呼吸窘迫或无法脱机患者，通常需要手术引流。部分患者需要奥曲肽输注治疗。如果内科治疗失败，可行手术治疗[238, 241]。如果乳糜漏得不到控制，可能会出现包括凝血因子和免疫球蛋白在内的血浆蛋白消耗。

脓毒症和感染

心脏手术后常见的医院获得性感染包括浅表手术部位感染，导管相关血流感染和呼吸机相关性肺炎。罕见但重要的是深部软组织感染，如蜂窝织炎、胸骨骨髓炎和纵隔炎。与无菌技术实践和抗生素预防相关的护理治疗可以减少手术相关和医院获得性感染的发生率。对于手术和干预措施，建议在切开皮肤前进行抗生素预防。根据当地指南和已知的细菌耐药性模式，抗生素的选择应涵盖已知的常见革兰氏阳性菌和革兰氏阴性菌。短期治疗，即不到48小时，应该以手术预防为主，因为长期给药似乎不会减少进一步的手术部位感染，且增加细菌耐药性[242]。如果怀疑或确认感染或脓毒症，抗菌药物治疗必须以当地流行病学为基础，最好有微生物专家会诊。最佳治疗包括充分给药，密切监测血清药物水平，并根据微生物学和抗菌谱结果以及临床进展指导治疗评估。

心脏手术后的心律失常

接受心脏手术的儿童可能在围手术期出现心脏节律紊乱，这种情况可能导致发病率增加并需要紧急治疗[243]。手术直接损伤或刺激心脏传导系统，均可发生心律失常，也可继发于系统疾病如电解质紊乱、核心温度高、缺氧、儿茶酚胺应用或低心输出量等。尽管心脏手术后可能发生各种心律失常，但它们通常与手术部位与心脏传导系统的远近程度有关（见特定病变）。需要治疗相关病症，如电解质异常和血流动力学不稳定，应用抗心律失常药物和临时起搏。完全心脏传导阻滞可能是短暂的，但如果手术后 7～10 天没有返回 A-V 同步，则需要安置永久起搏器。

坏死性小肠结肠炎

患有 CHD 的新生儿有发生坏死性肠炎的风险，特别是那些出现左心梗阻和单心室生理的患儿。其他风险因素包括早产、血流动力学不稳定、感染和肠内营养，尤其是配方奶粉[244]。合并 NEC 的新生儿经常出现腹胀，胃肠道出血和肠道积气三联征。在严重的情况下，可见肠穿孔和 / 或感染性休克。初步治疗包括禁食和胃减压，稳定血流动力学，应用抗生素并密切监测，每 6～12 小时复查。如果存在高级损伤或穿孔，可能需要进一步的手术治疗。

知识点

1. 对先天性心脏病患者的恰当监护管理必须建立在对儿童循环的解剖和病理生理学充分了解的基础上。
2. 与心内分流、发绀相关问题的处理，肺循环和右心室的管理在 CHD 患儿的管理中具有重要意义。
3. 如果已知或怀疑患有心脏病的儿童被送进非专科的儿科或成人机构，应尽快寻求专科医师意见。

（王黎 译，龚志云 审校）

参考文献

1. Allen HD, Driscoll DJ, Shaddy RE, et al. Moss and Adams' heart disease in infants, children, and adolescents, including the fetus and young adult. 8th edition. Philadelphia: Wolters Kluwer Health/ Lippincott Williams & Wilkins; 2013.
2. Park MK. Park's pediatric cardiology for practitioners. 6th edition. St. Louis: Mosby; 2014.
3. Kouchoukos NT, Blackstone EH, Hanley FL, et al. Kirklin/Barratt-Boyes cardiac surgery: morphology, diagnostic criteria, natural history, techniques, results, and indications. 4th edition. Philadelphia: Elsevier/Saunders; 2013.
4. Nichols DG, Ungerleider RM, Spevak PJ, et al. Critical heart disease in infants and children. 2nd edition. Philadelphia: Elsevier Mosby: 2006.
5. Rudolph AM, Iwamoto HS, Teitel DF. Circulatory changes at birth. J Perinat Med, 1988. 16(Suppl 1):9-21.
6. Fineman JR, Heymann MA, Morin FCI. Fetal and post-natal circulations: pulmonary and persistent pulmonary hypertension of the newborn. In: Moss and Adam's heart disease in infants, children and adolescents. Philadelphia: Lippincott Williams and Wilkins; 2001. p. 41-52.
7. Walsh MC, Stork EK. Persistent pulmonary hypertension of the newborn. Rational therapy based on pathophysiology. Clin Perinatol, 2001. 28(3):609-27.
8. Allen HD, Gutgesell HP, Clark EB, Driscoll DJ. Development of myocardial structure and function. In: Moss and Adam's heart disease in infants, children and adolescents. Philadelphia: Lippincott Williams and Wilkins: 2001. p. 24-40.
9. Booker PD. Myocardial stunning in the neonate. Br J Anaesth, 1998. 80(3):371-83.
10. Wu JR, Chang HR, Chen SS, et al. Circulating noradrenaline and beta-adrenergic receptors in children with congestive heart failure. Acta Paediatr, 1996. 85(8):923-7.
11. Wu JR, Chang HR, Huang TY, et al. Reduction in lymphocyte beta-adrenergic receptor density in infants and children with heart failure secondary to congenital heart disease. Am J Cardiol, 1996. 77(2):170-4.
12. Booker PD. Pharmacological support for children with myocardial dysfunction. Paediatr Anaesth, 2002. 12(1):5-25.
13. Lees MH, King DH. Cyanosis in the newborn. Pediatr Rev, 1987. 9(2):36-42.
14. Abman SH. Pulmonary hypertension in children: a historical overview. Pediatr Crit Care Med, 2010. 11(2 Suppl):S4-9.
15. Atz AM, Adatia I, Lock JE, et al. Combined effects of nitric oxide and oxygen during acute pulmonary vasodilator testing. J Am Coll Cardiol, 1999. 33(3):813-9.
16. Giglia TM, Humpl T. Preoperative pulmonary hemodynamics and assessment of operability: is there a pulmonary vascular resistance that precludes cardiac operation? Pediatr Crit Care Med, 2010. 11(2 Suppl):S57-69.
17. Wessel, D.L. Managing low cardiac output syndrome after congenital heart surgery. Crit Care Med, 2001. 29(10 Suppl):S220-30.
18. Veldman A, Rupp S, Schranz D. New inotropic pharmacologic strategies targeting the failing myocardium in the newborn and infant. Mini Rev Med Chem, 2006. 6(7):785-92.
19. Shaddy RE. Paediatric heart failure trials…and tribulations. Cardiol Young, 2007. 17(4):354-5.
20. Margossian R. Contemporary management of pediatric heart failure. Expert Rev Cardiovasc Ther, 2008. 6(2):187-97.
21. Oualha M, Urien S, Spreux-Varoquaux O, et al. Pharmacokinetics, hemodynamic and metabolic effects of epinephrine to prevent post-operative low cardiac output syndrome in children. Crit Care, 2014. 18(1):R23.
22. Debaveye YA, Van den Berghe GH. Is there still a place for dopamine in the modern intensive care unit? Anesth Analg, 2004. 98(2):461-8.
23. Caspi J, Coles JG, Benson LN, et al. Age-related response to epinephrine-induced myocardial stress. A functional and ultrastructural study. Circulation, 1991. 84(5 Suppl):III394-9.
24. Caspi J, Coles JG, Benson LN, et al. Effects of high plasma epinephrine and Ca2+ concentrations on neonatal myocardial function after ischemia. J Thorac Cardiovasc Surg, 1993. 105(1): 59-67.
25. Chang AC, Atz AM, Wernovsky G, et al. Milrinone: systemic and pulmonary hemodynamic effects in neonates after cardiac surgery. Crit Care Med, 1995. 23(11):1907-14.
26. Hoffman TM, Wernovsky G, Atz AM, et al. Efficacy and safety of milrinone in preventing low cardiac output syndrome in infants and children after corrective surgery for congenital heart disease. Circulation, 2003. 107(7):996-1002.
27. Wernovsky G, Wypij D, Jonas RA, et al. Postoperative course and hemodynamic profile after the arterial switch operation in neonates and infants: a comparison of low-flow cardiopulmonary bypass and circulatory arrest. Circulation, 1995. 92:2226-35.
28. Vogt W, Laer S. Treatment for paediatric low cardiac output syndrome: results from the European EuLoCOS-Paed survey. Arch Dis Child, 2011. 96(12):1180-6.
29. Rosenzweig EB, Starc TJ, Chen JM, et al. Intravenous arginine-vasopressin in children with vasodilatory shock after cardiac surgery. Circulation, 1999. 100(19 Suppl):II182-6.
30. Jerath N, Frndova H, McCrindle BW, et al. Clinical impact of vasopressin infusion on hemodynamics, liver and renal function in pediatric patients. Intensive Care Med, 2008. 34(7):1274-80.
31. Alten JA, Borasino S, Toms R, et al. Early initiation of arginine vasopressin infusion in neonates after complex cardiac surgery. Pediatr Crit Care Med, 2012. 13(3):300-4.
32. Guzzetta NA. Phenoxybenzamine in the treatment of hypoplastic left heart syndrome: a core review. Anesth Analg, 2007. 105(2):312-5.
33. Tweddell JS, Hoffman GM, Fedderly RT, et al. Phenoxybenzamine improves systemic oxygen delivery after the Norwood procedure. Ann Thorac Surg, 1999. 67(1):161-7.
34. Shaddy RE. Optimizing treatment for chronic congestive heart failure in children. Crit Care Med, 2001. 29(10 Suppl):S237-40.
35. Mori Y, Nakazawa M, Tomimatsu H, et al. Long-term effect of angiotensin-converting enzyme inhibitor in volume overloaded heart during growth: a controlled pilot study. J Am Coll Cardiol, 2000. 36(1):270-5.
36. Lewis AB, Chabot M. The effect of treatment with angiotensin-converting enzyme inhibitors on survival of pediatric patients with dilated cardiomyopathy. Pediatr Cardiol. 1993. 14(1):9-12.
37. Hsu DT, Zak V, Mahony L, et al. Enalapril in infants with single ventricle: results of a multicenter randomized trial. Circulation, 2010. 122(4):333-40.
38. Viollet L, Thrush PT, Flanigan KM, et al. Effects of angiotensin-converting enzyme inhibitors and/ or beta blockers on the cardiomyopathy in Duchenne muscular dystrophy. Am J Cardiol, 2012. 110(1):98-102.
39. Gheorghiade M, van Veldhuisen DJ, Colucci WS. Contemporary use of digoxin in the management of cardiovascular disorders. Circulation, 2006. 113(21):2556-64.
40. Georgiopoulou VV, Kalogeropoulos AP, Giamouzis G, et al. Digoxin therapy does not improve outcomes in patients with advanced heart failure on contemporary medical therapy. Circ Heart Fail, 2009. 2(2):90-7.
41. Rosenthal DN, Shaddy R. Pharmacological treatment of chronic heart failure with reduced EF (systolic heart failure), in ISHLT Guidelines for the Management of Pediatric Heart Failure—ISHLT Monograph Series. Birmingham, AL: University of Birmingham at Alabama, 2014. p. 119-41.
42. Selewski DT, Cornell TT, Blatt NB, et al., Fluid overload and fluid removal in pediatric patients on extracorporeal membrane oxygenation requiring continuous renal replacement therapy. Crit Care Med, 2012. 40(9):2694-9.
43. Hazle MA, Gajarski RJ, Yu S, Donohue J, et al. Fluid overload in infants following congenital heart surgery. Pediatr Crit Care Med, 2013. 14(1):44-9.
44. Seguin J, Albright B, Vertullo L, et al. Extent, risk factors, and outcome of fluid overload after pediatric heart surgery. Crit Care Med, 2014. 42(12):2591-9.
45. Prandota, J. Clinical pharmacology of furosemide in children: a supplement. Am J Ther, 2001. 8(4): 275-89.
46. Shaddy RE, Boucek MM, Hsu DT, et al. Carvedilol for children and adolescents with heart failure: a randomized controlled trial. JAMA, 2007. 298(10):1171-9.
47. Bruns LA, Chrisant MK, Lamour JM, et al. Carvedilol as therapy in pediatric heart failure: an initial multicenter experience. J Pediatr, 2001. 138(4):505-11.
48. Rusconi P, Gomez-Marin O, Rossique-Gonzalez M, et al. Carvedilol in children with cardiomyopathy: 3-year experience at a single institution. J Heart Lung Transplant, 2004. 23(7):832-8.
49. Huang M, Zhang X, Chen S, et al. The effect of carvedilol treatment on chronic heart failure in pediatric patients with dilated cardiomyopathy: a prospective, randomized-controlled study. Pediatr Cardiol, 2013. 34(3):680-5.
50. Kantor PF, Mertens LL. Clinical practice: heart failure in children. Part I: clinical evaluation, diagnostic testing, and initial medical management. Eur J Pediatr, 2010. 169(3):269-79.
51. Rossano JW, Shaddy RE. Update on pharmacological heart failure therapies in children: do adult medications work in children and if not, why not? Circulation, 2014. 129(5):607-12.
52. Kivikko M, Lehtonen L, Colucci WS. Sustained hemodynamic effects of intravenous levosimendan. Circulation, 2003. 107(1):81-6.
53. Jorgensen K, Bech-Hanssen O, Houltz E, et al. Effects of levosimendan on left ventricular relaxation and early filling at maintained preload and afterload conditions after aortic valve replacement for aortic stenosis. Circulation, 2008. 117(8):1075-81.
54. Magliola R, Moreno G, Vassallo JC, et al. [Levosimendan, a new inotropic drug: experience in children with acute heart failure]. [Spanish] Levosimendan, un nuevo agente inotropico: experiencia en ninos con fallo cardiaco agudo. Arch Argent Pediatr, 2009. 107(2):139-45.
55. Namachivayam P, Crossland DS, Butt WW, et al. Early experience with levosimendan in children with ventricular dysfunction. Pediatr Crit Care Med, 2006. 7(5):445-8.
56. Lechner E, Hofer A, Leitner-Peneder G, et al. Levosimendan versus milrinone in neonates and infants after corrective open-heart surgery: a pilot study. Pediatr Crit Care Med, 2012. 13(5): 542-8.
57. Momeni M, Rubay J, Matta A, et al. Levosimendan in congenital cardiac surgery: a randomized, double-blind clinical trial. J Cardiothorac Vasc Anesth, 2011. 25(3):419-24.
58. Ryerson LM, Alexander PM, Butt WW, et al. Rotating inotrope therapy in a pediatric population with decompensated heart failure. Pediatr Crit Care Med, 2011. 12(1):57-60.
59. Portman M.A. Thyroid hormone regulation of heart metabolism. Thyroid, 2008. 18(2):217-25.
60. Timek T, Vahl CF, Bonz A, et al. Triiodothyronine reverses depressed contractile performance after excessive catecholamine stimulation. Ann Thorac Surg, 1998. 66(5):1618-25.
61. Ross O, Petros A. The sick euthyroid syndrome in paediatric cardiac surgery patients. Intensive Care Med, 2014. 27(7):1124-32.
62. Bartkowski R, Wojtalik M, Korman E, et al. Thyroid hormones levels in infants during and after cardiopulmonary bypass with ultrafiltration. Eur J Cardiothorac Surg, 2002. 22(6):879-84.
63. Marks SD, Haines C, Rebeyka IM, et al. Hypothalamic-pituitary-thyroid axis changes in children after cardiac surgery. J Clin Endocrinol Metab, 2009. 94(8):2781-6.
64. Portman MA, Fearneyhough C, Ning XH, et al. Triiodothyronine repletion in infants during cardiopulmonary bypass for congenital heart disease. J Thorac Cardiovasc Surg, 2000. 120(3):604-8.
65. Portman MA, Olson, AK, Hastings LA, et al. Triiodothyronine for infants and children undergoing cardiopulmonary bypass (TRICC) study: safety and efficacy (abstract). Circulation, 2008. 118: S749-50.
66. Portman MA, Slee A, Olson AK, et al. Triiodothyronine Supplementation in Infants and Children Undergoing Cardiopulmonary Bypass (TRICC): a multicenter placebo-controlled randomized trial: age analysis. Circulation, 2010. 122(11 Suppl):S224-33.
67. Kavanagh BP. Glucose in the ICU-evidence, guidelines, and outcomes. N Engl J Med, 2012. 367(13):1259-60.
68. Vlasselaers D, Mesotten D, Langouche L, et al. Tight glycemic control protects the myocardium and reduces inflammation in neonatal heart surgery. Ann Thorac Surg, 2010. 90(1):22-9.

69. Macrae D, Grieve R, Allen E, et al. A randomized trial of hyperglycemic control in pediatric intensive care. N Engl J Med, 2014. 370(2):107-18.
70. Agus MS, Steil GM, Wypij D, et al. Tight glycemic control versus standard care after pediatric cardiac surgery. N Engl J Med, 2012. 367(13):1208-19.
71. Agus MS, Asaro LA, Steil GM, et al. Tight glycemic control after pediatric cardiac surgery in high-risk patient populations: a secondary analysis of the safe pediatric euglycemia after cardiac surgery trial. Circulation, 2014. 129(22):2297-304.
72. Miller BE, Levy JH. The inflammatory response to cardiopulmonary bypass. J Cardiothorac Vasc Anesth, 1997. 11(3):355-66.
73. Wan S, LeClerc JL, Vincent JL. Inflammatory response to cardiopulmonary bypass: mechanisms involved and possible therapeutic strategies. Chest, 1997. 112(3):676-92.
74. Schroeder VA, et al., Combined steroid treatment for congenital heart surgery improves oxygen delivery and reduces postbypass inflammatory mediator expression. Circulation, 2003. 107(22): 2823-8.
75. Gessler P, Pearl JM, Schwartz SM, et al. Administration of steroids in pediatric cardiac surgery: impact on clinical outcome and systemic inflammatory response. Pediatr Cardiol, 2005. 26(5): 595-600.
76. Checchia PA, Bronicki RA, Costello JM, et al. Steroid use before pediatric cardiac operations using cardiopulmonary bypass: an international survey of 36 centers. Pediatr Crit Care Med, 2005. 6(4): 441-4.
77. Robertson-Malt S, Afrane B, El Barbary M. Prophylactic steroids for pediatric open heart surgery. Cochrane Database Syst Rev, 2007(4):CD005550.
78. Pasquali SK, Hall M, Li JS, Peterson ED, et al. Corticosteroids and outcome in children undergoing congenital heart surgery: analysis of the Pediatric Health Information Systems database. Circulation, 2010. 122(21):2123-30.
79. Suominen PK, Dickerson HA, Moffett BS, et al. Hemodynamic effects of rescue protocol hydrocortisone in neonates with low cardiac output syndrome after cardiac surgery. Pediatr Crit Care Med, 2005. 6(6):655-9.
80. Taylor MB, Laussen PC. Fundamentals of management of acute postoperative pulmonary hypertension. Pediatr Crit Care Med, 2010. 11(2 Suppl):S27-9.
81. Bauer J, Dapper F, Demirakca S, et al. Perioperative management of pulmonary hypertension after heart transplantation in childhood. J Heart Lung Transplant, 1997. 16(12):1238-47.
82. Goldman AP, Delius RE, Deanfield JE, et al. Pharmacological control of pulmonary blood flow with inhaled nitric oxide after the fenestrated Fontan operation. Circulation, 1996. 94(9 Suppl):II44-8.
83. Ivy DD. Prostacyclin in the intensive care setting. Pediatr Crit Care Med, 2010. 11(2 Suppl):S41-5.
84. Miller OI, Celermajer DS, Deanfield JE, et al. Very-low-dose inhaled nitric oxide: a selective pulmonary vasodilator after operations for congenital heart disease. J Thorac Cardiovasc Surg, 1994. 108(3):487-94.
85. Miller OI, Tang SF, Keech A, et al. Inhaled nitric oxide and prevention of pulmonary hypertension after congenital heart surgery: a randomised double-blind study. Lancet, 2000. 356(9240):1464-9.
86. Russell IA, Zwass MS, Fineman JR, et al. The effects of inhaled nitric oxide on postoperative pulmonary hypertension in infants and children undergoing surgical repair of congenital heart disease. Anesth Analg, 1998. 87(1):46-51.
87. Barr FE, Macrae D. Inhaled nitric oxide and related therapies. Pediatr Crit Care Med, 2010. 11(2 Suppl):S30-6.
88. Balzer DT, Kort HW, Day RW, et al. Inhaled Nitric Oxide as a Preoperative Test (INOP Test I): the INOP Test Study Group. Circulation, 2002. 106(12 Suppl 1):I76-81.
89. Bizzarro M, Gross I, Barbosa FT. Inhaled nitric oxide for the postoperative management of pulmonary hypertension in infants and children with congenital heart disease. Cochrane Database Syst Rev, 2014. 7:CD005055.
90. Kelly LK, Porta NF, Goodman DM, et al. Inhaled prostacyclin for term infants with persistent pulmonary hypertension refractory to inhaled nitric oxide. J Pediatr, 2002. 141(6):830-2.
91. Carroll CL, Backer CL, Mavroudis C, et al. Inhaled prostacyclin following surgical repair of congenital heart disease—a pilot study. J Card Surg, 2005. 20(5):436-9.
92. Fraisse A, Wessel DL. Acute pulmonary hypertension in infants and children: cGMP-related drugs. Pediatr Crit Care Med, 2010. 11(2 Suppl):S37-40.
93. Huddleston AJ, Knoderer CA, Morris JL, et al. Sildenafil for the treatment of pulmonary hypertension in pediatric patients. Pediatr Cardiol, 2009. 30(7):871-82.
94. Nemoto S, Sasaki T, Ozawa H, et al. Oral sildenafil for persistent pulmonary hypertension early after congenital cardiac surgery in children. Eur J Cardiothorac Surg, 2010. 38(1):71-7.
95. Barst RJ, Ivy DD, Gaitan G, et al. A randomized, double-blind, placebo-controlled, dose-ranging study of oral sildenafil citrate in treatment-naive children with pulmonary arterial hypertension. Circulation, 2012. 125(2):324-34.
96. Adatia I, Shekerdemian L. The role of calcium channel blockers, steroids, anticoagulation, antiplatelet drugs, and endothelin receptor antagonists. Pediatr Crit Care Med, 2010. 11(2 Suppl): S46-52.
97. Beghetti M, Tissot C. Pulmonary arterial hypertension and congenital heart disease: targeted therapies and operability. J Thorac Cardiovasc Surg, 2009. 138(3): 785-6.
98. Carter NJ, Keating GM. Bosentan: in pediatric patients with pulmonary arterial hypertension. Paediatr Drugs, 2010. 12(1):63-73.
99. Mulligan C, Beghetti M. Inhaled iloprost for the control of acute pulmonary hypertension in children: a systematic review. Pediatr Crit Care Med, 2012. 13(4):472-80.
100. Hislop AA, Moledina S, Foster H, et al. Long-term efficacy of bosentan in treatment of pulmonary arterial hypertension in children. Eur Respir J, 2011. 38(1):70-7.
101. Mohamed WA, Ismail M. A randomized, double-blind, placebo-controlled, prospective study of bosentan for the treatment of persistent pulmonary hypertension of the newborn. J Perinatol, 2012. 32(8):608-13.
102. Jaquiss RD, Bronicki RA. An overview of mechanical circulatory support in children. Pediatr Crit Care Med, 2013. 14(5 Suppl 1):S3-6.
103. Paden ML, Conrad SA, Rycus PT, et al. Extracorporeal Life Support Organization Registry Report 2012. ASAIO J, 2013. 59(3):202-10.
104. Elbourne D, Field D, M Mugford. Extracorporeal membrane oxygenation for severe respiratory failure in newborn infants. Cochrane Database Syst Rev, 2002(1):CD001340.
105. Chaturvedi RR, Macrae D, Brown KL, et al. Cardiac ECMO for biventricular hearts after paediatric open heart surgery. Heart, 2004. 90(5):545-51.
106. Brown KL, Ichord R, Marino BS, et al. Outcomes following extracorporeal membrane oxygenation in children with cardiac disease. Pediatr Crit Care Med, 2013. 14(5 Suppl 1):S73-83.
107. Allan CK, Thiagarajan RR, Armsby LR, et al. Emergent use of extracorporeal membrane oxygenation during pediatric cardiac catheterization. Pediatr Crit Care Med, 2006. 7(3):212-9.
108. Joffe AR, Lequier L, Robertson CM. Pediatric outcomes after extracorporeal membrane oxygenation for cardiac disease and for cardiac arrest: a review. ASAIO J, 2012. 58(4):297-310.
109. Topjian AA, Berg RA, Nadkarni VM. Pediatric cardiopulmonary resuscitation: advances in science, techniques, and outcomes. Pediatrics, 2008. 122(5):1086-98.
110. Barrett CS, Bratton SL, Salvin JW, et al. Neurological injury after extracorporeal membrane oxygenation use to aid pediatric cardiopulmonary resuscitation. Pediatr Crit Care Med, 2009. 10(4): 445-51.
111. Nugent AW, Daubeney PE, Chondros P, et al. The epidemiology of childhood cardiomyopathy in Australia. N Engl J Med, 2003. 348(17):1639-46.
112. Lipshultz SE, Sleeper LA, Towbin JA, et al. The incidence of pediatric cardiomyopathy in two regions of the United States. [comment]. N Engl J Med, 2003. 348(17):1647-55.
113. Aretz HT, Billingham ME, Edwards WD, et al. Myocarditis. A histopathologic definition and classification. Am J Cardiovasc Pathol, 1987. 1(1):3-14.
114. Mason JW, O'Connell JB, Herskowitz A, et al. A clinical trial of immunosuppressive therapy for myocarditis. The Myocarditis Treatment Trial Investigators. N Engl J Med, 1995. 333(5):269-75.
115. Batra AS, Lewis AB. Acute myocarditis. Curr Opin Pediatr, 2001. 13(3):234-9.
116. Bohn D, Benson L. Diagnosis and management of pediatric myocarditis. Paediatr Drugs, 2002. 4(3):171-81.
117. Canter CE, Shaddy RE, Bernstein D, et al. Indications for heart transplantation in pediatric heart disease: a scientific statement from the American Heart Association Council on Cardiovascular Disease in the Young; the Councils on Clinical Cardiology, Cardiovascular Nursing, and Cardiovascular Surgery and Anesthesia; and the Quality of Care and Outcomes Research Interdisciplinary Working Group. Circulation, 2007. 115(5):658-76.
118. Lewis AB. Late recovery of ventricular function in children with idiopathic dilated cardiomyopathy. Am Heart J, 1999. 138(2 Pt 1):334-8.
119. Lee KJ, McCrindle BW, Bohn DJ, et al. Clinical outcomes of acute myocarditis in childhood. Heart, 1999. 82(2):226-33.
120. Duncan BW, Bohn DJ, Atz AM, et al. Mechanical circulatory support for the treatment of children with acute fulminant myocarditis. J Thorac Cardiovasc Surg, 2001. 122(3):440-8.
121. Shekerdemian L, Bohn D. Cardiovascular effects of mechanical ventilation. Arch Dis Child, 1999. 80(5):475-80.
122. Ibsen LM, Bratton SL. Fulminant myocarditis and extracorporeal membrane oxygenation: what we know, what is there still to learn? Crit Care Med, 2010. 38(2):686-8.
123. Goldman AP, Cassidy J, de Leval M, et al. The waiting game: bridging to paediatric heart transplantation. Lancet, 2003. 362(9400):1967-70.
124. Brancaccio G, Amodeo A, Ricci Z, et al. Mechanical assist device as a bridge to heart transplantation in children less than 10 kilograms. Ann Thorac Surg, 2010. 90(1):58-62.
125. Brennan P, Young ID. Congenital heart malformations: aetiology and associations. Semin Neonatol, 2001. 6(1):17-25.
126. Momma K. Cardiovascular anomalies associated with chromosome 22q11.2 deletion syndrome. Am J Cardiol, 2010. 105(11):1617-24.
127. Rudolph AM. The effects of postnatal circulatory adjustments in congenital heart disease. Pediatrics, 1965. 36(5):763-72.
128. Hoffman JI, Rudolph AM, Heymann MA. Pulmonary vascular disease with congenital heart lesions: pathologic features and causes. Circulation, 1981. 64(5):873-7.
129. McDaniel NL. Ventricular and atrial septal defects. Pediatr Rev, 2001. 22(8):265-70.
130. Jacobs JP, Burke RP, Quintessenza JA, et al. Congenital Heart Surgery Nomenclature and Database Project: ventricular septal defect. Ann Thorac Surg, 2000. 69(4 Suppl):S25-35.
131. Ramaciotti C, Vetter JM, Bornemeier RA, et al. Prevalence, relation to spontaneous closure, and association of muscular ventricular septal defects with other cardiac defects. Am J Cardiol, 1995. 75(1):61-5.
132. Hardin JT, Muskett AD, Canter CE, et al. Primary surgical closure of large ventricular septal defects in small infants. Ann Thorac Surg, 1992. 53(3):397-401.
133. Crossland DS, Wilkinson JL, Cochrane AD, et al. Initial results of primary device closure of large muscular ventricular septal defects in early infancy using perventricular access. Catheter Cardiovasc Interv, 2008. 72(3):386-91.
134. Seddio F, Reddy VM, McElhinney DB, et al. Multiple ventricular septal defects: how and when should they be repaired? J Thorac Cardiovasc Surg, 1999. 117(1):134-9.
135. Reddy VM, Hanley FL. Cardiac surgery in infants with very low birth weight. Semin Pediatr Surg, 2000. 9(2):91-5.
136. Flori HR, Johnson LD, Hanley FL, et al. Transthoracic intracardiac catheters in pediatric patients recovering from congenital heart defect surgery: associated complications and outcomes. Crit Care Med, 2000. 28(8):2997-3001.
137. Mildh L, et al., Junctional ectopic tachycardia after surgery for congenital heart disease: incidence, risk factors and outcome. Eur J Cardiothorac Surg, 2011. 39(1):75-80.
138. Dodge-Khatami A, Hiippala A, Rautiainen P, et al. Impact of junctional ectopic tachycardia on postoperative morbidity following repair of congenital heart defects. Eur J Cardiothorac Surg, 2002. 21(2):255-9.
139. Epstein AE, DiMarco JP, Ellenbogen KA, et al. 2012 ACCF/AHA/HRS focused update incorporated into the ACCF/AHA/HRS 2008 guidelines for device-based therapy of cardiac rhythm abnormalities: a report of the American College of Cardiology Foundation/American Heart Association Task Force on Practice Guidelines and the Heart Rhythm Society. J Am Coll Cardiol, 2013. 61(3): e6-75.
140. Jacobs JP, Quintessenza JA, Burke RP, et al. Congenital Heart Surgery Nomenclature and Database Project: atrial septal defect. Ann Thorac Surg, 2000. 69(4 Suppl):S18-24.
141. Cherian G, Uthaman CB, Durairaj M, et al. Pulmonary hypertension in isolated secundum atrial septal defect: high frequency in young patients. Am Heart J, 1983. 105(6):952-7.
142. Fischer G, Smevik B, Kramer HH, et al. Catheter-based closure of atrial septal defects in the oval fossa with the Amplatzer device in patients in their first or second year of life. Catheter Cardiovasc Interv, 2009. 73(7):949-55.
143. Masura J, Gavora P, Podnar T. Long-term outcome of transcatheter secundum-type atrial septal defect closure using Amplatzer septal occluders. J Am Coll Cardiol, 2005. 45(4):505-7.
144. Sarris GE, Kirvassilis G, Zavaropoulos P, et al. Surgery for complications of trans-catheter closure of atrial septal defects: a multi-institutional study from the European Congenital Heart Surgeons Association. Eur J Cardiothorac Surg, 2010. 37(6):1285-90.
145. Murphy JG, Gersh BJ, McGoon MD, et al. Long-term outcome after surgical repair of isolated atrial septal defect—follow-up at 27 to 32 years. N Engl J Med, 1990. 323(24):1645-50.
146. Shuhaiber JH, Ho SY, Rigby M, et al. Current options and outcomes for the management of atrioventricular septal defect. Eur J Cardiothorac Surg, 2009. 35(5):891-900.
147. Bando K, Turrentine MW, Sharp TG, et al. Pulmonary hypertension after operations for congenital heart disease: analysis of risk factors and management. J Thorac Cardiovasc Surg, 1996. 112(6): 1600-7.
148. Hermes-DeSantis ER, Clyman RI. Patent ductus arteriosus: pathophysiology and management. J Perinatol, 2006. 26 Suppl 1:S14-8.
149. Van Overmeire B, Smets K, Lecoutere D, et al. A comparison of ibuprofen and indomethacin for closure of patent ductus arteriosus. N Engl J Med, 2000. 343(10):674-81.
150. Arora R. Transcatheter closure of patent ductus arteriosus. Expert Rev Cardiovasc Ther, 2005. 3(5):865-74.
151. Burke RP, Jacobs JP, Cheng W, et al. Video-assisted thoracoscopic surgery for patent ductus arteriosus in low birth weight neonates and infants. Pediatrics, 1999. 104(2 Pt 1):227-30.
152. Perez E, Sullivan KE. Chromosome 22q11.2 deletion syndrome (DiGeorge and velocardiofacial syndromes). Curr Opin Pediatr, 2002. 14(6):678-83.
153. Grossfeld PD. The genetics of congenital heart disease. J Nucl Cardiol, 2003. 10(1):71-6.
154. Imamura M, Drummond-Webb JJ, Sarris GE, et al. Improving early and intermediate results of truncus arteriosus repair: a new technique of truncal valve repair. Ann Thorac Surg, 1999. 67(4): 1142-6.
155. Bove EL, Lupinetti FM, Pridjian AK, et al. Results of a policy of primary repair of truncus arteriosus in the neonate. J Thorac Cardiovasc Surg, 1993. 105(6):1057-65.
156. Rajasinghe HA, McElhinney DB, Reddy VM, et al. Long-term follow-up of truncus arteriosus repaired in infancy: a twenty-year experience. J Thorac Cardiovasc Surg, 1997. 113(5):869-78.
157. Drury NE, Veldtman GR, Benson LN. Neonatal aortic stenosis. Expert Rev Cardiovasc Ther, 2005. 3(5):831-43.
158. Borghi A, Agnoletti G, Valsecchi O, et al. Aortic balloon dilatation for congenital aortic stenosis: report of 90 cases (1986-98). Heart, 1999. 82(6):e10.
159. Alsoufi B, Al-Halees Z, Manlhiot C, et al. Superior results following the Ross procedure in patients with congenital heart disease. J Heart Valve Dis, 2010. 19(3):269-77.
160. Puranik R, Tsang VT, Broadley A, et al. Functional outcomes after the Ross (pulmonary autograft) procedure assessed with magnetic resonance imaging and cardiopulmonary exercise testing. Heart, 2010. 96(4): 304-8.
161. Shinkawa T, Bove EL, Hirsch JC, et al. Intermediate-term results of the Ross procedure in neonates and infants. Ann Thorac Surg, 2010. 89(6):1827-32.
162. Piccardo A, Ghez O, Gariboldi V, et al. Ross and Ross-Konno procedures in infants, children and adolescents: a 13-year experience. J Heart Valve Dis, 2009. 18(1):76-82.
163. Lofland GK, McCrindle BW, Williams WG, et al. Critical aortic stenosis in the neonate: a multi-institutional study of management, outcomes, and risk factors. Congenital Heart Surgeons Society.

J Thorac Cardiovasc Surg, 2001. 121(1):10-27.
164. Jahangiri M, Nicholson IA, del Nido PJ, et al. Surgical management of complex and tunnel-like subaortic stenosis. Eur J Cardiothorac Surg, 2000. 17(6):637-42.
165. Collins II RT. Cardiovascular disease in Williams syndrome. Circulation, 2013. 127(21):2125-34.
166. Collins II RT, Kaplan P, Somes GW, et al. Long-term outcomes of patients with cardiovascular abnormalities and Williams syndrome. Am J Cardiol, 2010. 105(6):874-8.
167. Abbruzzese PA, Aidala E. Aortic coarctation: an overview. J Cardiovasc Med (Hagerstown), 2007. 8(2):123-8.
168. Kanter KR. Management of infants with coarctation and ventricular septal defect. Semin Thorac Cardiovasc Surg, 2007. 19(3):264-8.
169. Abu-Harb M, Wyllie J, Hey E, et al. Presentation of obstructive left heart malformations in infancy. Arch Dis Child Fetal Neonatal Ed, 1994. 71(3):F179-83.
170. Karl TR. Surgery is the best treatment for primary coarctation in the majority of cases. J Cardiovasc Med, 2007. 8(1):50-6.
171. Van Son JA, Falk V, Schneider P, et al. Repair of coarctation of the aorta in neonates and young infants. J Card Surg, 1997. 12(3):139-46.
172. Younoszai AK, Reddy VM, Hanley FL, et al. Intermediate term follow-up of the end-to-side aortic anastomosis for coarctation of the aorta. Ann Thorac Surg, 2002. 74(5):1631-4.
173. Egan M, Holzer RJ. Comparing balloon angioplasty, stenting and surgery in the treatment of aortic coarctation. Expert Rev Cardiovasc Ther, 2009. 7(11):1401-12.
174. Will RJ, Walker OM, Traugott RC, et al. Sodium nitroprusside and propranolol therapy for management of postcoarctectomy hypertension. Journal of Thoracic & Cardiovascular Surgery, 1978. 75(5):722-4.
175. Stewart JM, Gewitz MH, Woolf PK, et al. Elevated arginine vasopressin and lowered atrial natriuretic factor associated with hypertension in coarctation of the aorta. J Thorac Cardiovasc Surg, 1995. 110(4 Pt 1):900-8.
176. Rouine-Rapp K, Mello DM, Hanley FL, et al. Effect of enalaprilat on postoperative hypertension after surgical repair of coarctation of the aorta. Pediatr Crit Care Med, 2003. 4(3):327-32.
177. Wiest DB, Garner SS, Uber WE, et al. Esmolol for the management of pediatric hypertension after cardiac operations. J Thorac Cardiovasc Surg, 1998. 115(4):890-7.
178. de Divitiis M, Pilla C, Kattenhorn M, et al. Ambulatory blood pressure, left ventricular mass, and conduit artery function late after successful repair of coarctation of the aorta. J Am Coll Cardiol, 2003. 41(12):2259-65.
179. Mays ET, Sergenat CK. Postcoarctectomy syndrome. Arch Surg, 1965. 91:58-65.
180. Brand A. Immunological aspects of blood transfusions. Transpl Immunol, 2002. 10(2-3):183-90.
181. Apitz C, Webb GD, Redington AN. Tetralogy of Fallot. Lancet, 2009. 374(9699):1462-71.
182. Van Arsdell GS, Maharaj GS, Tom J, et al. What is the optimal age for repair of tetralogy of Fallot? Circulation, 2000. 102(19 Suppl 3):III123-9.
183. Kanter KR, Kogon BE, Kirshbom PM, et al. Symptomatic neonatal tetralogy of Fallot: repair or shunt? Ann Thorac Surg, 2010. 89(3):858-63.
184. Dodge-Khatami A, Miller OI, Anderson RH et al. Surgical substrates of postoperative junctional ectopic tachycardia in congenital heart defects. J Thorac Cardiovasc Surg, 2002. 123(4):624-30.
185. Chaturvedi RR, Shore DF, Lincoln C, et al. Acute right ventricular restrictive physiology after repair of tetralogy of Fallot: association with myocardial injury and oxidative stress. Circulation, 1999. 100(14):1540-7.
186. Shekerdemian LS, Schulze-Neick I, Redington AN, et al. Negative pressure ventilation as haemodynamic rescue following surgery for congenital heart disease. Intensive Care Med, 2000. 26(1): 93-6.
187. Bichell DP. Evaluation and management of pulmonary atresia with intact ventricular septum. Curr Opin Cardiol, 1999. 14(1):60-6.
188. Reddy VM, McElhinney DB, Amin Z, et al. Early and intermediate outcomes after repair of pulmonary atresia with ventricular septal defect and major aortopulmonary collateral arteries: experience with 85 patients. Circulation, 2000. 101(15):1826-32.
189. Pawade A, Karl T. Management strategy in neonates presenting with pulmonary atresia with intact ventricular septum. Curr Opin Pediatr, 1994. 6(5):600-5.
190. Matsui H, Gardiner H. Fetal intervention for cardiac disease: the cutting edge of perinatal care. Semin Fetal Neonatal Med, 2007. 12(6):482-9.
191. Veldtman GR, Hartley A, Visram N, et al. Radiofrequency applications in congenital heart disease. Expert Rev Cardiovasc Ther, 2004. 2(1):117-26.
192. Pawade A, Capuani A, Penny DJ, et al. Pulmonary atresia with intact ventricular septum: surgical management based on right ventricular infundibulum. J Card Surg, 1993. 8(3):371-83.
193. Miyaji K, Shimada M, Sekiguchi A, et al. Pulmonary atresia with intact ventricular septum: long-term results of "one and a half ventricular repair." Ann Thorac Surg, 1995. 60(6):1762-4.
194. Freedom RM, Anderson RH, Perrin D. The significance of ventriculo-coronary arterial connections in the setting of pulmonary atresia with an intact ventricular septum. Cardiol Young, 2005. 15(5): 447-68.
195. Martins P, Castela E. Transposition of the great arteries. Orphanet J Rare Dis, 2008. 3:27.
196. Warnes CA. Transposition of the great arteries. Circulation, 2006. 114(24):2699-709.
197. Stoica S, Carpenter E, Campbell D, et al. Morbidity of the arterial switch operation. Ann Thorac Surg, 2012. 93(6):1977-83.
198. Khairy P, Clair M, Fernandes SM, et al. Cardiovascular outcomes after the arterial switch operation for D-transposition of the great arteries. Circulation, 2013. 127(3):331-9.
199. Sarkar D, Bull C, Yates R, et al. Comparison of long-term outcomes of atrial repair of simple transposition with implications for a late arterial switch strategy. Circulation, 1999. 100(19 Suppl): II176-81.
200. Ma K, Hua Z, Yang K, et al. Arterial switch for transposed great vessels with intact ventricular septum beyond one month of age. Ann Thorac Surg, 2014. 97(1):189-95.
201. Legendre A, Losay J, Touchot-Kone A, et al. Coronary events after arterial switch operation for transposition of the great arteries. Circulation, 2003. 108(9 Suppl 1):II186-90.
202. Boutin C, Wernovsky G, Sanders SP, et al. Rapid two-stage arterial switch operation. Evaluation of left ventricular systolic mechanics late after an acute pressure overload stimulus in infancy. Circulation, 1994. 90(3):1294-303.
203. Jonas RA. Fontan or septation: when I abandon septation in complex lesions with two ventricles. Semin Thorac Cardiovasc Surg Pediatr Card Surg Annu, 2009. 94-8.
204. Schwartz SM, Dent CL, Musa NL, et al. Single-ventricle physiology. Crit Care Clin, 2003. 19(3):393-411.
205. de Leval MR. The Fontan circulation: What have we learned? What to expect? Pediatr Cardiol, 1998. 19(4):316-20.
206. Stamm C, Friehs I, Mayer JE, et al. Long-term results of the lateral tunnel Fontan operation. J Thorac Cardiovasc Surg, 2001. 121(1):28-41.
207. Petrossian E, Thompson LD, Hanley FL. Extracardiac conduit variation of the Fontan procedure. Adv Card Surg, 2000. 12:175-98.
208. Amin Z, McElhinney DB, Strawn JK, et al. Hemidiaphragmatic paralysis increases postoperative morbidity after a modified Fontan operation. J Thorac Cardiovasc Surg, 2001. 122(5):856-62.
209. Momma K. ACE inhibitors in pediatric patients with heart failure. Paediatr Drugs, 2006. 8(1): 55-69.
210. Thompson LD, McElhinney DB, Culbertson CB, et al. Perioperative administration of angiotensin converting enzyme inhibitors decreases the severity and duration of pleural effusions following bidirectional cavopulmonary anastomosis. Cardiol Young, 2001. 11(2):195-200.
211. Cheung YF, Penny DJ, Redington AN. Serial assessment of left ventricular diastolic function after Fontan procedure. Heart, 2000. 83(4):420-4.
212. Tchervenkov CI, Jacobs JP, Weinberg PM, et al. The nomenclature, definition and classification of hypoplastic left heart syndrome. Cardiol Young, 2006. 16(4):339-68.
213. Ohye RG, Bove EL. Advances in congenital heart surgery. Curr Opin Pediatr, 2001. 13(5):473-81.
214. Akinturk H, Michel-Behnke I, Valeske K, et al. Hybrid transcatheter-surgical palliation: basis for univentricular or biventricular repair: the Giessen experience. Pediatr Cardiol, 2007. 28(2):79-87.
215. Rupp S, Michel-Behnke I, Valeske K, et al. Implantation of stents to ensure an adequate interatrial communication in patients with hypoplastic left heart syndrome. Cardiol Young, 2007. 17(5): 535-40.
216. Ohye RG, Sleeper LA, Mahony L, et al. Comparison of shunt types in the Norwood procedure for single-ventricle lesions. N Engl J Med, 2010. 362(21):1980-92.
217. Tworetzky W, McElhinney DB, Reddy VM, et al. Improved surgical outcome after fetal diagnosis of hypoplastic left heart syndrome. Circulation, 2001. 103(9):1269-73.
218. Tabbutt S, Nord AS, Jarvik GP, et al. Neurodevelopmental outcomes after staged palliation for hypoplastic left heart syndrome. Pediatrics, 2008. 121(3):476-83.
219. Delisle G, Ando M, Calder AL, et al. Total anomalous pulmonary venous connection: report of 93 autopsied cases with emphasis on diagnostic and surgical considerations. Am Heart J, 1976. 91(1): 99-122.
220. Kanter KR. Surgical repair of total anomalous pulmonary venous connection. Semin Thorac Cardiovasc Surg Pediatr Card Surg Annu, 2006. 9(1):40-4.
221. Ricci M, Elliott M, Cohen GA, et al. Management of pulmonary venous obstruction after correction of TAPVC: risk factors for adverse outcome. Eur J Cardiothorac Surg, 2003. 24(1):28-36.
222. Bonnard A, Auber F, Fourcade L, et al. Vascular ring abnormalities: a retrospective study of 62 cases. J Pediatr Surg, 2003. 38(4):539-43.
223. Dodge-Khatami A, Tulevski II, Hitchcock JF, et al. Vascular rings and pulmonary arterial sling: from respiratory collapse to surgical cure, with emphasis on judicious imaging in the hi-tech era. Cardiol Young, 2002. 12(2):96-104.
224. Backer CL, Mavroudis C. Surgical approach to vascular rings. Adv Card Surg, 1997. 9:29-64.
225. Takeuchi S, Imamura H, Katsumoto K, et al. New surgical method for repair of anomalous left coronary artery from pulmonary artery. J Thorac Cardiovasc Surg, 1979. 78(1):7-11.
226. Azakie A, Russell JL, McCrindle BW, et al. Anatomic repair of anomalous left coronary artery from the pulmonary artery by aortic reimplantation: early survival, patterns of ventricular recovery and late outcome. Ann Thorac Surg, 2003. 75(5):1535-41.
227. Kitagawa T, Durham LA 3rd, Mosca RS, et al. Techniques and results in the management of multiple ventricular septal defects. J Thorac Cardiovasc Surg, 1998. 115(4):848-56.
228. Tibby SM, Durward A. Interpretation of the echocardiographic pressure gradient across a pulmonary artery band in the setting of a univentricular heart. Intensive Care Med, 2008. 34(1):203-7.
229. McElhinney DB, Reddy VM, Parry AJ, et al. Management and outcomes of delayed sternal closure after cardiac surgery in neonates and infants. Crit Care Med, 2000. 28(4):1180-4.
230. Iyer RS, Jacobs JP, de Leval MR, et al. Outcomes after delayed sternal closure in pediatric heart operations: a 10-year experience. Ann Thorac Surg, 1997. 63(2):489-91.
231. Horvath R, Shore S, Schultz SE, et al. Cerebral and somatic oxygen saturation decrease after delayed sternal closure in children after cardiac surgery. J Thorac Cardiovasc Surg, 2010. 139(4):894-900.
232. Das S, Rubio A, Simsic JM, et al. Bloodstream infections increased after delayed sternal closure: cause or coincidence. Ann Thorac Surg, 2011. 91(3):793-7.
233. Rushani D, Kaufman JS, Ionescu-Ittu R, et al. Infective endocarditis in children with congenital heart disease: cumulative incidence and predictors. Circulation, 2013. 128(13):1412-9.
234. Nishimura RA, Carabello BA, Faxon DP, et al. ACC/AHA 2008 guideline update on valvular heart disease: focused update on infective endocarditis: a report of the American College of Cardiology/American Heart Association Task Force on Practice Guidelines: endorsed by the Society of Cardiovascular Anesthesiologists, Society for Cardiovascular Angiography and Interventions, and Society of Thoracic Surgeons. Circulation, 2008. 118(8):887-96.
235. O'Grady NP, Alexander M, Dellinger EP, et al. Guidelines for the prevention of intravascular catheter-related infections, 2011. Pediatrics, 2002. 110(5):e51.
236. Monagle P, Chan AK, Goldenberg NA, et al. Antithrombotic therapy in neonates and children: Antithrombotic Therapy and Prevention of Thrombosis, 9th ed: American College of Chest Physicians Evidence-Based Clinical Practice Guidelines. Chest, 2012. 141(2 Suppl):e737S-801S.
237. Giglia TM, Massicotte MP, Tweddell JS, et al. Prevention and treatment of thrombosis in pediatric and congenital heart disease: a scientific statement from the American Heart Association. Circulation, 2013. 128(24):2622-703.
238. Chan EH, Russell JL, Williams WG, et al. Postoperative chylothorax after cardiothoracic surgery in children. Ann Thorac Surg, 2005. 80(5):1864-70.
239. Mery CM, Moffett BS, Khan MS, et al. Incidence and treatment of chylothorax after cardiac surgery in children: analysis of a large multi-institution database. J Thorac Cardiovasc Surg, 2014. 147(2): 678-86.
240. Buttiker V, Fanconi S, Burger R. Chylothorax in children: guidelines for diagnosis and management. Chest, 1999. 116(3):682-7.
241. Nath DS, Savla J, Khemani RG, et al. Thoracic duct ligation for persistent chylothorax after pediatric cardiothoracic surgery. Ann Thorac Surg, 2009. 88(1):246-51.
242. Harbarth S, Samore MH, Lichtenberg D, et al. Prolonged antibiotic prophylaxis after cardiovascular surgery and its effect on surgical site infections and antimicrobial resistance. Circulation, 2000. 101(25):2916-21.
243. Hoffman TM, Wernovsky G, Wieand TS, et al. The incidence of arrhythmias in a pediatric cardiac intensive care unit. Pediatr Cardiol, 2002. 23(6):598-604.
244. McElhinney DB, Hedrick HL, Bush DM, et al. Necrotizing enterocolitis in neonates with congenital heart disease: risk factors and outcomes. Pediatrics, 2000. 106(5):1080-7.

84 心包疾病

Bernhard Maisch and Arsen D. Ristic

心包疾病的病因与分类

心包疾病谱包括先天性缺陷、心包炎（干性、渗出性、渗出 - 缩窄性与缩窄性）、肿瘤和囊肿。病因分类包括感染性心包炎、全身自身免疫性疾病伴心包炎、2 型自身免疫性疾病、心肌梗死后综合征和自身反应性（慢性）心包炎 [1-3]。

心包综合征

先天性心包缺损

先天性心包缺损在尸检中的发生率为 1/10 000。心包缺损可以是左侧部分缺失（70%），右侧部分缺失（17%），或双侧完全缺失（罕见）。大约 30% 的患者会合并另外的先天性异常 [4]。大多数心包完全缺失的患者是无症状的。同侧心脏移位和心脏移动性增加会增加创伤性主动脉夹层的风险 [5]。左侧部分缺损时可因心脏疝出心包腔外而变得复杂（引起胸痛、气短、晕厥或猝死）。发生绞窄时需外科行心包成形术（Dacron、Gore-Tex 或牛心包）[6]。

急性心包炎

急性心包炎是干性、纤维性或渗出性的，与其病因无关。主要症状为胸骨后或左侧前胸痛（可辐射至斜方肌脊，可为胸膜炎性或与心肌缺血相似，并随体位而变化）和气短。常见症状有发热、不适和肌肉疼痛，但老年患者可不发热。心包摩擦可以是短暂的，单相、双相或三相的。可能存在胸腔积液。心率通常快速而有规律。超声心动图是检查积液伴发心脏、心包疾病的重要手段（表 84-1）[7-19]。

住院治疗和对症处理是必要的。非甾体抗炎药（nonsteroidal antiinflammatory drugs，NSAIDs）是重要治疗。吲哚美辛有降低冠状动脉血流的作用，应避免在老年患者中使用。由于不良反应少，对冠状动脉血流具有利影响，以及剂量范围较大，布洛芬（300～800mg，每日 3 次）是首选治疗 [7]。COPE 试验 [20] 显示，在阿司匹林或其他非甾体抗炎药治疗中加入秋水仙碱（0.5mg，每日至少两次，持续 3 个月）可显著降低心包炎复发率，甚至可在心包炎首次发作时应用，或作为“特发性”渗出的单一治疗。秋水仙碱耐受性好，不良反应比非甾体抗炎药少。全身性糖皮质激素应限制用于结缔组织疾病和自身反应性或尿毒症心包炎。心包内应用糖皮质激素，如长效的曲安奈德，可用于自身反应性渗出，避免全身性不良反应 [2]。

慢性心包炎

慢性（>3 个月）心包炎分为渗出性（炎症或心力衰竭时心包积液）、粘连性和缩窄性 [7]。症状（胸痛、心悸和疲劳）通常是轻微的，与心脏压迫和心包炎症严重程度有关。一些可治愈的病因（如肺结核、弓形虫病、黏液水肿、病毒、自体免疫和系统性疾病）在明确诊断后可采取特定治疗。如有指征，应采取对症治疗和心包穿刺。复发病例应仔细查找病因，如果没有特定的有效治疗办法，可考虑经皮球囊心包切开术或心包切开术 [21, 22]。

复发性心包炎

复发性心包炎类型包括：①间歇性（无需用药的无症状间期）；②持续性（停用消炎药即复发）。大量心包积液、明显的压塞或缩窄少见。主要治疗措施是限制活动和应用急性心包炎的治疗方案。当非甾体抗炎药和皮质激素不能预防复发时，秋水仙碱可能有效 [20, 23-25]。根据 CORE 临床试验 [23]，秋水仙碱应考虑作为复发性心包炎的首选治疗。糖皮质激素只用于一般情况较差或经常出现危险的患者 [7]。一个常见的错误是使用的剂量太低而致效果不佳，或者减药太快。推荐的方案是泼尼松 1～1.5mg/kg，至少 1 个月。如果患者没有充分反应，可以加用硫唑嘌呤（75～100mg/d）或环磷酰胺 [26]。

糖皮质激素应在 3 个月时间内逐渐减量。减量至末期，引入秋水仙碱（0.5mg，每日 2 次或每日 3 次）或一种非甾体抗炎药开始抗炎治疗。新的治疗应持续 3～6 个月。最近已经证实，以前的糖皮质激素治疗是“特发性”心包炎复发或转变为慢性的危险因素。因此，在给予糖皮质激素前，需明确排除心包病毒感染或细菌感染。心包切除术仅适用于对内科治疗无效、频繁且症状严重的复发 [27]。

心包积液和心包压塞

心包积液可表现为漏出液（心包积水）、渗出物、心包积脓或心包积血。大量积液常见于肿瘤、结核、胆固醇和尿毒症性心包炎，以及黏液水肿和寄生虫感染[28]。包裹性积液在有瘢痕形成时更为常见（如术后、创伤后或化脓性心包炎）。积液发展缓慢时，即使积液量较多，也可不出现明显症状，但是，如果积液迅速积聚，即使积液量相对较少，也可导致

表 84-1 急性心包炎诊断路径和表现顺序

诊断措施	特征性发现
必查项目	
听诊	心包摩擦音（单相，双相，或三相）
心电图*	第一阶段：前壁和下壁 ST 段凹形抬高。PR 段偏移与 P 波反向 第二阶段早期：所有 ST 段恢复到基线，PR 段偏移 第二阶段晚期：T 波减低变平、倒置 第三阶段：广泛 T 波倒置（大部分或所有导联） 第四阶段：ECG 恢复至心包炎之前状态
超声心动图	心包积液 B 型～D 型多普勒（Horowitz） 心包压塞征象
血液分析	红细胞沉降率，C- 反应蛋白，乳酸脱氢酶，白细胞（炎性标记物） 肌钙蛋白 I†，CK-MB（心肌标记物）
胸片	心影从正常到“烧瓶心”形状 检查主要为发现肺或纵隔病变
心包压塞时必查，大量积液 / 复发性积液，或少量积液但诊断不明确时可选检查项目	
心包穿刺 / 引流	为感染或肿瘤病因分类，行 PCR 和组化检查
可选，或诊断不明确时检查项目	
CT	积液，心包，心外膜
MRI	积液，心包，心外膜
心包镜，心包 / 心外膜活检	明确特异性病因

* 典型累及导联：Ⅰ、Ⅱ、AVL、AVF 和 V3～V6。ST 段于 aVR 导联总是压低，V1 导联常常压低，V2 导联偶尔压低。第四阶段可不出现，T 波永久倒置或低平。如果在第三阶段首次记录心电图，心包炎与弥漫性心肌损伤、“双心室应变”或心肌炎无法从心电图区分。ECG 在早期复极与第一阶段非常相似。与第一阶段不同，与Ⅰ期不同，这种 ECG 不是快速演变，J 点抬升常伴随着 QRS 末尾，包括 J 点处的一个的凹痕或振荡（高 R 波和 T 波时明显，在早期复极模式中较大）。如果 V6 导联 J 点大于 T 波高度的 25%（使用 PR 段作为基线），有可能是心包炎。

† 在 38/118 例（32.2%）患者中检测到肌钙蛋白 I（cTnI）升高，更常见于年轻男性患者，伴随着 ST 段抬高和心包积液。升高超过 1.5ng/ml 少见（7.6%），并与 CK-MB 升高有关。cTnI 升高并非心包炎复发、缩窄性心包炎、心包压塞或残余左心室功能障碍发生率的预测指标。

数据来自参考文献[2，3，7-19]。

CK-MB：肌酸激酶同工酶；CT：计算机断层扫描；ECG：心电图；MRI：磁共振成像。

心包压塞。积液积聚引起心包内压增高，心脏压迫，进展至失代偿期而出现心包压塞。心包压塞时心音是遥远的，可以出现呼吸困难、咳嗽和吞咽困难，偶尔会出现意识丧失。隐匿发生的心包压塞可首先出现其并发症的表现（肾功能衰竭，腹胀，缺血性肝病，青光眼恶化[29]和肠系膜缺血）。不伴有两个或两个以上炎性体征（典型的疼痛、心包摩擦音、发热或弥漫性 ST 段抬高）的心包压塞通常与恶性积液（似然比 2.9）相关[30]。

心电图显示 QRS 波和 T 波低电压，PR 段压低（图 84-1），ST 段 /T 波变化，束支传导阻滞和电交替（在没有心包压塞的情况下少见）[7]。微电压和电交替在引流胸腔积液和炎症过程消退后可逆转[19]。在胸片中，大量积液被描述为具有尖锐边缘的球形心脏扩大（“烧瓶”轮廓）（图 84-2）[12]。超声心动图估测心包积液量分为：①少量（舒张期＜10mm 的无回声区）；②中量（10～20mm）（图 84-3）；③大量（≥20mm）；④极大量（≥20mm 并压迫心脏）。

大量心包积液时，心脏可在心包腔内自由移动（“摆动心脏”），引起二尖瓣的假性塌陷和假性前向运动，室间隔的矛盾运动和收缩中期主动脉瓣关闭（表 84-2）[31-41]。高达 1/3 的无症状慢性大量心包积液患者发展为意外的心包压塞[21]。压塞的触发因素包括血容量不足、阵发性快速性心律失常和并发急性心包炎。

缩窄性心包炎

缩窄性心包炎是心包慢性炎症少见但严重致残的结果，导致心室充盈受损和心室功能降低。直到最近，心包增厚被认为是缩窄性心包炎的必要诊断特征。然而，在梅奥诊所的一个大宗手术病例研究中，缩窄见于 18% 的心包厚度正常的

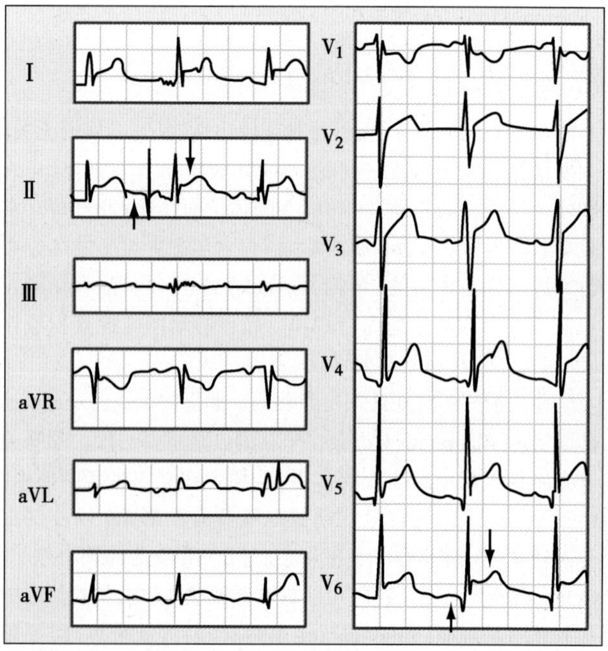

图 84-1 急性心包炎的典型心电图改变：PR 压低（小箭头）和 ST 段凹形抬高（大箭头）

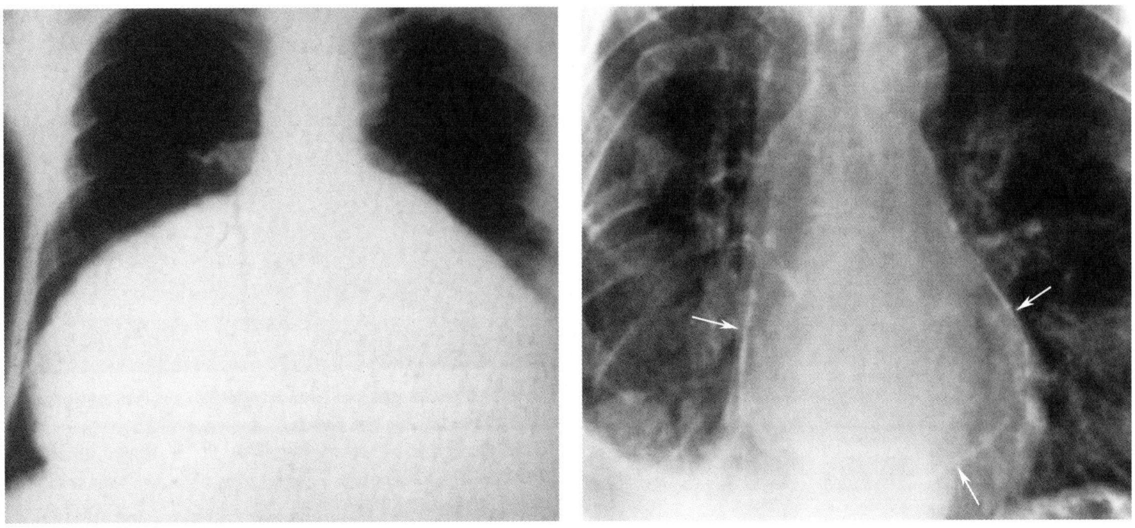

图 84-2 一例大量心包积液的患者胸片——"烧瓶"征（左），一例缩窄性心包炎和心包钙化患者胸片（白色箭头，右）

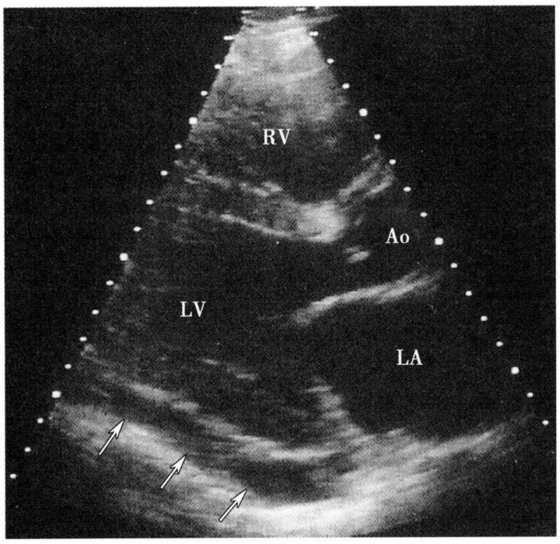

图 84-3 小至中量心包积液超声心动图表现（白色箭头），长轴胸骨旁视图。Ao，主动脉根部；LA，左心房；LV，左心室；RV，右心室

患者[42]。结核病、纵隔放疗和以前的外科手术是常见原因[43]。在先前切除壁层心包的患者中，可见到脏层心包发展所致的缩窄性心包炎[44]。一过性缩窄性心包炎临床上罕见但很重要，因为这些患者并不需要行心包切除[45]。

患者主诉乏力、外周性水肿、呼吸困难和腹胀，这些症状可能会因导致蛋白质丢失的肠病而恶化。在失代偿患者中，可出现静脉淤血、肝大、胸腔积液和腹水。由于心肌纤维化或萎缩，收缩功能障碍可以进一步加重血流动力学损害。鉴别诊断必须包括心脏急性扩张、肺栓塞、右心室梗死、胸腔积液、慢性阻塞性肺病和限制性心肌病[46]。区分缩窄性心包炎与限制性心肌病的最佳方法是通过多普勒和/或组织多普勒超声心动图，分析呼吸变化伴或不伴有前负荷的变化[47]。然而，体格检查、心电图（electrocardiogram，ECG）、胸片（图 84-2 右）、计算机断层扫描（computed tomography，CT）（图 84-4 左）、磁共振成像（magnetic resonance imaging，MRI）（图 84-4 右）、血流动力学和心内膜心肌活检会有帮助[7]。

心包囊肿

心包切除术是治疗永久性缩窄的唯一方法。适应证是根据临床症状、超声心动图结果、CT/MRI 和心脏导管检查。由于全身性肝素化可发生弥漫性出血，不推荐首先使用体外循环（cardiopulmonary bypass，CPB）。缩窄性心包炎行心包切除术的死亡率为 6%～12%[48-51]，据报道仅 60% 的患者恢复至完全正常的心脏血流动力学[48, 50]。主要并发症包括急性围手术期心功能不全和心室壁破裂[52]。而心包切除术后发生心源性死亡的主要原因是术前未能发现心肌萎缩或心肌纤维化[43]。排除广泛心肌纤维化和/或萎缩的患者后，心包切除术的死亡率降低至 5%。大部分情况下，术后低心排治疗需要液体替代、儿茶酚胺药物、高剂量洋地黄以及主动脉内球囊反搏术。如果手术较早，术后长期生存率与一般人群接近[49, 50]。但如果术前存在长期严重病史，完全的心包切除也可能不能达到完全恢复的效果。

先天性心包囊肿少见，可为单腔或多腔，直径 1～5cm[53]。炎性囊肿包括假性囊肿，以及由风湿性心包炎、细菌感染（特别是结核病）、创伤和心脏手术引起的包裹性、分隔的心包积液。大多数患者无症状，囊肿多在胸片上偶然发现，为椭圆形、均一放射密度的病变，通常位于右心肌膈角[54]。然而由于心脏的压迫，患者也可能出现胸部不适、呼吸困难、咳嗽或心悸。超声心动图很有作用，但常需要另外的影像学检查：CT（密度值）或 MRI[55]。先天性和炎性囊肿的治疗包括经皮穿刺和乙醇硬化[56, 57]。如果不可行，可能需要胸腔镜手术或外科切除。棘球蚴囊肿通常起源于肝脏和肺部破裂的包虫囊肿。不推荐手术切除；建议用阿苯达唑（800mg/d，4 周）预处理后进行经皮穿刺和滴注乙醇或硝酸银[57]。

表 84-2 心包压塞诊断

临床表现	静脉压升高*，低血压†，奇脉‡，心动过速§，呼吸困难或呼吸困难但肺部呼吸音清
诱发因素	药物（环孢素、抗凝剂、溶栓药物），近期心脏手术，留置器械，钝性胸部创伤，恶性肿瘤，结缔组织疾病，肾衰竭，败血症‖
ECG	正常或非特异性改变（ST-T 波）、电交替（QRS，罕见 T 波）、心动过缓（终末阶段）、电机械分离（濒死阶段）
胸片	心脏轮廓增大，肺清晰
M 型 / 二维超声心动图	右心室前侧游离壁舒张期塌陷¶ 右心房塌陷，左心房塌陷，偶尔左心室塌陷，舒张期左心室壁增厚（“假性肥厚”），下腔静脉扩张（吸气时不塌陷），“摆动心脏”
多普勒	吸气时三尖瓣血流量增加，二尖瓣血流量减少（呼气时相反），呼气时体循环静脉收缩期和舒张期血流减少，心房收缩时反向血流增加
M 型彩色多普勒	二尖瓣 / 三尖瓣血流随呼吸大的波动
心导管	确定诊断和血流动力学不足定量 右心房压力升高（收缩期 x 波保留，舒张期 y 波减小或消失） 心包内压力也升高，几乎与右心房压力相同（两者在吸气时都下降） 右心室舒张中期压力升高，等于右心房和心包压力（无凹陷 - 平台形状） 肺动脉舒张压略有升高，可能与右心室压力相对应 肺动脉毛细血管楔压也升高，几乎等于心包内和右心房压力 左心室收缩压和主动脉压力可能正常或降低 记录到心包穿刺后血流动力学改善** 检查同时存在的血流动力学异常表现（左心室衰竭，缩窄，肺动脉高压） 检查相关的心血管疾病（心肌病，冠心病）
右心室 / 左心室造影	心房塌陷，心室小而活动过度
冠脉造影	舒张期冠脉受压

* 颈静脉扩张在低血容量患者或“外科压塞”患者中不太明显。吸气时颈静脉压力增加或不下降（Kussmaul 征），经压塞或心包引流证实后，表明有渗出性缩窄性疾病。

† 心率通常大于 100 次 /min，但甲状腺功能减退或尿毒症患者的心率可能较低。

‡ 奇脉的定义是吸气时收缩压下降大于 10mmHg，而舒张压保持不变。通过查脉搏很容易发现奇脉，脉搏在吸气时明显减弱。临床意义的奇脉在患者正常呼吸时是明显的。当只有在深呼吸时出现时，应引起注意。奇脉的大小通过血压计评价。如果奇脉存在，则在整个呼吸周期中第一 Korotkoff 音不一致，仅在呼气期间、一定血压下才能听到。血压袖带充气在患者收缩压以上，然后，当临床医生观察呼吸阶段时，袖带慢慢放气。在放气期间，第一 Korotkoff 音是断断续续的。与患者呼吸周期的相关性可确定一个点，在这个点呼气时可以听到声音，但吸气时消失。当袖带压力进一步下降时，根据整个呼吸周期中第一次听到血压的声音，确定另一个点。这两个点之间收缩压的差异是奇脉的临床测量指标。在合并房间隔缺损和主动脉反流的心包压塞患者中，不会出现奇脉。

§ 偶尔患者血压可高，尤其是原来有高血压的患者。

‖ 发热性心包压塞可能被误诊为感染性休克。

¶ 右心室压力升高和右心室肥大或右心室梗死可能不出现右心室塌陷。

** 如果在心包积液引流后，心包内压力没有降至心房压力以下，应考虑渗出性缩窄性疾病。

数据来自参考文献[31-41]。

心包炎特殊形式

病毒性心包炎

病毒性心包炎是心包最常见的感染。炎性异常是由于直接病毒攻击、免疫反应（针对病毒或针对心脏），或两者兼而有之[3,58]。心包和心肌组织中的早期病毒复制引发针对病毒和 / 或心脏组织的细胞和体液免疫应答。感染数年后，在心包和心肌中仍可以发现免疫球蛋白（immunoglobulin，Ig）M、IgG 沉积物，偶尔可发现 IgA 沉积物[58]。很多种病毒可引起心包炎，包括肠道病毒、埃可病毒、腺病毒、细胞巨型病毒、Epstein-Barr（EB）病毒、单纯疱疹病毒、人疱疹 6 病毒（herpes humanus 6，HHV6）、流感病毒、细小病毒 B19（parvovirus B19，PVB19）、丙型肝炎病毒和人类免疫缺陷病毒（human immunodeficiency virus，HIV）等。在过去几年中，PVB19 和 HHV6 一直在增加，肠道病毒、埃可病毒和腺病毒一直在减少；在心肌炎中也观察到了这些趋势。肠道病毒性心包炎的发作紧随于柯萨奇病毒 A、柯萨奇病毒 B 和埃可病毒感染的季节

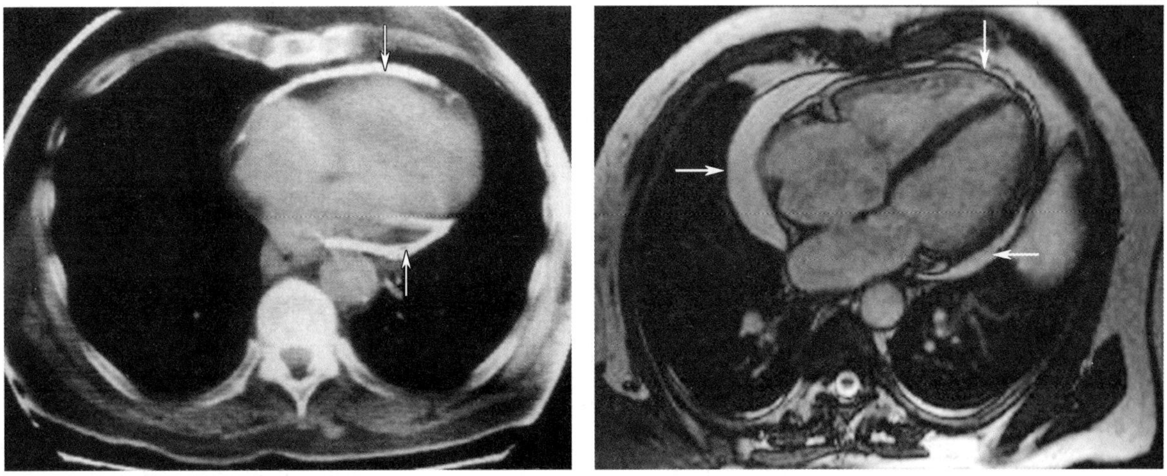

图 84-4 缩窄性心包炎 CT 表现（左），白色垂直箭头显示增厚的心包和心包钙化。右图显示了患有渗出性缩窄性心包炎的患者的磁共振成像结果。水平箭头显示定位的心包积液，垂直箭头显示增厚的心包

性流行之后[59]。巨细胞病毒（cytomegalovirus，CMV）心包炎在免疫功能低下和 HIV 感染者中发病率增加[60]。传染性单核细胞增多症也可表现为心包炎。

诊断病毒性心包炎必须检测心包积液和 / 或心包 / 心外膜组织，优先采用聚合酶链反应（polymerase chain reaction，PCR）或原位杂交方法。血清抗体水平升高 4 倍提示病毒性心包炎，但不能确定诊断。

病毒性心包炎的治疗是为了解决症状（见急性心包炎），预防并发症和清除病毒。对于慢性或复发性心包积液和确认的病毒性感染的患者，进行下列特殊治疗[61]：

1. 巨细胞病毒心包炎：超免疫球蛋白（hyperimmune globulin）4ml/kg，第 0 天、第 4 天和第 8 天；2ml/kg，第 12 天和 16 天。
2. 柯萨奇病毒 B 心包炎：干扰素或干扰素 β 2.5×10^6IU/m^2 皮下注射，3 次 / 周。
3. 腺病毒、PVB19 和 HHV6 心包心肌炎：在第 1 天、第 3 天静脉注射 20g 或以上的免疫球蛋白，持续 6 ～ 8 小时，可重复使用和与更昔洛韦联合应用，有效消灭病毒。

HIV 感染的心包表现可由感染性、非感染性和肿瘤［卡波西肉瘤和 / 或淋巴瘤］疾病引起。感染性（心肌的）心包炎是由局部 HIV 感染和 / 或其他病毒、细菌（如金黄色葡萄球菌、肺炎克雷伯菌、禽流感分枝杆菌、结核分枝杆菌）和真菌合并感染（新隐球菌）引起的[62]。在疾病进展时，超声心动图检测到的心包积液发生率可能高达 40%[63]。心脏压塞少见[64]。在抗逆转录病毒药物治疗过程中，可出现脂质营养不良（最好由 MRI 证实），心脏周围大量脂肪沉积导致心力衰竭。一般采用对症处理，但大量渗出和心包压塞时心包穿刺是必要的。除继发性结核性心包炎时作为结核治疗的辅助治疗外，使用类固醇皮质激素治疗是禁忌[65]。

细菌性心包炎

化脓性心包炎在成人罕见，但若不治疗却总可致命[66-69]。接受治疗的患者死亡率为 40%，主要由心脏压塞、毒性和缩窄造成。它通常是由身体其他部位感染引起的并发症，由邻近脏器传播或血行播散引起[70]。易感条件为心包积液、免疫抑制、慢性疾病（如酗酒、类风湿关节炎）、心脏手术和胸部创伤。这种疾病表现为一种急性的、短时间暴发的传染病。经皮心包穿刺术须迅速进行，获得的心包液应进行革兰染色、抗酸染色、真菌检查，并进行心包和体液的培养。需冲洗心包腔，并结合有效的全身性抗生素治疗（抗葡萄球菌抗生素加氨基糖苷，然后根据心包液和血培养结果选择抗生素）[67]。心包内灌注抗生素（如庆大霉素）有作用，但还不够。经常使用尿激酶或链激酶冲洗心包腔，使用大导管，可溶解引流出化脓性渗出物[68,69]；但最好采用剑突下心包切开术开放引流。心包切除术对于粘连紧密、积脓、复发心包压塞、持续感染和缩窄进展的患者是必需的[67]。手术死亡率达 8%。

结核性心包炎

在过去的十年中，结核性心包炎在发达国家主要见于免疫缺陷患者，如获得性免疫缺陷综合征（acquired immunodeficiency syndrome，AIDS）患者。未经治疗的渗出性结核性心包炎的死亡率接近 85%。30%～50% 的患者出现心包缩窄[72,73]。

临床表现是多变的：有或无积液的急性心包炎；心脏压塞；无症状的大量心包积液，常为复发性；持续发热的中毒症状；严重缩窄性心包炎；亚急性缩窄；渗出性缩窄性心包炎或慢性缩窄性心包炎；心包钙化[3,74]。确定诊断需要发现心包积液或组织中的结核杆菌，或心包中存在干酪样肉芽肿[71]。重要的是，PCR 可以从 1μl 心包液快速确定结核分枝杆菌的 DNA[75,76]。心包积液中腺苷脱氨酶活性升高和干扰素浓度升高也可作为诊断指标，具有较高的敏感性和特异性。心包镜检查和心包活检均提高了结核性心包炎的诊断准确性（图 84-5）。与心包穿刺相比，心包活检可快速诊断，灵敏度更高（100% vs 33%）。

心包炎患者若确定有心外部位的结核，则强烈提示病因

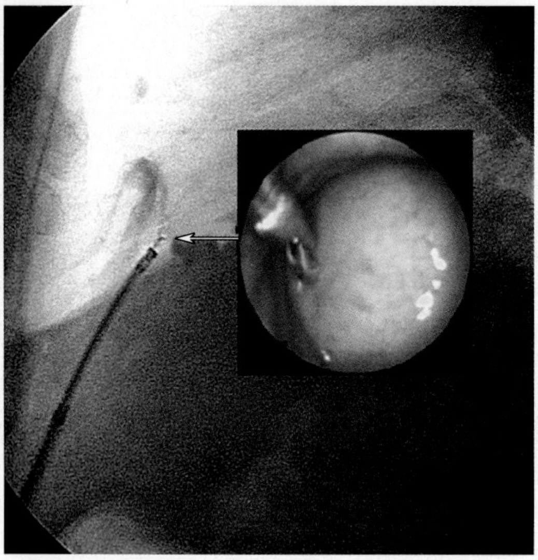

图 84-5 经皮软性心包镜检查和心外膜活检（箭头）

为结核性（应多次痰培养）[77]。结核菌素试验存在 25%～33% 的假阴性，30%～40% 的假阳性。更精确的酶联免疫试验可检测 T 细胞特异性的 M 结核病抗原[78]。心包结核也与抗心肌细胞膜抗体和抗肌凝蛋白抗体的高血清滴度相关[79]。根据心包积液分析方法，结核性心包炎行心包穿刺的诊断率在 30%～76%[72,75]。心包积液为高比重、高蛋白含量、高白细胞计数[（0.7～54）× 10^9/L][71]。

抗结核药物联合使用持续时间各有不同（6 个月、9 个月或 12 个月）[71,72,77,80-83]。在病因不明的慢性心包积液患者中，采用“诊断性”抗结核治疗以预防缩窄未获得成功[80]。使用糖皮质激素仍有争议[77,81-84]。结核性缩窄性心包炎患者的一个荟萃分析表明[82,83]，结核治疗联合糖皮质激素可能减少死亡，减少对心包穿刺或心包切除术的需求[77,85]。如果应用糖皮质激素，泼尼松应予相对较高的剂量[1～2mg/（kg•d）]，因为利福平可增强其在肝脏代谢。这种剂量维持 5～7 天，并在 6～8 周内逐渐减少。如果采用联合治疗后仍出现缩窄，则应行心包切除术。

肾功能衰竭合并心包炎

肾功能衰竭是心包疾病的常见病因，高达 20% 的患者会产生大量心包积液[86]。有两种形式：

1. 尿毒症心包炎：发生在 6%～10% 的晚期肾衰竭（急性或慢性）患者，在透析之前或透析后不久[87]。由脏层和壁层心包的炎症所致，与氮质血症（血尿素氮 > 60mg/dl）程度相关。
2. 透析相关性心包炎：发生在 13% 的维持血液透析患者[88]，偶尔发生于慢性腹膜透析患者。是由于透析不充分和 / 或液体超载造成的[89]。心包的病理检查显示，增厚的心包膜（“面包和黄油”外观）之间有粘连。临床特征可能包括短暂的心包摩擦、发热和胸痛，但许多患者无症状。尽管存在发热和低血压，但由于尿毒症患者的自主神经功能障碍，在压塞过程中，心率可能仍然缓慢（60～80 次 /min）。促红细胞生成素抵抗所致的贫血可使临床情况恶化[90]。跟其他原因导致急性心包炎不同的是，由于缺乏心肌炎症，心电图可能不显示典型的弥漫性 ST 段 / T 波抬高[91]。如果心电图是典型的急性心包炎表现，则需考虑并发感染。

大多数尿毒症心包炎患者对血液透析或腹膜透析反应迅速，胸痛和心包积液可缓解。为避免心包积血，应采用无肝素血液透析。适当调整透析液成分预防低钾血症和低磷血症[92]。强化透析一般能在 1～2 周使心包炎缓解[93]。因腹膜透析无需肝素化，在血液透析无效的心包炎或不能进行无肝素血液透析的情况下，可以采用腹膜透析。当强化透析无效时，非甾体抗炎药和全身皮质激素对少数病例有效[94]。透析不能缓解出现大量慢性积液和心脏压塞的患者需进行心包穿刺。症状不缓解的大量心包积液应在心包穿刺或剑突下心包切开术后，于心包内注入糖皮质激素（曲安奈德 50mg 每 6 小时，持续 2～3 天）[88,94]。由于其潜在的发病率和死亡率，心包切除术仅适用于症状严重且难以接受其他治疗的患者。在肾移植后，也有 2.4% 的患者报道有心包炎[95]。尿毒症或感染（巨细胞病毒）可能是其原因。

自身反应性心包炎和系统性自身免疫性疾病的心包炎

自身反应性心包炎的诊断采用以下标准[2]：

1. 心包液淋巴细胞数量增加，以及单核细胞数量超过 5 000/ mm^3（自体淋巴细胞），或出现自体抗体介导的针对心肌组织的抗体（例如，抗肌纤维膜抗体）。
2. 心外膜 / 心肌内膜活检标本，炎症细胞超过 14 个 /mm^2。
3. 排除心包积液和心内 / 心外膜穿刺活检标本中的活性病毒感染（无病毒分离、心包积液无嗜心性病毒 IgM 滴度、主要嗜心性病毒 PCR 阴性）。
4. PCR 和 / 或培养排除结核、伯氏疏螺旋体、肺炎衣原体和其他细菌感染。
5. 心包积液及活检标本中未见肿瘤浸润。
6. 排除全身代谢紊乱和尿毒症。

对于自身反应性心包炎，心包内用曲安奈德治疗是有效的，不良反应少见。心包炎发生在许多系统性自身免疫性疾病：风湿性关节炎、系统性红斑狼疮、进行性系统性硬化病、多发性肌炎 / 皮肌炎、混合结缔组织病、血清阴性脊柱关节病、全身性和超敏性血管炎、白塞综合征、韦格纳肉芽肿病和结节病等[7]。需要加强基础疾病的治疗和对症处理。

心脏损伤后综合征：心包切开综合征

心脏损伤后综合征发生在心脏损伤、心包损伤或两者兼而有之后的几天到几个月内[7,96,97]。它类似于心肌梗死后综合征，两种情况似乎都是一种常见的免疫病理反应。原位心脏移植术后也会出现心包积液（21%）。在手术中应用氨基己酸的患者更常见[98]。心脏手术后出现的心包压塞，瓣膜手术比冠状动脉搭桥术更常见，可能与术前抗凝药物的使用有关[99]。

早期术后心包积液患者应用华法林的风险最大，尤其是那些没有进行心包穿刺和引流的患者[100]。对症治疗一般与急性心包炎（非甾体抗炎药或秋水仙碱，持续数周或数月[101]）相同，但这一点最近受到了质疑[102]。在接受心脏手术的患者中，与安慰剂相比，围手术期使用秋水仙碱降低了心包切开综合征的发生率，但增加了胃肠道不良反应的发生率[103]。对于病情顽固的患者，长期（3～6 个月）口服糖皮质激素，或心包穿刺、心包内注射曲安奈德（300mg/m^2）是治疗选项。很少需要二次开胸手术。

心肌梗死后心包炎

梗死后心包炎有两种表现类型：一种是“早期”类型（心绞痛性心包炎），另一种是“延迟”类型（心肌梗死征后综合征，Dressler 综合征）[104]。直接渗出引起的心绞痛性心包炎发生于 5%～20% 的透壁心肌梗死，但临床上很少发现。心肌梗死后综合征发生于心肌梗死后 1 周至数月，其症状和表现与心肌损伤后综合征相似。其发生不需要透壁梗死[105]，也可表现为心绞痛性心包炎的进展。其发生率为 0.5%～5%[106]，而溶栓治疗组的发生率较低（<0.5%）[107]，但溶栓治疗后心包出血的发生率更高[104,108]。值得注意的是，心电图的改变常常被心肌梗死的改变所掩盖。

心电图第一阶段改变并不常见，提示“早期”心肌梗死后综合征，而未能演变或“复活”以前倒置 T 波则强烈提示心肌梗死心包炎[109,110]。大于 10mm 的心肌梗死后心包积液多为心包积血，其中 2/3 可能产生心包压塞 / 游离壁破裂[111]。急诊外科治疗是挽救生命的方法。如果不能立即手术或有手术禁忌，心包穿刺和心包内注射纤维蛋白胶可以作为亚急性心包压塞的替代方法[111,112]。布洛芬可增加冠状动脉血流，是首选药物[113]。阿司匹林剂量高达 650mg，每 4 小时 1 次，2～5 天，也被成功地应用。顽固性症状可以用糖皮质激素治疗，但可能延迟梗死灶愈合[7]。

创伤性心包积液和主动脉夹层导致的心包积血

心包直接损伤可由意外事故或医源性损伤引起[114-117]。医源性心包压塞主要见于经皮二尖瓣成形术，多发生于经房间隔穿刺期间或穿刺后，尤其是在没有双平面导管实验室且左心房小的情况下。心房间隔穿刺是无症状的，但穿透游离壁会马上引起胸痛。如果高压结构被戳穿，病情会迅速恶化。但如果只有心房壁穿孔，压塞可能延迟 4～6 小时。抢救性的心包穿刺术成功率为 95%～100%，死亡率低于 1%[118]。

经皮冠状动脉介入治疗时很少发生冠状动脉横断而出现急性或亚急性心脏压塞[119,120]。冠状动脉穿孔的治疗突破是覆膜支架的发展[121,122]。

在进行右心室内膜心肌活检时，导管可能会穿过心肌，特别是活检钳没在到达心内膜前打开，或者是直接通向右心室游离壁而不是室间隔。明显的心脏穿孔伴有突发性室性心动过速和低血压[123]。文献报道穿孔率 0.3%～5%，其中不足一半的病例出现心包压塞和循环衰竭[123-125]。左心室内膜心肌活检引起的心包出血发生率较低（0.1%～3.3%）。在一项超过 6 000 例病例的全球性调查中[124]，只有 0.05% 的病例出现严重并发症导致与手术相关的死亡，我们中心 2 537 例患者没出现相关死亡[125]。

心脏起搏器电极穿透右心室或心外膜电极可引起心包炎，出现心包压塞、粘连或缩窄[126-129]。出现右束支阻滞而不是常见的左束支阻滞可能提示这种情况发生。

钝性胸部创伤是车祸引起的主要危险因素。减速力可导致心肌挫伤，并伴有心包内出血、心脏破裂、心包破裂或疝形成。应行经食管超声心动图或立即 CT 检查[130,131]。心包撕裂和心脏被部分挤压到纵隔腔和胸膜腔也可能在损伤后发生[115]。

在升主动脉夹层中，17%～45% 的患者和 48% 的尸检病例可发现心包积液[130]。在主动脉夹层的临床系列研究中，17%～33% 的Ⅰ型夹层患者、18%～45% 的Ⅱ型夹层患者、6% 的Ⅲ型夹层患者经 CT[131]、MRI[132] 或超声心动图[133] 检查发现心包压塞。因为有加剧出血和夹层进展的危险，心包穿刺是禁忌证[134,135]，应立即进行手术。

肿瘤性心包炎

心包转移性肿瘤发病率是原发性肿瘤的 40 倍[7]。间皮瘤是最常见的原发性肿瘤，几乎总是无法治愈。最常见的继发性恶性肿瘤是肺癌、乳腺癌、恶性黑色素瘤、淋巴瘤和白血病。积液可多可少，随之而来发生心包压塞（常复发）或缩窄。心包压塞甚至可能是恶性疾病的最初征兆[136]。大多数少量积液患者无症状。当积液量超过 500ml，开始出现呼吸困难、咳嗽、胸痛、心动过速，观察到颈静脉扩张。奇脉、低血压、心源性休克及颈静脉 - 脉搏矛盾运动是心包压塞的重要体征。确定诊断需要通过细胞学或活检证实恶性肿瘤浸润心包。值得注意的是，几乎 2/3 的原发性恶性肿瘤患者中，心包积液是由非恶性疾病（如放射性心包炎、机会性感染）引起的[137,138]。胸片、CT 和 MRI 可显示纵隔增宽、肺门肿块或胸腔积液[7]。心包液和心包或心外膜活检的分析是确认恶性心包疾病所必要的。

心包压塞是心包穿刺的绝对指征。在怀疑肿瘤性心包积液而未出现压塞的患者中，全身性抗肿瘤药物作为基础治疗可防止 67% 的病例复发[136]。但是，由于高复发率（40%～70%），所有大量积液患者均建议心包引流[110-146]。可通过心包内灌注硬化剂、细胞毒性剂或免疫调节剂来预防复发。

针对一定肿瘤类型的心包内治疗表明，顺铂对继发性肺癌有效，心包内注射噻替派对乳腺癌心包转移非常有效[147-152]。在这些研究中，没有患者表现出缩窄性心包炎的症状。在大约 85% 的病例中，四环素作为硬化剂也能控制恶性心包积液，但不良反应和并发症相当频繁：发热（19%）、胸痛（20%）和房性心律失常（10%）[136,145,146]。

虽然心包内注射放射性核素药物取得了非常好的效果，但由于与其放射性有关的问题，它并没有被广泛接受[153]。放射治疗对控制放射敏感性肿瘤（如淋巴瘤和白血病）患者的恶性心包积液非常有效（93%）。但心脏本身的放射治疗可引起心肌炎和心包炎[136]。

少见的心包疾病

真菌心包炎主要发生在免疫缺陷患者或地方性的获得性真菌感染过程中[154]。这是由地方性（组织原体、球孢子虫）或机会性真菌（念珠菌、曲霉、芽孢菌）和半真菌（诺卡菌、放线菌）引起的[155-157]。

诊断是通过心包液或组织染色和培养确定。血清抗真菌抗体也有助于诊断[3]。可采用氟康唑、酮康唑、伊曲康唑、两性霉素B、脂质体两性霉素B或两性霉素B脂质复合物治疗。非甾体抗炎药可以支持抗真菌药物的治疗。组织胞浆菌病心包炎患者不需要抗真菌治疗，但对2～12周的非甾体抗炎药有反应。磺胺类药物是诺卡菌病的首选药物。放线菌病应该联合应用3种抗生素，包括青霉素。有血流动力学损害的患者需要心包穿刺或手术治疗。心包切除术适用于真菌性缩窄性心包炎。

放射性心包炎可能在暴露期间（非常罕见）或数月至数年后开始，潜伏期可达15～20年。其发生受放射源、剂量、分级、持续时间、辐射暴露量、壁炉式疗法和患者年龄等因素的影响[158]。渗出液可能是浆液或血性的，随后伴有纤维素性粘连或缩窄，典型的无组织钙化。这些症状可能被基础疾病或化疗所掩盖。如有需要，应先进行超声心动图检查，再进行心脏CT或MRI检查。心包炎无压塞时可保守治疗，但积液对心包内注射曲安奈德有较好的疗效。心包穿刺和积液检查可以排除肿瘤进展至心包[159]。高达20%的患者发生心包缩窄，需要心包切除术。手术死亡率高（21%），术后5年生存率低（1%），主要原因为心肌纤维化[160]。

乳糜性心包积液是指心包和胸导管之间的沟通。它可能是外伤、先天性异常、开胸手术并发症[161]、纵隔淋巴管瘤、淋巴管瘤性错构瘤、淋巴管扩张、胸导管阻塞或异常所致[162]。感染、压塞或缩窄可能使预后恶化[163]。心包液无菌、无味，乳白色外观，可见小的脂肪滴。液体的乳糜特性通过其碱性反应、比重在1 010～1 021、脂肪苏丹Ⅲ染色，以及高浓度的甘油三酯（5～50g/L）和蛋白质（22～60g/L）而确定[164,165]。增强CT（单独或与淋巴显像联合）不仅可以识别胸导管的位置，还可以识别其与心包的淋巴连接[166,167]。

治疗取决于病因和乳糜性积液的量[168]。胸、心手术后乳糜性心包积液最好采用心包穿刺和饮食（中链甘油三酯）治疗[169,170]。如果乳糜性积液继续产生，手术治疗是必须的。当保守治疗和心包穿刺失败时，心包腹腔分流是一个合理的选择[171,172]。另外，当胸导管的路径被精确识别时，其结扎和横膈膜上方的切除是最有效的治疗方法[173]。与药物和毒素有关的心包炎、心包压塞、粘连、纤维化或缩窄等可能由几种药物引起[7,174]。机制包括药物引起的红斑狼疮反应、特异反应、“血清病”、异物反应和免疫疾病。处理是停用致病药剂和对症治疗。

甲状腺功能减退患者的心包积液发生率为5%～30%[7]。由于液体积聚缓慢，很少发生压塞。在某些情况下，可以观察到胆固醇心包炎。诊断依据是血清甲状腺素和促甲状腺激素水平。可出现心动过缓、低QRS波电压、心电图t波倒置或低平、心影扩大、超声心动图示心包积液，也可有放射性甲状腺功能障碍病史、肌病、腹水、胸腔积液和葡萄膜水肿等[175-179]。甲状腺激素治疗可减少心包积液。

妊娠期心包积液和缩窄可表现为少到中量，临床上无症状的孕晚期心包积液。心脏压迫少见[180]。妊娠期急性心包炎的心电图改变应与正常妊娠时出现的轻度ST段压低和T波变化区分开来[180,181]。在怀孕期间，由于血容量的增加，隐匿的缩窄变得明显[181]。大多数心包异常的处理与非孕妇一样[182,183]。但须谨慎的是，大剂量的阿司匹林可能过早地关闭动脉导管，秋水仙碱在怀孕期间是禁忌的。如果有必要，心包切开术和心包切除术可以安全进行，而且不会对随后的妊娠造成风险[183,184]。

胎儿心包液在怀孕20周后可以通过超声心动图检测，通常深度2mm或更少。更多的液体需考虑Rh疾病（胎儿水肿）、肿瘤、低蛋白血症、免疫病或母婴传播支原体或其他感染的可能性[185]。

知识点

1. 急性心包炎的诊断是基于临床表现（胸痛、心包摩擦音）和典型的4个阶段的心电图变化。对于病因诊断，心包穿刺、心包镜检查和心包/心外膜活检可能是必要的。
2. 超声心动图是所有心包炎患者必不可少的检查，可以发现心包积液并确定其生理意义，以及发现缩窄的迹象、伴随的心脏疾病和心脏周围疾病。
3. 通常被归类为“特发性”心包炎的患者中，有很大一部分人实际上有病毒性和自身反应性心包炎。病毒性心包炎的诊断离不开心包积液和/或心包/心外膜组织的检查，聚合酶链反应（PCR）或原位杂交是首选方法。
4. 心包积液中PCR鉴定为结核分枝杆菌、腺苷酸脱氨酶活性高和干扰素γ浓度高，对结核性心包炎具有诊断价值，其敏感性和特异性都很高。
5. 心包穿刺术适用于心包压塞，高度怀疑化脓性、结核性或肿瘤性心包炎，或大量积液而没有压塞迹象的患者（超声心动图舒张期，>20mm）。电交替和奇脉是心包压塞晚期的临床重要标志，表明需要马上进行心包引流。

知识点(续)

6. 主动脉夹层是心包穿刺的主要禁忌证。相对禁忌证包括未矫正的凝血功能障碍、抗凝治疗、血小板减少(小于50 000/mm³)和局限于后部的少量积液。
7. 在心脏创伤、梗死后心肌破裂或夹层主动脉血肿,急诊心脏手术是挽救生命的措施。分隔的积液可能需要开放手术或胸腔镜引流。
8. 心肌梗死后心包积液舒张期大于10mm,常与心脏破裂有关,需要紧急手术治疗。
9. 心包内滴注抗肿瘤药(例如顺铂,噻替派)和/或硬化剂(例如庆大霉素)可以预防肿瘤性心包积液的复发。心包内滴注曲安奈德对预防自身反应性心包积液患者的复发非常有效,并可避免全身性皮质激素治疗的不良反应。
10. 心包切除术是永久性缩窄性心包炎的唯一治疗方法。但手术不应过早进行,以避免对一过性缩窄的患者进行手术。更重要的是,不要太晚手术,也不要给心肌纤维化和/或萎缩的患者手术。如果足够早期确定手术指征,心包切除术后的长期存活率与一般人群相当。

(龚志云 译,曹芳芳 审校)

参考文献

1. Maisch B, Ristic AD. The classification of pericardial disease in the age of modern medicine. Curr Cardiol Rep 2002;4:13–21.
2. Maisch B, Ristic AD, Pankuweit S. Intrapericardial treatment of autoreactive pericardial effusion with triamcinolone: The way to avoid side effects of systemic corticosteroid therapy. Eur Heart J 2002;23:1503–1508.
3. Spodick DH. Infectious pericarditis. The Pericardium: A Comprehensive Textbook. New York: Marcel Dekker; 1997. p. 260–290.
4. Cottrill CM, Tamaren J, Hall B. Sternal defects associated with congenital pericardial and cardiac defects. Cardiol Young 1998;8:100–104.
5. Meunier JP, Lopez S, Teboul J, et al. Total pericardial defect: Risk factor for traumatic aortic type A dissection. Ann Thorac Surg 2002;74:266.
6. Loebe M, Meskhishvili V, Weng Y, et al. Use of polytetrafluoroethylene surgical membrane as a pericardial substitute in the correction of congenital heart defects. Tex Heart Inst J 1993;20: 213–217.
7. Spodick DH. Pericardial diseases. In: Braunwald E, Zippes DP, Libby P. Heart disease, 6th ed. Philadelphia: WB Saunders; 2001. p. 1823–1876.
8. Maisch B, Bethge C, Drude L, et al. Pericardioscopy and epicardial biopsy: New diagnostic tools in pericardial and perimyocardial diseases. Eur Heart J 1994;15:68–73.
9. Levine MJ, Lorell BH, Diver DJ, et al. Implications of echocardiographically assisted diagnosis of pericardial tamponade in contemporary medical patients: Detection before hemodynamic embarrassment. J Am Coll Cardiol 1991;17:59–65.
10. Chuttani K, Pandian NG, Mohanty PK, et al. Left ventricular diastolic collapse: An echocardiographic sign of regional cardiac tamponade. Circulation 1991;83:1999–2006.
11. Meyers DG, Meyers RE, Prendergast TW. The usefulness of diagnostic tests on pericardial fluid. Chest 1997;111:1213–1221.
12. Eisenberg MJ, Dunn MM, Kanth N, et al. Diagnostic value of chest radiography for pericardial effusion. J Am Coll Cardiol 1993;22:588–593.
13. Tsang TS, Enriquez-Sarano M, Freeman WK, et al. Consecutive 1127 therapeutic echocardiographically guided pericardiocenteses: Clinical profile, practice patterns, and outcomes spanning 21 years. Mayo Clin Proc 2002;77:429–436.
14. Chiles C, Woodard PK, Gutierrez FR, et al. Metastatic involvement of the heart and pericardium: CT and MR imaging. Radiographics 2001;21:439–449.
15. Nugue O, Millaire A, Porte H, et al. Pericardioscopy in the etiologic diagnosis of pericardial effusion in 141 consecutive patients. Circulation 1996;94:1635–1641.
16. Seferovic PM, Ristic AD, Maksimovic R, et al. Diagnostic value of pericardial biopsy: Improvement with extensive sampling enabled by pericardioscopy. Circulation 2003;107:978–983.
17. Bonnefoy E, Godon P, Kirkorian G, et al. Serum cardiac troponin I and ST-segment elevation in patients with acute pericarditis. Eur Heart J 2000;21:832–836.
18. Brandt RR, Filzmaier K, Hanrath P. Circulating cardiac troponin I in acute pericarditis. Am J Cardiol 2001;87:1326–1328.
19. Bruch C, Schmermund A, Dagres N, et al. Changes in QRS voltage in cardiac tamponade and pericardial effusion: Reversibility after pericardiocentesis and after anti-inflammatory drug treatment. J Am Coll Cardiol 2001;38:219–226.
20. Imazio M, Brucato A, Ferrazzi P, et al. Colchicine for prevention of postpericardiotomy syndrome and postoperative atrial fibrillation: the COPPS-2 randomized clinical trial. JAMA 2014;10(10):16–23.
21. Sagrista-Sauleda J, Angel J, Permanyer-Miralda G, et al. Long-term follow-up of idiopathic chronic pericardial effusion. N Engl J Med 1999;341:2054–2059.
22. Ziskind AA, Pearce AC, Lemmon CC, et al. Percutaneous balloon pericardiotomy for the treatment of cardiac tamponade and large pericardial effusions: Description of technique and report of the first 50 cases. J Am Coll Cardiol 1993;21:1–5.
23. Adler Y, Finkelstein Y, Guindo J, et al. Colchicine treatment for recurrent pericarditis: A decade of experience. Circulation 1998;97:2183–2185.
24. Guindo J, Rodriguez de la Serna A, Ramie J, et al. Recurrent pericarditis—relief with colchicine. Circulation 1990;82:1117–1120.
25. Imazio M, Bobbioo M, Cecchi E, et al. Colchicine as first-choice therapy for recurrent pericarditis: results of the CORE (COlchicine for Recurrent pericarditis) trial. Arch Intern Med 2005;165: 1098–1991.
26. Asplen CH, Levine HD. Azathioprine therapy of steroid-responsive pericarditis. Am Heart J 1970;80:109–111.
27. Miller JI, Mansour KA, Hatcher CR. Pericardiectomy: Current indication, concept, and results in a university center. Ann Thorac Surg 1982;84:40–45.
28. Merce J, Sagrista-Sauleda J, Permanyer-Miralda G, et al. Should pericardial drainage be performed routinely in patients who have a large pericardial effusion without tamponade? Am J Med 1998; 105:106–109.
29. Erdol C, Erdol H, Celik S, et al. Idiopathic chronic pericarditis associated with ocular hypertension: Probably an unknown combination. Int J Cardiol 2003;87:293–295.
30. Sagrista-Sauleda J, Merce J, Permanyer-Miralda G, et al. Clinical clues to the causes of large pericardial effusions. Am J Med 2000;109:95–101.
31. D'Cruz IA, Cohen HC, Prabhu R, et al. Diagnosis of cardiac tamponade by echocardiography: Changes in mitral valve motion and ventricular dimensions, with special reference to paradoxical pulse. Circulation 1975;52:460–465.
32. Reydel B, Spodick DH. Frequency and significance of chamber collapses during cardiac tamponade. Am Heart J 1990;119:1160–1163.
33. Kochar GS, Jacobs LE, Kotler MN. Right atrial compression in postoperative cardiac patients: Detection by transesophageal echocardiography. J Am Coll Cardiol 1990;16:511–516.
34. Torelli J, Marwick TH, Salcedo EE. Left atrial tamponade: Diagnosis by transesophageal echocardiography. J Am Soc Echocardiogr 1991;4:413–414.
35. Fresman B, Schwinger ME, Charney R, et al. Isolated collapse of left-sided heart chambers in cardiac tamponade: Demonstration by two-dimensional echocardiography. Am Heart J 1991;121: 613–616.
36. Di Segni E, Feinberg MS, Sheinowitz M, et al. LV pseudohypertrophy in cardiac tamponade: An echocardiographic study in canine model. J Am Coll Cardiol 1993;21:1286–1294.
37. Feigenbaum H, Zaky A, Grabham L. Cardiac motion in patients with pericardial effusion: A study using ultrasound cardiography. Circulation 1966;34:611–619.
38. Bansal RC, Chandrasekaram K. Role of echocardiography in Doppler techniques in evaluation of pericardial effusion. Echocardiography 1989;6:313–316.
39. Saxena RK, D'Crus IA, Zitaker M. Color flow Doppler observations on mitral valve flow in tamponade. Echocardiography 1991;8:517–521.
40. Singh S, Wann LS, Schuchard GH, et al. Right ventricular and right atrial collapse in patients with cardiac tamponade—a combined echocardiographic and hemodynamic study. Circulation 1984;70: 966–971.
41. Maisch B, Seferovic PM, Ristic AD, et al. Guidelines on the diagnosis and management of pericardial diseases executive summary; The Task Force on the Diagnosis and Management of Pericardial Diseases of the European Society of Cardiology. Eur Heart J 2004;25:587–610.
42. Talreja DR, Edwards WD, Danielson GK, et al. Constrictive pericarditis in 26 patients with histologically normal pericardial thickness. Circulation 2003;108:1852–1857.
43. Rienmuller R, Gurgan M, Erdmann E, et al. CT and MR evaluation of pericardial constriction: A new diagnostic and therapeutic concept. J Thorac Imaging 1993;8:108–121.
44. Byrne JG, Karavas AN, Colson YL, et al. Cardiac decortication (epicardiectomy) for occult constrictive cardiac physiology after left extrapleural pneumonectomy. Chest 2002;122:2256–2259.
45. Ly QH, Sauve C, Lalonde G. Acute pericarditis with transient constriction. Can J Cardiol 2001;17:973–976.
46. Oh JK, Seward JB, Tajik AJ. The Echo Manual, 2nd ed. Philadelphia: Lippincott; 1999. p. 181-194.
47. Rajagopalan N, Garcia MJ, Rodriguez L, et al. Comparison of new Doppler echocardiographic methods to differentiate constrictive pericardial heart disease and restrictive cardiomyopathy. Am J Cardiol 2001;87:86–94.
48. DeValeria PA, Baumgartner WA, Casale AS, et al. Current indications, risks, and outcome after pericardiectomy. Ann Thorac Surg 1991;52:219–224.
49. Ling LH, Oh JK, Schaff HV, et al. Constrictive pericarditis in the modern era: Evolving clinical spectrum and impact on outcome after pericardiectomy. Circulation 1999;100:1380–1386.
50. Senni M, Redfield MM, Ling LH, et al. Left ventricular systolic and diastolic function after pericardiectomy in patients with constrictive pericarditis: Doppler echocardiographic findings and correlation with clinical status. J Am Coll Cardiol 1999;33:1182–1188.
51. Ufuk Y, Kestelli M, Yilik L, et al. Recent surgical experience in chronic constrictive pericarditis. Texas Heart Inst J 2003;30:27–30.
52. Sunday R, Robinson LA, Bosek V. Low cardiac output complicating pericardiectomy for pericardial tamponade. Ann Thorac Surg 1999;67:228–231.
53. Satur CM, Hsin MK, Dussek JE. Giant pericardial cysts. Ann Thorac Surg 1996;61:208–210.
54. Borges AC, Gellert K, Dietel M, et al. Acute right-sided heart failure due to hemorrhage into a pericardial cyst. Ann Thorac Surg 1997;63:845–847.
55. Wang ZJ, Reddy GP, Gotway MB, et al. CT and MRI imaging of pericardial disease. Radiographics 2003;23(Spec No):S167–S180.
56. Kinoshita Y, Shimada T, Murakami Y, et al. Ethanol sclerosis can be a safe and useful treatment for pericardial cyst. Clin Cardiol 1996;19:833–835.
57. Simeunovic D, Seferovic PM, Ristic AD, et al. Pericardial cysts: Incidence, clinical presentations and treatment. In: Maksimovic R, Ristic AD (assoc eds), Seferovic PM, Spodick DH, Maisch B, eds. Pericardiology: Contemporary Answers to Continuing Challenges. Belgrade: Science; 2000. p. 203–212.
58. Maisch B, Outzen H, Roth D, et al. Prognostic determinants in conventionally treated myocarditis and perimyocarditis: Focus on antimyolemmal antibodies. Eur Heart J 1991;12:81–87.
59. Saatci U, Ozen S, Ceyhan M, Secmeer G. Cytomegalovirus disease in a renal transplant recipient manifesting with pericarditis. Int Urol Nephrol 1993;25:617–619.
60. Campbell P, Li J, Wall T, et al. Cytomegalovirus pericarditis: A case series and review of the literature. Am J Med Sci 1995;309:229–234.
61. Maisch B, Ristic AD, Seferovic PM. New directions in diagnosis and treatment of pericardial disease: An update by the taskforce on pericardial disease of the World Heart Federation. Herz 2000;25: 769–780.
62. DeCastro S, Migliau G, Silvestri A, et al. Heart involvement in AIDS: A prospective study during various stages of the disease. Eur Heart J 1992;13:1452–1459.
63. Chen Y, Brennessel D, Walters J, et al. Human immunodeficiency virus-associated pericardial effusion: Report of 40 cases and review of literature. Am Heart J 1999;137:516–521.

64. Silva-Cardoso J, Moura B, Martins L, et al. Pericardial involvement in human immunodeficiency virus infection. Chest 1999;115:418–422.
65. Hakim JG, Ternouth I, Mushangi E, et al. Double blind randomised placebo controlled trial of adjunctive prednisolone in the treatment of effusive tuberculous pericarditis in HIV seropositive patients. Heart 2000;84:183–188.
66. Sagrista-Sauleda J, Barrabes JA, Permanyer-Miralda G, et al. Purulent pericarditis: Review of a 20-year experience in a general hospital. J Am Coll Cardiol 1993;22:1661–1665.
67. Goodman LJ. Purulent pericarditis. Curr Treat Options Cardiovasc Med 2000;2:343–350.
68. Defouilloy C, Meyer G, Slama M, et al. Intrapericardial fibrinolysis: A useful treatment in the management of purulent pericarditis. Intensive Care Med 1997;23:117–118.
69. Ustunsoy H, Celkan MA, Sivrikoz MC, et al. Intrapericardial fibrinolytic therapy in purulent pericarditis. Eur J Cardiothorac Surg 2002;22:373–376.
70. Keersmaekers T, Elshot SR, Sergeant PT. Primary bacterial pericarditis. Acta Cardiol 2002;57: 387–389.
71. Fowler NO. Tuberculous pericarditis. JAMA 1991;266:99–103.
72. Sagrista-Sauleda J, Permanyer-Miralda G, Soler-Soler J. Tuberculous pericarditis: Ten year experience with a prospective protocol for diagnosis and treatment. J Am Coll Cardiol 1988;11: 724–728.
73. Long R, Younes M, Patton N, et al. Tuberculous pericarditis: Long-term outcome in patients who received medical therapy alone. Am Heart J 1989;117:1133–1139.
74. Permanyer-Miralda G, Sagrista-Sauleda J, Soler-Soler J. Primary acute pericardial disease: A prospective series of 231 consecutive patients. Am J Cardiol 1985;56:623–630.
75. Godfrey-Faussett P. Molecular diagnosis of tuberculosis: The need for new diagnostic tools. Thorax 1995;50:709–711.
76. Seino Y, Ikeda U, Kawaguchi K, et al. Tuberculosis pericarditis presumably diagnosed by polymerized chain reaction analysis. Am Heart J 1993;126:249–251.
77. Strang JI, Kakaza HH, Gibson DG, et al. Controlled clinical trial of complete open surgical drainage and of prednisolone in treatment of tuberculous pericardial effusion in Transkei. Lancet 1988;2: 759–764.
78. Ewer K, Deeks J, Alvarez L, et al. Comparison of T-cell-based assay with tuberculin skin test for diagnosis of *Mycobacterium tuberculosis* infection in a school tuberculosis outbreak. Lancet 2003;361:1168–1173.
79. Maisch B, Maisch S, Kochsiek K. Immune reactions in tuberculous and chronic constrictive pericarditis. Am J Cardiol 1982;50:1007–1013.
80. Dwivedi SK, Rastogi P, Saran RK, et al. Antitubercular treatment does not prevent constriction in chronic pericardial effusion of undetermined etiology: A randomized trial. Indian Heart J 1997; 49:411–414.
81. Senderovitz T, Viskum K. Corticosteroids and tuberculosis. Respir Med 1994;88:561–565.
82. Mayosi BM, Ntsekhe M, Volmink JA, et al. Interventions for treating tuberculous pericarditis. Cochrane Database Syst Rev 2002:CD000526.
83. Ntsekhe M, Wiysonge C, Volmink JA, et al. Adjuvant corticosteroids for tuberculous pericarditis: Promising, but not proven. Q J Med 2003;96:593–599.
84. Alzeer AM, Fitzgerald JM. Corticosteroids and tuberculosis: Risks and use as adjunct therapy. Tuber Lung Dis 1993;74:6–11.
85. Strang JI. Rapid resolution of tuberculous pericardial effusion with high dose prednisone and antituberculous drugs. J Infect 1994;28:251–254.
86. Colombo A, Olson HG, Egan J, et al. Etiology and prognostic implications of a large pericardial effusion in men. Clin Cardiol 1988;11:389–394.
87. Rostand SG, Rutsky EA. Pericarditis in end-stage renal disease. Cardiol Clin 1990;8:701–706.
88. Rutsky EA. Treatment of uremic pericarditis and pericardial effusion. Am J Kidney Dis 1987;10:2–7.
89. Lundin AP. Recurrent uremic pericarditis: A marker of inadequate dialysis. Semin Dial 1990;3: 5–9.
90. Tarng DC, Huang TP. Uraemic pericarditis: A reversible inflammatory state of resistance to recombinant human erythropoietin in haemodialysis patients. Nephrol Dial Transplant 1997;12:1051–1057.
91. Gunukula SR, Spodick DH. Pericardial disease in renal patients. Semin Nephrol 2001;21:52–57.
92. Emelife-Obi C, Chow MT, Qamar-Rohail H, et al. Use of a phosphorus-enriched hemodialysate to prevent hypophosphatemia in a patient with renal failure-related pericarditis. Clin Nephrol 1998; 50:131–136.
93. Connors JP, Kleiger RE, Shaw RC, et al. The indications for pericardiectomy in the uremic pericardial effusion. Surgery 1976;80:689–694.
94. Wood JE, Mahnensmith RL. Pericarditis associated with renal failure: Evolution and management. Semin Dial 2001;14:61–66.
95. Sever MS, Steinmuller DR, Hayes JM, et al. Pericarditis following renal transplantation. Transplantation 1991;51:1229–1234.
96. Maisch B, Berg PA, Kochsiek K. Clinical significance of immunopathological findings in patients with post-pericardiotomy syndrome: I. Relevance of antibody pattern. Clin Exp Immunol 1979;38:189–197.
97. Maisch B, Schuff-Werner P, Berg PA, et al. Clinical significance of immunopathological findings in patients with post-pericardiotomy syndrome: II. The significance of serum inhibition and rosette inhibitory factors. Clin Exp Immunol 1979;38:198–203.
98. Quin JA, Tauriainen MP, Huber LM, et al. Predictors of pericardial effusion after orthotopic heart transplantation. J Thorac Cardiovasc Surg 2002;124:979–983.
99. Kuvin JT, Harati NA, Pandian NG, et al. Postoperative cardiac tamponade in the modern surgical era. Ann Thorac Surg 2002;74:1148–1153.
100. Matsuyama K, Matsumoto M, Sugita T, et al. Clinical characteristics of patients with constrictive pericarditis after coronary bypass surgery. Jpn Circ J 2001;65:480–482.
101. Horneffer PJ, Miller RH, Pearson TA, et al. The effective treatment of postpericardiotomy syndrome after cardiac operations: A randomized placebo-controlled trial. J Thorac Cardiovasc Surg 1990;100:292–296.
102. Meurin P, Tabet JY, Thabut G, et al. Nonsteroidal anti-inflammatory drug treatment for postoperative pericardial effusion: a multicenter randomized, double-blind trial. Ann Intern Med 2010;152: 137–143.
103. Imazio M, Cecchi E, Demichelis B, et al. COPPS Investigators. Rationale and design of the COPPS trial: a randomised, placebo-controlled, multicentre study on the use of colchicine for the primary prevention of postpericardiotomy syndrome. J Cardiovasc Med (Hagerstown) 2007;8: 1044–1048.
104. Sugiura T, Takehana K, Hatada K, et al. Pericardial effusion after primary percutaneous transluminal coronary angioplasty in first Q-wave acute myocardial infarction. Am J Cardiol 1998;81: 1090–1093.
105. Spodick DH. Post-myocardial infarction syndrome (Dressler's syndrome). ACC Curr J Rev 1995;4: 35–37.
106. Lichstein E. The changing spectrum of post-myocardial infarction pericarditis. Int Cardiol 1983;4:234–237.
107. Shahar A, Hod H, Barabash GM, et al. Disappearance of a syndrome: Dressler's syndrome in the era of thrombolysis. Cardiology 1994;85:255–258.
108. Nagahama Y, Sugiura T, Takehana K, et al. The role of infarction-associated pericarditis on the occurrence of atrial fibrillation. Eur Heart J 1998;19:287–292.
109. Oliva PB, Hammill SC, Edwards WD. Electrocardiographic diagnosis of postinfarction regional pericarditis: Ancillary observations regarding the effect of reperfusion on the rapidity and amplitude of T wave inversion after acute myocardial infarction. Circulation 1993;88:896–904.
110. Oliva PB, Hammill SC, Talano JV. T wave changes consistent with epicardial involvement in acute myocardial infarction: Observations in patients with a postinfarction pericardial effusion without clinically recognized postinfarction pericarditis. J Am Coll Cardiol 1994;24:1073–1077.
111. Figueras J, Juncal A, Carballo J, et al. Nature and progression of pericardial effusion in patients with a first myocardial infarction: Relationship to age and free wall rupture. Am Heart J 2002;144: 251–258.
112. Joho S, Asanoi H, Sakabe M, et al. Long-term usefulness of percutaneous intrapericardial fibrin-glue fixation therapy for oozing type of left ventricular free wall rupture: A case report. Circ J 2002;66: 705–706.
113. Spodick DH. Safety of ibuprofen for acute myocardial infarction pericarditis. Am J Cardiol 1986; 57:896.
114. Nagy KK, Lohmann C, Kim DO, Barrett J. Role of echocardiography in the diagnosis of occult penetrating cardiac injury. J Trauma 1995;38:859–862.
115. Buckman RF, Buckman PD. Vertical deceleration trauma: Principles of management. Surg Clin North Am 1991;71:331–340.
116. Asensio JA, Berne JD, Demetriades D, et al. Penetrating cardiac injuries: A prospective study of variables predicting outcomes. J Am Coll Surg 1998;186:24–34.
117. Narins CR, Cunningham MJ, Delehantry JM, et al. Nonhemorrhagic cardiac tamponade after penetrating chest trauma. Am Heart J 1996;132:197–198.
118. Tsang TS, Freeman WK, Barnes ME, et al. Rescue echocardiographically guided pericardiocentesis for cardiac perforation complicating catheter-based procedures. The Mayo Clinic experience. J Am Coll Cardiol 1998;32:1345–1350.
119. Jungbluth A, Düber C, Rumpelt HJ, et al. Koronararterienmorphologie nach perkutaner transluminaler Koronarangioplasatie (PTCA) mit Hämoperikard. Z Kardiol 1988;77:125–129.
120. Liu F, Erbel R, Haude M, Ge J. Coronary arterial perforation: Prediction, diagnosis, management, and prevention. In: Ellis SG, Holmes DR (eds). Strategic Approaches in Coronary Intervention. 2nd ed. Philadelphia: Lippincott; 2000. p. 501–514.
121. Welge D, Haude M, von Birgelen C, et al. Versorgung einer Koronarperforation nach perkutaner Ballonangioplastie mit einem neuen Membranstent. Z Kardiol 1998;87:948–953.
122. von Birgelen C, Haude M, Herrmann J, et al. Early clinical experience with the implantation of a novel synthetic coronary stent graft. Catheter Cardiovasc Interv 1999;47:496–503.
123. Levine MJ, Bairn DS. Endomyocardial biopsy. In: Grossmann W, Bairn DS (eds). Cardiac Catheterization, Angiography and Interventions. Philadelphia: Lea & Febiger; 1991. p. 383–395.
124. Sekiguchi M, Take M. World survey of catheter biopsy of the heart. In: Sekiguchi M, Olsen EGJ (eds). Cardiomyopathy Clinical, Pathological, and Theoretical Aspects. Baltimore: University Park Press; 1980. p. 217–225.
125. Maisch B. Myokardbiopsien und Perikardioskopien. In: Hess OM, Simon RWR. Herzkatheter: Einsatz in Diagnostik und Therapie. Berlin: Springer; 2000. p. 302–349.
126. Kiviniemi MS, Pirnes MA, Eranen HJ, et al. Complications related to permanent pacemaker therapy. Pacing Clin Electrophysiol 1999;22:711–720.
127. Matsuura Y, Yamashina H, Higo M, Fujii T. Analysis of complications of permanent transvenous implantable cardiac pacemaker related to operative and postoperative management in 717 consecutive patients. Hiroshima J Med Sci 1990;39:131–137.
128. Spindler M, Burrows G, Kowallik P, et al. Postpericardiotomy syndrome and cardiac tamponade as a late complication after pacemaker implantation. Pacing Clin Electrophysiol 2001;24(9 Pt 1): 1433–1434.
129. Elinav E, Leibowitz D. Constrictive pericarditis complicating endovascular pacemaker implantation. Pacing Clin Electrophysiol 2002;25:376–377.
130. Chirillo F, Totis O, Cavarzerani A, et al. Usefulness of transthoracic and transesophageal echocardiography in recognition and management of cardiovascular injuries after blunt chest trauma. Heart 1996;75:301–306.
131. Hausmann D, Gulba D, Bargheer K, et al. Successful thrombolysis of an aortic arch thrombus in a patient after mesenteric embolism. N Engl J Med 1992;327:500–501.
132. Nienaber CA, von Kodolitsch Y, Nicolas V, et al. The diagnosis of thoracic aortic dissection by noninvasive imaging procedures. N Engl J Med 1993;328:1–9.
133. Erbel R, Engberding R, Daniel W, et al. Echocardiography in diagnosis of aortic dissection. Lancet 1989;1:457–461.
134. Erbel R, Alfonso F, Boileau C, et al. Diagnosis and management of aortic dissection. Eur Heart J 2001;22:1642–1681.
135. Mellwig KP, Vogt J, Schmidt HK, et al. Acute aortic dissection (Stanford A) with pericardial tamponade—extension of the dissection after emergency pericardial puncture. Z Kardiol 1998;87: 482–486.
136. Vaitkus PT, Herrmann HC, LeWinter MM. Treatment of malignant pericardial effusion. JAMA 1994;272:59–64.
137. Millaire A, Wurtz A, de Groote P, et al. Malignant pericardial effusions: Usefulness of pericardioscopy. Am Heart J 1992;124:1030–1034.
138. Porte HL, Janecki-Delebecq TJ, Finzi L, et al. Pericardioscopy for primary management of pericardial effusion in cancer patients. Eur J Cardiothorac Surg 1999;16:287–291.
139. Erbel R. Diseases of the aorta. Heart 2001;86:227–234.
140. Tomkowski W, Szturmowicz M, Fijalkowska A, et al. New approaches to the management and treatment of malignant pericardial effusion. Support Care Cancer 1997;5:64–66.
141. Tsang TSM, Seward JB, Barnes ME. Outcomes of primary and secondary treatment of pericardial effusion in patients with malignancy. Mayo Clin Proc 2000;75:248–253.
142. Susini G, Pepi M, Sisillo E, et al. Percutaneous pericardiocentesis versus subxiphoid pericardiotomy in cardiac tamponade due to postoperative pericardial effusion. J Cardiothorac Vasc Anesthes 1993;7:178–183.
143. Fagan SM, Chan KI. Pericardiocentesis. Blind no more! Chest 1999;116:275–276.
144. Soler-Soler J, Merce J, Sagrista-Sauleda J. Should pericardial drainage be performed routinely in patients who have a large pericardial effusion without tamponade? Am J Med 1998;105:106–109.
145. DeCamp MM, Mentzer SJ, Swanson SJ, et al. Malignant effusive disease of pleura and pericardium. Chest 1997;112(Suppl):291–295.
146. Zwischenberger JB, Sanker AB, Lee R. Malignant pericardial effusion. In: Pass HJ, Mitchell JB, Johnson DH, et al. (eds). Lung Cancer. Principles and Practice. Philadelphia: Lippincott Williams & Wilkins; 2000. p. 1038–1046.
147. Bishiniotis TS, Antoniadou S, Katseas G, et al. Malignant cardiac tamponade in women with breast cancer treated by pericardiocentesis and intrapericardial administration of triethylenethiophosphoramide (thiotepa). Am J Cardiol 2000;86:362–364.
148. Colleoni M, Martinelli G, Beretta F, et al. Intracavitary chemotherapy with thiotepa in malignant pericardial effusion: An active and well tolerated regimen. J Clin Oncol 1998;16:2371–2376.
149. Girardi LN, Ginsberg RJ, Burt ME. Pericardiocentesis and intrapericardial sclerosis: Effective therapy for malignant pericardial effusion. Ann Thorac Surg 1997;64:1422–1428.
150. Maisch B, Pankuweit S, Brilla C, et al. Intrapericardial treatment of inflammatory and neoplastic pericarditis guided by pericardioscopy and epicardial biopsy—results from a pilot study. Clin Cardiol 1999;22:117–122.
151. Maisch B, Ristic AD, Pankuweit S, et al. Neoplastic pericardial effusion: Efficacy and safety of intrapericardial treatment with cisplatin. Eur Heart J 2002;23:1625–1631.
152. Tomkowski WZ, Wisniewska J, Szturmowicz M, et al. Evaluation of intrapericardial cisplatin administration in cases with recurrent malignant pericardial effusion and cardiac tamponade. Support Care Cancer 2004;12:53–57.
153. Dempke W, Firusian N. Treatment of malignant pericardial effusion with 32 P-colloid. Br J Cancer 1999;80:1955–1957.
154. Canver CC, Patel AK, Kosolcharoen P, et al. Fungal purulent constrictive pericarditis in heart transplant patient. Ann Thorac Surg 1998;65:1792–1794.
155. Cishek MB, Yost B, Schaefer S. Cardiac aspergillosis presenting as myocardial infarction. Clin Cardiol 1996;19:824–827.
156. Wheat J. Histoplasmosis: Experience during outbreaks in Indianapolis and review of the literature. Medicine 1997;76:339–354.
157. Rabinovici R, Szewczyk D, Ovadia P, et al. *Candida* pericarditis: Clinical profile and treatment. Ann Thorac Surg 1997;63:1200–1204.
158. Kumar PP. Pericardial injury from mediastinal irradiation. J Natl Med Assoc 1980;72:591–594.
159. Maisch B, Ristic A, Pankuweit S. Evaluation and management of pericardial effusion in patients with neoplastic disease. Prog Cardiovasc Dis 2010;53:157–163.
160. Karram T, Rinkevitch D, Markiewiczß W. Poor outcome in radiation-induced constrictive pericarditis. Int J Radiat Oncol Biol Phys 1993;25:329–331.

161. Kentsch M, Dôring V, Rodemerk U, et al. Primary chylopericardium—stepwise diagnosis and therapy of a differential diagnostically important illness. Z Kardiol 1997;86:417–422.
162. Denfield SW, Rodriguez A, Miller-Hance WC, et al. Management of postoperative chylopericardium in childhood. Am J Cardiol 1989;63:1416–1418.
163. Morishita Y, Taira A, Fuori A, et al. Constrictive pericarditis secondary to primary chylopericardium. Am Heart J 1985;109:373–375.
164. Akamatsu H, Amano J, Sakamoto T, Suzuki A. Primary chylopericardium. Ann Thorac Surg 1994;58:262–266.
165. Bendayan P, Glock Y, Galinier M, et al. Idiopathic chylopericardium: Apropos of a new case: Review of the literature. Arch Mal Coeur Vaiss 1991;84:127–130.
166. Svedjeholm R, Jansson K, Olin C. Primary idiopathic chylopericardium—a case report and review of the literature. Eur J Cardiothorac Surg 1997;11:387–390.
167. Kannagi T, Osakada G, Wakabayashi A, et al. Primary chylopericardium. Chest 1982;81:105–108.
168. Chan BB, Murphy MC, Rodgers BM. Management of chylopericardium. J Pediatr Surg 1990;25:1185–1189.
169. Crosby IK, Crouch J, Reed WA. Chylopericardium and chylothorax. J Thorac Cardiovasc Surg 1973;65:935–939.
170. Martinez GJ, Marco E, Marin F, et al. Chylopericardium after acute pericarditis. Rev Esp Cardiol 1996;49:226–228.
171. Scholten C, Staudacher M, Girsch W, et al. A novel therapeutic strategy for the management of idiopathic chylopericardium and chylothorax. Surgery 1998;123:369–370.
172. Groves LK, Effler DB. Primary chylopericardium. N Engl J Med 1954;250:520–523.
173. Furrer M, Hopf M, Ris HB. Isolated primary chylopericardium: Treatment by thoracoscopic thoracic duct ligation and pericardial fenestration. J Thorac Cardiovasc Surg 1996;112:1120–1121.
174. Spodick DH. Drug- and toxin-related pericardial disease. The Pericardium: A Comprehensive Textbook. New York: Marcel Dekker; 1997. p. 411–416.
175. Tarbell NJ, Thomson L, Mauch P. Thoracic irradiation in Hodgkin's disease: Disease control and long-term complications. Int J Radiat Oncol Biol Phys 1990;18:275–281.
176. Zimmerman J, Yahalom J, Bar-On H. Clinical spectrum of pericardial effusion as the presenting feature of hypothyroidism. Am Heart J 1983;106:770–771.
177. Kerber RE, Sherman B. Echocardiographic evaluation of pericardial effusion in myxedema: Incidence and biochemical and clinical correlations. Circulation 1975;52:823–827.
178. Hardisty CA, Naik RD, Munro DS. Pericardial effusion in hypothyroidism. Clin Endocrinol 1980;13:349–354.
179. Parving HH, Hansen JM, Nielsen SV, et al. Mechanism of edema formation in myxedema-increased protein extravasation and relatively slow lymphatic drainage. N Engl J Med 1981;301:460–465.
180. Enein M, Aziz A, Zima A, et al. Echocardiography of the pericardium in pregnancy. Obstet Gynecol 1987;69:851–855.
181. Oakley CM. Pericardial disease. Heart Disease in Pregnancy. London: BMJ; 1997. p. 226–236.
182. Maisch B, Ristic AD. Practical aspects of the management of pericardial disease. Heart 2003;89:1096–1103.
183. Ristic AD, Seferovic PM, Ljubic A, et al. Pericardial disease in pregnancy. Herz 2003;28:209–215.
184. Richardson PM, Le Roux BT, Rogers NM, et al. Pericardiectomy in pregnancy. Thorax 1970;25:627–630.
185. Tollens T, Casselman F, Devlieger H, et al. Fetal cardiac tamponade due to an intrapericardial teratoma. Ann Thorac Surg 1998;66:59–60.

85

急性心脏瓣膜病

Jason P. Linefsky and Catherine M. Otto

在危重症治疗中，有两种不同的心脏瓣膜病表现：急性瓣膜功能不全导致急性心力衰竭和慢性瓣膜疾病因代谢需求增加而出现失代偿（表 85-1）[1]。瓣膜关闭不全是急性瓣膜功能障碍的最常见类型。除极少数例外，瓣膜狭窄是一种慢性、缓慢进展的疾病。然而，无症状慢性瓣膜狭窄的患者如果血流动力学负荷增加，可能会出现急性恶化。例如，先前无症状二尖瓣狭窄的患者可能在全身感染的情况下出现肺水肿。另一个例子是患有无症状主动脉瓣狭窄的老年人，在急性消化道出血的情况下出现心源性休克。人工瓣膜功能障碍，特别是机械瓣膜血栓形成，也可以突然出现。

心脏瓣膜病危重患者管理中的关键是使用超声心动图提供疾病严重程度的准确诊断，并适当使用有创血流动力学监测来优化负荷条件。手持式超声心动图可为瓣膜病的存在提供线索，但在诊断有疑问时并不能代替完整的诊断检查。对于急性瓣膜关闭不全或人工瓣膜血栓形成，紧急手术干预可以挽救生命。对于不适于手术的危重患者，新型经皮瓣膜介入治疗可能有用。

表 85-1　急性瓣膜功能不全病因

二尖瓣关闭不全	黏液样变伴连枷状瓣叶 自发性腱索断裂 心内膜炎 急性心肌梗死 　乳头肌断裂 　局部室壁运动异常 　左心室扩张，收缩功能障碍
主动脉瓣关闭不全	心内膜炎 先天性瓣叶开窗自发破裂 主动脉夹层
三尖瓣关闭不全	心内膜炎 胸部穿透伤 钝性胸部创伤 医源性起搏器电极损伤
人工瓣膜	心内膜炎 瓣膜血栓形成 瓣周漏 瓣叶撕裂

二尖瓣关闭不全

病因学

二尖瓣关闭不全可能由二尖瓣装置的任何部件——二尖瓣环、瓣叶、腱索和乳头肌的病变或变形，以及左心室（left ventricular，LV）几何形状或收缩功能的改变引起（图 85-1）[2]。慢性二尖瓣关闭不全的主要原因包括瓣叶黏液样变（二尖瓣脱垂）和风湿性疾病。慢性继发性二尖瓣关闭不全可能是由于扩张型心肌病，或伴有左心室局部或整体功能不全的冠状动脉疾病。二尖瓣关闭不全的处理在原发性和继发性病因之间常存在差异，因此在评估时必须确定病因。

急性二尖瓣关闭不全也可能是受累于瓣叶或左心室。黏液样变二尖瓣疾病患者可因自发性腱索断裂而发生急性关闭不全[3]。细菌性心内膜炎可由于瓣膜组织的破坏而引起急性二尖瓣反流，常伴有瓣叶穿孔。12% 的急性心肌梗死患

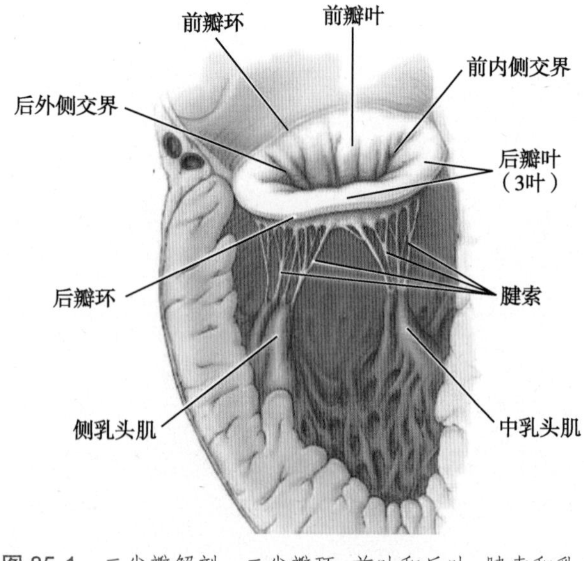

图 85-1　二尖瓣解剖。二尖瓣环，前叶和后叶，腱索和乳头肌。二尖瓣关闭不全可由主要影响瓣叶的疾病所致（如二尖瓣脱垂、风湿性二尖瓣疾病），或由左心室功能或结构改变引起，如缺血性疾病或扩张性心肌病。（资料来源：Otto CM. Clinical practice. Evaluation and management of chronic mitral regurgitation. N Engl J Med 2001；345：740-746.）

者可因乳头肌受累或局部心肌功能不全引起中至重度二尖瓣反流，使病情变得复杂，增加心力衰竭或死亡的风险[4]。

临床表现

虽然慢性二尖瓣关闭不全的患者可能多年不出现症状，但反流性病变需要增加总的心搏量来维持正常的心输出量，从而增加左心室容量负荷。左心室容量负荷过重引起左心室逐渐扩张，甚至在还没有出现临床症状时就导致心室收缩功能出现不可逆转的下降。对于二尖瓣关闭不全患者，心室收缩能力的评估存在困难。虽然心室功能的测量受到前负荷和后负荷的影响[5]，但是根据二尖瓣手术后的结果，心室收缩末径和射血分数可作为经验性参数用来优化外科手术时机。因此，中至重度慢性二尖瓣反流患者定期进行超声心动图检查，当左心室收缩末径≥40mm且射血分数≤60%时，适宜进行瓣膜修复或置换[6]。

即使血流动力学负荷增加，如全身性感染、怀孕或创伤，慢性二尖瓣关闭不全患者通常能很好地耐受。然而，二尖瓣反流严重程度可能通过至少两种机制急剧恶化。例如，高血压危象时后负荷增加，从左心室到左心房的驱动压力增加可以加重反流；失代偿的心力衰竭导致心室扩张，左心室几何形状发生改变，可以改变乳头肌的方向，从而损害瓣叶闭合，导致反流面积增大[7]。在这种情况下可能会出现恶性循环，左心室扩张会加重二尖瓣反流，反流又会增加左心室扩张。

急性二尖瓣关闭不全表现为急性肺水肿，是外科急症（图85-2和图85-3）。二尖瓣腱索断裂导致的急性心力衰竭，常发生在没有明确诊断二尖瓣脱垂的患者。因心内膜

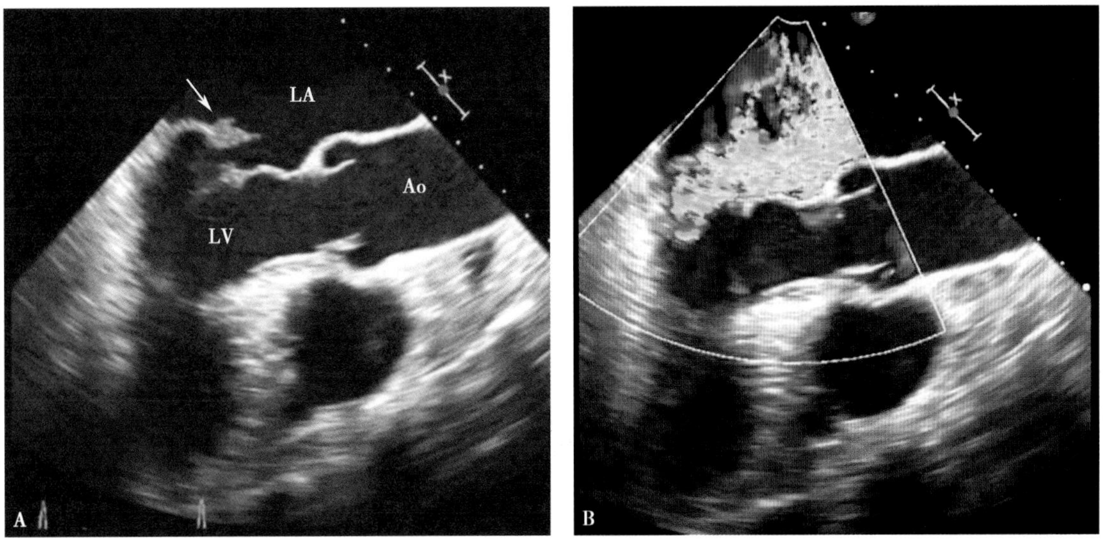

图85-2 二维经食管超声心动图。A. 一例72岁男性二尖瓣脱垂患者，腱索断裂导致二尖瓣后叶连枷样运动（箭头）和症状急剧恶化。B. 彩色多普勒显示严重的偏心性二尖瓣反流，呈马赛克状通过闭合不全的二尖瓣。Ao：主动脉；LA：左心房；LV：左心室

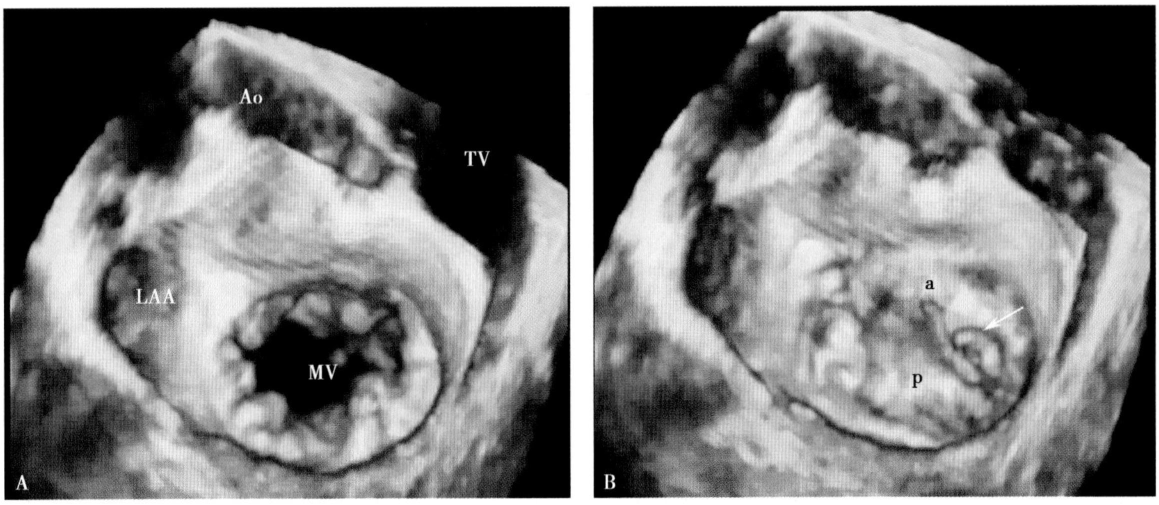

图85-3 三维（3D）超声心动图，与图85-2所示为同一患者。舒张期（A）和收缩期（B）3D成像提供了一个“外科医生的视角”，允许即时观察二尖瓣表面，以协助进行修复手术计划。在收缩期，可以看到后叶（p）在前叶（a）上方脱垂，并且可以看到断裂腱索（白色箭头）呈连枷状。Ao：主动脉；LAA：左心耳；MV：二尖瓣；TV：三尖瓣

炎引起的二尖瓣穿孔患者可出现肺水肿，在心内膜炎临床表现的基础上出现新的症状和体征。心肌梗死（myocardial infarction，MI）后乳头肌断裂或功能障碍通常在急性心肌梗死后数天出现；在某些病例，初始临床表现为急性肺水肿，而二尖瓣关闭不全的表现不明显。

诊断

诊断急性二尖瓣关闭不全需要高水平的临床疑诊（表 85-2），急性肺水肿常常会掩盖基础疾病的体征和症状。典型表现是在心尖处的全收缩期杂音，向腋下放射。虽然慢性反流时杂音的响度与反流的严重程度有一定的相关性，但严重的急性二尖瓣关闭不全杂音可能较柔和。心肌梗死后出现严重二尖瓣关闭不全的患者中，高达 50% 的患者听不到杂音。

因此，对于出现急性肺水肿或心源性休克的患者，及时查超声心动图是必要的。经胸图像通常可确定诊断，可明确瓣膜功能障碍病因、反流程度定量、估计肺动脉压力，以及测量心室大小和收缩功能等。如果经胸图像不能明确诊断，可以在重症监护室（intensive care unit，ICU）床旁进行经食管超声心动图（transesophageal echocardiography，TEE）。TEE 可提供良好的瓣膜解剖图像和瓣膜功能的多普勒评估。

其他检查根据临床表现进行。在有全身水肿或肺水肿的发热患者中应多次行血培养以排除心内膜炎的可能性。

对于心电图异常（electrocardiogram，ECG）、胸痛或冠状动脉疾病史的患者，可能需要进行冠状动脉造影。对于心肌梗死后急性肺水肿或心源性休克的患者，鉴别诊断包括急性二尖瓣关闭不全、室间隔缺损或心室游离壁破裂。在经验丰富的中心，所有这些都可以通过超声心动图来诊断。

对于怀疑急性二尖瓣关闭不全的患者，当影像无法诊断或与临床发现不一致时，可以考虑使用漂浮导管进行有创血流动力学监测，以测量肺动脉压和心输出量。放置时，应测量右心房、右心室和肺动脉的氧饱和度。室间隔缺损患者右心室氧饱和度较右心房升高，是因为左心室氧合血进入右心室。肺动脉球囊阻塞（楔）压力描记应检查是否存在一个大“v 波”，这支持诊断急性二尖瓣反流，但不是所有患者都存在。

表 85-2 急性瓣膜功能不全的诊断方法

体格检查	不可靠 所有肺水肿患者均需考虑瓣膜功能不全
超声心动图（经胸）	准确诊断病因 狭窄或关闭不全程度定量 测量左心室射血分数 估测肺动脉压
经食管超声心动图	对发现瓣膜赘生物、瓣周脓肿敏感 对二尖瓣人工瓣功能障碍必要 对主动脉瓣人工瓣功能障碍有用
右心导管	对诊断瓣膜疾病不可靠 对优化心脏负荷可能有帮助
胸部 CT	对诊断主动脉夹层敏感度和特异度高
血管造影	需要冠脉造影时进行

治疗

对于慢性二尖瓣关闭不全和心力衰竭患者，处理主要是治疗针对导致失代偿的原因和优化心脏负荷（框 85-1）。例如，对全身性感染患者治疗感染，控制发热和心动过速，实施有创监测以优化前负荷和后负荷。药物治疗通常包括用硝普钠或其他血管扩张剂减轻后负荷，用利尿剂减轻前负荷[8, 9]。目标是帮助患者度过失代偿期。一般情况下，让血流动力学回到基线水平，即急性疾病后的代偿状态。

相反，急性严重二尖瓣关闭不全是一种外科急症。如果不恢复瓣膜功能，死亡率极高；即使及时行瓣膜手术，30 天的死亡率为 23%[10]。药物调整应与心脏外科医生会诊同时进行。急诊放置主动脉内球囊反搏（intraaortic balloon pump，IABP）可以在改善舒张冠状动脉血流的同时让后负荷降低至最适水平。

手术干预的时机和风险取决于急性二尖瓣关闭不全的病因。自发性腱索断裂通常可以通过二尖瓣修复早期治疗。与瓣膜置换比较，二尖瓣成形手术死亡率较低，可更好地保留左心室功能，有更好的长期生存结果。此外，还可以避免人工瓣膜的风险和抗凝治疗。

心内膜炎的手术时机取决于患者个体情况，但现在大多数中心提倡对心力衰竭或严重瓣膜反流患者早期手术干预，以防止进行性瓣膜损伤和瓣周脓肿形成[11, 12]。在一项大型前瞻性多中心研究中，早期手术死亡率低于药物治疗（12% vs 21%）[13]。首选瓣膜成形术，可能难以修复，取决于组织破坏的程度。早期手术对伴有瓣周并发症或全身栓塞的患者特别有益[14]。

对于急性缺血性二尖瓣关闭不全的患者，治疗取决于瓣膜功能障碍的确切病因[15]。由于局部室壁运动异常引起急性二尖瓣关闭不全的患者，经皮血运重建后心肌功能和二尖瓣反流有可能改善[16]。对于这些患者，在急性期使用 IABP 和药物治疗可能是有利的，随着心肌功能改善可以撤除治疗。

乳头肌部分或完全断裂引起的二尖瓣关闭不全需要手术治疗。虽然手术风险高，手术死亡率约为 50%，但药物治疗效果更差。乳头肌完全断裂 24 小时死亡率为 75%，2 周内死亡

框 85-1 急性瓣膜功能不全治疗方法

1. 超声心动图准确诊断；急性瓣膜功能不全与慢性瓣膜疾病急性失代偿相鉴别
2. 治疗与导致失代偿的基础疾病（心内膜炎、急性心肌梗死、贫血等）
3. 应用侵入性血流动力学监测，使用利尿剂、血管扩张剂和其他药物调整优化心脏负荷
4. 一旦确诊，立即请心脏外科会诊
5. 主动脉内球囊反搏治疗急性二尖瓣关闭不全
6. 考虑手术或经皮介入

率为 95%[17]。乳头肌部分断裂可以通过超声心动图发现，其预后取决于心肌损伤程度和二尖瓣反流的严重程度[18]。乳头肌部分断裂时，部分外科医生更倾向于在心肌梗死后早期稳定患者病情，延迟 6～8 周手术，以避免对坏死的心肌组织进行手术。然而许多患者病情不稳定，必须考虑急性干预。瓣膜修复仍然是首选，但心肌坏死者可能需要瓣膜置换。手术的危险因素包括年龄大、女性和左心室收缩功能不佳。

在一些患者中，手术干预的风险可能非常高。在这种情况下，微创经导管二尖瓣修复可能是一种选择（表 85-3）。MitraClip 是应用最广泛的装置，可使二尖瓣的两个瓣叶靠近来减少二尖瓣反流。MitraClip 目前被推荐用于治疗不能手术的有症状的慢性原发性二尖瓣反流[19]。它在急性缺血性二尖瓣反流中的选择性应用已取得成功[20]。

主动脉瓣关闭不全

病因

慢性主动脉瓣关闭不全通常是由于先天性二叶瓣、风湿性瓣膜病或主动脉根部扩张所致。主动脉根部扩张的原因有多种，包括高血压、囊状中层坏死、马方综合征和二叶主动脉瓣[21]。急性主动脉瓣关闭不全的最常见原因是心内膜炎、先天性瓣叶开窗破裂、钝性创伤和急性主动脉夹层[1]。心内膜炎可破坏瓣叶组织导致主动脉瓣关闭不全，其中相当高比例的患者形成瓣周脓肿。主动脉夹层导致急性主动脉瓣关闭不全，原因是主动脉瓣环扩大或夹层累及瓣膜，导致主动脉瓣叶呈连枷状。

临床表现

在舒张期，血液从主动脉急速回流到左心室，导致急性左心室舒张末期压升高，从而导致肺水肿。由于没有时间进行代偿性左心室扩张，舒张期血液回流穿过瓣膜导致前向心排血量突然下降，急性主动脉关闭不全患者可能发生心源性休克。冠状动脉灌注压降低导致弥漫性心内膜下缺血，进一步损害心室功能。

诊断

急性主动脉瓣关闭不全与慢性主动脉瓣关闭不全的临床诊断有明显差异（图 85-4）。与慢性主动脉瓣关闭不全时舒张压低的低杂音相反，急性主动脉关闭不全在主动脉瓣间有一种“来回”的杂音，许多临床医生没有意识到这是主动脉瓣反流的迹象。由于前向每搏输出量小，脉压差不大，因而见不到主动脉瓣反流的周围征象。与急性二尖瓣反流一样，体格检查往往难以察觉，因此需要保持高度警惕和及时的超声心动图来做出诊断。

对于有心内膜炎的症状或体征、有主动脉根部疾病的个人或家族病史，以及与急性主动脉夹层表现相一致的患者，应考虑急性主动脉瓣反流[22]。

表 85-3　基于导管的瓣膜干预技术

普遍接受的技术	风湿性二尖瓣狭窄的二尖瓣球囊切开术 MitraClip 二尖瓣缘对缘修复术 主动脉球囊瓣膜成形术 经导管主动脉瓣置换术 先天性心脏病经导管肺动脉瓣置换术
研究性技术	经导管二尖瓣植入术 经导管二尖瓣环成形修复术 瓣周漏闭合 经导管在外科手术人工瓣膜内的瓣膜置换（瓣中瓣）

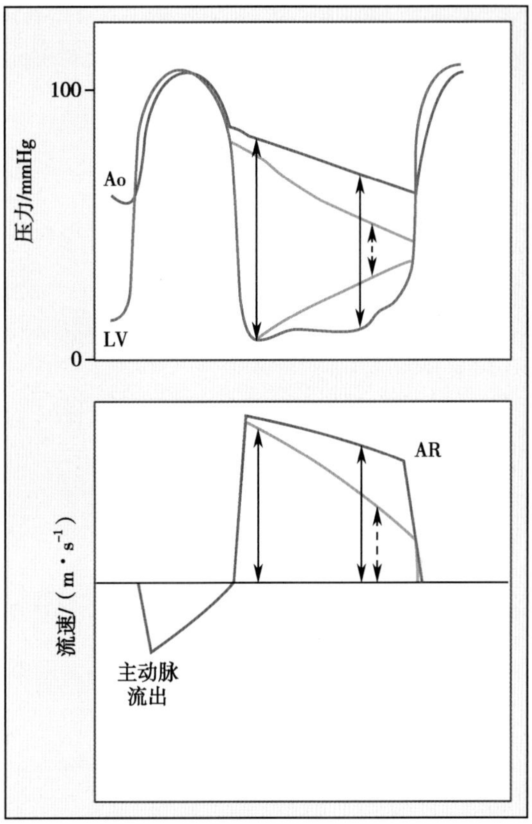

图 85-4　左心室（LV）、中心主动脉（Ao）压力和相应的多普勒速度曲线，显示主动脉瓣反流：慢性（紫线）和急性（绿线）。如伯努利方程中所述，速度曲线的形状与心脏循环中瓣膜上的瞬时压差有关。对于急性主动脉瓣关闭不全（AR），主动脉压力下降得更快，心室舒张压上升得更快，导致多普勒曲线上的减速斜率更陡。（资料来源：Otto CM. Textbook of clinical echocardiography. 5th ed. Philadelphia：Saunders；2013，p. 316.）

超声心动图可以通过二维（2D）成像和脉冲、连续波和彩色多普勒相结合的方法，对主动脉瓣和根部进行成像，并确定主动脉瓣反流的严重程度（图 85-5 和图 85-6）[23]。连续波多普勒曲线显示一个陡峭的舒张压斜率，对应于主动脉和左心室的舒张压迅速平衡。严重急性反流时，舒张末期无压

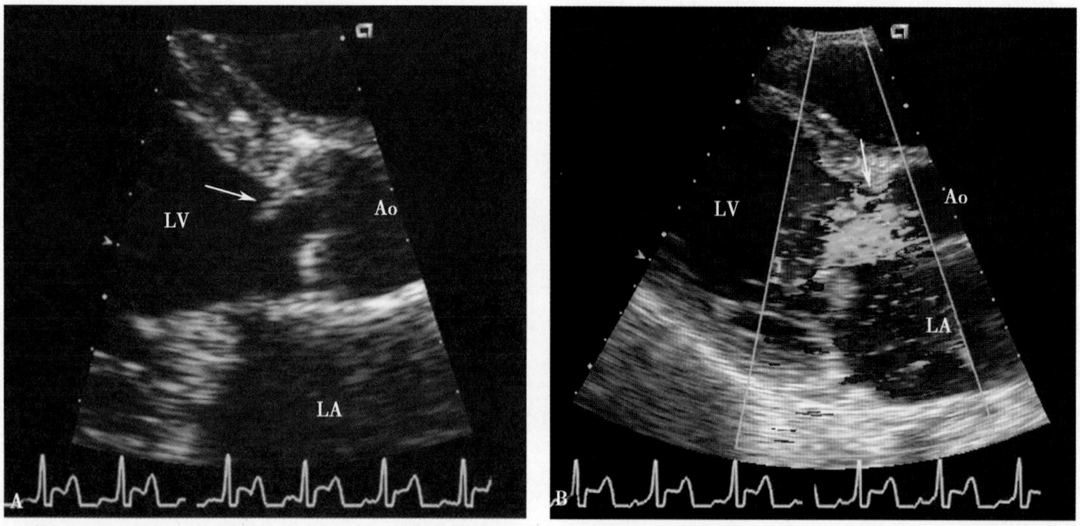

图 85-5 心内膜炎导致急性严重主动脉瓣关闭不全。在主动脉瓣（A 图）的长轴视图中，可以看到连枷状主动脉瓣叶（箭头），瓣叶（箭头）在舒张期中脱垂到左心室（LV）流出道中。在相同视图中的彩色血流多普勒成像（B 图）显示充满流出道的宽舒张射流，与严重的反流一致。Ao：主动脉；LA：左心房；LV：左心室

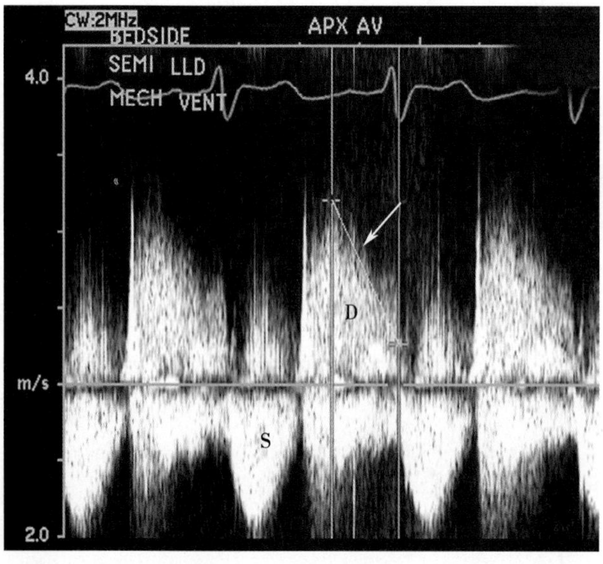

图 85-6 与图 85-5 同一患者。跨主动脉瓣血流的连续波多普勒记录显示收缩期（S）的前向速度增加，与高跨主动脉每搏量吻合。在心脏舒张期（D），可以看到逆向流动的密集信号，其具有陡峭的减速斜率（箭头），与急性关闭不全舒张期主动脉和左心室之间的压力快速均衡吻合

力梯度，故袖带舒张压等于左心室舒张末期压。超声心动图还可以准确评估左心室大小和收缩功能。当鉴别诊断包括主动脉夹层时，经胸超声心动图不足以排除这种可能，应该进行 TEE 或 CT 检查。

治疗

急性主动脉瓣关闭不全是一种外科急症[1]。术前管理是支持性的，采用通气支持和有创血流动力学监测。在诊断的同时，治疗包括使用利尿剂、正性肌力药、硝普钠或其他血管扩张剂以稳定血流动力学[1,9]。但因为舒张期球囊充气会增加主动脉瓣的回流量，IABP 是禁忌。

如果急性主动脉关闭不全是主动脉夹层所致，则需要急诊手术干预。手术方法可能是将升主动脉和瓣膜替换为一带瓣管道。当瓣叶正常时，一些中心将通过在人工血管内重新悬吊瓣叶的方法保留自体瓣膜（称为 David 手术）。

当急性主动脉夹层出现主动脉瓣反流时，应避免使用 β-受体阻滞剂。心率降低会引起左心室舒张期逆行充盈增加，左心室舒张末期压升高，血流动力学受到影响。当急性主动脉关闭不全是由于心内膜炎时，手术选择包括机械瓣膜、异种组织瓣膜如猪主动脉瓣或牛心包瓣膜，或冷冻保存的同种主动脉瓣。偶尔，如果瓣膜只有一个单纯的穿孔而邻近瓣叶组织正常，患者可以接受瓣膜修复。

二尖瓣狭窄

病因与临床表现

二尖瓣狭窄几乎都是由风湿病引起的，在老年人可见到很少见的二尖瓣钙化性狭窄。风湿性二尖瓣狭窄是一种进展缓慢的疾病，随着时间推移，患者运动耐受性逐渐下降并出现症状[24]。然而，无症状的中度或重度二尖瓣狭窄患者，在系统血流动力学需求增加的情况下可发生急性失代偿。由于二尖瓣狭窄在妇女中较常见（80% 的病例），且多发生在生育期，因此二尖瓣狭窄最常见的急诊情况是心力衰竭的孕妇。许多患者不知道其基础瓣膜疾病，而是在怀孕期间诊断出来的。心房颤动发作可能是临床表现出现或加重的原因。

大的心房黏液瘤可有与二尖瓣狭窄类似的临床表现，表现为肿瘤阻塞二尖瓣口造成急性血流动力学损害。

诊断

即使在安静房间中，患者处于合适体位，听诊二尖瓣狭窄具有的心尖部舒张期隆隆样杂音和开瓣音也是具有挑战性的，并且在 ICU 环境中经常听不见。然而，通过经胸超声心动图很容易诊断，二尖瓣显示风湿病的特征性表现：交界融合、腱索缩短和融合、瓣叶舒张受限（图 85-7）[25]。二尖瓣面积可通过 2D 或三维平面测量或多普勒压力半衰期法进行定量，严重狭窄定义为瓣膜面积小于 1.5cm^2（图 85-8）。经胸超声心动图还可提供有关左心室大小和收缩功能、左心房大小、肺动脉压和其他相关瓣膜病变的信息。如果需要对左心房血栓进行评估，TTE 敏感性为 60%，而经食管超声敏感性几乎是 100%。

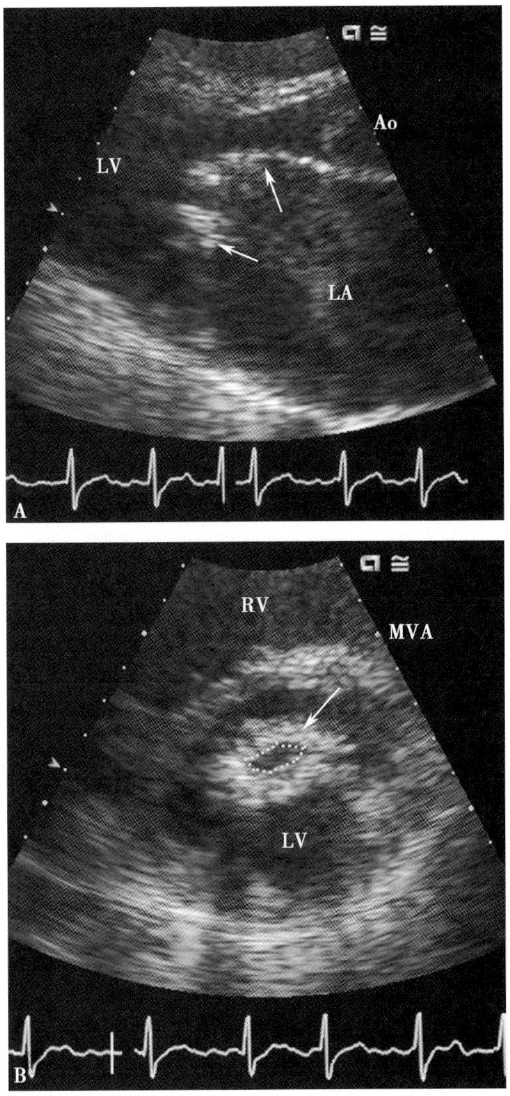

图 85-7　二尖瓣狭窄患者。长轴视野（A 图）显示交界融合所致的舒张期穹隆（箭头）的典型表现，主要在瓣叶尖端增厚。在短轴视图（B 图），交界融合所致的限制性二尖瓣口是可视的，可通过直接平面测量法提供瓣膜面积的精确测量。这例患者瓣口面积 0.7cm^2，表示严重瓣膜堵塞。Ao：主动脉；LA：左心房；LV：左心室；RV：右心室

治疗

大多数二尖瓣狭窄和急性失代偿的患者可以通过治疗诱发其加重的疾病进行保守治疗[9]。应该通过控制发热、维持正常的血红蛋白水平和氧疗来努力降低总体代谢需求和增加氧气输送。如果存在心房颤动，心率控制是必要的，首选转复为窦性心律。即使是窦性心律，β- 受体阻滞剂也可以通过延长心脏舒张持续时间来改善心室舒张期充盈[26]。当出现严重心力衰竭时，可能需要进行有创血流动力学监测和通气支持。

对于保守治疗无效的患者，应考虑紧急干预。最佳干预是经皮球囊二尖瓣扩张（percutaneous balloon mitral valvotomy，PBMV），常可使二尖瓣面积增加到超过 1.5cm^2（图 85-9）[27, 28]。即使在怀孕期间，经皮球囊二尖瓣扩张也可以安全地进行[29-31]。合并左心房血栓、中至重度二尖瓣反流、重度钙化或畸形二尖瓣者不适合经皮球囊二尖瓣扩张术；这些患者可能需要外科手术行二尖瓣置换。

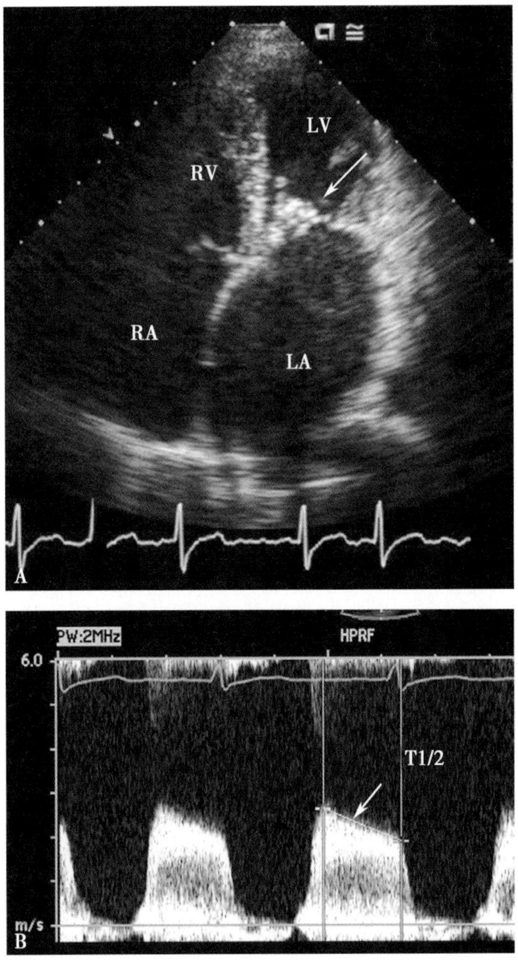

图 85-8　与图 85-7 相同的患者。心尖四腔视图（A 图）显示由于二尖瓣梗阻导致严重的左心房扩大，瓣叶增厚（箭头）。左心房烟雾状是由于血流的淤滞，超声心动图有自发的对比。（B 图）二尖瓣血流的连续波多普勒记录显示与跨瓣压差相对应的速度增加。压力半衰期（T1/2）可用于二尖瓣面积的精确计算（0.7cm^2）

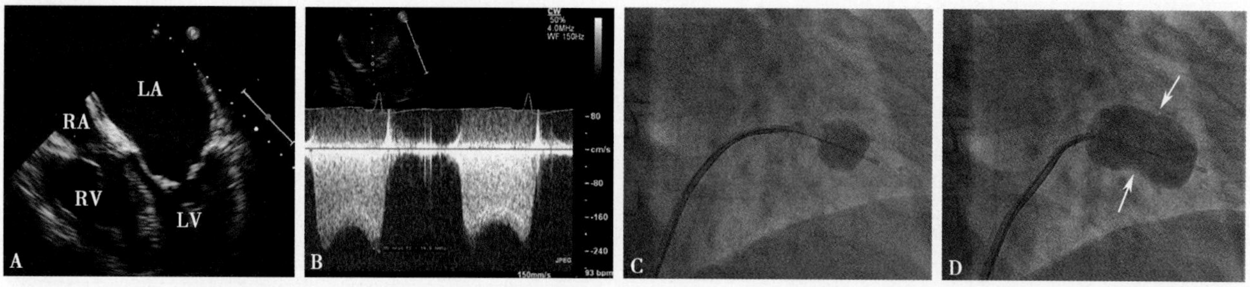

图 85-9 48 岁女性患者因严重风湿性二尖瓣狭窄和急性肺水肿而接受二尖瓣球囊切开术（PBMV）。经食管超声心动图四腔心切面显示限制性舒张期二尖瓣开放受限呈曲棍球棒变形和左心房严重扩大（A 图）。PBMV 之前的连续多普勒测量跨瓣压差严重升高达 15mmHg（B 图）。透视影像显示通过经房间隔导管置入的 Inoue 球囊，跨过二尖瓣在远端膨胀（C 图）。最初的远端膨胀固定球囊位置，从而允许完全膨胀以分离二尖瓣交界，球囊可看到一个由于二尖瓣阻力形成的腰部（白色箭头）（D 图）。成功的 PBMV 将平均压差降低至 6mmHg，缓解了患者的症状。LA：左心房；LV：左心室；RA：右心房；RV：右心室

主动脉瓣狭窄

病因与临床表现

成人主动脉瓣狭窄最常见的原因是正常三叶瓣或先天性二叶瓣钙化（图 85-10A）。风湿性主动脉瓣狭窄不太常见，通常伴有二尖瓣受累。在年轻人中，可见到先天性主动脉瓣狭窄；其中有一些是在儿童期交界切开术后再狭窄。

与二尖瓣狭窄一样，主动脉瓣狭窄是一种慢性的、缓慢进展的疾病，急性表现只在没有接受常规医疗保健的患者中出现[32-34]。与二尖瓣狭窄一样，急性失代偿可发生在身体过负荷的状态下。患有先天性主动脉瓣狭窄的年轻女性可能在怀孕期间出现心绞痛或心力衰竭。在老年人中，无症状的中度至重度瓣膜阻塞患者可能在肺炎、贫血或其他代谢需求增加的情况下出现心力衰竭。

诊断

主动脉狭窄的典型体格检查结果包括颈动脉搏动延迟和减弱、脉压变窄、单一的第二心音（S2）和向颈动脉放射的主动脉区域的收缩期喷射性杂音。然而，虽然 4 级杂音（可触摸到的震颤）与单一第二心音和颈动脉搏动减弱对于严重狭窄是特异性的，但这些发现对于诊断非常不敏感[35]。尤其当患者失代偿时，杂音可能会变柔和，并且颈动脉上行搏动可因为合并的血管疾病或负荷条件而发生改变。

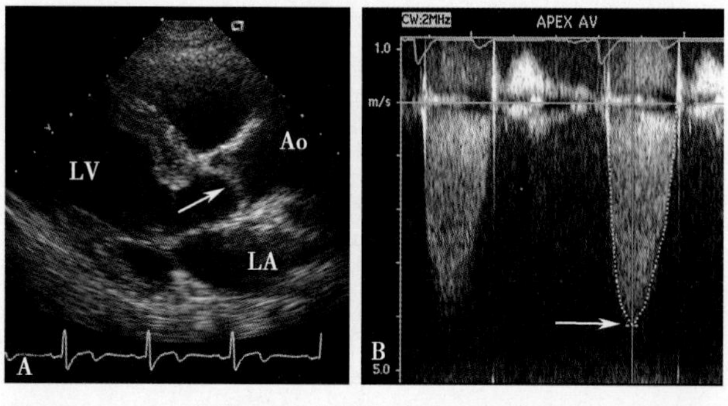

图 85-10 A：这位 26 岁收缩期杂音明显的孕妇，长轴图显示收缩期主动脉瓣的隆起（箭头）。短轴图像证实为单叶主动脉瓣。B：连续多普勒检查显示符合严重主动脉瓣狭窄的高速信号。最大速度 4.2m/s 对应的最大跨版压差为 69mmHg，平均压差为 41mmHg。由连续性方程计算瓣口面积为 $0.8cm^2$。Ao：主动脉；LA：左心房；LV：左心室

超声心动图以穿过狭窄瓣口和瓣膜开口面积的最大流速为基础，通过连续性方程计算可以准确评价主动脉瓣狭窄的严重程度（图 85-10B）。疾病的严重程度需综合评估，当每搏量减少时，尽管存在严重的狭窄，但流速可能相对较低。一般来说，狭窄可以分级为重度（瓣口面积 $1.0cm^2$ 或流速 $>4m/s$），中度（瓣口面积 $1.0 \sim 1.5cm^2$ 或流速 $3 \sim 4m/s$），和轻度（瓣口面积 $>1.5m^2$ 或流速 $<3m/s$）。超声心动图还可以评估心室收缩和舒张功能以及任何相关的瓣膜疾病[23]。

治疗

与二尖瓣狭窄一样，大多数失代偿性主动脉瓣狭窄的患者可以通过：①治疗导致失代偿的基础疾病；②恢复患者正常负荷状态来保守治疗。然而，对于那些没有症状或没有接受治疗的患者，严重主动脉瓣狭窄的首发表现可能是晕厥或肺水肿。在这些患者中，主动脉狭窄是导致失代偿的原因，表现为非常严重的瓣膜阻塞，常常伴有低射血分数。治疗方法是紧急主动脉瓣置换术。在失代偿的严重主动脉瓣狭窄患者，如果平均动脉压高于 60mmHg，谨慎使用硝普酸可以改善术前血流动力学[36,37]，一些患者可以谨慎利尿。然而，对于不稳定的有手术指征的患者，更谨慎的做法是迅速进行瓣膜置换术。对于有手术禁忌和手术高危的患者，可以在经验丰富的中心进行经导管主动脉瓣植入术[38,39]。如果暂时存在主动脉瓣置换手术禁忌，主要是由于活动性感染，可以使用球囊主动脉瓣成形术[40]。

右心瓣膜疾病

肺动脉瓣疾病几乎都是先天性的，伴有慢性病程。三尖瓣狭窄少见，通常伴有风湿性二尖瓣疾病。三尖瓣心内膜炎

常导致急性严重反流；肺动脉瓣心内膜炎罕见。急性创伤性三尖瓣破裂合并钝性胸部创伤的病例有过报道，虽然心肌挫伤或胸主动脉破裂更为常见 [41，42]。急性严重三尖瓣反流导致前向心输血量降低，右心房压力升高。

人工瓣膜

机械瓣

人工机械心脏瓣膜非常耐用，最常见的并发症是瓣膜血栓形成或瓣周漏 [43]。在抗凝不充分的情况下可发生瓣膜血栓形成，血栓限制瓣膜叶片的活动可导致瓣膜功能狭窄；如果血栓阻止了瓣膜的完全闭合，则会导致反流。

瓣膜血栓形成的临床表现与自体瓣膜狭窄或反流相似。超声心动图可对瓣膜功能障碍的存在和严重程度提供关键信息 [44]。TEE 在二尖瓣人工瓣膜尤为重要（图 85-11）；瓣膜本身阻断了经胸入路的超声波穿透。

人工瓣膜血栓形成的治疗是有争议的。当仅存在小血栓和轻度血流动力学损害时，使用全剂量静脉抗凝治疗几天的保守治疗可能就足够。对于严重的血流动力学损害，尽管据报道手术死亡率很高，可能还是需要进行再次瓣膜置换的手术干预（17%～40%）[6]。全身溶栓治疗可以恢复约 80% 患者的瓣膜功能，但死亡率为 20%，瓣膜血栓碎片引起的全身性栓塞为 16%，需要急诊手术占 20%[6]。溶栓治疗的持续时间取决于血栓和瓣膜功能障碍是否解除的多普勒超声心动图证据。

目前的指南建议对左心瓣膜血栓形成，症状严重或高血栓负荷的患者进行紧急手术，除非患者的手术风险过高。对于右侧瓣膜血栓形成和近期出现轻微症状或血栓负荷低的左侧血栓形成患者，以及不适于手术的患者，纤溶治疗是合理的 [6，45，46]。

瓣膜置换术后早期瓣周漏可能与环状钙化部位的缝合裂开有关。瓣周漏可能与溶血性贫血有关，如果轻度溶血性贫血可以保守治疗，但如果存在严重的复发性贫血则可能需要重新手术。新发的瓣周漏应仔细评估心内膜炎（见第 86 章）。在部分手术高危但合并难治性心力衰竭和溶血性贫血的患者，应用经皮穿刺技术治疗处理瓣周漏取得了成功（图 85-12）[47]。

生物瓣

组织瓣容易出现瓣叶退行性变，并伴有钙化，可导致狭窄或反流。通常，这是一个缓慢的渐进过程，在瓣膜植入后 10～15 年才出现 [48]。与原发性瓣膜病一样，如果血流动力学压力增加，慢性生物瓣功能障碍患者可能会出现急性失代偿。

急性生物瓣反流可由心内膜炎或组织退化引起的瓣叶撕裂引起。瓣叶的撕裂通常发生于因正常瓣叶组织应力增加而继发的钙化区附近。与机械瓣一样，充分评估可疑的组织瓣功能障碍需要经胸和经食管超声。治疗方法与天然瓣膜疾病类似，待状态稳定后再进行重复瓣膜置换手术。然而，由于高龄、并发症和再次胸骨切开手术，许多患者的手术风险非常高。对于这部分患者，在经验丰富的中心可采用研究性导管技术进行“瓣中瓣”的瓣膜置换 [49]。

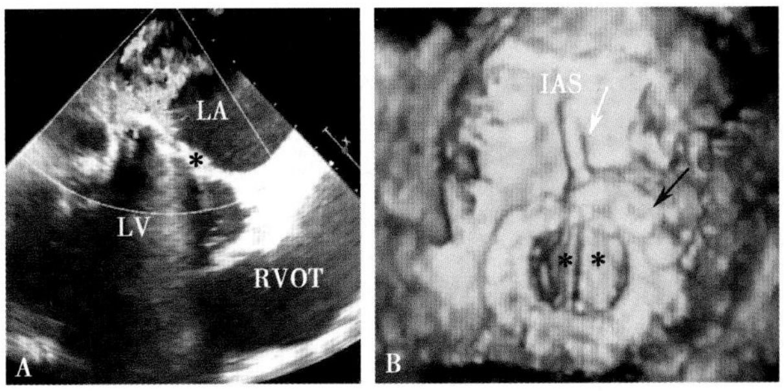

图 85-12　一位 72 岁的男性患者，既往有多次因心内膜炎行二尖瓣置换病史，并伴有症状性心力衰竭和溶血性贫血。二维经食管彩色多普勒（A）显示收缩期关闭的二尖瓣假体（*）周围偏心反流。三维超声心动图（B）辅助 Amplatzer 封堵器闭合瓣周漏（黑色箭头）。这例患者需要第二个封堵器，可以看到舒张期二尖瓣开放时经房间隔导管（白色箭头）放置的封堵器。IAS：房间隔；LA：左心房；LV：左心室；RVOT：右心室流出道

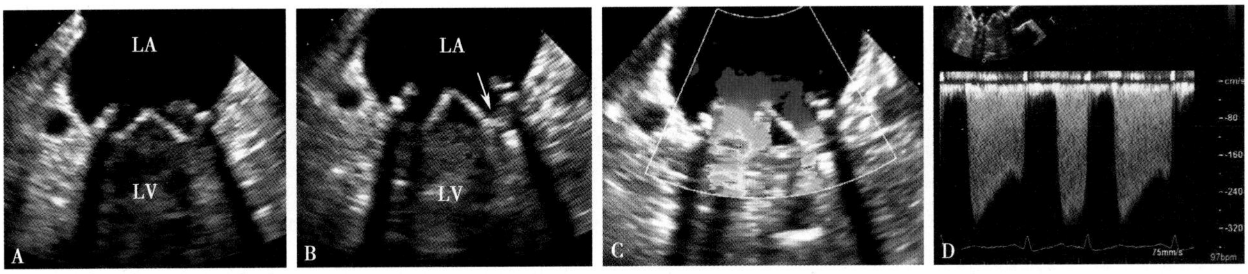

图 85-11　43 岁女性，因牙科治疗而停止抗凝、桥接不足，经食管超声心动图发现二尖瓣双叶机械瓣血栓形成。在收缩期（A），关闭位置可以看到一个明亮的遮挡物，导致多重伪影进入左心室（LV）。在舒张期（B），急性血栓形成的闭塞（白色箭头）有一个最小的开口。彩色多普勒（C）显示血流主要通过瓣膜的一侧，在瓣叶被卡住的位置只有一个非常狭窄的喷射血流。连续波多普勒（D）估测平均压差严重升高达 24mmHg，患者需要紧急手术行生物瓣膜置换

知识点

急性二尖瓣反流

1. 原因包括心内膜炎、二尖瓣脱垂和急性心肌梗死。
2. 表现为肺水肿。
3. 杂音可柔和或无。
4. 快速超声心动图检查是必要的。
5. 肺动脉楔形v波并不总是可见。
6. 主动脉内球囊反搏可改善血流动力学。
7. 明确的治疗方法是二尖瓣手术，但在选定的患者中可考虑经导管治疗。

急性主动脉瓣反流

1. 原因包括心内膜炎和主动脉夹层。
2. 舒张期杂音可柔和。
3. 快速超声心动图检查是必要的。
4. 治疗是行急诊主动脉置换手术。

二尖瓣狭窄

1. 风湿性二尖瓣狭窄多见于年轻女性。
2. 可能在怀孕期间出现。
3. 超声心动图可诊断。
4. 急性失代偿可以用药物治疗。
5. 经皮球囊二尖瓣交界切开是最佳干预。

主动脉瓣狭窄

1. 主动脉瓣狭窄常见于老年人。
2. 失代偿发生于血流动力学需求增加。
3. 体格检查显示收缩期杂音。
4. 超声心动图可诊断。
5. 对于失代偿，保守治疗是合适的。
6. 严重的症状性疾病需要外科或经导管主动脉瓣置换术。

人工瓣

1. 机械瓣膜有血栓形成的风险。
2. 人工瓣膜血栓形成的处理是有争议的。
3. 组织瓣膜在置入10～15年后发生退行性变。
4. 急性反流的表现和处理与自体瓣膜疾病类似。

（龚志云 译，曹芳芳 审校）

参考文献

1. Stout KK, Verrier ED. Acute valvular regurgitation. Circulation 2009;119(25):3232–3241.
2. Otto CM. Clinical practice. Evaluation and management of chronic mitral regurgitation. N Engl J Med 2001;345(10):740–746.
3. Delling FN, Vasan RS. Epidemiology and pathophysiology of mitral valve prolapse: new insights into disease progression, genetics, and molecular basis. Circulation 2014;129(21):2158–2170.
4. Bursi F, Enriquez-Sarano M, Nkomo VT, et al. Heart failure and death after myocardial infarction in the community: the emerging role of mitral regurgitation. Circulation 2005;111(3):295–301.
5. Nishimura RA, Schaff HV. Mitral regurgitation: timing of surgery. In: Otto CM, Bonow RO, editors. Valvular heart disease: a companion to Braunwald's heart disease, 4th ed. Philadelphia: Elsevier/Saunders, 2014, p. 310–325.
6. Nishimura RA, Otto CM, Bonow RO, et al. 2014 AHA/ACC guideline for the management of patients with valvular heart disease: a report of the American College of Cardiology/American Heart Association Task Force on Practice Guidelines. Circulation 2014;63(22):2438–2488.
7. Rosario LB, Stevenson LW, Solomon SD, et al. The mechanism of decrease in dynamic mitral regurgitation during heart failure treatment: importance of reduction in the regurgitant orifice size. J Am Coll Cardiol 1998;32(7):1819–1824.
8. Levine HJ, Gaasch WH. Vasoactive drugs in chronic regurgitant lesions of the mitral and aortic valves. J Am Coll Cardiol 1996;28(5):1083–1091.
9. Boon NA, Bloomfield P. The medical management of valvar heart disease. Heart 2002;87(4): 395–400.
10. Lorusso R, Gelsomino S, De Cicco G, et al. Mitral valve surgery in emergency for severe acute regurgitation: analysis of postoperative results from a multicentre study. Eur J Cardiothorac Surg 2008;33(4):573–582.
11. Feringa HH, Shaw LJ, Poldermans D, et al. Mitral valve repair and replacement in endocarditis: a systematic review of literature. Ann Thorac Surg 2007;83(2):564–570.
12. Prendergast BD, Tornos P. Surgery for infective endocarditis: who and when? Circulation 2010;121(9):1141–1152.
13. Lalani T, Cabell CH, Benjamin DK, et al. Analysis of the impact of early surgery on in-hospital mortality of native valve endocarditis: use of propensity score and instrumental variable methods to adjust for treatment-selection bias. Circulation 2010;121(8):1005–1013.
14. Habib G, Hoen B, Tornos P, et al. Guidelines on the prevention, diagnosis, and treatment of infective endocarditis (new version 2009): the Task Force on the Prevention, Diagnosis, and Treatment of Infective Endocarditis of the European Society of Cardiology (ESC). Eur Heart J 2010;30(19): 2369–2413.
15. Levine RA, Schwammenthal E. Ischemic mitral regurgitation on the threshold of a solution: from paradoxes to unifying concepts. Circulation 2005;112(5):745–758.
16. Picard MH, Davidoff R, Sleeper LA, et al. Echocardiographic predictors of survival and response to early revascularization in cardiogenic shock. Circulation 2003;107(2):279–284.
17. Tcheng JE, Jackman JD Jr, Nelson CL, et al. Outcome of patients sustaining acute ischemic mitral regurgitation during myocardial infarction. Ann Intern Med 1992;117(1):18–24.
18. Manning WJ, Waksmonski CA, Boyle NG. Papillary muscle rupture complicating inferior myocardial infarction: identification with transesophageal echocardiography. Am Heart J 1995;129(1):191–193.
19. O'Gara PT, Calhoon JH, Moon MR, Tommaso CL. Transcatheter therapies for mitral regurgitation: a professional society overview from the American College of Cardiology, the American Association for Thoracic Surgery, Society for Cardiovascular Angiography and Interventions Foundation, and the Society of Thoracic Surgeons. J Am Coll Cardiol 2014;63(8):840–852.
20. Bahlmann E, Frerker C, Kreidel F, et al. Mitraclip implantation after acute ischemic papillary muscle rupture in a patient with prolonged cardiogenic shock. Ann Thorac Surg 2015;99:e41–e42.
21. Siu SC, Silversides CK. Bicuspid aortic valve disease. J Am Coll Cardiol. 2010;55(25):2789–2800.
22. Roberts WC, Ko JM, Moore TR, Jones WH III. Causes of pure aortic regurgitation in patients having isolated aortic valve replacement at a single US tertiary hospital (1993 to 2005). Circulation 2006; 114(5):422–429.
23. Zoghbi WA, Enriquez-Sarano M, Foster E, et al. Recommendations for evaluation of the severity of native valvular regurgitation with two-dimensional and Doppler echocardiography. J Am Soc Echocardiogr 2003;16(7):777–802.
24. Chandrashekhar Y, Westaby S, Narula J. Mitral stenosis. Lancet 2009;374(9697):1271–1283.
25. Otto CM. Textbook of clinical echocardiography, 5th ed. Philadelphia: Elsevier Saunders; 2013.
26. Carabello BA. Modern management of mitral stenosis. Circulation 2005;112(3):432–437.
27. Bouleti C, Iung B, Laouénan C, et al. Late results of percutaneous mitral commissurotomy up to 20 years: development and validation of a risk score predicting late functional results from a series of 912 patients. Circulation 2012;125(17):2119–2127.
28. Reyes VP, Raju BS, Wynne J, et al. Percutaneous balloon valvuloplasty compared with open surgical commissurotomy for mitral stenosis. N Engl J Med 1994;331(15):961–967.
29. de Souza JA, Martinez EE Jr, Ambrose JA, et al. Percutaneous balloon mitral valvuloplasty in comparison with open mitral valve commissurotomy for mitral stenosis during pregnancy. J Am Coll Cardiol 2001;37(3):900–903.
30. Sivadasanpillai H, Srinivasan A, Sivasubramoniam S, et al. Long-term outcome of patients undergoing balloon mitral valvotomy in pregnancy. Am J Cardiol 2005;95(12):1504–1506.
31. Abouzied AM, Al Abbady M, Al Gendy MF, et al. Percutaneous balloon mitral commissurotomy during pregnancy. Angiology 2001;52(3):205–209.
32. Otto CM. Valvular aortic stenosis: disease severity and timing of intervention. J Am Coll Cardiol 2006;47(11):2141–2151.
33. Rosenhek R, Binder T, Porenta G, et al. Predictors of outcome in severe asymptomatic aortic valve stenosis. N Eng J Med 2000;343(9):611–617.
34. Otto CM, Prendergast B. Aortic-valve stenosis–from patients at risk to severe valve obstruction. N Engl J Med 2014;371(8):744–756.
35. Munt B, Legget ME, Kraft CD, Miyake-Hull CY, Fujioka M, Otto CM. Physical examination in valvular aortic stenosis: correlation with stenosis severity and prediction of clinical outcome. Am Heart J 1999;137(2):298–306.
36. Khot UN, Novaro GM, Popovic ZB, et al. Nitroprusside in critically ill patients with left ventricular dysfunction and aortic stenosis. N Engl J Med 2003;348(18):1756–1763.
37. Zile MR, Gaasch WH. Heart failure in aortic stenosis–improving diagnosis and treatment. N Engl J Med 2003;348(18):1735–1736.
38. Makkar RR, Fontana GP, Jilaihawi H, et al. Transcatheter aortic-valve replacement for inoperable severe aortic stenosis. N Engl J Med 2012;366(18):1696–1704.
39. Adams DH, Popma JJ, Reardon MJ, Yakubov SJ, Coselli JS, et al. US CoreValve Clinical Investigators. Transcatheter aortic-valve replacement with a self-expanding prosthesis. N Engl J Med. 2014;370(19): 1790-1798. doi: 10.1056/NEJMoa1400590. Epub 2014 Mar 29.
40. Hui DS, Shavelle DM, Cunningham MJ, et al. Contemporary use of balloon aortic valvuloplasty in the era of transcatheter aortic valve implantation. Tex Heart Inst J 2014;41(5):469–476.
41. Elie MC. Blunt cardiac injury. Mt Sinai J Med 2006;73(2):542–552.
42. Bruce CJ, Connolly HM. Right-sided valve disease deserves a little more respect. Circulation 2009;119(20):2726–2734.
43. Rahimtoola SH. Choice of prosthetic heart valve in adults an update. J Am Coll Cardiol 2010; 55(22):2413–2426.
44. Zabalgiotia M. Echocardiographic recognition and quantitation of prosthetic valve dysfunction. In: Otto CM, editor. The clinical practice of echocardiography, 3rd ed. Philadelphia: Saunders/Elsevier; 2007. p. 577–604.
45. Huang G, Schaff HV, Sundt TM, Rahimtoola SH. Treatment of obstructive thrombosed prosthetic heart valve. J Am Coll Cardiol. 2013;62(19):1731–1736.
46. Sun JC, Davidson MJ, Lamy A, Eikelboom JW. Antithrombotic management of patients with prosthetic heart valves: current evidence and future trends. Lancet 2009;374(9689):565–576.
47. Sorajja P, Cabalka AK, Hagler DJ, Rihal CS. Long-term follow-up of percutaneous repair of paravalvular prosthetic regurgitation. J Am Coll Cardiol. 2011;58(21):2218–2224.
48. Hammermeister K, Sethi GK, Henderson WG, Grover FL, Oprian C, Rahimtoola SH. Outcomes 15 years after valve replacement with a mechanical versus a bioprosthetic valve: final report of the Veterans Affairs randomized trial. J Am Coll Cardiol 2000;36(4):1152–1158.
49. Dvir D, Webb JG, Bleiziffer S, et al. Transcatheter aortic valve implantation in failed bioprosthetic surgical valves. JAMA 2014;312(2):162–170.

86

感染性心内膜炎

Michel Wolff, Jean-François Timsit, and Bruno Mourvillier

感染性心内膜炎与多种并发症相关，与心脏因素和心外因素都相关，严重者可能需要入重症监护室（intensive care unit，ICU）治疗。局部的感染进展会导致瓣叶以及腱索的破坏，并可累及瓣膜周围结构。血流动力学恶化可诱发器官衰竭。最终结局是感染组织处的栓塞可能损害重要器官并导致周围脓肿。重症监护医生往往面临着复杂的治疗决策，如心脏手术的适应证及时机，以及血流动力学和神经并发症的管理。因此，对于复杂感染性心内膜炎患者的治疗，需要重症监护医生、感染性疾病专家、心脏病专家和心脏外科医生间的密切合作。本章重点介绍复杂感染性心内膜炎的流行病学变迁以及在过去20年中在诊断和治疗中所取得的进展。

病理生理学

感染性心内膜炎是发生在心脏内膜表面的一种微生物感染。病因由直接附于内皮上的微生物通过血液传播或非细菌性血栓性心内膜炎引起。导致非细菌性血栓性心内膜炎最重要的因素是器质性瓣膜病变，伴有血流紊乱和人工瓣膜植入。循环中的微生物可黏附在微小的瓣膜病损上，这就解释了为什么一些感染性心内膜炎患者发病之前并没有已知的瓣膜异常[1]。

单纯感染性心内膜炎的感染仅限于瓣膜尖或小叶和脊索局部，由病原体、血小板、纤维蛋白和炎性细胞共同构成赘生物（图 86-1）。感染性心内膜炎的进展期，深部组织浸润导致瓣膜及其瓣周结构的浸润破坏。感染可形成脓肿后以蜂窝织炎的形式传播，或是形成假性动脉瘤，可破裂至另一心室，甚至心包。

人工瓣膜心内膜炎（prosthetic valve endocarditis，PVE）因瓣体的材质不同而病变多有不同。对于生物瓣或同种异体瓣膜，感染仅局限于瓣膜尖端，而对于机械瓣，主要是缝合环和瓣环受累。细菌对假体的黏附与生物材料性质、血浆蛋白（如纤维连接蛋白、层粘连蛋白、血栓反应蛋白、纤维蛋白原）和细菌黏附蛋白之间的复杂关系相关。葡萄球菌表达多种表面因子：促进细菌向纤维蛋白原和纤维蛋白黏附的凝集因子 A 和 B，以及使其与纤维连接蛋白黏附的纤维连接结合蛋白 A 和 B[2]。此外，一旦葡萄球菌逃脱过血小板肽类调节因子的杀微生物作用，它们就可以通过一系列致病步骤与血小板表面相结合，包括直接与血小板表面结合、上调血小板表面纤维蛋白原受体以及调节特殊细菌蛋白与血小板表面受体之间的相互影响。表面电荷的调控与金黄色葡萄球菌对一些内源性阳离子抗菌肽如 α- 防御素的体外耐药谱增加有关[3, 4]。

发病率和分类

感染性心内膜炎的发病率范围：每年每 10 万人中约有 3～10 人发病，不同国家之间又有差异，这也可能仅代表的是调查方法间的不同而导致的差异，而非真实的差异[5]。欧洲和美国的感染性心内膜炎年度总发病率为每 10 万人中有 15～60 人发病。法国的一项研究示：感染性心内膜炎的年发病率为每百万居民有 30 例发病（95% 的置信区间，27～33）[1]。感染性心内膜炎可分为 3 类：左侧自体瓣膜病变、右侧自体瓣膜病变和 PVE。这 3 类在发病率、临床表现、微生物学特征和最终结局方面有显著差异。

感染性心内膜炎 - 左侧自体瓣膜病变，主要发生于有基础心脏疾病的患者，但也可出现于无已知瓣膜疾病的患者，尤其是由高致病性细菌如金黄色葡萄球菌或肺炎链球菌引起心内膜炎时。大多数感染是社区获得的，但医院内感染病例也呈现出渐增趋势。

感染性心内膜炎 - 右侧自体瓣膜病变通常与静脉注射（intravenous，IV）药物有关，占所有感染性心内膜炎病例的 10%[6]。院内感染常常是由于导管相关感染所致。在大多数

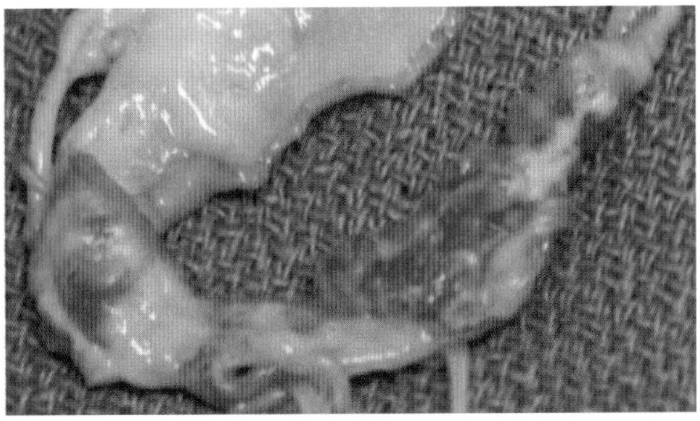

图 86-1 链球菌性心内膜炎患者的二尖瓣标本

起搏器和植入式心律转复除颤器型感染性心内膜炎的病例中，赘生物仅位于电极导联上，但也可能发生三尖瓣受累[7]。

1%～6% 的瓣膜假体植入患者会发生人工瓣膜心内膜炎，单个患者的年发病率为 0.3%～1.2%[4]。国际心内膜炎前瞻性队列研究（International Collaboration on Endocarditis-Prospective Cohort Study，ICE-PCS）[6] 中，在 2 781 例已确诊感染性心内膜炎患者中发生率为 21%。早期 PVE 的经典定义为，在手术 1 年内发生，且从发病开始持续超过 1 年，这主要因为在术前（通常是院内感染源）和术后（主要是社区获得性病原体）所观察到的微生物特征有显著差异[8]。然而，最近一项大型前瞻性多中心国际登记处发现，37% 的 PVE 非院内感染是由于患者广泛的非医源性健康护理接触所导致[9]。

人口统计学和病因学简介

患者典型特征及其变化

在过去的几十年中，感染性心内膜炎患者的人口统计学特征发生了变化。现下，患者趋于老龄化且基础病却较前有所改变[10,11]。ICE-PCS 示，65 岁以上的患者占已确诊感染性心内膜炎患者的 38%[11]。于发展中国家而言，风湿性心脏病仍是患者患感染性心内膜炎的最常见基础性心脏疾病。相比之下，非风湿性心脏疾病，包括二尖瓣脱垂、主动脉瓣钙化、二叶式主动脉瓣和肥厚性梗阻型心肌病，是美国和西欧地区感染性心内膜炎的主要危险因素。二尖瓣脱垂病患的危险因素包括二尖瓣反流和二尖瓣瓣叶增厚。但是，就法国的感染性心内膜炎一项为期 10 年（1991—1999 年）的调查结果示，基础心脏病的发病率已显著降低。目前，除二叶性主动脉瓣外，其余先天性心脏病则很少见了。其他疾病，如糖尿病、长期血液透析和免疫抑制都与感染性心内膜炎的高发病率相关。杜克大学医学中心发现，1993—1999 年，329 例感染性心内膜炎患者的血液透析依赖性和免疫抑制率显著上升[12]。此外，近期一项研究显示，超 1/3 的自体瓣膜心内膜炎患者中，非静脉给药途径感染的患者曾参与过医疗保健活动。若患者感染性心内膜炎发作并出现相应的症状和体征前已住院超过 48 小时，那就该考虑为院内感染所致。现发现，有广泛院外医疗机构和系统接触的患者（例如，进行伤口护理，进行血液透析或化疗药静脉途径给药，长住疗养院或护理机构），他们得非医院相关性心内膜炎感染的比例更高[13]。

致病微生物

总体分布

最常见的独立致病菌 链球菌是感染性心内膜炎的最常见致病菌，但 ICE-PCS 结果示，现链球菌屈居葡萄球菌感染之后，位列第二[6]。然而，从链球菌感染为主导到转变为葡萄球菌主导的感染性心内膜炎，这种显著的时相性转变应部分归因于特定中心在招募 / 转诊时的偏好性，因为基于人群的关于感染性心内膜炎的流行病学调查中，此趋势并无显著证据支持[14]。密集在口腔与鼻咽部的链球菌属（主要为轻型链球菌、血链球菌和突变链球菌），与牙科手术和其他疾病等都有相关性。不良齿卫生状况和轻微或未识别的牙周病可能是草绿色链球菌感染性心内膜炎的病菌来源。源自牙齿或口腔的溶血性链球菌（即以前的牛分枝杆菌）可能造成瓣膜的细菌性感染。此外，酸性链球菌与结肠的癌变或其他病变（如憩室炎、息肉）等相关也是众所周知的。从 6% 的感染性心内膜炎患者血清中分离到 β- 溶血性链球菌（A、B、C 和 G 群）和米勒链球菌[1]，其中以 B 群为主。对非妊娠的 B 群链球菌感染性心内膜炎患者而言，他们大多都有诸如糖尿病、乳腺癌、褥疮或肝硬化等基础病在前[15]。

以粪肠球菌和屎肠球菌为主的肠球菌感染所致的感染性心内膜炎病例仅占总病例数的 10%[6]。此类病原体主要影响老年患者，例如，一篇关于 93 例肠球菌感染性心内膜炎的发病的综述显示，肠球菌感染性心内膜炎在一群平均年龄 74 岁的患者当中发病[16]。与医疗行为感染相关的情况是——以胃肠道或泌尿生殖道为入口，经一系列病变或治疗过程（如，食管静脉曲张注射硬化、经尿道前列腺切除、尿道扩张等）而发生的一过性菌血症。

金黄色葡萄球菌感染在所有左侧自体瓣膜感染性心内膜炎病例中约占 30%，在 PVE 中占 23%[9]。它也是健康护理相关感染的主要致病因子[15]。金黄色葡萄球菌也是大多数急性感染的主要病原体，约半数患者并无已知的心脏性疾病。临床可见易识别的感染灶（如痈疽、蜂窝织炎、滑囊炎、溃疡、烧伤和骨髓炎等）。然而，50%～60% 的病例中，尽管皮肤可能是最主要的侵入途径，却没有发现明显侵入途径。鼻腔携带的金黄色葡萄球菌所致感染已在特定的患者亚群中出现，尤其是在静脉途径给药者和糖尿病患者以及血液透析患者中出现[12]。尽管鲜有报道关于社区获得性耐甲氧西林的心内膜炎的病例，但是确实曾在医疗相关性心内膜炎病例中分离出了耐甲氧西林的菌株。

近来一项国际研究显示，因凝固酶阴性葡萄球菌（coagulase-negative staphylococci，CoNS）感染所致的感染病例在 537 例已确诊的非药物注射感染所致的 PVE 病例中占 16%。在植入瓣膜后 60～365 天的时间内，CoNS PVE 发病率将近 50%。68% 的 CoNS 菌株成感染性心内膜炎的主要病原体[17]。大多数患者是有瓣膜异常情况存在的，尤其是二尖瓣脱垂。多数 CoNS 所致的感染性心内膜炎被认为是由于路邓葡萄球菌所引起，并造成严重的心脏损害；并且很难将其与实验室中与其他 CoNS 种属区分开来。

总之，葡萄球菌、链球菌和肠球菌占感染性心内膜炎微生物致病因素的 80% 以上。

罕见病原体：肠杆菌科和 HACEK 菌群 尽管肠杆菌科常常导致菌血症，如致严重的脓毒症或感染性休克，但此类病原体引起感染性心内膜炎却极为罕见，可能原因是革兰阴性杆菌比革兰阳性球菌对内皮细胞的黏附性差。多数合并严重并发症的患者可出现自体瓣膜感染性心内膜炎，如肝硬化或免疫抑制的患者[18]。革兰阴性杆菌通常在 PVE 的早期和晚期中发现，但仅占总病例数的 2%。HACEK 菌群（挑剔性微生物群）起源于口咽部或泌尿生殖器处的菌群，包括嗜酸性或嗜肾上腺素嗜血杆菌（H）、放线杆菌（A）、人心杆菌（C）、腐蚀性艾氏杆菌（E）和金歧杆菌属（K）。这些 HACEK 菌群所致的感染性心内膜炎，占自体与人工瓣膜两种感染性心内膜炎总数的 2%[6]。

肺炎链球菌致感染性心内膜炎在酗酒者中最常见，但对如糖尿病、恶性肿瘤或慢性阻塞性肺病的患者而言，也有可能发生此菌感染。65%～80% 的患者并无已知易患心脏病的风险。主要感染病灶在肺部，40%～60% 的病例出现脑膜炎[19]。

真菌感染致感染性心内膜炎属罕见，在所有病例中仅占 2%，但在人工瓣膜感染患者中，约有 4% 患者分离出真菌病原体。虽然药物注射是传统意义上的危险因素，但近来的研究显示，念珠菌感染性心内膜炎患者更有可能是由于人工瓣膜、短期留置导管和健康护理相关性感染所致[20]。其他真菌，如曲霉菌属，更是罕见。真菌主要导致的是心内膜壁炎。

血培养阴性的患者 应强调 5 点：①嗜酸性粒细胞缺乏症（以前被归类为营养变异链球菌）是感染性心内膜炎并最近接受抗生素治疗的患者，是血培养阴性的主要原因。②只有 5%～7% 的患者近期没有服用抗生素，却血培养阴性。聚合酶链式反应（polymerase chain reaction，PCR；血液样本、切取部分赘生物或系统栓子）可用于鉴定致病微生物，如巴尔通体杆菌（*Bartonella spp*）、鞭毛圆线虫（*Tropheryma whippelii*）或贝纳特立克次体（*Coxiella burnetii*），以及链球菌或未能从血液培养物中分离的其他病原体[21]。③血清学检查有助于诊断由这些微生物或由布鲁杆菌和军团菌引起的感染性心内膜炎。④ HACEK 菌群可能需要长时间的培养和传代培养。⑤念珠菌（但不是曲霉菌属）通常可从常规血培养中分离，但在某些情况下，真菌仅能从切除的赘生物或外周栓子塞中获得。

接受 ICU 治疗的感染性心内膜炎患者的特异性微生物学特征

需 ICU 住院治疗的感染性心内膜炎患者的微生物学特征有别于人群总体特征。对 1994—2001 年曾在巴黎教学医院的两个 ICU 中心住院的大量感染性心内膜炎患者进行分析，结果表明，金黄色葡萄球菌是导致左侧自体瓣膜感染以及 PVE 的主要病原体（表 86-1）[22]。由奥地利对 33 例感染性心内膜炎的 ICU 患者进行的研究也证实了此数据，约 36% 的患者血清中分离出金黄色葡萄球菌，约 15% 分离出绿脓杆菌，12% 分离出肠球菌[23]。在法国一项多中心的研究，根据 Duke 标准，结果示金黄色葡萄球菌感染占已被确诊感染性心内膜炎的 198 例危重患者的 46%（见后面的讨论）[24]。显然这些发现在很大程度上是由金黄色葡萄球菌引起的瓣膜损害，感染性休克和重要器官的栓塞（如大脑）等症状推测出来的。

表 86-1 左心自体瓣膜感染性心内膜炎病因分析

微生物	ICE-PCS[6]（2 781 例患者）病例（%）	BICHAT-CLAUDE BERNARD ICUs[22]（120 例患者）病例*（%）
链球菌	810（29）	42（35）
金黄色葡萄球菌	869（31）	48（40）
肠球菌	283（10）	4（3）
凝固酶阴性葡萄球菌	304（11）	2（1）
肺炎链球菌	NR	5（4）
HACEK	44（2）	NR
真菌	45（2）	4（3）
其他	121（4）	9（7）
血培养阴性	277（10）	10（8）

*微生物的数量超过了患者的数量，因为有些病例是多菌种所致。
HACEK：嗜酸性嗜血杆菌，放线杆菌，人心杆菌，侵蚀艾肯菌，金歧杆菌属。ICE-PCS，International Collaboration on Endocarditis-Prospective Cohort Study。
NR：无报道。

临床特征和诊断

在 1994 年，一组新的命名为杜克的诊断标准被提出用以诊断感染性心内膜炎。包括 2 个主要的和 6 个次要的标准。在 2000 年做了一些改变，将经食管超声心动图的结果，所有的金黄色葡萄球菌和 Q 热抗体阳性的血清学检查等作为主要诊断标准纳入新的标准[25]。

临床特征

感染性心内膜炎的 ICU 患者，其临床表现通常包括心脏外表现或与心脏并发症相关的表现。在肺栓塞并发右侧感染性心内膜炎的情况下，患者通常因心源性 / 感染性休克、瓣膜 / 移植体功能障碍引起肺水肿、神经学事件、急性肾衰竭或呼吸衰竭而转入 ICU。常与高热相关的两个显著特征会对明确感染性心内膜炎的诊断有重要提示作用：①心脏杂音（最常见的预警）或已有人工瓣膜；②皮肤（特别是四肢；图 86-2）和结膜上的淤斑。显见的必然转入 ICU 者应该是有急性发热和中毒性疾病，伴有心脏杂音、淤斑和脑膜刺激征。脑脊液检查显示可见革兰氏阳性球菌并且细胞增多。血培养检测到金黄色葡萄球菌，超声心动图证实为左侧感染性心内膜炎。由导管所致的菌血症患者中，感染性心内膜炎的诊断可以通过在抗菌治疗开始后持续 3～5 天血培养仍显示阳性以确诊，并需要移除其导管。

超声心动图

超声心动图有以下作用：①检测赘生物是否存在并确定其大小；②诊断瓣膜周围感染延伸的程度；③评价心肌功能；

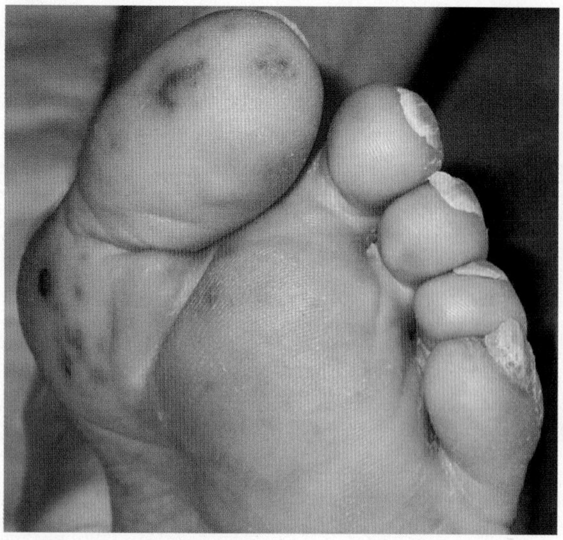

图 86-2 金黄色葡萄球菌二尖瓣心内膜炎患者的典型紫癜病变

④检测心包积液；⑤考虑心脏手术时，用以测量瓣膜环并选择合适的人工瓣膜进行更换。经胸超声心动图易操作且无创，但准确率却仅为 40%～65%。当检查不充分时，极易得出假阴性结果——特别是肥胖或有慢性阻塞性肺疾病的患者或者是当赘生物小于 5mm 时。经食管超声心动图结合彩色多普勒技术更具有创伤性，但其检测赘生物的敏感度为 90%～100%[5]。经食管超声心动图对疑似瓣膜穿孔或瓣膜周围感染性心内膜炎以及 PVE 患者的诊断尤佳。其检出心脏扩大的敏感性和特异性分别为 80% 和 95%。这项技术对所有接受瓣膜手术的患者都是必需的，隔很短的时间就可以重复操作 1 次，以帮助医生决定手术时机。然而，经食管超声心动图应慎用于呼吸衰竭且未插管的危重患者。随访超声心动图可以监测并发症和治疗后的反应，所以应该被强制执行[5]。

并发症

心脏并发症和血流动力学衰竭、中枢神经系统（central nervous system，CNS）并发症以及急性肾衰竭是感染性心内膜炎患者转入 ICU 的主要原因。其他并发症尚无详细说明。

心脏并发症和血流动力学衰竭

充血性心力衰竭（congestive heart failure，CHF）主要是由感染引起的瓣膜损伤或移植瓣膜功能障碍所致。在 50%～60% 的病例中可观察到 CHF，比起与二尖瓣疾病的相关性，其与主动脉瓣疾病的关联度更高。主动脉瓣衰竭引起 CHF 时需行紧急瓣膜置换术。感染性心内膜炎延及瓣膜周围常与 CHF 有关，若蔓延至隔膜则可能导致心脏传导阻滞。真菌侵蚀性 Valsalva 窦动脉瘤可引发心包积血和填塞，或在右心室或左心室形成瘘管。因冠状动脉栓塞而致心肌梗死是小概率事件。感染性休克也可能导致血流动力学衰竭，尤其是在金黄色葡萄球菌感染性心内膜炎的菌血症阶段[22]。所有这些并发症应在必要时给予正性肌力药物或血管收缩剂，并在行瓣膜置换术前及时开始机械通气。

神经系统并发症

感染性心内膜炎的中枢神经系统并发症非常常见。它们可能是疾病的首发或主要症状，并且发生机制多样化。中枢神经系统并发症是感染性心内膜炎死亡的主要原因，具体的控制方法也很复杂。

发病率，微生物学和时相

大多数类型都会有并发 CNS 症状，感染性心内膜炎病程中，CNS 并发症累及 20%～40% 的病例。在 1985—1993 年，统计所属 7 个类型共计 1 329 例感染性心内膜炎病例，其中有 437 例（约 33%）出现了中枢神经系统并发症[26]。芬兰某医学校的一所附属医院发现，218 例感染性心内膜炎病例中有 55 例（约 25%）出现了神经系统并发症[27]。但是，另外两项研究报告结果却报道了较低的发病率：法国的 264 例因葡萄球菌或链球菌引起的感染性心内膜炎病例中，约 17% 的病例发生中风事件[1]；在美国的 513 例复杂性左侧自体瓣膜感染性心内膜炎病例中，观察到局灶性神经体征或精神状态改变的病例分别占 18% 和 16%[10]。当代大型 ICE-PC 数据集也报告了基本一样的中风发病率（17%）[6]。使用灵敏的检测方法诸如磁共振成像（magnetic resonance imaging，MRI），发现多见的类型是无症状性脑并发症。60 例左侧感染性心内膜炎患者中，约 35% 出现有症状的神经学事件，另 30% 则是伴发无症状性脑并发症[28]。最近发表的一项纳入 127 例已确诊心内膜炎的患者的研究中，对他们进行系统的磁共振检查，发现 106 例患者有大脑病变，但大多数却无临床症状[29]。不足为奇的是需转入 ICU 接受治疗的感染性心内膜炎患者，出现症状性神经并发症的概率自然就要高得多了。一项多中心研究结果显示，在 198 例患有左侧心内膜炎的危重病患者中，出现症状性神经并发症的概率为 55%[24]。神经系统并发症是左侧瓣膜（无论是自体或人工瓣膜）有异常病变的显著标志。有无 CNS 并发症可作为病因的功能评估，金黄色葡萄球菌的 CNS 并发症发病率是其他病原体的 2～3 倍[27]。

多数神经系统并发症在住院期间显露而且短期内病情继续进展。随着抗菌治疗的开始，出现并发症的概率迅速下降。ICE-PCS 结果示，接受合理抗生素治疗的患者，其中风的初发病率在治疗第一周每日发生率为 4.82‰，在第二周每日发生率降至 1.71‰。这一比率随着进一步的治疗还在继续下降[30]。此外，复发性神经事件（虽然可能出现并可能晚期才出现）并不多见。

发病机制与分布

感染性心内膜炎的神经系统并发症发生机制多样，但主要机制还是脑栓塞形式。脑栓塞（图 86-3）是因心脏赘生物移位或碎裂继而血管闭塞而导致的，其所导致缺血和梗死程度又因血管狭窄程度和侧支血流的建立而程度不同。脑动脉阻塞，主要表现为中风或短暂性脑缺血发作这两种类型，它们占感染性心内膜炎 CNS 并发症病例总数的 40%～50%[26-27]。脑出血可以是不同机制作用的结果，每种机制占出血并发症发病率的 1/3：颅内动脉瘤破裂；动脉壁脓毒性糜烂，但未明确界定的动脉瘤（急性坏死性动脉炎）；或缺血性脑梗死转化为脑出血，尤其是进行抗凝治疗的患者。总的来说，颅内出血占中枢神经系统并发症的 10%。脑出血在金黄色葡萄球菌感染性心内膜炎的菌血症阶段出现概率更大，概率基本等同于伴有严重的血小板减少并进行抗凝治疗患者的发病率[22]。使用弥散加权 MRI 的病例对照研究（图 86-4）报告示：57% 的感染性心内膜炎患者观察到脑微出血，而对照组仅为 15%[31]。脑膜炎发生在 5%～40% 的感染性心内膜

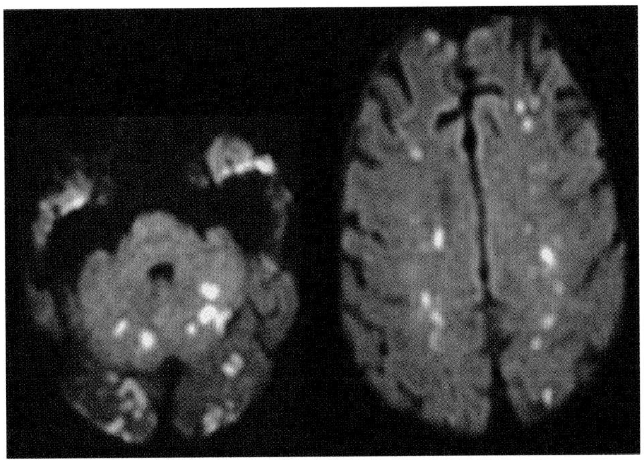

图 86-3　磁共振成像 T2 加权序列显示，主动脉瓣金黄色葡萄球菌心内膜炎急性期，脑组织多发缺血性病灶

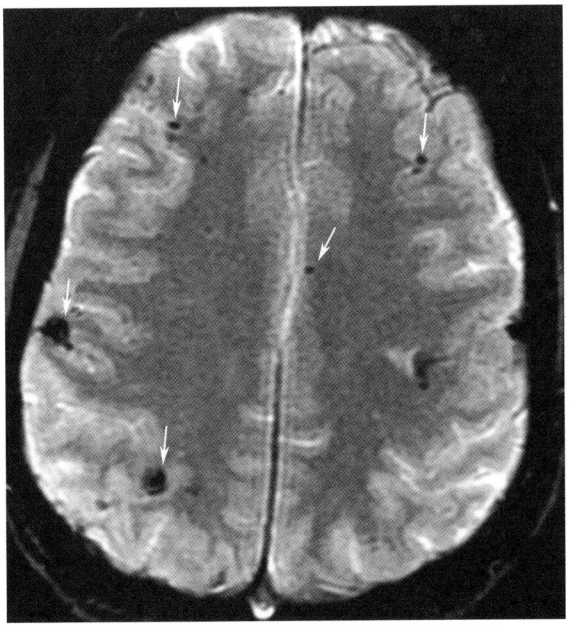

图 86-4　磁共振成像 T2 加权序列显示，二尖瓣金黄色葡萄球菌心内膜炎急性期，脑组织多发出血性病灶

炎并发中枢神经系统症状的患者中，应是多种机制作用的结果。脑脊液检查，可为培养物结果阳性的脓性脑脊液，也可以是淋巴细胞增多的清澈脑脊液，还可能就是血性脑脊液。与感染性心内膜炎相关的脑脓肿并不多见；它们占中枢神经系统事件不到 5%，而且这个概率也取决于所采用的成像手段。此外，许多小的脓肿或部分区域的脑膜炎仅用抗生素就能治愈。最后，中毒性脑病，定义为在没有局灶性神经学表现和影像学结果（CT）异常的精神改变或昏迷性疾病，也被囊括在感染性心内膜炎的中枢神经系统并发症中。显然，这种表现还可以因为其他病因出现，如大脑微病变，又比如重症脓毒症时所诱发[24]。

特殊的治疗方案

进行抗凝治疗的患者出现感染性心内膜炎时其治疗确实是一个难题。没有中枢神经系统并发症或患有非出血性神经病变的患者，华法林理应停用并用肝素代替。若是有脑出血的情况，则应暂停抗凝治疗。CT 扫描对于感染性心内膜炎相关的中枢神经系统事件的诊断和治疗是非常重要的辅助手段。此外，它可能是唯一可用于病情不稳定的 ICU 患者（尤其是接受机械通气的患者）的辅助诊疗技术。CT 可显示颅内出血、缺血性病灶或与脑脓肿密度一致的病变。MRI 对大多数病变更敏感，应该用在血流动力学稳定的患者中，因为它可以促使改变临床管理方案[29]。虽然传统的四血管造影技术仍然是评估真菌性动脉瘤的金标准，但是磁共振血管造影前途却更被看好。在缺乏随机试验的情况下（难以组织但绝非不可能），对颅内动脉瘤的药物治疗、血管内治疗及神经外科治疗其各自作用很难客观评估。血管内治疗（线圈栓塞）似乎是在明确诊断为脑真菌性动脉瘤时，应考虑使用的最可靠和安全的技术[32]。

急性肾衰竭

急性肾衰竭在复杂感染性心内膜炎入院 ICU 治疗的患者中的发生率高达 40%，并可由多种机制所导致[2,23]。它往往是心源性或感染性休克（伴或不伴多脏器衰竭）导致急性肾小管坏死的结果。药物，如糖肽和氨基糖苷联合使用，以及使用碘造影剂进行放射学检查，这些会导致肾功能进一步损害。在部分链球菌或葡萄球菌所致感染性心内膜炎患者中，急性肾衰竭是由严重的肾小球肾炎所致。急性肾衰竭必要时需要透析治疗。

其他并发症

全身栓塞可波及多器官，如脾脏和肾脏；但是很少波及肝脏或髂动脉、肠系膜动脉或外周动脉等。脾脓肿主要由金黄色葡萄球菌或绿脓杆菌引起。脾脓肿的最佳诊断方法是腹部 CT，其治疗主要为经皮穿刺引流术或脾切除术。肺栓塞是右心内膜炎感染的标志，它可导致呼吸衰竭，甚至急性呼吸窘迫综合征，尤其是对静脉途径给药又合并金黄色葡萄球菌感染性心内膜炎的患者而言。

内科和外科治疗

在缺乏大量前瞻性随机研究的前提下，感染性心内膜炎总体治疗策略主要还是来源于回顾性系列研究、临床判断以及专家建议。

抗生素治疗

某些一般原则是当前感染性心内膜炎治疗准则的基础[5,33]。链球菌所致感染性心内膜炎的治疗，确定青霉素对细菌的最低抑制浓度是选择最佳治疗方案所必需的。为了维持抗菌药物的浓度，推荐使用肠外抗生素而非口服药物，这就意味着加大抗生素使用剂量(例如，链球菌感染性心内膜炎需要给药150～200mg/kg的阿莫西林)。然而，如果由于静脉通路不畅而导致几日的肠外抗生素静脉途径给药失败，可考虑口服抗生素用于治疗金黄色葡萄球菌所致右侧感染性心内膜炎。在这种情况下，氟喹诺酮和利福平组合给药是一种可接受的方案。多数专家建议对大多数感染性心内膜炎病例，尤其是复杂病例，如ICU患者，使用具有抑制胞壁活性的药物(如β-内酰胺或糖肽)与氨基糖苷(庆大霉素)组合的形式给药。庆大霉素可以每天1～2个剂量给药，但肠球菌引起的感染性心内膜炎除外，建议直接给药2个剂量。氨基糖苷的使用和维持时间取决于病原体类型，对链球菌而言，取决于其对青霉素G的敏感性及瓣膜是否为移植体(表86-2)。尽管针对肠球菌感染性心内膜炎已提出了较短疗程的氨基糖苷类治疗方案，但是并没有对照研究可以证实该方案的安全性[16]。对于葡萄球菌感染性心内膜炎，建议使用含有利福平的三联方案，特别是对于PVE患者[34]。短期疗法(15天)被证明在无并发症的金黄色葡萄球菌右侧感染性心内膜炎或由高敏性链球菌所致的左侧自体瓣膜感染性心内膜炎的病例中有效。但是，目前主流建议还是强调金黄色葡萄球菌所致的PVE应坚持长期抗生素给药(4～6周或8周)[5]。瓣膜置换术后继续抗菌治疗多久应根据瓣膜重复培养的结果考虑，革兰氏阳性染色或PCR阳性结果都不予参考。

表86-2 复杂型感染性心内膜炎的抗生素治疗：瓣膜类型、病原体和易感性

病原微生物	自体瓣膜感染性心内膜炎	移植瓣膜型心内膜炎
青霉素敏感型链球菌(MIC<0.125mg/L)	青霉素G，阿莫西林或头孢曲松治疗4周*	青霉素G或阿莫西林治疗6周+庆大霉素治疗2周*
相对耐受青霉素的链球菌(MIC≥0.125～2mg/L)	青霉素G或阿莫西林治疗4周+庆大霉素治疗2周*	青霉素G或阿莫西林治疗4～6周+庆大霉素治疗4周*
最低青霉素抑菌浓度大于2mg/L的链球菌，肠球菌和营养不良症	青霉素G或阿莫西林治疗4～6周+庆大霉素治疗4周*	青霉素G或阿莫西林治疗6周+庆大霉素治疗6周*
甲氧西林敏感金黄色葡萄球菌	萘夫西林或苯唑西林治疗4～6周+庆大霉素治疗3～5天†	萘夫西林或苯唑西林+利福平治疗≥6周+庆大霉素治疗2周†
耐甲氧西林金黄色葡萄球菌	万古霉素+利福平治疗4～6周+庆大霉素治疗3～5天	万古霉素+利福平治疗≥6周+庆大霉素治疗2周
HACEK微生物群	头孢曲松或头孢噻肟治疗4周	头孢曲松或头孢噻肟治疗6周
肠杆菌科	头孢曲松或头孢噻肟治疗4周+庆大霉素或阿米卡星治疗1周‡	头孢曲松或头孢噻肟治疗6周+庆大霉素或阿米卡星治疗2周‡
巴尔通杆菌	头孢曲松或多西环素治疗6周+庆大霉素治疗2～3周	头孢曲松或多西环素治疗6周+庆大霉素治疗2～3周
贝纳特立克次体	多西环素或氧氟沙星+羟氯喹治疗≥18个月	多西环素或氧氟沙星+羟氯喹治疗≥18个月
念珠菌属	含有或不含5-FC的LF AmB，含有或不含5-FC的AmB或棘白菌素2周，然后氟康唑用于血清培养阴性的稳定状态的易感者4周	含有或不含5-FC的LF AmB，含有或不含5-FC的AmB然后氟康唑用于血清培养阴性的稳定状态的易感者4周，如果不能更换瓣膜，建议对移植瓣膜心内膜炎患者采取终身抑制性治疗

*万古霉素或替考拉宁治疗适用于对β-内酰胺类抗生素过敏的患者。最佳抗菌治疗策略不适用于高度抵抗氨基糖苷类药物和耐万古霉素的肠球菌。根除此类病原体需要咨询感染性疾病的专家或微生物学家。

†第一代头孢菌素适用于对青霉素过敏的患者。此外对β-内酰胺类抗生素发生立即超敏反应的患者，应改用糖肽治疗。

‡药敏试验的结果提示需要调整原始方案。

5-FC：5-氟胞嘧啶；LF AmB：两性霉素B的脂类制剂；MIC：最低抑菌浓度；MRSA：甲氧西林敏感金黄色葡萄球菌；MSSA：耐甲氧西林金黄色葡萄球菌。

新分子在感染性心内膜炎治疗中的作用尚待高质量的评估证据。达托霉素是一种脂蛋白抗生素，可用于耐甲氧西林的金黄色葡萄球菌和万古霉素肠球菌感染性心内膜炎[35, 36]。

手术治疗

在近来的系列研究中，48%～50% 的患者（在专门的内科手术中心，此数据高达 75%）在感染性心内膜炎的急性期接受瓣膜置换术之后才完成抗生素治疗。

心脏手术的适应证和时机

绝对指征是因瓣膜功能不全、瓣膜移植体梗阻或开裂、周围脓肿或金黄色葡萄球菌或真菌所致的 PVE 等因素导致的 CHF。这些病原微生物除非移除移植的假体，否则不可能被根除。感染性心内膜炎的情况下，进展期的 CHF 必须行心脏瓣膜置换术，此时无需考虑抗生素使用天数。以下情况建议行心脏急诊手术：①伴严重急性反流或瓣膜梗阻的主动脉瓣或二尖瓣感染性心内膜炎，并导致难治性肺水肿或心源性休克；②有通向心室或心包瘘道的主动脉瓣或二尖瓣感染性心内膜炎，并引起肺水肿或休克[5]。

需要逐个病例依次评估的相对性的适应证有，尽管应用了适当的抗生素治疗，但菌血症仍持续超过 7 天者；非金黄色葡萄球菌感染所致的 PVE；以及因诸如伯氏杆菌、巴尔通体杆菌、多重耐药肠球菌或铜绿假单胞菌等难治性病原体所致的 PVE 患者。

关于其他可能的适应证或禁忌证以及行瓣膜置换术的时机，应关注以下几点：①二尖瓣生有巨大赘生物且处于全身性栓塞风险状态的患者，但仅凭赘生物特征鲜能证明瓣膜手术必要性时。决定是否进行手术，应考虑到栓塞的风险会随时间推移而降低，特别是在有效抗生素治疗的第一周之后[30]。②对于有神经系统并发症的患者，保守疗法是应在发生栓塞后将心脏手术延迟 2 周或 3 周，若发生脑出血，则应至少延迟 1 个月。然而，对于出现 CHF 的患者，瓣膜尽量在脑梗死后 7 天内或更短时间内更换，尤其是当梗死面积有限且患者精神状态良好时更应及时更换[5]。③神经功能完全恢复的可能性很高的前提条件下，应当及时行瓣膜置换术[37]。瓣膜手术的真正禁忌证很少见，比如无法控制的败血症休克、未愈合的胸骨伤口感染和严重的凝血障碍。

除外需要紧急手术情况，对于 40 岁以上的患者和具备至少一个冠心病危险因素的患者，建议先进行冠状动脉造影[5]。

手术要点

手术需完全切除所有感染和坏死的组织，然后开始瓣膜重建。选择性二尖瓣成形术现已取得良好效果。对多数患者而言，无论是机械或生物假体还是同种异体瓣膜，置换都是必要的。使用冷冻方法保存的同种异体移植已被用于降低持续或复发感染的风险。然而，机械假体和异种移植物在改进持久性方面更有优势[38]。

预后与影响预后的因素

大型现代 ICE-PCS 显示，住院总死亡率为 18%[6]。这个数字指向所有类型的感染性心内膜炎，但是，实际上因根据疾病有不同分类，故而计算死亡率的方法应有不同。另一组共 513 例有左侧自体瓣膜感染性心内膜炎的患者的 6 个月死亡率为 26%[10]。两项独立研究结果示 PVE 的死亡率分别为 33% 和 22%[9, 36]。ICE-PCS 示，医疗护理相关的自体瓣膜心内膜炎与较高的院内死亡率（25%）是有联系的，同比社区获得性心内膜炎死亡率为 13%[13]。感染性心内膜炎的 ICU 患者存活率较低。本院收治两个 ICU 中心的共计 228 例感染性心内膜炎患者，住院死亡率为 45%[22]。在一个囊括 198 例感染性心内膜炎的危重患者的多中心研究，其结果示死亡率为 42%[24]。

有学者研究了影响预后生存的因素。在大多数情况下，这些反映于感染性心内膜炎的部位（参见前面的讨论）、合并症、病因和并发症类型。多数研究结果显示，CHF、脓毒性休克、神经系统事件、金黄色葡萄球菌所致的 PVE、年龄增长以及瓣膜周围并发症都与院内死亡率相关[6, 10, 13, 23, 24]。瓣膜置换术后患者的血流动力学状态是围手术期死亡率的关键因素，伴肺水肿或左心室功能受损的患者预后较差[3, 7]。神经系统并发症显著增加了死亡风险，对有精神状态改变的患者死亡率可达到 50%[10]。病原微生物中，金黄色葡萄球菌与左侧自体瓣膜心内膜炎和 PVE 的死亡率的相关性高于链球菌[13, 25, 26]。最后，越来越多的证据表明，对于复杂性左侧自体瓣膜感染性心内膜炎和金黄色葡萄球菌所致 PVE，在心内膜炎活动期间行瓣膜替换并联合药物治疗比单独药物治疗具有更好的结果[6, 12, 13, 39, 40]。主因人工瓣膜裂开或新发感染性心内膜炎所致再次行手术的概率每年为 2%～3%，自体瓣膜感染性心内膜炎 5 年生存率为 80%～90%，PVE 的生存率为 60%。最近公布了一个评估系统，将精神状态、合并症、CHF、微生物学以及在左侧自体瓣膜感染性心内膜炎中使用手术治疗等因素都纳入了考虑范围[41]。

结论

尽管在诊断和治疗方面都取得了进展，但感染性心内膜炎仍然具有较高的发病率和死亡率，尤其是对于需要 ICU 住院治疗的患者而言。改善预后需要多学科的方法来优化治疗方案，优化瓣膜手术的执行方案。

（尹婷 译，曹芳芳 审校）

参考文献

1. Hoen B, Alla F, Selton-Suty C, et al. Changing profile of infective endocarditis: results of a 1-year survey in France. JAMA 2002;288:75–81.
2. Francois P, Schrenzel J, Stoerman-Chopard C, et al. Identification of plasma proteins adsorbed on hemodialysis tubing that promote *Staphylococcus aureus* adhesion. J Lab Clin Med 2000;135:35–42.
3. Weidenmaier C, Peschel A, Kempf VA, et al. DltABCD- and MprF-mediated cell envelope modifications of *Staphylococcus aureus* confer resistance to platelet microbicidal proteins and contribute to virulence in a rabbit endocarditis model. Infect Immun 2005;73:8033–8038.
4. Moreillon P, Que Y. Infective endocarditis. Lancet 2004;363:139–149.
5. Habib G, Hoen B, Tornos P, et al. Guidelines on the prevention, diagnosis, and treatment of infective endocarditis (new version 2009). The Task Force on the Prevention, Diagnosis, and Treatment of Infective Endocarditis of the European Society of Cardiology (ESC). Eur Heart J 2009;30: 2369–2413.
6. Murdoch DR, Corey R, Hoen B, et al. Clinical presentation, etiology, and outcome of infective endocarditis in the 21st century: the International Collaboration on Endocarditis-Prospective Cohort Study. Arch Intern Med 2009;169:463–473.
7. Sohail MR, Uslan DZ, Khan AH, et al. Management and outcome of permanent pacemaker and implantable cardioverter-defibrillator infections. J Am Coll Cardiol 2007;49:1851–1859.
8. Mylonakis E, Calderwood SB. Infective endocarditis in adults. N Engl J Med 2001;345:1318–1330.
9. Wang A, Athan E, Pappas PA, et al. Contemporary clinical profile and outcome of prosthetic valve endocarditis. JAMA 2007;297:1354–1361.
10. Hasbun R, Vikram HR, Barakat LA, et al. Complicated left-sided native valve endocarditis in adults: risk classification for mortality. JAMA 2003;289:1933–1940.
11. Durante-Mangoni E, Bradley S, Selton-Sutty C, et al. Current features of infective endocarditis in elderly patients: results of the International Collaboration on Endocarditis Prospective Cohort Study. Arch Intern Med 2008;168:2095–2103.
12. Cabell CH, Jollis JG, Peterson GE, et al. Changing patient characteristics and the effect on mortality in endocarditis. Arch Intern Med 2002;162:90–94.
13. Benito M, Miro JM, deLazzari E, et al. Health care-associated native valve endocarditis: importance of non-nosocomial acquisition. Ann Intern Med 2009;150:586–594.
14. Tleyjeh IM, Steckelberg JM, Murad HS, et al. Temporal trends in infective endocarditis: a population-based study in Olmsted County, Minnesota. JAMA 2005;293:3022–3028.
15. Lefort A, Lortholary O, Casassus P, et al.; for the β-Hemolytic Streptococci Infective Endocarditis Study Group. Comparison between adult endocarditis due to β-hemolytic streptococci (serogroups A, B, C, and G) and *Streptococcus milleri*: a multicenter study. Arch Intern Med 2002;162: 2450–2456.
16. Olaison L, Schadewitz K; for the Swedish Society of Infectious Diseases Quality Assurance Study Group for Endocarditis. Enterococcal endocarditis in Sweden, 1995-1999: can shorter therapy with aminoglycosides be used? Clin Infect Dis 2002;34:159–166.
17. Chu VH, Miro JM, Hoen B, et al. Coagulase-negative staphylococcal prosthetic valve endocarditis—a contemporary update based on the International Collaboration on Endocarditis: prospective cohort study. Heart 2009;95:570–576.
18. Aubron C, Charpentier J, Trouillet JL, et al. Native-valve infective endocarditis caused by Enterobacteriaceae: report on 9 cases and literature review. Scand J Infect Dis 2006;38:873–881.
19. Lefort A, Mainardi JL, Selton-Suty C, et al. *Streptococcus pneumoniae* endocarditis in adults: a multicenter study in France in the era of penicillin resistance (1991-1998). Medicine (Baltimore) 2000; 79:327–337.
20. Baddley JW, Benjamin DK, Patelm M, et al. *Candida* infective endocarditis. Eur J Clin Microbiol Infect Dis 2008;27:519–529.
21. Marin M, Munoz P, Sanchez M, et al. Molecular diagnosis of infective endocarditis by real-time broad-range polymerase chain reaction (PCR) and sequencing directly from heart valve tissue. Medicine 2007;86:195–202.
22. Mourvillier B, Trouillet JL, Timsit JF, et al. Infective endocarditis in the intensive care unit: clinical spectrum and prognostic factors in 228 consecutive patients. Intensive Care Med 2004;30: 2046–2052.
23. Karth GD, Koreny M, Binder T, et al. Complicated infective endocarditis necessitating ICU admission: clinical course and prognosis. Crit Care 2002;6:149–154.
24. Sonneville R, Mirabel M, Hagège D, et al. Complications neurologiques des endocardites infectieuses en réanimation (Etude ENDOREA). Réanimation 2010;19(Suppl. 1):S16–S17.
25. Li JS, Sexton DJ, Mick N, et al. Proposed modifications to the Duke criteria for the diagnosis of infective endocarditis. Clin Infect Dis 2000;30:633–638.
26. Francioli P. Complications of infective endocarditis. In: Scheld WM, Whitley RJ, Durack DT, editors. Infections of the central nervous system. Philadelphia: Lippincott-Raven; 1997. p. 523–553.
27. Heiro M, Nikoskelainen J, Engblom E, et al. Neurologic manifestations of infective endocarditis: a 17-year experience in a teaching hospital in Finland. Arch Intern Med 2000;160:2781–2787.
28. Snygg-Martin U, Gustafsson L, Rosengren L, et al. Cerebrovascular complications in patients with left-sided infective endocarditis are common: a prospective study using magnetic resonance imaging and neurochemical brain damage markers. Clin Infect Dis 2008;47:23–30.
29. Duval X, Iung B, Klein I, et al. Effect of early cerebral magnetic resonance imaging on clinical decisions in infective endocarditis. Ann Intern Med 2010;152:497–504.
30. Dickerman SA, Abrutyn E, Barsic B, et al. The relationship between the initiation of antimicrobial therapy and the incidence of stroke in infective endocarditis: an analysis from the ICE Prospective Cohort Study (ICE-PCS). Am Heart J 2007;15:1086–1094.
31. Klein I, Iung B, Labreuche J, et al. Cerebral microbleeds are frequent in infective endocarditis. Stroke 2009;40:3461–3465.
32. Chapot R, Houdard E, Saint-Maurice JP, et al. Endovascular treatment of cerebral mycotic aneurysms. Radiology 2002;222:389–396.
33. Baddour LM, Wilson WR, Bayer AS, et al. Infective endocarditis: diagnosis, antimicrobial therapy, and management of complications: a statement for healthcare professionals from the Committee on Rheumatic Fever, Endocarditis, and Kawasaki Disease, Council on Cardiovascular Disease in the Young, and the Councils on Clinical Cardiology, Stroke, and Cardiovascular Surgery and Anesthesia, American Heart Association: endorsed by the Infectious Diseases Society of America. Circulation 2005;111:e394–e434.
34. Le T, Bayer AS. Combination antibiotic therapy for infective endocarditis. Clin Infect Dis 2003;36:615–621.
35. Levine DP, Lamp KC. Daptomycin in the treatment of patients with infective endocarditis: experience from a registry. Am J Med 2007;120(Suppl. 1):S28–S33.
36. Mohr JF, Friedrich LV, Yankelev S, et al. Daptomycin for the treatment of enterococcal bacteraemia: results from the Cubicin Outcomes Registry and Experience (CORE). Int J Antimicrob Agents 2009;33:543–548.
37. Ruttmann E, Willeit J, Ulmer H, et al. Neurological outcome of septic cardioembolic stroke after infective endocarditis. Stroke 2006;37:2094–2099.
38. Akowuah EF, Davies W, Oliver S, et al. Prosthetic valve endocarditis: early and late outcome following medical or surgical treatment. Heart 2003;89:269–272.
39. Alexiou C, Langley SM, Stafford H, et al. Surgery for active culture-positive endocarditis: determinants of early and late outcome. Ann Thorac Surg 2000;69:1448–1454.
40. Lalani T, Cabell CH, Benjamin DK, et al. Analysis of the impact of early surgery on in-hospital mortality of native valve endocarditis: use of a propensity score and instrumental variables methods to adjust for treatment-selection bias. Circulation 2010;121:1005–1013.
41. Vickram HR, Buenconseyo Y, Hasbun R, et al. Impact of valve surgery on 6-month mortality in adults with complicated, left-sided native valve endocarditis: a propensity analysis. JAMA 2003;290: 3207–3214.

87

高血压危象：急症与亚急症

Shweta Bansal and Stuart L. Linas

人口数据表明，高血压作为一种常见病，其发病率在全球范围内呈上升趋势。现如今全球范围内约有 10 亿高血压患者[1]。近 1/3 的美国成年人患有高血压。过去的 10 年，有 2/3 的患者没有控制血压，与之相比，目前仍有一半的患者未行血压控制。这些未行血压控制的患者中，又有 1/3 的人并不知道自己患有高血压[2, 3]。高血压危象（包括高血压急症与高血压亚急症）的确切风险尚不清楚，但多数学者认为其发病率不到 1%。随着高血压治疗普及，发病率也随之下降[4, 5]。

高血压急症被定义为血压升高同时伴有靶器官急性损害的临床综合征。如肾脏、心脏和大脑等重要器官发生急性损伤，若数小时内不进行干预治疗，则脏器病变的风险会显著增加。基础血压水平和升高的时间对高血压急症的进展起着决定性作用。通常情况下，高血压急症时，其舒张压可 > 120mmHg。然而，对儿童、孕妇或之前血压一直正常的人而言，发生高血压急症时，其血压增高程度可能并不显著。及早诊断，对防止靶器官损害，尽早对症治疗至关重要。恶性高血压是血压升高程度与视网膜病变相关的一种特殊综合征。

高血压亚急症为血压升高（收缩压常 > 180mmHg，舒张压常 > 115mmHg）而无靶器官急性损害。高血压亚急症可能与慢性、稳定性并发症相关，如稳定型心绞痛、陈旧性心肌梗死、慢性充血性心力衰竭、慢性肾衰竭、短暂性脑缺血发作，或既往脑血管意外（无后遗症）等。本章关注两种类型的高血压危象，重点聚焦在高血压急症上。

高血压急症的病理生理学

高血压急症的病理生理机制尚未明确。血压骤然升高是一个开端，意味着从单纯的高血压或正常血压开始向高血压急症转变。心输出量和外周血管阻力共同影响血压值。大量证据表明，动脉壁受机械应力导致了血管内皮完整性被破坏[6]。因血管完整性遭到破坏，所以开始出现弥散性微血管病变[7, 8]。易损器官可观察到小动脉纤维蛋白样坏死，此乃高血压急症的组织学特征[7, 8]。目前还不清楚高血压是否可以独立导致高血压急症，还是有其他必要因素参与。例如，外周血管阻力的增加可以部分归因于肾素 - 血管紧张素 - 醛固酮系统的激活。有证据表明，血管紧张素Ⅱ可通过激活促炎细胞因子（例如白细胞介素 6）和核因子 κB 的基因直接损伤血管壁[9, 10]。包括高脂血症、免疫因子和其他激素，如儿茶酚胺、血管紧张素以及血管内皮素等可以损伤血管的有害因子，都可能导致外周血管阻力增加[11-13]。这些改变最终导致外周血管阻力的大幅增加，进而使心脏、大脑和肾脏等器官开始出现缺血。

在高血压急症的治疗中，血压对脑血管生理的影响非常重要。例如，高血压脑病，该病是由于中枢灌注压急速升高，超过中枢神经系统（central nervous system，CNS）的自身调节能力而发生的一种临床综合征。脑血流（cerebral blood flow，CBF）自动调节是指当脑灌注压（cerebral perfusion pressure，CPP）在 60～150mmHg 波动时，颅内 CBF 相对恒定。若是慢性高血压，则自动调节的范围增加到 80～160mmHg。CBF 的自动调节与 CPP［即平均动脉压（mean arterial pressure，MAP）减去静脉压］和脑血管阻力（cerebral vascular resistance，CVR）之间呈函数关系，等式如下：

$$CBF = CPP/CVR$$

正常的生理情况下，脑静脉系统几乎全部回流，压力几近为零，CPP 主要由动脉压所决定。发生急性脑损伤时，如蛛网膜下隙出血、中风和颅内出血等，脑血管的自我调节和维持 CBF 稳定的能力受损。高血压急症出现 MAP 大于 140mmHg 时，此时不能自动调节 CBF。

高血压急症的诊断

病史、体格检查和实验室评估

40%～50% 的高血压急症是发生在既往高血压但无明确继发原因的患者中[14, 15]。原发性高血压是多数非洲裔美国人的潜在疾病[16-18]。相反，50%～60% 的白人患有恶性高血压的患者是有明确病因的（框 87-1）。继发于纤维肌发育不良或动脉粥样硬化的肾性高血压并不少见。既往没有高血压病史的患者也会发生高血压急症，如先兆子痫、嗜铬细胞瘤、突然停药以及急性肾小球肾炎。应确定每位患者的用药史，包括非处方药和非法药物的使用。恶性高血压是一种特殊的临床和病理综合征，血压升高和靶器官损害是以纤维蛋白样坏死和增生性动脉内膜炎为特征的血管系统改变。与

框 87-1 高血压危象的症状

恶性高血压
有靶器官损害的非恶性高血压
- 需急诊手术的高血压控制不佳者
- 高脂血症
- 术后患者
- 出现急性排斥、肾动脉狭窄的肾移植的患者
- 四肢自主神经反射亢进的患者
- 严重烧伤
- 急性主动脉夹层
- 颅内出血、缺血性脑卒中或蛛网膜下隙出血
- 高血压脑病
- 心肌缺血/急性左心衰竭
- 先兆子痫/子痫
- 抗磷脂抗体综合征
- 急性肾衰竭
  - 硬皮病肾脏危象
  - 慢性肾小球肾炎
  - 反流性肾病
  - 镇痛性肾病
  - 急性肾小球肾炎
  - 放射性肾炎
  - Ask-Upmark 肾病
  - 慢性铅中毒
- 肾血管性高血压
  - 纤维肌发育不良
  - 动脉粥样硬化
- 内分泌性高血压
  - 先天性肾上腺皮质增生症
  - 嗜铬细胞瘤
  - 口服避孕药
  - 醛固酮增多症
  - 库欣病/综合征
- 全身性血管炎
- 动脉粥样硬化危象
- 药物
  - 口服避孕药
  - 非甾体抗炎药
  - 阿托品
  - 皮质类固醇
  - 拟交感神经药
  - 促红细胞生成素
  - 铅中毒
  - 环孢素
- 儿茶酚胺过量
  - 嗜铬细胞瘤
  - MAO/酪胺酸相互作用
  - 停用高血压药物
  - 可卡因中毒，拟交感神经药物过量

恶性高血压相关的危险因素有年龄在 30～50 岁[19]、男性[6]、非洲裔美国人[15]和吸烟[21]（风险增加 2.5～5 倍）。高血压急症的临床表现有头痛，通常是位于枕部或前额部的性质稳定的疼痛。其他症状有视觉系统症状（暗点，复视，偏盲，失明），神经系统症状（局灶性缺陷，中风，短暂性脑缺血发作，癫痫发作，精神错乱，嗜睡），缺血性胸痛，肾脏症状（夜尿，多尿，血尿），背痛（主动脉瘤）和胃肠道不适（恶心，呕吐）。肾素和血管紧张素水平升高引起利尿时，会出现体重减轻[22]。这些患者常合并血容量减少，治疗时应慎重考虑。

无论患者平卧或站立，测量血压时，应同时测量双上臂血压。终末期肾病（end-stage renal disease，ESRD）所发生的如动脉粥样硬化、门克伯格动脉硬化（动脉中层钙化）和转移性钙化等病理过程，会导致血管壁变硬，在血压袖带外部加压时可能出现血管不能被压缩，导致测得的收缩压和舒张压升高，有时甚至会出现极度高值，这被叫作“假性高血压”。如果患者没有明显器官损害，但血压异常升高通常提示假性高血压。虽然血压计（Osler’s 机动）会有近端压迫，但仍可以通过触知桡动脉搏动是否明显来进一步诊断[23]。

应对所有患者进行扩瞳眼底镜检查。动脉粥样硬化也是慢性高血压的一种表现，具体表现为对光反射增强，血管迂曲，以及动静脉内瘘形成。这些变化对高血压急症的预后并无意义。然而，随着高血压严重程度进一步增加，血眼屏障破坏还会接着导致其他的结果：视网膜出血和脂质渗出，由于神经缺血、肿胀，出现硬性渗出物或棉絮状斑点，视神经膨出伴视乳头水肿[24]。

完整的心血管检查应包括评估左心室肥厚和心力衰竭的高质量证据，以及检查外周脉搏是否缺失或延迟以判断有无主动脉夹层。腹部检查应包括对多囊肾所见肾脏增大程度有一个评估，以及是否具备提示主动脉瘤的证据。最后，应进行仔细的神经系统检查排除脑血管意外。出现精神状态改变可作为提示中风或高血压脑病的证据。早期应作的实验室检查包括血清钠、氯、钾、碳酸氢盐、肌酐和血尿素氮，全血计数（用外周血涂片鉴定血吸虫）、凝血酶原时间、活化部分凝血活酶时间、血清及尿液的毒理学筛查，必要时的妊娠试验、心电图检查和尿液分析。同样多见血管内溶血，这就使得高血压急症与原发性血管炎合并继发性高血压的鉴别变得困难起来[25,26]。出现低钾血症和代谢性碱中毒可以说明肾素-血管紧张素-醛固酮轴处于活跃状态[4,27]。血尿素氮和肌酐通常都会升高。尿液分析可能会出现少量蛋白尿以及血尿，偶尔会有红细胞管型[6]。蛋白尿明显增加表明原发性肾小球过程如肾小球肾炎是血压升高的病因。大量蛋白尿提示原发性肾小球疾病，如肾小球肾炎进展，这是血压升高的原因。如果怀疑高血压脑病，应及时行脑 MRI 检查。高血压脑病主要病变在后部，尤其是在顶枕区（称为后部白质脑病），脑干处很少见[28,29]。需要重点考虑的是排除其他会出现相似临床表现的疾病（框 87-2），如下几个重要的鉴别诊断有助于排除引起精神状态改变的其他病因：①与急性缺血性卒中或脑出血相比，高血压脑病随着时间的推移

框 87-2 高血压脑病的鉴别诊断

脑梗死
蛛网膜下隙出血
脑出血
硬膜下或硬膜外血肿
脑肿瘤或其他肿块病变
癫痫症
中枢神经系统血管炎
脑炎/脑膜炎
使用药物
停用药物

（12～24 小时）会进展出现全身性脑功能障碍；②除非合并脑出血，否则局灶性神经系统检查结果不一样；③高血压性脑病几乎都可以观察到视盘水肿，若未观察到，就该考虑其他病因；④与中枢神经系统的急性出血性疾病相比，高血压脑病的精神状态可在治疗后 24～48 小时有所改善。

高血压急症的治疗

高血压急症患者最好进行静脉药物治疗，同时在重症监护室行有创血压或自动血压袖带进行血压监测。一般而言，降低血压的程度应根据临床情况做出判断。应避免降压幅度过大而导致肾脏、大脑或者冠状动脉出现缺血。在多数但并非所有情况下，血压可以在几分钟到几小时内就下降 20%～25%[4]。虽然高血压急症的患者其 CBF 自动调节范围的上限发生了重置，但是静息 MAP 的下限仍然比正常血压和慢性高血压患者的低约 25%[30]。当动脉血压低于这个下限时，CBF 会逐渐降低，出现低 CBF 的症状有恶心、打哈欠、过度换气、湿冷和晕厥等。为了保护大脑功能，血压在第 1 小时内降低 20% 后，只要患者情况稳定，接下来血压在 2～6 小时内稳步降低到 160/110 范围内即可[4]。若状态持续稳定，则可在接下来的 24～48 小时将血压逐步降低至 140/90mmHg[4]。随着血压的降低，CBF 的自动调节通常可以恢复。有这么几种临床情况需要考虑其他问题和考虑替代降压的方法。缺血性脑卒中患者，除非血压超过 220/120mmHg 或需要溶栓治疗外，否则不建议即刻开始降压。近来有数据表明，血压迅速降低非但是没有益处（CATIS 试验），甚至可能有害（SCAST 试验）[31，32]。对于脑出血的情况，现仅有少量的证据支持短时间内将收缩压降低至 140mmHg。近期 INTERACT2 的一项研究结果支持了这一建议[33]。急性主动脉夹层，在患者能耐受的前提下，临床上应保证在 15～30 分钟迅速降低血压，令收缩压低于 100mmHg。最后，在之前患有活动性不稳定型心绞痛或充血性心力衰竭伴肺水肿的患者，或者是之前血压正常现突然升高的患者也应实施降压策略。

老年伴颈动脉狭窄的患者应被排除在适用快速降压的情况之外，因为他们很容易受到 CNS 灌注不足的影响。在缺血性卒中的前提下，大幅度的降压可能并没有益处（稍后讨论）。总的来说，对于脑卒中或颅内出血患者的血压管理颇有争议，因为 CBF 自动调节缺失以及脑水肿需要高的血压来维持脑灌注充足。

基于病因对高血压急症的特殊治疗建议

高血压急症用药概况

可用于高血压急症的静脉降血压药物包括，直接扩血管的药物（硝普钠、硝酸甘油）、α 及 β- 受体阻滞剂（拉贝洛尔）、α- 受体阻滞剂（酚妥拉明）、血管紧张素转换酶（angiotensin-converting enzyme，ACE）抑制剂（依那普利），钙通道阻滞剂（尼卡地平和氯维地平），多巴胺受体激动剂（非诺多泮）。这些药物的优点和缺点见表 87-1。在 CNS 受损的情况下，哪种才是最有效的降压药并没有达成共识，也没有大型的随机试验证明所给某种药物更有效。相反，降压方案的选择更应针对患者和临床实际情况选择个体化治疗。多数学者都提出告诫，禁用硝普钠以免增加颅内压（intracranial pressure，ICP）。血管扩张剂会增加血容量，因此也有增高 ICP 的风险。在 ICP 正常的情况下，进行人体和动物实验，结果表明，硝普钠对 ICP 并没有影响[25-27]。然而，在已有 ICP 增加的前提下进行动物和人体研究显示，硝普钠使 ICP 进一步升高，表明在颅内顺应性降低的前提下会发生血管扩张[34-38]。硝普钠被禁用，改用其他治疗方案，如拉贝洛尔和尼卡地平。非诺多泮是血管扩张剂多巴胺 -1 受体的激动剂，与硝普钠共用起效快，起效时间短。此外，与硝普钠相比，非诺多泮增加肾的血流量，促排尿排钠，并且不产生有毒代谢产物[39-43]。

恶性高血压

如上所述，恶性高血压是一种特殊的综合征，其特征为血压明显升高出现视神经、视网膜病变。眼底镜检查示眼底火焰状出血、棉絮状斑点或视盘水肿。恶性高血压还与肾病、脑病、微血管病性溶血性贫血和心肌缺血有关。恶性高血压不经治疗就会成为快速致命的疾病，正如 Kincaid Smith 的经典系列报道的那样，1 年内死亡率超过 90%[7]。该系列结果显示，各种死亡原因中肾衰竭占 19%、充血性心力衰竭占 13%、肾衰竭加充血性心力衰竭占 48%、中风占 20%、心肌梗死占 1%。关键在于采取积极的治疗措施以防止恶性高血压进展而发生缺血性损伤。硝普钠是首选药物，然而，由于 ICP 增高、贫血或肝病所发生的氰化物中毒、肾衰竭时发生的硫氰酸盐中毒以及新药可行性增加等，导致硝普钠的效用近年来有所下降。监测非肠道吸收硫氰酸盐水平，并尽可能将治疗时间控制在 72 小时以内。非诺多泮没有毒性代谢产物，可保护肾功能[39-43]。过早停止肠外给药有可能导致高血压反弹。口服治疗应该在肠外治疗将血压控制平稳后再开始，此时肠外给药可以逐渐停止了。肾衰竭对恶性高血压

表 87-1 高血压危象：静脉药物治疗

药物名称与作用机制	适应证 / 优势 / 剂量	缺点 / 不良反应 / 代谢注意事项
硝普钠 一氧化氮化合物； 舒张小动脉和小静脉血管平滑肌 减少后负荷增加心输出量	多数高血压急症中有用即刻使用，使用持续时间 1～2min 剂量：0.25μg/（kg•min） 最大剂量：8～10μg/（kg•min）	禁用于心输出量增加的心力衰竭，先天性视神经萎缩。贫血和肝病有氰化物中毒的危险：酸中毒、心动过速、精神状态改变、苦杏仁气息。硫氰酸盐毒物对肾脏疾病的损害：精神病，反射亢进，癫痫发作，耳鸣。谨慎使用，以免颅内压增高。最大剂量使用不超过 10min。可穿过胎盘
硝酸甘油 直接与血管平滑肌上的硝酸盐受体相互作用 主要扩张静脉床 降低前负荷	用于心脏手术围手术期高血压伴心肌缺血症状的患者起始剂量：5μg/min 最大剂量：100μg/min	禁用于闭角型青光眼，颅内压升高。避免因前负荷减少，心输出量降低而出现血压下降，继而出现脑或肾灌注不足。 右心心肌梗死患者使用需谨慎
拉贝洛尔 β 和 α- 受体阻滞剂用量 α：β- 受体阻滞剂为 1：7。	起效 2～5min，持续时间 3～6h。负荷剂量 20mg，然后每 10min 给予 20～80mg，最大剂量 300mg 静脉泵入剂量：0.5～2mg/min	避免用于支气管痉挛，心动过缓，充血性心力衰竭，Ⅰ度以上的心脏传导阻滞，中晚期妊娠。谨慎用于肝功能不全者，吸入麻醉药（有心肌抑制作用）者慎用可以进入母乳
艾司洛尔 心脏选择性的 β1- 受体阻滞剂	应用于主动脉夹层 气管插管、术中及术后高血压 起效时间 60s，持续时间 10～20min，以 200～500μg/（kg•min）的速度给药 4min，然后转为 泵入剂量 50～300μg/（kg•min）。	见拉贝洛尔。不依赖于肾脏或肝脏的代谢功能（通过红细胞中的水解代谢完成）
非诺多泮 突触后多巴胺 -1 受体激动剂；减少血管外周阻力；比多巴胺扩血管作用强 10 倍	可用于肾脏疾病，增加肾血流量，加速钠排泄，无毒性代谢产物。 初始剂量：0.1μg/（kg•min），每 15min 滴定 1 次。无负荷剂量。	青光眼禁忌（有增加眼压的风险），对亚硫酸盐过敏者禁用；低血压患者，尤其是同时在使用 β- 受体阻滞剂者禁用 每 6h 检查 1 次血清钾 同时对乙酰氨基酚可明显增快血流速度 与剂量相关的心动过速
肼本达嗪 主要扩张小动脉血管	主要用于妊娠 / 先兆子痫 剂量：每 20～130min 使用 10mg，最大剂量 20mg 10～20min 可以降低血压 给药持续时间 2～4h	反射性心动过速；同时给予 β- 受体阻滞剂 可能加重心绞痛症状 半衰期 3h，对血压的影响作用可以持续 100h 代谢速度取决于肝脏乙酰化灭活速度
酚妥拉明 α- 受体阻滞剂	主要用于治疗儿茶酚胺分泌过量的高血压（如嗜铬细胞瘤） 剂量：5～15mg 起效时间 1～2min，持续时间 3～10min	通常加入 β- 受体阻滞剂来控制心动过速或心律失常但是儿茶酚胺过量的状态一样，不应首先给予 β- 受体阻滞剂，因为 β- 受体阻滞剂会使 α- 受体阻滞剂收缩血管作用被抵消，而导致血压继续升高
尼卡地平 二氢吡啶类钙通道阻滞剂；抑制钙离子跨细胞膜流入心脏和平滑肌	起效时间 10～20min，持续时间 1～4h 初始剂量：5mg/h 最大剂量 15mg/h	避免应用于充血性心力衰竭，心肌缺血 不良反应包括心动过速，皮肤潮红和头痛
氯维地平 短效二氢吡啶类钙通道拮抗剂[101]	起始剂量：1mg/h； 最大可以增加到 21mg/h	在不增加心脏充盈压力或引起反射性心动过速的情况下降低血压
依那普利 血管紧张素转换酶抑制剂	起始时间 15～20min，起效时间 12～24h 剂量：每 6h 给予 1.25～5mg	不良反应不可预知性高 高肾素血管紧张素可能诱发急性低血压。降低肾小球滤过率出现高钾血症 有避孕作用
曲美芬 与乙酰胆碱竞争突触后受体非去极化神经节阻滞剂	用于主动脉夹层 剂量：0.5～5mg/min	不增加心排血量。无正性肌力作用 缺点包括副交感神经阻滞，导致麻痹性肠梗阻和膀胱无力，以及使用 24～96h 后出现过敏反应

而言是常见的一种恶性循环，肾衰竭反过来又会加重高血压。早期治疗可以有效阻止和逆转肾损害。由于恶性高血压的动脉病变形式，如特定的解剖结构病变，所以起初降低血压会导致肾功能的恶化。肌酐大于 4.5mg/dl 的患者需要开始透析[44]。在多数患者中，肾功能在治疗两周后开始恢复。进行透析的患者，肾功能恢复 50% 即可停止透析[45]。当双肾的总长度达到 20.2cm 或更大时，可以预测肾功能开始恢复，但当总长度达 14.2cm 或更小时，则意味着预后不佳[46]。平均恢复时间约为 2～3 个月，但目前为止报道最长的时间高达 26 个月[47]。继发于肾小球肾炎的恶性高血压患者，即使血压得到控制，但最后还是会进展恶化到 ESRD[48]。相反，若无潜在的肾小球肾炎，并且血压控制得好，患者的肾功能就可以很好地保存。

高血压脑病

发生高血压脑病时，MAP 已超过自身调节范围的极限，有血浆蛋白外渗时则出现脑水肿。若高血压脑病不能得到及时治疗，则有可能导致患者昏迷和死亡[49]。治疗高血压脑病的挑战是中枢神经系统缺血又水肿的情况下如何适当地降压。高血压脑病显著改善的标志是血压在 12～24 小时下降到合适的程度。MAP 在 2～3 小时谨慎降低，同时不超过 15%。现已有关于 MAP 下降超过 40% 而出现神经系统并发症的案例报道了[50]。

高血压性脑病属于可逆性脑白质后部综合征，是一种发生可逆性血管源性皮质下水肿但无脑梗死的病症[28, 29]。该综合征的特征有头痛，警觉性降低，行为改变，神识混乱和言语减少，癫痫发作以及视觉感知的改变。这些症状在降压治疗后迅速出现逆转[28, 29]。MRI 检查可以看见脑后半球白质水肿的特征性表现[28]。

有越来越多的文献证实高血压脑病和子痫之间有共同的病理过程。这两个病在临床表现上表现为具有相同的临床特征和影像学表现。妊娠期子痫和产后子痫也与可逆性脑白质后部综合征有关[28, 29]。

包括患有子痫的患者，只要是之前血压正常，治疗目的都应是将血压恢复到正常。若治疗过程中出现精神状态变差，就应该考虑允许血压升高，直到神经系统症状消失，然后再在几天内将其降回正常范围以便大脑自动调节功能的恢复。

缺血性脑梗死

CPP 低于自动调节的低限就会发生脑缺血。作为反馈，动脉血压此时会明显升高以维持灌注，但在急性事件发生 24～48 小时后血压可以自动恢复到基线水平。因此，暂无需处理急性升高的血压。发生缺血性脑血管意外之后，还应考虑将其他可能导致血压升高的原因如膀胱充盈，恶心，疼痛，高血压，缺氧，或 ICP 升高等因素。来自动物研究的数据表明，在缺血性梗死灶的周围，存在有依赖侧支循环来维持灌注的神经元——“处于危险状态的神经元”[51]。这些神经元虽没有死亡的但也没有功能，这种现象被称为缺血半暗带，它们也有可能通过再灌注被挽救[52]。这发生在人体的程度尚不清楚。此外，在急性脑卒中患者中，其自动调节受损，因此，CBF 很难按照可预料的方式保留。基于这些变化，就意味着迅速的降低患者血压很有可能增加梗死面积，从而导致更严重的临床后果。关于脑卒中的综合治疗指南中建议，已确认要开始静脉注射重组组织纤溶酶原激活剂的患者必须降低血压，如果患者收缩压＞185mmHg 或舒张压＞110mmHg，须在给药之前、给药期间以及给药之后密切监测患者血压。若患者血压＜185/100mmHg，可以进行溶栓治疗[53]。

关于如何管理非溶栓治疗的缺血性卒中患者仍是一个问题。目前的随机对照试验中尚未得出有效的血压控制方案。一项前瞻性观察研究，在分析了 1 092 例缺血性脑卒中患者其将血压在 10～27mmHg 适度降低，结果显示 3 个月时预后明显改善。然而，也有学者指出，降低血压的益处会随着年龄的增高而呈减弱态势。将收缩压降低超过 27mmHg，70～76 岁的患者，3 个月后不良结局的概率增加超过 5 倍，在 76～80 岁的患者此概率增加近 10 倍，在 80 岁以上的患者中则变为近 15 倍[54]。此外，最近发表的一项随机对照研究结果显示，纳入脑卒中发作后 30～48 小时的患者，积极的高血压治疗，对死亡率和功能结局方面并没有任何明显差异[31, 32]。

在尚无明确数据的情况下，目前的建议是，若没有需急性降低血压的临床指征（例如，会对重要脏器造成急性缺血性损伤，比如心脏缺血或主动脉夹层等症状），收缩压＞220mmHg 或舒张期血压＞120mmHg 时，治疗目的应为，缺血性脑卒中的急性期（在 24 小时内），将血压降低 15%～25%[53]。

蛛网膜下隙出血

大约 10% 的脑血管意外是由蛛网膜下隙出血引起的，蛛网膜下隙出血现仍然是一个严重的疾病，30 天死亡率为 50%～60%，幸存者的生存率为 50%[55]。蛛网膜下隙出血会使 ICP 增加并引起脑灌注减少，引起全身性缺血。并发症包括颅内出血或脑积水加重。这些患者在管理方面与缺血性卒中患者有着显著的差异。与缺血患者相反的是，颅内初次出血后 4～12 天，会诱发邻近血管剧烈痉挛，脑缺血的风险明显升高。评估精神状态也可用于指导治疗，精神状态好可能就意味着脑灌注充足。高血压也会增加患者再出血的风险。治疗目标为在 6～12 小时将血压降低 20%～25%，但不要低于 160～180/100mmHg[56]。拉贝洛尔或尼卡地平是首选的用药，因为它们对 ICP 或 CPP 没有明显的不良影响[4]。有临床资料显示，急性发作后 4 天内通过口服尼莫地平治疗，可减少血管痉挛和脑缺血事件的发生[51]。尼莫地平还可以通过阻止细胞摄取钙而直接预防神经细胞发生缺血性损伤。

脑出血

脑出血占卒中事件的 10%～20%[57]，是高血压主要的危险因素，75% 的患者就有之前已经存在的高血压[58]。虽然脑出血患者可能出现恶心，呕吐，精神状态改变，高血压，头痛和局灶性神经系统检查阳性结果，但确诊必须通过神经影像学检查。与缺血性卒中不同，脑出血的血压通常在24～48小时恢复正常，血压在卒中发生的最初24小时内下降最快，但也有可能在7～10天的时间内持续升高[52]。生成血肿压迫正常组织，产生缺血区域，导致ICP增加进而进一步降低CPP。自动调节被破坏，使得脑灌注的完成严重依赖全身血压增高[59]。对高血压合并急性颅内出血患者的血压管理目前尚无明确共识。是否调整高血压应基于患者个人情况实际考虑，如基础血压、出血的病因、年龄和ICP升高的程度。核心问题在于快速降压是否能够降低脑出血的风险，且不破坏侧支血流的建立。一些人认为降低血压可降低出血延长，出现水肿和相关全身并发症的风险，特别是当收缩压超过200mmHg时，一项研究证实高的收缩压与血肿的增长有关[57-59]。对76例脑出血合并高血压患者进行回顾性分析，发现收缩压数值与血肿增长密切相关，尤其是当收缩压≥160mmHg时[60]。其他人则认为，暂不治疗高血压可以保持有缺血风险的低血流区域的持续灌注[59]。先前的观点认为最初的24小时内很少见再出血。近来越来越多的数据表明，这种情况比想象的更多见，多达1/3的出血患者出现了再出血[58,61]。发病后最初的几个小时，风险最大[61,62]。起病时大量不规则出血，凝血紊乱，肝病和血小板计数低都与出血风险增加相关[63,64]。现对以下问题已经达成共识：①当收缩压超过200mmHg或MAP超过150mmHg时，应考虑每5分钟通过静脉用药来积极降低血压，并注意监测血压情况。②疑似颅内高压时，当收缩压超过180mmHg或MAP超过130mmHg时，应密切监测ICP并静脉连续或间歇用药来积极降低血压，使CPP保持>60～80mmHg。INTERACT2近来的一项随机对照试验验证了这种方法的安全性。此项研究纳入了2839例患者，其中一半患者接受了强化治疗，即在1小时内将收缩压的水平降低到<140mmHg。虽然死亡率并没有显著降低，但接受强化治疗的患者在3个月后有功能的改善[33]。③如果没有可疑的ICP升高或收缩压>180mmHg，MAP>130mmHg，考虑将降压目标定为160/90mmHg，MAP 110mmHg。

目前对替代方案尚未达成共识。关注的焦点在于不同类型的高血压药物对ICP的影响。对其共同的要求就是降低CPP和MAP。血管扩张剂可使CBF增高，在颅内顺应性降低的情况下，又可潜在地增加ICP，并进一步导致CPP的降低[37,59]。发生在慢性高血压患者身上的颅内顺应性降低、脑血流量减少和自身调节改变等多种联合改变，使得服用任何抗高血压药物对他们而言都有潜在危险。现无大规模的随机研究结论可用于指导治疗。脑出血的降压治疗推荐使用α-受体阻滞剂联合β-受体阻滞剂。该疗法的风险在于加重与库欣反应相关的心动过缓。然而，颅内顺应性正常且ICP增高的情况下，使用血管扩张剂是安全的。脑出血时循环中的儿茶酚胺水平很高，若单独使用血管扩张剂治疗无效，应该添加β-受体阻滞剂。

头外伤

头部外伤的并发症有颅骨骨折、硬膜外血肿、硬膜下血肿、颅内血肿以及弥漫性轴索损伤。发生外伤时通常伴有水肿。起初通过来自颅穹隆的血液和脑脊液流动可以阻止ICP的急剧增高。然而，随着水肿程度的增加，ICP最终还是会增加。在大多数创伤中心，ICP监测已成为一项常规的标准护理要求[65]。31%～61%的头部闭合性损伤患者可能存在自动调节功能的缺陷[66]。如果自动调节功能完好，MAP增高引起血管收缩但不会导致ICP的变化。但随着自动调节功能的受损，MAP增高可能发生血管舒张，此时血容量增加并导致水肿和ICP升高。控制目标为CPP>70mmHg，MAP>90mmHg。如需使用降压药物，主要应该考虑的是药物对ICP的影响。当颅内顺应性降低和ICP增加时，组合使用α和β-受体阻滞剂或者是尼卡地平是最优方案[67,68]。在没有颅内高压的情况下，血管扩张剂可能是最优方案。

主动脉夹层

主动脉夹层始于主动脉内膜撕裂并沿主动脉波传导的方向继续撕裂进展。心肌收缩力，心率和血压都会加重主动脉脉搏波。有两种类型的主动脉夹层，A型和B型。A型夹层常见于冠状动脉旁近侧主动脉内膜撕裂，并可延伸至主动脉弓[69]。B型夹层发生于降主动脉弓，通常始于左锁骨下动脉的内膜撕裂[70]。解剖学发现的危险因素有动脉粥样硬化晚期、马方综合征、先天性结缔组织发育不全综合征以及主动脉狭窄[71]。当血肿扩大影响相应血管供血时，就会出现症状。这可能会导致心肌梗死、中风、脊髓或肠梗死，急性肾衰竭。肾缺血损害进一步发展导致顽固性高血压[72]。主动脉根部夹层可导致急性主动脉瓣关闭不全，升主动脉破裂会导致心脏压塞[73]。这两种类型常常引起胸部、背部或腹部的撕裂样疼痛，并伴有大汗，恶心或呕吐[74]。主动脉夹层虽然与高血压有关，但并不是必然关系[74]。夹层受累不同可以观察到外周脉搏搏动不一致的改变。据报道，只有一半的B型夹层患者出现胸痛症状[75]。可以通过MRI和CT确诊，还可以使用多平面的经食管超声心动图以助诊断。A型夹层通常需要手术以防止严重的后果，比如大血管闭塞，主动脉瓣关闭不全或心脏压塞。除非有破裂，否则B型夹层通常可以进行药物治疗[76,77]，如有破裂风险可开胸或者进行血管内修复。最近的meta分析表明，血管内修复可能是首选治疗方案[76]。

由于该病的高死亡率，所以无论是A型还是B型夹层，其治疗应于临床怀疑就开始治疗。治疗的第一目标是用β-受体阻滞剂降低心肌收缩力和心率。急症时艾司洛尔更有优势，因为它的半衰期较短且滴定使用就可以获得很好的效果。然后将血压降低到患者可以耐受的最低水平，直到疼痛减轻为止。疼痛缓解提示主动脉夹层撕裂过程被阻断。最广泛使用的药物是硝普钠，滴至收缩压100～120mmHg或可以更低到70～80mmHg。先期使用β-受体阻滞剂可以预防反射性心脏抑制以及因使用硝普钠所致的潜在主动脉夹层继续撕裂。心率必须保持在每分钟 60～80 次。即使是血压正常的患者也应开始使用高血压药物治疗，以保持心率降低和低的主动脉剪切应力。

肺水肿

许多出现肺水肿的患者存在因长期的高血压所致左心室肥厚，但是心脏收缩功能保持良好[78,79]。全身血压升高时，因为心脏后负荷的突然增加所以发生急性舒张功能障碍[80]。舒张期未完全舒张致使左心室需要更高的充盈压力，进而导致肺动脉高压和水肿。治疗目标就是降低后负荷，改善舒张无力，降低肺动脉高压。血管扩张剂是首选药物，因为它们可以改善舒张无力并降低肺动脉压力[81]。β- 受体阻滞剂也可以使用。硝普钠常用于减轻前负荷和后负荷，改善左心功能，降低心肌耗氧量。适当的降压有助于改善症状。在部分紧急情况下，ACEI 或钙离子拮抗剂已被证明可改善舒张功能，并使左心室肥厚状态改善[82]。

收缩功能差的左心室衰竭患者首选血管扩张剂。硝酸甘油优先被用于心肌缺血。硝普钠用于亚硝酸盐难治性患者。硝酸甘油比起对阻力较小的小动脉的扩张，其作用更体现在扩张冠状动脉间侧支血管，并改善缺血心肌的灌注。而硝普钠则主要扩张有阻力的小动脉，导致缺血区域的血流进一步流失。运用利尿剂减少左心室舒张末期容积。急性心肌梗死时，儿茶酚胺紧急释放以及交感神经激活会导致高血压。使用镇静剂并控制疼痛时，高血压在几个小时内就应得到控制。舒张压 > 100mmHg 使用硝酸甘油。血压应迅速又谨慎地降低到正常水平上下；过度低血压反而会影响冠状动脉再灌注。通常可以在 24 小时内停止治疗。大量证据表明，及早使用 β- 受体阻滞剂可以在独立血压控制之外，减少最终梗死面积[83]。

围手术期高血压

围手术期高血压是导致术后高血压病情进展的主要危险因素[84]。可以的话将手术延期，最好在血压控制好几天到几周之后再择期手术。如果没办法等到血压控制，建议非心脏手术在手术之前将血压降低到 < 180/110[84]。治疗得当的慢性高血压患者，应在手术当天早晨口服降压药。血压控制得当可以降低缝合后渗血、移植体过早闭合和器官缺血损伤的风险。麻醉诱导以及手术刺激增加了交感神经的活性，会使术中和术后血压升高。在没有使用深麻醉和长效镇静剂的高血压患者中，有可能这种反应会变得更加明显。持续麻醉的状态，普遍情况下血压下降。有高血压病史的患者，术中多见血压急速大幅度的频繁波动，进而诱发术中低血压、中风、心肌缺血或急性肾衰竭等。术前进行高血压治疗的患者手术后应继续治疗，如果无法口服药物，应改为等效的静脉途径给药。如果患者服用的是 β- 受体阻滞剂或可乐定，术后应继续服用这种药物以防高血压反跳。有效控制疼痛和避免缺氧对治疗高血压很有帮助。需要静脉给药时，对冠状动脉旁路移植术后患者硝酸甘油是首选。非诺多泮因为有增加肾血流量的作用，所以也是被推荐的，尤其是对于有缺血风险的患者而言。氯维地平越来越变成备受欢迎的药物，因为它起效快，作用持续时间短且对心脏前负荷和输出量影响较小。然而，这种药物的使用经验有限，而且其用药成本也是个问题[85]。

儿茶酚胺相关性高血压

与过量分泌儿茶酚胺相关的高血压急症可能是由于摄入拟交感神经药物如可卡因、安非他明、苯环利定、苯丙醇胺（减肥药），或减轻充血剂如麻黄碱和伪麻黄碱以及其他药物（包括阿托品、麦角生物碱和三环类抗抑郁药）所引起。它可能由摄入酪胺酸并结合使用单胺氧化酶（monoamine oxidase，MAO）抑制剂治疗、自主神经功能障碍、停用某些高血压药物以及嗜铬细胞瘤所引起（框 87-3）。血压过高会导致心肌梗死、主动脉夹层和中风。

嗜铬细胞瘤是种罕见的导致高血压的病因[86]。通常肿瘤分泌过量儿茶酚胺导致血压持续升高，而当儿茶酚胺对刺激产生反应时，外周儿茶酚胺的摄取和储存会导致阵发性症状。嗜铬细胞瘤的症状有头痛、心悸、高血压、焦虑、腹痛和大汗。诊断线索有，患者出现直立体位性血压改变[87]。高血压急症患者治疗首选短效静脉 α- 受体阻滞剂、酚妥拉明。血压降低后，β- 受体阻滞剂可用来控制心动过速或心律失常。有儿茶酚胺过量时，β- 受体阻滞剂均不可用于初始治疗。β- 受体阻滞剂的扩血管效应缺失会使 α- 受体介导的缩血管效应反弹，而使血压升高。非选择性的 α- 受体阻滞剂，口服苯氧苄胺，用于非急症情况。拉贝洛尔用于治疗嗜铬细胞瘤的高血压是有效的。但是现已有报道由于其 β- 受体阻滞剂拮抗作用超过 α- 受体阻滞剂的作用，可用于严重的高血压的患者[88]。

妊娠高血压 / 先兆子痫 / 子痫

妊娠高血压定义为收缩压 >140mmHg 和舒张压 >90mmHg，两次血压测量间隔 6 小时进行。此病发于先前血压正常但怀孕 20 周以后的患者[89]。在妊娠 30 周前，约 50% 的妊娠高血压患者曾发生过先兆子痫。先兆子痫被定义为妊娠期高血压合并 24 小时尿蛋白 > 300mg（尿试纸蛋白至少 1+）。必须做 24 小时尿液检查，因为试纸测尿液蛋白与妊娠高血压患者的 24 小时尿蛋白的相关性较低[90]。对于妊娠 20 周后出现高血压并伴有恶心，呕吐，脑部症状，肝功能异常和血

框 87-3 含酪胺酸的食品

基安蒂葡萄酒	发酵香肠
鸡肝	香蕉
酱油	无花果罐头
酵母	咖啡
牛油果	某些啤酒

小板减少症的患者，虽无蛋白尿，也应怀疑先兆子痫。先兆子痫在妊娠人群中的发病率为5%，初孕女性的发病率是经产女性的2倍[91]。先兆子痫也可见于多胎妊娠史女性[91]，葡萄胎妊娠的概率高达70%[92]。正常妊娠期，初期血压降低，在妊娠晚期血压缓慢上升至正常范围。先兆子痫时，尽管外周水肿但血管容量仍然不足，此时肾素-血管紧张素系统被激活。癫痫发作时，舒张压可能＜100mmHg，这有助于确诊先兆子痫。临床治疗包括卧床休息和胃肠补镁治疗。治疗妊娠高血压，目前尚无目标血压。目标是妊娠期延长血压稳定时间直到娩出胎儿。目前没有大型研究结果可以用来指导轻度先兆子痫的治疗[91]。随着先兆子痫进一步加重，治疗重心转移到预防脑出血。建议在收缩压＞160mmHg或舒张压＞110mmHg时开始降压治疗。长期以来，静脉给药，将拉贝洛尔和肼苯达嗪作为一线药物，可使收缩压保持在140～155mmHg，舒张压保持在90～105mmHg[91]。然而，肼本达嗪的使用可能与严重的低血压和发生在母体与胎儿并发症有相关性[93]。近期有meta分析报告口服硝苯地平可以有效控制血压。有效给药剂量小且所需时间短，其不良反应谱与静脉给药拉贝洛尔基本一样[94]。最近更新的指南指出，美国妇产科学院委员会增加口服硝苯地平作为一线治疗药物[95]。大型回顾性研究中，同时使用硝苯地平和硫酸镁的情况下，致使神经肌肉阻滞和严重低血压案例尚未得到证实[96]。因这两种药物都是钙拮抗剂，因此建议密切监测血压。避免使用硝普钠，因为其中的氰化物有毒害胎儿的风险。ACEI也应该避免，因为它们可能对胎儿的肾脏产生影响。

其他高血压情况

硬皮病的肾脏损害源于恶性高血压的肾脏侵害，其增殖性动脉内膜炎发生在高血压出现之前。缺血导致肾素-血管紧张素系统激活后再引起高血压。硬皮病患者此病的发病率为8%～13%，并在黑种人中更常见[97]。不及时治疗，进展至终末期肾病约1～2月的时间。ACEI积极降压可使长期存活率达到50%～70%[98]。抗磷脂抗体是原发性和继发性高血压的一个特征表现，高达93%的患者检测出此抗体[99]。恶性高血压会继发于微血管病变和肾动脉栓塞等综合征。降压治疗类似于恶性高血压。现已有抗凝治疗成功的报道[99]。

1/4的2～3度烧伤患者，在最初几天出现严重的高血压，可能与循环中的高儿茶酚胺和肾素血管紧张素有关。硝普钠或酚妥拉明（在被允许使用的国家）是备选治疗方法。包括吉兰-巴雷综合征在内的病变在脊髓横断T6或更高截断面之上的患者存在反射障碍，其受损断面以下皮损，刺激交感神经大量放电。这会导致严重的高血压、心动过缓、大汗和头痛。90%的患者中，膀胱或肠的膨胀会诱发反射障碍，迅速给膀胱和肠减压，可以快速降压[100]。现已成功应用于这种疾病的药物有硝普钠、酚妥拉明和拉贝洛尔。

高血压亚急症

高血压亚急症是指血压严重升高，但据其详细病史、体格检查和实验室评估，都没有导致终末器官急性损害。虽然可能有器官损害，但是证据表明是与先前的血压增高有关。此时降压治疗虽可降低中风、心肌梗死或充血性心力衰竭等并发症发生的风险，但没有证据可以表明急性降压可改善短期或长期的预后。不幸的是，因错用“亚急性”一词，导致许多患者被过度治疗。使用静脉注射药物或口服药物（如可乐定或硝苯地平）进行过度迅速降低血压治疗，可能发生累积效应，导致低血压，有时这种情况会在急诊出院后才出现。通常出现这种情况的应该是无并发症的亚急性高血压患者，不像真正的高血压急症患者需紧急降压治疗（框87-4）。

合适的治疗方法是在门诊进行降压治疗几日。选择降压药，应基于给药方便和不良反应的考虑，而不是快速降压。通常，有效的治疗方案之前，降压是必要的。接下来的24～48小时随访这些患者，以确保降压到适当的水平。虽然法医学可能导致医生给这些患者用药以观察即刻降压效果，但此做法被质疑缺乏明确合理的科学依据。

框87-4 严重的单纯高血压

严重高血压（舒张压＞115mmHg）与一个或多个以下因素相关
- 慢性肾衰竭
- 慢性充血性心力衰竭
- 稳定型心绞痛
- 陈旧性心肌梗死
- 短暂性脑缺血发作
- 既往脑血管意外

（尹婷 译，曹芳芳 审校）

参考文献

1. Danaei G, Finucane MM, Lin JK, et al; Global Burden of Metabolic Risk Factors of Chronic Diseases Collaborating Group (Blood Pressure). National, regional, and global trends in systolic blood pressure since 1980: systematic analysis of health examination surveys and epidemiological studies with 786 country-years and 5.4 million participants. Lancet. 2011;377:568-577.
2. Nwankwo T, Yoon SS, Burt V, Gu Q. Hypertension among adults in the United States: National Health and Nutrition Examination Survey, 2011-2012. http://www.cdc.gov/nchs/data/databriefs/db133.pdf.
3. Chobanian AV, Bakris GL, Black HR, et al. The Seventh Report of the Joint National Committee on Prevention, Detection, Evaluation, and Treatment of High Blood Pressure. JAMA. 2003;289:2560-2572.
4. Nolan CR, Linas SL. Accelerated and malignant hypertension. In: Schrier RW, Gottschalk CW, editors. Diseases of the kidney. Boston: Little, Brown and Company; 1988. p. 1703.
5. Calhoun D, Oparil S. Treatment of hypertensive crisis. N Engl J Med. 1990;323:1177.
6. Beilin LJ, Goldby FS, Mohring J. High arterial pressure versus humoral factors in the pathogensis of the vascular lesions of malignant hypertension. Clin Sci Mol Med. 1977;52:111-117.
7. Kincaid-Smith P, McMichael J, Murphy EA. The clinical course and pathology of hypertension with papilloedema (malignant hypertension). Q J Med. 1958;27:117.
8. Jones DB. Arterial and glomerular lesions associated with severe hypertension. Light and electron microscopic studies. Lab Invest. 1974;31:303.
9. Funakoshi Y, Ichiki T, Ito K, Takeshita A. Induction if interleukin-6 expression by angiotensin II in rat vascular smooth muscle cells. Hypertension. 1999;34:118-125.
10. Muller DN, Dechend R, Mervaala EM, et al. NF-kB inhibition ameliorates angiotensin II-induced inflammatory damage in rats. Hypertension. 2000;35:193-201.
11. Gudbrandsson T, Hansson L, Herlitz H, Lindholm L, Nilsson LA. Immunological changes in patients with previous malignant essential hypertension. Lancet. 1981;1(8217):406-408.
12. Mohring J, Mohring B, Petri M, Haack D. Vasopressor role of ADH in the pathogenesis of malignant

DOC hypertension. Am J Physiol Renal Physiol. 1977;232:F260-F269.
13. Robertson AL, Khairallah PA. Effects of angiotension II and some analogues on vascular permeability in the rabbit. Circ Res. 1972;31:923-931.
14. Milne FJ, James SH, Veriava Y. Malignant hypertension and its renal complications in black South Africans. S Afr Med J. 1989;76:164-167.
15. Patel R, Ansari A, Grim CE, Hidaka M. Prognosis and predisposing factors for essential malignant hypertension in predominantly black patients (published erratum appears in Am J Cardiol. 67:341, 1991). Am J Cardiol. 1990;66:868-869.
16. Freedman BI, Sedor JR, et al. Hypertension-associated kidney disease. J Am Soc Nephrol. 2008; 19:2047-2051.
17. Holland NH, Kotchen T, Bhathena D. Hypertension in children with chronic pyelonephritis. Kidney Int Suppl. 1975:S243-251.
18. Kincaid-Smith P. Malignant hypertension: mechanisms and management. Pharmacol Ther. 1980; 9:245-269.
19. Milliez P, et al. The natural course of malignant hypertension. In: Bock LD, Cottier P, editors. Essential hypertension: an international symposium. Berlin: Springer-Verlag; 1960. p. 214.
20. Deleted in review.
21. Bloxham CA, Beevers DF, Walker JM. Malignant hypertension and cigarette smoking. Br J Med. 1979;1(6163):581-583.
22. Barraclough MA. Sodium and water depletion with acute malignant hypertension. Am J Med. 1966;40(2):265-272.
23. Messerli FH. Osler's maneuver, pseudohypertension, and true hypertension in the elderly. Am J Med. 1980;80:906-910.
24. DellaCroce JT, Vitale, AT. Hypertension and the eye. Curr Opin Ophthalmol. 2008;19:493-498.
25. Gavras H, Oliver N, Aitchison J, et al. Abnormalities of coagulation and the development of malignant phase hypertension. Kidney Int Suppl. 1975:S252-261.
26. Laragh JH, Ulick S, Janusezewicz V, Deming QB, Kelly WG, Lieberman S. Aldosterone secretion and primary malignant hypertension. J Clin Invest. 1960;39:1091-1106.
27. McAllister RG Jr, Van Way CW, Dayani K, et al. Malignant hypertension effect of therapy on renin and aldosterone. Circ Res, 1971;28(Suppl. 2):160-174.
28. Hinchey J, Chaves C, Appignani B, et al. A reversible posterior leukoencephalopathy syndrome. New Engl J Med. 1996;334:494-500.
29. Lee VH, Wijdicks EF, Manno EM, Rabinstein AA. Clinical spectrum of a reversible posterior leukoencephalopathy syndrome. Arch Neurol, 2008;2:205-210.
30. Blumenfeld JD, Laragh JH. Management of hypertensive crisis: the scientific basis for treatment decisions. Am J Hypertens. 2001;14:1154-1167.
31. He J, Zhang Y, Xu T, et al. CATIS Investigators. Effects of immediate blood pressure reduction on death and major disability in patients with acute ischemic stroke: the CATIS randomized clinical trial. JAMA. 2014;311(5):479-489.
32. Sandset EC, Bath PM, Boysen G, et al. SCAST Study Group. The angiotensin-receptor blocker candesartan for treatment of acute stroke (SCAST): a randomised, placebo-controlled, double-blind trial. Lancet. 2011;377(9767):741-750.
33. Anderson CS, Heeley E, Huang Y, et al. INTERACT2 Investigators. Rapid blood-pressure lowering in patients with acute intracerebral hemorrhage. N Engl J Med. 2013;368(25):2355-2365.
34. Michenfelder JD, Theye RA. Canine systemic and cerebral effects of hypotension induced by hemorrhage, trimethaphan, halothane, or nitroprusside. Anesthesiology. 1977;46:188-195.
35. Turner JM, Powell D, Gibson RM, McDowall DG. Intracranial pressure exchanges in neurosurgical patients during hypotension induced sodium nitroprusside or trimethaphan. Br J Anaesth. 1977; 49:419-425.
36. Cottrell JE, Patel K, Turndorf H, Ransohoff J. Intracranial pressure changes induced by sodium nitroprusside in patients with intracranial mass lesion. J Neurosurg. 1978;48:329-331.
37. Marsh ML, Shapiro HM, Smith RW, Marshall LF. Changes in neurologic status and intracranial pressure associated with sodium nitroprusside administration. Anesthesiology. 1979;51:336-338.
38. Anile C, Zanghi F, Bracali A, Maira G, Rossi GF. Sodium nitroprusside and intracranial pressure. Acta Neurochir. 1981;58:203-211.
39. Tumlin J, Dunbar LM, Oparil S, et al. Fenoldopam, a dopamine agonist, for hypertensive emergency: a multicenter randomized trial. Fenoldopam Study Group. Acad Emerg Med. 2000;7: 653-662.
40. Murphy MB, Murray C, Shorten GD. Fenoldopam: a selective peripheral dopamine-receptor agonist for the treatment of severe hypertension. N Engl J Med. 2001;345:1548-1557.
41. Brogden RN, Markham A. Fenoldopam: a review of its pharmacodynamic and pharmacokinetic properties and intravenous clinical potential in the management of hypertensive urgencies and emergencies. Drugs. 1997;54:634-650.
42. Oparil S, Aronson S, Deeb M, et al. Fenoldopam: a new parenteral antihypertensive: consensus roundtable on the management of perioperative hypertension and hypertensive crisis. Am J Hypertens. 1999;12:653-664.
43. Post JB 4th, Frishman WH. Fenoldopam: a new dopamine agonist for the treatment of hypertensive urgencies and emergencies. J Clin Pharm. 1998;38:2-13.
44. Lawton WJ. The short-term course of renal function in malignant hypertensives with renal insufficiency. Clin Nephrol. 1982;17:277-283.
45. Bakir AA, Bazilinski N, Dunea G. Transient and sustained recovery from renal shutdown in accelerated hypertension. Am J Med. 1986;80:172-176.
46. Nicholson GD. Long-term survival after recovery from malignant nephrosclerosis. Am J Hypertens. 1988;1:73-75.
47. Mandani BH, Lim VS, Mahurker SD, Katz AI, Dunea G. Recovery of prolonged renal failure in patients with accelerated hypertensive emergencies. N Engl J Med. 1974;291(25):1343-1344.
48. Mroczek WJ, Davidov M, Govrilovich L, Finnerty FA Jr. The value of aggressive therapy in hypertensive patients with azotemia. Circulation. 1969;40:893-904.
49. Reed G, Devous M. Cerebral blood flow autoregulation and hypertension. Am J Med Sci. 1985;289:37-44.
50. Harden RA, Russell RP. Iatrogenically induced hypertensive encephalopathy. Johns Hopkins Med J. 1979;145:44-48.
51. Rinkel GJ, Feigin VL, Vermeulen M, van Gijn J. Calcium antagonists for aneurysmal subarachnoid bleed. Cochrane Database Sys Rev. 2002;4:CD000277.
52. Powers WJ. Acute hypertension after stroke: the scientific basis for treatment decisions. Neurology. 1993;43:461-467.
53. Adams HP Jr, del Zoppo G, Alberts MJ, et al. Guidelines for the early management of adults with ischemic stroke: a guideline from the American Heart Association/American Stroke Association Stroke Council, Clinical Cardiology Council, Cardiovascular Radiology and Intervention Council, and the Atherosclerotic Peripheral Vascular Disease and Quality of Care Outcomes in Research Interdisciplinary Working Groups: the American Academy of Neurology affirms the value of this guideline as an educational tool for neurologists. Stroke. 2007;5:1655-1711.
54. Leira R, Millian M, Diez-Tejedor E, et al. Age determines the effects of blood pressure during the acute phase of ischemic stroke. The TICA Study. Hypertension. 2009;54:769-774.
55. Roux AA, Wallace MC. Outcome and cost of aneurysmal subarachnoid hemorrhage. Neurosurg Clin North Am. 2010;21:235-246.
56. Gifford RW Jr. Management of hypertensive crisis. JAMA. 1991;266:829-835.
57. Butcher K, Laidlaw J. Current intracerebral haemorrhage management. J Clin Neuro Sci. 2003; 10:158-167.
58. Kazui S, Minematsu H, Yamamato H, Sawada T, Yamaguchi T. Predisposing factors to enlargement of spontaneous intracerebral hematoma. Stroke. 1997;28:2370-2375.
59. Adams RE, Powers WJ. Management of hypertension in acute intracerebral hemorrhage. Crit Care Clin. 1997;13:131-161.
60. Ohwaki K, Yano E, Nagashima H, Hirata M, Nakagomi T, Tamura A. Blood pressure management in acute intracerebral hemorrhage: relationship between elevated blood pressure and hematoma enlargement. Stroke. 2004;35:1364-1367.
61. Broderick JP, Brott TG, Tomsick T, Barsan W, Spilker J. Ultra-early evaluation of intracerebral hemorrhage. J Neurosurg. 1990;72:195-199.
62. Mayer SA, Sacco RL, Shi T, Mohr JP. Neurologic deterioration in noncomatose patients with supratentorial intracerebral hemorrhage. Neurology. 1994;44:1379-1384.
63. Fijii Y, Tanaka R, Takeuchi S, Koike T, Minakawa T, Sasaki O. Hematoma enlargement in spontaneous intracerebral hemorrhage. J Neurosurg. 1994;80:51-57.
64. Hayashi M, Kobayashi H, Kawano H, Handa Y, Hirose S. Treatment of systemic hypertension and intracranial hypertension in cases of brain hemorrhage. Stroke. 1988;19:314-321.
65. Marik PE, Varon J, Trask T. Management of head trauma. Chest. 2002;122:699-711.
66. Kaji S, Akasaka T, Katayama M, et al. Prognosis of retrograde dissection from the descending to the ascending aorta. Circulation. 2003;108(Suppl. 1):II300-306.
67. Narotam PK, Puri V, Roberts JM, Taylon C, Vora Y, Nathoo N. Management of hypertensive emergencies in acute brain disease; evaluation of the treatment effects of intravenous nicardipine on cerebral oxygenation. J Neurosurg. 2008;109:1065-1074.
68. Trivedi M, Coles JP. Blood pressure management in acute head injury. J Intensive Care Med. 2009;24:96-107.
69. Slater EE, DeSanctis RW. The clinical recognition dissecting aortic aneurysm. Am J Med. 1976; 60(5):625-633.
70. DeSanctis RE, Doroghazi RM, Austen WG, Buckley MJ. Aortic dissection. N Engl J Med. 1987; 317:1060-1067.
71. Wheat MW Jr. Acute dissecting aneurysms of the aorta: diagnosis and treatment. Am Heart J. 1980;99:373-387.
72. Slater EE, DeSanctis RW. Dissection of the aorta. Med Clin North Am. 1979;63:141-154.
73. Suzuki T, Mehta RH, Ince H, et al. Clinical profiles and outcomes of acute type b aortic dissection in the current era: lessons from the international registry of aortic dissection (IRAD). Circulation. 2003;108:II312-317.
74. Macura KJ, Szarf G, Fishman EK, Bluemke DA. Role of computed tomography and magnetic imaging in assessment of acute aortic syndromes. Semin Ultrasound CT MR. 2003;24:232-254.
75. Abdelwahab W, Frishman W, Landau A. Management of hypertensive urgencies and emergencies. J Clin Pharmacol. 1995;35:747-762.
76. Jonker FH, Trimarchi S, Verhagen HJ, Moll FL, Sumpio BE, Muhs BE. Meta-analysis of open endovascular repair for ruptured descending thoracic aortic aneurysm. J Vasc Surg. 2010;51: 1026-1032.
77. Hiratzka LF, Bakris MD, Isselbacher EM, et al. 2010/CCF/AHA/AATS/ACR/ASA/SCA/SCAI/SIR/STS/SVM Guidelines for the diagnosis and management of patients with thoracic aortic disease. J Am Coll Cardiol. 2010;55:e27-129.
78. Staufer JC, Gaasch WH. Recognition and treatment of left ventricular diastolic dysfunction. Prog Cardiovasc Dis. 1990;32:319-322.
79. Silva HB, Bortolotto LA, Giorgi DM, et al. Ventricular function by radionucleotide ventriculography in malignant hypertension. Hypertension. 1992;19:II210-213.
80. Zile MR, Gaasch WH. Mechanical loads and isovolumic and filling indices of left ventricular relaxation. Prog Cardiovasc Dis. 1990;32:333-346.
81. Marek PE, Varon J. Hypertensive crises: challenges and management. Chest. 2007;131:1949-1962.
82. Weber JR. Left ventricular hypertrophy: its prime importance as a controllable risk factor. Am Heart J. 1988;116:272-279.
83. First International Study of Infarct Survival Collaborative Group. Randomized trial of intravenous atenolol among 16,027 cases of suspected acute myocardial infarction. Lancet. 1986;2:57-66.
84. Fleisher LA, Beckman JA, Brown KA, et al. ACC/AHA 2007 Guidelines on Perioperative Cardiovascular Evaluation and Care for Noncardiac Surgery; Executive Summary: a Report of the American College of Cardiology/American Heart Association Task Force on Practice Guidelines (Writing Committee to Revise the 2002 Guidelines on Perioperative Cardiovascular Evaluation for Noncardiac Surgery). Circulation. 2007;116:1971-1996.
85. Awad AS, Goldberg ME. Role of clevidipine butyrate in the treatment of acute hypertension in the critical care setting: a review. Vasc Health Risk Manag. 2010;6:457-464.
86. Stein PP, Black HR. A simplified diagnostic approach to pheochromocytoma. A review of the literature and report of one institution experience. Medicine. 1991;70:46-66.
87. Rubenstein EB, Escalante C. Hypertensive crisis. Crit Care Clin. 1989;5:477-495.
88. Briggs RS, Birtwell AJ, Pohl JE. Hypertensive response to labetalol in pheochromocytoma (letter). Lancet. 1978;1(8072):1045-1046.
89. Sibai BM. Diagnosis and management of gestational hypertension and preeclampsia. Obstet Gynecol. 2003;102:181-192.
90. Barton JR, O'Brien JM, Bergauer NK, Jacques DL, Sibai BM. Mild gestational diabetes remote from term: progression and outcome. Am J Obstet Gynecol. 2001;184:979-983.
91. Jim B, Sharma S, Kebeds T, Acharya A. Hypertension in pregnancy: a comprehensive update. Cardiol Rev. 2010;18:178-189.
92. Meyer NL, Mercer BM, Friedman SA, Sibai BM. Urinary dipstick protein: a poor predictor of absent or severe proteinuria. Am J Obstet Gynecol. 1994;170:137-141.
93. Magee LA, Cham C, Waterman EJ, Ohlsson A, von Dadelszen P. Hydralazine for treatment of severe hypertension in pregnancy: meta-analysis. BMJ. 2003;327:955-960.
94. Shi Q, Leng W, Yao Q, Mi C, Xing A. Oral nifedipine versus intravenous labetalol for the treatment of severe hypertension in pregnancy. Int J Cardiol. 2015;178:162-164.
95. Emergent therapy for acute-onset, severe hypertension during pregnancy and the postpartum period. The American College of Obstetricians and Gynecologists Committee Opinion, No. 623, February 2015.
96. Magee LA, Miremadi S, Li J, et al. Therapy with both magnesium sulfate and nifedipine does not increase the risk of serious magnesium-related maternal side effects in women with preeclampsia. Am J Obstet Gynecol. 2005;193:153-163.
97. Traub YM, Shapiro AP, Rodnan GP, et al. Hypertension and renal failure (scleroderma renal crisis) in progressive systemic sclerosis. Review of 25 years experience with 68 cases. Medicine. 1983; 62:335-352.
98. Beckett VL, Donadio JV, Brennan LA Jr. Use of captopril as early therapy for renal scleroderma: a prospective study. Mayo Clin Proc. 1985;60:763-771.
99. Nzerue CM, Hewan-Lowe K, Pierangeli S, Harris EN. "Black swan in the kidney": renal involvement in the antiphospholipid antibody syndrome. Kidney Int. 2002;62:733-744.
100. Erickson RP. Autonomic hyperreflexia: pathophysiology and medical management. Arch Phys Med Rehab. 1980;61:431-440.
101. Kenyon KW. Clevidipine: an ultra short-acting calcium channel antagonist for acute hypertension. Ann Pharmacol Ther. 2009;43:1258-1265.

88

休克的病理生理学和分类

Mark E. Astiz

休克的病理生理学

循环性休克是心血管衰竭常见的最终结局，脓毒症休克是休克最常见的原因，其次是心源性休克和低血容量休克[1]。休克死亡率仍然很高，尤其是脓毒症休克和心源性休克患者，其死亡率在40%～60%[2, 3]。从生理学的角度来看，循环性休克是指血流量不足以满足细胞代谢需求的一种综合征[4]。临床上，休克主要表现为器官低灌注，以皮肤、外周循环、肾脏和大脑表现最为明显。循环性休克的主要症状如下：湿冷、肢体末梢发绀，脉搏细速；尿量＜0.5ml /（kg•h）；精神错乱、定向力障碍和昏迷等。

心血管功能受损的机制

休克的发生发展与调节心血管功能的循环系统组成部分的改变有关。第一个因素是血管内容量。它调控着循环的平均压力和静脉回心血量，血管内容量的减少限制了静脉回心血量和心输出量。第二个因素是心脏。心输出量由心率、心肌收缩力和心脏负荷来决定的，心脏节律和心率的异常可能限制心输出量，心脏收缩功能受损降低有效心室射血，减少每搏输出量。瓣膜功能的异常也可能限制心输出量。第三个因素是循环阻力。它由小动脉血管床组成，这也是血管阻力下降最明显的地方。动脉血管张力对心室负荷状况、动脉压和全身血流分布起着重要作用。动脉血管张力过低会导致低血压，减少器官有效灌注，而动脉血管张力过高增加心室后负荷，阻碍心脏射血。各器官动脉血管张力的不同会导致血流分布不均，血液供应与组织代谢需求不匹配。第四个因素是毛细血管。它们是血管内外营养成分和液体交换的场所。毛细血管通透性增加会导致组织水肿和血管内容量的减少，毛细血管阻塞或内皮细胞功能受损会导致毛细血管横断面积的减少，从而减少了营养血流。动静脉通路的开放，绕过了毛细血管网络，可能在组织低灌注中发挥重要作用。第五个因素是小静脉。它们是循环系统中剪切力最低的部位，因此也是细胞流变学变化中最容易发生堵塞的部位。静脉阻力占总血管阻力的10%～ 15%。小静脉张力的增加会增加毛细血管的静水压，从而促进液体向血管外运动。第六个因素是静脉容量。80% 以上的总血容量分布在大的容量血管中。静脉张力增加可以减少静脉血容量，使血容量重新分配，从而增加静脉回心血量。静脉张力下降使静脉血容量增加，有效动脉血容量减少和静脉回流减少。第七个因素是血流是否通畅。体循环或肺循环阻塞会阻碍心室射血，而静脉阻塞限制静脉回心血量。

血流动力学评估

循环功能可用血流动力学参数来评估。心率降低可能会限制心输出量，而心率的增加可以通过限制心室充盈时间而减少每搏输出量。心动过缓说明可能存在心脏结构的异常、药物的影响、缺氧或其他代谢因素的刺激。严重的心动过缓也可以是一种疾病状态下的表现，如发生在严重的失血性休克和急性下壁心肌梗死。心动过速可能是由于潜在的心脏病或药物或环境刺激所致。有时候，心率的增加可能是为了维持心输出量的一种代偿反应。

在循环性休克患者中，应使用有创血压来监测血压[4]。与维持动脉血压的代偿机制有关的血管收缩和药物的使用限制了无创测量的准确性。在循环功能衰竭的低血流动力状态下表现尤为明显。

对于大多数重要器官来说，如果平均动脉压在60～130mmHg，就可以通过自我调节和神经机制调节，维持其血流量不受动脉血压变化的影响。无论是高于或低于这一范围的血压，血流量与血压呈线性相关。有些疾病，如高血压，可以改变这种关系，并增加维持器官灌注所需的动脉血压的临界值。同样，在各种病理状态下，受损的自我调节机制扩大了血压依赖性血流的范围。

动脉压水平并非循环功能和组织灌注的可靠指标[5, 6]。在低动力循环性休克状态下，如创伤性损伤和心力衰竭，低血压是严重低灌注的晚期指标。当心输出量下降时，血压最初通过交感肾上腺系统介导的外周血管阻力的增加来维持。只有在这些机制被耗竭后，才会发生低血压。因此，尽管血压正常，组织仍可能存在低灌注，因为血液可能会重新分布，流向更重要的器官。反之，在没有组织低灌注证据存在时也可能存在低血压。在某些血管扩张状态下，尽管动脉压降低，心输出量的增加仍能维持重要脏器的血供。

肺动脉楔压和中心静脉压是衡量心室前负荷的间接指标。这些测量结果与血容量、心室舒张末期容积以及液体反应性的相关性很差[7]。心室充盈压力取决于心室顺应性、静脉回心血量和心室收缩功能。心室相互作用、气道正压和心脏内在疾病等因素可能降低心室顺应性，导致心室前负荷比实际值更高。超声心动图可以更准确地评估心室负荷状况，然而动态指标，如脉压变化、每搏量的变化、腔静脉直径变异度和被动抬腿实验等，可以为液体反应性提供更准确的依据[8,9]。

心输出量可以通过多种技术来测量。肺动脉热稀释法已通过一些损伤性较小的技术得以加强，如经肺热稀释法和锂稀释法、超声心动图、经食管多普勒超声和动脉脉冲波形分析等。超声心动图和经食管多普勒超声可以用来评估心室射血功能，如果存在心脏压塞和瓣膜功能异常的话，也可以作出相应的诊断。心室在输液过程中，每搏输出量随着心室负荷的变化而变化，也是评估心室收缩功能的有效方法。如果反应性良好，预示着心脏储备功能尚可，而缺乏反应性则可能与心功能不全或液体容量不足有关。然而，我们必须有独立的指标来评价足以满足组织代谢需求的心输出量，如监测组织灌注和氧代谢的指标。在代谢需求降低时，低心排血量可能就足够了。例如，在深镇静或者低体温时。相反，在代谢需求增加或血流分布不均时，增加心输出量可能也不足以满足代谢的需求，如脓毒症休克。

全身血管阻力是动脉张力的一个指标，它是根据心输出量和动脉压来计算的。全身血管阻力的增加是由于血管收缩造成的，它是机体在心输出量降低时维持血压的代偿机制。增加血管阻力可以增加心室后负荷及射血阻力。血管舒张、血液黏稠度降低或者动静脉通路的存在可以降低血管阻力。发生在脓毒症休克、肝病状态下的血管舒张可能是病理性的，而在大手术或者创伤后的高动力应激状态下发生的血管舒张则是一种适应性反应。临床上评估静脉张力要难得多。大多数情况下，静脉张力的变化与动脉张力的变化是一致的。中心静脉压在输入大量液体后适度增加，以及血管内容量的不显性丢失都预示着静脉张力的降低。

休克的分类

Hinshaw 和 Cox 提出可以把循环性休克分为 4 类：低血容量性、心源性、分布性和梗阻性休克[10]。根据典型血流动力学特征又可以简单划分为两类（表 88-1）。第一类是低动力型休克，包括低血容量性、心源性和梗阻性休克。第二类是高动力型休克，包括分布性休克。

低动力型休克的主要特征是低心排血指数和高血管阻力。氧摄取量增加和乳酸酸中毒通常与心输出量减少一致。在低动力型休克情况下，器官功能障碍的发生发展与全身血流量不足直接相关。低血容量性休克的常见原因是出血、脱水和大量毛细血管渗漏。血容量 25% 的急性丢失可以导致心动过速和直立性低血压。丢失血容量的 40% 可导致严重的低血压和临床休克。充盈压降低是低血容量性休克的特征，相反，心源性休克的特征是充盈压升高。急性心肌梗死累及心室质量达 40% 或以上是心源性休克最常见的原因。心肌病和严重的瓣膜病变是心源性休克的其他重要原因。压力负荷过大也可能诱发严重的可逆性心功能不全。最后，梗阻性休克最常见的原因是心脏压塞、急性肺栓塞和张力性气胸。左心室流出道的阻塞也会导致循环性休克。这种情况下，心室充盈压常常会增加（由于流出道梗阻，心室充盈受损以及心室顺应性下降），使得临床上很难准确分辨梗阻性休克和心源性休克。

高动力循环性休克的特点是心排血指数高、血管阻力低。充盈压力可能升高或正常，这取决于血管容量状态和心肌功能。高动力型休克的常见原因包括脓毒血症、过敏反应、药物中毒、脊髓休克和肾上腺功能不全。血流动力学的不足主要是由于血流和 / 或血容量分布不均进而导致有效营养血流受损。与低动力型休克不同的是，尽管存在灌注不足，氧摄取量也可能正常或减少[11]。组织低灌注及其直接介导的相关作用导致了脓毒症休克患者的细胞损伤和器官功能障碍。

这些不同的综合征之间可能存在相当大的重叠。在脓毒症和过敏性休克早期，在补液前，通常存在明显的低血容量。一小部分继发于急性心肌梗死的休克患者也会出现低血容量。在严重的脓毒血症导致的心肌抑制的情况下，患者可以表现为低动力型休克。同样，心肌梗死和心脏手术后发生的心源性休克的患者可能会表现出明显的血管扩张，这是由于体外循环（心肺旁路）导致了炎症介质的大量激活[12]。另外，二尖瓣收缩期前向运动相关的左心室流出道梗阻可能会使缺血性和应激性心源性休克复杂化[13]。

表 88-1　循环性休克血流动力学概况

	MAP	PAWP	CO	SVR	Svo_2	LACTATE
低动力型						
低血容量性出血，脱水	↓	↓	↓	↑	↓	↑
心肌梗死	↓	↑	↓	↑	↓	↑
阻塞性肺栓塞，心脏压塞，张力性气胸	↓	↔↑	↓	↑	↓	↑
高动力型						
分布性败血症，肾上腺功能不全，过敏反应	↓	↔↓	↔↑	↓	↔↑	↑

CO，心输出量；MAP，平均动脉压；PAWP，肺动脉楔压；Svo_2，静脉血氧饱和度；SVR，全身血管阻力。

休克进展

组织灌注的严重减少会引发一系列复杂的反应，目的是维持心输出量和动脉压。交感神经系统的激活可以增加心率和心肌收缩力[14]。儿茶酚胺、血管紧张素、血管升压素和内皮素的释放增加了小动脉和静脉张力，从而增加了动脉血压，并使血容量从容量血管向中心循环移动。此外，血液从骨骼肌、皮下组织和内脏循环转向心脏和大脑。抗利尿激素和肾素 - 血管紧张素系统的激活有助于增强水和钠的重吸收，从而保证血管内的血容量。

休克状态的进展表现为血压进一步下降，从而影响冠状动脉灌注和心脏功能。外周血管阻力增加会增加心室后负荷，并阻碍左心室射血。休克终末期表现为血管收缩功能障碍，小动脉张力消失，小静脉阻力增加。结果导致毛细血管静水压增加，同时，毛细血管渗透性增加，造成血管内容量的丢失，使得休克状态进一步恶化。白细胞黏滞与红细胞血液流变学的变化又进一步损害微血管血流。

高动力型循环衰竭如脓毒症休克，其病理生理学是不一样的，炎症介质在这一过程中发挥着重要的作用[15]。患者表现为动静脉血管扩张以及心输出量增加。舒血管物质如一氧化氮的作用超过了内源性和外源性缩血管物质的作用。在某些血管扩张性休克，过低的血管升压素和皮质醇水平可能导致儿茶酚胺类耐受[12]。由于毛细血管横断面积的减少，以及继发激活的粒细胞、血小板、内皮细胞和凝血反应之间的相互作用，即使在心输出量增加的情况下也会限制营养血流的有效输送[16]。对输液和血管升压药治疗无反应的进行性低血压，导致组织低灌注、酸中毒和器官衰竭进一步恶化。最终发展成为低动力型循环衰竭。

休克的氧化代谢

循环性休克的主要代谢障碍是氧化代谢障碍所致的细胞和器官功能衰竭。这种损害最常见的原因是组织氧供减少，而组织氧供减少主要是由于全身血流量的减少或者是局部或微循环水平上的血流分布不均。全身性耗氧量最初可能增加，但不足以满足组织代谢的需要；然而，所有形式休克的终末阶段的特点都是氧耗减少。在实验研究中，死亡率与氧代谢的持续不足直接相关[17]。

氧输送取决于心输出量、血红蛋白浓度和动脉血氧饱和度。正常情况下，氧耗与氧输送、心输出量是相互独立的（图 88-1）。由于血流量减少，为了维持机体的氧耗，细胞氧摄取率可以从正常水平（25%）上升到最高水平（达 80%）。当氧摄取率达最大限度时，氧输送达临界值（DO_2crit），之后氧耗减少，无氧代谢随之发生。脓毒症或药物引起的血管收缩反应的改变限制了最大氧摄取，导致在较高的氧输送水平下组织严重缺氧和无氧代谢的发生[18]。

三磷酸腺苷（aerobic adenosine triphosphate，ATP）的产生依赖于细胞质中的糖酵解和线粒体的氧化磷酸化（图 88-2）。在无氧条件下，ATP 生成仅限于细胞质中产生的 2molATP，而在有氧条件下可以产生 38molATP。丙酮酸进入三羧酸循环减少，导致乳酸的堆积和 ATP 水解产生额外的 H^+。因此，乳酸酸中毒的存在是高能磷酸盐代谢中细胞代谢严重缺陷的一个指标。乳酸正常值为 0.4～1.2mEq/L。乳酸水平大于

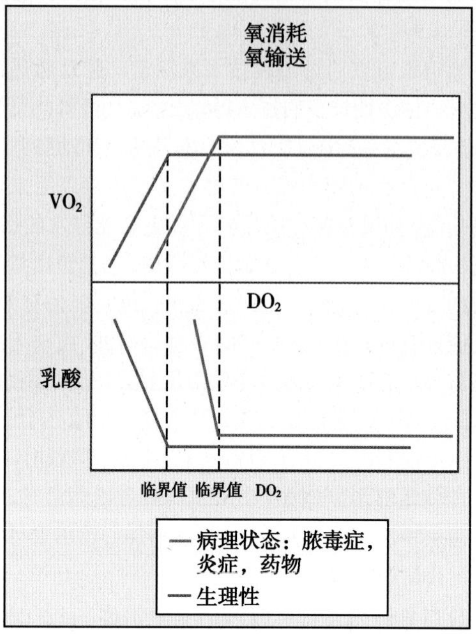

图 88-1 氧耗 - 氧供的关系。在氧供达临界值以前，氧耗与氧供是相互独立的，在氧供达临界值时，氧摄取量已达最大化。当氧供达临界值时，氧耗与氧供呈线性依赖关系，随后则出现以乳酸酸中毒为表现的无氧代谢。当组织间血流分布不均发生时，组织摄取氧的能力受损，直线则向右上移动

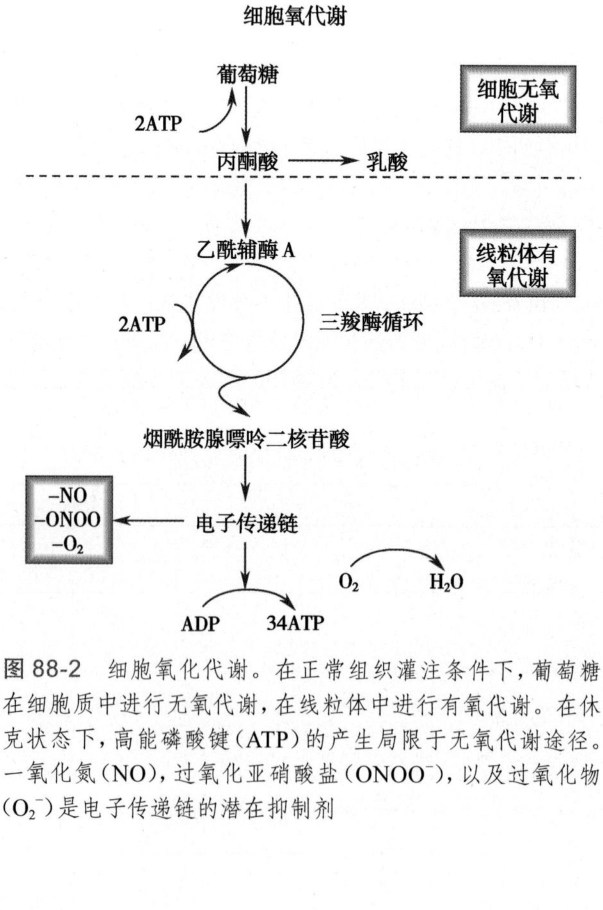

图 88-2 细胞氧化代谢。在正常组织灌注条件下，葡萄糖在细胞质中进行无氧代谢，在线粒体中进行有氧代谢。在休克状态下，高能磷酸键（ATP）的产生局限于无氧代谢途径。一氧化氮（NO），过氧化亚硝酸盐（$ONOO^-$），以及过氧化物（O_2^-）是电子传递链的潜在抑制剂

1.5mEq/L 与脓毒症休克死亡率增加有关[19]。

氧化代谢反应也可能受到损害，但与组织低灌注的机制无关。炎症介质，包括一氧化氮、氧自由基、钙和肿瘤坏死因子，都会损害线粒体功能。现在已经发现在脓毒症休克患者，在线粒体生物合成及线粒体肿胀发生过程中，转录基因蛋白下调很重要，而且线粒体复合体活性降低[20, 21]。体外实验也证实，脓毒症休克患者的血清可以抑制线粒体的呼吸，降低细胞 ATP 浓度[22]。同样，线粒体功能受损在创伤性休克和失血性休克的动物模型中也得以证实。但这些线粒体功能异常在休克患者器官功能障碍中的具体作用仍有待确定。

循环性休克时，组织二氧化碳的积累与氧代谢的下降是一致的[23]。组织 CO_2 水平的增加表现为静脉高碳酸血症，静脉血 pH 降低。由此导致的动 - 静脉血 CO_2 分压差的增大程度与循环衰竭程度成正比[24]。正常动 - 静脉血 CO_2 分压差小于 5mmHg，而在心脏停搏时可以增加到 40mmHg。氧化过程产生的二氧化碳清除率的降低是导致组织 CO_2 水平增高的初始因素。随着无氧代谢的开始，由碳酸氢盐滴定厌氧衍生酸使组织 CO_2 过量生成。体外实验也显示组织中 CO_2 水平的增加与受损的心肌功能相关。

监测灌注衰竭

对循环性休克患者组织灌注监测的最佳方式存在争议。常用的参数，如心率、动脉压和心输出量，与危重患者的存活率相关性很差[5, 6]。在脓毒症休克和创伤性损伤患者更是如此。尽管最初进行了液体复苏，但仍可能存在潜在的组织灌注不足[25]。这些发现促使人们使用组织氧代谢指数作为组织灌注和充分复苏的标志。

混合静脉血氧饱和度（oxygen saturation，SvO_2），从肺动脉血测量而得，是一种组织氧合指标。静脉血与组织处于平衡状态。混合静脉血代表所有静脉血的加权平均数，反映整个组织氧合情况。增加氧摄取是机体维持氧耗的主要代偿机制，因此 SvO_2 的减少是组织灌注受损的早期标志。在心源性休克中，SvO_2 可以反映心脏功能和系统灌注[26]。而在脓毒症休克和其他情况下，情况并非如此，静脉血与组织氧合的关系因血流分布不均而改变[11]。在这种情况下，组织摄氧率的能力受到有效营养血流减少的限制，即使已发生组织缺氧及无氧代谢，SvO_2 也可能正常或增加。因此，混合静脉血去饱和状态是组织缺氧的象征，正常水平并不排除组织低灌注。

中心静脉氧饱和度（$ScvO_2$）是从上腔静脉和右心房采集的标本中测定的，是 SvO_2 的一个替代指标。在危重患者中，$ScvO_2$ 一般比 SvO_2 高 5%；然而，这种相关性是不一致的，在一定程度上，取决于中心静脉导管尖端的位置。在脓毒症休克和基线 $ScvO_2$ 为 48% 的患者中，治疗使 $ScvO_2 \geq 70\%$，存活率提高[27]。随后的报告显示，在那些得到很好复苏的患者中，复苏后通过 $ScvO_2$ 监视仪显示基线 $ScvO_2 \geq (70\%)$ 未能显示同样的益处[28, 29]。

乳酸浓度是临界低灌注的有效指标。乳酸水平的增加是无氧代谢和组织能量不足的体现。虽然初始血乳酸水平对预后有重要意义，但随着时间的推移，乳酸的清除能力更有鉴别意义[30, 31]。在脓毒症休克患者，除组织低灌注外，其他因素也可能导致乳酸的堆积。这些因素包括肌肉 ATP 酶活性增加，骨骼肌丙氨酸肝流量增加，丙酮酸脱氢酶活性降低，肝乳酸清除率降低，线粒体呼吸功能失调等。尽管有这些影响因素，对脓毒症休克患者，乳酸浓度的增加与细胞内氧化还原反应潜能降低是相关的，这意味着乳酸是一个反映细胞能量代谢的有用标志[32]。对于脓毒症休克患者来说，治疗滴定到 $ScvO_2 > 70\%$ 时，与 6 小时内乳酸清除率达 10%，其结局是相似的[33]。

氧耗和氧输送是公认的全身氧代谢的指标。氧耗，是一个衡量整体代谢需求的指标，它是根据心排血指数、血红蛋白以及动脉、静脉血氧饱和度计算而来，也可以直接通过呼出气测得。氧输送是通过心输出量、血红蛋白和动脉血氧饱和度来计算的，它是输送到组织的氧气的总和。虽然与非幸存者相比，幸存者的耗氧和氧输送值有所增加，但两组之间仍存在相当大的重叠。最利于患者生存的滴定式治疗，即“最佳目标”，其结果参差不齐[34]。这些差异在一定程度上反映了不同个体对代谢的需求不同。

循环性休克时二氧化碳清除率的下降可用于监测持续存在的灌注衰竭。中心静脉与动脉血 PCO_2 之间的间隙扩大到 > 6mmHg 可用于鉴别尽管 $ScvO_2 > 70\%$ 但仍然没有充分复苏的患者[35]。在心肺复苏期间测定呼气末二氧化碳水平对于监测灌注是有用的。心搏骤停导致肺血流量的显著减少，同时伴随有 CO_2 排出量的减少。心跳停搏时，呼气末 CO_2 值趋向于 0，随着成功复苏，其值会增加[36]。

人们多次尝试测量局部或区域灌注，以此来作为全身灌注的指标。足趾温度，皮下氧张力，经皮氧张力，以及激光多普勒是以往用于研究局部灌注的一些例子。胃张力计，以及最近的舌下张力计测量，用来测定血管床中过量的 CO_2 水平，可以作为系统灌注不足的标志。目前，人们把目光投向两种测量微循环血流的方法上[37]。一种方法是使用近红外光谱来测量手掌骨骼肌中氧合血红蛋白的水平。无论是实测值还是组织血红蛋白饱和度对于充血的反应，都有报道用于预测生存率。另外的技术，像正交偏振光谱成像和侧流暗场成像技术可以直视化显示微循环血流图像。在脓毒症休克和心源性休克患者，我们观察到毛细血管血流减少，这与生存率密切相关。在脓毒症休克患者中，尽管代表系统灌注的指标有所改善，但这些测量方法仍能给我们持续灌注不足的证据。根据这些局部灌注测量结果的滴定式治疗是否会影响治疗结果仍有待确定。

器官衰竭

循环性休克器官功能障碍的主要原因是缺血性损伤、炎症介质相关的器官功能障碍以及缺血再灌注损伤。缺血性损伤发生时，无氧代谢接踵而至，高能磷酸盐的产量低于维持细胞泵功能和细胞膜完整性所需的水平。这是导致心源性和低血容量休克患者器官衰竭的主要因素。炎症介质的直接作用，再加上缺血性损伤，在脓毒症休克的器官功能障碍中起主要作用。肿瘤坏死因子、一氧化氮和氧自由基是直接影响细胞和器官功能的炎症介质。缺血再灌注损伤发生于缺血性损伤后组织灌注恢复时（图 88-3）。最初的损伤与氧自由基的释放，细胞膜渗透性增高以及细胞内钙超载有关。后期因素包括细胞因子、活化的中性粒细胞、血管内皮细胞功能障碍和微循环闭塞[38]。缺血再灌注损伤可能在失血性休克和创伤性休克中扮演重要角色，而在心源性休克和脓毒症休克的作用尚不清楚。

心功能不全与心肌梗死继发休克时的心肌缺血和心肌坏死程度相关。缺血再灌注损伤在急性冠脉再通的患者中起着重要作用。脓毒症休克患者中，心肌抑制因子如一氧化氮和细胞因子等会产生心肌抑制作用，在失血性休克患者中可能也存在此种现象[39]。脓毒症休克和心源性休克患者发生儿茶酚胺类和肾上腺素受体下调，导致其作用减弱。肺血管阻力增加导致肺栓塞患者发生右心室衰竭，这在脓毒症休克中可能很重要，特别是发生急性呼吸窘迫综合征时。

呼吸衰竭常常使循环性休克复杂化。心力衰竭、液体过负荷、急性肺损伤与炎症介质的释放和中性粒细胞活化相关，可以导致肺水增加和肺内分流的增加。在急性肺损伤综合征患者中，由于基础疾病和 / 或肺血管内皮细胞受损可能会增加死亡空间。呼吸肌灌注减少，以及缺氧和呼吸做功增加，导致呼吸肌衰竭。在脓毒症休克患者，炎症介质也可能直接损害呼吸肌活力[40]。

休克时肾功能障碍与多种机制相关。起初，由于心输出量减少，肾小球滤过率主要靠增加出球小动脉张力来维持。心源性休克患者，由于心房压力增加致心房钠尿肽的释放，可能增加肾血流灌注。随着休克的进展，肾入球小动脉张力

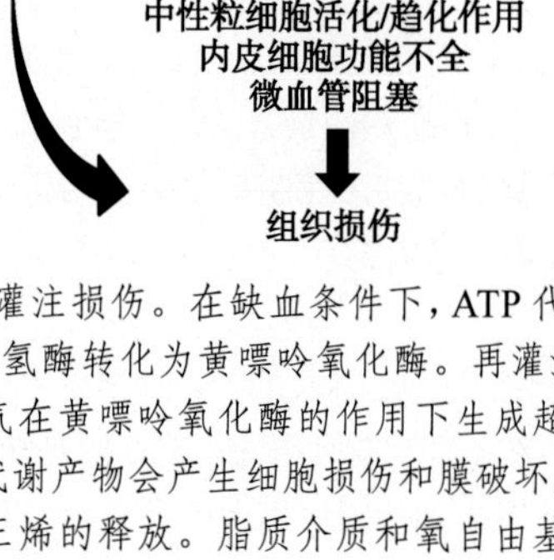

图 88-3 再灌注损伤。在缺血条件下，ATP 代谢为次黄嘌呤，黄嘌呤脱氢酶转化为黄嘌呤氧化酶。再灌注过程中，次黄嘌呤和氧气在黄嘌呤氧化酶的作用下生成超氧化物。超氧化物及其代谢产物会产生细胞损伤和膜破坏，导致前列腺素和白细胞三烯的释放。脂质介质和氧自由基是中性粒细胞的催化剂，通过释放弹性蛋白酶、蛋白酶和额外的氧自由基而损伤组织

增加导致肾缺血和急性肾小管坏死。脓毒症再灌注过程中中性粒细胞、树突状细胞以及淋巴细胞的活化也在肾损伤中起着重要作用[41]。

在伴有低动力循环状态的缺血性肝损伤患者中，以中央叶坏死和转氨酶明显升高为特征[42]。在脓毒症休克和创伤性休克患者，库普弗细胞的激活和炎症介质的释放加重了缺血性损伤。在脓毒症休克患者，小胆管细胞功能受损，导致肝内胆汁淤积。肝脏代谢衰竭和氨基酸清除受损也是脓毒症休克的一个特点。

休克早期内脏黏膜血流受损，因为血液会重新流向更重要的器官[43]。休克相关的黏膜灌注不足会导致应激性溃疡、无结石性胆囊炎、肠坏死以及胰腺炎。肠黏膜屏障完整性的丧失会导致炎症介质释放到肠系膜淋巴系统，以及细菌的移位，从而导致器官功能的衰竭。

在大多数脓毒症休克的患者中可以观察到血小板减少。在感染性休克和创伤性休克中，凝血级联反应被细胞因子、组织因子和细菌毒素所激活。弥散性血管内凝血的特点是纤溶功能受损，凝血因子消耗增加。临床表现为出血和微血管血栓形成。大量的液体复苏可以通过恢复血容量和血液稀释凝血因子和血小板来揭示这些趋势。低体温的发生加剧了循环性休克的凝血功能障碍。

休克患者普遍存在定向障碍和谵妄。低血压、代谢异常和缺氧都会导致神经功能障碍。脑血管反应性的改变和炎症介质的直接毒性作用也可能在脑损伤中发挥作用[44]。严重低血压，平均动脉压远低于 60mmHg，可导致大脑皮质和脊髓动脉边缘区的缺血性损伤。

微血管血流在各种形式的循环衰竭中都受到损害[16, 37, 41]。微循环的特点是血流不均匀，毛细血管灌注减少。中性粒细胞和红细胞流变学异常阻碍微血管的血液流动。中性粒细胞整合素、血小板 P- 选择素和内皮细胞黏附分子的表达增加导致了细胞聚集和微血管阻塞。内皮细胞一氧化氮合成酶活性的降低损害了正常的血管舒张反应，降低了微血管对缺氧的反应。

休克与免疫调节功能受损有关。免疫抑制物质的释放，包括白细胞介素 10，前列腺素 E2 和腺苷，会降低人体的细胞免疫和体液免疫功能。传入和传出神经通路中的信号改变导致免疫稳态受损[45]。树突状细胞和单核细胞介导的抗原提呈反应受损，如中性粒细胞功能受损。淋巴细胞、衰老细胞和单核细胞的凋亡增加。单核细胞 HLA-DR 表达下降与单核细胞对炎症刺激反应性受损，会增加继发性感染和死亡的风险[46]。

休克的临床方面

循环性休克的探讨

循环性休克患者的治疗方法包括恢复心肺稳定性和快速评估潜在的疾病过程（图 88-4）。应该评估患者器官灌注

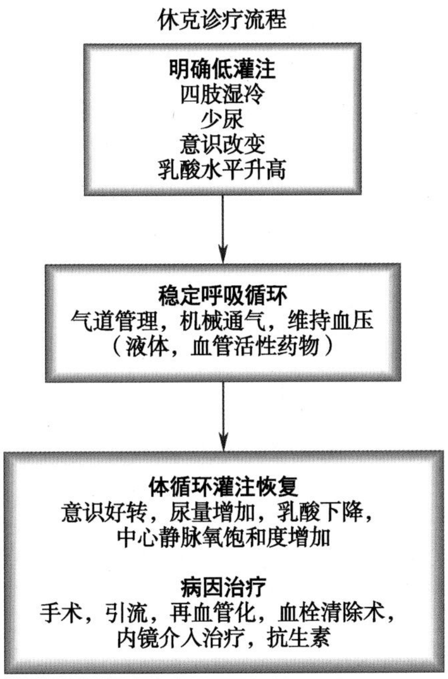

图 88-4 循环休克患者的初步治疗流程

不足的临床证据。最初的努力应着眼于实现最低程度的血压和与生存相关的通气。将这些工作的重点按顺序排列为通气、输液和泵活性，简称 VIP[47]。随后的干预措施应侧重于血流灌注和器官功能的恢复。采用系统的方法，可以带来最好的结局。这种方法包括生理终点、系统灌注指数和基于潜在休克状态的病理生理过程的所实施的干预措施等[4]。确切的治疗取决于导致休克状态的原因，可能需要额外的诊断和治疗干预措施。这些措施应及时进行，必要时可能需要与复苏措施同时进行。最后，如果与预期的临床过程和对治疗的临床反应产生偏离，我们就应该立即重新评估可能导致休克的原因。

知识点

1. 循环性休克被定义为一种血流量不足以满足细胞代谢要求的综合征。休克的主要临床表现是器官低灌注，在外周循环、肾脏和大脑中表现最为明显。
2. 休克的发展与调节心血管功能的循环系统主要成分的改变有关。这些成分包括血管内容积、心脏功能、小动脉阻力、毛细血管循环、小静脉、静脉环路电容以及主流的通畅。
3. 循环功能可以通过心率和心律、动脉血压、心脏充盈压力、心输出量和全身血管阻力来评估。虽然休克常常定义为低血压，但动脉血压水平并不是循环功能和组织灌注的可靠指标。
4. 循环性休克可分为四个亚组：低血容量性、心源性、分布性和梗阻性休克。这种分类也可以通过典型的血流动力学特征简单地分为两种类型。第一类是低动力型休克，包括低血容量性、心源性和梗阻性休克。第二类是高动力型休克，包括分布性休克。低动力型休克的主要特征是低心输出量和表现为高血管阻力的血管收缩。高动力性循环性休克的特点是高心输出量和表现为低血管阻力的血管舒张。
5. 循环休克的主要代谢缺陷是氧化代谢受损。这种损害主要是由于组织氧供减少，究其原因要么是血流量的整体减少，要么是血流分布不均。细胞氧化代谢受损也可能与组织灌注不足的机制无关。循环性休克中组织 CO_2 的蓄积与组织缺氧的发生发展是平行的。
6. 对循环性休克患者组织灌注监测的最佳方式一直存在争议。常用的指标，如心率、动脉压、心输出量等，与危重患者生存与预后相关性差。这些发现使得使用系统氧代谢指数作为组织灌注和复苏充分性的标志。
7. 循环休克时器官功能障碍的主要原因是与组织低灌注有关的缺血性损伤、炎症介质相关的器官功能障碍和再灌注损伤。这些机制的相对重要性因导致休克状态的原因和被检查的特定器官而异。
8. 治疗循环性休克患者的方法包括快速评估潜在的疾病过程和恢复心肺稳定。应对患者进行休克综合征的病因评估，并评估其器官低灌注的证据。要实现心肺稳定，最初的努力应该集中在通气、液体输入和心脏功能方面。随后应该恢复全身性灌注，并针对休克状态的病因进行明确的治疗。

（李宝山 译，尹婷 审校）

参考文献

1. Vincent JL, De Backer D. Circulatory shock. N Engl J Med 2013;369:1726–1734.
2. Awad HH, Anderson FA, Gore JM Goodman SG, Goldberg RJ. Cardiogenic shock complicating acute coronary syndromes: insights from the Global Registry of Acute Coronary Events. Am Heart J 2012;163:963–971.
3. Casserly B, Phillips GS, Schorr C, et al. Lactate measurements in sepsis-induced tissue hypoperfusion: results from the Surviving Sepsis Compaign database. Crit Care Med 2014. Epub.
4. Ceccono M, De Backer D, Antonelli M, Beale R, Bakker J, Hofer C, et al. Consensus on circulatory shock and hemodynamic monitoring. Task force of the European Society of Intensive Care. 2014; 40:1795–1815.
5. Shoemaker W, Czer L. Evaluation of the biologic importance of various hemodynamic and oxygen transport variables. Crit Care Med 1979;7:424–429.
6. Cady L, Weil MH, Afifi A, et al. Quantification of critical illness with special reference to blood lactate.

Crit Care Med 1973;1:75–80.
7. Marik P, Baram M, Vahid B. Does central venous pressure predict fluid responsiveness. Chest 2008;134:172–178.
8. Michard F, Teboul JL. Predicting fluid responsiveness in ICU patients. Chest 2002;121:2000–2008.
9. Schmidt G, Koenig S, Mayo P. Ultrasound to guide diagnosis and therapy. Chest 2012;142: 1042–1048.
10. Hinshaw LB, Cox BG. The fundamental mechanisms of shock. New York: Plenum Press; 1972.
11. Astiz ME, Rackow EC, Kaufman BS, et al. Relationship of oxygen delivery and mixed venous oxygenation to lactic acidosis in patients with sepsis and acute myocardial infarction. Crit Care Med 1988;16:655–658.
12. Landry D, Oliver J. The pathogenesis of the vasodilatory shock. N Engl J Med 2001;345:588–595.
13. Chockalingam A, Tejwani L, Aggarwal K, Dellsperger K. Dynamic left ventricular outflow tract obstruction in acute myocardial infarction with shock. Circulation 2007;116:e110–e113.
14. Guyton A, Hall J. Textbook of medical physiology. 12th ed. Philadelphia: Saunders Elsevier; 2010.
15. Cinel I, Opal S. Molecular biology of inflammation and sepsis: a primer. Crit Care Med 2009;37: 291–304.
16. Hernandez G, Bruhn A, Ince C. Microcirculation in sepsis: new perspectives. Curr Vasc Pharmacol 2013;11:161–169.
17. Rixen D, Siegel, J. Bench-to-bedside review: oxygen debt and its metabolic correlates as quantifiers of the severity of hemorrhagic and post-traumatic shock. Critical Care 2005;9:441–453.
18. Samsel R, Nelson D, Sandes W, et al. Effect of endotoxin on systemic and skeletal muscle O_2 extraction. J Appl Physiol 1988;65:1377–1382.
19. Wacharasint P, Nakada T, Boyd J, et al. Normal range blood lactate concentration in septic shock is prognostic and predictive. Shock 2012;38:4–10.
20. Singer M. The role of mitochondria dysfunction in sepsis-induced multi-organ failure. Virulence 2014;5:66–72.
21. Brealey D, Brand M, Hargreaves I, et al. Association between mitochondrial dysfunction and severity and outcome in septic shock. Lancet 2002;360:219–223.
22. Boulos M, Astiz M, Barua R, Osman M. Impaired mitochondrial function induced by septic serum from septic shock patients is attenuated by inhibition of nitric oxide synthase and poly (ADP-ribose) synthase. Crit Care Med 2003;31:151–154.
23. Sato Y, Weil MH, Tang W. Tissue hypercarbic acidosis as a marker of acute circulatory failure. Chest 1998;114:263–274.
24. Adroque HJ, Rashad MN, Gorin AB, Yacoub J Madias NE. Assessing acid-base in circulatory failure. Differences between arterial and central venous blood. N Engl J Med 1989;320:1312–1316.
25. Wu C, Shoemaker W, Appel P, et al. Unreliability of blood pressure and heart rate to evaluate cardiac output in emergency resuscitation and critical illness. Crit Care Med 1993;21:218–223.
26. Creamer J, Edwards J, Nightingale P. Hemodynamic and oxygen transport variables in cardiogenic shock secondary to acute myocardial infarction, and response to treatment. Am J Cardiol 1990; 65:1297–1300.
27. Rivers E, Nguyen B, Havstad S, et al. Early goal-directed therapy in the treatment of severe sepsis and septic shock. N Engl J Med 2001;345:1368–1377.
28. ARISE Investigators: ANZICS Clinical Trials Group, Peake SL, Delaney A, Bailey M, et al. Goal-directed resuscitation for patients with early septic shock. N Engl J Med 2014;371:1496–1506.
29. ProCESS Investigators, Yealy DM, Kellum JA, Huang DT, et al. A randomized trial of protocol-based care for early septic shock. N Engl J Med 2014;370:1683–1693.
30. Abrahamson D, Scalea T, Hitchcock R, et al. Lactate clearance and survival following trauma. J Trauma 1993;35:584–589.
31. Bakker J, Coffernils M, Leon M, et al. Blood lactate levels are superior to oxygen derived variables in predicting outcome in human septic shock. Chest 1991;99:956–962.
32. Levy B, Sadoune LO, Gelot AM, et al. Evolution of lactate pyruvate and arterial ketone body ratios in the early course of catecholamine-treated septic shock. Crit Care Med 2000;28:114–119.
33. Jones AE, Shapiro NI, Treciak S, et al. Lactate clearance vs. central venous oxygen saturation as goals of early sepsis therapy: a randomized clinical trial. JAMA 2010;303:739–746.
34. Heyland D, Cook D, King D, et al. Maximizing oxygen delivery in critically ill patients: a methodologic appraisal of the evidence. Crit Care Med 1996;24:517–524.
35. Vallet F, Vallet B, Mathe O, et al. Central venous-to-arterial carbon dioxide difference: an additional target for goal directed therapy in septic shock. Intensive Care Med 2008;34:2218–2225.
36. Falk JL, Rackow EC, Weil MH. End-tidal carbon dioxide concentration during cardiopulmonary resuscitation. N Engl J Med 1988;318:607–611.
37. De Backer D, Durand A. Monitoring the microcirculation. Best Pract Res Clin Anaesthesiol 2014;28:441–451.
38. Schofield Z, Woodruff T, Halai R, Wu M, Cooper M. Neutrophils—a key component of ischemia reperfusion injury. Shock 2013;40:463–470.
39. Antonucci E, Fiaccadori E, Donadello K, et al. Myocardial depression in sepsis: from pathogenesis to clinical manifestations and treatment. J Crit Care 2014;29:500–511.
40. Lanone S, Taille C, Boczkowski J, et al. Diaphragmatic fatigue during sepsis and septic shock. Inten Care Med 2005;31:1611–1617.
41. Gomez H, Ince C, De Backer D, et al. A unified theory of sepsis-induced acute kidney injury: inflammation, microcirculatory dysfunction, bioenergetics, and tubular cell adaption to injury. Shock 2014;41:3–11.
42. Horvatits T, Trauner M, Fuhrmann V. Hypoxic liver injury and cholestasis in critically ill patients. Curr Opn Crit Care 2013;19:128–132.
43. Deitch E. Gut-origin sepsis: evolution of a concept. Surgeon 2012;10:350–356.
44. Bozza F, D'Avilla JC, Ritter C, Sonneville R, Sharshar T, Dal-Pizzol F. Bioenergetics, mitochondrial dysfunction, and oxidative stress in the pathophysiology of septic encephalopathy. Shock 2013;39:10–16.
45. Deutschman C, Tracey T. Sepsis: current dogma and new perspectives. Immunity 2014;40: 463–475.
46. Hotchkiss RS, Monneret G, Paven D. Sepsis-induced immunosuppression: from cellular dysfunctions to immunotherapy. Nat Rev Immunol 2013:13:862–874.
47. Weil MH, Shubin H. "The VIP" approach to the bedside management of shock. JAMA 1969; 207:337–341.

89

循环休克的复苏

Benoît Vallet, Emmanuel Robin, and Gilles Lebuffe

循环衰竭的特点是细胞氧分压（pressure of oxygen，PO_2）下降从而引起的细胞氧利用下降。当氧分压下降至一个临界值时，氧化磷酸化受限，有氧代谢转化为无氧代谢，从而导致三磷酸腺苷（adenosine triphosphate，ATP）合成减少，细胞和血液内乳酸浓度增加。二磷酸腺苷（adenosine diphosphate，ADP）和氢离子的累积，以及血清乳酸水平的升高会导致代谢性酸中毒。这种缺氧的状态被认定为休克。在这种状态下不充分的组织氧化会产生细胞损伤。休克往往是，但不完全是由氧输送（oxygen delivery，DO_2）下降导致。欧洲重症医学会工作小组将心源性休克定义为与细胞氧利用不足有关的一种危及生命的、普遍的急性循环衰竭形式[1]。

循环性休克的复苏需要在有限的临床特征基础上紧急建立全面的整体方案，以确立诊断和可能的治疗。初始化治疗的有效性可以作为诊断的一部分：如果所选治疗有效，它反过来确认诊断。医生基于对全身血流动力学和氧代谢参数的掌握确立初步诊断。快速获得的氧代谢生物标记物有助于确立诊断。

全身血流和氧输送的基础病理生理学

解决全身组织氧合的充分性问题

充分的组织氧合是指供氧量（或 DO_2）与需氧量相匹配[2]。需氧量随时间和组织类型而变化。虽然需氧量无法测量或计算，但摄氧量或耗氧量（VO_2）、DO_2 都可以量化，他们之间存在简单的关系（$VO_2=DO_2\times ERO_2$）。

ERO_2 是指氧摄取比例［ERO_2 的单位是 %；VO_2 和 DO_2 的单位是 ml O_2/（kg•min）］。DO_2 是指动脉血中氧气的总流量，等于心输出量（cardiac output，Q）和动脉氧含量（arterial oxygen content，CaO_2）的乘积：$DO_2=Q\times CaO_2$。

CaO_2 等于血红蛋白（Hb，g/100ml）、动脉血氧饱和度（SaO_2，%）和血红蛋白氧容量（1.39ml O_2/g Hb）的乘积：$CaO_2=Hb\times SaO_2\times 1.39$。

在生理状态下，需氧量等于耗氧量 $VO_2\approx 2.4$ml O_2/（kg•min），相当于供氧量 12ml O_2/（kg•min），对应 20% 的 ERO_2。血液输送氧气的速率在生理状态下大于 VO_2∶DO_2，以适应需氧量。当需氧量增加（例如：运动时），DO_2 也适应性增加。

在循环性休克中，DO_2 随着心排血量和（或）动脉血氧含量的下降而下降，VO_2 则由于 $ER0_2$ 的代偿性增加而维持不变，所以，VO_2 和 DO_2 保持相互独立。但是，随着 DO_2 进一步下降至一个临界值（DO_2crit），ERO_2 无法再代偿 DO_2 的下降，在这个临界水平上，VO_2 开始依赖 DO_2（图 89-1）。在这个 DO_2 临界点［4ml/（kg•min）］，VO_2 约为 2.4ml/（kg•min），ERO_2 也达到一个临界值（ERO_2crit），约为 60%。当 VO_2 增加时，DO_2 临界点也增加。氧摄取的增加通过两个基本机制[3]：①通过交感神经兴奋肾上腺素增加和中央血管收缩引起各器官之间血流再分布（这导致低 ERO_2 的器官：如皮肤和内脏的灌注量减少，而高 ERO_2 的器官：如心脏和大脑的灌注量保持不变）。②器官内毛细血管吸收导致外周血管扩张（与中央血管收缩相反）。

用混合静脉血氧饱和度评价全身组织氧合的充分性

在临床上，混合静脉血氧饱和度（mixed venous oxygen saturation，S_VO_2）被用来评价全身 VO_2 和 DO_2 之间的关系，事实上，根据 Fick 公式，组织的 VO_2 与心排血量成正比。

$$VO_2=心排血量\times(CaO_2-CvO_2)$$

C_VO_2 是混合静脉血氧含量。在某种程度上，VO_2 大致等于 $Q\times(SaO_2-SvO_2)\times Hb\times 1.39$。$S_VO_2$ 大致等于 $SaO_2-VO_2/(Q\times Hb\times 1.39)$。

四种情况可能导致 SvO_2 的下降：SaO_2 下降（低氧血症）、Hb 下降（贫血）、心排血量下降，或 VO_2 增加（例如：运动中）。在 DO_2 临界值时，SvO_2 约为 40%（SvO_2 临界值），ERO_2 为 60%，SaO_2 为 100%。人类的 SvO_2 临界值已经确定[4]。必须强调的是，对于 CaO_2 的减少（由 Hb 或 SaO_2 的减少引起），如果心输出量不能代偿，SvO_2 的下降将更加明显。因此，SvO_2 可以表示 CaO_2 减少时全身血流的充分性。S_VO_2 为 40% 时代表动脉血氧供应和组织氧需求不平衡，并有明显的发生呼吸困难的风险。在临床上，SvO_2 较正常值（65%～77%）下降 5%，代表 DO_2 显著下降和/或氧气需求增加（图 89-2）。如果初始治疗（包括液体复苏、小剂量强心药、输注红细胞）不能使 SvO_2 恢复到至少 65%，应该分别监测 Hb、SaO_2 和心输出量以调整治疗。

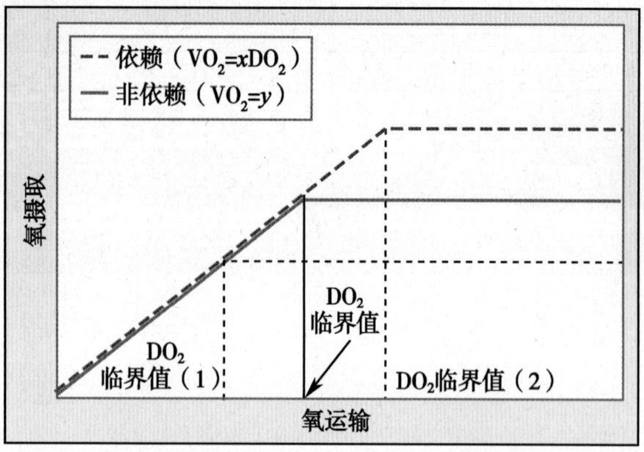

图 89-1　**氧摄取与氧输送关系**。当 VO_2 供应独立（独立）时，遵循 $VO_2=y$ 的关系，满足全身 O_2 的需要。当 VO_2 变得依赖于 DO_2（依赖）时，根据 $VO_2=xDO_2$ 的关系，VO_2 在 DO_2 临界值下开始线性依赖于 DO_2，这与无氧（所需 ATP 合成不足）和休克状态相对应。DO_2 临界值受全身 O_2 需要影响：当 VO_2 降低时（例如，通过休息、镇静、低温），DO_2 临界值也会降低[下虚线；DO_2 临界值(1)]；相反，VO_2 增加（例如：肌肉活动增加，觉醒，体温过高，脓毒症）与 DO_2Crit 增加有关[上虚线；DO_2 临界值(2)]

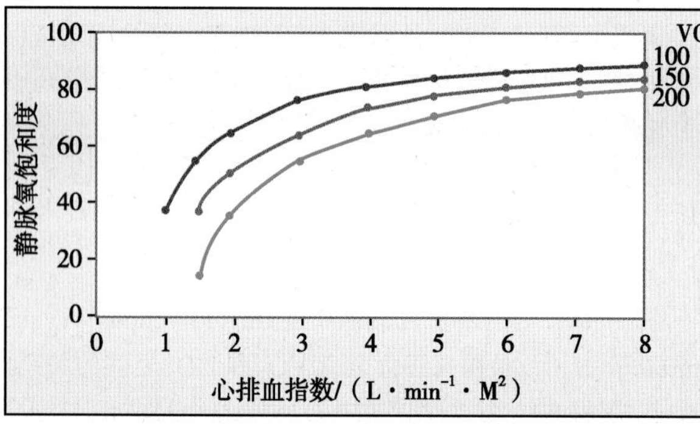

图 89-2　**静脉血氧饱和度与心排血指数的关系**。根据校正的 Fick 公式，SvO_2/CI 是曲线关系式。当摄氧量（VO_2）为常数时，初始 CI 值较低，CI 的变化会导致 SvO_2 发生较大的变化。相反，当初始 CI 值已经很高时，CI 变化对 SvO_2 影响不大。当 CI 变化与 VO_2 的显著变化相关时，这些关系需要重新校正。

全身血流评估

全身血流量（即心输出量）取决于心脏前负荷、心肌收缩力、心脏后负荷和心率。各区域血流分布不均匀，取决于中枢和外周血管张力，两者最终形成总外周血管阻力（systemic vascular resistances，SVR）。简言之，平均动脉压（mean arterial pressure，MAP）约等于心排血量和 SVR 的乘积。当流量减少时，MAP 保持稳定，SVR 增加。这与低 ERO_2 器官交感神经肾上腺素增加、中央血管收缩和高 ERO_2 器官外周血管舒张相符合。总之：ERO_2 增加，SvO_2 降低。

通过对组织灌注不足的持续监测（例如：血乳酸水平升高，代谢性酸中毒，SVO_2 低于 65%，尿量减少）和治疗的反应性（液体管理、小剂量强心药、红细胞）的观察，根据 Frank-Starling 曲线优化液体管理。可以通过有创或无创的手段来评估（见下文）。

在循环性休克，VO_2 对 DO_2 的依赖性以及血乳酸水平的增加意味着氧债存在。有学者曾报道：氧债与术后或多发性创伤患者多器官衰竭的发生率和死亡率有关[5,6]。多器官功能衰竭的存活患者与死亡患者相比较心排血指数较高，SVR 较低，VO_2 较高，S_VO_2 较高[7,8]。Rixen 和 Siegel[6] 研究表明：组织氧债的程度与炎症反应增强有关，并与急性呼吸窘迫综合征（acute respiratory distress syndrome，ARDS）的风险和死亡率增加有关。

一些研究强调，在实验和临床上利用中心静脉氧饱和度（central venous oxygen saturation，$S_{CV}O_2$）来检测全身氧合受损的潜在益处[8-10]。此外，尽管 SvO_2 和 $ScvO_2$ 的绝对值不同，但他们之间的波动相关性较好[11]。$ScvO_2$ 监测的另一个重要特点是可以通过中心静脉导管的光纤进行持续监测。在循环性休克患者的最初复苏中，中心静脉置管是一种标准、快速和简单的操作方法。

在 Rivers 等的一项里程碑式研究中，急诊收治的感染性休克患者被随机给予标准治疗（$n=133$）或早期目标导向治疗（EGDT，$n=130$），EGDT 的目标为中心 $ScvO_2$ 大于 70%。研究显示住院死亡率显著降低：EGDT 组为 30.5%，标准治疗组为 46.5%（$P=0.009$）。这项研究的一个重点是 99.2% 的接受 EGDT 的患者在最初 6 小时内达到了血流动力学目标，而接受标准治疗的患者只有 86%。这是第一次研究证实早期识别脓毒症患者，并早期启动 GDT，通过氧输送（$ScvO_2$ 监测）实现充分的组织氧合，可以明显降低死亡率[12]。这项研究随后被十多个试验验证[13]。然而，最近的大样本研究则显示出更多相反的结果。在美国的 ProCESS 试验[14]，澳大利亚和新西兰的 ARISE 试验[15]和 England 的 ProMISe 试验[16]表明，与常规治疗相比，EGDT 没有显著降低感染性休克患者的死亡率。Rivers 等的研究与这三项最新研究结果的差异在很大限度上可以由这些研究人口上的差异来解释。在过去的 10 年中，临床实践受到“拯救脓毒症运动”很大的影响，其中也包含了 Rivers 等的一些研究结果[17]。这三项研究得到的结论与 Rivers 等观察到的结果完全不同，患者的 $ScvO_2$ 基线大于 70%。

明确诊断和治疗策略

治疗策略的启动从早期快速估计 O_2 缺乏开始，立即给予早期经验治疗（图 89-3）。对初始经验治疗的反应（乳酸、动脉 pH、$ScvO_2$ 或 SvO_2 的改变）可以提示下一步需要进行哪些检查（例如，超声心动图，经食管多普勒，计算机断层扫描）和需要安装哪种类型的监测（例如，有创动脉血压监测，无创性或有创性心排血量监测）。这将有助于完善诊断和优化治疗。

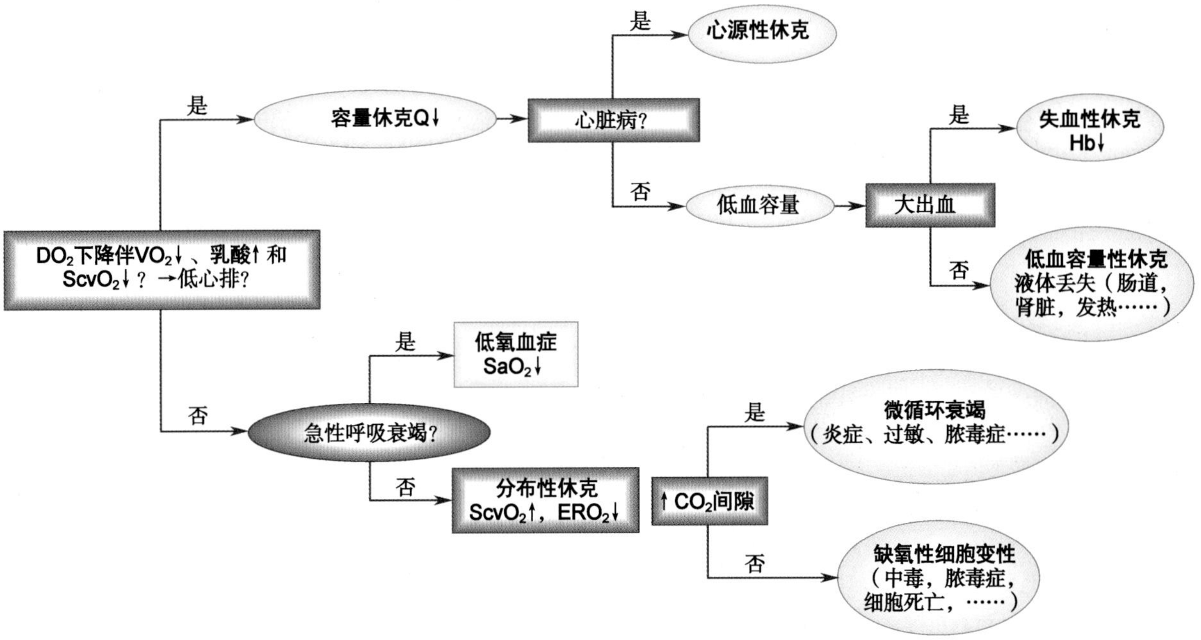

图 89-3　休克状态诊断流程图。CO_2 间隙：中心静脉 - 动脉二氧化碳分压差；DO_2：氧供；ERO_2：氧摄取率；HB：血红蛋白；SaO_2，动脉血氧饱和度；$ScvO_2$：中心静脉血氧饱和度；Q：心输出量；VO_2：氧摄取

诊断休克类型

容量性休克（DO_2 降低）

血流减少（低血容量，心源性，梗阻性）　血流减少的主要原因是循环容量减少（绝对或相对低血容量）和心脏泵衰竭。梗阻性因素（如大面积肺栓塞、心脏压塞或张力性气胸）较少见。

严重的脱水、血浆、血液丢失时为绝对低血容量。在脓毒症或过敏的情况下，液体治疗不足以代偿血管张力下降时（或使用大剂量镇静剂）为相对低血容量。在这种情况下，血管内含量（体积）与血管容量之间不匹配，交感神经张力异常与毛细血管回吸收变化有关。因此，相对低血容量往往与器官之间和内部血流的重新分布有关。特别需要注意的是，休克的发生往往同时存在容量因素和分布性因素，绝对和相对低血容量同时存在。

心力衰竭是由心肌损伤（感染性、病毒性或缺血性疾病）、主要瓣膜病或严重心律失常引起的。

CaO_2 降低（贫血、低氧血症、中毒），Hb 的减少不一定与低血容量有关。当伴有急性出血（低血容量）时，DO_2 的显著下降与血流量的减少有关。

血红蛋白携带 O_2 的能力也有可能受到限制。在一氧化碳中毒时，DO_2 的减少是由于一氧化碳和 O_2 对 Hb 的竞争结合造成的，同时存在 O_2 利用障碍（一氧化碳与氧化磷酸化相互作用）和 ERO_2 能力下降。在这种特殊情况下，休克既是容量性的，也是分布性的。

在严重低氧血症的情况下，由于急性呼吸功能紊乱，SaO_2 降低导致 CaO_2 降低，而 DO_2 则主要依赖于心输出量的增加。

分布性休克（ERO_2 降低）

这种类型的休克与以下因素有关：

炎症、过敏反应或某些药物（如大剂量镇静剂）引起的器官间血流再分布的改变。

血管反应性改变、血管内凝血增加、血细胞黏附增加和/或内皮水肿引起的毛细血管吸收减少。

线粒体功能异常（线粒体损伤或功能障碍）被称为“细胞缺氧”[18]，或更确切地说是细胞功能障碍，在这种情况下，虽然全身 DO_2 充分，但细胞不能合成 ATP。

分布性休克可与低血容量和/或心源性休克并存。由于存在 ERO_2 降低，SvO_2 或 $ScvO_2$ 升高并不能阻止组织低灌注发生。可以通过床旁微循环监测或使用中心静脉 - 动脉血二氧化碳差 P（cv-a）CO_2 来反映组织灌注的异常。在 P（cv-a）CO_2 中，常用中心静脉 PCO 2 代替混合静脉 P（cv-a）CO_2[19]。中心静脉 - 动脉血二氧化碳分压（PCO_2）差超过 6mmHg 可以帮助诊断脓毒症休克，即使 $ScvO_2$ 已经达到 70% 以上，但这些患者仍可能没有达到充分复苏。这些患者与那些 P（cv-a）CO_2 小于 6mmHg 的患者相比，心排血指数明显偏小[（2.7±0.6）L/（min•m^2）*vs.*（4.3±1.6）L/（min•m^2）]，乳酸浓度偏高[（7.5±3.7）mmol/L *vs.*（5.6±3.6）mmol/L]，器官衰竭评分在 24 小时内增加。根据以上结果可以得出以下观点：即对于 ERO_2 受损的患者，需要进一步优化血流动力学，可以将 P（CV-A）CO_2 小于 6mmHg 作为复苏目标补充使用（图 89-3）。这与腹部手术和术后重症监护的结果一致[20,21]。在所有研究中，P（CV-A）CO_2 的阈值被确定在 6mmHg 附近。P（cv-a）CO_2 与动 - 静脉血氧含量差异（Da-vO_2）有关。在感染性休克中，P（cv-a）CO_2/Da-vO_2 比值被认为是一个很好的监测指标[22]。

选择合适的监测

常规的监测包括心电图，脉搏血氧测定，快速动脉血压监测（每5分钟1次），以及后来的持续、有创性监测（这有利于动脉血血气和乳酸含量的测定）。中心静脉导管可以用来测量中心静脉压力，单独的中心静脉压力作用并不大（除非它持续低于5mmHg），但可以帮助指导液体复苏。中心静脉导管同时可用于药物和液体的输注，还可以监测 $ScvO_2$。

超声心动图不能提供连续的血流动力学数据，但可以快速识别血流动力学异常的类型，现在已被推荐为一线的评价手段[23]。即使是经过短期培训的医生（1年和2年的培训计划）也可以快速获得这些信息[24]。这也是识别和描述心力衰竭的最佳方式。在严重休克的情况下，患者对最初的治疗没有反应，先进的血流动力学监测有助于确定导致血流动力学异常的关键因素。连续或半连续监测心输出量和/或 SvO_2（或 $ScvO_2$）以及 $P(cv\text{-}a)CO_2$ 对于指导治疗非常有用。如果实施严格的医疗程序，监测也可以由护士来完成。

肺动脉导管可以提供重要的血流动力学参数，包括右心房压（right atrial pressure，RAP）、肺动脉压力（pulmonary artery pressure，PAP），肺动脉楔压力（pulmonary artery obstruction pressure，PAOP），持续心输出量，SvO_2 监测。在右心室功能衰竭患者中，右心房压力和肺动脉压更有用。然而，关于重症监护中肺动脉导管PAC益处的数据是相互矛盾的。以前的非随机研究发现，在由PAC监测的患者中，死亡率和发病率都有所增加，但是，一项对超过5000例危重患者进行的meta分析结果显示，在安全性和效率方面没有任何差异[25]。

经肺热稀释装置比PAC具有更小的侵袭性。经肺热稀释和脉冲轮廓分析相结合可以提供连续心输出量测量。据报道，经肺热稀释装置测定不稳定患者的心输出量与经PAC测量的热稀释心输出量有很好的一致性[26]。逐步分析可提高快速诊断心输出量减少的能力，同时能够在治疗期间更有效地监测心脏输出量的短期变化。经肺热稀释装置能评估血管外肺水，是判断ARDS机械通气患者预后的变量[27]。因此，在伴有ARDS的严重休克中，经肺热稀释装置可能是有用的。

有些装置可以通过脉冲波形分析提供连续的心输出量，而无需校准。这些设备比PAC和经肺热稀释装置具有更小的侵袭性（它们只需要一个动脉导管），但对于不稳定患者，尤其是脓毒症休克患者，其心脏输出量的可靠性仍存在争议[28,29]。最近，无创脉搏轮廓分析方法逐渐发展起来，但在循环休克患者中不可靠[30]。这些设备都提供了动态的预负荷依赖指数，有助于指导液体治疗[31]。然而，却受到例如心律失常、潮气量小于7ml/kg等事件的限制。生物电抗是一种非侵入性的心输出量评估技术，但在危重患者中不可靠[32]。经食管多普勒是一种评估心输出量的有效技术，但需要频繁更换探头，这对大多数ICU患者不适用，在手术室更适合。

反复血气分析（一种方法证明动脉管路的插入是合理的），代谢性酸中毒和乳酸浓度的评估，同时结合 $ScvO_2$ 或 SVO_2 的测量，也是评估整体组织氧合的方法。

治疗原则：对症治疗和病因治疗

对症治疗

在考虑最初的诊断策略时，需要确定急诊治疗原则。对于急性呼吸衰竭，需要通过面罩或气管内插管给予补充氧和通气支持。急性循环衰竭是在没有左心室衰竭的情况下采用初始液体负荷治疗（见后）。如果存在全身血管收缩性下降，则考虑正性肌力支持。在发生过敏性休克时，紧急治疗包括静脉注射肾上腺素治疗过敏所致血管扩张症。

液体负荷是治疗的第一步，其第一个目标是通过增加心脏输出来优化左心室预负荷，以改善 DO_2[33]。然而，液体负荷存在发生间质水肿的风险，尤其肺水肿。液体负荷的目的是根据Frank -Starling曲线最大限度地增加心脏输出量，除非患者存在急性肺损伤。在适用的情况下，动态预负荷依赖指数（动脉脉压变化）应该比静态指数能更好地指导液体负荷[31]。CVP或PAOP的绝对值不应单独用于指导液体治疗。液体输入作为液体冲击应谨慎进行（严重出血除外）。当然，在液体冲击时，如果能够监测心输出量的话，也必须考虑每搏量的变化。血红蛋白（hemoglobin，Hb）浓度正常，则不需要输注红细胞。一些随机研究显示7g/dl的阈值与更高的阈值结果相似[34,35]。但在最近存在心肌缺血和高风险的冠心病患者以及体外生命支持（extracorporeal life support，ECLS）的患者应更加谨慎。在所有情况下，输血指南的目标都是使 $ScvO_2$ 大于70%[36]。

儿茶酚胺有助于恢复灌注压和维持心输出量，从而保证足够的 DO_2；这应该允许局部血流分布和改善 ERO_2。所有儿茶酚胺都是强心药，它们可以分为：①强心扩管药：同时具备强心和扩血管的特性（小剂量的多巴胺，任何剂量的多巴酚丁胺或多培沙明）；②血管收缩剂：同时具备强心和血管收缩特性（大剂量多巴明，任何剂量的肾上腺素或去甲肾上腺素）。扩管剂增加流量，收缩剂增加灌注压力。由于个体对儿茶酚胺敏感性差异，必须进行剂量滴定[37]。更强效的升压药如血管升压素的测试结果互相矛盾，特别是在局部循环方面。在一项大型的多中心、随机、双盲试验中，与去甲肾上腺素相比，血管升压素作为一线升压药在脓毒症休克中没有显示出任何益处[38]。需要强调的是，血压升高并不能代表临床获益。事实上，在一项大型安慰剂对照临床试验中，给予感染性休克患者非选择性一氧化氮抑制剂 N^G-甲基精氨酸可以显著升高血压，但明显改善死亡率[39]。

有一些证据可以指导血压维持阈值的选择。在大多数脓毒症休克患者中，MAP在65mmHg附近就足够了[40]。然而，在有高血压病史的患者中，较高的MAP与较低的急性肾损伤的发生率有关[40]。在没有急性脑损伤的严重出血中，较低的阈值是可耐受的。因为通过血管收缩形成的血压升高可能与血流减少有关。在升高血压和降低心排血指数之间可能存在一种权衡，取决于特定的血管升压药或联合强心 / 血管升压药[37]。

当心力衰竭合并器官灌注受损时[低 SvO_2，血乳酸水平升高，高 $P(cv\text{-}a)CO_2$，急性肾损伤]，应考虑强心药物支持，而不仅仅是左心室射血分数下降。对于难治性心力衰竭，应考虑 ECLS，尤其是原发性心源性休克（先天性或缺血性）、心脏术后心源性休克、右心室衰竭合并 ARDS 或大面积肺栓塞。

将这些原则应用于脓毒症休克患者的对症治疗，可以降低死亡率。一项研究参与拯救脓毒症运动项目的时间越长，其获益越大。在一项为期 7.5 年的研究中，每 3 个月的死亡率就会下降 0.7%。对拯救脓毒症运动的遵守情况每增加 10%，住院时间和 ICU 住院时间减少 4%（95%*CI*：1%～7%）[17]。

其他治疗原则

纠正代谢性酸中毒的重要性和静脉使用碳酸氢钠治疗休克引起的阴离子间隙升高的酸中毒在过去一直被过分强调。事实上，临床研究，包括一项随机的前瞻性试验均未能证明碳酸氢盐治疗有任何血流动力学方面的益处，包括增加心输出量或减少血管紧张素用量，而不论其酸中毒程度如何。当动脉 pH 维持在 7.0 以上时，心功能没有明显下降。因此，除了存在肾脏或消化系统丢失，不建议输注碳酸氢钠治疗，除非患者患有高血钾症[41]。

在脓毒症休克患者中，一旦给予合适的抗生素或感染部位得到控制，就需要考虑一定剂量（低剂量）类固醇激素治疗（氢化可的松 200mg/d），特别是在血压下降需要高浓度血管升压药或升压药浓度持续升高时[33]。一旦不需要升压药，类固醇治疗就可以停止。如果超过 72 小时血流动力学没有任何改善，表明氢化可的松治疗是无效的。

在脓毒症休克中许多治疗是必不可少的，即使不是为了改善循环[33]。控制感染源是必需的。经验性或概率性抗生素应针对革兰氏阴性菌和潜在的耐药病原菌。这就证明 2 倍或 3 倍抗生素治疗是合理的。它在理论上具有以下优点：扩大抗菌谱，协同抗菌，提高杀菌速度，降低产生耐药菌的风险。

预后

影响循环休克预后的主要因素是入院时器官衰竭的数量、开始治疗的时机和对症治疗的反应。在感染性休克中，控制感染源和适当的抗生素治疗是影响预后的重要因素。GDT 的早期时机对多器官功能衰竭的严重程度和预后有一定的影响。

知识点

1. 循环休克发生在细胞氧分压（PO_2）达到临界时，在这种状态下，组织中的 PO_2 不足会引起细胞缺氧（细胞耗氧量和 ATP 生成的氧气有限）和伤害。
2. 休克通常是由于氧输送减少（DO_2），但也不总是。
3. 循环休克的最初复苏包括：①解决全身组织氧合的充分性；②评估全身血流；③诊断休克类型；④确定最佳处理。
4. 治疗的目的是：①减少预负荷依赖；②恢复心脏收缩能力；③改善灌注压；④达到供氧 - 氧需要的相互独立；⑤消除病因（如过敏、感染、心肌缺血）。

（李宝山 译，尹婷 审校）

参考文献

1. Cecconi M, De Backer D, Antonelli M, et al. Consensus on circulatory shock and hemodynamic monitoring. Task force of the European Society of Intensive Care Medicine. Intensive Care Med 2014;40(12):1795–1815.
2. Vallet B, Tavernier B, Lund N. Assessment of tissue oxygenation in the critically-ill. Eur J Anaesthesiol 2000;17(4):221–229.
3. Vallet B. Vascular reactivity and tissue oxygenation. Intensive Care Med 1998;24(1):3–11.
4. Ronco JJ, Fenwick JC, Tweeddale MG, et al. Identification of the critical oxygen delivery for anaerobic metabolism in critically ill septic and nonseptic humans. JAMA 1993;270(14):1724–1730.
5. Shoemaker WC, Appel PL, Kram HB. Tissue oxygen debt as a determinant of lethal and nonlethal postoperative organ failure. Crit Care Med 1988;16(11):1117–1120.
6. Rixen D, Siegel JH. Metabolic correlates of oxygen debt predict posttrauma early acute respiratory distress syndrome and the related cytokine response. J Trauma 2000;49(3):392–403.
7. Shoemaker WC, Appel PL, Kram HB, Bishop M, Abraham E. Hemodynamic and oxygen transport monitoring to titrate therapy in septic shock. New Horiz Baltim Md 1993;1(1):145–159.
8. Rady MY, Rivers EP, Martin GB, Smithline H, Appelton T, Nowak RM. Continuous central venous oximetry and shock index in the emergency department: use in the evaluation of clinical shock. Am J Emerg Med 1992;10(6):538–541.
9. Ander DS, Jaggi M, Rivers E, et al. Undetected cardiogenic shock in patients with congestive heart failure presenting to the emergency department. Am J Cardiol 1998;82(7):888–891.
10. Rady MY, Rivers EP, Nowak RM. Resuscitation of the critically ill in the ED: responses of blood pressure, heart rate, shock index, central venous oxygen saturation, and lactate. Am J Emerg Med 1996;14(2):218–225.
11. Dueck MH, Klimek M, Appenrodt S, Weigand C, Boerner U. Trends but not individual values of central venous oxygen saturation agree with mixed venous oxygen saturation during varying hemodynamic conditions. Anesthesiology 2005;103(2):249–257.
12. Rivers E, Nguyen B, Havstad S, et al. Early goal-directed therapy in the treatment of severe sepsis and septic shock. N Engl J Med 2001;345(19):1368–1377.
13. Rivers EP, Coba V, Whitmill M. Early goal-directed therapy in severe sepsis and septic shock: a contemporary review of the literature. Curr Opin Anaesthesiol 2008;21(2):128–140.
14. ProCESS Investigators, Yealy DM, Kellum JA, et al. A randomized trial of protocol-based care for early septic shock. N Engl J Med 2014;370(18):1683–1693.
15. Peake SL, Bailey M, Bellomo R, et al. Australasian resuscitation of sepsis evaluation (ARISE): a multi-centre, prospective, inception cohort study. Resuscitation 2009;80(7):811–818.
16. Mouncey PR, Osborn TM, Power GS, et al. Trial of early, goal-directed resuscitation for septic shock. N Engl J Med 2015;372(14):1301–1311.
17. Levy MM, Rhodes A, Phillips GS, et al. Surviving Sepsis Campaign: association between performance metrics and outcomes in a 7.5-year study. Intensive Care Med 2014;40(11):1623–1633.
18. Fink MP. Bench-to-bedside review: cytopathic hypoxia. Crit Care Lond Engl 2002;6(6):491–499.
19. Vallée F, Vallet B, Mathe O, et al. Central venous-to-arterial carbon dioxide difference: an additional target for goal-directed therapy in septic shock? Intensive Care Med 2008;34(12):2218–2225.
20. Futier E, Robin E, Jabaudon M, et al. Central venous O_2 saturation and venous-to-arterial CO_2 difference as complementary tools for goal-directed therapy during high-risk surgery. Crit Care Lond Engl 2010;14(5):R193.
21. Robin E, Futier E, Pires O, et al. Central venous-to-arterial carbon dioxide difference as a prognostic tool in high-risk surgical patients. Crit Care Lond Engl 2015;19:227.
22. Mesquida J, Saludes P, Gruartmoner G, et al. Central venous-to-arterial carbon dioxide difference combined with arterial-to-venous oxygen content difference is associated with lactate evolution in the hemodynamic resuscitation process in early septic shock. Crit Care Lond Engl 2015;19:126.
23. Vincent J-L, De Backer D. Circulatory shock. N Engl J Med 2013;369(18):1726–1734.
24. Beraud A-S, Rizk NW, Pearl RG, Liang DH, Patterson AJ. Focused transthoracic echocardiography during critical care medicine training: curriculum implementation and evaluation of proficiency*. Crit Care Med 2013;41(8):e179–e181.
25. Shah MR, Hasselblad V, Stevenson LW, et al. Impact of the pulmonary artery catheter in critically ill patients: meta-analysis of randomized clinical trials. JAMA 2005;294(13):1664–1670.
26. Gödje O, Friedl R, Hannekum A. Accuracy of beat-to-beat cardiac output monitoring by pulse contour analysis in hemodynamical unstable patients. Med Sci Monit Int Med J Exp Clin Res 2001;7(6):1344–1350.
27. Dres M, Teboul J-L, Anguel N, Guerin L, Richard C, Monnet X. Extravascular lung water, B-type natriuretic peptide, and blood volume contraction enable diagnosis of weaning-induced pulmonary edema. Crit Care Med 2014;42(8):1882–1889.
28. De Backer D, Marx G, Tan A, et al. Arterial pressure-based cardiac output monitoring: a multicenter validation of the third-generation software in septic patients. Intensive Care Med 2011;37(2):233–240.
29. Marqué S, Gros A, Chimot L, et al. Cardiac output monitoring in septic shock: evaluation of the third-generation Flotrac-Vigileo. J Clin Monit Comput 2013;27(3):273–279.

30. Monnet X, Picard F, Lidzborski E, et al. The estimation of cardiac output by the Nexfin device is of poor reliability for tracking the effects of a fluid challenge. Crit Care Lond Engl 2012;16(5):R212.
31. Michard F, Boussat S, Chemla D, et al. Relation between respiratory changes in arterial pulse pressure and fluid responsiveness in septic patients with acute circulatory failure. Am J Respir Crit Care Med 2000;162(1):134–138.
32. Fagnoul D, Vincent J-L, Backer DD. Cardiac output measurements using the bioreactance technique in critically ill patients. Crit Care Lond Engl 2012;16(6):460.
33. Dellinger RP, Levy MM, Carlet JM, et al. Surviving Sepsis Campaign: international guidelines for management of severe sepsis and septic shock: 2008. Intensive Care Med 2008;34(1):17–60.
34. Hébert PC, Wells G, Blajchman MA, et al. A multicenter, randomized, controlled clinical trial of transfusion requirements in critical care. Transfusion Requirements in Critical Care Investigators, Canadian Critical Care Trials Group. N Engl J Med 1999;340(6):409–417.
35. Holst LB, Haase N, Wetterslev J, et al. Lower versus higher hemoglobin threshold for transfusion in septic shock. N Engl J Med 2014;371(15):1381–1391.
36. Vallet B, Robin E, Lebuffe G. Venous oxygen saturation as a physiologic transfusion trigger. Crit Care Lond Engl 2010;14(2):213.
37. Dellinger RP. Cardiovascular management of septic shock. Crit Care Med 2003;31(3):946–955.
38. Russell JA, Walley KR, Singer J, et al. Vasopressin versus norepinephrine infusion in patients with septic shock. N Engl J Med 2008;358(9):877–887.
39. López A, Lorente JA, Steingrub J, et al. Multiple-center, randomized, placebo-controlled, double-blind study of the nitric oxide synthase inhibitor 546C88: effect on survival in patients with septic shock. Crit Care Med 2004;32(1):21–30.
40. Asfar P, Meziani F, Hamel J-F, et al. High versus low blood-pressure target in patients with septic shock. N Engl J Med 2014;370(17):1583–1593.
41. Forsythe SM, Schmidt GA. Sodium bicarbonate for the treatment of lactic acidosis. Chest 2000; 117(1):260–267.

90

正性肌力治疗

Jean-Louis Teboul, Xavier Monnet, Mathieu Jozwiak

重症疾病的正性肌力治疗原理

重症疾病应用正性肌力治疗主要有两个目的：①对于心肌收缩力减退导致心输出量降低的患者，应用正性肌力治疗改善其心脏功能；②应用正性肌力药物使患者的心输出量达到超常水平，预防或减少机体氧债。此类情形下，即使没有明确诊断心肌抑制，在充分地容量复苏后也可以考虑应用正性肌力药物。

恢复心肌收缩力

临床中，应用正性肌力治疗的第一类情形包括：心源性休克、急性心力衰竭或慢性心力衰竭急性加重。尽管基于经典的病理生理学机制，临床中应用正性肌力治疗貌似符合逻辑，但目前并没有证据证明此类治疗能为患者降低发病率和病死率方面的确切获益。而且，几乎所有商品化的正性肌力药物在慢性心力衰竭患者长期应用时，均与其病死率增加相关。目前认为原因可能是长期应用正性肌力药物会加速心肌细胞凋亡进而导致左心功能的恶化[1]。此外，负性肌力药物（如β-受体阻滞剂）对慢性心力衰竭患者病死率的有利影响已在维护或降低射血分数中得到了充分的证实[2,3]。因此，正性肌力治疗通常保留用于心源性休克或利尿剂、地高辛、β-受体阻滞剂和血管紧张素转换酶抑制剂等常规治疗无效的晚期心力衰竭患者。这些情形下，临床医生大多是希望能通过短期应用正性肌力药物治疗来稳定循环。正性肌力药物治疗还可用于等待机械循环支持（如左心室辅助装置、体外膜式氧合）和/或心脏移植的顽固性心力衰竭患者。对于急性心力衰竭存在潜在可逆病因（如心肌梗死或急性心肌炎）的患者，短期应用正性肌力治疗是冠状动脉血运重建或恢复过程中的过渡性治疗策略。随着ICU床旁超声心动图技术的发展，相较于传统的肺动脉导管等有创监测，超声能够更精确地评估心脏的收缩功能，进而使得正性肌力药物治疗的应用更加合理。

正性肌力药用于实现超常水平的氧输送或作为目标导向治疗策略的组成部分

高危外科患者

尝试实现超常水平血流动力学目标的概念出自对高危外科患者的相关研究。Shoemaker等[4]进行的一项针对接受手术治疗的高危外科患者的前瞻性研究中，治疗组患者在容量复苏（必要时输注悬浮红细胞）不能达到超常水平的氧输送目标[>600ml/(min•m²)]时，即使没有心脏收缩功能下降的明确证据，仍加用正性肌力药物（多巴酚丁胺和多巴胺）进行治疗。结果显示，以超常水平的血流动力学指标作为治疗目标，患者的病死率从33%降低至4%。此后，关于围术期特别是腹部手术中液体管理策略的讨论开始出现：一方面，围术期限制性液体管理可以降低术后并发症的发生率，促进患者的快速康复[5-7]。另一方面，随机试验中并未证实择期手术患者能获益于限制性液体治疗[8,9]。而且，过度地限液可能会导致低血容量和诸如吻合口瘘、脓毒症等术后并发症的发生[10]。

实际上，在相关随机研究中，术中输液量可能是减少的、平衡的或是增加的，但结果均显示术后并发症和住院时间降低的获益。因此，最重要的并不是围术期的液体策略本身，而是基于每搏输出量、氧输送指数或心指数的目标导向治疗策略[11-16]。两篇述评也证实，对于接受手术治疗的高危患者，围术期目标性地通过输液和正性肌力药物（如多巴酚丁胺、多巴胺、肾上腺素、多培沙明）达到超常水平的氧输送与病死率和术后并发症的降低相关[17,18]。需要重点强调的是：①在使用微创心输出量监测的情况下，相比单纯输液，联合输液和正性肌力治疗达到心指数或氧输送超常水平的临床获益更加显著[19]；②中低风险患者可以获益于术中目标导向治疗[20]；③若相关并发症已经发生，上述的早期目标导向治疗（early goal-directed therapy，EGDT）则不再考虑应用[18]。最近，围术期目标导向治疗的价值却受到了质疑[21,22]。Pearse等[22]的一项针对接受胃肠大手术的高危患者的随机多中心研究中，目标性地通过补液和应用多培沙明使患者达到并维持在每搏输出量最大化的状态，并评估其临床有效性。结果显示：与对照组相比，目标导向治疗并不能显著降低中重度术后并发症的发生率。然而，在将这些结果纳入更新的系统评价进行meta分析后，结果显示围术期的目标导向治疗与患者术后并发症发生率显著降低相关。需要说明的是，该试验中对照组是基于中心静脉压（central venous pressures，CVP）的指导进行输液治疗，而这在某种程度上也可被认为是目标导向治疗。然而，上述临床获益到底是由于增加的氧输送本身还是儿茶酚胺类药物的抗炎作用所致，目前尚未明确[23]。在这方面，已明确的是增加氧输送可以改善微循环和组织氧合[24]。而一项关于脓毒症休克小鼠的实验发现，应用小剂量对全身和局部血流动力学无影响的多培沙明可以减轻全身炎症反应，减少白细胞渗出，还能预防肝肾功能损伤。此外，药物剂量的问题也不容忽视[25]。最近的一项 meta 分析显示，对于接受大手术治疗的患者，小剂量而非大剂量的多培沙明能改善预后[26]。综合上述研究，对于接受择期大手术的高危患者，围术期通过提高心输出量实现超常水平氧输送的目标导向性治疗仍是合理的。

重症患者

对于因急性疾病入住 ICU 的患者，是否可应用超常水平血流动力学的目标导向治疗目前仍存争议。一方面，在诸如脓毒症和急性呼吸窘迫综合征（acute respiratory distress syndrome，ARDS）等各种急性疾病病程中，机体氧摄取能力受损导致机体氧消耗与氧供的病理性依赖[27,28]。据报道，此现象与血乳酸水平的升高相关，而血乳酸的升高是全身组织缺氧的标志，常提示预后不良[27,29]。氧消耗 - 氧供依赖性则会促使临床医生为了使其维持在临界水平以上而增加氧输送至超常水平。然而，关于这种积极治疗策略的临床随机研究一经发表便受到质疑，主要是因为急性疾病患者并不能从这种以超生理水平的血流动力学目标导向治疗中显著获益[30,31]。其中的一项研究显示，接受积极治疗达到超常水平氧输送状态的患者病死率更高[30]。原因可能是该组患者使用了大剂量多巴酚丁胺治疗而导致了不良后果的发生。需要指出的是：①该研究中尽管实验组患者心脏收缩功能未见明显异常，但仍接受了大剂量正性肌力药物治疗；②接受积极地正性肌力治疗的患者，大多数都未能达到目标水平的氧消耗[170ml/(min•m^2)]。其后的一项研究中对脓毒症患者亚组数据进行分析，结果显示，忽略随机化的分组，研究中幸存患者的氧输送和氧消耗通过治疗都能得到改善，而死亡患者的氧消耗则不能随氧输送的增加而改善[32]。这就提示，相比幸存患者，死亡患者的外周氧摄取能力受损更加严重[32]。此外，死亡患者心输出量和氧输送的提升能力也明显低于幸存患者，表明死亡患者的心脏功能储备减少[32]。这样的结果并不令人感到意外，因为脓毒症休克患者心肌功能障碍的程度与其死亡风险是相关的。这方面，有两项前瞻性研究结果显示，幸存患者的氧输送和氧消耗均能通过多巴酚丁胺的治疗得到提升，而死亡患者则不能。因此，脓毒症患者对多巴酚丁胺冲击治疗的反应性对其临床转归具有预测价值[33,34]。综合现有随机对照研究结果，不再推荐对所有重症患者常规实施超常水平血流动力学的目标导向治疗策略[35,36]。但在一项单中心随机对照试验中，对于伴有低心输出量和氧输送不足的早期脓毒症休克患者，为了使反映氧输送水平的中心静脉血氧饱和度（central venous oxygen saturation，$ScvO_2$）快速恢复正常，对患者进行积极地血流动力学治疗，包括应用正性肌力药物，结果证明其临床转归更佳[37]。这项研究使得以 $ScvO_2$ 为主要血流动力学目标的 EGDT 理念普及开来。然而，其后的三项多中心随机研究结果则显示，包含 $ScvO_2$ 的 EGDT 并不能减少患者的全因病死率、器官支持治疗时间和住院时间[38-40]。但与 Rivers 等[37]的研究对比后发现，这三项研究纳入的患者在随机化分组之前就已经接受了液体复苏治疗，使得患者的 $ScvO_2$ 平均基线已高于 70%（$ScvO_2$>70% 是 EGDT 组的目标）。这也就解释了为什么 EGDT 组相比对照组无更多获益[38-40]。Rivers 等[37]的研究中，大部分患者的 $ScvO_2$ 均低于 70%，故上述研究结果显然不足以否定增加氧输送和包括 $ScvO_2$ 的目标导向治疗策略的有效性。因此，在脓毒症休克或其他急性疾病的早期，仍须快速恢复全身循环血流至正常状态，以防止因全身低灌注所致的严重不良后果。在疾病的后期，伴随着炎症反应和器官功能障碍的发生，虽然目前文献中没有证据显示增加氧输送能带来临床获益，但可能也应通过输液和 / 或正性肌力治疗保证心输出量维持在正常水平，防止损伤的进一步加重。需要强调的是：即便是应用 EGDT 策略，也不应只关注 $ScvO_2$，在低血容量和低血压得到纠正后，还应注意患者是否存在心功能障碍，而超声心动图检查不失为诊断心功能障碍的最佳方法。

正性肌力药物的药理学特点

现有的正性肌力药物种类很多，作用机制不尽相同。其中，一些是作用于心肌细胞表面的肾上腺素能受体，而另一些是在心肌细胞内发挥作用。

肾上腺素能受体信号转导

天然以及合成的儿茶酚胺都能增加细胞质内 Ca^{2+} 浓度，而细胞质内 Ca^{2+} 浓度与心肌收缩力直接相关（图 90-1）。Ca^{2+} 与肌钙蛋白 C 上的 Ca^{2+} 特异性结合位点结合，诱导肌钙蛋白发生构象改变，导致横桥与细肌丝上的肌动蛋白结合。横桥将结合的三磷酸腺苷（adenosine triphosphate，ATP）水解成二磷酸腺苷（adenosine diphosphate，ADP）的同时使横桥竖起，导致肌小节缩短，心肌收缩。

为了更好地理解正性肌力药物的药理学特点，下面快速地回顾一下激活肾上腺素能受体所产生的生理效应。肾上腺素能受体主要分为 α1、α2、β1、β2 和多巴胺受体。肾上腺素能药物激活 β1 受体和 α1 受体会产生不同程度的变力性效应，其中激活 β1 受体的变力性效应更为显著。

β1- 肾上腺素能受体

β- 肾上腺素能受体是位于肌膜上的跨膜蛋白。人体 β1 受体亚型主要表达于心脏，其激活能增加细胞质内 Ca^{2+} 浓度进而产生变力性、松弛性、变时性和传导性效应，β1 受体激动剂与其受体结合后激活 Gs 蛋白，导致非活化状态下与 Gs 蛋白 α 亚单位结合的二磷酸鸟苷（guanosine diphosphate，GDP）被三磷酸鸟苷（guanosine triphosphate，GTP）解离替换，生成的 α_s- 三磷酸鸟苷复合物进一步与腺苷酸环化酶

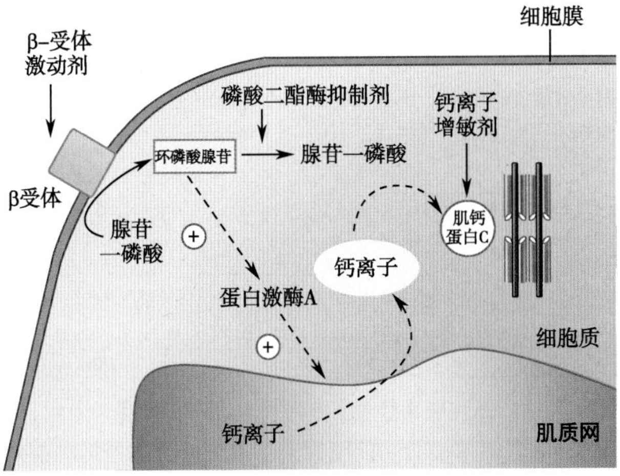

图 90-1　**正性肌力药物在细胞水平的作用机制示意图。**β 受体激动剂与 β 受体结合并使其活化，在腺苷酸环化酶的作用下，使得腺苷一磷酸（AMP）转化生成环磷酸腺苷（cAMP），cAMP 可以激活蛋白激酶 A，后者使兰尼碱受体磷酸化进而导致肌质网内的 Ca^{2+} 释放进入细胞质，Ca^{2+} 与肌钙蛋白 C 结合，最终导致粗肌丝与细肌丝上的肌动蛋白结合。磷酸二酯酶（PDE）抑制剂可以通过抑制 cAMP 的降解而增加细胞内 cAMP 的浓度。Ca^{2+} 增敏剂通过增加肌钙蛋白 C 对 Ca^{2+} 的敏感性而产生增强心肌收缩力的效应。心肌肌球蛋白激动剂可以增加心肌纤维的 ATP 酶活性，进而增强心肌收缩力，但不增加心肌收缩所需的 ATP 分子浓度。伊司他肟可以抑制 Na^+-K^+-ATP 酶，增强肌质网膜上 Ca^{2+}-ATP 酶的活性，进而增加肌质网对 Ca^{2+} 的重吸收

（adenyl cyclase，AC）结合并使其活化。活化的 AC 水解环化胞质内的 ATP 生成环磷酸腺苷（cyclic adenosine monophosphate，cAMP），进而活化蛋白激酶 A（protein kinase A，PKA）。PKA 通过底物磷酸化在不同类型细胞及结构中发挥作用，简要介绍如下：

- 雷诺丁受体是分布于肌质网上的 Ca^{2+} 释放通道，其活化可导致肌质网内的 Ca^{2+} 释放，进而导致细胞质内 Ca^{2+} 浓度升高。实际上，细胞质内引起细胞收缩的 Ca^{2+} 大部分为终池内储存的 Ca^{2+}。经 L- 型钙通道开放内流的 Ca^{2+} 诱导肌质网上的雷诺丁受体分子构象发生改变，进而通道开放，肌质网终池内大量的 Ca^{2+} 释放至细胞质内（图 90-1）。
- 延长肌膜上 L- 型钙通道的开放时间可以增加诱导肌质网内大量 Ca^{2+} 释放所需的 Ca^{2+}，进而使细胞收缩，与此同时，细胞质内 Ca^{2+} 浓度的升高会导致钙调蛋白活化，与 Ca^{2+} 结合的钙调蛋白又会导致其他蛋白磷酸化。
- 肌球蛋白轻链具有 ATP 酶活性，其磷酸化作用能够增强心肌收缩蛋白对 Ca^{2+} 的反应性，还有助于增加肌球蛋白对肌动蛋白的亲和力，进而产生变力性效应。
- 受磷蛋白和肌膜上的 Na^+-Ca^{2+} 交换体能使细胞质内 Ca^{2+} 浓度在细胞收缩后快速下降，导致松弛性效应。实际上，舒张主要依赖于肌质网通过肌质网膜上的钙泵对 Ca^{2+} 的重吸收。通常肌质网膜上的 Ca^{2+} 泵会被其旁边的磷蛋白所抑制，当磷蛋白发生磷酸化后，抑制作用解除，肌质网才能完成 Ca^{2+} 的重吸收。

β2- 肾上腺素能受体

β2 受体亚型主要表达于人体非心脏结构部位，β2 受体激动剂可导致动脉和静脉的舒张。血管平滑肌上 β2 受体的活化效应是通过一条不同的途径来产生的：随着细胞质内 Ca^{2+} 浓度升高，Ca^{2+} 与钙调蛋白结合生成的 Ca^{2+}-Cam 复合物能与肌球蛋白轻链激酶（myosin light chain kinase，MLCK）结合并使之活化，导致肌球蛋白轻链的磷酸化受到抑制，最终平滑肌舒张。

α- 肾上腺素能受体

当 α1 肾上腺素能受体与其激动剂结合后，G 蛋白家族中的 Gh 蛋白激活细胞膜上的磷脂酶 C（phospholipase C，PLC），后者将膜脂质中的磷脂酰肌醇水解为三磷酸肌醇和 1,2- 二酰甘油。三磷酸肌醇可以引起肌质网释放 Ca^{2+}。α2 受体兴奋会抑制腺苷酸环化酶，降低细胞内 cAMP 的浓度。α- 肾上腺素能受体主要表达于血管壁，在心肌组织中较少。激活心脏 α1 受体可以产生正性肌力效应，同时，α1 受体和 α2 受体激活还可以引起动脉和静脉血管强烈收缩。

临床常用正性肌力药物的药理学特点

肾上腺素

肾上腺素是人体肾上腺髓质分泌的主要生理性肾上腺素能激素，能够强烈兴奋 α、β1、β2 受体。α- 肾上腺素能效应会导致动脉和静脉血管强烈收缩。肾上腺素可以提升动脉收缩压，但其缩血管效应会因其同时激活 β2 受体所致的舒血管效应而减弱。因此，肾上腺素对舒张压的影响较小，对平均动脉压（mean arterial pressure，MAP）的提升弱于去甲肾上腺素。肾上腺素可以通过激活心脏 β1 受体而增加心率和心肌收缩力，同时通过激活 α- 肾上腺素能受体导致静脉血管收缩，促进静脉血液回流，导致心脏前负荷增加，最终使心输出量增加。肾上腺素还会因增加心肌氧消耗而导致心室舒张，进而增加冠状动脉血流量。

去甲肾上腺素

去甲肾上腺素是肾上腺素能神经在神经节后释放的生理性递质，能够强烈兴奋 α 和 β1 受体，但对 β2 受体的作用较弱。其中，激活 α 肾上腺素能受体会导致动脉和静脉血管强烈收缩，进而引起收缩压、舒张压、左心室后负荷以及心脏充盈压的增加。同时，去甲肾上腺素还会导致外周静脉容量降低，使非张力性容量转变为张力性容量，提升体循环平均充盈压和静脉回流压力梯度，引起静脉回心血量增加[41, 42]。去甲肾上腺素兴奋 β1 受体可产生正性肌力效应而增加每搏输出量（stroke volume，SV），但其变时性效应常会被血管收

缩时压力感受器的兴奋效应所抵消。故通常心率表现为减慢或不变，心输出量则可保持不变。另外，去甲肾上腺素可以使过低的舒张压恢复至正常水平，而且还会增强心肌细胞的代谢，进而导致冠状动脉舒张、血流量增加。

多巴胺

生理学上，多巴胺是去甲肾上腺素和肾上腺素的前体物质。不同浓度的多巴胺对不同类型肾上腺素能受体的活化效应不同，加之其转化生成的去甲肾上腺素，对心血管系统可产生多种效应。

小剂量的多巴胺[<5μg/(kg•min)]可以激活位于肾脏、肠系膜、大脑和冠状动脉血管上的多巴胺 D1 受体，导致血管舒张，但对动脉血压没有明显影响。中等剂量的多巴胺[5～10μg/(kg•min)]主要激活 β1- 肾上腺素能受体，可以增强心肌收缩力并加快心率。此时，心脏每搏输出量增加而动脉张力仅有轻微改变，故常表现为收缩压升高而舒张压不变。多巴胺转化生成的去甲肾上腺素也会加强此类效应。大剂量的多巴胺[10～20μg/(kg•min)]主要激活血管的 α1- 肾上腺素能受体导致动脉和静脉血管收缩，抵消了多巴胺 D1 受体介导的血管舒张效应，进而增加动脉血压、静脉回流以及心脏充盈压。更高剂量多巴胺的血流动力学效应则与去甲肾上腺素相似。

多巴酚丁胺

多巴酚丁胺是一种由多巴胺衍生合成的肾上腺素能受体激动剂，对肾上腺素能受体的作用机制复杂，但不是通过内源性转化生成去甲肾上腺素起效。多巴酚丁胺可以同时激活不同的肾上腺素能受体，导致不同甚至相反的效应。实际上，临床上常用的多巴酚丁胺是由能激活 α- 肾上腺素能受体的 a(-)对映体和能激活 β1 和 β2 受体的 a(+)对映体组成的消旋合剂。激活 α1 和 β1 受体可以产生心脏变力性和变时性效应。多巴酚丁胺激活 α1 受体导致血管收缩的同时还会激活 β2 受体引起血管舒张。因此，总体上多巴酚丁胺并不会导致明显的舒张或收缩血管效应。

多培沙明

多培沙明(dopexamine)是一种合成的儿茶酚胺类药物，可以激活 β2 受体和多巴胺受体，对 β1 受体具有弱激活作用，但不能激活 α- 肾上腺素能受体。多培沙明还能通过抑制神经元对去甲肾上腺素的重吸收而间接起效。应用多培沙明可引起血管舒张和心脏变力性效应，进而导致每搏输出量显著增加。

异丙肾上腺素

异丙肾上腺素是一种合成的强效 β- 肾上腺素能受体激动剂，对 α- 肾上腺素能受体的亲和力很低，可以通过激活 β2 受体引起血管舒张，导致舒张压和平均血压下降，而激活 β1 受体会导致每搏输出量增加、收缩压升高。其中，SV 增加与心率增快则会导致心输出量增加，但由此引起的心肌氧消耗增加不能通过冠状动脉血流的增加来代偿，所以可能会导致心肌缺血，特别是对于既往患有冠状动脉疾病的患者。由于异丙肾上腺素可能会导致心肌缺血和低血压，所以在患者没有心动过缓的情况下，不再推荐其作为正性肌力药在临床实践中使用。

磷酸二酯酶抑制剂

尽管儿茶酚胺类药物是伴有心输出量降低的重症患者的主要治疗药物，但也可能会并发如心动过速、心律失常、心肌氧消耗增加、血管过度收缩或长时间应用 β- 肾上腺素能受体激动剂后受体反应性下降等问题。因此，有学者提议使用其他的正性肌力药物如磷酸二酯酶抑制剂(米力农、依诺昔酮)来治疗心肌功能障碍。这类合成药物能抑制催化 cAMP 的磷酸二酯酶Ⅲ(图 90-1)，增加细胞内 cAMP 水平，引起血管平滑肌松弛，进而导致动脉和静脉血管舒张，左心室前负荷降低，且比多巴酚丁胺的作用效果更强。在心脏水平，磷酸二酶抑制剂的正性肌力作用与多巴酚丁胺相似，在快速输注时会引起心率加快，进而可导致心输出量增加。此外，细胞内 cAMP 水平升高可以促进肌质网对 Ca^{2+} 的重吸收，故磷酸二酯酶抑制剂还有助于心室舒张。再者，β- 肾上腺素能受体激动剂通过增加 cAMP 的生成发挥其作用，因此磷酸二酯酶抑制剂能够增强其肾上腺素能效应，这就是两者具有协同作用的药理学基础。

Ca^{2+} 增敏剂

Ca^{2+} 增敏剂增加了肌钙蛋白 C 对 Ca^{2+} 的敏感性，从而使心肌收缩的力量和持续时间都得到提升(图 90-1)，代表药物为左西孟旦。左西孟旦相对于传统正性肌力药物的优势在于它在增强心肌收缩力的同时不会增加 Ca^{2+} 内流进入细胞质，所以就降低了离子浓度改变导致心律失常的风险。磷酸二酯酶Ⅲ抑制剂在某种程度上也能加强 Ca^{2+} 增敏剂的正性肌力效应。此外 Ca^{2+} 增敏剂还能激活 ATP 依赖型 K^+ 通道，导致血管舒张[43]。

心肌肌球蛋白激动剂

心肌肌球蛋白激动剂(cardiac myosin activators)是一类新型的正性肌力药物，能够增加心肌纤维的 ATP 酶活性，增强心肌收缩力，但不增加心肌收缩时的 ATP 分子浓度，也就不会增加心肌氧消耗[44]。此外，心肌肌球蛋白激动剂在增强心肌收缩力时也不会使胞浆内 Ca^{2+} 浓度增加至有害水平。心肌肌球蛋白激动剂的正性肌力效应在动物实验中已得到确认[45]。最近的两项研究也证实，对于伴有收缩功能不全的心力衰竭患者，心肌肌球蛋白激动剂是一类新型有效的治疗药物[46，47]。包括在运动状态下的缺血性心脏病患者，对心肌肌球蛋白激动剂的耐受性均较为满意[46-48]。此类药物改善心肌收缩功能的效果与剂量和浓度相关，但不会明显影响心脏舒张功能[46，47]。关于院内急性心力衰竭患者应用该类药物的研究目前正在进行(详见：www.clinicaltrials.gov，注册编号：NCT01300013)。

伊司他肟

伊司他肟(istaroxime)是一种新型 Na^+-K^+-ATP 酶抑制剂，能通过解除受磷蛋白对肌质网膜 Ca^{2+}-ATP 酶的抑制作用而增强其活性，导致变力性和松弛性效应 [49, 50]。动物实验中，伊司他肟可以降低左心室舒张末容积，增加左心室射血分数。对于不伴有低血压的失代偿性心力衰竭患者，伊司他肟可以降低肺动脉楔压并改善左心室舒张功能 [51]。在急性心力衰竭患者中，伊司他肟也可以降低肺动脉楔压，剂量依赖性地降低心率，提升收缩压，但对神经激素和肌钙蛋白水平没有任何影响 [52]。但该药还需要更多的临床研究进一步验证。

一氧化氮供体药物

一氧化氮供体药物(nitric oxide donors)可以不依赖 cAMP 而直接产生正性肌力和松弛性效应从而改善心脏功能 [53]。此类药物可以通过修饰受磷蛋白、肌质网膜上的 Ca^{2+}-ATP 酶和雷诺丁受体而增强肌质网对 Ca^{2+} 的重吸收。此外，一氧化氮供体药物还可以改善肌丝对 Ca^{2+} 的敏感性。研究显示，对于收缩功能不全的心力衰竭患者，一氧化氮供体药物可以增加心输出量、降低左右心室的充盈压，且未见明显的不良反应 [54]。这类药物也同样需要进一步的临床研究来评估。

β- 肾上腺素能受体反应性降低

众所周知，慢性心力衰竭患者对 β- 肾上腺素能受体激动剂的反应性是降低的，原因可能是机体对心输出量降低导致交感神经兴奋的代偿所致。因此，反向调节 β- 肾上腺素能受体的反应性可以起到防止肾上腺素能受体过度活化的保护作用。所涉及的细胞机制包括：β1 受体数量的减少和腺苷酸环化酶系统的 Gi 蛋白活化。β- 肾上腺素能受体数量的减少可能与 β- 肾上腺素能受体 mRNA 减少及受体的内化降解相关，而后者则主要与活化的 β- 肾上腺素能受体激酶对 β1 受体的磷酸化有关。心力衰竭时大量一氧化氮(nitric oxide，NO)的产生也促进了 β- 肾上腺素能受体反应性的衰减。因此，慢性心力衰竭急性加重时外源性儿茶酚胺类药物的疗效是减弱的。

同样地，有证据表明，脓毒症休克时，心肌对 β- 肾上腺素能受体激动剂的反应性也是降低的 [55]。在脓毒症的病程中，这种现象在疾病的后期(>24 小时)尤为常见 [56]。这可能是由于基因水平上 Gi 蛋白的过度表达导致腺苷酸环化酶活性受到抑制所致 [57, 58]。

重症患者中正性肌力药物的血流动力学效应

对心输出量的影响

多巴酚丁胺

对于需要通过增强心肌收缩力来增加心输出量的重症患者，多巴酚丁胺是最常用的β- 肾上腺素能受体激动剂。对于急性心力衰竭患者，多巴酚丁胺在一定剂量范围内[0～15μg/(kg•min)]能够增加心输出量和心率并降低肺动脉楔压 [59]。对于心源性休克患者，多巴酚丁胺也可以在降低肺动脉楔压的同时增加心输出量 [60]。

目前认为，对于伴有心脏功能抑制的脓毒症休克患者，多巴酚丁胺能够通过激活 β1 受体增加每搏输出量和心率，而激活 β2- 受体则会导致血管舒张。相应地，有报道显示脓毒症患者使用多巴酚丁胺时表现为心输出量增加而全身血管阻力(systemic vascular resistance，SVR)降低 [61, 62]。因此，对于此类患者，使用多巴酚丁胺来改善心脏功能的同时，需要同时辅用有效的缩血管药物。多巴酚丁胺的一个潜在优点是能够降低心脏充盈压，故必要时可以通过输液治疗来进一步增加心输出量。在相同的肺动脉压及右心室舒张末容积前提下，与多巴胺相比，多巴酚丁胺可以导致左右心室的充盈压更低，且能增加右心室的射血分数，说明多巴酚丁胺在改善心脏收缩力方面优于多巴胺 [63]。因此，当严重脓毒症或脓毒症休克患者需应用正性肌力治疗时，应首选多巴酚丁胺而非多巴胺 [35, 36]。然而，由于脓毒症患者心脏的 β1- 肾上腺素能通路发生改变，与非脓毒症患者相比，β1 受体激动剂(如多巴酚丁胺)增加每搏输出量和心输出量的效应可能会减弱。关于这点有报道显示，在急性心力衰竭时，以 5μg/(kg•min)输注多巴酚丁胺可以增加心脏输出量，而在脓毒症患者中，此剂量的效应则不尽相同 [59]。例如，一些研究中显示严重脓毒症患者以 5μg/(kg•min)输注多巴酚丁胺可以使心输出量明显增加 [61, 64]，而另一些研究则显示，该剂量对于脓毒性休克患者的心输出量没有显著影响 [65-69]。这可能是由于诸如联合使用缩血管药物、心肌抑制程度和 / 或 β- 肾上腺素能受体减少等不同个体因素导致患者对多巴酚丁胺的反应性不同所致。这方面，Silverman 等 [55] 的研究发现，对于不伴休克的脓毒症患者，随着多巴酚丁胺剂量的增加[0μg/(kg•min)，5μg/(kg•min)，10μg/(kg•min)]，心输出量呈剂量依赖性增加，但对于脓毒性休克患者，即使剂量达 10μg/(kg•min)时，心输出量也没有明显增加。有趣的是，该研究还发现，β- 肾上腺素能受体之后的信号转导仅在脓毒症休克患者组出现受损，β- 肾上腺素能受体反应性降低的情况在两组患者中都存在，但在脓毒症休克患者中更明显 [55]。这就解释了各项研究之间存在差异性的原因，也强调了 β 受体激动剂治疗脓毒症患者的疗效具有不可预测性 [61, 64-72]。需要指出的是，脓毒症休克患者对多巴酚丁胺治疗反应性差可能是其预后欠佳的标志 [33, 34, 69]。由于多巴酚丁胺也会产生相关不良反应(如心肌缺血、心律失常)，所以在应用时，尤其是对初始治疗反应性差的患者，必须监测评估其改善心输出量的有效性 [36]。

多巴胺

对于急性心力衰竭患者，4μg/(kg•min)剂量的多巴胺可导致每搏输出量和心输出量增加，但更高剂量却相反，可能是因为更高剂量时左心室后负荷增加所致。也有报道显示，多巴胺会导致肺动脉楔压升高，而多巴酚丁胺则会使其降低[73]。对于心源性休克患者，当两药的剂量达到 15μg/(kg•min)时，观察到的结果仍与上述类似[60]。

有研究显示，对于脓毒症休克患者，多巴胺主要是通过增加心输出量来提升 MAP，即使大剂量应用，对 SVR 的影响也很小[74]。对于不伴休克的脓毒症患者，SVR 降低甚至可以使多巴胺增加心输出量的效应更加显著[75]。但另一项研究的结果却与之相反，对于严重脓毒症休克患者，多巴胺剂量达到 25μg/(kg•min)时，心输出量和 SVR 均未见明显改变[76]。这说明，脓毒症患者对多巴胺的反应性也存在着很大的异质性。此外，患者间不同的个体因素（如疾病损伤的严重程度、潜在疾病、共病、自主神经功能的完整性、合并使用的药物及其他因素）也会导致临床医生难以单纯通过多巴胺的药理学特点来预估其临床血流动力学效应。

肾上腺素和去甲肾上腺素

尽管肾上腺素和去甲肾上腺素都是 β1- 肾上腺素能受体激动剂，能够增强心肌收缩力，但由于它们也是强效的 α- 肾上腺素能受体激动剂，故在严重低血压的情形下，通常作为缩血管药物使用。有研究显示，肾上腺素和去甲肾上腺素可以显著增加脓毒症患者的心输出量[74, 77, 78]。在这方面，当达到相同的 MAP 目标时，去甲肾上腺素和多巴胺增加心输出量的效应相同[74]。但不同的是，去甲肾上腺素主要是通过提升体循环平均充盈压，增加心脏前负荷，进而提高心输出量[41, 79, 80]。相比之下，在多数关于脓毒症的研究中，肾上腺素通常是作为强效的正性肌力药物应用[67, 81-83]。

多培沙明

药理学上，多培沙明可以产生心脏变力性效应，能够降低心脏后负荷、舒张肾脏血管，因此可用于治疗充血性心力衰竭急性加重的患者。这方面的相关研究显示，对于心力衰竭患者，以 4μg/(kg•min)应用多培沙明可以增加心输出量但不会影响血压水平，其效应主要是由心输出量增加所致。更高剂量时，多培沙明能通过加快心率进一步增加心输出量[84]。对于脓毒症患者，多培沙明会导致每搏输出量和心率呈剂量依赖性地增加，而 SVR 呈剂量依赖性地降低[85]。这提示多培沙明可以产生显著的血管舒张效应，故严重脓毒症患者使用多培沙明时也应辅以强效缩血管药物。上述情形下，1～4μg/(kg•min)的多培沙明仍能在不影响血压的同时增加心输出量[86]。

磷酸二酯酶抑制剂

对于心力衰竭患者，磷酸二酯酶抑制剂可以显著增加心输出量和每搏输出量，同时还能降低 SVR 进而使血压略微下降，故此类药物能产生变力性和血管舒张效应[87]。由于 β- 肾上腺素能受体激动药能增加细胞质内 cAMP 浓度，这为磷酸二酯酶抑制剂提供了更多的作用底物，故联合使用这两类药物更容易被医生接受。已有研究观察到，心力衰竭患者联合使用多巴酚丁胺和依诺昔酮也具有增加心出输量的协同效应[88]。

Ca^{2+} 增敏剂

目前已有研究证实，对于急性心力衰竭患者，应用左西孟旦可产生诸多血流动力学获益，如心输出量增加和肺动脉楔压降低[89]。LIDO 研究结果显示，与多巴酚丁胺相比，左西孟旦能更有效地改善伴有低心输出量心力衰竭患者的血流动力学状态[89]。与多巴酚丁胺不同的是，对于正在使用 β- 受体阻滞剂的患者，左西孟旦也能改善其心脏功能[89]。

伊司他肟

目前仅有少数临床研究来验证新型正性肌力药伊司他肟的疗效。两项研究显示，对于收缩功能不全的心力衰竭患者，伊司他肟可以增加心指数，降低肺动脉楔压，减慢心率[52, 90]。

对动脉血氧含量的影响

对于伴有心脏功能不全的重症患者，应用正性肌力治疗的目的不仅是增加心输出量，最终是为了增加组织的氧输送，因此，需要注意这些药物对动脉血氧含量的影响。正性肌力药能从以下机制影响动脉血氧张力：首先，改善心脏功能可以降低肺滤过压，减少肺内分流，从而改善动脉血氧合。其次，增加心输出量可能导致静脉血掺杂增加[91]。另一方面，由于心输出量增加导致的混合静脉血氧张力增加可以在通气 / 灌注不匹配的情况下改善动脉氧合，并由此来补偿增加的静脉血掺杂。而回顾现有的资料发现，即使静脉血掺杂随着正性肌力药物的应用而增加，但并没有发现动脉血氧张力随之显著变化[92, 93]。因此可以认为，正性肌力治疗导致重症患者心输出量增加的同时，也可以同等程度地增加其氧输送[61, 74, 94, 95]。

对组织氧利用的影响

尽管正性肌力药物可以导致氧输送大幅度增加，但氧债减少与否还取决于血氧能否充分地供给到缺氧组织，而这是十分关键的环节。一方面，血流重新分布是休克的主要病理特点之一；另一方面，正性肌力药物的血管活性效应也可能干扰血流的分布。

心源性休克

心源性休克时，血流重新分布被认为是一种重要的代偿机制。为代偿全身氧输送减少，非重要脏器的血流减少，氧摄取分数降低，血流重新分布至如心脏或脑等氧摄取分数增加的重要器官。须谨记的是，血管活性药的使用可能会影响局部血流的调节，而这种影响在增加缺氧组织的氧供和氧消耗方面是否有益尚未明确，因此需要我们尽可能地监测重要器官的灌注和 / 或功能。

脓毒症休克

脓毒症病程中，即使全身氧输送高于正常，大循环水平和微循环水平的血流分布不均也会导致组织氧利用障碍和氧债增加。除脓毒症会导致微血栓形成外，脓毒症导致血管反应性改变也是器官本身及器官之间血流分布改变的主要原因之一，而且严重脓毒症患者的血管对血管活性药物的反应性受到抑制，进而会改变内源性儿茶酚胺和肾上腺素能药物对局部血流的影响。这就解释了动物实验中，与对照组相比，细菌感染组动物接受去甲肾上腺素治疗时肾脏血流并未出现显著减少的现象[96]。

关于人类脓毒症，有很多研究明确了肾上腺素能药物对内脏灌注的影响，但由于评估局部循环的方法存在差异（如胃张力测定，激光多普勒血流测定，吲哚菁绿稀释）或研究人群存在异质性（如脓毒性损伤的严重程度，潜在疾病或同时合用的其他治疗等），导致研究结果不尽相同。但从上述大多数的研究中，我们还是可以得出一些合理的结论：第一，多巴酚丁胺激活 β2 受体可能有利于肠黏膜的灌注，而激活 β1 受体则可能有助于改善肝脏的微循环[62, 65, 67, 71, 97-99]。第二，尽管多巴胺能通过激活肠系膜上的多巴胺受体产生舒血管效应，但它对肠黏膜的灌注可能是有害的[74]。第三，大部分研究显示，单用肾上腺素与联用去甲肾上腺素和多巴酚丁胺相比，尽管都能达到相似的全身血流动力学效应，但肾上腺素治疗组内脏血流更少，所以就内脏灌注而言，肾上腺素可能是最不受人喜欢的肾上腺素能药物[65, 67, 100, 101]。第四，与多巴酚丁胺相比，多培沙明对内脏灌注更为有利，其机制可能与 β2 受体活化的效应相关[66, 102]。

关于正性肌力药物对脓毒症患者肾血流的影响，有两点须谨记：第一，尽管 α- 肾上腺素能药物（如去甲肾上腺素）会引起入球动脉收缩，却可以增加肾血流和尿量[76, 103-105]。原因可能是在全身性低血压时，肾脏血流依赖于肾脏灌注压，故此时提升 MAP 可以带来上述获益。另外，脓毒症导致入球动脉对去甲肾上腺素的反应性降低也是不可忽略的因素。相应的，多数证据显示，脓毒症患者应用去甲肾上腺素增加 MAP 至正常水平，其肾脏血流和尿量是增加的而非减少[76, 103, 104, 106]。而且，通过增加去甲肾上腺素的剂量使脓毒症患者的 MAP 达到 85mmHg 也不会引起尿量减少[105, 107, 108]。第二，尽管药理学上小剂量多巴胺[<5μg/（kg•min）]能通过激活多巴胺受体舒张肾动脉，但对于包括脓毒症患者在内的重症患者，全身性使用小剂量多巴胺并不能改善预后，所以不应再被推荐使用[109]。最后，目前尚没有关于左西孟旦对脓毒症休克患者肾脏功能影响的相关研究。最近的一项研究显示，左西孟旦能增加心脏外科术后患者的肾血流和肾小球滤过率，可能是由其舒血管效应所致[110]。

儿茶酚胺类药物还会影响微循环的灌注。对脓毒症休克患者以 5μg/（kg•min）输注多巴酚丁胺，通过正交偏振光谱成像监测发现，舌下微血管的灌注可以得到改善，而且有趣的是，这些变化与全身性血流动力学指标的变化无关[111]。然而，舌下微循环的改善可能只在该指标明显异常的患者中多见[112]。因为同样地，对合并高乳酸血症而心指数≥2.5L/（min•m²）的脓毒症患者给予 5μg/（kg•min）剂量的多巴酚丁胺治疗，尽管可以显著改善全身性血流动力学指标，但却不能改善舌下灌注血管密度和微血管血流指数[94]。因此，多巴酚丁胺对微循环的影响目前仍存在争议。也有研究显示，与 5μg/（kg•min）剂量的多巴酚丁胺相比，小剂量的左西孟旦可以更显著地改善脓毒性休克患者的舌下微循环血流[113]。关于去甲肾上腺素，有两项研究显示，对已接受充分复苏治疗的脓毒症休克患者，应用去甲肾上腺素提升 MAP 对舌下微循环无显著影响[77, 78]。但另一项研究中，对于初始液体复苏治疗无效而需要去甲肾上腺素治疗的脓毒症休克患者，滴定去甲肾上腺素剂量使 MAP 从 65mmHg 升高至 85mmHg，可以改善舌下微血管的循环[114]。因此，脓毒症休克患者应用去甲肾上腺素治疗，以 85mmHg 为 MAP 目标值，对微循环的影响至少是无害甚至是有益的。值得一提的是，对既往有慢性高血压病史的脓毒症休克患者，与 65mmHg 的 MAP 目标值相比，以患者的日常血压水平（平均值 93mmHg）为目标，舌下微循环的改善更显著[115]。与该结果相一致的另一项多中心随机临床试验结果显示，上述类型患者，与没有慢性高血压的患者相比，可以从高 MAP 值的目标导向治疗中获益，至少对于肾脏功能是如此[116]。此外，正性肌力药物还可能因其非血流动力学效应而影响细胞代谢和 / 或器官功能[23, 117]。例如，脓毒症休克患者应用肾上腺素可以激活骨骼肌细胞上的 Na^+-K^+-ATP 酶，加速无氧糖酵解产生丙酮酸盐，进而导致细胞内及血液中乳酸水平升高，而且这与组织缺氧与否无关[118]。目前认为导致上述现象的机制与骨骼肌细胞表面 β2 受体的活化相关[119]。此外，儿茶酚胺类药物还可以通过激活 β- 肾上腺素能受体来调节脓毒症、创伤或大手术等诱导产生的细胞因子[23]。但这种效应（抑制或增加促炎细胞因子产生）在逆转组织缺氧和器官功能障碍方面是否有益仍待进一步明确。

循环衰竭患者正性肌力治疗的主要适应证

急性心力衰竭和心源性休克

美国心脏病学会 / 美国心脏协会建议：对于其他治疗无效和 / 或出现终末器官低灌注损伤的心力衰竭患者，应考虑使用正性肌力药物[120]。临床实践中，正性肌力药物应仅用于收缩功能不全导致的低心指数、全身性低灌注和 / 或充血性心力衰竭患者[120]。在欧洲心脏病协会的指南中，推荐对于急性心力衰竭和低血压的患者（收缩压<85mmHg）和 / 或存在组织器官低灌注的患者，应考虑使用正性肌力药物来增加心输出量，提升血压，改善外周组织灌注[121]。总体而言，上述适应证明确地限定了正性肌力药物仅能用于合并低收缩压的急性心力衰竭患者，主要是因为低收缩压会增加此类患者的病死率[122]。

欧洲心脏病协会认为，多巴酚丁胺是目前治疗伴有低收缩压的急性心力衰竭患者的首选正性肌力药物[121]。而美国心脏协会认为，多巴酚丁胺和多巴胺均可作为正性肌力药物[120]。相应的，SHOCK研究（纳入了1 190例患者）结果显示，大面积心肌梗死导致心源性休克的患者中多巴胺和多巴酚丁胺的使用率分别为89%和70%[123]。可见，多巴胺的应用仍存在争议。一项研究对比了休克治疗时分别以多巴胺或去甲肾上腺素作为首选缩血管药物的疗效，结果显示多巴胺治疗组患者心率失常的发生率更高[124]。而亚组分析结果显示，对于心源性休克的280例患者，多巴胺的使用与病死率增加相关[124]。

此外，最近的一项多中心安慰剂对照临床研究中，对于急性心力衰竭合并肾功能障碍的患者，应用小剂量多巴胺治疗并监测其胱抑素C水平的变化，结果显示，小剂量多巴胺对患者72小时总尿量无明显影响，不能改善肾脏功能[125]。

对于多巴胺治疗无效的心源性休克患者[如心指数<2.2L/(min•m^2)且MAP<60mmHg]，应用肾上腺素或联合去甲肾上腺素和多巴酚丁胺均能有效改善心指数和氧相关参数，但肾上腺素的使用会导致心律失常、血乳酸水平升高和内脏灌注的损伤[126]。

必须指出的是，急性心力衰竭患者应用儿茶酚胺类药物（如多巴酚丁胺）与其死亡风险升高相关[127-129]。这强调了此类药物的应用仅限于泵衰竭导致严重低血压和外周灌注不足的患者[120，121]。

磷酸二酯酶抑制剂通常作为正性肌力治疗的备选药物。然而，无论是对于慢性心力衰竭患者长期口服磷酸二酯酶抑制剂的研究，还是针对急性失代偿充血性心力衰竭患者的OPTIME-CHF研究，均未得到该类药物获益的结果[130]。故此类药物仅用于少数几类患者：①对于等待心脏移植的晚期心力衰竭患者，静脉应用米力农耐受性优于多巴酚丁胺，而且允许患者继续使用β-受体阻滞剂控制心律失常或心肌缺血[131]。②对于慢性心力衰竭急性失代偿患者，常规治疗无法稳定病情时，可考虑使用。③对于长期使用β-受体阻滞剂的患者，需短期应用正性肌力治疗时，静脉泵注米力农可能优于多巴酚丁胺。已有研究对另一种磷酸二酯酶抑制剂依诺昔酮的疗效进行了验证，对于晚期心力衰竭患者，与米力农的研究结果相似，小剂量依诺昔酮未能改善患者的全因死亡率和6分钟步行试验距离[132]。目前已有明确证据表明，磷酸二酯酶抑制剂和β受体激动剂相似，短期应用可以改善血流动力学，而相关不良反应（如心律失常、心肌缺血风险升高）则对患者的远期预后不利。这可能与心肌细胞的胞质内cAMP浓度升高相关[133]。

近年来，对于心力衰竭患者，Ca^{2+}增敏剂的使用热度有所减弱。LIDO研究中，与多巴酚丁胺相比，左西孟旦可以显著降低患者的病死率并改善其血流动力学状态[89]。但另外两项大规模研究结果却与之相反，在REVIVE研究中，尽管与安慰剂组相比，左西孟旦可以改善患者第5日心力衰竭的症状指标，但病死率没有显著改变[134]。SURVIVE研究结果显示，对于需要正性肌力支持治疗的急性心力衰竭患者，在改善生存率方面，左西孟旦并不优于多巴酚丁胺[135]。一项meta分析结果显示，对于急性严重心力衰竭患者，与安慰剂组相比，左西孟旦可以改善血流动力学指标，但未显示对生存有益[136]。而最近的另一项meta分析表明，对包括心力衰竭在内的心脏病患者，与多巴酚丁胺相比，左西孟旦可以降低病死率并减少住院时间[137]。此外，对于正接受β-受体阻滞剂治疗的心力衰竭患者，通常需要使用更高剂量的多巴酚丁胺才有效。这方面，左西孟旦的另一项特性可能值得一提。在上述患者前24小时内的治疗中，多巴酚丁胺与左西孟旦可以等效地增加心指数，降低肺动脉楔压，但在第48小时，左西孟旦仍能有效改善血流动力学，而多巴酚丁胺则不能[138]。而且，与安慰剂组相比，左西孟旦可以改善心肌梗死后继发急性心力衰竭患者的心肌收缩力，并能快速持久地缓解其临床症状，然而，左西孟旦会引起低血压或心律失常[139，140]。最近的一项系统评价发现，对于合并低心排综合征的重症患者，左西孟旦并不能使其获益[141]。而这也阻碍了左西孟旦在许多国家商业化普及应用。

心源性休克患者体内NO生成增加可能对心脏功能和血管张力产生有害影响，因此，应用NO合酶抑制剂可能有效[142]。Tilarginine是一种可用于治疗急性心力衰竭的非选择性NO合酶抑制剂。但TRIUMPH研究结果显示，与安慰剂组相比，Tilarginine不能改善心源性休克患者的90天生存率[143]。该药的临床研发也因此中断。

脓毒症休克

对于脓毒症引起的心肌抑制，治疗与否一直存在争议。第一，通常认为左心室舒张和心室射血分数降低反映了机体的代偿机制，若如此，是否该治疗便值得商榷。这方面，有报道称，幸存患者的左心室射血分数较低，而左心室舒张末期容积较高[144，145]。而一项meta分析结果显示，幸存患者中上述两项指标并无显著差异。第二，由于β-肾上腺素能受体可能出现低反应性表现，β受体激动剂的疗效不能得到保证。第三，这些药物可能会带来相关的不良反应（如心动过速、心律失常和低血压）。必须强调的是，对于脓毒症休克患者，正性肌力药的应用与病死率具有相关性[146]。基于上述原因，即使怀疑患者存在脓毒性心肌抑制，也不应常规地应用正性肌力药物（包括多巴酚丁胺），而是应该仅用于虽经前负荷优化仍存在低心输出量以及组织低灌注表现的心功能障碍患者[36]。二维超声心动图是诊断严重心肌收缩力下降的最佳工具[147]，但并不是所有的ICU均配置了床旁超声心动图。因此，拯救脓毒症运动指南中，推荐脓毒症休克患者应用多巴酚丁胺的时机包括：①心肌功能障碍，如心脏充盈压升高、心输出量降低；②尽管血容量充足、MAP达标，但仍有持续低灌注表现[35]。由于多巴酚丁胺可以产生舒血管效应，所以使用时需同时辅用缩血管药物（如去甲肾上腺素）。治疗脓毒症休克，我们显然倾向于首选去甲肾上腺素而非多巴胺，因为后者与病死率增加相关[148]。肾上腺素是一种具有缩血管特性的强效正性肌力药，可作为多巴酚丁胺和去甲肾上腺素组合的替代方案。一项随机研究结果显示，对于疑似伴有心功能障碍的脓毒症休克患者，单用肾上腺素与联合去甲肾上腺素和多巴酚丁胺治疗相比，对预后的影响无显著性差异[149]。但该研究因缺乏检验效能而受到质疑。当血管张力和心肌功能降低时，尽管两种治疗方案对全身血流量以及血压的影响相似，但就内脏灌注而言，联合去甲肾上腺素和多巴酚丁胺优于肾上腺素[65, 67, 101]。就心肌氧消耗而言，单用去甲肾上腺素也优于肾上腺素[150]。最近的一项 Meta 分析结果显示，对于脓毒症患者，去甲肾上腺素可以降低病死率，而肾上腺素则不能[151]。综合上述研究结果，对于心肌收缩功能不全的患者，不推荐肾上腺素作为首选药物[43]。对于多巴酚丁胺治疗无效的严重脓毒性心肌抑制患者，可以使用左西孟旦[152]。原理是：脓毒症时，肌钙蛋白复合物上 Ca^{2+} 与肌钙蛋白 C 结合位点的磷酸化异常，导致肌丝对 Ca^{2+} 的敏感性降低[153]。左西孟旦不仅可以改善左心室功能，还能通过舒张肺血管而改善右心室功能[154, 155]，因此对伴有肺损伤的脓毒性心肌抑制患者可能有益。最近的一项 meta 分析纳入了 7 项临床研究，共 246 例严重脓毒症或脓毒症休克患者，结果显示，与常规正性肌力治疗相比，左西孟旦与病死率显著降低相关[156]。目前，一项多中心随机双盲平行安慰剂对照试验正在进行，旨在评估左西孟旦在脓毒症休克患者中减少器官衰竭（包括心功能障碍）的疗效[157]。

值得注意的是，对于脓毒症患者，最近已有尝试使用 β- 受体阻滞剂预防全身性肾上腺素能活化的理念出现。一项动物实验结果显示，输注艾司洛尔并不会显著影响心指数或全身动脉血压，并且可以通过降低心率增加心脏前负荷，进而预防脓毒性心功能障碍[158]。对于脓毒症休克患者，艾司洛尔有助于维持每搏输出量和微循环灌注，且可以降低去甲肾上腺素用量[159]。在这方面，一项随机临床研究结果显示，对于心率大于 90 次 /min 的脓毒症休克患者，艾司洛尔可以降低心率，增加每搏输出量和左心室每搏功指数，并且可以降低动脉血乳酸水平和补液量。尽管该研究中病死率并不是主要终点指标，但数据显示艾司洛尔与 28 天病死率显著降低具有相关性[160]。然而，该研究中排除了严重心功能障碍的患者［如肺动脉楔压 > 18mmHg 而心指数 ≤ $2.2L/(min \cdot m^2)$］，故脓毒症伴有心功能障碍尚不能作为 β- 受体阻滞剂的适应证，而仍然应被视作其禁忌证。

总之，基于目前所有的数据，对于严重脓毒症导致的心功障碍患者，仍建议选择联合去甲肾上腺素和多巴酚丁胺进行治疗[35]。

知识点

1. 对于心源性休克或常规治疗无效的晚期心力衰竭患者，可以考虑应用正性肌力药治疗。此时，临床医生大多是希望能通过短期应用正性肌力药治疗来稳定循环。
2. 对于高危外科患者，即使没有明确的心肌抑制，也可以考虑在围术期应用正性肌力治疗来实现超常水平的氧输送，进而预防组织缺氧和器官功能障碍。但该策略在围术期的应用目前仍存争议，也不建议常规用于休克的重症患者。
3. 大多数正性肌力药物是通过增加心肌细胞胞质中的 cAMP 浓度促使 Ca^{2+} 浓度升高，进而增强心肌收缩力。合成或天然的儿茶酚胺类药物与细胞表面的 β1- 肾上腺素能受体结合后可以增加 cAMP 的生成，而磷酸二酯酶抑制剂则可以抑制 cAMP 降解。
4. β1- 肾上腺素能受体激动剂（如多巴酚丁胺、多巴胺和肾上腺素）是最强效的正性肌力药物。
5. 外源性儿茶酚胺类药物在长时间使用后可以导致心肌 β1- 肾上腺素能受体数量及功能下调，其正性肌力效应也可能因此减弱。
6. 脓毒症可以导致心肌对 β- 肾上腺素能受体激动剂的反应性降低，故对于脓毒症休克患者，正性肌力治疗效果可能欠佳。
7. 正性肌力药物在增强心肌收缩力的同时可能产生血管活性效应，进而可能影响局部血流的调节，而此效应在增加缺氧组织的氧供方面是否有益仍未明确。因此，休克患者应用正性肌力治疗时，需要尽可能地监测其重要器官的灌注和 / 或功能。

（李文哲 译，于湘友 审校）

参考文献

1. Singh M, Roginskaya M, Dalal S, et al. Extracellular ubiquitin inhibits beta-AR-stimulated apoptosis in cardiac myocytes: role of GSK-3beta and mitochondrial pathways. Cardiovascular research 2010;86:20-8.
2. Lund LH, Benson L, Dahlstrom U, Edner M, Friberg L. Association between use of beta-blockers and outcomes in patients with heart failure and preserved ejection fraction. JAMA 2014;312: 2008-18.
3. McMurray JJ, Adamopoulos S, Anker SD, et al. ESC guidelines for the diagnosis and treatment of acute and chronic heart failure 2012: the Task Force for the Diagnosis and Treatment of Acute and Chronic Heart Failure 2012 of the European Society of Cardiology. Developed in collaboration with the Heart Failure Association (HFA) of the ESC. Eur J Heart Fail 2012;14:803-69.
4. Shoemaker WC, Appel PL, Kram HB, Waxman K, Lee TS. Prospective trial of supranormal values of survivors as therapeutic goals in high-risk surgical patients. Chest 1988;94:1176-86.
5. Lobo DN, Bostock KA, Neal KR, Perkins AC, Rowlands BJ, Allison SP. Effect of salt and water balance on recovery of gastrointestinal function after elective colonic resection: a randomised controlled trial. Lancet 2002;359:1812-8.
6. Brandstrup B, Tonnesen H, Beier-Holgersen R, et al. Effects of intravenous fluid restriction on postoperative complications: comparison of two perioperative fluid regimens: a randomized assessor-blinded multicenter trial. Annals of surgery 2003;238:641-8.
7. Nisanevich V, Felsenstein I, Almogy G, Weissman C, Einav S, Matot I. Effect of intraoperative fluid management on outcome after intraabdominal surgery. Anesthesiology 2005;103:25-32.
8. MacKay G, Fearon K, McConnachie A, Serpell MG, Molloy RG, O'Dwyer PJ. Randomized clinical trial of the effect of postoperative intravenous fluid restriction on recovery after elective colorectal surgery. The British journal of surgery 2006;93:1469-74.
9. Holte K, Foss NB, Andersen J, et al. Liberal or restrictive fluid administration in fast-track colonic surgery: a randomized, double-blind study. British journal of anaesthesia 2007;99:500-8.
10. Futier E, Constantin JM, Petit A, et al. Conservative vs restrictive individualized goal-directed fluid replacement strategy in major abdominal surgery: a prospective randomized trial. Archives of surgery 2010;145:1193-200.
11. Benes J, Chytra I, Altmann P, et al. Intraoperative fluid optimization using stroke volume variation in high risk surgical patients: results of prospective randomized study. Critical care 2010; 14:R118.
12. Cecconi M, Fasano N, Langiano N, et al. Goal-directed haemodynamic therapy during elective total hip arthroplasty under regional anaesthesia. Critical care 2011;15:R132.
13. Scheeren TW, Wiesenack C, Gerlach H, Marx G. Goal-directed intraoperative fluid therapy guided by stroke volume and its variation in high-risk surgical patients: a prospective randomized multi-centre study. Journal of clinical monitoring and computing 2013;27:225-33.
14. Lobo SM, Ronchi LS, Oliveira NE, et al. Restrictive strategy of intraoperative fluid maintenance during optimization of oxygen delivery decreases major complications after high-risk surgery. Critical care 2011;15:R226.
15. Bartha E, Arfwedson C, Imnell A, Fernlund ME, Andersson LE, Kalman S. Randomized controlled trial of goal-directed haemodynamic treatment in patients with proximal femoral fracture. British journal of anaesthesia 2013;110:545-53.
16. Mayer J, Boldt J, Mengistu AM, Rohm KD, Suttner S. Goal-directed intraoperative therapy based on autocalibrated arterial pressure waveform analysis reduces hospital stay in high-risk surgical

patients: a randomized, controlled trial. Critical care 2010;14:R18.
17. Hamilton MA, Cecconi M, Rhodes A. A systematic review and meta-analysis on the use of preemptive hemodynamic intervention to improve postoperative outcomes in moderate and high-risk surgical patients. Anesthesia and analgesia 2011;112:1392-402.
18. Cecconi M, Corredor C, Arulkumaran N, et al. Clinical review: Goal-directed therapy-what is the evidence in surgical patients? The effect on different risk groups. Critical care 2013;17:209.
19. Arulkumaran N, Corredor C, Hamilton MA, et al. Cardiac complications associated with goal-directed therapy in high-risk surgical patients: a meta-analysis. British journal of anaesthesia 2014;112:648-59.
20. Ramsingh DS, Sanghvi C, Gamboa J, Cannesson M, Applegate RL, 2nd. Outcome impact of goal directed fluid therapy during high risk abdominal surgery in low to moderate risk patients: a randomized controlled trial. Journal of clinical monitoring and computing 2013;27:249-57.
21. Pestana D, Espinosa E, Eden A, et al. Perioperative goal-directed hemodynamic optimization using noninvasive cardiac output monitoring in major abdominal surgery: a prospective, randomized, multicenter, pragmatic trial: POEMAS Study (PeriOperative goal-directed thErapy in Major Abdominal Surgery). Anesthesia and analgesia 2014;119:579-87.
22. Pearse RM, Harrison DA, MacDonald N, et al. Effect of a perioperative, cardiac output-guided hemodynamic therapy algorithm on outcomes following major gastrointestinal surgery: a randomized clinical trial and systematic review. JAMA 2014;311:2181-90.
23. Uusaro A, Russell JA. Could anti-inflammatory actions of catecholamines explain the possible beneficial effects of supranormal oxygen delivery in critically ill surgical patients? Intensive care medicine 2000;26:299-304.
24. Jhanji S, Vivian-Smith A, Lucena-Amaro S, Watson D, Hinds CJ, Pearse RM. Haemodynamic optimisation improves tissue microvascular flow and oxygenation after major surgery: a randomised controlled trial. Critical care 2010;14:R151.
25. Bangash MN, Patel NS, Benetti E, et al. Dopexamine can attenuate the inflammatory response and protect against organ injury in the absence of significant effects on hemodynamics or regional microvascular flow. Critical care 2013;17:R57.
26. Pearse RM, Belsey JD, Cole JN, Bennett ED. Effect of dopexamine infusion on mortality following major surgery: individual patient data meta-regression analysis of published clinical trials. Critical care medicine 2008;36:1323-9.
27. Vincent JL, Roman A, De Backer D, Kahn RJ. Oxygen uptake/supply dependency. Effects of short-term dobutamine infusion. The American review of respiratory disease 1990;142:2-7.
28. Ranieri VM, Giuliani R, Eissa NT, et al. Oxygen delivery-consumption relationship in septic adult respiratory distress syndrome patients: the effects of positive end-expiratory pressure. Journal of critical care 1992;7:150-7.
29. Bihari D, Smithies M, Gimson A, Tinker J. The effects of vasodilation with prostacyclin on oxygen delivery and uptake in critically ill patients. The New England journal of medicine 1987;317:397-403.
30. Hayes MA, Timmins AC, Yau EH, Palazzo M, Hinds CJ, Watson D. Elevation of systemic oxygen delivery in the treatment of critically ill patients. The New England journal of medicine 1994;330:1717-22.
31. Gattinoni L, Brazzi L, Pelosi P, et al. A trial of goal-oriented hemodynamic therapy in critically ill patients. Svo_2 Collaborative Group. The New England journal of medicine 1995;333:1025-32.
32. Hayes MA, Timmins AC, Yau EH, Palazzo M, Watson D, Hinds CJ. Oxygen transport patterns in patients with sepsis syndrome or septic shock: influence of treatment and relationship to outcome. Critical care medicine 1997;25:926-36.
33. Vallet B, Chopin C, Curtis SE, et al. Prognostic value of the dobutamine test in patients with sepsis syndrome and normal lactate values: a prospective, multicenter study. Critical care medicine 1993;21:1868-75.
34. Rhodes A, Lamb FJ, Malagon I, Newman PJ, Grounds RM, Bennett ED. A prospective study of the use of a dobutamine stress test to identify outcome in patients with sepsis, severe sepsis, or septic shock. Critical care medicine 1999;27:2361-6.
35. Dellinger RP, Levy MM, Rhodes A, et al. Surviving Sepsis Campaign: international guidelines for management of severe sepsis and septic shock, 2012. Intensive care medicine 2013;39:165-228.
36. Cecconi M, De Backer D, Antonelli M, et al. Consensus on circulatory shock and hemodynamic monitoring. Task Force of the European Society of Intensive Care Medicine. Intensive care medicine 2014;40:1795-815.
37. Rivers E, Nguyen B, Havstad S, et al. Early goal-directed therapy in the treatment of severe sepsis and septic shock. The New England journal of medicine 2001;345:1368-77.
38. Investigators A, Group ACT, Peake SL, et al. Goal-directed resuscitation for patients with early septic shock. The New England journal of medicine 2014;371:1496-506.
39. ProCESS Investigators, Yealy DM, Kellum JA, et al. A randomized trial of protocol-based care for early septic shock. The New England journal of medicine 2014;370:1683-93.
40. Mouncey PR, Osborn TM, Power GS, et al. Trial of early, goal-directed resuscitation for septic shock. The New England journal of medicine 2015;372:1301-11.
41. Persichini R, Silva S, Teboul JL, et al. Effects of norepinephrine on mean systemic pressure and venous return in human septic shock. Critical care medicine 2012;40:3146-53.
42. Maas JJ, Pinsky MR, de Wilde RB, de Jonge E, Jansen JR. Cardiac output response to norepinephrine in postoperative cardiac surgery patients: interpretation with venous return and cardiac function curves. Critical care medicine 2013;41:143-50.
43. Tavares M, Rezlan E, Vostroknoutova I, Khouadja H, Mebazaa A. New pharmacologic therapies for acute heart failure. Critical care medicine 2008;36:S112-20.
44. Teerlink JR. A novel approach to improve cardiac performance: cardiac myosin activators. Heart failure reviews 2009;14:289-98.
45. Shen YT, Malik FI, Zhao X, et al. Improvement of cardiac function by a cardiac myosin activator in conscious dogs with systolic heart failure. Circulation Heart failure 2010;3:522-7.
46. Cleland JG, Teerlink JR, Senior R, et al. The effects of the cardiac myosin activator, omecamtiv mecarbil, on cardiac function in systolic heart failure: a double-blind, placebo-controlled, crossover, dose-ranging phase 2 trial. Lancet 2011;378:676-83.
47. Teerlink JR, Clarke CP, Saikali KG, et al. Dose-dependent augmentation of cardiac systolic function with the selective cardiac myosin activator, omecamtiv mecarbil: a first-in-man study. Lancet 2011;378:667-75.
48. Greenberg BH, Chou W, Saikali KG, et al. Safety and tolerability of omecamtiv mecarbil during exercise in patients with ischemic cardiomyopathy and angina. JACC Heart failure 2015;3:22-9.
49. Ferrandi M, Barassi P, Tadini-Buoninsegni F, et al. Istaroxime stimulates SERCA2a and accelerates calcium cycling in heart failure by relieving phospholamban inhibition. British journal of pharmacology 2013;169:1849-61.
50. Micheletti R, Palazzo F, Barassi P, et al. Istaroxime, a stimulator of sarcoplasmic reticulum calcium adenosine triphosphatase isoform 2a activity, as a novel therapeutic approach to heart failure. The American journal of cardiology 2007;99:24A-32A.
51. Shah SJ, Blair JE, Filippatos GS, et al. Effects of istaroxime on diastolic stiffness in acute heart failure syndromes: results from the Hemodynamic, Echocardiographic, and Neurohormonal Effects of Istaroxime, a Novel Intravenous Inotropic and Lusitropic Agent: a Randomized Controlled Trial in Patients Hospitalized with Heart Failure (HORIZON-HF) trial. American heart journal 2009;157:1035-41.
52. Gheorghiade M, Blair JE, Filippatos GS, et al. Hemodynamic, echocardiographic, and neurohormonal effects of istaroxime, a novel intravenous inotropic and lusitropic agent: a randomized controlled trial in patients hospitalized with heart failure. Journal of the American College of Cardiology 2008;51:2276-85.
53. Paolocci N, Katori T, Champion HC, et al. Positive inotropic and lusitropic effects of HNO/NO^- in failing hearts: independence from beta-adrenergic signaling. Proceedings of the National Academy of Sciences of the United States of America 2003;100:5537-42.
54. Sabbah HN, Tocchetti CG, Wang M, et al. Nitroxyl (HNO): A novel approach for the acute treatment of heart failure. Circulation Heart failure 2013;6:1250-8.
55. Silverman HJ, Penaranda R, Orens JB, Lee NH. Impaired beta-adrenergic receptor stimulation of cyclic adenosine monophosphate in human septic shock: association with myocardial hyporesponsiveness to catecholamines. Critical care medicine 1993;21:31-9.
56. Abi-Gerges N, Tavernier B, Mebazaa A, et al. Sequential changes in autonomic regulation of cardiac myocytes after in vivo endotoxin injection in rat. American journal of respiratory and critical care medicine 1999;160:1196-204.
57. Bernardin G, Kisoka RL, Delporte C, Robberecht P, Vincent JL. Impairment of beta-adrenergic signaling in healthy peripheral blood mononuclear cells exposed to serum from patients with septic shock: involvement of the inhibitory pathway of adenylyl cyclase stimulation. Shock 2003;19:108-12.
58. Matsuda N, Hattori Y, Akaishi Y, Suzuki Y, Kemmotsu O, Gando S. Impairment of cardiac beta-adrenoceptor cellular signaling by decreased expression of G(s alpha) in septic rabbits. Anesthesiology 2000;93:1465-73.
59. Teboul JL, Graini L, Boujdaria R, Berton C, Richard C. Cardiac index vs oxygen-derived parameters for rational use of dobutamine in patients with congestive heart failure. Chest 1993;103:81-5.
60. Richard C, Ricome JL, Rimailho A, Bottineau G, Auzepy P. Combined hemodynamic effects of dopamine and dobutamine in cardiogenic shock. Circulation 1983;67:620-6.
61. Vincent JL, Roman A, Kahn RJ. Dobutamine administration in septic shock: addition to a standard protocol. Critical care medicine 1990;18:689-93.
62. Joly LM, Monchi M, Cariou A, et al. Effects of dobutamine on gastric mucosal perfusion and hepatic metabolism in patients with septic shock. American journal of respiratory and critical care medicine 1999;160:1983-6.
63. Vincent JL, Reuse C, Kahn RJ. Effects on right ventricular function of a change from dopamine to dobutamine in critically ill patients. Critical care medicine 1988;16:659-62.
64. Creteur J, De Backer D, Vincent JL. A dobutamine test can disclose hepatosplanchnic hypoperfusion in septic patients. American journal of respiratory and critical care medicine 1999;160:839-45.
65. Levy B, Bollaert PE, Lucchelli JP, Sadoune LO, Nace L, Larcan A. Dobutamine improves the adequacy of gastric mucosal perfusion in epinephrine-treated septic shock. Critical care medicine 1997;25:1649-54.
66. Levy B, Nace L, Bollaert PE, Dousset B, Mallie JP, Larcan A. Comparison of systemic and regional effects of dobutamine and dopexamine in norepinephrine-treated septic shock. Intensive care medicine 1999;25:942-8.
67. Duranteau J, Sitbon P, Teboul JL, et al. Effects of epinephrine, norepinephrine, or the combination of norepinephrine and dobutamine on gastric mucosa in septic shock. Critical care medicine 1999;27:893-900.
68. Jellema WT, Groeneveld AB, Wesseling KH, Thijs LG, Westerhof N, van Lieshout JJ. Heterogeneity and prediction of hemodynamic responses to dobutamine in patients with septic shock. Critical care medicine 2006;34:2392-8.
69. Kumar A, Schupp E, Bunnell E, Ali A, Milcarek B, Parrillo JE. Cardiovascular response to dobutamine stress predicts outcome in severe sepsis and septic shock. Critical care 2008;12:R35.
70. De Backer D, Moraine JJ, Berre J, Kahn RJ, Vincent JL. Effects of dobutamine on oxygen consumption in septic patients. Direct versus indirect determinations. American journal of respiratory and critical care medicine 1994;150:95-100.
71. Gutierrez G, Clark C, Brown SD, Price K, Ortiz L, Nelson C. Effect of dobutamine on oxygen consumption and gastric mucosal pH in septic patients. American journal of respiratory and critical care medicine 1994;150:324-9.
72. Cariou A, Pinsky MR, Monchi M, et al. Is myocardial adrenergic responsiveness depressed in human septic shock? Intensive care medicine 2008;34:917-22.
73. Leier CV, Heban PT, Huss P, Bush CA, Lewis RP. Comparative systemic and regional hemodynamic effects of dopamine and dobutamine in patients with cardiomyopathic heart failure. Circulation 1978;58:466-75.
74. Marik PE, Mohedin M. The contrasting effects of dopamine and norepinephrine on systemic and splanchnic oxygen utilization in hyperdynamic sepsis. JAMA 1994;272:1354-7.
75. Day NP, Phu NH, Mai NT, et al. Effects of dopamine and epinephrine infusions on renal hemodynamics in severe malaria and severe sepsis. Critical care medicine 2000;28:1353-62.
76. Martin C, Papazian L, Perrin G, Saux P, Gouin F. Norepinephrine or dopamine for the treatment of hyperdynamic septic shock? Chest 1993;103:1826-31.
77. Jhanji S, Stirling S, Patel N, Hinds CJ, Pearse RM. The effect of increasing doses of norepinephrine on tissue oxygenation and microvascular flow in patients with septic shock. Critical care medicine 2009;37:1961-6.
78. Dubin A, Pozo MO, Casabella CA, et al. Increasing arterial blood pressure with norepinephrine does not improve microcirculatory blood flow: a prospective study. Critical care 2009;13:R92.
79. Hamzaoui O, Georger JF, Monnet X, et al. Early administration of norepinephrine increases cardiac preload and cardiac output in septic patients with life-threatening hypotension. Critical care 2010;14:R142.
80. Monnet X, Jabot J, Maizel J, Richard C, Teboul JL. Norepinephrine increases cardiac preload and reduces preload dependency assessed by passive leg raising in septic shock patients. Critical care medicine 2011;39:689-94.
81. Bollaert PE, Bauer P, Audibert G, Lambert H, Larcan A. Effects of epinephrine on hemodynamics and oxygen metabolism in dopamine-resistant septic shock. Chest 1990;98:949-53.
82. Moran JL, O'Fathartaigh MS, Peisach AR, Chapman MJ, Leppard P. Epinephrine as an inotropic agent in septic shock: a dose-profile analysis. Critical care medicine 1993;21:70-7.
83. Le Tulzo Y, Seguin P, Gacouin A, et al. Effects of epinephrine on right ventricular function in patients with severe septic shock and right ventricular failure: a preliminary descriptive study. Intensive care medicine 1997;23:664-70.
84. Smithies M, Yee TH, Jackson L, Beale R, Bihari D. Protecting the gut and the liver in the critically ill: effects of dopexamine. Critical care medicine 1994;22:789-95.
85. Colardyn FC, Vandenbogaerde JF, Vogelaers DP, Verbeke JH. Use of dopexamine hydrochloride in patients with septic shock. Critical care medicine 1989;17:999-1003.
86. Kiefer P, Tugtekin I, Wiedeck H, et al. Effect of a dopexamine-induced increase in cardiac index on splanchnic hemodynamics in septic shock. American journal of respiratory and critical care medicine 2000;161:775-9.
87. Ludmer PL, Wright RF, Arnold JM, Ganz P, Braunwald E, Colucci WS. Separation of the direct myocardial and vasodilator actions of milrinone administered by an intracoronary infusion technique. Circulation 1986;73:130-7.
88. Thuillez C, Richard C, Teboul JL, et al. Arterial hemodynamics and cardiac effects of enoximone, dobutamine, and their combination in severe heart failure. American heart journal 1993;125:799-808.
89. Follath F, Cleland JG, Just H, et al. Efficacy and safety of intravenous levosimendan compared with dobutamine in severe low-output heart failure (the LIDO study): a randomised double-blind trial. Lancet 2002;360:196-202.
90. Ghali JK, Smith WB, Torre-Amione G, et al. A phase 1-2 dose-escalating study evaluating the safety and tolerability of istaroxime and specific effects on electrocardiographic and hemodynamic parameters in patients with chronic heart failure with reduced systolic function. The American journal of cardiology 2007;99:47A-56A.
91. Lynch JP, Mhyre JG, Dantzker DR. Influence of cardiac output on intrapulmonary shunt. Journal of applied physiology: respiratory, environmental and exercise physiology 1979;46:315-21.
92. Jardin F, Eveleigh MC, Gurdjian F, Delille F, Margairaz A. Venous admixture in human septic shock: comparative effects of blood volume expansion, dopamine infusion and isoproterenol infusion on mismatching of ventilation and pulmonary blood flow in peritonitis. Circulation 1979;60:155-9.
93. Regnier B, Safran D, Carlet J, Teisseire B. Comparative haemodynamic effects of dopamine and dobutamine in septic shock. Intensive care medicine 1979;5:115-20.
94. Hernandez G, Bruhn A, Luengo C, et al. Effects of dobutamine on systemic, regional and microcirculatory perfusion parameters in septic shock: a randomized, placebo-controlled, double-blind, crossover study. Intensive care medicine 2013;39:1435-43.
95. Mallat J, Benzidi Y, Salleron J, et al. Time course of central venous-to-arterial carbon dioxide tension difference in septic shock patients receiving incremental doses of dobutamine. Intensive care medicine 2014;40:404-11.

96. Peng ZY, Critchley LA, Fok BS. The effects of increasing doses of noradrenaline on systemic and renal circulations in acute bacteraemic dogs. Intensive care medicine 2005;31:1558-63.
97. Neviere R, Mathieu D, Chagnon JL, Lebleu N, Wattel F. The contrasting effects of dobutamine and dopamine on gastric mucosal perfusion in septic patients. American journal of respiratory and critical care medicine 1996;154:1684-8.
98. Shepherd AP, Riedel GL, Maxwell LC, Kiel JW. Selective vasodilators redistribute intestinal blood flow and depress oxygen uptake. The American journal of physiology 1984;247:G377-84.
99. Fink T, Heymann P, Taha-Melitz S, et al. Dobutamine pretreatment improves survival, liver function, and hepatic microcirculation after polymicrobial sepsis in rat. Shock 2013;40:129-35.
100. De Backer D, Creteur J, Silva E, Vincent JL. Effects of dopamine, norepinephrine, and epinephrine on the splanchnic circulation in septic shock: which is best? Critical care medicine 2003;31:1659-67.
101. Meier-Hellmann A, Reinhart K, Bredle DL, Specht M, Spies CD, Hannemann L. Epinephrine impairs splanchnic perfusion in septic shock. Critical care medicine 1997;25:399-404.
102. Seguin P, Laviolle B, Guinet P, Morel I, Malledant Y, Bellissant E. Dopexamine and norepinephrine versus epinephrine on gastric perfusion in patients with septic shock: a randomized study [NCT00134212]. Critical care 2006;10:R32.
103. Albanese J, Leone M, Garnier F, Bourgoin A, Antonini F, Martin C. Renal effects of norepinephrine in septic and nonseptic patients. Chest 2004;126:534-9.
104. Albanese J, Leone M, Delmas A, Martin C. Terlipressin or norepinephrine in hyperdynamic septic shock: a prospective, randomized study. Critical care medicine 2005;33:1897-902.
105. Deruddre S, Cheisson G, Mazoit JX, Vicaut E, Benhamou D, Duranteau J. Renal arterial resistance in septic shock: effects of increasing mean arterial pressure with norepinephrine on the renal resistive index assessed with Doppler ultrasonography. Intensive care medicine 2007;33:1557-62.
106. Desjars P, Pinaud M, Potel G, Tasseau F, Touze MD. A reappraisal of norepinephrine therapy in human septic shock. Critical care medicine 1987;15:134-7.
107. LeDoux D, Astiz ME, Carpati CM, Rackow EC. Effects of perfusion pressure on tissue perfusion in septic shock. Critical care medicine 2000;28:2729-32.
108. Bourgoin A, Leone M, Delmas A, Garnier F, Albanese J, Martin C. Increasing mean arterial pressure in patients with septic shock: effects on oxygen variables and renal function. Critical care medicine 2005;33:780-6.
109. Bellomo R, Chapman M, Finfer S, Hickling K, Myburgh J. Low-dose dopamine in patients with early renal dysfunction: a placebo-controlled randomised trial. Australian and New Zealand Intensive Care Society (ANZICS) Clinical Trials Group. Lancet 2000;356:2139-43.
110. Bragadottir G, Redfors B, Ricksten SE. Effects of levosimendan on glomerular filtration rate, renal blood flow, and renal oxygenation after cardiac surgery with cardiopulmonary bypass: a randomized placebo-controlled study. Critical care medicine 2013;41:2328-35.
111. De Backer D, Creteur J, Dubois MJ, et al. The effects of dobutamine on microcirculatory alterations in patients with septic shock are independent of its systemic effects. Critical care medicine 2006; 34:403-8.
112. Enrico C, Kanoore Edul VS, Vazquez AR, et al. Systemic and microcirculatory effects of dobutamine in patients with septic shock. Journal of critical care 2012;27:630-8.
113. Morelli A, Donati A, Ertmer C, et al. Levosimendan for resuscitating the microcirculation in patients with septic shock: a randomized controlled study. Critical care 2010;14:R232.
114. Thooft A, Favory R, Salgado DR, et al. Effects of changes in arterial pressure on organ perfusion during septic shock. Critical care 2011;15:R222.
115. Xu JY, Ma SQ, Pan C, et al. A high mean arterial pressure target is associated with improved microcirculation in septic shock patients with previous hypertension: a prospective open label study. Crit Care 2015;19:130.
116. Asfar P, Meziani F, Hamel JF, et al. High versus low blood-pressure target in patients with septic shock. The New England journal of medicine 2014;370:1583-93.
117. Trager K, DeBacker D, Radermacher P. Metabolic alterations in sepsis and vasoactive drug-related metabolic effects. Current opinion in critical care 2003;9:271-8.
118. Levy B, Gibot S, Franck P, Cravoisy A, Bollaert PE. Relation between muscle Na+K+ ATPase activity and raised lactate concentrations in septic shock: a prospective study. Lancet 2005;365:871-5.
119. Levy B, Desebbe O, Montemont C, Gibot S. Increased aerobic glycolysis through beta2 stimulation is a common mechanism involved in lactate formation during shock states. Shock 2008;30:417-21.
120. Yancy CW, Jessup M, Bozkurt B, et al. 2013 ACCF/AHA guideline for the management of heart failure: executive summary: a report of the American College of Cardiology Foundation/American Heart Association Task Force on practice guidelines. Circulation 2013;128:1810-52.
121. McMurray JJ, Adamopoulos S, Anker SD, et al. ESC Guidelines for the diagnosis and treatment of acute and chronic heart failure 2012: the Task Force for the Diagnosis and Treatment of Acute and Chronic Heart Failure 2012 of the European Society of Cardiology. Developed in collaboration with the Heart Failure Association (HFA) of the ESC. European heart journal 2012;33:1787-847.
122. Gheorghiade M, Abraham WT, Albert NM, et al. Systolic blood pressure at admission, clinical characteristics, and outcomes in patients hospitalized with acute heart failure. JAMA 2006;296:2217-26.
123. Hochman JS, Buller CE, Sleeper LA, et al. Cardiogenic shock complicating acute myocardial infarction--etiologies, management and outcome: a report from the SHOCK Trial Registry. SHould we emergently revascularize Occluded Coronaries for cardiogenic shocK? Journal of the American College of Cardiology 2000;36:1063-70.
124. De Backer D, Biston P, Devriendt J, et al. Comparison of dopamine and norepinephrine in the treatment of shock. The New England journal of medicine 2010;362:779-89.
125. Chen HH, Anstrom KJ, Givertz MM, et al. Low-dose dopamine or low-dose nesiritide in acute heart failure with renal dysfunction: the ROSE acute heart failure randomized trial. JAMA 2013;310:2533-43.
126. Levy B, Perez P, Perny J, Thivilier C, Gerard A. Comparison of norepinephrine-dobutamine to epinephrine for hemodynamics, lactate metabolism, and organ function variables in cardiogenic shock. A prospective, randomized pilot study. Critical care medicine 2011;39:450-5.
127. Abraham WT, Adams KF, Fonarow GC, et al. In-hospital mortality in patients with acute decompensated heart failure requiring intravenous vasoactive medications: an analysis from the Acute Decompensated Heart Failure National Registry (ADHERE). Journal of the American College of Cardiology 2005;46:57-64.
128. Elkayam U, Tasissa G, Binanay C, et al. Use and impact of inotropes and vasodilator therapy in hospitalized patients with severe heart failure. American heart journal 2007;153:98-104.
129. Tacon CL, McCaffrey J, Delaney A. Dobutamine for patients with severe heart failure: a systematic review and meta-analysis of randomised controlled trials. Intensive care medicine 2012;38:359-67.
130. Cuffe MS, Califf RM, Adams KF, Jr., et al. Short-term intravenous milrinone for acute exacerbation of chronic heart failure: a randomized controlled trial. JAMA 2002;287:1541-7.
131. Mehra MR, Ventura HO, Kapoor C, Stapleton DD, Zimmerman D, Smart FW. Safety and clinical utility of long-term intravenous milrinone in advanced heart failure. The American journal of cardiology 1997;80:61-4.
132. Metra M, Eichhorn E, Abraham WT, et al. Effects of low-dose oral enoximone administration on mortality, morbidity, and exercise capacity in patients with advanced heart failure: the randomized, double-blind, placebo-controlled, parallel group ESSENTIAL trials. European heart journal 2009; 30:3015-26.
133. Teerlink JR, Metra M, Zaca V, et al. Agents with inotropic properties for the management of acute heart failure syndromes. Traditional agents and beyond. Heart failure reviews 2009;14:243-53.
134. Cleland JG, Freemantle N, Coletta AP, Clark AL. Clinical trials update from the American Heart Association: REPAIR-AMI, ASTAMI, JELIS, MEGA, REVIVE-II, SURVIVE, and PROACTIVE. European journal of heart failure 2006;8:105-10.
135. Mebazaa A, Nieminen MS, Packer M, et al. Levosimendan vs dobutamine for patients with acute decompensated heart failure: the SURVIVE Randomized Trial. JAMA 2007;297:1883-91.
136. Delaney A, Bradford C, McCaffrey J, Bagshaw SM, Lee R. Levosimendan for the treatment of acute severe heart failure: a meta-analysis of randomised controlled trials. International journal of cardiology 2010;138:281-9.
137. Landoni G, Biondi-Zoccai G, Greco M, et al. Effects of levosimendan on mortality and hospitalization. A meta-analysis of randomized controlled studies. Critical care medicine 2012;40:634-46.
138. Bergh CH, Andersson B, Dahlstrom U, et al. Intravenous levosimendan vs. dobutamine in acute decompensated heart failure patients on beta-blockers. European journal of heart failure 2010;12:404-10.
139. Husebye T, Eritsland J, Muller C, et al. Levosimendan in acute heart failure following primary percutaneous coronary intervention-treated acute ST-elevation myocardial infarction. Results from the LEAF trial: a randomized, placebo-controlled study. European journal of heart failure 2013;15:565-72.
140. Packer M, Colucci W, Fisher L, et al. Effect of levosimendan on the short-term clinical course of patients with acutely decompensated heart failure. JACC Heart failure 2013;1:103-11.
141. Koster G, Wetterslev J, Gluud C, et al. Effects of levosimendan for low cardiac output syndrome in critically ill patients: systematic review with meta-analysis and trial sequential analysis. Intensive care medicine 2015;41:203-21.
142. Topalian S, Ginsberg F, Parrillo JE. Cardiogenic shock. Critical care medicine 2008;36:S66-74.
143. Investigators T, Alexander JH, Reynolds HR, et al. Effect of tilarginine acetate in patients with acute myocardial infarction and cardiogenic shock: the TRIUMPH randomized controlled trial. JAMA 2007;297:1657-66.
144. Parker MM, Shelhamer JH, Bacharach SL, et al. Profound but reversible myocardial depression in patients with septic shock. Annals of internal medicine 1984;100:483-90.
145. Vieillard-Baron A. Septic cardiomyopathy. Annals of intensive care 2011;1:6.
146. Wilkman E, Kaukonen KM, Pettila V, Kuitunen A, Varpula M. Association between inotrope treatment and 90-day mortality in patients with septic shock. Acta anaesthesiologica Scandinavica 2013;57:431-42.
147. Vieillard-Baron A, Caille V, Charron C, Belliard G, Page B, Jardin F. Actual incidence of global left ventricular hypokinesia in adult septic shock. Critical care medicine 2008;36:1701-6.
148. De Backer D, Aldecoa C, Njimi H, Vincent JL. Dopamine versus norepinephrine in the treatment of septic shock: a meta-analysis*. Critical care medicine 2012;40:725-30.
149. Annane D, Vignon P, Renault A, et al. Norepinephrine plus dobutamine versus epinephrine alone for management of septic shock: a randomised trial. Lancet 2007;370:676-84.
150. Ducrocq N, Kimmoun A, Furmaniuk A, et al. Comparison of equipressor doses of norepinephrine, epinephrine, and phenylephrine on septic myocardial dysfunction. Anesthesiology 2012;116:1083-91.
151. Oba Y, Lone NA. Mortality benefit of vasopressor and inotropic agents in septic shock: a Bayesian network meta-analysis of randomized controlled trials. Journal of critical care 2014;29:706-10.
152. Morelli A, De Castro S, Teboul JL, et al. Effects of levosimendan on systemic and regional hemodynamics in septic myocardial depression. Intensive care medicine 2005;31:638-44.
153. Tavernier B, Li JM, El-Omar MM, et al. Cardiac contractile impairment associated with increased phosphorylation of troponin I in endotoxemic rats. FASEB journal : official publication of the Federation of American Societies for Experimental Biology 2001;15:294-6.
154. Morelli A, Teboul JL, Maggiore SM, et al. Effects of levosimendan on right ventricular afterload in patients with acute respiratory distress syndrome: a pilot study. Critical care medicine 2006;34:2287-93.
155. Russ MA, Prondzinsky R, Carter JM, et al. Right ventricular function in myocardial infarction complicated by cardiogenic shock: improvement with levosimendan. Critical care medicine 2009;37:3017-23.
156. Zangrillo A, Putzu A, Monaco F, et al. Levosimendan reduces mortality in patients with severe sepsis and septic shock: a meta-analysis of randomized trials. Journal of critical care 2015;30:908-13.
157. Orme RM, Perkins GD, McAuley DF, et al. An efficacy and mechanism evaluation study of Levosimendan for the Prevention of Acute oRgan Dysfunction in Sepsis (LeoPARDS): protocol for a randomized controlled trial. Trials 2014;15:199.
158. Aboab J, Sebille V, Jourdain M, et al. Effects of esmolol on systemic and pulmonary hemodynamics and on oxygenation in pigs with hypodynamic endotoxin shock. Intensive care medicine 2011;37:1344-51.
159. Morelli A, Donati A, Ertmer C, et al. Microvascular effects of heart rate control with esmolol in patients with septic shock: a pilot study. Critical care medicine 2013;41:2162-8.
160. Morelli A, Ertmer C, Westphal M, et al. Effect of heart rate control with esmolol on hemodynamic and clinical outcomes in patients with septic shock: a randomized clinical trial. JAMA 2013;310:1683-91.

91

心源性休克的机械支持

Chris C. Cook and Thomas G. Gleason

在美国的非洲裔、西班牙裔和白种人中，心脏病仍然是主要的死亡原因，每年有 1/7 的人死于心脏病。在 2011 年，超过 37.5 万人死于冠心病，有 65 万人首次出现急性心肌梗死（acute myocardial infarction，AMI），以及 30 万例复发性心肌梗死[1]。一级和二级预防策略被认为是自 1999 年以来美国急性心肌梗死发病率呈总体下降的原因[2]。尽管这些数据令人振奋，但在不断增长的老年人口中，肥胖和心脏病的高发病率，仍持续导致大量需要治疗的心源性休克（cardiogenic shock，CS）和心力衰竭（heart failure，HF）患者，超过 1/9 的人们死于 HF[1]。近几十年来，CS 在心肌梗死（CS in myocardial infarction，CSMI）中的发生率保持相对稳定（约 7%），仍然是 AMI 患者死亡的主要原因[3]。

对于慢性 HF 患者而言，CS 的致死性，以及供体心脏有限性是过去 60 年来支持我们持续寻求理想形式的机械循环支持（mechanical circulatory support，MCS）的动力。这类患者群体的复杂性和异质性推动了大量设备的开发，但没有一种设备被证明是最好的，即能够适合所有患者的病情。人们生理上对于 MCS 的屏障，对临床医生而言是一种持续的挑战，而可用的 MCS 的种类也在不断发展。关于在全球范围内使用各种 MCS 治疗 CS 的准确统计数据尚不清楚。尽管如此，MCS 仍然是治疗 CS 和 HF 的重要辅助手段，许多设备在改善患者生存和生活质量方面表现显著。由于缺乏大量前瞻性、随机对照试验（randomized controlled trials，RCTs），这些试验显示了许多此类设备明显的生存优势，因此很难区分哪些 MCS（如果有的话）应该在特定的临床情况下使用。因此，本章概述当前 MCS 的适应证、益处和局限性。

机械循环支持的历史

MCS 的发展可追溯到 20 世纪 50 年代早期，当时 Gibbon 发明了体外循环（cardiopulmonary bypass，CPB）装置的原型[4]。在接下来的几年里，Lillehei 和 Kirklin 等利用心肺机促进了心内直视手术；他们的开创性工作和早期观察直接导致了现代 MCS 系统的发展[5-7]。他们最初发表的文章介绍了左心室减压和心肌静息的概念，患者在接受了心脏直视手术后，可以增强心脏的恢复效果。体外 CPB 在心脏手术中的临床应用在 20 世纪 60 年代早期变得普遍。与此同时，几组研究人员正在测试在手术室之外使用 MCS 来支持 CS 患者的治疗。目前的 MCS 样式是最初开发的样式的派生。

关于 MCS 类型的决定是基于对患者的病情严重程度和治疗的总体目标。随着患者临床情况的发展，这一决定通常会随情况发生变化。MCS 装置包括主动脉内球囊泵（intraaortic balloon pump，IABP）、带或不带氧合器的连续血泵、心泵。临时 MCS 设备在 CS 中被用作恢复桥（bridge to recovery，BTR），以及长期植入 MCS 设备的双重恢复桥（“双电桥”），为移植准备的过渡桥（bridge to transplant，BTT），或者直到可以进行明确的矫正手术。一些临时 MCS 装置可以经皮插入，而其他装置需要手术植入。长期的 MCS 设备被用作 BTR、BTT，或作为患者剩余寿命的最终治疗手段，即目标治疗（destination therapy，DT）。这些装置已被用于各种原因的 CS，包括 AMI，无法与 CPB 断开（心脏切开术失败），慢性 HF 的急性失代偿、急性心肌炎、围产期心肌病、继发于急慢性心脏瓣膜病的 HF 和先天性心脏病。

主动脉反搏历史

Clauss 及其同事于 1961 年引入了动脉反搏的概念。它涉及使用外部“心室”腔室，其充满来自髂动脉中的导管的血液，随后被活塞压缩。“心室”的压缩与心电图（electrocardiogram，ECG）的 QRS 复合体或心脏起搏器的脉冲同步，从而在心脏舒张期将血液的反脉冲输送到动脉系统中[8]。在狗的实验中证明，心脏做功和左心室收缩末期压力随着对主动脉的反搏而显著降低。第二年，Moulopoulus 和他的同事们修改了这个模型，创造了一个 IABP，它可以在不需要额外泵血的情况下提供类似的反搏[9]。研究人员使用了一个气囊，在人体舒张过程中迅速吸入并排出二氧化碳。随后，Kantrowitz 及其同事在 1968 年对 IABP 进行了改编和描述以供临床使用[10]。除了气囊尺寸的不同（30～50ml 气囊），使用氦气代替二氧化碳，以及用于制造导管的材料的细微差别之外，现代 IABP 与最初描述的几乎没有什么区别。

机械辅助医疗装置的历史

20 世纪 50 年代，随着 CPB 在心内直视手术中的发展，对有效的 MCS 设备的需求开始凸显。在 1962 年，第一次尝试了独立体外的 LV 支持，即用一个简单的滚轴泵[11]。术后长时间使用 CPB 的初步尝试表明，旁路电路在使用数小时后，对终末期器官功能和血液成分都有损害[12]。随后，Spencer 及其同事成功使用股静脉 - 股动脉 CPB 治疗了 4 例心内直视术后心力衰竭患者[13]。在 Spencer 及其同事使用体外系统的同时，DeBakey 设计了第一个体内 LV 辅助装置（LV assist device，LVAD），即 DeBakey 血泵[14]。一名 37 岁的妇女接受主动脉瓣和二尖瓣置换术后发生心力衰竭，为抢救该患者为其建立了体外循环。该设备使用了 10 天，患者存活了下来[15]。

到 1972 年，得克萨斯心脏研究所的研究人员开发了一种气动 LVAD，该装置植入腹部[16]。这个装置有一个血液室，通过经皮的传动系统将空气脉冲压缩到泵中。现代装置具有腔室压缩，其通过经皮传动系统供电。体外装置、气动驱动的设备是平行发展的。最重要的是，这些设备的发展是 1964 年特许成立的国家心脏、肺和血液研究所的人工心脏项目赞助支持的。

到 20 世纪 60 年代，与脉动泵相比，连续流泵正在开发中[17, 18]。在随后的 15 年中，连续流动离心泵得到了完善并被引入临床应用。这些泵的工作原理是由三个磁锥组成的被迫的、受约束的涡流[19, 20]。在需要短期 MCS 和 IABP 不充分的各种临床环境中，它们已经被证明是有用的。还开发了几种小型、轴式或旋转泵，包括一些允许经皮调度的泵[21-34]。这些泵通常包含磁悬浮叶轮，以非常快的速率（25 000～35 000 转 / 分）旋转。与脉动装置相比，轴向旋转泵技术有一些潜在的优势：它们非常小、运动部件很少且不需要一个从属腔室。最新一代旋转泵技术采用全磁悬浮转轮子，完全不需要密封件或轴承。这项技术降低了血液成分受损的风险，并可能导致血栓栓塞率降低。

目前使用的机械循环支持装置

临时机械循环支持

经皮植入

主动脉内球囊反搏（IABP）　IABP 有效性的生理学基础是，在 LV 等容收缩期，球囊收缩提供快速、同步的阻抗降低（后负荷）。随后是由球囊膨胀引起的 LV 等容舒张（舒张期增大）期间主动脉压的快速、同步增加。结合起来，这些操作实现了两个重要目标。首先，LV 收缩期的抽吸作用直接减少了每搏做功，从而减少了心脏循环期间的心肌耗氧量。其次，舒张期的体积变大增加了动脉血压，在舒张期提供了更好的冠状动脉灌注，增加了心肌的供氧量。IABP 不直接移动或重新分配血流；然而，冠状动脉血流的舒张期峰流速可以增加多达 87%，IABP 增加舒张末期血流速度高达 117%[35]。自 1968 年将 IABP 引入临床应用以来，IABP 一直是支持 CS 患者的重要辅助手段。心脏做功的减少和心肌氧供应的同时增加促进了心肌的恢复。然而，治疗成功依赖于患者具有最小限度的 LV 功能，与 IABP 支持相结合，有利于足够的心输出量（cardiac output，CO）以维持终末期器官功能。当这个最小的 CO 不能得到满足时，则必须考虑替代 MCS。

IABP 植入的绝对适应证包括 CS、未控制型心绞痛、急性心肌梗死后室间隔缺损（ventricular septal defect，VSD）[36]、继发于乳头肌破裂的梗死后二尖瓣反流（mitral regurgitation，MR）和术后左心衰竭伴低 CO。在这些情况下，IABP 应被视为一种主要治疗方法，在临床上明显出现全身性灌注不足的迹象之前不应推迟使用。重要的是要认识到，仅靠血压不能充分显示血流动力学或心脏稳定性。在适当的复苏和内环境稳定的情况下，需要考虑肢体灌注、肾功能、精神状态，甚至胃肠功能。其他可测量的指标包括动脉（SaO_2）和混合静脉血氧饱和度（venous oxygen saturation，SvO_2）、酸碱状态、尿量和体温。对需要 IABP 的 391 例心脏切开术患者产生的数据的多变量分析表明，肾上腺素需要大于 0.5μg/（kg•min），左心房压力大于 15mmHg，尿量小于 100ml/h，以及 SvO_2 低于 60% 与死亡率相关[37]。这些标准用于帮助预测死亡率和后续 MCS 的需要。

IABP 使用的其他相关适应证包括：①高风险、基于导管的介入手术，如左冠状动脉主干血管成形术；②在尝试以导管为基础的干预失败后，对控制不良的室性心律失常和伴随不良 LV 功能的患者进行干预；③在持续昏迷、心肌缺血的情况下。在这些情况下，IABP 可降低 LV 收缩期心壁的张力和氧气消耗，从而增强干预后的心肌恢复。IABP 在全球 250 家医院的 22 663 例患者中使用的基准反搏结果登记表显示，CS 和高危血管成形术是使用该设备的最常见的适应证[38]。表 91-1 描述了关于 IABP 使用适应证和随后干预的基准报告的进一步特征[39]。

IABP 的最佳植入位置是常见的股动脉，可以通过 Seldinger 技术或通过手术切除来经皮植入。根据患者的身高和体重，根据适当的大小和长度，成人和儿童都可以使用现代的主动脉内球囊导管。成人主动脉内球囊的体积范围在 30～50ml，标准球囊大小可以容纳 40ml 氦气。通过股动脉放置的 IABP 导管定位，使得尖端正好在近端胸降主动脉左锁骨下动脉的起始端。最理想的是，导管尖端应采用经食管超声心动图或荧光镜的引导[40]。为了减少股动脉插管的直径，可以采用无鞘 IABP 技术，这是我们首选的方法[41]。

球囊的膨胀应与主动脉瓣的闭合（在主动脉压力追踪的重搏切迹处）同时进行，并应充气至几乎堵塞胸降主动脉。定时可以以三种方式之一进行同步：①使用动脉（最好是主动脉）压力追踪与重搏切迹同步；②在节奏追踪中使用 R 波的下降；③在使用心脏起搏器时，在心室起搏峰值后计时[42-46]。适当的充气和放气时间可显著改善 IABP 的最佳生理效益，当心率加速、心律失常、房室不同步或平均动脉压低时，这种效益可能很难实现。应调整时间以使舒张期增强最大化；因此，放气应该尽可能晚，但应在主动脉瓣打开之前。如果不能通过压力追踪来测量这一点，它可以在 ECG 跟踪的 R 波开始或 M 型超声心动描记术的使用时计时[47]。

当由于主动脉闭塞性疾病或广泛的外周血管疾病（peripheral vascular disease，PVD）而不希望股动脉插管时，可以使用锁骨下动脉或升主动脉[48-52]。通过这两种技术，IABP导管沿胸降主动脉向上推进，使球囊尖端位于膈肌裂孔的水平之上，球囊最近端与左锁骨下动脉的起始端不相连。应始终使用透视或超声心动图引导放置这些顺行球囊。在所有情况下，应采用开放式动脉修复术将其移除。

由于血栓形成和栓塞的风险，脱离IABP后导管不应该留在原位。IABP脱机应该循序渐进，支持心率逐步从1∶1降至移除前的1∶4。通过开放手术技术放置的球囊导管也应手术移除。经皮切除放置在腹股沟韧带上方的髂动脉的导管（通常在肥胖的人身上进行）会导致腹膜后出血，有必要考虑手术切除。

IABP使用的相对禁忌证包括降胸主动脉的严重动脉粥样硬化性疾病、降主动脉夹层或动脉瘤、近期胸降主动脉手术和轻至中度主动脉瓣关闭不全。严重的主动脉瓣关闭不全是使用的绝对禁忌证，因为无法实现舒张期增大，LV舒张末期容量和压力实际上是增加而不是减少。

IABP应用的总并发症发生率为5%～10%。严重并发症发生率约为3%，包括严重出血、严重肢体缺血或截肢、感染、内脏或脊髓缺血以及可归因于IABP的死亡率[38, 53]。在基准注册中，并发症发生率很低；最常见的并发症是植入部位出血（4.3%）和肢体缺血（2.3%）。截肢、卒中、内脏或脊髓缺血和与IABP相关的死亡率均为0.1%或更低[39]。主动脉内球囊压迫是一种罕见的并发症[54-56]。根据STS国家数据库（1996—1997年）和基准注册（1997—1999年）提供的数据显示，主要血管并发症的发生率分别为5.4%和1.4%[39, 53]。同侧肢体缺血应在识别后立即予以处理。这通常需要移除IABP，如果它仍然在另一个位置出现同样的症状，则替换IABP。缺血肢体可能需要进行血栓切除、再血管化或筋膜切开术[57-63]。

尽管每年IABP在全世界成千上万的患者中得到广泛应用，但在接受高危导管干预的患者人群中，没有任何前瞻性的RCT显示使用IABP对生存有益。在1997年报道的一项前瞻性试验中，在不存在血流动力学不稳定的随机分组患者群体中，使用IABP对死亡率没有影响[64]。相比之下，SHOCK试验显示，通常由IABP使用促进CSMI的早期血运重建（86%），6个月的死亡率（50%）低于单独使用药物治疗（63%）[3]。另外的研究表明，在急性心肌梗死后接受紧急或急诊血运重建的患者中，术前支持IABP患者的手术死亡率低于不使用IABP的患者（5.3%～8.8% vs 11.8%～28.2%）[53, 65]。这些数据似乎证明了IABP用于促进梗死后患者早期血运重建的策略是正确的。心肌梗死的第二次血管成形术（PAM Ⅰ～Ⅱ）试验数据仅检查通过经皮冠状动脉介入治疗（percutaneous coronary intervention，PCI）血运重建的AMI高风险患者，并且在围手术期使用IABP支持的6个月时表现出适度的生存优势[64]。在评估接受冠状动脉搭桥术（coronary artery bypass

表91-1 适应证说明

	患者总数（n=16 909）	诊断性导管插入术（n=1 576）	导管插入术仅与PCI（n=3 882）	手术：冠状动脉旁路移植术（n=9 179）	手术：NON-CABG（非冠状动脉旁路移植术）（n=1 086）	不干预（n=1 186）
支持和稳定/%	20.6	21.4	54.4	9.7	5.0	7.8
心源性休克/%	18.8	33.1	23.7	12.3	23.8	29.4
心肺转流术的戒断/%	16.1	0.4	0.1	24.9	31.4	7.1
术前：高危型冠状动脉旁路移植术/%	13.0	4.6	0.2	22.1	6.4	1.9
顽固性不稳定型心绞痛/%	12.3	15.3	8.3	15.8	2.2	3.0
顽固性心室衰竭（%）	6.5	9.1	2.5	5.9	15.7	12.7
急性心肌梗死引起的机械并发症/%	5.5	9.8	7.0	4.2	5.2	5.1
与顽固性VA有关的缺血/%	1.7	1.6	1.5	1.9	1.7	1.6
高风险普通外科手术的心脏支持/%	0.9	2.1	0.2	0.5	4.3	1.1
其他/%	0.8	0.7	0.2	0.8	2.5	2.0
术中搏动血流/%	0.4	0.1	0.1	0.7	0.5	0.2
遗漏的适应证/%	3.3	1.8	1.9	1.2	1.5	28.1

PCI：经皮冠状动脉介入治疗；VA：室性心律失常。

资料来源：Ferguson JJ 3rd，Cohen M，Freedman RJ Jr，et al. The current practice of intra-aortic balloon counterpulsation: results from the Benchmark Registry. J Am Coll Cardiol 2001；38：1456-1462.

graft, CABG)和(或)瓣膜手术、术前接受 IABP 或需要术中 / 术后接受 IABP 支持的患者的死亡率时，在术前接受 IABP 支持的患者死亡率显著降低[39, 53](表 91-2)。因此，早期接受 IABP 支持对于接受血管形成术的 CSMI 患者似乎更具有生存优势。在 AMI 后急性 VSD 或急性 MR 的情况下，IABP 支持可以显著改善患者的血流动力学反应[66-71]。图 91-1 和图 91-2 将急性心肌梗死患者使用 IABP 的死亡率按主要使用指标或 PCI 或 CABG 的表现进行了分层。很明显，CSMI 患者的死亡率仍高达 39%。然而，这些研究表明，IABP 支持与血运重建相结合，预示着比单独使用药物治疗的辅助 IABP 有更好的预后[38]。对于血运重建且出现 3 级或 4 级 HF 的患者，这种益处可能最大[72]。最近对 16 项研究进行的 meta 分析表明，在 CSMI 中使用 IABP 具有显著的生存获益(RR 0.78; CI 0.60～0.86; P<0.000 4)[73]。然而，对于没有并发 CS 的高危 AMI 患者没有获益。

相反，最近 Cochrane 数据库对 6 个 RCT 的 meta 分析回顾了 190 例 CSMI 患者中使用 IABP 的情况，发现在住院期间、30 天或 6 个月的总体死亡率方面没有明显改善[74]。2015 年更新的试验得出了同样的结论[75]。Sjauw 等对 CSMI 患者使用 IABP 的群组研究进行了 meta 分析。发现接受溶栓和 IABP 治疗的患者 30 天死亡率下降 18%。然而，在接受 PCI 治疗的患者中，他们发现额外使用 IABP 的患者死亡率增加了 6%[76]。在前瞻性 IABP-SHOCK Ⅱ试验中，600 例 CSMI 患者(PCI 患者 > 95%)在接受血运重建后随机使用和不使用 IABP[77]。30 天总体死亡率的主要终点指标没有差异(IABP 为 39.7%，对照组为 41.3%)。然而，他们注意到有 10% 的患者在分组中有交叉。此外，对 12 例 RCT 的 meta 分析发现，无论患者是否患有 CS，使用 IABP 对 AMI 患者 30 天的死亡率没有改善[78]。从这个结果汇总中可以得出结论，在任何不使用早期血运重建(主要是 PCI)的治疗策略中，在 CSMI 中使用 IABP 几乎没有益处。此外，使用 IABP 通常能改善患者的血流动力学，但不能作为 CSMI 患者生存的替代标识。急性梗死后 VSD 或急性 MR 时应立即使用 IABP，不得延误。随着早期血运重建，应该在 CSMI 患者的 MCS 设备中加以考虑该方式，直到进一步的 RCT 更清楚地描述那些最有可能获益的患者。

人工体外循环膜肺氧合(ECMO)　自 20 世纪 70 年代以来，当 CS 并发伴随肺功能不全的症状时，ECMO 已被用于成年人群短期(1～10 天)MCS。它提供了完整的心肺支持，允许逆转在 CS 中发生的全身灌注不良，直到进行最终

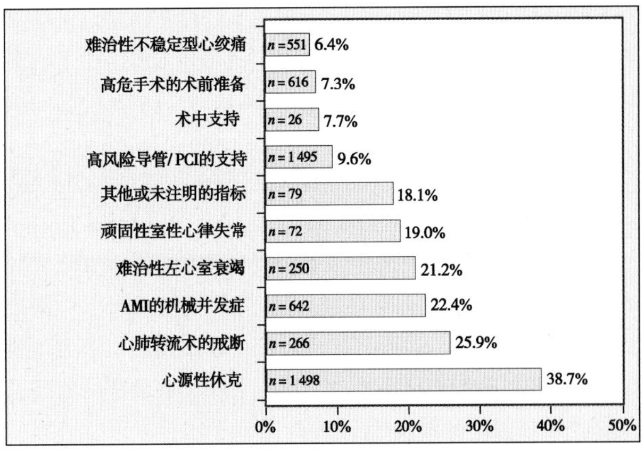

图 91-1　5 495 例需要主动脉内球囊反搏的急性心肌梗死(AMI)患者的住院死亡率，按主要使用指标分层。PCI：经皮冠状动脉介入治疗。(资料来源：Stone GW, Ohman EM, Miller MF, et al. Contemporary utilization and outcomes of intra-aortic balloon counterpulsation in acute myocardial infarction: the Benchmark registry. J Am Coll Cardiol 2003; 41: 1940-1945.)

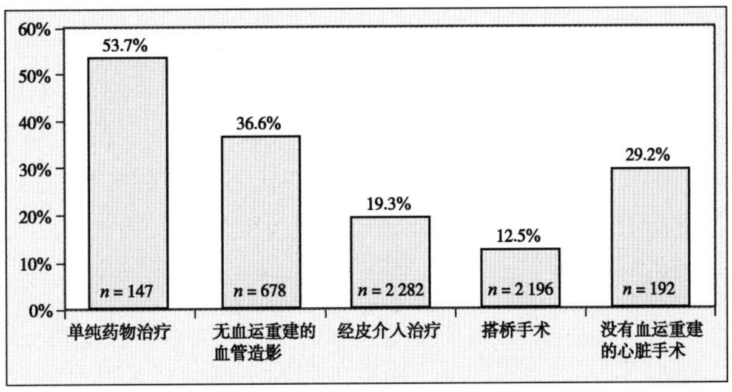

图 91-2　通过血管造影和经皮或手术冠状动脉血运重建术对住院死亡率进行分层。(资料来源：Stone GW, Ohman EM, Miller MF, et al. Contemporary utilization and outcomes of intra-aortic balloon counterpulsation in acute myocardial infarction: the Benchmark registry. J Am Coll Cardiol 2003; 41: 1940-1945.)

表 91-2　接受术前 IABP 或术中 / 术后 IABP 支持的心脏手术患者的医院死亡率(结果参数)

治疗类型	1997—1999 年基准注册使用 IABP 的死亡率 / 总使用数，n(%)	STS 国家数据库在 1996—1997 年使用 IABP 的死亡率 / 总体使用数，n(%)	STS 国家数据库在 1996—1997 年没有使用 IABP 的死亡率 / 全部使用数，n(%)
术前使用 IABP	8.8(329/3 721)	9.5(2 487/26 077)	2.9(10 919/378 810)
术中 / 术后使用 IABP	28.2(954/3 380)	23.6(3 528/14 933)	2.5(9 878/389 954)

根据 1997—1997 年的基准反搏注册处和 STS 国家数据库 1996—1997 年的数据，与没有在手术前和术中 / 术后使用 IABP 进行支持的患者的住院死亡率进行比较。

资料来源：Christenson JT, Cohen M, Ferguson JJ 3rd, et al. Trends in intraaortic balloon counterpulsation: complications and outcomes in cardiac surgery. Ann Thorac Surg 2002; 74: 1086-1090. Tab 4.

的外科矫正手术。它还可以作为BTR、BTT或连接到长期MCS的桥到桥（即VAD）[79-81]。当患者的神经系统状态不清楚并且在明确该状态之前可能不适合长期进行支持时，可以使用1～3天的时间来进行适应。

ECMO管路由流入和流出插管、连续流动离心泵、中空纤维氧合器和热交换器组成。历史上，已经使用了滚泵和离心泵。在心脏手术期间，滚泵仍然广泛用于CPB；由于较高的电路中断率、颗粒栓塞率和溶血率，在手术室之外的应用几乎已经放弃[82, 83]。Bio-Medicus Biopump（Medtronic公司，明尼阿波利斯，MN）和CentriMag（Levitronix LLC，Waltham，MA）是ECMO电路中常用的两种离心泵。Bio-Medicus Biopump在丙烯酸外壳中产生了一个受约束的涡旋，里面有同心磁锥。当磁性旋转马达在锥体的基部附近旋转时，作圆锥旋转[19, 20, 84]，并且与滚泵相比可以产生非常高的血液流动速度，对血细胞的创伤更小[83, 85, 86]。急性CS中最常用的插管策略是通过股动脉经皮Seldinger术或手术技术进行外周插管。或者，通过右心房（right atrium，RA）和主动脉的中心插管用于在心脏术后失败的情况下提供临时MCS。当面对心脏切开术的心室衰竭时，使用这些泵的MCS可以促进患者稳定，以便随后转移到三级医疗中心进行VAD使用。最新加入ECMO系统的是CardioHelp（Maquet心肺AG，黑兴根，德国）。它是一个小型化系统，将泵和氧合器组合在一个装置中（图91-3）。它很易于单手携带，非常适合需要紧急跨院运输的患者[87]。

使用外周心肺支持或ECMO的缺点包括：同侧肢体并发症的可能性较大、溶血率较高、需要抗凝以防止氧合器和回路的血栓形成，以及无法充分对左心室减压[88-94]。外周心肺支持/ECMO系统的LV减压不足可能是导致某些治疗失败的机制。

无论CS的病因如何，静息的心室（即减压）比扩张的心室具有更好的恢复机会。通过在同侧股浅动脉下方放置另外的灌注插管（8～14F）可以解决或预防下肢缺血[95]。或者，可以使用缝合到股动脉侧面的8mm T形移植物来防止肢体缺血[96]。然而，这增加了建立ECMO的复杂性，并且在CS中可能是不切实际的。

由于原发性心力衰竭伴随继发性肺功能不全以外的原因，在成人群体中使用ECMO与传统疗法相比具有有限的优势[97, 98]。然而，有相当一部分CS患者在接受心肺支持/ECMO复苏后存活下来直到血运重建、移植或恢复，他们的存活率高达75%[99-109]。ECMO被用作深度CS（“双电桥”机械辅助）的VAD植入桥，可产生高于40%的生存率[110]。这一策略是务实的，并提供即时的终末期器官支持，同时可以设计后续的最终治疗方案。在Combes等的研究结果中，预测早期ECMO支持下死亡的因素包括肝衰竭、肾衰竭或在实施CPR时使用ECMO。超过40%的人在出院后幸存下来，许多人报告说身体和社会问题持续存在，包括重返工作岗位的能力[111]。这突出了长期随访的重要性和这些患者需要持续的心理社会支持。

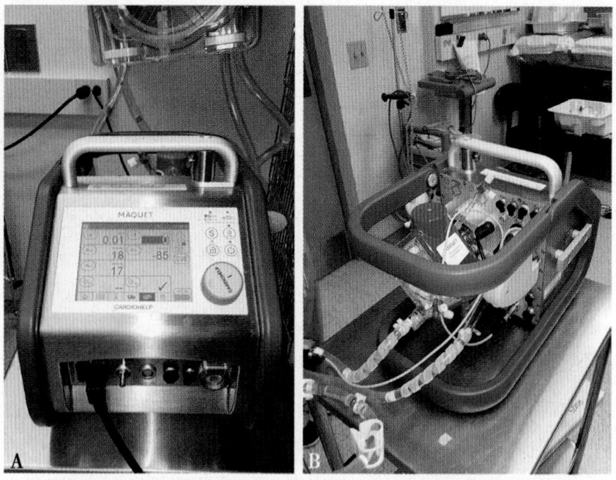

图91-3 A. Maquet CardioHelp控制台的正视图。可以看到在泵后面的墙上挂着线。该设备可以通过在设备顶部看到的手柄进行单手携带。B. CardioHelp背面的视图展示了直接连接到泵上的氧合器，创造了一个非常适合运输的紧凑型装置。（获得德国RastattMaquet BV的许可）

泵和氧合器技术的改进使得EMCO成为建立MCS的相对简单的方法，允许逆转终末期器官的灌注，这不可避免地伴随着CS不能单独用药物治疗和及时纠正。然而，出血、感染、卒中和肢体缺血的并发症随着时间的延长而增加，并将这种支持手段限制在7天左右[112]。与任何形式的MCS一样，从支持或过渡到更持久的手段的计划开始于ECMO的建立。一旦终末期器官灌注失调得到纠正，ECMO撤机的可行性是在日常的基础上确定的。根据患者的血流动力学参数、氧合和通气来指导撤机试验。肺和循环支持可以单独或同时停机。肺部停机包括增加机械通气的支持，同时减少ECMO提供的氧合和通气量。循环停机通过逐步减少泵流量来完成，同时评估血流动力学参数。这也是通过使用经胸或经食管超声心动图来评估心脏对心室负荷的反应，这是随着泵流量的减少而发生的。一旦确定患者能维持足够的灌注和肺功能，就制定计划将患者从ECMO中分离出来并移除插管。通常在手术室中移除插管，对股动脉管进行直接血管修复。如果患者不能成功地将EMCO撤机，就要进行VAD或移植的计划。这一时期的支持、停机，并确定长期战略是由一个多学科的外科医生、心脏病学家和重症监护提供者共同合作决定的。

TandemHeart TandemHeart系统（Cardiac Assist，Inc.，Pittsburgh，PA）是一种外部离心泵系统，通过将血液从左心房泵入股动脉，实现经皮LV支持（图91-4）[113]。通过经皮进入股静脉在心导管实验室中进行21F静脉流入插管的放置，并通过心房中隔穿刺将插管尖端定位在左心房。通过15F或17F套管将流出物设置到对侧或同侧股动脉。离心泵固定在靠近动脉插管的大腿上。该装置含有内置肝素递送系统以减少凝血酶形成。一个有经验的团队可以在1小时内用TandemHeart建立MCS[114]。然而，这仍然比ECMO规定所要求的时间要长。因此，在真正的紧急情况和需要 CPR 的情况下，其使用可能受到限制。

放置 TandemHeart 的禁忌证包括严重的 PVD 和孤立的右心室（right ventricular，RV）衰竭。由于可能存在从右到左的分流，它也不能在 VSD 存在的情况下使用[115]。右向左分流是已知的并发症，如果经房间隔插管移位到 RA，也可能发生并发症。其他并发症包括肢体缺血和血栓栓塞。

TandemHeart 在 CS 中主要被用作 MCS[116-118]，支持用于各种适应证，包括心脏切开术失败[119-121]，直到纠正瓣膜手术完成[122-124]，突发性心肌炎恢复[125, 126]，或作为 LVAD 或 BTT 的桥梁[118, 127, 128]。在高危 PCI 期间也成功地应用于 MCS[129-132]。TandemHeart 已被证明是一种比 IABP 更有效的改善 CS 血流动力学参数的方法；然而，30 天死亡率没有得到改善[133, 134]。

Impella Recover　急性短期 MCS 的最新加入的设备是 Impella Recover 轴流泵（Abiomed，Inc.，Danvers，MA）（图 91-5）。该装置在主动脉瓣上逆行放置，其尖端位于 LV 内。它可以在荧光透视引导下通过股动脉经皮或手术进行放置。它也可以通过缝合到锁骨下动脉的 8mm T- 移植物进行心脏外科手术[135, 136]，或者在心脏手术期间直接进入升主动脉。Impella 有两种类型：2.5 和 5.0（流速分别为 2.5L/min 和 5.0L/min）。虽然 2.5L/min 型的可以经皮或手术放置，但较大的 5.0L/min 型的需要手术放置。使用 Impella 的禁忌证包括患有严重主动脉瓣狭窄的患者和曾经接受过机械主动脉瓣置换术的患者。严重的 PVD 可能使经皮穿刺无法进行，或者要求手术切开放置。

与其他设备类似，Impella 已被用于 MCS，用于多种适应证，包括高风险 PCI[137-139]，心脏切开手术后的失败[140-142]，CSMI[117, 143-146]，心脏移植术后严重排斥反应[147, 148]，心肌炎[149, 150]，并作为放置长期设备，BTR 或 BTT 的桥梁[117]。与 CSMI 中的 IABP 相比 RCT 比较支持与 Impella 2.5 的结合，使用 Impella 可以改善血流动力学和实验室参数（CI，平均动脉压，血清乳酸水平）[133, 151]。然而，这并没有转化为提高 30 天的生存率。相比之下，最近在高风险 PCI 中比较这两种装置的 PROTECT-Ⅱ随机试验显示，主要不良事件（major adverse events，MAE）和主要心脑不良事件的两个复合终点的发生率较低（MACCE＝死亡，中风，心肌梗死和重复血运重建）[137]。在 3 个月的随访中，Impella 组的两个复合终点的比率在 3 个月时均低于 IABP 组（MAE，37% vs 49%，P＝0.014；MACCE，22% vs 31%，P＝0.034）。

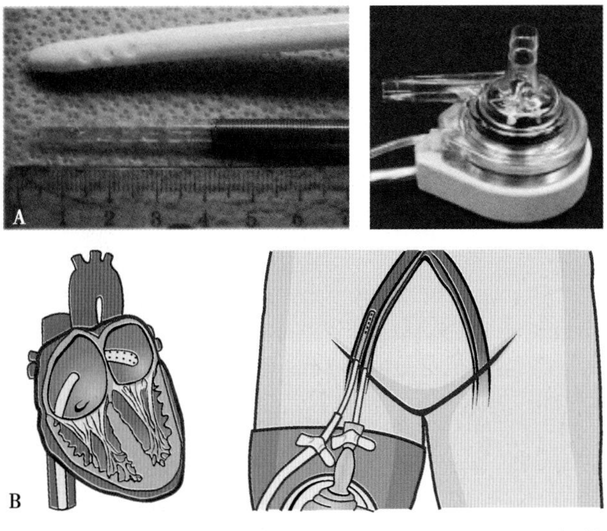

图 91-4　A．TandemHeart 设备的组件：21F 左心房引流插管和 15～17F 股动脉插管（左）；连续流动离心泵（右）。B．示意图显示了经房间隔接入点和股动脉接入点。（资料来源：Windecker S. Percutaneous left ventricular assist devices for treatment of patients with cardiogenic shock. Curr Opin Crit Care 13：521-527. Copyright 2007，Lippincott Williams & Wilkins.）

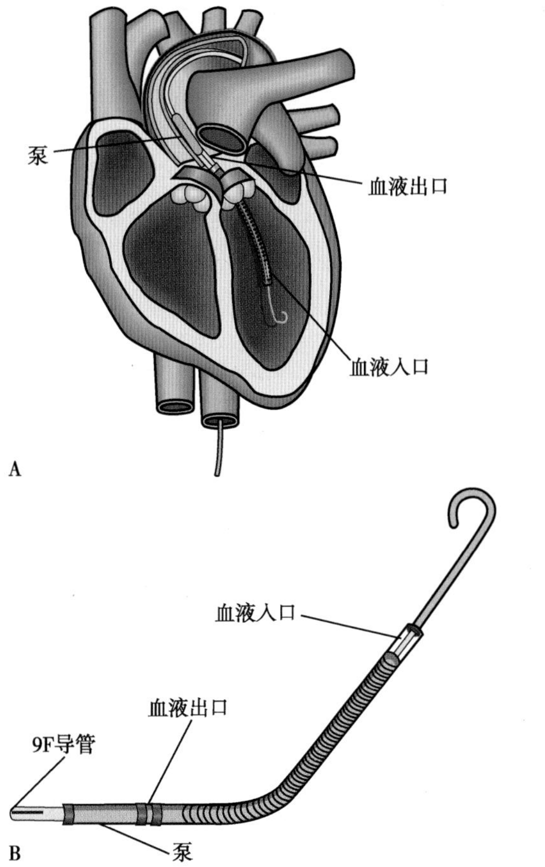

图 91-5　A．示意图显示 Impella Recover LP 2.5 装置在主动脉瓣上的逆行放置。B．设备的组件。来自心室的血液进入装置的入口部分，并由 12F 微轴泵推进到位于升主动脉中的出口部分，建立左心室减压术。（资料来源：Windecker S. Percutaneous left ventricular assist devices for treatment of patients with cardiogenic shock. Curr Opin Crit Care 13：521-527. Copyright 2007，Lippincott Williams & Wilkins.）

手术插入

短期 MCS 使用连续流泵用于 CS 是建立即时和完整的 MCS 的一种相对简单的方法，除了在心脏手术中需要标准 CPB 支持外，不需要任何其他设备。如前所述，一些 MCS 泵可与经皮插管一起用于 ECMO 支持。这些相同的泵可以通过外科手术置入。使用手术插入的临时 MCS 最常见的指征是心脏术后 CS。这可以通过使用 RA 和主动脉中的现有插管从原发性心脏手术期间使用的 CPB 电路转换到临时 VAD 系统来实现。可能需要几天的临时 VAD 支持来让心肌恢复。如果决定使胸部保持开放，则可以通过胸骨切开术切口的下部带出插管并用密封的临时敷料覆盖。或者，它们可以通过低于胸骨切开术的单独切口取出，使胸骨暂时闭合。然后可以在几天内将患者带回手术室，一旦发生心脏恢复或将其转换为长期 LVAD，就可以移出插管。此外，可以通过转换为外周插管来进行心脏切开术失败的 MCS。如果患者可以成功地脱离 MCS 并且不需要长期 VAD 或移植，这允许胸部的最终闭合。尽管接受治疗或转为长期 MCS 不适当（高龄、缺乏适当的社会心理支持），但在严重多器官衰竭发生的情况下，可以撤回心脏切开术后的 MCS。然而，最好确定长期 MCS 的备选项，并讨论在执行任何高风险外科手术之前的治疗目标。

CentriMag 心室辅助系统　CentriMag 系统采用完全磁悬浮技术（图 91-6），以类似于 BioMedicus Biopump 的方式提供 MCS。CentriMag 系统具有许多优点，使其在急性环境中受临时 MCS 的青睐[152]。这些优点包括植入容易，心室的血液直接流出插管以改善减压，对抗凝血的需求最小化，与传统装置如 Bio-Medicus 泵相比，对血液元素的损伤较小。它已经被有效地用于作为决定、BTR 或长期 MCS 设备的桥梁，在心脏切开手术后失败中用于单心室或双心室支持。对于伴有肺功能不全的患者，可以将氧合器接合到电路中，有效地将其转换为 ECMO 系统。

ABIOMEDBVS 5000 和 AB 5000　ABIOMED 两心室系统（Abiomed，Inc.，Danvers，MA）是一种脉冲式临时 MCS 系统，有两种版本。FDA 批准 Abimod AB 5000“心室”取代以前使用的 BVS 5000，它是在 20 世纪 80 年代开发的，并于 1992 年被美国食品药品管理局批准用于心脏术后 HF 的使用[107]。从那时起，该装置的适应证已经扩大到包括心脏切开术后休克或心搏前休克的患者，这些患者不能充分地响应正性肌力药和 IABP。ABIOMED 系统是一个气动驱动的双腔血泵，提供搏动血流。如图 91-7 所示，泵是体外（BVS5000）或体外（AB5000）。BVS5000 通常可用于短期（<7～10 天）支持，因为此期间血栓栓塞并发症或设备故障的风险增加。如果需要更长的支持（2～3 个月），ABIOMED 泵可以与 AB5000 交换或转换为长期 VAD 系统，如 Thoratec PVAD 或 HeartMate。

ABIOMED VAD 已被用于心脏切开术或心脏切开术的心力衰竭[153-157]。根据 ABIOMED 的指征和手术前患者的血流动力学状况，存活率和出院率为 20%～45%[154-157]。VAD 最常见的并发症包括出血、中风和感染，发生率为 20%～40%[154, 155, 157]。泵技术的进步促使 ABIOMED 系统在 MCS 领域的重要性逐渐降低。

长期心室辅助设备

搏动设备

早期的证据表明，搏动 MCS 提供更好的内部器官灌注和淋巴流动，因此是有益的[157-159]。使用心脏直接流出插管（VAD 流入）的 VADs 比外周旁路支持系统提供更好的心室减压和静息。有几个 MCS 设备实现了这些目标，包括前面提到的临时体外 ABIOMED AB 5000。来自 Thoratec Corporation（Pleasanton，CA）的长期搏动装置包括体外 Thoratec PVAD 和两种可植入的体内装置：Thoratec IVAD 和 HeartMate XVE LVAD。最后，使用搏动式 CardioWest 全人工心脏（SynCardia 系统，Inc.，Tucson，AZ）实现了完全心脏替换。这些设备已经用于 BTR、BTT 或 DT。

Thoratec Paracorporeal 心室辅助设备　Thoratec 体外 VAD（paracorporeal VAD，PVAD）系统由单个腔室组成，其具有固定在刚性壳体中的无缝聚氨酯囊（图 91-8A）[160]。VAD 流入插管是心房或心室。流出插管具有附接的聚酯移植物，用于直接连接到主动脉或肺动脉，类似于 ABIOMED 套管。流入和流出连接处的机械倾斜盘阀确保单向流动并需要抗凝。气动传动系统连接到刚性壳体并分别提供交替的真空和压力以促进填充和排空球囊。该泵可调整，以适应变化的预负荷和后负荷。

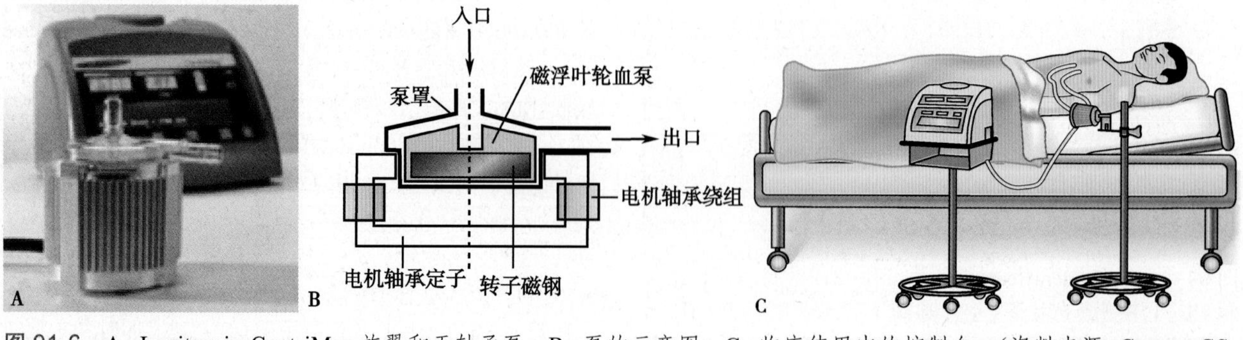

图 91-6　A. Levitronix CentriMag 旋翼和无轴承泵。B. 泵的示意图。C. 临床使用中的控制台。（资料来源：Couper GS，Dekkers RJ，Adams DH. The logistics and cost-effectiveness of circulatory support: advantages of the ABIOMED BVS 5000. Ann Thorac Surg 1999; 68: 646-649. Copyright 1999，The Society of Thoracic Surgeons; Moazami N，McCarthy PM. Temporary circulatory support. In: Cohn LH，Edmunds LH Jr，editors. Cardiac surgery in the adult. New York，McGraw-Hill; 2003.）

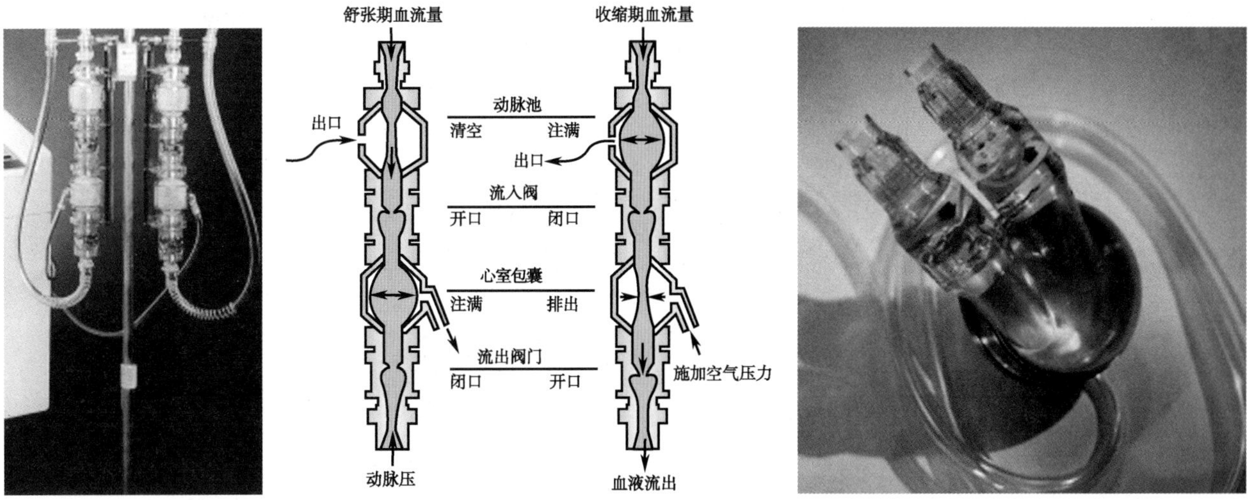

图 91-7　ABIOMED BVS 5000 和 AB 5000。左图，在 BVS5000 模型中，心房通过单向阀排空到心室（舒张期）。气动泵压缩心室腔，血液通过单向阀流入患者体内（心脏收缩）。在心脏收缩期间心房通过重力填充。右图，在 AB 5000 模型中，单心室的血室通过真空辅助填充，血液通过泵体壳内的聚氨酯气囊充气排出血液。（资料来源：Hunt SA，Frazier OH. Mechanical circulatory support and cardiac transplantation. Circulation 1998；97：2079-2090. Copyright 1998，American Heart Asso-ciation；Slaughter MS，Tsui SS，El-Banayosy A，et al. Results of a mul- ticenter clinical trial with the Thoratec Implantable Ventricular Assist Device. J Thorac Cardiovasc Surg 2007；133：1573-1580. Copyright 2007，The American Association for Thoracic Surgery.）

Thoratec PVAD 类似于 ABIOMED，但更便携，并且有可能作为 BTR 或 BTT 在对患者治疗的门诊中使用[160-163]。Thoratec PVAD 系统的两个优点是安全的心室血液流入（ventricular inflow，VAD）插管能力和长期使用的适用性。LV 插管比左心房插管能提供更好的心室减压[164-168]。这很重要，因为左心室扩张或减压不足会限制某些患者的心室恢复。心室插管还提供更好的 VAD 性能并降低血栓并发症的风险，特别是在 AMI 的情况下[106，166-168]。RV 插管提供了类似于右心房（right atrial，RA）插管的优点。然而，如果三尖瓣保持完整的话，这些优点可能不明显，因为三尖瓣叶常常与插管尖端非常接近，并且会阻碍 VAD 流入[169]。在这种情况下，必须权衡 RV 与 RA 插管的优缺点，以指导最佳方法。

截至 2012 年 7 月，在过去 30 年中，全球 277 个中心已安装了 5 000 多台 Thoratec PVAD[170]。超过一半的患者接受两心室的辅助设备的支持。根据休克的病因和医疗中心的不同，生存率和出院率为 20%～80%，变化很大[99，110，160，164，171-173]。急性暴发性心肌炎伴 CS 的病例是使用 Thoratec PVAD 系统进行 VAD 支持的最佳情况，具有 88% 的恢复放电率[99]。当用于治疗 CS 时，Thoratec PVAD 系统的并发症与其他体外 VAD 系统相似，包括感染、卒中、出血和急性肾衰竭。这些并发症的发生率在不同系列中有所不同，但范围在 10%～60%[160，164，171，172，174-178]。

Thoratec 体内心室辅助装置　搏动性冠状动脉内长期支持的选择包括 TRAATEC 植入式 VAD（implantable VAD，IVAD）和 TRAATEC HeartMate XVE LVAD。Thoratec IVAD 是 Thoratec PVAD 的可植入版本，具有相同的内部组件。主要区别在于光滑的抛光钛外壳，便于植入（图 91-8B）。与 PVAD 相比，IVAD 的优点是减少了感染风险，因为没有插管离开皮肤，改善了患者的行动能力。

HeartMate XVE LVAD　HeartMate XVE 有一个完全植入的推板式血泵，外置传动系统（图 91-9）。它使用生物修复猪瓣膜来确保单向流动。HeartMate XVE 具有柔性聚氨酯隔膜，可推动钛合金外壳，产生最大每搏量 83ml。该装置的独特之处在于它的血液接触面，它是由隔膜一侧的聚氨酯纤维和外壳上熔结的钛球形成的。纤维蛋白和细胞组分反应并与表面结合，产生假性内膜，从而无需抗凝。建议使用抗血小板疗法。

HeartMate XVE 是第一款获准用于 BTT 和 DT 的植入式设备[179]。具有里程碑意义的 REMATCH（机械辅助治疗充血性心力衰竭的随机评价）将 HeartMate XVE 与纽约心脏病协会Ⅳ级 HF 患者的最佳药物治疗的使用进行了比较，这些患者不具备移植资格[180]。该装置在 1 年时的存活率为 52%，而使用药物治疗的存活率为 25%（$P=0.002$）。2 年的比率分别为 23% 和 8%（$P=0.09$）。使用该装置还可显著改善 1 年的生活质量。

Thoratec IVAD 和 HeartMate XVE 都具有可变模式，可以生成固定比率或需求敏感比率。两者均被批准用于治疗终末期 HF，但它们可能对 CS 具有选择性作用。这些装置是用于“双电桥”设置的实用替代方案，其使用临时装置即 ECMO / 心肺支持或 ABIOMED）进行初始知觉苏醒以用于稳定和肺部恢复[105，109，110，181，182]。患者使用这些装置的结果是有利的，并且在某些患者的子集中，其效果优于其他系统的长期支持[99，177，183-188]。并发症与其他 VAD 相似，包括出血、感染、卒中、血栓并发症和肾功能不全。

CardioWest 全人工心脏（SynCardia TAH）　SynCardia TAH 是一种气动脉冲泵，用于在严重两心室心肌损伤的情况

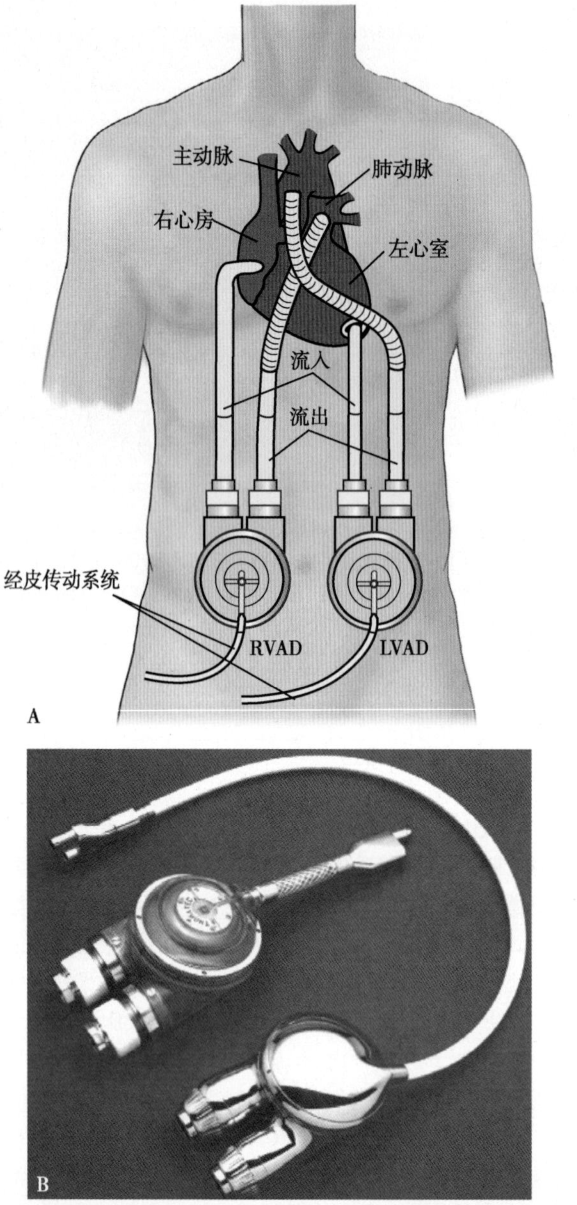

图 91-8 **Thoratec 心室辅助系统：一种气动系统，配置用于两室支撑，具有体外（PVAD）和体内（IVAD）选项**。A. 示意图显示右心室和左心室支撑的配置。B. IVAD（下图）显示在 PVAD（上图）旁边。光滑、波状、抛光的钛金属外壳和聚酯丝绒动力传动系统允许 IVAD 植入。（资料来源：Hunt SA，Frazier OH. Mechanical circulatory support and cardiac transplantation. Circulation 1998；97：2079-2090. Copyright 1998，American Heart Asso- ciation；Slaughter MS，Tsui SS，El-Banayosy A，et al. Results of a mul- ticenter clinical trial with the Thoratec Implantable Ventricular Assist Device. J Thorac Cardiovasc Surg 2007；133：1573-1580. Copyright 2007，The American Association for Thoracic Surgery.）

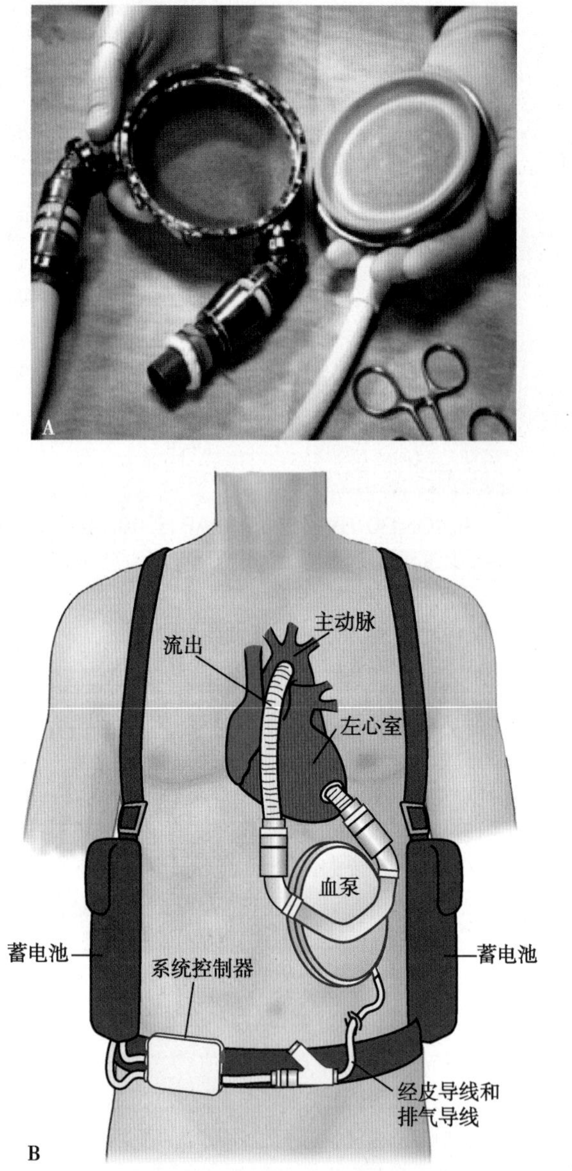

图 91-9 **HeartMate 通气电动左心室辅助装置（HeartMate XVE）：体内的电动系统**。A. 纹理表面设计，以降低血栓形成。B. 示意图显示了泵和相关部件的位置。（资料来源：Loisance D. Mechanical circulatory support：a clinical reality. Asian Cardiovasc Thorac Ann 2008；16：419-431. Copy- right 2008，Asia Publishing EXchange Ltd.；Hunt SA，Frazier OH. Mechanical circulatory support and cardiac transplantation. Circulation 1998；97：2079-2090. Copyright 1998，American Heart Association.）

下完全取代心脏功能，表示为 BTT，并于 1985 年首次成功使用 [189]。SynCardia TAH 是一种大型装置，原位于心包正中，在急性 CS 中的用途有限。

血流连续的左心室辅助医疗装置

在继续寻找具有更高耐久性的较小的可植入 LVAD 的过程中，已经出现了许多技术进步，这些技术已经产生了一系列连续血液流动（非脉动）泵，每个泵都具有独特的特征 [190]（图 91-10）。这些轴向或离心流动泵比脉冲装置更小和更耐用，使它们非常适合作为 BTT、BTR 或 DT 的长期支持 [191-194]。它们被放置在心包内或腹膜前的凹陷处中，仅暴露外部动

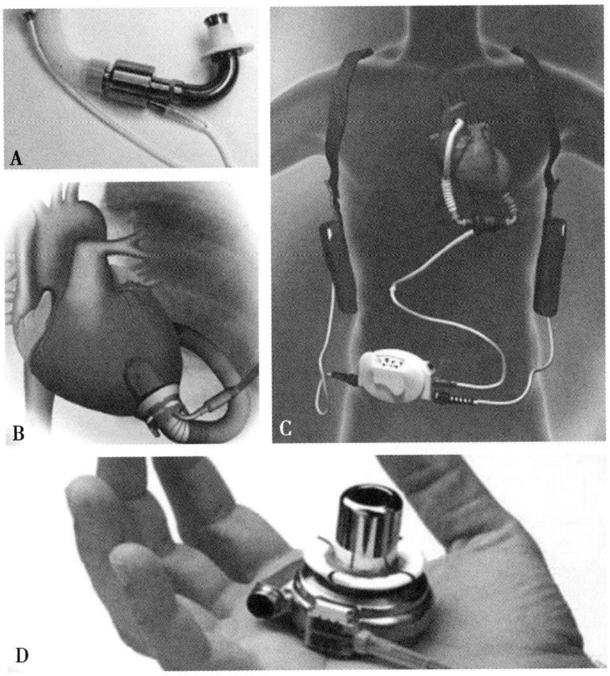

图 91-10　目前临床使用的可植入连续流动心室辅助装置。A. MicroMed-DeBakey；B. Jarvik 2000；C. HeartMateⅡ；D. HeartWare。（资料来源：Mitter N，Sheinberg R. Update on ventricular assist devices. Curr Opin Anaesthesiol 23：57-66. Copyright 2010，Wolters Kluwer Health，Lippincott Williams & Wilkins.）

力传动系统以进行动力提供和装置控制。这些装置相对昂贵，提供单独的 LV 支撑，并且需要专门的植入训练。因此，它们尚未被广泛应用于急性 CS。然而，在通过一个临时的 MCS 设备解决了休克状态后，它们可能是理想的桥对桥的装置。这些设备将继续在 HF 管理中发挥重要作用，并进行简要概述。

HeartMate Ⅱ（HMII）　HeartMateⅡ（Thoratec Corp.）是一种可植入的轴流式 LVAD，已被用作 BTT 和 DT[191, 195, 196]。将该装置植入腹膜前的凹陷处中，其中流入插管位于 LV 顶点。流出是通过与升主动脉吻合的移植物。该设备于 2010 年获得 FDA 批准用于 DT。一项经批准的前瞻性研究证实了该设备的有效性，并证明与关键的 DT 试验相比，住院时间的中值减少了 6 天[197]。最近的 ROADMAP 试验结果在国际心肺移植学会上发表了[198]。与使用最佳药物治疗的类似患者相比，使用 HMII LVAD 治疗功能受限的 HF 患者在 1 年后的 6 分钟步行试验中的存活和结果显示，主要结果有非常显著改善。

Jarvik 2000　Jarvik 2000（Jarvik Heart Inc.，纽约，NY）是一种植入式轴流泵，用作 BTT 和 DT[193, 199, 200]。它的独特之处在于泵本身位于 LV 腔内，通过 LV 顶点提供流出至与上行或下行胸主动脉吻合的移植物。它是一种直流电池供电设备，仅使用交流电源为电池充电。

HeartWare 心室辅助医疗装置（HVAD）　HVAD（HeartWare，Inc.，Framingham，MA）是一种植入心包空间内的离心泵。泵直接连接到 LV 顶点，在那里进行血液的流入。流出是通过缝合到升主动脉的移植物。根据 ADVANCE 临床试验的结果，HVAD 现已获得 FDA 批准作为 BTT 设备[201]。

DuraHeart　DuraHeart LVAS（Terumo Heart，Inc.，Ann Arbor，MI）是一种用作 BTT 的磁悬浮离心泵[202]。它被植入腹膜前的凹陷处。血液流入是通过放置在 LV 顶点的钛导管，流出是通过与升主动脉吻合的移植物。内表面涂有共价键的肝素随着电池的使用，步行功能得到了改善。

INCOR　INCOR LVAD（柏林 Heart AG，柏林，德国）是一种轴流泵，放置在腹膜前的凹陷处中。流入是通过 LV，通过升主动脉流出。该设备通过经皮传动系统供电，可使用交流或直流电源。Berlin Heart 的经验主要集中在欧洲。它已被用作 BTR、BTT 和 DT[203-205]。

Levacor　Levacor VAD（Worldheart Corp.，Salt Lake City，UT）是一种放置在腹膜前的凹陷处中的离心泵。流入套管的外表面涂有钛微球，以形成有纹理的表面，该表面将促进组织向内生长并促进 LV 内的固定。流出是通过升主动脉。经皮传动线为泵提供动力和控制。它采用交流或直流电源供电，以增加移动操作。从最初使用这种泵的经验来看是有利的[194, 206, 207]。

Synergy Micropump　Synergy 微型泵（CircuLite，Inc.，Saddle Brook，NJ）是一种微型轴流式 LVAD，仅比 AA 电池略大。它是一种部分 LVAD，旨在增加 NYHA Ⅲb 或Ⅳ型 HF 患者的血流量[208, 209]。它放置在右前胸壁皮下的凹陷处。流入是从缝合到左心房的移植物，并且通过缝合到右锁骨下动脉的移植物流出。该装置通过存在于上腹部的传动系统为电池供电。

治疗心源性休克：机械循环支持的一种运算法则

CS 的标志是低 CO、低血压、外周血管收缩、四肢发冷、尿量不足和精神状态改变。随着病理生理状态的进展，肺功能不全和肺水肿随之发生。CS 的外在病因最常表现为继发于心脏压塞的循环衰竭。急性填塞很容易通过超声心动图诊断，并且需要手术或经皮抽空并随后治疗导致填塞的情况（例如，创伤性损伤、主动脉夹层、动脉瘤破裂）。CS 的外在原因通常需要立即手术干预，但很少需要机械辅助。然而，CS 的内在病因可能通过内科和外科治疗都难以治愈，并且可能需要 MCS 的辅助。内在病因可分为四种病理生理学分类：①急性瓣膜关闭不全；② CSMI；③急性心肌炎；④心脏术后心力衰竭。无论 CS 的病因如何，对患者初始治疗的方法应该是相当统一的。建议的处理方法如图 91-11 所示。

首先，应该插入肺动脉球囊导管和超声心动图，以帮助制定鉴别诊断。在这个时刻通常可以有效地排除严重的瓣膜关闭不全或 VSD。如果出现严重的主动脉瓣闭锁不全，则应进行变时性心律控制（心率为 80～100 次 / 分钟），并通过肌力支持减轻负荷。IABP 是禁忌证，因为主动脉瓣闭锁不

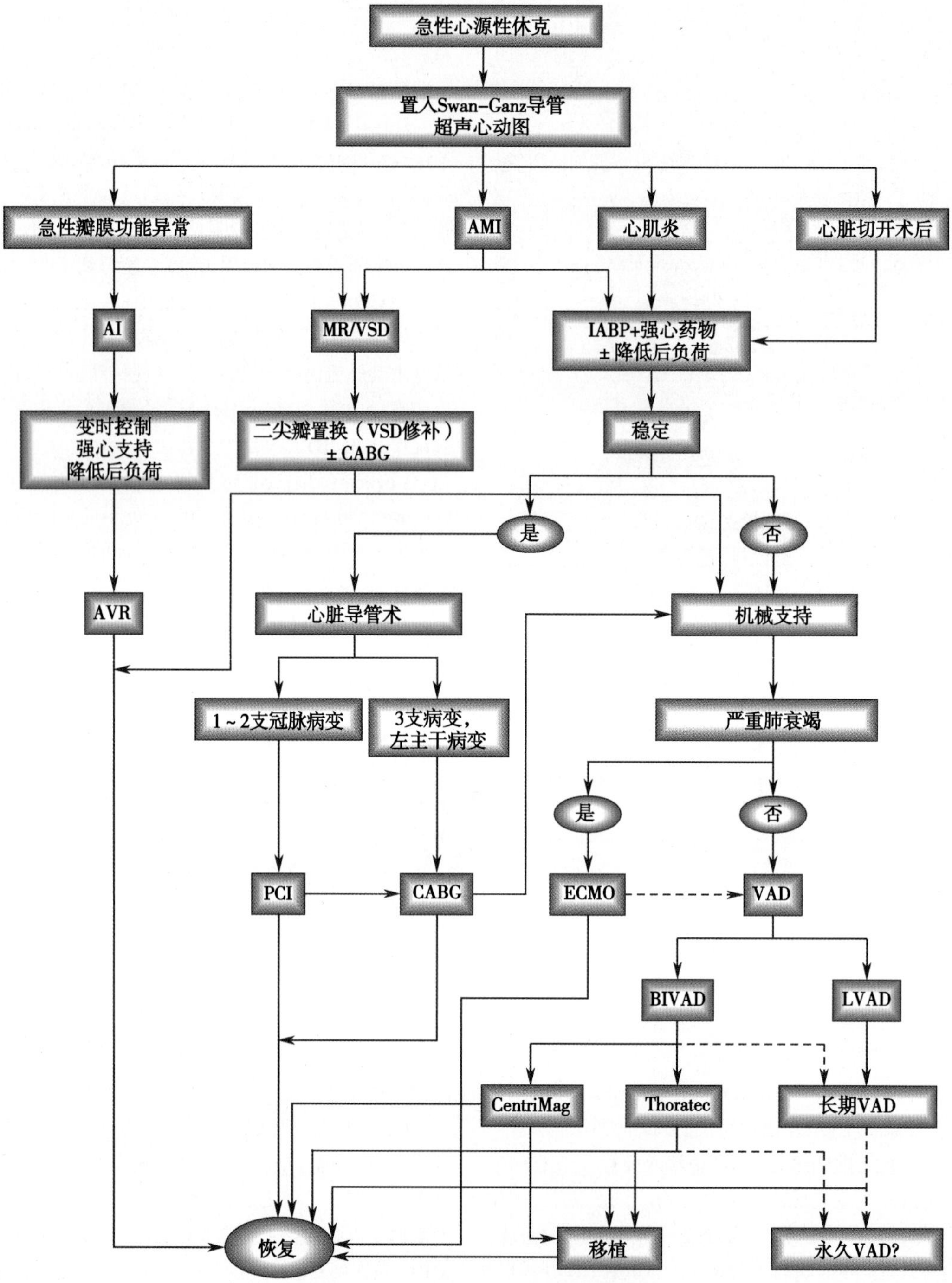

图 91-11 急性心源性休克诊疗流程图

全会恶化；这些患者应立即做好主动脉瓣置换的准备。对于急性 MR 或 VSD 患者，IABP 应立即与正性肌力支持和后负荷减少一起使用。应紧急进行外科手术。术前进行心导管检查以确定是仅在患者能够充分稳定时才需要 CABG 的冠状动脉病变。

急性暴发性心肌炎通常出现在既往没有心脏病史的健康个体中。假定心肌炎患者在插入 IABP 后不稳定并伴随性肌力输注，应尽快转用 VAD 支持。如果在这种疾病的急性期得到充分的支持，这些患者中相当大的一部分将会康复。在这些患者中，短期到中期提供 VAD 支持是最理想的，因为它们便于插入和移除，并且预期的恢复时间较短。巨细胞心肌炎是这一规则的一个例外，因为大多数诊断出患有这种病症的患者将需要移植[210-213]。

如所示，CSMI 需要药物支持以及紧急心脏导管插入术和 PCI。MCS 可以通过放置 IABP 迅速建立，并考虑与 PCI 一同进行。如果发生机械并发症（即严重的 MR 或 VSD），应立即放置 IABP。这些机械并发症通常需要紧急进行外科手术。引起 AMI 问题的血管立即用 PCI 治疗。患病动脉的数量和临床状态通常决定后续的 PCI 或 CABG 的分配和使用。一旦心肌恢复，休克状态得到解决，这种方法可以在几天后完成。在急性心肌梗死后仍保留 CS 的患者，尽管有 PCI、IABP 和肌力支持，也应考虑 VAD 支持。

心脏切开术后的 CS 应在手术中进行 IABP 和肌力支持的初步试验。如果有持续性休克或不能从 CPB 中戒断，VAD 植入是下一个治疗步骤，前提是可预测有意义的恢复，或者可以明确移植或永久治疗的计划。对于心脏切除术后失败的 VAD 植入的一般建议是在第一次试图脱离 CPB 失败后的 1 小时内。

CS 使用的 MCS 模式是由许多因素决定的。首先是肺功能不全的程度。如果在最大的通气支持下出现肺泡 - 动脉血氧分压差很大的肺衰竭，则提示 ECMO 支持。在这种情况下，一小部分 ECMO 患者将恢复，一些患者需要将 VAD 作为 BTT 进行放置，更少的患者将桥接到 VAD 然后得到恢复。如果肺功能不全的程度局限于有可能恢复的肺水肿，患者应直接接受 VAD 安置。在这种情况下 VAD 的选择还取决于几个因素，包括短期长期支持的预测需求、单心室与两心室支持的需要、心室恢复的机会、不同设备的机构经验、设备可用性，以及抗凝的相对风险性。

ABIOMED 和 Levitronix CentriMag 系统是预测在手术后数天至一周内恢复的心脏切开术后的心力衰竭的患者具有吸引力的选择，用于神经功能未知或明显受损的患者，以及不适合移植的患者，但是，一旦患者状态稳定，可以 BTR 或桥接到长期和移动设备。两者都很容易植入。因此，在严重 CS 的情况下，当操作简洁是最重要的因素时，这些设备也许是有益的。另外，两者都允许心房插管，这可能使得在技术上更容易转换到其他长期 VAD 系统。

Thoratec PVAD 系统是最通用的 VAD，并且仍然是最常用于治疗难治性 CS 的辅助设备。该装置安装相对容易，可用于短期或长期的单室或两室支持，并允许可能会有的下地行走。VAD 流入插管可以通过心房或心室。即使在 AMI 的情况下，优选的也是心室插管，因为其具有血流动力学效率、可靠性和更好的心室减压效果。尽管新发梗死心肌更脆弱，但 Thoratec 心室插管可通过梗死组织插入。一旦患者通过 Thoratec 系统得到了稳定，可以将管理策略绘制为 BTR、BTT 或使用体内设备进行永久性治疗。

对于 CS 患者的 MCS，一般不建议首次植入可搏动或连续血流的 VAD（如，HeartMate XVE 或 HeartMateⅡ）。这些装置可以用作通向恢复、BTT 或永久性延续的第二道桥（“桥 - 桥”）。可能有一组选定的患者，其中这些患者体内的 VAD 在 CS 中起主要作用：①需要比其他装置更大的 CO 的患者可以产生（大的个体需要大于 6 升 / 分钟的 CO 来逆转休克状态）；②症状较稳定的患者，可维持较长的手术时间，不太可能达到心肌恢复；③患者的抗凝是禁忌，这也使 HeartMate XVE 设备更安全。

结论

CS 仍然是一种致命的病，死亡率高达 75%[3, 214, 215]。无法通过正性肌力支持和 IABP 稳定的患者应考虑使用 VAD 进行 MCS 治疗。理想的辅助装置易于放置、用途广泛、携带方便、并发症风险最小，提供具有生理等效特性的正常 CO，如搏动血流，并且容易移除。目前，有三种 MCS 模式已在患有 CS 的患者群体中广泛使用，包括 ECMO / 心肺支持、ABIOMED AB 5000 和 Thoratec PVAD 系统。诸如 HeartMate LVAS XVE 和 HeartMateⅡ之类的可植入装置偶尔用于垂死的患者中，但在亚急性和慢性 HF 人群中具有更明确的作用。

MCS 对急性 CS 的使用有助于某些疾病组（如急性心肌炎）存活率的显著改善，存活率超过 70%[99]。VADS 对心搏骤停休克或 CSMI 患者的影响并不显著[106]，但这些患者的结果每年都在改善。实现更好结果的固有想法是我们的秉持，患有 CS 的患者通常有明显的潜在并发症，有多系统器官功能障碍，在凝血和炎症介质中都有明显的紊乱，这使对病症的管理变得更加复杂。他们需要一个综合性的多学科团队，包括心脏病学家、心脏外科医生、麻醉师、重症护理专家和有经验的护理人员，以实施有效和果断的治疗计划。这些完整的系统提供了最大的成功机会。随着 3D 打印技术的迅速发展，前景令人振奋，3D 打印技术现在能够在几小时内生产出钛 LVAD。经皮能量转移（transcutaneous energy transfer，TET）系统有朝一日可以避免对经皮驱动线的需求。随着技术每年以指数方式增加和改进，很明显 MCS 将继续在这些复杂患者的管理中发挥关键作用。

知识点

1. 住院 AMI 患者死亡的主要原因仍然是 CS。死亡率仍然很高，约为 40%。
2. CS 和低 CO 的标志是低血压、外周血管收缩、四肢发冷、尿量不足和精神状态改变。
3. CS 的内在病因可分为四种病理生理学分类：①急性瓣膜闭锁不全；②急性心肌梗死；③急性心肌炎；④心脏切开术后心力衰竭。
4. 应进行超声心动图检查以帮助制定鉴别诊断，并应考虑插入肺动脉球囊导管。
5. CSMI 需要立即心导管插入术。除了药物支持外，还应考虑联合放置 IABP。
6. 20 世纪 60 年代有开创性的外科医师认为左心室减压和心肌静息可以提高心脏直视手术后心脏的恢复。
7. IABP 疗效的生理学基础原理包括：① LV 收缩期卸载直接减少中风工作，从而减少心动周期期间的心肌耗氧量；②舒张期增大，这会增加动脉血压并在舒张期期间提供更好的冠状动脉灌注，从而增加心肌的氧输送。
8. IABP 置入的绝对指征包括 CS、不控制型心绞痛、急性

知识点(续)

心肌梗死后的 VSD 或 MR,以及心脏切开手术后伴低 CO 的左心衰竭。

9. IABP 使用的相对禁忌证包括严重的动脉粥样硬化和动脉粥样硬化降胸主动脉、降主动脉瘤、近期降胸主动脉手术和轻至中度主动脉瓣闭锁不全。
10. IABP 支持与血运重建相比,预示着比单独使用药物治疗的辅助性 IABP 有更好的预后。
11. CS 的短期心肺支持是一种重要的辅助治疗方法。这是建立即时和完整的循环支持的相对简单的手段,除了在心脏手术期间标准心肺旁路支持所需的设备之外不需要额外的设备。
12. 对于 CS 患者的 MCS,植入性 VADs(如 HeartMate)的初始定位一般没有提示。这些设备最适合作为桥梁,一旦休克状态已经解决,通常使用临时 MCS 设备。

(徐亚君 译,胡新 审校)

参考文献

1. Mozaffarian D, Benjamin EJ, Go AS, et al. Heart disease and stroke statistics–2015 update: a report from the American Heart Association. Circulation 2015;131:e29-322.
2. Yeh RW, Sidney S, Chandra M, Sorel M, Selby JV, Go AS. Population trends in the incidence and outcomes of acute myocardial infarction. N Engl J Med 2010;362:2155-65.
3. Hochman JS, Sleeper LA, Webb JG, et al. Early revascularization in acute myocardial infarction complicated by cardiogenic shock. SHOCK Investigators. Should We Emergently Revascularize Occluded Coronaries for Cardiogenic Shock. N Engl J Med 1999;341:625-34.
4. Gibbon JH, Jr. Application of a mechanical heart and lung apparatus to cardiac surgery. Minn Med 1954;37:171-85; passim.
5. Dennis C. Certain methods for artificial support of the circulation during open intracardiac surgery. Surg Clin North Am 1956:423-36.
6. Kirklin JW, Dushane JW, Patrick RT, et al. Intracardiac surgery with the aid of a mechanical pump-oxygenator system (Gibbon type): report of eight cases. Proc Staff Meet Mayo Clin 1955;30:201-6.
7. Dewall RA, Gott VL, Lillehei CW, et al. A simple, expendable, artificial oxygenator for open heart surgery. Surg Clin North Am 1956:1025-34.
8. Clauss RH, Birtwell WC, Albertal G, et al. Assisted circulation. I. The arterial counterpulsator. J Thorac Cardiovasc Surg 1961;41:447-58.
9. Moulopoulos SD, Topaz S, Kolff WJ. Diastolic balloon pumping (with carbon dioxide) in the aorta–a mechanical assistance to the failing circulation. Am Heart J 1962;63:669-75.
10. Kantrowitz A, Tjonneland S, Freed PS, Phillips SJ, Butner AN, Sherman JL, Jr. Initial clinical experience with intraaortic balloon pumping in cardiogenic shock. JAMA 1968;203:113-8.
11. Hall DP, Moreno JR, Dennis C, Senning A. An experimental study of prolonged left heart bypass without thoracotomy. Ann Surg 1962;156:190-6.
12. Liotta D, Hall CW, Henly WS, Cooley DA, Crawford ES, Debakey ME. Prolonged assisted circulation during and after cardiac or aortic surgery. Prolonged partial left ventricular bypass by means of intracorporeal circulation. Am J Cardiol 1963;12:399-405.
13. Spencer FC, Eiseman B, Trinkle JK, Rossi NP. Assisted circulation for cardiac failure following intracardiac surgery with cardiopulmonary bypass. J Thorac Cardiovasc Surg 1965;49:56-73.
14. Hall CW, Liotta D, Henly WS, Crawford ES, Debakey ME. Development of artificial intrathoracic circulatory pumps. Am J Surg 1964;108:685-92.
15. DeBakey ME. Left ventricular bypass pump for cardiac assistance. Clinical experience. Am J Cardiol 1971;27:3-11.
16. Norman JC, Molokhia FA, Harmison LT, Whalen RL, Huffman FN. An implantable nuclear-fueled circulatory support system. I. Systems analysis of conception, design, fabrication and initial in vivo testing. Ann Surg 1972;176:492-502.
17. Olsen DB. The history of continuous-flow blood pumps. Artif Organs 2000;24:401-4.
18. Saxton GA, Jr., Andrews CB. An ideal heart pump with hydrodynamic characteristics analogous to the mammalian heart. Trans Am Soc Artif Intern Organs 1960;6:288-91.
19. Dorman F, Bernstein EF, Blackshear PL, Sovilj R, Scott DR. Progress in the design of a centrifugal cardiac assist pump with trans-cutaneous energy transmission by magnetic coupling. Trans Am Soc Artif Intern Organs 1969;15:441-8.
20. Rafferty EH, Kletschka HD, Wynyard M, Larkin JT, Smith LV, Cheathem B. Artificial heart. I. Application of nonpulsatile force-vortex principle. Minn Med 1968;51:11-6.
21. Monties JR, Mesana T, Havlik P, Trinkl J, Demunck JL, Candelon B. Another way of pumping blood with a rotary but noncentrifugal pump for an artificial heart. ASAIO Trans 1990;36:M258-60.
22. Sato N, Mohri H, Sezai Y, et al. Multi-institutional evaluation of the Tokyo University Ventricular Assist System. ASAIO Trans 1990;36:M708-11.
23. Wampler RK, Moise JC, Frazier OH, Olsen DB. In vivo evaluation of a peripheral vascular access axial flow blood pump. ASAIO Trans 1988;34:450-4.
24. Butler KC, Moise JC, Wampler RK. The Hemopump–a new cardiac prosthesis device. IEEE Trans Biomed Eng 1990;37:193-6.
25. Konstantinov BA, Dzemeshkevich SL, Rogov KA, et al. Extracorporeal mechanical pulsatile pump and its significance for myocardial function recovery and circulatory support. Artif Organs 1991;15:363-8.
26. Sasaki T, Takatani S, Shiono M, et al. Development of totally implantable electromechanical artificial heart systems: Baylor ventricular assist system. Artif Organs 1992;16:407-13.
27. Butler KC, Maher TR, Borovetz HS, et al. Development of an axial flow blood pump LVAS. ASAIO J 1992;38:M296-300.
28. Ohara Y, Sakuma I, Makinouchi K, et al. Baylor Gyro Pump: a completely seal-less centrifugal pump aiming for long-term circulatory support. Artif Organs 1993;17:599-604.
29. Rintoul TC, Butler KC, Thomas DC, et al. Continuing development of the Cleveland Clinic-Nimbus total artificial heart. ASAIO J 1993;39:M168-71.
30. Wiebalck AC, Wouters PF, Waldenberger FR, et al. Left ventricular assist with an axial flow pump (Hemopump): clinical application. Ann Thorac Surg 1993;55:1141-6.
31. Wouters PF, Sukehiro S, Mollhoff T, et al. Left ventricular assistance using a catheter-mounted coaxial flow pump (Hemopump) in a canine model of regional myocardial ischaemia. Eur Heart J 1993;14:567-75.
32. Macris MP, Myers TJ, Jarvik R, et al. In vivo evaluation of an intraventricular electric axial flow pump for left ventricular assistance. ASAIO J 1994;40:M719-22.
33. Makinouchi K, Ohara Y, Sakuma I, et al. Internal hydraulic loss in a seal-less centrifugal Gyro pump. Artif Organs 1994;18:25-31.
34. Antaki JF, Butler KC, Kormos RL, et al. In vivo evaluation of the Nimbus axial flow ventricular assist system. Criteria and methods. ASAIO J 1993;39:M231-6.
35. Katz ES, Tunick PA, Kronzon I. Observations of coronary flow augmentation and balloon function during intraaortic balloon counterpulsation using transesophageal echocardiography. Am J Cardiol 1992;69:1635-9.
36. Testuz A, Roffi M, Bonvini RF. Left-to-right shunt reduction with intra-aortic balloon pump in postmyocardial infarction ventricular septal defect. Catheter Cardiovasc Interv 2013;81:727-31.
37. Hausmann H, Potapov EV, Koster A, et al. Predictors of survival 1 hour after implantation of an intra-aortic balloon pump in cardiac surgery. J Card Surg 2001;16:72-7; discussion 8.
38. Stone GW, Ohman EM, Miller MF, et al. Contemporary utilization and outcomes of intra-aortic balloon counterpulsation in acute myocardial infarction: the Benchmark registry. J Am Coll Cardiol 2003;41:1940-5.
39. Ferguson JJ, 3rd, Cohen M, Freedman RJ, Jr., et al. The current practice of intra-aortic balloon counterpulsation: results from the Benchmark Registry. J Am Coll Cardiol 2001;38:1456-62.
40. Tatar H, Cicek S, Demirkilic U, Suer H, Aslan M, Ozturk O. Exact positioning of intra-aortic balloon catheter. Eur J Cardiothorac Surg 1993;7:52-3; discussion 3.
41. Phillips SJ, Tannenbaum M, Zeff RH, Iannone LA, Ghali M, Kongtahworn C. Sheathless insertion of the percutaneous intraaortic balloon pump: an alternate method. Ann Thorac Surg 1992; 53:162.
42. Christenson JT, Simonet F, Badel P, Schmuziger M. Optimal timing of preoperative intraaortic balloon pump support in high-risk coronary patients. Ann Thorac Surg 1999;68:934-9.
43. Pantalos GM, Minich LL, Tani LY, McGough EC, Hawkins JA. Estimation of timing errors for the intraaortic balloon pump use in pediatric patients. ASAIO J 1999;45:166-71.
44. Nagasaka F, Hasegawa T, Shiono M, Orime Y, Sezai Y. New sequential synchronized driving system of intraaortic balloon pumping and left ventricular assist device: influence on endocardial viability ratio and renal blood flow in their combination. Artif Organs 1992;16:216-8.
45. Ardire L, Boswell J. Intraaortic balloon pump timing in the patient with hypotension. Focus Crit Care 1992;19:146-9.
46. Kratz JM. Intraaortic balloon pump timing using temporary myocardial pacing wires. Ann Thorac Surg 1986;42:120.
47. Minich LL, Tani LY, McGough EC, Shaddy RE, Hawkins JA. A novel approach to pediatric intraaortic balloon pump timing using M-mode echocardiography. Am J Cardiol 1997;80:367-9.
48. H'Doubler PB, Jr., H'Doubler WZ, Bien RC, Jansen DA. A novel technique for intraaortic balloon pump placement via the left axillary artery in patients awaiting cardiac transplantation. Cardiovasc Surg 2000;8:463-5.
49. McBride LR, Miller LW, Naunheim KS, Pennington DG. Axillary artery insertion of an intraaortic balloon pump. Ann Thorac Surg 1989;48:874-5.
50. Santini F, Mazzucco A. Transthoracic intraaortic counterpulsation: a simple method for balloon catheter positioning. Ann Thorac Surg 1997;64:859-60.
51. Bonchek LI, Olinger GN. Direct ascending aortic insertion of the "percutaneous" intraaortic balloon catheter in the open chest: advantages and precautions. Ann Thorac Surg 1981;32:512-4.
52. Meldrum-Hanna WG, Deal CW, Ross DE. Complications of ascending aortic intraaortic balloon pump cannulation. Ann Thorac Surg 1985;40:241-4.
53. Christenson JT, Cohen M, Ferguson JJ, 3rd, et al. Trends in intraaortic balloon counterpulsation complications and outcomes in cardiac surgery. Ann Thorac Surg 2002;74:1086-90; discussion 90-1.
54. Horowitz MD, Otero M, de Marchena EJ, Neibart RM, Novak S, Bolooki H. Intraaortic balloon entrapment. Ann Thorac Surg 1993;56:368-70.
55. Luengtaviboon K, Signhathanadgige S, Chartlaorng B, Surapongse K. Intraaortic balloon entrapment–a rare complication of intraaortic balloon pump. Journal of the Medical Association of Thailand = Chotmaihet thangphaet 2002;85(Suppl. 1):S153-5.
56. Millham FH, Hudson HM, Woodson J, Menzoian JO. Intraaortic balloon pump entrapment. Ann Vasc Surg 1991;5:381-4.
57. Arafa OE, Pedersen TH, Svennevig JL, Fosse E, Geiran OR. Vascular complications of the intraaortic balloon pump in patients undergoing open heart operations: 15-year experience. Ann Thorac Surg 1999;67:645-51.
58. Barnett MG, Swartz MT, Peterson GJ, et al. Vascular complications from intraaortic balloons: risk analysis. J Vasc Surg 1994;19:81-7; discussion 7-9.
59. Busch T, Sirbu H, Zenker D, Dalichau H. Vascular complications related to intraaortic balloon counterpulsation: an analysis of ten years experience. Thorac Cardiovasc Surg 1997;45:55-9.
60. Funk M, Ford CF, Foell DW, et al. Frequency of long-term lower limb ischemia associated with intraaortic balloon pump use. Am J Cardiol 1992;70:1195-9.
61. Iverson LI, Herfindahl G, Ecker RR, et al. Vascular complications of intraaortic balloon counterpulsation. Am J Surg 1987;154:99-103.
62. Lazar JM, Ziady GM, Dummer SJ, Thompson M, Ruffner RJ. Outcome and complications of prolonged intraaortic balloon counterpulsation in cardiac patients. Am J Cardiol 1992;69:955-8.
63. Manord JD, Garrard CL, Mehra MR, et al. Implications for the vascular surgeon with prolonged (3 to 89 days) intraaortic balloon pump counterpulsation. J Vasc Surg 1997;26:511-5; discussion 5-6.
64. Stone GW, Marsalese D, Brodie BR, et al. A prospective, randomized evaluation of prophylactic intraaortic balloon counterpulsation in high risk patients with acute myocardial infarction treated with primary angioplasty. Second Primary Angioplasty in Myocardial Infarction (PAMI-II) Trial Investigators. J Am Coll Cardiol 1997;29:1459-67.
65. Creswell LL, Moulton MJ, Cox JL, Rosenbloom M. Revascularization after acute myocardial infarction. Ann Thorac Surg 1995;60:19-26.
66. Gacioch GM, Ellis SG, Lee L, et al. Cardiogenic shock complicating acute myocardial infarction: the use of coronary angioplasty and the integration of the new support devices into patient management. J Am Coll Cardiol 1992;19:647-53.
67. Estrada-Quintero T, Uretsky BF, Murali S, Hardesty RL. Prolonged intraaortic balloon support for septal rupture after myocardial infarction. Ann Thorac Surg 1992;53:335-7.
68. Deja MA, Szostek J, Widenka K, et al. Post infarction ventricular septal defect - can we do better? Eur J Cardiothorac Surg 2000;18:194-201.
69. Rose AG, Park SJ, Bank AJ, Miller LW. Partial aortic valve fusion induced by left ventricular assist

device. Ann Thorac Surg 2000;70:1270-4.
70. Park SJ, Nguyen DQ, Bank AJ, Ormaza S, Bolman RM, 3rd. Left ventricular assist device bridge therapy for acute myocardial infarction. Ann Thorac Surg 2000;69:1146-51.
71. Tavakoli R, Weber A, Brunner-La Rocca H, et al. Results of surgery for irreversible moderate to severe mitral valve regurgitation secondary to myocardial infarction. Eur J Cardiothorac Surg 2002;21:818-24.
72. Ohman EM, Nanas J, Stomel RJ, et al. Thrombolysis and counterpulsation to improve survival in myocardial infarction complicated by hypotension and suspected cardiogenic shock or heart failure: results of the TACTICS Trial. J Thromb Thrombolysis 2005;19:33-9.
73. Bahekar A, Singh M, Singh S, et al. Cardiovascular outcomes using intra-aortic balloon pump in high-risk acute myocardial infarction with or without cardiogenic shock: a meta-analysis. J Cardiovasc Pharmacol Ther 2012;17:44-56.
74. Unverzagt S, Machemer MT, Solms A, et al. Intra-aortic balloon pump counterpulsation (IABP) for myocardial infarction complicated by cardiogenic shock. Cochrane Database Syst Rev 2011: CD007398.
75. Unverzagt S, Buerke M, de Waha A, et al. Intra-aortic balloon pump counterpulsation (IABP) for myocardial infarction complicated by cardiogenic shock. Cochrane Database Syst Rev 2015;3: CD007398.
76. Sjauw KD, Engstrom AE, Vis MM, et al. A systematic review and meta-analysis of intra-aortic balloon pump therapy in ST-elevation myocardial infarction: should we change the guidelines? Eur Heart J 2009;30:459-68.
77. Thiele H, Zeymer U, Neumann FJ, et al. Intraaortic balloon support for myocardial infarction with cardiogenic shock. N Engl J Med 2012;367:1287-96.
78. Ahmad Y, Sen S, Shun-Shin MJ, et al. Intra-aortic balloon pump therapy for acute myocardial infarction: a meta-analysis. JAMA Intern Med 2015;175:931-9.
79. Chen JS, Ko WJ, Yu HY, et al. Analysis of the outcome for patients experiencing myocardial infarction and cardiopulmonary resuscitation refractory to conventional therapies necessitating extracorporeal life support rescue. Crit Care Med 2006;34:950-7.
80. Pagani FD, Aaronson KD, Dyke DB, Wright S, Swaniker F, Bartlett RH. Assessment of an extracorporeal life support to LVAD bridge to heart transplant strategy. Ann Thorac Surg 2000;70:1977-84; discussion 84-5.
81. Pagani FD, Aaronson KD, Swaniker F, Bartlett RH. The use of extracorporeal life support in adult patients with primary cardiac failure as a bridge to implantable left ventricular assist device. Ann Thorac Surg 2001;71:S77-81; discussion S2-5.
82. Kim WG, Yoon CJ. Roller pump induced tubing wear of polyvinylchloride and silicone rubber tubing: phase contrast and scanning electron microscopic studies. Artif Organs 1998;22:892-7.
83. Oku T, Harasaki H, Smith W, Nose Y. Hemolysis. A comparative study of four nonpulsatile pumps. ASAIO Trans 1988;34:500-4.
84. Bernstein EF, Cosentino LC, Reich S, et al. A compact, low hemolysis, non-thrombogenic system for non-thoracotomy prolonged left ventricular bypass. Trans Am Soc Artif Intern Organs 1974;20 B:643-52.
85. Moen O, Fosse E, Braten J, et al. Roller and centrifugal pumps compared in vitro with regard to haemolysis, granulocyte and complement activation. Perfusion 1994;9:109-17.
86. Wheeldon DR, Bethune DW, Gill RD. Vortex pumping for routine cardiac surgery: a comparative study. Perfusion 1990;5:135-43.
87. Arlt M, Philipp A, Voelkel S, et al. Hand-held minimised extracorporeal membrane oxygenation: a new bridge to recovery in patients with out-of-centre cardiogenic shock. Eur J Cardiothorac Surg 2011;40:689-94.
88. Ko WJ, Chen YS, Chou NK, Wang SS, Chu SH. Extracorporeal membrane oxygenation in the perioperative period of heart transplantation. J Formos Med Assoc 1997;96:83-90.
89. Ko WJ, Lin CY, Chen RJ, Wang SS, Lin FY, Chen YS. Extracorporeal membrane oxygenation support for adult postcardiotomy cardiogenic shock. Ann Thorac Surg 2002;73:538-45.
90. Magliato KE, Kleisli T, Soukiasian HJ, et al. Biventricular support in patients with profound cardiogenic shock: a single center experience. ASAIO J 2003;49:475-9.
91. Muehrcke DD, McCarthy PM, Stewart RW, et al. Extracorporeal membrane oxygenation for postcardiotomy cardiogenic shock. Ann Thorac Surg 1996;61:684-91.
92. Muehrcke DD, McCarthy PM, Stewart RW, et al. Complications of extracorporeal life support systems using heparin-bound surfaces. The risk of intracardiac clot formation. J Thorac Cardiovasc Surg 1995;110:843-51.
93. Wang SS, Chen YS, Ko WJ, Chu SH. Extracorporeal membrane oxygenation support for postcardiotomy cardiogenic shock. Artif Organs 1996;20:1287-91.
94. Wu IH, Ko WJ, Chou NK, Chao A, Lin FY. Extracorporeal membrane oxygenation in treatment of cardiogenic shock caused by acute myocarditis. J Formos Med Assoc 1998;97:364-6.
95. Yoshimura N, Ataka K, Nakagiri K, et al. A simple technique for the prevention of lower limb ischemia during femoral veno-arterial cardiopulmonary support. J Cardiovasc Surg (Torino) 1996;37:557-9.
96. Smith C, Bellomo R, Raman JS, et al. An extracorporeal membrane oxygenation-based approach to cardiogenic shock in an older population. Ann Thorac Surg 2001;71:1421-7.
97. Morris AH, Wallace CJ, Menlove RL, et al. Randomized clinical trial of pressure-controlled inverse ratio ventilation and extracorporeal CO_2 removal for adult respiratory distress syndrome. Am J Respir Crit Care Med 1994;149:295-305.
98. Ramakrishnan N. Eighth World Congress of Intensive and Critical Care Medicine, 28 October-1 November 2001, Sydney, Australia: Harm minimization and effective risk management. Crit Care 2002;6:89-91.
99. Acker MA. Mechanical circulatory support for patients with acute-fulminant myocarditis. Ann Thorac Surg 2001;71:S73-6; discussion S82-5.
100. Chen RJ, Ko WJ, Lin FY. Successful rescue of sustained ventricular tachycardia/ventricular fibrillation after coronary artery bypass grafting by extracorporeal membrane oxygenation. J Formos Med Assoc 2002;101:283-6.
101. Fujimoto K, Kawahito K, Yamaguchi A, et al. Percutaneous extracorporeal life support for treatment of fatal mechanical complications associated with acute myocardial infarction. Artif Organs 2001;25:1000-3.
102. Hata M, Shiono M, Orime Y, et al. Strategy of circulatory support with percutaneous cardiopulmonary support. Artif Organs 2000;24:636-9.
103. Kawahito K, Murata S, Yasu T, et al. Usefulness of extracorporeal membrane oxygenation for treatment of fulminant myocarditis and circulatory collapse. Am J Cardiol 1998;82:910-1.
104. Minev PA, El-Banayosy A, Minami K, Kortke H, Kizner L, Korfer R. Differential indication for mechanical circulatory support following heart transplantation. Intensive Care Med 2001;27:1321-7.
105. Pagani FD, Lynch W, Swaniker F, et al. Extracorporeal life support to left ventricular assist device bridge to heart transplant: a strategy to optimize survival and resource utilization. Circulation 1999;100:II206-10.
106. Pennington DG, Smedira NG, Samuels LE, Acker MA, Curtis JJ, Pagani FD. Mechanical circulatory support for acute heart failure. Ann Thorac Surg 2001;71:S56-9; discussion S82-5.
107. Rastan AJ, Dege A, Mohr M, et al. Early and late outcomes of 517 consecutive adult patients treated with extracorporeal membrane oxygenation for refractory postcardiotomy cardiogenic shock. J Thorac Cardiovasc Surg 2010;139:302-11, 11 e1.
108. von Segesser LK. Cardiopulmonary support and extracorporeal membrane oxygenation for cardiac assist. Ann Thorac Surg 1999;68:672-7.
109. Wang SS, Ko WJ, Chen YS, Hsu RB, Chou NK, Chu SH. Mechanical bridge with extracorporeal membrane oxygenation and ventricular assist device to heart transplantation. Artif Organs 2001;25:599-602.
110. Bowen FW, Carboni AF, O'Hara ML, et al. Application of "double bridge mechanical" resuscitation for profound cardiogenic shock leading to cardiac transplantation. Ann Thorac Surg 2001;72:86-90.
111. Combes A, Leprince P, Luyt CE, et al. Outcomes and long-term quality-of-life of patients supported by extracorporeal membrane oxygenation for refractory cardiogenic shock. Crit Care Med 2008;36:1404-11.
112. Wu MY, Lin PJ, Tsai FC, et al. Postcardiotomy extracorporeal life support in adults: the optimal duration of bridging to recovery. ASAIO J 2009;55:608-13.
113. Thiele H, Lauer B, Hambrecht R, Boudriot E, Cohen HA, Schuler G. Reversal of cardiogenic shock by percutaneous left atrial-to-femoral arterial bypass assistance. Circulation 2001;104:2917-22.
114. Kar B, Adkins LE, Civitello AB, et al. Clinical experience with the TandemHeart percutaneous ventricular assist device. Tex Heart Inst J 2006;33:111-5.
115. Lee MS, Makkar RR. Percutaneous left ventricular support devices. Cardiol Clin 2006;24:265-75, vii.
116. Burkhoff D, O'Neill W, Brunckhorst C, Letts D, Lasorda D, Cohen HA. Feasibility study of the use of the TandemHeart percutaneous ventricular assist device for treatment of cardiogenic shock. Catheter Cardiovasc Interv 2006;68:211-7.
117. Windecker S. Percutaneous left ventricular assist devices for treatment of patients with cardiogenic shock. Curr Opin Crit Care 2007;13:521-7.
118. Bruckner BA, Jacob LP, Gregoric ID, et al. Clinical experience with the TandemHeart percutaneous ventricular assist device as a bridge to cardiac transplantation. Tex Heart Inst J 2008;35:447-50.
119. Cohn WE, Morris CD, Reverdin S, Frazier OH, Gregoric ID. Intraoperative TandemHeart implantation as an adjunct to high-risk valve surgery. Tex Heart Inst J 2007;34:457-8.
120. Gregoric ID, Bruckner BA, Jacob L, et al. Techniques and complications of TandemHeart ventricular assist device insertion during cardiac procedures. ASAIO J 2009;55:251-4.
121. Pitsis AA, Visouli AN, Burkhoff D, et al. Feasibility study of a temporary percutaneous left ventricular assist device in cardiac surgery. Ann Thorac Surg 2007;84:1993-9.
122. Gregoric ID, Loyalka P, Radovancevic R, Jovic Z, Frazier OH, Kar B. TandemHeart as a rescue therapy for patients with critical aortic valve stenosis. Ann Thorac Surg 2009;88:1822-6.
123. Solomon H, Lim DS, Ragosta M. Percutaneous ventricular assist device to rescue a patient with profound shock from a thrombosed prosthetic mitral valve. J Invasive Cardiol 2008;20:E320-3.
124. Hira RS, Thamwiwat A, Kar B. TandemHeart placement for cardiogenic shock in acute severe mitral regurgitation and right ventricular failure. Catheter Cardiovasc Interv 2014;83:319-22.
125. Khalife WI, Kar B. The TandemHeart pVAD in the treatment of acute fulminant myocarditis. Tex Heart Inst J 2007;34:209-13.
126. Chandra D, Kar B, Idelchik G, et al. Usefulness of percutaneous left ventricular assist device as a bridge to recovery from myocarditis. Am J Cardiol 2007;99:1755-6.
127. Reverdin S, Gregoric ID, Kar B, et al. Bridge to transplantation with the TandemHeart: bending the indications in a chronic aortic dissection patient with postcardiotomy shock. Tex Heart Inst J 2008;35:340-1.
128. Brinkman WT, Rosenthal JE, Eichhorn E, et al. Role of a percutaneous ventricular assist device in decision making for a cardiac transplant program. Ann Thorac Surg 2009;88:1462-6.
129. Aragon J, Lee MS, Kar S, Makkar RR. Percutaneous left ventricular assist device: "TandemHeart" for high-risk coronary intervention. Catheter Cardiovasc Interv 2005;65:346-52.
130. Kar B, Forrester M, Gemmato C, et al. Use of the TandeMheart percutaneous ventricular assist device to support patients undergoing high-risk percutaneous coronary intervention. J Invasive Cardiol 2006;18:A6.
131. Vranckx P, Otten A, Schultz C, Van Domburg R, de Jaegere P, Serruys PW. Assisted circulation using the TandemHeart, percutaneous transseptal left ventricular assist device, during percutaneous aortic valve implantation: the Rotterdam experience. EuroIntervention 2009;5:465-9.
132. Alli OO, Singh IM, Holmes DR, Jr., Pulido JN, Park SJ, Rihal CS. Percutaneous left ventricular assist device with TandemHeart for high-risk percutaneous coronary intervention: the Mayo Clinic experience. Catheter Cardiovasc Interv 2012;80:728-34.
133. Thiele H, Sick P, Boudriot E, et al. Randomized comparison of intra-aortic balloon support with a percutaneous left ventricular assist device in patients with revascularized acute myocardial infarction complicated by cardiogenic shock. Eur Heart J 2005;26:1276-83.
134. Burkhoff D, Cohen H, Brunckhorst C, O'Neill WW, TandemHeart Investigators G. A randomized multicenter clinical study to evaluate the safety and efficacy of the TandemHeart percutaneous ventricular assist device versus conventional therapy with intraaortic balloon pumping for treatment of cardiogenic shock. Am Heart J 2006;152:469, e1-8.
135. Sassard T, Scalabre A, Bonnefoy E, Sanchez I, Farhat F, Jegaden O. The right axillary artery approach for the Impella Recover LP 5.0 microaxial pump. Ann Thorac Surg 2008;85:1468-70.
136. Bresson D, Sibellas F, Farhat F, Jegaden O, Kirkorian G, Bonnefoy E. Preliminary experience with Impella Recover((R)) LP5.0 in nine patients with cardiogenic shock: a new circulatory support system in the intensive cardiac care unit. Arch Cardiovasc Dis 2011;104:458-64.
137. Dangas GD, Kini AS, Sharma SK, et al. Impact of hemodynamic support with Impella 2.5 versus intra-aortic balloon pump on prognostically important clinical outcomes in patients undergoing high-risk percutaneous coronary intervention (from the PROTECT II randomized trial). Am J Cardiol 2014;113:222-8.
138. Dixon SR, Henriques JP, Mauri L, et al. A prospective feasibility trial investigating the use of the Impella 2.5 system in patients undergoing high-risk percutaneous coronary intervention (the PROTECT I Trial): initial U.S. experience. JACC Cardiovasc Interv 2009;2:91-6.
139. Ouweneel DM, Henriques JP. Percutaneous cardiac support devices for cardiogenic shock: current indications and recommendations. Heart 2012;98:1246-54.
140. Jurmann MJ, Siniawski H, Erb M, Drews T, Hetzer R. Initial experience with miniature axial flow ventricular assist devices for postcardiotomy heart failure. Ann Thorac Surg 2004;77:1642-7.
141. Siegenthaler MP, Brehm K, Strecker T, et al. The Impella Recover microaxial left ventricular assist device reduces mortality for postcardiotomy failure: a three-center experience. J Thorac Cardiovasc Surg 2004;127:812-22.
142. Lauten A, Franke U, Strauch JT, Kaluza M, Wahlers T. Postocardiotomy failure after Ross operation: implantation of intravascular flow pump through pulmonary autograft. Thorac Cardiovasc Surg 2007;55:399-400.
143. Patane F, Centofanti P, Zingarelli E, Sansone F, La Torre M. Potential role of the Impella Recover left ventricular assist device in the management of postinfarct ventricular septal defect. J Thorac Cardiovasc Surg 2009;137:1288-9.
144. Cheng JM, den Uil CA, Hoeks SE, et al. Percutaneous left ventricular assist devices vs. intra-aortic balloon pump counterpulsation for treatment of cardiogenic shock: a meta-analysis of controlled trials. Eur Heart J 2009;30:2102-8.
145. Meyns B, Stolinski J, Leunens V, Verbeken E, Flameng W. Left ventricular support by catheter-mounted axial flow pump reduces infarct size. J Am Coll Cardiol 2003;41:1087-95.
146. Lauten A, Engstrom AE, Jung C, et al. Percutaneous left-ventricular support with the Impella-2.5-assist device in acute cardiogenic shock: results of the Impella-EUROSHOCK-registry. Circ Heart Fail 2013;6:23-30.
147. Rajagopal V, Steahr G, Wilmer CI, Raval NY. A novel percutaneous mechanical biventricular bridge to recovery in severe cardiac allograft rejection. J Heart Lung Transplant 2010;29:93-5.
148. Beyer AT, Hui PY, Haueisslein E. The Impella 2.5 L for percutaneous mechanical circulatory support in severe humoral allograft rejection. J Invasive Cardiol 2010;22:E37-9.
149. Garatti A, Colombo T, Russo C, et al. Different applications for left ventricular mechanical support with the Impella Recover 100 microaxial blood pump. J Heart Lung Transplant 2005;24:481-5.
150. Colombo T, Garatti A, Bruschi G, et al. First successful bridge to recovery with the Impella Recover 100 left ventricular assist device for fulminant acute myocarditis. Ital Heart J 2003;4:642-5.
151. Seyfarth M, Sibbing D, Bauer I, et al. A randomized clinical trial to evaluate the safety and efficacy of a percutaneous left ventricular assist device versus intra-aortic balloon pumping for treatment of cardiogenic shock caused by myocardial infarction. J Am Coll Cardiol 2008;52:1584-8.
152. Bhama JK, Kormos RL, Toyoda Y, Teuteberg JJ, McCurry KR, Siegenthaler MP. Clinical experience using the Levitronix CentriMag system for temporary right ventricular mechanical circulatory support. J Heart Lung Transplant 2009;28:971-6.
153. Chen JM, Spanier TB, Gonzalez JJ, et al. Improved survival in patients with acute myocarditis using external pulsatile mechanical ventricular assistance. J Heart Lung Transplant 1999;18:351-7.
154. Jett GK. ABIOMED BVS 5000: experience and potential advantages. Ann Thorac Surg 1996;61:301-4; discussion 11-3.
155. Korfer R, el-Banayosy A, Posival H, et al. Mechanical circulatory support: the Bad Oeynhausen experience. Ann Thorac Surg 1995;59:S56-62; discussion S3.
156. Marelli D, Laks H, Amsel B, et al. Temporary mechanical support with the BVS 5000 assist device

during treatment of acute myocarditis. J Card Surg 1997;12:55-9.
157. Samuels LE, Holmes EC, Thomas MP, et al. Management of acute cardiac failure with mechanical assist: experience with the ABIOMED BVS 5000. Ann Thorac Surg 2001;71:S67-72; discussion S82-5.
158. Jett GK. Physiology of nonpulsatile circulation: acute versus chronic support. ASAIO J 1999;45:119-22.
159. Taylor KM, Bain WH, Davidson KG, Turner MA. Comparative clinical study of pulsatile and non-pulsatile perfusion in 350 consecutive patients. Thorax 1982;37:324-30.
160. Farrar DJ. The Thoratec ventricular assist device: a paracorporeal pump for treating acute and chronic heart failure. Semin Thorac Cardiovasc Surg 2000;12:243-50.
161. Dew MA, Kormos RL, Winowich S, et al. Quality of life outcomes in left ventricular assist system inpatients and outpatients. ASAIO J 1999;45:218-25.
162. Holman WL, Davies JE, Rayburn BK, et al. Treatment of end-stage heart disease with outpatient ventricular assist devices. Ann Thorac Surg 2002;73:1489-93; discussion 93-4.
163. von Segesser LK, Tkebuchava T, Leskosek B, Marty B, Pei YC, Turina M. Biventricular assist using a portable driver in combination with implanted devices: preliminary experience. Artif Organs 1997;21:72-5.
164. Arabia FA, Paramesh V, Toporoff B, Arzouman DA, Sethi GK, Copeland JG. Biventricular cannulation for the Thoratec ventricular assist device. Ann Thorac Surg 1998;66:2119-20.
165. Chow E, Brown CD, Farrar DJ. Effects of left ventricular pressure unloading during LVAD support on right ventricular contractility. ASAIO J 1992;38:M473-6.
166. Holman WL, Bourge RC, Murrah CP, et al. Left atrial or ventricular cannulation beyond 30 days for a Thoratec ventricular assist device. ASAIO J 1995;41:M517-22.
167. Lohmann DP, Swartz MT, Pennington DG, McBride LR, Reedy JE, Miller L. Left ventricular versus left atrial cannulation for the Thoratec ventricular assist device. ASAIO Trans 1990;36:M545-8.
168. Tevaearai HT, Mueller XM, Jegger D, Horisberger J, Von Segesser L. Atrial, ventricular, or both cannulation sites to optimize left ventricular assistance? ASAIO J 2001;47:261-5.
169. Kaplon RJ, Qi XS, Andreopoulos FM, et al. Tricuspid valvectomy for right ventricular outflow cannula occlusion with the Thoratec ventricular assist device. J Thorac Cardiovasc Surg 2001;121:812-3.
170. Thoratec PVAD: Proven technology for right, left, or biventricular support in the hospital or at home. Thoratec, 2012. (Accessed May 03, 2015, at http://www.thoratec.com/medical-professionals/vad-product-information/thoratec-pvad.aspx.)
171. Leprince P, Combes A, Bonnet N, et al. Circulatory support for fulminant myocarditis: consideration for implantation, weaning and explantation. Eur J Cardiothorac Surg 2003;24:399-403.
172. Reinhartz O, Keith FM, El-Banayosy A, et al. Multicenter experience with the thoratec ventricular assist device in children and adolescents. J Heart Lung Transplant 2001;20:439-48.
173. Slaughter MS, Silver MA, Farrar DJ, Tatooles AJ, Pappas PS. A new method of monitoring recovery and weaning the Thoratec left ventricular assist device. Ann Thorac Surg 2001;71:215-8.
174. Copeland JG, 3rd, Smith RG, Arabia FA, et al. Comparison of the CardioWest total artificial heart, the Novacor left ventricular assist system and the Thoratec ventricular assist system in bridge to transplantation. Ann Thorac Surg 2001;71:S92-7; discussion S114-5.
175. Mehta SM, Aufiero TX, Pae WE, Jr., Miller CA, Pierce WS. Results of mechanical ventricular assistance for the treatment of post cardiotomy cardiogenic shock. ASAIO J 1996;42:211-8.
176. Mets B, Frumento RJ, Bennett-Guerrero E, Naka Y. Validation of continuous thermodilution cardiac output in patients implanted with a left ventricular assist device. J Cardiothorac Vasc Anesth 2002;16:727-30.
177. Minami K, El-Banayosy A, Sezai A, et al. Morbidity and outcome after mechanical ventricular support using Thoratec, Novacor, and HeartMate for bridging to heart transplantation. Artif Organs 2000;24:421-6.
178. Reiss N, el-Banayosy A, Posival H, Morshuis M, Minami K, Korfer R. Management of acute fulminant myocarditis using circulatory support systems. Artif Organs 1996;20:964-70.
179. Frazier OH, Rose EA, Oz MC, et al. Multicenter clinical evaluation of the HeartMate vented electric left ventricular assist system in patients awaiting heart transplantation. J Thorac Cardiovasc Surg 2001;122:1186-95.
180. Rose EA, Gelijns AC, Moskowitz AJ, et al. Long-term use of a left ventricular assist device for end-stage heart failure. N Engl J Med 2001;345:1435-43.
181. DeRose JJ, Jr., Umana JP, Argenziano M, et al. Improved results for postcardiotomy cardiogenic shock with the use of implantable left ventricular assist devices. Ann Thorac Surg 1997;64:1757-62; discussion 62-3.
182. Robbins RC, Oyer PE. Bridge to transplant with the Novacor left ventricular assist system. Ann Thorac Surg 1999;68:695-7.
183. Berman M, Parameshwar J, Jenkins DP, et al. Thoratec implantable ventricular assist device: the Papworth experience. J Thorac Cardiovasc Surg 2010;139:466-73.
184. Dagenais F, Portner PM, Robbins RC, Oyer PE. The Novacor left ventricular assist system: clinical experience from the Novacor registry. J Card Surg 2001;16:267-71.
185. El-Banayosy A, Arusoglu L, Kizner L, et al. Novacor left ventricular assist system versus Heartmate vented electric left ventricular assist system as a long-term mechanical circulatory support device in bridging patients: a prospective study. J Thorac Cardiovasc Surg 2000;119:581-7.
186. Murali S. Mechanical circulatory support with the Novacor LVAS: world-wide clinical results. Thorac Cardiovasc Surg 1999;47(Suppl. 2):321-5.
187. Portner PM, Jansen PG, Oyer PE, Wheeldon DR, Ramasamy N. Improved outcomes with an implantable left ventricular assist system: a multicenter study. Ann Thorac Surg 2001;71:205-9.
188. Strauch JT, Spielvogel D, Haldenwang PL, et al. Recent improvements in outcome with the Novacor left ventricular assist device. J Heart Lung Transplant 2003;22:674-80.
189. Copeland JG, Levinson MM, Smith R, et al. The total artificial heart as a bridge to transplantation. A report of two cases. JAMA 1986;256:2991-5.
190. Song X, Throckmorton AL, Untaroiu A, et al. Axial flow blood pumps. ASAIO J 2003;49:355-64.
191. Slaughter MS, Rogers JG, Milano CA, et al. Advanced heart failure treated with continuous-flow left ventricular assist device. N Engl J Med 2009;361:2241-51.
192. Miller LW, Pagani FD, Russell SD, et al. Use of a continuous-flow device in patients awaiting heart transplantation. N Engl J Med 2007;357:885-96.
193. Feller ED, Sorensen EN, Haddad M, et al. Clinical outcomes are similar in pulsatile and nonpulsatile left ventricular assist device recipients. Ann Thorac Surg 2007;83:1082-8.
194. Timms D. A review of clinical ventricular assist devices. Med Eng Phys 2011;33:1041-7.
195. Burke DJ, Burke E, Parsaie F, et al. The Heartmate II: design and development of a fully sealed axial flow left ventricular assist system. Artif Organs 2001;25:380-5.
196. Griffith BP, Kormos RL, Borovetz HS, et al. HeartMate II left ventricular assist system: from concept to first clinical use. Ann Thorac Surg 2001;71:S116-20; discussion S4-6.
197. Jorde UP, Kushwaha SS, Tatooles AJ, et al. Results of the destination therapy post-food and drug administration approval study with a continuous flow left ventricular assist device: a prospective study using the INTERMACS registry (Interagency Registry for Mechanically Assisted Circulatory Support). J Am Coll Cardiol 2014;63:1751-7.
198. Estep JD SR, Horstmanshof DA, et al. Risk Assessment and Comparative Effectiveness of Left Ventricular Assist Device and Medical Management in Ambulatory Heart Failure Patients (ROADMAP). International Society for Heart and Lung Transplantation 2015 Scientific Sessions. Nice, France, 2015.
199. Siegenthaler MP, Frazier OH, Beyersdorf F, et al. Mechanical reliability of the Jarvik 2000 Heart. Ann Thorac Surg 2006;81:1752-8; discussion 8-9.
200. Frazier OH, Myers TJ, Westaby S, Gregoric ID. Clinical experience with an implantable, intracardiac, continuous flow circulatory support device: physiologic implications and their relationship to patient selection. Ann Thorac Surg 2004;77:133-42.
201. Slaughter MS, Pagani FD, McGee EC, et al. HeartWare ventricular assist system for bridge to transplant: combined results of the bridge to transplant and continued access protocol trial. J Heart Lung Transplant 2013;32:675-83.
202. Griffith K, Jenkins E, Pagani FD. First American experience with the Terumo DuraHeart left ventricular assist system. Perfusion 2009;24:83-9.
203. Komoda T, Komoda S, Dandel M, Weng Y, Hetzer R. Explantation of INCOR left ventricular assist device after myocardial recovery. J Card Surg 2008;23:642-7.
204. Garatti A, Bruschi G, Colombo T, et al. Clinical outcome and bridge to transplant rate of left ventricular assist device recipient patients: comparison between continuous-flow and pulsatile-flow devices. Eur J Cardiothorac Surg 2008;34:275-80; discussion 80.
205. Galantier J, Moreira LF, Benicio A, et al. Hemodynamic performance and inflammatory response during the use of VAD-InCor as a bridge to transplant. Arq Bras Cardiol 2008;91:327-34.
206. Pitsis AA, Visouli AN, Vassilikos V, et al. First human implantation of a new rotary blood pump: design of the clinical feasibility study. Hellenic J Cardiol 2006;47:368-76.
207. Pitsis AA, Visouli AN, Ninios V, et al. Elective bridging to recovery after repair: the surgical approach to ventricular reverse remodeling. Artif Organs 2008;32:730-5.
208. Barbone A, Pini D, Ornaghi D, et al. [CircuLite Synergy ventricular assist device: a new approach to end-stage congestive heart failure]. G Ital Cardiol (Rome) 2014;15:116-22.
209. Mohite PN, Sabashnikov A, Simon AR, et al. Does CircuLite Synergy assist device as partial ventricular support have a place in modern management of advanced heart failure? Expert Rev Med Devices 2015;12:49-60.
210. Cooper LT, Jr., Berry GJ, Rizeq M, Schroeder JS. Giant cell myocarditis. J Heart Lung Transplant 1995;14:394-401.
211. Davies RA, Veinot JP, Smith S, Struthers C, Hendry P, Masters R. Giant cell myocarditis: clinical presentation, bridge to transplantation with mechanical circulatory support, and long-term outcome. J Heart Lung Transplant 2002;21:674-9.
212. Marelli D, Kermani R, Bresson J, et al. Support with the BVS 5000 assist device during treatment of acute giant-cell myocarditis. Tex Heart Inst J 2003;30:50-6.
213. Tsai FC, Marelli D, Laks H, et al. Short-term bridge to heart transplant using the BVS 5000 external ventricular assist device. Am J Transplant 2002;2:646-51.
214. Carnendran L, Abboud R, Sleeper LA, et al. Trends in cardiogenic shock: report from the SHOCK Study. SHould we emergently revascularize Occluded Coronaries for cardiogenic shocK? Eur Heart J 2001;22:472-8.
215. Goldstein DJ, Oz MC. Mechanical support for postcardiotomy cardiogenic shock. Semin Thorac Cardiovasc Surg 2000;12:220-8.

第六篇

消 化 系 统

92

门静脉高压：重症监护的注意事项

Elizabeth Thomas and Jeff Fair

门静脉系统的解剖与生理

门静脉系统是指起始并终止于毛细血管的静脉系统。门静脉系统起始于肠毛细血管，终止于肝血窦，回收胃肠道（gastrointestinal，GI）、胰腺、胆囊及脾脏的血液。门静脉起源于脾静脉、肠系膜上静脉汇合处。脾静脉血液由肠系膜下静脉和胃短静脉流入。肠系膜上静脉回收小肠全部及右结肠的血液，肠系膜下静脉回收其余结肠及大部分直肠的血液。通常，门静脉血流大约 1L/min（约占心输出量 20%），平均压力 7mmHg。尽管门静脉血液是由毛细血管床流出的，并且氧含量相对较低，但肝脏 70% 氧供源于门静脉。肝动脉提供肝脏剩余的氧供，并且是胆管树的主要血供。门静脉含有高浓度的营养物质及激素，促进肝脏在脂肪、碳水化合物、药物和蛋白质代谢中的中心作用。有毒物质被肝细胞清除，细菌（和细菌产物）被库普弗细胞清除。门静脉和肝动脉在窦状隙混合，并且存在一种腺苷介导的局部肝动脉自身调节“缓冲反应”，即门静脉血流减少时，肝动脉血流增加，但肝脏总体血流是减少的。并且这种反应在脓毒症时是失调的。

窦后血液经肝小静脉引流至肝静脉，再汇入下腔静脉，最后返回体循环。多种病理过程可导致门静脉血流“受阻”。无论是由于什么原因（即肝内或肝外阻塞），门静脉血流阻力增加都会引起门静脉压力增加，并导致门静脉高压（portal hypertension，PHT）的发生，其特点是形成门静脉侧支。在这种情况下，只有一部分来自门静脉系统的血流到达肝脏，其余的通过侧支循环直接进入体循环。

门静脉高压常形成侧支循环，侧支重建的主要部位在胃食管区。通常，这些血管被称为静脉曲张，包括形成在肠系膜下静脉和痔静脉之间、脐静脉以及沿着前腹壁的静脉。值得注意的是，侧支血管也可能出现在先前或现在的结肠造口术的部位，称为异位静脉曲张。除了形成分散的侧支血管外，胃肠道也会产生更多的变化，可导致胃窦血管扩张症或门静脉高压性肠病。静脉曲张或门静脉高压性肠病可进一步引起出血。

门静脉高压患者有特征性内脏和体循环变化，主要表现在血管舒张的异常。内脏血管小动脉张力下降导致内脏充血和血容量过多，有效中心血容量减少，大部分多余血容量位于内脏床内。而这些循环变化又促进全身稳态反应，激活血管收缩和钠潴留机制。总的来说，这些变化引起高动力循环，其特点是心输出量和心率增加，以维持血压，而全身血管阻力降低，总血浆容积增加。

门静脉高压的病理生理

门静脉高压的主要病理生理紊乱可以由欧姆定律表示，即 V=IR，其中 V 是压力，I 是血流，R 是阻力。由此可知，血流恒定的情况下，阻力增加，压力也会增加。具体到门静脉高压时，这是复杂的多个紊乱和变化的动态平衡。而且，随着门静脉高压代偿，内脏血流量随着阻力的增加而增加，使得门静脉压力进一步升高。除了门静脉血管的机械压力外，当涉及肝病时，肝脏合成能力的降低会导致白蛋白合成减少，随后导致血管内总渗透压降低，再加上低钠血症，这些因素进一步增加了门静脉压力。动物实验显示，肝硬化时门静脉阻力的肝内因素是动态的，包括与肝星状细胞改变相关的收缩和纤维化现象 [1]。各种血管活性物质和神经激素进一步影响这一系统，增加了更多门静脉高压的因素。更详细的内容超出了本文讨论范围。表 92-1 总结了肝硬化门静脉高压的一些基本病理生理变化。

表 92-1 门静脉高压的病理生理变化

病理生理变化	详细内容
肝阻力	被动，机械因素：60%～70% 主动，动态因素：30%～40%
门静脉高压	
分流	
内脏血管扩张	
门静脉血流增加	
有效循环容量减少；总血容量再分配	
内源性升压素类增加（肾素 - 血管紧张素 - 醛固酮，交感神经系统，血管升压素）	内皮素 -1 血管紧张素Ⅱ 去甲肾上腺素 血管升压素
一氧化氮、一氧化碳减少	

门静脉高压的诊断

门静脉高压是指门静脉压力大于下腔静脉压力 5mmHg，或脾静脉压力大于 15mmHg。如果压力梯度大于 10mmHg，提示存在临床显著性门静脉高压。门静脉高压的直接后果是门静脉侧支形成和脾大。门静脉侧支形成可表现为胃或食管静脉曲张、脐静脉再通、腹膜后侧支、直肠或回肠造口术部位静脉曲张。门静脉高压的并发症有静脉曲张出血、胃病、高动力循环、腹水、肝性胸水、肝肾综合征（hepatorenal syndrome，HRS）、脾功能亢进和肝性脑病。最重要的临床并发症将在接下来的章节中讨论。当梯度小于 10mmHg 时，很少出现静脉曲张；当压力梯度小于 12mmHg 时，一般没有静脉曲张出血。如果压力梯度可控制在 12mmHg 以下或可使压力降低 20%，则可防止静脉曲张出血。

门静脉压力的直接测量法——肝静脉楔压测量需要侵入性手段，最常见的是经颈静脉置管。这种方法的优点是在操作过程中可以同时测量腔静脉和肝静脉的压力。外科手术直接经肝的方法（通过插管至肠系膜上静脉分支）情况较少，测量脾髓压力的情况更少。

间接测量法也可用于评估门静脉压力梯度。该过程包括行右肝静脉导管插入术测量肝静脉游离压和楔压。肝静脉楔压（使用球囊导管测量）反映从肝静脉到窦状隙的压力，是评估窦状隙压力而不是门静脉压力，因此可能低估了以窦前性高压为特征疾病的门静脉压力梯度。肝静脉游离压是利用肝静脉导管测得，用于评估腔静脉压。以窦前性或窦性门静脉高压为特征的患者，肝静脉游离压并不升高，而在肝后（或肝外窦后）患者中会特征性升高。肝静脉楔压和游离压之间的梯度称为肝静脉压力梯度，是门静脉高压管理中最常用的参数。肝静脉压力梯度的绝对值以及其随药物治疗的变化与发生静脉曲张出血的风险有关。重要的是，要理解这些不同压力的真正定义，这样才能正确地解读从各种测量中获得的数据，如果测量者不熟悉所获得数据的细微差别和它们的意义，就会得出错误的结论。在表 92-2 中，我们按阻力增加的部位分类，列出了一些最常见的门静脉高压的病因。

消化道出血

在重症监护环境下，消化道出血也总是危及生命的，尤其当存在肝硬化门静脉高压时。消化道出血的原因很多，我们将讨论局限于更常见的情况。依据诊断和治疗的方法，与肝硬化相关的失代偿性慢性肝病急性出血可表现为上消化道出血或下消化道出血。虽然肝硬化或非肝硬化情况下诊断消化道出血的方法相似，但病因构成百分比变化很大。图 92-1 显示了肝硬化或非肝硬化情况下消化道出血的病因构成。一般来说，胃肠道出血的所有患者中，73.2% 是非肝硬化患者，26.8% 是肝硬化患者。在肝硬化患者中，大约 50% 的出血继发于食管静脉曲张；在非肝硬化患者中，出血最常见的原因是胃溃疡出血。

门静脉高压患者消化道出血最常见的表现是黑便和 / 或呕血，同时出现血细胞比容下降，并可能出现血流动力学不稳定。大多数人可能会建议首先放置鼻胃管，以确定是否为上消化道出血，同时要求准备上消化道内镜检查。值得注意的是，一些认为是上消化道出血，出血可能来自另一个部位，而不是真正来自上消化道。换句话说，重症医生一定不能遗漏易误认为是上消化道出血的其他出血源，出血可能来自

表 92-2　门静脉高压的病因分类

阻力增加部位	病因	FHVP	WHVP	HVGP	SPP
窦前（肝外）	肝外门静脉、脾或肠系膜静脉血栓	正常	正常	正常	升高
窦前（肝内）	早期原发性胆汁性肝硬化	正常	正常 / 升高（?）	正常 / 升高（?）	升高
窦前（肝内）	原发性硬化性胆管炎	正常	正常 / 升高（?）	正常 / 升高（?）	升高
窦前（肝内）	肉瘤	正常	正常 / 升高（?）	正常 / 升高（?）	升高
窦前（肝内）	血吸虫病	正常	正常 / 升高（?）	正常 / 升高（?）	升高
窦前（肝内）	充血性心力衰竭	正常	正常 / 升高（?）	正常 / 升高（?）	升高
窦前（肝内）	非硬变性肝门纤维化	正常	正常 / 升高（?）	正常 / 升高（?）	升高
肝窦	肝硬化（任何原因）	正常	升高	升高	升高
肝窦	酒精性肝炎	正常	升高	升高	升高
肝窦	暴发性肝衰竭（任何病因）	正常	升高	升高	升高
肝外窦后	布加综合征	升高	升高	正常	升高
肝外窦后	缩窄性心包炎	升高	升高	正常	升高
肝外窦后	下腔静脉阻塞	升高	升高	正常	升高
肝外窦后	先天性下腔静脉网	升高	升高	正常	升高
肝外窦后	右心衰竭	升高	升高	正常	升高

FHVP：肝静脉游离压；HVPG：肝静脉压力梯度；SPP：收缩压；WHVP：肝静脉楔压。

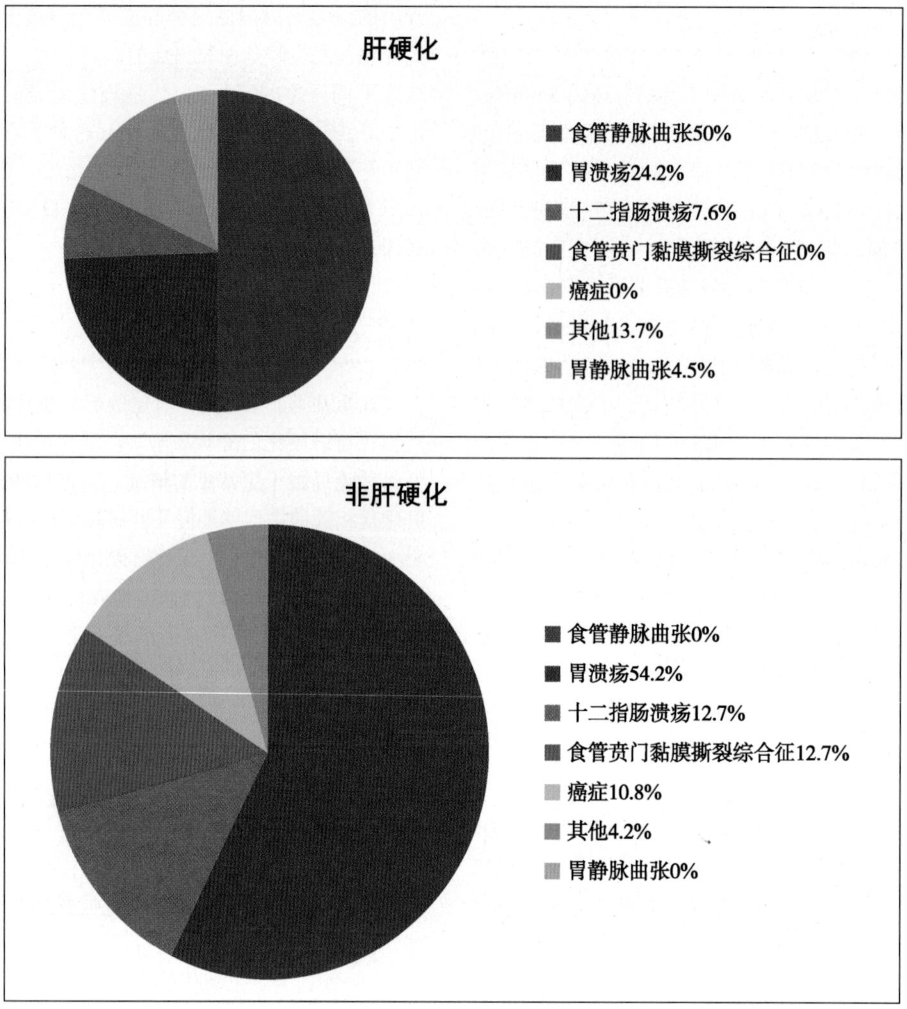

图 92-1 肝硬化及非肝硬化消化道出血原因

软腭咯血、鼻窦或鼻咽区。消化道出血也可能表现为食管坏死或穿孔（可能与之前套扎治疗有关），也可能表现不明显（如纵隔气肿）。因此，必须加强警惕有这些典型治疗史的患者。胆道出血是另一个肝脏介入治疗的罕见并发症，例如经颈静脉肝内门体分流术（transjugular intrahepatic portosystemic shunt，TIPS）、内镜逆行胰胆管造影术（endoscopic retrograde cholangiopancreatography，ERCP）或肝硬化患者的肝脏活检，也表现为上消化道大出血。

上消化道出血在大多数情况下是由内镜检查诊断的，并且内镜可以立即提供治疗方案。但重要的是，在对危重患者进行内镜检查之前，必须有一个安全的气道。内镜治疗方案包括肾上腺素注射、凝血酶注射以及溃疡或杜氏病的热凝治疗。对于静脉曲张出血，治疗方案包括套扎、施夹钳、硬化剂和凝血酶注射。内镜治疗的并发症包括误吸、镇静不良反应、穿孔，并且尝试治疗时可能造成出血增加。

另一个诊断方法通常是内脏血管造影，通常是在内镜检查不能明确发现出血部位或无法控制出血时应用。在许多机构中，CT 血管造影已取代直接血管造影作为诊断手段，并已被证明是更敏感的。标记红细胞扫描通常可以指导治疗十二指肠悬韧带远端的缓慢出血（表 92-3）。

血流动力学不稳定，尤其是肝硬化患者出现上消化道出血，可能需要额外的积极干预措施，甚至可以依据经验应用三腔两囊管等。如果患者有出血史或未知的静脉曲张，这通常可以挽救生命。当然，物理方法控制出血的同时应行药物治疗。相关文献详细综述了胃肠道出血的药物治疗[2-5]。可以通过血管收缩剂、非选择性 β- 受体阻滞剂和血管扩张剂等药物治疗减少消化道出血（表 92-4）。

消化道出血时需要同时考虑的重要情况是低血容量和心肌缺血都会限制器官灌注。而且，无论什么病因，灌注的进一步降低会使肝硬化患者已经失代偿的肝功能更恶化。

表 92-3 各种诊断方法的敏感性与特异性[3]

	敏感性	特异性
胃镜	93～100	30～100
CT 血管造影	86	95
导管血管造影	42～86	100
放射性核素成像	**	**

表 92-4　用于上消化道出血止血的药物

药物类型	作用机制	举例
内脏血管收缩剂	收缩内脏血管，减少门静脉血流	血管升压素 特利升压素 生长抑素 伐普肽
非选择性β-受体阻滞剂	通过全身降压作用降低肝静脉压力梯度	普萘洛尔
血管扩张剂	降低肝内或门静脉阻力	单硝酸异山梨酯
抗纤溶药物	通过减缓纤溶酶原转化为纤溶酶来减少纤维蛋白的降解，促进血凝块形成	氨甲环酸

不稳定患者的诊断检查和治疗应与重症监护下的治疗干预相结合。有效的治疗方式在门静脉高压患者上消化道出血的处理中十分关键，因此治疗早期纳入介入放射学至关重要。简要的诊断流程见图 92-2。

除了控制出血外，首要的目标应包括实施降压策略来治疗出血的病因。TIPS 手术是一个连续的治疗，最终包括复杂的外科分流以降低门静脉压力。随着手术经验和安全界限的增加，TIPS 已成为降低门静脉压力的主流方法。与其他门静脉减压术一样，TIPS 手术需要关注的是肝总血流减少及与其相关的肝功能减退。TIPS 手术的适应证、禁忌证和并发症见表 92-5。

在急性静脉曲张出血中，必须以控制出血为主。条件允许时，应考虑通过 TIPS 手术，进行门体减压。门静脉肠系膜上静脉血栓、TIPS 路径上有肿瘤以及存在不利于手术的解剖结构时首选外科干预。肠腔分流术是非选择性门体减压和控制出血的很好选择。有凝血病以及严重门静脉高压的患者，手术治疗应由一位在肝移植和肝胆外科均有丰富经验的外科医生参与。

抗菌药物治疗和质子泵抑制剂（proton pump inhibitors，PPI）是肝硬化急性上消化道出血患者的重要辅助治疗手段，因为他们有发生严重细菌感染（如自发性细菌性腹膜炎）的高风险。在肝病和消化道出血患者中，短期预防性使用抗生素（如头孢曲松）已被证明可以降低细菌感染率以及提高患者存活率。一项对 2 223 例受试者进行的 meta 分析，评估了 PPI 在肝硬化患者上消化道出血中的应用。尽管在再出血、是否需要手术或死亡率方面没有显著统计学差异，但那些前期接受高剂量 PPI 治疗的患者在内镜检查中发现高风险征象的比率显著降低，从而降低了在内镜检查时需要进行干预的可能[3]。

总之，门静脉高压可能与出血有关，这在重症监护环境下也是一个很大的挑战。正如我们先前所建议的，最终的目标方向应该是决定性治疗。与出血的严重程度相对应，强调同时展开多学科诊断和治疗的策略有助于患者获得最好的临床结局。在肝硬化患者中，肝移植往往是唯一有效的治疗方法。危重症治疗团队应始终努力使患者保持肝移植候选资格，因为最终这一方法可能是拯救生命所必需的。

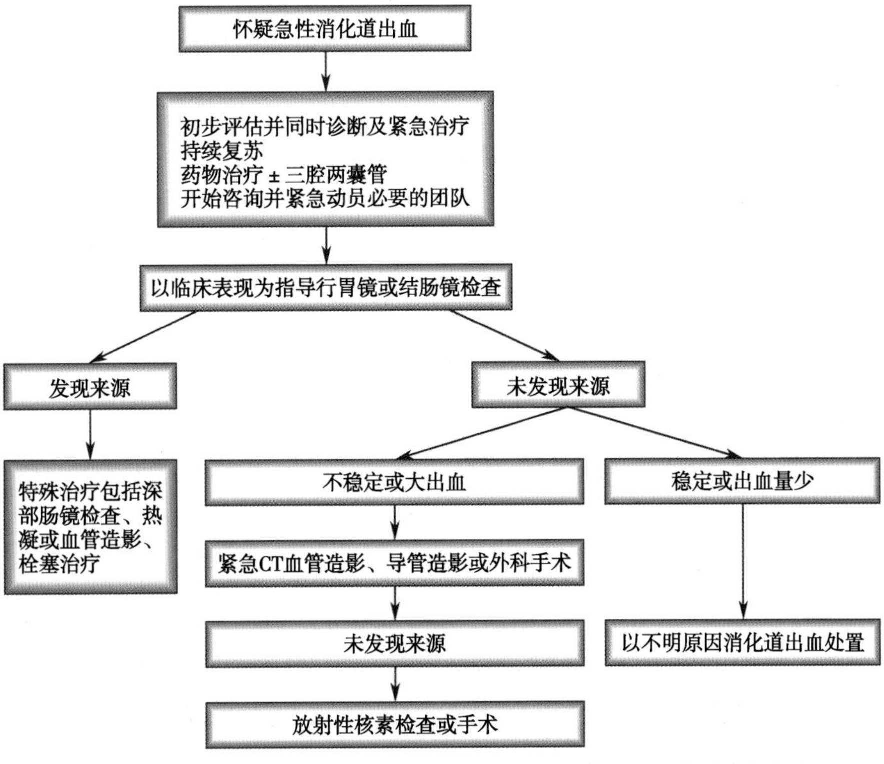

图 92-2　门静脉高压上消化道出血的处理，流程图中显示了各种诊断方法

表 92-5 TIPS 手术的适应证、禁忌证及并发症[6]

适应证	相对禁忌证	禁忌证	急性并发症	慢性并发症
上消化道出血	肺动脉高压	右心衰竭	颈部血肿	充血性心力衰竭
腹水	严重肝衰竭	胆道梗阻	心律失常	门静脉血栓
肝性胸水	门静脉血栓	未控制的感染	支架移位	进展性肝衰竭
	多发性肝囊肿	慢性复发性致残性肝性脑病	溶血	慢性复发性肝性脑病
		门静脉癌栓	胆血症	支架功能失调
			肝静脉阻塞	TIPS 相关感染
			分流血栓	
			腹腔积血	
			胆道出血	
			肝脏缺血	
			心力衰竭	
			脓毒症	

腹水

门静脉高压另一个常见的并发症是出现腹水，虽然它通常不立即危及生命，但使得重症监护室（intensive careunit，ICU）患者的治疗变得非常复杂。肝硬化患者 10 年内腹水发生率为 6%。

通常通过计算血浆腹水白蛋白梯度来判断腹水的性质。门静脉高压、充血性心力衰竭或布加综合征等产生腹水时梯度一般大于 1.1g/dl，而癌转移、结核病、胰腺炎、浆膜炎或肾病时则一般小于 1.1g/dl。肝硬化门静脉高压时，全身和内脏血管扩张，但肾血流量减少，肾皮质血流被分流到髓质区，这些变化导致肾钠水潴留逐渐增加。因此，腹水造成了一种紊乱的生理状态，即患者体内钠过多，而体内水更多，从而导致低钠血症。肾脏对患者相对血容量不足的生理反应以及醛固酮代谢改变同时会增加钠的潴留。一旦腹水引起腹腔内压力升高，会进一步压迫血管而减少肾血流量。治疗腹水的主要方法是减少钠平衡，主要有限制钠盐的摄入、限制水的摄入及使用利尿剂。在肾功能允许的情况下，呋塞米等袢利尿剂会抑制钠的重吸收，而保钾利尿剂会进一步增加钠的排泄。监测人血白蛋白水平，在白蛋白低于 3 级时建议给予输白蛋白治疗，可以通过升高血浆渗透压，加强对腹水的控制。较新的药物治疗方案包括米多君、特立升压素和升压素 V2 受体拮抗剂。米多君是一种 α 肾上腺素能受体激动剂，可引起肝硬化患者平均动脉压升高。特利升压素是一种血管升压素类似物，作用于内脏血管 V1 受体，导致内脏血管收缩，从而减少内脏血流，降低门静脉压力。这些改善血流动力学的方法，已经成功应用于肝硬化肝肾综合征的治疗。升压素 V2 受体拮抗剂（伐普坦类）是一种与升压素竞争的药物，通过与肾集合管 V2 受体结合，抑制该部位水的重吸收，从而促进排水，减少血浆中的水分。有证据表明，血管升压素受体拮抗药也可以减少肝硬化患者的腹水量[7]。

肝硬化患者腹水的基础治疗可以导致急性肝功能受损和急性肾损伤相关改变以及电解质紊乱。因此，腹水的物理治疗如穿刺或 TIPS 手术，应优于药物治疗。实施这些治疗前都应充分评估与并发症相关的风险/获益比。

与所有门静脉高压的并发症一样，腹水治疗的目的往往是为原位肝移植创造一个机会窗口。

肝性胸水

肝性胸水是指没有基础心肺疾病的肝硬化患者出现大于 500ml 的胸腔积液。胸腔积液是积液产生增多或肝性胸水吸收减少的结果，实质是大量液体通过膈肌缺损由腹部转移到胸膜间隙。膈肌缺损通常与淋巴孔有关，但也可能是较大的缺损，如医源性膈肌损伤。肝性胸水最常见于右侧，与右三角韧带的裸露区有关。胸腔内负压有利于腹水从腹部向胸部的单向流动。一旦发生肝性胸水，则很少消退，因此被认为与终末期肝病相关。Badillo 等在 2014 年发表的包括 77 例患者的数据显示，出现肝性胸水的患者可能比单凭终末期肝病模型（model for end-stage liver disease，MELD）评分预测的预后更差。该项研究中，所有患者均符合肝硬化、胸腔积液的诊断标准，胸腔积液符合肝性胸水特征，而不是感染、恶性肿瘤或其他病因。研究表明，有些肝性胸水患者死于肺部疾病，而非肝功能衰竭。患者的总体结局很差，大约有一半的患者在就诊后一年内死亡。接受 TIPS 手术或肝移植的患者生存期明显延长（表 92-6）[8]。

肝性胸水的诊断依据主要是病史、体格检查、胸腔积液化验和影像学检查。肝性胸水与腹水相关，因此与腹水的性质一样，都是漏出液。其特点是细胞计数低，总蛋白浓度小于 2.5g/dl。一般情况下，血清胸水白蛋白梯度大于 1.1g/dl，这与肝硬化腹水的高蛋白梯度一致。应该注意的是，肝性胸水也可能伴有更复杂的胸腔积液（如脓胸），这可能是自发的，也可能与先前胸膜腔感染有关。在肝性胸水基础上出现脓胸的病因尚不完全清楚。

表 92-6　治疗方式的比较

治疗方式	例数（%）（N=77）	平均年龄	女性比例	初始 MELD 评分（均值，范围）	Child-Pugh 评分（N=74）	腹水程度	病死率（N=44）	至死亡 / 研究结束时间
药物治疗	64/77（83%）	52	23/64（36%）	16（4～46）	A 级 =1 B 级 =31	无：6 少量：34 中量：16 大量：8	40/64（63%）	321±463
TIPS	8/77（10%）	56	5/8（63%）	12（7～28）	A 级 =0 B 级 =5 C 级 =2	无：1 少量：3 中量：3 大量：1	4/8（50%）	845±407
肝移植	5/77（7%）	54	0	21（10～40）	A 级 =1 B 级 =1 C 级 =1	大量：1	0	1 896±1 752

肝性胸水治疗难度大，主要原因是医源性操作可能将胸水转化为脓胸。重复胸腔穿刺应始终优于胸腔置管，因为通常很难顺利拔管，而且如果长期留置，感染的风险也很高。一般胸腔积液引流量不应超过 2L，以免肺扩张后出现肺水肿。因此，控制腹水成为控制肝性胸水的首要任务。肝性胸水的处理原则与腹水相似，但更为紧迫，大量肝性胸水可导致肺塌陷，使患者处于肺部感染的高风险中。

虽然胸腔穿刺是优于猪尾导管或管状胸腔造口术的首选方法，但仍可能导致脓胸，这对于终末期肝病的患者来说是致命的。最后，出现肝性胸水代表已发生严重失代偿，与门静脉高压的其他并发症一样，肝移植是唯一根本治疗方法。

肝肾部分

HRS 是指发生在肝衰竭和门静脉高压基础上的功能性肾衰竭。临床上通常在慢性肝衰竭急性失代偿、肝硬化或急性肝衰竭等基础上出现。与肝衰竭相关的肾脏生理变化是可预测的，因此，与肌酐清除率变化相关的肾功能不全被纳入用于肝移植分配的 MELD 评分中。

HRS 时肾脏形态完整，但由于肾皮质、髓质血流紊乱，肾皮质传入小动脉阻力增加，引起肾功能异常。传入小动脉阻力增加导致肾皮质灌注不足，肾小管髓质区钠吸收过多。醛固酮代谢、肾素 - 血管紧张素轴的改变以及促进血管收缩的多种机制，进一步恶化了病理生理改变。此外，与肝硬化基础上分流有关的全身外周血管阻力和内脏血管扩张，导致平均动脉压降低以及总肾灌注量减少。

HRS 有两种类型：①Ⅰ型肾功能变化较快；②Ⅱ型发生较慢，肝功能下降不明显。在Ⅰ型 HRS 中，血清肌酐在 2 周内增加 1 倍，而且通常大于 2.5 倍。在Ⅱ型 HRS 中，血清肌酐不超过 1.3 倍，甚至可能没有变化，但与轻度少尿有关。Ⅰ型和Ⅱ型 HRS 的中位生存期分别为 2 周和 6 个月。虽然没有单独的试验可明确诊断 HRS，但当肌酐清除率 <40ml/min，尿量 <500ml/d，尿钠 <10mEq，血清钠 <130mEq 以及尿渗透压大于血浆渗透压时应怀疑为 HRS。

肝硬化腹水患者 1 年、5 年 HRS 患病率分别为 18% 和 39%。鉴于上述病理生理变化，出现腹水的患者也会出现诸如出血、低钠血症和肝性脑病等并发症。急性 HRS 的诱因包括细菌感染（57%）、出血（36%）和治疗性腹腔穿刺伴低血容量（7%）[9]。

HRS 的治疗首先是消除任何可能损害肝功能的因素，如全身感染或消化道出血。应用所有药物前都应评估其风险 / 获益比，因为它可能会加重肾功能的恶化。应用血管收缩剂以及可以减少内脏血管收缩的 β 受体阻滞剂，可能有短暂的获益。TIPS 手术也可能是有用的，因为它可以减少交感神经张力，增加肾血流并改善肝硬化患者的肾功能。HRS 也是门静脉高压并发症的一种，所以解决根本病因的最好方法是肝移植。

肝移植

正如本章所强调的，肝移植是治疗门静脉高压的最终选择。它不仅治疗门静脉高压，也解决了肝硬化门静脉高压的根源。如果没有肝移植，肝硬化静脉曲张出血患者的 5 年生存率约为 25%，而肝移植后的 5 年生存率高达 75%[9]。等待肝移植的患者太多，而死亡后肝脏捐献者太少，所以并不是所有需要进行肝移植的患者都会接受肝移植治疗。肝移植的适应证、名单选择和治疗时机是复杂的，必须由一个完整的肝移植小组实施。肝脏疾病的病因、用药和手术病史以及社会环境都是评估过程的一部分。一旦列入名单，患者将在美国器官资源共享网络（UNOS）捐赠网站中获得 MELD 评分，这是一个基于复杂方程的动态评分，使用国际标准化比值、总胆红素和血清肌酐等实验室结果，截断值是 40 分。并且每个地区都有共享系统。此外，还探讨将血清钠纳入 MELD 评分中，以实现最严重患者获得最公平的肝脏分配方案。然而评估这些重病患者何时进行肝移植非常困难。肝移植的禁忌证包括急性感染、肝外恶性肿瘤或新的恶性肿瘤。其他导致进入 ICU 治疗的因素不一定是禁忌证。对于等待移植的患者来说，重症监护治疗的重点就是让患者以最佳状态接受肝移植。

知识点

1. 门静脉高压是指门腔静脉压力梯度升高，随后导致许多生理异常。
2. 消化道出血是门静脉高压最危及生命的并发症，其诊治需要快速的多学科评估和治疗。
3. 腹水、肝性胸水、肝肾综合征、肝性脑病是门静脉高压的其他并发症，需要及时识别和专业的检查，有时需干预治疗。
4. 在涉及肝脏疾病，尤其是肝硬化的情况下，门静脉高压并发症和患者危重程度明显增加。
5. 肝移植应该始终是肝硬化和门静脉高压患者可行和根本的治疗方案，因为这是最终以及最好的方法。

（杨伟民　吕浩 译，胡新 审校）

参考文献

1. Laleman W, Landeghem L, Wilmer A, et al. Portal hypertension: from pathophysiology to clinical practice. Liver Int 2005;25(6):1079-90. doi:10.1111/j.1478-3231.2005.01163.x. PubMed PMID: 16343056.
2. Chung WJ. Management of portal hypertensive gastropathy and other bleeding. Clin Mol Hepatol 2014;20(1):1-5. doi:10.3350/cmh.2014.20.1.1. PubMed PMID: 24757652; PubMed Central PMCID: PMC3992324.
3. Khamaysi I, Gralnek IM. Acute upper gastrointestinal bleeding (UGIB)—initial evaluation and management. Best Pract Res Clin Gastroenterol 2013;27(5):633-8. doi:10.1016/j.bpg.2013.09.002. PubMed PMID: 24160923.
4. Kim BS, Li BT, Engel A, et al. Diagnosis of gastrointestinal bleeding: a practical guide for clinicians. World J Gastrointest Pathophysiol 2014;5(4):467-78. doi:10.4291/wjgp.v5.i4.467. PubMed PMID: 25400991; PubMed Central PMCID: PMC4231512.
5. Feinman M, Haut ER. Upper gastrointestinal bleeding. Surg Clin North Am 2014;94(1):43-53. doi:10.1016/j.suc.2013.10.004. PubMed PMID: 24267496.
6. Moore KP, Wong F, Gines P, et al. The management of ascites in cirrhosis: report on the consensus conference of the international ascites club. Hepatology 2003;38(1):258-66. doi:10.1053/jhep.2003.50315. PubMed PMID: WOS:000183833900031.
7. Badillo R, Rockey DC. Hepatic hydrothorax: clinical features, management, and outcomes in 77 patients and review of the literature. Medicine 2014;93(3):135-42. doi:10.1097/MD.0000000000000025. PubMed PMID: 24797168.
8. Lata J. Hepatorenal syndrome. World J Gastroenterol 2012;18(36):4978-84. doi:10.3748/wjg.v18.i36.4978. PubMed PMID: 23049205; PubMed Central PMCID: PMC3460323.
9. Klupp J, Kohler S, Pascher A, Neuhaus P. Liver Transplant as Ultimate Tool to Treat Portal Hypertension. Dig Dis 2005;23:65–71. PubMed: 15920327.

93

肝肾综合征

Anahat Dhillon and Brent Ershoff

1932 年，Helvig 和 Schutz 将 1861 年发现的晚期肝病、腹水和肾衰竭之间的联系命名为肝肾综合征（hepatorenal syndrome，HRS）[1]。HRS 是一种无肾脏组织学改变的功能性肾衰竭 [2]。HRS 的特征是在内脏和全身血管扩张的情况下，出现强烈的肾血管收缩、肾灌注受损和低肾小球滤过率（glomerular filtration rate，GFR）[3]。在晚期肝硬化患者中，HRS 的 1 年发病率为 18%，5 年内高达 40%[4, 5]。其发病率与肝功能异常的程度有关，较高的终末期肝病模型（model for end-stage liver disease，MELD）评分预示着风险增加。HRS 患者的预后较差，将近一半的 HRS 1 型（HRS-1）患者会在 2 周内死亡 [4, 6]。

肝硬化患者的肾功能不全

肝硬化患者出现肾功能不全是很常见的，与不良结局相关 [7, 8]。2002 年人们实施了 MELD 评分系统，从而使伴有肾功能严重受损的患者优先进行肝移植，导致接受肝移植的肾功能不全患者数量增加 [9]。虽然 HRS 是本章的重点，但对于肝硬化患者而言，可能还存在其他原因的急性肾损伤（acute kidney injury，AKI）。常见的肾前 AKI 原因包括使用利尿剂、乳果糖以及存在低血容量。AKI 的内在病因包括肾小球肾炎、急性间质性肾炎和急性肾小管坏死 [10]。肾脏疾病的病因与预后独立相关，HRS 的 3 个月生存率最低 [11]。

目前已经制定了几个关于 AKI 的共识定义。2004 年，急性透析质量倡议（Acute Dialysis Quality Initiative，ADQI）小组提出了危险、损伤、衰竭、肾功能丧失和终末期肾病（end-stage kidney disease，RIFLE）标准，基于尿量和血清肌酐（creatinine，Cr）的变化，将肾功能不全分类为几种严重程度不断增加的级别 [12]。鉴于血清肌酐的微小增加可以反映肾损伤和不良后果，人们在 2007 年提出了急性肾损伤网络（Acute Kidney Injury Network，AKIN）分期标准 [13]（图 93-1）。由 RIFLE 标准定义的 AKI 可预测肝硬化患者的不良结局 [14, 15]。

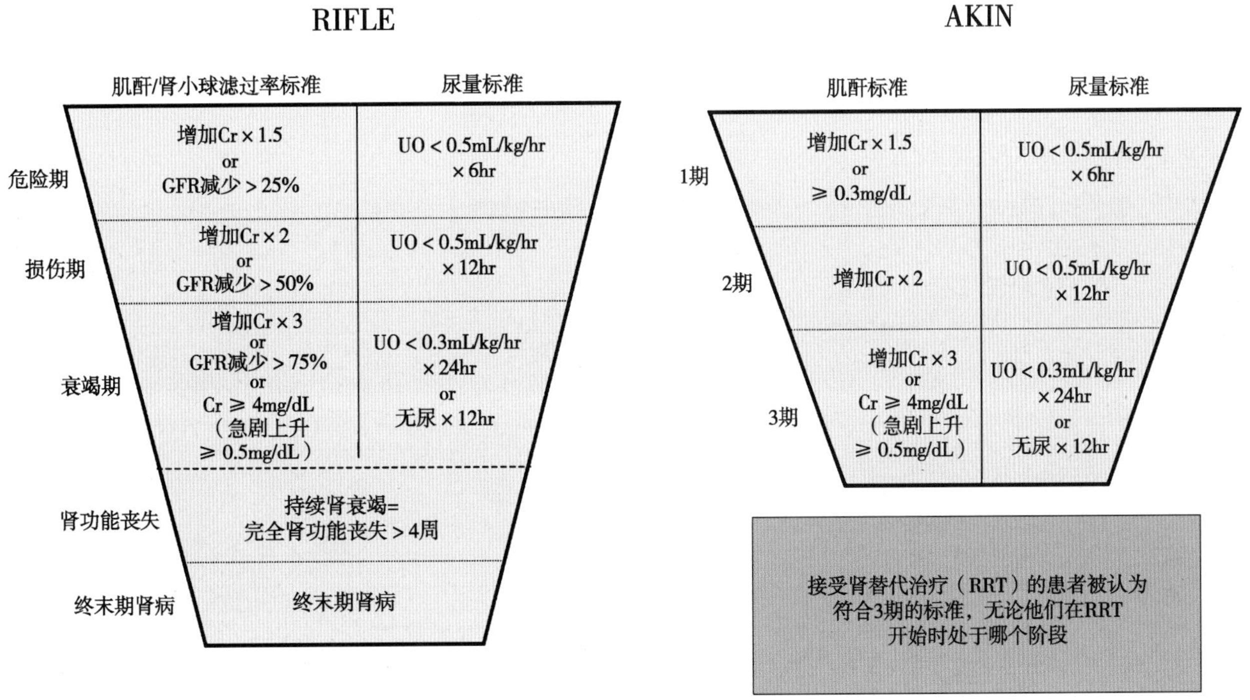

图 93-1 急性肾功能损伤的 RIFLE 和 AKIN 分类。AKIN：急性肾损伤网络；RIFLE：危险、损伤、衰竭、肾功能丧失和终末期肾病。（资料来源：Critical Care 2009，13：211. doi：10.1186/cc7759；http://www.ccforum.com/content/13/3/211）

ADQI小组的第八届国际共识会议统一应用修订后的RIFLE标准定义肝硬化患者的AKI，而无论AKI的病因如何[16]。此时，人们还不清楚究竟是AKIN还是经典HRS标准能更好地预测预后[17-19]。有证据表明，血清肌酐的较小增加与不良结局相关[20]。不符合标准但具有相同HRS病理生理学紊乱的患者，也可能因治疗而获益。

HRS的发病机制

低血压、很低的GFR(<40ml/min)以及血浆肾素、去甲肾上腺素和抗利尿激素水平的增加是HRS的特征[2]。门静脉高压造成了内脏血管系统剪切应力的增加，从而导致了一氧化氮和其他血管扩张剂的过量产生[21]。其他会造成内脏血管舒张的原因包括细菌易位增加、肠系膜血管生成以及内脏血管对血管收缩剂的低反应性[22]。

钠潴留、游离水排泄受损、肾脏灌注减少和肾小球GFR降低是HRS的主要异常，并且呈进行性发生。第一个异常是由于盐皮质激素效应导致钠排泄能力降低。随着疾病的发展，患者无法排出饮食中摄入的钠，就会发展为腹水。当肾钠亲合力极高时，血浆肾素活性以及血浆醛固酮和去甲肾上腺素浓度就会升高[23,24]。在这一阶段，交感神经和肾素-血管紧张素系统活性增加，循环功能障碍更为严重。

肾灌注和GFR依赖于肾脏前列腺素的增加，这些脂质介质是一种血管扩张剂，可拮抗血管紧张素Ⅱ和去甲肾上腺素的血管收缩作用。对于肝硬化、腹水和血浆肾素活性增加的患者，如果非甾体抗炎药抑制了前列腺素的合成，就会产生一种无法与HRS区分的综合征[24,25]。

HRS也涉及外周动脉血管的扩张，但主要影响的是内脏动脉血管床。多普勒超声研究证实了肾、脾、脑血管床的收缩[26,27]。几种内源性血管舒张剂也与内脏血管舒张有关，包括一氧化氮、一氧化碳、胰高血糖素、前列环素和内源性阿片样物质[28-30]。

终末期肝病与对压力的收缩和舒张反应降低、心室增大和复极变化相关，称为肝硬化心肌病[31]。HRS的发展与动脉压降低、心输出量显著下降、血浆肾素活性和血浆去甲肾上腺素增加有关[32](图93-2)。

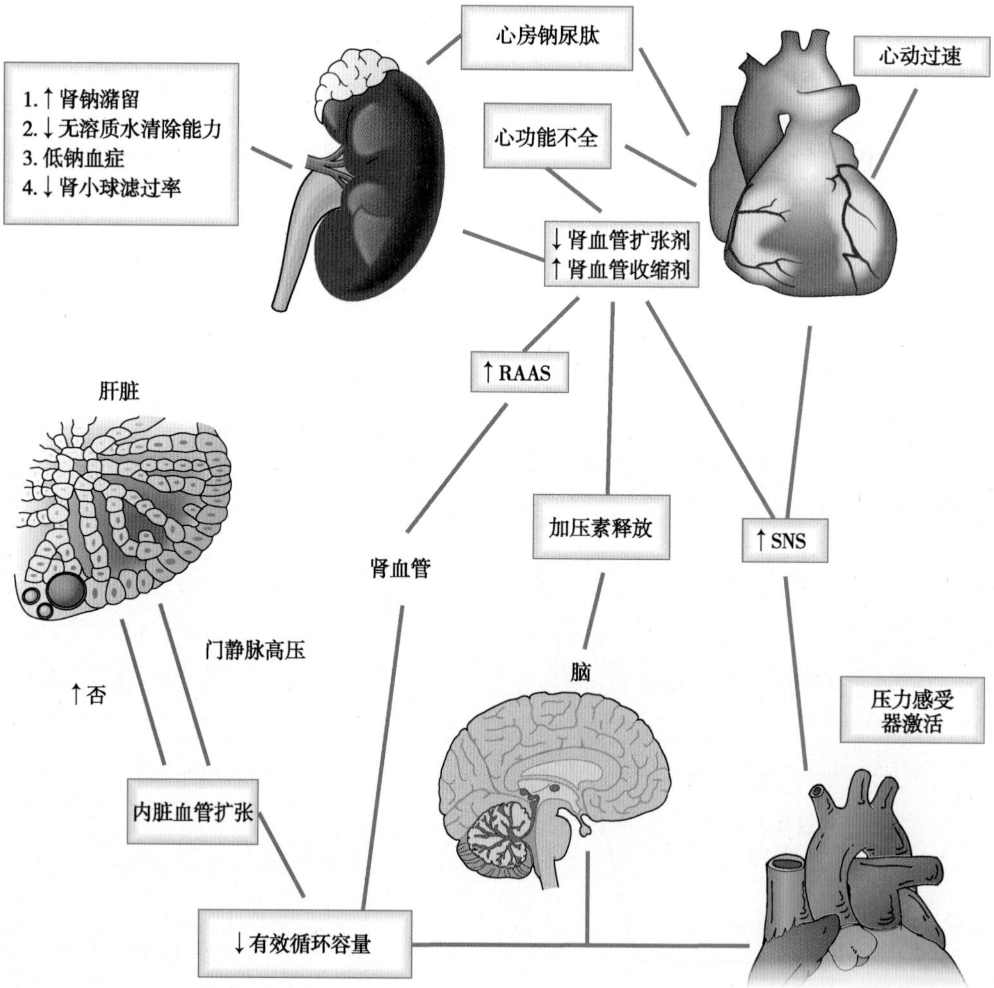

图93-2 HRS的病理生理机制。HRS：肝肾综合征；SNS：交感神经系统。(资料来源：Wadei HM, Mai ML, Ahsan N, Gonwa TA. Hepatorenal syndrome: pathophysiology and management. Clin J Am Soc Nephrol 2006; 1: 1066-79)

诊断

2006 年，国际腹水协会更新了 HRS 诊断标准[33-34]，在没有其他肾衰竭潜在原因的情况下，要求血清肌酐 > 1.5mg/dl（表 93-1）[35]。然而，在其他病因导致的肾损伤基础上出现 HRS 也是可能的[16]。诊断 HRS 的第一步是证实肌酐升高，这就大大低估了晚期肝硬化患者中的 GFR[2,36]。并且，尿素是由肝脏合成的，由于肝功能不全，尿素的合成可能会减少[37,38]。许多患者可能不符合 HRS 的诊断标准，但却具有类似于 HRS 的显著肾损害[39]。

表 93-1　肝肾综合征的主要诊断标准（国际腹水俱乐部）

肝硬化伴有腹水
肌酐 > 1.5mg/dl
至少停用利尿剂 2 天并且白蛋白扩容（白蛋白推荐剂量为每天 1g/kg，最大剂量可达每天 100g）后血清肌酐无改善（下降到 133mmol/L）
无休克
目前或近期无肾毒性药物使用史
无器质性肾脏疾病如尿蛋白、镜下血尿和（或）异常的肾脏超声改变

临床类型

根据肾衰竭的严重程度和表现形式，将 HRS 分为两种类型[34]。HRS-1 的特征是严重且快速进展的肾衰竭，定义为不到两周的时间内血清肌酐浓度升高 1 倍至 2.5mg/dl。HRS-1 通常由感染、出血、穿刺、手术或急性肝炎引起。HRS 与自发性细菌性腹膜炎（spontaneous bacterial peritonitis，SBP）之间的关系已经得到了仔细的研究[40-42]。约有 30% 的 SBP 患者尽管治疗迅速成功但仍会发展为 HRS-1。感染后全身炎症反应强烈、血浆和腹水中细胞因子水平高的患者特别容易发展成 HRS-1，HRS-1 的中位生存期为 2 周。

HRS-2 的特征是肾功能更为适中和稳定的下降，血清肌酐 > 1.5mg/dl，不符合 HRS-1 的诊断标准。其主要临床特征是严重腹水，对利尿剂反应差或无反应。HRS-2 患者特别倾向于在诱因发生后发展为 HRS-1[40-42]。HRS-2 患者的中位生存时间为 6 个月，要比非氮质血症肝硬化腹水患者更差。

治疗

治疗目标包括改善肝功能（如酒精性肝炎的恢复）、治疗失代偿性乙型肝炎[43]或医疗手段，包括药物治疗和作为肝移植或同步肝肾移植（simultaneous liver-kidney transplantation，SLK）桥接的肾脏替代治疗（renal replacement therapy，RRT）。迄今为止，还没有发现单一的药物能永久性逆转 HRS。已有证据证明，多巴胺、非诺多泮、内皮素拮抗剂、利钠肽和血管紧张素转换酶抑制剂没有任何好处，或者会恶化 HRS 的结果[44]。

肝移植

肝移植是 HRS 的首选治疗方法[45-49]。移植后不久可观察到 GFR 的进一步损害，而需要 RRT[45]。可考虑在移植后 48～72 小时延迟使用肾毒性药物[50]。术后 1～2 个月 GFR 可改善，但中度肾功能不全可能持续存在，尤其在没有 HRS 的患者中更为明显[34]。与 HRS 相关的血流动力学和神经激素异常的问题通常会在第 1 个月内解决。然而，并非所有患者都能表现出肾脏恢复。肝移植后 HRS-1 能够逆转的预测因素包括年龄较小、无慢性肾脏疾病（chronic kidney disease，CKD）、HRS 和移植前透析持续时间较短及术前肌酐较低[51]。移植后肾脏恢复的研究结果存在差异（58%～100%）[52,53]。

HRS 患者比没有 HRS 的患者接受肝移植时出现的并发症更多，重症监护室住院时间更长，住院死亡率更高，3 年生存率为 60%[45-49]。

同步肝肾移植

SLK 移植是有不可恢复风险患者的一种选择。SLK 移植应仅用于有不可逆肾损伤的患者[54,55]，而且这时肾脏能否恢复仍很难预测。器官获取和移植网络（Organ Procurement and Transplantation Network，OPTN）肝肠委员会和肾委员会拟定了 SLK 候选者选择和分配的列表标准。局限性包括 AKI 的定义、GFR 的确定和透析的开始及持续时间[39]。尽管一些研究表明，与单独肝移植患者相比，接受 RRT 治疗超过 8～12 周的患者利用 SLK 治疗生存率得到改善，但这种情况存在显著的变异性[55,56,57]。共识小组建议时间少于 4 周的 HRS 患者仅接受肝移植。

容量扩张和血管收缩剂

血管收缩剂和容量扩张可以增加内脏血管收缩、改善循环血量，可能是 HRS 最有前景的治疗方法。在过去的 10 年中，许多小型研究已经评估了伴或不伴容积扩张的血管收缩剂治疗结果。

容量管理，尤其是应用白蛋白，是治疗的一个重要原则，而几项研究表明，单独使用血管升压类药物并没有效果，同时应避免液体负荷过量。评估血容量很困难，因为体格检查或静态测量充盈压对预测快速输注液体反应的准确性差[58]。虽然一个共识小组推荐应用白蛋白，推荐的白蛋白剂量为连续 2 天 1g/kg，然后给予 20～40g/d，最大 100g/d[39]，但对液体的选择仍然存在争议[59]。“不限氯”液体管理可能与危重患者及肝移植患者的 AKI 相关[60,61]。需要对 HRS 进行进一步研究。

加压素是一种内源性激素，有三种主要的受体。V1 受体发现于血管平滑肌上能促进血管收缩。V2 受体参与了肾脏的渗透调节，V3 受体影响了促肾上腺皮质激素分泌。V1 受体已经成为能够增加内脏血管收缩的加压素类似物的靶目标[44, 62]。最初的研究是利用鸟氨加压素进行的，但最近研究的焦点是特利加压素，它对 V1 受体有更大的影响，不良反应更少[63]。据报道，平均约 12% 接受治疗的患者会出现加压素治疗的并发症，加压素在缺血性心脏病、外周血管疾病以及脑血管疾病的患者中是禁用的[64]。

应用白蛋白或血管收缩剂的单一疗法不如联合疗法有效。两项随机试验将特利加压素联合白蛋白，与单独应用任一种药物进行对比，联合治疗有较好的改善作用[65]。两项 meta 分析表明，应用特利加压素组的预后要好于安慰剂组[63, 66]。Fabrizi[63] 分析了 10 项临床试验并发现 52% 的患者 HRS 出现逆转。Dobre[66] 确定了 8 项合格的试验，其中 4 项试验将特利加压素与安慰剂对比，特利加压素组有较好的临床结局，包括 HRS 的逆转[比值比（*OR*）为 7.47]、平均动脉压（mean arterial pressure，MAP）改善、尿量改善以及血清肌酐降低。Sanyal[67] 进行了一项随机对照试验（randomized controlled trial，RCT），与安慰剂组相比，接受特利加压素治疗大于 3 天的患者亚组对治疗有更大的反应（52.8% *vs.* 18%，$P=0.002$）。这些数据支持了治疗时间长短可能导致治疗效果差异的结论。Sanyal 研究[68] 还表明，较早的治疗会增加逆转的可能性。当纳入除了仅有安慰剂以外的研究时，结果显示特利加压素联合白蛋白治疗可能与生存率改善相关[64]。

使用的剂量范围从每 4～6 小时应用 1～2mg，但在增加剂量的同时应监测肌酐变化[67]。也有人提出最大剂量 12mg/d，最短持续时间 3～5 天的治疗方法[62]。数据表明，停止治疗后的复发率为 5.3%～50%[69, 44, 62]。

α- 肾上腺素能激动剂也已经被用来增加肾脏灌注。Duvoux[70] 用静脉注射白蛋白和去甲肾上腺素治疗了 12 例 HRS-1 患者，10 例患者血清肌酐显著改善。两项 RCT 研究将去甲肾上腺素与特利加压素进行了对比[71, 72]。第一项研究中，去甲肾上腺素组患者出现 70% 的 HRS 逆转，特利加压素患者出现 83% 的 HRS 逆转。第二项研究中，去甲肾上腺素可有效增加 MAP、尿量并降低肌酐水平。一项最近的 meta 分析发现，当与白蛋白联合应用时，去甲肾上腺素与特利加压素同样有效，而且似乎不良事件更少[73]。直到最近，HRS-2 的治疗仍缺乏证据。最近 Ghosh 的一项 RCT 研究发现，特利加压素与去甲肾上腺素的应用均是安全有效的，有效率为 74%[74]。

去甲肾上腺素的治疗仅限于住院患者。Angeli[75] 使用口服米多君（一种 α- 肾上腺素能激动剂），静脉注射白蛋白，然后皮下给予奥曲肽，治疗 5 例 HRS-1 患者。所有病例的肾脏灌注、GFR、血清尿素氮、肌酐和钠均有显著改善。Esrailian[76] 回顾性评价了 60 例患者，将米多君联合奥曲肽与未治疗对照组相比较，治疗组患者肾功能改善，生存率增加。在一项具有历史对照的前瞻性观察研究中，Skagen 等[77] 研究了利用米多君和奥曲肽治疗 HRS-1 和 HRS-2 患者，治疗与 GFR 的改善和中位生存期的增加相关。研究显示，奥曲肽单药治疗的效果并没有优于安慰剂。利用米多君联合奥曲肽对于 HRS-2 门诊患者而言是一种有前景的治疗方案。

最近的研究集中在确定血管收缩剂治疗疗效的预测因子上。治疗期间 MAP 的变化是患者生存率的唯一独立预测因素[78]。MAP 增加超过 10mmHg 与较好的总体生存率相关，而更高的目标量，并没有出现进一步改善。所以达到特定 MAP 的目标靶向治疗，能够指导治疗管理。

总之，这些研究表明了以下几点：

1. 静脉注射白蛋白和血管收缩剂可以逆转 HRS-1。
2. 治疗方案的两个组成部分都很重要。
3. 血管收缩剂的输注与缺血并发症有关。
4. 循环功能的改善和 GFR 的增加之间存在延迟。
5. 逆转 HRS 能够提高存活率，其中许多患者能存活到移植。

经颈静脉肝内门体分流术

通过门体吻合术降低门静脉压力以改善肝硬化患者的循环损害已经成为 HRS 的治疗目标。病例报告显示，外科门体分流术可以逆转 HRS[79, 80]。

小规模研究评估了经颈静脉肝内门体分流术（transjugular intrahepatic portosystemic shunt，TIPS）在 HRS-1 患者治疗中的作用，结果显示其与血管升压剂联合使用可能是有益的[81-83]。在一项关于不适合移植的 HRS-1 患者的研究发现，TIPS 术后 3 个月、6 个月和 12 个月的生存率分别为 54%、50% 和 20%[81]。TIPS 对患有顽固性腹水的 HRS-2 患者可能是有益的，可改善其肾功能，但不会改善生存率[84]。而 Salerno 最近一项 meta 分析发现，TIPS 能显著改善肝硬化难治性腹水患者的生存率，需要进一步的研究来确定 TIPS 在 HRS 治疗中的作用[85]。

其他治疗方法

血液透析和动 - 静脉或静 - 静脉血液滤过是肝移植或治疗急性可逆性失代偿的常用桥接治疗[86]。血流动力学不稳定的患者通常会选择连续 RRT 疗法，目前尚且没有循证指南的研究证实某种疗法优于其他疗法[87]。考虑到 HRS-1 在没有移植的情况下预后不良，对于非肝移植候选患者，不建议 RRT 治疗。这些决策应该在制定患者护理目标时应用，并纳入共同决策。

基于非细胞的体外支持系统可发挥肝脏解毒功能，该支持系统应用含白蛋白的透析液，能够通过木炭和阴离子交换柱完成再循环和血液灌注。这种方式已经被证明可以改善 HRS-1 患者的血流动力学，并降低血浆肾素[88, 89]。报道显示，小部分患者生存率有所提高[90]。一些患者采用普罗米修斯系统和单程白蛋白透析等方法，也取得了成功[91, 92]。这一领域还需要进一步的研究。

预防

预防感染和急性酒精性肝炎等诱发因素可能会降低 HRS-1 的发病率。三项纳入了大量患者的随机对照研究表明，在特定的临床环境下可以预防 HRS。第一项研究，将经白蛋白和头孢噻肟联合治疗的 SBP 患者和单独使用头孢噻肟的 SBP 患者进行对比[93]，结果表明白蛋白治疗显著降低了循环功能受损和 HRS-1 的发生率。第二项研究表明，口服诺氟沙星预防感染能够降低 1 年内发生 SBP 和 HRS-1 的可能性，并提高患者生存率[94]。第三项研究表明，对重度急性酒精性肝炎患者给予肿瘤坏死因子合成抑制剂己酮可可碱能够降低 HRS 的发生率（8% *vs*. 35%）和院内死亡率（24% vs 46%）。

结论

HRS 的病理生理学特征是强烈的血管收缩和内脏动脉血管扩张。HRS-1 的特点是循环和肾功能迅速和进展性恶化。该病通常发生在诱发因素后，且预后极差（中位生存率 <2 周）。HRS-2 的特点是循环和肾功能逐渐恶化，伴有顽固性腹水。HRS-2 患者的中位生存期为 6 个月。白蛋白联合血管收缩剂是一种有效的 HRS 治疗方法。这些方法可能会提高存活率，并可能成为肝移植的桥接治疗。肝移植是此类患者的首选治疗方法。

知识点

1. 门静脉高压能够导致血管扩张剂的产生，引起内脏血管扩张。这会导致肾素 - 血管紧张素 - 醛固酮系统以及交感神经系统的激活，从而导致肾血管收缩。极高的血管收缩张力和肾血管扩张剂产生减少之间的不平衡，引起肾灌注减少，进而导致 HRS。
2. 国际腹水协会的标准将 HRS（见表 93-1）定义为在没有其他肾衰竭潜在原因的情况下，肌酐水平高于 1.5mg/dl。
3. HRS 分为两种类型：1 型，严重且快速进展的肾衰竭，通常发生在诱发因素后，中位生存期为 2 周；2 型，中度和稳定进展的肾衰竭，临床表现为顽固性腹水，中位生存期为 6 个月。
4. 肝移植是 HRS 的首选治疗方法。肾功能神经体液生理的恢复可能需要 1 个月。
5. HRS 移植患者 3 年生存率为 60%。
6. 静脉注射白蛋白和血管收缩剂治疗后，HRS-1 或许可以逆转。
7. 在自发性细菌性腹膜炎和急性酒精性肝炎的治疗中成功预防了 HRS 的发生。

（杨伟民　马艳双 译，胡新 审校）

参考文献

1. Helvig FC, Shutz CB. A liver and kidney syndrome: clinical, pathological, and experimental studies. Surg Gynecol Obstet 1932;55:570-82.
2. Hecker R, Sherlock S. Electrolyte and circulatory changes in terminal liver failure. Lancet 1956;2:1121-9.
3. Turban S, Thuluvath P, et al. Hepatorenal syndrome. World J Gastroenterol 2007;13:4046-55.
4. Gines A, Escorell A, et al. Incidence, predictive factors, and prognosis of the hepatorenal syndrome in cirrhosis with ascites. Gastroenterology 1993;105:229-36.
5. Fernandez J, Navasa M, et al. Primary prophylaxis of spontaneous bacterial peritonitis delays hepatorenal syndrome and improves survival in cirrhosis. Gastroenterology 2007;133:818-24.
6. Nguyen GC, Sergev D. Nationwide increase in hospitalizations and hepatitis C among inpatients with cirrhosis and sequelae of portal hypertension. Clin Gastroenterol Hepatol 2007;5:1092-9.
7. Ginès P, Schrier RW. Renal failure in cirrhosis. N Engl J Med 2009;361:1279-90.
8. Nair S, Verma S, et al. Pretransplant renal function predicts survival in patients undergoing orthotopic liver transplantation. Hepatology 2002;35:1179-85.
9. Kamath PS, Kim WR. The model for end-stage liver disease (MELD). Hepatology 2007;45:797-805.
10. Thadhani R, Pascual M, et al. Acute renal failure. N Engl J Med 1996;334:1448-60.
11. Martín-Llahí M, Guevara M, Torre A, et al. Prognostic importance of the cause of renal failure in patients with cirrhosis. Gastroenterology 2011;140:488-96.
12. Bellomo R, Ronco C, et al; Acute Dialysis Quality Initiative workgroup. Acute renal failure definition, outcome measures, animal models, fluid therapy therapy and information technology needs: the Second International Consensus Conference of the Acute Dialysis Quality Initiative (ADQI) Group. Crit Care 2004;8:R204-12.
13. Lassnigg A, Schmidlin D, et al. Minimal changes of serum creatinine predict prognosis in patients after cardiothoracic surgery: a prospective cohort study. J Am Soc Nephrol 2004;15:1597-605.
14. Jenq CC, Tsai MH, et al. RIFLE classification can predict short-term prognosis in critically ill cirrhotic patients. Intensive Care Med 2007;33(11):1921-30.
15. Cholongitas E, Calvaruso V, et al. RIFLE classification as predictive factor of mortality in patients with cirrhosis admitted to intensive care unit. J Gastroenterol Hepatol 2009;24:1639-47.
16. Wong F, Nadim MK, et al. Working party proposal for a revised classification system of renal dysfunction in patients with cirrhosis. Gut 2011;60:702-9.
17. Piano S, Rosi S, et al. Evaluation of the Acute Kidney Injury Network criteria in hospitalized patients with cirrhosis and ascites. J Hepatol 2013;59:482-9.
18. Fagundes C, Barreto R, et al. A modified acute kidney injury classification for diagnosis and risk stratification of impairment of kidney function in cirrhosis. J Hepatol 2013;59:474-81.
19. Wong F, O'Leary JG, et al. New consensus definition of acute kidney injury accurately predicts 30-day mortality in patients with cirrhosis and infection. Gastroenterology 2013;145:1280-1288.e1.
20. Tsien CD, Rabie R, et al. Acute kidney injury in decompensated cirrhosis. Gut 2013;62:131-7.
21. Blendis L, Wong F. The hyperdynamic circulation in cirrhosis: an overview. Pharmacol Ther 2001;89: 221-31.
22. Martell M, Coll M, et al. Pathophysiology of splanchnic vasodilation in portal hypertension. World J Hepatol 2010;2:208-20.
23. Bosch J, Arroyo V, et al. Hepatic hemodynamics and the renin-angiotensin aldosterone system in cirrhosis. Gastroenterology 1980;78:92-9.
24. Arroyo V, Planas R, et al. Sympathetic nervous activity, renin-angiotensin system and renal excretion of prostaglandin E_2 in cirrhosis: relationship to functional renal failure and sodium and water excretion. Eur J Clin Invest 1983;13:271-8.
25. Arroyo V, Ginés P, et al. Renal function abnormalities, prostaglandins, and effects of nonsteroidal anti-inflammatory drugs in cirrhosis with ascites: an overview with emphasis on pathogenesis. Am J Med 1986;81:104-22.
26. Angeli P, Merkel C. Pathogenesis and management of hepatorenal syndrome in patients with cirrhosis. J Hepatol 2008;4:S93-103.
27. Sugano S, Yamamoto H, et al. Postprandial middle cerebral arterial vasoconstriction in cirrhotic patients. A placebo controlled evaluation. J Hepatol 2001;34:373-7.
28. Wiest R, Groaszmann RJ, et al. The paradox of nitric oxide in cirrhosis and portal hypertension: too much, not enough. Hepatology 2002;35:478-91.
29. Bolognesi M, Sacredoti D, et al. Carbon monoxide-mediated activation of large conductance calcium-activated potassium channels contributes to mesenteric vasodilation in cirrhotic rats. J Pharmacol Exp Ther 2007;321:187-94.
30. Angeli P, Volpin R, et al. The role of nitric oxide in the pathogenesis of systemic and splanchnic vasodilation in cirrhotic rats before and after the onset of ascites. Liver 2005;29:429-37.
31. Tsai M, Peng Y, et al. Adrenal insufficiency in patients with cirrhosis and septic shock: effect of treatment with hydrocortisone on survival. Hepatology 2006;44:1288-95.
32. Ruiz del Arbol L, Monescillo A, et al. Circulatory function and hepato-renal syndrome. Hepatology 2005;42:439-47.
33. Arroyo V, Ginés P, et al. Definition and diagnostic criteria of refractory ascites and hepatorenal syndrome in cirrhosis. Hepatology 1996;23:164-76.
34. Salerno F, Gerbes A, et al. Diagnosis, prevention and treatment of hepatorenal syndrome in cirrhosis. Gut 2007;56:1310-18.
35. Wadei HM, Marin M, et al. Hepatorenal syndrome: pathophysiology and management. Clin J Am Soc Nephrol 2006;1:1066-79.
36. Orr TG, Helwing FC. Liver trauma and the hepatorenal syndrome. Ann Surg 1939;110:683-92.
37. Servin-abad L, Regev A, et al. Retrospective analysis of 140 patients labeled as hepatorenal syndrome in a referral center. Hepatology 2005;42:543.
38. Watt K, Uhanova J, et al. Hepatorenal syndrome: diagnostic accuracy, clinical features and outcome in a tertiary care center. Am J Gastroenterol 2002;97:2046-50.
39. Nadim MK, Kellum JA, et al; ADQI Workgroup. Hepatorenal syndrome: the 8th International Consensus Conference of the Acute Dialysis Quality Initiative (ADQI) Group. Crit Care 2012;16:R23.
40. Toledo C, Salmerón JM, et al. Spontaneous bacterial peritonitis in cirrhosis: predictive factors of infection resolution and survival in patients treated with cefotaxime. Hepatology 1993;17:251-7.
41. Follo A, Llovet JM, et al. Renal impairment following spontaneous bacterial peritonitis in cirrhosis: incidence, clinical course, predictive factors and prognosis. Hepatology 1994;20:1495-501.
42. Navasa M, Follo A, et al. Tumor necrosis factor and inter-leukin-6 in spontaneous bacterial peritonitis in cirrhosis: relationship with the development of renal impairment and mortality. Hepatology 1998;27:1227-32.
43. Garg H, Sarin SK, et al. Tenofovir improves the outcome in patients with spontaneous reactivation of hepatitis B presenting as acute-on-chronic liver failure. Hepatology 2011;53:774-80.
44. Kiser T, MacLaren R, et al. Treatment of hepatorenal syndrome. Pharmacotherapy 2009;29:1196-211.
45. Gonwa TA, Morris CA, et al. Long-term survival and renal function following liver transplantation in patients with and without hepatorenal syndrome—experience in 300 patients. Transplantation 1991;91:428-30.
46. Lerut J, Goffette P, et al. Sequential treatment of hepatorenal syndrome and posthepatic cirrhosis by intrahepatic portosystemic shunt (TIPS) and liver transplantation. Hepatogastroenterology 1995;42: 985-7.
47. Gonwa TA, Klintmalm GB, et al. Impact of pretransplant renal function on survival after liver transplantation. Transplantation 1995;59:361-5.
48. Seu P, Wilkinson AH, et al. The hepatorenal syndrome in liver transplant recipients. Am Surg 1991; 57:806-9.
49. Rimola A, Gavaler JS, et al. Effects of renal impairment on liver transplantation. Gastroenterology 1987;93:148-56.
50. Lopez L, Villanueva F, et al. Evolution of hepatorenal syndrome after orthotopic liver transplantation: comparative analysis with patients who developed acute renal failure in the early postoperative period of liver transplantation. Transplant Proc 2007;39:2318-19.

51. Wong F, Leung W, et al. Outcomes of patients with cirrhosis and hepatorenal syndrome type 1 treated with liver transplantation. Liver Transpl 2015;21:300-7.
52. Gonwa TA, Morris CA, et al. Long-term survival and renal function following liver transplantation in patients with and without hepatorenal syndrome—experience in 300 patients. Transplantation 1991;51:428-30.
53. Cassinello C, Moreno E, et al. Effects of orthotopic liver transplantation on vasoactive systems and renal function in patients with advanced liver cirrhosis. Dig Dis Sci 2003;48:179-86.
54. Davis CL, Gonwa TA, et al. Identification of patients best suited for combined liver-kidney transplantation: part II. Liver Transpl 2002;8:193-211.
55. Davis CL, Feng S, et al. Simultaneous liver-kidney transplantation: evaluation to decision making. Am J Transplant 2007;7:1702-9.
56. Locke JE, Warren DS, et al. Declining outcomes in simultaneous liver-kidney transplantation in the MELD era: ineffective usage of renal allografts. Transplantation 2008;85:935-42.
57. Ruiz R, Kunitake H, et al. Long-term analysis of combined liver and kidney transplantation at a single center. Arch Surg 2006;141:735-42.
58. Marik PE, Baram M, et al. Does central venous pressure predict fluid responsiveness? A systematic review of the literature and the tale of seven mares. Chest 2008;134:172-8.
59. Davenport A, Ahmad J, et al. Medical management of hepatorenal syndrome. Nephrol Dial Transplant 2012;27:34-41.
60. Yunos NM, Bellomo R, et al. Association between a chloride-liberal vs chloride-restrictive intravenous fluid administration strategy and kidney injury in critically ill adults. JAMA 2012;308:1566-72.
61. Nadeem A, Salahuddin N, et al. Chloride-liberal fluids are associated with acute kidney injury after liver transplantation. Crit Care 2014;18:625.
62. Munoz S. The hepatorenal syndrome. Med Clin North Am 2008;92:813-37.
63. Fabrizi F, Dixit V, et al. Meta-analysis: terlipressin therapy for the hepatorenal syndrome. Aliment Pharmacol Ther 2006;24:935-44.
64. Gluud LL, Christensen K, et al. Terlipressin for hepatorenal syndrome. Cochrane Database Syst Rev 2012;9:CD005162.
65. Ortega R, Gines P, et al. Terlipressin therapy with and without albumin for patients with hepatorenal syndome: results of a prospective, nonrandomized study. Hepatology 2002;36:941-8.
66. Dobre M, Demirjian S, et al. Terlipressin in hepatorenal syndrome: a systematic review and meta-analysis. Int Urol Nephrol 2011;43:175-84.
67. Sanyal A, Boyer T, et al. A randomized, prospective, double-blind, placebo controlled trial of terlipressin for type 1 hepatorenal syndrome. Dig Dis Sci 2008;53:830-5.
68. Sanyal A, Boyer T, et al. Prognostic factors for hepatorenal syndrome reversal in patients with type 1 HRS enrolled in a randomized double blind placebo controlled trial. Hepatology 2007;46:564.
69. Arroyo V, Terra C, et al. Advances in the pathogenesis and treatment of type-1 and type-2 hepatorenal syndrome. J Hepatol 2007;46:935-46.
70. Duvoux C, Zanditenas D, et al. Effects of noradrenalin and albumin in patients with hepatorenal syndrome: a pilot study. Hepatology 2002;36:374-80.
71. Alessandria C, Ottobrelli A, et al. Noradrenalin vs terlipressin in patients with hepatorenal syndrome: a prospective, randomized, unblinded, pilot study. J Hepatol 2007;47:499-505.
72. Sharma P, Kumar A, et al. An open label, pilot, randomized controlled trial of noradrenaline versus terlipressin in the treatment of type-1 hepatorenal syndrome and predictors of response. Am J Gastroenterol 2008;103:1689-97.
73. Nassar Junior AP, Farias AQ, et al. Terlipressin versus norepinephrine in the treatment of hepatorenal syndrome: a systematic review and meta-analysis. PLoS ONE 2014;9:e107466.
74. Ghosh S, Choudhary NS, et al. Noradrenaline vs terlipressin in the treatment of type 2 hepatorenal syndrome: a randomized pilot study. Liver Int 2013;33:1187-93.
75. Angeli P, Volpin R, et al. Reversal of type 1 hepatorenal syndrome with the administration of midodrine and octreotide. Hepatology 1999;29:1690-7.
76. Esrailian E, Pantangco ER, et al. Octreotide/midodrine therapy significantly improves renal function and 30-day survival in patients with type 1 hepatorenal syndrome. Dig Dis Sci 2007;52:742-8.
77. Skagen C, Einstein M, et al. Combination treatment with octreotide, midodrine, and albumin improves survival in patients with type 1 and type 2 hepatorenal syndrome. J Clin Gastroenterol 2009;43:680-5.
78. Cai CX, Maddukuri G, et al. A treat-to-target concept to guide the medical management of hepatorenal syndrome. Dig Dis Sci 2015;60:1474-81.
79. Schroeder ET, Numann PJ, et al. Functional renal failure in cirrhosis: recovery after portacaval shunt. Ann Intern Med 1970;72:293-8.
80. Ariyan S, Sweeney T, et al. The hepatorenal syndrome: recovery after portacaval shunt. Ann Surg 1975;181:847-9.
81. Brensing KA, Textro J, et al. Long-term outcome after trans-jugular intrahepatic portosystemic stent-shunt in non-transplant patients with hepatorenal syndrome: a phase II study. Gut 2000;47:288-95.
82. Guevara M, Ginés P, et al. Transjugular intrahepatic portosystemic shunt in hepatorenal syndrome: effects on renal function and vasoactive systems. Hepatology 1998;28:416-22.
83. Wong F, Pantea L, et al. Midodrine, octreotide, albumin and TIPS in selected patients with cirrhosis and type 1 hepatorenal syndrome. Hepatology 2004;40:55-64.
84. Testino G, Ferro C, et al. Type-2 hepatorenal syndrome and refractory ascites: role of transjugular intrahepatic portosystemic stent-shunt in eighteen patients with advanced cirrhosis awaiting orthotopic liver transplantation. Hepatogastroenterology 2003;50:1753-5.
85. Salerno F, Cammà C, et al. Transjugular intrahepatic portosystemic shunt for refractory ascites: a meta-analysis of individual patient data. Gastroenterology 2007;133:825-34.
86. Witzke O, Baumann M, et al. Which patients benefit from hemodialysis therapy in hepatorenal syndrome? J Gastroenterol Hepatol 2004;19:1369-73.
87. Palevsky PM, Zhang JH, et al. Intensity of renal support in critically ill patients with acute kidney injury. N Engl J Med 2008;359:7-20.
88. Sorkine P, Abraham RB, et al. Role of molecular adsorbent recycling system (MARS) in the treatment of acute exacerbation of chronic liver failure. Crit Care Med 2001;29:1332-6.
89. Rifai K, Ernst T, et al. The Prometheus device for extracorporeal support of combined liver and renal failure. Blood Purif 2005;23:298-302.
90. Mitzner SR, Stange J, et al. Improvement of hepatorenal syndrome with extracorporeal albumin dialysis MARS: results of a prospective, randomized controlled clinical trial. Liver Transpl 2000;6:277-86.
91. Rahman E, Al Suwaida AK, et al. Single-pass albumin dialysis in hepatorenal syndrome. Saudi J Kidney Dis Transpl 2008;19:479-84.
92. Sort P, Navasa M, et al. Effect of plasma volume expansion on renal impairment and mortality in patients with cirrhosis and spontaneous bacterial peritonitis. N Engl J Med 1999;341:403-9.
93. Navasa M, Fernandez J, et al. Randomized, double-blind placebo-controlled trial evaluating norfloxacin the primary prophylaxis of spontaneous bacterial peritonitis in cirrhotics with renal impairment, hyponatremia or severe liver failure. J Hepatol 2006;44:S51.
94. Akriviadis E, Botla R, et al. Pentoxifylline improves short-term survival in severe acute alcoholic hepatitis: a double-blind, placebo-controlled trial. Gastroenterology 2000;119:1637-48.

94

肝肺综合征

Cody D. Turner and David C. Kaufman

定义

肝肺综合征(hepatopulmonary syndrome，HPS)是指肝病患者由于肺内血管扩张(intrapulmonary vascular dilatation，IPVD)所致的氧气交换异常[1]。可以与其他心肺疾病并存[2-5]。通常见于肝硬化[1]和门静脉高压者，但都不是必要条件[6]。该综合征是否发病[7, 8]及其病情轻重[3, 4, 7, 9, 10]与肝损伤程度有无相关性尚有争议。

临床特点

HPS 常见于有肝病基础者，表现为呼吸困难[6, 11]，平卧缓解(称平卧呼吸)[11, 12]。体格检查各家报道不一[6, 13]。低氧血症直立时加重(直立性低氧血症)[12]，吸氧能纠正[1, 3, 4, 10, 14]。

病理生理

尸检案例发现 HPS 患者存在肺毛细血管前血管扩张、胸膜附近肺动 - 静脉瘘[15]。现在认为是肺扩血管物质导致了这些异常通路的开放[1]，通过通气血流比失衡(V/Q 失衡)、动静脉分流及限制氧气向这些血管内红细胞的弥散引起低氧血症[15-17]。肝硬化特征性的高动力循环是另一加重因素，缩短了红细胞在肺毛细血管内停留的时间，进一步限制了氧气弥散[15, 17]。站立时 V/Q 失衡、动静脉分流加重，因而出现直立性低氧血症[18]。

HPS 关键的扩血管物质是一氧化氮(nitric oxide，NO)。呼气 NO 水平，肝硬化患者高于健康对照，肝硬化患者中合并 HPS 者高于无 HPS 者。NO 水平与肝硬化及气体交换障碍的严重程度相关[19]。胆总管结扎(common bile duct ligation，CBDL)的 HPS 大鼠模型中发现内皮型[20]及可诱导型 NO 合成酶(eNOS 和 iNOS)水平升高，给予其抑制物可防止肺血管扩张及 HPS[21]。

eNOS 过量，发生在肺动脉及毛细血管，与血管收缩障碍有关。该酶水平与气体交换障碍程度相关[20]。CBDL 大鼠肝脏产生的内皮素 -1(endothelin-1，ET-1)水平[22]及血管表达的内皮素 -B(endothelin-B，ET-B)受体[23]水平的增加，且与气体交换障碍程度相平行[22, 24]。ET-1 和 ET-B 受体的相互作用诱导了 eNOS 的表达。该观点的支持证据是 CBDL 动物接受 ET-B 受体拮抗剂治疗后 eNOS 表达下调、HPS 症状改善[24]。

iNOS 由 CBDL 大鼠肺巨噬细胞表达[21]，诺氟沙星可减少革兰氏阴性杆菌的移位、肺巨噬细胞的聚集、iNOS 的产生，从而减轻 HPS 的病情[25]。CBDL 大鼠肺巨噬细胞还表达一种催化一氧化碳(carbon monoxide，CO)和扩血管气体生成的酶——血红蛋白氧化酶 -1(heme-oxygenase-1，HO-1)[26]。HPS 患者[27]和大鼠模型[26]均存在碳氧血红蛋白(carboxyhemoglobin，COHb)水平的升高。给予 CBDL 大鼠 HO-1 抑制剂后，COHb 水平恢复正常，HPS 病情可部分缓解[26]。这些数据表明，CO 也参与肺血管扩张这一 HPS 发病环节。

CBDL 大鼠中还可观察到肿瘤坏死因子 α(tumor necrosis factor alpha，TNF-α)水平的升高，与 ET-1 及内毒素水平相关，推测 TNF-α 可能影响了产 iNOS 和 HO-1 肺巨噬细胞的聚集[28]。己酮可可碱，一种能抑制 TNF-α 产生的磷酸二酯酶抑制剂，能减少肺巨噬细胞聚集、ET-B 受体及 eNOS 的表达，可减轻 HPS[29]。

较新的研究表明，ET-1 和 ET-B 受体激活能通过一种单核细胞趋化因子(fractalkine)，它可增加肺血管内单核细胞的黏附[30, 31]。Fractalkine 能通过直接作用及诱导单核细胞分泌血管内皮生长因子 -A 两种方式，促进血管生成[31]。血管生成在 HPS 动物模型中的地位日益重要，可能提供新的治疗靶点、解释移植后低氧血症延迟改善的现象。

诊断

肝病患者出现呼吸困难及低氧血症均应怀疑 HPS。患者安静状态、坐位、呼吸室内氧，首先完善动脉血气分析(arterial blood gas，ABG)[6, 17]。当动脉血氧分压 PaO_2 低于 80mmHg 或肺泡 - 动脉氧分压梯度(A～a 梯度)大于 15mmHg(64 岁以上者要求≥20mmHg)[17]。

诊断 HPS 的前提是 ABG 异常无法用心肺疾病解释。这些常和肝硬化并存的心肺疾病包括慢性阻塞性肺疾病、充血性心力衰竭、肝硬化腹水或胸水所致的限制性通气功能障碍、α1- 抗胰蛋白酶缺乏及门脉性肺高压(以肺动脉压力及血管阻力增高为标志)[32]。肺部疾病应由胸片(chest x-ray，

CXR）和肺功能评估[12]。应注意，胸片肺底纹理增多[1,6,8]和肺功能一氧化碳弥散功能（diffusion capacity for CO，DLCO）下降[3,4,7,13,18]在HPS并不少见，不能单独作为排除HPS的依据。心脏超声评估心功能的同时也可以一并评估是否存在IPVD（见后面的讨论）。

当存在不能由心肺疾病解释的气体交换障碍时，就应当继续评估IPVDs。心脏超声造影（contrast-enhanced echocardiography，CEE）因其普遍易得性，是最常用的评估手段，可以同时评估心源性因素[12]。振荡生理盐水被用作对比增强剂，在注射后产生微气泡流。在健康者体内，这些微气泡因体积过大（直径大于15μm）而被大部分拦截在肺毛细血管床内，因而只在右心产生非透亮影[9,33]。当分流存在时，左心也会出现微气泡产生的非透亮影，分流部位可为心内也可以是肺内，通过心尖四腔心层面观察振荡生理盐水从右心到左心所需的心动周期数可以鉴别（图94-1）。通常，心内分流时，气泡造影剂在3个心动周期内出现在左心房，而肺内分流时则需4～6个心动周期[9,33]。CEE对IPVDs的诊断非常敏感[34]，敏感性达82%[33]。CEE阳性者更常出现呼吸困难[35]、胸片异常[9,35]、更严重的肝硬化[9,33,35]及气体交换异常[9,35]。但有许多经CEE证实IPVDs者并无气体交换障碍[5,8,13,33,35]，因而对诊断HPS并不特异[34]。

锝-99m标记人血白蛋白聚合大颗粒（macroaggregated albumin，MAA）肺灌注成像是IPVDs的另一种评估手段。其特点是昂贵、存在放射暴露的问题[13]，且无法定位分流部位，但可以定量分流的比例[13,17,34]，直接与肺泡-动脉氧梯度相关[3,10,14]，与室氧条件下动脉血氧分压及血氧饱和度负相关[3,10,14,36]。与CEE相比，更特异[5,10,36]。基于这些特点，CEE被推荐为肝病患者气体交换障碍的初筛工具[5,10,17]。当CEE阳性，而又难以辨别其与共存心肺疾病在低氧血症发病地位孰轻孰重时，肺灌注成像就能鉴别HPS是否存在[5,10,12,17]。

流行病学

HPS患病率各家报道差异巨大，取决于采用何种诊断标准。用当前推荐的标准（肺泡-动脉氧分压梯度增高和CEE阳性），8%～33%肝移植术前评估患者存在HPS[8,9,37]。

预后

不做肝移植，同样的肝病严重程度，合并HPS者功能状

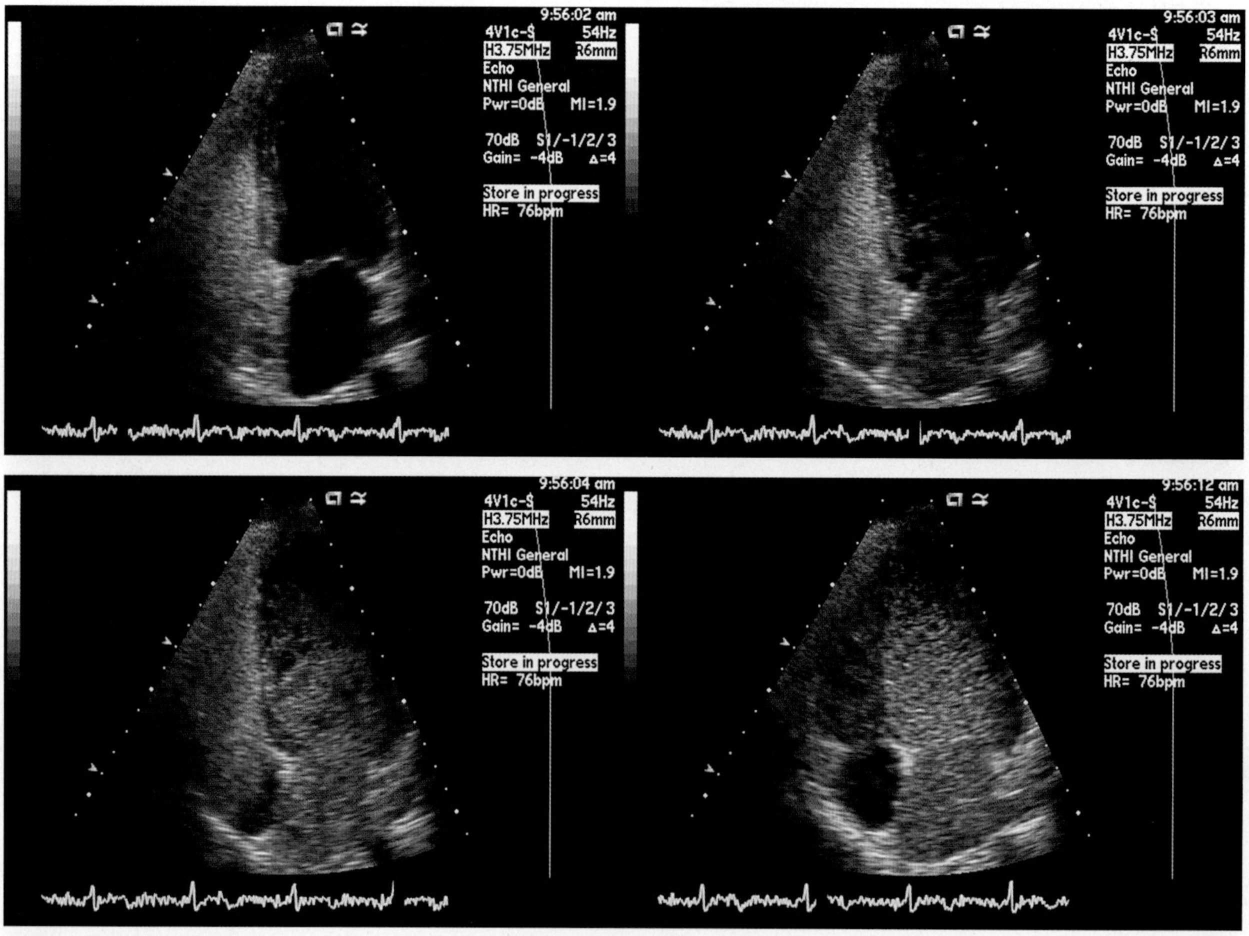

图94-1 心脏声学造影。左上：振荡生理盐水进入右心室。右上：振荡生理盐水从后部进入左心房。左下：生理盐水左右心均匀分布。右下：数个心动周期后，生理盐水在左心分布多于右心。（照片由Karl Q. Schwarz，MD. University of Rochester Medical Center，Rochester，NY提供）

态、生活质量更差[8]，生存率更低[7,8,38]。随访期间死亡的HPS患者，室氧下动脉血氧分压下降程度、A～a梯度升高程度及分流分数均高于存活者[3,7,38]，但也有不同结果[8]。不做肝移植，HPS患者会出现进行性加重的低氧血症[38]。不过死亡原因通常是肝病本身[7,17,38]而非呼吸衰竭[38]。

治疗

肝移植是HPS唯一确切有效的治疗手段，当患者有症状或动脉血氧分压≤60mmHg时可考虑移植[6,17]。肝移植之外的多数试验性治疗均无明确疗效，包括NO抑制剂[39-41]、抗生素[42]、己酮可可碱[29,43,44]、吗替麦考酚酯[45]、经颈内静脉肝内门-体分流术[12,46]，及肺血管造影下扩张毛细血管[47]或动静脉交通支[48]栓塞术。氧疗是推荐疗法，尽管其临床获益尚未被证实[1,6,11,12,17,37]。

鉴于HPS增加死亡率且无其他有效治疗，器官分享联合网（United Network for Organ Sharing，UNOS）修改了器官分配流程，增加了HPS且动脉血氧分压≤60mmHg患者的优先级[49,50]。与较早病例所报道的HPS移植术后高死亡率不同[14]，获得终末期肝病模型额外评分的HPS患者移植术前生存优于不合并HPS者，移植后生存则大致相同[49,50]。同样异于早先报道，迄今最大的单中心HPS移植研究发现严重低氧（PaO_2＜50mmHg）患者移植术后死亡率并无差异[50]，但分析UNOS数据库则表明动脉氧分压≤44mmHg者死亡率增加[49]。围术期存活的患者绝大多数HPS病情得到治愈，尽管某些患者恢复期可能长达一年以上[4,14,38]。

知识点

1. 肝肺综合征（HPS）主症包括肝病、肺气体交换异常及肺内血管扩张。最常见表现为肝病患者出现呼吸困难或低氧血症。
2. 目前认为HPS的病因是肺血管过度扩张。通过通气/血流比失衡、动静脉分流、氧弥散障碍引起低氧。
3. 诊断HPS必要条件包括动脉血气分析证实气体交换异常以及心脏声学造影或肺灌注成像证实肺内分流。以此为标准，8%～33%肝移植术前评估患者存在HPS。
4. 肝病患者合并HPS死亡率高于不合并HPS者。肝移植是唯一有效的治疗，能改善或治愈HPS。有症状或坐位吸室内氧条件下动脉血氧分压低于60mmHg者应考虑肝移植。

（王永刚 译，谭黄业 审校）

参考文献

1. Krowka MJ, Cortese DA. Hepatopulmonary syndrome: current concepts in diagnostic and therapeutic considerations. Chest 1994;105(5):1528-37.
2. Martinez G, et al. Hepatopulmonary syndrome associated with cardiorespiratory disease. J Hepatol 1999;30(5):882-9.
3. Krowka MJ, et al. Hepatopulmonary syndrome: a prospective study of relationships between severity of liver disease, PaO_2 response to 100% oxygen, and brain uptake after ^{99m}Tc MAA lung scanning. Chest 2000;118(3):615-24.
4. Taillé C, et al. Liver transplantation for hepatopulmonary syndrome: a ten-year experience in Paris, France. Transplantation 2003;79(5):1482-9.
5. Abrams GA, et al. Diagnostic utility of contrast echocardiography and lung perfusion scan in patients with hepatopulmonary syndrome. Gastroenterology 1995;109(4):1283-8.
6. Rodriguez-Roisin R, Krowka MJ. Hepatopulmonary syndrome—a liver-induced lung vascular disorder. N Engl J Med 2008;358(22):2378-87.
7. Schenk P, et al. Prognostic significance of the hepatopulmonary syndrome in patients with cirrhosis. Gastroenterology 2003;125(4):1042-52.
8. Fallon MB, et al. Impact of hepatopulmonary syndrome on quality of life and survival in liver transplant candidates. Gastroenterology 2008;135(4):1168-75.
9. Schenk P, et al. Hepatopulmonary syndrome: prevalence and predictive value of various cut offs for arterial oxygenation and their clinical consequences. Gut 2002;51(6):853-9.
10. Abrams GA, et al. Use of macroaggregated albumin lung perfusion scan to diagnose hepatopulmonary syndrome: a new approach. Gastroenterology 1998;114(2):305-10.
11. Moller S, et al. Pathophysiological aspects of pulmonary complications of cirrhosis. Scand J Gastroenterol 2007;42(4):419-27.
12. Palma DT, Fallon MB. The hepatopulmonary syndrome. J Hepatol 2006;45(4):617-25.
13. Lima BLG, et al. Frequency, clinical characteristics, and respiratory parameters of the hepatopulmonary syndrome. Mayo Clin Proc 2004;79(1):42-8.
14. Arguedas MR, et al. Prospective evaluation of outcomes and predictors of mortality in patients with hepatopulmonary syndrome undergoing liver transplantation. Hepatology 2003;37(1):192-7.
15. Rodriguez-Roison R, et al. The hepatopulmonary syndrome: new name, old complexities. Thorax 1992;47(11):897-902.
16. Agusti A, et al. Mechanisms of gas exchange impairment in patients with liver cirrhosis. Clin Chest Med 1996;17(1):49-66.
17. Rodriguez-Roisin R, et al. Pulmonary-hepatic vascular disorders (PHD). Eur Respir J 2004;24(5):861-80.
18. Gómez FP. Gas exchange mechanism of orthodeoxia in hepatopulmonary syndrome. Hepatology 2004;40(3):660-6.
19. Rolla G, et al. Exhaled nitric oxide and oxygenation abnormalities in hepatic cirrhosis. Hepatology 1997;26(4):842.
20. Fallon MB, et al. The role of endothelial nitric oxide synthase in the pathogenesis of a rat model of hepatopulmonary syndrome. Gastroenterology 1997;113(20):606.
21. Nunes H, et al. Role of nitric oxide in hepatopulmonary syndrome in cirrhotic rats. Am J Respir Crit Care Med 2001;164(5):879-85.
22. Luo B, et al. Endothelin-1 in the rat bile duct ligation model of hepatopulmonary syndrome: correlation with pulmonary dysfunction. J Hepatol 1998;29(4):571-8.
23. Luo B, et al. Increased pulmonary vascular endothelin b receptor expression and responsiveness to endothelin-1 in cirrhotic and portal hypertensive rats: a potential mechanism in experimental hepatopulmonary syndrome. J Hepatol 2003;38(5):556-63.
24. Ling Y, et al. The role of endothelin-1 and the endothelin b receptor in the pathogenesis of hepatopulmonary syndrome in the rat. Hepatology 2004;39(6):1593-602.
25. Rabiller A, et al. Prevention of gram-negative translocation reduces the severity of hepatopulmonary syndrome. Am J Respir Crit Care Med 2002;166(4):514-17.
26. Zhang J, et al. Analysis of pulmonary heme oxygenase-1 and nitric oxide synthase alterations in experimental hepatopulmonary syndrome. Gastroenterology 2003;125(5):1441.
27. Arguedas M, et al. Carboxyhemoglobin levels in cirrhotic patients with and without hepatopulmonary syndrome. Gastroenterology 2005;128(2):253.
28. Luo B, et al. ET-1 and TNF-α in HPS: analysis in prehepatic portal hypertension and biliary and nonbiliary cirrhosis in rats. Am J Physiol Gastrointest Liver Physiol 2004;286(2):G294.
29. Zhang J, et al. Pentoxifylline attenuation of experimental hepatopulmonary syndrome. J Appl Physiol 2007;102(3):949-55.
30. Zhang J, et al. Pulmonary angiogenesis in a rat model of hepatopulmonary syndrome. Gastroenterology 2009;136:1070.
31. Zhang J, et al. The role of CX_3CL1/CX_3CR1 in pulmonary angiogenesis and intravascular monocyte accumulation in rat experimental hepatopulmonary syndrome. J Hepatol 2012;57:752-8.
32. Krowka MJ. Hepatopulmonary syndrome versus portopulmonary hypertension: distinctions and dilemmas. Hepatology 1997;25(5):1282-4.
33. Kim BJ, et al. Characteristics and prevalence of intrapulmonary shunt detected by contrast echocardiography with harmonic imaging in liver transplant candidates. Am J Cardiol 2004;94(4):525-8.
34. Mandell MS. The diagnosis and treatment of hepatopulmonary syndrome. Clin Liver Dis 2006;10(2):387-405.
35. Lenci I, et al. Saline contrast echocardiography in patients with hepatopulmonary syndrome awaiting liver transplantation. J Am Soc Echocardiogr 2009;22(1):89-94.
36. Diebert P, et al. Hepatopulmonary syndrome in patients with chronic liver disease: role of pulse oximetry. BMC Gastroenterol 2006;6:15.
37. Fritz JS, et al. Pulmonary vascular complications of liver disease. Am J Respir Crit Care Med 2013;187(2):133-43.
38. Swanson KL, et al. Natural history of hepatopulmonary syndrome: impact of liver transplantation. Hepatology 2005;41(5):1122-9.
39. Schenk P, et al. Methylene blue improves the hepatopulmonary syndrome. Ann Intern Med 2000;9:701-6.
40. Gómez FP, et al. Effects of nebulized N^G-nitro-L-arginine methyl ester in patients with hepatopulmonary syndrome. Hepatology 2006;43(5):1084-91.
41. Almeida JA, et al. Deleterious effect of nitric oxide inhibition in chronic hepatopulmonary syndrome. Eur J Gastroenterol Hepatol 2007;19(4):341-6.
42. Añel RM, Sheagren JN. Novel presentation and approach to management of hepatopulmonary syndrome with use of antimicrobial agents. Clin Infect Dis 2001;32:E131.
43. Tanikella R, et al. Pilot study of pentoxifylline in hepatopulmonary syndrome. Liver Transpl 2008;14(8):1199-203.
44. Kianifar HR, et al. Pentoxifylline in hepatopulmonary syndrome. World J Gastroenterol 2012;18(35):4912-16.
45. Silva HM, et al. A case of hepatopulmonary syndrome solved by mycophenolate mofetil (an inhibitor of angiogenesis and nitric oxide production). J Hepatol 2013;58(3):630-3.
46. Boyer TD, Haskal ZJ. The role of transjugular intrahepatic portosystemic shunt (TIPS) in the management of portal hypertension: update 2009. Hepatology 2010;51:306.
47. Ryu JK, Oh JH. Hepatopulmonary syndrome: angiography and therapeutic embolization. Clin Imaging 2003;27(2):97-100.
48. Poterucha JJ, et al. Failure of hepatopulmonary syndrome to resolve after liver transplantation and successful treatment with embolotherapy. Hepatology 1995;21(1):96-100.
49. Goldberg DS, et al. Impact of the hepatopulmonary syndrome MELD exception policy on outcomes of patients after liver transplantation: an analysis of the UNOS database. Gastroenterology 2014;146:1256.
50. Iyer VN, et al. Hepatopulmonary syndrome: favorable outcomes in the MELD exception era. Hepatology 2013;57:2427-35.

95

肝性脑病

Alvaro Martinez-Camacho, Brett E. Fortune, and Gregory T. Everson

肝性脑病包括在没有其他脑疾病的情况下发生在肝病患者中的一系列神经精神异常[1,2]。这些异常包括人格改变、认知功能下降、异常的运动（即，扑翼样震颤，震颤，过度换气，多动反应）和意识改变。一个专家共识提出将肝性脑病分为A型，与急性肝功能衰竭相关；B型，与无内源性肝病的门体分流相关；C型，与慢性肝病有关[3]。

急性肝功能衰竭伴发的脑病（A型）通常与脑水肿和颅内压增高（increased intracranial pressure，ICP）有关，突然发作，前驱期短，进展迅速，患者最后常死亡[4,5]。患者在相对较短的时间内，通常是数小时至数天，逐渐经历嗜睡，谵妄，躁动或抽搐，去大脑强直，反应迟钝和深度昏迷。脑缺血或脑疝可能导致不可逆的神经损伤。在急性肝功能衰竭时出现昏迷的患者预后极差；不接受肝移植的话其存活率低于20%[6]。

在患有慢性肝病的患者中，脑病（C型）发展较为隐匿，往往由精神或行为状态的改变预示其发生了。脑病可能是偶发性的、持续的，或轻微的和亚临床的[3]。临床表现是散发的，以反复恶化和缓解为特征，并且通常通过一些刺激因素引起[1-2]。尽管门体分流性脑病（portosystemic encephalopathy，PSE）的初始表现通常是微小的变化。其精神神经功能障碍可能会进展，并根据意识不清，嗜睡，甚至昏迷情况进行分类（表95-1）。神经系统体征变化和波动通常包括扑翼样震颤，反射亢进，阵挛和足伸肌反应。PSE的原因可能没有那么明显，但应要求常规进行调查（框95-1）。在一些患者中，轻微的脑病在临床上表现不明显，只能通过心理测试检测到。通过这些测试，大约2/3的肝硬化合并门静脉高压症患者有意想不到的轻微肝性脑病[7-9]。接受门体分流术或旁路手术的患者，无论是外科手术还是经颈静脉肝内门体分流术（transjugular intrahepatic portosystemic shunt，TIPS），常发生脑病（B型），类似于慢性肝病患者的肝性脑病。

总则

在患者或动物模型中发生的肝性脑病的研究中，尚没有单一的肝脏或神经系统代谢异常能充分解释其所有临床、生化、生理或实验结果[1,2,5]。多种神经递质的异常，包括谷氨酸、γ-氨基丁酸（γ-aminobutyric acid，GABA）、多巴胺、5-羟色胺和阿片类药物，以及各种潜在神经毒素［氨（NH_3），GABA，短链脂肪酸和甲硫醇］的血浆水平升高已被描述过[10,11]。在肝性脑病患者的神经病理学检查中，无论肝性脑病的机制如何，在中枢神经系统（central nervous system，CNS）中神经胶质细胞都有明显变化被观察到。急性肝衰竭相关的肝性脑病通常有星形胶质细胞肿胀表现，而慢性肝病的脑病则以阿尔茨海默病Ⅱ型星形细胞增多为特征[11]。

脑血流量

在急性肝衰竭中，由于伴随脑水肿和颅内高压的系统性低动脉压，呼吸衰竭和脑血流减少等并发症，可能会导致潜在的脑缺氧性损伤。治疗通常针对改善氧合，维持脑灌注压（目标>40mmHg）和降低ICP（目标<20mmHg）[4,7]。临床数

表95-1 慢性肝病的肝性脑病分期（West Haven标准）

分期	临床特征
Ⅰ期	反应迟钝，兴奋或焦虑，注意力不集中，计算能力下降
Ⅱ期	嗜睡或冷漠，不恰当的动作，性格改变，计算力下降明显
Ⅲ期	意识恍惚，昏睡状，定向力丧失，可对言语刺激做出反应
Ⅳ期	昏迷，患者对伤害性刺激可能有或无反应

无论脑病的阶段如何，慢性肝病患者很少出现脑水肿，即便曾经有过。

框95-1 肝硬化患者肝性脑病的临床诱因

胃肠道出血
感染（包括自发性细菌性腹膜炎）
脓毒症
脱水
电解质或酸碱失衡
肾衰竭
药物，毒素，药物（尤其是镇静催眠药或麻醉药）
毒品
酒精
饮食不当（蛋白质摄入过多）

据表明，脑血流量最初相对较低但随后随着血液中 NH_3 增加而增加[12-15]。矛盾的是，脑血流量的增加可能会加重脑水肿并加重神经损伤。

脑氧和糖代谢

脑能量代谢是独特的，因为在正常生理条件下葡萄糖是其唯一底物，并且其在大脑的摄取和利用与胰岛素无关[16-20]。人肝衰竭时或高氨血症实验模型中的氨积累均可导致有关脑葡萄糖代谢的改变。在急性肝衰竭早期，颅内高压发生之前就有脑葡萄糖代谢和氧消耗成比例地减少[16]。在早期没有脑缺氧的证据，提示葡萄糖和氧利用减少反映了大脑对此代谢需求的减少。因此，在颅内高压发展之前，就有脑葡萄糖和氧代谢减少，不过这些变化与正常的有氧代谢和生理调节一致。随着颅内高压的发展，氧代谢仍然减少，但脑对葡萄糖利用率的测量值从降低到升高，则糖酵解可能增加[17, 18, 20]。这些研究结果表明，急性肝功能衰竭进展和颅内高压发展与脑的相对缺氧向无氧代谢转变有关。

氨假说

氨假说认为肝性脑病的主要机制是过量蓄积的 NH_3，它可导致神经代谢紊乱，并促进星形胶质细胞水肿[21]。此外，NH_3 扰乱脑内一氧化氮代谢，这可以介导某些反应[22]。血 NH_3 主要来源于 4 个途径：氨基酸在肝内脱氨，核苷酸在肝外代谢，谷氨酰胺在肠道代谢，肠腔蛋白和尿素的细菌降解[23]。超过 50% 的血液 NH_3 来自后者。

NH_3 通常分别通过氨基甲酰磷酸合成酶Ⅰ和谷氨酰胺合成酶的作用被肝脏代谢为尿素或谷氨酰胺。由于肝功能衰竭患者肝脏代谢能力下降和门体分流增加，由此导致 NH_3 代谢受损。结果，血液 NH_3 浓度的升高是肝功能严重受损的特征。某些临床和实验观察结果显示，肝性脑病时血液尤其是动脉 NH_3 浓度增加[10, 11, 24, 25]。高氨血症和脑脊液（cerebrospinal fluid，CSF）中的 NH_3 浓度升高是急性和慢性肝性脑病、Reye 综合征、尿素循环酶的缺乏和丙戊酸钠的毒性作用的特征。在患有肝硬化或门体分流术的患者中，摄入产 NH_3 的物质（蛋白质，氨基酸，尿素，铵盐）可能会导致肝性脑病。在动物模型中，长期服用铵盐导致阿尔茨海默病Ⅱ型星形细胞增多症，这种变化与慢性肝性脑病患者无法鉴别[11]。

几种药物的临床疗效也进一步支持氨假说。通过口服不可吸收的抗生素如利福昔明和新霉素以及不可吸收的双糖，包括乳果糖、乳糖醇和乳糖（在乳糖酶缺乏的患者中），可减少肠道 NH_3 的产生。这些治疗降低了血浆 NH_3 浓度，改善了脑病的主观和客观数据。

也有一些临床和实验观察结果则否认 NH_3 与肝性脑病之间的联系。无论是否存在脑病，肝硬化患者的血液 NH_3 水平均升高。此外，一些肝性脑病患者的血液 NH_3 水平正常。肝性脑病的等级与 NH_3 的血液浓度无关。癫痫发作和过度兴奋通常在 NH_3 中毒和人类先天性高氨血症的动物模型中可观察到，但在慢性肝性脑病患者中很少观察到。

肝性脑病其他可能的假说

谷氨酰胺 - 谷氨酸能神经递质系统与肝性脑病的发病机制有关，因为 CNS 的谷氨酸能兴奋性神经递质系统在急性和慢性肝病患者以及肝性脑病动物模型中均有明显改变[6, 21, 22]。CNS 的星形胶质细胞是谷氨酸能系统中的一个主要调节细胞，它负责终止谷氨酸诱导的兴奋。当谷氨酸被星形胶质细胞摄取时，它通过谷氨酰胺合成酶的作用代谢成谷氨酰胺，该合成酶需要利用血液来源的 NH_3（图 95-1）。肝衰竭的高氨血症有利于谷氨酰胺的产生，但也会减弱星形胶质细胞对谷氨酰胺的释放。星形胶质细胞中渗透活性的谷氨酰胺积累与细胞肿胀有关，并且可导致细胞外液中谷氨酸的积累。临床上，当处于高氨血症状态时，CSF 液体中谷氨酰胺和谷氨酸的水平增加，并且谷氨酰胺的 CSF 浓度与脑病的分期松散相关。

GABA- 苯二氮䓬受体假说是另一种可能在肝性脑病中起作用的重要机制。GABA 是一种在 CNS 中发现的抑制性

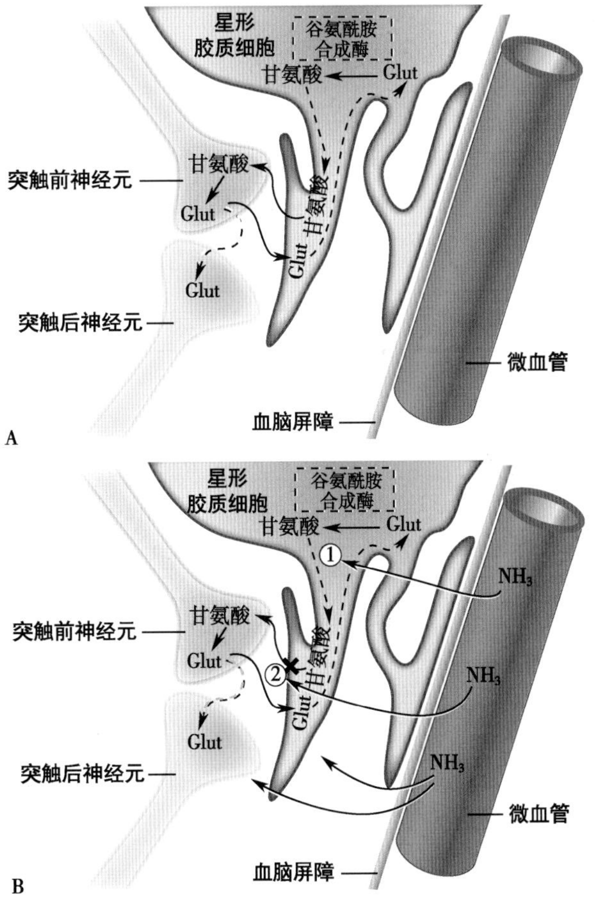

图 95-1 A，谷氨酰胺主要在星形胶质细胞中形成后被泵出，突触前神经元吸收并被转化为谷氨酸。神经刺激从突触前神经元释放谷氨酸作为兴奋性神经递质。星形胶质细胞酷爱从突触间隙吸收谷氨酸以抵消神经元刺激。B，氨通过血 - 脑屏障自由弥散，并通过谷氨酰胺合成酶的作用刺激星形胶质细胞形成谷氨酰胺：①氨还会阻断突触间隙中星形胶质细胞释放谷氨酰胺；②这两种作用均可使星形胶质细胞内谷氨酰胺浓度增加，促进星形胶质细胞进一步肿胀

神经递质[26]。GABA 假说认为 GABA 过量或 GABA 受体对神经递质的敏感性增加是导致肝性脑病的原因[26,27]。GABA 起源于肠道，肝功能衰竭时由于肝脏提取不足而致血浆水平升高。在急性肝衰竭期间，血 - 脑屏障（blood-brain barrier，BBB）渗透性增高以致 GABA 进入 CNS 的量增加。一旦进入大脑，GABA 就会与其受体结合，产生神经抑制和临床脑病症状。理解 GABA 与苯二氮䓬类药物关系的一个关键，就是认识到 GABA 受体可以与苯二氮䓬受体紧密接合并受其调节[27-31]。GABA 假说预测苯二氮䓬类药物会增加肝性脑病的严重程度，而苯二氮䓬类拮抗剂如氟马西尼可改善肝性脑病。临床经验表明，肝硬化患者，尤其合并肝性脑病患者，对苯二氮䓬类药物的遗忘和镇静作用特别敏感。根据我们的经验，使用苯二氮䓬类药物和其他镇静 / 催眠药是导致肝性脑病恶化的常见原因。最近的研究表明，对有肝性脑病的患者，增加了苯二氮䓬类药物或“内源性的”苯二氮䓬类化合物血浆水平，可能发挥“假神经递质”样作用[32,33]。

早期研究与肝性脑病相关的因素

许多临床研究发现肝性脑病患者体内的其他物质或代谢途径水平发生了变化。这些物质或途径包括多巴胺能和 5- 羟色胺能系统、牛磺酸、甲硫醇、短链脂肪酸、锰和锌。然而，缺乏支持或否定其与肝性脑病相关的确凿证据，并且十多年前这些物质作为致病或治疗靶标的临床和实验研究就被放弃了。

急性肝衰竭中的肝性脑病

定义

急性肝功能衰竭，也称为暴发性肝功能衰竭，定义为凝血功能障碍[凝血酶原时间（prothrombin time，PT）延长 >20 秒，国际标准化比率（international normalized ratio，INR）>1.5）]和急性肝炎患者合并肝性脑病，而且无慢性肝病史（Wilson 病除外）[34-37]。急性肝功能衰竭患者初始损伤通常表现为天冬氨酸氨基转移酶（aspartate aminotransferase，AST）和丙氨酸氨基转移酶（alanine aminotransferase，ALT）的极度升高（例如，1 000～5 000IU/L），经常合并黄疸，并出现全身症状。尽管大多数患者恢复得很顺利，但有患脑病的高风险。进展性肝性脑病是一种预后不良的信号，表明需要进行肝移植。

预后

主要决定预后的因素是脑病的程度（表 95-1）。急性肝衰竭患者发展为脑病较高阶段的（即Ⅲ期或Ⅳ期）预后最差。伦敦国王学院标准或 Glasgow 昏迷量表可用于评估是否需要接受肝移植[36,38]。头颅计算机断层扫描（computed tomography，CT）显示脑水肿是进展性肝性脑病的晚期特征（图 95-2）。表明预后不良的其他临床特征包括代谢性酸中毒、肾衰竭、严重黄疸或凝血酶原时间明显延长[38-41]。

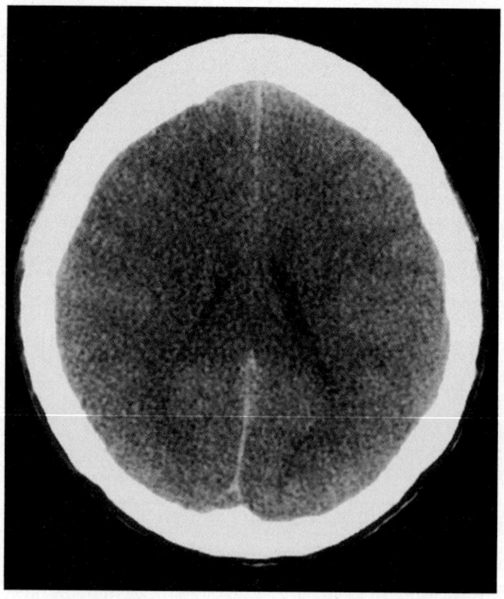

图 95-2 大脑 T1 加权矢状面的磁共振（MRI）图像，显示苍白球的高信号可能与锰沉积有关

一般临床管理

一旦被识别，患有急性肝损伤和脑病的患者应转移到具有管理急性肝衰竭专业知识的中心，以便如果需要可以提供肝移植。关于急性肝功能衰竭患者重症监护管理的进一步建议超出了本章的范围，但在其他章节有所涉及（见第 96 章）。

使用颅内压力监测

优点

在急性肝功能衰竭的高级别脑病（即Ⅲ期或Ⅳ期）的治疗中使用 ICP 监测仍存在争议。一些研究提倡 ICP 监测能够提供有关肝移植后神经功能恢复的重要预后信息以及在等待肝移植时管理颅内高压（intracranial hypertension，ICH）[42]。因此，对于患有高级别脑病而进入移植等待名单的患者，可以考虑进行 ICP 监测。此外，如果存在可能自愈可能性的非移植候选者，例如对乙酰氨基酚诱导的急性肝衰竭，中心可以考虑对其进行 ICP 监测。除了帮助管理 ICH 外，ICP 监测还有助于在肝移植的关键围手术期间进行密切监测，因为已发现 ICP 在病肝切除和移植肝再灌注后可持续约 12 小时的升高[37]。

缺点

然而，使用 ICP 监测可能会导致严重的并发症，例如在这些已患有凝血功能障碍的重症患者出现颅内出血。此外，一些非随机研究并没有证明使用 ICP 监测可提高生存率[42]。对 92 例急性肝功能衰竭合并高级别脑病的患者采用 ICP 监测的一项前瞻性研究发现，有 10.3% 的颅内出血发生率，并因此有 2 例患者死亡[42]。然而，近一半的颅内出血病例是影像学偶然发现的，没有导致临床后果。无论是否使用ICP监测仪肝移植后30天的存活率约为85%。其他报道证实，急性肝功能衰竭患者放置ICP监测装置引起的出血并发症多较轻微且无临床的差异性[42,43]。一项研究证实了重组Ⅶa因子在预防11例急性肝功能衰竭患者颅内出血中的有效性，研究采用了ICP监测[44]。总体而言，ICP监测的使用仍然存在争议，但专家们一致认为这些装置不应用于轻度肝性脑病（即Ⅰ期或Ⅱ期）或有脑疝、低血压以及即将死亡的患者。

肝性脑病和颅内高压的治疗

脑病是急性肝功能衰竭的标志。急性肝衰竭的脑病与代谢因素有关，例如血液NH_3浓度的进行性升高和脑水肿。逐渐恶化的脑病是急性肝衰竭预后不良的临床特征。Ⅲ级或Ⅳ级脑病的发展可能预示着脑水肿、ICP升高和大脑中央疝而导致患者死亡。控制急性肝衰竭脑病在于尽力针对脑水肿的预防或处理（框95-2）[42,45-48]。因为新的证据表明，NH_3可能在脑水肿的发展中发挥作用，我们建议在成人治疗中，给予蛋白质的量应限制在小于40g/d，并且应该肠内给予乳果糖（剂量为20～40g/d，分次用）以清洁肠道。但是，在急性肝功能衰竭使用乳果糖时必须谨慎行事；应仔细监测剂量并进行调整，以避免腹泻过度，电解质紊乱和循环容量减少。如果口服（oral，PO）乳果糖与静脉滴注（intravenous，IV）甘露醇同时给药，可以产生游离水的明显缺乏，引起严重的高钠血症。虽然最近的一项研究表明输注高渗（3%）盐水以维持血清钠浓度在145～155mEq/L是有益的[49]，但血钠浓度的快速变化可导致脑桥中央髓鞘溶解。本章后面将提供对高渗盐水的进一步讨论。给予特利加压素或加压素可能会加重颅内高压，应予以避免[50]。

建议在放置ICP装置之前纠正凝血障碍，但确切的目标（INR＜1.5～1.9）因治疗中心不同而异。由于凝血障碍的纠正可能很困难，需要大量新鲜冰冻血浆（fresh frozen plasma，FFP），这样会导致容量过负荷和脑水肿恶化，应谨慎使用该监测方法。重组人Ⅶa因子输注（40μg/kg推注，每4小时需要重复以校正INR）优于FFP，用于限制容量输注和需要快速校正PT/INR的患者。

肝糖原是葡萄糖的主要供给，在急性肝功能衰竭的早期就会消耗殆尽，导致严重的，可能危及生命的低血糖症和脑能量代谢恶化。所有急性肝功能衰竭患者均应接受葡萄糖输注治疗，并且必须频繁监测血糖浓度。

框95-2 监测和控制急性肝衰竭所致的脑水肿的措施

1. 纠正代谢异常
   - 电解质（Na，K，Cl，HCO_3）
   - 酸碱（如果患者进行机械通气，可引起轻度呼吸性碱中毒）
   - 葡萄糖（维持静脉葡萄糖输注）
2. 避免过度输血或过度水负荷
   - 一旦患者有高血容量，请小心入量和出量平衡
   - 每日体重。
   - 避免使用血液制品，除非有出血和需要纠正凝血功能，亦或是放置颅内监护仪时需要止血。在后一种情况下，患者可能需要利尿以避免血管内容量过剩，尤其是输注血浆时
3. 对肾功能衰竭的患者予以透析
   - 连续动静脉或静脉血液透析优于标准血液透析
   - 避免容量变化太大，稳定血压，维持血容量，纠正电解质和酸碱异常
4. 机械通气（脑病恶化，>Ⅱ级）
   - 肝衰竭采取气道保护，主要适应证是防止吸入性肺炎
   - 诱导轻度呼吸性碱中毒（pH 7.45～7.50，PCO_2 20～30mmHg）
   - 将床头抬高15°～30°
   - 使用镇静剂以避免让患者“对气管内（ET）导管对抗”
5. 考虑在硬膜外腔内放置颅内压（ICP）监测器
   - 当患者从Ⅱ期（谵妄）进展至Ⅲ期（昏睡）脑病时应予以考虑
   - 如果需要，使用血小板输注保持足够的血小板数（>60 000），并且用新鲜冷冻血浆保持INR<1.5
   - 甘露醇用于控制肾功能健全患者或透析患者的ICP。甘露醇以0.5～1g/kg剂量给予。应每4～6小时检测1次血清电解质，葡萄糖和渗透压。如果ICP升高，渗透压<310，Na<145，则给予甘露醇。如果患者血清渗透压过高或出现明显的高钠血症，应禁止使用甘露醇

甘露醇用于难治性颅内高压的二线治疗

急性肝功能衰竭的低温治疗

治疗性低温或有意降低核心体温已被越来越多地用于治疗心搏骤停后的缺氧性脑损伤。急性肝功能衰竭的动物模型提示低温可能有效预防脑水肿[51,52]。针对几个病例系列研究表明，治疗性低温可能对等待肝移植的患者有一定的益处[19,53-55]。然而，来自美国急性肝功能衰竭研究小组的多中心回顾性队列研究显示，体温过低（体温目标为32～35℃）仅在少部分年轻人（<25岁）对乙酰氨基酚（acetaminophen，APAP）相关的急性肝功能衰竭和高级别脑病患者中改善了21天整体和无移植生存率，但不适用于97例患者的整个研究对象[56]。基于此分析，临床医生必须等待进一步前瞻性的试验以阐明在这种情况下是否使用低温治疗。

高渗盐水治疗急性肝功能衰竭

在急性肝衰竭期间治疗难治性ICH的另一种可用方法是使用高渗盐水。由于穿过BBB的渗透性转变的潜在后果，使用高渗盐水一直备受关注。然而，高渗盐水治疗ICH的推测优势是穿过BBB较高的渗透反射作用[57-59]。因此，高渗盐水可能导致脑水肿减轻，降低ICP，并依靠在脑血管

腔内产生较高的渗透性梯度来改善脑灌注。Murphy 等在随机安慰剂对照研究中，分析了高渗盐水对 ICP 患者诱发高钠血症的影响，以及 ICU 急性肝功能衰竭患者的临床疗效[60]。15 例患者接受 30% 高渗盐水（5～20ml/ 小时）治疗，以维持血清钠水平在 145～155mmol/L。在 24～72 小时后，与标准治疗组相比，治疗组的 ICP 降低显著。然而，需要高渗透负荷和连续血液滤过，而且研究组和标准治疗组的死亡率相似。因此，高渗盐水在急性肝功能衰竭的 ICH 治疗中的应用值得进一步研究，但其在脑水肿风险最高的患者可作为预防性治疗的常规准则[61]。

针对难治性 ICH 的其他治疗

在患有难治性 ICH 的急性肝衰竭患者中可以考虑的其他潜在疗法包括使用巴比妥类药物，例如戊巴比妥 / 硫喷妥纳和吲哚美辛。通过诱导昏迷状态和减少脑水肿，戊巴比妥[3～5mg/kgiv 负荷，然后 1～3mg/（kg•h）时输注]或硫喷妥钠[5～10mg/kg 负荷，然后 3～5mg/（kg•h）输注]已被证明在难治性 ICH 中有一定的益处[62, 63]。然而，严重的不良反应如低动脉血压、低钾血症和长时间昏迷限制了它们的使用，并且经常需要共同给予血管加压素以维持脑灌注压在 50mmHg 以上。吲哚美辛（在 1 分钟内以 25mg 静脉内给药）也有可能通过引起脑血管收缩而导致 ICP 急剧下降和脑灌注压（cerebral perfusion pressure，CPP）急剧增加，但尚未在试验中得到验证。因此，对于持续难治性 ICH，这些药物可作为患者的二线或三线选择[64-66]。

实验疗法

在急性肝功能衰竭中测试了其他几种方法：血浆置换，血浆去除术，与人类和狒狒供体交叉循环，通过分离的人或动物肝脏进行血液灌流，血液透析（常规和聚丙烯腈）和柱式血液灌流（微囊化木炭，白蛋白包被的 AmberliteXAD-7 树脂）。由于这些技术都没有被证明可以提高生存率，因此目前不建议将它们用于治疗急性肝功能衰竭。

在对急性肝衰竭合并高级别脑病患者的管理中，研究发现有希望的策略包括基于白蛋白透析（MARS）的体外肝脏辅助装置。然而，它的使用并未产生明显的生存益处[67]。生物人工肝（bioartificial liver，BAL）机器也已成为潜在的治疗干预措施。到目前为止，只有一项关于 BAL 在急性肝功能衰竭中使用的大型随机多中心试验，并没有得出生存益处[68]。最后，人肝细胞移植在急性肝功能衰竭中的应用作为等待肝移植的桥梁方法目前仍在不断发展中[69, 70]。

肝移植

肝移植是唯一被证明能改善急性肝功能衰竭和高级别脑病患者生存的治疗方法[6, 71]。无移植的存活率为 10%～20%。而肝移植使存活率增加到 60%～80%。在一个最大的针对急性肝功能衰竭的活体肝移植手术中，Lee 等报道了在移植后 5 年患者存活率为 82.3%[72]。这些结果与急性肝功能衰竭接受尸体肝移植相似，并且还证明了活体供体同种异体移植物的长期存活情况。

在某些阶段，尽管肝移植患者仍会出现脑死亡或大范围不可逆的脑损伤，但脑水肿变得不可逆转[73, 74]。CPP 低于 40mmHg 超过 4 小时的患者出现不可逆的神经损伤风险最大。ICP 的小幅度增加即可能与神经损伤有关，但通常在移植后期间脑水肿消退，并且预期可能完全或部分神经恢复。在大多数急性肝功能衰竭的病例中，神经系统疾病（脑水肿、肝性脑病和昏迷）的所有表现在成功接受肝移植后都没有后遗症。有一种并发症——脑桥中央髓鞘溶解症，可能在没有脑水肿的情况下发生，可能与 ICU 复苏措施中血浆钠的波动有关，如静脉输液、输血、抗生素、镇静剂、麻醉剂、侵入性操作和通气支持。尽管脑桥中央髓鞘溶解症是比较严重的并发症，但也有神经恢复的可能。

慢性肝病患者的肝性脑病

患有任何原因的肝硬化和慢性 PSE 的患者可能出现一系列神经精神症状，从轻微的精神状态变化到昏迷。肝臭（严重肝病患者呼吸的特殊气味）很常见但不是不变的。震颤，也称“扑翼样震颤”，是由于持续运动中不自主的间歇性放松，但对于肝性脑病其还不如肝臭特异，并且通常仅存在于脑病的晚期阶段。不过有报道称，慢性肝性脑病患者很少发生脑水肿。随着患者从肝性脑病中恢复，扑翼样震颤和脑病的其他表现就会消失。

危险因素和诱因：对诊断和治疗的影响

在患有非常严重的肝损伤和（或）广泛的门体分流的患者中，慢性肝性脑病的发作可以自发地发生而没有可识别的诱因。然而，在大多数情况下，慢性肝性脑病的急性恶化是由多种常见诱因中的一种或多种引起的。

胃肠道出血

引起血流动力学明显变化的胃肠（gastrointestinal，GI）出血是肝性脑病的主要诱因。由于出血向胃肠道输送大量蛋白质物质而刺激细菌代谢肠腔内血液成分并释放 NH_3、GABA 和其他可能抑制神经传递的化学物质或化合物。肝脏功能不全或通过门体分流侧支血管而减少了肝脏的清除能力并促进了这些分子向大脑的输送。

感染

感染，特别是败血症可能会导致慢性肝病患者的肝性脑病。在腹水和新发脑病患者的鉴别诊断中应特别考虑到自发性细菌性腹膜炎（spontaneous bacterial peritonitis，SBP）。可能缺乏发热，缺乏临床症状（腹痛，肠梗阻）。如果腹水中的中性粒细胞绝对计数超过 250 个细胞 /ml，则推定诊断为 SBP。患有肝硬化和营养不良的患者由于白细胞迁移减少，血清杀菌活性降低，白细胞动员减少和吞噬作用受损而易于感染。感染还会增加蛋白质分解代谢，释放可能导致脑病的芳香族氨基酸。

药物(镇静剂)

对于患有肝性脑病的肝硬化患者，没有安全的镇静剂。由于这些患者的肝脏代谢通常严重受损，因此苯二氮䓬类药物、巴比妥类药物、氯丙嗪、吗啡和阿片类药物衍生物(如美沙酮、哌替啶和可待因)的清除率降低。通过反复给药，所有这些化合物倾向于在肝硬化患者中累积，增加镇静程度并延长其作用持续时间。

肾衰竭

肝性脑病的一个常见诱因还有过度利尿，导致血管内容量相对消耗和肾前性氮质血症。可能导致脑病的因素还包括电解质失调、酸碱代谢紊乱、液体容量减少以及肾脏清除代谢物、药物和毒素能力受损。

液体、电解质和酸碱失衡

肝性脑病也可由脱水、低钾血症和碱中毒引起。代谢性碱中毒促进游离 NH_3 水平的增加，其可非常快速地扩散到 CNS 中。NH_3 向脑中的扩散和增加产生谷氨酰胺，由于星形胶质细胞肿胀和功能障碍抑或谷氨酸能神经传递受损而导致了肝性脑病。由于肝脏损害，肾脏从支链氨基酸产生葡萄糖(糖异生)以试图维持外周能量供应。该过程导致支链氨基酸的循环水平下降，而相对有毒性的芳香族氨基酸的循环水平增加，其可能扩散到脑中。

外科分流手术或 TIPS

肝性脑病是手术门体分流术或 TIPS 后门静脉血流改道后的常见并发症[75]。术后发生脑病的预测因子包括术前脑病、严重肝病[Child-Pugh 评分 > 10 分或终末期肝病模型(Model-for-End-Stage-Liver-Disease，MELD)得分 > 16]，肾功能衰竭和老年患者。放置门体分流器术后肝性脑病的机制包括缺乏肝动脉的代偿性扩张，缺乏通过门静脉灌注肝脏而使肝细胞功能降低。放置分流器术后明显的肝性脑病往往会对临床处理产生反应。在极少数情况下，为了控制脑病，可能需要使用减流支架缩小分流器或关闭分流器[76]。

来自其他侧支循环的门体分流

针对难治性脑病的情况下，患者应进行对比增强的腹部成像，以显示那些明显的门体系侧支血管的存在。如果看到大的侧支循环，选定这类患者并栓塞这些侧支可能会使其受益[77, 78]。

不依从治疗

引起脑病的最常见因素之一是不依从规范的门诊药物治疗(例如，乳果糖)。在评估脑病患者时，关注其是否坚持药物治疗史是非常必要的。

诊断

PSE 的诊断基于临床可疑患有慢性肝病的患者，并且通过药物治疗后有效而得到证实。偶尔可能需要采用其他的测试来确认 PSE 的诊断。当脑病是其他未预料到的肝脏疾病的主要临床表现，或者脑病的表现主要是行为改变或不寻常的神经系统综合征(癫痫发作，局灶性神经功能缺损)时，额外的其他检查尤其有价值。很少有脑水肿使慢性肝病复杂化的[79]。

血氨

血液 NH_3 水平升高在肝硬化患者中很常见，尤其是患有肝性脑病的患者。有研究表明，血液 NH_3 水平与脑病的存在及其分级之间有相关性，而也有研究则认为没有。通常，血液 NH_3 水平可作为肝病一个有用的标记物，但认为在诊断或治疗合并肝性脑病的肝硬化患者中临床价值甚微。

脑电图

脑电图(electroencephalographic，EEG)异常在肝性脑病中是相对非特异性的。有两项研究结果在肝性脑病方面具有一定的特异性：脑干听觉诱发电位减少和视觉诱发电位减弱。在各种研究中，有脑电图异常的肝性脑病患者的百分比波动很大，为 14%～78%。

发射影像学

尽管小结节性肝硬化和慢性脑病患者脑皮质体积减小很常见，但标准 CT 扫描或核素脑扫描很少有或没有特定的鉴别征象。CT 可用于显示脑水肿或排除 CNS 并发症，例如肿瘤、感染或出血。磁共振成像(magnetic resonance imaging，MRI)研究则可显示肝性脑病相对独特的一些特征。苍白球 T1 加权图像的一个特征是高信号(图 95-3)，与(锥体外系)运动障碍和锰的过量积累相关。

神经精神测试

通常，神经精神病学测试主要用于监测治疗效果。一系列测试用于区分肝性脑病和其他脑病和潜在精神疾病所致的器质性脑病综合征。这些测试方法见表 95-2。数字连接测试的表现不良与脑病程度和 Child-Pugh 和 / 或 MELD 分级有很好的相关性。

治疗选项

过去关于治疗肝性脑病的思路包括限制蛋白质每天 40g 或更少的膳食[80, 81]。然而，肝硬化患者经常发生严重的肌肉萎缩。因此，在患有晚期疾病的患者中，不必要的蛋白质限制可能进一步加重营养不良。因此，肝病专家目前在慢性肝性脑病的治疗中应避免采用蛋白质限制。

乳果糖

治疗肝性脑病的主要治疗方法是使用乳果糖，它是一种

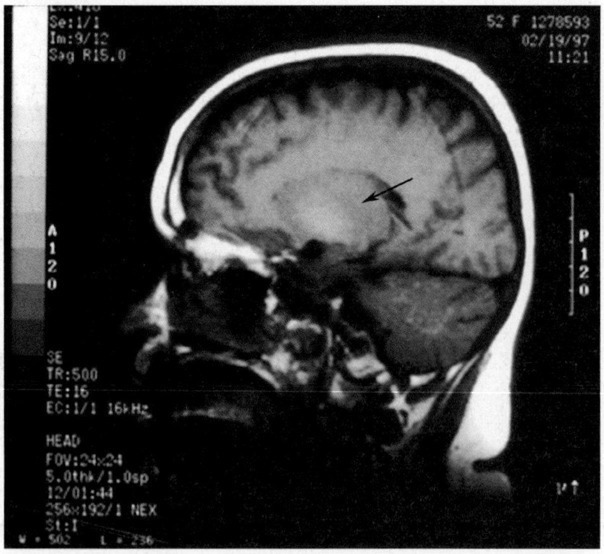

图 95-3 急性肝功能衰竭合并Ⅳ期肝昏迷和脑水肿患者大脑的计算机断层扫描（CT）图。值得注意的是脑白质和灰质之间减少的沟回没有区别。该患者的脑水肿通过医院处理后接受了肝移植手术。患者在移植后神经功能完全恢复

表 95-2 用于评估肝性脑病神经电生理检测方法

脑功能	测试方法
学习和记忆延迟	故事记忆测试 图形记忆测试
专注力	数字警戒测试
精细运动协调性	沟槽钉板测验
顺序操作能力	连线测验
解决问题能力	Wisconsin 卡片分类测试
注意力	WAIS-R* 数字符号测试
词汇	WAIS-R 词汇子测验
口头流利技巧	控制口头词汇联想 动物命名
听觉理解	复杂材料
视觉空间分析	WAIS-R 块设计子测试
心理功能	MMPI-2†

*WAIS-R，Wechsler 成人智力量表 - 修订版。
†MMPI-2，明尼苏达多相人格量表。

不可吸收的双糖，在肠道内的细菌发酵后产生乙酸、丁酸、丙酸和乳酸[81-83]。乳果糖发酵产生酸性环境，可改变肠道细菌菌群的组成，降低结肠 pH，并产生渗透性腹泻。这些作用都可能使肝性脑病得到改善。细菌菌群组成的改变可以改变粪便内容物的代谢，并减少可导致脑病的毒素、NH_3 和甲硫醇的产生。酸性肠腔环境则能够捕获 NH_3。

$$NH_3 + H^+ \Rightarrow NH_4^+$$

氨是电中性的，并能自由扩散穿过结肠的黏膜屏障，由此它可进入门静脉循环以到达身体的每个角落。相反，由 NH_3 与氢离子反应产生的铵离子（NH_4^+）被电离，有高度极性，不能随易地扩散穿过黏膜细胞的脂质双层。该铵离子被“捕获”，在粪便流出物中并随排便而被清除。除了这些特点，每个乳果糖分子的分解产生至少四种渗透活性颗粒。水扩散到腔内并降低渗透梯度，增加粪便含水量，如果给予足够的乳果糖，则会产生剂量依赖性的渗透性腹泻。乳果糖的导泻作用也可能是因为改变结肠细菌成分和帮助清除可能积聚的毒素和代谢废物。通常的建议是每天给予足够的乳果糖以保证 2～3 次基本成型大便。过量给予乳果糖会产生严重的腹泻以致大量的液体丢失，电解质不平衡，应该避免使用。

利福昔明

利福昔明是一种不可吸收的抗生素利福霉素衍生物，具有广泛的抗菌活性，并且已成为与乳果糖一起用于治疗肝性脑病的重要辅助药。在利福昔明与乳果糖的比较研究中，利福昔明治疗的患者肝性脑病程度有较大改善，NH_3 水平较低，PSE 指数评分较低[84]。一项 299 例患者的随机对照试验显示，复发性肝性脑病发作以及因肝性脑病住院的人数均减少[85]。

支链氨基酸

早期研究表明，肝硬化患者的血液样本中芳香族氨基酸增加，支链氨基酸减少。随后的临床数据表明，血浆氨基酸失衡严重的患者更容易和更早出现肝性脑病，并且有更高的死亡率。鉴于此，至少有 14 项使用支链氨基酸治疗肝硬化合并慢性脑病患者的对照试验。然而，这些试验的结果不一致，而单独的荟萃分析还得出了相反的结论[86]。对于在标准蛋白质饮食中出现脑病并表现出蛋白质 - 热量性营养不良的患者，可考虑试验性给予支链氨基酸。

苯二氮䓬拮抗剂

有几项短期使用氟马西尼治疗肝性脑病的随机对照试验[87-89]。在部分研究中，氟马西尼在改善脑病的程度方面优于安慰剂；给予氟马西尼后，30%～60% 的脑病患者得到改善，脑电图改变与此改善相平行。然而，在另外一些研究中，氟马西尼在改善脑病症状方面并不优于安慰剂，脑电图也没有改善。总之，氟马西尼在治疗肝性脑病中的作用有限。

L- 鸟氨酸 -L- 天冬氨酸和氨清除剂

L- 鸟氨酸 -L- 天冬氨酸（L-ornithine-L-aspartate，LOLA）是一种化合盐，通过增强外周代谢促进 NH_3 的清除来降低 NH_3 水平。LOLA 可增强肝脏尿素循环酶的活性，而且还使骨骼肌内谷氨酰胺的产生速率增加。尽管使用 LOLA 治疗急性肝功能衰竭的大型随机对照研究未发现存活率发生显著的变化，但另外有 62 项研究调查了其在慢性肝病合并性脑病中的潜在价值。一项由 3 项随机试验和一组 212 例患者组成的 meta 分析发现，慢性肝性脑病症状总体上有明显

改善，低级别脑病患者的获益最大[90]。

其他制剂（如甘油苯基丁酸盐和鸟氨酸苯乙酸盐）最初开发用于患有先天性尿素循环缺陷患者的氨还原，目前也正在用于治疗慢性肝性脑病的临床试验中[91, 92]。

新霉素

另一种用于慢性肝性脑病的二线治疗药物是口服新霉素。新霉素进入体循环的途径有限，治疗目的是改变结肠菌群的细菌组成[93, 94]。主要缺点是尽管很少吸收，但仍可能发生肾毒性。鉴于利福昔明的使用，新霉素的使用已大幅减少，现在已很少使用。如果在特定情况下需要使用，仅推荐给予持续 2～8 周的短期疗程。

甲硝唑

有研究表明，口服甲硝唑（0.5～1.5g/d，给予 1 周）在控制脑病方面与新霉素或乳果糖一样有效[94]。不过也有学者未观察到相似的疗效，并且认为甲硝唑对血液 NH_3 水平的影响很小。甲硝唑的优点是它不会引起腹泻，缺点是许多患者抱怨使用后有上腹部不适（导致长期治疗的依从性差），并且可能产生耳毒性以及不可逆的神经毒不良反应。维持治疗可引起周围神经病变（也是进展期肝病患者的一个问题）。据报道在饮酒时使用甲硝唑可引起“双硫仑反应”。给肝硬化患者开处甲硝唑的医生应该知晓这种药物大部分要经肝脏代谢。鉴于利福昔明的使用，甲硝唑用于脑病的治疗已大大减少，现在很少使用。如果在特定情况下使用，仅推荐给予持续 2～8 周的短期疗程以防止其毒性。

肝移植

慢性肝病患者的脑病发展表明存在门体分流和肝功能障碍。出现这种并发症的患者预后很差。最近一项研究表明，其 1 年生存率为 42%，3 年生存率为 23%[95]。此外，合并肝性脑病患者还存在很多其他问题，包括无法继续就业，家务能力弱，需要的护理对配偶或家庭造成压力，无法驾驶车辆，以及无法处理个人财务事项等。尽管医学疗法可以改善肝性脑病的主要症状，但它们很难有效使其恢复全部功能。患有肝性脑病的患者通常存在其他危及生命的肝病并发症风险，例如静脉曲张出血和自发性细菌性腹膜炎。由于上述原因，任何肝性脑病患者都应考虑接受肝移植。

结论

本章讨论了关于肝性脑病的几个关键问题，包括定义，临床综合征，诊断检查，诱因，预后以及包括肝移植在内的疗效。关于其发病机制的部分阐明了有关急性肝衰竭和慢性肝病患者肝性脑病发生机制的新近知识。当面对肝病患者的神经精神综合征时，临床医生必须区分其潜在肝脏疾病（急性肝衰竭还是慢性肝病）的性质，评估诊断检查，并进行适当的治疗。合并肝性脑病患者的总体预后取决于患者的一般情况、潜在肝病的严重程度、合并症以及急性肝功能衰竭发生的时间、脑水肿和颅内高压的存在。肝移植的实施，包括活体供肝肝移植的选择，如果在急性肝功能衰竭患者合并广泛和持续的颅内高压之前，或在慢性肝病患者合并多器官衰竭之前，则可以获得非常好的结果而没有神经系统后遗症。

知识点

1. 肝性脑病的临床表现和预后因急性肝衰竭或慢性肝病的不同而异。
2. 合并高级别肝性脑病（Ⅲ期或Ⅳ期）和急性肝衰竭的患者应立即转诊至肝移植中心。
3. 急性肝衰竭患者常规使用颅内压监测尚有争议。
4. 甘露醇和高渗盐水是处理急性肝衰竭时颅内高压的常用疗法。
5. 在慢性肝病的每一次肝性脑病发作时，应评估其诱因。
6. 使用乳果糖是针对肝性脑病和慢性肝病患者的主要治疗措施。
7. 利福昔明已成为预防慢性肝病患者肝性脑病反复发作的重要疗法。

（王永刚 译，谭黄业 审校）

参考文献

1. Blei AT, Cordoba J. Hepatic encephalopathy. Am J Gastroenterol 2001;96:1968–1976.
2. Lockwood AH. Hepatic encephalopathy. Neurol Clin 2002;20:241–246. vii.
3. Ferenci P, Lockwood A, Mullen K, Tarter R, Weissenborn K, Blei AT. Hepatic encephalopathy—definition, nomenclature, diagnosis, and quantification: final report of the working party at the 11th World Congresses of Gastroenterology, Vienna, 1998. Hepatology 2002;35:716–721.
4. Blei AT. Brain edema in acute liver failure. Crit Care Clin 2008;24:99–114. ix.
5. Vaquero J, Butterworth RF. Mechanisms of brain edema in acute liver failure and impact of novel therapeutic interventions. Neurol Res 2007;29:683–690.
6. Liou IW, Larson AM. Role of liver transplantation in acute liver failure. Semin Liver Dis 2008;28:201–209.
7. Das A, Dhiman RK, Saraswat VA, Verma M, Naik SR. Prevalence and natural history of subclinical hepatic encephalopathy in cirrhosis. J Gastroenterol Hepatol 2001;16:531–535.
8. Montgomery JY, Bajaj JS. Advances in the evaluation and management of minimal hepatic encephalopathy. Curr Gastroenterol Rep 2011;13:26–33.
9. Romero-Gomez M, Boza F, Garcia-Valdecasas MS, Garcia E, Aguilar-Reina J. Subclinical hepatic encephalopathy predicts the development of overt hepatic encephalopathy. Am J Gastroenterol 2001;96:2718–2723.
10. Vogels BA, van Steynen B, Maas MA, Jorning GG, Chamuleau RA. The effects of ammonia and portal-systemic shunting on brain metabolism, neurotransmission and intracranial hypertension in hyperammonaemia-induced encephalopathy. J Hepatol 1997;26:387–395.
11. Norenberg MD, Jayakumar AR, Rama Rao KV, Panickar KS. New concepts in the mechanism of ammonia-induced astrocyte swelling. Metab Brain Dis 2007;22:219–234.
12. Strauss GI, Knudsen GM, Kondrup J, Moller K, Larsen FS. Cerebral metabolism of ammonia and amino acids in patients with fulminant hepatic failure. Gastroenterology 2001;121:1109–1119.
13. Dagal A, Lam AM. Cerebral blood flow and the injured brain: how should we monitor and manipulate it? Curr Opin Anaesthesiol 2011;24:131–137.
14. Strauss GI, Moller K, Holm S, Sperling B, Knudsen GM, Larsen FS. Transcranial Doppler sonography and internal jugular bulb saturation during hyperventilation in patients with fulminant hepatic failure. Liver Transpl 2001;7:352–358.
15. Aggarwal S, Obrist W, Yonas H, et al. Cerebral hemodynamic and metabolic profiles in fulminant hepatic failure: relationship to outcome. Liver Transpl 2005;11:1353–1360.
16. Strauss GI, Moller K, Larsen FS, Kondrup J, Knudsen GM. Cerebral glucose and oxygen metabolism in patients with fulminant hepatic failure. Liver Transpl 2003;9:1244–1252.
17. Bjerring PN, Larsen FS. Changes in cerebral oxidative metabolism in patients with acute liver failure. Metab Brain Dis 2013;28:179–182.
18. Vaquero J, Chung C, Blei AT. Cerebral blood flow in acute liver failure: a finding in search of a mechanism. Metab Brain Dis 2004;19:177–194.
19. Jalan R, Olde Damink SW, Deutz NE, Hayes PC, Lee A. Moderate hypothermia in patients with acute liver failure and uncontrolled intracranial hypertension. Gastroenterology 2004;127:1338–1346.
20. Tofteng F, Jorgensen L, Hansen BA, Ott P, Kondrup J, Larsen FS. Cerebral microdialysis in patients with fulminant hepatic failure. Hepatology 2002;36:1333–1340.
21. Norenberg MD, Rama Rao KV, Jayakumar AR. Signaling factors in the mechanism of ammonia neurotoxicity. Metab Brain Dis 2009;24:103–117.
22. Rose C, Felipo V. Limited capacity for ammonia removal by brain in chronic liver failure: potential

role of nitric oxide. Metab Brain Dis 2005;20:275–283.
23. Olde Damink SW, Deutz NE, Dejong CH, et al. Interogran ammonia metabolism in liver failure. Neurochem Int 2002;41:177–188.
24. Quero Guillen JC, Herrerias Gutierrez JM. Diagnostic methods in hepatic encephalopathy. Clin Chim Acta 2006;365:1–8.
25. Ditisheim S, Giostra E, Burkhard PR, et al. A capillary blood ammonia bedside test following glutamine load to improve the diagnosis of hepatic encephalopathy in cirrhosis. BMC Gsatroenterol 2011;11:134–141.
26. Sergeeva OA. GABAergic transmission in hepatic encephalopathy. Arch Biochem Biophys 2013;536:122–130.
27. Ahboucha S, Talani G, Fantuza T, et al. Reduced brain levels of DHEAS in hepatic coma patients: significance for increased GABAergic tone in hepatic encephalopathy. Neurochem Int 2012;61: 48–53.
28. Ahboucha S, Butterworth RF. Role of endogenous benzodiazepine ligands and their GABA-A-associated receptors in hepatic encephalopathy. Metab Brain Dis 2005;20:425–437.
29. Basile AS, Harrison PM, Hughes RD, et al. Relationship between plasma benzodiazepine receptor ligand concentrations and severity of hepatic encephalopathy. Hepatology 1994;19:112–121.
30. Baraldi M, Avallone R, Corsi L, et al. Natural endogenous ligands for benzodiazepine receptors I in hepatic encephalopathy. Metab Brain Dis 2009;24:81–93.
31. Macdonald GA, Frey KA, Agranoff BW, et al. Cerebral benzodiazepine receptor binding in vivo in patients with recurrent hepatic encephalopathy. Hepatology 1997;26:277–282.
32. Palomero-Gallagher N, Zilles K. Neurotransmitter receptor alterations in hepatic encephalopathy: a review. Arch Biochem Biophys 2013;536:109–121.
33. Ahboucha S, Pomier-Layrargues G, Butterworth RF. Increased brain concentrations of endogenous (non-benzodiazepine) GABA-A receptor ligands in human hepatic encephalopathy. Metab Brain Dis 2004;19:241–251.
34. Stravitz RT, Kramer DJ. Management of acute liver failure. Nat Rev Gastroenterol Hepatol 2009;6: 542–553.
35. Lee WM, Squires RH Jr, Nyberg SL, Doo E, Hoofnagle JH. Acute liver failure: summary of a workshop. Hepatology 2008;47:1401–1415.
36. Bernal W, Wendon J. Acute liver failure. N Engl J Med 2013;369:2525–2534.
37. Keays R, Potter D, O'Grady J, Peachey T, Alexander G, Williams R. Intracranial and cerebral perfusion pressure changes before, during and immediately after orthotopic liver transplantation for fulminant hepatic failure. Q J Med 1991;79:425–433.
38. Lee WM. Etiologies of acute liver failure. Semin Liver Dis 2008;28:142–152.
39. Riordan SM, Williams R. Use and validation of selection criteria for liver transplantation in acute liver failure. Liver Transpl 2000;6:170–173.
40. Shakil AO, Kramer D, Mazariegos GV, Fung JJ, Rakela J. Acute liver failure: clinical features, outcome analysis, and applicability of prognostic criteria. Liver Transpl 2000;6:163–169.
41. Larson AM, Polson J, Fontana RJ, et al. Acetaminophen-induced acute liver failure: results of a United States multicenter, prospective study. Hepatology 2005;6:1364–1372.
42. Vaquero J, Fontana RJ, Larson AM, et al. Complications and use of intracranial pressure monitoring in patients with acute liver failure and severe encephalopathy. Liver Transpl 2005;11:1581–1589.
43. Blei AT, Olafsson S, Webster S, Levy R. Complications of intracranial pressure monitoring in fulminant hepatic failure. Lancet 1993;341:157–158.
44. Le TV, Rumbak MJ, Liu SS, et al. Insertion of intracranial pressure monitors in fulminant hepatic failure patients: early experience using recombinant factor VII. Neurosurgery 2010;66:455–458.
45. Wendon J, Lee W. Encephalopathy and cerebral edema in the setting of acute liver failure: pathogenesis and management. Neurocrit Care 2008;9:97–102.
46. Thayapararajah SW, Gulka I, Al-Amri A, et al. Acute fulminant hepatic failure, encephalopathy, and early CT changes. Can J Neurol Sci 2013;40:553–557.
47. Detry O, Arkadopoulos N, Ting P, et al. Intracranial pressure during liver transplantation for fulminant hepatic failure. Transplantation 1999;67:767–770.
48. Steadman RH, Van Rensburg A, Kramer DJ. Transplantation for acute liver failure: perioperative management. Curr Opin Organ Transplant 2010;15:368–373.
49. Murphy N, Auzinger G, Bernel W, Wendon J. The effect of hypertonic sodium chloride on intracranial pressure in patients with acute liver failure. Hepatology 2004;39:464–470.
50. Shawcross DL, Davies NA, Mookerjee RP, et al. Worsening of cerebral hyperemia by the administration of terlipressin in acute liver failure with severe encephalopathy. Hepatology 2004;39:471–475.
51. Cordoba J, Crespin J, Gottstein J, Blei AT. Mild hypothermia modifies ammonia-induced brain edema in rats after portacaval anastomosis. Gastroenterology 1999;116:686–693.
52. Rose C, Michalak A, Pannunzio M, Chatauret N, Rambaldi A, Butterworth RF. Mild hypothermia delays the onset of coma and prevents brain edema and extracellular brain glutamate accumulation in rats with acute liver failure. Hepatology 2000;31:872–877.
53. Jalan R, O Damink SW, Deutz NE, Lee A, Hayes PC. Moderate hypothermia for uncontrolled intracranial hypertension in acute liver failure. Lancet 1999;354:1164–1168.
54. Jalan R, Olde Damink SW, Deutz NE, Hayes PC, Lee A. Restoration of cerebral blood flow autoregulation and reactivity to carbon dioxide in acute liver failure by moderate hypothermia. Hepatology 2001;34:50–54.
55. Jalan R, Olde Damink SW, Deutz NE, et al. Moderate hypothermia prevents cerebral hyperemia and increase in intracranial pressure in patients undergoing liver transplantation for acute liver failure. Transplantation 2003;75:2034–2039.
56. Karvellas CJ, Todd Stravitz R, et al. U.S. Acute Liver Failure Study Group. Therapeutic hypothermia in acute liver failure: a multicenter retrospective cohort analysis. Liver Transpl 2015;21:4–12.
57. Himmelseher S. Hypertonic saline solutions for treatment of intracranial hypertension. Curr Opin Anaesthesiol 2007;20:414–426.
58. Qureshi AI, Suarez JI. Use of hypertonic saline solutions in treatment of cerebral edema and intracranial hypertension. Crit Care Med 2000;28:3301–3313.
59. Suarez JI. Hypertonic saline for cerebral edema and elevated intracranial pressure. Cleve Clin J Med 2004;71(Suppl. 1):S9–13.
60. Murphy N, Auzinger G, Bernel W, et al. The effect of hypertonic sodium chloride on intracranial pressure in patients with acute liver failure. Hepatology 2004;39:464–470.
61. Vilstrup H, Amodio P, Bajaj J, et al. Hepatic encephalopathy in chronic liver disease: 2014 Practice Guideline by the American Association for the Study of Liver Diseases and the European Association for the Study of the Liver. Hepatology 2014;60:715–735.
62. Acharya SK, Bhatia V, Sreenivas V, Khanal S, Panda SK. Efficacy of L-ornithine L-aspartate in acute liver failure: a double-blind, randomized, placebo-controlled study. Gastroenterology 2009;136: 2159–2168.
63. Stravitz RT, Kramer AH, Davern T, et al. Intensive care of patients with acute liver failure: recommendations of the U.S. Acute Liver Failure Study Group. Crit Care Med 2007;35:2498–2508.
64. Forbes A, Alexander GJ, O'Grady JG, et al. Thiopental infusion in the treatment of intracranial hypertension complicating fulminant hepatic failure. Hepatology 1989;10:306–310.
65. Clemmesen JO, Hansen BA, Larsen FS. Indomethacin normalizes intracranial pressure in acute liver failure: a twenty-three-year-old woman treated with indomethacin. Hepatology 1997;26: 1423–1425.
66. Tofteng F, Larsen FS. The effect of indomethacin on intracranial pressure, cerebral perfusion and extracellular lactate and glutamate concentrations in patients with fulminant hepatic failure. J Cereb Blood Flow Metab 2004;24:798–804.
67. Saliba F, Camus C, Durand F, et al. Albumin dialysis with a noncell artificial liver support device in patients with acute liver failure: a randomized, controlled trial. Ann Intern Med 2013;159:522–531.
68. Demetriou AA, Brown RS Jr, Busuttil RW, et al. Prospective, randomized, multicenter, controlled trial of a bioartificial liver in treating acute liver failure. Ann Surg 2004;239:660–667.
69. Fox IJ, Chowdhury JR. Hepatocyte transplantation. Am J Transplant 2004;4(Suppl. 6):7–13.
70. Jitraruch S, Dhawan A, Hughes RD, et al. Alginate microencapsulated hepatocytes optimised for transplantation in acute liver failure. PloS One 2014;9:e113609.
71. Akamatsu N, Sugawara Y. Acute liver failure and living donor liver transplantation. Hepatol Res 2008;38:S60–S71.
72. Lee SG, Ahn CS, Kim KH. Which types of graft to use in patients with acute liver failure? (A) Auxiliary liver transplant (B) Living donor liver transplantation (C) The whole liver. (B) I prefer living donor liver transplantation. J Hepatol 2007;46:574–578.
73. Ardizzone G, Arrigo A, Schellino MM, et al. Neurological complications of liver cirrhosis and orthotopic liver transplant. Transplant Proc 2006;38:789–792.
74. Riggio O, Angeloni S, Salvatori FM, et al. Incidence, natural history, and risk factors of hepatic encephalopathy after transjugular intrahepatic portosystemic shunt with polytetrafluoroethylene-covered stent grafts. Am J Gastroenterol 2008;103:2738–2746.
75. Madoff DC, Wallace MJ, Ahrar K, Saxon RR. TIPS-related hepatic encephalopathy: management options with novel endovascular techniques. Radiographics 2004;24:21–36.
76. Leonard H, O'Beirne J, Yu D, et al. Embolization of porto-systemic shunt as treatment for recurrent hepatic encephalopathy. Ann Hepatol 2014;13:555–557.
77. An J, Kim KW, Han S, et al. Improvement in survival associated with embolisation of spontaneous portosystemic shunt in patients with recurrent hepatic encephalopathy. Aliment Pharmacol Ther 2014;39:1418–1426.
78. Donovan JP, Schafer DF, Shaw BW Jr, et al. Cerebral oedema and increased intracranial pressure in chronic liver disease. Lancet 1998;351:719–721.
79. Bianchi GP, Marchesini G, Fabbri A, et al. Vegetable versus animal protein diet in cirrhotic patients with chronic encephalopathy. A randomized cross-over comparison. J Intern Med 1993;233: 385–392.
80. Wright G, Jalan R. Management of hepatic encephalopathy in patients with cirrhosis. Best Pract Res Clin Gastroenterol 2007;21:95–110.
81. Ferenci P. Treatment of hepatic encephalopathy in patients with cirrhosis of the liver. Dig Dis 1996;14(Suppl. 1):40–52.
82. Blanc P, Daures JP, Rouillon JM, et al. Lactitol or lactulose in the treatment of chronic hepatic encephalopathy: results of a meta-analysis. Hepatology 1992;15:222–228.
83. Dhiman RK, Sawhney MS, Chawla YK, Das G, Ram S, Dilawari JB. Efficacy of lactulose in cirrhotic patients with subclinical hepatic encephalopathy. Dig Dis Sci 2000;45:1549–1552.
84. Bass NM, Mullen KD, Sanyal A, et al. Rifaximin treatment in hepatic encephalopathy. N Engl J Med 2010;362:1071–1081.
85. Mas A, Rodes J, Sunyer L, et al. Comparison of rifaximin and lactitol in the treatment of acute hepatic encephalopathy: results of a randomized, double-blind, double-dummy, controlled clinical trial. J Hepatol 2003;38:51–58.
86. Marchesini G, Marzocchi R, Noia M, Bianchi G. Branched-chain amino acid supplementation in patients with liver diseases. J Nutr 2005;135(6 Suppl.):1596S–1601S.
87. Pomier-Layrargues G, Giguere JF, Lavoie J, et al. Flumazenil in cirrhotic patients in hepatic coma: a randomized double-blind placebo-controlled crossover trial. Hepatology 1994;19:32–37.
88. Gyr K, Meier R, Haussler J, et al. Evaluation of the efficacy and safety of flumazenil in the treatment of portal systemic encephalopathy: a double blind, randomised, placebo controlled multicentre study. Gut 1996;39:319–324.
89. Van der Rijt CC, Schalm SW, Meulstee J, Stijnen T. Flumazenil therapy for hepatic encephalopathy. a double-blind cross over study. Gastroenterol Clin Biol 1995;19:572–580.
90. Jiang Q, Jiang XH, Zheng MH, Chen YP. L-Ornithine-L-aspartate in the management of hepatic encephalopathy: a meta-analysis. J Gastroenterol Hepatol 2009;24:9–14.
91. Ventura-Cots M, Arranz JA, Simon-Talero M, et al. Safety of ornithine phenylacetate in cirrhotic decompensated patients: an open-label, dose-escalating, single-cohort study. J Clin Gastroenterol 2013;47:881–887.
92. Rockey DC, Vierling JM, Mantry P, et al. Randomized, double-blind, controlled study of glycerol phenylbutyrate in hepatic encephalopathy. Hepatology 2014;59:1073–1083.
93. Strauss E, Tramote R, Silva EP, et al. Double-blind randomized clinical trial comparing neomycin and placebo in the treatment of exogenous hepatic encephalopathy. Hepatogastroenterology 1992;39: 542–545.
94. Festi D, Vestito A, Mazzella G, et al. Management of hepatic encephalopathy: focus on antibiotic therapy. Digestion 2006;73(Suppl. 1):94–101.
95. Bustamante J, Rimola A, Ventura PJ, et al. Prognostic significance of hepatic encephalopathy in patients with cirrhosis. J Hepatol 1999;30:890–895.

96

暴发性肝衰竭

Jeffrey Dellavolpe, Roland Amathieu, and Ali Al-Khafaji

急性肝衰竭（acute liver failure，ALF），也称为暴发性肝衰竭（fulminant hepatic failure，FHF），包括一系列以急性肝损伤、严重肝细胞功能障碍和肝性脑病为特征表现的临床综合征。美国每年大约有 2 000 人发生 FHF，其具有很高的死亡率[1]。肝细胞功能丧失可导致多器官功能障碍综合征的发生，死亡甚至可发生在肝脏功能刚开始恢复的阶段。FHF 并发症包括肝性脑病、脑水肿、脓毒症、急性呼吸窘迫综合征（acute respiratory distress syndrome，ARDS）、低血糖症、凝血功能障碍、消化道出血、胰腺炎和急性肾损伤（acute kidney injury，AKI）。对乙酰氨基酚中毒、特异性药物反应和嗜肝病毒仍然是美国 FHF 最常见的原因。FHF 占所有肝移植的 5%～6%，对于那些不太可能自主恢复的患者，肝移植是目前唯一被证实的确切疗效的治疗方案。不幸的是，许多患者在找到合适的移植器官之前就已经去世。因此，在重症监护室中对 ALF 的主要医疗干预是支持性治疗。替代性的"肝脏替代"治疗策略目前正处于临床研究阶段。

定义

FHF 和 ALF 通常可互换使用。FHF 被定义为在既往无潜在肝病病史的患者出现症状后 26 周内出现脑病（不论等级）和凝血障碍［国际标准化比值（international normalized ratio，INR）> 1.5］。自 1970 年 Trey 和 Davidson 提出 FHF 的最初定义至今，FHF 出现了其他的几种分类（框 96-1）[2-6]。在不同的分类中，依据出现症状或黄疸与脑病出现之间的时间间隔，对具有相似病因、临床特征和预后的患者进行分组。

病因

病毒性肝炎仍然是发展中国家 FHF 最常见的确切病因，而对乙酰氨基酚中毒和特异性药物反应仍然是美国和欧洲 FHF 最常见的病因。FHF 的预后和管理都取决于其潜在病因。

对乙酰氨基酚毒性

在美国，有意或意外的对乙酰氨基酚过量是导致 FHF 的主要原因，占总病例数的 40%～50%[7]。详细询问服药史可了解其摄入量；血液中对乙酰氨基酚水平可以明确，但在意外过量的病例其血清水平可能不会升高。如果存在其他并存因素，如酒精摄入、禁食或营养不良，则被认为无毒的剂量（成人 < 4g/d）也可能导致肝脏毒性损害。肝毒性通常在过量后 1～2 天发生，并且在第 3 天左右血循环丙氨酸转氨酶（alanine aminotransferase，ALT）水平和 INR 值达到峰值。第 3 天后持续增加的 INR 与预后不良有关。虽然对乙酰氨基酚通常不会造成肾脏损伤，但即使没有肝细胞坏死，也有过量服用导致肾毒性的报道[8]。

对乙酰氨基酚通过肝细胞色素 P_{450}2E1 酶进行一期代谢，转化为毒性中间体化合物 N- 乙酰 - 对苯醌亚胺（N-acetyl-p-benzoquinone imine，NAPQI），该化合物被肝谷胱甘肽迅速

框 96-1　急性肝衰竭的分类

TREY AND DAVIDSON[2]

暴发性肝衰竭：症状发作后 8 周内发生 HE

英国分类[6]

急性肝功能衰竭（仅包括脑病患者）

根据发生黄疸与 HE 之间的时间间隔进一步分类

- 超急性肝衰竭：0～7 天
- 急性肝衰竭：8～28 天
- 亚急性肝衰竭：29～72 天
- 迟发性急性肝衰竭：56～182 天

法国分类[3]

急性肝衰竭：迅速发展为肝功能障碍

严重急性肝功能衰竭：凝血酶原时间或凝血因子Ⅴ浓度低于正常的 50%，伴或不伴 HE

亚型

- 暴发性肝功能衰竭：黄疸发作 2 周内发生 HE
- 亚急性肝衰竭：HE 在黄疸发作 3～12 周出现

国际急性肝功能衰竭研究协会[5]

急性肝衰竭（症状发作后 4 周内发生 HE）

亚型

- 急性肝衰竭 - 超急性：10 天内
- 急性肝衰竭 - 暴发：10～30 天
- 急性肝衰竭 - 未另行说明
- 亚急性肝衰竭［症状发作后 5～24 周发生腹水和 / 或 HE］

HE：肝性脑病。

解毒为无毒代谢物。在正常情况下，NAPQI 很少累积。然而，当谷胱甘肽过度使用而储备耗尽时，未结合的 NAPQI 发生累积继而引起肝细胞坏死。肝细胞损伤的数量与摄入的对乙酰氨基酚和产生的 NAPQI 的量有直接关系。因此，摄入的剂量与总体预后无关[9]。酶诱导剂如酒精、抗癫痫药物和吸烟可增强对乙酰氨基酚介导的肝毒性。

特异性药物反应

药物性肝损害是西方国家 FHF 患者死亡的重要原因（框 96-2）。最常见的相关药物是抗生素（阿莫西林克拉维酸、四环素和大环内酯类）、抗结核药物（异烟肼、吡嗪酰胺）、抗惊厥药、抗抑郁药、非甾体抗炎药（nonsteroidal antiinflammatorydrugs，NSAIDs）和氟烷。药物性肝损伤的诊断应该是排除性诊断[10]。药物的剂量、持续用药时间和肝脏代谢均可能在药物性肝损伤的发生中起作用。对继发于药物毒性的 FHF 患者，治疗中所应用的所有非必需药物应尽快停药。

大多数特异性药物反应都是由单一的药物引起的，但是在一些患者中可能会涉及多种药物。危险因素包括性别、年龄、肥胖、现有的肝病以及同时使用其他肝毒性药物。尽管有罕见的病例在使用肝毒性药物后数月或数年后发生特异性反应，但多数发生在治疗开始后的 4～6 周。

特异性肝损伤由多种机制介导，包括细胞内钙稳态的破坏、肝小管输送泵的损伤，如多重耐药相关蛋白 3，T 细胞介导的免疫损伤，肿瘤坏死因子 -α 引发凋亡通路，以及线粒体 β 氧化的抑制[11]。

肝毒性中草药（卡瓦卡瓦，圣约翰草）和某些膳食补充剂是 FHF 患者的比例日趋升高的潜在原因）[12]。由于鹅膏蕈蚊摄入引起的蘑菇中毒在欧洲相对普遍，美国更多的是零星病例发生。出血或水样腹泻等花蝇毒蕈碱样反应多发生在早期，而 FHF 通常在食用蘑菇后 4～8 天后发生。其他毒素（如四氯化碳、黄磷、黄曲霉毒素）是 FHF 的罕见病因。肝组织活检在药物性肝损伤诊断中的作用仍存在争议，通常在排除药物相关性肝损伤及其常见病因后可才考虑实施，以协助判断预后[10]。与安慰剂相比，N- 乙酰半胱氨酸（*N*-acetylcysteine，NAC）可改善未行肝移植的药物性肝损伤患者的生存率，可用于药物性肝损伤治疗[14]。

框 96-2 急性肝衰竭的病因分类

对乙酰氨基酚中毒

特异性药物损害

不常见的药物
- 异烟肼
- 丙戊酸钠
- 氟烷
- 苯妥英钠
- 磺胺
- 丙硫氧嘧啶
- 双硫仑
- 胺碘酮
- 氨苯砜
- 溴粉
- 曲格列酮
- 齐多夫定
- 拉米夫定
- 拉莫三嗪
- 加替沙星
- 甲氨蝶呤

其他药物
- 迷幻药
- 可卡因
- 苯环己哌啶

罕见药物
- 卡马西平
- 氧氟沙星
- 酮康唑
- 赖诺普利
- 烟酸
- 拉贝洛尔
- 依托帕苷
- 丙咪嗪
- α- 干扰素
- 弗他胺
- 托卡朋
- 萘法唑酮
- 口服避孕药

增强肝毒性的联合用药
- 酒精 - 对乙酰氨基酚
- 利福平 - 异烟肼
- 阿莫西林 - 克拉维酸

病毒性肝炎
- 甲型、乙型、丙型、丁型、戊、庚型肝炎
- 人类疱疹病毒
- 巨细胞病毒
- EB 病毒
- 单纯疱疹病毒
- 水痘带状疱疹病毒
- 副黏病毒
- 细小病毒 B19
- 腺病毒
- 披膜病毒
- 细小病毒
- SEN 病毒
- TT 病毒
- 黄热病毒

毒素
- 四氯化碳
- 毒鹅膏菌属
- 黄磷
- 草药

血管性疾病
- 缺血
- 静脉闭塞性疾病
- 布加综合征
- 恶性肿瘤浸润
- 非霍奇金淋巴瘤

其他
- Wilson 病
- 自身免疫学肝炎
- 妊娠急性脂肪肝
- Reye 综合征

病毒性肝炎

病毒性肝炎是全球 FHF 的重要病因。尽管由病毒性肝炎引起的 FHF 发生率很低（甲型肝炎为 0.2%～0.4%，乙型肝炎为 1%～4%），但由于这些病毒在世界范围内具有较高的发病率，因此依然存在发生肝功能衰竭的可能。病毒性肝炎在其亚型上存在相当大的地理变异：乙型肝炎病毒（hepatitis B virus，HBV）是远东地区 FHF 的常见原因，戊型肝炎病毒（hepatitis E virus，HEV）在印度大陆更为常见[15]，而美国病毒性原因以致接受活体移植大多数是由甲型肝炎病毒（hepatitis A virus，HAV）和 HBV 引起的。

如果在成年期感染 HAV，患 FHF 的风险会相对增高。因此，建议从发达国家到流行地区的成年人接种相关疫苗。在已有的慢性肝病患者中，HAV 作为 FHF 的病因已被确认，并建议为此类高危人群进行 HAV 疫苗接种。暴露后应用免疫血清球蛋白预防可能会降低甲型肝炎感染的发生率，但只有在接触后 14 天内的才会发生作用。

HBV 可以通过多种机制导致 FHF：急性原发性 HBV 感染、慢性 HBV 感染患者中 HBV 再激活或者与丁型肝炎病毒（hepatitis D virus，HDV）双重感染。临床上常通过检测针对乙型肝炎核心抗原（hepatitis B core antigen，HbcAg）的免疫球蛋白 M（immunoglobulin M，IgM）抗体来诊断急性 HBV 感染。多数患者血清乙型肝炎表面抗原（hepatitis B surface antigen，HBsAg）和血清 HBV DNA 均为阴性。HBsAg 和 HBV DNA 水平低或未检出的患者通常在原位肝移植（orthotopic liver transplantation，OLT）后取得较好的预后，复发率也较低。慢性乙型肝炎再激活后的 FHF 主要在免疫抑制患者中被发现，通常与亚急性病程和预后不良有关。尽管已有相关病例报道，不过丙型肝炎病毒感染者通常不会发生 FHF[16]。

在 HDV 感染的病例中，观察到有 2.5%～6% 的患者发展为 FHF。HBV 和 HDV 合并感染或 HDV 对慢性乙型肝炎患者二重感染也可引起 FHF。静脉注射（intravenous，IV）药物滥用时，合并感染的发生率较高。可通过 HDV 抗原、抗 HDV IgM 抗体或 HDV RNA 检测来诊断 HDV 急性感染。

HEV 感染在西方国家并不常见，但可能发生在流行地区的旅行者身上。感染 HEV 的孕妇更容易发生 FHF。HEV 感染可通过检测抗 HEV IgM 抗体进行诊断。

其他病毒所致 FHF 发病相关的发病机制见框 96-2。

其他病因

心血管疾病、代谢性疾病和其他疾病所致的 FHF 占总病例的 2%～10%。继发于休克的急性肝脏缺血可导致肝细胞坏死；然而，如果原发病得到纠正，预后仍然很好。当 FHF 由于其他原因如布 - 加综合征的急性期、静脉闭塞性疾病或与肝血流受损相关的恶性肿瘤引起时，预后更差。Wilson 病首发的临床表现很少是 FHF，尽管其典型的病程是慢性疾病。妊娠急性脂肪肝致 FHF 很罕见，多发生在妊娠的第 3 个 3 个月内，通常在胎儿分娩后病情得到改善。FHF 其他罕见的原因包括自身免疫性肝炎、非霍奇金淋巴瘤、中暑或 Reye 综合征。

预后评分系统

FHF 患者的生存依赖于许多因素，包括病因、年龄、肝功能不全的严重程度、肝坏死的程度、并发症的性质和疾病的持续时间。未实施 OLT 的Ⅳ级脑病患者的死亡率高于 80%。OLT 在 FHF 中的成功应用，产生了应用早期预后指标来选择最有可能受益患者的需求。目前存在各种各样预后评分系统（框 96-3）。其中许多都是存在争议的，因为它们将死亡等同于肝移植，这会错误地提升任何预测方法的阳性预测价值[17]。

对于对乙酰氨基酚过量、HAV 感染、休克肝或妊娠相关 ALF 患者，无移植的短期存活率超过 50%。FHF 不确定原因或其他因素如对乙酰氨基酚之外的药物过量、HBV 感染、自身免疫性肝炎、Wilson 病，布 - 加综合征或癌症等引起的 FHF 患者的短期无移植存活率较低（<25%）。King's 学院的预后标准在对乙酰氨基酚诱导的和非乙酰氨基酚诱导的 FHF 病例中应用最为广泛（框 96-3）。这些标准为 FHF 患者死亡可能性和移植需求的合理性提供了预测[18]。

其他方法包括使用Ⅴ因子检测[19]、Ⅷ/Ⅴ因子比率、α- 甲胎蛋白水平和血浆组特异性组分蛋白（Gc 球蛋白）水平[20]。

框 96-3　暴发性肝衰竭患者肝移植各种预后标准指标

KING'S 学院标准[18]

对乙酰氨基酚过量

- 动脉 pH<7.3（不考虑脑病因素）

或

- PT>100 秒（INR>6.5）和
- 血清肌酐>3.4mg/dl（>300μmol/L）和
- Ⅲ级和Ⅳ级肝性脑病的患者

非对乙酰氨基酚诱导的肝损伤

急性起病（黄疸 - 脑病延迟出现<7 天）

- PT>100 秒（INR>6.5）（不考虑脑病的分级）或以下任何 3 个变量：
- 年龄<10 岁或>40 岁
- 非甲，非乙型肝炎，氟烷性肝炎，特异性药物反应
- 亚急性起病：迟发性脑病>7 天
- 血清胆红素>17.4mg/dl（300μmol/L）
- PT>50 秒

CLICHY 标准[19]

- Ⅲ级和Ⅳ级肝性脑病

和

- 凝血因子Ⅴ<20%（年龄<30 岁的患者）

或

- 凝血因子Ⅴ<30%（年龄>30 岁的患者）

血清 GC 球蛋白水平[20]

由于死亡的干细胞导致的血清 GC 球蛋白水平下降

血清甲胎蛋白水平

从第 1 天到第 3 天的连续增加与存活率相关

肝组织活检[32]

70% 以上的肝坏死预示着高达 90% 以上的死亡率

Gc：血浆组特异性成分蛋白；INR：国际标准化比值；PT：凝血酶原时间。

随着疾病的进展，肝脏体积减小，计算机断层扫描（computed tomography，CT）测量可能有助于预后评估。其他提出的预后不良标记物包括第 2 天或第 3 天血清磷浓度超过 1.2mmol/L、血乳酸浓度超过 3.0mmol/L 或终末期肝病模型（Model for End-stage Liver Disease，MELD）评分高于 32[21,22]。与 King's 学院标准或 MELD 评分相比，另一个评分系统即急性肝衰竭研究组指数由临床标记物和凋亡生物标记物 M30 的测量结果组成，已被证明能更好地预测预后[23]。

肝组织活检作用

肝组织活检可以确定疑似 FHF 病因并确定肝细胞坏死的程度。肝活检标本中 70% 以上的坏死而不实施肝移植者，死亡率可达 90%[24]。由于凝血障碍妨碍了经皮肝活检的安全实施，经颈静脉途径往往是首选。肝活检可帮助排除隐匿性恶性肿瘤，提供病因信息，并评估肝脏再生的证据。

ALF的病因和临床特征

无论其病因如何，FHF临床表现与慢性肝功能不全不同。典型的症状包括萎靡不振、恶心等非特异性症状，其次是黄疸、精神状态迅速改变以及昏迷。精神状态的改变和延长的INR是诊断的特征性指标。支持诊断的实验室检查结果包括ALT水平和总胆红素浓度的升高，低血糖以及动脉血气分析结果显示代谢性酸中毒和（或）呼吸性碱中毒。亚急性肝功能衰竭患者发生肝功能不全伴腹水、肾衰竭，则预后极差。

转氨酶水平升高幅度和下降速度不影响预后。当患者自发恢复时，血清胆红素水平和INR逐步恢复正常；而当疾病进展时，胆红素水平持续升高（由于肝内胆汁郁积），尽管ALT水平下降，INR仍然延长。与FHF相关的高死亡率是由诸如脑水肿、肾衰竭、败血症、胰腺炎和心肺功能衰竭等并发症引起。

肝性脑病

FHF与急性重型肝炎所致的脑病有所不同。脑病的发作常常是突然的，偶尔也会出现黄疸。焦虑、妄想和亢奋常见但是短暂的症状，可迅速发展为昏迷。稳定型Ⅰ/Ⅱ级脑病患者预后良好，而Ⅲ/Ⅳ级脑病患者预后较差。在对乙酰氨基酚过量的情况下，脑病通常发生在摄入后的第3天或第4天，在24～48小时迅速发展到Ⅳ级。

尽管确切的潜在分子机制尚不清楚，但肝性脑病的病理生理学可能是由于过量的氨和炎症介质的协同作用，造成脑星状胶质细胞肿胀和脑水肿，从而引起肝性脑病[25,26]。新合成的谷氨酰胺从细胞质转运到线粒体中，并被谷氨酰胺酶代谢，产生谷氨酸和氨。线粒体小隔室内氨的生成可能达到极高水平，以致诱导线粒体通透性的改变、自由基的产生以及线粒体组织的潜在氧化损伤。受损肝脏中尿素合成减少使得血清氨浓度升高加剧[27]。内源性物质、假神经递质、短链脂肪酸、苯二氮䓬类和γ-氨基丁酸是可能导致肝性脑病的其他因素。

脑电图（electroencephalogram，EEG）通常显示皮层活动扩散减慢和每秒5～7个周期的高幅波形。亚临床癫痫发作活动通常存在于Ⅲ或Ⅳ级脑病患者，因此脑电图监测对这些患者的重要性尤为突出。苯妥英预防性治疗已显示可减少癫痫发作和脑水肿[28]。

脑水肿

据估算，在进展为Ⅳ级脑病的FHF患者中，75%～80%会发生脑水肿，且脑水肿是导致这些患者死亡的主要原因。造成脑水肿的机制尚未完全明确，但可能的因素包括脑血管充血、由于血-脑屏障破坏导致的血管源性水肿，以及由氨、谷氨酰胺和其他氨基酸的渗透作用引起的细胞毒性作为促炎细胞因子的损害和钠-钾-ATP酶泵的功能障碍导致脑血流的自动调节功能的丧失有关[29,30]。

慢性肝性脑病患者颅内血流明显减少；低灌注与脑代谢率（cerebral metabolic rate，CMR）的减少相匹配。FHF患者往往出现相对或绝对的脑充血，因此，灌注往往不能很好地与正在进展为或已确定的肝昏迷中的CMR减少相匹配。这种病理过程的早期预测指标是经颅氧含量差异（动脉氧含量-颈静脉球氧含量）降低至4ml/dl以下或大脑中动脉收缩期血流速度增快。连续经颅多普勒超声监测脑血流速度有助于早期发现脑灌注过度或低灌注，通常提示脑血流自动调节功能受损[31,32]。如果以平均动脉压减去颅内压（intracranial pressure，ICP）计算出的脑灌注压（cerebral perfusion pressure，CPP）未能维持在40～50mmHg以上，则有发生脑缺血和永久性神经系统后遗症的可能。头颅CT通常不能显示ICP升高患者的脑水肿。晚期脑水肿的临床表现包括系统性高血压、去脑僵化、过度通气、瞳孔扩张、癫痫发作和脑干疝。Ⅲ级和Ⅳ级脑病患者动脉血氨水平超过200μg/dl是脑疝强有力的预测因子[33]。肝功能恢复正常后，通常脑功能可以完全恢复；然而，永久性的脑损伤也可能会发生。

凝血功能障碍

典型的FHF由于肝脏合成功能受损导致凝血因子产生不足从而引起严重的凝血功能障碍。凝血因子Ⅱ、Ⅴ、Ⅶ、Ⅸ和Ⅹ水平的降低导致凝血酶原时间延长和活化的部分凝血活酶时间延长。除了凝血障碍之外，由于抗凝血因子如蛋白C和蛋白S产生减少以及肝脏活化凝血因子清除率降低，还存在血栓形成的倾向。促凝血因子和抗凝血因子之间平衡的打破可能导致过多的血栓形成和弥散性血管内凝血，这很难通过实验室检测来证实。凝血功能障碍常并发血小板减少，2/3的患者血小板计数常低于100 000/μl。

代谢紊乱

FHF可导致多种代谢异常。据报道，由于肝糖原贮积耗竭和葡萄糖异生受损，高达45%的FHF患者发生低血糖，而这种顽固性低血糖通过静脉输注葡萄糖溶液常常是无效的。肝脏胰岛素抵抗和外周胰岛素敏感性下降也可能存在[34]。乳酸酸中毒在对乙酰氨基酚所引起的FHF中很常见，且预后较差。低钠血症、碱中毒、低钾血症和低磷血症也很常见，低钙血症可能意味着合并急性胰腺炎。由于诸如血管内容量减少、急性肾小管坏死（acute tubular necrosis，ATN）或摄取药物如对乙酰氨基酚或NSAIDs的直接肾毒性等因素的综合作用，30%～70%的ALF患者出现急性肾衰竭，高达62%的FHF患者存在肾上腺功能不全[35]。

心血管、血流动力学和呼吸系统并发症

发生在FHF的循环功能障碍常常类似于脓毒症所致的循环功能障碍。通常，患者由于循环内毒素和细胞因子的促炎效应而表现为全身血管低阻力的高动力性。尽管进行充分的容量复苏，对依然存在低血压的患者推荐静脉输注去甲肾上腺素。由于电解质紊乱以及循环儿茶酚胺水平（内源性

释放或故意输注）升高，心律失常也经常发生。在 FHF 中观察到存在严重的外周分流，可能的原因为血小板堵塞小血管、间质水肿或血管舒缩性异常所致。氧供的异常依赖导致氧的摄取超过正常的氧输送，这大概是一种补偿机制。

ALF 病程中出现过度通气、低碳酸血症和呼吸性碱中毒可导致脑病恶化。动脉性低氧血症几乎是普遍存在，是因肺内分流、通气 / 血流比例失调、脓毒症、误吸和 ARDS 综合因素所致。

脓毒症

FHF 发生脓毒症与宿主抵抗力受损导致宿主对细菌和真菌感染的易感性增加有关。常见的感染为吸入性肺炎和原发性血流感染，包括真菌感染。最常见的微生物病原体是革兰氏阳性菌（金黄色葡萄球菌、肠球菌）、革兰氏阴性肠杆菌（大肠埃希菌、克雷伯菌）和念珠菌，肝网状内皮细胞功能和调理活性降低、多形核白细胞功能缺陷、细胞介导和体液免疫功能受损是主要的诱发机制。建议定期对细菌和真菌感染进行监测。在一项对 50 例患者进行的前瞻性研究中，80% 的患者已被证实存在感染，其余患者中有一半疑似感染[36]。

管理

FHF 患者最好在重症监护室治疗。入院时即应考虑转往肝移植中心。

针对 FHF 特定病因的治疗

依据可疑的病因，有很多可以改善或逆转肝损伤程度的疗法。无论病因如何，NAC 都应被应用于所有 FHF 患者。NAC 是对乙酰氨基酚过量的特定解毒剂；它能补充谷胱甘肽储备，并且如果在急性过量后的前 8～10 小时给药，可以防止肝毒性的进展。在 8 小时内给予 NAC 可显著改善生存率，但在服用对乙酰氨基酚后 72 小时内使用亦可能有效[37]。静脉途径输注 NAC 效果优于肠内给药途径。尽管一些专家建议持续 NAC 治疗直至 INR 正常，但在小鼠中延长的 NAC 治疗已经被证明可减弱对乙酰氨基酚中毒后肝的再生[38]。

在对 FHF 患者治疗中发现，NAC 对生存率、脑水肿、血流动力学、增加氧输送和降低氧耗量均有益处[37]。美国急性肝衰竭研究小组在非对乙酰氨基酚诱导的 FHF 患者中进行的随机对照试验研究结果显示，NAC 可提高未行肝移植 FHF 患者的存活率[14]。对于明确的对乙酰氨基酚过量 4 小时内的患者，推荐在开始 NAC 治疗前使用活性炭。

继发于 HSV 的肝炎可能由于其非特异性表现和缺乏典型的皮肤黏膜损伤而被遗漏。大多数 HSV 肝炎患者是免疫抑制的宿主。一旦怀疑 HSV 肝炎，应开始肠外阿昔洛韦或更昔洛韦治疗。

FHF 的不同诱发病因的治疗方案的成功率有高有低，而且这些治疗方案也被不同程度的证据支持。Wilson 病可以通过血浆置换在短时间内清除大量的铜来暂时控制。然而，血浆置换只能帮助患者过渡到进行肝移植，并不能给生存带来益处。对于 Wilson 病，像青霉胺这样的螯合剂在其所致 FHF 中是无效的。血液过滤和白蛋白透析被认为可作为在进行 OLT 之前临时性的替代措施[39, 40]。

由自身免疫性肝炎引起的 FHF 是一个动态的病程，临床观察到使用高剂量类固醇的常规免疫抑制疗法治疗在 20%～100% 具有暴发性表现的患者中是有效的。即使在使用类固醇的情况下，这些患者也应该考虑进行肝移植[41]。虽然皮质类固醇或免疫抑制剂在治疗由自身免疫性肝炎引起的 FHF 方面的确切机制尚未明确[42]，但已经认识到皮质类固醇或免疫抑制剂治疗 2 周后无反应的患者更有可能在没有进行肝移植的情况下死亡。妊娠期急性脂肪肝通常对胎儿分娩有反应，早期分娩可以改善其死亡率。紧急化疗适用于由淋巴瘤引起肝细胞大量浸润引起的 FHF。溶栓治疗或经颈静脉肝内门体分流术可能适用于急性布 - 加综合征。

肝性脑病

脑病的治疗旨在限制肠道氨的产生，避免感染、肠梗阻、便秘、消化道出血和其他中枢神经系统抑制等导致病情加重的因素。Ⅲ级和Ⅳ级肝性脑病通常是需要气管内插管的指征。乳果糖可用于治疗Ⅰ级或Ⅱ级脑病患者；然而，乳果糖并不能改善晚期脑病的存活率。乳果糖在 FHF 中的疗效尚未在临床试验中进行测试。由于存在高钠血症、腹泻引起脱水和肠管扩张的可能性，因此应谨慎使用。在无法耐受口服或鼻胃管给药的 FHF 患者中，乳果糖直肠途径给药仍然是一种选择。

口服甲硝唑、新霉素和利福昔明曾被用于抑制肠道菌群氨的生成。然而，甲硝唑在肝功能衰竭时可能具有神经毒性，而新霉素虽然吸收很少，但仍可引起肾毒性和耳毒性。有证据表明利福昔明用于慢性肝衰竭可有效降低由于肝性脑病引起的血氨水平升高，并被认为其应与乳果糖一样作为治疗 FHF 脑病的辅助药物。内源性苯二氮䓬类物质已在患有肝性脑病患者的脑脊液中被检出。氟马西尼是一种苯二氮䓬类受体拮抗剂，其在为肝性脑病患者提供短期的病情改善方面已经取得了一定的成功[43]。研究发现 FHF 患者给予 L- 鸟氨酸 -L- 天冬氨酸，在降低血氨水平或提高生存率方面无效，反而可能会增加癫痫发作的概率。L- 鸟氨酸苯乙酯仍然是等待移植期间治疗肝性脑病潜在作用的临时药物，但其疗效尚未在人体中得到证实[44]。

脑水肿

脑水肿的最佳治疗需要维持平均动脉压和 ICP 之间的精细平衡，以保持足够的脑灌注（框 96-4）。ICP 超过 30mmHg 的 FHF 患者，脑水肿合并颅内压增高则是其最常见的死亡原因。动脉血氨水平超过 200μg/dl 则预示脑疝形成[33]。ICP 监测可能有助于颅内高压的诊断并指导管理，尤其是Ⅲ级或Ⅳ级脑病，尽管其使用并未显示降低死亡率[45, 46]。ICP 应维

框 96-4 脑水肿和颅内高压的预防和治疗干预措施

一般措施

床头抬高 30° 并保持患者头颈部正中位

对Ⅲ级或Ⅳ级肝性脑病的患者实施气管插管术

尽量减少触觉和气管刺激，包括呼吸道抽吸引流

避免血容量不足或血容量超负荷

避免高血压

避免高碳酸血症和低氧血症

监测并维持 ICP<15mmHg

保持 CPP>50mmHg

监测并维持 $SvjO_2$ 在 55%～85%

使用连续经颅多普勒监测进行滴定治疗

颅内高压的管理

甘露醇注射剂，0.5～1.0g/kg

采用过度通气将 PCO_2 滴定至 28～30mmHg

诱发中度低温至 32～33℃

将血清钠水平控制在 145～155mEq/L

使用丙泊酚或戊巴比妥诱导昏迷滴定至 5～10 周期的暴发性抑制

少尿或高渗患者（>310mOsm/L）采用 CVVH

其他未经证实的疗法

预防性使用苯妥英钠

吲哚美辛，25mg 静脉推注

血浆置换

全肝切除术作为肝移植的过渡手段

CPP：脑灌注压；CVVH：连续静脉 - 静脉血液滤过；ICP：颅内压；$SvjO_2$：颈静脉血氧饱和度。

持在 20mmHg 以下，且 CPP 应保持在 50mmHg 以上。有研究显示，尽管未行肝移植的对乙酰氨基酚诱导的 FHF 患者脑灌注功能在发病 2～72 小时已经受损，但他们仍然有可能得到康复[47]。由于出血性和感染性并发症的发生率较低，大多数中心通过将传感器经硬膜外放置于硬膜下或脑实质内来对 ICP 进行监测[45,48]。用反向颈－球静脉导管监测颈静脉球部血氧饱和度也能指导干预，以治疗或避免颅内高压。颈静脉氧饱和度降低（<55%）表明脑缺血，而高静脉血氧饱和度（>85%）表明脑代谢需求减少或脑充血（更常见的是后者）[32]。

目前推荐包括将患者的头部保持半卧位，床头抬高 30° 以改善颈静脉回流。颅内高压时，可静脉内给予 0.5～1g/kg 的甘露醇推注，可重复给药直至血浆渗透压达到 310mOsm/L。少尿和肾衰竭患者可能需要血液透析以避免高渗。不应使用皮质类固醇来控制与 FHF 相关的脑水肿。

过度通气时，$PaCO_2$ 每减少 1mmHg 可使脑血流量减少 2%～3%。中度过度通气（$PaCO_2$ 28～30mmHg）可用于降低 ICP，但并非所有患者都会对 $PaCO_2$ 降低有反应，并且 48 小时后过度通气的疗效会减弱。随着脑动静脉氧含量差异的扩大，可检测到过度的脑血管收缩。连续经颅多普勒监测有助于检出对治疗有反应的早期脑血流变化患者[32]。研究显示，通过降温毯或特殊的血管内导管诱导轻度至中度低温（核心温度 34～35℃）可降低 ICP 和脑血流量，并改善对渗透剂治疗 ICP 无反应的那些等待移植的 FHF 患者的 CPP[49]。在诱导低温期间必须注意避免心肌抑制和寒战。通过静脉注射戊巴比妥钠诱导昏迷，戊巴比妥钠或丙泊酚滴定至每秒出现 5～10 个循环的 EEG 暴发性抑制，可以进一步降低难治性患者的 CMR 和脑血流量。然而，诸如心肌抑制或动脉低血压的不利影响可能造成需要正性肌力药物或血管升压素支持以保持 CPP 在最低的适当范围内。尽管使用血管加压药，对于高血氨、Ⅲ/Ⅳ级脑病和肾衰竭的脑水肿高风险患者，推荐应用高渗盐水诱导高钠血症，以维持血清钠浓度在 145～155mmol/L[50]。

当存在脑出血时，可以使用吲哚美辛，因为它在 FHF 实验模型中的应用显示可减少脑血流量和防止脑水肿[51]。在两项对苯妥英钠的预防性输注控制性研究中，得出了不同的结论[52]。在没有癫痫发作的情况下，不推荐使用苯妥英钠。

凝血功能障碍

尽管存在严重的凝血功能障碍，但 FHF 患者很少出现自发性出血。INR 对预后评估非常重要，因此不推荐常规使用新鲜冰冻血浆（fresh frozen plasma，FFP），除非发生自发性出血或计划进行有创手术。FFP 的使用并不增加存活率，反而可能发生与输血相关的急性肺损伤，还可导致血管内容量超负荷及加重脑水肿的风险。如果在侵入性操作之前血小板计数小于 50 000 个细胞 /μl，则可能需要输注血小板。当无法评估患者的精神状态时，监测凝血指标有助于临床医师评估肝功能的改善或恶化情况。

急性肾损伤

高达 70% 的 FHF 患者出现 AKI，并且在没有肾脏支持的情况下预后不良。AKI 发病机制包括肾灌注不足、由全身炎症反应综合征（systemic inflammatory response syndrome，SIRS）引起的 ATN、肝肾综合征和直接毒性导致肝损伤的病因（例如，对乙酰氨基酚）的作用。非对乙酰氨基酚诱导的 FHF 患者发生 SIRS 预示肾衰竭将发生[53]。因此监测血清肌酐和尿量是必要的。利尿剂和“肾剂量”多巴胺在治疗急性肾衰竭时没有保护作用，而且可能是有害的。应避免使用氨基糖苷或放射造影剂等肾脏毒性药物。因可避免液体的快速转移和 ICP 的急剧变化，连续静脉血液滤过优于间断血液透析[54]。

其他治疗

血糖控制对于 FHF 的管理至关重要。持续输注葡萄糖比静脉推注可以更好地维持正常血糖。FHF 是一种分解代谢状态，应尽快开始营养支持，并调整至特定的剂量以保持足够的卡路里摄入。通过鼻胃管或鼻空肠管进行肠内营养

优于肠外营养。通常需要预防胃肠道反应。

因为高达 30% 的感染患者中不存在发热和白细胞增多，因此必须对感染的存在保持高度警惕。在出现任何突然的临床恶化例如脑病或血流动力学不稳定加重，尤其是在肝功能开始恢复期间，必须怀疑感染[55]。微生物培养应从适当的部位获取标本，经验性的抗生素治疗应包括肠道革兰氏阴性菌和革兰氏阳性菌。应考虑抗真菌药物的覆盖率，特别是对于新发出现临床恶化的已经使用广谱抗菌药物覆盖的患者。除非高度怀疑细菌感染，否则不推荐预防性使用抗生素[36, 56]。

肝脏替代治疗

肝移植

FHF 约占美国肝移植手术的 5%～10%。OLT 以及重症监护支持的进步显著提高了 FHF 的存活率。然而，移植是高风险的，手术时临床条件较差是肝移植 1 年生存率低于其他移植患者的主要原因。移植禁忌证包括不可逆的脑损伤、没有控制的感染、严重的胰腺炎和恶性肿瘤。使用 King's 学院和 Clichy 标准，尽早识别可能无需 OLT 即可存活的患者是必不可少的（框 96-3）。肝组织活检虽然不是必须，但它可以指导临床医生对早期移植的必要性进行决策。一般而言，坏死≤60% 的患者可能无需移植即可存活，而坏死≥90% 的患者不进行肝移植就无法存活[18, 19]。而对于坏死范围在这两者之间的无移植患者的预后目前还不太明确。

FHF 患者肝移植的各种手术方式选择（框 96-5），最常用的手术是尸体全肝移植，供体器官置于受体肝原位。然而，越来越多的学者一直在努力通过使用边缘捐献者供肝移植、活体供肝移植、尸体供肝劈裂肝移植和各种肝支持系统来建立更大供体库的方式，尽可能延长患者的存活时间，使其能够接受肝移植。据报道，临时性门腔静脉吻合术的治疗性肝切除术可稳定 FHF 患者病情，直至获得合适的肝脏供体器官[58, 59]。

其他替代疗法

在 FHF 中使用人工和生物人工肝支持装置已被证明可改善肝脏的生化和生理指标，尽管尚未显示它们可改善无移植或总体生存率[60]。肝细胞移植已被尝试用于 FHF 患者肝功能的维持，直到发生自发肝再生或器官移植有合适的移植物供体。FHF 肝细胞移植模型的实验研究显示，移植肝细胞的功能和患者生存率均有增加[61]。未来基于这一概念的试验研究是必要的。

框 96-5 可用于暴发性肝功能衰竭患者的肝脏替代疗法

肝移植
- 尸体肝移植
- 全肝移植
- 部分肝移植
- 劈裂肝移植
- 辅助部分或全肝
- 原位肝移植
- 异位肝移植
- 活体肝移植
- 左外叶
- 左叶
- 扩大的左叶
- 右叶

人工肝辅助装置
- 无细胞基质的系统
- 活性炭血液灌流
- 高容量血浆置换
- 持续高频血液透析滤过
- 分子吸附再循环系统
- 基于细胞的系统（生物人工肝辅助装置）
- 原代猪肝细胞
- 人肝母细胞瘤细胞
- 体外肝脏辅助装置

肝细胞移植

结论

FHF 仍然是一种罕见但致命的疾病，其死亡率很高。对于重症监护医生来说，FHF 的治疗是一个巨大的挑战。早期转到移植中心更加可取，不仅因为移植的可行性，而且还因为那里有经验丰富的专科医生。众多的器官功能紊乱问题需要采取多学科协作的方式来处理。目前，只有肝移植才能从根本上改变病程。尽管包括移植术后免疫抑制疗法在过去 10 年已经有了相当的进展，但这种干预维持是昂贵的，其与手术过程和终生免疫抑制的并发症有关。而肝脏替代疗法的安全性和有效性需要进一步验证。

知识点

1. FHF 与重症急性肝炎区别在于肝性脑病的存在。如果不进行肝移植，FHF 的死亡率为 50%～80%。
2. 对乙酰氨基酚过量仍然是美国 FHF 的主要原因。同时饮酒、糖原耗竭和/或抗惊厥药物可增强对乙酰氨基酚的肝毒性作用。
3. King 学院标准仍然是 FHF 最广泛使用的预后评分系统；但此标准对达不到标准的患者不能可靠地预测其生存率。

知识点

4. Ⅲ级或Ⅳ级肝性脑病的出现预示着更高的死亡率风险。Ⅲ或Ⅳ级脑病是气管内插管的指征，也是颅内高压诊断与治疗的方式的体现。
5. 颅内高压是导致FHF早期死亡的主要原因，颅内高压产生的原因为脑充血、渗透性因素和血-脑屏障功能紊乱。
6. 脑充血可通过脑动静脉氧含量差的减少或经颅多普勒检查显示收缩期血流速度增高来识别。
7. 颅内压力升高可通过过度通气、甘露醇、轻度低体温、治疗性镇静以及其他不太成熟的干预措施来管理；然而，其最佳管理方案仍然未知。
8. 预防性使用新鲜冰冻血浆不会改善FHF患者存活率，并可能加重容量超负荷和脑水肿。
9. 因可以避免血流动力学急剧波动导致脑血流灌注加重或脑血流灌注不足，连续性静脉-静脉血液滤过是FHF人工肾脏替代治疗的首选方法。
10. 肝移植是唯一可以降低死亡率的肝脏替代疗法。其他生物和非生物人工肝替代疗法是否能降低无移植FHF死亡率仍未得到证实。

(谭黄业 译，王永刚 校)

参考文献

1. Ichai P, Samuel D. Epidemiology of liver failure. Clin Res Hepatol Gastroenterol 2011;35:610-17.
2. Trey C, Davidson CS. The management of fulminant hepatic failure. Prog Liver Dis 1970;3:282-98.
3. Bernuau J, Rueff B, Benhamou JP. Fulminant and subfulminant liver failure: definitions and causes. Semin Liver Dis 1986;6:97-106.
4. O'Grady JG, Schalm SW, Williams R. Acute liver failure: redefining the syndromes. Lancet 1993;342:273-5.
5. Tandon BN, Bernauau J, O'Grady J, et al. Recommendations of the International Association for the Study of the Liver Subcommittee on nomenclature of acute and subacute liver failure. J Gastroenterol Hepatol 1999;14:403-4.
6. O'Grady JG, Williams R. Classification of acute liver failure. Lancet 1993;342:743.
7. Schiodt FV, Rochling FA, Casey DL, Lee WM. Acetaminophen toxicity in an urban county hospital. N Engl J Med 1997;337:1112-17.
8. Mazer M, Perrone J. Acetaminophen-induced nephrotoxicity: pathophysiology, clinical manifestations, and management. J Med Toxicol 2008;4:2-6.
9. Gregory B, Larson AM, Reisch J, The Acute Liver Failure Study Group. Acetaminophen dose does not predict outcome in acetaminophen-induced acute liver failure. J Investig Med 2010;58:707-10.
10. Chalasani NP, Hayashi PH, Bonkovsky HL, et al. ACG Clinical Guideline: the diagnosis and management of idiosyncratic drug-induced liver injury. Am J Gastroenterol 2014;109:950-66.
11. Chalasani N, Fontana RJ, Bonkovsky HL, et al. Drug Induced Liver Injury Network (DILIN). Causes, clinical features, and outcomes from a prospective study of drug-induced liver injury in the United States. Gastroenterology 2008;135:1924-34.
12. Navarro VJ, Seeff LB. Liver injury induced by herbal complementary and alternative medicine. Clin Liver Dis 2013;17:715-35.
13. Deleted in review.
14. Lee WM, Hynan LS, Rossaro L, et al. Intravenous N-acetylcysteine improves transplant-free survival in early stage nonacetaminophen acute liver failure. Gastroenterology 2009;137:856-64.
15. Kumar S, Ratho RK, Chawla YK, Chakraborti A. The incidence of sporadic viral hepatitis in North India: a preliminary study. Hepatobiliary Pancreat Dis Int 2007;6:596-9.
16. Farci P, Alter HJ, Shimoda A, et al. Hepatitis C virus-associated fulminant hepatic failure. N Engl J Med 1996;335:631-4.
17. Ding GK, Buckley NA. Evidence and consequences of spectrum bias in studies of criteria for liver transplant in paracetamol hepatotoxicity. QJM 2008;101:723-9.
18. O'Grady JG, Alexander GJ, Hayllar KM, Williams R. Early indicators of prognosis in fulminant hepatic failure. Gastroenterology 1989;97:439-45.
19. Bernuau J, Rueff B, Benhamou JP. Fulminant and subfulminant liver failure: definitions and causes. Semin Liver Dis 1986;6:97-106.
20. Lee WM, Galbraith RM, Watt GH, et al. Predicting survival in fulminant hepatic failure using serum Gc protein concentrations. Hepatology 1995;21:101-5.
21. Bernal W, Donaldson N, Wyncoll D, Wendon J. Blood lactate as an early predictor of outcome in paracetamol-induced acute liver failure: A cohort study. Lancet 2002;359:558-63.
22. Schmidt LE, Dalhoff K. Serum phosphate is an early predictor of outcome in severe acetaminophen-induced hepatotoxicity. Hepatology 2002;36:659-65.
23. Rutherford A, King LY, Hynan LS, et al. Development of an accurate index for predicting outcomes of patients with acute liver failure. Gastroenterology 2012;143:1237-43.
24. Scotto J, Opolon P, Eteve J, et al. Liver biopsy and prognosis in acute liver failure. Gut 1973;14:927-33.
25. Isobe-Harima Y, Terai S, Miura I, et al. A new hepatic encephalopathy model to monitor the change of neural amino acids and astrocytes with behaviour disorder. Liver Int 2007;28:117-25.
26. Bernal W, Hall C, Karvellas CJ, et al. Arterial ammonia and clinical risk factors for encephalopathy and intracranial hypertension in acute liver failure. Hepatology 2007;46:1844-52.
27. Wendon J, Lee W. Encephalopathy and cerebral edema in the setting of acute liver failure: pathogenesis and management. Neurocrit Care 2008;9:97-102.
28. Ellis AJ, Wendon JA, Williams R. Subclinical seizure activity and prophylactic phenytoin infusion in acute liver failure: a controlled clinical trial. Hepatology 2000;32:536-41.
29. Blei AT. Cerebral edema and intracranial hypertension in acute liver failure: distinct aspects of the same problem. Hepatology 1991;13:376-9.
30. Blei AT. Medical therapy of brain edema in fulminant hepatic failure. Hepatology 2000;32:666-9.
31. Abdo A, Lopez O, Fernandez A, et al. Transcranial Doppler sonography in fulminant hepatic failure. Transplant Proc 2003;35:1859-60.
32. Strauss GI, Moller K, Holm S, et al. Transcranial Doppler sonography and internal jugular bulb saturation during hyperventilation in patients with fulminant hepatic failure. Liver Transpl 2001;7:352-8.
33. Clemmesen JO, Larsen FS, Kondrup J, et al. Cerebral herniation in patients with acute liver failure is correlated with arterial ammonia concentration. Hepatology 1999;29:648-53.
34. Clark SJ, Shojaee-Moradie F, Croos P, et al. Temporal changes in insulin sensitivity following the development of acute liver failure secondary to acetaminophen. Hepatology 2001;34:109-15.
35. Harry R, Auzinger G, Wendon J. The clinical importance of adrenal insufficiency in acute hepatic dysfunction. Hepatology 2002;36:395-402.
36. Rolando N, Harvey F, Brahm J, et al. Prospective study of bacterial infection in acute liver failure: an analysis of fifty patients. Hepatology 1990;11:49-53.
37. Harrison PM, Keays R, Bray GP, et al. Improved outcome of paracetamol-induced fulminant hepatic failure by late administration of acetylcysteine. Lancet 1990;335:1572-3.
38. Yang R, Miki K, He X, et al. Prolonged treatment with N-acetylcysteine delays liver recovery from acetaminophen hepatotoxicity. Crit Care 2009;13:R55.
39. Kreymann B, Seige M, Schweigart U, et al. Albumin dialysis: effective removal of copper in a patient with fulminant Wilson disease and successful bridging to liver transplantation: a new possibility for the elimination of protein-bound toxins. J Hepatol 1999;31:1080-5.
40. Bañares R, Nevens F, Larsen FS, et al. Extracorporeal albumin dialysis with the molecular adsorbent recirculating system in acute-on-chronic liver failure: the RELIEF trial. Hepatology 2013;57:1153-62.
41. Czaja AJ. Acute and acute severe (fulminant) autoimmune hepatitis. Dig Dis Sci 2013;58:897-914.
42. Ichai P, Duclos-Vallee JC, Guettier C, et al. Usefulness of corticosteroids for the treatment of severe and fulminant forms of autoimmune hepatitis. Liver Transpl 2007;13:996-1003.
43. Als-Nielsen B, Gluud LL, Gluud C. Benzodiazepine receptor antagonists for hepatic encephalopathy. Cochrane Database Syst Rev 2004;(2):CD002798.
44. Jover-Cobos M, Noiret L, Sharifi Y, Jalan R. Ornithine phenylacetate revisited. Metab Brain Dis 2013;28:327-31.
45. Vaquero J, Fontana RJ, Larson AM, et al. Complications and use of intracranial pressure monitoring in patients with acute liver failure and severe encephalopathy. Liver Transpl 2005;11:1581-9.
46. Bernuau J, Durand F. Intracranial pressure monitoring in patients with acute liver failure: a questionable invasive surveillance. Hepatology 2006;44:502-4.
47. Davies MH, Mutimer D, Lowes J, et al. Recovery despite impaired cerebral perfusion fulminant hepatic failure. Lancet 1994;343:1329-30.
48. Blei AT, Olafsson S, Webster S, Levy R. Complications of intracranial pressure monitoring in fulminant hepatic failure. Lancet 1993;341:157-8.
49. Dmello D, Cruz-Flores S, Matuschak GM. Moderate hypothermia with intracranial pressure monitoring as a therapeutic paradigm for the management of acute liver failure: a systematic review. Intensive Care Med 2010;36:210-13.
50. Murphy N, Auzinger G, Bernel W, Wendon J. The effect of hypertonic sodium chloride on intracranial pressure in patients with acute liver failure. Hepatology 2004;39:464-70.
51. Tofteng F, Larsen FS. The effect of indomethacin on intracranial pressure, cerebral perfusion, and extracellular lactate and glutamate concentrations in patients with fulminant hepatic failure. J Cereb Blood Flow Metab 2004;24:798-804.
52. Bhatia V, Batra Y, Acharya SK. Prophylactic phenytoin does not improve cerebral edema or survival in acute liver failure–a controlled clinical trial. J Hepatol 2004;41:89-96.
53. Leithead JA, Ferguson JW, Bates CM, et al. The systemic inflammatory response syndrome is predictive of renal dysfunction in patients with nonparacetamol-induced acute liver failure. Gut 2009;58:443-9.
54. Davenport A, Will EJ, Davison AM. Effect of renal replacement therapy on patients with combined acute renal and fulminant hepatic failure. Kidney Int Suppl 1993;41:S245-51.
55. Vaquero J, Polson J, Chung C, et al. Infection and the progression of hepatic encephalopathy in acute liver failure. Gastroenterology 2003;125:755-64.
56. Rolando N, Wade J, Davalos M, et al. The systemic inflammatory response syndrome in acute liver failure. Hepatology 2000;32:734-9.
57. Deleted in review.
58. Hammer GB, So SK, Al Uzri A, et al. Continuous venovenous hemofiltration with dialysis in combination with total hepatectomy and portocaval shunting. Bridge to liver transplantation. Transplantation 1996;62:130-2.
59. Rozga J, Podesta L, LePage E, et al. Control of cerebral oedema by total hepatectomy and extracorporeal liver support in fulminant hepatic failure. Lancet 1993;342:898-9.
60. Camus C, Lavoué S, Gacouin A, et al. Molecular adsorbent recirculating system dialysis in patients with acute liver failure who are assessed for liver transplantation. Intensive Care Med 2006;32:1817-25.
61. Bilir BM, Guinette D, Karrer F, et al. Hepatocyte transplantation in acute liver failure. Liver Transpl 2000;6:32-40.

97

结石性与非结石性胆囊炎

Samuel A. Tisherman

对重症监护室（intensive care unit，ICU）中潜在急腹症患者的评估具有挑战性。此类患者常常存在多种潜在的败血症来源，患者往往无法描述症状或体格检查中的触痛。此外，许多影像学检查都需要把患者送到相应的放射科室，而危重患者的院内转运存在一定的风险。对于潜在的急性胆囊炎的危重患者，这些问题显得尤为棘手。

急性胆囊炎常常不伴有胆囊结石，长期以来被认为是外科手术或急性重症疾病的并发症[1]。危重患者发生急性胆囊炎的病理生理不同于一般人群，此类患者中至少有一半的患者不伴有胆囊结石[2]。了解急性胆囊炎危险因素和发病机制有助于提高疑诊指数，以及早期诊断和治疗，这对于危重患者获得良好预后是必要的。

危险因素和病理生理

在一般人群中，急性胆囊炎与胆囊结石有关，胆结石是胆固醇和胆汁酸盐在胆汁中的溶解度降低的结果。胆结石的危险因素包括年龄、女性、近期妊娠、胆结石家族史和溶血。胆囊结石患者任何时间都有发生急性胆囊炎的可能，但急性结石性胆囊炎很少发生在因为其他原因需住院治疗的患者中。

在某些情况下，非结石性胆囊炎可以自发。在门诊患者中，非结石性胆囊炎的危险因素包括糖尿病、血管炎、高龄和男性[3]；在癌症患者和全身性感染患者中也有非结石性胆囊炎的报道。急性胆囊炎是获得性免疫缺陷综合征患者剖腹探查或腹腔镜手术最常见的指征[4]，多数为非结石性疾病，毫无疑问，此类患者具有较高的死亡率。

在儿童中，大多数急性胆囊炎的病例为非结石性[5]，其病因似乎与继发于病毒感染的脱水、淋巴结疾病有关，还应考虑有无先天性胆道异常。

急性胆囊炎已在多个文献报道中被认为是手术[6, 7]、创伤[8, 9]、烧伤[10]、脓毒症[11]、心血管疾病、恶性肿瘤[12]的并发症。此外，急性胆囊炎的发生还与全胃肠外营养以及胆汁淤滞有关[13, 14]，然而这种关联的病理生理机制目前仍不清楚。

多年以来，关于危重患者及术后患者的非结石性胆囊炎发病机制的理论研究在不断进展，推测的原因包括术后胃肠蠕动功能减退、胆汁淤滞、术后禁食致肠内营养缺乏等导致胆汁中的胆盐浓度及胆固醇浓度增加[15]，很少观察到因为恢复进食后因胆囊收缩，胆囊黏膜与胆囊内结石反复摩擦而引发急性胆囊炎的情况。

组织病理学研究证实：急性非结石性胆囊炎患者胆囊黏膜存在坏死、动脉血栓形成、胆囊坏疽甚至穿孔，这些组织病理学改变表明低灌注可能是急性非结石性胆囊炎发病的另一个重要机制[16, 17]。低灌注尤其是内脏低灌注在危重患者中极为常见，其原因包括出血、脱水、心力衰竭和败血症；血管加压药物的使用可能会加剧低灌注。呼吸末正压通气可增加肝静脉的压力，从而导致门静脉灌注降低[18]。

除了低灌注之外，胆囊腔内压力的增高可能是急性胆囊炎发病的又一个关键因素[19]。禁食及麻醉药物继发的胆汁淤滞可能引起胆囊腔内压力的增加，低灌注和胆囊腔内压力增高的共同作用导致胆囊灌注压降低，胆囊壁缺血、细菌侵入从而导致急性胆囊炎的发生。

肠外营养的应用也可能与急性胆囊炎的发病有关。除禁食的影响外，肠外营养可直接减少胆汁的产生，进一步加重胆汁淤滞。研究发现，几乎所有的长期肠外营养患者存在胆汁淤滞、胆盐沉积或胆泥形成[14, 15]，许多患者进一步发展为胆囊结石。创伤患者随着时间的推移也可发展为胆泥，而胆泥在急性胆囊炎和急性胰腺炎的发病中扮演重要角色[20]。

其他急性胆囊炎的致病因素还包括抗生素等过敏引起胆囊嗜酸粒细胞浸润[21]和大量血制品输入所致的色素过载[18]，但这两种可能的致病因素目前均尚未得到证实。

发病率

鉴于 ICU 患者人群的多样性及疾病的严重程度，ICU 急性胆囊炎的发病率很难确定。在心脏手术患者中，急性胆囊炎的发病率仅次于腹部术后上消化道出血，其中一半为非结石性[22]。与左心功能障碍相关的内脏低灌注已被认为是急性胆囊炎的发病原因之一。急性胆囊炎早期预测因子包括动脉阻塞性疾病、低氧血症、体外循环时间过长、再次手术、心律失常、机械通气≥3 天、菌血症以及医院内获得性感染[6]，这些因素共同的特点包括组织灌注不足、氧合不佳，以及手术创伤所带来的炎症反应致肠道菌群移位。因心脏外科术后发生急性胆囊炎的风险较高，有学者建议将超声作为病情复杂的心血管外科术后患者急性胆囊炎常规筛查手段[7]。

在一般的术后患者中，急性胆囊炎可发生于伴或不伴胆囊结石的患者中，其致死率约为30%。在创伤患者中，约90%的急性胆囊炎病例为非结石性胆囊炎[8,9]，随着术后时间的推移，非结石性急性胆囊炎的发病率进行性增高。虽急性胆囊炎发病率低，但该疾病的多种致病因素在ICU却极为常见，因此难以确定哪类ICU特定群体可从急性胆囊炎的选择性筛查中受益。

临床表现

急性结石性胆囊炎和急性非结石性胆囊炎的症状和体征没有区别，通常均表现为右上腹或上腹部疼痛，疼痛可向肩背部放射，常发生于进食高脂食物之后，临床表现为厌食、恶心、呕吐，甚至伴有发热与寒战；对于正接受肠内营养的患者，急性胆囊炎的发生可能与膳食和管饲有关。

检查时，发热是最一致的发现，右上腹或上腹部压痛，常伴有腹膜刺激征的表现，但很少触及胆囊肿大，可伴有腹胀和肠鸣音减弱；如患者存在胆总管结石、Mirizzi综合征（胆囊颈部结石压迫肝总管）以及败血症致肝功能不全，则可能出现黄疸。在重症患者中，受患者精神状态及合并疾病的影响，这些症状和体征往往难于评估甚至缺失。

最一致的实验室检查发现是白细胞计数增高，在不伴有胆总管结石、Mirizzi综合征及败血症的急性胆囊炎患者中，血清肝酶和胆红素通常是正常的。在一般人群中，急性胆囊炎的临床表现和实验室检查敏感性和特异性均不高[23]，在危重患者中更是如此。

鉴于ICU急性胆囊炎潜在的病理生理学往往涉及胆囊壁缺血，病情快速进展为胆囊壁坏疽、穿孔的风险很大。因此，尽管在ICU中其他原因导致的败血症较急性胆囊炎所致的败血症更为常见，但对于可能患有腹腔内脓毒症的患者的鉴别诊断，应考虑到急性胆囊炎可能，在下一步的诊疗中应进行胆囊相关的影像学检查。

影像学检查

由于准确性高，不管是一般人群还是危重患者，超声检查通常是急性胆囊炎首选的影像学检查。在ICU，胆囊壁增厚和胆囊周围游离性积液有助于急性胆囊炎的诊断，而胆囊结石的存在与否对诊断没有帮助（图97-1）。这些发现与手术所见相吻合，但假阳性可见于胆汁淤滞、阴性结石、胆固醇过多、腹水、低蛋白血症和门静脉高压症的患者中，其他提示急性胆囊炎的超声检查结果如下："双边征"，代表胆囊壁水肿；"晕轮征"，代表胆囊黏膜脱落；胆囊壁内积气；胆囊肿大；"超声墨菲征"，超声检查时，胆囊体表投影处有压痛。超声检查对急性非结石性胆囊炎诊断的敏感性为81%～92%，特异性为60%～96%，但这些结果依赖于操作者的经验。

ICU中的问题之一是典型的急性胆囊炎的超声检查结果可在没有其他胆囊炎证据的ICU患者中看到。例如Bolan等对不同类型的ICU患者每周进行两次胆囊超声检查[24]，在超声检查未发现胆囊结石患者中，有一半的患者至少在一次检查中发现急性胆囊炎；Helbich等试图应用基于急性胆囊炎超声影像特点的评分系统对患者实施评估，超声检查发现越多，越应该进行更积极的诊断评估，或许还需要进行治疗性干预[25]。对于诊断模棱两可的病例，动态的超声检查中若发现胆囊壁增厚，应增加对急性胆囊炎的怀疑[26]。

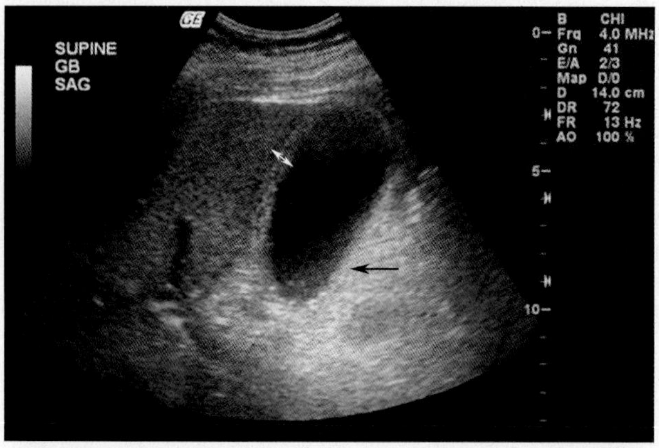

图97-1 超声显示胆囊壁增厚（双箭头）和胆泥（黑色箭头）

胆囊闪烁扫描通常被用于其他检查如B超诊断不能明确或结果与临床相矛盾的可疑急性胆囊炎患者，该方法通过静脉注射经锝标记的亚氨基二乙酸（iminodiacetic acid，IDA）作为示踪剂，对示踪剂在胆管内的踪迹进行动态扫描，若注射4小时后示踪剂进入小肠而在胆囊内没有示踪剂显影，可诊断为胆囊炎，提示胆囊管闭塞（图97-2），胆囊示踪剂显影延迟则提示慢性胆囊炎。假阳性可见于禁食尤其是接受肠外营养的患者，因为此类患者胆囊可能已经被胆汁等最大限度地充填，此时可通过静脉注射吗啡来增加Oddi括约肌的张力从而增加胆道系统内的压力，使示踪剂得以进入胆囊，从而降低假阳性率的发生风险[27]；在严重肝病患者中，由于对示踪剂的摄取和排泄不足，胆道树显影不佳；此外，对于曾实施Oddi括约肌切开的患者，示踪剂可快速通过胆道树。总体来说，胆囊闪烁扫描灵敏性为91%～97%，特异性为38%～99%[27-29]。该方法是除超声检查外，急性胆囊炎是否需要早期决策干预的有用补充[28,29]，但无一例外，所有患者均应结合临床表现综合考虑。

计算机断层扫描（computed tomographyCT）可用于急性胆囊炎的诊断[30,31]。其阳性检查结果的标准包括：胆囊壁厚度＞4mm；胆囊周围游离性积液；胆囊壁内气体；胆囊黏膜脱落或无腹水的胆囊浆膜下水肿（图97-3）。如果进行静脉造影，则可看到胆囊壁强化。虽然CT可能不像其他检查那样确定是否存在胆囊结石或急性胆囊炎，但它可以帮助检测或排除其他原因引起的急腹症。然而CT检查在重症患者中应用的一个很大问题是需要将患者转移到放射科及扫描设备上。在可疑急性胆囊炎的危重患者中，超声仍然是首选的检查方法，然而通常也需要一些进一步的检查。

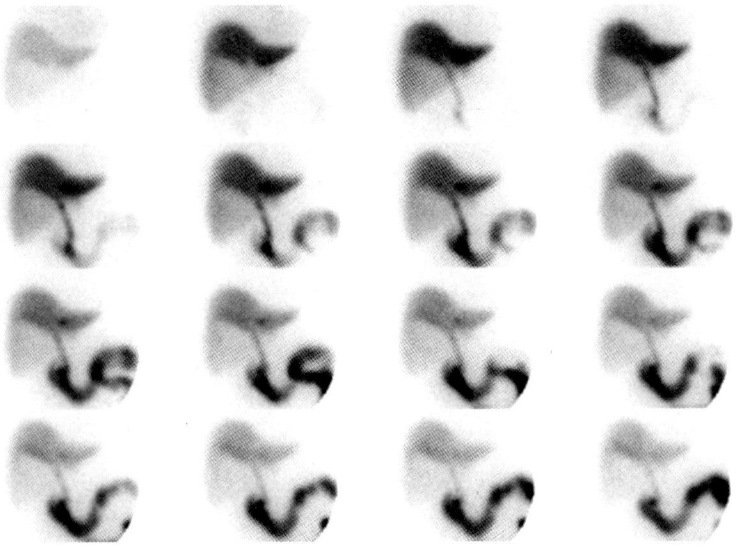

图 97-2　胆管闪烁扫描显示示踪剂最先在肝脏显影，然后流入胆管树和小肠，胆囊没有示踪剂显示

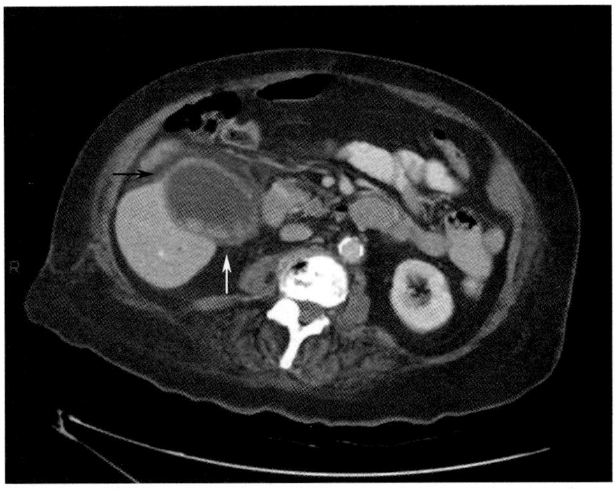

图 97-3　腹部计算机断层扫描显示胆囊壁增厚，胆囊周围脂肪浸润（黑色箭头）和胆囊结石（白色箭头）

ICU 潜在急性胆囊炎患者的鉴别诊断包括消化性溃疡（特别是穿孔）、急性胰腺炎、肝或膈下脓肿、肾盂肾炎、右下肺叶性肺炎（虽然右下肺不张常伴随膈下脓肿）以及所有败血症的病因。临床决策时，临床表现、实验室检查和影像学检查都应给予考虑。

为帮助明确急性胆囊炎的诊断，2013 年东京胆囊炎治疗指南（TG13）提出了具体的诊断标准[32]：对可疑的急性胆囊炎患者，若存在局部炎症迹象（右上腹疼痛、压痛或肿块、Murphy 征阳性）、全身炎性反应征象（发热、CRP 升高、WBC 升高），加上确定的影像学表现，即可诊断为急性胆囊炎。胆囊炎的严重程度被定义为：轻度（没有任何“中度”的表现），中度（WBC > 18 000/mm^3，右上腹可触及肿块、症状持续时间 > 72 小时、明显的局部炎症），重度（终末器官功能障碍）。

管理

急性胆囊炎患者的治疗包括支持治疗、抗生素治疗、胆道引流或胆囊切除术（图 97-4）。即使在诊断不明确的情况下，胆道引流也是适用所有重症病例的。

急性胆囊炎标准的初始药物治疗包括抗生素、止痛药，以及在早期阶段让肠道休息，对于因急性胆囊炎所致的脓毒症患者，应按“拯救脓毒症运动”指南原则进行液体复苏，使用血管升压素和早期使用广谱抗生素[33]。

无并发症的急性胆囊炎的抗生素应用应覆盖肠球菌和革兰氏阴性杆菌，尤其是大肠埃希菌和克雷伯菌[34]。急性胆囊炎患者至少有一半细菌培养结果呈阳性，尤其是症状持续 72 小时以上的患者。如果这些患者早期进行了胆囊切除术，则可能不需要持续的抗生素覆盖；在患有严重疾病或先前已经接受抗生素的患者中，常可在胆汁培养出更多的耐药菌和罕见致病菌，包括葡萄球菌、耐革兰氏阴性杆菌、厌氧菌和真菌。老年患者感染的胆汁中也更容易培养出具有更多耐药性的致病菌。Tseng 等研究发现，83% 的急性胆囊炎患者胆汁培养呈阳性[35]，其中革兰氏阴性杆菌（如大肠埃希菌、肺炎克雷伯菌、摩尔摩根菌、绿脓假单胞菌和沙门菌）占 75%，革兰氏阳性菌（如肠球菌）占 30%，专性厌氧菌占 7%。ICU 急性胆囊炎患者特别是近期抗生素暴露或免疫抑制患者，最初可能需要更广泛的抗生素覆盖，直至获取病原学证据后再依据结果调整为适合的抗生素。局部抗感染可能有帮助。

非甾体抗炎药对控制急性胆囊炎的疼痛非常有效。当需要麻醉时，麻醉性镇痛药的选择可能不如以往认为的那么重要，所有的麻醉药都会增加 Oddi 括约肌的压力，潜在地增加胆道压力。在缓解疼痛或解决临床症状方面，这些药物似乎没有任何重要的区别。

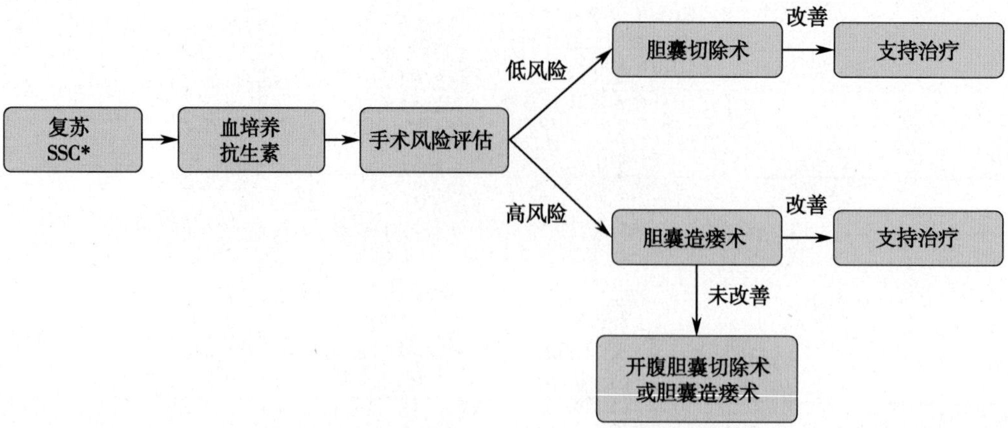

图 97-4 胆囊炎的管理。*SSC：拯救脓毒症运动

接下来的问题是是否急诊行胆道引流或者胆囊切除术，目前还缺乏前瞻性的随机试验研究来帮助阐明这个问题。早期外科会诊至关重要，必须在综合考虑重症监护水平、影像学资料和患者的具体情况后作出是否外科手术治疗干预的决定。如患者能够耐受转运至手术室和全身麻醉，胆囊切除术仍然是最肯定的治疗方法，特别是存在胆囊坏疽或穿孔风险的患者。Yacoub 等开发了一个基于 45 岁以上（1 分）、心律 > 90 次 /min（1 分）、男性（2 分）、WBC > 13 000/mm^3（1.5 分）和胆囊壁厚度 > 4.5mm（1 分）总计 6.5 分的胆囊坏疽风险评分系统[36]。然而，患有急性胆囊炎的危重患者，尤其是那些呼吸功能不全或血流动力学不稳定的危重患者，实施胆囊切除术不大现实。随着影像引导穿刺引流技术的进步，超声引导的床旁胆囊造瘘引流术已被更为普遍的应用。

影像引导穿刺引流术

1979 年，超声引导下胆囊造瘘引流术首次被应用于缓解梗阻性黄疸患者的胆道梗阻[37]；1985 年，首次报道了经皮胆囊造瘘引流术在急性胆囊炎患者治疗中的应用，114 例患者中 113 例治疗成功[38]。

有学者已经将经皮胆囊造瘘术作为 ICU 内持续不明原因败血症患者的诊断和治疗手段[39]，这些患者中很多患者的病情得到改善，尽管很少有阳性的胆汁培养结果。到目前为止，在没有明确诊断急性胆囊炎的危重患者中，经皮胆囊造瘘术的作用和胆汁培养少有阳性的机制仍不清楚，但由于该治疗方法风险较低，因此对高度怀疑急性胆囊炎的危重患者，应考虑实施胆囊造瘘术。

如果患者存在弥漫性腹膜炎的证据，提示胆囊穿孔可能，禁用经皮胆囊造瘘术。另一方面，如果影像学检查提示胆囊周围积脓，则需同时引流脓肿或手术探查。

经皮胆囊造瘘术是在超声或 CT 引导下，将一根穿刺引导针通过肝脏插入胆囊，然后采用标准的 Seldinger 技术扩张通道，经穿刺引导针管插入导丝，拔出穿刺针后在导丝的引导下将猪尾巴管推入胆囊，猪尾巴管末端接引流袋，也有学者采用 Trocar 技术实施胆囊造瘘术。

Van 等在对具备胆囊造瘘指征的 127 例患者实施造瘘术，125 例取得成功[40]，其中 11 例（8.7%）发生严重并发症，包括胆汁性腹膜炎、出血、迷走神经反应、低血压、导管滑脱及急性呼吸窘迫综合征，5 例（3.9%）发生轻微并发症，未发生与造瘘相关死亡病例。即使在进行抗凝治疗的患者中，经皮胆囊造瘘术的风险也是相对较低的[41]。

经皮胆囊造瘘术总体的死亡率约为 10%，与开腹胆囊造瘘术相当[41-44]，经皮胆囊造瘘术引流成功的限制因素在于胆囊的活力，胆囊若存在局灶性缺血、坏死，若不行胆囊切除术，患者的病情不可能改善，而且易发胆囊穿孔，对于实施经皮造瘘引流后病情得不到改善的患者，应考虑行胆囊切除术。

在许多情况下，胆囊造瘘术可提供肯定的疗效，从而避免择期行胆囊切除术[43, 44]。Atar 等报道对 81 例合并败血症及高度麻醉和手术风险的急性胆囊炎患者实施经皮胆囊造瘘术[44]，均取得成功，对于非结石性急性胆囊炎患者，一旦症状消失，即可拔除造瘘管，这不同于传统的造瘘管至少保留 6 周的建议，采用经皮经肝途径造瘘也使得早期拔管更加安全，这些患者后期均未行胆囊切除术；对于结石性胆囊炎患者，可通过造瘘管实施胆道造影术，如果发现胆管结石，可经胆囊造瘘管途径进行十二指肠乳头扩张，然后将结石推入十二指肠，对于不能将结石推入十二指肠的结石性胆囊炎患者均择期行经腹腔镜胆囊切除术。

一种新的胆囊造瘘术涉及经十二指肠乳头内镜技术[45]，对于经评估具备内镜介入指征的病例，这种方法可能是有帮助的。对于胆囊没有严重肿大或者胆囊壁无明显增厚的患者，这种方法具有很高的成功率[46]。超声内镜也可用于经胃或十二指肠胆囊支架置入术[47]。

手术治疗

手术方式包括胆囊造瘘术和胆囊切除术。胆囊造瘘术通常是在局部麻醉下经右上腹肋下小切口或者经腹腔镜下来完成，但目前影像引导经皮胆囊造瘘术已经很大程度上取代了上述两种方式。

与胆囊造瘘术相比，胆囊切除术可能更具优势，因为手术可以直观了解整个右上腹病变部位情况，并且完全清除胆囊周围积液，也减轻了胆囊穿孔的风险。当进行胆囊切除术时，通常可以先尝试经腹腔镜手术，但应认识到若解剖困难腹腔镜手术难以进行时，应及时放弃腹腔镜手术中转开腹。急性胆囊炎胆囊切除术手术时机尚存在争议[48]。另外，如果经保守治疗无效，则应考虑行胆囊切除术；如果患者在胆囊造瘘术后病情有所改善，延迟至少 2 周实施胆囊切除术对患者可能是有益的。

床旁腹腔镜检查可以对危重患者的急腹症进行评估。如果发现急性胆囊炎，可以很容易地立即进行胆囊造瘘术，或者将患者转运至手术室进行胆囊切除术[49, 50]；如果排除了急性胆囊炎的诊断，则可以避免从重症监护室到手术室不必要的搬运。

管理总结

危重患者急性胆囊炎的早期支持性治疗重点应关注患者的液体复苏，接下来的治疗则基于胆囊炎的严重程度（图 97-4）。对手术风险低的患者，推荐早期行腹腔镜胆囊切除术；对于高危患者，急诊胆囊造瘘术是比较恰当的，若经造瘘后病情未得到改善，应考虑手术干预。

并发症及预后

与普通患者相比，危重患者急性胆囊炎并发症更为常见，尤其是老年患者并发症的发生率更高。在非结石性急性胆囊炎患者中，胆囊坏疽最为常见[8-11, 23]。与不存在胆囊坏疽患者相比，坏疽患者胆囊穿孔和经皮穿刺引流失败的风险也更高；气肿性胆囊炎（胆囊壁内积气）患者也具有更高的穿孔风险，可通过腹部平片、CT 或超声检查明确诊断，在这种情况下，抗生素的覆盖范围应包括厌氧菌。虽然经皮胆囊造瘘可能是有效的，但若患者病情没有及时改善，则提示应及早行胆囊切除术。

急性胆囊炎发生胆囊穿孔的概率可多达 10%[8-11, 51]，通常，若穿孔后如液体局部聚积，经皮穿刺引流术是可行的。胆囊可以自发穿孔，且一旦发生，死亡的风险会显著增加[52]。然而，临床上的问题是术前影像学检查可能无法证实胆囊穿孔的存在[53]，且胆囊穿孔的风险随着引流或手术的延迟呈进行性增高，提示胆囊切除术适用于自发性胆囊穿孔的患者。胆囊积脓也大大增加了死亡率[54]，这种并发症适用于经皮穿刺引流，但穿刺失败和胆囊穿孔的风险更高。

ICU 急性胆囊炎死亡的风险主要反映在潜在疾病过程和合并症，总体死亡率约为 30%[8-11]。

预防

目前没有任何干预措施可以预防 ICU 患者急性胆囊炎的发生。如果关于其发生的病理生理机制是正确的，那么对休克患者通过积极液体复苏、早期实施肠内营养避免胆汁淤积，并尽量减少麻醉药品的使用等措施可以降低 ICU 中危重患者急性胆囊炎的发病率；间歇性给予胆囊收缩素或口服脱氧胆酸可增加胆汁流量，因此可能会降低接受肠外营养非结石性胆囊炎患者发生急性胆囊炎的风险[55, 56]，但仍需在 ICU 患者中进行更深入的研究。

总结

危重患者急性胆囊炎常常因无典型的症状和体征，其诊断是困难的；实验室检查没有特异性；首选的影像学检查是超声；胆囊闪烁扫描和 CT 对急性胆囊炎的诊断可能有帮助。支持治疗包括抗生素和肠道休息，尽管经皮胆囊造瘘术适用于病情不稳定的患者，但如果病情允许且能耐受手术，胆囊切除术仍然是最肯定的治疗方法。

知识点

1. 危重患者急性胆囊炎通常缺乏急性胆囊炎典型的症状和体征。
2. 危重患者急性胆囊炎的实验室检查没有特异性。
3. 超声是危重患者急性胆囊炎首选的影像学检查，但也可能需要胆管闪烁扫描和 CT 来协助明确诊断。
4. 危重患者急性胆囊炎的早期支持治疗包括抗生素和肠道休息。
5. 虽然胆囊切除术是危重患者急性胆囊炎首选的最权威的治疗手段，但对于病情不稳定等无法耐受全身麻醉和手术的患者，应采用影像引导下的经皮胆囊造瘘术。

（谭黄业　译，王永刚　审校）

参考文献

1. Duncan J. Femoral hernia. Gangrene of the gallbladder; extravasation of bile; peritonitis; death. North Med J 1844;2:151-3.
2. Boland G, Lee MJ, Mueller PR. Acute cholecystitis in the intensive care unit. New Horiz 1993;1:246-60.
3. Ryu JK, Ryu KH, Kim KH. Clinical features of acute acalculous cholecystitis. J Clin Gastroenterol 2003;36:166-9.
4. LaRaja RD, Rothenberg RE, Odom JW, Mueller SC. The incidence of intraabdominal surgery in acquired immunodeficiency syndrome. A statistical review of 904 patients. Surgery 1989;105:175-9.
5. Lobe TE. Cholelithiasis and cholecystitis in children. Semin Pediatr Surg 2000;9:170-6.
6. Rady MY, Kodavatiganti R, Ryan T. Perioperative predictors of acute cholecystitis after cardiovascular surgery. Chest 1998;114:76-84.
7. Hagino RT, Valentine RJ, Clagett GP. Acalculous cholecystitis after aortic reconstruction. J Am Coll Surg 1997;184:245-8.
8. Fabian TC, Hickerson WL, Mangiante EC. Post-traumatic and postoperative acute cholecystitis. Am Surg 1986;52:188-92.
9. Hamp T, Fridrich P, Mauritz W, et al. Cholecystitis after trauma. J Trauma 2009;66:400.
10. McDermott MW, Scudamore CH, Boileau LO, et al. Acalculous cholecystitis. Its role as a complication of major burn injury. Can J Surg 1985;28:529-33.
11. Shapiro MJ, Luchtefeld WB, Kurzweil S, et al. Acute acalculous cholecystitis in the critically ill. Am Surg 1994;60:335-9.
12. Chung-Park M, Kim B, Marmolya G, et al. Acalculous lymphoeosinophilic cholecystitis associated with interleukin-2 and lymphokine-activated killer cell therapy. Arch Pathol Lab Med 1990;114:1073-5.
13. Messing B, Bories C, Kunstlinger F, Bernier JJ. Does total parenteral nutrition induce gallbladder sludge formation and lithiasis? Gastroenterology 1983;84:1012-19.
14. Allen B, Bernhoft R, Blanckaert N, et al. Sludge is calcium bilirubinate associated with bile stasis. Am J Surg 1981;141:51-6.
15. Glenn F, Wantz GE. Acute cholecystitis following the surgical treatment of unrelated disease. Surg Gynecol Obstet 1956;102:145.
16. Warren BL, Carstens CA, Falck VG. Acute acalculous cholecystitis–a clinical-pathological disease

spectrum. S Afr J Surg 1999;37:99-104.
17. Hakala T, Nuutinen PJ, Ruokonen ET, Alhava E. Microangiopathy in acute acalculous cholecystitis. Br J Surg 1997;84:1249-52.
18. Long TN, Heimbach DM, Carrico CJ. Acalculous cholecystitis in critically ill patients. Am J Surg 1978;136:31-6.
19. Orlando R, Gleason E, Drezner AD. Acute acalculous cholecystitis in the critically ill patient. Am J Surg 1983;145:472-6.
20. Toursarkissian B, Kearney PA, Holley DT, et al. Biliary sludging in critically ill trauma patients. South Med J 1995;88:420-4.
21. Parry SW, Pelias ME, Browder W. Acalculous hypersensitivity cholecystitis. Hypothesis of a new clinicopathologic entity. Surgery 1988;104:911-16.
22. Leitman IM, Paull DE, Barie PS, et al. Intra-abdominal complications of cardiopulmonary bypass operations. Surg Gynecol Obstet 1987;165:251-4.
23. Kalliafas S, Ziegler DW, Flancbaum L, Choban PS. Acute acalculous cholecystitis. Incidence, risk factors, diagnosis, and outcome. Am Surg 1998;64:471-5.
24. Boland GW, Slater G, Lu DS, et al. Prevalence and significance of gallbladder abnormalities seen on sonography in intensive care unit patients. Am J Roentgenol 2000;174:973-7.
25. Helbich TH, Mallek R, Madl C, et al. Sonomorphology of the gallbladder in critically ill patients. Value of a scoring system and follow-up examinations. Acta Radiol 1997;38:129-34.
26. Jeffrey RB Jr, Sommer FG. Follow-up sonography in suspected acalculous cholecystitis. preliminary clinical experience. J Ultrasound Med 1993;12:183-7.
27. Hung BT, Traylor KS, Wong CY. Revisiting morphine-augmented hepatobiliary imaging for diagnosing acute cholecystitis. the potential pitfall of high false positive rate. Abdom Imaging 2014; 39(3):467-71.
28. Prevot N, Mariat G, Mahul P, et al. Contribution of cholescintigraphy to the early diagnosis of acute acalculous cholecystitis in intensive-care-unit patients. Eur J Nucl Med 1999;26:1317-25.
29. Mariat G, Mahul P, Prevot N, et al. Contribution of ultrasonography and cholescintigraphy to the diagnosis of acute acalculous cholecystitis in intensive care unit patients. Intensive Care Med 2000;26:1658-63.
30. Varma DG, Faust JM. Computed tomography of gangrenous acute postoperative acalculous cholecystitis. J Comput Tomogr 1988;12:29-31.
31. Mirvis SE, Whitley NO, Miller JW. CT diagnosis of acalculous cholecystitis. J Comput Assist Tomogr 1987;11:83-7.
32. Yokoe M, Takada T, Strasberg S, et al. TG13 diagnostic criteria and severity grading of acute cholecystitis. J Hepatobiliary Pancreat Sci 2013;20(1):35-46.
33. Dellinger RP, Levy MM, Rhodes A, et al. Surviving Sepsis Campaign: International guidelines for management of severe sepsis and septic shock: 2012. Crit Care Med 2013;41:580-637.
34. Barie PS, Jacobson IM. Gallbladder disease. In: Zakim D, Boyer TD, editors. Hepatology. A Textbook of Liver Disease. 2nd ed. Philadelphia: Saunders; 1990 p. 1516-32.
35. Tseng LJ, Tsai CC, Mo LR, et al. Palliative percutaneous transhepatic gallbladder drainage of gallbladder empyema before laparoscopic cholecystectomy. Hepatogastroenterology 2000;47:932-6.
36. Yacoub WN, Petrosyan M, Sehgal I, et al. Prediction of patients with acute cholecystitis requiring emergent cholecystectomy. A simple score. Gastroenterol Res Pract 2010;2010:1-5.
37. Elyaderani M, Gabriele OF. Percutaneous cholecystostomy and cholangiography in patients with obstructive jaundice. Radiology 1979;130:601-2.
38. Eggermont AM, Lameris JS, Jeekel J. Ultrasound guided percutaneous transhepatic cholecystostomy for acute acalculous cholecystitis. Arch Surg 1985;120:1354-6.
39. Boland GW, Lee MJ, Leung J, Mueller PR. Percutaneous cholecystostomy in critically ill patients. early response and final outcome in 82 patients. Am J Roentgenol 1994;163:339-42.
40. van Sonnenberg E, D'Agostino HB, Goodacre BW, et al. Percutaneous gallbladder puncture and cholecystostomy: results, complications, and caveats for safety. Radiology 1992;183:167-70.
41. Dewhurst C, Kane RA, Mhuircheartaigh JN, et al. Complication rate of ultrasound-guided percutaneous cholecystostomy in patients with coagulopathy. AJR Am J Roentgenol 2012;199:W753-60.
42. Patel M, Miedema BW, James MA, Marshall JB. Percutaneous cholecystostomy is an effective treatment for high-risk patients with acute cholecystitis. Am Surg 2000;66:33-7.
43. Chang YR, Ahn YJ, Jang JY, et al. Percutaneous cholecystostomy for acute cholecystitis in patients with high comorbidity and re-evaluation of treatment efficacy. Surgery 2014;155:615-22.
44. Atar E, Bachar GN, Berlin S, et al. Percutaneous cholecystostomy in critically ill patients with acute cholecystitis. complications and late outcome. Clin Radiol 2014;69:e247-52.
45. Mutignani M, Iacopini F, Perri V, et al. Endoscopic gallbladder drainage for acute cholecystitis. technical and clinical results. Endoscopy 2009;41:539-46.
46. Ogawa O, Yoshikumi H, Maruoka N, et al. Predicting the success of endoscopic transpapillary gallbladder drainage for patients with acute cholecystitis during pretreatment evaluation. Can J Gastroenterol 2008;22:681-5.
47. Choi JH, Lee SS, Choi JH, et al. Long-term outcomes after endoscopic ultrasonography-guided gallbladder drainage for acute cholecystitis. Endoscopy 2014;46:656-61.
48. Kim HO, Ho Son B, Yoo CH, Ho Shin J. Impact of delayed laparoscopic cholecystectomy after percutaneous transhepatic gallbladder drainage for patients with complicated acute cholecystitis. Surg Laparosc Endosc Percutan Tech 2009;19:20-4.
49. Yang HK, Hodgson WJ. Laparoscopic cholecystostomy for acute acalculous cholecystitis. Surg Endosc 1996;10:673-5.
50. Almeida J, Sleeman D, Sosa JL, et al. Acalculous cholecystitis. the use of diagnostic laparoscopy. J Laparoendosc Surg 1995;5:227-31.
51. Derici H, Kamer E, Kara C, et al. Gallbladder perforation. Clinical presentation, predisposing factors, and surgical outcomes of 46 patients. Turk J Gastroenterol 2011;22:505-12.
52. Felice PR, Trowbridge PE, Ferrara JJ. Evolving changes in the pathogenesis and treatment of the perforated gallbladder. A combined hospital study. Am J Surg 1985;149:466-73.
53. Tsai M-J, Chen J-D, Tiu C-M, et al. Can acute cholecystitis with gallbladder perforation be detected preoperatively by computed tomography in ED? Correlation with clinical data and computed tomography features. Am J Emerg Med 2009;27:574-81.
54. Fry DE, Cox RA, Harbrecht PJ. Empyema of the gallbladder. A complication in the natural history of acute cholecystitis. Am J Surg 1981;141:366-9.
55. Teitelbaum DH, Han-Markey T, Drongowski RA, et al. Use of cholecystokinin to prevent the development of parenteral nutrition-associated cholestasis. JPEN J Parenter Enteral Nutr 1997;21:100-3.
56. Gunsar C, Melek M, Karaca I, et al. The biochemical and histopathological effects of ursodeoxycholic acid and metronidazole on total parenteral nutrition-associated hepatic dysfunction. an experimental study. Hepatogastroenterology 2002;49:497-500.

98 急性胰腺炎

Pamela Lipsett and Mario Rueda

急性胰腺炎的概念包含了从轻型水肿型到重症急性坏死型胰腺炎等一个广泛的疾病范畴。在美国急性胰腺炎是需要住院治疗的最常见的消化道疾病，每年为此花费超过20亿美元[1,2]。轻型胰腺炎是一个自限性疾病，极少并发器官功能损害；病死率低于1%，通常3～4天可以治愈。这种类型的胰腺炎几乎不需要接受重症监护室（intensive care unit，ICU）治疗或外科手术干预。尽管大多数（80%）急性胰腺炎患者属于轻型胰腺炎，但仍有10%～15%患者会出现急性炎症反应综合征（systemic inflammatory response syndrome，SIRS），病情急剧变化导致胰腺坏死和多器官功能损害[3,4]。重症急性胰腺炎的病死率达15%～30%，而包括各种类型在内的急性胰腺炎总体病死率低于5%[3,4]。

重症急性胰腺炎发病最初的1～2周以SIRS为主要特征并最终可导致器官功能损害。大量炎症介质释放入血，患者常出现心肺及肾衰竭的信号及症状[5]。早期阶段胰腺感染并不多见，但是在平均发病7天左右可发生菌血症和肺部感染[5]。临床中通过应用蛋白酶抑制剂、奥曲肽，或者血小板激活因子受体拮抗剂等治疗方法，试图改变胰腺炎发病的过程，但都没有确定的效果[6,7]。

自20世纪80年代以来，急性胰腺炎的发病率和病死率有了显著的下降。死亡的病例大多与继发感染有关[8]。通常坏死胰腺（和胰腺周围组织）继发感染发生在胰腺炎发病的2～3周，有报道40%～70%的坏死型胰腺炎会继发感染[5,7,8]。坏死灶继发感染是继发于坏死型胰腺炎最重要的死亡危险因素。如何预防、诊断及采取合适的治疗手段处理重症急性胰腺炎继发感染对于改善这一疾病患者的预后至关重要。

本章节将讨论重症急性胰腺炎这一疾病的病因、病理生理、严重程度分期及治疗。

病因学和流行病学

在美国，急性胰腺炎总住院率已增至274 000例以上，成为需要住院的最常见的消化系统疾病[1]。急性胰腺炎发病率的增长考虑与饮酒及与胆石症发病增加有关。男性急性胰腺炎发病率略高于女性，女性与男性比例约在1∶1.2到1∶1.5。黑种人住院及就诊急诊诊断急性胰腺炎的比例高于白种人。胰腺炎可发生于任何年龄段的人群，但低龄儿童（<3岁）发病通常与囊性纤维化等系统性疾病有关。另一方面，酒精相关性急性胰腺炎的发病高峰在45～55岁，此后逐渐下降。胆源性胰腺炎更多见于女性，酒精相关性急性胰腺炎更多见于男性。

了解每一例胰腺炎病例特殊的病因非常重要；对急性胰腺炎的评估与处理一定程度上依赖于疾病的易感过程。胆石症是发达国家急性胰腺炎的主要病因，占全部病例的35%～40%[9]。这也是老年急性胰腺炎患者的最常见病因，可能与这一年龄阶段胆石症的发病率高有关。

酗酒导致的病例大约占急性胰腺炎总数的30%。其他少见的病因还包括：药物反应（通常具有特质性），胰腺和壶腹部肿瘤，高甘油三酯血症，高钙血症，胆总管囊肿，创伤（包括内镜下逆行胰胆管造影术后胰腺炎），以及感染性或寄生虫性。更少见的病因还包括某些爬虫、毒蝎以及毒蜥蜴咬伤。此外一些不能明确病因者称之为特发性胰腺炎。

发病机制与遗传易感性

无论何种病因，胰腺炎发病都是一个能导致SIRS发生的炎症过程[5]。目前导致胰腺炎发生和发展的确切的细胞内机制并不完全清楚。在急性胰腺炎发生的早期阶段，胰腺腺泡细胞内发生3个表型反应：①分泌的改变；②细胞内蛋白酶的激活；③产生炎症介质[10]。胰腺腺泡细胞在接受一个合适的刺激后不久，腺泡内分泌物即从导管顶端细胞释放入胰腺导管。这一过程必需顶端质膜的酶原颗粒进行胞吐融合，而基底质膜的颗粒不融合。然而在急性胰腺炎发生进程中，存在：①腺泡细胞顶端分泌的明显下降；②胰腺导管细胞旁路屏障的破坏导致导管内容物渗漏到细胞旁路外区域；③从腺泡细胞酶原颗粒到基底外区域的分泌改道。蛋白水解酶、胰蛋白酶的不恰当激活被认为是急性胰腺炎发生的最初步骤。阳离子的胰蛋白酶原突变（PRSS1 +）、胰蛋白酶活化、高钙离子的聚集及pH的下降等促进了胰蛋白酶原的激活。钙离子水平一定程度上受钙离子敏感受体（calcium-sensing receptors，CASR）调节，并且酒精可导致其调节异常[5,11-13]。一旦胰蛋白酶在胰腺内激活，炎症反应的结果和丝氨酸蛋白酶抑制剂Kazal 1型（SPINK1）基因会进一步阻断胰蛋白酶原的活化。胰蛋白酶还通过存在于腺泡和导管上皮细胞的胰蛋白酶受体，如已知的蛋白酶激活受体2（protease-activated receptor 2，PAR-2）等激活细胞（图 98-1）[14]。胰腺内蛋白酶激活主要受胰腺分泌蛋白酶抑制剂（pancreatic secretory trypsin inhibitor，PSTI）调控，也称作 SPINK1[15]。PSTI，作为一个有效的蛋白酶天然抑制剂是在胰腺腺泡细胞内合成的。当胰蛋白酶原在胰腺内分解释放胰蛋白酶时，PSTI 立即与胰蛋白酶结合以阻止其他胰酶的进一步激活。PSTI 还通过胰蛋白酶受体 PAR-2 阻断胰腺细胞的进一步活化[11]。

一些额外的保护系统阻止胰腺受胰蛋白酶的自体消化，这些系统的遗传表达可能增加了发展为急性胰腺炎的风险，或者当胰腺炎发生时参与调控这一疾病的严重性[11,12,15]。有文献报道，在家族性胰腺炎、儿童特发性慢性胰腺炎以及 2% 的对照人群中存在 *SPINK1*、*N34S* 基因突变[11,13]。这些发生在 *SPINK1* 中的突变比胰腺炎更常见，因此这种突变与其说是急性胰腺炎的诱发因素不如认为其更有可能是疾病的调节因子。

诊断

当患者出现急性上腹部疼痛和压痛、恶心、呕吐及血淀粉酶或脂肪酶升高时可以考虑诊断急性胰腺炎[16]。这些征象不具有特异性，也可见于其他急腹症。Cullen 征和 Grey Turner 征（脐周和侧腹壁出现相应皮下淤血）并不常见且可提示任何原因导致的腹膜后出血。尽管血淀粉酶升高在急性胰腺炎中很普遍，但也有 10%～20% 的胰腺炎患者血淀粉酶是正常的，主要见于那些继发于高脂血症的胰腺炎、慢性胰腺炎急性发作以及在急性胰腺炎发病后较迟阶段时[17]。血清淀粉酶检测的优势在于检测技术简单、适用范围广以及敏感性高，但是它的特异性低。血清脂肪酶检测可以提高诊断急性胰腺炎的特异性。血脂肪酶浓度通常在急性胰腺炎发病 4～8 小时后升高，24 小时达高峰，发病 8～14 天后降至正常水平[18]。血清脂肪酶测定作为诊断的主要优点是对急性酒精性胰腺炎具有良好的敏感性。当患者发病几天后就诊于急诊科时，他也很有价值，因为它比淀粉酶升高的时间更长[18]。联合检测患者的血淀粉酶和脂肪酶水平并不能提高急性胰腺炎诊断的正确率[18]。

当一个胰腺炎患者的病因不明确而疑似脂血时，需要检测患者的血清甘油三酯水平。虽然从未被证实，但当血甘油三酯水平高于 1 000mg/dl（11.3mmol/L）时被认为会引发胰腺炎。

胰蛋白酶 -2 可被用于诊断急性胰腺炎。测定其在尿液中的含量（尿胰蛋白酶 -2，UT-2），当 > 50μg/L 时为阳性[17]。有文献报道这一指标在鉴别诊断急性胰腺炎中敏感性和特异性分别为 80% 和 92%[17]。

严重度和评分

在胰腺炎患者入院时预测其严重程度通常较困难。尽管有包括临床的、实验室以及影像等各种评分系统，但还没有一个评分系统因为有着高敏感度、特异度、阳性预测值或阴性概率比而被推荐使用。临床中频繁地进行评估以识别重症的患者是至关重要的。Ranson 评分（表 98-1）[19]、Imrie[20]（Glasgow）评分、急性生理和慢性健康评分（the Acute Physiologic and Chronic Health Evaluation，APACHE）Ⅱ和Ⅲ[21]、简化急性生理评分和 Balthazar 计算机断层扫描（computed tomography，CT）指数是最常用的评分系统，并常被用于决定一个胰腺炎患者是否需要收入 ICU 治疗。Ranson 评分系统纳入了急性胰腺炎患者发病时和 48 小时后的共计 11 项指标[19]。一项针对使用 Ranson 评分系统预测重症急性胰腺炎（severe acute pancreatitis，SAP）的荟萃分析结果显示：敏感性 74%；特异性 77%，阳性预测值 49%，阴性预测值 91%。许多医疗机构常规对所有入住 ICU 的患者进行 APACHE 系统评分[21]。SAP 患者 APACHEⅡ评分 >8 分以上预示病情较重且有可能发生器官功能衰竭。与 APACHEⅡ评分 >7 分相关的关键统计学参数预测 SAP 发生的价值如下：敏感性 65%，特异性 76%，阳性预测值 43%，阴性预测值 89%。Balthazar CT 指数[22,23]通过评估胰腺炎液体集聚和胰腺坏死的范围来预测患者的预后。有国际专家工作组认为，需要从急性胰腺炎患者中区分出一

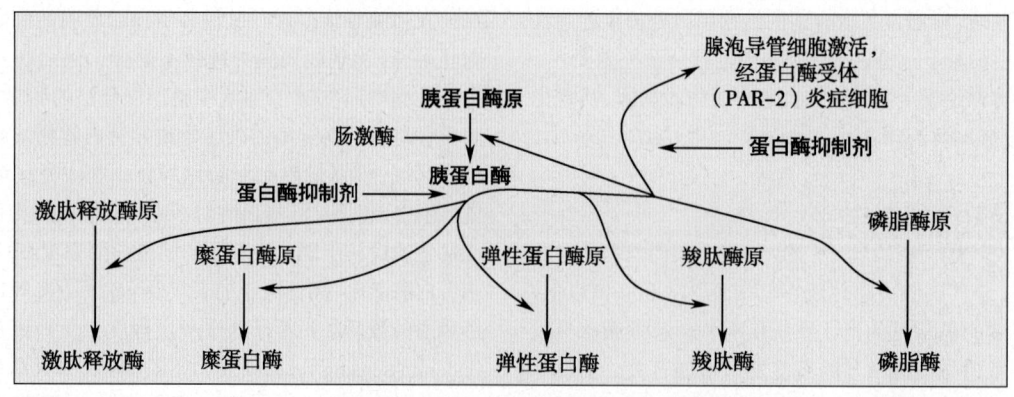

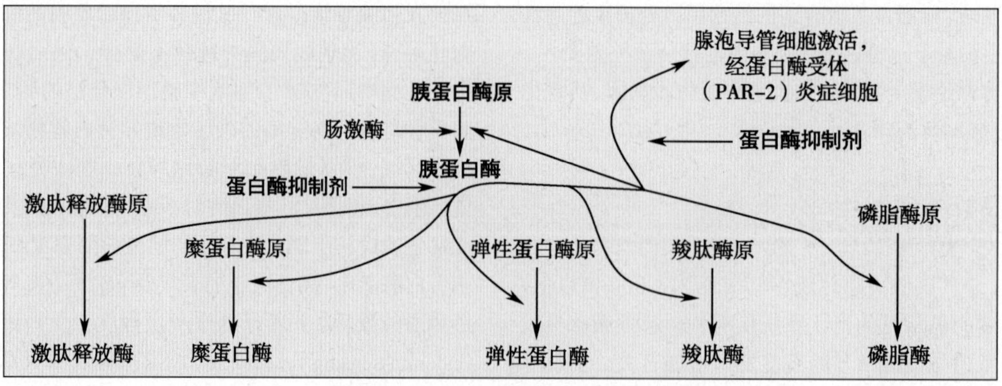

图 98-1 胰蛋白酶激活酶原和蛋白酶活化受体（PAR）-2 通路。胰蛋白酶经 PAR-2 通路激活多种消化酶原和炎症细胞。胰蛋白酶活性在胰腺中主要受胰腺分泌胰蛋白酶抑制剂调控。当胰蛋白酶原在胰腺中激活为胰蛋白酶后，PSTI 立即与胰蛋白酶结合阻止胰酶的进一步活化

表 98-1　适用于非胆石症相关性胰腺炎的 Ranson 评分

发病时	发病 48 小时后
年龄 > 55 岁	红细胞压积下降 > 10%
白细胞计数 > 16 000/μl	血尿素氮 > 5mg/dl
血糖 > 200mg/dl	血钙 < 8mg/dl
血谷丙转氨酶 > 250U/dl	动脉血氧分压 < 60mmHg
血乳酸脱氢酶 > 350IU	碱缺失 > 4mEq/L 估计液体丢失 > 6L

资料来源：Blamey SL，Imrie CW，O'Neill J，Gilmour WH，Carter DC. Prognostic factors in acute pancreatitis. Gut 1984；25：1340-6.

类特殊的患者：中重度的急性胰腺炎（moderately severe acute pancreatitis，MSAP）[24]。2012 年，Talukdar 等进行了一项前瞻性研究，纳入人群分为 SAP、MSAP 或轻型胰腺炎。将针对 MSAP 组进行的医疗干预及住院时间等指标与 SAP 组相比较，仅有 12% MSAP 患者需要入住 ICU 治疗并且 MSAP 组无死亡病例。这一结果显示 MSAP 是一类在发病早期可以单独鉴别出来的人群，因为他们有着更好的预后[24]。

一些血清生物标记物被用作急性胰腺炎严重程度的预测因子。有研究认为，C- 反应蛋白（C-reactive protein，CRP）水平大于 150mg/L 时可预测胰腺坏死（敏感度和特异度均为 80%）；然而在 CRP 升高之前存在一个 48 小时的潜伏期，这限制了其作为急性胰腺炎发病早期的预测因子的应用[25]。降钙素原水平高于 3.8ng/ml 也可作为预测胰腺功能障碍的标记物（敏感度 79%，特异度 93%）[26]。

这些评分系统为量化急性胰腺炎的严重程度提供了帮助，但是临床医生区分具有潜在风险还是事实上已经发生了器官功能衰竭的能力是必不可少的。已有 SIRS 征象的患者存在非常大的进一步发展为器官功能衰竭的风险。

亚特兰大分类系统最初发表于 1993 年，它将急性胰腺炎分为不同的类别以区分其严重度[27]。2012 年对这一分类系统进行了修订，将患者分为间质水肿型和坏死型：胰腺及其周围组织存在弥散性炎症的属于前者，胰腺腺体组织发生坏死的属于急性坏死型胰腺炎[27,28]。亚特兰大分类系统还将胰腺炎分为轻型胰腺炎（没有器官功能衰竭，没有局部或全身并发症）、中重度急性胰腺炎（器官功能衰竭在 48 小时内恢复，存在局部或全身并发症但无器官功能衰竭）和重症急性胰腺炎（存在持续的器官功能衰竭）[27,28]。

影像

超声和内镜超声

超声（ultrasonography，US）应作为所有急性胰腺炎患者的一项初始检查，特别是怀疑患者存在胆石症或胆道疾病时[29]。超声检查可以在床旁进行，不需要对患者实施镇静，是对病情不稳定的患者进行评估的一个重要工具。当前 US 不被用作进行胰腺炎严重程度的分级及了解胰腺坏死的范围；然而，对比增强超声可能会改变这一状况。对比增强超声用作上述目的时的敏感性和特异性可分别达到 82% 和 89%[29]。

内镜超声（endoscopic ultrasonography，EUS）将超声和内镜技术联合起来用于评估。它比内镜逆行胰胆管造影成像（endoscopic retrograde cholangiopancreatography，ERCP）创伤更小，在诊断急性胰腺炎和胆总管结石显示出了良好的应用价值。EUS 可用于诊断 CT 和 US 没有发现的胆总管结石。EUS 还可用于筛查那些可能从 ERCP 及早期取石中获益的人群。Petrov 等的一项研究将患者随机分配入 EUS 引导的 ERCP（$n=213$）组和仅行 ERCP（$n=210$）组并进行比较。结果显示，67.1% 的患者在 EUS 没有发现存在胆石症时可以避免实施 ERCP[30]。应用 EUS 可以明显降低总体并发症风险［相对风险（RR）= 0.35，95% 可信区间（CI）：0.20～0.62］和 ERCP 后胰腺炎发生风险（*RR* = 0.21，95%CI：0.06～0.83）。内镜超声检查的另一个优势是适用于孕妇，体内有金属植入物以及病情不稳定不能离开 ICU 外出检查的患者[30]。

计算机断层扫描

对比增强 CT 是诊断胰腺坏死和胰周积聚以及急性胰腺炎分级的金标准[22,23]。CT 诊断胰腺坏死的标准是对比增强后局灶性或弥漫性的胰腺实质 CT 值降低（< 50HU）。这一检查的准确度大于 90%。急性胰腺炎的 CT 表现还包括间质性水肿，胰腺轮廓不规则伴胰周脂肪消失，以及多种形式的不确定的液体集聚（图 98-2）。Balthazar 指数范围从 0～10，是由胰腺炎症范围与胰腺坏死体积赋值后相加所得。尽管 CT 影像表现和疾病临床进程以及急性胰腺炎患者病情严重度相关，但对于轻型胰腺炎而言却并非都需要依此去评估。胰腺炎早期进行增强 CT 检查可能会导致胰腺微循环的紊乱以及发生造影剂相关性肾损害。因此，在胰腺炎发病后的前

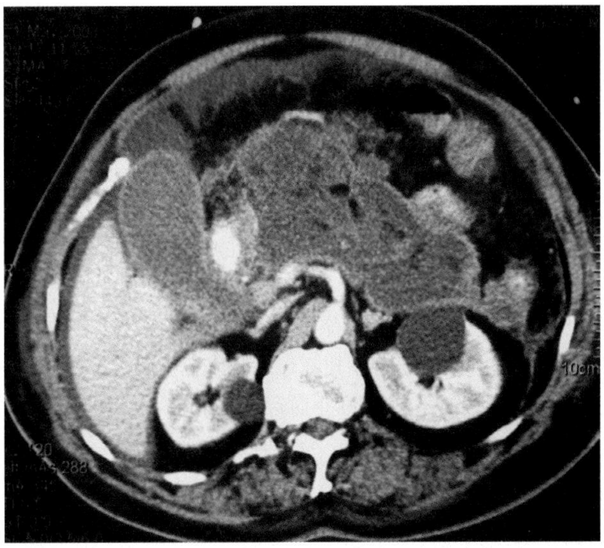

图 98-2　急性坏死型胰腺炎的 CT 影像和 Balthazar 分级 E 级；在先前的影像 CT 扫描可见 50% 以上的腺体坏死，该患者 Balthazar 指数为 10

72 小时这一检查仅适用于诊断不明确的患者[31]。

内镜逆行胰胆管造影成像

ERCP 是处理胆总管结石的有效手段[32]。ERCP 不适用于治疗轻型胰腺炎和非胆源性胰腺炎，在急性胰腺炎中总体应用价值仍存有不同意见[33-35]。它的主要适应证是胆源性胰腺炎和胆道梗阻或胆管炎。在胆源性胰腺炎但不合并胆道梗阻的患者中的应用仍有争议。

磁共振胰胆管成像

磁共振成像（magnetic resonance imaging，MRI）和 MRCP 是一种非侵入的成像模式，对于描述胰腺导管和实质的异常非常有用。与 CT 比较，MRI 有以下优势：MRI 没有射线辐射的风险，能够检查胰腺导管的破裂，有助于胰腺炎的病因诊断。不需要注射钆等造影剂，MRI 可以鉴别正常胰腺实质、胰腺水肿和胰腺坏死，而且可以区分出固态和液态的坏死液态积聚。当 ERCP 检查失败或不能行 ERCP 检查时可以进行 MRCP，它的缺点是仅可作为一种诊断方式，进一步的治疗干预还需考虑其他手段。

虽然在对比增强 CT 被认为是金标准的同时，但少数研究显示了 MRI 在对重症急性胰腺炎进行诊断与分级方面优于增强 CT。对 SAP 来说 MRCP 主要的优势在于其不需要注射碘造影剂从而降低了由此带来的可能对那些危重患者造成急性肾损伤的风险[36, 37]。肠道蠕动、血管运动伪影、胃肠道气体，以及金属植入物等都有可能导致 MRCP 影像质量的降低。MRI 和 MRCP 的另一个不利因素是得到影像结果需要花费比 CT 更长的时间。

管理

一般支持治疗

监测和液体复苏

一些文献建议 SAP 应该收治在 ICU 由一支专业队伍管理。无论是何种病因导致以及严重程度如何，早期血管内容量复苏都是急性胰腺炎治疗的一个关键环节。渗透到血管外的液体可以导致多达 1/3 血浆容量的液体丢失。快速恢复并维持血管内有效血容量至关重要，因为低血容量和休克对于 SAP 继发急性肾衰竭可能是重要的影响因素[9, 16, 38-40]。

积极的液体复苏显示出在急性胰腺炎管理中的重要性，尤其是在发病的第一个 24 小时。Warndorf 等曾进行一项早期液体复苏（在发病最初的 24 小时给予 72 小时液体总量的 1/3）与患者 SIRS 水平下降相关性的回顾性研究。然而过多的不恰当的液体复苏会导致包括呼吸衰竭和腹腔间室综合征（abdominal compartment syndrome，ACS）等发病率和病死率的明显增加[3, 40]。

急性胰腺炎病程中单器官或多器官功能不全很常见，监测呼吸和循环功能的状态非常重要。充分的组织氧输送和避免脏器缺血对预防器官功能进一步损伤是重要的。血管活性药物的应用是必要的，但应当建立在充分的液体复苏的基础上使用。

甚至当机体已经表现出液体复苏很充分的状态时，胰腺的局部炎症仍可持续，导致细胞毒性的炎症介质继续释放。蛋白酶抑制剂已经成功地应用于急性胰腺炎的实验模型并且在日本已经经动脉持续输注使用[41-44]。有研究对持续区域动脉灌注蛋白酶抑制剂，加贝酯甲磺酸盐联合抗生素组患者与未行上述治疗组进行了比较[43, 45, 46]。结果发现应用加贝酯甲磺酸盐组缩短了患者腹痛持续时间和 SIRS 持续时间，降低了患者住院时间，一些循环中炎症反应标记物水平也有下降。其他的研究没能重复这些不错的结果。Yasunaga 等的研究发现，在应用加贝酯甲磺酸盐组和未使用组中病死率（1% vs 1.2%，$P=0.789$）或平均住院时间（10 天 vs 10 天，$P=0.160$）比较没有明显差异[45]。2014 年的一项荟萃分析结果也显示应用蛋白酶抑制剂的患者与没有接受将其作为治疗一部分的患者相比较，病死率没有差异[41]。

尽管当前一些学者对通过应用抗 -TNF 抗体和 IL-1 受体拮抗剂来降低细胞因子的产生方面有着浓厚的兴趣，但这一方法尚未能证实有效[5, 47]。

肺损伤

呼吸功能不全是继发于急性胰腺炎的多脏器功能损害的一个主要组成部分。这些患者可能会发展为急性呼吸窘迫综合征（acute respiratory distress syndrome，ARDS）并需要机械通气。尽管急性胰腺炎导致 ARDS 的机制尚不完全清楚，但已证实胰腺炎发生时磷脂酶 A2 释放入血后可导致脱脂酰胆碱（肺泡表面活性物质的一种组成成分）水平的下降[7, 48]。

肺的管理

必须密切监测 SAP 患者发生低氧和 / 或高二氧化碳呼吸衰竭。充分的氧供对所有患者都是一个必需的选择，机械通气常常也是需要的。无创正压机械通气（noninvasive positive-pressure ventilation，NIPPV）在慎重选择病例的情况下可能是避免患者气管插管的一个选择。SAP 患者常会出现明显的腹胀以及在此基础上出现功能性肺残余量的消失。继发于 SAP 的急性肺损伤和 ARDS 的管理与发生在其他导致这些问题（例如，脓毒症）时的管理是相似的[49]。

镇痛

为 SAP 患者提供镇痛不仅是一种人文关怀，还可以改善患者的呼吸功能。一项在美国之外进行的研究证实，丁苯诺啡的镇痛效果优于普鲁卡因并且不会因促进 Oddi 括约肌收缩而导致急性胰腺炎加重[50]。另一项单中心的研究比较了安乃近和吗啡的镇痛效果，二者之间没有差异[51]。尽管静脉使用麻醉药物是安全有效的，但经硬膜外局部应用药物镇痛也是一种选择。

特殊支持治疗

营养

传统观念认为，急性胰腺炎患者应通过静脉输注液体并提供营养，应避免肠道营养以让处于炎症状态的胰腺"休息"，避免刺激胰腺的外分泌功能及释放蛋白酶。然而，大多数轻型胰腺炎在发病后的几天内即可开始经口进食而不需要补充营养。

既往为 SAP 患者提供营养支持的主要途径是全胃肠外营养（total parenteral nutrition，TPN）。TPN 价格昂贵，可能增加脓毒症或代谢紊乱的风险，并且与肠黏膜屏障功能改变有关[27, 52, 53]。有许多针对 SAP 患者实施肠内与肠外营养支持比较的临床试验，对此进行的荟萃分析结果提示，肠内营养可以降低感染的发生率、手术干预率和缩短住院时间[54]。与此相类似，Cochrane 小组回顾了 8 个关于肠内与肠外营养比较的试验研究，结论认为肠内营养的死亡相对风险（RR）为 0.50（95%CI：0.28～0.91），多器官功能衰竭的 RR 为 0.55（95%CI：0.37～0.81），全身感染的 RR 为 0.39（95%CI：0.23～0.65），手术干预的 RR 为 0.44（95%CI：0.29～0.67），局部感染并发症的 RR 为 0.74（95%CI：0.40～1.35），其他局部并发症的 RR 是 0.70（95%CI：0.43～1.13）。肠内营养组的平均住院时间下降 2.37 天（95%CI：7.18～2.44）[52]。

对急性胰腺炎的患者非引导放置经鼻十二指肠或经鼻空肠营养管时应非常小心，因为急性胰腺炎的患者十二指肠经常变形，盲插会增加肠道穿孔的风险。Chang 等对 3 项关于急性胰腺炎经胃和经空肠营养的随机对照试验进行的 meta 分析显示，病死率（RR = 0.69，P = 0.25）、气道误吸（RR = 0.46，P = 0.20），腹泻（RR = 1.43，P = 0.43）和疼痛加剧（RR = 0.94，P = 0.90）等指标在两组中均无差异[55]。提示经空肠营养并不优于经胃营养。当营养需求不能仅通过肠内营养满足时，或肠内营养途径未建立时，补充 TPN 可能是有意义的。肠麻痹不是肠内营养的绝对禁忌证，大多数患者能够耐受持续的缓慢的输注肠内营养。

静息能量消耗在 SAP 患者中的差异很大，取决于区域性炎症反应进程的大小和是否存在额外的并发症，特别是感染。感染能增加能量消耗 5%～20%，但也应避免过度喂养，应制定营养计划并控制血糖。在监测甘油三酯的水平使之不超过正常范围的同时，使用脂肪乳是安全和合适的，因为没有证据显示输注外源性脂肪乳制剂和胰腺炎的进展有关。

经口进食的时机必须建立在临床判断的基础上。延迟营养与增加坏死灶感染 / 液体积聚的发生率、呼吸衰竭、需要入住 ICU 等有关[56]。

胰腺感染的发生机制和预防性使用抗生素

微生物可以通过多种途径到达坏死的胰腺和胰周组织，肠道的菌群移位是最可能的途径。肠道黏膜屏障功能的破坏使得细菌和真菌从肠腔内迁移至腹水，肠系膜淋巴液，血流和胰腺蜂窝组织。临床中大多数急性胰腺炎继发胰腺感染是由单一微生物感染，主要是革兰氏阴性杆菌感染，至少在预防性使用抗生素之前如此。这种情况也支持急性胰腺炎继发胰腺感染是由肠道来源的微生物所致这一概念[57-60]。对急性胰腺炎进行的肠道选择性去污的临床研究数据也进一步支持了胰腺继发感染病原微生物系肠道来源。研究中对急性胰腺炎患者口服肠道不吸收的抗生素与患者后期病死率的明显下降相关，这主要是由于降低了革兰氏阴性杆菌感染的发生率。微生物还可以通过感染的中心静脉导管等血流途径到达胰腺坏死灶，也可经开口于十二指肠腔内的胆管或胰管途径导致胰腺继发感染[61, 62]。

预防性使用抗生素治疗胰腺炎的策略已经争论了 50 年以上[58, 60, 63, 64]。当胰腺组织坏死范围大于 30% 以上时，有超过 30% 以上的急性胰腺炎患者会发生胰腺感染。由于 80% 以上的急性胰腺炎死亡病例与感染并发症有关，因此，明确预防性使用抗生素是否能降低局部或远处感染的发生率，或降低与胰腺坏死相关的并发症发病率和病死率是非常重要的。

有三个临床试验证实支持在急性胰腺炎中预防性使用抗生素。第一个是由 Pederzoli 等完成。研究将 74 例病例随机分为预防性使用亚胺培南组和安慰剂组。对照组胰腺继发感染的发生率为 30%，亚胺培南组为 12%（P = 0.10）。但在器官衰竭发生率、病死率和避免手术干预等指标上，亚胺培南组并未显示出明显的优势[58]。第二个试验由 Sainio 等完成。研究将 60 例病例随机分为预防性应用头孢呋辛组和安慰剂组，结果发现与预防性应用头孢呋辛组相比，对照组感染性并发症发生次数和死亡率更高（1.8∶1，P = 0.10 vs 7∶1，P = 0.03）[63]。最后，Luiten 等将 102 例病例随机分为选择性肠道去污组和标准化治疗组。对照组 52 例病例中有 18 例死亡（35%），选择性肠道去污组 50 例有 11 例死亡（22%；P = 0.048）[64]。

也有一些试验并不支持在急性胰腺炎中预防性使用抗生素。Isenmann 等[65]进行了环丙沙星联合甲硝唑组与安慰剂组的比较，同时 Dellinger 等[66]进行了美罗培南和安慰剂组间的比较，这两项研究都没有显示出两组在胰腺感染和病死率等指标上的差异。

在接受预防性应用抗生素的患者中胰腺外的感染发生率很低。Hart 等的一项研究显示预防性使用抗生素后胰腺外感染发生率明显降低（RR 0.51，95%CI 0.32～0.82）[67]。Xu 等也得出预防性使用抗生素后胰周感染（RR 0.69，95%CI 0.48～0.91）和胰外感染（RR 0.66，95%CI 0.48～0.91）发生率下降的结论[68]。这两项研究中，应用抗生素组和安慰剂组的病死率都没有差异。

也有考虑使用益生菌来替代静脉抗生素治疗。Gou 等最近进行的一项系统性文献复习中分析了 6 个试验总计纳入的 536 例病例，以决定是否应用益生菌是有益的。结果提示益生菌在降低总体感染率（RR = 1.09，P = 0.57），胰腺感染率（RR = 1.09，$P = 0.57$），手术干预率（RR = 1.09，$P = 0.57$），住院时间（RR = 2.45，$P = 0.35$）和病死率（RR = 0.72，$P = 0.25$）等指标上没有明显的效果[69]。

预防性使用抗生素是否可以广泛应用是一个有争议的话题。其中一个最让人关注的内容是过去十年间常规预防性使用抗生素改变了微生物的种类，同时耐药的细菌以及真菌变得更常见[4, 57, 70]。

真菌感染是 SAP 患者发病率和可能的病死率上升的风险因素。预防性使用任何广谱抗生素都可能增加真菌感染和细菌耐药的风险[71]。如果使用了广谱抗生素，可能需要预防性应用抗真菌药物。尽管在一些机构中静脉或肠内使用预防性抗生素是统一的，但在当前抗生素耐药率明显增加的形势下，没有进一步的数据支持预防性使用抗生素的益处时，广泛的预防性使用抗生素不应被推荐。

胰腺坏死和脓肿的处理

胰腺坏死是指胰腺实质存在局灶性或弥漫性的失活，可能是无菌性的也可能是感染性的。10% 左右的急性胰腺炎会继发感染，但在胰腺坏死的病例中继发感染的比例达到 30%～70%。对比增强 CT 是当前诊断胰腺坏死的金标准，可以显示没有造影剂灌注的胰腺实质组织。胰腺脓肿是指局限性的腹腔内脓液积聚，常常紧邻急性胰腺炎引起的胰腺坏死组织[23, 72]。

当急性胰腺炎患者临床出现脓毒症征象，经支持治疗无改善或在初始治疗好转后再度出现病情加重时应考虑胰腺坏死继发感染[73, 74]。当怀疑患者出现胰腺炎坏死感染时应行对比增强 CT 检查或超声引导下的细针穿刺[75-77]。这是一个安全可行的区分无菌性坏死和感染性坏死的方法。抽吸物送革兰氏染色和病原菌培养，超声引导下细针穿刺诊断胰腺炎坏死感染的敏感性为 88%，特异性为 90%[78]。因为存在无菌性坏死灶污染的可能，细针穿刺仅用于那些临床有脓毒症症状和体征，支持治疗失败、初始临床表现改善后又再度出现病情加重的患者。不应将此作为对那些临床表现良好的 SAP 患者的常规处置手段。有研究证实，在 SAP 发病第 1 周感染率为 2.8%～22%，第 2～4 周感染率为 28.8%～55%。细针穿刺的时机应建立在感染发生的可能性、发病时间和患者当前的临床状况上。一些学者不支持对感染灶实行细针穿刺的做法，因为他们预防性使用抗生素并且不实施建立在细针穿刺物培养阳性结果上的“早期”手术，而是等 3～4 周后，患者情况无改善再去手术，同时去证实患者是否发生了感染[79]。

坏死感染的实验室标记物

目前没有开发出可靠的血液检验指标可以诊断坏死感染。CRP 浓度高于 120mg/L 时被认为与胰腺坏死相关[25]。然而在血清 CRP 水平和坏死感染之间并无相关性。前降钙素原是降钙素的一个前肽糖蛋白，由 116 个氨基酸组成的多肽，已被证实可作为严重细菌和真菌感染的标记物。Mofidi 等的荟萃分析结果显示，前降钙素原预测坏死继发感染的灵敏度和特异度分别为 0.80 和 0.91[26, 73]。

临床医师必须继续就胰腺坏死灶何种情况下会继发感染展开研究，以调整抗生素和其他治疗方法的应用。细针穿刺技术是一种有创的操作技术并且可能导致样本的污染，前降钙素原可通过非侵入方法获得且结果判定不受抗生素使用的影响。重要的是，临床医师必须认识到前降钙素原水平是潜在感染灶的一个非特异性标记物，如果前降钙素原水平升高，必须去寻找患者所有可能的潜在感染部位。然而与呼吸道和尿路感染相比，腹腔感染时前降钙素原升高的幅度变化最大[25, 26]。

手术干预的指征和时机

大多数专家建议胰腺坏死应延期手术直到证实继发感染[80-83]。如果患者的情况很稳定，手术干预应延期到在 ICU 监护治疗的第 3 周或第 4 周。过去有一些观点认为早期手术干预清除坏死组织降低对全身炎症反应的刺激可以改善预后，但这种说法现在认为并不正确[84]。在 SAP 早期，胰腺组织十分脆弱，失活坏死组织与正常组织并不容易分清界限，各种侵入性的清创操作应尽可能延期，这已是处理 SAP 和胰腺坏死最普遍的方法。此外，即使当胰腺组织看上去似乎已完全坏死，其中还常常有存活的组织。

按照许多已发表的指南的建议，对无菌性坏死采用非手术的治疗措施是标准的治疗方式。对于一些病例，坏死范围广泛，经过一段较长时间观察后（6～8 周）仍没有改善，可以考虑手术清创[84-87]。

手术方式

尽管对于感染性坏死灶需要引流已是普遍接受的观点，但最佳的引流方式目前却没有达成一致[88]。所有方式的目标都是去除感染组织同时尽可能地保留胰腺组织。当患者脓毒症非常严重时，主要的处理目标是实现感染物质的引流。开放式的坏死组织清除方式有着较高的并发症发生率（34%～95%）和死亡率（11%～39%）[43, 74, 84, 85, 89]。尽管开放式处理感染性胰腺坏死灶仍是最常见得清创程序，但很少有外科医生愿意将其作为初始的处理方式。

“渐进式处理方式”包括经皮导管引流，继而必要时由微创途径的腹膜后坏死组织清除。接受这种渐进式处理方式的患者并发症发生率较开放式相对较低（分别为 40% vs 69%）[83]。此外，渐进式的处理方式器官衰竭的发生率（12% vs 40%）、切口疝的发生率（7% vs 24%）和新发糖尿病（16% vs 38%）的比例也均较开放式手术低。这项重要的研究是非常独特的，因为它是一项关于外科治疗感染性坏死的随机对照研究，而不是来自于一个或几个机构的病例序列报告。这项研究发现也表明，渐进式的方式可能因为其外科创伤小及因此激活较少的炎症介质从而对患者有益[74, 83]。渐进式方式是否能完全取代开放式外科清创目前仍然不能完全确定[46]。

严格选择病例情况下，可以仅行导管引流感染性坏死物。特别当感染物不是太黏稠或其中没有太多的坏死组织时，引流可以经前腹壁或经腹膜后途径，并且最好选用直径较粗的导管（12～14F）[84]。

最近有报道应用经内镜方式完成引流[78, 90]。在内镜超声的引导下选择通过胃壁的位置，然后经过一系列的扩张，内镜可以到达感染腔；然后应用内镜器械来完成清创。可以在坏死感染腔内留置引流管以利于进一步的灌洗和再次进入。

微创技术的出现允许使用一些新的方式，例如视频辅助腹膜后引流（video-assisted retroperitoneal drainage，VARD）方式引流感染性胰腺坏死物质。应用腹腔镜设备，在建立到达腹膜后的通路后，腹腔镜设备可用来清除那些失活组织。应用这种方式，有报道 30 天病死率低至 2.5%，使其成为一种非常有吸引力的选择[85, 91]。VARD 的潜在优势是可以避免腹腔污染，但同时一些其他通常需要的程序，如对结肠和腹腔其他脏器可能存在的问题则不能在必要时进行检查和处理。

坏死组织清除术

由于高并发症发生率和死亡率，传统的手术切除方式治疗 SAP 已被抛弃。通过开放式或微创内镜技术或腹腔镜技术从胰腺和腹膜后胰周清除坏死失活组织现在正在开展[80, 90, 92]。坏死组织清除术要求清除大多数的坏死失活组织而不损伤主要的血管；在清除工作完成之前要仔细地止血，并进行反复多次的引流。

急性胰腺炎其他的腹部并发症还包括并发胆道问题，应激性胃黏膜病变和相关出血，横结肠坏死，继发于脾静脉栓塞的胃静脉曲张出血，胃十二指肠动脉或肠系膜上动脉分支假性动脉瘤破裂导致的灾难性的大出血。一旦消化道大出血发生后，排除了胃和相邻的十二指肠出血，应考虑行动脉造影。当患者出现腹部压痛、腹胀和脓毒症表现时应考虑到横结肠坏死。结肠坏死的患者常常病情非常重。应用开放填塞技术清创时常常会发生肠瘘而应用其他清创技术时较少会发生。

预后

随着存活的 SAP 患者数量逐渐增加，大家的关注点已经聚焦于患者的生存质量和存活患者的长期预后上来。这一类患者会牵涉到许多医疗问题，包括糖尿病，多发性神经病的症状，复发性胰腺炎和持续性的腹痛，大多数患者会伴随内分泌或外分泌功能的不全[93-95]。主要的社会问题也是一个方面，特别是那些酒精性胰腺炎的患者。其他如慢性胰腺炎和包括假性囊肿、脾静脉栓塞及肠系膜血管假性动脉瘤也会发生。

在一项研究中，对 35 例经历了开放式坏死组织清除术后的患者进行了包括 36 项与健康相关的生活质量问题的简单问卷（Short-Form 36，SF-36）评估。在这 35 例患者中，32 例患者发生 SAP 时是有工作的，其中 12 例患者在出院后 6 个月内回到了工作岗位。SF-36 评分均在 60% 以上，32 例患者中有 20 例的生活质量良好（> 70%）[94]。酒精性胰腺炎患者的预后较差。在 20 例发生了胰腺炎后长期住院（> 30 天）的存活者中，12 例经历了形态学上的或内分泌方面的后遗症。在出院 6 个月以上患者中出现的问题主要包括胰瘘，胆管和胰管的狭窄以及慢性腹痛。

总结

急性胰腺炎是一类轻重差异非常大的疾病，大多数是轻型胰腺炎。SAP 是威胁到人类生命的疾病，需要重症加强治疗，特别是在最初的 SIRS 炎症反应阶段，可能需要大量的液体复苏和机械通气、循环、肾脏和营养支持。当患者的 SIRS 表现持续超过疾病病程的 2～3 周以上时，通常要考虑到 SAP 已从无菌性坏死进展到感染性坏死阶段了。细针穿刺抽吸可用于诊断坏死感染。感染性的胰腺坏死灶是需要清创引流的，但最佳的外科清创方式仍有争论，渐进式的方法可能是最理想的。尽管 SAP 是一类威胁生命的疾病，但在专门处理这一复杂综合征的治疗中心总体生存率可达 90% 左右。

知识点

1. 重症急性胰腺炎占所有胰腺炎的 10%～15%。
2. 急性胰腺炎发病早期阶段以系统性炎症反应综合征和最终器官功能障碍为特征，常常需要心肺系统器官功能加强支持治疗。不论病因和胰腺炎的严重程度，血管内容量复苏都是初始治疗的重要组成部分。急性胰腺炎早期的液体隔离能导致相当于全身血浆容量 1/3 的液体丢失。
3. 胰腺坏死继发感染是坏死型胰腺炎死亡的最重要风险因素。感染的预防、诊断和治疗在重症急性胰腺炎处理中是至关重要的。
4. 了解重症急性胰腺炎的病因可能会为治疗策略提供指导。40 岁以上的女性如果血清谷丙转氨酶水平高于正常上限 3 倍以上时应想到胆道疾病来源。
5. 对比增强计算机断层扫描（CT）是诊断胰腺坏死和胰周液体集聚并为急性胰腺炎分级的金标准。Balthazar 指数的范围从 0～10 是由炎症进程的范围和胰腺坏死的体积两项的分值相加所得。尽管 CT 表现与临床进程和急性胰腺炎的严重度相关，但在轻型胰腺炎中并非必须得到 CT 资料。
6. 急性胰腺炎大约 80% 的死亡是与感染并发症相关。尽

知识点（续）

管预防性使用抗生素经常在实行，支持这种做法的证据质量相对较弱。此外，在最近的临床试验中已经观察到与抗生素耐药的相关问题。因此，预防性使用抗生素不应被作为一项常规措施。

7. 急性坏死型胰腺炎需要充足的营养供给。肠内营养是安全有效的并且最好输送到幽门后的远端。某些患者处在高分解代谢状态，肠内和肠外营养可能都需要提供才能满足营养需求。虽然需要监测甘油三酯水平，但脂肪乳在大多数患者中是可以应用的。

8. 三类患者需考虑胰腺感染：患者病情没有改善，患者病情恶化，患者在病情得到改善后又再度出现病情倒退。应进行对比增强CT检查和细针穿刺抽吸以排除感染。

9. 患者出现感染性胰腺坏死时应行胰腺坏死组织清创和/或引流。具体的操作方式依赖于患者的局部情况。没有哪一种方法被证明优于其他方法。

10. 选择合适患者的情况下，胰腺坏死继发感染的患者越来越多地接受了更加保守的分阶段或“渐进式”的方式及微创的引流方法处理病灶。

（孙昀 译，潘亮 审校）

参考文献

1. Shaheen NJ, Hansen RA, Morgan DR, et al. The burden of gastrointestinal and liver diseases, 2006. Am J Gastroenterol. 2006;101:2128-2138.
2. Charbonney E, Nathens AB. Severe acute pancreatitis: a review. Surg Infect (Larchmt). 2008;9:573-578.
3. Tonsi AF, Bacchion M, Crippa S, et al. Acute pancreatitis at the beginning of the 21st century: the state of the art. World J Gastroenterol. 2009;15:2945-2959.
4. Dambrauskas Z, Giese N, Gulbinas A, et al. Different profiles of cytokine expression during mild and severe acute pancreatitis. World J Gastroenterol. 2010;16:1845-1853.
5. Laveda R, Martinez J, Munoz C, et al. Different profile of cytokine synthesis according to the severity of acute pancreatitis. World J Gastroenterol. 2005;11:5309-5313.
6. Besselink MG, Van Santvoort HC, Boermeester MA, et al. Timing and impact of infections in acute pancreatitis. Br J Surg. 2009;96:267-273.
7. Pezzilli R. Pharmacotherapy for acute pancreatitis. Expert Opin Pharmacother. 2009;10:2999-3014.
8. Bank S, Singh P, Pooran N, et al. Evaluation of factors that have reduced mortality from acute pancreatitis over the past 20 years. J Clin Gastroenterol. 2002;35:50-60.
9. Banks PA, Freeman ML, Practice Parameters Committee of the American College of Gastroenterology. Practice guidelines in acute pancreatitis. Am J Gastroenterol. 2006;92:2379-2400.
10. Skipworth JR, Pereira SP. Acute pancreatitis. Curr Opin Crit Care. 2008;14:172-178.
11. Gaisano HY, Gorelick FS. New insights into the mechanisms of pancreatitis. Gastroenterology. 2009;136:2040-2044.
12. Truninger K, Witt H, Köck J, et al. Mutations of the serine protease inhibitor, Kazal type 1 gene, in patients with idiopathic chronic pancreatitis. Am J Gastroenterol. 2002;97:1133-1137.
13. Whitcomb DC. Genetic aspects of pancreatitis. Annu Rev Med. 2010;61:413-424.
14. Takada T, Hirata K, Mayumi T, et al. Cutting-edge information for the management of acute pancreatitis. J Hepatobiliary Pancreat Sci. 2010;17:3-12.
15. Lowenfels AB, Maisonneuve P, Sullivan T. The changing character of acute pancreatitis: epidemiology, etiology, and prognosis. Curr Gastroenterol Rep. 2009;11:97-103.
16. Keim V, Teich N, Fiedler F, et al. A comparison of lipase and amylase in the diagnosis of acute pancreatitis in patients with abdominal pain. Pancreas. 1998;16:45-49.
17. Clavien PA, Robert J, Meyer P, et al. Acute pancreatitis and normoamylasemia. Not an uncommon combination. Ann Surg. 1989;210:614-620.
18. Yadav D, Agarwal N, Pitchumoni CS. A critical evaluation of laboratory tests in acute pancreatitis. Am J Gastroenterol. 2002;97:1309-1318.
19. Ranson J, Rifkind K, Roses D. Prognostic signs and the role of operative management in acute pancreatitis. Surg Gynecol Obs. 1974;139:69-81.
20. Blamey SL, Imrie CW, O'Neill J, et al. Prognostic factors in acute pancreatitis. Gut. 1984;25:1340-1346.
21. Knaus WA, Draper EA, Wagner DP, et al. APACHE II: a severity of disease classification system. Crit Care Med. 1985;13:818-829.
22. Balthazar EJ. CT diagnosis and staging of acute pancreatitis. Radiol Clin North Am. 1989;27:19-37.
23. Balthazar EJ, Robinson DL, Megibow AJ, et al. Acute pancreatitis: value of CT in establishing prognosis. Radiology. 1990;174:331-336.
24. Talukdar R, Clemens M, Vege SS. Moderately severe acute pancreatitis: prospective validation of this new subgroup of acute pancreatitis. Pancreas. 2012;41:306-309.
25. Rau BM, Kemppainen EA, Gumbs AA, et al. *Early assessment of pancreatic infections and overall prognosis in severe acute pancreatitis by procalcitonin (PCT): a prospective international multicenter study.* Vol 245.; 2007.
26. Mofidi R, Suttie SA, Patil PV et al. The value of procalcitonin at predicting the severity of acute pancreatitis and development of infected pancreatic necrosis: systematic review. Surgery. 2009;146:72-81.
27. Bradley EL. A clinically based classification system for acute pancreatitis. Summary of the International Symposium on Acute Pancreatitis, Atlanta, GA, September 11 through 13, 1992. Archives of Surgery. 1993:128:586-590.
28. Banks PA, Bollen TL, Dervenis C, et al. Classification of acute pancreatitis—2012: revision of the Atlanta classification and definitions by international consensus. Gut. 2013;62:102-111.
29. Rickes S, Uhle C, Kahl S, et al. Echo enhanced ultrasound: a new valid initial imaging approach for severe acute pancreatitis. Gut. 2006;55:74-78.
30. Petrov MS, Savides TJ. Systematic review of endoscopic ultrasonography versus endoscopic retrograde cholangiopancreatography for suspected choledocholithiasis. Br J Surg. 2009;96:967-974.
31. Spanier BW, Nio Y, van der Hulst RW, et al. Practice and yield of early CT scan in acute pancreatitis: a Dutch observational multicenter study. Pancreatology. 2010;10:222-228.
32. Uy MC, Daez ML, Sy PP, et al. Early ERCP in acute gallstone pancreatitis without cholangitis: a meta-analysis. J Pancreas. 2009;10:299-305.
33. Fölsch UR, Nitsche R, Lüdtke R, et al. *Early ERCP and papillotomy compared with conservative treatment for acute biliary pancreatitis. The German study group on acute biliary pancreatitis.* Vol 336.; 1997.
34. Nowak A, Nowakowska-Dutawa E, Rybicka J. Patency of the Santorini duct and acute biliary pancreatitis. A prospective ERCP study. Endoscopy. 1990;22:124-126.
35. Burstow MJ, Yunus RM, Hossain MB, et al. Meta-analysis of early endoscopic retrograde cholangiopancreatography (ERCP) +/− endoscopic sphincterotomy (ES) versus conservative management for gallstone pancreatitis (GSP). Surg Laparosc Endosc Percutan Tech. 2015;25:185-203.
36. Arvanitakis M, Delhaye M, De Maertelaere V, et al. Computed tomography and magnetic resonance imaging in the assessment of acute pancreatitis. Gastroenterology. 2004;126:715-723.
37. Viremouneix L, Monneuse O, Gautier G, et al. Prospective evaluation of nonenhanced MR imaging in acute pancreatitis. J Magn Reson Imaging. 2007;26:331-338.
38. Lankisch PG, Weber-Dany B, Hebel K, et al. The Harmless Acute Pancreatitis Score: a clinical algorithm for rapid initial stratification of nonsevere disease. Clin Gastroenterol Hepatol. 2009;7:702-705.
39. Warndorf MG, Kurtzman JT, Bartel MJ, et al. Early fluid resuscitation reduces morbidity among patients with acute pancreatitis. Clin Gastroenterol Hepatol. 2011;9:705-709.
40. Dambrauskas Z, Parseliunas A, Gulbinas A, et al. Early recognition of abdominal compartment syndrome in patients with acute pancreatitis. World J Gastroenterol. 2009;15:717-721.
41. Seta T, Noguchi Y, Shikata S, et al. Treatment of acute pancreatitis with protease inhibitors administered through intravenous infusion: an updated systematic review and meta-analysis. BMC Gastroenterol. 2014;14:102.
42. Takeda K, Matsuno S, Sunamura M, et al. *Continuous regional arterial infusion of protease inhibitor and antibiotics in acute necrotizing pancreatitis.* Vol. 171; 1996.
43. Ino Y, Arita Y, Akashi T, et al. Continuous regional arterial infusion therapy with gabexate mesilate for severe acute pancreatitis. World J Gastroenterol. 2008;14:6382-6387.
44. Takeda K, Matsuno S, Ogawa M, et al. Continuous regional arterial infusion (CRAI) therapy reduces the mortality rate of acute necrotizing pancreatitis: results of a cooperative survey in Japan. J Hepatobiliary Pancreat Surg. 2001;8:216-220.
45. Yasunaga H, Horiguchi H, Hashimoto H, et al. Effect and cost of treatment for acute pancreatitis with or without gabexate mesylate: a propensity score analysis using a nationwide administrative database. Pancreas. 2013;42:260-264.
46. Heinrich S, Schäfer M, Rousson V, et al. Evidence-based treatment of acute pancreatitis: a look at established paradigms. Ann Surg. 2006;243:154-168.
47. Hughes CB, el-Din AB, Kotb M, et al. Calcium channel blockade inhibits release of TNF alpha and improves survival in a rat model of acute pancreatitis. Pancreas. 1996;13:22-28.
48. Friess H, Shrikhande S, Riesle E, et al. Phospholipase A2 isoforms in acute pancreatitis. Ann Surg. 2001;233:204-212.
49. Zhou MT, Chen CS, Chen BC, et al. Acute lung injury and ARDS in acute pancreatitis: mechanisms and potential intervention. World J Gastroenterol. 2010;16:2094-2099.
50. Jakobs R, Adamek MU, von Bubnoff AC, et al. *Buprenorphine or procaine for pain relief in acute pancreatitis. A prospective randomized Study.* Vol. 35; 2000.
51. Peiró AM, Martínez J, Martínez E, et al. Efficacy and tolerance of metamizole versus morphine for acute pancreatitis pain. Pancreatology. 2008;8:25-29.
52. Al-Omran M, Albalawi ZH, Tashkandi MF, et al. Enteral versus parenteral nutrition for acute pancreatitis. Cochrane Database Syst Rev. 2010;(1):CD002837.
53. Besselink MG, van Santvoort HC, Renooij W, et al. Intestinal barrier dysfunction in a randomized trial of a specific probiotic composition in acute pancreatitis. Ann Surg. 2009;250:712-719.
54. Cao Y, Xu Y, Lu T, et al. Meta-analysis of enteral nutrition versus total parenteral nutrition in patients with severe acute pancreatitis. Ann Nutr Metab. 2008;53:268-275.
55. Chang YS, Fu HQ, Xiao YM, et al. Nasogastric or nasojejunal feeding in predicted severe acute pancreatitis: a meta-analysis. Crit Care. 2013;17:R118.
56. Wereszczynska-Siemiatkowska U, Swidnicka-Siergiejko A, Siemiatkowski A, et al. Early enteral nutrition is superior to delayed enteral nutrition for the prevention of infected necrosis and mortality in acute pancreatitis. Pancreas. 2013;42:640-646.
57. Nordback I, Sand J, Saaristo R, et al. Early Treatment with antibiotics reduces the need for surgery in acute necrotizing pancreatitis—a single-center randomized study. J Gastrointest Surg. 2001;5:113-120.
58. Pederzoli P, Bassi C, Vesentini S, et al. A randomized multicenter clinical trial of antibiotic prophylaxis of septic complications in acute necrotizing pancreatitis with imipenem. Surg Gynecol Obs. 1993;176:480-483.
59. Delcenserie R, Yzet T, Ducroix JP. *Prophylactic antibiotics in treatment of severe acute alcoholic pancreatitis.* Vol. 13; 1996.
60. Røkke O, Harbitz TB, Liljedal J, et al. Early treatment of severe pancreatitis with imipenem: a prospective randomized clinical trial. Scand J Gastroenterol. 2007;42:771-776.
61. Golub R, Siddiqi F, Pohl D. Role of antibiotics in acute pancreatitis: a meta-analysis. J Gastrointest Surg. 1998;2:496-503.
62. Wittau M, Hohl K, Mayer J, et al. The weak evidence base for antibiotic prophylaxis in severe acute pancreatitis. Hepatogastroenterology. 2008;55:2233-2237.
63. Sainio V, Kemppainen E, Puolakkainen P, et al. Early antibiotic treatment in acute necrotising pancreatitis. Lancet. 1995;346:663-667.
64. Luiten EJ, Hop WC, Lange JF, et al. *Controlled clinical trial of selective decontamination for the treatment of severe acute pancreatitis.* Vol. 222; 1995.
65. Isenmann R, Rünzi M, Kron M, et al. Prophylactic Antibiotic treatment in patients with predicted severe acute pancreatitis: a placebo-controlled, double-blind trial. Gastroenterology. 2004;126:997-1004.
66. Dellinger E, Tellado JM, Soto NE, et al. Early antibiotic treatment for severe acute necrotizing pancreatitis: a randomized, double-blind, placebo-controlled study. Ann Surg. 2007;245:674-683.
67. Hart PA, Bechtold ML, Marshall JB, et al. Prophylactic antibiotics in necrotizing pancreatitis: a meta-

analysis. South Med J. 2008;101:1126-1131.
68. Xu T, Cai Q. Prophylactic antibiotic treatment in acute necrotizing pancreatitis: results from a meta-analysis. Scand J Gastroenterol. 2008;43:1249-1258.
69. Gou S, Yang Z, Liu T, et al. Use of probiotics in the treatment of severe acute pancreatitis: a systematic review and meta-analysis of randomized controlled trials. Crit Care. 2014;18:R57.
70. Sharma VK, Howden CW. Prophylactic antibiotic administration reduces sepsis and mortality in acute necrotizing pancreatitis: a meta-analysis. Pancreas. 2001;22:28-31.
71. De Waele JJ, Vogelaers D, Blot S, et al. Fungal infections in patients with severe acute pancreatitis and the use of prophylactic therapy. Clin Infect Dis. 2003;37:208-213.
72. Marion MD, Swanson MK, Spellman J, et al. Femoropopliteal prosthetic bypass graft infection due to *Mycobacterium abscessus* localized by FDG-PET/CT scan. J Vasc Surg. 2009;50:907-909.
73. Mofidi R, Patil P V, Suttie SA, et al. Risk assessment in acute pancreatitis. Br J Surg. 2009;96: 137-150.
74. Traverso LW, Kozarek RA. Pancreatic necrosectomy: definitions and technique. J Gastrointest Surg. 2005;9:436-439.
75. Pappas T. Is computerized tomographic fine needle aspiration helpful in the management of infected pancreatic necrosis? Con Am J Gastroenterol. 2005;100:2371-2374.
76. Rau B, Pralle U, Mayer JM, et al. Role of ultrasonographically guided fine-needle aspiration cytology in the diagnosis of infected pancreatic necrosis. Br J Surg. 1998;85:179-184.
77. Banks P. Is computerized tomographic fine needle aspiration helpful in the management of infected pancreatic necrosis? Pro Am J Gastroenterol. 2005;100:2371-2374.
78. Ross A, Gluck M, Irani S, et al. Combined endoscopic and percutaneous drainage of organized pancreatic necrosis. Gastrointest Endosc. 2010;71:79-84.
79. Mier J, Luque-De León E, Castillo A, et al. Early versus late necrosectomy in severe necrotizing pancreatitis. Am J Surg. 1997;173:71-75.
80. Babu BI, Sheen AJ, Lee SH, et al. Open pancreatic necrosectomy in the multidisciplinary management of postinflammatory necrosis. Ann Surg. 2010;251:783-786.
81. Uhl W, Warshaw A, Imrie C, et al. IAP Guidelines for the Surgical Management of Acute Pancreatitis. Pancreatology. 2002;2:565-573.
82. Whitcomb DC. Acute pancreatitis. N Engl J Med. 2006;354:2142-2150.
83. van Santvoort HC, Besselink MG, Bakker OJ, et al. A step-up approach or open necrosectomy for necrotizing pancreatitis. N Engl J Med. 2010;362:1491-1502.
84. Cheung MT, Ho CN, Siu KW, et al. Percutaneous drainage and necrosectomy in the management of pancreatic necrosis. ANZ J Surg. 2005;75:204-207.
85. Risse O, Auguste T, Delannoy P, et al. Percutaneous video-assisted necrosectomy for infected pancreatic necrosis. Gastroenterol Clin Biol. 2004;28:868-871.
86. Haan JM, Scalea TM. Laparoscopic debridement of recurrent pancreatic abscesses in the hostile abdomen. Am Surg. 2006;72:511-514.
87. Becker V, Huber W, Meining A, et al. Infected necrosis in severe pancreatitis - combined nonsurgical multi-drainage with directed transabdominal high-volume lavage in critically Ill patients. Pancreatology. 2009;9:280-286.
88. Bradley EL, Dexter ND. Management of severe acute pancreatitis: a surgical odyssey. Ann Surg. 2010;251:6-17.
89. Soran A, Chelluri L, Lee KK, et al. Outcome and quality of life of patients with acute pancreatitis requiring intensive care. J Surg Res. 2000;91:89-94.
90. Seifert H, Biermer M, Schmitt W, et al. Transluminal endoscopic necrosectomy after acute pancreatitis: a multicentre study with long-term follow-up (the GEPARD Study). Gut. 2009;58: 1260-1266.
91. Horvath K, Freeny P, Escallon J, et al. Safety and efficacy of video-assisted retroperitoneal debridement for infected pancreatic collections: a multicenter, prospective, single-arm phase 2 study. Arch Surg. 2010;145:817-825.
92. Bucher P, Pugin F, Morel P. *Minimally invasive necrosectomy for infected necrotizing pancreatitis.* Vol. 36; 2008.
93. Gupta R, Wig JD, Bhasin DK, et al. Severe acute pancreatitis: the life after. J Gastrointest Surg. 2009;13:1328-1336.
94. Cinquepalmi L, Boni L, Dionigi G, et al. Long-term results and quality of life of patients undergoing sequential surgical treatment for severe acute pancreatitis complicated by infected pancreatic necrosis. Surg Infect (Larchmt). 2006;7:S113-S116.
95. Hochman D, Louie B, Bailey R. Determination of patient quality of life following severe acute pancreatitis. Can J Surg. 2006;49:101-106.

99

腹膜炎和腹腔内感染

Justin P. Wagner, David C. Chen, Philip S. Barie, and Jonathan R. Hiatt

危重患者腹腔内感染治疗失败和发生其他严重并发症的风险很高。治疗失败通常因为初始感染来源控制不充分或因并发症的进展例如腹腔间室综合征或形成肠瘘。因为除抗生素治疗试验外，极少有关于患者腹腔内感染管理方面的对照试验研究，对于危重患者继发腹膜炎的更是如此，所以一些建议通常是基于专家意见，从动物模型推断，有时是基于临床数据。充分和及时的液体复苏可以优化组织灌注和氧合，对腹腔内感染的患者至关重要。有效的液体复苏能减轻或避免某些危重疾病，例如缺血性结肠炎或急性非结石性胆囊炎。根据不同情况，感染来源控制可包括引流腹腔内脓肿、失活组织清创、关闭穿孔、减轻细菌及其毒素负荷以及实施适当和及时的广谱抗菌治疗。对这些患者的最佳管理还需要了解腹膜宿主防御、局限性、相关微生物学以及不良结局的预测因素。

发病机制

宿主防御

腹膜腔是一个复杂的空间，在脏层和壁层腹膜排列着间皮细胞。健康人腹膜腔对细菌污染可做出快速反应。通常腹膜腔内有 50～100ml 体液循环。腹膜腔液体主要通过正常的肠蠕动、自发膈肌运动、内脏血流和维持正常的微循环膜通透性的因素来促进向头端膈肌方向移动。相反，功能性肠梗阻、机械性肠梗阻、内脏低灌注和炎症都能破坏正常的液体流通并导致腹腔液体积聚。

主要的腹腔内宿主防御机制包括细菌的淋巴清除，免疫细胞吞噬细菌和机械隔离。腹膜巨噬细胞和免疫调理蛋白循环有助于巨噬细胞的吞噬作用。腹膜腔内的少量细菌被膈肌表面下的特异性气孔吸收，并在很短时间内被清除入胸腔淋巴系统[1]，然后细菌通过膈肌和纵隔淋巴管进入中心静脉系统，导致全身性免疫原性。当感染病原出现时，快速的炎症反应随之启动使感染局限，由于大网膜和其他邻近脏器组织的支持，导致形成脓肿而不至发展成弥漫性腹膜炎。腹腔内脓肿形成是一个源头控制的过程，形成脓肿的患者病死率比弥漫性腹膜炎患者低约 1/3[2,3]。

除了局部现象外，腹腔内感染还会刺激全身炎症反应。在局部，吞噬细胞的趋化和激活介导杀灭细菌，损害微血管完整性，促进渗出性腹水的产生。一个 70kg 患者的间皮下间隙水肿至 1mm 厚时可渗出液体约 1.7L。间皮下间隙内大量液体和游离腹水积聚可导致患者出现低血容量。与此同时，腹膜内的液体积聚不利于腹腔内的宿主防御，稀释了细胞免疫调理素和破坏了中性粒细胞功能，静脉液体输注对低血容量患者是必要的。

巨噬细胞和单核细胞来源的细胞因子涉及，腹膜炎发生的病理生理机制。革兰氏阴性菌导致的脓毒症，腹膜组织明显的破坏与大量单核细胞来源的细胞因子释放对内毒素产生应答有关[4-6]。在小鼠腹膜炎模型中，交感神经元调节单核细胞信号，而环氧合酶抑制可能减弱细胞因子对肠道屏障功能的破坏作用[7,8]。

随着炎症损伤，腹膜间皮细胞剥落，其下层的基底膜暴露。当血小板和纤维蛋白接触到基底膜时，纤维蛋白聚合产生典型的纤维蛋白渗出物“鞘”包围细胞在腹膜表面。纤维蛋白和凋亡的中性粒细胞与粘连及脓肿壁形成有关。正常情况下，在间皮损伤后的 1 周内该过程可通过纤溶性因子，例如纤溶酶原的激活或上调而具有自限性。如果这种损害是自限的，腹膜修复通常在 3～5 天发生。但在局部缺氧的条件下，成纤维细胞侵袭粘连，刺激血管生成，粘连可变得非常坚韧[9]。

微生物学

肠道中的大多数细菌是共生菌群，它们在腹腔内感染的发病机制中几乎没有任何作用。据估计，多达 1 000 种细菌存在于健康人类结肠的肠腔内。这些菌种大多数是专性厌氧菌。正常情况下，肠道菌群为小肠上皮细胞和结肠上皮细胞的功能提供支持，防止脆弱拟杆菌、大肠杆菌、克雷伯菌和肠杆菌等致病性微生物过度生长。使用广谱抗生素治疗可能会使这些潜在致病性微生物出现过度生长。

肠腔内的细菌密度沿着胃肠道的延伸从胃到结肠而增加，当从胃肠道穿孔中释放出来时，细菌必然会增殖导致感染，而局部宿主防御则试图阻止或遏制感染的发生。由于微生物上特异性黏附因子的表达，消化道穿孔发生后微生物可在腹膜表面迅速定植。最初 4 小时内肠杆菌科微生物占优势，随后在 8 小时内被脆弱拟杆菌替代。黏附的细菌很难被术中腹腔灌洗或其他机械性方式清除[10]。

除了黏附因素，细菌还有一些其他毒力表达机制。革兰氏阳性菌，尤其是链球菌和葡萄球菌细胞壁中的肽聚糖和脂磷壁酸，会刺激宿主的炎症反应。这些细菌能合成外毒素和蛋白酶导致组织损伤和促进细菌增殖。革兰氏阴性菌细胞壁外的脂多糖可与多种类型细胞接触，刺激炎症反应的发生。随着细菌的增殖和菌落体积的增加，酸性的细菌代谢物可以损害中性粒细胞功能[11]。大的菌落能使抗生素例如 β-内酰胺类无效[12]。有些种类细菌经细胞外信号转导改变其基因表达行为以实现最大生存和扩增，这种现象称为群体感应效应[13]，而其他种类细菌在代谢应激的条件下可表达一种毒性表型[14]。

协同交互作用常常发生在脆弱拟杆菌属和兼性革兰氏阴性杆菌或肠球菌之间，可以抑制局部宿主防御并促进细菌存活和生长[1]。脆弱拟杆菌产生一种荚膜多糖抗原抑制补体激活和组织白细胞募集和发挥作用[15]。厌氧菌产生短链脂肪酸能削弱中性粒细胞功能，他们降低了微环境的氧化还原潜能，有利于增殖。兼性细菌消耗了局部氧气，从而允许专性厌氧菌的生存和增殖。需氧和厌氧细菌能通过提供营养素或产生灭活抗生素的酶来促进其他种类细菌的生长。

在某些方面，细菌已经进化出利用宿主防御的能力。举一个例子，无论去甲肾上腺素是对应激的反应还是作为对外源性治疗反向调节的一部分，细菌对结肠细胞的黏附力和细菌生长能力会随去甲肾上腺素的生理浓度增加而增强[14]。

腹膜炎

腹膜炎分为原发性、继发性和第三型腹膜炎。大多数腹腔内感染的危重患者属于继发性或第三型腹膜炎。这些类型的腹膜炎的细菌来源特征见表 99-1。

原发性细菌性腹膜炎以前是“自发性的”，在没有消化道穿孔的情况下发生，很少会引起严重疾病。这一类型的腹膜炎，主要发生在成人肝硬化、胶原血管疾病患者或患有肾小球疾病的儿童身上，几乎都是单微生物性的[16]。尽管链球菌感染也可发生，但典型的病原体主要是肠道革兰氏阴性杆菌，例如大肠埃希菌或克雷伯杆菌。确定诊断可通过腹腔穿刺和腹水培养，通常没有手术指征。如果存在多种微生物或厌氧菌感染则证实有必须处理的内脏穿孔，常常需要外科手术探查。

器械相关的腹膜炎是一类变相的原发性腹膜炎，也几乎都是单微生物的，大多数病例发生在长期非卧床腹膜透析(chronic ambulatory peritoneal dialysis，CAPD)导管，其中腹膜炎的发生率接近 1 次 / 年透析[17]。最常见的病原体是金黄色葡萄球菌、铜绿假单胞菌和念珠菌。尽管很少见，但由于甲氧西林耐药的金黄色葡萄球菌(methicillin-resistant S. aureus，MRSA)导致的复发的 CAPD 相关性腹膜炎与经万古霉素长期使用后出现的耐万古霉素的菌株有关[18]。最近的研究显示，围手术期静脉应用抗生素和现代设备连接技术可以降低发展为植入物相关性腹膜炎的风险[19]。处理包括立即拔除导管。一项 2014 年的综述显示，当腹腔感染病原体是革兰氏阳性球菌时，腹腔内应用糖肽类抗生素的效果优于静脉使用[20]。

表 99-1　腹腔内感染的微生物学

原发性（单微生物）	继发性（多微生物）	第三类（多微生物）
大肠埃希菌	脆弱拟杆菌族	不动杆菌属
肠球菌	梭状芽孢杆菌	肠杆菌属
克雷伯菌	肠杆菌	肠球菌属
肺炎双球菌	克雷伯菌	假单胞菌属
	其他厌氧菌	葡萄球菌属
		表皮葡萄球菌
		链球菌属
		念珠菌属

继发型腹膜炎通常继发于空腔脏器穿孔，多数是社区获得性病例。最常见的原因是阑尾炎。在北美和欧洲，大多数微生物菌群通常对抗生素高度敏感，但在发展中国家敏感性很低。仔细收集一个继发性腹膜炎患者腹腔脓性标本进行彻底的微生物分析，平均每例可检出 5 种病原体。脆弱拟杆菌是最常见的专性厌氧菌，大肠杆菌是最常见分离出的兼性病原体。不常见分离出的病原菌包括肠球菌、念珠菌、梭状芽孢杆菌和铜绿假单胞菌。如果患者既往体健，没有增加预后不良风险的合并症，没有社区获得性感染，那么分离出这些不常见的病原菌不需要抗生素治疗。

及时、有效的手术控制感染源，加上短程应用广谱抗生素对 85% 以上的病例和 90% 以上的阑尾炎都有效[21]。继发性腹膜炎患者应用腹腔镜行腹腔灌洗可能是一个替代治疗方法。最近一项研究纳入 231 例穿孔性憩室炎(大多数 Hinchey 分级 3 级)初始治疗应用腹腔镜下腹腔灌洗治疗的病例，病死率为 1.7%，成功率达 96%[22]，但仍需要多中心的进一步研究。大多数社区获得性腹膜炎病例不会导致病情危重，很少需要重症监护，但一旦发展至病情危重，病死率会超过 25% 以上。

第三型腹膜炎是指在应用不止一种控制感染源的治疗措施失败后的复发性或持续性腹腔内感染[23-25]。病原菌常包括一种或一种以上的葡萄球菌(MRSA 常见)和肠球菌、念珠菌，或铜绿假单胞菌[26-28]。第三型腹膜炎究竟是侵入性感染还是腹腔定植菌在宿主防御屏障受损后导致的仍存争议。渗出液体常常很难局限，多呈浆液性而不是脓性，这也提示宿主防御屏障受损。幸运的是第三型腹膜炎并不常见，但缺乏 I 类证据支持的特别处理策略。

辅助类物质

辅助性物质扮演的角色是降低引起感染所必需的细菌阈值。它可增加病原毒性或干扰宿主防御，且总在胃肠道穿孔患者中存在。常见的辅助类物质包括脓液、血液、纤维蛋白、胆汁、尿液、乳糜、胰腺炎渗液和血小板等[29]。外源性物质（例如，不可吸收补片或缝线）也可作为导致感染的辅助物质。主要的辅助类物质是血液。血红蛋白、纤维蛋白和血小板都可破坏宿主防御，铁对于细菌生长和抑制吞噬功能是必不可少的元素。纤维蛋白促进细菌封闭和形成脓肿，能使细菌和中性粒细胞隔绝开来。胆盐可破坏宿主屏障且对中性粒细胞产生毒性[30]。进而，胰酶也可被细菌激活，导致胰腺坏死并可能继发感染。

外源性材料，充当辅助类物质时可成为细菌黏附的焦点以及将细菌从吞噬细胞中隔离开来。外源性材料也可以产生炎症反应，因此降低导致感染发生所需的最小菌量。辅助类外源性材料包括外科引流管、不可吸收缝线材料、来自纱布海绵等的纤维，假体材料，例如血管植入物和补片、局部的止血药物、滑石粉、硫酸钡、坏死组织和粪便等。钡剂能产生明显的化学性腹膜炎并通过内源性途径激活凝血；钡剂与排泄物结合后可能是致命的。

高风险患者

幸运的是，大多数腹腔内感染的患者不需要入住重症监护室（intensive care unit，ICU）治疗。在一项以人群为基础的关于腹膜炎出院患者的研究中，仅有11%的患者发展为严重脓毒症（表99-2）但病死率风险增加了19倍[2]。相似的，针对继发性腹膜炎抗生素治疗的临床试验研究中，纳入的病例中急性生理和慢性健康评估（Acute Physiology and Chronic Health Evaluation，APACHE）Ⅱ评分大于15分的仅占15%[31]。

表99-2 严重脓毒症患者腹腔内感染的风险因素

参数	相关风险	95%可信区间
年龄/岁		
<20		1.0
20～39	1.4	0.8～2.5
40～59	3.2	1.8～5.6
60～79	4.6	2.6～8.0
>79	6.5	4.7～11.8
部位		
阑尾		1.0
胆囊	2.7	1.9～3.8
结肠	3.9	2.6～5.8
胃/十二指肠	6.9	4.6～10.3
小肠	9.0	6.1～13.4
范围		
局部		1.0
脓肿	1.2	0.8～1.8
弥漫性	1.5	1.1～1.9
合并症		
充血性心力衰竭	1.2	1.0～1.6
休克	1.8	1.2～2.7
肝功能不全	2.0	1.4～2.8
肾功能不全	2.0	1.4～2.9

数据来源：Anaya and Nathens[2]。

某些社区获得性继发性腹膜炎的患者由于临床表现延迟，免疫抑制，或高龄而发展为危重病。大多数发展至危重病状态的腹膜炎都是院内获得性感染（表99-3）。导致院内获得性腹膜炎的病因是胃肠道吻合口裂开和由于低血容量导致的脏器缺血、分布性休克、动脉粥样硬化性栓塞和血栓栓塞。院内获得性腹膜炎常常是多微生物来源；分离出的病原菌常包括肠球菌、念珠菌、铜绿假单胞菌和其他耐药病原菌如MRSA等[23,27,28]。

外科ICU主要监护治疗多发性创伤或急诊手术后患者，比内科更容易接收较多的腹腔内感染的病例。在脓毒症患者中，需要手术控制感染源的外科患者或术后继发院内感染的患者占25%～40%。术后继发性腹膜炎发生率低的单元对患者的监测和评估时必须保持同等的重视，因为漏诊的腹腔内感染经常是致命性的[32]。

当腹腔内感染患者危重时，病死率超过25%。治疗失败的风险随着疾病严重程度，不充分的经验性使用抗生素，外科治疗的延迟和感染源的控制失败而增加[23,27]。大多数临床治疗失败的病例与多药耐药的病原菌没有关系；然而一些研究显示耐药病原菌在某些术后腹膜炎的病例中会导致临床治疗失败[33,34]。

表99-3 预测腹腔内感染高风险的临床因素

休克
高龄
急性生理和慢性健康评分（APACHE）Ⅱ分值>15分
分离出肠球菌
意识障碍
经验性抗生素治疗不充分
营养状况差
心血管疾病
感染源未控制
免疫抑制
低白蛋白血症
血小板减少症
弥漫性和局限性腹膜炎
确定性的干预措施之前症状持续24小时以上
随后院内感染
蛋白C浓度低于正常值66%
住院>48小时
恶性肿瘤
术后感染
近期抗生素治疗
在专业护理机构或长期护理机构居住

数据来源：Pieracci等[21]和Solomkin等[27]。

导致危重病的疾病谱

实体器官脓肿

尽管实体器官脓肿很少见，但误诊有可能导致死亡。大多数病例是作为社区获得性感染的并发症出现的，但偶尔也会因医疗并发症导致。肝脏最常受影响，其次是脾和肾。

肝脓肿最常见于继发胆道感染（胆管炎）或复杂的肠道感染（以结肠憩室炎为代表）导致的门静脉菌血症。最常见的病原微生物包括克雷伯菌、肠杆菌和肠球菌。肺炎克雷伯菌已经超过肠杆菌成为肝脓肿中分离出来的最常见的细菌[35]。全身性的细菌感染也可导致肝脓肿及可能附带牙脓肿（草绿色链球菌）或血管导管感染（金黄色葡萄球菌、念珠菌和其他）。创伤导致的肝脏组织失活、血管栓塞和肿瘤切除等都特别增加感染风险。

肝脓肿的抗生素治疗是必须的，而且应该根据感染来源而定。可能至少需要 14 天以上的治疗。阿米巴肝脓肿治疗首选甲硝唑。最近一项 Cochrane 综述认为当前发表的文献质量尚不足以推断出经皮穿刺引流是否可以改善阿米巴肝脓肿预后[36]。在化脓性肝脓肿中，如果脓肿的大小和位置允许，可以尝试经皮穿刺引流[35, 37, 38]。对不能经皮穿刺引流的肝脓肿可能手术也是需要的。一项 2013 年纳入 85 例化脓性肝脓肿患者的研究发现，经皮穿刺引流组 40% 的患者治疗失败，而经历腹腔镜引流手术组仅 11% 失败[39]。最近，有报道超声引导的内镜下肝脓肿引流术可能为引流化脓性肝脓肿提供了一种新的途径[40]。肝脓肿总体病死率接近 25%，多发小的肝脓肿难以引流者（即粟粒状脓肿）病死率较高[41]。

脾脓肿不常见，通常由血行播散或局部污染所致。血行来源包括心内膜炎、尿路感染、肺部感染、骨髓炎、耳炎、乳突炎、盆腔感染。全身性疾病，例如血红蛋白病或镰状细胞病可以导致脾梗死。由创伤、梗死或栓塞等导致的脾组织坏死会继发感染并发展为脾脓肿[42]。脾脓肿也可见于其他全身感染，包括伤寒、副伤寒、疟疾和念珠菌病。此外，邻近部位如胰腺、腹膜后、膈下感染和憩室炎等都可以直接蔓延至脾实质。

金黄色葡萄球菌是脾脓肿最常见的病原体，而革兰氏阴性菌相对少见。厌氧菌感染（例如产气荚膜杆菌）也有报道。经验性抗生素治疗应覆盖所有可能的病原菌。经皮引流如果条件允许可以尝试，但脾切除术和引流常包含确定性治疗。脾脓肿总体病死率约 20%。

尽管有“尿脓毒症”发生，但真正的肾脓肿和肝、脾脓肿相比是不常见的。从下尿路感染逆行向上是最常见的感染来源。因此，任何泌尿系常见的病原体（大肠杆菌，克雷伯菌，肠球菌，金黄色葡萄球菌）都可成为病因。初始治疗应包括应用广谱抗生素，直至获得病原微生物证据和敏感抗菌谱。对于复发脓毒症或那些对抗生素治疗无效的患者，外科引流可能也是需要的。

急性无结石性胆囊炎

与胆石症相关的胆囊炎不同，急性无结石性胆囊炎的病因是胆囊缺血并继发器官感染[43]。急性无结石性胆囊炎可能会使一些引起内脏低灌注的状况变得复杂化。内科患者的风险因素包括充血性心力衰竭、糖尿病、腹部血管炎和恶性疾病（包括骨髓移植术后）。无结石性胆囊炎更多见于外科患者，可发生于烧伤、创伤、体外循环、胆道器械应用和急诊大动脉手术等情况。

急性无结石性胆囊炎的诊断具有挑战性，需要高度怀疑。及时诊断和治疗是必要的，因为 30% 的患者会发生胆囊坏死，其中胆囊穿孔占 4%。发热和高胆红素血症是常见症状[44]。血清转氨酶和碱性磷酸酶浓度也可升高。当症状和体征位于右上腹，需和胃十二指肠穿孔、急性胰腺炎、右半结肠缺血和急性肝炎等相鉴别。

胆囊壁厚超过 3.5mm 并且床旁超声提示胆囊周围液体集聚是诊断急性无结石性胆囊炎的有力证据。计算机断层扫描（computed tomography，CT）诊断也同样准确并且适用于患者体检不确定诊断且病情尚稳定可以转运时。肝胆道闪烁成像（hepatobiliary scintigraphy，HIDA）对非结石性胆囊炎的阳性预测值较低，因为患者通常没有接受足够的消化道刺激以使胆囊收缩。硫酸吗啡能提高胆道静水压力，能促进胆囊充盈，提高肝胆显像的诊断准确性[45]。

经皮胆囊造瘘术是处理危重患者急性无结石性胆囊炎的选择方式。对急性无结石性胆囊炎病情的控制成功率可达 90% 以上，尽管总体病死率仍约 30%。经皮胆囊造瘘术失败的最常见原因包括引流管错位、未处理的胆囊穿孔或其他诊断。如果经胆囊造瘘管证实无胆囊结石，一旦患者恢复，引流管可以拔除。如果引流管可以拔除则没必要以后再行胆囊切除术。

缺血性结肠炎和小肠炎

肠道缺血是危险的并且是危重病相对常见的并发症，可在数小时内发展为肠道坏疽、穿孔和弥漫性腹膜炎[46]。脏器血液循环易受到低心排量的影响，特别是当心指数小于 2L/(min·m^2)。大多数病例是由非闭塞性缺血导致，通常包括低血容量、休克和应用血管升压素的并发症。还有许多其他因素被发现。蛋白 C 或蛋白 S 获得性缺乏的主要临床特征是血液高凝状态并与肠系膜动脉和静脉血栓有关。慢性房颤或扩张性心肌病可导致肠系膜动脉血栓栓塞。动脉造影导致动脉粥样硬化斑块脱落形成胆固醇栓塞。当患者存在部分或近端肠梗阻时也应考虑到肠道缺血，因为在这些情况下临床特征可能不明显。

肠缺血的损伤模式随着缺血机制是否存在心脏病以及经腹腔和肠系膜下动脉的侧支循环状态不同而不同，大的血栓常会在结肠中动脉起始处远端阻塞肠系膜上动脉的一处狭窄的地方。小肠起始 30～45cm 和左半结肠可能不受影响。较小的栓塞可能导致斑片状肠坏死并且最有可能影响小肠和升结肠（图 99-1）。非闭塞性肠缺血通常发生在肠系膜循环的分水岭区域，在这一区域侧支循环血管连接着两处动脉分布区。虽然肠道任何部分都会受非阻塞性肠缺血影响，但盲肠（肠系膜下动脉发出的最远端）和结肠脾曲（肠系膜上动脉和下动脉的分水岭区）最容易累及（图 99-2）。左半结肠非常容易在腹主动脉手术后受累，特别是当肠系膜下动脉术中被结扎时。

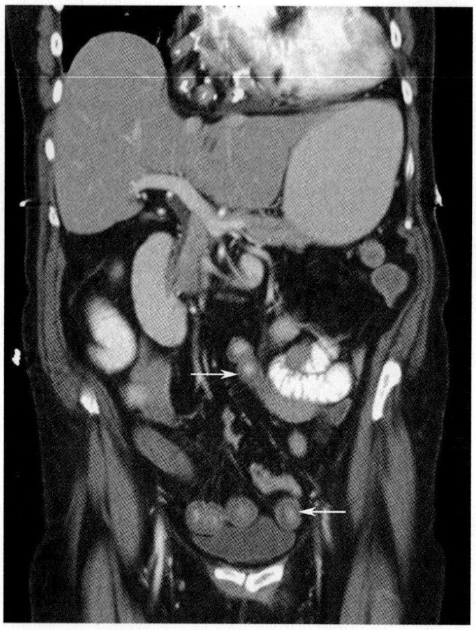

图 99-1　一例肠系膜上动脉栓塞梗阻致小肠和右半结肠斑片状缺血（箭头示）患者经口服和静脉造影剂后计算机断层扫描图像，肠壁明显的增厚证明肠道缺血

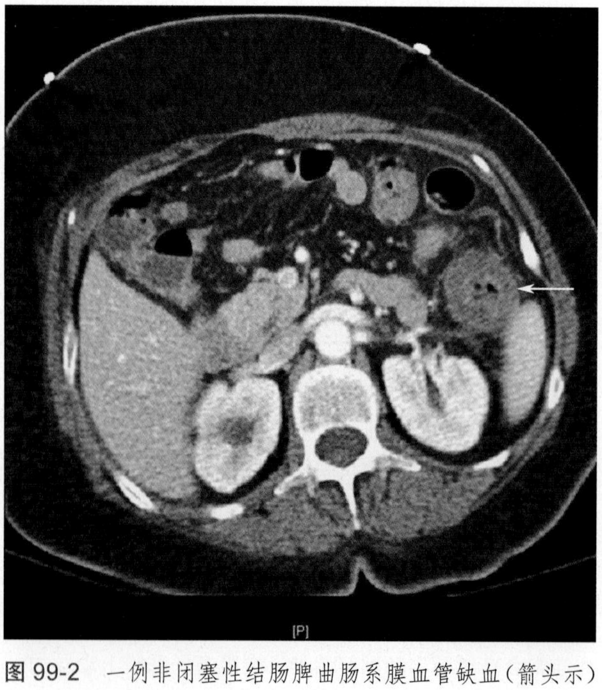

图 99-2　一例非闭塞性结肠脾曲肠系膜血管缺血（箭头示）患者经口服和静脉造影剂后计算机断层扫描图像，结肠壁明显的增厚证明结肠缺血

急性肠缺血的患者往往病情严重，不及时处理将会导致死亡。因为肠道黏膜比浆肌层更易受到缺血的损害，所以透壁性的坏死代表着疾病的晚期。患者在出现透壁性坏疽或穿孔之前会发展为严重脓毒症或感染性休克。由于肠道缺血的症状表现多种多样并且潜在缺血部位可以在十二指肠悬韧带到中段直肠的任何部位，所以肠道缺血的诊断对临床常常是一个挑战。

在可以言辞交流的患者中，疼痛的严重程度与触诊的压痛不成比例是肠道缺血的诊断标志。而对于气管插管和镇静的患者，临床特征会很不明显。腹胀，低血容量，血液浓缩，无法解释和难以纠正的代谢性酸中毒或不明原因的肠道出血等其中的一条可能是仅有的征象。腹主动脉外科术后或休克液体复苏后出现便血都强烈预示着结肠缺血。

考虑到左半结肠更容易受累，床旁低位肠镜常是首选诊断手段，但应认识到许多缺陷。可弯曲乙状结肠镜操作简单安全，但可能会错过乙状结肠近端到结肠脾曲的缺血灶，因此结肠镜是首选（图 99-3）。内镜仅能观察到黏膜病变因此可能会低估病变程度。CT 和 CT 血管成像越来越多地用于诊断并大量替代正规动脉造影摄片（图 99-4）。

床旁腹腔镜诊断代表了可在 ICU 用于鉴别腹腔内病变的技术，但迄今尚无确切报道。患者不能安全转运到放射科或手术室或常规放射检查不能得出结论时可考虑床旁腹腔镜检查[47,48]。诊断性实验应在出现腹膜炎表现之前进行，一旦有腹膜炎征象应立即剖腹探查。

外科治疗方式的选择建立在肠道病变的位置和范围以及患者的生理状态之上，遵循个体化原则。肠道梗死需行肠切除，但活力可疑的肠管应保留，在术后 12～48 小时后再次腹腔镜下再观察，特别是如果需行大范围肠切除时。在没有腹膜炎的病情稳定的患者可以行肠吻合术或者病情不稳定的患者可以暂时关闭肠管断端直到行二次手术时再延期吻合。行临时性肠造瘘尽管现在做的越来越少，但它是第三种选择方式。如果不需要再次探查，患者腹壁筋膜层可以

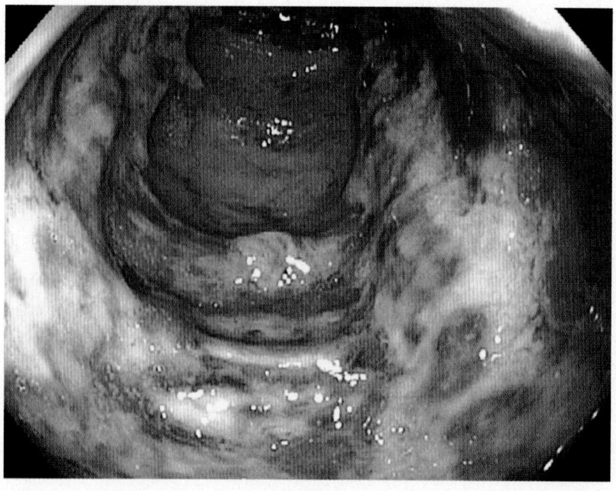

图 99-3　结肠镜是评估结肠缺血的首选方式，但仅可见黏膜病变，因此可能会低估病变程度

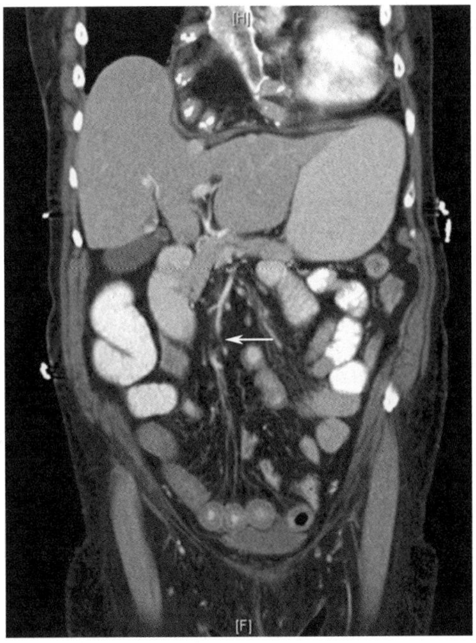

图 99-4　一例肠系膜上动脉栓塞，小肠和右半结肠缺血的患者经口服和静脉注射造影剂后计算机断层扫描图像，箭头所指系肠系膜上动脉栓子

缝合。如果计划再次探查或如果肠道水肿和扩张明显以致于腹壁逐层缝合可能会导致腹腔高压或腹腔间室综合征，则需要执行损伤控制原则，暂时性缝合腹壁。暂时性关闭腹壁的方式包括仅缝合皮肤或应用可吸收网、生物材料或塑料薄膜，常需要连接负压伤口治疗系统[49]。外科文献上的专家评论认为负压伤口治疗系统与选择性伤口暂时关闭技术相比效果更好[50-52]。

导致肠道缺血的疾病谱很广，使得其病死率难以估计，但这种状况与病变部位关系很大。继发于腹主动脉瘤破裂修补术后的急性结肠缺血病死率高达 80%。

艰难梭菌结肠炎

艰难羧菌感染（*C. difficile* infections，CDI）的发生率和严重程度正在增加。CDI 仍然是最常见的院内胃肠道感染，其发病率和病死率都很高。早期诊断和治疗对良好的预后是至关重要的。一种高致病性菌株，PCR 核糖核酸型 027 与最近在北美和欧洲的暴发有关。与其他菌株相比，毒素产生抑制和高死亡风险是其主要特点[53]。ICU 患者感染 CDI 风险增加，这些患者中，CDI 发生更频繁、更严重、更难以治疗并且复发率更高[54]。一项研究中，需要入住 ICU 的 CDI 患者中有 25% 需要急诊全腹结肠切除术。回肠末端造瘘术中结肠灌洗和术后经肠造瘘处给予万古霉素可使 93% 的严重复杂性 CDI 患者在无肠坏死或穿孔的情况下成功保留结肠[55]。其他 CDI 风险因素包括术前应用抗生素、尿毒症、烧伤、慢性阻塞性肺疾病、肿瘤、腹部外科手术、剖腹产术、抑制肠蠕动药物、质子泵抑制剂、ICU 住院、长期住院、化疗和幽门后管饲[53, 54]。

CDI 患者的临床检查可能不会发现明显的腹膜炎，除非进展到巨结肠或肠穿孔。CT 能显示典型的结肠壁增厚、扩张和所谓手风琴征（增厚的结肠袋皱褶和滞留的造影剂，腹水或结肠周围绞窄；图 99-5）等表现。通过聚合酶链反应检测细菌 DNA 和内镜检查鉴别是有用的辅助诊断方法，但对有证据显示暴发型难治性结肠炎患者的确定性治疗不应被这些试验所延误。CDI 的常规治疗是口服或静脉应用甲硝唑。一些患者由于经肠道黏膜吸收不良，予以口服万古霉素治疗以达到肠腔内的高药物浓度。

伴肠穿孔、中毒性巨结肠、严重的肠梗阻、低血压或难治性脓毒症的暴发型 CDI 的发生率为 3%～8%。有炎症性肠病病史、近期手术、先前应用静脉注射免疫球蛋白（Ig）或血管升压素、白细胞增高或血乳酸浓度增高等的患者应早期请外科会诊。术前接受内科治疗不超过 6 天的患者死亡率明显下降，支持对合适的患者早期行全结肠切除术[53-57]。

急性胰腺炎

80% 的胰腺炎由胆石症和饮酒导致。剩余的与创伤、上腹部手术和体外循环等有关。大约 85% 的病例是自限性的，预后良好。大部分的发病率和几乎所有的病死率都发生在剩余的 15% 的病例中。感染是最常见的并发症，能导致多器官功能障碍综合征和死亡。病死率的风险包括需要静脉输注大量液体，酸中毒和低钙血症[58]。预防性使用抗生素是无效的，因此不再推荐。

胰腺感染包括感染性假性囊肿，散在的胰腺脓肿或感染性的胰腺坏死灶。最后一个是很差的局部病变，与影响胰腺自身一样也累及腹膜后脂肪组织。感染最早能在急性胰腺

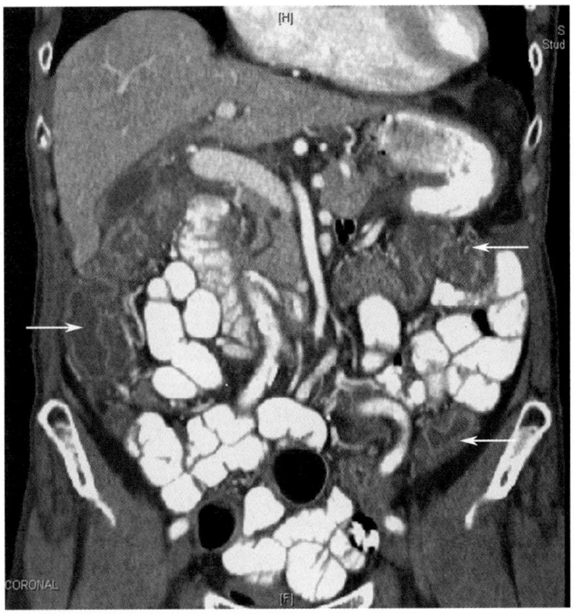

图 99-5　艰难羧菌结肠炎患者经口服和静脉造影的计算机断层扫描图像。典型的表现包括结肠壁增厚（箭头）、扩张和手风琴征（增厚的结肠袋和滞留的造影剂，腹水和结肠周围绞窄）

炎发生 5 天后出现，但发生率高峰在发病 14 天。几乎任何常见的病原菌都可导致感染，包括葡萄球菌、肠道革兰氏阴性杆菌、专性厌氧菌、铜绿假单胞菌和念珠菌等。假设病原菌不耐药，经验性抗菌药物可选用亚胺培南西司他丁、美罗培南、多利培南或氟喹诺酮类联合甲硝唑等[59]。在正常胰腺和胰周液体的药物蓄积动力学研究显示，氟喹诺酮类药物、碳氢酶烯类、甲硝唑和氟康唑可达到足够的胰腺血药浓度，而氨基糖苷类药物无效[60]。

胰腺感染的预防和治疗措施中的很多方面都存有争议，包括预防性应用抗生素的角色、诊断方法以及外科引流和清创的技术和时机等。重症胰腺炎预防性应用亚胺培南 - 西司他丁或美罗培南是无效的，且与真菌感染风险增加有关[61]。不论疾病的严重程度，所有胰腺炎患者都需行超声检查以评估是否有胆石症。胰腺 CT 检查是定义解剖学上严重程度和是否继发感染的最好手段。CT 检查应行静脉造影剂增强和胰腺区域薄层（1mm）CT 以评估胰腺的存活度以及是否发生坏死（图 99-6）。当怀疑胰周感染，可以行 CT 导引的细针穿刺以获取组织行细菌培养。

对已经明确胰腺感染的患者控制感染源是主要的。一些新技术有着可接受的预后和较低并发症发生率，已经替代传统的开放式引流和外科坏死组织清创术。这些技术包括微创内镜引流、放射线下置管引流和腹腔镜途径等。内镜超声引导下引流和腹腔镜下胰腺坏死组织清创术可成功处理胰腺坏死组织（图 99-7）[62, 63]。荷兰胰腺研究组的结果显示，按照“递进式”方式处理感染性胰腺坏死，其主要并发症（新发的多器官功能不全综合征、切口疝和新发糖尿病）有明显减少。这种方式包括经皮引流，继之必要时行微创腹膜后坏死组织清除术[64]。复苏技术和针对胰腺炎感染并发症的手术治疗方面的技术改进使得病死率下降至 20%，相当于此前病死率的一半。

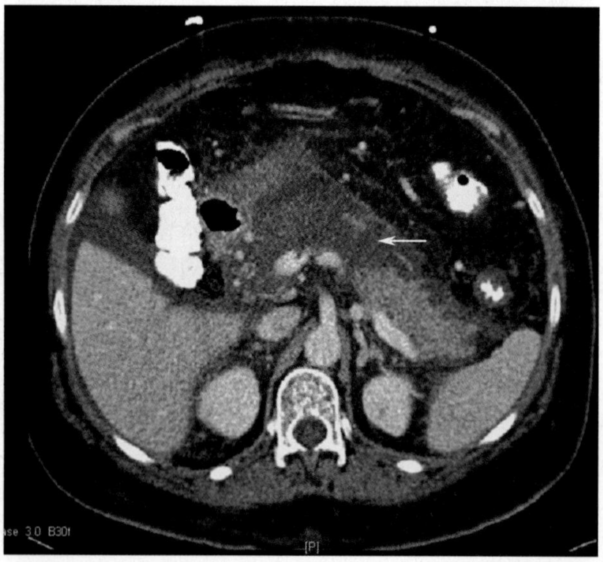

图 99-6 一例重症急性胰腺炎口服与静脉造影剂下的计算机断层扫描图像。胰腺与周围明显的炎症组织的边界模糊不清。位于胰体的低密度区域是胰腺坏死（箭头）。应行注射造影剂对比增强及通过胰腺所在区域的薄层 CT 检查

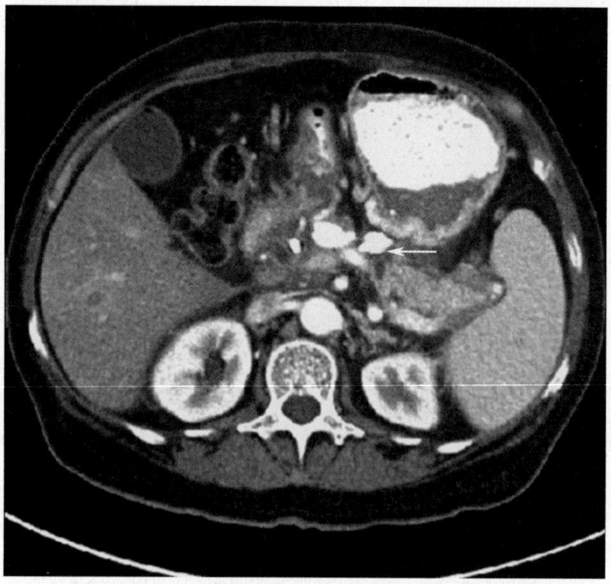

图 99-7 与图 99-6 同一患者，间隔一段时间的计算机断层扫描图像。胰腺坏死和假性囊肿形成，可见在内镜下引流术后，两个支架的作用等同于胃囊肿吻合术，疗效显著（箭头）

针对胰腺坏死并发器官功能不全但没有继发胰腺感染的患者是否需手术治疗是一个值得讨论的话题。当前观点偏向在积极重症监护支持下的保守治疗，待证实存在包裹性感染时行手术[65]。这种策略意味着尽可能减少那些与复杂且有潜在发病率的手术程序相关的并发症，包括出血、肠瘘、多次再手术、腹腔开放的管理和腹壁切口疝。

诊断

危重患者腹腔内感染的诊断具有挑战性。内科病史常常不清楚，意识状态的改变会掩盖体检的阳性发现。有时，仅有的线索可能无法解释脓毒症和器官功能障碍的征象。大多数患者诊断依赖影像学。

尽管在床边很难得到高质量腹部平片，但腹腔积气（图 99-8），肠道梗阻或肠道缺血的表现还是有可能发现的。腹腔内积气在机械通气患者和开腹手术后 7 天内的患者中也可以是一种正常的表现[66, 67]。可以通过引流管、瘘管或鼻窦等注射水溶性造影对比剂行增强平片检查，以确定复杂感染的解剖结构或用于引流后监测。超声检查可在床边进行并提供很好的胆道图像。

超声也能检查脓肿，特别是盆腔脓肿，当应用经阴道或经直肠探头时能引导经皮穿刺引流。内脏血流评估可用附加的彩色多普勒血流分析。然而，超声检查依赖于操作者。当存在肠道积气时超声影像会受到限制，切口敷料、造瘘口和引流管等会阻碍探头的放置。

经口和静脉增强 CT 是腹部和盆腔的主要影像学研究手

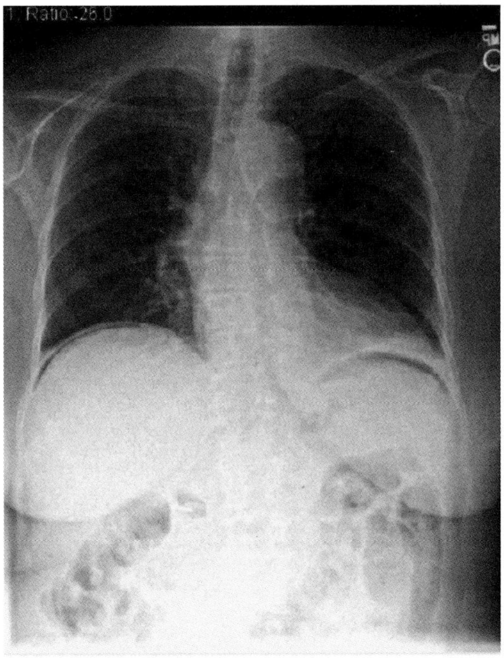

图 99-8　一例乙状结肠憩室炎穿孔患者立位胸部平片。右侧膈下可见明显腹腔积气（新月形透亮影），左侧膈下的新月形透亮影是胃泡

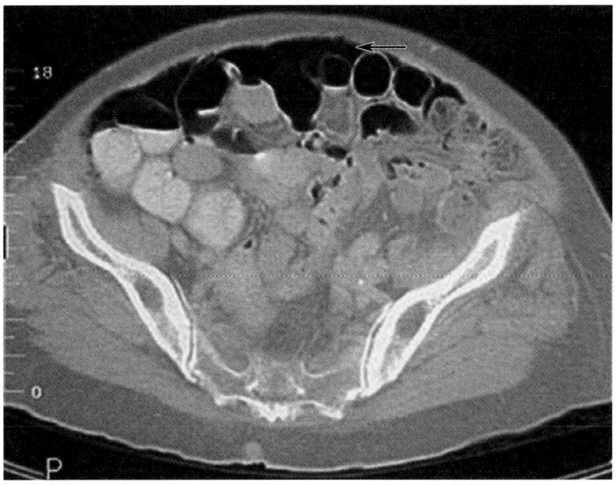

图 99-9　一例脏器穿孔患者腹腔积气的口服和静脉造影增强计算机断层扫描图像。多处肠腔外有明显气体（箭头），特别是小肠袢前方

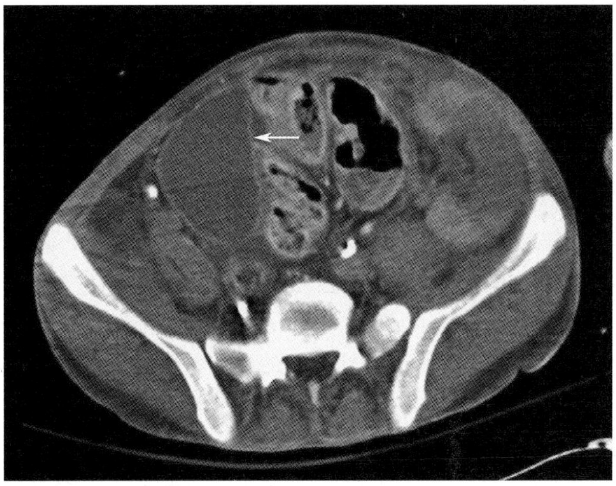

图 99-10　一例盆腔巨大脓肿患者口服和静脉对比剂计算机断层扫描图像。脓肿腔显示有典型的脓肿壁边缘环状增强影（箭头）。经皮穿刺引流应在影像导引下进行

段[68-70]。腹腔内感染的 CT 表现包括空腔脏器外气体（图 99-9）、游离积液、造影剂外溢、脂肪条纹征以及脓肿典型的边缘强化征（图 99-10）。CT 是目前诊断肠梗阻的首选检查方法。当存在肠系膜缺血时，肠壁内积气可能加以识别；偶尔还能见到内脏血管内栓子（图 99-4）。当没有弥漫性腹膜炎或腹腔脏器结构没有破坏的情况下，CT 引导下经皮引流是处理脓肿和腹腔内积液的选择方式[37, 38, 70]。

尽管 CT 是一个非常好的诊断工具，但在危重患者中得到充分的利用仍存在问题。当患者血流动力学不平稳或依赖高水平的机械通气支持时，将患者转出 ICU 可能承担风险[71]。碘造影剂可能与急性肾损伤有关或加重慢性肾功能不全。如需行 CT 检查，提前 24 小时对患者进行水化和钠离子负荷可能会降低造影剂相关性肾病的风险[72]。

其他常用于选择性评估的影像学手段在危重病中应用价值有限。放射性核素显像和磁共振成像很少用于 ICU 腹腔内感染患者。

处理原则

控制感染源

控制感染源对成功治疗复杂性腹腔内感染仍然是最重要的一环。共识准则将目标定为在处理的最初 6 小时内落实控制感染源的干预措施[73, 74]。

明确的控制感染源的内容包括去除感染的或失活的组织，关闭或控制穿孔和减少细菌和毒素对腹腔的污染，可能需要多次手术。有报道 10%～25% 的腹腔内感染病例不能充分地控制感染源，主要依赖于感染的严重性和复杂性[23, 74]。

脓肿

脓肿的特点是局部酸中毒，氧张力低，抗生素穿透力差和白细胞功能受损。针对憩室疾病的研究报道，直径小于 3cm 的小脓肿仅用抗生素就可能治愈[75]。经皮穿刺引流控制感染源是处理大多数脓肿的首选，只要引流充分，不需要清创或组织结构的修复[18, 73]。经皮脓肿穿刺减压成功可使 85% 的患者临床症状迅速改善[37, 38]。如果引流后临床改善没有迅速发生则应行正式手术进行干预。

腹腔冲洗

一旦控制感染源的措施完成后，其他的腹腔内的处理包括应用液体或抗生素溶液灌洗以及腹膜表面的清创等是无

效而且可能有害的[76-78]。腹膜炎时细菌黏附到浆膜表面间皮细胞，致使它们很难通过被动灌洗而被清除[78-80]。一项前瞻性研究在220例阑尾穿孔行阑尾切除术后的患者中，分成单独用吸引引流和腹腔灌洗加吸引处理两组，结果显示了相同的腹腔内脓肿的发生率（18.3% *vs.* 19.1%；$P=1.0$）[81]。然而动物实验显示灌洗液通过阻碍腹膜的正常免疫功能而使感染播散。同时也显示，如果静脉应用抗生素则用抗生素溶液灌洗无益处[9]；然而，也有一项荟萃分析结果显示用盐水行腹腔灌洗的合并病死率是用抗生素溶液灌洗的3倍[76]。高容量灌洗和脉冲式灌洗用于粪汁性或化脓性腹膜炎可能有益但也可能增加肠瘘的发生率[78-80]。封闭式引流管不能防止再发的液体集聚，而且在腹腔引流无效。

腹腔开放

腹腔开放管理技术适用于弥漫性腹膜炎，初始感染源控制不充分，肠道缺血和不连续，腹腔间室综合征，或前腹壁坏死感染等[82, 83]。腹腔开放是损伤控制性策略的组成部分，用于巨大创伤的不稳定患者。如果发生腹膜炎，损伤控制的目标包括评估和再评估肠道的活力，腹部减压和建立腹腔灌洗的通道。腹腔开放式管理的弊端包括液体和蛋白的丢失，功能性肠梗阻，形成肠瘘和腹壁疝。对比急诊的重复剖腹探查，有计划地再次剖腹探查和腹部开放管理都没有提高生存率[84]。

很多不同的开放腹部手术被报道。最常见的是利用负压伤口治疗系统将有网眼的非粘连的材料覆盖到肠管表面，抽吸引流表面液体，用一个密闭的黏附套覆盖以维持负压，防止内脏脱出直至形成粘连（图99-11和图99-12）。持续保留胃管和尿管减压，早期肠内营养显示有利于患者恢复[85]。在探查时，行腹腔灌洗以及引流出被包裹分隔的腹腔积液。在完成液体复苏和充分的控制感染源后，应积极利尿以纠正水肿及有利于关闭腹腔。很大一部分比例的患者最初腹壁筋膜不能关闭。在这些情况下，允许通过再次处理切口愈合，腹壁疝可选择可吸收补片、生物材料和当需要时行植皮手术来修复，但不要早于急性发作后3～6个月进行，应当等所有的急性问题都解决后。

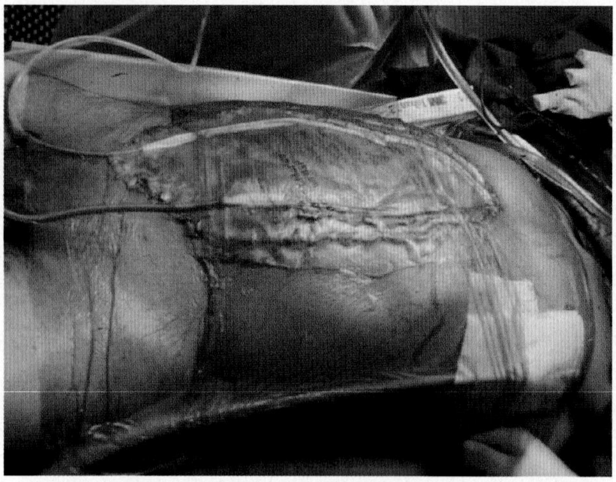

图99-11 腹腔间室综合征的腹腔开放管理。将无菌生理盐水袋缝在切口皮肤边缘。放置封闭式抽吸引流以限制液体积聚，应用封闭敷料覆盖腹壁。（资料来源：Courtesy Brian J. Kimbrell，MD.）

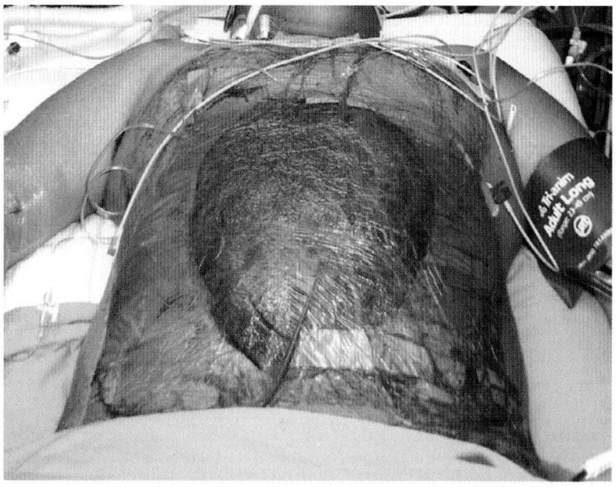

图99-12 腹腔间室综合征应用VAC系统进行的腹腔开放管理。如果可能的情况下，用网膜覆盖肠管。非黏附敷料分层叠放在VAC海绵下。或将小孔海绵紧贴腹腔脏器。在切口闭合处施加负压吸引积液，促进切口闭合，防止内脏脱出。VAC：真空辅助闭合技术。（资料来源：Courtesy Brian J. Kimbrell，MD.）

抗生素治疗

对于腹腔感染合适的抗生素治疗需要一种药物或联合用药对抗肠道来源的兼性肠道革兰氏阴性杆菌和专性厌氧菌有效[18, 21]。因为感染来源并不总是清楚，因此最初的治疗应是经验性用药和选用广谱抗生素。

2005年，Cochrane综述回顾了40项研究，共纳入5 094例病例，比较了16种用于经验性一线治疗的不同的抗生素，结果表明其疗效相当，并且没有基于Ⅰ类证据的特别建议[30]。鉴于药物疗效相当（表99-4），抗生素治疗方案的选择应基于成本的考虑，可用性、易于管理、易受影响的状态和毒性风险，包括β-内酰胺类药物过敏[18, 86]。

美国外科感染学会和感染性疾病学会制定了针对腹腔内感染高危患者抗生素治疗选择的循证指南[18]。针对复杂性腹腔内感染最普遍接受的经验性抗生素包括超广谱β-内酰胺/β-内酰胺酶药物例如哌拉西林-他唑巴坦，碳青霉烯类例如亚胺培南-西司他丁，美罗培南和厄他培南，或三代或四代头孢菌素加甲硝唑。

对于院内获得性腹膜炎，选用药物需考虑当地抗生素耐药状况。尽管从腹腔内感染多种微生物中分离出肠球菌时似乎患者死亡率较高，但没有证据显示抗肠球菌治疗可以改善预后[18, 33, 87]。直接针对一种病原菌的联合治疗（例如覆盖铜绿假单胞菌的两种药物）没有显示出在脓毒症中的益处，并有可能加重病情，特别是当导致急性肾功能损伤时。较新

表 99-4 治疗严重腹腔内感染的抗生素方案

单药
β- 内酰胺 /β- 内酰胺酶抑制剂联合
● 氨苄西林 / 舒巴坦
● 哌拉西林 / 他唑巴坦
● 替卡西林 / 克拉维酸
碳青霉烯类
● 亚胺培南 - 西司他丁
● 美罗培南
● 厄他培南
● 多利培南
头孢菌素类
● 头孢替坦
● 头孢西丁
氟喹诺酮类
● 莫西沙星
甘氨环素类
● 替加环素
联合用药
氨基糖苷类 + 抗厌氧菌药物
● 阿米卡星，庆大霉素，萘替米星或妥布霉素 + 克林霉素或甲硝唑
氨曲南 + 克林霉素
● 氨曲南联合甲硝唑不能覆盖革兰氏阳性球菌
氟喹诺酮类 + 甲硝唑
● 环丙沙星，左氧氟沙星，加替沙星，莫西沙星
三代或四代头孢菌素 + 抗厌氧菌药物

数据来源：Solomkin 等 [27] 和 Mazuski 等 [28]。

的药物，包括替加环素、第五代头孢菌素（他唑巴坦和莫西沙星）在治疗复杂的腹腔内感染具有同等的能力，并在应对不断演变的细菌耐药模式方面提供了额外的选择 [88-93]。

真菌是正常肠道菌群中常见的组成部分，经常从腹腔脏器穿孔手术中的腹水中分离出来。抗真菌治疗在免疫能力正常的患者没有发现可以提高存活率 [94]。因为在外科患者侵入性感染发生之前常常已有真菌定植，所以一些专家建议当腹水中重新分离出真菌时应全身性抗真菌治疗 [18, 94, 95]。当 2 个或更多正常无菌部位分离出真菌，伴真菌性脓肿的危重患者血流中分离出真菌以及免疫抑制的患者经验性抗真菌治疗是必要的 [2, 3, 18, 95]。危重患者起始抗真菌治疗推荐使用棘白菌素类药物（卡泊芬净、米卡芬净和阿尼芬净），而不是三唑类药物 [18, 94]。

短期抗菌药物治疗并且按照药物敏感性分析调整药物对于感染源充分控制的患者是安全的。这种处理策略限制了多药耐药病原体导致腹腔内感染 [96-100]。4 天的抗生素疗程可以延长到生理指标失衡纠正，对于已控制感染源的腹腔脓毒症的治疗是足够的 [100]。院内获得性腹膜炎疗程很难确定，主要依赖于临床指标如发热，腹痛，白细胞增高和胃肠道功能恢复等。持续的脓毒症要考虑到感染源控制不充分，其他院内感染或第三型腹膜炎等可能。扩大抗生素的覆盖或延长疗程都是不合适的策略。相反，应通过体检、病原微生物培养和影像学检查等完整的诊断再评估来鉴定持续感染的来源。

降阶梯的概念是指一旦病原体的药物敏感性得到后，有针对性地用窄谱抗生素替代经验性的广谱抗生素治疗，这种方法是安全的且有助于降低抗生素耐药菌出现的风险。虽然循证的建议是明确的，但降阶梯策略的依从性很差 [98]。当肠道功能恢复后，可以口服生物利用度好的抗生素以完成整个疗程 [18, 101]。

抗生素在第三型腹膜炎中的角色很难定义。几乎没有什么证据证明经验性使用抗生素有效，大多数分离病原菌对标准方案趋于耐药。对经验性的覆盖肠球菌和念珠菌进行了很好的研究但没有明确的益处。这样的覆盖建议用于免疫抑制患者中的复杂性院内感染，危重患者和心脏瓣膜病或植入人工材料的患者 [18]。第三型腹膜炎应使用窄谱抗生素并且用药应简单。覆盖厌氧菌可能是不必要的。

并发症

感染源控制失败的并发症包括脓肿形成、吻合口裂开、外科切口感染、复发或持续腹膜炎、瘘形成、脓毒症和多器官功能不全综合征，这些是导致死亡的主要原因。尽管脓肿，吻合口裂开和瘘形成通常归因于感染源控制失败，持续腹膜炎和脓毒症常归因于宿主防御功能衰竭。

肠外瘘

肠外瘘形成是腹腔炎和肠道损伤的令人畏惧的并发症。超过 80% 肠瘘发生在术后，然而主要来自感染或放射性治疗导致的肠瘘是很少见的 [101, 102]。在瘘穿透皮肤使得诊断明确之前，其有可能是一个隐蔽的脓毒症来源。瘘可以是包含沿着瘘管的脓肿腔，或者作为两个腹腔内结构之间的连接而存在于腹内。

当瘘形成后，初始应行支持治疗。如果存在继发感染的征象，治疗应着眼于合适的抗生素治疗连同肠道休息、皮肤护理和静脉营养支持。应用奥曲肽可能会降低漏出量，减少体液，电解质和蛋白丢失，有利于愈合 [103, 104]。30%～50% 的瘘通常在 3～4 周可能通过非手术治疗自愈 [102]。

病死率

腹膜炎和腹腔内感染的治疗在过去的一个世纪里有了大幅度的改善；然而危重患者的病死率仍有约 25%[3]。与感染在腹腔内的位置相比，年龄和疾病严重程度是更重要的病死率预测因素 [3]。控制感染源的初始治疗失败比由多药耐药的病原菌所致感染更可能使致患者死亡。

当疾病过程仍存在可逆性的情况下，作为持续性腹腔感染一个征象的器官功能障碍的早期识别可为干预治疗提供一个机会[105,106]。降低病死率的治疗关键元素包括问题的早期识别，迅速液体复苏，充分及时的控制感染源和应用合适的广谱抗生素治疗。

感染性休克时应用糖皮质激素没有改善生存率或阻止脓毒症并且增加二重感染的风险[107]。正确输注浓缩红细胞可能对治疗脓毒症有辅助作用，但需要更多的数据加以证实[108]。强化血糖控制的概念在管理脓毒症的危重患者中存在争议。最近研究表明，内科患者这种实践可增加并发症发生率和病死率，应当避免采用。然而，对于外科危重病有证据证明，患者可以获益[109-112]。尽管重组人活化蛋白C治疗在早期阶段显示有效，但PROWESS-SHOCK研究组2012年断定它在感染性休克中的应用不能改善早期或晚期病死率[113]。多黏菌素B血液灌流在日本和欧洲的研究显示出可以改善预后[114,115]。其他潜在可能有效的辅助治疗包括静脉注射IgM和IgA、重组血浆调节蛋白、白介素-7和胸腺肽α1[115,22]。目前正在进行的进一步研究，开发生物标记物的床旁检测，它可能预测患者对腹膜炎和感染性休克多种临床表现个体化治疗的反应性[116]。

知识点

1. 腹腔感染的危重患者有很高的治疗失败风险。
2. 充分而及时的液体复苏可以确保组织灌注和氧合，能防止与内脏低灌注相关的威胁生命的并发症。
3. 控制感染源也必须充分和及时，应包括失活组织的清创，封闭穿孔，感染性液体的引流，降低细菌和毒素负荷以及使用合适的广谱抗生素治疗。
4. 急性无结石性胆囊炎是一种缺血性过程，是继发性感染。诊断是富有挑战性的，需要高度怀疑。
5. 肠道缺血是一种危险的且相对常见的危重病并发症，可在数小时内进展至坏疽、穿孔和弥漫性腹膜炎。
6. 针对降低与艰难梭菌导致的暴发性结肠炎相关的高病死率，早期诊断和治疗，包括适当的手术干预是至关重要的。
7. 计算机断层扫描是危重患者腹盆腔影像的主要放射性检查方式。
8. 腹腔脓肿经皮穿刺减压在大约85%的患者中可获成功并且常常能得到确定性治疗。患者如果经过经皮引流没有迅速改善则应行正规手术干预而不应延误。
9. 对于继发性腹膜炎，合适的抗生素治疗需要单药或联合应用以积极对抗需氧革兰氏阴性杆菌和厌氧菌。院内获得性腹腔感染高风险的患者应用广谱经验性药物治疗，包括选择性使用有效药物对抗耐药的革兰氏阴性菌、肠球菌和念珠菌属。
10. 短疗程的抗生素治疗和一旦获得药敏结果及时调整药物对于感染源控制充分的患者是安全的，可以降低多药耐药病原体导致的感染风险。
11. 与感染源控制不充分相关的并发症包括脓肿形成、吻合口裂开、外科切口感染、复发或持续（继发或第三型）腹膜炎、瘘形成、腹腔间室综合征、脓毒症和多器官功能不全综合征。
12. 与按需再次剖腹探查相比，计划性的再次剖腹探查术和腹腔开放技术在实现充分控制感染源方面都不能提供生存率的优势。
13. 多器官功能障碍综合征几乎是每一个死于腹腔内感染患者的表现。

（孙昀 译，武卫东 审校）

参考文献

1. Beilman GJ, Dunn DL. Surgical infections. In: Brunicardi FC, Andersen DK, Billiar TR, et al., editors. Schwartz's Principles of Surgery. 10th ed. New York: McGraw-Hill; 2014. p. 135-60.
2. Anaya DA, Nathens AB. Risk factors for severe sepsis in secondary peritonitis. Surg Infect (Larchmt) 2003;4:355-62.
3. Barie PS, Hydo LJ, Eachempati SR. Longitudinal outcomes of intraabdominal infection complicated by critical illness. Surg Infect (Larchmt) 2004;5:365-73.
4. Jusek G, Reim D, Tsujikawa K, et al. Deficiency of the CGRP receptor component RAMP1 attenuates immunosuppression during the early phase of septic peritonitis. Immunobiology 2012;217:761-7.
5. Reim D, Rossmann-Bloeck T, Jusek G, et al. Improved host defense against septic peritonitis in mice lacking MyD88 and TRIF is linked to a normal interferon response. J Leukoc Biol 2011;90: 613-20.
6. Faroog A, Ammori BJ. Laparoscopic diagnosis and management of primary bacterial peritonitis. Surg Laparosc Endosc Percutan Tech 2005;15:36-7.
7. Seeley EJ, Barry SS, Narala S, et al. Noradrenergic neurons regulate monocyte trafficking and mortality during gram-negative peritonitis in mice. J Immunol 2013;190:4717-24.
8. Short SS, Wang J, Castle SL, et al. Low doses of celecoxib attenuate gut barrier failure during experimental peritonitis. Lab Invest 2013;93:1265-75.
9. Molinas CR, Campo R, Elkelani OA, et al. Role of hypoxia inducible factors 1alpha and 2alpha in basal adhesion formation and in carbon dioxide pneumoperitoneum-enhanced adhesion formation after laparoscopic surgery in transgenic mice. Fertil Steril 2003;80:795-802.
10. Platell C, Papadimitriou JM, Hall JC. The influence of lavage on peritonitis. J Am Coll Surg 2000;191:672-80.
11. Grinstein S, Furuya W, Nasmith PE, Rotstein OD. Na+H+ exchange and the regulation of intracellular pH in polymorphonuclear leukocytes. Comp Biochem Physiol A 1988;90:543-9.
12. Queenan AM, Foleno B, Gownley C, et al. Effects of inoculum and beta-lactamase activity in AmpC- and extended-spectrum beta-lactamase (ESBL)-producing *Escherichia coli* and *Klebsiella pneumoniae* clinical isolates tested by using NCCLS ESBL methodology. J Clin Microbiol 2004; 42:269-75.
13. March JC, Bentley WE. Quorum sensing and bacterial cross-talk in biotechnology. Curr Opin Biotechnol 2004;15:495-502.
14. Alverdy JC, Laughlin RS, Wu L. Influence of the critically ill state on host-pathogen interactions within the intestine: gut-derived sepsis redefined. Crit Care Med 2003;31:598-607.
15. Patrick S, Lutton DA, Crockard AD. Immune reactions to *Bacteroides fragilis* populations with three different types of capsule in a model of infection. Microbiology 1995;141:1969-76.
16. Farthmann EH, Schöffel U. Epidemiology and pathophysiology of intraabdominal infections (IAI). Infection 1998;26:329-34.
17. Borg D, Shetty A, Williams D, Faber MD. Fivefold reduction in peritonitis using a multifaceted continuous quality initiative program. Adv Perit Dial 2003;19:202-5.
18. O'Riordan A, Abraham KA, Ho JK, Walshe JJ. Vancomycin-resistant peritonitis associated with peritoneal dialysis: a cause for concern. Isr J Med Sci 2002;171:42-3.
19. Campbell DJ, Johnson DW, Mudge DW, et al. Prevention of peritoneal dialysis-related infections. Nephrol Dial Transplant 2015;30:1461-72.
20. Ballinger AE, Palmer SC, Wiggins KJ, et al. Treatment for peritoneal dialysis-associated peritonitis. Cochrane Database Syst Rev 2014;(4):CD005284.
21. Pieracci FM, Barie PS. Management of severe sepsis of abdominal origin. Scand J Surg 2007;96: 184-96.
22. Toorenvliet BR, Swank H, Schoones JW, et al. Laparoscopic peritoneal lavage for perforated colonic diverticulitis: a systematic review. Colorectal Dis 2010;12:862-7.
23. Mazuski J, Solomkin J. Intraabdominal Infections. Surg Clin North Am 2009;89:421-37.
24. Malangoni MA. Evaluation and management of tertiary peritonitis. Am Surg 2000;66:157-61.
25. Evans HL, Raymond DP, Pelletier SJ, et al. Tertiary peritonitis (recurrent diffuse or localized disease) is not an independent predictor of mortality in surgical patients with intraabdominal infection. Surg Infect (Larchmt) 2001;2:255-63.
26. Fierobe L, Decre D, Muller C, et al. Methicillin-resistant *Staphylococcus aureus* as a causative agent of post-operative intra-abdominal infection: relation to nasal colonization. Clin Infect Dis 1999;29: 1231-8.

27. Solomkin JS, Mazuski JE, Bradley JS, et al. Diagnosis and management of complicated intraabdominal infection in adults and children: guidelines by the Surgical Infection Society and the Infectious Diseases Society of America. Surg Infect (Larchmt) 2010;11:79-109.
28. Mazuski JE. Antimicrobial treatment for intra-abdominal infections. Expert Opin Pharmacother 2008;17:2933-45.
29. Farthmann EH, Schoffel U. Epidemiology and pathophysiology of intraabdominal infections (IAI). Infection 1998;26:329-34.
30. Schneierson SS, Amsterdam D, Perlman E. Enhancement of intraperitoneal staphylococcal virulence for mice with different bile salts. Nature 1961;190:829-30.
31. Wong PF, Gilliam AD, Kumar S, et al. Antibiotic regimens for secondary peritonitis of gastrointestinal origin in adults. Cochrane Database Syst Rev 2005;(2):1-78.
32. Gajic O, Urrurtia LA, Sewani H, et al. Acute abdomen in the medical intensive care unit. Crit Care Med 2002;30:1187-90.
33. Sitges-Serra A, Lopez MJ, Girvent M, et al. Postoperative enterococcal infection after treatment of complicated intraabdominal sepsis. Br J Surg 2000;89:361-7.
34. Montravers P, Gauzit R, Muller C, et al. Emergence of antibiotic-resistant bacteria in cases of peritonitis after intraabdominal surgery affects the efficacy of empirical antibiotic therapy. Clin Infect Dis 1996;23:486-94.
35. Liu Y, Wang JY, Jiang W. An increasing prominent disease of *Klebsiella pneumoniae* liver abscess: etiology, diagnosis, and treatment. Gastroenterol Res Pract 2013;2013:258514.
36. Chavez-Tapia NC, Hernandez-Calleros J, Tellez-Avila FI, et al. Image-guided percutaneous procedure plus metronidazole versus metronidazole alone for uncomplicated amoebic liver abscess. Cochrane Database Syst Rev 2009;(1):CD004886.
37. Men S, Akhan O, Koroglu M. Percutaneous drainage of abdominal abscess. Eur J Radiol 2002;43:204-18.
38. Rivera-Sanfeliz G. Percutaneous abdominal abscess drainage: a historical perspective. AJR Am J Roentgenol 2008;191:642-3.
39. Tan L, Zhou HJ, Hartman M, et al. Laparoscopic drainage of cryptogenic liver abscess. Surg Endosc 2013;27:3308-14.
40. Singhal S, Changela K, Lane D, et al. Endoscopic ultrasound-guided hepatic and perihepatic abscess drainage: an evolving technique. Therap Adv Gastroenterol 2014;7:93-8.
41. Huang CJ, Pitt HA, Lipsett PA, et al. Pyogenic hepatic abscess: changing trends over 42 years. Ann Surg 1996;223:600-7.
42. Phillips GS, Radosevich MD, Lipsett PA. Splenic abscess: another look at an old disease. Arch Surg 1997;132:1331-5.
43. Barie PS, Eachempati SR. Acute acalculous cholecystitis. Curr Gastroenterol Rep 2003;5:302-9.
44. Gu MG, Kim TN, Song J, et al. Risk factors and therapeutic outcomes of acute acalculous cholecystitis. Digestion 2014;90:75-80.
45. Flancbaum L, Choban PS. Use of morphine cholescintigraphy in the diagnosis of acute cholecystitis in critically ill patients. Intensive Care Med 1995;21:120-4.
46. Scharff JR, Longo WE, Vartanian SM, et al. Ischemic colitis: spectrum of disease and outcome. Surgery 2003;134:624-9.
47. Branicki FJ. Abdominal emergencies: diagnostic and therapeutic laparoscopy. Surg Infect (Larchmt) 2002;3:269-82.
48. Peris A, Matano S, Manca G, et al. Bedside diagnostic laparoscopy to diagnose intraabdominal pathology in the intensive care unit. Crit Care 2009;13:R25.
49. Boele van Hensbroek P, Wind J, Dijkgraaf MG, et al. Temporary closure of the open abdomen: a systematic review on delayed primary fascial closure in patients with an open abdomen. World J Surg 2009;33:199-207.
50. Roberts DJ, Zygun DA, Grendar J, et al. Negative-pressure wound therapy for critically ill adults with open abdominal wounds: a systematic review. J Trauma Acute Care Surg 2012;73:629-39.
51. Demetriades D. Total management of the open abdomen. Int Wound J 2012;9:17-24.
52. Quyn AJ, Johnston C, Hall D. The open abdomen and temporary abdominal closure systems—historical evolution and systematic review. Colorectal Dis 2012;14:e429-38.
53. Jaber MR, Olafsson S, Fung WL, Reeves ME. Clinical review of the management of fulminant *Clostridium difficile* infection. Am J Gastroenterol 2008;103:3195-203.
54. Sailhamer EA, Carson K, Chang Y, et al. Fulminant *Clostridium difficile* colitis: patterns of care and predictors of mortality. Arch Surg 2009;144:433-9.
55. Luciano JA, Zuckerbraun BS. *Clostridium difficile* infection: prevention, treatment, and surgical management. Surg Clin North Am 2014;94:1335-49.
56. Chan S, Kelly M, Helme S, et al. Outcomes following colectomy for *Clostridium difficile* colitis. Int J Surg 2008;7:78-81.
57. Butala P, Divino CM. Surgical aspects of fulminant *Clostridium difficile* colitis. Am J Surg 2010;200:131-5.
58. Eachempati SR, Hydo LJ, Barie PS. Severity scoring for prognostication in patients with severe acute pancreatitis: comparative analysis of the Ranson score and the APACHE III score. Arch Surg 2002;137:730-6.
59. Howard TJ. The role of antimicrobial therapy in severe acute pancreatitis. Surg Clin North Am 2013;93:585-93.
60. Bassi C, Pederzoli P, Vesentini S, et al. Behavior of antibiotics during human necrotizing pancreatitis. Antimicrob Agents Chemother 1994;38:830-6.
61. Maravi-Poma E, Gener J, Alvarez-Lerma F, et al. The Spanish Group for the Study of Septic Complications in Severe Acute Pancreatitis. Early antibiotic treatment (prophylaxis) of septic complications in severe acute necrotizing pancreatitis: a prospective, randomized, multicenter study comparing two regimens with imipenem-cilastatin. Intensive Care Med 2003;29:1974-80.
62. Seewald S, Ang TL, Teng KC, Soehendra N. EUS-guided drainage of pancreatic pseudocysts, abscesses and infected necrosis. Dig Endosc 2009;21:S61-5.
63. Babu BI, Siriwardena AK. Current status of minimally invasive necrosectomy for post-inflammatory pancreatic necrosis. HPB (Oxford) 2009;11:96-102.
64. Dutch Pancreatitis Study Group, van Santvoort HC, Besselink MG, et al. A step-up approach or open necrosectomy for necrotizing pancreatitis. N Engl J Med 2010;362:1491-502.
65. da Costa DW, Boerma D, van Santvoort HC, et al. Staged multidisciplinary step-up management for necrotizing pancreatitis. Br J Surg 2014;101:e65-79.
66. Canivet JL, Yans T, Piret S, et al. Barotrauma-induced tension pneumoperitoneum. Acta Anaesthesiol Belg 2003;54:233-6.
67. Gayer G, Hertz M, Zissin R. Postoperative pneumoperitoneum: prevalence, duration, and possible significance. Semin Ultrasound CT MR 2004;25:286-9.
68. Rozycki GS, Tremblay L, Feliciano DV, et al. Three hundred consecutive emergent celiotomies in general surgery patients: influence of advanced diagnostic imaging techniques and procedures on diagnosis. Ann Surg 2002;235:681-8.
69. Velmahos GC, Kamel E, Berne TV, et al. Abdominal computed tomography for the diagnosis of intraabdominal sepsis in critically injured patients. Arch Surg 1999;134:831-6.
70. Lohrmann C, Ghanem N, Pache G, et al. CT in acute perforated sigmoid diverticulitis. Eur J Radiol 2005;56:78-83.
71. Szem JW, Hydo LJ, Fischer E, et al. High-risk intrahospital transport of critically ill patients: safety and outcome of the necessary "road trip." Crit Care Med 1995;23:1660-6.
72. Brown JR, Block CA, Malenka DJ, et al. Sodium bicarbonate plus N-acetylcysteine prophylaxis: a meta-analysis. JACC Cardiovasc Interv 2009;2:1116-24.
73. Blot S, De Waele JJ. Critical issues in the clinical management of complicated intra-abdominal infections. Drugs 2005;65:1611-20.
74. Dellinger RP, Levy MM, Rhodes A, et al. Surviving Sepsis Campaign: International guidelines for management of severe sepsis and septic shock: 2012. Crit Care Med 2013;41:580-637.
75. Shirah GR, O'Neill PJ. Intra-abdominal infections. Surg Clin North Am 2014;94:1319-33.
76. Qadan M, Dajani D, Dickinson A, Polk HC Jr. Meta-analysis of the effect of peritoneal lavage on survival in experimental peritonitis. Br J Surg 2010;97:151-9.
77. Polk HC, Fry DE. Radical surgical debridement in the treatment for established peritonitis: the results of a prospective randomized clinical trial. Ann Surg 1980;192:350-5.
78. Edmiston CE Jr, Goheen MP, Kornhall S, et al. Fecal peritonitis: microbial adherence to serosal mesothelium and resistance to peritoneal lavage. World J Surg 1990;14:176-83.
79. Moussavian MR, Richter S, Kollmar O, et al. Staged lavage versus single high-volume lavage in the treatment of feculent/purulent peritonitis: a matched pair analysis. Langenbecks Arch Surg 2009;394:215-20.
80. Sugimoto K, Hirata M, Takishima T, et al. Mechanically assisted intra-operative peritoneal lavage for generalized peritonitis as a result of perforation of the upper part of the gastrointestinal tract. J Am Coll Surg 1994;179:443-8.
81. St Peter SD, Adibe OO, Iqbal CW, et al. Irrigation versus suction alone during laparoscopic appendectomy for perforated appendicitis: a prospective randomized trial. Ann Surg 2012;256:581-5.
82. Lamme B, Boermeester MA, Belt EJ, et al. Mortality and morbidity of planned relaparotomy versus relaparotomy on demand for secondary peritonitis. Br J Surg 2004;91:1046-54.
83. Lamme B, Boermeester MA, Reitsma JB, et al. Meta-analysis of relaparotomy for secondary peritonitis. Br J Surg 2002;89:1516-24.
84. Pieracci FM, Barie PS. Intra-abdominal infections. Curr Opin Crit Care 2007;13:440-9.
85. Prachalias AA, Kontis E. Isolated abdominal trauma: diagnosis and clinical management considerations. Curr Opin Crit Care 2014;20:218-25.
86. Weigelt JA. Empiric treatment options in the management of complicated intra-abdominal infections. Cleve Clin J Med 2007;74:29-37.
87. Barie PS, Christou NV, Dellinger EP, et al. Pathogenicity of the enterococcus in surgical infections. Ann Surg 1990;212:155-9.
88. Lucasti C, Jasovich A, Umeh O, et al. Efficacy and tolerability of IV doripenem versus meropenem in adults with complicated intra-abdominal infection: a phase III, prospective, multicenter, randomized, double-blind, noninferiority study. Clin Ther 2008;30:868-83.
89. Eagye KJ, Kuti JL, Nicolau DP. Evaluating empiric treatment options for secondary peritonitis using pharmacodynamic profiling. Surg Infect (Larchmt) 2007;8:215-26.
90. Oliva ME, Rekha A, Yellin A, et al. 301 Study Group. A multicenter trial of the efficacy and safety of tigecycline versus imipenem/cilastatin in patients with complicated intra-abdominal infections. BMC Infect Dis 2005;5:88.
91. Towfigh S, Pasternak J, Poirier A, et al. A multicentre, open-label, randomised comparative study of tigecycline versus ceftriaxone sodium plus metronidazole for the treatment of hospitalised subjects with complicated intra-abdominal infections. Clin Microbiol Infect 2010;16:1274-81.
92. Malangoni MA, Song J, Herrington J, et al. Randomized controlled trial of moxifloxacin compared with piperacillin-tazobactam and amoxicillin-clavulanate for the treatment of complicated intraabdominal infections. Ann Surg 2006;244:204-11.
93. Weiss G, Reimnitz P, Hampel B, AIDA Study Group, et al. Moxifloxacin for the treatment of patients with complicated intra-abdominal infections (the AIDA Study). J Chemother 2009;21:170-80.
94. Blot SI, Vandewoude KH, De Waele JJ. *Candida* peritonitis. Curr Opin Crit Care 2007;13:195-9.
95. Dupont H, Paugam-Burtz C, Muller-Serieys C, et al. Predictive factors of mortality due to polymicrobial peritonitis with *Candida* isolation in peritoneal fluid in critically ill patients. Arch Surg 2002;137:1341-6.
96. Bujik SL, Gyssens IC, Mouton JW, et al. Pharmacokinetics of sequential intravenous and enteral fluconazole in critically ill surgical patients with invasive mycoses and compromised gastrointestinal function. Intensive Care Med 2000;27:115-21.
97. Dupont H, Bourichon A, Paugam-Burtz C, et al. Can yeast isolation in peritoneal fluid be predicted in intensive care unit patients with peritonitis? Crit Care Med 2003;31:752-7.
98. Wittman DH, Schein M. Let us shorten antibiotic prophylaxis and therapy in surgery. Am J Surg 1996;172:26S-32S.
99. De Waele JJ, Ravyts M, Depuydt P, et al. De-escalation after empirical meropenem treatment in the intensive care unit: fiction or reality? J Crit Care 2010;25:641-6.
100. Sawyer RG, Claridge JA, Nathens AB, et al. Trial of short-course antimicrobial therapy for intraabdominal infection. N Engl J Med 2015;372:1996-2005.
101. De Marie S, Vanden Bergh MF, Bujik SL, et al. Bioavailability of ciprofloxacin after multiple enteral and intravenous doses in ICU patients with severe gram-negative intraabdominal infections. Intensive Care Med 1998;24:343-6.
102. Sitges-Serra A, Jaurrieta E, Sitges-Crues A. Management of postoperative enterocutaneous fistulas: the role of parenteral nutrition and surgery. Br J Surg 1989;69:147-50.
103. Rose D, Yarborough MF, Canizaro PC, Lowry SF. One hundred and fourteen fistulas of the gastrointestinal tract treated with total parenteral nutrition. Surg Gynecol Obstet 1986;163:345-50.
104. Sites-Serra A, Guirao X, Pereira JA, et al. Treatment of gastrointestinal fistulas with sandostatin. Digestion 1993;54:38-40.
105. Leandros E, Antonkis PT, Albanopoulos K, et al. Somatostatin versus octreotide in the treatment of patients with gastrointestinal and pancreatic fistulas. Can J Gastroenterol 2004;18:303-6.
106. Paugam-Burtz C, Dupont H, Marmuse JP, et al. Daily organ-system failure for diagnosis of persistent intra-abdominal sepsis after postoperative peritonitis. Intensive Care Med 2002;28:594-8.
107. Fry DE, Pearlstein DE, Fulton RL, Polk HC. Multiple system organ failure: the role of uncontrolled infection. Arch Surg 1980;115:136-40.
108. CORTICUS Study Group, Sprung CL, Annane D, et al. Hydrocortisone therapy for patients with septic shock. N Engl J Med 2008;358:111-24.
109. Hill GE, Frawley WH, Griffith KE, et al. Allogeneic blood transfusion increases the risk of postoperative bacterial infection: a meta-analysis. J Trauma 2003;54:908-14.
110. van den Berghe G, Wouters P, Weekers P, et al. Intensive insulin therapy in critically ill patients. N Engl J Med 2001;345:1359-67.
111. Arabi YM, Dabbagh OC, Tamim HM. Intensive versus conventional insulin therapy: a randomized controlled trial in medical and surgical critically ill patients. Crit Care Med 2008;36:3190-7.
112. Wiener RS, Wiener DC, Larson RJ. Benefits and risks of tight glucose control in critically ill adults: a meta-analysis. JAMA 2008;300:933-44.
113. NICE-SUGAR Study Investigators, Finfer S, Chittock DR, et al. Intensive versus conventional glucose control in critically ill patients. N Engl J Med 2009;360:1283-97.
114. Ranieri VM, Thompson BT, Barie PS, et al. Drotrecogin alfa (activated) in adults with septic shock. N Engl J Med 2012;366:2055-64.
115. Esteban E, Ferrer R, Alsina L, et al. Immunomodulation in sepsis: the role of endotoxin removal by polymixin B-immobilized cartridge. Mediators Inflamm 2013;2013:507539.
116. Giamarellos-Bourboulis EJ. The failure of biologics in sepsis: where do we stand? Int J Antimicrob Agents 2013;42:S45-7.

100

肠梗阻和机械性肠梗阻

Janeen Rene Jordan and Stephanie Markle

小肠梗阻可以分为两类：非机械性和机械性肠梗阻。非机械性肠梗阻（例如，功能性肠梗阻，假性肠梗阻）是指肠动力紊乱，阻止肠内容物以协调的肠蠕动通过肠道。机械性肠梗阻是由于肠道梗阻导致肠内容物无法移动到远端。进一步分类是根据是否存在血管损伤和缺血。

功能性肠梗阻年发生率约 20%[1]，机械性肠梗阻年发生率为 2%～9%，或大约 1/3 000[2]。近 70% 的小肠梗阻是由于术后肠粘连 [3]。发展为肠粘连的风险因素包括盆腔外科手术、急诊剖腹探查、腹膜炎、贯通伤或先前肠梗阻（即，狭窄或肠腔狭窄，肠吻合术）。其他肠梗阻的原因包括肿瘤（20%）和疝（10%），其余病例还见于肠扭转，炎性改变，或其他病因（胆石性肠梗阻，创伤，肠外压迫，子宫内膜异位，异物）[4]。

最近一篇综述纳入了 87 项研究共包括 110 076 例患者，结果提示腹部外科术后粘连性小肠梗阻（adhesive small bowel obstruction，aSBO）发生率是 2.4%[5]。回顾分析收集超过 10 年的患者数据，每年 aSBO 住院治疗患者超过 300 000 例，换算成大约 850 000 个住院日，每年总治疗费用超过 10.3 亿美元 [6]。2009 年开展的一项全国范围住院患者抽样研究纳入 27 046 例 aSBO 患者，结果显示由于粘连性疾病导致完全性肠梗阻的患者手术延迟与住院天数延长及病死率增加有关。手术延迟 4 天，术中探查发现肠管坏死的风险增加 64% 以及总体病死率增加 4 倍 [7]。这个统计强调了早期识别和诊断完全性肠梗阻以争取早期外科干预（< 72 小时）的重要性。另一项从 NSQIP 数据库纳入 2005—2011 年 9 297 例患者的综述也证实了 aSBO 早期外科治疗的观点 [8]。Keenan 等 [7] 观察显示 3 天后行外科手术的患者总体 30 天发病率增加，等待超过 4 天患者总体住院时间延长。因此，世界急诊外科学会 2013 年制定 aSBO 管理指南建议，由于会导致病死率增加，所以非手术治疗不应超过 3 天 [9]。

多项外科研究已调查了多种临床或影像学方法以协助早期诊断完全性肠梗阻。早期识别的目标是减少明确的外科治疗的延误，并降低额外的并发症发病率和死亡率。

诊断

小肠梗阻或肠梗阻的诊断建立在病史和影像学检查基础之上。肠梗阻诊断的主要目的是区分功能性肠梗阻和机械性肠梗阻。一旦考虑机械性肠梗阻，下一步就应根据临床检查、生理状态和影像学检查等来区分是部分性肠梗阻还是完全性肠梗阻。

症状包括间歇性腹部绞痛，进展性持续性疼痛，恶心，呕吐，腹胀和顽固性便秘。功能性肠梗阻和假性肠梗阻通常与其他临床诊断例如近期感染（肺部感染或尿路感染），电解质紊乱，或近期的外科手术等有关。剖腹手术、整形手术和血管手术等常与小肠或结肠麻痹有关。腹部 X 线平片常常显示气液平和小肠扩张，结直肠没有或气体减少。不幸的是，仅 20% 的机会可见这些征象 [10]。

计算机断层扫描（computerized tomography，CT）成像可能对鉴别功能性和机械性肠梗阻的特异性和敏感性更高，并且将给出是否累及血管方面的提示。肠梗阻最常见的表现是肠袢由扩张过渡为窄的肠道。功能性肠梗阻或假性肠梗阻没有这个过渡点。与血管缺血相关的征象是肠壁增厚（> 3mm）或肠壁水肿，门静脉气体、腹水和肠壁强化减低 [11]。靶心征或漩涡征提示肠扭转或内疝，会导致肠绞窄。CT 成像也可以鉴别其他潜在的小肠梗阻的原因，例如疝或肿瘤。总之，CT 成像诊断肠梗阻的敏感性是 94%，特异性 96%。腹部平片的敏感性为 50%～70%[11]

区别是部分性还是完全性肠梗阻很难。在最近 aSBO 的研究中，液体复苏后的患者接受初次的静脉增强 CT 成像以确定是否存在血管病变，具有影像学特征的直接纳入手术组。口服对比剂不用于初始诊断以降低误吸风险，提高未来对比研究的诊断效能。那些持续有 aSBO 症状和体征但没有腹膜炎或 CT 缺血证据的患者被纳入非手术组 [12]。那些有腹膜炎症状，疑似肠道缺血，腹部压痛，发热，心动过速，白细胞增高或代谢性酸中毒的患者在经过充分液体复苏治疗后应紧急外科干预，无需额外诊断。

有肠梗阻临床症状且 CT 没有提示血管病变的非手术组患者，应进行系列检查并监测肠梗阻的缓解情况。一旦生理指标改善，可予以强渗透性的口服造影剂，得到系列影像以监测部分肠梗阻的缓解或用于完全性肠梗阻的鉴别 [13]。

最近一篇综述描述了联合液体复苏、肠减压、应用口服对比造影剂等方法，发现如果对比造影剂在 24 小时内可到达结肠则肠梗阻患者可以行非手术方法治疗的阳性预测值达 99%[14]。24 小时内结肠未见到对比造影剂提示诊断完全性肠梗阻，是行手术干预的指征。有研究显示，应用对比造影剂既可用于诊断完全性肠梗阻，又可缩短解除梗阻时间和总住院时间[14]。

治疗

治疗手段的不同是建立在假性肠梗阻、部分或是完全肠梗阻等不同诊断的基础上。发病率和死亡率与机械性肠梗阻的确定性治疗是否被延迟直接相关[14]。功能性肠梗阻和假性肠梗阻的治疗首先是病因治疗。电解质异常的纠正和感染性病因的治疗在大多数情况下都能解决问题。当保守治疗措施不能解决问题时，应在监护下谨慎使用导泄剂和肠动力药。假性肠梗阻比较复杂，需要证实不存在机械性梗阻。灌肠和直接肠道减压等积极的肠道处理方案通常是必须的。如果没有禁忌证和不存在机械性梗阻因素的情况下，可以使用药物例如新斯的明促进肠动力。

机械性肠梗阻的处理路径取决于患者的临床表现。图 100-1 描述了临床表现为 aSBO 患者的处理流程[12]。非手术治疗适用于不全性肠梗阻或没有明显肠绞窄或闭袢性肠梗阻的患者。管理这样患者的措施包括等渗液体复苏、肠道减压和一系列检查。当生理指标稳定，可应用口服对比造影剂进行进一步导向治疗。频繁的腹部查体是必要的，因为临床变化或发展至肠道缺血时需要手术干预，如泛影葡胺造影剂 24 小时内仍未通过小肠。那些基于 CT 影像诊断的肠绞窄或通过查体诊断腹膜炎的患者应先接受液体复苏和肠减压等治疗再行积极的外科治疗。在任何时候当患者表现为完全性肠梗阻时只要生理学指标稳定都需要手术治疗。

世界急诊外科学会和 EAST 实践指南都建议在表现为完全性肠梗阻 72 小时内应采取病因治疗[15]。结肠出现对比造影剂对提示部分性肠梗阻已成功处理的敏感性为 96%，特异性为 98%，阳性预测值为 99%，阴性预测值为 90%[16]。

外科干预的目的是解除梗阻和评估肠道的活力。评估手段包括应用多普勒信号或注射荧光素和伍德灯检查，如有必要需再次探查或进一步液体复苏。为了排除存在多部位梗阻，对肠道进行全面的评估是必要的。

医学文献中有限的证据提到了外科干预的类型。对经选择的患者应用腹腔镜探查是合适的，有利于肠道功能的早期恢复，切口并发症少，麻醉药剂量小，缩短住院时间和降低了术后肠粘连的发生[9]。一项纳入全国 6 165 例患者的研究发现，应用腹腔镜肠粘连松解术的术后并发症明显减少，住院时间和 aSBO 总费用明显降低[17]。适合应用腹腔镜的条件是轻度腹胀、近端梗阻和继发于最近盆腔手术后的单一部位梗阻[18]。

当前没有前瞻性对照研究支持或反对在治疗小肠梗阻时使用抗生素或长管减压装置[18]。因此，经鼻胃管减压和等张液体复苏仍是标准治疗。

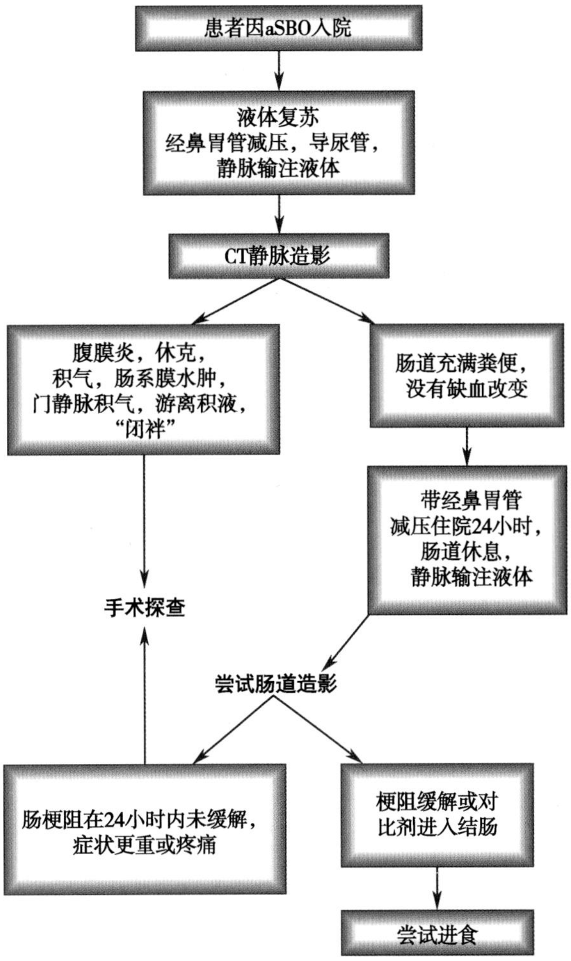

图 100-1　粘连性小肠梗阻

大约 80% 的表现为部分小肠梗阻的患者仅通过保守治疗即可改善症状和缓解[18]。保守治疗的患者在第一年内复发率在 20%～40%，而早期外科治疗的患者复发率可降至 6%～12%[2]。

外科干预有带来并发症的风险，包括形成肠瘘和肠粘连，切口感染以及由于多处小肠切除而发展为短肠综合征。最小化的组织损伤和应用商用粘连屏障（生物膜，防粘连膜和艾考糊精）的外科技术可能会降低粘连的形成；然而当前没有充分的数据支持它们的全面应用。

某些特定的人群发生肠梗阻没有此前提及的需特别关注的问题。例如，对肠道炎性疾病（克罗恩病）的患者，如果在没有感染的情况下联合使用糖皮质激素和免疫调节剂，行保守治疗[18]。另一个特例是合并肠壁内血肿累及十二指肠的创伤患者，处理的时候需要行肠外营养和近端减压治疗。很少发生需要外科修复或重建的肠腔狭窄[18]。

知识点

1. CT扫描鉴别小肠梗阻和发现肠绞窄的敏感性达98%。
2. 患者有腹膜炎的症状和体征(发热、心动过速、代谢性酸中毒和持续疼痛)时应尽早行急诊外科治疗。
3. 没有腹膜炎的患者可以行补液、肠减压和尝试口服造影剂等保守治疗。
4. 口服肠道造影剂对粘连性小肠梗阻既是诊断也是治疗,特别是部分性肠梗阻。
5. 造影剂在24小时内未到达结肠提示完全性肠梗阻,行外科治疗更为合适。
6. 如果外科治疗延迟超过72小时,发病率和病死率的增加与肠切除和肠绞窄手术密切相关。
7. 防止形成肠粘连的合成材料的作用有限。

(孙昀 译,武卫东 审校)

参考文献

1. Broek RP, Issa Y, van Santbrink EJ, et al. Burden of adhesions in abdominal and pelvic surgery: systematic review and meta-analysis. BMJ 2013;347:f5588.
2. Lyer S, Saunders WB, Stemkowski S. Economic burden of postoperative ileus associated with colectomy in the United States. J Manage Care Pharm 2009;15:485.
3. Diaz JJ, Bokhari F, Mowery N, et al. Guidelines for management of small bowel obstruction. J Trauma 2008;6:1651-64.
4. Duron JJ, Silva NH, Du Montcel ST, et al. Adhesive postoperative small bowel obstruction: incidence and risk factors of recurrence after surgical treatment: a multicenter prospective study. Ann Surg 2006;244:750-7.
5. Saverio S, Coccolini F, Galati M, et al. Bologna guidelines for diagnosis and management of adhesive small bowel obstruction (ASBO): 2013 update of the evidence-based guideline from the World Society of Emergency Surgery ASBO Working Group. World J Emerg Surg 2013;8:42.
6. Schraufnagel D, Rajaee S, Millham FH. How many sunsets? Timing of surgery in adhesive small bowel obstruction: a study of the nationwide inpatient sample. J Trauma Acute Care Surg 2013;74:181-9.
7. Keenan JE, Turley RS, McCoy CC, et al. Trials of nonoperative management exceeding 3 days are associated with increased morbidity in patients undergoing surgery for uncomplicated adhesive small bowel obstruction. J Trauma Acute Care Surg 2014;76:1367-72.
8. Fraser DH, Baer JW, Rothpearl A, Bossart PA. Distinction between post op ileus and mechanical small bowel obstruction: value of CT compared with clinical and other radiographic findings. AJR Am J Roentgenol 1995;164:891-4.
9. Obuz F, Terzi C, Sokmen S, et al. The efficacy of helical CT in the diagnosis of small bowel obstruction. Eur J Radiol 2003;48:299-304.
10. Branco BC, Barmpraras G, Schnuriger B, et al. Systematic review and meta-analysis of the diagnostic and therapeutic role of water-soluble contrast agent in adhesive small bowel obstruction. Br J Surg 2010;97:470-8.
11. Farid M, Fikry A, Nakeeb AE, et al. Clinical impacts of oral Gastrografin follow-through in adhesive small bowel obstruction (SBO). J Surg Res 2010;162:170-6.
12. Loftus T, Moore F, VanZant E, et al. A protocol for the management of adhesive small bowel obstruction. J Trauma Acute Care Surg 2015;78(1):13-21.
13. Zielinski MD, Eiken PW, Heller SF, et al. Prospective, observational validation of a multivariate small bowel obstruction model to predict the need for operative intervention. J Am Coll Surg 2011;212:1068-76.
14. Haule C, Ongom PA, Kimuli T. Efficacy of gastrografin compared with standard conservative treatment in management of adhesive small bowel obstruction at Mulago National Referral Hospital. J Clin Trials 2013;3:1-8.
15. Zielinski M, Brannon M. Current management of small bowel obstruction. Adv Surg 2011;45:1-29.
16. Goussous N, Eiken PW, Bannon MP, Zielinksi MD. Enhancement of a small bowel obstruction model using the gastrografin challenge test. J Gastrointest Surg 2013;17:110-17.
17. Teixeira PG, Karamanos E, Talving P, et al. Early operation is associated with a survival benefit for patients with adhesive bowel obstruction. Ann Surg 2013;258:459-65.
18. Maung AA, Johnson DC, Piper GL, et al. Evaluation and management of small-bowel obstruction: an Eastern Association for the Surgery of Trauma practice management guideline. J Trauma Acute Care Surg 2012;73:S362-9.

101 中毒性巨结肠和 Ogilvie 综合征

Chasen Ashley Croft

急性巨结肠的定义是指在没有机械性肠梗阻的情况下出现结肠异常扩张。巨结肠可能是 Ogilvie 综合征或中毒性巨结肠的表现。这些异常病变的后遗症即导致弥漫性的结肠运动障碍。急性结肠假性梗阻是一种以人名命名的急性结肠假性肠梗阻[1,2]。危重病相关性结肠梗阻（critical illness-related colonic ileus，CIRCI）的特征是持续多日的便秘，没有明显的结肠扩张，却是可能发展为急性结肠假性梗阻的预兆[3]。急性结肠假性梗阻被认为是一种结肠动力的功能性失调，常见于存在血流动力学、代谢性、药物相关性、炎症或术后状况等方面异常的住院患者[4]。中毒性巨结肠系由于严重的结肠炎导致肠管扩张，与全身性疾病或中毒有关。尽管常归因于炎症性肠病（inflammatory bowel disease，IBD），其中最引人注目的是溃疡性结肠炎。中毒性巨结肠也可以出现在危重病中，作为重症感染性结肠炎的并发症，重症感染性结肠炎最常由难辨梭状芽孢杆菌导致。急性结肠假性梗阻和中毒性巨结肠是医疗急诊，如果没有及时处理，会导致肠黏膜屏障衰竭，结肠缺血、穿孔和多器官功能障碍。本章将关注入住重症监护室（intensive care units，ICUs）的危重患者中的中毒性巨结肠和急性结肠假性梗阻，并且为每一个疾病过程提出处理和预防策略。

临床特征

Ogilvie 综合征或急性结肠假性梗阻

急性结肠假性梗阻的临床特征包括腹胀伴或不伴腹痛，通常发生在有严重内科疾病或外科手术的住院或公共机构的患者[2,5,6]。患者常表现为便秘；然而也有报道高达 40% 的患者有肠道排气排便[2]。肠鸣音可以是正常、消失或亢进的。白细胞增高和发热更多见于肠道缺血或穿孔的患者，但也可见于没有出现这些并发症的患者。按照拉普拉斯定律，空腔脏器内压的变化与其直径成反比[7]。所以进行性结肠扩张导致盲肠壁的张力最高并因此这个部位最容易穿孔。当盲肠直径大于 12cm 及肠管扩张超过 6 天时盲肠穿孔的风险迅速增加[8]。当肠管直径达到 9～12cm 可作为一个即将穿孔的征象[2,4]。如果诊断和治疗延误，肠管进行性扩张可导致腹膜炎体征、腹腔间室综合征、呼吸功能损害、脓毒症、肠道缺血、穿孔、多脏器衰竭和死亡。

中毒性巨结肠

中毒性巨结肠是炎症性或感染性结肠炎迟发的、威胁生命的并发症。患者表现为发热，白细胞增高，腹胀和腹部压痛，伴或不伴局限性或弥漫性腹膜炎。IBD 和感染性结肠炎典型表现为腹泻，但便秘可能预示着巨结肠的发生，延误诊断。除了这些表现，患者可能出现脱水，意识障碍，电解质紊乱，低蛋白血症和低血压。严重病例还会发生感染性休克和多脏器衰竭[9,10]。诱发或易患中毒性巨结肠的致病因素已明确。这些因素包括严重低钾血症、糖皮质激素突然停用或快速撤药、柳氮磺胺嘧啶或美沙拉嗪、止泻剂和抗抑郁药等[11]。钡剂灌肠和结肠镜可能导致扩张加重，进一步损害结肠血供，导致肠道透壁性菌群移位增加，应当避免上述检查。

急性巨结肠的发病机制

结肠梗阻和 Ogilvie 综合征

Ogilvie 综合征的发生机制尚未完全清楚。当前文献显示结肠运动功能的自我调节失衡，导致副交感神经的过度抑制和交感神经刺激，这使得结肠蠕动增加[12,13]。除了自主神经调节异常，神经传导物质[例如，P 物质和肠管活性肽（vasoactive intestinal polypeptide，VIP）]、炎症调节因子[例如肿瘤坏死因子（tumor necrosis factor，TNF）、白细胞介素 1（interleukin 1，IL-1）]，代谢性精神异常和药物干预等也在 Ogilvie 综合征的发展中扮演了关键角色[14]。

由于存在着复杂的神经源性和炎症机制的交互作用，腹部外科术后肠运动功能失调是在所难免的。副交感神经抑制和交感神经激活的程度取决于外科手术刺激的强度，这一点 Bueno 等已通过狗的试验证实[15]。手术操作会触发两个不同的、独特阶段的术后肠梗阻。第一个阶段或早期阶段由神经介导并激活，发生在术中或手术开始后立即出现。在此阶段，肠道操作促使脊髓交感神经释放去甲肾上腺素，与此同时通过迷走神经释放一氧化氮（nitric oxide，NO）和 VIP，导致胃肠（gastrointestinal，GI）道运动完全消失[16,17]。这一阶段一旦手术关腹即停止。第二阶段，术后持续时间较长的肠梗阻与肠道肌层的炎症有关。这一阶段，腹膜肥大细胞激活释放血管活性物质和促炎介质（例如，组胺和蛋白酶），这些物质可以趋化白细胞并导致黏膜的通透性暂时升高。这将使得肠腔内细菌或细菌的代谢产物进入到淋巴系统。这可能表示触发了下一阶段炎症级联反应的关键事件，即固有巨噬细胞的激活。一旦激活，固有巨噬细胞释放细胞因子（例如，TNF）和导致随后的诱导 NO 合成酶和环氧酶 -2 上调，进一步使得炎症组织的收缩反应变得迟钝[18]。此外，动物体内实验研究证实外周组织内源性阿片样物质释放可以调节 GI 运动和分泌功能[19]。应激条件下内源性阿片样物质刺激阿片样受体导致局部释放。一旦激活后，他们抑制运动神经元释放乙酰胆碱并促进抑制神经元释放递质[20]。除了受到内源性阿片样物质刺激，外源性阿片类物质常用于镇痛，也可作用于 GI 外周阿片样受体，抑制 GI 运动。

CIRCI 的发生可能与循环中细菌或细菌代谢产物和（或）促炎因子有关。这些物质的作用也与前面描述的内容有着相似的作用机制。结肠肠梗阻也与缺血 - 再灌注损伤有关，导致能量缺乏，功能丧失和氧化应激介导的组织损伤。最后，远端结肠扩张诱导近端结肠运动抑制，即所谓的结肠 - 结肠反射，从而形成一个持续的恶性循环[21]。

易患因素

Ogilvie 综合征

急性结肠假性梗阻最早由 Sir William Heneage Ogilvie 在两例腹膜后肿瘤患者中描述，肿瘤侵犯患者腹腔神经丛，导致交感神经抑制并进而大范围的肠管扩张[5]。绝大多数急性结肠假性肠梗阻患者有与诱发因素有关的症状。临床诱发 Ogilvie 综合征的因素总结见框 101-1[1,2,6]。在一项大样本 400 例病例的回顾性研究中，Vanek 等报道了与急性结肠假性肠梗阻相关的最常见诱因分别是非手术创伤（11%）、感染（10%）和心脏病（10%）[6]。尽管非手术因素诱发急性结肠假性肠梗阻很普遍，外科手术仍是导致此综合征的最常见原因。在这些手术中，急性结肠假性梗阻最常发生于产科 / 妇科，腹部 / 盆腔，创伤，整形 / 脊柱和心脏手术。这些手术占所有急性结肠假性肠梗阻病例的 50%～60%[22]。外源性儿茶酚胺在小肠运动方面存在剂量依赖效应；低剂量促进而高剂量抑制肠运动。α- 肾上腺激动剂和多巴胺是比 β- 肾上腺药物作用强的乙酰胆碱释放抑制剂。多巴胺除了抑制近端消化道运动，也抑制远端结肠运动。抗精神病类药物例如氯氮平、氟哌啶醇和奥氮平与威胁生命的急性结肠假性肠梗阻有关[23]。这些药物的消化道不良反应与它们的抗毒蕈碱样作用有关，阿片类药物通过 μ- 阿片受体的激活，抑制乙酰胆碱从肠壁肌间神经丛释放进而抑制胃肠道动力。这种相互关系的后果就是降低了环腺苷酸（cyclic adenosine monophosphate，AMP）和钙离子水平，随着兴奋性神经递质释放减少最终导致肠蠕动减少[12,20]。阿片激动剂抑制 GI 壁动力，破坏了液体从肠腔的重吸收，也削弱了肛门内括约肌的松弛[24]。其他的诱因例如严重的代谢紊乱、脓毒症、胃肠道感染和脊髓损伤也与急性结肠假性肠梗阻的发生有关。

框 101-1　Ogilvie 综合征或急性结肠假性肠梗阻的临床诱发因素

心血管
- 心力衰竭，休克
- 肠道缺血

危重病
- 严重脓毒症
- 急性胰腺炎
- 休克或低氧血症

术后状态或创伤
- 肠道手术
- 腹膜炎
- 制动和脱水
- 脊椎，骨盆或髋部骨折 / 手术
- 腹膜后血肿

代谢因素
- 低钾血症和高血糖
- 甲状腺功能减退，糖尿病
- 肝或肾衰竭
- 淀粉样变性

药物
- α- 肾上腺激动剂，多巴胺[18]
- 可乐定和右美托咪定[36]
- 阿片类
- 抗胆碱能药，钙通道激动剂
- 抗精神类药物[39,40]
- 抗抑郁药
- 大剂量磷酸二酯酶抑制剂

胃肠道感染
- 巨细胞病毒，带状疱疹
- 结核

神经病
- 脊髓横断
- 低位脊髓疾病
- 帕金森病

产科
- 剖宫产
- 正常分娩

中毒性巨结肠

急性中毒性巨结肠最初于 1950 年被描述为 IBD 的一个并发症。随着重度结肠炎的治疗进展，IBD 并发中毒性巨结肠的发生率大幅下降。在过去 10 年间，该病的病因被扩展到非常大的一系列炎症和感染性疾病；细菌性结肠炎例如难辨梭状芽胞杆菌、葡萄球菌、沙门菌、志贺菌和弯曲杆菌，此外还有病毒（例如，巨细胞病毒、人类免疫缺陷病毒、疱疹病毒）和寄生虫（内变形虫）感染等都与中毒性巨结肠有关[25,26]。然而，在危重病中最常见的致急性中毒性巨结肠的原因是由难辨梭状芽孢杆菌导致的伪膜性肠炎。虽然多种情况与中毒性巨结肠的发生有关，它的精确的病理生理机制还未完全清楚。中毒性巨结肠的病因归纳在框 101-2 中。

难辨梭状芽孢杆菌感染

难辨梭状芽孢杆菌是革兰阳性，产芽孢、产毒素，厌氧杆菌。不到 5% 的健康成人中有这种细菌定植[27]。估计 30% 的住院患者会有难辨梭状芽孢杆菌定植，尽管这些患者中大多数仍然是无症状的。致病菌产生两种主要的外毒素：毒素 A（肠毒素 /Tcd A）和毒素 B（细胞毒素 /Tcd B）[28]。纯化的毒素 A 有非常强的肠毒素和促炎活性。毒素 B 此前报道没有肠毒素活性证据；然而，最近的研究描述了在接受人肠道异种移植的老鼠中肠毒素和促炎活性[29]。假定毒素 A 和毒素 B 协同作用激活细胞信号分子，包括转录因子、核因子 -κB 和单核细胞中的增殖蛋白激酶，导致促炎症因子的产生和释放。毒素 A 导致消化道内液体分泌增加，黏膜炎症和结构损伤。在大多数情况下，毒素 B 对与感染相关的主要问题发挥更大的作用，据估计，对消化道的影响是毒素 A 的 10 倍以上[30]。最近，发现了一株高毒性菌株，这种菌株被称为 NAP1/BI/027，可导致高毒性病原体暴发。该菌株的 *tcdC* 基因缺失，而 *tcdC* 基因是毒素产生的负调节因子，因此使 A、B 两种毒素的产生增加 16～23 倍[27,31]。这个菌株对氟喹诺酮类药物耐药性更强，有着较强的传播能力，可产生一种额外的毒素——毒素 C。与此前的菌株相比，这种高传播能力可能是院内传播增强的原因。

难辨梭状芽孢杆菌在结肠内的增殖被认为与当前或此前抗生素的应用改变了细菌环境有关[27]。过去克林霉素、头孢菌素和某些青霉素类药物是最常见的与难辨梭状芽孢杆菌有关的抗生素。最近，氟喹诺酮类药物的应用被认为是导致此类感染的最普遍的原因。随着住院时间延长和制度化，感染这种微生物风险增加，而且可能造成院内感染的播散。据推测，抑制胃酸药物的同时使用，可以促进难辨梭状芽孢杆菌的生存，从而使其易感性进一步提高。与难辨梭状芽孢杆菌感染（C. difficile infection，CDI）相关的因素完整列表见框 101-3。

框 101-2　与中毒性巨结肠相关的疾病

肠道炎性疾病
- 溃疡性结肠炎
- 克罗恩病

感染性结肠炎
- 沙门菌，志贺菌属，阿米巴性结肠炎
- 艰难梭菌
- 人巨细胞病毒
- HIV 感染

肿瘤化疗

缺血

HIV：人类免疫缺陷病毒。

框 101-3　与难辨梭状芽孢杆菌定植和后续感染相关的因素

原有微生物群落的破坏
- 抗生素抑制原有的微生态
- 具有抗菌活性的肿瘤化疗药物
- 术前肠道准备

机会性感染
- 长时间住院治疗

微生物因素
- 毒力和黏附力

胃肠道防御屏障的消失
- 胃酸分泌功能的下降或抑制
- 静脉营养
- 幽门后肠内营养
- 胃肠外科手术

抗生素对宿主的反应

较差的基础条件
- 老年
- 肿瘤
- 肾功能不全
- 长期使用糖皮质激素
- 长期卧床

急性巨结肠的诊断

急性巨结肠的诊断依赖临床表现。对于所有急性腹胀的患者都应获取其全部病史及体格检查，这有助于鉴定其基础病因（框 101-2 和框 101-3）。典型的轻病例表现为腹部疼痛和抽搐，便秘或腹泻和低热。更重的病例表现为明显腹部压痛和全身性炎症反应，例如发热，白细胞增高和电解质异常。腹部平片是主要的诊断手段，可以显示不同程度的结肠扩张，扩张最显著的地方是盲肠、升结肠和右半横结肠。盲肠直径可能扩张至 6～20cm。“截断”征最常见于结肠脾曲和降结肠（图 101-1），左半结肠扩张也可发生（图 101-2）。结肠扩张的分布特点可能是由于近端和远端结肠由不同来源的副交感神经支配。小肠可见气 / 液平说明存在麻痹性肠梗阻。危重患者急性结肠扩张的不同诊断包括机械性肠梗阻、感染性结肠炎伴中毒性巨结肠和 Ogilvie 综合征。对急性巨结肠患者的快速评估应排除机械性肠梗阻和其他原因导致的中毒性巨结肠，例如难辨梭状芽孢杆菌感染结肠炎和评估有无腹膜炎和肠穿孔等提示需要外科急诊处理的征象。如

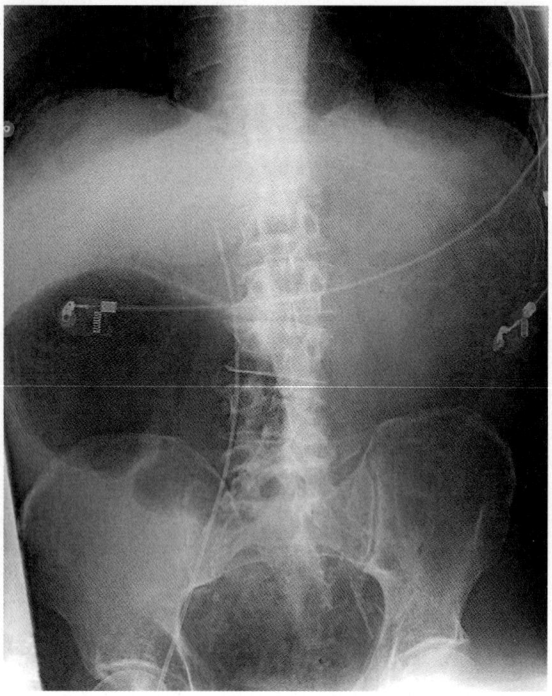

图 101-1 股骨骨折行动态髋关节螺钉植入后 10 天，由于严重肺气肿和急性结肠假性肠梗阻综合征导致呼吸功能不全患者的腹部平片检查。肠管扩张最常见于盲肠与升结肠，患者经静脉应用新斯的明得到成功治疗

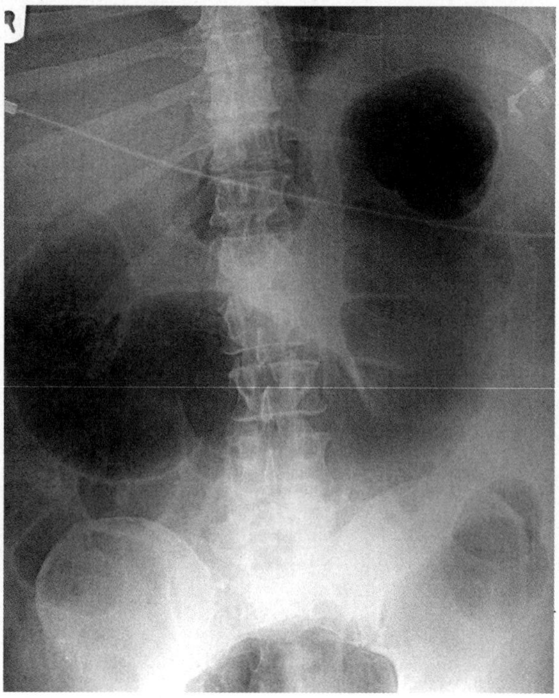

图 101-2 腹主动脉瘤破裂外科术后 11 天出现急性结肠假性肠梗阻综合征患者腹部平片。肠管扩张（可能由于缺血）同时见于左右两侧结肠。该患者经应用血管扩张剂和静脉注射新斯的明治疗后治愈

果全部结肠区域包括直肠和乙状结肠连接部均可见气体则可排除机械性肠梗阻。如果诊断存在问题，可以用水溶性的对比剂灌肠造影或计算机扫描（computed tomography，CT）成像等检查排除机械性肠梗阻。水溶性对比介质产生渗透效应，可在结肠减压方面起到治疗作用。对比灌肠，结肠袋和肠黏膜的形态在 Ogilvie 综合征中保持不变。而在中毒性巨结肠中形态则是紊乱或消失的。CT 影像见肠壁积气或游离气体则提示需要外科急诊处理。

如果怀疑中毒性巨结肠，应采集新鲜粪便送实验室培养以及筛查难辨梭状芽孢杆菌。商用核酸扩增试验（nucleic acid amplification tests，NAAT），例如 PCR 快速检测 CDI 结果便宜，敏感性高且数小时内可快速获取结果。这些检验仅用于有记录的腹泻患者。一个可用于检测 CDI 的替代方法需要分两步程序。患者首先需筛查是否存在谷氨酸脱氢酶（glutamate dehydrogenase，GDH），该酶由难辨梭状芽孢杆菌产生，与毒素 A 和毒素 B 相比量较大。尽管 GDH 实验敏感性高但对于 CDI 是非特异的，因为产毒素和不产毒素的生物体均可产生。GDH 阴性的样本不需进一步检测。GDH 阳性样本必须经额外的筛查，要么经 NAAT 或先行毒素 A 和毒素 B 酶联免疫（enzyme immunoassay，EIA）实验，当 EIA 结果不一致时再行 NAAT 试验[32]。最终结果需要花 2～5 天时间。初始结果阴性，不鼓励在 48 小时内重复检测，因为只有不到 5% 的患者能转化为阳性结果[33]。研究显示，在临床症状缓解的患者中毒素 A 和毒素 B EIA 以及毒素培养结果阳性可持续 30 天。因此，“治愈性检验”研究可能会使临床治疗复杂化，导致治疗不必要的延长，应当避免。建议对粪便进行监测以检测其他病原体，如产肠毒素的产气荚膜梭菌、金黄色葡萄球菌和克雷伯芽孢杆菌。所有中毒性巨结肠的患者都应行血培养。

有限的使用内镜（如可弯曲的乙状结肠镜）活检可能具有鉴别病因的价值；然而行全结肠镜检查需承受肠穿孔的高风险，因此被列为禁忌证。IBD 的特征是弥漫性的隐窝结构异常，而细菌性结肠炎可见正常的隐窝结构。轻型的难辨梭状芽孢杆菌结肠炎与非特异性结肠炎表现相关，例如肠黏膜表面易碎。严重病例中可见表面被脓性物或伪膜覆盖的局灶性溃疡病灶间间隔着正常黏膜。由于 CDI 病理改变的特殊性，这些病变表现常不一致且可能不会出现在全结肠。

治疗

Ogilvie 综合征

内科治疗

治疗 Ogilvie 综合征的一个重要观念是预防。血流动力学不稳定、外科手术和代谢紊乱等都与 Ogilvie 综合征的发生有关。框 101-4 中重点强调了预防危重病中发生急性结肠假性肠梗阻综合征的策略。如果处理延误了可能会发生威胁生命的并发症。支持治疗在早期处理中应处于优先地

框 101-4　预防危重患者发生急性结肠假性肠梗阻综合征的策略

- 早期液体复苏
- 减少长期静脉使用大剂量 α- 肾上腺素类药物
- 减少使用多巴胺
- 减少长期使用阿片类药物
- 使用经胸硬膜外麻醉
- 微创或腹腔镜手术
- 选择性消化道去污
- 避免使用干扰粪便厌氧菌生长的抗生素
- 早期经口进食或肠内营养
- 避免使用质子泵抑制剂
- 早期活动和下床
- 适时促进排便

位并应用在所有患者中。同时，损害结肠运动的因素必须纠正。患者应禁食并静脉输液以恢复血容量。伴麻痹性肠梗阻的必须行经胃管减压。电解质和代谢异常，包括磷，镁，钙和甲状腺功能，应经肠外途径予以纠正。如果临床疑似脓毒症应行血培养和经验性抗生素治疗。如阿片类药物、抗胆碱能药、去甲肾上腺素和多巴胺等有不良反应药物的应尽可能减少或停止使用。合适的体位，例如俯卧位时臀部下放置枕头，或膝胸位伴臀部抬高，通常有助于肠胃胀气的自然排空[2, 5]。如果可能的情况下，上述体位应规律地变换为左右侧卧位。也可以使用肛管减压。应注重腹部查体，评估是否有腹膜炎征象或游离穿孔，每 12 小时 1 次腹部平片检查。渗透性泻药会导致结肠产气增加，应避免使用[34]。已报道的保守治疗成功率差异很大，范围在 20%～92%[35]。尽管在最初治疗 48～72 小时已行最大程度内科治疗，症状仍在恶化或无改善应考虑重新调整治疗计划。

如果这些措施无效，可选择静脉注射新斯的明。新斯的明是一个抗胆碱酯酶的拟副交感神经药物，常用于术后逆转非去极化神经肌肉阻滞剂以及治疗重症肌无力。副交感神经刺激可导致心动过缓，心搏停止，低血压，支气管痉挛和唾液分泌过多。应在可控范围内使用遥测监护仪密切观察和监测。一项涉及 21 例患者的双盲、随机安慰剂对照试验中，所有患者盲肠扩张直径至少 10cm 以上，且经过 24 小时保守治疗，随机接受注射 2mg 新斯的明的 11 例患者中有 10 例肠道迅速减压，1 例对随后的再处理有反应[36]。另 10 例随机分配至安慰剂组的患者没有一例得到缓解，但所有 7 例随后开放应用新斯的明的患者都有反应。在一项针对危重病机械通气伴 CIRCI 的双盲、安慰剂对照的前瞻性研究中，新斯的明以 0.4～0.8mg/h 持续输入后 80% 的患者出现排便，未报告不良反应发生[3]。使用新斯的明的禁忌证包括机械性肠梗阻、肠道缺血或穿孔、妊娠、未控制的心律失常、严重的活动性支气管哮喘和肾功能不全[2, 3]。不幸的是急性结肠假性肠梗阻经最初内科治疗有效后有 40% 的患者再发，可能需要接受更多的有创治疗[37]。

外科治疗

一旦内科治疗失败，对那些盲肠显著扩张（> 10cm），持续时间明显延长（> 3～4 天），经 24～48 小时支持治疗后没有改善，应用新斯的明有禁忌证或治疗失败的患者，内镜减压是初始侵入性手段的选择[4]。结肠镜检查没有进行肠道准备，因此操作更加复杂。应避免大量注入空气，因为它可能导致结肠穿孔。内镜进入到结肠肝曲远端水平时通常可使肠道得到充分减压[7]。气体被吸出同时缓慢撤退内镜时评估肠道黏膜的活力。如果存在缺血表现，操作应当终止。70%～80% 患者可实现成功减压；然而，复发率也高达 50%[2, 38]。为了增加治疗效果，内镜治疗时留置减压管可减少复发，但这项干预措施没有对照试验加以证实。

外科手术治疗通常很少需要，仅当患者药物治疗和内镜处理无效或临床有结肠缺血或穿孔征象时采用。外科手术方式包括排气口（盲肠造口术）或结肠切除术。急性结肠假性梗阻综合征是为数不多的结肠切除术的指征之一。管状盲肠造口术仅当患者没有肠道缺血或穿孔证据时实施。可应用腹腔镜或通过小的右下腹切口进行。造口内留置弗利导尿管 2～3 周以利结肠排气。盲肠造口术可在局麻下完成。万一肠道缺血或穿孔，需进行剖腹探查。视结肠累及范围行肠道部分或次全切除。在需要结肠切除术时，应进行末端造口和黏液瘘，避免行肠吻合术。

中毒性巨结肠

内科治疗

治疗的初始目标是降低结肠炎的严重程度以恢复正常的结肠运动和降低穿孔的风险[25]。患者应收入 ICU 密切监测，经常体检评估临床病情是否恶化。即使大约 50% 患者内科治疗是成功的，入院时也应进行外科会诊。最初全血细胞计数，全套电解质检查和系列腹部平片检查每 12 小时 1 次直到观察到临床改善。削弱结肠运动的因素必须纠正（见框 101-1）。总之，患者需要足够的液体复苏，补充电解质和维生素，早期优化稳定循环，必要时行机械通气。应放置经鼻胃管行胃肠减压。早期全胃肠外营养无证据显示可增加生存率，仅当患者在无菌血症且有严重营养不良证据，特别是患者有可能要行手术治疗时应用。然而肠内营养在密切监测下患者只要有可能耐受就应开始实施。抗动力药应停用，治疗腹泻的抑制肠蠕动药物应绝对禁止使用。

经验性使用全身性抗生素对降低脓毒性并发症和腹膜炎是必要的。经验性抗生素应覆盖革兰阴性菌和厌氧菌，可根据当地药敏和粪便培养结果。选择对患者正常结肠菌群抑制程度最小的抗生素是很重要的，在有难辨梭状芽孢杆菌的情况下，应该停止使用不当抗生素。一旦获得最终的微生物学数据，就应立即降级使用抗生素。

IBD 导致的中毒性巨结肠应给予大剂量静脉糖皮质激

素。类固醇治疗应立即开始，而不应延迟到微生物培养结果出来之后。大多数学者建议应用氢化可的松 100mg 或同等量的其他药物每 6 小时 1 次或持续输注。应定期重新评估类固醇的使用情况，一旦一个特定的中毒性巨结肠的感染性病因被证实则应停用。

严重的难辨梭状芽孢杆菌感染导致的中毒性巨结肠患者，第一步是停用不当抗生素并给以万古霉素 125mg 口服，每日 4 次[32]。其他治疗应延迟至等待微生物检验证实 CDI。提示严重的、复杂的 CDI 的表现包括入住 ICU，低血压伴或不伴需要使用升压药，发热≥38.5℃，精神状态改变，白细胞计数≥35 000 或<2 000 个细胞 /mm^3，血清乳酸水平>2.2mmol/L，或最终有器官衰竭的迹象。如果这些表现中任何一项存在，万古霉素的剂量应增加至 500mg 口服，每日 4 次并同时静脉应用甲硝唑 500mg，每 8 小时 1 次。万古霉素保留灌肠（万古霉素 500mg 加入 500ml 生理盐水经直肠，每日 4 次）也可[32]。

外科治疗

患者对内科治疗无效时应及时行外科手术切除。如果患者尽管经历了合适的内科治疗后仍有器官衰竭进展征象，CT 影像发现疾病加重或有腹膜炎或肠道穿孔征象时应考虑外科干预。然而，因为缺少前瞻性随机研究，对于严重的暴发型 CDI 很难确定最适合的外科干预时机，其病死率达 35%～80%[39]。当需要紧急或急诊手术时，可考虑选择带回肠末端造瘘的次全结肠切除术。最近，Neal 等发表了他们的经验，提出了一种替代手术方法包括改道回肠造口和结肠灌洗[40]。在这项技术中，行回肠造口术并于术中经回肠造口以温聚乙二醇液行结肠灌洗。术后患者接受顺行的万古霉素冲洗（500mg 加入 500ml 乳酸林格液）每 8 小时 1 次，持续 10 天。应用此项新技术的患者病死率从 50% 下降至 19%。当前还没有足够的资料支持常规应用此项技术，然而它对于暴发型难辨梭状芽孢杆菌感染的结肠炎仍是一种选择方式。

总结

急性结肠假性梗阻表现为在不存在机械性肠梗阻的情况下结肠广泛扩张。评估包括排除机械性肠梗阻，停用不当药物和选择性使用新斯的明和结肠减压。经合适的处理后，结肠假性梗阻通常在数天内可缓解。中毒性巨结肠的诊断建立在全身性中毒的临床症状和影像学提示结肠扩张的证据基础之上。治疗目标是减少结肠炎症的影响和避免肠穿孔。适时应用广谱抗生素联合终止发病诱因有助于降低与疾病进程相关的并发症发生率。外科手术限于那些对内科治疗失败或提示有肠道缺血或肠穿孔的患者。高度怀疑和早期识别急性结肠假性梗阻和中毒性巨结肠对优化治疗是非常关键的。

知识点

1. 急性结肠假性肠梗阻综合征，或急性结肠假性肠梗阻是一种不存在机械性梗阻情况下，在有严重内科和外科疾病基础的危重患者中出现的以广泛的结肠扩张为特征的综合征。
2. 保守治疗是最初的首选治疗。
3. 代谢、感染和药物等多种因素都与急性结肠假性肠梗阻综合征发生有关。这些因素应在处理早期加以鉴别和纠正。
4. 新斯的明在大多数的急性结肠假性肠梗阻综合征中是有效的，结肠减压可能是需要的。
5. 中毒性巨结肠是与全身性中毒有关的非梗阻性结肠扩张综合征。
6. 在发病之初早期处理应经验性使用覆盖革兰阴性菌和厌氧菌的抗生素治疗。
7. 外科干预措施适用于那些内科保守治疗失败或临床有结肠缺血或穿孔征象的患者。

（孙昀 译，武卫东 审校）

参考文献

1. Jain A, Vargas HD. Advances and challenges in the management of acute colonic pseudo-obstruction (Ogilvie syndrome). Clin Colon Rectal Surg 2012;25(1):37-45.
2. Saunders MD. Acute colonic pseudo-obstruction. Best Pract Res Clin Gastroenterol 2007;21(4):671-87.
3. van der Spoel J, Oudemans-van Straaten H, Stoutenbeek C, et al. Neostigmine resolves critical illness-related colonic ileus in intensive care patients with multiple organ failure—a prospective, double-blind, placebo-controlled trial. Intensive Care Med 2001;27(5):822-7.
4. Eisen GM, Baron TH, Dominitz JA, et al. Acute colonic pseudo-obstruction. Gastrointest Endosc 2002;56(6):789-92.
5. Maloney N, Vargas HD. Acute intestinal pseudo-obstruction (Ogilvie's syndrome). Clin Colon Rectal Surg. 2005;18(2):96-101.
6. Vanek VW, Al-Salti M. Acute pseudo-obstruction of the colon (Ogilvie's syndrome). An analysis of 400 cases. Dis Colon Rectum 1986;29(3):203-10.
7. Saunders MD, Cappell MS. Endoscopic management of acute colonic pseudo-obstruction. Endoscopy 2005;37(8):760-3.
8. Johnson CD, Rice RP, Kelvin FM, et al. The radiologic evaluation of gross cecal distension: emphasis on cecal ileus. AJR Am J Roentgenol 1985;145(6):1211-17.
9. Latella G, Vernia P, Viscido A, et al. GI distension in severe ulcerative colitis. Am J Gastroenterol 2002;97(5):1169-75.
10. Dobson G, Hickey C, Trinder J. *Clostridium difficile* colitis causing toxic megacolon, severe sepsis and multiple organ dysfunction syndrome. Intensive Care Med 2003;29(6):1030.
11. Jalan KN, Sircus W, Card WI, et al. An experience of ulcerative colitis. I. Toxic dilation in 55 cases. Gastroenterology 1969;57(1):68-82.
12. Aderinto-Adike AO, Quigley EM. Gastrointestinal motility problems in critical care: a clinical perspective. J Dig Dis 2014;15(7):335-44.
13. Fruhwald S, Holzer P, Metzler H. Gastrointestinal motility in acute illness. Wien Klin Wochenschr 2008;120(1-2):6-17.
14. Goyal RK, Hirano I. The enteric nervous system. N Engl J Med 1996;334(17):1106-15.
15. Bueno L, Fioramonti J, Ruckebusch Y. Postoperative intestinal motility in dogs and sheep. Am J Dig Dis 1978;23(8):682-9.
16. Wouters MM, Boeckxstaens GE. Neuroimmune mechanisms in functional bowel disorders. Neth J Med 2011;69(2):55-61.
17. Boeckxstaens GE, de Jonge WJ. Neuroimmune mechanisms in postoperative ileus. Gut 2009;58(9):1300-11.
18. Mikkelsen HB. Interstitial cells of Cajal, macrophages and mast cells in the gut musculature: morphology, distribution, spatial and possible functional interactions. J Cell Mol Med 2010;14(4):818-32.
19. Greenwood-Van Meerveld B, Gardner CJ, Little PJ, et al. Preclinical studies of opioids and opioid antagonists on gastrointestinal function. Neurogastroenterol Motil 2004;16(Suppl. 2):46-53.
20. Fruhwald S, Kainz J. Effect of ICU interventions on gastrointestinal motility. Curr Opin Crit Care 2010;16(2):159-64.
21. Hughes SF, Scott SM, Pilot MA, Williams NS. Adrenoceptors and colocolonic inhibitory reflex. Dig Dis Sci 1999;44(12):2462-8.
22. Tenofsky PL, Beamer L, Smith RS. Ogilvie syndrome as a postoperative complication. Arch Surg 2000;135(6):682-6, discussion 686-7.
23. Peyrière H, Roux C, Ferard C, et al. Antipsychotics-induced ischaemic colitis and gastrointestinal necrosis: a review of the French pharmacovigilance database. Pharmacoepidemiol Drug Saf 2009;18(10):948-55.
24. Traut U, Brügger L, Kunz R, et al. Systemic prokinetic pharmacologic treatment for postoperative adynamic ileus following abdominal surgery in adults. Cochrane Database Syst Rev 2008;(1):CD004930.
25. Sheth SG, LaMont JT. Toxic megacolon. Lancet 1998;351(9101):509-13.
26. Autenrieth DM, Baumgart DC. Toxic megacolon. Inflamm Bowel Dis 2012;18(3):584-91.
27. Efron PA, Mazuski JE. *Clostridium difficile* colitis. Surg Clin North Am 2009;89(2):483-500.

28. Sun X, Hirota SA. The roles of host and pathogen factors and the innate immune response in the pathogenesis of *Clostridium difficile* infection. Mol Immunol 2015;63(2):193-202.
29. Savidge TC, Pan W, Newman P, et al. *Clostridium difficile* toxin B is an inflammatory enterotoxin in human intestine. Gastroenterology 2003;125(2):413-20.
30. Kazanowski M, Smolarek S, Kinnarney F, Grzebieniak Z. *Clostridium difficile*: epidemiology, diagnostic and therapeutic possibilities—a systematic review. Tech Coloproctol 2014;18(3):223-32.
31. Kelly CP, LaMont JT. *Clostridium difficile*—more difficult than ever. N Engl J Med 2008;359(18): 1932-40.
32. Surawicz CM, Brandt LJ, Binion DG, et al. Guidelines for diagnosis, treatment, and prevention of *Clostridium difficile* infections. Am J Gastroenterol 2013;108(4):478-98.
33. Luciano JA, Zuckerbraun BS. *Clostridium difficile* infection: prevention, treatment, and surgical management. Surg Clin North Am 2014;94(6):1335-49.
34. Giorgio R, de Knowles CH. Acute colonic pseudo-obstruction. Br J Surg 2009;96(3):229-39.
35. Sloyer AF, Panella VS, Demas BE, et al. Ogilvie's syndrome. Successful management without colonoscopy. Dig Dis Sci 1988;33(11):1391-6.
36. Ponec RJ, Saunders MD, Kimmey MB. Neostigmine for the treatment of acute colonic pseudo-obstruction. N Engl J Med 1999;341(3):137-41.
37. Loftus CG, Harewood GC, Baron TH. Assessment of predictors of response to neostigmine for acute colonic pseudo-obstruction. Am J Gastroenterol 2002;97(12):3118-22.
38. Rex DK. Acute colonic pseudo-obstruction (Ogilvie's syndrome). Gastroenterologist 1994;2(3):233-8.
39. Byrn JC, Maun DC, Gingold DS, et al. Predictors of mortality after colectomy for fulminant *Clostridium difficile* colitis. Arch Surg 2008;143(2):150-4.
40. Neal MD, Alverdy JC, Hall DE, et al. Diverting loop ileostomy and colonic lavage: an alternative to total abdominal colectomy for the treatment of severe, complicated *Clostridium difficile* associated disease. Ann Surg 2011;254(3):423-7.

第七篇

泌尿系统

102

肾功能的临床评估

Todd W.B. Gehr, Anton C. Schoolwerth

重症监护室（intensive care unit，ICU）内 5%～15% 的患者会经历急性肾功能恶化[1,2]。肾功能障碍显著增加重症患者的发病率和死亡率。并且，肾功能的变化直接影响药物使用。因此，肾功能的评估对重症患者取得最佳治疗效果是必不可少的。本章回顾了肾脏生理学的某些方面，强调对肾功能的评估、肾功能恶化的后果以及改善肾功能方法。重点是肾小球滤过率（glomerular filtration rate，GFR）和肾血流（renal blood flow，RBF）的评估与优化。

肾血流

生理状况下，流入肾脏的血流占心输出量的 20%。因为肾脏仅占人体总重量的 0.5%，所以血液高流速（1～1.2L/min）十分重要。肾脏叶间和弓形血管对血流几乎没有阻力，高流速至少部分是由于肾血管的这种独特解剖结构引起的。这是因为叶间动脉起源于平行排列的弓形动脉，并且入球小动脉与叶间血管平行排列。正是这种平行排列导致了肾血流的低阻力，因为总阻力 n 等于平行路径，每个路径的阻力为 R/n^3。肾脏主要的阻力血管是与肾小球毛细血管网相连的入球小动脉和出球小动脉。虽然总阻力是每一个血管阻力的函数，但肾脏的一个独特特征是，入球小动脉或出球小动脉阻力的改变将引起肾小球毛细血管压力变化，从而导致肾小球滤过率的改变[3]。

虽然灌注压范围很宽，但是大多数情况下肾血流量和肾小球滤过率是相对恒定的，这一过程被称之为自动调节。“自动调节”一词通常指在一定的灌注压范围内 GFR 的相对恒定和调节肾血流的作用。重点是肾小球前血管，主要是入球小动脉，是肾脏灌注调节的主要部位。然而，研究表明更大一点的血管，如小叶间血管，可对各种血管活性刺激做出反应，并参与自动调节现象。为解释肾脏对肾血流的自动调节反应，许多假说已被提出。有证据表明，神经、体液以及肾内因子参与了肾循环的调节。

肾素 - 血管紧张素途径对肾血流动力学有显著影响。肾素是由近球细胞产生的，在肾灌注压下降、髓袢升支和致密斑钠氯交换改变时被释放。肾素分泌增加导致局部肾单位血管紧张素Ⅱ（angiotensin Ⅱ，AⅡ）形成增多。血管紧张素Ⅱ可通过调节入球和出球小动脉而影响肾血管阻力，主要作用于出球小动脉。

肾廿烷酸影响肾血流动力学。廿烷酸是花生四烯酸的生物活性脂肪酸产物，在各种刺激的作用下在肾内合成，局部释放并对肾血管产生作用。刺激环氧合酶通路和前列腺素合成酶可导致内过氧化物（PGG_2 或 PGH_2）、前列环素（PGD_2、PGE_2、$PGF_{2\alpha}$ 或 PGI_2）以及血栓素 A_2（thromboxane A2，TXA_2）形成。白细胞三烯类通过脂氧合酶通路合成。在肾脏，花生四烯酸代谢的主要产物是 PGE_2 和 PGI_2 以及少量的 $PGF_{2\alpha}$，这些化合物对舒张肾脏血管平滑肌从而使血管扩张起到主要作用，而 TXA_2 是收缩血管的前列腺素类。人们认为，在疾病状态下，内皮舒张前列腺素类对于维持肾灌注以及 GFR 对血管收缩刺激（包括血管紧张素Ⅱ和增强的交感神经系统活性）的反应性具有保护作用。相反，非甾体抗炎药可抑制舒张血管前列腺素类的释放。

其他影响肾循环的血管活性化合物包括血浆、腺激肽释放酶、激肽类和内皮衍生血管活性因子，例如一氧化氮及内皮素。在儿茶酚胺类物质中，α 和 β 肾上腺素能受体激动剂通过使血管收缩和舒张从而影响肾血管张力。此外，小剂量的多巴胺可舒张肾血管。心房钠尿肽和嘌呤类，例如腺苷，也参与肾循环的调节。

血管活性介质对肾循环的作用可能会受到盐摄入量、细胞外液（extracellular fluid，ECF）容积变化以及补液的影响。例如，血管紧张素Ⅱ可通过激活交感神经系统从而影响肾血流动力学，这一作用在钠耗竭时更显著。在未引起低血压的轻度出血时，肾血流动力学可保持相对稳定。然而，更严重的出血引起容量进一步减少时，在肾素 - 血管紧张素系统、肾传出肾上腺素能神经和循环中的儿茶酚胺类物质的介导下肾缺血可能会发生[4]。

调节膳食中的蛋白质和氨基酸摄入也可能影响肾血流动力学。与输注酪蛋白水解产物和氨基酸类似，膳食蛋白质摄入量超过 1g/(kg·d) 可引起肾血管舒张[5,6]。相反，低蛋白饮食的慢性消耗可能与肾血管收缩有关。

肾血流量的测量

通常，肾血流量是通过输注对氨基马尿酸（para-amino-hippurate，PAH）的清除量来衡量的，通过滤过和分泌，PAH 几乎完全从动脉血浆中清除。因此，其清除量接近于肾血浆

流量(renal plasma flow, RPF)中该物质的量:

$$RPF = U_{PAH} \times V/P_{PAH}$$

U_{PAH} 和 P_{PAH} 分别指尿和血浆 PAH 的浓度，V 指每分钟尿流量，单位为 ml/min。

肾血流量可以通过对血细胞比容(hematocrit, Hct)的校正来估计:

$$RBF = RPF/[1 - Hct]$$

虽然可行，但这种试验在临床实践中很少使用。事实上，直接定量测量 RPF 和 RBF 很少在研究之外应用；然而，有时有必要证明肾脏的灌注情况。在这种情况下，可以使用另外三种方法之一：①选择性动脉造影，包括 CT 血管造影和 MR 血管造影；②多普勒超声；③外部放射性核素扫描。首选后两种方法因为它们是非侵入性的。关于核素的研究，通常一直使用 ^{125}I- 碘马尿酸钠进行扫描。^{131}I 的不良放射学特性限制了它在肾脏成像中的应用。最新的证据表明，其他物质，例如 ^{127}I- 邻碘马尿酸酯、^{99m}Tc-$_L$，$_L$- 双半胱氨酸优于 ^{125}I- 碘马尿酸钠[7, 8]。

临床联系

尽管已有大量数据表明神经循环因子与肾血流动力学之间的复杂关系，从临床角度可以提出以下观点。优化心输出量和细胞外液容积，包括血管内腔，对于维持肾的灌注十分重要。此外，因为血管活性化合物如血管紧张素Ⅱ和儿茶酚胺类在肾脏低灌注和容量减少时作用更显著，在纠正各种异常时应该注意对细胞外液容积进行评估，并对心功能进行优化。通常，在这一作用被抑制的情况下，可能需要使用药物来维持肾脏灌注。输注(所谓的)小剂量或肾剂量多巴胺已被广泛采用。这基于对小剂量[<3μg/(kg·min)]多巴胺可引起肾血管扩张的观察[9]。在较高剂量时可能引起血管收缩。

在血管内容量不足的患者，未发现输注多巴胺的有益效果，过短时间的多巴胺输注被证明是无效的[9-11]。因此，在适当的情况下输注肾剂量的多巴胺 24～36 小时可能是有益的，但是没有证据支持长时间使用该药。此外，研究显示多巴胺的使用与不良结局有关。持续输注一种有效的多巴胺 A-1 受体激动剂甲磺酸非诺多泮已在各种临床情况下应用以保护肾功能。一项关于危重患者纳入了 16 个临床随机对照研究的荟萃分析显示，非诺多泮显著降低了急性肾损伤的风险、肾脏替代治疗的需要和住院死亡率[12]。

除了传闻证据，没有强有力的数据支持其他可能的血管舒张物质，如前列腺素类的使用。虽然高蛋白喂养和氨基酸输注可以通过不明确机制增加肾血流，但是没有理由仅通过血流动力学的角度而使用这些治疗[5, 6]。

肾小球滤过率

每分钟流入肾的 500～700ml 血浆中(相对应的 RBF 为 1～1.2L/min)，20%～25% 被滤过。肾小球滤过是肾的一项主要功能，在正常男性平均约为 130ml/(min·1.73m^2)，在正常女性平均约为 120ml/(min·1.73m^2)。估计或直接评估 GFR 是衡量肾功能的最重要的方法之一，在临床实践中被广泛应用。

肾小球滤过率的测量

测量 GFR 的经典方法是使用菊粉清除率(clearance of inulin, C_{In})。菊粉是一种平均分子量约为 5kD 的果糖聚合物，因为该物质不是内源性存在的，必须在给予负荷量后持续输注。菊粉可以在市面上买到，但是价格昂贵，通常很难普及使用。因此，除了研究之外，C_{In} 在临床实践中很少应用。C_{In} 通常由化学方法测得，通过 ^{3}H- 和 ^{14}C- 标记的菊粉也可获得但是十分昂贵。

可以替代菊粉的其他令人满意的放射性核素已被发现，并且在测量 GFR 方面具有优势[7, 8, 13, 14]。尤其是 ^{99m}Tc 标记的二乙烯三胺亚乙酸(diethylenetriamine pentaacetic acid, DTPA)以及 ^{125}I 或 ^{131}I 标记的碘酞酸盐的清除率与 C_{In} 近似[15, 16]。^{99m}Tc-DTPA 已经开始使用并且发现与 ICU 患者的 C_{In} 密切相关[17, 18]。此外，庆大霉素清除率也以有限的方式用于测量 GFR[19, 20]。目前，直接测量 GFR 并不普遍。取而代之的是以内生肌酐清除率(creatinine clearance, C_{Cr})或血清肌酐(serum creatinine, S_{Cr})来估计 GFR。

先前得到的 GFR 的正常值适用于青少年至 35 岁左右的个体。因此，在大多数个体中，GFR 降低。虽然之前人们认为它大约以每十年 10ml/min 的恒定速率下降[21-23]，纵向获得的最新数据表明这一下降是不可预测的[24]。此外，GFR 的昼夜节律也已被描述[25, 26]。人们发现在正常个体，GFR 的最大值在白天，而最小值在夜间。尚不清楚危重的住院患者是否具有这种昼夜节律。

肌酐清除率与血清肌酐

肌酐清除率

在没有更高的精确度要求时，C_{Cr} 作为测量 GFR 的合理标准被广泛应用。使用肌酐作为 GFR 的标记物具有以下优势：肌酐为内源性产生，并且通过廉价的方法测得。肌酐与菊粉类似，如果完全经由肾小管，可自由滤过并且重吸收很少。然而，肌酐是分泌的，并且随着 GFR 降低和 S_{Cr} 升高，分泌占总排泄的比率越大。当 GFR 低于 40ml/min 时，C_{Cr} 比菊粉清除率高 50%～100%[15, 27]。当 GFR 显著降低时，获得更精确的 GFR 值很重要，上述提及的直接估计 GFR 的方法可能会被用到。此外，因为 C_{Cr} 高估了 GFR，而尿素清除率低估了 GFR，当菊粉清除率低于 20ml/min 时，同时获取肌酐和尿素清除率并取均值已显示出可以提供一个菊粉清除率的近似估计值[28]。

因为西咪替丁与肌酐竞争肾小管分泌，使用西咪替丁可增加 24 小时后(提前几天给药)C_{Cr} 和 4 小时水载清除率的准确度[29-31]。利用这一作用使得我们对 GFR 有了更准确的估计。具体而言，在使用西咪替丁的情况下（400mg 的负荷量随后每 3h 200mg）测得的 C_{Cr} 使我们得到了与 C_{In} 近似的值[29,30]。人体容量扩张后可引起 GFR 轻微升高，而在容量不足、严重心力衰竭、低血压、麻醉、手术、创伤、脓毒症，甚至尚未引起低血压的轻微肠出血都可使 GFR 显著下降。

许多方法可用于测量肌酐。常用的方法是使用 Jaffé 碱性苦味酸法。虽然这种方法应用广泛，但是这一反应也可测量其他色原体，这就导致 S_{Cr} 估计值的假性增高。一些物质例如乙酰乙酸（酮症酸中毒时）、丙酮酸、抗坏血酸、5-氟尿嘧啶、特定的（并非全部）头孢菌素类抗生素，以及极高的尿酸盐可以人为地使正常个体的 S_{Cr} 升高 0.5～2mg/dl[32-38]。这些物质排泄到尿中但是与总尿肌酐相比作用不大。因此，非肌酐类的色素原影响 S_{Cr} 但是对尿肌酐（urine creatinine，U_{Cr}）作用不大。

肾功能正常的个体，血清非肌酐色素原升高 S_{Cr} 的作用与分泌对肌酐排泄的作用大致相等，使得 C_{Cr} 与 GFR 近似随着 GFR 下降，非肌酐色素原对 S_{Cr} 的影响比分泌少一半，C_{Cr} 更大程度地高估了 GFR。直接应用酶法测量肌酐不受非肌酐色素原的影响。较高的血糖（>1 000mg/dl）和 5-氟尿嘧啶水平可干扰酶促反应，而高胆红素（>5mg/dl）影响自动分析仪的分析方法[36]，所以得到错误的低 S_{Cr} 值。因此知道一个给定的实验室测得的 S_{Cr} 使用的方法十分重要。某些药物可与肌酐竞争相同的近端肾小管有机碱分泌位点，从而抑制这一过程并使得 S_{Cr} 升高。甲氧苄啶、丙磺舒和西咪替丁（但不是雷尼替丁）是竞争性地抑制肌酐分泌的有机碱，可以导致 S_{Cr} 轻度升高，通常为 0.5mg/dl 或更少[39-42]。

与所有清除方法一样，C_{Cr} 出错的可能性达 10%～15%。除了估计 S_{Cr} 和尿肌酐的潜在问题，错误的采集尿标本的时机、采集不完整以及尿量测量的不精确是导致错误的其他因素[43]。虽然 24 小时尿 C_{Cr} 已被广泛使用，估计清除率并不要求特定的时间段。事实上，在具有足够尿量的患者（非少尿者），几个小时的更短的采集时间段可能会更精确，特别是处于不稳定状态的患者（见下文）。为减少尿量测量的错误，稳定的患者在开始该检查前可以使用水利尿[44]，虽然这在 ICU 中很少用到。然而，因为许多 ICU 患者留置导尿管，在准确的时间得到尿标本并测量到准确的 C_{Cr} 是可能的。

血清肌酐

因为通过清除率等方法得到 GFR 估计值存在实践及技术性问题，通常通过 S_{Cr} 评估住院患者的肾功能。肌酐是肌肉细胞中有肌酸和磷酸肌酸通过非酶化作用形成并正常出现在人体血清中，在成年人浓度为 0.8～1.4mg/dl，在儿童及孕妇浓度为 0.3～0.6mg/dl。测得的 S_{Cr} 值取决于测量方法以及前文所讨论的 GFR、肌酐产生速率、容量分布（例如，全身水肿时 S_{Cr} 会更低一点）、肾小管分泌和肠道降解的程度等[3]。因为肌酐的产生与肌肉含量有关，女性的 S_{Cr} 低于男性，肌肉因年龄增长或者消耗性疾病而丢失，S_{Cr} 也随之下降。

S_{Cr} 与 C_{Cr} 及 GFR 的关系可通过矩形双曲线来描述[43]。然而，这一关系适用于稳定状态并且假设肌酐产生的速率是恒定的（图 102-1）。因此，S_{Cr} 增长 1 倍反映 C_{Cr} 下降 50%，S_{Cr} 增长 4 倍，GFR 下降 75%，以此类推。因为肌酐的产生可能并不是保持恒定的，对于进行性分解代谢状态，继发性肌肉含量下降的重症患者，S_{Cr} 可能会低估其 GFR 的下降程度。此外，应该注意在肾脏疾病变化早期，S_{Cr} 不是一个敏感的标记物。因此，GFR 下降 33% 可使 S_{Cr} 从 0.8mg/dl 升至 1.2mg/dl，这个值仍然在正常范围内。如果不知道 GFR 的原始值。这种下降可能不会被发现。

在稳定的状态下 S_{Cr} 提供了一个近似的 GFR 估计值。急性肾衰竭时 GFR 可能会突然下降，而肌酐的生成预计会持续不变，但是因为 GFR 下降，肌酐的排出功能可能会受损害。结果，S_{Cr} 持续增加直到机体达到新的稳定状态，肌酐生成量与滤过（GFR-S_{Cr}）和排泄量（U_{Cr}-V）相等。达到新的稳定状态取决于 GFR 损伤和下降的程度，可能需要数天时间。因此，在导致 GFR 突然下降的疾病发生之后，接下来的几天 S_{Cr} 逐渐上升，这应该被理解为新的稳定状态尚未达到，而不是机体每天又受到了新的打击。S_{Cr} 是动态变化的，它的绝对值并不能用于准确评估 GFR 的下降。在此过程中如果需要准确测量 GFR，可以使用短时间的 C_{Cr}。

许多方程已经被建立用于在 S_{Cr} 的基础上估计 C_{Cr} 而不用收集尿标本[45,46]。框 102-1 总结了最常使用的方程[47]。这些方程大都将肌肉含量（根据体重估计）、性别（男性 GFR 高于女性）以及年龄考虑在内。高龄、肝脏疾病、肌肉过度消耗、严重肌肉萎缩或营养不良、甲状腺功能亢进、瘫痪和慢性糖皮质激素治疗与肌酐生成减少有关[17]。此外，尤其是在 GFR 水平较低的情况下，建议对非肾性肌酐代谢进行纠正[48,49]。

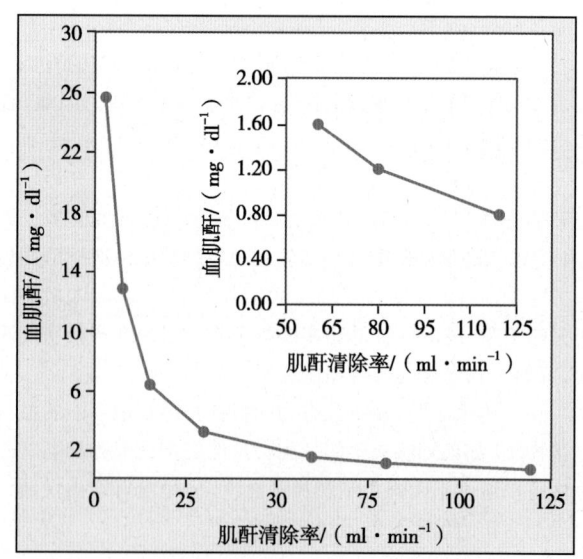

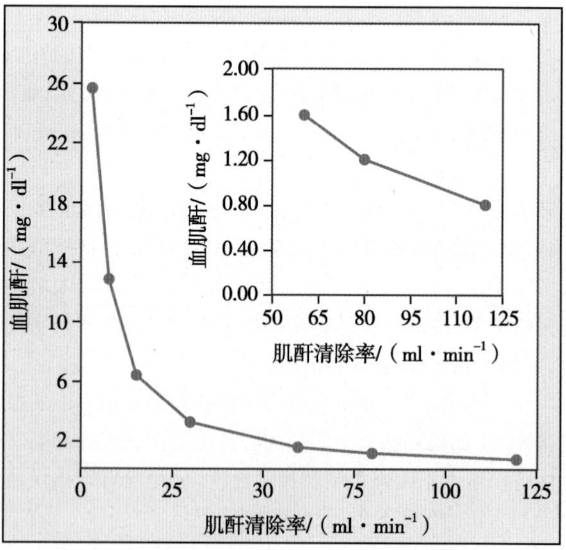

图 102-1 肌酐清除率与血清肌酐的关系稳定状态下，CCr 每下降 50%，SCr 应增加两倍。图为随着 CCr 从 120ml/min 降至 60ml/min，SCr 变化的放大图。如果当 CCr 为 120ml/min 时 SCr 为 0.8mg/dl，CCr 可降低 33% 以使增高的 SCr 仍在正常范围内

最常使用的方程之一是由 Cockcroft 和 Gault 提出的[50]：

$$C_{Cr}=\frac{(140-\text{年龄})\cdot \text{去脂体重}/\text{kg}}{72\cdot S_{Cr}}$$

年龄以岁表示，原始的公式用于男性，女性在原始公式的基础上×0.85。

Cockcroft-Gault 方程作为衡量 GFR 的方法，其可靠性已经在糖尿病患者、伴有肾脏疾病的孕妇[51]、肥胖者[52]、老年[53, 54]和有高血压性肾病的非洲裔美国人[55]中进行了评估。在重症患者中也进行了评估。这些研究表明，使用 Cockcroft-Gault 方程估计的 GFR 准确度与 24 小时 C_{Cr} 相似或更高，精确度也更好。当 GFR 在 10～100ml/min 范围时，这一公式似乎估算地更精确[52, 55, 56]。这一公式的优点是简单并且强调了 C_{Cr} 至关重要的决定因素。

肾脏病膳食改良（modification of diet in renal disease，MDRD）公式对做 S_{Cr} 检查的人群常规报告了 GFR 估测值，在大多数临床实验室获得了广泛认可[57-59]。它主要的局限性在于，在 GFR 较高[$GFR>60ml/(min\cdot 1.73m^2)$]时不够精确，会低估了 GFR。MDRD 方程总体而言比 Cockcroft-Gault 方程更精确[60]。

高 GFR 时的局限性促使慢性肾脏疾病流行病学合作研究小组对公式进行了改良[61]。这一公式提高了精确度，尤其是在 GFR 高达 $90ml/(min\cdot 1.73m^2)$ 时。

估算 GFR 的 CKD-EPI 公式：

非洲裔美国人：

女性（$S_{Cr}\leqslant 0.7$）$GFR=166\cdot(S_{Cr}/0.7)^{-0.329}\cdot(0.9933)^{\text{年龄}}$

女性（$S_{Cr}>0.7$）$GFR=166\cdot(S_{Cr}/0.7)^{-1.209}\cdot(0.9933)^{\text{年龄}}$

男性（$S_{Cr}\leqslant 0.9$）$GFR=163\cdot(S_{Cr}/0.9)^{-0.411}\cdot(0.9933)^{\text{年龄}}$

男性（$S_{Cr}>0.9$）$GFR=163\cdot(S_{Cr}/0.9)^{-1.209}\cdot(0.9933)^{\text{年龄}}$

白种人或其他：

女性（$S_{Cr}\leqslant 0.7$）$GFR=144\cdot(S_{Cr}/0.7)^{-0.329}\cdot(0.9933)^{\text{年龄}}$

女性（$S_{Cr}>0.7$）$GFR=144\cdot(S_{Cr}/0.7)^{-1.209}\cdot(0.9933)^{\text{年龄}}$

男性（$S_{Cr}\leqslant 0.9$）$GFR=141\cdot(S_{Cr}/0.9)^{-0.411}\cdot(0.9933)^{\text{年龄}}$

男性（$S_{Cr}>0.9$）$GFR=141\cdot(S_{Cr}/0.9)^{-1.209}\cdot(0.9933)^{\text{年龄}}$

框 102-1 估算肾小球滤过率或肌酐清除率的通用公式

COCKCROFT-GAULT（$C_{Cr}\times BSA/1.73m^2$）

男性：$C_{Cr}=[(140-\text{年龄})\times\text{体重(kg)}]/S_{Cr}\times 72$

女性：$C_{Cr}=[(140-\text{年龄})\times\text{体重(kg)}]/S_{Cr}\times 72\times 0.85$

MDRD（1）

$GFR=170\times[S_{Cr}]^{-0.999}\times[\text{年龄}]^{-0.176}\times[0.762(\text{若患者为女性})]\times[1.18(\text{若患者为黑色人种})]\times[BUN]^{-0.170}\times[Alb]^{0.318}$

MDRD（2）

$GFR=186\times[S_{Cr}]^{-1.154}\times[\text{年龄}]^{-0.203}\times[0.742(\text{若患者为女性})]\times[1.212(\text{若患者为黑色人种})]$

JELLIFE（1）（$C_{Cr}\times BSA/1.73m^2$）

男性：$\{98-[0.8\times(\text{年龄}-20)]\}/S_{Cr}$

女性：$\{98-[0.8\times(\text{年龄}-20)]\}/S_{Cr}\times 0.90$

JELLIFE（2）

男性：$(100/S_{Cr})-12$

女性：$(80/S_{Cr})-7$

MAWER

男性：$\text{体重}\times[29.3-(0.203\times\text{年龄})]\times[1-(0.03\times S_{Cr})]$

女性：$\text{体重}\times[25.3-(0.175\times\text{年龄})]\times[1-(0.03\times S_{Cr})]$

BJORNSSON

男性：$[27-(0.173\times\text{年龄})]\times\text{体重}\times 0/S_{Cr}$

女性：$[25-(0.175\times\text{年龄})]\times\text{体重}\times 0.07/S_{Cr}$

GATES

男性：$(89.4\times S_{Cr}^{-1.2})+(55-\text{年龄})\times(0.447\times S_{Cr}^{-1.1})$

女性：$(89.4\times S_{Cr}^{-1.2})+(55-\text{年龄})\times(0.447\times S_{Cr}^{-1.1})$

SALAZAR-CORCORAN

男性：$[137-\text{年龄}]\times[(0.285\times\text{体重})+(12.1\times\text{身高}^2)]/(51\times S_{Cr})$

女性：$[146-\text{年龄}]\times[(0.287\times\text{体重})+(9.74\times\text{身高}^2)]/(60\times S_{Cr})$

血清胱抑素 C

由于使用肌酐作为 GFR 的标记物的局限性，人们一直在寻找其他的 GFR 标记物。为此，胱抑素 C 已经成为可能的候选生物标记物。胱抑素 C 是一种由所有有核细胞表达的分子量为 13.3kDa 的低分子蛋白。它由肾小球滤过清除并经肾代谢。血清胱抑素 C 的水平几乎不受人口统计学特征例如种族、肌肉含量的影响。虽然胱抑素 C 最初被认为是理想的 GFR 标记物，但是除了 GFR，一些因素可能会影响胱抑素 C 的水平。这包括甲状腺功能亢进、恶性肿瘤、使用糖皮质激素、糖尿病、白细胞计数、白蛋白浓度及 C 反应蛋白的水平。尽管存在以上局限性，胱抑素 C 的应用却在增加，并且分析方法是标准的。与肌酐类似，胱抑素 C 已经被用在更加准确地估算 GFR 的公式中。肌酐和胱抑素 C 联合使用，在测定 GFR 时得到更加精确的值，尤其是对于 GFR 的基线水平更高的人群而言。虽然使用这些公式尚未成为常规，胱抑素 C 可能成为评估 GFR 的重要生物标记物[62]。

血清尿素氮

血清尿素氮（serum urea nitrogen，SUN）[或血尿素氮（blood urea nitrogen，BUN）]作为 GFR 的标记物，虽然没有 S_{Cr} 精确，但仍然广泛地用于临床实践中以评估肾功能。虽然这是最早可获得的反映肾功能的指标，使用这一物质时应该注意其他几个因素。与肌酐类似，随着 GFR 下降，尿素可以自由滤过并保留在血中。然而，与肌酐相反，尿素大部分可被重吸收。随着尿流量增加，尿素的排泄增多，而当肾小管液重吸收增强时它的排泄减少。更重要的是，尿素的产生比肌酐更多样化。尿素由肝脏产生，随着高蛋白的摄入、氨基酸输注以及高分解代谢，尿素的产生增多。此外，内源性蛋白质来源，例如从胃肠道出血中吸收的血红蛋白，也可使尿素的合成增加。即使在 GFR 恒定时，在高蛋白摄入的个体血清尿素氮会升高，在蛋白质限制、饥饿后再喂养的非高分解代谢的个体会下降。

几种药物也可以影响血清尿素氮的形成。四环素可通过抗合成作用导致血清尿素氮升高，而不伴有任何可监测到的 GFR 改变，而糖皮质激素、严重疾病或创伤可通过诱导内源性蛋白质过度分解达到同种效果。因为 ICU 患者高营养支持的广泛应用，肾功能损害通常与血清尿素氮和 S_{Cr} 的升高显著不成比例有关。因此，一个问题被提出，即 GFR 在不会导致病死率增加的范围内，血清尿素氮的升高本身对于患者而言是否构成严重威胁。在那些情况下，测量尿素出现（或产生）率是有用的，以评估其他因素例如胃肠道出血、过度输注氨基酸和使用蛋白是否会使血尿素氮增加[47, 48]。尿素氮（urea nitrogen，UN）的产生取决于尿尿素氮（urine urea nitrogen，UUN）、血清尿素氮和体重，如下所示：

$$UN = UUN \cdot V + \Delta \text{体内总 } UN$$

UUN × V 指 24 小时尿素氮排泄，Δ 体内总 UN＝0.6－非水肿体重 ×Δ 血清尿素氮 / 天

如果体重改变[47, 48]：

$$\Delta \text{体内总 } UN = (0.6 \cdot \text{非水肿体重} \cdot \Delta SUN) + (\Delta \text{体重} \cdot \text{最终的 } SUN)$$

氮平衡（nitrogen balance，BN）等于：

$$BN = IN - UN - NUN$$

IN 指尿素氮摄入（urea nitrogen intake），NUN 指尿素氮排泄（nonurea nitrogen excretions）[48]。

NUN 包括粪便氮、尿肌酐、尿酸和未测量的氮，平均为 0.031g 氮 /（kg•d）[48]。通过以上描述的测量获得的数据在评估血清尿素氮不成比例升高的原因时非常有用。如果一个处于稳定状态的患者（体重和血清尿素氮稳定），BN＝0，IN 可从 UN＋NUN 估计[48]。因为除了严重创伤和烧伤，分解代谢通常是 2～4g 氮 /d，如果患者不处于稳定状态则需另下结论。例如，如果已知 IN 小于 UN＋NUN，则提示胃肠道出血伴或不伴过度分解。相似地，人们可以评估血清尿素氮的增加是否反映了过多使用外源性蛋白和氨基酸（通常大于 1.5g/（kg•d）；g UN 0.16＝g 蛋白或氨基酸）。如果 IN 高于 UN，例如在严重肝脏疾病中，医生可能会更加仔细地评估体重、血清尿素氮和清除率的变化，因为后者可能会比初始怀疑的下降地更多。

钠平衡和细胞外液体积

钠离子是细胞外液的主要阳离子，浓度为 140～142mmol/L。细胞外液大约占总体重的 20%，占体内总液体量的 1/3。细胞外液的调节受到调节钠平衡和钠排泄因素的影响[63]。

在生理情况和稳定状态下，排出的钠与经口和静脉进入人体的钠相等以保持钠平衡。排出的钠排泄物和滤过钠排泄分数（fractional excretion of sodium，FE_{Na}）可以很容易地确定。钠排出量的绝对值可以通过尿钠浓度和尿量：

$$Na^+ \text{排泄} = (U_{Na} \cdot V)$$

FE_{Na} 由以下决定：

$$FE_{Na} = U_{Na} \cdot V / GFR \cdot S_{Na}$$

实际原因，C_{Cr}（$= U_{Cr} \times V/S_{Cr}$）用于估算 GFR，因此，

$$FE_{Na} = U_{Na} \cdot V / UC_r \cdot V / SCr \cdot S_{Na}$$

因为分子和分母的 V 抵消，

$$FE_{Na} = U_{Na}/S_{Na} \cdot S_{Cr}/U_{Cr}$$

因此，FE_{Na} 可以通过同一时间随机尿和血清（或血浆）样本中的钠和肌酐计算得到。计算的结果通过乘以 100 以百分比表示。这一检测值可以在急性肾损伤时用于区分肾前的和肾实质性的病因[64]。在辅助诊断尿道梗阻或潜在的慢性肾功能不全时通常没有帮助。慢性肾功能不全难以解释的原因可通过以下几点来说明。钠平衡的个体，在 GFR 130ml/min、饮食摄入 3g 钠（130mmol），滤过负荷的 0.5% 将被排出（FE_{Na}＝0.5%）。GFR 在较低水平时若要保持钠的平衡，摄入同样的钠，FE_{Na} 必须逐步增加。从 130 开始，GFR 连续降低 2，则 FE_{Na} 分别为 1%、2%、4% 和 8%。因此，在慢性肾功能不全伴有急性肾衰竭的患者，FE_{Na} 的解读是有问题的，除非初始稳定状态下的 FE_{Na} 是已知的，但这种情况很少见。

在帮助区别急性肾衰竭肾前性及肾性原因时，已有数据显示氯排泄分数（fractional excretion of chloride，FE_{Cl}）比钠更准确[65]。特别是在急性肾衰竭的同时合并代谢性碱中毒的情况下。如果尿中含有大量的碳酸氢盐，尿 pH（$U_{pH}>7$），钠排泄增加以维持电荷中性。这些情形下，FE_{Na} 可能会给出错误的信息，而 FE_{Cl} 可以用来获取相同的信息。

虽然在某些特定情况下，尿钠排泄可以用于帮助测定细胞外液，但这可能会存在潜在的错误。没有实验室检查可以提供这一信息。相反，一位精明的医生应适度依赖床旁评估的补充，测量中心静脉压和肺毛细血管楔压以帮助明确细胞外液容量状态。例如，急性肾衰竭时低 FE_{Na}（<1%）通常表明肾灌注的下降，但是不能提供患者细胞外液容量状态的信息。因为低 FE_{Na} 在细胞外液容量减少以及严重的充血性心力衰竭时都可出现，这些情况必须在床旁加以区分。此外，低 FE_{Na} 甚至出现在肾实质性肾疾病中，例如急性肾小球肾炎、严重烧伤、造影剂肾病。最后，使用强效的利尿剂可以改变 FE_{Na} 并导致误导性解读。因此，应该在应用利尿剂之前获取尿样本。然而，在患者没有使用利尿剂时不太可能得到尿钠或尿氯值。在这种情况下，可使用尿素氮排泄分数来区分引起急性肾损伤的肾前性或肾性原因。在容量状态较好的个体，Fe_{UN} 为 50%～65%[66]，而在尿少的肾前性氮质血症患者，Fe_{UN} 在 35% 以下。因为对比试验的结论不一，急性肾损伤时使用 Fe_{UN} 尚未得到广泛认可[66, 67]。

现在已有充足的证据证明在钠正平衡的患者，如果想要钠负平衡和减轻水肿，在没有限制钠摄入的同时，包括静脉输注生理盐水，不应该使用利尿剂治疗[68]。总体而言，这要求饮食上严格限制钠摄入，如果患者处于水肿状态，通常要求每天摄入的钠小于 2g（0.88mmol）。即便在开放性钠摄入

时，利尿剂也可影响利尿，但是要求更大剂量的利尿剂和更频繁的使用这些药物。合并低钠血症不应该影响医生限制钠摄入，而应该促使他们解决好无溶质水摄入的问题。在某些情况下，强制性摄入使得辅助利尿的最佳限制难以达成。换而言之，在必须使用各种药物、血制品和营养的 ICU 急性病患者，限制钠摄入成为一个难题。在那些情况下，可能需要增加利尿剂的剂量，包括持续输注袢利尿剂。

知识点

1. ICU 中肾功能的急性恶化十分常见，并能使总体发病率和死亡率显著增加。
2. 血清肌酐浓度通常低估了 GFR 的下降程度，可能在 GFR 显著下降时才会表现出异常。
3. 在 ICU 内使用方程来评估肾功能应该成为常规。

（杜欣欣 译，于湘友 审校）

参考文献

1. Jochimsen F, Schafer JH, Maurer A, et al. Impairment of renal function in medical intensive care: predictability of acute renal failure. Crit Care Med 1990;18:480.
2. Menashe PI, Ross SA, Tottlieb JE. Acquired renal insufficiency in critically ill patients. Crit Care Med 1988;16:1106.
3. Oken DE, Schoolwerth AC. The kidneys. In: Noe DA, Rock RC, editors. Laboratory medicine: the selection and interpretation of clinical laboratory studies. Baltimore: Williams & Wilkins; 1994. p. 401–461.
4. Arendshorst IWJ, Navar LG. Renal circulation and glomerular hemodynamics. In: Schrier RW, Gottschalk CW, editors. Diseases of the kidney, 6th ed. Boston: Little, Brown; 1997. p. 59–106.
5. Bergstrom J, Ahlberg M, Alvestrand A. Influence of protein intake on renal hemodynamics and plasma hormone concentrations in normal subjects. Acta Med Scand 1985;217:189.
6. Bosch JP, Saccaggi A, Lauer A, et al. Renal functional reserve in humans. Am J Med 1983;75:943.
7. Dondi M, Fanti S. Determination of individual renal function through noninvasive methodologies. Curr Opin Nephrol Hypertens 1995;4:520.
8. Bubeck B. Radionuclide techniques for the evaluation of renal function: advantages over conventional methodology. Curr Opin Nephrol Hypertens 1995;4:514.
9. Szerlip HM. Renal-dose dopamine: fact and fiction. Ann Intern Med 1991;115:153.
10. Denton MD, Chertow GM, Brady HR. Renal-dose dopamine for the treatment of acute renal failure: scientific rationale, experimental studies and chemical trials. Kidney Int 1996;49:4.
11. Chertow GM, Sayegh MH, Allgren RL, Lazarus JM. Is the administration of dopamine associated with adverse outcomes in acute renal failure? Am J Med 1996;101:49.
12. Landoni G, Biondi-Zoccai GG, Tumlin JA, et al. Beneficial impact of fenoldopam in critically ill patients with or at risk for acute renal failure: a meta-analysis of randomized clinical trials. Am J Kidney Dis 2007;49:56.
13. Blaufox MD. Measurement of renal function. Curr Opin Nephrol Hypertens 1995;4:503.
14. Blaufox MD, Aurell M, Bubeck B, et al. Report of the radionuclides in nephrourology committee on renal clearance. J Nucl Med 1996;37:1883.
15. Shemesh O, Golbetz H, Riss JP, et al. Limitations of creatinine as a filtration marker in glomerulopathic patients. Kidney Int 1985;28:830.
16. Blaufox MD. Radionuclide techniques for the diagnosis of urinary tract disease. In: Narins RG, Stein JH, editors. Contemporary issues in nephrology. Diagnostic techniques in renal disease. New York: Churchill Livingstone; 1992. p. 305–329.
17. Wharton WW, Sondeen JL, McBiles M, et al. Measurement of glomerular filtration rate in ICU patients using ^{99m}Tc-DTPA and inulin. Kidney Int 1992;42:174.
18. Robert S, Zarowitz BJ. Is there a reliable index of glomerular filtration rate in critically ill patients? Drug Intell Clin Pharmacol 1991;25:169.
19. Salazar DE, Corcoran GB. Predicting creatinine clearance and renal drug clearance in obese patients from estimated fat-free body mass. Am J Med 1988;84:1053.
20. Zarowitz BJ, Robert S, Peterson EL. Prediction of glomerular filtration rate using aminoglycoside clearance in critically ill medical patients. Ann Pharmacother 1992;26:1205.
21. Davies DF, Shock NW. Age changes in glomerular filtration rate, effective renal plasma flow and tubular excretory capacity in adult males. J Clin Invest 1950;29:496.
22. Rowe JW, Andres R, Tobin JD, et al. The effect of age on creatinine clearance in men: a cross-sectional and longitudinal study. J Gerontol 1976;31:155.
23. Kafetz K. Renal impairment in the elderly: a review. J R Soc Med 1983;76:398.
24. Epstein M. Aging and the kidney. J Am Soc Nephrol 1996;7:1106.
25. Koopman MG, Koomen GCM, Krediet RT, et al. Circadian rhythm of glomerular filtration rate in normal individuals. Clin Sci (Colch) 1989;77:105.
26. Van Acker BAC, Koomen GCM, Koopman MG, et al. Discrepancy between circadian rhythms of inulin and creatinine clearance. J Lab Clin Med 1992;120:400.
27. Bauer H, Brooks CS, Burch RN. Clinical appraisal of creatinine clearance as a measurement of glomerular filtration rate. Am J Kidney Dis 1982;2:337.
28. Lubowitz H, Slatopolsky E, Shankel S, et al. Glomerular filtration rate: determination in patients with chronic renal disease. JAMA 1967;199:252.
29. Hilbrands LB, Artz MA, Wetzets JIM, et al. Cimetidine improves the reliability of creatinine as a marker of glomerular filtration. Kidney Int 1991;40:1171.
30. Rocci ML Jr, Vlasses PH, Ferguson RK. Creatinine serum concentrations and H_2-receptor antagonists. Clin Nephrol 1984;22:214.
31. Marcen R, Serrano P, Teruel JL, et al. Oral cimetidine improved the accuracy of creatinine clearance in transplant patients on cyclosporine (abstract). Transplant Proc 1994;26:2624.
32. Gerard SK, Khayam-Bashi H. Characterization of creatinine error in ketotic patients: a prospective comparison of alkaline picrate methods with an enzymatic method. Am J Clin Pathol 1985;84:659.
33. Molitch ME, Rodman E, Hirsch CA, et al. Spurious serum creatinine elevations in ketoacidosis. Ann Intern Med 1980;93:280.
34. Cruickshank AM, Shenkin A. A comparison of the effect of acetoacetate concentration on the measurement of serum creatinine using Technicon SMAC II, Beckman Astra and enzymatic techniques. Ann Clin Biochem 1987;24:317.
35. Mascioli SR, Bantle JP, Freier EF, et al. Artifactual elevation of serum creatinine level due to fasting. Arch Intern Med 1984;144:1575.
36. Levey AS, Perrone RD, Madias NE. Serum creatinine and renal function. Annu Rev Med 1988;39:465.
37. Kroll MH, Elin RJ. Mechanism of cefoxitin and cephalothin interference with the Jaffé method for creatinine. Clin Chem 1983;29:2044.
38. Kroll MH, Koch TR, Drusano GL, et al. Lack of interference with creatinine assays by four cephalosporin-like antibiotics. Am J Clin Pathol 1984;82:214.
39. Berglund F, Killander J, Pompeius R. Effect of trimethoprim-sulfamethoxazole on the renal excretion of creatinine in man. J Urol 1975;114:802.
40. Odlind B, Hallgren R, Sohtell M, et al. Is ^{125}I iothalamate an ideal marker for glomerular filtration? Kidney Int 1985;27:9.
41. Dubb JW, Store RM, Familiar R, et al. Effect of cimetidine on renal function in normal man. Clin Pharmacol Ther 1978;24:76.
42. Van Acker BAC, Koomen GCM, Koopman MG, et al. Creatinine clearance during cimetidine administration for measurement of glomerular filtration rate. Lancet 1992;340:1326.
43. Kassirer JP. Clinical evaluation of kidney function-glomerular function. N Engl J Med 1971;285:385.
44. Lemann J, Bidani AK, Bain RP, et al. Use of the serum creatinine to estimate glomerular filtration rate in health and early diabetic nephropathy. Am J Kidney Dis 1990;16:236.
45. National Kidney Foundation. K/DOQI clinical practice guidelines for chronic kidney disease: evaluation, classification, and stratification. Am J Kidney Dis 2002;39:S1.
46. Stevens LA, Coresh J, Greene T, Levey AS. Assessing kidney function-measured and estimated glomerular filtration rate. N Engl J Med 2006;354:2473.
47. Lin J, Knight EL, Hogan ML, Singh AK. Comparison of prediction equations for estimating glomerular filtration rate in adults without kidney disease. J Am Soc Nephrol 2003;14:2573.
48. Maroni BJ, Steinman I, Mitch WE. A method for estimating nitrogen intake of patients with chronic renal failure. Kidney Int 1985;27:58.
49. Mitch WE. Restricted diets and slowing the progression of chronic renal insufficiency. In: Mitch WE, Klahr S, editors. Nutrition and the kidney, 2nd ed. Boston: Little, Brown; 1993. p. 243–262.
50. Cockcroft DW, Gault MH. Prediction of creatinine clearance from serum creatinine. Nephron 1976;16:31.
51. Quadri KliM, Bernardini J, Greenberg A, et al. Assessment of renal function during pregnancy using a random urine protein to creatinine ratio and Cockcroft-Gault formula. Am J Kidney Dis 1994;24:416.
52. Cochran M St, John K. A comparison between estimates of GFR using ^{99m}Tc] DTPA clearance and the approximation of Cockcroft and Gault. Aust NZ J Med 1993;23:494.
53. O'Connell MB, Dwinell AM, Bannick-Mohrland SD. Predictive performance of equations to estimate creatinine clearance in hospitalized elderly patients. Ann Pharmacother 1992;26:627.
54. Sokoli LJ, Russell RM, Sadowski JA. Establishment of creatinine clearance reference values for older women. Clin Chem 1994;40:2276.
55. Toto R, Kirk K, Coresh J, et al. Evaluation of serum creatinine for estimating glomerular filtration rate in African Americans with hypertensive nephrosclerosis: results from the African-American Study of Kidney Disease and Hypertension (AASK) Pilot Study. J Am Soc Nephrol 1997;8:279.
56. Robert S, Zarowitz BJ, Peterson EL, Duniler F. Predictability of creatinine clearance estimates in critically ill patients. Crit Care Med 1993;21:1487.
57. Levey AS, Bosch JP, Lewis JB, Greene T, Rogers N, Roth D. A more accurate method to estimate glomerular filtration rate from serum creatinine: a new prediction equation. Modification of Diet in Renal Disease Study Group. Ann Intern Med 1999;130:461.
58. Levery As, Coresh J, Greene T, et al. Chronic Kidney Disease Epidemiology Collaboration. Using standardized serum creatinine values in the modification of diet in renal disease study equation for estimating glomerular filtration rate. Ann Intern Med 2006;145:247.
59. Miller WG. Reporting estimated GFR: a laboratory perspective (editorial). Am J Kidney Dis 2008;52:645.
60. Poggio Ed, Wang X, Greene T, Van Lente F, Hall PM. Performance of the modification of diet in renal disease and Cockcroft-Gault equations in the estimation of GFR in health and in chronic kidney disease. J Am Soc Nephrol 2005;16:459.
61. Levey AS, Stevens LA, Schmid et al. A new equation to estimate glomerular filtration rate. Ann Int Med 2009;150:604.
62. Inker LA, Schmid CH, Tighiouart H, et al. Estimating glomerular filtration rate from serum creatinine and cystatin C. N Engl J Med 2012;367:20.
63. Miller JA, Tobe SW, Skorecki KL. Control of extracellular fluid volume and pathophysiology of edema formation. In: Brenner BM, Rector FC Jr, editors. The kidney, 5th ed. Vol. 1. Philadelphia: WB Saunders; 1996. p. 817–872.
64. Espinel CH. The FE test: use in the differential diagnosis of acute renal failure. JAMA 1976;236:579.
65. Anderson RJ, Gross PA, Gabow P. Urinary chloride concentration in acute renal failure. Miner Electrolyte Metab 1984;10:92.
66. Carvounis CP, Nisar S, Guro-Razuman S. Significance of the fractional excretion of urea in the differential diagnosis of acute renal failure. Kidney Int 2002;62:2223.
67. Pepin MN, Bouchard J, Legault L, Ethier J. Diagnostic performance of fractional excretion of urea and fractional excretion of sodium in the evaluations of patients with acute kidney injury with or without diuretic treatment. Am J Kidney Dis 2007;50:566.
68. Wilcox CS, Mitch WE, Kelly RA, et al. Response of the kidney to furosemide: I. Effects of salt intake and renal compensation. J Lab Clin Med 1983;102:450.

103 急性肾损伤的生物标志物

Charles L. Edelstein

ICU 急性肾损伤的发生率

应用风险、损伤、衰竭、丧失和终末期肾病的分级（risk，injury，failure，loss and end-stage kidney，RIFLE）标准或急性肾损伤网络（acute kidney injury network，AKIN）标准，ICU急性肾损伤（acute kidney injury，AKI）的发生率因不同的研究而不同，为20%～67%[1]。ICU中需要肾脏替代治疗（renal replacement therapy，RRT）的AKI患者的死亡率高，超过50%。ICU中AKI最常见的原因为脓毒症休克。AKI是ICU患者的一个严重问题，其死亡率和远期发病率均高。改进AKI管理策略的主要障碍在于缺少敏感、特异的生物标志物[2]。有时候对AKI采取的治疗措施开始得较迟。在ICU开始RRT的最佳时机并不清楚[2]。因此，有必要重新定义ICU中的AKI，并寻找精确的AKI生物标志物[3]。

AKI 时的血清肌酐

通常采用血清肌酐（serum creatinine，SCr）和血尿素氮（blood urea nitrogen，BUN）来诊断AKI。肌酐在肌肉中产生，由肌酸和磷酸肌酸的非酶促反应转化而来。SCr诊断AKI的敏感性和特异性均较差。用Jaffé反应进行肌酐测定会产生干扰，可能得出假的SCr值[4]。与肾功能无关的非肾性因素（例如，年龄、性别、种族、肌肉质量、营养状况、全肠外营养和感染等）可能引起SCr值的变化[4,5]。与肾功能无关的肾性因素也可以引起SCr值的变化。例如，甲氧苄啶、西咪替丁和水杨酸盐等药物可影响肌酐在肾小管的分泌，从而引起与肾小球滤过率（glomerular filtration rate，GFR）无关的SCr值的改变[4,5]。此外，SCr对肾脏储备功能的丧失并不敏感，因为在失去或捐出了一个肾脏但保留一个正常肾脏时，SCr值的变化是不明显的[6]。SCr值的变化可能滞后于GFR实际变化后的数天[5,7]。

受损肾脏释放到血液或者尿液中的生物标志物类似于心肌缺血或梗死后受损心肌细胞释放的肌钙蛋白，可能是比BUN和SCr更为敏感和特异的AKI标志物。此外，用肾脏特异性的生物标志物早期识别AKI有利于进行更早的肾病科会诊，给予ICU患者更适宜的抗生素剂量，避免使用肾毒性药物，甚至更早地开始RRT[8]。

中性粒细胞明胶酶相关脂质运载蛋白

中性粒细胞明胶酶相关脂质运载蛋白（neutrophil gelatinase-associated lipocalin，NGAL）是中性粒细胞和上皮细胞（如肾小管上皮细胞）表达的一种小分子量蛋白。NGAL是针对细菌感染机体天然免疫的组成部分，在不同疾病状态下由免疫细胞、肝细胞和肾小管细胞表达[9]。NGAL在尿液中容易检测出，而且对于缺血性AKI和顺铂诱导AKI的大小鼠，其肾脏和尿液NGAL蛋白增加[10,11]。

NGAL是研究最为广泛的AKI生物标志物[12-16]（表103-1）。基于NGAL为心脏手术后AKI生物标志物的研究，NGAL已作为ICU中AKI的早期标志物而被研究。尿NGAL是机械通气危重患儿发生AKI的早期生物标志物[17]。在140例儿科患者中，尿NGAL浓度的平均值和峰值随着患儿RIFLE标准分期的递增而增加。尿NGAL浓度在AKI时升高，在升高2天左右后SCr才会上升50%或以上。尿NGAL是AKI的一个良好的诊断指标，其受试者特性曲线（receiveroperating characteristic，ROC）的曲线下的面积为0.78。尿NGAL也是持续48小时或更长时间AKI的标志物，其ROC曲线下的面积为0.79。然而，尿NGAL并不能很好地反映SCr升高后AKI病情的严重程度。在88例重症成人患者中，血清NGAL预测AKI进展的敏感度为85%，特异度为97%[18]。

在一项关于血清NGAL的多中心研究中，纳入收住儿科ICU 24小时内的患有全身炎症反应综合征（systemic inflammatory response syndrome，SIRS）或脓毒症休克的143例危重儿童[19]。健康儿童、伴SIRS的危重患儿、伴脓毒症休克的患儿之间血清NGAL水平有明显的差异。与无AKI的儿童相比，伴有AKI危重患儿的血清NGAL水平明显增高。因此，血清NGAL是脓毒症休克患儿一个高度敏感但缺乏特异性的AKI预测指标。

有研究证实了血浆NGAL（plasma NGAL，pNGAL）具有预测成人ICU患者AKI的能力[20]。以155nmol/L为截断值，pNGAL预测AKI的敏感度和特异度分别为82%、97%，ROC曲线下的面积为0.92。在需要RRT的患者中，所有患者的pNGAL均在303nmol/L以上。这项研究的结论是，入住ICU时的pNGAL可作为成人ICU患者早期的AKI生物标志物。在达到AKI的RIFLE标准前48小时pNGAL就已增加[20]。

另一项综合性 ICU 中进行的 pNGAL 研究探讨了脓毒症对 NGAL 的影响[21]。该研究纳入 65 例入住时 SCr 正常的患者，对其中 27 例无 AKI 的 SIRS、严重脓毒症或脓毒症休克患者和 18 例伴 AKI 的脓毒症休克患者的资料进行了分析。pNGAL 的峰值在有、无 AKI 的脓毒症休克患者中没有显著差异。在脓毒症休克患者中，尿 NGAL 是预测接下来 12 小时内 AKI 的很好的指标（ROC 曲线下的面积为 0.86），而 pNGAL 则是较差的指标（ROC 曲线下的面积为 0.67）。该学者认为，SIRS、严重脓毒症和脓毒症休克患者 pNGAL 升高，但对于出现脓毒症休克的 ICU 患者，将 pNGAL 作为 AKI 的标志物应当谨慎。尿 NGAL 在无 AKI 的脓毒症休克患者中不升高，因此对于预测 AKI 更有帮助。

在一项纳入 700 例 ICU 患者的前瞻性队列研究中，比较了尿 NGAL、pNGAL 和血浆胱抑素 C 对持续性 AKI、短暂性 AKI 和无 AKI 的预测价值[22]。在这 3 个指标中，只有尿 NGAL 能在入住 ICU 时区分 AKI 是持续性的还是短暂性的。尿 NGAL 较胱抑素 C 能更好地预测持续性 AKI。该研究得出结论，入住 ICU 时的尿 NGAL 测定可用于鉴别持续性 AKI 患者与短暂性 AKI 或无 AKI 患者。将 pNGAL、尿液 NGAL 和血浆胱抑素 C 等生物标志物与临床特征相结合，可以提高对 AKI 的预测水平。

在一项将 RRT 开始时的血清 NGAL 作为重症患者转归的特异性生物标志物前瞻性研究中，检测了 109 例伴有 AKI 重症患者在 RRT 开始时的血清 NGAL[23]。研究结果显示，健康人、伴 SIRS 的重症患者和伴脓毒症的重症患者的血清 NGAL 水平有显著性差异。多元线性回归分析显示，NGAL 水平与 AKI 的严重程度及全身炎症反应程度独立相关。非存活组 NGAL 水平高于存活组。血清 NGAL 是 28 天生存率的独立预测指标。

一项研究纳入 307 例连续入住综合性内科 / 外科 ICU 的成人患者，评估 pNGAL 早期发现 AKI 和预测是否需要 RRT 的诊断准确性[24]。结果显示，pNGAL 是一个接下来 48 小时内 AKI 进展（ROC 曲线下的面积为 0.78）以及进行 RRT（ROC 曲线下的面积为 0.82）的良好的诊断指标。pNGAL 的峰值浓度随着 AKI 严重程度的加重而增加。

在一项前瞻性观察性研究中，纳入 106 例 ICU 患者，以确定一组新的和传统的肾脏标志物预测对 RRT 需求是否优于常规的肾脏标志物[25]。尿 NGAL、血清胱抑素 C 和急性生理和慢性健康评估（acute physiology and chronic health evaluation，APACHE）Ⅱ评分是 RRT 的显著独立预测因子。尿 NGAL、血清胱抑素 C、SCr、APACHEⅡ评分的 ROC 曲线下的面积分别为 0.73、0.76、0.78、0.73。SCr 联合 NGAL 以及血清胱抑素 C 联合 NGAL 是 RRT 起始治疗的最佳预测指标，ROC 曲线下的面积为 0.8。血清胱抑素 C 联合 APACHEⅡ评分是检测入住 ICU 时无 AKI 患者的最佳方法，ROC 曲线下的面积为 0.78。该研究得出结论，联合 GFR 和一种肾小管损伤的标志物是预测 RRT 的最佳指标。

在一项纳入 632 例 ICU 住院患者的研究中，评估了入住 ICU 时 pNGAL 和尿 NGAL 相对于估算的 GFR（estimated GFR，eGFR）预测严重 AKI 的能力[26]。主要终点为基于 RIFLE 标准的 ICU 住院第 1 周 AKI 的发生率。入住 ICU 时的 pNGAL 和尿 NGAL 值与 AKI 的严重程度显著相关。pNGAL 和尿 NGAL 预测 RIFLE 标准中 R（risk，风险）期的 ROC 曲线下的面积分别为 0.77 和 0.80；预测 I（injury，损伤）期的 ROC 曲线下的面积分别为 0.80 和 0.85；预测 F（failure，衰竭）期的 ROC 曲线下的面积分别为 0.86 和 0.88，而 eGFR 预测 R、I、F 期的 ROC 曲线下的面积分别为 0.84、0.87 和 0.92。因此，入住 ICU 时 NGAL 预测严重 AKI 进展的能力类似于 SCr 衍生而来的 eGFR。同时研究还发现，NGAL 联合 eGFR 或其他临床参数可增加预测 AKI 的能力。

总之，在一些研究中，NGAL 似乎是一个很好的可预测 AKI 和对 RRT 需求的生物标志物。然而，不同的研究存在差异，并且脓毒症、慢性阻塞性肺疾病（chronic obstructive pulmonary disease，COPD）、心功能障碍、年龄（NGAL 对于儿童似乎更重要）、性别和基础肾功能等都可能影响 NGAL 作为 ICU 中 AKI 生物标志物的敏感性和特异性[27]。因此，AKI 对 NGAL 的解释存在局限性，而且在无 AKI 的脓毒症中 NGAL 可能是增加的[28]。pNGAL 是无 AKI 的重症急性胰腺炎患者病情严重程度的标志物，并可预测多器官功能衰竭的发展及致命性结局。此外，pNGAL 在无 AKI 的 COPD 患者中也可能是增加的，并与 COPD 的严重程度相关。因此，由于上述的混杂因素，建议在重症患者中谨慎地应用 pNGAL[28]。

此外，pNGAL 和尿 NGAL 检测的是不同的 NGAL 分子形式，而这些不同的分子形式作为 AKI 的生物标志物具有不同的预测价值[29]。

尿 NGAL 是 AKI 的早期生物标志物，可预测 ICU 中重症患儿和成人的预后。然而，在将 NGAL 常规地和花费较大地用于 ICU 之前，需要有更多的研究去描述 ICU 中 AKI 的自然病程以及 NGAL 的生理学。未来的研究应着眼于对 AKI 准确、早期的识别以及新疗法的鉴定[30]。ICU 中 NGAL 作为 AKI 生物标志物的研究汇总见表 103-1。

白细胞介素 -18

白细胞介素（interleukin-18，IL-18）是一种在先天性和后天性免疫应答中起作用的促炎细胞因子[31-33]。在非 ICU 患者的研究中，尿 IL-18 是 AKI 的早期生物标志物，在成人和儿童体外循环后 6 小时内增加[34-36]。随后的人体试验表明，尿 IL-18 是预测 ICU 中 AKI 的早期生物标志物[37]。多变量分析显示，尿 IL-18 值可预测接下来的 24～48 小时 AKI（定义为 SCr 值增加 50%）的进展。在诊断性能测试中，尿 IL-18 预测 24 小时内 AKI 的 ROC 曲线下的面积为 0.73。对照组和 AKI 患者中脓毒症的存在对尿 IL-18 均无显著的影响。经过多变量分析，机械通气开始当天的尿 IL-18 值是预测急性呼吸窘迫综合征（acute respiratory distress syndrome，ARDS）患者死亡率的较好指标[37]。尿 IL-18 是成人重症患者

表 103-1　ICU 中 NGAL 作为 AKI 生物标志物的研究

情况	例数	研究结果	ROC 曲线下的面积	参考文献
成人	632	入住 ICU 时的 NGAL 可预测严重 AKI 的进展，与 SCr 衍生来的 eGFR 相似	0.77～0.88	26
成人	301	血浆 NGAL 是预测 AKI 进展和 RRT 需求的良好诊断指标	0.78～0.82	24
成人	109	非生存者 NGAL 高于生存者，血清 NGAL 是 28 天生存率的独立预测指标	ND	23
成人	700	尿 NGAL 预测持续性 AKI 优于胱抑素 C	ND	22
成人	88	尿 NGAL 较血清 NGAL 更能预测 AKI，无 AKI 的脓毒症患者尿 NGAL 不会升高	0.86	21
成人	65	入住 ICU 时的 NGAL 是 AKI 的早期生物标志物	0.96	20
成人	88	入住 ICU 时的血浆 NGAL 是 AKI 的早期生物标志物，血浆 NGAL 增加较 RIFLE 标准提前 48 小时	0.92	20
儿童	140	在 AKI 患儿中，尿 NGAL 升高 2 天后 SCr 才会升高 50% 或以上	0.78	17
儿童	168	与无 AKI 患儿相比较，AKI 患儿血清 NGAL 水平升高		19
成人	88	血清 NGAL 可预测 AKI 的进展	0.96	18
伴脓毒症的儿童	143	健康儿童、伴 SIRS 的危重患儿以及伴脓毒症休克的患儿血清 NGAL 水平的差异显著		19
急诊科	635	与肾前性氮质血症、CKD 或正常肾功能者相比较，AKI 患者尿 NGAL 升高。尿 NGAL 可很好地预测临床结局	0.948	91
重症 / 创伤	31	尿 NGAL 是 AKI 的预测指标	0.98	92

AKI：急性肾损伤；CKD：慢性肾脏疾病；CPB：体外循环；eGFR：估算的肾小球滤过率；ND：未确定；NGAL：中性粒细胞明胶酶相关脂质运载蛋白；RRT：肾脏替代治疗；SCr：血清肌酐；SIRS：全身炎症反应综合征。

AKI 的早期生物标志物，这一发现在儿童中也得以证实[38]。尿 IL-18 在非脓毒症重症危重患儿中先于 SCr 值的升高，可预测 AKI 的严重程度，而且也是预测死亡的独立指标[38]。

一项前瞻性研究纳入 451 例 ICU 患者，检测入住 24 小时内尿 IL-18 的水平，以评估尿 IL-18 对预测 AKI、死亡和急诊透析需求的能力[39]。研究结果显示，86 例患者在纳入后 48 小时内发展为 AKI，这些患者尿 IL-18 水平的中位数要高于无 AKI 患者。尿 IL-18 预测 24 小时内发展为 AKI 的 ROC 曲线下的面积为 0.62，而对于纳入时 eGFR 大于 75ml/min 的患者，曲线下的面积略有改善，为 0.67。纳入时伴脓毒症的患者，接受急诊透析的患者以及确定 AKI 后 28 天死亡的患者，尿 IL-18 水平的中位数最高。在对先验选择的临床预测因子进行调整后，尿 IL-18 是 28 天内死亡或急诊透析的综合结局的独立预测因子。该研究的结论是，尿液 IL-18 并不能可靠地预测 AKI 的进展，但确实可以预测经广泛选择的成人重症患者的不良临床结果。

血清 IL-18 与 ICU 中依赖透析的 AKI 患者的住院死亡率密切相关[40]。收集 101 例 ICU 中伴 AKI 重症患者在开始 RRT 时的血清标本，测定血清胱抑素 C、NGAL 和 IL-18。观察到总死亡率为 56.4%，证实了需要 RRT 的 ICU 患者死亡率高。RRT 第 1 天测定的血清 IL-18、胱抑素 C 水平以及 APACHEⅢ评分是住院死亡率的独立预测因子。APACHEⅢ评分的鉴别力最佳（0.872 ± 0.041，$P < 0.001$），而血清 IL-18 的尤登指数最高（0.65），预测的正确性最高（83%）。

在一项针对前瞻性研究的荟萃分析中，对不同临床环境下尿中 IL-18 作为 AKI 的生物标志物进行了分析[41]。亚组分析显示，尿液 IL-18 预测 ICU 和冠心病监护病房（coronary care unit，CCU）患者发生 AKI 的 ROC 曲线下的面积为 0.66。

总之，促炎细胞因子 IL-18 既是缺血性 AKI 的中介分子又是生物标志物[42, 43]。ICU 成人和儿童患者尿 IL-18 先于 SCr 值的升高，是预测 ICU 死亡的生物标志物。ICU 中 IL-18 作为 AKI 生物标志物的研究汇总于表 103-2。

肾损伤因子 -1

肾损伤因子 -1（kidney injury molecule-1，KIM-1）是一种含有新的免疫球蛋白结构域的上皮细胞黏附分子。KIM-1 的 mRNA 和蛋白在正常肾脏中低表达，但在肾缺血后表达升高[44]。

对尿 KIM-1 和 netrin-1 作为 ICU 中脓毒性 AKI 的早期生物标志物进行了研究[45]。在收住 ICU 后 0、1、3、6、24 和 48 小时对 150 例脓毒症患者进行了观察，并与非 AKI 患者进行

表 103-2　ICU 中尿 IL-18 作为 AKI 生物标志物的研究

情况	例数	研究结果	ROC 曲线下的面积	参考文献
行 RRT 成人	101	血清 IL-18 与依赖透析的 ICU 中 AKI 患者的住院死亡率之间有显著相关性	ND	40
ARDS 成人	138	尿 IL-18 可预测 24～48 小时后 AKI 的进展，机械通气开始时的尿 IL-18 是预测死亡率的一个良好指标	0.73	37
儿童	137	IL-18 水平的峰值与 AKI 的严重程度相关。在非脓毒性 AKI 患者中，尿 IL-18 较 SCr 提前 2 天增加	ND	38
婴儿	47	除 KIM-1 外，NGAL、IL-18 和胱抑素 C 可在术后早期鉴别预后好和差的患者	0.62	93
成人	451	尿 IL-18 不能可靠地预测 AKI 的进展，但可预测较差的临床结局	0.67	39
成人	101	血清 IL-18 与依赖透析的 ICU 中 AKI 患者的住院死亡率之间有显著相关性	ND	40
成人	4 512	IL-18 可预测 AKI	0.66	41

ATN：急性肾小管坏死；ICU：重症监护室；IL-18：白介素 -18；KIM-1：肾损伤因子 -1；SCr：血清肌酐。

了比较。SCr 在入住 ICU 后 24 小时开始增加，而 KIM-1 在入住 ICU 后 6 小时显著升高，24 小时达高峰，维持显著升高的水平直至 48 小时。对于脓毒性 AKI 的患者，netrin-1 水平在入住 ICU 后 1 小时显著升高，3～6 小时达到高峰，保持升高直到 48 小时。非存活的 AKI 患者在入住 ICU24 小时和 48 小时的尿 KIM-1 水平要高于存活的 AKI 患者[45]。

一项研究中，对非脓毒性成人重症患者，于 SCr 升高之前的 4 个时间点检测了 KIM-1、刷状缘酶和 NGAL 等指标，以探讨测定时间对于这些指标 AKI 预测值的影响[46]。研究将入住 ICU 时伴脓毒症和（或）AKI 的患者排除在外。

研究结果表明，NGAL 和 KIM-1 浓度逐渐增加一直到明确 AKI 诊断。π- 谷胱甘肽 S- 转移酶（glutathione S-transferase，GST）和 α-GST 在 AKI 前 24 小时达到高峰，随后迅速下降。AKI 前 24 小时 π-GST 和 α-GST 对 AKI 的预测值较小，而 AKI 前 24 小时 NGAL 的预测 AKI 的 ROC 曲线下的面积为 0.79。当只存在 AKI 时，KIM-1 是一个很好的鉴别指标，ROC 曲线下的面积为 0.73[46]。

总之，对于非 ICU 患者，KIM-1 是一个有前景的 AKI 生物标志物，但将 KIM-1 作为在 ICU 中 AKI 的早期生物标志物并预测预后，这还有待于证实。ICU 中 NGAL 作为 AKI 生物标志物的研究汇总见表 103-3。

肾小管酶

近端肾小管上皮细胞的顶端膜含有大量的微绒毛，从而形成刷状缘。刷状缘含有实现近端小管特殊功能的酶。AKI 时，细胞内的酶可释放入尿液。GST 异构体存在于近端和远端肾小管细胞中。N- 乙酰氨基葡萄糖苷酶（N-acetyl-glucosaminidase，NAG）主要分布于近端小管，其他刷状缘酶有碱性磷酸酶（alkaline phosphatase，AP）和 γ- 谷氨酰转肽酶（γ-glutamyl transpeptidase，GGT）等。

近 30 年前，尿液中的肾小管酶已被作为 AKI 的生物标志物而进行测定[47]。肾小管酶对肾小管间质性肾炎、慢性肾小球肾炎等多种原因所致的肾小管损伤可能非常敏感[48]。

一项连续性纳入 40 例脓毒症患者的研究，检测入住 ICU 48 小时尿液中 α-GST 和 π-GST[49]。尿 π-GST 在所有脓毒症患者中早期升高，但是不能预测 AKIN 标准所定义的 AKI。另外的一项前瞻性研究，对 2 个综合 ICU 529 例患者进行了 GGT、AP、NGAL、胱抑素 C、KIM-1 和 IL-18 的检测[50]。在入住 ICU 时，没有一种生物标志物诊断和预测 AKI 的 ROC 曲线下的面积大于 0.7。除 KIM-1 外，NGAL、胱抑素 C 和 IL-18 预测透析的 ROC 曲线下的面积大于 0.7，预测 7 天死亡的 ROC 曲线下的面积在 0.61～0.69。在这项研究中，刷状

表 103-3　ICU 中 KIM-1 作为 AKI 生物标志物的研究

情况	例数	研究结果	ROC 曲线下的面积	参考文献
成人	150	KIM-1 在入住 ICU 后 6 小时显著升高，24 小时达高峰，维持显著升高水平直至 48 小时	ND	45
婴儿	49	术后早期 KIM-1 不能区分临床结局良好和较差的患者	ND	93
成人	700	KIM-1 不是提前升高，而是在 AKI 时升高	0.73	46

KIM-1：肾损伤因子 -1；ND：未确定。

缘酶没有表现为良好的AKI生物标志物。

有研究对生物标志物在急诊科与随后在ICU中的性能进行了比较[51]。对心搏骤停、持续或严重低血压、腹主动脉瘤破裂的患者，在进入急诊科时，以及收住ICU的0、4、8、16小时和2、4、7天检测尿NGAL、pNGAL、尿胱抑素C、尿AP、尿GGT和GST等指标。得出的结论为，在急诊科时早期检测AKI生物标志物有其实用价值，但并不优于随后在ICU中的检测。与其他的生物标志物比较，尿NGAL预测死亡率或需要透析的能力最好[51]。

尿α-GST和π-GST分别为肾小管近端和远端损伤的标志物水平。一项研究对38例患者进行了尿α-GST和π-GST的检测[52]。与未进展AKI的患者相比，进展的AKI患者尿中α-GST水平并不升高。所有脓毒症患者早期尿α-GST水平均升高。

总之，肾小管酶尿的检测比较容易而价格又不贵。然而，包括急性肾小管坏死、急性排斥反应、急性肾小管间质性肾炎等多种肾小管损伤的因素均可引起尿肾小管酶的升高，而且在ICU中使用时，尿肾小管酶的升高可能过于敏感。ICU中肾小管酶作为AKI的生物标志物的研究汇总于表103-4。

胱抑素C

胱抑素C是由所有有核细胞产生的分子量为13-kD的蛋白。它可经肾小球自由滤过，被近端肾小管完全重新吸收，并不为肾小管所分泌[53]。因此，SCr检测的一些局限性，例如受肌肉质量、饮食、性别和肾小管分泌等的影响，对于胱抑素C来说可能不是问题。采用免疫比浊法测量效果最好，且胱抑素C是比SCr更好的GFR标志物[48, 54, 55]。在肾功能改变后，胱抑素C的增加比SCr更早[6, 56]。重症患者血清胱抑素C较肌酐与GFR的相关性更好，而且在诊断上也优于肌酐[57]。在重症患儿中，血清胱抑素C和β2微球蛋白对于AKI的识别要优于SCr[58]。

胱抑素C可以快速检测ICU中的AKI[59]。一项研究对442例患者在入住ICU时，以及随后连续7天每天进行胱抑素C和肌酐测定。胱抑素C预测持续性AKI的ROC曲线下的面积为0.80。胱抑素C和肌酐对死亡或透析有一定的预测作用，ROC曲线下的面积分别为0.61和0.60。

另外一项研究纳入47例重症患者，对血清胱抑素C和SCr作为GFR的生物标志物的表现与GFR进行了比较[60]。SCr和血清胱抑素C检测GFR < 60ml/min的ROC曲线下的面积分别为0.799和0.942。结果表明，在检测重症患者GFR受损时，血清胱抑素C要优于SCr[60]。

有研究观察了脓毒症对AKI和非AKI患者血浆胱抑素C水平的影响[61]。327例ICU患者根据是否存在脓毒症及AKI进行分组。有或无AKI的脓毒症与非脓毒症患者的胱抑素C或肌酐变化无显著性差异。在另一项对150例ICU患者的研究中，发现血清和尿胱抑素C是ICU中AKI和RRT较差的生物标志物[62]。血清胱抑素C在AKI前2天预测AKI还是可以的（ROC曲线下的面积为0.72），但在AKI前1天预测AKI却较差（ROC曲线下的面积为0.62）。血清和尿胱抑素C在第0天对RRT需求的预测能力较差（ROC曲线下的面积≤0.66）[62]。一项纳入160例非心脏疾病的重症患儿的研究，评估了胱抑素C是否可作为AKI的早期生物标志物[63]。结果显示，NGAL对于胱抑素C所定义的AKI的诊断效能最好（ROC曲线下的面积为0.69）；IL-18对SCr所定义的AKI诊断效能最好（ROC曲线下的面积为0.69）。

使用胱抑素C作为GFR标志物是有局限性的。甲状腺功能异常[64]和使用糖皮质激素[65, 66]可能会影响不依赖于肾功能的胱抑素C的水平。C-反应蛋白可增加胱抑素C水平，所以，有学者认为胱抑素C是炎症的标志物[67]。

总之，血清胱抑素C至少等于（如果不优于的话）SCr而作为GFR的标志物，并且不依赖于身高、性别、年龄和肌肉质量。有3项研究表明，血清胱抑素C是ICU中早期的AKI标志物，而且它似乎并不受脓毒症的影响。ICU中胱抑素C作为AKI生物标志物的研究汇总见表103-5。

表103-4 ICU中肾小管酶作为AKI生物标志物的研究

情况	例数	研究结果	ROC曲线下的面积	参考文献
成人	38	脓毒症患者尿α-GST水平升高，而AKI患者不升高。入住ICU时所有达到RIFLE标准患者的尿GST水平均高于对照组	ND	52
ED vs ICU	77	所有时间段血浆NGAL都可诊断AKI，肾脏遭受打击后8～12小时GST可诊断AKI。24小时尿NGAL峰值可独立预测30天死亡率和对透析的需求	ND	51
成人	26	除LDH外，在入院时AKI组GKT、AP、NAG、GST、LDH水平均高于对照组，可用于预测AKI	0.845～0.950	94
脓毒症的成人	40	尿α-GST和π-GST在所有脓毒症患者早期均升高，但不能预测AKI	ND	49

AP：碱性磷酸酶；GST：谷胱甘肽S转移酶；LDH：乳酸脱氢酶；NAG：N-乙酰氨基葡萄糖苷酶；ND：未确定；NGAL：中性粒细胞明胶酶相关脂质运载蛋白。

表 103-5 ICU 中胱抑素 C 作为 AKI 生物标志物的研究

情况	例数	研究结果	ROC 曲线下的面积	参考文献
脓毒症休克的成人	6	血清胱抑素 C 检测脓毒症患者残余肾功能应用价值有限	ND	95
非心脏疾病的儿童	160	NGAL 诊断胱抑素 C 定义的 AKI 能力最好，血清胱抑素 C 联合 SCr 可提高诊断能力	0.69	63
成人	151	血清和尿胱抑素 C 是 ICU 中 AKI 和预测 RRT 需求的不良生物标志物	0.66	62
成人	327	胱抑素 C 或肌酐在脓毒症和非脓毒症患者之间无显著差异，胱抑素 C 可预测综合结局	0.78～0.80	61
成人	47	在检测重症患者 GFR 受损时，血清胱抑素 C 要优于 SCr	0.94	60
成人	50	与 SCr 相比，胱抑素 C 与 GFR（肌酐清除率）的相关性更好	0.927	57
成人	422	胱抑素 C 在 ICU 可快速检测 AKI，并预测持续性 AKI	0.80	59
儿童	25	在识别 <80ml/min 的肌酐清除率时，血清胱抑素 C 和 β2M 优于肌酐	0.792～0.851	58

AKI：急性肾损伤；β2M：β-2 微球蛋白；GFR：肾小球滤过率；NGAL：中性粒细胞明胶酶相关脂质运载蛋白；RRT：肾脏替代治疗；SCr：血清肌酐。

细胞因子

IL-6 和 IL-8 均为促炎细胞因子，并已被研究作为 AKI 的预测因子。在一项临床试验中，对 547 例来自前瞻性重组人活化蛋白 C 全球严重脓毒症评估（Prospective Recombinant Human Activated Protein C Worldwide Evaluation in Severe Sepsis，PROWESS）研究数据集的安慰剂组的患者进行了研究 [68]。在 547 例患者中，127 例（23.2%）发展为 AKI。使用多元 Cox 回归分析得出 AKI 的预测因子为 logIL-6 和 APACHEⅡ评分。

改善急性肾脏疾病照护计划（Program to Improve Care in Acute Renal Disease，PICARD）是一项前瞻性多中心队列研究，旨在研究伴有明确 AKI 的 ICU 重症患者的自然病史和预后 [69]。对来源于 PICARD 研究的 98 例患者，在纳入研究时以及在整个住院期间每周检测 1 次血清 IL-1β、肿瘤坏死因子（tumor necrosis factor，TNF）-α、IL-6、IL-8、C 反应蛋白和 IL-10。经肾病科会诊明确为 AKI 后将患者纳入 PICARD 研究。与健康对照组相比，患者促炎因子 IL-1β、TNF-α、IL-6、IL-8 和抗炎因子 IL-10 均显著升高。AKI 患者血清 IL-6、IL-8 和 IL-10 基线的升高水平与住院死亡率升高显著相关。因此，AKI 患者的细胞因子应答反应是明显失调的。当细胞因子值为疾病的严重程度（APACHEⅢ评分）调整后，只有 IL-6 仍然是死亡率的独立预测因子。因此，IL-6 可能是预测 AKI 患者预后的重要生物标志物。

一项研究探讨了伴 AKI 的 ICU 患者血浆 IL-6、IL-8 和 IL-10 水平升高与患者预后的关系 [70]。在研究中，对连续性纳入 ICU 伴或不伴 AKI 的 103 例 SIRS 患者，于入住当天检测血浆 IL-6、IL-8 和 IL-10 水平，2 天后重复检测 1 次。研究结果显示，伴 AKI 患者的血浆 IL-6、IL-8 和 IL-10 水平明显高于无 AKI 的患者。

在第一项急性呼吸窘迫综合征临床网络（ARDS-net）试验中，对低潮气量 *vs.* 高潮气量机械通气的 879 例患者进行了 IL-6 和其他促炎标志物的研究 [71-73]。AKI 被定义为 SCr 从基线水平至少上升 50%。IL-6、IL-8、IL-10、血管假血友病因子、TNF-α、1 型和 2 型可溶性肿瘤坏死因子受体（sTNFR1、sTNFR2）、蛋白 C、纤溶酶原激活物抑制剂 -1（plasminogen activator inhibitor-1，PAI-1）、表面活性蛋白 -A、表面活性蛋白 -D 和细胞间黏附分子 -1 的基线值与 AKI 的进展有关。在对人口统计学、干预措施以及疾病严重程度进行调整后，IL-6、sTNFR1、sTNFR2 和 PAI-1 水平的升高与 AKI 的进展独立相关。

总之，在人体和动物研究中，早期 AKI 与促炎反应暴发有关，其特点是血清 IL-6 和 KC/IL-8 的早期升高。这种促炎反应的暴发也可能与 ICU 中的其他并发症如急性肺损伤等有关 [74, 75]。ICU 中细胞因子作为 AKI 生物标志物的研究汇总见表 103-6。

肝脏脂肪酸结合蛋白

脂肪酸结合蛋白（fatty acid-binding protein，FABP）是脂肪酸和其他亲脂物质（包括类花生酸和类视黄醇）的载体蛋白家族。FABP 还将亲脂分子从细胞外膜转运到细胞内受体，如过氧化物酶体增殖物激活受体。

一项研究对 80 例重症患者进行了尿液及血清肝脏脂肪酸结合蛋白（liver-FABP，L-FABP）测定 [76]。脓毒症休克患者尿 L-FABP 水平显著高于无休克的严重脓毒症患者、AKI 患者以及健康受试者（$P<0.001$）。血清 L-FABP 水平在脓毒症休克患者、严重脓毒症患者、AKI 患者和健康受试者之间无显著差异。

表 103-6 ICU 中细胞因子作为 AKI 生物标志物的研究

情况	例数	研究结果	ROC 曲线下的面积	参考文献
成人	879	IL-6、sTNFR1、sTNFR2 和 PAI-1 水平的升高与 AKI 的进展独立相关		71～73
成人	103	AKI 患者血浆 IL-6、IL-8、IL-10 水平明显高于无 AKI 的患者	ND	70
成人	98	IL-1β、TNF-α、IL-6、IL-8 和 IL-10 均显著升高。血清 IL-6、IL-8 和 IL-10 在基线水平上的升高与 AKI 患者住院死亡率的增加有关	ND	69
严重脓毒症患者	547	升高的 log 血浆 IL-6 和 APACHEⅡ评分是 AKI 的重要危险因素		68
脓毒症休克	537	血清 TNF-RⅠ和 TNF-RⅡ升高与 ARF 的进展有关。TNF-R 是 AKI 患者死亡率的独立预测因子		96

ATF3：活化转录因子 3；ATN：急性肾小管坏死；β2M：β2 微球蛋白；CPB：体外循环；GGT：γ- 谷氨酰转移酶；IL-6：白介素 -6；IL-8：白介素 -8；IL-10：白细胞介素 -10；IL-1β：白细胞介素 -1β；NAG：N- 乙酰氨基葡萄糖苷酶；PAI-1：纤溶酶原激活物抑制剂 -1；PKD：多囊肾；sTNFR1：可溶性肿瘤坏死因子受体 1；TNFR2：可溶性肿瘤坏死因子受体 2；TNF-α：肿瘤坏死因子 -α。

另外一项研究评估了尿 L-FABP 在异质性高的重症患者中对 AKI 诊断及预测预后的能力[77]。对 145 例内外科患者在入住 ICU 时检测其尿 L-FABP 和尿 NGAL 的水平。AKI 患者尿 NGAL 和 L- FABP 水平显著高于非 AKI 患者，且死亡率也高于非 AKI 患者。NGAL 和 L- FABP 诊断 AKI 的 ROC 曲线下的面积分别为 0.773、0.780。经过多因素 Cox 分析发现，尿 L-FABP 是 90 天死亡率的独立预测因子。因此，对于不同类型的 ICU 患者，尿 L-FABP 无论在诊断 AKI 还是预测预后都是有前景的[77]。ICU 中 L-FABP 作为 AKI 生物标志物的研究汇总见表 103-7。

其他的 AKI 生物标志物

关于其他的 AKI 生物标志物的资料见表 103-8。在一项研究中，对 ICU 脓毒症患者，或者是有一个或多个 AKI 危险因素（如低血压、脓毒症和严重创伤等）的患者进行了 340 种候选生物学标志物的检测。在初步分析中，对这些生物标志物在 12～36 小时内预测 RIFLE 标准 I 期和 F 期的能力进行了排序。结果表现最佳的两种生物标志物为同属细胞周期阻滞蛋白的尿胰岛素样生长因子结合蛋白 7（insulin-like growth factor-binding protein 7，IGFBP7）和金属蛋白酶组织抑制物 -2（tissue inhibitor of metalloproteinases-2，TIMP-2），它们均为细胞周期 G1 阻滞的诱导剂，而细胞周期 G1 阻滞是 AKI 发生的关键机制[78]。在 Sapphire 验证研究中，728 例危重患者，主要终点为中度至重度 AKI［改善全球肾脏病预后组织（Kidney Disease：Improving Global Outcomes，KDIGO）标准的 2～3 级］[78]。IGFBP7 和 TIMP-2 预测主要终点的曲线下的面积为 0.80（各自分别为 0.76 和 0.79）。尿 IGFBP7 和 TIMP-2 浓度均显著高于其他所有的 AKI 标志物（$P<0.002$）。其他标志物的曲线下的面积均未超过 0.72。在 Topaz 研究中，对 420 例 ICU 患者，前瞻性地验证一个预先定义的 IGFBP7 和 TIMP-2 截断值在 AKI 风险评估中的作用，其中 AKI 由一个临床判断委员会进行诊断[79]。尿［TIMP-2］.［IGFBP7］> 0.3 的 ICU 重症患者发生 AKI 的风险是尿［TIMP-2］.［IGFBP7］< 0.3 患者的数倍。尿 TIMP-2 和 IGFBP7 大于 0.3 预示 AKI 即将发生。此外，尿 TIMP-2 和 IGFBP7 与 AKI 患者的长期不良结局相关[80]。TIMP-2 和 IGFBP7 的测定被称为“肾脏检查”，并且已成为 FDA 批准的用于检测 ICU 患者 AKI 的第一组生物标志物。

CD163 是触珠蛋白 - 血红蛋白复合物的清道夫受体，它几乎只在单核细胞和巨噬细胞表达，在炎症刺激后脱落，而成为可溶性 CD163（sCD163）。在一项研究中，1 657 例重症

表 103-7 ICU 中 L-FABP 作为 AKI 生物标志物的研究

情况	例数	研究结果	ROC 曲线下的面积	参考文献
成人	80	脓毒症休克患者尿 L-FABP 水平显著高于无休克的严重脓毒症患者、AKI 患者和健康受试者	ND	76
成人	145	AKI 患者尿 NGAL 和 L-FABP 水平显著升高，死亡率也较高。尿 L-FABP 是 90 天死亡率的独立预测因子	0.73～0.78	77
成人	337	当尿 L-FABP 和 NAG 为升高时，SCr 诊断的 AKI 患者的死亡率显著增加	0.75	97

L-FABP：肝脏脂肪酸结合蛋白；NAG：N- 乙酰氨基葡萄糖苷酶；NGAL：中性粒细胞明胶酶相关脂质运载蛋白。

表 103-8　其他的 ICU 中 AKI 生物标志物

生物标志物	情况	例数	研究结果	ROC 曲线下的面积	参考文献
尿 TIMP-2 与 IGFBP7 联合	成人	728	尿 TIMP-2 和 IGFBP7 可预测 12 小时内中重度 AKI（KDIGO 标准 2～3 级）	0.80	78
尿 TIMP-2 与 IGFBP7 联合	成人	692	在危重病状态下早期测量[TIMP-2][IGFBP7]可识别未来 9 个月死亡或接受 RRT 的高风险的 AKI 患者		80
sCD163	成人	80	尿 sCD163 水平有助于诊断脓毒症和 AKI	0.83	82
sTREM-1	成人	104	脓毒症组尿 sTREM-1 和 APACHEⅡ评分较高，尿 sTREM-1、SCr 和 BUN 水平在 AKI 前 48 小时升高	ND	84
RBP4	成人	123	RBP4 在重症患者中显著降低，并与肝肾功能、胰岛素抵抗和急性期死亡率相关	ND	85
Ang-2	行 RRT 的成人	117	RIFLE 标准损伤期或衰竭期的 AKI 患者 ANG-2 水平较高，Ang-2 是一个较好的预测依赖透析的 ICU 患者死亡率的独立指标	ND	86
抵抗素	成人	230	脓毒症患者血清抵抗素升高，并与肾衰竭和不良结局相关	ND	87

Ang-2：血管生成素 -2；AOPP：高级氧化蛋白产物；BNP：脑钠肽；IGFBP7：尿胰岛素样生长因子结合蛋白 7；ND：未测定；RBP4：视黄醇结合蛋白 4；sCD163：可溶性血红蛋白清除受体；sTREM-1：可溶性髓系细胞触发受体 -1；TIMP2：金属蛋白酶组织抑制剂 -2；TREM-1：髓系细胞触发受体 -1。

患者被随机分成“常规”胰岛素治疗组和“强化”胰岛素治疗组，并与健康对照组进行比较[81]。入住 ICU 时，重症患者 sCD163 水平比对照组高 1.6 倍（$P<0.0001$）。长时间停留 ICU 的患者（>5 天）、非存活者、发生肝功能障碍或肾损伤的患者具有较高的 sCD163 基线水平。经过多变量分析，基线 sCD163 的升高水平与 ICU 死亡率、肝功能障碍、转出 ICU 和离院的时间独立相关。在 ICU 停留期间，发生器官功能障碍的患者以及非存活患者的 sCD163 会进一步增加。本研究证实了 sCD163 升高与重症患者器官功能障碍和不良结局有关[81]。

一项研究纳入 60 例 ICU 患者和 20 例对照者，探讨了尿 sCD163 对脓毒症、脓毒症的严重程度、AKI 以及预后的诊断价值[82]。脓毒症组入住 ICU 当天的尿 sCD163 水平要高于 SIRS 组。脓毒症组尿 sCD163 的曲线下的面积为 0.83，敏感度为 0.83，特异度为 0.75。在诊断 AKI 时的尿 sCD163 水平要显著高于脓毒症患者入住 ICU 时。本研究表明，尿 sCD163 水平对诊断脓毒症和 AKI 具有潜在价值[82]。

髓系细胞触发受体 1（triggering receptor expressed on myeloid cells 1，TREM-1）是先天免疫应答反应的放大器。其可溶性形式 sTRM-1 为 TRM-1 天然配体的诱饵，抑制其活性。sTREM-1 作为 ICU 脓毒症的生物标志物已受到重视[83]。一项纳入 104 例 ICU 患者的研究探讨了尿 sTREM-1 在脓毒症的早期识别、脓毒症严重程度和预后评估，以及 AKI 的诊断中的价值[84]。在入住 ICU 当天，脓毒症组尿 SRM-1 水平和 APACHEⅡ评分均高于 SIRS 组，严重脓毒症患者尿 SRTM-1 水平高于脓毒症患者，尿 SLM-1 在非存活者中增加。对于 17 例 AKI 患者，在诊断 AKI 前 48 小时尿 sTREM-1、SCr 和 BUN 水平明显高于非 AKI 人群。尿 sTREM-1 较白细胞、血清 C 反应蛋白、血清降钙素原对早期诊断脓毒症及判断预后更为敏感。因此，尿 SRM-1 也可能是脓毒症患者早期的 AKI 标志物[84]。

视黄醇结合蛋白 4（retinol-binding protein 4，RBP4）促进小鼠胰岛素抵抗，在肥胖和 2 型糖尿病患者中系统性升高。一项研究对 123 例内科 ICU 重症患者，在入住 ICU 时进行 RBP4 测定，并与 42 例健康的非糖尿病对照者进行比较[85]。入住 ICU 时血清 RBP4 降低是 ICU 短期生存的不利预测指标，但是长期随访中与总存活率无关。

内皮激活是微循环障碍、毛细血管渗漏和多器官功能障碍综合征发生过程中的早期事件。血管生成素 -2（angiopoietin-2，Ang-2）是内皮特异的 Tie2 受体的循环拮抗性配体，已被确认为内皮激活不可缺少的管家。一项纳入 117 例需要 RRT 的重症患者的研究，检测 Ang-2 是否可作为临床结局特异性的生物标志物[86]。与 RIFLE 标准 R 期患者相比，I 或 F 期的 AKI 患者血 Ang-2 水平显著升高。血 Ang-2 增高水平与低氧合、低平均动脉压、升压药物剂量和序贯器官衰竭评估（sequential organ failure assessment，SOFA）评分等相关。在 RRT 开始的第 0 天和第 14 天，非生存者 Ang-2 水平显著高于生存者。该研究得出结论，血 Ang-2 是一个较好地预测依赖透析的 ICU 患者死亡率的独立指标[86]。

抵抗素是一种激素，主要来源于人类的巨噬细胞和　齿动物的脂肪组织。抵抗素调节糖代谢和胰岛素敏感性。一项前瞻性研究测定了 170 例患者入住 ICU 时的抵抗素水平，并与 60 例健康的非糖尿病对照者进行了比较[87]。所有重症患者血清抵抗素水平显著高于健康对照组，并且脓毒症患者也显著高于非脓毒症患者。血清抵抗素水平与 C 反应蛋白、细胞因子（如 IL-6 和 TNF-α）等炎症参数密切相关，并与肾衰竭和肝脏合成能力有关。高抵抗素水平（>10ng/ml）与 ICU 非脓毒症患者不良结局及整体生存不良有关[87]。

综上所述，最近发现了一些新的 ICU 中 AKI 生物标志物。这些标志物包括细胞周期阻滞生物标志物（IGFBP7 和 TIMP-2）、sCD163、尿 sTREM-1、RBP4、高级氧化蛋白产物、Ang-2 和抵抗素等。

AKI 生物标志物的联合应用

经典的生物标志物是一次测试检测一种疾病，例如肌钙蛋白检测急性心肌梗死，前列腺特异性抗原检测前列腺癌。然而，AKI 是一种具有多种原因的复杂疾病，可能需要一组生物标志物[88]。

一项研究对 204 例有或无 AKI 的患者、健康志愿者、接受心导管检查患者和入住 ICU 的患者，进行了 9 种尿液 AKI 生物标志物的诊断评价[89]。这些生物标志物包括 KIM-1、NGAL、IL-18、肝细胞生长因子（hepatocyte growth factor，HGF）、胱抑素 C、NAG、血管内皮生长因子（vascular endothelial growth factor，VEGF）、趋化因子干扰素诱导蛋白 10（chemokine interferon-inducible protein 10，IP-10 或 CXCL10）和总蛋白。使用 logistic 回归模型，联合的生物标志物的曲线下的面积为 0.94，显著高于单个生物标志物。调整年龄后的尿 KIM-1、NAG、HGF、VEGF 和总蛋白水平在死亡和需要 RRT 的患者中显著高于存活或不需要 RRT 的患者。

总之，为了筛选 AKI，可能需要一个以上的生物标志物以获得足够的灵敏度和特异度。

结论

生物标志物在重症患者中的临床应用是困难的，因为肾脏遭受打击的时间常常是未知的，脓毒症也可能导致假阳性，脓毒症患者 AKI 发生的病理生理学是复杂的，而不仅仅限于缺血和低血压[90]。血浆生物标志物可能更是反映疾病严重程度的标志，而不是真正的 AKI[90]。寻找在 ICU 中 AKI 及其预后的理想生物标志物是一个值得深入研究的课题。对 ICU 患者生物标志物研究中存在的问题和前景进行了深入的综述[90]，尽管存在上述问题，但仍存在多种有前途的血清和尿液的 ICU 中 AKI 生物标志物，包括尿液 IGFBP7、TIMP-2、IL-18、NGAL、KIM-1、胱抑素 C 和 L-FABP 等，这些标志物能在 SCr 上升之前检测 AKI，并可预测 AKI 患者的预后。最后强调的是，进行疾病控制研究是必要的，以确定生物标志物筛查对减轻疾病负担的影响。

（潘鹏飞 译，于湘友 审校）

参考文献

1. Case J, Khan S, Khalid R, Khan A. Epidemiology of acute kidney injury in the intensive care unit. Crit Care Res Pract 2013;2013:479730.
2. Schortgen F, Brochard L. Identifying a biomarker for acute kidney injury: an illusory quest? Am J Respir Crit Care Med 2011;183:838-40.
3. Haase M, Haase-Fielitz A, Bellomo R. Is there a need to reassess what defines acute kidney injury? Am J Respir Crit Care Med 2012;185:343-4.
4. Stevens LA, Lafayette RA, Perrone RD, Levey AS. Laboratory evaluation of kidney function. In: Schrier RW, editor. Diseases of the Kidney and Urinary Tract. 8th ed. Philadelphia: Lippincott, Williams and Wilkins; 2007. p. 299-336 [chap. 11].
5. Star RA. Treatment of acute renal failure. Kidney Int 1998;54:1817-31.
6. Herget-Rosenthal S, Pietruck F, Volbracht L, et al. Serum cystatin C–a superior marker of rapidly reduced glomerular filtration after uninephrectomy in kidney donors compared to creatinine. Clin Nephrol 2005;64:41-6.
7. Moran SM, Myers BD. Course of acute renal failure studied by a model of creatinine kinetics. Kidney Int 1985;27:928-37.
8. Edelstein CL, Faubel S. Biomarkers in acute kidney injury. In: Edelstein CL, editor. Biomarkers of Kidney Disease. 1st ed. San Diego: Academic Press; 2011. p. 177-232 [chap. 5].
9. Schmidt-Ott KM, Mori K, Li JY, et al. Dual action of neutrophil gelatinase-associated lipocalin. J Am Soc Nephrol 2007;18:407-13.
10. Mishra J, Ma Q, Prada A, et al. Identification of neutrophil gelatinase-associated lipocalin as a novel early urinary biomarker for ischemic renal injury. J Am Soc Nephrol 2003;14:2534-43.
11. Mishra J, Mori K, Ma Q, et al. Neutrophil gelatinase-associated lipocalin: a novel early urinary biomarker for cisplatin nephrotoxicity. Am J Nephrol 2004;24:307-15.
12. Mishra J, Dent C, Tarabishi R, et al. Neutrophil gelatinase-associated lipocalin (NGAL) as a biomarker for acute renal injury after cardiac surgery. Lancet 2005;365:1231-8.
13. Dent C, Dastrala S, Bennet M, et al. Plasma NGAL predicts AKI, morbidity and mortality after pediatric cardiac surgery: a prospective uncontrolled cohort study. Crit Care 2007;11:R127-32.
14. Wagener G, Jan M, Kim M, et al. Association between increases in urinary neutrophil gelatinase-associated lipocalin and acute renal dysfunction after adult cardiac surgery. Anesthesiology 2006;105(3):485-91.
15. Haase-Fielitz A, Bellomo R, Devarajan P, et al. Novel and conventional serum biomarkers predicting acute kidney injury in adult cardiac surgery–a prospective cohort study. Crit Care Med 2009;37:553-60.
16. Haase M, Bellomo R, Devarajan P, et al. Novel biomarkers early predict the severity of acute kidney injury after cardiac surgery in adults. Ann Thorac Surg 2009;88:124-30.
17. Zapitelli M, Washburn KK, Arikan AA, et al. Urine neutrophil gelatinase-associated lipocalin is an early marker of acute kidney injury in critically ill children: a prospective cohort study. Crit Care 2007;11:R84.
18. Constantin JM, Futier E, Perbet S, et al. Plasma NGAL is an early marker of acute kidney injury in adult critically ill patients: a prospective study. J Crit Care 2010;25:176.
19. Wheeler DS, Devarajan P, Ma Q, et al. Serum neutrophil gelatinase-associated lipocalin (NGAL) as a marker of acute kidney injury in critically ill children with septic shock. Crit Care Med 2008;36:1297-303.
20. Constantin JM, Futier E, Perbet S, et al. Plasma neutrophil gelatinase-associated lipocalin is an early marker of acute kidney injury in adult critically ill patients: a prospective study. J Crit Care 2010;25:176.
21. Martensson J, Bell M, Oldner A, et al. Neutrophil gelatinase-associated lipocalin in adult septic patients with and without acute kidney injury. Intensive Care Med 2010;36:1333-40.
22. de Geus HR, Woo JG, Wang Y, et al. Urinary neutrophil gelatinase-associated lipocalin measured on admission to the intensive care unit accurately discriminates between sustained and transient acute kidney injury in adult critically ill patients. Nephron Extra 2011;1:9-23.
23. Kumpers P, Hafer C, Lukasz A, et al. Serum neutrophil gelatinase-associated lipocalin at inception of renal replacement therapy predicts survival in critically ill patients with acute kidney injury. Crit Care 2010;14:R9.
24. Cruz DN, de Cal M, Garzotto F, et al. Plasma neutrophil gelatinase-associated lipocalin is an early biomarker for acute kidney injury in an adult ICU population. Intensive Care Med 2010;36:444-51.
25. Pipili C, Ioannidou S, Tripodaki ES, et al. Prediction of the renal replacement therapy requirement in mechanically ventilated critically ill patients by combining biomarkers for glomerular filtration and tubular damage. J Crit Care 2014;29:692, e7-13.
26. de Geus HR, Bakker J, Lesaffre EM, le Noble JL. Neutrophil gelatinase-associated lipocalin at ICU admission predicts for acute kidney injury in adult patients. Am J Respir Crit Care Med 2011;183:907-14.
27. Legrand M, Darmon M, Joannidis M. NGAL and AKI: the end of a myth? Intensive Care Med 2013;39:1861-3.
28. Darmon M, Gonzalez F, Vincent F. Limits of neutrophil gelatinase-associated lipocalin at intensive care unit admission for prediction of acute kidney injury. Am J Respir Crit Care Med 2011;184:142-3.
29. Glassford NJ, Schneider AG, Xu S, et al. The nature and discriminatory value of urinary neutrophil gelatinase-associated lipocalin in critically ill patients at risk of acute kidney injury. Intensive Care Med 2013;39:1714-24.
30. Glassford NJ, Eastwood GM, Young H, et al. Rationalizing the use of NGAL in the intensive care unit. Am J Respir Crit Care Med 2011;184:142.
31. Dinarello CA. Novel targets for interleukin 18 binding protein. Ann Rheum Dis 2001;60:iii,18-24.
32. Dinarello CA. Interleukin-18 and the treatment of rheumatoid arthritis. Rheum Dis Clin North Am 2004;30:417-34.
33. Dinarello CA. Biologic basis for interleukin-1 in disease. Blood 1996;87:2095-147.
34. Parikh CR, Devarajan P, Zappitelli M, et al. Postoperative biomarkers predict acute kidney injury and poor outcomes after pediatric cardiac surgery. J Am Soc Nephrol 2011;22:1737-47.
35. Parikh CR, Devarajan P, Zappitelli M, et al. Postoperative biomarkers predict acute kidney injury and poor outcomes after adult cardiac surgery. J Am Soc Nephrol 2011;22:1748-57.
36. Coca SG, Garg AX, Thiessen-Philbrook H, et al. Urinary biomarkers of AKI and mortality 3 years after cardiac surgery. J Am Soc Nephrol 2014;25:1063-71.
37. Parikh CR, Abraham E, Ancukiewicz M, Edelstein CL. Urine IL-18 is an early diagnostic marker for acute kidney injury and predicts mortality in the ICU. J Am Soc Nephrol 2005;16:3046-52.
38. Washburn KK, Zapitelli M, Arikan AA, et al. Urinary interleukin-18 as an acute kidney injury biomarker in critically ill children. Nephrol Dial Transplant 2008;23:566-72.
39. Siew ED, Ikizler TA, Gebretsadik T, et al. Elevated urinary IL-18 levels at the time of ICU admission predict adverse clinical outcomes. Clin J Am Soc Nephrol 2010;5:1497-505.
40. Lin CY, Chang CH, Fan PC, et al. Serum interleukin-18 at commencement of renal replacement therapy predicts short-term prognosis in critically ill patients with acute kidney injury. PLoS ONE 2013;8:e66028.
41. Liu Y, Guo W, Zhang J, et al. Urinary interleukin 18 for detection of acute kidney injury: a meta-analysis. Am J Kidney Dis 2013;62:1058-67.
42. Melnikov VY, Ecder T, Fantuzzi G, et al. Impaired IL-18 processing protects caspase-1-deficient mice from ischemic acute renal failure. J Clin Invest 2001;107:1145-52.
43. Melnikov VY, Faubel SG, Siegmund B, et al. Neutrophil-independent mechanisms of caspase-1- and IL-18-mediated ischemic acute tubular necrosis in mice. J Clin Invest 2002;110:1083-91.
44. Ichimura T, Bonventre JV, Bailly V, et al. Kidney injury molecule-1 (KIM-1), a putative epithelial cell adhesion molecule containing a novel immunoglobulin domain, is up-regulated in renal cells after injury. J Biol Chem 1998;273:4135-42.
45. Tu Y, Wang H, Sun R, et al. Urinary netrin-1 and KIM-1 as early biomarkers for septic acute kidney injury. Ren Fail 2014;36:1559-63.

46. de Geus HR, Fortrie G, Betjes MG, et al. Time of injury affects urinary biomarker predictive values for acute kidney injury in critically ill, non-septic patients. BMC Nephrol 2013;14:273.
47. Yu H, Yanagisawa Y, Forbes MA, et al. Alpha-1-microglobulin: an indicator protein for renal tubular function. J Clin Pathol 1983;36:253-9.
48. Uzun H, Ozmen KM, Ataman R, et al. Serum cystatin C level as a potentially good marker for impaired kidney function. Clin Biochem 2005;38:792-8.
49. Walshe CM, Odejayi F, Ng S, Marsh B. Urinary glutathione S-transferase as an early marker for renal dysfunction in patients admitted to intensive care with sepsis. Crit Care Resusc 2009;11:204-9.
50. Endre ZH, Pickering JW, Walker RJ, et al. Improved performance of urinary biomarkers of acute kidney injury in the critically ill by stratification for injury duration and baseline renal function. Kidney Int 2011;79:1119-30.
51. Ralib A, Pickering JW, Shaw GM, et al. The clinical utility window for acute kidney injury biomarkers in the critically ill. Crit Care 2014;18:601.
52. Walshe CM, Odejayi F, Ng S, Marsh B. Urinary glutathione S-transferase as an early marker for renal dysfunction in patients admitted to intensive care with sepsis. Crit Care Resusc 2009;11:204-9.
53. Westhuyzen J. Cystatin C: a promising marker and predictor of impaired renal function. Ann Clin Lab Sci 2006;36:387-94.
54. Grubb A, Nyman U, Bjork J, et al. Simple cystatin C-based prediction equations for glomerular filtration rate compared with the modification of diet in renal disease prediction equation for adults and the Schwartz and the Counahan-Barratt prediction equations for children. Clin Chem 2005;51:1420-31.
55. Artunc FH, Fischer IU, Risler T, Erley CM. Improved estimation of GFR by serum cystatin C in patients undergoing cardiac catheterization. Int J Cardiol 2005;102:173-8.
56. Herget-Rosenthal S, Marggraf G, Husing J, et al. Early detection of acute renal failure by serum cystatin C. Kidney Int 2004;66:1115-22.
57. Villa P, Jimenez M, Soriano MC, et al. Serum cystatin C concentration as a marker of acute renal dysfunction in critically ill patients. Crit Care 2005;9:R139-43.
58. Herrero-Morin JD, Malaga S, Fernandez N, et al. Cystatin C and beta2-microglobulin: markers of glomerular filtration in critically ill children. Crit Care 2007;11:R59.
59. Nejat M, Pickering JW, Walker RJ, Endre ZH. Rapid detection of acute kidney injury by plasma cystatin C in the intensive care unit. Nephrol Dial Transplant 2010;25:3283-9.
60. Delanaye P, Cavalier E, Morel J, et al. Detection of decreased glomerular filtration rate in intensive care units: serum cystatin C versus serum creatinine. BMC Nephrol 2014;15:9.
61. Martensson J, Martling CR, Oldner A, Bell M. Impact of sepsis on levels of plasma cystatin C in AKI and non-AKI patients. Nephrol Dial Transplant 2012;27:576-81.
62. Royakkers AA, Korevaar JC, van Suijlen JD, et al. Serum and urine cystatin C are poor biomarkers for acute kidney injury and renal replacement therapy. Intensive Care Med 2011;37:493-501.
63. Lagos-Arevalo P, Palijan A, Vertullo L, et al. Cystatin C in acute kidney injury diagnosis: early biomarker or alternative to serum creatinine? Pediatr Nephrol 2015;30:665-76.
64. Manetti L, Pardini E, Genovesi M, et al. Thyroid function differently affects serum cystatin C and creatinine concentrations. J Endocrinol Invest 2005;28:346-9.
65. Risch L, Herklotz R, Blumberg A, Huber AR. Effects of glucocorticoid immunosuppression on serum cystatin C concentrations in renal transplant patients. Clin Chem 2001;47:2055-9.
66. Risch L, Huber AR. Glucocorticoids and increased serum cystatin C concentrations. Clin Chim Acta 2002;320:133-4.
67. Knight EL, Verhave JC, Spiegelman D, et al. Factors influencing serum cystatin C levels other than renal function and the impact on renal function measurement [see comment]. Kidney Int 2004;65:1416-21.
68. Chawla LS, Seneff MG, Nelson DR, et al. Elevated plasma concentrations of IL-6 and elevated APACHE II score predict acute kidney injury in patients with severe sepsis. Clin J Am Soc Nephrol 2007;2:22-30.
69. Simmons EM, Himmelfarb J, Sezer MT, et al. Plasma cytokine levels predict mortality in patients with acute renal failure. Kidney Int 2004;65:1357-65.
70. Ahlstrom A, Hynninen M, Tallgren M, et al. Predictive value of interleukins 6, 8 and 10, and low HLA-DR expression in acute renal failure. Clin Nephrol 2004;61:103-10.
71. Ventilation with lower tidal volumes as compared with traditional tidal volumes for acute lung injury and the acute respiratory distress syndrome. The Acute Respiratory Distress Syndrome Network. N Engl J Med 2000;342:1301-8.
72. Parsons PE, Eisner MD, Thompson BT, et al. Lower tidal volume ventilation and plasma cytokine markers of inflammation in patients with acute lung injury. Crit Care Med 2005;33:1-6.
73. Liu KD, Glidden DV, Eisner MD, et al. Predictive and pathogenetic value of plasma biomarkers for acute kidney injury in patients with acute lung injury. Crit Care Med 2007;35:2755-61.
74. Ware LB, Matthay MA. The acute respiratory distress syndrome. N Engl J Med 2000;342:1334-49.
75. Bellingan GJ. The pulmonary physician in critical care 6: the pathogenesis of ALI/ARDS. [Review] [review]. Thorax 2002;57:540-6.
76. Nakamura T, Sugaya T, Koide H. Urinary liver-type fatty acid-binding protein in septic shock: effect of polymyxin B-immobilized fiber hemoperfusion. Shock 2009;31:454-9.
77. Cho E, Yang HN, Jo SK, et al. The role of urinary liver-type fatty acid-binding protein in critically ill patients. J Korean Med Sci 2013;28:100-5.
78. Kashani K, Al-Khafaji A, Ardiles T, et al. Discovery and validation of cell cycle arrest biomarkers in human acute kidney injury. Crit Care 2013;17:R25.
79. Bihorac A, Chawla LS, Shaw AD, et al. Validation of cell-cycle arrest biomarkers for acute kidney injury using clinical adjudication. Am J Respir Crit Care Med 2014;189:932-9.
80. Koyner JL, Shaw AD, Chawla LS, et al. Tissue inhibitor metalloproteinase-2 (TIMP-2) IGF-binding protein-7 (IGFBP7) levels are associated with adverse long-term outcomes in patients with AKI. J Am Soc Nephrol 2015;26:1747-54.
81. Ingels C, Moller HJ, Hansen TK, et al. Circulating levels of the shed scavenger receptor sCD163 and association with outcome of critically ill patients. J Clin Immunol 2013;33:619-29.
82. Su L, Feng L, Liu C, et al. Diagnostic value of urine sCD163 levels for sepsis and relevant acute kidney injury: a prospective study. BMC Nephrol 2012;13:123.
83. Wu Y, Wang F, Fan X, et al. Accuracy of plasma sTREM-1 for sepsis diagnosis in systemic inflammatory patients: a systematic review and meta-analysis. Crit Care 2012;16:R229.
84. Su LX, Feng L, Zhang J, et al. Diagnostic value of urine sTREM-1 for sepsis and relevant acute kidney injuries: a prospective study. Crit Care 2011;15:R250.
85. Koch A, Weiskirchen R, Sanson E, et al. Circulating retinol binding protein 4 in critically ill patients before specific treatment: prognostic impact and correlation with organ function, metabolism and inflammation. Crit Care 2010;14:R179.
86. Kumpers P, Hafer C, David S, et al. Angiopoietin-2 in patients requiring renal replacement therapy in the ICU: relation to acute kidney injury, multiple organ dysfunction syndrome and outcome. Intensive Care Med 2010;36:462-70.
87. Koch A, Gressner OA, Sanson E, et al. Serum resistin levels in critically ill patients are associated with inflammation, organ dysfunction and metabolism and may predict survival of non-septic patients. Crit Care 2009;13:R95.
88. Herget-Rosenthal S, Bokenkamp A, Hofmann W. How to estimate GFR-serum creatinine, serum cystatin C or equations? Clin Biochem 2007;40:153-61.
89. Vaidya VS, Waikar SS, Ferguson MA, et al. Urinary biomarkers for sensitive and specific detection of acute kidney injury in humans. Clin Transl Sci 2008;1:200-8.
90. Vanmassenhove J, Vanholder R, Nagler E, Van BW. Urinary and serum biomarkers for the diagnosis of acute kidney injury: an in-depth review of the literature. Nephrol Dial Transplant 2013;28:254-73.
91. Nickolas TL, Schmidt-Ott KM, Canetta P, et al. Diagnostic and prognostic stratification in the emergency department using urinary biomarkers of nephron damage: a multicenter prospective cohort study. J Am Coll of Cardiol 2012;59:246-55.
92. Makris K, Markou N, Evodia E, et al. Urinary neutrophil gelatinase-associated lipocalin (NGAL) as an early marker of acute kidney injury in critically ill multiple trauma patients. Clin Chem Lab Med 2009;47:79-82.
93. Hazle MA, Gajarski RJ, Aiyagari R, et al. Urinary biomarkers and renal near-infrared spectroscopy predict intensive care unit outcomes after cardiac surgery in infants younger than 6 months of age. J Thorac Cardiovasc Surg 2013;146:861-7.
94. Westhuyzen J, Endre ZH, Reece G, et al. Measurement of tubular enzymuria facilitates early detection of acute renal impairment in the intensive care unit. Nephrol Dial Transplant 2003;18:543-51.
95. Kiers HD, de Sévaux R, Pickkers P. Cystatin C is not a reliable marker of residual glomerular filtration rate during continuous renal replacement therapy. Intensive Care Med 2011;37:1893-4.
96. Iglesias J, Marik PE, Levine JS, Norasept II Study Investigators. Elevated serum levels of the type I and type II receptors for tumor necrosis factor-alpha as predictive factors for ARF in patients with septic shock. Am J Kidney Dis 2003;41:62-75.
97. Hiruma T, Asada T, Yamamoto M, et al. Mortality prediction by acute kidney injury biomarkers in comparison with serum creatinine. Biomarkers 2014;19:646-51.

104

代谢性酸中毒和代谢性碱中毒

Ashita J. Tolwani, Manish K. Saha, and Keith M. Wille

酸碱平衡紊乱

酸碱平衡紊乱在重症监护室（intensive care unit，ICU）中是常见的，并会导致发病率和死亡率升高。管理 ICU 中的酸碱平衡紊乱，需要及时发现、明确性质、鉴别病因和准确治疗。

酸碱平衡紊乱可通过生理、碱过量和生化方法（斯图尔特法）来量化[1]。本章着重介绍碳酸氢盐缓冲体系的生理学方法。

正常酸碱稳态

人体每天的代谢过程产生 10 000～15 000mEq 的挥发酸和 1～2mEq/kg 的固定酸，这些酸必须被缓冲和排泄，以保持 pH 在 7.35～7.45 的范围内。维持酸碱平衡依赖化学缓冲液、肺、肾脏三方面的共同作用。最重要的缓冲液是碳酸氢盐 - 碳酸（HCO_3-H_2CO_3）体系，它能立即缓冲细胞外液。pH、HCO_3^- 和二氧化碳（CO_2）之间的关系可以用 Henderson Hasselbalch 方程描述：

$$pH = 6.10 + \log([HCO_3^-] \div [0.03 \times PCO_2])$$

数字 6.10 表示反应的解离常数；0.03 表示 CO_2 在血液中的溶解系数。PCO_2 是血液中 CO_2 的分压[2]。

正常的酸碱状态是通过肺排泄挥发性酸和肾脏排泄固定酸及形成碳酸氢盐来维持的。为了维持酸碱平衡，肾脏必须重新吸收所有过滤的碳酸氢盐（约 4 000mEq/d），并每日排出固定的酸负荷。重吸收主要发生在近端小管（>90%），在集合小管中较少。酸的排泄是通过氢离子（H^+）与尿液缓冲剂结合为可滴定酸的途径进行，可滴定酸包括磷酸、尿酸和肌酐，或用氨形成的铵[3]。氨缓冲系统特别重要，因为其他缓冲剂被过滤为固定浓度，并且可能会被高酸负荷耗尽；相反，酸负荷的变化会导致肾小管细胞主动调节氨的产生。

当酸碱紊乱发生时，血液 pH 恢复正常首先通过化学缓冲，随后是肺通气，最后通过肾调节酸碱排泄。$PaCO_2$ 是由潮气量和分钟通气量的变化精细调节的。动脉化学感受器感受到 pH 的降低，导致潮气量或呼吸速率增加。肺调节发生在几分钟到几小时内。肾脏通过调节 H^+ 排泄、碳酸氢盐重吸收和新碳酸氢盐的生成来控制 pH。重吸收碳酸氢盐同消除游离 H^+ 是等效的。肾脏的变化发生在酸碱状态改变后的数小时至数天内。

酸碱病理生理学

术语和分类

酸碱失衡，即肺、肾脏功能异常或酸、碱负荷超过排泄能力引发血液 pH 的变化。酸血症是指血液 pH 低于正常范围，而碱血症是指血液 pH 高于正常范围。酸中毒是一种血浆碳酸氢盐浓度下降和（或）$PaCO_2$ 升高导致血液 pH 降低倾向的过程。相反，碱中毒是血浆碳酸氢盐浓度升高和（或）$PaCO_2$ 下降引起血液 pH 升高倾向的过程。虽然酸血症时必然存在酸中毒，碱血症时肯定存在碱中毒，但是酸中毒或碱中毒时血液 pH 可以是任何数值。

4 个原发性酸碱平衡紊乱以呼吸和代谢进行分类。呼吸紊乱继发于 $PaCO_2$ 的原发性改变引起的酸中毒或碱中毒。呼吸性酸中毒表现为 $PaCO_2$ 升高和 pH 降低；呼吸性碱中毒表现为 $PaCO_2$ 降低和 pH 升高。代谢紊乱继发于血浆碳酸氢盐浓度的原发性改变导致的酸中毒或碱中毒。代谢性酸中毒表现为血浆碳酸氢盐浓度和 pH 降低；代谢性碱中毒表现为血浆碳酸氢盐浓度和 pH 升高。补偿是指身体试图使 pH 恢复正常而产生的呼吸和肾的生理性变化，是一种对原发性酸中毒或碱中毒的反应[4, 5]。补偿不能使 pH 完全恢复正常。

简单的酸碱平衡紊乱是单一的原发性酸碱紊乱（呼吸性酸中毒，呼吸性碱中毒，代谢性酸中毒，或代谢性碱中毒），且呼吸或肾脏进行了适当的代偿。混合酸碱失衡在 ICU 患者中经常遇到，其特征是同时存在两种或更多的原发性酸碱失衡。动脉血 pH 将取决于失衡的方向和程度。混合酸碱平衡紊乱可从患者的病史、碳酸氢盐或 $PaCO_2$ 的测量代偿值与预期有显著差异来推测。

代偿反应

酸碱平衡紊乱导致的反应是可预测的，其作用是限制血液 pH 变化的幅度。表 104-1 列出了对原发酸碱平衡紊乱的预期补偿反应[5, 6]。补偿反应的大小与原发性酸碱紊乱的严重程度成正比。Henderson Hasselbalch 方程表明，pH 是由血浆 HCO_3^- 浓度和 PCO_2 的比值决定的，而不是单独的数值[6]。在每种酸碱平衡紊乱中，肾脏或呼吸的代偿性反应是通过最小化这个比值的改变来最小化 pH 数值的变化而实现的。代

表 104-1　单一酸碱异常和适当的代偿反应

原发性酸碱异常	最初异常	pH 变化	代偿反应	预期代偿范围	代偿限制
呼吸性酸中毒	肺泡低通气（↑PCO_2）	↓	↑肾重吸收 HCO_3^-（HCO_3^-↑）	急性：△[HCO_3^-]=+1mEq/L，PCO_2 每升高 10mmHg 慢性：△[HCO_3^-]=+4mEq/L，PCO_2 每升高 10mmHg	急性[HCO_3^-]=38mEq/L 慢性[HCO_3^-]=45mEq/L
呼吸性碱中毒	肺泡高通气（↓PCO_2）	↑	↓肾重吸收 HCO_3^-（HCO_3^-↓）	急性：△[HCO_3^-]=−2mEq/L，PCO_2 每下降 10mmHg 慢性：△[HCO_3^-]=−5mEq/L，PCO_2 每下降 10mmHg	急性[HCO_3^-]=18mEq/L 慢性[HCO_3^-]=18mEq/L
代谢性酸中毒	HCO_3^- 丢失或获得 H^+（↓HCO_3^-）	↓	肺泡高通气，排出 CO_2↑（↓PCO_2）	PCO_2= 1.5[HCO_3^-]+8±2 PCO_2=pH 后 2 位×100 PCO_2=15+[HCO_3^-]	PCO_2=15mmHg
代谢性碱中毒	HCO_3^- 获得或丢失 H^+（↑HCO_3^-）	↑	肺泡低通气，肺排出 CO_2↓（↑PCO_2）	PCO_2=+0.6mmHg，[HCO_3^-]每变化 1mEq/L PCO_2=15+[HCO_3^-]	PCO_2=45mmHg

资料来源：Bidani A，Tauzon DM，Heming TA. Regulation of whole body acid-base balance. In：DuBose TD，Hamm LL，editors. Acid base and electrolytes disorders：a companion to Brenner and Rector's the kidney. Philadelphia：Saunders；2002，p. 1-21.

谢性紊乱导致呼吸代偿（$PaCO_2$ 变化），呼吸性酸碱失衡导致代谢补偿（HCO_3^- 浓度的变化）。

在代谢性酸中毒中，低浓度的 HCO_3^- 浓度降低 pH，刺激延髓化学感受器以增加通气量，从而降低 $PaCO_2$ 并恢复 pH。一般来说，对于代谢性酸中毒，呼吸补偿导致 $PaCO_2$ 每下降 1.25mmHg，则血浆 HCO_3^- 浓度降低 1.0mEq/L，直到 $PaCO_2$ 最低降低至 10～15mmHg。简单的代谢性酸中毒的预期 $PaCO_2$ 可以通过 Western 公式进行计算[7]：

$$PaCO_2=1.5\times(HCO_3^-)+8\pm2$$

该公式可用于代谢性酸中毒患者评估所观察到的 $PaCO_2$ 是否是适当的代偿反应，或评估是否存在额外的呼吸性酸中毒（$PaCO_2$ 大于预测）或呼吸性碱中毒（$PaCO_2$ 小于预测）[5]。

代谢性碱中毒的呼吸补偿应使血浆 CO_2 浓度每增加约 0.6～0.75mmHg，则血浆碳酸氢盐浓度增加 1mEq/L[6,7,8]。预期的 $PaCO_2$ 可通过以下公式进行估算：

$$PaCO_2=40+[(\text{current }HCO_3^--24)\times0.7]$$

在代谢性碱中毒中，高 pH 导致通气不足，$PaCO_2$ 升高，从而降低 pH。然而，渐进性低通气引起的低氧血症最终激活氧敏感的化学感受器以刺激通气，并且通常限制代偿性肺呼吸使 $PaCO_2$<55mmHg[7]。

代谢性酸中毒

代谢性酸中毒发生于碳酸氢盐丢失增加，酸排泄减少时，是内源性酸产生和消耗之间的不平衡，或外源性酸的摄入。代谢性酸中毒的临床意义取决于疾病的严重程度。在没有适当干预的情况下，代谢性酸中毒可导致心脏、神经和代谢功能的变化（框 104-1），甚至危及生命[9]。代谢性酸中毒可分为高阴离子间隙（anion gap，AG）代谢性酸中毒或非 AG（高氯血症）增高代谢性酸中毒。

阴离子间隙

血清 AG 的计算是评价代谢性碱中毒的有效工具。血清 AG 代表的是测得的阳离子（主要是钠）和阴离子（氯化物和碳酸氢盐）之间的差值。可以通过以下公式表示：

$$AG=Na^+-(Cl^-+HCO_3^-)$$

根据电中性定律，人体中阳离子的浓度应该等于阴离子浓度。血清 AG 出现是由于实验室检验，因为其他阳离子和阴离子并不是实验室常规检验项目。可以通过以下公式表示：

$$Na^++\text{未测量的阳离子(UC)}=Cl^-+HCO_3^-+\text{未测量的阴离子(UA)}$$

因此：

$$AG=Na^+-(Cl^-+HCO_3^-)=UA-UC$$

钙、镁、γ 球蛋白和钾是主要的“未测量”阳离子，在正常条件下约占 11mEq/L（图 104-1）。虽然钾是常规测量的，但是与钠、氯和碳酸氢盐相比，血液中钾的浓度相对较小，因此钾通常不作为“测量的”阳离子包含在 AG 方程中。带负电血浆蛋白（白蛋白）、硫酸盐、磷酸盐和其他有机阴离子是主要的“未测量”阴离子，占 20～24mEq/L。在正常情况下，血清 AG 通常为（12±4）mEq/L，但可根据所用的实验室方法不同而变化[10]。因此，AG 的正常范围应由进行测试的实验室提供。

AG 可受 UC 或 UA 增减的影响。对正常血清 AG 影响最大的是人血白蛋白，它在生理 pH 下具有负电荷。在危重患者常发生低白蛋白血症，由于低白蛋白，其 AG 必须校正。白蛋白每下降 1g/dl，AG 下降约 2.5mEq/L。可以通过以下公式表示：

调整的 AG＝AG＋2.5×［正常血浆白蛋白测量值（g/dl）］

表 104-2 列出了低 AG 的其他原因，包括高钙血症、高镁血症、锂中毒、骨髓瘤发生的高丙种球蛋白血症和卤化物（溴化物或碘化物）中毒，他们对于 ICU 患者的诊断和治疗可能比较重要。

图 104-2 描述了正常生理状态、高 AG 状态和非 AG 代谢性酸中毒状态时产生血清 AG 的原因。

框 104-1 酸中毒的系统症状

神经系统
- 意识障碍或昏迷
- 交感神经系统过度活跃
- 脑代谢降低
- 儿茶酚胺反应性降低

呼吸系统
- 分钟通气量增加
- 呼吸困难
- 呼吸肌疲劳

心血管系统
- 心肌收缩力下降
- 大血管血液淤滞（静脉收缩和动脉扩张）
- 心脏对儿茶酚胺反应性降低
- 快速性心律失常

代谢
- 高钾血症（无机酸血症）
- 高磷血症
- 蛋白质分解代谢增加

资料来源：Whitney GM，Szerlip HM. Acid-base disorder in critical care setting. In：DuBose TD，Hamm LL，editors. Acid-base and electrolytes disorders：a companion to Brenner and Rector's the kidney. Philadelphia：Saunders；2002，p. 165-183.

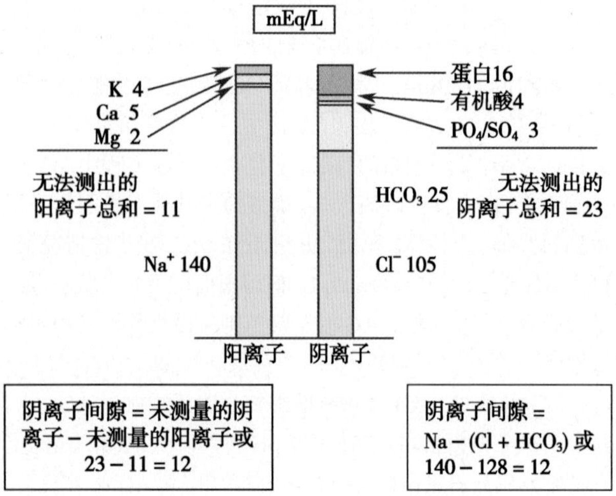

图 104-1 阴离子间隙的组成

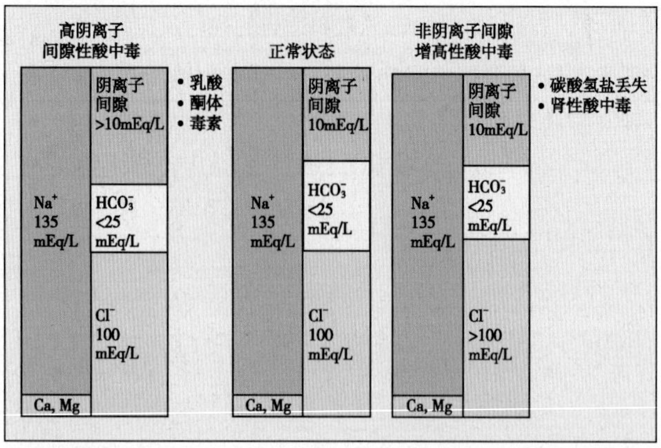

图 104-2 正常状态下和代谢性酸中毒状态下血浆阴离子间隙成分。（资料来源：Gamble JL. Chemical anatomy，physiology，and pathology of extracellular fluid. 6th ed. Cambridge：Harvard University Press；1954；Stewart PA. How to understand acid-base. New York：Elsevier；1981.）

高阴离子间隙代谢性酸中毒

高 AG 代谢性酸中毒是由于酸生成过多、强酸摄入或潴留、化合物代谢为强酸而形成的。这些包括带负电荷的酸，如酮体、乳酸、硫酸盐或甲醇、乙二醇或水杨酸盐，它们累积替代了消耗掉的 HCO_3^-，并导致 AG 升高。AG 升高的其他原因还包括高白蛋白血症或尿毒症（增加的阴离子）和低钙血症或低镁血症（降低的阳离子）[11]（表 104-2）。

不管 pH 或血浆碳酸氢盐浓度高低，只要 AG 明显升高（AG＞20mEq/L）往往表明存在代谢性酸中毒。因此，ICU 应该常规计算血清 AG。在发生混合型酸碱失衡而血 pH 正常时，需要注意高 AG 指向的潜在代谢性中毒，否则非常可能会漏诊。ICU 高 AG 酸中毒的常见原因是乳酸酸中毒、酮症酸中毒、毒素中毒和肾衰竭（框 104-2）。

乳酸酸中毒

L-乳酸中毒

L-乳酸中毒是 ICU 高 AG 代谢性酸中毒最常见的原因之一，且与高死亡率有关[12，13]。如果考虑为乳酸酸中毒，应直接测量乳酸浓度，因为血清 AG 预测高乳酸的灵敏度和特异度＜80%[14]。因此，正常的 AG 不能排除乳酸酸中毒。Jensen 等证明乳酸水平可作为判断预后的指标，可以提示潜在的恶化，促进积极的管理，并有助于在状况稳定时避免不必要的治疗[15]。乳酸产生超过其利用时可发生乳酸酸中毒。有证据表明，临床上大多数严重的乳酸酸中毒，除乳酸生成增加外，还有利用障碍，这取决于乳酸酸中毒的病因。

丙酮酸是乳酸的前体，通过 Embden-Meyerhof 途径经由糖酵解的葡萄糖代谢方式在细胞质内产生。丙酮酸通常通过线粒体丙酮酸脱氢酶（pyruvate dehydrogenase，PDH）进行氧化脱羧为乙酰辅酶 A，并最终转化为 CO_2 和 H_2O。这一

表 104-2　诊断代谢性酸中毒的阴离子间隙 = Na^+ −（Cl^- + HCO_3^-）= 9 + 3mEq/L

阴离子间隙减少	阴离子间隙增加
阳离子增加（非 Na^+）	阴离子增加（非 Cl^- 或 HCO_3^-）
↑Ca^{2+}，Mg^{2+}	↑白蛋白浓度
↑Li^+	碱中毒
↑IgG	↑无机阴离子
阴离子减少（非 Cl^- 或 HCO_3^-）	磷酸盐
	硫酸盐
低蛋白血症*	↑有机阴离子
酸中毒	L- 乳酸
实验室误差	D- 乳酸
血黏稠度过高	酮体
溴中毒	尿毒症的
	↑体内阴离子
	毒素
	水杨酸盐
	副醛
	乙二醇
	甲醇
	甲苯
	焦谷氨酸
	↑无法识别的阴离子
	尿毒症的
	高渗、非酮症状态
	肌红蛋白尿导致的急性肾衰竭
	阳离子减少（非 Na^+）
	↓Ca^{2+}，Mg^{2+}

资料来源：Emmett M，Narins RG. Clinical use of the anion gap. Medicine 1997；56：38-54；Oh MS，Carroll HJ. The anion gap. N Engl J Med 1977；297：814-817；Kraut JA，Madisa NE. Serum anion gap：its uses and limitations in clinical medicine. Clin J Am Soc Nephrol 2007；2：162-174.

* 白蛋白是最重要的未测量的阴离子。白蛋白浓度正常值 4.5g/dl 以下，每下降 1.0g/dl，阴离子间隙减少 2.3～2.5mEq/L。低蛋白血症时校正白蛋白在诊断阴离子间隙中非常重要。

框 104-2　高阴离子间隙的临床原因和正常阴离子间隙酸中毒

高阴离子间隙

酮症酸中毒

糖尿病酮症酸中毒（乙酰乙酸盐）

酒精（β- 羟基丁酸酯）

饥饿

乳酸酸中毒（见框 104-4）

L- 乳酸酸中毒（A 型和 B 型）

D- 乳酸酸中毒

肾衰竭：硫酸、磷酸盐、尿酸盐、马尿酸盐

摄入（毒素及其代谢产物）

乙二醇→乙醇酸，草酸盐

甲醇→甲酸盐

水杨酸 - 酮，乳酸盐，水杨酸盐

副醛→有机阴离子

甲苯 - 马尿酸酯（通常呈正 AG）

丙二醇 - 乳酸盐

焦谷氨酸酸中毒（对乙酰氨基酚使用）→ 5- 氧代脯氨酸

正常阴离子间隙

胃肠道丢失 HCO_3^-（尿负阴离子间隙）

腹泻

外瘘

肾丢失 HCO_3^- 或不分泌 NH_4^+（尿正离子间隙）

近端肾小管酸中毒（RTA 2 型）

乙酰唑胺

经典型远端肾小管酸中毒（低血 K^+）RTA 型 1 型

远端肾小管缺损（高血 K^+）4 型 RTA

其他

NH_4Cl 摄入

硫摄取

稀释性酸中毒

糖尿病酮症酸中毒的晚期治疗

资料来源：DuBose TD Jr. Acid-base disorders. In：Brenner BM，editor. Brenner and Rector's the kidney. 8th ed. Philadelphia：Saunders；2008，p. 513-546.

过程生成 36mol 三磷酸腺苷（adenosine triphosphate，ATP），需要氧化烟酰胺腺嘌呤二核苷酸（nicotinamide adenine dinucleotide，NAD^+）参与。丙酮酸还可以进入肝脏和肾皮质的 CORI 循环，并转化为葡萄糖。缺氧时氧化磷酸化、ATP 合成和 NADH 的再氧化受到抑制。这导致（NADH）/NAD^+ 比、丙酮酸转化为乳酸和 2 分子 ATP 分子的合成增加，而不是通过三羧酸循环产生 36 个分子 ATP。厌氧代谢的总体结果是乳酸水平升高，乳酸 / 丙酮酸比值升高，葡萄糖利用率高而产能较少。

传统上，乳酸酸中毒可分为 A 型或 B 型酸中毒。A 型乳酸酸中毒的特点是组织缺氧导致线粒体氧化能力受损，而 B 型乳酸酸中毒则是由于细胞代谢失调而不是缺氧（框 104-3）。A 型乳酸酸中毒的大多数病例是由于休克或心肺停搏导致组织灌注降低而引发的氧输送减少。其他原因是一氧化碳中毒和严重贫血。B 型乳酸酸中毒可分为 B1 型（与基础疾病，如恶性肿瘤或肝脏疾病有关）；B2 型（与药物和毒素的作用有关），B3 型（与先天性代谢异常相关）[16]。与 B2 型乳酸酸中毒相关的最常见药物包括双胍类、逆转录酶抑制剂、解热镇痛药、异丙酚和利奈唑胺等（框 104-3）。在危重患者中，临床上可能难以区分 A 型和 B 型乳酸酸中毒；患者可能同时存在细胞代谢失调以及缺氧[17]。

脓毒症是 ICU 乳酸酸中毒的常见原因。乳酸在脓毒症中的来源是存有争议的。脓毒症引起的乳酸酸中毒通常被归

框 104-3 乳酸酸中毒病因

L-乳酸酸中毒

A 型乳酸酸中毒的相关因素

组织灌注不良

休克

心源性

出血

脓毒症

深度低氧血症

- 重症哮喘
- 严重贫血

一氧化碳中毒

B 型乳酸酸中毒的相关因素

肝病

糖尿病

儿茶酚胺过量

- 内源性
- 外源性

硫胺素缺乏症

酮酸中毒

癫痫发作

恶性肿瘤

细胞内无机磷酸盐消耗

静脉注射(IV)果糖

IV 木糖

IV 山梨醇

醇脱氢酶代谢的醇类

- 乙醇
- 甲醇
- 乙二醇
- 丙二醇

线粒体毒素

- 水杨酸中毒
- 氰化物中毒
- 2,4-二硝基苯酚摄取
- 非核苷类抗逆转录酶药物

二甲双胍

先天性代谢性障碍

焦谷氨酸酸中毒

工夫茶

D-乳酸中毒

短肠综合征

肠缺血

小肠梗阻

资料来源:DuBose TD Jr. Acid-base disorders. In: Brenner BM, editor. Brenner and Rector's the kidney. 8th ed. Philadelphia: Saunders; 2008, p. 513-546.

类为 A 型乳酸酸中毒,因供氧不足和无氧代谢增强引发。然而,缺乏对氧输送增加的反应、没有组织缺氧和组织 ATP 水平正常表明,脓毒症期间的乳酸形成是由于细胞代谢失调原因导致的[18, 19],由于乳酸清除率降低,而不是产生增加[20]。此外,丙酮酸的产生增加,降低了 PDH 活性,乳酸产生的局部差异和乳酸清除率的降低,这些可能是乳酸酸中毒的原因[21-23]。脓毒症患者肌肉 PDH 活性降低,PDH 活性通过二氯乙酸(PDH 激活剂)恢复,提示脓毒症时乳酸酸中毒是由于 PDH 的功能受到抑制,丙酮酸转化为乳酸增强导致[24, 25]。

乳酸酸中毒的治疗需要识别和纠正潜在病因。A 型乳酸酸中毒的治疗目标是通过血流动力学和(或)呼吸支持恢复组织氧输送。碳酸氢钠在乳酸酸中毒中的应用是有争议的,临床研究不支持其使用[9]。静脉注射碳酸氢钠可能会增加乳酸生成,减少门静脉血流量,降低游离钙水平,降低细胞内 pH,恶化心输出量[9, 26, 27]。碳酸氢盐仅能在通气已经清除产生的多余 CO_2 的情况下增加细胞外 pH;否则,高碳酸血症可能会降低细胞内 pH 并损伤细胞功能[9, 26, 27]。如果动脉内 pH 增加超过细胞内的 pH,碳酸氢盐可能会恶化组织氧输送,导致 pH 在氧合血红蛋白解离曲线中的左移。如果存在组织缺氧,碳酸氢盐的使用可以刺激 pH 敏感的磷酸果糖激酶介导的糖酵解,并可能增加乳酸的产生[28]。当动脉 pH 低于 7.15 时,应小心给予碳酸氢钠。pH 低于这个数值将使机体对儿茶酚胺反应性降低,发生心律失常,导致心脏抑制和血流动力学不稳定[9]。

替代的缓冲剂,如三羟甲基氨基甲烷(tris-hydroxymethyl aminomethane,THAM)、carbicarb 和二氯乙酸酯(dichloroacetate,DCA)在乳酸酸中毒患者中没有显示任何临床益处。Carbicarb 和 DCA 在美国是不可用的。THAM 能结合 CO_2 和代谢酸。质子化的 THAM 通过肾小球滤过与碳酸氢盐或另一种阴离子一起被肾脏排出。因此,THAM 能增加血液的缓冲能力而不产生 CO_2,但对无尿患者则不太有效。THAM 的毒性包括高钾血症、低糖血症和呼吸抑制[9]。临床试验尚未确定 THAM 为乳酸酸中毒的治疗剂。碳水化合物是碳酸氢钠和碳酸钠的等分子混合物,具有类似于碳酸氢钠的缓冲能力,但产生很少的 CO_2。动物实验显示了碳水化合物在乳酸酸中毒中使用结局的不一致性。一项临床试验比较了碳酸氢钠和碳水化合物在代谢性酸中毒中的作用,没有发现碳水化合物有任何益处[29-31]。DCA 通过抑制 PDH 激酶间接刺激线粒体 PDH 酶复合物的活性,从而降低乳酸的产生。来自动物研究和一个安慰剂对照的双盲临床试验的数据表明,DCA 改善了酸碱状态,但没有改善血流动力学或生存率[28, 32]。

理论上透析可以用于治疗乳酸酸中毒,因为它能提供碳酸氢盐,去除乳酸盐,防止离子钙减少,降低容量负荷,并清除如二甲双胍一样与乳酸酸中毒相关的药物[9,27]。但由于存在碳酸氢盐通过透析被摄入的可能,所以同样存在加重乳酸酸中毒的潜在风险。此外,在严重的乳酸酸中毒中,透析所清除的乳酸量远小于产生的乳酸量。血流动力学不稳定的患者使用连续透析模式优于间歇透析,连续透析模式可以以较低的速率转运碳酸氢盐。支持间歇性或连续透析用于治疗乳酸酸中毒的证据是不可靠的，还需要进行前瞻性对照研究进行证实[27]。

D- 乳酸酸中毒

D- 乳酸中毒是一种罕见的乳酸酸中毒，发生于空肠旁路、小肠切除或因细菌过度生长引起的短肠综合征的患者中。在这些患者中，异常大量的葡萄糖和淀粉被革兰阳性肠道厌氧菌（如乳酸杆菌）代谢为 D- 乳酸[33, 34]。D- 乳酸然后被吸收到全身循环中，并形成酸血症并持续存在。因为 D- 乳酸不能被 L- 乳酸脱氢酶识别，L- 乳酸脱氢酶可以将 L- 乳酸转化为丙酮酸。典型患者会在进食碳水化合物后反复代谢性酸中毒和神经系统异常，包括意识障碍、共济失调、言语迟钝、记忆力减退[35]。该诊断容易被忽略，因为导致酸中毒的 D- 异构体无法通过乳酸的标准检验测出，而是需要一种特殊的检测方法。D- 乳酸中毒的治疗包括使用碳酸氢钠纠正酸中毒、口服抗生素以减少革兰阳性厌氧结肠细菌，以及低碳水化合物饮食以减少结肠内的碳水化合物。D- 乳酸中毒也可发生在摄入大量丙二醇的患者和糖尿病酮症酸中毒（diabetic ketoacidosis，DKA）的患者中[36, 37]。

酮症酸中毒

酮症酸中毒是 1 型糖尿病患者常见的并发症，但也可见于慢性酒精中毒和饥饿（框 104-2）。这是由于酮体产生过量，导致酮体在血浆（酮血症）和尿（酮尿）中积聚。

糖尿病酮症酸中毒

DKA 发生在 1 型糖尿病患者，是代谢需求增加时而胰岛素严重缺乏导致的，如并发感染或心肌梗死时。它也可能发生于胰岛素依从性差或错过注射时。胰岛素缺乏导致葡萄糖摄取减少、糖原储存耗竭、脂肪分解和脂肪酸氧化、酮酸生成（乙酰乙酸和 β- 羟基丁酸酯）。症状可从多饮、多尿、恶心、呕吐、呼吸困难和弥漫性腹痛进展为意识障碍、昏睡和嗜睡。实验室检查结果包括高血糖、血清 AG 增加、酮血症、酮尿和血浆渗透压增高。诊断是通过测量血浆和尿酮水平来确定的。然而，临床医生必须知道，在标准血浆和尿液试验中使用的硝普盐反应仅测量丙酮和乙酰乙酸水平，而不包含 β- 羟基丁酸水平，它是未经治疗的严重 DKA 中的主要酮类。因此，对酮类的实验室分析可能是假阴性的。高血糖水平可导致稀释性低钠血症，因为高血糖的渗透作用导致水进入血管内空间。当血糖水平超过 100mg/dl，每升高 100mg/dl，血浆钠水平降低约 1.6mEq/L。尽管渗透性利尿时全身钾严重耗尽，但由于胰岛素缺乏，血浆钾水平最初是升高的或在正常范围内[38, 39]。

治疗的主要目标是快速扩容、纠正高血糖、纠正酸碱失衡和电解质紊乱，以及识别和治疗如感染等潜在病因。成人应尽早接受 1L 等渗盐水的快速输注，必要时重复以上液体治疗以防止血流动力学崩溃。当血压和心率稳定且患者血容量正常时，等渗盐水可以换成 0.45% 生理盐水以较低的速率输注，以替代渗透性利尿丢失的游离水。胰岛素通常使用方法为注射 10～20 单位静脉弹丸注射（iv）（0.15U/kg），随后输注 5～7 单位 / 小时［0.1U/（kg•h）］。胰岛素抑制脂类分解和糖异生，并允许酮体转化为碳酸氢盐。如果血糖低于 250mg/dl，胰岛素的用量应降低到 0.03U/（kg•h）。一旦 AG 正常化，应皮下给予胰岛素，而胰岛素输注再持续 1～2 小时。当血糖低于 200～250mg/dl 时，应加入 5%～10% 葡萄糖。如果血浆钾水平低于 5.3mEq/L，没有肾衰竭，则应以 10～20mEq/h 进行钾的补充。血浆钾水平应经常测量，如果发生高钾血症则应停止补钾。只有当动脉 pH 小于 6.9 时，才应给予少量静脉注射碳酸氢钠，并监测 pH 和血清 AG。如果初始血磷低于 1mg/dl，可以给予静脉补充磷酸盐。由于在酸中毒和胰岛素缺乏的情况下，磷从细胞中跨细胞转移至胞外，所以最初血浆磷水平可能会很高[38, 40]。

依赖血液透析的 DKA 患者的管理方式不同。在这些患者中，胰岛素常常是 DKA 患者所需的唯一治疗手段。透析患者通常容量过多，而不是缺容量，因为肾脏没有功能时不会发生渗透性利尿。因此，透析患者不需要静脉输液，除非他们有细胞外液丢失的证据，如呕吐、腹泻或过量隐性液体丢失。如果出现容量减少的情况，应谨慎补充少量的等渗盐水，密切监测呼吸和血流动力学参数。当出现明显容量超负荷时，立即血液透析是首选的治疗方法。透析依赖的 DKA 患者不应接受常规补钾，因为全身钾储备可能很高，而且患者不能排钾。如果出现高钾血症，则应进行紧急透析。同样，严重的代谢性酸中毒只能通过血液透析纠正[40]。

酒精性酮症酸中毒

酒精性酮症酸中毒（alcoholic ketoacidosis，AKA）发生在慢性酒精中毒、近期大量酗酒、进食过少和持续呕吐的情况中。其特征是血浆酮体水平升高，AG 升高，血浆葡萄糖水平正常或仅轻微升高。长期饥饿导致胰岛素活性下降，糖原耗尽，反调节激素分泌增加，脱水，脂肪分解和酮酸累积导致的脂肪酸氧化增加。乙醇本身代谢通过促进 NADH 减少导致酮症酸中毒发生，NADH 的减少会引起乳酸向丙酮酸的转化受损，而丙酮酸则向乳酸及 β- 羟基丁酸转化。β- 羟基丁酸是 AKA 的主要酮体成分。用于检测酮体的标准硝普盐试验仅能检测乙酰乙酸，在 AKA 中可能是假阴性或仅是弱阳性的，从而导致低估酮症酸中毒的程度[41, 42]。

AKA 患者常伴有混合型酸碱失衡。这种酸碱失衡可以是酮症酸中毒和乳酸来源的 AG 升高型代谢性酸中毒，也可以是持续呕吐引发的代谢性碱中毒和肝病引起的慢性呼吸性碱中毒。因为尿排泄增加和营养不良的原因，镁和磷水平可能是低的。

治疗的基石是使用 5% 葡萄糖氯化钠进行水化。在葡萄糖给药前，应给予硫胺素以避免发生韦尼克脑病。碳水化合物和补液治疗增加了血液胰岛素水平、抑制高血糖素和其他反调节激素的释放，以此逆转 AKA 导致的病理生理紊乱。

葡萄糖刺激 NADH 氧化，使 NADH/NAD+ 比值正常化。应避免使用胰岛素，因为它可导致低血糖，特别是当患者的内源性胰岛素水平随着碳酸氢盐和液体的补充而升高时。仅当血浆 pH 低于 7.1，酸中毒对静脉补液没有反应时才建议使用碳酸氢盐。低磷血症、低钾血症和低镁血症应给予纠正。葡萄糖输注可加重低磷血症，如纠正不及时会导致横纹肌溶解症[43]。

饥饿性酮症酸中毒

如上所述，饥饿导致酮症酸中毒，这是由于反调节激素的增加和胰岛素水平的降低，促进了脂肪酸氧化、糖异生和酮体产生造成的。然而，与未控制的糖尿病和酒精状态引发的严重酮症酸中毒相比，饥饿性酮症酸中毒的空腹酮酸水平通常不超过 10mEq/L。这可能是由于该病患者的胰岛素水平虽然较低，但仍足以限制游离脂肪酸的产生，从而限制酮症酸中毒的程度[44, 45]。

毒素诱发

见框 104-2 和框 104-3。

有毒酒精摄入

甲醇、乙二醇、二乙二醇和丙二醇的代谢产物积聚导致高 AG 和血浆渗透压间隙增加。任何有高 AG 代谢性酸中毒、肾衰竭和神经系统症状的患者都应该怀疑中毒，并且应尽早开始治疗。

血浆渗透压的正常范围为 285～290mOsm/kg。血浆渗透压可以用以下公式估算：

血浆渗透压 =（2× 血浆［Na］）+（葡萄糖，单位 mg/dl）/18+（血尿素氮，单位 mg/dl）/2.8

血浆渗透压间隙是测量的渗透压和计算的渗透压之间的差值。差值大于 10mOsm/kg 的则被认为是渗透压间隙。上述醇的积聚通常会产生高于 20mOsm/kg 的渗透压间隙。甲醇引起血浆渗透压间隙最大，其次是乙二醇、丙二醇，最后是二乙二醇[46]。没有渗透压间隙也不能排除酒精相关的中毒。虽然血浆渗透压间隙可以支持摄入有毒酒精的诊断，金标准仍是毒素的血浆毒理学筛查。

其他引发高 AG 代谢性酸中毒的原因可能与血浆渗透压间隙升高有关，包括乳酸酸中毒、酮症酸中毒、晚期慢性肾脏病（chronic kidney disease，CKD）、甲醛摄入和多聚醛摄入。在这些疾病中，血浆渗透压间隙通常不明显（≤15～20mOsm/kg），并且通常不进行这种检测。可以产生渗透压间隙而不发生代谢性酸中毒的物质包括乙醇、异丙醇摄入，输注甘氨酸、山梨醇或甘露醇溶液，严重高蛋白血症和严重高脂血症[46]。

甲醇是一种实验室和工业溶剂，通常存在于挡风玻璃擦拭液、除冰产品、气路防冻剂以及各种油漆溶剂和稀释剂中。它被醇脱氢酶（alcohol dehydrogenase，ADH）代谢为甲醛，再由醛脱氢酶（aldehyde dehydrogenase，ALDH）代谢为甲酸。甲醇中毒最常见的症状是腹痛和视力障碍，包括视力下降、畏光和视力模糊。甲酸是主要的毒性代谢物，主要是视网膜、眼部和神经毒性。视神经萎缩可能导致永久性失明。高 AG 代谢性酸中毒是由于甲酸的生成和乳酸的生成增加所致。乳酸酸中毒是由于甲醇代谢过程中甲酸对细胞呼吸的损害或 NADH 的生成增加所致[46, 47]。

乙二醇通常存在于散热器防冻剂以及各种溶剂和涂料配方中。它由 ADH 代谢为糖醛，然后由 ALDH 代谢为乙醇酸，再进一步代谢为羟基乙酸，最后生成草酸。代谢产物引发神经、心肺和肾毒性。通常，神经系统异常首先发生，其次是心肺功能不全，最后是肾功能不全。神经表现包括昏迷、癫痫发作、脑膜炎、眼外肌麻痹和迟发性脑神经受损。心肺表现包括心动过速、过度换气和心力衰竭。草酸与血浆钙结合形成草酸钙，导致低钙血症、QT 时间延长和室性心律失常。草酸钙晶体在肾小管中沉淀，引起肋部疼痛、少尿和肾衰竭。在摄入乙二醇 4～8 小时后，尿液中存在草酸钙晶体。高 AG 代谢性酸中毒是由于产生乙醇酸、乙氧基酸和草酸以及增加乳酸的产生而引起的。血浆乙二醇水平的测定可以证实中毒[46, 47]。

甲醇和乙二醇中毒用甲吡唑或乙醇治疗，二者抑制 ADH 并防止有毒代谢产物的形成。治疗首选甲吡唑（15mg/kg 负荷剂量，然后每 12 小时 10mg/kg），因为它的给药方案更好，不良反应更少。解毒治疗的适应证是血浆甲醇或乙二醇浓度高于 20mg/dl，并且存在以下情况中的两种：渗透压间隙高于 10mOsm/kg，动脉 pH 低于 7.3，血浆碳酸氢盐水平低于 20mEq/L，以及存在尿草酸结晶。血液透析的适应证是严重代谢性酸中毒（pH＜7.25）、视力异常、肾衰竭、疗效欠佳的电解质异常、ICU 治疗后血流动力学仍不稳定，以及血浆浓度高于 50mg/dl。在乙二醇毒性中，给予吡哆醇和硫胺素以增加乙醇酸和乙氧基酸向毒性较小的代谢物甘氨酸和 α- 羟基 -β- 酮戊二酸的代谢。在甲醇毒性中，叶酸或亚叶酸使甲酸分解为 CO_2 和水[46, 47]。

二乙二醇存在于制动液中，用作乙醇酒精或药物中的非法掺假物。二乙二醇通过 ADH 氧化为 2- 羟基乙氧基乙醛，然后通过 AlDH 氧化为 2- 羟基乙氧基乙酸。急性少尿和非少尿性肾衰竭是常见的。治疗包括血液透析和甲吡唑[46]。

丙二醇是不稳定药物的溶剂，包括苯二氮䓬类、苯妥英、硝酸甘油和一些局部用药。大多数中毒是由于过多或过快静脉注射含丙二醇的药物如苯二氮䓬类药物引起的。神经性抑郁症是急性丙二醇中毒的主要表现。代谢性酸中毒是由于在丙二醇代谢过程中产生乳酸。在大多数患者中，停止使用含丙二醇的药物可以在 24 小时内纠正酸中毒。面对血液浓度极高的患者，血液透析在迅速降低血浆丙二醇水平方面极其有效[46]。

在美国，异丙醇是有毒酒精中毒的最常见原因；它存在于擦拭酒精、洗手液凝胶和其他防腐剂制剂中。它可由 ADH 代谢成丙酮，而不产生高 AG 型酸中毒。毒性主要限于胃肠道（GI），如出血性胃炎和神经性抑郁症。异丙醇是唯一导致酮症而没有酸中毒的有毒酒精。与其他有毒醇相比，异丙醇中毒通常是支持性的。血液透析可增加异丙醇和丙酮的消除率，对于精神状态改变或血流动力学不稳定的患者应予以考虑[46]。

水杨酸盐

水杨酸毒性可能与急性或慢性暴露于水杨酸盐有关。急性和慢性水杨酸中毒如果不能早期识别和治疗，常常死亡率较高。水杨酸盐存在于非处方药物中，如阿司匹林、次水杨酸铋、抑酸药泡腾制剂、软膏、搽剂、冬绿油（水杨酸甲酯）和许多处方药物中。水杨酸中毒患者可能出现神经系统症状（脑水肿、昏迷、躁动、耳鸣或癫痫）、肺部症状（过度通气 / 呼吸急促或急性肺损伤）和胃肠道症状（恶心或呕吐）。恶心、呕吐、出汗和耳鸣是水杨酸中毒的早期症状和体征。水杨酸盐刺激呼吸中枢，导致过度通气和呼吸性碱中毒。它们还解偶联氧化磷酸化并干扰 Krebs 循环，导致乳酸生成增多、酮症和高 AG 代谢性酸中毒。对有氧呼吸的干扰也会导致低血糖、发热和体液丢失。成人急性中毒患者通常表现为混合呼吸性碱中毒和代谢性酸中毒，但也可表现为原发性呼吸性碱中毒。在儿童中，呼吸性碱中毒可能是暂时性的，代谢性酸中毒在早期发生[48]。

水杨酸盐的治疗范围为 10～30mg/dl。在高于 40mg/dl 的浓度下，患者出现相关症状。高于 90～100mg/L 浓度的毒性严重，甚至危及生命。水杨酸过量时，4～6 小时，可能不会达到血浆峰值浓度。6 小时的水杨酸浓度高于 100mg/dl 是致命的，也是血液透析的指征。实验室应每隔 4～6 小时重复检验 1 次，直至血液浓度降至无毒范围。水杨酸的肾脏排泄取决于尿 pH。尿液 pH 升高至 7.5 阻止水杨酸从尿中再吸收。由于酸中毒有利于水杨酸转移到组织中，特别是在脑中，所以必须积极治疗酸中毒，使血液 pH 高于脑 pH，从而将平衡从组织转移到血浆。血浆 pH 未升高（>7.5）患者的主要治疗手段是以血浆碳酸氢钠为基础的碱性磷酸酶治疗，应注意不要使血浆 pH 过高（>7.55）。水杨酸中毒患者常发生低钾血症，而且低钾血症会使尿中的水杨酸排泄减少。由于中毒可以降低脑葡萄糖浓度，尽管血糖正常，如出现低血糖或精神状态改变，无论其血糖浓度高低，都应补充葡萄糖治疗。血液透析的适应证包括血浆水平高于 120mg/dl（急性）或高于 100mg/dl（摄取后 6 小时）、难治性酸中毒、昏迷或癫痫发作、非心源性肺水肿、容量超载和肾衰竭。在慢性中毒情况下，如患者有症状表现，且血浆水杨酸水平高于 60mg/dl 则可能需要血液透析[48, 49]。

焦谷氨酸中毒

5- 氧代脯氨酸（焦谷氨酸）是 γ- 谷氨酰循环的有机酸中间体，在成人中是一种罕见的、但诊断不足的严重高 AG 代谢性酸中毒的原因。与焦谷氨酸相关的酸血症通常由于严重脓毒症或肝、肾功能不全时使用对乙酰氨基酚治疗有关。谷胱甘肽合酶缺乏也可能是发病的潜在危险因素。病因似乎是药物诱导的、可逆转的抑制谷胱甘肽合酶或 5- 氧脯氨酸酶。诊断是通过测量尿 5- 氧脯氨酸水平来证明焦谷氨酸的存在。可以考虑使用 N- 乙酰半胱氨酸补充谷胱甘肽治疗[50-52]。

肾衰竭

早期 CKD 与高氯 AG 正常代谢性酸中毒相关，而终末期肾病（尿毒症）与高 AG 代谢性酸中毒相关。在早期 CKD 中，最初酸排泄是通过增加铵排泄来维持的。当肾小球滤过率（glomerular filtration rate，GFR）低于 40～50ml/min 时，肾小管功能下降，导致 H^+ 滞留、碳酸氢盐排泄量增加和代谢性酸中毒。为了维持电中性，丢失一个碳酸氢根离子，肾脏保留一个氯离子，导致高氯代谢性酸中毒。由于肾小球功能的下降速度远低于肾小管功能的丧失速度，硫酸盐和其他酸阴离子的排泄不受影响，因为它们在肾脏的滤过功能仍然存在。由于肾脏中有机酸的持续排泄，AG 保持在正常范围内。在晚期 CKD 中，当 GFR 低于 20ml/min 时，肾脏滤过有机酸阴离子的能力显著降低，导致磷酸盐、硫酸盐、尿酸和马尿酸阴离子在血浆中滞留，并引发高 AG 代谢性酸中毒[53, 54]。

CKD 患者并发慢性代谢性酸中毒可最终导致包括骨量减少、继发性甲状旁腺功能亢进、CKD 进展和死亡率增加等情况。最近的临床试验表明，用碱液纠正或预防代谢性酸中毒能够减缓 CKD 的进展。因此，为了预防 CKD 的进展和骨量丢失，建议血浆碳酸氢盐浓度低于 22mEq/L 的 CKD 患者应补充碳酸氢钠［0.5～1mEq/（kg•d）］[54]。

阴离子间隙正常的（高氯）代谢性酸中毒

正常或非 AG 代谢性酸中毒也称为高氯代谢性酸中毒，因为肾脏重吸收氯化物而不是碳酸氢盐，不会产生血清 AG 的变化。形成高氯性代谢性酸中毒的原因可能为肾脏排泄受损、肾脏或胃肠道碳酸氢盐损失增加、H^+ 增加、有机酸阴离子丢失而用氯化物替代，或在复苏期间使用富氯溶液等（框 104-4）。在肾脏酸排泄能力受损时，缺乏足够的铵排泄导致酸性阴离子与钠和钾一同排泄。钠离子减少引发肾脏将钠离子和氯离子一同保留下来，用这种保留下来的氯化物代替了丢失的碳酸氢盐。GI 或尿碳酸氢盐丢失导致钠缺乏和细胞外液量减少，这刺激了肾潴留钠和氯化物，从而用保留的氯化物代替丢失的碳酸氢盐[55]。

尿阴离子间隙

在评估高氯代谢性酸中毒的病因时，尿 AG（urine AG，UAG）可能有助于区分肾脏原因和胃肠道原因。UAG 为测量的尿阳离子（Na^+ 和 K^+）和尿 Cl^- 之间的差：

$$UAG=(Na^+)+(K^+)-(Cl^-)$$

在腹泻和其他非肾脏原因的高氯性酸中毒中，肾脏应试图通过增加酸排泄来代偿。这种增加的主要机制是尿氨排泄显著增加。由于难以测定尿氨，可以用 UAG 作为替代。

框 104-4 高氯血症性代谢性酸中毒的鉴别诊断

胃肠道碳酸氢盐丢失
- 腹泻
- 胰液或小肠液引流
- 输尿管乙状结肠吻合术，袢式空肠

药物
- 氯化钙（酸化剂）
- 硫酸镁（泻药）
- 考来烯胺（胆汁酸腹泻）

肾性酸中毒

低钾血症
- 近端 RTA（2 型）（框 104-6）
- 远端（经典）RTA（1 型）

药物性低钾血症
- 乙酰唑胺（近端 RTA）
- 两性霉素 B（远端 RTA）

高钾血症
- 全身性远端肾单位功能障碍（4 型 RTA）（框 104-6）
- 盐皮质激素缺乏或抵抗（假性醛固酮减退症 1 型）PHA-Ⅰ、PHA-Ⅱ
- ↓ Na^+ 输送至远端肾单位
- 小管间质疾病
- 铵排泄缺陷

药物性高钾血症
- 保钾利尿剂（阿米洛利、氨苯蝶啶、螺内酯）
- 甲氧苄啶
- 喷他脒
- 血管紧张素转化酶抑制剂和血管紧张素Ⅱ受体拮抗剂
- 非甾体抗炎药
- 环孢素，他克莫司

血钾正常
- 早期肾功能不全

其他
- 酸负荷（氯化铵，营养过剩）
- 潜在碳酸氢盐丢失：酮症伴酮排泄
- 稀释性酸中毒（快速补充盐水）
- 马尿酸盐
- 阳离子交换树脂

资料来源：DuBose TD Jr. Acid-base disorders. In：Brenner BM, editor. Brenner and Rector's the kidney. 8th ed. Philadelphia：Saunders；2008，p. 513-546.

正常情况下，排泄尿钠和尿钾的总和大于排泄尿氯的量。因此，UAG 在健康个体中是正值。在正常 AG 代谢性酸中毒患者中，铵的排出与氯一起发生，增加了尿氯浓度。在这种情况下，尿氯通常超过尿钠和尿钾的总和，导致 UAG 负值；当铵存在时，UAG 为负值，并因尿氯负值更大。UAG 负值与铵排泄增加相一致，并且发生在腹泻导致代谢性酸中毒的患者中。如果存在少量的铵，UAG 将是零或正值，类似于铵排泄障碍患者并发高氯性代谢性酸中毒，在肾小管性酸中毒（renal tubular acidosis，RTA）患者也可见。

UAG 有几个局限性。如果经尿排泄的未测量离子增多时，UAG 就不够准确。未测量的阴离子可以同钠、钾或铵一同排出。未测量的尿阴离子包括酮酸、马尿酸、D- 乳酸和 5- 氧脯氨酸等。结果，这些未测量的阴离子同铵一起排泄时，UAG 不会减少。当铵与氯一同排泄时则 UAG 减小。此外，钠或钾与未测量的阴离子一同排泄导致 UAG 增加。严重容量缺失状态下[56]，由于远端钠输送受损导致尿钠水平小于 25mEq/L 时，UAG 也不够准确[57]。

尿渗透压间隙（urine osmolal gap，UOG）可以克服 UAG 的一些限制[56]。UOG 通过比较直接测量的尿渗透压和计算的尿渗透压间接地评估尿铵浓度。尿渗透压的计算公式如下：

$$\text{计算的尿渗透压(mOsm/kg)} = (2 \times [Na + K]) + (\text{尿素氮，单位 mg/dl})/2.8 + (\text{葡萄糖，单位 mg/dl})/18$$

UOG 是直接测量尿渗透压与计算尿渗透压之间的差值。除了钠、钾、尿素和葡萄糖（如果存在于尿液中）外，影响尿渗透压的主要尿液溶质是铵。因此，大多数 UOG 由氯化铵形式的铵与其他未测量的阴离子一同协同排泄的铵组成。因此，UOG 检测的是铵排泄，不管与它一起排泄的阴离子是什么。UOG 必须除以 2，以解释同铵一同被排泄的阴离子。在发生代谢性酸中毒的情况下，尿铵水平应高于 200mEq/L。代谢性酸中毒患者尿液铵浓度低于 75mEq/L 表明肾脏铵排泄受损，对应的 UOG 低于 150mOsm/kg。在腹泻等胃肠道原因引发高氯性代谢性酸中毒时，UOG 应高于 400mOsm/kg[55, 56]。

肾小管性酸中毒（RTA）

RTA 的特征是尿酸化功能受损，导致 H^+ 潴留，血浆碳酸氢盐水平降低，以及高氯性 AG 正常的代谢性酸中毒。RTA 可分为近端型（2 型）、远端型（1 型）和高钾型（4 型）。因为无法排泄 H^+，故 RTA 时 UAG 通常是阳性的。近端（2 型）和远端（1 型）RTA 并不常见，见框 104-4 和框 104-5。

近端型肾小管性酸中毒（2 型）

近端 RTA 的特点是近端碳酸氢盐重吸收功能受损，表现为碳酸氢盐重吸收的阈值降低。当碳酸氢盐浓度超过这个降低的阈值时，会导致肾排泄碳酸氢盐增多。低于这个阈值，碳酸氢盐得以保留，使尿液达到最大程度的酸化（尿液 pH＜5.5）发生。尿中的碳酸氢盐丢失导致血液中 H^+ 浓度增加，随后动脉 pH 降低。由于近端碳酸氢盐再吸收受损，远端肾单位被增加的碳酸氢盐损害，所以也不能代偿丢失的近端小管功能。然而，随着血浆碳酸氢盐水平降低至 15～18mEq/L，由于滤过的碳酸氢盐量减少导致输送至远端小管的碳酸氢盐也减少。此时，远端肾单位能够发挥功能，导致碳酸氢盐丢失减少和尿液适当酸化至 pH 小于 5.5。由于近端小管重吸收碳酸氢盐功能障碍，这些患者也会因为失盐症引发醛固酮增多症。由于醛固酮增多症，尿钾增多和低钾血症是常见的[55, 58]。

近端 RTA 诊断依赖测量碳酸氢盐输注过程中尿液 pH 和碳酸氢盐排泄分数。以 0.5～1.0mEq/（kg•h）的速度静脉输注碳酸氢钠，使血浆碳酸氢钠浓度趋于正常（18～20mEq/L）。一旦超过碳酸氢钠的再吸收阈值，尿液 pH 即使最初是酸性的，也就会迅速上升。结果，尿液 pH 升高到 7.5 以上，碳酸氢盐的排泄分数将超过 15%[55, 58]。

在成人中，近端 RTA 通常继发于获得性近端肾小管损伤，如重金属暴露和多发性骨髓瘤。而在儿童中，它与代谢缺陷有关（框 104-5）。近端 RTA 常伴有其他近端肾小管运输缺陷，包括肾糖尿、磷酸盐排泄增加、氨基酸尿和低血脂（范可尼综合征）。碳酸酐酶抑制剂（如乙酰唑酰胺）和托吡酯等药物可通过损害近端碳酸氢钠的重吸收而不影响其他近端小管溶质的重吸收而导致近端 RTA。替诺福韦和异环磷酰胺可引起范可尼综合征。

并发症包括骨骼疾病，由于过多的酸对骨骼的作用和骨化三醇产生减少导致维生素 D 缺乏。近端运输功能障碍也可能导致磷酸盐排泄增多和低磷酸盐血症，进而导致儿童佝偻病和成人骨软化或骨量减少[55, 56]。

框 104-5　部分肾小管酸中毒相关疾病列表

肾酸排泄缺陷，经典型远端肾小管酸中毒（RTA 1）

系统性或肾小管间质病

- 髓质海绵肾
- 冷沉球蛋白血症
- 巴尔干肾病
- 肾钙化
- 慢性肾盂肾炎
- HIV 肾病
- 肾移植
- 干燥综合征
- 甲状腺炎
- 甲状旁腺功能亢进

药物或毒素诱导

- 异环磷酰胺
- 两性霉素 B
- 膦甲酸
- 甲苯
- 汞
- 典型止痛剂肾病

HCO_3^- 再灌注肾损害，肾近端肾小管酸中毒（RTA 2）

选择性的（与范可尼综合征无关）

特发性的

- 碳酸酐酶缺乏或抑制
- 药物，比如乙酰唑胺
- 碳酸酐酶Ⅱ缺乏伴骨硬化（Sly 综合征）

泛发性（与范可尼综合征相关）

- 原发性的：遗传性的或散发性的
- 遗传性全身性疾病：胱氨酸病，娄韦综合征，威尔逊综合征

异常蛋白血症状态

- 多发性骨髓瘤
- 单克隆免疫球蛋白病

继发性甲状旁腺功能亢进伴慢性低钙血症

- 维生素 D 缺乏或抵抗
- 维生素 D 依赖

药物或毒素

- 异环磷酰胺
- 铅
- 老式四环素
- 链佐星
- 汞
- 两性霉素 B（病史）

肾小管间质疾病

- 干燥综合征
- 肾移植
- 髓质囊性疾病

远端肾单位的广泛缺陷及高钾血症（RTA 4）

盐皮质激素缺乏

原发性醛固酮缺乏

- 肾上腺疾病（出血，损坏，梗死）
- 肝素（低分子肝素或普通肝素）
- 危重患者持续低血压
- 肾素血管紧张素系统抑制剂（ACEI，ARB）

继发性醛固酮缺乏（低肾素醛固酮减少症）

- 糖尿病肾病
- HIV 疾病
- 肾小管间质肾病
- NSAID 使用

肾小管功能障碍（电压缺陷）

干扰 Na 通道或 Na^+/K^+ ATP 酶的药物

- 阿米洛利
- 喷他脒
- 氨苯蝶啶
- 甲氧苄啶
- 环孢霉素
- 他克莫司

肾小管间质疾病

- 肾衰竭
- 狼疮肾炎
- 尿路阻塞肾病
- 肾移植排斥反应
- 镰状细胞病

资料来源：DuBose TD Jr. Acid-base disorders. In：Brenner BM，editor. Brenner and Rector's the kidney. 8th ed. Philadelphia：Saunders；2008，p. 513-546. * 原文可查看完整疾病列表。

标准治疗是口服碱治疗。由于外源性碱在尿中迅速排泄，因此与远端和4型RTA相比，需要更高剂量的碱。通常需要在排尿前保持约10～15mEq/(kg·d)的碱。柠檬酸钾是有助于排钾的最佳碱形式。噻嗪类化合物有时也与低盐饮食结合使用，以减少所需碱的量。噻嗪类药物可引起血容量减少，增强近端碳酸氢钠的重吸收[58]。

经典的远端肾小管酸中毒(1型)

经典的远端RTA是因远曲小管H^+分泌障碍引发的。H^+分泌障碍导致无法酸化尿液(尿液pH超过5.5)和酸的排泄减少。血浆碳酸氢盐浓度可降至15mEq/L以下。在H^+分泌减少的情况下，远端肾小管细胞分泌的钾增加，导致尿钾排泄增加，从而发生低钾血症。高钙尿、碱性尿和低尿柠檬酸水平促进磷酸钙结石的沉淀和肾钙质沉着症的发生。根据低钾血症、正常AG代谢性酸中毒、尿pH(>5.5)不当升高(与血浆碳酸氢盐浓度无关)、UAG阳性等证据可做出诊断[58]。

成人最常见的原因是自身免疫性疾病，如Sjögren综合征。在儿童中，RTA通常主要来源于遗传(框104-5)。有些药物，比如异环磷酰胺和两性霉素类，可引起成人和儿童的远端RTA。儿童并发症为佝偻病和发育迟缓，成人并发症为骨软化症或骨质减少。患者可能无症状或表现为严重酸中毒或低钾血症[58]。

成人通常口服碳酸氢钠或柠檬酸钠1～2mEq/(kg·d)。严重低钾血症、肾结石或肾钙质沉着症患者用柠檬酸钾或Polycitra(柠檬酸钾加柠檬酸钠)治疗。

高钾型远端肾小管酸中毒(4型)

高钾型远端RTA以高钾血症和高氯代谢性酸中毒为特征。它可以发生在醛固酮缺乏、醛固酮抵抗或H^+分泌障碍的情况下。醛固酮缺乏或抵抗的主要表现为高钾血症，且抑制近端肾小管铵的产生导致代谢性酸中毒。代谢性酸中毒一般较轻，血浆碳酸氢盐水平通常高于15mEq/L。尽管远端H^+分泌受损，但尿pH一般低于5.5。这种酸化尿液的能力是由于在没有缓冲液的情况下，因此用于缓冲质子的氨量不足。高钾、正常AG代谢性酸中毒、尿pH<5.5、UAG阳性确定诊断。在碳酸氢盐输注的情况下，碳酸氢盐排泄分数高于10%，可进一步支持诊断[58]。

低渗性低醛固酮血症是糖尿病肾病所致轻中度肾功能不全患者4型RTA最常见的病因(框104-5)。许多药物可通过影响肾素释放、醛固酮生成或肾小管钾排泄能力而引起4型RTA。非甾体抗炎药(nonsteroidal antiinflammatory drugs，NSAIDs)抑制肾素释放。血管紧张素转换酶(angiotensin-converting enzyme，ACE)抑制剂、血管紧张素受体阻滞剂(angiotensin receptor blockers，ARBs)、钙调神经磷酸酶抑制剂和肝素均可降低醛固酮的产生。肾小管排钾抑制剂包括螺内酯、依普利酮、氨苯蝶啶和阿米洛利。通常与4型RTA相关的肾小管间质疾病包括镰状细胞病和梗阻性肾病[58,59]。

醛固酮缺乏或抵抗导致的高钾血症可以通过测量肾小管两侧的钾离子浓度梯度(transtubular potassium gradient，TTKG)进行诊断[59,60]：

TTKG=(尿K^+×血浆渗透压)/(血浆K^+×尿渗透压)

TTKG高于8表明醛固酮存在，集合管对醛固酮有反应。在高钾血症的情况下TTKG小于5表明醛固酮缺乏或抵抗。为保证检测的准确性，尿钠浓度应高于10mEq/L，尿渗透压应大于或等于血浆渗透压[60]。

治疗目的在于降低血钾浓度，包括扩容、限钾，以及使用排钾利尿剂。一旦高钾血症对铵产生抑制作用，酸中毒通常会改善。任何抑制或阻断醛固酮的药物都应该停止使用。氟氢可的松替代盐皮质激素可以改善高钾血症和酸中毒，但不适合应用于高血压或有心力衰竭病史的患者。这些患者需要低钾饮食联合利尿剂治疗[59]。

胃肠道丢失

大肠和小肠的分泌物大多是碱性的，其碳酸氢盐水平高于血浆。大量胃肠道分泌物丢失导致非AG代谢性酸中毒(框104-4)。腹泻是碳酸氢盐丢失导致非AG代谢性酸中毒最常见的原因。其他原因包括胰腺或胆汁分泌物丢失，如瘘管、肠梗阻和绒毛状腺瘤。能够增加GI碳酸氢盐丢失的药物包括氯化钙、硫酸镁和考来烯胺。滥用泻药的患者也会出现大量的碳酸氢盐丢失。尿路改道，如输尿管乙状结肠吻合术或输尿管回肠吻合术，可导致非AG代谢性酸中毒，这是由于氯与碳酸氢盐通过肠黏膜交换的结果。乙状结肠吸收尿铵可能也对酸中毒的发生起一定的作用，因为铵在肝脏中的代谢导致H^+产生。

消化液丢失引起的低钾血症和代谢性酸中毒使肾脏合成和排泄铵的能力增强，从而增加了尿液pH同时增加了尿中酸排泄，使尿液成为了一种缓冲[55]。尿液pH高于5.5，而不是如预期那样全身酸中毒的尿液是酸性的。由于尿液pH高，消化液丢失引起的代谢性酸中毒可通过计算UAG与RTA进行鉴别。

非阴离子间隙酸中毒的其他原因

见框104-4。

用非碳酸氢盐溶液扩容，比如等渗盐水，会由于稀释了血浆碳酸氢盐(稀释性酸中毒)和增加氯负荷而引起代谢性酸中毒。氯离子负荷的增加超过肾脏代谢能力产生等量HCO_3^-[55,61]。

全胃肠外营养(total parenteral nutrition，TPN)中的氨基酸代谢为HCl，从而导致短暂的非AG代谢性酸中毒。pH和HCO_3^-降低刺激肾脏重吸收和生成HCO_3^-。如果酸负荷超过肾脏排泄的能力，则发生代谢性酸中毒，这通常是短暂的[59]。

在长期高碳酸血症中，肾小管通过减少HCO_3的重吸收和生成(完全作用需要12～24小时)来代偿长期的呼吸性碱中毒。如果呼吸性碱中毒迅速消退，HCO_3^-的重吸收和生成将在1～2天恢复正常。在此期间，出现非AG代谢性酸中毒。

在甲苯中毒或DKA的治疗阶段，代谢性酸产生明显增加。虽然铵排泄也增加了，但尿中酸阴离子（马尿酸和酮酸）的排泄速率超过了排泄的铵。没有同铵一同排泄的阴离子同钠和钾一同排泄，造成钠缺乏和氯的潴留。丢失的碳酸氢盐被保留的氯所取代。此外，给 DKA 患者大量等渗盐水用于复苏，由于以钠为阳离子的酮体持续丢失，导致了利尿，同时输注的氯替代了丢失的酮酸[55, 59]。

代谢性碱中毒

原发性代谢性碱中毒是一组酸碱失衡，其特征表现是动脉 pH 升高、血浆 HCO_3^- 浓度增加和代偿性低通气导致的 $PaCO_2$ 升高。临床中常见的原因是由于胃肠道或尿中 H^+ 的丢失。这种疾病也常伴有低氯血症和低钾血症[62]。

血碳酸氢盐浓度升高和低血氯（Cl^-）时，患者可能患有代谢性碱中毒或慢性呼吸性酸中毒。这些疾病可以通过动脉 pH 来区分，动脉 pH 在代谢性碱中毒时升高（>7.4），在慢性呼吸性酸中毒时降低（<7.4）或正常。在原发代谢性碱中毒中，当 HCO_3^- 高于正常值后，每增加 10mEq/L 时，$PaCO_2$ 一般增加约 6～7.5mmHg。

代谢性碱中毒可单一发生，也可以和其他代谢失衡混合存在，如呼吸性酸中毒、呼吸性碱中毒或代谢性酸中毒相关联时。血清 AG 的升高可能是代谢性酸中毒与代谢性碱中毒共存的唯一征兆。混合型 AG 酸中毒和代谢性碱中毒的临床情况，包括 DKA 和呕吐的患者，或伴有呕吐的乳酸酸中毒患者[63]。

发病机制

代谢性碱中毒可由 H^+ 丢失、H^+ 跨细胞移位、摄入外源性碱或浓缩性碱中毒引起。这些因素可能会引发全身性碱中毒，但是在正常的生理环境下，不应该发生碱中毒，因为肾脏能够清除过量的碳酸氢盐。然而，在肾功能受损的情况下，碳酸氢盐排泄可能受损。代谢性碱中毒通常与肾功能受损有关，这被认为是碱中毒持续存在的原因。

事实上，代谢性碱中毒是由于肾脏碳酸氢盐清除能力受损而导致的。血碳酸氢盐浓度增加的原因是外源性 HCO_3^- 摄入或内源性产生增多。如果存在下列任一种情况，肾脏将保存而不是消除过量的碱并维持碱中毒状态：① Cl^- 缺乏（或细胞外液浓缩），通常伴有钾（K^+）丢失，这减少了有效的肾灌注和肾小球滤过率，增强了碳酸氢盐重吸收。在这种情况下，碱中毒通常可以用生理盐水输注（盐水反应）和 K^+ 治疗纠正。②由于盐皮质激素过量而引起的低钾血症，扩容治疗无效[64-66]。这种原因的碱中毒一般对生理盐水无反应（盐水抵抗），可以考虑药物治疗或手术治疗。

维持代谢性碱中毒最常见的因素是细胞外体积（extracellular volume，ECV）的减少，这导致 GFR 的减少和继发的钠（Na^+）和 HCO_3^- 再吸收的增加。低钾血症既可引发代谢性碱中毒，又可维持代谢性碱中毒状态。盐皮质激素过量是另一个可能引发代谢性碱中毒的原因，这种情况下，低钾血症是维持碱中毒的因素。

容量减少相关的代谢性碱中毒对生理盐水（0.9%）扩容反应良好，称为生理盐水反应。然而，盐皮质激素或低钾引起的碱中毒通常对扩容没有反应，可称为盐水无反应。

代谢性碱中毒的症状

代谢性碱中毒的症状根据酸碱异常的严重程度不同而不同。症状往往与低钙血症类似，包括精神错乱、意识下降、痉挛、肌肉抽搐、强直、感觉异常、心律失常和呼吸困难等。与碱中毒相关的常见电解质异常包括低钾血症和低磷血症[67]。

细胞外液浓缩、低钾血症与继发性醛固酮增多症

见框 104-6。

胃肠道原因

胃肠道氢丢失可由胃液丢失（呕吐或鼻肠管吸引）或肠液丢失（先天性氯化物腹泻、绒毛状腺瘤、滥用泻药）引起。H^+ 丢失导致代谢性碱中毒最常见的原因是呕吐和鼻胃管（nasogastric，NG）吸引。胃液中含有高浓度的盐酸（hydrochloric acid，HCl）和较低浓度的氯化钾（potassium chloride，KCl）。每分泌 1mEq H^+ 则产生 1mEq 的 HCO_3^-，然后 HCO_3^- 被吸收入血。在正常的生理条件下，血浆 HCO_3^- 浓度增加只是短暂的，因为酸分泌到十二指肠刺激等量的胰腺 HCO_3^- 分泌，从而中和了酸。然而，如果由于呕吐或 NG 吸引胃液丢失，HCl 无法到达十二指肠，所以未刺激 HCO_3^- 分泌。其结果是血 HCO_3^- 增加和随后的代谢性碱中毒发生。

在正常情况下，生成的过量 HCO_3 会由肾脏通过尿液排出体外，从而纠正碱中毒。然而，呕吐或 NG 吸引也减少了细胞外液量和有效循环容积（effective circulating volume，ECV）。ECV 的减少导致 GFR 的降低和 HCO_3^- 的滤过减少，并且还刺激血管紧张素和醛固酮的产生（继发高醛固酮症），导致近端小管对 Na^+ 和 HCO_3^- 的重吸收增加[68]。Na^+ 的重吸收增加导致 HCO_3^- 重吸收增加。由于近端小管中的 Na^+-H^+ 转运蛋白的存在，Na^+ 同 H^+ 交换导致 H^+ 分泌增加。分泌的 H^+ 与滤过的 HCO_3^- 结合后被重吸收。醛固酮主要作用于远曲小管以增加 H^+ 和 K^+ 分泌，导致更多的酸和 K^+ 排泄。以上这些过程导致低钾性代谢性碱中毒。值得注意的是，在 ECV 降低的情况下，HCO_3^- 几乎被完全重吸收导致碱中毒，但是酸性尿的矛盾现象。

肾脏原因

见框 104-6。浓缩性碱中毒由于不含 HCO_3^- 的体液大量丢失导致的。这种情况通常是由于利尿剂使用，细胞外液浓缩而 HCO_3^- 数量不变，导致升高[69]。值得注意的是，这种情况下虽然浓度发生变化，但全身碳酸氢盐仍保持不变。长期使用利尿剂通过向远曲小管增加盐输送产生碱中毒，从而刺激 H^+ 和 K^+ 的分泌。髓袢利尿剂和噻嗪类利尿剂可有效降

低细胞外容积，而不伴 HCO_3^- 的丢失，导致 HCO_3^- 浓度增加和浓缩性碱中毒发生。然后碱中毒通过以下几种机制之一维持，如细胞外容积减少、低钾血症、继发性醛固酮增多症或利尿剂的持续作用等。用 0.9% 生理盐水扩容通常会改善这种情况下的碱中毒。

Bartter 综合征是一种以 Cl- 吸收障碍为特征的功能失调，随后导致盐耗竭、浓缩和肾素 - 血管紧张素系统的激活。已发现五种 Bartter 综合征，其中四种以常染色体隐性遗传的方式遗传[70]。Bartter 综合征多见于儿童，最常见的是由于编码顶端膜的苯丙胺敏感的 $Na^+2Cl^-K^+$ 共转运体（*NKCC2* 或 *BSC1*）基因突变所致。而且，已经发现其他涉及不同的转运通道的基因突变。据报道，前列腺素水平升高同该病有关，可能是由于浓缩、低钾血症或血管紧张素Ⅱ水平升高有关[71]。这些情况导致细胞外液浓缩、高肾素性醛固酮增多症、增加的 Na^+ 向远端肾单位递送，随后发生 K^+ 排泄和碱中毒。Bartter 综合征的鉴别诊断包括细胞外液浓缩的其他原因，如呕吐、利尿剂使用或泻药滥用等。用螺内酯、前列腺素合成抑制剂、普萘洛尔、ACE 抑制剂等药物抑制肾素 - 血管紧张素 - 醛固酮系统或前列腺素 - 激肽系统已成为当前治疗的目标，但是这些药物的应用受到一定的限制。补充 K^+ 和镁（Mg^{2+}）也是治疗的重要部分。

Gitelman 综合征，像 Bartter 综合征一样，是常染色体隐性遗传病，可表现为低血钾，继发性高肾素醛固酮血症导致的血容量缺失，血压正常，甚至低血压。Gitelman 综合征与 Bartter 综合征的不同之处在于，它更常发生于成年人，其特征是低钙尿症、高镁尿症、低镁血症，类似于噻嗪类利尿剂的不良反应。Gitelman 综合征是由于 *SLC12A3* 基因的错义突变引起的，*SLC12A3* 基因负责编码噻嗪类药物敏感的远曲小管 Na^+/Cl^- 共转运体（NCCT）[70, 72]。Na^+/Cl^- 共转运体的活性降低导致钙重吸收和低钙尿。报道的症状包括疲劳、肌肉痉挛、夜尿症和食欲亢进。治疗需考虑富含钠和钾的饮食，补充镁水平。ACE 抑制剂也被提倡用于这种疾病。

低钾血症是代谢性碱中毒患者的常见表现。它是碱中毒的发生和维持的重要原因。引发代谢性碱中毒的根本原因（例如，呕吐、盐皮质激素过量、利尿剂使用）导致 H^+ 和 K^+ 的丢失，从而引起低钾血症。然而，低钾血症本身也可能是代谢性碱中毒的主要原因。低钾血症通过多种机制引起代谢性碱中毒。首先，低钾血症引起离子跨细胞移位，其中 K^+ 外流出细胞和 H^+ 内流进入细胞，从而增加细胞外 pH。低钾血症还引起近端小管细胞的离子跨细胞移位，导致细胞内酸中毒和铵（NH_4^+）的产生和排泄。最后，低钾血症的 H^+ 分泌在近端小管和远曲小管中增加，导致 HCO_3^- 再吸收的进一步增加，最终效应是酸排泄的增加。

镁缺乏通过刺激肾素和醛固酮分泌促进远端 H^+ 分泌和尿液的酸化，导致低钾性碱中毒。

高碳酸血症后碱中毒常被视为机械通气的一种并发症。呼吸性酸中毒的正常生理反应是肾对 HCO_3^- 重吸收的代偿性增加，从而增加血浆 HCO_3^- 水平。使用机械通气治疗

框 104-6 代谢性碱中毒原因

外源性 HCO_3^- 负荷
- 急性碱摄入
- 乳碱综合征

有效细胞外液浓缩，血压正常，低钾血症和继发的高肾素性高醛固酮症

胃肠源性
- 呕吐
- 胃负压吸引
- 先天性氯性腹泻
- 绒毛状腺瘤
- 聚磺苯乙烯钠散（聚磺苯乙烯和氢氧化铝）的联合给药

肾源性
- 利尿剂（特别是噻嗪类和袢利尿剂）
- 急性的
- 慢性的
- 水肿状态
- 高碳酸血症状态
- 高钙血症 - 甲状旁腺功能减退
- 乳酸酸中毒或酮症酸中毒的康复
- 不可吸收的阴离子，如青霉素、羧苄青霉素
- Mg^{2+} 缺乏
- K^+ 耗竭
- Bartter 综合征（亨利环升支 Cl^- 转运蛋白的功能缺失突变）
- Gitelman 综合征（Na^+/Cl^- 共转运蛋白功能缺失突变）
- 饥饿后进食碳水化合物

细胞外液容积扩张、高血压、K^+ 缺乏和高盐皮质激素症

高肾素相关
- 肾动脉狭窄
- 急进型高血压
- 肾素分泌性肿瘤
- 雌激素治疗

低肾素相关
- 原发性醛固酮增多症
- 腺瘤
- 增生
- 癌
- 糖皮质激素抑制

肾上腺酶缺陷
- 11β- 羟化酶缺乏症
- 17α- 羟化酶缺乏症

库欣综合征或疾病
- 异位促肾上腺皮质激素
- 肾上腺癌
- 肾上腺腺瘤
- 原发性垂体炎

其他
- 甘草
- 甘珀酸
- 咀嚼烟草
- Lydia Pinkham 片

ENAC 功能突变与细胞外液容积扩张、高血压、K^+ 缺乏和低肾素性醛固酮增多症

Liddle 综合征

这种疾病可以迅速降低 $PaCO_2$，但血浆 HCO_3^- 仍会升高，导致代谢性碱中毒 [73]。这种情况下的代谢性碱中毒发展过程仍然不清楚。慢性呼吸性酸中毒被认为与尿 Cl^- 丢失有关，导致低血容量和低氯血症。Cl^- 的恢复和容量的恢复（通常用 0.9% 生理盐水）通常能够纠正这种代谢紊乱。在高碳酸盐碱中毒中，$PaCO_2$ 的快速下降也可能导致脑细胞内 pH 的急剧升高 [74, 75]。据报道，这种现象可以导致神经异常和死亡。因此，大多数专家建议慢性高碳酸血症患者应逐步降低 $PaCO_2$。

细胞容量过多和盐皮质激素过量

代谢性碱中毒的常见病因是低血容量引起的继发性醛固酮增多症，导致酸排泄增加和低血钾。盐皮质激素过量引发的功能紊乱，如康氏综合征、库欣综合征和皮质类固醇摄入过量，产生高醛固醇血症状态，这也导致低钾血症和代谢性碱中毒（框 104-6）[76]。这些疾病可能导致细胞外容量增加和高血压的发生。在这些患者中，代谢性碱中毒是由低钾血症引起，而不是低血容量。低血钾增加了铵的生成、H^+ 的分泌和 HCO_3^- 的重吸收。

动脉血容量减少所致的继发性醛固酮增多症患者，比如在充血性心力衰竭和肝硬化情况下，通常不发生代谢性碱中毒，除非使用利尿剂治疗。

在这些患者中，由于钠在近端小管中的重吸收而导致远端钠递送减少。没有高的远端钠递送，醛固酮对钠重吸收和 K^+ 和 H^+ 排泄的影响减弱。高钠的远处递送和盐皮质激素水平升高可能与原发性盐皮质激素分泌障碍或诸如 Liddle 综合征等情况一起发生，表现为原发性醛固酮增多症。

碱管理

在正常人的大多数情况下，长期服用碳酸氢钠只会轻微改变全身 pH，这是由于肾脏排泄过量碱的速度相对较快，所以血浆碳酸氢盐水平上升幅度较小。然而，如果较快地给予大量碳酸氢钠或可以代谢为碳酸氢钠的任何物质（如柠檬酸钠、乙酸钠或乳酸钠），例如使用碳酸氢钠治疗乳酸酸中毒或由于大量输血摄入大量柠檬酸钠，则可能发生碱中毒。值得注意的是，其他因素会导致碱中毒，如低血容量、低钾血症或肾损伤。

枸橼酸盐是一种血液制品中使用的抗凝剂，正被日益接受用作 CRRT 的抗凝剂。由于 1mmol 的柠檬酸三钠被肝脏代谢为 3mmol 的碳酸氢钠，故柠檬酸增加也可能发生代谢性碱中毒。通过降低柠檬酸盐输注速率，通过增加透析液 / 置换液流速以增加柠檬酸盐和碳酸氢盐的丢失，或者降低透析液 / 置换液中碳酸氢盐浓度，可以比较容易地控制 CRRT 中柠檬酸盐输注引起的代谢性碱中毒 [77]。

Milk-alkali 综合征是由于摄取大量碳酸钙和维生素 D 所致，以高钙血症和代谢性碱中毒为特征。高钙血症通过肾血管收缩、肾盐耗竭和血容量减少导致肾功能受损，血容量减少可能因呕吐而加重。低血容量和肾功能下降是系统性碱中毒持续存在的主要原因。碱中毒也增加肾脏对钙的重吸收，从而恶化高钙血症。

代谢性碱中毒的诊断

当代谢性碱中毒的诊断成立时，病因通常可根据患者的病史确定。否则，碱中毒通常是由于以下 3 个常见原因之一：①呕吐；②利尿剂使用；③盐皮质激素过量。测定尿中氯离子浓度通常有助于区分以上情况。当代谢性碱中毒与 ECV 减少相关时，Na^+ 和 Cl^- 的重吸收增强以补充细胞外液容量。在这种情况下，尿 Cl^- 浓度应非常低，通常小于 25mEq/L（表 104-3、图 104-3）。

尿 Na^+ 浓度不是衡量代谢性碱中毒发生时细胞外容量状态的可靠指标。如果所有滤过的 HCO_3^- 不能被重吸收，将同 Na^+ 一同被排泄，那么尿 Na^+ 可能是高的。因此，容量状态可能不准确地表现为容量正常或高容量。

如果尿 Cl^- 低，表明处于低血容量状态，那么应该给予 0.9% NaCl 和水补充 ECV，以便停止醛固酮的产生，并使过量的 HCO_3^- 适当排泄，改善低血钾，纠正代谢性碱中毒。代谢性碱中毒的这些原因被认为是可以使用盐纠正的。

相反，盐皮质激素过量与细胞外液容量增加和偶尔高血压有关。尿 Cl^- 将很高，通常当高于 40mEq/L 时，在这些患者中给予盐水将进一步增加细胞外液容量并加重高血压。在这种情况下，碱中毒将不会得到纠正，主要是由于低钾血症的存在。这些代谢性碱中毒被认为是耐盐的。

根据是否存在高血压，可以进一步区分耐盐代谢性碱中毒的原因。高血压倾向于发生在盐皮质激素过量状态，而 Bartter 和 Gitelman 综合征和外源性碱负荷通常血压正常。

治疗

治疗代谢性碱中毒的目标是逆转产生碳酸氢盐的原因，并解决那些限制肾脏排除过量碳酸氢盐的因素。通过测量尿氯浓度、系统血压和评估患者的容量状态可以辅助诊断代

表 104-3　代谢性碱中毒诊断

盐水反应性碱中毒	盐水无反应性碱中毒
低尿[Cl^-]	高或正常尿[Cl^-]
血压正常	高血压
呕吐，鼻胃管引流	原发性醛固酮综合征
利尿剂	库欣综合征
高碳酸血症后	肾动脉狭窄
有机酸中毒的碳酸氢盐治疗	肾衰 + 碱治疗
K^+ 缺乏	血压正常
高血压	Mg^{2+} 缺乏
Liddle 综合征	严重 K^+ 缺乏 Bartter 综合征 Gitelman 综合征 利尿剂

谢性碱中毒。其他对评估有助的临床结果包括呕吐、NG 吸引、碱或利尿剂的使用。逆转碱中毒的措施包括控制呕吐，改善胃液丢失或减少丢失的胃酸含量，以及停止使用髓袢或噻嗪类利尿剂。减少胃酸分泌的药物，如质子泵抑制剂或组胺 -2 受体阻滞剂，已经被用于改善持续性呕吐患者的碱中毒[78, 79]。任何外源碱，如碳酸氢盐，或代谢成碳酸氢盐的物质（比如柠檬酸盐或乳酸盐）应尽可能地停止使用。低钾血症在代谢性碱中毒中较为常见，应予以纠正。

维持代谢性碱中毒需要肾脏减少排泄过量的碳酸氢盐，因此纠正损害肾功能和妨碍碳酸氢盐分泌的因素将有助于纠正碱中毒。这些因素包括肾功能降低、动脉血流减少、K^+ 耗竭 / 低钾血症以及 Cl^- 耗竭 / 低氯血症。

代谢性碱中毒的治疗可进一步根据其对扩容作出的反应进行调整。血液浓缩导致代谢性碱中毒患者生理盐水治疗有效。另一方面，由于盐皮质激素过量、低钾血症或肾功能不全导致的代谢性碱中毒患者通常具有耐盐性。

血液浓缩导致的代谢性碱中毒可以通过 0.9% 生理盐水扩容治疗。扩容和纠正氯的缺乏降低了近端小管对碳酸氢盐的重吸收，增强了尿碳酸氢盐的排泄，降低了血浆碳酸氢盐的浓度。如果存在低钾血症，应用氯化钾进行处理。由于胃酸损失、利尿剂、氯耗尽和高碳酸血症后的代谢性碱中毒，通常可以 0.9% 生理盐水治疗。

耐盐的代谢性碱中毒使用 0.9% 生理盐水无效。这些患者通常没有血容量减少或氯的缺乏。对于产生过量盐皮质激素的患者，如 Conn 综合征，使用螺内酯抑制盐皮质激素活性可能是有益的。可能需要停止皮质类固醇治疗，ACE 抑制剂可能有帮助，因为其具有保钾和控制高血压的作用。此类患者确切的治疗方法是手术或化学消融肾上腺。

严重的低钾血症会增加肾小管 H^+ 的排泄、氨的生成和氯的消耗。补钾可以纠正这种情况。由于耗钾是盐皮质激素过量、巴特综合征和 Liddle 综合征的中心问题，因此，此类患者应使用阿米洛利或氨苯蝶啶等保钾利尿剂。

水肿状态的患者中可以观察到代谢性碱中毒的发生，包括心力衰竭、肾病综合征和肝硬化。这往往是由于使用利尿

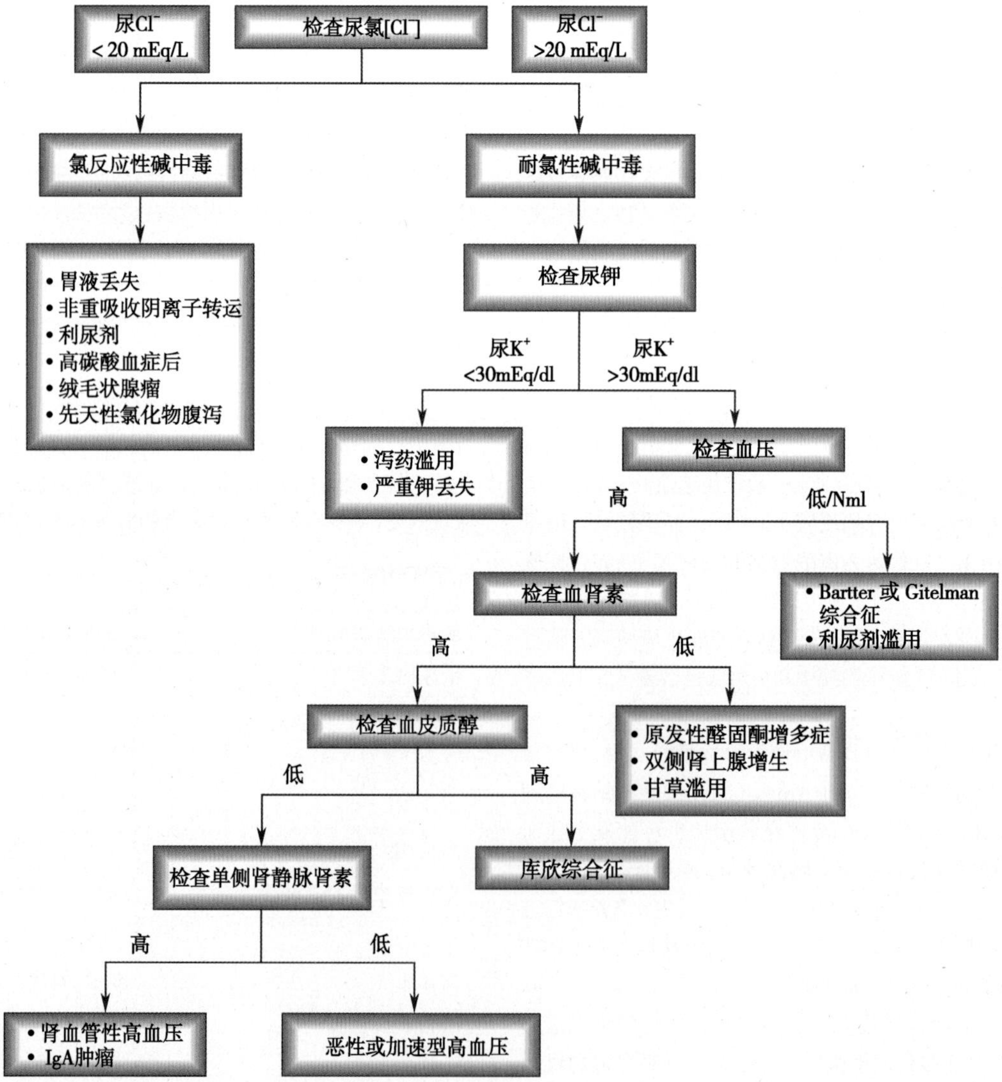

图 104-3 代谢性碱中毒的检查流程。（资料来源：DuBose TD Jr. Acid-base disorders. In：Brenner BM，editor. Brenner and Rector's the kidney. 8th ed. Philadelphia：Saunders；2008.）

剂的缘故。然而，用 0.9% 生理盐水治疗通常不利于这些患者。在这种情况下输入生理盐水将增加液体滞留和水肿，碱中毒不会得到纠正，因为大量的钠重吸收将减少过量碳酸氢盐的排泄。这些患者常伴有 K^+ 缺乏，而氯化钾可能通过增加血清 K^+ 浓度来改善碱中毒。对于这些患者，可能需要使用诸如阿米洛利和（或）醛固酮拮抗剂如螺内酯等保钾的利尿剂。

常规疗法如扩容或补 K^+ 无法纠正代谢性碱中毒的情况下，可以考虑使用肾脏替代治疗[80]。在这种情况下，使用较低碳酸氢盐浓度的透析可以快速改善碱中毒；当然，即使使用标准碳酸氢盐浓度也是有效的，因为患者的血清碳酸氢盐水平通常高于透析液碳酸氢盐浓度。CRRT 还可用于治疗代谢性碱中毒，但应注意 CRRT 透析液组成，因为透析液中的碱，如碳酸氢盐、柠檬酸盐或乳酸盐可能会增加血清碳酸氢盐浓度[81]。

对常规静脉输液无效的症状严重的患者和电解质紊乱的患者可以使用盐酸（Hydrochloric acid，HCl）治疗代谢性碱中毒。动脉的 pH 通常高于 7.55，并且可能存在癫痫发作、感觉改变或心血管并发症的证据。应通过中心静脉导管给予稀释过的 HCl（0.1N），保持导管完整性，并对周围组织进行保护，以避免酸外渗引发的并发症，这可能会导致组织坏死[82, 83]。溶血也可能使 HCl 的治疗复杂化。HCl 的滴定治疗是有挑战的，其治疗的目标是将动脉 pH 降低到大约 7.5，而不是使 pH 达到正常。

酸碱失衡的诊断

必须使用系统的方法确定是否存在酸碱失衡或哪种酸碱失衡[84]。准确解读酸碱平衡需要同时测量动脉 pH 和血浆电解质。动脉血气（arterial blood gas，ABG）试验直接测量动脉 pH 和 $PaCO_2$。使用 Henderson-Hasselbalch 方程计算 ABG 试验中的碳酸氢盐浓度，而碳酸氢盐浓度用离子选择电极直接测量为“总 CO_2”。ABG 报告中的计算 HCO_3^- 值同测量之间的差值应该在 2mEq/L 或 3mEq/L 之内。这些值的差异表明样品不是同时获得的或者是实验室误差。酸碱失衡的原因是通过结合临床的情况下检查 pH、PCO_2 和血浆电解质（主要是血浆碳酸氢盐）来确定的。分析包括鉴定可能的显性酸碱紊乱，然后评估补偿性反应。分部诊断酸碱失衡的方法如下，在框 104-7 中进行了总结[5, 6]。

对酸碱失衡的初步筛查需要获得详细的病史并进行体检。病史和体格检查通常可以强烈提示酸碱失衡的存在。利尿剂或呕吐的病史表明代谢性碱中毒。腹泻、酒精中毒或糖尿病的病史提示代谢性酸中毒。体格检查发现肝病红斑可表明存在呼吸性碱中毒，而血液浓缩的表现提示代谢性碱中毒。Kussmaul 呼吸常常与 DKA 和严重代谢性酸中毒有关。可以影响酸碱平衡的药物（例如泻药、利尿剂、托吡酯或二甲双胍）以及可能与酸碱失衡相关的中毒征兆，应予以考虑。

酸碱分析的第一步是通过检查动脉的 pH 来确定患者是否患有酸血症或碱血症。如果存在酸血症，则存在酸中毒；类似地，如果存在碱血症，则存在碱中毒。第二步是通过检测 $PaCO_2$ 和血浆碳酸氢盐浓度来确定 pH（酸血症或碱血症）的偏差是否是由于原发性呼吸或代谢紊乱引起的。在酸血症中，低血浆碳酸氢盐浓度表示原发性代谢性酸中毒，而 $PaCO_2$ 升高则表示原发性呼吸性酸中毒。同样，在碱血症中，血浆碳酸氢盐浓度升高表示原发性代谢性碱中毒，而 $PaCO_2$ 低则表示原发呼吸性碱中毒。如果从步骤 2 出现原发性呼吸障碍，则第三步是用表 104-1 中列出的公式比较 pH 和 $PaCO_2$ 来评估它是急性还是慢性[6]。如果没有原发性呼吸障碍，则跳过步骤 3。

第四步是计算血清 AG。如果原发性代谢性酸中毒从第 2 步出现，血清 AG 被用来诊断高 AG 代谢性酸中毒。低白蛋白血症时应校正 AG。即使代谢性酸中毒不存在或 pH 和 $PaCO_2$ 在正常范围内，也应始终计算血清 AG，因为混合性酸碱失衡时 pH、$PaCO_2$ 和血浆碳酸氢盐浓度均可能是正常的，这在高 AG 代谢性酸中毒和并发代谢性碱中毒时可能发生。

框 104-7　分步诊断酸碱失衡

最初筛选

通过获取病史和体格检查来分析病情

同时获得动脉血气（ABG）和电解质结果

比较 ABG 与静脉电解质的碳酸氢盐，以确保计算的 ABG 上的碳酸氢盐同测量的碳酸氢盐的差值在 2～3mEq/L

步骤

1. 检查 pH 确定患者是否存在酸血症或碱血症
2. 观察 PCO_2，HCO_3^- 确定原发是呼吸性的还是代谢性的

酸血症 → ↓ HCO_3 → 代谢性酸中毒
酸血症 → ↑ $PaCO_2$ → 呼吸性酸中毒
碱血症 → ↓ HCO_3 → 代谢性碱中毒
碱血症 → ↑ $PaCO_2$ → 呼吸性碱中毒

1. 如果第 2 部存在原发性呼吸性紊乱，决定是急性的还是慢性的
2. 计算阴离子间隙
   阴离子间隙 $= Na^+ - (Cl^- + HCO_3^-)$
3. 如果第 2 步存在代谢性失衡或第 4 步高阴离子间隙，决定呼吸系统是否代偿充分
   a. 酸中毒时预期 $PaCO_2 = (1.5 \times HCO_3^-) + 8 \pm 2$
   b. 碱中毒时预期 $PaCO_2 = 40 + 0.7 \times (HCO_3^-\text{测值} - HCO_3^-\text{正常值}) \pm 5$
4. 如果阴离子间隙升高，然后计算 Delta Delta 比率（△/△），评估其他并发的酸碱失衡
   a. △/△比较阴离子间隙的变化与碳酸氢盐的变化
   b. 如果比率在 1 和 2 之间，则存在单纯阴离子间隙升高性酸中毒
   c. 如果 <1，则同时存在正常阴离子间隙酸中毒
   d. 如果 >2，则同时存在代谢性碱中毒或代偿的慢性呼吸性酸中毒

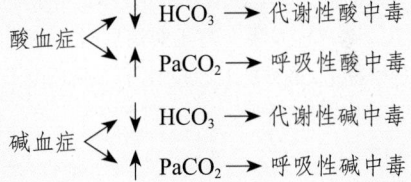

如果存在高 AG，要考虑进行鉴别病因的辅助试验，包括血浆和尿酮用于酮症酸中毒，血肌酐用于肾衰竭，血浆 L- 乳酸用于乳酸中毒，血浆渗透压用于计算渗透压间隙和评估有毒酒精摄入。如果怀疑乙二醇，则进行尿液显微镜检查。如果原发性代谢性酸中毒是非 AG 代谢性酸中毒（血浆碳酸氢盐浓度低而 AG 不升高），UAG 可以帮助区分 GI 与肾脏病因[85, 86]。

如果从步骤 2 或步骤 4 出现代谢紊乱，第五步是确定呼吸系统是否充分代偿。在代谢性酸中毒中，应使用 Western 公式计算出该酸中毒程度下的预期 $PaCO_2$。如果测得的 $PaCO_2$ 高于所计算的预期 $PaCO_2$，那么伴随的呼吸酸中毒是存在的。如果测得的 $PaCO_2$ 低于预期的 $PaCO_2$，则存在呼吸性碱中毒。在代谢性碱中毒中，正常的呼吸反应是不可预测的。然而，一般情况下，合适地代偿代谢性碱中毒 $PaCO_2$ 应在 40～50mmHg。[6]

如果步骤 4 出现高 AG 代谢性酸中毒，最后一步是通过比较血清 AG 的变化和血浆碳酸氢盐的变化来确定是否存在同时发生的代谢紊乱（如非 AG 代谢性酸中毒或代谢性碱中毒）。这是为了评估 AG 产生过程对实际酸中毒的贡献程度。这种测量称为 Delta Delta 比率[84]：

$$\Delta/\Delta \text{ 比率} = \Delta AG/\Delta HCO_3^- = (AG-12)/(24-HCO_3^-)$$

如果代谢紊乱仅仅是由于升高的 AG，HCO_3^- 减少的量应该同 AG 增加的相同。Δ/Δ 比率在 1 和 2 之间通常表示不复杂的高 AG 代谢性酸中毒。比值高于 2 通常表示 HCO_3^- 的降低低于预期，因为 AG 的变化和同时存在代谢性碱中毒。合并高 AG 代谢性酸中毒和代谢性碱中毒的例子是 DKA 时呕吐导致的血液浓缩。比值小于 1 表明 HCO_3^- 水平的下降比预期的要大，因为 AG 增加及因此并发的非 AG 代谢性酸中毒。这可能发生在严重腹泻同时并发乳酸酸中毒时。在这种情况下，额外的 HCO_3^- 水平下降是由于进一步缓冲的酸对 AG 没有贡献[84]。

总结

酸碱失衡在 ICU 是常见的，需要在所有危重患者中进行评估。临床医生必须能够准确地判读酸碱状态，以便迅速识别紊乱，并给予适当的干预措施，以防止由于酸碱失衡引发威胁生命的并发症。

知识点

1. 代谢和混合性酸碱紊乱在 ICU 患者中很常见，需要早期发现，寻找潜在的病因并开始适当的治疗以防止潜在的致命并发症。
2. 代谢性酸中毒可分为高或正常阴离子间隙（AG）酸中毒。高 AG 酸中毒病因常是乳酸酸中毒、酮症酸中毒、食物中毒或肾衰竭；非 AG 酸中毒主要是由于胃肠道（GI）或肾碳酸氢盐丢失。鉴别高 AG 酸中毒原因的实验室检验包括血浆和尿酮、血浆肌酐、血浆 L- 乳酸、血浆渗透压和渗透压间隙，以及尿晶体显微镜检查。尿 AG 可帮助区分非 AG 酸中毒的原因。
3. ICU 中应该计算血清 AG，因为显著升高的血清 AG 代表代谢性酸中毒，与 pH 或血浆碳酸氢盐无关。低白蛋白血症必须校正血清 AG。
4. 原发性代谢性酸中毒的代偿是由 Western 公式确定的。计算 Δ-Δ 间隙以识别并发的代谢紊乱。
5. 代谢性酸中毒的治疗包括治疗原发病。碱治疗常用于非 AG 酸中毒治疗，但少用于高 AG 代谢性酸中毒，除非动脉血 pH<7.15 或水杨酸盐中毒。
6. 代谢性碱中毒可由酸丢失或碳酸氢盐增加引起，并由肾脏重吸收碳酸氢盐的相关机制维持，包括细胞外液浓缩、氯离子耗竭、低钾血症和盐皮质激素活性增加。
7. 代谢性碱中毒最常见的是容量衰竭，原因是上消化道丢失氯化氢（反复呕吐或鼻肠管吸引）或利尿剂使用导致肾丢失 H^+。
8. 代谢性碱中毒的评估开始于尿氯化物的测量和细胞外容量状态的判断。代谢性碱中毒涉及氯的损失或过量分泌，称为氯反应。
9. 原发性代谢性碱中毒的代偿性估计通过 $PaCO_2$ 增加 $= 0.75 \times \triangle HCO_3^-$。
10. 代谢性碱中毒的治疗包括通过静脉注射 0.9% 生理盐水治疗氯反应性代谢性碱中毒，纠正耐氯代谢性碱中毒患者的盐皮质激素过多和原发性醛固酮增多症。

（李彦波　刘于红 译，张丽娜 审校）

参考文献

1. Rastegar A. Clinical utility of Stewart's method in diagnosis and management of acid-base disorders. Clin J Am Soc Nephrol 2009;4:1267-74.
2. Rose BD, Post TW. Acid-base physiology. In: Clinical Physiology of Acid-Base and Electrolyte Disorders, 5th ed. New York: McGraw-Hill; 2001. p.299-324.
3. Rose BD, Post TW. Regulation of acid-base balance. In: Clinical Physiology of Acid-Base and Electrolyte Disorders, 5th ed. New York: McGraw-Hill; 2001. p.325-371.
4. Rose BD, Post TW. Metabolic acidosis. In: Clinical Physiology of Acid-Base and Electrolyte Disorders, 5th ed. New York: McGraw-Hill; 2001. p.578-646.
5. Narins RG, Emmett M. Simple and mixed acid-base disorders: a practical approach. Medicine (Baltimore) 1980;59:161-87.
6. Adrogué HJ, Madias NE. Secondary responses to altered acid-base status: the rules of engagement. J Am Soc Nephrol 2010;21:920-3.
7. Albert MS, Dell RB, Winters RW. Quantitative displacement of acid-base equilibrium in metabolic acidosis. Ann Intern Med 1967;66:312-22.
8. Javaheri S, Shore NS, Rose B, et al. Compensatory hypoventilation in metabolic alkalosis. Chest 1982;81:296-301.
9. Kraut JA, Madias NE. Treatment of acute metabolic acidosis: a pathophysiologic approach. Nat Rev Nephrol 2012;8:589-601.
10. Kraut JA, Nagami GT. The serum anion gap in the evaluation of acid-base disorders: what are its limitations and can its effectiveness be improved? Clin J Am Soc Nephrol 2013;8:2018-24.
11. Kraut JA, Madias NE. Serum anion gap: its uses and limitations in clinical medicine. Clin J Am Soc Nephrol 2007;2:162-74.
12. Gunnerson KJ, Saul M, He S, et al. Lactate versus non-lactate metabolic acidosis: a retrospective outcome evaluation of critically ill patients. Crit Care 2006;10:R22-32.
13. Nichol AD, Egi M, Pettila V, et al. Relative hyperlactatemia and hospital mortality in critically ill patients: a retrospective multi-centre study. Crit Care 2010;14:R25.
14. Iberti TJ, Leibowitz AB, Papadakos PJ, et al. Low sensitivity of the anion gap as a screen to detect hyperlactatemia in critically ill patients. Crit Care Med 1990;18:275-7.
15. Jansen TC, van Bommel J, Schoonderbeek FJ, et al. Early lactate-guided therapy in intensive care unit patients: a multicenter, open-label, randomized controlled trial. Am J Respir Crit Care Med 2010;182:752-61.
16. Vernon C, Letourneau JL. Lactic acidosis: recognition, kinetics, and associated prognosis. Crit Care Clin 2010;26:255-83.
17. Stacpoole PW, Wright EC, Baumgartner TG, et al. Natural history and course of acquired lactic

acidosis in adults. DCA-Lactic Acidosis Study Group. Am J Med 1994;97:47-54.

18. Levy B. Lactate and shock state: the metabolic view. Curr Opin Crit Care 2006;12:315-21.
19. Gladden LB. Lactate metabolism: a new paradigm for the third millennium. J Physiol 2004; 558:5-30.
20. Levraut J, Ciebiera JP, Chave S, et al. Mild hyperlactatemia in stable septic patients is due to impaired lactate clearance rather than overproduction. Am J Respir Crit Care Med 1998;157:1021-6.
21. Kellum JA, Kramer DJ, Lee K, et al. Release of lactate by the lung in acute lung injury. Chest 1997;111:1301-5.
22. Vary TC, Hazen S. Sepsis alters pyruvate dehydrogenase kinase activity in skeletal muscle. Mol Cell Biochem 1999;198:113-8.
23. Chrusch C, Bands C, Bose D, et al. Impaired hepatic extraction and increased splanchnic production contribute to lactic acidosis in canine sepsis. Am J Respir Crit Care Med 2000;161:517-26.
24. Stacpoole PW, Harman EM, Curry SH, et al. Treatment of lactic acidosis with dichloroacetate. N Engl J Med 1983;309:390-6.
25. Stacpoole PW, Nagaraja NV, Hutson AD. Efficacy of dichloroacetate as a lactate lowering drug. J Clin Pharmacol 2003;43:683-91.
26. Graf H, Leach W, Arieff AI. Evidence for a detrimental effect of bicarbonate therapy in hypoxic lactic acidosis. Science 1985;227:754-6.
27. Cerdá J, Tolwani AJ, Warnock DG. Critical care nephrology: management of acid-base disorders with CRRT. Kidney Int 2012;82:9-18.
28. Park R, Arieff AI. Treatment of lactic acidosis with dichloroacetate in dogs. J Clin Invest 1982;70:85362.
29. Klepper ID, Kucera RF, Kindig NB, et al. A comparative study of sodium bicarbonate and carbicarb in the treatment of metabolic acidosis induced by hemorrhagic shock. J Crit Care 1988;3:256-61.
30. Rhee KH, Toro LO, McDonald GG, et al. Carbicarb, sodium bicarbonate, and sodium chloride in hypoxic lactic acidosis. Effect on arterial blood gases, lactate concentrations, hemodynamic variables, and myocardial intracellular pH. Chest 1993;104:913-8.
31. Leung JM, Landow L, Franks M, et al. Safety and efficacy of intravenous Carbicarb in patients undergoing surgery: comparison with sodium bicarbonate in the treatment of mild metabolic acidosis. SPI Research Group. Study of Perioperative Ischemia. Crit Care Med 1994;22:1540-9.
32. Stacpoole PW, Wright EC, Baumgartner TG, et al. A controlled clinical trial of dichloroacetate for treatment of lactic acidosis in adults. The Dichloroacetate-Lactic Acidosis Study Group. N Engl J Med 1992;327:1564-9.
33. Stolberg L, Rolfe R, Gitlin N, et al. D-Lactic acidosis due to abnormal gut flora: diagnosis and treatment of two cases. N Engl J Med 1982;306:1344-8.
34. Halperin ML, Kamel KS. D-lactic acidosis: turning sugar into acids in the gastrointestinal tract. Kidney Int 1996;49:1-8.
35. Uribarri J, Oh MS, Carroll HJ. D-lactic acidosis. A review of clinical presentation, biochemical features, and pathophysiologic mechanisms. Medicine (Baltimore) 1998;77:73-82.
36. Jorens PG, Demey HE, Schepens PJ, et al. Unusual D-lactic acid acidosis from propylene glycol metabolism in overdose. J Toxicol Clin Toxicol 2004;42:163-9.
37. Lu J, Zello GA, Randell E, et al. Closing the anion gap: contribution of D-lactate to diabetic ketoacidosis. Clin Chim Acta 2011;412:286-91.
38. Maletkovic J, Drexler A. Diabetic ketoacidosis and hyperglycemic hyperosmolar state. Endocrinol Metab Clin North Am 2013;42:677-95.
39. Rose BD, Post TW. Hyperosmolal states – hyperglycemia. In: Clinical Physiology of Acid-Base and Electrolyte Disorders, 5th ed. New York: McGraw-Hill; 2001. p.794-822.
40. Gosmanov AR, Gosmanova EO, Dillard-Cannon E. Management of adult diabetic ketoacidosis. Diabetes Metab Syndr Obes 2014;7:255-64.
41. Wrenn KD, Slovis CM, Minion GE, et al. The syndrome of alcoholic ketoacidosis. Am J Med 1991;91:119-28.
42. Jenkins DW, Eckle RE, Craig JW. Alcoholic ketoacidosis. JAMA 1971;217:177-83.
43. Palmer JP. Alcoholic ketoacidosis: clinical and laboratory presentation, pathophysiology and treatment. Clin Endocrinol Metab 1983;12:381-9.
44. Cahill GF Jr. Fuel metabolism in starvation. Annu Rev Nutr 2006;26:1-22.
45. Owen OE, Caprio S, Reichard GA Jr, et al. Ketosis of starvation: a revisit and new perspectives. Clin Endocrinol Metab 1983;12:359-79.
46. Kraut JA, Kurtz I. Toxic alcohol ingestions: clinical features, diagnosis, and management. Clin J Am Soc Nephrol 2008;3:208-25.
47. Kruse JA. Methanol and ethylene glycol intoxication. Crit Care Clin 2012;28:661-711.
48. Pearlman BL, Gambhir R. Salicylate intoxication: a clinical review. Postgrad Med 2009;121:162-8.
49. Proudfoot AT, Krenzelok EP, Vale JA. Position Paper on urine alkalinization. J Toxicol Clin Toxicol 2004;42:1-26.
50. Humphreys BD, Forman JP, Zandi-Nejad K, et al. Acetaminophen-induced anion gap metabolic acidosis and 5-oxoprolinuria (pyroglutamic aciduria) acquired in hospital. Am J Kidney Dis 2005; 46:143-6.
51. Dempsey GA, Lyall HJ, Corke CF, Scheinkestel CD. Pyroglutamic acidemia: a cause of high anion gap metabolic acidosis. Crit Care Med 2000;28:1803-7.
52. Fenves AZ, Kirkpatrick HM 3rd, Patel VV, et al. Increased anion gap metabolic acidosis as a result of 5-oxoproline (pyroglutamic acid): a role for acetaminophen. Clin J Am Soc Nephrol 2006;1: 441-7.
53. Wallia R, Greenberg A, Piraino B, et al. Serum electrolyte patterns in end-stage renal disease. Am J Kidney Dis 1986;8:98-104.
54. Kovesdy CP. Metabolic acidosis and kidney disease: does bicarbonate therapy slow the progression of CKD? Nephrol Dial Transplant 2012;27:3056-62.
55. Kraut JA, Madias NE. Differential diagnosis of nongap metabolic acidosis: value of a systematic approach. Clin J Am So Nephrol 2012;7:671-9.
56. Halperin ML, Kamel KS. Some observations on the clinical approach to metabolic acidosis. J Am Soc Nephrol 2010;21:894-7.
57. Batlle DC, von Riotte A, Schlueter W. Urinary sodium in the evaluation of hyperchloremic metabolic acidosis. N Engl J Med 1987;316:140-4.
58. Soriano JR. Renal tubular acidosis: the clinical entity. J Am Soc Nephrol 2002;13:2160-70.
59. Rose BD, Post TW. Hyperkalemia. In: Clinical Physiology of Acid-Base and Electrolyte Disorders, 5th ed. New York: McGraw-Hill; 2001. p.888-930.
60. Choi MJ, Ziyadeh FN. The utility of the transtubular potassium gradient in the evaluation of hyperkalemia. J Am Soc Nephrol 2008;19:424-6.
61. Garella S, Chang BS, Kahn SI. Dilution acidosis and contraction alkalosis: review of a concept. Kidney Int 1975;8:279-83.
62. Rose BD, Post TW. Metabolic alkalosis. In: Clinical Physiology of Acid-Base and Electrolyte Disorders, 5th ed. New York: McGraw-Hill; 2001. p.551-577.
63. Galla JH. Metabolic alkalosis. J Am Soc Nephrol 2000;11:369-75.
64. Khanna A, Kurtzman NA. Metabolic alkalosis. J Nephrol 2006;19:S86-96.
65. Luke RG, Galla JH. It is chloride depletion alkalosis, not contraction alkalosis. J Am Soc Nephrol 2012;23:204-7.
66. Koch SM, Taylor RW. Chloride ion in intensive care medicine. Crit Care Med 1992;20:227-40.
67. Seldin DW, Rector FC Jr. Symposium on acid-base homeostasis. The generation and maintenance of metabolic alkalosis. Kidney Int 1972;1:306-21.
68. Gennari FJ, Weise WJ. Acid-base disturbances in gastrointestinal diseases. Clin J Am Soc Nephrol 2008;3:1861-8.
69. Perez GO, Oster JR, Rogers A. Acid-base disturbances in gastrointestinal diseases. Dig Dis Sci 1987;32:1033-43.
70. Jain G, Ong S, Warnock DG. Genetic disorders of potassium homeostasis. Semin Nephrol 2013;33: 300-9.
71. Seyberth HW, Schlingmann KP. Bartter- and Gitelman-like syndromes: salt-losing tubulopathies with loop or DCT defects. Pediatr Nephrol 2011;10:1789-802.
72. Nakhoul F, Nakhoul N, Dorman E, et al. Gitelman's syndrome: a pathophysiological and clinical update. Endocrine 2012;41:53-7.
73. Polak A, Haynie GD, Hays RM, et al. Effects of chronic hypercapnia on electrolyte and acid-base equilibrium. I. Adaptation. J Clin Invest 1961;40:1223-37.
74. Javaheri S, Kazemi H. Metabolic alkalosis and hypoventilation in humans. Am Rev Respir Dis 1987;136:1011-6.
75. Schwartz WB, Hays RM, Polak A, et al. Effects of chronic hypercapnia on electrolyte and acid-base equilibrium. II. Recovery, with special reference to the influence of chloride intake. J Clin Invest 1961;40:1238-49.
76. Khosla N, Hogan D. Mineralocorticoid hypertension and hypokalemia. Semin Nephrol 2006;26:434-40.
77. Tolwani A, Wille KM. Advances in continuous renal replacement therapy: citrate anticoagulation update. Blood Purif 2012;34:88-93.
78. Kirsch BM, Sunder-Plassmann G, Schwarz C. Metabolic alkalosis in a hemodialysis patient–successful treatment with a proton pump inhibitor. Clin Nephrol 2006;66:391-4.
79. Barton CH, Vaziri ND, Ness RL, et al. Cimetidine in the management of metabolic alkalosis induced by nasogastric drainage. Arch Surg 1979;114:70-4.
80. Fall P, Szerlip HM. Continuous renal replacement therapy: cause and treatment of electrolyte complications. Semin Dial 2010;23:581-5.
81. Morabito S, Pistolesi V, Tritapepe L, et al. Continuous veno-venous hemofiltration using a phosphate-containing replacement fluid in the setting of regional citrate anticoagulation. Int J Artif Organs 2013;36:845-52.
82. Kwun KB, Boucherit T, Wong J, et al. Treatment of metabolic alkalosis with intravenous infusion of concentrated hydrochloric acid. Am J Surg 1983;146:328-30.
83. Knutsen OH. New method for administration of hydrochloric acid in metabolic alkalosis. Lancet 1983;1:953-6.
84. Berend K, de Vries AP, Gans RO. Physiological approach to assessment of acid-base disturbances. N Engl J Med 2014;371:1434-45.
85. Emmett M, Narins RG. Clinical use of the anion gap. Medicine (Baltimore) 1977;56:38-54.
86. Goodkin DA, Krishna GG, Narins RG. The role of the anion gap in detecting and managing mixed metabolic acid-base disorders. Clin Endocrinol Metab 1984;13:333-49.

105

水 代 谢

Elchanan Fried and Charles Weissman

水是人体内最丰富的成分。如果不能摄入充足的淡水，人类仅能存活几天。摄入的水和内源性产生的水必须适当排泄，以维持动态平衡。在人体内，水具有很多功能：细胞内、血管内、血管外基本物质的载体；身体冷却剂；润滑剂；代谢反应的反应物和产物以及缓冲剂（比如大脑周围的脑脊液）。在危重症患者中，水代谢和水平衡面临着特殊的挑战。患者会因体内水的平衡紊乱而被收入重症监护室（intensive care unit，ICU），需要通过 ICU 治疗进行干预。

水占人体平均体重的 50%～67%。因为脂肪中含水量较低，而女性脂肪含量通常较高，因此，女性体内水的比重（52%～54%）低于男性（60%）。水的比重在老年人和肥胖者中较低。一位 70kg 男性体内约有 40L 水：约 25～27L 在细胞内，约 7L 在细胞外，约 4L 在血管内。尽管一些水是以水合物形式存在，但液态水在体内最常见。低血容量和高血容量严重威胁生命。因此，机体要在非常窄的范围内维持液体量和渗透压的平衡。

水的摄入与产生

水通过胃肠道摄入或者通过静脉（或者骨间隙）注射。水的摄入由口渴调节，正常情况下人体可充分自我调节水的摄入，口渴只是偶尔激活。口渴也会因咸的食物、炎热的天气和运动而激活。后两者会导致出汗及呼吸道水分丢失增加。男性每天约 3L 水，女性每天约 2.2L 水方可保证足够的水摄入。

口渴　口渴对防止低血容量非常重要。机体水量减少 2%～3% 会引起低血容量性口渴。渗透压大于 290mOsm/kg 会出现高渗性口渴。低血压和出血也会刺激口渴。外周和中枢机制对这些生理紊乱进行检测并作出反应，引导机体寻找并摄取适当的液体及液体量。饮水会刺激口咽部感受器，使下丘脑输入以终止口渴的感觉。血浆张力降低口渴感会消失，以防止水分过多摄入。口渴感受作用强大，如果正常机体能够获得水，就不会产生高钠血症。不能发现、觉察、反应、需求或喝足够的水会导致严重的疾病甚至致死。例如在麻醉和危重症期间，患者不能自我调节水摄入，完全依靠看护者预防和治疗水的紊乱。

老年人肾功能下降、存在身体和认知问题、渴觉迟钝以及合并使用多种药物增加了脱水风险。肾脏保钠能力下降（肾小管功能的改变、心房钠尿肽分泌较多、肾素 - 血管紧张素 - 醛固酮分泌下降）、肾脏水排泄减少（肾脏血流量下降、肾小球滤过率以及远端肾小管稀释功能下降，肾脏被动再吸收和 ADH 分泌增加）以及营养不良造成的溶质输送减少限制了自由水的排泄。在伴随多发病的老年人中，观察到失水性脱水的发病率高达 30%[1]。一项正电子发射断层扫描研究显示，对高渗透压反应时出现了年龄相关的中枢神经系统饱食模式改变，此改变与水化不足有关[2]。但相矛盾的是，心力衰竭恶化的老年患者口渴感会增加[3]。

代谢水的产生　水是营养物质氧化最主要的终产物（表 105-1）。每摩尔的脂肪比每摩尔的葡萄糖每千卡产生更多的水分（129vs36），但总的来说，有氧运动中的氧化碳水化合物比脂肪多提供了约 15% 的水。代谢越快，产生的水越多[4]。

水丢失

水通过多种途径丢失，主要通过肾脏，尿量和尿组成成分取决于水化的状态和渗透压负荷。粪便水的丢失通常较少，排汗会造成水分大量丢失。

肾脏功能　肾脏功能是防止水平衡紊乱的主要机制，通过在很宽的范围内（50～1 200mOsm）改变尿液渗透压，维持血浆渗透压在一个窄的范围内。浓缩尿通过产生渗透梯度而形成，从皮髓质外侧向内髓质乳头部逐渐升高[5]。当机体必须要清除过多水时，尿液被稀释低至 50mOsm。

随着年龄增长，最大尿浓缩能力降低。与年轻人相比，年龄在 60～79 岁的人最大尿渗透压会降低约 20%，保存溶质能力下降约 50%，最小尿流率增加 100%[6]。

非显性失水　非显性失水包括经皮肤扩散、无溶质水的蒸发和呼吸道蒸发水的丢失。非体力劳动的成年人，每天产生非显性失水共约 800ml，皮肤和呼吸道失水量均等。运动会增加呼吸道水分丢失，以至于活跃的成年人失水高达 50ml/h[7]。老年人经皮肤失水会减少。发热患者，非显性失水会增加 4～6 倍。

呼吸道水分的丢失受到许多因素影响（见表 105-1）。正常情况下，张口呼吸水丢失比鼻呼吸多 42%。冷暴露增加了潮湿和温暖气体的需求，增加了水分的丢失。睡觉时使用保温、保湿面膜会减少这些丢失。危重患者，快速的自主呼吸频率增加了呼吸道水分丢失，而气管内插管不经过自然加温、加湿的机制，需要人工加湿和加温气体[8]。

出汗 出汗主要是一种体温调节机制，它也在心理应激反应中出现（见表 105-1）。出汗包括由位于全身身体表面的小汗腺分泌富含水的液体以及位于腋下、乳房、会阴和生殖器的大汗腺分泌含蛋白质、脂质和类固醇的汗液[9]。体温调节出汗主要涉及对内在因素（发热、运动）和外在刺激（环境温度升高）发生反应的小汗腺分泌[10]。剧烈运动期间，成人最大出汗速率可达 2～4L/h。

水平衡的调节

水平衡的调节涉及中枢和外周的容量感受器及渗透压感受器，给大脑和其他器官提供神经输入，会触发级联的内分泌和局部反应。

抗利尿激素（antidiuretic hormone，ADH）/**精氨酸血管升压素**（arginine vasopressin，AVP） ADH 是一种肽，由下丘脑的室旁核和视上核神经元产生，作为血管升压素、神经垂体后叶激素运载蛋白Ⅱ以及和肽素的激素原。含有渗透压感受器的神经元与激素原神经分泌细胞有兴奋性突触。ADH，由神经垂体后叶激素运载蛋白Ⅱ运载，经过垂体束（漏斗）轴突运送到垂体后叶储存，并分泌到循环中。

血管紧张素Ⅱ以及心房牵张敏感低压或血管容积压力感受器检测到的血容量降低也刺激 ADH 的产生和分泌。血容量降低 5%～10% 对于 ADH 大量释放是必要的。颈动脉窦和主动脉弓压力感受器检测到血压下降 10%，也会促使 ADH 分泌。和肽素，是激素原的 C 端片段，比 ADH 稳定。和肽素的血浆浓度常用来替代 ADH 的血浆浓度。

ADH 水平增加远端肾小管和集合管的渗透性，从而增加水的重吸收，导致较高的尿液渗透压并减少肾脏对水的排泄。ADH 与肾上皮细胞中血管升压素Ⅱ受体结合。这些 G 蛋白偶联受体激活腺苷酸环化酶，将三磷酸腺苷（adenosine triphosphate，ATP）转化为环磷酸腺苷（cyclic AMP，cAMP），增多的 cAMP 增加水孔蛋白 -2 的转录，使集合管细胞中的水孔蛋白 -2 增多，激活水孔蛋白 -2 水通道与远端小管和集合管肾上皮细胞的顶端膜的融合，使水沿渗透梯度进入肾单位。水孔蛋白 -3 位于肾单位的对侧，使水分离开肾单位后重吸收入血。ADH 也上调水孔蛋白 -3。

cAMP 也会激活蛋白激酶 A，使蛋白磷酸化（水孔蛋白 -2 和对噻嗪类敏感的氯化钠协同转运体），上调尿转运蛋白表达，因而增加肾集合管的尿渗透压。这也在经过髓袢升支时增加对钠的重吸收。这两种效应进一步增强了远端肾小管和集合管对水分的重吸收能力。

肾素 - 血管紧张素 - 醛固酮系统（renin-angiotensin-aldosterone system，RAAS） RAAS 是由肾血流量改变而激活的激素系统。当肾血流量或血压降低，肾入球小动脉壁中的球旁细胞激活肾素原，肾素原裂解为肾素。肾素分泌至循环中，将血管紧张素原（一种由肝脏合成的 α2 球蛋白）转化为血管紧张素Ⅰ。雄激素、甲状腺激素、糖皮质激素可促进血

表 105-1 水与机体

水平衡

水平衡 =（摄入水 + 代谢水的产生）- 水丢失

每天约有 5%～10% 水经人体循环 1 次

人体水总量（估计）：儿童 = 0.6 ×（体重，kg）

成年男性 = 0.6 ×（体重，kg）

成年女性 = 0.5 ×（体重，kg）

推荐水摄入量

平均能耗（EE）和环境暴露 = 1.0ml/kcal EE[40]

增加运动、发汗和溶质负荷 = 1.5ml/kcal EE[40]

代谢水

通过内源性物质代谢（通常是氧化）产生的水

大约 250～350ml/d［3～4ml/（kg•d）］

例如：葡萄糖代谢：

$$C_6H_{12}O_6 + 6O_2 \rightarrow 6CO_2 + 6H_2O$$

代谢产生约 110g 水 /100g 脂质，代谢产生 41g 水 /100g 蛋白质，代谢产生 55g 水 /100g 淀粉，释放约 3g 水 /1g 代谢糖原

水丢失

呼吸道水分丢失（250～350ml/d）受吸入空气温度和湿度影响

尿液流失取决于水和溶质摄入

非显性失水——皮肤和呼吸系统 = 0.7L/d

粪便失水——0.1L/d

出汗——0.1L/d

疾病相关的失水——例如，鼻胃管引流，呕吐，腹泻

水和热量的丢失

热量交换 = 辐射 ± 传导 ± 对流（± 蒸发）

通过辐射、传导和对流加上内生的体热获得热量

通过辐射、传导、对流和蒸发丢失热量

汗液蒸发

正常皮肤温度水气化的热量 = 580cal/m

580cal/g = 580g 水冷却 1℃的热损失

蒸发率的影响因素如下：

- 空气和水界面水温
- 空气温度
- 周围空气的湿度——高湿度降低蒸发率
- 空气和水界面面积
- 水中的化学成分——随着含盐量增加气化率降低
- 风速
- 滴落或擦掉的汗水不会有助于降温
- 烧伤患者通过开放性伤口的蒸发会丢失太多水分和热量。因此，他们应该在温暖潮湿的环境中接受治疗，并覆盖创面

管紧张素原的产生。也有证据显示，细胞因子（例如，γ干扰素）也会诱导血管紧张素的产生，这是脓毒症期间维持血压的可能机制[11]。

之后，血管紧张素Ⅰ通过血管紧张素转化酶（angiotensin-converting enzyme，ACE）转化为血管紧张素Ⅱ。ACE是一种糖蛋白，主要存在于肺组织中，也可存在于内皮细胞和血浆中，它也会分解强效血管扩张剂缓解肽，提供另一种升高血压的机制。血管紧张素Ⅱ是一种强效的血管收缩剂，在收缩入球小动脉和出球小动脉的同时，升高血压并降低肾髓质血流量和肾小球滤过。这些改变增加了髓袢对钠、水的重吸收。氢离子的排出与碳酸氢盐的重吸收相耦联。血管紧张素Ⅱ的作用可归因于其可增强近端和远端小管 Na^+-H^+ 交换、基底膜 Na^+-HCO_3^- 离子协同转运、Na-K-ATP 酶的活性及远端小管上皮钠通道。血管紧张素Ⅱ也会刺激垂体后叶 ADH 的释放，进一步引起水潴留。

血管紧张素Ⅱ的主要作用是，通过激活位于肾脏、脑、心脏、血管及肾上腺皮质的 AT-1 受体。激活的受体与 G 蛋白耦联，活化磷脂酶 C 并生成甘油二酯和三磷酸肌醇。后者增加细胞内的 Ca^{2+} 浓度，激活细胞内的激酶（例如，蛋白激酶 C 和络氨酸激酶）。激活的 AT-1 受体也会激活腺苷酸环化酶。血管紧张素Ⅱ也会激活低亲和力的 AT-2 受体，导致产生与激活 AT-1 受体相反的效应。AT-2 受体通过增加一氧化氮产生、增强钠排泄和抑制肾素产生而降低血压[12]。后一种作用是一个反馈途径，旨在限制血管紧张素Ⅱ的进一步产生。

血管紧张素Ⅱ激活肾上腺皮质醛固酮合成酶，由去氧皮质酮合成醛固酮。醛固酮调节血压是通过与肾远端小管和集合管上皮细胞表面的盐皮质激素受体结合，增加了远端肾单位离子通道的表达和活性。通过上调和激活基底外侧 Na-K-ATP 酶泵，醛固酮增加肾小管对钠和水的重吸收以及氢离子和钾的排泄，增加体液量和血压。

内分泌 RAAS 系统由肾旁分泌、自分泌和胞内分泌活性的 RAAS 增强。肾内产生的血管紧张素原被局部肾素转化为血管紧张素Ⅰ，经 ACE 代谢为血管紧张素Ⅱ，经 ACE2 代谢变为血管紧张素Ⅰ～Ⅶ Ⅶ[13]。尽管大多数局部作用归因于血管紧张素Ⅱ作用于 AT-1 受体，但是血管紧张素Ⅰ～Ⅶ作用于 Mas 受体与血管紧张素Ⅱ/AT-1 的许多作用相抵消[13]，具有利尿、尿钠排泄、扩张肾血管等作用（图 105-1）。其他局部介质包括，通过 AT-1 受体起作用的血管紧张素Ⅲ（血管紧张素Ⅱ～Ⅷ）和通过 AT-4 受体起作用的血管紧张素Ⅳ[14]。肾内的血管紧张素Ⅳ可增加肾皮质的血流，降低钠转运。除了这些介质在细胞外调节以外，还有证据说明血管紧张素Ⅱ和血管紧张素Ⅰ～Ⅶ也存在于细胞内[15]。

利钠因子（肽） 利钠因子由肽类家族组成，参与体内水钠平衡，抵消 RAAS 的作用。ANP 由心房肌细胞对血容量升高引起的心房牵张反应时产生[16]，ANP 也会因对交感神经刺激（α 和 β 刺激）、血管紧张素Ⅱ和内皮素反应而分泌。心室、脑、肾上腺以及肾脏（作为自分泌 / 旁分泌因子）是 ANP 额外的合成部位。ANP 可减少循环的水和钠，减少心房牵张，最终降低血压。另一家族成员是脑钠肽（brain natriuretic peptide，BNP），如此命名是因为它首先在猪脑中发现，但在人体中主要由心脏对心肌细胞的过度舒张反应时产生。ANP 和 BNP 激素原的生物学上无活性的循环 N- 末端片段被当作生物标记物。

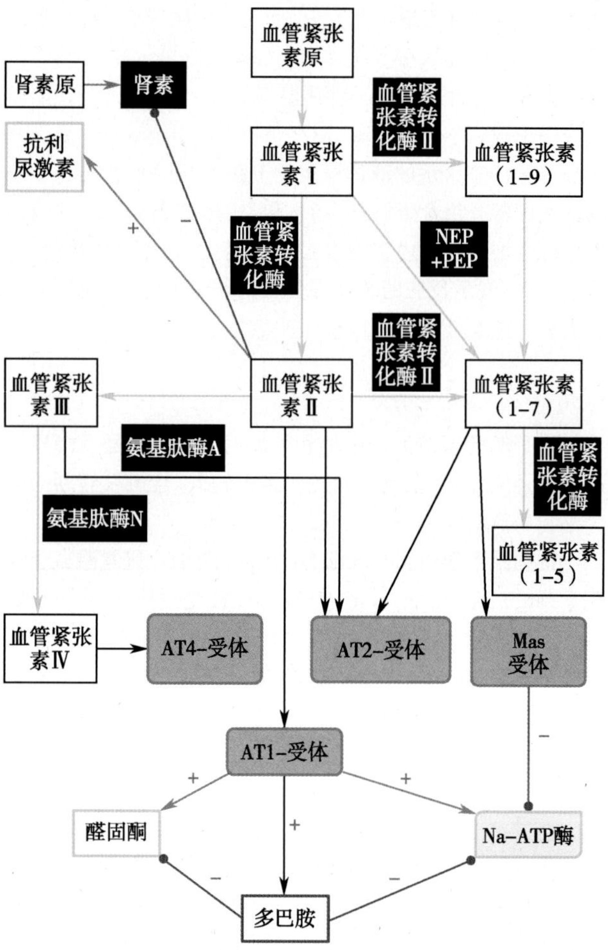

图 105-1 RAAS 系统及其与 ADH 和多巴胺之间的相互作用

ANP 和 BNP 可以增加肾小球滤过率，减少钠和水的重吸收，抑制肾素的释放以及抑制近端小管中血管紧张素Ⅱ的活性。利钠肽与 NPR-A 和 NPR-B 受体结合，NPR-A 和 NPR-B 受体是膜鸟苷酸环化酶，是产生环磷酸鸟苷（cyclic GMP，cGMP）的包含受体和酶的单一蛋白质[17]。cGMP 靶向 cGMP 依赖的蛋白激酶、cGMP 门控离子通道及 cGMP 调控的环核苷酸磷酸二酯酶。这些酶和通道的改变引起血管舒张、抑制髓质集合管对钠的重吸收并可通过扩张入球小动脉和收缩出球小动脉增加肾小球滤过率，从而导致肾小球毛细血管水压升高而增强超滤。ANP 比 BNP 能更有效地刺激 cGMP 的产生。ANP 引起的利尿和尿钠排泄，部分是通过集合管中 ADH 的 V2 受体介导作用。利钠肽——诱导水和钠排泄量的增加从而保护机体避免过度水合作用。在病理状态下，例如充血性心力衰竭，由于心脏不能充分排空，心房负荷过重会激活 ANP 和 BNP。

多巴胺 多巴胺在水平衡中的重要性尚不清楚，肾脏产量随着体积的扩大而增加，导致尿钠排泄和水丢失。多巴胺由循环中的左旋多巴经L-氨基酸脱羧酶在肾脏近端小管合成，增加肾小球滤过率并减少钠在近端小管和集合管的重吸收。多巴胺通过D1受体刺激cAMP产生并通过D1/D5受体异构体刺激磷脂酶C，抑制Na^+-K^+泵和Na^+-H^+交换体[3]。尽管D1受体起主要作用，D2样受体（D2、D3和D4）也可抑制Na^+-H^+交换体3。小窝蛋白1是一种膜支架蛋白，有助于组织D1受体信号通路和细胞内效应[18]。多巴胺也会减少醛固酮分泌[19]、抑制血管紧张素Ⅱ的抗尿钠排泄作用[20]。多巴胺由儿茶酚氧甲基转移酶和单胺氧化酶代谢。ANP的一些作用可能通过多巴胺能机制介导[20]。

局部肾前列腺素（PGE-1和PGE-2）的产生与基底外侧膜的Na-K-ATP酶的增加有关[21]。肾一氧化氮/内皮素系统似乎在集合管中起作用。内皮素-1通过自分泌和旁分泌机制运作，是一种利尿/尿钠排泄因子，抑制ADH介导的渗透压水的通透性。

水平衡的评估

有多种方法评估水平衡（表105-2）。在ICU，水平衡通常由人体体重和液体的输入-输出量来评估。然而，两种方法都有局限性。

水代谢紊乱

当出现生理紊乱危及生命和/或需要在严密监护下治疗时，由各种各样的内在和外在的病因引起的异常（高血容量或低血容量）水平衡导致患者需要收入ICU。

高血容量紊乱

摄入水过多和/或不能排泄体内过多的水引起高血容量紊乱。

水中毒 异常正水平衡的典型例子是水中毒（或过度水化），机体摄入大量水。尽管有最大稀释度（尿渗透压约为50mOsm/L），这种过量的水摄入还是超过了肾脏排泄水的能力（肾脏日每最大能力约15L）[22, 23]。这会导致低钠血症、低氯血症和低钾血症。脑水肿继发于细胞外向细胞内的浓度梯度，导致头痛、谵妄、癫痫、昏迷和死亡。其他症状包括恶心、呕吐、抽搐和肌无力。

水中毒（精神性烦渴）大多在精神病患者（主要是精神分裂症患者，也有神经性厌食症患者）中发现。据推测，发生水中毒的精神分裂症患者的海马体调节受损，导致对精神刺激反应的ADH分泌增加。另一个原因可能是用来治疗精神分裂症的药物[24]。强迫孩子摄入水也会导致水中毒，就像马拉松运动员和军事训练者过度饮水一样。使用娱乐性毒品摇头丸（3,4-亚甲基二氧基甲基苯丙胺）者过度饮水会造成水中毒[25]。

水中毒的医源性原因包括：盆腔超声检查前过量及快速摄入水和经尿道前列腺切除综合征。后一种情况发生在大量的非导电水加甘氨酸灌洗液通过前列腺静脉和窦吸收时。甘氨酸快速代谢，造成水超载、低渗透压和低钠血症。使用不分散电流的双极电灼术，允许使用含电解质的灌洗液（例如生理盐水），从而防止了低渗透压和低钠血症的发生，但不能防止液体过量。宫腔镜手术期间对水-甘氨酸膨胀介质的吸收也可导致血管内容量超负荷和水中毒。

水中毒的治疗包括限水和髓袢利尿剂。高渗盐水很少需要，只有严重的低钠血症才会考虑使用。过快地纠正低钠血症可导致脑桥中央髓鞘溶解症。

不适当抗利尿激素分泌综合征（syndrome of inappropriate antidiuretic hormone secretion，SIADH） 尽管血浆容量正常或增加，但由于ADH不适当地、持续分泌或作用引起水排泄受损，SIADH会造成低钠血症和低渗透压。ADH促使水重吸收而不影响钠的重吸收，由于水过量而非钠缺乏导致稀释性低钠血症。

水的过量重吸收激活容量感受器，造成钠尿肽分泌和钠尿排泄。最终，尿钠排泄与钠摄入量相匹配达到稳态。因此，只有当摄入的水超过减少的尿排出量才会发生低钠血症。重要的是，低钠血症不会发生在严格限制水摄入的情况下。除了不适当的ADH分泌，SIADH可能包括不适当的渴觉，导致水摄入超过自由水的排出。水摄入的增多有助于维持低钠血症。

SIADH包括低钠血症、不适当升高的尿渗透压（>100mOsm/kg）以及正常容量患者的血浆渗透压降低（图105-2）。如果这些情况出现在心脏、肾脏、肾上腺、肝脏和甲状腺的功能正常；无利尿剂治疗；以及无其他刺激ADH分泌的因素（例如低血压、剧烈疼痛、恶心和压力）时，应考虑SIADH。

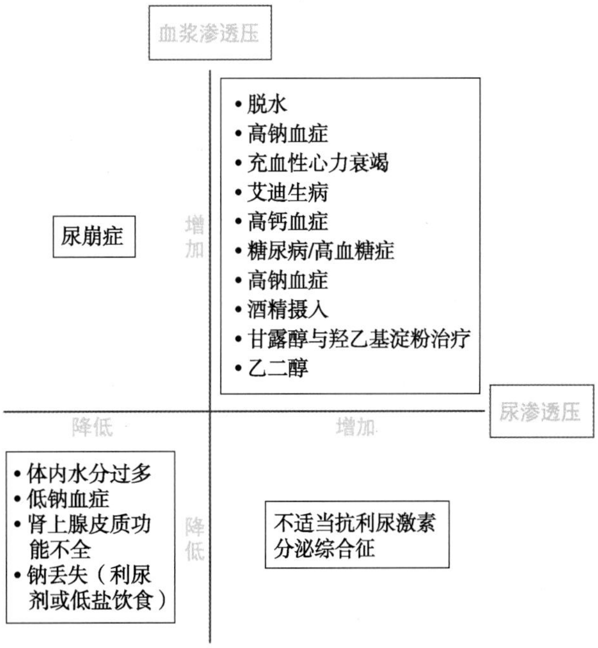

图105-2 血浆渗透压和尿渗透压的关系

表 105-2 水平衡的评估

输入量和输出量

临床计算

液体平衡＝输入(静脉和肠道摄入)－输出(尿、胃肠道，其他排水途径)

通常不包括

输入：血液制品和灌注液的准确定量

输出：腹泻、流失到纱布和绷带中的液体、非显性丢失(皮肤、呼吸道)，显性丢失(发热出汗、烧伤表面渗出)

体重

液体平衡＝Δ体重

需要精准刻度并和床分开

皮重＝无患者但有床单、枕头等的床重量

净重(患者体重)＝毛重(总重量)－皮重

尿比重

U_{sg}＝尿密度/水密度

范围：1.003～1.035

含水量正常：1.010～1.026

高分子量物质(例如葡萄糖、蛋白质及放射照相的造影剂)可增加 $U_{sg}>1.035$

血清和血浆重量渗透摩尔浓度/容量渗透摩尔浓度

容量渗透摩尔浓度＝溶质渗透压/升溶液

重量渗透摩尔浓度＝溶质渗透压/千克溶剂

尿液和血浆重量渗透摩尔浓度应该进行测量，除非可以估计

计算的血浆容量渗透摩尔浓度[使用国际单位(mmol/L)]

计算的血浆容量渗透摩尔浓度＝2(Na^+)＋2(K^+)＋葡萄糖＋尿素

或者

计算的血浆容量渗透摩尔浓度＝2(Na^+)＋葡萄糖＋尿素

计算的血浆容量渗透摩尔浓度(Na^+ 单位是 mEq/L，葡萄糖和血尿素氮单位是 mg/dl)

计算的血浆容量渗透摩尔浓度＝2[Na^+]＋[葡萄糖]/18＋[血尿素氮]/2

正常血浆重量渗透摩尔浓度：275～290mOsm/kg，295～300mOsm/kg 提示即将面临脱水；>300mOsm/kg 提示脱水

尿液：比重与重量渗透摩尔浓度相比

与尿比重不同，尿重量渗透摩尔浓度不受溶液中颗粒的数量和大小的影响。含有葡萄糖和(或)蛋白质的尿液比重大于重量渗透摩尔浓度。

U_{sg}＝1.020～1.030 对应水重量渗透摩尔浓度为 800～1 200mOsm/kg

U_{sg}＝1.005 对应水重量渗透摩尔浓度为<100mOsm/kg

正常肾脏可浓缩尿液的重量渗透摩尔浓度超过血浆的 4 倍，可稀释尿液至 25% 的血浆重量渗透摩尔浓度

无电解质水的清除

电解质-游离水的清除率($T^e_{H_2O}$)—尿中不含溶质的水量

$T^e_{H_2O}=V[(U_{NA}+U_K)/P_{NA}]-1$

V＝总尿量

U_{NA}＝尿(Na^+)

U_K＝尿(K^+)

P_{NA}＝血浆(Na^+)

正 $T^e_{H_2O}$—水被排泄(例如，造成高钠血症)

负 $T^e_{H_2O}$—水被重吸收(例如，造成低钠血症)

自由水不足

在高钠血症中，估计的自由水缺乏

水缺乏＝TBW×{[血浆(Na)/140]－1}

TBW＝估计的总身体水：男性 0.6×体重(kg)；女性 0.5×体重(kg)；老年人和明显脱水者：男性 0.5×体重(kg)；女性 0.4×体重(kg)

此估计不包含持续的水(如：非显性水、尿液、胃肠道)或等渗性液体(如，渗透性利尿、腹泻)丢失，这些水丢失会继续导致水不足

生物电阻抗

假设只有身体的水可以导电，而脂肪的含水量很少限制电流的流动，非侵入性方法用于评估全身水的总量

SIADH 的 ADH 调节受损

- A 型——与血浆渗透压无关的不稳定、不受调节的 ADH 释放。
- B 型——中度、持续的 ADH 分泌。
- C 型——（重设渗透压调节器）—下调渗透压调节器。血浆钠浓度调节在较低水平，并在没有治疗的情况下持续下降。
- D 型——正常的渗透压调节。ADH 分泌随着血浆渗透压变化而适度变化，但即使抑制 ADH 释放（例如，血管升压素受体持续被激活、产生 ADH 以外的抗利尿化合物、在转移水孔蛋白 -2 水通道的受体后缺乏），尿液仍会浓缩。

SIADH 病因学的分类

- 中枢神经系统紊乱（例如，中风、出血、感染、炎症、创伤、神经外科、急性间歇性卟啉症）。必须区分 SIADH 与脑性耗盐综合征（ADH 分泌继发于细胞外液容量减少）
- 肿瘤（75% 的病例是小细胞肺癌）产生的异位（副肿瘤）ADH
- 肺部疾病（肺炎、哮喘、肺不张、气胸）
- 模拟 ADH、刺激 ADH 释放、增强 ADH 效果或机制不明确的药物（例如，外源性 ADH 类似物、SSRIs、吩噻嗪类、三环类、卡马西平、环磷酰胺、长春新碱）
- 术后（可能由疼痛介导），经蝶窦手术
- 有症状的 HIV 感染
- 遗传性 / 基因性——例如，精氨酸加压素受体 2 型的功能获得性突变 - 抗利尿不适当的肾病综合征——引起组成型受体激活
  - 年龄
  - 未知原因 / 特发性

紧急治疗包括限水和治疗潜在的病因。神经并发症相关的严重症状病例中，使用高渗盐水逐渐纠正低钠血症。髓袢利尿剂有助于水的排泄。然而，太快的纠正血清钠的浓度，尤其对于无症状患者，会造成脑桥中央髓鞘溶解症而致神经受损。快速钠纠正的另一个并发症是严重的高钠血症。

对于 SIADH 的药物治疗包括血管升压素受体拮抗剂（伐普坦），与 V-2 受体竞争性结合。这类药物的优势是减少严格限水患者的需求，短时间内纠正低钠血症。在给药的最初 24 小时期间，防止过快地纠正低钠血症很关键。中断伐普坦的治疗超过 5～6 天需要监测低钠血症是否复发。因此，限制液体摄入的同时减少伐普坦剂量是谨慎的做法。不良反应包括口渴、多饮、多尿。伐普坦对由 V-2 受体的组成型激活突变引起不当抗利尿无效。

SIADH 的另一个治疗药物是去甲环素，一种大环内酯类抗生素，通过肾髓质中减少腺苷酸环化酶表达、cAMP 生成、AQP2 基因转录以及 AQP2 的含量诱导肾性尿崩症。最常见的不良反应包括恶心和皮肤光敏反应。另外，口服尿素用来诱导渗透性利尿，用于增加水的排泄。

脑（肾）盐耗综合征［cerebral（renal）Salt-Wasting syndrome，CWS］ CWS 指有颅内疾病（及其他情况）以及肾上腺及甲状腺功能正常的患者，其体内异常的钠转运造成细胞外液容量耗竭。CWS 通常在脑损伤后的 1 周内发生。持续时间通常很短（2～4 周），但也有持续数月的。SIADH 和 CWS 均表现为低血浆渗透压、高尿液渗透压和高尿钠浓度。根本区别是 CSW 血容量减少，但 SIADH 血容量正常或轻微的高血容量。SIADH 和 CWS 的尿钠浓度都增高（>40mEq/L）。然而，CSW 尿钠排泄量［尿钠浓度（mEq/L）× 尿量（L/24h）］远高于钠的摄入量，但 SIADH 尿钠排泄量通常等于钠的摄入量。因此，净钠平衡在 CSW 中是负值。在低血钠的脑损伤患者中，如果不能区分 CSW 和 SIADH，会导致不恰当的液体限制治疗。

在 CRW 中，过量的钠会在近端小管丢失，导致有效循环血容量减少。两种可能的机制是钠尿肽（BNP 和 CNP）的过多分泌和肾交感神经刺激丧失。这两种机制降低了近端和可能远端的钠转运。随之而来的低血容量激活压力感受器，增加 ADH 的分泌和水保存，试图恢复到正常血容量状态。相反，SIADH 是由于血容量正常的 ADH 分泌增加不当所致。交感神经驱动力降低和 BNP 浓度增加也与肾素和醛固酮浓度降低相关，进一步抑制钠潴留。

与 CRW 相关的血清钠浓度降低使血清渗透压减低，并且在血 - 脑屏障上形成张力梯度，引起或加剧脑水肿。症状包括昏睡、躁动、头痛、意识改变、癫痫发作和昏迷。治疗包括纠正血管内容量消耗和低钠血症，并静脉给予正常或高渗盐溶液补充持续尿钠的丢失。盐水输注可以纠正低血容量、去除对 ADH 分泌强有效刺激、增加自由水的排出并纠正低钠血症。有报道称用盐皮质激素治疗有较好的效果。一旦患者病情稳定，应该要考虑肠内盐的补充。

肝硬化 无论病因如何（酒精、慢性肝炎、自身免疫、遗传、病因不明），肝硬化涉及正常肝结构的丧失和不可逆的肝损伤。肝硬化改变内脏循环，引起门静脉血流机械性阻塞和门静脉高压。当门静脉压力 >12mmHg 时造成肝内窦性高血压，出现腹水。如果门静脉压力降至 <12mmHg（例如，门体分流术后）腹水通常会消失。如果不存在其他的诱发因素，窦前性门静脉高压症（如门静脉血栓形成）不会引起腹水。

除了门静脉血流的机械性阻塞，肝硬化也与内脏动脉血管扩张和门静脉系统侧支开放引起的门静脉血流增加有关。后者由于循环血管扩张剂（如一氧化氮和前列环素）增多，减少全身血管阻力和动脉压力。心输出量代偿增加。甚至在形成腹水之前，这种高动力模式就会在肝硬化患者中出现。对肝硬化相关的血管扩张作出反应，内源性血管收缩剂和保钠的神经体液机制激活（RAAS、交感神经系统、ADH）试图维持正常的灌注压。净效应是钠和水的潴留。然而，尽管细胞外液钠储存、血浆容量和心输出量增加，但肝硬化患者的血管内有效血容量仍然减少。随着疾病的进展，由于 ADH 分泌增加，无溶质水的排泄日益受损。水的排泄量减少加上腹水聚集增加了机体的液体超负荷。血管内耗竭导致进一步的“代偿”，包括非渗透性 ADH 分泌、过量的水潴留加剧、

低渗透压和稀释性低钠血症。非渗透性 ADH 分泌通过可以刺激下丘脑的 ADH 释放的心房、心室、主动脉弓和颈动脉窦压力感受器介导。ADH 分泌与低血浆渗透压相矛盾。最终结果是，提高了钠、水潴留，并试图纠正耗竭的循环容量。尽管体内细胞外液钠浓度增加，钠潴留仍然存在。低钠血症的严重程度与生存的恶化相关。

与低钠血症形成以及与肝硬化相关的其他因素包括：肾脏 PGE2 产生降低和 ADH 代谢减缓。抑制 ANP 的尿钠排泄作用在钠潴留中起重要作用。肝硬化腹水患者肾灌注依赖于对血管紧张素系统的刺激程度（交感神经系统，RAAS）和肾内血管舒张剂（前列腺素和一氧化氮）的活性之间的微妙平衡。全身系统的血管收缩和局部肾血管舒张之间的不平衡会导致进行性肾衰竭（肝肾综合征）。

应激状态 富含蛋白质的血管内液体从血浆渗出到细胞外间隙是应激状态（败血症，胰腺炎，烧伤）的标志，导致相对血管内低血容量。这种渗出导致后遗症，包括急性呼吸窘迫综合征、弥漫性水肿和腹腔室隔综合征。血浆 ADH 和醛固酮通常会在脓毒症休克和烧伤初期增加，并在病程后期减少。随着患者康复，血管外液移位减少。液体聚集得越多，发病率和死亡率越高。目前没有针对这种情况的直接治疗。

内皮细胞紧密控制从循环到组织的血管内液体的交换。这一屏障功能障碍会造成液体的渗出和水肿。各种各样的机制似乎涉及增加膜通透性。血管内皮（vascular endothelial，VE）- 钙黏蛋白（一种位于内皮细胞连接处的细胞黏附分子），调节并与邻近细胞上的 VE- 钙黏蛋白形成嗜同性钙依赖性键。VE- 钙黏蛋白的细胞质结构与连环蛋白结合，附着在细胞骨架结构上。当内皮细胞暴露于通透性因子时，它们通过肌球蛋白 - 肌动蛋白的肌横桥循环而收缩，导致 VE- 钙黏蛋白与其相邻同源物分离，形成内皮间隙。通透性因子包括促炎症反应的细胞因子（TNF、IL-6、IL-8、干扰素 -γ、IL-1β）、核转录因子（HMGB1，高迁移率族蛋白 B1）、转化生长因子和血管内皮生长因子（vascular endothelial growth factor，VEGF）。这些因子可能通过 MYD88-ARNO-ARF6- 信号轴被启动，也会降低 VE- 钙黏蛋白的表达[26]。VE- 钙黏蛋白通过 VEGF 受体被 VEGF 诱导的信号内化，并经过酪氨酸磷酸化，导致更大的血管内皮细胞分离和跨内皮通透性。基质金属蛋白酶（例如，MMP-9、明胶酶 B）与降解内皮间黏附连接蛋白有关。相关的机制是 Rho-A GTP 酶激活，其增加肌动蛋白收缩性，诱导细胞间的连接分解和增强通透性[27]。

低血容量紊乱

尿崩症（diabetes insipidus，DI） DI，由于血浆 ADH 缺乏或肾脏对 ADH 的作用产生抵抗而导致的多尿（定义为成人尿量超过 3L/d，儿童尿量超过 $2L/m^2$），其特点在于不能适当地浓缩尿液。

在没有 ADH（<0.5pg/ml）的情况下，肾集合管膜变得不渗水（水孔蛋白 -2 水通道较少），从而允许在近端肾小管形成稀释滤液。这就导致较大量低渗透压（≤100mOsm/kg）的尿液排泄，造成低血容量甚至低血压。这些刺激下丘脑渗透压调节器，通过口渴鼓励喝水。在正常渴觉和获取水的情况下，液体摄入量增加会补偿大部分的水分丢失。因此，即使在完全缺乏抗利尿激素的情况下，尿量和液体摄入也会平行增加，从而维持血浆渗透压在正常范围内。当进水或静脉注射液缺乏或并存口渴时，会发生严重的脱水和高钠血症。

DI 最常见的原因是神经垂体 ADH 分泌不足，导致部分或完全中枢性尿崩症。肾性尿崩症的特点是 ADH 分泌正常，肾脏不同程度地抵抗其抗利尿效应。另一个机制是通过过量的摄入水抑制 ADH 的分泌，如原发性多饮。因为胎盘产生氨基肽酶血管升压素酶，会迅速降解 ADH，导致 ADH 代谢增加 4～6 倍，所以 ADH 不足很少由妊娠期间代谢清除率增加引起。大多数女性，垂体通过产生更多的 ADH 代偿。一些女性，可能是那些 ADH 分泌储备减少的人，会出现多尿症。这通常发生在妊娠第三期，并在胎盘娩出后自行消退。

中枢性尿崩症可由 ADH 神经分泌途径的缺陷引起，包括：影响 ADH 合成和包装的基因突变、对产生 ADH 的大细胞神经元或视上垂体束的损伤和垂体后叶激素的释放障碍。5% 的中枢性尿崩症病例都是家族性 / 遗传性，已经在 AVP-垂体后叶激素运载蛋白Ⅱ基因（染色体 20）和已知的其他基因位点中鉴定出 >50 个突变。另外，0～50% 的病例考虑为“特发性”（自身免疫、异常的垂体后叶血供）。其他原因包括涉及下丘脑的肿瘤［颅咽管瘤、生殖细胞瘤、垂体后叶转移性疾病（乳腺癌或肺癌）］和肉芽肿［结节病、肺结核、韦氏肉芽肿病、朗氏细胞组织细胞增多症（组织细胞增多症 X）］。在 ICU，最常见的原因是创伤——例如，闭合性头部损伤、开颅术后、前交通动脉（anterior communicating artery，ACA）动脉瘤破裂引起蛛网膜下隙出血或脑内出血（ACA 动脉瘤及其治疗可损害下丘脑血液供应）、脑脓肿、硬膜下出血（有 8% 的幸存者持续 3 个月的尿崩症）以及缺血性脑损伤。8%～9% 的内镜经蝶窦手术会出现短暂性或永久性的尿崩症。

肾性尿崩症可能反映出固有的肾脏缺陷或者可以继发于代谢性疾病或药物。其特征在于完全或部分缺乏对正常或增加的 ADH 浓度的肾脏抗利尿反应。成年人通常有后天获得的形式。正常老化也会导致部分肾性尿崩症。药物会诱导肾性尿崩症；锂为最常见的物质，有 25%～55% 接受过锂的患者报告了肾性尿崩症。长期使用锂，锂诱导的尿崩症会变得不可逆。高钙血症和低钾血症可部分阻断肾脏 ADH 的作用。肾性尿崩症的遗传形式是由肾 ADH V2 受体（在染色体区域 Xq28X 有 X 连锁的隐性缺陷的男性）或水孔蛋白 -2 基因缺陷所致。

无渴感性尿崩症是一种渴觉受损的情况，使水平衡紊乱复杂化。与 ACA 动脉瘤夹闭术紧密相关，其特点是非渗透性刺激期间（如低血压）血浆 ADH 浓度显著增加。这种情况反映了视上核、室旁核和垂体后叶完好无损，但前垂体的渗透压感受器异常。供应后一个区域的血管来自前交通动脉分支的小动脉。扰乱这里的血液供应会造成梗死，从而损害 ADH 对口渴和高渗透压的反应性分泌。

当尿量显著增加和尿渗透压很低（<100mmol/kg）时诊断尿崩症，这与升高的血浆渗透压（>300mmol/kg）和血清钠浓度（>145mmol/L）相关。然而，必须排除其他引起多尿的原因，例如，过量的液体复苏、渗透利尿、高渗盐水输注和用来治疗脑血管痉挛的"3H疗法"（高血容量、血液稀释和高血压）。当基础血浆渗透压和钠在正常范围内，提示用正式的禁水试验或高渗盐水输注（如果必要的话）以实现血浆渗透压>295～300mOsm/kg的渗透刺激。尽管禁止液体，如果水的丢失没有改变，尿崩症的类型（中枢性还是肾性）应该通过监控对给予ADH或合成的ADH类似物1-去氨基-8-D-精氨酸加压素（DDVAP-去氨加压素）的反应来确定。皮下注射或静脉注射1μg DDAVP后1～2小时尿渗透压显著增加，提示内源性ADH不足，可能是中枢性尿崩症。尿浓度很少或没有增加提示肾脏对ADH抵抗和严重的肾性尿崩症。有些案例并不那么简单，需要进一步评估，进行为期2天的DDAVP治疗试验、下丘脑和垂体的MRI以及血浆ADH与和肽素的测定。

诊断和确认尿崩症的病因时，必须保持足够的液体摄入。中枢性尿崩症的治疗可以是静脉注射ADH（血管升压素），也可以是口服、鼻内或肠外给DDAVP。DDAVP是一种合成的ADH类似物，其半衰期比天然的激素长。肾性尿崩症中，治疗方案仅部分有效：低钠饮食、噻嗪类利尿药、前列腺素E合成酶抑制剂和非甾体抗炎药可能部分减少尿量。锂诱导的肾性尿崩症可使用保钾利尿剂（它可诱导利尿并减少远端小管和集合管对锂的吸收，减弱锂对水再吸收的抑制作用）。妊娠相关尿崩症可以被血管升压素拮抗剂DDAVP控制，但不能被ADH控制。

渗透性利尿 渗透性利尿的特点是肾脏近端小管的非重吸收溶质（例如，葡萄糖和尿素）引起的排尿增加。增加小管渗透压会造成管腔保水，减少水重吸收和增加尿量。当血清葡萄糖超过160～180mg/dl，近端小管超负荷，造成糖尿。渗透性尿素利尿在ICU很常见，与肠内营养和解决急性肾衰竭有关。无电解质的水丢失可能造成高钠血症。

治疗药物（例如，甘露醇）用来增加尿量和减少细胞外液量。甘露醇从肾小球自由滤过没有被重吸收，起渗透性利尿的作用，增加了尿中无电解质水丢失。

渗透物质增加血液渗透压，从而从间质空隙中吸水，增加GFR和尿量。不能替代丢失的液体会导致容量消耗和高钠血症。然而，如果注入高剂量的高渗甘露醇或给先前存在肾衰的患者使用，甘露醇将被保留在血循环中。由此产生的血浆渗透压增高，如同由高血糖所产生的一样，造成水渗透性移出细胞内，导致细胞外液量扩张和稀释性低钠血症。这会导致血管内液体超负荷，特别是过多的液体和渗透性物质不能被排出时。

渗透性利尿通常会导致显著的自由水丢失，可导致或促成高钠血症。然而，尿糖继发于未控制的糖尿病、糖尿病酮症酸中毒和高渗性高血糖状态，大多数患者有轻度的低钠血症。血清钠的浓度反映出对高血糖引起的血浆渗透压增加（稀释性低钠血症——即真正的高渗性高容量低钠血症）作出反应时水流出细胞的稀释效应与糖尿诱导的渗透性利尿引起的水排泄增加之间的平衡。

治疗继发于渗透性利尿的水丢失，包括通过停止给药（如甘露醇）来减少非重吸收的溶质，或治疗潜在的病理状况（例如，降低血糖浓度）。此外，应该通过施以足够的液体来防止过度脱水。

冷利尿 冷或冷诱导的利尿会出现在暴露于低温的环境以及轻度至中度意外和治疗性低温期间。治疗性低温，冷利尿在诱导期最显著。冷利尿的特点是增加钠、氯的排出导致水丢失增加，减少血容量并增加血液黏度。后者增加了继发于低温的血液黏度。由体温过低引起的血管收缩和血容量减少是最成问题的；因此，复温时血管舒张必须通过液体复苏来抵消，以避免低血压。

冷利尿的可能原因包括血液从血管收缩的远端转向核心，导致核心液体量增加。后者导致肾血流量增加和利尿。ADH似乎与冷利尿有关。一些研究者报道称ADH减少，而另一些研究者报告尽管ADH浓度升高，但冷暴露抑制了肾脏V2受体，降低了V2受体mRNA表达和诱导肾髓质AQP-2水通道蛋白的表达[28]。ANP似乎不参与冷利尿。

热和运动引起的疾病 汗液相对于血浆是低渗的；因此，过多的出汗会导致显著的水丢失，剧烈运动时可达2.5L/h以上[29]。汗液钠浓度的范围是15～90mmol/L，平均值为40mmol/L。随着出汗增加，钠分泌率成比例增加。然而，热适应性降低了氯化钠浓度。在运动期间维持正常的水化，可维持心血管和体温调节反应。如果可能的话，应该口服补液，而不是静脉注射。

尽管静脉补液水化较快，但受益通常是短暂的，主要局限于口咽部旁路。口咽部的刺激会影响口渴感、ADH释放、皮肤血管的舒张以及平均动脉压[30]。因此，在大量运动和热暴露期间和之后，需要饮用水加电解质的溶液以减少脱水。为了保持足够的水化，优秀运动员摄水约200～800ml/h。不太适应的参与者不应该喝太多的水，而是要根据渴觉的刺激，不超过400～800ml/h。

在倒下的马拉松运动员中，高渗性高钠血症和低渗性低钠血症存在显著的发生率。后者通常因为摄入水过多引起过度水化。低钠血症、体温过高、高渗性高钠血症、外周阻力的降低引起的直立性低血压以及脱水都会导致脑功能紊乱[31,32]。此外，由于直接管理不同，区分高钠血症和低钠血症很关键。对严重的低钠血症患者给予低渗液可能会造成致命的脑水肿，表现为癫痫和/或昏迷。因此，实验室检测确定血浆钠浓度对直接治疗很关键。

热应激疾病（heat stress illness，HSI），也称为热相关疾病，包括良性皮疹、热晕厥、热痉挛、热衰竭（最常见HSI）和热射症（最严重的形式）。2001～2010年，20个州约28 000例HSI患者接受住院治疗[33]。HSI在有或没有运动的热暴露时出现。肥胖、心力衰竭、先前存在神经精神障碍、精神类药物的服用（例如，吩噻嗪类、可卡因）以及艰苦的户外工作[34]都与HSI风险增加相关。HSI的发生和严重程度与水化的状态和出汗的能力相关[35,36]。低血容量和血浆高渗抑制体温调节反应（例如皮肤血管扩张和出汗）使得HIS加重[37]。核心温度的升高不会刺激ADH分泌，除非血浆渗透压增加[38]。HSI治疗包括快速冷却、补液和生理支持。

结论

维持水平衡稳态是一项重要的身体功能，而由于急性疾病、潜在的慢性病、治疗和年龄老化的综合作用，危重症患者通常会出现机体功能紊乱。现代重症监护医学需要更好地了解水的代谢，尤其是水肿和水分过多的状态下的微循环后果。较好地理解将会影响治疗——例如，是用促进尿钠排泄的利尿剂来增加钠的排出，还是用增加水排泄的药物治疗[39]。

知识点

1. 水是所有生物的生命液体，具有许多功能：基本物质的载体；身体冷却剂、润滑剂、代谢反应的反应物和产物以及缓冲器。
2. 水平衡受到口渴、发现和摄取水的能力、肾功能、出汗以及内源系统的控制。
3. 水代谢中内源性系统激活包括：ADH、肾素-血管紧张素-醛固酮系统、利尿肽、多巴胺和肾内分泌机制。
4. 环境条件-极端高温或低温-可造成水平衡紊乱，腹泻、药物，摄入水过多以及内源性系统的紊乱（尿崩症、SIADH）也会导致水分平衡紊乱。
5. 在应激状态（例如，败血症、烧伤和创伤）中，血浆ADH和醛固酮会在初始阶段增加，伴随富含蛋白质的液体渗出到血管外。
6. 危重症患者完全依赖于他们的护理提供者来维持水平衡以及预防和纠正平衡紊乱。

（李克 译，肖建国 校）

参考文献

1. Hooper L, Bunn D, Jimoh FO, et al. Water-loss dehydration and aging. Mech Ageing Dev. 2014;136-137:50–58.
2. Farrell MJ, Zamarripa F, Shade R, et al. Effect of aging on regional cerebral blood flow responses associated with osmotic thirst and its satiation by water drinking: a PET study. Proc Natl Acad Sci U S A. 2008;105:382–387.
3. Waldréus N, Sjöstrand F, Hahn RG. Thirst in the elderly with and without heart failure. Arch Gerontol Geriatr. 2011;53:174–178.
4. Pivarnik JM, Leeds EM, Wilkerson JE. Effects of endurance exercise on metabolic water production and plasma volume. J Appl Physiol Respir Environ Exerc Physiol. 1984;56:613–618.
5. Sands JM, Layton HE. Advances in understanding the urine-concentrating mechanism. Annu Rev Physiol. 2014;76:387–409.
6. Sands JM. Urine concentrating and diluting ability during aging. J Gerontol A Biol Sci Med Sci. 2012;67:1352–1357.
7. Kottner J, Lichterfeld A, Blume-Peytavi U. Transepidermal water loss in young and aged healthy humans: a systematic review and meta-analysis. Arch Dermatol Res. 2013;305:315–323.
8. Lamke LO, Nilsson G, Reithner L. The influence of elevated body temperature on skin perspiration. Acta Chir Scand. 1980;146:81–84.
9. Svensson S, Olin AC, Hellgren J. Increased net water loss by oral compared to nasal expiration in healthy subjects. Rhinology. 2006;44:74–77.
10. Rosen AE, Rosen JM. Effect of a face mask on respiratory water loss during sleep in cold conditions. Wilderness Environ Med. 1995;6:189–195.
11. Satou R, Miyata K, Gonzalez-Villalobos RA, et al. Interferon-γ biphasically regulates angiotensinogen expression via a JAK-STAT pathway and suppressor of cytokine signaling 1 (SOCS1) in renal proximal tubular cells. FASEB J. 2012;26:1821–1830.
12. Siragy, HM. Angiotensin II compartmentalization within the kidney: effects of salt diet and blood pressure alterations. Curr Opini Nephro Hyperten. 2006;15:50–53.
13. Navar LG. Intrarenal renin-angiotensin system in regulation of glomerular function. Curr Opin Neprol Hypertens. 2014;23:38–45.
14. Ferrao FM, Lara LS, Lowe J. Renin-angiotensin system in the kidneys: what is new? World J Nephrol. 2014;3:64–76.
15. Wilson BA, Marshall AC, Alzayadneh EM, et al. The ins and outs of angiotensin processing within the kidney. Am J Physiol Regul Integr Comp Physiol. 2014;307:R487–R489.
16. Ogawa T, de Bold AJ. The heart as an endocrine organ. Endocr Connect. 2014;3(2):R31–R44.
17. Duda T, Pertzev A, Sharma RK. Atrial natriuretic factor receptor guanylate cyclase, ANF-RGC, transduces two independent signals, ANF and Ca(2+). Front Mol Neurosci. 2014;7:17.
18. Gildea JJ, Israel JA, Johnson AK, et al. Caveolin-1 and dopamine-mediated internalization of NaKATPase in human renal proximal tubule cells. Hypertension. 2009;54:1070–1076.
19. Gildea JJ, Shah IT, Van Sciver RE, et al. The cooperative roles of the dopamine receptors, D1R and D5R, on the regulation of renal sodium transport. Kidney Int. 2014;86:118–126.
20. Choi MR, Rukavina Mikusic NL, Kouyoumdzian NM, et al. Atrial natriuretic peptide and renal dopaminergic system: a positive friendly relationship? Biomed Res Int. 2014;2014:710781.
21. Herman MB, Rajkhowa T, Cutuli F, et al. Regulation of renal proximal tubule Na-K-ATPase by prostaglandins. Am J Physiol Renal Physiol. 2010;298:F1222–F1234.
22. Radojevic N, Bjelogrlic B, Aleksic V, et al. Forensic aspects of water intoxication: four case reports and review of relevant literature. Forensic Sci Int. 2012;220:1–5.
23. Gonzalez I, Perez N, Penas-Lledo EM, et al. High risk of polydipsia and water intoxication in schizophrenia patients. Schizophrenia Res. 2008;99:377–378.
24. Nagasawa S, Yajima D, Torimitsu S, et al. Fatal water intoxication during olanzapine treatment: a case report. Legal Med. 2014;16:89–91.
25. Campbell GA, Rosner MH. The agony of ecstasy, MDMA (3,4-methylenedioxymethamphetamine) and the kidney. Clin J Am Soc Nephrol. 2008;3:1852–1860.
26. Davis CT, Zhu W, Gibson CC, et al. ARF6 inhibition stabilizes the vasculature and enhances survival during endotoxic shock. J Immunol. 2014;192:6045–6052.
27. Griffiths GS, Grundl M, Allen JS 3rd, et al. R-Ras interacts with filamin A to maintain endothelial barrier function. J Cell Physiol. 2011;226:2287–2296.
28. Sun Z. Genetic AVP deficiency abolishes cold-induced diuresis but does not attenuate cold-induced hypertension. Am J Physiol Renal Physiol. 2006;290:F1472–F1477.
29. Bergeron MF. Hydration and thermal strain during tennis in the heat. Br J Sports Med. 2014;48(Suppl. 1):i12–i17.
30. van Rosendal SP, Osborne MA, Fassett RG, et al. Intravenous versus oral rehydration in athletes. Sports Med. 2010;40:327–346.
31. Noakes T, Mekler J, Pedoe DT. Jim Peters' collapse in the 1954 Vancouver Empire Games marathon. S Afr Med J. 2008;98:596–600.
32. Noakes TD. Reduced peripheral resistance and other factors in marathon collapse. Sports Med. 2007;37:382–385.
33. Choudhary E, Vaidyanathan A. Heat stress illness hospitalizations–environmental public health tracking program, 20 states, 2001-2010. MMWR Surveill Summ. 2014;63:1–10.
34. Kim SH, Jo SN, Myung HN, et al. The effect of pre-existing medical conditions on heat stroke during hot weather in South Korea. Environ Res. 2014;133:246–252.
35. Hunt AP, Parker AW, Stewart IB. Symptoms of heat illness in surface mine workers. Int Arch Occup Environ Health. 2013;86:519–527.
36. Sihoe AD, Liu RW, Lee AK, et al. Is previous thoracic sympathectomy a risk factor for exertional heat stroke? Ann Thorac Surg. 2007;84:1025–1027.
37. Ito T, Itoh T, Hayano T, et al. Plasma hyperosmolality augments peripheral vascular response to baroreceptor unloading during heat stress. Am J Physiol Regul Integr Comp Physiol. 2005;289:R432–R440.
38. Takamata A, Mack GW, Stachenfeld NS, et al. Body temperature modification of osmotically induced vasopressin secretion and thirst in humans. Am J Physiol Regul Integr Comp Physiol. 1995;269:R874–R880.
39. Bockenhauer D. Draining the edema: a new role for aquaretics? Pediatr Nephrol. 2014;29:767–769.
40. Westerterp KR, Plasqui G, Goris AHC. Water loss as a function of energy intake, physical activity and season. Br J Nutr. 2005;93:199–203.

106

钙镁代谢异常

Michelle K. McNutt and Rosemary A. Kozar

血清钙浓度

钙有至关重要的生理作用，包括保持细胞膜的完整性、神经肌肉活动、内分泌和外分泌活动的调节、凝血、补体系统的激活和骨代谢。因此，必须个体化地根据每个实验室不同的测量方法，规定总血清钙的正常范围。总血清钙浓度包括蛋白结合钙、离子钙和非离子钙[1]。

蛋白结合钙

血清总钙大约 40% 与蛋白质结合，其中 80%～90% 与白蛋白结合。血清蛋白的变化也会成比例地改变蛋白结合钙和总钙的浓度。血清白蛋白浓度每增加 1/g/dl，蛋白结合钙可增加 0.8mg/dl；而球蛋白每增加 1g/dl，蛋白结合钙可增加 0.16mg/dl。但这种变化在危重病患者中的有效性受到质疑，多位作者强调直接测量患者群体中血清离子钙浓度的重要性[2,3]。血清钠离子浓度的明显变化同样也会影响蛋白结合钙浓度。pH 的变化也会影响蛋白结合钙浓度，并且 pH 每增加或减少 0.1，蛋白结合钙则分别增加或减少 0.12mg/dl。

游离（离子）钙

离子钙是钙的生物活性形式，负责钙在体内的大多数生理作用。正常受试者中的血清离子钙浓度范围为 4.0～4.9mg/dl，或总血清钙的 47%。酸中毒可减少钙和蛋白质结合，从而增加钙的离子化部分。血清 pH 每增加 0.1 单位可导致血清钙离子浓度降低 0.16mg/dl。

非离子钙

非离子形式的钙也称为复合钙。复合钙主要与碳酸盐、磷酸盐和醋酸盐络合形成，占总血清钙的 13%。已发现在尿毒症患者中复合钙增加了两倍。

胞浆游离钙

胞浆钙的正常浓度约为 100nM/L，比细胞外钙浓度低 10 000 倍。这种如此巨大的浓度梯度由能量驱动的钙泵维持，称为质膜 Ca^{2+}-ATP 酶。在某些类型的细胞中，由 Na^+ 浓度梯度激发的 Na^+/Ca^{2+} 交换有助于将胞浆钙交换至细胞外。部分细胞钙被隔离在细胞内细胞器中，包括内质网、肌细胞中的肌浆网以及线粒体。这些细胞器有属于自己的钙泵，有助于其保持极低水平的游离胞浆钙。钙依赖性细胞内信号转导通常需要游离胞浆钙增加 10 倍。胞浆钙的升高是由钙通道的激活介导的[4]。

维生素 D 代谢

维生素 D（其中 D 代表 D_2 或 D_3）具有生物惰性，经过肝脏代谢为 25- 羟基维生素 D，这是维生素 D 的主要循环形式。25- 羟基维生素 D 在肾脏中被激活成 1,25- 二羟基维生素 D，其可调节钙、磷和骨代谢[5]。

钙动态平衡

钙通过骨代谢、肾脏排泄和肠道吸收相互协调来进行调节。离子钙的降低会刺激甲状旁腺激素（parathyroid hormone，PTH）和 1,25- 二羟基维生素 D_2 的升高，这两者都会增加破骨细胞活性，从而刺激骨吸收。钙的肾脏排泄受 PTH 和维生素 D 的调节，通过增加远端肾小管对钙的重吸收，并通过抑制钙重吸收的降钙素来调节钙的排泄。钙的肠道吸收主要取决于 1,25- 二羟基维生素 D_2，它可刺激小肠各部位钙的吸收[6]。

低钙血症

与低钙血症相关的疾病可分为与维生素 D 或 PTH 相关的疾病。

维生素 D 缺乏相关性疾病

维生素 D 缺乏症 低钙血症是维生素 D 缺乏症的常见特征。框 106-1 列出了维生素 D 缺乏的常见原因。缺乏阳光照射会损害内源性维生素 D 的合成。由于维生素 D 是一种脂溶性维生素，因此不摄入足量的含脂食品也会导致营养性骨软化。胃切除术可能因为脂肪和 / 或维生素 D 的吸收不良而导致体内维生素 D 缺乏，比如毕Ⅱ式手术，绕过了吸收维生素 D 的肠段。胆盐的缺乏也会损害维生素 D 的吸收。小肠疾病、泻药滥用和某些抗惊厥药（苯妥英）可干扰吸收，尿液中维生素 D 的丢失与范可尼综合征、肾病综合征有关[7]。

框 106-1 维生素D缺乏的常见原因

缺乏日晒

营养相关

吸收不良

- 胃切除术后
- 热带及非热带口炎性腹泻
- 慢性胰腺炎
- 胆汁性肝硬化
- 吞咽困难
- 肠道旁路
- 抗惊厥疗法

维生素D的异常代谢

- 维生素D依赖性佝偻病
- 摄入巴比妥盐和抗惊厥药物
- 肾功能不全
- 肝功能障碍
- 钙缺乏

维生素D肾丢失

- 肾病综合征
- 范科尼综合征

血清中25-羟基维生素D水平可作为衡量维生素D体内储存量的指标；低水平的25-羟基维生素D表明维生素D缺乏[1]。

维生素D代谢障碍 抗癫痫药物，包括卡马西平、苯巴比妥和苯妥英钠，可能导致与肝微粒体酶诱导引起的25-羟基维生素D水平降低，最终导致低钙血症。在肝衰竭患者中，由于维生素D向25-羟基维生素D的转化减少，也观察到25-羟基维生素D水平降低[8]。

膳食钙缺乏会增加25-羟基维生素D的清除和失活，并导致维生素D缺乏。这种维生素D缺乏症可能是由继发性甲状旁腺功能亢进引起的，可增加1,25-二羟基维生素D的肾脏合成，从而增强了25-羟基维生素D向无活性代谢产物的降解。这种机制可能可以解释胃肠疾病、抗惊厥治疗（如苯妥英钠）以及使用诸如秋水仙碱、氟化物和茶碱类药物导致钙吸收不良，从而导致维生素D缺乏。同样地，摄入富含肌醇六磷酸盐、草酸盐和枸橼酸盐的食物会使胃肠道中的钙螯合并使其不可吸收，这也可能导致维生素D缺乏[1,9]。

维生素D依赖性佝偻病Ⅰ型，也称为假性维生素D缺乏症，为常染色体隐性遗传病。由于1α-羟化酶基因的缺陷，导致近端小管25-羟基维生素D-1α-羟化酶缺乏，表现为早期低钙及低磷血症，严重的继发性甲状旁腺功能亢进和严重的佝偻病。血清1,25-二羟基维生素D检测不到或非常低，而25-羟基维生素D水平是正常的。通过给予药理剂量的维生素D或生理剂量的1,25-二羟基维生素D，假性维生素D缺乏症可完全治愈。维生素D依赖性佝偻病Ⅰ型家族性连锁分析已将疾病基因定位于染色体12q13-14[10]。

终末器官抵抗1,25-二羟基维生素D 对1,25-二羟基维生素D_3抵抗的低钙血症被称为维生素D依赖性佝偻病Ⅱ型，也称为遗传性抗1,25-二羟基维生素D_3佝偻病。该疾病为常染色体隐性遗传家族性疾病，其特征是低钙血症、肠道对钙吸收受限、佝偻病和脱发。这反映了1,25-二羟基维生素D对皮肤生理作用的缺陷。与维生素D依赖性佝偻病Ⅰ型相反，在Ⅱ型中血清1,25-二羟基维生素D水平升高，患者对治疗剂量的1,25-二羟基维生素D_3要么有部分反应要么完全无反应。而在这些患者中已经鉴定出维生素D受体基因的突变。

甲状旁腺激素相关性疾病

PTH产生减少

甲状旁腺功能减退症 甲状旁腺功能减退症是一种由于PTH分泌不足或缺乏，表现为低钙和高磷血症的疾病。

甲状旁腺功能减退症是低钙血症的常见原因。它可以表现为感觉异常，肌肉痉挛（即手足抽搐）和癫痫发作。然而，轻度慢性甲状旁腺功能减退症可能会逐渐导致低钙血症，唯一的症状可能是由多年的甲状旁腺功能减退所致的视力损害——白内障。甲状旁腺功能减退症可能是由继发性甲状旁腺功能减退所致的获得性障碍，也可能是原发性甲状旁腺功能减退症，也称为特发性甲状旁腺功能减退症。

继发性甲状旁腺功能减退症 术后甲状旁腺功能减退症可能是由于甲状旁腺的切除或由于创伤性血供中断所致。甲状旁腺腺瘤切除术后的低钙血症是由剩余正常腺体的功能抑制和减退引起的，通常是一过性的。在甲状旁腺切除术后，对于术前PTH水平显著升高的患者可发生“骨饥饿”综合征。术后PTH水平下降打破了成骨细胞介导的骨质形成和破骨细胞介导的骨质吸收之间的平衡，从而导致骨钙动员“逆转”。这会导致低钙血症、低磷血症和碱性磷酸酶升高。同样，据报道甲状腺切除术后15%的患者会出现低钙血症[11]。

甲状旁腺功能减退症可能是多种内分泌功能障碍的一部分，包括肾上腺皮质功能不全、恶性贫血、地中海贫血和威尔森病。而对于后两种疾病，由于甲状旁腺中分别沉积铁和铜，可能是潜在的发病机制[12]。

低钙血症可能因镁耗竭产生，也可能继发于PTH的释放减少[13]。据报道，低镁血症也会诱导骨骼对PTH的抵抗[14]。在深度难治性低钙血症的检查过程中应始终检查镁水平。据推测，镁耗尽可能损害钙泵的活性，从而改变细胞内外钙的分布。

据报道，60%的严重急性呼吸窘迫综合征患者会出现低钙血症，并伴有低镁血症[15]。治疗性应用硫酸镁（例如，先兆子痫）时，可因镁诱导的PTH抑制而继发低钙血症。氨基糖苷类和细胞毒性药物可对甲状旁腺产生毒性作用，导致低钙血症[1,13]，并且已发现与HIV感染相关的症状性甲状旁腺功能减退症[1]。

原发性（特发性）甲状旁腺功能减退症 原发性甲状旁腺功能减退症可与其他内分泌疾病相关或作为独立的疾病发生。后者被称为孤立性甲状旁腺功能减退症，可以是散发性或家族性疾病，呈常染色体显性或隐性遗传[14]。

甲状旁腺的发育障碍或发育不全最常由 DiGeorge 或腭心面综合征引起，其与染色体 22q11.2 中的缺失相关。大多数病例是散发性的，但已有报道常染色体显性遗传的家族性病例。该病患者多有发源于第三和第四鳃弓的器官异常，包括甲状旁腺、胸腺和心脏流出道。这些患者通常在出生后第一周出现低钙血症的迹象，如手足抽搐和癫痫发作。这类患者具有特征性面容，包括鼻上翘，以及内眦距过宽伴睑裂短。心脏缺陷包括永存动脉干、法洛四联症或主动脉弓离断，以及胸腺发育不全导致免疫缺陷。CATCH22 综合征是由染色体 22q11 缺失所致，取心脏缺损（cardiac defects）、异常面容（abnormal facies）、胸腺发育不全（thymic hypoplasia）、腭裂（cleft palate）以及低钙血症（hypocalcemia）首字母缩写命名为 CATCH 22 综合征[16]。

自身免疫性甲状旁腺功能减退症通常是Ⅰ型自身免疫性多发内分泌腺病综合征的一部分，该综合征属于家族性疾病。它通常在儿童期发病，呈常染色体隐性遗传，可以表现为甲状旁腺功能减退症。肾上腺皮质功能不全是该综合征的晚期现象，症状还包括念珠菌病以及外胚层发育不良导致的自身免疫性多发内分泌腺病（包括白癜风，脱发，指甲营养不良，牙釉质发育不全和角膜混浊）[17]。

据报道甲状旁腺功能减退症与两种线粒体细胞病相关：Kearns-Sayre 综合征和 Kenny-Caffey 综合征[18]。

外周抵抗致 PTH 作用受损

假性甲状旁腺功能减退症　假性甲状旁腺功能减退症是一种罕见的遗传性疾病，其特征为精神发育迟滞，中度肥胖，身材矮小，掌指骨短，外生骨疣，桡骨弯曲和面无表情[19]。假性甲状旁腺功能减退症的生化异常表现为低钙和高磷血症。

降钙素　降钙素与破骨细胞上的特定细胞膜受体结合并抑制其活性。在这方面，它拮抗 PTH 对骨的作用。甲状腺髓样癌来源于后鳃体的滤泡旁细胞，可分泌降钙素。它可能表现为家族性和常染色体显性遗传或散发性疾病。患有该肿瘤的患者降钙素水平较高，其中的一些患者伴发低钙血症[20]。低钙血症已成为重症监护室（intensive care units，ICU）里危重症患者的特征[21]。低钙血症的程度与疾病的严重程度相关，并且最常见于脓毒症患者。这种异常的机制尚不清楚。为应对微生物感染，体内降钙素前体（calcitonin precursors，CTpr）的循环水平可增加数千倍以上，并且这种增加与感染的严重性和死亡率相关。CTpr 升高与低钙血症之间的关系仍需要进一步的研究[22]。

双膦酸盐　据报道，用帕米膦酸盐[23]治疗实体瘤骨转移的患者和用阿仑膦酸钠治疗骨质疏松症的患者均有低钙血症。双膦酸盐诱导骨骼抵抗，以及 PTH 抵抗可能是上述两种情况的发生机制。低镁血症也可能通过类似的机制引起低钙血症[24]。

循环中钙的快速清除

恶性肿瘤　恶性肿瘤患者可能发生低钙血症，最常见的是前列腺癌和乳腺癌。这些病变可能导致新生骨基质中矿物质快速沉积，从而引起低钙血症。

高磷血症　框 106-2 列出了可能导致低钙血症的高磷血症的各种原因。口服或静脉注射磷酸盐可降低正常动物和高血钙人类受试者的血清钙浓度，这奠定了在高钙血症状态下临床使用磷酸盐的基础。据报道，高磷血症和低钙血症的关联在各种情况下都会发生。在摄取大量含磷酸盐泻药或接受含磷酸盐灌肠的患者中观察到高磷血症。高磷血症和伴有手足抽搐的低钙血症可能发生在喂食牛奶的婴儿身上，其中每升牛奶含有 1 220mg 钙和 940mg 磷（母乳每升含有 340mg 钙和 150mg 磷）[25,26]。通过给予磷酸盐降低血清钙浓度的机制尚不完全清楚。一种可能性是血清钙浓度的降低是由骨骼、软组织或两者磷酸钙的沉积引起的。在慢性肾衰竭中，当肾小球滤过率≤30ml/min 时，观察到血清磷浓度增加，而高磷血症是急性肾衰竭的常见伴随症状。在接受化疗的肿瘤性疾病患者，尤其是淋巴来源的，由于细胞溶解，大量的磷酸盐可能被释放到循环中。自发性肿瘤溶解也可能导致高磷血症，并从而导致低钙血症。

急性胰腺炎　急性胰腺炎相关性低钙血症机制尚不清楚。脂肪分解酶和脂肪坏死的释放导致腹腔内钙皂的沉积被认为是导致低钙血症的机制。最近，内毒素血症也有所涉及[27]。

枸橼酸盐、碳酸氢盐和乙二醇中毒　枸橼酸盐作为抗凝剂存在于储存的血制品（例如血浆和血小板）中，其通过与离子钙的结合发挥作用。接受大量输血的患者常出现低钙血症；然而，这通常短暂性地继发于枸橼酸盐的快速肝代谢[28]。低离子钙血症（总钙浓度正常）可导致手足抽搐，心肌功能障碍或低血压。碳酸氢盐可直接与离子钙结合形成复合钙或诱发碱中毒中增加蛋白结合钙。低血清离子钙可能是乙二醇（防冻剂）中毒的并发症，因为乙二醇的代谢产物——草酸，可与钙结合。

框 106-2　高镁血症作为高钙血症的原因

磷酸盐的管理
- 口服磷酸盐
- 婴儿牛奶
- 含磷酸盐的泻药
- 磷酸钾片
- 含磷酸盐灌肠
- 静脉注射磷酸盐

肾脏疾病
- 急性肾衰竭
- 慢性肾衰竭

治疗肿瘤的细胞毒性药物
- 淋巴瘤
- 白血病
- 细胞溶解
- 横纹肌溶解

低钙血症的临床后果

低钙血症的临床表现取决于其严重程度、血清钙浓度的下降速度、患者的年龄、低钙血症的起病速度和合并症。

大多数低钙血症的婴儿无明显症状。在有症状的人群中特征性标志是神经肌肉易激惹性增加。广泛性或局灶性阵挛性发作可能是低钙血症的首发指征。其他表现可能包括由喉痉挛引起的喘鸣和由支气管痉挛引起的喘息，呕吐可能是由幽门痉挛引起。

成人低钙血症的神经肌肉表现是多变的（框 106-3）。特征性症状是手足搐搦，包括口周麻木和刺痛，四肢感觉异常，手足痉挛，喉痉挛以及局灶性和全面性癫痫发作。膈肌和肋间肌痉挛可能导致呼吸骤停和窒息。

低钙血症患者潜在性手足搐搦的典型体征是陶瑟征（腕痉挛）和面神经征（面肌收缩）。视盘水肿可能导致视力损害。而慢性低血钙症是由甲状旁腺功能减退引起的，通常会导致白内障。

急性低钙血症可能与低血压有关，低血压常常因缺乏代偿性反射性心动过速而加重。低钙血症患者的典型心电图变化是 QT 间期延长，并且与多种室性心律失常相关，最典型的是尖端扭转型室性心律失常。这些异常可以通过补钙来逆转。钙替代疗法可明显缩短复极间期，降低室性早搏的发生频率[29]。慢性低钙血症可引起扩张性心肌病，有相关报道恢复正常血钙后心功能可部分恢复[30]。

低钙血症的治疗

症状性低钙血症通常对静脉补钙反应迅速。常用的制剂是 10% 葡萄糖酸钙和 10% 氯化钙。延迟治疗会进一步加重手足抽搐，导致全身性癫痫发作甚至心搏骤停。静脉缓慢补充 100～200mg 元素钙（5～10mEq）可以避免并发症，可以持续数小时直至转为口服补钙。由于局部刺激和血栓性静脉炎，应避免钙输注外渗。

慢性低钙血症患者由于甲状旁腺功能减退等不可逆的原因，应采用口服钙制剂治疗慢性低钙血症。对于轻度低钙血症，口服补钙是最好的初始治疗方法。常用的制剂是片剂形式：乳酸钙 300mg（60mg 元素钙）；可咀嚼的葡萄糖酸钙 1g（90mg 元素钙）；碳酸钙，650mg（250mg 元素钙）和枸橼酸钙 950mg（200mg 元素钙）。口服钙可用于可逆性甲状旁腺功能减退症的患者。在对口服钙无反应的患者中，大剂量维生素 D 是唯一可行的治疗方法。甲状旁腺功能减退症和假性甲状旁腺功能减退症均对生理剂量的 1,25- 二羟基维生素 D_3 和 1α- 羟基维生素 D_3 有反应，血清钙浓度能够恢复正常。骨化三醇商品名为罗盖全，分配在含有 0.25μg 或 1.0μg 的胶囊中。氯噻嗪可以增强维生素 D 及其类似物的血钙活性，而呋塞米可能通过其排钙作用加重低钙血症。低镁血症相关性低钙血症的患者对静脉补钙的反应较差。慢性肾衰竭伴低钙血症患者很少出现症状，通常用磷酸盐结合的抗酸剂通过降低升高的血清磷含量而导致血清钙浓度增加。维生素 D 缺乏引起的骨软化症相关的低钙血症很少有症状，它通常

框 106-3 高钙血症相关性疾病

原发性高血压
腺瘤和癌
- 增生
- 多发性内分泌腺瘤病
- 肿瘤异位分泌甲状旁腺激素（罕见）

继发性甲状旁腺功能亢进症
- 吸收不良和维生素 D 缺乏症
- 慢性肾衰竭
- 肾移植术后

家族性低钙尿高钙血症

恶性肿瘤相关性高钙血症
- 溶骨性骨转移

全身性肿瘤分泌因素
- 甲状旁腺激素相关蛋白
- 1,25- 二羟维生素 D3 诱导性高钙血症

局部作用，非全身性，肿瘤分泌的细胞因子
- 白细胞介素（IL）-1 和 IL-6
- 肿瘤坏死因子 β（TNF-β）
- 粒细胞 - 巨噬细胞集落刺激因子
- 转化生长因子 α（TGF-α）
- 前列腺素

高吸收性高钙尿症患者的高钙血症

维生素 D 过多症

维生素 A 过多症

肉芽肿性疾病
- 结节病
- 结核
- 组织胞浆菌病
- 球孢子菌病
- 麻风
- 异物肉芽肿

甲状腺功能亢进症

肾上腺皮质功能减退症

婴儿性高血压

制动

乳碱综合征

磷酸酯酶

肠外营养

急性肾衰竭相关性高钙血症

药物
- 噻嗪类利尿剂
- 锂
- 茶碱
- 钙离子交换树脂

对生理剂量的维生素 D 和口服钙剂有反应。

高钙血症

原发性甲状旁腺功能亢进和恶性肿瘤占所有高钙血症病例的 80%～90%[31]。原发性甲状旁腺功能亢进是门诊高钙血症患者的主要病因，正常人群的发病率为 1%[32]。高钙血症最常在常规测试的血液标本中被发现。恶性肿瘤是住院患者中高钙血症的主要原因。医源性高钙血症的最常见原因是乳碱综合征（milk-alkali syndrome，MAS），排在恶性肿瘤和甲状旁腺功能亢进之后，位列第三，占高钙血症病例的 10%～15%。碳酸钙作为非处方药及其广泛地用于胃灼热和骨质疏松症，可能是导致 MAS 发病率上升的根本原因 [33]。

高钙血症对每位临床医生而言都是一项挑战。在某些情况下高钙血症的病因在临床上较容易发现，而在某些情况下病因却很难被发现。框 106-3 列出了高钙血症的主要病因。

甲状旁腺功能亢进症

由于原发性甲状旁腺功能亢进症通过手术可以治愈，因此迅速准确的诊断非常重要 [1]。这种疾病女性比男性更常见；绝经后妇女发病率较高，但老年男性的发病率较低。原发性甲状旁腺功能亢进症 80%～85% 患者由单发腺瘤引起，15%～20% 患者由多腺体增生引起，不到 1% 的患者由甲状旁腺癌引起 [34]。

从形态学上区分腺瘤和增生非常困难。腺瘤有被膜包裹且被正常腺体组织压迫包裹，可作为腺瘤诊断的有力证据。对于术前考虑腺瘤，术后出现持续性或反复发作的高钙血症的患者，应怀疑是否是甲状旁腺增生。如果不止一个腺体展示出增生的组织学特征，则建议行甲状旁腺次全切或全切术。一些患有原发性甲状旁腺功能亢进症的患者高钙血症程度较轻，骨骼疾病很少甚至没有，但其具有非常明显的高尿钙。在原发性甲状旁腺功能亢进症患者中，血清中 1,25-二羟基维生素 D_3 水平与尿钙排泄水平之间存在明显正相关。有肾结石和高钙血症的甲状旁腺功能亢进患者与无肾结石的患者相比，1,25- 二羟基维生素 D_3 的循环水平更高。这种 1,25- 二羟基维生素 D_3 水平差异的原因目前尚不明确，但仍需指出维生素 D 代谢在原发性甲状旁腺功能亢进临床表现中的重要性 [1]。

甲状旁腺功能亢进症与多发性内分泌肿瘤（multiple endocrine neoplasia，MEN）Ⅰ型和Ⅱ型有关，两者均为常染色体显性遗传。MENⅠ综合征的特征在于甲状旁腺增生，胰十二指肠神经内分泌肿瘤以及垂体腺瘤。MEN Ⅱ综合征分为 MEN ⅡA 和 MEN ⅡB。MEN ⅡA 综合征的特征是嗜铬细胞瘤、甲状旁腺增生和甲状腺髓样癌，而 MEN ⅡB 综合征包括甲状腺髓样癌、嗜铬细胞瘤、黏膜神经瘤和明显的外貌特征，但不包括甲状旁腺功能亢进。明确 MEN 综合征相关性甲状旁腺功能亢进症的诊断具有重要的手术意义 [35, 36]。对原发性甲状旁腺功能亢进症的诊断需要升高的血清钙和全段甲状旁腺激素（intact para-thyroid hormone，iPTH），正常的肾功能，正常或增加的尿钙排泄。出现骨、肾、胃肠或神经肌肉症状的患者被认为是有症状的，优先考虑进行手术切除治疗。原发性甲状旁腺功能亢进的无症状患者如果符合美国国立卫生研究院制定的手术标准，可以考虑进行外科手术 [37, 38]。这些标准包括显著升高的血钙水平（> 12mg/dl），危及生命的高钙血症史，肌酐清除率降低 30%，显著升高的 24 小时尿钙（>400mg/d），肾结石，年龄 <50 岁，纤维囊性骨炎，骨量大幅减少（低于对照组 >2 倍标准偏差）。

影像上的新进展允许对甲状旁腺腺瘤进行术前或术中定位，从而使得微创手术方式成为可能。影像方法包括锝 -99m 甲氧异腈扫描伴或不伴单光子发射计算机断层扫描，计算机断层扫描，超声检查，磁共振成像和铊 -201/ 锝酸盐扫描。然而，最有力的围手术期辅助检查手段似乎是术中 PTH 监测 [39]。

家族性低钙尿症引起的高钙血症是甲状旁腺增生的一种罕见形式，为常染色体显性遗传。它通常是无症状的，偶尔可因血钙水平升高而被诊断，并通过低尿钙水平被证实。临床病程相对呈良性，不伴肾结石，不常发生胰腺炎和软骨钙质沉着症，通常不需要特殊治疗。

与高钙血症相关的恶性肿瘤

高钙血症最常与肺癌、乳腺癌、肾癌、卵巢癌以及血液系统恶性肿瘤相关。已知有两种主要机制介导恶性肿瘤的高钙血症：局部和体液 [40]。局部机制表现为骨骼中溶骨性病变的存在。恶性细胞可能直接破坏骨骼；然而在大多数情况下，激活的破骨细胞甚至可以调节局部骨质溶解。最常见的与恶性肿瘤高度相关的体液因子是甲状旁腺激素相关蛋白（parathyroid hormone-related protein，PTHrP）[41]。PTHrP 诱导破骨细胞再吸收，增加肾脏对钙的重吸收，并通过细胞因子如白介素 -6 抑制成骨细胞活性 [42]。这些因素解释了为什么血清钙在癌症患者中上升迅速，而甲状旁腺功能亢进上升缓慢。

多发性骨髓瘤和高钙血症

约 1/3 的骨髓瘤患者会并发高钙血症。溶骨性病变是最常见的骨骼影像学表现。骨髓瘤中的骨破坏由破骨细胞介导，在骨髓瘤细胞附近积聚。骨髓瘤细胞和破骨细胞间的关系解释了为何在这种恶性肿瘤中骨骼会快速破坏 [43, 44]。

维生素 D 中毒和高钙血症

除非小剂量，否则所有接受维生素 D 治疗的患者都可能发生高钙血症，同时伴随着肾衰竭的风险。接受药理剂量的麦角钙化醇（维生素 D_2）或双氢速甾醇 3 的甲状旁腺功能减退患者是否出现高钙血症目前尚不清楚。维生素 D 中毒相关性高钙血症可能在停止治疗后 1～6 周出现，在未接受任何降钙治疗的情况下高血钙可以维持 4 个月。维生素 D 过量的毒性作用与 25 羟基维生素 D_3 的高循环水平有关，由储存维生素 D 的肝脂肪组织不断释放入血。血清水平 1,25- 二

羟基维生素 D_3 通常不会升高，甚至降低；然而游离非蛋白结合 1,25- 二羟基维生素 D_3 水平可能会升高。但 1,25- 二羟基维生素 D_3 相关性高钙血症持续时间较短（3～7 天）[45]。

许多因素可能都会影响维生素 D 的作用。绝经后可能缺乏雌激素对骨吸收的抑制作用，这使得给予任何剂量的维生素 D 都可从骨中释放出更多的钙。皮质类固醇的使用可能会降低维生素 D 的效果，事实上皮质类固醇可能用于治疗维生素 D 中毒。预防维生素 D 中毒并发症最重要的措施是在这类患者中频繁地测量血清钙浓度。即使在没有高钙血症的情况下，过度的高钙尿症也是肾钙化和肾衰竭的危险因素。在这种情况下也建议监测尿钙排泄。

维生素 A 中毒和高钙血症

高钙血症还与过量摄入维生素 A 有关 [46]，这种维生素 A 在各种药物制剂中容易获得。异维 A 酸是一种治疗严重痤疮的维生素 A 衍生物，据报道也是高钙血症的原因之一。维生素 A 中毒的主要症状是剧痛。在这种情况下长期高钙血症也与肾钙化和肾功能损害有关。

结节病与高钙血症

结节病是一种系统性肉芽肿炎性疾病，其特点是多器官系统的非干酪性肉芽肿。高钙尿症是最常见的钙代谢异常；然而，大约 5% 的患者出现高钙血症 [47]。已发现结节病和高钙血症患者的血浆 1,25- 二羟基维生素 D_3 水平增加，这一发现可解释该疾病中的钙代谢异常。在大多数患者中，糖皮质激素可以使钙和 1,25- 二羟基维生素 D_3 的水平正常化。无论是否存在高钙血症，在结节病患者中都发现血清免疫反应性 PTH 水平较低 [47]。

甲状腺功能亢进症、甲状腺功能减退症和高钙血症

甲状腺功能亢进与骨转换加速有关，这是由高浓度的甲状腺激素直接刺激骨细胞引起的 [48]。骨形成和再吸收的生化标记物（骨钙素，碱性磷酸酶，骨特异性碱性磷酸酶和尿胶原吡啶）在甲状腺功能亢进患者中含量升高，这表明骨转换的增加，并有利于破骨细胞骨吸收 [49]，抗甲状腺治疗可以纠正高钙血症 [50]。

在绝大多数甲状腺功能减退症患者中，血清钙和磷酸盐水平正常，而碱性磷酸酶水平较低；然而，某些患者可能出现高钙血症。由于肠道吸收增加和尿钙排泄减少，甲状腺功能减退症患者的钙浓度倾向于正平衡，这两种变化都易致高钙血症。但是甲状腺功能减退症患者的骨转换减少。

肾上腺功能减退症和高钙血症

高钙血症是肾上腺功能减退症的常见表现，尽管其机制尚不清楚。一项研究表明，血清钙浓度的增加是由于伴随的容量减少导致血清钙与蛋白质结合的部分增加。容量减少也可能导致肾小管对钙的重吸收增加，并且在缺乏糖皮质激素的情况下，维生素 D 增强肠道钙吸收的作用可能会更大 [51]。

特发性婴儿高钙血症

特发性婴儿高钙血症（idiopathic infantile hypercalcemia，IIH）是在出生后第一年发生高钙血症的罕见原因，并且是排除性诊断。临床特征包括呕吐，烦躁，便秘，口渴和生长迟滞 [52]。虽然 IIH 的病理生理学机制仍不清楚，但一些学者认为高钙血症的原因在于肠道维生素 D 敏感性导致钙吸收增加及持续性高钙尿症 [53]。IIH 的治疗包括皮质类固醇、低钙饮食、降钙素和磷酸纤维素。患者通常会出现自发性的高钙血症的好转。

骨折固定和高钙血症

骨折固定可能与骨矿物质的过度损失、高钙血症和迅速发展的骨质疏松症有关。骨骼缺乏正面的机械刺激会干扰骨形成和再吸收之间的平衡，从而导致骨量的减少。通常，从骨中释放的钙量从尿液中排泄出去，并且不会增加血清钙浓度。由于尿液中钙的排泄能力降低，原有肾功能损害的患者容易发生固定性高钙血症 [54]。

乳碱综合征

乳碱综合征（Milk-Alkali syndrome，MAS）可能发生在摄取大量牛奶和使用碱作为治疗消化性溃疡的患者中。该疾病的特征是高钙血症、高磷血症、碱中毒、甲状腺钙化和进行性肾衰竭。摄入大量的碳酸钙（每天至少 4～5g）和可吸收碱是诊断的前提 [33]。对于高钙血症的发展，必须摄入过量的钙，但无法排泄尿钙也是发病的重要原因。已有的肾功能不全与 MAS 的发病机制有关，比如影响肾脏钙排泄的药物，如噻嗪类利尿剂。

噻嗪类利尿剂与高钙血症

长期服用噻嗪类利尿剂在使用大剂量维生素 D（甲状旁腺功能减退症和骨质疏松症患者）和甲状旁腺功能亢进症患者中，可能导致高钙血症。作用机制可能包括：①由于直接管状效应或细胞外液减少导致尿钙排泄减少，继发性增加钠、钙或两者共同在肾小管重吸收；②增加骨对维生素 D 和 PTH 再吸收作用的反应性。

锂和茶碱的毒性

长期接受锂治疗的患者可能会出现伴有 PTH 水平升高的高钙血症。锂治疗双相情感障碍的患者发生原发性甲状旁腺功能亢进的发病率比正常人群高 47 倍。迄今为止，已有 50 例报道甲状旁腺腺瘤和增生伴有长期锂治疗 [55, 56]。茶碱毒性可能与高钙血症有关，可能是由于骨骼中 β- 肾上腺素能受体的刺激。

高钙血症的临床表现

高钙血症的症状取决于发病率、程度、持续时间、潜在疾病和合并症。急性高钙血症可能由于细胞外容量收缩及直接肾血管收缩而诱发急性肾衰竭。这种异常是可逆的，而

慢性高钙血症可能导致肾小管结石和肾钙质沉着，伴有肾小管间质瘢痕和慢性肾衰竭。高钙血症可能导致便秘，恶心呕吐，以及消化性溃疡。多尿是由其利尿作用和尿液浓缩能力受损引起的，具有肾性尿崩症的特征。

高钙血症可引起膜超极化，QT 间期缩短，但很少引起心律失常。

高钙血症的神经肌肉效应包括注意力和记忆受损，肌肉乏力和疲劳，精神错乱，嗜睡，麻木和昏迷（表 106-1）。

甲状旁腺功能亢进或恶性肿瘤患者可出现骨痛。皮质骨的骨质疏松症与甲状旁腺功能亢进有关。家族性低钙尿性高钙血症很少与骨病相关，但据报道软骨钙质沉着症和假性高血糖症发生率很高。

高钙血症危象是危及生命的紧急情况，需要积极治疗。它可能是原发性甲状旁腺功能亢进、恶性肿瘤和其他高钙血症的并发症。它的特点是血清钙含量超过 15mg/dl。治疗旨在将细胞外容量恢复至正常并降低血清钙水平。用无钙透析液进行紧急血液透析可能是必要的。

表 106-1　钙镁异常的临床表现

血清水平升高		
系统	**镁**	**钙**
胃肠道	恶心 / 呕吐	厌食症，恶心 / 呕吐，腹痛，便秘
神经肌肉	虚弱，嗜睡，反应↓	抑郁，精神错乱，昏迷，肌肉无力，背部和四肢疼痛
心血管	低血压，心搏骤停	低血压，心律失常
肾脏	—	烦渴，多尿
血清水平降低		
系统	**镁**	**钙**
胃肠道	—	—
神经肌肉	反射亢进，肌肉震颤，手足搐搦，谵妄，癫痫发作	反射亢进，感觉异常，虚弱，瘫痪，手足搐搦，癫痫发作，腕足痉挛
心血管	心律失常	心力衰竭

高钙血症的治疗

降低血清钙浓度的方法如下述：①抑制钙从骨中释放，增加其在骨和其他组织中的沉积，或二者兼而有之；②增加细胞外液中钙清除或抑制其肠道吸收；③通过与螯合物质形成络合物来降低游离的部分。

高钙血症会增加尿钠和液体的丢失，导致细胞外容量收缩和肾小球滤过率的降低。后者可导致尿钙排泄减少和高钙血症进一步恶化。因此，第一个治疗目标是通过静脉注射给予生理盐水恢复正常的细胞外容量，通常需要 3～4L 盐水。这种疗法通过稀释作用，增加尿钙排泄，降低血清钙浓度。但是在快速补液期间存在细胞外容量超负荷的风险，特别在老年患者中尤为凶险。因此，在这种情况下可能需要监测中心静脉压。同样地，增加袢利尿剂作为辅助治疗可以降低液体超负荷的风险并且增加尿钙排泄。袢利尿剂发挥其作为利尿剂的作用需要迅速补充尿钠和液体的丢失。袢利尿剂可能对由于过度分泌和高水平 PTH、PTHrP 而导致高钙血症的患者特别有益。在这些情况下，激素诱导的过量肾小管钙重吸收在高钙血症的发生和维持中起主要作用。

双膦酸盐　双膦酸盐（以前的二膦酸盐）代表一组潜力巨大的治疗药物，一般用于治疗高钙血症，尤其是与恶性肿瘤相关的高钙血症。双膦酸盐对骨骼具有很强的亲和力，并与钙化骨基质紧密结合，从而破坏骨骼的矿化和吸收。此外，它们干扰破骨细胞的功能并且似乎可直接作用于破骨细胞功能，包括防止破骨细胞附着于骨基质和预防破骨细胞分化和募集。双膦酸盐是强效的骨吸收抑制剂。

乙烷羟基二膦酸盐（依替膦酸盐）可用于临床，但其作为抗高血钙药物的作用是有限的，至少在口服时是这样。使用第二代双膦酸盐，包括二氯亚甲基二膦酸盐（氯膦酸盐）和氨基 - 羟丙基二膦酸盐（帕米膦酸盐），降低血钙浓度的能力更强，可减少骨吸收的剂量对骨矿化的影响可忽略。帕米膦酸盐和依替膦酸盐在美国已被批准用于治疗恶性肿瘤性高钙血症。帕米膦酸盐通过静脉途径给药最有效，一般建议剂量为 60～90mg。在控制高血钙症上，30mg 帕米膦酸盐的效力等同于 600mg 氯膦酸盐和 1 500mg 依替膦酸盐的效力。在初步研究中，第三代双膦酸盐，包括阿仑膦酸盐、利塞膦酸盐和替鲁膦酸盐，在抑制骨吸收方面其效应是氯膦酸二钠的 500 倍。唑来膦酸是新一代含氮二膦酸盐之一，已在临床研究中发现其优于帕米膦酸盐。该药剂目前已被批准用于临床。

糖皮质激素　糖皮质激素可有效降低维生素 D 过量所致的血钙升高；其可能机制是抑制骨吸收和减少肠道吸收。与其他肿瘤相比，糖皮质激素用于淋巴瘤、白血病和多发性骨髓瘤相关的高钙血症更有效。这种作用可能与肿瘤溶解作用，干扰破骨细胞激活细胞因子的产生或二者都有关。糖皮质激素在治疗后 1～2 天血钙浓度开始下降。

降钙素　降钙素通过抑制骨吸收和增加尿钙排泄来降低血钙浓度。降钙素相对安全，毒性可忽略不计；然而，由于破骨细胞逃逸现象，其效力持续时间有限，这在治疗开始后几天尤为明显。联合糖皮质激素可能有助于维持疗效。

光神霉素（普卡霉素）　光神霉素是源自链霉菌属放线菌的细胞毒性物质，主要用于治疗睾丸肿瘤。光神霉素通过抑制骨吸收来降低血清钙浓度，商品名为“Mithracin”。在注射后 24～48 小时开始起效并维持数天。重复剂量应用可产生的不良反应包括抑制骨髓、肝细胞癌以及肾毒性。

磷酸盐　磷酸盐的口服和静脉制剂均可降低血钙浓度，减少尿钙排泄。这种效应归因于：①矿物质在骨骼中的沉积；②软组织中钙沉积的增加；③骨吸收的抑制。这种疗法的主要不良反应是骨外钙化，包括肾钙质沉着致肾衰竭。因此，对于高磷血症和肾功能不全的患者，常规不建议使用磷酸盐治疗高钙血症。磷酸盐可以通过静脉途径以 12～16 小时 20～30mg/kg 体重的剂量给予元素磷。应定期检测血清钙浓度。静脉制剂的商品名是 InPhos；每 40ml 该液体含有 1 000mg 磷，65mEq 钠和 8mEq 钾。

其他治疗 硝酸镓已被食品药品监督管理局批准用于治疗高钙血症。它通过降低羟基磷灰石晶体的溶解度来抑制其骨吸收。硝酸镓的主要不良反应是肾毒性。据报道，使用生长抑素类似物（兰瑞肽）可成功抑制分泌 PTHrP 的胰腺肿瘤患者的高钙血症。降钙效应与血清 PTHrP 抑制水平有关。

静脉注射普萘洛尔已成功治疗与甲状腺毒症和茶碱毒性相关的高钙血症。

通过饮食控制和肠内血钙与磷酸纤维素和植酸钠的结合，可以减少肠道对钙的吸收。在血液透析或腹膜透析中应用无钙透析液，可直接从细胞外液中去除钙。

静脉应用乙二胺四乙酸钠（Na-ethylene diamine tetraacetic acid，EDTA）（一种螯合剂）可完成血清离子钙的还原，复合钙随后从尿液中排出。该疗法的主要缺点是 EDTA 的肾毒性。

镁代谢紊乱

镁是第二大丰富的细胞内阳离子。细胞内镁浓度在 10～20mEq/L；然而，镁大部分都与有机化合物结合，包括三磷酸腺苷（adenosine triphosphate，ATP）。在细胞外部分中，1/3 与血清白蛋白结合。因此，在存在低蛋白血症的情况下，血镁水平可能并不能很好地反映总储备情况。细胞外和细胞内部分间的交换较慢，而且通过尿排泄的平行变化使得摄入和肠道吸收之间保持平衡[57, 58]。

在肾功能正常的情况下，血清镁水平几乎保持恒定，大约在 1.4～1.7mEq/L（1.7～2.1mg/dl）。高镁血症可能主要是由于肾功能受损、进食或肠外负荷过多而引起的。低镁血症是由于饮食摄入减少，肠道吸收不良或肾脏丢失造成的[57]。

镁在包括 ATP 在内的许多关键酶的功能中起重要作用。细胞内镁对蛋白质合成、氧化磷酸化、核酸稳定性、能量的储存和利用以及酶促反应均起关键作用。细胞外镁对神经传导、神经肌肉传导、心脏传导和收缩以及血管张力等至关重要。

虽然通常使用总血清镁浓度来评估镁，但这一指标并不理想[59]。血清蛋白浓度的变化可能会影响总血清浓度，但不能反映总体镁浓度。镁耐受测试可用于确定镁状态，但需要计算保留的肠外镁含量。离子镁目前尚未发现较好的测量指标。

低镁血症和镁耗竭

低镁血症是住院患者的常见问题，尤其是在 ICU。肾脏主要通过调节肾小管细胞钙 / 镁受体来维持血清镁水平，保证镁稳态[60]。低镁血症是由多种病因引起的，包括摄入不足，肾排泄增加，胃肠道丢失，吸收不良和各种内分泌功能障碍。低镁血症的原因可分为两大类：①肾外镁丢失包括摄入不足；②经肾丢失。

镁的肾外损失

饮食匮乏、长期营养不良、管饲和镁缺乏的肠内营养可能导致累积的镁耗竭和低镁血症。胃肠丢失可能由脂肪泻、严重腹泻或急性胰腺炎引起。低镁血症也可能在伴有短肠综合征和腹泻的病态肥胖需手术治疗患者中发生[57]。

低镁血症的内分泌原因包括甲状腺功能亢进，与恶性肿瘤相关的高钙血症和醛固酮增多症[61]。甲状旁腺切除术后的骨饥饿综合征也可能导致低钙血症和低镁血症，因为新沉积的骨矿物质中二价离子的沉积增加。

慢性酒精中毒也是镁耗竭的主要原因之一。营养不良、腹泻、慢性胰腺炎和肾小管功能障碍可能导致低镁血症[62]。严重烧伤可能导致包括脂肪在内的坏死组织中的镁螯合，导致镁耗竭。对于严重难治性高钙血症进行急性透析，透析液中缺乏镁可能导致低镁血症。

镁的肾丢失

由盐负荷、糖尿病酮症酸中毒和甘露醇引起的渗透性利尿都会增加许多电解质包括镁的尿液排泄。酮症酸中毒恢复期间，尤其在磷酸盐替代后，可能发生血清镁的急剧下降。原发性甲状旁腺功能亢进、甲状腺功能亢进和静脉补钙引起的高钙血症均可导致镁的肾丢失。同样，袢利尿剂会导致肾脏镁和钙的消耗，而噻嗪类药物会增加尿液中镁的排泄，但会引起肾小管钙潴留。原发性高尿酸血症和抗利尿激素分泌不当综合征可能与尿镁排泄中度增加有关。

在使用氨基糖苷类、两性霉素 B 和顺铂治疗的患者中观察到肾镁消耗[63-65]。这些药物可导致钾消耗和肾小管酸中毒。环孢菌素和他克莫司导致镁消耗与钾潴留。袢利尿剂也可导致镁消耗。急性肾衰竭的利尿期也可能导致镁丢失。

肾镁丢失的遗传性疾病

孤立的显性低镁血症 这类患者在儿童时期即出现全身性癫痫发作。存在低尿钙症，但不存在低钙血症。

孤立的隐性低镁血症 受影响的个体在婴儿期出现低镁血症症状。由于尿镁排泄增加引起的低镁血症是唯一的生化异常。迄今为止，连锁分析已排除了所有已建立的基因位点。

家族性低镁血症合并高钙尿症和肾钙盐沉着症（familial hypomagnesemia with hypercalciuria and nephrocal-cinosis，FHHNC） FHHNC 是一种常染色体隐性遗传疾病，其特征为肾脏镁和钙消耗，双侧肾钙质沉着症和伴有进行性肾衰竭的肾结石。FHHNC 患者在儿童早期出现复发性尿路感染、多尿和烦渴、生长迟滞、腹痛、呕吐、强直发作和全身性癫痫发作。肾衰竭前 PTH 水平升高。

常染色体显性遗传性低钙血症 钙敏感受体的激活突变导致低钙血症、低钙尿症以及在大约 50% 的患者中出现的低镁血症。

经典巴特综合征　经典巴特综合征是由 *CLCNKB* 基因突变引起的，该基因编码位于基底外侧的肾氯离子通道 CIC-KB，其介导氯离子从肾小管上皮细胞转移至肾间质。超过 50% 位于 1p36 染色体 *CLCNKB* 基因突变的患者中检测到低镁血症[63]。

Gitelman 综合征　Gitelman 综合征是一种常染色体隐性遗传病。症状包括与严重低镁血症相关的肌无力和强直性发作。患者出现顽固性低钙尿症；如同时存在低镁血症和低钙尿症，则具有诊断意义。编码远曲小管的 NaCl 协同转运蛋白的基因功能丧失突变是潜在的异常机制。

镁耗竭的临床结局

低镁血症的临床表现取决于其严重程度、持续时间及并存的电解质异常。低镁血症和细胞内镁储备的消耗，尤其是在心肌中，被认为是心血管和其他功能异常的基础，包括心房颤动和尖端扭转型室性心律失常，心脏收缩受损和血管收缩。这对于接受冠状动脉旁路移植手术的患者尤为重要[66]。镁耗竭的特征还在于神经肌肉和中枢神经系统过度活跃，临床症状与缺钙类似，包括反射活跃、肌肉震颤和伴有 Chvostek 征阳性的手足搐搦（表 106-1）。镁的严重缺乏可导致谵妄和癫痫发作。最近在一项前瞻性观察研究中证实了镁平衡的神经学影响，该研究表明高膳食镁摄入与卒中发生率降低之间存在关联[67]。

低镁血症的重要性在于不仅对神经系统产生直接影响，而且因为它可以产生低钙血症并导致持续的低钾血症。当低钾血症或低钙血症与低镁血症并存时，应积极补充镁以帮助恢复钾或钙的体内平衡。镁的长期不足会在数周内导致厌食，恶心、呕吐和乏力，并在数月内导致感觉异常和肌肉无力、脑部癫痫发作和心脏表现。

镁耗竭的 ECG 变化包括 QRS 复合波增宽和 T 波高尖，以及 PR 间期延长和 T 波低平。室性心律失常在体外循环后的心肌缺血期间更为常见。镁缺乏通常导致动作电位持续时间延长以及膜复极化的延长[66]。

低镁血症的治疗

镁替代的剂量和途径取决于低镁血症的程度和症状的严重程度。对于无症状性低镁血症患者，治疗潜在的疾病（如腹泻）以及饮食调整可以解决问题。

如果低镁血症无症状或症状轻微，可以通过口服纠正。口服镁可导致腹泻，这可能会限制其效用。与其他口服制剂如氯化镁、硫酸镁和乙酸镁相比，氧化镁片具有更高的含镁量。对于因氧化镁引起腹泻的患者，也可以使用同时含有镁和铝的抗酸剂进行口服镁替代。如果低镁血症与需要持续使用利尿剂有关，使用保钾利尿剂如阿米洛利可能会有所帮助。但使用阿米洛利还需考虑其他镁消耗状态，如 Bartter 或 Gitelman 综合征。

是否需要静脉补充镁取决于与低镁血症相关的症状和严重程度。对于严重低镁（<1.0mEq/L）或有症状的患者，静脉缓慢给予硫酸镁，大于 15 分钟予 1～2g。在给予大剂量镁时应注意，因为可能会产生镁中毒。同时给予葡萄糖酸钙可抵消镁水平迅速升高产生的不良反应，并纠正低钙血症，这通常与低镁血症有关。

在诸如尖端扭转型室速的紧急状态下，建议在 2 分钟内使用 2g 硫酸镁来抑制早期去极化。镁也是用于子痫的一线药物[68]。镁对房室传导有潜在危害作用。因此，Ⅰ度以上房室传导阻滞和窦性心动过缓是该药的相对禁忌证。

高镁血症

正常肾脏可以通过肾小管重吸收减少来处理大量滤过的镁负荷。因此，完整的肾脏是维持镁平衡的重要调节器官。高镁血症的最常见原因是同时发生肾功能受损以及镁负荷过多。通常，大量镁负荷是镁盐作为泻药或灌肠剂治疗的结果。高镁血症可能在老年人中更常见，他们经常食用镁盐作为抗酸剂和泻药，并伴有年龄相关性肾功能减退。

内源性镁负荷可以从横纹肌溶解症的坏死肌肉以及化疗破坏的恶性细胞溶解中释放。急性静脉输注镁剂，例如用于先兆子痫，可能会导致一过性高镁血症，且由于高血清镁对 PTH 的急性抑制作用，偶尔可伴有低钙血症。患有先兆子痫的母亲所生的孩子也可能患有高镁血症。

慢性肾衰竭患者可能出现轻度高镁血症。然而，因为摄入镁盐可能会导致危及生命的高镁血症，因此应尽量避免。

肾上腺功能不全、原发性甲状旁腺功能亢进、MAS 和家族性低钙尿高钙血症可能与高镁血症有关。据报道，锂和茶碱也会引起高镁血症。

临床表现

血清镁水平 3mEq/L（3.6mg/dl，1.5Mm/L）以下的轻度高镁血症通常无症状。高于该值时，症状的严重程度与血清镁的升高幅度相平行。高镁血症主要表现为神经肌肉、中枢神经系统和心血管系统的异常（见表 106-1）。

神经肌肉效应与高镁血症产生的箭毒样作用有关，导致神经肌肉冲动传递受阻。这种神经肌肉异常首先表现为深腱反射减弱甚至消失，肌肉麻痹和呼吸暂停。中枢神经系统异常包括嗜睡和昏迷。

高镁血症的心血管效应可能与其作为离子通道阻滞剂有关。这些效应导致心动过缓和低血压，并可能发展为心搏骤停。心电图异常与高钾血症相似，包括 PR 间期增加、QRS 波增宽和 T 波高尖。随着血清镁升高超过 10mEq/L，最终可导致完全性心脏传导阻滞和心搏骤停。

高镁血症的治疗

高镁血症的治疗措施包括采取措施保留外源性镁源，纠正容量不足，并纠正酸中毒（如果存在）。为了缓解急性症状，应给予氯化钙（5～10ml）以拮抗心血管作用。如果血镁水平持续升高或症状持续存在，则需要透析。

知识点

低钙血症

1. 血清25-羟基维生素D水平可作为体内维生素D储存的预计值。低血清浓度的25-羟基维生素D表明维生素D缺乏状态。
2. 甲状旁腺功能减退症是低钙血症的常见原因。镁耗竭抑制甲状旁腺激素（PTH）分泌和对PTH和维生素D的外周反应；它也减弱了静脉钙的钙化作用。噻嗪类药物能增强维生素D的钙代谢作用，而呋塞米则会加重低钙血症。
3. 低钙血症的神经肌肉表现包括意识障碍或昏迷，局灶性和全身性癫痫发作以及呼吸骤停。急性低钙血症的心血管并发症包括低血压、心动过缓和室性心律失常，如尖端扭转型室性心动过速。
4. 应谨慎治疗甲状旁腺功能减退症，尤其是变异性常染色体显性遗传性低钙血症。提高血清钙水平可能会导致高钙尿症，并且会增加肾钙质沉着症和肾衰竭的风险。

高钙血症

1. 恶性肿瘤是高钙血症的主要原因，占所有病例的70%～80%，最常见于住院患者。原发性甲状旁腺功能亢进在门诊患者中很常见，占所有高钙血症病例的10%～20%。乳碱综合征排名第三。
2. 家族性低钙尿性高钙血症是一种常染色体显性遗传的甲状旁腺增生症。它是由钙敏感受体的失活突变引起的。临床过程是良性的，没有肾结石，但可能发生高镁血症、胰腺炎和软骨钙质沉着症。
3. 高钙血症危象是一种危及生命的紧急情况。它可能是原发性甲状旁腺功能亢进、恶性肿瘤和其他高钙血症的并发症。需要积极及时的治疗来降低血钙浓度。
4. 治疗高钙血症的首要目标在于通过静脉补充正常盐水使细胞外容量恢复正常。

低镁血症

1. 低镁血症在住院患者中很常见（>10%），尤其在重症监护室（>50%）。关于低镁血症的关注点集中于其在潜在致心律失常（例如，尖端扭转型室性心动过速）和猝死中的作用。
2. 低镁血症导致肾脏钾的丢失，反之亦然，低钾血症增加了尿镁的丢失。对于前者，除非首先完成镁的补充，否则仅通过钾替代，很难纠正低钾血症。

高镁血症

1. 高镁血症的最常见原因是在肾功能受损的情况下过量的镁负荷。通常，大量的镁负荷来自作为泻药或灌肠剂治疗的镁盐。
2. 高镁血症神经肌肉效应与其产生的箭毒样作用有关，导致反射消失、肌肉无力和瘫痪，甚至呼吸暂停。中枢神经系统异常是嗜睡、昏睡、瞳孔散大和昏迷。
3. 高镁血症的心血管作用包括心动过缓和低血压。心电图显示PR间期和QRS复合波增宽。高度房室传导阻滞和心搏骤停是终末期事件。

（周思颖　顾国嵘 译，李克 审校）

参考文献

1. Popovtzer MM. Clinical disorders of calcium, phosphorous and parathyroid hormone. In: Schrier RW, editor. Renal and Electrolyte Disorders. 6th ed. Philadelphia: Lippincott Williams and Wilkins; 2003. p. 216-77.
2. Slomp J, et al. Albumin-adjusted calcium is not suitable for diagnosis of hyper- and hypocalcemia in the critically ill. Crit Care Med 2003;31:1389-93.
3. Dickerson RN, et al. Accuracy of methods to estimated ionized and "corrected" serum calcium concentrations in critically ill multiple trauma patients receiving specialized nutritional support. JPEN J Parenter Enteral Nutr 2004;28:133-41.
4. Marks AR. Calcium and the heart: a question of life and death. J Clin Invest 2003;111:597-600.
5. Holick MF. Resurrection of vitamin D deficiency and rickets. J Clin Invest 2006;116:2062-72.
6. Greenfield LJ. Surgery: Scientific Principles and Practice. 3rd ed. Philadelphia: Lippincott Williams and Wilkins; 2001.
7. Nykjaer A, et al. An endocytic pathway essential for renal uptake and activation of the steroid 25(OH) vitamin D3. Cell 1999;96:507-15.
8. Singh J, et al. The investigation of hypocalcemia and rickets. Arch Dis Child 2003;88:403-7.
9. Harinaravan CV, et al. High prevalence of low dietary calcium, high phytate consumption, and vitamin D deficiency in healthy South Indians. Am J Clin Nutr 2007;85:1062-7.
10. Kitanaka S, et al. Inactivating mutations in the 25-hydroxyvitamin D_3 1-alpha-hydroxylase gene in patients with pseudovitamin D-deficiency rickets. N Engl J Med 1998;338:653-61.
11. Abboud B, et al. Risk factors for post-thyroidectomy hypocalcemia. J Am Coll Surg 2003;196: 497-8.
12. Guise TA, Mundy GR. Evaluation of hypocalcemia in children and adults. J Clin Endocrinol Metab 1995;80:1473-8.
13. Anast CS, et al. Impaired release of parathyroid hormone in magnesium deficiency. J Clin Endocrinol Metab 1976;42:707-13.
14. Woodard JC, Webster PD, Carr AA. Primary hypomagnesemia with secondary hypocalcemia, diarrhea, and insensitivity to parathyroid hormone. Am J Dig Dis 1972;17:612-18.
15. Booth CM, et al. Clinical features and short-term outcomes of 144 patients with SARS in the greater Toronto area. JAMA 2003;189:1-9.
16. Cuneo BF. 22q11.2 deletion syndrome: Di George, velocardiofacial and conotruncal anomaly face syndromes. Curr Opin Pediatr 2001;13:465-72.
17. Pearce S, et al. A common and recurrent 13 base-pair deletion in the autoimmune regulator (AIRE-1) gene in British kindreds with autoimmune polyendocrinopathy type (ABECAD) kindreds. Am J Hum Genet 1998;63:1675-84.
18. Katsano KH, et al. Severe hypomagnesemia and hypoparathyroidism in Kearns-Sayre syndrome. Am J Nephrol 2001;21:150-3.
19. Bastepe M. Pseudohypoparathyroidism and mechanisms of resistance toward multiple hormones: molecular evidence to clinical presentation. J Clin Endocrinol Metab 2003;88:4055-8.
20. Ball DW. Medullary thyroid cancer: monitoring and therapy. Endocrinol Metab Clin North Am 2007;36:823-37.
21. Zivin JR, et al. Hypocalcemia: a pervasive metabolic abnormality in the critically ill. Am J Kidney Dis 2001;37:689-98.
22. Forsythe RM. Parenteral calcium for intensive care unit patients. Cochrane Database Syst Rev 2008;(4):CD006163.
23. Champallon C, et al. Hypocalcemia following pamidronate administration for bone metastases of solid tumor: three clinical case reports. J Pain Symptom Manage 2003;25:185-90.
24. Schussein DH, Jacobs TP, Silverberg SJ. Hypocalcemia associated with alendronate. J Emerg Med 2002;130:395-400.
25. Shiber JR, Mattu A. Serum phosphate in the emergency department. J Emerg Med 2002;23: 395-400.
26. Belooseky Y, et al. Electrolyte disorders following oral sodium phosphate administration for bowel cleansing in elderly patients. Arch Intern Med 2003;163:803-8.
27. Ammori BJ, et al. Hypocalcemia in patients with acute pancreatitis: a putative role for systemic endotoxin exposure. Pancreas 2003;26:213-17.
28. Perkins GJ. Massive transfusion and nonsurgical hemostatic agents. Crit Care Med 2008;36:325-39.
29. Eryol NK, et al. Effects of calcium treatment on QT interval and QT dispersion in hypocalcemia. Am J Cardiol 2003;91:750-2.
30. Altunbas H, et al. Hypocalcemic cardiomyopathy due to untreated hypoparathyroidism. Horm Res 2003;59:201-4.
31. Carroll MF, Shade DS. A practical approach to hypercalcemia. Am Fam Physician 2003;67: 1959-66.
32. Palmer H, et al. Prevalence of hypercalcemia in a health survey: a 14 year follow up study of serum calcium levels. Eur J Clin Invest 1998;18:39-46.
33. Medarov BI. Milk-alkali syndrome. Mayo Clin Proc 2009;84:261-7.
34. Cameron JL. Current Surgical Therapy. 9th ed. Philadelphia: Mosby Elsevier; 2008.
35. Moley JF, et al. Hereditary endocrinopathies. Curr Probl Surg 1999;36:653-762.
36. Townsend CM. Sabiston Textbook of Surgery. 17th ed. Philadelphia: Elsevier; 2004.
37. Eigelberger MD, et al. The NIH criteria for parathyroidectomy in asymptomatic primary hyperparathyroidism: are they too limited? Ann Surg 2004;239:528-35.
38. Information from NIH Conference. Diagnosis and management of asymptomatic primary hyperparathyroidism: Consensus Development Conference statement. Ann Intern Med 1991;114:593-7.
39. Chen H, et al. A comprehensive evaluation of perioperative adjuncts during minimally invasive parathyroidectomy. Ann Surg 2005;242:375-83.
40. Body JJ. Current and future directions in medical therapy: hypercalcemia. Cancer 2000;88:3054-8.

41. Grill V, et al. Humoral hypercalcemia of malignancy: the discovery of PTHrP. In: Body JJ, editor. Tumor Bone Diseases and Osteoporosis in Cancer Patients: Pathophysiology, Diagnosis, and Therapy. New York: Marcel Dekker; 2000. p. 21-40.
42. Nagai Y, et al. Role of interleukin-6 in uncoupling of bone in vivo in a human squamous carcinoma coproducing parathyroid hormone-related protein and interleukin-6. J Bone Miner Res 1998;13: 664-72.
43. Walls J, Bundred N, Howell A. Hypercalcemia and bone resorption in malignancy. Clin Orthop Relat Res 1995;312:19-33.
44. Roodman GD. Mechanisms of bone lesions in multiple myeloma and lymphoma. Cancer 1997;80: 1557-63.
45. Beckman MJ, et al. The role of dietary calcium in the physiology of vitamin D toxicity: excess of dietary vitamin D3 blunts PTH induction of kidney 1-α-hydroxylase. Arch Biochem Biophys 1995;319:535-9.
46. Russell RM. The vitamin A spectrum from deficiency to toxicity. Am J Clin Nutr 2000;71:878-84.
47. Conron M, et al. Calcium metabolism in sarcoidosis and its clinical implications. Rheumatology 2000;39:707-13.
48. Abu EO, et al. The expression of thyroid hormone receptor in human bone. Bone 1997;21:137-42.
49. Garnero P, et al. Markers of bone turnover in hyperthyroidism and the effects of treatment. J Clin Endocrinol Metab 1994;78:955-9.
50. Pantazi H. Changes in parameters of bone and mineral metabolism during therapy for hyperthyroidism. J Clin Endocrinol Metab 2000;85:1099-106.
51. Jorgenson H. Hypercalcemia in adrenocortical insufficiency. Acta Med Scand 1973;193:175-9.
52. Huang J. Long-term follow-up of patients with idiopathic infantile hypercalcemia. Pediatr Nephrol 2006;21:1676-80.
53. Pronicka E, et al. Persistent hypercalciuria and elevated 25-hydroxyvitamin D3 in children with infantile hypercalcemia. Pediatr Nephrol 1997;11:2-6.
54. Gopal H, et al. Symptomatic hypercalcemia of immobilization in a patient with end-stage renal disease. Am J Kidney Dis 2000;35:969-72.
55. Awad SS, Miskulin J, Thompson N. Hyperparathyroidism in patients with prolonged lithium therapy. World J Surg 2003;27:486-8.
56. Dwight T, et al. Genetic analysis of lithium-associated parathyroid tumors. Eur J Endocrinol 2002; 146:619-27.
57. Vormann J. Magnesium: nutrition and metabolism. Mol Aspects Med 2003;24:27-37.
58. Takaya J, et al. Intracellular magnesium of platelets in children with diabetes and obesity. Metabolism 2003;52:468-71.
59. Swaminathan R. Magnesium metabolism and its disorders. Clin Biochem Rev 2003;24:47-66.
60. Quamme GA. Renal magnesium handling: new insights in understanding old problems. Kidney Int 1997;52:1180.
61. Al-Ghamdi SM, Cameron EC, Sutton RA. Magnesium deficiency: pathophysiologic and clinical overview. Am J Kidney Dis 1994;24:737-52.
62. De Marchi S, et al. Renal tubular dysfunction in alcohol abuse—effects of abstinence. N Engl J Med 1993;329:1927-34.
63. Konrad M, Weber S. Recent advances in molecular genetics of hereditary magnesium-losing disorders. J Am Soc Nephrol 2003;15:249-60.
64. Goren MP. Cisplatin nephrotoxicity affects magnesium and calcium metabolism. Med Pediatr Oncol 2003;41:186-9.
65. Alexandridis G, Liberpoulos E, Elisaf M. Aminoglycoside-induced tubular dysfunction. Pharmacology 2003;67:118-20.
66. Booth JV, et al. Low serum magnesium level predicts major adverse cardiac events after coronary artery bypass graft surgery. Am Heart J 2003;145:1108-13.
67. Sluija I, et al. Intakes of potassium, magnesium, and calcium and risk of stroke. Stroke 2014;45: 1148-50.
68. Duley L, Henderson-Smart D, Chou D. Magnesium sulfate versus phenytoin for eclampsia. Cochrane Database Syst Rev 2010:CD000128.

107

ICU 的液体和容量管理

Todd W. Robinson and Barry I. Freedman

液体管理的目标是通过增加血管内容量，改善左心室前负荷和增加心输出量来改善组织氧合[1]。本章就扩充容量治疗选择的时机和相关因素，以及在复苏后期液体容量超负荷的影响做一综述。

初始容量治疗的时机

21 世纪初的一项研究表明，早期识别和治疗脓毒症休克可以改善预后。在 Rivers 等的一份报道中[2]，早期目标导向治疗协作组将受试者随机分组，在治疗的最初 6 小时内接受脓毒症休克的强化治疗，而不是急诊科提供的标准治疗。标准治疗组和早期目标导向治疗（early goal-directed therapy，EGDT）组接受抗生素、血管活性药物和静脉注射（IV）液体进行容量复苏。液体管理的目标包括每 30 分钟脉冲式输注 500ml 晶体，以实现 8～12mmHg 的中心静脉压，中心静脉压是有效补充血管内容量和对液体反应的标记物。尽管 72 小时的液体管理的总量相当，但 EGDT 组在治疗的前 0～6 小时明显接受了更多的静脉补液。与标准治疗组相比，EGDT 组早期使用基于容量的液体复苏与其他治疗，包括通过输注红细胞优化中心静脉血氧饱和度以及必要时使用血管活性药物，EGDT 组的院内死亡率为 30.5%，而标准治疗组为 46.5%，EGDT 组的院内死亡率显著改善（$P=0.009$）。在其他研究中也得到了相同的结果，促使脓毒症治疗指南中强调早期容量的补充作为复苏方案的重要部分，以逆转组织低灌注[3，4]。在“拯救脓毒症运动”中，前 6 小时初始复苏的治疗目标包括：维持中心静脉压 8～12mmHg，平均动脉压≥65mmHg，尿量≥0.5ml•kg/h 以及混合静脉血氧饱和度大于 65%[5]。

在大多数情况下，特别是在证明有液体反应性的患者中，以目标导向治疗和其他支持措施的方式满足血流动力学稳定作为治疗终点仍然是可取的。然而，越来越多的研究并未显示相同的生存益处，EGDT 的优势受到广泛的质疑。澳大利亚脓毒症复苏评估（Australasian Resuscitation in Sepsis Evaluation，ARISE）研究对脓毒症休克进行了进一步研究[6]，1 600 例患者被随机分配到 EGDT 组或常规治疗组。EGDT 组患者较常规治疗组在最初 6 小时内接受了更多的静脉补液以及更多的红细胞的输注，但并未观察到患者 90 天存活率的显著差异。在院内死亡率、器官支持持续时间和住院时间方面也没有显著差异。早期脓毒症休克流程化治疗研究（Protocol-based Care for Early Septic Shock，ProCESS）中，EGDT 也未被发现有任何益处[7]。ProCESS 试验是一项多中心的研究，纳入了 1 341 例脓毒症休克患者。随机化地将最初 6 小时复苏分为基于协议的 EGDT 组、基于协议的标准治疗组，以及常规治疗组。与 EGDT 组相比，标准治疗组中不需要放置中心静脉导管、不强调使用血管活性药物或输血。结果显示，所使用的液体总量在各组之间存在显著差异，但 90 天存活率没有统计学意义，且 1 年内死亡率、机械通气时间 / 肾脏替代治疗时间也没有显著差异。

液体治疗的类型

当决定开始静脉补液治疗时，有三大类型液体可供临床医师选择。第一类是晶体液，被认为是容量替代的主要药物，包括生理盐水（normal saline，NS）、乳酸林格液（lactated Ringer's，LR）、哈特曼溶液以及其他平衡盐溶液如 Plasma-Lyte。第二大类是胶体液，包括白蛋白、羟乙基淀粉（HES）、右旋糖酐和明胶等。第三类是血制品，包括浓缩红细胞，往往在循环容量不足时，用于补充容量治疗低灌注。表 107-1 比较了人血浆和常用等渗晶体液制剂的渗透压和组成。

晶体与胶体

多年来，在重症监护室（intensive care unit，ICU）中，选择晶体还是胶体进行液体复苏一直是争论和研究的焦点。在一项多中心的研究分析中，Goldwasser 和 Feldman 观察到患者死亡率与血清白蛋白水平呈负相关[8]。研究发现血清白蛋白浓度每降低 2.5g/L，死亡风险增加 24%～56%。这种相关性在健康人群、患有急性或慢性疾病的人群中都被证明是正确的。目前的研究已经证实了白蛋白可能的几种保护机制。有研究提示，输注白蛋白具有清除自由基的抗氧化作用，可能具有重要的临床意义[9]。此外，重症患者的复苏策略中，胶体液优于晶体液是基于血流动力学的 Starling 原理和血浆渗透压的作用。从理论上讲，持续存在于循环中的大胶体分子可增强水从组织液的重吸收，并使脉管系统内的容量保持更长时间[10]。理想情况下，这种特性会减少复苏所需的大量液体，并改善临床结果[11]。

表 107-1　血浆与常见等渗晶体液制剂的组成及渗透压

	血浆	0.9% 生理盐水（NS）*	乳酸钠林格液（LR）*	勃脉力 A（PL）*	含 150mEq/L 碳酸氢钠的无菌水 *
渗透压 /（$mOsmol \cdot L^{-1}$）	280～310	308（计算值）	273（计算值）	294（计算值）	300（计算值）
钠 /（$mEq \cdot L^{-1}$）	135～145	154	130	140	150
钾 /（$mEq \cdot L^{-1}$）	4.0～5.0	—	4.0	5.0	—
氯 /（$mEq \cdot L^{-1}$）	95～110	154	109	98	—
钙 /（$mEq \cdot L^{-1}$）	2.2～2.6	—	2.7	—	—
镁 /（$mEq \cdot L^{-1}$）	1.0～2.0	—	—	3.0	—
乳酸 /（$mEq \cdot L^{-1}$）	0.8～1.8	—	28	—	—
醋酸盐 /（$mEq \cdot L^{-1}$）	—	—	—	27	—
葡萄糖酸盐 /（$mEq \cdot L^{-1}$）	—	—	—	23	—
碳酸氢盐 /（mEq/L）	24～31	—	—	—	150

*Baxter Healthcare Corp. 氯化钠注射液，美国药典，包装说明书。
*Baxter Healthcare Corp. 乳酸钠林格注射液，美国药典，包装说明书。
*Baxter Healthcare Corp. 勃脉力 A 注射液 pH 7.4，美国药典，包装说明书。
*Hospira，Inc. 碳酸氢钠注射液，美国药典，包装说明书。

尽管在扩容策略中白蛋白和胶体液代替晶体液具有潜在的益处，但为证明这些优势而进行的前瞻性和随机对照研究却得到了不同的结果。例如，为了研究证明了白蛋白给药的益处并支持其临床安全性，一项研究纳入了 100 例 ICU 中低白蛋白血症的患者，将接受（或不接受）白蛋白作为其治疗方案的一部分进行随机分组 [12]。这两组匹配良好具有相似的基线血清白蛋白浓度和急性生理学和慢性健康评估Ⅱ（Acute Physiology and Chronic Health Evaluation Ⅱ，APACHEⅡ）评分。在白蛋白治疗组中观察到序贯器官衰竭评估（Significant improvements in Sequential Organ Failure Assessment，SOFA）评分的显著改善。有趣的是，在白蛋白治疗组中也观察到补液量的显著降低。这些结果使得研究人员相信白蛋白可以改善低蛋白血症的重症患者的器官功能。生理盐水与白蛋白输注评价研究（The Saline versus Albumin Fluid Evaluation，SAFE）是一项纳入了近 7 000 例 ICU 患者，包括创伤、急性呼吸窘迫综合征（acute respiratory distress syndrome，ARDS）和严重脓毒症的大型研究 [13]。受试者随机分组，使用 4% 白蛋白或 NS 进行液体复苏。在对严重脓毒症患者进行亚组分析时，白蛋白治疗组患者在第 1～3 天时心率明显降低，中心静脉压显著增高 [14]。在总 SOFA 评分中未发现组间差异，并且在盐水和白蛋白治疗组中进行肾脏替代治疗的患者数相当。多变量 logistic 回归分析显示，白蛋白治疗组与生理盐水治疗组的死亡校正比值比为 0.71［85% 置信区间（confidence interval，*CI*）：0.52～0.97；$P=0.03$］，表明白蛋白治疗可降低严重脓毒症患者的死亡风险。此外，来自荟萃分析的数据表明，白蛋白给药是安全的，在包括创伤、烧伤、低血糖和腹水等不同类型患者的 55 项临床试验中，白蛋白给药并未对死亡率产生不利影响 [15]。

与脓毒症中白蛋白治疗获益的研究相反，其他大型前瞻性随机试验并未发现在 ICU 患者中输注白蛋白优于晶体液的支持证据。在上文提到的更大型、更多样化的原始 SAFE 研究受试组中，研究人员发现在用白蛋白与生理盐水治疗的患者之间在死亡率、新发单 / 多器官功能衰竭方面均未发现组间差异 [13]。在亚组分析中，ICU 住院天数、住院时间或肾脏替代治疗天数也同样没有显著差异。晶体液和胶体液对危重症患者复苏试验（Colloids Versus Crystalloids for the Resuscitation of the Critically Ill，CRISTAL）研究纳入了包括脓毒症休克、创伤或非脓毒症性低血容量在内的危重症患者，比较了他们在液体复苏时使用胶体与晶体的差异 [16]。CRISTAL 研究的胶体组包括 4% 和 20% 白蛋白、明胶、右旋糖酐和 HES。患有严重脓毒症的患者也同样被随机分配到晶体加白蛋白治疗组及单独晶体液治疗组。胶体复苏与更少的机械通气天数以及更多的未使用血管活性药物相关，但在 28 天死亡率方面和晶体液组并没有观察到显著的差异。在意大利脓毒症白蛋白结局研究（Albumin Italian Outcome Sepsis，ALBIOS）中，纳入了 1 800 多例患者，白蛋白加晶体液治疗组的平均动脉压显著升高 [17]。然而研究也发现两组间总补液量没有差异，更重要的是两组间在 28 天、90 天存活率方面不存在显著差异。荟萃分析也没有证据支持危重症患者的治疗上使用胶体比晶体液降低死亡风险 [18]。总体而言，目前仍然缺乏足够的数据支持在需要扩容的重症患者中使用白蛋白或其他胶体液优于晶体液。白蛋白的高成本也使得其成为常规治疗的阻碍。

另一方面，也有相反的证据表明胶体液如白蛋白等可能产生有害的作用。在急症患者脓毒症研究（Sepsis Occurrence in Acutely ill Patients，SOAP）中，ICU 住院期间随时可接受白蛋白的脓毒症患者虽然具有更高的危重病严重程度评分，但其死亡风险也更高[19]。对37项关于晶体与胶体管理随机对照试验的荟萃分析也暗示了安全性问题。研究人员发现，胶体复苏可使绝对死亡风险增加4%（95%CI，1.00～1.08）[20]。

胶体输注相关性损害可能在特定的器官系统或胶体类型方面更加明显。在SAFE研究的后续分析中发现，与接受晶体的患者相比创伤性脑损伤患者使用白蛋白与较高的死亡率相关[21]。

羟乙基淀粉

强有力的证据表明，使用羟乙基淀粉治疗危重症患者是有害处的。在晶体与羟乙基淀粉对比试验（Crystalloid versus Hydroxyethyl Starch Trial，CHEST）中，随机纳入了7 000例患者，在使用NS与羟乙基淀粉复苏的患者之间在死亡率方面未发现显著差异，然而在不良结局方面存在明显差异[22]。羟乙基淀粉组3 352例患者中有235例（7.0%）需要肾脏替代治疗，而在3 333例NS组患者中只有196（5.8%）（相对风险，1.21；95%CI，1.00～1.45；$P=0.04$）。在羟乙基淀粉组及盐水治疗组中，肾损伤发生率分别为34.6%和38.0%（$P=0.005$），肾衰竭发生率分别为10.4%和9.2%（$P=0.12$）。总体而言，羟乙基淀粉与不良事件显著相关（5.3% vs 2.8%，$P<0.001$）。同样，在脓毒症患者中随机接受羟乙基淀粉复苏或醋酸林格液复苏，接受羟乙基淀粉治疗组的患者90天死亡率更高[23]。该研究指出，接受羟乙基淀粉治疗的脓毒症患者需要肾脏替代治疗的风险更高。一项纳入了超过35项研究的荟萃分析中得到证实，羟乙基淀粉与死亡率增加相关，使用羟乙基淀粉时急性肾损伤（acute kidney injury，AKI）风险显著增加[24]。从机制上分析，羟乙基淀粉分子的总质量被认为对肾近端小管细胞有直接毒性，导致病理损害的产生并最终导致AKI事件的发生[25]。

临床中的白蛋白应用

在某些临床情况下使用白蛋白和胶体溶液可能是有害的，但在某些特定的情况下，这些液体可能在重症患者的治疗中发挥重要而有益的作用。一项随机、非盲法临床试验中，对126例肝硬化和自发性细菌性腹膜炎患者随机分配到单独使用抗生素组以及白蛋白加抗生素治疗组。给予白蛋白的剂量为1.5g/kg，在第3天额外输注1g/kg，观察到白蛋白加抗生素组肾损伤发生率及死亡率均明显降低[26]。此外，最新的针对688例烧伤休克患者的荟萃分析结果显示，静脉输注白蛋白与死亡率、间隔室综合征发生率显著降低相关[11]。虽然仍需要更大的前瞻性随机试验来指导烧伤休克患者的复苏管理，但目前的结果已经表明，白蛋白有改善预后的潜力。

在ICU中大多数需要静脉液体容量复苏的情况下，似乎并没有强有力的证据支持白蛋白或其他胶体液可取代晶体液作为血容量不足和脓毒症休克的一线治疗。在大多数情况下，晶体液仍然是首选治疗方法。

氯离子限制和平衡晶体策略

越来越多的证据表明，等渗晶体液制剂在其不良反应和生理学特征方面并不是一致的。尽管生理盐水是等渗性的，但与血浆相比，生理盐水是高氯性的（见表107-1）。在动物实验中，高氯化物水平与严重的肾血管收缩、血浆肾素活性受抑制和肾小球滤过率降低有关[27-29]。在健康志愿者中，磁共振成像研究表明，生理盐水可导致肾血流速度显著降低，以及肾皮质组织灌注减少[30]。

器官灌注不足在重症患者中很常见，乳酸生成过度不足可以解释ICU中所有的代谢性酸中毒病例[31-33]。除了上述肾脏血流动力学变化外，器官灌注不足还与输注超过生理浓度的氯化物如生理盐水引起的高氯性代谢性酸中毒有关。McFar Lane和Lee将腹部手术患者随机分配到接受0.9%生理盐水组或Plasma-Lyte 148组。与接受Plasma-Lyte 148的患者相比，接受腹部大手术期间的患者血清氯浓度显著升高，血清碳酸氢盐浓度降低，碱剩余升高[34]。输注生理盐水与血清碳酸氢盐水平或动脉pH的降低相关[30, 35-37]。部分原因是与大量输注了缺乏碳酸氢盐的液体引起的体内作为缓冲液的细胞外液被稀释有关[38]。另一个假设采用评估酸碱的强离子差异（strong ion difference，SID）理论来解释这些效应。在SID理论中，如果溶液中强阳离子和阴离子之间的差异明显缩小，酸中毒就可能会发生[39]。因此，氯离子浓度过量增加而导致的高氯血症，可能是导致生理盐水组患者中出现代谢性酸中毒的重要原因[40-43]。

在一项大型观察性队列研究中，高氯血症和生理盐水过量输注所产生的有害生理影响，最终反映在患者的临床结局上[44]。术前肾功能正常且血清氯浓度正常的22 851例手术患者中，术后高氯血症与30天死亡率升高、住院时间延长，以及术后肾功能不全密切相关。在一项纳入了3万多例接受腹部大型手术患者的类似研究中发现，接受生理盐水治疗的患者术后并发症更多，包括感染、需要透析的肾衰竭以及输血[45]。在ICU脓毒症患者中，一项纳入了五万多例患者的回顾性分析研究结果表明，使用平衡液（如LR）与住院死亡率降低相关（19.6% *vs.* 22.8%；相对风险，0.86；95%*CI*，0.78～0.94）[46]。在全身炎症反应综合征患者中，当总氯化物负荷降低时院内死亡率也明显下降[47]。Yunos等在ICU危重症患者中发现开放性的氯化物输注和不良事件密切相关[48]。在这项前瞻性开放性的实验研究中，教学医院ICU的患者在6个月的对照期内接受标准的补液治疗，生理盐水和其他富含氯的液体只能在专科医生批准的情况下应用。观察的主要结局包括血清肌酐浓度的升高，以及按照RIFLE标准（Risk，Injury，Failure，Loss，and End-stage kidney disease，风险、损伤、衰竭、损失和终末期肾病）分类所定义的AKI事件。在干预期间患者生理盐水输注显著减少，ICU内接受限制性氯化物治疗的患者血清肌酐浓度均有所降低，AKI发生率也显著降低。在调整协变量后，观察到在不限制输注氯化物的患者群体中需要肾脏替代治疗的风险明显增加。

在前瞻性随机临床研究中，量化含氯晶体液的不良反应更加困难。这些研究主要针对围手术期和创伤患者，但结果并不引人注目。一项研究比较了 65 例创伤患者分别使用 0.9%NS 与 Plasma-Lyte 进行液体复苏，Plasma-Lyte 组导致高氯血症的频率更低 [49]。然而，使用盐水或 Plasma-Lyte 进行液体复苏 24 小时的累积尿量、死亡率并未存在显著差异。同样，针对 60 例接受腹主动脉瘤修复患者的研究显示，术中随机分组至乳酸林格液组或生理盐水组（双盲），生理盐水组患者发生需要碳酸氢盐治疗的酸中毒的概率明显更高，但在机械通气时间、ICU 滞留时间、住院时间和术后并发症方面并未见明显差异 [50]。在接受肾移植的患者中，与平衡晶体液相比，使用生理盐水与代谢性酸中毒的发生率增加有关。然而，通过监测术后第 3 天、第 35 天血清肌酐浓度，发现液体类型没有对同种异体移植的肾脏功能产生负面影响 [51]。

虽然我们仍在期待直接对比脓毒症患者或其他 ICU 常见危重病症患者在使用不同的晶体溶液方面的大型临床试验结果，但对于已发生（或有风险）代谢性酸中毒和（或）肾功能不全的患者，可能需要氯限制策略来代替生理盐水的应用。即使在有潜在高钾血症风险的临床情况下，仍有证据支持在适当的监测下使用这些平衡溶液通常是安全的。例如，在一项关于横纹肌溶解症患者的前瞻性随机研究中，患者血清钾水平在生理盐水治疗组和林格液治疗组间并不存在明显差异 [52]。在糖尿病酮症酸中毒患者中，血清钾水平可能因高血压、胰岛素缺乏和 AKI 而升高。采用 Plasma-Lyte 而不是生理盐水进行复苏的患者，酸中毒的纠正更加迅速，6 小时和 12 小时血钾浓度更低 [53]。肾移植后接受生理盐水的患者高钾血症发生率更高 [35]。

输血

在严重失血和失血性休克的重症患者中，输血被视为治疗的基础。在患有脓毒症和其他急性疾病的患者中，红细胞输注已被用于增加向低灌注组织的氧输送，作为其他液体复苏和血管加压 / 正性肌力药的补充。不幸的是，目前尚缺乏数据指导、管理及支持在脓毒症重症患者中输注红细胞的益处。

观察性研究已发现，脓毒症重症患者红细胞输注可能带来降低死亡率方面的益处 [54, 55]，在 ICU 中可随时输血的患者中观察到更高的 30 天存活率（$P=0.004$）[54]。参与 SOAP 研究的欧洲 ICU 中，超过 3 000 例患者的分析显示输血并未显示与更高的死亡率相关。相比之下，其他多中心随机试验并未显示相似益处。在 838 例重症患者，当血红蛋白浓度低于 9.0g/dl 时，随机分配进限制性或自由性输血组，当患者被随机分配到限制性输血组时，住院期间的死亡率显著降低（22.2% vs 28.1%，$P=0.05$）[56]。在包括 272 596 例创伤和手术患者的 45 项观察性队列研究中，红细胞输注与发病率和死亡率增加相关 [57]。输血也与感染性并发症、多器官功能障碍综合征以及 ARDS 的风险相关。

拯救脓毒症指南中建议，如果在充分补充循环量后仍有组织灌注不足的证据，建议输血以保证在复苏前 6 小时期间将血细胞比容维持在 30% 以上。纠正组织低灌注后，关于输血的建议旨在将大多数患者的血红蛋白浓度保持在 7.0～9.0g/dl[5]。为了检验这些阈值，Holst 等将 1 000 例左右的脓毒症休克和血红蛋白浓度≤9.0g/dl 的患者随机分配至接受阈值为 7.0g/dl 或 9.0g/dl 组 [58]。随机分配至较高阈值组的患者在研究期间输血的中位数为 4 个单位血液，而较低阈值组中位数为 1 个单位的血液，各组间的 90 天死亡率不存在显著差异。在调整基线风险因素后这项结果仍然适用。此外，两组间缺血性事件的数量、严重不良反应或生命支持措施的应用均无显著差异。因此，ICU 中脓毒症患者的最佳血红蛋白目标值仍未确定。

容量超负荷的影响

危重患者的容量治疗旨在避免和逆转灌注不足和器官损伤的严重后果。由于休克治疗通常需要大量静脉输液，因此容量超负荷的有害影响通常在休克管理过程中产生。这些影响可能通过全身表现出来，例如高血压和心肌需氧增加，肺充血伴呼吸衰竭和 / 或外周性水肿 [59]。最近的证据表明，导致容量超负荷的液体复苏对重症患者无益，并且对临床结局产生负面影响。对脓毒症患者的回顾性研究显示，入院 72 小时内液体净负平衡≥500ml 与生存率升高相关，与年龄、危重病和肾功能无关 [60]。SOAP 研究评估了超过 3 000 例 ICU 脓毒症患者，液体净正平衡是最强的死亡预测因素之一 [61]。多变量回归分析表明，不管疾病的严重程度，液体正平衡可作为结局的独立预测因子。同样，血管升压素和脓毒症休克试验（Vasopressin and Septic Shock Trial，VASST）的研究人员发现液体正平衡的增加与死亡率的增加显著相关 [62]。在这些脓毒症患者中，入组后 4 天累积平均液体正平衡量为 11L。在初次复苏后接受保守液体策略治疗的患者（在脓毒症休克发生后第一周至少连续两天液体量净平衡或负平衡）住院死亡率下降 [63]。容量超负荷不仅与死亡率上升有关，而且还与包括胸腔穿刺、利尿剂的使用在内的相关医疗干预措施的增加有关 [59]。

较高的累积体液正平衡与急性肺损伤（acute lung injury，ALI）以及 ARDS 相关 [64]。这两种疾病在 ICU 中预示着预后不良。相比之下，更为保守的液体管理策略与机械通气时间缩短以及 ALI 患者的预后改善相关 [65]。在入住 ICU 的癌症患者中，24 小时内平均累积体液正平衡超过 1.1L 更常见于死亡患者 [66]。因蛛网膜下隙出血进入神经外科 ICU 的患者中，3 天正液体平衡预示着经颅多普勒探测到血管痉挛的发生，并且与住院时间增加相关 [67]。

容量超负荷在发生 AKI 的危重患者中很常见，尤其是少尿患者。在需要肾脏替代治疗的患者中，透析起始时液体超负荷与 90 天死亡率升高相关 [68]。在校正疾病严重程度、肾脏替代治疗起始时间、透析方式和脓毒症后，这些死亡率的差异仍然存在。此外，参加改善急性肾病护理计划（Program to Improve Care in Acute Renal Disease，PICARD）研究的患者在血清肌酐浓度达到峰值时有液体超负荷的证据，其肾功能恢复的机会显著降低；当透析起始存在液体超负荷时，死亡比值比为 2.07（95%*CI*，1.27～3.37）[69]。这个问题的复杂性是由于容量超负荷和累积体液平衡的评估通常是主观的；由于记录出入量的误差以及对患者体重测量的不准确，结果可能不一致。积极的体液平衡可能并不与容量超负荷的临床证据相关。此外，容量状态的客观测量，例如中心静脉压读数，可能并不总是与体液平衡相关。初始复苏后在容量管理上可能需要进行额外的临床试验以进一步指导临床决策。

结论

在重症患者中补充和维持合适的血管内容量是一门艺术，没有普遍适用的“配方”来指导补液。需要个体化护理以及需要注意血管活性药物与补液间平衡。尽管如此，最近的随机试验支持一些似乎可以优化患者结局的指导原则。在脓毒症中，在胶体或血液制品之前使用晶体液的早期目标导向疗法仍然是缺乏活动性失血或症状性贫血的患者的主要疗法。

在伴有腹膜炎以及可能存在严重烧伤的肝硬化患者中，输注白蛋白和晶体可能改善预后。输注羟乙基淀粉可能与更高的并发症发生率相关，尤其是 AKI。最近，基于避免高氯血症和代谢性酸中毒的不良反应，含氯晶体已开始处于不利位置。最后，代替晶体而过量输注浓缩红细胞用于脓毒症相关性灌注不足显示出较少的益处。输血阈值仍在进一步探索，但血红蛋白水平高于 7g/dl 似乎并未改善预后。在重症 ICU 患者补充血容量时，仍然必须避免容量超负荷、电解质紊乱和酸碱失衡。

致谢

感谢 Wake Forest 医学院的重症监护室、肺科以及重症监护、变态反应和免疫医学教授 Drew A. MacGregor 博士对本章的指导。

知识点

1. 对血容量不足的危重患者中使用胶体或血制品之前，静脉输注晶体仍然是扩容的主要方法（活动性出血或有症状的贫血除外）。
2. 对于肝硬化合并腹膜炎的患者，输注白蛋白和静脉补充晶体可能改善预后。
3. 使用羟乙基淀粉似乎与更高的并发症发生率有关，尤其是急性肾损伤。
4. 包括生理盐水在内的含氯化物的晶体输注已经开始失去人们的青睐，因其有诱发高氯血症和代谢性酸中毒的风险。
5. 在脓毒症和灌注不足的患者中过量输注浓缩红细胞和单独输注晶体相比，额外获益较少。

（周思颖　顾国嵘 译，李克 审校）

参考文献

1. Vincent JL. Resuscitation from circulatory shock. In: Vincent JL, Abraham E, Kochanek P, Moore F, editors. Textbook of Critical Care. 6th ed. Philadelphia: Saunders; 2011.
2. Rivers E, Nguyen B, Havstad S, et al. Early goal-directed therapy in the treatment of severe sepsis and septic shock. N Engl J Med 2001;345(19):1368-77.
3. Wei Z, Bing Z, Jiu J, et al. The effect of early goal-directed therapy on treatment of critical patients with severe sepsis/septic shock: a multi-center, prospective, randomized, controlled study. Chinese Crit Care Med 2010;22(6):331-4.
4. Levy MM, Dellinger RP, Townsend SR, et al. The Surviving Sepsis Campaign: results of an international guideline-based performance improvement program targeting severe sepsis. Intensive Care Med 2010;36(2):222-31.
5. Dellinger RP, Levy MM, Rhodes A, et al. Surviving Sepsis Campaign: international guidelines for management of severe sepsis and septic shock, 2012. Intensive Care Med 2013;39(2):165-228.
6. Peake SL, Delaney A, Bailey M, et al. Goal-directed resuscitation for patients with early septic shock. N Engl J Med 2014;371(16):1496-506.
7. Yealy DM, Kellum JA, Huang DT, et al. A randomized trial of protocol-based care for early septic shock. N Engl J Med 2014;370(18):1683-93.
8. Goldwasser P, Feldman J. Association of serum albumin and mortality risk. J Clin Epidemiol 1997; 50(6):693-703.
9. Quinlan GJ, Margarson MP, Mumby S, et al. Administration of albumin to patients with sepsis syndrome: a possible beneficial role in plasma thiol repletion. Clin Sci (Lond) 1998;95(4):459-65.
10. Severs D, Hoorn EJ, Rookmaaker MB. A critical appraisal of intravenous fluids: from the physiological basis to clinical evidence. Nephrol Dial Transplant 2015;30(2):178-87.
11. Navickis RJ, Greenhalgh DG, Wilkes MM. Albumin in burn shock resuscitation: a meta-analysis of controlled clinical studies. J Burn Care Res 2014. Epub ahead of print.
12. Dubois MJ, Orellana-Jimenez C, Melot C, et al. Albumin administration improves organ function in critically ill hypoalbuminemic patients: a prospective, randomized, controlled, pilot study. Crit Care Med 2006;34(10):2536-40.
13. Finfer S, Bellomo R, Boyce N, et al. A comparison of albumin and saline for fluid resuscitation in the intensive care unit. N Engl J Med 2004;350(22):2247-56.
14. Finfer S, McEvoy S, Bellomo R, et al. Impact of albumin compared to saline on organ function and mortality of patients with severe sepsis. Intensive Care Med 2011;37(1):86-96.
15. Wilkes MM, Navickis RJ. Patient survival after human albumin administration. A meta-analysis of randomized, controlled trials. Ann Intern Med 2001;135(3):149-64.
16. Annane D, Siami S, Jaber S, et al. Effects of fluid resuscitation with colloids vs crystalloids on mortality in critically ill patients presenting with hypovolemic shock: the CRISTAL randomized trial. JAMA 2013;310(17):1809-17.
17. Caironi P, Tognoni G, Masson S, et al. Albumin replacement in patients with severe sepsis or septic shock. N Engl J Med 2014;370(15):1412-21.
18. Perel P, Roberts I, Ker K. Colloids versus crystalloids for fluid resuscitation in critically ill patients. Cochrane Database Syst Rev 2013;(2):CD000567.
19. Vincent JL, Sakr Y, Reinhart K, et al. Is albumin administration in the acutely ill associated with increased mortality? Results of the SOAP study. Crit Care 2005;9(6):R745-54.
20. Schierhout G, Roberts I. Fluid resuscitation with colloid or crystalloid solutions in critically ill patients: a systematic review of randomised trials. BMJ 1998;316(7136):961-4.
21. Myburgh J, Cooper DJ, Finfer S, et al. Saline or albumin for fluid resuscitation in patients with traumatic brain injury. N Engl J Med 2007;357(9):874-84.
22. Myburgh JA, Finfer S, Bellomo R, et al. Hydroxyethyl starch or saline for fluid resuscitation in intensive care. N Engl J Med 2012;367(20):1901-11.
23. Perner A, Haase N, Guttormsen AB, et al. Hydroxyethyl starch 130/0.42 versus Ringer's acetate in severe sepsis. N Engl J Med 2012;367(2):124-34.
24. Zarychanski R, Abou-Setta AM, Turgeon AF, et al. Association of hydroxyethyl starch administration with mortality and acute kidney injury in critically ill patients requiring volume resuscitation: a systematic review and meta-analysis. JAMA 2013;309(7):678-88.
25. Bruno RR, Neuhaus W, Roewer N, et al. Molecular size and origin do not influence the harmful side effects of hydroxyethyl starch on human proximal tubule cells (HK-2) in vitro. Anesth Analg 2014; 119(3):570-7.
26. Sort P, Navasa M, Arroyo V, et al. Effect of intravenous albumin on renal impairment and mortality in patients with cirrhosis and spontaneous bacterial peritonitis. N Engl J Med 1999;341(6):403-9.
27. Wilcox CS. Regulation of renal blood flow by plasma chloride. J Clin Invest 1983;71(3):726-35.
28. Bell PD, Komlosi P, Zhang ZR. ATP as a mediator of macula densa cell signalling. Purinergic Signal 2009;5(4):461-71.
29. Kotchen TA, Luke RG, Ott CE, et al. Effect of chloride on renin and blood pressure responses to sodium chloride. Ann Intern Med 1983;98(5 Pt 2):817-22.
30. Chowdhury AH, Cox EF, Francis ST, et al. A randomized, controlled, double-blind crossover study on the effects of 2-L infusions of 0.9% saline and Plasma-Lyte(R) 148 on renal blood flow velocity and renal cortical tissue perfusion in healthy volunteers. Ann Surg 2012;256(1):18-24.
31. Karakala N, Raghunathan K, Shaw AD. Intravenous fluids in sepsis: what to use and what to avoid. Curr Opin Crit Care 2013;19(6):537-43.
32. Kellum JA, Bellomo R, Kramer DJ, et al. Etiology of metabolic acidosis during saline resuscitation in endotoxemia. Shock 1998;9(5):364-8.
33. Gunnerson KJ, Saul M, He S, et al. Lactate versus non-lactate metabolic acidosis: a retrospective outcome evaluation of critically ill patients. Crit Care 2006;10(1):R22.
34. McFarlane C, Lee A. A comparison of Plasmalyte 148 and 0.9% saline for intra-operative fluid replacement. Anaesthesia 1994;49(9):779-81.
35. O'Malley CM, Frumento RJ, Hardy MA, et al. A randomized, double-blind comparison of lactated Ringer's solution and 0.9% NaCl during renal transplantation. Anesth Analg 2005;100(5):1518-24, table.
36. Khajavi MR, Etezadi F, Moharari RS, et al. Effects of normal saline vs. lactated Ringer's during renal transplantation. Ren Fail 2008;30(5):535-9.
37. Wilkes NJ, Woolf R, Mutch M, et al. The effects of balanced versus saline-based hetastarch and crystalloid solutions on acid-base and electrolyte status and gastric mucosal perfusion in elderly surgical patients. Anesth Analg 2001;93(4):811-16.
38. Goodkin DA, Raja RM, Saven A. Dilutional acidosis. South Med J 1990;83(3):354-5.
39. Stewart PA. Modern quantitative acid-base chemistry. Can J Physiol Pharmacol 1983;61(12): 1444-61.
40. Kellum JA. Saline-induced hyperchloremic metabolic acidosis. Crit Care Med 2002;30(1):259-61.

41. Morgan TJ, Venkatesh B, Hall J. Crystalloid strong ion difference determines metabolic acid-base change during in vitro hemodilution. Crit Care Med 2002;30(1):157-60.
42. Masevicius FD, Dubin A. Has Stewart approach improved our ability to diagnose acid-base disorders in critically ill patients? World J Crit Care Med 2015;4(1):62-70.
43. Story DA, Kellum JA. Acid-base balance revisited: Stewart and strong ions. Sem Anesthesia, Periop-erative Med Pain 2005;24(1):9-16.
44. McCluskey SA, Karkouti K, Wijeysundera D, et al. Hyperchloremia after noncardiac surgery is independently associated with increased morbidity and mortality: a propensity-matched cohort study. Anesth Analg 2013;117(2):412-21.
45. Shaw AD, Bagshaw SM, Goldstein SL, et al. Major complications, mortality, and resource utilization after open abdominal surgery: 0.9% saline compared to Plasma-Lyte. Ann Surg 2012;255(5): 821-9.
46. Raghunathan K, Shaw A, Nathanson B, et al. Association between the choice of IV crystalloid and in-hospital mortality among critically ill adults with sepsis. Crit Care Med 2014;42(7):1585-91.
47. Shaw AD, Raghunathan K, Peyerl FW, et al. Association between intravenous chloride load during resuscitation and in-hospital mortality among patients with SIRS. Intensive Care Med 2014;40(12): 1897-905.
48. Yunos NM, Bellomo R, Hegarty C, et al. Association between a chloride-liberal vs chloride-restrictive intravenous fluid administration strategy and kidney injury in critically ill adults. JAMA 2012;308(15): 1566-72.
49. Young JB, Utter GH, Schermer CR, et al. Saline versus Plasma-Lyte A in initial resuscitation of trauma patients: a randomized trial. Ann Surg 2014;259(2):255-62.
50. Waters JH, Gottlieb A, Schoenwald P, et al. Normal saline versus lactated Ringer's solution for intra-operative fluid management in patients undergoing abdominal aortic aneurysm repair: an outcome study. Anesth Analg 2001;93(4):817-22.
51. Hadimioglu N, Saadawy I, Saglam T, et al. The effect of different crystalloid solutions on acid-base balance and early kidney function after kidney transplantation. Anesth Analg 2008;107(1):264-9.
52. Cho YS, Lim H, Kim SH. Comparison of lactated Ringer's solution and 0.9% saline in the treatment of rhabdomyolysis induced by doxylamine intoxication. Emerg Med J 2007;24(4):276-80.
53. Chua HR, Venkatesh B, Stachowski E, et al. Plasma-Lyte 148 vs 0.9% saline for fluid resuscitation in diabetic ketoacidosis. J Crit Care 2012;27(2):138-45.
54. Vincent JL, Sakr Y, Sprung C, et al. Are blood transfusions associated with greater mortality rates? Results of the Sepsis Occurrence in Acutely Ill Patients study. Anesthesiology 2008;108(1):31-9.
55. Park DW, Chun BC, Kwon SS, et al. Red blood cell transfusions are associated with lower mortality in patients with severe sepsis and septic shock: a propensity-matched analysis. Crit Care Med 2012;40(12):3140-5.
56. Hebert PC, Wells G, Blajchman MA, et al. A multicenter, randomized, controlled clinical trial of transfusion requirements in critical care. Transfusion Requirements in Critical Care Investigators, Canadian Critical Care Trials Group. N Engl J Med 1999;340(6):409-17.
57. Marik PE, Corwin HL. Efficacy of red blood cell transfusion in the critically ill: a systematic review of the literature. Crit Care Med 2008;36(9):2667-74.
58. Holst LB, Haase N, Wetterslev J, et al. Lower versus higher hemoglobin threshold for transfusion in septic shock. N Engl J Med 2014;371(15):1381-91.
59. Kelm DJ, Perrin JT, Cartin-Ceba R, et al. Fluid overload in patients with severe sepsis and septic shock treated with early goal-directed therapy is associated with increased acute need for fluid-related medical interventions and hospital death. Shock 2015;43(1):68-73.
60. Alsous F, Khamiees M, DeGirolamo A, et al. Negative fluid balance predicts survival in patients with septic shock: a retrospective pilot study. Chest 2000;117(6):1749-54.
61. Vincent JL, Sakr Y, Sprung CL, et al. Sepsis in European intensive care units: results of the SOAP study. Crit Care Med 2006;34(2):344-53.
62. Boyd JH, Forbes J, Nakada TA, et al. Fluid resuscitation in septic shock: a positive fluid balance and elevated central venous pressure are associated with increased mortality. Crit Care Med 2011;39(2): 259-65.
63. Murphy CV, Schramm GE, Doherty JA, et al. The importance of fluid management in acute lung injury secondary to septic shock. Chest 2009;136(1):102-9.
64. Sakr Y, Vincent JL, Reinhart K, et al. High tidal volume and positive fluid balance are associated with worse outcome in acute lung injury. Chest 2005;128(5):3098-108.
65. Wiedemann HP, Wheeler AP, Bernard GR, et al. Comparison of two fluid-management strategies in acute lung injury. N Engl J Med 2006;354(24):2564-75.
66. de Almeida JP, Palomba H, Galas FR, et al. Positive fluid balance is associated with reduced survival in critically ill patients with cancer. Acta Anaesthesiol Scand 2012;56(6):712-17.
67. Martini RP, Deem S, Brown M, et al. The association between fluid balance and outcomes after subarachnoid hemorrhage. Neurocrit Care 2012;17(2):191-8.
68. Vaara ST, Korhonen AM, Kaukonen KM, et al. Fluid overload is associated with an increased risk for 90-day mortality in critically ill patients with renal replacement therapy: data from the prospective FINNAKI study. Crit Care 2012;16(5):R197.
69. Bouchard J, Soroko SB, Chertow GM, et al. Fluid accumulation, survival and recovery of kidney function in critically ill patients with acute kidney injury. Kidney Int 2009;76(4):422-7.

108

儿科的水电解质平衡

Desmond Bohn

大多数情况下，管理儿科实践中水和电解质生理的基本原则与成人类似，特别是大龄儿童。然而，必须考虑到不同年龄组的静脉液体管理时其影响体液因素的差异，尤其是婴幼儿阶段。此外，许多用于估算住院患者（维持液）的正常液体丢失及需求原则是基于50年前发表的有限研究，而当时疾病的复杂性远小于今天所见。该公式是基于正常生理学原理制定的，并没有考虑到激素分泌和水电解质平衡可能因危重疾病的影响而受到的严重干扰。现在面临的挑战是基于一些新知识，重新认识急性疾病影响激素分泌及水电解质平衡的内在机制。

儿童体内的水分布

儿童体内的含水量随年龄变化而显著[1,2]。胎儿及早产儿的体内总水量（total body water，TBW）很高，在胎儿早期，TBW占总体重的90%，其中65%是细胞外液（extracellular fluid，ECF）。随着时间推移，ECF和细胞内液（intracellular fluid，ICF）的体积分别下降到TBW的45%和30%。早产儿通常在出生后的前几天经历TBW和ECF体积的相对膨胀和多尿期。尿钠的排泄分数与早产儿的年龄成反比，易受钠丢失和钠及容量超负荷两种因素的影响[3]。此外，早产儿的肾小球滤过率低于足月婴儿，且由于较大的体表面积/体重比会导致更大的水分蒸发损失[4-7]。早产儿水和电解质生理机制的进一步探讨则超出了本章范围（表108-1）。

TBW在出生后的第一年发生显著变化，从出生时占体重的75%下降到6个月时的65%，1岁时则减少到60%。TBW下降的部分原因是身体脂肪的增加。青春期时，TBW约占男性体重的60%，女性的比重稍低。细胞外液体积在出生后一年时减少到TBW的30%，随着年龄的增长进一步降低，在儿童早期达到成人值。婴儿期相对较高的ECF体积主要是由较大的间质淋巴间隙引起的。相反，ICF体积在儿童时期则保持相对恒定。

儿童的液体稳态

为了达到正常稳态，液体入量必须与丢失量相平衡，后者包括尿量加上隐性失水量（皮肤表面和呼吸道的蒸发），以及粪便中包含的水分（这在没有腹泻的情况下应该是最少的）。呼吸道的隐性失水主要是以无电解质水（electrolyte-free water，EFW）的形式丢失[15ml/（100kcal•d）]，在呼吸机正压通气时则不存在这种失水。汗液主要是含有很少量钠的水，但囊性纤维化的患者汗腺则含有较多的钠盐。蒸发失水量会随着体温升高而增加，并且在热应力期间，水分损失可能增加到25ml/（100kcal•d）。

尿液排出的水分取决于其溶质负荷和肾脏浓缩和稀释尿液的功能。接受标准配方喂养的新生儿的尿平均渗透压为16～20mOsm/（kg•d）[2]。婴儿与年龄较大的儿童及成人相比的不利因素是，他们不能最大限度地稀释（婴儿200mOsm/L；成人80mOsm/L），或者浓缩尿液（婴儿800mOsm/L；成人1 200mOsm/L）。此外，婴儿的高代谢率和肠道喂养公式的溶质负荷意味着它们在每单位溶质排泄时需要更多的水分。因此当有过量的水分丢失时，高溶质负荷和有限的尿浓缩能力使他们更容易出现明显的ECF减少（脱水）。这种情况通常发生在胃肠炎时，经口摄入量的不足与粪便中过量的水和电解质丢失共同作用而导致脱水（表108-2）。

尿液是体内电解质丢失的主要途径。儿童肠道外液中钠（sodium，Na）和钾（potassium，K）日常需求量分别为2～3mmol/（kg•d）和1～2mmol/（kg•d），这也是维持正常稳态所需的阳离子量。然而，在危重患儿中，尿液中Na^+和K^+的浓度会异常增高。

维持治疗时静脉液体管理

在正常健康个体中，饮水量受下丘脑的渗透感受器对口渴刺激的调节。婴幼儿和小孩不能自主调节他们的摄入量，因为他们和昏迷或意识下降的大龄儿童或成人一样，没有主动获取水的能力。当儿童的口服液体被静脉液体取代时，需要给予的摄入量（即，水）取决于儿童的体重和能量消耗。1957年，Holliday[8]公布了一个将体重与能量消耗联系起来的公式，这为住院儿童的液体维持治疗的处方奠定了基础，公式包括100ml/（100kcal•d）的隐性失水和66.7ml/（100kcal•d）的置换尿量。在16.7ml/（100kcal•d）的氧化生成水的条件下，处方总量为150ml/（100kcal•d），以代替正常的液体丢失量（表108-3）。

公式根据牛奶和母乳中的钠和钾浓度作为维持液中 Na^+[3mmol/(100kcal·d)]和 K^+[2mmol/(100kcal·d)]浓度的估计值[8]。这个公式为儿科静脉输液提供了参考依据。虽然这些简单数学公式的获得看似容易，但对钠、钾和 EFW 的每日需求量的规范促进了低渗静脉溶液的使用，并在接下来的 50 年中成为儿科医学的常规计算方法。然而，危重患儿中常见的非生理刺激（疼痛、焦虑、麻醉剂、正压通气），均会促进抗利尿激素（antidiuretic hormone，ADH）分泌，并抑制 EFW 的排泄。因此，儿科患者接受静脉液体治疗之前已出现轻度低钠血症也就不足为奇了。在 Grigk[9] 的研究中，103 例因急性内科疾病入院的患儿，其血浆中 Na^+ 的平均值为 136mmol/L，血浆 ADH 水平高于同等低钠血症程度的预期值。在 31 例的对照组儿童中，血清 Na^+ 水平为 139mmol/L，ADH 水平却较患儿低。在对急诊住院随后发生了医院获得性低钠血症的儿童做相似研究发现，与无低钠血症的患儿相比，其 EFW 增加了 2 倍[10]。ADH 的非生理性分泌与许多急性内科疾病有关，包括脑膜炎、细支气管炎、脑炎、创伤性脑损伤和胃肠炎[11-22]。此外，低钠血症已被证实与儿科重症监护室（pediatric intensive care unit，PICU）内急性细支气管炎患儿的不良结局有关[23]。这也导致越来越多的文献推荐使用等渗或近等渗液体用于儿童的维持治疗，以在不抑制 ADH 分泌的情况下避免 EFW 的潜在风险[10，24-27]。大量证据已有力地表明，低渗液应该只适用于需要 EFW（血清 Na^+ > 145mmol/L）的患者，而非所有儿童患者的默认输液方案（表 108-4）。

表 108-1 儿童体内的水分分布

年龄	TBW（%体重）	ECF（%体重）	ICF（%体重）
早产儿	80	45	35
足月新生儿	75	40	35
12 个月～1 岁	65	30	35
1～12 岁	60	20	40
青少年			
男性	60	20	40～45
女性	55	18	40

表 108-2 正常儿童的水分丢失[ml/(100kcal·d)]

途径	新生儿～6 个月	6 个月～5 岁	5～10 岁	青少年
隐性	40	30	20	10
尿液	60	60	50	40
粪便	20	10	—	—
总计	120	100	70	50

表 108-3 Holliday[8] 的维持治疗时静脉液体需要量公式

体重	0～10kg	10～20kg	>20kg
液体需要量	100ml/(kg·d)	1 000ml+(W−10)×50ml/(kg·d)	1 500ml+(W−20)×20ml/(kg·d)

W：实际体重（kg）。

围手术期静脉液体管理

围手术期液体管理的标准方案是用血液或胶体溶液代替手术中血管内容量的丢失，并使用电解质溶液来提供持续的晶体需求，并补充胸腹部手术开放体腔时浆膜表面蒸发以及向第三间隙转移所丢失的液体。此外，静脉输液还经常被用来治疗由麻醉剂的血管舒张作用引起的低血压。因为担心术后 ADH 水平增高会引起液体潴留和低钠血症，所以儿科手术中麻醉时最常用的电解质溶液是林格乳酸盐或等渗盐水[28-30]。如果使用低渗液体或者葡萄糖则有可能加重上述情况[29，31-33]。在脊柱侧凸手术中，这种不能排泄无钠水负荷的情况更为突出，此类患者术后特别容易发生低钠血症[34]。有

表 108-4 常用静脉输液的水和主要电解质含量

液体类型	Na^+/(mmol·L^{-1})	Cl^-/(mmol·L^{-1})	渗透压	其他阴离子/(mmol·L^{-1})	pH	EFW/L
0.9% 氯化钠	154	154	308		5.5	0
0.45% 氯化钠	77	77	154		5.5	500
0.9% 氯化钠 5% 葡萄糖	154	154	560		4	0
5% 葡萄糖 0.45% 氯化钠	77	77	406		4	500
5% 葡萄糖 0.2% 氯化钠	34	34	321		4	780
4% 葡萄糖 0.18% 氯化钠	31	31	284		4	800
5% 葡萄糖	0	0	252		4	1 000
乳酸林格液	130	109	272	乳酸 28	6.5	114
PlasmaLyte 148	140	98	294	乙酸 27，葡萄糖酸盐 23	6	0
3% 盐水	513	513	1 027		5.5	0

前瞻性研究表明，使用等渗或近等渗溶液可降低低钠血症的程度[35,36]。Burrows[36]报道了一组脊柱侧凸儿童围术期应用林格乳酸盐或0.2% NaCl的非随机试验，发现两组患者术后血浆Na^+水平均下降，但接受低渗液患者的血浆Na^+水平下降更为显著。最近的一项随机试验比较了儿童脊柱或神经外科手术后分别用林格乳酸盐+5%葡萄糖或0.45% NaCl+5%葡萄糖作为维持液，发现0.45% NaCl组低钠血症的发生率为18%（Na^+<135mmol/L），而林格乳酸盐组低钠血症的发生率为0[37]。

由非生理刺激ADH分泌引起的EFW潴留经常不能完全解释乳酸林格液引起的血浆Na^+的减少。Steele[38]对此做了进一步的研究，对择期手术的成年患者围术期只给予乳酸林格液，同时检测血浆及尿液的Na^+浓度。研究发现这些患者的尿液Na^+浓度都在150mmol/L以上，一些甚至高达350mmol/L，而且与液体正平衡及血Na^+浓度的下降显著相关，他们称之为术后脱盐。在接受择期手术的儿童的类似研究中同样发现了同样水平的尿Na^+丢失（未发表的观察结果）。这种脱盐过程可能与肾脏试图应对麻醉剂的血管舒张作用消失而ADH仍在持续分泌而导致的液体超负荷相关，在此情况下，术后给予低渗液体是不明智的，而且会让肾脏为排出更多EFW而增加额外负担。

越来越多的证据支持在围手术期使用等渗而非低渗液体。前瞻性观察研究表明，PICU患者术后应用低渗盐水会出现水潴留和钠排泄增加，继而增加发生低钠血症的风险[39]。最近几项前瞻性随机试验比较了等渗与低渗盐水在术后人群中的应用。这些研究表明，使用等渗盐水可明显降低低钠血症的发生率，且没有发生高钠血症的风险[40-42]。现在已有明确的证据表明，围手术期患者使用低渗盐水有发生急性低钠血症的风险。

儿童急性水电解质紊乱的治疗

危重患儿需要静脉液体来代替的体液丢失的三种最常见的急性情况是糖尿病酮症酸中毒（diabetic Ketoacidosis，DKA）、急性胃肠炎和感染性休克。

DKA的水电解质紊乱

糖尿病酮症酸中毒的特点是由于高血糖所致渗透性利尿引起的水和电解质丢失。ECF的高渗透压导致ICF跨细胞膜向细胞外转移。一项对胰岛素治疗无效的1型糖尿病患者的研究表明，液体赤字为5～10L，总钠和钾的损失高达20%[43]。儿童DKA初期，当失水量达到体重的7%～10%时，患儿的ECF浓缩，此时很少会出现休克或血流动力学受损。DKA时高血糖导致高渗状态，但由于ECF的浓缩以及大量液体从ICF到ECF腔隙转移的稀释效应，此时测得的血清Na^+浓度是不可靠的。有效晶体渗透压（PeffOsm）的简单计算方法是［2×(Na^++K^+)+(血糖)mmol/L］，其在DKA早期常在300～350mOsm/L。血细胞比容升高可能是严重ECF收缩的一个可靠标志。计算PeffOsm时不用血尿素水平，因为它可以自由地穿过细胞膜。通过Katz[44]开发的公式针对ECF水增加而测量校正后的血清Na^+，可以估算实际损失的ECF：

$$\text{血钠}+\frac{([\text{血糖(mmol/L)}]-5.6)}{5.6}\times 1.6$$

ECF浓缩会导致GFR的下降，结果会降低血液中葡萄糖和酮体的清除，使DKA进一步恶化。研究已经表明，单独的静脉输液可以增加肾小球滤过率（glomerular filtration rate，GFR），能在不使用胰岛素的情况下显著降低血糖[45]。血清K^+在DKA早期也经常升高[46]，但随着GFR的增加和胰岛素对细胞膜泵上Na^+-K^+-ATP的抑制，血清K^+浓度会迅速下降[47]。

脑水肿是儿童DKA最重要的潜在危及生命的并发症，文献报道的发生率在0.2%～1%[48-51]。然而，这个数字很可能被低估，因为它是基于颅内压增高的临床诊断所做的回顾性研究。脑水肿在新发糖尿病和年轻儿童的发病率会更高[48,51,52]。DKA儿童脑成像系列研究显示，脑室体积在治疗早期（<12小时）[53]，甚至在治疗开始前[54]就会减小（颅内压增加），这最终可能会导致脑干疝。DKA相关性脑水肿（cerebral edema associated with DKA，CE-DKA）的总不良结局率（死亡或永久性神经损伤）在某些研究中高达40%～50%，而发生脑干疝后则几乎没有完全康复者[48,55]。因此，严重的DKA（pH<7.2）儿童应该转入ICU，以便在最初24小时内密切监测CNS状态，及时校正水电解质平衡并纠正酸碱紊乱。意识下降、头痛、呕吐等症状常是发生脑水肿的征兆。

目前针对DKA相关的脑肿胀的原因提出了许多假说，包括静脉低渗液体的过度水化、胰岛素使血糖水平下降过快、Na/H转运系统的激活、肿胀压力的变化、血-脑屏障通透性增加和脑血流量的变化。这些假设大多是基于个别病例报道或小的临床研究，虽然确切原因尚未完全了解，但目前普遍认为CE-DKA的发病机制涉及体液渗透性移位导致ICF过量积聚和细胞肿胀。一些研究发现血清渗透压的变化是一个独立的危险因素。无论是静脉快速补液还是负荷剂量的胰岛素，均可引起血清葡萄糖或血Na^+或两者同时下降进而出现PeffOsm迅速降低，其结果会导致体液循渗透压梯度回流至ICF间隙内[56]。一个大型回顾性研究在匹配年龄后发现的脑水肿的其他危险因素还包括早期低$PaCO_2$和高尿素[51]。这些参数可能反映了酸中毒和ECF浓缩的严重程度。

在DKA脑水肿的原因缺乏一致性假设的情况下，也就不可能提供一种可以预见性地预防CE-DKA的方法。CE-DKA的发病机制可能是多因素的，包括患者自身和治疗相关因素。治疗的目标应该是逐渐降低血清渗透压，这可以通过初始复苏阶段保守的输液策略和避免使用低渗液来实现。目前的共识指南[57]建议可在最初1～2小时给予10ml/kg的等渗盐水，然后再以0.05～0.1U/(kg•h)的速度输注胰岛素，计算体内丢失的K^+并在随后的48小时内缓慢补充。一个指导原则是，血清 Na^+ 在静脉补液期间没有升高表明输液速度过快，并预示着 CE-DKA 的风险。这种方法是否会降低与儿童 DKA 相关脑水肿的风险还有待观察。从我们中心的回顾性研究表明，围术期补液时使用等渗盐水，能够使血钠上升且血糖下降，可以防止脑水肿的发生[56]。

儿童出现 DKA 需要密切监测意识水平的变化和其他 ICP 增加的迹象，如头痛和呕吐，最好是在 ICU 内进行监护。如果怀疑脑水肿，应立即输注甘露醇（1g/kg 静脉注射）[58] 或 2～3ml/kg 的 3% 生理盐水[59]，并降低静脉输液和胰岛素输注速度，以提高血清渗透压。这些措施不应等待 CT 扫描，因为后者可能无法准确评估脑水肿。

胃肠炎的水电解质紊乱

急性胃肠炎是儿童期破坏水电解质平衡稳态的最常见原因。腹泻婴儿特别容易引起小肠液、钠、氯化物和碳酸氢盐的大量丢失而出现脱水，临床常根据血清 Na^+ 水平将其分为低渗性、等渗性或高渗性脱水。严格来讲“脱水”这个说法是不准确的，因为只有在高渗状态下才有 ICF 的流失，这类患者才是真的脱水；而血清 Na^+ 正常或减少时的腹泻患者只有 TBW 的下降和 ECF 的减少，ICF 体积则正常或增加[60]。重度高钠血症脱水的婴儿发生神经系统不良事件的风险最高，但有报道发现急性胃肠炎的婴儿应用口服无盐液会引发严重的低钠血症[11, 61, 62]。临床上 ECF 的缺乏程度通常是用毛细血管再充盈时间、黏膜干燥程度和皮肤肿胀情况来评估的[63]。然而，这些都是开放的主观性评估，对于 ECF 浓缩不严重的儿童可能会过高的估计脱水量。Mackenzie[64] 的研究发现，轻度至中度脱水的儿童胃肠炎的体液丢失量易被高估，进而导致过度的静脉输液。皮肤肿胀、毛细血管充盈时间增加、血尿素升高、pH 降低、碱缺失增加等均与 ECF 浓缩程度相关，常不存在口渴或少尿。其他研究表明，血清碳酸氢盐浓度降低是胃肠炎时 ECF 显著浓缩的最常见的电解质异常[65, 66]。

对于血清是等渗和低渗的胃肠炎患者可应用等渗或近等渗盐水（林格乳酸盐），而明显高渗的患者给予含有 EFW 的液体。一项观察性研究发现，这些患者的 ADH 水平经常升高[67]。静脉补液治疗小儿肠胃炎的随机对照试验表明，与低渗液相比，使用等渗盐水可以减少低钠血症的发生而且不会出现高钠血症[22]。严重高钠血症的婴儿应缓慢给予补液，因为快速补液会使液体转移到细胞内，进一步加重细胞水肿。现在对急诊的胃肠炎患者，在出院前多倾向于静脉快速补液的方法[68, 69]；而一种更简单有效的方法是口服补液疗法（oral rehydration therapy，ORT），这些口服液的 Na^+ 浓度在 45～90mmol/L，目前在许多急性胃肠炎患者的临床试验中已被证明有效[69-72]。

脓毒症与脓毒症休克的液体复苏

Carcillo 在 1991 年的里程碑式研究[73] 中确立了早期静脉液体复苏在脓毒症和脓毒症休克患儿中的重要性并以此为基础颁布了指南，建议对休克患儿早期静脉给予负荷剂量的等渗盐水（20ml/kg）或对应剂量的胶体[74]。虽然在最新的拯救脓毒症指南中仍是脓毒症早期治疗的关键原则[75]，这种方法可能不适用于所有患者。在非洲一些资源有限的国家（包括疟疾儿童）的一项大型随机试验显示[76]，接受静脉补液疗法的患者与未接受静脉液体复苏的患者相比，死亡率增加。然而，除非有进一步的证据来证实，否则早期静脉补液仍然是脓毒症患儿的基础治疗方法之一，存在的问题是在这种情况下优先选择何种液体。指南建议可以使用 0.9% NaCl 或林格乳酸盐，但越来越多的证据表明，平衡盐溶液因为较低的氯化物负荷以及较高的 pH，可能更有优势。

儿科的平衡盐溶液

1934 年，儿科医生、生物化学家 Alexis Hartmann 开发了一种使用乳酸缓冲的林格溶液治疗儿童胃肠炎和脱水。林格乳酸盐或 Hartmann 液的钠浓度低而 pH 较高，广泛应用于儿科麻醉实践中，但在其他住院患儿中作为维持治疗应用较少。随着越来越意识到低渗盐水的危险性以及对 0.9% 氯化钠中高氯化物浓度的担忧，使林格乳酸盐这一近似等渗溶液成为一个更有吸引力的选择。PlasmaLyte148 是另一种平衡盐溶液，目前在世界上一些地区有所应用，该溶液具有与等渗盐水相同的钠浓度，同时具有更低的氯化物和较高的 pH。现在在澳大利亚和英国被用作麻醉和非手术以及 PICU 患者的维持治疗[72-79]，但尚未被美国 FDA 批准用于儿童使用（表 108-5）。

钠稳态紊乱

钠是细胞外液的主要阳离子。Na^+ 进入细胞内的运动需要通过激活 Na^+-K^+-ATP 酶泵。在醛固酮的影响下，钠在近端肾小管中被吸收。在 ADH 分泌的严格调节下，血清 Na^+ 反映了渗透压和 ECF 的体积。

低钠血症

低钠血症（血清 Na^+ < 136mmol/L）是住院患者中最常见的电解质紊乱，并提示 ICF 腔隙的扩张。它是由过多的水分摄入（如使用低渗液体）或钠盐丢失（如胃肠炎）引起的（表 108-6）。

急性低钠血症，定义为 48 小时内血 Na^+ 下降至 <130mmol/L，导致水分从 ECF 快速转移到 ICF 腔隙，并可能导致儿童脑水肿和较差的预后[31, 80, 81]。临床表现包括颅内压升高（恶心、呕吐、头痛），但往往很难被诊断直到出现癫痫发作，常伴随呼吸暂停，表明脑干锥已经发生。血清 Na^+ 水平大于 130mmol/L 时很少发生急性症状性低钠血症（癫痫发作等），一旦发生，就是医疗紧急事件。治疗主要目标是提高血 Na^+ 水平，以防止脑干疝，最有效的方法是输注高渗（3%）盐水[82]。一旦达到这个阈值，血清 Na^+ 就可以通过使用或不使用呋塞

表 108-5 体液的电解质成分(mmol/L)

	Na^+	K^+	Cl^-	HCO_3^-
汗水	50	5	55	—
唾液	30	20	35	15
胃液	60	10	90	—
胆汁	145	5	110	40
十二指肠液	140	5	80	50
回肠液	130	10	110	30
结肠液	60	30	40	20

表 108-6 低钠血症的主要原因

水分潴留
过量饮水
低渗液体
SIADH
充血性心力衰竭
慢性肾衰竭
钠盐丢失
胃肠炎
脑盐耗

SIADH：抗利尿激素分泌异常综合征。

米的液体限制来校正。静脉输注甘露醇已成功应用于急性症状性低钠血症的急诊治疗[83]。

儿科医源性急性低钠血症最常见的原因是由于低渗盐水维持治疗引起的体内 EFW 过负荷。等渗盐水可以降低这种潜在危及生命的并发症的风险，但由于担心钠的过量摄入而未被使用。在手术后和非手术人群中随机试验表明，等渗盐水降低了低钠血症的发生率，同时其高钠血症的发生率与低钠盐水没有区别[41, 42, 77, 84]，在儿科患者中继续使用低渗盐水会增加急性低钠血症的风险[85]。

心力衰竭和肾衰竭患者因为全身水钠潴留，常发生慢性低钠血症。这种低钠血症不会发生脑水肿，并且不能尝试通过快速滴注等渗或高渗盐水来纠正，因为这样可能导致脑桥中央脱髓鞘并继发脑损伤[86-88]。

高钠血症

高钠血症的定义是由于脱水或钠潴留引起的血 Na^+ 大于 145mmol/L。前者常见于严重胃肠炎的婴儿，其水分丢失超过钠，也可见于婴儿配方奶粉的不正确搭配使溶质过量摄入。在垂体肿瘤、创伤性脑损伤和中枢神经系统感染患者可因为 ADH 分泌功能受损而出现尿崩症[89-92]。危重患儿的失水也可能与袢利尿剂或甘露醇的使用有关。钠潴留引起的高钠血症多发生于过度使用高渗盐水或静脉重碳酸盐。

血 Na^+ 的升高与水从 ICF 到 ECF 间隙的运动和持续高渗状态有关。脑细胞为适应电解质和渗透压（肌醇，牛磺酸）的增加，往往需要通过部分恢复细胞内渗透压和脑细胞体积来减轻液体移位[93-95]。高钠性脱水的婴儿血 Na^+ > 165mmol/L 时常合并 CNS 异常表现，而且会增加硬膜下出血和梗死的风险[96-99]。此时如果试图使用与 ICF 相比低渗的溶液来迅速纠正这种高渗状态，会进一步增加脑水肿的危险[100-105]。推荐建议认为，血清 Na^+ 的校正速度应小于 0.5mmol/（L•h），可以使用以下公式估计 1L 的任何输注液对血钠的影响。

$$\text{血清钠变化值} = \frac{\text{输注液的钠浓度} - \text{血清钠浓度}}{\text{总体重} + 1}$$

在重度高钠血症（血清 Na^+ > 170mmol/L）时，建议最初 48～72 小时的治疗不能使血钠低于 150mmol/L[106]。

近年来，儿童高钠血症的流行病学发生了改变，其主要原因从胃肠炎引起的脱水逐渐变化为水、盐管理不当的医院获得性并发症。Moritz 针对血清 Na^+ 大于 150mmol/L 的儿童的研究发现，其中的 60% 为医院获得性高钠血症，病死率为 11%[107]。另一个针对成年患者的类似研究发现，血 Na^+ > 150mmol/L 的 ICU 患者死亡率高达 30%[108]（表 108-7）。

氯化物

氯离子是细胞外液的主要阴离子，主要在肾小球中过滤，80% 在近端肾小管与钠结合再吸收，一部分也可以在（髓襻）升支重吸收，这一过程可被呋塞米阻断。氯化物可在远端肾小管中交换碳酸氢盐。在 ECF 体积下降时，大量的 Cl^-，连同 Na^+，在近端肾小管中被重吸收，使远端小管内 Cl^- 浓度下降，导致 HCO_3^- 分泌减少。当氯化物降低时，Na^+ 在近端小管中重吸收率下降，远端小管内浓度升高导致与 K^+ 和 H^+ 的交换增加。这种浓缩性碱中毒常与低氯血症有关，最常见的原因是过量使用袢利尿剂。持续胃减压和呼吸性酸中毒也能引起低氯血症；此外，许多导致低钠血症的条件也会引起低氯血症。

表 108-7 高钠血症的原因

水分丢失
胃肠炎
中枢性尿崩症
肾原性尿崩症
袢利尿剂的应用
渗透性利尿剂的应用
放射造影剂的应用
皮肤感觉过度丧失（烧伤，出汗）
糖尿病酮症酸中毒或高渗性非酮症糖尿病
钠潴留
高 Na^+ 浓度溶液（高渗盐水，静脉重碳酸盐）的使用
高渗肠道喂养方案
导泻剂

高氯血症与呼吸性碱中毒、高钠性脱水以及大量输注等渗盐水有关。在液体复苏期间给予大量等渗盐水可导致高氯性代谢性酸中毒[109]，此时如果未测定血清 Cl^-，则过高的碱缺乏很可能会被错误地理解为休克液体复苏不够充分[110]。

血浆氯离子测定是阴离子间隙计算的一个重要组成部分，对代谢性酸中毒的诊断具有重要意义[111]。后者是指测量的阳离子（Na^+）和阴离子（$Cl^- + HCO_3^-$）之间的差值，正常范围在12～16。DKA时因存在未测量的阴离子如积聚的乳酸和β-羟基丁酸时，阴离子间隙会增加。阴离子间隙正常或减少性酸中毒与过量输注盐水引起的高氯血症或其他原因引起的血 Cl^- 升高有关[109, 112, 113]。

钾

钾是组成ICF的主要阳离子，细胞内浓度为150mmol/L。血清 K^+ 测定反映了ECF的浓度，仅为总 K^+ 的2%。ICF和ECF之间钾的梯度通过激活细胞膜中的 Na^+-K^+-ATP酶泵来维持。胰岛素、低温、碱中毒、儿茶酚胺和β-激动剂能够促进 K^+ 从ECF向ICF转移。

钾在肾小球滤过，在近端小管和髓袢升支中被重新吸收；它在远端肾小管的分泌作用受醛固酮、血浆 K^+ 浓度和尿量影响。

低钾血症

儿童低钾血症常见于胃肠炎和腹泻，ECF浓缩刺激醛固酮分泌导致排钾保钠。DKA初期因为酸中毒可表现为高钾血症，但实际上却存在全身钾的丢失[46]。患有神经性厌食症的青少年会出现低钾血症，这是一个已知的猝死原因[114]。在危重症患者中，低钾血症最常见于袢利尿剂使用、经鼻胃液吸引、低镁血症和代谢性碱中毒。急性代谢性碱中毒时，pH每升高0.1单位，血清 K^+ 会下降0.2～0.4mmol/L[115]。在慢性代谢性碱中毒中，K^+ 在远端肾小管中与 H^+ 交换，所以尿中 K^+ 的增加也与肾小管缺陷（Bartter综合征、肾小管性酸中毒）以及使用两性霉素、替卡西林、羧苄西林、类固醇等药物有关[116]。危重病患者的补钾治疗通常是以KCl的形式，因为常合并 CL^- 缺乏，醋酸盐和磷酸盐可作为高氯状态下的替代阴离子（如DKA）。

低钾血症的临床表现包括肌无力（可延长神经肌肉阻断剂的作用）、肠梗阻和心律失常，后者除了先天性心脏病，特别是体外循环术后的患儿外，很少有严重问题。此外，低钾血症会增强地高辛毒性。需要纠正的低钾血症要在限制液速的情况下进行，输注高浓度 K^+（超过0.5mmol/ml）可以通过中心静脉导管，并需经常监测血清 K^+ 水平。合并显著低镁血症时的低钾血症对治疗的反应性差。

高钾血症

高钾血症是由于钾排泄障碍（肾衰竭）或 K^+ 从ICF到ECF转移引起的。后者的常见原因包括肿瘤溶解综合征时的细胞崩溃或损伤、横纹肌溶解、烧伤和创伤。此时或在肌营养不良或脊髓损伤患者应用去极化神经肌肉阻滞剂琥珀酰胆碱，可导致血清 K^+ 突然上升甚至诱发心搏骤停。恶性高热因为溶血和酸中毒的共同作用也会出现严重的高血钾。卡托普利和普萘洛尔均可通过降低醛固酮合成而引起高钾血症，普萘洛尔还能阻断β-肾上腺素能介导的 K^+ 跨细胞膜转运。急性代谢性酸中毒也可导致 K^+ 从ICF向ECF快速转移，心搏骤停和心肺复苏（cardiopulmonary resuscitation，CPR）常合并严重的高血钾，但二者不一定存在因果关系。

急性高钾血症是一种医学急症，>6mmol/L时会导致心搏骤停和猝死，尤其是在体外循环后。唯一的临床表现是心电图上发现高尖T波和QRS波群增宽，但没有这些表现并不能排除诊断。临界高血钾患者伴随着酸中毒的进展可发展为危及生命的高钾血症。由于细胞外高 K^+ 是有害的，因此应采取应急措施以增加从ECF到ICF的跨膜转运。这些措施包括使用碳酸氢盐纠正酸血症、β-激动剂治疗和葡萄糖/胰岛素管理；静脉应用氯化钙有助于保护心脏减少心律失常的发生[115, 117]。这些都是暂时性措施，而进一步应增加 K^+ 从机体内排出，包括使用钠/钾交换树脂（直肠或通过NG管）或急性透析。

钙

ECF内的钙浓度通过维生素D、甲状旁腺激素和骨化三醇的作用共同维持，多数存在于骨骼中。在甲状旁腺激素缺乏时，由于肾脏合成的骨化三醇减少，使骨钙吸收减少，尿分泌增加。体内40%的钙是与蛋白质结合的，危重患儿中低钙血症最常见的原因是低白蛋白血症。在这种情况下，游离钙水平是正常的；相反，当蛋白质结合钙增加时游离钙水平则降低。

低钙血症常见于新生儿窒息、早产儿、足月新生儿出生后的第一周，以及母亲为糖尿病的婴儿。新生儿DiGeoge综合征时都合并有低钙血症，以及先天性心脏圆锥畸形、典型的动脉干和主动脉弓离断。这些婴儿中大多数有22号染色体长臂的微缺失（22q缺失综合征）和免疫缺陷。故此类患者输注的所有血制品都应该经过辐照处理。一项研究发现，低钙血症在年龄较大的危重患儿中是很常见的，其发病率为49%[118]，原因包括心肺旁路术、使用含枸橼酸酸的血液及血液制品、输注白蛋白、烧伤、脓毒症、使用袢利尿剂和氨基糖苷类抗生素。肿瘤溶解综合征和肾衰竭时常可导致高磷血症和低钙血症。

危重患儿的高钙血症常见原因是利尿剂相关的过量补钙，最终结果可能导致肾钙质沉着症的发生。其他不常见的原因包括新生儿严重甲状腺功能亢进引起的钙传感受体（calcium sensing receptor，CaSR）基因突变和Williams综合征，常合并主动脉瓣上狭窄和周围肺动脉狭窄。

（肖建国　译，李克　审校）

参考文献

1. Simpson J, Stephenson T. Regulation of extracellular fluid volume in neonates. Early Hum Dev 1993;34:179–90.
2. Boineau FG, Lewy JE. Estimation of parenteral fluid requirements. Pediatr Clin North Am 1990;37:257–64.
3. Herin P, Aperia A. Neonatal kidney, fluids, and electrolytes. Curr Opin Pediatr 1994;6:154–7.
4. Arant BS. Developmental patterns of renal functional maturation compared in the neonate. J Pediatr 1978;92:705–12.
5. Haycock GB, Aperia A. Salt and the newborn kidney. Pediatr Nephrol 1991;5:65–70.
6. Aperia A, Herin P, Lundin S, Melin P, Zetterstrom R. Regulation of renal water excretion in newborn full-term infants. Acta Paediatr Scand 1984;73:717–21.
7. Aperia A, Broberger O, Herin P, Thodenius K, Zetterstrom R. Postnatal control of water and electrolyte homeostasis in pre-term and full-term infants. Acta Paediatr Scand Suppl 1983;305: 61–5.
8. Holliday MA, Segar WE. The maintenance need for water in parenteral fluid therapy. Pediatrics. 1957;19:823–32.
9. Gerigk M, Gnehm HE, Rascher W. Arginine vasopressin and renin in acutely ill children: implication for fluid therapy. Acta Paediatr. 1996;85:550–3.
10. Hoorn EJ, Geary D, Robb M, Halperin ML, Bohn D. Acute hyponatremia related to intravenous fluid administration in hospitalized children: an observational study. Pediatrics 2004;113:1279–84.
11. Bhalla P, Eaton FE, Coulter JB, Amegavie FL, Sills JA, Abernethy LJ. Hyponatraemic seizures and excessive intake of hypotonic fluids in young children. BMJ 1999;319:1554–7.
12. Hanna S, Tibby SM, Durward A, Murdoch IA. Incidence of hyponatraemia and hyponatraemic seizures in severe respiratory syncytial virus bronchiolitis. Acta Paediatr 2003;92:430–4.
13. Singh BS, Patwari AK, Deb M. Serum sodium and osmolal changes in tuberculous meningitis. Indian Pediatr 1994;31:1345–50.
14. Padilla G, Leake JA, Castro R, Ervin MG, Ross MG, Leake RD. Vasopressin levels and pediatric head trauma. Pediatrics 1989;83:700–5.
15. Poddar U, Singhi S, Ganguli NK, Sialy R. Water electrolyte homeostasis in acute bronchiolitis. Indian Pediatr 1995;32:59–65.
16. Shann F, Germer S. Hyponatraemia associated with pneumonia or bacterial meningitis. Arch Dis Child 1985;60:963–6.
17. Moritz ML, Ayus JC. La Crosse encephalitis in children. N Engl J Med 2001;345:148–9.
18. Fajardo JE, Stafford EM, Bass JW, Roscelli JD, Sato AK, Claybaugh JR. Inappropriate antidiuretic hormone in children with viral meningitis. Pediatr Neurol 1989;5:37–40.
19. Kaplan SL, Feigin RD. The syndrome of inappropriate secretion of antidiuretic hormone in children with bacterial meningitis. J Pediatr 1978;92:758–61.
20. Narotam PK, Kemp M, Buck R, et al. Hyponatremic natriuretic syndrome in tuberculous meningitis: the probable role of atrial natriuretic peptide. Neurosurgery 1994;34:982–8.
21. Singhi SC, Singhi PD, Srinivas B, Narakesri HP, Ganguli NK, Sialy R, et al. Fluid restriction does not improve the outcome of acute meningitis. Pediatr Infect Dis J 1995;14:495–503.
22. Neville KA, Verge CF, Rosenberg AR, O'Meara MW, Walker JL. Isotonic is better than hypotonic saline for intravenous rehydration of children with gastroenteritis: a prospective randomised study. Arch Dis Child 2006;91:226–32.
23. Luu R, DeWitt PE, Reiter PD, Dobyns EL, Kaufman J. Hyponatremia in children with bronchiolitis admitted to the pediatric intensive care unit is associated with worse outcomes. J Pediatr. 2013;163: 1652–6 e1.
24. Moritz ML, Ayus JC. Prevention of hospital-acquired hyponatremia: a case for using isotonic saline. Pediatrics 2003;111:227–30.
25. Shafiee MA, Bohn D, Hoorn EJ, Halperin ML. How to select optimal maintenance intravenous fluid therapy. QJM 2003;96:601–10.
26. Duke T, Mokela D, Frank D, Michael A, Paulo T, Mgone J, et al. Management of meningitis in children with oral fluid restriction or intravenous fluid at maintenance volumes: a randomised trial. Ann Trop Paediatr 2002;22:145–57.
27. Duke T, Molyneux EM. Intravenous fluids for seriously ill children: time to reconsider. Lancet 2003; 362:1320–3.
28. Cochrane JP, Forsling ML, Gow NM, Le Quesne LP. Arginine vasopressin release following surgical operations. Br J Surg 1981;68:209–13.
29. Judd BA, Haycock GB, Dalton RN, Chantler C. Antidiuretic hormone following surgery in children. Acta Paediatr Scand 1990;79:461–6.
30. Judd BA, Haycock GB, Dalton N, Chantler C. Hyponatraemia in premature babies and following surgery in older children. Acta Paediatr Scand 1987;76(3):385–93.
31. Arieff AI. Postoperative hyponatraemic encephalopathy following elective surgery in children. Paediatr Anaesth 1998;8:1–4.
32. Arieff AI, Ayus JC, Fraser CL. Hyponatraemia and death or permanent brain damage in healthy children. BMJ 1992;304:1218–22.
33. Paut O, Remond C, Lagier P, Fortier G, Camboulives J. Severe hyponatremic encephalopathy after pediatric surgery: report of seven cases and recommendations for management and prevention. Ann Fr Anesth Reanim 2000;19:467–73.
34. Cowley DM, Pabari M, Sinton TJ, Johnson S, Carroll G, Ryan WE. Pathogenesis of postoperative hyponatraemia following correction of scoliosis in children. Aust N Z J Surg 1988;58:485–9.
35. Brazel PW, McPhee IB. Inappropriate secretion of antidiuretic hormone in postoperative scoliosis patients: the role of fluid management. Spine 1996;21:724–7.
36. Burrows FA, Shutack JG, Crone RK. Inappropriate secretion of antidiuretic hormone in a postsurgical pediatric population. Crit Care Med 1983;11:527–31.
37. Coulthard MG, Long DA, Ullman AJ, Ware RS. A randomised controlled trial of Hartmann's solution versus half normal saline in postoperative paediatric spinal instrumentation and craniotomy patients. Arch Dis Child 2012;97:491–6.
38. Steele A, Gowrishankar M, Abrahamson S, Mazer CD, Feldman RD, Halperin ML. Postoperative hyponatremia despite near-isotonic saline infusion: a phenomenon of desalination. Ann Intern Med 1997;126:20–5.
39. Eulmesekian PG, Perez A, Minces PG, Bohn D. Hospital-acquired hyponatremia in postoperative pediatric patients: prospective observational study. Pediatr Crit Care Med 2010;11:479–83.
40. Montanana PA, Modesto i Alapont V, Ocon AP, Lopez PO, Lopez Prats JL, Toledo Parreno JD. The use of isotonic fluid as maintenance therapy prevents iatrogenic hyponatremia in pediatrics: a randomized, controlled open study. Pediatr Crit Care Med 2008;9:589–97.
41. Neville KA, Sandeman DJ, Rubinstein A, Henry GM, McGlynn M, Walker JL. Prevention of hyponatremia during maintenance intravenous fluid administration: a prospective randomized study of fluid type versus fluid rate. J Pediatr 2010;156:313–9; e1–2.
42. Choong K, Arora S, Cheng J, Farrokhyar F, Reddy D, Thabane L, et al. Hypotonic versus isotonic maintenance fluids after surgery for children: a randomized controlled trial. Pediatrics 2011;128: 857–66.
43. Atchley D, Loeb R, Richards D. On diabetic acidosis. A detailed study of electrolyte balances following withdrawl and reestablishment of therapy. J Clin Invest 1933;12:297–326.
44. Katz MA. Hyperglycemia-induced hyponatremia—calculation of expected serum sodium depression. N Engl J Med 1973;289:843–4.
45. Waldhausl W, Kleinberger G, Korn A, Dudczak R, Bratusch-Marrain P, Nowotny P. Severe hyperglycemia: effects of rehydration on endocrine derangements and blood glucose concentration. Diabetes 1979;28:577–84.
46. Rutledge J, Couch R. Initial fluid management of diabetic ketoacidosis in children. Am J Emerg Med 2000;18:658–60.
47. Carlotti AP, Bohn D, Halperin ML. Importance of timing of risk factors for cerebral oedema during therapy for diabetic ketoacidosis. Arch Dis Child 2003;88:170–3.
48. Edge JA, Hawkins MM, Winter DL, Dunger DB. The risk and outcome of cerebral oedema developing during diabetic ketoacidosis. Arch Dis Child 2001;85:16–22.
49. Bello FA, Sotos JF. Cerebral oedema in diabetic ketoacidosis in children [letter]. Lancet 1990; 336:64.
50. Mel JM, Werther GA. Incidence and outcome of diabetic cerebral oedema in childhood: are there predictors? J Paediatr Child Health 1995;31:17–20.
51. Glaser N, Barnett P, McCaslin I, Nelson D, Trainor J, Louie J, et al. Risk factors for cerebral edema in children with diabetic ketoacidosis. The Pediatric Emergency Medicine Collaborative Research Committee of the American Academy of Pediatrics. N Engl J Med 2001;344(4):264–9.
52. Rosenbloom AL. Intracerebral crises during treatment of diabetic ketoacidosis. Diabetes Care 1990;13:22–33.
53. Krane EJ, Rockoff MA, Wallman JK, Wolfsdorf JI. Subclinical brain swelling in children during treatment of diabetic ketoacidosis. N Engl J Med 1985;312:1147–51.
54. Hoffman WH, Steinhart CM, el Gammal T, Steele S, Cuadrado AR, Morse PK. Cranial CT in children and adolescents with diabetic ketoacidosis. AJNR Am J Neuroradiol 1988;9:733–9.
55. Edge JA. Cerebral oedema during treatment of diabetic ketoacidosis: are we any nearer finding a cause? Diabetes Metab Res Rev 2000;16:316–24.
56. Hoorn EJ, Carlotti AP, Costa LA, MacMahon B, Bohn G, Zietse R, et al. Preventing a drop in effective plasma osmolality to minimize the likelihood of cerebral edema during treatment of children with diabetic ketoacidosis. J Pediatr 2007;150:467–73.
57. Wolfsdorf JI, Allgrove J, Craig ME, Edge J, Glaser N, Jain V, et al. ISPAD Clinical Practice Consensus Guidelines 2014. Diabetic ketoacidosis and hyperglycemic hyperosmolar state. Pediatr Diabetes 2014;15:154–79.
58. Roberts MD, Slover R, Chase HP. Diabetic ketoacidosis with intracerebral complications. Pediatric Diabetes 2001;2:109–14.
59. Curtis JR, Bohn D, Daneman D. Use of hypertonic saline in the treatment of cerebral edema in diabetic ketoacidosis (DKA). Pediatric Diabetes 2001;2:191–4.
60. Mange K, Matsuura D, Cizman B, Soto H, Ziyadeh FN, Goldfarb S, et al. Language guiding therapy: the case of dehydration versus volume depletion. Ann Intern Med 1997;127:848–53.
61. Keating JP, Schears GJ, Dodge PR. Oral water intoxication in infants. An American epidemic. Am J Dis Child 1991;145:985–90.
62. Wattad A, Chiang ML, Hill LL. Hyponatremia in hospitalized children. Clin Pediatr (Phila) 1992;31:153–7.
63. Gorelick MH, Shaw KN, Murphy KO. Validity and reliability of clinical signs in the diagnosis of dehydration in children. Pediatrics 1997;99:E6.
64. Mackenzie A, Barnes G, Shann F. Clinical signs of dehydration in children. Lancet 1989;2:605–7.
65. Rothrock SG, Green SM, McArthur CL, DelDuca K. Detection of electrolyte abnormalities in children presenting to the emergency department: a multicenter, prospective analysis. Detection of Electrolyte Abnormalities in Children Observational National Study (DEACONS) Investigators. Acad Emerg Med 1997;4:1025–31.
66. Vega RM, Avner JR. A prospective study of the usefulness of clinical and laboratory parameters for predicting percentage of dehydration in children. Pediatr Emerg Care 1997;13:179–82.
67. Neville KA, Verge CF, O'Meara MW, Walker JL. High antidiuretic hormone levels and hyponatremia in children with gastroenteritis. Pediatrics 2005;116:1401–7.
68. Kanaan U, Dell KM, Hoagland J, O'Riordan MA, Furman L. Accelerated intravenous rehydration. Clin Pediatr (Phila) 2003;42:317–24.
69. Liebelt EL. Clinical and laboratory evaluation and management of children with vomiting, diarrhea, and dehydration. Curr Opin Pediatr 1998;10:461–9.
70. Meyers A. Outpatient oral rehydration. Ann Emerg Med 1997;29:552–3.
71. Meyers A. Fluid and electrolyte therapy for children. Curr Opin Pediatr 1994;6:303–9.
72. Hahn S, Kim Y, Garner P. Reduced osmolarity oral rehydration solution for treating dehydration due to diarrhoea in children: systematic review. BMJ 2001;323:81–5.
73. Carcillo JA, Davis AL, Zaritsky A. Role of early fluid resuscitation in pediatric septic shock. JAMA 1991;266:1242–5.
74. Pocket Book of Hospital Care for Children: Guidelines for the Management of Common Childhood Illnesses. WHO Guidelines Approved by the Guidelines Review Committee. 2nd ed. Geneva 2013.
75. Dellinger RP, Levy MM, Rhodes A, Annane D, Gerlach H, Opal SM, et al. Surviving sepsis campaign: international guidelines for management of severe sepsis and septic shock: 2012. Crit Care Med 2013;41:580–637.
76. Maitland K, Kiguli S, Opoka RO, Engoru C, Olupot-Olupot P, Akech SO, et al. Mortality after fluid bolus in African children with severe infection. N Engl J Med 2011;364:2483–95.
77. McNab S, Duke T, South M, Babl FE, Lee KJ, Arnup SJ, et al. 140 mmol/L of sodium versus 77 mmol/L of sodium in maintenance intravenous fluid therapy for children in hospital (PIMS): a randomised controlled double-blind trial. Lancet 2015;385:1190–7.
78. Sutherland A, Playfor S. Safe and appropriate intravenous fluids for children. Eur J Hosp Pharm 2014;21:367–71.
79. Houghton J, Wilton N. Choice of isotonic perioperative fluid in children. Anesth Analg 2011;112:246–7; author reply 7.
80. Halberthal M, Halperin ML, Bohn D. Acute hyponatraemia in children admitted to hospital: retrospective analysis of factors contributing to its development and resolution. BMJ 2001;322:780–2.
81. Playfor S. Fatal iatrogenic hyponatraemia. Arch Dis Child 2003;88:646–7.
82. Sarnaik AP, Meert K, Hackbarth R, Fleischmann L. Management of hyponatremic seizures in children with hypertonic saline: a safe and effective strategy. Crit Care Med 1991;19:758–62.
83. Porzio P, Halberthal M, Bohn D, Halperin ML. Treatment of acute hyponatremia: ensuring the excretion of a predictable amount of electrolyte-free water. Crit Care Med 2000;28:1905–10.
84. Friedman JN, Beck CE, DeGroot J, Geary DF, Sklansky DJ, Freedman SB. Comparison of isotonic and hypotonic intravenous maintenance fluids: a randomized clinical trial. JAMA Pediatr 2015;169:445–51.
85. Moritz ML, Ayus JC. Intravenous fluid management for the acutely ill child. Curr Opin Pediatr 2011;23:186–93.
86. Kumar S, Berl T. Sodium. Lancet 1998;352:220–8.
87. Choe WJ, Cho BK, Kim IO, Shin HY, Wang KC. Extrapontine myelinolysis caused by electrolyte imbalance during the management of suprasellar germ cell tumors. Report of two cases. Childs Nerv Syst 1998;14:155–8.
88. Chercover DJ, Norman MG. Central pontine myelinolysis in a 6-month-old infant with rapidly corrected hyponatremia. Ann Neurol 1984;16:261–2.
89. Maghnie M. Diabetes insipidus. Horm Res 2003;59:42–54.
90. Maghnie M, Cosi G, Genovese E, Manca-Bitti ML, Cohen A, Zecca S, et al. Central diabetes insipidus in children and young adults. N Engl J Med 2000;343:998–1007.
91. Baskin DS, Wilson CB. Surgical management of craniopharyngiomas. A review of 74 cases. J Neurosurg 1986;65:22–7.
92. Baylis PH, Cheetham T. Diabetes insipidus. Arch Dis Child 1998;79:84–9.
93. Adrogue HJ, Madias NE. Hyponatremia. N Engl J Med. 2000;342:1581–9.
94. Lien YH, Shapiro JI, Chan L. Effects of hypernatremia on organic brain osmoles. J Clin Invest 1990;85:1427–35.
95. Trachtman H. Cell volume regulation: a review of cerebral adaptive mechanisms and implications for clinical treatment of osmolal disturbances: II. Pediatr Nephrol 1992;6:104–12.
96. Finberg L, Luttrell C, Redd H. Pathogenesis of lesions in the nervous system in hypernatremic states. II. Experimental studies of gross anatomic changes and alterations of chemical composition of the tissues. Pediatrics 1959;23:46–53.
97. Finberg L. Hypernatremic (hypertonic) dehydration in infants. N Engl J Med 1973;289:196–8.
98. Macaulay D, Watson M. Hypernatraemia in infants as a cause of brain damage. Arch Dis Child. 1967;42(225):485–91.

99. Luttrell CN, Finberg L, Drawdy LP. Hemorrhagic encephalopathy induced by hypernatremia. II. Experimental observations on hyperosmolarity in cats. Arch Neurol 1959;1:153–60.
100. Finberg L. Dehydration in infancy and childhood. Pediatr Rev 2002;23:277–82.
101. Banister A, Matin-Siddiqi SA, Hatcher GW. Treatment of hypernatraemic dehydration in infancy. Arch Dis Child 1975;50:179–86.
102. Bruck E, Abal G, Aceto T, Jr. Pathogenesis and pathophysiology of hypertonic dehydration with diarrhea. A clinical study of 59 infants with observations of respiratory and renal water metabolism. Am J Dis Child 1968;115:122–44.
103. Dunn K, Butt W. Extreme sodium derangement in a paediatric inpatient population. J Paediatr Child Health 1997;33:26–30.
104. Morris-Jones PH, Houston IB, Evans RC. Prognosis of the neurological complications of acute hypernatraemia. Lancet 1967;2:1385–9.
105. Adrogue HJ, Madias NE. Hypernatremia. N Engl J Med 2000;342:1493–9.
106. Moritz ML, Ayus JC. Disorders of water metabolism in children: hyponatremia and hypernatremia. Pediatr Rev 2002;23:371–80.
107. Moritz ML, Ayus JC. The changing pattern of hypernatremia in hospitalized children. Pediatrics 1999;104:435–9.
108. Polderman KH, Schreuder WO, Strack van Schijndel RJ, Thijs LG. Hypernatremia in the intensive care unit: an indicator of quality of care? Crit Care Med 1999;27(6):1105–8.
109. Kellum JA. Fluid resuscitation and hyperchloremic acidosis in experimental sepsis: improved short-term survival and acid-base balance with Hextend compared with saline. Crit Care Med 2002;30:300–5.
110. Skellett S, Mayer A, Durward A, Tibby SM, Murdoch IA. Chasing the base deficit: hyperchloraemic acidosis following 0.9% saline fluid resuscitation. Arch Dis Child 2000;83:514–6.
111. Koch SM, Taylor RW. Chloride ion in intensive care medicine. Crit Care Med 1992;20:227–40.
112. Scheingraber S, Rehm M, Sehmisch C, Finsterer U. Rapid saline infusion produces hyperchloremic acidosis in patients undergoing gynecologic surgery. Anesthesiology 1999;90:1265–70.
113. Durward A, Skellett S, Mayer A, Taylor D, Tibby SM, Murdoch IA. The value of the chloride: sodium ratio in differentiating the aetiology of metabolic acidosis. Intensive Care Med 2001;27:828–35.
114. Vannacci A, Baronti R, Masini E, Ravaldi C, Ricca V. Anorexia nervosa and the risk of sudden death. Am J Med 2002;112:327–8.
115. Khilnani P. Electrolyte problems in critically ill children. Indian J Pediatr 1993;60:89–101.
116. Linshaw MA. Potassium homeostasis and hypokalemia. Pediatr Clin North Am 1987;34:649–82.
117. McClure RJ, Prasad VK, Brocklebank JT. Treatment of hyperkalaemia using intravenous and nebulised salbutamol. Arch Dis Child 1994;70:126–8.
118. Cardenas-Rivero N, Chernow B, Stoiko MA, Nussbaum SR, Todres ID. Hypocalcemia in critically ill children. J Pediatr 1989;114:946–51.

109

急性肾损伤

Elwaleed A. Elhassan and Robert W. Schrier

急性肾损伤(acute kidney injury,AKI)是危重病患者最严重的并发症之一。AKI 与患者较高的短期和长期死亡率、增加的资源利用以及发生慢性肾脏疾病(chronic kidney disease,CKD)的风险密切相关,其特征是肾小球滤过率(glomerular filtration rate,GFR)突然下降,引起机体含氮废物的积聚和水电解质失衡[1]。AKI 可能由于肾脏灌注减少但尚未严重到足以导致细胞损伤,如肾小管的缺血性、中毒性或梗阻性损伤、炎症和水肿引起的肾小管间质改变,或肾小球滤过能力的原发性减少。

如果肾小管和肾小球功能完整,但溶质的清除受限于肾脏灌注的因素,这种损伤称为肾前性氮质血症。如果肾功能不全与尿流出道梗阻有关,则称为肾后氮质血症。由原发性肾内原因所致 AKI 称为内源性肾损伤或肾性氮质血症。肾前性氮质血症和源于脓毒症、缺血和肾毒素引起的肾性氮质血症是 AKI 发病的主要原因[2,3]。

肾血流量约为 1 200ml/min,占心输出量的 20%。对于这样高的灌注,肾脏对血流动力学的变化如此敏感很让人惊讶。然而,大部分灌注(80%~90%)流向进行肾小球滤过的肾皮质、髓质则用来浓缩和稀释尿液。在尿液浓缩时,水分重吸收需要的高渗透梯度与低血流速率有关。事实上,在代谢活跃的髓袢上升支粗段所在的外髓质氧分压仅约 10mmHg[4]。在代谢活跃的环境中,这种低血流量和低氧分压的组合使得肾脏对缺血性损伤非常敏感。

AKI 的肾前性因素

肾前性氮质血症是肾灌注减少而无细胞损伤的结果。因此,如果根本原因得到纠正,这是一个可逆过程。它可能是继发于血容量减少(例如,呕吐、脱水和出血),或者可能是由于有效动脉血容量减少(例如,充血性心力衰竭和肝硬化)。此外,使用干扰肾脏正常自动调节能力的药物也能导致肾前性氮质血症。在肾脏灌注减少时,给予非甾体抗炎药(nonsteroidal antiinflammatory drugs,NSAIDs)或肾素 - 血管紧张素 - 醛固酮系统(renin-angiotensin-aldosterone system,RAAS)抑制剂可导致明显的肾前性氮质血症[3]。

肾前性氮质血症时,肾血流量减少和肾上腺素能神经系统活性增加可促使 RAAS 系统被激活。血管紧张素Ⅱ水平的增加和肾上腺素能的激活提高了近端肾小管对钠的重吸收,而醛固酮增加远端肾小管中钠的重吸收。总之,这些作用将尿钠浓度降低到小于 20mmol/L,钠排泄分数(fractional excretion of sodium,FE_{Na})降低到 1% 以下[5]。

肾前性氮质血症占社区获得性 AKI 的 70%[6],医院获得性 AKI 的 40%[7]。因此,所有 AKI 患者均应排除肾前性原因。肾前性 AKI 的治疗应纠正病因,如容量管理或停用肾毒性药物。

AKI 的肾后性因素

肾后性 AKI 发生于双侧(或单肾情况下的单侧)尿流阻塞。在这种情况下,肾小管内压力增加,进而降低净肾小球滤过压。尿流梗阻是 AKI 的一个不常见的原因,其社区发生率高于 ICU。一些研究报道肾后性 AKI 的发病率占所有 AKI 病例的 3%~25%[8-10]。肾后 AKI 可分为肾内和肾外原因,后者包括前列腺疾病、盆腔恶性肿瘤及腹膜后疾病;肾内原因包括晶体沉积,如发生于乙二醇摄入或肿瘤溶解综合征的尿酸性肾病。管型形成和肾小管梗阻也发生于轻链疾病中,如多发性骨髓瘤。

AKI 可能的肾后性原因需行肾脏超声检查和测量排空后膀胱残余尿(>50ml 为异常)评估。快速排除这些原因很重要,因为肾功能恢复的可能性与梗阻持续时间呈负相关[11]。

AKI 的肾性因素

AKI 的肾性因素可根据损伤的解剖位置分类:肾小球、血管、间质或肾小管。肾衰竭患者尿沉渣中有红细胞和红细胞管型应怀疑肾小球肾炎或血管炎的可能性。相反,急性间质性肾炎通常表现为脓尿和白细胞管型,偶尔也出现血尿。间质性肾炎引起的 AKI 大部分与药物相关,通常是抗生素或非甾体抗炎药。肾功能的恢复通常发生在停用相关药物后,可以通过短疗程类固醇加速恢复,例如 60~80mg 泼尼松,使用 10 天。内源性肾衰竭最常见的原因是急性肾小管坏死(acute tubular necrosis,ATN)[3]。ATN 的具体原因可大致归类为血流动力学介导(如长期肾前性氮质血症、低血压和脓毒症)和中毒性(继发于抗生素、化疗药和造影剂)。由于 ATN 是一种组织学诊断，很少通过活检证实，因此近来人们对其准确性愈发表示关注[12]。

危重患者 AKI 最常见的原因是脓毒症，其病理生理学还不完全清楚，目前为止，脓毒症相关 AKI 被认为主要是由肾缺血、细胞损伤和 ATN 引起的肾脏大循环疾病[13]。然而，越来越多的证据表明，脓毒症在没有肾灌注不足时同样可发生 AKI[14, 15]。在脓毒症患者中，独立于 AKI 严重性，一致的发现是存在微循环障碍、炎症和对损伤的适应性生物能反应。这些机制在脓毒症引起的 AKI 发生中的作用和潜在的治疗意义曾被探讨过[16]。

ATN 与肾前性氮质血症可通过尿液指标来辅助鉴别（表 109-1）[17]。在确诊的 ATN 中，肾小管功能受损继而钠重吸收障碍，导致尿钠 > 40mmol/L，FE_{Na} > 2%，尿浓缩能力也异常，形成尿液渗透压 < 350mOsm/kg H_2O 的等渗尿[18]。但在引起 ATN（如横纹肌溶解症和肌红蛋白尿）的个体中[19]，与造影剂相关 AKI 和脓毒症中一样可见到低 FE_{Na}[20, 21]。对于接受利尿剂治疗后有可能影响 FE_{Na} 的肾前性氮质血症患者，尿素排泄分数（FE_{Urea}）或尿 / 血浆肌酐比值可能更具鉴别意义。FE_{Urea} < 35% 或尿 / 血浆肌酐比值 > 15% 提示肾前性氮质血症[22]。然而，在使用利尿剂的 AKI 患者中，FE_{Urea} 不能准确地鉴别短暂性和持续性 AKI，因为它缺乏特异性[23]。医院内继发于造影剂的 AKI 患者越来越常见，Nash 等发现造影剂是医院内 AKI 的第三大原因[7]。这种 AKI 的发病机制涉及造影剂的血流动力学和毒性效应，造影剂可引起肾血管收缩和髓质缺血，以及直接肾小管毒性[24]，既往存在肾脏疾病和糖尿病与容量不足均为高危因素。

流行病学和预后

最近提出了几种 AKI 的定义。当采用危险、损伤、衰竭、丧失和终末期肾衰竭（risk，injury，failure，loss，and end-stage renal failure，RIFLE）标准时，AKI 是多达 1/3 ICU 患者常见的并发症，并且通常是多器官衰竭综合征的表现之一[25-27]。一项针对某医学中心的 31 970 例住院患者进行的回顾性队列研究，根据肾脏疾病：改善整体预后（Kidney Disease：Improving Global Outcomes，KDIGO）和其他标准定义 AKI 分期，其 AKI 发生率为 18.3%。任何定义下的 AKI 均可增加死亡风险和医疗资源利用[28]。内源性肾衰竭最常见的原因是 ATN[3]。在 Liano 等进行的大规模的前瞻性分析中，脓毒症是 AKI 最常见的病因（35%）；术后（25%）和中毒（31%）也是很常见的原因[10]。许多患者（如果不是大多数的话）同时合并多种导致 AKI 的诱因（图 109-1）。最近的数据还表明，即使是肾脏功能的短期波动也会增加住院患者的死亡风险[29]。在 Thakar 等的研究中[30]，死亡风险随着 AKI 的严重程度而增加：急性肾损伤网络协作组（Acute Kidney Injury Network，AKIN）1 级的优势比（odds ratio，*OR*）为 2.2；2 级和 3 级的 *OR* 分别为 6.1 和 8.6（参见下文 AKIN 分级）。此外，有证据表明，很大比例的 AKI 患者不能恢复正常的肾功能[31]。AKI

表 109-1　肾前性氮质血症和急性肾小管坏死的实验室及显微镜检查

实验室检查	肾前性氮质血症	急性肾小管坏死
尿渗透压	> 500mOsm/kg H_2O	< 400mOsm/kg H_2O
尿钠	< 20mEq/L	> 40mEq/L
尿 / 血浆肌酐比	> 40	< 20
尿钠排泄分数	< 1%	> 2%
尿沉渣	正常，偶见透明管型	肾小管上皮细胞，颗粒和泥棕色管型

资料来源：Esson ML，Schrier RW. Diagnosis and treatment of acute tubular necrosis. Ann Intern Med 2002；137：744-52.

现在越来越被认为与住院患者的 CKD 有双向关系，已存在的 CKD 增加了发生 AKI 的敏感性，AKI 也能加速 CKD 的进程[32]。此外，在 CKD 上叠加 AKI 时导致终末期肾病（end-stage renal disease，ESRD）的发生率高于单纯 AKI。

尽管 ICU 的支持性干预措施不断改善，AKI 的死亡率尤其是需要透析的 ATN 死亡率在过去的 30 年里并没有改变，仍然维持在 40%～80%[33]。de Mendonca 等评估了 ICU 中发生 AKI 的风险，他们发现入院时如果合并以下七个因素可能增加 AKI 风险[34]（表 109-2）。其他几项研究探讨了 AKI 时增加死亡率的危险因素[7, 10, 35]。如表 109-3 所示，AKI 患者的死亡风险因非肾脏的器官衰竭、更严重的肾功能障碍而增加。其他风险还包括少尿、脓毒症、老年和男性。Liano 等发现随着器官衰竭数量的增加，死亡率也会增加[10]，有 2 个器官衰竭时死亡率为 53%，3 个器官衰竭增加到 80%，5 个器官衰竭死亡率为 100%。数据清楚地显示，尤其是 ICU 的患者可死于 AKI，但不仅仅是因为 AKI。AKI 不利因素不仅限于众所周知的液体过负荷或电解质紊乱等经典症状，还会引起一些其他临床上不容易察觉的问题，而且可能会延伸到转出 ICU 后。实验性和小型观察性研究提供了证据表明，AKI 对先天免疫有负面影响，并与较高的感染率有关[37]。

急性肾损伤的定义

AKI 是 GFR 的突然下降，导致尿素和其他含氮废物的潴留，以及体液和电解质的失调。急性肾损伤一词是由急性肾损伤网络协作组（Acute Kidney Injury Network，AKIN）提出的，基于数据显示血清肌酐的微小变化就会影响结果，作为急性肾衰竭（acute renal failure，ARF）的替代方案，涵盖了整个肾衰竭范围。急性透析质量倡议小组（Acute Dialysis Quality Initiative，ADQI）提出了一致的分类定义，即 RIFLE 标准[38]，并在大型国际数据库的几个人群中验证和显示与医院病死率及患者预后相关。随后，AKIN 提出了 RIFLE 标准的修订版，以更好地解释未被 RIFLE 涵盖的血清肌酐的微小变化[39-41]。修订版认为少尿 6 小时或血清肌酐较基线值升高≥0.3mg/dl 就能诊断 AKI。然而，相对原来 RIFLE 标准

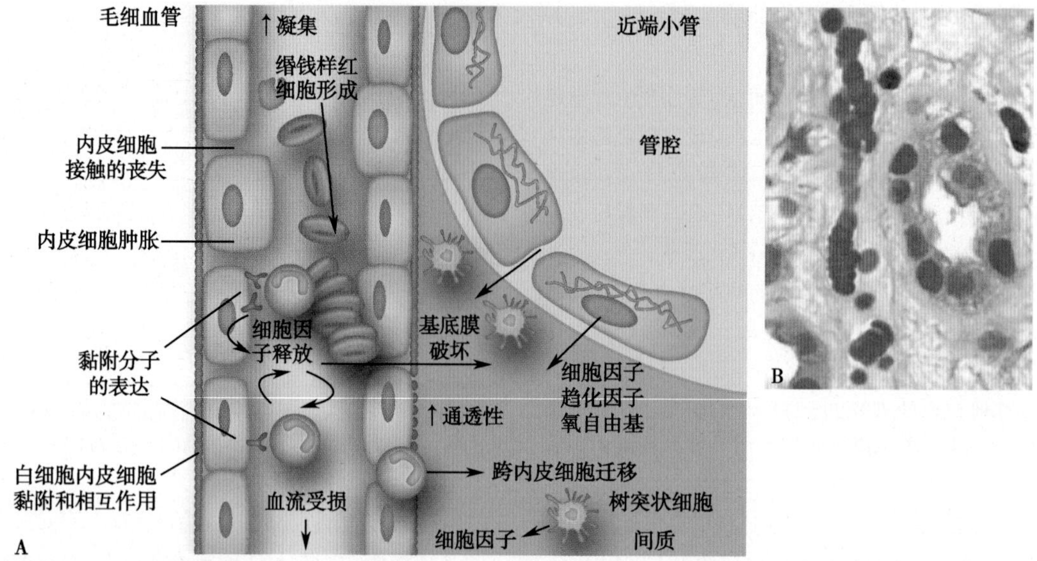

图 109-1 缺血性急性肾损伤的病理生理学：内皮细胞活化、损伤和微血管血流减少的事件。A，缺血导致编码各种细胞表面蛋白的基因上调和表达，如 E- 选择素、P- 选择素、血管细胞黏附蛋白 1、细胞间黏附分子 1，以及血栓调节蛋白表达的下调。激活的白细胞通过这些黏附分子与内皮细胞结合。内皮损伤增加内皮素 -1 的产生，减少内皮来源的一氧化氮合酶，导致血管收缩和血小板聚集，促进高凝环境。白细胞黏附与活化、血小板聚集和内皮损伤的结合是皮层和髓质微血管充血的基础。内皮细胞间的通透性缺陷是由于紧密连接和粘着连接的改变造成的。近端小管上皮细胞与微血管内皮细胞之间的邻近和串扰，以及细胞因子和趋化因子的释放，进一步增加了炎症。树突状细胞在这种炎症级联中也有作用，并放大内皮细胞和上皮细胞之间的炎症信号。B，一例缺血性损伤后 AKI 患者肾活检的苏木精 - 伊红染色。（资料来源：Sharfuddin AA，Molitoris BA. Pathophysiology of ischemic acute kidney injury. Nat Rev Nephrol 2011；7（4）：189-200.）

表 109-2 发生急性肾损伤的危险因素

年龄＞65 岁
入院时存在感染
心血管衰竭
肝硬化
呼吸衰竭
慢性心力衰竭
淋巴瘤或白血病

资料来源：de Mendonca A，et al. Acute renal failure in the ICU：risk factors and outcome evaluated by the SOFA score. Intensive Care Med 2000；26：915-21.

表 109-3 急性肾损伤死亡的危险因素

更高的严重指数评分
年龄＞65 岁
男性
少尿型急性肾衰竭
脓毒症
非肾脏器官衰竭（心血管、肝或呼吸衰竭）
血小板减少症
机械通气
既往健康状况受损

血清肌酐升高不超过 7 天，修订后的诊断增量标准要求在 48 小时内。AKIN 标准警示在使用尿量来识别 AKI 之前，应该确定足够的容量复苏并排除尿路梗阻。此外，需要注意的是因为非少尿型 AKI 的发生率高，以尿量的变化作为诊断标准时对其帮助不大[42]。KDIGO 急性肾损伤临床实践指南包括修订版 AKI 的定义，同时保留 AKIN 的分期标准[43]。在 KDIGO 定义中，血清肌酐绝对值增加≥0.3mg/dl 的时间窗在 AKIN 定义保留（48 小时），而在 7 天内血清肌酐增加≥50% 则是沿用 RIFLE 标准。上述所有标准在流行病学研究和临床设计研究中都具有极大的作用。随着肾小管损伤的敏感和特异性生物标志物的发现，这些标准可能最终会被修改或改变（表 109-4）。

诊断

在 ICU 中，AKI 的诊断通常是在另一种急性疾病的背景下发生的，与特定的诱发事件有关，如脓毒症、血流动力学障碍、心脏手术、造影剂暴露或肾毒性药物的应用。上述情况可用血清肌酐和尿素测定来明确诊断。然而，接受积极液体复苏的患者，由于较大的容量分布稀释，血清肌酐的上升将变迟钝[44]。少尿对肾功能障碍的诊断不敏感，但联合肌酐变化可提高 AKI 的诊断率[45]。应尝试确定患者是否有 AKI、CKD 或慢性疾病基础上急性发作；在某些临床表现不明确

表 109-4　急性肾损伤的诊断标准

	血清肌酐标准			
	RIFLE	AKIN	KDIGO	尿量标准
定义	7 天之内肌酐增加 > 50%	48 小时内肌酐增加 0.3mg/dl 或 > 50%	48 小时内肌酐增加 0.3mg/dl 或 7 天内 > 50%	尿量 < 0.5ml/(kg·h)持续 > 6 小时
分级				
RIFLE 危险期 AKIN/KDIGO 一级	肌酐增加 > 50%	肌酐增加 0.3mg/dl 或 > 50%	肌酐增加 0.3mg/dl 或 > 50%	尿量 < 0.5ml/(kg·h)持续 > 6 小时
RIFLE 损伤期 AKIN/KDIGO 二级	肌酐增加 > 100%	肌酐增加 > 100%	肌酐增加 > 100%	尿量 < 0.5ml/(kg·h)持续 > 12 小时
RIFLE 衰竭期 AKIN/KDIGO 三级	肌酐增加 > 200%	肌酐增加 > 200%	肌酐增加 > 200%	尿量 < 0.3ml/(kg·h)持续 > 12 小时或无尿 > 12 小时
RIFLE 肾功能丧失期	需要肾替代治疗 > 4 周			
RIFLE 肾衰竭终末期	需要肾替代治疗 > 3 个月			

AKIN：急性肾损伤网络协作组；KDIGO：肾脏疾病：改善整体预后。

资料来源：

Bellomo R，Ronco C，Kellum JA，et al. Acute renal failure-definition，outcome measures，animal models，fluid therapy，and information technology needs the Second International Consensus Conference of the Acute Dialysis Quality Initiative（ADQI）Group. Crit Care 2004；8：B204. Copyright © 2004 BioMed Central Ltd.

Mehta RL，Kellum JA，Shah SV，et al. Acute Kidney Injury Network：report of an initiative to improve outcomes in acute kidney injury. Crit Care 2007；11：R31. Copyright © 2007 BioMed Central Ltd.

Kidney Disease：Improving Global Outcomes（KDIGO）. Acute Kidney Injury Work Group.KDIGO clinical practice guidelines for acute kidney injury. Kidney Int Suppl 2012；2：1.

的情况下，应考虑梗阻导致的 AKI 或慢性疾病基础上急性发作可能，可进行肾脏超声检查。通常患者在无梗阻或明确的肾前性因素时出现 AKI。尿液镜检使用定量方法评价尿沉渣中肾小管上皮细胞、肾小管上皮细胞管型、颗粒状管型可区分肾前性 AKI 和 ATN，并提供预后信息[46, 47]，尿液镜检偶尔提示肾小球病理改变，包括血尿、蛋白尿、碎片性红细胞、红细胞管型、白细胞管型、颗粒状管型或这些指标的组合[12]。尿液生化分析在确定 AKI 病因方面的作用有限，尤其是在脓毒症患者中。在系统性综述中，尿钠或尿素排泄率的测量与组织病理学没有发现明显的相关性[48, 49]。

新的生物标志物

目前正在研发一些新的生物标志物（图 109-2）。在 AKI 患者中，其中的一些生物标志物浓度似乎比血清肌酐浓度变化得更早，因此能够早期预测并干预。此外，生物标志物似乎能够区分肾损伤的病因[12]。例如，血清胱抑素 C 浓度似乎反映了 GFR 的变化[50, 51]，而中性粒细胞明胶酶相关脂蛋白浓度则与肾小管应激或损伤有关[52, 53]。此外，这些生物标志物似乎随着治疗或康复而改变，这表明它们可以用于监测干预效果[54]。其他一些生物标志物也在研究中，如尿白细胞介素（interleukin，IL）-18、尿肝型脂肪酸结合蛋白[56] 和肾损伤分子 1（kidney injury molecule，KIM-1）[57]。

需要进一步的研究来验证这些或其他潜在的生物标志物作为早期临床诊断 AKI 实用工具的价值，这些工具可能会促进及时和积极的治疗干预。

治疗

鉴于其目前令人沮丧的临床预后，改进预防或改善 AKI 的治疗方法势在必行。预防 AKI 的基本原则是治疗病因，如为肾前性因素，则应确定诊断，并维持或迅速恢复血管内容量。

随着造影剂的应用越来越广泛，造影剂介导的肾病的预防已得到广泛的研究。长期以来静脉补液一直被用于预防造影剂肾病，但对于慢性肾功能不全的患者其发生率仍然很高。数据表明，低渗或等渗性而不是高渗性造影剂可能减少造影剂介导肾病的发生率。由于碱化可以防止自由基损伤，所以碳酸氢钠可能优于等渗盐水已经在一些临床随机试验和 Meta 分析中得到了验证。大多数的研究表明，两者是等效的或者碳酸氢钠更好。然而，最近的一项临床随机试验比较长时间的等渗盐水输注[造影剂检查前后至少 12 小时，1ml/(kg·h)]与较短时间的等渗碳酸氢钠输注[检查前 1 小时 3ml/kg，检查后 6 小时 1ml/(kg·h)；或检查前 20 分钟输注碳酸氢钠 3ml/kg 加上口服碳酸氢钠 500mg/10kg]，观察到等渗盐水组的造影剂肾病发生率较低[58]。N- 乙酰半胱氨酸

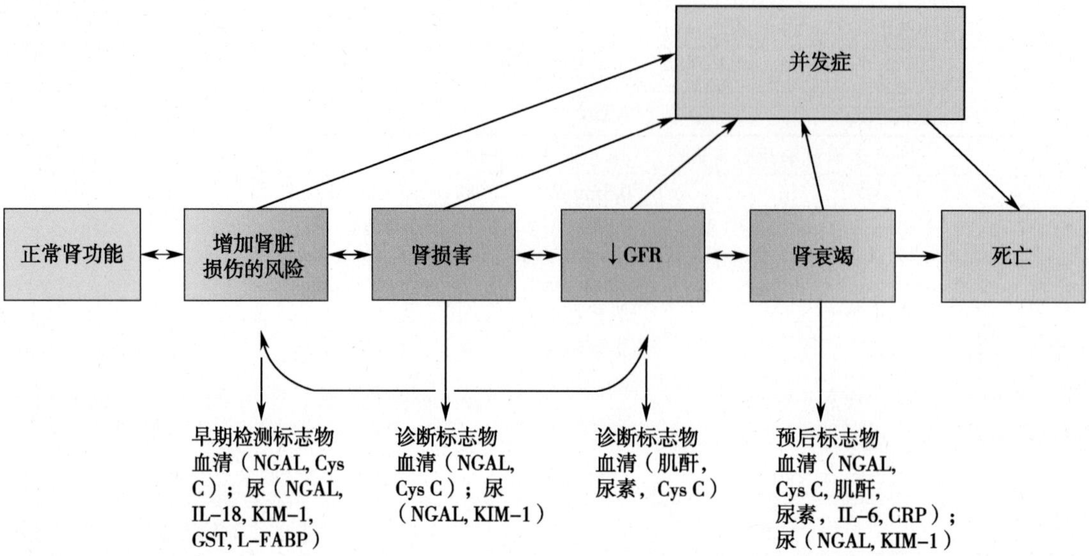

图 109-2 **急性肾损伤的演变及新的生物标志物**。损伤在排泄功能丧失之前就开始了（比如减少的肾小球滤过率）。在某些情况下，可以通过生物标志物的测量来检测，这种生物标志物也可用于诊断和预后评估。CRP：C 反应蛋白；Cys C：胱抑素 C；GFR：肾小球滤过率；GST：谷胱甘肽 S- 转移酶；IL-18：白细胞介素 18；IL-6：白细胞介素 6；KIM-1：肾损伤分子 1；L-FABP：肝脂肪酸结合蛋白；NGAL：中性粒细胞明胶酶相关脂蛋白。（资料来源：Bellomo R，Kellum JA，Ronco C. Acute kidney injury. Lancet 2012；380（9843）：756-66.）

（nacetylcysteine，NAC）因抗氧化和血管舒张作用在造影剂肾病（contrast-induced nephropathy，CIN）预防方面已有研究，结果喜忧参半。在一项最大的 ST 段抬高型心肌梗死（ST-segment elevation myocardial infarction，STEMI）患者接受 PCI 检查的研究中，与安慰剂相比，每天两次 NAC 1 200mg 持续 48 小时可以减少氧化应激，但不能降低 CIN 的风险 [59]；随后的两项临床试验均未发现 NAC 治疗对 CIN 发生率的差异 [60]。

人们对使用他汀类药物预防造影剂肾病越来越感兴趣。一个包括 5 个单中心随机对照试验（randomized controlled trial，RCT）和 3 个多中心 RCT 的最大的荟萃分析研究支持使用短期他汀类预防 CIN[61]。

目前，预防高危患者造影剂肾病我们的建议（表 109-5）是尽可能寻找一种不需要造影剂的替代方法。如果不可行，则避免使用高渗造影剂，并给予等渗盐水或碳酸氢钠进行充分的水化。尽管有相互矛盾的证据，但仍可以考虑在造影操作前一天和当天每天两次口服 1200mg 的 NAC（考虑到它较好的耐受性和较低的成本）。

多巴胺过去一直被用来治疗 AKI，它对肾脏的影响包括增加 GFR 以及钠和水的排泄。临床上首先出现的反应是利

表 109-5 造影剂肾病危险因素

既往肾功能损害
糖尿病
有效的动脉血容量降低（如充血性心力衰竭、容量缺乏、肝硬化）
高剂量的造影剂
同时使用肾毒性药物（如非甾体抗炎药）

尿增加 [64]，多发生在肾功能正常的患者，对于 AKI 患者的作用尚不清楚。在早期肾功能不全[血清肌酐 > 1.8mg/dl 或尿量 < 0.5ml/（kg·h）]患者中，多巴胺没有改变血肌酐峰值或对肾脏替代治疗（renal replacement therapy，RRT）的需求 [65]，在一篇关于 AKI 的进展、RRT 的需要或死亡率是否受到多巴胺的影响的 meta 分析中证实了这一点 [66]。

除了在 AKI 中缺乏疗效外，多巴胺还有更多不良反应：在实验模型中加速了肠道缺血的发生 [67]，并在临床上加重了造影剂肾病 [68]；多巴胺还与心脏术后患者房颤风险的增加独立相关 [69]，高剂量可能会增加死亡率 [70]，可能是由于加重了心肌缺血 [71]，因此，低剂量多巴胺目前在 AKI 的治疗或预防中没有任何作用。

利尿剂也经常用于 AKI 患者，特别是试图将少尿型 AKI 转化为非少尿型 AKI，尤其是考虑到后者可以改善预后 [72-74]。袢利尿剂（最常见的呋塞米）在髓袢上升支粗段抑制 Na^+-K^+-ATP 酶，因此减少了钠的重吸收，理论上讲有潜在的好处，比如减少能量消耗和增加原尿流量来冲洗肾小管管型。Ho 等最近对呋塞米在 AKI 中的使用进行了全面系统的综述 [75]，认为呋塞米在成人 ARF 的预防或治疗中没有任何显著的临床益处，且高剂量还可能增加耳毒性的风险。尽管在早期或明确的 AKI 中使用袢利尿剂有助于控制液体过量、高钾血症和高钙血症，但未发现在预防或改善 AKI 病程中有任何积极作用。因此如果使用利尿剂，必须注意避免延迟临床需要的透析治疗。

心房钠尿肽（atrial natriuretic peptide，ANP）是心房分泌的一种激素，通过扩张入球小动脉和收缩出球小动脉，增加 GFR 和肾小球滤过压力 [76]。它还能减少肾小管对钠和氯的重吸收 [77]，重新分配髓质内血流 [78]，破坏了球管的反馈 [79]，

并逆转内皮素诱导的血管收缩[80]。Sezi 等研究了 285 例未透析 CKD 患者行体外循环冠脉搭桥术术后血清肌酐的变化及术后 1 年透析需求，与对照组相比，接受 ANP 的患者术后血清肌酐的增加明显减少，在术后早期和 1 年后，ANP 组需要透析的患者较少。

非诺多泮是多巴胺受体 -1 激动剂，已被研究用于预防心脏手术后及其他患者（包括脓毒症患者）的 AKI。一项随机对照试验对 ICU 中接受心脏手术后早期 AKI 的患者进行了研究，结果发现与安慰剂相比非诺多泮并没有减少肾脏替代治疗的需要或 30 天死亡率，但与低血压的比例增加有关[81]。

血流动力学管理

血管内容量对维持血流动力学稳定性、组织氧合和器官功能至关重要[82]。Rivers 和其同事的研究表明，基于优化前 6 小时混合中心静脉血氧饱和度的早期目标导向治疗（early goal-directed therapy，EGDT）可以降低脓毒症患者的死亡率[83]，然而，研究也发现液体正平衡和合并急性呼吸窘迫综合征（acute respiratory distress syndrome，ARDS）的患者死亡率增加[88-90]。

伴有 ARDS 和长时间通气支持的患者特别是在合并肾脏和多器官衰竭的情况下死亡率很高。Bouchard 等报道了对 618 例患者的前瞻性多中心观察研究的结果，其目的是确定危重患者液体超负荷（体重增加 > 10%）与死亡率的关系。在校正了疾病的严重程度后，研究发现液体过量与无论是否接受透析治疗的 AKI 患者的死亡率独立相关[92]。一项随机研究表明，接受开放性液体管理策略组［平均中心静脉压（central venous pressure，CVP）达到 12mmHg］患者的肺功能要差于限制性液体策略组（平均 CVP 达到 8mmHg）[93]，此外，限制性液体策略组需要透析的患者比开放组要少。包含 400 多例儿童的几项研究已经证明，不断增加的液体超负荷（超过 10%～20%）与患者死亡率关联[94-96]。在 NIH ARDS Network FACTT 试验中，对 2 天内产生 AKI 的患者进行的事后分析中发现，液体正平衡与 60 天生存率降低有关[97]。RENAL 研究也表明需要 RRT 的患者液体负平衡与提高生存率、缩短 ICU 和住院时间相关[98]。因此，有理由相信液体超负荷不仅是一种标志物，而且是危重症 AKI 患者高死亡率的病理因素，需要前瞻性随机临床试验来证实这种可能性。然而在这之前，我们建议 AKI 患者在基于体重变化和累积液体平衡的基础上避免液体超负荷[99]。

重症患者的液体管理旨在改善器官灌注。需要容量复苏时，可以用晶体（如等渗盐水和乳酸林格液）和胶体溶液（如白蛋白溶液和胶体物质）来代替细胞外液的不足。晶体是容量复苏最常用的方法，但对血浆体积的影响有限，每升晶体液增加 200ml 血浆容量，但其在血管内半衰期只有 20～30 分钟[82]。

胶体物质，如白蛋白、右旋糖酐和羟乙基淀粉（hydroxyethyl starches，HESs），因为是大分子物质，所以可以更好地保留在血管内，对血浆体积有较大影响。白蛋白已经被使用了几十年，但是它很昂贵而且既往研究认为可能会增加死亡率[100]。然而，最近针对 ICU 患者比较白蛋白与晶体液复苏效果的随机对照研究（SAFE 研究）发现，白蛋白虽然不比生理盐水更有效，但是安全的。SAFE 研究也证明 RRT 的持续时间对肾脏功能的结果没有影响[101]。右旋糖酐由于严重的不良反应，如凝血异常和 AKI 的增加，不被推荐用于血浆容量的扩充。

HESs 是支链淀粉的聚合物，其分子量随羟乙基的取代数而变化，随着分子量和取代数的增加，不良反应也随之增加。最近的两项随机对照试验使用了较新的、分子质量较低、取代数较少的 HES，结果显示出对死亡率的中性或负面影响以及对 RRT 的需求增加[102, 103]。CHEST 试验比较 6% HES 130/0.4 和生理盐水的液体复苏，这项随机对照试验显示两组患者 90 天死亡率没有明显的差异，但 HES 组对 RRT 的需求增加，与治疗相关的不良事件增多。一项荟萃分析也表明在没有生存获益的情况下，RRT 增加的趋势类似[104]。因此，对于 AKI 患者或有患 AKI 风险的患者，包括大部分 ICU 和手术患者，应避免使用人工合成胶体。

尽管晶体仍是危重患者液体治疗的首选，但它们的肾功能结局可能存在差异。最近的一项研究表明，与平衡液（Plasma-Lyte 148）相比，接受生理盐水者的肾动脉血流量和肾皮质灌注减少[105]。澳大利亚的一项前瞻性研究发现在 ICU 患者中相对于含氯液体开放治疗，含氯液体限制治疗组患者肌酐增加更少，RIFLE 标准的肾损伤的发生率更低，对 RRT 的需求更少[106]。这些结果需要其他研究一起证实。在脓毒症和脓毒症休克患者，即使正常或增加的心输出量也可能发生低血压[107]。

脓毒症相关的低血压通常对液体复苏无反应，需要使用血管加压药物。由于这些药物会引起血管收缩，人们对其在 AKI 中的使用感到担忧。一项大型随机试验比较在脓毒症休克患者中多巴胺和去甲肾上腺素作为初始升压药，显示两者对肾功能的影响或死亡率没有显著差异。去甲肾上腺素升压组在治疗后的最初几小时心动过速更少，在心源性休克患者中生存率比多巴胺好[108]。

血管升压素是垂体后叶分泌的一种激素，通过激活血管平滑肌上的 V1a 受体增加全身血管阻力，在脓毒症休克期间出现内源性血管升压素的双相反应，早期高水平随后下降[109]。血管升压素对肾脏的作用比较复杂，涉及 V1 和 V2 受体之间的相互作用，它们调节血管升压素的抗利尿功能[108]。在临床试验中血管升压素提高了脓毒症低血压患者的血压并加强了利尿作用，但尚未被证实能提高生存率，也未被证明可以预防或改善 AKI[110]。

有学者提出严格的血糖控制可以降低 AKI 在危重患者中的发病率和严重程度。然而，最近的研究强调了使用强化胰岛素治疗并严格控制血糖以预防或改善 AKI 或其他形式器官损伤的发病率和死亡率的有效性和安全性。在国际 NICE-SUGAR 研究中招募了 6 000 多例重症患者以确定严格控制血糖的风险 / 益处[111]，结果表明与常规胰岛素治疗相比，强化血糖控制增加了这些患者的死亡率。血糖控制目标≤180mg/dl导致的死亡率低于血糖控制目标在81～108mg/dl的患者。因此，在有AKI危险的ICU患者中需要谨慎使用常规胰岛素治疗以使血糖低于150mg/dl，避免低血糖。

营养支持

AKI患者的营养支持与其他危重患者没有明显差异。AKI不仅影响水、电解质和酸碱平衡，也会引起蛋白质、碳水化合物和脂质代谢的改变[112]。AKI患者每日需补充20～30kcal/kg能量，即使在高代谢状态如脓毒症，能量消耗也很少超过计算的基本能量消耗的130%。一项随机试验比较AKI时30kcal/(kg·d)和40kcal/(kg·d)的能量供应，能量高的处方没有引起更多的正氮平衡，反而与高血糖、高甘油三酯血症的发生率及更多的液体正平衡有关[113]。因此，能量补充不应超过30kcal/(kg·d)。在过去AKI患者使用限制蛋白摄入来控制尿毒症，但这可能对患者有害，可导致严重的负氮平衡[114]。RRT的出现让充分补充蛋白质和控制尿毒症变得可能，因此一些学者建议用2.5g/(kg·d)积极补充蛋白，而不是标准的1～1.5g/(kg·d)[114]。然而目前还没有关于这种高蛋白摄入的有效性和安全性的令人信服的数据。另外，我们必须认识到不能仅仅通过增加蛋白质或氨基酸的摄入来克服高分解代谢。我们建议在不需要透析的AKI患者中给予0.8～1.2g/(kg·d)的蛋白，在RRT患者中给予1～1.5g/(kg·d)。

肾病会诊指征

目前，AKI患者请肾病科会诊的时间差异很大，一些医生倾向于在血清肌酐第一次升高时会诊，而另一些则等到需要RRT时再会诊。在一项评估肾病会诊对患者预后影响的研究中，Mehta等发现肾病会诊延迟(AKI患者入ICU>48小时)可导致更高的死亡率[115]，该研究中延迟会诊的患者血清肌酐浓度较低、尿量较高，但器官衰竭程度较大、全身液体负荷重，在多变量分析中延迟会诊虽然没有显著性意义，但仍倾向于是影响预后的一个因素。Ponce等对巴西某医院ICU内148例AKI患者的肾病会诊、住ICU时间与ICU内死亡率的关系进行了研究，多变量回归分析提示，延迟会诊与ICU死亡率增加有关[116]。为什么早期会诊会影响死亡率？这可能是由于对肾衰竭的延迟认识所致。较高的液体负荷可能导致组织水肿和器官功能障碍(如肺水肿)，因此在ICU患者中，早期识别AKI及其适当的处理可能会有更好的预后。

肾替代治疗

适应证

如前所述，ICU中多达1/3的患者发展为AKI，其中30%～70%需要RRT[25, 26, 27]，由于担心透析可能会延迟肾功能的恢复，许多医生尽可能推迟RRT的启动时间[117, 118]。透析开始的最佳时机尚无明确结论。一些威胁生命的情况，如利尿剂抵抗下的容量过负荷、严重高钾血症、酸中毒、氮质血症或尿毒症的明显症状和体征(如脑病和心包炎)时，开始透析治疗几乎没有分歧，高钾血症的药物治疗方法导致钾的细胞内转移，这些措施后采用间歇性血液透析纠正高钾血症，透析除钾的量会减少，透析后高钾血症可能会出现[119]。代谢性酸中毒在严重的AKI中很常见，但可以用碳酸氢盐纠正。如果不伴有容量超负荷或尿毒症，很少需要紧急透析[120]。有些毒药、药物过量和有毒化合物会导致酸碱紊乱和AKI，在这种情况下，透析可以促进物质的清除。在急性水杨酸盐中毒中，当血清浓度超过100mg/dl时，患者出现精神状态改变、肺部或脑水肿、肾脏损害、液体过多阻碍碳酸氢钠的使用，或在积极和适当的支持性治疗下出现临床恶化时，可以使用RRT[121]。乙二醇和甲醇中毒是导致阴离子间隙代谢性酸中毒的重要原因，透析治疗已被证明可以减少继发的AKI和器官功能障碍[122]。二甲双胍相关乳酸酸中毒可能是透析的指征，尤其是在有死亡风险的危重患者中，特别是表现出低pH(<6.9)、高血清乳酸浓度和二甲双胍浓度[123]。

氮质血症处在何种水平应启动RRT尚不清楚！早期的回顾性研究表明，使用尿素或尿素氮(blood urea nitrogen，BUN)作为启动RRT的标志物可以提高生存率[124]。最近仍有研究关注BUN作为开始透析的标志物。血清BUN和肌酐的浓度本身受肾功能以外的多种因素的影响，如代谢率、容量状态、年龄、种族和肌肉容量。对创伤[125]和冠状动脉搭桥手术后[126, 127]AKI的单中心观察研究表明，在低BUN浓度下开始透析是有益的。一项前瞻性多中心观察研究分析了由243例不同地域和种族患者的BUN浓度来指导透析[128]，发现较高BUN浓度开始透析的患者尽管器官功能衰竭的情况较轻，但生存率却较低。在来自23个国家54个ICU的一项前瞻性多中心观察性研究中，RRT开始时机以平均尿素水平分为"早期"或"晚期"，或依据住ICU时间分为早期(<2天)、中期(2～5天)、晚期(>5天)[129]，研究发现与血清尿素水平为标志物时的死亡率无明显差异；然而，当根据住进ICU时间分析时，晚期RRT(也可能是晚期AKI)与更高的总体死亡率和校正的死亡率相关，也与更长的RRT时间和住院时间，以及更多的透析依赖有关。Vaara等最近的研究，通过在AKI中定义一组RRT的经典适应证包括高钾血症、酸中毒和容量过负荷来解决开始时间问题[130]。采用FINNAKI研究的数据(前瞻性多中心ICU队列研究，纳入2 901例患者，其中33.7%有AKI)，该学者将患者分为四组：①出现常规适应证后12小时内接受RRT；②常规适应证后>12小时接受RRT；③在常规适应证前接受RRT；④倾向匹配的从未接受过RRT。对于90天死亡率，抢先RRT似乎是最有效的治疗策略(死亡率为26.9%，而根据常规适应证接受RRT的患者死亡率为48.5%)。目前仍有AKI透析启动时机相关的临床试验，在获得这些结果之前，谨慎的做法是不将透析启动的决定建立在单一的BUN和肌酐阈值上，而是建立在更广泛的临床背景和实验室检查的趋势上。最后，在决定启动 RRT 的时间时考虑容量状态是很重要的，因为之前讨论过的容量超载似乎是与 AKI 死亡率相关的一个重要因素，表 109-6 描述了在 ICU 中启动 RRT 的公认适应证。

充分的透析剂量

慢性血液透析患者透析的充分性主要取决于小分子溶质（尿素）的清除水平，这是由 Kt/V 公式确定的，其中 K 为尿素的透析膜清除率，t 为透析时间，V 为尿素的分布容积，等同于人体总含水量。在慢性血液透析中，每疗程 Kt/V 为 1.2～1.4 被认为是足够的[131]。从公式中可以看出，可以通过增加透析时间或增加透析器清除率以提高尿素清除率，透析器的清除率依赖于血液流量和透析液流速，以及透析膜的固有特性。

在美国间断血液透析和持续 RRT 是 RRT 最常用的模式，持续低效率透析和其他"混合"模式治疗在不到 10% 的患者中使用。间断血液透析最常见的方式是每周 3 次或隔天 1 次[132]。关于间断透析，目前尚无 AKI 充分透析的标准 Kt/V，但已经有学者提出更高的目标 Kt/V 可以提供更好的患者预后。Schiffl 和其同事研究了 160 例 AKI 患者，他们被分为两组：①每日接受血液透析组；②隔日接受血液透析组。结果发现，每日血液透析组出现更少的低血压、脓毒症、消化道出血和呼吸衰竭，并且死亡率显著降低[133]。这项研究受到了质疑，因为隔日组的 Kt/V 只有 0.94，明显低于 1.2 的规定剂量，因此，这些结果可以用隔日组接受的透析量不足来解释。相比之下，VA/NIH 的急性肾衰竭临床研究（ATN 研究）没有发现更密集的 RRT 策略有好处[134]。该研究比较在 563 例患 AKI 并至少有一个非肾脏器官衰竭或脓毒症的危重患者施行间断血液透析（血流动力学稳定患者）或持续低效透析（血流动力学不稳定患者），每周 3 次（低强度）或 6 次（高强度），每疗程处方的 Kt/V 为 1.2～1.4，而低强度组中实际的平均剂量为 1.3，两组患者的 60 天死亡率和肾功能恢复的百分率均相似。Hannover Dialysis Outcomes 研究是一项前瞻性随机平行的分组研究[135]，使用强化延长透析（维持 BUN 低于 90mg/dl）和标准透析（维持 BUN 120～150mg/ml），比较两组患者 14 天、28 天的死亡率和肾功能恢复率相似。根据这两个研究，增加尿素的靶清除率似乎不会改善死亡率或肾功能恢复率。因此，至少应继续采用较小剂量进一步试验，并保证在 AKI 患者中使用连续或间断 RRT 时，治疗的 Kt/V 不低于 1.2。Evanson 等研究了处方剂量和实际透析剂量之间的显著差异，他们发现处方剂量为 Kt/V 1.25，而实际的剂量只有 1.04[136]。他们发现，预测实际透析剂量的最主要因素是患者的透析前体重。由此可见，重症患者的体重越大，体内总水量就越高，因而尿素的分布容积也就越大；如果在透析处方中没有考虑这一因素，这将会降低 Kt/V。

由于 CRRT 能够更有效地去除溶质[137]并提供血流动力学稳定性，因此在 AKI 患者中一直提倡使用 CRRT，但 CRRT 的最佳剂量尚不清楚。CRRT 依赖于对流而不是弥散以清除溶质，这意味着在超滤过程中不涉及透析液，溶质随水一并去除。在前述的 VA/ATN 研究中，低强度组 201 例患者接受了前稀释持续静脉血液透析滤过（continuous venovenous hemodiafiltration，CVVHDF）[平均超滤量 22ml/（kg/min）]，高强度组有 179 例[平均超滤量 36ml/（kg/min）][134]，高剂量 CRRT 并不影响死亡率或肾脏恢复。RENAL 研究是在澳大利亚和新西兰的 35 个中心进行[139]，它比较了在 1 508 例 AKI 危重患者中行剂量分别为 25ml/（kg•h）和 40ml/（kg•h）的后稀释 CVVHDF 对 24 天和 90 天死亡率的影响，高强度的治疗方案并不能降低 90 天死亡率。综上所述，最近这两项设计良好并实施的大型临床试验（ATN 和 RENAL）的结果提示，对于 AKI 危重患者，在达到优化临床结果所必需的阈值后，更高的 CRRT 剂量没有任何好处。因此，在使用 CRRT 治疗此类患者时，目标最小剂量可能是这些试验中使用的最小有效剂量：20～25ml/（kg•h）。

表 109-6 ICU 肾替代治疗的潜在适应证

非梗阻性少尿（尿量 < 200ml/12h）或无尿
严重酸中毒血症
氮质血症（血尿素氮 > 80mg/dl）
高钾血症（K^+ > 6.5mmol/L）*
尿毒症（脑病、心包炎、神经病变、肌病）
严重血钠紊乱（Na^+ > 160 或 < 115mmol/L）
临床明显的器官水肿（尤其是肺）
可透析的药物过量
有发生急性呼吸窘迫综合征风险患者因凝血病需要大量血制品
注：任何一种适应证都足以考虑开始肾脏替代治疗，合并两个适应证表明肾脏替代治疗是合适的。

* 间歇性血液透析比连续模式能更有效地去除 K^+。

透析模式

ICU 的严重 AKI 需要 RRT 时，医生需要在间歇性技术[例如，传统的间断血液透析（intermittent hemodialysis，IHD；用于 ESRD）]、缓慢低效率透析（slow low-efficiency dialysis，SLED）或连续治疗[如 CVVH 和腹膜透析（peritoneal dialysis，PD）]中选择（表 109-7）。SLED 是利用社别每天进行 8～12 小时缓慢透析液流速的透析方式，该技术的优点包括：血流动力学耐受性高、溶质去除能力强，并且使用常规血液透析仪即可进行治疗，无需新设备。技术的可行性和对该技术的掌握程度，以及患者的血流动力学状态是 AKI 患者选择 RRT 模式的主要决定因素。

严重 AKI 时需要 RRT 以清除尿毒症毒素，保持体液、电解质和酸碱平衡。CRRT 和 IHD 是有效的治疗方法，可根据患者的血流动力学状况或凝血问题选择应用和交换，这些模式对患者预后的影响已被评估。Lins 等进行了一项多中心随机对照试验，以研究间歇性和连续性透析模式对 316 例 ICU

表 109-7 急性肾替代疗法的临床比较

	间断血液透析	缓慢低效率透析	连续性肾脏替代治疗
每次持续时间	3～5h	8～12h	24h
血流量	300～400ml/min	200～300ml/min	100～200ml/min
透析液流速	500～800ml/min	200～350ml/min	25～40ml/min
抗凝要求	肝素或无	肝素或无	肝素或局部枸橼酸

资料来源：Fieghen H，Wald R，Jaber BL. Renal replacement therapy for acute kidney injury. Nephron Clin Pract 2009；112：222-9.

的 AKI 患者的治疗效果[140]，他们证明了住 ICU 天数、住院天数、死亡率和肾脏恢复率在两组之间没有差异。此外，两个系统综述收集了 45 个研究发现，对于血流动力学稳定的 AKI 危重患者（根据疾病的严重程度分层）行 CRRT 或 IHD，死亡的相对风险、ICU 死亡率、住院死亡率、住院时间、需要慢性透析或幸存者肾功能恢复率这些结果都是相似的[141，142]。

控制尿毒症和容量是 RRT 在 AKI 中的主要目标。一些研究表明，CRRT 比间歇性治疗具有优势，包括血流动力学稳定性、提高生存率、肾功能恢复的可能性更大[141，143，144]，以及更好的控制液体平衡[145]。在行 IHD 患者中有 20%～30% 合并低血压[146]，在血流动力学不稳定的患者中，这会显著限制治疗并延迟肾功能的恢复。因此，一些临床医生倾向于对血流动力学不稳定的 AKI 患者起始使用 CRRT，但这并没有得到前瞻性随机试验[147]或系统综述的支持[141，142]。此外，Bagshaw 等对 9 个随机试验进行系统的回顾和荟萃分析后认为，由于与研究设计、实施和质控等方面的缺陷，无法对最初的 RRT 模式提出明确的建议[148]。CRRT 的主要缺点是需要长期抗凝，SLED 作为一种间歇模式在 ICU 中越来越流行。两个 RCT 将 SLED 与 CVVH 或 CVVHD[149，150]进行比较，发现在血流动力学稳定性和尿毒症清除方面无差别，此外 SLED 还被报道抗凝要求较低[150]。基于这些证据，所有这些模式都应视为互补、CRRT 或 SLED 可用于血流动力学不稳定的严重 AKI，达到稳定后转为 IHD。腹膜透析是在建立血管通路可能会很困难的情况下，在抗凝可能有问题的条件下，在资源匮乏的地区或在发生大规模伤亡的重大灾难之后 AKI 治疗的一种替代方式[151]。一项对 120 例 AKI 患者的前瞻性随机研究显示，每日 IHD 和 PD 的生存率和肾功能的恢复率没有差异[152]，这些结果与先前的一项研究形成了对比，该研究显示 PD 与 CVVH 相比生存率下降[153]，并表明 PD 在适当的剂量下仍是 CRRT 的一个可接受的选择。

在某些情况下 CRRT 优于 IHD，包括颅内压增高或有此危险的患者。研究表明，CRRT 可以防止间歇性 RRT 引起的颅内压升高，可能更适用于急性脑损伤或暴发性肝衰竭的患者[154，155]。CRRT 在严重脓毒症或感染性休克患者中的应用也受到广泛关注，脓毒症与血流动力学不稳定有关，使 CRRT 成为一个有吸引力的选择。研究表明，CRRT 对脓毒症动物模型的血流动力学有有益的影响[156]，认为是通过对流和吸附手段去除炎性细胞因子的结果。血滤膜允许滤过中分子量物质如细胞因子，此外，连续的血液 - 膜接触使膜能够吸附更多的介质。有证据表明，血滤可能对脓毒症和 AKI 有一定的益处[157，158]。

尽管 CRRT 比 IHD 具有潜在的血流动力学优势，但它也有一些缺点。CRRT 需要持续的抗凝以防止过滤器凝血，这可以通过低剂量的全身肝素来预防，然而仍有发生出血或肝素诱导血小板减少症的危险。一些中心使用局部枸橼酸抗凝（regional citrate anticoagulation，RCA），最近的一些临床研究显示 RCA 与肝素相比，在延长管路寿命、减少出血并发症的发生率和减少输血需求方面具有优势[159]。基于这些数据，KDIGO AKI 临床实践指南建议在没有枸橼酸抗凝禁忌的患者使用 RCA 作为 CRRT 首选的抗凝方式，即使在没有出血风险或凝血紊乱的情况下也是如此[160]。

透析缓冲液

在确定透析充分性时，必须考虑溶质清除率以外的其他因素。RRT 的一个目标是维持 AKI 患者的正常酸碱平衡，以防止因酸血症而导致的心血管功能、肝脏代谢和激素反应方面的并发症。为了保持正常的 pH，透析液必须含有缓冲液。基于碳酸氢盐的溶液是目前首选缓冲液，单独输注并在使用前混合。当使用局部枸橼酸抗凝时，因为枸橼酸提供了碱负荷，可能需要减少或撤除缓冲液，否则可能导致代谢性碱中毒。

药物剂量

在 AKI 期间，经肾脏排泄的药物的清除率明显降低。由于药物的理化特性影响透析和血滤的清除率，在 RRT 过程中清除的药物量可能需要一定的补充剂量。对于血液透析的患者，常在透析结束后给予药物补充剂量[162]。CVVH 时药物清除是通过对流传递，清除率接近于血浆中未结合的药物浓度乘以超滤速率[163]。传统的血液透析或 CVVH 可以很容易地去除分子量低于 500D 的药物，但因为 CVVH 使用高通量膜，可以通过更大的分子，因此还能清除分子量在 1 000～5 000D 的药物。

分布容积对药物的清除有很大的影响，因为分布容积大的药物很可能在组织中结合得更紧密，因此只有少量的药物可以随时进入血管。对于此类药物，由于清除的连续性，CRRT 的清除能力大于间歇治疗[164]。药物的蛋白结合程度也很重要，因为蛋白-药物复合物的分子量大于50 000D，此时间歇或连续RRT都不能有效地清除药物。然而，蛋白结合的程度取决于pH、尿毒症、游离脂肪酸浓度、肝素治疗以及药物和蛋白的相对浓度[165]。危重患者的血清白蛋白水平经常降低，因此在RRT期间可能使得更多的药物被清除。由于潜在的药物毒性，以及维持多种药物治疗水平的需要，在AKI和RRT期间考虑和调整药物剂量是很重要的，药物剂量必须根据RRT的类型以及药物的具体特性进行调整。

结论

尽管有大量的临床经验和支持性治疗方面的进展，AKI危重患者的死亡率仍然很高。基于目前的临床试验证据和临床判断，对AKI患者治疗方面的建议见表109-8。

表109-8　评价和治疗急性肾损伤的建议

血清肌酐上升＞0.3mg/dl时评估患者的AKI情况	避免过度液体复苏导致假性ARDS、呼吸机支持和多器官并发症
排除肾前性因素（如容量缺乏、慢性心力衰竭、肝硬化、非甾体抗炎药、ACE抑制剂）	避免低血压。一般来说，在没有高血压危象的情况下没有必要积极治疗高血压
利用肾脏超声及残余尿排除肾后性因素	维持液体平衡，治疗高钾血症；不要使用“肾脏剂量”多巴胺
检查尿沉渣（褐色管型：ATN；红细胞管型：肾小球肾炎或血管炎；脓尿：急性间质性肾炎；清亮：肾前性或肾后性氮质血症）	监测正在使用的药物并进行必要的剂量调整
没有使用利尿剂的情况下评估尿电解质	当有指征时，应使用肠内而非肠外营养
当血清肌酐＞2mg/dl时，排除了肾前、肾后性氮质血症，检查了尿沉淀物和电解质后提请肾病专家会诊	同肾病专家讨论开始肾替代的时间和模式（间歇性或连续性以及抗凝方式）
注意透析的预期需求：少尿型ATN（尿量＜400ml/24h），60%～70%的患者；非少尿型ATN（尿量＞400ml/24h），30%～40%的患者	

ACE：血管紧张素转换酶；ARDS：急性呼吸窘迫综合征；AKI：急性肾损伤；ATN：急性肾小管坏死；CHF：充血性心力衰竭；NSAIDs：非甾体抗炎药；RBC：红细胞。

知识点

肾前性因素

1. 肾前性氮质血症占社区获得性AKI的70%，医院获得性AKI的40%。
2. 由于在肾前性氮质血症中没有细胞损伤，因此可以通过纠正诸如容量缺乏、非甾体抗炎药或充血性心力衰竭等诱发因素来逆转。
3. 肾前性氮质血症的特征是尿沉渣清亮，尿钠排泄分数（FE_{Na}）不足1%。

肾后性因素

1. 肾后性氮质血症发生于双侧尿流阻塞时。
2. 是ICU中AKI的一个很少见的原因。
3. 评估包括肾脏超声检查和测量膀胱内残余尿，膀胱内残余尿应不少于50ml。

肾性因素

1. 这些原因根据损伤的解剖部位来分类：肾小球、肾小管、肾间质、血管。
2. 肾衰竭最常见的原因是急性肾小管坏死（ATN）。ATN可由血流动力学介导，如持续的肾前性氮质血症、低血压和脓毒症AKI；或继发于抗生素、化疗药物和造影剂；或手术后的AKI。
3. 建议通过尿沉渣检查同肾前性氮质血症鉴别，其表现为褐色管型，FE_{Na}＞1%。新的生物标志物有望在早期发现肾损伤，并可能允许及时干预以改善预后。

流行病学和预后

1. AKI是一种危重病常见的并发症，发生在多达1/3的ICU患者。
2. 在大多数患者中，它具有多因素性质，包括低血压、脓毒症和药物。
3. AKI的死亡率高达50%，是多器官衰竭的一部分。
4. 随着年龄增长和存在基础慢性肾病（CKD）、少尿及脓毒症，发生AKI的风险也会增加。
5. AKI对免疫系统有负面影响，最终可能导致CKD的发生。

AKI的定义

1. 血清尿素氮（BUN）和肌酐是最常见的测量参数，但它们不是急性肾功能不全的敏感指标。有研究正在评估损伤生物标志物的早期诊断作用。
2. 急性透析质量倡议小组（ADQI）提出了ARF的RIFLE分类定义标准，随后被急性肾损伤网络工作小组（AKIN）修订以更好地解释没有被RIFLE标准捕获的血清肌酐的微小变化，并缩短诊断所需的时间。

知识点(续)

3. AKIN 将 AKI 定义为血清肌酐(Scr)在 48 小时内从基线增加到：一级，Scr 增加 0.3mg/dl 或 150%～200%；二级，Scr 增加 200%～300%；三级，Scr 增加超过 300% 或大于 4mg/dl，或需要急性肾脏替代治疗(RRT)(与既往 Scr 增加值或尿量无关)。最新的 KDIGO 标准保留了 AKIN 但又增加了最初包括在 RIFLE 标准的 7 天内 SCr 增加 ≥50% 的时间框架。

治疗

1. 为了预防高危患者发生造影剂诱导的 AKI，用等渗盐水或碳酸氢钠的水化作用是有益的，可能的话在造影前后给予 N - 乙酰半胱氨酸。
2. 多巴胺在 AKI 治疗中没有作用。
3. 利尿剂还没有被证明能预防或改善 AKI。它们可以用于 AKI 的初始管理，以维持液体平衡，治疗高钾血症或高钙血症，但它们的使用不应延迟临床认为必要的 RRT 启动。

血流动力学管理

1. 早期目标导向治疗在组织损伤发生前可能逆转不利的血流动力学，并导致更好的结果。
2. 现有证据支持在没有出血的情况下，对容量缺乏的患者使用晶体复苏。
3. 使用血管加压药时，对全身血流动力学的影响超过直接的肾血管收缩。

营养支持

1. AKI 患者由于胰岛素抵抗增加了蛋白质分解代谢。
2. 推荐肠内营养。
3. 推荐补充热量 20～30kcal/(kg•d)。
4. 限制蛋白摄入在 AKI 治疗中没有作用。

肾脏替代治疗

1. 决定透析不应基于 BUN 和肌酐阈值，而应基于更广泛的临床背景(如容量状态和心包炎)、实验室检查趋势和代谢指标(如难治性高钾血症和酸中毒)。
2. 当在 AKI 中使用连续性透析或间歇性透析时，建议监测给予的治疗剂量，以确保每次给予治疗的最小 Kt/V 值为 1.2。
3. 行连续性静脉血液滤过，超滤速率至少应达到 20ml/(kg•h)。

模式

1. ATN 恢复缓慢的患者在肾活检中经常出现新的坏死区域。透析相关性低血压可能加剧这种情况。
2. 目前的证据不支持在 AKI 治疗中 CRRT 比间断治疗具有优越性。
3. RRT 模式应该被视为互补的。CRRT 或混合疗法可用于血流动力学不稳定的严重 AKI，稳定后可转为 IHD。
4. CRRT 的缺点包括增加护理工作量、增加费用、需要持续抗凝。
5. 对枸橼酸抗凝无禁忌的患者，局部枸橼酸抗凝是 CRRT 患者首选的抗凝方式。

透析缓冲液

1. 基于碳酸氢盐的缓冲液是目前的标准。
2. 为了避免代谢性碱中毒，使用局部枸橼酸抗凝时可能需要对缓冲液进行调整。

药物剂量

1. 在危重疾病中，药物的分布容积和蛋白质结合程度都会发生变化。
2. 由于潜在的毒性作用，在确定用药剂量时应考虑肾功能情况。

(陈仁雄　王宏志 译，肖建国 审校)

参考文献

1. Schrier RW, Edelstein CL. Acute kidney injury: pathogenesis, diagnosis and management. In: Schrier RW, editor. Renal and Electrolyte Disorders. 7th ed. Philadelphia: Lippincott Williams & Wilkins; 2010. p. 325-88.
2. Liaño F, Pascual J. Epidemiology of acute renal failure: a prospective, multicenter, community-based study. Madrid acute renal failure study group. Kidney Int 1996;50(3):811-18.
3. Lameire N, Van Biesen W, Vanholder R. Acute renal failure. Lancet 2005;365(9457):417-30.
4. Brezis M, Rosen S. Hypoxia of the renal medulla—its implications for disease. N Engl J Med 1995;332:647-55.
5. Blantz RC. Pathophysiology of pre-renal azotemia. Kidney Int 1998;53:512-23.
6. Kaufman J, et al. Community-acquired acute renal failure. Am J Kidney Dis 1991;17:191-8.
7. Nash K, Hafeez A, Hou S. Hospital-acquired renal insufficiency. Am J Kidney Dis 2002;39(5):930-6.
8. Behrend T, Miller SB. Acute renal failure in the cardiac care unit: etiologies, outcomes, and prognostic factors. Kidney Int 1999;56:238-43.
9. Feest TG, Round A, Hamad S. Incidence of severe acute renal failure in adults: results of a community-based study. BMJ 1993;306:481-3.
10. Liano F, et al. The spectrum of acute renal failure in the intensive care unit compared with that seen in other settings. The Madrid acute renal failure study group. Kidney Int Suppl 1998;66:S16-24.
11. Shapiro SR, Bennett AH. Recovery of renal function after prolonged unilateral ureteral obstruction. J Urol 1976;115:136-40.
12. Bellomo R, Kellum JA, Ronco C. Acute kidney injury. Lancet 2012;380(9843):756-66.
13. Schrier RW, Wang W. Acute renal failure and sepsis. N Engl J Med 2004;351:159-69.
14. Gomez H, Ince C, De Backer D, et al. A unified theory of sepsis-induced acute kidney injury: inflammation, microcirculatory dysfunction, bioenergetics, and the tubular cell adaptation to injury. Shock 2014;41(1):3-11.
15. Le Dorze M, Legrand M, Payen D, Ince C. The role of the microcirculation in acute kidney injury. Curr Opin Crit Care 2009;15:503-8.
16. Zarbock A, Gomez H, Kellum JA. Sepsis-induced acute kidney injury revisited: pathophysiology, prevention and future therapies. Curr Opin Crit Care 2014;20(6):588-95.
17. Esson ML, Schrier RW. Diagnosis and treatment of acute tubular necrosis. Ann Intern Med 2002;137:744-52.
18. Miller TR, et al. Urinary diagnostic indices in acute renal failure: a prospective study. Ann Intern Med 1978;89:47-50.
19. Corwin HL, Schreiber MJ, Fang LS. Low fractional excretion of sodium: occurrence with hemoglobinuric- and myoglobinuric-induced acute renal failure. Arch Intern Med 1984;144:981-2.
20. Fang LS, et al. Low fractional excretion of sodium with contrast media-induced acute renal failure. Arch Intern Med 1980;140:531-3.
21. Vaz AJ. Low fractional excretion of urine sodium in acute renal failure due to sepsis. Arch Intern Med 1983;143:738-9.
22. Carvounis CP, Nisar S, Guro-Razuman S. Significance of the fractional excretion of urea in the differential diagnosis of acute renal failure. Kidney Int 2002;62:2223-9.
23. Pépin MN, Bouchard J, Legault L, Éthier J. Diagnostic performance of fractional excretion of urea and fractional excretion of sodium in the evaluations of patients with acute kidney injury with or without diuretic treatment. Am J Kidney Dis 2007;50:566-73.
24. McCullough PA. Radiocontrast-induced acute kidney injury. Nephron Physiol 2008;109(4):61-72.
25. Bagshaw SM, George C, Dinu I, Bellomo R. A multi-centre evaluation of the RIFLE criteria for early acute kidney injury in critically ill patients. Nephrol Dial Transplant 2008;23(4):1203-10.
26. Ostermann M, Chang RW. Acute kidney injury in the intensive care unit according to RIFLE. Crit Care Med 2007;35(8):1837-43, quiz 1852.
27. Cruz DN, Bolgan I, Perazella MA, et al.; North East Italian Prospective Hospital Renal Outcome Survey on Acute Kidney Injury (NEiPHROS-AKI) Investigators. North East Italian Prospective Hospital Renal Outcome Survey on Acute Kidney Injury (NEiPHROS-AKI): targeting the problem with the RIFLE criteria. Clin J Am Soc Nephrol 2007;2(3):418-25.
28. Zeng X, McMahon GM, Brunelli SM, et al. Incidence, outcomes, and comparisons across definitions of AKI in hospitalized individuals. Clin J Am Soc Nephrol 2014;9(1):12-20.

29. Uchino S, Bellomo R, Bagshaw SM, Goldsmith D. Transient azotaemia is associated with a high risk of death in hospitalized patients. Nephrol Dial Transplant 2010;25:1833-9.
30. Thakar CV, Christianson A, Freyberg R, et al. Incidence and outcomes of acute kidney injury in intensive care units: a Veterans Administration study. Crit Care Med 2009;37:2552-8.
31. Murugan R, Kellum JA. Acute kidney injury: what's the prognosis? Nat Rev Nephrol 2011;7(4): 209-17.
32. Ishani A, Xue JL, Himmelfarb J, et al. Acute kidney injury increases the risk of ESRD among elderly. J Am Soc Nephrol 2009;20(1):223-8.
33. Ympa YP, Sakr Y, Reinhart K, Vincent JL. Has mortality from acute renal failure decreased? A systematic review of the literature. Am J Med 2005;118(8):827-32.
34. de Mendonca A, et al. Acute renal failure in the ICU: risk factors and outcome evaluated by the SOFA score. Intensive Care Med 2000;26:915-21.
35. Brivet FG, et al. Acute renal failure in intensive care units—causes, outcome, and prognostic factors of hospital mortality: a prospective, multicenter study. French study group on acute renal failure. Crit Care Med 1996;24:192-8.
36. Deleted in review.
37. Singbartl K, Kellum JA. AKI in the ICU: definition, epidemiology, risk stratification, and outcomes. Kidney Int 2012;81(9):819-25.
38. Bellomo R, Ronco C, Kellum JA, et al. Acute renal failure—definition, outcome measures, animal models, fluid therapy and information technology needs: the second international consensus conference of the Acute Dialysis Quality Initiative (ADQI) group. Crit Care 2004;8(4):R204-12.
39. Mehta RL, Kellum JA, Shah SV, et al. Acute Kidney Injury Network: report of an initiative to improve outcomes in acute kidney injury. Crit Care 2007;11(2):R31.
40. Levin A, Warnock DG, Mehta RL, et al. Improving outcomes from acute kidney injury: report of an initiative. Am J Kidney Dis 2007;50:1.
41. Molitoris BA, Levin A, Warnock DG, et al. Improving outcomes from acute kidney injury. J Am Soc Nephrol 2007;18:1992.
42. Schrier RW. Early intervention in acute kidney injury. Nat Rev Nephrol 2010;6(1):56-9.
43. KDIGO clinical practice guideline for acute kidney injury. Kidney Int Suppl 2012;2(Suppl. 1):8.
44. Liu KD, Thompson BT, Ancukiewicz M, et al. Acute kidney injury in patients with acute lung injury: impact of fluid accumulation on classification of acute kidney injury and associated outcomes. Crit Care Med 2011;39:2665.
45. Macedo E, Malhotra R, Claure-Del Granado R, et al. Defining urine output criterion for acute kidney injury in critically ill patients. Nephrol Dial Transplant 2011;26:509-15.
46. Perazella MA, Coca SG, Kanbay M, et al. Diagnostic value of urine microscopy for differential diagnosis of acute kidney injury in hospitalized patients. Clin J Am Soc Nephrol 2008;3:1615-19.
47. Perazella MA, Coca SG, Hall IE, et al. Urine microscopy is associated with severity and worsening of acute kidney injury in hospitalized patients. Clin J Am Soc Nephrol 2010;5:402-8.
48. Bagshaw SM, Langenberg C, Wan L, et al. A systematic review of urinary findings in experimental septic acute renal failure. Crit Care Med 2007;35:1592-8.
49. Bagshaw SM, Langenberg C, Bellomo R. Urinary biochemistry and microscopy in septic acute renal failure: a systematic review. Am J Kidney Dis 2006;48:695-705.
50. Koyner JL, Bennett MR, Worcester EM, et al. Urinary cystatin C as an early biomarker of acute kidney injury following adult cardiothoracic surgery. Kidney Int 2008;74:1059-69.
51. Herget-Rosenthal S, Marggraf G, Husing J, et al. Early detection of acute renal failure by serum cystatin C. Kidney Int 2004;66:1115-22.
52. Devarajan P. Review: neutrophil gelatinase-associated lipocalin: a troponin-like biomarker for human acute kidney injury. Nephrology (Carlton) 2010;15:419-28.
53. Mårtensson J, Bellomo R. The rise and fall of NGAL in acute kidney injury. Blood Purif 2014; 37(4):304-10.
54. Srisawat N, Wen X, Lee M, et al. Urinary biomarkers and renal recovery in critically ill patients with renal support. Clin J Am Soc Nephrol 2011;6(8):1815-23.
55. Deleted in review.
56. Kamijo A, Sugaya T, Hikawa A, et al. Urinary excretion of fatty acid-binding protein reflects stress overload on the proximal tubules. Am J Pathol 2004;165(4):1243-55.
57. Bonventre JV. Kidney injury molecule-1 (KIM-1): a urinary biomarker and much more. Nephrol Dial Transplant 2009;24:3265-8.
58. Klima T, Christ A, Marana I, et al. Sodium chloride vs. sodium bicarbonate for the prevention of contrast medium-induced nephropathy: a randomized controlled trial. Eur Heart J 2012;33(16):2071.
59. Thiele H, Hildebrand L, Schirdewahn C, et al. Impact of highdoseN-acetylcysteine versus placebo on contrast-induced nephropathy and myocardial reperfusion injury in unselected patients with ST-segment elevation myocardial infarction undergoing primary percutaneous coronary intervention: the LIPSIA-NACC (prospective, single-blind, placebo-controlled, randomized Leipzig immediate percutaneous coronary intervention acute myocardial infarction NACC) trial. J Am Coll Cardiol 2010;55:2201-19.
60. Berwanger O, Cavalcanti AB, Sousa AMG, et al. Acetylcysteine for the prevention of renal outcomes in patient with diabetes mellitus undergoing coronary and peripheral vascular angiography: a substudy of the acetylcysteine for contrast-induced nephropathy trial. Circ Cardiovasc Interv 2013;6:139-45.
61. Barbieri L, Verdoia M, Schaffer A, et al. The role of statins in the prevention of contrast-induced nephropathy: a meta-analysis of 8 randomized trials. J Thromb Thrombolysis 2014;38(4):493-502. doi:10.1007/s11239-014-1076-3.
62. Deleted in review.
63. Deleted in review.
64. Gambaro G, et al. Diuretics and dopamine for the prevention and treatment of acute renal failure: a critical reappraisal. J Nephrol 2002;15:213-19.
65. Bellomo R, et al. Low-dose dopamine in patients with early renal dysfunction: a placebo-controlled randomised trial. Australian and New Zealand intensive care society (ANZICS) clinical trials group. Lancet 2000;356:2139-43.
66. Friedrich JO, Adhikari N, Herridge MS, Beyene J. Meta-analysis: low-dose dopamine increases urine output but does not prevent renal dysfunction or death. Ann Intern Med 2005;142(7):510-24.
67. Segal JM, Phang PT, Walley KR. Low-dose dopamine hastens onset of gut ischemia in a porcine model of hemorrhagic shock. J Appl Physiol 1992;73:1159-64.
68. Weisberg LS, Kurnik PB, Kurnik BR. Dopamine and renal blood flow in radiocontrast-induced nephropathy in humans. Ren Fail 1993;15:61-8.
69. Argalious M, Motta P, Khandwala F, et al. "Renal dose" dopamine is associated with the risk of new-onset atrial fibrillation after cardiac surgery. Crit Care Med 2005;33(6):1327-32.
70. Chertow GM, et al. Is the administration of dopamine associated with adverse or favorable outcomes in acute renal failure? Auriculin anaritide acute renal failure study group. Am J Med 1996;101:49-53.
71. Rudis MI. Low-dose dopamine in the intensive care unit: DNR or DNRx? Crit Care Med 2001; 29:1638-9.
72. Morgan DJ, Ho KM. A comparison of nonoliguric and oliguric severe acute kidney injury according to the risk injury failure loss end-stage (RIFLE) criteria. Nephron Clin Pract 2010;115(1):c59-65.
73. Bellomo R, Ronco C. Indications and criteria for initiating renal replacement therapy in the intensive care unit. Kidney Int Suppl 1998;66:S106-9.
74. Klahr S, Miller SB. Acute oliguria. N Engl J Med 1998;338:671-5.
75. Ho KM, Sheridan DJ. Meta-analysis of frusemide to prevent or treat acute renal failure. BMJ 2006;333(7565):420.
76. Lanese DM, et al. Effects of atriopeptin III on isolated rat afferent and efferent arterioles. Am J Physiol 1991;261(6 Pt 2):F1102-9.
77. Roy DR. Effect of synthetic ANP on renal and loop of Henle functions in the young rat. Am J Physiol 1986;251(2 Pt 2):F220-5.
78. Davis CL, Briggs JP. Effect of atrial natriuretic peptides on renal medullary solute gradients. Am J Physiol 1987;253(4 Pt 2):F679-84.
79. Margulies KB, Burnett JC Jr. Atrial natriuretic factor modulates whole kidney tubuloglomerular feedback. Am J Physiol 1990;259(1 Pt 2):R97-101.
80. Opgenorth TJ, Novosadb EI. Atrial natriuretic factor and endothelin interactions in control of vascular tone. Eur J Pharmacol 1990;191:351-7.
81. Bove T, Zangrillo A, Guarracino F, et al. Effect of fenoldopam on use of renal replacement therapy among patients with acute kidney injury after cardiac surgery: a randomized clinical trial. JAMA 2014;312(21):2244-53.
82. Ragaller MJ, Theilen H, Koch T. Volume replacement in critically ill patients with acute renal failure. J Am Soc Nephrol 2001;12(Suppl. 17):S33-9.
83. Rivers E, et al. Early goal-directed therapy in the treatment of severe sepsis and septic shock. N Engl J Med 2001;345:1368-77.
84. Deleted in review.
85. Deleted in review.
86. Deleted in review.
87. Deleted in review.
88. Martin GS. Fluid balance and colloid osmotic pressure in acute respiratory failure: emerging clinical evidence. Crit Care 2000;4(Suppl. 2):S21-5.
89. Simmons RS, et al. Fluid balance and the adult respiratory distress syndrome. Am Rev Respir Dis 1987;135:924-9.
90. Schuller D, et al. Fluid balance during pulmonary edema: is fluid gain a marker or a cause of poor outcome? Chest 1991;100:1068-75.
91. Deleted in review.
92. Bouchard J, Soroko SB, Chertow GM, et al.; Program to Improve Care in Acute Renal Disease (PICARD) Study Group. Fluid accumulation, survival and recovery of kidney function in critically ill patients with acute kidney injury. Kidney Int 2009;76(4):422-7.
93. National Heart, Lung, and Blood Institute Acute Respiratory Distress Syndrome (ARDS) Clinical Trials Network, Wiedemann HP, Wheeler AP, et al. Comparison of two fluid-management strategies in acute lung injury. N Engl J Med 2006;354(24):2564-75.
94. Foland JA, Fortenberry JD, Warshaw BL, et al. Fluid overload before continuous hemofiltration and survival in critically ill children: a retrospective analysis. Crit Care Med 2004;32(8):1771-6.
95. Hayes LW, Oster RA, Tofil NM, Tolwani AJ. Outcomes of critically ill children requiring continuous renal replacement therapy. J Crit Care 2009;24(3):394-400.
96. Gillespie RS, Seidel K, Symons JM. Effect of fluid overload and dose of replacement fluid on survival in hemofiltration. Pediatr Nephrol 2004;19(12):1394-9.
97. Grams ME, Estrella MM, Coresh J, et al. Fluid balance, diuretic use, and mortality in acute kidney injury. Clin J Am Soc Nephrol 2011;6:966-73.
98. Bellomo R, Cass A, Cole L, et al. An observational study fluid balance and patient outcomes in the randomized evaluation of normal vs. augmented level of replacement therapy trial. Crit Care Med 2012;40:1753-60.
99. Schrier RW. Fluid administration in critically ill patients with acute kidney injury. Clin J Am Soc Nephrol 2010;5(4):733-9.
100. Cochrane Injuries Group Albumin Reviewers. Human albumin administration in critically ill patients: systematic review of randomised controlled trials. BMJ 1998;317:235-40.
101. SAFE Study Investigators, Finfer S, Bellomo R, et al. Effect of baseline serum albumin concentration on outcome of resuscitation with albumin or saline in patients in intensive care units: analysis of data from the saline versus albumin fluid evaluation (SAFE) study. BMJ 2006;333(7577):1044.
102. Perner A, Haase N, Guttormsen AB, et al. Hydroxyethyl starch 130/0.42 versus Ringer's acetate in severe sepsis. N Engl J Med 2012;367:124-34.
103. Myburgh JA, Finfer S, Bellomo R, et al. Hydroxyethyl starch or saline for fluid resuscitation in intensive care. N Engl J Med 2012;367:1901-11.
104. Zarychanski R, Abou-Setta AM, Turgeon AF, et al. Association of hydroxyethyl starch administration with mortality and acute kidney injury in critically ill patients requiring volume resuscitation: a systematic review and meta-analysis. JAMA 2013;309:678-88.
105. Chowdhury AH, Cox EF, Francis ST, Lobo DN. A randomized, controlled, double-blind crossover study on the effects of 2-L infusions of 0.9% saline and plasma-lyte(r) 148 on renal blood flow velocity and renal cortical tissue perfusion in healthy volunteers. Ann Surg 2012;256:18-24.
106. Yunos NM, Bellomo R, Hegarty C, et al. Association between a chloride-liberal vs. chloride-restrictive intravenous fluid administration strategy and kidney injury in critically ill adults. JAMA 2012;308:1566-72.
107. American College of Chest Physicians/Society of Critical Care Medicine Consensus Conference. Definitions for sepsis and organ failure and guidelines for the use of innovative therapies in sepsis. Crit Care Med 1992;20:864-74.
108. De Backer D, Biston P, Devriendt J, et al. Comparison of dopamine and norepinephrine in the treatment of shock. N Engl J Med 2010;362(9):779.
109. Holmes CL, et al. Physiology of vasopressin relevant to the management of septic shock. Chest 2001;120:989-1002.
110. Russell JA, Walley KR, Singer J, et al.; VASST Investigators. Vasopressin versus norepinephrine infusion in patients with septic shock. N Engl J Med 2008;358(9):877-87.
111. NICE-SUGAR Study Investigators, Finfer S, Chittock DR, et al. Intensive versus conventional glucose control in critically ill patients. N Engl J Med 2009;360(13):1283-97.
112. Druml W. Nutritional management of acute renal failure. Am J Kidney Dis 2001;37(Suppl. 2): S89-94.
113. Fiaccadori E, Maggiore U, Rotelli C, et al. Effects of different energy intakes on nitrogen balance in patients with acute renal failure: a pilot study. Nephrol Dial Transplant 2005;20(9):1976-80.
114. Bellomo R. How to feed patients with renal dysfunction. Blood Purif 2002;20:296-303.
115. Mehta RL, et al. Nephrology consultation in acute renal failure: does timing matter? Am J Med 2002;113:456-61.
116. Ponce D, Zorzenon Cde P, dos Santos NY, Balbi AL. Early nephrology consultation can have an impact on outcome of acute kidney injury patients. Nephrol Dial Transplant 2011;26(10):3202-6.
117. Solez K, Morel-Maroger L, Sraer JD. The morphology of "acute tubular necrosis" in man: analysis of 57 renal biopsies and a comparison with the glycerol model. Medicine (Baltimore) 1979;58: 362-76.
118. Conger JD, Hammond WS. Renal vasculature and ischemic injury. Ren Fail 1992;14:307-10.
119. Allon M, Shanklin N. Effect of albuterol treatment on subsequent dialytic potassium removal. Am J Kidney Dis 1995;26(4):607-13.
120. Gauthier PM, Szerlip HM. Metabolic acidosis in the intensive care unit. Crit Care Clin 2002;18(2): 289-308.
121. Boyer E, Weibrecht K. Aspirin poisoning in adults. UpToDate. Waltham, MA: UpToDate; 2014.
122. Kraut JA, Kurtz I. Toxic alcohol ingestions: clinical features, diagnosis, and management. Clin J Am Soc Nephrol 2008;3(1):208-25.
123. Dell'Aglio DM, Perino LJ, Kazzi Z, et al. Acute metformin overdose: examining serum pH, lactate level, and metformin concentrations in survivors versus nonsurvivors: a systematic review of the literature. Ann Emerg Med 2009;54(6):818-23.
124. Kleinknecht D, et al. Uremic and non-uremic complications in acute renal failure: evaluation of early and frequent dialysis on prognosis. Kidney Int 1972;1:190-6.
125. Gettings LG, Reynolds HN, Scalea T. Outcome in post-traumatic acute renal failure when continuous renal replacement therapy is applied early vs. late. Intensive Care Med 1999;25:805-13.
126. Demirkiliç U, Kuralay E, Yenicesu M, et al. Timing of replacement therapy for acute renal failure after cardiac surgery. J Card Surg 2004;19(1):17-20.
127. Elahi MM, Lim MY, Joseph RN, et al. Early hemofiltration improves survival in post-cardiotomy patients with acute renal failure. Eur J Cardiothorac Surg 2004;26(5):1027-31.
128. Liu KD, Himmelfarb J, Paganini E, et al. Timing of initiation of dialysis in critically ill patients with acute kidney injury. Clin J Am Soc Nephrol 2006;1(5):915-19.
129. Bagshaw SM, Uchino S, Bellomo R, et al.; Beginning and ending supportive therapy for the kidney (BEST Kidney) Investigators Timing of renal replacement therapy and clinical outcomes in critically ill patients with severe acute kidney injury. J Crit Care 2009;24(1):129-40.
130. Vaara ST, Reinikainen M, Wald R, et al. Timing of RRT-based on the presence of conventional indications. Clin J Am Soc Nephrol 2014;9(9):1577-85.

131. Hemodialysis Adequacy 2006 Work Group. Clinical practice guidelines for hemodialysis adequacy, update 2006. Am J Kidney Dis 2006;48(Suppl. 1):S2.
132. Overberger P, Pesacreta M, Palevsky PM, VA/NIH Acute Renal Failure Trial Network. Management of renal replacement therapy in acute kidney injury: a survey of practitioner prescribing practices. Clin J Am Soc Nephrol 2007;2(4):623-30.
133. Schiffl H, Lang SM, Fischer R. Daily hemodialysis and the outcome of acute renal failure. N Engl J Med 2002;346:305.
134. VA/NIH Acute Renal Failure Trial Network, Palevsky PM, Zhang JH, et al. Intensity of renal support in critically ill patients with acute kidney injury. N Engl J Med 2008;359(1):7-20.
135. Faulhaber-Walter R, Hafer C, Jahr N, et al. The Hannover Dialysis Outcome study: comparison of standard versus intensified extended dialysis for treatment of patients with acute kidney injury in the intensive care unit. Nephrol Dial Transplant 2009;24(7):2179-86.
136. Evanson JA, et al. Prescribed versus delivered dialysis in acute renal failure patients. Am J Kidney Dis 1998;32:731-8.
137. Clark WR, et al. A comparison of metabolic control by continuous and intermittent therapies in acute renal failure. J Am Soc Nephrol 1994;4:1413-20.
138. Deleted in review.
139. RENAL Replacement Therapy Study Investigators, Bellomo R, Cass A, et al. Randomized evaluation of normal versus augmented level of intensity of continuous renal-replacement therapy in critically ill patients. N Engl J Med 2009;361(17):1627-38.
140. Lins RL, Elseviers MM, Van der Niepen P, et al.; SHAKI Investigators. Intermittent versus continuous renal replacement therapy for acute kidney injury patients admitted to the intensive care unit: results of a randomized clinical trial. Nephrol Dial Transplant 2009;24(2):512-18.
141. Pannu N, Klarenbach S, Wiebe N, et al. Renal replacement therapy in patients with acute renal failure: a systematic review. JAMA 2008;299(7):793-805.
142. Rabindranath K, Adams J, Macleod AM, Muirhead N. Intermittent versus continuous renal replacement therapy for acute renal failure in adults. Cochrane Database Syst Rev 2007;(3):CD003773.
143. Kruczynski K, Irvine-Bird K, Toffelmire EB, Morton AR. A comparison of continuous arteriovenous hemofiltration and intermittent hemodialysis in acute renal failure patients in the intensive care unit. ASAIO J 1993;39(3):M778-81.
144. Bellomo R, Farmer M, Parkin G, et al. Severe acute renal failure: a comparison of acute continuous hemodiafiltration and conventional dialytic therapy. Nephron 1995;71(1):59-64.
145. Deleted in review.
146. Hakim RM, Wingard RL, Parker RA. Effect of the dialysis membrane in the treatment of patients with acute renal failure. N Engl J Med 1994;331:1338-42.
147. Uehlinger DE, Jakob SM, Ferrari P, et al. Comparison of continuous and intermittent renal replacement therapy for acute renal failure. Nephrol Dial Transplant 2005;20(8):1630-7.
148. Bagshaw SM, Berthiaume LR, Delaney A, Bellomo R. Continuous versus intermittent renal replacement therapy for critically ill patients with acute kidney injury: a meta-analysis. Crit Care Med 2008;36(2):610-17.
149. Kielstein JT, Kretschmer U, Ernst T, et al. Efficacy and cardiovascular tolerability of extended dialysis in critically ill patients. Am J Kidney Dis 2004;43(2):342-9.
150. Kumar VA, Yeun JY, Depner TA, Don BR. Extended daily dialysis vs. continuous hemodialysis for ICU patients with acute renal failure: a two-year single center report. Int J Artif Organs 2004; 27(5):371-9.
151. Gabriel DP, Fernández-Cean J, Balbi AL. Utilization of peritoneal dialysis in the acute setting. Perit Dial Int 2007;27(3):323-31.
152. Gabriel DP, Caramori JT, Martin LC, et al. Continuous peritoneal dialysis compared with daily hemodialysis in patients with acute kidney injury. Perit Dial Int 2009;29(Suppl. 2):S62-71.
153. Phu NH, Hien TT, Mai NT, et al. Hemofiltration and peritoneal dialysis in infection-associated acute renal failure in Vietnam. N Engl J Med 2002;347(12):895-902.
154. Davenport A, Will EJ, Davison AM. Effect of renal replacement therapy on patients with combined acute renal and fulminant hepatic failure. Kidney Int Suppl 1993;41:S245-51.
155. Davenport A, Finn R, Goldsmith HJ. Management of patients with renal failure complicated by cerebral oedema. Blood Purif 1989;7:203-9.
156. Bellomo R. Continuous hemofiltration as blood purification in sepsis. New Horiz 1995;3:732-7.
157. Ronco C, Ricci Z, Bellomo R. Importance of increased ultrafiltration volume and impact on mortality: sepsis and cytokine story and the role of continuous venovenous haemofiltration. Curr Opin Nephrol Hypertens 2001;10:755-61.
158. Boussekey N, Chiche A, Faure K, et al. Pilot randomized study comparing high and low volume hemofiltration on vasopressor use in septic shock. Intensive Care Med 2008;34(9): 1646-53.
159. Schaefer B, Ujszaszi A, Schaefer S, et al. Safety and efficacy of tandem hemodialysis and plasma exchange in children. Clin J Am Soc Nephrol 2014;9(9):1563-70.
160. Kidney Disease: Improving Global Outcomes (KDIGO) Acute Kidney Injury Work Group. KDIGO Clinical Practice Guideline for Acute Kidney Injury. Kidney Int 2012;(Suppl. 2):1-138.
161. Deleted in review.
162. Brater DC. Drug dosing in patients with impaired renal function. Clin Pharmacol Ther 2009; 86(5):483-9.
163. Golper TA. Drug removal during continuous hemofiltration or hemodialysis. Contrib Nephrol 1991;93:110-16.
164. Joy MS, et al. A primer on continuous renal replacement therapy for critically ill patients. Ann Pharmacother 1998;32:362-75.
165. Bressolle F, Kinowski JM, de la Coussaye JE, et al. Clinical pharmacokinetics during continuous haemofiltration. Clin Pharmacokinet 1994;26:457-71.

110

尿路梗阻

John Montford, Isaac Teitelbaum, and Scott Liebman

泌尿道是理想肾功能不可或缺的一部分，在正常情况下，尿液能不受阻碍地从肾盂排泄到尿道口，此路径任何部位的梗阻都可能导致急性和进行性的肾实质损害。

尿路梗阻应注意的几个定义：

- 梗阻性尿路病是指任何干扰尿液排泄的疾病。它可以是急性的或慢性的，也可以是局部的或完全的，所产生的症状复杂性通常取决于灵敏度和严重程度。
- 梗阻性肾病是指梗阻性尿路疾病导致肾功能下降的情况。
- 肾积水是指肾脏的尿液集合系统的扩张，伴有肾实质改变。然而，通常情况下该定义用于描述尿路任何部位的扩张，而不论肾实质是否受累。肾积水通常见于梗阻性疾病，但不是唯一原因；非梗阻性肾积水的发病机制包括膀胱输尿管反流或过多液体通过集合系统，如习惯性饮水或尿崩症。

流行病学

尿路梗阻是一种常见的疾病。在尸检中发现 3.1% 的成年人有肾积水[1]。从医疗费用与利用项目的全国住院患者抽样调查提取的数据（基于 ICD-9 编码）发现，所有出院患者中 1.75% 合并有肾积水或梗阻[2]；当排除肾积水患者后，约有 1% 的出院患者发生过尿路梗阻[2]。尿路梗阻约占社区获得性急性肾损伤的 10%[3-5]，是重症监护室中 2.6% 的急性肾损伤患者的主要病因[6]。

病因学

多种疾病可能导致尿路梗阻。一个有用的分类是首先把尿路本身病变（内源性梗阻）引起的梗阻，从那些在泌尿系统外部疾病所致的压迫性梗阻（外源性梗阻）区分出来。同时也将分别讨论上尿路[从肾盂到输尿管膀胱交界处（ureterovesicular junction，UVJ）]和下尿路（从膀胱到尿道）的梗阻。

内源性梗阻

尿路内源性梗阻可能是由于尿路管腔内（腔内）或集合系统内（壁内）的病变所致。

腔内原因

肾小管的梗阻可能是由于结晶体诱发的疾病、尿酸肾病（如肿瘤溶解综合征）或多发性骨髓瘤引起的铸型肾病。结晶体诱发性肾病已发现的包括磺胺嘧啶、阿昔洛韦、茚地那韦、氨苯蝶啶、甲氨蝶呤[7]，新的文献还涉及奥利司特[8]和环丙沙星[9]。

肾结石是输尿管水平上尿路梗阻的常见原因，结石大小决定了梗阻的可能性。结石直径≤2mm、3mm、4～6mm 和 >6mm，自然通过输尿管的概率分别为 97%、86%、50% 和 1%[10]。梗阻通常发生在输尿管的 3 个狭窄部分：肾盂输尿管连接部（ureteropelvic junction，UPJ）、UVJ，或在输尿管越过骨盆入口处。输尿管水平腔内梗阻的其他罕见原因包括肿瘤、血凝块和肾乳头脱落。

膀胱水平腔内梗阻的原因与输尿管相似，最常见为尿路结石、血块和肿瘤。在世界范围内，血吸虫病感染引起的纤维化是膀胱梗阻的常见原因[11]，该病虽然在工业化国家比较罕见，但在非洲和中东等血吸虫疫区发病率则较高。

壁内原因

先天性泌尿生殖道畸形可导致上尿路壁内梗阻，尤其是 UPJ 梗阻（UPJ obstruction，UPJO），常在成年时出现，是最常见的先天性泌尿系统疾病。表现为输尿管扭曲、瓣膜或节段性张力下降导致 UPJ 蠕动障碍[12]。孕期超声（ultrasound，US）的广泛应用使 UPJO 的产前诊断率增加。其诊断可依靠 US、静脉尿路造影（intravenous urography，IVU），对于可疑病例可行肾同位素显像（见后成像部分）。

上尿路梗阻的另一个原因是泌尿生殖系统结核（genitourinary tuberculosis，GUTB）引起的输尿管狭窄。虽然在发达国家较为罕见，但高达 40% 的肺外结核患者会并发 GU 结核[13]。分枝杆菌的血源性传播可在肾皮质和输尿管中定植并引起炎症，导致纤维化、梗阻和继发感染[13]。腹膜后和膀胱结核的患者也可能发生 GUTB。

导致下尿路梗阻的原因多常见于那些神经肌肉控制功能失常的疾病，如脑血管意外[14]、脊髓损伤[15]、多发性硬化症[16]、糖尿病神经病变[17]，这些多导致膀胱出口梗阻。很多药物也与尿潴留有关，包括抗胆碱能药、阿片类镇痛药、非甾体抗炎药、α- 肾上腺素受体拮抗剂、苯二氮䓬类药物和钙通道阻滞剂等[18]。此外，尿道狭窄也可能导致梗阻。

外源性压迫

妊娠通常会导致右侧肾盂、肾盏和输尿管扩张，其原因与荷尔蒙机制以及增大的子宫和卵巢静脉丛的机械压迫有关[19]。但妊娠子宫引起的有临床意义的尿路梗阻是非常罕见的。

恶性肿瘤可通过几种不同的机制引起梗阻：局部输尿管受压可见于宫颈、膀胱和前列腺癌的转移，以及腹膜后软组织肿块的扩大。另外，输尿管可被腹膜后淋巴结转移瘤压迫或包裹[20]。

腹膜后纤维化的炎症可导致的一侧或双侧输尿管梗阻。这是一种罕见的疾病，发病率仅为1.3/百万，男女比例为3.3 : 1[21]。其中大多数病例是特发性的（> 75%）[22]，此外，可引起腹膜后纤维化的疾病包括恶性肿瘤、药物、感染、创伤、放疗和与IgG4相关系统性疾病[23, 24]。特发性腹膜后纤维化的治疗最初是使用类固醇，但易复发，有病例报道使用环磷酰胺、硫唑嘌呤、秋水仙碱、吗替麦考酚酯或三苯氧胺治疗复发或类固醇耐药性腹膜后纤维化，但仍缺乏确凿数据[22]。

腹主动脉瘤（abdominal aortic aneurysms，AAA）也可因压迫或炎症引起输尿管梗阻。最近的一项研究评估了999例炎性AAA患者，发现7.4%术前合并肾积水[25]。临床医生必须始终牢记，输尿管积水和/或肾积水也可能由于梗阻时腹膜后病情的进展而消失。因此，一旦考虑AAA，必须保持高度警惕性并使用相应的检查方法加以证实。

UPJ梗阻的一个先天性外部原因是发育过程中肾脏异常旋转，导致输尿管被肾脏或血管压迫。关于这个疾病仍存在较大争议[12, 26]。

外源性下尿路压迫在男性中更为常见，其原因通常是良性前列腺肥大或前列腺癌。框110-1总结了尿路梗阻的常见病因。

临床表现

尿路梗阻的临床表现取决于梗阻的部位、持续时间和严重程度，因此可能是非常易变的。

疼痛

急性输尿管梗阻常伴有严重的腰痛，通常称为肾绞痛。这通常是由于尿路结石引起，但也可能是其他原因（如前述）。梗阻导致腔内压力增加和输尿管肌肉痉挛是造成绞痛的原因[27]。部分输尿管梗阻可表现为慢性隐痛，膀胱出口梗阻可导致膀胱扩张并继发下腹部不适。

尿量变化

诊断尿路梗阻的一个误区是患者应该无尿。虽然对于肾脏所有的功能性单位梗阻——完全性双侧输尿管梗阻、孤立肾远端完全性梗阻，或膀胱颈远端完全梗阻的患者的确如此，但对于病情较轻的患者情况并非如此。尿量不能准确预测梗阻存在与否，由于梗阻对肾脏水和盐代谢的影响，患者尿量可能正常甚至多尿（后文详述）。

框 110-1 尿路梗阻的原因

内在原因
- **腔内的**
  - **肾小管**
    - 晶体诱发疾病
    - 尿酸性肾病
    - 铸造性肾病（多发性骨髓瘤）
  - **上尿路**
    - 肾结石
    - 肿瘤
    - 血凝块
    - 肾乳头脱落
  - **下尿路**
    - 尿石症
    - 血凝块
    - 肿瘤
    - 血吸虫病
- **壁内的**
  - **上尿路**
    - 先天性肾盂输尿管连接部梗阻
    - 泌尿、男生殖系结核
  - **下尿路**
    - 神经肌肉控制障碍
      - 脑血管事件
      - 脊髓损伤
      - 多发性硬化
      - 糖尿病神经病变
    - 药物因素
      - 抗胆碱能制剂
      - 阿片类药物
      - 非甾体抗炎药
      - α-肾上腺素受体拮抗剂
      - 苯二氮䓬类药物
      - 钙通道阻滞药
    - 尿道结构

外在原因
- **上尿路**
  - 妊娠
  - 恶性肿瘤
  - 腹膜后纤维化
  - 腹主动脉瘤
- **下尿路**
  - 良性前列腺肥大
  - 前列腺癌

text

下尿路症状

下尿路梗阻通常表现为一系列症状群中的部分或全部，统称为下尿路症状（lower urinary tract symptoms，LUTS）。LUTS 包括排尿时症状（排尿困难、尿不净）、排尿后症状（尿滴沥不尽）和尿存储症状（尿急、尿频、尿无力、尿失禁）[28]。另外，下尿路梗阻患者也可能没有症状。

肾功能不全

在无症状时，潜在梗阻的最初线索可能是因为其他情况化验发现血液中肌酐升高。事实上，尿路梗阻可能是无症状的，因此需要将其纳入不明原因肾衰竭的鉴别诊断。如果梗阻过程中没有获得血供，肾功能可能恶化，出现尿毒症时需要透析。

感染

尿潴留与下尿路梗阻为细菌提供了极好的培养基。患者可能并发膀胱炎、肾盂肾炎或脓毒症，引起肾梗阻的结石也可能成为感染的定植地。反复感染应警惕解剖异常的可能，尤其是在男性。在一项研究中，83 例发热性尿路感染男性患者有 25 例（30%）存在下尿路解剖学改变，并建议此类患者常规给予下尿路成像检查[29]。最近研究数据则认为上述情况不适用于 45 岁以下男性[30]。

实验室检查

没有梗阻相关的特异性实验室指标。血液检查可无异常或表现为肾衰竭，例如血尿素氮、肌酐、钾和磷水平升高，以及钙、碳酸氢盐和血红蛋白值降低。也可以提示肾小管酸中毒（renal tubular acidosis，RTA；见后）。尿常规可以是阴性的，也可以含红细胞（结石或恶性肿瘤）或白细胞（感染）。明显的蛋白尿并不常见，只能在感染时可以观察到低度蛋白尿。一个有经验的检验员可以辨认出新鲜尿液中的晶体。急性梗阻时钠的排泄分数（fractional excretion of sodium，FE_{Na}）可能小于 1%，但在慢性梗阻时，由于肾小管功能障碍，FE_{Na} 通常大于 1%。

尿路梗阻的影像学表现

多种影像学检查可用于诊断尿路梗阻：腹部平片、超声、计算机断层扫描（computed tomography，CT）、静脉尿路造影、逆行肾盂造影和核素扫描，重点是要了解每种检查手段的适应证和局限性。

腹部平片

腹部 X 线［肾、输尿管和膀胱（kidney，ureter，and bladder，KUB）］通常是急性侧腹痛患者的首选检查方法。虽然大多数结石由钙构成，理论上应该是可见的，但是只有 59% 的结石能够被腹部平片发现[31]。与 CT 相比，腹部平片的灵敏度

和特异度分别为 45%～59% 和 77%[31]。此外，平片有时无法区分结石的准确部位，因此限制了其在诊断已知不透明结石的复发性疾病中的效用。

超声

超声价格低廉，没有辐射暴露，并且易于实施。检测肾积水的准确性使超声成为不明原因肾衰竭或疑似下尿路梗阻患者的良好筛查工具（图 110-1）。与 CT 相比，超声检查肾结石的敏感性为 24%，特异性为 90%，但有可能无法发现直径小于 3mm 的结石[32]。肾盂周围囊肿和肾动脉瘤超声也表现为肾水肿，CT 可以很容易区分这些情况[33]。

然而，最近一项针对急诊疑似肾结石的成人的大型多中心随机对照试验发现，超声对于因漏诊高危患者或不良事件相关的重复住院率与 CT 相比并没有劣势[34]。此外，对于有辐射禁忌的患者，超声可能是首选的检查手段。

计算机断层扫描

CT 在尿路梗阻中的主要用途是评估急性腰痛和可疑的肾结石（图 110-2），这种情况下它的敏感性为 96%，特异性为 98%[35]。由于有较好的成像效果，CT 也是检测腹膜淋巴结病变引起的腹膜后纤维化或梗阻的理想手段。除了能清晰地显示集合系统的解剖结构之外，CT 的优势是还可以同时附带观察范围内其他器官的情况，从而在急性腰痛的鉴别诊断中提供相关的信息。

CT 扫描需要注意的一个问题是较高的放射剂量，一次 CT 扫描大约相当于 10 次 KUB 平片的放射剂量[36]。对表现为急性侧腹痛或疑似肾结石的急诊科患者，以 CT 作为首选检查时接受的辐射剂量［以毫西弗（millisieverts，mSv）量化］明显高于超声（14.1mSv vs. 4.7～6.5mSv）[34]；此外，这种辐射暴露是累积的，不管随后应用何种检查方式，6 个月时 CT 与 US 的辐射剂量分别为 17.2mSv 和 9.3～10.1mSv[34]。目前正在研究低剂量辐射 CT 的可行性。一项研究发现，与标准剂量相比，低剂量 CT 扫描（剂量相当于平片扫描）诊断急性

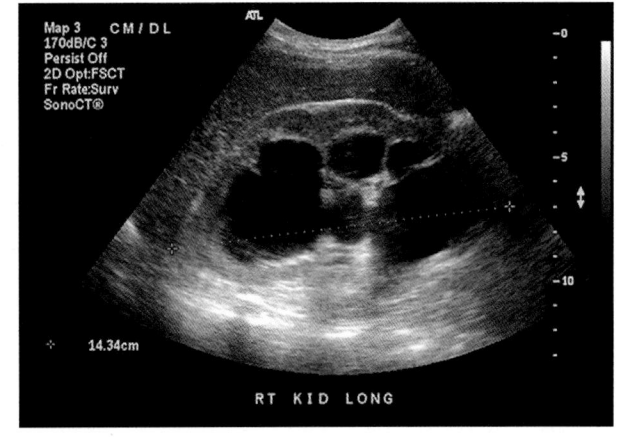

图 110-1　肾积水的典型表现是肾盂和肾盏扩张。肾脏长度（14.34cm）与正常（10～11cm）相比明显增加

图 110-2　双侧肾结石的平扫 CT 影像，注意左边的鹿角形外观

肾绞痛的灵敏度为 97%，特异度为 96%。但低剂量 CT 对小于 3mm 结石的检出率较低，可能影响其诊断非集合系统病变的能力[37]。由于这些限制，尚不清楚螺旋 CT 是否仍将是评估可疑肾结石的首选检查方法。

肾同位素造影

在常规肾造影中，射线示踪剂被注射到患者的血流中，并用闪烁计数器测量肾脏摄取和排泄（图 110-3）。该方法通过显示梗阻肾脏排泄的减少来评估肾脏功能，术前应用袢利尿剂可以增强测试的灵敏度，尿流量的增加可能有助于发现隐匿性梗阻。如果临床上怀疑梗阻，但肾积水不存在，或为诊断肾积水的非梗阻性原因，可使用肾同位素造影。在这种情况下，尽管有肾积水，排泄也是正常的。然而，由于它是一个功能性扫描，放射性示踪剂会随着 GFR 的严重受损而导致摄取减少以及排泄延长，并可能导致假阴性和假阳性结果，因此，限制了其在这种情况下的应用[38]。肾造影也不能提供解剖学信息。

静脉尿路造影

静脉尿路造影（intravenous Urography，IVU）是经静脉注射对比剂后进行集合系统成像，以前是急性腰痛患者的首选检查方法。因为对比剂肾毒性和检查结果的延后性使其不如 CT 更有吸引力[35]。

逆行肾盂造影

在梗阻性疾病的诊断上，CT 和 US 已经基本取代逆行肾盂造影。只有临床表现高度怀疑梗阻、US 未发现肾积水，并且患者不能接受静脉造影时，可以考虑逆行肾盂造影[1]。

病理生理学

尿路梗阻可引起肾实质性功能障碍，最重要的影响是肾血流量的变化、肾小管静水压升高（继发于输尿管压力升高）和长期梗阻引起的纤维化；还包括小管对钠、水、钾、酸和二价阳离子等物质的代谢紊乱。

图 110-3　肾图显示左侧梗阻。注意两个肾脏都摄取了示踪剂。在右肾，随后可见示踪剂的排泄；而在左肾，示踪剂则保持在峰值

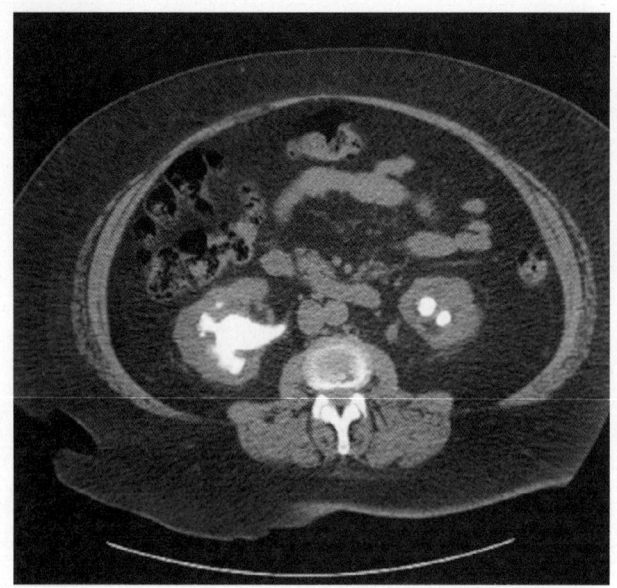

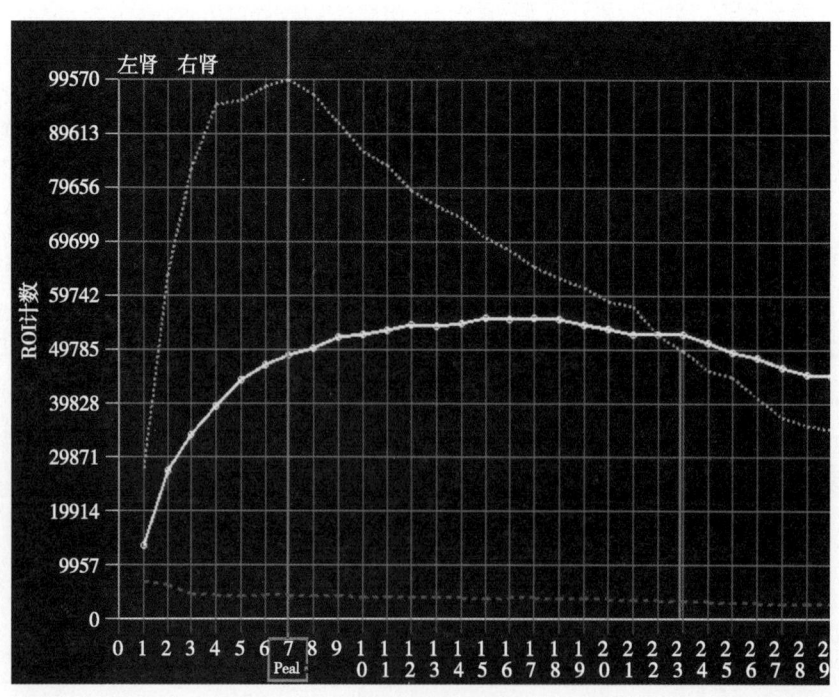

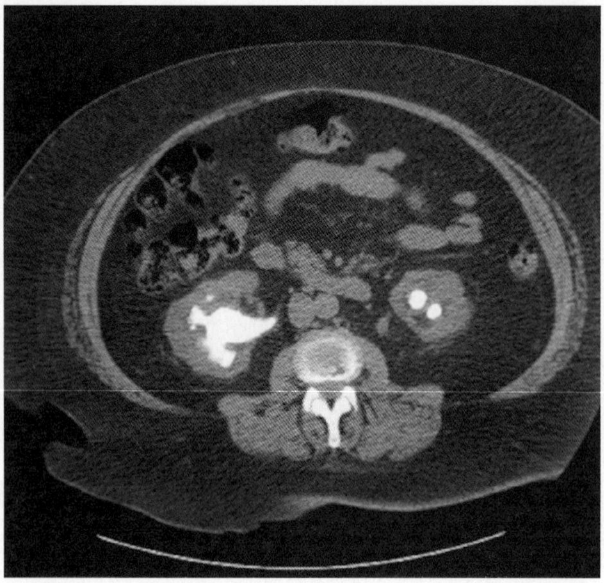

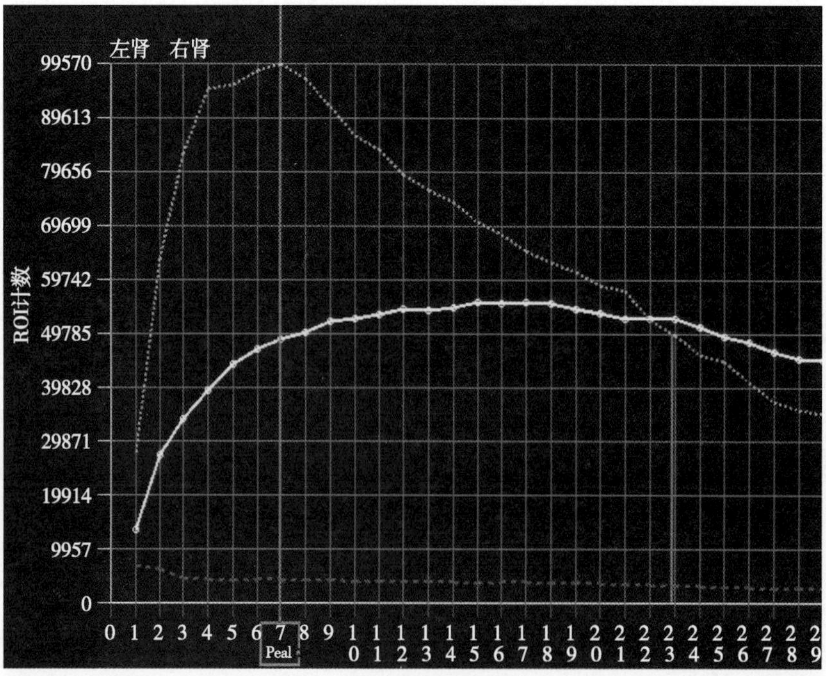

肾血流量、肾小管静水压和肾小球滤过率的变化

过去30年里，无数动物模型已经为理解尿路梗阻的肾脏血流动力学变化提供了基础。急性梗阻的初始肾反应遵循三时相模式[39]：梗阻后最初2小时内，肾血流量和输尿管压力均开始增加；随后的2～3小时，肾血流量由于入球小动脉阻力增加而短暂下降，但输尿管压力继续升高；继而，肾血流量的减少导致输尿管压力开始下降，在梗阻后10～12小时压力恢复到正常水平。

肾小球滤过率（glomerular filtration rate，GFR）是由肾小球毛细血管和肾小管之间的Starling's力决定的，最初因为肾小管静水压增高而下降，但随后通过增强的肾血流量来维持。如梗阻没有解除，入球小动脉持续收缩会导致肾血流量和GFR持续下降。

结构改变、细胞信号转导障碍与肾纤维化

在输尿管梗阻早期，输尿管和肾盂的扩张导致髓质和皮质的机械压迫，同时出现肾小管逆行性损伤[40]。受损的肾小管上皮细胞失去极性，可能去分化并分泌趋化因子招募循环髓样细胞，继而肾脏微环境中发生炎症细胞信号转导和氧化应激的复杂前反馈循环[41,42]。如果不能及时解除梗阻，则会出现细胞凋亡、衰老、毛细血管稀疏以及非血管性肾小球的形成[42]。这些改变最终导致纤维状胶原沉积、肾脏实质体积的收缩和减小等终末期肾病的典型表现。

与其他进展性肾脏疾病一样，血管紧张素-2（angiotensin-2，AT-2）在慢性梗阻性肾病肾实质损害的延续中起着核心作用。AT-2除血管收缩特性外，还具有许多其他生物学功能，包括上调多种促纤维化介质，如转化生长因子β-1、肿瘤坏死因子α和核因子κB[43]。

鉴于肾素-血管紧张素系统在促进梗阻后肾损害中的重要性，拮抗AT-2似乎是减轻损伤的可行策略。虽然缺乏临床数据，但动物数据显示在肾脏发育完成后进行干预是能够获益的[42]。终止或逆转尿路梗阻时肾纤维化的其他疗法的原理与有效性也已经在动物模型中进行验证，但尚未应用于临床试验。

肾小管功能

肾小管对单侧或双侧梗阻的反应不同，双侧梗阻（或孤立肾患者的单侧梗阻）更为严重，具有更重要的临床意义。以下讨论将限于双侧障碍。尿路梗阻会损害肾小管功能的所有方面，包括钠、钾、氢的转运以及调节尿浓度的能力。

钠重吸收

在双侧梗阻解除后，钠排泄量逐渐增加至正常值的5～9倍[44]；因为GFR也由于梗阻而减少，FE_{Na}可能比正常值高20倍[44]。临床上，这种钠重吸收功能障碍可表现为低血容量。

钠在肾脏的再吸收是通过细胞膜顶端多种连接到基底外侧Na^+-K^+/ATP酶的转运载体完成的，包括钠/质子交换体、磷酸钠协同转运蛋白、钠-钾-2/氯共转运蛋白、噻嗪敏感共转运蛋白等，在梗阻期间及解除之后这些转运蛋白的表达会突然下调[45]。最近的研究表明，阿米洛利敏感的上皮细胞钠通道的表达也会下调[46]。梗阻期间及解除之后除了转运蛋白表达的下调外，有研究发现心房钠尿肽（一种有效的钠排泄刺激剂）浓度会明显升高[47]。

肾脏水代谢

一些机制使肾脏在梗阻解除后不能浓缩或稀释尿液。尿液浓缩过程中，需要钠-钾-2/氯化物共转运体来建立水从集合小管流出所需的渗透性髓质浓度梯度；而尿液的稀释则需要钠-钾-2/氯化物共转运体和噻嗪敏感共转运蛋白共同来去除Henle环与远曲小管内的溶质。由于溶解的溶质引起的渗透性利尿同样可能导致水重吸收障碍。

除了钠重吸收异常对梗阻后肾脏水代谢的影响外，动物数据还表明抗利尿激素在尿浓缩缺陷中具有直接作用。许多研究表明，水通道蛋白水平在梗阻的肾脏中下调[48-50]，可持续数周，并伴有长期尿液浓缩缺陷。在临床上，这种情况可表现为肾性尿崩症和高钠血症。

酸碱和钾平衡

酸碱平衡是通过重吸收滤过的碳酸氢盐和通过可滴定酸（用磷酸盐、硫酸盐和其他缓冲剂缓冲氢离子）或排泄铵的方式泌酸来实现的。临床上，梗阻或梗阻后患者常表现为高钾血症、高氯性代谢性酸中毒。虽然这可能是由于GFR降低所致，但一些患者在梗阻解除以及GFR正常后仍有持久的代谢异常[51]。数据揭示了几种可能的病理生理机制：研究发现大多数患者存在远端肾小管性酸中毒（renal tubular acidosis，RTA），但其全身性酸中毒没有使尿pH小于5.5[51]。在远端肾单位钠转运异常（见前面）可能使该管段无法产生质子排泄需要的跨上皮电压差——所谓的电压依赖性缺陷[52]。这种电压缺陷也可导致钾潴留和高钾血症。

其他患者能够将尿液酸化至pH<5.5，这些患者血浆醛固酮水平较低，易并发高钾血症，是典型的四型RTA[51]。其机制最有可能是由于高钾血症减少了氨的生成，还不能除外醛固酮减少症[52]。四型RTA保留分泌酸能力（通过滴定酸度）的患者，通常仅有轻度的自限性酸中毒，而那些不能泌酸的远端RTA患者，其酸中毒则会比较严重。

最近的动物研究也证实了尿路梗阻时一些关键的肾脏酸碱转运蛋白表达的下调，包括皮质和髓质的钠氢交换器和几个基底外侧碳酸氢钠转运蛋白[53]。

梗阻后多尿

双侧梗阻（或单侧孤立肾的梗阻）解除后可能导致严重多尿。目前已发现几种可能的病理生理机制：钠和水代谢缺陷易导致二者的丢失和严重尿失禁，残留溶质的渗透性负荷也会引起多尿。大部分多尿是适当的，因为梗阻时潴留的盐

和水必须要排泄出去。通常，梗阻后多尿较为轻微和短暂，不需要治疗。这种多尿看似增多，实际很可能适合于梗阻后肾脏的病理生理特点，如果过度热心地进行补液治疗常常会加重这种多尿的程度和持续时间。

需要治疗的梗阻后多尿的临床表现包括容量耗竭和高钠血症（分别可以通过给予等渗液和低渗液），同时需要注意钾、镁、磷和钙的水平。

其他肾小管功能

双侧梗阻解除后，磷排泄量与钠排泄量成正比[44]，这可能是由于肾小管近端钠/磷酸盐共转运蛋白的数量减少而导致的[45]。镁的排泄量也会增加，可能是由于钠-钾-2/氯共转运体活性降低而造成的跨上皮电压差减小，导致Henle厚上升环吸收镁减少[44]。梗阻后钙代谢机制尚不清楚，目前的研究结果有很大差异性[44]。

治疗

梗阻性尿路病的治疗取决于梗阻的部位、严重程度、症状和病因，以及是否存在诸如感染或肾功能下降等伴随因素。临床方案指导干预时机和初始干预手段是保守治疗抑或旨在恢复尿路通畅。慢性无症状性局部梗阻不需要紧急解除梗阻，而急性、完全梗阻伴有感染、疼痛或肾功能不全时则正相反。

下尿路梗阻可以简单地通过放置尿管来缓解，而上尿路梗阻可以通过经皮肾造瘘置管或逆行（如通过膀胱镜）输尿管支架成形术来处理。在这两种情况下，泌尿外科医师应随后跟进相应的治疗和随访。

对于可能引起或加重梗阻的因素（如便秘或使用与尿潴留有关的药物），应予以处理；如果临床需要，还应采取其他支持措施，如抗生素和静脉水化；肾衰竭的代谢异常，特别是高钾血症，应尽快解决；如果需要，在等待解除梗阻期间时不应拒绝透析治疗。

慢性梗阻时，且肾脏被认为是无功能的，如果持续疼痛或存在未解决的感染，可考虑进行肾切除术，但这一决定需要估计肾功能恢复的可能性。

肾功能的恢复

梗阻的肾脏是否会恢复功能对于临床医生来说至关重要，并且可能决定是否需要积极的干预措施或者是否应该切除受累的肾脏。不幸的是，目前相关的研究数据，尤其是人的数据很少。目前尚无可靠的方法预测梗阻解除后肾脏功能的恢复情况[44]，最近一项针对单侧输尿管闭塞患者研究发现，梗阻肾脏GFR小于10ml/min，肾灌注异常（通过同位素肾图测定）提示预后恢复不良[55]。

动物研究表明，肾功能恢复的可能性随着梗阻时间的延长而减少[44]。由于长期尿路梗阻相关的肾间质纤维化，梗阻解除后即使GFR恢复，仍可能存在持续的肾损伤和进行的长期肾脏损害[55]。在人类中，肾功能能否恢复的临界点尚未确定，甚至在梗阻数月后仍可看到部分恢复[56]，因此建议应解除所有梗阻，然后进行肾功能的连续测定。如果需要，可以进行肾活检以评估间质纤维化程度并提供预后信息。

知识点

1. 尿路梗阻可以是由于从肾小管到尿道尖端的任何地方的病变，在所有不明原因肾损伤的病例中应考虑尿路梗阻的可能性。
2. 上尿路梗阻可表现为肾绞痛，伴有或不伴有血尿。下尿路梗阻可出现尿频、尿急、夜尿增多、尿等待和尿不尽等，也可能完全无症状。
3. 有尿也不能排除尿路梗阻。
4. 由于其敏感性，CT是怀疑肾结石首选的检查方法；然而，最近US与CT数据对比对此提出了质疑。
5. 肾小管功能障碍可能表现为钠丢失、水代谢异常和酸中毒，伴有或不伴有高钾血症。
6. 梗阻的解除可能导致梗阻后多尿，这通常是对体内含氮废物潴留的正常保护性反应。
7. 肾功能的恢复取决于梗阻的持续时间，有报道显示患者依赖透析数月后肾功能恢复正常。

（肖建国 译，李克 审校）

参考文献

1. Tseng TY, Stoller ML. Obstructive uropathy. Clin Geriatr Med 2009;25(3):437-43.
2. Healthcare cost and utilization project. Agency for Healthcare Research and Quality, <http://hcupnet.ahrq.gov/>; 2007 [accessed 18.01.2010].
3. Liano F, Pascual J. Epidemiology of acute renal failure: a prospective, multicenter, community-based study. Kidney Int 1996;50(3):811-18.
4. Obialo CI, Okonofua EC, Tayade AS, Riley LJ. Epidemiology of de novo acute renal failure in hospitalized African Americans: comparing community-acquired vs hospital-acquired disease. Arch Intern Med 2000;160(9):1309-13.
5. Wang Y, Cui Z, Fan M. Hospital-acquired and community-acquired acute renal failure in hospitalized Chinese: a ten-year review. Ren Fail 2007;29(2):163-8.
6. Uchino S, Kellum JA, Bellomo R, et al. Acute renal failure in critically ill patients: a multinational, multicenter study. JAMA 2005;294(7):813-18.
7. Yarlagadda SG, Perazella MA. Drug-induced crystal nephropathy: an update. Expert Opin Drug Saf 2008;7(2):147-58.
8. Singh A, Sarkar SR, Gaber LW, Perazella MA. Acute oxalate nephropathy associated with orlistat, a gastrointestinal lipase inhibitor. Am J Kidney Dis 2007;49(1):153-7.
9. Stratta P, Lazzarich E, Canavese C, et al. Ciprofloxacin crystal nephropathy. Am J Kidney Dis 2007;50(2):330-5.
10. Teichman JMH. Acute renal colic from ureteral calculus. N Engl J Med 2004;350(7):684-93.
11. Rashad SB. Schistosomiasis and the kidney. Semin Nephrol 2003;23(1):34-41.
12. Hsu TH, Streem SB, Nakada SY. Management of upper urinary tract obstruction. In: Campbell-Walsh Urology, vol. 2. 9th ed. Philadelphia, PA: Saunders Elsevier; 2007.
13. Abbara A, Davidson RN. Etiology and management of genitourinary tuberculosis. Nat Rev Urol 2011;8(12):678-88.
14. Marinkovic SP, Badlani G. Voiding and sexual dysfunction after cerebrovascular accidents. J Urol 2001;165(2):359-70.
15. Gregory S, Diana DC. Neurogenic bladder in spinal cord injury. Phys Med Rehabil Clin N Am 2007;18(2):255-74.
16. de Seze M, Ruffion A, Denys P, et al. International Francophone Neuro-Urological Expert Study Group. The neurogenic bladder in multiple sclerosis: review of the literature and proposal of management guidelines. Mult Scler 2007;13(7):915-28.
17. Sasaki KY, Yoshimura N, Chancellor MB. Implications of diabetes mellitus in urology. Urol Clin North Am 2003;30(1):1-12.
18. Verhamme KS, Sturkenboom MC, Strickler BH, Bosch R. Drug-induced urinary retention: incidence, management and prevention. Drug Saf 2008;31(5):373-88.
19. Arundhathi J, Kristine YL. Anatomic and functional changes of the upper urinary tract during pregnancy. Urol Clin North Am 2007;34(1):1-6.
20. Kouba E, Wallen EM, Pruthi RS. Management of ureteral obstruction due to advanced malignancy:

optimizing therapeutic and palliative outcomes. J Urol 2008;180(2):444-50.
21. van Bommel EF, Jansen I, Hendriksz TR, Aarnoudse AL. Idiopathic retroperitoneal fibrosis: prospective evaluation of incidence and clinicoradiologic presentation. Medicine (Baltimore) 2009;88(4): 193-201.
22. Swartz RD. Idiopathic retroperitoneal fibrosis: a review of the pathogenesis and approaches to treatment. Am J Kidney Dis 2009;54(3):546-53.
23. Augusto V, Alessandra P, Domenico C, et al. Retroperitoneal fibrosis: evolving concepts. Rheum Dis Clin North Am 2007;33(4):803-17.
24. Brito-Zeron P, Ramos-Casalas M, Bosch X, Stone JH. The clinical spectrum of IgG4-related disease. Autoimmun Rev 2014;13(12):1203-10.
25. Paravastu SCV, Ghosh J, Murray D, et al. A systematic review of open versus endovascular repair of inflammatory abdominal aortic aneurysms. Eur J Vasc Endovasc Surg 2009;38(3):291-7.
26. Williams B, Tareen B, Resnick M. Pathophysiology and treatment of ureteropelvic junction obstruction. Curr Urol Rep 2007;8(2):111-17.
27. Shokeir AA. Renal colic: new concepts related to pathophysiology, diagnosis and treatment. Curr Opin Urol 2002;12(4):263-9.
28. Christopher RC, Alan JW, Paul A, et al. Lower urinary tract symptoms revisited: a broader clinical perspective. Eur Urol 2008;54(3):563-9.
29. Ulleryd P, Zackrisson B, Aus G, et al. Selective urological evaluation in men with febrile urinary tract infection. BJU Int 2001;88(1):15-20.
30. Abarbanel J, Engelstein D, Lask D, Livne PM. Urinary tract infection in men younger than 45 years of age: is there a need for urologic investigation? Urology 2003;62(1):27-9.
31. Levine J, Neitlich J, Verga M, et al. Ureteral calculi in patients with flank pain: correlation of plain radiography with unenhanced helical CT. Radiology 1997;204(1):27-31.
32. Fowler K, Locken J, Duchesne J, Willamson M. US for Detecting renal calculi with nonenhanced CT as a reference standard. Radiology 2002;222(1):109-13.
33. Lin EP, Bhatt S, Dogra VS, Rubens DJ. Sonography of urolithiasis and hydronephrosis. Ultrasound Clin 2007;2(1):1-16.
34. Smith-Bindman R, Aubin C, Bailitz J, et al. Ultrasonography versus computed tomography for suspected nephrolithiasis. N Engl J Med 2014;371(12):1100-10.
35. Jindal G, Ramchandani P. Acute flank pain secondary to urolithiasis: radiologic evaluation and alternate diagnoses. Radiol Clin North Am 2007;45(3):395-410.
36. Katz SI, Saluja S, Brink JA, Forman HP. Radiation dose associated with unenhanced CT for suspected renal colic: impact of repetitive studies. AJR Am J Roentgenol 2006;186(4):1120-4.
37. Poletti P-A, Platon A, Rutschmann OT, et al. Low-dose versus standard-dose CT protocol in patients with clinically suspected renal colic. AJR Am J Roentgenol 2007;188(4):927-33.
38. Taylor AT. Radionuclides in nephrourology, part 2: pitfalls and diagnostic applications. J Nucl Med 2014;55(5):786-98.
39. Vaughan JED, Marion D, Poppas DP, Felsen D. Pathophysiology of unilateral ureteral obstruction: studies from Charlottesville to New York. J Urol 2004;172(6 Pt 2):2563-9.
40. Hiatt MJ, Ivanova L, Trnka P, et al. Urinary tract obstruction in the mouse: the kinetics of distal nephron injury. Lab Invest 2013;93(9):1012-23.
41. Bonventre JV. Maladaptive proximal tubule repair: cell cycle arrest. Nephron Clin Pract 2014; 127(1-4):61-4.
42. Chevalier R, Thornhill B, Forbes M, Kiley S. Mechanisms of renal injury and progression of renal disease in congenital obstructive nephropathy. Pediatr Nephrol 2010;25(4):687-97.
43. Misseri R, Meldrum K. Mediators of fibrosis and apoptosis in obstructive uropathies. Curr Urol Rep 2005;6(2):140-5.
44. Frokiaer J, Zeidel M. Urinary tract obstruction. Brenner and Rector's The Kidney, vol. 1. Philadelphia: W.B. Saunders; 2007. p. 1239-64.
45. Li C, Wang W, Kwon TH, et al. Altered expression of major renal Na transporters in rats with bilateral ureteral obstruction and release of obstruction. Am J Physiol Renal Physiol 2003;285(5):F889-901.
46. Li C, Wang W, Norregaard R, et al. Altered expression of epithelial sodium channel in rats with bilateral or unilateral ureteral obstruction. Am J Physiol Renal Physiol 2007;293(1):F333-41.
47. Kim SW, Lee J, Park JW, et al. Increased expression of atrial natriuretic peptide in the kidney of rats with bilateral ureteral obstruction. Kidney Int 2001;59(4):1274-82.
48. Li C, Wang W, Kwon TH, et al. Downregulation of AQP1, -2, and -3 after ureteral obstruction is associated with a long-term urine-concentrating defect. Am J Physiol Renal Physiol 2001;281(1): F163-71.
49. Kim SW, Cho SH, Oh BS, et al. Diminished renal expression of aquaporin water channels in rats with experimental bilateral ureteral obstruction. J Am Soc Nephrol 2001;12(10):2019-28.
50. Shi Y, Li C, Thomsen K, et al. Neonatal ureteral obstruction alters expression of renal sodium transporters and aquaporin water channels. Kidney Int 2004;66(1):203-15.
51. Battle DC, Arruda JA, Kurtzman NA. Hyperkalemic distal renal tubular acidosis associated with obstructive uropathy. N Engl J Med 1981;304(7):373-80.
52. Rodriguez Soriano J. Renal tubular acidosis: the clinical entity. J Am Soc Nephrol 2002;13(8): 2160-70.
53. Wang G, Li C, Kim SW, et al. Ureter obstruction alters expression of renal acid-base transport proteins in rat kidney. Am J Physiol Renal Physiol 2008;295(2):F497-506.
54. Khalaf IM, Shokeir AA, El-Gyoushi FI, et al. Recoverability of renal function after treatment of adult patients with unilateral obstructive uropathy and normal contralateral kidney: a prospective study. Urology 2004;64(4):664-8.
55. Ito K, Chen J, El Chaar M, et al. Renal damage progresses despite improvement of renal function after relief of unilateral ureteral obstruction in adult rats. Am J Physiol Renal Physiol 2004;287(6): F1283-93.
56. Kazutoshi O, Yuji S, Satoshi I, Yoichi A. Recovery of renal function after 153 days of complete unilateral ureteral obstruction. J Urol 1998;160(4):1422-3.

111

造影剂诱导的急性肾损伤

Ayub Akbari and Swapnil Hiremath

造影剂是广泛用于血管内医学成像的药物制剂，每年使用量超过 8 000 万剂[1]。尽管造影剂对诊断和治疗有重要作用，但其可导致肾功能受损、造影剂诱导的急性肾损伤（contrast-induced acute kidney injury，CI-AKI）或造影剂诱导的肾病。在大多数情况下，由造影剂暴露引起的肾功能障碍是轻微且短暂的，只能通过敏感试验检测到。临床上显著的肾损伤较少见，特别是在肾功能正常的个体中。

传统定义上 CI-AKI 被认为是血清肌（酸）酐绝对值增加 0.5mg/dl（44μmol/L）或在 72 小时内相对增加 25%，除外其他关于病因学的解释[2]。然而，最近的急性肾损伤网络共识稍作了改动，即血清肌（酸）酐绝对增加 0.3mg/dl（26.4μmol/L）或在 48 小时内相对增加 50%，该定义近年来也获得普及[2, 3]。然而，这些定义主要目的在于科学研究，并且随着生物标志物如中性粒细胞明胶酶相关脂质运载蛋白的出现可能会进一步发展。在临床上，需要肾脏替代疗法（renal replacement therapy，RRT，即透析）的严重急性肾损伤更重要。然而，如上所述，即使是较轻微的急性肾损伤也是值得注意的，因为它不仅导致住院时间延长，而且与长期发病率和死亡率的增加有关[4, 5]。

随着时间推移，对易发生造影剂相关肾毒性因素的认识逐步深入，以至于现在的临床医生可能高估了与某些特定医疗条件相关的风险。然而，越来越多的射线照相造影剂的应用，导致 CI-AKI 持续增加，当然这可能与接受治疗人群的年龄和合并症的增加有关。事实上，大多数情况下急性肾损伤具有轻微性和短暂性，正是它与随后的临床不良事件相关，才促使了目前预防 CI-AKI 的研究。

流行病学

CI-AKI 是造成急性肾损伤最常见的医源性原因，总体上是院内急性肾损伤的第三大常见原因[6, 7]。对比增强成像后急性肾损伤的实际发生率为 1%～30%，这取决于所使用对比剂的性质和患者群体的潜在风险因素[8-13]。此外，这些估计被这样的事实所掩盖：造影剂给药后发生的 AKI 往往是由其他病因引起的（例如，进行冠状动脉造影的急性冠脉综合征患者的心源性休克引起的急性肾小管坏死，或进行 CT 扫描患者的严重败血症，或动脉粥样硬化性肾病）[14, 15]，因此一些研究人员使用的术语为“造影剂相关急性肾损伤”[16]。

造影剂肾病的风险因给药途径而异。通常，在选择性冠状动脉造影后，10%～15% 的患者发生急性肾损伤（如血清肌酐升高），尽管需要透析的严重急性肾损伤的发生率远低于此，并常低于 1%。通常认为通过静脉途径使用造影剂的急性肾损伤发生率（与对比增强 CT 扫描相比）要低得多。一项前瞻性研究报道其发生率为 2.5%，总体而言，随着基础肾功能降低，风险依次增加[17]。然而，考虑到血清肌酐水平存在潜在的波动，其他研究质疑经静脉途径给造影剂的造影剂肾病的真实发病率是否如此之高[18]。最近的研究纳入了没有接受造影剂的倾向匹配对照，合理地证明了：当调整急性肾损伤的潜在基线风险时，造影剂静脉内给药后急性肾损伤的风险几乎没有额外增加[19, 20]。鉴于在这些观察性研究中可能存在选择偏倚（即急性肾损伤高风险患者可能没有接受造影剂，并且可能在对照组中表现突出），使用静脉造影剂是否导致 CI-AKI 的争论仍在继续。

CI-AKI 研究进展中最重要的潜在危险因素是基础肾功能受损。未经选择的普通人群发病率低于 2%，但据报道随着肾功能下降和其他危险因素的增加，该病发病率高达 20%～30%[21]。随着基础肾功能的恶化程度加重，CI-AKI 的发病率逐渐增加。据报道[21]，在接受经皮冠状动脉介入治疗的患者中，急性肾损伤的风险仅为 20% 以下，基线肾小球滤过率（glomerular filtration rate，GFR）低于 60ml/（min•1.73m^2），而未选择人群的风险低于 1%[22]。对于门诊 CT 扫描，一项研究报道该病发病风险从 2.4%［GFR 45～59ml/（min•1.73m^2）］到 11.1%［GFR 30～44ml/（min•1.73m^2）］，而在另一项研究中[23]其发病率为 0［GFR 45～59ml/（min•1.73m^2）］，2.9%［GFR 30～44ml/（min•1.73m^2）］和 12.1%［GFR < 30ml/（min•1.73m^2）］[17]。在其他因素中实验性预防措施发挥了作用，因此后者的风险较低。

文献中描述的 CI-AKI 的其他危险因素包括糖尿病、高龄、肝硬化、蛋白尿和其他合并症，如充血性心力衰竭、低血压、容量不足和其他肾毒性药物（例如，非甾体抗炎药）。目前尚不清楚在调整基础肾小球滤过率后，这些风险因素是否构成额外风险。此外，某些风险因素，如低血压和充血性心力衰竭是急性肾损伤的危险因素，与造影剂无关。整合这些因素的针对经皮冠状动脉介入术后的 AKI 进展的风险评分也已被建立[24]，并且能够在线上评估系统和应用程序中找到。

二甲双胍的使用被认为是 CI-AKI 的危险因素（因为包装说明书建议在造影前至少 48 小时禁用），但实际情况并非如此。在发生 AKI 的患者中，二甲双胍相关乳酸酸中毒的发生率确实较高，并与高死亡率有关。然而，二甲双胍相关的乳酸酸中毒仅发生在那些不仅服用二甲双胍，而且有基础肾功能不稳定或确实发展为严重 CI-AKI 的患者中，或者发生在即使发现肾衰竭也不停用二甲双胍的患者中[25, 26]。

在已经规律透析的患者中，无论是腹膜透析（其明确具有残余的肾功能）还是血液透析，对比成像都不会导致残余肾功能下降[27, 28]。在这些患者中，早期或强化透析时去除造影剂没有意义。

病理生理学

肾血流减少，肾小管细胞损伤和肾小管阻塞是给造影剂后发生急性肾损伤最常见的机制[29]。通过肾动脉导管插入术直接测量显示，冠状动脉造影和左心室造影会导致肾血流量降低[30]。此外，动物实验数据表明，入球小动脉的收缩程度超过出球小动脉，直接导致肾小球滤过率降低[31]。血管收缩也可发生在肾髓质中，即肾小血管中的血流量减少[32]。组织缺氧导致自由基释放，活性氧会造成肾小管细胞的氧化损伤[32]。造影剂的渗透压相对较高，其管式过滤可导致渗透性利尿，增加髓质耗氧量并加剧髓质缺氧。最后，水的重吸收使高浓度黏性造影剂遗留在肾小管中，这可能导致肾小管内物理堵塞[29]。

临床特征和诊断

CI-AKI 患者早期一般无症状，但在给造影剂后 24～72 小时血清肌酐水平会急剧升高[33]。轻度肾衰竭通常是非少尿型的，但也有可能出现少尿症状，尤其是存在明显的肾功能损害时[34]。如果血清肌酐浓度在 24 小时内增加不超过 0.5mg/dl，临床显著恶化的可能性不大[33]。为了明确诊断 CI-AKI，必须排除 AKI 的其他潜在因素。应排除肾前性因素，动脉粥样硬化性疾病和其他肾毒性损伤[14, 15]。相对较快的发病和典型病程可能有助于区分 CI-AKI 和其他原因导致的 AKI。尿液分析结果可能不具有标志性，或可能提示颗粒管型、细胞管型或少量蛋白尿。钠的排泄分数可能很低，对区分 CI-AKI 与肾前性、容量反应性 AKI 没有帮助[34]。

预后

通常，CI-AKI 的自然病程包括：在 24～72 小时达到肌（酸）酐峰值（即肾功能的最低点），然后在接下来的几天内相对快速改善，7～14 天恢复至基线水平[33]。总体而言，少于 1% 的 CI-AKI 患者的病情会进展为需要透析的肾衰竭，其中较小比例（估计 10%～50%）仍依赖透析。仍然依赖透析的少数患者包括真正的 CI-AKI 患者以及动脉粥样硬化性疾病或其他原因造成的急性肾损伤患者[14, 15]。然而，尽管大多数 CI-AKI 患者能够恢复，但大量文献显示 AKI 发作与长期不良预后有关，造成肾功能下降更快，更高的透析需求率以及心力衰竭住院率和全因死亡率[4, 35]。

尽管造影剂急性肾损伤与不良临床结局的关联已得到清楚一致的证明，但尚不清楚 CI-AKI 与这些结局的因果关系，或者它是否仅仅是高风险患者的标志物[36-38]。如果后者是真的，CI-AKI 的重要性可能就随之下降。下一步实验需要使用各种具有不同作用机制的干预措施来显示 CI-AKI 和不良事件的减少具有平行性，以建立更有力的因果关系证据。

预防

最有效预防 CI-AKI 的方法是除非绝对必要，否则不给予碘化造影剂，尤其是对于高风险患者，如晚期肾病患者。不幸的是，对比增强磁共振成像在这类患者人群中的风险（即来自含钆的造影剂相关的肾源性系统性纤维化的风险）[39] 也限制了成像选择，尽管目前使用的环状钆化合物的风险要低得多[40]。鉴于肾毒性损伤具有选择性，可以尝试进行预防，许多不同的干预措施已经被用于预防 CI-AKI。不少研究都是矛盾的，系统评价和荟萃分析的数量也很多，因此读者需要查看大量文献来解释数据[41]。

液体给药

围手术期容量管理一直是预防工作的重要部分，可通过降低肾小管中造影剂的浓度，改善髓质血流量（通过抑制加压素）和增加尿量起作用[29]。有证据显示，等渗盐水优于半常规浓度（0.45%）盐水[22]。在肾小管中产生的碱性尿液会减少自由基形成并减少随后氧化剂对肾小管损伤的假设的前提下，已有学者对与生理盐水相比，基于碳酸氢盐的预防策略可能具有的优越性进行了重要研究。然而，最初试验的设想已经被随后的大型试验和荟萃分析的结果所掩盖[42-45]。一项正在进行的大型前瞻性试验计划招募近 9 000 例患者，可能会解决这个问题[46]。另一项非常有前景的试验依赖于使用左心室舒张末期压力（left ventricular end-diastolic pressure，LVEDP）指导接受心导管术的患者使用液体，与标准盐水方案相比，CI-AKI 的相对风险为 0.41（95% 可信区间：0.22～0.79；$P=0.005$）[47]。该试验还显示，具有临床意义的事件发生减少（6 个月时持续性肾功能损害和全因死亡率降低），尽管事件数量很少。另一点需要注意的是，干预组接受的液体量明显更大（平均 1 727ml，而对照组为 812ml），因此，应用 LVEDP 指导治疗是否比单独液体管理需要更多的液体量有待证实。此外，在许多情况下特别是在门诊中，测量 LVEDP 是不可行的。例如，CT 扫描静脉造影剂给药。与静脉策略相比，小型实验已经测试了口服药物策略，虽然它们可能是有效的，但这些试验中事件数量过少，使得现阶段难以做出明确的建议[48]。

造影剂的选择和剂量

由于造影剂可以引起直接肾损伤，因此对造影剂的物理化学性质，特别是其离子性、渗透压和黏度以及可以降低CI-AKI的方式已经有了明确研究（关于不同类型的分类见表111-1）。高渗透压造影剂，如泛影葡胺已被证明相较于低渗透压药物效果更差，因此不再常规用于临床[49]。当低渗透压造影剂与等渗造影剂（主要是碘克沙醇）比较时，最初的实验显示，与碘海醇相比，碘克沙醇的CI-AKI风险显著更低[50]；然而，随后更大规模的实验有不同的结果[13,51]。系统评价和荟萃分析表明，使用碘克沙醇患者受益可能并不明显，但这有显著的异质性。这种异质性已经被通过基于对照原则的分组试验（例如，使用碘克沙醇进行动脉内造影成像的CI-AKI的风险较低[52]）或通过特定的造影剂[例如，与碘海醇（并非其他低渗性药物）相比，碘克沙醇导致较少的造影剂急性肾损伤[53]]所解决。造影剂给药的剂量也很重要，较低剂量的造影剂具有较低CI-AKI的风险。据报道，剂量（以ml为单位的造影剂量）与肌（酸）酐清除率（从>2.6变化至>4）的比率与发生CI-AKI更高的风险相关，提示肌酐清除率越高，造影剂的必需剂量越低[54,55]。

预防性肾脏替代治疗

目前已经研究在给造影剂后进行血液透析和血液稀释，用于预防CI-AKI，但结果不一[56]。其基本原理是帮助人体去除有害的碘化造影剂，尤其是对于因肾功能降低而无法快速清除这些物质的患者。然而，生理学上，例如注射到冠状动脉循环或左心室进行心室造影的碘化造影剂，在几个心动周期内即到达肾单位并造成其损伤，因此在这段时间内进行肾脏替代治疗，以达到去除造影剂的效果并不合理。事实上，对此研究的最大一次实验的结果明显是否定的[57,58]。其他实验指出，应用预防性肾脏替代治疗后，对比剂给药后第4天肌酐清除率下降的患者比例下降[59]，甚至院内死亡率也有所下降[60]。考虑到血液滤过或血液透析本身会直接改变肌（酸）酐清除率，并且CI-AKI有逐渐恢复的过程，不可能从中得出肾脏替代治疗对肌（酸）酐清除率的影响，所以这些实验很难有说服力。此外，这些方法有其固有风险，例如与肾脏替代治疗本身的中心线放置和血流动力学问题相关的风险[56]。

药理学策略

乙酰半胱氨酸

N-乙酰半胱氨酸（N-acetylcysteine，NAC）可以补充内源性谷胱甘肽，并能充当生物抗氧化剂，还具有抗炎作用。据报道，N-乙酰半胱氨酸在一项小样本实验中降低了CI-AKI的风险[61]；然而，随后的试验提供了相矛盾的结果。由于给药剂量和途径的异质性，以及N-乙酰半胱氨酸对肌（酸）酐水平而不是肾功能的可能影响，使得确定N-乙酰半胱氨酸的真实效果是非常困难的[62,63]。关于这一课题的最大样本试验包括了2 308例患者，不仅根据血清肌（酸）酐的变化评估造影剂急性肾损伤，而且还记录了临床事件，例如需要肾脏替代治疗和患者死亡率，然而这一试验没有显示出N-乙酰半胱氨酸有任何益处[64]。认为N-乙酰半胱氨酸有益的论点应考虑到静脉途径可引起类过敏反应[65]。另外，虽然N-乙酰半胱氨酸并不昂贵，但它经常被用来代替真正有效的预防策略，如扩容，而不是作为备选策略[66]。目前，N-乙酰半胱氨酸对CI-AKI的预防没有作用。

利尿剂

利尿剂可以增加尿量，可能对肾小管中的碘化造影剂具有稀释作用，因此已经被用于预防CI-AKI的研究。实际上，呋塞米和甘露醇的使用已被证明是有害的[67]，并增加了CI-AKI的发生率，考虑到容量扩张的保护性效应，这一结果令人惊讶。然而，近期研究显示，静脉输液时辅助使用呋塞米（在RenalGuard系统中），当尿量>300ml/h时可以给予造影剂，随后静脉滴定液体（根据需要使用呋塞米）以匹配尿量，这一方法被证实比单纯补液更有效[68,69]。值得注意的是，RenalGuard系统和使用LVEDP指导的补液策略都导致干预组的容量体积高于对照组，并且两种设计原则都要求以安全的方式进行。

他汀类药物

在预防CI-AKI方面，目前已发现他汀类药物与安慰剂相比具有保护作用，大剂量他汀类药物（如阿托伐他汀80mg）与小剂量他汀类药物相比也具有保护作用[70,71]。然而，这些试验是在接受冠状动脉造影和/或介入治疗的患者中进行的，而不是接受静脉造影的患者。另外，这些试验通常招募的伴有慢性肾病的患者数量很有限；因此，这些结果

表111-1 碘化造影剂的分类

离子性	相对渗透压	渗透压	举例
离子单体	高渗透压	1 500～1 900mosm/kg H_2O	泛影葡胺，碘酞酸盐，甲泛影酸，碘达胺，碘克沙醇
离子二聚体	低渗透压	600mosm/kg H_2O	碘克酸
非离子单体	低渗透压	500～700mosm/kg H_2O	碘异酞醇，碘海醇，碘美普尔，碘喷托，碘普罗胺，碘佛醇，碘昔兰，甲泛葡胺
非离子二聚体	等渗透压	290～320mosm/kg H_2O	碘克沙醇，碘托兰

不能轻易转化到 CI-AKI 人群中。最后，根据目前大多数指南，接受冠状动脉造影的典型患者应该长期使用他汀类药物，而不仅仅是用于预防 CI-AKI[72]。

其他

使用抗坏血酸、钙通道阻滞剂、多巴胺、非诺多泮、心房利钠肽、前列腺素 E1 和非选择性内皮素拮抗剂的小样本实验均未在预防 CI-AKI 中显示有任何益处，在需要复制的小样本试验中亦未显示有益[73-77]。

治疗

在大多数情况下，CI-AKI 在临床上并不严重，且肾功能在两周内恢复到基线水平。在较为严重的病例中，CI-AKI 患者所需治疗与其他原因造成的急性肾损伤的治疗没有区别。通常需要仔细控制液体量和调整电解质平衡，避免进一步肾毒性损伤，注意营养和监测并发症，个别患者可能需要透析。考虑到临床和生化因素，如高钾血症和容量超负荷，透析适应证与其他急性肾损伤患者无异。如前所述，在血清肌酐浓度高的患者中，造影剂给药后进行预防性血液透析可导致不同的结果。此外，在长期透析依赖患者中，成像后不应通过常规透析以去除造影剂。

结论

CI-AKI 仍然是一个值得临床关注的问题，尤其是当涉及动脉内造影的检查方式时。在没有危险因素的情况下，CI-AKI 并不常见，这往往可以通过病史和体格检查以及测定血清肌酐水平来评估。由于 CI-AKI 可与其他不良临床结局相关，因此采取措施对其进行预防是可取的，特别是对于原本就存在晚期肾脏疾病，可能需要透析的患者。虽然 CI-AKI 与随后的不良事件相关，但因果关系尚未得到证实，针对 CI-AKI 的预防措施在预防这些相关事件时所发挥的作用尚未确定。此时，预防 CI-AKI 的最佳方法包括以下要点：尽可能减少造影剂用量，使用碘克沙醇或除碘海醇以外的低渗造影剂，以及使用等渗碳酸氢钠或盐水。正在进行的实验将阐明这些方法的有效性，特别是可能否定或支持新的补液策略。最后，如果发生严重的 CI-AKI，则需要系统支持治疗。

致谢

我们要感谢本教科书上一版同一章节的作者 M. Khaled Shamseddin 和 Brendan Barrett。当前版本是他们对本专题精彩综述的修订版本。

知识点

降低 CI-AKI 风险的建议：

1. 评估需要造影成像检查的患者发生造影剂急性肾损伤的风险。
   a. 如果患者正在接受经皮冠状动脉介入治疗，则使用 Mehran 风险评分。
   b. 对于接受静脉造影剂给药的患者，将估计的肾小球滤过率 <30ml/(min•1.73m²) 作为主要危险因素。
   c. 其他风险因素包括：
      i. 高龄
      ii. 糖尿病
      iii. 肾功能不稳定
2. 评估造影成像的风险和益处，并考虑高风险患者的其他可替代的成像方法。
3. 纠正可纠正的风险因素，并禁用可能具有肾毒素的药物。
4. 使用尽可能小剂量的造影剂；考虑使用碘克沙醇或低渗造影剂（碘海醇除外）。
5. 针对高危患者，如无禁忌证可纠正脱水，禁用利尿剂，并考虑静脉输液。通常推荐常规（0.9%）盐水或等渗碳酸氢钠，在应用造影剂至少 1 小时前以 3ml/(kg•h) 的初始速率开始，并在 6 小时后以 1ml/(kg•h) 的速度持续静滴。
6. 对于高危患者，在给造影剂后 24～72 小时监测肌(酸)酐。

（康红军　王陆 译，赵妍 审校）

参考文献

1. Katzberg RW, Haller C. Contrast-induced nephrotoxicity: clinical landscape. Kidney Int Suppl 2006;100:S3-7.
2. Endre ZH, Pickering JW. Outcome definitions in non-dialysis intervention and prevention trials in acute kidney injury (AKI). Nephrol Dial Transplant 2010;25(1):107-18.
3. Mehta RL, Kellum JA, Shah SV, et al. Acute Kidney Injury Network: report of an initiative to improve outcomes in acute kidney injury. Crit Care 2007;11(2):R31.
4. James MT, Ghali WA, Knudtson ML, et al. Associations between acute kidney injury and cardiovascular and renal outcomes after coronary angiography. Circulation 2011;123(4):409-16.
5. Hoste EA, Doom S, De Waele J, et al. Epidemiology of contrast-associated acute kidney injury in ICU patients: a retrospective cohort analysis. Intensive Care Med 2011;37(12):1921-31.
6. Hou SH, Bushinsky DA, Wish JB. Hospital-acquired renal insufficiency: a prospective study. Am J Med 1983;74(2):243-8.
7. Nash K, Hafeez A, Hou S. Hospital-acquired renal insufficiency. Am J Kidney Dis 2002;39(5):930-6.
8. Barrett BJ. Contrast nephrotoxicity. J Am Soc Nephrol 1994;5(2):125-37.
9. Katzberg RW, Barrett BJ. Risk of iodinated contrast material–induced nephropathy with intravenous administration. [Review] [33 refs]. Radiology 2007;243(3):622-8.
10. KDIGO KDIGO. Section 4: Contrast-induced AKI. Kidney Int Suppl 2012;2(1):69-88.
11. McCullough PA, Stacul F, Becker CR, et al. Contrast-Induced Nephropathy (CIN) Consensus Working Panel: executive summary. Rev Cardiovasc Med 2006;7(4):177-97.
12. Owen R, Hiremath S, Myers A, et al. Canadian Association of Radiologists: Consensus Guidelines for the prevention of Contrast Induced Nephropathy: Update 2011. Can Assoc Radiol J 2014;65(2):96-105.
13. Solomon R, Deray G. How to prevent contrast-induced nephropathy and manage risk patients: practical recommendations. Kidney Int Suppl 2006;100:S51-3.
14. Stratta P, Bozzola C, Quaglia M. Pitfall in nephrology: contrast nephropathy has to be differentiated from renal damage due to atheroembolic disease. J Nephrol 2012;25(3):282-9.
15. Modi KS, Rao VK. Atheroembolic renal disease. J Am Soc Nephrol 2001;12(8):1781-7.
16. Vandenberghe W, De Corte W, Hoste EA. Contrast-associated AKI in the critically ill: relevant or irrelevant? Curr Opin Crit Care 2014;20(6):596-605.
17. Kim SM, Cha R, Lee JP, et al. Incidence and outcomes of contrast-induced nephropathy after computed tomography in patients with CKD: a quality improvement report. Am J Kidney Dis 2010;55(6):1018-25.
18. Bruce RJ, Djamali A, Shinki K, et al. Background fluctuation of kidney function versus contrast-induced nephrotoxicity. AJR Am J Roentgenol 2009;192(3):711-18.
19. McDonald RJ, McDonald JS, Carter RE, et al. Intravenous contrast material exposure is not an independent risk factor for dialysis or mortality. Radiology 2014;273(3):714-25.
20. McDonald JS, McDonald RJ, Carter RE, et al. Risk of intravenous contrast material-mediated acute kidney injury: a propensity score-matched study stratified by baseline-estimated glomerular filtration rate. Radiology 2014;271(1):65-73.
21. Dangas G, Iakovou I, Nikolsky E, et al. Contrast-induced nephropathy after percutaneous coronary interventions in relation to chronic kidney disease and hemodynamic variables. Am J Cardiol 2005;95(1):13-19.
22. Mueller C, Buerkle G, Buettner HJ, et al. Prevention of contrast media-associated nephropathy: randomized comparison of 2 hydration regimens in 1620 patients undergoing coronary angioplasty. Arch Intern Med 2002;162(3):329-36.

23. Weisbord SD, Mor MK, Resnick AL, et al. Incidence and outcomes of contrast-induced AKI following computed tomography. Clin J Am Soc Nephrol 2008;3(5):1274-81.
24. Mehran R, Aymong ED, Nikolsky E, et al. A simple risk score for prediction of contrast-induced nephropathy after percutaneous coronary intervention: development and initial validation. J Am Coll Cardiol 2004;44(7):1393-9.
25. Goergen SK, Rumbold G, Compton G, Harris C. Systematic review of current guidelines, and their evidence base, on risk of lactic acidosis after administration of contrast medium for patients receiving metformin. Radiology 2010;254(1):261-9.
26. Pond GD, Smyth SH, Roach DJ, Hunter G. Metformin and contrast media: genuine risk or witch hunt? Radiology 1996;201(3):879-80.
27. Janousek R, Krajina A, Peregrin JH, et al. Effect of intravascular iodinated contrast media on natural course of end-stage renal disease progression in hemodialysis patients: a prospective study. Cardiovasc Intervent Radiol 2010;33(1):61-6.
28. Weisbord SD, Bernardini J, Mor MK, et al. The effect of coronary angiography on residual renal function in patients on peritoneal dialysis. Clin Cardiol 2006;29(11):494-7.
29. Persson PB, Hansell P, Liss P. Pathophysiology of contrast medium-induced nephropathy. Kidney Int 2005;68(1):14-22.
30. Mockel M, Radovic M, Kuhnle Y, et al. Acute renal haemodynamic effects of radiocontrast media in patients undergoing left ventricular and coronary angiography. Nephrol Dial Transplant 2008;23(5):1588-94.
31. Liu ZZ, Viegas VU, Perlewitz A, et al. Iodinated contrast media differentially affect afferent and efferent arteriolar tone and reactivity in mice: a possible explanation for reduced glomerular filtration rate. Radiology 2012;265(3):762-71.
32. Heyman SN, Brezis M, Epstein FH, et al. Early renal medullary hypoxic injury from radiocontrast and indomethacin. Kidney Int 1991;40(4):632-42.
33. Guitterez NV, Diaz A, Timmis GC, et al. Determinants of serum creatinine trajectory in acute contrast nephropathy. J Interv Cardiol 2002;15(5):349-54.
34. Fang LS, Sirota RA, Ebert TH, Lichtenstein NS. Low fractional excretion of sodium with contrast media-induced acute renal failure. Arch Intern Med 1980;140(4):531-3.
35. James MT, Ghali WA, Tonelli M, et al. Acute kidney injury following coronary angiography is associated with a long-term decline in kidney function. Kidney Int 2010;78(8):803-9.
36. Solomon RJ, Mehran R, Natarajan MK, et al. Contrast-induced nephropathy and long-term adverse events: cause and effect? Clin J Am Soc Nephrol 2009;4(7):1162-9.
37. Sharma A, Mucino MJ, Ronco C. Renal functional reserve and renal recovery after acute kidney injury. Nephron Clin Pract 2014;127(1-4):94-100.
38. Weisbord SD, Palevsky PM. Acute kidney injury: kidney injury after contrast media: marker or mediator? Nat Rev Nephrol 2010;6(11):634-6.
39. Grobner T. Gadolinium–a specific trigger for the development of nephrogenic fibrosing dermopathy and nephrogenic systemic fibrosis? Nephrol Dial Transplant 2006;21(4):1104-8.
40. Edwards BJ, Laumann AE, Nardone B, et al. Advancing pharmacovigilance through academic-legal collaboration: the case of gadolinium-based contrast agents and nephrogenic systemic fibrosis-a Research on Adverse Drug Events and Reports (RADAR) report. Br J Radiol 2014;87(1042):20140307.
41. Bagshaw SM, McAlister FA, Manns BJ, Ghali WA. Acetylcysteine in the prevention of contrast-induced nephropathy: a case study of the pitfalls in the evolution of evidence. Arch Intern Med 2006;166(2):161-6.
42. Brar SS, Hiremath S, Dangas G, et al. Sodium bicarbonate for the prevention of contrast induced-acute kidney injury: a systematic review and meta-analysis. Clin J Am Soc Nephrol 2009;4(10):1584-92.
43. Brar SS, Shen AY, Jorgensen MB, et al. Sodium bicarbonate vs sodium chloride for the prevention of contrast medium-induced nephropathy in patients undergoing coronary angiography: a randomized trial. JAMA 2008;300(9):1038-46.
44. Hiremath S, Brar SS. The evidence for sodium bicarbonate therapy for contrast-associated acute kidney injury: far from settled science. Nephrol Dial Transplant 2010;25(8):2802-4; author reply 2804.
45. Merten GJ, Burgess WP, Gray LV, et al. Prevention of contrast-induced nephropathy with sodium bicarbonate: a randomized controlled trial. JAMA 2004;291(19):2328-34.
46. Weisbord SD, Gallagher M, Kaufman J, et al. Prevention of contrast-induced AKI: a review of published trials and the design of the prevention of serious adverse events following angiography (PRESERVE) trial. Clin J Am Soc Nephrol 2013;8(9):1618-31.
47. Brar SS, Aharonian V, Mansukhani P, et al. Haemodynamic-guided fluid administration for the prevention of contrast-induced acute kidney injury: the POSEIDON randomised controlled trial. Lancet 2014;383(9931):1814-23.
48. Hiremath S, Akbari A, Shabana W, et al. Prevention of contrast-induced acute kidney injury: is simple oral hydration similar to intravenous? A systematic review of the evidence. PLoS ONE 2013;8(3):e60009.
49. Barrett BJ, Carlisle EJ. Metaanalysis of the relative nephrotoxicity of high- and low-osmolality iodinated contrast media. Radiology 1993;188(1):171-8.
50. Aspelin P, Aubry P, Fransson SG, et al. Nephrotoxic effects in high-risk patients undergoing angiography. N Engl J Med 2003;348(6):491-9.
51. Laskey W, Aspelin P, Davidson C, et al. Nephrotoxicity of iodixanol versus iopamidol in patients with chronic kidney disease and diabetes mellitus undergoing coronary angiographic procedures. Am Heart J 2009;158(5):822-8.e3.
52. McCullough PA, Brown JR. Effects of intra-arterial and intravenous iso-osmolar contrast medium (iodixanol) on the risk of contrast-induced acute kidney injury: a meta-analysis. Cardiorenal Med 2011;1(4):220-34.
53. Heinrich MC, Haberle L, Muller V, et al. Nephrotoxicity of iso-osmolar iodixanol compared with nonionic low-osmolar contrast media: meta-analysis of randomized controlled trials. Radiology 2009;250(1):68-86.
54. Capodanno D, Ministeri M, Cumbo S, et al. Volume-to-creatinine clearance ratio in patients undergoing coronary angiography with or without percutaneous coronary intervention: implications of varying definitions of contrast-induced nephropathy. Catheter Cardiovasc Interv 2014;83(6):907-12.
55. Tan N, Liu Y, Zhou YL, et al. Contrast medium volume to creatinine clearance ratio: a predictor of contrast-induced nephropathy in the first 72 hours following percutaneous coronary intervention. Catheter Cardiovasc Interv 2012;79(1):70-5.
56. Cruz DN, Goh CY, Marenzi G, et al. Renal replacement therapies for prevention of radiocontrast-induced nephropathy: a systematic review. Am J Med 2012;125(1):66-78.e3.
57. Cruz DN, Perazella MA, Bellomo R, et al. Extracorporeal blood purification therapies for prevention of radiocontrast-induced nephropathy: a systematic review. Am J Kidney Dis 2006;48(3):361-71.
58. Reinecke H, Fobker M, Wellmann J, et al. A randomized controlled trial comparing hydration therapy to additional hemodialysis or N-acetylcysteine for the prevention of contrast medium-induced nephropathy: the Dialysis-versus-Diuresis (DVD) Trial. Clin Res Cardiol 2007;96(3):130-9.
59. Lee PT, Chou KJ, Liu CP, et al. Renal protection for coronary angiography in advanced renal failure patients by prophylactic hemodialysis. A randomized controlled trial. J Am Coll Cardiol 2007;50(11):1015-20.
60. Marenzi G, Marana I, Lauri G, et al. The prevention of radiocontrast-agent-induced nephropathy by hemofiltration. N Engl J Med 2003;349(14):1333-40.
61. Tepel M, van der Giet M, Schwarzfeld C, et al. Prevention of radiographic-contrast-agent-induced reductions in renal function by acetylcysteine. N Engl J Med 2000;343(3):180-4.
62. Gonzales DA, Norsworthy KJ, Kern SJ, et al. A meta-analysis of N-acetylcysteine in contrast-induced nephrotoxicity: unsupervised clustering to resolve heterogeneity. BMC Med 2007;5:32.
63. Hoffmann U, Fischereder M, Kruger B, et al. The value of N-acetylcysteine in the prevention of radiocontrast agent-induced nephropathy seems questionable. J Am Soc Nephrol 2004;15(2):407-10.
64. ACT Investigators. Acetylcysteine for prevention of renal outcomes in patients undergoing coronary and peripheral vascular angiography: main results from the randomized Acetylcysteine for Contrast-induced nephropathy Trial (ACT). Circulation 2011;124(11):1250-9.
65. Yamamoto T, Spencer T, Dargan PI, Wood DM. Incidence and management of N-acetylcysteine-related anaphylactoid reactions during the management of acute paracetamol overdose. Eur J Emerg Med 2014;21(1):57-60.
66. Weisbord SD, Mor MK, Kim S, et al. Factors associated with the use of preventive care for contrast-induced acute kidney injury. J Gen Intern Med 2009;24(3):289-98.
67. Majumdar SR, Kjellstrand CM, Tymchak WJ, et al. Forced euvolemic diuresis with mannitol and furosemide for prevention of contrast-induced nephropathy in patients with CKD undergoing coronary angiography: a randomized controlled trial. Am J Kidney Dis 2009;54(4):602-9.
68. Solomon R. Forced diuresis with the RenalGuard system: impact on contrast induced acute kidney injury. J Cardiol 2014;63(1):9-13.
69. Evaluation of RenalGuard® System to Reduce the Incidence of Contrast Induced Nephropathy in At-Risk Patients (CIN-RG). 2015; <https://clinicaltrials.gov/ct2/show/NCT01456013>. [accessed 02.02.15].
70. Singh N, Lee JZ, Huang JJ, et al. Benefit of statin pretreatment in prevention of contrast-induced nephropathy in different adult patient population: systematic review and meta-analysis. Open Heart 2014;1(1):e000127.
71. Peruzzi M, De Luca L, Thomsen HS, et al. A network meta-analysis on randomized trials focusing on the preventive effect of statins on contrast-induced nephropathy. Biomed Res Int 2014;2014:213239.
72. Stone NJ, Robinson JG, Lichtenstein AH, et al. 2013 ACC/AHA guideline on the treatment of blood cholesterol to reduce atherosclerotic cardiovascular risk in adults: a report of the American College of Cardiology/American Heart Association Task Force on Practice Guidelines. J Am Coll Cardiol 2014;63(25 Pt B):2889-934.
73. Bagshaw SM, Ghali WA. Theophylline for prevention of contrast-induced nephropathy: a systematic review and meta-analysis. Arch Intern Med 2005;165(10):1087-93.
74. Sadat U, Usman A, Gillard JH, Boyle JR. Does ascorbic acid protect against contrast-induced acute kidney injury in patients undergoing coronary angiography: a systematic review with meta-analysis of randomized, controlled trials. J Am Coll Cardiol 2013;62(23):2167-75.
75. Kelly AM, Dwamena B, Cronin P, et al. Meta-analysis: effectiveness of drugs for preventing contrast-induced nephropathy. Ann Intern Med 2008;148(4):284-94.
76. Wang A, Holcslaw T, Bashore TM, et al. Exacerbation of radiocontrast nephrotoxicity by endothelin receptor antagonism. Kidney Int 2000;57(4):1675-80.
77. Khoury Z, Schlicht JR, Como J, et al. The effect of prophylactic nifedipine on renal function in patients administered contrast media. Pharmacotherapy 1995;15(1):59-65.

112 肾小球肾炎

Sara T. Burgardt, Vivek R. Sanghani, Ronald J. Falk, and Gerald A. Hladik

超过一半的危重肾小球肾炎患者发生一定程度的急性肾损伤（acute kidney injury，AKI），近5%的患者需要肾脏替代治疗（renal replacement therapy，RRT）。对于那些严重AKI需要肾脏替代治疗的患者，死亡率高达70%，将近30%的存活患者仍然依赖透析[1-6]。AKI可能是由肾前性原因、肾脏疾病或尿路梗阻造成的。在重症患者中，大多数AKI与缺血性或中毒性肾小管损伤有关，这些损伤需要支持治疗，并且一般都是可逆转的。与急性肾小球肾炎（acute glomerulonephritis，GN）和急性间质性肾炎（acute interstitial nephritis，AIN）相关的AKI发生在小部分的患者中，但发生率可能占所有AKI的20%[7]。除了支持治疗外，尽早进行适当处理对于患者和肾脏的存活率至关重要。本章节重点介绍肾小球肾炎的临床表现和治疗。

肾小球肾炎

肾小球肾炎患者最常见的表现是以血尿、蛋白尿、AKI、水肿和高血压为特征的肾炎综合征[8]。可见镜下血尿或肉眼血尿，尿沉渣检查可见异形红细胞和红细胞管型。尿蛋白定量一般每天超过1g。测定尿蛋白与肌酐和/或尿白蛋白与肌酐比值可快速评估蛋白尿程度。同时测量这些参数可以计算尿白蛋白与总蛋白比值（urinary albumin-to-total protein ratio，UAPR；UAPR＝尿白蛋白与肌酐比值÷尿蛋白与肌酐比值）。尿白蛋白与总蛋白比值小于0.4提示肾小管性蛋白尿或轻链蛋白尿，而比值大于0.6提示肾小球性蛋白尿[9]。在某些情况下，患者可出现肾病综合征表现的蛋白尿（>3g/d），并伴有相关的临床表现，包括水肿、低白蛋白血症和高脂血症。在炎症起源的肾小球肾炎可发现伴或不伴白细胞管型的白细胞尿，但该种肾小球肾炎更接近间质性肾炎的特征。

在对不明原因AKI患者的活检中，最常见的诊断包括各种形式的肾小球肾炎［抗中性粒细胞胞浆抗体（anti-neutrophil cytoplasmic antibody，ANCA）相关肾小球肾炎，免疫球蛋白（immunoglobulin，Ig）A肾病，感染后肾小球肾炎，狼疮性肾炎，抗肾小球基底膜（anti-glomerular-basement-membrane，anti-GBM）疾病］和急性间质性肾炎[7,10-12]。事实上，肾小球肾炎是美国和欧洲终末期肾病（end-stage renal disease，ESRD）的第三大常见原因[8]。通过肾活检鉴别肾小球肾炎的类型对诊断和评估急性与慢性疾病的程度至关重要，有助于指导治疗和判断预后。

临床上将最具侵袭性的肾小球肾炎称为急进性肾小球肾炎（rapidly progressive glomerulonephritis，RPGN）。RPGN并非单一的疾病，而是由多种肾小球疾病组成的最严重的一种，分为肾脏限制性疾病和累及肾脏的全身性疾病（表112-1）。当患者出现肾功能迅速下降、进行性少尿、血尿、蛋白尿和高血压，即可诊断为RPGN[8]。虽然许多危重患者可出现与感染或外伤相关的血尿，但血尿和AKI始终提示考虑急性肾小球肾炎。多数RPGN病例，经肾脏超声显示肾脏正常至轻度增大，回声增强。肾活检提示重度肾小球损伤伴广泛新月体形成（图112-1）。重要的是，从急性细胞性新月体向慢性不可逆性损伤的转变可能会在数天内迅速发生。RPGN是一种肾病急症，需要及时诊断，早期干预和治疗，以中断慢性肾病的自然进展。在成人中，RPGN最常见的病因是ANCA相关性小血管炎和肾小球肾炎，其次是免疫复合物疾病，如

表112-1　与急进性肾小球肾炎相关疾病及实验室研究

肾限制性疾病	
IgA肾病	
感染相关性肾小球肾炎	低补体，链球菌血清学，细菌培养
ANCA相关性肾小球肾炎（少免疫沉积型肾小球肾炎）	ANCA滴度
抗肾小球基底膜病（Goodpasture综合征）	抗GBM抗体
全身性疾病	
狼疮性肾炎	低补体、ANA、dsDNA抗体
ANCA相关性小血管炎	ANCA滴度
抗肾小球基底膜病	抗GBM抗体
过敏性紫癜	无
冷球蛋白血症性血管炎	低补体，冷球蛋白，丙型肝炎血清学，类风湿因子阳性

ANCA：抗中性粒细胞胞质抗体；ANA：抗核抗体；dsDNA：双链DNA；GBM：肾小球基膜；IgA：免疫球蛋白A。

狼疮性肾炎或混合性冷球蛋白血症，以及抗肾小球基底膜疾病（当有肺部受累时称为 Goodpasture 综合征）[8, 13]。免疫荧光显微镜检查可以显示 ANCA 相关肾小球肾炎中的少量免疫染色，抗肾小球基底膜疾病中肾小球基底膜的线性 IgG 染色以及狼疮肾炎、IgA 肾病和感染相关肾小球肾炎中的免疫复合物沉积。

以 RPGN 和肺毛细血管炎为特征的肺肾综合征可表现为弥漫性肺泡出血（diffuse alveolar hemorrhage，DAH），是一种需要早期积极治疗的内科急症[14-16]。如果未经治疗，可快速进展至终末期肾病，并有较高死亡率。入住重症监护室（intensive care unit，ICU）和高死亡率与疾病本身和感染都有关。患者常表现为呼吸困难、发热、咳嗽和咯血，胸部 X 线检查提示弥漫性肺泡浸润。肺泡出血很难与肺炎相鉴别，尤其是对于无咯血症状的患者。大约 30% 的 DAH 患者没有咯血症状。有肺部症状的患者若出现 AKI 和血尿，应怀疑肺肾综合征的可能性。尽管 Goodpasture 综合征在 1958 年被首次用来描述同时出现肺出血和肾小球肾炎的患者[17]，但其最常见的原因是 ANCA 相关性小血管炎[8]。抗肾小球基底膜疾病指 DAH、RPGN 和存在抗肾小球基底膜抗体三联征。Goodpasture 综合征是肺肾综合征的第二常见原因。肺肾综合征的其他原因可能是系统性红斑狼疮（systemic lupus erythematosus，SLE）、血栓性微血管病和其他系统性血管炎。

详细的病史和全面的体格检查可为系统性血管炎（如巩膜炎、紫癜性皮疹和口腔或鼻窦病变）提供证据。支气管镜检查对诊断肺泡出血和评估感染至关重要。诊断的金标准是肾活检或肺活检，但危重患者进行这些操作的风险很高。肾活检比肺活检更有利，因为其损伤相对较小。由于 ANCA 相关性小血管炎和抗肾小球基底膜疾病在 RPGN 和 DAH 急性发作时的治疗方法相似，因此在明确血清学检测结果之前，可迅速启动血浆置换、皮质类固醇和环磷酰胺治疗。

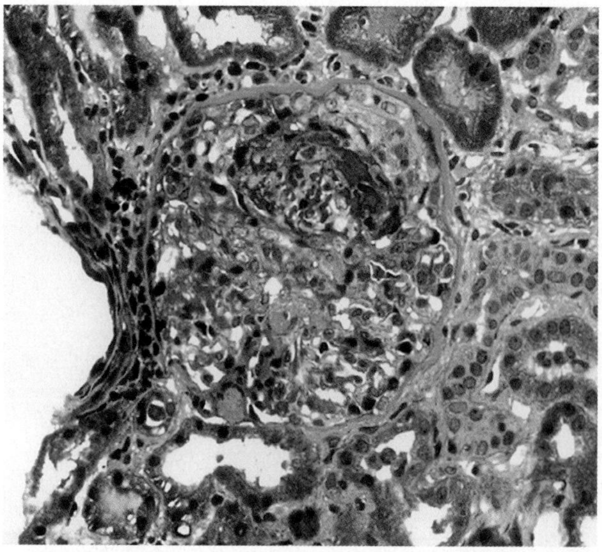

图 112-1 急进性肾小球肾炎，肾小球（4～8 点钟方向）出现细胞性新月体，伴有肾小球毛细血管丛纤维素样坏死（×200，三色）

ANCA 相关性小血管炎

ANCA 相关疾病可表现为系统性小血管血管炎、肺肾综合征或局限性肾病。疾病谱包括显微镜下多血管炎，肉芽肿性多血管炎（granulomatosis with polyangiitis，GPA，以前称为韦格纳肉芽肿病）和嗜酸性肉芽肿性多血管炎（eosinophilic granulomatosis with polyangiitis，EGPA，以前称为 Churg-Strauss 综合征[18, 19]）。组织病理学显示局灶性和节段性新月体肾小球肾炎，纤维素样坏死，并且通过免疫荧光显微技术可观察到少量肾小球内免疫染色。大多数患者可检测到抗髓过氧化物酶（myeloperoxidase，MPO）或抗蛋白酶 3（anti-proteinase 3，PR3）抗体。然而，在具有特征性临床表现和少免疫沉积型肾小球肾炎的患者中，约有 10% 检测不到抗体。

该疾病发病后若未经治疗，两年死亡率大约为 90%[20]。然而，对不同治疗方案的系统研究促进这一领域快速进展，并改善了患者预后[21]。80%～85% 的患者通过有效的免疫抑制策略使病情得到缓解。治疗方式包括甲泼尼龙静脉冲击治疗，随后口服皮质类固醇和静脉注射环磷酰胺、利妥昔单抗或两者联合使用[15, 22-27]。即使是透析依赖患者也能通过适当的治疗恢复肾功能。DAH、诊断时肾损伤的严重程度、肾小球损伤的程度、活检时出现肾小管间质病变以及高龄，是患者和肾脏存活的不良预后指标[28-32]。DAH 患者病死率高，血浆置换可提高其生存率。活动性出血患者应补充凝血因子[20, 33-36]。对于严重肺部疾病，少数患者已成功接受体外膜肺氧合（(extracorporeal membrane oxygenation，ECMO）治疗[37, 38]。严重肾脏疾病患者（即血清肌酐 > 5.7mg/dl）在接受血浆置换治疗后，肾脏功能恢复的可能性增加。正在进行的“血浆置换和糖皮质激素治疗抗中性粒细胞胞浆抗体相关性血管炎的研究”将阐明血浆置换在肾小球滤过率低于 50ml/min 的患者中是否有价值[29, 31, 35, 39-41]。

通过合理的治疗，80%～90% 的患者病情可缓解[20, 28, 33, 42, 43]。治疗耐药多见于女性、黑种人和严重肾脏疾病患者。疾病复发多见于抗 PR3 抗体阳性及肺部和上呼吸道系统受累的患者。除药物诱导的 ANCA 相关的小血管炎（如含有左旋咪唑的可卡因、肼苯哒嗪）外，ANCA 相关的小血管炎（ANCA-associated small-vessel vasculitides，AAV）遵循缓解和复发的过程[44]，使长期监测成为维持患者和肾脏生存的关键之一。

抗肾小球基底膜性肾小球肾炎

抗肾小球基底膜病（伴有肺毛细血管炎时的 Goodpasture 病）以弥漫性肺出血和 RPGN 为特征，在血清学检测中有抗肾小球基底膜抗体存在的证据，该抗体靶向针对Ⅳ型胶原蛋白 α3 链的非胶原域。它是 RPGN 最具侵袭性的形式[13]，30%～40% 的患者有肾脏局限性疾病而无肺部受累。抗肾小球基底膜疾病在白种人患者中更常见，两个发病高峰年龄分别在 37 岁和 70 岁[15, 45-47]。肾活检可见纤维素样坏死和肾小球新月体形成，IgG 沿肾小球基底膜呈线状沉积。

未经治疗的抗肾小球基底膜疾病是高度致命的。通常，肺出血或肾衰竭会引起死亡。治疗性血浆置换、细胞毒性药物和皮质类固醇治疗在20世纪70年代开始应用，从而提高了患者和肾脏的存活率[48]。在肺部和肾脏受累的患者中，迅速启动血浆置换对于快速清除抗肾小球基底膜抗体[49]至关重要，应每天连续进行血浆置换至检测不到抗体[47]。长期预后与发病时的肺损害程度和肾功能障碍程度有关。通过合理治疗，急性起病患者的生存率可能超过90%，但初次就诊时就需要肾脏替代治疗的患者生存率较低[46,47,50]。有不到10%的肾限制性抗肾小球基底膜疾病并且需要肾脏替代治疗的患者，接受了血浆置换、皮质类固醇和环磷酰胺治疗后，在一年后恢复了肾功能[46,50]。

相反，一项研究表明，发病时血清肌酐（serum creatinine，SCr）低于5.7mg/dl的患者1年生存率为100%，肾脏生存率为95%[50]。除依赖透析和肌酐升高外，肾脏预后不良的预测因素还包括少尿症、抗肾小球基底膜抗体高滴度、肾活检时伴有新月体形成的肾小球百分比高和广泛肾小管间质疾病[45,49,51,52]。虽然抗肾小球基底膜疾病与ANCA相关疾病相比，患者和肾脏存活率通常更差，但抗肾小球基底膜疾病的晚期复发比ANCA相关疾病的复发更少见[13,47]。

ANCA相关性血管炎和抗肾小球基底膜疾病都很少见，有趣的是，这些患者中有一部分在血清学检测时同时存在这两种类型的抗体。15%～30%的ANCA相关疾病患者也有抗肾小球基底膜抗体，而只有5%～10%的拥有抗肾小球基底膜抗体的患者也可有检测到的ANCA滴度[13,46,47,53-55]。尽管数据有限，但这些患者的结局可能比仅有抗肾小球基底膜抗体的患者要好。

狼疮性肾炎

50%～60%的系统性红斑狼疮患者在病程的最初10年会发生狼疮性肾炎，初诊时35%的患者存在狼疮性肾炎[56]。不到5%的患者患有RPGN或肺肾综合征。但有10%～20%的狼疮性肾炎患者最终会进展为终末期肾病。除病史和体格检查外，对患者的评估还应包括尿沉渣分析。因为尽管狼疮性肾炎的血清生化正常，但它可表现为肾炎或肾病综合征。其他检查还应包括尿蛋白的定量检测（尽可能测24小时尿）、血清补体水平的测定，以及抗核抗体（antinuclear antibodies，ANA）和抗双链DNA（anti-double-stranded DNA，anti-dsDNA）抗体的检测。

肾活检对诊断、预后评估及指导治疗至关重要。国际肾脏病学会（International Society of Nephrology，ISN）分类根据肾活检结果将狼疮性肾炎分为6类：Ⅰ类，系膜微小病变性狼疮性肾炎；Ⅱ类，系膜增生性狼疮性肾炎；Ⅲ类，局灶增生性狼疮性肾炎；Ⅳ类，弥漫增生性狼疮性肾炎；Ⅴ类，膜性狼疮性肾炎；Ⅵ类，晚期硬化性狼疮性肾炎[57-59]。发生增殖性病变的Ⅲ/Ⅳ型狼疮性肾炎，如果没有积极接受治疗，肾脏存活率很差。这些类型的狼疮性肾炎通常伴有血尿、蛋白尿、高血压和AKI。硬化性狼疮性肾炎是一种慢性、不可逆性病变，预后不良。

对更严重的狼疮性肾炎的治疗包括甲泼尼龙冲击治疗，然后口服皮质类固醇和静脉注射环磷酰胺[60-63]。与治疗少免疫沉积型肾小球肾炎相似，环磷酰胺静脉冲击治疗优于口服环磷酰胺治疗，超过80%的患者的治疗有效[60,64]。重要的是，5%～10%最初需要肾脏替代治疗的患者能够恢复足够的肾功能，使其接受治疗后不再依赖透析[65]。在使用标准糖皮质激素加环磷酰胺方案进行增生性狼疮性肾炎治疗的临床试验中，血浆置换无更多益处[66]。然而，血浆置换可能在特定的狼疮性肾炎患者和由抗磷脂抗体或ADAMTS13抗体引起的微血管病变中起作用[67]。一项比较吗替麦考酚酯（mycophenolatemofetil，MMF）与环磷酰胺效果的研究显示，前者与后者相比具有等效性，但不具有优越性；然而，接受吗替麦考酚酯治疗的患者似乎更易复发[68-71]，诱导治疗后应进行维持治疗。吗替麦考酚酯联合小剂量泼尼松为首选方案。根据患者反应和不良反应，可考虑静滴环磷酰胺或口服硫唑嘌呤[60,72-74]。其他疗法包括阿巴西普和贝利单抗，但将其纳入狼疮性肾炎的治疗还需要进一步研究和验证。

疾病发作时的不良预后指标包括男性、黑种人、严重高血压、抗磷脂综合征（antiphospholipid syndrome，APS）和延迟启动免疫抑制治疗。诱导治疗后，6个月病情未能缓解和存在无法控制的高血压是不良的预后指标[60,75]。1/3～1/2的患者会复发。在一些患者中，补体水平下降和抗dsDNA滴度上升先于疾病复发。但部分重症狼疮性肾炎患者抗体滴度为阴性[60,76]。仅部分缓解的患者一般比完全缓解的患者更早复发，而且更可能进展为终末期肾病[77]。所有有狼疮性肾炎病史的患者应密切监测疾病的复发情况，重复肾活检是指导治疗决策所必需的。

感染相关性肾小球肾炎

细菌、病毒、真菌、原虫和蠕虫感染均可导致感染相关性肾小球肾炎。链球菌感染后肾小球肾炎（poststreptococcal glomerulonephritis，PSGN）在细菌感染后1～6周出现肾病综合征。它通常发生在皮肤或咽部感染A组溶血性链球菌肾源性菌株后的儿童中[78,79]。虽然链球菌感染后肾小球肾炎仍然是发展中国家儿童急性肾炎综合征最常见的原因，但在工业化国家中，这种疾病的发病率却急剧下降。最近，由于葡萄球菌和革兰氏阴性菌引起的感染相关肾小球肾炎（infection-related GN，IRGN）病例变得更加普遍，特别是在细菌性心内膜炎和脑室血管分流感染的情况下。与A组β溶血性链球菌感染相关的病例相比，葡萄球菌或其他感染有关的肾功能不全可在活动性感染期间出现。

链球菌感染后肾小球肾炎患儿通常表现为以血尿、蛋白尿、高血压、水肿和轻度肾功能损害为特征的肾炎。伴有脑病和癫痫发作的严重高血压并不常见，可能需要入住ICU[80,81]。实验室研究表明，补体水平降低（CH50和C3）与交替补体级联的激活一致；补体水平8～10周可恢复正常[18]。血清学研究可用于确诊近期链球菌感染，特别是近期咽炎[82, 83]。肾活检通过免疫荧光显微镜检查提示毛细血管内增生和免疫复合物的颗粒沉积[78, 82, 84, 85]。

急性肾炎综合征通常在7～14天缓解，链球菌感染后肾小球肾炎患儿预后极佳。但有10%～20%的患儿有持续性尿检异常，包括蛋白尿和血尿[6, 8, 83, 86-88]。该病一般需要支持治疗，急性期可根据需要使用抗高血压药和利尿剂。对于活动性感染应予以治疗，并在流行地区和与疾病高发地区有关联的家庭中使用预防性抗生素。

与儿童相比，工业化国家成人感染相关肾小球肾炎后结局更差，特别是对于有潜在慢性疾病或危险因素的患者，包括糖尿病、癌症、酒精中毒、肝病或静脉吸毒的患者[18, 78, 79, 89-92]。老年患者经常并发AKI、充血性心力衰竭和肾病性蛋白尿。其治疗包括使用利尿剂、抗高血压药、肾脏替代疗法和根除感染等支持治疗。虽然缺乏随机对照试验的证据，但基于对其他肾小球肾炎的治疗，在广泛肾小球新月体和RPGN的患者中，可考虑使用甲基强的松龙静脉冲击治疗[18]。1/4～1/2的患者有持续性肾功能减退，多达15%的患者可能进展为终末期肾病[89-91, 93]。治疗6个月后仍有持续蛋白尿>1g/dl的患者长期预后更差，这些患者应接受血管紧张素转换酶抑制剂或血管紧张素受体阻滞剂治疗[18]。与感染相关的肾小球肾炎的其他重要病因包括由丙型肝炎病毒（hepatitis C virus，HCV）、乙型肝炎病毒（hepatitis B virus，HBV）或人类免疫缺陷病毒（human immunodeficiency virus，HIV）感染引起的冷球蛋白血症肾小球肾炎。全身性疾病的体征和症状可能包括可触及的紫癜、关节痛或关节炎以及周围神经病变[94]。实验室检查可能包括低补体血症（特别是无法检测到C4）、类风湿因子（rheumatoid factor，RF）升高、循环冷球蛋白和血清学病毒阳性。肾活检在光镜下显示腔内血栓，免疫组织学上提示免疫球蛋白和补体C3沉积。急进性肾病的处理包括血浆置换、利妥昔单抗或环磷酰胺以及抗病毒治疗[94-96]。

IgA肾病

IgA肾病（IgA nephropathy，IgAN）是世界范围内极为常见的肾小球肾炎类型。在北美，它通常发作于20～30岁年龄段，男性的发病率是女性的两倍[97, 98]。大多数患者表现为肉眼血尿，同时伴有上呼吸道或胃肠道感染。患者可出现高血压和不同程度的蛋白尿。约有不到10%的新月体型IgA肾病患者表现为肾病性蛋白尿，严重高血压以及肾功能快速下降[99, 100]。发病时出现的严重AKI也可能是由急性肾小管坏死引起的肉眼血尿或新月体病。迄今没有明确的血清学检查可以确定诊断；肾活检是必需检查。通过光镜观察到的炎症（例如，新月体和毛细血管免疫沉积物，除外一般的系膜沉积物）、肾小管间质纤维化和肾小球硬化的严重程度虽然是可变的，却可预测临床结果。免疫荧光显微镜显示系膜IgA沉积。

IgA肾病患者的长期预后差异很大，但许多患者发展为进行性肾衰竭。确诊后10年时进展为终末期肾病的患者比例为15%～25%，确诊后20年时该比例为25%～30%[101]。

必要时应积极使用血管紧张素阻滞剂和其他药物治疗的高血压[18, 102]。严重蛋白尿（一般定义为>0.5～1g/dl）和肾功能下降的患者可接受皮质类固醇或免疫抑制剂治疗。在特定的患者人群，皮质类固醇似乎可降低进展为终末期肾病的风险并减少蛋白尿[103-107]。对于罕见的RPGN和新月体型肾小球肾炎患者，应将环磷酰胺或硫唑嘌呤等免疫抑制药物作为备用药物[18, 99, 101]。疾病进展的预测因素包括诊断时肾功能降低的程度、严重蛋白尿、高血压和肾活检证实的慢性疾病[97, 98, 108, 109]。

IgA血管炎

IgA血管炎［IgA vasculitis，IgAV，以前称为过敏性紫癜（Henoch-Schönlein purpura，HSP）］的肾活检结果与IgA肾病难以区分。然而，IgA血管炎是一种全身性疾病，其特征表现为可触及的紫癜性皮疹，关节炎或关节痛以及胃肠道受累。相比成人，该病在儿童中更常见。其经典表现为突然发作的皮疹，由非斑疹性红斑发展为荨麻疹性丘疹至紫癜，在四肢远端和臀部伸侧表面对称分布[110, 111]。儿童较常出现胃肠道表现和发热，而成人则有更严重的肾脏受累和关节症状[112, 113]。肾脏受累发生在大约1/3的儿童和2/3的成人中[114]。最常见的表现是镜下血尿，伴或不伴红细胞管型和非肾病性蛋白尿[115]。

IgA血管炎的肾脏受累通常比IgA肾病更严重，但大多数患儿可以完全康复[112, 116, 117]。该病预后和慢性肾脏疾病差别很大，但成人肾脏受累的预后更差。不良预后指标包括肾功能不全和出现严重蛋白尿、高血压和组织学上广泛的肾小球炎症[113, 114, 117, 118]。治疗方法主要是支持性治疗，当前的实验研究尚不支持任何特定的治疗方案[119]。在大多数IgA血管炎病例中，保守疗法一般是有效的。皮肤、关节或胃肠道表现严重的患者可短期口服糖皮质激素。但尚无明确证据表明泼尼松可预防严重的长期肾脏疾病[120, 121]。当出现严重腹痛和恶心而不能口服药物治疗时，可能需要静脉使用皮质类固醇。当出现伴有肾功能恶化的严重新月体性肾病时，也需要进行皮质类固醇治疗[120, 121]。改善全球肾脏病预后组织（Kidney Disease Improving Global Outcomes，KDIGO）建议将持续的IgA血管炎作为独立性IgA肾病治疗[18]。关于应用血浆置换治疗严重疾病的报道有限[122, 123]。两例全身表现严重且应用皮质类固醇和免疫抑制剂治疗无效的成人，接受血浆置换治疗后病情得到改善[124]。

血栓性微血管病

血栓性微血管病（thrombotic microangiopathy，TMA）的特征是小动脉和毛细血管内广泛血栓形成，腔内血小板聚集和血管壁增厚[125-127]。其潜在的病理生理原因是由多种因素引起的内皮损伤。原发性 TMA 综合征包括血栓性血小板减少性紫癜（thrombotic thrombocy-topenic purpura，TTP）、遗传性溶血性尿毒症综合征（hereditary hemolytic uremic syndrome，HUS；Upshaw-Sculman 综合征）和原发性非典型溶血性尿毒症综合征。继发性 TMA 综合征包括典型或腹泻性溶血性尿毒症综合征（志贺毒素介导）、药源性综合征、自身免疫性疾病（SLE，系统性硬化症）、妊娠相关 TMA［先兆子痫，子痫和溶血，肝酶升高和低血小板计数（hemolysis，elevated liver enzymes，and a low platelet count，HELLP）综合征］、胰腺炎相关的 TTP/HUS、癌症和干细胞移植诱导的 TTP/HUS、恶性高血压和感染相关的 TTP。

TTP 和 HUS 的临床表现和实验室检查有很大部分是相同的。因此，出现微血管病性溶血性贫血和血小板减少症的患者，最初应归类为未分化的 TMA 或 TTP/HUS。TTP 中典型的五联征包括微血管病性溶血性贫血、血小板减少症、神经系统症状和体征、肾功能障碍和发热[125, 127, 128]。然而，只有不到 1/3 的患者具备上述五种临床表现。大部分患者可能表现为神经系统症状，如意识模糊、头痛、癫痫发作和昏迷。肾脏表现通常在 HUS 中更为突出，儿童的典型表现包括微血管病性溶血性贫血、血小板减少和 AKI。实验室检查表现为外周涂片可见片状细胞的微血管病性溶血性贫血，乳酸脱氢酶水平升高和血小板减少，且血小板计数通常低于 60 000/μl。

目前，研究人员在阐明 TTP 和 HUS 的分子基础方面取得了显著进展。血栓性血小板减少性紫癜分为遗传性（Upshaw-Shulman 综合征）和获得性两种类型，与破坏锌金属蛋白酶 ADAMTS13（一种去整合素和具有 1 型血小板反应蛋白模体 13 的金属蛋白酶）功能的抗体的缺失或存在有关[127-129]。该蛋白参与血管性血友病因子（von Willebrand factor，vWF）的裂解，ADAMTS13 的缺陷导致结合血小板的 vWF 多聚体的积聚，从而导致微血管血栓形成。历史上，血栓性血小板减少性紫癜未经治疗的死亡率超过 90%。但随着血浆置换治疗的出现及应用，该病死亡率已降至 10%～20%[130, 131]。其他疗法包括糖皮质激素、利妥昔单抗和脾切除术用于难治性或复发性疾病[132-133]。遗传性血栓性血小板减少性紫癜需要用新鲜冰冻血浆或含有 ADAMTS13 的冰冻血清进行治疗。由于遗传性 TTP 很罕见，因此新发病例首先考虑其为获得性 TTP。

溶血性尿毒症综合征是儿童 AKI 最常见的原因，表现为溶血性贫血、血小板减少和 AKI[125, 134-136]。典型或腹泻型溶血性尿毒症综合征（D-HUS）最常发生于产生志贺毒素的大肠杆菌（E.coli O157∶H7）引起的感染性腹泻，占所有病例的 90%。发病高峰在 5 岁以下儿童。该病以腹部绞痛和非血性腹泻起病，随后 70% 的患者会出现出血性腹泻。随着腹泻症状改善，患者会出现严重的肾衰竭、贫血和血小板减少症。这些患儿病情危重，大约有 1/2～2/3 的患者需要肾脏替代治疗。患者常出现血容量不足，快速补充容量是早期治疗的关键方法之一。约 70% 的患者需要输注红细胞，25% 的患者有神经系统受累。在过去的几十年中，死亡率从 40%～50% 降至 3%～5%，这归功于根据需要所采用的红细胞输血和肾脏替代治疗为主的积极支持治疗策略。研究表明，许多治疗 HUS 的方法都没有明确的益处，在很大程度上依然以支持性治疗为主。应用抗生素治疗大肠杆菌 O157∶H7 引起的感染性腹泻与发生 HUS 的风险增加有关。在疾病发作后 1～3 周，患者症状可自行缓解，大多数患者肾功能恢复。不幸的是，有些儿童会进展至终末期肾病，高达 40% 的儿童有长期后遗症，包括慢性肾病、持续性蛋白尿和高血压。非腹泻相关性溶血性尿毒症综合征发生于少数患者，可能与其他感染如肺炎链球菌有关。

小部分 HUS 患者为散发型或家族型，称为非典型 HUS。这些患者存在补体旁路缺陷，已发现在补体因子 H、补体因子 I 和膜辅因子蛋白中发生突变[127-129]。补体因子 H 突变的患者死亡率最高，且大多数存活患者会进展为终末期肾病。目前，正在研究用新鲜冰冻血浆、血浆置换和依库丽单抗（一种靶向补体级联末端的单克隆抗体）联合治疗这种毁灭性疾病[137]。依库丽单抗应被考虑用于拟诊断为非典型 HUS 的患者，其前提是缺乏继发性血栓性微血管病的特征以及患者对 5 天强化血浆置换无反应。

多种药物与 TMA 有关。药物诱导的 TMA 的病理生理机制尚不清楚，但免疫介导作用或直接内皮细胞毒性可能发挥重要作用[138]。当药物诱导的抗体最终与内皮细胞、血小板或中性粒细胞发生反应，并且除微血管损伤外，还引起血小板微血栓时，可能发生免疫介导的 TMA。当药物或其活性代谢产物存在于循环或组织中时，会有抗体形成。一旦药物被完全清除，新的抗体就不会产生[139]。与此现象相关的药物包括奎宁、吉西他滨、丝裂霉素 C、噻硫平和奥沙利铂[140, 141]。

硬皮病肾危象表现为 AKI，伴突然发作的中重度高血压，可伴有癫痫发作的脑病或急性肺水肿[142]。一部分患者可能不表现为高血压，但血压一旦高于基线值，则意味着预后更差[143]。大约 10% 的患者通常在发病 4 年内发生硬皮病肾危象。弥漫性皮肤病的风险最大，前期治疗中大剂量使用皮质类固醇会增加硬皮病肾危象的风险[144, 145]。患者表现为微血管病性溶血性贫血、血小板减少、蛋白尿、镜下血尿，并有明显的血浆肾素增高。曾经，该病未经治疗的预后不良，生存率不到 10%。血管紧张素转换酶（angiotensin-converting enzyme，ACE）抑制剂的应用使治疗发生了革命性的变化；通过合理治疗，现在的急性死亡率低于 25%[142, 146, 147]。1/2～2/3 的患者将需要肾脏替代治疗，但其中一半的患者可恢复足够的肾功能，不再依赖透析。不良预后与 ACE 抑制剂治疗开始时肌酐高于 3mg/dl、透析依赖、血压控制不佳、男性、高龄和充血性心力衰竭有关。不需要肾脏替代治疗的硬皮病肾危象患者 5 年存活率达 90%。相反，透析依赖患者的 5 年生存率只有 40%。早期识别和治疗对患者和肾脏结局都至关重要。即使患者出现进行性肾衰竭或需要肾脏替代治疗，血管紧张素转换酶抑制剂也应迅速启动并持续使用。

抗磷脂综合征

小部分抗磷脂综合征（antiphospholipid syndrome，APS）患者临床表现危重，其特征是AKI和广泛的小血管（某些情况大血管）静脉和动脉血栓形成，并对多个器官造成损伤[148]。该病在数天至数周内进展，通常累及肾脏、肺、中枢神经系统、心脏和皮肤。肾脏是最常见的受累器官，超过70%的患者有肾脏受累。肾脏疾病表现为恶性高血压和AKI，有25%的患者需要肾脏替代治疗。预估死亡率为50%，管理策略包括治疗潜在病因（如感染、系统性红斑狼疮），大剂量皮质类固醇泼尼松龙，连续3天静滴，剂量500g，随后使用泼尼松，1mg/（kg•d）]，全身抗凝治疗，血浆置换清除抗心磷脂抗体，静脉注射免疫球蛋白[149]。

知识点

1. 由肾小球肾炎引起的AKI的许多潜在病因是可逆的。由于活动性肾小球病变向不可逆性瘢痕转变发生迅速，因此及时诊断和早期干预至关重要。
2. 肺肾综合征是内科急症。研究表明，早期积极治疗可提高患者和肾脏的存活率。
3. 详细的病史和体格检查对区分肾限制性疾病和全身性疾病有重要意义。
4. 初步评估应包括血生化检查、尿沉渣评估、全血细胞计数及外周血涂片检查、蛋白尿评估和肾脏超声检查。
5. 血清补体水平是区分肾小球肾炎（GN）病因的重要工具：①多数IgA肾病、IgA血管炎、ANCA相关性肾小球肾炎和抗肾小球基底膜病的血清补体水平正常；②免疫复合物肾小球肾炎（包括感染相关性肾炎和狼疮性肾炎）的血清补体水平下降。
6. 根据临床情况，其他评估可能包括抗中性粒细胞胞浆抗体（ANCA）、抗肾小球基底膜抗体、抗核抗体（ANA）、抗双链DNA（dsDNA）抗体、链球菌感染血清学、病毒血清学和细菌培养。
7. 肾活检仍然是诊断肾小球肾炎的金标准。
8. 然而，危重患者肾活检后出现并发症的风险增加，在某些情况下可能需要在不进行活检的情况下进行经验性治疗。

（康红军　袁睿 译，赵妍 审校）

参考文献

1. Barrantes F, Tian J, Vazquez R, Amoateng-Adjepong Y, Manthous CA. Acute kidney injury criteria predict outcomes of critically ill patients. Crit Care Med 2008;36:1397–1403.
2. Bell M. Acute kidney injury: new concepts, renal recovery. Nephron Clin Pract 2008;109: c224–c228.
3. Hoste EA, Schurgers M. Epidemiology of acute kidney injury: how big is the problem? Crit Care Med 2008;36:S146–151.
4. Mehta RL, Pascual MT, Soroko S, et al. Spectrum of acute renal failure in the intensive care unit: the PICARD experience. Kidney Int 2004;66:1613–1621.
5. Uchino S, Kellum JA, Bellomo R, et al. Acute renal failure in critically ill patients: a multinational, multicenter study. JAMA 2005;294:813–818.
6. Waikar SS, Liu KD, Chertow GM. Diagnosis, epidemiology and outcomes of acute kidney injury. Clin J Am Soc Nephrol 2008;3:844–861.
7. Prakash J, Sen D, Kumar NS, Kumar H, Tripathi LK, Saxena RK. Acute renal failure due to intrinsic renal diseases: review of 1122 cases. Ren Fail 2003;25:225–233.
8. Couser WG. Glomerulonephritis. Lancet 1999;353:1509–1515.
9. Smith ER, Cai MM, McMahon LP, Wright DA, Holt SG. The value of simultaneous measurements of urinary albumin and total protein in proteinuric patients. Nephrol Dial Transplant 2012;27:1534–1541.
10. Farrington K, Levison DA, Greenwood RN, Cattell WR, Baker LR. Renal biopsy in patients with unexplained renal impairment and normal kidney size. Q J Med 1989;70:221–233.
11. Haas M, Spargo BH, Wit EJ, Meehan SM. Etiologies and outcome of acute renal insufficiency in older adults: a renal biopsy study of 259 cases. Am J Kidney Dis 2000;35:433–447.
12. Schena FP. Survey of the Italian Registry of Renal Biopsies. Frequency of the renal diseases for 7 consecutive years. The Italian Group of Renal Immunopathology. Nephrol Dial Transplant 1997;12: 418–426.
13. Jennette JC. Rapidly progressive crescentic glomerulonephritis. Kidney Int 2003;63:1164–1177.
14. Collard HR, Schwarz MI. Diffuse alveolar hemorrhage. Clin Chest Med 2004;25:583–592, vii.
15. Papiris SA, Manali ED, Kalomenidis I, Kapotsis GE, Karakatsani A, Roussos C. Bench-to-bedside review: pulmonary-renal syndromes—an update for the intensivist. Crit Care 2007;11:213.
16. Semple D, Keogh J, Forni L, Venn R. Clinical review: Vasculitis on the intensive care unit—part 2: treatment and prognosis. Crit Care 2005;9:193–197.
17. Stanton MC, Tange JD. Goodpasture's syndrome (pulmonary haemorrhage associated with glomerulonephritis). Australas Ann Med 1958;7:132–144.
18. Group GW. Kidney Disease: Improving Global Outcomes (KDIGO). KDIGO Clinical Practice Guideline for Glomerulonephritis. Kidney Int Suppl 2012;2:139–274.
19. Jennette JC, Falk RJ, Bacon PA, et al. 2012 revised International Chapel Hill Consensus Conference Nomenclature of Vasculitides. Arthritis Rheum 2013;65:1–11.
20. Kamesh L, Harper L, Savage CO. ANCA-positive vasculitis. J Am Soc Nephrol 2002;13: 1953–1960.
21. Tesar V, Rihova Z, Jancova E, Rysava R, Merta M. Current treatment strategies in ANCA-positive renal vasculitis-lessons from European randomized trials. Nephrol Dial Transplant 2003;18(Suppl 5):v2–v4.
22. de Groot K, Rasmussen N, Bacon PA, et al. Randomized trial of cyclophosphamide versus methotrexate for induction of remission in early systemic antineutrophil cytoplasmic antibody-associated vasculitis. Arthritis Rheum 2005;52:2461–2469.
23. de Groot K, Harper L, Jayne DR, et al. Pulse versus daily oral cyclophosphamide for induction of remission in antineutrophil cytoplasmic antibody-associated vasculitis: a randomized trial. Ann Intern Med 2009;150:670–680.
24. Jayne D, Rasmussen N, Andrassy K, et al. A randomized trial of maintenance therapy for vasculitis associated with antineutrophil cytoplasmic autoantibodies. N Engl J Med 2003;349:36–44.
25. Jones RB, Tervaert JW, Hauser T, et al. Rituximab versus cyclophosphamide in ANCA-associated renal vasculitis. N Engl J Med 2010;363:211–220.
26. Specks U, Merkel PA, Seo P, et al. Efficacy of remission-induction regimens for ANCA-associated vasculitis. N Engl J Med 2013;369:417–427.
27. McGregor JG, Hogan SL, Kotzen ES, et al. Rituximab as an immunosuppressant in antineutrophil cytoplasmic antibody-associated vasculitis. Nephrol Dial Transplant 2015;30:i123–131.
28. Gallagher H, Kwan JT, Jayne DR. Pulmonary renal syndrome: a 4-year, single-center experience. Am J Kidney Dis 2002;39:42–47.
29. Gaskin G, Pusey CD. Plasmapheresis in antineutrophil cytoplasmic antibody-associated systemic vasculitis. Ther Apher 2001;5:176–181.
30. de Lind van Wijngaarden RA, Hauer HA, Wolterbeek R, et al. Chances of renal recovery for dialysis-dependent ANCA-associated glomerulonephritis. J Am Soc Nephrol 2007;18:2189–2197.
31. de Lind van Wijngaarden RA, Hauer HA, Wolterbeek R, et al. Clinical and histologic determinants of renal outcome in ANCA-associated vasculitis: A prospective analysis of 100 patients with severe renal involvement. J Am Soc Nephrol 2006;17:2264–2274.
32. Hedger N, Stevens J, Drey N, Walker S, Roderick P. Incidence and outcome of pauci-immune rapidly progressive glomerulonephritis in Wessex, UK: a 10-year retrospective study. Nephrol Dial Transplant 2000;15:1593–1599.
33. Hogan SL, Falk RJ, Chin H, et al. Predictors of relapse and treatment resistance in antineutrophil cytoplasmic antibody-associated small-vessel vasculitis. Ann Intern Med 2005;143:621–631.
34. Booth AD, Almond MK, Burns A, et al. Outcome of ANCA-associated renal vasculitis: a 5-year retrospective study. Am J Kidney Dis 2003;41:776–784.
35. Klemmer PJ, Chalermskulrat W, Reif MS, Hogan SL, Henke DC, Falk RJ. Plasmapheresis therapy for diffuse alveolar hemorrhage in patients with small-vessel vasculitis. Am J Kidney Dis 2003;42:1149–1153.
36. Szpirt WM. Plasma exchange in antineutrophil cytoplasmic antibody-associated vasculitis—a 25-year perspective. Nephrol Dial Transplant 2015;30:i146–149.
37. Ahmed SH, Aziz T, Cochran J, Highland K. Use of extracorporeal membrane oxygenation in a patient with diffuse alveolar hemorrhage. Chest 2004;126:305–309.
38. Matsumoto T, Ueki K, Tamura S, et al. Extracorporeal membrane oxygenation for the management of respiratory failure due to ANCA-associated vasculitis. Scand J Rheumatol 2000;29:195–197.
39. Walters G, Willis NS, Craig JC. Interventions for renal vasculitis in adults. Cochrane Database Syst Rev 2008;(3):CD003232.
40. Jayne DR, Gaskin G, Rasmussen N, et al. Randomized trial of plasma exchange or high-dosage methylprednisolone as adjunctive therapy for severe renal vasculitis. J Am Soc Nephrol 2007;18:2180–2188.
41. Walsh M, Casian A, Flossmann O, et al. Long-term follow-up of patients with severe ANCA-associated vasculitis comparing plasma exchange to intravenous methylprednisolone treatment is unclear. Kidney Int 2013;84:397–402.
42. Hogan SL, Nachman PH, Wilkman AS, Jennette JC, Falk RJ. Prognostic markers in patients with antineutrophil cytoplasmic autoantibody-associated microscopic polyangiitis and glomerulonephritis. J Am Soc Nephrol 1996;7:23–32.
43. de Groot K, Jayne D. What is new in the therapy of ANCA-associated vasculitides? Take home messages from the 12th workshop on ANCA and systemic vasculitides. Clin Nephrol 2005;64:480–484.

44. Hogan JJ, Markowitz GS, Radhakrishnan J. Drug-induced glomerular disease: immune-mediated injury. Clin J Am Soc Nephrol 2015;10:1300–1310.
45. Bolton WK. Goodpasture's syndrome. Kidney Int 1996;50:1753–1766.
46. Pusey CD. Anti-glomerular basement membrane disease. Kidney Int 2003;64:1535–1550.
47. Salama AD, Levy JB, Lightstone L, Pusey CD. Goodpasture's disease. Lancet 2001;358:917–920.
48. Lockwood CM, Rees AJ, Pearson TA, Evans DJ, Peters DK, Wilson CB. Immunosuppression and plasma-exchange in the treatment of Goodpasture's syndrome. Lancet 1976;1:711–715.
49. Johnson JP, Moore J, Jr., Austin HA, III, Balow JE, Antonovych TT, Wilson CB. Therapy of anti-glomerular basement membrane antibody disease: analysis of prognostic significance of clinical, pathologic and treatment factors. Medicine (Baltimore) 1985;64:219–227.
50. Levy JB, Turner AN, Rees AJ, Pusey CD. Long-term outcome of anti-glomerular basement membrane antibody disease treated with plasma exchange and immunosuppression. Ann Intern Med 2001;134:1033–1042.
51. Herody M, Bobrie G, Gouarin C, Grunfeld JP, Noel LH. Anti-GBM disease: predictive value of clinical, histological and serological data. Clin Nephrol 1993;40:249–255.
52. Savage CO, Pusey CD, Bowman C, Rees AJ, Lockwood CM. Antiglomerular basement membrane antibody mediated disease in the British Isles 1980-4. Br Med J (Clin Res Ed) 1986;292:301–304.
53. Niles JL, Bottinger EP, Saurina GR, et al. The syndrome of lung hemorrhage and nephritis is usually an ANCA-associated condition. Arch Intern Med 1996;156:440–445.
54. Levy JB, Hammad T, Coulthart A, Dougan T, Pusey CD. Clinical features and outcome of patients with both ANCA and anti-GBM antibodies. Kidney Int 2004;66:1535–1540.
55. Lindic J, Vizjak A, Ferluga D, et al. Clinical outcome of patients with coexistent antineutrophil cytoplasmic antibodies and antibodies against glomerular basement membrane. Ther Apher Dial 2009;13:278–281.
56. Hahn BH, McMahon MA, Wilkinson A, et al. American College of Rheumatology guidelines for screening, treatment, and management of lupus nephritis. Arthritis Care Res 2012;64:797–808.
57. Weening JJ, D'Agati VD, Schwartz MM, et al. The classification of glomerulonephritis in systemic lupus erythematosus revisited. J Am Soc Nephrol 2004;15:241–250.
58. Appel GB, Valeri A. The course and treatment of lupus nephritis. Annu Rev Med 1994;45: 525–537.
59. Jacobsen S, Starklint H, Petersen J, et al. Prognostic value of renal biopsy and clinical variables in patients with lupus nephritis and normal serum creatinine. Scand J Rheumatol 1999;28:288–299.
60. Bertsias G, Boumpas DT. Update on the management of lupus nephritis: let the treatment fit the patient. Nature clinical practice. Rheumatology 2008;4:464–472.
61. Austin HA, III, Klippel JH, Balow JE, et al. Therapy of lupus nephritis. Controlled trial of prednisone and cytotoxic drugs. N Engl J Med 1986;314:614–619.
62. Gourley MF, Austin HA, III, Scott D, et al. Methylprednisolone and cyclophosphamide, alone or in combination, in patients with lupus nephritis. A randomized, controlled trial. Ann Intern Med 1996;125:549–557.
63. Illei GG, Austin HA, Crane M, et al. Combination therapy with pulse cyclophosphamide plus pulse methylprednisolone improves long-term renal outcome without adding toxicity in patients with lupus nephritis. Ann Intern Med 2001;135:248–257.
64. Balow JE. Clinical presentation and monitoring of lupus nephritis. Lupus 2005;14:25–30.
65. Section 5: Dialysis interventions for treatment of AKI. Kidney Int Suppl 2012;2:89–115.
66. Lewis EJ, Hunsicker LG, Lan SP, Rohde RD, Lachin JM. A controlled trial of plasmapheresis therapy in severe lupus nephritis. The Lupus Nephritis Collaborative Study Group. N Engl J Med 1992;326:1373–1379.
67. Schwartz J, Winters JL, Padmanabhan A, et al. Guidelines on the use of therapeutic apheresis in clinical practice-evidence-based approach from the Writing Committee of the American Society for Apheresis: the sixth special issue. J Clin Apher 2013;28:145–284.
68. Chan TM, Tse KC, Tang CS, Mok MY, Li FK. Long-term study of mycophenolate mofetil as continuous induction and maintenance treatment for diffuse proliferative lupus nephritis. J Am Soc Nephrol 2005;16:1076–1084.
69. Hu W, Liu Z, Chen H, et al. Mycophenolate mofetil vs cyclophosphamide therapy for patients with diffuse proliferative lupus nephritis. Chin Med J (Engl) 2002;115:705–709.
70. Appel GB, Contreras G, Dooley MA, et al. Mycophenolate mofetil versus cyclophosphamide for induction treatment of lupus nephritis. J Am Soc Nephrol 2009;20:1103–1112.
71. Ginzler EM, Wofsy D, Isenberg D, Gordon C, Lisk L, Dooley MA. Nonrenal disease activity following mycophenolate mofetil or intravenous cyclophosphamide as induction treatment for lupus nephritis: findings in a multicenter, prospective, randomized, open-label, parallel-group clinical trial. Arthritis Rheum 2010;62:211–221.
72. Houssiau FA, D'Cruz D, Sangle S, et al. Azathioprine versus mycophenolate mofetil for long-term immunosuppression in lupus nephritis: results from the MAINTAIN Nephritis Trial. Ann Rheum Dis 2010;69:2083–2089.
73. Contreras G, Pardo V, Leclercq B, et al. Sequential therapies for proliferative lupus nephritis. N Engl J Med 2004;350:971–980.
74. Moroni G, Doria A, Mosca M, et al. A randomized pilot trial comparing cyclosporine and azathioprine for maintenance therapy in diffuse lupus nephritis over four years. Clin J Am Soc Nephrol 2006;1:925–932.
75. Waldman M, Appel GB. Update on the treatment of lupus nephritis. Kidney Int 2006;70: 1403–1412.
76. Hahn BH. Antibodies to DNA. N Engl J Med 1998;338:1359–1368.
77. Illei GG, Takada K, Parkin D, et al. Renal flares are common in patients with severe proliferative lupus nephritis treated with pulse immunosuppressive therapy: long-term followup of a cohort of 145 patients participating in randomized controlled studies. Arthritis Rheum 2002;46:995–1002.
78. Kanjanabuch T, Kittikowit W, Eiam-Ong S. An update on acute postinfectious glomerulonephritis worldwide. Nat Rev Nephrol 2009;5:259–269.
79. Rodriguez-Iturbe B, Musser JM. The current state of poststreptococcal glomerulonephritis. J Am Soc Nephrol 2008;19:1855–1864.
80. Wong W, Morris MC. Cerebral vasculitis in a child following post-streptococcal glomerulonephritis. J Paediatr Child Health 2001;37:597–599.
81. Kaplan RA, Zwick DL, Hellerstein S, Warady BA, Alon U. Cerebral vasculitis in acute post-streptococcal glomerulonephritis. Pediatr Nephrol 1993;7:194–195.
82. Richards J. Acute post-streptococcal glomerulonephritis. W V Med J 1991;87:61–65.
83. Berrios X, Lagomarsino E, Solar E, Sandoval G, Guzman B, Riedel I. Post-streptococcal acute glomerulonephritis in Chile–20 years of experience. Pediatr Nephrol 2004;19:306–312.
84. Wyatt RJ, Forristal J, West CD, Sugimoto S, Curd JG. Complement profiles in acute post-streptococcal glomerulonephritis. Pediatr Nephrol 1988;2:219–223.
85. Matsell DG, Roy S, Tamerius JD, Morrow PR, Kolb WP, Wyatt RJ. Plasma terminal complement complexes in acute poststreptococcal glomerulonephritis. Am J Kidney Dis 1991;17:311–316.
86. Wallace MR. Acute glomerulonephritis in childhood: a prospective study of hospital admissions. N Z Med J 1981;94:134–137.
87. Kasahara T, Hayakawa H, Okubo S, et al. Prognosis of acute poststreptococcal glomerulonephritis (APSGN) is excellent in children, when adequately diagnosed. Pediatr Int 2001;43:364–367.
88. Drachman R, Aladjem M, Vardy PA. Natural history of an acute glomerulonephritis epidemic in children. An 11- to 12-year follow-up. Isr J Med Sci 1982;18:603–607.
89. Montseny JJ, Meyrier A, Kleinknecht D, Callard P. The current spectrum of infectious glomerulonephritis. Experience with 76 patients and review of the literature. Medicine (Baltimore) 1995;74:63–73.
90. Moroni G, Pozzi C, Quaglini S, et al. Long-term prognosis of diffuse proliferative glomerulonephritis associated with infection in adults. Nephrol Dial Transplant 2002;17:1204–1211.
91. Nasr SH, Markowitz GS, Stokes MB, Said SM, Valeri AM, D'Agati VD. Acute postinfectious glomerulonephritis in the modern era: experience with 86 adults and review of the literature. Medicine (Baltimore) 2008;87:21–32.
92. Keller CK, Andrassy K, Waldherr R, Ritz E. Postinfectious glomerulonephritis—is there a link to alcoholism? Q J Med 1994;87:97–102.
93. Sesso R, Pinto SW. Five-year follow-up of patients with epidemic glomerulonephritis due to *Streptococcus zooepidemicus*. Nephrol Dial Transplant 2005;20:1808–1812.
94. Sandri AM, Elewa U, Poterucha JJ, Fervenza FC. Treatment of hepatitis C-mediated glomerular disease. Nephron Clin Pract 2011;119:c121–c129; discussion c129–130.
95. Frankel AH, Singer DR, Winearls CG, Evans DJ, Rees AJ, Pusey CD. Type II essential mixed cryoglobulinaemia: presentation, treatment and outcome in 13 patients. Q J Med 1992;82:101–124.
96. Roccatello D, Fornasieri A, Giachino O, et al. Multicenter study on hepatitis C virus-related cryoglobulinemic glomerulonephritis. Am J Kidney Dis 2007;49:69–82.
97. Macanovic M, Mathieson P. Primary glomerular disease. Medicine. 2007;35(9):489–496.
98. Wyatt RJ, Julian BA. IgA nephropathy. N Engl J Med 2013;368:2402–2414.
99. Tumlin JA, Hennigar RA. Clinical presentation, natural history, and treatment of crescentic proliferative IgA nephropathy. Semin Nephrol 2004;24:256–268.
100. Coppo R, Troyanov S, Bellur S, et al. Validation of the Oxford classification of IgA nephropathy in cohorts with different presentations and treatments. Kidney Int 2014;86:828–836.
101. Barratt J, Feehally J. Treatment of IgA nephropathy. Kidney Int 2006;69:1934–1938.
102. Kanno Y, Okada H, Saruta T, Suzuki H. Blood pressure reduction associated with preservation of renal function in hypertensive patients with IgA nephropathy: a 3-year follow-up. Clin Nephrol 2000;54:360–365.
103. Samuels JA, Strippoli GF, Craig JC, Schena FP, Molony DA. Immunosuppressive treatments for immunoglobulin A nephropathy: a meta-analysis of randomized controlled trials. Nephrology (Carlton) 2004;9:177–185.
104. Ballardie FW. Quantitative appraisal of treatment options for IgA nephropathy. J Am Soc Nephrol 2007;18:2806–2809.
105. Ballardie FW, Roberts IS. Controlled prospective trial of prednisolone and cytotoxics in progressive IgA nephropathy. J Am Soc Nephrol 2002;13:142–148.
106. Pozzi C, Bolasco PG, Fogazzi GB, et al. Corticosteroids in IgA nephropathy: a randomised controlled trial. Lancet 1999;353:883–887.
107. Manno C, Torres DD, Rossini M, Pesce F, Schena FP. Randomized controlled clinical trial of corticosteroids plus ACE-inhibitors with long-term follow-up in proteinuric IgA nephropathy. Nephrol Dial Transplant 2009;24:3694–3701.
108. Bartosik LP, Lajoie G, Sugar L, Cattran DC. Predicting progression in IgA nephropathy. Am J Kidney Dis 2001;38:728–735.
109. Donadio JV, Bergstralh EJ, Grande JP, Rademcher DM. Proteinuria patterns and their association with subsequent end-stage renal disease in IgA nephropathy. Nephrol Dial Transplant 2002;17:1197–1203.
110. Cameron JS. Henoch-Schönlein purpura: clinical presentation. Contrib Nephrol 1984;40:246–249.
111. Allen DM, Diamond LK, Howell DA. Anaphylactoid purpura in children (Schönlein-Henoch syndrome): review with a follow-up of the renal complications. AMA Am J Dis Child 1960;99: 833–854.
112. Blanco R, Martinez-Taboada VM, Rodriguez-Valverde V, Garcia-Fuentes M, Gonzalez-Gay MA. Henoch-Schönlein purpura in adulthood and childhood: two different expressions of the same syndrome. Arthritis Rheum 1997;40:859–864.
113. Pillebout E, Thervet E, Hill G, Alberti C, Vanhille P, Nochy D. Henoch-Schönlein purpura in adults: outcome and prognostic factors. J Am Soc Nephrol 2002;13:1271–1278.
114. Rieu P, Noel LH. Henoch-Schönlein nephritis in children and adults. Morphological features and clinicopathological correlations. Ann Med Interne (Paris) 1999;150:151–159.
115. Narchi H. Risk of long term renal impairment and duration of follow up recommended for Henoch-Schönlein purpura with normal or minimal urinary findings. A systematic review. Arch Dis Child. 2005.
116. Yoshikawa N, Ito H, Yoshiya K, et al. Henoch-Schönlein nephritis and IgA nephropathy in children: a comparison of clinical course. Clin Nephrol 1987;27:233–237.
117. Kawasaki Y, Suzuki J, Sakai N, et al. Clinical and pathological features of children with Henoch-Schönlein purpura nephritis: risk factors associated with poor prognosis. Clin Nephrol 2003;60: 153–160.
118. Goldstein AR, White RH, Akuse R, Chantler C. Long-term follow-up of childhood Henoch-Schönlein nephritis. Lancet 1992;339:280–282.
119. Zaffanello M, Fanos V. Treatment-based literature of Henoch-Schönlein purpura nephritis in childhood. Pediatr Nephrol 2009;24:1901–1911.
120. Ronkainen J, Koskimies O, Ala-Houhala M, et al. Early prednisone therapy in Henoch-Schönlein purpura: a randomized, double-blind, placebo-controlled trial. J Pediatr 2006;149(2):241–247.
121. Hahn D, Hodson EM, Willis NS, Craig JC. Interventions for preventing and treating kidney disease in Henoch-Schönlein Purpura (HSP). Cochrane Database Syst Rev 2015;(8):CD005128.
122. Kawasaki Y, Suzuki J, Murai M, et al. Plasmapheresis therapy for rapidly progressive Henoch-Schönlein nephritis. Pediatr Nephrol 2004;19:920–923.
123. Shenoy M, Ognjanovic MV, Coulthard MG. Treating severe Henoch-Schönlein and IgA nephritis with plasmapheresis alone. Pediatr Nephrol 2007;22:1167–1171.
124. Donghi D, Schanz U, Sahrbacher U, et al. Life-threatening or organ-impairing Henoch-Schönlein purpura: plasmapheresis may save lives and limit organ damage. Dermatology. 2009;219:167–170.
125. Ruggenenti P, Noris M, Remuzzi G. Thrombotic microangiopathy, hemolytic uremic syndrome, and thrombotic thrombocytopenic purpura. Kidney Int 2001;60(3):831–846.
126. Tsai HM. Current concepts in thrombotic thrombocytopenic purpura. Annu Rev Med 2006;57: 419–436.
127. Moake JL. Thrombotic microangiopathies. N Engl J Med 2002;347(8):589–600.
128. Tsai HM. Current concepts in thrombotic thrombocytopenic purpura. Annu Rev Med 2006;57: 419–436.
129. Tsai HM. The molecular biology of thrombotic microangiopathy. Kidney Int 2006;70:16–23.
130. Michael M, Elliott EJ, Craig JC, Ridley G, Hodson EM. Interventions for hemolytic uremic syndrome and thrombotic thrombocytopenic purpura: a systematic review of randomized controlled trials. Am J Kidney Dis 2009;53:259–272.
131. Scully M, Hunt BJ, Benjamin S, et al. Guidelines on the diagnosis and management of thrombotic thrombocytopenic purpura and other thrombotic microangiopathies. Br J Haematol 2012;158: 323–335.
132. Balduini CL, Gugliotta L, Luppi M, et al. High versus standard dose methylprednisolone in the acute phase of idiopathic thrombotic thrombocytopenic purpura: a randomized study. Ann Hematol 2010;89:591–596.
133. Scully M, McDonald V, Cavenagh J, et al. A phase 2 study of the safety and efficacy of rituximab with plasma exchange in acute acquired thrombotic thrombocytopenic purpura. Blood 2011;118: 1746–1753.
134. Andreoli SP, Trachtman H, Acheson DW, Siegler RL, Obrig TG. Hemolytic uremic syndrome: epidemiology, pathophysiology, and therapy. Pediatr Nephrol 2002;17:293–298.
135. Noris M, Remuzzi G. Hemolytic uremic syndrome. J Am Soc Nephrol 2005;16:1035–1050.
136. Scheiring J, Rosales A, Zimmerhackl LB. Clinical practice. Today's understanding of the haemolytic uraemic syndrome. Eur J Pediatr 2010;169:7–13.
137. Legendre CM, Licht C, Muus P, et al. Terminal complement inhibitor eculizumab in atypical hemolytic-uremic syndrome. N Engl J Med 2013;368:2169–2181.
138. Medina PJ, Sipols JM, George JN. Drug-associated thrombotic thrombocytopenic purpura-hemolytic uremic syndrome. Curr Opin Hematol 2001;8:286–293.
139. Maguire RB, Stroncek DF, Campbell AC. Recurrent pancytopenia, coagulopathy, and renal failure associated with multiple quinine-dependent antibodies. Ann Intern Med 1993;119:215–217.
140. Al-Nouri ZL, Reese JA, Terrell DR, Vesely SK, George JN. Drug-induced thrombotic microangiopathy: a systematic review of published reports. Blood 2015;125:616–618.
141. Reese JA, Bougie DW, Curtis BR, et al. Drug-induced thrombotic microangiopathy: Experience of the Oklahoma Registry and the BloodCenter of Wisconsin. Am J Hematol 2015;90:406–410.
142. Steen VD. Scleroderma renal crisis. Rheum Dis Clin North Am 2003;29:315–333.
143. Helfrich DJ, Banner B, Steen VD, Medsger TA, Jr. Normotensive renal failure in systemic sclerosis. Arthritis Rheum 1989;32:1128–1134.

144. Kohno K, Katayama T, Majima K, et al. A case of normotensive scleroderma renal crisis after high-dose methylprednisolone treatment. Clin Nephrol 2000;53:479–482.
145. Steen VD, Medsger TA, Jr. Case-control study of corticosteroids and other drugs that either precipitate or protect from the development of scleroderma renal crisis. Arthritis Rheum 1998;41: 1613–1619.
146. Steen VD, Medsger TA, Jr. Long-term outcomes of scleroderma renal crisis. Ann Intern Med 2000;133:600–603.
147. Penn H, Howie AJ, Kingdon EJ, et al. Scleroderma renal crisis: patient characteristics and long-term outcomes. QJM 2007;100:485–494.
148. Levine JS, Branch DW, Rauch J. The antiphospholipid syndrome. N Engl J Med 2002;346: 752–763.
149. Cervera R, Rodriguez-Pinto I. Catastrophic antiphospholipid syndrome: task force report summary. Lupus 2014;23:1283–1285.

113

间质性肾炎

Sara T. Burgardt, Vivek R. Sanghani, Ronald J. Falk, and Gerald A. Hladik

急性间质性肾炎（acute interstitial nephritis，AIN）是急性肾损伤的重要原因，以发生在肾间质和肾小管的炎症为特征，故称之为急性肾小管间质性肾炎可能更恰当（图 113-1）。本病是由药物或感染引起的超敏反应所致。急性间质性肾炎也可能由自身免疫性疾病引起，包括系统性红斑狼疮、结节病和干燥综合征（Sjögren syndrome，SS）[1,2]。2%～6% 的肾活检可见急性间质性肾炎，不明原因急性肾损伤发生率可高达 25%[1,3-5]。药物诱发的急性间质性肾炎占所有病例的 2/3 以上。许多重症患者使用的药物，如抗生素、质子泵抑制剂和利尿剂（框 113-1），均可造成急性间质性肾炎[6,7]。早期识别急性间质性肾炎尤为重要，以尽早明确应停用的致病药物，从而减少正在进行的肾损伤。肾功能损害早期改善和活检时出现斑片状影提示预后较好[2,8]。不良预后指标包括高龄、肾功能受损时间延长、肾活检提示慢性肾小管间质改变的程度。30%～40% 的患者会出现一定程度的长期肾功能损害[2,6,7]。

药物引起的急性间质性肾炎通常在用药几周后出现，但在某些情况下可发生在一次用药后即刻出现。去除致病药物后，急性肾损伤可持续数周至数月不等[1,2,7]。与甲氧西林相关的急性间质性肾炎是该病的典型表现。大多数甲氧西林诱导的急性间质性肾炎患者在药物暴露数周后出现发热、嗜酸性粒细胞增多、脓尿和血尿。约半数患者发生急性肾损伤并持续数周，随后 90% 的患者完全恢复[9]。不幸的是，仅有 10%～15% 的患者会出现经典的三联征：发热、皮疹和嗜酸性粒细胞增多[1-3,6]。患者可出现轻度肾功能损害或需要肾脏替代治疗的严重急性肾损伤。尿沉渣分析结果可正常或表现为无菌性脓尿、白细胞管型和血尿。在大多数情况下，患者可见蛋白尿，但不满足肾病综合征范围（<3g/d），并以低分子量蛋白尿为主，但 2/3 的非甾体抗炎药诱导的急性间质性肾炎患者存在肾病综合征[2,6]。由于患者全身表现与感染相似，故此时诊断急性间质性肾炎很困难。肾盂肾炎患者有白细胞尿、血尿和轻度蛋白尿。尿培养对证实感染至关重要，无菌性脓尿提示应考虑诊断急性间质性肾炎。急性间质性肾炎可能难与急性肾小管损伤相鉴别，特别是对于尿沉渣分析正常的患者。基于 Wright 或 Hansel 染色的嗜酸性粒细胞尿，提示急性 AIN，但该检查对本病既不敏感也不具有特异性[6,9,10]。嗜酸性粒细胞尿也见于其他多种疾病，包括肾盂肾炎、膀胱炎、前列腺炎、急性肾小管坏死以及新月体性和增生性肾小球肾炎。因此，嗜酸性粒细胞尿的意义必须结合临床表现仔细考虑。无嗜酸性粒细胞尿并不排除急性间质性肾炎的诊断，这使得肾活检成为鉴别这些疾病和指导治疗的重要诊断工具。

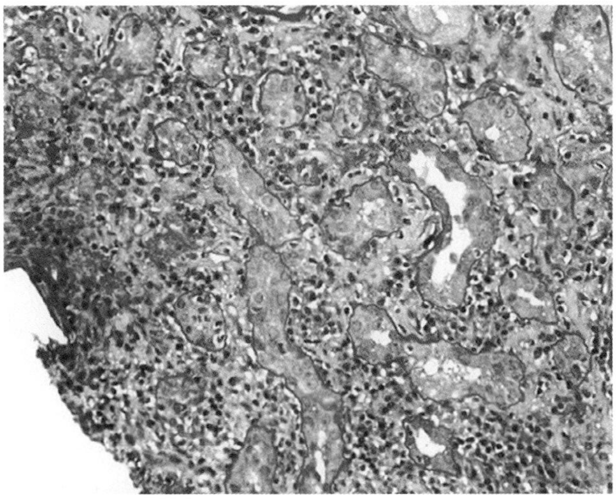

图 113-1 **急性间质性肾炎**。以单核细胞为主的弥漫性炎症存在于扩张的轻度水肿的间质内，过碘酸希夫（periodic acid-Schiff，PAS）阳性的管状基底膜有皱褶。并存在肾小管炎病灶（×200，PAS）

在很大程度上，急性间质性肾炎患者的初始治疗以支持性治疗为主，如指南提到的透析。去除可疑的致病物是治疗急性间质性肾炎的基础。确定所有可疑致病物，消除潜在的致病药物，控制潜在的感染灶是控制急性间质性肾炎的基础[2,6]。当更换药物时，应选择不易与原有药物发生交叉反

框 113-1　可造成急性间质性肾炎的常见药物

抗生素：青霉素类、头孢菌素类、磺胺类、环丙沙星、利福平
抗惊厥药：苯妥英钠、卡马西平、苯巴比妥、丙戊酸钠
利尿剂：噻嗪类、袢利尿剂、氨苯蝶啶
草药
非甾体抗炎药
质子泵抑制剂

应的药物。使用皮质类固醇治疗仍存在争议，目前没有大型随机试验明确验证了皮质类固醇治疗急性间质性肾炎的有效性[6,11]。一项小型研究证明，早期使用类固醇可促进肾功能恢复。在该研究中，大多数患者是由使用抗生素或非甾体抗炎药造成的急性间质性肾炎[12]。另一项研究表明，大多数患者停药后好转，但那些在数周内无改善的患者可能会从皮质类固醇治疗中受益[13]。在另一项回顾性研究中，超过90%的患者有药物造成的急性间质性肾炎，其中60%的患者接受了类固醇皮质激素治疗，但肾脏转归结果并没有差异[4]。吗替麦考酚酯已成功用于8例急性间质性肾炎患者，这些患者因疾病复发而不能减少维持性类固醇皮质激素的治疗[14]。

知识点

1. 急性肾损伤和无菌性脓尿或全身性超敏反应表现的患者应考虑诊断急性肾小管间质性肾炎（AIN），特别是与感染或开始药物治疗相关时。
2. 超过2/3的急性间质性肾炎患者需要药物治疗，尤其是抗生素治疗。
3. 只能通过肾活检明确急性间质性肾炎的诊断。
4. 治疗药物诱导的急性间质性肾炎应立即停用致病药物。如继续使用致病药物可能导致肾衰竭的时间延长。

（康红军　张宇　译，赵妍　审校）

参考文献

1. John R, Herzenberg AM. Renal toxicity of therapeutic drugs. J Clin Pathol 2009;62:505–515.
2. Baker RJ, Pusey CD. The changing profile of acute tubulointerstitial nephritis. Nephrol Dial Transplant 2004;19:8–11.
3. Abdel-Kader K, Palevsky PM. Acute kidney injury in the elderly. Clin Geriatr Med 2009;25:331–358.
4. Clarkson MR, Giblin L, O'Connell FP, et al. Acute interstitial nephritis: clinical features and response to corticosteroid therapy. Nephrol Dial Transplant 2004;19:2778–2783.
5. Davison AM, Jones CH. Acute interstitial nephritis in the elderly: a report from the UK MRC Glomerulonephritis Register and a review of the literature. Nephrol Dial Transplant 1998;13:12–16.
6. Rossert J. Drug-induced acute interstitial nephritis. Kidney Int 2001;60:804–817.
7. Schwarz A, Krause PH, Kunzendorf U, Keller F, Distler A. The outcome of acute interstitial nephritis: risk factors for the transition from acute to chronic interstitial nephritis. Clin Nephrol 2000;54:179–190.
8. Laberke HG, Bohle A. Acute interstitial nephritis: correlations between clinical and morphological findings. Clin Nephrol 1980;14:263–273.
9. Fletcher A. Eosinophiluria and acute interstitial nephritis. N Engl J Med 2008;358:1760–1761.
10. Nolan CR, 3rd, Anger MS, Kelleher SP. Eosinophiluria–a new method of detection and definition of the clinical spectrum. N Engl J Med 1986;315:1516–1519.
11. Appel GB. The treatment of acute interstitial nephritis: More data at last. Kidney Int 2008;73:905–907.
12. Gonzalez E, Gutierrez E, Galeano C, et al. Early steroid treatment improves the recovery of renal function in patients with drug-induced acute interstitial nephritis. Kidney Int 2008;73:940–946.
13. Buysen JG, Houthoff HJ, Krediet RT, Arisz L. Acute interstitial nephritis: a clinical and morphological study in 27 patients. Nephrol Dial Transplant 1990;5:94–99.
14. Preddie DC, Markowitz GS, Radhakrishnan J, et al. Mycophenolate mofetil for the treatment of interstitial nephritis. Clin J Am Soc Nephrol 2006;1:718–722.

第八篇

感染性疾病

114 抗生素的管理

Marin H. Kollef and Scott T. Micek

抗生素的管理是一个重要概念，几乎与每个临床医生息息相关，其目的是防止耐药、改善预后和降低医疗费用（图 114-1）[1-7]。本章节中，我们将重点讨论抗生素管理的进展与障碍，如表 114-1 所示，分两个主要方面进行讨论：优化抗生素治疗和避免不必要的抗生素使用。

抗生素治疗优化

抗生素的合理选择

恰当的抗生素治疗是管理脓毒症休克以及任何需要收住重症监护室（intensive care unit，ICU）的严重感染的基石，对住院病死率也有显著影响。恰当的抗生素治疗是指在初始抗菌方案对分离出来的致病菌体外敏感，而不恰当的治疗方案指最初的治疗方案缺乏对致病病原体的体外敏感活性[8]。不恰当的初始抗生素治疗可导致治疗失败和预后不良[9-15]。在念珠菌血流感染中，不恰当的初始抗菌治疗与较高的死亡率也有类似关联[16-18]。此外，最近一项关于脓毒症与脓毒症休克的回顾性研究中，进一步强调了覆盖严重感染相关的所有病原体的重要性[19]。对于整个队列，使用适当的抗菌药物治疗以防止一例患者死亡所需的数量为 4.0［95% 置信区间（CI），3.7～4.3］。

最新版拯救脓毒症指南已经强调了选择合适的初始抗菌治疗的重要性[20]。指南推荐初始经验性抗感染方案应包含一种或多种抗生素，以期覆盖所有可能的病原体（细菌和/或真菌或病毒），并且能以足够的抗生素浓度渗透到可疑感染部位（1B 级）[20]。指南要求临床医生应根据患者病史制定最初抗菌治疗方案，包括药物不耐受史、近期抗生素使用史、潜在疾病、临床综合征、既往定植或感染的社区和医院病原体的易感性模式。

抗生素的应用时机

除了选择合适的抗菌药物方案外，抗生素使用时机也是决定危重感染患者预后的重要因素。几项研究发现，有效抗菌药物的延迟使用与严重感染，包括呼吸机相关性肺炎（ventilator-associated pneumonia，VAP）和感染性休克的患者住院病死率密切相关[21,22]。最近一项随机、观察性研究的荟萃分析通过对目标导向治疗在脓毒症休克患者预后方面的影响分析，发现从统计学上来看，接受脓毒症休克程序化治疗的患者更能及时应用抗生素[23]。这项荟萃分析中有一篇是前瞻性、观察性研究，评估了来自西班牙 77 个 ICU 的严重脓毒症患者[24]。作者采用倾向性多变量分析，发现早期广谱抗生素治疗与降低死亡率相关。随后拯救脓毒症运动的成员对 165 个欧洲，美国和南美洲 ICU 前瞻性收集的大型数据库进行了回顾性分析[25]，整体的住院病死率为 29.7%，而首剂抗生素延迟应用的时间与死亡率的增加有统计学意义。

及时应用有效抗生素似乎是决定危重病患者预后的重要因素。如下所述，对抗生素耐药性和快速诊断的预测工具可能有利于恰当治疗方案的快速实施。然而，一旦临床医师下达抗生素治疗方案后，急诊科和 ICU 同样应确保各自有恰当的流程来迅速地获得和提供抗生素治疗。

抗菌药物的适当剂量与药代学 / 药效学的考虑

除了及时地提供恰当的抗生素治疗方案，还需要感染部位有足够的药物浓度，以优化临床结局。β- 内酰胺和碳青霉烯类是时间依赖性的抗菌药物，其抗菌活性主要与游离药物浓度超过最低抑菌浓度的持续时间相关（T_{FRIE}/MIC）[26-28]。许多因素影响危重患者抗菌药物的药代动力学。低白蛋白血症、大量晶体液输注、大量胸腹腔积液、儿茶酚胺、增强的肾脏清除率（augmented renal clearance，ARC）、肾脏替代治疗都可以显著改变所使用的抗生素在感染部位的浓度[29]。

在 VAP 的治疗中，尤其针对革兰氏阴性菌感染（gram-negative bacteria，GNB），即使已经选择了合适的初始方案，抗生素剂量和疗程方面还需要增加。例如，关于替加环素的 meta 分析表明医院内肺炎，尤其是 GNB 感染的 VAP 的死亡率有所增加[30-32]。一项针对医院获得性肺炎（hospital-acquired pneumonia，HAP）的随机研究发现，替加环素联合或不联合头孢他啶，无论后者是否联合万古霉素，对所有病原体的治愈率方面均劣于亚胺培南西司他丁[33]。猜想替加环素的剂量（75mg q12h）太少以至于难以实现高于病原体最低抑菌浓度的血药浓度，于是进行了大剂量（100mg q12h）的替加环素与亚胺培南西司他丁进行比较研究[34]。同样，头孢吡普（ceftobiprole），一种类似于头孢他啶或头孢吡肟，具有抗 MRSA 和抗广泛 GNB 活性的头孢类抗生素，与利奈唑

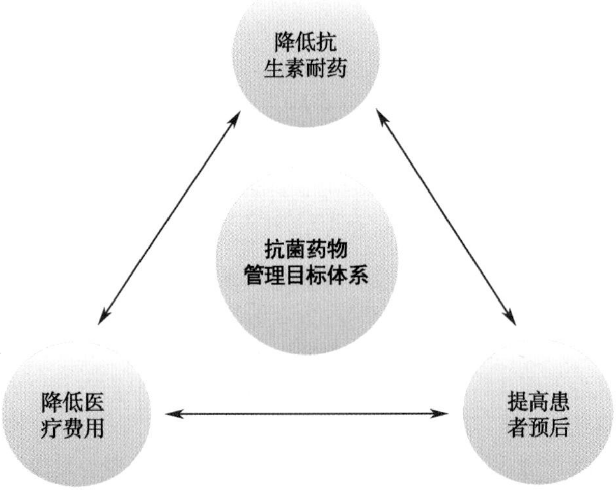

图 114-1 抗菌药物管理计划的目标

表 114-1 ICU 抗菌药物管理方案

1. 优化抗菌治疗
   a. 合适的抗生素选择
   b. 抗生素应用时机
   c. 恰当的抗生素剂量及 PK/PD 考虑
   d. 抗生素疗程
   e. 增强的肾脏清除率
   f. 治疗药物监测
2. 避免不必要的抗生素使用
   a. 经验性抗生素降阶梯治疗
   b. 抗生素耐药性预测工具的应用
   c. 生物标志物指导抗菌药物治疗
   d. 规范的抗菌药物管理计划
   e. 快速微生物学诊断

ICU：重症监护室；PK/PD：药代学 / 药效学。

胺和头孢他啶在 HAP/VAP 的患者中进行了比较[35]。尽管在 HAP 患者中两组有相似的治愈率，但在 VAP 中，头孢吡普劣于利奈唑胺和头孢他啶，很大程度上被认为是由于头孢吡普在危重患者中的剂量不足。这种担忧使正在进行的 HAP/VAP 临床注册试验中头孢洛扎 / 他唑巴坦（ceftolozone/tazobactam）的剂量增加了 1 倍[36]。

危重患者会表现出不同的药代动力学。因此，对 β- 内酰胺类和碳青霉烯类药物新的给药策略进行了研究，包括通过延长输注时间来优化抗生素向感染部位的输送。尽管观察性研究表明，抗生素的延长或持续输注有更好的临床治疗效果，但有两项 meta 分析却没有证实这种观点的正确性[37, 38]。后续一项 meta 分析包含了 13 个随机对照研究和 13 个队列研究，其中 12 项研究是关于院内肺炎，部分研究与以前的 meta 分析结果相矛盾[39]。另一项最近的 meta 分析得出相似结论，延长哌拉西林他唑巴坦和碳青霉烯类抗生素的输注时间，而不是“弹丸式”给药，可以降低死亡率[40]。迄今为止在危重患者中进行的最大规模关于延长抗生素输注时间的多中心试验未得出降低死亡率的结果[41]。

其中一个很好的范例是最近一项多中心试验，证明了需要适当的抗生素剂量和感染部位药物暴露[42]。研究者的目的是判断在危重患者中 β- 内酰胺类抗生素应用剂量是否达到了最有效浓度以及抗生素浓度是否与预后相关。在接受感染治疗的 248 例患者中，16% 的患者在 50% 的给药间隔期内没有实现 T_{FREE}/MIC 比值大于 1，这些患者临床预后好者不足 32%。好的临床结局与 50% 和 100% 给药间隔期 T_{FREE}/MIC 比值大于 1 相关。以上数据表明，许多危重患者预后不良与抗生素应用不足相关。

抗生素的疗程

对于大多数危重患者，经验性抗生素疗程为 7～8 天已经足够，除非诊断为特殊感染，比如菌血症、真菌血症、心内膜炎、骨髓炎或脑膜炎，这些疾病需要更长的抗生素疗程。支持使用较短抗生素疗程的数据可能是 VAP 最强，疗程长短取决于临床严重程度、临床改善速度以及最重要的是潜在微生物学[43-46]。VAP 中不宜采用短疗程抗菌方案的是铜绿假单胞菌和其他非发酵菌等难治病原菌感染，短疗程易导致较高的复发率[43]。至少有一项随机试验发现，仅接受 7 天治疗的铜绿假单胞菌 VAP 患者死亡率更高[47]。对于非发酵 GNB，在由于宿主因素，比如增加的药物分布容积和 ARC，而导致抗生素在肺内分布受限时，较长的抗生素疗程非常重要。

已有研究证明炎性生物标志物降钙素原可帮助限制 VAP 或其他感染患者抗生素应用疗程[48-50]。然而，其他临床研究并没有得出相似的结论。丹麦一项研究包含了 9 个 ICU，招募 1 200 例危重患者，分为：“标准护理疗法（standard-of-care-only）”组，按照目前国际指南进行治疗，而不管降钙素原水平；“降钙素原手臂（procalcitonin arm）”组，在目前指南的基础上依靠每日降钙素原变化来进行药物升级算法和强化诊断[51]。尽管死亡率没有差异，ICU 住院时间在“procalcitonin arm”组中延长了 1 天。澳大利亚最近一项多中心研究包含了 400 例疑似细菌感染 / 脓毒症患者，并没有证明应用降钙素原使得抗生素治疗天数的中位数有所减少[52]。

总之，临床医师应该知道 7～8 天的经验性抗生素疗程对于大多数 ICU 患者已经足够。然而，在排除感染的情况下，应该使用更短的经验性治疗疗程，但当处理特殊的宿主——病原菌相关因素，比如 ARC，增加的分布容积和铜绿假单胞菌或其他非发酵菌感染时，可能需要更长的抗生素疗程。也许最重要的是每天严格审查所有抗生素，以确保它们确实是必要的，如果是的话，确保它们达到适当的浓度[53]。

增强的肾脏清除率

ARC 被定义为 8 小时肌酐清除率≥130ml/（min•1.73m^2）。最近至少有一项研究表明，超过 65% 的 ICU 患者在危重疾病的前 7 天至少发生过一次 ARC[54]。ARC 与亚治疗剂量的 β- 内酰胺类[55]和糖肽类[56]抗生素浓度相关，也与接受抗菌治疗的患者治疗失败率增加有关，进而导致患者不良结果[42, 57, 58]。一组研究人员根据以下因素建立了一个评分系统来识别ARC的高危患者：年龄≤50岁（6分），创伤（3分），SOFA评分≤4分（1分）[59]。一项后续研究发现ARC评分对诊断ARC有100%敏感度和71.4%特异度[60]。Monte Carlo药代动力学模拟显示，在ARC环境下，通过延长输注时间而使抗生素在治疗水平上的时间增加，与多种间歇给药方案相比，药物成本节约高达66.7%。除ARC外，使用肾脏替代疗法可能导致感染部位抗生素不足，需要仔细调整剂量[61]。

治疗药物监测

β-内酰胺类和碳青霉烯类治疗药物监测（terapeutic drug monitoring，TDM）可通过多种方法完成，从而能够评估血清抗生素浓度，以优化给药，减少毒性的发生[62, 63]。然而，除了万古霉素、氨基糖苷类和伏立康唑这些抗生素，其他抗生素TDM在大多数ICU中并非常规或标准做法。最近研究证明，由于过量的血清抗生素浓度而使用持续性肾脏替代治疗[64]，以及肾脏功能不稳定的情况下对多重耐药铜绿假单胞菌治疗中[65]，TDM能够判断是否需要行抗生素剂量调整。不幸的是，目前在β-内酰胺类抗生素监测过程中存在大量变化因素：被选中做TDM的患者，药物分析方法，药代学/药效学目标和危重患者应用的剂量调整策略等[66]。

避免不必要的抗生素使用

经验性抗生素方案的降阶梯疗法

抗生素降阶梯是治疗严重感染的经验性抗生素治疗的一种临床方法，它试图使恰当的初始治疗方案与限制不必要的抗生素使用相平衡，以减少抗生素耐药的发生[67]。一个降阶梯方案常需要包含针对非发酵GNB和耐甲氧西林金黄色葡萄球菌的初步联合抗菌治疗[68]。然而，根据临床表现、患者危险因素、当地流行病学，需要覆盖其他病原菌比如念珠菌和艰难梭菌感染，尤其当出现腹泻时。一旦获得微生物学资料以及观察到了患者的临床疗效，抗菌方案可以根据鉴定的病原体的易感性而降级。根据我们当地和其他团队经验，已经证明了恰当的初始抗生素方案和随后降阶梯疗法是与改善生存和缩短住院时间相关的[14, 69-71]。此外，当地的抗生素降阶梯治疗指南已经成功限制了针对GNB的广谱抗生素在皮肤或皮肤相关结构感染中的应用，这是抗菌药物管理的一则案例[72, 73]。

计算机决策支持系统也被应用于辅助ICU抗菌药物降阶梯治疗。Thursky等应用了一个实时的微生物浏览器和计算机化的决策支持系统，用来开具已分离出来的病原体的抗生素处方，并发现显著降低患者开具碳青霉烯类、第三代头孢菌素类和万古霉素类的比例[74]。与此类似，我们医院开发了一个自动决策支持系统，可以实时查看患者先前抗生素使用和微生物学结果[75]。依据我们的经验，这个系统使不恰当的治疗可减少近50%，系统中的数据也协助我们及时进行降阶梯治疗[75]。

抗生素耐药性预测工具的应用

了解患者感染耐药病原体的危险因素应该是抗生素决策的一个常规部分。例如，抗生素耐药病原体经常出现在有医疗保健相关危险因素（近期入院，从疗养院入院或近期抗生素治疗史）的社区获得性肺炎（community-acquired pneumonia，CAP）患者[76, 77]。然而，最近的一项meta分析发现，目前医疗相关性肺炎（healthcare-associated pneumonia，HCAP）的定义并不能准确识别抗生素耐药菌导致的感染，从而进一步支持使用更具体的标准来做临床上的重要决策[78]。Shindo等发现，CAP和HCAP患者感染耐药菌的共同独立危险因素包括之前有住院史、免疫抑制、既往抗生素应用史、抑制胃酸治疗、管饲和卧床状态[79]。另一项日本的多中心队列研究前瞻性地将一种基于多重耐药菌的危险因素的治疗算法应用于CAP和HCAP患者[80]。研究人员发现，多重耐药菌在HCAP比CAP中更常见。然而，尚不清楚临床医师是否能有效地、前瞻性地利用这样的预测工具将广谱抗生素应用于感染多重耐药菌风险最高的患者身上。这推动了快速微生物诊断试验的发展，以便于在患者床边做出决策。

临床决策支持系统是一种将信息化数据自动化的方法，包括获得耐药菌危险因素[74, 75]。使用这种计算机化系统的潜在好处包括改善现有管理方案效率和成本，提高了临床医师对治疗感染性疾病的认识，以及提高了病原体的预测能力[81-85]。Thiel和他的同事指出，对脓毒症患者实施一个标准化的体系——即目前自动化的，包括抗菌方案的医嘱，将使严重脓毒症和菌血症患者的初始抗菌药物治疗更加合适，并改善了临床结果[86]。Micek等设计了一个对先前抗生素暴露及微生物培养结果进行反馈的自动警报系统，以制定目前的治疗方案[75]。依据警报系统中提供的临床信息，在接受不适当治疗的64例患者中，有34例（53.1%）可以根据体外鉴定的病原体敏感性而接受替代的β-内酰胺类抗生素治疗。这些数据表明，有机会利用医院信息系统来改进对感染抗生素耐药细菌的患者的识别，以便开出更合适的初始治疗方案。

抗生素治疗的生物标志物指导

已经证明降钙素原有指导抗菌药物治疗决策方面的效用，尤其是动态监测的情况下[48-50]。然而，并非所有通过降钙素原指导的决策都显示能缩短抗生素疗程[51, 52]。最近一项关于降钙素原指导危重患者抗生素管理的综合性文献综述发现，血清降钙素原浓度在区别全身炎症反应综合征（inflammatory response syndrome，SIRS）、脓毒症、严重脓毒症和脓毒症休克的诊断价值尚未确定[87]。另一方面，至少两项meta分析表明，降钙素原指导可以用来缩短ICU患者抗生素疗程[88, 89]。常规使用降钙素原作为抗生素决策的辅助手段应取决于某一特定的ICU是否建立了成功的抗菌药物降阶梯治疗和管理工作[53]。

血清标志物(1,3)-β-D-葡聚糖和半乳甘露聚糖已被用于鉴定与侵袭性真菌感染相关的病原体，以帮助临床医生指导抗真菌治疗。基于他们在恰当临床背景下高的阴性预测价值，这些生物标志物最适合应用于排除侵袭性真菌感染[90,91]。然而，一项研究显示，(1,3)-β-D-葡聚糖是鉴别腹腔内念珠菌病的最快速的方法，以便为这些患者提供及时的治疗[92]。另外，一项关于测定 ICU 患者肺泡灌洗液中半乳甘露聚糖水平的调查研究同样支持其在肺部感染中病原菌识别与早期治疗方面的应用[93]。尽管如此，最近的一项研究仅显示了肺泡灌洗液中半乳甘露聚糖与侵袭性真菌病的临床诊断标准之间的适度一致性[94]。这些感染相关标志物确实可以增强抗生素管理——一旦排除了真菌感染可以抗生素降级治疗，未来关于这些生物标志物的临床经验可以使我们充分认识他们的应用潜能。

正规化的抗菌药物管理计划

实施抗菌药物管理计划(antimicrobial stewardship programs，ASPs)不仅与降低感染率相关，并且与 ASP 限定的目标抗生素日需要剂量所需费用显著下降相关[73,95,96]。ASPs 已被证明能提高对严重感染(如 CAP)治疗的适宜性，并增加感染性疾病的会诊次数，从而通过提供更精确的抗生素处方以显著改善患者的预后，包括死亡率、住院时间和重新入院率等[73,97-100]。ASPs 的这些特征解释了为什么它们现在被认为是医院质量改进工作中的强制性组成部分。

最近更新的 ASPs 荟萃分析巩固了这些质量改进措施的益处[101]。这一项 meta 分析发现，ASPs 可以显著减少抗菌药物的使用、减少艰难梭菌感染以及对氨基糖苷类或头孢菌素耐药的 GNB、耐甲氧西林金黄色葡萄球菌和对万古霉素耐药的粪肠球菌的定植或感染[101]。另外，由于 ASP 的存在而给出的治疗肺炎的更有效抗生素处方与降低死亡率明显有关，而旨在减少过量抗生素处方的方案并没有增加患者死亡率。

快速微生物学诊断

传统的微生物检测程序通常需要几天，对临床样本包括血液、呼吸道、尿液和无菌部位分离出的细菌进行分离、鉴定和药敏试验。最近，已经引入和评估了几个分子诊断平台，包括 LightCyclerSeptiFast 检测(Roche，Basel，Switzerland)、肽核酸荧光原位杂交(AdvanDx，Woburn，MA)、基质辅助激光解吸电离飞行时间质谱分析法(MALDI-TOF MS)(VITEK® MS，bioMérieux，Inc.，Durham，NC)和 DNA 的微阵列平台[脓毒症诊断试验(Mobidiag，Keilaranta，Finland)和革兰革兰阳性血培养试验(Nanosphere，Northbrook，IL)][102]。此外，自动显微镜技术比如 ID/AST 系统(加速诊断、Tucson，AZ)正在开发中，同时使用基因组和表型技术来快速鉴定病原体和抗生素敏感性[103]。Huang 等进行了一项准实验研究来分析 MALDI-TOF MS 与 ASP 联合应用对血流感染患者的影响[104]。使用 MALDI-TOF MS 显著减少了生物鉴定时间，改善了达到有效抗生素治疗时间与最佳导向抗生素治疗。在系统干预期间，死亡率、ICU 停留时间和复发性菌血症均显著降低。同样，休斯敦退伍军人事务医疗中心研究了基于 PCR 的 GeneXpert MRSA/SA 诊断平台(cepheid，Sunnyvale，CA)，发现对于甲氧西林敏感金黄色葡萄球菌菌血症，开始使用合适治疗方案的时间从 49.8 小时降至 5.2 小时，同时不必要的针对耐甲氧西林金黄色葡萄球菌治疗时间在每个患者降低了 61 小时[105]。由于这些方法可以指导早期恰当的抗菌治疗及避免不必要的抗生素，预计快速诊断技术的临床影响力将会增加。

总结

因为临床医生经常开具抗菌药物处方，因此应该意识到如何合理使用这些重要的治疗药物，以减少耐药性的出现，提高临床预后并及时降低花费。临床医生应了解在抗菌药物管理方面已经取得的进展，并且利用现有的和将来的先进工具来促进改善抗菌药物的使用。我们目前正处于一个十字路口：抗菌药物管理提供给我们一个机会，在今后几年内朝向加强抗生素耐药感染的治疗方向前进(图 114-2)。ICU 的临床医师必须是确保自己机构有稳健的和有效的 ASPs 的带头人[106]。

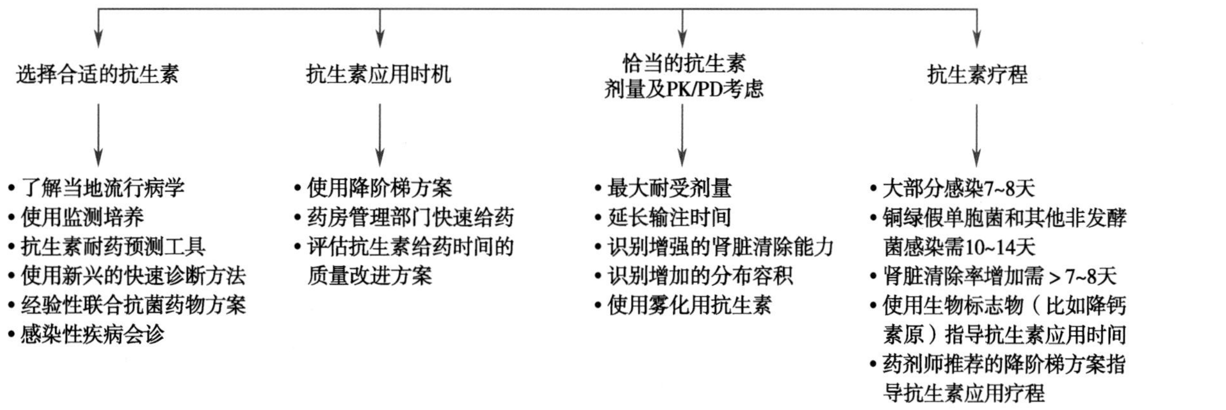

图 114-2 优化抗菌药物治疗作为抗菌药物管理计划的一部分

知识点

1. 所有重症监护室都应积极参与抗菌药物管理计划(ASPs),以优化危重患者抗菌药物的使用。
2. ASPs应注重优化感染患者抗菌药物供给,同时避免这些药物的不必要使用。
3. 优化抗生素的管理可通过以下措施实现:确保合适的药物选择,及时使用抗生素,药物的适当剂量,避免治疗时间延长,以及根据危重患者的生理情况调整药物的供给(例如,在增强肾清除和增加分布容积情况下可能使用更高剂量的药物和/或延长输注)。
4. 通过应用降阶梯治疗策略、抗生素耐药预测工具或生物标志物及将来的快速检测病原体和抗菌药物敏感性,可以尽量减少不必要的抗生素使用。

(苏建玲 译,李渊 审校)

参考文献

1. Lawrence KL, Kollef MH. Antimicrobial stewardship in the intensive care unit: advances and obstacles. Am J Respir Crit Care Med 2009;179(6):434-8.
2. Patel D, Lawson W, Guglielmo BJ. Antimicrobial stewardship programs: interventions and associated outcomes. Expert Rev Anti Infect Ther 2008;6(2):209-22.
3. Kollef MH, Micek ST. Rational use of antibiotics in the ICU: balancing stewardship and clinical outcomes. JAMA 2014;312(14):1403-4.
4. Barlam TF, DiVall M. Antibiotic-stewardship practices at top academic centers throughout the United States and at hospitals throughout Massachusetts. Infect Control Hosp Epidemiol 2006; 27(7):695-703.
5. Kollef MH. Antibiotics for the critically ill: more than just selecting appropriate initial therapy. Crit Care 2013;17(3):146.
6. Owens RC, Jr. Antimicrobial stewardship: concepts and strategies in the 21st century. Diagn Microbiol Infect Dis 2008;61(1):110-28.
7. Paterson DL. The role of antimicrobial management programs in optimizing antibiotic prescribing within hospitals. Clin Infect Dis 2006;42(Suppl. 2):S90-5.
8. Kollef MH. Broad-spectrum antimicrobials and treatment of serious bacterial infections: getting it right up front. Clin Infect Dis 2008;47(Suppl. 1):S3-13.
9. Micek ST, Lang A, Fuller BM, Hampton NB, Kollef MH. Clinical implications for patients treated inappropriately for community-acquired pneumonia in the emergency department. BMC Infect Dis 2014;14:61.
10. Shorr AF, Zilberberg MD, Micek ST, Kollef MH. Predictors of hospital mortality among septic ICU patients with *Acinetobacter* spp. bacteremia: a cohort study. BMC Infect Dis 2014;14(1):572.
11. Vardakas KZ, Rafailidis PI, Konstantelias AA, Falagas ME. Predictors of mortality in patients with infections due to multi-drug resistant gram negative bacteria: the study, the patient, the bug or the drug? J Infect 2013;66(5):401-14.
12. Harbarth S, Garbino J, Pugin J, et al. Inappropriate initial antimicrobial therapy and its effect on survival in a clinical trial of immunomodulating therapy for severe sepsis. Am J Med 2003;115(7): 529-35.
13. Ibrahim EH, Sherman G, Ward S, et al. The influence of inadequate antimicrobial treatment of bloodstream infections on patient outcomes in the ICU setting. Chest 2000;118(1):146-55.
14. Kollef MH, Sherman G, Ward S, et al. Inadequate antimicrobial treatment of infections: a risk factor for hospital mortality among critically ill patients. Chest 1999;115(2):462-74.
15. Micek ST, Lloyd AE, Ritchie DJ, et al. *Pseudomonas aeruginosa* bloodstream infection: importance of appropriate initial antimicrobial treatment. Antimicrob Agents Chemother 2005;49(4):1306-11.
16. Labelle AJ, Micek ST, Roubinian N, Kollef MH. Treatment-related risk factors for hospital mortality in *Candida* bloodstream infections. Crit Care Med 2008;36(11):2967-72.
17. Kollef M, Micek S, Hampton N, Doherty JA, Kumar A. Septic shock attributed to *Candida* infection: importance of empiric therapy and source control. Clin Infect Dis 2012;54(12):1739-46.
18. Bassetti M, Righi E, Ansaldi F, et al. A multicenter study of septic shock due to candidemia: outcomes and predictors of mortality. Intensive Care Med 2014;40(6):839-45.
19. Vazquez-Guillamet C, Scolari M, Zilberberg MD, et al. Using the number needed to treat to assess appropriate antimicrobial therapy as a determinant of outcome in severe sepsis and septic shock. Crit Care Med 2014;42(11):2342-9.
20. Dellinger RP, Levy MM, Rhodes A, et al. Surviving sepsis campaign: international guidelines for management of severe sepsis and septic shock: 2012. Crit Care Med 2013;41(2):580-637.
21. Iregui M, Ward S, Sherman G, Fraser VJ, Kollef MH. Clinical importance of delays in the initiation of appropriate antibiotic treatment for ventilator-associated pneumonia. Chest 2002;122(1): 262-8.
22. Kumar A, Roberts D, Wood KE, et al. Duration of hypotension before initiation of effective antimicrobial therapy is the critical determinant of survival in human septic shock. Crit Care Med 2006;34(6):1589-96.
23. Chen C, Kollef MH. Conservative fluid therapy in septic shock: an example of targeted therapeutic minimization. Crit Care 2014;18(4):481.
24. Ferrer R, Artigas A, Suarez D, et al. Effectiveness of treatments for severe sepsis: a prospective, multicenter, observational study. Am J Respir Crit Care Med 2009;180(9):861-6.
25. Ferrer R, Martin-Loeches I, Phillips G, et al. Empiric antibiotic treatment reduces mortality in severe sepsis and septic shock from the first hour: results from a guideline-based performance improvement program. Crit Care Med 2014;42(8):1749-55.
26. Vitrat V, Hautefeuille S, Janssen C, et al. Optimizing antimicrobial therapy in critically ill patients. Infect Drug Resist 2014;7:261-71.
27. Mouton JW, Vinks AA. Continuous infusion of beta-lactams. Curr Opin Crit Care 2007;13(5): 598-606.
28. Hengzhuang W, Ciofu O, Yang L, et al. High β-lactamase levels change the pharmacodynamics of β-lactam antibiotics in *Pseudomonas aeruginosa* biofilms. Antimicrob Agents Chemother 2013; 57(1):196-204.
29. Pea F. Plasma pharmacokinetics of antimicrobial agents in critically ill patients. Curr Clin Pharmacol 2013;8(1):5-12.
30. Cai Y, Wang R, Liang B, et al. Systematic review and meta-analysis of the effectiveness and safety of tigecycline for treatment of infectious disease. Antimicrob Agents Chemother 2011;55(3): 1162-72.
31. McGovern PC, Wible M, El-Tahtawy A, et al. All-cause mortality imbalance in the tigecycline phase 3 and 4 clinical trials. Int J Antimicrob Agents 2013;41(5):463-7.
32. Prasad P, Sun J, Danner RL, Natanson C. Excess deaths associated with tigecycline after approval based on noninferiority trials. Clin Infect Dis 2012;54(12):1699-709.
33. Freire AT, Melnyk V, Kim MJ, et al. Comparison of tigecycline with imipenem/cilastatin for the treatment of hospital-acquired pneumonia. Diagn Microbiol Infect Dis 2010;68(2):140-51.
34. Ramirez J, Dartois N, Gandjini H, et al. Randomized phase 2 trial to evaluate the clinical efficacy of two high-dosage tigecycline regimens versus imipenem-cilastatin for treatment of hospital-acquired pneumonia. Antimicrob Agents Chemother 2013;57(4):1756-62.
35. Awad SS, Rodriguez AH, Chuang YC, et al. A Phase 3 randomized double-blind comparison of ceftobiprole medocaril versus ceftazidime plus linezolid for the treatment of hospital-acquired pneumonia. Clin Infect Dis 2014;59(1):51-61.
36. Chandorkar G, Huntington JA, Gotfried MH, Rodvold KA, Umeh O. Intrapulmonary penetration of ceftolozane/tazobactam and piperacillin/tazobactam in healthy adult subjects. J Antimicrob Chemother 2012;67(10):2463-9.
37. Roberts JA, Webb S, Paterson D, et al. A systematic review on clinical benefits of continuous administration of beta-lactam antibiotics. Crit Care Med 2009;37(6):2071-8.
38. Kasiakou SK, Sermaides GJ, Michalopoulos A, et al. Continuous versus intermittent intravenous administration of antibiotics: a meta-analysis of randomised controlled trials. Lancet Infect Dis 2005;5(9):581-9.
39. Chant C, Leung A, Friedrich JO. Optimal dosing of antibiotics in critically ill patients by using continuous/extended infusions: a systematic review and meta-analysis. Crit Care 2013;17(6):R279.
40. Falagas ME, Tansarli GS, Ikawa K, Vardakas KZ. Clinical outcomes with extended or continuous versus short-term intravenous infusion of carbapenems and piperacillin/tazobactam: a systematic review and meta-analysis. Clin Infect Dis 2013;56(2):272-82.
41. Dulhunty JM, Roberts JA, Davis JS, et al. A multicenter randomized trial of continuous versus intermittent β-lactam infusion in severe sepsis. Am J Respir Crit Care Med. 2015;192(11): 1298-305.
42. Roberts JA, Paul SK, Akova M, et al. DALI: defining antibiotic levels in intensive care unit patients: are current β-lactam antibiotic doses sufficient for critically ill patients? Clin Infect Dis 2014; 58(8):1072-83.
43. Chastre J, Wolff M, Fagon JY, et al. Comparison of 8 vs 15 days of antibiotic therapy for ventilator-associated pneumonia in adults: a randomized trial. JAMA 2003;290(19):2588-98.
44. Capellier G, Mockly H, Charpentier C, et al. Early-onset ventilator-associated pneumonia in adults randomized clinical trial: comparison of 8 versus 15 days of antibiotic treatment. PLoS One 2012; 7(8):e41290.
45. Dimopoulos G, Poulakou G, Pneumatikos IA, et al. Short- vs long-duration antibiotic regimens for ventilator-associated pneumonia: a systematic review and meta-analysis. Chest 2013;144(6): 1759-1767.
46. Pugh R, Grant C, Cooke RP, Dempsey G. Short-course versus prolonged-course antibiotic therapy for hospital-acquired pneumonia in critically ill adults. Cochrane Database Syst Rev 2011;(10): CD007577.
47. Kollef MH, Chastre J, Clavel M, et al. A randomized trial of 7-day doripenem versus 10-day imipenem-cilastatin for ventilator-associated pneumonia. Crit Care 2012;16(6):R218.
48. Stolz D, Smyrnios N, Eggimann P, et al. Procalcitonin for reduced antibiotic exposure in ventilator-associated pneumonia: a randomised study. Eur Respir J 2009;34(6):1364-75.
49. Bouadma L, Luyt C-E, Tubach F, et al. PRORATA trial group. Use of procalcitonin to reduce patients' exposure to antibiotics in intensive care units (PRORATA trial): a multicentre randomised controlled trial. Lancet 2010;375(9713):463-74.
50. Hochreiter M, Köhler T, Schweiger AM, et al. Procalcitonin to guide duration of antibiotic therapy in intensive care patients: a randomized prospective controlled trial. Crit Care 2009;13(3):R83.
51. Jensen JU, Hein L, Lundgren B, et al. Procalcitonin And Survival Study (PASS) group. Procalcitonin-guided interventions against infections to increase early appropriate antibiotics and improve survival in the intensive care unit: a randomized trial. Crit Care Med 2011;39(9):2048-58.
52. Shehabi Y, Sterba M, Garrett PM, et al. Procalcitonin algorithm in critically ill adults with undifferentiated infection or suspected sepsis. A randomized controlled trial. Am J Respir Crit Care Med 2014;190(10):1102-10.
53. Micek ST, Ward S, Fraser VJ, Kollef MH. A randomized controlled trial of an antibiotic discontinuation policy for clinically suspected ventilator-associated pneumonia. Chest 2004;125(5):1791-9.
54. Udy AA, Baptista JP, Lim NL, et al. Augmented renal clearance in the ICU: results of a multicenter observational study of renal function in critically ill patients with normal plasma. Crit Care Med 2014;42(3):520-7.
55. Carlier M, Carrette S, Roberts JA, et al. Meropenem and piperacillin/tazobactam prescribing in critically ill patients: Does augmented renal clearance affect pharmacokinetic/pharmacodynamic target attainment when extended infusions are used? Crit Care 2013;17(3):R84.
56. Baptista JP, Sousa E, Martins PJ, et al. Augmented renal clearance in septic patients and implications for vancomycin optimisation. Int J Antimicrob Agents 2012;39(5):420-3.
57. Claus BO, Hoste EA, Colpaert K, et al. Augmented renal clearance is a common finding with worse clinical outcome in critically ill patients receiving antimicrobial therapy. J Crit Care 2013;28(5):695-700.
58. Roberts JA, Lipman J. Optimal doripenem dosing simulations in critically ill nosocomial pneumonia patients with obesity, augmented renal clearance, and decreased bacterial susceptibility. Crit Care Med 2013;41(2):489-95.
59. Udy AA, Roberts JA, Shorr AF, Boots RJ, Lipman J. Augmented renal clearance in septic and traumatized patients with normal plasma creatinine concentrations: identifying at-risk patients. Crit Care 2013;17(1):R35.
60. Akers KS, Niece KL, Chung KK, et al. Modified Augmented Renal Clearance score predicts rapid piperacillin and tazobactam clearance in critically ill surgery and trauma patients. J Trauma Acute Care Surg 2014;77(3 Suppl. 2):S163-70.
61. De Waele JJ, Carlier M. Beta-lactam antibiotic dosing during continuous renal replacement therapy: How can we optimize therapy? Crit Care 2014;18(3):158.
62. Barco S, Bandettini R, Maffia A, et al. Quantification of piperacillin, tazobactam, meropenem, ceftazidime, and linezolid in human plasma by liquid chromatography/tandem mass spectrometry. J Chemother 2015;27(6):343-7.
63. Zander J, Maier B, Suhr A, et al. Quantification of piperacillin, tazobactam, cefepime, meropenem, ciprofloxacin and linezolid in serum using an isotope dilution UHPLC-MS/MS method with semi-automated sample preparation. Clin Chem Lab Med 2015; 53(5):781-91.
64. Beumier M, Casu GS, Hites M, et al. β-lactam antibiotic concentrations during continuous renal

replacement therapy. Crit Care 2014;18(3):R105.
65. Afaneh CI, Ho VP, McWhorter P, Nicolau DP, Barie PS. Minor fluctuations in renal function may alter therapeutic drug concentrations substantially during high-dose, continuous-infusion beta-lactam therapy for multi-drug-resistant gram-negative bacilli. Surg Infect (Larchmt) 2012;13(6): 415-7.
66. Wong G, Brinkman A, Benefield RJ, et al. An international, multicentre survey of β-lactam antibiotic therapeutic drug monitoring practice in intensive care units. J Antimicrob Chemother 2014;69(5): 1416-23.
67. Kollef MH, Micek ST. Strategies to prevent antimicrobial resistance in the intensive care unit. Crit Care Med 2005;33(8):1845-53.
68. Ibrahim EH, Ward S, Sherman G, et al. Experience with a clinical guideline for the treatment of ventilator-associated pneumonia. Crit Care Med 2001;29(6):1109-15.
69. Shorr AF, Micek ST, Welch EC, et al. Inappropriate antibiotic therapy in gram-negative sepsis increases hospital length of stay. Crit Care Med 2011;39(1):46-51.
70. Rello J, Vidaur L, Sandiumenge A, et al. De-escalation therapy in ventilator-associated pneumonia. Crit Care Med 2004;32(11):2183-90.
71. Garnacho-Montero J, Gutiérrez-Pizarraya A, Escoresca-Ortega A, et al. De-escalation of empirical therapy is associated with lower mortality in patients with severe sepsis and septic shock. Intensive Care Med 2014;40(1):32-40.
72. Jenkins TC, Sabel AL, Sarcone EE, et al. Skin and soft-tissue infections requiring hospitalization at an academic medical center: opportunities for antimicrobial stewardship. Clin Infect Dis 2010;51(8):895-903.
73. Jenkins TC, Knepper BC, Sabel AL, et al. Decreased antibiotic utilization after implementation of a guideline for inpatient cellulitis and cutaneous abscess. Arch Intern Med 2011;171(12):1072-9.
74. Thursky KA, Buising KL, Bak N, et al. Reduction of broad-spectrum antibiotic use with computerized decision support in an intensive care unit. Int J Qual Health Care 2006;18(3):224-31.
75. Micek ST, Heard KM, Gowan M, Kollef MH. Identifying critically ill patients at risk for inappropriate antibiotic therapy: a pilot study of a point-of-care decision support alert. Crit Care Med 2014; 42(8):1832-8.
76. Shorr AF, Zilberberg MD, Micek ST, Kollef MH. Prediction of infection due to antibiotic-resistant bacteria by select risk factors for health care-associated pneumonia. Arch Intern Med 2008;168(20): 2205-10.
77. Shorr AF, Zilberberg MD, Reichley R, et al. Validation of a clinical score for assessing the risk of resistant pathogens in patients with pneumonia presenting to the emergency department. Clin Infect Dis 2012;54(2):193-8.
78. Chalmers JD, Rother C, Salih W, Ewig S. Healthcare-associated pneumonia does not accurately identify potentially resistant pathogens: a systematic review and meta-analysis. Clin Infect Dis 2014;58(3):330-9.
79. Shindo Y, Ito R, Kobayashi D, et al. Risk factors for drug-resistant pathogens in community-acquired and healthcare-associated pneumonia. Am J Respir Crit Care Med 2013;188(8):985-95.
80. Maruyama T, Fujisawa T, Okuno M, et al. A new strategy for healthcare-associated pneumonia: a 2-year prospective multicenter cohort study using risk factors for multidrug-resistant pathogens to select initial empiric therapy. Clin Infect Dis 2013;57(10):1373-83.
81. Evans RS, Pestotnik SL, Classen DC, et al. A computer-assisted management program for antibiotics and other antiinfective agents. N Engl J Med 1998;338(4):232-8.
82. Pestotnik SL, Classen DC, Evans RS, Burke JP. Implementing antibiotic practice guidelines through computer-assisted decision support: clinical and financial outcomes. Ann Intern Med 1996; 124(10):884-90.
83. Paul M, Nielsen AD, Goldberg E, et al. Prediction of specific pathogens in patients with sepsis: evaluation of TREAT, a computerized decision support system. J Antimicrob Chemother 2007; 59(6):1204-7.
84. McGregor JC, Weekes E, Forrest GN, et al. Impact of a computerized clinical decision support system on reducing inappropriate antimicrobial use: a randomized controlled trial. J Am Med Inform Assoc 2006;13(4):378-84.
85. Bochicchio GV, Smit PA, Moore R, et al. Pilot study of a web-based antibiotic decision management guide. J Am Coll Surg 2006;202(3):459-67.
86. Thiel SW, Asghar MF, Micek ST, et al. Hospital-wide impact of a standardized order set for the management of bacteremic severe sepsis. Crit Care Med 2009;37(3):819-24.
87. Sridharan P, Chamberlain RS. The efficacy of procalcitonin as a biomarker in the management of sepsis: slaying dragons or tilting at windmills? Surg Infect (Larchmt) 2013;14(6):489-511.
88. Prkno A, Wacker C, Brunkhorst FM, Schlattmann P. Procalcitonin-guided therapy in intensive care unit patients with severe sepsis and septic shock–a systematic review and meta-analysis Crit Care 2013;17(6):R291.
89. Soni NJ, Samson DJ, Galaydick JL, et al. Procalcitonin-guided antibiotic therapy: a systematic review and meta-analysis. J Hosp Med 2013;8(9):530-40.
90. Maertens J, Deeren D, Dierickx D, Theunissen K. Preemptive antifungal therapy: still a way to go. Curr Opin Infect Dis 2006;19(6):551-6.
91. Pfeiffer CD, Fine JP, Safdar N. Diagnosis of invasive aspergillosis using a galactomannan assay: a meta-analysis. Clin Infect Dis 2006;42(10):1417-27.
92. Tissot F, Lamoth F, Hauser PM, et al. β-glucan antigenemia anticipates diagnosis of blood culture-negative intraabdominal candidiasis. Am J Respir Crit Care Med 2013;188(9):1100-9.
93. Meersseman W, Lagrou K, Maertens J, et al. Galactomannan in bronchoalveolar lavage fluid: a tool for diagnosing aspergillosis in intensive care unit patients. Am J Respir Crit Care Med 2008; 177(1):27-34.
94. Affolter K, Tamm M, Jahn K, et al. Galactomannan in bronchoalveolar lavage for diagnosing invasive fungal disease. Am J Respir Crit Care Med 2014;190(3):309-17.
95. Bal AM, Gould IM. Antibiotic stewardship: overcoming implementation barriers. Curr Opin Infect Dis 2011;24(4):357-62.
96. Malani AN, Richards PG, Kapila S, et al. Clinical and economic outcomes from a community hospital's antimicrobial stewardship program. Am J Infect Control 2013;41(2):145-8.
97. Ambroggio L, Thomson J, Murtagh Kurowski E, et al. Quality improvement methods increase appropriate antibiotic prescribing for childhood pneumonia. Pediatrics 2013;131(5):e1623-31.
98. Morrill HJ, Gaitanis MM, LaPlante KL. Antimicrobial stewardship program prompts increased and earlier infectious diseases consultation. Antimicrob Resist Infect Control 2014;3:12.
99. Pasquale TR, Trienski TL, Olexia DE, et al. Impact of an antimicrobial stewardship program on patients with acute bacterial skin and skin structure infections. Am J Health Syst Pharm 2014; 71(13):1136-9.
100. Wenisch JM, Equiluz-Bruck S, Fudel M, et al. Decreasing *Clostridium difficile* infections by an antimicrobial stewardship program that reduces moxifloxacin use. Antimicrob Agents Chemother 2014;58(9):5079-83.
101. Davey P, Brown E, Charani E, et al. Interventions to improve antibiotic prescribing practices for hospital inpatients. Cochrane Database Syst Rev 2013;4:CD003543.
102. Tojo M, Fujita T, Ainoda Y, et al. Evaluation of an automated rapid diagnostic assay for detection of gram-negative bacteria and their drug-resistance genes in positive blood cultures. PLoS One 2014;9(4):e94064.
103. Burnham CA, Frobel RA, Herrera ML, Wickes BL. Rapid ertapenem susceptibility testing and *Klebsiella pneumoniae* carbapenemase phenotype detection in *Klebsiella pneumoniae* isolates by use of automated microscopy of immobilized live bacterial cells. J Clin Microbiol 2014;52(3):982-6.
104. Huang A, Newton D, Kunapuli A, et al. Impact of rapid organism identification via matrix-assisted laser desorption/ionization time-of-flight combined with antimicrobial stewardship team intervention in adult patients with bacteremia and candidemia. Clin Infect Dis 2013;57(9):1237-45.
105. Parta M, Goebel M, Thomas J, et al. Impact of an assay that enables rapid determination of *Staphylococcus* species and their drug susceptibility on the treatment of patients with positive blood culture results. Infect Control Hosp Epidemiol 2010;31(10):1043-48.
106. Kollef MH, Micek ST. Antimicrobial stewardship programs: mandatory for all ICUs. Crit Care 2012;16(6):179.

115 医院内肺炎的防控

Richard G. Wunderink

重症患者肺炎的预防是一项艰巨的任务，它的发病率也很难控制。尽管如此，许多旨在保障患者安全的运动都建议医院内肺炎（nosocomial pneumonia，NP）应该是“永不发生”的事件[1,2]。虽然不太可能完全预防NP[3]，但在减少发病率方面已经取得了实质性进展[4]。

肺炎是ICU中最常见的医院内感染[5]。欧洲的一项大规模的、关于肺炎的1天点患病率流行病学研究表明，近10%的ICU患者正在接受肺炎治疗[5]。尤其是那些接受了心胸手术、神经外科手术和创伤相关手术后的患者，肺炎的发病率是最高的[6]。冠心病监护病房（coronary care unit，CCU）患者的肺炎发病率最低；呼吸内科和其他外科患者发病率则处于中间水平。

气管插管的影响非常明显，以致于ICU的NP几乎等同于呼吸机相关性肺炎（ventilator-associated pneumonia，VAP）。气管插管可使NP的发生率增加3～21倍[7]。医院获得性肺炎（hospital-acquired pneumonia，HAP）的研究以VAP为主，对非插管ICU患者肺炎的研究甚少。此外，HAP和医疗护理相关性肺炎（healthcare associated pneumonia，HCAP）即在长期使用呼吸机、其他康复病房住院患者和加强护理机构等人群中发生的肺炎，均受到越来越多的认识。这些重症监护室肺炎病例是呼吸衰竭的原因，而不是像VAP那样是插管结果，但多重耐药（multidrug-resistant，MDR）病原体的发生频率与VAP相当[8]。

缺少诊断的准确性也给预防NP的发生带来困难。未气管插管的患者很难进行病因诊断。影像学判读也存在一定的疑问。因此，NNIS提出了一个替代性定义——感染性呼吸机相关并发症（infectious vntilator-associated complications，IVAC），它的诊断不需要胸片[9]。随后的多项研究表明，IVAC的定义既不敏感也不特异，并且质疑了VAP预防策略改变IVAC出现的频率的能力[10]。此外，IVAC还忽略了对异常胸部X线片的需要，而是将VAP与新定义的呼吸机相关的气管-支气管炎（ventilator-associated tracheobronchitis，VAT）联系在一起[11,12]。VAT是否是VAP发展的早期阶段，还存在争议。

预防所有的NP和预防危及生命的NP，两者应加以区分。VAP的粗死亡率为24%～76%，估计可归因病死率为20%～30%[7,13]。最高的粗死亡率和归因病死率与典型的迟发MDR病原体相关，包括铜绿假单胞菌、鲍曼不动杆菌属和耐甲氧西林金黄色葡萄球菌（methicillin-resistant *Staphylococcus aureus*，MRSA）等。不幸的是，预防肺炎的最有效的策略主要或完全在VAP早期起作用，因此对死亡率并没有多大改善。相反，VAP（包括早发VAP）最主要的不良反应是机械通气时间延长。由于ICU的住院时间是治疗花费的主要决定因素，所以预防措施即使不能减少死亡率，也具有成本效益。

发病机制

预防和控制NP的策略关键是清楚地了解其潜在发病机制，主要包括3个基本步骤：

1. 口咽部病原微生物的定植。
2. 口腔内容物误吸入下呼吸道。
3. 宿主下呼吸道防御机制受损。

有效的防治措施可以通过对其中一个或多个步骤来进行干预。

尽管这种发病机制很简单，但我们不能天真和错误地认为所有类型的NP的发病机制都是相同的。例如，胃定植菌在口咽定植前的作用，是关注肠内营养和预防应激性溃疡在VAP预防中的基础。尽管胃和肠内定植对肠杆菌属相关的肺炎很重要，但对导致VAP的两种最常见病原菌——金黄色葡萄球菌和铜绿假单胞菌肺炎是没有作用的。相反，创伤患者每日应用氯己定虽不能预防VAP，但却显著降低了MRSA导致的VAP发生[14]。因此，NP防治策略应该针对患者、病原体和特定ICU的特点进行个体化。

病原微生物的定植

大多数NP发生的前提条件是口咽部病原菌的定植，口咽部不是无菌的，但正常菌群的特征是非常稳定的。多种因素改变了正常的菌群，允许更多的致病微生物替代。Iseganan是一种几乎对所有的细菌都很有效的抗菌肽，它的不利影响说明了正常菌群的重要性。Iseganan治疗不仅没有降低VAP发生率，而且还与死亡率增加的趋势有关[15]。

选择因素的暴露时间至关重要，早发性肺炎，甚至早发性VAP，往往是由很少的几种致病菌引起的，例如肺炎链球菌、流感嗜血杆菌和甲氧西林敏感的金黄色葡萄球菌。大多数选择性因素是在医院环境引入的，而不是 ICU。因此，如果患者在刚入住 ICU 或机械通气最初几天出现肺炎，可能在此之前的 3～5 天就已经感染了 MDR 病原体。许多相同的因素也发生在疗养院，并被称为 HCAP。

在此之前，我们强调了口咽部定植的革兰氏阴性杆菌，通常来自肠杆菌科。作为肠道正常菌群的一部分，口咽部定植菌的出现有两条途径。第一条途径是细菌首先从十二指肠反流到胃，随后由胃再反流到食管和口咽部。细菌在胃内的定植和增殖是这一途径的关键中间步骤。因此，许多预防策略在逻辑上都是针对胃部这一环节的。另一种是通过粪 - 口途径而进行自我接种，通过污染的设备、医护人员或患者的手。

许多 HAP/VAP 的病原体定植方式不同。在许多机构中，金黄色葡萄球菌、铜绿假单胞和不动杆菌属是引起 VAP 的常见原因。这些病原微生物都不是典型的肠杆菌科的定植方式。金黄色葡萄球菌通常会在皮肤和鼻咽部定植。特别是在危重患者使用鼻胃管时，从鼻到口咽部的定植很容易发生。同样地，不动杆菌属出现在潮湿的体表和口腔卫生不良患者的牙龈缝隙中。铜绿假单胞菌通常不是正常肠道菌群的一部分，但在环境中是普遍存在的。铜绿假单胞相关 VAP 的一个独特之处是在口咽定植之前出现气管定植。对这类病原体引起的肺炎来说，在胃内的定植并不是重要的中间步骤，所以它们不太可能受到直接对胃的预防措施的影响。相反，氯己定全身擦浴可减少 MRSA 和不动杆菌的定植[14]。

避免使用抗生素

导致口咽部致病微生物定植的最重要因素是全身性抗生素的使用，尤其是广谱抗生素的应用[16]。抗生素杀灭了口咽正常菌群使病原体具有选择优势，与此同时，一些病原体也被清除。由于这个原因，抗生素更多的是放大作用，而不是导致细菌定植的真正原因。致病微生物必须仍在通常的区域内定植，如鼻咽部的金黄色葡萄球菌，或从其他部位包括外周环境转移而定植。因此，尽管避免使用抗生素，肺炎仍可能发生。然而，致病微生物更可能是毒力较弱的病原体，甚至是正常菌群，如 α- 溶血性链球菌，也不太可能导致危及生命的肺炎。

ICU 中对于发热诊断策略导致较少的抗生素的使用，这与降低死亡率有关[17]。在有记录的危重患者的感染中更短的疗程和更少的抗生素的使用与减少二重感染的风险相关[18-20]。尽管避免使用抗生素对第一次肺炎发生的风险影响很小，但限制抗生素的使用对 ICU 中继发性肺炎和感染相关性死亡有重要影响。

局部抗菌药物　与全身抗生素相比，使用局部抗生素来预防定植可能是有益的。尽管会对正常的菌群也有影响，但预防策略一般情况下还是依赖于控制特定部位病原微生物。局部药物通常没有全身性药物的毒性，使用局部抗生素也可能分离出 MDR，但这种风险要比使用全身性抗生素低。

选择性消化道去污染（selective digestive tract decontamination，SDD）　SDD 是迄今为止研究最广泛、最具有侵袭性的预防细菌定植的局部抗生素战略。虽然在不同的研究中所使用的特异性药物各不相同，但主要都是通过几乎对整个胃肠道（包括大肠）进行消毒来控制口咽部定植。SDD 在第 119 章中有更广泛的讨论。总而言之，尽管有 40 多项随机对照试验，SDD 的益处仍不清楚。

口咽部局部用药　仅控制口咽部细菌定植也引起了人们的兴趣，因为只需通过治疗主要相关的区域，正常的肠道菌群几乎不会受到干扰。单是口咽部去污似乎就相当于预防 VAP 的 SDD[21]。氯己定口腔冲洗是目前研究最广泛的一种方法[22]。不幸的是，使用了不同浓度的氯己定，并对不同的人群进行了比较，最有效的是浓度为 2% 的氯己定。氯己定可能无法预防 MDR，如假单胞菌属和不动杆菌属的感染。其他药物如聚维酮 / 碘与抗菌肽对口腔进行消毒[15]，没有证明获益。

最近，关于连续 5 天每天使用氯己定和鼻咽部应用莫匹罗星的普遍性去定植疗法的研究表明了，由此可以降低 MRSA 和其他病原体的相关的菌血症的发病率[23]，而对 MRSA 相关肺炎没有显著的影响。

雾化抗生素的使用　最早研究的局部细菌定植预防形式是雾化抗生素。在机械通气的早期，每日雾化多黏菌素 B 导致革兰阴性杆菌的 VAP 发生率急剧下降[24]。不出所料，常规使用很快就因为抗生素耐药微生物的出现变得复杂起来。这一特点，再加上不减少死亡率，导致了放弃这个措施。在最近的一项研究中，雾化头孢他啶并没有减少创伤患者的 VAP 发生率，但也没有增加 MDR 病原体的定植[25]。最近这种做法的一个变化是使用雾化抗生素治疗被认为是 VAP 前兆的化脓性气管支气管炎[26]。

避免增加胃内 pH

胃内的正常酸性环境对预防吞咽下的口咽菌群或反流的肠道菌群的定植是非常有效的。一些预防措施主要着重于这个方面。

应激性溃疡的预防　由于应激性溃疡所致的胃肠道出血一度是通气患者的一个重大问题，也是主要的死亡原因，因此，预防应激性溃疡被认为是通气患者的关键。然而，由于更好的血流动力学复苏，改善通气策略和早期肠内营养使应激性溃疡的发生率明显降低。

因此，在过去的几十年里，发生了关于预防消化道出血的最佳方法的争论。最初发现抗酸剂不如组胺 2 型阻滞剂（H2 阻断剂），除增加胃 pH 外，抗酸剂还能增加胃体积，这可能对于 VAP 是一个独立的危险因素。后来，假设硫糖铝比 H2 阻滞剂优越，因为它不影响胃的 pH，并且可能具有内在的抗菌性能，但是没有发现硫糖铝在降低 VAP 方面明显优于 H2 阻滞剂，而消化道出血则有轻微但持续增加[27]。质子泵抑制剂（PPIs）似乎相当于 H2 阻滞剂。

一个更重要的问题是，在大多数机械通气的患者中，是否需要预防应激性溃疡。少数安慰剂对照试验表明，与对照组相比，H2 阻滞剂和硫糖铝可能导致 VAP 的风险增加。多因素分析发现 PPI 与肺炎发病率增加有关，包括 HAP/VAP[28, 29]、HCAP，甚至是 CAP[30]。可以识别消化道出血风险增加的亚组，而没有这些高危因素的患者可能不需要预防。

肠内营养策略 营养不良显然与患肺炎的风险增加和重症患者的死亡率增加有关。除了经典的细胞免疫效应外，对肺炎特有的作用是增加革兰阴性杆菌（包括假单胞菌）与上皮细胞的结合[31]。

尽管高危患者的肠外营养优于无营养支持，肠内营养仍是治疗和预防危重患者营养不良的首选途径[32]。荟萃分析表明，患者甚至可以在胃肠手术后不久进食[33]。但持续肠内营养输注可增加胃 pH 和胃容积，从而增加 VAP 风险[34, 35]。一项随机试验发现，与低水平的肠内营养（约为目标喂养率的 20%）相比，早期过于积极的喂养增加了 VAP 的风险[36]。低水平的肠内营养可以避免小肠黏膜微绒毛萎缩。小肠黏膜微绒毛的萎缩也是医院内感染发生的潜在原因。误吸发生的风险越高那么 VAP 发生的风险也会增加，这在外科手术系列中也有体现[33]。

然而，对早期和延迟的肠内营养的 meta 分析表明，早期喂养会减少死亡率并可能降低 VAP 的风险[37]。潜在风险的平衡是早期开始肠内喂养但是避免可能导致胃残留和胃扩张的过于积极输注。弹丸式推注[38]和肠内营养酸化[39]均未提高 VAP 发生率，但与不良事件增加有关。

改良的气管插管

细菌可以通过分泌多糖包被黏附在气管内导管的聚氯乙烯表面。这种多糖包被可以保护细菌不受全身性抗生素和宿主防御过程的影响，使之成为下呼吸道再种植细菌的来源。这种机制可以解释复发性 VAP 的高发生率，特别是假单胞菌属导致的 VAP。浸银气管内导管相比于传统导管可降低 VAP 的发生率，使 VAP 的发生出现延迟[40]，但是成本仍然是阻碍其常规使用的障碍。

交叉感染

永远不能低估交叉感染在 ICU 中的作用，交叉感染会导致特定致病菌在没有其他微生物危险因素的患者中定植。尤其是铜绿假单胞菌和 MRSA 最有可能引起交叉污染和后续的感染。

到目前为止，交叉感染最重要的因素是医护人员的手卫生。多项研究记录了医务人员，包括内科医生和管床护士未严格执行手卫生制度。洗手不足的风险随着每个患者所需护理的强度和每例护士的护理患者人数增加而增加[41]。使用含酒精的、自干燥的洗手液似乎是有效的，并且可以增加对洗手的依从性[42]。常规的去定植疗法也可以减少交叉感染的发生[23]。

避免通过医疗设备交叉污染也很重要。受污染的设备仍然是 NP 流行暴发的主要原因。任何 VAP 的暴发，特别是由不常见的原因引起时，都应考虑这种可能性。呼吸治疗设备尤其可疑，必须严格遵守呼吸机、支气管镜和其他可重复使用设备的消毒标准。

最好的预防策略可能是一个持续的、多方面的、多学科的感染控制方案[43]。该方案的一个重要组成部分是监测 VAP 发生率，并就其感染率向各个单位提供反馈。尽管这样的维持成本很高，但就避免肺炎发生所带来的巨大成本效益来说是值得的。

误吸

误吸在 NP 中的作用可能是争议最小的。尽管关于误吸的定义不尽相同，但所有的证据都表明误吸的重要性。

大量误吸

大量的误吸显然是非插管 ICU 患者的一个危险因素。这种类型误吸因素是消化道，如肠梗阻或消化道出血的长期呕吐，以及神经系统疾病，包括癫痫发作、麻醉诱导和酒精中毒。适当使用气管插管实际上是这类误吸的一个保护性因素。如果发生大量误吸，选择性地使用支气管镜取出可能阻塞支气管并引起阻塞性肺炎的固体物质可能是有益的。经验性地使用抗生素，尤其是延长疗程，不能明显地预防肺炎，但确实选择了毒性更强的微生物。

少量误吸

在插管和非插管的患者中，少量分泌物的误吸也与肺炎有关。不能保护上呼吸道的神经系统疾病，一直被认为是肺炎的危险因素。在这种情况下误吸可以发生在气管插管之前或气管插管时。口咽菌群大量接种到下呼吸道，临床上肺炎通常在 48～72 小时内发生。BAL 液中较高水平的淀粉酶是这种风险的标志[44]。

预防少量误吸导致的吸入性肺炎最好的方法是预防性使用抗生素。有前瞻性观察研究表明，在机械通气的早期使用抗生素与较低的肺炎发生率有关[34]。然而，最好的证据是一项前瞻性随机试验，对非创伤性昏迷的气管插管患者进行短疗程的头孢菌素（两种剂量）预防性应用[45]。在预防组中，VAP 的发生率只有 23%，而对照组的这一比例为 66%。这些发现也得到了一个质量改进前后的研究和许多 SDD 研究的证实[46]。这些研究表明，局部抗生素的使用联合短疗程的全身抗生素，肺炎的发生率降低。预防性应用抗生素只有在有一段时间未住院的患者初次插管时才有效。而且取决于误吸入下呼吸道的分泌物仅包含正常菌群而不是多重耐药菌。

这种预防策略似乎与前面讨论过的避免不必要抗生素使用的重要性相矛盾。但这样做有两个方面优于口咽致病菌定植增加潜在的风险。首先，抗生素只持续 24 个小时。其次，在接受预防的患者中，肺炎发生的风险降低 40%，避免了随后更长的抗生素疗程，而且通常会使用更广谱的抗生素。

微量误吸

微量误吸是插管患者中最重要的误吸形式。插管患者的口咽分泌物积存在气管导管套囊的上方。头部复位、咳嗽和其他活动引起气管导管小幅度运动时，会使极少量的分泌物可以通过套囊进入气道。在插管后的 48 小时内，有多达 45% 的患者存在微误吸[47]。口咽分泌物含有 10^6～10^{10} 个细菌 /ml，因此，即使 0.1ml 的分泌物也会对下呼吸道的宿主防御造成极大的感染性挑战。

缩短气管插管时间 VAP 的风险不是线性的；早期发生 VAP 的风险最高，随后逐渐降低。另外，早发性 VAP（插管后 5～7 天）的归因死亡率最低。因此，患者越早拔管，肺炎的累积风险和致死性 HAP 的风险也越低。

最好的策略是完全避免插管。许多无创通气（noninvasive ventilation，NIV）患者的管理现在已成为大多数 ICU 的标准做法。然而，NIV 失败的患者随后气管插管的时间似乎会延长，从而增加 VAP 的风险。谨慎选择患者使用 NIV 和对 NIV 失败患者早期放弃 NIV 是降低肺炎风险的关键。

即使当患者已经插管了，同一类型的严重疾病的机械通气时间的变化也表明努力缩短持续时间对于预防 VAP 的发生是可行的。许多程序化的策略显示出了巨大的好处，包括每日中断镇静和每日撤机实验[48]。

积极的拔管策略的缺点是再次插管以及 VAP 的风险增加了 3 倍[49]。再插管使患者再次面临少量误吸的风险。此外，由于前期的插管使口咽部有更多致病菌的定植，短疗程抗生素的使用将不会起到同样的有益效果。因此，尽管避免或缩短机械通气的持续时间是一个值得称赞的目标，但过于积极的拔管策略同样会增加 VAP 发生的风险。

避免呼吸机管路的操作 呼出气体在管路呼气肢的凝结、吸气肢加湿器的存在可使细菌大量地定植。在操作管路或移动患者时，这种液体进入患者的气道，会对下呼吸道防御系统构成重大细菌挑战。与呼吸机管操作增加 VAP 风险的最一致证据是增加呼吸机管路更换的间隔时间可降低 VAP 的发生率。现大多数机构不再更换呼吸机管路，除非存在严重污染。

对 8 项随机对照试验的荟萃分析表明，特别是在机械通气时间≥7 天的患者中，使用热 - 湿交换器（heat and moisture exchangers，HMEs）比使用加热加湿器的 VAP 发生率降低了 30%[50]。但由于 HMES 使分泌物浓缩引起的气管插管阻塞的发生率增加，和其他考虑因素（特别是费用），决定了其使用的频率。

将机械通气患者运送到 ICU 外面，通常是为了诊断疾病，也会增加 VAP 发生风险。在一项前瞻性研究中，需要转运到 ICU 外的患者有 24% 出现 VAP，而不需转运至 ICU 外的患者仅有 4% 出现了 VAP[51]。超过一半的机械通气患者至少需要一次转运。移动性装置、更换呼吸机、把患者从床上移开及其他工作都会无意中增加将呼吸机管路中冷凝液注入患者呼吸道的可能性。此外，转运机械通气的患者，意外拔管的可能性会更大。

人工气道套囊压力的维持 足够的套囊压力（通常≥25cmH_2O）来维持套囊周围人工气道的密闭性是防止微量误吸的关键。持续控制套囊压力使 VAP 发病率从 22 例 /1 000 机械通气日下降到 9.7 例 /1 000 机械通气日[47]。套囊压力的维持也可以减少近端气道分泌物，这是诊断 VAT 的标志[26]。附加低水平呼气末正压（positive end expiratory pressure，PEEP），被认为与减少误吸和 VAP 风险相关，这可能由于人们对于有 PEEP 患者套囊压力更加关注。而忽视套囊压力也会消除其他的干预措施的益处，比如持续下声门吸引（continuous aspiration of subglottic secretions，CASS）[52]。

改良气管导管 对气管导管各种改进都是为了减少微量误吸。大多数人试图通过改变材料的类型或套囊的形状来使标准气管导管套囊的纵向褶皱最小化。在锥形与圆柱形或聚氨酯与聚氯乙烯套囊的对比中，发现 VAP 发生率并没有显著差异[53]。

一种能够持续吸引声门下分泌物（continuous aspiration of subglottic secretions，CASS）的气管内导管已经得到了广泛的研究。在背部表面有一个管腔的额外通道，刚好高于充气套囊的水平，允许分泌物聚集在套囊上方。一项临床实践指南发现预防 VAP 的最大证据是 CASS[54]。对 CASS 的研究表明，其降低 VAP 的发生率是可变的，主要降低早发性 VAP 发生率：MDR 微生物引起的 VAP 发生率并没有减少，死亡率也没有差异。如果机械通气的患者早期使用了抗生素，CASS 的好处就被排除了。如果管腔堵塞或者气囊压力过低导致的系统故障，致使气囊上滞留物进入下呼吸道，那肺炎也会发生。这些因素和高昂的成本限制了 CASS 的使用。

早期的气管切开 气管切开术对 VAP 的预防有潜在的好处：声门不被气管内管打开，声带闭合，极大地降低了误吸的风险。气管切开的安全性在于可以允许更大的活动量，以及更长的保持直立时间，也可以减少误吸。常规气管切开术可能是几周机械通气后 VAP 发生率趋于平稳的原因之一。早期气管切开的益处仍未确定[55]。技术也很重要，使用经皮扩张技术进行气管切开术更有益处[56]。

半卧位 仰卧位患者胃食管反流程度明显高于半卧位患者[57]。不仅反流更大，而且 68% 的患者在仰卧位通气时发现有肠道菌群在口咽和支气管树上定植。而在半卧位的情况下，这一比例仅为 32%。一项前瞻性随机试验清楚地表明，在仰卧位机械通气的患者中，临床上疑似并被病原微生物所证实的 VAP 病例更为常见（临床疑似 VAP 占 8%，半卧位占 34%）[35]。仰卧体位（*OR* 6.8）和肠内营养（*OR* 5.7）是 VAP 发生的独立危险因素，在仰卧位接受肠内营养的患者中发生率最高（50%）。

尽可能避免仰卧位是一项简单而有效的预防措施，应在所有的 ICU 中实施[54]。将床头抬高到 45° 的依从很差，但是较小的角度的抬高与减低 VAP 的发生率无关[58]。在不能行半卧位的患者中，使用特殊的床进行连续性的侧向旋转可能是有益的[59]。

避免胃的过度扩张 即使在半卧位，许多患者在给予肠内喂养时仍存在胃食管反流和微量误吸。胃过度扩张的主要问题可以通过几种方式来解决。第一种方法是使用鼻肠管而不是鼻胃管。虽然理论上很有吸引力，但对 11 个随机对照试验的荟萃分析并没有显示幽门后喂养与胃内喂养相比对 VAP 的预防作用是更有利的[60]。主要的限制因素是幽门下置管比较困难。

第二种方法是使用胃促动剂，如甲氧氯普胺，这些药物的另一个好处是增加下食管括约肌的张力，这可能在增加胃排空的同时降低反流的风险。但一项随机对照试验再次未能证实使用该药物可以降低 VAP 发生的风险[29]。

下呼吸道宿主防御机制受损

NP 的一个被低估的事实是，尽管含有致病菌的口咽分泌物误吸的情况非常普遍，但只有少数被定植患者发展成了肺炎。在 Johanson 等的经典研究中表明，只有 23% 的口咽部有革兰氏阴性杆菌定植的患者发展成了肺炎[61]。其他的研究表明，在常规的非支气管镜 BAL 标本定量培养中，可短暂地出现与肺炎相同的微生物数量水平，而不会引起临床 VAP[62]。因此，前面所描述的两个步骤——病原菌的定植和误吸是 HAP 的必要而不充分的条件。

HAP 发生机制的第三步——下呼吸道宿主防御机制受损是研究和了解最少的，缺乏了解的一个主要原因可能是异质性的和患者的依赖性，这与陈规定型的定植和误吸形成了鲜明的对比。随着感染控制和患者安全工作变得更加有效，其余发生 VAP 的患者更有可能在下呼吸道宿主防御中有明显的缺陷。发生 VAP 的患者一般应被认为有一种形式的获得性免疫抑制。其他类型的医院内感染在 VAP 患者中的频繁发生支持了这一观点。此外，有些 VAP 患者会出现多次的 VAP 发作，提示下呼吸道防御系统受到不成比例的损害。

许多下呼吸道防御功能受损的原因包括潜在的疾病或危重的疾病，导致 ICU 入院和需要机械通气。然而，对于大多数 ICU 患者来说，一些常见的风险可能是预防的目标。

尽量减少抗生素的使用

肺泡是有正常菌群的，而不是无菌的。这种认识在理解 HAP/VAP 的发展过程中有了重大发现。正常的肺部微生物群与口咽部相似，主要是链球菌，但也有厌氧菌、嗜血杆菌和支原体，但细菌浓度明显较口咽部低[63]。因此，正常的肺泡菌群也是宿主防御的重要组成部分，与口咽部和胃肠道防御相似，会受到全身性抗生素的不利影响。假单胞菌属相关的肺炎在没有抗生素使用之前从未出现过，但在抗生素的压力作用下逐渐发展成整体替代正常菌群的肺部异质微生物组[64]。肠内益生菌可使抗生素对 VAP 的影响降至最低[65]，但不能进行肺特异性治疗。VAP 的诊断策略会使抗生素治疗减少[17, 20]、在培养阴性的患者中较早停止抗生素的使用[66]，可以改善死亡率和减少二重感染。

类固醇皮质激素

全身性类固醇皮质激素有良好的抗炎作用，可以影响免疫功能。类固醇皮质激素对 VAP 风险的影响难以确定，这主要是对 VAP 有利因素与对 VAP 其他危险因素的相互竞争的原因。例如，使用类固醇皮质激素可以让插管的重症哮喘患者更早地拔管，从而降低患 VAP 的风险。这种双重效应在大多数情况下都适用，类固醇皮质激素被应用于危重患者急性期，随着时间的延长，这种潜在的益处开始被不利影响所抵消。

输血

免疫抑制的一个常见原因是红细胞输注。输血的免疫抑制的作用被发现已经有几十年的历史了，在过去被用于终末期肾病患者的移植前处理。输血指征在不同的机构甚至是不同的个体中有很大的不同。据报道，在大多数 ICU 患者中限制性输血和开放性输血具有相同的死亡率[67]，但限制性输血减少了创伤患者 VAP 的发生率[68]。

知识点

1. 所有医院内肺炎、危及生命的医院内肺炎（通常是迟发性呼吸机相关性肺炎）的预防是有区别的。
2. 医院内肺炎的发病机制分为 3 个环节：口咽部病原微生物的定植、误吸、下呼吸道宿主防御机制受损。
3. 口咽部病原微生物定植和远端肺防御功能损害的最重要因素是全身性抗生素特别是广谱抗生素对这些部位正常菌群的抑制作用。
4. 呼吸机相关性肺炎的风险是时间依赖性的，因此任何缩短机械通气持续时间的措施都会降低肺炎的发生率。
5 在机械通气的患者中尽量避免仰卧位和保持套囊压力是防止微量误吸简单有效的措施，在所有的 ICU 中都应该实施。
6. 几条证据表明，将呼吸机管路的操作次数最小化将降低呼吸机相关性肺炎的发生率。
7. 与定植和误吸原因的典型步骤不同，导致细菌压倒肺部局部宿主防御的相对免疫妥协的原因具有异质性和患者依赖性。

（苏建玲 译，李渊 审校）

参考文献

1. Berwick DM, Calkins DR, McCannon CJ, Hackbarth AD. The 100,000 lives campaign: setting a goal and a deadline for improving health care quality. JAMA 2006;295:324–7.
2. Gerberding JL. Hospital-onset infections: a patient safety issue. Ann Intern Med 2002;137:665–70.
3. Blot S, Lisboa T, Angles R, Rello J. Prevention of VAP: is zero rate possible? Clin Chest Med 2011;32:591–9.
4. Lee GM, Kleinman K, Soumerai SB, et al. Effect of nonpayment for preventable infections in U.S. hospitals. N Engl J Med 2012;367:1428–37.
5. Vincent JL, Bihari DJ, Suter PM, et al. The prevalence of nosocomial infection in intensive care units in Europe. Results of the European Prevalence of Infection in Intensive Care (EPIC) Study. EPIC International Advisory Committee. JAMA 1995;274:639–44.
6. National Nosocomial Infections Surveillance (NNIS) System Report, data summary from January 1992 through June 2004, issued October 2004. Am J Infect Control 2004;32:470–85.
7. Chastre J, Fagon JY. Ventilator-associated pneumonia. Am J Respir Crit Care Med 2002;165:867–903.
8. Kett D, Cano E, Quartin A, et al. Implementation of guidelines for management of possible multidrug-resistant pneumonia in intensive care: an observational, multicentre cohort study. Lancet

Infect Dis 2011;11:181–9.
9. Magill SS, Klompas M, Balk R, et al. Executive summary: developing a new, national approach to surveillance for ventilator-associated events. Ann Am Thorac Soc 2013;10:S220–3.
10. Klouwenberg PMCK, van Mourik MSM, Ong DSY, et al. Electronic implementation of a novel surveillance paradigm for ventilator-associated events: feasibility and validation. Am J Respir Crit Care Med 2014.
11. Nseir S, Di Pompeo C, Soubrier S, et al. Effect of ventilator-associated tracheobronchitis on outcome in patients without chronic respiratory failure: a case-control study. Crit Care 2005;9:R238–45.
12. Dallas J, Skrupky L, Abebe N, et al. Ventilator-associated tracheobronchitis in a mixed surgical and medical ICU population. Chest 2011;139:513–8.
13. Guidelines for the management of adults with hospital-acquired, ventilator-associated, and healthcare-associated pneumonia. Am J Respir Crit Care Med 2005;171:388–416.
14. Evans HL, Dellit TH, Chan J, et al. Effect of chlorhexidine whole-body bathing on hospital-acquired infections among trauma patients. Arch Surg 2010;145:240–6.
15. Kollef M, Pittet D, Sanchez Garcia M, et al. A randomized double-blind trial of iseganan in prevention of ventilator-associated pneumonia. Am J Respir Crit Care Med 2006;173:91–7.
16. Trouillet JL, Chastre J, Vuagnat A, et al. Ventilator-associated pneumonia caused by potentially drug-resistant bacteria. Am J Respir Crit Care Med 1998;157:531–9.
17. Fagon JY, Chastre J, Wolff M, et al. Invasive and noninvasive strategies for management of suspected ventilator-associated pneumonia. A randomized trial. Ann Intern Med 2000;132:621–30.
18. Soo Hoo GW, Wen YE, Nguyen TV, Goetz MB. Impact of clinical guidelines in the management of severe hospital-acquired pneumonia. Chest 2005;128:2778–87.
19. Ibrahim EH, Ward S, Sherman G, et al. Experience with a clinical guideline for the treatment of ventilator-associated pneumonia. Crit Care Med 2001;29:1109–15.
20. Singh N, Rogers P, Atwood CW, et al. Short-course empiric antibiotic therapy for patients with pulmonary infiltrates in the intensive care unit. A proposed solution for indiscriminate antibiotic prescription. Am J Respir Crit Care Med 2000;162:505–11.
21. de Smet AM, Kluytmans JA, Cooper BS, et al. Decontamination of the digestive tract and oropharynx in ICU patients. N Engl J Med 2009;360:20–31.
22. Labeau SO, Van de Vyver K, Brusselaers N, et al. Prevention of ventilator-associated pneumonia with oral antiseptics: a systematic review and meta-analysis. Lancet Infect Dis 2011;11:845–54.
23. Huang SS, Septimus E, Kleinman K, et al. Targeted versus universal decolonization to prevent ICU infection. N Engl J Med 2013;368:2255–65.
24. Klick JM, du Moulin GC, Hedley-Whyte J, et al. Prevention of gram-negative bacillary pneumonia using polymyxin aerosol as prophylaxis. II. Effect on the incidence of pneumonia in seriously ill patients. J Clin Invest 1975;55:514–9.
25. Claridge JA, Edwards NM, Swanson J, et al. Aerosolized ceftazidime prophylaxis against ventilator-associated pneumonia in high-risk trauma patients: results of a double-blind randomized study. Surg Infect (Larchmt) 2007;8:83–90.
26. Palmer LB, Smaldone GC, Chen JJ, et al. Aerosolized antibiotics and ventilator-associated tracheobronchitis in the intensive care unit. Crit Care Med 2008;36:2008–13.
27. Cook D, Guyatt G, Marshall J, et al. A comparison of sucralfate and ranitidine for the prevention of upper gastrointestinal bleeding in patients requiring mechanical ventilation. Canadian Critical Care Trials Group. N Engl J Med 1998;338:791–7.
28. Herzig SJ, Howell MD, Ngo LH, Marcantonio ER. Acid-suppressive medication use and the risk for hospital-acquired pneumonia. JAMA 2009;301:2120–8.
29. MacLaren R, Reynolds PM, Allen RR. Histamine-2 receptor antagonists vs proton pump inhibitors on gastrointestinal tract hemorrhage and infectious complications in the intensive care unit. JAMA Intern Med 2014;174:564–74.
30. Shindo Y, Ito R, Kobayashi D, et al. Risk factors for drug-resistant pathogens in community-acquired and healthcare-associated pneumonia. Am J Respir Crit Care Med 2013;188:985–95.
31. Niederman MS, Mantovani R, Schoch P, et al. Patterns and routes of tracheobronchial colonization in mechanically ventilated patients. The role of nutritional status in colonization of the lower airway by *Pseudomonas* species. Chest 1989;95:155–61.
32. Braunschweig CL, Levy P, Sheean PM, Wang X. Enteral compared with parenteral nutrition: a meta-analysis. Am J Clin Nutr 2001;74:534–42.
33. Lewis SJ, Andersen HK, Thomas S. Early enteral nutrition within 24 h of intestinal surgery versus later commencement of feeding: a systematic review and meta-analysis. J Gastrointest Surg 2009;13:569–75.
34. George DL, Falk PS, Wunderink RG, et al. Epidemiology of ventilator-acquired pneumonia based on protected bronchoscopic sampling. Am J Respir Crit Care Med 1998;158:1839–47.
35. Drakulovic MB, Torres A, Bauer TT, et al. Supine body position as a risk factor for nosocomial pneumonia in mechanically ventilated patients: a randomised trial. Lancet 1999;354:1851–8.
36. Ibrahim EH, Mehringer L, Prentice D, et al. Early versus late enteral feeding of mechanically ventilated patients: results of a clinical trial. J Parenter Enteral Nutr 2002;26:174–81.
37. Doig GS, Heighes PT, Simpson F, et al. Early enteral nutrition, provided within 24 h of injury or intensive care unit admission, significantly reduces mortality in critically ill patients: a meta-analysis of randomised controlled trials. Intensive Care Med 2009;35:2018–27.
38. Bonten MJ, Gaillard CA, van der Hulst R, et al. Intermittent enteral feeding: the influence on respiratory and digestive tract colonization in mechanically ventilated intensive-care-unit patients. Am J Respir Crit Care Med 1996;154:394–9.
39. Heyland DK, Cook DJ, Schoenfeld PS, et al. The effect of acidified enteral feeds on gastric colonization in critically ill patients: results of a multicenter randomized trial. Crit Care Med 1999;27:2399–406.
40. Kollef MH, Afessa B, Anzueto A, et al. Silver-coated endotracheal tubes and incidence of ventilator-associated pneumonia: the NASCENT randomized trial. JAMA 2008;300:805–13.
41. Blot SI, Serra ML, Koulenti D, et al. Patient to nurse ratio and risk of ventilator-associated pneumonia in critically ill patients. Am J Crit Care 2011;20:e1–9.
42. Gordin FM, Schultz ME, Huber RA, Gill JA. Reduction in nosocomial transmission of drug-resistant bacteria after introduction of an alcohol-based handrub. Infect Control Hosp Epidemiol 2005;26:650–3.
43. Zack JE, Garrison T, Trovillion E, et al. Effect of an education program aimed at reducing the occurrence of ventilator-associated pneumonia. Crit Care Med 2002;30:2407–12.
44. Weiss CH, Moazed F, DiBardino D, et al. Bronchoalveolar lavage amylase is associated with risk factors for aspiration and predicts bacterial pneumonia. Crit Care Med 2013;41:765–73.
45. Sirvent JM, Torres A, El-Ebiary M, et al. Protective effect of intravenously administered cefuroxime against nosocomial pneumonia in patients with structural coma. Am J Respir Crit Care Med 1997;155:1729–34.
46. Valles J, Peredo R, Burgueno MJ, et al. Efficacy of single-dose antibiotic against early-onset pneumonia in comatose patients who are ventilated. Chest 2013;143:1219–25.
47. Nseir S, Zerimech F, Fournier C, et al. Continuous control of tracheal cuff pressure and microaspiration of gastric contents in critically ill patients. Am J Respir Crit Care Med 2011;184:1041–7.
48. Girard TD, Kress JP, Fuchs BD, et al. Efficacy and safety of a paired sedation and ventilator weaning protocol for mechanically ventilated patients in intensive care (Awakening and Breathing Controlled trial): a randomised controlled trial. Lancet 2008;371:126–34.
49. Torres A, Gatell JM, Aznar E, et al. Re-intubation increases the risk of nosocomial pneumonia in patients needing mechanical ventilation. Am J Respir Crit Care Med 1995;152:137–41.
50. Kola A, Eckmanns T, Gastmeier P. Efficacy of heat and moisture exchangers in preventing ventilator-associated pneumonia: meta-analysis of randomized controlled trials. Intensive Care Med 2005;31:5–11.
51. Kollef MH, Von Harz B, Prentice D, et al. Patient transport from intensive care increases the risk of developing ventilator-associated pneumonia. Chest 1997;112:765–73.
52. Rello J, Sonora R, Jubert P, Artigas A, Rue M, Valles J. Pneumonia in intubated patients: role of respiratory airway care. Am J Respir Crit Care Med 1996;154:111–5.
53. Deem S, Yanez D, Sissons-Ross L, et al. Randomized pilot trial of endotracheal tubes to prevent ventilator-associated pneumonia. Ann Am Thorac Soc 2016;1:72–80.
54. Muscedere J, Dodek P, Keenan S, et al. Comprehensive evidence-based clinical practice guidelines for ventilator-associated pneumonia: prevention. J Crit Care 2008;23:126–37.
55. Griffiths J, Barber VS, Morgan L, Young JD. Systematic review and meta-analysis of studies of the timing of tracheostomy in adult patients undergoing artificial ventilation. BMJ 2005;330:1243.
56. Rumbak MJ, Newton M, Truncale T, et al. A prospective, randomized, study comparing early percutaneous dilational tracheotomy to prolonged translaryngeal intubation (delayed tracheotomy) in critically ill medical patients. Crit Care Med 2004;32:1689–94.
57. Torres A, Serra-Batlles J, Ros E, et al. Pulmonary aspiration of gastric contents in patients receiving mechanical ventilation: the effect of body position. Ann Intern Med 1992;116:540–3.
58. van Nieuwenhoven CA, Vandenbroucke-Grauls C, van Tiel FH, et al. Feasibility and effects of the semirecumbent position to prevent ventilator-associated pneumonia: a randomized study. Crit Care Med 2006;34:396–402.
59. Staudinger T, Bojic A, Holzinger U, et al. Continuous lateral rotation therapy to prevent ventilator-associated pneumonia. Crit Care Med 2010;38:486–90.
60. Ho KM, Dobb GJ, Webb SA. A comparison of early gastric and post-pyloric feeding in critically ill patients: a meta-analysis. Intens Care Med 2006;32:639–49.
61. Johanson WG, Jr., Pierce AK, Sanford JP, Thomas GD. Nosocomial respiratory infections with gram-negative bacilli. The significance of colonization of the respiratory tract. Ann Intern Med 1972;77:701–6.
62. Garrard CS, A'Court CD. The diagnosis of pneumonia in the critically ill. Chest 1995;108:17S–25S.
63. Charlson ES, Bittinger K, Haas AR, et al. Topographical continuity of bacterial populations in the healthy human respiratory tract. Am J Respir Crit Care Med 2011;184:957.
64. Flanagan JL, Brodie EL, Weng L, et al. Loss of bacterial diversity during antibiotic treatment of intubated patients colonized with *Pseudomonas aeruginosa*. J Clin Microbiol 2007;45:1954–62.
65. Morrow LE, Kollef MH, Casale TB. Probiotic prophylaxis of ventilator-associated pneumonia: a blinded, randomized, controlled trial. Am J Respir Crit Care Med 2010;182:1058.
66. Raman K, Nailor MD, Nicolau DP, et al. Early antibiotic discontinuation in patients with clinically suspected ventilator-associated pneumonia and negative quantitative bronchoscopy cultures. Crit Care Med 2013;41:1656–63.
67. Hebert PC, Wells G, Blajchman MA, et al. A multicenter, randomized, controlled clinical trial of transfusion requirements in critical care. Transfusion Requirements in Critical Care Investigators, Canadian Critical Care Trials Group. N Engl J Med 1999;340:409–17.
68. Earley AS, Gracias VH, Haut E, et al. Anemia management program reduces transfusion volumes, incidence of ventilator-associated pneumonia, and cost in trauma patients. J Trauma 2006;61:1–5.

主要针对革兰氏阴性菌的抗生素

Rose Jung and Susan J. Lewis

在重症医学科，常用β-内酰胺类（青霉素、头孢菌素、碳青霉烯和单酰胺菌素）、喹诺酮类、氨基糖苷类抗生素治疗革兰氏阴性感染。β-内酰胺与氨基糖苷类或氟喹诺酮类药物的联合用药用于克服细菌耐药性并提供协同作用。本文还简要讨论了多黏菌素治疗耐药革兰氏阴性病原体的问题。

β-内酰胺类

作用机制

β-内酰胺类抗生素通过抑制细胞壁的合成发挥杀菌作用。细菌细胞壁的主要功能是维持细胞形状，保护机体免受渗透破坏。肽聚糖是细胞壁的重要组成部分，由乙酰氨基葡萄糖（N-acetylglucosamine，NAG）和乙酰氨基肟酸（N-acetylmuramic acid，NAM）通过肽侧链交联形成。β-内酰胺类抗生素是D-丙氨酰-D-丙氨酸肽侧链的结构类似物。青霉素结合蛋白转肽酶（penicillin binding protein transpeptidase enzymes，PBPs）的酰化可以抑制肽聚糖的形成，从而导致细菌的溶解和死亡[1,2]。

β-内酰胺抗菌素的效果取决于激活PBPs的能力以及与多种PBPs结合的亲和性[3]。在革兰氏阴性细菌中，外膜作为底物的渗透屏障，肽聚糖位于壁膜间隙。β-内酰胺是一种亲水分子结构，须穿过外膜孔蛋白通道到达PBPs[4]。而能否穿过外膜孔蛋白通道，取决于β-内酰胺大小、电荷和疏水性[1,5]。相比之下，在革兰氏阳性细菌，肽聚糖是最外层的细胞结构，β-内酰胺抗生素容易到达。

耐药性

主要有四大机制可使细菌抵抗β-内酰胺类的细胞毒性。第一，修饰PBPs可降低其与β-内酰胺的结合力，虽然这种机制在一些革兰氏阴性细菌中（包括流感嗜血杆菌和脑膜炎奈瑟菌）很重要，但它主要体现在革兰氏阳性细菌上[6-9]。第二，革兰氏阴性菌外膜蛋白的减少或缺失可以降低膜对β-内酰胺的通透性，从而限制β-内酰胺与PBPs的接触。OPrD的下调与铜绿假单胞菌对亚胺培南的耐药性有关[10,11]，CarO的丢失则与多重耐药鲍曼不动杆菌对碳青霉烯耐药机制有关[12,13]。第三，主动的外排系统，特别是结合外膜渗透性降低，可导致革兰氏阴性菌的多药耐药。在铜绿假单胞菌中MexAB-OprM的外排系统过度表达使其对包括β-内酰胺在内的多种药物具有内在耐药性[14,15]。在鲍曼不动杆菌中AdeABC排泵系统表达升高带来β-内酰胺包括碳青霉烯类在内更高程度的耐药[16]。第四，在重症监护室革兰氏阴性细菌β-内酰胺抗生素耐药性产生主要是由于β-内酰胺酶的产生。β-内酰胺酶含有丝氨酸残基或金属离子，用于酰化和水解β-内酰胺环，使药物失活。β-内酰胺酶可以通过染色体编码，也可以通过质粒或转座子编码。β-内酰胺酶的产生可能是构成性的或者诱导性的，而β-内酰胺类抗生素诱导β-内酰胺酶产生的能力不同[17,18]。

超广谱β-内酰胺酶（Extended-spectrum β-lactamases，ESBLs）已经在肠杆菌科发现，最常见于肺炎克雷伯菌、大肠埃希菌和肠杆菌。ESBLs可水解第三代头孢菌素和氨曲南，但能被β-内酰胺酶抑制剂抑制[19]。多项研究报道在重症监护室（intensive care units，ICU）暴发产ESBL的克雷伯菌和肠杆菌感染[19-22]。AmpC β-内酰胺酶的耐药性是ICU病房关注的另一个焦点。暴露于β-内酰胺抗生素可诱发或导致自发"抑制"突变体产生，这些突变体可过度表达AmpC[9,23,24]。在许多临床重要的革兰氏阴性菌中（包括不动杆菌、弗氏柠檬酸杆菌、摩根菌属、铜绿假单胞菌属和黏质沙雷菌等）均表现出对AmpC的耐药性[19]。在第三代头孢菌素治疗过程中，肠杆菌AmpC耐药性的产生具有特殊意义。AmpC β-内酰胺酶可以使大部分头孢菌素和氨曲南失活，且不受β-内酰胺酶抑制剂抑制[25]。

大多数产ESBL和AmpC β-内酰胺酶的微生物仍对碳青霉稀类物质敏感，但关于生成碳青霉烯酶的革兰氏阴性细菌的报道在世界各地也越来越多[26,27]。这些生物通常表现出多药耐药，治疗方法有限。最令人关注的碳青霉烯酶是肺炎克雷伯碳青霉烯酶（K.pneumoniae，KPCs）。它们大多是质粒编码的，可水解所有的β-内酰胺酶，尽管头霉素和头孢他啶的水解性相对较弱[28]。KPCs的水解活性不足以产生对碳青霉烯的耐药性，但增加了最低抑菌浓度（minimum inhibitory concentration，MIC），并可能增加治疗失败的风险。产碳青霉稀酶的菌株通常对所有的β-内酰胺类以及氨基糖苷类和氟喹诺酮类耐药。多黏菌素和替加环素通常对这些酶保持活性[29-31]。基于体外数据，选择性使用不同类别的抗生素[32]

或最新的 β- 内酰胺酶抑制剂（例如，abivactam）的联合疗法可作为替代手段[33, 34]，但缺少临床数据支持此建议。

抗菌谱

β- 内酰胺抗菌素对革兰氏阳性和革兰氏阴性的需氧菌和厌氧菌都有广泛抗菌活性。然而，每类 β- 内酰胺酶都具有独特的微生物谱。天然青霉素很少用于重症患者，因为它们对产 β- 内酰胺酶的细菌缺乏活性，它们的效用仅限于治疗脑膜炎球菌性脑膜炎、链球菌性心内膜炎和链球菌坏死性筋膜炎。半合成青霉素（萘夫西林、苯唑西林）通常用于对甲氧西林敏感的金黄色葡萄球菌（methicillin-susceptible S. aureus，MSSA）产生感染。

实现 β- 内酰胺酶稳定的策略之一是将 β- 内酰胺与克拉维酸、舒巴坦、他唑巴坦等 β- 内酰胺酶抑制剂结合起来。β- 内酰胺酶抑制剂具有较弱的抗菌活性，但能保存和提高 β- 内酰胺类药物对产生 β- 内酰胺酶的病原体的抗菌活性。氨苄西林 / 舒巴坦对革兰氏阳性菌包括肠球菌、革兰氏阴性球菌和某些肠杆菌具有活性。氨苄西林 / 舒巴坦对铜绿假单胞菌或产 ESBL 肠杆菌科不具有活性[22, 35, 36]，因此不能作为危重患者的经验性单一疗法。替卡西林 / 克拉维酸盐和哌拉西林 / 他唑巴坦具有更广的活性谱，包括对铜绿假单胞菌、肠杆菌和厌氧菌如脆弱类杆菌、梭状杆菌、普雷沃菌属等。哌拉西林具有比替卡西林更好的抗假单胞活性[37, 38]，但据报道，铜绿假单胞菌在 ICU 对哌拉西林 / 他唑巴坦的敏感性在美国仅为 70.6%，在欧洲仅为 64.7%[22]，因此需要优化药物暴露或联合治疗，以确保对铜绿假单胞菌的疗效。值得注意的是，在联合治疗中，大剂量的氨苄西林 / 舒巴坦和替卡西林 / 克拉维酸盐已证明对鲍曼菌和嗜麦芽窄食单胞菌均有疗效，为治疗这些在 ICU 中经常出现多药耐药的病原体提供了替代选择[39-41]。

头孢菌素对革兰氏阳性球菌、革兰氏阴性杆菌和厌氧菌具有活性，这取决于药物作用。对 β- 内酰胺酶也可保持稳定。头孢菌素可分为五代，第一代头孢菌素（头孢唑林）在 MSSA 与凝固酶阴性葡萄球菌中保持活性，但易受到葡萄球菌 β- 内酰胺酶的影响。头孢唑林对大多数链球菌也有活性，但所有头孢菌素对肠球菌缺乏足够的活性。头孢唑林对革兰氏阴性菌的活性仅限于大肠杆菌、变形杆菌、肺炎克雷伯菌、卡他莫拉菌、沙门菌和志贺杆菌。第二代头孢菌素根据其厌氧活性分为两组，头孢西丁和头孢替坦等头霉素（Cephamycins）对大多数革兰氏阴性厌氧生物都有活性，包括普雷沃菌、梭杆菌和脆弱拟杆菌。与第一代头孢菌素相比，头霉素对革兰氏阳性菌的活性较低，但对肠杆菌科如摩根菌、变形杆菌、沙门菌和沙雷菌的活性较高。不幸的是，头孢西丁是染色体介导的 β 内酰胺酶的一种强有力的诱导剂[42]。第二组第二代头孢菌素包括头孢呋辛。头孢呋辛对大多数革兰氏阴性杆菌产生的 β- 内酰胺酶保持稳定，与头孢唑啉相比对甲氧西林敏感葡萄球菌和链球菌具有更强活性。头孢呋辛对流感嗜血杆菌疗效优异，对大多数典型的社区获得性呼吸道病原菌有效。第三代肠外用头孢菌素包括头孢噻肟、头孢曲松和头孢他啶。这些药物可按其抗假单胞菌活性进行分类，头孢哌酮和头孢他啶对铜绿假单胞菌具有临床疗效。头孢哌酮具有甲基四氮唑侧链，可引起低凝血酶原血症，限制了其在危重患者中的应用。头孢他啶是第三代中抗金黄色葡萄球菌的最有效药物。第三代头孢菌素对肠杆菌科和肺炎链球菌有良好的临床扩增活性，但对肠球菌、耐甲氧西林金黄色葡萄球菌（methicillin resistant staphylococcus aureus，MRSA）、单核增生李斯特菌、嗜麦芽杆菌和许多不动杆菌缺乏活性。第三代头孢菌素可被克雷伯菌、肠杆菌、大肠埃希菌等肠杆菌科产生的超广谱 β- 内酰胺酶水解。头孢吡肟是第四代头孢菌素，其活性与头孢他啶相似，对 ESBLs 有较好的稳定性[43]。最新上市的产品是头孢他啶和阿维巴坦的混合物。阿维巴坦是非 β- 内酰胺抑制剂，能抑制 Ambler A 型，C 型和部分 D 型 β- 内酰胺酶[34]。最新推出的产品是头孢噻肟和阿维巴坦的合成物。加入阿维巴坦提高了头孢他啶对肠杆菌科和铜绿假单胞菌的活性。阿维巴坦不能提高头孢他啶对不动杆菌、伯克霍尔德菌或无氧革兰氏阴性杆菌的活性[33]。头孢洛林（Ceftaroline）是第五代头孢菌素，具有抗耐甲氧西林金黄色葡萄球菌和耐青霉素肺炎链球菌的杀菌活性。头孢洛林对革兰氏阴性杆菌（如流感嗜血杆菌、卡他莫拉菌、大肠杆菌和肺炎克雷伯菌）具有活性，但对产 ESBL 的肠杆菌科和铜绿假单胞菌缺乏活性[44]。

碳青霉烯是最广谱 β- 内酰胺类，常用于处理严重的院内感染。它们对大多数革兰氏阳性细菌（除 MRSA 和屎肠球菌）和革兰氏阴性细菌（除嗜麦芽菌）以及厌氧菌都有活性。厄他培南对重要的未发酵革兰氏阴性杆菌（如铜绿假单胞菌和鲍曼不动杆菌）不具活性[45]。总体而言，多利培南对铜绿假单胞菌的活性比亚胺培南好，与美罗培南相似或略好[46, 47]。氨曲南是一种单环 β- 内酰胺类抗生素，对需氧革兰氏阴性菌具有抗菌活性[48, 49]，但对革兰氏阳性菌和厌氧菌无效。碳青霉烯对革兰氏阴性菌生成的 ESBL 和 AmpC β- 内酰胺酶能保持稳定性，尽管这些耐药机制不太常见，但易受碳青霉烯酶和金属 -β- 内酰胺酶的影响。碳青霉烯类与 β- 内酰胺 /β- 内酰胺酶抑制剂或头孢吡肟相比，是首选的经验疗法，因为后者与接种效果和导致不利临床结果的耐药率增加有关[50-53]。总的来说，铜绿假单胞菌和不动杆菌菌株对碳青霉烯类药物的敏感性在 ICU 比非 ICU 低 10%～20%。美国铜绿假单胞菌对亚胺培南和美罗培南的敏感性分别为 71.6% 和 72.7%[22]，欧洲铜绿假单胞菌对亚胺培南和美罗培南的敏感性分别为 67% 和 66.5%。在美国（43%）和欧洲（43%～45%），不动杆菌对亚胺培南和美罗培南的敏感性较低，耐药率增加[22]。

药代动力学及药效学

β- 内酰胺类药物的药代动力学在危重患者中尚未得到很好的研究。β- 内酰胺是亲水性分子，具有低体积分布（Vd），与细胞外液（0.10.6L/kg）相似，肾脏清除率很高[54]。然而，由于脓毒症和（或）液体复苏，危重患者的 Vd 可能增加，肾脏药物清除率增加或降低[55]。在健康志愿者中，β- 内酰胺 /β- 内酰胺酶抑制剂的半衰期约为 1 小时，蛋白结合率为 20%～50%。主要消除是肾脏排泄，但对哌拉西林 / 他唑巴坦的胆汁排泄也可能是显著的。大多数头孢菌素半衰期短（1～3 小时），并进行广泛的肾清除。头孢曲松具有明显的胆道排泄，在肾功能障碍中不需要调整剂量。肾衰竭患者头孢噻肟钠半衰期未明显增加；然而，其活性代谢物去乙酰头孢噻肟钠积累显著，因此需要调整剂量。除厄他培南以外，所有碳青霉烯类化合物的半衰期（约 1 小时）和蛋白结合率（2%～20%）均相似。厄他培南的蛋白质结合率高达 95%，半衰期为 4 小时，可每日给药 1 次。碳青霉烯类药物广泛被肾脏排除（70%～80%）。溶解后的亚胺培南和美罗培南在室温下仅稳定 1～4 小时，而多利培南则表现出较长的稳定性（4～12 小时）。

β- 内酰胺类抗生素是一种时间依赖性抗生素，其游离血清浓度高于病原体 MIC（T>MIC）的时间是与临床疗效相关的药效学参数[56]。通常，当 T>MIC 为青霉素用药间隔的 50%、头孢菌素用药间隔的 60%～70%、碳青霉烯类用药间隔的 40% 时，细菌就会被杀死。然而，当在危重患者中获得较长 T>MIC（约 100%）时，临床疗效进一步提高[54, 57]。此外，已经证明当抗生素浓度保持在 MIC 的 4～5 倍时，可以达到最大的杀菌效果和抑制细菌的耐药性，这可能是药物渗透到感染部位的原因[56, 58]。

虽然 β- 内酰胺类抗生素的治疗性药物监测并非常规可用，但研究表明，常规剂量的药物浓度在危重患者中可能未达治疗剂量[59, 60]。危重患者常出现生理变化，包括增加表观分布容积或增加肾清除率。肾替代治疗法能有效地消除大多数 β- 内酰胺抗生素。在危重患者中，敏感性降低和耐药性的病原体更为常见。这些在危重患者中常见的因素加在一起，需要积极给药，以最大限度地减少治疗失败和耐药性。延长 β- 内酰胺输注时间（3～4 小时）或连续输注已被建议作为优化抗生素暴露的替代剂量策略，特别是在具有耐药性革兰氏阴性病原体（包括铜绿假单胞菌）的危重患者中[61-64]。随机试验报道了与间歇性给药相比，延长 β- 内酰胺输注的临床益处的矛盾数据[62, 63, 65]。最近的荟萃分析发现，在没有肾脏替代疗法的严重脓毒症患者中，与间歇性给药相比，连续输注 β- 内酰胺可提高临床治愈率和死亡率。然而，一项大规模的随机研究应该证实持续输注确切有益。

不良反应

青霉素最常见的不良反应为过敏反应或超敏反应（约 10%）。过敏反应最常见的表现包括斑丘疹或荨麻疹和血管水肿，但也可能出现过敏反应。众所周知，青霉素过敏史在预警即将发生的过敏反应是不可靠的，因为对青霉素的过敏会随着时间的推移而减弱[66, 67]。有非过敏性青霉素过敏史且青霉素皮肤试验阴性的患者不太可能经历过敏反应[67-69]，并且可能接受 β- 内酰胺治疗。然而，对皮肤试验有反应的患者应避免 β- 内酰胺的使用或脱敏治疗[70]。

头孢菌素一般耐受性良好。有甲基四氮唑（methylthiotetrazole，MTT）侧链的药物可能通过抑制维生素 K 的合成和吸收以及竞争性抑制维生素 K 依赖性凝血因子引起低凝血酶原血症。MTT 侧链的药物有头孢哌酮、头孢替坦和头孢美唑。这些药物的使用可能需要补充维生素 K。MTT 侧链也与双硫仑样反应有关。

当使用较高的亚胺培南剂量（超过 4g/d）时，癫痫发作率升高（1.5%～2%）已被报道[71, 72]。亚胺培南相关癫痫发作的危险因素包括肾脏损害、低体重、癫痫发作史或其他中枢神经系统疾病[71, 73, 74]。亚胺培南通过肾脱氢肽酶 -1（dehydropeptidase-1，DHP-1）广泛代谢，产生肾毒性代谢物。因此，亚胺培南需要与西司他丁（一种 DHP-1 抑制剂）共同施用，以增加亚胺培南的从尿液排出，并防止肾毒性。其他碳青霉烯类物质对 DHP-1 具有内在的稳定性。

交叉过敏反应

大约 8% 的美国人曾有过青霉素过敏史，从轻微的皮肤反应到危及生命的 1 型 IgE 介导的超敏反应。幸运的是，青霉素超敏反应的发生率很低（不到 0.02%）[75, 76]。有头孢菌素过敏史的美国人只有 1%[77]。头孢菌素相关的毒性表皮坏死松解、斯蒂文 - 约翰逊综合征、重型肝炎、间质性肾炎和溶血性贫血极为罕见。临床上 β- 内酰胺类药物之间显著的免疫交叉反应比以前认为的要低得多。青霉素过敏患者头孢菌素过敏可归因于与头孢菌素和青霉素或阿莫西林相似的侧链交叉反应抗体。基于侧链相似性，第一代头孢菌素与青霉素发生交叉反应，而第二代和第三代头孢菌素的交叉反应可以忽略不计[78]。青霉素 - 头孢菌素和碳青霉烯类药物间的交叉反应可能性很小或不存在[79]。单酰胺菌素不与青霉素发生交叉反应，但与头孢他啶发生交叉反应，因为它们有相同的侧链[80]。

氟喹诺酮类

作用机制

氟喹诺酮类药物是重症监护室中使用的另一种广谱抗生素类。环丙沙星、左氧氟沙星和莫西沙星是常用的药物。氟喹诺酮类药物通过干扰 DNA 回旋酶（gyrA 和 gyrB）或拓扑异构酶Ⅳ（parC 和 parE）的正常功能而损害 DNA 复制并导致细胞死亡。拓扑异构酶Ⅳ（parC 和 parE）将 DNA 浓缩成超螺旋，从而允许大量的 DNA 被包装到细胞中[81]。氟喹诺酮类药物的广泛使用引起了对这些药物的细菌耐药性的增加。耐药来源于 gyrA、gyrB、parC 和 parE 的突变，无论有无外排泵。多种形式的耐药可同时出现，进一步增加了它们的最小抑菌浓度[82]。

抗菌谱

氟喹诺酮类药物具有广泛的抗革兰氏阳性和革兰氏阴性菌的活性。左氧氟沙星和莫西沙星对青霉素敏感或耐药的肺炎链球菌有效，但对 MRSA 无效。多年来，不断增加的耐药性降低了氟喹诺酮类药物对革兰氏阴性菌的效用。环丙沙星被认为是对革兰氏阴性菌最有效的氟喹诺酮类药物，其 MIC 值最低，但可以使用更高的左氧氟沙星剂量以达到类似的治疗效果。氟喹诺酮类药物通常对产 ESBL 或碳青霉烯酶的病原体是稳定的。对于常见的 ICU 耐药病原体如铜绿假单胞菌、鲍曼不动杆菌和嗜麦芽假单胞菌，氟喹诺酮类应与 β- 内酰胺类联合应用。铜绿假单胞菌的敏感性约为 70%，而鲍曼不动杆菌的易感性通常不到 50%[22]。虽然氟喹诺酮类药物没有广泛用于厌氧菌感染，但 FDA 批准莫西沙星可用于腹腔感染[83]。

药代动力学与药效学

氟喹诺酮类药物口服生物利用度高（70%～99%），能耐受的患者可口服。快速口服吸收后的大血管性痴呆提示有足够的组织浓度。长半衰期（4～12 小时）允许每日一次或两次给药。环丙沙星和左氧氟沙星作为未代谢的药物在肾脏排泄，需要在肾功能不全时调整剂量。然而，莫西沙星是高度代谢药物，即使出现肾功能或肝脏功能障碍，也不必要调整其剂量。氟喹诺酮类药物具有浓度依赖性杀菌作用。血清浓度时间曲线与 MIC 比值（f-AUC/MIC）下的游离面积似乎是疗效的最佳预测因子。比值≥87.5/h 的 f-AUC/MIC 最能预测革兰氏阴性感染的临床和微生物学成功；f-AUC/MIC≥33.7/h 时，对革兰氏阳性感染效果最佳。对于肾功能正常的患者，用于耐药病原体如铜绿假单胞菌和鲍曼不动杆菌治疗感染需要最大剂量的氟喹诺酮类药物（即每 8 小时静脉注射环丙沙星 400mg 或每 24 小时左氧氟沙星 750mg）[84]。

不良反应

氟喹诺酮类药物的安全性是可接受的。QTc 间期的延长，可能使易感患者易患潜在的致命性尖端扭转性心律失常，并且应该对未纠正低钾血症或接受ⅠA 级或Ⅲ级抗心律失常药物的患者进行监测[85]。艰难梭菌相关性结肠炎与氟喹诺酮类药物的使用有关，但仍存在争议[86]。氟喹诺酮类药物可改变血清葡萄糖浓度（低血糖或高血糖），尤其对于那些有糖尿病病史且服用降糖药的患者。氟喹诺酮类药物的口服吸收易被含二价或三价阳离子的物质（一些管饲、抗酸剂、多种维生素、硫酸亚铁、硫酸盐）所改变，其给药应至少间隔 2 小时[83]。

氨基糖苷类药物

在重症监护环境中使用氨基糖苷类抗菌药物主要是增加或协同 β- 内酰胺类和氟喹诺酮类药物的作用。脓毒症休克患者的生存率能够获益于早期联合包括氨基糖苷类药物的疗法[87-89]。短时间（5～7 天）每日 1 次使用氨基糖苷类药物可提高其有效性和减少肾毒性。常用的氨基糖苷类药物包括庆大霉素、妥布霉素和阿米卡星。

作用机制

氨基糖苷类药物是一种可以被动地结合革兰氏阴性杆菌外膜上的带负电部分的阳离子，并且可以竞争性地取代连接脂多糖的细胞壁上 Mg^{2+} 和 Ca^{2+}。一旦进入细胞内，氨基糖苷类就会与核糖体的 30S 亚基的 16S rRNA 结合，从而导致蛋白质合成的终止和错误编码[90]。据报道，氨基糖苷类对革兰氏阳性细菌有着较高的 MICs 值，这可能与较厚的外细胞壁膜降低了氨基糖苷类化合物的摄取有关。

抗菌谱

氨基糖苷类药物主要对革兰氏阴性细菌和葡萄球菌有活性。庆大霉素是一种有效的抗肠杆菌科药物。妥布霉素对铜绿假单胞菌和不动杆菌属的活性略高于庆大霉素，阿米卡星通常用于对庆大霉素和妥布霉素耐药的革兰氏阴性病原体。氨基糖苷类对 MSSA 有活性。对于由葡萄球菌、肠球菌引起的 MRSA，氨基糖苷类的使用是为了协同 β- 内酰胺类抗菌药物的活性[91]。细菌对氨基糖苷类的抗性是由对核糖体结合位点和酶的修饰引起的，从而降低抗菌药物摄取并外排抗菌药物[92]。

药代动力学和药效学

所有氨基糖苷类具有相似的药代动力学特性。在输注后的 15～30 分钟药物迅速从血管分布到组织间隙，氨基糖苷类主要通过肾小球滤过排泄，在肾功能不全患者中需要调整用药剂量。在肾功能正常的患者中，所有氨基糖苷类的半衰期在 1.5～3.5 小时，在用药最初的 24 小时内，超过 90% 的胃肠外给药剂量在尿液中可见原型，其余部分缓慢地再循环到管腔中，然后药物积累导致肾毒性[93]。氨基糖苷类在感染的分泌物和组织的分布浓度通常很低[94]，吸入疗法已被用于耐药病原体相关的呼吸机相关肺炎[95]。

氨基糖苷类的药效学原理包括：浓度依赖性杀菌活性、抗生素后效应（postantibiotic effect，PAE）和与其他作用于细胞壁的抗菌药物协同作用。对肠杆菌科的细菌快速杀灭与 24 小时 AUC/MIC 比率相关性最好，而铜绿假单胞菌的峰值 /MIC 比率更好。铜绿假单胞菌的 PAE 可能长达 10.2 小时，而肠杆菌科的 PAE 可能更长[96]。氨基糖苷类和细胞壁活性抗菌剂（例如，β- 内酰胺）的协同作用经常被报道，甚至针对具有较高 MIC 的病原体也有协同作用。根据这些药效学原理，每日 1 次给药或者较低频率较大剂量给药以产生快速杀菌效果，但却无法检测出谷浓度以减少药物的积累。

不良反应

氨基糖苷类最常见的不良反应是肾毒性，其发生率为 5%～25%[93, 97]，肾毒性的高危因素包括高龄、既往肾功能不全、糖尿病、联合使用万古霉素、治疗时间长（≥4 天）和休克 / 低血压[98]。氨基糖苷类药物可能会引起耳毒性，已被证实的有听觉（耳蜗）和前庭毒性，危险因素包括患者年龄、超过 10 天的长期治疗、肾功能和其他耳毒性制剂（袢利尿剂）的累加效应[99]。神经肌肉阻滞是一种罕见的但最危及生命的氨基糖苷类不良反应，是由于药物抑制乙酰胆碱的突触前释放和阻断突触后乙酰胆碱受体位点所致[100]，高危因素包括在肾功能不全患者中静脉内给予氨基糖苷类，同时给予神经肌肉阻滞剂或麻醉剂。

剂量和监测

根据患者的肾功能情况，氨基糖苷类以每天小剂量多次给药或以较大剂量较低频率给药，如每日 1 次给药。如果短时间每日 1 次给药可能具有更好的临床疗效和延迟肾毒性的发生[96]。氨基糖苷类的血清浓度是评估其疗效和毒性中必不可少的，对于传统的每日多次给药方案，应在输注开始后 1 小时和下一次用药之前检查峰浓度和谷浓度。它们应该在稳定状态下测定，大约是在第三次剂量之后，随后监测的频率应基于肾功能的变化情况。对于下呼吸道感染，庆大霉素和妥布霉素的目标峰浓度应为 8～12mg/L，阿米卡星的目标峰浓度应为 25～30mg/L；谷浓度应低于 2mg/L，但优选低于 1mg/L。对于每日 1 次给药，目标峰浓度应为 20mg/L 或 Cmax/MIC 为 10，并且在给药间隔结束时，谷浓度在大约 4 小时内应检测不到（<0.5mg/L）[101]。在诸如感染性心内膜炎的革兰氏阳性感染中，使用低剂量庆大霉素达到 3μg/ml 的峰值浓度和小于 0.5μg/ml 的谷浓度以达到协同效应。

黏菌素

多黏菌素类包括多黏菌素 B 和多黏菌素 E（黏菌素），黏菌素在临床实践中的应用更为广泛。黏菌素的使用已经成为包括铜绿假单胞菌，鲍曼不动杆菌，肺炎克雷伯菌和大肠埃希菌等耐药革兰氏阴性病原菌的补救治疗措施[102]。多黏菌素对革兰氏阳性细菌和大多数厌氧菌没有明显的活性。黏菌素与脂多糖（lipopolysaccharide，LPS）中的脂质 A 相互作用，并取代了稳定 LPS 的钙和镁桥，外膜完整性的破坏可导致渗透性增加和黏菌素的摄取增加，但其杀菌活性的最终机制尚不清楚。目前，黏菌素的耐药率相对较低，且其耐药机制尚未完全阐明，在铜绿假单胞菌和大肠埃希菌中，对 LPS 中脂质 A 的修饰作用被认为与其耐药有关[103]，而荚膜多糖的产生被认为是肺炎克雷伯菌的耐药原因[104]；这都需要进一步的研究来更好地阐明其作用和耐药机制。

黏菌素是一种前药，甲磺酸黏菌素（CMS，也称为黏杆菌素），可用于肠外或雾化使用。CMS 缓慢水解成活性黏菌素，最大浓度在给药后约 7 小时发生。黏菌素的半衰期为 14 小时，并且延迟 2～3 天才达到稳态。黏菌素的蛋白质结合率约为 60%。大约 2/3 的 CMS 在 24 小时内被肾脏彻底清除，但活性黏菌素的消除不是肾脏。黏菌素能在肝脏、肾脏、心脏和肌肉中获得足够的浓度，但在骨骼、脑脊液、肺实质和胸膜腔中分布很差，需要雾化治疗危及生命的呼吸道感染[105]。药效学研究表明，f-AUC/MIC 比率是预测抗菌作用的最佳参数，它表明接触黏菌素的时间平均值很重要[106-108]。对于显示较高 MIC（≥2μg/ml）的耐药革兰氏阴性病原菌，高剂量（每 8 小时 3MU 的 CMS）黏菌素不能产生足够的血清浓度[109]。因此，可能需要大的负荷剂量和更高的维持剂量以更快地达到目标黏菌素血清浓度[110]。然而，肾毒性是主要的剂量限制性不良反应。黏菌素相关的肾毒性是剂量依赖性的，并且在已使用黏菌素治疗的患者中，有 15%～25% 的患者发生了肾毒性[111, 112]。高龄，同时使用其他肾毒性药物，血容量不足 / 休克和严重疾病可能会增加急性肾损伤的风险。

根据目前对黏菌素的了解，建议 CBA 负荷剂量为 5mg/kg（最大值，300mg），然后在负荷剂量后 24 小时开始维持剂量。维持剂量如表 116-1 所示。负荷剂量和维持剂量均应基于较低的实际或理想体重[109, 113]。为了提高有效性，黏菌素应与其他抗菌药物联合使用，并且与碳青霉烯类联用有协同作用，与氟喹诺酮类药物的协同作用较弱[114]。正在进行黏菌素和美罗培南联合使用的随机对照试验可能会为黏菌素使用的未来方向提供线索。

表 116-1　基于肾功能的成人推荐剂量方案*

抗生素	成人剂量 §	肾功能不全剂量
β- 内酰胺类		
氨苄西林 / 舒巴坦	1.5～3g q6h	CrCl：15～29ml/min：1.5～3g q12h CrCl：5～14ml/min：1.5～3g q24h CRRT：1.5～3g q8～12h
替卡西林 / 克拉维酸	3.1g q4～6h	CrCl：30～60ml/min：3.1g LD，然后 2g q4h CrCl：10～30ml/min：3.1g LD，然后 2g q8h CrCl：<10ml/min：3.1g LD，然后 2g q12h CRRT：2～3.1g q6～8h
哌拉西林 / 他唑巴坦	2.25～4.5g q6h	CrCl：40～60ml/min：3.75～4.5g q6h CrCl：20～40ml/min：2.25～3.375g q6h CrCl：<20ml/min：2.25g q6～8h CRRT：4.5g q6～8h

表 116-1　（续）

抗生素	成人剂量 §	肾功能不全剂量
头孢唑林	1～1.5g q6～8h	CrCl：11～34ml/min：500mg q12h CrCl：≤10ml/min：500mg q18～24h CRRT：1～2g q12h
头孢替坦	2～3g q12h	CrCl：>30ml/min：2～3g q12h CrCl：10～30ml/min：2～3g q24h CrCl：<10ml/min：2～3g q48h CRRT：1～2g q12h
头孢西丁	2g q4～6h	CrCl：30～50ml/min：1～2g q8～12h CrCl：10～29ml/min：1～2g q12～24h CrCl：<10ml/min：0.5～1g q12～48h CRRT：1～2g q8～12h
头孢呋辛	1.5g q8h	CrCl：10～20ml/min：750mg q12h CrCl：<10ml/min：750mg q24h CRRT：1g q12h
头孢他啶	1～2g q8h	CrCl：31～50ml/min：1g q12h CrCl：16～30ml/min：1g q24h CrCl：6～15ml/min：0.5g q24h CrCl：<5ml/min：0.5g q48h CRRT：2g q8～12h
头孢曲松钠	1～2g q24h	No adjustment CRRT：1～2g q12h
头孢吡肟	1～2g q8～12h	CrCl：11～29ml/min：1～2g q24h CrCl：≤10ml/min：1g q24h CRRT：2h q8～12h
头孢洛林	600mg q12h	CrCl：31～50ml/min：400mg q12h CrCl：15～30ml/min：300mg q12h CrCl：<15ml/min：200mg q12h CRRT：400～600mg q12h
亚胺培南	500mg～1g q6～8h	CrCl 41～70ml/min：500～750mg q8h CrCl 21～40ml/min：250～500mg q6h CrCl<20ml/min：250～500mg q12h CRRT：500mg q6h
美罗培南	1g q8h	CrCl 25～50ml/min：1g q12h CrCl 10～25ml/min：500mg q12h CrCl<10ml/min：500mg q24h CRRT：1g q12h
厄他培南	1g q24h	CrCl<30ml/min：500mg q24h CRRT：500mg～1g q24h
多利培南	500mg q8h	CrCl 30～50ml/min：250mg q8h CrCl 10～29ml/min：250mg q12h CRRT：500mg q8h
氨曲南	1～2g q8h	CrCl 10～29ml/min：500mg to 1g q8h CrCl<10ml/min：500mg to 1g q12h CRRT：2g q12h

表 116-1 (续)

抗生素	成人剂量[§]	肾功能不全剂量
氨基糖苷类[†]		
庆大霉素和妥布霉素	1.5～2.5mg/kg q8h 或者 5mg/kg q24h	CrCl 40～59ml/min: 1.5～2.5mg/kg q12h CrCl 20～39ml/min: 1.5～2.5mg/kg q24h CrCl<20ml/min: 当低谷浓度时调整剂量<1μg/ml CRRT: 当低谷浓度时调整剂量<1μg/ml
阿米卡星	7.5mg/kg q8h 或者 15mg/kg q24h	CrCl 40～59ml/min: 5～7.5mg/kg q12h CrCl 20～39ml/min: 5～7.5mg/kg q24 h CrCl<20ml/min: 当低谷浓度时调整剂量<5μg/ml CRRT: 当低谷浓度时调整剂量<5μg/ml
氟喹诺酮类		
环丙沙星	400mg q8～12h	CrCl 5～29ml/min: 200～400mg q18～24h CRRT: 400mg q12h
左氧氟沙星	750mg q24h	CrCl 20～49ml/min: 750mg q48h CrCl 10～19ml/min: 750mg 开始，然后 500mg q48h CRRT: 750mg 开始，然后 500～750mg q24h
其他类		
黏菌素[‡]	2.5mg CBA/kg q12h (最大 340mgCBA/d)	CrCl 50～79ml/min: 1.25～1.9mg/kgq12h CrCl 30～49ml/min: 1.25mg/kg q24h CrCl 10～29ml/min: 1.5mg/kg q36h CRRT: 1.25～2.5mg/kg q12～24h

[*] 数据摘自药品包装说明。
[†] 氨基糖苷类给药时，应调整体重：[0.45×(总体重－理想体重)+理想体重]。
[‡] 对于黏菌素，剂量应以实际或理想体重中的较低者为基础。
[§] 所有给药均为静脉注射；给药剂量基于严重危及生命的感染。
Q: 每次；h: 小时；CrCL: 肌酐清除；CRRT: 连续性肾脏替代治疗。

知识点

1. 在危重护理环境中，通常用于治疗革兰氏阴性感染的抗生素包括：青霉素类、头孢菌素类、碳青霉稀类、单酰胺菌素类、氟喹诺酮类和氨基糖苷类抗生素。
2. β- 内酰胺类抗生素与 β- 内酰胺酶抑制剂联合使用，如氨苄西林 / 舒巴坦，替卡西林 / 克拉维酸盐、哌拉西林 / 他唑巴坦、头孢他啶 / 阿维巴坦等，可以用来克服细菌的耐药性。
3. 碳青霉稀类和头孢吡肟对产 ESBLs 的革兰氏阴性菌更有效。
4. 对青霉素过敏是常见的报道，但全身性严重过敏反应是罕见的，青霉素与第一代头孢菌素有较高的交叉过敏反应，与其他 β- 内酰胺类抗生素的交叉反应活性是低的，可以忽略不计。
5. 氟喹诺酮类抗菌药应与 β- 内酰胺类抗生素或者氨基糖苷类药物联合使用，直至出现易感性。
6. 在脓毒症休克或低血压患者中，氨基糖苷类药物应与 β- 内酰胺类抗生素或者氟喹诺酮类药物联合用药 5～7 天。
7. 黏菌素应与碳青霉稀类化合物联合使用，以对抗多重耐药革兰氏阴性病原菌。

(李渊 译，苏建玲 审校)

参考文献

1. Tomasz A. Penicillin-binding proteins and the antibacterial effectiveness of the beta-lactam antibiotics. Rev Infect Dis 1986;8:S270–8.
2. Tipper DJ. Mode of action of beta-lactam antibiotics. Pharmacol Ther 1985;27:1–35.
3. Nathwani D, Wood MJ: Penicillins. A current review of their clinical pharmacology and therapeutic use. Drugs 1993;45:866–94.
4. Drawz SM, Bonomo RA. Three decades of β-lactamase inhibitors. Clin Microbiol Rev 2010;23:160–201.
5. Nakaido H, Rosenberg EY, Foulds J. Porin channels in *Escherichia coli*: studies with β-lactams in intact cells. Journal of bacteriology 1983;153:232–40.
6. Mendelman PM, Chaffin DO, Kalaitzoglou G. Penicillin-binding proteins and ampicillin resistance in *Haemophilus influenzae*. J Antimicrob Chemother 1990;25:525–34.
7. Saez-Nieto JA, Lujan R, Berron S, et al. Epidemiology and molecular basis of penicillin-resistant *Neisseria meningitidis* in Spain: a 5-year history (1985-1989). Clin Infect Dis 1992;14:394–402.
8. Hakenbeck R. Target-mediated resistance to beta-lactam antibiotics. Biochem Pharmacol 1995;50:1121–7.
9. Livermore DM. Beta-lactamases—the threat renews. Curr Protein Pept Sci 2009;10:397–400.
10. Pirnay JP, De Vos D, Mossialos D, Vanderkelen A, Cornelis P, Zizi M. Analysis of the *Pseudomonas aeruginosa* oprD gene from clinical and environmental isolates. Environ Microbiol 2002;4:872–82.
11. Wolter DJ, Hanson ND, Lister PD. Insertional inactivation of oprD in clinical isolates of *Pseudomonas aeruginosa* leading to carbapenem resistance. FEMS Microbiol Lett 2004; 236:137–43.
12. Mussi MA, Limansky AS, Viale AM. Acquisition of resistance to carbapenems in multidrug-resistant clinical strains of *Acinetobacter baumannii*: natural insertional inactivation of a gene encoding a member of a novel family of beta-barrel outer membrane proteins. Antimicrob Agents Chemother 2005;49:1432–40.
13. Poirel L, Nordmann P. Carbapenem resistance in *Acinetobacter baumannii*: mechanisms and epidemiology. Clin Microbiol Infect 2006;12:826–36.
14. Li XZ, Ma D, Livermore DM, Nikaido H. Role of efflux pump(s) in intrinsic resistance of *Pseudomonas aeruginosa*: active efflux as a contributing factor to beta-lactam resistance. Antimicrob Agents Chemother 1994;38:1742–52.
15. Li XZ, Nikaido H, Poole K. Role of mexA-mexB-oprM in antibiotic efflux in *Pseudomonas aeruginosa*. Antimicrob Agents Chemother 1995;39:1948–53.
16. Héritier C, Poirel L, Lambert T, Nordmann P. Contribution of acquired carbapenem-hydrolyzing oxacillinases to carbapenem resistance in *Acinetobacter baumannii*. Antimicrob Agents Chemother 2005;49:3198–202.
17. Danziger LH, Pendland SL. Bacterial resistance to beta-lactam antibiotics. Am J Health Syst Pharm 1995;52:S3–8.
18. McManus MC. Mechanisms of bacterial resistance to antimicrobial agents. Am J Health Syst Pharm 1997;54:1420–33.
19. Paterson DL, Bonomo RA. Extended-spectrum beta-lactamases: a clinical update. Clin Microbiol Rev 2005;18:657–86.
20. Paterson DL. Serious infections caused by enteric gram-negative bacilli—mechanisms of antibiotic resistance and implications for therapy of gram-negative sepsis in the transplanted patient. Semin Respir Infect 2002;17:260–4.
21. Zhanel GG, DeCorby M, Laing N, et al. Antimicrobial-resistant pathogens in intensive care units in Canada: results of the Canadian National Intensive Care Unit (CAN-ICU) study, 2005-2006. Antimicrob Agents Chemother 2008;52:1430–7.
22. Sader HS, Farrell DJ, Flamm RK, Jones RN. Antimicrobial susceptibility of gram-negative organisms isolated from patients hospitalized in intensive care units in United States and European hospitals (2009-2011). Diagn Microbiol Infect Dis 2014;78(4):443-8.
23. Jacoby GA. AmpC beta-lactamases. Clin Microbiol Rev 2009;22:161–82.
24. Kaye KS, Cosgrove S, Harris A, Eliopoulos GM, Carmeli Y. Risk factors for emergence of resistance to broad-spectrum cephalosporins among *Enterobacter* spp. Antimicrob Agents Chemother 2001;45:2628–30.
25. Choi SH, Lee JE, Park SJ, et al. Emergence of antibiotic resistance during therapy for infections caused by Enterobacteriaceae producing AmpC beta-lactamase: implications for antibiotic use. Antimicrob Agents Chemother 2008;52:995–1000.
26. Castanheira M, Mendes RE, Woosley LN, Jones RN. Trends in carbapenemase-producing *Escherichia coli* and *Klebsiella* spp. from Europe and the Americas: report from the SENTRY antimicrobial surveillance programme (2007-09). J Antimicrob Chemother 2011;66:1409–11.
27. Patel G, Bonomo RA. Status report on carbapenemases: challenges and prospects. Expert Rev Anti Infect Ther 2011;9:555–70.
28. Nordmann P, Cuzon G, Naas T. The real threat of *Klebsiella pneumoniae* carbapenemase-producing bacteria. Lancet Infect Dis 2009;9:228–36.
29. Pournaras S, Protonotariou E, Voulgari E, et al. Clonal spread of KPC-2 carbapenemase-producing *Klebsiella pneumoniae* strains in Greece. J Antimicrob Chemother 2009;64:348–52.
30. Kumarasamy KK, Toleman MA, Walsh TR, et al. Emergence of a new antibiotic resistance mechanism in India, Pakistan, and the UK: a molecular, biological, and epidemiological study. Lancet Infect Dis 2010;10:597–602.
31. Souli M, Galani I, Antoniadou A, et al. An outbreak of infection due to beta-lactamase *Klebsiella pneumoniae* carbapenemase 2-producing *K. pneumoniae* in a Greek University Hospital: molecular characterization, epidemiology, and outcomes. Clin Infect Dis 2010;50:364–73.
32. Satlin MJ, Kubin CJ, Blumenthal JS, et al. Comparative effectiveness of aminoglycosides, polymyxin B, and tigecycline for clearance of carbapenem-resistant *Klebsiella pneumoniae* from urine. Antimicrob Agents Chemother 2011;55:5893–9.
33. Endimiani A, Hujer KM, Hujer AM, Pulse ME, Weiss WJ, Bonomo RA. Evaluation of ceftazidime and NXL104 in two murine models of infection due to KPC-producing *Klebsiella pneumoniae*. Antimicrob Agents Chemother 2011;55:82–5.
34. Aktaş Z, Kayacan C, Oncul O. In vitro activity of avibactam (NXL104) in combination with β-lactams against gram-negative bacteria, including OXA-48 β-lactamase-producing *Klebsiella pneumoniae*. Int J Antimicrob Agents 2012;39:86–9.
35. Lob SH, Badal RE, Bouchillon SK, Hawser SP, Hackel MA, Hoban DJ. Epidemiology and susceptibility of gram-negative appendicitis pathogens: SMART 2008-2010. Surg Infect (Larchmt) 2013;14:203–8.
36. Chow JW, Satishchandran V, Snyder TA, Harvey CM, Friedland IR, Dinubile MJ. In vitro susceptibilities of aerobic and facultative gram-negative bacilli isolated from patients with intra-abdominal infections worldwide: the 2002 Study for Monitoring Antimicrobial Resistance Trends (SMART). Surg Infect (Larchmt) 2005;6:439–48.
37. Fass RJ, Prior RB. Comparative in vitro activities of piperacillin-tazobactam and ticarcillin-clavulanate. Antimicrob Agents Chemother 1989;33:1268–74.
38. Lyon MD, Smith KR, Saag MS, Cloud GA, Cobbs CG. In vitro activity of piperacillin, ticarcillin, and mezlocillin alone and in combination with aminoglycosides against *Pseudomonas aeruginosa*. Antimicrob Agents Chemother 1986;30:25–30.
39. Levin AS, Levy CE, Manrique AE, Medeiros EA, Costa SF. Severe nosocomial infections with imipenem-resistant *Acinetobacter baumannii* treated with ampicillin/sulbactam. Int J Antimicrob Agents 2003;21:58–62.
40. Betrosian AP, Frantzeskaki F, Xanthaki A, Georgiadis G. High-dose ampicillin-sulbactam as an alternative treatment of late-onset VAP from multidrug-resistant *Acinetobacter baumannii*. Scand J Infect Dis 2007;39:38–43.
41. Milne KE, Gould IM. Combination antimicrobial susceptibility testing of multidrug-resistant *Stenotrophomonas maltophilia* from cystic fibrosis patients. Antimicrob Agents Chemother 2012;56:4071–7.
42. Moritz VA, Carson PB. Cefoxitin sensitivity as a marker for inducible beta-lactamases. J Med Microbiol 1986; 21:203–7.
43. Endimiani A, Perez F, Bonomo RA. Cefepime: a reappraisal in an era of increasing antimicrobial resistance. Expert Rev Anti Infect Ther 2008;6:805–24.
44. Sader HS, Farrell DJ, Mendes RE, et al. Antimicrobial activity of ceftaroline tested against bacterial isolates causing respiratory tract and skin and skin structure infections in US medical centers in 2013. Diagn Microbiol Infect Dis 2015;82:78–84.
45. Zhanel GG, Johanson C, Embil JM, et al. Ertapenem: review of a new carbapenem. Expert Rev Anti Infect Ther 2005;3:23–39.
46. Fritsche TR, Stilwell MG, Jones RN. Antimicrobial activity of doripenem (S-4661): a global surveillance report (2003). Clin Microbiol Infect 2005;11:974–84.
47. Valenza G, Seifert H, Decker-Burgard S, Laeuffer J, Morrissey I, Mutters R. COMPACT Germany Study Group: Comparative Activity of Carbapenem Testing (COMPACT) study in Germany. Int J Antimicrob Agents 2012;39:255–8.
48. Colardyn F. Appropriate and timely empirical antimicrobial treatment of ICU infections—a role for carbapenems. Acta Clin Belg 2005;60:51–62.
49. Tellado JM, Wilson SE. Empiric treatment of nosocomial intra-abdominal infections: a focus on the carbapenems. Surg Infect (Larchmt) 2005;6:329–43.
50. López-Cerero L, Picón E, Morillo C, et al. Comparative assessment of inoculum effects on the antimicrobial activity of amoxicillin-clavulanate and piperacillin-tazobactam with extended-spectrum beta-lactamase-producing and extended-spectrum beta-lactamase-non-producing *Escherichia coli* isolates. Clin Microbiol Infect 2010;16:132–6.
51. Chopra T, Marchaim D, Veltman J, et al. Impact of cefepime therapy on mortality among patients with bloodstream infections caused by extended-spectrum-β-lactamase-producing *Klebsiella pneumoniae* and *Escherichia coli*. Antimicrob Agents Chemother 2012;56:3936–42.
52. Lee NY, Lee CC, Huang WH, Tsui KC, Hsueh PR, Ko WC. Cefepime therapy for monomicrobial bacteremia caused by cefepime-susceptible extended-spectrum beta-lactamase-producing Enterobacteriaceae: MIC matters. Clin Infect Dis 2013;56:488–95.
53. Tamma PD, Han JH, Rock C, et al. Carbapenem therapy is associated with improved survival compared with piperacillin-tazobactam for patients with extended-spectrum β-lactamase bacteremia. Clin Infect Dis 2015;60:1319–25.
54. Turnidge JD. The pharmacodynamics of beta-lactams. Clin Infect Dis 1998;27:10–22.
55. Gonçalves-Pereira J, Póvoa P. Antibiotics in critically ill patients: a systematic review of the pharmacokinetics of β-lactams. Crit Care 2011;15:R206.
56. Craig WA, Ebert S. Kinetics and regrowth of bacteria in vitro: a review. Scand J Infect Dis Suppl 1991;74:15–22.
57. McKinnon PS, Paladino JA, Schentag JJ. Evaluation of area under the inhibitory curve (AUIC) and time above the minimum inhibitory concentration (T>MIC) as predictors of outcome for cefepime and ceftazidime in serious bacterial infections. Int J Antimicrob Agents 2008;31:345–51.
58. Mouton JW, den Hollander JG. Killing of *Pseudomonas aeruginosa* during continuous and intermittent infusion of ceftazidime in an in vitro pharmacokinetic model. Antimicrob Agents Chemother 1994;38:931–6.
59. Roberts JA, Paul SK, Akova M, et al. DALI: defining antibiotic levels in intensive care unit patients: are current β-lactam antibiotic doses sufficient for critically ill patients? Clin Infect Dis 2014;58:1072–83.
60. Ulldemolins M, Vaquer S, Llauradó-Serra M, et al. Beta-lactam dosing in critically ill patients with septic shock and continuous renal replacement therapy. Crit Care 2014;18:227.
61. Lodise TP Jr, Lomaestro B, Drusano GL. Piperacillin-tazobactam for *Pseudomonas aeruginosa* infection: clinical implications of an extended-infusion dosing strategy. Clin Infect Dis 2007;44:357–63.
62. Dulhunty JM, Roberts JA, Davis JS, et al. Continuous infusion of beta-lactam antibiotics in severe sepsis: a multicenter double-blind, randomized controlled trial. Clin Infect Dis 2013;56:236–44.
63. Dulhunty JM, Roberts JA, Davis JS, et al. A multicenter randomized trial of continuous versus intermittent β-lactam infusion in severe sepsis. Am J Respir Crit Care Med 2015;192(11):1298–305
64. Abdul-Aziz MH, Sulaiman H, Mat-Nor MB, Rai V, et al. Beta-lactam Infusion in Severe Sepsis (BLISS): a prospective, two-centre, open-labelled randomised controlled trial of continuous versus intermittent beta-lactam infusion in critically ill patients with severe sepsis. Intensive Care Med 2016. [Epub ahead of print].
65. Roberts JA, Abdul-Aziz MH, Davis JS, et al. Continuous versus intermittent beta-lactam infusion in severe sepsis: a meta-analysis of individual patient data from randomized trials. Am J Respir Crit Care Med. 2016 [Epub ahead of print].
66. Sogn DD, Evans R 3rd, Shepherd GM, et al. Results of the National Institute of Allergy and Infectious Diseases Collaborative Clinical Trial to test the predictive value of skin testing with major and minor penicillin derivatives in hospitalized adults. Arch Intern Med 1992;152:1025–32.
67. Arroliga ME, Wagner W, Bobek MB, Hoffman-Hogg L, Gordon SM, Arroliga AC. A pilot study of penicillin skin testing in patients with a history of penicillin allergy admitted to a medical ICU. Chest 2000;118:1106–8.
68. Arroliga ME, Radojicic C, Gordon SM, et al. A prospective observational study of the effect of penicillin skin testing on antibiotic use in the intensive care unit. Infect Control Hosp Epidemiol 2003;24:347–50.
69. Macy E, Mangat R, and Burchette RJ. Penicillin skin testing in advance of need: multiyear follow-up in 568 test result-negative subjects exposed to oral penicillins. J Allergy Clin Immunol 2003;111:1111–5.
70. Robinson JL, Hameed T, and Carr S. Practical aspects of choosing an antibiotic for patients with a reported allergy to an antibiotic. Clin Infect Dis 2002;35:26–31.
71. Job ML, Dretler RH. Seizure activity with imipenem therapy: incidence and risk factors. DICP 1990;24:467–9.
72. Hoffmann J, Trimble J, Brophy GM. Safety of imipenem/cilastatin in neurocritical care patients. Neurocrit Care 2009;10:403–7.
73. Zhanel GG, Simor AE, Vercaigne L, Mandell L. Canadian Carbapenem Discussion Group. Imipenem and meropenem: comparison of in vitro activity, pharmacokinetics, clinical trials and adverse effects. Can J Infect Dis 1998;9:215–28.
74. Calandra G, Lydick E, Carrigan J, Weiss L, Guess H. Factors predisposing to seizures in seriously ill infected patients receiving antibiotics: experience with imipenem/cilastatin. Am J Med 1988;84:911–8.
75. Macy E, Ngor EW. Safely diagnosing clinically significant penicillin allergy using only penicilloyl-poly-lysine, penicillin, and oral amoxicillin. J Allergy Clin Immunol Pract 2013;1:258–63.
76. Idsoe O, Guthe T, Willcox RR, de Weck AL. Nature and extent of penicillin side-reactions, with particular reference to fatalities from anaphylactic shock. Bull World Health Organ 1968;38:159–88.
77. Macy E, Contreras R. Adverse reactions associated with oral and parenteral use of cephalosporins: a retrospective population-based analysis. J Allergy Clin Immunol 2015;135:745–52.
78. Campagna JD, Bond MC, Schabelman E, Hayes BD. The use of cephalosporins in penicillin-allergic patients: a literature review. J Emerg Med 2012;42:612–20.
79. Joint Task Force on Practice Parameters, American Academy of Allergy, Asthma, & Immunology. Drug allergy: an updated practice parameter. Ann Allergy Asthma Immunol 2010;105:259–73.
80. Frumin J, Gallagher JC. Allergic cross-sensitivity between penicillin, carbapenem, and monobactam antibiotics: what are the chances? Ann Pharmacother 2009;43:304–15.
81. Wang JC. Cellular roles of DNA topoisomerases: a molecular perspective. Nat Rev Mol Cell Biol 2002;3:430–40.
82. Schmitz FJ, Hofmann B, Hansen B, et al. Relationship between ciprofloxacin, ofloxacin, levofloxacin,

sparfloxacin and moxifloxacin (BAY 12-8039) MICs and mutations in grlA, grlB, gyrA and gyrB in 116 unrelated clinical isolates of *Staphylococcus aureus*. J Antimicrob Chemother 1998;41:481–4.
83. Schering-Plough. Avelox medication information sheet. Kenilworth: Bayer Healthcare; 2008.
84. Yang JC, Tsuji BT, Forrest A. Optimizing use of quinolones in the critically ill. Semin Respir Crit Care Med 2007;28:586–95.
85. Makaryus AN, Byrns K, Makaryus MN, Natarajan U, Singer C, Goldner B. Effect of ciprofloxacin and levofloxacin on the QT interval: Is this a significant "clinical" event? South Med J 2006;99: 52–8.
86. Pepin J, Saheb N, Andree-Coulombe M, et al. Emergence of fluoroquinolones as the predominant risk factor for *Clostridium difficile*-associated diarrhea: a cohort study during an epidemic in Quebec. Clin Infect Dis 2005;41:2365–71.
87. Kumar A, Zarychanski R, Light B, et al. Early combination antibiotic therapy yields improved survival compared with monotherapy in septic shock: a propensity matched analysis. Crit Care Med 2010;38:1773–85.
88. Martinez JA, Cobos-Triqueros N, Soriano A, et al. Influence of empiric therapy with a beta-lactam alone or combined with an aminoglycoside on prognosis of bacteremia due to gram-negative microorganisms. Antimicrob Agents Chemother 2010;54:3590–6.
89. Micek ST, Welch EC, Khan J, et al. Empiric combination antibiotic therapy is associated with improved outcome against sepsis due to gram-negative bacteria: a retrospective analysis. Antimicrob Agents Chemother 2010;54:1742–8.
90. Bryan LE, Kawan S. Roles of ribosomal binding, membrane potential, and electron transport in bacterial uptake of streptomycin and gentamicin. Antimicrob Agents Chemother 1983;23: 835–45.
91. Weber-Carstens S, Deja M, Koch S, et al. Risk factors in critical illness myopathy during the early course of critical illness: a prospective observational study. Crit Care 2010;14:186.
92. Hocquet D, Vogue C, El Garch F, et al. MexXY-OprM efflux pump is necessary for adaptive resistance of *Pseudomonas aeruginosa* to aminoglycosides. Antimicrob Agents Chemother 2003;47: 1371–5.
93. Rougier F, Ducher M, Maurin M, et al. Aminoglycoside dosages and nephrotoxicity: quantitative relationships. Clin Pharm 2003;42:493–500.
94. Panidis D, Markantonis SL, Boutzouka E, et al. Penetration of gentamicin into the alveolar lining fluid of critically ill patients with ventilator-associated pneumonia. Chest 2005;128:545–52.
95. Czosnowski QA, Wood GC, Magnotti LJ, et al. Adjunctive aerosolized antibiotics for treatment of ventilator-associated pneumonia. Pharmacotherapy 2009;29:1054–60.
96. Drusano GL, Ambrose PG, Bhavnani SM, et al. Back to the future: using aminoglycosides again and how to dose them optimally. Clin Infect Dis 2007;45:753–60.
97. Cosgrove SE, Vigliani GA, Campion M, et al. Initial low-dose gentamicin for *Staphylococcus aureus* bacteremia and endocarditis is nephrotoxic. Clin Infect Dis 2009;48:713–21.
98. Oliveira JFP, Silva CA, Barbieri CD, et al. Prevalence and risk factors for aminoglycoside nephrotoxicity in intensive care units. Antimicrob Agents Chemother 2009;53:2887–91.
99. Smith CR, Lipsky JJ, Laskin OL, et al. Double-blind comparison of the nephrotoxicity and auditory toxicity of gentamicin and tobramycin. N Engl J Med 1980;302:1106–9.
100. Snavely SR, Hodges GR. The neurotoxicity of antibacterial agents. Ann Intern Med 1984;101: 92–104.
101. Leibovici L, Vidal L, Paul M. Aminoglycoside drugs in clinical practice: an evidence-based approach. J Antimicrob Chemother 2009;63:246–51.
102. Falagas ME, Rafailidis PI, Ioannidou E, et al. Colistin therapy for microbiologically documented multidrug-resistant gram negative bacterial infections: a retrospective cohort study of 258 patients. Int J Antimicrob Agents 2010;35:194–9.
103. Gales AC, Jones RN, Sader HS. Contemporary activity of colistin and polymyxin B against a worldwide collection of gram-negative pathogens: results from the SENTRY Antimicrobial Surveillance Program (2006-09). J Antimicrob Chemother 2011;66:2070–4.
104. Campos MA, Vargas MA, Regueiro V, Llompart CM, Albertí S, Bengoechea JA. Capsule polysaccharide mediates bacterial resistance to antimicrobial peptides. Infect Immun 2004;72: 7107–14.
105. Kalin G, Alp E, Coskun R, et al. Use of high-dose IV and aerosolized colistin for the treatment of multidrug-resistant *Acinetobacter baumannii* ventilator-associated pneumonia: do we really need this treatment? J Infect Chemother 2012;18:872–7.
106. Plachouras D, Karvanen M, Friberg LE, et al. Population pharmacokinetic analysis of colistin methanesulfonate and colistin after intravenous administration in critically ill patients with infections caused by gram-negative bacteria. Antimicrob Agents Chemother 2008;53:3430–6.
107. Mohamed AF, Karaiskos I, Plachouras D, et al. Application of a loading dose of colistin methanesulfonate in critically ill patients: population pharmacokinetics, protein binding, and prediction of bacterial kill. Antimicrob Agents Chemother 2012;56:4241–9.
108. Sandri AM, Landersdorfer CB, Jacob J, et al. Population pharmacokinetics of intravenous polymyxin B in critically ill patients: implications for selection of dosage regimens. Clin Infect Dis 2013;57: 524–31.
109. Garonzik SM, Li J, Thamlikitkul V, et al. Population pharmacokinetic of colistin methanesulfonate and formed colistin in critically ill patients from a multicenter study to provide dosing suggestions for various categories of patients. Antimicrob Agents Chemother 2011;55:3284–94.
110. Dalfino L, Puntillo F, Mosca A, et al. High-dose, extended interval colistin administration in critically ill patients: is this the right dosing strategy? A preliminary study. Clin Infect Dis 2012;54: 1720–6.
111. Sorli L, Lugue S, Grau S, et al. Trough colistin plasma level is an independent risk factor for nephrotoxicity: a prospective observational cohort study. BMC Infect Dis 2013;13:380.
112. Pogue JM, Lee J, Marchaim D, et al. Incidence of and risk factors for colistin-associated nephrotoxicity in a large academic health system. Clin Infect Dis 2011;53:879–84.
113. Ortwine JK, Kaye KS, Li J, Pogue JM. Colistin: understanding and applying recent pharmacokinetic advances. Pharmacother 2015;35:11–6.
114. Bergen PJ, Forrest A, Bulitta JB, et al. Clinically relevant plasma concentrations of colistin in combination with imipenem enhance pharmacodynamics activity against multidrug resistant *Pseudomonas aeruginosa* at multiple inocula. Antimicrob Agents Chemother 2011;55:5134–42.

117

主要针对革兰氏阳性菌的抗生素

Kelli A. Cole and Diane M. Cappelletty

院内感染持续对医疗系统造成沉重负担。最近报告给国家医疗安全网络（National Healthcare Safety Network，NHSN）的数据统计显示，革兰氏阳性菌是在2009—2010年中造成与健康相关感染（healthcare-associated infections，HAIs）的主要因素[1]。2007年的EPICⅡ研究则证明了在ICU中47%的感染与革兰氏阳性菌有关。其病原体因不同ICU的类型以及HAI的类型而改变[2]。例如，院内菌血症多由凝固酶阴性葡萄球菌引起，更多见于ICU中[1]，金黄色葡萄球菌是医院内肺炎和手术部位感染最常见的病原体[1]。随着在ICU病房中的革兰氏阳性球菌的流行，葡萄球菌具有多重耐药性。本章讨论革兰氏阳性菌和每种具有抗这些病原体活性的抗菌药物有关的耐药性问题。

万古霉素

万古霉素于1956年发现，1958年上市。万古霉素的早期制剂中含有致热源和杂质，这些杂质使万古霉素的外观呈褐色、混浊的状态，因此得名"密西西比泥"。此外，这些致热源和杂质会引起高烧、低血压、严重的静脉炎，甚至引起肾毒性[3]。

作用和耐药机制

万古霉素是一种糖肽，通过与细胞壁前体单元的D丙氨酰-D丙氨酸末端结合，以抑制细胞壁的合成，对大多数革兰氏阳性菌具有杀菌作用。在过去的十年中，临床和实验室标准协会（Clinical and Laboratory Standards Institute，CLSI）和美国食品药品管理局（Food and Drug Administration，FDA）改变了万古霉素针对金黄色葡萄球菌的折点，原来≤4μg/ml为敏感，现改为≤2μg/ml为敏感。现在4～8μg/ml为中敏，≥16μg/ml为对万古霉素耐药[4]。欧洲抗菌药物敏感试验委员会（European Committee on Antimicrobial Susceptibility Testing，EUCAST）认为针对金黄色葡萄球菌，万古霉素≤2μg/ml为敏感，>2μg/ml为耐药。这些折点的变化将改变过去30年中文献对万古霉素中敏或万古霉素耐药金黄色葡萄球菌的频率或流行性的解释。

从肠球菌中分离出5种耐万古霉素的菌株：VanA、VanB、VanC、VanD和VanE。由万古霉素诱发的VanA表型对替考拉宁[最低抑菌浓度（MICs）：16～512μg/ml]和万古霉素（MICs：64～1 000μg/ml）抗药性更高，VanB则对万古霉素具有较低抗药性，两者在屎肠球菌和粪肠球菌中均有发现。VanA、VanB、VanD和VanE都可以转移到其他有机体内。与此相反，VanC表型是内源性的（构成性产生constitutively produced），存在于鸡肠球菌、干酪肠球菌和黄肠球菌中，仅对万古霉素具有抗药性。

万古霉素中敏金黄色葡萄球菌（Vancomycin-intermediate S. aureus，VISA）是在1996年从日本首次报道的，它使用以前的MIC 8～16μg/ml折点定义，到2002年6月，在美国已确诊了8例[5]。作为VISA的前体，hVISA大约在同一时间被描述，即被称为异质耐药的万古霉素中敏金黄色葡萄球菌[6]。利用新的折点，2011年对42家美国医疗中心进行的一项监测研究显示，与2009年相比，hVISA的患病率增加了（1.2% vs 0.4%），但没有检测到VISA[7]。2002年6月，密歇根州发现了第一例耐万古青霉素金黄色葡萄球菌（MIC大于32μg/ml），第二例于2002年9月在宾夕法尼亚州被确认[5,8]。虽然导致分离出的VISA易感性降低的机制尚未确定，但许多人认为，其中的一个共同因素为细胞壁的增厚。此外，两株耐万古霉素金黄色葡萄球菌均具有*VanA*基因。

抗菌谱

万古霉素主要对有氧革兰氏阳性球菌有效，包括棒状杆菌和耐甲氧西林金黄色葡萄球菌（methicillin-resistant *S. aureus*，MRSA），对甲氧西林敏感的金黄色葡萄球菌（methicillin-susceptible *S. aureus*，MSSA）其MIC90为1μg/ml，而对MRSAMIC90为1～2μg/ml[7,9]。目前，万古霉素中敏或万古霉素耐药金黄色葡萄球菌的发病率很低。万古霉素对肠球菌的活性随菌种不同而有很大差异。屎肠球菌是肠球菌中对万古霉素最具抗药性的一种，抗药率为30%～90%。一般而言，对于所有肠球菌，万古霉素的耐药率现在大约为35%[10]。

大多数链球菌都对万古霉素敏感，尽管它被认为是对抗这些微生物的最后手段，但万古霉素在治疗MSSA感染方面，其效果仍不如萘夫西林或苯甲异噁唑青霉素。与萘夫西林或苯甲异噁唑青霉素相比，已证明使用万古霉素治疗MSSA感染会导致治疗失败，治疗周期延长，以及死亡率增加[11,12]。

万古霉素对厌氧革兰氏阳性菌有较强的抑菌作用，如消化链球菌、丙酸杆菌、真杆菌属、双歧杆菌和包括艰难梭菌在内的大多数梭状芽孢杆菌[13]。

药代动力学与药效学

万古霉素可以经口和静脉给药，口服后药物吸收不良，大部分药物以原型自粪便排泄，胃肠道炎症可导致吸收增加[14]。肌内注射会导致剧烈疼痛，不应使用。万古霉素约55%与血浆蛋白结合。体重范围校正的分布容积（volume of distribution，Vd）为0.4～0.9L/kg[15-18]。万古霉素不能有效地穿透房水或非炎症脑膜；然而，在脑膜炎症的情况下，万古霉素的渗透范围为血清浓度的1%～37%[19-21]。对腹水、心包液和滑膜液的渗透率超过血清浓度的75%，对胸膜液的渗透率约为50%，对胆汁的渗透率为30%～50%[17]。80%～90%的万古霉素通过肾小球滤过以原型由尿路排泄，其余的则通过非肾脏清除（健康正常人达到40ml/min）[22]。药物半衰期随肾功能降低而增加；对于肌酐清除率（creatinine clearances，CrCl）大于80ml/min的患者，半衰期为4～6小时。目前，药效学靶向预测疗效受到广泛关注，建议药效学靶区域在浓度时间曲线与MIC（area under theconcentration time curve to MIC，AUC/MIC）的比值为400[23]。

剂量方案与治疗监测

口服

口服万古霉素仅用于治疗艰难梭菌结肠炎。口服剂量为每6小时125～500mg，因为吸收不良，肾功能不全不用调整剂量。两种口服制剂（胶囊或液体）均可，也可以口服静脉注射液来治疗艰难梭菌。表117-1列出了本章讨论的抗菌药物的剂量方案。

成年人静脉给药

对于肾功能正常的非肥胖性成年人，万古霉素剂量是每12小时1g（约15mg/kg实际体重）。这个剂量给药后1小时，血药浓度峰值为25～40μg/ml，低谷浓度为5～15μg/ml。为准确以及简便给药万古霉素，定出几种给药方案。最流行的方法包括Moellering[15]和Matzke[16]列线图。此方法使用体重和CrCl来计算万古霉素的量。列线图的缺点则是用样本含量少的患者去开发和评估列线图，以及用固定的分布容积去假设所有患者（0.9L/kg）。分布容积的差异（0.4～0.9L/kg）

表117-1 对革兰氏阳性菌有初步活性的抗生素剂量

药物	剂量	不良反应	注意事项
万古霉素	基于实际体重（ABW）的口服（po）和静脉（iv）给药剂量 po：125mg q6h iv：15mg/kg）q12h 对于病态肥胖的成人，每次约15mg/kg	红人综合征：红斑、瘙痒、上半身潮红 血栓性静脉炎 耳毒性：罕见 肾毒性：罕见 斑丘疹的或红斑的皮疹	肌内注射疼痛，口服吸收不良 药物半衰期随肾功能降低而增加 以Moellering和Matzke方法为肥胖患者和透析患者的剂量指南，需考虑药物清除率
替考拉宁	po和iv给药 po：200mg bid（艰难梭状芽孢杆菌相关腹泻） 中度感染：400mg（6mg/kg），一次后维持剂量200mg（3mg/kg）q24h 严重感染：400～800mg（6～12mg/kg）q12h，2～3次，随后400～800mg q24h	肾毒性：罕见的 耳毒性：罕见的 超敏反应	对于肾衰竭患者的特殊剂量考虑，透析患者只在美国使用（未获FDA批准）
特拉万星	iv：每日1次：10mg/kg	恶心呕吐，味觉异常，泡沫性尿肾损害	在动物模型中存在的致畸性、在人类需要进一步信息；干扰了普通抗凝血和尿蛋白检测。
达托霉素	iv：正常体重成人皮肤及皮肤结构感染4mg/kg q24h 菌血症/心内膜炎 6mg/kg q24h	短暂性肌无力性肌痛	肺炎禁忌证
利奈唑胺	po和iv使用具有等效性 中度感染：600mg q12h 非复杂性感染：400mg q12h	可逆性骨髓抑制性贫血、粒细胞减少、血小板减少症、腹泻、头痛、恶心和呕吐	使用口服制剂与静脉注射制剂需注意长期使用选择性5-羟色胺再摄取抑制剂（SSRIs）的患者
特地唑胺	对于急性细菌性皮肤和皮肤结构感染，po和iv制剂的生物等效性为每日200mg	恶心、呕吐、腹泻、头痛、头晕	
奎奴司汀/达福司汀	静脉：7.5mg/kg q8～12h 输注时间＞1h	关节痛与输液有关的恶心、呕吐、腹泻、皮疹	持续使用增加药物毒性

影响这些列线图在应用于不同患者群时的再现性。Cockcroft 和 Gault 法以及改良的 Cockcroft 和 Gault 估计 CrCl 的方法，体重正常的患者中是相对可靠和准确的[24]。

针对肥胖患者的剂量

由于缺乏药代动力学研究，很难对病态肥胖患者计算剂量。根据最近的调查，实际体重和 CrCl 仍然是决定万古霉素的分布与清除的重要因素[25]。此外，在肥胖患者中，对 CrCl 的最佳测算是通过 Salazar-Corcoran 方法[26]。与非肥胖患者相比，在不具共病情况下，年轻肥胖患者的药物清除率高达 2.3～2.5 倍。因此需要更频繁的给药间隔来保证低谷血药浓度维持在 5～15μg/ml[27, 28]。另外，由于肾功能随着年龄的增长而下降，过量服用会对老年肥胖者造成很大风险[29]。

针对重危患者的剂量

对于重危患者而言，由于分布容积和肾脏清除率的变化，确定万古霉素的剂量可能是一大挑战[30, 31]。药代动力学参数可存在很大差异。这在一项关于接受现代剂量治疗的危重患者中的前瞻性、多中心药代动力学点流行研究中可以看到[32]。总体上，万古霉素谷浓度中位数为 17μg/ml（范围 8～23μg/ml），57.1% 的患者谷浓度达到 15μg/ml 以上或等于 15μg/ml。另一项涉及危重患者的药代动力学研究发现，患有严重疾病（SOFA 得分≥11 分）、肥胖和肾功能不稳定患者的药代动力学模型的可预测性较差[33]。上述研究指出了万古霉素的药代动力学在危重患者间的高变异性以及采用个体化治疗方案的必要性。

肾衰竭 / 透析患者的剂量

在采用 3 种纤维素膜对万古霉素清除效果的研究中，醋酸纤维素（cellulose acetate，CA）平均去除率为 13%，以 CA 高性能 210（CA high performance 210，CAHP 210）和三乙酸纤维素（cellulose triacetate，CT）去除率分别为 24% 和 26%[34-36]。高通量合成膜，如聚砜或聚丙烯腈，明显比纤维素膜能去除更多的万古霉素，对万古霉素的去除率分别为 30%～55% 和 25%～40%[34, 37-41]。

在最常用的连续性肾脏替代疗法（continuous renal replacementtherapy，CRRT）中，连续静脉 - 静脉血液透析（continuous venovenous hemodialysis，CVVHD）和连续动静脉血液透析（continuous arteriovenous hemodialysis，CAVHD）比连续静脉 - 静脉血液滤过（continuous venovenous hemofiltration，CVVH）更能清除万古霉素。CVVHD 或 CAVHD 对万古霉素的总清除率为 31～39ml/min，而高容量血液过滤（high-volume hemofiltration，HVHF）将万古霉素的清除率提高到大约 60ml/min[42-46]。因此，采用 CAVHD 或 CVVHD 的患者应每 36～48 小时给药 1 次万古霉素，接受 HVHF 治疗的患者应每 12～24 小时给药 1 次万古霉素[47]。延长每日透析（extended daily dialysis，EDD）是一种结合间歇性血液透析和 CRRT 的新方法，鉴于这一领域中存在的数据匮乏，给出的剂量更具有挑战性[48]。总体而言，根据对接受不同形式 CRRT 的患者进行的几项药代动力学研究显示，超滤率与万古霉素清除率间存在关联性。然而，这些发现仍需更多验证[48]。清除药物的可变量取决于血流量、超滤率和所用的膜，在使用 CRRT 时，治疗性药物监测仍然是确保万古霉素剂量的有效方法。

体外循环 / 体外膜氧合给药剂量

在过去 20 年中，一些小研究发现体外循环（Cardiopulmonary bypass，CPB）明显影响了万古霉素的药代动力学参数。如 Ortega 等发现在启动体外循环后，万古霉素的血药浓度下降 7μg/ml，在接下来的 30 分钟里逐渐稳定下降[49]。然而，最近一项关于万古霉素药代动力学的前瞻性比较研究发现，在有和无 CBP 的心脏手术患者之间，最大血浆浓度（maximumplasma concentration，Cmax）、曲线下面积（AUC 0～8）、分布容积和清除率（clearance，Cl）并无差异[50]。

对 11 位接受体外膜外氧合（extracorporeal membrane oxygenation，ECMO）和持续输注万古霉素的患者研究发现，万古霉素的中位数和总清除量与对照组相似，反映了万古霉素在 ECMO 回路中的相对稳定性[51]。

治疗药物监测

近年来，对万古霉素血清浓度的常规监测已成为一个备受争议的话题。主张常规监测者指出需确保治疗浓度，并将毒性降至最低。

研究表明，万古霉素峰值浓度和毒性或临床效果无关。因此，监测血清峰值浓度已不再受关注。另外，万古霉素谷浓度因其与药效和毒性的相关性而备受关注。最近的一些出版物发现，当万古霉素目标谷浓度为 15～20μg/ml，临床情况有所改善[52, 53]。相反，有人认为，万古霉素如此大的谷浓度（≥15μg/ml）会增加肾毒性的风险[54]。但由于缺乏共识，在进行更明确的研究以解决这一问题之前，谨慎的做法还是测量血清谷浓度[55]。

不良反应

与万古霉素治疗相关的常见毒性包括红人综合征、血栓性静脉炎、耳毒性和肾毒性。确定这些毒性与万古霉素峰值、谷值浓度或上述病症发生率之间关系证据是有限和矛盾的[3, 56-58]。

红人综合征包括红斑、瘙痒和上半身潮红，常与药物注射过快有关。一般注射速率不应超过 1g/h。很少发生低血压和血管性水肿。组胺释放量的增加是引起该病症的关键，抗组胺药能起舒缓作用[3, 57-61]。

在应用万古霉素的患者中，耳毒性发生率为 0～9%[3, 57]。耳毒性的定义范围是从耳鸣到听力丧失。证明耳毒性与万古霉素的最高峰值血清浓度之间存在关联的证据是有限的。据报道称毒性与血清浓度峰值为 37.5～152μg/ml 有关[62, 63]。一项比较万古霉素每日一次和每日两次剂量的试验表明，采用每日两次剂量时，耳毒性更频繁出现（15.6% *vs.* 3.2%）；与每日一次剂量组相比，万古霉素的峰值浓度显著降低，而谷浓度相似[57]。血清万古霉素浓度与耳毒性之间缺乏关系的这一事实表明，耳毒性是由另一种药物或另一种药物与万古霉素联合而引起的。在大多数情况下，耳毒性症状在停用万古霉素1个月内消失。

与万古霉素有关的肾毒性问题则因要素繁多变得复杂。原配方非常不纯，杂质与毒性有关，其中包括肾毒性。此外，学界多年来使用了许多关于肾毒性的定义，对不同的患者群体进行了研究，使用的剂量也不同，因此很难将一项研究与另一项研究进行比较[57, 64, 65]。Elting和他的同事发现，年龄增加、急性生理和慢性健康评估（Acute Physiology and Chronic Health Evaluation，APACHE）评分超过40分与治疗时间超过14天是万古霉素导致肾毒性的最佳预测指标。其他一些研究发现，当万古霉素血清谷浓度大于10μg/ml，肾毒性发生率增加（21%～35%）[65-67]。此外，Lodise证明每日总剂量为4g或更多时肾毒性的发生率（约35%）高于每日总剂量少于4g（约11%）时[68]。研究表明万古霉素与氨基糖苷联合使用比单独使用任何一种药物更容易产生肾毒性[65, 69, 70]。Goetz则对8项研究进行荟萃分析，发现联合治疗所导致的肾毒性发生率比单独使用万古霉素高13%，比单独使用氨基糖苷高4%[70]。

此外，与万古霉素相关的其他毒性还包括斑丘疹或红斑疹（2%～8%）[18, 71, 72]和零星报道的中性粒细胞减少和血小板减少[71, 73]。

替考拉宁

替考拉宁（Teicoplanin）是一种糖肽类抗生素，目前尚未获准在美国使用。但它已在欧洲、一些亚洲国家、墨西哥、新西兰和澳大利亚使用。与万古霉素相比，其不良反应方面具有优势，但替考拉宁在治疗革兰氏阳性严重感染中的临床效果值得关注。

作用与耐药机制

与其他糖肽抗生素一样，替考拉宁通过结合细胞壁前体单元的D-丙氨酰-D丙氨酸末端来抑制细胞壁的合成。有关葡萄球菌和肠球菌的耐药性均有报道。VanA表型对替考拉宁（MIC：16～512μg/ml）和万古霉素（MIC：64～>1 000μg/ml）均具有很高的耐药性。在屎肠球菌和粪肠球菌中也发现了vanB表型，通常对万古霉素产生低水平的耐药性，但对替考拉宁不产生耐药性。此耐药性可能会限制替考拉宁在某些对万古霉素存在耐药性的肠球菌感染中的应用。关于金黄色葡萄球菌对替考拉宁的耐药性，曾有几篇文章涉及[74-77]。一位患者的耐药机制被确定为构成性和非质粒介导的[75]。大多数hVISA和VISA的表型表现出对替考拉宁的交叉耐药性[78]。

抗菌谱

替拉考宁只对革兰氏阳性菌存在活性。抗MSSA和MRSA的活性与万古霉素类似。凝固酶阴性葡萄球菌对替拉考宁有不同的敏感性。溶血性葡萄球菌对替拉考宁的耐药性最强（30%）[72]。这些分离出的菌株对替拉考宁的耐药性比万古霉素高25%。对耐甲氧西林凝固酶阴性葡萄球菌而言，39%的分离菌株对替考拉宁最小抑菌浓度大于8μg/ml，而万古霉素仅为1%[72, 79]。替拉考宁对肠球菌的活性与万古霉素相似，但对VanB表型万古霉素耐药感染治疗中的可靠性有限。替拉考宁对其他需氧和厌氧革兰氏阳性菌，如棒状杆菌、梭菌、产气荚膜梭菌、消化链球菌属、痤疮丙酸杆菌等具有活性。

药代动力学与药效学

替考拉宁可通过口服和静脉给药。口服后，药物吸收不太理想，约40%的药物以原型自大便排出体外。最能描述替考拉宁清除过程的药动学模型是三指数模型。静脉滴注400mg（6mg/kg）1小时后，可达到20～50μg/ml的峰值血药浓度[80]。替考拉宁分布容积很大，为0.9～1.41L/kg时，蛋白结合率为90%～95%[80]。组织分布存在变量，最值得注意的是，对非炎症脑膜和脂肪的穿透能力较差，但对心肌和心包的穿透能力较强[81]。替考拉宁主要是通过肾小球被滤过的，仅有3%被代谢[80]。肾功能正常患者的半衰期约为150小时[80]。由于半衰期长，需要14天才能达到稳定态。轻度至中度肾功能障碍患者的半衰期为157～567小时[81, 82]。

剂量方案与治疗监测

尽管肾功能正常的患者半衰期长，但替考拉宁应每日应用，剂量取决于感染的严重程度。应对较轻的尿道、皮肤、软组织，与下呼吸道感染时，负荷剂量400mg（6mg/kg）× 1，维持性给药剂量为每24小时200mg（3mg/kg）。对于严重感染（如败血症、心内膜炎和骨髓炎）时，初始剂量为每12小时400mg替考拉宁，共用3次，然后每24小时应用400mg。该剂量合理地达到较低水平治疗范围为10～20mg/L。对于特定的临床情况，如金黄色葡萄球菌心内膜炎，推荐剂量在20～30mg/L，建议加大剂量（最高可达12mg/kg）[80, 83]。

针对肾衰竭/透析的剂量

替考拉宁不能通过血液透析或者连续动态腹膜透析（continuous ambulatory peritoneal dialysis，CAPD）来去除[84, 85]。高通量膜如CVVH、CVVHD和CVVHDF去除量显著[86-88]。对于肾功能障碍，存在几种剂量方案，在CVVH期间，剂量可高达每天600～1 800mg[87]。即使使用如此高剂量，基于CRRT时蛋白结合率和超滤率的变化，仍推荐进行治疗药物监测。

不良反应

与替考拉宁有关的肾毒性远低于万古霉素。从已发表和未发表的研究中来看，肾脏毒性的发生率为4%[58]。替考拉宁引发的耳毒性率与万古霉素类似[58]。超敏（过敏反应）是替考拉宁最常见的不良反应（2%～15%）[58]。

替拉万星

作用与耐药机制

替拉万星（telavancin）于 2009 年被美国批准用于治疗复杂的皮肤和皮肤结构感染，2013 年被批准用于医院获得性和呼吸机相关性肺炎。替拉万星是万古霉素的脂聚糖肽衍生物，具有双重作用机制。它与细胞壁前体的 D- 丙氨酰 -D- 丙氨酸末端结合，就像万古霉素一样；并且它还与细菌膜结合，导致去极化与细胞膜的渗透性增加[89, 90]。除结构上的差异外，这种双重作用模式还可以增强对耐甲氧西林的金黄色葡萄球菌和某些肠球菌的活性[91]。获得 VanA 表型的肠球菌对替拉万星具有耐药性，对 VanB 表型则保留了敏感性[92]。金黄色葡萄球菌 Van 介导的耐药性导致替拉万星活性降低，但不及万古霉素那样大。体外研究表明，即使之前接触过万古霉素，葡萄球菌和肠球菌的新生耐药率都很低。目前，只有 1 例替拉万星最低抑菌浓度升高的临床报道[93-99]。

抗菌谱

替拉万星对 MSSA、MRSA、凝血酶阴性葡萄球菌、万古霉素易感肠球菌、化脓性链球菌、无乳链球菌和咽峡炎链球菌均有活性。在试验方法改变后，敏感折点已经更新，针对咽峡炎链球菌类为≤0.06μg/ml；针对其他链球菌和葡萄球菌为≤0.12μg/ml；针对肠球菌（万古霉素敏感）为≤0.25μg/ml[100, 101]。目前还没有关于定义中敏或抗性的解释。对甲氧西林敏感和耐甲氧西林金黄色葡萄球菌的 MIC 90 均为 0.06μg/ml。尽管最小抑菌浓度较高，替拉万星对中敏与耐药万古霉素菌株存在活性（在针对 hVISA、VISA 与 VRSA 时，最小抑菌浓度分别为 0.03～0.25μg/ml、0.06～0.5μg/ml 与 0.25～8μg/ml）[102-107]。对于肠球菌属，替拉万星的效果略低，与 VanA 相比，对具有 VanB 的万古霉素耐药菌株替拉万星的活性更高[92, 102-107]。替拉万星对大多数厌氧革兰氏阳性菌（包括艰难梭菌和产气荚膜梭菌）都有活性[108]。

药代动力学与药效学

在用替拉万星静脉注射时，7.5～15mg/kg 的剂量下显示出线性药代动力学。在用于健康受试者时，剂量为 7.5mg/kg 和 15mg/kg 的稳态导致血清平均最大浓度为 88μg/ml 与 186μg/ml 和其血清谷浓度为 6μg/ml 和 16μg/ml[109]。约有 70% 的替拉万星从肾滤除，半衰期与剂量有关，时间从 6 小时到 7.5 小时不等[109]。替拉万星 90% 与白蛋白结合，其分布容积约为 0.14L/kg[110]。替拉万星穿透肺泡上皮衬液和肺泡巨噬细胞，在整个给药间隔中，其浓度超过 0.5μg/ml[110]，渗透到水疱液时，大约占血清浓度的 40%，但只有 1%～2% 渗透到炎症脑膜中[111, 112]。

替拉万星表现出快速的浓度依赖性杀菌作用。在动物模型中，已确定的最佳药效预测参数是 AUC/MIC 的比值，目标值为 219 时实现最佳杀菌效果[113, 114]。

剂量方案与治疗监测

无论是复杂的皮肤和皮肤结构感染，还是医院获得性 / 呼吸机相关肺炎，当 CrCl 超过 50ml/min 时，每 24 小时静脉注射替拉万星 10mg/kg。

针对肾衰竭 / 透析的剂量

由于替拉万星经尿排出率高，当患者的 CrCl 低于 50ml/min 时，需要减少剂量。CrCl 为 30～50ml/min 时，替拉万星的剂量为每 24 小时 7.5mg/kg；当 CrCl 低于 30ml/min 时，剂量进一步降低到每 48 小时 10mg/kg[110, 114]。血液透析对替拉万星的清除没有显著影响[115]。体外研究评价 CRRT 对替拉万星的清除影响，发现高超滤率或透析率可清除大量替拉万星，因此可能需补充剂量[116]。

用于肥胖患者的剂量

鉴于体重与药物清除量呈线性关系，所以支持 mg/kg 的策略；但考虑到使用总体重可能导致对 CrCl 高估，则还需进一步的研究[117, 118]。

不良反应

替拉万星是一种 C 类妊娠药物，关于孕妇使用的信息很少。用于 3 种动物时，发现替拉万星会引起胎儿效应，包括出生体重下降、手指和肢体畸形的增加。在开始使用替拉万星前，应对育龄妇女进行血清妊娠试验。如果孕妇需要使用替拉万星，应进行妊娠暴露登记[100]。

替拉万星最常见的不良反应为恶心、呕吐、腹泻、味觉障碍、泡沫尿和肾脏损害[100, 119-122]。在中重度肾功能不全患者使用替拉万星治疗 HABP/VABP 时，其死亡率会增加[122]。替拉万星会干扰尿蛋白定性检测，以及包括 PT、APTT、INR、ACT 和因子Ⅹ活性测试在内的多项抗凝测试，禁忌同时使用普通肝素[123]。当测量抗凝血时，其测试应尽可能快地赶在患者的下一个剂量开始前进行，或考虑使用其他监测方法[100]。

达托霉素

达托霉素是一种脂肽，于 20 世纪 80 年代首次被发现，2003 年被 FDA 批准用于治疗复杂皮肤和皮肤结构感染，2006 年又被批准用于治疗金黄色葡萄球菌血流感染，包括右侧心内膜炎。

作用与耐药机制

达托霉素的作用机制独特，在钙存在的情况下，可通过与膜结合而抑制脂磷壁酸的合成[124, 125]。迄今为止，已经有几个病例系列和病例报告描述了金黄色葡萄球菌的达普霉素耐药情况[126]。这种机制的形成似乎是多因素的，在很大程度上与细胞壁的变化有关。此外，也能观察到肠球菌耐药的情况[127]。然而，与金黄色葡萄球菌相反，遗传途径似乎是解释这种现象改变的关键。在临床上，耐药的发展导致了治疗的失败和挽救治疗的需要。

抗菌谱

达托霉素对大多数革兰氏阳性菌存在抗菌活性，包括耐药万古霉素菌株和耐药青霉素的肺炎球菌。在钙的存在下，达托霉素的最小抑菌浓度会降低 8～16 倍。因此，所有的体外测试都须补充钙的生理浓度[128]。对于葡萄球菌和 β- 溶血性链球菌而言，敏感折点≤1μg/ml。鉴于对达托霉素不敏感的菌株数量很少，耐药的折点尚未确定。对 MSSA、MRSA、表皮葡萄球菌和腐生葡萄球菌而言，MIC90 均为 0.5μg/ml 或更小[128, 129]。在最近的一项监测研究中，53 株金黄色葡萄球菌和 41 株凝固酶阴性葡萄球菌对达托霉素不敏感[130]。达托霉素最初对万古霉素中敏或者耐药的金黄色葡萄球菌菌株表现出活性。然而，最近对 33 种分离的 VISA 菌株的分析发现，70% 对达托霉素耐药[131-133]。有趣的是，100% 的 VRSA 菌株是敏感的，这可能是由于耐药机制的不同。对肠球菌的敏感折点是≤4μg/ml，没建立耐药折点。对包括万古霉素耐药菌株在内的屎粪球菌与粪肠球菌而言，MIC90 为 2μg/ml 或更小[128, 129]。屎肠球菌对达托霉素的耐药性高于粪肠球菌。对肺炎链球菌和 β- 溶血性链球菌而言，MIC90 为 0.25μg/ml，对这些细菌还没有耐药的报道[128, 129]。

药代动力学与药效学

健康的志愿者接受 6mg/kg 的达托霉素，注射时间为 30 分钟或 2 分钟，从而获得生物等效的药代动力学结果。2 分钟与 30 分钟注入获得的峰值浓度分别为 94μg/ml 和 88μg/ml[134]。达托霉素在剂量为 4～12mg/kg 时呈线性动力学，肾功能正常患者半衰期为 7～9 小时[135]。该药物蛋白结合率达 90%～95%，主要通过肾脏消除。CrCl < 30ml/min，终末期肾病 / 血液透析 / 腹膜透析患者，4mg/kg 剂量可使血清峰值浓度在 25～30μg/ml，半衰期约 30 小时[135]。

达托霉素可迅速杀菌，并对革兰氏阳性菌（包括肠球菌）表现出依赖浓度性的杀菌效果[124, 125]。达托霉素也表现出抗菌素的后效应，可以每天给药 1 次[136]。

剂量方案与治疗监测

对于复杂的皮肤和皮肤结构感染（complicated skin and skin-structure infections，cSSSIs）时，达托霉素的剂量为每 24 小时 4mg/kg。菌血症或右侧心内膜炎的剂量为每 24 小时 6mg/kg[135]。有限的临床证据表明，在使用万古霉素失败后，为处理 MRSA 菌血症和深部肠球菌感染等特定情况，应考虑予以高剂量（8～12mg/kg）。

针对肾衰竭 / 透析的剂量

对 CrCl 小于 30ml /min 或正在进行血液透析或慢性腹膜透析的患者而言，在处理菌血症或心内膜炎时，应将其剂量减少到每 48 小时 4mg/kg 或每 48 小时 6mg/kg[135]。在接受连续性肾脏替代治疗（continuous renal replacement therapy，CRRT）的患者中，对达托霉素的清除量取决于过滤器的类型和流速[137]。采用 CRRT 治疗的患者的剂量建议为每 48 小时 4～6mg/kg，推测可能需要增加至每 48 小时 8～10mg/kg，或每 24 小时 4～6mg/kg[138-143]。同样地，建议对接受延长每日透析（extended daily dialysis，EDD）的患者每 24 小时给药 6mg/kg[144]。

用于肥胖患者的剂量

在中度肥胖和病态肥胖患者中进行了两次单剂量研究，使用量是按总体重给予 4mg/kg。与正常体重患者相比，肥胖患者的峰值浓度增加 25%～60%；曲线下面积（area under the curve，AUC）增加 30%～60%[145, 146]。因此，推荐应以总体重为基础来调控达托霉素的用量。然而，对接受达托霉素 6mg/kg 治疗菌血症和心内膜炎的患者进行子集分析后发现，体重超过 111kg 的患者出现肌酸磷酸激酶（creatinine phosphokinase，CPK）升高的风险增加[147]。目前，还没有足够证据使用其他体重测量方法确定达托霉素用量，例如理想体重或调整体重。

用于烧伤患者的剂量

一项研究评估了烧伤患者的单剂量药代动力学（4mg/kg），发现峰值浓度下降 44%，AUC 降低了 47%，分布容积和清除量增加[148]。因此作者建议对烧伤患者的剂量为 10～12mg/kg，所产生的药物接触效果与健康志愿者的 6mg/kg 相同。

不良反应

在 cSSSI 研究中，发现使用达托霉素的患者的 CPK 浓度增加了 2.8%，在菌血症 / 心内膜炎试验中，CPK 浓度则增加了 9.2%[125, 135]。CPK 升高可在临床症状或肌病症状出现前 2～3 天发生[136]。

利奈唑胺

利奈唑胺在 2000 年被 FDA 批准用于几种敏感革兰氏阳性菌感染，包括皮肤和皮肤结构感染、社区获得性和医院获得性肺炎以及耐药万古霉素的屎肠球菌感染（包括并发菌血症）。

作用与耐药机制

利奈唑胺是一种新型的合成药物——噁唑酮类抗生素。利奈唑胺与 50S 核糖体结合，可抑制 mRNA 的结合，从而阻止蛋白质的合成[149]。临床分离出的金黄色葡萄球菌、屎肠球菌和粪肠球菌对利奈唑胺耐药率低（< 1.0%），且在过去 10 年中保持相对稳定[150]。最常见的耐药机制是 23S rRNA 的改变[151]。耐药的第二个机制是获得天然耐药基因 *cfr*，近年来利奈唑胺非敏感菌株的耐药基因不断增加[150, 152, 153]。这一发现令人担忧，因为 *cfr* 基因赋予了其他抗菌药物的耐药

性，包括氯霉素和克林霉素。该基因可能还具有可传播性。2012 年，人类首次在可转移质粒上获得具有该基因的临床分离物 [154]。这些耐药性问题虽很罕见，但引起了人们的关注，并强调了适当使用利奈唑类药物的重要性。

抗菌谱

利奈唑胺的敏感性折点，对葡萄球菌而言≤4μg/ml，对肠球菌和链球菌而言≤2μg/ml。对甲氧西林敏感和耐甲氧西林葡萄球菌均有活性。对金黄色葡萄球菌与凝固酶阴性葡萄球菌，MIC90 分别为 1μg/ml 和 0.5μg/ml[150]。对万古霉素中敏和万古霉素耐药的金黄色葡萄球菌而言，MIC90 分别为 4μg/ml 和 2μg/ml。利奈唑胺对万古霉素敏感与耐药的肠球菌同样具有活性，MIC90 为 1μg/ml[156-159]。对青霉素敏感和耐青霉素肺炎链球菌，MIC90 为 1μg/ml[150, 156, 157]。利奈唑胺还能对抗多种其他有机体，包括巴斯德菌、消化链球菌、梭杆菌和普雷沃菌。

药代动力学与药效学

利奈唑胺给药分为口服和静脉注射。口服时，吸收可超过 90%，生物等效性与静脉注射相同。在 600mg 每日两次，稳定状态下血清最高浓度和半衰期分别为 14～18μg/ml 和 5～6h[160-162]。约 30% 的利奈唑胺与蛋白质结合，能迅速渗透到骨骼、脂肪和肌肉中，骨中达到血清浓度的 50%～60%，在肌肉中则达到血清浓度的 90%～95%[163]。有报道脑膜炎患者中脑脊液 / 血浆比例约为 1[164-167]。消除利奈唑胺 30% 依靠肾脏和 70% 依靠代谢，基本不存在以粪便方式消除利奈唑胺 [162]。利奈唑胺不是细胞色素 P450 酶系统的诱导剂。

利奈唑胺对葡萄球菌和肠球菌具有抑菌作用，对链球菌具有杀菌作用。结果表明，AUC/MIC 比值是模拟杀伤活性的最佳药效学参数 [168]。产生抑菌作用所需的 AUC/MIC 比率在肺炎球菌为 22～97（平均 48），葡萄球菌为 39～167（平均 83）。剂量为 600mg，每日两次的给药方案可实现最小抑菌浓度高达 4μg/ml。

剂量方案与治疗监测

利奈唑胺的常规剂量为 600mg，每日 2 次，而在处理非复杂皮肤和皮肤结构感染时，则为 400mg，每日 2 次。

对重危患者的剂量

少数研究已评估了利奈唑胺在危重患者中的药代动力学 [169-172]。最近，Zoller 和其同事发现，在接受标准剂量的患者中，利奈唑胺的血清浓度存在显著差异。基于 AUC24/MIC90 的目标值为 100 的情况下，他们的重症患者中 63% 的患者血清浓度不足 [173]。为了改善药物输送，已经进行了一些连续输注的研究，并且确实显示了更高的目标实现率。因此，通过持续输注与治疗性药物监测配合，可为优化药效学参数提供一种选择，但仍需进一步研究以评估这些方案的有效性和安全性。

针对肾衰竭 / 透析的剂量

经过 3～4 小时的血液透析后，可清除约 30% 的利奈唑胺，而腹膜透析清除利奈唑胺的数据有限。然而，对于肾功能不全或终末期肾病患者而言，不需要调整剂量。在 CRRT 的不同方法中，利奈唑胺的清除存在变化，可能导致亚治疗水平。还需要进一步的研究来确定 RRT 对利奈唑胺药物动力学的真正影响 [174]。

对烧伤患者的剂量

在一项针对严重烧伤患者的小规模研究中，分布和肾脏清除量与健康对照组相似；然而，总清除率更高，这可能是热损伤患者的非肾脏清除率增加的结果［(323±191) ml/min *vs.* (80.4±27.5) ml/min，$P=0.063$］[175]。

不良反应

在使用利奈唑胺时，可逆骨髓抑制是最显著的不良反应。贫血、中性粒细胞减少和血小板减少均有报道，且随着治疗时间超过 14 天，发病率随之增加 [176, 177]。利奈唑胺治疗期大于 2 周时，血红蛋白下降 18%，对照组利奈唑胺治疗期小于 2 周，血红蛋白下降 13%[176]。血小板减少率在治疗时间较长者为 8%，总体发病率为 5%～6%，而对照剂组是 3%。随着治疗时间的延长，中性粒细胞减少率也增加到 10% 左右。应每周监测全血细胞计数，特别是对治疗时间可能超过两周的患者。

利奈唑胺是一种可逆的、非选择性的单胺氧化酶抑制剂；因此，存在与肾上腺素能和 5- 羟色胺药物相互作用的可能。有几个病例报道了 5- 羟色胺综合征（发热、躁动、震颤和精神状态的变化），这是利奈唑类和选择性 5- 羟色胺再摄取抑制剂（selective serotonin reuptake inhibitors，SSRIs）相互作用的结果 [178]。

严重反应则包括视神经或周围神经病变，相关报道越来越多，通常在使用利奈唑胺治疗较长时间后出现。视神经病变在停用利奈唑胺后往往是可逆的，但周围神经病变往往是永久性的。这种神经病变的机制被认为与抑制线粒体蛋白质合成有关 [178, 179]。乳酸性酸中毒则是另一个潜在的致命反应，也被认为是由长期治疗和线粒体破坏引起的 [180]。

利奈唑胺的其他不良反应包括腹泻（8%）、头痛（7%）、恶心呕吐（6% 和 4%）、头晕、皮疹、发热、便秘（2%）和肝功能异常（1%）。

特地唑胺

2014 年经 FDA 批准，特地唑胺目前仅用于治疗急性细菌性皮肤和皮肤结构感染（acute bacterial skin and skin-structure infections，ABSSSIs）。这种皮肤和皮肤结构感染的新定义是基于 2013 年的 FDA 指南，该指南旨在帮助临床开发针对这种特定适应证的药物。

作用与耐药机制

特地唑胺磷酸盐是二代噁唑烷酮，也是活性部分特地唑胺的前体药物。它的作用机制与利奈唑胺类似，通过与50S核糖体结合来阻止蛋白质合成[181]。然而，由于D环取代基和羟甲基的结合，特地唑胺对葡萄球菌、链球菌和肠球菌的效果提高了4～8倍[182, 183]。这些结构变化是特地唑胺对一些耐噁唑烷酮的有机体保持活性的原因。特别是，特地唑胺对具有*cfr*基因的MRSA的MIC值为0.5～1mg/L，而利奈唑类药物的MIC升高了4～8倍[184, 185]。而对特地唑胺的交叉耐药可能是由23S rRNA或核糖体蛋白L3和L4的改变共同介导的结果[185, 186]。总的来说，对特地唑胺耐药性的自发发展很低[187]。

抗菌谱

特地唑胺的敏感性折点，对于在链球菌属的咽峡炎链球菌而言≤0.25μg/ml；对于其他链球菌、肠球菌、葡萄球菌（包括敏感与耐药甲氧西林株）而言，≤0.5μg/ml；对金黄色葡萄球菌、凝固酶阴性葡萄球菌而言，MIC90为0.5μg/ml[188]。对hVISA、VISA和达托霉素不敏感的（daptomycin-nonsusceptible，DNS）金黄色葡萄球菌而言，特地唑胺的MIC90均为0.5μg/ml[189]。对利奈唑胺耐药的金黄色葡萄球菌株进行试验时，MIC值（1～8μg/ml）较高，但明显低于对利奈唑胺的MIC值（8～64μg/ml）[190]。特地唑胺对万古霉素敏感和万古霉素耐药肠球菌的MIC90均为0.5μg/ml；针对耐利奈唑胺的肠球菌，MIC为1～4μg/ml[188, 190]。对青霉素敏感和耐青霉素肺炎链球菌，特地唑胺表现出类似的活性，MIC90为0.25μg/ml[188]。

药代动力学与药效学

特地唑胺有口服和静脉注射两种方式，特地唑胺磷酸盐是一种前药，可由血清磷酸酯酶迅速转化为活性特地唑胺化合物。口服吸收率约为90%[191, 192]。在口服后2～3个小时，平均最大血浆浓度范围1.8～2.4μg/ml，平均半衰期大约11个小时[191]。特地唑胺蛋白结合率90%，广泛分布于软组织（vd＝108L），包括在上皮细胞衬液（epithelial lining fluid，ELF）中积累明显[193, 194]。特地唑胺20%是通过肾脏清除，80%通过肝脏以非活性硫酸盐结合物形式清除[195, 196]。特地唑胺对细胞色素P450酶的亲和力较低，在体外对MAO有较弱、可逆的抑制作用[181, 197]。然而，在5-羟色胺小鼠头部抽搐模型中，这并未转化为显著增加头部抽搐的反应，而利奈唑胺则会增加。

特地唑胺具有抑菌作用，早期模型表明，游离AUC/MIC比（free AUC to MIC ratio，fAUC/MIC）是最能反映特地唑胺杀灭葡萄球菌的药效参数[198, 199]。在中性粒细胞模型中，产生抑菌作用和CFU减少1 $\log_{10}$所需的AUC/MIC比分别为20和35。粒细胞的存在使活性增加25倍；因此，200mg每日一次方案能有效地达到对抗金黄色葡萄球菌的目标，最小抑菌浓度≤0.5μg/ml[200-202]。

剂量方案与治疗监测

治疗急性细菌性皮肤和皮肤结构感染（acute bacterial skin and skin-structure infections，ABSSSIs）时特地唑胺的常规剂量为200mg，每日1次。FDA的批准是基于一项Ⅱ期和两项Ⅲ期临床试验，这些试验评估了特地唑胺的有效性和安全性[202-204]。目前，还没有专门针对危重患者的完整研究。然而，目前正在进行一项Ⅲ期研究，以对比特地唑胺和利奈唑胺在医院获得性细菌性肺炎（hospital-acquired bacterial pneumonia，HABP）和通气性医院内肺炎（ventilated nosocomial pneumonia，VNP）的治疗效果[205]。

对广泛肾［估计肾小球滤过率＜30ml/（min•1.73m^2）］和肝损害（Child Pugh 7～9和Child Pugh 10～15）患者的研究表明，这一人群不需要调整特地唑胺的剂量，因为其药代动力学与健康组相比没有显著改变。另外，血液透析不影响特地唑胺的药代动力学，也不会对药物进行明显清除[196]。

不良反应

与利奈唑胺类似，特地唑胺也具有骨髓抑制作用，研究对象为每天摄入200～400mg特地唑胺、治疗期达21天的健康成人[206]。在那些每天摄入200mg的人群中，在任何时间点都没有观察到明显的血液学变化；然而，在那些每天摄入400mg的人群中，从第8天到第21天出现变化。在较短时间（5～7天）的Ⅱ期研究中，血液参数保持稳定[207]。综合分析两项Ⅲ期试验结果后发现，与使用利奈唑胺治疗的患者相比，就服用特地唑胺的患者而言，血小板减少（血小板计数＜150 000细胞/mm^3）的发生率较低（3.2% *vs.* 5.6%，第7～9天）[208]。这些结果表明，特地唑胺对血液学的危害可能比利奈唑胺小。

特地唑胺对单胺氧化酶的抑制作用也在人和动物研究中进行了评估。无论是在大鼠还是人身上，服用伪麻黄碱或酪胺后都没有出现明显的血压升高，小鼠的5-羟色胺反应也没有明显的升高[197, 209, 210]。尽管有这些发现，但这种相互作用的真正影响仍有待在更广泛地应用特地唑胺中加以观察。

在使用特地唑胺治疗长达9个月的大鼠中，评估了其神经毒性的可能，并未找到神经病变的证据，即使暴露在比人类高6倍的剂量中也是如此[211]。同样地，在健康成年人中，经过10天的特地唑胺治疗后，未发现视神经或周围神经病变的情况[212]。

总的来说，特地唑胺最常见的不良反应包括恶心（8%）、头痛（6%）、腹泻（4%）、呕吐（3%）和头晕（2%）[181]。

奎奴普丁/达福普丁

作用与耐药机制

奎奴普丁/达福普丁是一种链霉杀阳菌抗生素，是来自

A 组和 B 组的两种不同的链霉杀阳菌成分的混合物，单组的成分是抑菌的，但组合在一起时往往是杀菌的。每个成分都与核糖体 50 亚基上的不同位点结合，在延伸阶段抑制 mRNA 的转译[213]。药物和核糖体的复合体抑制了蛋白质的合成。

链霉杀阳菌素与大环内酯和林可霉素抗生素具有相似的作用部位。因此，耐药机制相似。耐链霉杀阳菌素最常见的类型是红霉素抗性甲基化酶（*erm*）基因，称为 MLS_B[214]。这些基因通过在 23S 核糖体上残基的甲基化来减少链霉杀阳菌素 B 组、红霉素和克林霉素等抗生素的结合。A 组链霉杀阳菌素不受影响，而且组合后常常保持其协同作用。这两种成分的酶修饰是对该药物产生耐药性的另一个机制[215, 216]。第三种机制涉及外排泵：一种同时泵出大环内酯和链霉杀阳菌素，另一种专门针对链霉杀阳菌素[215, 217, 218]。

抗菌谱

奎奴普汀 / 达福普汀对各种革兰氏阳性菌以及许多厌氧菌和口腔菌群都有活性。最小抑菌浓度为≤2μg/ml 时，表现为敏感性。对大多数 MSSA、耐甲氧西林金黄色葡萄球菌和凝固酶葡萄球菌而言，MIC90 为 1～2μg/ml。针对万古霉素中敏耐药的金黄色葡萄球菌时，最小抑菌浓度为 0.25～1μg/ml[129, 219]。针对万古霉素敏感与耐药大肠球菌时，奎奴普汀 / 达福普汀是敏感的，最小抑菌浓度为 1～4μg/ml[132, 220]；而粪肠球菌对奎奴普汀 / 达福普汀有耐药性，最小抑菌浓度为 4～32μg/ml[219-221]。针对多种链球菌，包括青霉素耐药肺炎球菌，MIC90 的范围为 0.5～2μg/ml。奎奴普汀 / 达福普汀还对多种其他有机物（包括衣原体、肺炎支原体、军团菌、胃链球菌、梭杆菌、普氏杆菌、放线菌和梭菌）具有活性。

药代动力学与药效学

奎奴普丁 / 达福普汀的输注时间应超过 1 小时，该药物与生理盐水不相容。在应用于健康志愿者和接受 CAPD 治疗的患者这两组群体时，奎奴普丁的平均血清浓度峰值分别为 2.6μg/ml 和 2.9μg/ml，而达福普汀的平均血清浓度峰值则分别为 7.1μg/ml 和 8.5μg/ml，后续剂量为 7.5mg/kg[222]。奎奴普丁 / 达福普汀在肝脏中代谢成多种活性代谢物，其母体成分和代谢物主要通过胆汁经粪便排出[223]。奎奴普汀 / 达福普汀和代谢物在尿路中清除率为 15%～19%。平均半衰期在 1.2～1.5 小时。这种药物的 90% 与蛋白质结合[224]。

奎奴普丁 / 达福普汀对葡萄球菌和链球菌有杀菌作用，对屎肠球菌有抑菌作用。目前，还未获得最佳预测疗效的药效学参数。

剂量方案与治疗监测

奎奴普丁 / 达福普汀的正常剂量为每 8～12 小时 7.5mg/kg，输注 1 小时以上。尽管还未有具体建议，严重肝功能障碍患者可能需要减少剂量。

针对肾衰竭 / 透析的剂量

无论是血液透析还是腹膜透析都不能大量清除奎奴普丁 / 达福普汀[222, 225]。对于 CAPD 患者来说，腹膜腔的透入也是可以忽略不计的。因此，肾功能不全或透析患者不需要调整剂量。

不良反应

肌痛（6%～7%）和关节痛（9%～9.5%）是最严重的不良反应，也往往是停药的原因[226, 227]。直接和间接胆红素升高以及 γ- 谷氨酰转移酶升高是常见的。与输液相关的不良反应发生在 30%～45% 通过周边静脉输注的患者中[226]。这些反应包括疼痛、灼烧、炎症和血栓性静脉炎。其他毒性反应包括恶心、腹泻、呕吐和皮疹。

知识点

万古霉素

1. 万古霉素对大多数革兰氏阳性菌具有杀菌作用。VanA 表型的万古霉素耐药性对替考拉宁和万古霉素具有高水平抗药性。耐药在肠球菌中常见。2002 年，该耐药基因被传递给两株不同的金黄色葡萄球菌，并首次赋予在葡萄球菌属中对万古霉素的高度耐药性。
2. 万古霉素的药效作用是时间依赖性杀菌或超过最小抑制浓度（MIC）的时间。在研究报道中，没有文献记载血清峰值浓度与临床结果之间存在相关性，但对万古霉素的谷值则研究充分。
3. 耳毒性比率为 0～9%，而此数值从 20 世纪 60 年代到 2000 年进行的研究中一直保持不变。血清浓度与耳毒性无相关性。当万古霉素不与其他肾毒性药物合用时或当谷值浓度小于 10μg/ml，肾毒性发生率为 5%～10%。谷值浓度超过 10μg/ml 时，肾毒性发生率为 20%～35%。

替考拉宁

替考拉宁是一种糖肽抗生素，具有万古霉素类似的活性，并在美国以外的几个国家获得使用批准。与万古霉素相比，替考拉宁在重症革兰氏阳性感染中的临床疗效值得关注，尽管它在不良反应方面具有优势。

特拉万星

1. 特拉万星于 2009 年 9 月被 FDA 批准用于治疗复杂的皮肤和皮肤结构感染，2013 年用于治疗医院获得性和呼吸机相关肺炎。它属妊娠 C 类药物；已经观察到动物的致畸性（手指和肢体畸形和出生体重下降）。
2. 特拉万星会干扰抗凝测试，包括 INR、PT、APTT 和 ACT，因此不能与肝素联合使用。这些测试应该在特拉万星血液中浓度最低时进行。

知识点(续)

达托霉素

此抗生素批准用于菌血症、右心内膜炎和复合皮肤及皮肤结构感染。因表面活性剂能分解药物，禁止用于治疗肺部感染。肌酸磷酸激酶浓度在临床症状出现前2～3天升高，100%来源于MM同工酶。

利奈唑胺

1. 口服时药物吸收超过90%，生物等效于静脉制剂。利奈唑胺对葡萄球菌和肠球菌具有抑菌作用。
2. 可逆骨髓抑制是利奈唑胺导致的最显著不良反应。贫血、中性粒细胞减少和血小板减少的都有报道，这些并发症的发生率随着治疗时间超过14天而增加。
3. 利奈唑胺是一种可逆的单胺氧化酶非选择性抑制剂，具有与肾上腺素能和5-羟色胺能药物相互作用的可能性。有病例报道了5-羟色胺综合征是继发于利奈唑类药物与选择性5-羟色胺再摄取抑制剂相互作用。

特地唑胺

特地唑胺是第二代噁唑烷酮，被批准用于治疗急性细菌性皮肤和皮肤结构感染。特地唑胺被认为比利奈唑胺具有更低的骨髓抑制、神经毒性和单胺氧化酶抑制的潜力；然而，这些因素的影响仍有待在临床深入应用中进一步观察。

奎奴普丁/达福普汀

它们对万古霉素耐药屎肠球菌、甲氧西林耐药金黄色葡萄球菌、万古霉素中敏金黄色葡萄球菌、万古霉素耐药金黄色葡萄球菌均有活性。对粪肠球菌无活性。肌痛(6%～7%)和关节痛(9%～9.5%)是最严重的不良反应，也是药物停用的原因。

(李渊 译，苏建玲 审校)

参考文献

1. Sievert D, Ricks P, Edwards J, et al. Antimicrobial-resistant pathogens associated with healthcare-associated infections: summary of data reported to the National Healthcare Safety Network at the Centers for Disease Control and Prevention, 2009-2010. Infect Control Hosp Epidemiol 2013;34(1):1–14.
2. Vincent J, Rello J, Marshall J, et al. International study of the prevalence and outcomes of infection in intensive care units. JAMA 2009;302(21):2323.
3. Elting L, Rubenstein E, Kurtin D, et al. Mississippi mud in the 1990s: risks and outcomes of vancomycin-associated toxicity in general oncology practice. Cancer 1998;83(12):2597.
4. Clinical and Laboratory Standards Institute. Methods for dilution antimicrobial susceptibility tests; approved standards, 9th ed. CLSI document M2–A9. Wayne, PA: Clinical and Laboratory Standards Institute; 2006.
5. Prevention CfDCa. *Staphylococcus aureus* resistant to vancomycin–United States, 2002. MMWR: Morb Mortal Wkly Rep 2002;51(26):565.
6. Hiramatsu K, Aritaka N, Hanaki H, et al. Dissemination in Japanese hospitals of strains of *Staphylococcus aureus* heterogeneously resistant to vancomycin. Lancet 1997;350:1670–3.
7. Richter S, Diekema D, Heilmann K, et al. Activities of vancomycin, ceftaroline, and mupirocin against *Staphylococcus* aureus isolates collected in a 2011 national surveillance study in the United States. Antimicrob Agents Chemother 2014;58(2):740–5.
8. Prevention CfDCa. Vancomycin-resistant *Staphylococcus aureus*–Pennsylvania, 2002. MMWR: Morb Mortal Wkly Rep 2002;51(40):902.
9. Gales A, Sader HH, Jones R. Respiratory tract pathogens isolated from patients hospitalized with suspected pneumonia in Latin America: frequency of occurrence and antimicrobial susceptibility profile: results from the SENTRY Antimicrobial Surveillance Program (1997–2000). Diag Microbiol Infect Dis 2002;44(3):301.
10. Hidron A, Edwards J, Patel J, et al. Antimicrobial-resistant pathogens associated with healthcare-associated infections: annual summary of data reported to the National Healthcare Safety Network at the Centers for Disease Control and Prevention, 2006–2007. Infect Control Hosp Epidemiol 2008;29(11):996–1011.
11. González C, Rubio M, Romero-Vivas J, et al. Bacteremic pneumonia due to *Staphylococcus aureus*: a comparison of disease caused by methicillin-resistant and methicillin-susceptible organisms. Clin Infect Dis 1999;29(5):1171.
12. Gentry C, Rodvold K, Novak R, et al. Retrospective evaluation of therapies for *Staphylococcus aureus* endocarditis. Pharmacotherapy 1997;17(5):990.
13. Goldstein E, Citron D, Merriam C, et al. In vitro activities of daptomycin, vancomycin, quinupristin-dalfopristin, linezolid, and five other antimicrobials against 307 gram-positive anaerobic and 31 *Corynebacterium* clinical isolates. Antimicrob Agents Chemother 2003;47(1):337.
14. ViroPharma Inc. Vancocin. Retrieved March 14, 2016, from www.vancocin.com.
15. Moellering R, Krogstad D, Greenblatt D. Vancomycin therapy in patients with impaired renal function: a nomogram for dosage. Ann Intern Med 1981;94(3):343.
16. Matzke G, McGory R, Halstenson C, Keane W. Pharmacokinetics of vancomycin in patients with various degrees of renal function. Antimicrob Agents Chemother 1984;25(4):433.
17. Matzke G, Zhanel G, Guay D. Clinical pharmacokinetics of vancomycin. Clin Pharmacokinet 1986;11(4):257.
18. Garaud J, Regnier B, Inglebert F, et al. Vancomycin pharmacokinetics in critically ill patients. J Antimicrob Chemother 1984;14(Suppl. D):53.
19. MacIlwaine Wt, Sande M, Mandell G. Penetration of antistaphylococcal antibiotics into the human eye. Am J Ophthalmol 1974;77(4):589.
20. Gump D. Vancomycin for treatment of bacterial meningitis. Rev Infect Dis 1981;3(Suppl.):S289.
21. Viladrich P, Gudiol F, Liñares J, et al. Evaluation of vancomycin for therapy of adult pneumococcal meningitis. Antimicrob Agents Chemother 1991;35(12):2467.
22. Macias W, Mueller B, Scarim S. Vancomycin pharmacokinetics in acute renal failure: preservation of nonrenal clearance. Clin Pharmacol Ther 1991;50(6):688.
23. Moise-Broder P, Forrest A, Birmingham M, et al. Pharmacodynamics of vancomycin and other antimicrobials in patients with *Staphylococcus aureus* lower respiratory tract infections. Clin Pharmacokinet 2004;43(13):925–42.
24. Cockcroft D, Gault M. Prediction of creatinine clearance from serum creatinine. Nephron 1976;16(1):31.
25. Adane E, Herald M, Koura F. Pharmacokinetics of vancomycin in extremely obese patients with suspected or confirmed *Staphylococcus aureus* infections. Pharmacotherapy 2015;35(2):127–39.
26. Salazar D, Corcoran G. Predicting creatinine clearance and renal drug clearance in obese patients from estimated fat-free body mass. Am J Med 1988;84(6):1053.
27. Bauer L, Black D, Lill J. Vancomycin dosing in morbidly obese patients. European J Clin Pharmacol 1998;54(8):621.
28. Blouin R, Bauer L, Miller D, Record K Jr, G W. Vancomycin pharmacokinetics in normal and morbidly obese subjects. Antimicrob Agents Chemother 1982;21(4):575.
29. Weinstein JR, Anderson S. The aging kidney: physiological changes. Adv Chronic Kidney Dis 2010;17:302–7.
30. Roberts JA, Lipman J. Pharmacokinetic issues for antibiotics in the critically ill patient. Crit Care Med 2009;37:840–51.
31. Hobbs A, Shea K, Roberts K, et al. Implications of augmented renal clearance on drug dosing in critically ill patients: a focus on antibiotics. Pharmacotherapy 2015;35(11):1063–75.
32. Blot S, Koulenti D, Akova M, et al. Does contemporary vancomycin dosing achieve therapeutic targets in a heterogeneous clinical cohort of critically ill patients? Data from the multinational DALI study. Crit Care 2014;18(3):R99.
33. Aubron C, Corallo C, Nunn M, et al. Evaluation of the accuracy of a pharmacokinetic dosing program in predicting serum vancomycin concentrations in critically ill patients. Ann Pharmacother 2011;45(10):1193–8.
34. DeSoi C, Sahm D, Umans J. Vancomycin elimination during high-flux hemodialysis: kinetic model and comparison of four membranes. Am J Kidney Dis 1992;20(4):354.
35. Scott M, Macias W, Kraus M, et al. Effects of dialysis membrane on intradialytic vancomycin administration. Pharmacother 1997;17(2):256.
36. Lucksiri A, Scott M, Mueller B, et al. CAHP-210 dialyzer influence on intra-dialytic vancomycin removal. Nephrol Dialysis Transplant 2002;17(9):1649.
37. Lanese D, Alfrey P, Molitoris B. Markedly increased clearance of vancomycin during hemodialysis using polysulfone dialyzers. Kidney Int 1989;35(6):1409.
38. Torras J, Cao C, Rivas M, et al. Pharmacokinetics of vancomycin in patients undergoing hemodialysis with polyacrylonitrile. Clin Nephrol 1991;36(1):35.
39. Foote E, Dreitlein W, Steward C, et al. Pharmacokinetics of vancomycin when administered during high flux hemodialysis. Clin Nephrol 1998;50(1):51.
40. Touchette M, Patel R, Anandan J, et al. Vancomycin removal by high-flux polysulfone hemodialysis membranes in critically ill patients with end-stage renal disease. Am J Kidney Dis 1995;26(3):469.
41. Pollard T, Lampasona V, Akkerman S, et al. Vancomycin redistribution: dosing recommendations following high-flux hemodialysis. Kidney Int 1994;45(1):232.
42. Santré C, Leroy O, Simon M, et al. Pharmacokinetics of vancomycin during continuous hemodiafiltration. Intensive Care Med 1993;19(6):347.
43. Joy M, Matzke G, Frye R, et al. Determinants of vancomycin clearance by continuous venovenous hemofiltration and continuous venovenous hemodialysis. Am J Kidney Dis 1998;31(6):1019.
44. Davies S, Azadian B, Kox W, et al. Pharmacokinetics of ciprofloxacin and vancomycin in patients with acute renal failure treated by continuous haemodialysis. Nephrol Dialysis Transplant 1992;7(8):848.
45. Bellomo R, Ernest D, Parkin G, et al. Clearance of vancomycin during continuous arteriovenous hemodiafiltration. Crit Care Med 1990;18(2):181.
46. Uchino S, Cole L, Morimatsu H, et al. Clearance of vancomycin during high-volume haemofiltration: impact of pre-dilution. Intensive Care Med 2002;28(11):1664.
47. Escobar L, Andresen M, Downey P, et al. Population pharmacokinetics and dose simulation of vancomycin in critically ill patients during high-volume haemofiltration. Int J Antimicrob Agents 2014;4(2):163–7.
48. Jamal J, Udy A, Lipman J, et al. The impact of variation in renal replacement therapy settings on piperacillin, meropenem, and vancomycin drug clearance in the critically ill: an analysis of published literature and dosing regimens. Crit Care Med 2014;42(7):1640–50.
49. Ortega GM, Martí-Bonmatí E, Guevara SJ, et al. Alteration of vancomycin pharmacokinetics during cardiopulmonary bypass in patients undergoing cardiac surgery. Am J Health Syst Pharm 2003;60(3):260.
50. Cotogni P, Passera R, Barbero C, et al. Intraoperative vancomycin pharmacokinetics in cardiac surgery with or without cardiopulmonary bypass. Ann Pharmacother 2013;47(4):455–63.
51. Donadello K, Roberts J, Cristallini S, et al. Vancomycin population pharmacokinetics during extracorporeal membrane oxygenation therapy: a matched cohort study. Crit Care 2014;18(6):632.
52. Kullar R, Davis SL, Levine DP, et al. Impact of vancomycin exposure on outcomes in patients with methicillin-resistant *Staphylococcus aureus* bacteremia: support for consensus guidelines suggested targets. Clin. Infect. Dis 2011;52(8):975–81.
53. Kullar R, Davis SL, Taylor TN, et al. Effects of targeting higher vancomycin trough levels on clinical outcomes and costs in a matched patient cohort. Pharmacotherapy 2012;32:195–201.
54. van Hal S, Paterson D, Lodise T. Systematic review and meta-analysis of vancomycin-induced nephrotoxicity associated with dosing schedules that maintain troughs between 15 and 20 milligrams per liter. Antimicrob Agents Chemother 2013;57(2):734–44.
55. Rybak M, Lomaestro B, Rotschafer J Jr, et al. Therapeutic monitoring of vancomycin in adult

patients: a consensus review of the American Society of Health-System Pharmacists, the Infectious Diseases Society of America, and the Society of Infectious Diseases Pharmacists. Am J Health Syst Pharm 2009;66(1):82.
56. Pryka R, Rodvold K, Erdman S. An updated comparison of drug dosing methods. Part IV: Vancomycin. Clin Pharmacokinet 1991;20(6):463.
57. Cohen E, Dadashev A, Drucker M, et al. Once-daily versus twice-daily intravenous administration of vancomycin for infections in hospitalized patients. J Antimicrob Chemother 2002;49(1):155.
58. Wilson A. Comparative safety of teicoplanin and vancomycin. Int J Antimicrob Agents 1998; 10(2):143.
59. O'Sullivan T, Ruffing M, Lamp K, et al. Prospective evaluation of red man syndrome in patients receiving vancomycin. J Infect Dis 1993;168(3):773.
60. Sahai J, Polk R, Schwartz L, et al. Severe reaction to vancomycin not mediated by histamine release and documented by rechallenge. J Infect Dis 1988;158(6):1413.
61. Wallace M, Mascola J 3rd, O E. Red man syndrome: incidence, etiology, and prophylaxis. J Infect Dis 1991;164(6):1180.
62. Sorrell T, Packham D, Shanker S, et al. Vancomycin therapy for methicillin-resistant *Staphylococcus aureus*. Ann Intern Med 1982;97(3):344.
63. Levine D, Cushing R, Jui J, et al. Community-acquired methicillin-resistant *Staphylococcus aureus* endocarditis in the Detroit Medical Center. Ann Intern Med 1982;97(3):330.
64. Farber B, Moellering RJ. Retrospective study of the toxicity of preparations of vancomycin from 1974 to 1981. Antimicrob Agents Chemother 1983;23(1):138.
65. Rybak M, Albrecht L, Boike S, et al. Nephrotoxicity of vancomycin, alone and with an aminoglycoside. J Antimicrob Chemother 1990;25(4):679.
66. Lodise T, Patel N, Lomaestro B, et al. Relationship between initial vancomycin concentration-time profile and nephrotoxicity among hospitalized patients. Clin Infect Dis 2009;49(4):507.
67. Kralovicov Å¡K, Spanik S, Halko J, et al. Do vancomycin serum levels predict failures of vancomycin therapy or nephrotoxicity in cancer patients? J Chemother 1997;9(6):420.
68. Lodise T, Lomaestro B, Graves J, et al. Larger vancomycin doses (at least four grams per day) are associated with an increased incidence of nephrotoxicity. Antimicrob Agents Chemother 2008;52(4): 1330.
69. Cantú T, Yamanaka-Yuen N, Lietman P. Serum vancomycin concentrations: reappraisal of their clinical value. Clin Infect Dis 1994;18(4):533.
70. Goetz M, Sayers J. Nephrotoxicity of vancomycin and aminoglycoside therapy separately and in combination. J Antimicrob Chemother 1993;32(2):325.
71. Farwell A Jr, K L, Vakil R, Glew R. Delayed appearance of vancomycin-induced neutropenia in a patient with chronic renal failure. South Med J 1984;77(5):664.
72. Del' Alamo L, Cereda R, Tosin I, Miranda E, Sader H. Antimicrobial susceptibility of coagulase-negative staphylococci and characterization of isolates with reduced susceptibility to glycopeptides. Diagn Microbiol Infect Dis 1999;34(3):185.
73. Zenon G, Cadle R, Hamill R. Vancomycin-induced thrombocytopenia. Arch Intern Med 1991;151(5):995.
74. Hassan I, Chadwick P, Johnson A. Clinical isolates of methicillin-resistant *Staphylococcus aureus* (MRSA) with reduced susceptibility to teicoplanin in Northwest England. J Antimicrob Chemother 2001;48(3):454.
75. Kaatz G, Seo S, Dorman N, et al. Emergence of teicoplanin resistance during therapy of *Staphylococcus aureus* endocarditis. J Infect Dis 1990;162(1):103.
76. Elsaghier A, Aucken H, Hamilton-Miller J, et al. Resistance to teicoplanin developing during treatment of methicillin-resistant *Staphylococcus aureus* infection. J Antimicrob Chemother 2002;49(2): 423.
77. Cepeda J, Hayman S, Whitehouse T, et al. Teicoplanin resistance in methicillin-resistant *Staphylococcus aureus* in an intensive care unit. J Antimicrob Chemother 2003;52(3):533–4.
78. Renzoni A, Kelley WL, Vaudaxu P, et al. Exploring innate glycopeptide resistance mechanisms in *Staphylococcus aureus*. Trends Microbiol 2010;18(2):55–6.
79. Bannerman T, Wadiak D, Kloos W. Susceptibility of *Staphylococcus* species and subspecies to teicoplanin. Antimicrob Agents Chemother 1991;35(9):1919.
80. Sanofi-Aventis.co.uk. Targocid. Retrieved March 27, 2016, from www.sanofi-aventis.co.uk/products/Targocid_SPC.pdf.
81. Wilson A. Clinical pharmacokinetics of teicoplanin. Clin Pharmacokinet 2000;39(3):167–83.
82. Smithers J, Thompson G, Kenny M, Dulworth J, Kulmala H, Lewis E, et al. Applicability of teicoplanin dosage adjustment guidelines for renally impaired patients over the range of 3 to 30 mg kg^{-1}. Biopharm Drug Dispos 1992;13(8):571.
83. Roberts J, Stove V, De Waele J, et al. Variability in protein binding of teicoplanin and achievement of therapeutic drug monitoring targets in critically ill patients: lessons learned from the DALI study. Int J Antimicrob Agents 2014;43(5):423–30.
84. Papaioannou M, Marinaki S, Pappas M, et al. Pharmacokinetics of teicoplanin in patients undergoing chronic haemodialysis. Int J Antimicrob Agents 2002;19(3):233.
85. Stamatiadis D, Papaioannou M, Giamarellos-Bourboulis E, et al. Pharmacokinetics of teicoplanin in patients undergoing continuous ambulatory peritoneal dialysis. Perit Dial Int 2003;23(2):127.
86. Wolter K, Claus M, Wagner K, et al. Teicoplanin pharmacokinetics and dosage recommendations in chronic hemodialysis patients and in patients undergoing continuous veno-venous hemodialysis. Clin Nephrol 1994;42(6):389.
87. Bellmann R, Falkensammer G, Seger C, et al. Teicoplanin pharmacokinetics in critically ill patients on continuous veno-venous hemofiltration. Int J Pharmacol Ther 2010;48(4):243–9.
88. Yagasaki K, Gando S, Matsuda N, et al. Pharmacokinetics of teicoplanin in critically ill patients undergoing continuous hemodiafiltration. Intensive Care Med 2003;29(11):2094.
89. Lunde C, Hartouni S, Janc J, Mammen M, Humphrey P, Benton B. Telavancin disrupts the functional integrity of the bacterial membrane through targeted interaction with the cell wall precursor lipid II. Antimicrob Agents Chemother 2009;53(8):3375.
90. Higgins D, Chang R, Debabov D, et al. Telavancin, a multifunctional lipoglycopeptide, disrupts both cell wall synthesis and cell membrane integrity in methicillin-resistant *Staphylococcus aureus*. Antimicrob Agents Chemother 2005;49:1127–34.
91. Leadbetter M, Adams S, Bazzini B, et al. Hydrophobic vancomycin derivatives with improved ADME properties: discovery of telavancin (TD-6424). J Antibiot (Tokyo) 2004;57:326–36.
92. Hill C, Krause K, Lewis S, et al. Specificity of induction of the vanA and vanB operons in vancomycin-resistant enterococci by telavancin. Antimicrob Agents Chemother 2010;54:2814–8.
93. Kosowska-Shick K, Clark C, Pankuch, G, et al. Activity of telavancin against staphylococci and enterococci determined by MIC and resistance selection studies. Antimicrob Agents Chemother 2009;56:4217–24.
94. Sahm D, Benton B, Cohen M. Telavancin demonstrates low potential for in vitro selection of resistance among key target gram-positive species [abstract C1-0681]. In: 46th Interscience Conference on Antimicrobial Agents and Chemotherapy. San Francisco: 2006.
95. Laohavaleeson S, Kuti J, Nicolau D. Televancin: a novel lipoglycopeptide for serious gram-positive infections. Expert Opin Investig Drugs 2007;16:347–57.
96. Krause K, Benton B, Higgins D. Telavancin (TLV) possesses low potential for resistant mutant selection in serial passage studies of *Staphylococcus aureus* and enterococci [abstract 1134_03_346]. In: 15th European Congress of Clinical Microbiology and Infectious Diseases. Copenhagen: 2005.
97. Song Y, Lunde C, Benton B, et al. Studies on the mechanism of telavancin decreased susceptibility in a laboratory-derived mutant. Microb Drug Resist 2013;19:247–55.
98. Swartz T, Huprikar S, Labombardi V, et al. Heart transplantation in a patient with heteroresistant vancomycin-intermediate *Staphylococcus aureus* ventricular assist device mediastinitis and bacteremia. Transpl Infect Dis 2013;15:E177–81.
99. Thabit A, Nicolau D, Kuti J. In vitro pharmacodynamics of human simulated exposures of telavancin against methicillin-susceptible and -resistant *Staphylococcus aureus* with and without prior vancomycin exposure. Antimicrob Agents Chemother 2015;60(1):222–8.
100. Theravance Biopharma. Vibativ Retrieved March 27, 2016, from https://www.vibativ.com/pdf/PrescribingInformation.pdf
101. Clinical and Laboratory Standards Institute (CLSI). Performance standards for antimicrobial susceptibility testing. In: 24th informational supplement. M100-S24. Wayne, PA: CLSI, 2014.
102. Mendes R, Farrel D, Sader H, et al. Update of the telavancin activity in vitro tested against a worldwide collection of gram-positive clinical isolates (2013), when applying the revised susceptibility testing method. Diagn Microbiol Infect Dis 2015;81:275–9.
103. Nichol K, Adam H, Laing N, et al. Activity of telavancin against gram-positive cocci from CANWARD 2007-2013 using previously established and revised CLSI guidelines [abstract C-826]. In: 54th Interscience Conference of Antimicrobial Agents and Chemotherapy. Washington: 2014.
104. Mendes R, Farrell D, Sader H, et al. Baseline activity of telavancin against gram-positive clinical isolates responsible for documented infections in U.S. hospitals (2011-2012) as determined by the revised susceptibility testing method. Antimicrob Agents Chemother 2015;59:702–6.
105. Mendes R, Sader H, Flamm R, et al. Telavancin in vitro activity against a collection of methicillin-resistant *Staphylococcus aureus*, including resistant subsets, from the United States. Antimicrob Agents Chemother 2015;59:1811–4.
106. Mendes R, Sader H, Flamm R, et al. Telavancin activity when tested by a revised susceptibility testing method against uncommonly isolated gram-positive pathogens responsible for documented infections in hospitals worldwide (2011-2013). J Glob Antimicrob Resist 2015;3:36–9.
107. Mendes R, Flamm R, Farrell D, et al. Telavancin activity tested against gram-positive clinical isolates from European, Russian, and Israeli hospitals (2011-2013) using a revised broth microdilution testing method: redefining the baseline activity for telavancin. J Chemother 2016;28(2):83–8.
108. Finegold SM, Bolanos M, Sumannen PH, et al. In vitro activities of telavancin and six comparator agents against anaerobic bacterial isolates. Antimicrob Agents Chemother 2009;53(9):3996–4001.
109. Wong S, Barriere S, Kitt M, et al. Multiple-dose pharmacokinetics of intravenous telavancin in healthy male and female subjects. J Antimicrob Chemother 2008;62(4):780.
110. Gotfried M, Shaw J, Benton B, et al. Intrapulmonary distribution of intravenous telavancin in healthy subjects and effect of pulmonary surfactant on in vitro activities of telavancin and other antibiotics. Antimicrob Agents Chemother 2008;52(1):92.
111. Sun H, Duchin K, Nightingale C, Shaw J, Seroogy J, Nicolau D. Tissue penetration of telavancin after intravenous administration in healthy subjects. Antimicrob Agents Chemother 2006;50(2):788.
112. Stucki A, Gerber P, Acosta F, et al. Efficacy of telavancin against penicillin-resistant pneumococci and *Staphylococcus aureus* in rabbit meningitis model and determination of kinetic parameters. Antimicrob Agents Chemother 2006;50:770–3.
113. Hegde S, Reyes N, Wiens T, Vanasse N, Skinner R, McCullough J, et al. Pharmacodynamics of telavancin (TD-6424), a novel bactericidal agent, against gram-positive bacteria. Antimicrob Agents Chemother 2004;48(8):3043.
114. Lodise T, Butterfield J, Hedge S, et al. Telavancin pharmacokinetics and pharmacodynamics in patients with skin and skin structure infections and various degrees of renal function. Antimicrob Agents Chemother 2012;56:2062–6.
115. Duchin K, Shaw J, Seroogy J, et al. Effect of hemodialysis on single dose pharmacokinetics of telavancin [abstract P 897]. In: Program and abstracts of the 15th European Congress of Clinical Microbiology and Infectious Disease. Copenhagen: 2005.
116. Patel J, Churchwell M, Seroogy J, Barriere S, Grio M, Mueller B. Telavancin and hydroxy propyl-beta-cyclodextrin clearance during continuous renal replacement therapy: an in vitro study. Int J Artif Organs 2009;32(10):745.
117. Samara E, Shaw J, Barriere S, et al. Population pharmacokinetics of telavancin in healthy subjects and patients with infections. Antimicrob Agents Chemother 2012;56:2067–73.
118. Pai M. Comment on: acute renal insufficiency during telavancin therapy in clinical practice. J Antimicrob Chemother 2012;67:1301–2.
119. Stryjewski M, Graham D, Wilson S, et al. Telavancin versus vancomycin for the treatment of complicated skin and skin-structure infections caused by gram-positive organisms. Clin Infect Dis 2008;46(11):1683.
120. Stryjewski M, O'Riordan W, Lau W, et al. Telavancin versus standard therapy for treatment of complicated skin and soft-tissue infections due to gram-positive bacteria. Clin Infect Dis 2005; 40(11):1601.
121. Stryjewski ME, Chu VH, O'Riordan WD, et al. Telavancin versus standard therapy for treatment of complicated skin and skin structure infections caused by gram-positive bacteria: FAST 2 study. Antimicrob Agents Chemother 2006;50(3):862–7.
122. Rubinstein E, Lalani T, Corey G, et al. Telavancin versus vancomycin for hospital-acquired pneumonia due to gram-positive pathogens. Clin Infect Dis 2011;52:31–40.
123a. Diaz I, Kiratisin P, Mendes R, et al. Transferable plasmid-mediated resistance to linezolid due to *cfr* in a human clinical isolate of Enterococcus faecalis. Antimicrob Agents Chemother 2012;56: 3917–22.
123b. Barber K, Smith J, Raut A, et al. Evaluation of tedizolid against Staphylococcus aureus and enterococci with reduced susceptibility to vancomycin, daptomycin, or linezolid. J Antimicrob Chemother 2016;71(1):152–5.
123c. Saravolatz L, Pawlak J, Johnson L, et al. In vitro activities of LTX-109, a synthetic antimicrobial peptide, against methicillin-resistant, vancomycin-intermediate, vancomycin-resistant, daptomycin-nonsusceptible, and linezolid-nonsusceptible Staphylococcus aureus. Antimicrob Agents Chemother 2012;56(8):4478–82.
124. Baltz R. Daptomycin: mechanisms of action and resistance, and biosynthetic engineering. Curr Opin Chem Biol 2009;13(2):144.
125. Carpenter C, Chambers H. Daptomycin: another novel agent for treating infections due to drug-resistant gram-positive pathogens. Clin Infect Dis 2004;38(7):994.
126. Stefani S, Campanile F, Santagati M, et al. Insights and clinical perspectives of daptomycin resistance in *Staphylococcus aureus*: a review of the available evidence. Int J Antimicrob Agents 2015;46(3): 278–89.
127. Munita J, Murray B, Arias C. Daptomycin for the treatment of bacteraemia due to vancomycin-resistant enterococci. Int J Antimicrob Agents 2014;44(5):387–95.
128. Wise R, Andrews J, Ashby J. Activity of daptomycin against gram-positive pathogens: a comparison with other agents and the determination of a tentative breakpoint. J Antimicrob Chemother 2001;48(4):563.
129. Barry A, Fuchs P, Brown S. In vitro activities of daptomycin against 2,789 clinical isolates from 11 North American medical centers. Antimicrob Agents Chemother 2001;45(6):1919.
130. Sader H, Farrell D, Flamm R, et al. Daptomycin activity tested against 164457 bacterial isolates from hospitalised patients: summary of 8 years of a Worldwide Surveillance Programme (2005–2012). Int J Antimicrob Agents 2014;43(5):465–9.
131. Petersen P, Bradford P, Weiss W, Murphy T, Sum P, Projan S. In vitro and in vivo activities of tigecycline (GAR-936), daptomycin, and comparative antimicrobial agents against glycopeptide-intermediate *Staphylococcus aureus* and other resistant gram-positive pathogens. Antimicrob Agents Chemother 2002;46(8):2595.
132. Rybak M, Hershberger E, Moldovan T, Grucz R. In vitro activities of daptomycin, vancomycin, linezolid, and quinupristin-dalfopristin against staphylococci and enterococci, including vancomycin-intermediate and -resistant strains. Antimicrob Agents Chemother 2000;44(4):1062.
133. Saravolatz L, Pawlak J, Johnson L. In vitro susceptibilities and molecular analysis of vancomycin-intermediate and vancomycin-resistant *Staphylococcus aureus* isolates. Clin Infect Dis 2012;55(4): 582–6.
134. Chakraborty A, Roy S, Loeffler J, et al. Comparison of the pharmacokinetics, safety and tolerability of daptomycin in healthy adult volunteers following intravenous administration by 30 min infusion or 2 min injection. J Antimicrob Chemother 2009;64(1):151–8.
135. Merck. Cubicin. Retrieved March 27, 2016, from https://www.merck.com/product/usa/pi_circulars/c/cubicin/cubicin_pi.pdf.
136. Tally F, DeBruin M. Development of daptomycin for gram-positive infections. J Antimicrob Chemother 2000;46(4):523.
137. Churchwell M, Pasko D, Mueller B. Daptomycin clearance during modeled continuous renal replacement therapy. Blood Purif 2006;24(5–6):548.
138. Churchwell MD, Mueller BA. Drug dosing during continuous renal replacement therapy. Semin Dialysis 2009;22(2):185–8.
139. Trotman RL, Williamson JC, Shoemaker DM, Salzer WL. Antibiotic dosing in critically ill adult

patients receiving continuous renal replacement therapy. Clin Infect Dis 2005;41(8):1159–66.
140. Khadzhnov D, Slowinski T, Lieker I, et al. Plasma pharmacokinetics of daptomycin in critically ill patients with renal failure undergoing CVVHD. Int J Clin Pharmacol Ther 2011;49(11):656–65.
141. Rudiger A, Rentsch K, Maggiorini M, et al. Daptomycin pharmacokinetics in critically ill patients undergoing continuous renal replacement therapy. Crit Care Med 2011;39(5):1243–4.
142. Villay A, Grio M, Depestel D, et al. Daptomycin pharmacokinetics in critically ill patients receiving continuous venovenous hemodialysis. Crit Care Med 2011;39(1):19–25.
143. Preiswerk B, Rudiger A, Fehr J, Corti N. Experience with daptomycin daily dosing in ICU patients undergoing continuous renal replacement therapy. Infection 2013;41(2):553–7.
144. Keilstein J, Eughers C, Bode-Boegher S, et al. Dosing of daptomycin in intensive care unit patients with acute kidney injury undergoing extended dialysis – a pharmacokinetic study. Nephrol Dial Transplant 2010;25:1537–41.
145. Dvorchik B, Damphousse D. The pharmacokinetics of daptomycin in moderately obese, morbidly obese, and matched nonobese subjects. J Clin Pharmacol 2005;45(1):48.
146. Pai MP, Norenberg JP, Anderson T, et al. Influence of morbid obesity on the single-dose pharmacokinetics of daptomycin. Antimicrob Agents Chemother 2007;51(8):2741–7.
147. Polso A, Lassiter J, Nagel J. Impact of hospital guideline for weight-based antimicrobial dosing in morbidly obese adults and comprehensive literature review. J Clin Pharm Ther 2014;39(6): 584–608.
148. Mohr JF III, Ostrosky-Zeichner L, Wainright DJ, Parks DH, Hollenbeck TC, Ericsson CD. Pharmacokinetic evaluation of single-dose intravenous daptomycin in patients with thermal burn injury. Antimicrob Agents Chemother 2008;52(5):1891–3.
149. Pfizer. Zyvox. Retrieved March 18, 2010, from http://media.pfizer.com/files/products/uspi_zyvox.pdf.
150. Flamm R, Mendes R, Hogan P, et al. Linezolid surveillance results for the United States (LEADER Surveillance Program 2014). Antimicrob Agents Chemother 2016;25;60(4):2273–80.
151. Sander P, Belova L, Kidan Y, et al. Ribosomal and non-ribosomal resistance to oxazolidinones: species-specific idiosyncrasy of ribosomal alterations. Mol Microbiol 2002;46(5):1295.
152. Toh S, Xiong L, Arias C, et al. Acquisition of a natural resistance gene renders a clinical strain of methicillin-resistant *Staphylococcus aureus* resistant to the synthetic antibiotic linezolid. Mol Microbiol 2007;64(6):1506.
153. Morales G, Picazo JJ, Baos E, et al. Resistance to linezolid is mediated by the cfr gene in the first report of an outbreak of linezolid-resistant *Staphylococcus aureus*. Clin Infect Dis 2010;50(6): 821–5.
154. Diaz I, Kiratisin P, Mendes R, et al. Transferable plasmid-mediated resistance to linezolid due to *cfr* in a human clinical isolate of *Enterococcus faecalis*. Antimicrob Agents Chemother 2012;56: 3917–22.
155. Deleted in review.
156. Jones R, Ross J, Bell J, et al. Zyvox Annual Appraisal of Potency and Spectrum program: linezolid surveillance program results for 2008. Diagn Microbiol Infect Dis 2009;65(4):404.
157. Farrell D, Mendes R, Ross J, et al. Linezolid surveillance program results for 2008 (LEADER Program for 2008). Diagn Microbiol Infect Dis 2009;65(4):392.
158. Miyazaki S, Fujikawa T, Kobayashi I, et al. The in vitro and in vivo antibacterial characterization of vancomycin and linezolid against vancomycin-susceptible and -resistant enterococci. J Antimicrob Chemother 2002;50(6):971.
159. Flamm R, Mendes R, Hogan P, et al. In vitro activity of linezolid as assessed through the 2013 LEADER surveillance program. Diagn Microbiol Infect Dis 2015;81(4):283–9.
160. Burkhardt O, Borner K, von der Höh N, et al. Single- and multiple-dose pharmacokinetics of linezolid and co-amoxiclav in healthy human volunteers. J Antimicrob Chemother 2002;50(5):707.
161. Gee T, Ellis R, Marshall G, et al. Pharmacokinetics and tissue penetration of linezolid following multiple oral doses. Antimicrob Agents Chemother 2001;45(6):1843.
162. Slatter J, Stalker D, Feenstra K, et al. Pharmacokinetics, metabolism, and excretion of linezolid following an oral dose of [(14)C]linezolid to healthy human subjects. Drug Metab Dispos 2001; 29(8):1136.
163. Lovering A, Zhang J, Bannister G, et al. Penetration of linezolid into bone, fat, muscle and haematoma of patients undergoing routine hip replacement. J Antimicrob Chemother 2002; 50(1):73.
164. Villani P, Regazzi M, Marubbi F, et al. Cerebrospinal fluid linezolid concentrations in postneurosurgical central nervous system infections. Antimicrob Agents Chemother. 2002;46:936–7.
165. Zeana C, Kubin C, Della-Latta P, et al. Vancomycin-resistant *Enterococcus faecium* meningitis successfully managed with linezolid: case report and review of the literature. Clin Infect Dis 2001; 33:477–82.
166. Shaikh Z, Peloquin C, Ericsson C. Successful treatment of vancomycin-resistant *Enterococcus faecium* meningitis with linezolid: case report and literature review. Scand J Infect Dis 2001;33: 375–9.
167. Luque S, Grau S, Alvarez-Lerma F, et al. Plasma and cerebrospinal fluid concentrations of linezolid in neurosurgical critically ill patients with proven or suspected central nervous system infections. Int J Antimicrob Agents 2014;44(5):409–15.
168. Andes D, van Ogtrop M, Peng J, et al. In vivo pharmacodynamics of a new oxazolidinone (linezolid). Antimicrob Agents Chemother 2002;46(11):3484.
169. Adembri C, Fallani S, Cassetta M, Arrigucci S, Ottaviano A, Pecile P, et al. Linezolid pharmacokinetic/pharmacodynamic profile in critically ill septic patients: intermittent versus continuous infusion. Int J Antimicrob Agents 2008;31(2):122.
170. Dong H, Wang X, Dong Y, et al. Clinical pharmacokinetic/pharmacodynamics profile of linezolid in severely ill intensive care unit patients. Int J Antimicrob Agents 2011;38:296–300.
171. Morata L, Cuesta M, Rojas J, et al. Risk factors for a low linezolid trough plasma concentration in acute infections. Antimicrob Agents Chemother 2013;57:1913–7.
172. Boselli E, Breilh D, Rimmele T, et al. Pharmacokinetics and intrapulmonary concentrations of linezolid administered to critically ill patients with ventilator-associated pneumonia. Crit Care Med 2005;33:1529–33.
173. Zoller M, Maier B, Hornuss C, et al. Variability of linezolid concentrations after standard dosing in critically ill patients: a prospective observational study. Crit Care 2014;18:R148.
174. Roger C, Muller L, Wallis SC, et al. Population pharmacokinetics of linezolid in critically ill patients on renal replacement therapy: comparison of equal doses in continuous venovenous haemofiltration and continuous venovenous haemodiafiltration. J Antimicrob Chemother 2016;71:464–70.
175. Lovering A, Le Floch R, Hovsepian L, et al. Pharmacokinetic evaluation of linezolid in patients with major thermal injuries. J Antimicrob Chemother 2009;63(3):553–9.
176. Gerson S, Kaplan S, Bruss J, et al. Hematologic effects of linezolid: summary of clinical experience. Antimicrob Agents Chemother 2002;46(8):2723.
177. Hau T. Efficacy and safety of linezolid in the treatment of skin and soft tissue infections. Eur J Clin Microbiol Infect Dis 2002;21(7):491.
178. Narita M, Tsuji B, Yu V. Linezolid-associated peripheral and optic neuropathy, lactic acidosis, and serotonin syndrome. Pharmacotherapy 2007;27:1189–97.
179. De Vriese A, Van Coster R, Smet J, et al. Linezolid-induced inhibition of mitochondrial protein synthesis. Clin Infect Dis 2006;42:1111–17.
180. Velez J, Janech M. A case of lactic acidosis induced by linezolid. Nat. Rev Nephrol 2010;6:236–42.
181. 155. Merck. Sivextro. Retrieved March 14, 2016, from http://sivextro.com/
182. Brown S, Traczewski M. Comparative *in vitro* antimicrobial activities of torezolid (TR-700), the active moiety of a new oxazolidinone, torezolid phosphate (TR-701), determination of tentative disk diffusion interpretive criteria, and quality control ranges. Antimicrob Agents Chemother 2009;54(5): 2063–9.
183. Livermore D, Mushtaq S, Warner M, et al. Activity of oxazolidinone TR-700 against linezolid-susceptible and -resistant staphylococci and enterococci. J Antimicrob Chemother 2009;63(4): 713–5.
184. Locke J, Finn J, Hilgers M, et al. Structure-activity relationships of diverse oxazolidinones for linezolid-resistant *Staphylococcus aureus* strains possessing the *cfr* methyltransferase gene or ribosomal mutations. Antimicrob Agents Chemother 2010;54(12):5337–43.
185. Locke J, Morales G, Hilgers M, et al. Elevated linezolid resistance in clinical *cfr*-positive *Staphylococcus aureus* isolates is associated with co-occurring mutations in ribosomal protein L3. Antimicrob Agents Chemother 2010;54(12):5352–5.
186. Locke J, Zuill D, Scharn C, et al. Identification and characterization of linezolid-resistant cfr-positive *Staphylococcus aureus* USA300 isolates from a New York City medical center. Antimicrob Agents Chemother 2014;58(11):6949–52.
187. Locke J, Hilgers M, Shaw K. Novel ribosomal mutations in *Staphylococcus aureus* strains identified through selection with the oxazolidinones linezolid and torezolid (TR-700). Antimicrob Agents Chemother 2009;53(12):5265–74.
188. Zhanel G, Love R, Adam H, et al. Tedizolid: a novel oxazolidinone with potent activity against multidrug-resistant gram-positive pathogens. Drugs 2015;75:253–70.
189. Barber K, Smith J, Raut A, et al. Evaluation of tedizolid against *Staphylococcus aureus* and enterococci with reduced susceptibility to vancomycin, daptomycin, or linezolid. J Antimicrob Chemother 2016;71(1):152–5.
190. Silva-Del Toro S, Greenwood-Quaintance K, Patel R. In vitro activity of tedizolid against linezolid-resistant staphylococci and enterococci. Diagn Microbiol Infect Dis 2016;85(1):102–4.
191. Flanagan S, Bien P, Munoz K, et al. Pharmacokinetics of tedizolid following oral administration: single and multiple dose, effect of food, and comparison of two solid forms of the prodrug. Pharmacotherapy 2014;34(3):240–50.
192. Flanagan S, Fang E, Munoz K, et al. Single and multiple-dose pharmacokinetics of and absolute bioavailability of tedizolid. Pharmacotherapy 2014;34:891–900.
193. Housman S, Pope J, Russomanno J, et al. Pulmonary disposition of tedizolid following administration of once-daily oral 200-milligram tedizolid phosphate in healthy adult volunteers. Antimicrob Agents Chemother 2012;5:2627–34.
194. Sahre M, Sabarinath S, Grant M, et al. Skin and soft tissue concentrations of tedizolid (formerly torezolid), a novel oxazolidinone, following a single oral dose in healthy volunteers. Int J Antimicrob Agents 2012;40(1):51–4.
195. Ong V, Flanagan S, Fang E, et al. Absorption, distribution, metabolism, and excretion of the novel antibacterial prodrug tedizolid phosphate. Drug Metab Dispos 2014;42(8):1275–84.
196. Flanagan S, Minassian S, Morris D, et al. Pharmacokinetics of tedizolid in subjects with renal or hepatic impairment. Antimicrob Agents Chemother 2014;58(11):6471–6.
197. Flanagan S, Bartizal K, Minassian S, et al. In vitro, in vivo, and clinical studies of tedizolid to assess the potential for peripheral or central monoamine oxidase interactions. Antimicrob Agents Chemother 2013;57(7):3060–6.
198. Louie A, Liu W, Kulawy R, et al. In vivo pharmacodynamics of torezolid phosphate (TR-701), a new oxazolidinone antibiotic, against methicillin-susceptible and methicillin-resistant *Staphylococcus aureus* strains in a mouse thigh infection model. Antimicrob Agents Chemother 2011;7:3453–60.
199. Lepak A, Marchillo K, Pichereau S, et al. Comparative pharmacodynamics of the new oxazolidinone tedizolid phosphate and linezolid in a neutropenic murine *Staphylococcus aureus* pneumonia model. Antimicrob Agents Chemother 2012;11:5916–22.
200. Drusano GL, Liu W, Kulawy R, et al. Impact of granulocytes on the antimicrobial effect of tedizolid in a mouse thigh infection model. Antimicrob Agents Chemother 2011;55(11):5300–5.
201. Lodise T, Drusano G. Use of pharmacokinetic/pharmacodynamics systems analyses to inform dose selection of tedizolid phosphate. Clin Infect Dis 2014;58(Suppl. 1):S28–34.
202. Flanagan S, Passarell J, Lu Q, et al. Tedizolid population pharmacokinetics, exposure response, and target attainment. Antimicrob Agents Chemother 2014;58(11):6462–70.
203. Prokocimer P, De Anda C, Fang E, et al. Tedizolid phosphate vs linezolid for treatment of acute bacterial skin and skin structure infections: the ESTABLISH-1 randomized trial. JAMA 2013; 309(6):559–69.
204. Moran G, Fang E, Corey G, et al. Tedizolid for 6 days versus linezolid for 10 days for acute bacterial skin and skin-structure infections (ESTABLISH-2): a randomized, double-blind, phase 3, non-inferiority trial. Lancet Infect Dis 2014;14(8):696–705.
205. TR-701 FA vs Linezolid for the treatment of nosocomial pneumonia. Clinicaltrials.gov.
206. Prokocimer P, Bien P, Munoz K, et al. Hematological effects of TR-701, linezolid and placebo administered for 21 days in healthy subjects [abstract F1-2069a]. In: 48th Annual ICAAC/IDSA 4th Annual Meeting. Washington, DC: 2008.
207. Prokocimer P, Bien P, Surber J, et al. Phase 2, randomized, double-blind, dose-ranging study evaluating the safety, tolerability, population pharmacokinetics, and efficacy of oral torezolid phosphate in patients with complicated skin and skin structure infections. Antimicrob Agents Chemother 2011;55:583–92.
208. Lodise T, Fang E, Minassian S, et al. Platelet profile in patients with acute bacterial skin and skin structure infections receiving tedizolid or linezolid: findings from the Phase 3 ESTABLISH clinical trials. Antimicrob Agents Chemother 2014;58(12):7198–204.
209. Atterson P, Takacs K, Schlosser M. Absence of a pressor response to oral tyramine in conscious telemeterized rats treated with novel oxazolidinone TR-701: comparison to linezolid [abstract F1-2067]. In: 48th Annual ICAAC/IDSA 48th Annual Meeting. Washington, DC: 2008.
210. Flanagan S, Minassian S, Fang E, et al. Lack of MAO inhibition by tedizolid phosphate in clinical and nonclinical studies [abstract A-1295a]. In: 52nd Interscience Conference on Antimicrobial Agents and Chemotherapy. San Francisco: 2012.
211. Hosako H, Radovsky A, Draganov D, et al. Lack of neuropathy after long-term tedizolid phosphate administration in rats [abstract A-017b]. In: 53rd Annual Interscience Conference on Antimicrobial Agents and Chemotherapy. Denver: 2013.
212. Fang E, Munoz K, Prokocimer P. Neurologic and ophthalmologic safety results with 10-day dosing of tedizolid phosphate [abstract 916]. In: 43rd Society of Critical Care Medicine Critical Care Congress. San Francisco: 2014.
213. Aumercier M, Bouhallab S, Capmau M, et al. RP 59500: a proposed mechanism for its bactericidal activity. J Antimicrob Chemother 1992;30(Suppl. A):9.
214. Leclercq R, Nantas L, Soussy C, et al. Activity of RP 59500, a new parenteral semisynthetic streptogramin, against staphylococci with various mechanisms of resistance to macrolide-lincosamide-streptogramin antibiotics. J Antimicrob Chemother 1992;30(Suppl. A):67.
215. Leclercq R, Courvalin P. Intrinsic and unusual resistance to macrolide, lincosamide, and streptogramin antibiotics in bacteria. Antimicrob Agents Chemother 1991;35(7):1273.
216. Le Goffic F, Capmau M, Abbe J, et al. Plasmid mediated pristinamycin resistance: PH 1A, a pristinamycin 1A hydrolase. Ann Microbiol (Paris) 1977;128B(4):471.
217. Allignet J, Loncle V, el Sohl N. Sequence of a staphylococcal plasmid gene, vga, encoding a putative ATP-binding protein involved in resistance to virginiamycin A-like antibiotics. Gene (Amsterdam) 1992;117(1):45.
218. Ross J, Eady E, Cove J, et al. Inducible erythromycin resistance in staphylococci is encoded by a member of the ATP-binding transport super-gene family. Mol Microbiol 1990;4(7):1207.
219. Finch R. Antibacterial activity of quinupristin/dalfopristin. Rationale for clinical use. Drugs 1996;51(Suppl. 1):31.
220. Wootton M, Howe R, Walsh T, et al. In vitro activity of 21 antimicrobials against vancomycin-resistant *Staphylococcus aureus* (VRSA) and heteroVRSA (hVRSA). J Antimicrob Chemother 2002;50(5):760.
221. Bonilla H, Perri M, Kauffman C, et al. Comparative in vitro activity of quinupristin/dalfopristin against multidrug resistant *Enterococcus faecium*. Diagn Microbiol Infect Dis 1996;25(3):127.
222. Johnson C 3rd, T C, Zimmerman S, Bridson W, et al. Pharmacokinetics of quinupristin-dalfopristin in continuous ambulatory peritoneal dialysis patients. Antimicrob Agents Chemother 1999;43(1):152.
223. Bergeron M, Montay G. The pharmacokinetics of quinupristin/dalfopristin in laboratory animals and in humans. J Antimicrob Chemother 1997;39(Suppl. A):129.
224. Griswold M, Lomaestro B, Briceland L. Quinupristin-dalfopristin (RP 59500): an injectable streptogramin combination. Am J Health Syst Pharm 1996;53(17):2045.
225. Chevalier P, Rey J, Pasquier O, et al. Pharmacokinetics of quinupristin/dalfopristin in patients with severe chronic renal insufficiency. Clin Pharmacokinet 2000;39(1):77.
226. Moellering R, Linden P, Reinhardt J, et al. The efficacy and safety of quinupristin/dalfopristin for the treatment of infections caused by vancomycin-resistant *Enterococcus faecium*. Synercid Emergency-Use Study Group. J Antimicrob Chemother 1999;44(2):251.
227. Rubinstein E, Prokocimer P, Talbot G. Safety and tolerability of quinupristin/dalfopristin: administration guidelines. J Antimicrob Chemother 1999;44(Suppl. A):37.

118

主要针对厌氧菌的抗生素

Itzhak Brook

厌氧菌是常见致病菌，感染后可导致严重的后果甚至危及生命。厌氧菌是正常体表和黏膜菌群的主要组成部分[1]，也是内源性细菌感染的常见原因，并且因他们需要适当的收集、运输和培养方法[2-5]等导致难以分离，而常常被忽视。生长相对缓慢、频繁发生的多菌性以及日益增强的抗生素耐药性，使厌氧菌感染的治疗变得复杂。

在过去的 30 年中，厌氧菌的抗生素耐药率持续上升，它们的敏感性也变得难以预测[6-13]。脆弱拟杆菌属是最常见的、可被分离出的耐药厌氧菌[14]。耐药性的增加使选择合理的经验性治疗更加困难。国家和地方已经对厌氧菌的耐药模式进行了监测，但是个别医院对厌氧菌的药敏试验很少[10]。本章主要介绍对厌氧菌有效的抗生素及厌氧菌对抗生素的耐药性。

针对厌氧菌的有效抗生素

表 118-1 介绍了对厌氧菌有效的抗生素及它们对需氧菌和厌氧菌的有效性。表 118-2 介绍了脆弱拟杆菌属及其他厌氧菌对抗生素的耐药性。

β- 内酰胺类抗生素

青霉素 G（penicillin G）是治疗敏感菌株感染的经典药物。除了一些多枝梭状芽孢杆菌、梭状芽孢杆菌和无害梭状芽孢杆菌，大多数梭状芽孢杆菌菌株和消化链球菌属对青霉素较为敏感。但大多数脆弱拟杆菌对青霉素耐药，而且有越来越多的革兰氏阴性厌氧杆菌（anaerobic gram-negative bacilli，AGNB）也对青霉素产生了耐药性，如色素性普雷沃菌、卟啉单胞菌、口腔普雷沃菌、二路普雷沃菌、狄氏拟杆菌、梭状芽孢杆菌菌株、梭杆菌属（可变梭杆菌、死亡梭杆菌）和微需氧链球菌。其中一些菌株的青霉素 G 的最低抑菌浓度（minimum inhibitory concentration，MIC）为 8～32u/ml，在此情况下，对于不产 β- 内酰胺酶菌株，给予大剂量的青霉素 G，才有可能根治感染。

氨苄西林（ampicillin）、阿莫西林（amoxicillin）和青霉素的活性与青霉素 G 大致相当，但半合成青霉素的活性较青霉素 G 低。甲氧西林（methicillin）、萘夫西林（nafcillin）、异噁唑类青霉素［包括苯唑西林（oxacillin）、氯唑西林（cloxacillin）、双氯西林（dicloxacillin）］对脆弱拟杆菌无效，药物活性不明，对厌氧菌作用往往不如青霉素 G[15]。

因为许多口腔和大多数腹腔内厌氧菌可产生 β- 内酰胺酶，所以青霉素和氨苄西林 / 阿莫西林对口腔和腹腔内感染的作用有限。克拉维酸（clavulanate）、舒巴坦（sulbactam）和他唑巴坦（tazobactam）对产 β- 内酰胺酶的梭杆菌属和 AGNB 所产的 β- 内酰胺酶有不可逆的抑制作用[15-17]。与 β- 内酰胺类抗生素联合应用，如氨苄西林舒巴坦（ampicillin-sulbactam）、阿莫西林克拉维酸（amoxicillin-clavulanate）、哌拉西林他唑巴坦（piperacillin-tazobactam），可有效地治疗由产 β- 内酰胺酶的细菌（beta-lactamase-producing bacteria，BLPB）引起的厌氧菌感染。

β- 内酰胺 /β- 内酰胺酶抑制剂的复合制剂（beta-lactam/beta-lactamase inhibitor combinations，BL-BLICs）是治疗需氧菌和厌氧菌混合感染的适宜选择。该复合制剂对大多数厌氧菌有良好的抗菌活性，89% 的脆弱拟杆菌对氨苄西林舒巴坦敏感，98% 对哌拉西林他唑巴坦敏感[8]，多形拟杆菌（*B. thetaiotaomicron*）对两者的敏感性分别为 86% 和 92%。最近，因大肠埃希菌耐药性的增加，美国传染病学会（the infectious diseases society of America，IDSA）将氨苄西林舒巴坦从腹腔内感染的推荐治疗药物中剔除[18]。阿莫西林克拉维酸仍然是治疗人类和动物咬伤伤口感染的首选药物[19]，特别是可能有厌氧菌感染时。哌拉西林他唑巴坦对大多数厌氧菌有良好的抗菌活性，亦常适用于治疗严重腹腔内感染[8]。

为达到较高的血药浓度，半合成青霉素、羧基青霉素如羧苄西林（carbenicillin）、替卡西林（ticarcillin）以及脲基青霉素如哌拉西林（piperacillin）、阿洛西林（azlocillin）、美洛西林（mezlocillin）通常被大量使用。在较高的血药浓度下，这些药物对肠杆菌科和大多数厌氧菌具有良好的活性，但在脆弱拟杆菌属中，仍然有高达 30% 的细菌是耐药的[20]。

许多厌氧菌能产生头孢菌素酶，因此头孢菌素对厌氧菌的作用是有限的[21]。头孢菌素对产 β- 内酰胺酶的 AGNB 活性不同。第一代头孢菌素对厌氧菌的抗菌谱与青霉素 G 相似，但在同一基础剂量下其活性较低，大多数脆弱拟杆菌属菌株和许多普雷沃菌属、卟啉单胞菌属及梭杆菌属对这些药物耐药[22]。头孢菌素酶对第二代头孢西丁（cefoxitin）（一种头霉素）几乎没有水解活性，所以头孢西丁是治疗脆弱拟杆

表 118-1 抗混合感染的抗生素

抗生素	厌氧菌		需氧菌	
	产β-内酰胺酶革兰氏阴性厌氧杆菌	其他厌氧菌	革兰氏阳性球菌	肠杆菌科
青霉素[a]	0	+++	+	0
氯霉素[a]	+++	+++	+	+
头孢噻吩	0	+	++	+/–
头孢西丁	++	+++	++	++
碳青霉烯类	+++	+++	+++	+++
克林霉素[a]	++	+++	++	0
替卡西林	+	++	+	++
阿莫西林+克拉维酸[a]	+++	+++	++	++
哌拉西林+他唑巴坦	+++	+++	++	++
甲硝唑[a]	+++	+++	0	0
莫西沙星	++	++	++	+++
替加环素	++	+++	+++	++

活性强度：0～+++。[a]表示可口服。

表 118-2 脆弱拟杆菌及其他厌氧菌对抗生素的耐药率（包括中间耐性菌株）（改编自参考文献 78）

	氨苄西林/舒巴坦	阿莫西林/克拉维酸	哌拉西林/他唑巴坦	头孢西丁	厄他培南	亚胺培南	美罗培南	多利培南	克林霉素	莫西沙星	替加环素
敏感性，节点	<8/4	<4/2	<32/4	<16	<4	<4	<4	<4	<2	<2	<4
耐药性	>32/16	>16/8	>128/4	>64	>16	>16	>16	>16	>8	>8	>16
微生物											
脆弱拟杆菌	2.8～11	4～37	0～5	4～25	1.4～10	0.3～7	1.2～22	1.3～12	10～42	10～41	2～11
多形拟杆菌	4.9～15	12～37	0～12	6.8～68	1.3～3	0～7	0～3	0～3	39.8～60	13～75	0～5.8
狄氏副拟杆菌	15～20.6	21	0～14	11～60	0～6	0～1	0～1	0	14.3～64	12.5～52	0～3.2
卵形拟杆菌	2～8	18	0	18～59	2～2.2	0	0	0	36～45.5	8～87	2～5.2
普通拟杆菌	3～25	14	1.1～7	11～20	0～2	0～7	0	0	40～54	21～74	0～5
脆弱拟杆菌属		10～20	0～8	17～33		<1～1			32～52	14～57	2～13
普雷沃菌属	0	0～19	0～1	0～3	0	0～6			13～33	11～42	0
梭杆菌属		0～11	0	0	0	4	8	0	8～31	10～25	0
梭菌属	0	0～5	0	16～35	0～4	15	0～5	0	16～25	7～53	14
厌氧革兰氏阳性球菌	0	0～6	0～3	0～2	0	0	0	0	5～27	3～36	0

由于超过 99% 的革兰氏阴性菌株对甲硝唑敏感，因此不含甲硝唑。

菌属感染最有效的头孢菌素。然而，其敏感性存在地域差异，并且通常与其临床使用直接相关。除产气荚膜梭菌外，头孢西丁对包括艰难梭菌在内的大多数梭菌属相对无活性[22-24]。

头孢西丁通常用于大部分身体黏膜部位的手术预防。除拉氧头孢（moxalactam）外，第三代头孢菌素对脆弱拟杆菌的活性不高。

目前，大约有 85% 的脆弱拟杆菌分离菌株对头孢西丁敏感，但其他脆弱拟杆菌属则对头孢西丁有耐药性[8]。头孢替坦（cefotetan）对脆弱拟杆菌和脆弱拟杆菌属其他菌种的治疗效果不如头孢西丁。最近，IDSA 因头孢替坦对脆弱拟杆菌属的抗菌活性差及临床应用失败，将其从腹腔内感染的推荐治疗药物中剔除[25-27]。

碳青霉烯类抗生素如亚胺培南（imipenem）、美罗培南（meropenem）、多利培南（doripenem）和厄他培南（ertapenem）对厌氧菌具有极好的抗菌活性[28]。亚胺培南是一种噻烯霉素，为 β- 内酰胺类抗生素，可有效对抗多种需氧和厌氧的革兰氏阳性菌和包括脆弱拟杆菌在内的革兰氏阴性菌感染[29, 30]。亚胺培南对大多数肠杆菌科也有效，有 5%～15% 的假单胞菌属对其耐药[31]。为了克服亚胺培南肾脏代谢的问题，它以 1∶1 的比例与肾脱氢肽酶抑制剂西司他丁配伍，该种药物是治疗需氧菌和厌氧菌混合感染的单一有效制剂。

美罗培南 抗菌活性与亚胺培南相似。它能更好地覆盖需氧菌和兼性革兰氏阴性菌，但对葡萄球菌和肠球菌的活性较低[32]。美罗培南对腹腔感染、儿童和成人脑膜炎、社区获得性和医院获得性肺炎以及粒细胞减少性发热均有效[33]。

厄他培南 是一种较新的 1-β- 甲基碳青霉烯，对脱氢肽酶具有稳定性，对需氧菌和厌氧菌有广泛的抗菌谱，包括产气荚膜梭菌、梭杆菌属、消化链球菌属和 AGNB[34]。与其他碳青霉烯类药物相比，厄他培南有长达 4.5 小时的半衰期，每日仅需给药 1 次，但其对铜绿假单胞菌、肠球菌属和不动杆菌属均无活性。

多利培南 是一种合成的 1-β- 甲基碳青霉烯，其抗菌谱与美罗培南和亚胺培南相似[30]。在体外，多利培南对需氧菌和包括脆弱拟杆菌在内的厌氧菌具有显著的抗菌活性，因此，在治疗耐药铜绿假单胞菌突变体引起的体外感染时，更坚定地选择多利培南而不是其他碳青霉烯类。

碳青霉烯类通常用于更严重的厌氧菌感染，例如腹腔内、皮肤和软组织感染[25-27]。最近的报道指出，厌氧菌中出现了一些碳青霉烯耐药的菌株[12]，在美国的多中心调查中，这一比例在 1.1%～2.5%，而在中国台湾的少数分离菌株中，这一比例更高[35]。

β- 内酰胺类抗生素的耐药性

厌氧菌对 β- 内酰胺类抗生素表现出三种主要的耐药机制：①灭活酶，主要是 β- 内酰胺酶（beta-lactamases，BLAs），包括青霉素酶和头孢菌素酶；②低亲和力青霉素结合蛋白（penicillin binding proteins，PBPs）；③通过改变孔蛋白通道降低渗透性[36]。BLAs 的产生是厌氧菌对 β- 内酰胺类抗生素最常见的耐药机制，尤其是脆弱拟杆菌属和普雷沃菌属[37]。典型的头孢菌素酶属于 2e 类，可被三种 β- 内酰胺酶抑制剂 - 克拉维酸、舒巴坦和他唑巴坦抑制，每种头孢菌素都可能有一种或特定的抑制酶能够使其失活。

碳青霉烯酶对碳青霉烯类以及所有 β- 内酰胺类抗生素均有活性。在美国，分离菌株中碳青霉烯的耐药率小于 1%，大约有 3% 的拟杆菌菌株具有一种低水平表达的耐药基因。

除梭菌属中的一小部分外，还发现梭菌菌株、卟啉单胞菌属和梭杆菌属菌株通过一种或多种 BLAs 表现出耐药性。克拉维酸可抑制产 BLA 的梭杆菌和梭菌属表达的酶[38]。通过改变 OMP/ 孔蛋白通道、降低 PBP 的亲和力及减少外排泵[39]对 β- 内酰胺类抗生素产生耐药性的研究较少。脆弱拟杆菌属一般对青霉素（平均 90%）、哌拉西林（25%）、头孢西丁（25%）、头孢替坦（30%～85%）和第三代头孢菌素类耐药[40, 41]。BL/BLICs 复合制剂和碳青霉烯类药物保持了良好的抗菌活性。氨苄西林舒巴坦、阿莫西林克拉维酸、替卡西林克拉维酸及哌拉西林他唑巴坦的复合制剂通常对脆弱拟杆菌有良好的活性[40]。然而，不同物种间对药物的敏感性会发生变化[42]。脆弱拟杆菌属对哌拉西林他唑巴坦的耐药率一般小于 1%[40]。但在 2002—2004 年，狄氏副拟杆菌对氨苄西林舒巴坦的耐药率上升至 20%，而其他脆弱拟杆菌属对氨苄西林舒巴坦的耐药率仍较低。

碳青霉烯类（亚胺培南、美罗培南、多利培南和厄他培南）对脆弱拟杆菌属的所有菌种都非常有效，并且耐药率小于 0.1%[39, 42, 43]。据报道，在 2004 年，亚胺培南和美罗培南对狄氏副拟杆菌、多形拟杆菌和卵形拟杆菌的 MICs 几何均值的稀释浓度要比厄他培南低二分之一[40]。

β- 内酰胺类抗生素通常对非脆弱拟杆菌属有效，除了有超过一半的普雷沃菌属也能产生 BLAs 外，非脆弱拟杆菌属的耐药性普遍较低。一项多中心调查发现[29]，梭杆菌属、卟啉单胞菌属、消化链球菌属对青霉素的耐药率分别为 9%、21% 和 6%。在该调查中，除消化链球菌和卟啉单胞菌属（对氨苄西林舒巴坦的耐药率分别为 4% 和 5%）外，未发现对头孢西丁、头孢替坦、BL/BLICs（β- 内酰胺 /β- 内酰胺酶抑制剂）和碳青霉烯类抗生素存在耐药情况。在小儿腹腔内感染的一些普雷沃菌属和卟啉单胞菌属中发现了 β- 内酰胺酶。

氯霉素

氯霉素（chloramphenicol）是一种抑菌剂，对大多数厌氧菌有活性，但在美国很少使用[3, 22]，其耐药性很少见。尽管已经有应用氯霉素根治厌氧菌感染失败的几例报道[44]，但将该药用于厌氧菌感染的治疗已经超过 65 年了。过去，氯霉素是治疗严重厌氧菌感染包括中枢神经系统感染在内的首选药物。但该药具有潜在的显著毒性。据估计，每 2.5 万～4 万例接受氯霉素治疗的患者中，约有 1 例患致命性再生障碍性贫血，这种严重的并发症与可逆的剂量依赖性白细胞减少无关。氯霉素的其他不良反应包括：对新生儿可产生潜在致命性的"灰婴综合征"，G6PD 缺乏症患者的溶血性贫血，以及长期服用该药的患者的视神经炎[45]。

氯霉素具有独特的脂溶性，可以穿透脂质屏障。无论有无脑膜炎，脑脊液中的氯霉素浓度通常是血清浓度的 1/3～3/4。脑组织中的氯霉素水平可能显著高于血清水平[46]。

大环内酯类：红霉素，阿奇霉素，克拉霉素

大环内酯类对人畜低毒，对除脆弱拟杆菌属和梭杆菌属[22]外的厌氧菌具有中等至良好的体外活性。其对色素性普雷沃菌、卟啉单胞菌、微需氧链球菌、革兰氏阳性非孢子形成的厌氧杆菌和某些梭状芽孢杆菌具有活性。大环内酯类对梭杆菌属和消化链球菌属的效果较差[47]，其对产气荚膜梭菌表现出相对较好的活性，对 AGNB 的活性差或不一致。

克拉霉素（clarithromycin）是对包括放线菌属、丙酸杆菌属、乳酸杆菌属和齿双歧杆菌在内的革兰氏阳性口腔厌氧菌最有效的大环内酯类抗生素。对这些菌种来说，阿奇霉素（azithromycin）的活性略低于红霉素（erythromycin）[47]。阿奇霉素是对 AGNB 包括梭杆菌属、拟杆菌属、沃林菌属、伴放线杆菌及对红霉素耐药的菌株最有效的大环内酯类药物。对大多 AGNB 而言，克拉霉素和红霉素具相似的活性[48]。

在治疗过程中可能出现红霉素耐药[49,50]。在充分清创或感染组织引流的情况下，红霉素可有效治疗轻至中度厌氧软组织和胸膜肺部感染。据报道，静脉注射红霉素的患者中有 1/3 发生静脉炎，而红霉素的口服制剂耐受性良好。

克林霉素

克林霉素（clindamycin）的抗厌氧菌活性谱广。它可用来治疗牙科感染，也特别适用于对青霉素过敏的患者及吸入性肺炎的治疗。盐酸克林霉素在胃肠道吸收迅速[51-53]，能迅速渗透到身体组织和体液中，包括唾液、痰液、呼吸道组织、胸膜液、软组织、前列腺、精液、骨骼和关节[54]以及胎儿血液和组织。克林霉素不能有效地穿过血 - 脑屏障或眼睛，因此不能用于治疗中枢系统感染。

克林霉素最主要的不良反应是艰难梭菌相关性结肠炎[55,56]。结肠炎也与许多其他抗生素如氨苄西林、头孢菌素和喹诺酮类药物的应用有关，偶尔也有早期未应用抗生素治疗的。

由于脆弱拟杆菌对克林霉素的耐药率逐渐上升，因此不再推荐其用于腹腔内感染的经验性治疗[12,40,43,57]。一项为期 8 年的研究显示，19.3% 的脆弱拟杆菌分离株（共 2 721 株）、29.6% 的狄氏副拟杆菌菌株、33.4% 的卵形拟杆菌菌株、33.3% 的多形拟杆菌菌株、35.6% 的普通拟杆菌菌株对克林霉素耐药，这与 1987 年仅 3% 的克林霉素耐药率相比显著增加[41]。

许多非拟杆菌厌氧菌的耐药率也在逐渐上升。普雷沃菌属、梭杆菌属、卟啉单胞菌属和消化链球菌的耐药率高达 10%，一些梭菌属（特别是艰难梭菌）的耐药率更高[29]。痤疮丙酸杆菌分离株对克林霉素也表现出较强的耐药性，这与早期的痤疮治疗有关[58]。

尽管克林霉素对梭杆菌属和卟啉单胞菌属的活性仍然很好，但其已丧失对某些厌氧革兰氏阳性球菌（大芬戈尔德菌，30% 耐药，嗜胨菌属等）和普雷沃菌属（二路普雷沃菌，70% 耐药；口腔普雷沃菌和产黑色素普雷氏菌，均为 40% 耐药）的部分活性。

其他对克林霉素耐药的厌氧菌中以梭菌属居多，尤其是艰难梭菌。大约 20% 的多枝梭状芽孢杆菌和少量的产气荚膜梭菌对克林霉素耐药。

甲硝唑和替硝唑

甲硝唑（metronidazole）和替硝唑（tinidazole）对大多数专性厌氧菌如脆弱拟杆菌、其他种类的拟杆菌、梭杆菌和梭菌，具有良好的体外活性[34]。据报道，只有 6 株脆弱拟杆菌有临床耐药性，并且与治疗失败有关[2]。

厌氧革兰氏阳性球菌的耐药很少见，非芽孢杆菌的耐药很普遍。微需氧链球菌、痤疮丙酸杆菌和放线菌几乎均耐药[59]。需氧和兼性厌氧菌通常具有很强的耐药性。由于甲硝唑和替硝唑对需氧菌缺乏活性，故在治疗多种微生物感染时需要添加对这些微生物有效的抗生素（例如头孢菌素、氟喹诺酮）。

甲硝唑的不良反应较少，其不良反应包括中枢神经系统毒性、共济失调、眩晕、头痛、惊厥和周围神经病变。周围神经病变与甲硝唑的长期应用有关。胃肠道不良反应很常见，包括恶心、呕吐、金属味、厌食和腹泻。其他不良反应包括可逆性中性粒细胞减少症、静脉输液部位的静脉炎和药物热。

在小鼠中的一些研究[60,61]显示，大剂量甲硝唑可能具有致突变作用。而其他在大鼠和仓鼠身上进行的实验[61]并未显示出任何病理改变。此外，在人身上没有发现致突变的证据[62]。

甲硝唑是治疗包括中枢神经系统在内的厌氧菌感染的有效方法[63,64]。有关甲硝唑妊娠期安全性的有效数据仍有待进一步研究。很难证明甲硝唑的非致畸性，但现有的数据表明无重大风险[65]。

脆弱拟杆菌属对甲硝唑耐药的情况很罕见[33,66]。有一半的耐药脆弱拟杆菌分离株在染色体或可迁移质粒上携带 9 个已知的 *nim* 基因 [*nim* A-I] 中的一个。该基因编码硝基咪唑还原酶，该酶将 4 位或 5 位硝基咪唑转化为 4 位或 5 位氨基咪唑，从而防止药物活性所必需的毒性亚硝基残基的形成。非严格厌氧的革兰氏阳性菌的耐药率很高，特别是痤疮丙酸杆菌和放线菌属。

四环素类药物

由于大多数厌氧菌对四环素（tetracycline）已产生耐药性，所以其应用受到限制。痤疮丙酸杆菌对四环素的耐药性与之前应用过该药有关[58]。目前，在所有的脆弱拟杆菌菌株中，只有约 45% 的菌株对该药敏感[22]。四环素类似物，多西环素（doxycycline）和米诺环素（minocycline）比前体化合物的活性更强。由于厌氧菌对四环素及其类似物有显著的耐药性，故其仅在可以进行药敏试验时或在治疗试验可行的较轻的感染中才能应用。鉴于四环素对牙齿的不良影响，建议

在 8 岁之前不要使用四环素。

替加环素(tygecycline)是一种甘氨酰环素类抗生素，是具有 9- 甘氨酰胺部分的米诺环素的直接类似物，它对需氧革兰氏阴性菌、需氧革兰氏阳性菌、厌氧菌[67, 68]和某些耐药病原体均有活性[69]。替加环素对咽峡炎链球菌属(包括咽峡炎链球菌、中间链球菌和星座链球菌)、脆弱拟杆菌、多形拟杆菌、单形拟杆菌、普通拟杆菌、产气荚膜梭菌、艰难梭菌和微小消化链球菌引起的感染有积极的治疗作用[67]。脆弱拟杆菌对替加环素的耐药率在 3.3%～7.2%[12, 40]。

氟喹诺酮类药物

喹诺酮类对厌氧菌活性较低的药物包括环丙沙星(ciprofloxacin)、氧氟沙星(ofloxacin)、左氧氟沙星(levofloxacin)、氟罗沙星(fleroxacin)、培氟沙星(pefloxacin)、依诺沙星(enoxacin)和洛美沙星(lomefloxacin)。具有中等抗厌氧菌活性的药物包括司帕沙星(sparfloxacin)和格帕沙星(grepafloxacin)[70]。曲伐沙星(trovafloxacin)、加替沙星(gatifloxacin)和莫西沙星(moxifloxacin)对大多数厌氧菌的 MIC 值较低[71]。曲伐沙星由于具有肝毒性，使其应用受到了限制。对厌氧菌具有最强体外活性的喹诺酮类药物包括克林沙星(clinafloxacin)和西他沙星(sitafloxacin)[72]。

莫西沙星作为一种治疗成人腹腔内感染的单一疗法[25, 57]，对腹腔内分离出的厌氧菌株有一定的抑制作用[73, 74]。然而，因大肠杆菌和脆弱拟杆菌属对氟喹诺酮类药物耐药性的增加，使其在腹腔内感染的应用受到限制[9, 12, 57, 74]。

由于喹诺酮类药物可能对软骨产生不良影响，因此其在儿童中的使用受到限制。使用氟喹诺酮类药物治疗厌氧菌感染的主要问题是：可能导致脆弱拟杆菌属和厌氧革兰氏阳性球菌的耐药率增加，以及对艰难梭菌相关疾病发病率的增加有影响[72]。

拟杆菌属对氟喹诺酮的耐药性可归因于抗生素外排的改变，或是由于单个或多个突变导致的环状酶 A 基因(*Gyra*)的喹诺酮耐药性决定区(QRDR)发生了突变[75]。这两种机制都可能导致高水平的耐药性。

其他抗生素

在体外，杆菌肽(bacitracin)对色素性普雷沃菌和卟啉单胞菌属有活性，但对脆弱拟杆菌和梭杆菌无活性[22]。万古霉素(vancomycin)和达托霉素(dapatomycin)对所有革兰氏阳性厌氧菌均有效，对 AGNB 无效[76]。奎奴普丁 / 达福普汀(quinupristin/dalfopristin)已证实对包括产气荚膜梭菌、乳酸杆菌和消化链球菌属在内的几种厌氧微生物均有抗菌活性[77]。利奈唑胺(linezolid)对有核梭杆菌、其他梭杆菌属以及卟啉单胞菌属、普雷沃菌属、消化链球菌属均有活性[48]。然而，使用这些药物治疗厌氧菌感染的临床经验很少。

抗生素的选择原则

由于厌氧菌感染常为多微生物感染，所以应选择对感染的需氧及厌氧部分均有效的抗生素。如果未给予这种治疗，感染可能持续存在，并可发生严重并发症[2, 3, 78]。在选择合适的抗生素时，应考虑的因素有：它们对所有致病微生物有效，产生很小或不产生耐药性，在感染部位达到足够的浓度，毒性最小，稳定性好及作用持久。

当选择用于治疗混合感染的抗生素时，应考虑其抗菌谱及其口服或注射给药的有效性(见表 118-1)。一些抗生素的活性范围有限，例如甲硝唑仅对厌氧菌有效，因此不能作为单一药物治疗混合感染。其他抗生素如碳青霉烯类、替加环素和 BL-BLICs，对需氧菌和厌氧菌的活性更广谱。

当有可靠的培养结果时，抗生素的选择将变得容易。然而，因为难以获得合适的标本，这在厌氧菌感染中可能特别困难。出于这个原因，许多患者是在怀疑有厌氧菌感染而不是确定的情况下进行经验性治疗的。幸运的是，厌氧菌参与的许多厌氧感染类型及其抗生素药敏模式往往是可预测的[2, 3]。但是，一些厌氧菌已经对抗生素产生耐药性，并且许多厌氧菌在治疗期间会产生耐药性[39, 79]。

除了药敏模式，影响抗菌治疗选择的其他因素包括各种药物的药理学特性、毒性、对正常菌群的影响以及其杀菌活性[2, 3]。虽然最佳疗法的选择可能需要对感染生物及其抗生素敏感性进行鉴定，但标本的临床环境和革兰氏染色剂也可能表明感染中存在的厌氧菌类型以及在感染过程中的特性。

一般来说，因为厌氧感染有复发倾向，所以其抗菌治疗应长期给药。可能需要 3 周～3 个月不等的时间，具体取决于感染的部位和严重程度。

知识点

1. 由于厌氧菌感染常为多微生物感染，所以应选择对感染的需氧及厌氧部分均有效的抗生素。如果未给予这种治疗，感染可能持续存在，并可发生严重并发症。
2. 厌氧菌通常涉及混合感染，这呈现出了抗生素使用的独特情况。不同细菌和各种抗生素之间的相互作用可能难以区分和 / 或预测。
3. 当有可靠的培养结果时，抗生素的选择将变得容易。然而，因为难以获得合适的标本，这在厌氧菌感染中可能特别困难。
4. 厌氧菌的敏感性模式多年来一直在变化，并且对甲硝唑的敏感性是不能假定的。虽然难以对厌氧菌进行药敏试验，但临床医生必须认识到进行和分析药敏试验的重要性。
5. 几种 β- 内酰胺类抗生素、氟喹诺酮类、克林霉素类、替加环素具有抗厌氧微生物活性。然而，耐药是所有这些抗生素的关注点。一些研究药物有可能用于厌氧感染，但需要临床数据。

(管重严　邢宝鹏 译，苏建玲 审校)

参考文献

1. Hentges DJ. The anaerobic microflora of the human body. Clin Infect Dis 1993;16 4:S175–S180.
2. Brook I. Anaerobic infections diagnosis and management. New York: Informa Healthcare USA, Inc. 2007.
3. Finegold SM. Anaerobic bacteria in human disease. New York: Academic Press. 1977.
4. Jousimies-Somer HR, Summanen P, Baron EJ, et al. Wadsworth-KTL anaerobic bacteriology manual. 6th ed. Belmont, CA: Star Publishing. 2002.
5. Nagy E. Anaerobic infections: update on treatment considerations. Drugs 2010;70:841–858.
6. Citron DM, Hecht DW. Susceptibility test methods: anaerobic bacteria. In: Versalovic J. Manual of clinical microbiology. 10th ed. Washington, DC: American Society for Microbiology Press. 2011; 1204–1214.
7. Clinical and Laboratory Standards Institute. Methods for antimicrobial susceptibility testing of anaerobic bacteria. Approved Standard-eighth edition. CLSI Document M11-A9. Clinical and Laboratory Standards, Wayne, PA. 2012.
8. Clinical and Laboratory Standards Institute. Performance standards for antimicrobial susceptibility testing; twenty-second informational supplement. CLSI Document M100-S22. CLSI, Wayne, PA. 2012.
9. Citron DM, Goldstein EJ, Merriam CV, et al. Bacteriology of moderate-to-severe diabetic foot infections and in vitro activity of antimicrobial agents. J Clin Microbiol 2007;45:2819–2828.
10. Goldstein EJC, Citron DM, Goldman PJ, et al. 2008. National survey of anaerobic culture and susceptibility methods: III. Anaerobe 14:68–72.
11. Sherwood JE, Fraser S, Citron DM, Wexler H, Blakely G, Jobling K, Patrick S. Multi-drug resistant *Bacteroides fragilis* recovered from blood and severe leg wounds caused by an improvised explosive device (IED) in Afghanistan. Anaerobe 2011;17:152–155.
12. Snydman DR, Jacobus NV, McDermott LA, et al. Update on resistance of *Bacteroides fragilis* group and related species with special attention to carbapenems 2006-2009. Anaerobe 2011;17:147–151.
13. Brook I. Antimicrobial treatment of anaerobic infections. Expert Opin Pharmacother 2011;12(11): 1691–1707
14. Wexler HM. *Bacteroides*—the good, the bad, and the nitty-gritty. Clin Microbiol Rev 2007;20: 593–621.
15. Busch DF, Kureshi LA, Sutter VL, et al. Susceptibility of respiratory tract anaerobes to orally administered penicillins and cephalosporins. Antimicrob Agents Chemother 1976;10:713–720.
16. Acuna C, Rabasseda X. Amoxicillin-sulbactam: a clinical and therapeutic review. Drugs Today (Barc) 2001;37:193–210.
17. Finegold SM. In vitro efficacy of beta-lactam/beta-lactamase inhibitor combinations against bacteria involved in mixed infections. Int J Antimicrob Agents 1999;12(Suppl. 1):S9–S14.
18. O'Neill B P, Chow A, Dellinger EP, et al. Diagnosis and management of complicated intraabdominal infections in adults and children: guidelines by the Surgical Infection Society and the Infectious Diseases Society of America. Clin Infect Dis 2010;50:133–164.
19. Stevens DL, Bisno AL, Chambers HF, et al. Infectious Diseases Society of America. Practice Guidelines for the Diagnosis and Management of Skin and Soft-Tissue Infections. Clin Infect Dis 2005;41:1373–1406.
20. Goldstein EJC, Citron DM. Resistance trends in antimicrobial susceptibility of anaerobic bacteria, Part I and Part II. Clin Microbiol Newsletter 2011;33:1–314.
21. Strehl E, Kees F. Pharmacological properties of parenteral cephalosporins: rationale for ambulatory use. Drugs 2000;59(Suppl. 3):9–18.
22. Sutter VL, Finegold SM. Susceptibility of anaerobic bacteria to 23 antimicrobial agents. Antimicrob Agents Chemother 1976;10:736–752.
23. Hecht, D. W. Prevalence of antibiotic resistance in anaerobic bacteria: worrisome developments. Clin Infect Dis 2004;39:92–97.
24. Goldstein E.J.C, Citron D.M, Cole RE et al. Cefoxitin in the treatment of aerobic/anaerobic infections: prospective correlation of in vitro susceptibility methods with clinical outcome. Hosp Pract 1990;25 (Suppl. 4):38–45.
25. Goldstein EJC, Citron DM, Merriam CV, et al. Infections after elective colorectal surgery: bacteriological analysis of failures in a randomized trial of cefotetan vs. ertapenem prophylaxis. Surg Infect 2009;10:111–118.
26. Itani KM, Wilson SE, Awad SS, Jensen EH, Finn TS, Abramson MA. Ertapenem versus cefotetan prophylaxis in colorectal surgery. N Engl J Med 2006;355:2640–2651.
27. Solomkin J, Zhao YP, Ma EL, et al DRAGON Study Team. Moxifloxacin is non-inferior to combination therapy with ceftriaxone plus metronidazole in patients with community-origin complicated intra-abdominal infections. Int J Antimicrob Agents 2009;34:439–445.
28. Hellinger WC, Brewer NS. Carbapenems and monobactams: imipenem, meropenem, and aztreonam. Mayo Clin Proc 1999;74:420–434.
29. Aldridge K, Aldridge KE, Ashcraft D, et al. Multicenter survey of the changing in vitro antimicrobial susceptibilities of clinical isolates of *Bacteroides fragilis* group, *Prevotella, Fusobacterium, Porphyromonas,* and *Peptostreptococcus* species. Antimicrob Agents Chemother 2001;45:1238–1243.
30. Paterson DL, Depestel DD. Doripenem. Clin Infect Dis 2009;49:291–298.
31. Nicolau DP, Carmeli Y, Crank CW, et al. Carbapenem stewardship: does ertapenem affect *Pseudomonas* susceptibility to other carbapenems? A review of the evidence. Int J Antimicrob Agents 2012; 39:11–15.
32. Jorgensen JH, Maher LA., Howell AW. Activity of meropenem against antibiotic-resistant or infrequently encountered gram-negative bacilli. Antimicrob Agents Chemother 1991;35:2410–2414.
33. Kattan JN, Villegas MV, Quinn JP. New developments in carbapenems. Clin Microbiol Infect 2008;14:1102–1111.
34. Keating GM, Perry CM. Ertapenem: a review of its use in the treatment of bacterial infections. Drugs 2005;65:2151–2178.
35. Liu CY, Huang YT, Liao CH, et al. Increasing trends in antimicrobial resistance among clinically important anaerobes and *Bacteroides fragilis* isolates causing nosocomial infections: emerging resistance to carbapenems. Antimicrob Agents Chemother 2008;52:3161–3168.
36. Wexler HM. Susceptibility testing of anaerobic bacteria: myth, magic, or method? Clin Microbiol Rev 1991;4:470–484.
37. Bush K. Beta-lactamases of increasing clinical importance. Curr Pharm Des 1999;5:839–845.
38. Appelbaum PC, Spangler SK, Pankuch GA, et al. Characterization of a beta-lactamase from *Clostridium clostridioforme*. J Antimicrob Chemother 1994;33:33–40.
39. Pumbwe L, Chang A, Smith RL, Wexler HM. Clinical significance of overexpression of multiple RND-family efflux pumps in *Bacteroides fragilis* isolates. J Antimicrob Chemother 2006;58: 543–548.
40. Snydman DR, Jacobus NV, McDermott LA, et al. Lessons learned from the anaerobe survey: historical perspective and review of the most recent data (2005-2007). Clin Infect Dis 2010;50(Suppl. 1): S26–S33.
41. Snydman DR, Jacobus NV, McDermott LA, et al. Multicenter study of in vitro susceptibility of the *Bacteroides fragilis* group, 1995 to 1996, with comparison of resistance trends from 1990 to 1996. Antimicrob Agents Chemother 1999;43:2417–2422.
42. Snydman DR, Jacobus NV, McDermott LA, et al. National survey on the susceptibility of *Bacteroides fragilis* Group: report and analysis of trends for 1997-2000. Clin Infect Dis 2002;35:S126–S134.
43. Hecht DW, Osmolski JR, O'Keefe JP. Variation in the susceptibility of *Bacteroides fragilis* group isolates from six Chicago hospitals. Clin Infect Dis 1993;16(Suppl. 4):S357–S360.
44. Thadepalli H, Gorbach SL, Bartlett JG. Apparent failure of chloramphenicol in anaerobic infections. Obstet Gynecol Surg 1978;35:334–335.
45. Balbi HJ. Chloramphenicol: a review. Pediatr Rev 2004;25:284–288.
46. Nau R, Sorgel F, Prange HW. Pharmacokinetic optimisation of the treatment of bacterial central nervous system infections. Clin Pharmacokinet 1998;35:223–246.
47. Goldstein EJC, Citron DM, Merriam, CV. Linezolid activity compared to those of selected macrolides and other agents against aerobic and anaerobic pathogens isolated from soft tissue bite infections in humans. Antimicrob Agents Chemother 1999;43:1469–1474.
48. Williams JD, Maskell JP, Shain H, et al. Comparative in-vitro activity of azithromycin, macrolides (erythromycin, clarithromycin and spiramycin) and streptogramin RP 59500 against oral organisms. J Antimicrob Chemother 1992;30:27–37.
49. Goldstein EJC, Lewis RP, Sutter VL, et al. Treatment of pleuropulmonary and soft-tissue infections with erythromycin. JAMA 1979;242:435–438.
50. Sanai Y, Persson GR, Starr JR, et al. Presence and antibiotic resistance of *Porphyromonas gingivalis, Prevotella intermedia,* and *Prevotella nigrescens* in children. J Clin Periodontol 2002;29:929–934.
51. Feigin RD, Pickering LK, Anderson D, et al. Clindamycin treatment of osteomyelitis and septic arthritis in children. Pediatrics 1975;55:213–223.
52. Klainer AS. Clindamycin. Med Clin North Am 1987;71:1169–1175.
53. Paap CM, Nahata MC. Clinical pharmacokinetics of antibacterial drugs in neonates. Clin Pharmacokinet 1990;19:280–318.
54. Panzer JD, Brown DC, Epstein WL, et al. Clindamycin levels in various body tissues and fluids. J Clin Pharmacol 1972;12:259–262.
55. Gorbach SL. Antibiotics and *Clostridium difficile*. N Engl J Med 1999;341:1690–1691.
56. Mylonakis E, Ryan ET, Calderwood SB. *Clostridium difficile*–associated diarrhea: a review. Arch Intern Med 2001;161:525–533.
57. Solomkin JS, Mazuski JE, Bradley JS, et al. Diagnosis and management of complicated intraabdominal infections in adults and children: guidelines by the Surgical Infection Society and the Infectious Diseases Society of America. Clin Infect Dis 2010;50:133–164.
58. Nord CE, Oprica C. Antibiotic resistance in *Propionibacterium acnes*, microbiological and clinical aspects. Anaerobe 2006;12:207–210.
59. Chow AW, Patten V, Guze LB. Susceptibility of anaerobic bacteria to metronidazole: relative resistance of non-spore forming gram-positive bacilli. J Infect Dis 1975;131:182–185.
60. Rustia M, Shubik P. Experimental induction of hematomas, mammary tumors and other tumors with metronidazole in noninbred Sas: WRC (WT) BR rats. J Natl Cancer Inst 1979;63:863–868.
61. Cohen SM, Ertürk E, Von Esch AM, Crovetti AJ, Bryan GT. Carcinogenicity of 5-nitrofurans, 5-nitroimidazoles, 4-nitrobenzenes, and related compounds. J Natl Cancer Inst 1973;51:403–417.
62. Beard CM, Noller KL, O'Fallon WM, et al. Lack of evidence for cancer due to use of metronidazole. N Engl J Med 1979;301:519–522.
63. Tally FP, Gorbach SL. Therapy of mixed anaerobic-aerobic infections. Lessons from studies of intra-abdominal sepsis. Am J Med 1985;78:145–153.
64. Brook, I. Treatment of anaerobic infections in children with metronidazole. Dev Pharmacol 1983;6: 187–198.
65. Sørensen HT, Larsen H, Jensen ES, et al. Safety of metronidazole during pregnancy: a cohort study of risk of congenital abnormalities, preterm delivery and low birth weight in 124 women. J Antimicrob Chemother 1999;44:854–855.
66. Katsandri A, Papaparaskevas J, Pantazatou A et al. Two cases of infections due to multidrug-resistant *Bacteroides fragilis* group strains. J Clin Micorbiol 2006;44:3465-4567.
67. Goldstein EJC, Citron DM, Merriam CV, et al. Comparative in vitro susceptibilities of 396 unusual anaerobic strains to tigecycline and eight other antimicrobial agents. Antimicrob Agents Chemother 2006;50:3507–3513.
68. Jacobus NV, McDermott LA, Ruthazer R, Snydman DR. In vitro activities of tigecycline against the *Bacteroides fragilis* group. Antimicrob Agents Chemother 2004;48:1034–1036.
69. Townsend ML, Pound MW, Drew RH. Tigecycline: a new glycylcycline antimicrobial. Int J Clin Pract 2006;60:1662–1667.
70. Appelbaum PC. Quinolone activity against anaerobes. Drugs 1999;58:60–64.
71. Edmiston CE, Krepel CJ, Seabrook GR, et al. In vitro activities of moxifloxacin against 900 aerobic and anaerobic surgical isolates from patients with intra-abdominal and diabetic foot infections. Antimicrob Agents Chemother 2004;48:1012–1016.
72. Stein GE, Goldstein EJ. Fluoroquinolones and anaerobes. Clin Infect Dis 2006;42:1598–1607.
73. Goldstein EJC. Citron DM, Warren YA, et al. In vitro activity of moxifloxacin against 923 anaerobes isolated from human intra-abdominal infections. Antimicrob Agents Chemother 2006; 50:148–155.
74. Goldstein EJC, Citron DM, Solomkin J, et al. Clinical efficacy and correlation of clinical outcomes with the in vitro susceptibility for anaerobic bacteria in patients with complicated intra-abdominal infections treated with moxifloxacin. Clin Infect Dis 2011;53:1074–1080.
75. Oh H, Hedberg M, Edlund C. Efflux-mediated fluoroquinolone resistance in the *Bacteroides fragilis* group. Anaerobe 2002;8:277–282.
76. Tyrrell KL, Citron DM, Warren YA, et al. In-vitro activity of TD-1792, a multivalent glycopeptide-cephalosporin antibiotic, against 377 strains of anaerobic bacteria and 34 strains of *Corynebacterium* species. Antimicrob Agents Chemother 2012;56:2194–2197.
77. Finch RG. Antibacterial activity of quinupristin/dalfopristin. Rationale for clinical use. Drugs 1996;51:31–37.
78. Mazuski JE, Solomkin JS. Intra-abdominal infections. Surg Clin North Am 2009;89:421–437.
79. Brook I, Gober E. Emergence of beta-lactamase-producing aerobic and anaerobic bacteria in the oropharynx of children following penicillin chemotherapy. Clin Pediatr 1984;23:338–342.

119

选择性消化道去污

Anne Marie G.A. De Smet

重症监护室（intensive care unit，ICU）获得性感染常发生在危重患者的治疗过程中，这增加了他们的发病率、死亡率和医疗费用[1, 2]。一些研究表明，使用预防性抗生素治疗方案，如选择性消化道去污[3-6]（selective decontamination of the digestive tract，SDD）和选择性口咽去污（selective oropharyngeal decontamination，SOD）可以降低ICU患者呼吸道感染的发病率和死亡率[5, 7, 8]。SDD方法旨在[9, 10]：①通过在口咽和胃肠道中应用不可吸收的抗生素，防止革兰氏阴性菌、金黄色葡萄球菌和酵母菌的继发性定植；②在ICU的前4天，通过全身应用头孢菌素，抢先治疗可能由共生呼吸道细菌引起的感染；③通过选择性使用无抗厌氧菌活性的抗生素（局部和全身给药）来维持肠道厌氧菌群的稳定[10]。

背景

肠道菌群种类繁多，主要由厌氧菌组成。完整的厌氧菌群被认为是抵御潜在致病微生物在肠道定植的重要防御机制。口咽部的共生菌群由数百种细菌组成，包括肠球菌和厌氧菌。在ICU住院的第1周，它们将被革兰氏阴性菌取代。胃酸通常可以防止细菌在胃内过度生长。然而，在ICU患者中，由于一些基础疾病、使用抗酸药物（应激性溃疡预防）和应用肠内营养（pH为6）使胃酸产生减少，导致胃内环境有利于细菌生长，尤其是革兰氏阴性菌的生长。

厌氧菌在肠道黏膜上生长良好，并主动排列于上皮细胞[11]，抗生素破坏厌氧菌群进而破坏了该层，这可能为致病微生物提供了入侵的门户。

在稳定厌氧菌群的同时，一些不可吸收的抗生素可被用来选择性地进行消化道去污，减少致病性需氧微生物的负荷。这一概念最初是在小鼠身上进行研究的[9]，后来发展成为一种针对中性粒细胞减少性白血病患者的感染预防策略，研究人员将其称为选择性消化道去污或SDD[12, 13]。

ICU从理念到实践

早期白血病患者SDD的经验表明，ICU患者的某些感染可能是内源性来源，并且可以用相同的方式预防。在对创伤患者进行为期2年的微生物观察性研究后，提出了一种感染分类（表119-1），其中包括定植和使用SDD预防ICU创伤患者感染的定义[10, 14, 15]。这些研究促成了SDD方案的建立，包括在口咽和胃肠道中应用不可吸收的抗生素，以防止革兰氏阴性菌、金黄色葡萄球菌和酵母菌的继发性定植，配合静脉输注第三代头孢菌素4天，优先治疗潜在的革兰氏阳性菌和革兰氏阴性菌引起的呼吸道感染。根据抗菌药物抗菌谱和假定对厌氧肠道菌群无活性的推测，选择局部及全身抗生素[14, 15]。

临床结果

早期研究

首次在ICU患者中进行的SDD研究是在63例创伤患者中进行的，并用59例创伤患者作为历史对照组[10]。由于其设计并使用了历史对照组，这项研究不仅引发了许多批判和争论，而且还导致了对更多不同病因的ICU患者人群的额外研究，如应用不同的可吸收和不可吸收的抗生素组合，有或没有应用肠外抗生素[3, 16-18]。这些临床试验的结果相互矛盾，导致没有足够的科学证据推荐SDD作为ICU患者的常规感染控制措施[19]。

近期研究

2003年的一项单中心前瞻性随机非盲性对照试验的研究结果表明，那些接受SDD治疗且机械通气预期时间≥2天和/或预期ICU住院时间≥3天的患者的ICU和住院死亡率显著降低（分别为35%和22%），住院时间缩短，抗生素耐药率亦降低[4, 20]。随后在荷兰进行了多中心交叉对照研究，采用集群随机化和相同的纳入标准对SDD与SOD进行比较。纳入SOD是因为假设SDD的主要作用是降低VAP的发生率，而且仅通过口咽去污来实现，不需要进行肠道去污，也不需要前4天常规预防性使用全身抗生素[7, 8]。荷兰多中心试验的一期试验（first Dutch multicenter trial，DMT-I）对近6 000例患者进行研究后表明，与对照组相比，SDD和SOD组在第28天的死亡率分别降低13%和11%，相应的绝对值分别减少3.5%和2.9%[5]。这项研究有几个值得注意的局限性：与大多数SDD研究一样，该研究未采用盲法，因此所有医生都知道患者接受的治疗；因为纳入是基于几个标准，这

表 119-1	定义
定植抗力	肠道微生物菌群中的内源性厌氧部分对消化道需氧微生物的定植具有较强的保护作用。抑制厌氧菌群会增加革兰氏阴性菌过度生长的风险
潜在致病微生物	潜在的致病微生物
选择性消化道去污	选择性消化道去污是通过应用局部的、不可吸收的抗生素，选择性清除口腔和肠道菌群中的潜在致病微生物
选择性口咽去污	选择性口咽去污是通过应用局部、不可吸收的抗生素，选择性清除口腔中的潜在致病微生物
原发性内源性感染	由潜在致病微生物引起，患者入院时已在口咽和/或消化道定植，这些潜在致病微生物是患者“正常”菌群的一部分
继发性内源性感染	由潜在致病微生物引起，患者入院时未在口咽和/或消化道定植，是在ICU住院期间获得的
外源性感染	由潜在致病微生物引起，入院时不存在，亦不是早期定植发展而来的
定植	同一种致病微生物在器官系统中存在超过3天（≥2种阳性培养物）而没有感染迹象

就有选择性偏倚的可能。为了尽量减少选择性偏倚的发生，需要经常监测患者的纳入资格和纳入率，然后立即反馈给参与试验的研究人员。然而，尽管在参照客观纳入标准时采取了这些措施，对照组和两个干预组之间仍然存在着基线差异。干预组（SDD和SOD）的患者插管率高，手术可能性小，并且APACHE基线评分更高。此外，与SOD和对照组患者相比，SDD患者年龄更大[5]。

第二个荷兰开放集群，随机、交叉、多中心试验（DMT-Ⅱ：12 000例患者），对12个月的SDD和12个月的SOD进行了比较。同样，两者存在基线差异，SDD的患者第28天死亡率（24.1%）和SOD组（25.4%）比较无差异（SDD vs SOD：校正OR 0.96，95%CI 0.88～1.06），住院时间也无显著性差异[21]。一篇2009年发表的Cochrane Meta分析探讨了关于局部抗生素（有或没有全身抗生素）的效果及其对死亡率和呼吸道感染（respiratory tract infections，RTI）发生率的影响[6]。该meta分析包括36项试验，共6 914例患者（由于上述原因没有纳入DMT-I）。该学者者得出以下结论：

1. 与对照组相比，局部和全身抗生素应用组的RTIs的发生率（16项研究：OR，0.28；95%CI 0.20～0.38）和死亡率（17项研究：OR，0.75；95%CI，0.65～0.87）均显著降低。
2. 局部抗生素组与对照组或局部加全身抗生素组与全身抗生素组相比，RTIs的发生率（17项研究：*OR*，0.44；95%*CI* 0.31～0.63）显著降低，但死亡率（19项研究：OR 0.97，95%CI 0.82～1.16）无显著降低。

最后的结论与DMT-Ⅰ的结果形成了对比，后者显示仅在口咽局部使用抗生素时方可显著降低死亡率[5]。

2014年发表的另一篇系统回顾和meta分析比较了SDD、SOD和口咽氯己定对预防死亡发生的影响，结论是SDD对死亡率具有有利影响，SOD对死亡率的影响较小，两者均优于氯己定，氯己定可能与死亡率的增加有关[22]。

表119-2显示了在最新研究中使用的SDD方案不同部分的“内容、时间及原因”。

选择性去污的微生物学效应

去污效果

DMT-I显示，SDD患者从直肠拭子中分离的革兰氏阴性菌定植的比例从第3天的56%下降到第8天的25%和第14天的15%。SDD患者革兰氏阴性菌的口咽定植率从第2天的18%降至第8天的4%。SOD患者的革兰氏阴性菌的口咽定植率从第2天的20%下降至第8天的7%[5]。这些结果与其他研究报道的结果相当[10，23，24]。进一步研究表明，SDD可以从肠道中根除对头孢菌素耐药的肠杆菌科细菌[25]。

SDD（和SOD）对呼吸道定植和感染的积极作用已被广泛报道[4，6-8]。DMT-Ⅰ显示，在SOD和SDD期间，金黄色葡萄球菌、葡萄糖非发酵革兰氏阴性杆菌（主要为铜绿假单胞菌）和肠杆菌科的ICU获得性菌血症发生率明显低于对照组。与SOD或对照组相比，SDD组中ICU获得性念珠菌血症的发生率较低[5]。接受SDD治疗的患者，肠杆菌科ICU获得性菌血症的发生率低于接受SOD治疗的患者[5，26]，这一结果得到了DMT-Ⅱ的证实[21]。

选择性去污过程中革兰氏阴性和革兰氏阳性微生物抗生素耐药性的产生与选择

耐药微生物的强化筛选一直被认为是SDD和SOD的重要威胁。持续使用监测培养作为SDD和SOD方案的一部分[27]，可用来评估肠内去污的效果，并能及早检测到耐药病原体的出现。

革兰氏阴性微生物

一些研究表明，接受SDD治疗的患者中耐药的革兰氏阴性微生物总体减少，并对头孢他啶、亚胺培南和环丙沙星耐药的革兰氏阴性菌如铜绿假单胞菌的定植，以及其他对亚胺培南、环丙沙星和妥布霉素有耐药性的需氧革兰氏阴性菌的定植具有显著的有利影响[4，18]。在DMT-Ⅰ期间接受SDD治疗的患者，ICU获得性念珠菌血症、肠杆菌科菌血症和高度耐药微生物（highly resistant microorganisms，HRMO；根据荷兰指南[28]）菌血症的发生率均低于那些接受SOD治疗的患者，除念珠菌血症外，其他均被DMT-Ⅱ确认[29]。对

DMT-Ⅰ中 SDD 和 SOD 期间黏菌素耐药率的分析表明，在革兰氏阴性菌的持续肠道携带和耐妥布霉素的革兰氏阴性菌进行肠道定植过程中，获得耐黏菌素的革兰氏阴性菌的风险和对黏菌素耐药的转化率增加。总体来说，获得耐黏菌素革兰氏阴性菌的风险及对黏菌素耐药性的转化率是很低的[30]。对荷兰的 5 个使用 SDD 或 SOD 超过 7 年的 ICU 的事后分析显示，革兰氏阴性微生物对黏菌素或妥布霉素的耐药率没有增加[31]。然而，当 SDD 用于控制暴发（疫情）时，产超广谱β- 内酰胺酶（beta-lactamase，ESBL）的肺炎克雷伯菌对黏菌素的耐药率增加[32]。

表 119-2 选择性消化道去污方案

内容	时间	原因
基线		
口咽部应用 0.5g 含多黏菌素 E、妥布霉素和两性霉 B 浓度均为 2% 的糊剂*	每日 4 次直到出 ICU	选择性口咽去污
经鼻胃管给予 10ml 含有 100mg 多黏菌素 E、80mg 妥布霉素和 500mg 两性霉素 B 的混悬液	每日 4 次直到出 ICU	从胃到直肠的选择性肠道去污
在研究的前 4 天静脉注射头孢噻肟 1g（或其他第三代头孢菌素类）	前 4 天每天 4 次	抢先治疗原发性内源性感染
避免使用可能损害定植抗性的（全身）抗生素（即具有抗厌氧活性的抗生素）	在 SDD 治疗期间，直至出 ICU	避免应用青霉素类、碳青霉烯类等抗生素，无临床感染表现的定植患者不需添加抗生素
气管内*吸痰，口咽*和直肠拭子的培养	入院时及 1 周 2 次的培养监测	确定入院时和治疗期间的定植模式，包括监测 SDD 的有效性及监测感染
口咽护理*	无菌水或氯己定†漱口水每日 4 次，在此之前先应用口咽糊剂；每天刷牙 2 次，用蘸有 1.5% 过氧化氢的棉签清洁口咽腔的可见污染	清洁口腔及牙齿，去除残余糊渣，为（下一步）口腔涂抹糊剂做准备
正规卫生指南的使用*	总是	防止患者病原体的传播，预防（外源性）交叉污染和来自其他患者的感染，控制暴发
合并以下情况的患者的改良		
气管切开*	在气管切开处周围涂抹 0.5g 糊剂，每天 4 次	选择性口咽去污
十二指肠管或空肠造口术	10ml 混悬液，5ml 通过胃管，5ml 通过十二指肠管或空肠造口	从胃到直肠的选择性肠道去污
结肠造口或回肠造口	SDD 栓剂（含 100mg 多黏菌素 E，40mg 妥布霉素，500mg 两性霉 B）用在肠道远端，每天 2 次	从胃到直肠的选择性肠道去污
头孢菌素过敏	头孢噻肟可以用环丙沙星代替（每天 2 次 400mg）	避免过敏反应
对呼吸道持续有酵母菌或革兰氏阴性菌定植患者的改良		
如果咽部培养（入院后培养 >48 小时）出现酵母菌和/或革兰氏阴性菌*	口咽糊剂增加到每天 8 次，直到 2 次培养结果阴性	非定植
如果痰培养（入院后培养 >48 小时）出现酵母菌*	雾化吸入 5ml（5mg）两性霉素 B，每天 4 次，直至 2 次痰培养阴性	非定植
如果痰培养（入院后培养 >48 小时）出现革兰氏阴性菌*	雾化吸入 5ml（80mg）多黏菌素 E，每天 4 次，直至 2 次痰培养阴性	非定植

*SOD 方案来自 de Smet AM, Kluytmans JA, Cooper BS, et al. Decontamination of the digestive tract and oropharynx in intensive care patients. N Engl J Med 2009; 360: 20-31.

†在荷兰的 SDD-SOD 试验中未使用过氯己定（*N Engl J Med* 2009; 360: 20-31）。

在DMT-Ⅰ和DMT-Ⅱ中，HRMO引起的念珠菌血症和菌血症的发生率均较低，因此SDD和SOD之间的差异能否转化为临床结局上的差异，取决于HRMO引起的念珠菌血症和菌血症的总体发病率、经验性抗菌药物治疗选择的适当性以及该情况对预后和住院时间的影响。局部使用抗生素，无论是否使用第三代头孢菌素进行全身性预防，这都会增加革兰氏阴性菌抗生素耐药的流行水平。这一结论得到了两项为期5年的前瞻性研究和近期的meta分析的支持[33-35]。

革兰氏阳性微生物

最近的3项主要研究是在荷兰进行的，与荷兰不同，在许多国家的ICU中，耐甲氧西林金黄色葡萄球菌(Methicillin-resistant S. aureus，MRSA)和万古霉素耐药肠球菌(vancomycin-resistant enterococcus，VRE)高度流行。在这种情况下，通常认为SDD或SOD的局部抗生素应用是禁忌的，因为这些方案可能会增加这些细菌的定植率和感染率。在MRSA水平较高的环境中，可以获得更多关于SDD或SOD影响的数据[33]。在一项研究中，在创伤患者中引入SDD后，检测到向革兰氏阳性菌的转变，包括两年后出现了一次MRSA的暴发以及MRSA的携带率增加[36,37]。通过实施控制措施，成功地解决了这一转变[36]。为了防止MRSA感染，一些研究人员在SOD或SDD方案中加入万古霉素[7,38]。当局部应用时，万古霉素不能被吸收，并能在肠道中达到较高浓度。在西班牙的烧伤病房中，局部应用万古霉素的SDD方案与改善患者预后和降低MRSA的定植率相关[38]。这种方法的缺点可能是在两种病原体都普遍存在的ICU中选择了VRE，但此类报告尚未发表。

DMT-Ⅰ的结果表明，SDD和SOD均与获得性呼吸道定植率较高相关，但与肠球菌引起的菌血症高发生率无关。在ICU患者中，肠球菌会遍布全身(尤其是皮肤)并污染无生命环境。肠球菌目前是世界范围内医院获得性感染最常见的原因之一，在包括荷兰在内的西方国家，耐氨苄西林肠球菌(ampicillin-resistant enterococci，ARE)引起的感染比例大幅上升[39]。在美国，大约35%的ICU获得性肠球菌菌血症是由VRE引起的。ARE和VRE感染的临床相关性尚不清楚。

在MRSA水平较高的单位中广泛应用局部万古霉素将增加VRE的选择压力。应谨慎权衡这一因素与使用万古霉素行SDD或SOD的益处。在美国，具有高水平MRSA的ICU通常也有高水平的VRE。在这种情况下，添加口咽部氯己定口服液和/或洗必泰体部冲洗液可能有助于控制由VRE和MRSA引起的传播和血流感染[40,41]。

生态效应

在DMT-Ⅰ期间，无论是否纳入研究，每个月都要在固定的一天从ICU的所有患者中获取呼吸道和肠道的培养监测[5]。在13个ICU中，有18个点流行率的研究可用来分析SDD和SOD对ICU中细菌生态学的影响。通过对干预前后连续点患病率调查结果的比较，来确定SDD(超过6个月)和SDD/SOD(联合12个月)对肠道和呼吸道携带革兰氏阴性菌的影响[42]。在ICU中应用SDD期间，患者肠道中对头孢他啶、妥布霉素或环丙沙星耐药的革兰氏阴性菌的平均比例下降，停用SDD后该比例再次上升。在SDD/SOD联合治疗期间，所有3种抗生素的呼吸道耐药水平均较低(≤6%)，但呈逐渐上升趋势，仅有头孢他啶的耐药性显著增加($P<0.05$)。停止SDD/SOD治疗后，耐药水平增加至10%或更高。很明显，SDD和SOD都具有显著的生态效应，2014年发表的一项为期4年的生态研究结果也支持这一点[43]。在DMT-Ⅱ中，SDD的耐药革兰氏阴性菌的直肠载量明显低于SOD[21]。此外，在SOD和SDD期间均观察到妥布霉素的耐药逐渐增加，这在SDD期间更明显，而SDD组具有氨基糖苷类抗GNB的获得性菌血症的发生率要低于SOD组[21]。值得注意的是，其中一些患者在ICU的住院时间很短(未接受SOD或SDD)，并且其他医院病房的耐药发生率未知。参与研究的医院中耐药率的增加可能会影响这些结果。

总体而言，生态效应(即在干预期间最低的耐药性水平)证实了SOD甚至更多的SDD对个别患者(individual patients)抗生素耐药性有积极影响[4,29]。

其他问题

SDD在特定患者群中的有效性

有证据表明，SDD在所有ICU患者中可能并不是同样有效。在一项meta分析中，观察到手术患者SDD疗效的提高[17]。此外，一项研究表明，术前使用SDD混悬液和其他口服抗生素的胃肠道手术患者的手术部位感染和吻合口瘘的发生率降低[44-46]。在荷兰多中心研究的事后亚组分析中发现，SDD和SOD对手术和非手术患者的影响不同[47]。与对照组相比，SDD在降低手术和非手术患者的28天死亡率方面同样有效，并且能显著缩短手术患者的机械通气时间、ICU住院时间和总住院时间。另外，SOD似乎能更有效地降低非手术患者的死亡率，但与手术患者的第28天死亡率、机械通气时间、ICU或总住院时间的降低无关。这些研究结果表明，手术患者可从SDD方案的肠道和/或全身治疗中获益。然而，在DMT-Ⅱ中，SOD和SDD组之间并没有显示出相似的效果，这可能是因为对“手术患者”的定义不同[21]。总而言之，这些结果均是假设，需要进一步的研究来证实，如果能够得到证实，这些结果可能有助于阐明SDD和SOD在特定的ICU和其他患者中的保护作用机制。

SOD和SDD治疗后医院获得性感染

在De Jonge等的SDD研究中，出院时ICU死亡率的相对风险由35%降至22%[4]。由此引发的假设是，ICU出院后存活率的降低可能与ICU中接受SDD治疗的患者医院获得性感染(hospital-acquired infections，HAI)的发生率增加有关。在DMT-Ⅰ中，在ICU出院后的前14天内，对所有转到两所大学医院常规病房的患者前瞻性的监测HAI的发生率[48]。

大多数 HAI 发生在呼吸道，其在所有 3 个治疗后研究组（SDD 组、SOD 组和标准治疗组）中的感染发生率和持续时间相似。3 个治疗后研究组的血液感染发生率也相似，但与标准治疗组相比，SOD 治疗后组和 SDD 治疗后组的感染时间往往更长。另外，干预后组手术部位感染（surgical site infections，SSI）的发生率亦有增加。HAI 发生率、死亡率及合并 HAI 的患者死亡率在 3 组中无差异，提示下列假设不成立：ICU 治疗后 SDD 和 SOD 的中断将增加感染率并因此影响临床结果[48]。

抗生素使用和成本效益

De Jonge 确定，SDD 组的总抗生素费用（局部和全身）比对照组低 11%。这种差异主要是由于如环丙沙星、头孢他啶、亚胺培南和抗真菌治疗等的抗生素的使用减少[4]。这些结果得到了 DMT-Ⅰ的证实：与对照组相比，SDD 组和 SOD 组每日规定剂量的全身抗生素的使用分别减少了 12% 和 10%[5]。事后成本 - 效益评估表明，SDD 和 SOD 在荷兰 ICU 中均有效且能节约成本[49]。

不良事件

据报道，3 例患者因口咽应用 SDD/SOD 糊剂致其积聚而出现大量凝块，导致食管或空肠阻塞。这种并发症可通过定期和适当的口腔护理来预防[50]。

知识点

1. SOD 和 SDD 可改善 ICU 患者的生存率。
2. SDD 和 SOD 均可降低菌血症、呼吸道感染（RTI）的发生率以及全身抗生素的使用率。与 SOD 相比，SDD 可降低菌血症的发生率。与对照组相比，只有 SDD 可降低念珠菌血症的发生率。
3. 没有证据表明使用局部抗生素，无论是否使用全身性预防，都会增加革兰氏阴性菌对抗生素的耐药性。尤其是 SDD 反而降低了革兰氏阴性菌的抗生素耐药率。
4. SDD 和 SOD 均具有成本效益。
5. 需要进行更大规模和更长期的纵向研究来确定 SOD 和 SDD 对抗生素耐药的长期影响，要特别关注高抗生素耐药环境中的革兰氏阴性菌的抗生素耐药性变化，以及与其他外用药物如洗必泰等药物联合应用时耐药性的变化。

（管重严　邢宝鹏 译，苏建玲 审校）

参考文献

1. Vincent J-L. Nosocomial infections in adult intensive-care units. Lancet 2003;361:2068–2077.
2. Vincent J-L, Rello J, Marshall J, Silva E, et al. International study of the prevalence and outcomes of infection in intensive care units. JAMA 2009;302:2323–2329.
3. D'Amico R, Pifferi S, Leonetti C, Torri V, Tinazzi A, Liberati A. Effectiveness of antibiotic prophylaxis in critically ill adult patients: systemic review of randomised controlled trials. BMJ 1998;316:1275–1285.
4. de Jonge E, Schultz M, Spanjaard L, et al. Effects of selective decontamination of the digestive tract on mortality and acquisition of resistant bacteria in intensive care: a randomised controlled trial. Lancet 2003;362:1011–1016.
5. de Smet AM, Kluytmans JA, Cooper BS, et al. Decontamination of the digestive tract and oropharynx in intensive care patients. N Engl J Med 2009;360:20–31.
6. Liberati A, D'Amico R, Pifferi S, Torri V, Brazzi L, Parmelli E. Antibiotic prophylaxis to reduce respiratory tract infections and mortality in adults receiving intensive care. The Cochrane Library 2009, Issue 4. Available at http://www.thecochranelibrary.com.
7. Pugin J, Auckenthaler R, Lew DP, Sutter PM. Oropharyngeal decontamination decreases incidence of ventilator-associated pneumonia: a randomized, placebo-controlled, double-blind clinical trial. JAMA 1991;265:2704–2710.
8. Bergmans DC, Bonten MJ, Gaillard CA, et al. Prevention of ventilator-associated pneumonia by oral decontamination: a prospective, randomized, double-blind, placebo-controlled study. Am J Respir Crit Care Med 2001;164:382–388.
9. van der Waaij D, Berghuis-de Vries JM, Lekkerkerk-van der Wees JEC. Colonization resistance of the digestive tract in conventional and antibiotic-treated mice. J Hyg (Lond) 1971;69:405–411.
10. Stoutenbeek CP, van Saene HKF, Miranda DR, Zandstra DF. The effect of selective decontamination of the digestive tract on colonization and infection rate in multiple trauma patients. Intensive Care Med 1984;10:185–192.
11. Savage DC. Interactions between host and its microbes. In: Clarke R, Bauchop T. Microbial ecology of the gut. London: Academic Press; 1977. p. 277–310.
12. Sleyfer DT, Mulder NH, Vries-Hospers HG de, Fidler V, Nieweg O, van der Waay D. Infection prevention in granulocytopenic patients by selective decontamination of the digestive tract. Eur J Cancer 1980;16:859–869.
13. Guiot HF, van der Meer JW, van Furth R. Selective antimicrobial modulation of human microbial flora: infection prevention in patients with decreased host defense mechanisms by selective elimination of potentially pathogenic bacteria. J Infect Dis 1981;143:644–654.
14. Saene van HKF, Stoutenbeek CP, Miranda DR, Zandstra DF. A novel approach to infection control in the intensive care unit. Proceedings of a symposium on prevention and control of infection in intensive care. Acta Belg Anaest 1983;34:193–209.
15. Stoutenbeek CP. Infection prevention in intensive care, infection prevention in multiple trauma patients by selective decontamination of the digestive tract (SDD). Thesis, 1987.
16. Verwaest C, Verhaegen J, Ferdinande P, et al. Randomized, controlled trial of selective digestive decontamination in 600 mechanically ventilated patients in a multidisciplinary intensive care unit. Crit Care Med 1997;25:63–71.
17. Nathens AB, Marshall JC. Selective decontamination of the digestive tract in surgical patients: a systematic review of the evidence. Arch Surg 1999;134:170–176.
18. Krueger WA, Lenhart FP, Neeser G, et al. Influence of combined intravenous and topical antibiotic prophylaxis on the incidence of infections, organ dysfunctions, and mortality in critically ill surgical patients: a prospective, stratified, randomized, double-blind, placebo-controlled clinical trial. Am J Respir Crit Care Med 2002;166:1029–1037.
19. Bonten MJ, Kullberg BJ, van Dalen R, et al. Selective digestive decontamination in patients in intensive care. The Dutch Working Group on Antibiotic Policy. J Antimicrob Chemother 2000;46:351–362.
20. Bonten MJ, Kluytmans J, de Smet AM, Bootsma M, Hoes A. Selective decontamination of digestive tract in intensive care. Lancet 2003;362:2118–2119.
21. Oostdijk EA, Kesecioglu J, Schultz MJ. Effects of decontamination of the oropharynx and intestinal tract on antibiotic resistance in ICUs: a randomized clinical trial. JAMA 2014;312:1429–1437.
22. Price R, MacLennan G, Glen J. Selective digestive or oropharyngeal decontamination and topical oropharyngeal chlorhexidine for prevention of death in general intensive care: systematic review and network meta-analysis. BMJ 2014;348:g2197.
23. Kerver AJH, Rommes JH, Mevissen Verhage EAE, et al. Prevention of colonization and infection in critically ill patients: a prospective randomized study. Crit Care Med 1988;16:1087–1093.
24. Hartenauer U, Thülig B, Diemer W, et al. Effect of selective flora suppression on colonization, infection, and mortality in critically ill patients: a one-year, prospective consecutive study. Crit Care Med 1991;19:463–473.
25. Oostdijk EA, de Smet AM, Kesecioglu J. Decontamination of cephalosporin resistant *Enterobacteriaceae* during selective digestive tract decontamination in intensive care units. J Antimicrob Chemother 2012;67:2250–2253.
26. Oostdijk EA, de Smet AM, Kesecioglu J. The role of intestinal colonization with gram-negative bacteria as a source for intensive care unit-acquired bacteremia. Crit Care Med 2011;39:961–966.
27. Bonten MJ, Brun-Buisson C, Weinstein RA. Selective decontamination of the digestive tract: to stimulate or to stifle? Intensive Care Med 2003;29:672–676.
28. Kluytmans-VandenBergh MF, Kluytmans JA, Voss A. Dutch guideline for preventing nosocomial transmission of highly-resistant micro-organisms. Infection 2005;33:309–313.
29. de Smet AM, Kluytmans JA, Blok HE. Selective digestive tract decontamination and selective oropharyngeal decontamination and antibiotic resistance in patients in intensive-care units: an open-label, clustered group-randomised, crossover study. Lancet Infect Dis 2011;11:372–380.
30. Oostdijk EA, Smits L, de Smet AM. Colistin resistance in gram-negative bacteria during prophylactic topical colistin use in intensive care units. Intensive Care Med 2013;39:653–660.
31. Wittekamp BH, Oostdijk EA, de Smet AM. Colistin and tobramycin resistance during long term use of selective decontamination strategies in intensive care: a post-hoc analysis. Crit Care 2015;19:113.
32. Halaby T, Al Naiemi N, Kluytmans J. Emergence of colistin resistance in *Enterobacteriaceae* after the introduction of SDD in an ICU. Antimicrob Agents Chemother 2013;57:3224–3229.
33. Ochoa-Ardila ME, Garcia-Canas A, Gomez-Mediavilla K. Long-term use of selective decontamination of the digestive tract does not increase antibiotic resistance: a 5-year prospective cohort study. Intensive Care Med 2011;37:1458–1465.
34. Heininger A, Meyer E, Schwab F. Effects of long-term routine use of selective digestive decontamination on antimicrobial resistance. Intensive Care Med 2006;32:1569–1576.
35. Daneman N, Sarwar S, Fowler RA; SuDDICU Canadian Study Group. Effect of selective decontamination on antimicrobial resistance in intensive care units: a systematic review and meta-analysis. Lancet Infect Dis 2013;13:328–341.
36. Lingnau W, Allerberger F. Control of an outbreak of methicillin-resistant *Staphylococcus aureus* (MRSA) by hygienic measures in a general intensive care unit. Infection 1994;(Suppl. 2):S135–S139.
37. Lingnau W, Berger J, Javorsky F, Fille M, Allerberger F, Benzer H. Changing bacterial ecology during a five-year period of selective intestinal decontamination. J Hosp Infect 1998;39:195–206.
38. de la Cal MA, Cerdá E, García-Hierro P, et al. Survival benefit in critically ill burned patients receiving selective decontamination of the digestive tract: a randomized, placebo-controlled, double-blind trial. Ann Surg 2005;241:424–430.
39. Top J, Willems R, van der Velden S, Asbroek M, Bonten M. Emergence of clonal complex 17 *Enterococcus faecium* in The Netherlands. J Clin Microbiol 2008;46:214–219.
40. Vernon MO, Hayden MK, Trick WE, Hayes RA, Blom DW, Weinstein RA, Chicago Antimicrobial Resistance Project (CARP). Chlorhexidine gluconate to cleanse patients in a medical intensive care unit: the effectiveness of source control to reduce the bioburden of vancomycin-resistant enterococci. Arch Intern Med 2006;166:306–312.
41. Climo MW, Sepkowitz KA, Zuccotti G, et al. The effect of daily bathing with chlorhexidine on the acquisition of methicillin-resistant *Staphylococcus aureus*, vancomycin-resistant *Enterococcus*, and healthcare-associated bloodstream infections: results of a quasi-experimental multicenter trial. Crit Care Med 2009;37:1858–1865.

42. Oostdijk EA, De Smet AM, Blok HE, Thieme Groen ES, van Asselt GJ, Benus RF, et al. Ecological effects of selective decontamination on resistant gram-negative bacterial colonization. Am J Respir Crit Care Med 2010;181:452–457.
43. Houben AJ, Oostdijk EA, van der Voort PH. Selective decontamination of the oropharynx and the digestive tract, and antimicrobial resistance: a 4 year ecological study in 38 intensive care units in the Netherlands. J Antimicrob Chemother 2014;69:797–804.
44. Roos D, Dijksman LM, Oudemans-van Straaten HM. Randomized clinical trial of perioperative selective decontamination of the digestive tract versus placebo in elective gastrointestinal surgery. Br J Surg 2011;98:1365–1372.
45. Roos D, Dijksman LM, Tijssen JG. Systematic review of perioperative selective decontamination of the digestive tract in elective gastrointestinal surgery. Br J Surg 2013;100:1579–1588.
46. Morris MS, Graham LA, Chu DI. Oral antibiotic bowel preparation signifcantly reduces surgical site infection rates and readmission rates in elective colorectal surgery. Ann Surg 2015;261:1034–40.
47. Melsen WG, de Smet AM, Kluytmans JA. Selective decontamination of the oral and digestive tract in surgical versus non-surgical patients in intensive care in a cluster-randomized trial. Br J Surg 2012;99:232–237.
48. de Smet AM, Hopmans TE, Minderhoud AL, Blok HE, Gossink-Franssen A, Bernards AT, et al. Decontamination of the digestive tract and oropharynx: hospital acquired infections after discharge from the intensive care unit. Intensive Care Med 2009;35:1609–1613.
49. Oostdijk EA, de Wit GA, Bakker M, de Smet AM, Bonten MJ, Dutch SOD-SDD trialists group. Selective decontamination of the digestive tract and selective oropharyngeal decontamination in intensive care unit patients: a cost-effectiveness analysis. BMJ Open 2013 Mar 5;3(3).pii:e002529 doi:10.1136/bmjopen-2012-002529.
50. Smit MJ, van der Spoel JI, de Smet AM, de Jonge E, Kuiper RA, van Lieshout EJ. Accumulation of oral antibiotics as an adverse effect of selective decontamination of the digestive tract: a series of three cases. Intensive Care Med 2007;33:2025–2026.

120 导管相关性血流感染

Jean-François Timsit

约有一半的ICU患者留置中心静脉导管（central venous catheters，CVCs），且留置时间约占住院天数的65%。在欧洲国家，CVC相关血流感染（bloodstream infections，BSIs）的发病率为每天1‰～3‰[1]。在美国，每年ICU患者置入CVC的天数估计在1 500万左右，其中大约4万例中心静脉导管相关性血流感染，占比大于2‰导管留置日[2]。中心静脉导管相关性血流感染（central catheter-associated bloodstream infection，CLABSI）致死率为0～11.5%[3]，导致患者平均住院日延长9～12天[4,5]。

与其他院内感染相比，导管相关性血流感染（catheter-related bloodstream infection，CR-BSI）的主要风险因素与设备相关。这表明，如果采用严格的措施，导管相关性血流感染在很大程度上是可以预防的，医护人员的教育和培训以及持续的单位改进计划是必不可少的[6,7]。

病理生理

微生物在导管的定植主要通过两种途径发生：腔外途径和腔内途径。短期CVC（<15～20天）的主要定植途径是通过导管的皮肤进入部位，而由于轮毂污染导致的腔内途径定植主要发生在长期CVC[8]。在选择不同的诊断选项和预防策略时要注意二者的不同。

尽管经常遇到由革兰氏阴性肠杆菌科和铜绿假单胞菌所引发的CR-BSI，尤其是在股静脉置管时，但CR-BSI主要由常见的皮肤微生物引发菌血症[9]。

定义

最新发布的CR-BSI诊断指南已经在全球范围内使用。重要的是要记住可用的定义以更好地解释临床症状。相关定义总结见表120-1。

导管感染的诊断

导管入口部位的发热或红斑通常是非特异性的，对诊断CR-BSI的帮助很小。当怀疑有CR-BSI时，ICU的常见做法是拔除CVC并在新的部位重新置管。然而，被移除的CVCs中只有大约15%～25%在定量尖端培养中被证实存在感染。

表120-1 定义

	定义	注释
导管尖端定植	导管尖端的阳性培养物生长至≥15cfu/ml（半定量法），10^2cfu/ml（超声定量法），或10^3cfu/ml（震荡定量法）	定量培养方式已经不再使用
出口部位感染	出口部位2cm内的红斑、硬结、触痛	（出口部位的）渗出物的阳性培养结果证实了微生物学上的出口部位感染
导管相关性血流感染（CR-BSI）	从外周静脉获得的一个阳性血培养物以及伴有感染的临床表现，同时：①导管尖端定植或②差异报警时间（differential time to positivity，DTP）超过120分钟，除导管外没有明显的菌血症来源。	很少使用来自外周静脉和5∶1比例的导管的同时定量培养 注意：排除其他感染源可以发现ICU患者最终分类的重要差异。导管出口部位脓性强烈暗示导管为感染源
中心静脉相关性血流感染（CLA-BSI）	留置导管患者的一次阳性血培养结果和临床表现，除导管外无其他菌血症来源	易于收集的流行病学定义。由于导管感染而高估了BSI，特别是在ICU和肿瘤患者中
导管相关的临床败血症	感染的临床表现在导管拔除48小时内消失，导管尖端培养阳性，没有其他明显的治疗感染源	占导管相关性感染的30%～50%，并伴有一般的临床表现。不容易常规收集，但可能需要抗感染治疗（见正文）

去除导管后进行诊断测试

定性肉汤培养基培养具有高灵敏度，但特异性非常低，无法区分污染和感染。已经开发了定量培养技术用于研究导管的腔外部分（半定量 Maki 技术）或管外导管[10-13]。总体而言，定量培养技术似乎比半定量培养技术更准确[14]。

一项临床和实验研究表明，提前使用抗菌药物可能会降低导管培养的灵敏度[15,16]。在解释阴性或临界培养结果时应牢记这一点，并强调在开始新的抗生素使用之前需要进行诊断测试（血培养和导管培养）。

用导管原位诊断 CR-BSI

如果发生严重败血症，应系统地移除导管[14]。然后如上所述进行导管相关 BSI 的诊断。然而，大多数疑似导管相关的感染并没有致命危险。这种情况下，在保留导管的同时提供准确诊断的诊断技术是非常有吸引力的选择。

导管出口部位的定量培养

导管出口部位的定量培养反映了腔外污染途径。Bouza 等[17]已经证实皮肤表面的阴性培养结果可用于预测导管相关感染，阴性预测值可用于预测导管定植（NPV，90.6%）或 CR-BSI（NPV，99.2%）。

如果怀疑导管相关感染（catheter-related infection，CRI），可通过导管出口部位的病原学培养予以排除，从而防止不必要的导管更换。然而，常规监测培养是无用的，因为皮肤培养的阳性结果与置管部位皮肤的临床症状密切相关[18]。

定量血培养

在不拔除或更换导管的情况下同时通过导管和外周静脉分别抽取标本能够更准确地预测 CR-BSI。血培养阳性的时间与环境中的细菌浓度高度相关。因此，有学者提出评估中心静脉血培养与外周静脉血培养阳性的时间差异[19]。发现以 120 分钟为临界值时，中心静脉血培养的灵敏度和特异性大于 90%[19]。虽然理论上，该技术仅探讨了腔内感染途径，但最近的研究报告建议将其用于短期和长期 CR-BSI[19-21]。1/4 的案例中上述方法并不理想[22]。此外，每个管腔均是一种潜在感染源。有研究报告指出，对 3 腔导管中的任一导管腔进行取样，均会导致诊断 CR-BSI 准确率下降 37.3%[23]。

预防

最近 CR-BSI 预防指南已经更新[7,24]。这些指南基于两类研究：在使用导管时应用多元化模式改善一般感染控制措施，如监测、教育、质量管理策略和测试一些新生物材料、抗菌材料和导管锁。要点总结见表 120-2。

导管置入

导管置入是预防的一个重要部分。

表 120-2 ICU 预防 CR-BSI 的主要推荐策略

护理的体系与流程
足够的护士与患者比例
仅使用经过培训的具有导管置入和维护能力的人员
教育、评估并审核 ICU 医护人员对指南的遵守情况
根据建议开展持续的质量改进计划并因地制宜地进行调整
组织一个机构对护理过程和 CR-BSI 率进行跟踪
参与监控网络
导管置入
手卫生
CVC 置入的全屏障预防措施
用氯已定清洗皮肤部位
锁骨下而不是颈静脉或股动脉入路（应权衡机械并发症的风险）
避免锁骨下置入透析导管
颈内或股骨短期 CVC 的皮下穿刺
超声引导减少插管尝试次数和颈静脉和股动脉入路的机械并发症
所有肺动脉导管均使用无菌套管
不要经常更换 CVC（即使是用导丝交换）
氯已定磺胺二甲嘧啶仅在 CR-BSI 水平高的情况下才可用于短期 CVCS，尽量实施全面的策略以降低 CR-BSI 的发生率
导管维护
如果松动、污染或弄湿，应立即换药
超过预期使用时间尽快取出导管
每日目视检查导管部位
用 CVC 专用无菌透明或纱布敷料
当血液从置管部位渗出时用纱布覆盖
氯已定浸渍凝胶或氯已定海绵敷料用于降低动脉导管和 CVC 的导管内相关血流感染
在启动输液后 24 小时内更换用于管理血液制品和脂肪乳剂（包括异丙酚）的管路
更换管路不超过 4 天的间隔，最迟每 7 天更换 1 次

无菌屏障注意事项和皮肤消毒

在置入导管时使用无菌手套，长袖无菌罩衣，戴面罩和帽子以及使用大型无菌悬垂护套是预防 CR-BSI 的必要措施，同时也是中心静脉和肺动脉导管插入期间的标准操作。已有报道用含水酒精溶液擦洗手部，以改善手术中手部清洁的顺应性和耐受性，此法可应用到 CVC 置管预防措施中[25]。

皮肤消毒时，氯已定溶液优于含水聚维酮碘（povidone iodine，PVI）溶液。但大多数研究将 2% 氯已定或氯已定 - 乙醇制剂与常规 PVI 溶液进行比较[26]，发现酒精与氯已定、PVI 均有协同作用。需谨记，PVI 具有广谱抗菌活性，其可能导致非常罕见的细菌或真菌耐药性[27]，并且其要在施用 2 分钟后才能达到最大功效。一项随机分组研究比较了 5% 聚维酮 / 70% 乙醇与常规 10% PVI。该研究表明，酒精聚维酮减少了导管定植（OR，0.38；95%CI，0.22～0.65）和导管相关感染（OR，0.34；95%CI，0.13～0.91），但未能证实其能显著降低 CR-BSI[28]。

一项单中心随机试验和一项回顾性研究发现，在导管定植方面，酒精 - 葡萄糖酸氯己定（chlorhexidine gluconate，CHG）消毒制剂优于 5% 酒精 -PVI[29, 30]。

一项前瞻性队列研究发现，在 0.5% 酒精氯己定和 2% 氯己定水溶液之间 CR-BSI 导管定植无差异[31]。2% 酒精氯己定溶液与 0.5% 酒精溶液相比成本较高，其潜在益处尚需进一步证明。即将进行一项对比 5% 酒精 - 聚维酮碘和 2% 酒精 -CHG 的大型随机对照试验（CLEAN 研究；Clinicaltrial. gov NCT 01629550）[32]。

CHG 的优势可能基于其快速杀菌活性。CHG 的抗菌谱比 PVI 的抗菌谱窄（特别是对于孢子微生物，分枝杆菌属和病毒）。现已明确 CHG 在革兰氏阴性细菌（假单胞菌、变形杆菌和普罗威登斯菌属）的最低抑菌浓度（minimum inhibitory concentration，MIC）增加，尤其是在 CHG 皮肤预暴露之后[33]。在医院革兰氏阴性菌群中也发现了不易感的不动杆菌、肺炎克雷伯菌和肠杆菌[34]。最后，在耐甲氧西林金黄色葡萄球菌（methicillin-resistant Staphylococcus aureus，MRSA）和超广谱 β- 内酰胺酶肠杆菌科（extended-spectrum beta-lactamases enterobacteriaceae，ESBLE）中发现了获得性耐药[27]。目前体外耐药谱与临床预后无关，但我们应该关注 CHG 的广泛应用及其有效的替代药物。

最近已经尝试了其他解决方案。奥替尼啶是一种 0.1% 的丙醇溶液，在减少导管定植方面优于乙醇（7.9% vs 17.8%；$P=0.009$）[35]，但尚无法获得奥替尼啶和 CHG 相比较的数据。

导管置入部位

许多危重患者需要置入中心静脉导管。置入部位的选择应基于手术的难易程度和手术过程的潜在风险。后者包括感染、血栓形成和机械并发症。对特定患者的最佳中心静脉通路的选择基于置管失败发生率和并发症的严重程度。

尽管其他因素（潜在的机械并发症、血栓形成、操作者经验）也应考虑在内，但控制感染首选锁骨下通路[36]。颈内静脉和股静脉置管的感染率相近，但如果置管超过 5 天，股静脉置管的定植率更高[37]。

股静脉导管的使用与较高的血栓形成率相关，并且可能是较瘦且不能耐受其他通路的机械并发症（即气胸或出血）患者的有限选择。

在 ICU 中，如果一定要从股静脉或颈内静脉入路，切记置管入路可以降低 CR-BSI 的风险[38, 39]。

超声引导下置管

美国指南推荐使用超声引导下置管以降低置管失败和直接并发症的风险。该技术在颈内静脉置管中有优势[40]，可以降低颈内入路失败率和机械并发症的发生率[41]。但美国指南对是否有降低感染的作用尚不明确[42]。在有超声设备且医生接受过充分培训的医院，颈内静脉置管术前应常规参考美国指南。有关股静脉和锁骨下静脉入路的数据尚不足以得出确切结论。

预防血栓形成

现已证实，导管血栓形成和感染之间有着密切的关系[43, 44]。覆盖在导管表面的纤维蛋白鞘促进了导管的定植[45]。新近临床试验表明，肝素可以减少导管相关感染的发生。一项针对重症儿童的随机双盲研究报告指出，导管联合运用肝素可减少血栓形成（0 vs 8%；$P=0.006$）和血培养阳性率（通过导管）（4% vs 33%；$P=0.000\,5$）[46]。尽管肝素可能有利于降低骨髓移植患者导管感染的风险[47]，但其对 ICU 患者的影响仍有待评估。肝素或肝素涂层导管的潜在益处可能与肝素诱导的血小板减少症的风险相平衡。

导管护理：更换、敷料和管道

重复置管会增加导管感染的风险[48]。这项发现与随机研究结果相一致，支持避免任何常规替换 CVCs 的没有局部或全身并发症的功能正常的导管。这一结论可能与 Swan-Ganz 导管和动脉导管不同，其感染的日风险率可能随导管应用的持续时间而增加[49]。

医生和护士应每天评估患者对血管内导管的需求。半透明敷料广泛使用并且能够连续观察皮肤置管部位和降低外源微生物入侵的风险。如果血液从导管置入部位渗出，则首选纱布敷料。如果敷料潮湿，松动或污染，应立即更换导管敷料。我们发现 ICU 中 2/3 的敷料在更换日期之前已经松动。如果不是锁骨下置管，则敷料松动会更加频繁。在第二层敷料松动后，CRI 和 CR-BSI 的风险增加了 3 倍以上，如果最后一层敷料松动，则 CRI 和 CR-BSI 的风险增加了 10 倍以上[50]。如果立即更换污染或非粘连的敷料，ICU 中计划换药的节律可以安全地增加到 7 天[51]。

即使经过仔细消毒，透明敷料也会发生皮肤菌群的再生，因为细菌会从皮肤真皮迁移到表皮。浸有氯己定的敷料可防止微生物的表皮再生。CHG 浸渍海绵和 CHG 凝胶敷料均可使导管感染风险降低 60%，包括 CR-BSIs[51, 52]，最近的 meta 分析也证实了这些发现[53]。CHG 浸渍海绵和 CHG 凝胶敷料是成人接触性皮炎的主要原因，其发生率小于 1% 个导管日且恢复后均无全身反应，但不适用于低出生体重儿（小于 1 000g），其接触性皮炎的发生率为 15.3%[54]。

建议更换管路的时间不要超过 96 小时，但最晚应每 7 天更换 1 次[55]。澳大利亚正在进行一项大型随机研究，比较每 4 天和每 7 天更换 1 次管路的差异[56]。然而，用于管理血液、血液制品或脂质乳剂（包括异丙酚输注）的管路应在 24 小时内更换[57]。

在临床实践中引入了许多血管内连接阀，以减少针尖损伤的风险。在连接口进行消毒后，这些装置的微生物污染低于三通瓶塞的微生物污染[58]。然而，在队列研究中，常规的3～5秒酒精消毒并不充分，这些装置经常被污染。此外，这些设备通常是不透明的，无法证实是否冲洗干净。这也解释了为什么这些装置一再与血流感染的暴发有关[59-61]。一项涉及五家医院的大型流行病学研究表明，这些系统增加了中心静脉相关感染的风险[62]。总之，任何过度操作CVCs独立地增加CR-BSI的风险，故必须避免[7]。

抗菌涂层或浸渍导管

在20世纪90年代的许多随机研究中，测试氯己定和磺胺嘧啶银浸渍导管的功效。现在应用的新的氯己定-磺胺嘧啶浸渍导管在其内外表面药物半衰期长。对五项随机对照试验进行meta分析显示，该导管可将CR-BSI（或0.51，95%CI，0.56～1.00）的风险减半[63]。然而，该研究发现研究结果之间存在显著的异质性。更重要的是，在两项研究中，对照组的CR-BSI汇总水平高得令人无法接受（7.2%和14%）。因此，尽管遵守其他策略，例如最大屏障预防措施和实施教育计划，但当感染率很高时，建议使用氯己定-银-磺胺嘧啶导管。由于可接受的发病率低于1 CR-BSI/1000导管日，因此使用这种浸渍导管不是标准做法。其他用低聚物、银沸石、碳和铂浸渍的导管已经被测试过，但是它们的功效尚未得到证实[63]。

与聚氨酯导管和外涂氯己定-磺胺嘧啶银浸渍导管（OR，0.23；95%CI，0.14～0.40）相比，用米诺环素-利福平浸渍腔内和外部的导管降低了CR-BSI的风险[64]。与ICU中的5项对照组研究相比，它的使用降低了CR-BSI的风险（OR，0.26；95%CI，0.15～0.47）[63]。然而，尽管有8项随机对照试验，但关于使用利福平-米诺环素浸渍导管对抗菌药物耐药性的发展或耐药菌群和念珠菌属的选择的影响尚无明确结论[65，66]。一项大型单中心前瞻性7年随访9 200例导管（超过500 000导管日）未能揭示葡萄球菌属中细菌耐药性的出现[67]。

抗生素或抗生锁技术

因在置入导管时预防性使用全身性抗生素尚未证实能有效降低CR-BSI发生率，故强烈建议不要采用此种方法。

使用抗生锁技术需要在一段时间内不使用同一导管。该方法可有效预防腔内污染途径，理论上可获得足以杀死生物膜中嵌入生物的抗感染浓度。尽管其在ICU中预防短期CR-BSI的作用仅限于不连续使用的导管（如血液透析[68]或新生儿PICC导管）。在最近的一项meta分析中，使用抗生锁技术导致CLABSI发生率降低69%（RR，0.31；95%CI，0.24～0.40）；与肝素相比，出口部位感染率降低32%（RR，0.68；95%CI，0.49～0.95）[69]。但结果存在显著偏倚。枸橼酸盐等螯合剂具有与肝素类似的抗凝血活性，增加抗菌药物对生物膜中嵌入的生物活性，在血液透析导管中优于肝素[70]。

许多抗微生物制剂，包括万古霉素、替考拉宁、达托霉素、庆大霉素、头孢菌素和米诺环素，已经进行了锁定技术治疗测试，其结果被广泛关注。然而，为了预防CR-BSI，使用抗生素-抗生锁应限于不能胃肠外给药的情况。

此外，还评估了乙醇锁定技术[71]。发现它们在浓度大于20%时是有效的并且即使仅作用局部皮肤2分钟（>50%乙醇）也能抑制生物膜形成[72]。在浓度低于90%时未观察到与导管结构的相互作用。最近在ICU外进行的RCT（随机对照试验）提供了相互矛盾的结果[73，74]。乙醇锁的冲洗与面部潮红（40%），味觉改变（40%）及头晕（50%）有关，强烈建议不要这样做。Souweine等最近发现，2分钟60%乙醇锁定不会降低ICU血液透析导管中CR-BSI的发生率[75]。

持续质量改进计划的影响

基于单位的综合安全计划包括员工教育，认识错误并从中学习、指派管理者来领导项目，以及实施团队合作工具。对于所有的一般安全计划来说是必不可少的[76，77]。通过创建清单，确定当地实施障碍，衡量绩效，参与全球网络[78]以及确保所有医护人员（healthcare worker，HCW）接收数据，将证据转化为实践。一个基于单位安全计划的一般组成部分应该很容易地应用于控制CR-BSI。指定项目负责人也是成功的关键因素。

首先应实施预防和控制多重耐药细菌的传播，手部卫生和医院感染的监测。然后，医护人员应专注于几种旨在防止导管污染的既定方法。应根据现有建议制定拟议的实践类别，并在当地进行调整：①改善手部卫生合规性；②尽可能优先使用锁骨下入路；③含酒精的杀菌溶液；④每天检查置管部位；⑤立即更换弄脏或润湿的导管敷料；⑥立即拔除不使用的导管。必须不断加强这些明确的建议，以防止常规操作中的频繁违规[79，80]。

重要的是，如果参与项目中的工作人员和所有护士、居民及研究员都接受了在职培训计划，其积极影响是可持续性的[81]。

许多成功的案例在2002—2010年发表，而这些建议大多是在ICU中观察到的[82-86]。而我个人认为，零感染率是无法达到的，并且是一个危险且适得其反的目标[87]。加强安全管理是改进的第一步。

导管相关性感染的管理

导管移除还是采用更保守的策略？

如果怀疑有导管感染，必须更换导管还是采用更保守的策略？医生的态度必须以新导管插入的容易程度、免疫状态、患者潜在疾病的严重程度以及临床败血症的严重程度为指导。在该领域，相关数据非常罕见，因为很少有随机研究，并且在大多数队列研究中存在不受控制的偏倚。在根据这些变量检查每个病例后，应做出关于导管拔除以及抗生素治疗的类型和疗程的谨慎决定。

如果发生感染性休克或严重脓毒症，未确定来源或发现明显的局部感染迹象，应拔除导管。在没有严重脓毒症或局部体征的情况下，可能会提出两种保守策略，特别是当新的导管插入有危险时：①通过导丝更换导管（guide wire，GWX）或②执行观察等待策略[88]，优先进行导管出口部位培养（高阴性预测值）配对血培养（高阳性预测值）。

导管的拔除主要取决于血培养微生物的种类及最初 48 小时内患者的病情变化。

如果血培养结果显示存在金黄色葡萄球菌、肠球菌、革兰氏阴性杆菌或真菌，则应拔除导管[14, 89]。对于凝固酶阴性葡萄球菌，如果排除血培养污染的基础上有多个培养基阳性，其中至少有一种血液培养标本来自外周静脉，通常应拔除导管。

总体而言，保守策略在重症患者中始终存在风险。做出决定后，必须严密监测患者。如果出现持续发热或菌血症超过 3 天的复杂病程，必须拔除导管。如果在感染环境中发生 GWX，则应拔除新放置的导管。在这种情况下关于抗菌治疗的时机尚无相关研究。在 GWX 之前制定的抗菌方案可能会降低新 CVC 的感染风险。

抗菌治疗

当导管 BSI 与严重的败血症或休克相关时，必须立即进行抗菌治疗，同时更换导管。覆盖治疗应包括万古霉素和具有抗铜绿假单胞菌活性的广谱 β- 内酰胺酶制剂和氨基糖苷类药物。在有念珠菌定植或存在其感染高风险的情况下，应开始抗真菌治疗，优先使用棘白菌素。

降阶梯治疗必须根据导管培养和血培养的结果。在导管相关 BSI 阳性血培养的情况下，对于未合并复杂感染（脓毒症症状和菌血症消退 <3 天，无持续感染部位）的金黄色葡萄球菌、假单胞菌属、鲍曼不动杆菌和假丝酵母菌，治疗时间应至少为 14 天（不包括脓毒症和菌血症 <3 天，无持续感染部位）。由其他微生物引起的 CRI，如果导管已被拔除，抗菌治疗不应超过 7 天。葡萄球菌属感染应以类似金黄色葡萄球菌感染的治疗方案进行治疗。

在极少数情况下，针对 ICU 病房的患者，可能会提出保留导管治疗的方案，特别是入住 ICU 前置入的长期导管。只有在没有严重脓毒症和致病菌不是念珠菌或金黄色葡萄球菌（可能是假单胞菌或鲍曼不动杆菌）时，才可考虑保留导管。与单独的肠外治疗相比，“抗生素锁”治疗技术更有可能保留导管。但因在“抗生素锁”技术运用过程中需停用该导管而限制了其在 ICU 中的潜在用途。

对于导管尖端培养结果显示有显著微生物生长，但无菌血症或真菌血症临床表现的情况，临床少有相关文献指导医生该如何使用抗生素。与导管相关的脓毒症病例中，现有资料显示，血管内导管拔除后 24 小时内，金黄色葡萄球菌培养阳性但未出现菌血症的患者，如果他们没有立即接受抗感染治疗，则发生金黄色葡萄球菌菌血症的概率为 10%～39%。同样的结果出现在铜绿假单胞菌[90]和广泛耐药的鲍曼不动杆菌[91]以及少数肠球菌属[92]。血管内导管拔除后 24 小时内治疗可以使随后菌血症的发生率显著下降。所有这些回顾性研究都存在重要的方法学缺陷，并未证明随后的 BSI 与阳性导管尖端培养结果直接相关。在等待新研究的同时，特别是在免疫功能低下的患者或心脏瓣膜病患者中，为患有脓毒症的重症患者使用短期（7 天）抗菌药物疗程似乎是合理的，其导管培养结果常显示金黄色葡萄球菌、铜绿假单胞菌、鲍曼不动杆菌或念珠菌属显著生长。如果导管尖端培养出生长凝固酶阴性葡萄球菌或肠杆菌科，仅行导管拔除可能就足够了。相反，当选择保守方法并且通过导管抽取的血培养结果阳性时，应该进行抗感染治疗。

复杂的进程

尽管拔除导管是为了控制感染，但复发、持续发热或菌血症，提示需要延长或修改抗菌治疗方案并积极寻找导管相关感染的另一个血管系感染：转移性脓肿，脓毒性血栓性静脉炎或心内膜炎[14]。

当用糖肽类抗生素处理耐甲氧西林葡萄球菌时，主要失败原因在于抗菌药物的药代动力学 - 药效学性质差。

在感染性休克的情况下，亲水性抗菌药物的分布体积总是增大的，这可能是 β- 内酰胺类抗生素或万古霉素治疗失败的原因[93]。因此，强烈建议在这些情况下对抗菌药物剂量，特别是万古霉素的药代动力学进行监测[94]。万古霉素浓度为 15～20mg/L（合并金黄色葡萄球菌心内膜炎时，甚至达 20～25mg/L）时，C_{min}/MIC 比值大于 5。达托霉素可能是一种替代选择[95]，特别是当万古霉素的 MIC 达到 1.5mg/ml 时[96]。

对于持续发热或菌血症的金黄色葡萄球菌 CR-BSI 患者，应使用经食管超声心动图来排除心内膜炎，同时静脉运用活性剂治疗持续时间延长至不少于 4 周。

导管拔除后感染的血管内血栓可以解释尽管足够的抗生素治疗仍然存在严重的败血症。通常，最常见的感染病原微生物是金黄色葡萄球菌；不常见的病原体包括念珠菌和革兰氏阴性杆菌。

治疗的最佳选择和持续时间基于回顾性研究和专家建议，应给予 4～6 周的抗生素治疗。虽然需要对比试验的数据得出明确的结论，但现有证据表明，应在脓毒性血栓性静脉炎患者的治疗早期应用肝素[97]。很少需要手术切除静脉，但对于浅静脉有化脓性感染或感染延伸至周围组织的患者，以及保守治疗失败的病例，可采取手术切除。

结论

导管相关的血流感染是一种主要的院内感染类型，特别是在 ICU 中，并且是导致医院菌血症的最常见原因。尽管 CR-BSI 比其他菌血症后果轻微，但它是典型的与器械相关的医源性感染，采取严格的管理措施通常可以高度预防其发生。CR-BSI 应该是质量改进计划的主要目标之一。虽然在没有严重败血症或感染性休克的情况下应该尝试更保守的措施，但 ICU 中 CR-BSI 的管理策略通常需拔除导管。

知识点

1. 导管是重症患者血液感染的主要来源。
2. 由于诊断性症状不具特征性，常导致疑似感染的患者不必要的导管拔除。
3. 对于轻度感染，可以尝试保守方法；而在严重脓毒症或脓毒症休克的情况下，应坚持拔除导管。
4. 全面的、基于单位的改进方案能有效地降低 CR-BSI 的发生率。目前对于 CR-BSI 发生率高于 1‰导管日的情况是不可接受的。
5. 当地改良的预防措施应包括含酒精制剂的皮肤消毒，最大的屏障预防措施，严格的导管维护策略以及废弃导管的处理。
6. 尽管实施了预防措施，但如果感染水平仍然很高，则可以在防治策略中运用抗菌敷料和抗菌涂层导管。
7. 尽管有充分的抗感染治疗及导管拔除，但如果出现持续 3 天的发热或血培养结果阳性的情况，应排除是否存在心内膜炎或血栓性静脉炎。

（孙明莉 吕浩 译，张玮 审校）

参考文献

1. Suetens C, Morales I, Savey A, et al. European surveillance of ICU-acquired infections (HELICS-ICU): methods and main results. J Hosp Infect 2007;65 (Suppl. 2):171–3.
2. Dudeck MA, Horan TC, Peterson KD, et al. National Healthcare Safety Network report, data summary for 2011, device-associated module. Am J Infect Control 2013;41:286–300.
3. Siempos, II, Kopterides P, Tsangaris I, Dimopoulou I, Armaganidis AE. Impact of catheter-related bloodstream infections on the mortality of critically ill patients: a meta-analysis. Crit Care Med 2009;37:2283–9.
4. Warren DK, Quadir WW, Hollenbeak CS, Elward AM, Cox MJ, Fraser VJ. Attributable cost of catheter-associated bloodstream infections among intensive care patients in a nonteaching hospital. Crit Care Med 2006;34:2084–9.
5. Schwebel C, Lucet JC, Vesin A, et al. Economic evaluation of Chlorhexidine-Impregnated Sponges for Preventing Catheter-Related Infections in Critically Ill Adults in the Dressing Study. Crit Care Med 2012;40:11–7.
6. Timsit JF, Dubois Y, Minet C, et al. New materials and devices for preventing catheter-related infections. Ann Intensive Care 2011;1:34.
7. O'Grady NP, Alexander M, Burns LA, et al. Guidelines for the Prevention of Intravascular Catheter-related Infections. Clin Infect Dis 2011;52:e162–e93.
8. Mermel LA. What is the predominant source of intravascular catheter infections? Clin Infect Dis 2011;52:211–2.
9. Lorente L, Jimenez A, Santana M, et al. Microorganisms responsible for intravascular catheter-related bloodstream infection according to the catheter site. Crit Care Med 2007;35:2424–7.
10. Sherertz RJ, Raad, II, Belani A, et al. Three-year experience with sonicated vascular catheter cultures in a clinical microbiology laboratory. J Clin Microbiol 1990;28:76–82.
11. Maki DG, Weise CE, Sarafin HW. A semiquantitative culture method for identifying intravenous-catheter-related infection. N Engl J Med 1977;296:1305–9.
12. Safdar N, Fine JP, Maki DG. Meta-analysis: methods for diagnosing intravascular device-related bloodstream infection. Ann Intern Med 2005;142:451–66.
13. Brun-Buisson C, Abrouk F, Legrand P, Huet Y, Larabi S, Rapin M. Diagnosis of central venous catheter-related sepsis. Critical level of quantitative tip cultures. Arch Intern Med 1987;147:873–7.
14. Mermel LA, Allon M, Bouza E, et al. Clinical practice guidelines for the diagnosis and management of intravascular catheter-related infection: 2009 Update by the Infectious Diseases Society of America. Clin Infect Dis 2009;49:1–45.
15. Souweine B, Heng AE, Aumeran C, et al. Do antibiotics administered at the time of central venous catheter removal interfere with the evaluation of colonization? Intensive Care Med 2008;34:286–91.
16. Vandecasteele SJ, Van Eldere J, Merckx R, Peetermans WE. The effect of systemic antibiotics on the microbiological diagnosis of experimental foreign body infections caused by *Staphylococcus epidermidis*. Diagn Microbiol Infect Dis 2004;48:89–95.
17. Bouza E, Munoz P, Burillo A, et al. The challenge of anticipating catheter tip colonization in major heart surgery patients in the intensive care unit: are surface cultures useful? Crit Care Med 2005;33:1953–60.
18. Armstrong CW, Mayhall CG, Miller KB, et al. Clinical predictors of infection of central venous catheters used for total parenteral nutrition. Infect Control Hosp Epidemiol 1990;11:71–8.
19. Blot F, Nitenberg G, Chachaty E, et al. Diagnosis of catheter-related bacteraemia: a prospective comparison of the time to positivity of hub-blood versus peripheral-blood cultures. Lancet 1999; 354:1071–7.
20. Raad I, Hanna HA, Alakech B, Chatzinikolaou I, Johnson MM, Tarrand J. Differential time to positivity: a useful method for diagnosing catheter-related bloodstream infections. Ann Intern Med 2004;140:18–25.
21. Bouza E, Alvarado N, Alcala L, et al. A prospective, randomized, and comparative study of 3 different methods for the diagnosis of intravascular catheter colonization. Clin Infect Dis 2005;40:1096–100.
22. Catton JA, Dobbins BM, Kite P, et al. In situ diagnosis of intravascular catheter-related bloodstream infection: a comparison of quantitative culture, differential time to positivity, and endoluminal brushing. Crit Care Med 2005;33:787–91.
23. Guembe M, Rodriguez-Creixems M, Sanchez-Carrillo C, Perez-Parra A, Martin-Rabadan P, Bouza E. How many lumens should be cultured in the conservative diagnosis of catheter-related bloodstream infections? Clin Infect Dis 2010;50:1575–9.
24. Loveday HP, Wilson JA, Pratt RJ, et al. epic3: national evidence-based guidelines for preventing healthcare-associated infections in NHS hospitals in England. J Hosp Infect 2014;86(Suppl. 1): S1–70.
25. Parienti JJ, Thibon P, Heller R, et al. Hand-rubbing with an aqueous alcoholic solution vs traditional surgical hand-scrubbing and 30-day surgical site infection rates: a randomized equivalence study. JAMA 2002;288:722–7.
26. Chaiyakunapruk N, Veenstra DL, Lipsky BA, Saint S. Chlorhexidine compared with povidone-iodine solution for vascular catheter-site care: a meta-analysis. Ann Intern Med 2002;136:792–801.
27. McDonnell G, Russell AD. Antiseptics and disinfectants: activity, action, and resistance. Clin Microbiol Rev 1999;12:147–79.
28. Parienti JJ, du Cheyron D, Ramakers M, et al. Alcoholic povidone-iodine to prevent central venous catheter colonization: a randomized unit-crossover study. Crit Care Med 2004;32:708–13.
29. Mimoz O, Villeminey S, Ragot S, et al. Chlorhexidine-based antiseptic solution vs alcohol-based povidone-iodine for central venous catheter care. Arch Intern Med 2007;167:2066–72.
30. Girard R, Comby C, Jacques D. Alcoholic povidone-iodine or chlorhexidine-based antiseptic for the prevention of central venous catheter-related infections: in-use comparison. J Infect Public Health 2012;5:35–42.
31. Valles J, Fernandez I, Alcaraz D, et al. Prospective randomized trial of 3 antiseptic solutions for prevention of catheter colonization in an intensive care unit for adult patients. Infect Control Hosp Epidemiol 2008;29:847–53.
32. Goudet V, Timsit JF, Lucet JC, et al. Comparison of four skin preparation strategies to prevent catheter-related infection in intensive care unit (CLEAN trial): a study protocol for a randomized controlled trial. Trials 2013;14:114.
33. Stickler DJ. Susceptibility of antibiotic-resistant gram-negative bacteria to biocides: a perspective from the study of catheter biofilms. J Appl Microbiol 2002;92(Suppl.):163S–70S.
34. Mengistu Y, Erge W, Bellete B. In vitro susceptibility of gram-negative bacterial isolates to chlorhexidine gluconate. East Afr Med J 1999;76:243–6.
35. Dettenkofer M, Wilson C, Gratwohl A, et al. Skin disinfection with octenidine dihydrochloride for central venous catheter site care: a double-blind, randomized, controlled trial. Clin Microbiol Infect 2010;16:600–6.
36. Parienti JJ, du Cheyron D, Timsit JF, et al. Meta-analysis of subclavian insertion and nontunneled central venous catheter-associated infection risk reduction in critically ill adults. Crit Care Med 2012;40:1627–34.
37. Timsit JF, Bouadma L, Mimoz O, et al. Jugular versus femoral short-term catheterization and risk of infection in intensive care unit patients. Causal analysis of two randomized trials. Am J Respir Crit Care Med 2013;188:1232–9.
38. Timsit JF, Bruneel F, Cheval C, et al. Use of tunneled femoral catheters to prevent catheter-related infection. A randomized, controlled trial. Ann Intern Med 1999;130:729–35.
39. Timsit JF, Sebille V, Farkas JC, et al. Effect of subcutaneous tunneling on internal jugular catheter-related sepsis in critically ill patients: a prospective randomized multicenter study. JAMA 1996;276: 1416–20.
40. Hind D, Calvert N, McWilliams R, et al. Ultrasonic locating devices for central venous cannulation: meta-analysis. BMJ 2003;327:361.
41. Karakitsos D, Labropoulos N, De Groot E, et al. Real-time ultrasound-guided catheterisation of the internal jugular vein: a prospective comparison with the landmark technique in critical care patients. Crit Care 2006;10:R162.
42. Cartier V, Haenny A, Inan C, Walder B, Zingg W. No association between ultrasound-guided insertion of central venous catheters and bloodstream infection: a prospective observational study. J Hosp Infect 2014;87:103–8.
43. Raad, II, Luna M, Khalil SA, Costerton JW, Lam C, Bodey GP. The relationship between the thrombotic and infectious complications of central venous catheters. JAMA 1994;271:1014–6.
44. Timsit JF, Farkas JC, Boyer JM, et al. Central vein catheter-related thrombosis in intensive care patients: incidence, risks factors, and relationship with catheter-related sepsis. Chest 1998;114: 207–13.
45. Mehall JR, Saltzman DA, Jackson RJ, Smith SD. Fibrin sheath enhances central venous catheter infection. Crit Care Med 2002;30:908–12.
46. Pierce CM, Wade A, Mok Q. Heparin-bonded central venous lines reduce thrombotic and infective complications in critically ill children. Intensive Care Med 2000;26:967–72.
47. Abdelkefi A, Torjman L, Ladeb S, et al. Randomized trial of prevention of catheter-related bloodstream infection by continuous infusion of low-dose unfractionated heparin in patients with hematologic and oncologic disease. J Clin Oncol 2005;23:7864–70.
48. Timsit JF, L'Heriteau F, Lepape A, et al. A multicentre analysis of catheter-related infection based on a hierarchical model. Intensive Care Med 2012;38:1662–72.
49. Lucet JC, Boudama L, Zahar JR, et al. Infectious risk associated with arterial catheters compared to central venous catheters. Crit Care Med 2010;38:552–9.
50. Timsit JF, Bouadma L, Ruckly S, et al. Dressing disruption is a major risk factor for catheter-related infections. Crit Care Med 2012;40:1707–14.
51. Timsit JF, Schwebel C, Bouadma L, et al. Chlorhexidine-impregnated sponges and less frequent dressing changes for prevention of catheter-related infections in critically ill adults: a randomized controlled trial. JAMA 2009;301:1231–41.
52. Timsit JF, Mimoz O, Mourvillier B, et al. Randomized controlled trial of chlorhexidine dressing and highly adhesive dressing for preventing catheter-related infections in critically ill adults. Am J Respir Crit Care Med 2012;186:1272–8.
53. Safdar N, O'Horo JC, Ghufran A, et al. Chlorhexidine-impregnated dressing for prevention of catheter-related bloodstream infection: a meta-analysis*. Crit Care Med 2014;42:1703–13.
54. Garland JS, Alex CP, Mueller CD, et al. A randomized trial comparing povidone-iodine to a chlorhexidine gluconate-impregnated dressing for prevention of central venous catheter infections in neonates. Pediatrics 2001;107:1431–6.
55. Gillies D, O'Riordan L, Wallen M, Rankin K, Morrison A, Nagy S. Timing of intravenous administration set changes: a systematic review. Infect Control Hosp Epidemiol 2004;25:240–50.
56. Rickard CM, Marsh NM, Webster J, et al. Intravascular device administration sets: replacement after standard versus prolonged use in hospitalised patients-a study protocol for a randomised controlled trial (The RSVP Trial). BMJ 2015;5:e007257.
57. Bennett SN, McNeil MM, Bland LA, et al. Postoperative infections traced to contamination of an intravenous anesthetic, propofol. N Engl J Med 1995;333:147–154.
58. Casey AL, Burnell S, Whinn H, Worthington T, Faroqui MH, Elliott TS. A prospective clinical trial to evaluate the microbial barrier of a needleless connector. J Hosp Infect 2007;65:212–8.
59. Field K, McFarlane C, Cheng AC, et al. Incidence of catheter-related bloodstream infection among patients with a needleless, mechanical valve-based intravenous connector in an Australian hematology-oncology unit. Infect Control Hosp Epidemiol 2007;28:610–3.
60. Maragakis LL, Bradley KL, Song X, et al. Increased catheter-related bloodstream infection rates after the introduction of a new mechanical valve intravenous access port. Infect Control Hosp Epidemiol 2006;27:67–70.
61. Rupp ME, Sholtz LA, Jourdan DR, et al. Outbreak of bloodstream infection temporally associated

with the use of an intravascular needleless valve. Clin Infect Dis 2007;44:1408–14.
62. Jarvis WR, Murphy C, Hall KK, et al. Health care-associated bloodstream infections associated with negative- or positive-pressure or displacement mechanical valve needleless connectors. Clin Infect Dis 2009;49:1821–1827.
63. Hockenhull JC, Dwan KM, Smith GW, et al. The clinical effectiveness of central venous catheters treated with anti-infective agents in preventing catheter-related bloodstream infections: a systematic review. Crit Care Med 2009;37:702–12.
64. Falagas ME, Fragoulis K, Bliziotis IA, Chatzinikolaou I. Rifampicin-impregnated central venous catheters: a meta-analysis of randomized controlled trials. J Antimicrob Chemother 2007;59: 359–69.
65. Leon C, Ruiz-Santana S, Rello J, et al. Benefits of minocycline and rifampin-impregnated central venous catheters. A prospective, randomized, double-blind, controlled, multicenter trial. Intensive Care Med 2004;30:1891–9.
66. Darouiche RO, Berger DH, Khardori N, et al. Comparison of antimicrobial impregnation with tunneling of long-term central venous catheters: a randomized controlled trial. Ann Surg 2005; 242:193–200.
67. Ramos ER, Reitzel R, Jiang Y, et al. Clinical effectiveness and risk of emerging resistance associated with prolonged use of antibiotic-impregnated catheters: more than 0.5 million catheter days and 7 years of clinical experience. Crit Care Med 2011.
68. Timsit JF. Diagnosis and prevention of catheter-related infections. Curr Opin Crit Care 2007;13: 563–71.
69. Zacharioudakis IM, Zervou FN, Arvanitis M, Ziakas PD, Mermel LA, Mylonakis E. Antimicrobial Lock Solutions as a Method to Prevent Central Line-Associated Bloodstream Infections: A Meta-Analysis of Randomized Controlled Trials. Clin Infect Dis 2014.
70. Zhao Y, Li Z, Zhang L, et al. Citrate versus heparin lock for hemodialysis catheters: a systematic review and meta-analysis of randomized controlled trials. AJKD 2014;63:479–90.
71. Sherertz RJ, Boger MS, Collins CA, Mason L, Raad, II. Comparative in vitro efficacies of various catheter lock solutions. Antimicrob Agents Chemother 2006;50:1865–8.
72. Balestrino D, Souweine B, Charbonnel N, et al. Eradication of microorganisms embedded in biofilm by an ethanol-based catheter lock solution. Nephrol Dial Transplant 2009;24:3204–9.
73. Slobbe L, Doorduijn JK, Lugtenburg PJ, et al. Prevention of catheter-related bacteremia with a daily ethanol lock in patients with tunnelled catheters: a randomized, placebo-controlled trial. PloS ONE 2010;5:e10840.
74. Sanders J, Pithie A, Ganly P, et al. A prospective double-blind randomized trial comparing intraluminal ethanol with heparinized saline for the prevention of catheter-associated bloodstream infection in immunosuppressed haematology patients. J Antimicrob Chemother 2008;62:809–15.
75. Souweine B, Lautrette A, Gruson D, et al. Ethanol lock and risk of hemodialysis catheter infection in critically ill patients: a randomized controlled trial. Am J Respir Crit Care Med 2015.
76. Zingg W, Cartier V, Inan C, et al. Hospital-wide multidisciplinary, multimodal intervention programme to reduce central venous catheter-associated bloodstream infection. PloS ONE 2014;9:e93898.
77. Zingg W, Holmes A, Dettenkofer M, et al. Hospital organisation, management, and structure for prevention of health-care-associated infection: a systematic review and expert consensus. Lancet 2015;15:212–24.
78. Gastmeier P, Geffers C, Brandt C, et al. Effectiveness of a nationwide nosocomial infection surveillance system for reducing nosocomial infections. J Hosp Infect 2006;64:16–22.
79. Shapey IM, Foster MA, Whitehouse T, Jumaa P, Bion JF. Central venous catheter-related bloodstream infections: improving post-insertion catheter care. J Hosp Infect 2009;71:117–22.
80. Trick WE, Vernon MO, Welbel SF, Wisniewski MF, Jernigan JA, Weinstein RA. Unnecessary use of central venous catheters: the need to look outside the intensive care unit. Infect Control Hosp Epidemiol 2004;25:266–8.
81. Eggimann P, Hugonnet S, Sax H, Harbarth S, Chevrolet JC, Pittet D. Long-term reduction of vascular access-associated bloodstream infection. Ann Intern Med 2005;142:875–6.
82. Gastmeier P, Geffers C. Prevention of catheter-related bloodstream infections: analysis of studies published between 2002 and 2005. J Hosp Infect 2006;64:326–35.
83. Pronovost P, Needham D, Berenholtz S, et al. An intervention to decrease catheter-related bloodstream infections in the ICU. N Engl J Med 2006;355:2725–32.
84. Perez Parra A, Cruz Menarguez M, Perez Granda MJ, Tomey MJ, Padilla B, Bouza E. A simple educational intervention to decrease incidence of central line-associated bloodstream infection (CLABSI) in intensive care units with low baseline incidence of CLABSI. Infect Control Hosp Epidemiol 2010;31:964–7.
85. Sawyer M, Weeks K, Goeschel CA, et al. Using evidence, rigorous measurement, and collaboration to eliminate central catheter-associated bloodstream infections. Crit Care Med 2010;38:S292–8.
86. Shuman EK, Washer LL, Arndt JL, et al. Analysis of central line-associated bloodstream infections in the intensive care unit after implementation of central line bundles. Infect Control Hosp Epidemiol 2010;31:551–3.
87. Carlet J, Fabry J, Amalberti R, Degos L. The "zero risk" concept for hospital-acquired infections: a risky business! Clin Infect Dis 2009;49:747–9.
88. Rijnders BJ, Peetermans WE, Verwaest C, Wilmer A, Van Wijngaerden E. Watchful waiting versus immediate catheter removal in ICU patients with suspected catheter-related infection: a randomized trial. Intensive Care Med 2004;30:1073–80.
89. Raad I, Hanna H, Maki D. Intravascular catheter-related infections: advances in diagnosis, prevention, and management. Lancet 2007;7:645–57.
90. Apisarnthanarak A, Apisarnthanarak P, Warren DK, Fraser VJ. Is central venous catheter tip colonization with *Pseudomonas aeruginosa* a predictor for subsequent bacteremia? Clin Infect Dis 2012;54: 581–3.
91. Apisarnthanarak A, Apisarnthanarak P, Warren DK, Fraser VJ. Is central venous catheter tips' colonization with multi-drug resistant *Acinetobacter baumannii* a predictor for bacteremia? Clin Infect Dis 2011;52:1080–2.
92. Park KH, Kim SH, Song EH, et al. Development of bacteraemia or fungaemia after removal of colonized central venous catheters in patients with negative concomitant blood cultures. Clin Microbiol Infect 2010;16:742–6.
93. Roberts JA, Lipman J. Pharmacokinetic issues for antibiotics in the critically ill patient. Crit Care Med 2009;37:840–51; quiz 59.
94. Frank DA, Meuse J, Hirsch D, Ibrahim JG, van den Abbeele AD. The treatment and outcome of cancer patients with thromboses on central venous catheters. J Thromb Thrombolysis 2000;10: 271–5.
95. Rehm SJ, Boucher H, Levine D, et al. Daptomycin versus vancomycin plus gentamicin for treatment of bacteraemia and endocarditis due to *Staphylococcus aureus*: subset analysis of patients infected with methicillin-resistant isolates. J Antimicrob Chemother 2008;62:1413–21.
96. Lodise TP, Miller CD, Graves J, et al. Predictors of high vancomycin MIC values among patients with methicillin-resistant *Staphylococcus aureus* bacteraemia. J Antimicrob Chemother 2008;62: 1138–41.
97. Falagas ME, Vardakas KZ, Athanasiou S. Intravenous heparin in combination with antibiotics for the treatment of deep vein septic thrombophlebitis: a systematic review. Eur J Pharmacol 2007;557: 93–8.

121

脓毒症休克

Jean-Louis Vincent

发病率

脓毒症休克是急性循环衰竭的一种表现形式。其发生率正在逐年上升，部分原因是随着医学的发展，人们的寿命逐渐延长，重症监护室（intensive care unit，ICU）中老年、体弱或免疫功能低下患者的数量也逐渐增加。约有 15% 的 ICU 患者被诊断为脓毒症休克，其死亡率接近 50%[1, 2]。在一些评估新疗效的试验中，脓毒症休克的患者死亡率有所下降，但一些实验研究将许多影响因素列入排除标准中，如肝硬化、免疫力低下以及“拒绝心肺复苏”等因素，而这些因素会导致更高的死亡率。因此，观察到的脓毒症的死亡率低于临床“实际情况”。

脓毒症休克的病因

脓毒症休克多为细菌感染所致，但也可由真菌或寄生虫感染引起，其中 1/3 的患者无法查清感染源[1, 2]，大约一半的感染是源于院内感染。虽然人体任何部位都可能发生感染，但肺部感染是最常见的（40%），其次是腹部（20%），而且留置静脉、动脉导管及原发性菌血症（15%）和泌尿道感染（10%）也很常见[1, 2]。

脓毒症休克的病理生理

导致脓毒症休克的病理生理是极其复杂的，多系统的脓毒症反应起始于入侵的毒素对器官的识别。细菌的主要毒素是脂多糖，它是革兰氏阴性杆菌细胞膜外的一部分，其他细菌毒素还包括脂磷壁酸和肽聚糖。在某些情况下，感染金黄色葡萄球菌、A 族 β 溶血性链球菌或超抗原时会导致中毒性休克综合征。

早期体液免疫应答包括补体和激肽释放酶 - 激肽系统激活。人体免疫细胞主要为单核细胞 / 巨噬细胞以及多核中性粒细胞（polymorphonuclear neutrophils，PMNs），它们不仅能够识别病原体及其产物，吞噬和破坏病原体，而且还能释放一系列能激活其他细胞的炎性介质。在识别病原体的细胞膜受体中，有所谓的“Toll 受体”。在细胞受到刺激产生免疫应答时，细胞内的信号会被激活，主要使转录因子被激活，包括转录因子 κ B，这反过来又引发炎症反应。被巨噬细胞和其他细胞释放的两种重要的细胞因子“肿瘤坏死因子 -α（tumor necrosis factor alpha，TNF-α）和白介素 -1（interleukin IL，IL-1）”通过相互协作而发挥作用。TNF-α 和 IL-1 是特别重要的促炎细胞因子，其引起脓毒症休克的特征包括低血压和进行性多器官功能衰竭。巨噬细胞、中性粒细胞和其他细胞也会释放大量的二级介质，包括脂质样介质、氧自由基、蛋白酶和花生四烯酸代谢物。由血管内皮细胞释放的血管舒张物质如一氧化氮和前列腺素是引起脓毒症早期血流动力学改变的原因。尤其一氧化氮是强力舒张血管平滑肌的重要物质。一氧化氮的增加，主要是由于促炎性细胞因子诱导了一氧化氮合成酶的产生所致，大量一氧化氮的形成也会对细胞产生继发性毒性作用。一氧化氮可以通过抑制细胞色素酶 a、细胞色素酶 a3 和超氧自由基，直接阻断线粒体呼吸作用[3]，并产生过氧亚硝酸盐，从而抑制线粒体呼吸作用的不同阶段。这些效应会导致细胞内三磷酸腺苷耗尽，这可能对细胞功能产生不利影响。炎症反应也会导致血管收缩物质的释放，包括血栓素和内皮素。脓毒症休克引起的炎症反应还包括在血管内皮和血细胞（血小板、中性粒细胞和单核细胞）上表达的黏附分子，该分子使活化的白细胞能够黏附并迁移到内皮下组织。细胞间内皮连接的改变引起毛细血管壁通透性增加及全身水肿。凝血系统和纤溶系统通过促炎介质诱发高凝状态，从而完成了整个过程。简而言之，各种细胞尤其是单核细胞和内皮细胞表面组织因子的激活会启动凝血系统[4]。此外，脓毒症通过降低天然抗凝物质（如蛋白 C、蛋白 S 和抗凝血酶）的合成，增加其消耗和清除，导致其血浆中的水平显著降低。溶栓也随着纤溶酶原激活物抑制剂 -1 水平的升高被激活，其最终结果是有利于促凝过程的平衡导致弥散性血管内凝血，致使许多严重脓毒症患者发生多器官衰竭和死亡的微循环紊乱。在脓毒症反应期间，也释放抗炎介质包括 IL-4 和 IL-10，其抑制了炎性介质的作用，并可能形成一种相对平衡的免疫抑制状态，被称为免疫抑制[5]。当许多患者诊断出脓毒症时，其免疫功能已经受到抑制[6]。

分类

脓毒症休克的患者可按“PIRO”分类[7]：

P = 易患因素

每个患者都有自己的特点。例如，一个接受长期免疫抑制剂治疗的患者需要一种不同于健康人的方法。与生活方式相关的因素，如酗酒，也可能会影响脓毒症休克的发病进程 [8]。患者的年龄和性别也可能是很重要的影响因素。越来越多的人开始研究基因学，并且这些研究发现了影响脓毒症发展和存在的遗传因素 [9-11]。增加对这些方面的了解将直接有助于改进治疗方法。

I = 感染

感染的具体特征包括病原体（如革兰氏阳性菌、革兰氏阴性菌和真菌）、脓毒症的感染源（如尿道或呼吸道）以及感染涉及的范围（例如，单肺感染与双肺感染、阑尾炎与腹膜炎）。

R = 机体反应

机体对感染产生的炎症反应，主要通过脓毒症的症状和体征来评估（例如白细胞计数、C 反应蛋白或降钙素原的升高程度）。每个患者的反应取决于各种因素，包括之前讨论过的因素，并且患者的反应会随着患者疾病的发展过程以及治疗而发生变化。

O = 器官功能障碍

脓毒症相关的器官功能障碍程度，可以使用各种评分系统进行评估，包括 SOFA（序贯器官功能衰竭评估量表）评分 [12]，这个评分是使用现成的、客观的方法，量化 6 个器官功能障碍（表 121-1）。每个器官的功能障碍是根据一个量表从正常功能（0 分）到器官功能衰竭（4 分）来评定的，然后可以将每项得分相加得出一个总分。因此，在疾病发展和治疗的过程中我们可以对个体器官功能进行综合评分。

临床表现

有学者认为脓毒症的发展是一个连续的过程，直到发展成脓毒症休克，但在临床工作中，这种进展过程并不总是那么明显或具有连续性，因此很难预测哪些患者会发展成脓毒症休克以及发展成脓毒症休克的具体时间。脓毒症休克可以发生得很突然，甚至短时间内还没有任何脓毒症的迹象。

脓毒症休克是以持续存在的顽固性低血压、少尿、外周灌注降低，精神异常为特征。这种低血压尽管有足够的液体复苏，但仍需要血管活性药物维持。脓毒症休克通常与高乳酸血症有关（血乳酸浓度高于 2mEq/L）[13]。

我们会预想到脓毒症休克的患者将会有发热、白细胞增多以及其他典型的脓毒症症状，但事实却不总是这样。发热可能是一个重要的提示，但发热也可以在其他类型的休克中出现。更重要的是，脓毒症休克患者常无发热。而事实上，在 10%～15% 的病例中可能存在低体温的情况，而这种异常表现常常与较高的死亡率有关 [14]。心动过速可能出现在任何一种休克所引起的循环改变中。白细胞升高也是非特异性的，可在许多循环衰竭中发现。此外，急性白细胞减少可

表 121-1　序贯器官功能衰竭评估量表

SOFA 评分	0	1	2	3	4
呼吸系统					
氧合指数 PaO_2/FiO_2/mmHg	>400	≤400	≤300	≤200 有呼吸支持	≤100 有呼吸支持
凝血系统					
血小板 × 10^3/mm^3	>150	≤150	≤100	≤50	≤20
肝脏					
胆红素 /[mg/dl（μmol/L）]	<1.2（<20）	1.2～1.9（20～32）	2.0～5.9（33～101）	6.0～11.9（102～204）	>12.0（>204）
心血管系统					
低血压	无低血压	MAP<70mmHg	多巴胺≤5 或者多巴酚丁胺（任何剂量）*	多巴胺≤5 或者肾上腺素≤0.1 或者去甲肾上腺素≤0.1*	多巴胺>15 或者肾上腺素>0.1 或者去甲肾上腺素>0.1*
中枢神经系统					
格拉斯昏迷评分	15	13～14	10～12	6～9	<6
肾功能					
肌酐 /[mg/dl（μmol/L）] 或者尿量	<1.2（<110）	1.2～1.9（110～170）	2.0～3.4（171～299）	3.5～4.9（300～440）或<500ml/d	>5.0（>440）或<200ml/d

资料来源：Vincent JL，de Mendonca A，Cantraine F，et al. Use of the SOFA score to assess the incidence of organ dysfunction/failure in intensive care units. Results of a multicenter，prospective study. Crit Care Med 1988；26：1793-800.

* 肾上腺素能药物使用至少 1 小时[以 μg/(kg·min) 为剂量单位]。

能在脓毒症中出现，其减少多由于外周血白细胞被激活后大量消耗引起，这可能提示预后差。乳酸性酸中毒是所有类型循环衰竭的标志，其通过过度通气来补偿，因此呼吸急促并不是脓毒症休克的特有症状。

脓毒症休克更典型的特征是高心输出量。虽然这种血流动力学改变并不完全是特异性的，因它可以在其他炎症反应中发现，比如多发伤或胰腺炎，甚至是过敏性休克，但这提醒医生该患者可能有脓毒症休克。

血流动力学变化

炎症反应会引起血管扩张，血管容量增加，最终导致血压下降。尽管当脓毒症休克恢复时，这种情况是完全可逆的，但由脱水引起的低血容量（如腹泻、呕吐或大汗）、毛细血管壁通透性增加导致的低血压，以及心肌收缩力的下降，这些都会进一步加重血流动力学异常改变。心肌收缩力下降的病理生理学变化包括内皮功能的改变、β- 肾上腺素能受体的改变以及心肌钙代谢的改变。这些负性肌力效应主要由脓毒症产生的介质如 TNF-α、IL-1、氧自由基、血小板激活因子以及一氧化氮所引起。

在液体复苏血管充盈后，脓毒症休克的血流动力学变化则表现为血管扩张，体循环阻力下降，心输出量增加。此外，心肌收缩力下降导致心室射血分数下降。通过增加心室舒张末期容积来维持心脏的射血量，也可以保持心脏的输出量。因此，可能有心肌功能抑制或心功能不全，而不是真正的心力衰竭。

监测

任何脓毒症休克患者都需要使用有创动脉血压监测，以便可靠且持续地评估血压变化。机械通气患者在呼吸周期内收缩压和脉压的变化也可以提示补液情况。然而，当患者触发呼吸机时 [15]，这个提示是不可靠的。留置动脉导管也有助于采集血样，特别是血气分析。

有创与微创血压监测

肺动脉漂浮导管（pulmonary artery catheter，PAC）在危重患者中的作用仍不确定。然而，尽管没有研究最终证明这种类型的监测对预后有积极影响，但从 PAC 获得的信息 [16]，可能有助于指导复杂病例的治疗 [17]。PAC 不仅对肺动脉楔压（pulmonary artery occlusion pressure，PAOP）和心输出量有用，而且对评估混合静脉血氧饱和度（mixed venous oxygen saturation，SvO_2）也有用，因为 SvO_2 的下降通常表示供氧不足。越来越多的人使用微创监测技术。超声心动图可以提供许多有用的额外信息，可使心室充盈程度和射血量很大限度上可视化。然而，超声心动图需要有经验的操作人员，不能提供完全的心排血量信息以满足患者的需要，并且难以连续进行监测，因此所提供的信息通常是间断的。其他微创心脏输出量的方法包括脉波指示连续心排血量监测（PiCCO）、锂稀释心输出量监测（LidCO）、经食管多普勒超声技术，甚至生物阻抗或生物电抗技术 [18]。然而，在大多数危重患者中，单独测量心排血量并不是很有帮助。

血乳酸水平

血乳酸水平是监测血流灌注和氧供是否充足的重要生物学指标。正常的血乳酸水平约为 1mEq/L，而高乳酸血症则高于 2mEq/L。虽然高乳酸血症在其他类型的循环休克中是细胞缺氧引起的，但在脓毒症休克中，其他作用机制可能在提高血乳酸水平方面发挥更重要的作用。在脓毒症中，通过增加细胞代谢、抑制丙酮酸脱氢酶产生和减少乳酸代谢可提高血乳酸水平。重复监测乳酸使人们能够评估治疗的效果 [19]，并更好地推导出氧合参数。血乳酸水平的变化可以更全面地评估患者对治疗反应，但鉴于其变化速度相对较慢，血乳酸水平不能用于指导复苏。

外周灌注参数

测量胃内的 pH 或其衍生物（黏膜二氧化碳分压或黏膜和动脉血二氧化碳分压之间的差异）反映了内脏的血流灌注，因此提供了局部是否充分氧合的证据。然而，这些技术可能受到技术因素的影响，包括胃酸和肠内营养的影响，目前还没有应用于临床。

其他监测外周灌注的技术已经被研制出来。虽然舌下区域并不是令人最感兴趣的区域，但它很容易进行，使用正交偏振光谱或侧流暗场成像技术，微循环的不均一性、血管灌注密度下降以及灌注血管比例的降低均可以观察到（图 121-1），可以对脓毒症患者进行定量分析 [20]。此外，干预治疗所产生的变化是可以被监测到的 [21,22]，这使微循环监测用来指导患者治疗成为可能。

近红外光谱技术是一种利用氧合血红蛋白和脱氧血红蛋白对不同波长红外光吸收差异来评价组织氧合的技术。在循环压力测试中分析组织氧合的变化，例如前臂缺血（静脉或动脉闭塞）的短暂发作，可能比单独监测组织氧合值更有助于量化脓毒症引起的微血管功能障碍程度 [23]。虽然这些技术清楚地证明了与预后相关的变化确实存在 [24]，但仍需要进一步的研究才能充分评估早期复苏与危重患者护理的相关性。

管理

脓毒症休克是引起一系列器官系统功能紊乱的严重疾病，应让患者病情尽快稳定。脓毒症休克患者的管理包括 3 个不可分割的组成部分：感染的治疗、心血管复苏和机体反应调节（图 121-2）[25]。

感染的治疗

感染必须得到有效和迅速的治疗。抗生素必须迅速起效，并且必须覆盖所有可能的致病微生物[26]。抗生素的选择可以依靠病原微生物类型以及其耐药性。通常，如患者脓毒症的致病微生物并不确切，必须根据经验选择广谱抗生素以确保足够的覆盖面。一旦致病微生物培养结果明确，这种经验性治疗方案就必须加以修改。除了抗生素治疗外，任何感染源都必须在必要时通过紧急手术清除。如果没有找到感染来源，就应该根据“五大病因”：“肺部、腹部、尿液、伤口和导管”进行系统的研究病因。

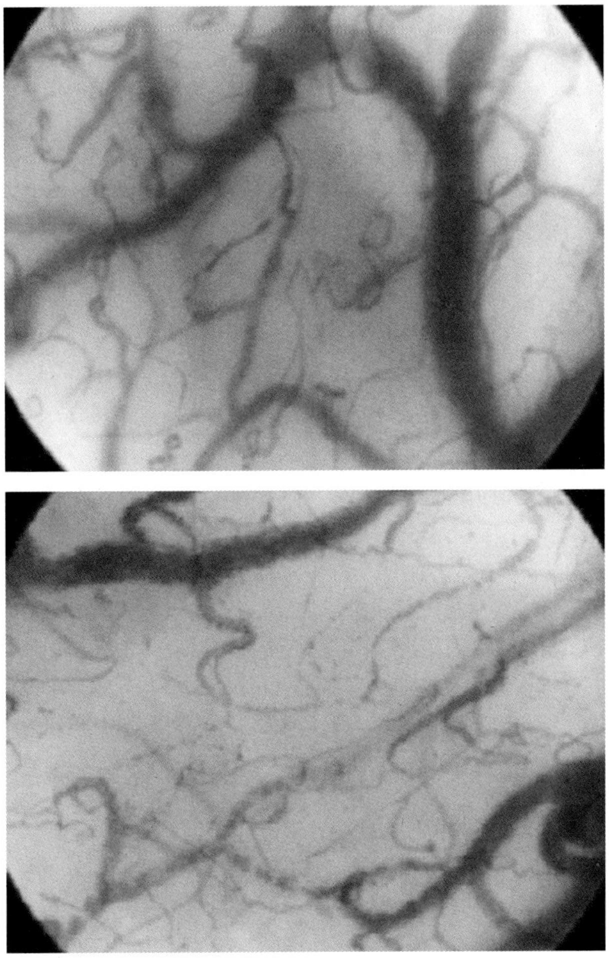

图 121-1　舌下微血管的典型例子：一位健康的志愿者(上图)和一位脓毒症休克患者(下图)对比，脓毒症小血管密度下降。(资料来源：De Backer D，Creteur J，Preiser JC，et al. Microvascular blood flow is altered in patients with sepsis. Am J Respir Crit Care Med 2002；166：98-104)

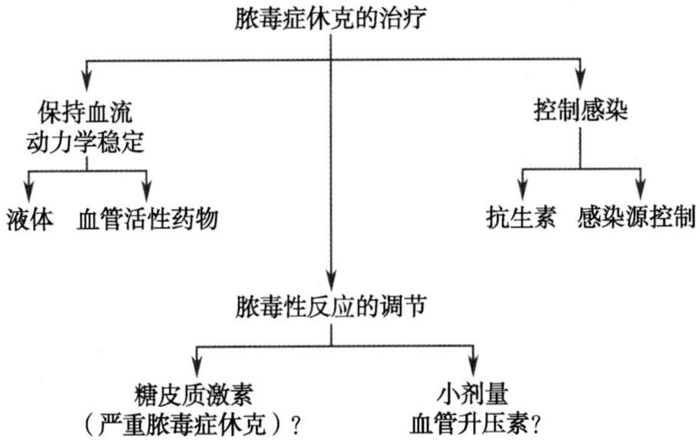

图 121-2　脓毒症休克治疗的 3 个方面

心血管复苏

应该遵循 Weil 和 Shubin[27] 提出的“VIP”规则。每个患者实际上都是“VIP”，但这里的字母指的是通气、输液和血管活性物质。

V = 通气

无论是由心排血量不足、肺水肿还是肺部疾病等原因引起的低氧血症，所有脓毒症休克的患者都必须充分氧疗，以纠正低氧血症。重症患者需要气管插管和机械通气。对于这种血流动力学不稳定的患者，不建议使用无创呼吸机辅助通气。尽管机械通气本身可能是一种暂时的支持，而不是治疗，但它不仅可以改善气体交换，而且对血流动力学特别是减少呼吸肌氧耗也有益处。

I = 输液

脓毒症休克伴随着绝对的和相对的血容量减少，这是多种机制相互作用的结果：

- 外部丢失：显性脱水，如呕吐和腹泻，或不显性脱水，如大汗
- 内部丢失是随着水肿和毛细血管通透性增加所致，同时偶尔也有其他方式液体丢失(腹腔、胸腔积液)
- 血浆容积增加与动脉和静脉扩张相关

低血容量需要迅速纠正，因为它会引起心脏输出量水平和外周血流灌注等方面的血流动力学不稳定。

实际上血容量是否充足的评估是需要根据：动脉血压恢复，皮肤灌注改善，尿量增加，精神状态好转等临床症状进行判断。中心静脉压(central venous pressure，CVP)监测可以是一种很有用的监测指标，但它也不可能在任何患者中使用。CVP 监测或 PAOP 的测量主要作用是为了减少肺水肿的风险，指导患者补液。在更换液体时最好使用“液体负荷试验”，在液体管理过程定期监测液体填充压力(表 121-2)[28]。如果监测了心输出量，应该就可以确定什么时候增加液体输入量，当心排血量达到稳定时应停止给药。

关于脓毒症应该使用哪种液体，有相当多的争论，但最重要的是液体的量而不是液体类型。由于它们有血管外渗的可能，为了达到与胶体相同的效果，需要更多的晶体液来

表 121-2　液体负荷试验(应用 TROL 记忆法)

定义	举例
液体类型	乳酸林格液
输注时间	200ml/10min
客观要求	平均动脉压 > 75mmHg
限制	中心静脉压 16mmHg

达到同样的效果[29]，因此可能增加水肿的风险。但胶体更昂贵，也有自身的风险。关于在危重患者中使用白蛋白已经存在很大的争议，但是安全性研究表明，在脓毒症患者中使用白蛋白可降低死亡率[30]。大多数临床医生会在脓毒症合并低白蛋白血症时输一些白蛋白。

P=泵（血管活性药物）

如果单靠输液不能恢复足够的灌注压，可能就需要血管活性药物。儿茶酚胺因其起效快及半衰期短等特点而受到人们的青睐。肾上腺素能不同程度地刺激β1受体（正性肌力药），β2受体（血管舒张和支气管扩张剂），α受体（血管收缩剂）。多巴胺也会刺激多巴胺能受体，引起内脏及肾血管舒张，但该效应的临床相关性值得怀疑。一项随机对照研究表明，多巴胺的使用会增加休克患者的不良反应，尤其是心律失常[31]。一项荟萃分析表明，在脓毒症休克中，与去甲肾上腺素相比，多巴胺使用后会引起更高的死亡率[32]。因此，去甲肾上腺素是脓毒症休克患者首选的一线血管活性物质。肾上腺素不能作为脓毒症休克患者一线使用的升压药物，因其对内脏循环有不良影响，可增加细胞代谢。多巴酚丁胺常被用于强心治疗中，特别是在使用去甲肾上腺素时，它通过正性肌力作用来增加心输出量。血管升压素衍生物作用还不明确。脓毒症休克患者通常一定程度上会有相对血管升压素缺乏，因此可能需要补充血管升压素。最近的研究表明，血管升压素与内皮细胞的保护有关，因此早期使用血管升压素衍生物可以抑制水肿形成[33]。目前这一假设正在进行临床试验。

免疫调节

药物，如TNF-α（抗-TNF抗体、TNF受体）和IL-1（IL-1受体拮抗剂的抑制剂）的临床试验还没有给出令人信服的结果，很大限度上是由于这些细胞因子有多种效应，既包括有益，也包括有害影响。最初的研究中[34]，在脓毒症休克早期活化蛋白酶C可降低死亡率和发病率。但后来一项安慰剂对照的阴性研究将该药撤出了市场[35]。许多年前就有学者提议对脓毒症休克患者使用大剂量的糖皮质激素。最近，出现了相对肾上腺功能不全的概念，建议将适量的糖皮质激素（24小时内使用200mg氢化可的松）用于脓毒症休克患者，但这个建议也有争论[36,37]。发热治疗是有争议的。体温的升高增加了对机体氧气的需求，但是细胞代谢的增加可能是身体自然防御的一部分。动物研究表明，不让机体发热可能是有害的[38]，在发热中释放热休克蛋白可能有重要的保护作用[39]。一项多中心的对乙酰氨基酚的研究表明，该药物耐受性良好，但并没有降低死亡率[40]。高流量血液滤过技术可以去除一系列的细菌代谢产物和介质，但也不是没有风险，特别是因为这个治疗也可以过滤掉有益的成分，如激素和药物，包括抗生素，这会形成潜在的有害风险[41]。关于这些技术方法对最终治疗结果的影响，临床研究提供了相互矛盾的数据[42]。

营养支持

营养不良会延长脓毒症的病程，增加并发症的风险。在考虑脓毒症休克患者的营养支持时，应注意几个因素：

- 不紧急开始营养支持，除非患者营养不良。
- 肠内营养优于肠外营养。
- 在复苏初期不应开始肠内营养。虽然研究有限，但增加肠道氧消耗在休克治疗中可能是不明智的。然而，一旦患者达到一定程度的血流动力学稳定（最多24～48小时），就应该开始肠内营养。
- 不紧急开始肠外营养，等几天是可以接受的。
- 建议严格控制血糖水平。已经证明控制血糖水平可以改善最终结果[43]，但低血糖可能是一个重要问题，需要非常严格的血糖调节方案。建议目标血糖浓度控制在110～150mg/dl[25,44]，还应避免血糖水平的剧烈变化[45]。

器官支持

器官功能障碍可涉及任何器官，可使用SOFA评分（表121-1）进行评估。器官支持的技术将在单独的章节中介绍，但这里给出一个概述。

呼吸改变

呼吸衰竭是脓毒症的常见并发症，通常以低氧血症为特征。急性呼吸窘迫综合征的诊断是$PaO_2/FiO_2 \leq 300mmHg$伴有胸部X线片双肺浸润，排除左心衰竭[46]。

当患者开始进行机械通气时，有几个因素需要特别注意：

- 启动机械通气时会导致动脉低血压，当胸腔内压力增加时，静脉回心血量减少（心脏输出量减少）导致低血容量。
- 潮气量应受到限制，不仅是由于血流动力学原因，还应避免发生严重炎症反应。
- 尽可能避免镇静。应根据患者的需要使用镇静药物和镇痛药的剂量。减少镇静药物的使用可以缩短机械通气和ICU的住院时间[47,48]。

肾功能改变

脓毒症是ICU急性肾衰竭的主要原因[49]，由于循环改变和炎症的共同作用，导致肾功能可能恶化。此外，脓毒症患者的管理通常包括肾毒性药物，例如，用于放射检查的对比剂或氨基糖苷类药物。不幸的是，除了设法维持足够的肾灌注和总容量状态外，没有预防肾衰竭的方法。给予低剂量多巴胺对预防肾衰竭无效[50]，而且利尿剂也可能是有害的[51]。在脓毒症患者中，肾脏替代治疗是非常必要的。在脓毒症休克治疗中，无论是否有透析技术的连续性血液滤过均有助于控制液体平衡。

凝血系统改变

凝血异常在脓毒症休克中很常见。血小板计数减少是常见的，可能与凝血酶原时间和激活部分凝血酶原时间延长有关。这些治疗变化主要围绕病因，并且肝素治疗没有明确标准。在有出血倾向的严重病例中，可输注新鲜冰冻血浆或血小板。

肝功能的改变

任何原因引起的休克都可能导致肝酶水平升高，但每个器官（如肌肉）引起酶水平升高程度难以评估。通常没有溶血、大出血或胆道病变的证据，数天后胆红素水平也会升高。辅助检查如超声检查可排除胆道相关病变。

脑功能的改变

循环休克通常伴有脑功能的改变，最初表现为大脑混乱而并非真正的昏迷。大脑的这种变化可能延长，然后患者发展为“脓毒性脑病”。尽管与各种脓毒症因子都有关，但这种脑病的确切病因尚不清楚。脑电图一般表现为弥漫性慢波而脑计算机断层扫描和脑脊液检查正常[52]。在休克恢复后这些改变通常是完全可逆的。

结论

对脓毒症休克患者的最佳治疗需要在整个 ICU 小组的协助下制定快速有效的管理计划。感染控制和血流动力学稳定必须同时进行。其他干预措施目前正在进行临床试验，希望它们能改善脓毒症微循环或有利于调节机体的反应。通过某些监测手段（如通过使用 PIRO 系统）更好地描述脓毒症休克患者的特点，并对患者实施个性化治疗是必要的。

知识点

1. ICU 患者脓毒症休克发生率约 15%，其病死率接近 50%。
2. 脓毒症休克的病因尽管涉及真菌、病毒及寄生虫等多个方面，但细菌感染才是主要原因。

脓毒症患者可以根据一些可预测的因素、感染性质、免疫反应程度以及所涉及衰竭的器官进行分类。

3. 脓毒症休克定义为合并有器官功能障碍，即使有充分的液体复苏但仍需要血管活性药物维持的持续性低血压，以少尿为特征的循环衰竭、外周灌注不足和 / 或精神状态改变的脓毒症。
4. 血乳酸水平在脓毒症休克患者中会显著升高，并且持续升高提示预后差。
5. 脓毒症休克的管理包括控制感染、保持血流动力学稳定以及机体反应的调节。

（孙明莉　马艳双　译，张玮　审校）

参考文献

1. Vincent JL, Sakr Y, Sprung CL, Ranieri VM, Reinhart K, Gerlach H, Moreno R, Carlet J, Le Gall JR, Payen D. Sepsis in European intensive care units: results of the SOAP study. Crit Care Med 2006; 34: 344-53.
2. Vincent JL, Marshall JC, Namendys-Silva SA, Francois B, Martin-Loeches I, Lipman J, Reinhart K, Antonelli M, Pickkers P, Njimi H, Jimenez E, Sakr Y. Assessment of the worldwide burden of critical illness: the Intensive Care Over Nations (ICON) audit. Lancet Respir Med 2014; 2: 380-6.
3. Radi R. Peroxynitrite, a stealthy biological oxidant. J Biol Chem 2013; 288: 26464-72.
4. Simmons J, Pittet JF. The coagulopathy of acute sepsis. Curr Opin Anaesthesiol 2015; 28: 227-36.
5. Hamers L, Kox M, Pickkers P. Sepsis-induced immunoparalysis: mechanisms, markers, and treatment options. Minerva Anestesiol 2015; 81: 426-39.
6. Davenport EE, Burnham KL, Radhakrishnan J, Humburg P, Hutton P, Mills TC, Rautanen A, Gordon AC, Garrard C, Hill AVS, Hinds CJ, Knight JC. Genomic landscape of the individual host response and outcomes in severe sepsis. Lancet Respir Med 2016; 4: 259-71.
7. Levy MM, Fink MP, Marshall JC, Abraham E, Angus D, Cook D, Cohen J, Opal SM, Vincent JL, Ramsay G. 2001 SCCM/ESICM/ACCP/ATS/SIS International Sepsis Definitions Conference. Crit Care Med 2003; 31: 1250-6.
8. O'Brien JM, Jr., Lu B, Ali NA, Martin GS, Aberegg SK, Marsh CB, Lemeshow S, Douglas IS. Alcohol dependence is independently associated with sepsis, septic shock, and hospital mortality among adult intensive care unit patients. Crit Care Med 2007; 35: 345-50.
9. Meyer NJ, Ferguson JF, Feng R, Wang F, Patel PN, Li M, Xue C, Qu L, Liu Y, Boyd JH, Russell JA, Christie JD, Walley KR, Reilly MP. A functional synonymous coding variant in the IL1RN gene is associated with survival in septic shock. Am J Respir Crit Care Med 2014; 190: 656-64.
10. Thair SA, Topchiy E, Boyd JH, Cirstea M, Wang C, Nakada TA, Fjell CD, Wurfel M, Russell JA, Walley KR. TNFAIP2 inhibits early TNFalpha-induced NF-x03BA;B signaling and decreases survival in septic shock patients. J Innate Immun 2016; 8: 57-66.
11. Kompoti M, Michopoulos A, Michalia M, Clouva-Molyvdas PM, Germenis AE, Speletas M. Genetic polymorphisms of innate and adaptive immunity as predictors of outcome in critically ill patients. Immunobiology 2015; 220: 414-21.
12. Vincent JL, Moreno R, Takala J, Willatts S, De Mendonca A, Bruining H, Reinhart CK, Suter PM, Thijs LG. The SOFA (Sepsis-related Organ Failure Assessment) score to describe organ dysfunction/failure. On behalf of the Working Group on Sepsis-Related Problems of the European Society of Intensive Care Medicine. Intensive Care Med 1996; 22: 707-10.
13. Singer M, Deutschman CS, Seymour CW, Shankar-Hari M, Annane D, Bauer M, Bellomo R, Bernard GR, Chiche JD, Coopersmith CM, Hotchkiss RS, Levy MM, Marshall JC, Martin GS, Opal SM, Rubenfeld GD, van der Poll T, Vincent JL, Angus DC. The Third International Consensus Definitions for Sepsis and Septic Shock (Sepsis-3). JAMA 2016; 315: 801-10.
14. Kushimoto S, Gando S, Saitoh D, Mayumi T, Ogura H, Fujishima S, Araki T, Ikeda H, Kotani J, Miki Y, Shiraishi S, Suzuki K, Suzuki Y, Takeyama N, Takuma K, Tsuruta R, Yamaguchi Y, Yamashita N, Aikawa N. The impact of body temperature abnormalities on the disease severity and outcome in patients with severe sepsis: an analysis from a multicenter, prospective survey of severe sepsis. Crit Care 2013; 17: R271.
15. Yang X, Du B. Does pulse pressure variation predict fluid responsiveness in critically ill patients? A systematic review and meta-analysis. Crit Care 2014; 18: 650.
16. Rajaram SS, Desai NK, Kalra A, Gajera M, Cavanaugh SK, Brampton W, Young D, Harvey S, Rowan K. Pulmonary artery catheters for adult patients in intensive care. Cochrane Database Syst Rev 2013; 2: CD003408.
17. Vincent JL. The pulmonary artery catheter. J Clin Monit Comput 2012; 26: 341-5.
18. Vincent JL, Rhodes A, Perel A, Martin GS, Della RG, Vallet B, Pinsky MR, Hofer CK, Teboul JL, de Boode WP, Scolletta S, Vieillard-Baron A, De Backer D, Walley KR, Maggiorini M, Singer M. Clinical review: update on hemodynamic monitoring–a consensus of 16. Crit Care 2011; 15: 229.
19. Dettmer M, Holthaus CV, Fuller BM. The impact of serial lactate monitoring on emergency department resuscitation interventions and clinical outcomes in severe sepsis and septic shock: an observational cohort study. Shock 2015; 43: 55-61.
20. De Backer D, Hollenberg S, Boerma C, Goedhart P, Buchele G, Ospina-Tascon G, Dobbe I, Ince C. How to evaluate the microcirculation: report of a round table conference. Crit Care 2007; 11: R101.
21. Ospina-Tascon G, Neves AP, Occhipinti G, Donadello K, Buchele G, Simion D, Chierego ML, Silva TO, Fonseca A, Vincent JL, De Backer D. Effects of fluids on microvascular perfusion in patients with severe sepsis. Intensive Care Med 2010; 36: 949-55.
22. Donati A, Damiani E, Luchetti M, Domizi R, Scorcella C, Carsetti A, Gabbanelli V, Carletti P, Bencivenga R, Vink H, Adrario E, Piagnerelli M, Gabrielli A, Pelaia P, Ince C. Microcirculatory effects of the transfusion of leukodepleted or non-leukodepleted red blood cells in patients with sepsis: a pilot study. Crit Care 2014; 18: R33.
23. Shapiro NI, Arnold R, Sherwin R, O'Connor J, Najarro G, Singh S, Lundy D, Nelson T, Trzeciak SW, Jones AE. The association of near-infrared spectroscopy-derived tissue oxygenation measurements with sepsis syndromes, organ dysfunction and mortality in emergency department patients with sepsis. Crit Care 2011; 15: R223.
24. Ait-Oufella H, Bourcier S, Lehoux S, Guidet B. Microcirculatory disorders during septic shock. Curr Opin Crit Care 2015; 21: 271-5.
25. Dellinger RP, Levy MM, Rhodes A, Annane D, Gerlach H, Opal SM, Sevransky JE, Sprung CL, Douglas IS, Jaeschke R, Osborn TM, Nunnally ME, Townsend SR, Reinhart K, Kleinpell RM, Angus DC, Deutschman CS, Machado FR, Rubenfeld GD, Webb S, Beale RJ, Vincent JL, Moreno R. Surviving Sepsis Campaign: international guidelines for management of severe sepsis and septic shock, 2012. Intensive Care Med 2013; 39: 165-228.
26. Vincent JL, Bassetti M, François B, Karam G, Chastre J, Torres A, Roberts JA, Taccone FS, Rello J, Calandra T, De Backer D, Welte T, Antonelli M. Advances in antibiotic therapy in the critically ill. Crit Care 2016; 17: 133.
27. Weil MH, Shubin H. The "VIP" approach to the bedside management of shock. JAMA 1969; 207: 337-40.
28. Vincent JL, Weil MH. Fluid challenge revisited. Crit Care Med 2006; 34: 1333-7.
29. Orbegozo CD, Gamarano BT, Njimi H, Vincent JL. Crystalloids versus colloids: exploring differences in fluid requirements by systematic review and meta-regression. Anesth Analg 2015; 120: 389-402.
30. Finfer S, McEvoy S, Bellomo R, McArthur C, Myburgh J, Norton R. Impact of albumin compared to saline on organ function and mortality of patients with severe sepsis. Intensive Care Med 2011; 37: 86-96.
31. De Backer D, Biston P, Devriendt J, Madl C, Chochrad D, Aldecoa C, Brasseur A, Defrance P, Gottignies P, Vincent JL. Comparison of dopamine and norepinephrine in the treatment of shock. N Engl J Med 2010; 362: 779-89.
32. De Backer D, Aldecoa C, Njimi H, Vincent JL. Dopamine versus norepinephrine in the treatment of septic shock: a metaanalysis. Crit Care Med 2012; 40: 725-30.
33. He X, Su F, Taccone FS, Laporte R, Kjolbye AL, Zhang J, Xie K, Moussa MD, Reinheimer T, Vincent JL. A selective V1A receptor agonist, selepressin, is superior to arginine vasopressin and to norepinephrine in ovine septic shock. Crit Care Med 2016; 44: 23-31.
34. Bernard GR, Vincent JL, Laterre PF, LaRosa SP, Dhainaut JF, Lopez-Rodriguez A, Steingrub JS, Garber GE, Helterbrand JD, Ely EW, Fisher CJ, Jr. Efficacy and safety of recombinant human activated protein C for severe sepsis. N Engl J Med 2001; 344: 699-709.
35. Ranieri VM, Thompson BT, Barie PS, Dhainaut JF, Douglas IS, Finfer S, Gardlund B, Marshall JC, Rhodes A, Artigas A, Payen D, Tenhunen J, Al-Khalidi HR, Thompson V, Janes J, Macias WL, Vangerow B, Williams MD. Drotrecogin alfa (activated) in adults with septic shock. N Engl J Med 2012; 366: 2055-64.
36. Sprung CL, Annane D, Keh D, Moreno R, Singer M, Freivogel K, Weiss YG, Benbenishty J, Kalenka A, Forst H, Laterre PF, Reinhart K, Cuthbertson BH, Payen D, Briegel J. Hydrocortisone therapy for patients with septic shock. N Engl J Med 2008; 358: 111-24.

37. Volbeda M, Wetterslev J, Gluud C, Zijlstra JG, van der Horst IC, Keus F. Glucocorticosteroids for sepsis: systematic review with meta-analysis and trial sequential analysis. Intensive Care Med 2015; 41: 1220-34.
38. Su F, Nguyen ND, Wang Z, Cai Y, Rogiers P, Vincent JL. Fever control in septic shock: beneficial or harmful? Shock 2005; 23: 516-20.
39. Launey Y, Nesseler N, Malledant Y, Seguin P. Clinical review: fever in septic ICU patients–friend or foe? Crit Care 2011; 15: 222.
40. Young P, Saxena M, Bellomo R, Freebairn R, Hammond N, van Haren F, Holliday M, Henderson S, Mackle D, McArthur C, McGuinness S, Myburgh J, Weatherall M, Webb S, Beasley R. Acetaminophen for fever in critically Ill patients with suspected infection. N Engl J Med 2015; 373: 2215-24.
41. Vincent JL. Sepsis: clearing the blood in sepsis. Nat Rev Nephrol 2009; 5: 559-60.
42. Zhou F, Peng Z, Murugan R, Kellum JA. Blood purification and mortality in sepsis: a meta-analysis of randomized trials. Crit Care Med 2013; 41: 2209-20.
43. Van den Berghe G, Wouters P, Weekers F, Verwaest C, Bruyninckx F, Schetz M, Vlasselaers D, Ferdinande P, Lauwers P, Bouillon R. Intensive insulin therapy in critically ill patients. N Engl J Med 2001; 345: 1359-67.
44. Vincent JL. Blood glucose control in 2010: 110 to 150 mg/dL and minimal variability. Crit Care Med 2010; 38: 993-5.
45. Hermanides J, Vriesendorp TM, Bosman RJ, Zandstra DF, Hoekstra JB, Devries JH. Glucose variability is associated with intensive care unit mortality. Crit Care Med 2010; 38: 838-42.
46. Ranieri VM, Rubenfeld GD, Thompson BT, Ferguson ND, Caldwell E, Fan E, Camporota L, Slutsky AS. Acute respiratory distress syndrome: the Berlin Definition. JAMA 2012; 307: 2526-33.
47. Balzer F, Weiss B, Kumpf O, Treskatsch S, Spies C, Wernecke KD, Krannich A, Kastrup M. Early deep sedation is associated with decreased in-hospital and two-year follow-up survival. Crit Care 2015; 19: 197.
48. Strom T, Martinussen T, Toft P. A protocol of no sedation for critically ill patients receiving mechanical ventilation: a randomised trial. Lancet 2010; 375: 475-80.
49. Andrikos E, Tseke P, Balafa O, Cruz DN, Tsinta A, Androulaki M, Pappas M, Ronco C. Epidemiology of acute renal failure in ICUs: a multi-center prospective study. Blood Purif 2009; 28: 239-44.
50. Bellomo R, Chapman M, Finfer S, Hickling K, Myburgh J. Low-dose dopamine in patients with early renal dysfunction: a placebo-controlled randomised trial. Australian and New Zealand Intensive Care Society (ANZICS) Clinical Trials Group. Lancet 2000; 356: 2139-43.
51. Mehta RL, Pascual MT, Soroko S, Chertow GM. Diuretics, mortality, and nonrecovery of renal function in acute renal failure. JAMA 2002; 288: 2547-53.
52. Hosokawa K, Gaspard N, Su F, Oddo M, Vincent JL, Taccone FS. Clinical neurophysiological assessment of sepsis-associated brain dysfunction: a systematic review. Crit Care 2014; 18: 674.

122

儿童脓毒症及多器官功能不全

Joseph A. Carcillo and Jan A. Hazelzet

预后改善及流行病学

严重脓毒症在新生儿及小儿患者中的死亡率从 1963 年的 97% 下降至 2003 年的 4%[1-4]。既往健康儿童的预后要好于有基础疾病的孩子。一项关于增加杀菌蛋白 [5] 渗透性的随机对照试验显示：在儿童中脑膜炎双球菌导致的脓毒症休克引起暴发性或者可疑的紫癜时安慰剂组患者的死亡率高达 10%。报道显示，脓毒症的儿童在接受与 2002 年美国重症医学会发表的一篇文章中 [6] 提到的类似治疗时，死亡率都显示出下降趋势。据报道 [7]，英国儿童的脑膜炎双球菌感染性休克死亡率为 5%。而在荷兰，这一人群的死亡率更低 [8]。Ngo 和他的同事 [9] 在一项登革热导致休克患者的液复苏随机研究中，可以将死亡率降至 0。美国 KIDS 数据库显示，美国儿童严重脓毒症总体死亡率在 4.2% 左右，其中 2% 是既往健康的死亡率约为 2%，有基础慢性病的死亡率为 8%[3]。目前普遍使用由 AAP-CHA 倡导的脓毒症休克治疗方案，该方案包括筛选病例后给予严格液体管理和 1 小时内给予抗生素，在 22 个儿科急诊部门中实施的结果提示院内死亡率由 11% 下降至 3%[10]。这种及时的抗生素和液体治疗也会降低器官功能障碍的发生率 [11]。

虽然结果正在改善，但在美国新生儿和小儿脓毒症带来的负担却越来越重。每年死于脓毒症的孩子比死于癌症的还要多，此类患者在美国的医疗开销预计为 40 亿美元。脓毒症的新生儿中一半出生时都体重不足。患有严重脓毒症的儿童中有一半有潜在慢性疾病。在患有严重脓毒症和癌症的孩子中，神经系统和心血管慢性疾病是最常见的慢性病，而免疫缺陷在患有严重败血症的儿童中同样最常见。医学进步改变了病因和流行病学。1990 年，Jacobs 和 cowork-ers[12] 报道了儿童脓毒症休克最常见的原因，依次为流感嗜血杆菌 b、脑膜炎奈瑟菌和肺炎链球菌。1995 年和 1999 年进行了数据的更新，乙型流感嗜血杆菌引起的脓毒症几乎为 0；脑膜炎奈瑟菌只在美国的少数几个地区很普遍，而且 B 组链球菌正在减少。最近使用的肺炎链球菌疫苗正在降低这种感染的发生率。加拿大政府已对国内的两岁内儿童实施对于脑膜炎奈瑟球菌的计划免疫 [13]。在美国，目前引起严重脓毒症和脓毒症休克最常见的病原微生物是金黄色葡萄球菌和真菌 [4]。耐甲氧西林金黄色葡萄球菌（methicillin-resistant *Staphylococcus aureus*，MRSA）是一种新兴的病原 [14]。流感疫苗普遍适用于普通流感和严重流感（H1N1）。在美国，各种病原微生物引起的死亡率都在下降，但儿童中金黄色葡萄球菌的感染率是成人的两倍，这种情况增加了对 MRSA 引起的脓毒症患儿一线治疗需求的保险范围。

病理生理学与病理学发展效应

分子发病机制

根除可控的炎症感染

酵母菌和真菌细胞壁上的内毒素，甘露糖和其他糖蛋白部分，超级抗原，革兰氏阳性球菌毒素，分枝杆菌和病毒，统称为病原体相关分子，在病原体识别受体的识别后激活人体固有免疫系统。固有免疫系统包括多形核中性粒细胞、单核细胞和巨噬细胞，部分通过 Toll 样受体、CD14 受体（内毒素）和其他共刺激分子。这些天然免疫细胞吞噬病原微生物并杀死它们。单核细胞和巨噬细胞处理这些微生物抗原并呈递给循环 T 淋巴细胞，启动适应性免疫应答。第二波免疫反应包括 B 细胞活化和抗体的产生，细胞毒性 T 细胞产生和活化自然杀伤（natural killer，NK）细胞（特别是病毒和真菌感染）。通过网状内皮系统中的常驻巨噬细胞，抗体产生的调理作用可以更有效地识别、杀灭和清除微生物 [15, 16]。

活化的炎症细胞也引发一系列生化级联反应导致磷脂酶 A2、血小板活化因子、环氧合酶、补体和细胞因子释放，协调一个有效和可控的炎症 / 免疫反应。肿瘤坏死因子（tumor necrosis factor，TNF）和白细胞介素（interleukin，IL）-1β 相互作用促进积极的反馈级联，导致发热和血管扩张。这些细胞因子刺激许多细胞的产生效应分子，包括促炎细胞因子［例如，IL-6、IL-8 和干扰素（interferon，IFN）-γ］，促进免疫细胞介导的杀伤和抗炎细胞因子（例如，可溶性细胞因子、TNF 受体、IL-1 受体拮抗蛋白、IL-4 和 IL-10），当感染被清除后关闭免疫反应。这些细胞因子刺激一氧化氮（nitric oxide，NO）的产生，导致血管舒张。NO 与超氧自由基结合形成氧化亚硝基自由基（ONOO−），参与细胞杀死微生物的过程。细胞因子增加内皮衍生的黏附分子的表达，包括 E 选择蛋白，促进白细胞滚动和细胞间黏附分子和血管黏附分子功能，使白细胞的黏附渗出。该活动趋化活化的炎症细胞到感染部位。细胞因子诱导内皮细胞后促进促血栓形成和抗纤维蛋白溶解。血栓调节蛋白的表达可能减少，同时血栓形成分子组织因子和抗纤维蛋白溶解分子纤溶酶原激活物抑制剂-1（plasminogen activator inhibitor-1，PAI-1）的表达增加。这种情况产生的血栓可以“隔离”感染并允许血管重塑，直到感染被完全清除，抗炎细胞因子才会关闭促炎细胞活化并恢复抗血栓形成的纤维蛋白溶解。

不可控制的炎症和持续感染导致感染性休克和多器官衰竭

如果受控激活的免疫细胞反应在清除感染因子方面无效或炎症反应不可控，随之而来的将是广泛的器官损伤。心肌细胞中的TNF和NO将会产生更多，由此带来的循环心肌抑制作用可导致心脏以及整个心血管系统的功能障碍。过氧亚硝酸盐会导致DNA损伤，随后的多聚腺苷核糖合酶激活耗尽氧化烟酰胺腺嘌呤二核苷酸和三磷酸腺苷（adenosine triphosphate，ATP）细胞，导致二次能源衰竭。血栓形成和抗纤维蛋白溶解都是全身性的。抗血栓分子，包括蛋白C和抗凝血酶Ⅲ被消耗，并且持续的全身释放组织因子和PAI-1，导致血栓不断生成。在某些时候，促凝血因子的消耗形成不稳定血栓并伴有出血，因为凝血因子少了，抗炎反应变得有害。IL-10诱导TH2反应并降低单核细胞/巨噬细胞杀死感染的能力。过度激活免疫细胞释放Fas和Fas配体。循环中的Fas分子可以防止激活免疫细胞凋亡并确保持续的炎症反应，但同时Fas配体可导致肝损伤。在NK细胞功能障碍患者中，激活的免疫细胞死亡进一步受到阻碍。无效和不明显的炎症导致全身器官衰竭。

临床病理学相关因素

在体内生化分析和尸检组织学的基础上，多器官功能衰竭有多种不同的表现形式[17-27]。暴发性紫癜和弥漫性血管内凝血（disseminated intravascular coagulation，DIC）使体内组织因子活性增加，导致血小板减少性多器官衰竭（从基线开始血小板计数＜100 000/μL或较基线下降50%），尸检中发现纤维蛋白血栓仅占20%。在这些患者中，80%尸检显示血栓性血小板减少性紫癜病理生理学改变为血栓形成超大血管性血友病因子（von Willebrand factor，vWF）多聚体增多，vWF裂解蛋白酶（ADAMTS 13）减少，体内PAI-1活性增加，血小板/纤维蛋白血栓增多。这个表型对每日血浆置换反应良好，可以去除超大型vWF多聚体并恢复ADAMTS13活性[21]。单克隆C5A抗体药物依库珠单抗已获FDA批准用于儿童患有这种综合征和非典型TTP-HUS[22]。

连续的或肝功能障碍相关的多器官衰竭（休克/急性呼吸窘迫综合征后续依次出现肝衰竭、肾衰竭）与病毒性脓毒症及淋巴管相关增生性疾病有关[23]。患者被发现一直存在Epstein-Barr病毒（Epstein-Barr virus，EBV）感染，这时存在着淋巴细胞Fas配体介导的肝脏破坏和高浓度Fas和Fas配体水平。在NK细胞缺陷的患者中也发现了该综合征。原发性噬血细胞性淋巴组织细胞增多症（hemophagocytic lymphohistiocytosis，HLH）患者的NK细胞活性是降低的，并且在次级HLH中发现NK细胞活性降低。NK细胞负责杀死病毒和停止淋巴细胞增殖。CD20单克隆抗体——利妥昔单可以根除EBV，因此用于抗移植后相关的淋巴增殖物疾病。

单核细胞长期失活导致多器官功能衰竭无法解决（单核细胞HLA-DR表达＜30%或体内TNF反应脂多糖＜200pg/ml＞5天）与继发细菌、真菌或疱疹病毒家族感染有关。这些患者的IL-10和IL-6水平升高。死亡后尸检发现均有感染[25]。尸检结果考虑与淋巴耗竭综合征（淋巴结和脾脏的淋巴细胞消耗）有关。所有这些患者死亡时都患有真菌、细菌或疱疹病毒家庭感染[26]。这个过程的风险因素（优势比＞10）包括淋巴细胞减少症（＜1 000/mm^3）或低催乳素血症或两者都存在超过7天。单核细胞/巨噬细胞吞噬这些凋亡小体致免疫麻痹。每日GM-CSF可以扭转这一过程并防止继发感染[25]。

具有巨噬细胞的脓毒症通过DIC的临床表现来确定，而伴有高铁蛋白血症（＞500ng/ml）可能是巨噬细胞驱动的过度炎症的表现，其与继发于未根除来源的未控制的炎症或未治疗的炎症表型相关。组织学显示在CD8$^+$T细胞增加和NK细胞减少的情况下的噬血细胞组织细胞增多有可能存在也有可能不存在。用IL1RAP治疗严重脓毒症导致的这种综合征可以使成人患者的死亡率从60%降至31%。[27]

这些临床病理相关性支持以下假设：①未控制的炎症在脓毒症休克后会发展为器官衰竭；②未控制的炎症会导致全身性血栓形成；③未控制的炎症不仅可以通过血栓形成还可以通过NO介导的细胞色素P450活性抑制导致肾上腺功能障碍；④未控制炎症通常与未根除的感染有关；⑤遗传和环境因素可能会增加患者全身血栓形成和感染难以控制的风险，这就更要求个体化治疗。

凝血系统

正如许多评论中普遍接受和解释的那样，凝血机制和纤维蛋白溶解是免疫系统的重要组成部分[28]。儿童的凝血系统跟成人相比有着重要的重要生理差异。几种关键凝血酶的缺乏和较多的α2-巨球蛋白使儿童生理状态下血栓形成风险较低[29,30]。但在病理条件下，这些生理差异可能会导致新生儿和儿童的凝血因子在DIC早期就很快耗尽[31]。ADAMTS 13在婴儿期减少；这种情况下血小板和纤维蛋白来源的血栓风险就会增加。凝血系统是脓毒症时器官功能障碍的标志。它与随后的内皮激活和全身血块形成，以及最后抗纤维蛋白溶解有关。

心血管系统

Ceneviva及其同事[32]发现，与成年人表现出的明显高排/低阻休克相比，儿童血流动力学不稳定的原因从容量管理到心肌收缩力都差异很大，患有难治性休克的儿童有各种各样的变化血流动力学状态，包括低排高阻（60%），低排低阻（20%），高排低阻（20%），随着年龄和时间不断发生变化。与成年人相比，休克导致死亡的最常见的原因是进行性加重的心力衰竭，而不是血管麻痹。婴儿和儿童通常对多巴胺和多巴酚丁胺不敏感，并对肾上腺素（冷休克）或去甲肾上腺素（暖休克）有反应[32-34]。新生儿也一样。成年人可以将心率加倍以改善心输出量，但是新生儿不能。新生儿即使心动加快了，也还是依赖于增加血管张力以维持血压。持续性的高血压和右心室心衰使新生儿感染性休克更加复杂。[35, 36]

预测因素和预防策略

与免疫力下降相关的环境和遗传因素使儿童容易患上脓毒症和脓毒症休克。这些因素包括年龄（早产，新生儿和年龄 <1 岁），癌症和免疫抑制化疗药物，移植和免疫抑制剂，原发性免疫缺陷疾病（例如补体缺少症，低丙种球蛋白血症或慢性肉芽肿病），获得性免疫缺陷病（中性粒细胞减少症，淋巴细胞减少症或单核细胞失活），以及营养不良。长时间使用侵入性导管，肌松药和广谱抗生素也容易出现继发感染。

社区获得性脓毒症的原因之一是脑膜炎奈瑟球菌。该病具有多样化的临床表现，从轻症患者自限性好转到重症患者的脑膜炎，甚至是急性致命性脓毒症。细菌入血后，3 个主要的级联途径被激活：补体系统，炎症反应，以及凝血和纤溶途径。这些途径不是独立的，而且会相互影响。这些途径的成分之间存在遗传多态性显示了球菌性脑膜炎的易感性，严重性和结局。关于与脑膜炎球菌感染的易感性和严重程度相关的遗传变异的知识已经进行了综述[37]。

神经 - 内分泌系统或调理吞噬途径中的补体缺陷和相关分子缺陷，例如罕见的 Toll 样受体 4 单核苷酸多态性和 Fcγ 受体的低效变体的组合，似乎在遗传上确定的敏感性中具有最重要的作用。关于敏感性的最新和最大的研究是对 1 600 例脑膜炎球菌脓毒症儿童的 DNA 进行全基因组分析。该研究的结果显示遗传变异对于补体因子 H 的敏感性有着显著影响。[38] 这种缺乏与非典型 TTP-HUS 有关，其表现为与血小板减少相关的多器官功能衰竭。血浆置换和 C5a 单克隆抗体依库珠单抗已经用于治疗这些儿童和成人[27]。对在重患者身上使用 Fcγ RIIa 和 PAI-1 表现出的多态性已被反复报道了。血管紧张素转换酶与促炎反应有关。血管紧张素转换酶基因（D 等位基因）中不存在 284 碱基对标签与较高的循环血管紧张素转换酶活性相关，而不是 I 等位基因的存在。DD 基因型与疾病严重程度增加有关，虽然不显著，但有报道死亡率增加了两倍。备解素在单核苷酸多态性中的缺陷已被证实对结局有影响，PAI-1 分别在 IL-1β 与 IL RN 中结合多形态的单核苷酸 −511C/T 与 +2018C/T。有报道称 TNF 中 −308G/A 启动子多态性的对结局的影响相互矛盾。这些差异可能反映了研究中定义的差异或 TNF 启动子中其他单核苷酸多态性的影响，其可以形成代表不同细胞因子产生能力的单倍型。对于几种单核苷酸多态性，其潜在影响敏感性，严重程度或结果尚未得到独立研究的证实。

儿科医学的特点是预防。公共卫生保健制度减少早产的同时带来的巨大收益是也减少了感染的发病率。使用 B 组链球菌对有风险的母亲进行预防可以减少早产儿和足月儿脓毒症休克的休克发病率。免疫计划包括白喉、百日咳、破伤风、麻疹、腮腺炎、风疹、流感嗜血杆菌 b 型、肺炎链球菌、脑膜炎奈瑟菌（婴儿 C 型和所有人的 C 型及 A 型，以及大学生 Y 型）、流感疫苗，有效地减少了新生儿和儿童脓毒症的发病率。初级免疫缺乏是一项重要的生理教育项目。患有频繁肺炎，鼻窦感染或皮肤感染的儿童可以从早期免疫缺陷检查中受益，包括免疫球蛋白，补体水平，硝基甲苯检测多形核中性粒细胞功能和抗体滴度对免疫的反应。这些孩子的早期识别后可以通过治疗减少脓毒症的发生[39]。

诊断方法和评分系统

以下预后因素与严重程度和死亡有关：

- 内毒素，细胞因子，乳酸，PAI-1，黏附分子，降钙素原，弹性蛋白酶，肌钙蛋白，促肾上腺皮质激素，铁蛋白水平升高。
- C 反应蛋白（或增加），葡萄糖，纤维蛋白原，凝血因子，蛋白 C，ADAMTS 13，白细胞，血小板水平降低。
- 许多评分系统专门针对儿科患者，包括儿童死亡风险[40]和特定于某些疾病的儿科器官衰竭，包括：Rotterdam 评分[41]，格拉斯哥脑膜炎球菌脓毒症预后分数[42]，DIC[43, 44]，PELOD[45]，以及从成人评分改编的内容（例如器官衰竭评分）[46]。

治疗

早期识别和目标导向治疗改善预后

早期识别，充分复苏，适当治疗调整，切除感染病灶和有效抗生素治疗对于良好的预后都是至关重要的[47]。2007 年 6 月，美国重症医学会发表了以临床数据为基础的新生儿和儿童感染性休克血流动力学临床支持实践，部分定义了早期识别的概念和复苏可改善预后的理念（图 122-1）。主要的新建议包括在建立中心导管建立之前通过外周静脉或骨内输液导管输注肾上腺素，以及在第一个小时内给予抗生素[48]。

早期复苏（第一小时）

气道和呼吸

新生儿和儿童通常有发育完善的气道，但休克患儿机械通气的比例仍高达 80%。应根据儿科高级生命支持和新生儿复苏指南进行插管，该指南基于呼吸窘迫或血流动力学不稳定的临床诊断决定下一步治疗，而非血气分析。容量复苏并使用无心肌抑制作用的氯胺酮作为麻醉诱导时要注意血压变化，防止正压通气建立而引起的相关低血压。这是临床医师在疾病的早期对儿科患者进行插管时需要注意的，通常这时他们需要给予超过 60ml/kg 的液体进行复苏。

容量复苏

几乎所有患有休克的儿童都需要进行容量复苏[49,50]。在最初的 10～20 分钟内应给予 20ml/kg 生理盐水或胶体静脉注射液作为负荷剂量，有些情况下最多可以达到 40～60ml/kg。如果肝脏边缘变得明显，听到啰音或灌注压力（平均动脉压 - 中心静脉压）降低，不建议使用更多液体，应考虑使用利尿剂。许多临床医生将晶体液作为第一选择，当需要补充更多液体时改用胶体。应检查血糖因为低血糖可能会对神经系统造成严重影响。在这种情况下应该迅速给予葡萄糖。

心血管治疗

处于休克状态的儿童可能出现低排高阻，高排低阻，或低排低阻。应根据具体的情况，如果液体复苏不能很好地改善休克，这时要开始考虑使用血管升压素或血管扩张剂以进行血管张力的治疗。外周静脉给予肾上腺素是治疗液体复苏无效的儿童低血压患者的首选，直到可以建立中心静脉通

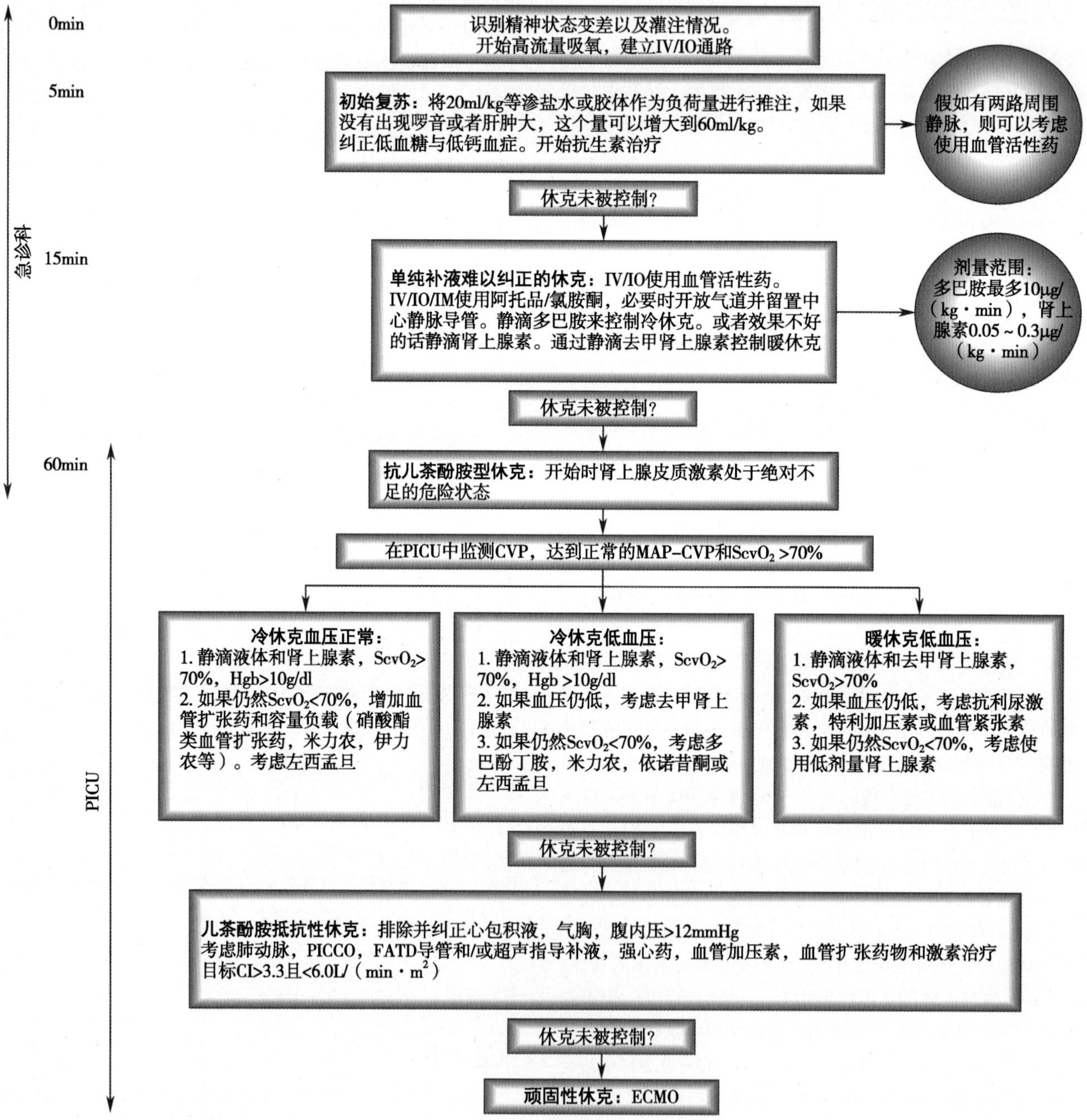

图 122-1 **新生儿和儿童感染性休克血流动力学支持的临床应用参数**。这种有依据的治疗方案是建立在早期识别和复苏的基础上来改善预后。ACTH：促肾上腺皮质激素；APLS/PALS：高级儿科生命支持；CI：心指数；CVP：中心静脉压；ECMO：体外膜肺氧合技术；FATD；股动脉热稀释法；MAP：平均动脉压；PDE：磷酸二酯酶；PICCO；脉搏指数轮廓心排量监测；PICU；新生儿ICU；$ScvO_2$；中心静脉血氧饱和度

路。多巴酚丁胺或多巴胺抗休克效果不佳时通常可以使用肾上腺素或去甲肾上腺素。患儿心输出量较低或者不高时均需要给予正性肌力药物支持。尽管采用了液体复苏和正性肌力药物，使用血管扩张剂仍可以逆转休克患儿全身血管高阻力的状态。米力农或硝酸酯类药物（硝普钠或硝酸甘油的半衰期短）成为治疗儿童肾上腺素抵抗性低心排及全身血管阻力升高引起休克的一线用药。

肾上腺功能不全

对肾上腺素（冷休克）或去甲肾上腺素（暖休克）缺乏反应可由肾上腺皮质功能不全或甲状腺功能不全引起[51-53]。患有这种疾病风险的儿童（例如暴发性紫癜性，有类固醇药物暴露史或中枢神经系统疾病）可使用氢化可的松。关于恰当用量的研究很少，范围从起效剂量（2mg/kg）到休克剂量（50mg/kg），然后在 24 小时内输注相同的剂量。在儿茶酚胺抵抗休克中使用多大剂量更好也未确定。

抗生素

应根据年龄，环境和抵抗类型（经验治疗）在培养已经留取后给予合适的抗生素和抗真菌治疗。不同区域会出现不同情况的耐药微生物。一些学者主张在 ICU 进行抗生素轮换[54]。

脓毒症和感染性休克的稳定期（复苏 1 个小时后）

心血管系统

复苏的第一个小时目标是恢复正常的灌注压力；然而，随后的治疗要以达到正常的中心静脉血氧饱和度为目的。患儿在暖休克时对去甲肾上腺素有反应。但当患儿有去甲肾上腺素抗性休克，加压素（生理性剂量）或血管紧张素可以避免 α 受体的不敏感性并恢复血管张力；然而，这可以增加后负荷并降低心输出量[55-57]。在一项关于儿科血管扩张性休克（多数是心脏手术后）患者的大型研究中，血管升压素是有效的，对肾脏的和血小板计数的不良反应是有限的[58]。患儿在血压正常的冷休克时需要降低后负荷和减少容量。当患儿在使用了肾上腺素和硝酸酯类药物后仍处于低排高阻的休克状态，这时可以考虑使用米力农[59]。这种Ⅲ型磷酸二酯酶抑制剂可以避免 β- 肾上腺素能受体不敏感[59-61]。患儿的冷休克和低血压是最令人担忧的。这时候需要输注更多的液体和肾上腺素。吸入 NO 对于新生儿和小儿的肺动脉高压和右心室衰竭是有效的[62]。应该通过滴定调整这些治疗以获得满意的超过 70% 的上腔静脉氧饱和度[63]。

体外膜肺氧合（ECMO）被认为是有效的治疗难治性新生儿休克（80% 存活率）以及难治性新小儿休克（50% 生存）的方法[64, 65]。这种成功很可能是因为难治性休克在新生儿和儿童身上出现问题的通常是心衰，而不是血管。成人汉坦病毒引起的难治性休克（低排高阻）应用 ECMO 治疗结局类似新生儿难治性休克[66]。

呼吸

肺部“保护”通气策略降低了患有急性呼吸窘迫综合征成年人的死亡率（许多人患有脓毒症）[67]。脓毒性引起的儿童急性呼吸窘迫综合征时合理有效的潮气量是 6ml/kg。呼气末正压可以通过保持功能残气量和最佳顺应性来防止气压伤。可以根据动脉血气氧分压与吸入吸氧浓度的比值或肺顺应性来确定最佳呼气末正压。

肾功能衰竭

如果缺血持续时间超过 60 分钟则会发生肾衰竭，血栓会阻碍灌注，肌红蛋白和尿酸会阻塞肾小管血流。在缺血的前 60 分钟，神经 - 血管紧张素系统释放醛固酮，血管紧张素和抗利尿剂激素（血管升压素），可减少尿钠排泄和利尿；这在临床上表现为少尿。快速复苏可逆转缺血，由于 20% 的血液会流经肾脏保持灌注，所以表现为尿量大于 1ml/（kg•h）。如果缺血持续超过 1 小时，ATP 耗尽导致上皮细胞分离和阻塞肾小管，导致肾小管阻塞性肾衰竭（也称为急性肾小管坏死）。肾小管再生需要 6 周～3 个月。

肾脏血流不受肾小球前后收缩和扩张的调节。在内毒素血症和肝硬化期间，肾小球前小动脉扩张的能力受损。脓毒症患儿流经肾脏的血液取决于灌注压力（计算方式为平均动脉压 - 中心静脉压，或在这种情况下腹腔室综合征，为平均动脉压 - 腹内压）[68]。在某些使用血管活性要治疗的情况下，灌注压应该与容量、升压药相匹配。应每天测量肌酐清除率以评估肾脏功能。建议使用利尿剂以防止液体超负荷。患有肌红蛋白尿或尿酸尿症的患者应该接受碱化尿液和别嘌醇（尿酸尿症）以及甘露醇治疗。严重少尿或者无尿的患者，不管是否用了利尿药，都应该行每日或连续血液滤过 / 血液透析或腹膜透析治疗。

暴发性紫癜和弥散性血管内凝血

DIC 在临床上被认为是延长的凝血酶原时间 / 部分促凝血酶原时间，纤维蛋白原减少，纤维蛋白原溶解增加或 D- 二聚体增加和血小板减少症。当患者出现遗传性（血栓形成倾向）暴发性紫癜 /DIC 或者存在快速生长的微生物（脑膜炎球菌），如果不及时处理是非常致命的。组织因子通过内皮损伤暴露并被释放到血液中。如果组织因子通路抑制剂无法匹配组织因子，它会激活Ⅶ因子介导的凝血功能。正在进行的凝血过程消耗凝血因子（包括纤维蛋白原）、抗血栓因子（抗凝血酶Ⅲ和蛋白 C）和血小板；这导致大量血块形成，有时甚至会大出血。治疗策略必须通过去除或抑制组织因子活性来保持内环境稳定，同时补充凝血因子和血小板。如果系统性凝血威胁肢体或危及生命的，再灌注则需要纤溶治疗。关于特定疗法（例如抗凝血酶Ⅲ、蛋白 C、肝素或组织纤溶酶原激活剂），非特异性疗法（新鲜冰冻血浆和血小板或血浆置换）或两者的组合（血浆交换加抗凝血酶Ⅲ或蛋白 C）的争论仍在继续，添加组织纤溶酶原激活剂用于肢体或危及生命的血栓形成是最好的。一些研究人员认为，脑膜炎球菌血症患者无法激活蛋白 C[69]，而另一些人则证明在孩子身上可以激活蛋白质 C[70]。到目前为止，还没有证据证明两种观点的各自益处。目前的研究证明使用血浆置换是有好处的，因为血浆置换可逆转纤维蛋白和血小板 -vWF 多聚体介导的血栓形成[71-73]。

营养、电解质、内分泌及新陈代谢

人们争论是否应该在休克时对患者进行肠内喂养；然而，所有人一致认为，当休克缓解时，最好使用肠内喂养。如果可以给患者监测代谢状态，并且有肠内营养不耐受或者给予营养不足，则需要考虑肠外营养。如果不能监测代谢状态，那么在危重患儿的营养支持中使用经典配方是，可能会给予过多的卡路里。低血糖需要尽量地避免和及时处理。低血糖会严重损伤神经系统。通过输注胰岛素严格控制血糖水平，减少了多器官功能衰竭障碍综合征以及多器官功能衰竭导致的死亡，大大降低了儿科 ICU 的死亡率[74]。一般来说，婴儿营养主要依靠输液时有发生低血糖的风险；建议葡萄糖摄入量为 4 至 6mg/（kg•min）或维持液用 10% 葡萄糖和 0.45% 氯化钠。

免疫调节

自身免疫无法消灭入侵病原微生物的儿童会死于脓毒症。必须治疗原发性和获得性免疫缺陷疾病。患有慢性肉芽肿病的儿童需要输注白细胞和干扰素。低丙种球蛋白血症患者需要用免疫球蛋白治疗。在一项随机对照试验中显示，粒细胞巨噬细胞集落刺激因子可以改善新生儿中粒细胞减少性感染性休克的存活率[75,76]。除非减少免疫抑制药物用量，否则接受免疫抑制治疗的患者无论是否做了移植，都可能发生感染性休克导致死亡。多克隆免疫球蛋白据报道是一种有前景的治疗脓毒症和脓毒症休克的药物，可以降低其死亡率。然而，目前对儿童进行的试验数量较少，并且证据的可靠性不足以有力的支持结论。单克隆免疫球蛋白的辅助治疗仍处于试验阶段[77]。

药物剂量

细胞色素 P450 活性降低表现为类固醇合成受损，脓毒症、脓毒症休克或多器官功能衰竭患儿药物代谢受损。多器官功能衰竭的患者特别容易受到细胞色素 P450 系统代谢的药物毒性影响。肾功能也会受损。在这些患者中，根据肌酐清除率调整药物剂量是必要的。应该严格按照药效学和药动学来调整目标剂量。

一些儿童感染性休克的多中心随机对照试验

deOliveira 及其同事观察到，对于 RA/SVC 或 RA/IVC 氧饱和度超过 70% 的患者采用美国重症医学会儿童高级生命支持疗法时，死亡率降低了 3 倍以上[63]。与非干预组相比，干预组接受了更多的液体、血液和强心药 / 血管舒张剂。在两项试验中，抗利尿激素和特利加压素都不能有效改善难治性血管舒张性休克的预后[78,79]。Ventura 及其同事证明在没有中心静脉且患儿的休克难以通过补液纠正的情况下，外周给予肾上腺素效果优于多巴胺（多巴胺组死亡率为 20%，肾上腺素组死亡率为 7%）[48]。

知识点

1. 新生儿和儿童患有严重脓毒症的死亡率从 1963 年的 97% 下降至 1999 年的 9%，到 2003 年下降至 4% 左右。既往健康的患儿比既往有慢性疾病的患儿预后要好。
2. 尽管预后正在改善，但在美国新生儿和儿童脓毒症的开销正在增加。死于严重脓毒症的儿童比死于癌症的儿童要多，据估计美国每年有 40 亿美元的医疗费用于治疗这种疾病。
3. 成人和儿童凝血和纤溶的生理差异可能导致了患儿早期凝血因子耗尽和弥散性血管内凝血。
4. 与成人相比，儿童休克死亡通常与进行性加重的心衰有关，而不是血管麻痹。患儿休克类型为低排高阻（60%）、低排低阻（20%）和高排低阻（20%）。
5. 严重表达途径各组成部分的遗传多态性已被证明与小儿脓毒症的易感性、严重性和预后有关。
6. 2007 年，美国危重病医学学会发布了一份基于循证医学的临床实践，用于新生儿和儿童感染性休克的血流动力学治疗，该实践部分数据基于早期识别和复苏改善预后的概念。
7. 插管时机的选择应基于诊断了呼吸窘迫或者血流动力学不稳定，而不是血气分析。
8. 许多休克儿童需要积极的容量复苏。除非出现肝大、心脏肿大或肺听诊湿啰音，否则应在前 10～20 分钟内以 20ml/kg 的生理盐水或胶体的负荷量，总计 60ml/kg，同时外周静脉给予肾上腺素并且注意气道保护。
9. 多器官功能衰竭的进展通常是由于复苏延迟以及病因控制不及时。多脏器功能衰竭患者通常都有对个体治疗相对应的炎症表现。

（胡新 译，张玮 审校）

参考文献

1. DuPont HL, Spink WW. Infections due to gram-negative organisms: an analysis of 860 patients with bacteremia at the University of Minnesota Medical Center, 1958-1969. Medicine (Baltimore) 1969;48:307–332.
2. Carcillo JA, Davis AL, Zaritsky A. Role of early fluid resuscitation in pediatric septic shock. JAMA 1991;266:1242–1245.
3. Odetola FO, Gebremanian A. Freed GL patient and hospital correlates of clinical outcomes and resource utilization in severe pediatric sepsis. Pediatrics 2007;119:487–494.
4. Hartman ME, Linde-Zwirble WT, Angus DC, et al. Trends in the epidemiology of pediatric severe sepsis. Pediatr Crit Care Med 2013;14:686–693.
5. Giroir BP, Scannon PJ, Levin M. Bactericidal/permeability-increasing protein—lessons learned from the phase III, randomized, clinical trial of rBPI21 for adjunctive treatment of children with severe meningococcemia. Crit Care Med 2001;29:S130–S135.

6. Carcillo JA, Fields AI. Clinical practice parameters for hemodynamic support of pediatric and neonatal patients in septic shock. Crit Care Med 2002;30:1365-1378.
7. Pollard AJ, Britto J, Nadel S, et al. Emergency management of meningococcal disease. Arch Dis Child 1999;80:290-296.
8. Maat M, Buysse CM, Emonts M, et al. Improved survival of children with sepsis and purpura: effects of age, gender, and era. Crit Care 2007;11:R112.
9. Ngo NT, Cao XT, Kneen R, et al. Acute management of dengue shock syndrome: A randomized double-blind comparison of 4 intravenous fluid regimens in the first hour. Clin Infect Dis 2001;32: 204-213.
10. https://www.childrenshospitals.org/programs-and-services/quality-improvement-and-measurement/collaboratives/sepsis
11. Weiss SL, Fitzgerald JC, Balamuth F, et al Delayed antimicrobial therapy increases mortality and organ dysfunction duration in pediatric sepsis. Crit Care Med 2014;42:2409-2417.
12. Jacobs RF, Sowell MK, Moss MM, et al. Septic shock in children: bacterial etiologies and temporal relationships. Pediatr Infect Dis J 1990;9:196-200.
13. MacLennan JM, Shackley F, Heath PT, et al. Safety, immunogenicity, and induction of immunologic memory by a serogroup C meningococcal conjugate vaccine in infants: a randomized controlled trial. JAMA 2000;283:2795-2801.
14. Hall MW, Geyer SM, Guo CY, Panoskaltsis-Mortari A, et al. Innate immune function and mortality in critically ill children with influenza: a multicenter study. Crit Care Med 2013;41:224-236.
15. Delves PJ, Roitt IM. The immune system: first of two parts. N Engl J Med 2000;343:37-49.
16. Delves PJ, Roitt IM. The immune system: second of two parts. N Engl J Med 2000;343:108-117.
17. Carcillo JA, Doughty L, Kofos D, et al. Cytochrome P450-mediated drug metabolism is reduced in children with sepsis-induced multiple organ failure. Intensive Care Med 2003;29:980-984.
18. Doughty L, Clark RS, Kaplan SS, et al. sFas and sFas ligand and pediatric sepsis-induced multiple organ failure syndrome. Pediatr Res 2002;52:922-927.
19. Green J, Doughty L, Kaplan SS, et al. The tissue factor and plasminogen activator inhibitor type-1 response in pediatric sepsis-induced multiple organ failure. Thromb Haemost 2002;87:218-223.
20. Nguyen T, Hall M, Han Y, et al. Microvascular thrombosis in pediatric multiple organ failure: Is it a therapeutic target? Pediatr Crit Care Med 2001;2:187-196.
21. Nguyen TC, Han YY, Kiss JE, et al. Intensive plasma exchange increases a disintegrin and metalloprotease with thrombospondin motifs-13 activity and reverses organ dysfunction in children with thrombocytopenia-associated multiple organ failure. Crit Care Med 2008;36:2878-2887.
22. Legendre CM, Licht C, Muus P, et al. Terminal complement inhibitor eculizumab in atypical hemolytic-uremic syndrome. N Engl J Med 2013;368:2169-2181.
23. Doughty L, Clark RS, Kaplan SS, Sasser H, Carcillo J. sFas and sFas ligand and pediatric sepsis-induced multiple organ failure syndrome. Pediatr Res 2002;52:922-927.
24. Giraldi E, Provenzi M, Conter V, et al. Risk-adapted treatment for severe b-lineage posttransplant lymphoproliferative disease after solid organ transplantation in children. Transplantation 2016;100:437-445.
25. Hall MW, Knatz NL, Vetterly C, et al. Immunoparalysis and nosocomial infection in children with multiple organ dysfunction syndrome. Intensive Care Med 2011;37:525-532.
26. Felmet KA, Hall MW, Clark RS, et al. Prolonged lymphopenia, lymphoid depletion, and hypoprolactinemia in children with nosocomial sepsis and multiple organ failure. J Immunol 2005;174: 3765-3772.
27. Shakoory B, Carcillo JA, Chatham WW, et al. Interleukin-1 receptor blockade is associated with reduced mortality in sepsis patients with features of macrophage activation syndrome: reanalysis of a prior phase III trial. Crit Care Med 2016;44:275-281.
28. Aird WC. The role of the endothelium in severe sepsis and multiple organ dysfunction syndrome. Blood 2003;101:3765-3777.
29. Andrew M, Vegh P, Johnston M, et al. Maturation of the hemostatic system during childhood. Blood 1992;80:1998-2005.
30. Andrew M. Developmental hemostasis: relevance to hemostatic problems during childhood. Semin Thromb Hemost 1995;21:341-356.
31. Hazelzet JA, Risseeuw-Appel IM, Kornelisse RF, et al. Age-related differences in outcome and severity of DIC in children with septic shock and purpura. Thromb Haemost 1996;76:932-938.
32. Ceneviva G, Paschall JA, Maffei F, et al. Hemodynamic support in fluid-refractory pediatric septic shock. Pediatrics 1998;102:e19.
33. Simma B, Fritz MG, Trawoger R, et al. Changes in left ventricular function in shocked newborns. Intensive Care Med 1997;23:982-986.
34. Mercier JC, Beaufils F, Hartmann JF, et al. Hemodynamic patterns of meningococcal shock in children. Crit Care Med 1988;16:27-33.
35. Gill AB, Weindling AM. Echocardiographic assessment of cardiac function in shocked very low birthweight infants. Arch Dis Child 1993;68:17-21.
36. Sosa G, Milstein JM, Bennett SH. *Escherichia coli* endotoxin depresses left ventricular contractility in neonatal lambs. Pediatr Res 1994;35:62-67.
37. Emonts M, Hazelzet JA, de Groot R, et al. Host genetic determinants of *Neisseria meningitidis* infections. Lancet Infect Dis 2003;3:565-577.
38. Davila S, Wright VJ, Khor CC, et al. Genome wide association study identifies variants in the CFH region associated with host susceptibility to meningococcal disease. Nat Genet 2010;42:772-776.
39. Garcia PC, Longhi F, Branco RG et al. Ferritin levels in children with severe sepsis and septic shock. Acta Paediatr 2007;96:1829-1831.
40. Marcin JP, Pollack MM, Patel KM, et al. Decision support issues using a physiology based score. Intensive Care Med 1998;24:1299-1304.
41. Kornelisse RF, Hazelzet JA, Hop WC, et al. Meningococcal septic shock in children: clinical and laboratory features, outcome, and development of a prognostic score. Clin Infect Dis 1997;25: 640-646.
42. Riordan FA, Marzouk O, Thomson AP, et al. Prospective validation of the Glasgow Meningococcal Septicaemia Prognostic Score: comparison with other scoring methods. Eur J Pediatr 2002;161: 531-537.
43. Leclerc F, Hazelzet J, Jude B, et al. Protein C and S deficiency in severe infectious purpura of children: a collaborative study of 40 cases. Intensive Care Med 1992;18:202-205.
44. Taylor FB Jr, Toh CH, Hoots WK, et al. Towards definition, clinical and laboratory criteria, and a scoring system for disseminated intravascular coagulation. Thromb Haemost 2001;86:1327-1330.
45. Leteutre S, Martinot A, Duhamel A, et al. Validation of the paediatric logistic organ dysfunction (PELOD) score: prospective, observational, multicentre study. Lancet 2003;362:192-197.
46. Shime N, Kageyama K, Ashida H, et al. Application of modified sequential organ failure assessment score in children after cardiac surgery. J Cardiothorac Vasc Anesth 2001;15:463-468.
47. Booy R, Habibi P, Nadel S, et al. Reduction in case fatality rate from meningococcal disease associated with improved healthcare delivery. Arch Dis Child 2001;85:386-390.
48. Ventura AM, Shieh HH, Bousso A, et al. Double-blind prospective randomized controlled trial of dopamine versus epinephrine as first-line vasoactive drugs in pediatric septic shock. Crit Care Med. 2015;43:2292-2302.
49. Lambert HJ, Baylis PH, Coulthard MG. Central-peripheral temperature difference, blood pressure, and arginine vasopressin in preterm neonates undergoing volume expansion. Arch Dis Child Fetal Neonatal Educ 1998;78:F43-F45.
50. Pladys P, Wodey E, Betremieux P, et al. Effects of volume expansion on cardiac output in the preterm infant. Acta Paediatr 1997;86:1241-1245.
51. Hatherill M, Tibby SM, Hilliard T, et al. Adrenal insufficiency in septic shock. Arch Dis Child 1999;80:51-55.
52. Joosten KF, de Kleijn ED, Westerterp M, et al. Endocrine and metabolic responses in children with meningococcal sepsis: striking differences between survivors and nonsurvivors. J Clin Endocrinol Metab 2000;85:3746-3753.
53. De Kleijn ED, Joosten KF, Van Rijn B, et al. Low serum cortisol in combination with high adrenocorticotrophic hormone concentrations are associated with poor outcome in children with severe meningococcal disease. Pediatr Infect Dis 2002;21:330-336.
54. Kollef MH, Fraser VJ. Antibiotic resistance in the intensive care unit. Ann Intern Med 2001;134: 298-314.
55. Yunge M, Petros A. Angiotensin for septic shock unresponsive to noradrenaline. Arch Dis Child 2000;82:388-389.
56. Rosenzweig EB, Starc TJ, Chen JM, et al. Intravenous arginine vasopressin in children with vasodilatory shock after cardiac surgery. Circulation 1999;100:II182-II186.
57. Leclerc F, Walter-Nicolet E, Leteurtre S, et al. Admission plasma vasopressin levels in children with meningococcal septic shock. Intensive Care Med 2003;29:1339-1344.
58. Benitz WE, Rhine WD, Van Meurs KP, et al. Nitrovasodilator therapy for severe respiratory distress syndrome. J Perinatol 1996;16:443-448.
59. Irazuzta JE, Pretzlaff RK, Rowin ME. Amrinone in pediatric refractory septic shock: an open-label pharmacodynamic study. Pediatr Crit Care Med 2001;2:24-28.
60. Barton P, Garcia J, Kouatli A, et al. Hemodynamic effects of i.v. milrinone lactate in pediatric patients with septic shock: a prospective, double-blinded, randomized, placebo-controlled, interventional study. Chest 1996;109:1302-1312.
61. Lindsay CA, Barton P, Lawless S, et al. Pharmacokinetics and pharmacodynamics of milrinone lactate in pediatric patients with septic shock. J Pediatr 1998;132:329-334.
62. Lonnqvist PA. Inhaled nitric oxide in newborn and paediatric patients with pulmonary hypertension and moderate to severe impaired oxygenation: effects of doses of 3-100 parts per million. Intensive Care Med 1997;23:773-779.
63. de Oliveira CF, de Oliveira DS, Gottschald AF, et al. ACCM/PALS hemodynamic support guidelines for pediatric septic shock: an outcomes comparison with and without monitoring central venous oxygen saturation. Intensive Care Med 2008;34:1065-1075.
64. Goldman AP, Kerr SJ, Butt W, et al. Extracorporeal support for intractable cardiorespiratory failure due to meningococcal disease. Lancet 1997;349:466-469.
65. Meyer DM, Jessen ME. Results of extracorporeal membrane oxygenation in children with sepsis. The Extracorporeal Life Support Organization. Ann Thorac Surg 1997;63:756-761.
66. Crowley MR, Katz RW, Kessler R, et al. Successful treatment of adults with severe *Hantavirus* pulmonary syndrome with extracorporeal membrane oxygenation. Crit Care Med 1998;26:409-414.
67. The Acute Respiratory Distress Syndrome Network: Ventilation with lower tidal volumes as compared with traditional tidal volumes for acute lung injury and the acute respiratory distress syndrome. N Engl J Med 2000;342:1301-1308.
68. Greenhalgh DG, Warden GD. The importance of intra-abdominal pressure measurements in burned children. J Trauma 1994;36:685-690.
69. De Kleijn ED, De Groot R, Hack CE, et al. Activation of protein C following infusion of protein C concentrate in children with severe meningococcal sepsis and purpura fulminans: a randomized, double-blinded, placebo-controlled, dose-finding study. Crit Care Med 2003;31:1839-1847.
70. Faust SN, Levin M, Harrison OB, et al. Dysfunction of endothelial protein C activation in severe meningococcal sepsis. N Engl J Med 2001;345:408-416.
71. Busund R, Koukline V, Utrobin U, Nedashkovsky E. Plasmapheresis therapy in severe sepsis and septic shock: a prospective randomized controlled trial. Intensive Care Med 2002;28:1484-1492.
72. Darmon M, Azoulay E, Thiery G, et al. Time course of organ dysfunction in thrombotic microangiopathy patients receiving either plasma infusion or plasma exchange. Crit Care Med 2006;34: 2127-2133.
73. Nguyen TC, Han YY, Kiss JE, et al. Intensive plasma exchange therapy increases ADAMTS 13 and reverses organ dysfunction in children with thrombocytopenia associated multiple organ failure. Crit Care Med 2008;36:2878-2887.
74. Vlasselaers D, Milants I, Desmet L, et al. Intensive insulin therapy for patients in pediatric intensive care; a prospective randomized controlled study. Lancet 2009;373:547-556.
75. Schaison G, Eden OB, Henze G, et al. Recommendations on the use of colony-stimulating factors in children: conclusions of a European panel. Eur J Pediatr 1998;157:955-966.
76. Trindade E, Maton P, Reding R, et al. Use of granulocyte macrophage colony stimulating factor in children after orthotopic liver transplantation. J Hepatol 1998;28:1054-1057.
77. Alejandria MM, Lansang MA, Dans LF, et al. Intravenous immunoglobulin for treating sepsis and septic shock. Cochrane Database Syst Rev 2002;CD001090.
78. Choong K, Bohn D, Fraser DD, et al. Vasopressin in pediatric vasodilatory shock: a multicentric randomized controlled trial. Am J Resp Crit Care Med 2009;180:632-639.
79. Yildizdas D, Yapicioglu H, Celik D, Sertdemir Y, Alham E. Terlipressin as a rescue therapy for catecholamine resistant septic shock in children. Intensive Care Med 2008;34:511-517.

123 尿路感染

Florian M.E. Wagenlehner, Adrian Pilatz, Wolfgang Weidner, and Kurt G. Naber

重症监护室（intensive care unit，ICU）感染与院内感染发病率密切相关。根据 ICU 类型的不同，院内感染占 ICU 感染的比例可达 70%[1]。ICU 中尿路感染的发生率高，但有时会被低估[2]。

定义

尿路感染（urinary tract infection，UTI）可能是患者入住 ICU 的主要原因，也可能在住入 ICU 后发生。患者入住 ICU 后经常接受镇静治疗，所以临床上 UTI 的诊断存在一定困难。然而，UTI 又是 ICU 患者发生抗生素耐药的重要原因。复杂的 UTI 存在形式多种多样，常见的有以下几种[3,4]：

- 尿道的解剖、结构或功能发生改变，妨碍了尿动力学（例如支架、尿道侵入性操作、尿道仪器植入、结石、肿瘤或中枢神经系统疾病）。
- 由肾脏器质性病变或肾前性、肾性、肾后性肾病引起的肾功能损害（急慢性肾功能不全、心功能不全）。
- 由伴随疾病引起的患者免疫功能损害[糖尿病、肝功能不全、使用免疫抑制剂如糖皮质激素、获得性免疫缺陷综合征（aquired immunodeficiency syndrome，AIDS）、低体温]。

病因学

引起尿路感染的病原菌几乎都是细菌和酵母菌，病毒感染仅见于严重的免疫抑制情况，如骨髓抑制术后。ICU 高抗生素使用率和特殊的环境改变了微生物谱。大肠杆菌感染是仅次于非复杂的社区获得性尿路感染的常见病原体。其他肠杆菌也可能是尿路感染的病原体（例如，克雷伯杆菌、变形杆菌、肠杆菌、沙雷菌属、柠檬酸杆菌或摩根菌属）。非发酵菌如铜绿假单胞菌、革兰氏阳性球菌（葡萄糖球菌或肠球菌），还有念珠菌属也扮演重要角色。病原谱在不断变化，为适应病原谱的变化和解决抗生素的耐药，每个 ICU 都需要对其进行不断分析（表 123-1，图 123-1）。

流行病学

针对重症监护室感染广泛流行的研究[1]发现，51% 的患者发生感染，并且有 71% 的患者会接受抗生素治疗，最常发生的 ICU 获得性感染是呼吸道感染，占 63.5%；腹腔感染占 19.6%；血行感染占 15.1%；肾脏或尿路感染占 14.3%[1]。如果仔细研究的话，尿路感染的发生率会更高。一项前瞻性研究特别评估了院内泌尿系感染，发现尿路感染可占院内感染的 28%，呼吸道感染占 21%，肺炎占 12%，血液系统感染占 11%。导尿管相关感染的发生率在 4.2%（有症状的 UTI）～14%（无症状的 UTI），这也提示，尽管 ICU 患者的症状很难评估，无症状的菌尿症在 ICU 发生率还是很高[2]。在一项全球针对泌尿外科住院患者的 one-daypoint 流行病学研究（GPIU 研究）显示，无症状细菌感染占院内获得性尿路感染的 27%，其中膀胱炎占 26%，肾盂肾炎占 20%，尿毒症占 11%，还有其他泌尿生殖道感染占 16%[7]。这也提示院内获得的尿路感染在特定患者群体中发生率很高。

发生在 ICU 的尿路感染可分为两种

1. 非泌尿系统疾病引起的 UTI：糖尿病、肾功能不全、免疫缺陷、泌尿系相邻部位感染、肿瘤患者。
2. 泌尿系统疾病原因引起的 UTI：肾移植、神经源性膀胱功能障碍、泌尿系结石、尿道外异物。

主要由非泌尿系统疾病引起的 UTI 抗生素治疗通常都很充分，而对于主要由泌尿系疾病引起的 UTI，必须明确和对病因进行治疗，这种情况下，抗生素治疗只是治疗的一部分。

非泌尿系统疾病引起的 UTI

患有糖尿病的患者发生 UTIs 的风险高[8,9]，因糖尿病发生的易感率增加，由糖尿病引起的粒细胞功能破坏持续时间及严重性也随之增加。Tamm-Horsfall 蛋白的释放减少，泌尿系低水平的白介素 -6（IL-6）、白介素 -8（IL-8）导致尿道低“免疫力”，改变了生殖道菌群。除此之外，糖尿病性膀胱病、糖尿病肾病使尿路感染更为复杂。除抗生素治疗外，治疗应更着重于代谢情况。对于肾盂肾炎的患者，胰岛素或胰岛素类似治疗的转换是必要的。

由自身免疫抑制引起的尿路感染在发展中国家仍未得到解决[10]。终末期肾病的患者尿路感染的病原菌通常不是革兰氏阴性菌，尽管他们可能会感染非寻常的肉芽肿性感染。患者已证实细胞免疫和体液免疫都受到损害，然而，在艾滋病和 HIV 病毒携带的男性患者身上更明确，就是 CD4

表 123-1 来自不同体检研究得到菌尿症（>2%）的细菌谱

研究名称	SENTRY[5]	SENTRY[5]	SENTRY[5]	ESGNI-003[6]	GPIU-Study[7]
区域	北美	拉丁美洲	欧洲	欧洲	全球
年份	2000	2000	2000	2000	2003—2010
研究类型	纵向	纵向	纵向	横断面	横断面
样本来源	实验室	实验室	实验室	医院各科室	泌尿外科
样本数	n=1 466	n=531	n=738	n=607	n=1 371
分类占比					
大肠杆菌	43%	60%	46%	36%	40%
克雷伯菌	12%	12%	9%	8%	11%
假单胞菌	7%	12%	9%	7%	11%
变形杆菌	6%	7%	10%	8%	6%
肠杆菌	3%	4%	4%	4%	5%
柠檬酸杆菌	4%	2%	2%	2%	未报道
肠球菌	16%	4%	13%	16%	12%
葡萄球菌	6%	3%	3%	4%	6%
细菌对抗生素耐药率占比，%					
氨苄西林	59%	62%	65%	66%	未报道
氨苄西林+BLI	31%	36%	36%	29%	53%
TMP/SMZ	43%	38%	48%	32%	53%
环丙沙星	29%	32%	29%	17%	51%
庆大霉素	未报道	未报道	未报道	18%	42%
头孢他啶	未报道	未报道	未报道	13%	38%
阿米卡星	未报道	未报道	未报道	19%	未报道
哌拉西林他唑巴坦	未报道	未报道	未报道	未报道	30%
亚胺培南	未报道	未报道	未报道	14%	10%
万古霉素	未报道	未报道	未报道	1%	未报道

细胞的数量与细菌感染的风险高度相关，尤其是那些细胞计数小于200个/ml的患者[11]。

某些感染可能是由于病原体移位引起（如阑尾炎、乙状结肠憩室、肠梗阻菌群迁移）。可能会因为无症状或疼痛定位不明而耽误诊断。手术或创伤引起的低体温、组织缺氧、血流动力学改变可能会导致肾功能受损和黏膜灌注受损。紧急情况下使用的乳胶导管（例如手术）会引起尿道狭窄，硅胶导管或耻骨上导尿管更合适[12]。耻骨上导尿管虽不能避免尿路感染，却能将感染率降低18%～40%[13]。

由泌尿系统疾病导致的尿路感染

肾移植术后患者发生泌尿系统细菌感染的风险非常高，危及预后。移植后的早期感染（移植手术3个月内）和移植后的晚期感染（超过术后3个月）应该区分开来。早期感染可能会没有症状，在这个阶段，有研究观察到隐秘的菌血症（肾移植后60%的菌血症起源于尿路），肾功能减退，经抗生素治疗后仍反复频繁发生的尿路感染[4]。有时候很难区分排斥（rejection）和感染，还要警惕患者发生外科手术的并发症。

由念珠菌属引起的尿路感染常常是没有症状的，然而，却有阻碍真球菌引起念珠菌菌血症或侵入肾移植患者吻合口的风险。所以对于这些患者，无症状的念珠菌症应该被治疗[4]。尿液流出道受到干扰（如说尿路结石）则需要泌尿专科的治疗，如经皮肾镜或支架治疗。而对于膀胱出口梗阻的患者，留置导尿管（耻骨上导尿管或经尿道的导管）是ICU的重要治疗手段，长期的导尿管植入（超过30天）与产生难治疗的尿道病原菌的病原菌谱有关（如普罗维登斯菌属，变形杆菌属，假单胞菌属）[14]。开始抗菌治疗后，导管应该被移除或去除生物膜材料。

病理生理学

一般来说，尿路感染通常是病原体经尿道入侵引起的。可能有内源性或外源性的院内菌群引起。而由血源性感染传播至尿道是很少见的。

在非复杂性尿路感染，病原体需要有非常特殊的毒性因子使它们能够引发一种感染，使其侵入尿路。而在ICU接受

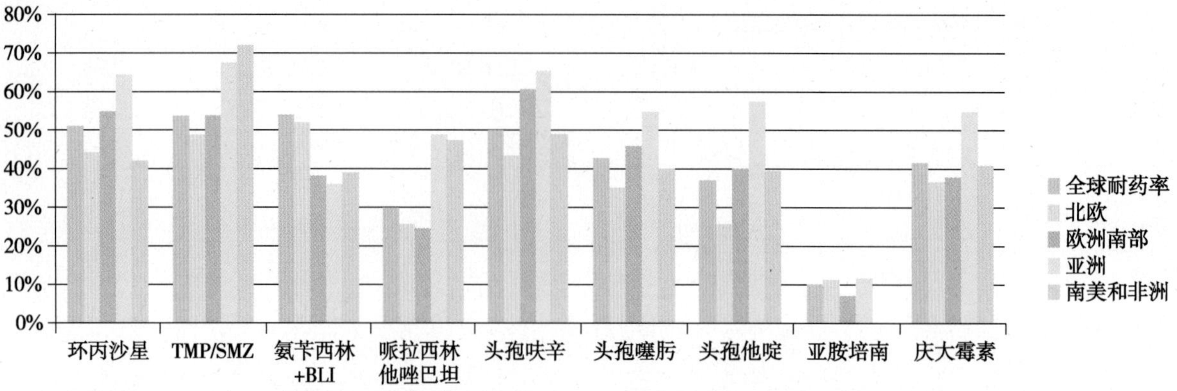

图 123-1 全球各区域尿路感染相关病原微生物细菌谱和耐药率统计

治疗的患者其生理屏障和防御能力可能被削弱，使病原体入侵更加容易。此外，ICU 的病房环境、抗生素的使用、组织氧供不足、营养不足（例如铁）可能导致致病菌的耐药。一般的适应策略是形成超突变株，100～1 000 的突变频率，使病原体能够迅速适应具有挑战性的环境从而形成有效的抗生素耐药性机制 [15, 16]。

导致尿路感染的一个重要机制就是形成生物被膜（菌膜），这与医疗实践中使用的生物材料数量的增加有关。生物被膜感染不仅会出现在例如导尿管或支架等异物周围，也会出现在尿结石、瘢痕或坏死组织、梗阻性肾病，甚至是慢性细菌性前列腺炎。生物被膜被作为微生物和它们的细胞外产物的积累，在生物材料表面形成一个有一定结构特征的区域。而生物被膜的形成总的来说包括以下 3 步：

1. 宿主调节菌膜的沉积。
2. 微生物附着，以及通过外聚物生产对微生物表面的锚固。
3. 生物体的生长、繁殖和传播。

生物菌膜的基本结构单元是一个微菌落，也就是一个由一个或多个物种的细菌组成的离散矩阵封闭的群落。这种生物菌膜一般由 3 层构成 [12, 13]：

1. 将附着在组织或生物材料表面的菌膜连接起来。
2. 致密微生物基薄膜。
3. 表面薄膜作为外层，可以释放浮游生物自由漂浮在水面上。

生物菌膜覆盖的细菌在行为和表型形态上都有不同的表现，他们是自由浮动的细菌。此时应用抗菌药物治疗失败的机制被归因为如下几点：

- 被生物菌膜包裹的微生物比浮游生物的生长速度要慢得多，可能是由于其氧气和营养的供应减少了，导致其代谢率降低和抗微生物药物敏感性降低。它可能选择一个不那么敏感的基因型，形成耐药。此外，在这些生长缓慢的细菌中，抗菌结合蛋白表现不佳。
- 生物菌膜矩阵延迟或阻碍了抗生素分子在薄膜的更深层次上的扩散（外源性阻挡）。

被生物菌膜包裹的细菌与其他浮游细菌是不同的，抗菌药物无法根除它们。被生物菌膜包裹的细菌激活了许多基因，通过改变对抗菌药物的敏感性来改变细胞包膜和分子目标（耐药性）。在抗微生物药物耐药性的发展方面，这些表型变化可能比外部阻力更重要（生物菌膜矩阵、多糖包被）。

- 被生物菌膜包裹的细菌可以感知外部环境，相互交流，并向生物菌膜传递遗传信息和质粒。
- 与杀灭浮游细菌相比，杀灭生物菌膜包裹的细菌要难 100～150 倍 [17-19]。

抗生素治疗只能对新形成生物菌膜有效（小于 24 小时）。现在看来，使用氟喹诺酮和巨霉素或磷霉素的联合治疗似乎对生物菌膜最有效。在感染的急性发热期，抗生素治疗是必要的，而且有效，因为浮游细菌是发热反应的致病菌，而不是生物菌膜覆盖的细菌。然而，要根除生物菌膜内的病原体，生物菌膜本身必须被移除（例如改变导管或取出感染性结石）。

诊断

病史和体格检查

插管镇静的患者很难发现典型的尿路感染的症状和体征。应向患者或其家属采集既往泌尿系统疾病（如结石或肿瘤）或手术史。

体格检查应包括观察和触诊下腹、耻骨区、腹股沟淋巴结、生殖器和经阴道或直肠检查。超声是一种重要的诊断设备，应着重被考虑，因为泌尿生殖器官与肠、脾脏、肝脏、胰腺、胆囊、卵巢或子宫的距离很近。

泌尿系统检查

重症监护室患者的尿样几乎全部由导管采集。因为导管内的尿液必须被收集到一个封闭的系统中，尿液样本应该从导管的穿刺部位取出，而不是打开封闭的系统。以下是对尿液样本进行实验室检查的不同补充方法。

试纸试验

用未稀释的尿液进行试纸测试，并对以下与感染有关的参数进行调查[20]：

- pH：碱性尿（pH＝8）所指示的体内病原体为如普罗斯特或普罗维登斯菌属。并且与镁 - 磷酸盐石有关。
- 硝酸盐：大多数肠杆菌含有一种硝酸盐还原酶，可以将硝酸盐还原成亚硝酸盐。一些常见的泌尿病原体，比如肠球菌和葡萄球菌缺乏硝酸盐还原酶，因此不能使用该参数检测，与尿浓度无关。硝酸盐阳性的结论也需要考虑患者的饮食。
- 白细胞（阳性白细胞脂酶）：颗粒细胞是尿路患者尿液中最常见的白细胞，尿路感染的患者身上吞噬细胞也很常见，但他们的意义仍然未知。
- 红细胞（潜血阳性）：血尿仍然是尿路和肾脏疾病的主要症状。
- 特殊的重力 / 渗性（尿稀释度）。
- 蛋白：尿液中的总蛋白质是来自肾脏、泌尿道或细菌的高和低分子重量血浆蛋白的混合物。
- 葡萄糖（患者的代谢状况）。

显微镜检

显微镜下评估有两种可能性[20]：

1. 未离心尿液的计数（尿液中的参考值见表 123-2）。
2. 尿沉积物观察；至少在 400 倍放大镜下计数 10 个视野，并且粒子的平均价值被记录下来。然而，离心法对红细胞和白细胞的计数从来都不是定量的，因为在离心分离过程中会出现可变损耗。

微生物学

为了区分尿液中的污染和可识别的细菌尿，定量微生物学是必要的。微生物计数必须与尿稀释有关。

临床诊断

调查和比较不同机构的感染率，尿路感染应根据被广泛接受的定义进行分类，比如说由美国制定的定义。美国疾病预防与控制中心（CDC）。CDC/ 国家健康卫生保健网[21]将尿路感染分为有症状的、无症状的，还有其他感染合并尿路

表 123-2　治疗尿路感染的不同抗生素用法和剂量推荐

		剂量	
抗生素组	同类药物	口服	静脉
氨苄西林＋BLI	氨苄西林 / 舒巴坦	0.75g 每日 2 次	0.75～3g 每日 3 次
	阿莫西林 / 克拉维酸	1g 每日 2 次或 0.625g 每日 3 次	1.2～2.2g 每日 3 次
头孢菌素组 1	头孢氨苄	只用做预防	
头孢菌素组 2	头孢呋辛酯	500mg 每日 2 次	
	头孢呋辛		0.75～1.5g 每日 3 次
	头孢替安		1～2g 每日 2～3 次
头孢菌素组 3	头孢噻污		1～2g 每日 2～3 次
	头孢曲松钠		每日 1～2g
头孢菌素组 3b	头孢他啶		1～2g 每日 2～3 次
头孢菌素组 4	头孢吡肟		2g 每日 2 次
头孢菌素＋BLI	头孢洛扎他唑巴坦		1.5g 每日 3 次
	头孢他啶阿维巴坦		2.5 每日 3 次
碳青霉烯组 1	亚胺培南		0.5～1g 每 6～8 小时一次
	美罗培南		0.5～1g 每日 3 次
	多利培南		0.5g 每日 3 次
碳青霉烯组 2	厄他培南		1g 每日
喹诺酮组 2	环丙沙星	500～750mg 每日 2 次	400mg 每日 2 次
	环丙沙星 XR	每日 1g	
喹诺酮组 3	左氧氟沙星	500～750mg 每日	500～750mg
抗真菌组			
唑类	氟康唑	400～800mg 每日	400～800mg 每日
	伏立康唑	体重每天 4～6mg/kg	体重每天 4～6mg/kg
嘧啶类	氟胞嘧啶		体重 100～150mg/kg 每日 4 次
棘白菌素类	卡泊芬净		50～70mg 每日

感染。为了确定医院感染的价值，必须使用适当的技术，如清洁的收集、膀胱导管插入或超预期的吸入性，以适当的方式获得尿样。

治疗

总的原则

并不是所有发生菌尿的ICU患者都需要治疗。总的来说无症状的菌尿症不需要治疗[22]。只有那些有显著症状的菌尿患者才需要治疗，而无症状的菌尿也是有害的（例如怀孕妇女的对尿路的创伤性干预）。在ICU，无症状菌尿治疗的适应证可能包括其他情况比如肾移植、严重的糖尿病、或严重的免疫抑制。而对于复杂的尿路感染，只有当复杂因素被排除或尿动力学功能得到恢复的时候抗生素治疗才可能有效。因此，复杂尿路感染的治疗包括足够的抗生素治疗和泌尿专科的干预。

抗生素治疗

对于复杂尿路感染的治疗，抗生素必须满足药效动力学及药代动力学的先决条件：肾脏清除率高、抗菌活性强，无论是在碱性尿液还是酸性尿液中。此外，选择抗生素的时候必须考虑微生物的耐药性。不断增加的抗生素耐药，尤其是肠杆菌科，导致合适的抗生素选择越来越困难。而越来越多的喹诺酮耐药和超广谱β-内酰胺类形成肠杆菌耐药导致越来越多的经验性使用碳青酶烯类抗生素，也由此增加了细菌对这些强效抗生素的耐药性。为了避免这种耐药压力，抗生素的使用应该按阶层进行。多种抗生素联合使用可用来治疗复杂的尿路感染（见表123-2）：第二代、第三代头孢菌素、广谱β内酰胺抑制剂（青霉素）、内酰胺类和碳青霉烯类。对于严重的尿路感染，经验性治疗通常采用广谱抗生素（比如说广谱β内酰胺抑制剂青霉素类、三代头孢、氟喹诺酮类、碳青酶烯类），而含有氨基糖苷基会抑制蛋白质的合成，阻碍其形成毒素或致病因素，这可能对治疗有用，但是要考虑它的不良反应。

念珠菌菌尿是发生在多个ICU的问题。它可能是无害的，但也可能是系统性念珠菌病的早期征象[23]。而尿管拔出后的第二次尿培养标本可能被污染。对于重症患者来说，系统的抗念珠菌治疗，应该根据药敏试验和细菌物种分化决定（见表123-2）。而其他复杂因素比如合并糖尿病或泌尿系畸形应该同时被治疗。系统的抗真菌治疗优于局部冲洗疗法，因为ICU患者可能存在潜在的系统性真菌感染。

泌尿专科的治疗

复杂尿路感染泌尿系统干预治疗可分为两类：急诊治疗和延期治疗。急诊处理的重要目标是改善尿道动力学，使患者最少被感染的尿液感染。而在最初的治疗中，尿管、尿道支架和管道经常被使用。而延期治疗包括引流的治疗（比如膀胱结石碎石术、前列腺电切术、输尿管再植术），这些治疗会在病情稳定后数天或数周内实施。

预防导管相关性尿路感染

80%～90%的院内尿路感染与导尿管或尿道内植入物有关。最好的预防办法是避免置管或尽量缩短置管时间。各种各样方法用来避免导管相关性感染。

导尿管的银涂层可能会产生杀菌效果，但是游离的银离子必须很高，但是血浆中的氯离子必须浓度很低，因为氯离子跟银离子会产生沉淀[24]。一项多中心的随机对照试验，在需要短期带导尿管的成人身上使用银合金或呋喃西啉涂层导管与常规应用抗生素浸泡的导尿管相比，不能证明减少了泌尿系统的感染率[25]。由于刺激尿道黏膜后排出的脓性黏液不可避免的接近肛门区域，耻骨上导尿管可以将尿路感染率降低18%～40%。导尿系统应该呈封闭状态，无论是倒尿还是留取标本都不应打开。留取尿液标本的部位必须充分消毒。按照无菌原则，置入无菌导管必须要在手消后带一次性无菌手套，以防止交叉感染。使用导尿管预防HA感染已经得到了广泛认可[26]。

预防导管相关性尿路感染的循证措施

预防导管相关性UTIs的主要方法包括：

- 限制不必要的导管插管，尽早停止使用导管。
- 应该制定制度规范导管置入的适应症，置入和维护程序，拔管条件和替换标准，并严格遵守。
- 尽管目前的数据还不足以证明有途径可以代替导尿管导尿，但应该考虑其他方法替代留置导尿管，比如避孕套留尿，间歇性导尿或耻骨上导尿。
- 封闭导尿管系统应该被推荐使用。
- 大多数其他预防导管相关性UTIs的措施，例如全身抗菌药物使用，甲氧胺盐，蔓越橘产物的预防，加强围产期护理以及使用抗菌药物和盐水冲洗导管，目前都不推荐。
- 目前还不清楚常规更换导管是否能够降低导管相关性菌尿或者UTIs。

特殊临床问题

上尿路和相邻器官的感染

肾盂肾炎

肾髓质高渗透压对白细胞功能有抑制作用。基于这个原因肾髓质间质比肾皮质更容易受到影响。临床表现主要是一侧或两侧疼痛、排尿痛、排尿困难、发热（>38℃）。局灶性肾炎仅局限在一个或多个肾小叶，类似于小叶性肺炎。超声在穿透正常皮质/髓质后在病变边界信号中断。CT在该区域显示出少量楔形的密度降低信号。这时要考虑肾脓肿、肿瘤和肾梗死作为鉴别诊断。气肿性肾盂肾炎的特点就是在肾实质与肾周间隙产生气体。诱发因素主要是糖尿病或者梗阻性肾病。最常见的病原微生物是大肠埃希菌、肺炎克雷伯菌和阴沟肠杆菌。肠杆菌的糖酵解通过两种不同的途径代谢：混合发酵与丁二醇途径。克雷伯菌 - 肠杆菌 - 哈夫尼亚 - 沙雷菌群，以及大肠埃希菌，利用丁二醇途径产生大量的二氧化碳，临床表现为气体生成[27]。由于组织灌注减少，对侧肾经常也会受到影响。

肾脓肿和肾周脓肿

临床症状为腹肌紧张、发热、腹背部疼痛、腰痛、腰部红肿、腰椎及椎旁肌肉压痛。常常继发呼吸功能不全，血流动力学不稳定或者反射性麻痹性肠梗阻。肾脓肿形成后最常见的症状是发热和白细胞增多，就算给予了抗生素，持续时间也会超过 72 小时。14%～20% 的病例中，尿培养可能为阴性[28]。最常见病原微生物是经血流播散的大肠杆菌、肺炎链球菌、变形杆菌和金黄色葡萄球菌。由于筋膜在骨盆的部位是开放的，肾周脂肪与盆腔脂肪紧密连接在一起。肾周脓肿可以到达腹股沟或者膀胱周围组织或者对侧肾，甚至穿透腹膜。腹部、大腿、背部、臀部和下腹都有可能产生炎症。由于难以诊断，死亡率高达 57%，10%～40% 的病例血培养呈阳性，50%～80% 的尿培养呈阳性[29]。

下尿路以及相邻器官感染

膀胱炎

膀胱炎症常常局限于膀胱黏膜，因此无全身感染症状。然而感染逆行上升可能会导致临床表现。ICU 内常见的膀胱炎基本都由尿管引起，有时可引起血尿。拔出尿管后，炎症一般自行消退，但老年人却不行。

睾丸炎 / 附睾炎

ICU 中的附睾炎一般是由逆行感染引起，也可累及睾丸。可能是由于膀胱下段梗阻，经尿道前列腺电切术或留置导尿管，这种情况下病原微生物就存在与尿液里。值得注意的是，附睾炎常由泌尿系统结核引起。附睾炎合并无菌性积液形成，一般由全身性疾病引起，例如心衰和多发性浆膜炎。

阴茎海绵体炎

阴茎海绵体炎是一种罕见的海绵体黏液感染。可能的诱因是留置导尿管、阴茎手术、勃起功能障碍的注射治疗、盆腔手术或外伤。病原体可能为皮肤菌群或泌尿系病原体。治疗上包括耻骨上穿刺置管，使用广谱抗生素，必要时手术清创。

急性前列腺炎和前列腺脓肿

急性前列腺炎和前列腺脓肿是前列腺的细菌性感染。病原菌中 53%～80% 为大肠杆菌和其他肠杆菌，19% 为革兰氏阳性菌以及 17% 的厌氧菌[30]。在淋球菌高发地区，前列腺的发病率也高。常见症状有高烧、肌紧张、排尿困难、尿潴留和会阴疼痛。直肠触诊显示前列腺增大、变软。前列腺按摩治疗是禁忌。在急性前列腺炎中，通常在尿液中检测到病原体。然而，在前列腺脓肿形成过程中尿液可能是无菌的。治疗措施包括给予广谱抗生素，以及置入耻骨上导尿管。如果有前列腺脓肿，需要行尿液引流。

福尼埃氏坏疽

福尼埃坏疽是一种发生在睾丸以及会阴筋膜处的坏死性筋膜炎。它主要见于 40～70 岁的男性，也见于女性或新生儿。主要由是生殖器或会阴区域的手术或创伤遗留的微病灶引起，也有些是由直肠或尿道感染引起。糖尿病、肝功能不全、慢性酒精中毒、血液疾病或营养不良是重要的诱发因素。与患者死亡率相关的预测因子包括增长的年龄、Charlson 指数的增加、充血性心力衰竭、肾衰竭或凝血功能障碍等基础疾病，以及是否从外院转入[31]。在一项大型研究中，死亡率为 7.5%。[32] 感染完全沿着解剖路径进展。会阴浅筋膜固定在会阴深部横肌的背后方，侧向固定在髂骨，腹侧固定在腹膜浅处。由此形成了易于感染传播的会阴筋膜下间隙（科勒斯隙）。与气坏疽相反，更应该重视福尼埃氏坏疽中的筋膜边缘。病变部位会形成一个由革兰氏阳性球菌、肠杆菌和厌氧菌组成的混合菌群。它们释放的毒素促进血小板聚集和补体活化，与厌氧细菌释放肝素酶共同导致小血管血栓形成和组织坏死。组织的破坏增加了急性肾衰竭的可能性。福尼埃氏坏疽是一种迅速发展的感染，如果不及时治疗，会导致感染性休克。

福尼埃氏坏疽的治疗包括立即进行清创，随后进行手术，直到感染过程得到控制。建议留置耻骨上导尿管，如果伤口的粪便污染是不可避免的，可能需要进行结肠造瘘手术。抗生素选择上一般联用光谱的 β 内酰胺类、氟喹诺酮类抗生素以及克林霉素。

脓尿

在所有化脓性疾病患者中，20%～30% 的感染集中在泌尿生殖道。尿路感染导致脓毒症最常见的病因是泌尿道的阻塞性疾病，如输尿管结石、畸形、狭窄或肿瘤。早期解除梗阻控制感染病灶，改善器官灌注。这是泌尿系统脓毒症的死亡率通常低于其他脓毒症的原因之一（图 123-2）[33]。

在对尿液和血液进行微生物取样培养后，应立即开始经验性广谱抗生素治疗。充分的初始抗生素治疗（例如在第 1 个小时内）可确保脓毒症休克的预后得到改善。[34, 35] 严重尿路感染的死亡率升高与不恰当的抗生素治疗密切相关[36]。经验性抗生素治疗是基于对细菌谱的预测、细菌的耐药性、尿路感染中特定的药代动力学和药效动力学特征以及患者的个体情况来实施的。

泌尿系脓毒症的细菌谱主要由大肠杆菌、变形杆菌、肠杆菌和克雷伯菌等肠杆菌科，铜绿假单胞菌和革兰氏阳性菌等非发酵菌组成[37, 38]。念珠菌和假单胞菌是泌尿系统脓毒症的主要致病菌，主要发生在宿主免疫功能受损时。念珠菌尿患者常表现为侵袭性念珠菌病和念珠菌血症[39, 40]。在

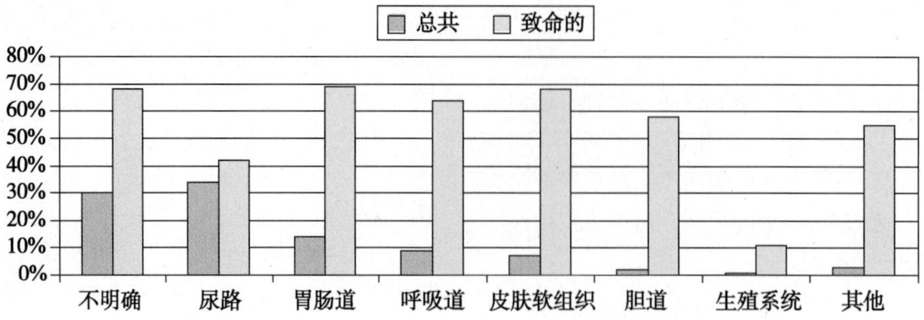

图 123-2 1986—1974 年 612 例革兰氏阴性菌血症

ICU 中，念珠菌感染死亡率较高（OR 2.86）。[40] 病毒不是泌尿系统脓毒症的常见病因。

虽然泌尿系统脓毒症是一种全身性疾病，但抗生素在感染部位的活性是至关重要的。许多研究表明，炎症介质如 IL-6、CXC 趋化因子、内毒素或 HMGB1 在尿道中产生和释放。[41-43] 因此建议使用在泌尿系浓度活性都较高的抗生素。[44、45]

引起泌尿系脓毒症的病原菌的耐药率的增加，大大减少了合适的初始经验性治疗的抗生素的选择。特别是肠杆菌科产生 ESBL 的比率不断增加，引起了临床相关问题。[5, 46-48] 最近受到关注的其他进展包括耐氟喹诺酮类肠杆菌和耐万古霉素肠球菌的发病率在增加 [49, 50]。目前，还没有专门的药动学 / 药效学参数可用于治疗尿潴留患者。

在泌尿系统脓毒症中，选择合适的药物剂量必须考虑到在泌尿系统脓毒症患者中存在的全身性改变，尤其是肾脏病理生理学改变。脓毒症及其治疗会使抗菌药物的清除率增高 [51]。脓毒症引起的外周水肿会使机体容量增加，从而出现抗生素暴露不足，特别是 β- 内酰胺类抗生素和氨基糖肽类抗生素这些主要分布于细胞外液的抗生素 [52]。因此，增加剂量是必要的。另外，泌尿系统脓毒症也可能引起多器官功能障碍，如肝肾功能障碍，导致抗菌药物清除减少。在这种情况下，必须考虑剂量调整。β- 内酰胺抗生素是一类时间依赖型抗菌药物，最好的给药方式是持续输注。另外，氟喹诺酮类药物表现出很大程度上的浓度依赖性。氟喹诺酮类药物在脓毒症中的分布量不受体液转移的影响，因此，除非发生肾功能损伤，否则不需要调整给药剂量 [51, 52]。

根据局部的细菌敏感性情况，选择三代头孢、哌拉西林结合 β- 内酰胺酶抑制剂或碳青霉烯类抗生素是合适的治疗方案 [4, 53-56]。在产 ESBL 的肠杆菌科发生率高（> 10%）的地区，初始使用碳青霉烯类药物治疗是被推荐的 [53-57]。氨基糖苷类抗生素单药治疗可能是一种选择；然而，支持尿路脓毒症患者单药治疗的证据并不充分。对于有脓毒症症状的念珠菌感染，建议进行抗真菌治疗 [39, 40]。

知识点

1. 复杂性尿路感染（UTI）是一种多样性的疾病，常见的并发症有多种。
2. 复杂尿路感染的细菌种类比普通尿路感染要多很多，包括各种革兰氏阴性和革兰氏阳性病原体，它们中的大多数是多重耐药的。
3. 尿路感染在 ICU 中是常见的。一般我们把尿路感染分为继发性尿路感染（抗生素治疗为主）和原发性尿路感染（需有效处理复杂泌尿系统问题）两大类。
4. 院内复杂尿路感染的病原菌可能具有某些特性，例如适应环境变化的能力（即，根据诱导产生耐药的菌株）或容易生成生物被膜。
5. 诊断尿路感染要根据病史和体格检查，包括床旁超声和尿液化验（试纸测试，镜下检查和微生物学检验）。应采用公认的标准做出临床诊断。ICU 尿路感染患者的症状差异较大。
6. 并不是所有有细菌尿的 ICU 患者需要治疗。然而，在那些有明显症状的发患者群中，治疗应该尽早开始。完善的处理包括及时的抗生素治疗和并发症的处理。
7. 预防尿路感染是重要的。然而，可以预防的感染比例尚不明确。预防的要点包括工作人员的培训、卫生措施、导管和引流的区分以及患者的护理。
8. ICU 中经常可以见到尿路及其相邻器官感染的情况。上尿路感染会传播到下尿路，也会波及男性前列腺以及引起会阴阴囊筋膜炎。所有这些问题都有可能发展成为复杂尿路感染。脓毒症中有 20%～30% 的感染来源是泌尿系。

（胡新 译，张玮 审校）

参考文献

1. Vincent JL, Rello J, Marshall J, Silva E, Anzueto A, Martin CD, et al: International study of the prevalence and outcomes of infection in intensive care units. JAMA 2009 Dec 2; 302(21):2323-2329.
2. Wagenlehner FM, Loibl E, Vogel H, Naber KG: Incidence of nosocomial urinary tract infections on a surgical intensive care unit and implications for management. Int J Antimicrob Agents 2006 Aug; 28(Suppl 1):S86-S90.
3. Naber KG: Urogenital infections: The pivotal role of the urologist. Eur Urol 2006 Oct; 50(4): 657-659.
4. Grabe M, Bartoletti R, Bjerklund-Johansen TE, Cek M, Naber KG, Pickard RS, et al: Guidelines on urological infections. European Association of Urology guidelines, Arnhem, The Netherlands: European Association of Urology; 2015.
5. Gordon KA, Jones RN: Susceptibility patterns of orally administered antimicrobials among urinary tract infection pathogens from hospitalized patients in North America: comparison report to Europe and Latin America. Results from the SENTRY Antimicrobial Surveillance Program (2000). Diagn Microbiol Infect Dis 2003 Apr; 45(4):295-301.

6. Bouza E, San Juan R, Munoz P, Voss A, Kluytmans J: A European perspective on nosocomial urinary tract infections I. Report on the microbiology workload, etiology and antimicrobial susceptibility (ESGNI-003 study). European Study Group on Nosocomial Infections. Clin Microbiol Infect 2001 Oct; 7(10):523-531.
7. Tandogdu Z, Cek M, Wagenlehner F, Naber K, Tenke P, van Ostrum E, et al: Resistance pattern of nosocomial urinary tract infections in urology departments: 8-year results of the global prevalence of infections in urology study. World J Urology 2014; 32:791-801.
8. Chen SL, Jackson SL, Boyko EJ: Diabetes mellitus and urinary tract infection: epidemiology, pathogenesis and proposed studies in animal models. J Urol 2009 Dec; 182(6 Suppl):S51-S56.
9. Fuenfstueck R, Nicolle LE, Hanefeld M, Naber KG: Urinary tract infection in patients with diabetes mellitus. Clin Nephr 2012 Jan; 77(1): 40-48.
10. Tolkoff-Rubin NE, Rubin RH. Urinary tract infection in the immunocompromised host. Lessons from kidney transplantation and the AIDS epidemic. Infect Dis Clin North Am 1997 Sep; 11(3): 707-17.
11. Van Dooyeweert DA, Schneider MM, Borleffs JC, Hoepelman AI. Bacteriuria in male patients infected with human immunodeficiency virus type 1. In: Bergan T, ed. Urinary tract infections. Basel: Karger, 1997, pp 37-45.
12. Elhilali MM, Hassouna M, Abdel-Hakim A, Teijeira J: Urethral stricture following cardiovascular surgery: role of urethral ischemia. J Urol 1986 Feb; 135(2):275-277.
13. Horgan AF, Prasad B, Waldron DJ, O'Sullivan DC: Acute urinary retention. Comparison of suprapubic and urethral catheterisation. Br J Urol 1992 Aug; 70(2):149-151.
14. Warren JW, Tenney JH, Hoopes JM, Muncie HL, Anthony WC: A prospective microbiologic study of bacteriuria in patients with chronic indwelling urethral catheters. J Infect Dis 1982 Dec; 146(6):719-723.
15. LeClerc JE, Li B, Payne WL, Cebula TA: High mutation frequencies among Escherichia coli and Salmonella pathogens. Science 1996 Nov 15; 274(5290):1208-1211.
16. Oliver A, Canton R, Campo P, Baquero F, Blazquez J: High frequency of hypermutable Pseudomonas aeruginosa in cystic fibrosis lung infection. Science 2000 May 19; 288(5469):1251-1254.
17. Costerton JW: Introduction to biofilm. Int J Antimicrob Agents 1999 May; 11(3-4):217-221.discussion 37-9.
18. Reid G: Biofilms in infectious disease and on medical devices. Int J Antimicrob Agents 1999 May; 11(3-4):223-226.discussion 37-9.
19. Goto T, Nakame Y, Nishida M, Ohi Y: Bacterial biofilms and catheters in experimental urinary tract infection. Int J Antimicrob Agents 1999 May; 11(3-4):227-231.discussion 37-9.
20. Aspevall O, Hallander H, Gant V, Kouri T: European guidelines for urinalysis: a collaborative document produced by European clinical microbiologists and clinical chemists under ECLM in collaboration with ESCMID. Clin Microbiol Infect 2001 Apr; 7(4):173-178.
21. Horan TC, Andrus M, Dudeck MA: CDC/NHSN surveillance definition of health care-associated infection and criteria for specific types of infections in the acute care setting. Am J Infect Control 2008 Jun; 36(5):309-332.
22. Nicolle LE, Bradley S, Colgan R, Rice JC, Schaeffer A, Hooton TM: Infectious Diseases Society of America guidelines for the diagnosis and treatment of asymptomatic bacteriuria in adults. Clin Infect Dis 2005 Mar 1; 40(5):643-654.
23. Nassoura Z, Ivatury RR, Simon RJ, Jabbour N, Stahl WM: Candiduria as an early marker of disseminated infection in critically ill surgical patients: the role of fluconazole therapy. J Trauma 1993 Aug; 35(2):290-294.discussion 4-5.
24. Schierholz JM, Lucas LJ, Rump A, Pulverer G: Efficacy of silver-coated medical devices. J Hosp Infect 1998 Dec; 40(4):257-262.
25. Pickard R, Lam T, MacLennan G, Starr K, Kilonzo M, McPherson G, et al: Antimicrobial catheters for reduction of symptomatic urinary tract infection in adults requiring short-term catheterisation in hospital: a multicentre randomized controlled trial. Lancet 2012 Dec 1; 380(9857):1927-1935.
26. Hooton TM, Bradley SF, Cardenas DD, Colgan R, Geerlings SE, Rice JC, et al: Diagnosis, prevention, and treatment of catheter-associated urinary tract infection in adults: 2009 International Clinical Practice Guidelines from the Infectious Diseases Society of America. Clin Infect Dis 2010; 50(5): 625-663.
27. Koneman EW, Allen SD, Janda WM, Schreckenberger PC, Winn WC: Enterobacteriaceae: carbohydrate utilization. In: Koneman EW, Allen SD, Janda WM, Schreckenberger PC, Winn WC, ed. Diagnostic Microbiology, 5th ed. Philadelphia: Lippincott; 1997:172-176.
28. Elkin M: Renal cystic disease–an overview. Semin Roentgenol 1975 Apr; 10(2):99-102.
29. Sheinfeld J, Erturk E, Spataro RF, Cockett AT: Perinephric abscess: current concepts. J Urol 1987 Feb; 137(2):191-194.
30. Naber KG, Wagenlehner FME, Weidner W: Acute bacterial prostatitis. In: Shoskes DA, ed. Current Clinical Urology Series, Chronic Prostatitis/Chronic Pelvic Pain Syndrome, Totowa, NJ: Humana press; 2008:17-30.
31. Sorensen MD, Krieger JN, Rivara FP, Klein MB, Wessells H: Fournier's gangrene: management and mortality predictors in a population based study. J Urol 2009 Dec; 182(6):2742-2747.
32. Sorensen MD, Krieger JN, Rivara FP, Broghammer JA, Klein MB, Mack CD, et al: Fournier's gangrene: population based epidemiology and outcomes. J Urol 2009 May; 181(5):2120-2126.
33. Kreger BE, Craven DE, Carling PC, McCabe WR: Gram-negative bacteremia. III. Reassessment of etiology, epidemiology and ecology in 612 patients. Am J Med 1980 Mar; 68(3):332-343.
34. Harbarth S, Garbino J, Pugin J, Romand JA, Lew D, Pittet D: Inappropriate initial antimicrobial therapy and its effect on survival in a clinical trial of immunomodulating therapy for severe sepsis. Am J Med 2003 Nov; 115(7):529-535.
35. MacArthur RD, Miller M, Albertson T, Panacek E, Johnson D, Teoh L, et al: Adequacy of early empiric antibiotic treatment and survival in severe sepsis: experience from the MONARCS trial. Clin Infect Dis 2004 Jan 15; 38(2):284-288.
36. Elhanan G, Sarhat M, Raz R: Empiric antibiotic treatment and the misuse of culture results and antibiotic sensitivities in patients with community-acquired bacteraemia due to urinary tract infection. J Infect 1997 Nov; 35(3):283-288.
37. Rosenthal EJ: [Epidemiology of septicaemia pathogens]. Dtsch Med Wochenschr 2002 Nov 15; 127(46):2435-2440.
38. Wagenlehner FM, Pilatz A, Naber KG, Weidner W: Therapeutic challenges of urosepsis. Eur J Clin Invest 2008 Oct; 38(Suppl 2):45-49.
39. Binelli CA, Moretti ML, Assis RS, Sauaia N, Menezes PR, Ribeiro E, et al: Investigation of the possible association between nosocomial candiduria and candidaemia. Clin Microbiol Infect 2006 Jun; 12(6):538-543.
40. Magill SS, Swoboda SM, Johnson EA, Merz WG, Pelz RK, Lipsett PA, et al: The association between anatomic site of Candida colonization, invasive candidiasis, and mortality in critically ill surgical patients. Diagn Microbiol Infect Dis 2006 Aug; 55(4):293-301.
41. McAleer IM, Kaplan GW, Bradley JS, Carroll SF, Griffith DP: Endotoxin content in renal calculi. J Urol 2003 May; 169(5):1813-1814.
42. Olszyna DP, Opal SM, Prins JM, Horn DL, Speelman P, van Deventer SJ, et al: Chemotactic activity of CXC chemokines interleukin-8, growth-related oncogene-alpha, and epithelial cell-derived neutrophil-activating protein-78 in urine of patients with urosepsis. J Infect Dis 2000 Dec; 182(6): 1731-1737.
43. van Zoelen MA, Laterre PF, van Veen SQ, van Till JW, Wittebole X, Bresser P, et al: Systemic and local high mobility group box 1 concentrations during severe infection. Crit Care Med 2007 Dec; 35(12):2799-2804.
44. Wagenlehner FM, Weidner W, Naber KG: Optimal management of urosepsis from the urological perspective. Int J Antimicrob Agents 2007 Nov; 30(5):390-397.
45. Wagenlehner FM, Weidner W, Naber KG: Pharmacokinetic characteristics of antimicrobials and optimal treatment of urosepsis. Clin Pharmacokinet 2007; 46(4):291-305.
46. Ho PL, Chan WM, Tsang KW, Wong SS, Young K: Bacteremia caused by Escherichia coli producing extended-spectrum beta-lactamase: a case-control study of risk factors and outcomes. Scand J Infect Dis 2002; 34(8):567-573.
47. Kizirgil A, Demirdag K, Ozden M, Bulut Y, Yakupogullari Y, Toraman ZA: In vitro activity of three different antimicrobial agents against ESBL producing Escherichia coli and Klebsiella pneumoniae blood isolates. Microbiol Res 2005; 160(2):135-140.
48. Schwaber MJ, Carmeli Y: Mortality and delay in effective therapy associated with extended-spectrum beta-lactamase production in Enterobacteriaceae bacteraemia: a systematic review and meta-analysis. J Antimicrob Chemother 2007 Nov; 60(5):913-920.
49. Chou YY, Lin TY, Lin JC, Wang NC, Peng MY, Chang FY: Vancomycin-resistant enterococcal bacteremia: comparison of clinical features and outcome between Enterococcus faecium and Enterococcus faecalis. J Microbiol Immunol Infect 2008 Apr; 41(2):124-129.
50. Nguyen LH, Hsu DI, Ganapathy V, Shriner K, Wong-Beringer A: Reducing empirical use of fluoroquinolones for Pseudomonas aeruginosa infections improves outcome. J Antimicrob Chemother 2008 Mar; 61(3):714-720.
51. Roberts JA, Lipman J: Antibacterial dosing in intensive care: pharmacokinetics, degree of disease and pharmacodynamics of sepsis. Clin Pharmacokinet 2006; 45(8):755-773.
52. Pea F, Pavan F, Di Qual E, Brollo L, Nascimben E, Baldassarre M, et al: Urinary pharmacokinetics and theoretical pharmacodynamics of intravenous levofloxacin in intensive care unit patients treated with 500 mg b.i.d. for ventilator-associated pneumonia. J Chemother 2003 Dec; 15(6):563-567.
53. Bin C, Hui W, Renyuan Z, Yongzhong N, Xiuli X, Yingchun X, et al: Outcome of cephalosporin treatment of bacteremia due to CTX-M-type extended-spectrum beta-lactamase-producing Escherichia coli. Diagn Microbiol Infect Dis 2006 Dec; 56(4):351-357.
54. Byl B, Clevenbergh P, Kentos A, Jacobs F, Marchant A, Vincent JL, et al: Ceftazidime- and imipenem-induced endotoxin release during treatment of gram-negative infections. Eur J Clin Microbiol Infect Dis 2001 Nov; 20(11):804-807.
55. Kuo BI, Fung CP, Liu CY: Meropenem versus imipenem/cilastatin in the treatment of sepsis in Chinese patients. Zhonghua Yi Xue Za Zhi (Taipei) 2000 May; 63(5):361-367.
56. Luchi M, Morrison DC, Opal S, Yoneda K, Slotman G, Chambers H, et al: A comparative trial of imipenem versus ceftazidime in the release of endotoxin and cytokine generation in patients with gram-negative urosepsis. Urosepsis Study Group. J Endotoxin Res 2000; 6(1):25-31.
57. Alhambra A, Cuadros JA, Cacho J, Gomez-Garces JL, Alos JI: In vitro susceptibility of recent antibiotic-resistant urinary pathogens to ertapenem and 12 other antibiotics. J Antimicrob Chemother 2004 Jun; 53(6):1090-1094.

124

中枢神经系统感染

Michael J. Bradshaw and Karen C. Bloch

中枢神经系统（central nervous system，CNS）感染会威胁生命，经常需要在重症监护室治疗。因为很多非感染性疾病也会出现 CNS 症状，因此需要进行鉴别诊断，比如坏死性脑肿瘤与脑脓肿的临床表现和放射性影像学改变难以分辨。同样，鉴别病毒性脑炎和自身免疫性脑炎也具有挑战性。即使是疑似感染病例，也需要数天时间才可以明确致病微生物。因此，根据临床表现、流行病学和人口统计学而制定的经验性治疗尤为重要。在选择抗菌药物时，应考虑药物的血 - 脑屏障通透性，感染部位的有效杀菌浓度。预后与正确的抗菌药物和 / 或外科手术治疗直接相关，应重视早期诊断和疗效评估[1]。

CNS 感染可以由细菌、真菌、病毒、原生动物和朊病毒引起，感染的风险与宿主的免疫状态[例如，人类免疫缺陷病毒（human immunodeficiency virus，HIV）感染，器官移植]、流行病学（例如，季节性、到疫区旅行）和感染地点（例如，社区与医院）相关。本章节涵盖的 CNS 感染包括脑膜炎、脑脓肿、脑炎和脊髓炎。根据感染部位的解剖学特点，其致病微生物和病理生理改变存在差异，而且感染可以发生在 CNS 多个部位（例如，脑膜脑炎或脑脊髓炎）。因此，CNS 感染性疾病的定位诊断很关键，可以指导治疗和评估预后。

脑膜炎

根据发病时间，脑膜炎可以分为急性和亚急性。细菌感染大多数会引起急性脑膜炎，其特征是急性发热（<48 小时）、头痛、脑膜刺激征等一系列反应。相反，由病毒、真菌或分枝杆菌引起的脑膜炎，亚急性起病，病情发展比较缓慢，可以是数天或数周（框 124-1）。下面详细介绍急性脑膜炎和亚急性 CNS 感染性疾病，重点概述致病微生物和早期抗菌药物治疗。

解剖学

细菌性脑膜炎是脑室和蛛网膜下隙的化脓性感染，细菌通常潜伏在富含营养的脑脊液（cerebrospinal fluid，CSF）。成人平均每天产生 500ml 脑脊液，但脑脊液腔的平均体积仅为 140ml，因此，体内的脑脊液快速产生并再吸收。脑脊液在脑室内脉络丛中产生，在小脑延髓池和大脑半球附近流入蛛网膜下隙，并被蛛网膜绒毛重吸收（图 124-1）。脑和脊髓蛛网膜下隙在小脑延髓池处相通，在此处流经脊髓蛛网膜下隙的脑脊液以不同的方向和速度流动。

脑膜层之间有许多潜在间隙（图 124-2），相互连接的多个间隙组成空腔（如蛛网膜下隙），当发生感染时这些组织均被受累。脑脊液通过脑室流出孔流向小脑延髓池，再流入脊髓管两端。药物或病原体随脑脊液移动，任何部位的阻塞均可限制抗菌药物到达感染病灶。

病原体侵入脑脊液至少有 3 个途径（框 124-2）。第一个途径是血流感染，血液中病原体可以通过脉络丛、软脑膜和蛛网膜下隙的血管侵入 CNS。第二个途径是直接感染，一般由外伤或手术引起硬脑膜物理损伤，病原体直接入侵蛛网膜下隙。脑脊液漏、鼻漏或经过神经外科有创操作引起的感染属于此类感染。导静脉为细菌从相邻病灶向蛛网膜下隙传播提供了另一种途径。导静脉向上穿过颅骨和硬脑膜，直接将脑部和颈部的软组织通过静脉系统相连，并且 CNS 静脉和硬脑膜窦没有瓣膜，可发生逆流，引起细菌感染。微生物很少从脑组织内到达脑室或蛛网膜下隙，如果一旦发生此类情况，后果不堪设想。例如，脑脓肿破裂后细菌进入脑室时，

框 124-1　急性和亚急性 CNS 感染性疾病的病因

急性脑膜炎

急性起病（<24～48 小时），发热、头痛或脑膜刺激征等，伴有早期认知障碍

常见病因：化脓性脑膜炎（肺炎球菌，脑膜炎球菌，李斯特菌，其他）

少见病因：病毒性脑炎（特别是单纯疱疹）、蛛网膜下隙出血、脑脓肿（破裂）

罕见病因：病毒性脑膜炎、肉芽肿性脑膜炎（隐球菌、分枝杆菌）、癌性脑膜炎、脑肿瘤

亚急性 CNS 感染性疾病

亚急性起病（>24～48 小时），发热、头痛或脑膜炎等，无或渐进性认知障碍

常见病因：病毒性脑膜炎，病毒性脑炎、立克次体感染

少见病因：脑脓肿，脑肿瘤，肉芽肿性脑膜炎

罕见病因：脑血管意外，癌性脑膜炎

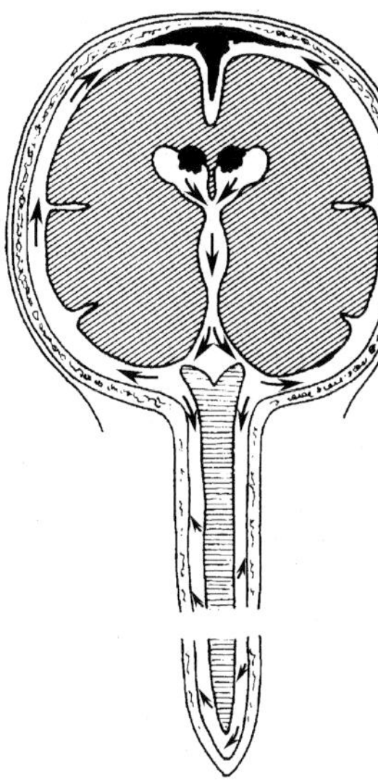

图 124-1　脑脊液（CSF）在 CNS 内流动。脑室脉络丛形成的脑脊液迅速从脑室流出孔的小孔中流入蛛网膜下隙。脑脊液在大脑皮质周围从小脑延髓池到蛛网膜绒毛有序流动。脊髓周围有双向流动的多种途径

框 124-2　细菌进入蛛网膜下隙的途径

血管（血 - 脑屏障）

最常见的病原体：肺炎球菌、脑膜炎球菌、李斯特菌、大肠杆菌（新生儿），B 组链球菌（新生儿），流感嗜血杆菌

脉络丛：流感嗜血杆菌侵入的常见部位

脑膜血管：在蛛网膜下隙中，可能是肺炎球菌的常规途径

蛛网膜下隙：位于矢状窦与蛛网膜下隙之间的可能存在的侵袭途径

硬膜外

最常见的病原体：肺炎球菌、革兰氏阴性肠杆菌、葡萄球菌（包括凝固酶阴性）、流感嗜血杆菌

外科手术：包括脑室或脑室 - 腹腔分流术

创伤：尤其是当筛骨板或岩骨骨折的鼻旁窦感染病灶

邻近脑膜的其他部位感染：包括鼻窦炎、乳突炎、中耳炎，或骨髓炎；导管进入导静脉

先天性缺陷：包括脊髓脊膜膨出和脊髓真皮窦

脑组织

最常见的病原体：厌氧菌，革兰氏阴性肠杆菌

脑脓肿直接破裂进入脑室或蛛网膜下隙

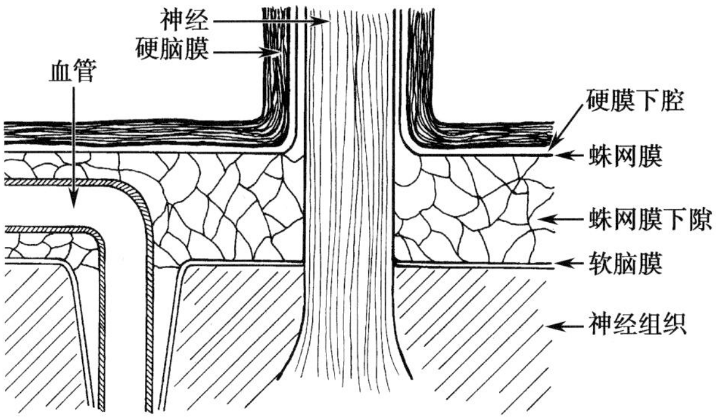

图 124-2　脑膜层与各间隙之间的图解显示了血管和神经根与蛛网膜下隙的关系

病情不可逆转。近年来，多项研究已证实 CNS 内不存在淋巴系统，而一些新发现的血管，是否是 CNS 感染的另一条途径有待研究证实[2, 3]。

病理生理学

尽管宿主细胞和 CNS 存在非常坚固的防御机制，包括 CSF 的免疫监视[4]，但致病微生物产生的毒素，加速细菌性脑膜炎病情进展[5]。一旦细菌进入脑脊液中，就会诱导白细胞聚集到蛛网膜下隙，导致大脑皮质血管闭塞、蛛网膜下隙的神经纤维受损（见图 124-2）和脑脊液流动受阻（见图 124-1）。被激活的大量白细胞引起炎症级联反应，释放细胞因子、氧化剂和蛋白水解酶，导致炎症加重，引起脑细胞水肿，严重时发生脑疝，危及生命[6]。

流行病学

即使应用有效抗菌药物治疗，细菌性脑膜炎的病死率也约 25%，幸存者中致残发生率也很高。因此，若不及时使用抗菌药物治疗，预后很差[7, 8]。

过去 20 年，由于针对流感嗜血杆菌 B 型、脑膜炎奈瑟菌和肺炎双球菌的疫苗接种越来越普遍，细菌性脑膜炎的流行在美国得到了很好的控制[9]。肠杆菌科、铜绿假单胞菌和金黄色葡萄球菌的耐药菌株日益增多，医院内细菌性脑膜炎的发病率正在上升[10]。瘀斑或紫癜样皮疹在流行性脑脊髓膜炎中无特异性，疾病早期也不明显，暴发流行时社会公共卫生将面临威胁[11]。为了预防医护人员交叉感染，所有疑似细菌性脑膜炎的患者应进行隔离，预防感染在人群中蔓延。

临床表现

细菌性脑膜炎

细菌性脑膜炎属于内科急症，可引起癫痫或意识障碍等并发症，需要在重症监护室接受治疗[12]。早期症状不明显，可有轻微头痛、恶心和发热等。病情加重时，会出现剧烈头痛、恶心呕吐、颈项强直等临床表现，预后较差。发热，意识障碍、颈项强直是脑膜炎的典型临床三联征，但仅在 44% 的病例中出现[13]，并且颈项强直、克氏征或 Brudzinski 征等脑膜炎的体征在细菌性脑膜炎时无特异性[14]。紫癜性皮肤疹暗示脑膜炎球菌感染，但很多患者病程中未出现皮损[11]。老年或免疫功能低下的患者，因为临床表现不典型[15, 16]，还易患非感染性疾病（如蛛网膜下隙出血和涉及脑脊液的恶性肿瘤），早期不易进行鉴别。

若没有腰椎穿刺的禁忌证，脑膜炎的确诊要依靠脑脊液的检查（见下文）。腰椎穿刺留取的脑脊液应尽快送化验，因为腰椎穿刺后1小时内，中性粒细胞浓度下降达50%[17]。细菌性脑膜炎脑脊液常规生化特点是，中性粒细胞增多、血糖低和蛋白水平升高；对于病原学检查，建议使用革兰染色法，因为它的特异性超过99%[18,19]。

治疗

患者预后与抗菌药物治疗时机相关，延迟使用抗生素，会增加死亡率或致残率，尤其是治疗之前已经发生神经功能损害的患者[8,20]。因此，指南建议一旦发现有可疑病例，应尽早使用抗生素[21]，即使格拉斯哥评分低的患者，加强支持治疗和护理，有可能完全治愈[22]。

一旦诊断明确，立即制定治疗方案。若已获得病原学结果时，选择敏感抗生素进行治疗。然而，在某些情况下，疾病早期无法顺利进行腰椎穿刺检查，在这种情况下，应先采集外周血培养后立即使用抗生素。给药15分钟后，脑脊液培养阳性率低[23]，并且抗生素对细菌培养和Gram染色可能有影响，但也不能推迟这项治疗，中性粒细胞计数和中性粒细胞百分数的增多已经提示细菌性脑膜炎[24,25]。如果脑脊液参数和临床表现符合此病临床诊断，则应按疗程继续经验性抗生素治疗。

除临床表现以外，神经影像学检查可以排除脑部肿瘤或其他腰椎穿刺的相对禁忌证。有研究对这一实践提出了质疑，并列举了计算机断层扫描（computed tomography，CT）延误患者的治疗[8,20,23,26]。因为即使CT检查结果有异常，也只有少数患者存在腰椎穿刺的相对禁忌的影像学改变[27]。因此，免疫系统受损（例如，HIV感染、使用免疫抑制药物或器官移植）、颅内肿块、意识障碍、视神经乳头水肿或病变部位神经功能缺损的患者，先进行神经影像学检查，结果无异常则再行腰椎穿刺[21]。但是，不属于以上情况的患者，仍然建议先做腰椎穿刺，以便后续的经验性抗生素治疗[21]。

抗生素

根据临床症状判断可疑病原体后，采取经验性抗生素治疗。表124-1列出了经验性治疗药物，表124-2列出了治疗CNS感染性疾病的药物常用剂量[21,28]。在50岁以下免疫功能正常的人群中，肺炎链球菌和脑膜炎双球菌依然是最常见的社区获得性脑膜炎的致病微生物[28,29]。对青霉素耐药的肺炎链球菌成为重要的致病菌，但许多菌株对第三代头孢菌素仍敏感，且所有的菌株都对万古霉素敏感[30]。

抗菌药物治疗应该针对细菌性脑膜炎最常见的致病菌。若没有脑脊液革兰染色检查结果时，对于成人社区获得性脑膜炎的初始经验性治疗应包括第三代头孢菌素，如头孢噻肟或头孢曲松，还可以联合万古霉素。由于万古霉素对于CNS的穿透性欠佳，且对于革兰阴性微生物缺乏杀菌能力，治疗早期不应单独使用。T细胞免疫受损的50岁及以上患者（例如，长期接受激素治疗）、孕妇、长期大量饮酒者等特殊患者群，经验性选择抗菌药物时，还应考虑针对单核细胞增生性李斯特菌的抗生素。如果脑脊液革兰染色显示是革兰阳性杆菌，考虑是李斯特菌可能性大，除了使用氨苄西林外，还应静脉注射（iv）庆大霉素。对于青霉素过敏的患者，甲氧苄啶-磺胺甲噁唑是治疗李斯特菌脑膜炎的可替代药物。

与社区获得性脑膜炎相反，引起院内感染的脑膜炎的微生物，一般都是医院内常见的耐药菌株。因此，对于疑似院内脑膜炎患者的经验性治疗必须针对葡萄球菌（凝固酶阳性和阴性菌株）和多重耐药的革兰氏阴性杆菌，包括铜绿假单胞菌和鲍曼不动杆菌。所以，除了一种抗假单胞菌的头孢菌素（头孢他啶或头孢吡肟）或碳青霉烯类之外，在该人群中的经验性治疗应该还包括万古霉素。亚胺培南对抑制假单胞菌是有效的，可以在脑脊液中达到有效治疗浓度；然而，因为这种药物降低了癫痫发作阈值，所以其对于治疗脑膜炎是相对禁忌的。美罗培南也是碳青霉烯类药物，其致痫性较低，因此该药物适应证更广[31]。

疾病早期选择敏感药物时，一般在治疗2～3天时可以看到疗效。根据致病菌和患者的临床症状，细菌性脑膜炎的治疗时间也有不同。虽然治疗最佳持续时间尚未达成共识，但是对于流感嗜血杆菌和脑膜炎奈瑟菌，通常认为7天的治疗是足够的[32]，而肺炎链球菌的疗程需要10～14天[21,33]。肺炎链球菌性脑膜炎患者还可能合并有其他部位的感染，包括肺炎、鼻窦炎、中耳炎或罕见的心内膜炎，在这种情况下，建议使用抗生素的时间延长一些。

表124-1 成人细菌性脑膜炎的经验性抗菌药物治疗

感染地点	易染病体质	病原体(s)	抗菌剂(S)
社区	16～50岁	脑炎链球菌、脑膜炎奈瑟菌	万古霉素+第三代头孢菌素*
	T细胞缺陷	肺炎链球菌，脑膜炎双球菌、单核细胞增多性李斯特菌	万古霉素+第三代头孢菌素*+氨苄西林
	>50岁	肺炎链球菌，脑膜炎双球菌、产单核细胞菌	万古霉素+第三代头孢菌素*+氨苄西林
医院内		葡萄球菌属 革兰氏阴性杆菌(包括铜绿假单胞菌)	万古霉素加第四代头孢菌素† 或美罗培南

*头孢曲松或头孢噻肟。
†头孢吡肟或头孢他啶。

表 124-2 中枢神经系统感染性疾病的抗菌药物剂量

药物	药物剂量（按体重计算）	常用剂量（70kg 成人）
阿昔洛韦	10mg/kg iv q8h	700mg iv q8h
氨苄西林	30mg/kg iv q4h	2g iv q4h
头孢噻肟	30mg/kg iv q6h	2g iv q6h
头孢他啶	30mg/kg iv q8h	2g iv q8h
头孢吡肟	30mg/kg iv q8h	2g iv q8h
头孢曲松	30mg/kg iv q12h	2g iv q12h
美罗培南	40mg/kg iv q8h*	2g iv q8h
甲硝唑	7.5mg/kg iv q6h	500mg iv q4h
萘夫西林	30mg/kg iv q4h	2g iv q4h
青霉素 G	60 000～70 000u/kg iv q4h	400 万 u iv q4h
妥布霉素或庆大霉素†	2mg/kg iv 负荷剂量，然后 1.7mg/kg q8h‡	140mg iv 负荷剂量然后 120mg iv q8h‡
鞘内的	0.1mg/（kg•d）	5～10mg/d
脑室内的	0.1mg/（kg•d）	5～10mg/d
甲氧苄啶磺胺甲噁唑	5mg/kg iv q6h	350mg iv q6h§
万古霉素	15mg/kg iv q6h	500mg iv q6h‡ 或 1g iv q12h

*儿科剂量。成人应接受常规剂量。
†无论使用哪种氨基糖苷类抗生素，务必使用不含防腐剂的。
‡根据血清中药物浓度调整剂量，目标为 15～20μg/ml。
§剂量按甲氧苄啶成分计算。

感染得到有效控制后，脑脊液的异常改变（例如，细胞增多和蛋白升高）可能持续数天至数周，但是症状和体征（例如，发热、脑膜刺激征、白细胞增多）的消失或缓解，可以表明治疗有效。对于 48～72 小时经验性治疗没有效果的患者，可以重复进行腰椎穿刺、头部 MRI 检查，对比治疗前和治疗后有无变化。头孢菌素耐药的肺炎链球菌脑膜炎患者的病程长，临床表现不典型，为判断其脑脊液中细菌是否被杀灭，需要重复进行腰椎穿刺[34]。病原学培养阴性的化脓性脑膜炎患者和治疗效果不满意的患者也应重复进行腰椎穿刺，以确保经验性抗生素治疗的有效性。脑脊液检查结果持续加重或恶化时，可能是耐药菌感染，或是亚急性 CNS 感染性疾病相关病原菌（见框 124-1）。

激素

细菌性脑膜炎是由于致病微生物侵袭宿主引起的炎症反应，激素可以减少此类炎症反应。动物研究显示激素作为抗生素辅助药物治疗，临床症状有所改善，但是这在人类中是否适用尚不清楚。Cochrane 数据库回顾了一项 2013 年的随机临床对照研究，观察 25 例激素作为细菌性脑膜炎的辅助药物的疗效，虽然总死亡率并没有降低，但是，肺炎链球菌脑膜炎患者的死亡率显著降低[35]。激素的使用与听力减退和神经损伤后遗症的低发生率相关。治疗指南推荐，对于疑似或确诊的肺炎链球菌脑膜炎成人患者，首次使用抗生素的同时，可以辅助应用地塞米松（0.15mg/kg iv q6h 持续 2～4 天）[21]。目前，激素是否还可以抑制细菌性脑膜炎的其他病因尚不清楚。

并发症

暴发性紫癜和坏死性血管炎为流行性脑膜炎的特异性并发症，导致皮肤坏死和手指坏疽（图 124-3）。流行性脑膜炎和其他类型的脑膜炎引起的并发症包括肾上腺功能不全（Waterhouse-Friderichsen 综合征）、肾衰竭（低血压所致的急性肾小管坏死）、耳聋、脑积水、癫痫发作和认知障碍。

脑膜炎的其他病因

其他微生物包括病毒、难养菌（例如，立克次体、苍白密螺旋体）、真菌（例如，隐球菌）或分枝杆菌等也可以侵袭脑膜（见框 124-1）。这些生物体通常被归为无菌性脑膜炎的致病因子，区别它们与细菌性脑膜炎引起的急性感染。与急性细菌性脑膜炎相反，其他类型的脑膜炎患者进入重症监护室

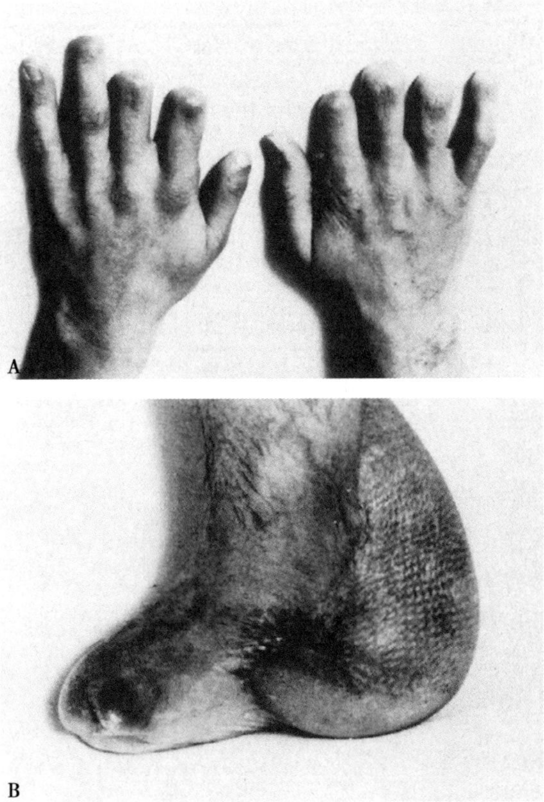

图 124-3 两名医生观察到一个 14 岁男孩的肢体：手（A 图）和脚（B 图）上淤斑发展为"淤伤"（暴发性紫癜）。紫癜不是奈瑟菌属脑膜炎诱导发生脓毒症的特征性病变。除了脑膜炎球菌血症坏死性血管炎导致肢体功能丧失，患者的症状和体征也迅速进展至急性感染性脑膜炎

的概率较小，尤其病毒性脑膜炎，不需要给予抗菌治疗，通常可以自愈，预后良好。

疾病早期不易分辨细菌性和非细菌性脑膜炎，这时实验室数据非常重要。外周血液白细胞增多（>10 000/m³），脑脊液白细胞计数超过 1 000/m³，脑脊液蛋白浓度超过 100mg/dl，脑脊液葡萄糖浓度低于 40mg/dl，这些条件都有利于细菌的产生。出现以上改变的患者应接受经验性抗生素治疗，直到作出明确诊断或细菌培养回报阴性结果。脑脊液中淋巴细胞占优势，特别是检查前未接受过抗生素治疗的患者，其临床表现也不符合细菌感染特点[14]。脑脊液乳酸水平的测量已经被证明可以用来区分细菌性脑膜炎和无菌性脑膜炎，但是，其灵敏度会受到抗生素药物的影响[36-38]。当延误抗生素治疗可能会导致不良后果时，临床诊断尤为重要，应取代预测模型或生物学标记物的结果。

病毒是无菌性脑膜炎的最常见病因，其中肠道病毒占主导地位[33, 39]，其他病毒包括虫媒病毒（包括西尼罗河病毒）、疱疹病毒[特别是单纯疱疹病毒（herpes simplex virus，HSV）2 型，复发时称为莫氏脑膜炎]，急性 HIV 感染和淋巴细胞性脉络丛脑膜炎病毒。病毒性脑膜炎是自限性疾病，通常不需要治疗。如果临床需要鉴别诊断或流行病学调查时，实验室检测可能会有帮助。

病原学培养阴性的脑膜炎的致病菌，通常更具有侵袭性，致病能力强，需要针对性治疗。这些致病微生物包括蜱传播的感染（例如，疏螺旋体，埃里希体或立克次体）、二期梅毒、分枝杆菌或真菌感染，来自副神经病灶的刺激或部分已治疗的细菌感染。在这些情况下，诊断疾病需要考虑流行病学特点和患者的易感因素，制定个体化治疗方案。虽然加强了有助于诊断的测试检查，仍然有 2/3 的亚急性脑膜炎患者体内发现了病原体[33]。

脑脓肿

脑脓肿是脑组织局部的化脓性感染，可以由细菌、真菌、分枝杆菌或寄生虫引起。脑脓肿与其他 CNS 感染性疾病或脑肿瘤不易鉴别，因为其临床症状和放射影像学检查无特异性（表 124-3）。脑组织活检取得致病微生物，再选择敏感药物，是比较理想的治疗方案。但是，即使是采用综合治疗，包括手术，死亡率也很高。当感染症状和意识障碍进行性加重时，提示着预后不良，而且脓肿可以破裂并进入脑室，增加病死率[40]。

病理生理学

脑实质组织发生炎症（脑炎），感染逐渐加重并出现脑组织坏死和化脓时，可发展为脑脓肿。随着脑炎的进展，围绕炎症区域的囊状充血区，逐渐液化坏死，从而导致脓肿形成，此区域通常在磁共振检查时表现为环状强化。在相对无血管的区域，例如脑白质，上述囊状充血区形成缓慢，但是一旦形成后，容易发生自发性破裂。

脑脓肿的病因很多，最常见的是邻近的组织器官（中耳、乳突或鼻窦）发生炎症并蔓延至脑组织所致。大约 1/3 的病例是通过血液感染并传播，在大脑中动脉中可发现微小脓肿[41]。正常情况下，肺循环系统可以保护大脑免受血性感染的危险，因此，当存在心脏内分流或肺动静脉瘘时，脑脓肿的患病率增加。在患有心内膜炎的患者中，通常在磁共振上能检测到多个微小的病变。神经外科手术或颅脑创伤可以直接引起脑组织的炎症，属于直接病因[42]。尽管病因很多，但仍然有 20% 的患者，未发现明显的感染源[43, 44]。

不同感染途径的脑脓肿，其病原体也不一致。来自邻近感染部位的脓肿通常是由多种微生物引起的。相反，血性传

表 124-3 中枢神经系统感染与肿瘤的鉴别诊断

	脑脓肿	细菌性脑膜炎	疱疹性脑膜炎	脑肿瘤
病史				
头痛	严重，通常是局部的	严重，部位广泛	轻至重度	无到严重
神经功能缺陷	经常出现	偶尔	偶尔	经常
病程	数天到数周	数小时到数天	数天	数天到数月
查体				
发热	无规律	>90%	>90%	几乎无
早期局灶性体征	经常	偶尔	偶尔	经常
血压	经常	几乎无变化	偶尔	经常
CNS 外感染	经常	经常	无	无
CT 或 MRI 扫描				
病灶	一致存在*	无	经常	一种存在
环状效应	经常或后期+	无	无	经常或早期

*发病 48 小时内不出现或无特异性。

+激素治疗影响脓肿壁形成。

播的脑脓肿通常是由单一病原体引起的。神经外科手术后的感染，与医院内菌群分布情况密切相关，但通常是多重耐药细菌所致，如耐甲氧西林金黄色葡萄球菌（methicillin-resistant S. aureus，MRSA）或不动杆菌。从脑脓肿中分离出来的最常见的细菌包括肠杆菌科、链球菌属、葡萄球菌属和肺炎双球菌[41]。对于免疫功能低下的患者，诺卡氏菌、曲霉菌等真菌，甚至弓形虫等原生动物也可以是病原体。

临床表现

脑脓肿的症状和体征与脓肿的位置、大小和发展速度相关。极少数患者在发病数周内，没有全身不适症状，这时发现局部的占位病变，首先考虑是肿瘤。但如果脑脓肿一旦破裂进入脑室后，会导致患者数小时内死亡，此时需与急性脑血管病和化脓性脑膜炎相鉴别。然而，脑脓肿通常在 7～14 天发生亚急性进展，不符合恶性肿瘤的病程发展，和脑卒中起病也不一致。脑脓肿最常见的症状是头痛，大约发生在 70% 的病例中。其他症状和体征不太常见，包括发热（53%）、局灶性神经功能缺损（48%）、恶心或呕吐（47%）、精神异常（43%）、视神经乳头水肿（35%）、颈强直（32%）和癫痫发作（25%），以及局灶性神经系统体征（48%）[43，44]。值得注意的是，多达 50% 的病例中患者无发热，这可能会导致漏诊或延误诊断。脑脊液改变无特异性，甚至在大约 15% 的病例中表现为正常。如果临床症状或影像学检查提示高颅压，有发生脑疝的风险，应该禁止腰椎穿刺。

影像学特点

神经影像学在诊断和评估疗效方面有着非常大的作用。脑脓肿周围的组织易充血，这种改变在 CT 或 MRI 上可显示为环状增强[45]。诊断脑脓肿时，MRI 优于 CT，因为后者无法显示小病灶或局限于脑干或小脑的病变。尤其是脑白质的脓肿，因血管不丰富、组织充血不明显，环状强化影也随之变小，易发生误诊。激素治疗可以减少局部炎症反应，也会导致环状增强改变不明显。此外，环状增强不是细菌性脓肿的特异性表现，其他感染性疾病或脑肿瘤也可以有类似表现[46]。弥散加权成像可用于区分脑脓肿与其他包裹性脑损伤，环状增强的肿瘤通常在中央非增强区域表现出高信号，而脓肿通常表现出低信号[45]。区分脓肿与其他病变，弥散加权成像的灵敏度为 72%～95%，特异性为 96%～100%[47，48]。

治疗

一般而言，抗生素联合外科引流术是化脓性脑脓肿的标准化治疗。因脑脓肿的致病微生物比较多，且治疗疗程长（6～8 周），抗生素的选择应该在病原学结果的指导下进行，所选择的药物能够通过血 - 脑屏障，并在脑脊液中渗透性强。经验性治疗必须是针对最可疑的病原微生物，如果很难判断致病菌或来自远处感染病灶的转移，建议使用万古霉素、甲硝唑和第三代头孢菌素进行经验性治疗[44]；若是神经外科术后感染或耳源性感染引起的脓肿，应替代用抗铜绿假单胞菌头孢菌素。若存在禁忌证时，可用美罗培南替代头孢菌素和甲硝唑。

神经外科引流术对于明确特定病原体非常有价值，可以缩小抗生素选择范围。为了明确诊断为指导治疗，还可以通过微创手术进行脑组织活检，此项操作对真菌和分枝杆菌也可以进行培养。来自血液或 CNS 外其他化脓性感染病灶中培养得出的微生物，偶尔也可以假定为脑脓肿的致病菌。微生物培养阴性的脑脓肿，应该进行血清 HIV、隐球菌抗原和弓形体滴度检查。

深部的感染病灶或神经外科手术风险极大时，只能进行内科保守治疗。当发生高颅压威胁生命时，且药物治疗病情无改善，需要进行脑脊液引流术，减轻颅内压[44]。未进行引流治疗的患者静脉注射抗生素疗程更长（12 周），密切观察临床症状和影像学变化。激素可以应用于严重脑水肿的病例。

脑炎

脑炎是伴有神经系统功能障碍的脑实质炎症[49]，临床上发现患者有精神障碍（如定向障碍、精神混乱，行为异常、认知改变）、癫痫发作、发热和局灶性神经系统体征。世界范围内的脑炎发病率为（0.07～12.6）例 /100 000 人[50]，死亡率为 7%～18%，大约一半的幸存者遗留严重后遗症[51-53]。

脑炎的病因很多，其中仅 50% 确定了病因[54]，因此诊断脑炎并不简单。常见原因包括直接的脑实质感染、感染后综合征，如急性播散性脑脊髓膜炎（acute disseminated encephalomyelitis，ADEM）和其他免疫相关的疾病，如神经细胞表面和突触的特异性自身抗体[最常见的是抗 N- 甲基 -D- 天冬氨酸受体（anti-*N*-methyl-D-aspartate receptor，NMDAR）自身抗体脑炎]、神经 - 白塞病等[55]。

感染是脑炎最常见的病因，约占所有病因的 50%，其中由病毒引起的感染最多[55]。HSV-1 是全世界散发性脑炎的最常见病原体，并且有特效抗病毒药物。水痘带状疱疹病毒（varicella zoster virus，VZV）是病毒性脑炎的另一个主要病原体，死亡率高，治疗与 HSV 类似。在美国，西尼罗河病毒是夏季和初秋引起流行性脑炎的主要病原体。在免疫介导的脑炎中，我们将讨论感染后的脑炎（如 ADEM）和抗体介导的脑炎（如抗 GQ1b 自身抗体综合征，同名称为 Fisher-Bickerstaff 脑炎）和抗 NMDAR 脑炎，同时还简要介绍其他抗体介导的脑炎。

感染性脑炎

病理生理学

血 - 脑和脑 - 脑脊液屏障有助于保护 CNS 免受体内潜在的有害物质的影响[56]。CNS 中的大多数血管内皮细胞都是没有缝隙的紧密连接着，这种结构使得基底膜的非细胞屏障功能更加稳固。CNS 中的星形胶质细胞足突围绕脑和脊髓，形成致密的基底层，成为血 - 脑屏障组成的一部分[57]。脑实质内血管周围的小胶质细胞和巨噬细胞时刻监视着脑血管周围环境。脑膜中的血管内皮细胞之间无缝隙，形成脑 - 脑脊液屏障。虽然在脉络膜中的内皮细胞之间有缝隙，但它们由第二层上皮细胞支撑着。

呼吸道传播的病毒（如 VZV 或麻疹），粪口途径传播的病毒（如肠道病毒），穿透黏膜并在局部淋巴组织中引起感染；接种在皮下组织的病毒（如虫媒病毒），通过朗格汉斯细胞转运到淋巴结，这些病毒从次级淋巴组织中进入血液循环中，随血流传播到其他器官。许多病毒[包括西尼罗河病毒，人类 T 淋巴细胞病毒 1 型（human T-lymphotropic virus type-1，HTLV1）]和某些细菌如立克次体，已被证明可在体外直接感染微小血管内皮细胞[58, 59]。还有一些病毒能够通过与内皮细胞表达的分子结合后进入血管内皮细胞。例如：HTLV1 型可以利用葡萄糖转运蛋白 -1 进入内皮细胞[58]。病原体一旦进入内皮细胞后，改变正常细胞生理功能（例如促进趋化因子表达，改变黏附分子的表达），导致血管通透性增加，CNS 屏障功能减弱[57]。

虽然大脑受到血 - 脑和脑 - 脑脊液屏障的保护，但许多嗜神经组织的病原体早已拥有进入 CNS 的机制[60]。被病毒感染的宿主白细胞，将会扮演成“特洛伊木马”，把病毒带入 CNS，如同 HIV 侵入神经组织的机制[61]。病毒侵入 CNS 的另一种途径是侵袭周围神经而进入神经元，直至进入 CNS[62]。狂犬病病毒和某些肠道病毒，如脊髓灰质炎病毒，就是通过这种机制到达 CNS。脊髓灰质炎病毒最初感染黏膜上皮细胞，之后逆行至神经元，最终进入 CNS[63]。而狂犬病病毒在伤口部位感染上皮细胞和肌细胞后，通过周围神经到达运动神经元，随轴突逆向转运至神经突触，直至其到达 CNS[64]。HSV-1 感染角质细胞后，进入外周感觉神经元，通过嗅觉神经元进入 CNS（类似其他病毒）[65]。

一些病毒对 CNS 特定的神经细胞有较高的亲和性。与脑膜亲和力高的病毒引起脑膜炎，易侵入脑实质的病毒，会引起脑膜脑炎或脑炎，还有一部分病毒侵袭脊髓，引起脊髓炎（下文讨论）。在较大的儿童和成人中，HSV-1 型特征性地引起颞叶脑炎，而 HSV-2 型通常引起脑膜炎。还有特异性地侵入脑干的病毒，可引起脑干脑炎，主要表现为脑神经麻痹、交叉性偏瘫（同侧面部 / 对侧肢体瘫痪，皮质脊髓束病变）或感觉障碍（内侧丘系或脊髓丘脑束）、共济失调（小脑 / 小脑脚）、觉醒障碍（脑桥的网状激活系统）和罕见的症状，如顽固性恶心 / 呕吐（后极区）。与脑干脑炎相关的感染性疾病和病原体包括单核细胞增生症[66]、结核病、Whipple 病[67]、疱疹病毒[68, 69]、肠道病毒（特别是 71 型肠道病毒）和虫媒病毒（尤其是日本脑炎病毒和西尼罗河病毒）。除了感染以外，免疫系统疾病也可引起脑干脑炎，如神经 - 白塞病，神经 - 狼疮，神经 - 干燥综合征，神经 - 结节病，多发性硬化，视神经脊髓炎（neuromyelitis optica，NMO），激素敏感的脑桥血管周围慢性淋巴细胞性炎症，Fisher-Bickerstaff 脑炎等[70]。

临床表现

诊断脑炎之前，首先要分辨脑炎和非感染性脑病，非感染性脑病可由多种病因引起，例如，代谢紊乱（低血糖、缺氧、电解质紊乱、肾脏和肝脏疾病）和中毒（酒精、毒品、药物、环境因素）。国际上推荐的脑炎的临床定义[49]中主要症状是超过 24 小时的精神障碍，同时伴有至少两种如下症状：发热，癫痫发作（不同于之前的癫痫），新出现的神经系统功能障碍，脑脊液白细胞计数超过 $5/mm^3$，神经影像学或脑电图异常。该定义用于研究和流行病学调查，但也为临床医生提供参考。

治疗

病史和查体对脑炎的诊断至关重要。应特别注意近期是否有感染症状，有无结核病或其他感染性疾病的危险因素，昆虫咬伤、中毒、旅行、皮疹，出现神经精神症状。全面的神经系统查体必不可少，同时要进行鉴别诊断。诊断时可以考虑以下内容：最常见的病因，哪些治疗曾获益过，是否威胁公共健康[49, 71]。尽管没有明确诊断，但是遇有脑炎可疑病例，应立即启动经验性抗病毒药物治疗。

应该对所有成年人进行实验室检查，包括血常规、电解质、肝肾功能、血培养、血清 HIV 和梅毒螺旋体滴度测试。儿童应该检查肺炎支原体 IgM 和 IgG，EBV 血清学（VCA IgG 和 IgM、EBNA IgG），10～14 天后再次采集恢复期的血清，进行抗体滴度测试，与之前的结果进行比较。所有脑炎患者均应进行腰椎穿刺，测颅内压、脑脊液常规生化，包括细胞计数和分类、蛋白、葡萄糖，微生物 Gram 染色、寡克隆带、IgG 指数、细菌培养、HSV-1/2 PCR、VZV PCR 和 VIV PCR、VZV IgG 和 IgM、肠病毒 PCR、墨汁染色和性病相关实验室检查。

所有患者均要接受神经影像学检查，首选是 MRI 平扫或增强，以此与脑脓肿、增厚的脑膜、边缘系统水肿、ADEM 等鉴别。脑电图检查也不可缺少，因为非惊厥性癫痫持续状态是脑炎的常见并发症[72]。

伴有严重意识障碍、颅内压增高或癫痫发作的患者应该在重症监护室进行治疗。所有患者在获得脑脊液 PCR 检查 HSV 结果出来之前，均应静脉注射阿昔洛韦治疗，如果怀疑合并有细菌感染，如李斯特菌，应同时进行经验性抗生素治疗。对于临床或亚临床癫痫发作但未进行药物治疗的患者应开始抗癫痫药物治疗。除了疱疹病毒和一些其他药物（见下文）引起的脑炎外，大多数病毒性脑炎的治疗都以对症支持治疗为主，如控制癫痫发作[73]。

疱疹病毒性脑炎

单纯疱疹病毒性脑炎

HSV-1 和 HSV-2 是八种人类疱疹病毒（human herpes-viruses，HHVs）中的两种，其余六种分别是 VZV（HHV-3）、Epstein-Barr 病毒（HHV-4）、巨细胞病毒（HHV-5）、HHV-6、

HHV-7 和 HHV-8。HSV-1 和 -2 引起的感染最常见，HSV-1 血清阳性率在全球范围内为 80%～90%[74]。HSV-1 是美国成人和儿童散发性脑炎的最常见致病病原体，约占 HSV 脑炎的 90%（其余部分由 HSV-2 引起）[75]。未治疗的 HSV-1 脑炎致死率约为 70%，幸存者几乎都遗留神经系统后遗症 [75]。但是，若早期进行抗病毒治疗，即服用阿昔洛韦，可以显著提高存活率并改善预后 [76, 77]。

HSV-1 脑炎是在隐匿的病毒再激活或原发感染灶的病毒转移所致 [78]。该病毒与额叶和颞叶具有亲和力。早期抗病毒治疗直接影响预后，因此一旦发现可疑病例，立即进行经验性抗病毒治疗 [73]。

HSV-1 脑炎病变部位好发于额叶和颞叶，故该类型脑炎典型的体征和症状是性格改变、失语和癫痫发作 [79]。颞叶水肿加重时因颅内压升高易发生沟回疝，表现为瞳孔散大（通常是患侧），死亡率很高。当 HSV-2 侵袭 CNS 时，主要引起脑膜炎，且容易复发（Mollaret 脑膜炎），也可引起脑干脑炎和脊髓炎，但很少引起脑炎。

大多数患者的 MRI 检查结果均有异常，病变多发生在颞叶内侧和额叶，单侧或双侧均有可能 [80]。疾病早期，弥散加权成像可能对 HSV-1 脑炎诊断更敏感 [80]。近期研究中发现，与其他病原体引起的脑炎相比，HSV 脑炎在脑电图中常表现为病变区域局灶性慢波，以后在慢波的背景上出现局灶性周期性棘慢综合征。脑电图中最有诊断价值的改变是双侧脑电波不对称和以颞叶为中心的局灶性脑电波异常 [81]。

超过 90% 的患者脑脊液中淋巴细胞增多，但在感染早期不明显。多数脑脊液中蛋白升高，葡萄糖水平正常。脑脊液中 HSV-1 和 -2 DNA 的 PCR 检测，对于诊断具有高灵敏度（96%）和特异性（99%），可作为首选诊断试验 [82, 83]。尽管感染早期可能会出现假阴性的结果，但是如果 PCR 结果为阴性，可以停用经验性阿昔洛韦治疗。因此，可疑 HSV 脑炎患者，应在 48 小时后重复进行腰椎穿刺和 HSV 的 PCR 检查，同时继续进行经验性阿昔洛韦治疗 [84]。

HSV-1 和 HSV-2 脑炎的常规治疗剂量是每 8 小时静脉注射阿昔洛韦 10mg/kg，应持续至少 14～21 天 [85]。肾功能异常患者应谨慎使用。激素在治疗中的有效性和安全性尚不明确，一般仅用于严重脑水肿或占位效应的患者 [86]。认知功能障碍和癫痫发作是常见后遗症。最近一项针对 HSV 脑炎规范化治疗后长期使用伐昔洛韦的试验，虽然耐受性良好，但并没有改善远期预后 [87]。

12%～27% 的患者首次发病后，数天至数月内会出现复发，舞蹈病的脑病患儿最常见 [88]，但仍有许多成人患者也有复发现象 [89]。最近的研究表明，此类患者会产生靶向神经肽的自身抗体，这些抗体是导致脑炎复发的病因 [90]。HSV 与很多自身抗体有关，包括 NMDA 受体、多巴胺 -2 受体 [91] 和电压门控钙通道自身抗体 [92]，以及其他尚未鉴定的神经元抗体 [93]。病毒性脑炎临床复发的患者，排除感染性因素后，应评估自身免疫抗体并考虑经验性免疫抑制治疗。

水痘带状疱疹病毒脑炎

VZV 作为脑炎的重要致病病原体，虽然仅占脑炎病例的 5%，但是病死率高 [51]。VZV 还可引起脑膜炎、脊髓炎和血管病变。血管受累时可引起多灶性缺血坏死，此类型极易复发（VZV 也与巨细胞性动脉炎的发病机制有关）[94]。通过脑脊液中 VZV PCR 阳性或 VZV IgG 水平升高可以明确诊断。治疗与 HSV 脑炎类似，包括静脉注射阿昔洛韦 10～14 天。脑炎合并有皮肤带状疱疹时，可以先进行经验性治疗。

自身免疫性脑炎

尽管病毒感染仍然是最常见的脑炎病因，但是近年来，免疫介导的脑炎呈逐年增加的趋势，已经成为第二个常见病因 [55, 95]。与抗体相关的自身免疫性脑炎靶向神经细胞表面或突触抗原需要进行特别讨论。2005 年，6 名脑炎患者被报道，他们都有未鉴定的神经细胞表面抗体，并通过免疫治疗和 / 或肿瘤切除得到改善 [96]。这些案例，开辟了自身免疫性疾病新的研究领域，让许多神经学和精神病学研究者对自身免疫相关的神经系统疾病产生了更多的兴趣，这又直接影响到患者。自 2007 年发现抗 NMDAR 脑炎以来 [97]，每年都发现了 1～2 种新的致病性自身抗体神经系统疾病。其中，抗 NMDAR 脑炎最常见 [51]。在一项大规模研究中，抗 NMDAR 脑炎是 30 岁及以下患者中最常见的脑炎病因 [95]。

病理生理学

自身抗体与神经细胞表面或突触蛋白上的靶细胞表位相结合，可导致靶抗原的结构或功能发生改变 [98]。抗 NMDAR 脑炎是研究自身免疫性脑炎的最佳病例。NMDAR 常聚集在突触后膜，在病变部位得到的神经元细胞中，发现 IgG 抗体与 NMDAR 的 GluN1 亚基结合，导致 NMDAR 滴度依赖性的可逆性改变 [99, 100]。抗 GABAbR 和抗 AMPAR 抗体也已分别证实可以导致各自受体的改变 [101, 102]。最近，Planaguma 及其同事通过动物实验，将抗 NMDAR 脑炎患者的脑脊液持续输注到小鼠的心室中，发现受试动物出现记忆和行为的异常，以此来证明抗 NMDAR 抗体的致病性 [103]。海马部位的解剖显示，随着输注的抗体增多，突触后膜 NMDAR 的数量也减少，而停止输注抗体后，临床症状和病理改变均得到缓解。

临床表现

自身免疫性脑炎（autoimmune encephalitis，AIE）的诊断过度依赖抗体检测试验，而往往忽略病史和查体。该领域专家最近发表的一篇文献提出 AIE 诊断标准 [104]：亚急性起病，认知障碍逐渐加重（包括记忆力减退、精神异常），新出现的局灶性 CNS 病变，不明原因的癫痫发作，脑脊液中细胞数增多或 MRI 提示的脑炎已排除其他病因。在这里，我们简单讨论抗 NMDAR 脑炎，但感兴趣的读者可以参考最近发表的几篇关于免疫介导的脑炎的综述 [105-108]。

抗 NMDAR 脑炎，女性患者较多，中位年龄为 21 岁

(0.6～85 岁)。该病起病隐匿,约 70% 早期有头痛、发热,伴有恶心呕吐和腹泻等病毒性感染前驱症状[109-111]。在 2 周内,会出现行为和精神异常,容易被误解为精神类疾病的早期症状;接下来是意识水平的下降,烦躁和淡漠可交替出现,也有对疼痛刺激无反应,对于被动睁眼无任何抵抗,类似于使用 NMDAR 拮抗剂——氯胺酮的症状[112]。除了各种神经功能紊乱的症状以外,可能还会出现限制性通气功能障碍,导致呼吸衰竭,需要机械通气治疗。

整个病程中,癫痫发作比较频繁,且大多数患者的脑电图存在异常。33% 患者的脑电图中可观察到 1～3Hz 的 δ 波背景下叠加的 20～30Hz β 波形,此为 NMDAR 脑炎的特异性改变[113]。只有 23%～50% 的患者头部 MRI 检查中发现额叶、顶叶、内侧颞窝或后颅窝出现异常信号,偶尔在基底节区出现非特异性 T2 高信号[114]。PET 扫描显示有枕骨低代谢率,相反,额颞叶呈高代谢率[115]。抗 NMDAR 抗体阳性有助于明确诊断,但只有 6%～13% 的患者在 CSF 中检测到自身抗体,可能取决于检测方法,故血清和脑脊液同时进行抗体测定[116]。如果抗体测定仅限于血清,也存在假阳性结果的可能[117]。

治疗

治疗包括免疫疗法和去除任何潜在的抗原刺激。70%～80% 抗 NMDAR 脑炎患者经过治疗后,恢复良好[118],任何病因一旦被查出后应及时去除,尤其是卵巢或睾丸肿瘤,此类患者通过手术治疗去除病因,其病程中出现的神经功能损伤症状会完全消失。一项对 501 例抗 NMDAR 脑炎治疗的患者进行回顾性研究,得到的数据结果,具有参考价值[119]。一线治疗方法包括肿瘤切除(如果存在),应用激素,静脉注射免疫球蛋白或血浆置换;二线治疗方案是应用利妥昔单抗(抗 CD20 单克隆抗体)和 / 或环磷酰胺,约 53% 患者经过以上治疗,4 周内病情得到改善。对一线治疗无反应的患者中,57% 接受二线治疗,与单独继续接受一线治疗的患者相比,预后明显改善。所有病例的疗程均很长,一般需要住院治疗数月。

尽管没有客观数据显示哪项治疗效果最好,但一些文献提出一线治疗中的静脉注射免疫球蛋白(每天 0.4g/kg,连续 5 天)和甲泼尼龙(1g/d,连续 5 天)优于血浆置换[111]。如果治疗 10 天后,症状无改善,应考虑使用利妥昔单抗(每周 375mg/m^2,持续 4 周)或环磷酰胺(每月 750mg/m^2,持续 3～6 个月)进行二线治疗。还有一些鞘内注射甲氨蝶呤代替环磷酰胺的病例报道[120]。临床症状明显改善时,大多数患者可以停止治疗;然而,20%～25% 的患者(通常是没有畸胎瘤的患者)可能会复发,这些患者可以考虑长期免疫抑制疗法。

急性播散性脑脊髓炎

急性播散性脑脊髓炎(Acute disseminated encephalomyelitis,ADEM)是 CNS 免疫介导的炎性脱髓鞘性疾病,与其他病因引起的脑炎很难鉴别。ADEM 最常见于儿童,年发病率为(0.07～0.6)/100 000 人[121-123]。ADEM 通常在感染性疾病的 2～4 周出现,或偶尔发生于接种疫苗后[124]。依据脱髓鞘动物模型(实验性自身免疫性脑脊髓炎)的分析数据所示,可推测其发病机制与分子模拟相关,其抗原表位在病原体或疫苗和宿主髓鞘之间均存在。或者,CNS 感染性疾病所致的炎症级联反应,破坏血 - 脑屏障,使 CNS 抗原暴露于宿主免疫系统,引起 CNS 自身免疫性疾病。

该病主要症状有发热和脑病(42%～83%)[125]、伴或不伴有呕吐的头痛(15%～37%)、脑膜刺激征(13%～43%)、癫痫发作(4%～48%)、病变部位无力(17%～77%)、共济失调(10%～52%)、颅神经麻痹(11%～48%)和 / 或视力障碍(7%～23%)[126, 127],因此临床上与脑炎不易鉴别。脑脊液检查表现为不同程度的淋巴细胞增多,伴有蛋白质水平轻度至中度升高,葡萄糖水平正常,脑脊液培养无菌,以及 0～29% 短暂的寡克隆带[127]。

头部 MRI 表现无特异性,病变随机分布于脑组织中,包括大脑半球、小脑、脑干和脊髓的多个大的(>1～2cm),不对称 T2 和 FLAIR 高信号病变[128-130]。脑白质和灰质均可受累,丘脑和基底节病变往往比较对称[124]。平扫和增强时病变部位变化很大(8%～100%),具体取决于炎症面积。ADEM 通常是自限性疾病,随着时间的推移,症状和体征得到改善或消失。ADEM 没有标准化治疗方案,目前建议的治疗方法是基于Ⅳ级证据。在排除了感染性和其他类型脑炎后,大多数人建议静脉注射甲泼尼龙[20～30mg/(kg•d)至最大量 1g/d]持续 3～5 天,改成口服剂量后,4～6 周逐渐减量[127, 129, 131, 132]。对于激素没有反应的患者,有报道静脉注射免疫球蛋白成功救治的病例,因此可以考虑使用,具体治疗总剂量是 2g/kg,静脉注射,平均分成 2～5 天的剂量(例如:每天给予 0.4mg/kg,持续 5 天)。若对激素也无反应的情况下,可以考虑血浆置换[133]。

脊髓炎与脊髓病

脊髓病是指脊髓的任何部位发生病变并出现相应的神经功能障碍的疾病,包括非炎症性病因,如营养缺乏和恶性肿瘤。脊髓炎是脊髓病的炎性病变,可以是孤立发生的(例如,脊髓灰质炎病毒性脊髓炎或疱疹病毒性脊髓炎)或合并有脑炎(例如,与西尼罗病毒性脑脊髓炎相关的急性弛缓性麻痹,引起肌肉强直阵挛的进行性脑脊髓炎或 ADEM)。除了脊髓病的非炎性病因(例如,维生素 B_{12} 缺乏),血管性脊髓病和退行性脊髓病变之外,脊髓炎的鉴别诊断还应包括病因诊断,如感染性或免疫相关的疾病。

框 124-3 显示了脊髓炎的鉴别诊断。一些病因不会再复发,如 ADEM 和其他感染后的髓鞘改变。而其他病因,如多发性硬化、视神经脊髓炎、狼疮性脊髓炎(现在通常被认为与视神经鞘膜炎相关)和神经结节病可以反复发作,且逐渐加重。

框 124-3　脊髓炎的鉴别诊断

病毒	自身免疫相关性疾病
HIV	多发性硬化
HSV-1 和 HSV -2	视神经脊髓炎
VZV	结缔组织疾病（神经性红斑狼疮、干燥综合征）
CMV	
EBV	结节病
WNV	副肿瘤
HTLV	**非炎症性脊髓病**
细菌	缺乏维生素 B_{12}
肺炎支原体	缺乏叶酸
伯氏疏螺旋体	铜缺乏
苍白密螺旋体	缺乏维生素 E
化脓菌	一氧化二氮中毒
结核分枝杆菌	海洛因
	放射性脊髓病
真菌	外伤 / 压缩性脊髓病
球孢子菌病	血管性脊髓病
放线菌属	
曲霉菌	
皮炎芽生菌	
组织胞浆菌病	

神经系统查体有助于定位诊断。背部或颈部疼痛（特别是放射痛），肠或膀胱功能障碍，鞍区麻木或感觉障碍，以及双侧上肢或下肢无力，均可以提示脊髓中的病变部位。血管或创伤引起的病变，起病急骤；感染性疾病一般急性起病，而亚急性 - 慢性病程提示营养缺乏或恶性肿瘤。

诊断脊髓病的关键步骤是先进行定位诊断，这有助于明确病因。定位模式可以帮助确定病因（例如，脊髓前动脉闭塞时，振动觉和本体觉保留的情况下，出现热觉 / 痛觉的丧失或减弱，相反，三期梅毒时，振动觉和本体觉缺失，但保留热觉 / 痛觉，同时有运动障碍）。急性起病时，部分患者出现反射减退，类似吉兰 - 巴雷综合征，会误导医生的定位诊断。除了对病变部位的定位以外，还需要区分炎性、血管或压迫性病因。因此，对所有脊髓病患者，应使用标准化诊治方法，以便处理紧急情况。

疑似脊髓炎的诊断第一步是排除可能需要手术干预的外源性脊髓压迫[134]。如果早期减压可以显著改善预后。首选检查是脊柱 MRI，如果有 MRI 检查禁忌证，可选择脊髓 CT 造影检查。排除压迫后，应进行腰椎穿刺，进行脑脊液细胞数、总蛋白、葡萄糖，病原学培养、IgG 指数和寡克隆带，并留出额外的样本用于复查时进行比较。此外，有条件时还应检测抗水通道蛋白 -4 自身抗体、SSA/SSB、ANA、抗心磷脂抗体、铜、维生素 B_{12}、梅毒螺旋体抗体、CSF 水痘带状疱疹 PCR 和 IgG，以及肠道病毒 PCR。

治疗脊髓炎有四个关键步骤：①识别症状；②消除急性炎症；③确定病因；④长期治疗。高度怀疑脊髓炎时，应给予大剂量激素（通常每天静脉注射 1g 甲泼尼龙，持续 3～7 天），以减少急性炎症反应[135]。

当怀疑或明确是感染性病因时，应给予适当的抗菌药物。与狼疮相关的脊髓炎患者可以在激素治疗的基础上加用环磷酰胺或进行血浆置换[136, 137]。视神经脊髓炎患者建议接受激素和血浆置换治疗，可以改善预后[138-140]。当神经结节病伴有脊髓炎时，激素治疗通常是有效的[141]，而难治性病例可能对 TNF-α 拮抗作用有反应（例如，使用英夫利昔单抗）[142, 143]。但英夫利昔单抗的治疗方案尚未得到验证，只有小剂量病例有报道，剂量范围为 3～5mg/kg，包括在 0 周、2 周和 6 周时的诱导剂量以及此后每 4～6 周的维持剂量。值得注意的是，TNF-α 拮抗作用可使多发性硬化症加重，因此这些患者禁止使用该药物[144]。在治疗病因不明的严重脊髓炎患者时，可以考虑使用激素和血浆置换疗法，且短期预后比较满意[137]。

维生素 B_{12} 缺乏症的脊髓病应每天用 1 000μg 维生素 B_{12} 肌内注射治疗 1 周，然后同样剂量每月治疗 1 次。一些患者后期可以口服维生素 B_{12} 治疗[145]。假性下丘脑神经病变应第 1 周口服元素铜每天 8mg，然后第 2 周每天 6mg，第 3 周每天 4mg，之后每天 2mg 维持[146]。但首先确定其病因，因为通常与过量的锌消耗 \ 胃肠外科手术或吸收不良综合征有关[147]。一氧化二氮中毒可引起急性 - 亚急性脊髓病，暴露一次后就在血清中检测到的氧化亚氮使维生素 B_{12} 失活，因此，治疗方法是服用维生素 B_{12}。吸食海洛因可能会导致急性脊髓病，治疗只能是对症支持。

对于缺血性脊髓病，神经外科的最新指南建议，除了血管炎引起的脊髓病外，不要使用激素治疗急性脊髓梗死[148]。物理疗法可促进改善神经功能恢复，总疗程取决于脊髓病的病因[149]。

中枢神经系统感染与获得性免疫缺陷综合征

HIV/AIDS 患者因免疫功能低下，常发生机会性感染，CNS 感染性疾病也包括在内。若要鉴别由恶性肿瘤或机会性感染引起的神经功能障碍和 HIV 相关的神经功能障碍，需要详细且全面系统的检查，以便快速识别并及时治疗危及生命的感染。

病理生理学

人们早就认识到，HIV 感染者中 CNS 的机会性感染很常见，包括隐球菌、弓形虫病和肺结核杆菌[150]。最近，HIV 本身的神经认知效应已经得到广泛的认可，被称为 HIV 相关的神经认知障碍，其中 HIV 相关痴呆症是最严重的认知功能障碍[151]。在高效抗逆转录病毒治疗之前，估计 20%～30% 的 HIV 感染者患有 HIV 相关痴呆症[152]。40% 的 HIV 感染者会出现神经功能紊乱，这可能是由 HIV 病毒本身直接破坏，或机会性感染所致[150]。最近人们对 HIV 神经病理学进行了研究[153]，在此我们将重点介绍与 HIV 相关的机会性感染。

临床表现

HIV 感染者出现神经认知变化时，首先要判断患者的免疫抑制程度，以便与其他疾病的鉴别诊断。$CD4^+$ 细胞计数高于 500/μl 的患者，其神经功能紊乱提示是良性或恶性肿瘤、中风或其他免疫功能正常患者的常见疾病。$CD4^+$ 细胞计数在 200～500/μl 时，HIV 相关的认知和运动障碍可能性大；而 CD4 计数低于 200/μl 的患者，提示是 HIV 相关的恶性肿瘤（如 CNS 淋巴瘤）和机会性感染，CNS 病变呈局灶多发性。

治疗

伴有神经系统症状的 HIV 患者，因可能存在高颅压或颅内多发病灶，腰椎穿刺之前，建议先完成神经影像学检查，首选 MRI，有助于明确诊断[154]。HIV/AIDS 患者的 CSF 分析应包括细胞学、隐球菌抗原 / 墨汁染色、VDRL（用于梅毒）和疱疹病毒、JC 病毒和结核分枝杆菌的 PCR[155]。以下简要介绍 HIV 患者中最常见的几种 CNS 感染性疾病的临床表现和治疗。

弓形体病

弓形虫是一种细胞内原生动物，是 CNS 中最常见的 HIV 相关机会性感染致病菌[156]。它存在于猫粪和生猪肉中，美国的感染率为 15%～25%[157]。CD4 计数低于 100/μl 的患者中，慢性弓形虫病感染侵犯 CNS 时，常表现为急性 - 亚急性脑炎[158]，MRI 检查比 CT 更敏感[159]，但没有特征性改变[154]。弓形虫脑炎在 MRI 中常表现为多发性结节或环状增强，通常伴有广泛的周围血管源性水肿，好发于基底节和皮质髓质连接部位[160]；MRI 平扫中表现为多样化，病变在 T1 加权图像上呈等或低信号，T2 加权图像上呈低、等或高信号。“偏心靶征”虽然不常见，但特异性高（95%）[161]。大多数患者弓形虫血清学阳性，但阴性时也不能排除感染。弓形虫病的脑脊液 PCR 尽管有高度特异性，但敏感性低，且应用尚未普遍。治疗药物包括磺胺嘧啶、乙嘧啶和甲酰四氢叶酸（用于预防乙嘧啶引起的血液毒性）。无法服用磺胺嘧啶的患者可给予克林霉素。疗程要长一些，以防感染再复发。以上药物治疗效果明显的患者，可以不考虑使用皮质激素。经验性治疗 2 周，病情无发展，且出现脑疝或影像学检查无改善的患者，可以考虑外科手术治疗，同时需要进行活检以排除其他原因，例如 CNS 淋巴瘤。

隐球菌

新型隐球菌（Cryptococcus neoformans）是一种土壤真菌，存在于被鸟粪污染的土壤中。隐球菌性脑膜炎是 HIV 患者中第二常见的 CNS 感染。新型隐球菌可引起脑膜炎或脑膜脑炎，通常表现为亚急性（1～2 周）脑膜炎，但很少引起暴发性疾病在几天内进展到死亡，CD4 计数低（特别是＜100/μl）的患者需要高度警惕。神经影像学病变呈多样化，无特异性，有些病例甚至可以正常。变宽的 Virchow-Robin 空间、假性囊肿和囊性肿块、脑积水、脑膜炎等改变提示隐球菌性脑膜脑炎[154]。许多患者出现颅内压升高（＞20cmH_2O），表现为意识水平下降，视神经乳头水肿和外展神经麻痹。脑脊液显示有核细胞计数低（＜50/μl），单核细胞占优势，蛋白质升高和葡萄糖低，但 30% 患者的脑脊液是正常的[162, 163]，因此还需要进行脑脊液墨汁染色[164]。高颅压是死亡的主要原因，颅内压升高的患者应至少进行一次治疗性腰椎穿刺[165]。颅内压升高的患者，引流压力小于 20cmH_2O。当有高颅压表现的患者，具有极高的引流压力时，目标压力通常应为初始值的 50%。在压力恢复正常或稳定之前，可能需要每天进行腰椎穿刺，一些患者可能需要脑脊液引流术。抗真菌药物治疗包括诱导期使用两性霉素 B 脂质体（如果脂质体不可用时，两性霉素 B 脱氧胆酸盐是替代药物）和氟胞嘧啶至少 2 周，然后用氟康唑巩固治疗[166, 167]。

疱疹病毒

免疫功能低下的患者患疱疹病毒性脑炎时，其临床症状不典型，无早期感染前驱症状或局灶性神经功能缺损，影像学检查病变部位更广泛（通常分布在颞叶外），脑脊液无特异性改变[168]，因此容易漏诊，并且其死亡率显著高于免疫功能正常者，分别为 35.7% 和 6.7%。阿昔洛韦仍然是首选药物。

巨细胞病毒（cytomegalovirus，CMV）属于疱疹病毒，潜伏在大多数人体内被激活引起感染，最常见于免疫功能低下者。当 CD4 计数小于 50/μl 时，CMV 可引起脑炎、视网膜炎、脊髓炎、多发性神经病和周围神经病变。MRI 表现既不敏感也不特异，病变常表现为弥漫性或局灶性 T2 高信号，主要涉及脑室周围白质，其特征是侧脑膜室壁的 T2 高信号病变随着钆的使用而增强[169]。脑脊液显示中性粒细胞增多，蛋白质升高和葡萄糖水平下降，脑脊液 CMV PCR 有助于诊断。大多数临床医生选择更昔洛韦联合膦甲酸的治疗方案，但是不能耐受联合治疗的患者可以单独使用任一种药物治疗。

渐进性多灶性白质脑病

渐进性多灶性白质脑病（progressive multifocal leukoencephalopathy，PML）是一种危及生命的 CNS 脱髓鞘疾病，由 JC 病毒感染引起[170]。首次感染通常发生在儿童时期，一项研究发现 86% 的成人有该病毒的抗体[171]。在大多数人群中，病毒潜伏在肾脏和淋巴器官中，在免疫受损的个体中，病毒被激活并扩散至 CNS，感染少突胶质细胞，引起细胞溶解。PML 通常表现为亚急性起病，进行性神经功能紊乱，包括性格改变、精神异常、感染部位相关的局灶性神经缺陷。在高达 18% 的患者中可能发生癫痫，这可能与皮质或皮层损伤有关[172]。大多数携带 PML 的 HIV 患者的 CD4 计数低于 100/μl。除了免疫系统受损以外，PML 还与使用免疫抑制剂有关，包括吗替麦考酚酯[173]、利妥昔单抗[174, 175]和那他珠单抗[176, 177]。通常情况下PML影响白质，在MRI上表现为对称或不对称的T1-低信号/T2-高信号病变，部分融合[154]。严重免疫功能低下的患者虽然钆可能有很少或没有增强作用[178]，但在PML免疫重建炎症综合征或使用那他珠单抗等药物的情况下，增强效果相对明显[179]。当高度怀疑PML时，应进行脑脊液病毒PCR，但其敏感性仅60%[180]。因此，在某些情况下，可能需要进行脑活检确诊。PML尚无特效治疗方法，因此，治疗重点是恢复免疫功能。在HIV患者中，启动或优化抗逆转录病毒疗法是最好的选择，可以延长生存期[181, 182]。由于5-羟色胺受体还可以作为病毒的受体，添加米氮平可能是有益的，此疗法仅限于病例报道[183-185]。在服用那他珠单抗时发生PML的患者，应立即停药，同时应每隔1天进行血浆置换，共5次治疗，以便去除体内那他珠单抗[186]。PML的预后不良，在HIV患者几乎是致命的[187, 188]。

CNS淋巴瘤

HIV感染者易患多种恶性肿瘤，如与EB病毒（Epstein-Barr virus，EBV）感染有关的原发性CNS淋巴瘤（primary CNS lymphoma，PCL）[189, 190]。PCL与机会性感染类似，MRI可能有助于鉴别诊断，与AIDS相关的PCL通常表现为不规则或不均匀的高度强化[191, 192]，多见于胼胝体和脑室周围或室管膜周围区域，而后颅窝病变占该人群中不到10%[191, 193]。很多机会性感染其临床表现和影像学检查相似，尤其PCL和弓形虫病最常表现为局灶性多部位病变[194]，故应进行脑脊液EBV PCR、细胞学和流式细胞术检测，进行鉴别诊断。在没有病理诊断的情况下，应谨慎使用激素，因为这可能会降低CNS淋巴瘤的诊断率。

硬膜外脓肿

硬膜外腔位于硬脑膜和颅骨、脊柱骨之间，硬膜下腔位于蛛网膜和硬脑膜之间（图124-2）。与蛛网膜下隙不同，硬膜周围组织的空间有限，当发生感染时，蛛网膜和硬脑膜限制其在周围的扩散。硬膜下感染常发生在颅内，而硬膜外脓肿则经常位于脊柱中，但是其病因、病理生理和治疗方法基本相同。这些脓肿通常来自其他部位感染的蔓延、手术或创伤。

颅骨硬膜旁脓肿

颅骨中硬膜外组织致密，不易形成脓肿，而蛛网膜和硬脑膜连接不紧密，使硬膜下腔成为感染好发部位。颅内硬膜旁脓肿病情进展快，对神经组织的损伤通常是不可逆的，治疗上需采取外科引流手术，结合抗生素治疗，MRI检查有助于快速诊断此病并指导治疗。

颅内硬膜外脓肿常发生在额窦附近，但如果不及时治疗，感染可扩散到硬膜下腔甚至脑实质内。引流物培养得到的病原学结果显示，鼻窦炎蔓延是脓肿最常见的病因[195]。创伤也是较常见的病因。通常需要紧急引流手术治疗，然后针对引流物培养的细菌选择抗生素治疗。

颅内硬膜下脓肿时，约50%的患者具有发热，头痛和意识改变的三联征，因此在临床上与脑膜炎或脑脓肿难以区分[196]。硬膜下脓肿最常见于神经外科术后和鼻窦的感染迁移，而耳部或乳突感染时极少发生[197]。据报道，菌血症一般不引起硬膜下脓肿。病原学结果反映其病理生理改变和感染途径。神经外科手术引起的感染，其致病菌多数是表皮菌群，如葡萄球菌或肠杆菌科；上呼吸道感染蔓延所致的脓肿，通常是由链球菌、肺炎球菌、嗜血杆菌、厌氧菌和葡萄球菌引起的；革兰氏阴性肠杆菌或铜绿假单胞菌可能与中耳和乳突感染有关。与颅内硬膜外脓肿一样，引流手术治疗至关重要，其次是长期使用抗生素[195]。

脊髓硬膜旁脓肿

脊髓硬膜外脓肿的发病率在过去20年中有所增加，这可能与MRI检查技术逐渐成熟提高诊断率和易感患者群增多有关。脊髓硬膜外脓肿的危险因素包括既往脊柱手术或创伤，静脉注射毒品，糖尿病和终末期肾功能不全[198]。患者通常出现局部脊柱疼痛，少于50%的患者伴有发热症状[199, 200]，典型病例依次出现以下4个症状：脊柱疼痛，神经根疼痛，神经根性无力，瘫痪。背痛，发热和进行性神经功能障碍，此三联征强烈提示脊髓硬膜旁脓肿的发生，即使患者有上述症状或体征中的一种，也应把脊髓硬膜旁脓肿考虑进鉴别诊断中。

图124-4是硬膜外脓肿的可视化诊断。MRI检查可以发现脊髓病变的部位和受压程度，了解脊柱旁引流是否通畅，还可以与脊骨骨髓炎鉴别。如果不能进行MRI检查，则可以用脊髓CT增强造影检查代替。

金黄色葡萄球菌占硬膜外脓肿致病菌的2/3以上，大多数病例是社区获得性感染[199, 201]。但随着MRSA或假单胞菌在医院内菌群数量增加，接受过脊柱手术的患者，有被感染的危险。脊髓硬膜外脓肿的易感染因素还包括静脉注射毒品、糖尿病、创伤、恶性肿瘤或酗酒[199]。经验性治疗药物包括万古霉素和抗假单胞菌制剂如头孢吡肟，病原学结果回报后可进行调整。

一旦发生神经功能损害，需紧急神经外科手术干预治疗。最近一项回顾性研究发现，41%的脊髓硬膜外脓肿患者药物治疗失败，相反，那些及时进行神经外科减压手术的患者，其神经功能预后均得到改善[202]。发现渐进性肌无力患者时，应立即进行MRI检查和神经外科医生会诊，因为神经功能恢复最佳治疗时间是发病后24小时以内给予减压手术[201]。

CNS损害相关的脓毒症

脓毒症疾病后期可能出现CNS功能紊乱，尤其是多器官功能障碍的患者中更常见，可归因于低血压和灌注不足、焦虑到反应迟钝。代谢功能紊乱、缺血或出血均可引起癫痫发作。在治疗此类患者时，对症支持和原发病的治疗优于治

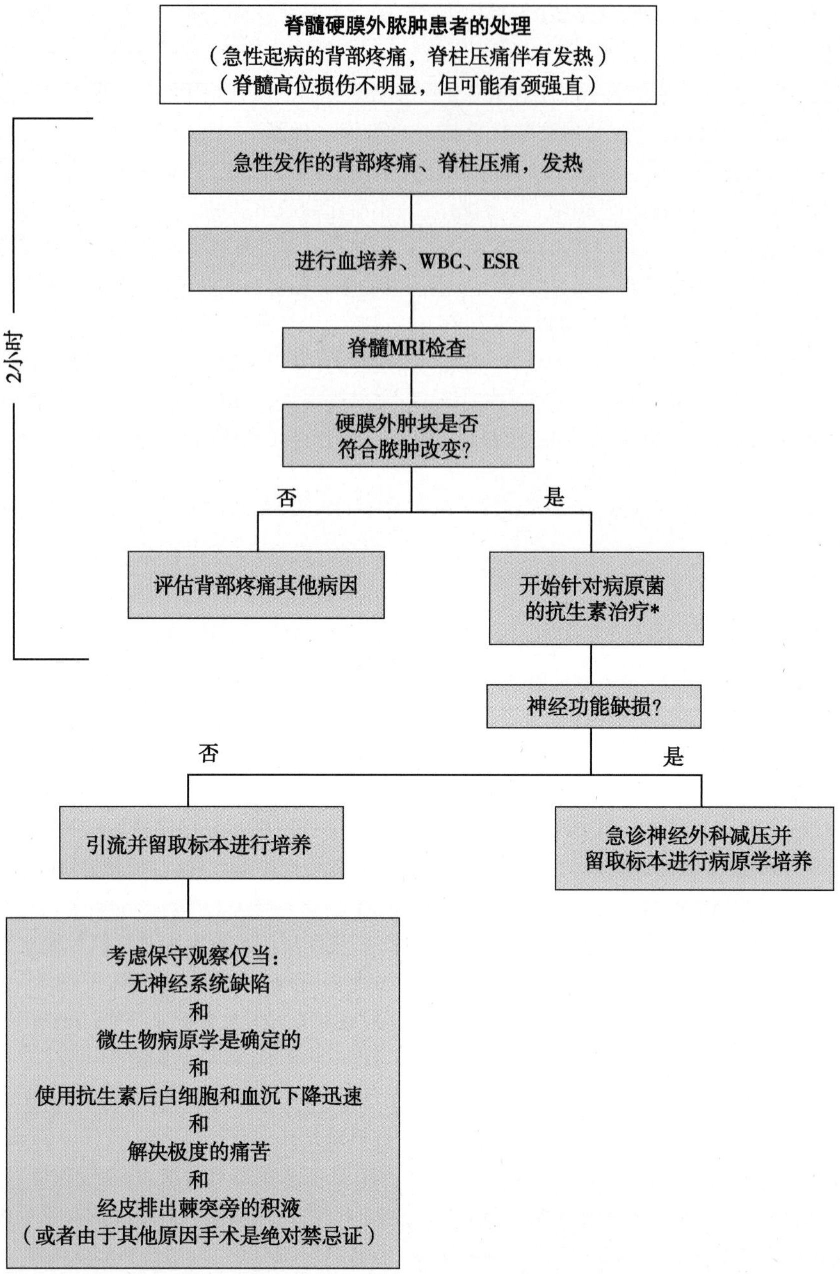

图 124-4 脊髓硬膜外脓肿患者的治疗方案。如果不能进行 MRI 检查，可以由 CT 脊髓造影检查替代。* 如果可以迅速进行引流术，可暂时延迟使用抗生素，直至病原学结果回报。ESR：红细胞沉降率；WBC：白细胞

疗 CNS，如纠正低血压、改善缺氧和血液净化等。使用抗生素之前采集血培养，且应给予广谱抗菌药物。若发生 CNS 局灶性感染时，需要通过神经影像学和腰椎穿刺进一步明确诊断。

结论

急性 CNS 感染性疾病伴有高死亡率和致残率，因此需要早期快速合理治疗。急性脑膜炎、亚急性 CNS 感染性疾病（包括脑脓肿、病毒性脑膜炎和脑炎），脊髓硬膜外脓肿和脓毒症等为急性 CNS 感染性疾病的四大主要疾病，依据其临床表现和辅助检查，对于可疑病例或明确诊断病例，应立即制定个体化治疗方案。

此外，各种感染性和非感染性疾病也可以引起 CNS 症状。对于大部分可疑病例，启动经验性治疗，可以获得最佳临床疗效。尤其是危重症 CNS 感染性疾病，在重症医学领域中，也是建议快速制定综合性、经验性抗感染治疗方案，同时依据不同病因，再进一步完善个体化治疗。

知识点

细菌性脑膜炎

1. 发热、头痛和脑膜刺激征是典型的细菌性脑膜炎的症状和体征，但不是所有患者都同时具有以上典型症状和体征。
2. 视神经乳头水肿、局灶性神经功能缺损、免疫低下（HIV感染、恶性肿瘤或器官移植）、早期癫痫发作或昏迷的病例，腰椎穿刺之前应先检查头部CT。
3. 留取病原学诊断标本后，应尽早开始经验性抗生素治疗，治疗过程中可以根据脑脊液（CSF）革兰氏染色和培养结果进行调整。
4. 治疗48小时后，病原学结果为阴性和病情无好转的患者，应复查腰椎穿刺和头部CT或MRI检查。
5. 糖皮质激素的疗效目前仍有争议，但治疗肺炎球菌性脑膜炎早期抗生素联合地塞米松可以改善预后。

脑脓肿

1. MRI检查优于CT检查，尤其在感染早期阶段。
2. 判断脑脓肿的致病微生物依赖其感染途径，一般从邻近感染病灶蔓延而致的脓肿，可以是多个致病菌。
3. 脑脓肿的治疗通常需要神经外科引流术和长期抗生素治疗。

脑炎

1. 明确感染致病物的脑炎病例不足50%。
2. 单纯疱疹病毒性脑炎具有高发病率和死亡率，但早期抗病毒药物治疗，预后良好。因此所有脑炎病例的鉴别诊断中，必须包括单纯疱疹病毒（HSV）的检测。单纯疱疹病毒性脑炎在MRI上表现为颞叶病变，脑脊液HSV PCR对诊断敏感度超过95%。
3. 自身免疫性疾病，如NMDAR脑炎，临床表现与感染性脑炎相似，但可以通过去除抗原刺激（如手术切除畸胎瘤）和免疫疗法，达到治愈。

HIV感染者的CNS感染性疾病

1. HIV感染的患者有机会性感染的风险，其CNS感染常常表现为局灶性多部位病变，因此腰椎穿刺之前，应先检查CT或MRI。
2. 在神经影像学上发现的环状强化病灶，最常见的原因是弓形虫病或淋巴瘤；弓形虫血清学阳性患者建议经验性治疗2周；影像学上无改善的患者，应进行脑组织活检。
3. 通过血清或脑脊液中隐球菌抗原的检测，可以快速诊断隐球菌性脑膜炎。

硬膜外脓肿

1. 硬膜外脓肿常表现为背痛、发热和进行性神经功能损害，通过MRI可以确诊。
2. 出现神经功能受损时，需行引流手术。如果神经压迫症状已经持续24小时以上，即使行减压手术，神经功能完全恢复的可能性也很小。经验性抗生素治疗时应覆盖葡萄球菌和革兰氏阴性肠杆菌，直至病原学结果回报。

（金小渊　宋立莎 译，张玮 审校）

参考文献

1. Lepur D, Barsic B. Community-acquired bacterial meningitis in adults: antibiotic timing in disease course and outcome. Infection 2007;35:225-231.
2. Louveau A, Smirnov I, Keyes TJ, et al. Structural and functional features of central nervous system lymphatic vessels. Nature 2015;337-341.
3. Mezey E, Palkovits M. Neuroanatomy: forgotten findings of brain lymphatics. Nature 2015;524:415.
4. Mook-Kanamori BB, Geldhoff M, van der Poll T, van de Beek D. Pathogenesis and pathophysiology of pneumococcal meningitis. Clin Microbiol Rev 2011;24:557-591.
5. Ransohoff RM, Engelhardt B. The anatomical and cellular basis of immune surveillance in the central nervous system. Nat Rev Immunol 2012;12:623-635.
6. Radetsky M. Fulminant bacterial meningitis. Pediatr Infect Dis J 2014;33:204-207.
7. Durand ML, Calderwood SB, Weber DJ, et al. Acute bacterial meningitis in adults. A review of 493 episodes. N Engl J Med 1993;328:21-28.
8. Aronin SI, Peduzzi P, Quagliarello VJ. Community-acquired bacterial meningitis: risk stratification for adverse clinical outcome and effect of antibiotic timing. Ann Intern Med 1998;129:862-869.
9. Thigpen MC, Whitney CG, Messonnier NE, et al. Bacterial meningitis in the United States, 1998-2007. N Engl J Med 2011;364:2016-2025.
10. van de Beek D, Drake JM, Tunkel AR. Nosocomial bacterial meningitis. N Engl J Med 2010;362:146-154.
11. Heckenberg SG, de Gans J, Brouwer MC, et al. Clinical features, outcome, and meningococcal genotype in 258 adults with meningococcal meningitis: a prospective cohort study. Medicine 2008;87:185-192.
12. Glimaker M, Johansson B, Halldorsdottir H, et al. Neuro-intensive treatment targeting intracranial hypertension improves outcome in severe bacterial meningitis: an intervention-control study. PloS One 2014;9:e91976.
13. van de Beek D, de Gans J, Spanjaard L, Weisfelt M, Reitsma JB, Vermeulen M. Clinical features and prognostic factors in adults with bacterial meningitis. N Engl J Med 2004;351:1849-1859.
14. Brouwer MC, Thwaites GE, Tunkel AR, van de Beek D. Dilemmas in the diagnosis of acute community-acquired bacterial meningitis. Lancet 2012;380:1684-1692.
15. Safdieh JE, Mead PA, Sepkowitz KA, Kiehn TE, Abrey LE. Bacterial and fungal meningitis in patients with cancer. Neurology 2008;70:943-947.
16. Wang AY, Machicado JD, Khoury NT, Wootton SH, Salazar L, Hasbun R. Community-acquired meningitis in older adults: clinical features, etiology, and prognostic factors. J Am Geriatr Soc 2014;62:2064-2070.
17. Steele RW, Marmer DJ, O'Brien MD, Tyson ST, Steele CR. Leukocyte survival in cerebrospinal fluid. J Clin Microbiol 1986;23:965-966.
18. Dunbar SA, Eason RA, Musher DM, Clarridge JE, 3rd. Microscopic examination and broth culture of cerebrospinal fluid in diagnosis of meningitis. J Clin Microbiol 1998;36:1617-1620.
19. Nudelman Y, Tunkel AR. Bacterial meningitis: epidemiology, pathogenesis and management update. Drugs 2009;69:2577-2596.
20. Glimaker M, Johansson B, Grindborg O, Bottai M, Lindquist L, Sjolin J. Adult bacterial meningitis: earlier treatment and improved outcome following guideline revision promoting prompt lumbar puncture. Clin Infect Dis 2015;60:1162-1169.
21. Tunkel AR, Hartman BJ, Kaplan SL, et al. Practice guidelines for the management of bacterial meningitis. Clin Infect Dis 2004;39:1267-1284.
22. Lucas MJ, Brouwer MC, van der Ende A, van de Beek D. Outcome in patients with bacterial meningitis presenting with a minimal Glasgow Coma Scale score. Neurol Neuroimmunol Neuroinflamm 2014;1:e9.
23. Kanegaye JT, Soliemanzadeh P, Bradley JS. Lumbar puncture in pediatric bacterial meningitis: defining the time interval for recovery of cerebrospinal fluid pathogens after parenteral antibiotic pretreatment. Pediatrics 2001;108:1169-1174.
24. Nigrovic LE, Malley R, Macias CG, et al. Effect of antibiotic pretreatment on cerebrospinal fluid profiles of children with bacterial meningitis. Pediatrics 2008;122:726-730.
25. Straus SE, Thorpe KE, Holroyd-Leduc J. How do I perform a lumbar puncture and analyze the results to diagnose bacterial meningitis? JAMA 2006;296:2012-2022.
26. Hasbun R, Abrahams J, Jekel J, Quagliarello VJ. Computed tomography of the head before lumbar puncture in adults with suspected meningitis. N Engl J Med 2001;345:1727-1733.
27. Kastenbauer S, Winkler F, Pfister HW. Cranial CT before lumbar puncture in suspected meningitis. N Engl J Med 2002;346:1248-1251; author reply 1248-1251.
28. van de Beek D, de Gans J, Tunkel AR, Wijdicks EF. Community-acquired bacterial meningitis in adults. N Engl J Med 2006;354:44-53.
29. Castelblanco RL, Lee M, Hasbun R. Epidemiology of bacterial meningitis in the USA from 1997 to 2010: a population-based observational study. Lancet Infect Dis 2014;14:813-819.
30. Gouveia EL, Reis JN, Flannery B, et al. Clinical outcome of pneumococcal meningitis during the emergence of pencillin-resistant Streptococcus pneumoniae: an observational study. BMC Infect Dis 2011;11:323.
31. van de Beek D, de Gans J, McIntyre P, Prasad K. Corticosteroids for acute bacterial meningitis. Cochrane Database Syst Rev 2007:CD004405.
32. Lin TY, Chrane DF, Nelson JD, McCracken GH, Jr. Seven days of ceftriaxone therapy is as effective as ten days' treatment for bacterial meningitis. JAMA 1985;253:3559-3563.
33. Kupila L, Vuorinen T, Vainionpaa R, Hukkanen V, Marttila RJ, Kotilainen P. Etiology of aseptic meningitis and encephalitis in an adult population. Neurology 2006;66:75-80.
34. Bradley JS, Scheld WM. The challenge of penicillin-resistant Streptococcus pneumoniae meningitis: current antibiotic therapy in the 1990s. Clin Infect Dis 1997;24:S213-S221.
35. Brouwer MC, McIntyre P, Prasad K, van de Beek D. Corticosteroids for acute bacterial meningitis. Cochrane Database Syst Rev 2013;6:CD004405.
36. Ray P, Badarou-Acossi G, Viallon A, et al. Accuracy of the cerebrospinal fluid results to differentiate bacterial from non bacterial meningitis, in case of negative gram-stained smear. Am J Emerg Med 2007;25:179-184.

37. Huy NT, Thao NT, Diep DT, Kikuchi M, Zamora J, Hirayama K. Cerebrospinal fluid lactate concentration to distinguish bacterial from aseptic meningitis: a systemic review and meta-analysis. Crit Care 2010;14:R240.
38. Sakushima K, Hayashino Y, Kawaguchi T, Jackson JL, Fukuhara S. Diagnostic accuracy of cerebrospinal fluid lactate for differentiating bacterial meningitis from aseptic meningitis: a meta-analysis. J Infect 2011;62:255-262.
39. Frantzidou F, Kamaria F, Dumaidi K, Skoura L, Antoniadis A, Papa A. Aseptic meningitis and encephalitis because of herpesviruses and enteroviruses in an immunocompetent adult population. Eur J Neurol 2008;15:995-997.
40. Seydoux C, Francioli P. Bacterial brain abscesses: factors influencing mortality and sequelae. Clin Infect Dis 1992;15:394-401.
41. Tsou TP, Lee PI, Lu CY, et al. Microbiology and epidemiology of brain abscess and subdural empyema in a medical center: a 10-year experience. J Microbiol Immunol Infect 2009;42:405-412.
42. Carpenter J, Stapleton S, Holliman R. Retrospective analysis of 49 cases of brain abscess and review of the literature. Eur J Clin Microbiol Infect Dis 2007;26:1-11.
43. Brouwer MC, Coutinho JM, van de Beek D. Clinical characteristics and outcome of brain abscess: systematic review and meta-analysis. Neurology 2014;82:806-813.
44. Brouwer MC, Tunkel AR, McKhann GM, 2nd, van de Beek D. Brain abscess. N Engl J Med 2014;371:447-456.
45. Rath TJ, Hughes M, Arabi M, Shah GV. Imaging of cerebritis, encephalitis, and brain abscess. Neuroimaging Clin N Am 2012;22:585-607.
46. Reddy JS, Mishra AM, Behari S, et al. The role of diffusion-weighted imaging in the differential diagnosis of intracranial cystic mass lesions: a report of 147 lesions. Surg Neurol 2006;66:246-250; discussion 250-241.
47. Lai PH, Hsu SS, Ding SW, et al. Proton magnetic resonance spectroscopy and diffusion-weighted imaging in intracranial cystic mass lesions. Surg Neurol 2007;68 Suppl 1:S25-36.
48. Mishra AM, Gupta RK, Saksena S, et al. Biological correlates of diffusivity in brain abscess. Magn Reson Med 2005;54:878-885.
49. Venkatesan A, Tunkel AR, Bloch KC, et al. Case definitions, diagnostic algorithms, and priorities in encephalitis: consensus statement of the international encephalitis consortium. Clin Infect Dis 2013;57:1114-1128.
50. Granerod J, Tam CC, Crowcroft NS, Davies NW, Borchert M, Thomas SL. Challenge of the unknown. A systematic review of acute encephalitis in non-outbreak situations. Neurology 2010;75:924-932.
51. Granerod J, Ambrose HE, Davies NW, et al. Causes of encephalitis and differences in their clinical presentations in England: a multicentre, population-based prospective study. Lancet Infect Dis 2010;10:835-844.
52. Mailles A, Stahl JP, Steering Committee and Investigators Group Infectious encephalitis in France in 2007: a national prospective study. Clin Infect Dis 2009;49:1838-1847.
53. Singh TD, Fugate JE, Rabinstein AA. The spectrum of acute encephalitis: causes, management, and predictors of outcome. Neurology 2015;84:359-366.
54. Vora NM, Holman RC, Mehal JM, Steiner CA, Blanton J, Sejvar J. Burden of encephalitis-associated hospitalizations in the United States, 1998-2010. Neurology 2014;82:443-451.
55. Venkatesan A. Epidemiology and outcomes of acute encephalitis. Curr Opin Neurol 2015;28: 277-282.
56. Bechmann I, Galea I, Perry VH. What is the blood-brain barrier (not)? Trends Immunol 2007;28:5-11.
57. McGavern DB, Kang SS. Illuminating viral infections in the nervous system. Nat Rev Immunol 2011;11:318-329.
58. Afonso PV, Ozden S, Cumont MC, et al. Alteration of blood-brain barrier integrity by retroviral infection. PLoS Pathog 2008;4:e1000205.
59. Verma S, Kumar M, Gurjav U, Lum S, Nerurkar VR. Reversal of West Nile virus-induced blood-brain barrier disruption and tight junction proteins degradation by matrix metalloproteinases inhibitor. Virology 2010;397:130-138.
60. Ransohoff RM, Kivisakk P, Kidd G. Three or more routes for leukocyte migration into the central nervous system. Nat Rev Immunol 2003;3:569-581.
61. Tabor-Godwin JM, Ruller CM, Bagalso N, et al. A novel population of myeloid cells responding to coxsackievirus infection assists in the dissemination of virus within the neonatal CNS. J Neurosci 2010;30:8676-8691.
62. Swanson PA, 2nd, McGavern DB. Viral diseases of the central nervous system. Curr Opin Virol 2015;11:44-54.
63. Racaniello VR. One hundred years of poliovirus pathogenesis. Virology 2006;344:9-16.
64. Willoughby RE, Jr. Rabies: rare human infection - common questions. Infect Dis Clin North Am 2015;29:637-650.
65. Mori I, Nishiyama Y, Yokochi T, Kimura Y. Olfactory transmission of neurotropic viruses. J Neurovirol 2005;11:129-137.
66. Mathews BK, Chuang C, Rawal A, Gertner E. Listeria rhomboencephalitis in a patient on a tumor necrosis factor alpha inhibitor (etanercept). J Clin Rheumatol 2014;20:325-327.
67. Fenollar F, Lagier JC, Raoult D. Tropheryma whipplei and Whipple's disease. J Infect 2014;69: 103-112.
68. Belcastro V, Piola M, Binda S, Santoro D, Rezzonico M, Arnaboldi M. Opsoclonus-myoclonus syndrome associated with human herpes virus-6 rhomboencephalitis. J Neurol Sci 2014;341: 165-166.
69. Nandhagopal R, Khmeleva N, Jayakrishnan B, et al. Varicella zoster virus pneumonitis and brainstem encephalitis without skin rash in an immunocompetent adult. Open Forum Infect Dis 2014;1:ofu064.
70. Tan IL, Mowry EM, Steele SU, et al. Brainstem encephalitis: etiologies, treatment, and predictors of outcome. J Neurol 2013;260:2312-2319.
71. Venkatesan A, Geocadin RG. Diagnosis and management of acute encephalitis: a practical approach. Neurol Clin Pract 2014;4:206-215.
72. Bleck TP. Status epilepticus and the use of continuous EEG monitoring in the intensive care unit. Continuum 2012;18:560-578.
73. Tunkel AR, Glaser CA, Bloch KC, et al. The management of encephalitis: clinical practice guidelines by the Infectious Diseases Society of America. Clin Infect Dis 2008;47:303-327.
74. Smith JS, Robinson NJ. Age-specific prevalence of infection with herpes simplex virus types 2 and 1: a global review. J Infect Dis 2002;186 Suppl 1:S3-28.
75. Steiner I, Benninger F. Update on herpes virus infections of the nervous system. Curr Neurol Neurosci Rep 2013;13:414.
76. Whitley RJ, Alford CA, Hirsch MS, et al. Vidarabine versus acyclovir therapy in herpes simplex encephalitis. N Engl J Med 1986;314:144-149.
77. Skoldenberg B, Forsgren M, Alestig K, et al. Acyclovir versus vidarabine in herpes simplex encephalitis. Randomised multicentre study in consecutive Swedish patients. Lancet 1984;2:707-711.
78. Steiner I. Herpes simplex virus encephalitis: new infection or reactivation? Curr Opin Neurol 2011;24:268-274.
79. Gilden DH, Mahalingam R, Cohrs RJ, Tyler KL. Herpesvirus infections of the nervous system. Nat Clin Pract Neurol 2007;3:82-94.
80. Renard D, Nerrant E, Lechiche C. DWI and FLAIR imaging in herpes simplex encephalitis: a comparative and topographical analysis. J Neurol 2015;262:2101-2105.
81. Sutter R, Kaplan PW, Cervenka MC, et al. Electroencephalography for diagnosis and prognosis of acute encephalitis. Clin Neurophysiol 2015;126:1524-1531.
82. Steiner I, Schmutzhard E, Sellner J, et al. EFNS-ENS guidelines for the use of PCR technology for the diagnosis of infections of the nervous system. Eur J Neurol 2012;19:1278-1291.
83. Lakeman FD, Whitley RJ. Diagnosis of herpes simplex encephalitis: application of polymerase chain reaction to cerebrospinal fluid from brain-biopsied patients and correlation with disease. National Institute of Allergy and Infectious Diseases Collaborative Antiviral Study Group. J Infect Dis 1995;171:857-863.
84. Weil AA, Glaser CA, Amad Z, Forghani B. Patients with suspected herpes simplex encephalitis: rethinking an initial negative polymerase chain reaction result. Clin Infect Dis 2002;34:1154-1157.
85. Tyler KL. Herpes simplex virus infections of the central nervous system: encephalitis and meningitis, including Mollaret's. Herpes 2004;11:57A-64A.
86. Ramos-Estebanez C, Lizarraga KJ, Merenda A. A systematic review on the role of adjunctive corticosteroids in herpes simplex virus encephalitis: is timing critical for safety and efficacy? Antivir Ther 2014;19:133-139.
87. Gnann JW, Jr., Skoldenberg B, Hart J, et al. Herpes simplex encephalitis: lack of clinical benefit of long-term valacyclovir therapy. Clin Infect Dis 2015;61:683-691.
88. De Tiege X, Rozenberg F, Des Portes V, et al. Herpes simplex encephalitis relapses in children: differentiation of two neurologic entities. Neurology 2003;61:241-243.
89. Skoldenberg B, Aurelius E, Hjalmarsson A, et al. Incidence and pathogenesis of clinical relapse after herpes simplex encephalitis in adults. J Neurol 2006;253:163-170.
90. Armangue T, Moris G, Cantarin-Extremera V, et al. Autoimmune post-herpes simplex encephalitis of adults and teenagers. Neurology 2015;85:1736-1743.
91. Mohammad SS, Sinclair K, Pillai S, et al. Herpes simplex encephalitis relapse with chorea is associated with autoantibodies to N-Methyl-D-aspartate receptor or dopamine-2 receptor. Mov Disord 2014;29:117-122.
92. Bradshaw MJ, Pawate S, Lennon VA, Bloch KC, Brown KM. Herpes simplex virus 1 encephalitis associated with voltage-gated calcium channel autoimmunity. Neurology 2015;85:2176-2177.
93. Armangue T, Leypoldt F, Malaga I, et al. Herpes simplex virus encephalitis is a trigger of brain autoimmunity. Ann Neurol 2014;75:317-323.
94. Gilden D, White T, Khmeleva N, et al. Prevalence and distribution of VZV in temporal arteries of patients with giant cell arteritis. Neurology 2015;84:1948-1955.
95. Gable MS, Sheriff H, Dalmau J, Tilley DH, Glaser CA. The frequency of autoimmune N-methyl-D-aspartate receptor encephalitis surpasses that of individual viral etiologies in young individuals enrolled in the California Encephalitis Project. Clin Infect Dis 2012;54:899-904.
96. Ances BM, Vitaliani R, Taylor RA, et al. Treatment-responsive limbic encephalitis identified by neuropil antibodies: MRI and PET correlates. Brain 2005;128:1764-1777.
97. Dalmau J, Tuzun E, Wu HY, et al. Paraneoplastic anti-N-methyl-D-aspartate receptor encephalitis associated with ovarian teratoma. Ann Neurol 2007;61:25-36.
98. Leypoldt F, Armangue T, Dalmau J. Autoimmune encephalopathies. Ann N Y Acad Sci 2015;1338:94-114.
99. Hughes EG, Peng X, Gleichman AJ, et al. Cellular and synaptic mechanisms of anti-NMDA receptor encephalitis. J Neurosci 2010;30:5866-5875.
100. Mikasova L, De Rossi P, Bouchet D, et al. Disrupted surface cross-talk between NMDA and Ephrin-B2 receptors in anti-NMDA encephalitis. Brain 2012;135:1606-1621.
101. Lai M, Hughes EG, Peng X, et al. AMPA receptor antibodies in limbic encephalitis alter synaptic receptor location. Ann Neurol 2009;65:424-434.
102. Petit-Pedrol M, Armangue T, Peng X, et al. Encephalitis with refractory seizures, status epilepticus, and antibodies to the GABAA receptor: a case series, characterisation of the antigen, and analysis of the effects of antibodies. Lancet Neurol 2014;13:276-286.
103. Planaguma J, Leypoldt F, Mannara F, et al. Human N-methyl D-aspartate receptor antibodies alter memory and behaviour in mice. Brain 2015;138:94-109.
104. Graus F, Titulaer MJ, Balu R, et al. A clinical approach to diagnosis of autoimmune encephalitis. Lancet Neurol 2016;15:391-404.
105. Linnoila JJ, Rosenfeld MR, Dalmau J. Neuronal surface antibody-mediated autoimmune encephalitis. Semin Neurol 2014;34:458-466.
106. Lancaster E. The diagnosis and treatment of autoimmune encephalitis. J Clin Neurol 2016; 12:1-13.
107. Toledano M, Pittock SJ. Autoimmune epilepsy. Semin Neurol 2015;35:245-258.
108. Venkatesan A, Benavides DR. Autoimmune encephalitis and its relation to infection. Curr Neurol Neurosci Rep 2015;15:3.
109. Iizuka T, Sakai F, Ide T, et al. Anti-NMDA receptor encephalitis in Japan: long-term outcome without tumor removal. Neurology 2008;70:504-511.
110. Sansing LH, Tuzun E, Ko MW, Baccon J, Lynch DR, Dalmau J. A patient with encephalitis associated with NMDA receptor antibodies. Nat Clin Pract Neurol 2007;3:291-296.
111. Dalmau J, Lancaster E, Martinez-Hernandez E, Rosenfeld MR, Balice-Gordon R. Clinical experience and laboratory investigations in patients with anti-NMDAR encephalitis. Lancet Neurol 2011;10:63-74.
112. Weiner AL, Vieira L, McKay CA, Bayer MJ. Ketamine abusers presenting to the emergency department: a case series. J Emerg Med 2000;18:447-451.
113. Schmitt SE, Pargeon K, Frechette ES, Hirsch LJ, Dalmau J, Friedman D. Extreme delta brush: a unique EEG pattern in adults with anti-NMDA receptor encephalitis. Neurology 2012;79:1094-1100.
114. Heine J, Pruss H, Bartsch T, Ploner CJ, Paul F, Finke C. Imaging of autoimmune encephalitis—Relevance for clinical practice and hippocampal function. Neuroscience 2015;309:68-83.
115. Leypoldt F, Buchert R, Kleiter I, et al. Fluorodeoxyglucose positron emission tomography in anti-N-methyl-D-aspartate receptor encephalitis: distinct pattern of disease. J Neurol Neurosurg Psychiatry 2012;83:681-686.
116. Gresa-Arribas N, Titulaer MJ, Torrents A, et al. Antibody titres at diagnosis and during follow-up of anti-NMDA receptor encephalitis: a retrospective study. Lancet Neurol 2014;13:167-177.
117. Viaccoz A, Desestret V, Ducray F, et al. Clinical specificities of adult male patients with NMDA receptor antibodies encephalitis. Neurology 2014;82:556-563.
118. Lancaster E, Martinez-Hernandez E, Dalmau J. Encephalitis and antibodies to synaptic and neuronal cell surface proteins. Neurology 2011;77:179-189.
119. Titulaer MJ, McCracken L, Gabilondo I, et al. Treatment and prognostic factors for long-term outcome in patients with anti-NMDA receptor encephalitis: an observational cohort study. Lancet Neurol 2013;12:157-165.
120. Tatencloux S, Chretien P, Rogemond V, Honnorat J, Tardieu M, Deiva K. Intrathecal treatment of anti-N-Methyl-D-aspartate receptor encephalitis in children. Dev Med Child Neurol 2015;57:95-99.
121. Leake JA, Albani S, Kao AS, et al. Acute disseminated encephalomyelitis in childhood: epidemiologic, clinical and laboratory features. Pediatr Infect Dis J 2004;23:756-764.
122. Torisu H, Kira R, Ishizaki Y, et al. Clinical study of childhood acute disseminated encephalomyelitis, multiple sclerosis, and acute transverse myelitis in Fukuoka Prefecture, Japan. Brain Dev 2010; 32:454-462.
123. Banwell B, Kennedy J, Sadovnick D, et al. Incidence of acquired demyelination of the CNS in Canadian children. Neurology 2009;72:232-239.
124. Tenembaum S, Chamoles N, Fejerman N. Acute disseminated encephalomyelitis: a long-term follow-up study of 84 pediatric patients. Neurology 2002;59:1224-1231.
125. Alper G. Acute disseminated encephalomyelitis. J Child Neurol 2012;27:1408-1425.
126. Koelman DL, Mateen FJ. Acute disseminated encephalomyelitis: current controversies in diagnosis and outcome. J Neurol 2015;262:2013-2024.
127. Tenembaum SN. Acute disseminated encephalomyelitis. Handb Clin Neurol 2013;112:1253-1262.
128. Wingerchuk DM. Postinfectious encephalomyelitis. Curr Neurol Neurosci Rep 2003;3:256-264.
129. Hynson JL, Kornberg AJ, Coleman LT, Shield L, Harvey AS, Kean MJ. Clinical and neuroradiologic features of acute disseminated encephalomyelitis in children. Neurology 2001;56:1308-1312.
130. Kesselring J, Miller DH, Robb SA, et al. Acute disseminated encephalomyelitis. MRI findings and the distinction from multiple sclerosis. Brain 1990;113:291-302.
131. Pohl D, Tenembaum S. Treatment of acute disseminated encephalomyelitis. Curr Treat Options Neurol 2012;14:264-275.
132. Dale RC, de Sousa C, Chong WK, Cox TC, Harding B, Neville BG. Acute disseminated encephalomyelitis, multiphasic disseminated encephalomyelitis and multiple sclerosis in children. Brain 2000;123:2407-2422.

133. Cortese I, Chaudhry V, So YT, Cantor F, Cornblath DR, Rae-Grant A. Evidence-based guideline update: plasmapheresis in neurologic disorders: report of the Therapeutics and Technology Assessment Subcommittee of the American Academy of Neurology. Neurology 2011;76:294-300.
134. Chamberlain MC, Sloan A, Vrionis F, Cancer Care Ontario Practice Guidelines Initiative's Neuro-Oncology Disease Site Group. Systematic review of the diagnosis and management of malignant extradural spine cord compression: the Cancer Care Ontario Practice Guidelines Initiative's Neuro-Oncology Disease Site Group. J Clin Oncol 2005;23:7750-7751; author reply 7751-7752.
135. Scott TF, Frohman EM, De Seze J, et al. Evidence-based guideline: clinical evaluation and treatment of transverse myelitis: report of the Therapeutics and Technology Assessment Subcommittee of the American Academy of Neurology. Neurology 2011;77:2128-2134.
136. Birnbaum J, Petri M, Thompson R, Izbudak I, Kerr D. Distinct subtypes of myelitis in systemic lupus erythematosus. Arthritis Rheum 2009;60:3378-3387.
137. Greenberg BM, Thomas KP, Krishnan C, Kaplin AI, Calabresi PA, Kerr DA. Idiopathic transverse myelitis: corticosteroids, plasma exchange, or cyclophosphamide. Neurology 2007;68:1614-1617.
138. Trebst C, Jarius S, Berthele A, et al. Update on the diagnosis and treatment of neuromyelitis optica: recommendations of the Neuromyelitis Optica Study Group (NEMOS). J Neurol 2014;261:1-16.
139. Abboud H, Petrak A, Mealy M, Sasidharan S, Siddique L, Levy M. Treatment of acute relapses in neuromyelitis optica: steroids alone versus steroids plus plasma exchange. Mult Scler 2016;22:185-192.
140. Bonnan M, Cabre P. Plasma exchange in severe attacks of neuromyelitis optica. Mult Scler Int 2012;2012:787630.
141. Stern BJ, Aksamit A, Clifford D, Scott TF, Neurosarcoidosis Study Group. Neurologic presentations of sarcoidosis. Neurol Clin 2010;28:185-198.
142. Lorentzen AO, Sveberg L, Midtvedt O, Kerty E, Heuser K. Overnight response to infliximab in neurosarcoidosis: a case report and review of infliximab treatment practice. Clin Neuropharmacol 2014;37:142-148.
143. Riancho-Zarrabeitia L, Delgado-Alvarado M, Riancho J, et al. Anti-TNF-alpha therapy in the management of severe neurosarcoidosis: a report of five cases from a single centre and literature review. Clin Exp Rheumatol 2014;32:275-284.
144. TNF neutralization in MS: results of a randomized, placebo-controlled multicenter study. The Lenercept Multiple Sclerosis Study Group and The University of British Columbia MS/MRI Analysis Group. Neurology 1999;53:457-465.
145. Goodman BP. Metabolic and toxic causes of myelopathy. Continuum 2015;21:84-99.
146. Kumar N. Metabolic and toxic myelopathies. Semin Neurol 2012;32:123-136.
147. Marie RM, Le Biez E, Busson P, et al. Nitrous oxide anesthesia-associated myelopathy. Arch Neurol 2000;57:380-382.
148. Rabinstein AA. Vascular myelopathies. Continuum 2015;21:67-83.
149. Walters BC, Hadley MN, Hurlbert RJ, et al. Guidelines for the management of acute cervical spine and spinal cord injuries: 2013 update. Neurosurgery 2013;60:82-91.
150. Levy RM, Bredesen DE, Rosenblum ML. Neurological manifestations of the acquired immunodeficiency syndrome (AIDS): experience at UCSF and review of the literature. J Neurosurg 1985;62:475-495.
151. Clifford DB, Ances BM. HIV-associated neurocognitive disorder. Lancet Infect Dis 2013;13:976-986.
152. Gonzalez-Scarano F, Martin-Garcia J. The neuropathogenesis of AIDS. Nat Rev Immunol 2005;5:69-81.
153. Zayyad Z, Spudich S. Neuropathogenesis of HIV: from initial neuroinvasion to HIV-associated neurocognitive disorder (HAND). Curr HIV/AIDS Rep 2015;12:16-24.
154. Gottumukkala RV, Romero JM, Riascos RF, Rojas R, Glikstein RS. Imaging of the brain in patients with human immunodeficiency virus infection. Top Magn Reson Imaging 2014;23:275-291.
155. Berger JR. Pearls: neurologic complications of HIV/AIDS. Semin Neurol 2010;30:66-70.
156. Antinori A, Larussa D, Cingolani A, et al. Prevalence, associated factors, and prognostic determinants of AIDS-related toxoplasmic encephalitis in the era of advanced highly active antiretroviral therapy. Clin Infect Dis 2004;39:1681-1691.
157. Montoya JG, Liesenfeld O. Toxoplasmosis. Lancet 2004;363:1965-1976.
158. Porter SB, Sande MA. Toxoplasmosis of the central nervous system in the acquired immunodeficiency syndrome. N Engl J Med 1992;327:1643-1648.
159. Ciricillo SF, Rosenblum ML. Use of CT and MR imaging to distinguish intracranial lesions and to define the need for biopsy in AIDS patients. J Neurosurg 1990;73:720-724.
160. Miller RF, Hall-Craggs MA, Costa DC, et al. Magnetic resonance imaging, thallium-201 SPET scanning, and laboratory analyses for discrimination of cerebral lymphoma and toxoplasmosis in AIDS. Sex Transm Infect 1998;74:258-264.
161. Kumar GG, Mahadevan A, Guruprasad AS, et al. Eccentric target sign in cerebral toxoplasmosis: neuropathological correlate to the imaging feature. J Magn Reson Imaging 2010;31:1469-1472.
162. Brouwer AE, Rajanuwong A, Chierakul W, et al. Combination antifungal therapies for HIV-associated cryptococcal meningitis: a randomised trial. Lancet 2004;363:1764-1767.
163. Graybill JR, Sobel J, Saag M, et al. Diagnosis and management of increased intracranial pressure in patients with AIDS and cryptococcal meningitis. The NIAID Mycoses Study Group and AIDS Cooperative Treatment Groups. Clin Infect Dis 2000;30:47-54.
164. Mitchell TG, Perfect JR. Cryptococcosis in the era of AIDS–100 years after the discovery of Cryptococcus neoformans. Clin Microbiol Rev 1995;8:515-548.
165. Rolfes MA, Hullsiek KH, Rhein J, et al. The effect of therapeutic lumbar punctures on acute mortality from cryptococcal meningitis. Clin Infect Dis 2014;59:1607-1614.
166. Perfect JR, Dismukes WE, Dromer F, et al. Clinical practice guidelines for the management of cryptococcal disease: 2010 update by the Infectious Diseases Society of America. Clin Infect Dis 2010;50:291-322.
167. Day JN, Chau TT, Wolbers M, et al. Combination antifungal therapy for cryptococcal meningitis. N Engl J Med 2013;368:1291-1302.
168. Tan IL, McArthur JC, Venkatesan A, Nath A. Atypical manifestations and poor outcome of herpes simplex encephalitis in the immunocompromised. Neurology 2012;79:2125-2132.
169. Arribas JR, Storch GA, Clifford DB, Tselis AC. Cytomegalovirus encephalitis. Ann Intern Med 1996;125:577-587.
170. Tan CS, Koralnik IJ. Progressive multifocal leukoencephalopathy and other disorders caused by JC virus: clinical features and pathogenesis. Lancet Neurol 2010;9:425-437.
171. Weber T, Trebst C, Frye S, et al. Analysis of the systemic and intrathecal humoral immune response in progressive multifocal leukoencephalopathy. J Infect Dis 1997;176:250-254.
172. Lima MA, Drislane FW, Koralnik IJ. Seizures and their outcome in progressive multifocal leukoencephalopathy. Neurology 2006;66:262-264.
173. Neff RT, Hurst FP, Falta EM, et al. Progressive multifocal leukoencephalopathy and use of mycophenolate mofetil after kidney transplantation. Transplantation 2008;86:1474-1478.
174. Carson KR, Evens AM, Richey EA, et al. Progressive multifocal leukoencephalopathy after rituximab therapy in HIV-negative patients: a report of 57 cases from the Research on Adverse Drug Events and Reports project. Blood 2009;113:4834-4840.
175. Calabrese LH, Molloy ES, Huang D, Ransohoff RM. Progressive multifocal leukoencephalopathy in rheumatic diseases: evolving clinical and pathologic patterns of disease. Arthritis Rheum 2007;56:2116-2128.
176. Bloomgren G, Richman S, Hotermans C, et al. Risk of natalizumab-associated progressive multifocal leukoencephalopathy. N Engl J Med 2012;366:1870-1880.
177. Zhovtis Ryerson L, Frohman TC, Foley J, et al. Extended interval dosing of natalizumab in multiple sclerosis. J Neurol Neurosurg Psychiatry 2016;87:885-889.
178. Berger JR, Pall L, Lanska D, Whiteman M. Progressive multifocal leukoencephalopathy in patients with HIV infection. J Neurovirol 1998;4:59-68.
179. Yousry TA, Pelletier D, Cadavid D, et al. Magnetic resonance imaging pattern in natalizumab-associated progressive multifocal leukoencephalopathy. Ann Neurol 2012;72:779-787.
180. Marzocchetti A, Di Giambenedetto S, Cingolani A, Ammassari A, Cauda R, De Luca A. Reduced rate of diagnostic positive detection of JC virus DNA in cerebrospinal fluid in cases of suspected progressive multifocal leukoencephalopathy in the era of potent antiretroviral therapy. J Clin Microbiol 2005;43:4175-4177.
181. Antinori A, Ammassari A, Giancola ML, et al. Epidemiology and prognosis of AIDS-associated progressive multifocal leukoencephalopathy in the HAART era. J Neurovirol 2001;7:323-328.
182. Antinori A, Cingolani A, Lorenzini P, et al. Clinical epidemiology and survival of progressive multifocal leukoencephalopathy in the era of highly active antiretroviral therapy: data from the Italian Registry Investigative Neuro AIDS (IRINA). J Neurovirol 2003;9:47-53.
183. Schroder A, Lee DH, Hellwig K, Lukas C, Linker RA, Gold R. Successful management of natalizumab-associated progressive multifocal leukoencephalopathy and immune reconstitution syndrome in a patient with multiple sclerosis. Arch Neurol 2010;67:1391-1394.
184. Linda H, von Heijne A, Major EO, et al. Progressive multifocal leukoencephalopathy after natalizumab monotherapy. N Engl J Med 2009;361:1081-1087.
185. Wenning W, Haghikia A, Laubenberger J, et al. Treatment of progressive multifocal leukoencephalopathy associated with natalizumab. N Engl J Med 2009;361:1075-1080.
186. Pavlovic D, Patera AC, Nyberg F, Gerber M, Liu M, Progressive Multifocal Leukeoncephalopathy C. Progressive multifocal leukoencephalopathy: current treatment options and future perspectives. Ther Adv Neurol Disord 2015;8:255-273.
187. Koralnik IJ. Progressive multifocal leukoencephalopathy revisited: has the disease outgrown its name? Ann Neurol 2006;60:162-173.
188. Engsig FN, Hansen AB, Omland LH, et al. Incidence, clinical presentation, and outcome of progressive multifocal leukoencephalopathy in HIV-infected patients during the highly active antiretroviral therapy era: a nationwide cohort study. J Infect Dis 2009;199:77-83.
189. Flinn IW, Ambinder RF. AIDS primary central nervous system lymphoma. Curr Opin Oncol 1996;8:373-376.
190. Arvey A, Ojesina AI, Pedamallu CS, et al. The tumor virus landscape of AIDS-related lymphomas. Blood 2015;125:e14-22.
191. Thurnher MM, Thurnher SA, Schindler E. CNS involvement in AIDS: spectrum of CT and MR findings. Eur Radiol 1997;7:1091-1097.
192. Johnson BA, Fram EK, Johnson PC, Jacobowitz R. The variable MR appearance of primary lymphoma of the central nervous system: comparison with histopathologic features. AJNR Am J Neuroradiol 1997;18:563-572.
193. Forsyth PA, DeAngelis LM. Biology and management of AIDS-associated primary CNS lymphomas. Hematol Oncol Clin North Am 1996;10:1125-1134.
194. Antinori A, Ammassari A, De Luca A, et al. Diagnosis of AIDS-related focal brain lesions: a decision-making analysis based on clinical and neuroradiologic characteristics combined with polymerase chain reaction assays in CSF. Neurology 1997;48:687-694.
195. Hall WA, Truwit CL. The surgical management of infections involving the cerebrum. Neurosurgery 2008;62:519-530; discussion 530-511.
196. French H, Schaefer N, Keijzers G, Barison D, Olson S. Intracranial subdural empyema: a 10-year case series. Ochsner J 2014;14:188-194.
197. Greenlee JE. Subdural empyema. Curr Treat Options Neurol 2003;5:13-22.
198. DeFroda SF, DePasse JM, Eltorai AE, Daniels AH, Palumbo MA. Evaluation and management of spinal epidural abscess. J Hosp Med 2016;11:130-135.
199. Curry WT, Jr., Hoh BL, Amin-Hanjani S, Eskandar EN. Spinal epidural abscess: clinical presentation, management, and outcome. Surg Neurol 2005;63:364-371; discussion 371.
200. Kempthorne JT, Pratt C, Smale EL, MacFarlane MR. Ten-year review of extradural spinal abscesses in a New Zealand tertiary referral centre. J Clin Neurosci 2009;16:1038-1042.
201. Reihsaus E, Waldbaur H, Seeling W. Spinal epidural abscess: a meta-analysis of 915 patients. Neurosurg Rev 2000;23:175-204; discussion 205.
202. Patel AR, Alton TB, Bransford RJ, Lee MJ, Bellabarba CB, Chapman JR. Spinal epidural abscesses: risk factors, medical versus surgical management, a retrospective review of 128 cases. Spine J 2014;14:326-330.

125

皮肤、软组织和肌肉感染

David C. Evans and Steven M. Steinberg

皮肤、软组织和肌肉感染是重症监护室（intensive care unit，ICU）常会遇到的一大类疾病，常常可危及生命。此类感染包括坏死性软组织感染（necrotizing soft-tissue infections，NSTIs）、头颈部软组织感染和咬伤、烧伤及压疮的感染并发症。

坏死性软组织感染

坏死性软组织感染蔓延广泛，进展迅速，根据侵及皮肤软组织的深度，坏死性软组织感染可分为坏死性蜂窝织炎、坏死性筋膜炎和肌坏死（表 125-1），其共同特征为伴随弥漫性皮肤破坏的皮下组织、筋膜和肌肉的坏死。由于缺乏解破边界，同时皮下感染很深，使其位居严重感染之列，同时其明确诊断也往往为时较晚。躯干、四肢、会阴为最常发生部位，但任何其他解剖部位均可发生，例如，腹腔内脓肿、肠穿孔和胰腺炎都可合并腹壁坏死性感染，甚至侵及大腿；同样，牙周或颈部脓肿引起的颈部蜂窝织炎亦可波及纵隔。

发病机制

坏死性软组织感染发生和进展的病理生理因素包括宿主抵抗力、病原菌和局部屏障，如全身器官功能障碍出现早而缺乏早期有效应对，则并发症的发生率和病死率将大大升高[1]。

宿主抵抗力

如表 125-2 中所列，免疫力低下或患有慢性疾病的个体相较无此情况的人群更易发生坏死性皮肤和软组织感染。

病原菌

尽管坏死性蜂窝织炎和筋膜炎可以由单一细菌病原（如 A 族链球菌、弧菌属或接合菌）引起，但其约 80% 是由兼性需氧菌和产气厌氧菌多菌协同感染所致。从多细菌坏死感染中平均可分离出 4.4 株病原[2]。兼性需氧菌包括革兰氏阳性和阴性需氧菌，如酿脓链球菌、金黄色葡萄球菌、粪肠球菌、大肠埃希菌或铜绿假单胞菌。产气厌氧菌包括产气荚膜梭菌、脆弱拟杆菌和消化链球菌属[3]。一些特殊临床表现常可与某种特定细菌相关联，如创伤与梭菌属，糖尿病与拟杆菌属、金黄色葡萄球菌和肠杆菌，免疫抑制与假单胞菌属和肠杆菌。近来也有报道少见的流感嗜血杆菌单菌感染。

传统认为，气性坏疽是梭状芽孢杆菌感染的同义词，软组织中出现气体是重要表现，然而大多数产气性感染并不归因于梭菌属，实际上坏死性感染由其他许多细菌所致。许多细菌尤其是兼性革兰氏阴性杆菌如大肠埃希菌，一旦进行无氧代谢可产生不溶性气体（如氢气、氮气和甲烷），故而软组织感染时查体或影像检查发现捻发音或气体影意味着无氧代谢和坏死性软组织感染的存在。

局部屏障破坏

大多数严重软组织感染的发生建立在一定程度的组织损伤和皮肤结构的破坏基础之上，皮肤完整性的破坏可以是手术切口，也可由创伤所致，但在相当比例的病例中，很难找到皮肤破损或软组织损伤的证据。

临床表现和诊断

在坏死性软组织感染的诊断中，很难准确描述其凶险的临床表现，故需要对感染部位的坏死性质尽早进行确认，以便及时施加外科干预。尽管坏死性蜂窝织炎和筋膜炎可发生在损伤后，但多达 40% 的坏死性软组织感染病因无从追查。有明显皮肤屏障破坏的坏死性软组织感染更倾向于混合感染，比单一病原导致的更具侵袭力的感染更易诊断。坏死性蜂窝织炎中，气体往往出现在皮下，而较少出现在筋膜和深部肌肉。早期临床症状与普通伤口感染无异，包括局部肿胀（89%）、红斑（30%）、发热（71%）和因皮神经坏死所致的局部皮肤感觉减退（27%），但感染很快就从最初部位蔓延，呈现坏疽性皮肤改变。多种微生物协同感染形成的坏死性筋膜炎有“洗碗水样脓液”的特征。患者一般高热，但临床可能找不到明显感染源，感染部位的疼痛程度与查体所见也不成比例，免疫低下患者诊断更为困难，因而导致治疗延迟、死亡率上升[4]。随着感染加重，患者发生休克和多器官衰竭。坏死性软组织感染的死亡率高，其中坏死性筋膜炎占 23.5%[5]。

气性坏疽通常在创伤事件或污染的深部伤口关闭后 12～24 小时发生。产气荚膜梭菌引起的复发性气性坏疽据报道可发生于既往气性坏疽部位而不伴有开放性损伤，一旦后来的轻微创伤提供了适宜的生长条件，休眠于组织中的产气荚膜梭菌孢子即开始繁殖而致病。患者可表现为剧痛、与体

表 125-1　坏死性皮肤软组织肌肉感染分类

疾病名称	细菌学	说明
坏死性蜂窝织炎		
梭状芽孢杆菌性蜂窝织炎	产气荚膜梭菌	局部损伤，近期手术；表浅 / 深部肌肉不涉及
非梭状芽孢杆菌性蜂窝织炎	混合：大肠杆菌，肠杆菌属，消化链球菌属，脆弱拟杆菌	糖尿病体质；近期恶臭
Meleney 慢性协同性坏疽	金黄色葡萄球菌，微需氧链球菌	少见感染；术后；蔓延缓慢；无痛性浅筋膜溃疡
协同坏死性蜂窝织炎	需氧与厌氧混合，包括脆弱拟杆菌、消化链球菌属	糖尿病体质；Ⅰ型坏死性筋膜炎的变种；累及皮肤、肌肉、脂肪和筋膜
坏死性筋膜炎		
Ⅰ型	需氧与厌氧混合；葡萄球菌，脆弱拟杆菌，大肠杆菌，A 族链球菌属，消化链球菌属，普雷沃菌属，卟啉单胞菌属，梭菌属	通常通过手术或损伤中的黏膜层破损开始，或存在糖尿病、周围血管病变、肿瘤、肛裂等慢性疾病
Ⅱ型	A 族链球菌属	1985 年后愈发多见且严重；死亡率很高；常始自非开放性微小损伤如擦伤或肌肉扭伤，常无显著的前驱症状 易患因素：钝性 / 穿透创伤，水痘，静脉内药物滥用，外科手术，分娩，非甾体抗炎药使用
肌坏死		
气性坏疽（梭菌性肌坏死）	梭菌属	易感因素：深部 / 穿透损伤，肠道及胆道手术，堕胎处置不当及产后胎盘滞留、子宫内膜长时间裂伤、宫内死胎或稽留流产，既往气性坏疽部位再发气性坏疽
链球菌性肌坏死	链球菌	
坏死性软组织感染的特殊类型		
富尼埃坏疽	多种细菌，需氧菌以大肠杆菌为主，厌氧菌以拟杆菌为主，其他：变形杆菌属，葡萄球菌属，肠球菌属，需氧及厌氧链球菌属，假单胞菌属，克雷伯菌属和梭菌属	阴囊或会阴坏死，始于阴囊痛及红斑，迅速波及前腹壁及臀肌，多见于糖尿病患者，可伴有创伤

温不相符的心动过速和软组织捻发音三联征，一旦出现水肿、青紫、红褐色改变、表皮大泡和溢液一类的明显坏疽特征，说明病情进入进展期，渗出液涂片发现革兰氏染色阳性杆菌，偶可发现伴有其他细菌。相反，链球菌肌坏死通常出现在创伤或关闭切口 2～4 天后，与气性坏疽相比，其进展较缓，症状较轻，疼痛不很剧烈，产气不很明显。

治疗

坏死性软组织感染的初始治疗包括积极液体复苏、正确的静脉广谱抗生素应用，尤为重要的是迅捷有效的外科清创。辅助治疗如高压氧、免疫球蛋白和免疫调理药物亦可施加，但疗效尚未被一一证明。

抗生素

对于Ⅰ型坏死性筋膜炎（需氧和厌氧菌混合感染），抗菌治疗应在革兰氏染色结果指导下开始，早期经验性治疗应联合广谱青霉素（如氨苄西林 - 舒巴坦，哌拉西林 - 他唑巴坦，替卡西林 - 克拉维酸）或碳青霉烯类药物（如亚胺培南 - 西司他丁）和一种抗甲氧西林耐药金黄色葡萄球菌（methicillin-resistant *S. aureus*，MRSA）抗生素，如怀疑可能有耐药大肠杆菌参与（如患者有住院史，或近期使用过抗生素，或怀疑感染与肠道有关），则应在三代头孢菌素、氨基糖苷类或氨曲南中选择其一，联合克林霉素或甲硝唑。对于严重病例或怀疑存在梭状芽孢杆菌，青霉素族加克林霉素有助于抑制毒素产生。坏死性软组织感染中社区获得性 MRSA 有日益增加的趋势，在抗菌治疗中亦应考虑覆盖[6]，利奈唑胺可作为首选。一项荟萃分析证明了其优于万古霉素的临床和微生物学治愈率[7]。

尽管在Ⅱ型坏死性筋膜炎（A 族链球菌属）治疗中，尚无证明联合使用抗生素益处的临床研究资料，青霉素 G 加克林霉素仍为首选方案。克林霉素的使用并非考虑其抗厌氧菌特性，而是取其抗革兰氏阳性菌的特殊活性，特别是对毒素产生的抑制作用[8]。头孢噻肟和头孢曲松亦可选用。如患者对青霉素类过敏，推荐使用万古霉素。

表 125-2 坏死性软组织感染的易感因素

人、动物或昆虫咬伤	慢性酒精中毒
污染或不洁的手术操作	营养不良
糖尿病	HIV 感染 / 艾滋病
长期使用激素	肝硬化
恶性肿瘤	周围血管病变
创伤 / 烧伤	慢性肾衰竭
静脉内药物滥用	

外科干预

在坏死性软组织感染治疗中，早期手术清创至为重要[9]，应尽可能切除受累组织，直至“正常”组织边界，亦即出血的活性组织。创面组织的生机应予反复查看，往往需要接受多次手术清创。腹壁创面的大范围清创也许需要采用如图 125-1 中所示的人工材料替代缺损的腹壁。在富尼埃坏疽和会阴直肠周围坏死性软组织感染中，可能需要采取结肠造瘘或使用粪便处理装置使创面保持清洁。睾丸因其具有特别的血供多数能够存活，但也可能在阴囊必须接受清创时暂时植入大腿软组织中。在极少数的情况下，发生在肢体的坏死性软组织感染需要截肢。

肌坏死或气性坏疽需要尽可能清创到有活性的肌肉。若发生在肢体，由于必要时还可截肢，感染则较易控制；然而若气性坏疽累及躯干，失活组织的清除可能导致腹腔或胸腔的开放，清创的实施将变得异常困难。

辅助治疗

高压氧 坏死性软组织感染治疗中高压氧（hyperbaric oxygen，HBO）的使用存在争议。尽管缺乏此类感染高压氧治疗的前瞻性随机研究，体外实验结果和临床病例回顾均表明，梭状芽孢杆菌感染治疗中结合抗生素和清创的高压氧治疗效果是明显的[10]，大学健康联合会（University Health Consortium，UHC）的一项回顾性分析显示，疾病严重度较高患者的并发症发生率和死亡率均因高压氧治疗而有所降低[11]。高压氧杀死芽孢杆菌，抑制细菌生长，控制 α 毒素产生，对灌注不良的组织有保护作用。非芽孢杆菌性皮肤软组织感染的高压氧疗效并未明确，有一篇报道认为其可降低病死率[10]。尽管有上述证据支持，高压氧治疗并未被广泛采用，有高压氧能力学术医疗中心中最终只有 7% 的坏死性软组织感染患者接受了高压氧治疗[11]。

静脉使用免疫球蛋白 为链球菌和葡萄球菌中毒性休克患者静脉使用免疫球蛋白（intravenous immunoglobulin，IVIG），对治疗毒素引发的一系列病情可有较好效果。一些研究证明 IVIG 对坏死性软组织感染治疗有益，因为理论上免疫球蛋白对循环中芽孢杆菌毒素和链球菌超抗原有中和作用[12]。但是一项儿童链球菌中毒性休克综合征的多中心回顾性队列研究并未证明 IVIG 对于改善结局的作用[13]。虽然瑞典最近的一项前瞻性研究证明使用 IVIG 有益[14]，但是迄今对 IVIG 的作用并未达成共识。

CD28 模拟肽 一种免疫调理短肽，在其治疗严重坏死性软组织感染的Ⅱ期试验中可降低器官衰竭发生率，减少机械通气和 ICU 住院天数，减少清创次数[15]。此短肽通过结合 CD28 受体、阻断 T 细胞受体活化，从而减轻链球菌外毒素 A 反应而发挥作用[16]。

头颈部重要软组织感染

口底蜂窝织炎

口底蜂窝织炎亦称路德维希咽峡炎（Ludwig's angina），是一种危及生命、进展迅速、出现在颌下腺及舌下间隙、张力极高的蜂窝组织炎，最常见于牙科感染的青年人。

发病机制

口底蜂窝织炎成人患者中 50%～80% 由龋齿引发，死亡率介于 5%～10%。颌下和舌下部位组织间隙交通性很强，

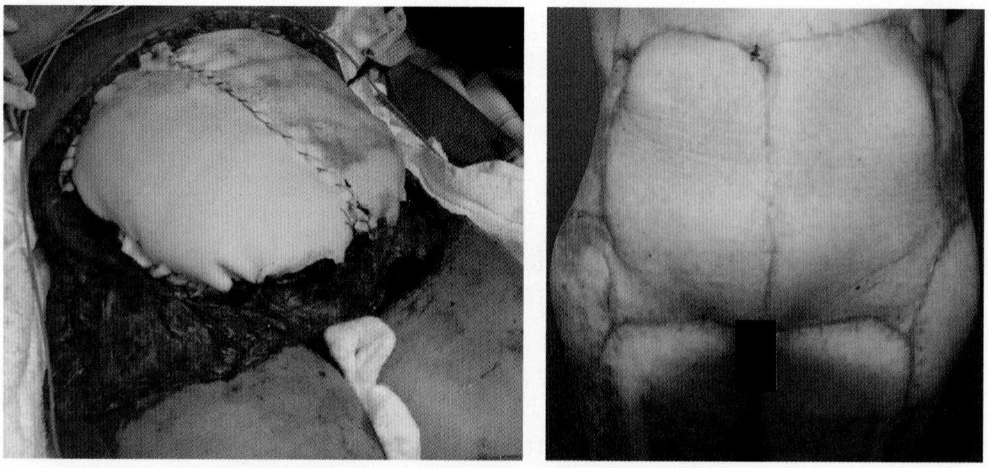

图 125-1 腹壁坏死性筋膜炎广泛清创后采取猪皮胶原移植物暂时关闭腹腔（左图），感染控制后采用大腿前外侧皮瓣重建腹壁（右图）

如波及颈深筋膜，则感染可快速蔓延，对颈动脉鞘或咽后间隙的侵袭甚而可导致纵隔炎。一组130例口底蜂窝织炎病例中，28%发生了纵隔炎[17]。尽管口底蜂窝织炎经常混合葡萄球菌、链球菌、克雷伯菌属，或混杂多种需氧或厌氧菌，但其通常由梭菌属、厌氧链球菌、拟杆菌属、螺旋体、溶血性链球菌等口腔厌氧菌引起[18]。

临床表现

患者有发热症状，主诉严重的颈部疼痛，颈部肿胀，吞咽痛，吞咽困难，流涎，颈部前伸以求气道最大通气。通常有近期牙科治疗史，牙齿卫生很差，或有颈深部脓肿。

查体可发现柔软、对称、张力渐增的肿胀，有时可在颌下区域触及捻发音，舌头可见肿胀或向上向后移位，口腔因之闭合困难。喘鸣、呼吸困难和气流减少提示气道受阻，颌下区域出现明显不对称可能表明炎症向咽旁间隙播散，预示结局凶险。

影像学检查可揭示感染灶所在、气道周围软组织压迫情况和颌下可能存在的气体。

治疗

气道保护 口底蜂窝织炎进展迅速，从症状初现到窒息只需数分钟至几小时，因而气道保护在初始治疗中即极为紧迫。既往口底蜂窝织炎的标准抢救程序是以早期紧急气管插管或气管切开保护气道，但此举近年逐渐弃用。新近资料显示大多病例可以在初始阶段转入ICU进行密切观察并接受静脉内抗生素治疗[19]。如确有人工气道建立必要，光纤软镜引导的经鼻气管插管成为气道保护的首选措施。如需建立有创但稳妥的人工气道，最为接受的方法仍是局麻下通过蜂窝织炎部位做气管切开

抗生素及其他药物治疗 口底蜂窝织炎多将青霉素和克林霉素作为抗生素之选，氨苄西林-舒巴坦、甲硝唑和青霉素、亚胺培南-西司他丁、哌拉西林-他唑巴坦及二代、三代头孢菌素在遇到厌氧菌时可资选择。按照患者和本地细菌学情况，有时还要考虑覆盖MRSA。

糖皮质激素有时被经验性用于气道水肿的治疗，在口底蜂窝织炎其应用价值尚不清楚，不建议使用[20]。

外科干预 外科清创也许只能一定程度解除气道受压，在抗生素治疗前期，应选择手术切开引流。除非抗生素使用相当晚，脓液不大容易被发现，因为脓液生成相对较慢。除拔牙之外，患者如对抗感染药物无反应，或出现捻发音和脓液生成，则有外科手术指征[21]。任何准备接受手术干预的患者必须在颈部探查前预置人工气道。应借助CT或磁共振成像（magnetic resonance imaging，MRI）定位脓肿。隆突以上感染通常做颈部切开即可，隆突以下者需要增加纵隔的手术引流[22]。

急性会厌炎

急性会厌炎是一种引发会厌、杓状会厌襞及周围组织炎症、水肿的少见但可危及生命的细菌感染。在流感嗜血杆菌疫苗普遍接种前，会厌炎曾位列儿童感染之首，而近年来则主要为成人感染。

发病机制

入侵细菌引起会厌、杓状会厌襞及周围组织炎症和水肿，使之向下突出、遮挡声门开口而导致气道阻塞。过去大多数病例（50%～70%）由流感嗜血杆菌B（*H.influenzae* B，HIB）引起[23]，而目前其他细菌，包括A族β-溶血链球菌、金黄色葡萄球菌和肺炎链球菌，更为多见，使更多患者表现为会厌脓肿。

临床表现和治疗

会厌炎的早期症状有声嘶、吞咽困难、吞咽痛和咽痛（发生于94%患者）[24]。有些论文作者支持为不伴呼吸窘迫的成人患者做直接或间接喉镜检查。最常见的误诊是链球菌性咽炎。能够维持气道和充足氧合的患者应该转入ICU接受严密观察。糖皮质激素、消旋肾上腺素和氦氧混合气在初诊后可考虑使用，但其地位未明。呼吸困难和喘鸣的出现意味着即将发生气道梗阻，需要紧急进行气道控制，插管时通常借助软式纤维喉镜引导。

急性会厌炎时常选第三代头孢菌素，如头孢噻肟和头孢曲松，通常对流感嗜血杆菌、链球菌和葡萄球菌有效。其他很多抗生素如头孢呋辛、氨苄西林-舒巴坦、哌拉西林-他唑巴坦、替卡西林-克拉维酸和左氧氟沙星亦能对会厌炎产生疗效。

咬伤创口感染

咬伤、拳击伤甚至吸吮手指（吮指癖）都会使创口接触口腔菌丛。猫咬伤后感染发生率可高于50%，狗咬伤和人咬伤的伤口感染占15%～20%。虽然大多数被咬伤的患者不选择就诊，但一些咬伤创口会发展为严重感染（亦即坏死性软组织感染）和脓毒症，从而导致肢体失能甚至需要截肢，另有诸如淋巴管炎、脓毒性关节炎、腱鞘炎和骨髓炎等并发症可随之发生。

发病机制

咬伤的微生物学特征一般为多病原混合感染，这与施咬者口腔菌丛和被咬者皮肤菌丛的需氧、厌氧菌构成是相合的[25]。人咬伤后感染的伤口中分离出的大多是需氧菌（啮蚀艾肯菌、葡萄球菌、链球菌和棒杆菌属），啮蚀艾肯菌为一种缓慢生长的革兰氏阴性杆菌，在人咬伤中常造成慢性感染和脓肿形成。人咬伤中分离出的厌氧菌常为拟杆菌属和消化链球菌属，而狗咬伤中50%、猫咬伤中70%伤口感染病原为多杀巴斯德菌[26, 27]。在其他动物咬伤所致感染创口中多分离出金黄色葡萄球菌、α-溶血性链球菌、β-溶血性链球菌和δ-溶血性链球菌、革兰氏阴性菌和厌氧菌。

治疗

咬伤治疗的目的在于预防或有效处理感染，尽量减少软组织残疾的发生。家养动物咬伤时，除非怀疑动物罹患狂犬病，否则狂犬病的预防就非为必要；而很多野生动物，包括臭鼬、浣熊、狐狸和蝙蝠的咬伤需要考虑到狂犬病，除非可以排除，否则应寻求狂犬病预防处理。必须确认破伤风免疫接种状况，需要时即应给予正确处置。

人和动物咬伤后伤口认真处理是治疗的基本环节，充分冲洗和仔细清创可降低伤口感染风险。面部咬伤可在清创和冲洗后即予关闭而不增加感染风险[28]，但手部咬伤伤口立即缝合的做法仍存有争议，冲洗后延期一期闭合似乎更为合理[29]。

无临床感染征象的伤口不须做细菌培养，而经过充分抗感染治疗却不能很好恢复的伤口则需做细菌学检查。推荐有高度风险的被咬伤者预防性使用广谱抗生素，但仅在人咬伤病例中被证实可以获益[30]。继发感染的危险因素包括人咬伤，手、足、面、头、会阴部咬伤，穿通伤，毁损伤，重要部位（动脉、神经、关节）咬伤，年龄大于 50 岁或免疫抑制状态。在大多数病例阿莫西林 - 克拉维酸可做首选抗生素，备选药物包括莫西沙星、阿莫西林、多西环素和头孢呋辛。在人咬伤病例，莫西沙星 - 克拉维酸会覆盖啮蚀艾肯菌和大多数其他口腔定植菌种，其他选择有二代、三代头孢菌素、喹诺酮类或多西环素。对青霉素族过敏的患者，狗、猫咬伤可选磺胺甲基异噁唑，人咬伤可选喹诺酮类或红霉素。

存在复杂伤口、败血症、确诊感染、疑有肌肉骨骼、神经或血管损伤、患有糖尿病或免疫抑制的患者应静脉使用抗生素、局部灌洗和清创，并留取培养[31]。手部咬伤因比其他部位有更高的严重感染风险，建议请手外科医生会诊。

烧伤创面感染

烧伤创面感染 / 烧伤创面脓毒症是烧伤患者最常见的死亡原因之一。细菌自皮肤菌丛向焦痂内入侵的最高风险期发生于烧伤后 5～7 天。创面感染的机制包括自然皮肤屏障的破坏、宿主防御能力的下降及与致病菌或条件致病菌的接触。烧伤创面有大量坏死组织和富含蛋白的创面渗出，为创面细菌提供了优质生长培养基，利于细菌定植和侵袭。烧伤还可导致免疫状态低下。烧伤的全身体表面积（total body surfacearea，TBSA）百分比和住院时间与创面感染的发生密切相关[32]。表 125-3 列出了烧伤创面发生感染的易感因素。

发病机制

热损伤一旦发生，所有烧伤创面即认为被微生物沾染，后者既可来源于患者内源性菌丛，亦可来源于烧伤环境中既有细菌。定植的发生初时似乎没有临床意义，然而定植于表面的细菌可穿透焦痂，在其下有 / 无活力的组织交界处繁殖，当宿主防御机制减弱时，细菌即穿越屏障向全身播散，进而引起菌血症和脓毒症。

烧伤创面感染最常见微生物是细菌，其中 70%～90% 来自患者自身。细菌亦可来自交叉感染，主要还是来自医务人员的手。青霉素时代前，链球菌和葡萄球菌是主要病原体，而 1950 年代后，铜绿假单胞菌成为最重要的菌种[33]。其他重要细菌还有金黄色葡萄球菌、A 族链球菌、阴沟肠杆菌、粪肠球菌、克雷伯菌属和不动杆菌属[34]。真菌尤其是白念珠菌和曲霉菌以及病毒（疱疹病毒）亦常可自烧伤创面分离出来[35]。

临床表现和诊断

烧伤创面感染治疗的成败很大程度取决于感染能否早期发现。从临床症状、体征很难对烧伤创面下感染的诊断，因为烧伤引起的炎症反应，如发热和白细胞计数升高，相较其他感染不甚明显。创面感染甚至缺少局部体征，或者轻微，或者延迟出现，诊断常常依靠提示脓毒症的临床综合征（发热、白细胞增多、器官功能障碍和代谢高动力状态）和监测性细菌培养结果做出。表 125-4 中列出的任何情况均增加对烧伤创面感染的怀疑[36]。创面局部培养的做法并不能精确预测细菌定植的进展情况或创面脓毒症的发生，创面表面菌丛、细菌定植与焦痂深层的细菌侵袭从定性和定量两方面均相关性很低。据报道在创面组织活检时进行定量培养，每克组织 > 10^5CFU 即可作为侵袭性创面感染的精确指标[37]。一旦确认活性组织有细菌侵入，理应快速清创感染创面，并联合全身使用抗生素。

管理

烧伤创面感染的预防

收住入院的烧伤患者并不须常规预防性全身使用抗生素，因为未切痂的创面不会引起严重的菌血症[38]。反复多次

表 125-3 烧伤创面感染的易感因素

烧伤创面 > 30% 全身体表面积
皮肤全层烧伤
高龄或幼龄
患有其他疾病：免疫低下，糖尿病，血管功能不全
定植病原的毒力和抗生素耐药性
植皮失败
创面长时间暴露
创面早期处理不当

表 125-4 提示烧伤创面感染的临床表现

损伤由Ⅱ度向Ⅲ度发展
疼痛、红肿、色泽改变加重
创面及其深度的变化超乎所料
溶痂过快
非烧伤组织的迁移性感染损害表现
出现脓毒症的全身表现

换药的同时进行创面和周围组织的密切评估有助于蜂窝织炎的发现和治疗。早期切痂植皮是治疗的标准程序。早期切痂定义为伤后 3～7 天对所有部分到全层深度烧伤的阶段性焦痂切除，其意义在于使烧伤面积 > 30%～40% TBSA 的患者生存率提高、住院时间缩短、治疗费用降低、痛苦换药次数减少。如存在一些因素（如循环不稳定、严重呼吸衰竭）使某些患者不能接受移植，也可利用猪皮或尸体皮进行临时性覆盖。除此治疗之外，一周数次的创面监测培养也可早期诊断出创面感染。另外，严格的消毒措施，如洗手、隔离和设备环境清洗均可降低创面感染发生。

烧伤中使用局部抗生素是通行的做法，以延长全层烧伤创面的无菌时间，减少局部感染由浅层向全层发展的机会，从而降低死亡风险。坏死组织需要尽量切除，创面用自体皮封闭。常用局部用药列于表 125-5。浸含银离子的硅胶、凝胶或网状敷料是非全层损伤创面覆盖材料之首选。

烧伤创面感染的治疗

抗生素

烧伤患者不预防性全身使用抗生素，但在已确诊或疑似发生侵入性感染的情况则须施行 [39]。一旦获得细菌培养结果，应选用窄谱抗生素以控制耐药菌的出现。经验性抗感染方案需要根据烧伤开始治疗时间、既往抗生素使用情况、对可能病原的了解和所在地区 / 医院细菌 / 抗菌谱制订。不当使用多种抗生素可促进耐药菌（如念珠菌、肠球菌）的过度繁殖，亦对降低死亡率无益。

外科手段

烧伤创面侵袭性细菌或真菌感染需要手术清创至活性组织边缘。早期创面切除可显著降低细菌定植和侵入性感染风险，只进行局部治疗且创面未能及时处理的患者细菌定植更易发生，感染率更高 [40]。可以彻底切除的创面应使用异体或自体移植物覆盖，如全面清创实现不了，则应进行局部抗生素治疗，并对创面进行反复检查评估，必要时施行再次清创。

压疮感染

压疮亦称褥疮，是骨性突起与其表面组织间长时间挤压导致的局部组织坏死感染。在疗养院和脊髓损伤患者压疮感染较为多发，而 ICU 中压疮很少发展为感染或造成脓毒症 [41]。对于其他住院患者，压疮亦可因成为耐药菌滋生的源头而使之置于感染风险中。

发病机制与分类

罹患压疮的风险因素有肢体活动受限、感官知觉受损、营养状况不佳、慢性疾病（糖尿病，心血管疾病，脑血管意外）、循环障碍、贫血以及血浆尿素氮、肌酐水平升高 [42]。压疮的感染会进一步伴发周围组织蜂窝织炎、邻近部位骨髓炎，甚至菌血症 [43]。

压疮感染通常由多种细菌引起，常见需氧菌有葡萄球菌（包括 MRSA）、肠球菌、奇异变形杆菌、大肠杆菌和假单胞菌属，厌氧的消化链球菌属、脆弱拟杆菌和梭菌属也可见于此类感染。压疮是 MRSA 的重要源头。做出准确的微生物学诊断往往不切实际，亦较困难，因为所有压疮都有微生物定植，仅做浅表部分的细菌培养难以区分定植菌和致病菌，若必须对后者加以明确，进行深部组织活检或在压疮边缘通过正常组织实施针吸组织的细菌培养是比较有效的办法。

表 125-5 烧伤创面常用局部用药

药物	用途	剂量	注意事项
磺胺嘧啶银	用于Ⅱ度或Ⅲ度烧伤创面感染的预防，对大多数革兰氏阳性、阴性菌有杀菌活力，亦对真菌有效	涂于敞开创面，2～3 次 /d	不穿透焦痂，注意中性粒细胞减少、葡糖 -6- 磷酸脱氢酶减少，可增加创面感染风险 [49]
醋酸磺胺灭脓乳膏及溶液	局部应用，可渗入焦痂，对革兰氏阴性菌包括假单胞菌属效果很好	乳膏涂于敞开创面，2～3 次 /d，溶液浸渍创面时应保持湿润	会产生疼痛 / 灼伤，因抑制碳酸酐酶引起代谢性酸中毒（乳剂尤甚）
硝酸银（0.5%）	银离子有广谱抗菌活性但不能透过焦痂，故早期使用效果较好	作为湿性敷料局部敷于创面，1～2 次 / 日，厚度 1.5mm	不可深部使用，沾染创面和任何其他部位，不能穿透焦痂，可致低钠血症
含银硅胶、凝胶或网状敷料（多种品牌）	浸含银离子的敷料具有广谱抗菌活力，覆盖假单胞菌、革兰氏阳性杆菌、MRSA 和万古霉素耐药肠球菌，焦痂穿透力较好	局部使用，注意贴合性，如粘接较好，可留置 7～10 天，某些敷料需要保湿	少数发生中毒，渗出明显的创面贴合性差
莫匹罗星	对大多数革兰氏阳性菌（含 MRSA）和部分革兰氏阴性菌有效，通过结合细菌异亮氨酰转移 RNA 合成酶发挥活性，特别适用面部烧伤	敷用于烧伤部位，3 次 /d，用纱布包扎	长时间使用可致耐药菌产生，勿使用于过大创面，因可发生聚乙二醇吸收（尤其是肾衰竭明显的患者）

治疗

对于压疮的治疗，手段各式各样，但无一种具有明显的疗效优势[44]。压疮的预防，包括压力的解除、体位的调整、适当的营养，本身就是最好的治疗[45]。压疮形成后感染一旦发生，即需进行坏死组织甚至其边缘尚存活力组织的清创以达到愈合的目的。外用制剂如聚维酮碘、过氧化氢等药物应用较广但疗效有限，合理施用起封闭作用的一些药剂（秘鲁树脂，胰蛋白酶或蓖麻油制剂）可减轻不适、促进愈合、减少感染、节约时间、降低成本[46]。局部抗微生物制剂尚未达到其预期效果，全身抗生素治疗应在压疮发生感染时使用。如导致压疮的潜在原因被去除，干净创面的植皮将可奏效。然而成功的治疗往往要求更复杂的手段，包括组织皮瓣的移植，有时甚至截肢更利于创面的愈合[47]。顽固创面的治疗相当困难，亦成本不菲。较新的治疗方法有负压辅助闭合、局部藻酸盐应用、生长因子治疗（血小板衍生生长因子）和多种皮肤代用品[48]。

经验性广谱抗生素方案适用于压疮引起的蜂窝织炎、骨髓炎或菌血症。尽管以蛋白质缺乏为表现的营养不良是上述损害难愈的最常见原因，也要通过体检和影像方法排除骨髓炎的诊断，如后者存在，则治疗周期大大延长。

知识点

1. 大多数严重软组织感染需要组织损伤达到一定程度，并出现皮肤完整性的破坏，才可形成感染。皮肤破损可因手术产生，也可起于创伤。
2. 坏死性软组织感染（NSTIs）的初始治疗包括复苏、正确的广谱抗生素静脉使用和果断有效的外科清创，辅助治疗如高压氧和免疫球蛋白可以施加，但其功效尚待确证。
3. 外用抗感染药物一般使用于烧伤，以减少局部感染和创面感染导致的死亡。烧伤患者不预防性全身使用抗生素。

（邓群 译，孙明莉 审校）

参考文献

1. Bulger EM, May A, Bernard A, et al. Impact and progression of organ dysfunction in patients with necrotizing soft tissue infections: a multicenter study. Surg Infect (Larchmt) 2015;16:694–701.
2. Elliott DC, Kufera JA, Myers RA. Necrotizing soft tissue infections. Risk factors for mortality and strategies for management. Ann Surg 1996;224:672–683.
3. Bowler PG, Duerden BI, Armstrong DG. Wound microbiology and associated approaches to wound management. Clin Microbiol Rev 2001;14:244–269.
4. Keung EZ, Liu X, Nuzhad A, Adams C, Ashley SW, Askari R. Immunocompromised status in patients with necrotizing soft-tissue infection. JAMA Surg 2013;148(5):419–426.
5. May AK, Stafford RE, Bulger EM, et al. Treatment of complicated skin and soft tissue infections. Surg Infect (Larchmt) 2009;10:467–499.
6. Miller LG, Perdreau-Remington F, Rieg G, et al. Necrotizing fasciitis caused by community-associated methicillin-resistant *Staphylococcus aureus* in Los Angeles. N Engl J Med 2005; 352:1445.
7. Yue J, Dong BR, Yang M, Chen X, Wu T, Liu GJ: Linezolid versus vancomycin for skin and soft tissue infections. Cochrane Database Syst Rev 2013;7:CD008056.
8. Elliot D, Kufera JA, Myers RA. The microbiology of necrotizing soft tissue infections. Am J Surg 2000;179:361–366.
9. Kobayashi L, Konstantinidis A, Shackelford S, et al. Necrotizing soft tissue infections: delayed surgical treatment is associated with increased number of surgical debridements and morbidity. J Trauma 2011 Nov;71(5):1400–1405.
10. Riseman JA, Zamboni WA, Curtis A, et al. Hyperbaric oxygen therapy for necrotizing fasciitis reduces mortality and the need for débridements. Surgery 1990;108:847–850.
11. Shaw JJ, Psoinos C, Emhoff TA, Shah SA, Santry HP. Not just full of hot air: hyperbaric oxygen therapy increases survival in cases of necrotizing soft tissue infections. Surg Infect (Larchmt) 2014 Jun; 15(3):328–335.
12. Kaul R, McGeer A, Norrby-Teglund A, et al. Intravenous immunoglobulin therapy for streptococcal toxic shock syndrome—a comparative observational study. Clin Infect Dis 1999;28:800–807.
13. Shah SS, Hall M, Srivastava R, et al. Intravenous immunoglobulin in children with streptococcal toxic shock syndrome. Clin Infect Dis 2009;49:1369–1376.
14. Linnér A, Darenberg J, Sjölin J, Henriques-Normark B, Norrby-Teglund A. Clinical efficacy of polyspecific intravenous immunoglobulin therapy in patients with streptococcal toxic shock syndrome: a comparative observational study. Clin Infect Dis 2014;59(6):851–857.
15. Bulger EM, Maier RV, Sperry J, et al. A novel drug for treatment of necrotizing soft-tissue infections: a randomized clinical trial. JAMA Surg 2014;149(6):528–536.
16. Ramachandran G, Tulapurkar ME, Harris KM, et. al. A peptide antagonist of CD28 signaling attenuates toxic shock and necrotizing soft-tissue infection induced by *Streptococcus pyogenes*. J Infect Dis. 2013;207(12):1869–1877.
17. Petitpas F, Blancal JP, Mateo J, et al. Factors associated with the mediastinal spread of cervical necrotizing fasciitis. Ann Thorac Surg 2012;93(1):234–238.
18. Parhiscar A, Har-El G. Deep neck abscess: a retrospective review of 210 cases. Ann Otol Rhinol Laryngol 2001;110(11):1051–1054.
19. Huang TT, Liu TC, Chen PR, et al. Deep neck infection: analysis of 185 cases. Head Neck 2004; 26(10):854–860.
20. Freund B, Timon C. Ludwig's angina: a place for steroid therapy in its management? Oral Health 1992;82:23.
21. Osborn TM, Assael LA, Bell RB. Deep space neck infection: principles of surgical management. Oral Maxillofac Surg Clin North Am 2008;20:353–365.
22. Chen KC, Chen JS, Kuo SW, et al. Descending necrotizing mediastinitis: a 10-year surgical experience in a single institution. J Thorac Cardiovasc Surg 2008;136:191–198.
23. Wurtele P. Acute epiglottis in children: results of a large scale anti-*Haemophilus* type b immunization program. J Otolaryngol 1995;24:92–97.
24. Ng HL, Sin LM, Li MF, et al. Acute epiglottitis in adults: a retrospective review of 106 patients in Hong Kong. Emerg Med J 2008;25:253–255.
25. Brook I. Management of human and animal bite wound infection: an overview. Curr Infect Dis Rep 2009;11:389–395.
26. Talan DA, Citron DM, Abrahamian FM, et al. Bacteriologic analysis of infected dog and cat bites. Emergency Medicine Animal Bite Infection Study Group. N Engl J Med 1999;340:85–92.
27. Westling K, Farra A, Cars B, et al. Cat bite wound infections: a prospective clinical and microbiological study at three emergency wards in Stockholm, Sweden. J Infect 2006;53:403–407.
28. Paschos NK, Makris EA, Gantsos A, Georgoulis AD. Primary closure versus non-closure of dog bite wounds. a randomised controlled trial. Injury 2014;45(1):237–240.
29. Kennedy SA, Stoll LE, Lauder AS. Human and other mammalian bite injuries of the hand: evaluation and management. J Am Acad Orthop Surg 2015;23(1):47–57.
30. Zubowicz VN, Gravier M. Management of early human bites of the hand: a prospective randomized study. Plast Reconstr Surg 1991;88:111–114.
31. Weinzweig N, Gonzalez M. Surgical infections of the hand and upper extremity: a county hospital experience. Ann Plast Surg 2002;49:621–627.
32. Cumming J, Purdue GF, Hunt JL, et al. Objective estimates of the incidence and consequences of multiple organ dysfunction and sepsis after burn trauma. J Trauma 2001;50:510–515.
33. Keen EF, Robinson BJ, Hospenthal DR, et al. Incidence and bacteriology of burn infections at a military burn center. Burns 2010;36:461–468.
34. Church D, Elsayed S, Reid O, Winston B, Lindsay R. Burn wound infections. Clin Microbiol Rev 2006;19:403–434.
35. Murray CK, Loo FL, Hospenthal DR, et al. Incidence of systemic fungal infection and related mortality following severe burns. Burns 2008;34:1108–1112.
36. Greenhalgh DG, Saffle JR, Holmes JH IV, et al. American Burn Association consensus conference to define sepsis and infection in burns. J Burn Care Res 2007;28:776–790.
37. Sjöberg T, Mzezewa S, Jönsson K, Robertson V, Salemark L. Comparison of surface swab cultures and quantitative tissue biopsy cultures to predict sepsis in burn patients: a prospective study. J Burn Care Rehabil 2003;24:365–370.
38. Mozingo DW, McManus AT, Kim SH, et al. Incidence of bacteremia after burn wound manipulation in the early postburn period. J Trauma 1997;42:1006–1010.
39. Avni T, Levcovich A, Ad-El DD, et al. Prophylactic antibiotics for burns patients: systematic review and meta-analysis. BMJ 2010;340:c241.
40. Barret JP, Herndon DN. Effects of burn wound excision on bacterial colonization and invasion. Plast Reconstr Surg 2003;111:744–750.
41. Livesley NJ, Chow AW. Infected pressure ulcers in elderly individuals. Clin Infect Dis 2002; 35:1390–1396.
42. Keller BP, Wille J, van Ramshorst B, et al. Pressure ulcers in intensive care patients: a review of risks and prevention. Intensive Care Med 2002;28:1379–1388.
43. Livesley NJ, Chow AW. Infected pressure ulcers in elderly individuals. Clin Infect Dis 2002;35:1390–1396.
44. Levine SM, Sinno S, Levine JP, Saadeh PB. Current thoughts for the prevention and treatment of pressure ulcers: using the evidence to determine fact or fiction. Ann Surg 2013;257(4):603–608.
45. Reddy M, Gill SS, Rochon PA. Preventing pressure ulcers: a systematic review. JAMA 2006;296: 974–984.
46. Abraham LM. Xenaderm: an essential wound care therapy. Adv Skin Wound Care 2010;23: 73–76.
47. Schiffman J, Golinko MS, Yan A, et al. Operative debridement of pressure ulcers. World J Surg 2009;33:1396–1402.
48. Langer A, Rogowski W. Systematic review of economic evaluations of human cell-derived wound care products for the treatment of venous leg and diabetic foot ulcers. BMC Health Serv Res 2009;10(9):115.
49. Barajas-Nava LA, López-Alcalde J, Roqué i Figuls M, et al. Antibiotic prophylaxis for preventing burn wound infection. Cochrane Database Syst Rev 2013;6:CD008738.

126

头颈部感染

Jeremy D. Gradon

头颈部感染严重程度差别较大，可为轻度感染，亦可危及生命。对于危重患者、已经出现或即将发生压迫气道的患者，要求重症医生除处理气道和控制败血症外，必须对局部解剖和相关微生物学有所了解，这不仅有助于指导抗菌药物的选择，也使临床医生能够预测感染向邻近解剖部位扩散的潜在危险和可能出现的并发症。

头颈部正常菌群

健康人群口腔内存在大量细菌，齿龈沟中菌量可达 10^{11}/ml[1]。主要菌种为厌氧菌，包括拟杆菌、梭杆菌、普雷沃菌属和消化链球菌，其他口腔常驻菌类还有变异链球菌、金黄色葡萄球菌、放线菌、啮蚀艾肯菌、肺炎链球菌、脑膜炎奈瑟球菌和酿脓链球菌等病原的咽部定植及其感染亦可发生。

在急性疾病中，口腔黏膜纤维连接蛋白产生减少是需要考虑的影响因素，其临床意义在于正常生理数量的纤维连接蛋白能够优先结合革兰氏阳性菌（如变异链球菌），而当其产生数量减少，口腔革兰氏阴性菌（铜绿假单胞菌等）的定植便很快发生[2]，并可参与头颈部口腔源性或牙源性感染，如患者近期接受过住院治疗或在重症监护室（intensive care unit，ICU）曾发生感染，则将不得不使用广谱抗革兰氏阴性菌抗生素进行覆盖。

头颈深部感染常见部位

头颈部严重感染可能累及如下常见解剖部位：

- 鼻窦
- 咽
- 会厌
- 咽后间隙
- 下颌下间隙（口底蜂窝织炎 / 路德维希咽峡炎）
- 咽外侧间隙（前、后间隙）
- 颈内静脉（雷米尔综合征）

这些解剖区域有些通过显性或隐性间隙连通，感染在一个部位发生后，即可快速播散累及其余，从而导致重要组织的损害或破坏，其关联将在后续节段进行阐述，不同表现见表 126-1。

深部头颈部感染的易发因素包括牙科感染未经治愈、邻近部位（扁桃体，椎骨）感染扩散、静脉内导管放置或毒品注射、糖尿病、HIV 感染和局部创伤（如喉罩麻醉的施行）[3, 4]。教育程度低下和居住地离三级医疗机构远亦可增加发生严重头颈部深部感染的风险[5]。

临床表现

鼻窦炎

在初级医疗机构中，急性细菌性鼻窦炎在需要医生亲临诊视的情况中占了很大比例[6]。ICU 中留置鼻胃管、经口气管插管、经鼻气管插管的危重患者可发生由耐药医源性病原［如甲氧西林耐药金黄色葡萄球菌（methicillin-resistant S. aureus，MRSA）、铜绿假单胞菌］和厌氧菌引发的急性鼻窦炎[7]。治疗除广谱抗生素应用（表 126-2）外，还须密切联系耳鼻喉科医生以决定是否进行引流；此外，尚可考虑在鼻黏膜局部使用血管收缩剂和激素，以使鼻窦分泌物减少。

医源性鼻窦炎的并发症与局部解剖特点相关：感染沿板障静脉蔓延可致脑膜炎、脑脓肿、邻近部位骨髓炎或海绵窦血栓形成。从筛窦开始的播散可致额叶脑脓肿，而蝶窦感染的扩散可殃及垂体、视交叉、颈内动脉、海绵窦或大脑颞叶[1]。

伴发糖尿病酮症酸中毒、接受大剂量激素治疗、重度中性粒细胞减少或有脱铁氧氨治疗史的患者有发生鼻脑毛霉病或曲霉菌病的可能。如原发病无法纠正，一旦发生此类感染，病情将急转直下。一般的共识是若欲挽救生命，则需进行大剂量抗真菌治疗（见表 126-2）联合彻底的清创手术，但近年对所有病例都施行根治手术的做法受到质疑[8]，遇此情况时应与经验丰富的外科医生和感染科同事密切合作。

咽部感染

危及生命的咽部感染包括一种由口腔厌氧菌和螺旋体共同引起的急性厌氧菌性咽炎（文森特咽峡炎），危重症患者发生此种情况的临床表现主要有口腔黏膜和牙龈的急性溃疡和坏死，伴随全身感染症状的继发性菌血症可使病情愈发复杂。治疗包括充分的口腔清创和兼具需氧、厌氧活性的抗生素的使用（见表 126-2）。

表 126-1 颈深部感染的不同表现

部位	临床表现*
下颌下间隙（路德维希咽峡炎）	颏下肿硬，舌肿大外凸或坏死，闭口困难，常可见龋坏的下颌臼齿
咽外侧间隙（前方）	发热，中毒症状，牙关紧闭，颈部肿胀
咽外侧间隙（后方）	无牙关紧闭，无肿胀（除非同侧腮腺被累及），第Ⅸ到Ⅻ脑神经麻痹，霍纳综合征，颈动脉侵蚀
咽后间隙（咽后部）	颈强直，颈部活动度下降，咽后壁软组织突出，咽痛，吞咽困难，呼吸困难
咽后间隙（"危险部"）	累及纵隔或胸膜
咽后间隙（椎骨前部）	颈强直，颈部活动度下降，颈部不稳定，可能沿脊椎蔓延
颈静脉脓毒性血栓静脉炎（雷米尔综合征）	咽痛，颈部触痛肿胀，呼吸困难，胸痛，脓毒性关节炎

*发热和全身中毒症状均较常见。

扁桃体炎一旦发展成为扁桃体周围脓肿，情况愈发严重复杂，最常见于年轻患者，主要症状有发热、咽痛和单侧咽喉肿胀，如未行充分引流，感染可扩散至咽外侧间隙。在未应用抗生素时期，其是导致扁桃体炎相关死亡的最常见原因。厌氧菌感染可使扁桃体周围脓肿有很高的复发率[6]。在丹麦，坏死梭杆菌是当前最常分离出的扁桃体周围脓肿致病菌[9]。

30 岁以下患者扁桃体炎反复发作（≥5 次）应列为发生扁桃体周围脓肿的危险因素[10]。

由于免疫接种的覆盖，白喉已属罕见，其特征表现为鼻、咽部附着的边界清晰的暗灰色膜，由释放的细菌毒素抑制异位酶（通过抑制延胡索酸 2）而致病。心肌功能障碍和中枢神经系统毒素介导损伤可能出现较晚，但暴发性感染（公牛颈白喉）病情危重且复杂得多，可因急性气道阻塞或循环衰竭致死[1]。病原（白喉杆菌）的培养需要借助特殊的吕弗勒培养基。

会厌炎

急性会厌炎一般发生在未接种 b 型流感嗜血杆菌（*haemophilus influenzae* type b，Hib）疫苗的儿童，目前已属罕见[11]。其典型表现一般以少于 12 小时的急性发热开始，患儿探身而坐，流涎，以浅而小心的方式呼吸（深呼吸会使会厌遮蔽气道，引起阻塞）。确诊主要靠临床症状和体征，而颈部侧位 X 线检查（如果患儿可以配合拍片）可显示会厌增大（30%～57%）的典型特征。观察经典描述中的樱桃色肿大会厌可能会导致急性气道梗阻，故不应试图强行暴露，除非有保证气道阻塞立即解除的把握。血和会厌分泌物培养通常会发现 b 型流感嗜血杆菌，但是 b 型流感嗜血杆菌疫苗普遍接种后，非 b 型者引起的感染数量有所增加[11]。

会厌炎的抗生素选择列于表 126-2。对于外源性皮质激

表 126-2 鼻窦炎、咽炎、会厌炎治疗药物选择

感染部位	可能病原	抗生素选择*
鼻窦炎（社区获得）	流感嗜血杆菌，肺炎链球菌，金黄色葡萄球菌	氨苄西林 - 舒巴坦（3g iv q6h） 左氧氟沙星（500mg ivq24h）或莫西沙星（400mg iv q24h） 左氧氟沙星（500mg iv q24h）+ 克林霉素（300～900mg iv q8h）或莫西沙星（400mg iv q24h）
鼻窦炎（ICU 获得）	铜绿假单胞菌，大肠埃希菌及相关肠杆菌类，甲氧西林耐药金黄色葡萄球菌（MRSA）	头孢他啶（2g iv q8h）或哌拉西林 - 他唑巴坦（3.375g iv q4h）+ 一种氨基糖苷类 + 万古霉素（1g iv q2h）
鼻窦炎（真菌性）	曲霉菌 毛霉菌	两性霉素 B［1～1.5mg/（kg•d）iv］ 脂质体两性霉素 B［5～10mg/（kg•d）iv］ 伏立康唑（6mg/kg q12h × 2，随后 4mg/kg q12h） 卡泊芬净（首日 70mg iv，随后 50mg/d iv） 伊曲康唑（200mg iv q12h × 4，随后 200mg/d iv）
咽炎	白喉杆菌 EB 病毒（伴气道损害）	静脉注射青霉素或红霉素 + 白喉抗毒素 无有效抗病毒治疗 静脉注射类固醇
会厌炎	B 型流感嗜血杆菌 酿脓链球菌（A 族链球菌）	头孢曲松（1～2giv q24h） 氨苄西林 - 舒巴坦（3g iv q6h） 密切接触者利福平预防（600mg 口服 q24h）4 天

*抗生素选择只是列举于此，对于大多数感染，很多不同抗生素均有效果；个体药物选择须考虑患者因素（如过敏）、当地医院细菌耐药率和细菌培养结果。

素减轻会厌水肿的作用没有取得明确共识。密切接触过侵袭性 b 型流感嗜血杆菌会厌炎患者（尤其是 <4 岁者）的家庭或医院人员需要预防性服用利福平 4 天。

咽后感染

咽与脊椎前后夹持的空间称咽后间隙，上起自咽后，下止于颈胸椎交界（见表 126-1）。此间隙细分为几个清晰的解剖区域（咽后部，椎骨前部，“危险部”），其中有使感染从初始部位扩散到远隔部位的通道[12]。

咽后间隙和椎前间隙之间有一个潜在的“危险间隙”，连接着颅底与后纵隔和横膈，感染会在此间隙不受阻碍地蔓延，甚至使椎骨和椎前筋膜间的感染会沿脊柱纵向扩散。

咽后感染可由以下形式发作：

- 原发感染。
- 继发于咽部感染向后或颈椎感染向前的扩散。
- 血源性播散。

咽后感染的临床表现包括急性发热、全身中毒症状、咽痛、颈部僵硬、吞咽困难和呼吸困难，咽壁前凸对声门上产生挤压可致气道梗阻。

椎前感染通常侵及颈椎，表现为颈痛、颈强直和椎前软组织肿胀，偶可发生颈椎不稳和椎体破坏，急性脊髓压迫可致死亡。

胸膜或纵隔的感染或咽后感染疼痛加剧要考虑危险部感染的存在[12]。继发于危险部感染的纵隔炎往往呈暴发性起病，胸膜易于累及，死亡率高。纵隔感染如冠状动脉分流移植术后发生者，偶尔会通过危险部向上扩展，在咽后部产生症状。

咽后感染的细菌学特征为口腔需氧 / 厌氧细菌的混合感染。罹患医院内感染的危重患者口咽部产生耐药菌，有必要对抗菌药物的覆盖方案做出调整。影像检查中，侧位颈部 X 线平片可显示正常的颈椎前凸消失，气管后间隙或椎前筋膜变厚（正常者分别 < 22mm 和 < 7mm），床旁超声检查可显示是否有可引流的积液存在。如患者病情允许移动，则 CT 或 MRI 扫描能给予最大的定位诊断帮助[13]。增强 CT 发现边缘不规则的低密度区域则高度提示感染存在。与相关外科同事的密切协作对治疗获得成功至关重要[12]。治疗选择见表 126-3。需要注意，有时非感染性疾病如川崎病的临床表现可类似于咽后脓肿[14]。

下颌下间隙感染（路德维希咽峡炎）

下颌下间隙处于口底口腔黏膜与舌骨附属肌肉筋膜之间，此区间感染的最常见方式是通过感染的下颌臼齿引发，较常见于患有糖尿病、中性粒细胞减少和系统性红斑狼疮的患者。

下颌下间隙感染的临床特征为急性起病，口腔疼痛，吞咽困难，流涎，颈部僵硬，发热，下颌下组织肿硬如木块，无波动，很少有可引流的脓液形成。舌头可以肿胀并向上移位抵住上颚，亦可突出于口腔之外。牙关紧闭不常见，但感染波及咽外侧间隙时则例外。如咽外侧间隙的累及未被及时发现，则感染可继续向咽后间隙发展。晚期并发症包括因气道阻塞的死亡、吸入性肺炎、颈动脉侵蚀和舌坏死[16]。

表 126-3　颈深部感染治疗药物选择

感染部位	可能病原	抗生素选择*
下颌下间隙感染（社区获得）	厌氧菌，链球菌，金黄色葡萄球菌	氨苄西林 - 舒巴坦（3g iv q6h） 头孢曲松（1～2giv q24h）+ 克林霉素（300～900mg iv q8h）或甲硝唑（500mg iv q6h） 厄他培南（1g ivqd）
下颌下间隙感染（医院 /ICU 获得）	铜绿假单胞菌，甲氧西林耐药金黄色葡萄球菌（MRSA），厌氧菌	亚胺培南（500mg iv q6h）或哌拉西林 - 他唑巴坦（3.375g iv 持续输注 q8h）+ 万古霉素（1g iv q12h）[15]
咽后间隙感染	厌氧菌，链球菌，金黄色葡萄球菌	氨苄西林 - 舒巴坦（3g iv q6h） 头孢曲松（1～2giv q24h）+ 克林霉素（300～900mg iv q8h）或甲硝唑（500mg iv q6h） 厄他培南（1g ivqd）
咽旁间隙感染	厌氧菌，链球菌，金黄色葡萄球菌	氨苄西林 - 舒巴坦（3g iv q6h） 头孢曲松（1～2giv q24h）+ 克林霉素（300～900mg iv q8h）或甲硝唑（500mg iv q6h） 厄他培南（1g ivqd）
颈内静脉脓毒症，血栓性静脉炎	坏死梭杆菌	甲硝唑（500mg iv q6h） 克林霉素（300～900mgiv q8h） 氨苄西林 - 舒巴坦（3g iv q6h）

*抗生素选择只是列举于此，对于大多数感染，很多不同抗生素均有效果；个体药物选择须考虑患者因素（如过敏、与其他药物的相互作用）、当地医院细菌耐药率和细菌培养结果。

侧位颈部 X 线检查会发现下颌下软组织水肿，如有产气微生物存在则会见到气体囊泡。CT 扫描最有诊断价值，但必须注意请有资质人员陪送患者进行检查，以防发生急性气道阻塞。因常规气管导管的经鼻或经口“盲插”有引发急性气道梗阻的极大风险，为保护气道，推荐做气管切开或环甲膜切开。感染常常为混合细菌感染，表 126-3 列出了待选抗生素方案。大约半数病例需要进行手术引流。此外，导致感染发生的龋坏臼齿应予拔除[16]。

咽旁间隙感染

咽旁间隙感染是最常遇见的颈深部感染之一。在一所大学医学中心历时 10 年的一项成人颈深部感染的回顾调查中，110 例患者 55% 为咽旁间隙感染[16]。但后者在儿童却很少见，儿童最常见的颈深部感染是扁桃体周围脓肿。

咽旁间隙呈圆锥状，上自蝶骨下至舌骨，其后方借椎前筋膜与咽后间隙相隔，前方止于颊肌和咽上缩肌，腮腺与此间隙相连通，茎突将其分隔为前室（含脂肪、淋巴结和肌肉）和后室（含颈动脉、Ⅸ～Ⅻ颅神经和颈交感干）。

直接引起咽旁间隙感染的常见原因有牙齿疾病（33%）、毒品注射（该部位直接进针）（20%）、局部创伤（9%）和扁桃体炎（4%），患者往往患有糖尿病甚至感染 HIV。

前部咽旁间隙感染临床表现有发热、疼痛、闭口和全身中毒症状，将头转向对侧时因对同侧胸锁乳突肌产生牵拉会加重痛感。

后部咽旁间隙感染症状有异于发生于前部者，常见者有发热、全身中毒症状和腮部肿胀，无牙关紧闭和外部肿胀，局部重要组织有被累及可能，包括颈动脉侵蚀或栓塞、颈内静脉脓毒性血栓静脉炎、Ⅸ～Ⅻ脑神经麻痹或霍纳综合征。

该部位感染需要紧急手术引流脓液，以防止感染扩散到咽后间隙或蚀坏颈动脉。感染常为多种细菌所致，抗生素治疗方案见表 126-3。

下行性坏死性纵隔炎

颈深部感染向下快速蔓延可引起胸壁纵隔的坏死性软组织感染。一项历时 12 年、纳入 45 例病例的报告表明，后者常为牙科疾病或颈深部混合细菌感染的并发症，40～60 岁最常发生，细菌学特征为需氧 / 厌氧菌的混合感染，易感因素有酒精中毒和糖尿病，病死率为 15%～20%[12]。此部若出现感染可因感染进程中的内科并发症突然死亡[17]。

颈内静脉脓毒性血栓性静脉炎（雷米尔综合征）

颈内静脉脓毒性血栓性静脉炎常称为雷米尔综合征，该相对罕见感染通常由常驻于人类齿龈沟内厌氧的坏死梭杆菌引发。关于其发病机制的最新研究发现，约 87% 的病例初始感染为咽炎。最近有资料表明，在 15～24 岁的年轻人群中坏死梭杆菌引起的咽炎与酿脓链球菌引起者数量持平[9]。咽炎随后侵入咽外侧间隙，引起颈内静脉脓毒性血栓性静脉炎[18]，继而发生血流感染，可继发脓毒性肺栓塞或空洞性肺炎和脓毒性关节炎等典型并发症。其他引发因素还有乳突炎、咽旁间隙感染和颈内静脉创伤。

雷米尔综合征初始症状为发热和咽痛，颈内静脉受到累及时，患者诉颈部肿胀并（或）有颈部触痛。对于近期患有咽炎者这是个危险信号，呼吸困难和胸膜性胸痛则提示肺受到侵及。

早期确诊对于降低感染播散风险至关重要，往往需要外科干预或进行引流。血培养应尽早留取，经验性抗厌氧菌抗生素应即予覆盖。最为可靠的影像检查手段仍为 CT 扫描，对于无法离开 ICU 的危重患者，颈内静脉的床旁超声检查亦不失为有价值的诊断方法。如感染继发于乳突炎，需要通过核磁扫描排除颅内静脉血栓的存在。感染还可继发颈动脉栓塞或伴有脓肿形成的腮腺感染[19]。

表 126-3 中列出了待选抗生素。没有确凿的证据支持或质疑抗凝药的使用[20]。另据最近发表的一项病例报道，约 8% 的病例因全身感染难以控制而接受了颈内静脉的外科结扎或切除。近年有报道称 MRSA 参与了雷米尔综合征感染过程，尤其是静脉注射毒品者或静脉插管引发感染者[21]。

结论

重症医生常常需要为严重颈深部感染的患者提供治疗上的帮助，所遇到的危急情况包括气道保护、全身感染的控制及感染可能波及颈部周围的重要结构。此类感染往往为多种病原引起，需要选用兼具抗需氧菌和厌氧菌活性的广谱抗生素予以覆盖。

每一患者均应加以个体化评估，常需考虑的事项包括：

1. 可能造成急性气道梗阻风险的口腔内检查操作的安全性。
2. 将患者带离 ICU 行 CT 等检查的安全性。尽管患者开始可能表现得比较稳定，但仍有突发急性气道阻塞的风险，故在离开 ICU 做检查或治疗时应由有气道保护经验的医生陪同。
3. 外科干预的必要性和时机。对于此类复杂危重患者，与耳鼻喉科、头颈外科、神经外科或血管外科医生早期取得密切合作对于治疗成功至关重要。

（邓群 译，孙明莉 审校）

参考文献

1. Chow AW. Infections of the oral cavity neck and head. In: Mandell GL, Bennett JE, Dolin R, editors. Principles and Practice of Infectious Diseases. 7th ed. Philadelphia: Saunders; 2009 [Chapter 58].
2. Yang KD, Bohnsack JF, Hill HR. Fibronectin in host defense: implications in the diagnosis, prophylaxis and therapy of infectious diseases. Pediatr Infect Dis J 1993;12:234-9.
3. Liu C-F, Weng S-F, Lin Y-S, et al. Increased risk of deep neck infection among HIV-infected patients in the era of highly active antiretroviral therapy—A population based follow up study. BMC Infect Dis 2013;13:183.
4. Paciuc M. Deep neck abscess and mediastinitis after laryngeal mask anesthesia. Anesth Analg 2009;108:1356-7.
5. Barber BR, Dziegielewski PT, Biron VL, et al. Factors associated with severe deep neck space infections: targeting multiple fronts. J Otolaryngol Head Neck Surg 2014;43:35.
6. Gavriel H, Vaiman M, Kessler A, Eviatar E. Microbiology of peritonsillar abscess as an indication for tonsillectomy. Medicine (Baltimore) 2008;87:33-6.
7. O'Grady NP, Barie PS, Bartlett JG, et al. Guidelines for evaluation of new fever in critically ill adult

patients: 2008 update from the American College of Critical Care Medicine and the Infectious Diseases Society of America. Crit Care Med 2008;36:1330-49.

8. Walsh TJ, Anaissie EJ, Denning DW. Treatment of aspergillosis: clinical practice guidelines of the Infectious Diseases Society of America. Clin Infect Dis 2008;46:327-60.
9. Klug TE, Rusan M, Fuursted K, Ovesen T. *Fusobacterium necrophorum*: most prevalent pathogen in peritonsillar abscess in Denmark. Clin Infect Dis 2009;49:1467-72.
10. Wang Y-P, Wang M-C, Lin H-C, Chou P. The impact of prior tonsillitis and treatment modality of peritonsillar abscess: a nationwide cohort study. PLoS ONE 2014;9:e109887.
11. McConnell A, Tan B, Scheifele D, et al. Invasive infections caused by *Haemophilus influenzae* serotypes in twelve Canadian IMPACT centers 1996-2001. Pediatr Infect Dis J 2007;26:1025-31.
12. Ridder GJ, Maier W, Kinser S, et al. Descending necrotizing mediastinitis. Contemporary trends in etiology, diagnosis, management and outcome. Ann Surg 2010;251:528-34.
13. Yee ML, Rahim NA, Ngah NA, et al. Predicting neck abscess with contrast-enhanced computed tomography. Adv Otolaryngol 2014;2014:Article ID 896831.
14. Homicz MR, Carvalho D, Kearns DB, Edmonds J. An atypical presentation of Kawasaki disease resembling a retropharyngeal abscess. Int J Pediatr Otolaryngol 2000;54:45-9.
15. Rybak M, Lomaestro B, Rotschafer JC, et al. Therapeutic monitoring of vancomycin in adult patients: a consensus review of the American Society of Health-System Pharmacists, the Infectious Diseases Society of America and the Society of Infectious Diseases Pharmacists. Am J Health Syst Pharm 2009;66:82-98.
16. Har-El G, Aroesty JH, Shaha A, et al. Changing trends in deep neck abscess: a retrospective study of 110 patients. Oral Surg Oral Med Oral Pathol 1994;77:446-65.
17. Liao Y-S, Lai C-C, Tan C-K, Lin S-H. Deep neck infection with descending necrotizing mediastinitis presenting with out-of-hospital cardiac arrest. QJM 2013;106:663-5.
18. Centor RM. Expand the pharyngitis paradigm for adolescents and young adults. Ann Intern Med 2009;151:812-15.
19. Case 36-2014: An 18 year old woman with fever, pharyngitis and double vision. N Engl J Med 2014; 371:2018-27.
20. Chirinos JA, Lichstein DM, Gracia J, Tamariz LJ. The evolution of Lemierre syndrome. Medicine (Baltimore) 2002;81:458-65.
21. Bilal M, Cleveland KO, Gelfand MS. Community-acquired methicillin-resistant *Staphylococcus aureus* and Lemierre syndrome. Am J Med Sci 2009;338:326-7.

127

免疫功能低下患者的感染

Steven A. McGloughlin and David L. Paterson

每年都有许多免疫功能低下的患者在重症监护室（intensive care unit，ICU）中接受治疗，感染是其收治于 ICU 的首要原因。这些感染常见者包括社区获得性肺炎、菌血症和中枢神经系统感染。与此同时，免疫功能低下患者在 ICU 住院期间罹患感染的情况也很严重[1]。某些感染在免疫功能低下患者中的死亡率超过 50%[2]。早期诊断、抗感染治疗和支持措施的适时启动，以及尽量减轻免疫抑制，均可明显改善预后。

常见的免疫功能低下情况

免疫功能低下可以宽泛地定义为宿主对外来抗原的反应低于正常水平的一种状态，可以先天即有或者后天获得。就目前而言，先天性免疫缺陷比获得性免疫缺陷少见得多。一般而言，先天性免疫缺陷在儿科 ICU 患者中较成年 ICU 患者中更常见。先天性免疫缺陷患者通常会反复发生感染，特别是鼻窦与下呼吸道的感染。这种先天性免疫缺陷通常是“专属”的，因为宿主对外来抗原反应的缺陷通常是特异而明确的。例如，X 连锁丙种球蛋白缺乏症与产生免疫球蛋白的 B 细胞的正常成熟过程缺陷有关，患者循环中缺乏成熟的 B 细胞、浆细胞和血清免疫球蛋白，故其易被肺炎链球菌和流感嗜血杆菌之类通常由免疫球蛋白处理的病原感染。其他先天性免疫缺陷综合征列于表 127-1。

大多数在成人 ICU 接受治疗的免疫功能低下患者属于获得性免疫缺陷。虽然老年人、糖尿病患者和酗酒者的免疫防御功能也受到损害，但本章主要讨论以下四类免疫缺陷患者：①接受化疗的恶性血液病和实体肿瘤患者；②实体器官移植后接受免疫抑制剂治疗的患者；③接受皮质类固醇、甲氨蝶呤、肿瘤坏死因子单克隆抗体等治疗的风湿性关节炎、克罗恩病、自身免疫病的患者；④人类免疫缺陷病毒（human immunodeficiency virus，HIV）感染患者。

恶性血液病和实体肿瘤

化疗带来的长时间中性粒细胞减少会大大增加细菌与真菌感染的风险。一般来讲，革兰氏阴性菌如铜绿假单胞菌和真菌如曲霉菌的感染与中性粒细胞严重减少有关。久为所知的是，中性粒细胞减少症的严重程度和持续时间会左右感染的风险[3]。同样确证的还有，对于霍奇金淋巴瘤患者而言，强力放化疗加脾切除将严重损害其对肺炎链球菌、流感嗜血杆菌和脑膜炎奈瑟菌等微生物的体液免疫能力[4]。干细胞移植（尤其是同种异体移植）总是伴随移植物抗宿主病（graft-versus-host disease，GVHD）的较高风险，后者的预防和治疗需要使用环孢素或他克莫司加皮质类固醇等药物，而环孢素和他克莫司可能会抑制钙神经素（一种在淋巴细胞级联激活中起重要作用的酶）；糖皮质激素也会影响淋巴细胞功能，抑制活化巨噬细胞功能。因此，接受 GVHD 治疗的患者除暴露于长时间粒细胞减少带来的细菌感染风险外，还易于罹患真菌、病毒和分枝杆菌感染。

实体器官移植

实体器官移植受者特别易于发生感染[5]。大手术破坏了皮肤屏障，在 ICU 长时间停留中静脉管路和机械通气也削弱了皮肤和肺部对感染的防御，而且为防止移植物排异，器官移植受者还需接受免疫抑制治疗。常用的免疫抑制药物见表 127-2。免疫抑制方案一直在改进，近年趋向在移植前进行积极“预处理”，而在移植后降低免疫抑制治疗强度[6]。

在移植后的早期阶段，移植受者容易罹患医院获得性细菌感染，诸如肺炎、ICU 一般治疗带来的导管相关性血流感染，以及与外科手术相关的伤口和腹腔感染。机会致病菌感染也可发生于器官移植。巨细胞病毒（cytomegalovirus，CMV）感染的例子最为典型[7]，其他通过移植获得的感染还有狂犬病、组织胞浆菌病、结核和西尼罗病毒感染等。实体器官移植受者由于其医源性免疫抑制，体内潜伏感染（如 CMV 感染、结核或组织胞浆菌病）也容易被激活，或易于罹患通过医院环境获得的感染（如曲霉病、军团菌病或结核）。

风湿性关节炎和自身免疫病

风湿性关节炎和其他自身免疫病的治疗一般采用简单的止痛剂或非甾体抗炎药物，但有些可能导致严重免疫损害的药物也常被使用。传统的治疗方法是使用皮质类固醇或抗风湿药物，如：硫唑嘌呤、环孢素、青霉胺、金盐、羟基氯喹、来氟米特、甲氨蝶呤或柳氮磺胺吡啶。糖皮质激素、硫唑嘌呤和环孢素对宿主防御的作用先前已经被提及（表 127-2）。甲氨蝶呤能可逆性抑制二氢叶酸还原酶，干扰 DNA 合成、修

表 127-1 先天性(原发)免疫缺陷的病因

免疫缺陷种类	此情况下易致感染的病原
T 淋巴细胞缺乏	
先天性胸腺发育不全综合征(DiGeorge 综合征)(伴有 CD4 和 CD3 细胞减少的胸腺发育不全)	病毒(尤其是 HSV 和麻疹病毒),有时是耶氏肺孢子菌、真菌、革兰氏阴性菌
嘌呤核苷磷酸化酶缺乏(显著的 T 细胞耗竭)	耶氏肺孢子菌和病毒
B 淋巴细胞缺乏	
布鲁顿 X 连锁丙种球蛋白缺乏症(B 细胞、浆细胞、抗体缺失)	流感嗜血杆菌,肺炎链球菌,金黄色葡萄球菌,铜绿假单胞菌,耶氏肺孢子菌(在生命的前 4~6 个月、母体抗体被消耗后)
选择性 IgG 亚类缺乏症	不确定
选择性 IgA 缺乏症	肺炎链球菌,流感嗜血杆菌
高 IgM 免疫缺陷症(IgM 升高,但 IgG、IgA 减少)	肺炎链球菌,流感嗜血杆菌,耶氏肺孢子菌(罕见)
混合性 T 和 B 淋巴细胞缺乏	
普通可变性免疫缺陷(致各种 B 细胞活化或分化缺陷,渐进性 T 细胞数目下降、功能退化)	肺炎链球菌,流感嗜血杆菌,CMV,VZV,耶氏肺孢子菌
重症联合免疫缺陷(IgG 严重减少,T 细胞缺失)	耶氏肺孢子菌,病毒,军团菌
湿疹血小板减少伴免疫缺陷综合征(Wiskott-Aldrich 综合征)(T 细胞数量和功能下降,低 IgM,偶有 IgG 低下)	肺炎链球菌,流感嗜血杆菌,HSV,耶氏肺孢子菌
共济失调性毛细血管扩张(T 细胞数量和功能下降,IgA、IgE、IgG2 和 IgG4 缺乏)	金黄色葡萄球菌,肺炎链球菌,流感嗜血杆菌
补体疾病	
C3 缺陷(先天性 C3 缺失或 C3b 灭活物缺乏导致的 C3 消耗)	肺炎链球菌,流感嗜血杆菌,肠道革兰氏阴性杆菌
吞噬细胞缺陷	
慢性肉芽肿病(吞噬细胞中 NADPH 氧化酶缺陷)	金黄色葡萄球菌,大肠埃希菌,肺炎克雷伯菌,阴沟肠杆菌,黏质沙雷菌,铜绿假单胞菌,曲霉菌
白细胞异常白化综合征(Chédiak-Higashi 综合征)(吞噬细胞杀菌活性受损)	金黄色葡萄球菌,流感嗜血杆菌,曲霉菌
婴儿型遗传性粒细胞缺乏症(Kostmann 综合征),髓增生异常综合征(Shwachman-Diamond 综合征),周期性粒细胞减少症(中性粒细胞数减少)	金黄色葡萄球菌,肠道革兰氏阴性杆菌,铜绿假单胞菌

CMV:巨细胞病毒;HSV:单纯疱疹病毒;Ig:免疫球蛋白;NADPH:烟酰胺腺嘌呤二核苷酸磷酸;VZV:水痘带状疱疹病毒。

复和细胞复制,除用于风湿性关节炎,还可以用作抗肿瘤药。然而,甲氨蝶呤可引起严重的中性粒细胞减少,但低剂量时一般不太可能增加风湿性关节炎患者的感染风险[8,9]。

临床已有多种"生物"制剂用于风湿关节炎(表 127-3)。生物制剂也可用于治疗白塞综合征、克罗恩病、GVHD、多毛细胞白血病、银屑病、坏疽性脓皮病、肉瘤样病和溃疡性结肠炎。这些药物治疗导致结核病发生的可能性受到了相当的关注[10]。这种风险非常之高,因此建议在抗细胞因子药物使用之前进行结核菌素试验或干扰素 γ(interferon gamma,IFN-γ)释放检测以发现潜在的结核。组织胞浆菌、念珠菌、耶氏肺孢子菌、曲霉菌、隐球菌、诺卡菌、沙门菌、李斯特菌、布鲁菌、巴尔通体菌、非结核分枝杆菌、利什曼原虫和弓形虫的侵袭性感染也被报道与这些药物的使用有关[11-14]。与移植相关免疫缺陷的情况一样,这些感染的发生可能缘自潜伏感染的再激活或通过环境接触获得了新的病原。

人类免疫缺陷病毒感染

HIV 感染仍然是一种相对常见的感染,而自高效性抗逆转录病毒治疗出现以来,获得性免疫缺陷综合征(acquired immunodeficiency syndrome,AIDS)在 ICU 中出现的频率已明显降低。$CD4^+$ T 细胞数量的下降使耶氏肺孢子菌肺炎、真菌感染(如隐球菌脑膜炎)和病毒感染(如 CMV 感染)机会增加。许多 HIV 感染患者还合并丙肝病毒感染,以至当前肝功能衰竭是 HIV 感染患者进入 ICU 的一个较为常见的原因。一些中心会对患有肝炎病毒源性肝病的 HIV 感染患者施行肝移植治疗[15,16]。

表 127-2　器官移植使用的免疫抑制剂及其作用机制

免疫抑制剂	作用机制
糖皮质激素	负性调控细胞因子基因表达
硫唑嘌呤	抑制 DNA 和 RNA 合成；抑制 T 细胞和 B 细胞功能
环孢霉素	钙神经素抑制剂；抑制细胞因子的表达
他克莫司	钙神经素抑制剂；抑制细胞因子的表达
西罗莫司（雷帕霉素）	阻断编码细胞周期调控子 mRNA 的翻译
吗替麦考酚酯	阻断嘌呤生物合成；抑制 T 细胞和 B 细胞增殖
多克隆抗淋巴细胞抗体	淋巴细胞去除抗体（如 Atgam*、即复宁*）
莫罗单抗 -CD3（OKT3）	抗 CD3 单克隆抗体
阿仑珠单抗（坎帕斯）	抗 CD52 单克隆抗体
达克珠单抗，巴利昔单抗	抗 CD25 单克隆抗体

译者注：*均为抗胸腺细胞免疫球蛋白。

表 127-3　风湿性关节炎治疗常用抗细胞因子

药物	作用机制	FDA 批准适应证
阿达木单抗（Humira）	重组全人源抗 TNF 单克隆抗体	强直性脊柱炎 克罗恩病 银屑病关节炎 风湿性关节炎
阿那白滞素（Kineret）	重组人白介素 -1 受体拮抗剂	风湿性关节炎
依那西普（Enbrel）	TNF 受体 p75-Fc 融合蛋白	强直性脊柱炎 幼年型类风湿性关节炎 斑块状银屑病 银屑病关节炎 风湿性关节炎
英夫利昔单抗（Remicade）	TNF 嵌合性单克隆抗体	强直性脊柱炎 克罗恩病 银屑病关节炎 斑块状银屑病 风湿性关节炎 溃疡性结肠炎
托珠单抗（Actemra）	IL-6 受体抑制单克隆抗体	风湿性关节炎

FDA：美国食品药品管理局；IL-6：白介素 -6；TNF：肿瘤坏死因子。

免疫缺陷患者合并严重感染的一般诊断方法

免疫缺陷患者情况各异。由于化疗引起的中性粒细胞减少症患者经常遇到的感染可能与正在接受英夫利昔单抗治疗的风湿性关节炎患者的感染不同，即使在一个特定的类别中，不同的肾移植受者免疫受损程度和感染易感性也可能不同。在实体器官移植受者，“免疫完全抑制状态”（即近期 T 细胞去除治疗形成的免疫抑制的累积负荷）影响着其感染风险。与接受 OKT3 或阿仑珠单抗治疗的近期出现急性细胞排斥的患者相比，每周接受两次他克莫司单药治疗的肾移植受者更不易发生机会性感染。最近有很多学者在尝试量化实体器官移植受者的免疫功能，但目前还没有确切的证据证明此类测试可以预测感染风险[17]。相比之下，在 HIV 感染中，$CD4^+$ T 细胞计数和 HIV RNA 定量（病毒载量）可以预测感染风险[18]。$CD4^+$ T 细胞计数大于 500 的患者不太可能感染机会病原体，而该计数在 200～500 的患者则存在感染结核分枝杆菌等病菌的可能，但不太可能会感染如巨细胞病毒或鸟分枝杆菌复合体等机会致病菌。$CD4^+$ T 细胞计数低于 200 的患者发生各种机会感染的风险都将增加。

特定的环境接触史可能对免疫功能低下的患者具有潜在的诊断价值。例如，美国西南部和墨西哥北部的沙漠旅行可能会增加免疫缺陷患者发生球孢子菌病的可能性[19]；组织胞浆菌病却多限于俄亥俄州[20]。而在 ICU 内部就可能存在环境风险，侵袭性肺曲霉病的暴发有医院内的建筑结构因素，军团病可通过空调冷却水、饮用水或淋浴水雾传播[21]。此外，许多真菌和细菌感染可能是通过水传播的[22,23]。对于移植受者或 HIV 感染患者，ICU 治疗本身即可引起结核病的传播[24]。总之，免疫完全抑制状态必须考虑到患者最近的环境接触。

虽然病史采集和体格检查获得的信息有利于缩小免疫缺陷患者感染病原体的鉴别诊断范围，然而一些适用于免疫功能健全患者的诊断规则却并不适用于免疫缺陷患者，对遵循奥卡姆剃刀定律（即最简单的解释总是最好的）的诊断原则要谨慎使用。在免疫健全患者，获知其症状、体征和实验室检查结果，通常即可以一个统一诊断解释一切。相反，免疫缺陷患者在任何时候都可能存在多个感染。中性粒细胞减少症患者可能同时患有细菌性肺炎和侵袭性肺曲霉病，而免疫系统受损的 HIV 感染患者可能同时存在耶氏肺孢子菌肺炎和人疱疹病毒 -8 感染（卡波西肉瘤）引起的肺部浸润。

严重感染的免疫缺陷患者存在多个诊断的可能性，使早期介入性检查成为不可或缺的手段。病原不明的严重社区获得性肺炎患者最好在抗生素治疗开始前尽早进行支气管肺泡灌洗，灌洗液可通过革兰氏染色、抗酸染色、改良抗酸染色、卡尔科弗卢尔染色、直接荧光抗体检测、聚合酶链反应（polymerase chain reaction，PCR）、细胞学分析等方法快速诊断出细菌、分枝杆菌、诺卡菌、真菌、军团菌、巨细胞病毒、社区获得性呼吸道病毒以及耶氏肺孢子菌感染。应将支气管肺泡灌洗液接种于固体培养基上，并合理选择分子诊断方法。免疫缺陷患者的诊断方法概述见框 127-1。

免疫缺陷患者感染的主要症状

免疫缺陷患者感染的致病菌可以通过免疫防御中宿主的特异性缺陷或特殊临床表现来进行推断。但大多数情况下，需要对很多种疾病进行鉴别，才能做出明确的临床诊断。

肺部感染

肺炎是免疫缺陷患者发病和死亡的重要原因。与正常宿主相比，免疫系统反应低下意味着疾病将以不寻常的方式存在，进而会增加其诊断难度。

病原微生物主要通过吸气进入呼吸系统，偶尔也可通过血流传播。物理防御可清除肺部大量潜在有害物质（表 127-4）；直径大于 10μm 的吸入的颗粒通常会被阻截于上呼吸道，或通过咳嗽或黏膜纤毛运动被清除。而直径介于 0.5～2μm 的细菌大多能到达终末呼吸道 / 肺泡而导致感染。在肺泡水平，肺泡巨噬细胞是防御系统的第一道防线，多形核中性粒细胞参与的炎症反应随后发挥重要效能，而特异性 T 细胞和 B 细胞免疫应答对多种病原体的防御成败起着至关重要的作用。

如前所述，即使有可能精确诊断出一种主要免疫缺陷，多数免疫缺陷个体仍同时具有多种不同的防御缺陷。一个器官移植受体可能同时具备气管插管、多路静脉置管、糖尿病以及正接受皮质类固醇和他克莫司治疗等因素。所有这些因素决定了患者的总体免疫水平，每一因素在其肺部感染的复杂而独特的易感性中均发挥了作用。实质器官移植受者肺部感染的某些特定病原最常见于移植手术后的某些特定时间（表 127-5）。与之类似，不同 CD4 淋巴细胞计数的 HIV 感染患者，其肺部感染的病原也各不相同（表 127-6）。

表 127-4　呼吸系统感染的机体防御及免疫低下机体的感染机制

部位	机体防御	诱因
上呼吸道	过滤	气管内插管
	黏液纤毛结构	CF，吸烟
	咳嗽	感觉受损
下呼吸道（非特异性）	肺泡巨噬细胞	免疫抑制剂，皮质类固醇
	多形核白细胞	皮质类固醇，营养不良，化疗，恶性肿瘤
下呼吸道（特异性）	B 淋巴细胞	低丙球蛋白血症，CLL，MM
	T 淋巴细胞	AIDS，恶性肿瘤，免疫抑制剂

AIDS：获得性免疫缺陷综合征；CF：囊性纤维化；CLL：慢性淋巴细胞白血病；MM：多发性骨髓瘤。

框 127-1　免疫缺陷患者严重感染的诊断方法

病史采集与病历复习

免疫缺陷程度
- 最近的 CD4 淋巴细胞计数和 HIV 病毒量
- 接受移植手术至今的时间
- 近期急性细胞排斥或 GVHD 及其治疗方式
- 目前或最近免疫抑制药物使用情况
- 目前或最近抗逆转录病毒药物使用情况

机会性感染的预防
- 耶氏肺孢子菌、HSV 或 CMV 的预防性抗感染用药情况
- 疫苗接种情况（肺炎球菌、流感病毒、脑膜炎奈瑟球菌）

家族史
- 结核病或水痘的个人或家族史

潜在的环境暴露因素
- 美国西南地区旅游史
- 医院环境接触史（曲霉病）
- 饮用过医院供水（军团病，曲霉病）
- 与结核或水痘患者接触史
- 献血者和受血者 CMV 或弓形虫血清感染状况

体格检查

皮肤
- 符合隐球菌病或诺卡菌病的皮肤结节表现
- GVHD 的皮肤表现
- 卡波西肉瘤
- 管路置入部位红斑或化脓
- 周围栓塞现象
- 既往手术瘢痕

口腔及其他黏膜
- 念珠菌病是否存在

呼吸系统
- 局灶性或多叶性肺炎征象的存在

循环系统
- 杂音、人工心脏心音

腹部检查
- 腹膜炎体征
- 肝或脾大
- 移植肾压痛

神经系统检查
- 颈僵直
- 脑神经体征

无创实验室检查
- 白细胞计数和分类
- 血、尿培养
- 血清隐球菌抗原
- 血清半乳甘露聚糖抗原（曲霉病）
- 血清和尿液的组织胞浆菌抗原
- 尿液军团菌抗原

有创实验室检查
- 支气管肺泡灌洗
- 胸水抽取
- 上消化道内镜
- 结肠镜
- 肝、肾、骨髓活检

CMV：巨细胞病毒；GVHD：移植物抗宿主病；HIV：人免疫缺陷病毒；HSV：单纯疱疹病毒。

表 127-5 实体器官移植后各时相呼吸系统感染病原

移植后时间	病原体
<1 个月	院内细菌（如 MRSA、产 ESBL 肠杆菌、铜绿假单胞菌、鲍曼不动杆菌） 军团菌属 呼吸道病毒（如流感病毒、副流感病毒、RSV、腺病毒、鼻病毒、人类变性肺病毒） 曲霉菌属
1～6 个月	院内细菌（如果仍接受机械通气） 军团菌属 诺卡菌属△ 结核分枝杆菌 疱疹病毒（如 HSV、VZV、CMV）▲ 呼吸道病毒（如流感病毒、副流感病毒、RSV、腺病毒、鼻病毒、人类变性肺病毒） 耶氏肺孢子菌△ 新型隐球菌 曲霉菌属 球孢子菌 组织胞浆菌属
>6 个月	社区获得性肺炎相关细菌（如肺炎链球菌、流感嗜血杆菌、军团菌属、肺炎支原体） 诺卡菌属*△ 马红球菌* 结核分枝杆菌 非典型分枝杆菌 曲霉菌属* 接合菌* 新型隐球菌*

*免疫抑制仍然严重时要考虑此类病原体。

△预防性应用复方新诺明的患者体内不太可能发现此类病原。

▲预防性应用更昔洛韦或缬更昔洛韦的患者体内不太容易发现此类病毒。

CMV：巨细胞病毒；ESBL：超广谱 β- 内酰胺酶；HSV：单纯疱疹病毒；MRSA：甲氧西林耐药金黄色葡萄球菌；RSV：呼吸道合胞病毒；VZV：水痘 - 带状疱疹病毒。

免疫缺陷患者胸部 X 线片正常并不能排除肺部感染的可能，而且即便某些疾病已经有特征性影像表现（例如，肺结核的肺尖空洞形成），但其大多数仍必须通过所有其他可用资料进行解读。CT 往往是必须的（对肺部结节的评估）。免疫缺陷患者肺部结节的鉴别诊断相当宽广，包括真菌（尤其是新型隐球菌、粗球孢子菌和烟曲霉）、诺卡菌、分枝杆菌、马红球菌和巴尔通体感染。此外，肿瘤和移植后淋巴组织增殖性疾病均可以肺部结节的形式呈现。空腔病变的鉴别诊断包括分枝杆菌感染、侵袭性肺曲霉病、军团病和马红球菌感染等。如前所述，对免疫缺陷患者肺部感染实现准确鉴别诊断要求早期和积极的诊断策略，如在支气管镜检查中对支气管肺泡灌洗液进行送检，行全面的微生物学检查。

中枢神经系统感染

大多数病原体从神经系统外部位经血流传播到达中枢神经系统，例外情况包括感染血栓在导静脉内逆行传播，循嗅神经传播和从相邻感染灶扩散。虽然血 - 脑屏障对血行传播感染形成天然的有效阻隔，但是免疫缺陷患者血 - 脑屏障的功能却并不完全清楚。众所周知，中枢神经系统感染一旦发生，机体免疫防御（即使是在免疫能力正常的宿主）将很难将其控制。脑内缺乏局部调理机制，在细菌性脑脓肿动物模型中，类固醇皮质激素的应用导致巨噬细胞和胶质细胞应答减弱，使得脓肿中存活的细菌数量增多[25]。

脑膜炎奈瑟菌属导致的细菌性脑膜炎在免疫缺陷患者相对少见，除非患者接受过脾切除术。而接受过干细胞移植[26-28]和 HIV 感染的患者[29, 30]似乎更容易发生肺炎球菌性脑膜炎。单核细胞增多性李斯特菌导致的脑膜炎往往与免疫功能低下有关，体现了完好的 T 细胞功能和充足的 IFN-γ 产生对杀死细胞间病原体的必要性[31]。除了脑膜炎，李斯特菌属也可能与脑脓肿相关，尤其是发生在脑干的脓肿[32, 33]。肠道细菌（如大肠埃希菌）很少成为免疫功能低下患者细菌性脑膜炎的病原，然而肠道细菌性脑膜炎与粪类圆线虫播散感染之间却存在典型的相关性[34, 35]。在免疫抑制情况下（如大剂量皮质类固醇治疗），类圆线虫可以从胃肠道（gastrointestinal，GI）迁移至中枢神经系统，将肠道菌群带入其中，若无及时的诊断和治疗，死亡率会很高。免疫缺陷患者中枢神经系统感染的鉴别诊断中也必须考虑到诺卡菌属和分枝杆菌，诊断

表 127-6 人类免疫缺陷病毒感染患者肺部感染病因，以 CD4 淋巴细胞计数进行分类

	CD4 计数			
	>500/mm³	200～500/mm³	50～200/mm³	<50/mm³
病原体	肺炎链球菌 流感嗜血杆菌	肺炎链球菌 流感嗜血杆菌 结核分枝杆菌	耶氏肺孢子菌 结核分枝杆菌 隐球菌	耶氏肺孢子菌 隐球菌 CMV MAC 曲霉菌

CMV：巨细胞病毒；MAC：鸟型分枝杆菌复合体。

样本应接种于合适的培养基，以利将其分离出来[36-38]。

中枢神经系统真菌感染可能引起脑膜炎和占位性病损。隐球菌性脑膜炎与进展性 HIV 感染（CD4 淋巴细胞计数 <100/mm^3）相关，还可发生在移植患者[39]。病情发展通常为亚急性，但恶性颅内压升高也不时可见。颅内占位性病损可伴发于播散性霉菌感染，此类感染通常发生在肺部，而大脑是其多器官传播的一部分，一旦发生死亡率极高。任何致病霉菌[40,41]如曲霉[2]、接合菌[42,43]、丝孢菌[44]、镰刀菌[45]都能播散到大脑，双相型真菌（如组织胞浆菌、球孢子菌）也能从肺扩散到脑部造成中枢神经系统感染，结合菌属还与起源于鼻腔或鼻窦的致命性感染（鼻脑毛霉菌病）相关[42,43]。

最常侵袭中枢神经系统的原虫是鼠弓形虫。进展期 HIV 感染患者发生鼠弓形虫感染的情况最为典型，其他类型免疫低下患者也可发生[46-48]。据报道阿米巴脑炎也偶发于进展期 HIV 感染或器官移植患者[49]。

此外，多种病毒也可使免疫缺陷患者发生中枢神经系统感染。或许由于很多免疫缺陷人群普遍预防性使用了抗疱疹病毒药物，单纯疱疹病毒（herpes simplex virus，HSV）性脑炎很少发生[50]。一些较新的疱疹病毒，如 HHV-6，与器官移植患者神经系统感染关系密切[51-53]，其相对少见的原因可能与诊断技术的不足有关。CMV 脑膜脑炎常发生于进展期 HIV 感染患者[54]，偶尔也可见于器官移植受者[55]。此外，免疫缺陷患者水痘 - 带状疱疹病毒（varicella-zoster virus，VZV）播散也会导致中枢神经系统感染，西尼罗病毒可由移植器官或输血获得，可能引起移植器官受者严重的脑膜脑炎[56,57]。表 127-7 总结了免疫缺陷机体中可能造成中枢神经系统感染的病原。

由于中枢神经系统感染病原繁杂，所以在开始经验性治疗之前，全面的诊断检查是必需的。将收集到的脑脊液进行革兰氏染色和抗酸染色可以快速诊断细菌和分枝杆菌感染。PCR 可用于诊断大多数病毒感染，如单纯疱疹病毒、巨细胞病毒和水痘带状疱疹病毒。隐球菌抗原可在脑脊液中快速检出，有助于很快确诊此类脑膜炎。而颅内占位性病变可能无法采集脑脊液，在某种情况下可以采取针吸。但是对大脑进行侵入性诊断检查之前，需要检查患者皮肤是否存在病变（如可能由隐球菌病或诺卡菌病造成者），还需行 CT 检查以了解是否存在肺部感染。由于大多数中枢神经系统病变都是由身体其他部位的感染引起的，因此，通过对这些身体部位的微生物取样，通常可以更容易地作出诊断。

表 127-7 免疫缺陷患者的中枢神经系统感染

病原体	注意要点
脑膜炎	
肺炎链球菌	尤其见于 HIV 感染患者
单核细胞增多性李斯特菌	易侵犯脑干
肠道细菌	与播散性类圆线虫感染有关
新型隐球菌	可通过隐球菌抗原或印度墨水染色快速诊断
结核分枝杆菌	PCR 检测可快速诊断
脑膜脑炎	
HSV	少见于免疫缺陷患者
HHV-6	可能与 CSF 缺乏有关
VZV	可通过皮肤病变诊断
西尼罗河病毒	通过移植器官或血液传染
占位性病变	
诺卡菌属	通常也存在肺部病变
鼠弓形虫	尤其见于 HIV 感染患者
真菌	通常也存在肺部病变

CSF：脑脊液；HHV-6：人疱疹病毒 -6；HIV：人类免疫缺陷病毒；HSV：单纯疱疹病毒；PCR：聚合酶链反应；VZV：水痘 - 带状疱疹病毒。

胃肠道感染

免疫缺陷患者严重的胃肠道感染偶可因脱水或胃肠道穿孔而进入 ICU 治疗。如同呼吸系统和中枢神经系统感染一样，鉴别诊断十分宽泛，单纯通过临床判断很难获得精确诊断。免疫缺陷患者胃肠道感染率高于一般群体，其发病取决于免疫缺陷的类型、程度和接触的病原种类。

感染性食管炎和胃炎最常见的致病菌是念珠菌、巨细胞病毒和单纯疱疹病毒，其他病原体（如分枝杆菌和接合菌）亦偶可涉及。念珠菌性食管炎是艾滋病患者常见的机会性感染。在 CD4 计数 <300/mm^3 的 HIV 感染患者中，每年每 100 例患者约有 13.3 例罹患念珠菌性食管炎[58]。美国一项关于肾移植患者的研究显示，食管念珠菌病是此类患者最常见的真菌感染，占所有真菌感染的 22%[59]。其他造成严重食管念珠菌病的易感因素包括广谱抗生素的使用、类固醇治疗、癌症化疗、糖尿病、皮肤烧伤、放疗和血液干细胞移植。尽管白念珠菌是最常见的检出病原，其他种类真菌的检出也有所增加，包括克柔念珠菌和光滑念珠菌，此类真菌对氟康唑耐药性的增加应引起关注。并且，如前所述，免疫缺陷患者可能同时感染几种病原体。上消化道内镜检查和活检是诊断的金标准。

腹泻是免疫缺陷患者的常见问题，病因多元。当一种机会性病原菌被检出并被认真研究，很可能使既往未被发现的免疫缺陷患者得到确诊。腹泻可导致严重并发症，如导致营养不良的吸收障碍、脱水和消瘦等，有时肠道感染还会造成肠穿孔。对免疫抑制患者来说，区分腹泻是由于机会性感染所致还是由肿瘤、GVHD、药物或其他治疗制剂引起十分重要。在血液和骨髓移植患者 GVHD 引起的腹泻多于感染性微生物导致的腹泻[60]，在这些患者中，在正常机体中仅引起轻度自限性疾病的病原也能导致严重而危及生命的感染[60]。

长期使用多种大剂量抗生素可引起难辨梭菌的定植和伪膜性结肠炎的发生。为防范耶氏肺孢子菌肺炎和自发性细菌性腹膜炎所使用的预防性抗生素与难辨梭菌感染的发生有一定关联。除了克林霉素或头孢菌素使用产生的典型的抗生素危险因素，氟喹诺酮类药物的使用也会增加难辨梭菌病株（BI/NAP1/027 菌株）的易感性[61]。在免疫缺陷患者尤其是 HIV 感染患者中，沙门菌等肠道病原体的感染率明显增加，在非洲的部分地区，非伤寒沙门菌感染是败血症最常见的原因之一[62]。严重沙门菌感染还可引起肠穿孔。志贺菌、空肠弯曲杆菌、大肠杆菌（具有肠道的产毒性、黏附性和聚集性）和耶尔森菌是导致腹泻的其他病原，但它们不常引起败血症。

HIV 感染患者比其他免疫缺陷患者更容易发生原虫感染，当其 CD4 计数 $<200/mm^3$，就容易受到一些不常见原虫侵袭（例如，隐孢子虫和微孢子虫）。有时在移植患者体内也能发现这些病原体[63, 64]。这种病原体不能通过常规的虫卵、包囊和寄生虫镜检而被发现，而需要特殊的染色和微生物技术才能被检测到。常规检查一般包括兰伯贾地虫、溶组织内阿米巴和其他更常见的致病原虫。

巨细胞病毒可使所有免疫缺陷人群发生严重的结肠炎，无全身感染证据时也可存在（外周血 PCR 检测可为阴性[65, 66]），确诊可能需要肠组织活检。巨细胞病毒肠道感染可表现为腹泻，但也可能出现更危重的情况，如肠穿孔[67, 68]。

最后，分枝杆菌感染如肺结核偶尔也与结肠炎发生关联[69]。鸟分枝杆菌复合体可在 HIV 感染并 $CD4<50/mm^3$ 的患者粪便中迅速生长，但并不总是这类患者腹泻的病因。

免疫缺陷患者治疗难点

经验性治疗

由于鉴别诊断庞杂和存在抗菌素耐药（长期住院和既往频繁应用抗生素）的重大风险，免疫缺陷患者经验性抗感染方案的选择往往很棘手。正如之前所强调的，通过全面的病史采集、既往治疗的回顾和细致的身体检查来缩窄鉴别诊断，才能提高免疫缺陷患者感染的治疗效率。在经验性抗生素治疗之前，尽早采取积极的检查手段有助于得到明确诊断，而在开始经验治疗之前未采集标本会导致长期、昂贵和不必要的治疗。

对疑似细菌感染的患者进行经验性抗菌治疗时应遵循个体化原则，尽量覆盖可能的病原。在 ICU 中，覆盖全面的经验性治疗和成功的疗效之间存在明确的相关性[70]。以免疫缺陷患者发生严重肺炎为例，包括万古霉素、环丙沙星、美罗培南、两性霉素（或伏利康唑）、更昔洛韦、甲氧苄啶 / 磺胺甲基异噁唑在内的经验性治疗方案，对覆盖耐甲氧西林金黄色葡萄球菌、铜绿假单胞菌、军团菌、真菌、巨细胞病毒和耶氏肺孢子菌等引起潜在致命感染的病原是很有必要的。然而针对碳青酶烯类抗药性的增加，可能需要考虑应用新一代抗生素，如头孢他定 - 阿维巴坦和 ceftolozane- 他唑巴坦。尽管黏菌素、多黏菌 B 及阿米卡星对许多耐碳青霉烯的病原体有效，但因其具有肾毒性，在既有肾损伤的免疫缺陷患者使用会存在隐患。

在经验性治疗方案中加入抗真菌药物疗效未得到证明。决定是否启动经验性抗分枝杆菌治疗也不是一桩易事，一般来说，只有当存在巨大的结核风险时才会推荐如此。针对播散性类圆线虫感染的经验性治疗可能对来自流行地区并具有典型播散感染表现的免疫缺陷患者有一定的作用。

患有急性脑膜炎的免疫缺陷患者应接受覆盖肺炎链球菌和单核细胞增多性李斯特菌的治疗，万古霉素、氨苄西林和头孢曲松的联合应用可能是必要的（万古霉素和头孢曲松针对多重耐药性肺炎链球菌，氨苄西林针对李斯特菌）。联合使用两性霉素和 5- 氟胞嘧啶被经验性地推荐用于脑脊液抗原检测或印度墨汁染色证实存在符合新型隐球菌特征的包裹性真菌的脑膜炎的治疗。出现颅内占位性病变的免疫缺陷患者，如果高度怀疑其为播散性真菌感染，可经验性使用抗真菌药（两性霉素或伏立康唑），但如果没有特异性治疗，还不能覆盖诺卡菌病、弓形虫病或分枝杆菌感染的情况。

对于发生严重腹泻并需收入 ICU 治疗的免疫缺陷患者，在采集粪便样本后可以经验性地使用甲硝唑或口服万古霉素（针对难辨梭菌）和更昔洛韦（针对巨细胞病毒）。如能保证操作安全，结肠活检也是有必要的。如免疫缺陷患者发生肠穿孔，需要采用既覆盖肠道菌群（即腹膜炎的治疗）又覆盖造成穿孔的最可能病原（如更昔洛韦针对巨细胞病毒）的抗感染方案。

病原治疗

标本正确采集的重要性在于，如果培养或其他检查有阳性发现，那么经验治疗方案可以精简（降阶梯）。在免疫缺陷患者中，抗菌治疗往往因药物相互作用或不良反应而变得复杂，接受钙神经素抑制剂（环孢素或他克莫司）治疗的移植受者或接受蛋白酶抑制剂治疗的 HIV 感染患者风险最大，因为这些药物皆由细胞色素 P450 系统代谢[71, 72]，在利福平、大环内酯类抗生素、唑类抗真菌药与钙神经素抑制剂之间可能会发生明显的相互作用[72]。对免疫缺陷患者实施的强力抗感染治疗（如两性霉素、喷他脒或膦甲酸钠）有引起肾功能损害的风险，会加重钙神经素抑制剂的肾毒性作用。利奈唑胺或更昔洛韦等抗感染药物常引起中性粒细胞减少，可能会进一步加重宿主防御的缺陷。

结论

感染可能是免疫缺陷患者需面对的最严峻的问题之一。这些患者可能以严重感染的形式发病，或可能因其他原因病重后罹患感染。在 ICU 中预防感染发生为免疫缺陷患者治疗之要务。肺炎的预防有许多成熟的策略，呼吸机相关性肺炎的预防即有其现成的集束化干预措施[73]。尽管有部分试验支持，声门下分泌物吸引和选择性消化道脱污染仍然存在争议。耶氏肺孢子菌导致的机会性肺炎能通过甲氧苄啶 / 磺胺甲基异噁唑、氨苯砜，或雾化喷他脒预防。确保水净化技术（如铜 - 银离子化）有效性，防止患者受到建筑结构缺陷的影响，以此减少军团菌和曲霉菌的环境暴露。通过隔离预防措施预防人 - 人传播病原（如结核分枝杆菌）的感染。

许多肺外感染也是可以预防的，通过普遍使用更昔洛韦、缬更昔洛韦、伐昔洛韦等药物或通过外周血 PCR 抢先检测，对巨细胞病毒感染进行预防 [74, 75]。另一种类似方法是通过监测外周血的半乳甘露聚糖抗原（GM 试验）来预防曲霉菌感染，但其效用尚存在争议 [76, 77]。由于免疫缺陷并发感染的患者有确实的抗菌治疗的需要，难辨梭菌感染实难预防。难辨梭菌感染发生率、严重程度和复发率的增加已经成为严重的问题 [78]。最近的一项随机对照研究表明，即使在感染流行性 BI/NAP1/027 株的患者中，在使用抗生素之外加用抗难辨梭菌毒素单克隆抗体，可明显减少难辨梭菌感染的复发 [79]。最后，落实基本的感染控制措施如恰当的免疫 [80-82]、手部卫生和接触隔离，对免疫缺陷患者至关重要。

致谢

非常感谢 Yoshiro Hayashi 博士对本书前一版的贡献。

知识点

1. 通过患者免疫减退的程度可估算其罹患特异性机会感染的可能性，可以通过免疫抑制疗法的类型和时间进行判断，在 HIV 感染患者，则可通过 CD4 淋巴细胞计数和病毒载量来衡量。
2. 环境暴露可能是感染类型的重要预测因素，旅行史和结核分枝杆菌、曲霉菌或军团菌的可能接触须做重点考量。
3. 免疫缺陷患者肺部机会性感染病原的鉴别诊断相当广泛，强烈建议在抗菌治疗开始前进行支气管和支气管肺泡灌洗检查。
4. 免疫缺陷患者的中枢神经系统病变通常是播散性感染所导致。仔细检查皮肤并对可疑病变进行活检，并对肺部进行 CT 检查可以避免对脑组织进行活检。
5. 免疫缺陷患者的抗菌治疗受到细菌耐药性（特别是对碳青霉烯的耐药性）、药物相互作用和不良反应的困扰。增加免疫抑制药物水平的监测频率很有必要。

（高长征 译，邓群 审校）

参考文献

1. Appelgren P, Hellström I, Weitzberg E, Söderlund V, Bindslev L, Ransjö U. Risk factors for nosocomial intensive care infection: a long-term prospective analysis. Acta Anaesthesiol Scand 2001;45(6):710–719.
2. Paterson DL, Singh N. Invasive aspergillosis in transplant recipients. Medicine (Baltimore) 1999; 78(2):123–138.
3. Bodey GP, Buckley M, Sathe YS, Freireich EJ. Quantitative relationships between circulating leukocytes and infection in patients with acute leukemia. Ann Intern Med 1966;64(2):328–340.
4. Weitzman SA, Aisenberg AC, Siber GR, Smith DH. Impaired humoral immunity in treated Hodgkin's disease. N Engl J Med 1977;297(5):245–248.
5. Fishman JA. Infection in solid-organ transplant recipients. N Engl J Med 2007;357(25):2601–2614.
6. Starzl TE, Murase N, Abu-Elmagd K, et al. Tolerogenic immunosuppression for organ transplantation. Lancet 2003;361(9368):1502–1510.
7. Kotton CN, Kumar D, Caliendo AM, et al. International consensus guidelines on the management of cytomegalovirus in solid organ transplantation. Transplantation 2010;89(7):779–795.
8. Greenberg JD, Reed G, Kremer JM, et al. Association of methotrexate and tumour necrosis factor antagonists with risk of infectious outcomes including opportunistic infections in the CORRONA registry. Ann Rheum Dis 2010;69(2):380–386.
9. McLean-Tooke A, Aldridge C, Waugh S, Spickett GP, Kay L. Methotrexate, rheumatoid arthritis and infection risk—what is the evidence? Rheumatology 2009;48(8):867–871.
10. Keane J, Gershon S, Wise RP, et al. Tuberculosis associated with infliximab, a tumor necrosis factor α-neutralizing agent. N Engl J Med 2001;345(15):1098–1104.
11. Tsiodras S, Samonis G, Boumpas DT, Kontoyiannis DP. Fungal infections complicating tumor necrosis factor α blockade therapy. Mayo Clin Proc 2008;83(2):181–194.
12. Winthrop KL, Chang E, Yamashita S, Iademarco MF, LoBue PA. Nontuberculous mycobacteria infections and anti-tumor necrosis factor-alpha therapy. Emerg Infect Dis 2009;15(10):1556–1561.
13. Koike R, Takeuchi T, Eguchi K, Miyasaka N. Update on the Japanese guidelines for the use of infliximab and etanercept in rheumatoid arthritis. Mod Rheumatol 2007;17(6):451–458.
14. Wallis RS, Broder MS, Wong JY, Hanson ME, Beenhouwer DO. Granulomatous infectious diseases associated with tumor necrosis factor antagonists. Clin Infect Dis 2004;38(9):1261–1265.
15. Miro JM, Aguero F, Laguno M, et al. Liver transplantation in HIV/hepatitis co-infection. J HIV Ther 2007;12(1):24–35.
16. Jean-Charles D-V, Cyrille F, Mylène S, et al. Survival and recurrence of hepatitis C after liver transplantation in patients coinfected with human immunodeficiency virus and hepatitis C virus. Hepatology 2008;47(2):407–417.
17. Kowalski R, Post D, Schneider MC, et al. Immune cell function testing: an adjunct to therapeutic drug monitoring in transplant patient management. Clin Transplant 2003;17(2):77–88.
18. Mellors JW, Kingsley LA, Rinaldo CR, et al. Quantitation of HIV-1 RNA in plasma predicts outcome after seroconversion. Ann Intern Med 1995;122(8):573–579.
19. Blair JE, Mayer AP, Currier J, Files JA, Wu Q. Coccidioidomycosis in elderly persons. Clin Infect Dis 2008;47(12):1513–1518.
20. Freifeld AGa, Wheat LJb, Kaul DR. Histoplasmosis in solid organ transplant recipients: early diagnosis and treatment. Curr Opin Organ Transplant 2009;14(6):601–605.
21. Palmore TN, Stock F, White M, et al. A cluster of cases of nosocomial Legionnaires disease linked to a contaminated hospital decorative water fountain. Infect Control Hosp Epidemiol 2009;30(8): 764–768.
22. Anaissie EJ, Costa SF. Nosocomial aspergillosis is waterborne. Clin Infect Dis 2001;33(9): 1546–1548.
23. Anaissie EJ, Stratton SL, Dignani MC, et al. Pathogenic *Aspergillus* species recovered from a hospital water system: a 3-year prospective study. Clin Infect Dis 2002;34(6):780–789.
24. Jereb JA, Burwen DR, Dooley SW, et al. Nosocomial outbreak of tuberculosis in a renal transplant unit: application of a new technique for restriction fragment length polymorphism analysis of *Mycobacterium tuberculosis* isolates. J Infect Dis 1993;168(5):1219–1224.
25. Neuwelt EA, Lawrence MS, Blank NK. Effect of gentamicin and dexamethasone on the natural history of the rat *Escherichia coli* brain abscess model with histopathological correlation. Neurosurgery 1984;15(4):475–483.
26. Engelhard D, Cordonnier C, Shaw PJ, et al. Early and late invasive pneumococcal infection following stem cell transplantation: a European Bone Marrow Transplantation survey. Br J Haematol 2002;117(2):444–450.
27. Haddad PA, Repka TL, Weisdorf DJ. Penicillin-resistant *Streptococcus pneumoniae* septic shock and meningitis complicating chronic graft versus host disease: a case report and review of the literature. Am J Med 2002;113(2):152–155.
28. Winston DJ, Schiffman G, Wang DC, et al. Pneumococcal infections after human bone-marrow transplantation. Ann Intern Med 1979;91(6):835–841.
29. Bliss SJ, O'Brien KL, Janoff EN, et al. The evidence for using conjugate vaccines to protect HIV-infected children against pneumococcal disease. Lancet Infect Dis 2008;8(1):67–80.
30. Flannery B, Heffernan RT, Harrison LH, et al. Changes in invasive pneumococcal disease among HIV-infected adults living in the era of childhood pneumococcal immunization. Ann Intern Med 2006;144(1):1–9.
31. Berg RE, Crossley E, Murray S, Forman J. Memory CD8+ T cells provide innate immune protection against *Listeria monocytogenes* in the absence of cognate antigen. J Exp Med 2003;198(10): 1583–1593.
32. Clauss HE, Lorber B. Central nervous system infection with Listeria monocytogenes. Curr Infect Dis Rep 2008;10(4):300–306.
33. Hristea I, Bunnapradist S, Peng A, Puliyanda D, Vo A, Jordan SC. The onset of rapidly progressive neurologic deterioration after a brief gastrointestinal illness in a renal allograft recipient. Transpl Infect Dis 2007;9(2):142–147.
34. Riedel DJ, Roddy KM, Sajadi MM. Abdominal pain and bacterial meningitis in a previously healthy young adult. Clin Infect Dis 2008;46(9):1458, 1479–1480.
35. Al-Hasan MN, McCormick M, Ribes JA. Invasive enteric infections in hospitalized patients with underlying strongyloidiasis. Am J Clin Pathol 2007;128(4):622–627.
36. Kennedy KJ, Chung KHC, Bowden FJ, et al. A cluster of nocardial brain abscesses. Surg Neurol 2007;68(1):43–49.
37. Lin Y-J, Yang K-Y, Ho J-T, Lee T-C, Wang H-C, Su F-W. Nocardial brain abscess. J Clin Neurosci 2009;17(2):250–253.
38. Corti ME, Villafañe MF, Yampolsky CG, Schtirbu RB. Brain abscess due to *Mycobacterium tuberculosis* in a patient with AIDS: report of a case and review of the literature. Int J Infect Dis 2005;9(4): 225–227.
39. Wu G, Vilchez RA, Eidelman B, Fung J, Kormos R, Kusne S. Cryptococcal meningitis: an analysis among 5521 consecutive organ transplant recipients. Transpl Infect Dis 2002;4(4):183–188.
40. Black KE, Baden LR. Fungal infections of the CNS: treatment strategies for the immunocompromised patient. CNS Drugs 2007;21(4):293–318.
41. Pagano L, Caira M, Falcucci P, Fianchi L. Fungal CNS infections in patients with hematologic malignancy. Expert Rev Anti Infect Ther 2005;3(5):775–785.
42. Skiada A, Vrana L, Polychronopoulou H, et al. Disseminated zygomycosis with involvement of the central nervous system. Clin Microbiol Infect 2009;15(Suppl 5):46–49.
43. Spellberg B, Edwards J Jr, Ibrahim A. Novel perspectives on mucormycosis: pathophysiology, presentation, and management. Clin Microbiol Rev 2005;18(3):556–569.
44. Cortez KJ, Roilides E, Quiroz-Telles F, et al. Infections caused by *Scedosporium* spp. Clin Microbiol Rev 2008;21(1):157–197.
45. Kleinschmidt-Demasters BK. Disseminated *Fusarium* infection with brain abscesses in a lung transplant recipient. Clin Neuropathol 2009;28(6):417–421.
46. Campbell AL, Goldberg CL, Magid MS, Gondolesi G, Rumbo C, Herold BC. First case of toxoplasmosis following small bowel transplantation and systematic review of tissue-invasive toxoplasmosis following noncardiac solid organ transplantation. Transplantation 2006;81(3):408–417.
47. Cibickova L, Horacek J, Prasil P, et al. Cerebral toxoplasmosis in an allogeneic peripheral stem cell transplant recipient: case report and review of literature. Transpl Infect Dis 2007;9(4):332–335.
48. Derouin F, Pelloux H. Prevention of toxoplasmosis in transplant patients. Clin Microbiol Infect 2008;14(12):1089–1101.
49. MacLean RC, Hafez N, Tripathi S, Childress CG, Ghatak NR, Marciano-Cabral F. Identification of *Acanthamoeba* sp. in paraffin-embedded CNS tissue from an HIV+ individual by PCR. Diagn Microbiol Infect Dis 2007;57(3):289–294.
50. Gomez E, Melon S, Aguado S, et al. Herpes simplex virus encephalitis in a renal transplant patient:

diagnosis by polymerase chain reaction detection of HSV DNA. Am J Kidney Dis 1997;30(3): 423–427.
51. Nash PJ, Avery RK, Tang WH, Starling RC, Taege AJ, Yamani MH. Encephalitis owing to human herpesvirus-6 after cardiac transplant. Am J Transplant 2004;4(7):1200–1203.
52. Paterson DL, Singh N, Gayowski T, Carrigan DR, Marino IR. Encephalopathy associated with human herpesvirus 6 in a liver transplant recipient. Liver Transpl 1999;5(5):454–455.
53. Abdel Massih RC, Razonable RR. Human herpesvirus 6 infections after liver transplantation. World J Gastroenterol 2009;15(21):2561–2569.
54. Mamidi A, DeSimone JA, Pomerantz RJ. Central nervous system infections in individuals with HIV-1 infection. J Neurovirol 2002;8(3):158–167.
55. Hubacek P, Keslova P, Formankova R, et al. Cytomegalovirus encephalitis/retinitis in allogeneic haematopoietic stem cell transplant recipient treated successfully with combination of cidofovir and foscarnet. Pediatr Transplant 2009;13(7):919–922.
56. Iwamoto M, Jernigan DB, Guasch A, et al. Transmission of West Nile virus from an organ donor to four transplant recipients. N Engl J Med 2003;348(22):2196–2203.
57. Centers for Disease Control and Prevention (CDC). West Nile virus transmission via organ transplantation and blood transfusion—Louisiana, 2008. MMWR Morb Mortal Wkly Rep 2009;58(45): 1263–1267.
58. Moore RD, Chaisson RE. Natural history of opportunistic disease in an HIV-infected urban clinical cohort. Ann Intern Med 1996;124(7):633–642.
59. Abbott KC, Hypolite I, Poropatich RK, et al. Hospitalizations for fungal infections after renal transplantation in the United States. Transpl Infect Dis 2001;3(4):203–211.
60. Cox GJ, Matsui SM, Lo RS, et al. Etiology and outcome of diarrhea after marrow transplantation: a prospective study. Gastroenterology 1994;107(5):1398–1407.
61. Owens RC Jr, Donskey CJ, Gaynes RP, Loo VG, Muto CA. Antimicrobial-associated risk factors for *Clostridium difficile* infection. Clin Infect Dis 2008;46(Suppl 1):S19–S31.
62. Gordon MA. *Salmonella* infections in immunocompromised adults. J Infect 2008;56(6):413–422.
63. Arslan H, Inci EK, Azap OK, Karakayali H, Torgay A, Haberal M. Etiologic agents of diarrhea in solid organ recipients. Transpl Infect Dis 2007;9(4):270–275.
64. Lanternier F, Boutboul D, Menotti J, et al. Microsporidiosis in solid organ transplant recipients: two *Enterocytozoon bieneusi* cases and review. Transpl Infect Dis 2009;11(1):83–88.
65. Korkmaz M, Kunefeci G, Selcuk H, et al. The role of early colonoscopy in CMV colitis of transplant recipients. Transplant Proc 2005;37(7):3059–3060.
66. Razonable RR. Cytomegalovirus infection after liver transplantation: current concepts and challenges. World J Gastroenterol 2008;14(31):4849–4860.
67. Camprodon RA, Jacob S, Malkawi A, Al-Ghnaniem R. CMV colitis presenting as acute abdomen requires early diagnosis and treatment to avoid mortality. Acta Chir Belg 2007;107(4):378–381.
68. Almeida N, Romaozinho JM, Amaro P, Ferreira M, Cipriano MA, Leitao MC. Fatal mid-gastrointestinal bleeding by cytomegalovirus enteritis in an immunocompetent patient. Acta Gastroenterol Belg 2009;72(2):245–248.
69. Kandutsch S, Feix A, Haas M, Hafner M, Sunder-Plassmann G, Soleiman A. A rare cause of anemia due to intestinal tuberculosis in a renal transplant recipient. Clin Nephrol 2004;62(2):158–161.
70. Kollef MH, Sherman G, Ward S, Fraser VJ. Inadequate antimicrobial treatment of infections. Chest 1999;115(2):462–474.
71. Huang L, Quartin A, Jones D, Havlir DV. Intensive care of patients with HIV infection. N Engl J Med 2006;355(2):173–181.
72. Kuypers DRJ. Immunotherapy in elderly transplant recipients: a guide to clinically significant drug interactions. Drugs Aging 2009;26(9):715–737.
73. Wip C, Napolitano L. Bundles to prevent ventilator-associated pneumonia: how valuable are they? Curr Opin Infect Dis 2009;22(2):159–166.
74. McGillicuddy JW, Weimert NA, Taber DJ, et al. Can preemptive cytomegalovirus monitoring be as effective as universal prophylaxis when implemented as the standard of care in patients at moderate risk? Transplantation 2010;89(10):1218–1223.
75. Potena L, Grigioni F, Magnani G, et al. Prophylaxis versus preemptive anti-cytomegalovirus approach for prevention of allograft vasculopathy in heart transplant recipients. J Heart Lung Transplant 2009;28(5):461–467.
76. Ben-Ami R, Lewis RE, Kontoyiannis DP. Invasive mould infections in the setting of hematopoietic cell transplantation: current trends and new challenges. Curr Opin Infect Dis 2009;22(4):376–384.
77. Maertens J, Theunissen K, Verhoef G, et al. Galactomannan and computed tomography-based preemptive antifungal therapy in neutropenic patients at high risk for invasive fungal infection: a prospective feasibility study. Clin Infect Dis 2005;41(9):1242–1250.
78. Kelly CP, LaMont JT. *Clostridium difficile*-more difficult than ever. N Engl J Med 2008;359(18): 1932–1940.
79. Lowy I, Molrine DC, Leav BA, et al. Treatment with monoclonal antibodies against *Clostridium difficile* toxins. N Engl J Med 2010;362(3):197–205.
80. Centers for Disease Control and Prevention, Infectious Disease Society of America, American Society of Blood and Marrow Transplantation. Guidelines for preventing opportunistic infections among hematopoietic stem cell transplant recipients. MMWR Recomm Rep 2000;49(RR-10):1–125, CE121-7.
81. Guidelines for vaccination of solid organ transplant candidates and recipients. Am J Transplant 2004;4(Suppl 10):160–163.
82. Aberg JA, Kaplan JE, Libman H, et al. Primary care guidelines for the management of persons infected with human immunodeficiency virus: 2009 update by the HIV Medicine Association of the Infectious Diseases Society of America. Clin Infect Dis 2009;49(5):651–681.

128

感染性心内膜炎

Anastasia Antoniadou and Helen Giamarellou

感染性心内膜炎(Infectious endocarditis，IE)是一种罕见的疾病，人群发病率为3～10次/(10万人•年)，不同的国家之间存在差异，并且随年龄的增长而急剧增加。目前，IE按照获得感染的途径分为医源性IE、社区获得性IE、静脉毒品注射者IE；按照发生部位分为左/右侧人工瓣膜或自体瓣膜IE，或心脏植入式电子设备(如起搏器或心脏复律除颤器)相关IE。医源性感染性心内膜炎(healthcare-associated infectious endocarditis，HAIE)新的分类包括入院48小时以后发生的感染性心内膜炎[曾称院内感染性心内膜炎(nosocomial IE，NIE)]，或在入院后48小时内出现症状但存在以下多种医疗接触情况者：①在出现IE症状前30天内有过家庭护理或静脉治疗、血液透析或静脉化疗；②发病前90天内有过住院治疗；③长期居住在养老院或者长期护理机构。HAIE的定义既适用于自体瓣膜心内膜炎(native valve endocarditis，NVE)，也适用于人工瓣膜心内膜炎(prosthetic valve endocarditis，PVE)，早期人工瓣膜心内膜炎(现在被定义为术后1年内出现IE)属于HAIE范畴[1,2]。

据估计，每10 000次住院发生0.8例HAIE，而其在住院期间常被延迟诊断(39±25)天[3]。HAIE有着较高的并发症发生率和病死率，目前，IE患者院内病死率为15%～20%，1年病死率接近40%[4]。

医源性自体瓣膜心内膜炎

目前对HAIE的了解主要基于小样本回顾性研究。最新的数据来源于28个国家61个医疗中心的心内膜炎前瞻性队列研究国际合作项目(International Collaboration on Endocarditis Prospective CohortStudy，ICE-PCS)[5]。此数据库中，根据修订版杜克诊断标准，无静脉药物滥用的自体瓣膜感染性心内膜炎患者有1 622例，其中1 065例为社区获得性感染，557例(34%)为医源性自体瓣膜心内膜炎(healthcare-associated native valve endocarditis，HANVE)，这与同时期医源性感染的高发生率相一致[6]。几乎一半的感染是在院外获得的，这一结果与之前关于医疗相关菌血症的报道亦相符合。与社区获得性IE患者相比，HANVE患者更多存在并发症(如糖尿病、癌症或长期免疫抑制治疗)。发热是感染最常见的临床表现，但HANVE很少出现IE的典型临床体征，这往往提示病情更加凶险。非医院获得的HANVE多来源于血液透析或血管内植入导管(54%)，而医院内罹患者往往有先前存在的瓣膜病变或者接受了非牙科侵入性治疗。二尖瓣最常受累，其次是三尖瓣和主动脉瓣[5]。葡萄球菌(金黄色葡萄球菌和凝固酶阴性葡萄球菌)是HAIE的主要病原。在HAIE发作致病菌中，金黄色葡萄球菌约占52%～57%，其中91%有血管内置入装置，而成为最可能的菌血症来源[3]。在ICE-PCS研究中，金黄色葡萄球菌是HANVE的最常见病原，其中47%是耐甲氧西林金黄色葡萄球菌(methicillin-resistant S. aureus，MRSA)[5]。第二常见的病原体为肠球菌(15%)，其后是凝血酶阴性葡萄球菌(13%)。MRSA在医院获得性感染中更为普遍(57% *vs.* 41%，与医院外罹患的HANVE相比)[5]。在葡萄球菌的凝固酶阴性菌株中，路邓葡萄球菌值得关注，因其具有类似金黄色葡萄球菌的较高毒力，如在血液中被检出，发生复杂感染的可能性可达5%，如其成为IE病原，将呈现剧烈的临床过程[7]。

尽管革兰氏阴性杆菌常常在医院内引起致命性败血症，但很少导致HANVE，这可能归因于它们对心脏瓣膜的黏附能力较弱，也对血清杀菌作用易感[3,8]。近年多重耐药和泛耐药革兰氏阴性菌(如假单胞菌、不动杆菌和洋葱伯克霍尔德菌)感染性心内膜炎病例被多次报道，虽然治疗积极，但还是因为缺乏有效的治疗方案而效果不佳。

真菌感染性心内膜炎是一种罕见的感染，在IE总的病例中占比不足2%，但死亡率却超过30%。然而，近年来真菌性心内膜炎的发病率快速升高，可归咎于血管导管使用增加、非心脏手术和免疫缺陷患者的增多[9,10]。最常引发心内膜炎的真菌是念珠菌(白念珠菌和非白念珠菌，50%～80%)和曲霉菌(20%～25%)。念珠菌属感染的IE患者中83%～95%的血液培养呈阳性，而曲霉菌属感染的IE患者的血液培养阳性率≤11%。在真菌性心内膜炎病例中，住院前的长期症状和大动脉栓塞是典型的发现，然而有82%的患者存在诊断延误或漏诊。真菌性心内膜炎的早期诊断应在鉴别诊断和超声心动检查中加以考虑，后者有助于发现大块赘生物的存在，应留取外周血培养。若取得栓子标本应进行组织病理学检查[9,10]。与社区获得的NVIE相比，HANVE的死亡率更高(25% vs 13%)。在HANVE中，被认为与死亡风险增加相关的独立危险因素包括：高龄(>60岁)、糖尿病、金黄色葡萄球菌感染、非心脏瓣膜脓肿、脑卒中、心力衰竭和新发的心脏传导异常。在感染性心内膜炎病程中，心脏手术被发现与死亡率降低有关[5]，因此，早期的手术干预通常是必要的。对于真菌感染性心内膜炎，建议手术切除感染瓣膜，术后须抗感染治疗2年甚至更久，密切随访，警惕复发[9,10]。对长期血液透析患者应给予特殊关注，在此类患者中，更容易发生IE（患病概率高出16～18倍），并发症发生率和病死率也更高。在这类患者中，IE是仅次于心血管疾病的第二大死亡原因，并且已经被建议作为第五个类别加入[11,12]。ICE-PCS研究中，有63%的HANVE发生于血液透析患者[5]，75%～80%病例的病原体为金黄色葡萄球菌，其中一半为MRSA感染。有时可能不存在发热，血培养也可能不常为阳性，按照杜克标准进行诊断难度较高。此类疾病的死亡率仍然很高：第一个月为30%，第一年约为65%，如果需要接受心脏手术，死亡率则高达70%以上。年龄超过65岁、引起肾衰竭的糖尿病、二尖瓣受累、巨大赘生物、脓毒性栓子和由MRSA或万古霉素耐药肠球菌（vancomycin resistant enterococcus，VRE）引起的感染已被明确为造成死亡的危险因素[11]。

对甲氧西林敏感金黄色葡萄球菌（methicillin-sensitive S. aureus，MSSA），抗葡萄球菌青霉素应是治疗首选的药物，而对万古霉素最低抑菌浓度（minimum inhibitory concentration，MIC）超过1mg/L的MRSA患者，其抗菌药物即应选择达托霉素和利奈唑胺[1]。如果采用万古霉素，其药物浓度应予监测，欲达疗效，谷浓度须维持于25～30mg/L[13]。

医源性人工瓣膜心内膜炎

PVE占所有心内膜炎的9.5%～20%，病死率介于25%～60%[14]。瓣膜手术患者术后5年内PVE发病率为3%～4%。超过1/3的病例是医源性的。发生于术后早期的人工瓣膜感染或因其植入过程中无菌操作的瑕疵，或通过一过性菌血症而发生，后者大多来自患者尚未出院时污染的血管内导管和切口、皮肤的感染，因而属于典型的医院内感染[14]。早期（<1年）PVE多发生在术后第2～3个月。PVE既可呈低热和免疫介导表现之类的轻微临床症状，也可表现为暴发性的急剧高热伴低血压。早期PVE是由金黄色葡萄球菌引起，超过40%的患者会伴有中枢神经系统（central nervous system，CNS）和心脏并发症，而其病死率也高达42%～85%。PVE的病原体列于表128-1。在ICE-PCS研究中，2 670例IE中有556例明确诊断为PVE（占比20%），36.5%为HAPVE，70%的患者在医院内被感染[14]。在PVE患者中，71%在术后1年内即被诊断，多在第60天（中位数为84天）。43%的HAPVE患者都留置有血管内装置。金黄色葡萄球菌是最常见病原，在HAPVE患者中金黄色葡萄球菌检出率更高（占34%，MRSA为13.3%）。

近年来，具有高分辨率双平面和多平面探头的经食管超声心动检查（transesophageal echocardiography，TEE）技术的进步，使PVE的诊断方法更加丰富。TEE诊断PVE的灵敏度和特异度超过90%，而经胸超声心动检查（transthoracic echocardiography，TTE）的灵敏度仅为40%～70%[15]。当高度怀疑存在PVE而TEE诊断效果有限时，目前已可采用或推荐采用新的检查技术以完善诊断，包括多层螺旋心脏CT、18F-FDG PET/CT和放射标记白细胞SPECT/CT。在最新的IE指南上，修订杜克标准已经纳入了这些新的诊断方法（表128-2），可对PVE进行高效确诊[15,16]。PVE的死亡率依然很高，早期PVE（77%）尤高于晚发者（42%）。早期PVE死亡的主要原因是脓毒症休克（36%）、充血性心力衰竭（29%）和肾衰竭（21%）[3,17,18]。在ICE-PCS研究中，PVE的总死亡率为22.8%，而HAPVE的死亡率更高，为30.5%。其他增加死亡风险的因素包括高龄、病原为金黄色葡萄球菌以及并发有心力衰竭、中风、心脏内脓肿和持续性菌血症等疾病[16]。人工瓣膜功能障碍导致的中重度慢性心力衰竭的患者仅仅接受内科治疗的生存率几乎为0，而对其施行瓣膜置换联合抗感染治疗能使生存率提高到44%～64%[19]。值得注意的是，PVE的复发仅发生于手术时存在活跃的侵袭性细菌感染的6%～15%的患者。在对已感染人工瓣膜进行切除后，抗生素至少应该持续使用6周[14]。

重症监护室内的感染性心内膜炎

过去十年间有五项研究聚焦于收住ICU的IE患者[20-24]。这些患者由于各种并发症（严重脓毒症或脓毒症休克、血流动力学不稳定性心力衰竭、CNS等处的血栓性疾病、多器官衰竭或IE的急诊手术后）而需入ICU治疗。通常这需要较长的住院时间，而且超过50%的患者需手术治疗以降低死亡风险。收住ICU的IE患者中，15%～20%为医源性感染，15%～36%累及一个人工瓣膜，1/3患者伴有最常见于CNS的血栓现象。最常见病原为金黄色葡萄球菌和链球菌。最初30天的病死率介于30%～45%，入院时较高的疾病严重度分值（SAPSⅡ，SOFA）和多器官功能衰竭为死亡的危险因素。最近，Mirabel等[24]对远期死亡率进行了研究，发现5年病死率为69%，入院时SOFA评分较高、人工瓣膜的存在、赘生物的大小（>15mm）为死亡的危险因素。IE也可在ICU中罹患，通常来源于与医疗操作相关的菌血症，金黄色葡萄球菌是最常见的致病菌[25]。在ICU患者中IE的典型临床表现常常并不存在，例如，中枢神经系统体征可能由于镇静作用而不明显，肾衰竭的临床表现多会加重脓毒性多器官功能障碍综合征。

正因住院时间越长，导致医源性感染性心内膜炎的危险也将相应增加。当久住ICU的患者出现来源不明的发热，且血培养阳性时，就应怀疑IE的存在。对于那些体内存在人工心脏瓣膜或心脏植入式电子设备（cardiac implantable electronic devices，CIED）、接受过易于导致右心损伤的手术操作、在导管移除后菌血症仍然持续存在超过72小时和（或）启动正规抗感染治疗后血培养阳性仍然存在3天以上，尤其是其分离病原为金黄色葡萄球菌的病例，更应考虑发生了IE[26]。超声

表 128-1　人工瓣膜心内膜炎与医源性自体瓣膜心内膜炎的病原

	自体瓣膜心内膜炎		人工瓣膜心内膜炎	
	医源性	社区获得性	早期(＜12 个月)	晚期(＞12 个月)
链球菌属	8%	28%	3.8%	20%
肠球菌属	15%	9%	7.5%	12.7%
金黄色葡萄球菌	45%	20%	36%	18%
MRSA	47%	12%	19%	3.3%
凝固酶阴性葡萄球菌	13%	6%	17%	19.9%
革兰氏阴性杆菌*			3%	1.2%
HACEK*			0	2.1%
真菌*			9.4%	3.3%
培养结果为阴性	5%	11%	11.2%	12.4%

资料来源：Benito N，Mirò JM，de Lazzari E，et al. Health care-associated native valve endocarditis：importance of non-nosocomial acquisition. Ann Intern Med 2009；150：586-94；及自 Wolff M，Witchitz S，Chastang C，et al. Prosthetic valve endocarditis in the ICU：prognostic factors of overall survival in a series of 122 cases and consequences for treatment decision. Chest 1995；108：688-94.

*很少；大约占所有自体瓣膜心内膜炎的 2%。

HACEK：嗜血杆菌属(副流感嗜血杆菌，嗜沫嗜血杆菌，副嗜沫嗜血杆菌)，伴放射菌放线杆菌，人源性心脏杆菌，啮蚀艾肯菌，金氏杆菌属；MRSA：耐甲氧西林金黄色葡萄球菌。

表 128-2　感染性心内膜炎(IE)的改良杜克临床诊断标准

主要标准	次要标准
1. IE 血培养阳性 a. 两次不同血培养均检测到与 IE 相符的病原体： ● 草绿色链球菌，解没食子酸链球菌(牛链球菌)，HACEK 族，金黄色葡萄球菌，或 ● 无原发病灶的社区获得性肠球菌；或 b. 在持续阳性的血培养标本中检测到与 IE 相符的病原体： ● 间隔时间＞12 小时的血培养≥2 次阳性；或 ● 所有 3 份血标本或 4 份及以上血标本中的大多数(间隔时间≥1 小时)血培养阳性；或 c. 伯内特考克斯体单次血培养阳性或Ⅰ期 IgG 抗体滴度＞1∶800 2. IE 影像检查阳性 a. 超声心动图阳性： ● 赘生物 ● 脓肿，心脏内假性动脉瘤 ● 瓣膜穿孔或动脉瘤 ● 人工瓣膜局部出现新裂口 b. 18F-FDG PET/C 或放射标记白细胞 SPECT/CT 检测到人工瓣膜植入部位异常活动(限于人工瓣膜植入时间超过 3 个月) c. 心脏 CT 可见明确的心脏瓣膜周围病变	1. 存在心脏疾病或者注射用药等易感因素 2. 体温＞38℃ 3. 出现血管现象(包括仅通过影像发现者)： 主要动脉栓塞，脓毒性肺栓塞，感染性(霉菌性)动脉瘤，颅内出血，结膜出血和 Janeway 病变 4. 免疫学现象：肾小球肾炎、奥斯勒结节、罗斯斑和类风湿因子 5. 微生物证据：血培养阳性但不满足前述主要诊断标准或缺乏 IE 相关病原活跃感染的血清学证据 **确诊 IE** ● 满足 2 项主要标准；或 ● 满足 1 项主要标准和 3 项次要标准；或 ● 满足 5 项次要标准 **疑似 IE** ● 满足 1 项主要标准和 1 项次要标准；或 ● 满足 3 项次要标准 **排除 IE** ● 确诊其他疾病；或 ● 抗生素治疗≤4 天即使曾疑为 IE 的症状消退；或 ● 抗生素治疗≤4 天，手术或活检未发现 IE 的病理证据；或 ● 不满足上述疑似 IE 的标准

资料来源：Task Force for the Management of Infective Endocarditis of the European Society of Cardiology(ESC)：2015 ESC Guidelines for the management of infective endocarditis. Eur Heart J 2015；36(44)：3075-128.

心动图，尤其是经食管超声心动图，对 IE 具有很大的诊断价值。患者发生金黄色葡萄球菌菌血症时，应常规进行经胸超声心动图检查。如果菌血症持续超过 48～72 小时和/或患者体内有植入式心脏设备或人工瓣膜，因 IE 风险升高，还应进行经食管超声心动图检查[27,28]。如经食管超声心动图未能得到阳性结果，但临床仍高度怀疑存在 IE，尚须进行其他检查（多层螺旋 CT 检查自体心脏瓣膜病变，18F-FDG PET/CT 和放射标记白细胞 SPECT/CT 检查人工心脏瓣膜或 CIED)，进一步明确感染所在[1]。ICU 内发生的医源性感染性心内膜炎需要迅速启动抗菌治疗和心脏手术评估，谨记金黄色葡萄球菌感染、老龄和感染发生场所（ICU 获得或社区获得）等因素均可使死亡风险急剧增加。应注意的是，对于导管相关的葡萄球菌（金黄色葡萄球菌）菌血症，治疗目标为完全清除所有瓣膜的定植细菌（发生于 23% 的病例），治疗时间不应低于 2 周，在治疗停止前还应进行超声心动检查。否则，建议进行 4 周持续性治疗[29]。

关于医源性感染性心内膜炎的预防，尤其是对于 ICU 患者，要求：①静脉给药和血管内操作时都应保证无菌；②静脉和动脉导管的留置时间应尽可能短；③尽管存在争议，如果血液净化通路已经或将要留置超过 4 天，不论作为临时透析的快速管路还是用于计划性治疗，都应考虑进行造瘘[30]。在进行经食管超声心动检查之前，没有理由预防性给予抗生素[1]。

知识点

1. ICU 内发生的感染性心内膜炎（ICU-IE）与医源性感染性心内膜炎（HAIE）有大致相同的临床特征，患者要么在 ICU 内被感染，要么是需要重症监护的急诊病症，对自体心脏瓣膜和人工心脏瓣膜都可累及。
2. 主要的病原体（90%）为葡萄球菌（金黄色葡萄球菌，且 MRSA 比例越来越高）和肠球菌属。
3. 高龄、感染金黄色葡萄球菌和真菌以及发生并发症（如心力衰竭、中风、心内脓肿、持续菌血症）的 HAIE 患者病死率较高。尽早进行手术干预可以提高患者的院内生存率。
4. 真菌性心内膜炎较为少见，一般是作为血管内装置植入或手术的并发症，或患者处于免疫缺陷状态时出现。念珠菌是最常见的真菌病原体，诊断延迟、主要器官栓塞和大块心脏赘生物为其特征性表现。手术联合长期药物治疗方有望降低其高的病死率（>50%）。
5. 经食管超声心动检查（TEE）提高了 HAIE（含 NVE 和 PVE）的诊断水平，使杜克临床诊断标准得以很好地实施。对于存在持续性葡萄球菌菌血症及植入人工瓣膜或 CIED 的患者，TEE 必须施行。

（高长征 译，邓群 校）

参考文献

1. Task Force for the Management of Infective Endocarditis of the European Society of Cardiology (ESC): 2015 ESC Guidelines for the management of infective endocarditis. Eur Heart J 2015;36(44): 3075–3128.
2. Baddour LM, Wilson WR, Bayer AS, et al. Infective endocarditis in adults: diagnosis, antimicrobial therapy, and management of complications. Circulation 2015;132:1–52.
3. Giamarellou H. Nosocomial cardiac infections. J Hosp Infect 2002;50:91–105.
4. Murdoch DR, Corey GR, Hoen B, et al. Clinical presentation, etiology, and outcome of infective endocarditis in the 21st century. For The International Collaboration on Endocarditis–Prospective Cohort Study. Arch Intern Med 2009;169:463–473.
5. Benito N, Miró JM, de Lazzari E, et al. Health care–associated native valve endocarditis: importance of non-nosocomial acquisition. Ann Intern Med 2009;150:586–594.
6. Shorr AF, Tabak YP, Killian AD, et al. Healthcare-associated bloodstream infection: a distinct entity? Insights from a large U.S. database. Crit Care Med 2006;34:2588–2595.
7. Zinkernagel AS, Zinkernagel MS, Elzi MV, et al. Significance of *Staphylococcus lugdunensis* bacteremia: report of 28 cases and review of the literature. Infection 2008;36:314–321.
8. Morpeth S, Murdoch D, Cabell CH, et al. International Collaboration on Endocarditis Prospective Cohort Study (ICE-PCS) Investigators. Non-HACEK gram-negative bacillus endocarditis. Ann Intern Med 2007;147:829–835.
9. Tattevin P, Revest M, Lefort A, et al. Fungal endocarditis: current challenges. Int J Antimicrob Agents 2014;44:290–294.
10. Arnold CJ, Johnson M, Bayer A, et al. *Candida* infective endocarditis: an observational cohort study with a focus on therapy. Antimicrob Agents Chemother 2015;59(4):2365–2373.
11. Nucifora G, Badano LP, Viale P, et al. Infective endocarditis in chronic haemodialysis patients: an increasing clinical challenge. Eur Heart J 2007;28:2307–2312.
12. Chrissoheris MP, Libertin C, Ali R, et al. Endocarditis complicating central venous catheter bloodstream infections: a unique form of health care associated endocarditis. Clin Cardiol 2009; 32:E48–E54.
13. Rybak M, Lomaestro B, Rotschafer JC, et al. Therapeutic monitoring of vancomycin in adult patients: a consensus review of the American Society of Health-System Pharmacists, the Infectious Diseases Society of America, and the Society of Infectious Diseases Pharmacists. Am J Health Syst Pharm 2009;66:82–98.
14. Wang A, Athan E, Pappas EA, et al. Contemporary clinical profile and outcome of prosthetic valve endocarditis. JAMA 2007;297:1354–1361.
15. Bruun NE, Habib G, Thuny F, et al. Cardiac imaging in infectious endocarditis. Eur Heart J 2014;35:624–632.
16. Habib G, Badano L, Tribouilloy C, et al. Recommendations for the practice of echocardiography in infective endocarditis. Eur J Echocardiogr 2010;11:202–219.
17. Nadji G, Rémadi JP, Coviaux F, et al. Comparison of clinical and morphological characteristics of *Staphylococcus aureus* endocarditis with endocarditis caused by other pathogens. Heart 2005; 91:932–937.
18. Fernandez Guerrero ML, Goyenechea A, Verdejo C, et al. Enterococcal endocarditis on native and prosthetic valves. A review of clinical and prognostic factors with emphasis on hospital-acquired infections as a major determinant of outcome. Medicine (Baltimore) 2007;86:363–377.
19. Lalani T, Cabell CH, Benjamin DK, et al. Analysis of the impact of early surgery on in-hospital mortality of native valve endocarditis. For the International Collaboration on Endocarditis–Prospective Cohort Study (ICE-PCS). Circulation 2010;121:1005–1013.
20. Mourvillier B, Trouillet JL, Timsit JF, et al. Infective endocarditis in the intensive care unit: clinical spectrum and prognostic factors in 228 consecutive patients. Intensive Care Med 2004;30: 2046–2052.
21. Saydain G, Singh J, Dalal B, et al. Outcome of patients with injection drug use–associated endocarditis admitted to an intensive care unit. J Crit Care 2010;25:248–253.
22. Leroy O, Georges H, Devos P, et al. Infective endocarditis requiring ICU admission: epidemiology and prognosis. Ann Intensive Care 2015;5:45–53.
23. Samol A, Kaese S Bloch J, et al. Infective endocarditis on ICU: risk factors, outcome and long-term follow-up. Infection 2015;43:287–295.
24. Mirabel M, Sonneville R, Hajage D, et al. Long term outcomes and cardiac surgery in critically ill patients with infective endocarditis. Eur Heart J 2014;35:1195–1204.
25. Gouëllo JP, Asfar P, Brenet O, et al. Nosocomial endocarditis in the intensive care unit: an analysis of 22 cases. Crit Care Med 2000;28:377–382.
26. Hill EE, Vanderschueren S, Verhaegen J, et al. Risk factors for infective endocarditis and outcome of patients with *Staphylococcus aureus* bacteremia. Mayo Clin Proc 2007;82(10):1165–1169.
27. Palraj BR, Baddour LM, Hess EP et al. Predicting Risk of Endocarditis Using a Clinical Tool (PREDICT): scoring system to guide use of echocardiography in the management of *Staphylococcus aureus* bacteremia. Clin Infect Dis 2015;61(1):18–28.
28. Holland TL, Arnold C, Fowler VG Jr. Clinical management of *Staphylococcus aureus* bacteremia: a review. JAMA 2014;312(13):1330–1341.
29. Mermel LA, Allon M, Bouza E, et al. Clinical practice guidelines for the diagnosis and management of intravascular catheter-related infection: 2009 update by the Infectious Diseases Society of America. Clin Infect Dis 2009;49:1–45.
30. O'Grady NP, Alexander M, Burns LA, et al. Guidelines for the prevention of intravascular catheter-related infections. Clin Infect Dis 2011;52(9):e162-93.

129

真菌感染

Philipp Koehler, Paul O. Gubbins, and Oliver A. Cornely

医学的进步在持续改善着癌症和其他免疫抑制患者的预后。在过去的50年里，移植技术深刻地影响着肾脏、心脏和肝脏疾病的治疗。更重要的是，新生儿学科的发展使早产儿的存活率持续升高。这些发展大多得益于社会的进步，但是它们同样也极大地促进了侵袭性真菌病的出现。大约30年前，念珠菌属作为重要的病原体首次在医院出现[1]。在接下来的20年中，由该病原体导致的感染急剧增加。

念珠菌属是危重患者真菌感染的首要病原体。然而，导致感染的其他机会性真菌病原体也会在危重患者中发生[例如接受器官移植（solid organ transplant，SOT）和造血干细胞移植（hematopoietic stem cell transplant，HSCT）的患者以及获得性免疫缺陷综合征（acquired immunodeficiency syndrome，AIDS）的患者]，包括曲霉菌、镰刀菌、毛霉菌和隐球菌。更重要的是，由皮炎芽生菌、粗球孢子菌和荚膜组织胞浆菌导致的原发或地方性霉菌病可在免疫代偿或免疫缺陷的宿主中引起严重的传播性感染。

总体上，与内科病房相比，真菌感染更容易在ICU中流行[2]。预防侵袭性真菌感染措施的重要性已经在白血病HSCT患者中得到广泛认可。随着我们对上述感染认识的不断提高，我们制定适当预防措施的能力也在不断提高。在过去的十年里，拥有不同剂型或者更广谱抗菌活性、低毒性，或与其他药物相互反应少的药物的产生使系统有效抗真菌药物数量得到增加。因此，临床医生可以根据患者的特异性做出针对性的抗真菌治疗。此外，我们对抗真菌药效学的认识不断加深，对抗真菌药物敏感性的检测手段也在不断改进。

危重患者中的真菌感染

ICU中的念珠菌感染

流行病学

白念珠菌仍然是医院获得性感染的第四大常见病原体；更为常见的是凝固酶阴性的葡萄球菌、金黄色葡萄球菌和肠球菌[3]。至少在过去的十年里，念珠菌感染一直是导致重大疾病的主要原因[4-6]。与内科和外科普通病房相比，ICU病房具有更高的念珠菌血症（bloodstream infections，BSIs）发生率[2-7]。即使以前的数据表明ICU患者的念珠菌BSIs发生率有所降低，来自国家二级数据库和基于人口学的研究均表明该疾病的发病或许已经从ICU人群转移到了整个医院人群[1]。

白念珠菌仍是全球范围内最常见的侵袭性念珠菌[8]。然而我们发现，上述菌株的分离数量在ICU和非ICU病房中已经开始下降[8,9]。普遍认为，白念珠菌和近平滑念珠菌感染在新生儿ICU患者中以及光滑念珠菌感染在成人患者中均呈增长趋势[1,8-11]。白念珠菌血症占念珠菌血症的45%[12]。由于患者在医院接受的治疗不同，特殊类型念珠菌感染的发生变化较大。但是，总体来说，白念珠菌是ICU病房中的首要真菌感染病原体，其次分别为光滑念珠菌、近平滑念珠菌、热带念珠菌、克柔念珠菌、季也蒙念珠菌和葡萄牙念珠菌[12]。这种顺序在不同感染部位几乎没有变化，但受年龄、基础疾病或当地流行病学因素的影响，上述真菌病原体感染顺序或许会发生变化[1,8,9,12]。监测到的数据表明，新生儿ICU中的念珠菌血症大多由白念珠菌和近平滑念珠菌感染导致，而由光滑念珠菌和其他种类的念珠菌引起的感染很少见[1,8,9,12]。监测研究证实，白念珠菌引起的BSI随着年龄的增长逐渐降低[1,8,9,12]。相反，很少从新生儿和儿童中分离出光滑念珠菌，而该菌种随着患者年龄的增长分离率逐渐增加[1,8,9,12]。

白念珠菌是胃肠道正常菌群的一部分。大部分念珠菌，特别是白念珠菌引起的感染，包括血流感染，内源性的来源于胃肠道黏膜、皮肤和尿道[13]。当内源性菌群改变导致真菌过度生长后容易发生侵袭性念珠菌感染。在皮肤和胃肠道黏膜的完整性破坏时，真菌从其正常共生环境移位到血液中[13]。然而，对于ICU患者，念珠菌包括白念珠菌可能在ICU的环境中通过外源性传播[14,15]。通过间接接触导致非白念珠菌的外源性传播在ICU环境中也非常常见[14]。例如，近平滑念珠菌作为一种外源性传播病原体具有在导管和体内植入装置形成生物被膜的能力。其在医院环境中持续存在[16]。更重要的是，近平滑念珠菌通过医务工作者手部携带在医院内传播[16]。因此，定植并不是这种病原体感染的必要条件[16]。

死亡率

念珠菌血流感染通常难以监测。从症状上看，念珠菌导致的血流感染不易与细菌性血流感染相鉴别。部分器官能有效清除血液中的念珠菌，特别是肝脏，在血行播散型念珠菌病的患者中，仅有 50% 的患者血培养为阳性[17, 18]。但是，自动血培养系统检出念珠菌的能力在不断提高。例如，在可疑念珠菌血症研究中，念珠菌在 74%（479/648）的血培养瓶中被分离出[19]。然而，在需氧和真菌培养瓶中其分离率最高［分别达 98%（211/216）和 97%（210/216）］，厌氧瓶中分离率最低［27%（58/216）］[19]。虽然我们监测到的生长时间由于念珠菌的种类不同而不同，但大多数是在 24～48 小时被监测到开始生长。并且观察发现其在需氧和真菌培养瓶中的生长速度比厌氧瓶更快。这些数据和其他研究结果表明，现有的技术在需氧培养条件下监测由常见和非常见真菌病原体导致的可疑或临床诊断念珠菌血症的能力得到了提高[19, 20]。基于 T2 磁共振成像技术开发的新纳米分子诊断方法使念珠菌血症得到及时诊断，并取得了可喜的研究结果[21]。

虽然从血液中培养出念珠菌的技术能力得到了提高，但念珠菌血症的预后仍然较差。从血液中分离出念珠菌一直被认为是患者死亡的一个独立预测因素[22-24]。在医院危重患者中，由血流感染导致的死亡占总体死亡率的 35%[25]。这种 ICU 病房中血流感染的死亡率与医院真菌血流感染的死亡率几乎相同。在以前，粗略估测的医院和 ICU 病房真菌血流感染的死亡率为 35%～69%，而估测的归因死亡率为 38%[24, 26, 27]。

最新研究表明，由念珠菌血症和其他形式的念珠菌疾病导致的死亡率接近 10%～50%[1]。此外，数据表明，即使在安全有效的抗真菌治疗条件下，真菌血症相关的死亡风险在过去的 20 年里基本没有改变[28, 29]。尽管有安全有效的抗真菌疗法，但未得到充分治疗或许是死亡率仍没有改善的一个原因。延迟给药、使用对微生物有耐药性的制剂进行治疗，剂量或治疗时间不足、或未能识别和治疗念珠菌血症，都是导致念珠菌 BSI 相关死亡的原因[30-36]。在念珠菌血症患者中，即使延迟 12～48 小时开始适当的抗真菌治疗，也与死亡率独立相关[31, 32, 34, 37-39]。

念珠菌血症发病率高，并且延长了医院住院时间[1, 13]。由于感染导致疾病的严重程度加重，住院时间延长明显消耗了大量卫生保健资源[4-6]。

危险因素

在危重患者中，对念珠菌感染的危险因素已经有了明确的定义[7, 40-44]。广谱抗生素的使用、定植、留置血管内导管、高龄和血液透析一直被认为是念珠菌血流感染的独立危险因素[7, 24]。在大多数 ICU 中，上述大多数危险因素都非常常见且难以避免。ICU 为念珠菌在患者间传播提供了一个非常理想的环境，因此，ICU 住院时间延长被证实为念珠菌血流感染的一个独立危险因素也就不足为奇[45]。一项将人群暴露在念珠菌感染危险因素条件下的研究表明，当存在多种危险因素时，真菌感染的风险将呈指数增长[45]。例如，在一个虚拟的 ICU 病房中，如果一个患者曾经有 4 种抗生素的暴露史，计算出的该患者念珠菌血症发生的风险为 5%～35%，而基于 ICU 病房中念珠菌血症发生率的总体基线值，通常为 1%～5%。但是，如果被假设的这个患者接下来在其他部位（非血液）培养出念珠菌，则计算出的念珠菌血症发生的风险将会增加到 40%～80%[45]。考虑到许多危险因素（如留置导管、抗生素、免疫抑制剂使用和全肠外营养）在 ICU 的常见性，我们需要精确预测或识别哪些患者有真正发生念珠菌血症的风险，从而使抗真菌治疗能够尽早启动。

任何类型的念珠菌血流感染的危险因素均类似，不能仅根据临床表现区分特殊类型的感染[40, 41]。部分研究制定了一些预测方法，将能够发展成由白念珠菌或非白念珠菌导致的侵袭性真菌感染的患者进行危险分层，希望能够为临床决策的制定提供指导从而防止 ICU 中念珠菌血症的发生。这些预测方法都是在回顾性研究的基础上通过评估 ICU 住院时间、念珠菌定植和其他宿主危险因素的联合效应制定的[46-48]。虽然这些方法能够将患者进行危险分层，但它们的应用却有些复杂，并且一些人对个人预测方法组成部分的实用性表示质疑[41, 49]。León 和他的同事在念珠菌感染的四个独立危险因素的基础上，即：多病灶的念珠菌定植、入 ICU 时接受了手术治疗、严重脓毒症和全肠外营养，利用来自西班牙的大规模前瞻性多中心数据库进行研究，建立了“念珠菌评分”。在该数据库中，当患者有潜在真菌感染的危险因素时，将会每周评估真菌定植情况。念珠菌评分的获得是通过给每个危险因素赋予统计学权重，得分的最佳截断值为 2.5 分，其对当前或未来患念珠菌感染患者诊断的敏感性为 81%，特异性为 74%。当患者真菌评分大于 2.5 分时，其真菌感染的患病概率比评分≤2.5 分的患者高 7 倍[47]。一项前瞻性多中心观察性研究表明，在非中性粒细胞减少且有念珠菌定植和 ICU 最短住院时间达 7 天的患者中，念珠菌评分≥3 分能够区分患者为念珠菌定植还是侵袭性念珠菌感染[49]。这些数据增加了念珠菌评分指导 ICU 启动经验性抗真菌治疗的可信度。然而，即使念珠菌评分具有深远意义，但在确定针对性的预防性抗真菌效应方面，上述预测方法的临床应用仍需在前瞻性研究中不断验证[50-52]。

免疫抑制危重患者的机会性真菌感染

恶性血液疾病危重患者中的侵袭性曲霉病

与念珠菌感染相比，曲霉感染的压力相对较小[1, 13]。危重患者曲霉感染大多发生在烧伤、接受细胞毒性药物治疗、接受长期激素治疗、恶性肿瘤、白血病、接受 SOT 或 HSCT 和其他先天或后天免疫缺陷导致的免疫抑制的患者中。曲霉在自然环境中无处不在。虽然被报道的曲霉菌已经有上百种，但人们仅知道有几种能够导致人类患病。大多数曲霉感染是通过外源性吸入导致。在人体缺乏有效的免疫应答时，空气中的真菌孢子侵入鼻窦或肺血管中。虽然肺是侵袭性曲霉病最常见的感染部位，但在皮肤、中枢神经系统（central nervous system，CNS）、骨骼和心脏血管中曲霉菌也表现出易感性[53]。

在不同特殊人群免疫抑制的患者中，其侵袭性曲霉感染的发病率也不同。在恶性血液系统疾病的患者中，其中急性粒细胞白血病患者侵袭性曲霉病的发生率最高[54-56]。一般来说，ICU患者曲霉感染的风险和易感性逐渐提高，主要取决于是否应用免疫抑制剂、肺部结构损伤和遗传易感性[57-63]。就像白血病患者，接受HSCT的患者具有较高的侵袭性曲霉感染风险。其发病率的改变主要取决于移植类型，而不是预处理方案的类型（骨髓抑制vs非骨髓抑制）。接受同种异体HSCT的患者比接受自体干细胞移植的患者曲霉感染的发生率更高。在HSCT人群中，很难确定侵袭性曲霉菌病的发生率是否真的增高或降低，这是因为尸检率在不断降低。在SOT患者中，侵袭性曲霉菌病的发生率在肺移植后最高而在肾移植后最低。接受HSCT或SOT的患者在移植后的短时间内即可发展为侵袭性曲霉病，但一般来说发病时间较晚，在HSCT后40～100天之后，SOT后90天之后[64-69]。

在患有急性白血病或接受HSCT的患者中，细胞毒性药物使用后长期的中性粒细胞减少或接受HSCT是早期侵袭性曲霉感染的首要因素。在接受HSCT和SOT的患者中，其侵袭性曲霉感染的危险因素随着移植后时间的延长而不同。但是，总体来说，移植过程中的早期危险因素与移植相关因素（基础疾病、中性粒细胞减少症和移植类型）、生物因素（高血糖和铁超载）以及外源性因素（来源于环境中的曲霉孢子和空气滤过）有关。相比之下，在移植过程的后期发生侵袭性曲霉菌病的危险因素包括移植后并发症，如急性移植物抗宿主反应（≥3级）和接受大剂量激素治疗[68]。

侵袭性肺曲霉病相关损伤的演变需经历几周时间。在免疫抑制的患者中，其CT发现，特别是有浸润性结节影伴随月晕征时，强烈提示为侵袭性曲霉病或由其他嗜血性真菌导致的感染。更重要的是，如果在监测到曲霉感染的征象后及时启动抗真菌治疗，那么上述CT发现将会明显提高宿主反应能力和改善预后[70]。

最新的诊断要点是检测非培养相关的血清标志物（如半乳甘露聚糖检测、1,3-β-D-葡聚糖、聚合酶链反应）。半乳甘露聚糖是曲霉菌细胞壁的一种成分，在侵袭性曲霉感染时可以在血清中检测到。这种检测方法对侵袭性曲霉感染具有特异性，并且该方法采用夹心酶联免疫分析法检测半乳甘露聚糖，在商业上也具有可行性的。通过此种方法检测得到的数值被发现与侵袭性曲霉病患者的临床结局强烈相关[71-73]。因为1,3-β-D-葡聚糖是大多数真菌病原体的细胞壁成分，其可以通过比色检测分析检测出。虽然该方法具有高度敏感性，但血清中的1,3-β-D-葡聚糖对任何真菌均无特异性。应用上述两种非培养血清标记物或许可以提高侵袭性真菌感染在高危人群中的诊断能力，并且可以进行早期诊断或提高监测抗真菌治疗效果的能力[74,75]。CT引导的组织活检具有很高的诊断率，样本应同时进行组织病理学评估和组织培养[76]。这种集放射、血清监测、培养、组织学和临床数据为一体的综合方法可以提高侵袭性曲霉病的诊断水平，同时加速合适抗真菌治疗的启动。

患有恶性血液疾病危重患者中的各种病原体

念珠菌和曲霉菌是恶性血液病危重患者感染的两种最主要病原体。但是，其他病原体如镰刀菌、假阿利什利霉菌株/尖端赛多孢子菌和毛霉菌序列中的一些成员的感染频率也正在增加[13]。上述每种非常见病原体均有特异性临床特征或组织嗜性。此外，它们对全身性抗真菌药物的敏感性较曲霉菌低。因此，上述病原体引起的感染具有较高的死亡率。在这些非常见病原体中，毛霉菌属在危重患者中最常见。这些侵犯血管的病原体是通过吸入途径获得并产生最高发病率和死亡率的致死性感染[77]。鼻脑型、鼻旁窦、肺、皮肤和胃肠道型感染是毛霉病常见的表现。其常见的危险因素有糖尿病酮症酸中毒、免疫抑制、器官移植、（创伤性）皮肤损害和ICU住院时间延长[77,78]。肺部和播散性感染大多发生在患有恶性血液系疾病的患者中，而鼻脑型和鼻旁窦型毛霉病在难以控制的糖尿病患者中常见[79,80]。CT上的“反晕征”提示肺毛霉感染，即使其诊断需要通过培养和组织病理学活检证实[81-83]。欧洲真菌医学联合会的一份最新指南详细介绍了毛霉病的治疗，包括外科清创的重要作用[84]。

危重患者中的隐球菌病、组织胞浆菌病、芽生菌病和球孢子菌病

新型隐球菌、隐球菌、不同荚膜变种的荚膜组织胞浆菌、皮炎芽生菌和粗球孢子菌并不是ICU病房中的常见病原体，具有正常免疫功能的人可以感染这些病原体。但是，除了皮炎芽生菌，上述病原体更多在免疫抑制的危重患者中导致严重感染，特别是那些患有获得性免疫缺陷综合征（acquired immune deficiency syndrome，AIDS）和接受SOT的患者。隐球菌是接受SOT患者侵袭性真菌感染的第三常见病原体[13,85]。

新型隐球菌是一种从多种环境来源（如土壤、树和植物以及鸽子粪便）分离出的普遍存在的包裹在荚膜内的酵母菌。这种病原体主要通过呼吸道吸入获得[86]。该病原体在肺部会引发包括中性粒细胞、单核细胞和巨噬细胞在内的细胞介导的炎症反应。隐球菌的多糖荚膜，作为一种重要的毒力因子具有免疫抑制作用，能够通过宿主细胞调节的免疫反应使实验室鉴定和识别该物质。AIDS的出现明显地改变了隐球菌病的发病率。在AIDS流行前，隐球菌病在美国是一种不常见的疾病，但自从AIDS流行后，大多数隐球菌病都与感染HIV有关[87,88]。随着氟康唑和针对HIV感染高效抗逆转录病毒疗法的广泛应用，在美国HIV携带者中，隐球菌病的流行趋势已经开始降低。虽然隐球菌病仍会导致急性死亡，但在过去的20年里，其远期预后得到了极大改善[89]。其在HIV感染患者和SOT患者中的死亡率基本相同，估测接近15%～20%[89-91]。

在免疫抑制的危重患者中，隐球菌感染通常会涉及CNS[85]。但是，HIV阴性患者或许仅有CNS外表现（如皮肤、软组织或骨关节）。这种感染可以是急性发生或逐渐出现，患者通常没有特异性的主诉[92]。当这种疾病表现为亚急性脑膜炎或脑

膜脑炎时，或许会出现经典的脑膜炎表现如畏光或颈强直。

在隐球菌性脑膜炎的患者中，或许会出现特异性的脑脊液（cerebrospinal fluid，CSF）。CSF 中的白细胞计数可以降低，但蛋白和葡萄糖数值可能是正常的。因此，诊断隐球菌脑膜炎需在 CSF 中检测隐球菌抗原并培养该种病原体。通过墨汁染色检测该种病原体具有高度特异性但敏感性较低。采用乳胶凝集试验检测血清中的隐球菌抗原是一种敏感性和特异性都很高的方法，同样也是诊断隐球菌病的一个重要组成部分。对于患有隐球菌脑膜炎的患者，特别是那些 AIDS 患者，其血清隐球菌抗原通常为阳性，且抗原滴度通常很高。在 CSF 中监测到抗体强烈提示存在感染，但是在感染 HIV 的患者中，即使在脑脊液培养结果阳性的情况下，CSF 抗原假阴性结果的发生率也会超过 10%。最终诊断隐球菌感染必须满足隐球菌培养阳性的条件。

组织胞浆菌病（由不同荚膜变种的荚膜组织胞浆菌引起）、皮炎芽生菌病（皮炎芽生菌）和球孢子菌病（粗球孢子菌）是北美主要的流行性真菌病。这些病原体的感染主要发生在不同的地理区域，但是由于人口的迁移，上述感染情况在全美国均有报道。明确诊断需要通过分别对血清或尿中抗原和抗体进行检测[93,94]。组织胞浆菌主要地方性的分布在密西西比河和俄亥俄州附近。皮炎芽生菌主要在美国中南部被发现，分布在密西西比河和俄亥俄州附近以及伊利诺斯州和威斯康星州的某些区域。粗球孢子菌主要分布在美国干旱的西南部。上述所有病原体均是通过呼吸道吸入导致感染。总体上，估测需要住院治疗的儿童和成人患者分别为 4.6 人 /100 万人和 28.7 人 /100 万人[95]。在全国范围内，真菌病流行的治疗需要大量医疗资源，因此在儿童和成人中产生了较高的粗死亡率（分别为 5% 和 7%）[95]。组织胞浆菌病的严重程度取决于宿主的免疫功能和该种真菌暴露的程度，特别是在具有免疫活性的宿主中。由肺部感染导致的血行播散可以发生在所有感染的患者中，但对于免疫功能正常的患者，感染可以被网状内皮系统所控制。但是，在老年或细胞介导的免疫功能紊乱的患者中（如 HIV 感染），进行性的感染播散很容易发生。当吸入后，皮炎芽生菌可以酵母的形式从肺播散到其他器官。原发性肺炎通常难以监测且治疗后无后遗症。肺部、皮肤或骨骼的内源性再激活通常是感染的首要表现。

粗球孢子菌仅需要吸入少量关节孢子即可导致球孢子菌病。和其他流行性真菌病相似，在大多数患者，上述感染通常表现为无症状的肺部疾病[96]。但是，其感染也可表现为急性呼吸系统疾病、慢性进展性肺炎肺部结节和空洞、肺外非脑膜炎疾病和脑膜炎[97,98]。

在危重患者中，组织胞浆菌病表现为慢性肺组织胞浆菌病，或者表现为播散型组织胞浆菌病。慢性或空洞性肺组织胞浆菌病通常发生在有肺部基础疾病的中年和老年患者中，因为该类患者缺乏能有效清除病原体的非特异性宿主防御能力。

播散型组织胞浆菌病发生在健康或免疫抑制的危重患者中，但在后者人群中更常见也更严重（如恶性肿瘤患者或 HIV 感染患者）。感染可播散到各个器官，包括网状内皮系统、口咽部和胃肠道黏膜、皮肤、肾上腺和肾脏[96]。

芽生菌病的临床表现与很多其他疾病相似，如结核和癌症，但它通常表现为无症状感染、急性或慢性肺炎或是播散性（肺外）疾病[99]。肺外芽生菌病通常累及皮肤、骨骼和泌尿生殖系统[99]。皮下坏死是这种疾病最常见的皮肤表现[99]。在所有球孢子菌感染的患者中，肺外（播散性）球孢子菌病占 1%～5%，如果治疗不及时将会死亡。即使给予合适的治疗措施，慢性感染同样常见[97]。

全身性抗真菌药物

两性霉素 B 剂型

两性霉素 B 脱氧胆酸盐

两性霉素 B 脱氧胆酸盐（amphotericin B deoxycholate，AmB-d）是一种多烯类抗真菌药，能够破坏生物被膜，因此增加了该种药物的渗透性。AmB-d 促进细胞因子释放从而导致肾脏肾小动脉收缩[100]。

药理学和药代动力学 AmB-d 大部分给药剂量（70%）在 7 天内从尿液和粪便中排出；接近 30% 的给药剂量在一周内仍存在于体内[101]。

药物毒性概述 AmB-d 输注相关的反应，包括低血压、发热、发冷和寒战，在接近 70% 的患者中均有发生[102-106]。这些反应在治疗早期就会发生并且通常随着时间延长反应减弱。包括苯海拉明、对乙酰氨基酚、哌替啶和氢化可的松在内的预处理方案可以用来预防输注相关的反应。这些方案的效果尚不明确，所以并不推荐常规使用上述药物，除非出现输注反应，预处理方案中的药物剂量可以被采用[102]。虽然输注相关反应常见并且有毒，但很少导致 AmB-d 治疗在早期终止或用其他药物干预。

AmB-d 也可产生剂量相关的毒性效应，包括肾毒性、氮质血症、肾小管酸中毒、电解质失衡、心律失常和贫血[100,103]，其中 AmB-d 导致的肾毒性最常见[107]。在 ICU 中，这种毒性作用通常限制了 AmB-d 的使用或干扰了使用其他药物的能力。输注前补液治疗可以降低 AmB-d 诱导的肾毒性发生率，但在 ICU 中，补液治疗通常受限于危重患者容量状态所必须进行的液体限制。在大多数情况下，除非出现所有输注相关的反应，均不推荐使用 AmB-d 脂质体[108]。

脂质性两性霉素 B 剂型

两性霉素 B 脂质复合体（amphotericin B lipid complex，ABLC）和两性霉素 B 脂质体（liposomal amphotericin B，LAmB）是脂质性两性霉素 B 的剂型，在很多中心已经取代了 AmB-d 的使用。它们保留了 AmB-d 的抗菌活性但与母药相比明显降低了该药物相关的肾毒性[107,109]。

不同脂质性两性霉素 B 剂型的药代动力学比较 脂质

体两性霉素 B 不同剂型的区别在于生物化学性质和组成成分。这些差别导致它们的药代动力学表现产生微小差别，最终被证明具有临床效果。这些剂型在人体组织中的分布和活性特征不明显。但是，动物实验数据表明，高血药浓度会影响脂质体两性霉素 B 到达特定感染部位如 CNS 和肺 [110]。

脂质体两性霉素 B 剂型的毒性比较 与 AmB-d 比较，脂质剂型具有明显低的肾毒性 [107]。剂型的区别在于输注相关反应的发生率和 AmB-d 输注相关的其他不良反应 [105, 111]。这些反应通常不会导致治疗提前终止 [111, 112]。ABLC 和 LAmB 的安全性观察表明，这两种剂型的肾毒性相似，但通过前瞻性数据分析发现，LAmB 比 ABLC 的肾毒性小 [107, 113, 114]。有少量数据比较了危重患者中脂质体两性霉素 B 和唑类抗真菌药物的安全性。

唑类抗真菌药物

氟康唑、伊曲康唑、艾沙康唑、泊沙康唑和伏立康唑

唑类通过剂量依赖抑制细胞色素 P450（CYP）依赖的 14α- 脱甲基酶对真菌产生抑菌效应。这种酶是把羊毛固醇转化成麦角固醇所必需的一种酶，导致麦角固醇消耗。麦角固醇是真菌细胞壁的必要组成部分，麦角固醇消耗最终使真菌细胞壁的完整性遭到破坏。不同唑类药物抑菌程度的不同需考虑其抗菌谱的不同。

药理学和药代动力学 由于各种唑类药物在化学性质上是不同的，也就形成了药物间基于药代动力学的差异，以及这类药物与其他药物相互作用的倾向。

有部分研究检测了危重患者中氟康唑的药代动力学 [115-117]。在外科 ICU 的患者中，氟康唑清除与肌酐清除率（creatinine clearance，CrCl）相关，并且其表观分布容积与体重相关 [116]。此外，氟康唑的表观分布容积在上述人群中比正常人群高 [116]。氟康唑的半衰期在外科 ICU 患者中显著延长 [116]。在有严重肾功能障碍的患者中（CrCl < 30ml/min），一些学者推荐给药剂量应减少一半 [116]，但是应非常谨慎地做出减少剂量的决定，并且还要考虑到在那些通过肠内营养管接受氟康唑治疗的患者中其感染的病原体的类型 [116]。数据分析表明，经鼻饲管给药几乎不影响氟康唑全身的抗菌能力。但是，通过上述途径给予标准剂量的药物后达到的血药浓度可能不能充分治疗已明确的感染，如光滑念珠菌导致的感染 [117]。更重要的是，在腹部创伤的危重患者中，无论其腹壁完整性是否破坏，静脉输注氟康唑都是合理的，这是因为经肠道给药的氟康唑的生物利用度具有高度变异性 [115]。

伊曲康唑是一种弱碱性且高度亲脂性的药物，几乎不溶于水。胶囊和口服溶液都是羟丙基 -β- 环糊精（hydroxypropyl-β-cyclodextrin，HP-βCD）的常用剂型。静脉输注剂型在 2008 年已经从美国市场撤销了；但是，这种剂型的药物或许在其他国家还在使用。上述胶囊药物吸收缓慢且不稳定的特点阻碍了其在危重患者中的使用。HP-β-CD 不仅提高了伊曲康唑的可溶性而且增加了口服药物全身的抗菌能力。HP-β-CD 几乎不经胃肠道吸收，而是刺激胃肠道分泌和收缩，导致腹泻。

健康成年人在禁食的条件下，伊曲康唑口服溶液可以被快速吸收，与胶囊剂型相比，其血药浓度的变异度在患者间和患者体内都较小 [118]。静脉给药后，肾脏对伊曲康唑的清除作用是可以忽略的，但 HP-β-CD 却要经肾脏清除（80%～90%）。因此，考虑到 HP-β-CD 的过度体内积聚，在有明显肾损伤的患者中（CrCl≤30ml/min），伊曲康唑被限制使用。文献中报道了少数患者有充血性心力衰竭的表现 [119]。

自 2015 年 3 月起，艾沙康唑有了静脉和胶囊两种剂型 [120]。其拥有 100～130 小时的较长半衰期，维持着组织内的药物浓度，因此，该特点确保了在第一天给予负荷剂量后，每天只需给药一次即可。口服吸收程度取决于食物的摄取类型 [121-123]。艾沙康唑的清除主要依赖于肝脏 CYP3A3 的代谢。基于动物实验研究证实，该药物是通过粪便排泄出来的 [124]。

泊沙康唑有口服悬液、缓释片和静脉输注剂型。当药物剂量在 50～800mg 时，其药代动力学呈线性趋势。但是，当剂量超过 800mg 时，口服悬液的剂量就达到了饱和状态。泊沙康唑口服悬液吸收受胃肠道 pH 的影响，在酸性条件下吸收最佳。要想使该药物的吸收能力和体内浓度达到最大化，应将每天总的给药剂量分开，即每天给药 4 次，而不是单次给药 [125, 126]。泊沙康唑的吸收能力和体内药物浓度会在进食肉类食物时服用或进食肉类食物后短时间内服用得到提高，但上述给药方法在 ICU 中通常是不符合实际情况的。但是，和脂溶性营养制剂同时给药也可以提高该药物的吸收能力和体内药物浓度。随着泊沙康唑片剂的出现，pH 和依赖肉类吸收的问题得到了解决 [127]。对于危重患者，例如严重黏膜损害和机械通气的患者，静脉给药是最佳的方式 [128]。虽然泊沙康唑的血浆蛋白结合率很高（> 95%），但其较大的表观分布容积说明该药物可在全身分布。但是，很少有数据说明该药物可透过血 - 脑屏障进入 CSF。泊沙康唑主要以原型从粪便和尿液中排泄。

伏立康唑是氟康唑的衍生物，具有有限的水溶性和更高的抗真菌活性。有静脉和口服两种剂型。静脉剂型的伏立康唑含有一种作为增溶剂的亚硫酸丁醚 -β- 环糊精（sulfobutyl ether β-cyclodextrin，SBECD）。关于伏立康唑在危重患者中如何分布与代谢的数据较少。在健康志愿者中，伏立康唑展现出较好的口服效果和广泛的组织分布，其通过肝脏代谢并经过肾脏排泄代谢产物 [129]。在中至重度肾损害的患者中，SBECD 在体内积聚，因此对 CrCl 小于 50ml/min 的患者推荐口服剂型。但是，口服剂型在危重患者中常难以给药。因此，人们针对重症患者行血液透析治疗时 SBECD 如何代谢这一问题进行了研究。一项小规模研究发现，在行血液透析治疗的患者中，有 3 例患者出现了 SBECD 体内积聚。虽然没有发现这种体内积聚产生的毒性效应，但认为其累积剂量很低是与之前进行毒性动物实验研究的剂量相比较的 [130]。尽管如此，如果可以，应尽量避免在行血液透析的患者中使

用伏立康唑。大量数据表明，伏立康唑在CSF中可达到足够的血药浓度[129, 131]。

对于所有的唑类药物，由于药代动力学变异性较大且药物浓度水平难以预测，故推荐进行治疗性药物监测[132]。

药物毒性概述 唑类药物是一种相对安全的药物，很少发生严重的不良反应。氟康唑和后续药物的出现极大地提高了该类药物的安全性。所有唑类药物都可能产生胃肠道不耐受、短暂的转氨酶升高、肝毒性、皮疹和眩晕症状。恶心、呕吐和腹泻在使用该类药物时也经常发生，特别是服用伊曲康唑口服溶液时。上述现象通常在使用高剂量唑类抗真菌药物时出现，但很少严重到需终止治疗。所有的唑类药物都可能产生明显的转氨酶升高。那些由唑类药物导致的转氨酶异常的患者通常是没有症状的，但在极个别人中这种转氨酶的升高可演变为致死性药物性肝炎。唑类药物同样可产生过敏性皮疹，大多数是轻微的，随着药物停用该症状也会消失。

氟康唑或许是唑类药物中最安全的一种，每日推荐剂量的四倍至五倍的剂量患者也可以很好地耐受。既往报道的艾沙康唑的不良反应是胃肠道功能障碍、转氨酶异常及超敏反应[123]。艾沙康唑是否引起QTc延长或缩短目前还不清楚[123, 133, 134]。泊沙康唑常见的不良反应与唑类药物中的其他药物相似（如胃肠道反应、转氨酶异常），但它似乎比早期的其他唑类药物耐受性更好[135]。在Ⅱ期和Ⅲ期临床试验中，有4%的患者出现了QTc延长[136]。除了其他唑类药物所呈现出的不良反应，大约30%的患者应用伏立康唑会产生短暂的视觉障碍，但该现象很少导致治疗终止。视觉障碍是急性发病，包括辨色能力改变、视物模糊、畏光和出现亮斑。

唑类药物的相互作用 药物间的相互作用主要发生在肠道、肝脏和肾脏中，是通过各种机制发生的反应。在肠道，药物相互作用发生是pH发生改变的结果，使络合物与离子结合，或者在涉及肠壁药物代谢（如首过效应）时干扰转运和酶促过程。在肝脏，药物相互作用的发生是由于干扰了药物代谢相关的酶。肾脏中的药物相互作用是通过干扰肾小球滤过功能，刺激肾小管分泌或通过其他机制发生。唑类药物是少数几种通过上述一种或几种机制可以在全身各部位引起或参与药物相互作用的一类药物。涉及唑类药物的药物相互作用已经被广泛认识[137]。几种涉及唑类药物的药物间的相互反应可发生在各级别的唑类药物。因此，当使用唑类药物时，临床医生需关注很多药物间的反应，与该类药物相关的已经出现或有潜在风险的药物反应。

与唑类药物的相互反应主要取决于其生物化学特性。所有唑类药物均有一些脂溶性，因此需要通过CYP的调节进行代谢[138]。所有唑类药物都抑制一种或多种CYP酶。在本文介绍的这五种唑类药物中，伊曲康唑和艾沙康唑能够与P-糖蛋白（P-glycoprotein，P-gp）显著结合，该蛋白是一种涉及药物在体内分布的转运蛋白[124, 137]。氟康唑不会被那些能够使胃肠道pH升高的药物所影响，但是它引起CYP介导的药物相互作用的可能性比体外研究结果大得多。CYP介导的与氟康唑有关的药物相互作用通常是剂量依赖型的，这些药物也可以是经CYP3A4介导（如咪达唑仑、利福平和苯妥英钠）和经CYP2C9介导（如华法林）的[137]。由于氟康唑具有线性增长和可预测的药代动力学特性，应用最低有效剂量的氟康唑可能会避免或减弱这些药物间的相互作用。对于SOT或骨髓移植的患者，如果持续给予氟康唑治疗，会导致环磷酰胺、他克莫司和西罗莫司体内药物浓度增加[139-142]。

伊曲康唑的药物相互作用是基于pH变化的，并且与其相互作用的药物包括经CYP3A4介导和与P-gp结合的药物。与伊曲康唑相互作用的药物包括能够增加胃肠道pH（如质子泵抑制剂）和经CYP3A4代谢的亲脂性药物（如乙酰辅酶A还原酶抑制剂、苯二氮䓬类药物和免疫抑制剂）和/或口服效果较差的与P-gp结合药物（如地高辛）[137]。伏立康唑不受那些增加胃肠道pH药物的影响。但是，由CYP介导的伏立康唑可与经CYP3A4介导（咪达唑仑、利福平和苯妥英钠）、CYP2C9介导（如华法林）或CYP2C19介导的药物产生药物相互作用，从而导致在免疫抑制的患者中伏立康唑的血药浓度升高[137, 143]。泊沙康唑给药剂量约17%进行了生物转化[144]。与其他唑类药物不同，泊沙康唑仅有很少一部分经CYP代谢（2%）；而是通过尿苷二磷酸葡萄糖苷转移酶途径形成其代谢产物葡糖苷酸[144, 145]。虽然泊沙康唑经CYP代谢的很少，但它却抑制肝脏的CYP3A4[146]。与其他唑类药物相似，在临床上与泊沙康唑产生明显相互作用的药物包括苯二氮䓬类药物（口服剂型的咪达唑仑）、钙调神经磷酸酶抑制剂（环孢素、他克莫司）、其他免疫抑制剂（西罗莫司）和苯妥英钠[137]。随着泊沙康唑的广泛使用，与该药物相互作用的药物很可能会不断增多。

艾沙康唑对CYP3A4表现为中度的抑制作用，但其清除需高度依赖经CYP3A4的代谢[124]。

ICU中唑类药物相关的药物相互作用总结见表129-1。

唑类药物耐药现象的出现和该类药物的选择压力 念珠菌对唑类药物的耐药性已经被人们普遍熟知和研究，如白念珠菌对氟康唑的耐药现象。人们发现对氟康唑耐药的烟曲霉菌株是由于在其*cyp51A*基因中结合了患者自身或环境中部分菌株促基因（*TR/L98H*）中34个碱基对的串联序列，导致耐药菌株中的组氨酸被亮氨酸替代[147-149]。耐药念珠菌和曲霉菌的出现让人们对上述菌株和具有患侵袭性念珠菌感染的高危患者间的临床相关性产生了担忧。

棘白菌素类抗真菌药物

卡泊芬净、米卡芬净、阿尼芬净

药理学和药代动力学 棘白菌素类是一种真菌的杀菌药物，通过抑制1,3-β-D葡聚糖合酶干扰真菌细胞壁的合成。对曲霉和念珠菌属均有杀菌活性。除此之外，其抗菌谱活性还扩展到了卡氏肺孢子菌。这些药物对荚膜组织胞浆菌、皮炎芽生菌或新型隐球菌几乎或根本没有杀菌效应。棘白菌素类药物是一种大分子脂肽型化合物，经肠道吸收差，因此

表 129-1 ICU 中与唑类发生相互作用的药物

	氟康唑	伊曲康唑	伏立康唑	泊沙康唑	艾沙康唑	注释
CYP 诱导剂						
卡马西平	×	+	×	×	×	避免联用；明显降低唑类药物血药浓度
苯巴比妥	×	+	×	×	×	避免联用；明显降低唑类药物血药浓度
苯妥英钠	+	+	+	+	×	避免联用；明显降低唑类药物血药浓度
利福平	+	+	+	+	×	避免联用；明显降低唑类药物血药浓度
CYP 抑制剂						
胺碘酮	×	×	×	×	×	降低 CYP3A4 对底物的代谢
阿瑞匹坦	×	×	×	×	×	避免联用
克拉霉素	×	×	×	×	×	避免联用；或许可增加唑类药物血药浓度
地尔硫䓬	×	×	×	×	×	监测治疗
决奈达隆	×	×	×	×	×	监测治疗
HAART	×	×	×	×	×	避免联用；或许可增加唑类药物血药浓度
艾代拉里斯	×	×	×	×	×	避免联用；或许可增加唑类药物血药浓度
尼洛替尼	×	×	×	×	×	监测治疗
维拉帕米	×	×	+	×	×	监测治疗
苯二氮䓬类和抗焦虑药						
地西泮	+	+	+	+	+	唑类药物提高了地西泮的效果
咪达唑仑	+	+	+	+	×	唑类药物提高了咪达唑仑的效果
三唑仑	+	+	×	×	×	唑类药物提高了三唑仑的效果
免疫抑制剂						
环孢素	+	+	+	+	×	唑类药物提高了钙调磷酸酶的暴露程度和药物谷浓度
西罗莫司	+	+	+	+	×	唑类药物提高了钙调磷酸酶的暴露程度和药物谷浓度
他克莫司	+	+	+	+	+	唑类药物提高了钙调磷酸酶的暴露程度和药物谷浓度
胃肠道 pH 调节剂						
抑酸剂	×	+	×	−	×	明显降低伊曲康唑的血药浓度
H_2 受体拮抗剂	−	+	×	×	×	明显降低伊曲康唑的血药浓度
PPI	×	+	×	+	×	明显降低伊曲康唑和泊沙康唑的血药浓度

+：临床研究或个案报道过药物间的相互反应；−：临床研究未报道过药物间的相互反应；×：尚无发表的数据。

HAART：高效抗病毒逆转录药物；PPI：质子泵抑制剂。

质子泵抑制剂数据由 http://www.uptodate.com/crlsql/interact/frameset.jsp 于 2016 年 3 月 13 日更新。

没有口服剂型。每种棘白菌素类药物都表现出了线性药代动力学特性。每种药物在如何在体内分布以及如何代谢和降解方面具有轻微的不同。棘白菌素类药物通过细胞色素 P450 酶系统代谢较差，但我们需要了解其与药物转运蛋白的相互作用。

卡泊芬净与血浆蛋白（主要是白蛋白）高度结合。其分布是多向性的；该药物在通过有机阴离子转运蛋白以低速率转运至肝脏和其他组织前最初分布在血浆和细胞外液中[137]。缓慢的多向性分布就是导致卡泊芬净较长半衰期（8～13 小时）的部分原因[137]。卡泊芬净在肝脏中的缓慢代谢主要通过 *N*- 乙酰化作用和肽类水解作用形成非活性代谢产物，再通过胆汁和粪便排泄[150]。外科 ICU 患者给药 24 小时后卡泊芬净的平均血药浓度变异性较大，并且较健康人群高[151]。人们发现低体重和低蛋白血症是卡泊芬净血药浓度增高的预测因素[151]。但这些发现的临床意义尚不清楚。该药物对肾功能损伤的患者无需调整剂量，但对于有明显肝损伤的患者其给药剂量需减少一半[152,153]。米卡芬净在体内的分布和代谢情况尚未完全清楚。在静脉给药后，米卡芬净与血浆白蛋白充分结合，但这种结合对药物活性的意义尚不清楚[154]。米卡芬净经肝脏代谢成多种代谢产物，其伴随着药物原型经粪便排泄。在肾功能障碍时药代动力学不会发生改变[154,155]。米卡芬净是CYP3A4一种较弱的抑制剂[156]。

阿尼芬净的分布和代谢尚未完全清楚。在所有棘白菌素类药物中，阿尼芬净与血浆蛋白结合最少。它具有更大的表观分布容积且获得的血药峰浓度相对偏低[157,158]。阿尼芬净不经肝脏代谢，而是在血浆中通过缓慢的非酶促化学反应降解成为无活性肽类降解产物，上述产物很可能进行进一步的酶促降解，进而分泌到粪便和胆汁中排泄[157]。绝大部分阿尼芬净以药物原型的形式从粪便和尿液中排泄[157]。

毒性和药物间的相互作用 总体来说，棘白菌素类药物具有较好的耐受性，但其也与一些非特异性药物不良反应相关（如发热、头痛、恶心、静脉炎、皮疹和肝酶增高），有很小的可能会导致早期终止治疗。同样，虽然曾有棘白菌素类药物与环孢素和他克莫司发生反应的报道，但该类药物与其他药物发生反应的风险性较低[137]。

嘧啶类抗真菌药

5-氟胞嘧啶

药代动力学和毒性 5-氟胞嘧啶（5-Fluorocytosine，5-FC，也叫氟胞嘧啶）是一种与5-氟尿嘧啶相关的含氟嘧啶，是嘧啶类抗真菌药物中唯一的药物。这种抗真菌药物抗菌谱较窄且通常与药物毒性相关。更重要的是，当用来进行单药治疗时，会很快产生耐药性。口服5-FC几乎能够被完全吸收然后分布到全身体液中。几乎可以忽略该药物的肝脏代谢和蛋白结合效应。几乎全部以原型形式经肾脏排泄，并且肾脏对该药物的清除与CrCl高度相关。CrCl降低会延长5-FC的半衰期。

骨髓抑制是5-FC相关的主要毒性作用。此外，该药物会导致明显的皮疹、恶心呕吐、腹泻和肝功能障碍。随着血药浓度的升高，氟胞嘧啶的毒性作用也随之升高，且常在肾功能障碍时发生。由于5-FC主要与两性霉素B合用，因此不能忽视肾功能损害对5-FC的药代动力学的改变和随之带来的药物毒性危险。

给药剂量和治疗性血药浓度监测 5-FC的治疗性血药浓度监测是有意义的。理论上，将血药浓度维持在25～100μg/ml可以降低药物毒性和避免耐药现象的出现。虽然有肾功能损害患者其CrCl所对应5-FC的剂量的图表，但是，如果根据血肌酐进行计算，该药物只能用于血肌酐没有明显变化的慢性肾功能不全的患者。除此之外，上述图表在老年患者中应谨慎使用。在治疗过程中，任何必需的治疗剂量调整都应该在血药浓度的基础上进行。提倡应用更低剂量的5-FC［75～100mg/(kg·d)］来降低药物毒性作用。体外实验表明，应用上述剂量的药物其抗真菌效果并没有降低。

在体外对具有全身抗真菌作用的药物进行敏感性试验

念珠菌属在体外的药物敏感性试验已经得到了广泛认可。由临床和实验室标准研究所（Clinical and Laboratory Standards Institute，CLSI）以及欧洲抗生素敏感性试验委员会（European Committee on Antimicrobial Susceptibility Testing，EUCAST）研制的标准化肉汤稀释法和纸片扩增法对念珠菌进行体外药物敏感性试验具有可重复性和精确度高的特点。念珠菌对氟康唑、伊曲康唑、伏立康唑、5-FC、棘白菌素类药物和泊沙康唑均有药敏解释性折断点。对于抗真菌药物的折断点，无论CLSI还是EUCAST所提供的数据都将菌株分为敏感、耐药和中介菌株[159-166]。与念珠菌相比，并不常规进行新型隐球菌的体外药敏试验，这是因为该种真菌对一线抗真菌药（5-FC、两性霉素B和氟康唑）的原发耐药性还不是一个重要的临床问题。此外，对隐球菌的药敏试验方法和任何抗真菌药物的药敏折断点都是不标准的[167]。已经建立了有效的标准肉汤稀释法，用于唑类和两性霉素B的曲霉菌体外药敏试验，但目前还没有建立这些药物的药敏解释性折断点[168]。标准的琼脂纸片扩增法和商品试剂盒（药敏条）都可以被采用，或许这对曲霉菌的体外药敏试验是两种有效的方法[168]。虽然用肉汤稀释法对曲霉菌进行的体外药敏试验有棘白菌素类药物，对于这类药物来说，最低抑菌浓度并不是检测药物抗菌活性最理想的方法[168]。EUCAST的抗真菌敏感性试验附属委员会根据药代动力学和药效学数据、流行病学截断值和临床经验来确定抗真菌药物的药敏折断点[160]。

危重患者真菌感染的治疗

ICU中的念珠菌病

在ICU中，有很多经验性抗真菌治疗的选择。在过去的很多年里，无论ICU患者是否存在真菌感染的感染源，侵袭性念珠菌病相关的不良预后促使抗真菌药物被广泛应用，特别是氟康唑。

预防性抗真菌治疗的策略是预防性和经验性治疗或抢先治疗。预防性治疗通常被认为是在那些将会存在某些确定危险因素的患者中启动治疗，而无论这些危险因素是否表现出来。几乎没有数据来校正上述策略在ICU中的应用[169,170]，目前令人担忧的是在选择抗真菌药物方面，不加区分地应用抗真菌药物的现象持续存在[171]。更重要的是，对于所有的ICU患者其患侵袭性念珠菌病的危险因素不全相同，并且在ICU住院过程中一些危险因素也会发生变化。因此，对于一般ICU患者不建议预防性抗真菌治疗，而对那些具有最高风险发生真菌感染的患者采取针对性的治疗方法[169,171]。经验性治疗或一种因发热而进行的治疗，是针对处于侵袭性念珠菌感染高危状态的患者，他们有持续发热的表现但没有其他症状或特异性感染的微生物学证据。

抢先治疗是指对于那些存在一些已知真菌感染危险因素的患者和有明确念珠菌定植证据的患者，在其脓毒症症状出现前采取的抗真菌治疗[171]。在以前，AmB-d是ICU中预防或治疗念珠菌感染的唯一选择。但是，其肾毒性的风险和其他安全有效抗真菌药物如棘白菌素类药物的出现降低了其在ICU中的使用率。

预防

ICU中预防性使用抗真菌药物大多是关于氟康唑的研究。一项预防腹部高危手术患者腹腔念珠菌感染的安慰剂对照研究显示，发现每日给予氟康唑（400mg）治疗可明显降低侵袭性念珠菌病的发病率[172]。该研究人群包括再次发生消化道瘘或吻合口瘘的患者；因此，这些患者发展成腹腔念珠菌感染的风险非常高。该研究中的患者病情处于中度严重状态（APACHEⅡ评分13分），但预防性给予氟康唑治疗预防了念珠菌定植和念珠菌播散的现象发生。与接受HSCT的患者类似，这项研究说明当选择性地应用预防策略时，一些特殊类型的患者可能会受益。这在HSCT患者中也得到了证实[172,173]。在ICU住院时间超过3天的危重外科患者中的研究也得出了类似的结果[117,174]。但是，需要很谨慎地解释这些结果。这是一个单中心研究，治疗方法符合预防性抗真菌治疗策略，患者选择上或多或少具有目的性，主要是基于预计ICU住院时间能够达到3天或更长时间和临床医生的经验。因此，该研究结果不具备广泛代表性。其他研究者也对预防性应用氟康唑治疗进行了前瞻性研究，研究显示静脉输注低剂量氟康唑（100mg/d）在减少念珠菌定植和念珠菌血症方面显现示出优势，但对侵袭性念珠菌病或总体死亡率没有影响[175]。在一项随机双盲病例对照研究中，所有患者都接受了选择性消化道去污处理。念珠菌感染特别是念珠菌血症的发生率较氟康唑治疗组明显降低。

利用上述3个研究以及其他的包括酮康唑或非吸收性抗真菌药物治疗的研究，其中3个荟萃分析试图进一步探究预防性抗真菌治疗在危重患者中的作用，但结果却不相同。一项研究得出的结论是给予预防剂量的氟康唑来预防外科ICU患者中的真菌病能够成功地降低真菌感染的发生率，但却不能改善生存率[176]。相反地，第2个研究表明预防性抗真菌治疗确实能够降低念珠菌血症发生的风险并且能够降低总体死亡率和归因死亡率（分别为31%和79%）[177]。第3个或许是最严谨的荟萃分析，表明在非中性粒细胞减少的危重患者中进行预防性抗真菌治疗能够将已经确诊的侵袭性真菌感染减少约一半，总体死亡率减少约1/4[169]。即使上述研究结果有少量不同，但所有的研究结论均认为如果采用预防性抗真菌治疗策略，应该选择性应用并且主要针对那些能够发展成真菌感染的高危患者[169,176,177]。因此，预防性研究强调的是需要识别高危患者并进行经验性或抢先治疗。

经验性治疗

经验性治疗定义为一种因发热而进行的治疗，是针对处于侵袭性念珠菌感染高危状态并持续发热的患者，但没有感染的微生物学证据。支持对可疑念珠菌血症进行早期治疗，这是因为该方法能够提高患者的生存率。但是，目前的临床试验对于早期预防性治疗侵袭性念珠菌病的有效性并没有表现出明显的统计学差异[18,51,52]。开始经验性抗真菌治疗的最佳时间仍不清楚。抗真菌药物的选择需根据当地的流行病学以及当时的用药情况（药物相互作用）。

抢先治疗

很少有随机前瞻性研究数据来阐述抢先治疗，一种以诊断为导向的治疗方法。在缺乏证据证实哪类患者能够从抢先性抗真菌治疗中获益最多的情况下，这种治疗策略与预防性治疗具有相似的缺点。但是，不断增加的数据分析清楚地显示了在成人ICU中早期启动抗真菌治疗的重要性[31,33,34,37,38,178]。在文献中介绍了很多具有不同复杂性的预测规则。所有研究都产生了不同的预测算法；很少有研究得到了前瞻性的验证[49]。虽然方法在不断改进，但作为常规实践方法的一部分，在文献中发表的方法尚未在ICU患者中得到广泛应用。此外，很少有数据描述基于预测规则的抢先治疗的结果。一项小型研究评估了使用评分系统来证实高危真菌感染患者的效果，结果表明氟康唑能够明显降低修正的真菌定植指数（corrected colonization index，CCI）≥0.5患者侵袭性念珠菌病的发生率[179]。另外一项前瞻性研究旨在评估抢先治疗是否能够降低ICU高危患者（CCI≥0.4）侵袭性念珠菌病的发生率。结果表明，与传统方法相比，抢先治疗能够明显降低外科ICU患者获得性侵袭性念珠菌病的发生率[180]。但是，为了计算CCI，所有ICU患者需要每周在多个解剖部位进行监测培养。这种方法对很多ICU是不适用的，在没有常规监测培养的情况下，单独应用CCI能够获得类似有意义的结果是值得怀疑的[41]。血清学监测1,3-β-D-葡聚糖，虽然对念珠菌没有特异性，但却是排除侵袭性真菌感染的一种有效工具[17]。

除了氟康唑，几乎没有前瞻性的研究数据评估其他抗真菌药物在ICU中抢先治疗的效果。在ICU患者中通过喂食和鼻胃管给予伊曲康唑胶囊通常是困难的。即使口服溶液解决了上述问题，但几乎没有数据评估其在预防或治疗侵袭性念珠菌感染方面的效果。而且在危重患者中使用伊曲康唑也受限于其与ICU常用药物间的明显的药物反应。

推荐的ICU中针对念珠菌病的抗真菌治疗策略总结见表129-2。

骨髓移植患者中侵袭性曲霉菌病、毛霉菌病和其他机会性真菌感染

发热和中性粒细胞减少是血液系统恶性肿瘤危重患者伴有免疫抑制时常见的临床表现。虽然发热可由多种原因导致，但在血液系统恶性肿瘤的患者，特别是那些患有白血病或接受HSCT的患者，具有发展成由念珠菌、曲霉菌或毛霉菌导致的侵袭性真菌感染的风险。由于对由上述病原体导致感染的诊断存在困难，因此在HSCT患者中，预防性抗

真菌治疗呈一种标准化的治疗模式。氟康唑能够降低侵袭性念珠菌病的发生率，因此被广泛用于预防性抗真菌治疗策略中[172]。如前所述，侵袭性曲霉病在移植后发生的时间相对较晚。因此，对于接受 HSCT 且持续发热的患者，需经验性地选择具有抗霉菌活性的抗真菌药物进行治疗，特别是针对曲霉菌。

一直以来，高剂量 AmB-d 都被作为侵袭性曲霉感染经验性治疗的标准治疗方案，但在过去的十年里，基于一项比较伏立康唑和 AmB-d 效果的随机对照试验表明，在曲霉感染的治疗上唑类药物更具优势，因此，伏立康唑被认为是治疗确诊或可疑曲霉菌病的金标准疗法[181]。虽然伏立康唑被认为是预防性治疗的最初选择，但治疗药物的选择需根据个体器官功能而改变。对于肝脏疾病处于活动期或正在接受能与唑类药物发生药物反应治疗的患者，伏立康唑或许并不是最好的选择。类似地，肾功能出现损害或许会妨碍脂质性两性霉素 B 制剂的使用。氟康唑缺少霉菌抗菌活性。伊曲康唑虽对曲霉菌有抗菌活性，但正如之前所讨论的，其胶囊制剂对很多危重患者并不适用并且产生的血药浓度也不稳定。人们对伊曲康唑口服溶液的耐受性较差，通常会引起腹泻。即使可能，静脉应用伊曲康唑在肾功能损伤患者中与应

表 129-2 ICU 中对曲霉菌病、念珠菌病和毛霉菌病推荐的抗真菌治疗

感染	推荐治疗方案	可选择的治疗方案
侵袭性曲霉病		
目标性治疗	VCZ，第一天 6mg/kg q12h，接下来 4mg/kg q12h；口服剂量为 200mg q12h 或者 ISA，200mg tid iv 2 天，随后 200mg/d iv；卡泊芬净，第 1 天 70mg，随后 50mg/d iv	如果之前应用了唑类药物，可以考虑应用 LAmB，3mg/(kg•d)iv。卡泊芬净，第 1 天 70mg iv，随后 50mg iv
经验性治疗(发热为导向的方法)	卡泊芬净，第一天 70mg iv，随后 50mg iv	
预防	PCZ 片剂，第一天 300mg bid po，接下来 300mg/d po PCZ，300mg bid iv，对于有吞咽功能障碍的患者接下来 300mg/d iv	
侵袭性念珠菌病(念珠菌血症)		
治疗(非新生儿患者)按字母顺序	棘白菌素类—阿尼芬净，第 1 天 200mg iv，接下来 100mg/d iv。或者卡泊芬净，第 1 天 70mg iv，随后 50mg iv。或者米卡芬净，100mg/d iv。考虑当地的流行病学特征(近平滑念珠菌、克柔念珠菌)和药敏检测：如果是近平滑念珠菌，应用 FCZ，400mg/d iv	LAmB，3mg/(kg•d)，或者 VCZ，第一天 6mg/kg iv q12h；口服 200mg q12h
治疗(新生儿患者)	卡泊芬净，第 1 天 70mg iv，随后 50mg iv，或者米卡芬净，100mg/d iv	阿尼芬净，第 1 天 200mg iv，接下来 100mg/d iv，或者 LAmB，3mg/(kg•d)。FCZ，400mg/d iv，唯一能够用来降阶梯治疗的药物
经验性抗真菌治疗可疑念珠菌病(非新生儿患者)	早期治疗可疑念珠菌病与提高患者生存率相关。但是，由于缺乏数据支持，没有特异性的药物被推荐。根据当地流行病学特点，应用念珠菌病推荐的抗真菌药物	
经验性抗真菌治疗可疑念珠菌病(新生儿患者)	LAmB，3mg/(kg•d)，或者卡泊芬净，第 1 天 70mg iv，随后 50mg/d iv	米卡芬净，100mg/d iv，或者 VCZ，第 1 天 6mg/kg q12h，接下来 4mg/kg q12h；口服剂量为 200mg q12h
预防	当患者有感染的高危风险时，FCZ，400mg/d iv	米卡芬净，50mg/d iv；卡泊芬净，第 1 天 70mg iv，随后 50mg/d iv
毛霉菌病		
目标性治疗	LAmB，(5-)10mg/(kg•d)*iv	ISA，前两天 200mg tid iv，接下来 200mg/d iv PCZ，第一天 300mg bid，接下来 300mg/d iv
预防	PCZ 片剂，第一天 300mg bid po，接下来 300mg/d po	

*如果肾功能正常，可以考虑加大剂量。

bid：每日 2 次；FCZ：氟康唑；ISA：艾沙康唑；ITZ：伊曲康唑；iv：静脉输注；LAmB：两性霉素 B 脂质体；PCZ：泊沙康唑；po：口服；tid：每日 3 次；VCZ：伏立康唑。

用脂质体两性霉素 B 制剂存在相似的缺陷。随着新型片剂和静脉剂型的出现，泊沙康唑可以不再依赖进食从而在危重患者中给药。

关于艾沙康唑的最新临床数据显示，与伏立康唑相比，艾沙康唑对侵袭性曲霉菌病在治疗上具有更好的耐受性[133]。棘白菌素类因为具有低毒性和发生药物相互反应风险性低的特点，也是经验性治疗危重患者侵袭性曲霉病的一种有前景的药物。

高度免疫抑制的患者具有发生毛霉菌病的风险，其针对性的治疗与侵袭性曲霉菌病的治疗有很大的不同。虽然手术是治疗的一个重要组成部分，但由于药物能够降低死亡率，因此，应用高剂量脂质性两性霉素 B 或艾沙康唑似乎也是合理的[82, 84, 133, 134, 182]。对于有毛霉菌大范围感染的患者，可能需要艾沙康唑或泊沙康唑联合高剂量 AmB-d 进行治疗[82, 84]。

推荐的 ICU 中侵袭性曲霉菌病和毛霉菌病的抗真菌治疗方法总结见表 129-2。

隐球菌病、荚膜组织胞浆菌病和芽生菌病

虽然隐球菌病、荚膜组织胞浆菌病、芽生菌病和球孢子菌病并不是医院内感染的真菌病，但那些因上述病原体导致严重感染的患者也需要重点关注。ICU 中针对上述 3 种病原体抗真菌治疗的推荐治疗方案总结见表 129-3。隐球菌病，特别是 CNS 隐球菌感染的治疗方案是在一系列经典临床研究的基础上建立起来的。当前指南推荐的治疗方案是基于最好的数据分析得出的结论，这些数据能够解决上述感染治疗方面未解决的问题。

治疗 CNS 隐球菌感染引起的颅内压增高

超过一半的隐球菌脑膜炎患者会发生颅内压（intracranial pressure，ICP）增高，并显著增加了这种感染的发病率和死亡率[157]。关于治疗急性 ICP 增高的大部分研究数据均来源于 AIDS 患者。因此，在 HIV 阴性的 CNS 隐球菌病的患者中，可能没有采取充分的 ICP 治疗。持续的颅内压增高应该进行多次腰椎穿刺治疗[157]。如果有必要，需要采取更多有创操作，包括放置腰大池引流管或管式分流器[157]。腰椎穿刺的频率取决于最初穿刺时 CSF 的压力以及患者的临床症状。对于最初穿刺基础压力就升高的患者，其压力应该减少至 50%，接下来每天都应进行腰椎穿刺从而将 ICP 维持在正常范围[157]。

血清和 CSF 抗原滴度对确定诊断和评估 CNS 感染的预后具有重要作用。该方法能够检测隐球菌多糖胶囊抗原，但不能区分是活的还是不活的病原体。因此，一旦启动治疗，就不能再根据抗原检测结果决定治疗策略[157]。我们希望在治疗过程中抗原滴度能够降低，但需根据培养结果制定治疗决策。

治疗危重患者的荚膜组织胞浆菌病

即使没有对比性研究，慢性和播散型荚膜组织胞浆菌病的个体化抗真菌治疗的疗效已经得到了很好的证明。已经证实了 AmB-d 和伊曲康唑对该病的效果。6 周到 4 个月的 AmB-d 治疗对于慢性荚膜组织胞浆菌病感染的治愈率接近 75%；但是很容易复发。伊曲康唑治愈率接近 75%～85%，但和 AmB-d 一样，容易复发。荚膜组织胞浆菌在体外对氟康唑的敏感性较差，通常不用于此种感染的治疗。伏立康唑和泊沙康唑似乎对治疗荚膜组织胞浆菌病有效，但缺乏治疗此类感染安全性和有效性的证据。

AmB-d 治疗免疫抑制患者播散型荚膜组织胞浆菌病的有效率达 70%～90%。因此，在严重感染的患者中，首先推荐应用 AmB-d 治疗。在一项小型研究中，每天 200～400mg 的伊曲康唑对所有感染荚膜组织胞浆菌的患者均有疗效[183]。一旦对 AmB-d 治疗有充分的反应，就可以改为用伊曲康唑继续治疗[183]。治疗免疫抑制患者的播散性荚膜组织胞浆菌病，很少有关于脂质体两性霉素 B 制剂疗效的数据。

治疗危重患者的播散性（肺外的）芽生菌病

播散性芽生菌病和弥漫性肺部感染都与死亡率显著相关。药物治疗这些感染的治愈率达 85%～90%，并且对其治疗有效的药物毒性较低[97]。现有抗真菌药物治疗芽生菌病的最佳疗程尚不清楚，但可以从非对照性研究和临床经验中获得经验。对于有严重免疫抑制或唑类药物已经治疗失败的患者，在存在危及生命的感染或肺外疾病的情况下，芽生菌病复发的风险很高[97]。因此，需延长治疗时间以防止复发。当患者感染得到明显改善时，可以改为更安全的唑类药物进行治疗[97]。

结论

侵袭性念珠菌感染在危重患者中普遍存在。特别在 ICU 中，念珠菌是导致医院 BSIs 的一个常见原因。因为有很多与 ICU 环境相关的危险因素或患者本身的基础疾病状态，使他们容易感染该种病原体。此外，根据以前的研究结果，由于念珠菌导致的 BSIs 与死亡率升高有关，因此，上述病原体是真菌感染时需首先考虑到的病原体。虽然 ICU 中念珠菌病原体的流行病学一直在改变，但流行病学改变是否是不合理使用抗真菌药物的一个结果仍是一个需要思考和讨论的问题。尽管如此，最令人担忧的是，由于光滑念珠菌对抗真菌药物的敏感性降低，由光滑念珠菌引起的 BSIs 正在持续增加。此外，由于曲霉菌、镰刀菌和毛霉菌感染，危重患者的某些人群有发生危及生命的感染的危险。这些病原体通常具有血管侵蚀性且通常对抗真菌治疗反应较差。那些地方流行的真菌病（荚膜组织胞浆菌病、芽生菌病和球孢子菌病）并不是 ICU 中常规考虑的菌种，但由皮炎芽生菌、荚膜组织胞浆菌或球孢子菌导致严重感染的患者常需进行监护治疗。

对多种病原菌特别是念珠菌进行抗真菌药敏试验的方法已成为临床的常规方法。对抗真菌药物耐药性和抗真菌

表 129-3 推荐的 ICU 中隐球菌病和流行性真菌病的抗真菌治疗

感染	推荐的治疗方法	可选择的治疗方法
隐球菌病		
CNS 感染（HIV 感染）：抗病毒治疗应该推迟以避免免疫重构综合征的出现	初始：AmB-d，0.7～1mg/(kg•d) iv+5-FC，100mg/(kg•d) po，或者 L-AmB，3～6mg/(kg•d) iv，或者 ABLC，5mg/(kg•d) iv，+5-FC，100mg/(kg•d) po 治疗 4～6 周。巩固治疗：FCZ 或者 ITZ，400mg/d po 治疗 8 周，如果疾病未处于活动期或 CD4 计数 >200u/L，接下来 FCZ 维持治疗，200mg/d po	AmB-d，0.7～1mg/(kg•d) iv+FCZ，800mg/d po FCZ，≥800～1 200mg/d po 效果较好，+5-FC，100mg/(kg•d) po
CNS 感染（移植患者）	初始治疗：LAmB，3～6mg/(kg•d) iv，或者 ABLC，5mg/(kg•d) iv，+5-FC，100mg/(kg•d) po 治疗至少 2 周。巩固治疗：FCZ，400～800mg/d po 治疗 8 周。维持治疗：FCZ，200～400mg/d po 治疗 6 个月至 1 年	LAmB，6mg/(kg•d)，或者 ABLC，5mg/(kg•d) 治疗 4～6 周
CNS 感染（HIV 阴性，非移植患者）	初始：AmB-d，0.7～1mg/(kg•d) iv+5-FC，100mg/(kg•d) po 治疗至少 4 周，或者 AmB-d，0.7～1mg/(kg•d) iv≥6 周，或者 LAmB，3～6mg/(kg•d) iv，或者 ABLC，5mg/(kg•d) iv，+5-FC，100mg/(kg•d) po，如果可以治疗时间≥4 周，或者 AmB-d，0.7～1mg/(kg•d) iv，+5-FC，100mg/(kg•d) po 治疗 2 周。巩固治疗：FCZ，400～800mg/d po 治疗 8 周。维持治疗：FCZ，200mg/d po 治疗 6 个月至 1 年	
荚膜组织胞浆菌病		
急性肺部感染型（中度到重度）	LAmB，3～5mg/(kg•d) iv，或者 AmB-d，0.7～1mg/(kg•d) iv 治疗 1～2 周，± 糖皮质激素，然后 ITZ，200mg pobid 治疗 12 周	
播散型荚膜组织胞浆菌病（中度至重度）	LAmB，3～5mg/(kg•d) iv，或者 ABLC，5mg/(kg•d) iv；或者 AmB-d，0.7～1mg/(kg•d) iv 治疗 1～2 周；接下来 ITZ，200mg pobid 治疗至少 1 年	
芽生菌病		
肺型（中度至重度）	LAmB，3～5mg/(kg•d) iv，或者 AmB-d，0.7～1mg/(kg•d) iv，直到临床症状改善；接下来 ITZ，200mg pobid 治疗 6～12 个月	
肺外的（播散型）		
CNS	LAmB，5mg/(kg•d) iv 直到临床症状改善，接下来口服唑类药物至少 1 年（如 FCZ 400～800mg/d po，或者 ITZ，200mg pobid）	
非 CNS（中度至重度）	LAmB，3～5mg/(kg•d) iv，或者 AmB-d，0.7～1mg/(kg•d) iv 治疗 1～2 周，接下来 ITZ，200mg pobid 治疗 12 个月	

ABLC：两性霉素 B 脂质体复合物；AmB-d：两性霉素 B 脱氧胆酸；bid：每日 2 次；CNS：中枢神经系统；5-FC：5- 氟胞嘧啶；FCZ：氟康唑；HIV：人类免疫缺陷病毒；ITZ：伊曲康唑；iv：静脉输注；LAmB：两性霉素 B 脂质体；po：口服。

药物药效学的认识有了提高。这种认识或许最终可以让人们合理地使用抗真菌药物从而改善感染患者的预后。其他更安全药物的出现意味着可以应用的药物在毒性和药物相互作用的潜在风险方面存在很大差异，因此，临床医生在为特殊患者制定针对性的抗真菌治疗方案时，将会有足够的选择余地。

知识点

概述

1. 总体上，真菌感染在 ICU 中比在普通病房更盛行。即使白念珠菌是从危重患者中分离出的最常见的真菌，在危重患者中也应该考虑由其他机会性真菌病原体（如曲霉菌、新型隐球菌、镰刀菌和毛霉菌）导致的感染。
2. 新型抗真菌药物在剂型和抗菌谱、药物毒性以及药物反应的倾向性上有所不同。抗真菌治疗须针对特定的真菌病原体并根据患者的需要进行调整。

知识点(续)

危重患者的真菌感染

1. 白念珠菌是ICU病房中最主要的真菌病原体，但对于某种特定的病原体其流行程度可能随着年龄的变化而变化。例如，新生儿的念珠菌血症主要是由白念珠菌和近平滑念珠菌引起，很少由光滑或其他类型的念珠菌引起。对于成人患者，主要是由白念珠菌和光滑念珠菌引起。
2. 在分离出同样的特异性真菌病原体时，年龄差异可能对老年危重患者的感染控制、给药剂量和选择抗真菌治疗药物方面产生重要影响。
3. 光滑念珠菌引起的血流感染(BSIs)继续增多。
4. 由白念珠菌引起的BSIs在ICU中很常见但难以监测，因此会产生相对较差的预后。即使分离技术得到了提高，念珠菌BSIs的归因死亡率仍为35%，并且念珠菌是作为死亡率独立预测因子唯一血流感染病原体。在存活的患者中，念珠菌血症增加了接近一个月的住院时间。
5. 血液系统恶性肿瘤的危重患者具有念珠菌、曲霉菌和毛霉菌感染的高危风险。这些病原体导致的感染与较高的死亡率相关。

全身抗真菌药物

1. 两性霉素B脱氧胆酸盐(AmB-d)具有广谱抗真菌活性和使用时间较长的药物，并且几乎没有耐药性，但其毒性效应非常明显，潜在成本较高。在低剂量短疗程使用时，这种药物可以被耐受。
2. 脂质体两性霉素B剂型比AmB-d更安全，但其费用限制了该种剂型的使用。
3. 唑类药物具有广谱抗菌活性且相对安全，但该类药物与ICU中应用的很多常见的药物都会发生药物相互反应。
4. 棘白菌素类药物不但安全且很少与药物发生相互作用，但其抗菌谱主要限于念珠菌和曲霉菌。

危重患者真菌感染的治疗

1. 预防性抗真菌治疗的规范是预防性、经验性和抢先性治疗。很少有数据指导我们该选择上述3种方法中的哪一种进行治疗。经验性治疗是给予持续发热的患者抗真菌药物治疗，这是潜在真菌感染唯一表现。抢先治疗是给予有高危因素和明显念珠菌定植证据的患者在脓毒症症状出现前给予的抗真菌治疗。
2. CNS隐球菌感染的治疗策略来源于一系列经典的临床实验。超过50%的患者会发生颅内压(ICP)升高，会增加这类感染患者的发病率和死亡率。因此，除了抗真菌治疗，应该采用持续腰椎穿刺的方法来降低ICP。血清和脑脊液抗原滴度对隐球菌感染拟诊和评估预后具有辅助作用。我们希望在治疗过程中抗体滴度能够降低，但需根据培养结果制定治疗方案。

(杨萌萌 译，李景辉 审校)

参考文献

1. Pfaller MA, Diekema DJ. Epidemiology of invasive candidiasis: a persistent public health problem. Clin Microbiol Rev. 2007;20(1):133-163.
2. Wisplinghoff H, Bischoff T, Tallent SM, Seifert H, Wenzel RP, Edmond MB. Nosocomial bloodstream infections in US hospitals: analysis of 24,179 cases from a prospective nationwide surveillance study. Clin Infect Dis. 2004;39(3):309-317.
3. Hidron AI, Edwards JR, Patel J, et al. NHSN annual update: antimicrobial-resistant pathogens associated with healthcare-associated infections: annual summary of data reported to the National Healthcare Safety Network at the Centers for Disease Control and Prevention, 2006-2007. Infect Control Hosp Epidemiol. 2008;29(11):996-1011.
4. Bloos F, Bayer O, Sachse S, Straube E, Reinhart K, Kortgen A. Attributable costs of patients with candidemia and potential implications of polymerase chain reaction-based pathogen detection on antifungal therapy in patients with sepsis. J Crit Care. 2013;28(1):2-8.
5. Hassan I, Powell G, Sidhu M, Hart WM, Denning DW. Excess mortality, length of stay and cost attributable to candidaemia. J Infect. 2009;59(5):360-365.
6. Heimann SM, Cornely OA, Wisplinghoff H, et al. Candidemia in the intensive care unit: analysis of direct treatment costs and clinical outcome in patients treated with echinocandins or fluconazole. Eur J Clin Microbiol Infect Dis. 2015;34(2):331-338.
7. Klingspor L, Tortorano AM, Peman J, et al. Invasive *Candida* infections in surgical patients in intensive care units: a prospective, multicentre survey initiated by the European Confederation of Medical Mycology (ECMM) (2006-2008). Clin Microbiol Infect. 2015;21(1):87.e1-e10.
8. Pfaller MA, Diekema DJ, Gibbs DL, et al. Results from the ARTEMIS DISK Global Antifungal Surveillance study, 1997 to 2005: an 8.5-year analysis of susceptibilities of *Candida* species and other yeast species to fluconazole and voriconazole determined by CLSI standardized disk diffusion testing. J Clin Microbiol. 2007;45(6):1735-1745.
9. Trick WE, Fridkin SK, Edwards JR, Hajjeh RA, Gaynes RP. Secular trend of hospital-acquired candidemia among intensive care unit patients in the United States during 1989-1999. Clin Infect Dis. 2002;35(5):627-630.
10. Pfaller MA, Diekema DJ, Gibbs DL, et al. Results from the ARTEMIS DISK Global Antifungal Surveillance Study, 1997 to 2007: a 10.5-year analysis of susceptibilities of *Candida* species to fluconazole and voriconazole as determined by CLSI standardized disk diffusion. J Clin Microbiol. 2010;48(4):1366-1377.
11. Pfaller MA, Moet GJ, Messer SA, Jones RN, Castanheira M. *Candida* bloodstream infections: comparison of species distributions and antifungal resistance patterns in community-onset and nosocomial isolates in the SENTRY Antimicrobial Surveillance Program, 2008-2009. Antimicrob Agents Chemother. 2011;55(2):561-566.
12. Horn DL, Neofytos D, Anaissie EJ, et al. Epidemiology and outcomes of candidemia in 2019 patients: data from the prospective antifungal therapy alliance registry. Clin Infect Dis. 2009;48(12):1695-1703.
13. Pfaller MA, Diekema DJ. Epidemiology of invasive mycoses in North America. Crit Rev Microbiol. 2010;36(1):1-53.
14. Asmundsdottir LR, Erlendsdottir H, Haraldsson G, Guo H, Xu J, Gottfredsson M. Molecular epidemiology of candidemia: evidence of clusters of smoldering nosocomial infections. Clin Infect Dis. 2008;47(2):e17-24.
15. Bliss JM, Basavegowda KP, Watson WJ, Sheikh AU, Ryan RM. Vertical and horizontal transmission of *Candida albicans* in very low birth weight infants using DNA fingerprinting techniques. Pediatr Infect Dis J. 2008;27(3):231-235.
16. Trofa D, Gacser A, Nosanchuk JD. *Candida parapsilosis*, an emerging fungal pathogen. Clin Microbiol Rev. 2008;21(4):606-625.
17. Cuenca-Estrella M, Verweij PE, Arendrup MC, et al. ESCMID* guideline for the diagnosis and management of *Candida* diseases 2012: diagnostic procedures. Clin Microbiol Infect. 2012;18(Suppl. 7):9-18.
18. Cornely OA, Bassetti M, Calandra T, et al. ESCMID* guideline for the diagnosis and management of *Candida* diseases 2012: non-neutropenic adult patients. Clin Microbiol Infect. 2012;18(Suppl. 7):19-37.
19. Horvath LL, George BJ, Hospenthal DR. Detection of fifteen species of *Candida* in an automated blood culture system. J Clin Microbiol. 2007;45(9):3062-3064.
20. Bourbeau PP, Foltzer M. Routine incubation of BacT/ALERT FA and FN blood culture bottles for more than 3 days may not be necessary. J Clin Microbiol. 2005;43(5):2506-2509.
21. Mylonakis E, Clancy CJ, Ostrosky-Zeichner L, et al. T2 magnetic resonance assay for the rapid diagnosis of candidemia in whole blood: a clinical trial. Clin Infect Dis. 2015;60(6):892-899.
22. Ibrahim EH, Sherman G, Ward S, Fraser VJ, Kollef MH. The influence of inadequate antimicrobial treatment of bloodstream infections on patient outcomes in the ICU setting. Chest. 2000;118(1):146-155.
23. Miller PJ, Wenzel RP. Etiologic organisms as independent predictors of death and morbidity associated with bloodstream infections. J Infect Dis. 1987;56(3):471-477.
24. Wey SB, Mori M, Pfaller MA, Woolson RF, Wenzel RP. Risk factors for hospital-acquired candidemia. A matched case-control study. Arch Intern Med. 1989;149(10):2349-2353.
25. Pittet D, Tarara D, Wenzel RP. Nosocomial bloodstream infection in critically ill patients. Excess length of stay, extra costs, and attributable mortality. JAMA. 1994;271(20):1598-1601.
26. Pittet D, Li N, Woolson RF, Wenzel RP. Microbiological factors influencing the outcome of nosocomial bloodstream infections: a 6-year validated, population-based model. Clin Infect Dis. 1997;24(6):1068-1078.
27. Gudlaugsson O, Gillespie S, Lee K, et al. Attributable mortality of nosocomial candidemia, revisited. Clin Infect Dis. 2003;37(9):1172-1177.
28. Morgan J, Meltzer MI, Plikaytis BD, et al. Excess mortality, hospital stay, and cost due to candidemia: a case-control study using data from population-based candidemia surveillance. Infect Control Hosp Epidemiol. 2005;26(6):540-547.
29. Perlroth J, Choi B, Spellberg B. Nosocomial fungal infections: epidemiology, diagnosis, and treatment. Med Mycol. 2007;45(4):321-346.
30. Almirante B, Rodriguez D, Cuenca-Estrella M, et al. Epidemiology, risk factors, and prognosis of *Candida parapsilosis* bloodstream infections: case-control population-based surveillance study of patients in Barcelona, Spain, from 2002 to 2003. J Clin Microbiol. 2006;44(5):1681-1685.
31. Armstrong-James D. Invasive *Candida* species infection: the importance of adequate empirical antifungal therapy. J Antimicrob Chemother. 2007;60(3):459-460.
32. Garey KW, Pai MP, Suda KJ, et al. Inadequacy of fluconazole dosing in patients with candidemia based on Infectious Diseases Society of America (IDSA) guidelines. Pharmacoepidemiol Drug Saf.

2007;16(8):919-927.
33. Garey KW, Rege M, Pai MP, et al. Time to initiation of fluconazole therapy impacts mortality in patients with candidemia: a multi-institutional study. Clin Infect Dis. 2006;43(1):25-31.
34. Klevay MJ, Ernst EJ, Hollanbaugh JL, Miller JG, Pfaller MA, Diekema DJ. Therapy and outcome of *Candida glabrata* versus *Candida albicans* bloodstream infection. Diagn Microbiol Infect Dis. 2008;60(3):273-277.
35. Morrell M, Fraser VJ, Kollef MH. Delaying the empiric treatment of *Candida* bloodstream infection until positive blood culture results are obtained: a potential risk factor for hospital mortality. Antimicrob Agents Chemother. 2005;49(9):3640-3645.
36. Parkins MD, Sabuda DM, Elsayed S, Laupland KB. Adequacy of empirical antifungal therapy and effect on outcome among patients with invasive *Candida* species infections. J Antimicrob Chemother. 2007;60(3):613-618.
37. Chow JK, Golan Y, Ruthazer R, et al. Factors associated with candidemia caused by non-*albicans Candida* species versus *Candida albicans* in the intensive care unit. Clin Infect Dis. 2008; 46(8):1206-1213.
38. Garrouste-Orgeas M, Timsit JF, Tafflet M, et al. Excess risk of death from intensive care unit-acquired nosocomial bloodstream infections: a reappraisal. Clin Infect Dis. 2006;42(8):1118-1126.
39. Koehler P, Tacke D, Cornely OA. Our 2014 approach to candidaemia. Mycoses. 2014; 57(10):581-583.
40. Chow JK, Golan Y, Ruthazer R, et al. Risk factors for *albicans* and non-*albicans* candidemia in the intensive care unit. Crit Care Med. 2008;36(7):1993-1998.
41. Wenzel RP, Gennings C. Bloodstream infections due to *Candida* species in the intensive care unit: identifying especially high-risk patients to determine prevention strategies. Clin Infect Dis. 2005;41 (Suppl. 6):S389-393.
42. Almirante B, Rodriguez D, Park BJ, et al. Epidemiology and predictors of mortality in cases of *Candida* bloodstream infection: results from population-based surveillance, Barcelona, Spain, from 2002 to 2003. J Clin Microbiol. 2005;43(4):1829-1835.
43. Andes DR, Safdar N, Baddley JW, et al. Impact of treatment strategy on outcomes in patients with candidemia and other forms of invasive candidiasis: a patient-level quantitative review of randomized trials. Clin Infect Dis. 2012;54(8):1110-1122.
44. Ruping MJ, Vehreschild JJ, Cornely OA. Patients at high risk of invasive fungal infections: when and how to treat. Drugs. 2008;68(14):1941-1962.
45. Dupont H, Bourichon A, Paugam-Burtz C, Mantz J, Desmonts JM. Can yeast isolation in peritoneal fluid be predicted in intensive care unit patients with peritonitis? Crit Care Med. 2003; 31(3):752-757.
46. Leon C, Ruiz-Santana S, Saavedra P, et al. A bedside scoring system ("*Candida* score") for early antifungal treatment in nonneutropenic critically ill patients with *Candida* colonization. Crit Care Med. 2006;34(3):730-737.
47. Ostrosky-Zeichner L, Sable C, Sobel J, et al. Multicenter retrospective development and validation of a clinical prediction rule for nosocomial invasive candidiasis in the intensive care setting. Eur J Clin Microbiol Infect Dis. 2007;26(4):271-276.
48. Paphitou NI, Ostrosky-Zeichner L, Rex JH. Rules for identifying patients at increased risk for candidal infections in the surgical intensive care unit: approach to developing practical criteria for systematic use in antifungal prophylaxis trials. Med Mycol. 2005;43(3):235-243.
49. Mean M, Marchetti O, Calandra T. Bench-to-bedside review: *Candida* infections in the intensive care unit. Crit Care. 2008;12(1):204.
50. Morgan J, Wannemuehler KA, Marr KA, et al. Incidence of invasive aspergillosis following hematopoietic stem cell and solid organ transplantation: interim results of a prospective multicenter surveillance program. Med Mycol. 2005;43(Suppl. 1):S49-58.
51. Knitsch W, Vincent JL, Utzolino S, et al. A randomized, placebo-controlled trial of pre-emptive antifungal therapy for the prevention of invasive candidiasis following gastrointestinal surgery for intra-abdominal infections. Clin Infect Dis. 2015;61(11):1671-1678.
52. Ostrosky-Zeichner L, Shoham S, Vazquez J, et al. MSG-01: A randomized, double-blind, placebo-controlled trial of caspofungin prophylaxis followed by preemptive therapy for invasive candidiasis in high-risk adults in the critical care setting. Clin Infect Dis. 2014;58(9):1219-1226.
53. Koehler P, Tacke D, Cornely OA. Aspergillosis of bones and joints - a review from 2002 until today. Mycoses. 2014;57(6):323-335.
54. Neofytos D, Lu K, Hatfield-Seung A, et al. Epidemiology, outcomes, and risk factors of invasive fungal infections in adult patients with acute myelogenous leukemia after induction chemotherapy. Diagn Microbiol Infect Dis. 2013;75(2):144-149.
55. Neofytos D, Treadway S, Ostrander D, et al. Epidemiology, outcomes, and mortality predictors of invasive mold infections among transplant recipients: a 10-year, single-center experience. Transpl Infect Dis. 2013;15(3):233-242.
56. Nucci M, Garnica M, Gloria AB, et al. Invasive fungal diseases in haematopoietic cell transplant recipients and in patients with acute myeloid leukaemia or myelodysplasia in Brazil. Clin Microbiol Infect. 2013;19(8):745-751.
57. Chamilos G, Luna M, Lewis RE, et al. Invasive fungal infections in patients with hematologic malignancies in a tertiary care cancer center: an autopsy study over a 15-year period (1989-2003). Haematologica. 2006;91(7):986-989.
58. Cunha C, Aversa F, Lacerda JF, et al. Genetic PTX3 deficiency and aspergillosis in stem-cell transplantation. N Engl J Med. 2014;370(5):421-432.
59. Cunha C, Aversa F, Romani L, Carvalho A. Human genetic susceptibility to invasive aspergillosis. PLoS Pathog. 2013;9(8):e1003434.
60. De Pauw B, Walsh TJ, Donnelly JP, et al. Revised definitions of invasive fungal disease from the European Organization for Research and Treatment of Cancer/Invasive Fungal Infections Cooperative Group and the National Institute of Allergy and Infectious Diseases Mycoses Study Group (EORTC/MSG) Consensus Group. Clin Infect Dis. 2008;46(12):1813-1821.
61. Garnacho-Montero J, Amaya-Villar R, Ortiz-Leyba C, et al. Isolation of *Aspergillus* spp. from the respiratory tract in critically ill patients: risk factors, clinical presentation and outcome. Crit Care. 2005;9(3):R191-199.
62. Guinea J, Torres-Narbona M, Gijon P, et al. Pulmonary aspergillosis in patients with chronic obstructive pulmonary disease: incidence, risk factors, and outcome. Clin Microbiol Infect. 2010; 16(7):870-877.
63. Patterson JE, Zidouh A, Miniter P, Andriole VT, Patterson TF. Hospital epidemiologic surveillance for invasive aspergillosis: patient demographics and the utility of antigen detection. Infect Control Hosp Epidemiol. 1997;18(2):104-108.
64. Garcia-Vidal C, Upton A, Kirby KA, Marr KA. Epidemiology of invasive mold infections in allogeneic stem cell transplant recipients: biological risk factors for infection according to time after transplantation. Clin Infect Dis. 2008;47(8):1041-1050.
65. Gavalda J, Len O, San Juan R, et al. Risk factors for invasive aspergillosis in solid-organ transplant recipients: a case-control study. Clin Infect Dis. 2005;41(1):52-59.
66. Gavalda J, Meije Y, Fortun J, et al. Invasive fungal infections in solid organ transplant recipients. Clin Microbiol Infect. 2014;20(Suppl. 7):27-48.
67. Neofytos D, Fishman JA, Horn D, et al. Epidemiology and outcome of invasive fungal infections in solid organ transplant recipients. Transpl Infect Dis. 2010;12(3):220-229.
68. Neofytos D, Horn D, Anaissie E, et al. Epidemiology and outcome of invasive fungal infection in adult hematopoietic stem cell transplant recipients: analysis of Multicenter Prospective Antifungal Therapy (PATH) Alliance registry. Clin Infect Dis. 2009;48(3):265-273.
69. Greene RE, Schlamm HT, Oestmann JW, et al. Imaging findings in acute invasive pulmonary aspergillosis: clinical significance of the halo sign. Clin Infect Dis. 2007;44(3):373-379.
70. Woods G, Miceli MH, Grazziutti ML, Zhao W, Barlogie B, Anaissie E. Serum *Aspergillus galactomannan* antigen values strongly correlate with outcome of invasive aspergillosis: a study of 56 patients with hematologic cancer. Cancer. 2007;110(4):830-834.
71. Maertens J, Buve K, Theunissen K, et al. Galactomannan serves as a surrogate endpoint for outcome of pulmonary invasive aspergillosis in neutropenic hematology patients. Cancer. 2009;115(2): 355-362.
72. Miceli MH, Grazziutti ML, Woods G, et al. Strong correlation between serum *Aspergillus* galactomannan index and outcome of aspergillosis in patients with hematological cancer: clinical and research implications. Clin Infect Dis. 2008;46(9):1412-1422.
73. Pazos C, Ponton J, Del Palacio A. Contribution of (1->3)-beta-D-glucan chromogenic assay to diagnosis and therapeutic monitoring of invasive aspergillosis in neutropenic adult patients: a comparison with serial screening for circulating galactomannan. J Clin Microbiol. 2005; 43(1):299-305.
74. Kontoyiannis DP, Lionakis MS, Lewis RE, et al. Zygomycosis in a tertiary-care cancer center in the era of *Aspergillus*-active antifungal therapy: a case-control observational study of 27 recent cases. J Infect Dis. 2005;191(8):1350-1360.
75. Segal BH, Herbrecht R, Stevens DA, et al. Defining responses to therapy and study outcomes in clinical trials of invasive fungal diseases: Mycoses Study Group and European Organization for Research and Treatment of Cancer consensus criteria. Clin Infect Dis. 2008;47(5):674-683.
76. Lass-Florl C, Resch G, Nachbaur D, et al. The value of computed tomography-guided percutaneous lung biopsy for diagnosis of invasive fungal infection in immunocompromised patients. Clin Infect Dis. 2007;45(7):e101-104.
77. Roden MM, Zaoutis TE, Buchanan WL, et al. Epidemiology and outcome of zygomycosis: a review of 929 reported cases. Clin Infect Dis. 2005;41(5):634-653.
78. Rammaert B, Lanternier F, Poiree S, Kania R, Lortholary O. Diabetes and mucormycosis: a complex interplay. Diabetes Metab. 2012;38(3):193-204.
79. Petrikkos G, Skiada A, Lortholary O, Roilides E, Walsh TJ, Kontoyiannis DP. Epidemiology and clinical manifestations of mucormycosis. Clin Infect Dis. 2012;54(Suppl. 1):S23-34.
80. Lanternier F, Dannaoui E, Morizot G, et al. A global analysis of mucormycosis in France: the RetroZygo Study (2005-2007). Clin Infect Dis. 2012;54(Suppl. 1):S35-43.
81. Georgiadou SP, Sipsas NV, Marom EM, Kontoyiannis DP. The diagnostic value of halo and reversed halo signs for invasive mold infections in compromised hosts. Clin Infect Dis. 2011;52(9): 1144-1155.
82. Koehler P, Cornely OA. Contemporary strategies in the prevention and management of fungal infections. Infect Dis Clin North Am. 2016;30(1):265-275.
83. Tacke D, Koehler P, Markiefka B, Cornely OA. Our 2014 approach to mucormycosis. Mycoses. 2014;57(9):519-524.
84. Cornely OA, Arikan-Akdagli S, Dannaoui E, et al. ESCMID and ECMM joint clinical guidelines for the diagnosis and management of mucormycosis 2013. Clin Microbiol Infect. 2014;20(Suppl. 3): 5-26.
85. Bamba S, Lortholary O, Sawadogo A, Millogo A, Guiguemde RT, Bretagne S. Decreasing incidence of cryptococcal meningitis in West Africa in the era of highly active antiretroviral therapy. AIDS. 2012;26(8):1039-1041.
86. Velagapudi R, Hsueh YP, Geunes-Boyer S, Wright JR, Heitman J. Spores as infectious propagules of *Cryptococcus neoformans*. Infect Immun. 2009;77(10):4345-4355.
87. Hajjeh RA, Brandt ME, Pinner RW. Emergence of cryptococcal disease: epidemiologic perspectives 100 years after its discovery. Epidemiol Rev. 1995;17(2):303-320.
88. Hajjeh RA, Conn LA, Stephens DS, et al. Cryptococcosis: population-based multistate active surveillance and risk factors in human immunodeficiency virus-infected persons. Cryptococcal Active Surveillance Group. J Infect Dis. 1999;179(2):449-454.
89. Singh N, Alexander BD, Lortholary O, et al. *Cryptococcus neoformans* in organ transplant recipients: impact of calcineurin-inhibitor agents on mortality. J Infect Dis. 2007;195(5):756-764.
90. Chu JH, Feudtner C, Heydon K, Walsh TJ, Zaoutis TE. Hospitalizations for endemic mycoses: a population-based national study. Clin Infect Dis. 2006;42(6):822-825.
91. Singh N, Dromer F, Perfect JR, Lortholary O. Cryptococcosis in solid organ transplant recipients: current state of the science. Clin Infect Dis. 2008;47(10):1321-1327.
92. Pappas PG, Perfect JR, Cloud GA, et al. Cryptococcosis in human immunodeficiency virus-negative patients in the era of effective azole therapy. Clin Infect Dis. 2001;33(5):690-699.
93. Richer SM, Smedema ML, Durkin MM, et al. Improved diagnosis of acute pulmonary histoplasmosis by combining antigen and antibody detection. Clin Infect Dis. 2016;62(7):896-902.
94. Swartzentruber S, Rhodes L, Kurkjian K, et al. Diagnosis of acute pulmonary histoplasmosis by antigen detection. Clin Infect Dis. 2009;49(12):1878-1882.
95. Parish JM, Blair JE. Coccidioidomycosis. Mayo Clin Proc. 2008;83(3):343-348; quiz 8-9.
96. Assi MA, Sandid MS, Baddour LM, Roberts GD, Walker RC. Systemic histoplasmosis: a 15-year retrospective institutional review of 111 patients. Medicine (Baltimore). 2007;86(3):162-169.
97. Chapman SW, Dismukes WE, Proia LA, et al. Clinical practice guidelines for the management of blastomycosis: 2008 update by the Infectious Diseases Society of America. Clin Infect Dis. 2008;46(12):1801-1812.
98. Stockamp NW, Thompson GR 3rd. Coccidioidomycosis. Infect Dis Clin North Am. 2016; 30(1):229-246.
99. Gallis HA, Drew RH, Pickard WW. Amphotericin B: 30 years of clinical experience. Rev Infect Dis. 1990;12(2):308-329.
100. Bekersky I, Fielding RM, Dressler DE, Lee JW, Buell DN, Walsh TJ. Pharmacokinetics, excretion, and mass balance of liposomal amphotericin B (AmBisome) and amphotericin B deoxycholate in humans. Antimicrob Agents Chemother. 2002;46(3):828-833.
101. Goodwin SD, Cleary JD, Walawander CA, Taylor JW, Grasela TH, Jr. Pretreatment regimens for adverse events related to infusion of amphotericin B. Clin Infect Dis. 1995;20(4):755-761.
102. Saliba F, Dupont B. Renal impairment and amphotericin B formulations in patients with invasive fungal infections. Med Mycol. 2008;46(2):97-112.
103. Bates DW, Su L, Yu DT, et al. Mortality and costs of acute renal failure associated with amphotericin B therapy. Clin Infect Dis. 2001;32(5):686-693.
104. Bowden R, Chandrasekar P, White MH, et al. A double-blind, randomized, controlled trial of amphotericin B colloidal dispersion versus amphotericin B for treatment of invasive aspergillosis in immunocompromised patients. Clin Infect Dis. 2002;35(4):359-366.
105. Walsh TJ, Finberg RW, Arndt C, et al. Liposomal amphotericin B for empirical therapy in patients with persistent fever and neutropenia. National Institute of Allergy and Infectious Diseases Mycoses Study Group. N Engl J Med. 1999;340(10):764-771.
106. Wingard JR, Kubilis P, Lee L, et al. Clinical significance of nephrotoxicity in patients treated with amphotericin B for suspected or proven aspergillosis. Clin Infect Dis. 1999;29(6):1402-1407.
107. Adler-Moore JP, Proffitt RT. Amphotericin B lipid preparations: what are the differences? Clin Microbiol Infect. 2008;14(Suppl. 4):25-36.
108. Ullmann AJ, Cornely OA, Burchardt A, et al. Pharmacokinetics, safety, and efficacy of posaconazole in patients with persistent febrile neutropenia or refractory invasive fungal infection. Antimicrob Agents Chemother. 2006;50(2):658-666.
109. Bellmann R. Clinical pharmacokinetics of systemically administered antimycotics. Curr Clin Pharmacol. 2007;2(1):37-58.
110. Paterson DL, David K, Mrsic M, et al. Pre-medication practices and incidence of infusion-related reactions in patients receiving AMPHOTEC: data from the Patient Registry of Amphotericin B Cholesteryl Sulfate Complex for Injection Clinical Tolerability (PRoACT) registry. J Antimicrob Chemother. 2008;62(6):1392-1400.
111. O'Connor N, Borley A. Prospective audit of the effectiveness of hydrocortisone premedication on drug delivery reactions following amphotericin B lipid complex. Curr Med Res Opin. 2009; 25(3):749-754.
112. Hachem RY, Boktour MR, Hanna HA, et al. Amphotericin B lipid complex versus liposomal amphotericin B monotherapy for invasive aspergillosis in patients with hematologic malignancy. Cancer. 2008;112(6):1282-1287.
113. Pelz RK, Lipsett PA, Swoboda SM, Merz W, Rinaldi MG, Hendrix CW. Enteral fluconazole is well absorbed in critically ill surgical patients. Surgery. 2002;131(5):534-540.
114. Wingard JR, White MH, Anaissie E, Raffalli J, Goodman J, Arrieta A. A randomized, double-blind comparative trial evaluating the safety of liposomal amphotericin B versus amphotericin B lipid complex in the empirical treatment of febrile neutropenia. L Amph/ABLC Collaborative Study Group. Clin Infect Dis. 2000;31(5):1155-1163.
115. Barone JA, Moskovitz BL, Guarnieri J, et al. Food interaction and steady-state pharmacokinetics of

itraconazole oral solution in healthy volunteers. Pharmacotherapy. 1998;18(2):295-301.

116. Barquist ES, Gomez-Fein E, Block EF, Collin G, Alzamel H, Martinez O. Bioavailability of oral fluconazole in critically ill abdominal trauma patients with and without abdominal wall closure: a randomized crossover clinical trial. J Trauma. 2007;63(1):159-163.
117. Rajagopalan P, Pelz RK, Lipsett PA, Swoboda SM, Rinaldi MG, Hendrix CW. Enteral fluconazole population pharmacokinetics in patients in the surgical intensive care unit. Pharmacotherapy. 2003;23(5):592-602.
118. Scott LJ, Simpson D. Voriconazole: a review of its use in the management of invasive fungal infections. Drugs. 2007;67(2):269-298.
119. Ahmad SR, Singer SJ, Leissa BG. Congestive heart failure associated with itraconazole. Lancet. 2001;357(9270):1766-1767.
120. U.S. Food and Drug Administration. Isavuconazonium: invasive aspergillosis and invasive mucormycosis. Advisory Committee Briefing Document 2014. http://www.fda.gov/downloads/AdvisoryCommittees/CommitteesMeetingMaterials/Drugs/Anti-InfectiveDrugsAdvisoryCommittee/UCM430748.pdf. Accessed August 16, 2015.
121. Schmitt-Hoffmann A, Roos B, Maares J, et al. Multiple-dose pharmacokinetics and safety of the new antifungal triazole BAL4815 after intravenous infusion and oral administration of its prodrug, BAL8557, in healthy volunteers. Antimicrob Agents Chemother. 2006;50(1):286-293.
122. Warn PA, Sharp A, Parmar A, Majithiya J, Denning DW, Hope WW. Pharmacokinetics and pharmacodynamics of a novel triazole, isavuconazole: mathematical modeling, importance of tissue concentrations, and impact of immune status on antifungal effect. Antimicrob Agents Chemother. 2009;53(8):3453-3461.
123. Cornely OA, Bohme A, Schmitt-Hoffmann A, Ullmann AJ. Safety and pharmacokinetics of isavuconazole as antifungal prophylaxis in acute myeloid leukemia patients with neutropenia: results of a phase 2, dose escalation study. Antimicrob Agents Chemother. 2015;59(4):2078-2085.
124. Miceli MH, Kauffman CA. Isavuconazole: a new broad-spectrum triazole antifungal agent. Clin Infect Dis. 2015;61(10):1558-1565.
125. Courtney R, Wexler D, Radwanski E, Lim J, Laughlin M. Effect of food on the relative bioavailability of two oral formulations of posaconazole in healthy adults. Br J Clin Pharmacol. 2004; 57(2):218-222.
126. Ezzet F, Wexler D, Courtney R, Krishna G, Lim J, Laughlin M. Oral bioavailability of posaconazole in fasted healthy subjects: comparison between three regimens and basis for clinical dosage recommendations. Clin Pharmacokinet. 2005;44(2):211-220.
127. Cornely OA, Duarte RF, Haider S, et al. Phase 3 pharmacokinetics and safety study of a posaconazole tablet formulation in patients at risk for invasive fungal disease. J Antimicrob Chemother. 2016;71(3):718-726.
128. Kersemaekers WM, van Iersel T, Nassander U, et al. Pharmacokinetics and safety study of posaconazole intravenous solution administered peripherally to healthy subjects. Antimicrob Agents Chemother. 2015;59(2):1246-1251.
129. von Mach MA, Burhenne J, Weilemann LS. Accumulation of the solvent vehicle sulphobutylether beta cyclodextrin sodium in critically ill patients treated with intravenous voriconazole under renal replacement therapy. BMC Clin Pharmacol. 2006;6:6.
130. Courtney R, Pai S, Laughlin M, Lim J, Batra V. Pharmacokinetics, safety, and tolerability of oral posaconazole administered in single and multiple doses in healthy adults. Antimicrob Agents Chemother. 2003;47(9):2788-2795.
131. Schwartz S, Ruhnke M, Ribaud P, et al. Improved outcome in central nervous system aspergillosis, using voriconazole treatment. Blood. 2005;106(8):2641-2645.
132. Ashbee HR, Barnes RA, Johnson EM, Richardson MD, Gorton R, Hope WW. Therapeutic drug monitoring (TDM) of antifungal agents: guidelines from the British Society for Medical Mycology. J Antimicrob Chemother. 2014;69(5):1162-1176.
133. Maertens JA, Raad, II, Marr KA, et al. Isavuconazole versus voriconazole for primary treatment of invasive mould disease caused by *Aspergillus* and other filamentous fungi (SECURE): a phase 3, randomised-controlled, non-inferiority trial. Lancet. 2016;387(10020):760-769.
134. Marty FM, Ostrosky-Zeichner L, Cornely OA, et al. Isavuconazole treatment for mucormycosis: a single-arm open-label trial and case-control analysis. Lancet Infect Dis. 2016. In press. pii: S1473-3099(16)00071-2. doi: 10.1016/S1473-3099(16)00071-2.
135. Mohr J, Johnson M, Cooper T, Lewis JS, Ostrosky-Zeichner L. Current options in antifungal pharmacotherapy. Pharmacotherapy. 2008;28(5):614-645.
136. Cornely OA, Maertens J, Winston DJ, et al. Posaconazole vs. fluconazole or itraconazole prophylaxis in patients with neutropenia. N Engl J Med. 2007;356(4):348-359.
137. Krieter P, Flannery B, Musick T, Gohdes M, Martinho M, Courtney R. Disposition of posaconazole following single-dose oral administration in healthy subjects. Antimicrob Agents Chemother. 2004;48(9):3543-3551.
138. Nivoix Y, Leveque D, Herbrecht R, Koffel JC, Beretz L, Ubeaud-Sequier G. The enzymatic basis of drug-drug interactions with systemic triazole antifungals. Clin Pharmacokinet. 2008;47(12): 779-792.
139. Canafax DM, Graves NM, Hilligoss DM, Carleton BC, Gardner MJ, Matas AJ. Interaction between cyclosporine and fluconazole in renal allograft recipients. Transplantation. 1991;51(5):1014-1018.
140. Ehninger G, Jaschonek K, Schuler U, Kruger HU. Interaction of fluconazole with cyclosporin. Lancet. 1989;2(8654):104-105.
141. Osowski CL, Dix SP, Lin LS, Mullins RE, Geller RB, Wingard JR. Evaluation of the drug interaction between intravenous high-dose fluconazole and cyclosporine or tacrolimus in bone marrow transplant patients. Transplantation. 1996;61(8):1268-1272.
142. Sadaba B, Campanero MA, Quetglas EG, Azanza JR. Clinical relevance of sirolimus drug interactions in transplant patients. Transplant Proc. 2004;36(10):3226-3228.
143. Donnelly JP, De Pauw BE. Voriconazole—a new therapeutic agent with an extended spectrum of antifungal activity. Clin Microbiol Infect. 2004;10(Suppl. 1):107-117.
144. Ghosal A, Hapangama N, Yuan Y, et al. Identification of human UDP-glucuronosyltransferase enzyme(s) responsible for the glucuronidation of posaconazole (Noxafil). Drug Metab Dispos. 2004;32(2):267-271.
145. Wexler D, Courtney R, Richards W, Banfield C, Lim J, Laughlin M. Effect of posaconazole on cytochrome P450 enzymes: a randomized, open-label, two-way crossover study. Eur J Pharm Sci. 2004;21(5):645-653.
146. Balani SK, Xu X, Arison BH, et al. Metabolites of caspofungin acetate, a potent antifungal agent, in human plasma and urine. Drug Metab Dispos. 2000;28(11):1274-1278.
147. Bader O, Tunnermann J, Dudakova A, Tangwattanachuleeporn M, Weig M, Gross U. Environmental isolates of azole-resistant *Aspergillus fumigatus* in Germany. Antimicrob Agents Chemother. 2015; 59(7):4356-4359.
148. Snelders E, Huis In 't Veld RA, Rijs AJ, Kema GH, Melchers WJ, Verweij PE. Possible environmental origin of resistance of *Aspergillus fumigatus* to medical triazoles. Appl Environ Microbiol. 2009; 75(12):4053-4057.
149. Snelders E, van der Lee HA, Kuijpers J, et al. Emergence of azole resistance in *Aspergillus fumigatus* and spread of a single resistance mechanism. PLoS Med. 2008;5(11):e219.
150. Nguyen TH, Hoppe-Tichy T, Geiss HK, et al. Factors influencing caspofungin plasma concentrations in patients of a surgical intensive care unit. J Antimicrob Chemother. 2007;60(1):100-106.
151. Hope WW, Shoham S, Walsh TJ. The pharmacology and clinical use of caspofungin. Expert Opin Drug Metab Toxicol. 2007;3(2):263-274.
152. Wiederhold NP, Lewis JS 2nd. The echinocandin micafungin: a review of the pharmacology, spectrum of activity, clinical efficacy and safety. Expert Opin Pharmacother. 2007;8(8):1155-1166.
153. Johnson MD, Perfect JR. Caspofungin: first approved agent in a new class of antifungals. Expert Opin Pharmacother. 2003;4(5):807-823.
154. Estes KE, Penzak SR, Calis KA, Walsh TJ. Pharmacology and antifungal properties of anidulafungin, a new echinocandin. Pharmacotherapy. 2009;29(1):17-30.
155. Hebert MF, Smith HE, Marbury TC, et al. Pharmacokinetics of micafungin in healthy volunteers, volunteers with moderate liver disease, and volunteers with renal dysfunction. J Clin Pharmacol. 2005;45(10):1145-1152.
156. Hebert MF, Townsend RW, Austin S, et al. Concomitant cyclosporine and micafungin pharmacokinetics in healthy volunteers. J Clin Pharmacol. 2005;45(8):954-960.
157. Perfect JR, Dismukes WE, Dromer F, et al. Clinical practice guidelines for the management of cryptococcal disease: 2010 update by the Infectious Diseases Society of America. Clin Infect Dis. 2010;50(3):291-322.
158. Theuretzbacher U. Pharmacokinetics/pharmacodynamics of echinocandins. Eur J Clin Microbiol Infect Dis. 2004;23(11):805-812.
159. Arendrup MC, Boekhout T, Akova M, Meis JF, Cornely OA, Lortholary O. ESCMID and ECMM joint clinical guidelines for the diagnosis and management of rare invasive yeast infections. Clin Microbiol Infect. 2014;20(Suppl. 3):76-98.
160. Arendrup MC, Cuenca-Estrella M, Lass-Florl C, Hope WW. EUCAST technical note on *Aspergillus* and amphotericin B, itraconazole, and posaconazole. Clin Microbiol Infect. 2012;18(7):E248-250.
161. Arendrup MC, Cuenca-Estrella M, Lass-Florl C, Hope WW. Breakpoints for antifungal agents: an update from EUCAST focussing on echinocandins against *Candida* spp. and triazoles against *Aspergillus* spp. Drug Resist Updat. 2013;16(6):81-95.
162. Arendrup MC, Cuenca-Estrella M, Lass-Florl C, Hope WW. EUCAST technical note on *Candida* and micafungin, anidulafungin and fluconazole. Mycoses. 2014;57(6):377-379.
163. Arendrup MC, Jensen RH, Meletiadis J. In vitro activity of isavuconazole and comparators against clinical isolates of the Mucorales order. Antimicrob Agents Chemother. 2015;59(12):7735-7742.
164. Arendrup MC, Meletiadis J, Mouton JW, et al. EUCAST technical note on isavuconazole breakpoints for *Aspergillus*, itraconazole breakpoints for *Candida* and updates for the antifungal susceptibility testing method documents. Clin Microbiol Infect. 2016;22(6):571.e1-4. doi: 10.1016/j.cmi.2016.01.017. Epub 2016 Feb 3.
165. Deleted in review.
166. Cuenca-Estrella M, Gomez-Lopez A, Alastruey-Izquierdo A, et al. Comparison of the Vitek 2 antifungal susceptibility system with the clinical and laboratory standards institute (CLSI) and European Committee on Antimicrobial Susceptibility Testing (EUCAST) Broth Microdilution Reference Methods and with the Sensititre YeastOne and Etest techniques for in vitro detection of antifungal resistance in yeast isolates. J Clin Microbiol. 2010;48(5):1782-1786.
167. Lass-Florl C, Perkhofer S, Mayr A. In vitro susceptibility testing in fungi: a global perspective on a variety of methods. Mycoses. 2010;53(1):1-11.
168. Viscoli C. Antifungal prophylaxis and pre-emptive therapy. Drugs. 2009;69(Suppl. 1):75-78.
169. Eggimann P, Francioli P, Bille J, et al. Fluconazole prophylaxis prevents intra-abdominal candidiasis in high-risk surgical patients. Crit Care Med. 1999;27(6):1066-1072.
170. Cornely OA, Bassetti M, Calandra T, et al. ESCMID guideline for the diagnosis and management of *Candida* diseases 2012: non-neutropenic adult patients. Clin Microbiol Infect. 2012;18(Suppl. 7):19-37.
171. Playford EG, Webster AC, Sorrell TC, Craig JC. Antifungal agents for preventing fungal infections in non-neutropenic critically ill and surgical patients: systematic review and meta-analysis of randomized clinical trials. J Antimicrob Chemother. 2006;57(4):628-638.
172. Goodman JL, Winston DJ, Greenfield RA, et al. A controlled trial of fluconazole to prevent fungal infections in patients undergoing bone marrow transplantation. N Engl J Med. 1992;326(13): 845-851.
173. Slavin MA, Osborne B, Adams R, et al. Efficacy and safety of fluconazole prophylaxis for fungal infections after marrow transplantation–a prospective, randomized, double-blind study. J Infect Dis. 1995;171(6):1545-1552.
174. Pelz RK, Hendrix CW, Swoboda SM, et al. Double-blind placebo-controlled trial of fluconazole to prevent candidal infections in critically ill surgical patients. Ann Surg. 2001;233(4):542-548.
175. Garbino J, Lew DP, Romand JA, Hugonnet S, Auckenthaler R, Pittet D. Prevention of severe *Candida* infections in nonneutropenic, high-risk, critically ill patients: a randomized, double-blind, placebo-controlled trial in patients treated by selective digestive decontamination. Intensive Care Med. 2002;28(12):1708-1717.
176. Shorr AF, Chung K, Jackson WL, Waterman PE, Kollef MH. Fluconazole prophylaxis in critically ill surgical patients: a meta-analysis. Crit Care Med. 2005;33(9):1928-1935; quiz 36.
177. Cruciani M, de Lalla F, Mengoli C. Prophylaxis of *Candida* infections in adult trauma and surgical intensive care patients: a systematic review and meta-analysis. Intensive Care Med. 2005;31(11): 1479-1487.
178. Lam SW, Eschenauer GA, Carver PL. Evolving role of early antifungals in the adult intensive care unit. Crit Care Med. 2009;37(5):1580-1593.
179. Pittet D, Monod M, Suter PM, Frenk E, Auckenthaler R. *Candida* colonization and subsequent infections in critically ill surgical patients. Ann Surg. 1994;220(6):751-758.
180. Piarroux R, Grenouillet F, Balvay P, et al. Assessment of preemptive treatment to prevent severe candidiasis in critically ill surgical patients. Crit Care Med. 2004;32(12):2443-2449.
181. Marr KA. Fungal infections in hematopoietic stem cell transplant recipients. Med Mycol. 2008;46(4):293-302.
182. Tedder M, Spratt JA, Anstadt MP, Hegde SS, Tedder SD, Lowe JE. Pulmonary mucormycosis: results of medical and surgical therapy. Ann Thorac Surg. 1994;57(4):1044-1050.
183. Wheat LJ, Freifeld AG, Kleiman MB, et al. Clinical practice guidelines for the management of patients with histoplasmosis: 2007 update by the Infectious Diseases Society of America. Clin Infect Dis. 2007;45(7):807-825.

130

流行性感冒

Steven M. Opal and Anand Kumar

流行性感冒（以下简称流感）是一种病原体寄生于水禽类的人畜共患疾病，其将病毒周期性地引入家禽、人类和其他哺乳动物体内。当病毒的宿主从鸟类传播到人类，其后果可能是毁灭性的，人类死亡率极高并且其通过呼吸道的快速传播可能引发全球性的流行病。人类感染流感病毒后的预后取决于病毒毒性，与既往流感暴发产生的免疫差异，病毒在人体内复制和传播的适应性以及宿主免疫防御的状态[1]。

在冬季的几个月中，个体患者的严重疾病通常局限于那些宿主防御反应存在缺陷的患者，包括非常年幼、年长以及免疫缺陷或存在心肺基础疾病的患者。每个季节的年发病率根据不同年份的抗原“漂移”（主要表面抗原基因编码区域的点突变）程度而变化。但是，流感大流行可能发生在抗原“转移”之后（例如，流感病毒基因组全部重组，以及全新的抗原成分的表达），这些新型流感病毒在全球易感人群中传播。在2009年，由新的猪流感病毒株引起了一系列事件发生，几乎所有人，包括健康年轻人都容易受到这一新型流感病毒的感染及其并发症的影响[2]。

即使是在一个典型的非大流行的年份，流感病毒在全世界也会造成数十万人的死亡，并且由于其发病率和造成的生产力的缺失，给社会造成了数十亿美元的损失。美国最新的评估数据显示，每年因流感至少有610 660人丧生，同时产生了310万个住院日，3 140万的门诊就诊量和104亿美元的医疗费用。用于流感护理的费用高达163亿美元，而估计的收益损失和总成本（包括生命结束的年份）为871亿美元[3]。即使在2009年，这样流感流行相对“温和”的年份，其全球消耗的成本也估计为3 740亿美元[4]。单是治疗重症流感患者，所需的重症监护成本就非常巨大[2]。

流感病毒的致病力

流感病毒是正黏病毒科的一种单链RNA病毒。主要影响鸟类和哺乳动物，包括3个属，基于它们的基质蛋白，分为流感病毒A、流感病毒B和流感病毒C[1, 5]。甲型流感病毒更有可能与禽类和哺乳动物的流感病毒基因重组，并且具有引起大流行的潜力。基于对病毒表面两种主要抗原蛋白，即血细胞凝集素（hemagglutinin，HA）和神经氨酸酶（neuraminidase，NA）的抗体反应，甲型流感病毒被细分为不同的血清型，包括H1N1（除了2009年的流感大流行，代表性的还有1918年的西班牙流感）、H2N2（1957年的亚洲流感）、H3N2（1968年的香港流感）、H5N1（禽流感，通常被认为是目前最大的流感威胁）和H7N9，2012年在中国暴发流行。其他一些类型的流感病毒在鸟类和哺乳动物间相互传播（H7N7、H1N2、H7N2、H7N3和H10N7）。另外两种类型的流感病毒包括乙型流感病毒（几乎只感染人类并缺乏大流行的潜力）和丙型流感病毒（感染人、狗和猪），在人类中很少会引起严重的疾病和大规模的流行[6]。

甲型流感病毒的基因组由8个独立的单链片段组成，每个都编码一种主要的病毒蛋白。基于RNA的单链基因组具有较高的背景突变率并赋予病毒遗传可塑性。多个基因组片段可以对大量RNA序列进行重组，导致当宿主同时被不止一种病毒感染时，会产生混合病毒。这些过程导致病毒进化成具有新抗原成分的新病毒（抗原转移）。例如，2009年4月在墨西哥暴发的新型猪甲型流感病毒是一种源自于鸭子、欧洲猪、北美猪和人类适应的流感病毒基因片段的四倍重组病毒株[7]。

禽类携带的病毒偶尔可以传播给哺乳动物，可导致该疾病在动物中暴发或在人类中流行。猪是重要的“混合容器”宿主，它将禽流感病毒传播给人类，因为它们可以携带在禽类和人类寄生的流感病毒[1]。猪黏膜表达了唾液酸的混合物，这种混合的糖肽以良好的构象结合在一起，可以结合禽类和人类在体内存活的流感病毒。因为流感病毒感染的初始阶段是HA受体与宿主上皮组织结合位点的相互作用，这在流感病毒的生物学中是至关重要的。禽类在其上皮表面主要表达α2,3-结合的唾液酸半乳糖，禽流感病毒更优先结合在该连接上。人类的上呼吸道主要表达α2,6-结合的半乳糖表面受体，而季节性发生的人类的流感病毒株只与α2,6结合位点结合。相反，在猪的上皮组织，正常情况下表达α2,3和α2,6结合的半乳糖。这种生物化学反应促进了同时发生禽流感和人流感的双重感染以及伴随而来的产生混合病毒的风险[1, 7, 8]。

人类的下呼吸道和肺泡上皮细胞同样表达α2,3-结合的唾液酸半乳糖，当病毒与α2,3结合位点有效结合后，如果分泌物沉积在远端呼吸道，可导致严重的肺炎。绝大多数流感病毒株更喜欢与人类上呼吸道HA结合位点的α2,6结合的半乳糖相结合。病毒株通过空气中的液滴沉积到上呼吸道通常会导致高传播率，但引起原发性流感病毒肺炎的风险较低[9]。H5N1 型禽流感病毒株优先与 α2,3 结合位点结合，因此虽然在人与人之间的传播能力很差，但如果进入下呼吸道仍然具有引起重症肺炎的风险。亚洲的家禽饲养者与受感染的牲畜密切接触，偶尔会接受较多的病毒进入远端呼吸道，从而导致严重的流感肺炎，具有较高的死亡率（50%～70%）[9, 10]。

值得注意的是，1918 年引起重症流感大流行的 H1N1 病毒株表达了一种可以与 α2,6 半乳糖和 α2,3 半乳糖高度亲和的 HA[11, 12]。这种不同寻常的 HA 亲和性导致的结果是一种具有高度传染性的病毒，具有在上呼吸道复制和传播的能力，并在下呼吸道引起严重疾病。令人不安的是，2009 年暴发的新型猪流感病毒株的 HA 同样与 α2,6 半乳糖和 α2,3 半乳糖具有高度的亲和力。幸运的是，流感病毒的毒性因子（表 130-1）导致病死率总体较低（<0.1%）。在 2009 年暴发的疫情中，缓解老年人群死亡率的另一个因素是，在 20 世纪 50 年代之前出生的人群中存在记忆细胞 B 细胞和记忆 T 细胞的抗原识别位点，这是由 20 世纪前半世纪其他类型的 H1N1 病毒引起的[13]。

流感的临床表现和并发症

成人典型的季节性流感表现为在 4～5 天的时间内突发高热、寒战、上呼吸道症状、头痛、肌肉疼痛和乏力。鼻炎相对少见，但流感引起的腹泻比鼻病毒引起的上呼吸道感染更常见。流感可以导致严重的并发症甚至死亡，特别是对于婴儿、老人和患有慢性疾病的人群。最严重的并发症是，原发性流感肺炎和继发的细菌感染引起呼吸衰竭[14, 15]。流感同样可引起中枢神经系统、心脏、骨骼肌、肾脏和肝脏并发症[5, 15]。肺部基础疾病是一种常见的危险因素，有 18% 的流感患者有肺部基础疾病，其中最常见的是哮喘（7%），其次分别为中枢神经系统源性（12%）、出血性或肿瘤源性（9.9%）以及心源性（4.6%）肺部疾病[16]。但是，这些住院的流感患者（住院率 1‰～5‰）中有接近一半的人是健康人[14-16]。

在没有大流行的时候，有 11%～19% 的住院患者经实验室检测证实患有流感并需要 ICU 治疗[15]。机械通气的平均持续时间大约为 5 天；特别重的患者需要高级技术支持来解决低氧血症，例如高频震荡通气（high-frequency oscillatory ventilation，HFOV）、体外膜肺氧合（extracorporeal membrane oxygenation，ECMO）、俯卧位通气和一氧化氮治疗。这些呼吸困难的患者 ICU 的住院时间会延长并且死亡率会升高[14, 16, 17]。

估计有 5 千万到 1 亿人死于 1918 年的流感大流行。死亡原因是继发的支气管肺炎、流感相关的肺部疾病并发低氧血症和心脏衰竭[18, 19]。在 1918 年大流行期间，20～40 岁人群的死亡率不明原因地升高。这种死亡率的增高或许是由于健康年轻人自身免疫能力有限和（或）抗病毒免疫反应过度[18]。1918 年流感大流行时观察到的高死亡率如果放在今天肯定能够降低，这是由于现在有了更好的氧输送设备，有了 ICU、疫苗、抗生素和抗病毒药物。但是，这对医院的治疗护理和费用的影响是巨大的，在大流感期间重症监护需求激增，而现代 ICU 承载力有限，难以满足其需求。复杂的 ICU 监护对于今天的很多发展中国家的患者来说往往是遥不可及的，这些国家的流感病死率仍然很高[20]。

表 130-1 流感病毒的致病特征和毒性因子

病毒特征	致病机制	注释
抗原决定簇 在 HA 和 NA 间变化	既往接触的病毒中获得的抗体不能识别，发生免疫逃逸	抗原漂移（点突变）导致疾病流行；抗原转移（基因重组）导致疾病大流行
HA 可断裂性	HA 在与受体结合之前被宿主来源的蛋白酶水解	HA 易裂解性与其强大的结合性和疾病的严重程度相关
HA 的结合偏好性	肺泡内 α2,3 连接的唾液酸受体和上呼吸道的 α2,6 连接受体	病毒与 α2,3 连接点结合或与 α2,3 连接和 α2,6 连接点均结合时毒力更强
HA∶NA 比率	NA 切断上皮细胞表面糖肽上的唾液酸（HA 的结合位点）	NA 和 HA 活性的最佳比率需要其高复制和高释放性
NS-1	这种非结构蛋白质抑制宿主来源的干扰素	突变或截断的变异体与病毒毒力丧失有关
PB1-F2	这种肽将病毒传播到线粒体并诱导其凋亡	*PB1-F2* 的突变或截断形式与病毒毒性丧失有关
NA 抑制剂	*H275Y* 突变阻断了 NA 抑制剂结合位点和达菲活性	突变在季节性的 H1N1 病毒中常见，而在 2009 年暴发的流感病毒株中并不常见
M2 抑制剂	*S31N* 突变阻断了金刚烷胺的活性	这种情况在 H3N2 和 H1N1 中都非常常见
PB2 温度改变	聚合酶在极低（哺乳动物）和极高（禽类）温度下的活性	从禽类到人类宿主有较大的 Pol 温度范围

H257Y：在 275 处的氨基酸由组氨酸替代酪氨酸；HA：血细胞凝集素；M：基质蛋白；NA：神经氨酸苷酶；NS-1：非结构蛋白；PB：基本聚合酶；Pol：聚合酶；S31N：丝氨酸替代 31 位氨基酸天冬酰胺。

2009 年 H1N1 流感病毒相关的流行病学和临床表现

在 2009 年 3 月初，一种可以在人类体内存活的新型流感病毒株，甲型流感（H1N1）pdm09 从最初的墨西哥城暴发发展为全球大流行。直到 2009 年 9 月 27 日，全球有超过 34 万人感染并有 4 100 人死亡[7,21]。世界卫生组织发布了 21 世纪第一期第 6 级流感大流行的警报，预计将出现大规模的流感传播和相关疾病。从 2009 年 6～9 月，在澳大利亚、新西兰和南美地区，与 H1N1 相关的疾病发病率在急剧上升，这些疾病在一些地区超出了 ICU 的治疗能力[22]。尽管通过广泛发展有效的、灭活的单价疫苗项目使北美地区流感大流行趋势有所减弱[23]，但数据显示，2009 年 4 月—2010 年 4 月，美国仍有 6 100 万流感病例，其中 274 000 人住院，约有 12 500 人死亡[24]。甲流（H1N1）pdm09 在最初的大流行事件发生后的几年仍然是被隔离的主要病种。

在加拿大发生的流感事件代表了 2009 年北半球大部分地区的流感情况。在 2009 年 168 例患 H1N1 甲型流感的重症患者中，其平均年龄为 32 岁，其中女性可能疾病更严重（67% 的患者）[25]。特别是孕妇，对重症流感的易感性较高[25-27]。大约 10% 的患者，院内传播是其流感感染的主要发病机制。医院工作者通过医院传播获得的感染通常发生在暴发的早期，但一旦认识到流感大流行并启动适当的感染控制措施，医院相关的感染发生率是较低的。在几乎所有患者中都可以观察到合并一种或多种疾病，最常见的有慢性肺部疾病如哮喘、慢性阻塞性肺疾病、支气管肺发育不良（41%）、肥胖（33%，平均体重指数为 34.6kg/m^2）、高血压（24%）、吸烟史（23%）和糖尿病（21%）。在 2009 年流感暴发时，世界其他地区也同样报道了类似的临床病例和易感疾病[21,22,28,29]。只有 30% 的患者产生了严重并发症。值得注意的是，到目前为止，加拿大土著居民的人数较多（26% 的患者）。表 130-2 中总结了与严重流感并发症相关的临床危险因素和并存疾病。

2009 年 H1N1 甲型流感病毒最常见的特异性临床症状包括，在超过 90% 的患者中出现发热和呼吸系统症状，而乏力和肌痛的症状相对少见。2009 年 H1N1 甲型流感病毒感染相关的一些严重临床症状，包括：

- 在相对健康的青少年或成人以及免疫抑制的患者中出现快速进展的弥漫性肺炎，伴有严重的难治性低氧血症。
- 具有严重并发疾病的患者可发生慢性潜在疾病的失代偿，包括充血性心力衰竭、慢性肾衰竭、终末期肝病、控制不佳的糖尿病或免疫缺陷疾病。
- 慢性阻塞性肺疾病和哮喘的急性和慢性加重。
- 细菌性肺炎，通常是革兰氏阳性菌，包括肺炎链球菌、金黄色葡萄球菌、A 组溶血性链球菌以及 2009 年甲型 H1N1 流感病毒感染背景下发生的超级感染。
- 婴儿和幼儿的细支气管炎和喉炎，通常需要住院治疗但不需要入住 ICU。

在所有年龄组中，需要重症监护的典型临床症状是一种弥散性的呈双侧四象限的肺炎，通常进展迅速。在加拿大以及其他一些地方，具有以上症状的患者占据了入 ICU 80% 以上的患者，并且常需要机械通气和氧疗支持，包括 HFOV、吸入性一氧化氮和/或 ECMO 治疗[25,30-33]。

表 130-2 重症流感并发症的危险因素

危险因素和并发疾病	注释
年龄<5 岁	儿童年龄<2 岁和那些具有慢性心肺疾病的患者危险性极大
年龄>65 岁	疫苗反应性差，对流感感染的宿主反应差
慢性心肺疾病	COPD，哮喘，充血性心力衰竭
代谢性疾病和慢性肝脏疾病	糖尿病和肝硬化增加流感并发症的风险
慢性神经系统疾病	神经认知和神经肌肉疾病与并发症增加相关
怀孕	特别是妊娠晚期的女性
肥胖	在 2009 年流感大流行期间 BMI>35kg/m^2 增加了流感并发症的风险
血红蛋白病	镰刀细胞贫血病的患者风险增高
免疫抑制	接受糖皮质激素，化疗和 HIV 移植受体风险增高
接受水杨酸类药物治疗的儿童	雷氏综合征发病风险增加
土著、贫困和医疗资源匮乏的地区	延迟治疗与流感并发症风险增高有关
继发性细菌性肺炎	细菌性肺炎与 ICU 和住院时间延长、医院并发症增加和死亡率增加有关

疾病迅速进展的患者通常在症状出现后 4 天内到医院就诊，在住院的第 1 天就因双肺浸润和缺氧导致的呼吸衰竭被送入 ICU 治疗。其平均急性生理和慢性健康评分（Acute Physiology and Chronic Health Evaluation Ⅱ，APACHEⅡ）为 20 分。有意义的实验室检测结果包括肌酸激酶升高和白细胞计数正常[21,25,34]。伴随的症状包括可疑的细菌性肺炎（32.1%）、需要血管活性药物的低血压（13.7%）、哮喘或加重的慢性阻塞性肺疾病（13.7%）。

对于 H1N1 相关的急性肺损伤（acute lung injury，ALI）患者，有超过 80% 的患者接受了机械通气治疗；只有极少部分患者成功地应用了无创呼吸机进行治疗。氧疗包括吸入高浓度氧（平均入科 PaO_2/FiO_2，147mmHg）；正压通气（positive end-expiratory pressure，PEEP）、频繁使用 HFOV（12%）、吸入一氧化氮（14%）、神经肌肉阻滞（30%）、俯卧位通气（5%）和偶尔应用 ECMO（7%）。药物治疗包括神经氨酸酶（NA）抑制剂（90.5%）、抗生素（98.8%）和激素（50.6%），即使不知道激素的效果如何[25]。

入 ICU 后有 24% 的患者会发生继发性肺炎，最常见的病原菌是金黄色葡萄球菌和肺炎链球菌[25,35,36]。对于快速出现呼吸衰竭的患者，由于大范围地使用了经验性的抗细菌治疗，因此很难准确判断继发性细菌感染的频率。重症患者 90 天的死亡率为 17.3%（与澳大利亚报道的相似）[22]。中位机械通气持续时间为 12 天。最常见的死亡原因是严重的急性呼吸窘迫综合征（acute respiratory distress syndrome，ARDS）和低氧血症及其并发症、继发性感染、脓毒症或者多脏器功能障碍综合征。严重的原发性流感病毒肺炎的特征影像学变化见图 130-1。

在接受尸检的致命性感染的患者中，肺部病理学显示出弥漫性肺泡损伤过程，通常伴有早期的透明膜形成，有时伴有局灶性出血[37]。肺泡壁通常增厚，同时伴有淋巴细胞浸润和早期组织纤维化迹象。一种典型的致死性流感病毒肺炎患者的肺组织见图 130-2。对于死亡患者来说，其肺组织出现流感病毒肺炎的表现较早，通常表现出病毒感染的弥漫性免疫组化证据和肺泡内出血。

在儿童患者中，住院患者的中位年龄为 5 岁（区间为 1 个月至 17 岁）；54.4% 的患者为女性，并且 PRISMⅢ评分的平均分为 9 分[14-16,25]。70.2% 的患者有一种或多种慢性合并性疾病：肺部疾病（44%）、神经系统疾病（19%）、免疫抑制或免疫缺陷性疾病（16%）、早产病史（9%）和充血性心脏疾病（7%）。入 ICU 的 68% 的儿童应用了机械通气，其中位机械通气时间为 6 天（区间为 0～67 天）。

临床和实验室诊断

在 2009 年流感暴发的早期，确诊病毒感染存在很大困难。几乎所有发展到严重疾病状态的患者都出现了发热和上呼吸道症状。但是，呼吸急促是一种非典型的流感病毒感染症状，预示着严重疾病。重症患者其他的临床症状包括咳血、泡沫痰和脓痰，以及弥漫性肺破裂。应该通过经皮血氧评估和动脉血气 PO_2 来评估疑似重症流感的患者。当出现相对低氧的表现时应该采取进一步的评估方法，包括胸片。在出现严重的疾病状态时实验室检测指标通常表现为正常或低于正常水平的白细胞计数和升高的肌酸激酶[22,25,29]（图 130-3）。

逆转录聚合酶链反应（reverse transcriptase-polymerase chain reaction，RT-PCR）对实验室早期诊断流感感染具有很大的促进作用[38]。当有疑似重症流感的患者且条件允许的情况下，应该采用上述方法。免疫荧光技术、酶联免疫测定以及

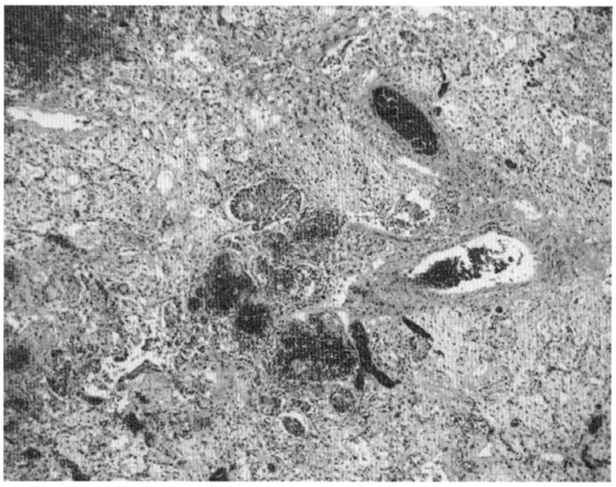

图 130-2 一位既往健康发生原发性致死性流感型肺炎的 20 岁女性的肺部病理切片。注意弥漫性肺泡损伤、鳞状上皮化生、淋巴细胞浸润、局灶性出血和肺组织通气功能丧失。（图片由 David Horn，MD 提供）

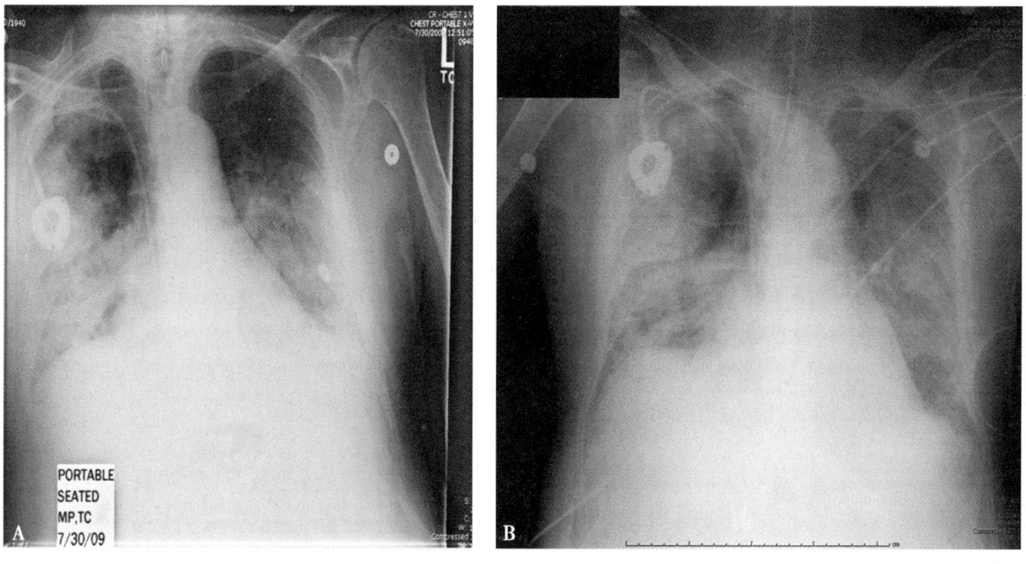

图 130-1 A，一位患 B 细胞淋巴瘤和低丙种球蛋白血症的 70 岁老年男性的胸片，在入 ICU 时患有原发性流感性肺炎。注意右前胸壁的静脉导管和弥漫性肺浸润，最明显的是在双下肺。B，同一个患者 3 天后的胸片；注意进展的低氧血症与弥漫性肺泡填充有关。该患者尽管给予了奥司他韦和通气支持，但其病情已经恶化，出现了严重的低血压和急性肾损伤

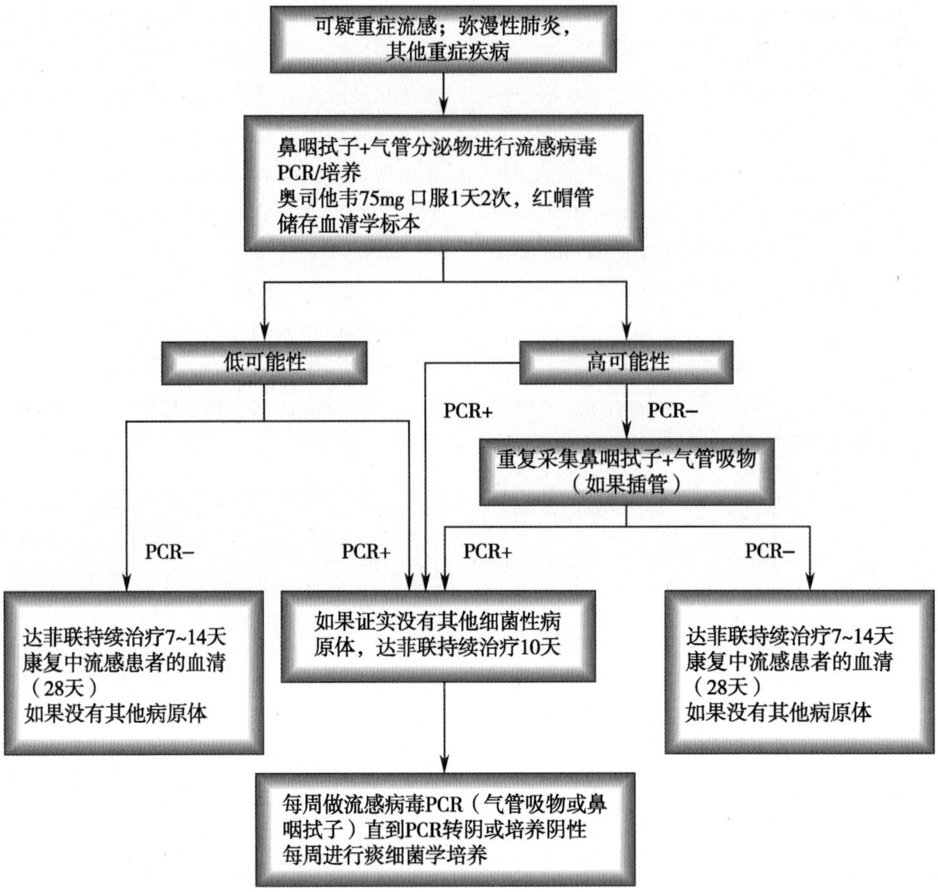

图 130-3　对重症监护室中疑似重症流感性肺炎的管理和工作建议

其他临床标本的快速诊断方法通常缺乏诊断的敏感性[38-42]。病毒培养需要长达 1 周的时间。尽管 RT-PCR 是病毒感染首选的诊断方法，且具有很高的敏感性，但临床标本的充足性也是非常必要的。标准的鼻咽拭子标本是充足的但可以产生假阴性结果。如果诊断仍存在可疑性，鼻咽拭子的 RT-PCR 应该在 48～72 小时重复进行。对于插管的患者可用其鼻咽和气道吸出物进行 RT-PCR 检测且可提高危重患者的诊断率[43,44]。

支持治疗

几乎所有 ICU 中重症感染的患者都有缺氧的情况并需要通气支持[22,25,45]。在治疗过程中，由于努力通过利尿来优化氧合，同时伴有胸内高压和静脉回流受限，可能导致休克和肾衰竭[25,29]。其他重要但并不常见的损伤表现可能包括脑炎（治疗或没有治疗，或癫痫发作）、心脏损伤（心肌炎、心包炎或传导障碍）及横纹肌溶解[17]。

大多数重症流感的危重患者会出现 ARDS 的表现；对于低氧血症伴有弥漫性肺部疾病的患者均需要支持治疗、辅助氧疗和辅助通气治疗[25]。流感大流行与非大流行期间相比，患者年龄相对年轻，且更多的患者比常规季节的流感更需要呼吸支持[18,22,25,30,31]。

原发流感病毒肺炎是不同寻常的，对患者来说通常的 PEEP 支持下的辅助通气往往效果欠佳。控制性通气，注意肺保护策略[46]，联合采用适当镇静和肌松的方法也是合适的。对于 ALI 和 ARDS 的患者，避免容量过负荷（适当的利尿）或许与减少机械通气持续时间和 ICU 住院时间有关，流感患者应该尝试此策略[31,47]。其他的通气方式包括俯卧位通气和吸入一氧化氮（尽管在 ARDS 患者中其他通气方式的好处并没有得到证实）或许可以改善某些患者的氧和情况[48-50]。不幸的是，最新的随机对照实验发现，对于严重的 ARDS 患者 HFOV 作为挽救性治疗方式是无效的[50,51]，这表明该方法在治疗流感相关的难治性低氧血症的患者可能缺乏有效性。尽管 ECMO 更多地被提倡，但其作为治疗成人流感相关 ALI 导致呼吸衰竭的选择仍然存在争议[30-33,52]。在那些熟悉 HFOV 和 ECMO 技术的中心里，在其他选择不存在的情况下，上述两种方法可能被认为是应用于特定危重患者的一种抢救性治疗措施。

抗病毒治疗

对于可疑流感的重症患者，早期抗病毒治疗的启动是基于患者的临床表现和流行病学数据。在这种情况下，在实验室确认之前不得推迟治疗[22,25,53,54]。各种流感病毒株在世界各地传播，对目前可用的抗病毒药物的敏感性具有菌株特异性和种类特异性。2009年的甲型H1N1猪流感病毒对金刚烷胺具有耐药性但对包括奥司他韦和扎纳米韦在内的病毒抑制剂敏感[54]。在2009年甲型H1N1流感大流行期间，分离出了罕见的对奥司他韦耐药的菌株，目前仍然非常罕见（在2013—2014年，美国甲型H1N1流感病毒株pdm09对奥司他韦耐药的发生率为1.2%）[55,56]。相比之下，季节性的甲型H1N1流感病毒在2009年之前占据主导地位，目前仍以较低的比例持续存在，它们通常对奥司他韦具有耐药性，但大多数对扎纳米韦仍敏感[56-58]。目前，能够常规使用的只有口服剂型的达菲和扎纳米韦的吸入剂型。静脉注射的帕拉米韦仍然是重症患者的一种选择。

在季节性流感症状出现后的48小时内开始抗病毒治疗，可使门诊患者症状持续时间减少1天或更长[56,59]。奥司他韦治疗可以降低继发性细菌二重感染的风险[60]。ICU支持并联合NA抑制剂使用来早期治疗2009年甲型H1N1流感感染，有助于改善患者预后[53,54,61-63]。

用于指导抗病毒药物治疗的最佳剂量和治疗持续时间的数据还较少。严重的流感感染，包括2009年甲型H1N1流感病毒株导致的感染[64]，除肺部感染外，还可以导致全身感染，此种情况下更倾向于使用全身性而不是吸入性的抗病毒药物。尽管人们担心奥司他韦在危重患者中的胃肠道吸收差，但已发表的研究表明，ICU患者的血药浓度与健康志愿者的血药浓度相当[65,66]。现有证据表明，奥司他韦75mg每日两次的剂量是足够的。在一项随机双盲对照研究中，虽然两倍或三倍的治疗剂量也是可以接受的，但没有一项研究表明对于接受这些治疗方案的患者，其临床效果或生存率得到了改善[53,67]；唯一潜在的优势似乎是能够加速病毒的清除[68]。

在因季节性流感或流感大流行住院的患者中，病毒的清除时间会延长。在大流行期间流感病毒型肺炎的患者中（肺部浸润影和气管吸入物PCR阳性），奥司他韦治疗清除病毒的中位时间为11天[43]。在疫情暴发的情况下，以及在免疫系统受损长期排出病毒的患者中，已经使用了超过5天的NA抑制剂疗法。当前世界卫生组织（World Health Organization，WHO）的指南建议，在流感病毒肺炎的危重患者中应进行持续的抗病毒治疗，直到获得充分的临床效果且感染情况得到解决，但该指南缺乏关于抗病毒治疗最佳持续时间的正式研究[70]。静脉给药的NA抑制剂帕拉米韦目前在很多国家都被允许使用。成人帕拉米韦的推荐剂量是静脉给药600mg，每日1次，连续用5天[71]。

辅助性药物治疗

有几种潜在的治疗重症流感的辅助免疫调节或抗病毒的疗法。流感康复患者的血清/血浆或从流感康复患者体内提取出的免疫球蛋白已经被使用了几十年。研究人员对在1918年流感大流行期间使用流感康复患者的血浆/血清进行了一系列研究，最新的meta分析显示，早期而不是晚期使用上述方法或许与患者生存率的改善相关[72]。对其他一系列病例研究表明，类似的治疗方法也适用于严重的甲型H5N1流感感染[73,74]。

高剂量的激素治疗已经被提倡应用于各种感染性和炎症性疾病[75]。由于在出现持续性感染的情况下，皮质类固醇益处的不确定性和激素已知潜在的风险，使得对于原发性流感病毒肺炎的患者使用该方法之前应该非常谨慎。虽然没有进行过随机对照试验，但回顾性研究表明病毒感染持续时间越长，发生严重感染的频率越高，且死亡率也随之升高[76-78]。

继发性细菌感染

1918年流感大流行期间大部分患者死于继发性细菌感染[18,19]。同样地，在1957年和1968年大流行期间也是由继发性细菌和重症感染导致了患者大量死亡。在所有病原体中最常见的病原体是肺炎链球菌、A组溶血性链球菌、金黄色葡萄球菌以及流感嗜血杆菌。考虑到继发性细菌感染的常见性，临床医生应该降低使用抗菌药物的阈值来抵抗这些常见的病原体感染。

继发性细菌性肺炎作为病毒性肺炎的一个并发症有两种表现形式：在流感恢复期是病毒/细菌混合性肺炎和流感后肺炎。流感后肺炎通常可归因于严重流感病毒肺炎后的气道损伤和不良的黏膜清除机制[18]。在呼吸道病毒复制过程中，早期混合形式的细菌性肺炎更复杂，可能是细菌和病毒病原体之间的协同作用。病毒性PB1-F2蛋白导致了肺泡细胞凋亡，同时促进了肺组织中肺炎双球菌的生长[79]。如果唾液酸被NA裂解，肺炎双球菌就会更容易与上皮细胞表面结合[80]。来源于流感病毒的NA已经被发现可以促进肺炎双球菌黏附于肺组织并增加实验性肺炎双球菌肺炎的致死率[81]。早期使用具有NA抑制活性的有效抗病毒药物或许能有助于减少病毒复制并降低继发性肺炎的发生风险[60]。

重症监护室中的感染控制

对于疑似流感患者应该由专业医护人员采取专门防御措施来管理，这些医务人员应该戴上标准的外科系带口罩。关于哪类口罩是最好的，以及N95口罩或类似的个人防护口罩是否比医用口罩更可取，目前有不同的建议。最近的一项研究发现，与外科口罩相比，N95口罩没有额外的保护作用，但很多人仍然提倡在治疗流感患者进行咳嗽诱导过程中使用该类型的口罩[82]。除非存在特殊的禁忌证，那些可以抵抗人体内流感病毒的疫苗应该强制性地应用于所有卫生工作者。当卫生工作者可能接触到患者体液或被污染的物体表面时，他们也应该考虑戴合适的手套，并且因为衣服可能会被污染，他们应该在手术过程和护理患者过程中穿隔离衣。当为患者进行直接近距离护理时，建议佩戴防护性眼镜[83]。如果可以，疑似流感患者在住院的初期应该住在单间病房。如果临床需求超过了单间病房的数量，将流感患者放入公共病房隔离也是非常必要的。必须到房间外活动的流感患者如果能够耐受，应戴上口罩。如果需要，可以使用氧气供给装置以限制空气中流感悬浮微粒的传播。

在与呼吸辅助模式相关的感染预防和控制方面，来自严重急性呼吸窘迫综合征疫情的间接证据表明，无创机械通气和 HFOV 可能会促使携带病毒颗粒的空气过度烟雾化，并使周围的工作人员和患者处于危险之中。有限的证据表明，气管插管过程与获得性感染风险增加相关，特别是在不受控制的条件下；但是，如果穿戴足够的个人防护装备，这种风险就会降低[84,85]。HFOV 回路应该配备微生物过滤器和清洁系统直到呼出端口，从而限制气溶胶的产生。

全球重症监护合作

世界卫生组织在监测动物和人类流感病毒的暴发、抗原转移及漂移方面做得非常出色，但如果大流行暴发发生，它们就没有能力进行基于 ICU 的国际临床试验。一个由来自国际重症护理界的成员组成的工作组已经成立，被称为国际急性护理专家论坛（International Forum for Acute Care Trialists，InFACT），以帮助在流行病期间进行全球协作研究[86]。InFACT 的实际行动或者类似合作组织的影响将会随着时间的推移而确定，但在未来的国际流行病中，这样的组织将努力更有效和更广泛地改善对危重患者的监护治疗。

知识点

1. 到目前为止，流感给人类生活造成了巨大损失并继续导致每年疾病流行和过多的患者死亡。
2. 当来自野生和驯养禽类的流感病毒与人类相适应的病毒进行重组产生新的混合病毒时，甲型流感造成了周期性的大流行，使整个人类都容易受到感染。
3. 特异性的抗病毒药物是可用的，特别是神经氨酸酶抑制剂奥司他韦和扎那米韦，但是目标位点的点突变越来越常见并引起耐药。
4. 原发性流感病毒肺炎继发的细菌性肺炎是非常常见的，通常由肺炎双球菌和金黄色葡萄球菌引起。
5. 如果需要，支持性监护和辅助通气可以挽救严重流感患者的生命，并且通常需要长时间的 ICU 监护才能完全康复。
6. 在具有长期、交叉保护性的免疫改良疫苗问世之前，每年给所有卫生工作者接种疫苗仍然是强制性的，目的是保护这类人群并防止由受感染的卫生工作者引起的医院内流感暴发流行。
7. 在重症监护室护理流感患者时，需要遵循隔离防护和通气设备管路空气过滤的规定，直到这些患者的呼吸道分泌物中不再存在病毒。

（杨萌萌 译，李景辉 审校）

参考文献

1. Zimmer SM, Burke DS. Historical perspective–emergence of influenza A (H1N1) viruses. N Engl J Med 2009;361(3):279–285.
2. Opal SM. Editorial commentary. Coming soon to an ICU near you: severe primary influenza pneumonia from pandemic swine H1N1 influenza. Critical Care 2009;12:196–197.
3. Molinari NA, Ortega-Sanchez IR, Messonnier ML, Thompson WW, Wortley PM, Weintraub E, et al. The annual impact of seasonal influenza in the US: measuring disease burden and costs. Vaccine 2007;25(27):5086–5096.
4. Pike J, Bogich T, Elwood S, Finnoff DC, Daszak P. Economic optimization of the a global strategy to address the pandemic theat. Proc Natl Acad Sci USA 2014;111(52):18519–18523.
5. Fraser C, Donnelly CA, Cauchemez S, Hanage WP, Van Kerkhove MD, Hollingsworth TD, et al. Pandemic potential of a strain of influenza A (H1N1): early findings. Science 2009;324(5934):1557–1561.
6. Peltola V, Ziegler T, Ruuskanen O. Influenza A and B virus infections in children. Clin Infect Dis 2003;36(3):299–305.
7. Novel Swine-Origin Influenza A (H1N1) Virus Investigation Team. Emergence of a novel swine-origin influenza A (H1N1) virus in humans. N Eng J Med 2009;360(25):2605–2615.
8. DuBar G, Azria E, Tesniere A, Dupont H, Le Ray C, Baugnon T, et al. French experience of 2009 A/H1N1v influenza in pregnant women. PLoS One 2010;5(10):pii e13112.
9. Wang H, Feng Z, Shu Y, Hongjie Y, Zhou L, Zu R, et al. Probable limited person-to-person transmission of highly pathogenic avian influenza A (H5N1) virus in China. Lancet 2008;371(9622):1427–1434.
10. Cheung CY, Poon LLM, Lau AS, Luk W, Lau YL, Shortridge KF, et al. Induction of proinflammatory cytokines in human macrophages by influenza A (H5N1) viruses: a mechanism for the unusual severity of human disease? Lancet 2002;360(9348):1831–1837.
11. Kobasa D, Takada A, Shinya K, Hatta M, Halfmann P, Therlault S, et al. Enhanced virulence of influenza A viruses with the haemagglutinin of the 1918 pandemic virus. Nature 2004;431(7009):703–707.
12. Gamblin SJ, Haire LF, Russell RJ, Stevens DJ, Xiao B, Ha Y, et al. The structure and receptor binding properties of the 1918 influenza hemagglutinin. Science 2004;303(5665):1838–1842.
13. Garten RJ, Davis TD, Russell CA, Shu B, Lindstrom S, Balish A, et al. Antigenic and genetic characteristics of swine-origin 2009 A(H1N1) influenza viruses circulating in humans. Science 2009;325(5937):197–201.
14. Poehling KA, Edwards KM, Weinberg GA, Szilagyi P, Staat MA, Iwane MK, et al. The under recognized burden of influenza in young children. N Engl J Med 2006;355(1):31–40.
15. Bhat N, Wright JG, Broder KR, Murray EL, Greenberg ME, Glover MJ, et al. Influenza-associated deaths among children in the United States, 2003-2004. N Engl J Med 2005;353(24):2559–2567.
16. Coffin SE, Zaoutis TE, Rosenquist AB, Heydon K, Herrera G, Bridges CB, et al. Incidence, complications, and risk factors for prolonged stay in children hospitalized with community-acquired influenza. Pediatrics 2007;119(4):740–748.
17. Rothberg MB, Haessler SD, Brown RB. Complications of viral influenza. Am J Med 2008;121(4):258–264.
18. Morens DM, Fauci AS. The 1918 influenza pandemic: insights for the 21st century. J Infect Dis 2007;195(7):1018–1028.
19. Chien Y-W, Klugman KP, Morens DM. Bacterial pathogens and death during the 1918 influenza pandemic. N Engl J Med 2009;361(26):2582–2583.
20. Fedson DS. Meeting the challenge of influenza pandemic preparedness in developing countries. Emerg Infect Dis 2009;15(3):365–367.
21. Dominguez-Cherit G, Lapinsky SE, Macias AE, Pinto R, Espinosa-Perez L, de la Torre A, et al. Critically ill patients with 2009 influenza A (H1N1) in Mexico. JAMA 2009;302(17):1880–1887.
22. Webb SA, Seppelt IM. Pandemic (H1N1) 2009 influenza ("swine flu") in Australian and New Zealand intensive care. Crit Care Resusc 2009;11(3):170–172.
23. Nolan T, McVernon J, Skeljo M, Richmond P, Wadia U, Lambert S, et al. Immunogenicity of a monovalent 2009 influenza A (H1N1) vaccine in infants and children: a randomized trial. JAMA 2010;303(1):37–46.
24. Shrestha S, Swerdlow D, Borse R, Prabhu VS, Finelli L, Atkins CY, et al. Estimating the burden of 2009 pandemic influenza A (H1N1) in the United States (April 2009-April 2010). Clin Infec Dis 2011;52(Suppl 1):S75–S82.
25. Kumar A, Zarychanski R, Pinto R, Cook DJ, Marshall J, Lacroix J, et al. Critically ill patients with 2009 influenza A (H1N1) infection in Canada. JAMA 2009;302(17):1872–1879.
26. Louie JK, Acosta M, Jamieson DJ, Honein MA for the California Pandemic (H1N1) Working Group. Severe 2009 H1N1 influenza in pregnant and postpartum women in California. N Engl J Med 2010;362(1):27–35.
27. Oluyom-Obi T, Avery L, Menticoglou S, Schneider C, Kumar A, Lapinski S, et al. Perinatal and maternal outcomes in critically ill obstetric patients with pandemic H1N1 influenza. A. J Obstet Gynecol (Canada) 2010;32(5):443–447, 448–452.
28. Louie JK, Acosta M, Winter K, Jean C, Gavali S, Schechter R, et al. Factors associated with death or hospitalization due to pandemic 2009 influenza A (H1N1) infection in California. JAMA 2009;302(17):1896–1902.
29. Rello J, Rodriguez A, Ibanez P, Socias L, Cebrian J, Marques A, et al. Semicyuc Working Group. Intensive care adult patients with severe respiratory failure caused by influenza A (H1N1) in Spain. Crit Care 2009;13(5):R148.
30. Ramsey CR, Miller RR, Funk D, Kumar A. Ventilator management for hypoxemic respiratory failure attributable to H1N1 novel swine origin influenza virus. Kumar A, Farmer C. Guest Editors. H1N1 novel influenza: pandemic issues for critical care practitioners. Crit Care Med 2010;38(4):e58–e65.
31. Funk D, Siddiqui F, Wiebe K, Miller RR, Bautista E, Jimenez E, et al. Practical lessons from the first outbreaks: clinical presentation, obstacles, and management strategies for severe pandemic (H1N1) 2009 influenza pneumonitis. Kumar A, Farmer C, Guest Editors. H1N1 novel influenza: pandemic issues for critical care practitioners. Crit Care Med 2010;38(4): e30–e37.
32. Australia and New Zealand Extracorporeal Membrane Oxygenation (ANZ ECMO) Influenza Investigators, Davies A, Jones D, Bailey M, Beca J, Bellomo R, et al. Extracorporeal membrane oxygenation for 2009 influenza A (H1N1) acute respiratory distress syndrome. JAMA 2009;302(17):1888–1895.
33. Funk DJ, Kumar A. Inhaled nitric oxide in patients with the acute respiratory distress syndrome secondary to the 2009 influenza A (H1N1) infection in Canada. Can J Anaesth 2013;60(2):212–213.
34. Borgatta B, Perez M, Rello J, Vidaur L, Lorente L, Socías L, et al. Elevation of creatine kinase is associated with worse outcomes in 2009 pH1N1 influenza A infection. Intensive Care Med 2012;38(7):1152–1161.
35. Muscedere J, Ofner M, Kumar A, Long J, Lamontagne F, Cook D, et al. The occurrence and impact of bacterial organisms complicating critical care illness associated with 2009 influenza A (H1N1) infection. CHEST Journal 2013;144(1):39–47.
36. Loui J, Jean C, Chen T, Park S, Ueki R, Harper T, et al. Bacterial coinfections in lung tissue specimens from fatal cases of 2009 pandemic influenza A (H1N1) – United States, May-August 2009. MMWR

Morb Mortal Wkly Rep 2009;58:1071–1074.

37. Mauad T, Hajjar LA, Callegari GD, da Silva LF, Schout D, Galas FR, et al. Lung pathology in fatal novel human influenza A (H1N1) infection. Am J Respir Crit Care Med 2010;181(1):72–79.
38. Ellis J, Iturriza M, Allen R, Bermingham A, Brown K, Gray J, et al. Evaluation of four real-time PCR assays for detection of influenza A (H1N1) v viruses. Euro Surveill 2009; 14(22):19230.
39. Hurt AC, Alexander R, Hibbert J, Deed N, Barr IG. Performance of six influenza rapid tests in detecting human influenza in clinical specimens. J Clin Virology 2007;39(2):132–135.
40. Hurt AC, Baas C, Deng YM, Roberts S, Kelso A, Barr IG. Performance of influenza rapid point-of-care tests in the detection of swine lineage A(H1N1) influenza viruses. Influenza Other Respi Viruses 2009;3(4):171–176.
41. Drexler JF, Helmer A, Kirberg H, et al. Poor clinical sensitivity of rapid antigen test for influenza A pandemic (H1N1) 2009 virus. Emerg Infect Dis 2009;15(10):1662–1664.
42. Faix DJ, Sherman SS, Waterman SH. Rapid-test sensitivity for novel swine-origin influenza A (H1N1) virus in humans. N Engl J Med 2009;361(7):728–729.
43. Lee N, Chan P, Wong CK, Wong KT, Choi KW, Joynt GM, et al. Viral clearance and inflammatory response patterns in adults hospitalized for pandemic 2009 influenza A (H1N1) virus pneumonia. Antivir Ther 2011;16(2):237–247.
44. Blyth CC, Iredell JR, Dwyer DE. Rapid-test sensitivity for novel swine-origin influenza A (H1N1) virus in humans. N Engl J Med 2009;361(25):2493.
45. Harper SA, Bradley JS, Englund JA, File TM, Gravenstein S, Hayden FG, et al. Seasonal influenza in adults and children-diagnosis, treatment, chemoprophylaxis and institutional outbreak management: Clinical Practice Guidelines of the Infectious Diseases Society of America. Clin Infect Dis 2009;48(8):1003–1032.
46. Ventilation with lower tidal volumes as compared with traditional tidal volumes for acute lung injury and the acute respiratory distress syndrome. The Acute Respiratory Distress Syndrome Network. N Engl J Med 2000;342(18):1301–1308.
47. National Heart, Lung, and Blood Institute Acute Respiratory Distress Syndrome (ARDS) Clinical Trials Network, Wiedemann HP, Wheeler AP, Bernard GR, Thompson BT, Hayden D, et al. Comparison of two fluid-management strategies in acute lung injury. N Engl J Med 2006;354(24): 2564–2575.
48. Adhikari NKJ, Burns KE, Friedrich JO, Granton JT, Cook DJ, Meade MO. Effect of nitric oxide on oxygenation and mortality in acute lung injury: systematic review and meta-analysis. BMJ 2007;334(7597):757–758.
49. Sud S, Sud M, Friedrich JO, Adhikari NKJ. Prone ventilation improves oxygenation but not mortality in acute hypoxemic respiratory failure: systematic review and meta-analysis. CMAJ 2008;178(7): 1153–1161.
50. Ferguson ND, Cook DJ, Guyatt GH, Mehta S, Hand L, Austin P, et al. High-frequency oscillation in early acute respiratory distress syndrome. N Engl J Med 2013;368(9):795–805.
51. The Oscillate Trial. Available at http://www.clinicaltrials.gov/ct2/show/NCT00474656?term=oscillate&rank=1. Accessed October 3, 2009.
52. Peek M, Mugford M, Tiruvoipati R, Wilson A, Allen E, Thalanany MM, et al. Efficacy and economic assessment of conventional ventilatory support versus extracorporeal membrane oxygenation for severe adult respiratory failure (CESAR): a multicentre randomised controlled trial. Lancet 2009;374(9698):1351–1363.
53. Zarychanski R, Stuart TL, Doucette S, Elliot L, Kumar A, Kettner I, et al. Correlates of severe disease in patients infected with pandemic influenza A (H1N1). CMAJ 2010;182(3):257–264.
54. Kumar A. Early versus late oseltamivir treatment in severely ill patients with 2009 pandemic influenza A (H1N1): speed is life. J Antimicrob Chemother 2011;66(5):959–963.
55. Chen H, Cheung CL, Tai H, Zhao P, Chan JFW, Cheng VCC, et al. Oseltamivir-resistant influenza a pandemic (H1N1) 2009 virus, Hong Kong, China. Emerg Infect Dis 2009;15(12):1970–1972.
56. Beigel J, Bray M. Current and future antiviral therapy of severe seasonal and avian influenza. Antiviral Res 2008;78(1):91–102.
57. Cheng PKC, Leung TWC, Ho ECM, Leung PCK, Ng AYY, Lai MYY, et al. Oseltamivir- and amantadine-resistant influenza viruses A (H1N1). Emerg Infect Dis 2009;15(6):966–968.
58. Moscona A. Global transmission of oseltamivir-resistant influenza. N Engl J Med 2009;360(10): 953–956.
59. Singh S, Barghoorn J, Bagdonas A, Adler J, Treanor J, Kinnersley N, et al. Clinical benefits with oseltamivir in treating influenza in adult populations: results of a pooled and subgroup analysis. Clin Drug Invest 2003;23(9):561–569.
60. Kaiser L, Wat C, Mills T, Mahoney P, Ward P, Hayden F. Impact of oseltamivir treatment on influenza-related lower respiratory tract complications and hospitalizations. Arch Intern Med 2003;163(14): 1667–1672.
61. Hassan K, McGeer A, Green KA. Antiviral therapy improves outcome of influenza infections in patients requiring admission to intensive care. 49th Interscience Conference on Antimicrobial Agents and Chemotherapy 2009:V537.
62. Louie JK, Yang S, Acosta M, Yen C, Samuel MC, Schechter R, et al. Treatment with neuraminidase inhibitors for critically ill patients with influenza A (H1N1) pdm09. Clin Infect Dis 2012;55(9): 1198–1204.
63. Rodriguez A, Diaz E, Martin-Loeches I, Sandiumenge A, Canadell L, Díaz JJ, et al. Impact of early oseltamivir treatment on outcome in critically ill patients with 2009 pandemic influenza A. J Antimicrob Chemother 2011;66(5):1140–1149.
64. Oughton MT, Dascal A, Laporta D. Evidence of viremia in two cases of severe pandemic influenza A H1N1/09. 49th Interscience Conference on Antimicrobial Agents and Chemotherapy 2009: V1074i.
65. Taylor WR, Thinh BN, Anh GT, Horby P, Wertheim H, Lindegardh N, et al. Oseltamivir is adequately absorbed following nasogastric administration to adult patients with severe H5N1 influenza. PLoS One 2008;3(10):e3410.
66. Ariano RE, Sitar DS, Zelenitsky SA, Zarychanski R, Pisipati A, Ahern S, et al. Enteric absorption and pharmacokinetics of oseltamivir in pandemic H1N1 influenza (2009) associated critical illness. CMAJ 2009;182(4):357–363.
67. Flannery AH, Thompson Bastin ML. Oseltamivir dosing in critically ill patients with severe influenza. Ann Pharmacother 2014;48(8):1011–1018.
68. Kumar A, Investigators TR. Viral clearance with standard or triple dose oseltamivir therapy in critically ill patients with pandemic (H1N1) 2009 influenza. ICAAC Proceedings 2013; V-1470.
69. Deleted in review.
70. WHO guidelines for pharmacologic management of pandemic (H1N1) 2009 influenza and other influenza viruses: World Health Organization; 2010.
71. Birnkrant D, Cox E. The emergency use of authorization of peramivir for the treatment of 2009 H1N1 influenza. N Engl J Med 2009;361(23):2204–2207.
72. Luke TC, Kilbane EM, Jackson JL, Hoffman SL. Meta-analysis: convalescent blood products for Spanish influenza pneumonia: a future H5N1 treatment? Ann Intern Med 2006;145(8):599–609.
73. Zhou B, Zhong N, Guan Y. Treatment with convalescent plasma for influenza A (H5N1) infection. N Engl J Med 2007;357(14):1450–1451.
74. Kong LK, Zhou BP. Successful treatment of avian influenza with convalescent plasma. Hong Kong Med J 2006;12(6):489.
75. Steinberg KP, Hudson LD, Goodman RB, Hough CL, Lanken PN, Hyzy R, et al. Efficacy and safety of corticosteroids for persistent acute respiratory distress syndrome. N Engl J Med 2007;354(16): 1671–1684.
76. Kim SH, Hong SB, Yun SC, Choi WI, Ahn JJ, Lee YJ, et al. Corticosteroid treatment in critically ill patients with pandemic influenza A/H1N1 2009 infection: analytic strategy using propensity scores. Am J Respir Crit Care Med 2011;183(9):1207–1214.
77. Martin-Loeches I, Lisboa T, Rhodes A, Moreno RP, Silva E, Sprung C, et al. Use of early corticosteroid therapy on ICU admission in patients affected by severe pandemic (H1N1)v influenza A infection. Intensive Care Med 2011;37(2):272–283.
78. Lee N, Chan PKS, Hui DSC, Rainer TH, Wong E, Choi KW, et al. Viral loads and duration of viral shedding in adult patients hospitalized with influenza. J Infect Dis 2009;200(4):492–500.
79. McAuley JL, Hornung F, Boyd KL, Smith AM, KcKeon R, Bennink J, et al. Expression of the 1918 influenza A virus PB1-F2 enhances the pathogenesis of viral and secondary bacterial pneumonia. Cell Host Microbe 2007;2(4):240–249.
80. Van der Poll T, Opal SM. The molecular pathogenesis of pneumococcal pneumonia. Lancet 2009;374:1543–1556.
81. Peltola VT, Murti KG, McCullers JA. Influenza virus neuraminidase contributes to secondary bacterial pneumonia after influenza. J Infect Dis 2005;192(2):249–257.
82. Loeb L, Dafoe N, Mahony J, John M, Sarabia A, Glavin V, et al. Surgical mask vs n95 respirator for preventing influenza among health care workers: a randomized trial. JAMA 2009;302(17): 1865–1871.
83. Ontario Ministry of Health and Long-term Care. Preventing febrile respiratory illnesses. Available at http://www.health.gov.on.ca/english/providers/program/infectious/diseases/best_prac/bp_fri_080406.pdf. Accessed October 3, 2009.
84. Fowler RA, Guest CB, Lapinsky SE, Sibbald WJ, Louie M, Tang P, et al. Transmission of severe acute respiratory syndrome during intubation and mechanical ventilation. Am J Respir Crit Care Med 2004;169(11):1198–1202.
85. Fowler RA, Scales D, Ilan R. Evidence of airborne transmission of SARS. N Engl J Med 2004;351(6):610–611.
86. Marshall J, Abraham E, Adikhari N, et al. InFACT: a global critical care research response to H1N1. Lancet 2010;375(9708):11–13.

131

人类免疫缺陷病毒感染

M. Patricia George and Alison Morris

目前感染人类免疫缺陷病毒(human immunodeficiency virus，HIV)患者的整体治疗和预后已经发生很多改变。抗反转录病毒疗法(antiretroviral therapy，ART)的综合使用以及机会菌感染的化学药物预防已经显著降低了 HIV 患者的发病率和死亡率[1,2]。然而，对于那些尚未诊断、未进行药物干预和对 ART 无效的 HIV 患者，其发生与艾滋病(acquired immune deficiency syndrome，AIDS)相关的机会菌感染和肿瘤的情况仍然存在[3]。

在这一章节，我们将讨论入住重症监护室(intensive care unit，ICU)的 HIV 患者的流行趋势和预后情况。一直以来，卡氏肺孢子虫肺炎(*Pneumocystis jirovecii* pneumonia，PCP)是 HIV 患者发生呼吸衰竭的重要原因之一，它大大增加了 ICU 中 HIV 患者的死亡率，所以我们将讨论 PCP 在这类患者中的诊断和治疗。最后，我们将探讨 HIV 患者在 ICU 治疗期间存在的一些问题，特别是与 ART 疗法相关的问题。

HIV 患者需要重症监护治疗的趋势

流行病学

在 AIDS 流行过程中，ICU 中 HIV 患者的流行情况以及对 HIV 患者在 ICU 中治疗效果的相关看法已经经历了若干次的改变。最初，需要 ICU 干预的绝大多数 HIV 患者都发生了 PCP，并且预后很差，因此认为 HIV 患者在 ICU 中的治疗是无效的[4]。随后，在对 HIV 流行病学的研究过程中发现细菌性肺炎、脓毒症以及非 HIV 相关感染的诊断也已经变得越来越普遍[4-7]。随着 ART 综合疗法的普及应用，ICU 中 HIV 患者的流行情况和死亡率持续发生变化，在 ICU 中接受治疗再次成为绝大多数 HIV 患者的选择。不幸的是，随着对 ART 的抵抗以及多重耐药 HIV 病毒的报道增多，HIV 患者在 ICU 进行治疗的情况再次发生变化，因为他们发生机会菌感染的几率增加、预后更差[8-10]。

圣弗朗西斯科总医院对于 HIV 患者 ICU 治疗的流行病学进行了最全面的系列研究。这家医院的研究者调查了来自不同 AIDS 流行地域的患者，详细追踪了他们在 ICU 中的诊断、治疗及预后趋势。在刚开始几年(历史时期Ⅰ：1981—1985)，需要 ICU 治疗的 HIV 患者住院死亡率为 69%，生存时间中位数仅为 7 个月[4]。随着糖皮质激素在 PCP 中应用和 ART 疗法的进展，在随后的 10 年，ICU 中 HIV 患者的死亡率下降至 36.9%，与历史时期Ⅰ相比，发生了明显的改善[4-7]。

ART 综合治疗(历史时期Ⅴ：1996—1999)使 HIV 患者的死亡率和入 ICU 治疗的比例发生了最显著的改善[11]。在圣弗朗西斯科总医院，需要入 ICU 治疗的 HIV 患者从每年 111 人(历史时期Ⅴ)显著降至每年 88.5 人，而入 ICU 治疗的 HIV 患者的生存率提高了 71%。呼吸衰竭仍然是 HIV 患者入 ICU 治疗的最常见原因(约占 40%)。PCP 占呼吸衰竭病因的 10.7%，在这之前发生 PCP 的比例为 17.6%。ICU 中 HIV 患者的人口统计学特征改变反映了美国 HIV 流行趋势的特点。之前，入住 ICU 治疗的 HIV 患者以白种人为主，而现在非裔美国人占到 44.6%。此外，HIV 患者中女性比例和静脉药物使用者也越来越多[7,11]。在历史时期Ⅵ(2000—2004)期间，随着 ICU 中 HIV 患者生存率逐步升高，PCP 成为未使用 ART 疗法的 HIV 患者发生呼吸衰竭的最常见病因，而气道阻塞性疾病成为使用 ART 疗法的 HIV 患者发生呼吸衰竭的最常见病因[12]。

虽然在不同的中心，HIV 患者入 ICU 比例和死亡率各不相同，但两者的整体下降趋势是一致的[13,14]。一项为期 12 年的多中心研究纳入了 6 373 例入 ICU 治疗的 HIV 患者，这些患者均采用了 ART 疗法。结果发现，入 ICU 的 HIV 患者的整体死亡率从 1999—2001 年的 18.3% 下降至 2008—2010 年的 16.2%[15]。

大部分的系列研究发现，尽管呼吸衰竭所占比例有所下降，但呼吸衰竭仍然是 HIV 患者入住 ICU 的首要原因。在使用 ART 疗法时期，尽管 PCP 仍然是呼吸衰竭的主要原因，但细菌性肺炎也已经开始变得越来越常见[12-16]。因脓毒症入住 ICU 的 HIV 患者也开始增多，该疾病也常常与呼吸衰竭有关[16,17]。合并细菌性肺炎的 HIV 患者极有可能发生菌血症，一旦发生，该类患者的死亡率将接近 68%[18]。

非 AIDS 相关的诊断，如心肌梗死、气道阻塞和创伤，也已经越来越常见，它们是与 ART 疗法相关的诊断[16,19]。除呼吸衰竭外，与 HIV 相关的其他疾病也可能是 HIV 患者入住 ICU 的原因。它们包括心脏疾病、终末期肝病，以及 HIV 相关的肾病。ART 综合治疗已被证实与代谢综合征、血脂异常以及心肌梗死的风险增高有关[20-22]。乙型肝炎病毒和

HIV 共感染导致的终末期肝病是 HIV 患者入住 ICU 的另一重要原因，它属于非呼吸系统问题。由于有相似的感染途径，有 10% 的 HIV 患者同时感染了慢性乙型肝炎病毒，25% 的 HIV 患者同时感染慢性丙型肝炎病毒（hepatitis C virus，HCV）[23]。在门诊 HIV 患者的研究中发现，合并 HCV 感染的 HIV 患者呈逐步下降趋势，1996 年为 36.7%，而到 2007 年已降至 19.7%。然而，与单纯 HIV 感染患者相比，合并 HCV 感染与更高的 ICU 死亡率有关 [24, 25]。HIV 已被证实是加速 HCV 患者进展成肝硬化的危险因素之一，除了 HIV 和 HCV 共感染导致的肝脏毒性之外，许多抗反转录病毒药物本身也会导致体内转氨酶水平的升高 [26, 27]。最后，继发于 HIV 感染的终末期肾病也是一种常见的并发症。尽管随着 ART 疗法的改进，上述并发症逐年降低，但它们仍然是很重要的问题，特别对那些非裔美国人，他们发生 HIV 相关肾病并进展为终末期肾病的风险更高 [28-31]。

预后因素

一些关键因素一直影响 HIV 患者的死亡率，并且多年以来，这些因素似乎也没有发生改变。机械通气、PCP 和血管升压药物的使用已被证实与 HIV 患者的死亡率升高有关 [7, 11, 13, 17]。与之相反，对那些因非 AIDS 相关诊断入住 ICU 的 HIV 患者，白蛋白水平高于 2.6g/dl、急慢性生理评分（Acute Physiology and Chronic Health Evaluation，APACHE）Ⅱ小于 13 分，以及未使用机械通气与出院后的高生存率相关 [11, 12]。

卡氏肺孢子虫肺炎在重症监护室的趋势

在 HIV 发展史中，PCP 一直是 AIDS 患者发生呼吸衰竭的最常见原因，因此有关 PCP 患者 ICU 预后的信息要比因其他原因进入 ICU 的多。在 20 世纪 80 年代，合并 PCP 的 HIV 患者 ICU 死亡率高达 81%，如果需要使用机械通气，其死亡率将高达 87%[4]。在 20 世纪 80 年代中期，由于糖皮质激素的辅助使用，PCP 导致 HIV 患者的死亡率降至约 60%，并且在 ART 综合疗法时期，死亡率呈持续下降趋势 [5, 32-34]。

虽然 PCP 患者的生存得到改善，但 PCP 仍然是 HIV 患者死亡的高危因素 [12, 35]。一项关于 1998—2010 年的 HIV 患者的研究中发现，尽管 ART 疗法得到改进，但因 PCP 感染进入 ICU 的 HIV 患者住院死亡率并没有得到改善，死亡率仍为 10.9%[36]。

卡氏肺孢子虫肺炎的诊断和治疗

临床表现

PCP 通常发生于 CD4 细胞计数低于 200 个 /μl 的 HIV 患者，并且随着 CD4 细胞计数的进一步降低，PCP 的感染风险呈指数增长 [37, 38]。PCP 感染后的常见症状和体征包括：发热、呼吸急促、干咳伴呼吸困难、胸部听诊为正常或仅有少量的干性啰音 [39, 40]。对于 HIV 患者，上述症状通常在 PCP 诊断之前的数天或数周就已经存在。约 2/3 因感染 PCP 入 ICU 治疗的患者之前并不知道已感染 HIV，因此临床医师必须牢记将 PCP 纳入对 HIV 患者呼吸衰竭的鉴别诊断中，尤其是那些不知道已感染 HIV 的患者 [34, 41]。

严重 PCP 的临床表现和病理特点与急性呼吸窘迫综合征（acute respiratory distress syndrome，ARDS）相似。病原体引起肺部广泛的毛细血管渗漏，胸部放射学特征类似于 ARDS，表现为双肺间质的弥漫性浸润。稍许不同的是，PCP 可导致局部肺组织实变。浸润有时是单侧或不对称的，浸润的形式（间质和结节）要比浸润分布更具有诊断意义。然而，10%～15% 的 PCP 患者的胸部影像是正常的 [42-44]。

诊断

虽然 PCP 有典型的临床和影像学表现，但确诊性诊断仍然要被重视，特别是针对危重患者。对于 HIV 患者，多种呼吸系统疾病都有重叠的临床表现，积极开始恰当的治疗对阻止临床症状恶化和避免不必要的药物不良反应有着重要的意义。PCP 诊断依靠患者肺部分泌物的病原菌鉴定和伴随的临床症状来确诊。PCP 也可以通过检测深部痰标本来诊断。当有经验的操作者进行深部取痰操作时其灵敏度为 79%，阴性预测率为 61%[45]。

当痰标本检测阴性或者无法获得深部痰标本，使用支气管镜进行支气管肺泡灌洗是首选方法，对 HIV 感染者诊断 PCP 的灵敏度超过 90%，如果留取双侧样本，灵敏度会进一步增加 [46-48]。

近年来，有关 PCP 诊断的非侵入性生物标记物的研究也已经获得令人满意的结果。已有研究表明，检测血清中 β-D-葡聚糖的水平对判断 HIV 感染个体中 PCP 的发生具有较好的敏感性和特异性 [49, 50]。有趣的是，和肺泡灌洗液相比，检测血清中 β-D- 葡聚糖具有更好的敏感性和特异性 [50]。虽然截至目前，这些研究均为回顾性研究，但这一生物标记物在可能患有 PCP 的 HIV 感染者的风险分层中显示出了希望。

治疗

表 131-1 按照治疗方案的优先顺序总结了治疗 PCP 的多种治疗方案。对于中 - 重度 PCP 感染患者，给予静脉输注复方磺胺甲噁唑（trimethoprim-sulfamethoxazole，TMP-SMX），疗程为 21 天 [40]。大约 25% 的 PCP 患者因 TMP-SMX 的毒副作用而限制了该药物的使用（见表 131-1），TMP-SMX 的毒副作用通常发生于用药的第 6～10 天 [51-53]。

对于不能耐受 TMP-SMX 或者 TMP-SMX 治疗无效的患者，可静脉给予喷他脒羟乙磺酸盐（pentamidine isethionate）作为替代治疗 [40]。由于喷他脒羟乙磺酸盐对胰岛细胞有毒性作用，所以应用该药物后，刚开始患者会出现低血糖（由于胰岛素一过性大量释放），紧接着会发生高糖血症（胰岛素产生不足），最终可能会进展成慢性糖尿病。大约 50% 的患者在使用喷他脒羟乙磺酸盐后会出现上述不良反应。

如果PCP的一线治疗方案无效或出现难以接受的不良反应，就需要采取二线方案。如果TMP-SMX已作为治疗PCP的一线用药，那么静脉输注喷他脒羟乙磺酸盐或者静脉输注克林霉素（clindamycin）联合口服伯氨喹（primaquine）可作为替代治疗方案。

糖皮质激素的辅助使用极大地改善了PCP患者的预后[5,32,33]。一项纳入6个随机对照实验的荟萃分析显示，与标准治疗组相比，加用糖皮质激素治疗后，感染PCP的HIV患者的第一个月的总体死亡风险比为0.54（95%*CI*，0.38～0.79），3～4个月的总体死亡风险比为0.67（95%*CI*，0.49～0.93）[54]，明显优于标准治疗组。对于未吸氧时动脉氧分压（PaO_2）低于70mmHg或者肺泡-动脉氧分压差大于35mmH的PCP患者，推荐在PCP治疗的72小时内进行糖皮质激素治疗以降低死亡率（见表131-1）[40]。对那些不能接受口服治疗的患者，可以静脉输注甲强龙可替代75%的泼尼松剂量。

治疗失败

呼吸功能恶化伴动脉氧分压降低通常出现在开始治疗后的3～5天。这可能是机体对体内已死亡或濒死的病原体产生炎症反应导致的肺毛细血管渗出的增加和肺水肿的形成，同时大量静脉输液也会不可避免地加重上述症状。鉴于患者的病情可能恶化并且症状可能延长，很难确定治疗方案何时失败并进行替代治疗方案。现已发现，当肺孢子虫暴露于含磺胺类或砜类药物时，如TMP-SMX和氨苯砜（dapsone），其本身可发生基因突变。该突变是否会影响治疗效果仍存在争论[55-57]。通常在一线药物治疗4～8天后，如果效果不佳，才考虑更换其他不同的药物[40]。此外，考虑是否存在其他病因也非常重要，如其他机会致病菌、免疫重建炎症反应综合征以及院内病原体的感染。PCP患者的肺水肿风险也增加，这可能可以解释随着造影剂渗透的增加呼吸状况恶化的情况。重复支气管镜检查有助于诊断除PCP以外的其他病原，但在确定PCP治疗是否失败时无效，因为肺孢子虫可能在支气管肺泡灌洗液中持续数周[58]。

PCP患者的机械通气

重症PCP感染患者的病理生理过程类似于ARDS，这类患者发生气压伤和气胸的风险很高，通常预示着会有致命的结局。根据ARDSNet呼吸机通气策略，低潮气量通气与HIV感染的急性肺损伤患者的死亡率降低相关（OR，0.76每降低1ml/kg；95%CI，0.58～0.99；$P=0.043$），因此可为作PCP或其他原因导致的急性肺损伤的HIV感染患者的标准治疗方法[35,59]。此外，无创机械通气已被证实可以降低插管率和气胸发生率并提高ICU生存率[60]。

抗反转录病毒疗法以及ICU中的综合治疗

乳酸酸中毒

20世纪90年代首次报道了接受ART疗法的HIV患者会出现严重的脂肪肝和乳酸酸中毒[61,62]。该并发症与ART疗法中的核苷类逆转录酶抑制剂（nucleoside reverse transcriptase inhibitors，NRTIs）使用有关，尤其是去羟肌苷（didanosine）与司坦夫定（stavudine），因为这些药物具有线粒体毒性作用[63,64]。据报道，每年服用NRTIs药物的患者发生高乳酸血症的概率高达227‰。乳酸酸中毒的发生率为1‰～25.2‰，但其死亡率高达77%[65,66]。发生高乳酸血症的风险包括：高龄、服用含有去羟肌苷和/或司坦夫定的药物、伴随使用的丁丙诺啡、肌酐清除率小于70ml/min以及CD4淋巴细胞小于250个/μl[67,68]。一项病例对照研究证实性别和肥胖是司坦夫定相关性乳酸酸中毒的危险因素[67]。

接受ART治疗的患者通常会有腹痛、恶心、呕吐、肌肉酸痛或周围神经病变等不良反应。实验室检查通常会发现患者血清乳酸升高、肝脂肪变性以及转氨酶升高。停止ART治疗，上述症状可缓解，然而一部分患者会进展成致死性的器官衰竭。初始血乳酸水平>9mmol/L与死亡高度相关，而有些学者认为乳酸水平>5mmol/L即有生命危险[69,70]。

对于已有轻度乳酸酸中毒的患者，应该选择使用更为安全的替代药物。在更换NRTI药物后，要密切监测体内乳酸水平。对于那些重度乳酸酸中毒的患者，应停止ART治疗并给予支持性治疗[27]。尽管有关治疗结果的数据并不多，但

表131-1 治疗重症肺孢子虫肺炎药物的优先选择顺序

药物	剂量	不良反应
复方磺胺甲噁唑（磺胺甲噁唑/甲氧苄啶）	甲氧苄啶，15～20mg/(kg·d)，磺胺，75～100mg/(kg·d)，6～8小时1次	皮疹，恶心，骨髓抑制，低钠血症，高钾血症，肾毒性，转氨酶升高
喷他脒羟乙磺酸盐	3～4mg/(kg·d)静脉输注	恶心，低血压，低血糖或高血糖，胰腺炎，骨髓移植，肾毒性
克林霉素-伯氨喹	克林霉素，900mg，q8h，静脉输注；伯氨喹，30mg，口服，每日1次	恶心，腹泻，皮疹，溶血性贫血，高铁血红蛋白血症，白细胞减少症
辅助治疗		
泼尼松如果PaO_2<70mmHg或者肺泡-动脉氧分压差>35mmHg	40mg，口服，q12h，5天；40mg，口服，每日1次，5天；20mg，口服，每日1次，11天	高血糖，精神疾病

一些病例报道发现，核黄素、硫胺素和左旋肉碱可以逆转乳酸酸中毒[27, 69-72]。一种推荐的药物使用方法是：每日给予核黄素 50mg、左旋肉碱 50mg/kg 和硫胺素 100mg，直至乳酸酸中毒得以纠正。但确切的治疗时间以及乳酸高于何值时预示治疗无效，目前仍不清楚。

免疫重建

开始接受 ART 疗法后，机体内的免疫重建炎症反应综合征（immune reconstitution inflammatory syndrome，IRIS）会导致患者短期出现看似感染恶化的矛盾现象。该综合征是因机体免疫功能增强而对感染源重新产生炎症反应所致[73]。虽然 IRIS 常发生于结核、巨细胞病毒（cytomegalovirus，CMV）和禽分枝杆菌复合物等疾病中，但它只加重这些疾病的症状[73-75]。2010 年一项包含 54 个队列研究的荟萃分析发现，在 ART 治疗开始阶段，IRIS 的发生率为 16.1%，相关的死亡率为 4.5%，但死亡率取决于病原菌的种类以及免疫缺陷的严重程度[76]。有病例报道，PCP 患者同样会发生这种矛盾性的症状恶化，患者会出现呼吸窘迫加重、低氧血症，甚至需要机械通气[77-79]。尽管会发生症状恶化，但最终所有的患者都会康复并且持续或者重新给予糖皮质激素对减轻症状恶化有一定的益处[79]。因症状恶化需要 ICU 治疗的 PCP 患者，应当给予糖皮质激素治疗，同时要进行合适的检查以排除导致临床恶化的其他感染或呼吸系统疾病。

ICU 中 ART 的使用

HIV 患者进入 ICU 后是否应用 ART 仍然存在争论。以往，HIV 患者进入 ICU 后通常停用 ART 治疗，临床医师也不愿意给予这类患者 ART 治疗。ICU 中存在许多与使用 ART 相关的问题，包括抗反转录病毒药物可能的胃肠吸收不良、可能的药物相互作用和不良反应，以及出院后患者是否继续应用 ART 治疗的依从性等。还有一种担忧是，对于那些处于呼吸衰竭临界状态的患者，ART 治疗可能会产生矛盾性的症状恶化和免疫重建，从而导致呼吸衰竭。

ICU 中 ART 的治疗非常复杂。齐多夫定（zidovudine）仅有静脉制剂。其他药物可以提供液体制剂，因此可以通过胃管给药（框 131-1）[80]。如果医师选择对 ICU 中的 HIV 患者进行 ART 治疗，他们尤其需要关注 ART 疗法的不良反应，包括肝肾毒性、胰腺炎及乳酸酸中毒[27]。许多 ICU 中经常使用的药物比如苯二氮䓬类、氟康唑、潘他米丁和胺碘酮等都会影响抗反转录病毒药物的代谢，甚至产生致死性的药物相互作用[27]。药物也可能影响抗反转录病毒药物的血清浓度，导致毒性反应或降低治疗浓度，并增加机体耐药的风险[27]。因此，建议在使用抗反转录病毒药物前，应向有关专家进行咨询。

ICU 中 HIV 患者接受 ART 是否会利大于弊，目前仍不清楚。一项随机对照试验比较了两组发生 AIDS 相关机会菌感染或者严重细菌感染的 HIV 患者，一组早期给予 ART 治疗（疗程 14 天），一组延迟给予 ART 治疗。两组结果显示：与延迟治疗相比，早期开始 ART 可以减缓 AIDS 的进展并降低死亡率（OR = 0.51）[81]。一项回顾性队列研究纳入了 1996—2006 年入住圣保罗 ICU 的 278 例 HIV 患者，该项研究发现，入 ICU 早期开始使用 ART 治疗可以降低 HIV 患者的 6 个月死亡率，显著低于未使用 ART 治疗组（风险比为 0.55）[82]。那些入 ICU 之前接受 ART 治疗，但入 ICU 后停用 ART 治疗的 HIV 患者，预后更差；而 ICU 中约 18% 接受 ART 治疗的患者会发生不良事件。对于那些感染 PCP 需要 ICU 治疗的患者，未接受 ART 治疗的患者的死亡率为 63%，而继续接受或者开始接受 ART 治疗的 HIV 患者的死亡率仅为 25%[83]。也有报道称，ICU 期间，接受 ART 治疗可以改善 ICU 中 HIV 幸存者的累积生存情况（如离开 ICU 后的数月至数年）[17, 35, 84-86]。然而，有些研究发现，ICU 期间开始 ART 治疗不但未能改善 HIV 患者的 ICU 或者在院生存率，而且会增加患者发生 ART 的耐药风险[34, 81, 87]。一项关于 HIV 患者发生呼吸衰竭的研究发现，ICU 期间开始 ART 治疗会导致更差预后（接受 ART 治疗患者的死亡率为 30% *vs.* 未接受 ART 治疗的患者死亡率为 15%）[13]。

框 131-1　非口服剂型抗反转率病毒药物列表

蛋白酶抑制剂

安泼那韦（amprenavir）
福沙安泼那韦（fosamprenavir）
洛匹那韦 / 利托那韦（lopinavir/ritonavir）
奈非那韦（nelfinavir）
利托那韦（ritonavir）
替拉那韦（tipranavir）

核苷类逆转录酶抑制剂

阿巴卡韦（abacavir）
去羟肌苷（didanosine）
恩曲他滨（emtricitabine）
拉米夫定（lamivudine）
司坦夫定（stavudine）
齐多夫定（zidovudine）（可静脉注射）

非核苷类逆转录酶抑制剂

奈韦拉平（nevirapine）

融合抑制剂

恩夫韦地（enfuvirtide）（皮下注射）

鉴于缺乏关于是否以及何时在 ICU 中开始 ART 治疗的共识指南，因此支持 ICU 中使用 ART 疗法的经验只能基于单个病例。Huang 及其团队已经制定出一个有效的治疗策略[88]。对于那些已经开始接受 ART 治疗的 HIV 患者，如果其体内病毒检测为阴性并且应用 ART 治疗无不良反应（如药物毒性、耐药、IRIS，药物摄入或者吸收障碍），入 ICU 后应当继续接受 ART 治疗。如果患者发生 ART 治疗的不良反应，核心药物应当停止使用，以免发生耐药，同时向 HIV 治疗专家进行咨询。对于那些未接受 ART 治疗的 HIV 患者，或者在 ICU 中才被诊断为 HIV 的患者，如果他们入 ICU 的原因是 AIDS 相关的，需要考虑开始使用 ART 治疗，同时向有经验的 HIV 治疗专家咨询。如果上述患者因非 AIDS 相关原因入 ICU，且患者 CD4 细胞数高于 200 个 /μl，ART 疗法可以延迟至患者离开 ICU 后再开始应用，除非患者住 ICU 的时间延长。有关 ART 使用问题，向 HIV 专家咨询无论如何强调都不为过。

ICU 中的代谢异常

ART 引起的代谢并发症

ART 方案中包含的许多药物对脂质和葡萄糖的代谢具有不利影响。使用这些药物的患者经常出现代谢异常，包括高脂血症、高胆固醇血症、糖耐量异常和糖尿病 [89-91]。许多疾病比如心血管疾病、血脂异常、胰岛素抵抗以及骨质疏松症都与使用 ART 治疗有关。蛋白酶抑制剂尤其会增加心肌梗死（myocardial infarction，MI）的发生风险 [20, 21, 92, 93]。一项多中心前瞻性研究纳入了 23 468 例患者，抗 HIV 药物不良事件数据收集（Data Collection on Adverse Events of Anti-HIV Drugs，DAD）小组发现，已使用 ART 治疗达 4～6 年的患者，他们发生 MI 的数量每年增加 26%，ART 疗法是 MI 发生率增加的独立危险因素 [21]。一项随访研究表明，蛋白酶抑制剂可以增加 MI 发生的风险，这可能与其引起的血脂异常有关 [20]。其他一些研究报道，NRTIs 药物 - 阿巴卡韦与去羟肌苷同样与心血管疾病高风险有关 [94, 95]。但是有一项队列研究纳入了 1993—2001 年超过 3 600 例 HIV 患者，该研究结果显示，抗反转录病毒药物使用与心、脑血管疾病事件无关，该阴性结果可能与随访事件过短有关 [96]。近期一项关于 813 322 名美国退役老兵的研究显示，与具有相似心血管病发生风险的非 HIV 人群相比，HIV 感染人群的发生急性心肌梗死（acute myocardial infarction AMI）的风险显著升高 [97]。总体来说，入住 ICU 的 HIV 患者如果发生心血管疾病，其治疗方法应当与非 HIV 患者相同，比如给予冠状动脉搭桥术等。有数据显示，与正常患者人群相比，虽然 HIV 患者发生急性心肌梗死 1 年后需要再次进行冠脉重建的概率更高，发生死亡风险更大，但在短期内，两种人群的治疗效果无差别 [98, 99]。由于 ART 疗法可以使 HIV 患者生存时间延长，因此随着 HIV 患者年龄增大，其心血管问题越来越多地被临床医师所关注。

肾上腺功能不全

肾上腺功能不全（adrenal insufficiency，AI）是 ICU 患者的一种重要综合征，其在 HIV 患者中更加常见。HIV 患者的肾上腺腺体可能被 CMV、肿瘤（如淋巴瘤）以及药物（如酮康唑与利福平）所破坏 [100-102]。当肾上腺功能不全异常严重时，可以表现为顽固性低血压，如果未被识别，会导致死亡。Marik 及其团队研究了 20 例危重 HIV 患者的肾上腺功能。这项研究发现，依据诊断 AI 的标准不同，AI 的发生率为 7%～75%[103]。CMV 感染更常见于发生 AI 的 HIV 患者。临床医师应当高度重视 HIV 患者肾上腺功能不全，尤其是合并 CMV 感染的 HIV 患者。当高度怀疑时，可行促肾上腺皮质激素刺激试验。发生脓毒症休克或者早期 ARDS 的患者应当给予针对肾上腺功能不全的经验性治疗，具体治疗方案可以参照拯救脓毒症运动指南中有关脓毒症和脓毒症休克的治疗章节 [104]。

结论

自从 AIDS 开始流行至现在，ICU 中 HIV 患者的治疗前景已经得到了显著改善。ICU 中的医生在治疗 HIV 患者时，不仅需要知道 HIV 相关疾病，也需要知道非 HIV 相关疾病，因为它们都将影响 HIV 患者的预后。了解 ART 及其不良反应是非常重要的，因为这些治疗可能直接导致 HIV 患者进入 ICU 治疗并影响其发病率和死亡率。我们希望能有越来越多的信息来指导临床医师在 ICU 中进行 ART 治疗，同时希望 HIV 患者的预后能得到改善。

知识点

1. 自从抗反转录病毒疗法（ART）开始应用后，非 AIDS 相关诊断已经变得越来越普遍。
2. 伴有肺孢子虫肺炎（PCP）患者的死亡率仍然很高，尤其是那些需要进行机械通气的患者。
3. ICU 医生在临床工作中要对 PCP 感染保持高度怀疑性，因为许多患者在入 ICU 之前并不知道自己感染 HIV。
4. 对于那些微生物诊断不明确的肺炎患者，要尽早进行支气管镜检查，并进行支气管镜肺泡灌洗。
5. 复方磺胺甲噁唑是治疗 PCP 的选择，对于符合使用糖皮质激素指征的患者，要给予糖皮质激素治疗。
6. ART 可以引起致命性的乳酸酸中毒。治疗乳酸酸中毒的方法包括停用抗反转录病毒药物并给予支持治疗。
7. 继发于 ART 治疗后的免疫重建综合征可以一定程度导致呼吸衰竭，尤其对于发生 PCP 的患者。
8. ICU 中应用 ART 疗法是困难的，因为可能会导致病毒耐药，并且与许多不良反应和药物相互作用相关；然而，在 ICU 中，ART 和死亡率的关系尚不清楚。

（王佳兴　张玉想 译，刘超 审校）

参考文献

1. Palella FJ Jr, Delaney KM, Moorman AC, et al. Declining morbidity and mortality among patients with advanced human immunodeficiency virus infection. HIV Outpatient Study Investigators. N Engl J Med. 1998;338:853-860.
2. National Health Center for Statistics. Health, United States, 2013: with special feature on prescription drugs. Hyattsville, MD; 2014.
3. Kaplan JE, Hanson D, Dworkin MS, et al. Epidemiology of human immunodeficiency virus-associated opportunistic infections in the United States in the era of highly active antiretroviral therapy. Clin Infect Dis. 2000;30(Suppl. 1):S5-14.
4. Wachter RM, Luce JM, Turner J, et al. Intensive care of patients with the acquired immunodeficiency syndrome. Outcome and changing patterns of utilization. Am Rev Respir Dis. 1986;134:891-896.
5. Wachter RM, Russi MB, Bloch DA, Hopewell PC, Luce JM. *Pneumocystis carinii* pneumonia and respiratory failure in AIDS. Improved outcomes and increased use of intensive care units. Am Rev Respir Dis. 1991;143:251-256.
6. Wachter RM, Luce JM, Safrin S, Berrios DC, Charlebois E, Scitovsky AA. Cost and outcome of intensive care for patients with AIDS, *Pneumocystis carinii* pneumonia, and severe respiratory failure. JAMA. 1995;273:230-235.
7. Nickas G, Wachter RM. Outcomes of intensive care for patients with human immunodeficiency virus infection. Arch Intern Med. 2000;160:541-547.
8. Frentz D, Boucher CA, van de Vijver DA. Temporal changes in the epidemiology of transmission of drug-resistant HIV-1 across the world. AIDS Rev. 2012;14:17-27.
9. Frentz D, van de Vijver D, Abecasis A, et al. Patterns of transmitted HIV drug resistance in Europe vary by risk group. PLoS One. 2014;9:e94495.
10. Bontell I, Haggblom A, Bratt G, Albert J, Sönnerborg A. Trends in antiretroviral therapy and prevalence of HIV drug resistance mutations in Sweden 1997-2011. PLoS One. 2013;8:e59337.
11. Morris A, Creasman J, Turner J, Luce JM, Wachter RM, Huang L. Intensive care of human immunodeficiency virus-infected patients during the era of highly active antiretroviral therapy. Am J Respir Crit Care Med. 2002;166:262-267.
12. Powell K, Davis JL, Morris AM, Chi A, Bensley MR, Huang L. Survival for patients with HIV admitted to the ICU continues to improve in the current era of combination antiretroviral therapy. Chest. 2009;135:11-17.
13. Barbier F, Coquet I, Legriel S, et al. Etiologies and outcome of acute respiratory failure in HIV-infected patients. Intensive Care Med. 2009;35:1678-1686.
14. Dickson SJ, Batson S, Copas AJ, Edwards SG, Singer M, Miller RF. Survival of HIV-infected patients in the intensive care unit in the era of highly active antiretroviral therapy. Thorax. 2007;62:964-968.
15. Barbier F, Roux A, Canet E, et al. Temporal trends in critical events complicating HIV infection: 1999-2010 multicentre cohort study in France. Intensive Care Med. 2014;40:1906-1915.
16. Alves C, Nicolas JM, Miro JM, et al. Reappraisal of the aetiology and prognostic factors of severe acute respiratory failure in HIV patients. Eur Respir J. 2001;17:87-93.
17. Casalino E, Wolff M, Ravaud P, Choquet C, Bruneel F, Regnier B. Impact of HAART advent on admission patterns and survival in HIV-infected patients admitted to an intensive care unit. AIDS. 2004;18:1429-1433.
18. Rosenberg AL, Seneff MG, Atiyeh L, Wagner R, Bojanowski L, Zimmerman JE The importance of bacterial sepsis in intensive care unit patients with acquired immunodeficiency syndrome: implications for future care in the age of increasing antiretroviral resistance. Crit Care Med. 2001; 29:548-556.
19. Akgun KM, Pisani M, Crothers K. The changing epidemiology of HIV-infected patients in the intensive care unit. J Intensive Care Med. 2011;26:151-164.
20. Friis-Moller N, Reiss P, Sabin CA, et al. Class of antiretroviral drugs and the risk of myocardial infarction. N Engl J Med. 2007;356:1723-1735.
21. Friis-Moller N, Sabin CA, Weber R, et al. Combination antiretroviral therapy and the risk of myocardial infarction. N Engl J Med. 2003;349:1993-2003.
22. Bonfanti P, Giannattasio C, Ricci E, et al. HIV and metabolic syndrome: a comparison with the general population. J Acquir Immune Defic Syndr. 2007;45:426-431.
23. Soriano V, Vispo E, Labarga P, Medrano J, Barreiro P. Viral hepatitis and HIV co-infection. Antiviral Res. 2010;85:303-315.
24. Spradling PR, Richardson JT, Buchacz K, et al. Trends in hepatitis C virus infection among patients in the HIV Outpatient Study, 1996-2007. J Acquir Immune Defic Syndr. 2010;53:388-396.
25. Medrano J, Alvaro-Meca A, Boyer A, Jiménez-Sousa MA, Resino S. Mortality of patients infected with HIV in the intensive care unit (2005-2010): significant role of chronic hepatitis C and severe sepsis. Crit Care. 2014;18:475.
26. Graham CS, Baden LR, Yu E, et al. Influence of human immunodeficiency virus infection on the course of hepatitis C virus infection: a meta-analysis. Clin Infect Dis. 2001;33:562-569.
27. Panel on Antiretroviral Guidelines for Adults and Adolescents. Guidelines for the use of antiretroviral agents in HIV-1-infected adults and adolescents. Department of Health and Human Services. Available at http://aidsinfo.nih.gov/contentfiles/lvguidelines/AdultandAdolescentGL.pdf. Section accessed February 21, 2015.
28. Choi AI, Rodriguez RA, Bacchetti P, Bertenthal D, Volberding PA, O'Hare AM. Racial differences in end-stage renal disease rates in HIV infection versus diabetes. J Am Soc Nephrol. 2007; 18:2968-2974.
29. Lucas GM, Lau B, Atta MG, Fine DM, Keruly J, Moore RD. Chronic kidney disease incidence, and progression to end-stage renal disease, in HIV-infected individuals: a tale of two races. J Infect Dis. 2008;197:1548-1557.
30. Abraham AG, Althoff KN, Jing Y, et al. End-stage renal disease among HIV-infected adults in North America. Clin Infect Dis. 2015;60(6):941-949.
31. Winston JA. HIV and CKD epidemiology. Adv Chronic Kidney Dis. 2010;17:19-25.
32. MacFadden DK, Edelson JD, Hyland RH, Rodriguez CH, Inouye T, Rebuck AS. Corticosteroids as adjunctive therapy in treatment of *Pneumocystis carinii* pneumonia in patients with acquired immunodeficiency syndrome. Lancet. 1987;1:1477-1479.
33. Bozzette SA, Sattler FR, Chiu J, et al. A controlled trial of early adjunctive treatment with corticosteroids for *Pneumocystis carinii* pneumonia in the acquired immunodeficiency syndrome. California Collaborative Treatment Group. N Engl J Med. 1990;323:1451-1457.
34. Miller RF, Allen E, Copas A, et al. Improved survival for HIV infected patients with severe *Pneumocystis jirovecii* pneumonia is independent of highly active antiretroviral therapy. Thorax. 2006;61:716-721.
35. Davis JL, Morris A, Kallet RH, et al. Low tidal volume ventilation is associated with reduced mortality in HIV-infected patients with acute lung injury. Thorax. 2008;63:988-993.
36. Llibre JM, Revollo B, Vanegas S, et al. *Pneumocystis jirovecii* pneumonia in HIV-1-infected patients in the late-HAART era in developed countries. Scand J Infect Dis. 2013;45:635-644.
37. Phair J, Munoz A, Detels R, Kaslow R, Rinaldo C, Saah A. The risk of *Pneumocystis carinii* pneumonia among men infected with human immunodeficiency virus type 1. Multicenter AIDS Cohort Study Group. N Engl J Med. 1990;322:161-165.
38. Stansell JD, Osmond DH, Charlebois E, et al. Predictors of *Pneumocystis carinii* pneumonia in HIV-infected persons. Pulmonary Complications of HIV Infection Study Group. Am J Respir Crit Care Med. 1997;155:60-66.
39. Selwyn PA, Pumerantz AS, Durante A, et al. Clinical predictors of *Pneumocystis carinii* pneumonia, bacterial pneumonia and tuberculosis in HIV-infected patients. AIDS. 1998;12:885-893.
40. Panel on Opportunistic Infections in HIV-Infected Adults and Adolescents. Guidelines for the prevention and treatment of opportunistic infections in HIV-infected adults and adolescents: recommendations from the Centers for Disease Control and Prevention, the National Institutes of Health, and the HIV Medicine Association of the Infectious Diseases Society of America. Available at http://aidsinfo.nih.gov/contentfiles/lvguidelines/adult_oi.pdf. Accessed February 22, 2015.
41. Walzer PD, Evans HE, Copas AJ, Edwards SG, Grant AD, Miller RF. Early predictors of mortality from *Pneumocystis jirovecii* pneumonia in HIV-infected patients: 1985-2006. Clin Infect Dis. 2008;46:625-633.
42. Hardak E, Brook O, Yigla M. Radiological features of *Pneumocystis jirovecii* pneumonia in immunocompromised patients with and without AIDS. Lung. 2010;188:159-163.
43. Hidalgo A, Falco V, Mauleon S, et al. Accuracy of high-resolution CT in distinguishing between *Pneumocystis carinii* pneumonia and non-*Pneumocystis carinii* pneumonia in AIDS patients. Eur Radiol. 2003;13:1179-1184.
44. Boiselle PM, Tocino I, Hooley RJ, et al. Chest radiograph interpretation of *Pneumocystis carinii* pneumonia, bacterial pneumonia, and pulmonary tuberculosis in HIV-positive patients: accuracy, distinguishing features, and mimics. J Thorac Imaging. 1997;12:47-53.
45. Hopewell PC. *Pneumocystis carinii* pneumonia: diagnosis. J Infect Dis. 1988;157:1115-1119.
46. Golden JA, Hollander H, Stulbarg MS, Gamsu G. Bronchoalveolar lavage as the exclusive diagnostic modality for *Pneumocystis carinii* pneumonia. A prospective study among patients with acquired immunodeficiency syndrome. Chest. 1986;90:18-22.
47. Meduri GU, Stover DE, Greeno RA, Nash T, Zaman MB. Bilateral bronchoalveolar lavage in the diagnosis of opportunistic pulmonary infections. Chest. 1991;100:1272-1276.
48. Cadranel J, Gillet-Juvin K, Antoine M, et al. Site-directed bronchoalveolar lavage and transbronchial biopsy in HIV-infected patients with pneumonia. Am J Respir Crit Care. Med 1995;152: 1103-1106.
49. Karageorgopoulos DE, Qu J-M, Korbila IP, Zhu YG, Vasileiou VA, Falagas ME. Accuracy of b-D-glucan for the diagnosis of *Pneumocystis jirovecii* pneumonia: a meta-analysis. Clin Microbiol Infect. 2013;19:39-49.
50. Salerno D, Mushatt D, Myers L, et al. Serum and bal beta-D-glucan for the diagnosis of *Pneumocystis* pneumonia in HIV positive patients. Respir Med. 2014;108:1688-1695.
51. Rabaud C, Charreau I, Izard S, et al. Adverse reactions to cotrimoxazole in HIV-infected patients: predictive factors and subsequent HIV disease progression. Scand J Infect Dis. 2001;33:759-764.
52. Schneider MM, Hoepelman AI, Eeftinck Schattenkerk JK, et al. A controlled trial of aerosolized pentamidine or trimethoprim-sulfamethoxazole as primary prophylaxis against *Pneumocystis carinii* pneumonia in patients with human immunodeficiency virus infection. The Dutch AIDS Treatment Group. N Engl J Med. 1992;327:1836-1841.
53. Decker CF, Masur H. Pneumonia in AIDS patients in the critical care unit. Crit Care Clin. 1998;14:135-157.
54. Briel M, Boscacci R, Furrer H, Bucher HC. Adjunctive corticosteroids for *Pneumocystis jiroveci* pneumonia in patients with HIV infection: a meta-analysis of randomised controlled trials. BMC Infect Dis. 2005;5:101.
55. Helweg-Larsen J, Benfield TL, Eugen-Olsen J, Lundgren JD, Lundgren B. Effects of mutations in *Pneumocystis carinii* dihydropteroate synthase gene on outcome of AIDS-associated *P. carinii* pneumonia. Lancet. 1999;354:1347-1351.
56. Navin TR, Beard CB, Huang L, et al. Effect of mutations in *Pneumocystis carinii* dihydropteroate synthase gene on outcome of *P. carinii* pneumonia in patients with HIV-1: a prospective study. Lancet. 2001;358:545-549.
57. Crothers K, Beard CB, Turner J, et al. Severity and outcome of HIV-associated *Pneumocystis* pneumonia containing *Pneumocystis jirovecii* dihydropteroate synthase gene mutations. AIDS. 2005;19:801-805.
58. Shelhamer JH, Ognibene FP, Macher AM, et al. Persistence of *Pneumocystis carinii* in lung tissue of acquired immunodeficiency syndrome patients treated for *Pneumocystis* pneumonia. Am Rev Respir Dis. 1984;130:1161-1165.
59. Ventilation with lower tidal volumes as compared with traditional tidal volumes for acute lung injury and the acute respiratory distress syndrome. The Acute Respiratory Distress Syndrome Network. N Engl J Med. 2000;342:1301-1308.
60. Confalonieri M, Calderini E, Terraciano S, et al. Noninvasive ventilation for treating acute respiratory failure in AIDS patients with *Pneumocystis carinii* pneumonia. Intensive Care Med. 2002;28:1233-1238.
61. Chattha G, Arieff AI, Cummings C, Tierney LM Jr. Lactic acidosis complicating the acquired immunodeficiency syndrome. Ann Intern Med. 1993;118:37-39.
62. Freiman JP, Helfert KE, Hamrell MR, Stein DS. Hepatomegaly with severe steatosis in HIV-seropositive patients. AIDS. 1993;7:379-385.
63. Lonergan JT, Behling C, Pfander H, Hassanein TI, Mathews WC. Hyperlactatemia and hepatic abnormalities in 10 human immunodeficiency virus-infected patients receiving nucleoside analogue combination regimens. Clin Infect Dis. 2000;31:162-166.
64. Thoden J, Lebrecht D, Venhoff N, Neumann J, Müller K, Walker UA. Highly active antiretroviral HIV therapy-associated fatal lactic acidosis: quantitative and qualitative mitochondrial DNA lesions with mitochondrial dysfunction in multiple organs. AIDS. 2008;22:1093-1094.
65. Imhof A, Ledergerber B, Gunthard HF, Haupts S, Weber R. Risk factors for and outcome of hyperlactatemia in HIV-infected persons: is there a need for routine lactate monitoring? Clin Infect Dis. 2005;41:721-728.
66. Miller KD, Cameron M, Wood LV, Dalakas MC, Kovacs JA. Lactic acidosis and hepatic steatosis associated with use of stavudine: report of four cases. Ann Intern Med. 2000;133:192-196.
67. Marceau G, Sapin V, Jacomet C, et al. Frequency, risk factors, and outcome of hyperlactatemia in HIV-positive persons: implications for the management of treated patients. Clin Chem. 2003;49:1154-1162.
68. Bonnet F, Bonarek M, Morlat P, et al. Risk factors for lactic acidosis in HIV-infected patients treated with nucleoside reverse-transcriptase inhibitors: a case-control study. Clin Infect Dis. 2003; 36:1324-1328.
69. Claessens YE, Cariou A, Monchi M, et al. Detecting life-threatening lactic acidosis related to nucleoside-analog treatment of human immunodeficiency virus-infected patients, and treatment with L-carnitine. Crit Care Med. 2003;31:1042-1047.
70. Brinkman K, Kakuda TN. Mitochondrial toxicity of nucleoside analogue reverse transcriptase inhibitors: a looming obstacle for long-term antiretroviral therapy? Curr Opin Infect Dis. 2000;13:5-11.
71. Fouty B, Frerman F, Reves R. Riboflavin to treat nucleoside analogue-induced lactic acidosis. Lancet. 1998;352:291-292.
72. Luzzati R, Del Bravo P, Di Perri G, Luzzani A, Concia E. Riboflavine and severe lactic acidosis. Lancet. 1999;353:901-902.
73. Shelburne SA 3rd, Hamill RJ, Rodriguez-Barradas MC, et al. Immune reconstitution inflammatory syndrome: emergence of a unique syndrome during highly active antiretroviral therapy. Medicine (Baltimore). 2002;81:213-227.
74. Komanduri KV, Viswanathan MN, Wieder ED, et al. Restoration of cytomegalovirus-specific CD4+ T-lymphocyte responses after ganciclovir and highly active antiretroviral therapy in individuals infected with HIV-1. Nat Med. 1998;4:953-956.
75. Narita M, Ashkin D, Hollender ES, Pitchenik AE. Paradoxical worsening of tuberculosis following antiretroviral therapy in patients with AIDS. Am J Respir Crit Care Med. 1998;158:157-161.
76. Muller M, Wandel S, Colebunders R, et al. Immune reconstitution inflammatory syndrome in patients starting antiretroviral therapy for HIV infection: a systematic review and meta-analysis. Lancet Infect Dis. 2010;10:251-261.
77. Mori S, Polatino S, Estrada YM, et al. *Pneumocystis*-associated organizing pneumonia as a manifestation of immune reconstitution inflammatory syndrome in an HIV-infected individual with a normal CD4+ T-cell count following antiretroviral therapy. Int J STD AIDS. 2009;20:662-665.
78. Klotz SA, Aziz Mohammed A, Girmai Woldemichael M, Worku Mitku M, Handrich M. Immune reconstitution inflammatory syndrome in a resource-poor setting. J Int Assoc Physicians AIDS Care (Chic.). 2009;8:122-127.

79. Wislez M, Bergot E, Antoine M, et al. Acute respiratory failure following HAART introduction in patients treated for *Pneumocystis carinii* pneumonia. Am J Respir Crit Care Med. 2001; 164:847-851.
80. Nyberg CR, Patterson BY, Williams MM. When patients cannot take pills: antiretroviral drug formulations for managing adult HIV infection. Top Antivir Med. 2011;19:126-131.
81. Zolopa A, Andersen J, Powderly W, et al. Early antiretroviral therapy reduces AIDS progression/ death in individuals with acute opportunistic infections: a multicenter randomized strategy trial. PLoS One. 2009;4:e5575.
82. Croda J, Croda MG, Neves A, De Sousa dos Santos S Benefit of antiretroviral therapy on survival of human immunodeficiency virus-infected patients admitted to an intensive care unit. Crit Care Med. 2009;37:1605-1611.
83. Morris A, Wachter RM, Luce J, Turner J, Huang L. Improved survival with highly active antiretroviral therapy in HIV-infected patients with severe *Pneumocystis carinii* pneumonia. AIDS. 2003; 17:73-80.
84. Vincent B, Timsit JF, Auburtin M, et al. Characteristics and outcomes of HIV-infected patients in the ICU: impact of the highly active antiretroviral treatment era. Intensive Care Med. 2004;30: 859-866.
85. Casalino E, Mendoza-Sassi G, Wolff M, et al. Predictors of short- and long-term survival in HIV-infected patients admitted to the ICU. Chest. 1998;113:421-429.
86. Radhi S, Alexander T, Ukwu M, Saleh S, Morris A. Outcome of HIV-associated *Pneumocystis* pneumonia in hospitalized patients from 2000 through 2003. BMC Infect Dis. 2008;8:118.
87. Meybeck A, Lecomte L, Valette M, et al. Should highly active antiretroviral therapy be prescribed in critically ill HIV-infected patients during the ICU stay? A retrospective cohort study. AIDS Res Ther. 2012;9:27.
88. Huang L, Quartin A, Jones D, Havlir DV. Intensive care of patients with HIV infection. N Engl J Med. 2006;355:173-181.
89. Grunfeld C, Kotler DP, Hamadeh R, Tierney A, Wang J, Pierson RN. Hypertriglyceridemia in the acquired immunodeficiency syndrome. Am J Med. 1989;86:27-31.
90. Hommes MJ, Romijn JA, Endert E, Eeftinck Schattenkerk JK, Sauerwein HP. Insulin sensitivity and insulin clearance in human immunodeficiency virus-infected men. Metabolism. 1991;40:651-656.
91. Carr A, Samaras K, Burton S, et al. A syndrome of peripheral lipodystrophy, hyperlipidaemia and insulin resistance in patients receiving HIV protease inhibitors. AIDS. 1998;12:F51-58.
92. Brown TT, Cole SR, Li X, et al. Antiretroviral therapy and the prevalence and incidence of diabetes mellitus in the multicenter AIDS cohort study. Arch Intern Med. 2005;165:1179-1184.
93. Holmberg SD, Moorman AC, Williamson JM, et al. Protease inhibitors and cardiovascular outcomes in patients with HIV-1. Lancet. 2002;360:1747-1748.
94. Sabin CA, Worm SW, Weber R, et al. Use of nucleoside reverse transcriptase inhibitors and risk of myocardial infarction in HIV-infected patients enrolled in the D:A:D study: a multi-cohort collaboration. Lancet. 2008;371:1417-1426.
95. Strategies for Management of Anti-Retroviral Therapy/INSIGHT1; DAD Study Groups. Use of nucleoside reverse transcriptase inhibitors and risk of myocardial infarction in HIV-infected patients. AIDS. 2008;22:F17-24.
96. Bozzette SA, Ake CF, Tam HK, Chang SW, Louis TA. Cardiovascular and cerebrovascular events in patients treated for human immunodeficiency virus infection. N Engl J Med. 2003; 348:702-710.
97. Paisible AL, Chang CC, So-Armah KA, et al. HIV infection, cardiovascular disease risk factor profile, and risk for acute myocardial infarction. J Acquir Immune Defic Syndr. 2015;68:209-216.
98. Boccara F, Cohen A, Di Angelantonio E, et al. Coronary artery bypass graft in HIV-infected patients: a multicenter case control study. Curr HIV Res. 2008;6:59-64.
99. Carballo D, Delhumeau C, Carballo S, et al. Increased mortality after a first myocardial infarction in human immunodeficiency virus-infected patients; a nested cohort study. AIDS Res Ther. 2015;12:4.
100. Sonino N. The use of ketoconazole as an inhibitor of steroid production. N Engl J Med. 1987;317: 812-818.
101. Grinspoon SK, Bilezikian JP. HIV disease and the endocrine system. N Engl J Med. 1992;327: 1360-1365.
102. Smith GH. Treatment of infections in the patient with acquired immunodeficiency syndrome. Arch Intern Med. 1994;154:949-973.
103. Marik PE, Kiminyo K, Zaloga GP. Adrenal insufficiency in critically ill patients with human immunodeficiency virus. Crit Care Med. 2002;30:1267-1273.
104. Dellinger RP, Levy MM, Rhodes A, et al. Surviving sepsis campaign: international guidelines for management of severe sepsis and septic shock: 2012. Crit Care Med. 2013;41:580-637.

132

结 核 病

Melissa L. New and Edward D. Chan

流行病学

据世界卫生组织（World Health Organization，WHO）估计，世界上约 1/3 人口是结核分枝杆菌潜伏感染者[1]，其中每年大约 900 万人可发展成活动性结核病（tuberculosis，TB），其中 150 万人死亡，使结核病成为全球第二大致死的传染性疾病。95% 的肺结核患者都集中在发展中国家[2，3]。非洲撒哈拉以南的大部分国家以及缅甸、柬埔寨每 10 万人中结核发病人数超过 300 例；在南亚、东南亚的其他地区，俄罗斯及其周边邻国，南美洲的部分国家，非洲的许多地区，每 10 万人中有 100～300 例发病[1，4]。每年新发病例数最多的地区包括印度（200 万例 / 年）和中国（130 万例 / 年）。

在美国，结核病发病率持续下降，2013 年每 10 万人中仅报道了 3 份新病例，这是自 1953 年 5 月开始有记载以来的最低值[5]。但其他国家出生的人和少数种族在美国结核病的负担明显更高；如 2013 年，其他国家出生的人，尤其是西班牙人和亚洲人中结核病的发生率是美国本土出生人群的 13 倍[5，6]。美国本土出生的种族之间比较，非洲裔美国人结核病患病率差异最大，比白种人高 6 倍[5]。其他群体如囚犯、流浪者和人类免疫缺陷病毒（human immunodeficiency virus，HIV）阳性个体[5]患活动性结核病的风险也在增加。

获得性免疫缺陷病毒（acquired immunodeficiency virus，AIDS）的流行对世界范围内结核病例的增长有显著的影响，每年约有 150 万 AIDS 合并结核病患者[2]。在 HIV 感染率超过 1% 的国家，HIV 可使结核病患病风险增加 21 倍[7]。

耐药结核病是一个不容忽视的问题

只要遵从医嘱，药物敏感性结核病很容易治愈。然而，耐药结核病的结核菌株由于对一种或多种一线药物耐药，通常需要更长的抗菌疗程；二线药物不仅不良反应更难耐受，治疗耐药结核病时也更具挑战性。更重要的是，耐多药结核［定义为至少同时对异烟肼（isoniazid，INH）和利福平（rifampin，RIF）这两种最强的抗结核一线药物耐药的结核病］的出现，与结核发病率和死亡率的显著增长密切相关[8-10]。

世界范围内估计，每年新发的 900 万结核病例中有 50 万耐多药结核病，可见全世界耐药结核病增长的速度十分惊人，尤其在印度和中国[11]。在美国，1991—2006 年耐多药结核病的比例从 3.5% 下降到 1.1%[12，13]，但其他国家出生的人群和美国本土出生的人群中耐多药结核病的发病率不成比例，前者 1.3%，后者 0.4%[6]。

泛耐药结核病被定义为对异烟肼、利福平、任何氟喹诺酮类药物以及 3 种二线注射药物（硫酸卷曲霉素、卡那霉素和阿米卡星）中至少 1 种耐药的结核病。其地理分布较广泛（包括美国在内），与耐多药结核病相比治疗效果较差，尤其是合并感染 HIV 的患者[11，14-19]。

ICU 的结核病

需要 ICU 护理的结核病患者占所有活动性结核病患者的 1%～3%。大多数关于此类患者的研究是回顾性的，并且经常包括不成比例的 HIV 阳性个体。在重症患者的鉴别诊断中应考虑到结核病，尤其是从结核病患病率高的国家移民来的患者。随着肿瘤坏死因子 -α（tumor necrosis factor-alpha，TNF-α）拮抗剂和其他免疫抑制剂的应用增加，ICU 医生更有可能遇到表现出非典型特征的结核病患者。在这一章中，我们选择性讨论了部分类型结核病的重症监护问题。但像肾和腹膜结核，因为较少在 ICU 内见到，因此省略。

肺结核

肺结核是迄今为止最常见的活动性结核病表现形式和需入住 ICU 的结核病类型，可能由原发感染或再激活所致。结核分枝杆菌首先通过空气传播进入肺部，即为原发性感染。接着通过被感染的树突状细胞从肺部输送到肺门淋巴结，再通过血液输送，进而导致肺外部位继发隐匿性感染（图 132-1）。原发性感染在成人中通常无症状，但有时可表现出发热、肺门淋巴结肿大、肺部浸润、胸腔积液等，很像病毒或细菌导致的重症肺炎，可能会延误肺结核的诊断。在严重免疫功能低下的患者中，原发性结核病不仅具有侵袭性而且易于传播。胸膜结核常表现为胸膜炎或脓胸，通常由原发感染所致，但亦可能因再激活而发病。胸膜活检标本比胸水更容易培养出阳性结果。

在非结核病流行国家，大多数活动性结核病是由于潜

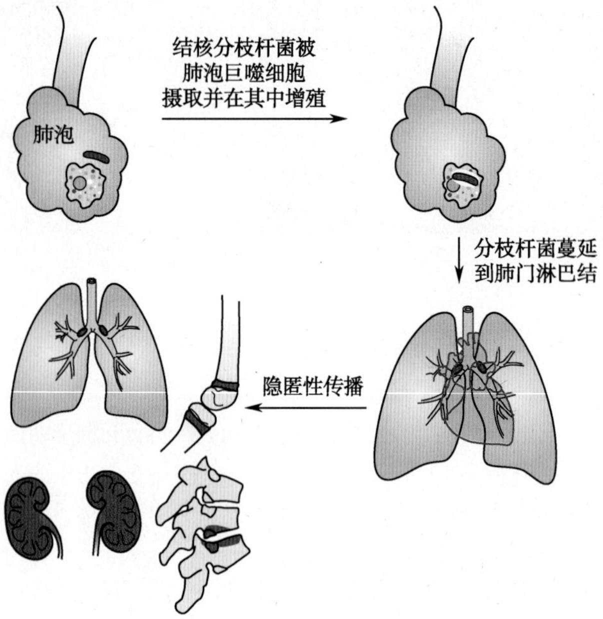

图 132-1 结核病的原发感染和隐匿性传播。大部分无症状，但原发感染后结核分枝杆菌会形成播散，即被感染的单核细胞迁移到整个身体，特别是肺尖、肾、骨生长板和椎骨，从而导致潜伏感染

伏结核感染（latent TB infection，LTBI）的再激活所致。再激活多于初始感染的 2 年内发生，发生率约为 10%。通常，再激活的结核病会引起亚急性纤维空洞性肺炎，主要涉及上叶和/或下叶的上段。但也可涉及任何器官系统并引起暴发性呼吸衰竭[20]。

原发性和再激活结核病均可导致双侧肺泡浸润、缺氧性呼吸衰竭和急性呼吸窘迫综合征（acute respiratory distress syndrome，ARDS）[20, 21]。实变是入住 ICU 的肺结核患者最常见的影像学表现[22]，因为是高度非特异性的，胸片通常无法帮助医生留意到结核病。正因如此，在活动性结核病患者中，比起结节、间质性改变或空洞，初始胸片实变是院内死亡率的一个更强的独立危险因素[23]。这很可能与诊断延迟有关，因为在没有空洞或粟粒状影像的情况下，临床医生可能更倾向于诊断非结核性细菌性肺炎。此外，另一个原因是实变可能表明机体对感染的免疫应当低下。肺坏疽发生机制是浸润的快速进展可导致血管损伤和肺组织坏死[24]，死亡率高达 75%。其他危及生命的肺结核并发症有咯血、自发性气胸、支气管胸膜瘘和脓胸。研究表明，延迟识别和治疗对并发医院获得性肺炎且需要气管插管的结核患者的生存有显著的不利影响[25, 26]。

在危重患者中，防止漏诊肺结核或播散型结核病的最佳办法可能是对有危险因素的个体保持高度怀疑，危险因素如国外出生、免疫抑制和/或已知有未经治疗的 LTBI 病史等。研究表明，与 ARDS 和/或急性呼吸衰竭一致的弥漫性浸润的存在可能会使医生不恰当地推翻结核病的诊断[27-29]。年龄较大（≥65 岁）的个体或 AIDS 患者也可能延迟诊断为结核病，部分原因在于其非典型性表现[30, 31]。

需要入住 ICU 的结核患者的住院死亡率很高，为 26%～67%，在需要机械通气的结核患者中可能更高，为 48%～81%[23, 25, 26, 32-36]。延迟启动抗结核治疗已被证明会增加死亡率[36]。其他相关的危险因素均非特定于结核病，如疾病严重程度、低蛋白血症、贫血、淋巴细胞减少、酗酒、高龄、器官衰竭需要生命支持，包括机械通气、肾脏替代治疗和使用血管活性药[23, 25, 26, 32, 33, 37, 38]。尽管呼吸衰竭相对罕见，但需要 ICU 治疗的肺结核患者预后很差。早期识别感染对于降低死亡率和预防结核分枝杆菌的院内传播至关重要[29]。

播散型结核病

播散型或“粟粒样”结核病更容易发生在婴幼儿或老年人或患有潜在疾病如 HIV 的患者中，可能由原发感染或再激活所致。播散型结核病典型表现为症状持续数天至数月，但可明显表现为 ARDS、脓毒症休克和多器官衰竭[39, 40]。典型的症状包括发热、乏力、体重减轻、呼吸困难和缺氧。胸片（图 132-2A）和 CT（图 132-2B）均可表现出典型的粟粒样，即均匀的类似小米粒的弥漫性小结节（<2mm）（图 132-2C）。但在一些病例中，胸片也可能表现为正常。事实上，任何器官都可能被感染，包括肾上腺、脑、脑膜、肝脏、胆囊、胰腺、眼睛、泌尿道和皮肤。结核病的骨髓侵犯通常表现为贫血、类白血病反应和血小板增多。粟粒样结核病的诊断非常困难。如果怀疑是播散型结核，即使肺部症状不明显，也应送检痰涂片。此外，活检和组织培养（如骨髓）也常需开具。血液、尿液和/或粪便标本培养结果可能是阳性的，尤其是在 HIV 阳性患者中[40]。

神经结核病

结核性脑膜炎

结核性脑膜炎比较罕见，占全球结核病病例的 1% 以上，2013 年美国仅报道了 107 例[41]。它可通过原发感染的菌血症直接引发，亦可由血行播散在室管膜下形成结核结节破裂后引发。患结核性脑膜炎的高危人群包括非常年幼的原发性结核病患儿和年龄较大的免疫性疾病（如 HIV）患者。大多都没有结核病史，但半数患者中可以发现真菌感染的证据（如肺、泌尿系等）[42, 43]。结核性脑膜炎通常是亚急性疾病，确诊前发病时间为 1 天～9 个月，平均 10～14 天[42, 44]。患者就诊前 2～3 周或出现低热、萎靡不振、头痛、头晕、呕吐和/或性格改变。受基底膜脑膜纤维化和血管炎症的影响，典型症状常为头痛加重、精神状态改变、中风、脑积水和脑神经病变等[45]，而不会表现出细菌性脑膜炎的典型特征，如颈部僵硬和明显的发热。当病情继续进展时，还可能出现癫痫发作和昏迷。

确诊结核性脑膜炎比较困难，因为可能仅能依据临床表现而没有明确的微生物学证据。大约 50% 的结核性脑膜炎患者的结核菌素皮肤试验结果呈阳性。如果出现某些临床特征，如症状持续时间较长（>6 天）、中度脑脊液（cerebrospinal fluid，CSF）细胞增多症和局灶性缺陷，诊断为结核性脑膜炎的可能性更大[46, 47]。

结核性脑膜炎的脑脊液特征包括：①以淋巴细胞为主的白细胞增多，白细胞计数通常在 100～500 个 /μl，但起病早期可见白细胞计数减低且以中性粒细胞为主；②蛋白水平升高，通常在 100～500mg/dl；③葡萄糖水平低，通常低于 45mg/dl。

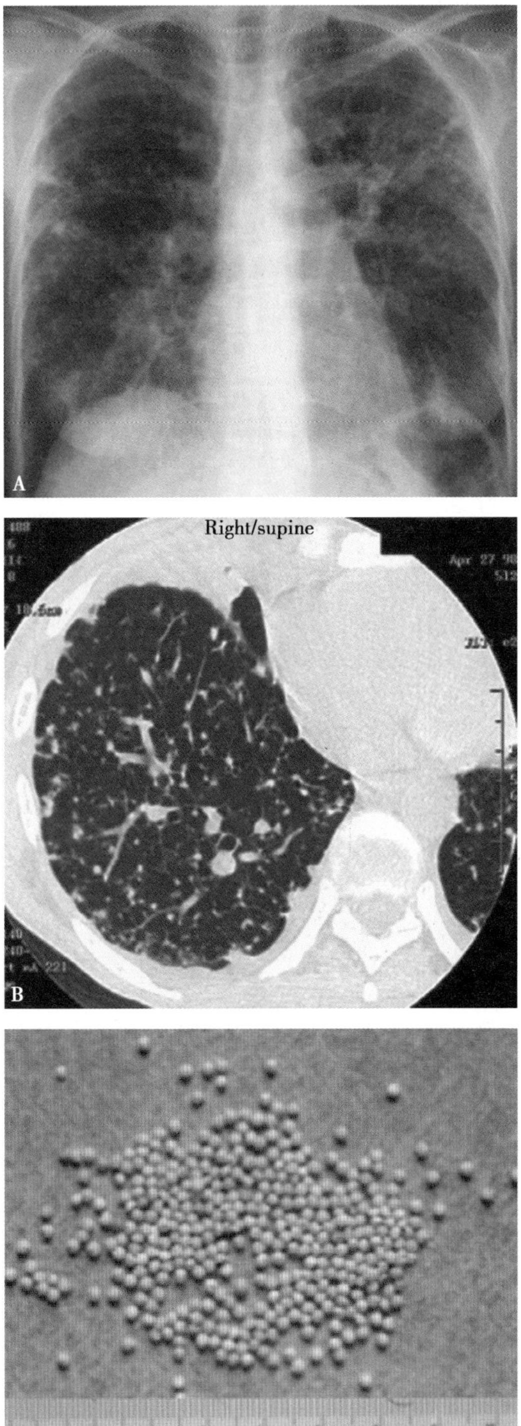

图 132-2　**粟粒型结核病**。A，一例粟粒样结核病患者的胸部 X 线片。B，同一患者的胸部 CT 扫描。两者都表现出典型的直径小于 2mm 的小结节，它们应该类似于（C 图）直径约为 2mm 的小米

脑脊液标本应送检抗酸涂片，但敏感性较低。由于结核性脑膜炎是一种少菌型疾病，从多个腰椎穿刺中采集大量 CSF（10～15ml）可以增加敏感性。培养通常与低敏感度有关，需要几周时间才能培养出阳性。如果需要组织样本，可以进行立体定向活检。结核性脑膜炎患者脑脊液中的分枝杆菌抗原可以用 ELISA 或放射免疫法检测[48]。一项大型研究表明，灵敏度方面，干扰素 -γ（interferon-gamma，IFN-γ）释放试验为 90%，自动化培养系统为 82%，Lowenstein Jensen 培养基为 73%，腺苷脱氨酶为 30%，EZN 抗酸染色法为 27%[49]。

近年来，核酸扩增试验（nucleic acid amplification assays，NAAs）的应用有助于结核性脑膜炎的诊断。该技术可以在几个小时内检测到结核分枝杆菌，灵敏度为 56%～62%，HIV 感染者的灵敏度达 80%，特异度为 95%～98%[50-52]。对大量 CSF 标本同时进行 NAAs 和显微镜培养，结果表明，两者诊断结核性脑膜炎的灵敏度类似，重复检测后诊断率最高[53]。抗结核治疗开始后，镜检和培养的灵敏度迅速下降，而分枝杆菌的 DNA 在一个月后仍可检测到[54]。鉴于结核性脑膜炎的高发病率和死亡率，WHO 最新建议，对于怀疑结核性脑膜炎的患者，更推荐使用 Xpert Mtb-RIF 检测技术替代常规的显微镜检和培养作为患者的初步诊断试验[2]。其实，无论采用哪种检验手段，如果临床高度怀疑，阴性结果既不能排除诊断，也不能省却经验性治疗[55]。

结核性脑膜炎的磁共振成像（magnetic resonance imaging，MRI）常显示基底部脑膜增强（图 132-3）和 / 或脑积水[43]，有时也可见脑梗死处的低密度影和环状或结节性增强病灶。MRI 对脑干和病变范围的评估要优于 CT。

及时治疗可改善结核性脑膜炎的转归。因此，当危险因素和临床特征均提示结核性脑膜炎时经验性治疗是必要的，哪怕是在微生物结果确认之前。结核性脑膜炎在诱导期采用肺结核短期化疗，之后是维持阶段。然而，与肺结核不同，每一个治疗阶段的最佳药物方案和持续时间都尚不明确。异烟肼和利福平依然是最基本的药物。异烟肼可自由进入 CSF 并具强有力的早期杀菌活性[56-58]。利福平虽然血 - 脑屏障透过率较低（CSF 最大浓度约为血浆中的 30%），但利福平耐药的结核性脑膜炎的高死亡率可以显示出其在方案中的重要地位[59]。

一项研究比较了口服标准剂量（450mg）的 RIF 组与静脉较高剂量（600mg）的 RIF 组。后者 CSF 浓度比前者高 3 倍，死亡率明显改善（前者 65% vs 后者 35%）[60]。结核性脑膜炎的初始治疗方案中，异烟肼、利福平和吡嗪酰胺是必须用药，一些治疗中心全程都只使用这三种药物[61]，目前还没有对照试验研究的数据来指导选择第四种药物。大多数学术权威人士建议使用链霉素或乙胺丁醇，尽管在没有炎症的情况下这两种药都不能很好地进入 CSF，并且都会产生明显的不良反应。一般治疗疗程应持续 9～12 个月。

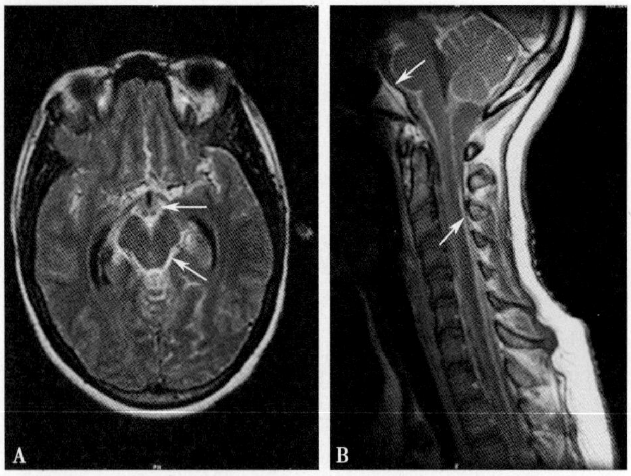

图 132-3 结核性脑膜炎。结核性脑膜炎患者的 T1 加权像大脑横断面 MRI(A)及大脑和脊髓基底的矢状面 MRI(B)。脑部、脑干和脊髓基底部的强化脑膜(箭头标注处)。

结核性脑膜炎应用糖皮质激素辅助治疗已经被建议了 50 多年,但人们一直担心皮质类固醇可能会减少抗结核药物在中枢神经系统中的渗透率[45]。一篇 Cochrane 系统评价和荟萃分析囊括了 7 个随机对照试验,包括 1 140 例参与者(411 例死亡),得出结论如下:皮质类固醇可以改善 HIV 阴性儿童和成人结核性脑膜炎的结局,但对 HIV 感染者的益处仍然不确定[62]。另有一项研究在 545 例越南成人结核性脑膜炎患者中进行,结果表明,地塞米松与死亡风险显著降低密切相关[63]。然而,在 9 个月的随访中,死亡或严重残疾的组合终点没有明显改善,与激素治疗相关的生存益处可能部分来源于严重不良反应的减少(9.5% vs 16%),尤其是肝炎(必要时需调整抗结核药物方案)。在 98 例 HIV 感染患者中,地塞米松无明显获益[63]。

由于没有对照试验比较不同的皮质类固醇方案,故选择方案的时候应基于那些在已发表试验中显示有效的。一个推荐的成人方案是每天地塞米松 12mg,连续 3 周,接下来的 3 周逐渐减量[64]。越南的一项大型研究中,轻度患者接受地塞米松静脉注射 0.3mg/(kg•d)×1 周,0.2mg/(kg•d)×1 周,随后序贯 4 周逐渐减量口服治疗。对于重度结核性脑膜炎患者,则静脉滴注地塞米松 4 周(第 1 周 0.4mg/(kg•d),第 2 周 0.3mg/(kg•d),第 3 周 0.2 mg/(kg•d),第 4 周 0.1mg/(kg•d)),然后改为 4 周口服递减地塞米松治疗[63]。

结核性脑膜炎的预后很大限度上取决于发病时的神经系统状态和治疗开始的时机。如果不治疗,大多数患者将在 5～8 周死亡。各种病例显示,发达国家的死亡率在 7%～65%,在不发达地区高达 69%[42, 43, 65],神经系统后遗症发生率高达 50%。老年人、有合并症的、入院时严重神经系统受累的、疾病进展迅速的患者死亡风险最高。

结核病的其他中枢神经系统表现

TB 的其他 CNS 表现包括脑脓肿、颅内结核瘤、血管炎、神经根脊髓炎和脊髓蛛网膜炎。这些可与结核性脑膜炎并发,单独发病在 ICU 中不太常见。颅内结核瘤在儿科患者中更为常见,尤其是婴儿,可发生在大脑的任何区域。它们往往是血行播散的结果。结核性神经根脊髓炎与结核性脑膜炎的治疗是不同的,糖皮质激素类药物可能有效,症状和体征包括亚急性下肢轻瘫、神经根性疼痛、膀胱功能障碍和瘫痪[66]。

心血管结核病

结核性心包炎

心包炎是一种少见但重要的结核病表现。在结核病发病率较低的国家,主要是老年人和 HIV 患者,但与任何心包炎和心包积液鉴别诊断时切莫遗漏。结核性心包炎可由肺部、气管支气管、淋巴结或邻近骨的局部扩散或播散性感染引起,发病通常很隐匿。症状和体征可能是非特异性的(发热、呼吸困难和体重减轻)和 / 或具心包特异性,如特征性心前区疼痛。还可能会有大量的血性渗出液,导致心脏压塞、心包充血和增厚,最终或可导致缩窄性心包炎。心包积液和缩窄性心包炎以心包穿刺术后的舒张压持续升高为特征,一旦发现应加大对结核性心包炎的怀疑。

结核性心包炎的诊断很难证实。心包积液的培养仅有 30% 的病例呈阳性,而心包活检的阳性率约为 60%。心包活检可以显示与结核病一致的肉芽肿性变化或抗酸染色阳性。心包积液中腺苷脱氨酶水平升高已提示结核性心包炎,但需要确认[67]。PCR 有望成为结核性心包炎诊断中更敏感的测试手段[68, 69]。许多病例启动经验性抗结核治疗主要是依据临床怀疑、结核菌素皮肤试验结果阳性、影像学检查和渗出性心包液中高蛋白和高的单核白细胞计数。和其他类型的结核病一样,治疗仍是标准的四联方案。泼尼松每天 60mg,逐渐减量服用超过 11 周,有时也用于抗结核治疗,并且已被证实可以减少手术干预[70],但有关皮质类固醇在结核性心包炎中的应用研究仍在进行[71]。在治疗难治性或复发性结核性心包炎时心包切除术有时是必需的。

结核病的其他心血管表现

除心包外,即使非常罕见,TB 还可能影响到心肌、心内膜和心外膜(冠状动脉)。结核性心肌炎可通过心包或纵隔淋巴结或播散感染而来[72]。心内膜受累可表现为心内膜炎或包埋有结核分枝杆菌的附壁血栓。TB 还可能影响到冠状动脉,导致冠状动脉炎伴动脉壁肉芽肿形成和闭塞性内膜增生[73]。主动脉也可受到 TB 的影响,导致主动脉炎、主动脉瘘形成或主动脉破裂[74, 75]。主动脉炎的发病机制为心内膜炎的脓毒性栓塞、菌血症播散形成动脉瘤,或邻近感染部位延伸所致。症状和体征包括发热、腹部或背部疼痛及腹部肿块。约 15% 的病例血培养结核分枝杆菌阳性。CT 影像可见主动脉壁内积气、主动脉周围结节性病变、非钙化主动脉囊性动脉瘤和主动脉直径迅速增加。主动脉原发真菌动脉瘤可能是慢性结核性主动脉炎的后遗症[76, 77]。

人类免疫缺陷病毒阳性患者的结核病

HIV 是活动性结核病最重要的宿主危险因素[78]。在许多发展中国家，结核病是最常见的与 HIV 相关的机会性感染。一般人群中每年潜伏 LTBI 患者进展为活动性结核病的比率约为 12.9/1 000，相比之下，HIV 感染者的活动性结核病进展率为 35/1 000～162/1 000。与 HIV 阴性的 LTBI 患者相比，HIV 阳性个体结核病复发的风险高达 57 倍（95%CI，27～120）[79]。由于结核病可能是 HIV 感染的最初表现，因此所有的结核患者都应该接受 HIV 检测。WHO 估计，2013 年全球的结核患者中 13% 合并了 HIV 感染，同时，死于结核病的患者中，25% 以上都合并了 HIV 感染[2]。

HIV 阳性患者结核易感性增加的机制尚不完全清楚。与其他 AIDS 相关机会性感染不同，$CD4^+$ 细胞计数不一定是结核病发病风险增加的可靠预测因素，尽管 $CD4^+$ 淋巴细胞减少会减少 IFN-γ 产生，阻碍巨噬细胞和树突状细胞活化。肺泡巨噬细胞（alveolar macrophages，AMs）是对 TB 有效免疫应答的重要组分[80]，AMs 的凋亡是促进结核分枝杆菌消除的关键宿主防御机制。在这种情况下，HIV 增加结核病易感性的另一种可能机制是，相对于健康个体，HIV 感染者的 AMs 对结核分枝杆菌的凋亡反应性降低[81, 82]。

当 $CD4^+$ 细胞计数高于 350 个 /μl 时，合并肺结核的 AIDS 患者胸部 X 线常常具有纤维空洞性病变的典型表现[83]。然而，随着 $CD4^+$ 细胞计数的减少，影像学表现倾向不典型，如纵隔淋巴结肿大、弥漫性粟粒性或结节性病变、局部下部区域渗透、空洞缺失[83]。在 HIV 阳性患者中，结核病的死亡与 $CD4^+$ 细胞计数低显著相关[25]。虽然合并 HIV 感染被认为可显著影响结核病相关的死亡率，但一项研究表明，在入住 ICU 的结核病患者中，HIV 阴性者和医疗资源充足国家（可提供最先进的重症监护条件）的晚期 AIDS 患者之间，死亡率没有差别。这表明疾病的严重程度对死亡率的影响大于有无感染 HIV 病毒[25]。肺外结核在 HIV 阳性患者中更常见，发生率高达 70%。涉及淋巴结的疾病尤其常见。其他肺外表现包括粟粒样结核、结核菌血症和中枢神经系统结核[30, 84]，经验性治疗在确诊之前可能是必要的。如果需要快速诊断，核酸扩增试验可以使用，尽管它对于涂片阳性的病例会更准确。

在严重的免疫抑制患者中开始高活性抗逆转录病毒治疗（highly active antiretroviral therapy，HAART）后，那些亚临床或最近诊断的结核患者可能会出现适得其反的反应，即在抗结核治疗的同时，结核病的临床表现明显恶化[85-87]。这种现象，也称为免疫重建炎性反应综合征（immune reconstitution inflammatory syndrome，IRIS），可以在开始 HAART 的 7 天后出现。症状和体征包括发热、体重减轻和局部炎症反应，如淋巴结炎以及恶化的肺部疾病，如肺实变增加、结节和积液增多。组织学上，常发生剧烈的化脓性坏死性肉芽肿反应，伴或不伴有干酪样坏死；感染部位标本的培养结果为阳性。

在 HIV 患者中治疗结核与 HIV 阴性患者相似，但抗结核药物和抗逆转录病毒药物之间的相互作用常常是复杂的[88]。蛋白酶抑制剂和非核苷类逆转录酶抑制剂可以诱导或抑制肝药酶 P450-3A（CYP3A）系统的活性。RIF 可增加 CYP3A 的活性，导致几种抗逆转录病毒药物水平降低。利福布汀是 CYP3A 系统潜在的弱诱导剂，药物间相互作用较少，但必要时需要调整剂量。尽管存在潜在的药物相互作用，仍应尽可能使用基于 RIF 的方案。肝病患者如丙型肝炎可能会增加药物引起的肝毒性的风险。HIV-TB 共感染的另一个治疗问题是，患者可能无法正常吸收抗结核药物，这可能增加治疗失败、复发和获得性耐药的风险[89]。

由于 RIF 抵抗的风险增加，HIV 患者在治疗的持续期不应每周接受一次异烟肼 - 利福喷汀。当 $CD4^+$ 细胞计数小于 100/μl 时，每周应避免两次异烟肼 - 利福平或异烟肼 - 利福布汀。为了减低复发率，在 HIV 阳性个体中治疗药物敏感的肺结核疗程是 9 个月而不是标准的 6 个月[90, 91]。当新的药物或信息出来时，有关 AIDS 患者结核病治疗的建议会做出修订。下列网站可以协助制定治疗方案和查询药物相互作用的信息：

- http://www.cdc.gov/tb/publications/guidelines/TB_HIV_Drugs/default.htm
- http://www.medscape.com/updates/quickguide
- http://www.nationaltbcenter.edu/

如果患者在 HAART 上发展成 IRIS，通常建议在治疗期间继续进行 HIV 治疗，因为 IRIS 通常是自限性的。然而，更严重的 IRIS 可能需要添加糖皮质激素和 / 或暂时停用 HAART。$CD4^+$ 细胞计数最低的患者，小于 50 个 /μl，在 HAART 启动时具有严重的 IRIS 风险，尽管它们在早期 HAART 启动中也具有极大的生存获益[92, 93]。至于在结核病治疗开始后启动 HAART 的最安全时机，目前存在争议[92, 94, 95]。WHO 目前建议在结核病治疗开始后 8 周内，可以启动 HAART 治疗。

结核病和免疫调节治疗

TNF-α 在多种炎症性疾病和多种感染的发病机制和病理生理变化中起核心作用。它主要由巨噬细胞和淋巴细胞产生，并作为膜结合蛋白和可溶性蛋白发挥活性[96, 97]。在一些动物模型中，TNF-α 在宿主对 TB 的应答中发挥着重要作用[98]。TNF-α 增强宿主防御的机制之一是其能诱导被感染的细胞凋亡。巨噬细胞凋亡后通过维持肉芽肿完整性，增加抗原呈递效率来促进细胞内结核分枝杆菌的杀灭[99]。小鼠模型中中和 TNF-α 抗体的作用可导致 TB 的再激活[100]。中断 TNF-α 对 TB 的正常免疫反应可减少细胞凋亡，破坏肉芽肿的完整性，并易于传播感染。

TNF-α 拮抗剂越来越多地用于治疗各种慢性炎症。目前获得许可的 TNF-α 拮抗剂主要分为两种类型：单克隆中和抗 TNF-α 抗体和 TNF-α 受体的可溶性 p75 亚基（TNF-α-R）。可溶性 TNF-α-Rs 通过作为诱饵结合 TNF-α 来拮抗 TNF-α 功能。四种单克隆抗 TNF-α 抗体（英夫利昔单抗、阿达木单抗、塞妥珠单抗和戈利木单抗）和两种 TNF-α-R（依那西普和阿巴西普）正在临床使用。接受 TNF-α 阻滞剂治疗的患者的结核病发病率为每年 1.17/1 000，是普通人群的 12.2 倍[101]。几乎所有病例都归因于 LTBI 的重新激活。一项共识指出，与未使用者相比，使用 TNF-α 拮抗剂的个体再激活结核病的相对风险增加了 25 倍[102]。

TNF-α 拮抗剂在重新激活 TB 的风险方面存在重要差异。超高风险与英夫利昔单抗和阿达木单抗相关，而不是依那西普。例如，与依那西普相比，英夫利昔单抗的结核病风险增加 2～7 倍，结核病发病时间更短（17 周 vs 48 周），播散型结核病例比例更高（25% vs 10%）[103, 104]。尚不完全清楚为什么 TNF-α 的中和抗体比可溶性 TNF-α 受体使患者具有更高的再激活 TB 风险。可能的原因包括英夫利昔单抗和阿达木单抗作用时间较长，它们结合膜结合 TNF-α 的能力比依那西普更强[96]。因此，英夫利昔单抗可以诱导 T 细胞表达膜结合的 TNF-α 死亡，而依那西普不能。此外，抗 TNF-α 抗体可抑制 T 细胞活化和 IFN-γ 产生，而依那西普则不能。因此，两种主要类型的 TNF-α 拮抗剂之间的药代动力学和生物学差异可能解释了抗 TNF-α 抗体对细胞内病原体更高的易感性[96, 105]。可以预见，当抗 TNF-α 抗体与其他免疫抑制药物如甲氨蝶呤或硫唑嘌呤联合使用时，TB 再激活的风险要高于单独使用抗 TNF-α 抗体[106]。

其他炎性细胞因子的拮抗剂也被用于治疗风湿病和炎症性疾病。白细胞介素 -1（interleukin-1，IL-1）受体拮抗剂是天然存在的蛋白质，其通过竞争性结合 IL-1 受体来阻止 IL-1α 和 IL-1β 的作用。阿那白滞素是人重组 IL-1 受体拮抗剂。有一例个案报道显示阿那白滞素与 TB 再激活相关[107]。

结核病的诊断

当怀疑结核时，第一次诊断试验应是对相关体液或组织的分枝杆菌进行显微镜检查和培养。通常需要几个标本，尤其是中枢神经系统疾病。

怀疑患有肺结核的患者应置于呼吸道隔离状态，直至 3 次痰液（样本间至少 8 小时收集）培养抗酸杆菌呈阴性。由于患有肺外疾病的患者也可能患有隐匿性肺病，因此通常建议无论胸部 X 线检查结果如何，都要求这些患者留取痰涂片。

由于抗酸涂片不能区分结核分枝杆菌和非结核分枝杆菌，故需进一步培养用于确认细菌及药物敏感性，建议在液体和固体培养基上同时培养。液体培养基如较新的 BACTEC 系统上细菌的生长周期约为 14 天，而在固体培养基上生长需要 3～6 周（Lowenstein-Jensen 或 Middlebrook 7H11）。一旦获得足够的生长，可通过常规生化测试或更快速的测试获得物种鉴定，例如核酸探针、高效液相色谱、NAP 测试（对硝基 -α- 乙酰氨基 -β- 羟基苯丙酮）或分子试验。只有经验丰富的实验室才能对培养阳性标本进行药敏试验。当怀疑实验室污染时，限制性片段长度多态性的分子指纹可以用来区分菌株类型。

尽管快速且廉价，但抗酸涂片的显微镜检查受限于灵敏度差（在培养证实的肺结核病例中大约 50%）和在环境中非结核分枝杆菌通常被分离的次优特异性（50%～80%）[108-110]。NAAs 已成为许多环境中的常规程序，因为它们可以比标本早 1 周或更长时间可靠地检测标本中的结核分枝杆菌[109]。随着 NAAs 的使用增加以及对患者护理和公共健康的潜在影响，美国疾病预防控制中心（Centers for Disease Control，CDC）和公共卫生实验室协会提出了使用 NAAs 进行实验室结核病确诊的建议。CDC 建议对每位怀疑结核病但尚未确诊的患者和检测结果会改变病例管理或结核病控制的患者至少进行一个呼吸道标本的 NAAs 检查[111, 112]。

结核病的治疗

药物敏感型结核病患者的标准治疗是三联或四联疗法并至少持续 6 个月[113, 114]。典型疗程是 2 个月的 INH、RIF、吡嗪酰胺（PZA）和乙胺丁醇（ethambutol，EMB）（初始阶段），然后是 4 个月的 INH 和 RIF（持续阶段）（表 132-1 和表 132-2）。9～12 个月的治疗方案适用于结核性脑膜炎以及治疗反应缓慢（在四联方案治疗 2 个月后，或 PZA 未用于诱导方案时，仍有空洞病变和持续痰培养阳性）的肺结核。药敏结果显示对 INH 和 RIF 的敏感时，可以停用 EMB。如果不太可能出现抗药性或显示出易感性，可以使用链霉素代替 EMB。持续期的治疗可以是每日、每周 2 次或每周 3 次（表 132-1）。有关 HIV 阳性患者结核病治疗的详细信息，请参阅 CDC 已公布出的 HIV 部分，里面包含一线和二线药物应用的具体指南[115]。

当怀疑或确认耐多药结核病时，可以使用的其他药物有阿米卡星、氟喹诺酮（左氧氟沙星、莫西沙星），卷曲霉素、乙硫异烟胺、环丝氨酸、对氨基水杨酸和 / 或利奈唑胺[15a]。在没有前瞻性随机试验的情况下，数据荟萃分析显示，耐多药结核病的治疗成功与使用氟喹诺酮类药物、乙硫异烟胺或丙硫磷酰胺以及更多有效药物有关[8]。对于 MDR-TB 菌株，治疗时应尽可能依据药敏结果指导选择 EMB、PZA 和二线抗结核药[116]。虽然已报道了新的抗结核药物如贝达喹啉和德拉马尼的有利结果，但要留意的是判定疗效的是一个替代终点，即标本转阴率而不是治愈率或存活率[117-121]。事实上，在第 2 阶段的试验中，当标准方案中加入苯乙胺时，死亡人数明显增加[120]。对于耐多药结核病，医疗机构应联系当地卫生行政部门按要求上报，做好治疗监测，并尽可能直接观察治疗。耐多药结核病患者需要的疗程更长（通常在最后一次痰培养转阴后治疗 18 个月）。治疗 2～3 个月后手术切除可能会改善预后[115]。

ICU 患者可能需要肠外治疗，尤其是患有严重疾病的患者（表 132-3）。肠内给药时，一半的 ICU 患者具有亚治疗水平的 RIF[122]。INH、RIF 可以经胃肠外形式获得，EMB 和 PZA 不

表 132-1 当前药物敏感型结核病的治疗方案

方案	初始阶段	持续阶段
每日或1周5天	8周，INH，RIF，PZA，±EMB	18周，INH和RIF
间歇的	2周，每日INH，RIF，PZA和EMB（或SM），接着6周INH，RIF，PZA，EMBbiw或tiw	18周，INH和RIF biw
	8周，每周两次INH，RIF，PZA和EMB（或者SM）	18周，INH和RIF tiw

表132-1是当患者自行用药时每日的用药方案。因为剂量足够大，如果患者偶尔错过了一两次用药，治疗效果是可以接受的。间歇性疗法是针对DOT（directly observed treatment，直接督导下的短程化疗）的。方案①总共需要62剂，成功率超过95%[128]。方案②总共需要78剂，如果是标准治疗方案，香港的成功率约为95%[129]。

biw：每周2次；EMB：乙胺丁醇；INH：异烟肼；PZA：吡嗪酰胺；RIF：利福平；SM：链霉素；tiw：每周3次。

表 132-2 一线抗结核药物（成人）的剂量和主要不良反应

药物	每日剂量	每周2次或3次剂量	不良反应
异烟肼	5mg/kg口服（极量：300mg）	900mg biw 600mg tiw	肝炎，周围神经炎，药物性狼疮，癫痫发作，过敏性皮疹和发热。与苯妥英和双硫仑的药物相互作用。吡哆醇可减轻神经毒性
利福平	10mg/kg口服（极量：600mg）	10mg/kg 600mg biw 600mg tiw	橙色身体分泌物、流感样综合征、肝炎、瘙痒、血小板减少、恶心、厌食、腹泻、肾衰竭和多种药物相互作用
利福布汀*	10mg/kg口服（极量：300mg）	5mg/kg	中性粒细胞减少症，葡萄膜炎，肝毒性，体液橙色
利福喷汀**	10mg/kg每周1次（极量：600mg）		与利福平类似
吡嗪酰胺	15～30mg/kg口服（极量：2.0g）	30～35mg/kg	高尿酸血症、肝炎、皮疹、恶心和厌食
乙胺丁醇	25mg/kg初始2个月，随后15mg/kg口服	50mg/kg biw 30mg/kg tiw	视神经炎和胃肠道不适

*利福布汀和利福喷汀被认为是当利福平不耐受或存在药物相互作用时的一线药物。**利福喷汀1周1次，仅用于HIV阴性的非空洞和非复杂疾病患者，未被批准用于儿童。biw：每周2次；tiw：每周3次。

表 132-3 用于治疗结核病的肠外药物选择[115]

药物	给药途径	成人初始剂量（极量）
异烟肼	po，iv，im	5mg/（kg•d）（300mg）
利福平	po，iv	10mg/（kg•d）（600mg）
链霉素	iv，im	10～15mg/（kg•d）或750～1 000mg/d
阿米卡星	iv，im	同上
卡那霉素	iv，im	同上
卷曲霉素	iv，im	同上
对氨基水杨酸	po，iv	8～12g/d分2剂或3剂
左氧氟沙星	po，iv	500～1 000mg/d
莫西沙星	po，iv	400mg/d

注：表格显示每日常规剂量。儿童和间歇性治疗患者的剂量可能不同。59岁以上的人应接受较低剂量的氨基糖苷类药物（750mg）。im：肌内注射；iv：静脉注射；po：口服。

行。可用于静脉内使用的其他活性药物包括氨基糖苷类、氟喹诺酮类和卷曲霉素。对于肾衰竭患者，服用EMB、PZA、环丝氨酸、氨基糖苷类、卷曲霉素或氟喹诺酮的患者需要调整剂量。严重肝功能衰竭时INH和PZA应该禁用。在治疗复杂的ICU患者或MDR-TB患者时，应咨询治疗结核病的专家。

如上所述，皮质类固醇通常被推荐用于治疗部分结核病，包括结核性脑膜炎和结核性心包炎[123]。它们在结核病呼吸衰竭患者和严重AIDS相关结核病患者中的作用尚未得到证实，但许多人已经使用过皮质类固醇治疗这些疾病。典型疗法包括泼尼松，每日40～80mg，逐渐减量使用数周。

医护人员的风险

直到20世纪五六十年代，当研究证实结核分枝杆菌感染是通过空气传播时，人们才意识到照顾结核病患者对医护人员（healthcare workers，HCWs）造成了风险[124]。但是，职业传播很少受到关注，直到 20 世纪 80 年代末 90 年代初，美国和欧洲的医院暴发了结核病和耐多药结核病 [125]。当时，超过 20 名医护人员患有耐多药结核病，至少 10 人死亡 [126]。数百名医护人员可能潜在地感染了耐多药结核分枝杆菌，由此形成一个相对较大的患病群体，有可能在未来重新激活耐多药结核病。

与其他医生相比，肺科医生患结核病的职业风险更高。结核病的非典型表现在未怀疑结核病且未采取适当预防措施时会增加感染的风险 [127]。支气管镜检查需要与患者密切接触并诱发咳嗽，故而可能导致肺科医生中结核菌素皮肤试验转阴率只有 11%[127]。对已知或疑似结核的患者进行支气管镜检查时应使用 DMF-HEPA 呼吸器 [127]。

对于接受重复检测的结核菌素皮肤试验反应阴性的医护人员，2 年内结核菌素皮试硬结大小增加超过 10mm 即被认为最近感染了结核分枝杆菌。由于结核菌素皮肤试验阳性通常在原发感染后 3～8 周发生，因此应在暴露后 3 周进行皮肤试验。

应监测具有潜在暴露的医护人员的症状，除非已知他们在开始时结核菌素皮肤试验为阳性，否则应在暴露后尽快进行皮肤试验或 IFN-γ 释放试验以确定基线水平。如果初始筛查为阴性，则应在暴露后 8～10 周重复检测，如果发现为阳性，建议进行 LTBI 治疗。

知识点

1. 虽然肺结核可发展为经典的空洞性肺部疾病，但它可以以多种方式呈现，包括 ARDS 和呼吸衰竭。
2. 结核性脑膜炎通常呈现亚急性表现并且死亡率高，及时治疗可以得到改善。
3. 结核性心包炎很罕见，但可导致出血性渗出，引起缩窄性心包炎或心包压塞。
4. 播散型结核病几乎可波及任何器官，最常见于非常年轻或年长的患者以及免疫功能低下的患者。
5. HIV 患者和抗 TNF 治疗的患者患活动性结核病的风险增加。
6. 培养仍是结核病诊断的基石，是检测耐药的重要手段。然而，核酸扩增试验可以提供更快速的诊断，特别推荐用于 CSF 和其他培养阳性率较低的体液，如心包和胸腔积液。
7. 治疗结核病需要几种药治疗数月以上，但确切的治疗方案根据疾病的部位和结核菌培养的易感性发生变化。
8. 建议使用类固醇治疗以减少结核性脑膜炎和结核性心包炎的发病率和死亡率。

（西娜 陈志 张玉想 译，刘超 审校）

参考文献

1. Raviglione MC, Snider DEJ, Kochi A. Global epidemiology of tuberculosis: morbidity and mortality of a worldwide epidemic. JAMA. 1995;273:220-226.
2. WHO Report: Global Tuberculosis Report 2014. Geneva 2014.
3. Lienhardt C, Rodrigues LC. Estimation of the impact of human immunodeficiency virus infection on tuberculosis: tuberculosis risks re-visited? Int J Tuberc Lung Dis. 1997;1:196-204.
4. WHO Report: Global Tuberculosis Control: Surveillance, Planning, Financing. Geneva: World Health Organization; 2002.
5. Centers for Disease Control and Prevention. Trends in Tuberculosis - United States, 2013. MMWR. 2014;63:229-233.
6. Cain KP, Benoit SR, Winston CA, Mac Kenzie WR. Tuberculosis among foreign-born persons in the United States. JAMA. 2008;300:405-412.
7. WHO Report: Global Tuberculosis Control 2009: Surveillance, Planning, Financing. Geneva: World Health Organization; 2009.
8. Ahuja SD, Ashkin D, Avendano M, Banerjee R, Bauer M, Bayona JN, Becerra MC, Benedetti A, Burgos M, Centis R, Chan ED, Chiang CY, Cox H, D'Ambrosio L, DeRiemer K, Dung NH, Enarson D, Falzon D, Flanagan K, Flood J, Garcia-Garcia ML, Gandhi N, Granich RM, Hollm-Delgado MG, Holtz TH, Iseman MD, Jarlsberg LG, Keshavjee S, Kim HR, Koh WJ, Lancaster J, Lange C, de Lange WC, Leimane V, Leung CC, Li J, Menzies D, Migliori GB, Mishustin SP, Mitnick CD, Narita M, O'Riordan P, Pai M, Palmero D, Park SK, Pasvol G, Peña J, Pérez-Guzmán C, Quelapio MI, Ponce-de-Leon A, Riekstina V, Robert J, Royce S, Schaaf HS, Seung KJ, Shah L, Shim TS, Shin SS, Shiraishi Y, Sifuentes-Osornio J, Sotgiu G, Strand MJ, Tabarsi P, Tupasi TE, van Altena R, Van der Walt M, Van der Werf TS, Vargas MH, Viiklepp P, Westenhouse J, Yew WW, Yim JJ. Collaborative Group for Meta-Analysis of Individual Patient Data in MDR-TB. Multidrug resistant pulmonary tuberculosis treatment regimens and patient outcomes: an individual patient data meta-analysis of 9,153 patients. PLoS Med. 2012;9:e1001300.
9. Chan ED, Laurel V, Strand MJ, Chan JF, Hyunh M-L, Goble M, Iseman MD. Treatment and outcome analysis of 205 patients with multidrug-resistant tuberculosis. Am J Respir Crit Care Med. 2004;169:1103-1109.
10. Goble M, Iseman MD, Madsen LA, Waite D, Ackerson L, Horsburgh CR, Jr. Treatment of 171 patients with pulmonary tuberculosis resistant to isoniazid and rifampin. N Engl J Med. 1993;328:527-532.
11. Chan ED, Iseman MD. Multi-drug resistant and extensively drug-resistant tuberculosis: a review. Curr Opin Infect Dis. 2008;21:587-595.
12. Centers for Disease Control and Prevention. Update: Trends in tuberculosis–United States. MMWR. 2008;57:281-285.
13. Frieden TR, Sterling T, Pablos-Mendez A, Kilburn JO, Cauthen GM, Dooley SW. The emergence of drug-resistant tuberculosis in New York City. N Engl J Med. 1993;328:521-526.
14. Gandhi NR, Shah NS, Andrews JR, Vella V, Moll AP, Scott M, Weissman D, Marra C, Lalloo UG, Friedland GH. HIV coinfection in multidrug- and extensively drug-resistant tuberculosis results in high early mortality. Am J Respir Crit Care Med. 2010;181:80-86.
15. Gandhi NR, Moll A, Sturm AW, Pawinski R, Govender T, Lalloo U, Zeller K, Andrews J, Friedland G. Extensively drug-resistant tuberculosis as a cause of death in patients co-infected with tuberculosis and HIV in a rural area of South Africa. Lancet. 2006;368:1575-1580.
15a. Sotgiu G, Pontali E, Migliori GB. Linezolid to treat MDR-/XDR-tuberculosis: available evidence and future scenarios (editorial). Eur Respir J. 2015;45:25-29.
16. Migliori GB, Lange C, Girardi E, Centis R, Besozzi G, Kliiman K, Ortmann J, Matteelli A, Spanevello A, Cirillo DM. Extensively drug-resistant tuberculosis is worse than multidrug-resistant tuberculosis: different methodology and settings, same results. Clin Infect Dis. 2008;46:958-959.
17. Chan ED, Strand MJ, Iseman MD. Treatment outcomes in extensively resistant tuberculosis. N Engl J Med. 2008;359:657-659.
18. Raviglione MC, Smith IM. XDR tuberculosis - implications for global public health. N Engl J Med. 2007;356:656-659.
19. Singh JA, Upshur R, Padayatchi N. XDR-TB in South Africa: no time for denial or complacency. PloS Med. 2007;4:e50.
20. Penner C, Roberts D, Kunimoto D, Manfreda J, Long R. Tuberculosis as a primary cause of respiratory failure requiring mechanical ventilation. Am J Respir Crit Care Med. 1995;151:867-872.
21. Dyer RA, Potgieter PO. The adult respiratory distress syndrome and bronchogenic pulmonary tuberculosis. Thorax. 1984;39:383-387.
22. Wu JY, Ku SC, Shu CC, Fan JY, Chen HY, Chen YC, Yu CJ. The role of chest radiography in the suspicion for and diagnosis of pulmonary tuberculosis in intensive care units. Int J Tuberc Lung Dis. 2009;13:1380-1386.
23. Lee PL, Jerng JS, Chang YL, Chen CF, Hsueh PR, Yu CJ, Yang PC, Luh KT. Patient mortality of active pulmonary tuberculosis requiring mechanical ventilation. Eur Respir J. 2003;22:141-147.
24. Khan FA, Rehman M, Marcus P, Azueta V. Pulmonary gangrene occurring as a complication of pulmonary tuberculosis. Chest. 1980;77:76-80.
25. Lanoix J-P, Gaudry S, Flicoteaux R, Ruimy R, Wolff M. Tuberculosis in the intensive care unit: a descriptive analysis in a low-burden country. Int J Tuberc Lung Dis. 2014;18:581-587.
26. Lin SM, Wang TY, Liu WT, Chang CC, Lin HC, Liu CY, Wang CH, Huang CD, Lee KY, Kuo HP. Predictive factors for mortality among non-HIV-infected patients with pulmonary tuberculosis and respiratory failure. Int J Tuberc Lung Dis. 2009;13:335-340.
27. Chauveau P, Pellerin M, Bochereau G, Poirson B, Blin F, Kleinknecht D. Acute respiratory distress syndrome of tuberculous origin in an intensive care unit. Nouvelle Presse Medicale. 1981;10:3053-3056.
28. Heffner JE, Strange C, Sahn SA. The impact of respiratory failure on the diagnosis of tuberculosis. Arch Intern Med. 1988;148:1103-1108.
29. Leibowitz RE. Critical care and tuberculosis. Crit Care Nursing Clin North Am. 1995;7:661-666.
30. Barnes PF, Lakey DL, Burman WJ. Tuberculosis in patients with HIV infection. Infect Dis Clin North Am. 2002;16:107-126.
31. Counsell SR, Tan JS, Dittus RS. Unsuspected pulmonary tuberculosis in a community teaching hospital. Arch Intern Med. 1989;149:1274-1278.
32. Erbes R, Oettel K, Raffenberg M, Mauch H, Schmidt-Ioanas M, Lode H. Characteristics and outcome of patients with active pulmonary tuberculosis requiring intensive care. Eur Respir J. 2006;27:1223-1228.
33. Lee K, Kim JH, Lee JH, Lee W-Y, Park MS, Kim JY, Kim KC, Lee M-G, Jung K-S, Kim YS, Shin YM, Koh Y. Acute respiratory distress syndrome caused by miliary tuberculosis: a multicentre survey in South Korea. Int J Tuberc Lung Dis. 2011;15:1099-1103.
34. Ryu YJ, Koh W-J, Kang EH, Suh GY, Chung MP, Kim H, Kwon OJ. Prognostic factors in pulmonary tuberculosis requiring mechanical ventilation for acute respiratory failure. Respirology. 2006;12:406-411.
35. Frame RN, Johnson MC, Eichenhorn MS, Bower GC, Popovich J, Jr. Active tuberculosis in the medical intensive care unit: a 15-year retrospective analysis. Crit Care Med. 1987;15:1012-1014.
36. Zahar J-R, Azoulay E, Klement E, De Lassence A, Lucet J-C, Regnier B, Schlemmer B, Bedos J-P. Delayed treatment contributes to mortality in ICU patients with severe active pulmonary tuberculosis and acute respiratory failure. Intensive Care Med. 2001;27:513-520.
37. Barnes PF, Leedom JM, Chan LS, Wong SF, Shah J, Vachon LA, Overturf GD, Modlin RL. Predictors of short-term prognosis in patients with pulmonary tuberculosis. J Infect Dis. 1988;158:366-371.
38. Mehta JB, Fields CL, Byrd RP, Roy TM. Nutritional status and mortality in respiratory failure caused by tuberculosis. Tenn Med. 1996;89:369-371.
39. Deng W, Yu M, Ma H, Hu LA, Chen G, Wang Y, Deng J, Li C, Tong J, Wang DX. Predictors and outcome of patients with acute respiratory distress syndrome caused by miliary tuberculosis: a retrospective study in Chongqing, China. BMC Infect Dis. 2012;12:121.
40. Gachot B, Wolff M, Clair B, Regnier B. Severe tuberculosis in patients with human immunodeficiency virus infection. Intensive Care Med. 1990;16:487-488.

41. Ducomble T, Tolksdorf K, Karagiannis I, Hauer B, Brodhun B, Haas W, Fiebig L. The burden of extrapulmonary and meningitis tuberculosis: an investigation of national surveillance data, Germany, 2002 to 2009. Euro Surveill. 2013;18:20436.
42. Kent SJ, Crowe SM, Yung A, Lucas CR, Mijch AM. Tuberculous meningitis: a 30-year review. Clin Infect Dis. 1993;17:987-994.
43. Verdon R, Chevret S, Laissy JP, Wolff M. Tuberculous meningitis in adults: review of 48 cases. Clin Infect Dis. 1996;22:982-998.
44. Christensen ASH, Andersen AB, Thomsen VØ, Andersen PH, Johansen IS. Tuberculous meningitis in Denmark: a review of 50 cases. BMC Infect Dis. 2011;11:47.
45. Alzeer AH, FitzGerald JM. Corticosteroids and tuberculosis: risks and use as adjunct therapy. Tuberc Lung Dis. 1993;74:6-11.
46. Kumar R, Singh SN, Kohili N. A diagnostic rule for tuberculosis meningitis. Arch Dis Child. 1999;81:221-224.
47. Thwaites GE, Chau TTH, Stepniewska K, Phu NH, Chuong LV, Sinh DX, White NJ, Parry CM, Farrar JJ. Diagnosis of adult tuberculosis meningitis by use of clinical and laboratory features. Lancet. 2002;360:1287-1292.
48. Chan ED, Heifets L, Iseman MD. Immunologic diagnosis of tuberculosis: a review. Tuberc Lung Dis. 2000;80:131-140.
49. Erdem H, Ozturk-Engin D, Elaldi N, Gulsun S, Sengoz G, Crisan A, Johansen IS, Inan A, Nechifor M, Al-Mahdawi A, Civljak R, Ozguler M, Savic B, Ceran N, Cacopardo B, Inal AS, Namiduru M, Dayan S, Kayabas U, Parlak E, Khalifa A, Kursun E, Sipahi OR, Yemisen M, Akbulut A, Bitirgen M, Dulovic O, Kandemir B, Luca C, Parlak M, Stahl JP, Pehlivanoglu F, Simeon S, Ulu-Kilic A, Yasar K, Yilmaz G, Yilmaz E, Beovic B, Catroux M, Lakatos B, Sunbul M, Oncul O, Alabay S, Sahin-Horasan E, Kose S, Shehata G, Andre K, Alp A, Cosic G, Cem Gul H, Karakas A, Chadapaud S, Hansmann Y, Harxhi A, Kirova V, Masse-Chabredier I, Oncu S, Sener A, Tekin R, Deveci O, Karabay O, Agalar C. The microbiological diagnosis of tuberculous meningitis: results of Haydarpasa-I study. Clin Microiol Infect. 2014;20:O600-O608.
50. Noordhoek GT, Kolk AH, Bjune G, Catty D, Dale JW, Fine PE, Godfrey-Faussett P, Cho SN, Shinnick T, Svenson SB. Sensitivity and specificity of PCR for detection of *Mycobacterium tuberculosis*: a blind comparison study among seven laboratories. J Clin Microbiol. 1994;32:277-284.
51. Pai M, Flores LL, Pai N, Hubbard A, Riley LW, Colford JMJ. Diagnostic accuracy of nucleic acid amplification tests for tuberculous meningitis: a systematic review and meta-analysis. Lancet Infect Dis. 2003;3:633-643.
52. Patel VB, Theron G, Lenders L, Matinyena B, Connolly C, Singh R, Coovadia Y, Ndung'u T, Dheda K. Diagnostic accuracy of quantitative PCR (Xpert MTB/RIF) for tuberculous meningitis in a high burden setting: a prospective study. PLoS Med. 2013;10:e1001536.
53. Thwaites GE, Caws M, Chau TT, Dung NT, Campbell JI, Phu NH, Hien TT, White NJ, Farrar JJ. Comparison of conventional bacteriology with nucleic acid amplification (amplified mycobacterium direct test) for diagnosis of tuberculous meningitis before and after inception of antituberculosis chemotherapy. J Clin Microbiol. 2004;42:996-1002.
54. Donald PR, Victor TC, Jordaan AM, Schoeman JF, van Helden PD. Polymerase chain reaction in the diagnosis of tuberculous meningitis. Scand J Infect Dis. 1993;25:613-617.
55. Dinnes J, Deeks J, Kunst H, Gibson A, Cummins E, Waugh N, Drobniewski F, Lalvani A. A systematic review of rapid diagnostic tests for the detection of tuberculosis infection. Health Technol Assess. 2007;11:1-196.
56. Ellard GA, Humphries MJ, Gabriel M, Teoh R. Penetration of pyrazinamide into the cerebrospinal fluid in tuberculous meningitis. Br Med J (Clin Res Ed). 1987;294:284-285.
57. Ellard GA, Humphries MJ, Allen BW. Cerebrospinal fluid drug concentrations and the treatment of tuberculous meningitis. Am Rev Respir Dis. 1993;148:650-655.
58. Kaojarern S, Supmonchai K, Phuapradit P, Mokkhavesa C, Krittiyanunt S. Effect of steroids on cerebrospinal fluid penetration of antituberculous drugs in tuberculous meningitis. Clin Pharmacol Ther. 1991;49:6-12.
59. Thwaites GE, Lan NT, Dung NH, Quy HT, Oanh DT, Thoa NT, Hien NQ, Thuc NT, Hai NN, Bang ND, Lan NN, Duc NH, Tuan VN, Hiep CH, Chau TT, Mai PP, Dung NT, Stepniewska K, White NJ, Hien TT, Farrar JJ. Effect of antituberculosis drug resistance on response to treatment and outcome in adults with tuberculous meningitis. J Infect Dis. 2005;192:79-88.
60. Ruslami R, Ganiem AR, Dian S, Apriani L, Achmad TH, van der Ven AJ, Borm G, Aarnoutse RE, van Crevel R. Intensified regimen containing rifampicin and moxifloxacin for tuberculous meningitis: an open-label, randomised controlled phase 2 trial. Lancet Infect Dis. 2013;13:27-35.
61. Humphries M. The management of tuberculous meningitis. Thorax. 1992;47:577-581.
62. Prasad K, Singh MB. Corticosteroids for managing tuberculous meningitis. Cochrane Database Syst Rev. 2008;CD002244.
63. Thwaites GE, Nguyen DB, Nguyen HD, Hoang TQ, Do TT, Nguyen TC, Nguyen QH, Nguyen TT, Nguyen NH, Nguyen TN, Nguyen NL, Nguyen HD, Vu NT, Cao HH, Tran TH, Pham PM, Nguyen TD, Stepniewska K, White NJ, Tran TH, Farrar JJ. Dexamethasone for the treatment of tuberculous meningitis in adolescents and adults. N Engl J Med. 2004;351:1741-1751.
64. American Thoracic Society, Centers for Disease Control, and Infectious Diseases Society of America. Treatment of tuberculosis. MMWR. 2003;52:1-77.
65. Bidstrup C, Anderson PH, Skinhoj P, Andersen AB. Tuberculous meningitis in a country with a low incidence of tuberculosis: still a serious disease and a diagnostic challenge. Scand J Infect Dis. 2002;34:811-814.
66. Hernandez-Albujar S, Arribas JR, Royo A, Gonzalez-Garcia JJ, Pena JM, Vazquez JJ. Tuberculous radiculomyelitis complicating tuberculous meningitis: case report and review. Clin Infect Dis. 2000;30:915-921.
67. Voigt MD, Kalvaria I, Trey C, Berman P, Lombard C, Kirsch RE. Diagnostic value of ascites adenosine deaminase in tuberculous peritonitis. Lancet. 1989;1:751-754.
68. Rana BS, Jones RA, Simpson IA. Recurrent pericardial effusion: the value of polymerase chain reaction in the diagnosis of tuberculosis. Heart. 1999;82:246-247.
69. Zamirian M, Mokhtarian M, Motazedian MH, Monabti A, Rezaian GR. Constrictive pericarditis: detection of *Mycobacterium tuberculosis* in paraffin-embedded pericardial tissues by polymerase chain reaction. Clin Biochem. 2007;40:355-358.
70. Dooley DP, Carpenter JL, Rademacher S. Adjunctive corticosteroid therapy for tuberculosis: a critical repraisal of the literature. Clin Infect Dis. 1997;25:872-887.
71. Mayosi BM, Ntsekhe M, Bosch J, Pogue J, Gumedze F, Badri M, Jung H, Pandie S, Smieja M, Thabane L, Francis V, Thomas KM, Thomas B, Awotedu AA, Magula NP, Naidoo DP, Damesceno A, Banda AC, Mutyaba A, Brown B, Ntuli P, Mntla P, Ntyintyana L, Ramjee R, Manga P, Kirenga B, Mondo C, Russell JBW, Tsitsi JM, Peters F, Essop MR, Barasa AF, Mijinyawa MS, Sani MU, Olunuga T, Ogah O, Adebiyi A, Aje A, Ansa V, Ojji D, Danbauchi S, Hakim J, Matenga J, Yusuf S. Rationale and design of the Investigation of the Management of Pericarditis (IMPI) trial: a 2x2 factorial randomized double-blind multicenter trial of adjunctive prednisolone and *Mycobacterium* w immunotherapy in tuberculous pericarditis. Am Heart J. 2013;165:109-115.
72. Dada MA, Lazarus NG, Kharsany ABM, Sturm AW. Sudden death caused by myocardial tuberculosis: case report and review of the literature. Am J Forensic Med Pathol. 2000;21:385-388.
73. Lie JT. Coronary vasculitis: a review in the current scheme of classification of vasculitis. Arch Pathol Lab Med. 1987;111:224-233.
74. Allins AD, Wagner WH, Cossman DV, Gold RN, Hiatt JR. Tuberculous infection of the descending thoracic and abdominal aorta: case report and literature review. Ann Vasc Surg. 1999;13:439-444.
75. Goldbaum TS, Lindsay J, Levy C, Silva CA. Tuberculous aortitis presenting with an aortoduodenal fistula: a case report. Angiology. 1986;37:519-523.
76. de Kruijf E, van Rijn AB, Koelma IA, Kuijpers TJ, van't Wout JW. Tuberculous aortitis with an aortoduodenal fistula presenting as recurrent gastrointestinal bleeding. Clin Infect Dis. 2000;31:841-842.
77. Long R, Guzman R, Greenberg H, Safneck J, Hershfield E. Tuberculous mycotic aneurysm of the aorta: review of published medical and surgical experience. Chest. 1999;115:522-531.
78. Keane J, Gershon S, Wise RP, Mirabile-Levens E, Kasznica J, Schwieterman WD, Siegel JN, Braun MM. Tuberculosis associated with infliximib, a tumor necrosis factor-a neutralizing agent. N Engl J Med. 2002;345:1098-1104.
79. Horsburgh CR, Jr., O'Donnell M, Chamblee S, Moreland JL, Johnson J, Marsh BJ, Narita M, Johnson LS, von Reyn CF. Revisiting rates of reactivation tuberculosis: a population-based approach. Am J Respir Crit Care Med. 2010;182:420-425.
80. Kaufmann SH. How can immunology contribute to the control of tuberculosis? Nat Rev Immunol. 2001;1:20-30.
81. Patel NR, Swan K, Li X, Tachado SD, Koziel H. Impaired *M. tuberculosis*-mediated apoptosis in alveolar macrophages from HIV+ persons: potential role of IL-10 and BCL-3. J Leukoc Biol. 2009;86:53-60.
82. Patel NR, Zhu J, Tachado SD, Zhang J, Wan Z, Saukkonen J, Koziel H. HIV impairs TNF-alpha mediated macrophage apoptotic response to *Mycobacterium tuberculosis*. J Immunol. 2007;179:6973-6980.
83. Burman WJ, Jones BE. Clinical and radiographic features of HIV-related tuberculosis. Semin Respir Infect. 2003;18:263-271.
84. Kethireddy S, Light RB, Mirzanejad Y, Maki D, Arabi Y, Lapinsky S, Simon D, Kumar A, Parrillo JE, Kumar A; Cooperative Antimicrobial Therapy of Septic Shock (CATSS) Database Group. *Mycobacterium tuberculosis* septic shock. Chest. 2013;144:474-482.
85. Chien JW, Johnson JL. Paradoxical reactions in HIV and pulmonary TB. Chest. 1998;114:933-936.
86. Kunimoto DY, Chui L, Nobert E, Houston S. Immune mediated "HAART" attack during treatment for tuberculosis. Int J Tuberc Lung Dis. 1999;3:944-947.
87. Orlovic D, Smego RA. Paradoxical tuberculous reactions in HIV-infected patients. Int J Tuberc Lung Dis. 2001;5:370-375.
88. Centers for Disease Control. Clinical update: impact of HIV protease inhibitors on the treatment of HIV-infected tuberculosis patients with rifampin. MMWR. 1996;45:921-925.
89. Peloquin CA, Nitta AT, Burman WJ, Brudney KF, Miranda-Massari JR, McGuinness ME, Berning SE, Gerena GT. Low antituberculosis drug concentrations in patients with AIDS. Ann Pharmacother. 1996;30:919-925.
90. Swaminathan S, Narendran G, Venkatesan P, Iliayas S, Santhanakrishnan R, Menon PA, Padmapriyadarsini C, Ramachandran R, Chinnaiyan P, Suhadev M, Sakthivel R, Narayanan PR. Efficacy of a 6-month versus 9-month intermittent treatment regimen in HIV-infected patients with tuberculosis: a randomized clinical trial. Am J Respir Crit Care Med. 2010;181:743-751.
91. Nahid P, Gonzalez LC, Rudoy I, de Jong BC, Unger A, Kawamura LM, Osmond DH, Hopewell PC, Daley CL. Treatment outcomes of patients with HIV and tuberculosis. Am J Respir Crit Care Med. 2007;175:1199-1206.
92. Abdool Karim SS, Naidoo K, Grobler A, Padayatchi N, Baxter C, Gray AL, Gengiah T, Gengiah S, Naidoo A, Jithoo N, Nair G, El-Sadr WM, Friedland G, Abdool Karim Q. Integration of antiretroviral therapy with tuberculosis treatment. N Engl J Med. 2011;365:1492-1501.
93. Naidoo K, Yende-Zuma N, Padayatchi N, Naidoo K, Jithoo N, Nair G, Bamber S, Gengiah S, El-Sadr WM, Friedland G, Abdool Karim S. The immune reconstitution inflammatory syndrome after antiretroviral therapy initiation in patients with tuberculosis: findings from the SAPiT trial. Ann Intern Med. 2012;157:313-324.
94. Blanc F-X, Sok T, Laureillard D, Borand L, Rekacewicz C, Nerrienet E, Madec Y, Marcy O, Chan S, Prak N, Kim C, Lak KK, Hak C, Dim B, Sin CI, Sun S, Guillard B, Sar B, Vong S, Fernandez M, Fox L, Delfraissy J-F, Goldfeld AE. CAMELIA Study Team. Earlier versus later start of antiretroviral therapy in HIV-infected adults with tuberculosis. N Engl J Med. 2011;365:1471-1481.
95. Mfinanga SG, Kirenga BJ, Chanda DM, Mutayoba B, Mthiyane T, Yimer G, Ezechi O, Connolly C, Kapotwe V, Muwonge C, Massaga J, Sinkala E, Kohi W, Lyantumba L, Nyakoojo G, Luwaga H, Doulla B, Mzyece J, Kapata N, Vahedi M, Mwaba P, Egwaga S, Adatu F, Pym A, Joloba M, Rustomjee R, Zumla A, Onyebujoh P. Early versus delayed initiation of highly active antiretroviral therapy for HIV-positive adults with newly diagnosed pulmonary tuberculosis (TB-HAART): a prospective, international, randomised, placebo-controlled trial. Lancet Infect Dis. 2014;14:563-571.
96. Dinarello CA. Differences between anti-tumor necrosis factor-a monoclonal antibodies and soluble TNF receptors in host defense impairment. J Rheumatol. 2005;32 Suppl:40-47.
97. Kriegler M, Perez C, DeFay K, Albert I, Lu SD. A novel form of TNF/cachectin is a cell surface cytotoxic transmembrane protein: ramifications for the complex physiology of TNF. Cell. 1988;53:45-53.
98. Flynn JL, Goldstein MM, Chan J, Triebold KJ, Pfeffer K, Lowenstein CJ, Schreiber RD, Mak TW, Bloom BR. Tumor necrosis factor-α is required in the protective immune response against *Mycobacterium tuberculosis* in mice. Immunity. 1995;2:561-572.
99. Lee J, Hartman M, Kornfeld H. Macrophage apoptosis in tuberculosis. Yonsei Med J. 2009;50:1-11.
100. Mohan VP, Scanga CA, Yu K, Scott HM, Tanaka KE, Tsang E, Tsai MM, Flynn JL, Chan J. Effects of tumor necrosis factor alpha on host immune response in chronic persistent tuberculosis: possible role for limiting pathology. Infect Immun. 2001;69:1847-1855.
101. Tubach F, Salmon D, Ravaud P, Allanore Y, Goupille P, Bréban M, Pallot-Prades B, Pouplin S, Sacchi A, Chichemanian RM, Bretagne S, Emilie D, Lemann M, Lortholary O, Mariette X. Risk of tuberculosis is higher with anti-tumor necrosis factor monoclonal antibody therapy than with soluble tumor necrosis factor receptor therapy: the three-year prospective French Research Axed on Tolerance of Biotherapies registry. Arthritis Rheum. 2009;60:1884-1894.
102. Solovic I, Sester M, Gomez-Reino JJ, Rieder HL, Ehlers S, Milburn HJ, Kampmann B, Hellmich B, Groves R, Schreiber S, Wallis RS, Sotgiu G, Schölvinck EH, Goletti D, Zellweger JP, Diel R, Carmona L, Bartalesi F, Ravn P, Bossink A, Duarte R, Erkens C, Clark J, Migliori GB, Lange C. The risk of tuberculosis related to tumour necrosis factor antagonist therapies: a TBNET consensus statement. Eur Respir J. 2010;36:1185-1206.
103. Wallis RS, Broder M, Wong J, Lee A, Hoq L. Reactivation of latent granulomatous infections by infliximab. Clin Infect Dis. 2005;41 Suppl:S194-S198.
104. Wallis RS, Broder M, Wong J, Beenhouwer D. Granulomatous infections due to tumor necrosis factor blockade: correction. Clin Infect Dis. 2004;39:1254-1255.
105. Saliu OY, Sofer C, Stein DS, Schwander SK, Wallis RS. Tumor-necrosis-factor blockers: differential effects on mycobacterial immunity. J Infect Dis. 2006;194:486-492.
106. Lorenzetti R, Zullo A, Ridola L, Diamanti AP, Lagana B, Gatta L, Migliore A, Armuzzi A, Hassan C, Bruzzese V. Higher risk of tuberculosis reactivation when anti-TNF is combined with immunosuppressive agents: a systematic review of randomized controlled trials. Ann Med. 2014;46:547-554.
107. Settas LD, Tsimirikas G, Vosvotekas G, Triantafyllidou E, Nicolaides P. Reactivation of pulmonary tuberculosis in a patient with rheumatoid arthritis during treatment with IL-1 receptor antagonists (anakinra). J Clin Rheumatol. 2007;13:219-220.
108. American Thoracic Society; CDC; Council of the Infectious Disease Society of America. Diagnostic standards and classification of tuberculosis in adults and children. Am J Respir Crit Care Med. 2000;161:1376-1395.
109. Moore DF, Guzman JA, Mikhail LT. Reduction in turnaround time for laboratory diagnosis of pulmonary tuberculosis by routine use of a nucleic acid amplification test. Diagn Microbiol Infect Dis. 2005;52:247-254.
110. Guerra RL, Hooper NM, Baker JF, Alborz R, Armstrong DT, Maltas G, Kiehlbauch JA, Dorman SE. Use of the amplified *Mycobacterium tuberculosis* direct test in a public health laboratory: test performance and impact on clinical care. Chest. 2007;132:946-951.
111. Centers for Disease Control and Prevention. National plan for reliable tuberculosis laboratory services using a systems approach: recommendations from CDC and the Association of Public Health Laboratories Task Force on Tuberculosis Laboratory Services. MMWR. 2005;54:1-12.
112. Taegtmeyer M, Beeching NJ, Scott J, Seddon K, Jamieson S, Squire SB, Mwandumba HC, Miller AR, Davies PD, Parry CM. The clinical impact of nucleic acid amplification tests on the diagnosis and management of tuberculosis in a British hospital. Thorax. 2008;63:317-321.
113. Chan ED, Iseman MD. Current medical treatment for tuberculosis. BMJ. 2002;325:1282-1286.
114. Iseman MD. A Clinician's Guide to Tuberculosis. Baltimore: Lippincott, Williams and Wilkins; 1999.
115. Centers for Disease Control and Prevention: Treatment of tuberculosis. MMWR. 2003;52:1-80.

116. Bastos ML, Hussain H, Weyer K, Garcia-Garcia L, Leimane V, Leung CC, Narita M, Penã JM, Ponce-de-Leon A, Seung KJ, Shean K, Sifuentes-Osornio J, Van der Walt M, Van der Wer fTS, Yew WW, Menzies D. Collaborative Group for Meta-analysis of Individual Patient Data in MDR-TB. Treatment outcomes of patients with multidrug-resistant and extensively drug-resistant tuberculosis according to drug susceptibility testing to first- and second-line drugs: an individual patient data meta-analysis. Clin Infect Dis. 2014;59:1364-1374.
117. Avorn J. Approval of a tuberculosis drug based on a paradoxical surrogate measure. JAMA. 2013;309:1349-1350.
118. Cox E, Laessig K. FDA approval of bedaquiline–the benefit-risk balance for drug-resistant tuberculosis. N Engl J Med. 2014;371:689-691.
119. Diacon AH, Pym A, Grobusch M, Patientia R, Rustomjee R, Page-Shipp L, Pistorius C, Krause R, Bogoshi M, Churchyard G, Venter A, Allen J, Palomino JC, De Marez T, van Heeswijk RP, Lounis N, Meyvisch P, Verbeeck J, Parys W, de Beule K, Andries K, Mc Neeley DF. The diarylquinoline TMC207 for multidrug-resistant tuberculosis. N Engl J Med. 2009;360:2397-2405.
120. Diacon AH, Pym A, Grobusch MP, de los Rios JM, Gotuzzo E, Vasilyeva I, Leimane V, Andries K, Bakare N, De Marez T, Haxaire-Theeuwes M, Lounis N, Meyvisch P, De Paepe E, van Heeswijk RP, Dannemann B. TMC207-C208 Study Group. Multidrug-resistant tuberculosis and culture conversion with bedaquiline. N Engl J Med. 2014;371:723-732.
121. Gler MT, Skripconoka V, Sanchez-Garavito E, Xiao H, Cabrera-Rivero JL, Vargas-Vasquez DE, Gao M, Awad M, Park SK, Shim TS, Suh GY, Danilovits M, Ogata H, Kurve A, Chang J, Suzuki K, Tupasi T, Koh WJ, Seaworth B, Geiter LJ, Wells CD. Delamanid for multidrug-resistant pulmonary tuberculosis. N Engl J Med. 2012;366:2151-2160.
122. Koegelenberg CFN, Nortje A, Lalla U, Enslin A, Irusen EM, Rosenkranz B, Seifart HI, Bolliger CT. The pharmacokinetics of enteral antituberculosis drugs in patients requiring intensive care. S Afr Med J. 2013;103:394-398.
123. Barnes PF, Barrows SA. Tuberculosis in the 1990s. Ann Intern Med. 1993;119:400-410.
124. Sepkowitz KA. Tuberculosis and the health care worker: a historical perspective. Ann Intern Med. 1994;120:71-79.
125. Menzies D, Fanning A, Yuan L, Fitzgerald M. Tuberculosis among health care workers. N Engl J Med. 1995;332:92-98.
126. Sepkowitz KA. AIDS, tuberculosis, and the health care worker. Clin Infect Dis. 1995;20:232-242.
127. Raucher BG. Infection control in pulmonary and critical care medicine. Sem Respir Infect. 1999;14:372-382.
128. Cohn DL, Catlin BJ, Peterson KL, Judson FN, Sbarbaro JA. A 62-dose, 6-month therapy for pulmonary and extrapulmonary tuberculosis: a twice-weekly, directly observed, and cost-effective regimen. Ann Intern Med. 1990;112:407-415.
129. Hong Kong Chest Service / British Medical Research Council Controlled trial of 2, 4, and 6 months of pyrazinamide in 6-month, three-times weekly regimens for smear-positive pulmonary tuberculosis, including an assessment of a combined preparation of isoniazid, rifampin, and pyrazinamide: results at 30 months. Am Rev Respir Dis. 1991;143:700-706.

133 重症监护室中的疟疾和其他热带感染性疾病

Frederique A. Jacquerioz and Daniel G; Bausch

尽管那些在海外接触过“热带”感染性疾病的患者最初看起来令人生畏，然而患者详细的旅行和活动行程、接触史常常能缩小疾病的诊断范围（表 133-1）。这不仅仅只是简单地记录患者去过哪些国家。商务旅行者在一个城市的高级餐馆和酒店的活动范围，与徒步穿越同一国家乡村地区的背包旅行的学生的活动范围是截然不同的。了解一个地区指定区域的地方病、潜伏期和耐药模式非常重要（表 133-2）。此外，大多数非热带感染疾病在发展中国家很常见。因此，尽管鉴别诊断必须扩大到包括热带病，但也必须考虑到发展中国家和工业化国家常见的疾病。

易患疟疾的人群可分为 3 类：①无疟疾病史的非免疫者——主要包括游客和年幼的儿童，而不管他们来自哪里——母体抗体消退后（6 个月左右）；②居住在热带国家的免疫或半免疫人群，这类人群可反复暴露于这类疾病当中；③来自热带国家而现在居住在其他地方的人由于缺乏持续接触，免疫力逐渐减弱。机体免疫程度可对疾病发生发展及病情严重程度有深远的影响。比如，返回的旅行者可能在寄生虫载量相对较低的情况下患上严重疟疾，而具有相同程度寄生虫病的撒哈拉以南非洲居民可能无症状。此外，遗传差异性也可能存在，例如黑人存在对间日疟原虫天然免疫，是因为他们缺少达菲抗原，这种抗原可以作为一种受体，保护那些携带镰状细胞特征的物种免遭任何严重疟疾的侵袭[1-3]。

在返回的旅行者中，也要了解此类人群旅行前接种疫苗情况，此外了解此类人群按照处方服用相关预防药物的情况亦是必要的（尽管疗效没达到预期）。然而，这些预防措施并不能达到百分之百的保护效果，亦不应该被用来排除任何一个鉴别诊断。医生和患者经常会在开处方和坚持预防用药方面出现失误[4,5]。化疗疗法可在某种程度上延长潜伏期或改变疾病的表现。那些最初来自热带国家的人通常很少在症状出现前寻求旅行前医疗建议，因此，与来自工业化国家的短期旅行者比较，此类人群暴露在热带病原体的风险显著增大[6]。

生活在资源贫乏的热带国家的人更有可能有复杂的健康问题，但是这种情况不太可能在以前获得诊断或控制。潜在疾病，如糖尿病、高血压、营养不良、慢性贫血、肠道寄生虫、结核病、人类免疫缺陷病毒（human immunodeficiency virus，HIV）或肝炎病毒感染可能在急性发病时才能被发现[7]。生活在流行地区的人容易感染多种热带病原体。因此，即使找到一个特定的病原体也不能想当然地认为这个病原体就是患者发病的原因。

流行病学

疟疾寄生虫通过按蚊的叮咬传播到人类。常见的引起人类疟疾的 4 种疟原虫为：恶性疟原虫，间日疟原虫，卵形疟原虫和疟疾疟原虫（见表 133-2）。第五种是诺氏疟原虫，是一种在猴子身上发现的人畜共患寄生虫，可导致在东南亚热带雨林中生活的人类患病[8,9]。此外，有证据表明，卵形疟原虫可能存在不同的种类[10]。疟疾是热带国家和回返旅行者中最常见的严重感染，因此，任何到过疟疾流行地区旅行或接触未经筛查的血液制品（输血）或受血液污染的针头的患者都应考虑疟疾。旅行和移民的增加导致大多数工业化国家疟疾病例人数的增加[11,12]。

最常见和最危险的疟疾病原体是恶性疟原虫。恶性疟原虫发生风险最高的地区是撒哈拉沙漠以南的非洲，特别是西非[13]和新几内亚，其次为印度，东南亚和拉丁美洲发生风险相对较低[14,15]。然而，越来越多的人认识到间日疟原虫也能导致严重的疾病和死亡。间日疟原虫是疟疾的第二大常见病因，以前被认为是良性的[16,17]。尽管除了海地和多米尼加共和国以外，所有疟疾流行地区都存在这种寄生虫，间日疟常发现在从大洋洲返回的旅行者当中[18,19]。间日疟原虫的特征是一种处于肝脏休眠状态得寄生虫（休眠体），有时会导致原发性疾病，甚至在感染多年后复发。诺氏疟原虫存在于东南亚的热带雨林中，包括柬埔寨、中国、印尼、老挝、马来西亚、缅甸、菲律宾、新加坡、泰国和越南的部分地区，亦能够导致严重的疾病[20-23]。

疟疾偶尔会在没有旅行的个人中报道，这种情况通常由感染疟疾的旅客引起（可能是无症状的）或由飞机携带疫区蚊子所引起[24]。然后，这种寄生虫可能由一些包括美国在内的工业化国家流行的按蚊进行二次传播。

病理生理学

恶性疟原虫造成严重疟疾的主要原因有以下几点：①具

有感染所有年龄层红细胞(red blood cells，RBCs)的能力，造成严重的寄生虫血症(高达70%的红细胞)。②能够诱导被寄生的红细胞附着于微血管壁，造成血管阻塞。③引起严重的代谢性紊乱，可增加葡萄糖消耗和乳酸生产，间接诱导细胞因子生成。④世界许多地区的恶性疟原虫氯喹抗药性发生率高(表133-2)。非免疫的人和孕妇是最大的风险群体。人类基因和寄生虫物种存在的差异在任何特定的疟疾感染中发挥了重要作用。

表133-1 重症监护室重点管理的某些热带疾病

疾病和病原微生物	临床特征	潜伏期	地理分布	传播方式和典型的风险因素
非特异性的发热症状				
非洲锥虫病 血淋巴细胞阶段 (布氏锥虫、布氏冈比亚锥虫、罗德西亚锥虫)	淋巴结病，HSM、水肿、皮疹；30%的人有下疳，很少有DIC和血小板减少症	3～21天	撒哈拉以南的非洲	蚊虫叮咬；野营；旅行
巴贝西虫病(巴贝西虫属)	溶血性贫血；HSM	3～28天	北美、欧洲、世界范围内可有散发病例	蜱虫咬；输血(罕见)；尤其是无脾的人
布鲁菌病(布鲁菌属)	数周或数月的亚急性期表现；HSM；体重减轻；骨头，关节和脊柱增大	2～8周	在世界范围内，特别是地中海、中东，拉丁美洲	摄入受污染的奶制品；呼吸系统、皮肤或结膜接触到农场动物；屠宰场工人、屠夫、农民
念珠菌病(念珠菌属)	可能涉及任何器官；皮肤或黏膜病变并不常见	1～4周	世界范围	通常发生在IH或用药后长期使用抗生素或留置导尿管的人群
猫抓病(汉氏巴尔通体)	接种部位丘疹或焦痂、区域淋巴结病，轻度发热，可进展为中枢神经系统受累或心内膜炎	1～2周	世界范围	猫抓或咬；最严重的疾病常见于IH
肺球孢子菌病 (粗球孢子菌)	可见空洞型肺；脑膜、皮肤和骨组织受累，嗜酸性粒细胞增多	1～4周 在IH人群中通常RD会上升	美洲的沙漠地区	从土壤中吸入孢子；常常在菲律宾人、黑人、西班牙人，IH和孕妇中传播
棘球蚴囊肿、渗漏或破裂 (棘球绦虫属)	过敏症状：荨麻疹、瘙痒、过敏反应	数年	世界范围	进食受感染食肉动物(例如狗和狼)粪便中的卵；饲养家畜
埃立克体病(埃立克体属)	皮疹(<50%)，白血球减少症，血小板减少症，HSM；可能进展到胃肠、肾、肺或中枢神经系统	7～21天	世界散发	蜱虫咬；野营、旅行
播散性组织胞浆菌病(荚膜组织胞浆菌)	黏膜病变、淋巴结病变、HSM、DIC；可能涉及任何器官	1～4周，通常为RD	世界散发	从土壤中吸入孢子；严重的疾病通常发生于IH
钩端螺旋体病(钩端螺旋体属)	黄疸、结膜充血，皮疹，HSM；肝肾综合征、中枢神经系统疾病，或肺部疾病和出血疾病	2～20天	世界范围	许多被感染的小型哺乳动物尿液直接，或通过土壤或静水污染；狩猎；军事演习
疟疾的疟原虫(恶性疟原虫，间日疟原虫，卵形疟原虫，疟疾和诺氏疟原虫)	见文本	见表133-2	见表133-2	蚊虫叮咬；输血
麻疹	结膜炎，鼻炎，咳嗽，皮疹，麻疹黏膜斑	5～14天	世界范围	通过人与人之间气溶胶传播
类鼻疽(类鼻疽伯克菌)	可能发展为肺炎或局部化脓性感染、休克(特别是IH)	2～21天	东南亚(尤其是泰国)、澳大利亚、全球热带散在病灶	接触受污染的土壤或受感染的动物，人传人(罕见)，通常是IH

表 133-1 （续）

疾病和病原微生物	临床特征	潜伏期	地理分布	传播方式和典型的风险因素
猴痘（猴痘病毒）	类似水痘的弥漫性水疱疹，但累及手掌和脚底，淋巴结病	3～21 天	中非、西非	人传人，或接触受感染的小型哺乳动物和猴子；外来宠物；排除天花 / 生物恐怖主义
分枝杆菌传播	通常为亚急性；HSM，体重减轻	数月至数年	世界范围	造成 IH 机会性感染的环境微生物
奥罗亚热（巴尔通体属）	急性贫血，黄疸，HSM，淋巴结病	2～3 周	秘鲁、厄瓜多尔、哥伦比亚	白蛉叮咬；徒步旅行、露营
南美芽生菌病（巴西副球孢子菌）	可能涉及肺部、骨骼、皮肤、淋巴结、肾上腺或黏膜	1～4 周，通常为 RD	热带美洲	从土壤中吸入孢子；IH 更严重
青霉病（马内菲青霉菌）	黏膜病变，HSM，淋巴结病，可能涉及骨骼或肺	未知，可能超过 1 周	东南亚	未知，可能通常为 IH
鼠疫（鼠疫耶尔森菌）	局限性淋巴结炎（淋巴结炎），肺炎，休克	2～8 天	世界范围	跳蚤咬或人传人；鼠患严重的地区，R/O 生物恐怖主义
Q 热（伯纳特立克次体）	HSM；可能发展为肺炎、心内膜炎、肝炎、骨髓炎或神经异常	2～29 天	世界范围	从受感染的牲畜或宠物的产品中吸入微生物，尤指出生产品但也包括牛奶、尿液和粪便；农民、牧场主
鼠咬热（小螺杆菌或念珠菌）	外周皮疹，有时伴有脱皮，念珠菌多关节炎，痂皮或小螺菌叮咬部位的溃疡	4～18 天	世界范围，尤其是东非	老鼠或其他以老鼠为食的动物咬伤；进食被老鼠污染的食物
回归热（包柔螺旋体）	复发性发热，HSM，淤点，鼻出血，神经异常	2～8 周	在世界范围内，特别是地中海、中东，拉丁美洲	体虱或蜱叮咬；卫生条件差，户外暴露，难民营，露营，狩猎
立克次体症，斑点发热组（立克次体）	周围皮肤出现皮疹，蜱虫叮咬部位有焦痂，可进展使胃肠道、肾、肺或中枢神经系统受累	7～14 天	世界范围	蜱叮咬；野营，旅行
立克次体症（斑疹伤寒组）	向心疹（约 50%），无痂	7～14 天	世界范围，尤其是寒冷地区	被感染的虱子（*R. prowazekii*）或跳蚤（*R. typhi* 和 *R. felis*）的排泄物会被擦到破损的皮肤上；拥挤，不卫生，大量的啮齿动物，难民营和滋生跳蚤的猫
猩红热（A 组化脓性链球菌）	咽炎、砂纸皮疹、宫颈腺病	1～4 天	世界范围	人与人之间通过雾化 / 飞沫传播
血吸虫病，片山热（血吸虫病）	淋巴结病，HSM，嗜酸性粒细胞增多	1～2 月	非洲，亚洲，中东，南美，加勒比	尾蚴穿透皮肤；在受污染的水中游泳或洗澡
恙虫病（恙虫病东方体）	向心性皮疹、结膜充血、淋巴结肿大、恙虫病部位焦痂（约 50%）、1 / 3 患者听力下降	6～18 天	亚洲，澳大利亚，太平洋群岛	恙螨咬；户外农村或郊区暴露
类圆线虫病传播（粪类圆线虫）	腹痛、腹胀、休克、肺部及中枢神经系统受累常见	2～3 周，	热带地区	皮肤接触受污染的土壤；军事演习；传播可能发生在 IH（艾滋病，类固醇治疗）
中毒性休克综合征（金黄色葡萄球菌，脓毒症）	皮疹、四肢或腹痛、皮肤脱皮、软组织感染（70%）	2～10 天	世界范围	伤口或阴道定殖产毒细菌；有轻微外伤史（皮肤常无破损）、手术史或水痘感染史；葡萄球菌综合征通常与月经有关

表 133-1 （续）

疾病和病原微生物	临床特征	潜伏期	地理分布	传播方式和典型的风险因素
战壕热（巴尔通体属昆塔纳）	皮疹，HSM，胫骨疼痛；可能发展为心内膜炎和血管瘤样病变	1～2 周	世界范围	身体虱子咬；拥挤或卫生条件差的地区
旋毛虫病（旋毛虫属）	腹泻继发肌痛、眶周水肿、嗜酸性粒细胞增多；可能涉及心脏或中枢神经系统	7～30 天	世界范围	食用受污染的肉类，包括猪肉、野猪、马、熊和海象
图拉菌血症，斑疹伤寒（土拉弗朗西斯菌）	腹泻（约 40%）；可能出现肺炎	1～21 天	世界范围内的零星病灶，主要是北半球	蜱虫或苍蝇叮咬或直接接触小型哺乳动物；打猎、露营、军事演习；R/O 生物恐怖主义
伤寒（伤寒沙门菌）	脉温分离，腹痛，皮疹，肠穿孔出血，HSM，10% 睾丸外表现	8～28 天	世界范围	粪口途径
弧菌感染，非传染性（创伤弧菌）	大疱性皮肤病变，DIC，血小板减少，胃肠道出血，休克	1～2 天	世界范围	受污染的海水或海鲜；酒精中毒史、肝病
病毒性出血热（登革热、黄热病、埃博拉、马尔堡、拉沙、朱宁、马查普和裂谷热病毒等）	毛细血管渗漏综合征；是否可能出现法兰克出血，胃肠道出血，休克	3～21 天	世界既定地区	视具体病毒而定：接触啮齿动物排泄物、受感染的非人灵长类动物、人与人之间、蜱虫或蚊子叮咬，一些未知原因；R/O 生物恐怖主义
病毒性肝炎（甲型、乙型、丙型、丁型和戊型肝炎；巴尔病毒；巨细胞病毒；其他）	HSM，浅色大便，深色尿，黄疸	2 周～5 个月，取决于特定生物体	世界范围	粪 - 口传播或食用受污染海床的海鲜（甲肝、戊肝）；经皮（血液接触）、性传播或母婴传播（乙型、丙型、丁型肝炎）；D 型肝炎需要与乙型肝炎病毒同时感染
内脏利什曼病（利什曼虫）	体重减轻，HSM，嗜中性白细胞减少症	数月至数年	全世界的热带地区，特别是印度次大陆，中东和北非	白蛉叮咬；军事演习，户外暴露
胃肠道症状				
阿米巴痢疾（内阿米巴，很少有其他阿米巴）	腹痛和腹泻，有时是带血的，少数可能发展成变形虫，毒性巨结肠，腹膜炎，或实体器官（通常是肝脏）的脓肿	2～4 周	世界范围	粪口；可能通过肛交传播
炭疽病、胃肠或口咽（炭疽杆菌）	腹痛伴血性腹泻，颈部肿胀，咽炎，黏膜病变，休克	2～10 天	世界范围	孢子的摄入；接触家养动物或动物副产物；R/O 生物恐怖主义
逆行性胆管炎（华支睾吸虫和蛇胸吸虫属）	可复发并伴有胰腺炎	数月至数年	亚洲或苏联	食入受感染的生淡水鱼；食用寿司
细菌性痢疾（志贺杆菌、弯曲杆菌、侵入性大肠杆菌和出血性大肠杆菌、非伤寒沙门菌、副溶血性弧菌等）	腹痛腹泻，有时带血	10 小时～7 天，取决于特定生物体	世界范围	粪口途径
霍乱（霍乱弧菌）	米汤样泻，腹痛，严重的低血容量，有或无发热	1～3 天	热带地区	受污染的水或食物，特别是海鲜

表 133-1 (续)

疾病和病原微生物	临床特征	潜伏期	地理分布	传播方式和典型的风险因素
梭菌属的肠胃炎(梭状芽孢杆菌)	腹痛腹泻,有时伴有黏液或血,中毒性巨结肠	1 周～数月	世界范围	胃肠道菌群的改变;抗生素的前期使用和/或胃肠道管理
嗜酸性胃肠炎(哥斯达黎加管圆线虫)	类拟阑尾炎或梅克尔憩室炎症状,右下腹疼痛和肿块,嗜酸性粒细胞增多	估计 3～4 周	拉丁美洲	吃未煮熟的软体动物、甲壳类动物或青蛙的幼虫
溶血性尿毒症(大肠杆菌 0157:H7)	血性腹泻继发溶血和肾衰竭	2～5 天	世界范围	食入未煮熟的肉类,粪-口途径
神经系统症状				
非洲锥虫病、脑膜炎阶段(冈比亚布鲁锥虫和罗得西亚布鲁锥虫)	头痛、HSM、颈淋巴结病、嗜睡、精神状态改变	数月～数年	撒哈拉以南的非洲	蝇叮咬;野营的时候,旅行
抗反转录病毒综合征(人免疫缺陷病毒-1)	脑膜脑炎通常是无症状或轻微的,流感样疾病很少发生	2～4 周	世界范围	性传播或经皮接触血液;无保护的性行为,静脉注射毒品
虫媒病毒性脑炎(东部马、日本脑炎、西尼罗河、墨累谷脑炎、圣路易脑炎及委内瑞拉马脑炎病毒等)	脑炎,局灶性神经功能障碍,癫痫,精神状态改变	3～21 天	世界散发	蚊虫叮咬;季节性
细菌性脑膜炎(脑膜炎奈瑟菌、肺炎链球菌、B 型流感嗜血杆菌、单核增生李斯特菌等)	淤点、淤斑和出血提示脑膜炎奈瑟菌	2～10 天,取决于特定物种	在世界范围内;脑膜炎奈瑟菌在非洲"脑膜炎带"更为常见	人对人,无症状载体状态,季节性波动
肉毒杆菌病(肉毒杆菌)	双侧脑神经缺损伴对称性肌力下降,无发热	1～3 天	在世界范围内	吸入毒素或伤口污染;家庭罐装食品、土壤污染
脑脓肿(各种细菌、真菌和寄生虫)	局灶性神经体征	数天至数月,取决于特定生物体	世界范围	取决于感染病原体
隐球菌病(新型隐球菌)	轻度脑膜炎伴低度发热,非局灶性神经系统体征,有时癫痫发作或肺部受累	1～4 周	世界范围	从土壤、鸟类和蝙蝠排泄物中吸入孢子;通常 IH
嗜酸性脑膜炎(广州管圆线虫)	头痛、脑膜炎,有时累及脑神经,发热少见	1～7 天	东南亚,南太平洋,世界范围内的零星病灶	吃未煮熟的软体动物、甲壳类动物或青蛙的幼虫
颚口线虫病(颚口线虫属)	移行性皮肤和皮下肿胀、胃脘痛、呕吐、嗜酸性粒细胞增多,可侵犯任何器官,尤其是中枢神经系统	数周～数年	东南亚,中南美洲有零星病例	进食生淡水鱼、蛙类、蛇、甲壳类或家禽;食用寿司
疱疹脑炎(各种疱疹病毒)	脑炎、局灶性神经功能障碍、癫痫、精神状态改变,可表现为囊泡性暴发	2～20 天,具体依据特定病毒	世界范围内;在亚洲和北非的猴子(野生猴子)或世界各地的圈养猴子中通过猴子接触疱疹 B 型病毒	人与人传播;B 型疱疹病毒通过咬伤或其他接触猕猴属传播;人际传播报道;研究人员
黏菌病(毛霉目的各种真菌)	中枢神经系统浸润,意识丧失,面部黏膜周围有黑色渗出物,肺浸润	1～7 天	世界范围	从土壤中吸入孢子,创伤性伤口接种;通常 IH(糖尿病或类固醇使用)
脑囊尾蚴病(有钩绦虫)	癫痫,头痛,精神状态改变,肌肉疼痛	数年	全世界,特别是拉丁美洲和印度	食用受污染猪肉中的囊尾蚴;养猪地方

表 133-1 （续）

疾病和病原微生物	临床特征	潜伏期	地理分布	传播方式和典型的风险因素
并殖吸虫病，脑（并殖吸虫）	脑膜脑炎，常伴有肺部疾病	数年	世界范围内的零星病灶，特别是东亚、秘鲁、厄瓜多尔和西非	食入受感染的生甲壳类动物；食用寿司
髓髓灰质炎（髓髓灰质炎病毒）	急性弛缓性麻痹，脑膜刺激征，肌肉疼痛	9～12 天	非洲、亚洲和东地中海散发性病灶	粪口途径
原发性变形虫脑膜脑炎（福氏纳格里阿米巴原虫）	暴发性脑膜脑炎	3～7 天	世界散发	滋养体进入鼻内；在受污染的淡水中游泳；温泉
狂犬病（狂犬病毒）	精神状态的改变，自主不稳定性，畏光，恐气，麻痹	20～90 天	世界范围	动物咬伤或接触蝙蝠；洞穴探险，照顾受伤的动物
血吸虫病，中枢神经系统（血吸虫）	脑病、脑膜脑炎、横贯性脑脊髓炎、癫痫	数周～数月	非洲，亚洲，加勒比，中东，南美，加勒比地区	尾蚴皮肤渗透；在受污染的水中游泳或洗澡
破伤风（破伤风杆菌）	弥漫性肌肉痉挛，腹侧肌痉挛，痉挛，自主功能障碍	3～21 天	世界范围	伤口被土壤污染，常见于新生儿脐带残端
蜱传脑炎（蜱传脑炎病毒）	脑炎，局灶性神经障碍，癫痫	7～14 天	中亚和东亚，欧洲，北非，北美	蜱螫伤
弓形体病、脑（刚地弓形虫）	脑膜脑炎，HSM，局灶性神经功能障碍，癫痫，精神状态改变	通常为 RD	世界范围	从未煮熟的肉类中摄取囊孢或因接触猫粪中携带的卵囊；通常 IH
变异克雅病（朊病毒）	精神状态、肌阵挛、痉挛、僵直、锥体外系及小脑体征和症状改变，偶尔发作	数月至数年	英国，欧洲、加拿大和美国其他地区也有零星病例	接受器官移植或注射来自受感染患者的血液、受污染外科器械、人与人之间传播、食用受污染牛肉或羔羊
内脏幼虫移行症（犬弓首线虫）	咳嗽、气喘，HSM，嗜酸性粒细胞；可能发展成中枢神经系统或其他实体器官受累	数周至数年	世界范围	食用幼犬粪便中的卵
肺部综合征				
炭疽（吸入炭疽杆菌）	肺浸润，纵隔增宽，休克，中枢神经系统受累	2～60 天	世界范围	吸入孢子，接触家养动物或动物副产物；R/O 生物恐怖主义
曲霉病（曲霉菌）	肺真菌球（曲霉菌瘤），过敏性支气管肺曲霉病的短暂浸润和过敏症状	1～4 周	世界范围	从土壤中吸入孢子
细菌性肺炎（肺炎链球菌、嗜肺军团菌、肺炎支原体、流感嗜血杆菌、衣原体等）	肺外表现常见于军团病和鹦鹉热	2～21 天，取决于特定物种	世界范围	人与人之间的传播；军团病与当地空气 / 水系统有关；鹦鹉热与鸟类接触有关
芽生菌病（皮炎芽生菌）	亚急性肺炎；骨头、皮肤和胆道受累	1～4 周	世界散发	从土壤中吸入孢子
白喉（白喉杆菌）	低烧、咳嗽、咽炎、口咽膜、颈部肿胀、黏膜出血、心肌炎、多神经炎	3～7 天	在世界范围内，尤其是温带地区	通过呼吸途径人传人，皮肤破裂
嗜酸性肺炎（各种寄生虫、蠕虫和丝虫病）	嗜酸性粒细胞增多，哮喘样症状，IgE 升高	数天～数周，取决于特定物种	世界范围内，取决于特定的生物体	幼虫或成虫的肺感染途径，蚊子叮咬（丝虫病）
汉坦病毒肺综合征（各种汉坦病毒）	ARDS、血小板减少、白细胞增多、血液浓缩	1～5 周	美国	受污染的老鼠尿液或粪便；户外暴露

表 133-1 （续）

疾病和病原微生物	临床特征	潜伏期	地理分布	传播方式和典型的风险因素
百日咳（百日咳博德特菌）	低烧、鼻炎、流鼻涕、阵发性干咳	5～21 天	世界范围	人与人传播；儿童时期接种疫苗的成年人易患轻度疾病
肺孢子虫病（耶氏肺孢子菌）	呼吸困难，干咳，低氧血症，肺部听诊和 CXR 通常只有轻微的变化	常为 RD	世界范围	吸入途径；常见于 IH
肺结核（结核分枝杆菌）	上叶浸润及空洞；粟粒性结核、脑膜炎和骨结核也很常见	常为 RD	世界范围	人与人之间传播，通过气溶胶 / 滴；IH 发病频率和肺外表现会升高
图拉菌血症，肺型（F. 图拉菌病）	腹泻（约 40%）	1～21 天	世界范围内的零星病灶，主要是北半球	蜱虫或苍蝇叮咬，或直接接触小型哺乳动物；打猎、露营、军事演习，R/O 生物恐怖主义
病毒性肺炎（流感、副流感病毒、呼吸道合胞体和 SARS 冠状病毒等）	可能合并细菌感染	数天至数周	世界范围内，取决于特定的生物体	人与人之间的传播和人畜共患病，取决于具体的病毒；与农场或动物市场、鸟类或猪接触（人畜共患流感）；灵猫怀疑与 SARS 冠状病毒有关
局部感染				
菌丝瘤（各种真菌和细菌）	慢性肿胀的肢体，有结节，窦道，脓液和颗粒	数周至数月	热带地区	微生物从创伤的皮肤进入；土壤接触
坏死性筋膜炎（A 组链球菌、梭状芽孢杆菌，金黄色葡萄球菌）	水肿，红斑，压痛、大疱、坏死和坏疽	24 小时	世界范围	创伤后或手术

只包括典型的急性或亚急性症状，并可能导致严重的疾病。疾病被分类为最典型的相关严重综合征。在实践中可能存在显著的差异。
初始感染通常无症状或有轻微症状。严重疾病再激活可能在数年后发生，通常发生在免疫缺陷的宿主中。
ARDS：急性呼吸窘迫综合征；CXR：胸部 X 线检查；DIC：播散性血管内凝血障碍；GI：胃肠道；GU：泌尿生殖系统；HSM：肝脾肿大；IgE，免疫球蛋白 E；IH：免疫受损宿主；RD：疾病重新激活；R/O：排除；SARS：严重急性呼吸系统综合征。

表 133-2 已知导致人类疾病的五种疟疾的特征

	恶性疟原虫	间日疟原虫	卵形疟原虫	三日疟原虫	诺氏疟原虫
潜伏期（天）	6～25	8～27	8～27	16～40	12
无性繁殖周期（小时）	48（间日疟）	48（间日疟）	48（间日疟）	72（三日疟）	24（间日疟）
复发	无	是*	是*	无†	无
氯喹抗药性	是‡	很少§	无	无‖	无
薄膜特性	环状结构占优势，多感染红细胞，高寄生虫血症，环状结构有线状细胞质，双核，香蕉状配子细胞	成熟裂殖体中增大的红细胞、舒弗纳点、滋养体细胞质变形虫、12～24 裂殖体	长有流苏边的椭圆形红细胞，舒弗纳 s 点，滋养体细胞质致密，成熟裂殖体中有 6～16 个裂殖体	滋养体细胞质紧密（带型），成熟裂殖体中 6～12 个裂殖体，红细胞不变	与三日疟原虫相似，在成熟裂殖体中有 8～10 个裂殖子，常呈莲座状，中间有色素团块

*复发可能出现在最初感染后的几个月到几年，这是由于肝脏中休眠的休眠体引起的。
†虽然不会复发，但是疟疾弧菌可以在血液中产生持续感染，这种感染在 20～30 年或更长时间内低于可检测限度。
‡在一些地区还报道了恶性疟原虫对磺胺多辛 / 乙胺嘧啶、甲氟喹、氟麻黄碱和青蒿素的耐药性，以及对奎宁和奎宁的部分耐药性[128-130]。
§在东南亚、大洋洲（埃塞俄比亚、马达加斯加）和南美洲的一些地区已经报道了间日疟原虫对氯喹的耐药性[131-143]。
‖印度尼西亚南苏门答腊岛也报告了具有氯喹耐药性的三日疟原虫[144]。
RBC：红细胞。

与其他种类的疟疾不同，恶性疟原虫的致病性降低了红细胞变形性，寄生的红细胞细胞膜上产生小突起或“旋钮”，从而介导红细胞黏附在小静脉内皮细胞上（图 133-1）。分裂期寄生虫的破裂将糖基磷脂酰肌醇锚定在寄生虫和红细胞表面，从而诱导巨噬细胞和其他炎症细胞释放一系列炎症介质，包括肿瘤坏死因子（tumor necrosis factors，TNF）、白细胞介素 -1、各种激酶和活性氮中间体 [25-27]。这些细胞因子能够上调和活化内皮黏附分子，如 ICAM-1、E- 选择素，从而增强寄生细胞的黏附和介导作用，产生一系列病理生理过程如低血糖、乳酸酸中毒、休克、肠道黏膜损伤，增加肺血管通透性和中性粒细胞聚集。聚集在微血管系统中的寄生红细胞不仅导致血管阻塞，血流缓慢，还导致氧输送功能和器官功能障碍 [25,28]。尽管有很多组织可能受到影响，包括肾、肝、脾、胎盘、肠、肺、骨髓、心脏和视网膜，然而其最严重的影响通常是对大脑毛细血管。虽然组织病理改变通常不明显，但阻塞血管部位仍会出现环状出血和血管周围渗出，这种情况是由脾隔阻断所导致的血小板减少症所引起。虽然尸检可发现心内膜下和心外膜出血，然而并未发现心肌炎。因此，疟疾很少造成原发性心肌炎。

然而在间日疟原虫感染中，由于有很强的噬网织红细胞性和受感染细胞黏附性缺失，可减少寄生虫血症和微血管梗阻，提示了重症感染的不同发病机制。一个在短时间内接触间日疟原虫的回返旅行者很少出现严重或致命的感染，除非有潜在的疾病。然而，在间日疟原虫流行地区，由于频繁接触和反复感染肝内休眠体，导致间日疟原虫感染时间过长的儿童将出现严重贫血，并伴有高发病率和死亡率，尤其是合并营养不良和其他原因造成的贫血情况下 [29]。未感染的红细胞在脾脏破坏率较高，造成间日疟病情更加严重，然而未感染的红细胞在脾脏破坏的机制尚不明确 [17,30]。

临床表现

疟疾感染大致可分为三种临床类型：①无症状寄生虫血症，一般不需要对流行区的居民进行治疗；②非复杂性疟疾，除了寄生虫血症和发热，患者通常无终末期器官损伤或其他严重疾病症象（这些患者通常可作为口服抗疟药的门诊患者进行治疗）；③严重和复杂的疟疾，定义为寄生虫血症和重要器官损伤或其他严重疾病的迹象。重症和复杂性疟疾患者需要住院治疗，通常需要在重症监护室（intensive care unit，ICU）住院并给予静脉抗疟疾药。第三类是本章的重点。

疟疾的典型症状分为 3 个阶段，可持续 8～12 小时，形成一个疾病周期性发作过程。这些阶段都与裂殖体破裂和血液中环状形态（裂殖体）出现的时期相对应，并伴随着大量宿主炎症介质的释放。典型的疟疾发作突然开始于“发冷期”，在此期间患者会出现发冷和寒战，通常伴有头痛、恶心和呕吐。强烈的外周血管收缩可能导致皮肤苍白，起皮疹，嘴唇和甲床发绀。几个小时后患者便会进入“发热期”，出现发热、皮肤发红、剧烈头痛和心悸等症状。阵发性疾病以“退热期”结束，包括出汗和退烧。精疲力竭的患者常在此阶段后出现嗜睡。恶性疟原虫患者临床表现的恶化通常出现在发热后 3～7 天。

虽然临床针对不同的疟疾病原体，列出了不同病原体典型的周期性阶段表现（表 133-2），但只有在感染未经治疗的情况下，病程持续时间足够长且裂殖体破裂同步发生的时

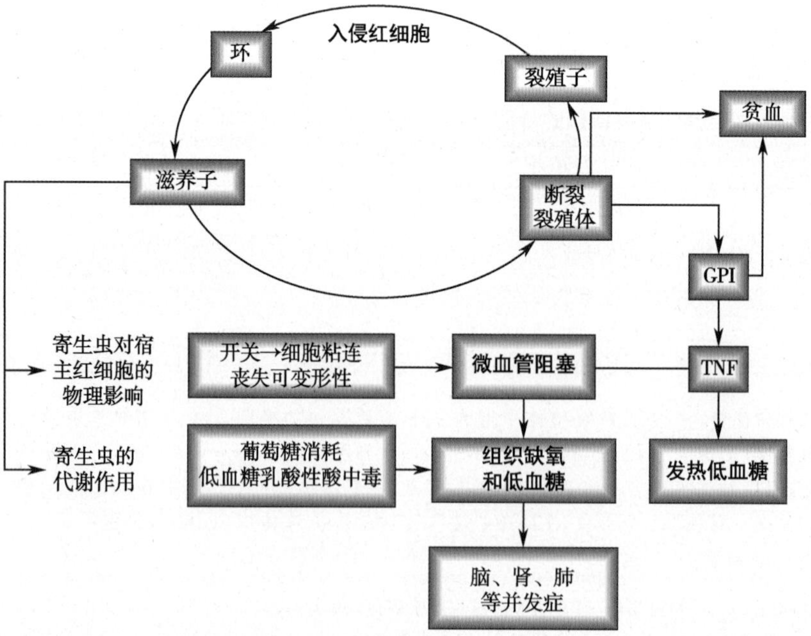

图 133-1 严重复杂的恶性疟原虫疟疾发病机制。GPI：糖基磷脂酰肌醇；RBC：红细胞；TNF：肿瘤坏死因子。（资料来源：Krogstad D. Plasmodium species（malaria）. In：Mandell GL，Bennett JE，Dolin R，editors. Principles and practice of infectious diseases. 5th ed. Philadelphia：Churchill Livingstone；2000.）

候，才会出现这种典型的周期性阶段表现。此外，在恶性疟原虫和大多数原发性疟原虫感染中，裂殖体破裂往往是不同步的。因此，疟疾可能经常导致持续的急性发热，很难与许多其他感染引起的发热区分开来。即使没有典型的发作症状和周期性阶段表现，也不能排除疟疾。患者发作时可伴有咳嗽、喉咙痛、肌痛、背痛、体位低血压、腹痛、恶心、呕吐、腹泻和虚弱。这些表现在儿童中更加常见，有可能导致误诊。皮疹和淋巴结病不是疟疾的典型症状，因此尚需要其他分析。

重症恶性疟

尽管对于一个虚弱的患者来说，所有种类的疟疾均可能产生严重的后果。但更值得 ICU 注意的潜在致命的疟疾分为三类：①恶性疟原虫的严重并发症，以及不太常见的间日疟原虫和诺氏疟原虫在无免疫的儿童和成人中的并发症，是世界上绝大多数严重疾病的原因（表 133-3）。②脾破裂，以间日疟原虫多见；③慢性肾病综合征，由三日疟原虫相关的免疫复合体肾炎引起，常见于儿童，常并发细菌感染。

脑型疟

这是疟原虫感染最常见的严重并发症，是大多数死亡和慢性后遗症的重要原因。最常见于 3～5 岁的儿童。脑型疟疾的严格定义为由于恶性疟原虫引起的无法唤醒的昏迷[31，32]。年幼儿童的高热和发热性惊厥可能产生短暂的精神状态改变，而没有真正侵犯到大脑微血管系统，因此在理论上并不能称之为脑型疟。然而，在临床实践中，除非另有证据，我们将不能归因于其他疾病过程的癫痫，或感觉器官的持续变化认为是脑型疟疾。虽然脑型疟疾通常被认为是由于脑内细胞黏附和微血管阻塞造成的，但也可能受其他因素的影响，包括低血糖、代谢性酸中毒以及贫血和肺水肿导致的氧合障碍。

脑型疟疾的感觉中枢可能在发病几天内逐渐恶化，或表现为全身抽搐后持续昏迷。与成人相比，患有脑型疟疾的儿童在进入昏迷（平均约 2 天）之前有较短的发热史。最常见的神经影像学检查可见对称的弥漫性脑病，并伴有肌张力增高、角弓反射、反射亢进、肌痉挛、凝视、腹壁反射消失、伸肌巴宾斯基反应，有时伴有额叶释放的迹象，如撅嘴反射或磨擦。低张力和急性小脑共济失调有时也会出现，尤其是在印度和斯里兰卡。瞳孔通常对称，瞳孔、角膜、眼头和眼前庭反射完整。患者通常没有抓握反射，呕吐反射正常。去皮层反应可能发生[32]。眼球震颤和第六神经麻痹亦能发生，但视神经乳头水肿和畏光几乎不会发生[33]。

在脑型疟疾病例中，多达 50% 的患者可能发生惊厥。在 3～4 岁以上的儿童中，相比发热性抽搐，癫痫发作更可能提示为脑型疟疾[34]。虽然癫痫大发作是其最常见和经典的表现，然而部分运动癫痫发作（合并或不合并继发性全身发作）仍有可能发生[31]。虽然脑电图检查通常只显示弥漫性皮质功能障碍，但它有时可能提示潜在的癫痫持续状态，即使在临床上没有证据[32]。

表 133-3　依据 WHO 制定的严重恶性疟原虫疟疾*的临床和实验室检查特征分类

临床特征
意识障碍（包括不可唤醒的昏迷）；成年人格拉斯哥昏迷评分＜11 分，儿童 Bantyre 昏迷评分＜3 分
虚脱：全身虚弱，在无帮助情况下，患者不能行走或坐起来
多次抽搐（24 小时内超过两次）
肺水肿：放射学证据或血氧饱和度＜92%，呼吸频率＞30 次 /min
呼吸窘迫（严重酸中毒）：快速、深、费力的呼吸
循环衰竭或休克，成人收缩压＜80mmHg，儿童收缩压＜70mmHg，并具有灌注受损的证据（四肢发凉或毛细血管再充盈时间延长）
临床出现黄疸及其他重要脏器功能障碍
异常自发并且明显出血
实验室检查
低血糖（血糖＜2.2mmol/L 或＜40mg/dl）
代谢性酸中毒：碱剩余＞8mEq/L；血浆碳酸氢盐＜15mmol/L 或静脉血浆乳酸＞5mmol/L
严重的正常红细胞性贫血（血红蛋白≤5g/dl，小于 12 岁的儿童红细胞比容≤15%（成人中则分别为＜7g/dl 和＜20%）。寄生虫计数＞10 000 个 /μl
黄疸：血浆或血清胆红素＞50μmol/L（3mg/dl）寄生虫数，寄生虫计数＞100 000 个 /μl
高寄生虫血症：＞10%
肾功能损害：血清肌酐＞265μmol/L（3mg/dl）或血尿素＞20mmol/L

改编自 Guidelines for the treatment of malaria 2015.3rd ed. Geneva：World Health Organization；2010. Available at：http://www.who.int/malaria/publications/atoz/ 9789241549127/en/

*备注：

对于严重间日疟原虫疟疾，其适应标准与恶性疟原虫疟疾相同，但没有寄生虫密度阈值。同样，严重的诺氏疟原虫被定义为恶性疟原虫，但只有两种差异：

- 诺氏疟原虫的高寄生虫血症：寄生虫数＞100 000 个 /μl
- 黄疸和寄生虫数：＞20 000 个 /μl

（引自 the World Health Organization. Management of severe malaria-a practical handbook. 3rd ed. April 2013. Available at：http://www.who.int/malaria/publications/atoz/9789241548526/en/.）

肺水肿和急性呼吸窘迫综合征

肺水肿可发展为急性肺损伤（acute lung injury，ALI）和急性呼吸窘迫综合征（acute respiratory distress syndrome，ARDS），是疟疾常见且最致命的并发症。所有类型的疟疾都可以引起这种严重并发症[34]。在恶性疟原虫感染中，有证据表明 ALI/ARDS 的发生机制可能与急性肺动脉高压有关，而这种急性肺动脉高压则可能由血管内溶血释放的游离血浆血红蛋白导致的一氧化氮（nitric oxide，NO）消耗所引起[35]。内皮损伤可导致肺泡通透性增加和非心源性肺水肿。尸检发现肺间质水肿和炎性细胞浸润，但肺内寄生红细胞的隔离并不常见[36]。严重疟疾患者中肺部并发症发生率为5%～30%，孕妇、非免疫人群和已经患有其他并发症的患者是肺部并发症的高危人群[36]。肺部并发症可发生在疟疾发病过程中的任何时间，即使是患者出现好转，寄生虫血症已有缓解。肺部并发症症状包括呼吸困难和咳嗽，并迅速发展为缺氧和呼吸困难。在间日疟原虫感染的患者中，细胞因子介导的肺微血管炎症反应可导致肺泡通透性增加和液体积聚。由于寄生生物量较低，溶血相关的NO消耗对肺动脉压的影响很小[29]。

贫血和血液扰动

尽管某种程度的贫血在所有类型的疟疾中都很常见，严重贫血（血红蛋白低于5g/100ml）主要发生在恶性疟原虫（由于高寄生虫血症）和间日疟原虫。在恶性疟原虫感染中，严重贫血在孕妇和幼儿（小于1岁）中最常见，通常也最严重[37]。除寄生红细胞引起的急性溶血破坏外，脾脏内清除寄生的病原体和细胞因子亦能够抑制红细胞生成，这对贫血也能够造成影响[38]。非免疫的受试者在感染后几天内可能会出现贫血，而半免疫的患者贫血的发展速度通常较慢。贫血程度一般与胆红素水平和寄生虫血症水平有关。在使用抗氧化药物（如奎宁、磺胺多辛）和营养不良引起的缺铁性贫血时，潜在的葡糖-6-磷酸脱氢酶（glucose-6-phosphate dehydrogenase，G6PD）不足可能会加重该病，也可能导致明显的黄疸和血红蛋白尿。血小板减少虽然经常发生，但通常与出血或疾病严重程度无关。在严重病例中，弥散性血管内凝血（disseminated intravascular coagulation，DIC）不到10%。在间日疟原虫感染中，来自高流行地区的儿童可出现严重贫血[30]。

急性肾损伤

急性肾损伤（acute kidney injury，AKI）见于30%的非免疫成人脑型疟疾患者，但在儿童中少见。AKI在半免疫人中罕见，但原因尚不得知。AKI的发生与恶性疟原虫有关，但也与间日疟原虫和疟疾有关，通常是预后不良的标志[34, 39]。AKI通常是急性肾小管坏死，最主要特征为少尿（成人尿量<400ml/24h），大多数情况下是可逆的。肾缺血的原因通常为低血容量、肾血管收缩、微血管阻塞和溶血引起的色素肾病等。AKI可能造成电解质异常，如低钠血症、低钙血症（通常与白蛋白丢失有关）、低磷血症和代谢性酸中毒，以及液体超载导致肺水肿。

黑水热是指一种严重的综合征，其特点是较低的或无寄生虫血症，且伴有血管内溶血\血红蛋白尿和AKI。黑水热常见于长期接触恶性疟原虫的北欧后裔，以及不定期服用喹啉抗疟药、奎宁或奎尼丁的人，这些药物统称为金鸡纳生物碱。自从1950年氯喹取代奎宁后，黑水热实际上消失了。然而，随着氯喹耐药性的增加以及随后奎宁和新奎宁（如甲氟喹）使用的增加，据说黑水热现在又重新出现了，尽管其死亡率较低[40]。

低血糖、乳酸酸中毒等代谢紊乱

严重的代谢紊乱是经常发生的，尤其是怀孕期间的妇女和儿童。虽然有时候在怀孕期间并无显著的临床症状，然而低血糖（血浆血糖<2.2mmol/L）仍可引起抽搐和意识受损，可能会与脑型疟疾混淆。虽然发病机制尚不清楚，但疟疾寄生虫直接消耗葡萄糖，细胞因子抑制糖异生似乎是其发生的主要机制。食物摄入减少，肝糖原消耗增多，以及奎宁或奎宁刺激的胰岛素释放也可能有影响[41]。荟萃分析显示，与奎宁相比，青蒿琥酯治疗的低血糖发生率较低[42]。血清胰岛素水平较低，乳酸盐、丙氨酸和激素则会适当增高。虽然临床上很少有显著的表现，但轻度肝细胞损伤可能发生，表现为肝转氨酶升高和黄疸。至少从理论上讲，这种肝功能障碍可能会导致抗疟药物代谢清除障碍，乳酸、凝血因子和白蛋白的合成缺陷。

休克、细菌性感染

所谓的冷厥型疟疾，指低血压和休克，可能与肠道毛细血管流动受损导致的革兰氏阴性败血症相似。非伤寒型沙门氏菌败血症与恶性疟原虫有关[43]。冷厥型疟疾常伴有低血糖和乳酸性酸中毒，并可发展为多器官系统衰竭和死亡。与大多数疟疾并发症一样，严重的血流动力学紊乱最常见于非免疫者[44]。无论是否分离出细菌，典型的感染性休克表现为心排血指数升高，全身血管阻力降低[45]。脾脏破裂引起的血流动力学失代偿可能与冷厥型疟疾相似。

吸入性肺炎和细小病毒感染等一系列其他感染性并发症可能与恶性疟疾有关。疟疾在艾滋病毒感染者中发生的频率和严重性越来越高，尤其是在怀孕期间，而且还能短暂上调艾滋病毒复制过程[46-50]。严重的疟疾感染和乙型肝炎表面抗原携带者之间同样被发现具有明显的相关性[51]。

热带脾大和脾破裂

脾大是所有种类疟疾感染的常见症状。热带脾大综合征，有时也称为高反应性疟疾综合征，是指脾大、血清总免疫球蛋白M和疟疾特异性抗体滴度增高、低或无寄生虫血症。它见于有流行区居住史的个体，可与任何疟疾物种相联系。宿主遗传因素似乎起着一定的作用[52]。

与疟疾的其他并发症不同，急性脾脏并发症在间日疟原虫中最常见，尤其是在第一次感染时。虽然“自发性脾破裂”这一术语传统上被使用，但在现实中，脾血肿或撕裂在定义严重程度方面是不同的。破裂或撕裂通常发生在感染后2～3个月，可能与血管内张力增加有关，往往是由不同程度的创伤或机械通气造成的[53]。尽管没有明显触诊导致脾破裂的病例报告，但检查时用力过猛被认为可能是造成脾破裂的原因之一。发热、心动过速、呕吐、虚脱、腹痛、脾大、血容量不足和贫血迅速加重是常见的临床特征。腹痛可为局限性或弥漫性，轻度或重度。休克可随之发生。脾破裂后刺激横膈膜导致左肩、锁骨上或肩胛区域的转移性疼痛（尔氏征）。

大约一半的病例存在这种情况，有报道认为这对脾脏破裂诊断具有很好的特异性。

孕妇和儿童疟疾

疟疾在孕妇中尤其危险，胎儿更容易患严重疟疾，增加肺水肿、低血糖、严重贫血、感染性早产、低出生体重的风险，增加孕产妇和胎儿死亡率。疟疾寄生虫经常在胎盘中发现，可能损害胎儿的氧气和营养运输。疟疾在初产妇中最严重，特别对于没有免疫力的初产妇。与此相反，流行地区的妇女通常无症状，反而是贫血对初产妇影响更严重。除了非免疫母亲所生的婴儿外，先天性疟疾很罕见[54]。

诊断

临床表现

疟疾通常表现为非特异性的体征和症状，因此临床诊断可能很困难。几乎所有的患者都有发热的病史，他们在检查时可能经常出现发热[55]。不熟悉该病的工业化国家的医生最初可能不会将疟疾纳入鉴别诊断，延误诊断较为常见，并与不良预后相关[6, 56]。大多数疟疾患者将在感染疟疾后 1 个月内发病（见表 133-2）。半免疫的人、服用部分或不适当的化学预防药物的人的潜伏期可能较长。间日疟原虫和卵形疟原虫感染可以在最初感染后几个月甚至几年之后出现，这是由于肝脏休眠体的重新激活所引起[57]。鉴别诊断包括热带地区发现的大多数发热性疾病（见表 133-1）。巴贝斯病在没有前往疟疾流行地区的患者中，在临床和显微镜下可能表现出与疟疾相似的症状。脑型疟疾必须与细菌性脑膜炎、病毒性脑膜炎、代谢性昏迷和腰椎穿刺中毒相区别[58]。在脑型疟疾中，脑脊液（cerebrospinal fluid，CSF）压力通常是正常的，尽管可见少量的淋巴细胞和中等程度的蛋白升高。脑脊液乳酸高和低葡萄糖表明预后不良。

传统的显微镜检查

实验室诊断传统上通过光镜检查薄、厚基姆萨染色涂片来确定。这些目前仍然是诊断疟疾的标准方法。厚的涂片在诊断疟疾时更敏感，而薄的涂片则可以识别特定的寄生虫。任何一种涂片都可以用来量化寄生虫血症的水平，但理论上厚涂片对此更敏感[59, 60]。除了诊断、寄生虫定量和物种鉴定之外，显微镜还可以监测治疗反应（例如，寄生虫血症减少）和疾病的严重程度（即恶性疟原虫感染中存在裂殖子）[61, 62]。在撒哈拉以南非洲一些地区，同时感染多种恶性疟原虫的病例很常见，在东南亚和拉丁美洲也可能发生间日疟原虫感染[63, 64]。通过刺破指尖或耳垂获取血标本是首选方法，因为在这些富含毛细血管处，寄生虫密度较高。通过静脉穿刺获得的血液放置在肝素或 EDTA 抗凝涂层管是可以接受的，前提条件是这些血液应在短期内被检测（以防止白细胞和疟原虫的形态发生变化）[65]。在考虑到疟疾的诊断后，应立即进行涂片检查，而不必等待典型的发作症状的出现。在疾病发病早期阶段，具有部分免疫力的人群以及曾自行服用抗疟药（疟疾流行地区的一种常见做法）的人群中，寄生虫血症可能无法检测到[66]。寄生虫血症的水平可能随时间而波动，需要反复涂片以进行诊断。此外，恶性疟原虫寄生的红细胞可能潜藏于脾脏、肝脏和骨髓的毛细血管中。虽然严重疾病患者的血涂片不太可能出现假阴性，但如果对诊断有强烈怀疑，即使是阴性涂片也应及时给予抗疟治疗[15]。相反，无症状寄生虫血症在疫区的儿童中很常见，因此，在这些情况下，阳性涂片并不一定意味着临床疾病的发生。

为了检测和区分寄生虫，可能需要相当多的疟疾涂片阅读专业知识（见表 133-2）。诺氏疟原虫可能因形态相似而被误诊为恶性疟原虫或疟疾。重叠的血小板、染色颗粒、载玻片、红细胞内含物（如 Howell-Jolly 小体和在铁质细胞中可见的红细胞内含物）和细胞内的其他病原体（如巴尔通体和巴贝西亚）必须与疟疾寄生虫区分开来。此外，寄生虫形态的改变可能与菌株变化、药物压力和采血方法有关。

更新的实验室方法

各种新的疟疾诊断技术已经被开发出来，包括荧光染色的显微镜，试纸抗原检测（即快速诊断试验（rapid diagnostic test，RDT）、DNA 探针、聚合酶链反应（polymerase chain reaction，PCR）检测和自动血细胞分析[59, 60, 67-71]。如果血涂片多次呈阴性，但仍然对疟疾有高度怀疑，特别是显微镜医师在阅读疟疾涂片方面经验有限，则应考虑使用这些新的诊断方法[60]。当然每种技术都有其独特的优点和缺点，但是恶性疟原虫对此类新技术检测的敏感性和特异性与传统显微镜相似或更好。由于具有更高的敏感度（低至 5 个寄生虫 /μl），对于无免疫的人群来说，PCR 可能是特别有价值的工具。PCR 也可以评估多种疟疾菌株的感染以及耐药性。大量的关于疟疾的 RDTs 已获准使用。RDTs 速度快（通常在 30 分钟以内），敏感性和特异性高，可与恶性疟原虫的显微镜检查相媲美。当寄生虫血症小于 100 个寄生虫 /μl 时，不管物种，间日疟原虫的敏感性和特异性均较低，基于 RDTs 的疟原虫乳糖酶脱氢酶检测抗原可用于确定药物治疗的疗效。疟疾 RDT 假阴性结果可能在高寄生虫血症中由于类原体效应而发生。

RDTs 检测不到诺氏疟原虫特异性抗原，并与恶性疟原虫和间日疟原虫乳酸脱氢酶（*P. vivax* lactate dehydrogenase，pLDH）抗体发生交叉反应。显微镜检查也不理想，因为诺氏疟原虫常因形态学相似而被误诊为疟疾或恶性疟原虫[72]。

影像学检查

当考虑脾破裂时，通常的诊断方式是腹部计算机断层扫描（computed tomography，CT）或磁共振成像（magnetic resonance imaging，MRI），尽管有时可能需要超声、动脉造影、出血扫描或剖腹探查。脑型疟疾的 CT 和 MRI 研究发现，脑容量增加，偶尔出现脑肿胀，但这些检查在临床上通常没有帮助，仅在诊断不确定的脑型疟疾时排除可疑的肿块病变[73]。

临床管理

重症监护室和综合管理病房的住院适应证

表 133-3 显示了 ICU 和接受紧急静脉注射（intravenous，IV）治疗的严重疾病患者的临床特征。在这些危重患者中，均需按照耐氯喹的恶性疟原虫来治疗，除非有其他证据排除该诊断。根据 ICU 常规管理，应当首先迅速评估患者的呼吸和循环系统的状态、气道安全、神经状态评分、格拉斯哥昏迷评分或其他适当评分系统[74]。对于严重休克的患者，如果怀疑存在细菌感染，则应进行血液培养，并开始使用广谱抗生素，除非已确诊为严重疟疾。昏迷的患者应该进行腰椎穿刺以排除细菌性脑膜炎。

注意体液平衡是非常必要的，尤其是考虑到一旦肺水肿或 ARDS 发生后患者预后很差。应定期测量尿量和每日体重。危重患者应考虑监测中心静脉压。对于休克患者，早期有效的液体复苏，经常监测及评估伴随的细菌感染，并在需要时提供血管加压素支持，这些都是监护必须做到的，且需要立即执行。对于血压和心输出量稳定的患者，为防止毛细血管渗漏和急性肺水肿发生风险，在定期评估组织灌注的情况下实施仔细的维持液体治疗比单纯液体复苏更有益[75]。

血液滤过或血液透析、腹膜透析是急性肾损伤的重要治疗手段，不仅可以通过改善液体和电解质平衡和控制酸中毒，还可以通过去除循环细胞因子炎症介质来辅助治疗[74]。虽然观察结果有限，奎林似乎不会被透析清除[77]。当血细胞压降低时（血细胞比容下降低于 20% 或血红蛋白低于 7g/dl），应考虑输注浓缩红细胞。除了改善氧气输送，输血还可以减少寄生虫的负荷和炎症的细胞因子介质[55, 78]。同时给予利尿剂可避免液体超载。使用低剂量的多巴胺和肾上腺素并没有显著改善肾功能和氧代谢[79]。

呼吸困难加重可能提示急性肺损伤或急性呼吸窘迫综合征的发生。动脉血气测量可显示低氧血症，胸部 X 线检查可显示双侧浸润。这时需给予患者氧疗和机械通气。根据美国国立卫生研究院 ARDS 网络试验显示，肺保护性通气策略（根据预测体重设定潮气量 6ml/kg）和平台压小于 30cmH_2O 可提高存活率[36]。体外氧合也可以被用来治疗上述疾病[80]。代谢性酸中毒的治疗应当通过改善肺气肿交换、纠正低血容量、纠正低血糖及控制败血症来实现。在纠正酸中毒时应仔细监测血清钾，并适当补充钾离子。应密切监测血糖水平，尤其是孕妇，在需要时给予 50% 葡萄糖纠正低血糖。而研究结果表明，连续静脉滴注 5% 葡萄糖的疗效不一[81, 82]。喹诺林诱导的低血糖可通过使用生长抑素类似物和胰高血糖素来预防[83]。急性癫痫发作可使用Ⅳ苯二氮䓬类药物或肌内注射（intramuscular，IM）给予三聚乙醛治疗，苯妥英钠则可终止癫痫的长时间发作[32]。然而，使用苯巴比妥的预防性抗惊厥药物是不推荐的，而且可能是有害的[75]。尽管出血的风险很低，但应该避免在血小板减少症的患者中使用阿司匹林。尽管脾切除术可能是必要的，但许多脾破裂的患者可以通过支持疗法保守治疗[52]。

在妊娠晚期，应该在开始喹啉治疗前就开始实施胎儿监测，以便将该病的不良影响与药物毒性区别开来。早期产科干预应考虑母亲和胎儿的利益。虽然胎儿窘迫通常是胎盘功能不全的结果，但有时可能与产妇体温过高和低血糖有关。因此，这些参数应得到认真监测和相应处理。液体平衡在孕妇中尤为重要，产后外周血管阻力的突然增加可能导致肺水肿。对于易发生发热性痉挛的幼儿，应通过使用对乙酰氨基酚、冷却毯和浴缸泡浴来努力控制发热。

抗疟药化疗

由于延迟治疗与死亡率增加有关，因此在获得适当的血液标本后，应立即对所有严重疟疾疑似病例实施经验性肠外治疗。除非明确排除感染耐氯喹的恶性疟原虫的可能性，否则应予假定。严重恶性疟原虫的治疗方案对于因其他物种而造成的较罕见的严重疟疾病例也很有效。

肠外治疗需要两类药物：青蒿素衍生物（青蒿琥酯、蒿甲醚等）和金鸡纳生物碱（表 133-4）。两项大型随机试验表明，青蒿琥酯在治疗成人和儿童严重疟疾方面优于奎宁[75, 84-86]。静脉注射或肌内注射青蒿琥酯是世界卫生组织（World Health Organization，WHO）推荐用于治疗严重疟疾的一线药物，即使症状在早期有改善，也应至少使用 24 小时。如果静脉注射或肌内注射青蒿琥酯不可用，应考虑肌内注射蒿甲醚。治疗 24 小时后，如果患者能够耐受口服治疗，则过渡到指南推荐的三种以青蒿素为基础的联合疗法（artemisinin-based combination therapies，ACTs）中的一种，治疗时间为 3 天（见表 133-3）。如果不能使用推荐的三种 ACT 方案进行治疗，则采用青蒿琥酯与克林霉素或多西环素联合口服使用，或奎宁加克林霉素或多西环素联合口服使用，总疗程为 7 天。多西环素优于其他四环素，因为它可以每天服用 1 次，而且不会在肾衰竭中积累。儿童和孕妇应禁用多西环素，此类患者最好使用克林霉素（见表 139-3）。对于 AKI 或肝功能障碍的患者，不需要调整青蒿素化合物的剂量。

尽管青蒿琥酯在世界大部分地区都有使用，但在许多工业化国家，青蒿琥酯并没有得到许可。在美国，青蒿琥酯是正在研究中的新药，只有在向美国疾病控制和预防中心（Centers for Disease Control and Prevention，CDC）提出要求时才能使用（770-488-7788）[87, 88]。如果没有青蒿素药物，可以用肠外奎宁或葡萄糖酸奎宁作为替代[85, 86]。由于在美国也没有静脉注射的奎宁，所以经常使用葡萄糖酸奎宁[89]。金鸡纳生物碱也可用于在东南亚感染的患者，那里对青蒿素化合物的耐药性已有记录，应与青蒿素化合物联合使用[90, 91]。氯喹和磺胺多辛 / 乙胺嘧啶不应当在严重疟疾的患者中长期治疗。

治疗的不良反应

与青蒿素化合物相关的不良反应并不常见，而且一般比较轻微，包括腹痛、腹泻、接触性皮炎、网状白细胞和中性粒细胞计数减少以及肝转氨酶升高[92]。严重的过敏反应和小

表 133-4 恶性疟原虫疟疾治疗指南

药物	剂量	注释
青蒿素的化合物		
青蒿琥酯 青蒿素甲醚	在 0、12、24 小时静脉注射(2.4mg/kg),然后每日 1 次,直至患者能够过渡到以下口服方案 1. 蒿甲醚+苯芴醇:片剂含有 20mg+120mg,40mg+240mg 的蒿甲醚和苯芴醇 成人≥35kg: 80mg+480mg,每日 2 次,连续 3 天 儿童 5～15kg: 20mg+120mg,每日 2 次,连续 3 天 15～25kg: 40mg+240mg,每日 2 次,连续 3 天 25～35kg: 60mg+360mg,每日 2 次,连续 3 天 2. 青蒿琥酯+阿莫地喹:固定剂量的复方片剂 分别含 25mg+67.5mg、50mg+135mg、100mg+270mg 青蒿琥酯和阿莫地喹 成人≥36kg: 200mg+540mg,每日 1 次,连续 3 天 儿童 4.5～9kg: 25mg+67.5mg,每日 1 次,连续 3 天 9～18kg: 50mg+135mg,每日 1 次,连续 3 天 18～36kg: 100mg+270mg,每日 1 次,连续 3 天 3. 二氢青蒿素(DHA)+哌喹(PPQ):分别含 20mg+160mg、40mg+320mg DHA 和 PPQ 的片剂 成人 30～75kg: 120mg+960mg,每日 1 次,连续 3 天 ≥75kg: 160mg+1 280mg,每日 1 次,连续 3 天(目前无数据推荐剂量>100kg) 儿童 5～7kg: 10mg+80mg,每日 1 次,连续 3 天 7～13kg: 20mg+160mg,每日 1 次,连续 3 天 13～24kg: 40mg+320mg,每日 1 次,连续 3 天 24～36kg: 80mg+640mg,每日 1 次,连续 3 天 4. 青蒿琥酯或奎宁口服 7 天;配合多西环素,100mg 口服 7 天,每日 2 次 5. 青蒿琥酯或奎宁口服 7 天,并配合加克林霉素,口服剂量为 20mg/(d•kg),每日 3 次,7 天为一个疗程 初始剂量:3.2mg/kg im(负荷量);维持剂量:每天 1.6mg/kg,直到患者能够过渡到口服方案	青蒿琥酯在美国处于研究新药的阶段 只有在美国疾病预防控制中心(770-488-7788)的要求下才可以使用。资格要求包括不能服用口服药物,寄生虫血症高水平,严重疟疾的临床证据,对奎尼丁无耐受或禁忌证,奎尼丁治疗失败,缺乏快速获得奎尼丁者[88]。如果政府不允许 iv 或 im,青蒿琥酯直肠栓剂(10mg/kg)可用于 5 岁以下儿童。8 岁以下儿童和孕妇用多西环素。阿托伐醌/氯胍在美国以固定剂量包装,每片含有 250mg 阿托伐醌,100mg 氯胍(成人);62.5mg 阿托伐醌,25mg 氯胍(儿童)。阿托伐醌/氯胍在妊娠期应用的安全性尚不确定
金鸡纳生物碱方案		
二盐酸奎宁	20mg/kg iv 或 im,立即实施;之后按照剂量 10mg/kg 治疗,每 8 小时 1 次;如果不能进行 iv,则应当给予 im;下列药物之一也应同时给予 1. 早期 ACT 治疗 2. 多西环素应尽早使用。如果患者不能口服,则给予 100mg 静脉注射,每 12 小时 1 次,并在可能的情况下改用口服。避免快速静脉输液 3. 克林霉素应尽早使用。如果患者不能口服,则给予 10mg/kg 的负荷量静脉注射,随后给予 5mg/kg 静脉注射,每 8h 1 次,逐渐过渡到口服。避免快速静脉输液	静脉奎宁的输注速率应控制,不超过 5mg 葡萄糖酸奎尼丁/(kg•min)。这种药通常稀释在 5% 葡萄糖中,注射时间超过 4 小时。美国不允许 iv 奎宁。当 im 给药时,剂量应该是分离并稀释至浓度为 60～100mg/kg。但患者有严重的肾和(或)肝功能障碍时,48h 之后应当把奎宁剂量减少 1/3(至 10mg/kg q12h)。多西环素不应当应用在 8 岁以下的儿童和怀孕妇女中
葡萄糖酸奎尼丁	6.25mg/kg(=10mg 葡萄糖酸奎尼丁/kg)立即 iv,注射时间持续 1～2h。之后以 0.012 5mg/(kg•min)[=0.02mg 葡萄糖酸奎尼丁/(kg•min)]继续静脉注射。另一种方案是负荷量 15mg/kg(=24mg 葡萄糖酸奎尼丁/kg)iv,静注时间超过 4 小时,负荷剂量 8 小时后开始以 7.5mg/kg(=12mg 葡萄糖酸奎尼丁/kg)继续静脉注射,静注时间超过 4 小时,每 8 小时 1 次。第二种药物应参照前述奎宁同时应用的药物来使用	如果患者在前 48 小时内注射了>40mg/kg 的奎宁,或前 12 小时注射了甲氟喹,则不应当给予负荷量。严重肾功能和(或)肝功能障碍患者在治疗 48 小时后,应当将剂量减少 1/3

bid:每日 2 次;CDC:疾病控制和预防中心;DHA:双氢青蒿素;im:肌内注射;iv:静脉注射;po:口服;PPQ:哌喹;q8h:每 8 小时 1 次;tid:每日 3 次。

脑功能障碍的报道很少[93]。在非免疫的高寄生虫血症的成年旅行者中，经静脉注射青蒿琥酯后出现迟发性溶血，因此治疗后1个月应监测使用该化合物的患者贫血情况[94,95]。

奎宁和奎尼丁的不良反应被称为金鸡纳中毒，是常见的，通常包括恶心，呕吐，头痛，烦躁，血管扩张，耳鸣，听觉和视觉敏锐度的变化。这些改变与剂量有关，并且是可逆的。不太常见的不良反应包括皮疹、荨麻疹、面部血管性水肿、瘙痒、粒细胞缺乏症、肝炎、黑水热和精神障碍。药物过量与呼吸抑制、循环衰竭和中枢神经系统（central nervous system，CNS）改变有关，包括癫痫和昏迷，这可能很难与脑型疟疾区分开来[96]。同时使用两种喹啉或在短时间内使用同一喹啉进行再处理可能导致严重的不良反应[97]。金鸡纳生物碱在肝脏中代谢，在尿液中排泄。建议肾功能受损或肝功能受损的人监测血药浓度，严重肾功能受损的人需要减少剂量。恶性营养不良患儿奎宁代谢降低，消瘦症患儿奎宁代谢增加[98]。

虽然临床上很少有显著的临床表现，但静脉注射喹啉导致的心电图QT间隔延长是常见的[99]。严重的传导异常可能伴随低血压、失明和耳聋[75,87-99]。心律失常和低血压也可能是由于注射过快引起的。血清喹啉水平超过20mg/L时可导致昏迷。使用四喹啉时应当进行心脏监测，特别是使用奎尼丁，奎尼丁虽然对疟疾寄生虫更有效，但通常毒性更大[99]。如果QT间隔延长超过基线水平的25%，则应降低奎尼丁的滴注速率。

喹诺林诱导的胰岛素释放刺激可引起明显的低血糖，尤其是在妊娠期[82,100]。低磷血症也可能由喹啉和静脉注射葡萄糖引起，引起中枢神经系统功能障碍[55]。使用喹啉可增加地高辛、甲氟喹、神经肌肉阻滞剂和口服抗凝血剂的血药浓度。奎宁可引起G6PD缺乏患者的溶血。奎宁类药物对骨骼肌有类似箭毒的作用，故重症肌无力患者忌用奎宁类药物。世卫生组织治疗疟疾指南中提供了一份关于推荐抗疟药物相互作用的清单[74]。

辅助治疗方法

针对严重疟疾提出了各种辅助疗法。在大多数情况下，临床数据尚无法判断其有效性。重症疟疾高寄生虫血症患者采用换血和红细胞置换治疗，效果明显[101-104]。然而，一项包含了25年通过换血治疗美国重症疟疾患者经验的研究得出结论，这些治疗对患者生存没有帮助[105]。肝素、前列环素、去铁沙明、五羟乙基胺、低分子糖酐、尿素、高剂量皮质类固醇、阿司匹林、抗-TNF抗体、环孢素A、二氯乙酸、肾上腺素、高免疫血清、N-乙酰半胱氨酸、白蛋白等药物由于其有效性未被证实或已证明对严重疟疾有害，不建议使用[41,74]。

实验室监测

重症疟疾实验室检查可发现严重的溶血性贫血和血小板减少、白细胞增多与核左移（虽然有可能显示白细胞减少症），凝血时间延长（纤维蛋白分解产物增加和反映DIC的纤维蛋白原降低）、低钠血症、低白蛋白血症、低磷酸盐血症、低血糖、高乳酸血症以及肝酶、LDH、胆红素、血尿素氮（blood urea nitrogen，BUN）、肌酐水平升高。尿液分析可显示蛋白尿、红细胞、红细胞管型和血红蛋白尿。凝血功能缺陷和血小板减少往往与寄生虫血症的严重程度有关。在开始治疗后每12小时通过血液涂片监测寄生虫血症的水平。在48小时内应当密切关注其是否下降75%。如果没有出现这种情况，应怀疑存在耐药性，并相应改变治疗方案（表133-4）。

预后

严重疟疾的病死率因地理环境和护理质量而异，为2%～50%[31,32,115-117]。大多数研究显示，在流行地区使用青蒿素化合物治疗的病死率为10%～19%[85,86]。与输入性恶性疟病例相关并需要ICU住院治疗的病死率估计为4%～29%[118]。与不良预后相关的因素包括感染种类和耐药情况、肠外治疗的选择、中枢神经系统受累、肺水肿、休克、低血糖、乳酸酸中毒、肾衰竭、严重贫血、较年轻、妊娠和在农村医疗机构而不是ICU的治疗[55,119-126]。寄生虫血症水平与死亡风险之间存在半定量关系，尤其是在非免疫患者中。

尽管在患有脑型疟疾的成年人中，只有不到10%的人有持续的神经系统后遗症，但在儿童中，这个数字可能高达40%，尤其是与低血糖有关的儿童[81,115]。常见的后遗症包括精神病、偏瘫、小脑共济失调和锥体束外强直[31,32]。在没有明显神经后遗症的情况下存活下来的儿童，其神经心理学上可表现出正常的发展[127]。疟疾后神经综合征通常与甲氟喹的使用有关，常表现为急性精神错乱、精神病、抽搐和震颤，但其发病通常是自限性的[32]。

致谢

感谢Andrew Bennett，Jenna Iberg，Lara Schwarz，Emily Jentes，Donald Krogstad，Nikki Maxwell，Corina Monagin，Laura Morgan，Obinna Nnedu，Christina Styron，Torrey Theall，Kent Wagoner对本章提供的建议和帮助。

知识点

1. 在评估海外接触者时，必须详细了解患者的旅行路线、活动和暴露情况，以及任何旅行前预防措施，以及他们对流行疾病的了解程度、潜伏期和在旅行地区的耐药性趋势。
2. 大多数非热带感染在发展中国家也很常见，因此需要加以考虑。
3. 根据接触疟疾的病史来评估患者的免疫状况对于指导诊断检查和管理至关重要。

知识点(续)

4. 在流行地区，感染多种热带病原体是很常见的。

感染和无并发症疟疾的风险

1. 疟疾是大多数热带国家以及返回的旅行者最常见的严重感染，因此，在任何报告前往疟疾流行地区旅行或接触未经筛查的血液制品(输血性疟疾)或血液污染的针头时，都应考虑到这一点。
2. 疟疾的典型症状是在 8～12 小时内发生 3 个阶段的发作，包括剧烈的寒战(冷期)，接着是发热(热期)，随后是出汗，之后所有症状都缓解(退热期)。在实践中，无论是典型发作还是周期性发作都不是一成不变的。

重症恶性疟疾

1. 绝大多数严重和复杂的疟疾是由非免疫的儿童、成人和孕妇的恶性疟原虫引起的，但是间日疟原虫和诺氏疟原虫也能引起严重的疾病。
2. 到撒哈拉以南非洲(尤其是西非)和新几内亚旅行的人感染恶性疟原虫的风险最高，在印度则为中等风险，在东南亚和拉丁美洲风险相对较低。间日疟原虫分布广泛，在大洋洲风险最高。诺氏杆菌仅限于东南亚。
3. 最常见的严重并发症是脑型疟疾，多见于儿童，表现为昏迷、抽搐、感觉器官改变或局灶性神经体征。其他严重并发症包括严重贫血(尤其是儿童和孕妇)、低血糖、乳酸酸中毒、AKI、肺水肿、ARDS、休克和细菌感染。
4. 非恶性疟疾引起的潜在严重并发症包括脾破裂、严重贫血(间日疟)和慢性肾病综合征(疟疾)。

诊断

1. 疟疾常表现为非特异性体征和症状，鉴别诊断范围广，临床诊断难度大。
2. 绝大多数疟疾病例出现在暴露后 1 个月内。间日疟原虫和卵形疟原虫在感染后可能会出现数月甚至数年，因为它们可能在肝脏中潜伏。
3. 实验室诊断传统上是通过显微镜检查薄、厚的基姆萨染色涂片。低浓度、浓度波动的寄生虫或改变的寄生虫形态可能使诊断复杂化，特别是检验医师缺乏相关的显微镜经验的情况下。无症状寄生虫血症常见于疫区儿童。
4. 各种新的疟疾诊断技术(例如，dipstick 抗原检测，PCR)已经被开发出来，对恶性疟原虫的敏感性和特异性通常与传统显微镜相似或更好。在诊断疟疾时，应考虑使用这些新方法之一。
5. 当脾脏破裂被怀疑时，腹部影像学检查是必要的。

临床管理

1. 有严重或复杂疟疾证据的患者应被假定为具有氯喹耐药性恶性疟原虫，并入 ICU 进行积极的支持性治疗和紧急的抗疟药物治疗。治疗应包括静脉青蒿素，然后口服 3 天。非肠外青蒿琥酯应至少给药 24 小时，直到患者能够耐受口服药物为止。可接受的替代非肠外青蒿琥酯 / ACT 包括肌肉注射青蒿素甲醚、静脉注射葡萄糖酸奎尼丁，或静脉注射奎宁(根据上述相同的标准转变为口服青蒿琥酯或奎宁)，同时给予口服 / 静脉多西环素或者克林霉素 7 天。
2. 青蒿素化合物的耐受性通常很好。金鸡纳生物碱治疗的不良反应是经常发生的，但通常是轻微的，与剂量有关，并且是可逆的。
3. 尽管脾切除术可能是必要的，但许多脾破裂的患者可以通过支持疗法保守治疗。
4. 应密切监测血红蛋白血细胞比容、电解质、血小板计数、葡萄糖、乳酸、动脉血气、BUN 肌酐、肝功能和凝血酶，以及治疗后寄生虫血症的水平。
5. 重症疟疾的病死率估计为 9%。

(薛超 译，李景辉 审校)

参考文献

1. Frideman M. Erythrocytic mechanism of sickle cell resistance to malaria. Proc Natl Acad Sci U S A 1978 April;75(4):1994–1997.
2. Miller LH, Mason SJ, Clyde DF, McGinniss MH. The resistance factor to *Plasmodium vivax* in blacks. The Duffy-blood-group genotype, FyFy. N Engl J Med 1976 Aug 5;295(6):302–304.
3. Hill AV, Allsopp CE, Kwiatkowski D, Anstey NM, Twumasi P, Rowe PA, et al. Common west African HLA antigens are associated with protection from severe malaria. Nature 1991 Aug 15;352(6336): 595–600.
4. Svenson JE, MacLean JD, Gyorkos TW, Keystone J. Imported malaria. Clinical presentation and examination of symptomatic travelers. Arch Intern Med 1995 Apr 24;155(8):861–868.
5. Horowitz H, Carbonaro CA. Inhibition of the *Salmonella typhi* oral vaccine strain, Ty21a, by mefloquine and chloroquine. J Infect Dis 1992 Dec;166(6):1462–1464.
6. Moore TA, Tomayko JF Jr, Wierman AM, Rensimer ER, White AC Jr. Imported malaria in the 1990s. A report of 59 cases from Houston, Tex. Arch Fam Med 1994 Feb;3(2):130–136.
7. Adebajo AO, Smith DJ, Hazleman BL, Wreghitt TG. Seroepidemiological associations between tuberculosis, malaria, hepatitis B, and AIDS in West Africa. J Med Virol 1994 Apr;42(4):366–368.
8. Cox-Singh J, Davis TM, Lee KS, Shamsul SS, Matusop A, Ratnam S, et al. *Plasmodium knowlesi* malaria in humans is widely distributed and potentially life threatening. Clin Infect Dis 2008 Jan 15;46(2):165–171.
9. Cox-Singh J, Hiu J, Lucas SB, Divis PC, Zulkarnaen M, Chandran P, et al. Severe malaria—a case of fatal *Plasmodium knowlesi* infection with post-mortem findings: a case report. Malaria J 2010; 9:10.
10. Sutherland CJ, Tanomsing N, Nolder D, Oguike M, Jennison C, Pukrittayakamee S, et al. Two nonrecombining sympatric forms of the human malaria parasite *Plasmodium ovale* occur globally. J Infect Dis 2010 May 15;201(10):1544–1550.
11. Lackritz EM, Lobel HO, Howell BJ, Bloland P, Campbell CC. Imported *Plasmodium falciparum* malaria in American travelers to Africa. Implications for prevention strategies. JAMA 1991 Jan 16;265(3):383–385.
12. Yechouron A, Nguyen C, MacLean JD, Keystone J. The changing pattern of imported malaria. Can Dis Wkly Rep 1988 Jul 30;14(30):133–136.
13. Jensenius M, Han PV, Schlagenhauf P, Schwartz E, Parola P, Castelli F, et al. Acute and potentially life-threatening tropical diseases in western travelers—a GeoSentinel multicenter study, 1996–2011. Am J Trop Med Hyg 2013 Feb 6;88(2):397–404.
14. Lewis SJ, Davidson RN, Ross EJ, Hall AP. Severity of imported *falciparum* malaria: effect of taking antimalarial prophylaxis. BMJ 1992 Sep 26;305(6856):741–743.
15. Anonymous. Recommendations for the prevention of malaria among travelers. MMWR Recomm Rep 1990 Mar 9;39(RR-3):1–10.
16. Baird JK. Suppressive chemoprophylaxis invites avoidable risk of serious illness caused by *Plasmodium vivax* malaria. Travel Med Infect Dis 2013 Feb 28;11(1):60–65.
17. Naing C, Whittaker MA, Wai VN, Mak JW. Is *Plasmodium vivax* malaria a severe malaria?: a systematic review and meta-analysis. PLoS Negl Trop Dis 2014 Aug 14;8(8):e3071.
18. Leder K, Black J, O'Brien D, Greenwood Z, Kain KC, Schwartz E, et al. Malaria in travelers: a review of the GeoSentinel surveillance network. Clin Infect Dis 2004 Oct 15;39(8):1104–1112.
19. White NJ. Malaria. In: Cook GC, Zumla AI, editors. Manson's tropical diseases. 22nd ed. London: Saunders Elsevier, 2009:1201–300.
20. Cox-Singh J, Davis TM, Lee KS, Shamsul SS, Matusop A, Ratnam S, et al. *Plasmodium knowlesi* malaria in humans is widely distributed and potentially life threatening. Clin Infect Dis 2008 Jan 15;46(2):165–171.
21. Cox-Singh J, Hiu J, Lucas SB, Divis PC, Zulkarnaen M, Chandran P, et al. Severe malaria—a case of fatal *Plasmodium knowlesi* infection with post-mortem findings: a case report. Malaria J 2010; 9:10.

22. Ahmed MA, Cox-Singh J. *Plasmodium knowlesi*—an emerging pathogen. ISBT Sci Ser 2015 Apr 1;10(S1):134-40.
23. WHO International travel and health: Malaria. Available at: http://www.who.int/ith/diseases/malaria/en/.
24. Centers for Disease Control and Prevention (CDC). Probable locally acquired mosquito-transmitted *Plasmodium vivax* infection—Georgia, 1996. MMWR Morb Mortal Wkly Rep 1997;46(12):264–267.
25. Miller LH, Good MF, Milon G. Malaria pathogenesis. Science 1994 Jun 24;264(5167):1878–1883.
26. Barnwell JW. Cytoadherence and sequestration in *falciparum* malaria. Exp Parasitol 1989 Nov;69(4):407–412.
27. Clark IA, Gray KM, Rockett EJ, Cowden WB, Rockett KA, Ferrante A, et al. Increased lymphotoxin in human malarial serum, and the ability of this cytokine to increase plasma interleukin-6 and cause hypoglycaemia in mice: implications for malarial pathology. Trans R Soc Trop Med Hyg 1992 Nov–Dec;86(6):602–607.
28. Turner G. Cerebral malaria. Brain Pathol 1997 Jan;7(1):569–582.
29. Wassmer SC, Taylor TE, Rathod PK, Mishra SK, Mohanty S, Arevalo-Herrera M, et al. Investigating the pathogenesis of severe malaria: a multidisciplinary and cross-geographical approach. Am J Trop Hyg 2015;93(Suppl. 3):42–56.
30. Douglas NM, Anstey NM, Buffet PA, Poespoprodjo JR, Yeo TW, White NJ, et al. The anaemia of *Plasmodium vivax* malaria. Malaria J 2012 Apr 27;11(135):10–186.
31. Mishra SK, Wiese L. Advances in the management of cerebral malaria in adults. Curr Opin Neurol 2009 Jun;22(3):302–307.
32. Mishra SK, Newton CR. Diagnosis and management of the neurological complications of *falciparum* malaria. Nat Rev Neurol 2009 Apr;5(4):189–198.
33. World Health Organization. Management of severe malaria—a practical handbook. 3rd ed. April 2013. Available at: http://www.who.int/malaria/publications/atoz/9789241548526/en/.
34. Sarkar PK, Ahluwalia G, Vijayan VK, Talwar A. Critical care aspects of malaria. J Intensive Care Med 2010 Mar 1;25(2):93–103.
35. Janka JJ, Koita OA, Traoré B, Traoré JM, Mzayek F, Sachdev V, et al. Increased pulmonary pressures and myocardial wall stress in children with severe malaria. J Infect Dis 2010 Sep 1;202(5):791–800.
36. Mohan A, Sharma SK, Bollineni S. Acute lung injury and acute respiratory distress syndrome in malaria. J Vector Borne Dis 2008 Sep;45(3):179–193.
37. Allen SJ, O'Donnell A, Alexander ND, Clegg JB. Severe malaria in children in Papua New Guinea. QJM 1996 Oct;89(10):779–788.
38. Phillips R, Pasvol G. Anaemia of *Plasmodium falciparum* malaria. Bailliere Clin Haem 1993;5:315–330.
39. Badiane AS, Diongue K, Diallo S, Ndongo AA, Diedhiou CK, Deme AB, et al. Acute kidney injury associated with *Plasmodium malariae* infection. Malaria J 2014 Jun 7;13(1):226.
40. Bruneel F, Gachot B, Wolff M, Regnier B, Danis M, Vachon F. Resurgence of blackwater fever in long-term European expatriates in Africa: report of 21 cases and review. Clin Infect Dis 2001 Apr 15;32(8):1133–1140.
41. Marks M, Gupta-Wright A, Doherty JF, Singer M, Walker D. Managing malaria in the intensive care unit. Brit J Anaesth. 2014 Dec 1;113(6):910–921.
42. Sinclair D, Donegan S, Isba R, Lalloo DG. Artesunate versus quinine for treating severe malaria. Cochrane Database Syst Rev 2012 Jan 1;6.
43. Uneke CJ. Concurrent malaria and typhoid fever in the tropics: the diagnostic challenges and public health implications. J Vector Borne Dis 2008 Jun;45(2):133–142.
44. Saissy JM, Seck M, Rouvin B, Diatta B, Ndiaye M, Angel G. Hemodynamic aspects and oxygenation variables in severe malaria of adults in Africa. Intensive Care Med 2000 Oct;26(10):1449–1453.
45. Bruneel F, Gachot B, Timsit JF, Wolff M, Bedos JP, Regnier B, et al. Shock complicating severe *falciparum* malaria in European adults. Intensive Care Med 1997 Jun;23(6):698–701.
46. Kublin JG, Patnaik P, Jere CS, Miller WC, Hoffman IF, Chimbiya N, et al. Effect of *Plasmodium falciparum* malaria on concentration of HIV-1-RNA in the blood of adults in rural Malawi: a prospective cohort study. Lancet 2005 Jan 15–21;365(9455):233–240.
47. Whitworth J, Morgan D, Quigley M, Smith A, Mayanja B, Eotu H, et al. Effect of HIV-1 and increasing immunosuppression on malaria parasitaemia and clinical episodes in adults in rural Uganda: a cohort study. Lancet 2000 Sep 23;356(9235):1051–1056.
48. Steketee RW, Wirima JJ, Bloland PB, Chilima B, Mermin JH, Chitsulo L, et al. Impairment of a pregnant woman's acquired ability to limit *Plasmodium falciparum* by infection with human immunodeficiency virus type-1. Am J Trop Med Hyg 1996;55(Suppl. 1):42–49.
49. Bloland PB, Wirima JJ, Steketee RW, Chilima B, Hightower A, Breman JG. Maternal HIV infection and infant mortality in Malawi: evidence for increased mortality due to placental malaria infection. AIDS 1995 Jul;9(7):721–726.
50. Ayisi JG, van Eijk AM, ter Kuile FO, Kolczak MS, Otieno JA, Misore AO, et al. The effect of dual infection with HIV and malaria on pregnancy outcome in western Kenya. AIDS 2003 Mar 7;17(4):585–594.
51. Thursz MR, Kwiatkowski D, Torok ME, Allsopp CE, Greenwood BM, Whittle HC, et al. Association of hepatitis B surface antigen carriage with severe malaria in Gambian children. Nat Med 1995 Apr;1(4):374–375.
52. Zingman BS, Viner BL. Splenic complications in malaria: case report and review. Clin Infect Dis 1993 Feb;16(2):223–232.
53. Sarkar PK, Ahluwalia G, Vijayan VK, Talwar A. Critical care aspects of malaria. J Intensive Care Med 2009 Mar–Apr;25(2):93–103.
54. Silver HM. Malarial infection during pregnancy. Infect Dis Clin North Am 1997 Mar;11(1):99–107.
55. Blumberg L, Lee RP, Lipman J, Beards S. Predictors of mortality in severe malaria: a two year experience in a non-endemic area. Anaesth Intensive Care 1996 Apr;24(2):217–223.
56. Greenberg A, Lobel HO. Mortality from *Plasmodium falciparum* malaria in travelers from the United States, 1959-1987. Ann Intern Med 1990;113:326–327.
57. Tanizaki R, Ujiie M, Kato Y, Iwagami M, Hashimoto A, Kutsuna S, et al. First case of *Plasmodium knowlesi* infection in a Japanese traveller returning from Malaysia. Malaria J 2013 Apr 15;12(1):1.
58. Wright PW, Avery WG, Ardill WD, McLarty JW. Initial clinical assessment of the comatose patient: cerebral malaria vs. meningitis. Pediatr Infect Dis J 1993 Jan;12(1):37–41.
59. Stauffer WM, Cartwright CP, Olson DA, Juni BA, Taylor CM, Bowers SH, et al. Diagnostic performance of rapid diagnostic tests versus blood smears for malaria in US clinical practice. Clin Infect Dis 2009 Sep 15;49(6):908–913.
60. Parija SC, Dhodapkar R, Elangovan S, Chaya DR. A comparative study of blood smear, QBC and antigen detection for diagnosis of malaria. Indian J Pathol Microbiol 2009 Apr–Jun;52(2):200–202.
61. Maltha J, Gillet P, Jacobs J. Malaria rapid diagnostic tests in travel medicine. Clin Microbiol Infect 2013 May 1;19(5):408–415.
62. Mouatcho JC, Goldring JD. Malaria rapid diagnostic tests: challenges and prospects. J Med Microbiol 2013 Oct 1;62(10):1491–505.
63. Ntoumi F, Contamin H, Rogier C, Bonnefoy S, Trape JF, Mercereau-Puijalon O. Age-dependent carriage of multiple *Plasmodium falciparum* merozoite surface antigen-2 alleles in asymptomatic malaria infections. Am J Trop Med Hyg 1995 Jan;52(1):81–88.
64. Kolakovich KA, Ssengoba A, Wojcik K, Tsuboi T, al-Yaman F, Alpers M, et al. *Plasmodium vivax*: favored gene frequencies of the merozoite surface protein-1 and the multiplicity of infection in a malaria endemic region. Exp Parasitol 1996 Jun;83(1):11–19.
65. Gilles H. Diagnostic methods in malaria. In: Gilles HM, Warrell DA, editors. Essential malariology. 3rd ed. London: P. Edward Arnold; 1993, p. 78.
66. Snow RW, Peshu N, Forster D, Mwenesi H, Marsh K. The role of shops in the treatment and prevention of childhood malaria on the coast of Kenya. Trans R Soc Trop Med Hyg 1992 May–Jun;86(3):237–239.
67. Craig MH, Sharp BL. Comparative evaluation of four techniques for the diagnosis of *Plasmodium falciparum* infections. Trans R Soc Trop Med Hyg 1997 May–Jun;91(3):279–282.
68. Hanscheid T. Diagnosis of malaria: a review of alternatives to conventional microscopy. Clin Lab Haematol 1999 Aug;21(4):235–245.
69. Arora S, Gaiha M, Arora A. Role of the parasight-F test in the diagnosis of complicated *Plasmodium falciparum* malarial infection. Braz J Infect Dis 2003 Oct;7(5):332–338.
70. Farcas GA, Zhong KJ, Lovegrove FE, Graham CM, Kain KC. Evaluation of the Binax NOW ICT test versus polymerase chain reaction and microscopy for the detection of malaria in returned travelers. Am J Trop Med Hyg 2003 Dec;69(6):589–592.
71. Palmer CJ, Bonilla JA, Bruckner DA, Barnett ED, Miller NS, Haseeb MA, et al. Multicenter study to evaluate the OptiMAL test for rapid diagnosis of malaria in U.S. hospitals. J Clin Microbiol 2003 Nov;41(11):5178–5182.
72. Foster D, Cox-Singh J, Mohamad D, Krishna S, Chin PP, Singh B. Evaluation of three rapid diagnostic tests for the detection of human infections with *Plasmodium knowlesi*. Malaria J 2014 13:60.
73. Looareesuwan S, Wilairatana P, Krishna S, Kendall B, Vannaphan S, Viravan C, et al. Magnetic resonance imaging of the brain in patients with cerebral malaria. Clin Infect Dis 1995 Aug;21(2):300–309.
74. Guidelines for the treatment of malaria 2015. 3rd ed. Annex 5.14. Available at: http://www.who.int/malaria/publications/atoz/9789241549127/en/.
75. Hanson J, Anstey NM, Bihari D, White NJ, Day NP, Dondorp AM. The fluid management of adults with severe malaria. Crit Care 2014 Dec 1;18(6):1–9.
76. Deleted in review.
77. Sukontason K, Karbwang J, Rimchala W, Tin T, Na-Bangchang K, Banmairuroi V, et al. Plasma quinine concentrations in *falciparum* malaria with acute renal failure. Trop Med Int Health 1996 Apr;1(2):236–242.
78. Meremikwu M, Smith HJ. Blood transfusion for treating malarial anaemia. Cochrane Database Syst Rev (Online) 2000(2):CD001475.
79. Day NP, Phu NH, Mai NT, Bethell DB, Chau TT, Loc PP, et al. Effects of dopamine and epinephrine infusions on renal hemodynamics in severe malaria and severe sepsis. Crit Care Med 2000 May 1;28(5):1353–1362.
80. Losert H, Schmid K, Wilfing A, Winkler S, Staudinger T, Kletzmayr J, et al. Experiences with severe *P. falciparum* malaria in the intensive care unit. Intensive Care Med 2000 Feb;26(2):195–201.
81. Taylor TE, Molyneux ME, Wirima JJ, Fletcher KA, Morris K. Blood glucose levels in Malawian children before and during the administration of intravenous quinine for severe *falciparum* malaria. N Engl J Med 1988 Oct 20;319(16):1040–1047.
82. White NJ, Warrell DA, Chanthavanich P, Looareesuwan S, Warrell MJ, Krishna S, et al. Severe hypoglycemia and hyperinsulinemia in *falciparum* malaria. N Engl J Med 1983 Jul 14;309(2):61–66.
83. Phillips RE, Warrell DA, Looareesuwan S, Turner RC, Bloom SR, Quantrill D, et al. Effectiveness of SMS 201-995, a synthetic, long-acting somatostatin analogue, in treatment of quinine-induced hyperinsulinaemia. Lancet 1986 Mar 29;1(8483):713–716.
84. Jones KL, Donegan S, Lalloo DG. Artesunate versus quinine for treating severe malaria. Cochrane Database Syst Rev (Online) 2007(4):CD005967.
85. Dondorp A, Nosten F, Stepniewska K, Day N, White N. South East Asian Quinine Artesunate Malaria Trial (SEAQUAMAT) group. Artesunate versus quinine for treatment of severe falciparum malaria: a randomised trial. Lancet 2005 Aug 27;366(9487):717–725.
86. Dondorp AM, Fanello CI, Hendriksen IC, Gomes E, Seni A, Chhaganlal KD, et al. Artesunate versus quinine in the treatment of severe falciparum malaria in African children (AQUAMAT): an open-label, randomised trial. Lancet 2010 Nov 19;376(9753):1647–1657.
87. Rosenthal PJ. Artesunate for the treatment of severe falciparum malaria. N Engl J Med 2008 Apr 24;358(17):1829–1836.
88. Malaria Diagnosis and Treatment in the United States. CDC, Atlanta. Available at: http://www.cdc.gov/malaria/diagnosis_treatment/index.html. February 8, 2010. [cited March 16, 2010].
89. Griffith KS, Lewis LS, Mali S, Parise ME. Treatment of malaria in the United States: a systematic review. JAMA 2007 May 23;297(20):2264–2277.
90. Dondorp AM, Nosten F, Yi P, Das D, Phyo AP, Tarning J, et al. Artemisinin resistance in *Plasmodium falciparum* malaria. N Engl J Med 2009 Jul 30;361(5):455–467.
91. Noedl H, Se Y, Schaecher K, Smith BL, Socheat D, Fukuda MM. Evidence of artemisinin-resistant malaria in western Cambodia. N Engl J Med 2008 Dec 11;359(24):2619–2620.
92. Warshaw EM, Zug KA. Sesquiterpene lactone allergy. Am J Contact Dermat 1996 Mar;7(1):1–23.
93. Miller LG, Panosian CB. Ataxia and slurred speech after artesunate treatment for *falciparum* malaria. N Engl J Med 1997 May 1;336(18):1328.
94. Paczkowski MM, Landman KL, Arguin PM, Centers for Disease Control and Prevention (CDC). Update on cases of delayed hemolysis after parenteral artesunate therapy for malaria—United States, 2008 and 2013. MMWR Morb Mortal Wkly Rep 2014 Aug 29;63(34):753–755.
95. Charles M, Patterson JM, Asadi L, Houston S. Delayed hemolysis after parenteral artesunate therapy for severe malaria in two returning Canadian travelers. Am J Trop Med Hyg 2015 Oct 7;93(4):819–821.
96. Deleu D, Schmedding E. Acute psychosis as idiosyncratic reaction to quinidine: report of two cases. BMJ (Clin Res Ed) 1987 Apr 18;294(6578):1001–1002.
97. Phillips-Howard PA, ter Kuile FO. CNS adverse events associated with antimalarial agents. Fact or fiction? Drug Saf 1995 Jun;12(6):370–383.
98. Treluyer JM, Roux A, Mugnier C, Flouvat B, Lagardere B. Metabolism of quinine in children with global malnutrition. Pediatr Res 1996 Oct;40(4):558–563.
99. Bethell DB, Phuong PT, Phuong CX, Nosten F, Waller D, Davis TM, et al. Electrocardiographic monitoring in severe falciparum malaria. Trans R Soc Trop Med Hyg 1996 May–Jun;90(3):266–269.
100. Davis TM, Suputtamongkol Y, Spencer JL, Wilson SG, Mekhton S, Croft KD, et al. Glucose turnover in pregnant women with acute malaria. Clin Sci (Lond) 1994 Jan;86(1):83–90.
101. van Genderen PJ, Hesselink DA, Bezemer JM, Wismans PJ, Overbosch D. Efficacy and safety of exchange transfusion as an adjunct therapy for severe *Plasmodium falciparum* malaria in nonimmune travelers: a 10-year single-center experience with a standardized treatment protocol. Transfusion 2010 Apr;50(4):787–794.
102. Macallan DC, Pocock M, Robinson GT, Parker-Williams J, Bevan DH. Red cell exchange, erythrocytapheresis, in the treatment of malaria with high parasitaemia in returning travellers. Trans R Soc Trop Med Hyg 2000 Jul–Aug;94(4):353–356.
103. Weir EG, King KE, Ness PM, Eshleman SH. Automated RBC exchange transfusion: treatment for cerebral malaria. Transfusion 2000 Jun;40(6):702–707.
104. Gulprasutdilog S, Chongkolwatana V, Buranakitjaroen P, Jaroonvesama N. Exchange transfusion in severe falciparum malaria. J Med Assoc Thai 1999 Jan;82(1):1–8.
105. Tan KR, Wiegand RE, Arguin PM. Exchange transfusion for severe malaria: evidence base and literature review. Clin Infect Dis 2013 Oct 1;57(7):923–928.
106. Deleted in review.
107. Deleted in review.
108. Deleted in review.
109. Deleted in review.
110. Deleted in review.
111. Deleted in review.
112. Deleted in review.
113. Deleted in review.
114. Deleted in review.
115. Genton B, al-Yaman F, Alpers MP, Mokela D. Indicators of fatal outcome in paediatric cerebral malaria: a study of 134 comatose Papua New Guinean children. Int J Epidemiol 1997 Jun;26(3):670–676.
116. van Hensbroek MB, Palmer A, Jaffar S, Schneider G, Kwiatkowski D. Residual neurologic sequelae after childhood cerebral malaria. J Pediatr 1997 Jul;131(1 Pt 1):125–129.
117. Jaffar S, Van Hensbroek MB, Palmer A, Schneider G, Greenwood B. Predictors of a fatal outcome

following childhood cerebral malaria. Am J Trop Med Hyg 1997 Jul;57(1):20–24.

118. Marks M, Armstrong M, Walker D, Doherty T. Imported falciparum malaria among adults requiring intensive care: analysis of the literature. Malaria J. 2014 Mar 5;13(1):79.
119. Bruneel F, Hocqueloux L, Alberti C, Wolff M, Chevret S, Bedos JP, et al. The clinical spectrum of severe imported falciparum malaria in the intensive care unit: report of 188 cases in adults. Am J Respir Crit Care Med 2003 Mar 1;167(5):684–689.
120. Mohapatra MK, Das SP. The malaria severity score: a method for severity assessment and risk prediction of hospital mortality for falciparum malaria in adults. J Assoc Physicians India 2009 Feb;57:119–126.
121. Hanson J, Lee SJ, Mohanty, S, Faiz MA, Anstey NM, Charunwatthana P, et al. A simple score to predict the outcome of severe malaria in adults. Clin Infect Dis 2010 Mar 1;50(5):679–685.
122. Olumese PE, Sodeinde O, Gbadegesin RA, Nafiu O, Oguche S, Walker O. Respiratory distress adversely affects the outcome of childhood cerebral malaria. Trans R Soc Trop Med Hyg 1995 Nov–Dec;89(6):634.
123. Mabeza GF, Moyo VM, Thuma PE, Biemba G, Parry D, Khumalo H, et al. Predictors of severity of illness on presentation in children with cerebral malaria. Ann Trop Med Parasitol 1995 Jun;89(3): 221–228.
124. Marsh K, Forster D, Waruiru C, Mwangi I, Winstanley M, Marsh V, et al. Indicators of life-threatening malaria in African children. N Engl J Med 1995 May 25;332(21):1399–1404.
125. Zucker JR, Lackritz EM, Ruebush TK 2nd, Hightower AW, Adungosi JE, Were JB, et al. Childhood mortality during and after hospitalization in western Kenya: effect of malaria treatment regimens. Am J Trop Med Hyg 1996 Dec;55(6):655–660.
126. Day NP, Phu NH, Mai NT, Chau TT, Loc PP, Chuong LV, et al. The pathophysiologic and prognostic significance of acidosis in severe adult malaria. Crit Care Med 2000 Jun;28(6):1833–1840.
127. Muntendam AH, Jaffar S, Bleichrodt N, van Hensbroek MB. Absence of neuropsychological sequelae following cerebral malaria in Gambian children. Trans R Soc Trop Med Hyg 1996 Jul–Aug;90(4):391–394.
128. Basco LK, Le Bras J. In vitro activity of artemisinin derivatives against African isolates and clones of *Plasmodium falciparum*. Am J Trop Med Hyg 1993 Sep;49(3):301–307.
129. Jelinek T, Schelbert P, Loscher T, Eichenlaub D. Quinine resistant *falciparum* malaria acquired in East Africa. Trop Med Parasitol 1995 Mar;46(1):38–40.
130. Lege-Oguntoye L, Abua JU, Werblinska B, Ogala WN, Slotboom AB, Olurinola PF. Chloroquine-resistant *Plasmodium falciparum* with reduced sensitivity in vitro to mefloquine and quinine in Zaria, northern Nigeria. J Trop Med Hyg 1991 Apr;94(2):73–75.
131. Phillips EJ, Keystone JS, Kain KC. Failure of combined chloroquine and high-dose primaquine therapy for *Plasmodium vivax* malaria acquired in Guyana, South America. Clin Infect Dis 1996 Nov;23(5):1171–1173.
132. Longworth DL. Drug-resistant malaria in children and in travelers. Pediatr Clin North Am 1995 Jun;42(3):649–664.
133. Baird JK, Basri H, Purnomo, Bangs MJ, Subianto B, Patchen LC, et al. Resistance to chloroquine by *Plasmodium vivax* in Irian Jaya, Indonesia. Am J Trop Med Hyg 1991 May;44(5):547–552.
134. Arias AE, Corredor A. Low response of Colombian strains of *Plasmodium vivax* to classical anti-malarial therapy. Trop Med Parasitol 1989 Mar;40(1):21–23.
135. Murphy GS, Basri H, Purnomo, Andersen EM, Bangs MJ, Mount DL, et al. *Vivax* malaria resistant to treatment and prophylaxis with chloroquine. Lancet 1993 Jan 9;341(8837):96–100.
136. Schuurkamp GJ, Spicer PE, Kereu RK, Bulungol PK, Rieckmann KH. Chloroquine-resistant *Plasmodium vivax* in Papua New Guinea. Trans R Soc Trop Med Hyg 1992 Mar–Apr;86(2):121–122.
137. Fryauff DJ, Tuti S, Mardi A, Masbar S, Patipelohi R, Leksana B, et al. Chloroquine-resistant *Plasmodium vivax* in transmigration settlements of West Kalimantan, Indonesia. Am J Trop Med Hyg 1998 Oct;59(4):513–518.
138. Baird JK, Wiady I, Fryauff DJ, Sutanihardja MA, Leksana B, Widjaya H, et al. In vivo resistance to chloroquine by *Plasmodium vivax* and *Plasmodium falciparum* at Nabire, Irian Jaya, Indonesia. Am J Trop Med Hyg 1997 Jun;56(6):627–631.
139. Dua VK, Kar PK, Sharma VP. Chloroquine resistant *Plasmodium vivax* malaria in India. Trop Med Int Health 1996 Dec;1(6):816–819.
140. Soto J, Toledo J, Gutierrez P, Luzz M, Llinas N, Cedeno N, et al. *Plasmodium vivax* clinically resistant to chloroquine in Colombia. Am J Trop Med Hyg 2001 Aug;65(2):90–93.
141. Alecrim MDG, Alecrim W, Macedo V. *Plasmodium vivax* resistance to chloroquine (R2) and mefloquine (R3) in Brazilian Amazon region. Rev Soc Bras Med Trop 1999 Jan–Feb;32(1):67–68.
142. Ruebush TK 2nd, Zegarra J, Cairo J, Andersen EM, Green M, Pillai DR, et al. Chloroquine-resistant *Plasmodium vivax* malaria in Peru. Am J Trop Med Hyg 2003 Nov;69(5):548–552.
143. Price RN, von Seidlein L, Valecha N, Nosten F, Baird JK, White NJ. Global extent of chloroquine-resistant *Plasmodium vivax*: a systematic review and meta-analysis. Lancet Infect Dis 2014 Oct 31;14(10):982–991.
144. Maguire JD, Sumawinata IW, Masbar S, Laksana B, Prodjodipuro P, Susanti I, et al. Chloroquine-resistant *Plasmodium malariae* in south Sumatra, Indonesia. Lancet 2002 Jul 6;360(9326):58–60.

134

急性病毒综合征

John F. McNamara and David L. Paterson

急性病毒感染会产生多种临床表现，具有广泛的临床危害。在免疫力强的宿主体内，病毒性上呼吸道感染通常是微不足道的，尽管它们可能危及生命，并与随后的下呼吸道感染和免疫功能低下宿主中的播散性疾病有关。呼吸道病毒感染，包括那些导致中东呼吸综合征和非典型肺炎的病毒，在本书其他章节中有所描述。

病毒感染几乎可以影响每个器官系统，并具有多种临床表现。介绍如下：

水疱疹

痘病毒包括天花和猴痘

痘病毒是一种双链 DNA 病毒，与天花所造成的生物恐怖性相关[1,2]，此外，虽然很罕见，但猴痘也曾在人群中暴发流行[3]。痘病毒及其主要临床表现见表 134-1。一般来说，痘病毒的一个共同特征是它们会引起水疱性皮疹。

天花

最后一次地方性天花病例发生在 1977 年的索马里，1980 年该病被宣布彻底消灭[4]。一些实验室保留了天花病毒，最近一次报道的实验室获得性天花是 1978 年在英国发生的。在一定程度上，由于这次事故，保留病毒的实验室数目从 76 个减少到 2 个，包括美国亚特兰大的疾病控制和预防中心（Centers for Disease Control and Prevention，CDC）和俄罗斯新西伯利亚的维克托研究所（Vektor Institute），目前尚不清楚是否其他实验室都销毁了所有的病毒库存，因此，有意将天花作为生物恐怖行为释放的可能性是存在的[1,5]。

天花的潜伏期为 7～17 天（平均 10～12 天）[4]。前驱期症状包括突发的剧烈头痛、背痛和发热。发热经常达到 40℃，然后消退。随后是皮疹，最初病变是较小的红色斑疹，在接下来的 2～3 天变成水疱。病灶首先出现在颜面和四肢，然后蔓延至全身，包括手掌和脚底。随后，这些水疱中央出现凹陷并结痂。

天花的皮疹可能与猴痘、全身性牛痘、牛痘性湿疹、水痘、柯萨奇病毒感染、单纯疱疹病毒（herpes simplex virus，HSV）感染（尤其是疱疹性湿疹）、立克次体病、昆虫叮咬、药疹、痤疮混淆。天花的一个典型特征是病变都处于同一发展阶段。相反，水痘在发展的不同阶段都有独特的病变，且皮疹出现时常同时伴有发热。

众所周知，天花有极高的死亡率。然而，目前尚不清楚接受充分治疗的患者死亡率有多高，如在现代重症监护室（intensive care units，ICUs）的患者。与天花高死亡率有关的原因有很多，发热及病灶渗出使患者丢失大量体液和蛋白质；一些患者在皮疹出现之前就已死亡，可能与前驱期显著的病毒血症有关。出血性天花也与高死亡率有关[4]。天花患者脑炎的发生率不到 1%。皮肤破损时可继发细菌感染，并且可出现第二次温度高峰[4]。虽然咳嗽通常不是天花的突出症状，但继发性细菌性肺炎时可能出现，特别是在重症患者中。

CDC 推荐了一种诊断天花的标准。根据不同的变量（框 134-1 和框 134-2），患者被细分为低风险、中等风险和高风险群体。轻度或中度天花患者应进行皮肤病变的聚合酶链反应（polymerase chain reaction，PCR）检测水痘带状疱疹病毒（varicellazostervirus，VZV）感染、HSV 和肠道病毒。中等风险的患者需要接受传染病或皮肤科专家的会诊。如果这些病毒的 PCR 为阴性，则应进行电子显微镜检查。如果中危患者快速检测 VZV 和 HSV 为阴性，则应保证标本采集的充分性。如果临床持续怀疑天花感染，应该咨询当地和国家卫生部门。对于天花高危患者，所有检测都应在 CDC 进行，除 VZV、HSV 和肠道病毒的检测外，还应包括天花病毒实时 PCR、痘苗病毒实时 PCR 以及非异型痘苗病毒的实时 PCR。

目前针对天花还没有推荐的治疗方案[4]，预防二级病例

表 134-1　痘病毒常见临床表现

病毒	临床表现
天花	弥漫性水疱性皮疹；全身疾病
猴痘	水疱疹
牛痘	水疱性皮疹；感染后脑炎
类痘病毒属	局限性水疱性病变
软疣痘病毒属	传染性软疣
特纳河痘病毒	水疱疹

框 134-1 伴有急性广泛性水疱或脓疱性皮疹的疑似天花患者的诊断标准

天花的主要标准

发热先兆：

>101℉，出疹前 1～4 天，伴头痛、背痛或腹痛

坚固的、较深的、边界清楚的水疱 / 脓疱样病变

身体任何部位的病变均处于同一阶段

天花的次要标准

离心性分布

首发病变位于咽部、口腔黏膜

患者出现“中毒症状”

缓慢演变的皮疹：

从斑疹、丘疹到水疱，每个时期 1～2 天

存在手掌和脚掌病变

框 134-2 基于临床标准的天花风险分类*

天花的高危风险

发热先兆和

典型天花病变和

同一发展阶段的病变

天花的中度风险

发热先兆和其他一个天花主要标准或

发热先兆和四个或四个以上天花次要标准

天花的低度风险

无发热先兆或

发热先兆和小于 4 个天花次要标准

*主要和次要标准列于框 134-1。

至关重要，疑似天花病例应在负压病房隔离管理。此外，必须严格进行呼吸和接触隔离（详细说明见 http://www.bt.cdc.gov/agent/smallpox）[4]。

牛痘

牛痘是用于天花免疫的痘病毒，初次接种后 3～5 天会在接种部位形成一个水疱，6～8 天后变成脓疱或周围硬化或充血。少数情况下，会出现全身性小水疱状病变为特征的皮疹。有时候，天花疫苗接种可引起严重的并发症。如果将牛痘注射到有免疫缺陷的患者身上，接种部位可能会发生进行性坏死（坏死性牛痘）。随后，病变可能扩散到身体的其他部位，这种情况可能是致命的。湿疹患者可在异常皮肤中传播痘苗病毒，导致全身皮疹（牛痘性湿疹或卡波西水痘样疹）。接种牛痘免疫球蛋白（每 24 小时 0.6ml/kg）可用于治疗播散性感染。

疫苗接种后 1～2 周可能会发生脑炎，死亡率为 10%～30%。出现过心肌梗死、心包炎、心肌炎、扩张型心肌病等并发症。2003 年，美国 37 901 名接种了天花疫苗的人群中有 822 例不良事件；其中有 100 例严重事件，造成 85 例住院、2 例永久性残疾、10 例危及生命的疾病、3 例死亡。这 100 例严重不良事件中，心肌炎和（或）心包炎 21 例，缺血性心脏事件 10 例，全身性牛痘 2 例，接种后脑炎 1 例。严重的不良事件在年龄较大的再次接种者中比在年轻的首次接种者中更常见[6]。

2002 年 12 月—2004 年 1 月，美国国防部为 578 286 名军事人员接种了疫苗[6]，报道了 30 例疑似接触性牛痘转移的病例[6]，接触转移是痘苗从接受天花疫苗的人扩散到另一个人身上，其原因是接种疫苗时使用的活病毒存在于疫苗接种部位的皮肤上。病毒传播到身体的其他部位（自动接种）也可以通过同样的机制发生。在接触转移病毒的人群中没有观察到坏死性牛痘、牛痘性湿疹的病例。

猴痘

猴痘于 1958 年首先以灵长类动物的一种疾病被认识。随后，这种疾病在啮齿类动物中被确认。从 1970 年开始，中部非洲报道了人类感染的病例[7]。2003 年，美国中西部与进口土拨鼠接触过的居民曾有发病[3]，患者出现水疱性皮损和发热 / 出汗。虽然在非洲暴发的感染中，病死率为 4%～22%，但在美国暴发的 11 例患者中，没有一例死亡[3]。

疱疹病毒

HSV、VZV 和疱疹 B 病毒均能引起水疱性皮疹等全身疾病。疱疹病毒是具有大型包膜的 DNA 病毒，可以终身潜伏性感染[8,9]，已知的 8 种人类疱疹病毒分别为：HSV 1 型和 HSV 2 型；VZV 型；巨细胞病毒（cytomegalovirus，CMV）；人疱疹病毒（human herpesvirus，HHV）6、HHV7 和 HHV 8 型以及 EB 病毒（Epstein-Barr virus，EBV）。

单纯疱疹病毒

单纯疱疹病毒感染在世界各地普遍存在。虽没有严格的区分，一般 HSV-1 与口腔疾病有关，而 HSV-2 与生殖器感染有关。原发性感染（HSV-1 或 HSV-2 的首次感染）通常与黏膜病变、全身体征、症状等有关。黏膜和皮肤病变为水疱状，通常为局限性。一般不易出现播散，但在特应性湿疹或严重烧伤患者可发展为广泛感染。

原发性 HSV 感染可能有严重并发症，包括无菌性脑膜炎，更常见于 HSV-2 型。脑膜炎症状通常出现在生殖器病变开始后 3～12 天；横贯性脊髓炎和自主神经系统功能障碍也可能与原发性生殖器 HSV 感染同时发生。成人 HSV 脑炎通常与原发性感染无关，潜在的三叉神经或自主神经根的 HSV-1 感染的再激活可能与病毒通过中颅窝神经支进入中枢神经系统（central nervous system，CNS）有关。原发性 HSV 感染的患者偶尔会出现肝炎、肺炎或血小板减少症，这些并发症可能危及生命，需要收入 ICU。

由于潜伏期的原因，HSV-1 或 HSV-2 可能重新激活，

HSV的再激活可能不像首次感染那么严重。然而，在免疫受损宿主中，HSV-1或HSV-2的重新激活可能与播散性感染或严重的局部食管炎、肝炎或肺炎有关。存在原发感染或再次感染的母亲分娩时引起的新生儿疱疹，出现播散性致死性感染的风险很高。

HSV-1脑炎常见于ICU，以意识混乱或昏迷为特征，伴有脑脊液（cerebrospinalfluid，CSF）淋巴细胞增生症，脑部磁共振成像（magnetic resonance imaging，MRI）可见颞叶病变，脑脊液HSV-1的PCR检测为典型的阳性。

确诊HSV-1或HSV-2感染引起的水疱性皮肤损害时，对发生在口唇或肛门及生殖器区域，红斑的基底部出现多个水疱性的病变，临床上可以考虑为疑似病例。通过对病变部位的碎屑刮片行PCR分析，在采样后数小时内就可以很容易地确诊。

水痘-带状疱疹病毒

原发性VZV感染引起水痘，而重新激活的感染则导致带状疱疹。水痘的特点是多个水疱性病变，而带状疱疹的特征是水疱性皮疹单侧分布，免疫功能低下的带状疱疹患者可能会发展成类似水痘的播散性皮肤感染。

水痘通常表现为发热、全身症状和水疱性皮疹。大多数皮肤病变为具有红斑基底的小水疱性皮损，病变连续2～4天，所以，从新发的小疱到结痂的各个阶段病变都能同时出现。

水疱性病变继发细菌感染较为常见，以金黄色葡萄球菌和化脓性链球菌居多。继发性细菌感染的一个表现是在与水痘发病时的发热消退之后，发生高热；严重感染常导致中毒性休克综合征[10, 11]。

在400例水痘感染病例中有1例与肺炎有关[12, 13]。有比较多的人可能有一些肺部受累，但它通常是无症状的。孕妇和免疫功能低下的患者发生危及生命的肺炎的风险很高。水痘肺炎一般表现为皮疹发病后3～5天出现咳嗽和气短，胸片通常显示网状结节状渗出，可能会发生呼吸衰竭。

水痘的神经并发症包括脑炎、急性小脑共济失调（发生率约为1/4 000）[14]和脑血管炎。VZV引起的脑炎不像肺炎那么常见，但常危及生命，典型表现在成人发病2周内出现头痛，随后转为抑郁；儿童常在水痘发病后1～3周出现急性小脑共济失调，可发生共济失调和言语含糊不清，但通常可以完全治愈。

与HSV感染一样，水痘或带状疱疹的皮疹通常可以根据临床诊断，也可以通过对皮损的刮片行PCR检测。脑脊液PCR也可用于VZV脑炎的诊断[14]。

B型疱疹病毒

B型疱疹病毒（cercopithecine herpesvirus 1）感染在猴子中是一种相对良性的疾病。然而，人类的B型疱疹病毒感染，通常是由猴子咬伤或抓伤引起的，是一种严重且可致命的疾病。猕猴属的猴子（恒河猴和半裸猴）被认为是最危险的。通常在咬伤或划伤后有2～14天的潜伏期。最初症状无特异性，包括发热，萎靡不振和头痛，咬伤部位可出现小泡团；但可继发严重的脑脊髓炎，常在数天内死亡。在美国，只有一个相关实验室能够识别病毒。及时彻底地清洗伤口，然后早期应用阿昔洛韦或伐昔洛韦，可以防止严重并发症的发生（有关信息可查阅 http: /www.cdc.gov/niosh/docs/99-100/）[15, 16]。

免疫缺陷患者的发热

许多病毒都以发热为首发症状。在没有肺炎或脑炎等情况下，病毒感染很少危及生命。然而，免疫缺陷患者的发热可能是严重压倒性病毒感染的先兆。

巨细胞病毒

CMV感染是免疫功能低下患者严重感染的一种典型原因，尤其是移植受者和人类免疫缺陷病毒（human immunodeficiency virus，HIV）感染者[17-19]。感染可以是原发性的，或是由于重新激活。器官CMV感染的最终风险取决于免疫抑制的程度以及感染是原发还是再激活。移植前血清CMV阴性的移植受者接受血清CMV阳性供者器官时出现原发感染的风险很大[17, 19]。

巨细胞病毒感染常累及的器官包括食管、结肠、视网膜和肺，其他任何器官包括中枢神经系统也可以被感染。但有些患者只表现为发热、乏力和血液学异常，没有特殊器官异常。

鉴于实体器官移植受者感染CMV的风险很高，应采取积极的防治策略[17, 20, 21]，包括两种选择：预防和抢先治疗。预防意味着对所有有风险的人进行预防性治疗[17]。相比之下，抢先治疗是指只对高危人群进行抗病毒治疗，这是由定期CMV血液检测的阳性结果决定的[17]，即使没有症状，也要进行抗病毒治疗。PCR检测多用于CMV感染的早期诊断。

EB病毒

免疫低下患者的原发性EBV感染可能与发热、精神萎靡和血液系统异常有关（免疫功能正常者也如此）。EBV感染可能与诸如移植后淋巴增生性疾病等恶性肿瘤的发展有关[22-24]。在某些移植人群中，通过PCR对外周血中EBV进行定期定量监测，以确定EBV感染的风险[25]。

人疱疹病毒6

人疱疹病毒6（human herpesvirus 6，HHV-6）是一种普遍存在的病毒感染，通常发生在婴儿期。免疫缺陷患者的原发性HHV-6感染和可能的再激活感染与严重疾病有关[26, 27]。除了发热，HHV-6似乎还有神经亲和力，因此HHV-6感染常出现意识混乱、昏迷和癫痫[28, 29]。脑脊液检查除了蛋白升高以及PCR检测HHV-6阳性，偶尔也可为正常。

人疱疹病毒8

HHV-8与卡波西肉瘤、原发性E淋巴瘤及卡斯特曼综合征有关[30,31]。在异体器官移植中，它可以通过移植的器官传递。免疫抑制患者的原发性感染可出现高热、血小板减少、严重血细胞减少症及精神状态异常[32]。对全血进行 HHV-8 的 PCR 检测可作出诊断。

西尼罗河病毒和寨卡病毒

20 世纪 90 年代，北美首次发现西尼罗河病毒感染[33,34]。虽然许多感染病例是直接来自感染媒介（蚊子），但其他病例则是通过输血或器官移植[35,36]。西尼罗河病毒表现出嗜神经性，被感染者除了发热和其他一般症状，还可能出现精神错乱和头痛。

尽管寨卡病毒在几十年前就被发现，但直到 2015 年和 2016 年才成为人们关注的焦点。大多数感染者只有皮疹和发热等轻微症状，然而，一些成年患者可能有更严重的感染。在子宫内传播可能导致儿童的小头畸形和严重的发育问题。

腺病毒

腺病毒在免疫功能正常和功能低下宿主中的临床表现有多种变化。免疫功能正常个体的腺病毒感染很少与严重疾病有关[37]。虽然免疫功能低下者腺病毒感染的临床表现可能很轻微，但多为严重的疾病。在造血干细胞移植受者中，腺病毒可引起间质性肺炎、肝炎，包括逆行性胆管性肝炎、出血性膀胱炎、肾炎、出血性结肠炎、中枢神经系统疾病和播散性疾病[37]。在实体器官移植受者中，腺病毒感染的主要部位通常与移植器官有关。实体器官移植中腺病毒感染发现的临床表现包括肺炎、肝炎、肾炎、出血性膀胱炎、肠炎和播散性疾病[37]。HIV 患者的腺病毒感染可引起肺炎、肝炎、脑膜脑炎、肾炎、胃肠道及播散性疾病[37]。

多瘤病毒

最常见的多瘤病毒是 JC 病毒和 BK 病毒。JC 病毒可能与进行性多灶性白质脑病有关，这是一种渐进性并最终致死性的神经疾病，发生在高度免疫抑制的个体，如晚期 HIV 感染者。BK 病毒常与肾移植患者的肾脏感染相关[38]，这种感染通常不伴有发热等全身症状，可见血清肌酐稳步上升，常被误认为是急性排斥反应。然而，在 BK 病毒相关性肾病患者禁忌进行强化免疫抑制治疗，相反，应尽量减少免疫抑制。

病毒性出血热

出血热可能是由丝状病毒科、布尼亚维里病毒科、沙粒病毒科，或黄病毒科等病毒导致的。登革出血热因为在本书其他章节有详细描述，故不在本章中讨论。

马尔堡与埃博拉病毒出血热

马尔堡病毒和埃博拉病毒是丝状病毒属的成员。马尔堡病毒似乎起源于乌干达和肯尼亚西部，在那里它相继感染了猴子和人类。马尔堡是指德国的一个小镇，在那里，来自乌干达的猴子感染了研究人员，随后又感染了医院职工。埃博拉病毒的主要亚型发生在非洲中部。另一种亚型（Reston）是在弗吉尼亚州的 Reston 从菲律宾进口的受感染猴子中发现的[39]，这种感染的来源尚未确定。

马尔堡和埃博拉病毒感染的潜伏期为 5～10 天，起始症状为突然的发热、肌肉痛和头痛，随后通常出现嗜睡和谵妄。大多数患者有腹痛和腹泻，部分合并躯干的斑丘疹和出血性表现，如穿刺部位周围和黏膜出血。大多数患者有明显的血小板和白细胞减少以及转氨酶升高。病毒培养、血清学和 PCR 均已被用于诊断。目前，治疗完全是支持性的。此外，必须采取严格的接触隔离措施。

汉坦热与克里米亚 - 刚果出血热

汉坦病毒和克里米亚 - 刚果出血热（Crimean-Congo hemorrhagic fever，CCHF）病毒来自布尼亚病毒科家族。汉坦病毒有几种人类致病株，可引起肾综合征出血热（hemorrhagic fever with renal syndrome，HFRS）和汉坦病毒肺综合征（hantavirus pulmonary syndrome，HPS）。在亚洲和欧洲，汉坦、Dobrava 和汉城等亚型引起中至重度的 HFRS，而普马拉病毒则表现为轻症的 HFRS[40]。与其他布尼亚病毒科病毒不同，汉坦病毒似乎没有节肢动物载体，通常通过受病毒污染的啮齿类动物的尿液或粪便以气溶胶形式传播，潜伏期通常为 2 周。最初，患者会出现发热、头痛、头晕、视力模糊、腹痛和背痛。腭部和躯干可有明显的淤血点；大多数患者有明显的血小板减少。4～7 天后可发生明显低血压。在存活的患者中，会出现少尿和黏膜出血，随后是多尿。辛诺柏病毒和安第斯病毒分别在北美和南美洲引起 HPS[40]。

CCHF 是一种严重的出血热，死亡率为 3%～30%，在非洲和亚洲的部分地区、东欧以及中东均有报道[41]。医学上，它是地理分布最广泛的重要的蜱媒病毒疾病。CCHF 通过与携带病毒家畜的血液或组织接触过的蜱（*Hyalomma* spp.）叮咬，或者与感染急性期的患者接触后发生[41]。患者有严重的血小板减少、弥散性血管内凝血和广泛出血，转氨酶、肌酐、磷酸激酶和乳酸脱氢酶水平升高。可用 ELISA 或 PCR 法进行诊断。CCHF 的临床过程包括潜伏期（3～7 天）、以流感样症状为特征的出血前期（3～7 天）、出血期（2～3 天）和恢复期。支持治疗是 CCHF 治疗最重要的部分。利巴韦林（首剂 30mg/kg，然后 15mg/kg，每 6 小时 1 次，使用 4 天，然后 7.5mg/kg，每 8 小时 1 次，使用 6 天）是严重 CCHF 首选的抗病毒药物，但其作用机制尚不清楚[41]。

拉沙热与南美出血热

拉沙热和南美出血热是由沙粒病毒科病毒引起的。拉沙热发生在西非，南美出血热发生在阿根廷、玻利维亚和委内瑞拉。拉沙热是通过啮齿动物传播的，但随后的医院传播已经非常广泛。许多拉沙热只有轻微的症状，有些患者出现高热、咽炎和胸骨后胸痛，伴有明显的黏膜出血，可能发生低血压、肾衰竭和肺水肿。血清学可以用来确诊，但病毒血症经常发作时，病毒很容易在发病的第一周从血液中分离出来。利巴韦林可以降低其死亡率[42]。

南美出血热（阿根廷、玻利维亚和委内瑞拉）通常伴有持续发热，并伴有各种非特异性症状。在腭部和皮肤上，尤其是腋窝，常出现淤点；黏膜出血；肺水肿。由于低血压合并难治性肺水肿，治疗极为困难。血清学检查可确定诊断。但目前没有确切可靠的治疗方法。

2009 年甲型流感和甲型禽流感

2009 年甲型 H1N1 流感的发病率急剧增加，对世界各地重症监护机构都产生了影响[43-45]。与 2009 年 H1N1 感染相关严重疾病的危险因素包括年龄（<5 岁或≥65 岁）、怀孕、慢性心血管疾病、慢性肺病、糖尿病、免疫抑制、病态肥胖、血红蛋白病、慢性肾脏疾病、慢性肝病和长期吸烟史[46]。应用神经氨酸酶抑制剂（如奥司他韦、扎那米韦）治疗合并这些危险因素的患者及孕妇尤其重要。流行病学估计本病的死亡率为 0.05%～0.5%[47]。然而，由于 2009 年甲型 H1N1 流感大流行病例中有超过 3/4 发生在 30 岁以下（10～19 岁组为高峰），估算年死亡人数比典型季节流感病例高出 3～5 倍，与 1968 年大流行的级别相同[47]。

甲型禽流感病毒（H5N1）仍需引起关注。1997 年，香港首次发现甲型 H5N1 禽流感病例[48]。自 2003 年重新出现以来，它已在全世界 15 个国家（例如中国、埃及、印度尼西亚、伊拉克、尼日利亚、泰国、土耳其、越南）造成人类感染[49-53]，截至 2010 年 6 月 8 日，向世界卫生组织报告的甲型流感病毒感染禽流感病例累计为 499 例，死亡 295 例，死亡率约为 60%（http://www.who.int/csr/disease/avian_influenza/country/en/）。尽管甲型 H5N1 流感病毒在人与人之间的传播能力有限，但它的持续传播增加了这种病毒与其他正在传播的甲型 H1 流感病毒重新组合的可能性，并增加了全球流感大流行的威胁[50]。

亨德拉和尼帕病毒

在澳大利亚（亨德拉病毒）和马来西亚、新加坡、印度和孟加拉国（尼帕病毒），这些副黏病毒可引起脑炎或急性肺综合征并导致死亡。这些病毒的宿主好像是果蝠；病毒从蝙蝠传播到马（亨德拉病毒）或猪（尼帕病毒），人类接触到患病的马或猪后可发展成为致命感染。在孟加拉国，可能已经发生过尼帕病毒的院内感染。

其他急性病毒综合征

许多病毒可引起无菌性脑膜炎、脑炎、肺炎或肝炎。表 134-2、表 134-3 和表 134-4 概述了这些病毒。

表 134-2　引起无菌性脑膜炎或脑炎的病毒

病毒	重要临床特点
肠道病毒	是无菌性脑膜炎的常见原因：通过脑脊液 PCR 快速诊断
HSV	成人患者多为重新激活；可通过脑脊液 PCR 快速诊断
VZV	水痘后很少引起脑炎
HHV-6	导致移植受者脑炎
JK 病毒	引起进展性多灶性白质脑病
乙型脑炎	亚洲部分地区特有
圣路易斯脑炎	美国各州都暴发了疫情
西尼罗病毒	现在美国和加拿大很常见
蜱传脑炎	多发感染灶
尼帕病毒	马来西亚、新加坡、印度和孟加拉国的人畜共患病
亨德拉病毒	澳大利亚人畜共患病
狂犬病毒	众所周知的人畜共患病
加利福尼亚脑炎	多由拉克罗斯病毒引起
人免疫缺陷病毒	可引起急性脑炎

HSV：单纯疱疹病毒；HHV-6：人疱疹病毒 6；PCR：聚合酶链反应；VZV：水痘 - 带状疱疹病毒。

表 134-3　引起肺炎的病毒

病毒	重要临床特点
呼吸道合胞病毒	婴儿感染的主要原因
流感病毒	呼吸道感染的众所周知的原因
副流感病毒	喉炎和肺炎
麻疹病毒	不发达国家儿童肺炎主要病因
冠状病毒	严重急性呼吸道综合征
CMV	免疫抑制宿主肺炎的重要原因
VZV	肺炎可使水痘复杂化
腺病毒	无处不在的病毒；免疫抑制宿主出现严重肺炎
汉坦病毒	免疫正常宿主也可见重症肺炎
亨德拉病毒	澳大利亚的人畜共患疾病

CMV：巨细胞病毒；VZV：水痘 - 带状疱疹病毒。

表 134-4　引起肝炎的病毒

病毒	重要临床特点
甲型肝炎病毒	粪 - 口传播
乙型肝炎病毒	血液、性、垂直传播
丙型肝炎病毒	血行传播
丁型肝炎病毒	需要与乙型肝炎合并感染
戊型肝炎病毒	粪 - 口传播

抗病毒药物

自HIV感染出现以来，抗病毒药物的发展较为迅速。本节主要介绍目前常见的除抗HIV及病毒性肝炎以外的抗病毒药物。

阿昔洛韦

阿昔洛韦是一种脱氧鸟苷类似物，可抑制病毒DNA聚合酶。当它被整合到病毒DNA中时，可以终结DNA链的复制。阿昔洛韦对HSV-1、HSV-2和VZV有最大的临床效果，对CMV也有一定的抗病毒活性，但其抗CMV活性远低于更昔洛韦。目前已发现对阿昔洛韦耐药的HSV，而耐阿昔洛韦的VZV比较罕见。阿昔洛韦可以口服和静脉注射(intravenous，IV)，它能很好地穿透血-脑屏障，脑脊液中的浓度约为血浆水平的50%[43]。急性黏膜HSV感染，应用剂量200mg，每日5次，口服；VZV感染的剂量为800mg，每日5次，口服；对于HSV脑炎，通常剂量为10mg/kg，每8小时静脉注射1次。在肾功能不全时需要减量，如未减量可能出现神经毒性，常表现为混乱、幻觉和震颤。由于阿昔洛韦可引起结晶性肾病，接受该药物治疗的患者应保证充分的容量负荷。

伐昔洛韦

由于口服阿昔洛韦的生物利用度低，故研制了它的前体药物——伐昔洛韦。用于HSV感染时每日两次，VZV感染时每日3次。伐昔洛韦也用于预防肾移植受者的CMV感染[54]。

泛昔洛韦

泛昔洛韦缺乏抗病毒活性，但它是喷昔洛韦的前药，对HSV和VZV有活性。与阿昔洛韦相似，喷昔洛韦也是病毒DNA合成的抑制剂。一般来说，阿昔洛韦耐药菌株对喷昔洛韦也有抗药性。肾功能不全时也需要调整剂量。

更昔洛韦

与阿昔洛韦相似，更昔洛韦也是脱氧鸟苷类似物，通过抑制病毒DNA聚合酶发挥作用。它具有抗HSV和VZV的活性，主要用于治疗或预防CMV感染。CMV所致终末期脏器疾病患者最初给予静脉滴注更昔洛韦5mg/kg，每12小时1次，肾功能不全患者需要改变剂量和频率。通常在接受2～3周诱导治疗后，降低使用频率(例如，每日1次)来维持治疗。骨髓抑制是更昔洛韦的主要毒性，中性粒细胞减少通常见于治疗的第2周。接受更昔洛韦治疗的患者必须定期监测血液学参数。有报道更昔洛韦可引起神经系统异常如头痛和神志错乱等。除静脉注射制剂外，口服方式也有效，多用于预防CMV感染[17]。更昔洛韦也可以经眼植入剂进入眼睛[55,56]。更昔洛韦对阿昔洛韦耐药HSV株的活性低于对阿昔洛韦敏感株。CMV对更昔洛韦的耐药性已经有较多报道，其耐药性考虑与UL97磷酸转移酶基因的突变有关[17,57]。更昔洛韦耐药的危险因素包括长期暴露于更昔洛韦(通常是几个月)、严重免疫抑制导致病毒持续复制、既往缺乏CMV免疫以及口服剂型导致抗病毒效价不足[17]。

缬更昔洛韦

更昔洛韦口服生物利用度差，缬更昔洛韦是更昔洛韦的前体，可提高口服的生物利用度，被广泛用于预防CMV感染[17]。然而，一项meta分析表明，与其他标准疗法(如伐昔洛韦、更昔洛韦)相比，缬更昔洛韦在实体器官移植患者中预防CMV感染没有明显的优势，而且其绝对中性粒细胞减少症、CMV晚发性疾病和CMV组织侵袭性疾病的风险有明显的提高[58]。最近的一项研究已经评价了缬更昔洛韦用于实体器官移植受者CMV感染抢先治疗的安全性和有效性[59]。

膦甲酸

膦甲酸最常用于耐更昔洛韦或不能耐受更昔洛韦的CMV感染患者，同时还具有抗HSV和VZV的活性，包括阿昔洛韦耐药株和更昔洛韦耐药株。虽然膦甲酸和更昔洛韦可能对CMV有协同作用，但联合用药并未得到更好的疗效[60]，与单独使用更昔洛韦相比，两者联用毒性更大[60]。膦甲酸仅有静脉制剂，其毒性较为常见，主要表现为肾毒性；电解质异常也很常见，特别是低钙血症、低磷血症、低镁血症和低钾血症，这些可能会引起相应症状；还可能会产生较痛的生殖器溃疡。补充盐水可能减少肾毒性或生殖器溃疡的发生。

西多福韦

西多福韦是对许多疱疹病毒和其他DNA病毒(包括多瘤病毒、痘病毒和腺病毒)具有活性的核苷酸类似物。对耐阿昔洛韦和耐更昔洛韦的HSV和CMV具有一定的抗病毒活性。西多福韦通过静脉滴注，每1～2周1次。它也有很高的肾毒性，此外有20%接受这种药物治疗的患者发生过中性粒细胞减少。

利巴韦林

利巴韦林已广泛用于丙型肝炎病毒感染的联合治疗，但这里只讨论其他方面的抗病毒作用。在体外，利巴韦林对广泛的DNA和RNA病毒均具有活性，被美国食品药品管理局(Food and Drug Administration，FDA)批准用于治疗因呼吸道合胞病毒引起的毛细支气管炎和肺炎，也被系统地用于治疗某些出血热。全身注射利巴韦林与溶血性贫血有关。因为药物的致畸性，使用利巴韦林雾化是有争议的。当这种药物与机械通气结合使用时，医护人员可能会接触到这种药物；因此建议使用气溶胶密闭系统。

抗流感药物

金刚烷胺、金刚烷乙胺、扎那米韦和奥司他韦用于治疗流感和暴露后预防。金刚烷胺和金刚烷乙胺仅对A型流感病毒有活性，而扎那米韦和奥司他韦对A型和B型流感病毒都有活性。在肾功能不全的情况下，没有接受减剂量金刚烷胺或金刚烷乙胺治疗的患者中，观察到了严重的神经毒性反应（包括意识混乱和癫痫发作）。近几年来，奥司他韦应用较为广泛，且其安全性相对较高。

扎那米韦或培拉米韦的静脉制剂现用于重病患者的治疗，而培拉米韦最近获准在美国住院患者中紧急使用，并在日本获准使用[46]。在季节性流感病毒治疗中，静脉培拉米韦的疗效与奥司他韦相似，但对奥司他韦耐药病毒的活性低于对奥司他韦敏感的病毒。因此，对于疑似或有记录的奥司他韦耐药的重病患者来说，静脉用扎那米韦是优先的选择[46]。

感谢

对 Yoshiro Hayashi 博士为本书前一版所做的贡献表示衷心感谢。

知识点

1. 对于全身性水疱性皮疹，刮取病灶基底组织进行聚合酶链反应（PCR）检测，可快速诊断水痘或播散性疱疹病毒感染。
2. 免疫功能低下患者发热时应通过对外周血PCR检测巨细胞病毒（CMV）DNA以快速排除CMV感染。
3. 来自非洲、亚洲或南美洲的旅客，如果出现血小板减少和发热，应评估是否为登革热和引起出血热的病毒感染。应考虑给予严格的接触隔离。
4. 单纯疱疹病毒（HSV）、水痘-带状疱疹病毒（VZV）和肠道病毒可通过对脑脊液PCR检测快速诊断。
5. 对于肾功能不全的患者，大部分常用的抗病毒药物需要调整剂量，否则可能会导致神经毒性等不良反应。

（邢宝鹏　管重严　译，肖建国　审校）

参考文献

1. Relman DA. Bioterrorism—preparing to fight the next war. N Engl J Med 2006;354(2):113–115.
2. Breman JG, Henderson DA. Poxvirus dilemmas—monkeypox, smallpox, and biologic terrorism. N Engl J Med 1998;339(8):556–559.
3. Reed KD, Melski JW, Graham MB, et al. The detection of monkeypox in humans in the Western Hemisphere. N Engl J Med 2004;350(4):342–350.
4. Breman JG, Henderson DA. Diagnosis and management of smallpox. N Engl J Med 2002;346(17):1300–1308.
5. Kman NE, Nelson RN. Infectious agents of bioterrorism: a review for emergency physicians. Emerg Med Clin North Am 2008;26(2):517–547.
6. Casey CG, Iskander JK, Roper MH, et al. Adverse events associated with smallpox vaccination in the United States, January-October 2003. JAMA 2005;294(21):2734–2743.
7. Hutin YJ, Williams RJ, Malfait P, et al. Outbreak of human monkeypox, Democratic Republic of Congo, 1996 to 1997. Emerg Infect Dis 2001;7(3):434–438.
8. Corey L, Spear PG. Infections with herpes simplex viruses (1). N Engl J Med 1986;314(11):686–691.
9. Corey L, Spear PG. Infections with herpes simplex viruses (2). N Engl J Med 1986;314(12):749–757.
10. Laupland KB, Davies HD, Low DE, et al. Invasive group A streptococcal disease in children and association with varicella-zoster virus infection. Pediatrics 2000;105(5):e60.
11. Bradley JS, Schlievert PM, Sample TG Jr. Streptococcal toxic shock-like syndrome as a complication of varicella. Pediatr Infect Dis J 1991;10(1):77–79.
12. Cordeiro dos Santos M, Costa Alecrim MG. Varicella pneumonia in an adult. N Engl J Med 2010;362(13):1227.
13. Krugman S, Goodrich CH, Ward R. Primary varicella pneumonia. N Engl J Med 1957;257(18):843–848.
14. Heininger U, Seward JF. Varicella. Lancet 2006;368(9544):1365–1376.
15. Huff JL, Barry PA. B-virus (cercopithecine herpesvirus 1) infection in humans and macaques: potential for zoonotic disease. Emerg Infect Dis 2003;9(2):246–250.
16. Cohen JI, Davenport DS, Stewart JA, Deitchman S, Hilliard JK, Chapman LE. Recommendations for prevention of and therapy for exposure to B virus (cercopithecine herpesvirus 1). Clin Infect Dis 2002;35(10):1191–1203.
17. Kotton CN, Kumar D, Caliendo AM, et al. International Consensus Guidelines on the Management of Cytomegalovirus in Solid Organ Transplantation. Transplantation 2010;89(7):779–795.
18. Steininger C, Puchhammer-Stöckl E, Popow-Kraupp T. Cytomegalovirus disease in the era of highly active antiretroviral therapy (HAART). J Clin Virol 2006;37(1):1–9.
19. Fishman JA, Emery V, Freeman R, et al. Cytomegalovirus in transplantation—challenging the status quo. Clin Transplant 2007;21(2):149–158.
20. Hodson EM, Craig JC, Strippoli GF, Webster AC. Antiviral medications for preventing cytomegalovirus disease in solid organ transplant recipients. Cochrane Database Syst Rev 2008;(2):CD003774.
21. Kalil AC, Levitsky J, Lyden E, Stoner J, Freifeld AG. Meta-analysis: the efficacy of strategies to prevent organ disease by cytomegalovirus in solid organ transplant recipients. Ann Intern Med 2005;143(12):870–880.
22. Bakker NA, van Imhoff GW, Verschuuren EA, van Son WJ. Presentation and early detection of post-transplant lymphoproliferative disorder after solid organ transplantation. Transpl Int 2007;20(3):207–218.
23. Styczynski J, Einsele H, Gil L, Ljungman P. Outcome of treatment of Epstein-Barr virus-related post-transplant lymphoproliferative disorder in hematopoietic stem cell recipients: a comprehensive review of reported cases. Transpl Infect Dis 2009;11(5):383–392.
24. Snow AL, Martinez OM. Epstein-Barr virus: evasive maneuvers in the development of PTLD. Am J Transplant 2007;7(2):271–277.
25. Lim WH, Russ GR, Coates PT. Review of Epstein-Barr virus and post-transplant lymphoproliferative disorder post-solid organ transplantation. Nephrology (Carlton) 2006;11(4):355–366.
26. Zerr DM. Human herpesvirus 6 and central nervous system disease in hematopoietic cell transplantation. J Clin Virol 2006;37(Suppl. 1):S52–S56.
27. De Bolle L, Naesens L, De Clercq E. Update on human herpesvirus 6 biology, clinical features, and therapy. Clin Microbiol Rev 2005;18(1):217–245.
28. Paterson DL, Singh N, Gayowski T, Carrigan DR, Marino IR. Encephalopathy associated with human herpesvirus 6 in a liver transplant recipient. Liver Transplant 1999;5(5):454–455.
29. Singh N, Paterson DL. Encephalitis caused by human herpesvirus-6 in transplant recipients: relevance of a novel neurotropic virus. Transplantation 2000;69(12):2474–2479.
30. Sullivan RJ, Pantanowitz L, Casper C, Stebbing J, Dezube BJ. HIV/AIDS: epidemiology, pathophysiology, and treatment of Kaposi sarcoma-associated herpesvirus disease: Kaposi sarcoma, primary effusion lymphoma, and multicentric Castleman disease. Clin Infect Dis 2008;47(9):1209–1215.
31. Casper C. New approaches to the treatment of human herpesvirus 8-associated disease. Rev Med Virol 2008;18(5):321–329.
32. Luppi M, Barozzi P, Schulz TF, et al. Bone marrow failure associated with human herpesvirus 8 infection after transplantation. N Engl J Med 2000;343(19):1378–1385.
33. Morse DL. West Nile virus—not a passing phenomenon. N Engl J Med 2003;348(22):2173–2174.
34. Nash D, Mostashari F, Fine A, et al. The outbreak of West Nile virus infection in the New York City area in 1999. N Engl J Med 2001;344(24):1807–1814.
35. Pealer LN, Marfin AA, Petersen LR, et al. Transmission of West Nile virus through blood transfusion in the United States in 2002. N Engl J Med 2003;349(13):1236–1245.
36. Iwamoto M, Jernigan DB, Guasch A, et al. Transmission of West Nile virus from an organ donor to four transplant recipients. N Engl J Med 2003;348(22):2196–2203.
37. Echavarria M. Adenoviruses in immunocompromised hosts. Clin Microbiol Rev 2008;21(4):704–715.
38. Raghavender B, Daniel CB. Human polyoma viruses and disease with emphasis on clinical BK and JC. J Clin Virol 2010;47(4):306–312.
39. Rollin PE, Williams RJ, Bressler DS, et al. Ebola (subtype Reston) virus among quarantined nonhuman primates recently imported from the Philippines to the United States. J Clin Infect Dis 1999;179(S1):S108–S114.
40. Tai PW, Chen LC, Huang CH. Hanta hemorrhagic fever with renal syndrome: a case report and review. J Microbiol Immunol Infect 2005;38(3):221–223.
41. Ergönül Ö. Crimean-Congo haemorrhagic fever. Lancet Infect Dis 2006;6(4):203–214.
42. McCormick JB, King IJ, Webb PA, et al. Lassa fever. Effective therapy with ribavirin. N Engl J Med 1986;314(1):20–26.
43. The ANZIC Influenza Investigators. Critical care services and 2009 H1N1 influenza in Australia and New Zealand. N Engl J Med 2009;361(20):1925–1934.
44. Kumar A, Zarychanski R, Pinto R, et al. Critically ill patients with 2009 influenza A (H1N1) infection in Canada. JAMA 2009;302(17):1872–1879.
45. The Australia New Zealand Extracorporeal Membrane Oxygenation Influenza Investigators. Extracorporeal membrane oxygenation for 2009 influenza A (H1N1) acute respiratory distress syndrome. JAMA 2009;302(17):1888–1895.
46. Writing Committee of the WHO Consultation on Clinical Aspects of Pandemic Influenza. Clinical aspects of pandemic 2009 influenza A (H1N1) virus infection. N Engl J Med 2010;362(18):1708–1719.
47. Nishiura H. The virulence of pandemic influenza A (H1N1) 2009: an epidemiological perspective on the case-fatality ratio. Expert Rev Respir Med 2010;4(3):329–338.
48. Yuen KY, Chan PKS, Peiris M, et al. Clinical features and rapid viral diagnosis of human disease associated with avian influenza A H5N1 virus. Lancet 1998;351(9101):467–471.
49. Oner AF, Bay A, Arslan S, et al. Avian influenza A (H5N1) infection in Eastern Turkey in 2006. N Engl J Med 2006;355(21):2179–2185.
50. Hien TT, Liem NT, Dung NT, et al. Avian influenza A (H5N1) in 10 patients in Vietnam. N Engl J Med 2004;350(12):1179–1188.
51. Ungchusak K, Auewarakul P, Dowell SF, et al. Probable person-to-person transmission of avian influenza A (H5N1). N Engl J Med 2005;352(4):333–340.
52. Kandun IN, Wibisono H, Sedyaningsih ER, et al. Three Indonesian clusters of H5N1 virus infection in 2005. N Engl J Med 2006;355(21):2186–2194.
53. World Health Organization. Outbreak news. Avian influenza, Egypt. Wkly Epidemiol Rec 2006;81(12):106.
54. Reischig T, Jindra P, Hes O, Svecova M, Klaboch J, Treska V. Valacyclovir prophylaxis versus preemptive valganciclovir therapy to prevent cytomegalovirus disease after renal transplantation. Am J Transplant 2008;8(1):69–77.
55. Peter JK, Alexander CC, Gary NH, et al. Outcomes associated with ganciclovir implants in patients with AIDS-related cytomegalovirus retinitis. Ophthalmology 2006;113(4):673–683, e678.
56. Chang M, Dunn JP. Ganciclovir implant in the treatment of cytomegalovirus retinitis. Expert Rev Med Devices 2005;2(4):421–427.
57. Avery RK. Update in management of ganciclovir-resistant cytomegalovirus infection. Curr Opin Infect Dis 2008;21(4):433–437.
58. Kalil AC, Freifeld AG, Lyden ER, Stoner JA. Valganciclovir for cytomegalovirus prevention in solid organ transplant patients: an evidence-based reassessment of safety and efficacy. PLoS One 2009;4(5):e5512.
59. Len O, Gavalda J, Aguado JM, et al. Valganciclovir as treatment for cytomegalovirus disease in solid organ transplant recipients. Clin Infect Dis 2008;46(1):20–27.
60. Mattes FM, Hainsworth EG, Geretti AM, et al. A randomized, controlled trial comparing ganciclovir to ganciclovir plus foscarnet (each at half dose) for preemptive therapy of cytomegalovirus infection in transplant recipients. J Infect Dis 2004;189(8):1355–1361.

135

艰难梭菌感染

Mark H. Wilcox

在20世纪40年代，抗生素相关性结肠炎在抗生素使用后不久就被发现，但直到1978年才知道其原因，最初报道了艰难梭菌是几乎所有抗生素相关性伪膜性结肠炎（pseudomembranous colitis，PMC）和20%的抗生素相关性腹泻的罪魁祸首。随后逐渐明确了艰难梭菌感染（C.difficile infection，CDI）的病理生理学、流行病学、诊断以及治疗方法[1]。CDI已成为卫生保健系统的一大挑战，并且越来越被认为是一种社区相关性疾病[2-4]，因此，预防CDI和治疗反复复发或威胁生命的感染仍然是需要改进的关键领域。

病因学

接触艰难梭菌的途径通常是误食来自受污染的手、环境或食物中的细菌孢子。接触的后果是多种多样的，在一个好的极端情况下，个体可能会简单地排出艰难梭菌，而坏的极端情况下，可能会发生危及生命的中毒性巨结肠。在这两者之间，可能会发生无症状的定植（或携带）、腹泻或结肠炎。CDI的死亡率为15%～20%（特别是存在游离毒素的情况下，见下文），部分地反映了此类患者潜在的共性及弱点[5-7]。偶尔出现由其他病原体引起的抗生素相关性结肠炎病例（金黄色葡萄球菌、氧化克雷伯菌、产肠毒素的产气梭菌或沙门菌），但大多数病例要么是艰难梭菌引起的，要么原因不明确。抗生素对肠蠕动或对肠道菌群的直接作用可能是发生CDI的主要原因。

病理生理学

有6个相关问题：

1. 艰难梭菌的定殖：这种细菌存在于2%～3%的健康成人和10%～20%的住院患者的结肠菌群，在长期住院的老年人中定植的比例会进一步增加。
2. 毒素的产生：艰难梭菌产生两种毒素，毒素A和毒素B。早期的研究认为毒素A是主要致病因素，其基础是动物研究表明在肠袢内注射毒素A后可导致严重的结肠炎。然而，更多最近研究证实，毒素B对临床表现至关重要[8]。大多数艰难梭菌菌株产生两种毒素，只有约1%～2%的菌株只产生毒素B。有些菌株也产生一种可能提高毒性的二元毒素，但这仍然存在争议[9, 10]。
3. 抗生素暴露：这是最重要的可识别风险，反映了抗生素对肠道细菌的影响，主要是减少菌群的多样性和关键成分，但是到目前为止，对其了解仍十分有限。这为肠道内定植的或即将感染的艰难梭菌创造了一个机会，使其从孢子转化为有生命力的形态，并能复制和产生毒素。几乎所有抗生素都与CDI有关，但最常见的罪魁祸首是克林霉素和广谱头孢菌素。艰难梭菌对抗生素的耐药性在某些情况下具有选择优势。例如，氟喹诺酮类药物也与CDI风险增加有关，并且可能促进克隆型的出现和选择，如核型027/NAP-1/BI，这与治疗失败、复发、需要外科治疗和死亡等不良结局显著相关[11-13]。值得注意的是，确定是哪种抗生素引起的CDI是很难的，因为患者经常在数周内接受多种药物。累积抗生素使用指数会增加CDI的风险[14]。
4. 流行病学：艰难梭菌在门诊患者中的发病率相对较低，但住院患者由于暴露在医院环境中，其定植率和患病率要高得多，是一种重要的潜在致死性医院病原体。疗养院是另一个易患人群聚集的地区，这里的艰难梭菌可能是地方性或流行性的[1]。在2001—2006年，以核糖型027/NAP-1/BI株为重要流行媒介的艰难梭菌在加拿大、美国和欧洲出现[3, 11, 15]，该型菌株在一些国家（例如，西欧和北美）有所下降，但在另一些国家（例如，德国、东欧）却造成了重大问题[3, 4, 5, 16]。
5. 年龄：随着年龄的增长，艰难梭菌性结肠炎的易感性逐渐增加，这可能是由于免疫衰老引起的。然而，年龄可能仅仅是已知会加剧CDI风险的多个合并症的间接评估指标[7]。
6. 免疫易感性：有些患者尽管有大量使用抗生素史，且携带艰难梭菌，但却没有临床症状。这种矛盾现象的一个原因是体内存在针对毒素A和毒素B的中和抗体，所以有明显的免疫保护作用。这一现象也使研究者对毒素A和（或）毒素B的单克隆抗体治疗和预防疫苗的研制兴趣越来越大[1, 17]。

临床症状和体征

CDI的典型表现是伴有腹部痉挛的水样腹泻。其他常见特征是粪便白细胞、内镜检查显示 PMC 或结肠炎，CT 特征性改变（肠壁增厚仅限于结肠、常伴有腹水）、发热、白细胞增多和低白蛋白血症（特别是反复感染的患者）。几乎所有的 CDI 病例都有腹泻症状，但矛盾的是，非常严重的患者可能由于肠梗阻而没有腹泻。反映 CDI 及其严重程度的一个重要指标是白细胞（WBC）计数；平均白细胞计数约为 15 000 个 /ml，但也可能更高，达到 20 000～50 000 个 /ml，是诊断 CDI 的有力证据并能预测疾病的严重程度[18]。

诊断

仅仅依靠临床诊断 CDI 是不可靠的，因此需要对有症状的患者进行实验室检查。绝大多数临床诊断 CDI 患者经检测证实没有患这种疾病。诊断依据是艰难梭菌检测［培养、谷氨酰胺脱氢酶免疫试验（enzyme immune assay，EIA）或产毒艰难梭菌的聚合酶链反应（polymerase chain reaction，PCR）］或其毒素（经 EIA 或细胞毒素检测）。诊断 CDI 最准确的方法是包括检测粪便毒素的组合方法[6, 19]。表 135-1 显示了不同检测方法的相对优点。

治疗

如有可能，应停用相关抗生素；如果需要持续的全身抗生素治疗，应该选择不易引起 CDI 的药物（如窄谱 β- 内酰胺类、大环内酯类、氨基糖苷类、抗葡萄球菌类药物、四环素类）。目前治疗 CDI 主要有三种选择：甲硝唑、万古霉素和非达霉素，通常为口服给药[1, 20]。甲硝唑因价格较低常成为首选，然而，最近的证据表明，口服万古霉素优于甲硝唑，这已经在意向性基础治疗[21]和重度 CDI[19]的研究中被证明。重度 CDI 通常被认为是白细胞＞15 000 分 /ml 或肌酐升高到基线的 1.5 倍以上[20, 22]，其他标志还包括白蛋白＜2mg/dl，因 CDI 入住 ICU 以及内镜或放射学诊断的 PMC[23]。万古霉素优于甲硝唑，可能是因为它的药理作用，因为万古霉素在肠道内不被吸收，因此比甲硝唑具有更高的持续肠腔浓度。非达霉素也不会在肠道内被吸收，其初期治愈率与万古霉素相似，但与万古霉素相比，其复发率（12% *vs.* 20%～25%）降低了约 50%[24, 25]。非达霉素相比万古霉素（或甲硝唑）较为昂贵，但对于复发风险更高的患者（如多发性并发症患者、伴随全身性抗生素治疗的 CDI 患者和复发性 CDI 患者），可能是划算的[26, 27]。

不同比例的复发是由于细菌重新复制引起的，通常在治疗停止后 2 周内复发或再感染。这很可能由于全身性抗生素对肠道微生物群的持续损害和治疗 CDI 的药物所引起的菌群重叠变化。在这种情况下，残存的孢子定植可能会增值，进一步产生毒素，并出现新的症状。因此，窄谱 CDI 治疗药物（如非达霉素）可减少肠道菌群破坏，不易降低菌落多样性，从而降低复发风险。

大多数患者在 3～5 天腹泻症状会得到改善，重症患者（巨结肠、脓毒症休克、白细胞＞30 000/ml、乳酸＞5μM）及对常规治疗无效的患者应考虑外科干预（结肠切除或转移袢回肠造口术）[23, 28]，中毒性巨结肠会明显影响万古霉素经口到达感染部位的输送，此时可以考虑通过导管或灌肠经直肠给药。虽然有些患者有严重的脓毒症，但令人惊讶的是由肠道细菌引起的菌血症却很少。艰难梭菌菌血症作为 CDI 的并发症，尚未见报道。脓毒症的标准治疗对大多数重病患者有效，应特别注意补液，同时万古霉素口服或直肠给药并静脉滴注甲硝唑，伴或不伴静脉注射万古霉素[29]。

CDI 的复发对治疗是一项挑战，尤其是针对多次复发的患者，越来越多的报道通过口腔或者直肠进行粪微生态移植，取得了令人印象深刻的效果[30, 31]。但对捐献者的筛查是很有必要的，鉴于肠道微生物的深远影响，粪微生态移植的远期安全性仍是一个潜在关注点。

在高级临床试验中，有几种 CDI 治疗方案，包括靶向抗生素、毒素 B 单克隆抗体和个体性收集的肠道菌群[1]。

表 135-1 艰难梭菌感染的诊断试验

检测	检测项目	时间	评估
培养	艰难梭菌*	3～4 天	非特异性；常规诊断中不常用
培养毒素	产毒素的艰难梭菌*	3～4 天	培养后的梭菌毒素试验；曾在欧洲使用
细胞毒性	游离毒素 A/B	2～3 天	以前是金标准，但速度慢，现在很少用于常规诊断
酶免疫试验毒素 A/B	毒素 A/B	数小时	可变试剂盒性能；不像细胞毒素测试那么敏感。会出现假阳性
酶免疫试验葡萄糖脱氢酶	艰难梭菌	数小时	检测艰难梭菌，但不特异；良好的筛选试验，特别是与毒素检测联合应用，是欧洲目前最常应用的诊断方法
毒素 B 基因	产毒艰难梭菌*	数小时	检测产毒艰难梭菌是敏感的，北美已经广泛使用。然而，单独使用会导致 CDI 的过度诊断，尤其是腹泻患者（由于另一原因）很可能被诊断为产毒的艰难梭菌感染

*50%～60% 的艰难梭菌菌株产生毒素。

CDI：艰难梭菌感染。

预防

对艰难梭菌的预防包括监测感染的增加率、出现的菌株类型、暴发或流行趋势；防止艰难梭菌传播的方法；以及防止不必要使用抗生素的策略，特别是那些易引起 CDI 的抗生素。

长期以来一直认为，绝大多数的 CDI 病例发生在医院，意味着艰难梭菌是从感染患者到高危患者的传播。然而，英国一项为期 3.5 年的大规模研究发现，在所有 CDI 病例中，只有 35% 与先前病例密切相关；不到 1/5（19%）与基因或医院接触密切相关[32]。在研究人群中，几乎一半（45%）的 CDI 病例与以前的病例有遗传上的区别，这表明导致感染的菌株数量庞大。引起 CDI 的菌株的传播方式和确切来源与以前的病例没有密切联系，需要进一步了解。可能的原因包括无症状或短暂症状的艰难梭菌携带者、婴儿、食物和局部环境。

防止横向传播的关键措施是使用肥皂和清水勤洗手、屏障预防、在患者出现症状后立即单间隔离或让同类患者共同居住直到腹泻痊愈，以及使用含氯剂或汽化过氧化氢等杀孢子剂对环境表面进行消毒。理想情况下，CDI 患者应该有自己的马桶和房间，或者在腹泻好转之前被安排在一起。不应以艰难梭菌检测的结果作为停止隔离措施或转移患者的依据，因为还没有适当的检测能确定治疗效果。

制订抗生素管理计划，避免不必要的抗生素使用，在控制 CDI 方面是一项尤其重要的基础实践原则。当监测表明 CDI 正在流行时，确定相关的抗生素是很重要的。公布的研究表明，通过抑制或禁止克林霉素、头孢噻肟或氟喹诺酮类药物的使用可以控制 CDI 的流行[22]。鉴定所涉菌株的核型可能有助于在暴发流行时进行流行病学调查。然而，这需要对艰难梭菌进行粪便培养，对于大多数医院实验室来说，这需要将该菌株转到分型参考中心。在英国，一个这样的体系与国家 CDI 发生率的大幅下降有关[33]。

预防 CDI 的研究方向包括疫苗和抗生素封存或灭活[1]。

结论

艰难梭菌是一种主要的院内致病菌，通常与抗生素的使用有关，并可能导致严重的结肠炎。其最佳诊断方法是联合粪便毒素的检测，停止使用相关抗生素和口服万古霉素或非达霉素的联合治疗方案能快速有效地改善症状。重症监护人员处理这种医院病原体时的重点是：①了解 CDI 危重患者的管理指南；②在所有病例中都需要严格落实感染控制程序。

感谢

在此感谢 John G.Bartlett 在艰难梭菌感染领域的主要贡献，以及其作为本章的原著者，对本章内容进行的充分讨论。

知识点

1. 大多数医疗相关感染性腹泻是由 *C.diffcile* 引起的。
2. CDI 的主要并发症是严重的肠梗阻或中毒性巨结肠、脓毒症和复发性疾病。
3. CDI 的风险包括高龄、多种合并症、抗生素暴露和在医院或慢性疾病护理机构。风险最大的抗生素是氟喹诺酮类、第二代和第三代头孢菌素和克林霉素。
4. CDI 的首选诊断方法是结合筛检试验（例如，EIA 检测谷氨酰胺脱氢酶或 PCR 检测产毒艰难梭菌）和直接毒素检测试验。
5. CDI 的一般治疗方法是：①停止使用相关抗生素；②口服万古霉素或非达西霉素；③维持接触预防措施，以避免院内传播。
6. 核型 027/NAP-1/BI 株于 21 世纪 00 年代初至中期在北美和欧洲流行。这种菌株是由氟喹诺酮类药物的使用促进的，并导致严重的疾病，导致 CDI 和死亡率的上升。
7. 重症医学医生常把 CDI 认为是重症患者抗生素使用的并发症；如果考虑到疾病诊断，治疗通常是直接明确的。
8. 重症医学医生常会发现复杂的病例，严重的疾病表现为白血病反应、肾衰竭、脓毒症、肠梗阻或巨结肠。这些患者可能需要静脉注射甲硝唑，直肠给予万古霉素，并考虑手术治疗。

（邢宝鹏　管重严　译，肖建国　校）

参考文献

1. Smits WK, Lyras D, Lacy DB, Wilcox MH, Kuijper EJ. *Clostridium difficile* infection. Nat Rev Dis Primers. 2016;2:16020.
2. CDC. Antibiotic resistance threats in the United States. Atlanta, GA: U.S. Department of Health and Human Services, CDC; 2013. http://www.cdc.gov/drugresistance/threat-report-2013/.
3. Lessa FC, Winston LG, McDonald LC; Emerging Infections Program *C. difficile* Surveillance Team. Burden of *Clostridium difficile* infection in the United States. N Engl J Med. 2015;372:2369-2370.
4. Martin JS, Monaghan TM, Wilcox MH. *Clostridium difficile* infection: epidemiology, diagnosis and understanding transmission. Nat Rev Gastroenterol Hepatol. 2016;13:206-216.
5. Bauer MP, Notermans DW, van Benthem BH, et al; ECDIS Study Group. *Clostridium difficile* infection in Europe: a hospital-based survey. Lancet. 2011;377:63-73.
6. Planche TD, Davies KA, Coen PG, et al. Differences in outcome according to *Clostridium difficile* testing method: a prospective multicentre diagnostic validation study of *C difficile* infection. Lancet Infect Dis. 2013;13:936-945.
7. Abou Chakra CN, Pepin J, Sirard S, Valiquette L. Risk factors for recurrence, complications and mortality in *Clostridium difficile* infection: a systematic review. PLoS One. 2014;9:e98400.
8. Lyras D, O'Connor JR, Howarth PM, et al. Toxin B is essential for virulence of *Clostridium difficile*. Nature. 2009;458:1176-1179.
9. Bacci S, Mølbak K, Kjeldsen MK, Olsen KE. Binary toxin and death after *Clostridium difficile* infection. Emerg Infect Dis. 2011;17:976-982.
10. Reigadas E, Alcalá L, Marín M, Martín A, Iglesias C, Bouza E. Role of binary toxin in the outcome of *Clostridium difficile* infection in a non-027 ribotype setting. Epidemiol Infect. 2016;144: 268-273.
11. McDonald LC, Killgore GE, Thompson A, et al. An epidemic, toxin gene-variant strain of *Clostridium difficile*. N Engl J Med. 2005;353:2433-2441.
12. He M, Miyajima F, Roberts P, et al. Emergence and global spread of epidemic healthcare-associated *Clostridium difficile*. Nat Genet. 2013;45:109-113.
13. Walker AS, Eyre DW, Wyllie DH, et al; Infections in Oxfordshire Research Database. Relationship between bacterial strain type, host biomarkers, and mortality in *Clostridium difficile* infection. Clin Infect Dis. 2013;56:1589-1600.
14. Stevens V, Dumyati G, Fine LS, Fisher SG, van Wijngaarden E. Cumulative antibiotic exposures over time and the risk of *Clostridium difficile* infection. Clin Infect Dis. 2011;53:42-48.
15. Freeman J, Bauer MP, Baines SD, et al. The changing epidemiology of *Clostridium difficile* infections. Clin Microbiol Rev. 2010;23:529-549.
16. Davies KA, Longshaw CM, Davis GL, et al. Underdiagnosis of *Clostridium difficile* across Europe: the European, multicentre, prospective, biannual, point-prevalence study of *Clostridium difficile* infection in hospitalised patients with diarrhoea (EUCLID). Lancet Infect Dis. 2014;14:1208-1219.
17. Lowy I, Molrine DC, Leav BA, et al. Treatment with monoclonal antibodies against *Clostridium difficile* toxins. N Engl J Med. 2010;362:197-205.
18. Zar FA, Bakkanagari SR, Moorthi KM, Davis MB. A comparison of vancomycin and metronidazole for the treatment of *Clostridium difficile*-associated diarrhea, stratified by disease severity. Clin Infect Dis. 2007;45:302-307.
19. Polage CR, Gyorke CE, Kennedy MA, et al. Overdiagnosis of *Clostridium difficile* infection in the molecular test era. JAMA Intern Med. 2015;175:1792-1801.

20. Debast SB, Bauer MP, Kuijper EJ; European Society of Clinical Microbiology and Infectious Diseases. European Society of Clinical Microbiology and Infectious Diseases: update of the treatment guidance document for *Clostridium difficile* infection. Clin Microbiol Infect. 2014;20(Suppl. 2):1-26.
21. Johnson S, Louie TJ, Gerding DN, et al; Polymer Alternative for CDI Treatment (PACT) investigators. Vancomycin, metronidazole, or tolevamer for *Clostridium difficile* infection: results from two multinational, randomized, controlled trials. Clin Infect Dis. 2014;59:345-354.
22. Cohen SH, Gerding DN, Johnson S, et al; Society for Healthcare Epidemiology of America; Infectious Diseases Society of America. Clinical practice guidelines for *Clostridium difficile* infection in adults: 2010 update by the society for healthcare epidemiology of America (SHEA) and the Infectious Diseases Society of America (IDSA). Infect Control Hosp Epidemiol. 2010;31:431-455.
23. Lamontagne F, Labbé AC, Haeck O, et al. Impact of emergency colectomy on survival of patients with fulminant *Clostridium difficile* colitis during an epidemic caused by a hypervirulent strain. Ann Surg. 2007;245:267-272.
24. Louie TJ, Miller MA, Mullane KM, et al; OPT-80-003 Clinical Study Group. Fidaxomicin versus vancomycin for *Clostridium difficile* infection. N Engl J Med. 2011;364:422-431.
25. Cornely OA, Crook DW, Esposito R, et al; OPT-80-004 Clinical Study Group. Fidaxomicin versus vancomycin for infection with *Clostridium difficile* in Europe, Canada, and the USA: a double-blind, non-inferiority, randomised controlled trial. Lancet Infect Dis. 2012;12:281-289.
26. Nathwani D, Cornely OA, Van Engen AK, Odufowora-Sita O, Retsa P, Odeyemi IA. Cost-effectiveness analysis of fidaxomicin versus vancomycin in *Clostridium difficile* infection. J Antimicrob Chemother. 2014;69:2901-2912.
27. Lapointe-Shaw L, Tran KL, Coyte PC, et al. Cost-effectiveness analysis of six strategies to treat recurrent *Clostridium difficile* infection. PLoS One. 2016;11:e0149521.
28. Neal MD, Alverdy JC, Hall DE, Simmons RL, Zuckerbraun BS. Diverting loop ileostomy and colonic lavage: an alternative to total abdominal colectomy for the treatment of severe, complicated *Clostridium difficile* associated disease. Ann Surg. 2011;254:423-427.
29. Rokas KE, Johnson JW, Beardsley JR, Ohl CA, Luther VP, Williamson JC. The addition of intravenous metronidazole to oral vancomycin is associated with improved mortality in critically ill patients with *Clostridium difficile* infection. Clin Infect Dis. 2015;61:934-941.
30. van Nood E, Vrieze A, Nieuwdorp M, et al. Duodenal infusion of donor feces for recurrent *Clostridium difficile*. N Engl J Med. 2013;368:407-415.
31. Furuya-Kanamori L, Doi SA, Paterson DL, et al. Upper Versus Lower Gastrointestinal Delivery for Transplantation of Fecal Microbiota in Recurrent or Refractory *Clostridium difficile* infection: a collaborative analysis of individual patient data from 14 studies. J Clin Gastroenterol. 2016 Mar 11. [Epub ahead of print].
32. Eyre DW, Cule ML, Wilson DJ, et al. Diverse sources of *C. difficile* infection identified on whole-genome sequencing. N Engl J Med. 2013;369:1195-1205.
33. Wilcox MH, Shetty N, Fawley WN, et al. Changing epidemiology of *Clostridium difficile* infection following the introduction of a national ribotyping-based surveillance scheme in England. Clin Infect Dis. 2012;55:1056-1063.

第九篇

血液系统

136

贫血与红细胞输注

Shane W. English and Lauralyn McIntyre

贫血在危重患者中依然常见，在重症监护室（intensive care unit，ICU）住院期间的某一时间节点，超过 50% 的患者受其影响。贫血有多种原因，包括失血与造血异常，这或许与疾病、患者本身甚至医源性因素有关。本章将探讨血容量正常的危重患者的贫血问题，包括导致上述现象发生的原因、产生的影响以及基于循证医学证据的研究如何处理红细胞（red blood cell，RBC）输注和输注风险这个常见问题。如果存在随机对照试验（randomized controlled trials，RCTs）和系统评价，将特别重视其研究结果。贫血的生理学效应在其他地方也有报道，失血性休克或创伤患者（即血流动力学不稳定的低血容量患者）的复苏实践和输血指南综述也超出了本章的范围。

贫血

根据世界卫生组织（World Health Organization，WHO）的定义，贫血是指男性血红蛋白水平 <130g/L 和非妊娠妇女血红蛋白 <120g/L[1]。在危重患者人群中，中度贫血通常是指男性和女性血红蛋白水平均≤100g/L。

流行病学

在所有入院治疗的 ICU 患者中，绝大多数患者会经历一次血红蛋白的明显下降。对此类患者的大量观察性研究已经证明了这个问题的重要性。在 2006 年欧洲一项纳入超过 1 000 例患者的研究中，其贫血定义为男性血红蛋白水平 <130g/L 或女性 <115g/L，超过 80% 的患者观察到贫血，到出院时几乎 1/4 的上述贫血患者血红蛋白水平 <90g/L[2]。类似的是 2004 年北美一项纳入 4 892 例危重患者的观察性研究[3]，有 70% 的患者在入住 ICU 2 天内血红蛋白水平降至 <120g/L，50% 的患者血红蛋白水平 <100g/L。

贫血常在入住 ICU 早期发生，平均在初始 2 天内；在非出血患者中，观察到血红蛋白平均下降 5.2g/（L·d），其中入院后第 1 天降幅最大[4]。

病因

多种因素会导致 ICU 患者血红蛋白水平显著下降，包括造血减少和失血增加两方面的问题。造血问题包括在危重疾病期间促红细胞生成素反应迟钝、缺乏可用造血底物（包括铁、维生素 B_{12} 和叶酸）以及肾衰竭（肾衰竭可能会加重造血问题，但也是贫血的独立危险因素）[5,6]。失血性贫血可以细分为疾病相关性和继发性因素。疾病相关性因素包括创伤性失血、凝血功能障碍、溶血和消化道出血。其他继发性失血主要是医源性的，包括诊断性取样采血、血管内置管、肾脏替代治疗和外科手术。每日诊断取样是造成贫血的一个重要因素：当平均每次抽血超过 10ml，可造成每天平均失血 40ml[7]。

与贫血相关的发病率和死亡

虽然临床前期研究已经证实健康动物仅在血液极端稀释（血红蛋白浓度低至 50g/L）的情况下才不能耐受贫血[8]，但在人类中并非一定如此。一项回顾性研究纳入了 300 例放弃输注红细胞的贫血患者，发现术后血红蛋白水平在 71～80g/L 患者并未死亡[9]。但当术后血红蛋白水平在 41～50g/L 时，患者的死亡率达 34%。以前在类似人群中的研究证实，当患者围手术期血红蛋白水平 <60g/L，其发病率和死亡率显著升高[10]。

尽管理论上在正常血容量性贫血时血液稀释产生了流变学益处，但必须通过增加心输出量来维持氧输送。在有心脏疾病和围手术期耗氧量增加的危重患者中特别强调这种氧供需平衡。缺血性心脏病患者的冠状动脉血流可能相对恒定，因此造成氧供和氧需之间的不匹配。通过对一个纳入超过 75 000 例 65 岁以上心肌梗死患者的大型回顾性数据库进行研究，发现低血细胞比容（hematocrit，Hct）水平与休克和心力衰竭发生率显著增高、30 天住院死亡率增加和住院时间延长相关[11]。因为回顾性研究经常受到混杂因素的影响，故我们应谨慎解读这些研究结果。

贫血流行病学和临床影响总结

贫血在危重症患者中常见并且通常是由多种因素协同作用引起的。它的生理学效应不仅影响重要器官和组织的氧输送，而且由于人体代偿机制的结果也增加了心脏负担。这些影响在某些高危人群中可能会进一步加剧。虽然贫血似乎是发病和死亡的危险因素，但是否能够通过输注红细胞提高血红蛋白水平来改善患者预后（以及达到什么阈值）尚未明确，这也是以上讨论的焦点。

红细胞输注

流行病学

几项大型观察性研究表明，RBC 输注在北美和欧洲的 ICU 中很常见。美国 CRIT 研究[3]纳入了来自 213 家医院 284 个 ICU 的同期 4 892 例住院患者，其中 44% 在 ICU 住院期间接受过至少一次 RBC 输注，输血前平均血红蛋白水平为 86g/L（± 1.7g/L）；这与欧洲 ABC 研究（3 534 例患者，RBC 输注率 37%）[7]以及苏格兰最近一项纳入连续入住 ICU 1 023 例患者的观察性研究（39.5% 的患者进行红细胞输注）结果相似[2]。

在血容量正常的危重症患者中，提高氧输送是红细胞输注的最常见原因[12]。具体来说，在 CRIT 研究中低血红蛋白、活动性出血以及血流动力学不稳定 / 低血压是最常见的输血指征（分别为 90%、24% 和 21%）。这些研究结果与欧洲 ABC 研究结果一致[7]，后者显示活动性出血（56%）和生理性储备减少的贫血（28%）、组织灌注改变（17%）或缺血性心脏病（8%）是最常见的输血原因。

RBC 输注的生理和氧传输效应

如上所述，贫血在氧输送方面的负面作用是明确的。尽管在多项研究中已证实经输血后患者的氧输送得到改善，但终末器官和组织血管床的氧摄取和氧消耗增加缺乏证据，且结论并不一致。

显而易见的是，尽管有强有力的治疗危重患者贫血的生理学证据，但特别是对那些有终末器官缺血证据的患者，研究未能证明关于氧利用的可靠益处。此外，红细胞输注存在风险，下文总结了这些风险。

风险

红细胞输注的风险可能来自感染性和非感染性并发症（表 136-1）。因大量输血导致的并发症，包括凝血功能障碍、电解质紊乱、酸碱失衡、体温调节障碍和枸橼酸盐中毒也都非常重要，但超出了本章讨论的范围。

感染性并发症

由于对捐赠者筛查和血液检测力度的显著增强，通过受污染的血液直接传播导致感染已经极为罕见，见表 136-1。

非感染性并发症

红细胞输注的非感染性并发症更常见（表 136-1）。这些并发症涉及范围从相对温和（发热）到更严重（急性肺损伤）甚至立即危及生命（溶血反应）的情况[13]。这些情况发生的确切机制尚不清楚，但可能至少部分可归因于宿主免疫和炎症反应。免疫介导反应的核心是供体来源的白细胞介素和肿瘤坏死因子，以及抗体或活化的中性粒细胞、细胞膜片段和可溶性人白细胞抗原，其在输血诱导的免疫调节（transfusion-induced immunomodulation，TRIM）中发挥重要作用。人们推测 TRIM 使患者容易感染和癌症复发[14-16]。很多欧洲和北美的西方国家已采用去白细胞技术来减少 TRIM 的影响。TRIM 可能促进由于 RBC 输注导致间接感染并发症的发生，就像输血后发生的医疗相关性感染。

表 136-1　异体输血的相关并发症

	并发症	输注每单位红细胞风险比
感染性并发症	有症状的细菌性脓毒症	1:250 000
	细菌性脓毒症导致的死亡	1:500 000
	肝炎	
	A	1:2 000 000
	B	1:153 000
	C	1:2 300 000
	HTLV	1:4 300 000
	HIV/AIDS	1:7 800 000
	西尼罗河病毒	<1:1 000 000
	寄生虫感染	1:4 000 000
非感染性并发症	荨麻疹反应	1:100
	非溶血性发热	1:300
	输血相关循环超负荷	1:700
	输血相关性急性肺损伤	1:10 000
	延迟性溶血反应	1:7 000
	急性溶血反应	1:40 000
	过敏反应	1:40 000
	输血后紫癜	罕见

AIDS：获得性免疫缺陷综合征；HTLV：人嗜 T 淋巴细胞病毒；HIV：人类免疫缺陷病毒；RBC：红细胞。（资料来源：Callum JL，Lin Y，Pinkerton PH，et al. Bloody Easy 3：blood transfusions，blood alternatives and transfusion reactions：a guide to transfusion medicine. 3rd ed. Ontario Regional Blood Coordinating Network. 2011.）

源自系统评价的证据　一项最近发表的系统评价和荟萃分析（2014 年发表的纳入 20 项随机对照试验共 7 456 例患者）[17]评估了与 RBC 输注相关的医疗相关性感染的风险，并比较了不同的输血策略（开放性对比限制性策略）。人们发现尽管限制性输血策略与整体医疗相关性感染的下降并无显著相关，但严重感染的风险明显降低，即使是在控制白细胞减少的情况下[需要治疗数量 48 例，(95%*CI*，36～71)]，仍有降低严重感染率（由具体试验所确定）的风险。有趣的是，这种显著差异性在危重患者的亚组分析中并未观察到（2 项研究，1 475 例患者，P=0.104）。由《英国医学杂志》进行的随机对照试验系统评价比较了限制性与开放性输血策略的效果，目的是指导 RBC 输注，作者认为进行亚组荟萃分析的 8 个试验（5 107 例患者）偏倚风险较低；作者还发现限制性输血策略的感染风险较低[风险比，0.73（95%*CI*，0.55～0.98）][18]。

在现代医学中，由于供体筛查和血液检测的变化使得在过去的30年中由红细胞输注导致的直接感染明显下降。由RBC输注导致发病和死亡的首要因素是输血相关的急性肺损伤（transfusion-related acute lung injury，TRALI）。TRALI的临床表现很难与其他原因导致的急性肺损伤（acute lung injury，ALI）区分。确诊TRALI需满足：①输血前没有ALI的证据；②在RBC输注期间或RBC输注6小时内新发的ALI；③无其他可能直接或间接引起肺损伤的原因。鉴于这些严格的诊断标准，以及实际情况下危重患者常存在多种导致ALI的因素，因此这种并发症的临床重要性很可能被低估了[19]。这种急性肺损伤的病理生理过程是继发于肺内皮细胞对炎症介质和液体通透性增加，这是由于供体携带的抗体使受体的中性粒细胞激活所导致的。人们发现TRALI的发病率和使用女性献血者血浆有显著的相关性，特别是使用怀孕后的女献血者的血浆，这是由于该类人群的血浆中性粒细胞抗体表达增加[19,20]。由于政策变化只使用男献血者的血浆，TRALI发病率已经下降[21]。

陈旧血液相关的并发症

随着时间的推移，红细胞储存期间会发生许多生理学和形态学变化，这可能与它们储存的介质有关[22]。这些变化就包括一些生化改变如2,3-DPG（导致氧解离减少）、三磷酸腺苷（细胞内能量储存）、S-硝基血红蛋白和钙等物质的损耗；生物力学变化包括膜磷脂丢失和再分布、蛋白质氧化和脂质过氧化、游离血红蛋白释放和微泡形成，这些均导致红细胞膜变形，将典型的双凹形变为永久的球形棘细胞[23]。因此，血液流变学性质的改变可能会影响这些变形的红细胞正常通过毛细血管微血管。

有几项观察性研究中报道了陈旧血液对临床结局的影响，结果表明越陈旧的血液对预后潜在危害越大。然而，这些结果在更多设计严谨的研究中未得到证实。

源自临床随机对照试验的证据 由加拿大牵头的评估陈旧血液（age of blood evaluation，ABLE）国际随机试验（2015年发表）的目的是研究血液储存时间对临床结局的影响。ABLE纳入了来自加拿大和欧洲64个中心共2 430例患者，检测了输注新鲜红细胞（储存＜8天）对比标准配置的红细胞（最陈旧的血液）对患者90天死亡率和临床重要疾病发病率的影响[24]。研究者发现输注新鲜红细胞[平均储存时间（6.1±4.9）天]和陈旧的红细胞[平均储存时间（22.0±8.4）天]的患者在90天死亡率这一主要临床结局上没有显著差异。此外，两组之间所有的次要临床结局包括重大疾病、生命支持持续的时间（呼吸、血流动力学和肾脏），以及住院时间或输血反应均没有明显的差异。

我们正在等待一项由澳大利亚团队进行的一项名为“ICU中标准输血和输注新鲜红细胞对比”（TRANSFUSE-RCT，NCT016384416）类似研究的结果。在这项大型多中心研究中，研究者目标是纳入5 000例ICU患者来比较输注最新鲜和可用的最陈旧的红细胞的疗效以及对90天死亡率的影响。

危重患者红细胞输注阈值和支持该阈值的循证研究

源自观察性研究的证据

有大量的观察性研究检验了红细胞输注在血容量正常的非失血危重患者的应用情况、适应证、潜在获益方面或危害。

源自观察性研究的系统评价证据 2008年发表的一项纳入45个观察性研究的系统评价证实红细胞输注和不良临床结局相关，包括发生死亡、感染、器官功能障碍和急性呼吸窘迫综合征的风险升高[25]。最近一项系统评价纳入了从2006—2010年发表的大量观察性研究，涉及混合内科、外科、ICU和创伤的患者（至少1 000例患者），结果表明，红细胞输注（对比不输血）与不良事件相关，包括死亡率[26]。然而，所有这些研究，都存在潜在的偏倚（最常见的是无法根据适应证对混杂因素进行有效调整），极大地限制了对结果的解读和总结。

源自随机对照试验的证据

在指导危重患者输注红细胞方面，影响力最大的依然是经过严格设计的TRICC试验[27]。这项随机对照试验纳入了838例最近3天血红蛋白浓度≤90g/L的重症患者，随机分为限制性或自由（70g/L vs 100g/L）输血策略两组。研究者发现两组之间30天死亡率差异无统计学意义（18.7% vs 23.3%，$P=0.11$）；而且，亚组分析显示，在病情相对较轻的人群（APACHEⅡ评分＜20）和年龄低于55岁的重症人群30天死亡率明显更低。

源自系统评价的证据 有数个关于危重病和其他人群中红细胞输注随机试验的系统评价。Carson等发表的Cochrane系统评价[28]验证输血阈值和其他策略来指导输血（19项随机对照试验），限制性输血策略显著降低了红细胞输注暴露风险，尽管该学者发现限制性输血阈值和死亡率下降相关[5项研究，相对危险度，0.77（95%CI，0.62～0.95）]，但30天死亡率差异无统计学意义[11项研究，相对危险度，0.85（95%CI，0.70～1.03）]。此外，包括肺炎（5项研究）、肺水肿（5项研究）、卒中（5项研究）、心源性（7项研究）或静脉血栓事件（3项研究）等并发症也没有统计学差异。同时，该学者指出，缺少指导特定人群如急性心肌缺血输血的文献。最近，Holst等关于限制性输血对比开放性输血的系统评价纳入了数个不同临床环境的31项试验[18]，结论是限制性输血策略可以减少红细胞输注，在总的人群或亚组人群都没有降低相关死亡风险（图136-1），同样没有观察到总体死亡率差异和致命性或非致命性心肌缺血发生。

这提示与开放性策略相比，限制性输血策略导致更少的输血，减少了暴露的风险，似乎没有与更差的临床结局相关，事实上还可能产生更好的临床结局。尽管开放性策略没有显示出有益，但特定危重人群很少或完全没有纳入这些研究，对于这些亚组人群的作用依然存疑。

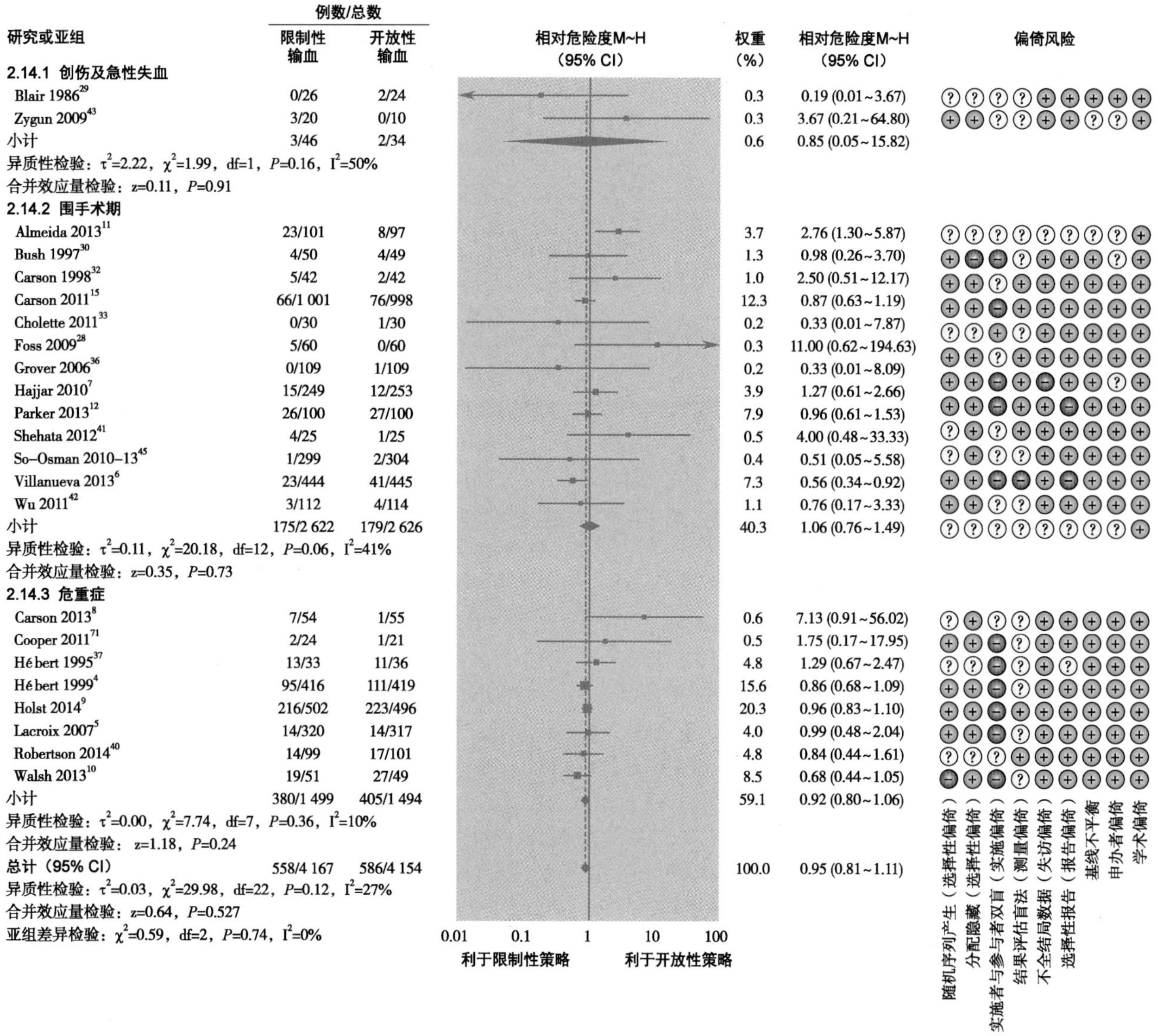

图 136-1　限制性输血对比开放性输血死亡率的森林图，患者人群分层，以 95% 置信区间的相对危险度呈现，及偏倚风险比例图。在合并分析时菱形面积的大小代表相应试验的权重。（资料来源：Holst L，Petersen M，Haase N，Perner A，Wetterslev J. Restrictive versus liberal transfusion strategy for red blood cell transfusion：systematic review of randomised trials with meta-analysis and trial sequential analysis. BMJ 2015；350：h1354.）

特定人群的输血阈值

有些特定的重症亚组人群具有独特的生理或病理生理学过程，在以上讨论的这些试验中体现的不够充分，限制了利用现有证据使用红细胞输注指导这些特定人群的贫血管理。特别关注脓毒症休克、心肌缺血和神经重症。

脓毒症休克的红细胞输注阈值——源自随机对照试验的证据

在脓毒症休克患者若存在低灌注 / 终端脏器缺血，推荐更自由的红细胞输注。这是早期目标导向集束化治疗的一部分，它是基于 Rivers 等的随机对照试验（$n=263$，发表于 2001 年），证实可以显著改善生存率[29]。在这项试验中，在特定亚组人群致力于达到 Hct>30% 的集束化治疗目标（根据每个患者的病程执行治疗协议）。虽然在干预组有 68% 的患者接受了红细胞输注，但都是依据集束化治疗进行管理。就其本身而言，输血策略对临床结局的直接作用并不明确。有趣的是，从此后另外两个针对脓毒症 / 脓毒症休克目标导向疗法的随机对照试验（总人数 1 341 例和 796 例，都于 2014 年发表），采用 Rivers 研究相似的策略，却没能证实同样的生存率益处[30, 31]，这两个研究中干预组的输血率都低于 15%。

最近在 TRISS 试验中，研究脓毒症休克患者不同输血策略对临床结局的特定影响（发表于 2014 年）[32]，该项纳入 1 005 例脓毒症休克 ICU 患者的多中心随机对照试验中，比较开放性输血（Hb < 90g/L 阈值）与限制性输血（Hb < 70g/L 阈值）两组的 90 天生存率。他们发现主要临床结局在两组间没有明显差异[相对危险度，0.94（95%CI，0.78～1.09）]，缺血事件或生命支持措施的使用同样没有显著差异。相似的是，

在亚组分析中关于年龄、慢性心血管疾病史或疾病严重程度没有发现重要差异，因而可以得出结论：在脓毒症休克患者，限制性输血和开放性输血策略相比，没有增加患者死亡率或不良临床结局的风险，却与更少的红细胞输注相关。事实上，最新版拯救脓毒症运动指南建议：一旦组织低灌注纠正，也没有特殊斟酌情形时，在血红蛋白<70g/L 阈值时输血[33]。

缺血性心脏病患者红细胞输注阈值——源自随机对照试验的证据

同上所述，当存在贫血时，面对心脏增加的氧需求可能无法通过供应来达到，因而延续缺血过程，在 TRICC 试验中，纳入了缺血性心脏病患者（357 例）[34]，限制性输血（Hb<70g/L 阈值）与开放性输血（Hb<100g/L 阈值）策略之间的临床结局（包括 30 天死亡率和住院天数）没有显著差异。在严重的缺血性心脏病患者（257 例），限制性输血策略组观察到无统计学意义的有害趋势倾向（死亡率增加）。

这项发现受到了较新的随机对照试验 FOCUS（发表于 2011 年）的挑战，该研究接受髋关节手术的高危患者（2 016 例，年龄≥50 岁，具有心血管疾病史或高危因素）被随机分为限制性输血（Hb<80g/L 阈值）和开放性输血（Hb<100g/L 阈值）[35]。研究者发现两组间主要临床结局中死亡率或 60 天无人帮助不能室内行走的能力没有差异。但是，在更高危的急性冠脉综合征或接受造影的稳定型心绞痛患者，一项小型的随机对照试验[36]研究限制性输血（Hb<80g/L 阈值）和开放性输血（Hb<100g/L 阈值）策略比较，在开放性输血策略观察到 30 天主要临床结局包括死亡率、急性心肌梗死或非计划血管再通有下降的趋势[风险差异，15.0%（95%CI，0.7～29.3%）；$P=0.054$]。

在心血管手术人群中红细胞输注策略的证据更加矛盾。在 TRACS 非次效性试验[37]（$n=2\,007$，2010 发表）纳入了已接受心脏手术的患者，限制性输血策略（Hct<24% 阈值）的主要临床结局包括 30 天全因死亡率和严重并发症（10% *vs.* 11%）并不次于开放性输血（Hct<30% 阈值）。更近一些，一项大型的多中心随机对照试验纳入了年龄≥17 岁的非急诊心血管手术患者，研究开放性输血（Hb<90g/L 阈值）与限制性输血（Hb<75g/L 阈值）策略的疗效，包括 90 天严重感染或缺血事件（包括心脏、大脑、肠道或急性肾损伤）[38]。尽管两组之间主要临床结局没有显著差异，限制性输血组观察到死亡率升高[风险比，1.64（95%CI，1.00～2.67）；$P=0.045$]。尽管该学者审慎地没有过度解读这些次要发现，但他们加强呼吁在这类人群需要更多大型试验。

这些发现的回顾支持并不是所有重症人群都一样的观点，限制性输血策略不安全的高危人群可能确实存在，和开放性输血相比有潜在危害。目前仍需进一步研究。

神经重症患者的红细胞输注阈值——源自随机对照试验和系统评价的证据

贫血相关的氧气输送降低在颅脑损伤人群可能有更加重大的意义，包括卒中、创伤性颅脑损伤和蛛网膜下隙出血（subarachnoid hemorrhage，SAH）患者。在这些患者指导红细胞输注的证据缺乏，而获得较高的血红素水平是否对患者有利没有得到充分检验。在 TRICC 试验，仅有 67 例有原发性神经学诊断的患者纳入研究[27]。关于这些有限病例的亚组分析显示，开放性输血和限制性输血策略间临床结局没有差异[39]。

最近，在神经重症人群红细胞输注的系统评价（6 项研究，没有 meta 分析，发表于 2012 年）[40]，只找到了另外一项关于成人的小型随机对照试验（上述 TRICC 试验中亚组分析之外）。这项小型的随机对照试验纳入了 44 例 SAH 患者，随机分配到开放性输血组（Hb<115g/L 阈值）或限制性输血组（Hb<100g/L 阈值）[41]。这项研究效力不足以发现任何相关临床结局，因使用了高于目前实践的阈值，导致了两组中大多数患者都至少接受了一次红细胞输注。目前没有针对缺血性卒中人群的红细胞输注策略的试验。因而，之前提到的系统评价的结论是目前不存在足够的信息来指导临床实践[40]。自这篇系统综述之后，一项纳入了 200 例创伤性颅脑损伤患者的析因设计的随机对照试验于 2014 年发表[42]。它的目的在于通过 6 个月时的格拉斯哥预后评分（glasgow outcome scale，GOS）来检验 2 种输血阈值（开放性输血 *vs.* 限制性输血——血红蛋白阈值分别为 100g/L 和 70g/L），及促红细胞生成素对比安慰剂对有利临床结果的影响；在两种输血策略组之间无统计学意义（$P=0.28$），但血栓栓塞性事件在限制性阈值组上报的少一些[比值比，0.32（95%CI，0.12～0.79）]。这项研究没有完全回答在这类人群使用开放性输血策略的临床问题，因为它没有足够效力去发现两组间细小但临床上重要的结果差异[该研究的效力是与限制性输血组相比，可以测验到开放性输血组增加 20% 的有利结果（格拉斯哥预后评分）]。此外，尽管输血率在两组间存在差异，两组间血红蛋白水平差值在第 9 天小于 20g/L（提供了第一组数据），而且在第 16 天、第 23 天和第 30 天差值进一步缩小。

尽管这些研究没有证实在此类独特人群保持限制性输血策略会引起特定危害，更加开放性的输血策略可以产生何种益处仍未可知，需要进一步严格的 RCT 研究。

结论——总结红细胞输注阈值的证据和实践策略

鉴于现存的证据指导危重患者红细胞输注，似乎显而易见的是限制性输血策略在大多数人群中不会导致特定危害，甚至可能比开放性输血策略更好。因此，在血流动力学稳定，血容量正常的 ICU 患者中，当血红蛋白低于 70～80g/L 时开始输血是最佳的。在特定人群要慎重考虑独立个案，包括心血管疾病和颅脑损伤患者，需要更多证据来指导开放性输血策略是否可能更合适。

知识点

1. 贫血在 ICU 很常见，可能对器官功能和患者预后产生负面影响。
2. 红细胞输注可改善氧气输送，但不一定是氧气利用，也不是没有重大风险。
3. 在大多数血流动力学稳定的危重患者群，限制性输血策略（血红素 70～80g/L 阈值）至少和开放性输血策略一样好，也许更优。
4. 危重患者群特定亚组如心脏或神经疾病患者可能从开放性输血策略获益，但需进一步研究。

（周立新　邵劲松 译，杨伟民 审校）

参考文献

1. WHO. Haemoglobin concentrations for the diagnosis of anaemia and assessment of severity. Geneva: 2011.
2. Walsh TS, Lee RJ, Maciver CR, et al. Anemia during and at discharge from intensive care: the impact of restrictive blood transfusion practice. Intensive Care Med 2006;32(1):100–109.
3. Corwin HL, Gettinger A, Pearl RG, et al. The CRIT Study: anemia and blood transfusion in the critically ill–current clinical practice in the United States. Crit Care Med 2004;32(1):39–52.
4. Nguyen B, Bota D, Melot C, Vincent J-L. Time course of hemoglobin concentrations in nonbleeding intensive care unit patients. Crit Care Med 2003;31(2):406–410.
5. Pearl RG, Sibbald WJ. Overview of anemia and blood management in critical care. Crit Care Med 2003;31(12 Suppl.):S649–S650.
6. Fink MP. Pathophysiology of intensive care unit-acquired anemia. Crit Care 2004;8 (Suppl. 2): S9–S10.
7. Vincent JL, Baron J-F, Reinhart K, et al. Anemia and blood transfusion in critically ill patients. JAMA 2002;288(12):1499–1507.
8. Hebert PC, Tinmouth A. Anemia and Red Blood Cell Transfusion in Critically Ill Patients. Textbook of critical care. In: Vincent J-L, Fink MP, editors.
9. Carson JL, Noveck H, Berlin J, Gould S. Mortality and morbidity in patients with very low postoperative Hb levels who decline blood transfusion. Transfusion 2002;42:812–818.
10. Carson JL, Duff A, Poses R, Al. E. Effect of anaemia and cardiovascular disease on surgical mortality and morbidity. Lancet 1996;348:1055–1059.
11. Wu WC, Rathore SS, Wang Y, Radford MJ, Krumholz HM. Blood transfusion in elderly patients with acute myocardial infarction. N Engl J Med 2001;345(17):1230–1236.
12. Hébert P, Wells G, Martin C, et al. Variation in red cell transfusion practice in the intensive care unit: a multicentre cohort study. Crit Care 1999;3(2):57–63.
13. Callum J, Lin Y, Pinkerton P, et al. Bloody Easy 3: Blood transfusions, blood alternatives and transfusion reactions - a guide to transfusion medicine. 3rd ed. Ontario Regional Blood Coordinating Network; 2011.
14. Raghavan M, Marik PE. Anemia, allogeneic blood transfusion, and immunomodulation in the critically ill *. Chest 2005;127(1):295–307.
15. Gilliss BM, Looney MR, Gropper M a. Reducing noninfectious risks of blood transfusion. Anesthesiology 2011;115(3):635–649.
16. Zallen G, Moore EE, Ciesla DJ, Brown M, Biffl WL, Silliman CC. Stored red blood cells selectively activate human neutrophils to release IL-8 and secretory PLA2. Shock 2000;13(1):29–33.
17. Rohde JM, Dimcheff DE, Blumberg N, et al. Health care-associated infection after red blood cell transfusion: a systematic review and meta-analysis. JAMA 2014;311(13):1317–1326.
18. Holst LB, Petersen MW, Haase N, Perner A, Wetterslev J. Restrictive versus liberal transfusion strategy for red blood cell transfusion: systematic review of randomised trials with meta-analysis and trial sequential analysis. BMJ 2015;350(Mar24 9):h1354.
19. Toy P, Gajic O, Bacchetti P, et al. Transfusion-related acute lung injury: incidence and risk factors. Blood 2012;119(7):1757–1767.
20. Lin Y, Saw C-L, Hannach B, Goldman M. Transfusion-related acute lung injury prevention measures and their impact at Canadian Blood Services. Transfusion 2012;52(3):567–574.
21. Schmickl CN, Mastrobuoni S, Filippidis FT, et al. Male-predominant plasma transfusion strategy for preventing transfusion-related acute lung injury. Crit Care Med 2015;43:205–225.
22. Tinmouth A, Fergusson D, Yee IC, Hébert PC. Clinical consequences of red cell storage in the critically ill. Transfusion 2006;46(11):2014–2027.
23. McIntyre L, Tinmouth AT, Fergusson DA. Blood component transfusion in critically ill patients. Curr Opin Crit Care 2013;19(4):326–333.
24. Lacroix J, Hébert PC, Fergusson DA, et al. Age of transfused blood in critically ill adults. N Engl J Med 2015;372:1410–1418.
25. Marik PE, Corwin HL. Efficacy of red blood cell transfusion in the critically ill: a systematic review of the literature. Crit Care Med 2008;36(9):2667–2674.
26. Hopewell S, Omar O, Hyde C, Yu L-M, Doree C, Murphy MF. A systematic review of the effect of red blood cell transfusion on mortality: evidence from large-scale observational studies published between 2006 and 2010. BMJ Open 2013;3(5).
27. Hébert PC, Wells G, Blajchman MA, et al. A multicenter, randomized, controlled clinical trial of transfusion requirements in critical care. Transfusion Requirements in Critical Care Investigators, Canadian Critical Care Trials Group. N Engl J Med 1999;340(6):409–417.
28. Carson JL, Carless PA, Hebert PC. Transfusion thresholds and other strategies for guiding allogeneic red blood cell transfusion. Cochrane Database Syst Rev 2012;4(5):CD002042.
29. Rivers E, Nguyen B, Havstad S, et al. Early goal-directed therapy in the treatment of severe sepsis and septic shock. N Engl J Med 2001;345(19):1368–1377.
30. Investigators TP. A Randomized trial of protocol-based care for early septic shock. Process trial. N Engl J Med 2014;370(18):1–11.
31. Bailey M, Bellomo R, Peter A, et al. Goal-directed resuscitation for patients with early septic shock. N Engl J Med 2014;371:1496–1506.
32. Holst LB, Haase N, Wetterslev J, et al. Lower versus higher hemoglobin threshold for transfusion in septic shock. N Engl J Med 2014;371(15):1381–1391. 141001051021009.
33. Dellinger RP, Levy MM, Rhodes A, et al. Surviving sepsis campaign: international guidelines for management of severe sepsis and septic shock: 2012. Crit Care Med 2013;41(2):580–637.
34. Hébert PC, Yetisir E, Martin C, et al. Is a low transfusion threshold safe in critically ill patients with cardiovascular diseases? Crit Care Med 2001;29(2):227–234.
35. Carson JL, Terrin ML, Noveck H, et al. Liberal or restrictive transfusion in high-risk patients after hip surgery. N Engl J Med 2011;365(26):2453–2462.
36. Carson JL, Brooks MM, Abbott JD, et al. Liberal versus restrictive transfusion thresholds for patients with symptomatic coronary artery disease. Am Heart J 2013;165(6):964–971.e1.
37. Hajjar LA, Vincent J-L, Galas FRBG, et al. Transfusion requirements after cardiac surgery: the TRACS randomized controlled trial. JAMA 2010;304(14):1559–1567.
38. Murphy GJ, Pike K, Rogers CA, et al. Liberal or restrictive transfusion after cardiac surgery. N Engl J Med 2015;372(11):997–1008.
39. Mcintyre LA, Fergusson DA, Hutchison JS, Pagliarello G, Marshall JC. Effect of a liberal versus restrictive transfusion strategy on mortality in patients with moderate to severe head injury. Neurocrit Care 2006;5:4–9.
40. Desjardins P, Turgeon AF, Tremblay MH, et al. Hemoglobin levels and transfusions in neurocritically ill patients: a systematic review of comparative studies. Crit Care 2012;16(2):R54.
41. Naidech AM, Shaibani A, Garg RK, et al. Prospective, randomized trial of higher goal hemoglobin after subarachnoid hemorrhage. Neurocrit Care 2010;13(3):313–20.
42. Robertson CS, Hannay HJ, Yamal J-M, et al. Effect of Erythropoietin and transfusion threshold on neurological recovery after traumatic brain injury. JAMA 2014;312(1):36.

137

成分输血

James P. Isbister

在许多医学进展尤其是现代外科手术的发展和实践中，成分输血发挥着至关重要的作用。只是在最近几年，大部分医疗及外科手术不再认为输血是必要的[1]；大部分不复杂的外科大手术，不需要进行同种异体成分输血。成分输血通常是纠正一种或多种血液成分不足的支持性治疗手段，直到基础疾病得到控制或治愈。过去的十年里，关注的重点逐渐从献血者转向到成分输血患者的输血管理。同种异体成分输血的临床应用标准，提出了患者血液管理的三大支柱模型[2]：造血缺陷的准确诊断、减少血液丢失和一定限度内对缺陷的容忍。关注这些方面是十分重要的。在输血之前，医生应该充分考虑到输血治疗的可行性及潜在危险[3]。

成分输血及其直接终点结果是医疗管理过程的一部分。虽然通过一些可测量参数和直接临床反应可以获得适当的终点结果，但临床医生仍需要证据说明这些传统的替代终点是相关的，并且与患者临床结局有关。在输血医学的许多领域，前瞻性随机对照试验的证据是难以获得的，临床医生必须基于对病理生理学的问题及其严重程度的监测指标有充分的理解，才予以输血治疗。输血治疗的决定是很难作出的，各种同种异体成分输血的适应证是一直存在争议的[4]。通过关注临床时间窗、血液缺陷、替代品以及有关血液成分和潜在危害的知识，不必要的同种异体输血是可以避免或减少的。血液替代品的概念是不合适的，应当受到质疑，因为大部分所谓的替代品，实际上是优化患者血液管理。目前有充分证据支持血红蛋白在70g/L以上并且血流动力学稳定的患者采用限制性红细胞输注方案[5,6]。在患者携氧能力管理方面，三支柱方案——优化红细胞质量、减少血液丢失和短期贫血耐受，使得大部分非复杂择期手术可以避免输血。通过识别高风险出血患者、关注外科手术及麻醉的技术（例如：控制性低血压、低体温预防及降低手术部位静脉压），以及应用药物减少血液丢失，都可以实现上述目的。围手术期血液稀释、血液回收、纤维蛋白胶及血小板纤维蛋白凝胶等自体方法，都可以发挥一定的作用。

成分输血指南

下面对常见的成分输血指南进行了简单的总结。图137-1说明了成分输血决定的一般方法，强调了患者血液成分管理，以及如何让成分输血更加全面的适应临床管理。这使得关注重点从血液制品向患者转变，从而促进了患者输血管理指南的发展[7]。

浓缩红细胞

近年来，适当和不适当的急症红细胞（red blood cell，RBC）输注受到了越来越多的关注。但是在很多情况下，识别红细胞输注的优点是很困难的[8,9]。最低安全血细胞比容的问题仍然存在争议。对于一个其他方面稳定的患者，若血红蛋白水平大于100g/L，输注浓缩红细胞很可能是不恰当的。如果血红蛋白在70～100g/L，氧运输系统存在其他缺陷，输注浓缩红细胞则是合适的。改善氧输送障碍的临床症状和体征，减少发病及死亡和最终改善临床结局需求的输血决策应当得到支持。对于血红蛋白低于70g/L短时间内使用针对性治疗无法逆转的贫血，输注浓缩红细胞可能是合适的。但是对于那些无症状的患者，尤其是年轻患者，更低的血红蛋白水平是可以接受的。

浓缩血小板

当骨髓衰竭患者出现两种情况：①血小板计数小于 $10\times10^9/L$，并且无相关出血风险因素；②血小板计数小于 $20\times10^9/L$，伴有相关风险因素时，需预防性输注浓缩血小板。然而，最近临床研究表明，如果没有止血失败的临床证据，那么更低的血小板水平都可以接受[10-12]。

接受手术治疗或者侵入性操作的患者，血小板水平应该维持在 $50\times10^9/L$ 以上。血小板功能质量缺陷的患者，血小板计数并非输血的可靠性指标，输血的决定和疗效的监测应该基于临床症状和体征。抗血小板药物的广泛使用和日渐增长是一个挑战，特别是在围手术期。体外血小板功能检测在预测出血方面是有前途的[13]。

当继发于骨髓衰竭的血小板减少症患者发生出血并且归因于血小板减少时，则是血小板输注指征。对于大出血患者，当血小板计数小于 $50\times10^9/L$ 或者小于 $100\times10^9/L$ 且伴有弥散性微血管出血时，输注血小板并且纠正血浆凝血因子缺乏的治疗都是有指征的。血小板减少性紫癜、溶血性尿毒症综合征或者非复杂心脏搭桥手术，由于免疫介导破坏导致血小板减少，此时不适合输注浓缩血小板。

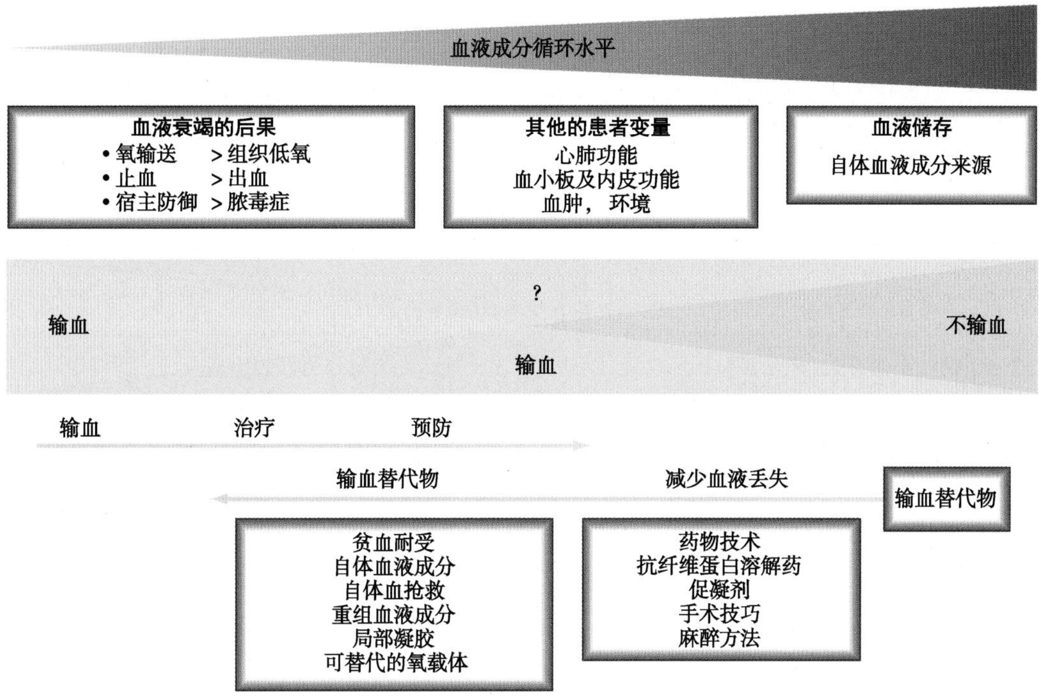

图 137-1 血液管理和成分输血适应证的概述

新鲜冰冻血浆和冷沉淀

新鲜冰冻血浆应用广泛，但其使用的具体适应证有限，在大多数的临床实践中缺乏有效的证据。对于那些正在出血或有出血风险的凝血障碍患者，如果特定治疗或因子浓缩物不合适或不可用时，输注新鲜冰冻血浆治疗是合适的。急性出血患者输注新鲜冰冻血浆是提倡的，通常纳入大量输血方案中。在很多临床情况下，预防性使用新鲜冰冻血浆的证据是不足的[14-18]。新鲜冰冻血浆很少用于维生素 K 缺乏或者逆转华法林过量，因为常有可用的药物[19, 20]。在低血容量、应用血浆置换治疗免疫缺陷状态以及重症监护室（intensive care unit，ICU）非出血性凝血障碍患者在行侵入性操作之前，预防性使用新鲜冰冻血浆都是不合适的[21]。

冷沉淀包含Ⅷ因子、纤维蛋白原、XIII因子、血管性血友病因子和纤维连接蛋白，在纤维蛋白原缺乏或者血纤维蛋白原异常的患者中，主要用于临床出血、侵入性操作、创伤或者急性弥散性血管内凝血（disseminated intravascular coagulation，DIC）。

血浆衍生品

表 137-1 总结了常用的新鲜及血浆来源的血液制品。在低纤维蛋白原血症的管理中，纤维蛋白原浓缩物代替冷沉淀具有越来越大的作用，但这应根据当地可利用资源的情况。

重组血液制品

重组血液成分的发展及引进依然是输血医疗中最让人兴奋的进展之一。重组生长因子（细胞因子），例如促红细胞生成素及粒细胞刺激因子，对贫血及中性粒细胞减少患者的治疗有重大影响；更具前景的重组细胞因子在无数临床情况下发挥作用，尤其是作为抗炎和组织保护药物。重组凝血因子改善了血友病的管理。重组活化因子Ⅶ（recombinant activated factorⅦ，rFⅦa）最初用于治疗带有凝血因子抑制剂的血友病患者。然而，研究者发现它会引起一系列的凝血障碍。只有与损伤部位的组织因子结合时，Ⅶa 因子才会启动外源性凝血途径；它的广泛使用有一段曲折的历史，尽管它在一系列凝血障碍中发挥作用，但它的安全性和有效性证据一直备受争议。由于 rFⅦa 使用的大部分经验都是观察性和轶事性的，因此，我们很难确立 rFⅦa 应用于血友病之外的可靠性证据。

血液替代品

多年来持续努力开发红细胞及血小板替代品，但结果令人失望，对于安全性的担忧一直阻碍其临床开发。

急性大出血的输血管理

近年来，对于急性出血患者重新制定了成分血制品使用指南[22]。指南更加关注严重出血的管理，以及避免大量输血致使患者陷入死亡三角：凝血障碍、酸中毒及低体温。患者分拣、复苏方案、快速及实时诊断技术、创伤团队和早期“损伤控制”手术的进展，都改善了急性出血患者的管理。目前也有更多的关注和研究集中在流体的性质以及血浆黏度、胶体渗透压和功能性毛细血管密度的重要性。

得益于越来越多的大量输血，很多患者可以存活，但依然面临着脓毒症、急性肺损伤及多器官功能衰竭的挑战。尽管输血可以挽救失血患者的生命，但是人们逐渐认识到输血可能是迟发性发病及死亡的独立危险因素。可以通过对低血压的耐受性来最大限度减少输血，直到控制出血并且接受较低的血红蛋白水平。由于红细胞的储存时间可能与较差的临床预后有关，库存红细胞的输血后直接功效，以及血红蛋白输送氧至微循环并释放都受到质疑。最近的动物数据表明，输注红细胞治疗低血容量性休克可获输血后直接临床益处，更多地与微循环重建有关，但是对微循环功能性毛细血管密度有潜在不良影响。

成分输血的协议性方案一直备受争议，提倡在鉴别止血缺陷时，用预先协议固定比例的红细胞、血小板及新鲜冰冻血浆进行成分输血来纠正。最近的 PROPPR 随机对照试验对比了同等数量的新鲜冰冻血浆、血小板及红细胞（1∶1∶1）与半量新鲜冰冻血浆、半量血小板及全量红细胞（1∶1∶2）的效果。尽管次要结果表明，在第一个 24 小时内，与 1∶1∶2 组相比，1∶1∶1 组的出血明显减少，并且有更多患者得到止血，但两组之间的 24 小时和 30 天死亡率无明显差异，这可能是支持 1∶1∶1 比例组的最佳证据[23]。但讽刺的是，由于 1∶1∶1 是去白细胞"再造"的全血，因此引出了一个长期存在的问题，关于全血和新鲜全血在严重出血中所起作用的争论[24]。

随着对凝血障碍、低纤维蛋白原血症和纤溶亢进重要性的进一步了解，对血液成分治疗进行了的再分析。止血失败常见于急性出血患者，原因可能是复杂的和多因素的。越来越多证据支持这样的观点：在急性出血的背景下，凝血障碍的病理生理学过程应当看作是初始损伤与启动事件。复苏患者的继发凝血障碍可能掺杂多种因素，例如大量库血的输注、血液稀释、低温和持续的组织缺氧。主要机制与启动事件相关，包括创伤、缺氧、妊娠、脓毒症、动物毒素中毒或抗血栓药物的使用。在任何情况下，总会存在激活或者抑制止血系统某些方面的因素，如果我们能够更好地理解各种机制，那么也能找到更好的治疗方法。明确诊断通常需要复杂的实验室检查，但情况紧急并不总是要等待结果，治疗可在极少实验室数据的情况下，根据临床证据启动。

多发创伤患者凝血障碍的表现与低血容量性休克有关，而不是消耗或者稀释[25]。蛋白 C 系统的激活，以及继发于纤溶亢进的低纤维蛋白原血症是重要的。在大量输血患者中，血小板减少和血小板功能损伤是最常并存的血液学异常，如果纠正可能控制的微血管出血。关于纤维蛋白原水平现在认为比过去更加重要[26]，反映凝血功能的凝血时间标准筛选实验所面临的问题是，它们没有提供凝血块形成的信息，包括大小、结构和稳定性。血栓弹力图等血栓形成和稳定性的全面检测，在临床上越来越广泛。如伴随持续出血或者微血管渗血，各种方法都可用。在确保各种的凝血缺陷都被纠正后，新鲜血液和重组活化凝血因子Ⅶ的作用问题就出现了[27]。

表 137-1 血液制品

血液制品	主要适应证
全血*	很少应用在急性出血患者中，除非无法应用其他血液制品
浓缩红细胞*	出血和贫血
去白细胞全血*	正处于发热反应的患者，在入选患者中要注意避免白细胞免疫，特别是血液恶性肿瘤患者。普遍预存的去白细胞全血使用更加广泛，并具有使储存损耗最小化的附加益处
浓缩血小板*	由于骨髓发育不良或者血小板功能缺陷所致的血小板减少
浓缩粒细胞*	偶尔应用于与骨髓抑制继发的严重持续中性粒细胞减少相关的脓毒症患者
新鲜冰冻血浆*	特定的或多种血浆蛋白缺陷（尤其是凝血）
冷沉淀*	当浓缩剂无法应用时[31]，应用于低纤维蛋白原血症，但很少用于Ⅷ因子缺乏和血管性血友病
4% 或 5% 的白蛋白溶液†	血浆扩容，其应用存在争议；白蛋白在危重患者中所起作用仍需要商议[32]
浓缩白蛋白†	严重低蛋白血症伴有复杂性低血容量
凝血因子Ⅱ、Ⅶ、Ⅸ、Ⅹ浓缩剂†	维生素 K 依赖的Ⅱ、Ⅸ、Ⅹ因子的缺乏，以及逆转口服维生素 K 拮抗剂过量
特殊因子浓缩剂†	Ⅷ和Ⅸ因子浓缩剂对于血友病的治疗有确切作用，但是其他因子的临床效果和适应证还在探索中[26,33,34]
	纤维蛋白原浓缩剂主要应用于低纤维蛋白原血症及纤维蛋白原异常血症[26]
	抗凝血酶浓缩剂应用于抗凝血酶缺乏所致血栓性疾病，并且越来越多地被推荐用于抗凝血酶消耗的其他疾病（例如 DIC、MODS）[35]
丙种球蛋白†	通常静脉用于低丙种球蛋白血症的替代治疗，或者大剂量应用作为免疫调节治疗[36,37]
特异性免疫丙种球蛋白†	恒河猴病（Rh 溶血病）的预防，特异性感染的预防和治疗[38]

*新鲜血制品。

†分离的血浆制品。

DIC：弥散性血管内凝血；MODS：多器官功能障碍综合征。

同种异体输血的风险

同种异体输血是一种组织移植，与所有医疗干预中最大范围的潜在风险有关，只有在充分证据表明临床结果将得到改善的情况下才应使用。输血反应的病理生理学可大致分为以下4类，其他章节将对同种异体输血的并发症进行更详细的讨论。

1. 输血反应可能是由于供受血者的免疫差异，导致不同程度的血液成分不相容。一般来说，受血者需有细胞或血浆抗原免疫史，才可能发生反应。
2. 各种各样的传染因子可以通过同种异体血液成分治疗进行传播。
3. 血液制品可在保存和储藏过程中发生改变，导致血液成分数量或质量缺陷，从而降低输血功效，并使患者暴露于储存期积累的物质的潜在不良后果中（表137-2）[28,29]。
4. 由于患者识别的错误、冷链管理失败或给药失误导致的临床、技术和文书错误，可能会产生一系列危害，包括心脏损害、对液体和容量状况的不良临床评估、脓毒症等并发症，使这些患者处于肺部损伤和循环系统超负荷的特别风险之中。

就不良临床事件的因果关系而言，根据发生概率，输血的潜在风险可以大致分为3类[30]（图137-2）。血液监测计划关注的是第1类和第2类中所包含的不良事件，但不涉及输血的临床指征是否合适的问题。

1. 确定的——单因素。已经了解和报道的输血风险（如免疫性、技术性、传染性）是单因素的，血液成分输注（通常是一个特定的成分）与患者的不良后果之间是1∶1的确定因果关系。ABO血型不相容、输血相关性感染传播、输血相关的移植物抗宿主病、献血者白细胞凝集素引起的输血相关肺损伤均属此例。
2. 很可能的——寡因素。输血的一些不良后果是由于与其他损害、病理生理学或宿主因素相互作用造成的，但输血的作用通常可以以确定的方式被明确地识别。发热、过敏反应、低血压反应、肺水肿、某些与输血相关的肺损伤、高胆红素血症和细胞病毒传播等都属此类事例。
3. 可能的——多因素。输血可能导致并发症或不良的临床结果。在这种情况下，输血的因果关系是概率性的（例如危险因素），而这并不一定是主要因素。输血诱导的免疫调节和储存损伤的临床结果都属此类。

表137-2 红细胞储存损伤及潜在的临床后果

储存损伤	潜在的临床后果
红细胞结构和功能改变	
ATP耗竭	棘球状红细胞形成，红细胞渗透脆性增加，红细胞变形能力受损，伴有氧输送和释放能力受损的不良反应
微囊泡形成及膜脂质的丢失，脂质过氧化及溶血，不可逆损伤的红细胞	红细胞活力降低及细胞死亡，高胆红素血症，乳酸脱氢酶，血清铁增加、自由基产生（?），高钾血症
2,3-DPG减少	血红蛋白对氧的亲和力增加，但释放能力受损
CD47抗原（整合素相关蛋白）表达减少	由于输血后过早地清除，导致输血后生存率降低
红细胞黏附于内皮细胞	微循环血流动力学的不良影响
保存温度	温度过低，除非输血前预温
添加剂	
枸橼酸盐	低钙血症，酸碱失衡，原发酸中毒性碱中毒
葡萄糖	高血糖症
钠	高钠血症
细胞因子：IL-1，IL-6，IL-8，TNF	发热、低血压、颜面部潮红
酶：髓过氧化物酶，弹性酶，精氨酸酶，分泌性磷脂酶A2	输血相关的免疫调节，中性粒细胞减少
活性蛋白：防御素、膜联蛋白、可溶性HLA、Fas配体、可溶性内皮细胞生长因子等	促炎反应，对ARDS、TRALI和MODS的潜在启动
组胺及激肽的聚集	低血压、焦虑、潮红、疼痛综合征、促炎反应
微团聚体及促凝剂	网状内皮系统的阻断，ARDS、MODS及TRALI发生的危险因素。止血激活>DIC（?），静脉血栓栓塞（?）动脉血栓事件（?）

ARDS：急性呼吸窘迫综合征；ATP：腺苷三磷酸；DIC：弥散性血管内凝血；2,3-DPG：2,3-二磷酸甘油酸；HLA：人白细胞抗原；IL：白介素；LDH：乳酸脱氢酶；MODS：多器官功能障碍综合征；RBC：红细胞；TNF：肿瘤坏死因子；TRALI：输血相关急性肺损伤；VTE：静脉血栓栓塞。

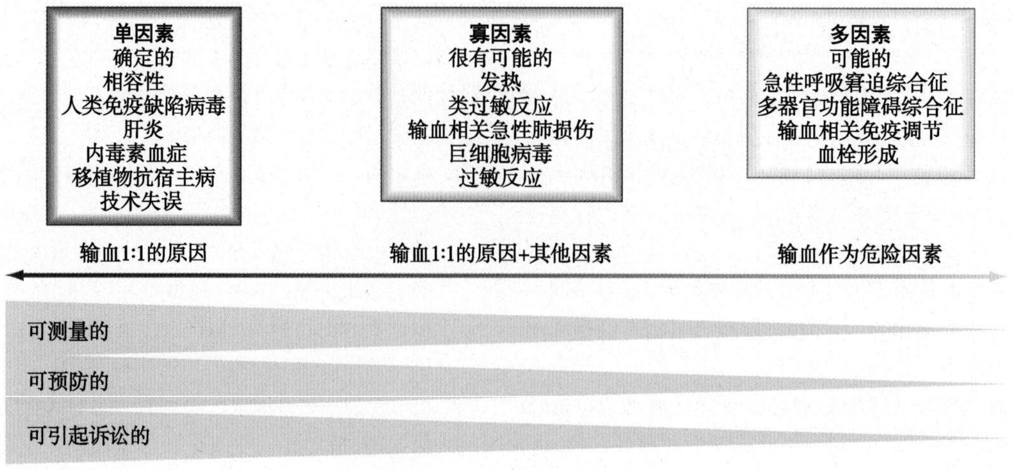

图 137-2 同种异体输血的风险

血液储存损伤及其潜在的临床后果

血液从初始收集那一刻到后续储存期都在发生变化，当大容量快速输注时，其物理和生化特性尤其重要。所有的快速输血应当加温尽量减少低体温的可能性。接受大量血液成分治疗的患者很可能病情重，存在多种问题。潜在的不良因素必须与损伤和多器官功能障碍综合考虑，并不总是能够确认并发症是由大量输血引起的或加重。

血液储存损伤逐渐增加直到过保质期，这些变化的程度由特定的血液成分、防腐剂介质、容器、储存时间和储存条件决定。储存会导致血液成分数量和质量上的缺陷，这可能会降低输血的功效。数量的不足可能导致红细胞存活率降低、未能达到预期终点，以及过度的供血暴露、增加免疫反应和感染风险；质量的缺陷包括细胞膜的弹性降低和对内皮的黏附力增加，这可能会损害微循环血流动力学，2,3- 二磷酸甘油酯的减少可降低血红蛋白氧结合力，损害氧的卸载。

与这些储存损伤变化并行的是退变物质的堆积（如微聚合体、微粒子和凝血物质）、血管活性因子的释放、细胞因子生成和溶血（图 137-3）。贮存期间发生的许多损伤变化都与白细胞（特别是粒细胞）的存在有关，可通过贮存前去白细胞而降低储存损伤。储存损伤的临床意义仍有争议，在某些情况下，这种影响被广泛接受；在另一些情况下，需要进一步研究。有证据表明，储存损伤在某些方面有临床意义。输血可能导致非结合胆红素、乳酸脱氢酶、中性粒细胞和血清铁饱和度的显著增加。储存血液中生物活性脂质的输注，可能与易患疾病患者发生急性肺损伤有关。输血已被证明是损伤后多器官功能衰竭和急性呼吸窘迫综合征的独立危险因

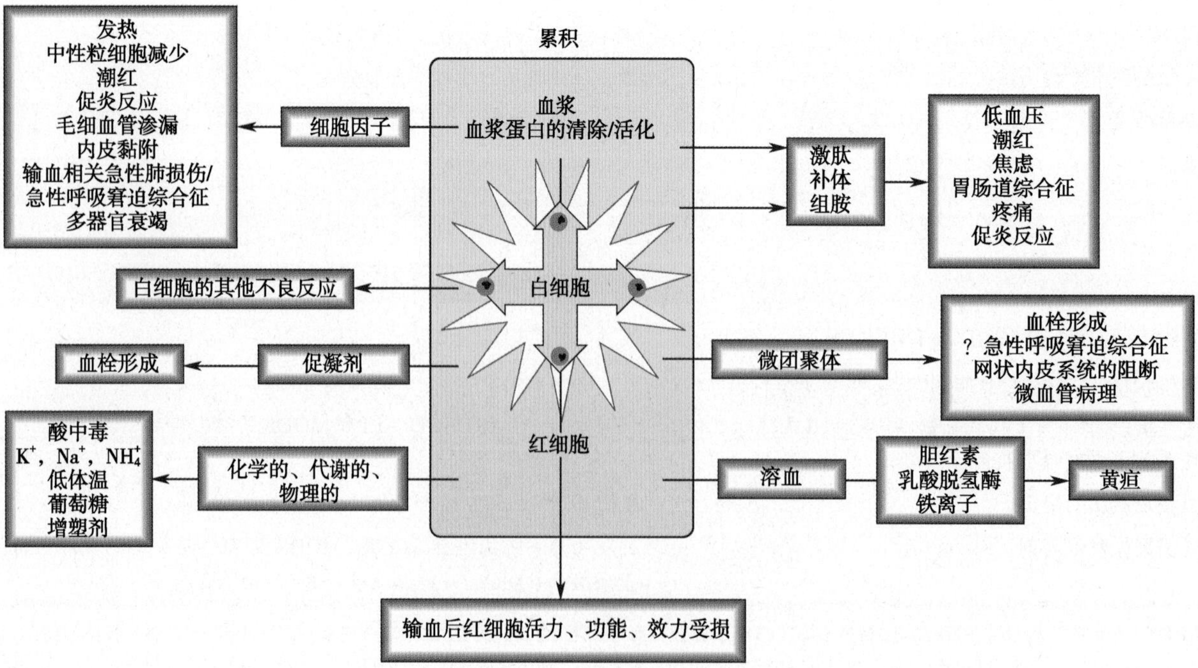

图 137-3 红细胞储存损伤

素，而且这种关系可能与血液的储存时间有关。严重损伤后输陈旧血与输血相关感染率增加有关，这表明与输血相关的免疫调节不仅仅与同种异体输血有关，也与储存损伤有关。储存损伤和潜在临床影响的更多信息，总结在表137-2中，高胆红素血症值得特别关注。大量输血后的高胆红素血症是很常见的，因为大部分输注后的RBC可能无法存活，而由此产生的胆红素负荷会导致不同程度的高胆红素血症。如果患者出现血压过低和休克，胆道运输功能可能会受损，尤其是在败血症或多器官功能障碍的情况下。胆红素运输中，结合胆红素从肝细胞转移到胆小管的耗能过程是一个重要的限速步骤。来自破坏的输注RBCs的胆红素可能是结合胆红素，排出延迟可能导致高结合胆红素血症。溶血性输血反应和血肿再吸收也被认为是导致高胆红素血症的可能原因。

同种异体输血是临床结果不佳的独立危险因素

近年来，实验和临床研究已经确定输血是发病率、死亡率的一个独立危险因素，同时也增加ICU入住率，延长住院时间和增加额外费用。红细胞输注并非最佳治疗方法，而且可能存在问题，这对长期以来认为同种异体输血是安全的看法构成挑战。随着免疫和感染相关的输血危害已广为了解并降低至最低限度，一般认为输血仅对出血或贫血的患者有益。越来越多的证据表明，输血相关性免疫调节（transfusion-related immunomodulation，TRIM）和储存损伤引起的输血效应可能是导致一系列不良临床结局的原因。静脉血栓形成的发生率较高，也与输血有关。输血与不良结果之间的关系正在加强，输血有效性的许多证据正在重新评估，支持限制红细胞输注的研究也是如此，因为对临床结果没有影响。在这些问题得到解决之前，应采取预防措施，避免或尽量减少同种异体输血，并尽可能使用适当的患者血液保存技术[9]。

基础免疫血液学

红细胞血清学是一个专门领域的知识，期望临床医生要有对患者安全至关重要的基本工作知识。

常规和非常规（非典型）抗体

ABO系统的常规同种抗体（同种凝集素）是自然产生的凝集素，它存在于所有ABO血型中（除了AB型），取决于ABO血型。O型血人体有抗A和抗B凝集素，A型血人体有抗B凝集素，而B型血人体有抗A凝集素。A型血细胞可引起最常见和最危险的ABO不相容溶血反应。

非典型抗体通常不会出现在血浆中，但某些人体内可能存在自然产生的抗体或免疫抗体，免疫抗体是由以前暴露于输血或妊娠引起的。自然产生的抗体通常没有重要的临床意义；相比之下，许多非典型免疫抗体具有重要的临床意义，识别它们是输血前相容性测试和产前抗体筛查的基础。血型抗原在发生率和免疫原性方面差异很大，恒河猴（Rh）血型系统的D抗原是常见的，而且是高度免疫原性的。当一个Rh阴性（即D阴性）患者暴露于D阳性血液，很有可能会形成抗D抗体。由于这个原因，在为输血提供血液时，D抗原应被考虑在内，这与其他许多不太常见或更少免疫原性的红细胞抗原相反。除了Rh（D）或有时凯尔（K）血型抗原之外，除非在抗体筛选过程中检测到非典型抗体，关注其他血型抗原不实用或不必要。

抗体筛查

输血服务机构收到血液样本时，首先确定红细胞的ABO和Rh（D）分型，再用O型筛查细胞来检测患者血清中的非典型抗体。筛查组合包括两组采自O型献血者的红细胞，其中包含所有常见的红细胞抗原，这些抗原在社区中发生的频率大于2%。如果抗体筛查中检测到非典型抗体，需要进一步的血清学研究以确定抗体的特异性。这些研究是费时的，在可能的情况下应该有选择地进行。

交叉配血（相容性检测）

交叉配血是献血者细胞和受血者血清之间最终的相容性检测。过于强调交叉配血检测，往往不利于抗体筛选。有了精准的血清学知识，在最终的相容性交叉配血之前，相容性血液供应的重点就集中在这些步骤。

由于预相容性检测在输血的选择中发挥了主要作用，因此，人们对择期输血的血液供应策略进行了重新思考。每当有可能需要输血的患者进行择期手术时，输血服务机构必须在预期手术时间之前很好地接收血液样本。预相容性检测应当在常规工作时间内进行，因为此时，工作人员可承担大负荷工作量，并足够处理所有的意外情况。随着计算机化，电子交叉配血越来越被接受为抗体筛查阴性患者发放相容血液的标准。

如果在高压状态下需要作出紧急的临床和实验室决策时，所有相关人员可能都处于困境之中。做出不匹配、部分匹配或等待交叉配血的决定并不容易，而血清学专家所面临的问题可能通过某些基本的血清学注意事项被临床医生理解。根据病情紧急程度，以及对患者既往红细胞血清学的了解程度，可以提供不同程度安全性的血液。然而，当患者正在出血并且可能死亡时，给予ABO相容的、交叉不匹配的血液，尤其是抗体筛查阴性，是安全且适当的治疗。

O型Rh（D）阴性献血者被称为“万能的”献血者，并且与所有受血者都是ABO相容的。这种血液也被筛查出高滴度的A或B溶血素。红细胞浓缩物的输注，仅用于紧急情况。

O型Rh（D）阳性血液可用于出血患者，但如果受血者是育龄期，则应尽力给予Rh（D）阴性血液，直到患者血型得到确定。

给予正确的ABO血型输血，可以避免之前提到的同种凝集素问题。这种方法看起来很简单，但其安全性取决于对分型的细致关注。以前的血型信息，如“手腕”组或在患者记录中写的“非正式”组，可能是不正确的，如果仅凭这一信息来进行血液管理，可能会有相当大的风险。

知识点

1. 针对血液成分输注，基于循证的方法已产生许多长期的输血方法改善临床结局，其呈现不稳定的同种异体血液成分(红细胞、血小板和新鲜冷冻血浆)的临床效应。
2. 为改善临床结局，缓解氧输送受损导致的临床体征和症状，并减少发病和死亡，基于这种需求，可以输注浓缩红细胞。
3. 同种异体输血可能是导致不良临床结局的独立危险因素。
4. 血液成分使用临床实践指南应以患者的血液管理为重点，在不确定的临床背景下，异体血输注不应当成为默认的决策。
5. 急性溶血性输血反应的典型症状和体征，包括焦虑、面红、疼痛(如输液部位、头部、胸部、腰骶部、腹部)、恶心、呕吐、僵硬、低血压和循环衰竭。
6. 临床医生需要掌握红细胞血清学的基础工作知识，以确保患者的安全。

(周立新 曹泳文 译，杨伟民 审校)

参考文献

1. Thomson A, Farmer S, Hofmann A, Isbister J, Shander A. Patient blood management—a new paradigm for transfusion medicine? Vox Sang ISBT Science Series. 2009;4:423-435.
2. Isbister JP. The three-pillar matrix of patient blood management. Vox Sang ISBT Science Series. 2015;10(Suppl 1):286-294.
3. Franchini M, Mannucci PM. Adjunct agents for bleeding. Curr Opin Hematol. 2014;21(6):503-508.
4. Isbister JP. Decision making in perioperative transfusion. Transfus Apheresis Sci. 2002;27(1):19-28.
5. Walsh TS. Red cell transfusions for treating anaemia in the absence of bleeding. BMJ. 2015;350:h1463.
6. Holst LB, Petersen MW, Haase N, Perner A, Wetterslev J. Restrictive versus liberal transfusion strategy for red blood cell transfusion: systematic review of randomised trials with meta-analysis and trial sequential analysis. BMJ. 2015;350:h1354.
7. Patient Blood Management Guidelines. National Blood Authority. http://www.blood.gov.au/pbm-guidelines, Accessed January 2016.
8. Marik PE, Corwin HL. Efficacy of red blood cell transfusion in the critically ill: a systematic review of the literature. Crit Care Med. 2008;36(9):2667-2674.
9. Shander A, Fink A, Javidroozi M, et al. Appropriateness of allogeneic red blood cell transfusion: the international consensus conference on transfusion outcomes. Transfus Med Rev. 2011;25(3):232-246.
10. Squires JE. Indications for platelet transfusion in patients with thrombocytopenia. Blood Transfus. 2015;13(2):221-226.
11. Estcourt LJ, Crighton GL, Wood EM, et al. A therapeutic-only versus prophylactic platelet transfusion strategy for preventing bleeding in patients with haematological disorders after chemotherapy or stem cell transplantation. Cochrane Database Syst Rev. (Online). 2014;(3).
12. Zeller MP, Al-Habsi KS, Heddle NM. Prophylactic platelet transfusions: should they be a treatment of the past? Curr Opin Hematol. 2014;21(6):521-527.
13. Agarwal S, Johnson RI, Shaw M. Preoperative point-of-care platelet function testing in cardiac surgery. J Cardiothorac Vasc Anesth. 2015;29(2):333-341.
14. Doussau A, Perez P, Puntous M, et al. Fresh-frozen plasma transfusion did not reduce 30-day mortality in patients undergoing cardiopulmonary bypass cardiac surgery with excessive bleeding: the PLASMACARD multicenter cohort study. Transfusion. 2014;54(4):1114-1124.
15. Shah A, Stanworth SJ, McKechnie S. Evidence and triggers for the transfusion of blood and blood products. Anaesthesia. 2015;70(Suppl 1):10-19.
16. Pieters BJ, Conley L, Weiford J, et al. Prophylactic versus reactive transfusion of thawed plasma in patients undergoing surgical repair of craniosynostosis: a randomized clinical trial. Paediatr Anaesth. 2015;25(3):279-287.
17. Pybus S, MacCormac A, Houghton A, Martlew V, Thachil J. Inappropriateness of fresh frozen plasma for abnormal coagulation tests. J R Coll Physicians Edinb. 2012;42(4):294-300.
18. West KL, Adamson C, Hoffman M. Prophylactic correction of the international normalized ratio in neurosurgery: a brief review of a brief literature. J Neurosurg. 2011;114(1):9-18.
19. Tran HA, Chunilal SD, Harper PL, et al. An update of consensus guidelines for warfarin reversal. Med J Aust. 2013;198(4):198-199.
20. Leissinger CA, Blatt PM, Hoots WK, Ewenstein B. Role of prothrombin complex concentrates in reversing warfarin anticoagulation: a review of the literature. Am J Hematol. 2008;83(2):137-143.
21. Muller MC, Arbous MS, Spoelstra-de Man AM, et al. Transfusion of fresh-frozen plasma in critically ill patients with a coagulopathy before invasive procedures: a randomized clinical trial (CME). Transfusion. 2015;55(1):26-35; quiz 25.
22. Gill R. Practical management of major blood loss. Anaesthesia. 2015;70(Suppl 1):54-57, e19-20.
23. Holcomb JB, Tilley BC, Baraniuk S, et al. Transfusion of plasma, platelets, and red blood cells in a 1 : 1 : 1 vs a 1 : 1 : 2 ratio and mortality in patients with severe trauma: the PROPPR randomized clinical trial. JAMA. 2015;313(5):471-482.
24. Davies RL. Should whole blood replace the shock pack? J R Army Med Corps. 2016;162(1):5-7.
25. Maegele M, Schochl H, Cohen MJ. An update on the coagulopathy of trauma. Shock. 2014;41(Suppl 1):21-25.
26. Levy JH, Goodnough LT. How I use fibrinogen replacement therapy in acquired bleeding. Blood. 2015;125(9):1387-1393.
27. Grottke O, Henzler D, Rossaint R. Activated recombinant factor VII (rFVIIa). Best Pract Res Clin Anaesthesiol. 2010;24(1):95-106.
28. Obrador R, Musulin S, Hansen B. Red blood cell storage lesion. J Vet Emerg Crit Care (San Antonio). 2015;25(2):187-199.
29. Orlov D, Karkouti K. The pathophysiology and consequences of red blood cell storage. Anaesthesia. 2015;70(Suppl 1):29-37, e29-12.
30. Isbister JP, Shander A, Spahn DR, Erhard J, Farmer SL, Hofmann A. Adverse blood transfusion outcomes: establishing causation. Transfus Med Rev. 2011;25(2):89-101.
31. Nascimento B, Goodnough LT, Levy JH. Cryoprecipitate therapy. Br J Anaesth. 2014;113(6):922-934.
32. Caironi P, Gattinoni L. The clinical use of albumin: the point of view of a specialist in intensive care. Blood Transfus. 2009;7(4):259-267.
33. Giangrande P, Seitz R, Behr-Gross ME, et al. Kreuth III: European consensus proposals for treatment of haemophilia with coagulation factor concentrates. Haemophilia. 2014;20(3):322-325.
34. Tanaka KA, Kor DJ. Emerging haemostatic agents and patient blood management. Best Pract Res Clin Anaesthesiol. 2013;27(1):141-160.
35. Abildgaard U. Antithrombin—Early prophecies and present challenges. Thromb Haemost. 2007;98(1):97-104.
36. Gilardin L, Bayry J, Kaveri SV. Intravenous immunoglobulin as clinical immune-modulating therapy. CMAJ. 2015;187(4):257-264.
37. Wang J, McQuilten ZK, Wood EM, Aubron C. Intravenous immunoglobulin in critically ill adults: when and what is the evidence? J Crit Care. 2015;30(3):652.e9-652.e16.
38. Mair-Jenkins J, Saavedra-Campos M, Baillie JK, et al. The effectiveness of convalescent plasma and hyperimmune immunoglobulin for the treatment of severe acute respiratory infections of viral etiology: a systematic review and exploratory meta-analysis. J Infect Dis. 2015;211(1):80-90.

138

内外科危重患者的静脉血栓栓塞

Robert J. Walter, Lisa K. Moores

静脉血栓栓塞症（venous thromboembolism，VTE）是危重患者的常见并发症，与住院患者的发病率和死亡率密切相关，是仅次于心肌梗死和脑卒中之后第三位血管性死亡的原因，同时也是住院患者可以预防的主要死亡原因[1,2]。美国每年约有 60 万～90 万 VTE 患者，总体死亡率达 15%～53%[3]。重症监护室（intensive care unit，ICU）内 VTE 患者的机械通气时间（9 天 vs 6 天，$P=0.02$）、住 ICU 时间（17.5 天 vs 9 天；$P=0.005$）和住院时间（51 天 vs 21 天；$P<0.001$）更有可能比非 ICU 住院患者长，院内死亡率也显著升高（56% vs 38%）[4]。ICU 患者通常有多种形成 VTE 的危险因素，我们应更加重视识别高危因素，制定临床预测评分和预防策略。

内外科 ICU 患者发生静脉血栓栓塞的危险因素

内外科 ICU 患者比内科或外科病房患者罹患 VTE 的风险更高[5]，已确定的危险因素可分为三大类：血液淤滞、血管损伤与高凝状态。目前已明确部分对 VTE 发生有重要影响的临床危险因素可能在入 ICU 前就存在（比如急慢性疾病、近期有手术或创伤史）或入住 ICU 时获得（使用镇静剂 / 肌松剂和进行促凝的有创操作），对此类患者进行观察性研究确认的 VTE 危险因素包括：女性、既往曾患 VTE、中心静脉置管术和共病症（如恶性肿瘤）[6,7]。近期的前瞻性研究对此作了进一步描述，一项纳入 261 例内外科 ICU 患者的前瞻性队列研究确认 ICU 获得性 VTE 的 4 个独立危险因素：VTE 的个人或家族史［风险比，3.9（95%CI，1.5～10）］、终末期肾病［风险比，3.7（95%CI，1.3～11.2）］、输注血小板［风险比，3.2（95%CI，1.2～8.5）］及应用血管升压药［风险比，2.8（95%CI，1.1～7.2）］[4]。这些研究有助于将 VTE 描述为具有确定及可控危险因素的多因疾病过程，了解这些危险因素可以帮助制定有效的预防策略，并告知对此类患者进行筛查和监测的作用。

患病率及发病率

内外科 ICU 患者 VTE 的患病率和发病率在不同患者群体中差异巨大，而且这种差异与临床诊断或者通过筛查方法检测有关。一项采用系统性筛查方法的横断面研究中，入 ICU 患者 VTE 的患病率为 7.5%～10.7%[9,10]；早期纵向研究中采用下肢多普勒超声或放射性碘纤维蛋白原检测手段进行筛查，结果显示，患者住 ICU 期间 VTE 发生率，尤其是深静脉血栓（deep vein thrombosis，DVT），波动在 8.8%～40%；近期研究表明，VTE 发生率较前降低，约 9.8%～26.6%[6,11,12]；这些结果可能部分归因于血栓预防措施的改变[8,13,14]，神经外科、创伤和急性脊髓损伤患者 VTE 的患病率和发病率都可能高得多[15,16]。

预防

内外科 ICU 患者是 VTE 的高危人群，应在入 ICU 后 24 小时内对早期血栓预防进行全面评估。一项对 175 665 例危重患者的回顾性观察研究中，入院 24 小时内接受早期血栓预防治疗的患者，ICU 及住院死亡率均显著低于未接受血栓预防治疗的患者（分别为 6.3% 和 10.6% vs 7.6% 和 11.2%），而省略早期血栓预防的归因死亡率分别为：多发性创伤 3.9%（95%CI，2.2～5.6）、脓毒症 8.0%（95%CI，5.6～10.4）、肿瘤转移性疾病 9.4%（95%CI，6.4～12.2）、心搏骤停 15.4%（95%CI，11.1～19.9）[17]。虽然暂时缺少公认且可前瞻验证的风险评估模型，但目前已建立了几个以经验主导或数据派生的风险模型，包括 Padua 预测评分、IMPROVE 风险评分和 GENEVA 风险评分模型（表 138-1～表 138-3）。对中高危 VTE 和低出血风险的危重患者推荐皮下注射低分子量肝素（lowmolecular-weight heparin，LMWH）或皮下低剂量普通肝素（unfractionated heparin，UFH）预防血栓形成；对于有出血或存在大出血高风险的危重患者，则建议采用逐级加压弹力袜（graduated compression stockings，GCS）或间歇气压疗法（intermittent pneumatic compression，IPC）进行机械性血栓预防，直至出血风险降低时再过渡到用药物预防血栓[18]。尽管对存在较高出血风险的高危创伤患者中放置下腔静脉滤器（inferior vena cava，IVC）是常见的治疗措施，但目前尚无高质量数据支持这一做法。对照观察研究的荟萃分析表明，肺栓塞（pulmonary embolus，PE）和致命性 PE 的减少对深静脉血栓发生率无显著影响[19]。表 138-4 概述了内外科 ICU 预防静脉血栓栓塞的一般方法。

表 138-1 Padua 预测评分[59]

癌症活动期	+3
既往有 VTE 病史	+3
活动减少	+3
有血栓形成倾向	+3
过去1个月内有创伤或手术病史	+2
年龄≥70岁	+1
心力衰竭或呼吸衰竭	+1
缺血性卒中或急性心肌梗死	+1
急性风湿性疾病和/或急性感染	+1
肥胖	+1
激素治疗	+1
评分<4：VTE 低风险 评分≥4：VTE 高风险	

表 138-2 IMPROVE 风险评估模型[60]

既往有 VTE 病史	+3
已知血栓形成倾向	+2
下肢瘫痪	+2
恶性疾病活动期	+2
约束固定	+1
入住 ICU	+1
年龄>60岁	+1
评分 0～2：VTE 低风险 评分≥3：VTE 高风险	

诊断

临床评估及预测

临床评估包括风险因素、体格检查、实验室/影像学检查和心血管监测，是评估患者早期死亡风险和提供最佳治疗方案的必要条件[20,21]。然而目前对 VTE 的评估可能具有挑战性，ICU 患者经常处于机械通气状态或神志改变，因而难以及时识别症状，也可能存在多种合并症，使诊断过程变得混乱或复杂化。

将患者按可能罹患 VTE 相对应的预估概率进行分类，无论通过临床判断还是评分标准进行评估，都是为了选择最为合适的诊断方法。为了帮助客观评价罹患 VTE 的预测效果，临床上制定了一些评估标准，其中 Wells 评分是根据 VTE 发生概率来对患者进行识别，也是目前得到广泛验证且临床最常用的评分标准之一[22-25]（表 138-5）。尽管得到广泛验证及应用，但 Wells 评分尚未应用在重症患者中，主要是由于在此类患者群体中该标准在 VTE 诊断中的作用仍然不明确。

表 138-3 日内瓦评分（修订）[61]

年龄>65岁	+1
既往有 DVT 或 PE 病史	+3
1个月内手术或有下肢骨折	+2
恶性疾病活动期	+2
单侧下肢疼痛	+3
咯血	+2
心率	
<75次/min	0
75～95次/min	+3
≥95次/min	+5
下肢深静脉触诊时疼痛及单侧水肿	+4
评分 0～3：低概率（8%） 评分 4～10：中等概率（28%） 评分≥11：高概率（74%）	

资料来源：Nendaz M，Spirk D，Kucher N，et al. Multicentre validation of the Geneva Risk Score for hospitalised medical patients at risk of venous thromboembolism. Explicit Assessment of Thromboembolic Risk and Prophylaxis for Medical Patients in Switz Erland（ESTIMATE）.Thromb Haemost 2014；111：531.

表 138-4 ICU 预防 VTE 的一般方法[62]

出血风险	静脉血栓栓塞风险	推荐
低	中等	低剂量普通肝素或低分子量肝素
低	高	低分子量肝素
高	中等或高	逐级加压弹力袜或间歇气压疗法，当风险降低时，可转换成低剂量普通肝素

诊断试验

几种实验室和影像学检查已用于辅助诊断 VTE，D-二聚体是血栓变性过程中纤维蛋白的降解产物，为血栓性疾病的标记物。现多采用酶联免疫吸附试验（enzyme-linked immunosorbent assays，ELISA）量化患者血浆 D-二聚体浓度。低浓度可较好排除低至中等概率肺栓塞患者发生 VTE 的可能［敏感性，0.95（95%CI，0.85～1.0）］[26]；然而大多数 ICU 患者不大可能被归类为低概率，极大地限制了其临床实用性。此外，有证据表明住院患者的特异性可能更低。一项纳入 239 例内科 ICU 患者的前瞻性研究结果显示，D-二聚体阴性患者仅占 16%，其中 3 例患者被诊断为 VTE[27]。基于以上缺陷，D-二聚体在 ICU 中应谨慎用于诊断，预估 VTE 高发概率的患者应选用其他诊断方式进行评估。

表 138-5　Well 评分[22]

DVT 的临床症状和体征（最低限度下肢肿胀和触诊深静脉时疼痛）	+3
与 PE 相比，其他诊断的可能性小	+3
心率 >100 次 /min	+1.5
4 周内有手术史或肢体固定 3 天以上	+1.5
既往 DVT 或 PE	+1.5
咯血	+1
恶性肿瘤（治疗中、近 6 个月治疗过或姑息治疗）	+1
二分法（双层）： 评分≤4：PE 不太可能 评分 >4：PE 可能	
三分法： 评分 0～1：低风险 评分 2～6：中等风险 评分≥7：高风险	

资料来源：Wells PS，Anderson DR，Rodger M，et al. Derivation of a simple clinical model to categorize patients probability of pulmonary embolism：increasing the models utility with the SimpliRED D-dimer. Thromb Haemost 2000；83：416-420.

计算机断层扫描肺血管造影（computed tomography pulmonary angiography，CTPA）已成为 PE 的主要诊断试验，它还可提供额外的信息，如测定右心室 / 左心室比率以明确右心室是否超负荷，从而除了确定阳性诊断还进一步评估 PE 的严重程度[28]。肺栓塞诊断的前瞻性研究（the prospective investigation of pulmonary embolism diagnosis，PIOPED）Ⅱ表明中 - 高度临床概率的 PE 患者 CTPA 的阳性预测值分别为 92% 和 96%[29]。然而 CTPA 也存在诊断的局限性，当临床概率很高时，可能无法可靠地排除 PE；在预测概率较高的 PE 患者中，阴性预测值仅为 60%。这就需要其他替代的诊断检查。对 ICU 和创伤患者进行特异性评估时，CTPA 显示了上述类似特征[30, 31]。

急性肺栓塞诊断的前瞻性研究（the prospective investigation study of acute pulmonary embolism diagnosis，PISA-PED）表明：灌注扫描结合临床评估可作为替代诊断方法，减少对血管造影检查的需求，并提供一种可行的诊断选择[32]。这种技术可能对某些特定患者群体更有益（比如肾功能不全、孕妇等），因为可规避与 CTPA 相关的某些限制（如造影剂、电离辐射暴露）[33]。根据 PIOPEDⅡ研究表明，临床怀疑为 PE 且灌注扫描为高 V/Q 患者诊断 PE 的概率为 96%，若临床高度怀疑为 PE 但灌注扫描为低 V/Q 者诊断 PE 的概率为 40%；患者合并其他可疑临床表现，结合灌注扫描结果诊断 PE 概率为 6%～88%[34]。临床评估是必须的，同时应当结合其他的诊断。为限制无诊断结果的可能性，胸片正常的患者最好选用 V/Q 扫描。然而，ICU 患者并发心肺疾病较为普遍（如肺炎、肺不张、肺水肿、胸腔积液），因此有可能限制它在某些患者中的诊断效用。此外，V/Q 的传输和图像采集时间较长，对于病情不稳定的 ICU 患者而言应慎重选用该检查。

由于有 50%～70% 的 PE 患者合并近端 DVT，下肢多普勒超声可能是一项有用的辅助诊断研究方法[20, 35, 36]。有症状的近端 DVT 患者中，荟萃分析表明其合并敏感度为 97%（95%CI，96～98），无症状患者为 62%（95%CI，53～71）[37]。然而许多危重症患者会应用镇静剂，难以表述典型症状或可能有双侧下肢肿胀，因此有可能降低该患者人群中的敏感度。两点完全加压超声检查（two-point complete compression ultrasonography，CCUS）已被提出作为床旁持续评估 DVT 的快速和 / 或连续床边评估 DVT 的替代技术。一项纳入 2 098 例有症状 DVT 患者的前瞻性研究表明，下肢多普勒超声与 CCUS 诊断准确性大致相同[38]。CCUS 也可提供有用的预后信息，从而可能有助于危险分层。一项前瞻性队列研究对急性症状性 PE 患者行 CCUS 筛查显示：与非 DVT 患者相比，合并 DVT 患者全因死亡率［风险比，2.05（95%CI，1.24～3.38）；$P=0.005$］及 PE 特定死亡率［风险比，4.25（95%CI，1.61～11.25）；$P=0.04$］均增加。

经胸超声心动图（transthoracic echocardiography，TTE）可作为诊断及监测 VTE 的有效辅助措施，然而 TTE 诊断 PE 的敏感性为 60%～70%，阴性结果不能可靠地排除 PE[20]。低血压或休克患者怀疑 PE，TTE 若不存在右心室超负荷或右心室功能障碍的超声心动图征象，常可排除 PE 是血流动力学不稳定的原因[20]。此外，超声心动图可以识别合并右心室血栓，这是预后较差的标志（与无右心室血栓相比，患者 14 天死亡率：21% vs 11%；3 个月死亡率：29% vs 16%），同时可监测右心室功能及肺动脉压[39]。因此 TTE 可作为一种有用的辅助诊断手段诊断或排除 PE，并为风险分层提供有用的诊断信息。

风险分层

对于确诊 PE 患者，初始风险分层是基于血流动力学状态的临床评估，而血流动力学状态评估可用来指导诊断和治疗决策。

高风险（或大块）PE 导致血流动力学不稳定是危及生命的紧急情况，可能与住院死亡率超过 50% 有关[3]。美国胸科医师学会（American College of Chest Physicians，ACCP）将血流动力学不稳定 PE 定义为 PE 合并低血压休克（收缩压 <90mmHg）或收缩压下降≥40mmHg 持续 15 分钟以上，除外新发心律失常、容量不足或脓毒症引起的。ACCP 定义中也包括会出现低血压风险的患者[18]。

对血流动力学稳定的患者进一步风险分层的目的在于从血压正常、全因死亡率低（低风险或非大面积 PE）的群体中筛选出可能出现 PE 相关不良临床事件（中等风险或较大范围 PE）的患者。预后模型、实验室检查和影像学检查可能有助于对这类患者进行危险分层[20]。

并发症发生风险低的 PE 患者，鉴别并发症是与 PE 本身相关还是与治疗相关将有助于确定患者是入住 ICU 还是内外科普通病房。风险分层模型可以准确识别已确诊 PE 后 3 个月内低死亡风险的患者，肺栓塞严重程度指数（Pulmonary Embolism Severity Index，PESI）和日内瓦评分（Geneva Score）是两种临床常用的评估 PE 患者预后的临床模型，两者都得到了广泛的验证，可能有助于这些患者的风险分层（表 138-6 和表 138-7）[40-43]。

表 138-6 肺栓塞严重程度指数（PESI）[40-42]

变量	初始 PESI	简化 PESI
年龄＞80 岁	年龄＋预测分值*	＋1
男性	＋10	
癌症史	＋30	＋1
心力衰竭史	＋10	＋1&
慢性肺病史	＋10	
脉搏≥110 次 /min	＋20	＋1
收缩压＜100mmHg	＋30	＋1
呼吸≥30 次 /min	＋20	
体温＜36℃	＋20	
神志改变	＋60	
动脉氧饱和度＜90%	＋20	＋1

初始 PESI：
Ⅰ级（≤65 分）：死亡风险很低（0～1.6%）
Ⅱ级（66～85 分）：死亡风险低（1.7%～3.5%）
Ⅲ级（86～105 分）：死亡风险中等（3.2%～7.1%）
Ⅳ级（106～125 分）：死亡率高（4%～11.4%）
Ⅴ级（＞125 分）：死亡率很高（10%～24.5%）

简化 PESI：
0 分：低死亡风险（1%）
≥1 分：高死亡风险（10.9%）

注：*将患者的年龄加在每个预测者的分数上以计算总得分。
&合并为一类：慢性心肺疾病。

表 138-7 日内瓦肺栓塞预后指数[64]

癌症活动期	＋2
收缩压＜100mmHg	＋2
诊断时伴有 DVT	＋1
既往 VTE	＋1
充血性心力衰竭	＋1
动脉血氧分压＜60mmHg	＋1

0～2 分：低死亡风险
≥3 分：高死亡风险

资料来源：Wicki J，Perrier A，Perneger TV，et al. Predicting adverse outcome in patients with acute pulmonary embolism：a risk score. Thromb Haemost 2000；84：548.

识别 PE 相关并发症高危患者，能够帮助将其治疗方案升级（如转到重症监护室观察和 / 或考虑溶栓治疗）。由肺动脉阻塞引起的负荷增加和收缩血管因子作用使得肺动脉血管内血流减少，诱发右心室功能障碍，与患者预后不良相关[18，20，44]。

心肌损伤也与急性 PE 患者的短期死亡率和不良结局相关[20]，右心室功能障碍（通过超声心动图、螺旋 CT 或 BNP）和心肌损伤（肌钙蛋白 T 或肌钙蛋白 I）有助于识别中等风险 PE 患者[20，45，46]。目前，尚无单一检查就能明确 PE 特异性死亡率的阳性预测值，从而指导初始治疗的升级。然而，近期研究表明，联合辅助诊断检查有助于提供有用的预后信息，在一项对 591 例血压正常的 PE 患者进行的前瞻性研究中，采用两种检查策略（心肌肌钙蛋白联合 TTE 或肌钙蛋白联合 CCUS）对高危患者（按 PESI 风险分层）进行评估，结果显示对 30 天 PE 相关死亡率的阳性预测值分别为 20.7% 和 24.4%[47]。因此联合辅助诊断检查有助于进一步对中危组患者的风险分层并改善其预后。近期开发并验证了一种简单的四因素预测评分，用于确定血压正常的急性 PE 患者发生不良 PE 相关中等风险临床事件的风险分层[48，49]（表 138-8）。

治疗

VTE 的治疗以风险分层为指导，一线治疗根据血流动力学状况而异。

血流动力学稳定的低危 PE

对于低危血流动力学稳定患者，皮下注射 LMWH、皮下或静脉注射 UHF、皮下注射磺达肝癸钠，然后桥接维生素 K 拮抗剂（vitamin K antagonist，VKA）是标准治疗的基石。VKA 治疗可以在肝素治疗的第 1 天或第 2 天开始，并且至少要重叠 5 天[18，20]。最近，一些口服抗凝药物（利伐沙班、阿哌沙班、依度沙班、达比加群）被批准用于治疗血流动力学稳定的 VTE，并为该类患者提供了一种替代治疗方案[50-52]。

表 138-8 BOVA 风险评分[48，49]

收缩压 90～100mmHg	＋2
心肌肌钙蛋白升高	＋2
右心室功能障碍（超声心动图或 CTPA）	＋2
心率≥110 次 /min	＋1

30 天 PE 相关死亡率：
Ⅰ阶段（0～2 分）：低危（3.6%）
Ⅱ阶段（3～4 分）：中危（5.0%）
Ⅲ阶段（＞4 分）：高危（15.5%）

30 天 PE 相关并发症：
Ⅰ阶段（0～2 分）：低危（4.2%）
Ⅱ阶段（3～4 分）：中危（10.8%）
Ⅲ阶段（＞4 分）：高危（29.2%）

血流动力学稳定的中危 PE

血流动力学稳定的中危 PE 患者的标准治疗与低危 PE 相似。然而对存在 PE 相关并发症风险高的部分患者是否升级治疗仍有争议。虽然有证据表明，对特定的中危 PE 患者进行溶栓治疗可能改善患者急性期和远期肺动脉压力和右心室功能，但没有明确的证据支持可改善该类患者的死亡率[53]。在肺栓塞溶栓研究（Pulmonary Embolism Thrombolysis Study，PEITHO）中，存在由 TTE 或 CTPA 证实的右心室功能障碍和心肌肌钙蛋白阳性的心肌损伤的血压正常中危患者，与肝素 / 安慰剂比较，应用肝素 / 替奈普酶对患者短期结局（7 天内由任何原因或血流动力学崩溃导致的死亡）有所改善［2.6% vs 5.6%；风险比，0.44（95%*CI*，0.23～0.87）；$P=0.02$］，然而两组间 7 天全因死亡率（1.2% vs 1.8%，$P=0.42$）和 30 天全因死亡率（2.4% vs 3.2%，$P=0.42$）比较无显著统计学意义。此外，替奈普酶组患者卒中（2.4% vs 0.2%，$P=0.03$）及颅外出血（6.3% vs 1.2%，$P<0.001$）发生率明显升高[54]。最近一项荟萃分析表明，中等风险患者进行溶栓治疗（尤其是 65 岁以下）有可能受益，但该分析受 PEITHO 试验影响较大，该试验的主要结果是针对临床恶化和挽救性溶栓患者[55]。这表明更合理的方法可能是密切监测这些患者，对出现临床恶化者保留再灌注治疗。

血流动力学不稳定的高危 PE

血流动力学不稳定高危 PE 患者，由于存在右心室衰竭风险急需恢复肺动脉血流，建议静脉输注链激酶、尿激酶或重组组织纤溶酶原激活物（tissue plasminogen activator，tPA）溶栓治疗，与单用肝素相比，其复发性 PE 或死亡的综合结果显著降低[18, 20, 56]。急性 PE 接受溶栓治疗的一项单中心前瞻性研究表明：91.8% 患者的血流动力学稳定性和右心室功能障碍得以改善[57]。然而急性 PE 是否使用溶栓药物与出血的总体发生率［9.2% vs 3.4%；风险比，2.73（95%CI，1.91～3.91）］和颅内出血［1.5% vs 0.2%；风险比，4.63（95%CI，1.78～12.04）］密切相关[55]。短时间输注（2 小时）比长时间输注（24 小时）更可取，因为较短的输注时间使得血块更快溶解并减少出血风险[18]。在溶栓输注完后，通常先进行肝素完全抗凝再过渡至一种 VKA 治疗。

血流动力学不稳定的 PE 患者若存在溶栓药物禁忌证、溶栓失败以及溶栓前即存在可能导致死亡的休克可考虑导管辅助清除血栓术[18, 20]，包括流变性血栓切除、抽吸溶栓、超声加速溶栓和导管引导 tPA 等技术，虽然其中一些显示出前景，但目前没有足够的证据支持任何一种单独技术。

对于血流动力学不稳定的 PE 患者，当静脉全身溶栓或导管接触性溶栓失败，或在溶栓前即存在休克有可能出现死亡时，都应考虑进行外科肺动脉栓塞取栓术，尽管支持此建议的现有证据有限[18, 20]。最近发表的一项回顾性研究中纳入 20 例右心室功能障碍且存在溶栓禁忌的急性 PE 患者，95% 的患者接受肺动脉栓塞取栓术后存活出院[58]。对于存在溶栓禁忌证或病情极不稳定的部分患者，外科肺动脉栓塞取栓术可能是一种可行的选择。

应用 IVC 过滤器治疗急性 PE 的适应证目前与其他群体相同，循证指南建议在不能接受抗凝治疗、抗凝治疗过程中出现大量出血以及在治疗性抗凝过程中出现复发性血栓的患者中使用。

知识点

1. 静脉血栓栓塞是危重症的常见并发症，内外科 ICU 患者可能合并多种固定或可变的 VTE 危险因素。
2. 在适当选择的患者中实施血栓预防，对于降低 VTE 发生率及其相关并发症（包括死亡、长时间机械通气、住院及住 ICU 时间延长）至关重要。
3. 临床预测评分结合辅助诊断检查（如 CTPA、V/Q、CCUS、TTE）有助于及时准确地诊断疑似 VTE 患者。
4. 基于血流动力学稳定性和 VTE 相关并发症风险进行风险分层，用于指导制定治疗策略。
5. 血流动力学不稳定的高危患者应考虑立即进行全身或导管接触性溶栓治疗；血流动力学稳定、VTE 相关并发症风险较大的中危患者治疗升级的作用仍不清楚。

（周立新　强新华 译，吕浩　校）

参考文献

1. Lapner ST, Kearon C. Diagnosis and management of pulmonary embolism. Br Med J 2013;346:f757.
2. Goldhaber SZ. Venous thromboembolism: epidemiology and magnitude of the problem. Best Pract Res Clin Haematol 2012;25:235–242.
3. Kucher N, Rossi E, et al. Massive pulmonary embolism. Circulation 2006;113:577–582.
4. Cook DJ, Crowther M, Meade M, et al. Deep venous thrombosis in medical-surgical ICU patients: prevalence, incidence and risk factors [abstract]. Crit Care 2003;7(Suppl. 2):S54.
5. Geerts WH, Code KI, Jay RM, et al. A prospective study of venous thromboembolism after major trauma. N Engl J Med 1994;331:1601–1606.
6. Hirsch DR, Ingenito EP, Goldhaber SZ. Prevalence of deep venous thrombosis among patients in medical intensive care. JAMA 1995;274:335–337.
7. Cook DJ, Attia J, Weaver B, et al. Venous thromboembolic disease: an observational study in medical-surgical ICU patients. J Crit Care 2000;15:127–132.
8. Deleted in review.
9. Harris LM, Curl GR, Booth FV, et al. Screening for asymptomatic deep vein thrombosis in surgical intensive care patients. J Vasc Surg 1997;26:764–769.
10. Schonhofer B, Kohler D. Prevalence of deep-venous thrombosis of the leg in patients with acute exacerbations of chronic obstructive pulmonary disease. Respiration 1998;65:173–177.
11. Marik PE, Andrews L, Maini B. The incidence of deep venous thrombosis in ICU patients. Chest 1997;111:661–664.
12. Moser KM, LeMoine JR, Nachteway FJ, et al. Deep venous thrombosis and pulmonary embolism: frequency in a respiratory intensive care unit. JAMA 1981;246:1422–1424.
13. Ibrahim EH, Iregui M, Prentice D, et al. Deep vein thrombosis during prolonged mechanical ventilation despite prophylaxis. Crit Care Med 2002;30:771–774.
14. Kollef MH, Zahid M, Eisenberg PR. Predictive value of a rapid semi-quantitative D-dimer assay in critically ill patients with suspected venous thromboembolic disease. Crit Care Med 2000;28:414–420.
15. Geerts WH, Pineo GF, Heit JA, et al. Prevention of venous thromboembolism. Chest 2004;126(Suppl.):338S–400S.
16. Thorborg P. Bleedings and thrombosis in critical care patients: an update. Critical Care and Shock 2000;1:4–10.
17. Ho KM. Omission of early thromboprophylaxis and mortality in critically ill patients: a multicenter registry study. Chest 2011;140:1436–1446.
18. Kearon C, Akl EA, Comerota AJ, et al. Antithrombotic therapy for VTE disease: antithrombotic therapy and prevention of thrombosis, 9th ed.: American College of Chest Physicians evidence-based clinical practice guidelines. Chest 2012;141:e419S–e494S.
19. Haut ER, Garcia LJ, Shihab HM et al. The effectiveness of prophylactic inferior vena cava filters in trauma patients: a systematic review and meta-analysis. JAMA Surg. 2014;149:194–202.
20. Torbicki A, Perrier A, Konstantinides S, et al. Guidelines on the diagnosis and management of acute pulmonary embolism: the Task Force for the Diagnosis and Management of Acute Pulmonary Embolism of the European Society of Cardiology (ESC). Eur Heart J 2008;29:2276–2315.
21. Huisman MV, Klok FA. How I diagnose acute pulmonary embolism. Blood 2013;121:4443–4448.
22. Wells PS, Anderson DR, Rodger M, et al. Derivation of a simple clinical model to categorize patients' probability of pulmonary embolism: increasing the models utility with the SimpliRED D-dimer.

Thromb Haemost 2000;83:416–420.
23. Wolf SJ, McCubbin TR, Feldhaus KM, et al. Prospective validation of Wells criteria in the evaluation of patients with suspected pulmonary embolism. Ann Emerg Med 2004;44:503–510.
24. Wells PS, Anderson DR, Rodger M, et al. Excluding pulmonary embolism at the bedside without diagnostic imaging: management of patients with suspected pulmonary embolism presenting to the emergency department by using a simple clinical model and D-dimer. Ann Intern Med 2001;135: 98–107.
25. Yap KS, Kalff V, Turlakow A, Kelly MJ. A prospective reassessment of the utility of the Wells score in identifying pulmonary embolism. Med J Aust 2007;187:333–336.
26. Stein PD, Hull RD, Patel KC, et al. D-dimer for the exclusion of acute venous thrombosis and pulmonary embolism: a systematic review. Ann Intern Med 2004;140:589–602.
27. Kollef M, Zahid M, Eisenberg PR. Predictive value of a rapid semiquantitative D-dimer assay in critically ill patients with suspected venous thromboembolic disease. Crit Care Med 2000;28: 414–420.
28. Ghuysen A, Ghaye B, Willems V, et al. Computed tomographic pulmonary angiography and prognostic significance in patients with acute pulmonary embolism. Thorax 2005;60:956–961.
29. Stein PD, Fowler SE, Goodman LR, et al. Multidetector computed tomography for acute pulmonary embolism. N Engl J Med 2006;354:2317–2327.
30. Ravenel J, Northam MC, Nguyen SA. Negative predictive value of computed tomography pulmonary angiography with indirect computed tomography venography in intensive care unit patients. J Comput Assist Tomogr. 2009;33:739–742.
31. Jones C, et al. Combined CT venography and CT pulmonary angiography for the detection of deep venous thrombosis in injured patients. Amer Surgeon 2008;10:935–938.
32. Miniati M, Pistolesi M, Marini C, et al. Value of perfusion lung scan in the diagnosis of pulmonary embolism: results of the Prospective Investigative Study of Acute Pulmonary Embolism Diagnosis (PISA-PED). Am J Respir Crit Care Med 1996;154:1387–1393.
33. Schembri GP, Miller AE, Smart R. Radiation dosimetry and safety issues in the investigation of pulmonary embolism. Semin Nucl Med 2010;40:442–454.
34. Arslan ED, Yesilaras SA, Kavalci C, et al. Prediction of pretest probability scoring systems in pulmonary embolism: Wells, Kline and Geneva. Int J Clin Med 2012;3:731–735.
35. Hull RD, Hirsh J, Carter CJ, et al. Pulmonary angiography, ventilation lung scanning, and venography for clinically suspected pulmonary embolism with abnormal perfusion lung scan. Ann Intern Med 1983;98:891–899.
36. Jiménez D, Aujesky D, Díaz G, et al. Prognostic significance of deep vein thrombosis in patients presenting with acute symptomatic pulmonary embolism. Am J Respir Crit Care Med 2010;181: 983–991.
37. Kearon CJ, Julian JA, Newman TE, et al. Noninvasive diagnosis of deep venous thrombosis. McMaster Diagnostic Imaging Practice Guidelines Initiative. Ann Intern Med 1998;128:663–677.
38. Cogo A, Lensing AW, Koopman MM, et al. Compression ultrasonography for diagnostic management of patients with clinically suspected deep vein thrombosis: prospective cohort study. BMJ 1998;316:17–20.
39. Torbicki A, Galie N, Covezzoli A, et al. Right heart thrombi in pulmonary embolism: results from the International Cooperative Pulmonary Embolism Registry. J Am Coll Cardiol 2003;41: 2245–2251.
40. Aujesky D, Obrosky DS, Stone RA, et al. Derivation and validation of a prognostic model for pulmonary embolism. Am J Respir Crit Care Med 2005;172:1041–1046.
41. Donze J, Le Gal G, Fine MJ, et al. Prospective validation of the Pulmonary Embolism Severity Index. A clinical prognostic model for pulmonary embolism. Thromb Haemost 2008;100:943–948.
42. Righini M, Roy PM, Meyer G, et al. The Simplified Pulmonary Embolism Severity Index (PESI): validation of a clinical prognostic model for pulmonary embolism. J Thromb Haemost 2011;9:2115–2117.
43. Wicki J, Perneger TV, Junod AF, Bounameaux H, Perrier A. Assessing clinical probability of pulmonary embolism in the emergency ward: a simple score. Arch Intern Med 2001;161:92–97.
44. Burns SK, Haramati LB. Diagnostic imaging and risk stratification of patients with acute pulmonary embolism. Cardiol Rev 2012;20:15–24.
45. Becattini C, Vedovati MC, Agnelli G. Prognostic value of troponins in acute pulmonary embolism: a meta-analysis. Circulation 2007;116:427–433.
46. Klok FA, Mos IC, Huisman MV. Brain-type natriuretic peptide levels in the prediction of adverse outcome in patients with pulmonary embolism: a systematic review and meta-analysis. Am J Respir Crit Care Med 2008;178:425–430.
47. Jimenez D, et al. Combinations of prognostic tools for identification of high-risk normotensive patients with acute symptomatic pulmonary embolism. Thorax 2011;66:75–81.
48. Bova C, Sanchez O, Prandoni P, et al. Identification of intermediate-risk patients with acute symptomatic pulmonary embolism. Eur Respir J 2014;44:694–703.
49. Fernández C, Bova C, Sanchez O, et al. Validation of a model for identification of patients at intermediate to high risk for complications associated with acute symptomatic pulmonary embolism. Chest 2015;148:211–218.
50. Franchini M, Mannucci PM. New anticoagulants for treatment of venous thromboembolism. Eur J Intern Med 2012;23:692–695.
51. Schulman S, Kearon C, Kakkar AK, et al. Dabigatran versus warfarin in the treatment of acute venous thromboembolism. N Engl J Med 2009;361:2342–2352.
52. Harder S, Graff J. Novel oral anticoagulants: clinical pharmacology, indications and practical considerations. Eur J Clin Pharmacol 2013;69:1617–1633.
53. Sharifi M, et al. Moderate pulmonary embolism treated with thrombolysis. Am J Cardiol 2013;111:273–277.
54. Meyer G, Vicaut E, et al. Fibrinolysis for patients with intermediate-risk pulmonary embolism. N Engl J Med 2014;370:1402–1411.
55. Chatterjee S, et al. Thrombolysis for pulmonary embolism and risk of all-cause mortality, major bleeding, and intracranial hemorrhage: a meta-analysis. JAMA. 2014;311:2414–2421.
56. Wan S, Quinlan DJ, Agnelli G, Eikelboom JW. Thrombolysis compared with heparin for the initial treatment of pulmonary embolism: a meta-analysis of the randomized controlled trials. Circulation 2004;110:744–749.
57. Meneveau N, Seronde MF, Blonde MC, et al. Management of unsuccessful thrombolysis in acute massive pulmonary embolism. Chest 2006;129:1043–1050.
58. Worku B, Gulkarov I, Girardi LN, Salemi A. Pulmonary embolectomy in the treatment of submassive and massive pulmonary embolism. Cardiology 2014;129:106–110.
59. Barbar S, Noventa F, Rossetto V, et al. A risk assessment model for the identification of hospitalized medical patients at risk for venous thromboembolism: the Padua Prediction Score. J Thromb Haemost 2010;8:2450–2457.
60. Spyropoulos AC, Anderson FA Jr, Fitzgerald G, et al. Predictive and associative models to identify hospitalized medical patients at risk for VTE. Chest 2011;140:706–714.
61. Nendaz M, Spirk D, Kucher N, et al. Multicentre validation of the Geneva Risk Score for hospitalised medical patients at risk of venous thromboembolism. Explicit ASsessment of Thromboembolic RIsk and Prophylaxis for Medical PATients in SwitzErland (ESTIMATE). Thromb Haemost 2014;111:531.
62. McLeod A, Geerts W. Venous thromboembolism prophylaxis in critically ill patients. Crit Care Clinics 2011;27:765–780.
63. Deleted in review.
64. Wicki J, Perrier A, Perneger TV, et al. Predicting adverse outcome in patients with acute pulmonary embolism: a risk score. Thromb Haemost 2000;84:548.

139

凝血监测

John Leo Anderson-Dam

凝血过程概述

尽管经典的凝血级联反应模型仍被广泛传授和使用，但这一模型其实已经过时了。根据该模型，无论是“外源性”通路还是“内源性”通路的激活，都可以启动凝血过程，这两条通路通过凝血因子X聚合在一起，随后产生凝血酶，进而形成纤维蛋白。一方面这一过时的模型难以对许多临床实际情况做出正确的解释；另一方面，目前对于生理止血过程相关生化反应的理解已经变得更加的细微和复杂。以细胞为基础的凝血模型强调了组织因子承载细胞和血小板在生理止血过程中的重要作用[1-2]。该模型认为血栓形成的过程是一系列相互重叠过程的结果，即凝血的启动、放大和扩增[2]。

凝血启动发生在表达组织因子（tissue factor，TF）的细胞（通常是成纤维细胞、免疫刺激的内皮细胞以及单核细胞）表面。TF 暴露于血浆中，与Ⅶa 因子相结合而形成组织因子 -Ⅶa 因子复合物，促使局部Xa 因子、Ⅸa 因子和凝血酶的生成，后者进而使血小板活化。活化的血小板被局限于损伤部位，使Ⅸa 因子得以扩散并激活内源性途径，从而生成大量的凝血酶（放大）。血小板表面非常适合血管性血友病因子（von Willebrand factor，vWF）、凝血因子和纤维蛋白原的聚集。被活化的血小板表面可以进一步扩增，并持续激活凝血的内源性途径[2]。

目前尚无一种实验室检查可用于评估血管内皮、凝血酶、vWF 和血小板之间复杂的相互作用。而且，不同的疾病所导致的凝血紊乱的具体表现也大相径庭[1-6]。

正常生理止血的基本条件

出血可以是患者入住重症监护室（intensive care unit，ICU）的主要原因，也可以是患者在 ICU 内发生继发性损伤的主要原因。凝血病既可能是出血确定病因也可能是出血的病因之一，但对于如何判断出血的解剖学部位来说，影像学检查、内镜检查或手术探查可能是其最重要的初始评估手段。

离子钙是凝血级联反应中必需的辅助因子。枸橼酸根离子能够与钙离子结合（螯合作用），这也是 ACD（acid citrate dextrose，枸橼酸右旋葡萄糖）缓冲液中的枸橼酸盐能够起到抗凝作用的原因。使用大量含有枸橼酸盐的血液制品对患者进行复苏时，可发生低钙血症。因此当患者需要大量输血时，补充钙剂应该是复苏的一部分[7]。

低温既可能是一种刻意为之的治疗手段，也可能是与手术、创伤或暴露相关的偶然事件。体温低于 33℃会导致凝血级联反应中酶促反应减慢[6]。当体温降低至 33℃时，血小板仍可以保持活化，但血小板会发生构象变化，从而降低其黏附力[6, 8]。血小板在损伤部位的局限，对于凝血的放大和扩增是必要的；当体温在 33～37℃时，血小板黏附作用的下降，与临床发生的显性出血有关[6]。

酸中毒对凝血系统具有同样重要的影响。凝血酶蛋白水解活性的最佳 pH 明显高于生理状态下的 pH[9]。血液 pH 为 7.2 时，凝血因子复合物Xa 因子 /Fa 因子的活性下降 50%。酸性环境中，纤维蛋白原降解增加并且含量下降[10]。与酸中毒相关的凝血病不能通过输注碳酸氢盐来纠正[11]。确保凝血因子和血小板正常功能所需的适宜内环境，与纠正可发现的凝血病同等重要。

凝血的实验室检测

传统检测指标

凝血相关的传统实验室检测指标包括凝血酶原时间（prothrombin time，PT）、活化部分促凝血酶原激酶时间（activated partial thromboplastin time，APTT）、纤维蛋白原水平和血小板计数。这些指标绝大多数临床实验室均可完成并且得到了广泛的应用。

用于 PT 和 APTT 测定的血标本来自经枸橼酸抗凝并经过离心的无细胞成分的血浆。PT 的测定过程是使用凝血活酶去激活 FⅦ和外源性途径[12]。大多数实验室会基于经国际参考值校准后的数值报告国际标准化比率（international normalized ratio，INR）。当Ⅶ、X、V和Ⅱ因子缺乏或者活性降低时，PT 延长。APTT 的测定过程是使用部分凝血活酶去激活内源性途径[12]。在Ⅻ、Ⅺ、Ⅸ、Ⅷ、X和Ⅱ因子以及高分子量激肽原和 / 或激肽释放酶缺乏或活性降低时，APTT 延长。上述检测指标有助于确定患者是否存在凝血因子缺乏或血液循环中是否存在相关凝血因子的抑制剂，但无法评估患者发生出血的总体风险[13]。此外，当患者大量出血并伴有凝血病时，不同的试剂对于鉴别稀释性凝血病的差异较大[14]。

纤维蛋白原水平可以通过定量免疫化学法进行测定。然而，大多数实验室报告的纤维蛋白原水平源于对纤维蛋白原活性的功能性分析。评估纤维蛋白原活性的最基本指标是凝血酶时间（thrombin time，TT）。该指标的测定方法是将凝血酶加入血浆标本中，并记录稳定的凝块形成所需的时间。纤维蛋白原的定量分析通过稀释患者的血浆并添加更大剂量的凝血酶来改变 TT；将凝块形成的时间与标准稀释图表对照，并将其转换为浓度。该方法可以真实地反映低纤维蛋白原血症或是存在蛋白质的功能失调。纤维蛋白原对于形成稳定的血栓至关重要，与 PT/APTT 不同，纤维蛋白原水平已被证明可用来预测手术出血[15-17]。

血小板计数无法对血小板功能进行评估，但血小板减少可加重出血；非常低的血小板水平与自发性出血有关。除非血小板计数低于 5 000 个 /μl，否则在内皮细胞完整时不太可能发生明显的自发性出血[18]。一项临床试验证实，当血小板的输注阈值分别为 10 000/μl 和 20 000 个 /μl 时，预防性输注血小板对出血的发生没有影响[18]。目前建议需要手术或活动性出血的患者，当血小板计数下降至 50 000/μl 时，应进行预防性输注血小板；而行神经外科手术的患者，血小板计数下降至 100 000/μl 时，则应预防性输注血小板，但这些共识并没有临床循证依据支持[18]。虽然血小板计数减少有助于评估出血患者，但正常的血小板计数并不代表血小板的功能正常。

血小板功能测定

许多出血患者尽管血小板计数正常，但却可能存在由尿毒症、心肺分流或其他诱发因素引起的血小板功能障碍；而有些出血患者的血小板计数仅略低于正常水平，以致于很难决定是否应该输注血小板。幸运的是，对于临床医生而言，许多实验室方法可用于测定血小板功能；最常用的检测方法依赖血小板激动剂[包括二磷酸腺苷（adenosine diphosphate，ADP），肾上腺素，瑞斯托菌素，凝血酶受体激动肽（thrombin receptor agonist peptide，TRAP）]，将血小板暴露于剪切力之下以激活血小板，或是用两种方法同时激活血小板。这些测试通过改变光传输、光散射、电阻抗、血小板在平板上的聚集情况或对导管的堵塞情况来检测血小板的聚集速率[19，20]。

血小板功能分析仪（PFA-100，Dade Behring，Miami，FL）是将含有枸橼酸盐的全血放置于涂有胶原蛋白和 ADP 或肾上腺素的毛细管内，暴露于高剪切应力下，通过监测血液流速以及血液流动停止时间来测定血小板的功能[21]。该实验方法对 vWF 的缺乏十分敏感，可以用于监测 vWF 的不足或是对去氨加压素的反应，也可用于对去氨加压素的监测[19]。该方法对血小板减少（血小板计数 < 100 000 个 /μl）和贫血（血细胞压积 < 30%）都比较敏感，因此检测结果应在全血细胞计数的基础上进行解释[21，22]。由于贫血和血小板减少在 ICU 患者中很常见，故该方法在急危重症患者中的使用受限。

Multiplate 分析仪（VerumDiagnostica，Munich，Germany）是将血小板注入含有血小板活化剂的多个通道内，通过测定电阻抗的变化监测血小板聚集功能[23]。该方法被广泛用于监测阿司匹林的抗血小板效果，以及氯吡格雷（通过 ASPI 测试）和普拉格雷（通过 ADP 测试）的抗 P2Y12 的效果。作为血小板最有效的激活物，TRAP 常在抗血小板效果的监测中作为一个参考。对于重症监护医师来说，待测血样对 TRAP 的反应降低是对整体血小板功能的极好评价。Multiplate 系统已经在心脏手术和创伤中进行了评估和应用[23-25]。与下文将讨论的全血黏弹性分析全血凝血测定不同，对血小板功能进行专门测定的优点是它们能够准确地检测血小板拮抗剂的作用[20]。

全血黏弹性止血测定

随着对基于细胞的生理止血模型的进一步阐明，对于评估凝血酶和参与凝血的细胞成分之间相互作用的检测方法的需求日渐高涨。以下方法可用于评估凝血因子和血小板的相互作用：旋转血栓弹性描记术（ROTEM；ROTEMVR）（TEM International，Munich，Germany）和血栓弹性描记术（TEG；TEGVR）（Haemonetics，Braintree，MA，USA）。

TEG 和 ROTEM 都是全血止血的黏弹性测定，可测量血凝块形成的时间、血凝块的强度以及血凝块溶解动力学[27]。TEG 依赖于一个旋转的全血杯，一根探针连接在悬挂在杯中的扭力丝上。当形成凝块时，杯子的旋转传递到探测器。在 ROTEM 测定中，放有血液的圆柱形杯保持稳定，而样品中的悬浮针以恒定的力量振荡[27]。尽管是一个较小的改变，但 ROTEM 系统对外部的运动变得不那么敏感，从而增强了其作为床边检测设备的能力。

较新的 TEG 和 ROTEM 系统与传统的 TEG 系统的不同之处在于它们通过采用激活剂而能更快地获得检测数据。虽然两种测定方法在凝血块形成和凝血动力学方面提供了相似的数据，但由于其测定方法的不同而使数据无法互换。由于生产企业不同，命名法也不相同。凝块形成的初始时间（ROTEM 中的 CT 和 TEG 中的 R）是反映血凝块达到 2mm 所需的时间。ROTEM 中的血凝块形成时间（clot formation time，CFT）和 TEG 中的动力学时间（kinetics time，K），是反映血凝块从 2mm 增加到 20mm 所需的时间。通过对血凝块开始形成并不断发展的曲线进行测量而获得角度参数。ROTEM 中的最强血凝块硬度（maximal clot firmness，MCF）和 TEG 中的最大幅度（maximal amplitude，MA）都取自曲线上的峰值，用来描述血凝块的强度。TEG 可记录血凝块达到 MA 后 30 分钟和 60 分钟的纤溶过程；ROTEM 中的纤溶指数 30 反映了血凝块开始形成后 30 分钟内 MCF 减少的百分比[27]。

TEG 系统有两个通道，而 ROTEM 系统有 4 个通道。多个通道的存在使得用多种活化剂或抑制剂同时评估血凝块形成的过程成为可能。标准 ROTEM 分析方法包括使用 INTEM（用磷脂和鞣花酸激活）、EXTEM（用组织因子激活）和 FIBTEM（先用细胞松弛素 D 激活，再用组织因子激活)来启动凝血。其他分析方法还包括在使用鞣花酸前加用肝素酶(称为HEPTEM)和在组织因子前加用抑肽酶(称为APTEM)。

INTEM方法所测定的CT值,其临床意义与传统凝血实验APTT大致相似。使用EXTEM方法测定的CT值,其临床意义与PT/INR大致相同。HEPTEM测定方法在没有肝素的影响时,其测定的数据与INTEM数据相同。上述方法在几分钟内即可获得结果,从而有助于指导新鲜冰冻血浆、凝血酶原复合物浓缩物、维生素K以及活化Ⅶ因子的使用。

CFT、α角和MCF对血小板减少或纤维蛋白原活性降低都很敏感(常由于血液稀释或功能障碍所导致)。通过FIBTEM分析,可以进一步明确凝血功能障碍时血小板和纤维蛋白原两者中谁占了主导地位。加入细胞松弛素D可抑制血小板功能,因此可以单独评估纤维蛋白在构成血凝块强度中的作用。FIBTEM测定方法中,如MCF值>12,可以在很大限度上排除继发于纤维蛋白原功能障碍或血液稀释而导致的出血。后期纤溶功能的测定能提醒医生重视纤维蛋白溶解引起的凝血病。

2011年的一篇Cochrane系统评价认为,TEG和ROTEM检测结果指导下的凝血管理策略均可减少出血风险,但对患者的预后并没有其他方面的明显改善[28]。此后,进一步的临床研究表明,TEG和ROTEM有助于改善出血、输血以及其他以患者为中心的预后指标[29]。有关TEG和ROTEM的更多数据和经验可能会提高这些检测方法的普及率和使用率。

弥散性血管内凝血评分

弥散性血管内凝血(disseminated intravascular coagulation,DIC)是由弥漫性凝血过程被激活而导致小血管内血栓形成并最终发展为消耗性凝血病的临床综合征[30]。几乎所有重症患者都存在凝血系统激活和实验室指标异常,目前已经有了经过验证可用于鉴别患者是否存在DIC的简便评分方法[31]。国际血栓和止血协会(International Society of Thrombosis and Haemostasis,ISTH)DIC评分系统使用以下实验室指标进行评分,用于鉴别患者是否存在DIC:血小板计数(>100 000个/μl,0;<100 000个/μl,1;<50 000个/μl,2);纤维蛋白相关标记物(无增加,0;中度增加,1;明显增加,2);PT延长(<3秒,0;>3秒,但<6秒,1;>6秒,2);纤维蛋白原水平(>1.0g/L,0;<1.0g/L,1)[31]。当评分为5分或更高时,诊断DIC的敏感性为93%,特异性为98%[31]。尽管目前对于DIC的治疗仅限于支持治疗以及直接针对原发病的病因治疗,但是有了这样一个简单的诊断工具就可以帮助临床医生准确地对风险进行分层。

监测抗凝

普通肝素、低分子量肝素和磺达肝素

普通肝素(unfractionated heparin,UFH)、低分子量肝素(low molecular weight heparin,LMWH)和磺达肝素(fondaparinux)都需要激活抗凝血酶才能在体内产生抗凝血的作用。UFH和LMWH是带负电荷的黏多糖的混合物,而磺达肝素是一种合成多糖[32]。普通肝素一般可以使用APTT进行准确的监测,当肝素在血浆内达到更高浓度时,需要利用活化凝血时间(activated clotting time,ACT)进行抗凝治疗的评估。同时,ACT也可用于鱼精蛋白滴定分析,目的是准确评估体内残留的肝素效应。由于目前大多数商品化的凝血活酶中都存在能够中和肝素的凝聚胺,因此,PT通常不受低浓度肝素的影响。LMWH和磺达肝素对APTT的影响均缺乏一致性,为了进行监测,必须对药物的抗Ⅹa活性进行校准检测。

维生素K类似物

最常用的维生素K类似物(vitamin K analogs,VKA)是香豆素(华法林),其抗凝效果可确切地使用凝PT的国际标准化比率(international normalized ratio,INR)进行评估。

非维生素K口服抗凝药物:达比加群、阿哌沙班、利伐沙班

达比加群是游离性和结合性凝血酶的直接抑制剂,可以延长APTT和PT。然而,不同试剂生产商对该药的抗凝效果评价结果差别较大[32]。凝血酶时间(thrombin time,TT)对低浓度达比加群非常敏感,因此TT可用于达比加群残留活性的测定[32,33]。对于药物水平的定量分析,dTT(即校准稀释的凝血酶时间)和蝰蛇毒凝血时间(ecarin clotting time,ECT)与达比加群的血药浓度呈线性相关,因此可用于量化达比加群的血药浓度[32,33]。

阿哌沙班和利伐沙班是Ⅹa直接抑制剂[32,33],虽然两种药物都可以改变PT和APTT,但实验室结果并不准确,PT和APTT正常在临床上并不能排除其药物浓度的存在[33]。可通过抗Ⅹa活性测定评价阿哌沙班/利伐沙班的抗凝作用;当抗Ⅹa活性检测呈阴性时,可排除临床中使用上述两种药物的情况[33]。

直接凝血酶抑制剂:阿加曲班、比伐卢丁

直接凝血酶抑制剂可延长APTT、PT、INR和ACT,其中APTT和ACT可用于监测其抗凝效果[34]。由于阿加曲班能延长INR,当阿加曲班联合使用华法林时,若INR大于4,尽管APTT仍正常,则应停止使用阿加曲班[34]。

知识点

1. 经典的凝血级联反应模型不能充分解释体内的生理止血情况。以细胞为基础的凝血模型强调了组织因子承载细胞和血小板在凝血启动、放大和扩增中的作用。
2. 应注意监测出血患者的体温、pH和血清钙浓度。

知识点(续)

3. APTT、PT、INR、血小板计数以及纤维蛋白原测定是常用的实验室凝血检测指标。但INR并不能精确预测出血；血小板计数无法评估血小板功能。
4. 血小板功能测定可用于鉴别由疾病或抗血小板药物引起的血小板功能障碍。
5. ROTEM和TEG可对全血凝血情况进行评估，也可评估凝血因子活性、血小板功能、纤维蛋白原活性和纤维蛋白溶解功能。
6. 通过常规凝血实验方法获得的DIC评分，具有良好的敏感性和特异性。
7. ACT和APTT可监测肝素、阿加曲班和比伐卢定的抗凝作用；INR可用来监测香豆素(华法林)的抗凝作用。低分子量肝素、磺达肝素、阿哌沙班和瑞伐沙班抗凝作用均可使用抗Xa活性检测的标准化曲线进行监测。同时，若凝血酶时间(TT)正常可除外达比加群的使用。

(朱凤雪 译，李新宇 审校)

参考文献

1. Levy JH, Dutton RP, Hemphill JC 3rd, et al. Multidisciplinary approach to the challenge of hemostasis. Anesth Analg 2010;110(2):354-64.
2. Hoffman M, Monroe DM. Coagulation 2006: a modern view of hemostasis. Hematol Oncol Clin North Am 2007;21(1):1-11.
3. Gando S. Hemostasis and thrombosis in trauma patients. Semin Thromb Hemost 2015;41(1): 26-34.
4. Levi M, Poll T. Coagulation in patients with severe sepsis. Semin Thromb Hemost 2015;41(1): 9-15.
5. Ranucci M. Hemostatic and thrombotic issues in cardiac surgery. Semin Thromb Hemost 2015; 41(1):84-90.
6. Wolberg AS, Meng ZH, Monroe DM 3rd, Hoffman M. A systematic evaluation of the effect of temperature on coagulation enzyme activity and platelet function. J Trauma 2004;56(6):1221-8.
7. Aggeler PM, Perkins HA, Watkins HB. Hypocalcemia and defective hemostasis after massive blood transfusion. Report of a case. Transfusion 1967;7(1):35-9.
8. Van Poucke S, Stevens K, Marcus AE, Lancé M. Hypothermia: effects on platelet function and hemostasis. Thromb J 2014;12(1):31.
9. Meng ZH, Wolberg AS, Monroe DM 3rd, Hoffman M. The effect of temperature and pH on the activity of factor VIIa: implications for the efficacy of high-dose factor VIIa in hypothermic and acidotic patients. J Trauma 2003;55(5):886-91.
10. Martini WZ, Holcomb JB. Acidosis and coagulopathy: the differential effects on fibrinogen synthesis and breakdown in pigs. Ann Surg 2007;246(5):831-5.
11. Darlington DN, Kheirabadi BS, Delgado AV, et al. Coagulation changes to systemic acidosis and bicarbonate correction in swine. J Trauma 2011;71(5):1271-7.
12. Drews RE. Critical issues in hematology: anemia, thrombocytopenia, coagulopathy, and blood product transfusions in critically ill patients. Clin Chest Med 2003;24(4):607-22.
13. Segal JB, Dzik WH. Paucity of studies to support that abnormal coagulation test results predict bleeding in the setting of invasive procedures: an evidence-based review. Transfusion 2005;45(9): 1413-25.
14. Murray D, Pennell B, Olson J. Variability of prothrombin time and activated partial thromboplastin time in the diagnosis of increased surgical bleeding. Transfusion 1999;39(1):56-62.
15. Carling MS, Jeppsson A, Wessberg P, et al. Preoperative fibrinogen plasma concentration is associated with perioperative bleeding and transfusion requirements in scoliosis surgery. Spine 2011;36(7): 549-55.
16. Karlsson M, Ternström L, Hyllner M, et al. Plasma fibrinogen level, bleeding, and transfusion after on-pump coronary artery bypass grafting surgery: a prospective observational study. Transfusion 2008;48(10):2152-8.
17. Ucar HI, Oc M, Tok M, et al. Preoperative fibrinogen levels as a predictor of postoperative bleeding after open heart surgery. Heart Surg Forum 2007;10(5):E392-6.
18. Slichter SJ. Evidence-based platelet transfusion guidelines. Hematology Am Soc Hematol Educ Program 2007;172-8.
19. Shore-Lesserson L. Evidence based coagulation monitors: heparin monitoring, thromboelastography, and platelet function. Semin Cardiothorac Vasc Anesth 2005;9(1):41-52.
20. Gibbs NM. Point-of-care assessment of antiplatelet agents in the perioperative period: a review. Anaesth Intensive Care 2009;37(3):354-69.
21. Kundu SK, Heilmann EJ, Sio R, et al. Description of an in vitro platelet function analyzer–PFA-100. Semin Thromb Hemost 1995;21(Suppl. 2):106.
22. Fries D, Streif W. Point-of-Care Testing in critically ill patients. Semin Thromb Hemost 2015;41(1): 75-83.
23. Schimmer C, Hamouda K, Sommer SP, et al. The predictive value of multiple electrode platelet aggregometry (multiplate) in adult cardiac surgery. Thorac Cardiovasc Surg 2013;61(8):733-43.
24. Kong R, Trimmings A, Hutchinson N, et al. Consensus recommendations for using the Multiplate® for platelet function monitoring before cardiac surgery. Int J Lab Hematol 2015;37(2):143-7.
25. Solomon C, Traintinger S, Ziegler B, et al. Platelet function following trauma. A multiple electrode aggregometry study. Thromb Haemost 2011;106(2):322-30.
26. Deleted in review.
27. Whiting D, DiNardo JA. TEG and ROTEM: technology and clinical applications. Am J Hematol 2014;89(2):228-32.
28. Afshari A, Wikkelsø A, Brok J, et al. Thrombelastography (TEG) or thromboelastometry (ROTEM) to monitor haemotherapy versus usual care in patients with massive transfusion. Cochrane Database Syst Rev 2011;(3):CD007871.
29. Görlinger K, Dirkmann D, Hanke AA. Potential value of transfusion protocols in cardiac surgery. Curr Opin Anaesthesiol 2013;26(2):230-43.
30. Levi M. Diagnosis and treatment of disseminated intravascular coagulation. Int J Lab Hematol 2014;36(3):228-36.
31. Bakhtiari K, Meijers JC, de Jonge E, Levi M. Prospective validation of the International Society of Thrombosis and Haemostasis scoring system for disseminated intravascular coagulation. Crit Care Med 2004;32(12):2416-21.
32. Funk DM. Coagulation assays and anticoagulant monitoring. Hematology Am Soc Hematol Educ Program 2012;2012:460-5.
33. Cuker A, Siegal DM, Crowther MA, Garcia DA. Laboratory measurement of the anticoagulant activity of the non-vitamin K oral anticoagulants. J Am Coll Cardiol 2014;64(11):1128-39.
34. Lee CJ, Ansell JE. Direct thrombin inhibitors. Br J Clin Pharmacol 2011;72(4):581-92.

140 ICU 中的抗凝治疗

Jerrold H. Levy

重症监护室（intensive care unit，ICU）中的患者常因急性血栓形成、机械瓣膜、静脉血栓栓塞的预防、房颤以及缺血性心血管病等各种原因接受抗凝治疗。抗凝的方法和治疗方式的选择取决于何种血管（动脉 / 静脉）形成血栓或栓塞。因此明确哪种血管发生了血栓或栓塞对治疗有极其重要的指导意义。随着新的抗凝药物的出现，近年来抗凝治疗的概念和治疗策略发生了快速的变化，本章将重点进行介绍 [1]，而凝血与其他的重要生理反应（包括炎症）之间存在的重要联系本章并未涉及。

ICU 中抗凝药物的使用目的是治疗血栓和预防血栓形成。如前所述，ICU 患者的抗凝治疗有着相对广泛的潜在适应证。在使用抗凝药物治疗血栓和预防血栓形成的同时，应当注意任何一种抗凝药物都可能导致出血。因此，促凝与抗凝平衡紊乱导致的生理性止血功能障碍是 ICU 中出血的常见原因。当患者的凝血平衡处于相对正常的生理状况时，抗凝治疗会得益于多种介质的存在以及血管内皮的完好 [1]。当患者因代谢紊乱、手术或者外伤等原因而导致血管内皮受损，促凝与抗凝之间的平衡被打破，患者的病程就会向着促凝方向发展 [1]。因此，生理性止血与凝血远比我们从课本中所学习和认识的简单的凝血级联反应要复杂得多 [2-5]，其复杂性表现在血细胞、血小板、凝血因子、天然抗凝物质和纤维溶解系统之间存在着复杂的平衡状态 [6]。

ICU 中，患者可能会因为深静脉血栓形成（deep vein thrombosis，DVT）或者肺栓塞（pulmonary embolism，PE）等静脉血栓性疾病（venous thromboembolism，VTE）而接受抗凝治疗或预防；也可能同时合并急性冠脉综合征、经皮冠状动脉介入治疗（percutaneous coronary interventions，PCIs）术后或急性缺血性脑卒中等相关动脉系统的异常。动脉血栓形成与血小板有密切关联，后者在止血和血栓形成中有重要的作用 [4，7]。动脉损伤、动脉粥样硬化斑块的损伤或破裂，作为促凝原因，均可导致血小板的黏附、活化和聚集，进而促使血凝块形成，最终导致临床中出现心肌梗死和脑梗死 [8，9]。血小板正常情况下在循环中呈未活化的状态，但在上述原因存在时，血小板被激活后表面表达糖蛋白Ⅱb/Ⅲa 受体，可以与纤维蛋白原结合并与血小板发生交联、聚集而形成血栓 [9]。血管损伤可导致凝血酶激活、血小板活化和血栓形成。由于血小板在斑块破裂后血栓形成中起重要作用，因此需用抗血小板药物阿司匹林、噻吩吡啶（如氯吡格雷、普拉格雷、替卡格雷）和糖蛋白Ⅱb/Ⅲa 受体抑制剂来减少斑块破裂后的不良反应 [10-12]。

因此，ICU 中的患者通常因为术前抗凝或抗血小板的治疗而出现凝血功能障碍 [13]。所有防止病理状态下血栓形成的抗凝治疗均会扰乱正常的防止机体出血的凝血反应 [14，15]。多种抗凝药物可在 ICU 中应用，包括低分子量肝素（low-molecular-weight heparin，LMWH）、口服抗凝药物［如维生素 K 拮抗剂（vitamin K antagonists，VKAs）/ 华法林和新型靶向口服药物阿哌沙班、达比加群、依达沙班或利伐沙班］、血小板抑制剂（如氯吡格雷、普拉格雷或替格瑞洛）或者凝血酶直接抑制药物（如重组水蛭素、比伐卢丁、阿加曲班）[1，16-18]。本文将着重介绍目前 ICU 患者可能使用的抗凝药物和围手术期的抗凝治疗，以及在这些情况下治疗和预防出血的预止血方法。

抗凝

抗凝的基本机制是通过抑制凝血酶和血小板的活化来调节血凝块的形成 [17，19-21]。凝血酶在止血过程中起关键作用，是凝血过程中的关键促凝物质。凝血酶催化可溶性纤维蛋白原变为纤维蛋白，同时活化Ⅴ因子、Ⅷ因子和血小板 [4]。活化的血小板通过 vW 因子黏附到受损的血管内皮上，vW 因子在血管和血小板之间起到桥梁中介的作用。血小板活化后，表面表达可与纤维蛋白原结合的糖蛋白Ⅱb/Ⅲa 受体，发生血小板聚集，同时进一步加快凝血酶的生成 [22]。同时，复杂的体液扩增途径将炎性反应与凝血反应联系起来，进一步促进凝血酶生成和血液凝固 [14，23]。因此，抗凝的机制基于抑制凝血酶的活化和 / 或血小板的活化。如前所述，凝血酶是重要的促凝物质，可促进纤维蛋白的形成、凝血因子Ⅴ和Ⅷ以及血小板的活化。活化后的血小板黏附在受损的血管内皮细胞上，表达糖蛋白Ⅱb/Ⅲa 受体，引起血小板的聚集并进一步促进凝血酶的产生。下面我们将讨论目前以及未来用于防止血栓形成的抗凝药物。

肝素

肝素是最常用的抗凝药物，尤其是在 ICU 中。肝素储存在肥大细胞颗粒中，主要从猪小肠黏中提取，其分子量约为3 000～30 000Da[24]。肝素与抗凝血酶Ⅲ（也称抗凝血酶/AT）结合后，使抗凝血酶Ⅲ构象发生改变，使其更易于与凝血酶结合，大大提升抗凝血酶的抗凝作用，同时，肝素也可抑制凝血过程中的其他环节[24]。肝素的半衰期较短（大约1小时左右），可被鱼精蛋白快速中和，是为数不多的可在肾功能不全时应用的抗凝药物之一，因此它在ICU中有很强的应用优势[25]。肝素主要的不良反应之一是肝素诱导的血小板减少症（heparin-induced thrombocytopenia，HIT），ICU中发生率为1%～5%，尤其易发生于术后患者以及心脏外科体外循环术后的患者[26]。

低分子量肝素

LMWH是对肝素进行纯化后获得的，其分子量约为5 000Da[20]。低分子量肝素半衰期较长，仅有部分可被鱼精蛋白中和；对于肾功能不全的患者，其药效时间更长，故应避免在肾功能不全患者中应用[18, 20, 23]。常用的低分子量肝素是依诺肝素和达肝素。

肝素诱导的血小板减少症

HIT是肝素的一种严重的、促使血栓形成的作用，HIT在使用肝素治疗的患者中的发生率为1%～3%。HIT是抗凝药物反而促进血栓形成的有趣范例[26, 27]。其发病源于体内一种肝素-血小板4因子（PF4）免疫球蛋白（IgG）的抗体，该抗体与血小板结合同时激活血小板，这一过程与血栓的发生和患者死亡密切相关[26, 28]。当患者开始使用肝素治疗或应用肝素治疗后不久（如果继往有肝素暴露史），出现血小板计数相比基线降低>50%和/或出现新发血栓（已排除其他原因），应高度怀疑发生HIT。当高度怀疑HIT时，无论是否伴随血栓形成，均应停用肝素，并立即开始替换为非肝素的抗凝药物，例如：凝血酶直接抑制剂（如阿加曲班）[26, 29, 30]。比伐卢丁也常超适应征地用于ICU中的HIT患者，以及需要行体外膜肺（extracorporeal membrane oxygenation，ECMO）治疗的HIT患者[31, 32]。

合成的Xa抑制剂（磺达肝癸钠）

磺达肝癸钠是一类具有特异性抗Xa因子活性的人工合成的戊糖，因其通过肾脏代谢的半衰期较长，故肾功能不全的患者禁止使用[18]。鉴于此，在ICU中并不常用此类抗凝药物。

凝血酶直接抑制剂（注射用药物）

用于HIT和/或疑似HIT患者的一类主要抗凝药物是凝血酶直接抑制剂，包括比伐卢丁、阿加曲班和地西卢丁。来匹卢丁（重组水蛭素）临床上已不再使用。所有这些注射类凝血酶抑制剂与凝血酶结合的能力各不相同，免疫原性也各不相同。除阿加曲班外，所有的抗凝药物均为多肽，因此存在产生抗体和超敏反应的潜在风险[16]。ICU中最常应用的此类抗凝药物是比伐卢丁和阿加曲班。

比伐卢丁

比伐卢丁是分子量约为4 000Da的多肽类物质，被批准作为糖蛋白Ⅱb/Ⅲa受体抑制剂，用于行PCI患者并发HIT或可能发生HIT以及PCI过程中合并血栓综合征的临时抗凝治疗；也可用于PTCA治疗过程中并发不稳定心绞痛患者的临时抗凝治疗[32-34]。此外，该药还可以超适应证地在ECMO治疗过程中替代肝素。在肾功能正常时，其半衰期约为20分钟，肾功能不全时，半衰期延长。

阿加曲班

阿加曲班是一种注射用合成的小分子量（约500Da）凝血酶直接抑制剂，被批准应用于HIT患者血栓形成的预防和治疗，以及行PCI的患者并发HIT或可能发生HIT的抗凝治疗。然而，对于PCI的抗凝治疗，比伐卢丁已开始应用于该类手术。阿加曲班的半衰期是40～50分钟，不受肾脏功能的影响[35]。出现HIT的患者常合并急性肾衰竭，而用于治疗急性HIT的其他药物都是须经肾脏排泄的蛋白质。因阿加曲班是经肝脏代谢的，故当患者存在肾功能不全时，用药剂量无须调整。此外，因为其分子量很小，药物本身的抗原性很小[36]。我们的一项临床研究共纳入了87例可疑HIT的心胸外科ICU患者，其中47例（54%）患者接受阿加曲班治疗，剩余40例患者未接受阿加曲班治疗。研究结果表明，通过临床概率评分和血栓并发症检测发现的可疑发生HIT的患者，应立即停止使用肝素，并开始使用其他抗凝剂替代治疗，如阿加曲班[37]。

地西卢丁

地西卢丁（另一种重组水蛭素）在美国批准应用于选择性髋关节置换手术患者深静脉血栓形成的预防，从而预防肺栓塞的发生。值得注意的是，该类药物已在接受PTCA治疗的稳定性心绞痛患者中广泛研究。因为该类药物主要经肾脏代谢，肾功能损害的患者应用该类药物时应监测APTT。该类药物现已很少使用，尤其当临床可以选择各种类型新型口服抗凝药物时[18]。

口服抗凝药物

维生素K拮抗剂：华法林

华法林是美国唯一可用的口服VKAs[18]。华法林通过抑制维生素K环氧化物还原酶，使维生素K依赖性凝血因子（Ⅱ、Ⅶ、Ⅸ、Ⅹ因子）不能够得到修饰而活化，进而起到有效的抗凝作用。华法林起效缓慢的原因是，需要几天时间使凝血因子活性降低至20%～40%，从而达到INR的治疗窗2～3。

华法林在 ICU 中的应用是复杂的，经常与其他药物桥接使用。然而，在出血患者中，使用维生素 K 并不能立即逆转抗凝血作用，同时需要其他治疗（详见 Douketis 在 ACCP 指南中的围手术期处理，以及对围手术期预防血栓治疗的总结[38]）。ACCP 指南建议当患者出现出血或者需要紧急手术时，可以使用凝血酶原复合浓缩物来紧急逆转华法林的抗凝作用[38]。我们将在下文中回顾了解其他关于逆转华法林抗凝作用的知识。

新型口服抗凝药物：阿哌沙班、达比加群、依度沙班和利伐沙班

新的靶向特异性口服抗凝药物在给药数小时后便可快速起效[39]。达比加群是口服的凝血酶直接抑制剂，阿哌沙班、依度沙班和利伐沙班是Ⅹa 因子直接抑制剂，与低分子量肝素作用机制相似，但不依赖于抗凝血酶[18]。依度沙班刚被批准应用，本文不再详述。这些新药用于肾功能不全患者时应调整剂量（详见下文）[18, 40]。

阿哌沙班

阿哌沙班是一种因子Ⅹa 抑制剂，被批准用于降低非瓣膜性心房颤动患者发生中风和全身性栓塞的风险和 DVT 的预防（DVT 可导致髋关节或膝关节置换手术者出现肺栓塞，PE），以及用于治疗 DVT 和 PE 和降低初始治疗后再发 DVT 和 PE 的风险。如果因患者发生出血以及需要通过实验室方法监测其抗凝效果，则应使用与 LMWH 类似的特定校准抗 -Ⅹa 测定法。然而，监测Ⅹa 因子抑制剂的疗效可能很困难[41]。如果在 ICU 中需要使用，可以将制剂压碎并通过鼻饲管给予。

达比加群

达比加群是一种口服的直接凝血酶抑制剂，目前已被批准用于降低非瓣膜性心房颤动患者的卒中和全身性栓塞风险，用于治疗已经接受注射抗凝剂治疗 5～10 天的发生 DVT 和 PE 的患者，并降低先前接受过治疗的 DVT 和 PE 患者的复发风险。达比加群具有起效快速和无须常规凝血监测的特点。对达比加群抗凝效果的实验室监测与监测其他直接凝血酶抑制剂的方法类似，包括 APTT、TT、校准稀释凝血酶时间和蝰蛇毒凝血时间（ecarin clotting times，ECT）[40]。校准稀释凝血酶时间因对低级别的药物浓度敏感，故可用来专门测定特定的药物浓度。同时，APTT 仍然是一个很好的筛查方法[42]。肾功能不全患者使用该药时应调整剂量。由于达比加群胶囊剂型特殊，无法为 ICU 患者改变剂型或压碎后给药。一种旨在逆转达比加群抗凝作用的特异性单克隆抗体临床试验正在进行[43]。

利伐沙班

利伐沙班是一种口服的Ⅹa 因子直接抑制剂，与肝素不同，其抗凝机制不需要抗凝血酶[42]。利伐沙班是所有新药中具有最广泛适应证的药物，其应用范围包括降低非瓣膜性心房颤动患者发生中风和全身性栓塞的风险，治疗 DVT 和 PE 以及降低 DVT 和 PE 复发的风险，并且用于预防 DVT（这可导致接受膝或髋关节置换手术的患者发生 PE）。如果出现出血以及需要监测抗凝效果时，则需要使用与监测 LMWH 类似的特定校准抗Ⅹa 测定法[41]。如需在 ICU 中使用时，可以将制剂压碎并通过饲管给予。

ICU 对口服抗凝药物的管理

在 ICU 中，口服治疗往往不可行，常需使用肠外途径进行药物抗凝。肾衰竭患者中，最常使用肝素和阿加曲班进行抗凝治疗，也可使用比伐卢定，但所有这些药物都需要对其抗凝效果进行监测。出血患者常需要紧急逆转治疗或给予其他综合治疗，因此，新型抗凝药物越来越受到关注。尽管 LMWH 目前在 ICU 中被广泛使用，但问题是目前临床仍无针对 LMWH 的拮抗剂，同时，LMWH 可在肾衰竭患者中累积导致出血风险增加。

在美国，华法林导致的出血风险仍然是一个临床问题。尽管含有 4 种凝血因子（Ⅱ、Ⅶ、Ⅸ和Ⅹ）的平衡凝血酶原复合物浓缩物（prothrombin complex concentrates，PCCs，如 KCENTRA）有助于立即逆转 INR，并且已在最近的 ACCP 指南中被推荐，但临床应用尚待时日[38, 44]。维生素 K 往往需要数天才能起效。纠正华法林导致的出血风险需要输注约 4 个单位的新鲜冰冻血浆（fresh frozen plasma，FFP），随之而来的问题是输血相关风险和容量超负荷；此外，FFP 并不能将 INR 恢复到基线，通常只能恢复到 1.4～1.6，这也被认为是 FFP 的 INR 基线[44]。

新型口服抗凝剂导致出血的处理

如果患者发生急性出血，应该完善与该抗凝药物相关的实验室检查来评估该抗凝药物的疗效。对于达比加群，凝血酶时间（thrombin times，TT）和经校准稀释凝血酶时间以及蝰蛇毒凝血时间（欧洲使用）是最敏感的实验室监测方法。APTT 虽然不像凝血酶时间那样敏感，但同样也可以评价其抗凝效果[45]。APTT 大致可以对抗凝效果进行一个定性的评估。虽然目前没有特效的拮抗剂来拮抗所有药物的抗凝作用，但在患者肾功能正常时，这些药物的作用持续时间相对较短并且都是直接起作用；当出血风险超过血栓形成风险时应立即停药。

出血时，应对患者进行血流动力学复苏和止血复苏，同时给予前面所提及的各种综合治疗措施[42]。可以通过透析来治疗肾功能不全患者因服用达比加群所引起的出血，但对于休克患者该方法缺乏实用性。当患者发生危及生命的出血时，可以考虑使用 PCCs 等止血剂[45]。大多数针对阿哌沙班和利伐沙班抗凝效果的标准凝血实验室检测误差较大，因此常需专门进行抗 -Ⅹa 活性的检测[46]。相关研究表明，PCCs 可完全逆转利伐沙班的抗凝作用[47, 48]。动物实验数据也证实 PCCs 可逆转出血。因此，输注 PCCs 应该成为综合

治疗的一部分。此外，一些新的特异性逆转抗凝药物抗凝作用的策略也正在研究过程中。

值得注意的是，法国血栓形成和止血研究小组提出了相关的围手术期管理策略[49]。他们建议手术出血低风险患者的抗凝治疗窗口为48小时（即手术前24小时最后一次给药，24小时后重新开始）；对于手术出血风险为中度或高度的患者，建议在手术前5天停止抗凝治疗，以确保所有患者能够将抗凝药物代谢完；同时强调只有在出血风险得到控制时才应恢复抗凝治疗。若患者血栓形成风险高（例如有卒中史的心房纤颤患者），可用肝素进行桥接治疗；由于预防性止血药物疗效风险不确定，不建议给予预防性止血药物进行预防性逆转抗凝作用[49]。

ICU中主要担心的问题是患者需要紧急手术或患者发生大出血。目前，有越来越多的信息可以用来帮助管理接受新型口服抗凝药（new oral anticoagulants，NOACs）的患者[42]。当使用NOACs出现可能出血情况时，首先要做的是停止使用该药物，但如果需要拮抗抗凝作用时，应考虑采用特定的治疗方法，包括PCCs的应用，旨在逆转抗凝和/或出血。美国的PCCs有4种成分（KCENTRA）和3种成分（Profilnine和Bebulin）两种制剂。3种成分的PCCs缺乏Ⅶ因子。已经有文献报道了PCCs逆转利伐沙班的抗凝作用，并且越来越多的报道认为PCCs使用有助于心脏外科手术后患者发生出血时的止血[48, 50, 51]。

尽管对NOACs及其出血风险感到担忧，但大多数研究表明，与华法林相比，NOACs疗效更好[52]。在一项共纳入了27 419例研究中，所有患者均接受了3年抗凝药物治疗，1 034例患者发生1 121次大出血。达比加群组首次大出血后30天死亡率为9.1%，华法林组为13.0%，同时，达比加群治疗组患者与华法林组相比，在ICU住院治疗的时间更短[52]。

新型口服抗凝药物的新型逆转方法

目前，虽然有3种特定的拮抗剂正在研发中，但仍没有针对任何NOACs的特定逆转策略[53]。对于FⅩa抑制剂的逆转，PRT064445（andexanet alfa）是因子Ⅹa的重组类似物，其可与所有FⅩa抑制剂结合并缺乏催化活性。在目前涉及抗凝的志愿者研究中，andexanet alfa可逆转FⅩa抑制剂（临床试验gov：NCT01758432）的作用并呈剂量依赖性。关于达比加群的抗凝逆转，针对达比加群的Fab抗体片段（BI 655075；idaruci-zumab）正处于临床试验阶段，FDA于2014年6月通过正在进行的临床试验授予idarucizumab突破性治疗名称：REVERSE-AD（NCT02104947）。正在研究的两类患者包括：严重出血的患者和需要紧急手术或干预的患者。第一份研究数据已经报道[43]。第三种拮抗剂是一种阳离子小分子物质PER977（aripazine），旨在结合所有FⅩa抑制剂，包括LMWH。用于逆转达比加群抗凝作用的Idarucizumab已于2015年获得FDA批准，可在大多数医疗中心使用（https://www.praxbind.com/）。

血小板抑制剂

在患有缺血性心血管疾病和/或动脉粥样硬化性血管疾病的患者中，抑制血小板活化至关重要[54]。血小板抑制剂/抗血小板药物也应被视为抗凝血剂，因为它们确实会增加出血的风险。不同抗血小板药物的作用方式、药效、起效方式和适应证也不相同。阿司匹林是一种不可逆的血小板环氧化酶和血栓素A2抑制剂，但也是一种相对较弱的抗血小板药物[55]，可发生耐药[56]。更有效的抗血小板药物包括P2Y12受体和Ⅱb/Ⅲa受体拮抗剂（如阿昔单抗、替罗非班、依替非巴肽）。氯吡格雷、普拉格雷和替卡格雷通过选择性且不可逆地与P2Y12受体结合来抑制二磷酸腺苷依赖性糖蛋白Ⅱb/Ⅲa受体表达，同时抑制血小板活化进而发挥抑制血小板的作用，已成为抗血小板的主要用药[55, 57, 58]。虽然氯吡格雷是最常使用的药物，但目前对于如何管理这些患者或监测其效果知之甚少，并且该药也可能会发生耐药性，因为它是一种前体药物，需要经过代谢进一步转化才能成为具有活性的产物。阿司匹林和氯吡格雷的双重抗血小板治疗是PCI支架置入血运重建后的标准治疗方法。这种所谓的双重治疗建议，在裸金属支架介入后使用4周，药物洗脱支架介入后持续使用6～12个月[54]。Vincenzi指出行冠状动脉支架置入术后接受非心脏手术的患者，并发症的发生率为45%，死亡率为20%[59]。停用抗血小板药物似乎对预后有重要影响。他们对103例行非心脏手术前1年内接受过支架治疗的患者进行前瞻性研究，这些患者的抗血小板药物没有中断或只是短暂中断，且所有患者均使用肝素抗凝治疗。在103例患者中，44.7%的患者在行非心脏手术后出现并发症，4.9%的患者死亡。除了两例（仅出血）不良事件外，其余均为心脏源性。大多数并发症发生在非心脏手术术后的早期。近期行支架置入的患者（非心脏手术前<35天）与非心脏手术前90天以上行PCI的患者相比，发生不良事件的风险高达2.11倍[59]。氯吡格雷包装说明书指明，当患者需要接受择期手术和不再需要抗血小板时，应在手术前5天停止使用氯吡格雷。然而，如果患者发生出血，目前尚未提出与之相关的针对性的治疗方案以及对氯吡格雷进行疗效监测的相关方法。此外，与停用氯吡格雷的益处相比，需要权衡支架血栓形成的风险以及外科手术干预的必要性。普拉格雷具有增加抗凝效果和潜在低"耐药性"的优势[60]，这正是氯吡格雷的潜在问题之一[58]。

基于指南的ICU和/或围术期的抗血栓治疗

2012年美国胸科医师学会的最新指南已经发表[38]。在手术前需要中断VKA时，指南建议在手术前5天停止VKA而不是手术前较短的时间（1B级）。对于机械性心脏瓣膜、心房颤动或血栓栓塞风险高的VTE患者，建议在VKA中断期间桥接抗凝（2C级）；低风险患者中，指南的建议是无需桥接抗凝（2C 级）。对于需要口腔科手术的患者，建议在继续服用 VKA 同时使用口服止血剂或者在手术前 2～3 天停用 VKA 而不选用其他抗凝药物来替代（2C 级）。

在接受乙酰水杨酸（acetylsalicylic acid，ASA）并需要进行非心脏手术的中高风险患者中，指南建议在手术前后继续连续使用 ASA，而不是在手术前 7～10 天停止 ASA（2C 级）。对于有冠状动脉支架又需要外科手术的患者，他们建议在裸金属支架放置＞6 周后再行手术治疗，在药物洗脱支架放置后＞6 个月再行手术治疗，而不要在这些时间段内进行手术（1C 级）；对于需要在裸金属支架置入 6 周内或在药物洗脱支架放置 6 个月内进行手术的患者，他们建议围手术期继续使用抗血小板治疗，而不是在手术前 7～10 天停止治疗（2C 级）[38]。在患者的管理方面，必须考虑其相对风险与受益。

（朱凤雪 译，李新宇 审校）

参考文献

1. Sarich TC, Seltzer JH, Berkowitz SD, et al. Novel oral anticoagulants and reversal agents: considerations for clinical development. Am Heart J 2015;169:751-757.
2. Hoffman M, Monroe DM, 3rd. A cell-based model of hemostasis. Thromb Haemost 2001;85:958-965.
3. Heemskerk JW, Bevers EM, Lindhout T. Platelet activation and blood coagulation. Thromb Haemost 2002;88:186-193.
4. Roberts HR, Monroe DM, Escobar MA. Current concepts of hemostasis: implications for therapy. Anesthesiology 2004;100:722-730.
5. Levi M, ten Cate H, van der Poll T. Endothelium: interface between coagulation and inflammation. Crit Care Med 2002;30:S220-224.
6. Adams GL, Manson RJ, Turner I, Sindram D, Lawson JH. The balance of thrombosis and hemorrhage in surgery. Hematol Oncol Clin North Am 2007;21:13-24.
7. Furie B, Furie BC. Molecular and cellular biology of blood coagulation. N Engl J Med 1992;326:800-806.
8. Lange RA, Hillis LD. Antiplatelet therapy for ischemic heart disease. N Engl J Med 2004;350:277-280.
9. Steinhubl SR, Moliterno DJ. The role of the platelet in the pathogenesis of atherothrombosis. Am J Cardiovasc Drugs 2005;5:399-408.
10. Steinhubl SR, Schneider DJ, Berger PB, Becker RC. Determining the efficacy of antiplatelet therapies for the individual: lessons from clinical trials. J Thromb Thrombolysis 2008;26:8-13.
11. Lawson JH, Murphy MP. Challenges for providing effective hemostasis in surgery and trauma. Semin Hematol 2004;41:55-64.
12. Levy JH. Massive transfusion coagulopathy. Semin Hematol 2006;43:S59-63.
13. Mannucci PM, Levi M. Prevention and treatment of major blood loss. N Engl J Med 2007;356:2301-2311.
14. Levi M, van der Poll T, Buller HR. Bidirectional relation between inflammation and coagulation. Circulation 2004;109:2698-2704.
15. Esmon CT. Inflammation and thrombosis. J Thromb Haemost 2003;1:1343-1348.
16. Di Nisio M, Middeldorp S, Buller HR. Direct thrombin inhibitors. N Engl J Med 2005;353:1028-1040.
17. Levy JH. Novel intravenous antithrombins. Am Heart J 2001;141:1043-1047.
18. Levy JH, Key NS, Azran MS. Novel oral anticoagulants: implications in the perioperative setting. Anesthesiology 2010;113:726-745.
19. Weitz JI, Bates SM. New anticoagulants. J Thromb Haemost 2005;3:1843-1853.
20. Weitz JI. Low-molecular-weight heparins. N Engl J Med 1997;337:688-698.
21. Weitz JI, Hirsh J, Samama MM. New anticoagulant drugs: the Seventh ACCP Conference on Antithrombotic and Thrombolytic Therapy. Chest 2004;126:265S-286S.
22. Aronson DL, Chang P, Kessler CM. Platelet-dependent thrombin generation after in vitro fibrinolytic treatment. Circulation 1992;85:1706-1712.
23. Tanaka KA, Key NS, Levy JH. Blood coagulation: hemostasis and thrombin regulation. Anesth Analg 2009;108:1433-1446.
24. Hirsh J. Heparin. N Engl J Med 1991;324:1565-1574.
25. Despotis GJ, Gravlee G, Filos K, Levy J. Anticoagulation monitoring during cardiac surgery: a review of current and emerging techniques. Anesthesiology 1999;91:1122-1151.
26. Levy JH, Tanaka KA, Hursting MJ. Reducing thrombotic complications in the perioperative setting: an update on heparin-induced thrombocytopenia. Anesth Analg 2007;105:570-582.
27. Greinacher A. Clinical practice. Heparin-induced thrombocytopenia. N Engl J Med 2015;373:252-261.
28. Bennett-Guerrero E, Slaughter TF, White WD, et al. Preoperative anti-PF4/heparin antibody level predicts adverse outcome after cardiac surgery. J Thorac Cardiovasc Surg 2005;130:1567-1572.
29. Warkentin TE, Greinacher A. Heparin-induced thrombocytopenia: recognition, treatment, and prevention: the Seventh ACCP Conference on Antithrombotic and Thrombolytic Therapy. Chest 2004;126:311S-337S.
30. Warkentin TE, Greinacher A, Koster A, Lincoff AM. Treatment and prevention of heparin-induced thrombocytopenia: American College of Chest Physicians Evidence-Based Clinical Practice Guidelines (8th Edition). Chest 2008;133:340S-380S.
31. Dyke CM, Koster A, Veale JJ, Maier GW, McNiff T, Levy JH. Preemptive use of bivalirudin for urgent on-pump coronary artery bypass grafting in patients with potential heparin-induced thrombocytopenia. Ann Thorac Surg 2005;80:299-303.
32. Merry AF, Raudkivi PJ, Middleton NG, et al. Bivalirudin versus heparin and protamine in off-pump coronary artery bypass surgery. Ann Thorac Surg 2004;77:925-931; discussion 31.
33. Koster A, Dyke CM, Aldea G, et al. Bivalirudin during cardiopulmonary bypass in patients with previous or acute heparin-induced thrombocytopenia and heparin antibodies: results of the CHOOSE-ON trial. Ann Thorac Surg 2007;83:572-577.
34. Koster A, Spiess B, Jurmann M, et al. Bivalirudin provides rapid, effective, and reliable anticoagulation during off-pump coronary revascularization: results of the "EVOLUTION OFF" trial. Anesth Analg 2006;103:540-544.
35. McKeage K, Plosker GL. Argatroban. Drugs 2001;61:515-522; discussion 23-4.
36. Levy JH, Hursting MJ. Heparin-induced thrombocytopenia, a prothrombotic disease. Hematol Oncol Clin North Am 2007;21:65-88.
37. Demma LJ, Paciullo CA, Levy JH. Recognition of heparin-induced thrombocytopenia and initiation of argatroban therapy after cardiothoracic surgery in the intensive care unit. J Thorac Cardiovasc Surg 2012;143:1213-1218.
38. Douketis JD, Spyropoulos AC, Spencer FA, et al. Perioperative management of antithrombotic therapy: antithrombotic therapy and prevention of thrombosis, 9th ed.: American College of Chest Physicians Evidence-Based Clinical Practice Guidelines. Chest 2012;141:e326S-50S.
39. Levy JH, Spyropoulos AC, Samama CM, Douketis J. Direct oral anticoagulants: new drugs and new concepts. JACC Cardiovascular interventions 2014;7:1333-1351.
40. Weitz JI, Hirsh J, Samama MM. New antithrombotic drugs: American College of Chest Physicians Evidence-Based Clinical Practice Guidelines (8th Edition). Chest 2008;133:234S-2356S.
41. Samama MM, Meddahi S, Samama CM. Pharmacology and laboratory testing of the oral Xa inhibitors. Clin Lab Med 2014;34:503-517.
42. Levy JH, Faraoni D, Spring JL, Douketis JD, Samama CM. Managing new oral anticoagulants in the perioperative and intensive care unit setting. Anesthesiology 2013;118:1466-74.
43. Pollack CV, Jr., Reilly PA, Eikelboom J, et al. Idarucizumab for dabigatran reversal. N Engl J Med 2015;373:511-520.
44. Levy JH, Tanaka KA, Dietrich W. Perioperative hemostatic management of patients treated with vitamin K antagonists. Anesthesiology 2008;109:918-926.
45. van Ryn J, Schurer J, Knk-Elband M, Clemens A. The successful reversal of dabigatran induced bleeding by coagulation factor conetrates in a rat tail bleeding model do not correlate with ex vivo markers of anticoagulation. Blood 2011;118:Abst 2318.
46. Samama MM, Contant G, Spiro TE, et al. Evaluation of the anti-factor Xa chromogenic assay for the measurement of rivaroxaban plasma concentrations using calibrators and controls. Thromb Haemost 2011;107:379-387.
47. Eerenberg ES, Kamphuisen PW, Sijpkens MK, Meijers JC, Buller HR, Levi M. Reversal of rivaroxaban and dabigatran by prothrombin complex concentrate: a randomized, placebo-controlled, crossover study in healthy subjects. Circulation 2011;124:1573-1579.
48. Levi M, Moore KT, Castillejos CF, et al. Comparison of three-factor and four-factor prothrombin complex concentrates regarding reversal of the anticoagulant effects of rivaroxaban in healthy volunteers. J Thromb Haemost 2014;12:1428-1436.
49. Sie P, Samama CM, Godier A, et al. Surgery and invasive procedures in patients on long-term treatment with direct oral anticoagulants: thrombin or factor-Xa inhibitors. Recommendations of the Working Group on perioperative haemostasis and the French Study Group on thrombosis and haemostasis. Arch Cardiovasc Dis 2011;104:669-676.
50. Levy JH, Levi M. New oral anticoagulant-induced bleeding: clinical presentation and management. Clin Lab Med 2014;34:575-586.
51. Song HK, Tibayan FA, Kahl EA, et al. Safety and efficacy of prothrombin complex concentrates for the treatment of coagulopathy after cardiac surgery. J Thorac Cardiovasc Surg 2014;147:1036-1040.
52. Majeed A, Hwang HG, Connolly SJ, et al. Management and outcomes of major bleeding during treatment with dabigatran or warfarin. Circulation 2013;128:2325-2332.
53. Weitz JI, Pollack CV, Jr. Practical management of bleeding in patients receiving non-vitamin K antagonist oral anticoagulants. Thromb Haemost 2015;114:1113-1126.
54. Popma JJ, Berger P, Ohman EM, Harrington RA, Grines C, Weitz JI. Antithrombotic therapy during percutaneous coronary intervention: the Seventh ACCP Conference on Antithrombotic and Thrombolytic Therapy. Chest 2004;126:576S-99S.
55. Jarvis B, Simpson K. Clopidogrel: a review of its use in the prevention of atherothrombosis. Drugs 2000;60:347-377.
56. Chakroun T, Addad F, Abderazek F, et al. Screening for aspirin resistance in stable coronary artery patients by three different tests. Thromb Res 2007;121:413-418.
57. Tanaka KA, Szlam F, Kelly AB, Vega JD, Levy JH. Clopidogrel (Plavix) and cardiac surgical patients: implications for platelet function monitoring and postoperative bleeding. Platelets 2004;15:325-332.
58. Lev EI, Patel RT, Maresh KJ, et al. Aspirin and clopidogrel drug response in patients undergoing percutaneous coronary intervention: the role of dual drug resistance. J Am Coll Cardiol 2006;47:27-33.
59. Vicenzi MN, Meislitzer T, Heitzinger B, Halaj M, Fleisher LA, Metzler H. Coronary artery stenting and non-cardiac surgery—a prospective outcome study. Br J Anaesth 2006;96:686-693.
60. Serebruany V, Shalito I, Kopyleva O. Prasugrel development—claims and achievements. Thromb Haemost 2009;101:14-22.

141 造血干细胞移植受者的重症监护

Robert M. Kotloff, Aanchal Kapoor, and Steve G. Peters

造血干细胞移植(hematopoietic stem cell transplantation，HSCT)正用于治疗如血液和淋巴癌、选择性实体瘤以及非肿瘤性疾病(包括自身免疫性疾病、淀粉样变性和再生障碍性贫血)等越来越多的疾病。自体移植的主要适应证包括多发性骨髓瘤和淋巴瘤。同种异体移植最常用于急性和慢性白血病、淋巴瘤和骨髓增生异常综合征。最常见的移植物来源是外周血，其他来源包括骨髓和脐带血。在移植之前需采用预处理方案以根除恶性细胞，并且在同种异体移植中，诱导允许植入的免疫抑制。预处理方案可以是清髓性的，也可以是降低预处理强度或是非清髓性的。一些患者还给予全身放疗以进行骨髓清除并达到免疫抑制。

在 HSCT 之后，免疫系统会沿着可预测的模式恢复，但这取决于患者的潜在疾病、干细胞的来源以及可能出现的并发症[如移植物抗宿主病(graft versus host disease，GVHD)]等。接受外周血干细胞移植并进行非清髓性预处理的自体移植患者恢复得更快。移植后期可分为 3 个阶段：预植入期、移植后早期和移植后晚期。预植入期(0～30 天)以中性粒细胞减少和黏膜皮肤屏障的破坏为特征。移植后早期阶段(30～100 天)主要表现为细胞介导的免疫力受损。这种免疫缺陷严重程度取决于 GVHD 的发展以及相应的免疫抑制治疗。移植后晚期(>100 天)的特征是细胞免疫和体液免疫缺陷，此外，对于同种异体移植受者还会出现的网状内皮系统功能缺陷。

入住 ICU 的适应证

鉴于患者在移植后可能出现各种各样危及生命的并发症，进而对患者的康复产生重大影响，因而 ICU 就成为 HSCT 受者接受医疗服务的常见场所。文献报道，移植后患者入住 ICU 的比例差异很大，为 5%～55%，总体比率接近 16%[1]。肺部并发症是患者入住 ICU 的最常见原因，约占 60%[2]。肺炎和脓毒症引起的急性呼吸窘迫综合征(acute respiratory distress syndrome，ARDS)是 HSCT 受者中低氧性呼吸衰竭的常见原因。非感染性肺部并发症也可导致患者发生呼吸衰竭并需进入 ICU 治疗。此外，在预植入期，因黏膜炎症而导致的气道损伤的患者，有时也需要入住 ICU。

在这个患者群体中，入住 ICU 的第二个常见原因是继发于脓毒症的血流动力学受损，约占入住患者的 20%[2]。其他常见原因包括心律失常(8%～17% 的病例)、颅内出血(2%～5% 的病例)、癫痫发作(11% 的病例)、胃肠道出血(5% 的病例)和急性肾衰竭(少于 5% 的病例)[2]。

需要进入 ICU 治疗的常见感染性并发症

由于同种异体移植受者需要在移植后接受免疫抑制剂以预防或治疗 GVHD，因此感染性并发症在此类患者中更为常见。此外，GVHD 本身也会通过影响黏膜、网状内皮系统和骨髓而导致免疫缺陷。如动员外周血干细胞和细胞因子，或是造血细胞集落刺激因子等替代的造血前体来源，可缩短中性粒细胞减少期并降低肺部感染的发生率。另外，通过实施有效的预防策略，可进一步降低感染的发生率，尤其是肺孢子虫和巨细胞病毒的感染。尽管如此，肺炎仍然是 HSCT 后死亡的主要原因。

细菌性肺炎

细菌性肺炎可能发生于移植后的任何时间，但在患者处于严重中性粒细胞减少的预植入期更易发生。革兰氏阴性菌，尤其是铜绿假单胞菌和肺炎克雷伯菌，在移植后最初的 100 天占主导，而革兰氏阳性菌(如肺炎链球菌)主要引起大多数的晚期感染。据报道，在某些医学中心，军团菌属是引起肺炎的重要原因。

细菌性肺炎通常以发热为前趋症状，而中性粒细胞减少患者可能没有呼吸道症状和体征。胸部 X 线检查可能只存在轻微的异常甚至没什么异常发现，其原因可能是由于中性粒细胞数量过少所致者没有异常。在一项队列研究中，使用高分辨率 CT 可发现超过 50% 胸片正常的中性粒细胞减少的发热患者的肺炎证据[3]。因此，应对所有疑似细菌性肺炎的患者以及发热伴中性粒细胞减少但无明确感染部位的患者立即开始使用广谱抗生素(具有抗假单胞菌活性)治疗。

曲霉菌

侵袭性曲霉菌病是 HSCT 最具破坏性的并发症之一，并且仍然是导致该群体感染性死亡的主要原因之一。病例的分布是双峰的，每个时期的风险因素都有所不同。同种异体和自体受者在预植入期间，当中性粒细胞减少是主要危险因素时，侵袭性曲霉病的风险会增加。同种异体 HSCT 受者在移植后早期（即第二易感期）与 GVHD 的发展同步，此阶段患者需要接受免疫抑制剂的治疗。在大多数情况下，侵袭性曲霉病局限于肺部，但也有可能会导致鼻窦炎以及中枢神经系统受累。咳嗽和呼吸困难是最常见的症状。胸膜炎性胸痛和咯血是侵袭性曲霉病十分重要但非特异的症状，反映了病原体已侵犯血管并导致肺梗死的可能。此外，超过 2/3 的患者可能不会出现发热。

最初的影像学检查结果包括单个或多个结节、空洞以及亚节段性或节段性实变。CT 成像在发现异常方面更敏感，建议在感染的早期进行 CT 检查。晕征是具有高度特征性的 CT 表现，其周边的低衰减区代表肺结节周围的水肿或出血。在一项研究中，对中性粒细胞减少合并侵袭性肺曲霉病的患者在刚出现发热时进行 CT 检查，结果发现超过 90% 的患者可见到晕征[4]。

明确侵袭性肺曲霉病的诊断仍然十分困难，高达 30% 的病例是通过尸检确诊的[5]。从 HSCT 患者的呼吸道标本中培养出曲霉菌高度提示侵袭性曲霉菌感染，其阳性预测值为 82%[6]，但敏感性仅为 35%～57%[7, 8]。经胸细针穿刺获得局灶性病变的成功率为 50%～67%[8, 9]。尽管检测半乳甘露聚糖（一种在侵袭性疾病期间释放的真菌细胞壁组分）的酶联免疫吸附实验仍有一定局限性，但目前已作为诊断工具用于临床。一篇荟萃分析显示，在已证实或可能存在侵袭性曲霉病的 HSCT 患者中，血清半乳甘露聚糖检测总的敏感性、特异性以及阳性和阴性预测值分别为 82%、86%、65% 和 65%[10]。关于支气管肺泡灌洗（bronchoalveolar lavage，BAL）的半乳甘露聚糖检测是否比血清检测效果更好，目前的研究数据存在相互的矛盾，据报道其敏感性范围为 50%～90%，特异性为 73%～94%[11, 12]。

伏立康唑是侵袭性曲霉病的首选治疗药物，与两性霉素 B 相比，其具有优越的疗效和较低的毒性[13]。最近的一项关于 HSCT 受者的多中心调查发现，64% 的侵袭性曲霉病患者在 12 周时显现出部分或完全疗效，其中大多数人单独使用伏立康唑或联合棘白菌素治疗[14]。此时的死亡率为 36%，与 20 世纪 90 年代报道的超过 80% 的死亡率相比有显著下降。局部病灶的手术切除有时被用作难治性病例中抗真菌治疗的辅助手段。

CMV

与自体 HSCT 相比，同种异体 HSCT 后发生 CMV 肺炎的风险要大得多，其原因是需要联合使用免疫抑制剂预防 GVHD。绝大多数 CMV 感染的发作是由血清阳性受者体内的潜伏病毒被再次激活所导致的。接受血清阳性供体干细胞的血清阴性受者移植后罹患 CMV 感染的风险低于血清阳性受者，这种情况与实体器官移植后的情况形成鲜明对比。在预防层面 CMV 肺炎的发病几乎总是发生在从植入到第 100 天之间。采取有效的预防措施已经将 CMV 肺炎的发病率显著降低至同种异体 HSCT 受者中的约 5%，但也将其发病时间推迟至移植后晚期。

CMV 肺炎的临床表现并不明显。干咳、发热和低氧血症是典型的临床表现，在某些情况下会迅速发展为呼吸衰竭。胸片最常见双侧间质不透光影，但也可见局灶性或弥漫性结节和结节性不透光影。毛玻璃样征通常在高分辨率 CT 上发现。通过检出经支气管肺活检或 BAL 获得的标本中的病毒包涵体可明确 CMV 肺炎的诊断，但这两种技术的成功率都很低。目前认为，结合临床和影像学特征，通过快速培养技术或 PCR 检测 BAL 液中的病毒也具有诊断价值。然而，在缺乏经典特征的情况下，必须谨慎解释这些结果，因为在没有侵入性疾病的情况下病毒也会进入呼吸道。鉴定外周血中的高病毒载量在某些特定的情况下可提供额外的支持证据。

更昔洛韦和高剂量静脉注射免疫球蛋白或 CMV 特异性免疫球蛋白的组合，尽管最近对免疫球蛋白制剂的需求受到了挑战，但其已成为治疗 CMV 肺炎的标准治疗方法[15]。膦甲酸钠仅用于不能耐受更昔洛韦和感染了更昔洛韦耐药菌株的患者。

社区呼吸道病毒

作为一个群体，社区呼吸道病毒病原体，包括呼吸道合胞病毒（respiratory syncytial virus，RSV）、甲型和乙型流感病毒以及副流感病毒。这些病原构成了自体和同种异体 HSCT 受者非 CMV 病毒性呼吸道感染的大多数。除了全年发生的副流感病毒外，其他病毒主要发生在秋末、冬季和早春。在 RSV 感染患者中，移植后不到 1 个月或仍处于移植前阶段的患者罹患肺炎的风险接近 80%，一旦过了这一关键时期，风险就会降至 40% 以下[16]。随着肺炎的进展，未经治疗的 RSV 感染患者死亡率接近 80%。非控制性试验表明，雾化利巴韦林和静脉注射免疫球蛋白的组合可以在呼吸衰竭发作之前开始降低肺炎相关的死亡率[17, 18]。虽然流感后细菌性肺炎是一个问题，但流感发生的频率相当低。通常的治疗措施是给予神经氨酸酶抑制剂如扎那米韦和奥司他韦，但这些药物治疗 HSCT 受者流感、肺炎的效果尚不得而知。

需要进入 ICU 治疗的常见非感染性并发症

急性肺水肿

急性肺水肿是 HSCT 后中性粒细胞减少期间常见的但可能被忽视的肺功能障碍的原因。非心源性肺水肿有许多诱发因素，包括全身放疗、诱导药物、误吸、输血相关的急性肺损伤以及脓毒症。发生静水压增高型 / 心源性肺水肿的患者通常接受了大量输液、全胃肠外营养和多次输血。诱导过程中使用的化疗药物导致的心功能障碍也会引起容量过载，甚至肾损伤。

植入综合征和围手术期呼吸窘迫综合征

植入综合征主要表现为发热、红色皮疹、腹泻、弥漫性毛细血管渗漏并伴有与中性粒细胞恢复同时发生的非心源性肺水肿[19]。该综合征常见于自体HSCT后，文献报道其发病率为7%～53%[20, 21]。同种异体移植后也有类似表现，但必须与急性GVHD鉴别。围手术期呼吸窘迫综合征（periengrafment respiratory distress syndrome，PERDS）仅强调植入综合征的肺部表现。最近的研究表明，1/3的植入综合征患者会发生肺部受累[22]。

植入综合征的病因尚不清楚，植入期间促炎细胞因子的释放被认为是主要原因。粒细胞集落刺激因子的使用可能会增加植入综合征的发生率和严重程度，如果患者发生了植入综合征，建议停用该药物。

PERDS的症状和体征出现在中性粒细胞植入后的5天内。呼吸困难普遍存在并伴有不同程度的低氧血症。大约有1/3的PERDS患者出现需要呼吸机支持的严重呼吸衰竭。大多数患者有发热；也可能并存植入综合征的其他临床表现，包括斑丘疹、低蛋白血症、腹水和外周性水肿。胸部X线和CT扫描可见双侧肺部浸润，但无特异性。PERDS的诊断需要结合临床和影像学检查，并排除感染、容量负荷过重、弥漫性肺泡出血（diffuse alveolar hemorrhage，DAH）以及其他有相似特征的疾病，且发生于围植入期时方可诊断。诊断明确后给予大剂量皮质类固醇治疗可以迅速改善临床症状，即使对于需要机械通气的患者也有明显的效果[19, 23]。

弥漫性肺泡出血

在HSCT的背景下，DAH被认为是一种非感染性广泛肺泡损伤的临床表现。DAH在自体和同种异体HSCT受者中的发生率接近5%，而在入住ICU的HSCT患者中，其发病率高达40%。DAH最常见于第一个月内，通常在围植入期，但也有42%以上的病例出现的较晚[24]。年龄>40岁、全身放疗和肾功能不全是其发病的危险因素[25]。虽然血小板减少症很常见，但DAH患者的血小板计数并不低于未患DAH的患者，而积极的血小板输注也不会改善患者呼吸状况[25]。

HSCT受者的DAH发病机制尚不清楚。尸检结果显示，大多数DAH患者有弥漫性肺泡损伤的证据[25, 26]。很可能DAH与特发性肺炎综合征和PERDS一样，是由化疗、放疗和隐匿性感染所引起的急性肺损伤。大量DAH病例发生在植入期，提示中性粒细胞流入肺可能加重肺损伤，并在一定程度上导致肺出血。

患者常表现为呼吸困难、干咳、发热和弥漫性肺水肿，但咯血非常少见。无法解释的血红蛋白下降为DAH的存在提供了重要线索。大多数患者需要入住ICU以及机械通气治疗。诊断的重点是纤维支气管镜检查发现源于至少3个肺叶的渐进性血性BAL液或BAL液检测发现超过20%的含铁血黄素巨噬细胞，同时需要排除潜在感染的存在。

仅使用支持疗法，已报道死亡率为80%～100%[25, 27]。自体HSCT和移植后的30天内发生DAH的患者预后最好，其死亡率为30%，而同种异体移植或是迟发性发生DAH的患者死亡率高达70%[28]。死亡的原因经常是多器官功能衰竭或脓毒症，而不是难治性出血导致的呼吸衰竭[24]。回顾性病例研究以及相关个案报显示，大剂量皮质类固醇可以提高生存率，但目前尚无相关的前瞻性随机试验予以证实[27, 29]。有研究认为，重组因子Ⅶa能够成功治疗同种异体HSCT受者的DAH[30, 31]。

特发性肺炎综合征

特发性肺炎综合征（idiopathic pneumonia syndrome，IPS）一词适用于在没有可识别的感染性病因的情况下出现广泛肺泡损伤的HSCT患者。最近，美国胸科学会对该定义进行了修订，要求在诊断前排除一些引起肺功能障碍的其他病因，包括心功能不全、肾衰竭和医源性容量超负荷等[32]。更新的诊断标准见框141-1，该标准继续依赖对BAL的检测结果，并作为排除感染的主要依据。一些权威专家将PERDS和DAH纳入IPS的范畴之内，这增加了定义的模糊性，因而另一部分权威专家则认为它们属于不同的疾病范畴，治疗也应区别对待。

行清髓预处理的同种异体HSCT 120天内IPS的发生率在3%～15%[33]。在异体受者中，非清髓性与常规高剂量预处理方案相比，IPS发生率似乎较低，这为高强度放、化疗导致的毒性反应对其发病过程产生了显著影响这一观点提供了有力支持。急性GVHD已被确定为IPS的危险因素，表明同种免疫机制也可能发挥作用。IPS也在自体HSCT后发生，但发生率似乎低于同种异体HSCT受者。目前尚不清楚干细胞来源（骨髓、外周血与脐带血）是否会影响这种并发症的发生率。

文献报道IPS发病的中位时间为19天，大多数病例发

框141-1 诊断特发性肺炎综合征的标准

Ⅰ. 广泛肺泡损伤的证据
- 常规胸部X线片或计算机断层扫描中发现多叶渗透
- 肺炎的症状和体征（咳嗽、呼吸困难、呼吸急促、啰音）
- 肺部生理异常的证据
- 肺泡与动脉血氧的差异增加
- 新的或增加的限制性肺功能测试异常

Ⅱ. 缺乏活动性下呼吸道感染
- 支气管肺泡灌洗培养、细胞学、聚合酶链反应和其他对显著的细菌、病毒和真菌病原体呈阴性的研究
- 如果患者的病情允许，经支气管活检

Ⅲ. 没有心功能不全、急性肾衰竭或医源性体液超负荷作为肺功能障碍的病因

资料来源：Panoskaltsis-Mortari A，Griese M，Madtes DK，et al. An offcial American Thoracic Society research statement：noninfectious lung injury after hematopoietic stem cell transplantation：idiopathic pneumonia syndrome. Am J Respir Crit Care Med. 2011；183：1262-79.

生在最初的 120 天内[33]。IPS 患者的临床表现包括呼吸困难、发热、干咳、需氧量增加和弥漫性影像学浸润。IPS 患者的肺活检结果显示两种主要的病理变化，即弥漫性肺泡损伤和间质性肺炎。IPS 通常进展很快，多达 2/3 的患者在几天内即进展为需要机械通气的呼吸衰竭[33]。六项已发表的大型病例研究结果显示，IPS 患者的综合死亡率为 74%[34]，而需要机械通气的患者死亡率可能超过 95%[33]。

除了支持性治疗之外，目前还没有针对 IPS 的有效治疗方法。大剂量皮质类固醇治疗是目前常用的治疗方法，但缺乏有效的证据[33]。动物实验表明，抗肿瘤坏死因子治疗可减轻 IPS 小鼠的急性肺损伤[35]；依那西普作为一种可溶性肿瘤坏死因子 -α 结合蛋白，已经被用于 IPS 患者的治疗。两项回顾性病例研究报道了 37 例接受皮质类固醇和依那西普联合治疗的患者，这些患者显示出较高的临床治疗反应率以及短期生存率。不过，依那西普对 IPS 的确切治疗作用仍有待前瞻性随机试验的验证，将其列为 IPS 的标准治疗药物还为时尚早[36,37]。

入 ICU 的结果

以往认为入住 ICU 的 HSCT 患者的预后很差，但最近的研究表明，过去的 20 年中，这些患者的预后已经有所改善[38-40]。在 1982—1990 年，在梅奥诊所（Mayo Clinic）需要 ICU 治疗的 HSCT 患者总的院内病死率为 77%[41]。而在 1996—2000 年，ICU、院内和 30 天的病死率分别为 33%、46% 和 52%[40]。对荷兰某医学中心连续收治的 HSCT 患者进行的一项回顾性分析发现，移植后需要 ICU 治疗的患者 100 天的病死率已经得到持续改善，从 2004—2005 年的 78% 下降到 2008—2009 年的 35%[42]。

特别值得关注的是，需要机械通气治疗的 HSCT 并发呼吸衰竭的患者预后最差，这一事实导致一些权威专家过去认为机械通气是一种徒劳的干预措施[43]。1986—1990 年，弗雷德•哈钦森癌症研究中心（Fred Hutchinson Cancer Research Center）进行了一项大规模的研究，涉及 348 例接受机械通气的 HSCT 患者，其中 6 个月的存活率只有 3%[44]。该中心的另一项研究表明，急性肺损伤行机械通气的患者合并肝肾功能不全或血流动力学不稳定需要升压药的患者病死率高达 100%[45]；而最近的研究显示，接受机械通气的 HSCT 受者的预后已明显改善，存活率高达 26%[39,46]。这些报道令人鼓舞，尽管存活率仍然低得令人失望，但有理由认为，机械通气对于发生呼吸衰竭的 HSCT 受者来说不再是一项徒劳无益的治疗措施了。

为了更恰当地使用 ICU 和机械通气等有限资源，人们进行了一系列研究以明确预后预测因素。患者入住 ICU 之前的一些特征，诸如年龄、性别、原发病、移植类型和预防方案等，都还没有被证实是可靠的预测指标[2,39,46]。植入期内入住 ICU 患者的预后要好于晚期入住 ICU 的患者，对于需要机械通气的患者来说更是如此[46]。ICU 治疗过程中与不良预后相关的因素包括需要机械通气、机械通气持续时间超过 4 天、多器官衰竭、高胆红素血症和使用缩血管药物[45-48]。

临床医生熟知的用于 ICU 患者预后分层的工具（例如，APACHEⅡ、APACHEⅢ，以及 SOFA 评分系统）在 HSCT 患者群体中的应用价值有限。目前已有专门针对同种异体 HSCT 患者的 ICU 预后预测指标；其中一项预测指标是基于患者开始使用机械通气时存在的一些相关因素得到的，该指标将肌酐 < 2mg/dl 和血小板计数 > 20×10^9/L 的患者归类为“有利”（favorable），其患者 100 天的总生存率为 29%，而那些不符合这两个标准的患者总的生存率仅为 5%[49]。造血干细胞移植共患病指数（the hematopoietic cell transplantation-specifc comorbidity Index，HCT-CI）最初用于预测同种异体 HSCT 受者的预后，它也可能用作移植后 100 天内入住 ICU 的患者住院病死率的预测工具。一项研究表明，HCT-CI 评分为 0～1 的患者的死亡率为 46%，而评分≥4 的患者，其病死率为 69%[50]。

上述预后预测因素和指标虽然对风险进行了一定程度的分层，但还不足以鉴别出哪些不适合转入 ICU 治疗以及哪些患者不适合机械通气治疗。要实现这一目标，最好的办法是每天对重症患者的状态及其对治疗的反应进行评估；保持 ICU 与移植团队之间的密切沟通；同时充分了解患者本人的态度以及治疗的最终目的。

知识点

1. 大约 15% 的 HSCT 受者将在其接受治疗的某个阶段需要转入 ICU 治疗。
2. 肺部并发症（包括感染性和非感染性病因）是患者入住 ICU 的主要原因。
3. 在伴有中性粒细胞减少的同种异体和自体 HSCT 预移植期间，细菌性肺炎尤为常见。
4. 由于需要接受免疫抑制剂治疗，同种异体 HSCT 受者特别倾向于发生包括 CMV 和侵袭性曲霉菌病等机会性感染。
5. 导致 HSCT 受者发生呼吸衰竭的非感染性肺部并发症包括 PERDS，DAH 和 IPS。

（朱凤雪 译，李新宇 审校）

参考文献

1. Afessa B, Azoulay E. Critical care of the hematopoietic stem cell transplant recipient. Crit Care Clin. 2010;26(1):133-150.
2. Jackson SR, Tweeddale MG, Barnett MJ, et al. Admission of bone marrow transplant recipients to the intensive care unit: outcome, survival and prognostic factors. Bone Marrow Transplant. 1998; 21(7):697-704.
3. Heussel CP, Kauczor HU, Heussel G, Fischer B, Mildenberger P, Thelen M. Early detection of pneumonia in febrile neutropenic patients: use of thin-section CT. AJR Am J Roentgenol. 1997; 169(5):1347-1353.
4. Caillot D, Casasnovas O, Bernard A, et al. Improved management of invasive pulmonary aspergillosis in neutropenic patients using early thoracic computed tomographic scan and surgery. J Clin Oncol. 1997;15(1):139-147.
5. Denning DW. Early diagnosis of invasive aspergillosis. Lancet. 2000;355:423-424.

6. Horvath JA, Dummer S. The use of respiratory-tract cultures in the diagnosis of invasive pulmonary aspergillosis. Am J Med. 1996;100(2):171-178.
7. Reichenberger F, Habicht J, Kaim A, et al. Lung resection for invasive pulmonary aspergillosis in neutropenic patients with hematologic diseases. Am J Respir Crit Care Med. 1998;158(3):885-890.
8. Jantunen E, Piilonen A, Volin L, et al. Diagnostic aspects of invasive *Aspergillus* infections in allogeneic BMT recipients. Bone Marrow Transplant. 2000;25(8):867-871.
9. Jantunen E, Piilonen A, Volin L, et al. Radiologically guided fine needle lung biopsies in the evaluation of focal pulmonary lesions in allogeneic stem cell transplant recipients. Bone Marrow Transplant. 2002;29(4):353-356.
10. Pfeiffer CD, Fine JP, Safdar N. Diagnosis of invasive aspergillosis using a galactomannan assay: a meta-analysis. Clin Infect Dis. 2006;42(10):1417-1427.
11. Guo YL, Chen YQ, Wang K, Qin SM, Wu C, Kong JL. Accuracy of BAL galactomannan in diagnosing invasive aspergillosis: a bivariate metaanalysis and systematic review. Chest. 2010;138(4):817-824.
12. Affolter K, Tamm M, Jahn K, et al. Galactomannan in bronchoalveolar lavage for diagnosing invasive fungal disease. Am J Respir Crit Care Med. 2014;190(3):309-317.
13. Herbrecht R, Denning DW, Patterson TF, et al. Voriconazole versus amphotericin B for primary therapy of invasive aspergillosis. N Engl J Med. 2002;347(6):408-415.
14. Neofytos D, Horn D, Anaissie E, et al. Epidemiology and outcome of invasive fungal infection in adult hematopoietic stem cell transplant recipients: analysis of Multicenter Prospective Antifungal Therapy (PATH) Alliance registry. Clin Infect Dis. 2009;48(3):265-273.
15. Erard V, Guthrie KA, Seo S, et al. Reduced mortality of cytomegalovirus pneumonia after hematopoietic cell transplantation due to antiviral therapy and changes in transplantation practices. Clin Infect Dis. 2015;61(1):31-39.
16. Ghosh S, Champlin RE, Englund J, et al. Respiratory syncytial virus upper respiratory tract illnesses in adult blood and marrow transplant recipients: combination therapy with aerosolized ribavirin and intravenous immunoglobulin. Bone Marrow Transplant. 2000;25(7):751-755.
17. Ghosh S, Champlin RE, Ueno NT, et al. Respiratory syncytial virus infections in autologous blood and marrow transplant recipients with breast cancer: combination therapy with aerosolized ribavirin and parenteral immunoglobulins. Bone Marrow Transplant. 2001;28(3):271-275.
18. Shah JN, Chemaly RF. Management of RSV infections in adult recipients of hematopoietic stem cell transplantation. Blood. 2011;117(10):2755-2763.
19. Spitzer TR. Engraftment syndrome following hematopoietic stem cell transplantation. Bone Marrow Transplant. 2001;27(9):893-898.
20. Carreras E, Fernandez-Aviles F, Silva L, et al. Engraftment syndrome after auto-SCT: analysis of diagnostic criteria and risk factors in a large series from a single center. Bone Marrow Transplant. 2010;45(9):1417-1422.
21. Lopes da Silva R, Costa F, Ferreira G, de Sousa AB. Post-autologous hematopoietic SCT engraftment syndrome: a single center experience. Bone Marrow Transplant. 2012;47(3):456-457.
22. Afessa B, Abdulai RM, Kremers WK, Hogan WJ, Litzow MR, Peters SG. Risk factors and outcome of pulmonary complications after autologous hematopoietic stem cell transplant. Chest. 2012;141(2): 442-450.
23. Capizzi SA, Kumar S, Huneke NE, et al. Peri-engraftment respiratory distress syndrome during autologous hematopoietic stem cell transplantation. Bone Marrow Transplant. 2001;27(12): 1299-1303.
24. Afessa B, Tefferi A, Litzow MR, Krowka MJ, Wylam ME, Peters SG. Diffuse alveolar hemorrhage in hematopoietic stem cell transplant recipients. Am J Respir Crit Care Med. 2002;166(5):641-645.
25. Robbins RA, Linder J, Stahl MG, et al. Diffuse alveolar hemorrhage in autologous bone marrow transplant recipients. Am J Med. 1989;87(5):511-518.
26. Agusti C, Ramirez J, Picado C, et al. Diffuse alveolar hemorrhage in allogeneic bone marrow transplantation. Am J Respir Crit Care Med. 1995;151(4):1006-1010.
27. Metcalf JP, Rennard SI, Reed EC, et al. Corticosteroids as adjunctive therapy for diffuse alveolar hemorrhage associated with bone marrow transplantation. Am J Med. 1994;96(4):327-334.
28. Afessa B, Tefferi A, Litzow MR, Peters SG. Outcome of diffuse alveolar hemorrhage in hematopoietic stem cell transplant recipients. Am J Respir Crit Care Med. 2002;166(10):1364-1368.
29. Raptis A, Mavroudis D, Suffredini A, et al. High-dose corticosteroid therapy for diffuse alveolar hemorrhage in allogeneic bone marrow stem cell transplant recipients. Bone Marrow Transplant. 1999;24(8):879-883.
30. Hicks K, Peng D, Gajewski JL. Treatment of diffuse alveolar hemorrhage after allogeneic bone marrow transplant with recombinant factor VIIa. Bone Marrow Transplant. 2002;30(12):975-978.
31. Pastores SM, Papadopoulos E, Voigt L, Halpern NA. Diffuse alveolar hemorrhage after allogeneic hematopoietic stem-cell transplantation: treatment with recombinant factor VIIa. Chest. 2003;124(6): 2400-2403.
32. Panoskaltsis-Mortari A, Griese M, Madtes DK, et al. An official American Thoracic Society research statement: noninfectious lung injury after hematopoietic stem cell transplantation: idiopathic pneumonia syndrome. Am J Respir Crit Care Med. 2011;183(9):1262-1279.
33. Kantrow SP, Hackman RC, Boeckh M, Myerson D, Crawford SW. Idiopathic pneumonia syndrome: changing spectrum of lung injury after marrow transplantation. Transplantation. 1997;63: 1079-1086.
34. Afessa B, Litzow MR, Tefferi A. Bronchiolitis obliterans and other late onset non-infectious pulmonary complications in hematopoietic stem cell transplantation. Bone Marrow Transplant. 2001;28(5): 425-434.
35. Cooke KR, Hill GR, Gerbitz A, et al. Tumor necrosis factor-alpha neutralization reduces lung injury after experimental allogeneic bone marrow transplantation. Transplantation. 2000;70(2):272-279.
36. Tizon R, Frey N, Heitjan DF, et al. High-dose corticosteroids with or without etanercept for the treatment of idiopathic pneumonia syndrome after allo-SCT. Bone Marrow Transplant. 2012;47(10): 1332-1337.
37. Yanik G, Hellerstedt B, Custer J, et al. Etanercept (Enbrel) administration for idiopathic pneumonia syndrome after allogeneic hematopoietic stem cell transplantation. Biol Blood Marrow Transplant. 2002;8(7):395-400.
38. Kew AK, Couban S, Patrick W, Thompson K, White D. Outcome of hematopoietic stem cell transplant recipients admitted to the intensive care unit. Biology Blood Marrow Transplant. 2006;12(3): 301-305.
39. Soubani AO, Kseibi E, Bander JJ, et al. Outcome and prognostic factors of hematopoietic stem cell transplantation recipients admitted to a medical ICU. Chest. 2004;126(5):1604-1611.
40. Afessa B, Tefferi A, Dunn WF, Litzow MR, Peters SG. Intensive care unit support and Acute Physiology and Chronic Health Evaluation III performance in hematopoietic stem cell transplant recipients. Crit Care Med. 2003;31(6):1715-1721.
41. Afessa B, Tefferi A, Hoagland HC, Letendre L, Peters SG. Outcome of recipients of bone marrow transplants who require intensive-care unit support. Mayo Clin Proc. 1992;67(2):117-122.
42. van Vliet M, van der Burgt MP, van der Velden WJ, et al. Trends in the outcomes of Dutch haematological patients receiving intensive care support. Netherlands J Med. 2014;72(2):107-112.
43. Schuster DP. Everything that should be done—not everything that can be done. Am Rev Respir Dis. 1992;145:508-509.
44. Crawford SW, Petersen FB. Long-term survival from respiratory failure after marrow transplantation for malignancy. Am Rev Respir Dis. 1992;145(3):510-514.
45. Rubenfeld GD, Crawford SW. Withdrawing life support from mechanically ventilated recipients of bone marrow transplants: a case for evidence-based guidelines. Ann Intern Med. 1996;125(8): 625-633.
46. Pene F, Aubron C, Azoulay E, et al. Outcome of critically ill allogeneic hematopoietic stem-cell transplantation recipients: a reappraisal of indications for organ failure supports. J Clin Oncol. 2006; 24(4):643-649.
47. Allareddy V, Roy A, Rampa S, et al. Outcomes of stem cell transplant patients with acute respiratory failure requiring mechanical ventilation in the United States. Bone Marrow Transplant. 2014;49(10): 1278-1286.
48. Boyaci N, Aygencel G, Turkoglu M, Yegin ZA, Acar K, Sucak GT. The intensive care management process in patients with hematopoietic stem cell transplantation and factors affecting their prognosis. Hematology. 2014;19(6):338-345.
49. Solh M, Oommen S, Vogel RI, Shanley R, Majhail NS, Burns LJ. A prognostic index for survival among mechanically ventilated hematopoietic cell transplant recipients. Biol Blood Marrow Transplant. 2012;18(9):1378-1384.
50. Bayraktar UD, Shpall EJ, Liu P, et al. Hematopoietic cell transplantation-specific comorbidity index predicts inpatient mortality and survival in patients who received allogeneic transplantation admitted to the intensive care unit. J Clin Oncol. 2013;31(33):4207-4214.

第十篇

产　科

142

妊娠相关性心血管和内分泌变化

Marie R. Baldisseri

管理危重病孕妇的基本原则是详细了解妊娠期间和分娩后立即发生的正常生理变化。其中一些生理代偿与妊娠时激素变化有关，另一些则是为了供应母体和成长的胎儿的需要[1]。临床医生必须充分了解这些发生在所有孕妇身上的变化程度。正常妊娠状态的不同代谢稳态和血流动力学的进一步病理学改变，使准确诊断和治疗重症患者复杂化。重要的是要认识到这些生理变化为重症孕妇的诊断和治疗增加了一定程度的复杂性。妊娠的正常生理基线变化可以改变妊娠期间的疾病过程或疾病的表现，并且可以显现该妇女既往潜在的疾病过程。母体正常的适应性生理变化对孕妇临床诊断和检查结果的解释，从而使得治疗的终点明显不同于非妊娠患者。

与妊娠相关的一些生理变化发生在正常妊娠过程的早期，而其他变化则发生在中期或晚期。为了给危重患者提供最有效的治疗，临床医生必须了解重要生理变化的时间。它们在不同程度上影响几乎所有器官系统，并与胎龄有一定关系。妊娠期间血流动力学、代谢、激素和结构的变化是为了保证胎儿的自然生长和发育。正常情况下，孕妇和胎儿均可适应这些变化，达到共生共存，互不伤害。然而，如果孕妇生病，无论是既往的潜在疾病，还是妊娠期间发生的新发疾病，妊娠正常的生理代偿机制通常不足以维持母体和胎儿的正常健康状态，根据孕妇既往潜在疾病或新发疾病的严重程度，孕妇及其胎儿的血流动力学变化可能急剧恶化并且危及生命。

妊娠期的心血管变化

心血管和血容量变化是妊娠期间发生的重要变化（表142-1）。这些变化主要是代偿机制，允许孕妇在妊娠期间和分娩后立即满足其额外的代谢需求以及胎儿的代谢需求。与非妊娠时相比，妊娠期间心输出量显著增加50%。双胎妊娠和多胎妊娠时心输出量增加15%[2,3]。心输出量的急剧增加早在妊娠的前6～8周就可见。在第10周后，心输出量增加1～1.5L/min，在妊娠晚期结束时增加75%，并且在妊娠第20周至第24周达到最大值。心输出量的早期增加主要是由于每搏输出量的显著增加。然而，随着妊娠的进展，由于子宫和部分胎儿对髂静脉的压力压迫主动脉下腔静脉，每搏输出量减少，由于巨大的妊娠子宫位于腔静脉上导致了腔静脉受压，减少了静脉回流到心脏并因此有效地降低了心室前负荷。在妊娠后半期，母体心率逐渐增加15～20次/分是为了维持增加的心输出量。分娩和分娩前心输出量的再次增加是由心率的进一步增加引起的。静息心输出量要么保持不变，要么随着时间的临近略有减少[4]。

体位的影响

静脉回流进一步受到体位的影响，特别是妊娠患者仰卧时心输出量可减少多达25%～30%。在胎儿和妊娠子宫能压迫腔静脉、腹主动脉和髂动脉的情况下，妊娠后半期体位变化的影响最为明显。这种现象在静脉侧支循环较少的女性中尤为显著。随着仰卧位压迫腔静脉，这些女性出现严重低灌注（低血压和心动过缓）的迹象，这种现象被描述为妊娠期仰卧位低血压综合征。患者左侧卧位后，症状迅速消失[5]。该综合征患者的心输出量可减少30%～40%。这种血管迷走神经现象强调了孕妇体位对妊娠期血流动力学改变的影响。

表142-1 妊娠期的正常血流动力学变化

生理参数	孕期	分娩	产后
心输出量	增加30%～50%	增加50%	15～20分钟内增加60%～80%
血容量	增加30%～50%	每个收缩期进一步增加300～500ml	降至基础水平
心率	每分钟增加15～20次	随应激和疼痛增加	降至基础水平
血压	妊娠中期减少5～10mmHg	随应激和疼痛增加	降至基础水平
全身血管阻力	下降	增加	降至基础水平
氧消耗	增加20%	随分娩的疼痛增加	降至基础水平
红细胞计数	增加15%～20%	—	—

当妊娠子宫最小限度地压迫腔静脉时，与前负荷和心输出量减少相关的血流动力学变化不太明显，故建议妊娠超过 20 周的孕妇以左侧卧位时最佳。该位置的替代方案，比左侧卧位效果略差但优于仰卧位，即向左侧倾斜 15° 或手动调整妊娠子宫的位置。后者可以通过在患者仰卧时手动将子宫从中线移动到左侧来进行。当在为怀孕患者中进行心脏按压时，这种操作特别有用。在仰卧位，妊娠子宫占心输出量的 10%，由于其对胸膜腔内压和静脉回流的不利影响，阻碍了成功的复苏。虽然左侧卧位的血流动力学效果最好，但患者左侧卧位位置难以达到最佳胸部按压。可接受的替代方案是在患者仰卧时进行心脏按压，但同时手动将子宫移位到另一侧；在患者的右臀部下方放置坚固的楔形物也是令人满意的方法[6,7]。

氧消耗及心室功能

随着心输出量的逐渐增加，产妇的氧消耗也会增加。然而，心输出量的增加早于母体氧消耗的增加。因此，动静脉氧差异实际上在妊娠早期变窄，在妊娠结束时，动静脉氧差异扩大。到分娩时，母体氧消耗增加了 20%，这主要是由于胎儿代谢需求的增加。氧消耗的增加也是由于母体在妊娠期间肺通气增加，母体心肌需氧量增加和母体肾脏氧消耗增加所致。在整个妊娠期间氧摄取也逐渐增加。心输出量的增加可能是多种因素共同作用的结果，包括子宫血流增加，母体循环血容量增加（因此，心室前负荷增加），以及可能的雌激素和催乳素诱导的心肌收缩力增加。由于类固醇激素对孕妇心肌的作用，妊娠期间心室动力学得到改善。在动物模型中，雌激素已被证明可增加心输出量并降低外周血管阻力[8]。在健康孕妇中进行的超声心动图研究显示，左心室收缩的射血前期减少，但左心室舒张末期直径增加[9-11]。正常妊娠期间，心肌收缩力和心室舒张期面积增加可能是心输出量增加的原因[12]。

分娩过程中血流动力学的改变

尽管在妊娠后半期心输出量保持相对稳定，但在分娩活跃期和分娩后心输出量会显著增加。随着每次子宫收缩，心输出量急剧增加，因为来自子宫的 300～500ml 的母体血容量会返回心脏。当孕妇进入第二产程时，心输出量可比正常水平高出 50%。返回心脏的血容量在仰卧位时最为突出。当妊娠患者仰卧时，子宫收缩可导致 25% 的心输出量增加。母体心率降低 15%，每搏输出量增加 30%～35%。而侧卧位与子宫收缩相关的血流动力学变化不太明显，心输出量和每搏输出量可能仅上升 6%～7%，并且母体心率可能只有很小的变化。如果子宫收缩部分压迫腹主动脉，则心输出量可能先回流心脏。

分娩时和整个产程中出现的血流动力学变化也会受麻醉和镇痛技术的影响。如果使用骶管麻醉，心输出量的增加较少[13,14]。在胎儿和胎盘分娩后 20～30 分钟内，心输出量增加更多，因为血液不再流向子宫胎盘血管床。在所谓的怀孕自体输血效应中，大约 500ml 血容量再次回到母体循环。在去除主动脉腔静脉压迫并增加血容量后，这种效果可使心输出量增加 60%～80%。妊娠的许多生理变化在分娩后数天内消退并恢复正常。由于钠和水平衡正常化，心输出量在分娩后 2 周～3 个月恢复正常。

血容量变化

妊娠期间母体血容量的变化显著。到妊娠结束时，血浆容量通常增加 30%～50%。与单胎妊娠相比，多胎妊娠患者的这一值有所增加，但造成这种影响的确切机制尚不清楚。双胎妊娠时血容量增加可高达 70%。早在妊娠第 6 周就可以看到血容量增加 10%～15%。血容量最大值在 30～34 周，之后值稳定至足月[15]。其他研究表明，血容量持续增加直至足月[16]。尽管血浆容量明显增加，但心室充盈压并未增加[17]，这很可能是全身和肺血管阻力同时降低导致的血管舒张以及适应慢性容量过负荷的正常心脏的结果。

血容量的增加是一种明显的代偿机制，其允许增加的血液流向子宫和其他母体的器官，特别是肾脏。到孕早期结束时，子宫血流量增加到 100ml/min，足月达到 1 200ml/min。水钠潴留有助于血浆容量的增加。体内水总量增加 6.5～8L。水量增加大部分分布于细胞外液并且优先分布在下肢。体内水的总量增加包括约 3.5L 的胎儿羊水、胎盘液和水。相对高血容量导致血清钠浓度（135～138mmol/L）和血清渗透压（约 280mOsm/L）的轻度降低。母体血容量增加 1～2L。红细胞（red blood cell，RBC）量仅占总血容量增加的 300～400ml。

尽管母体血容量增加，但怀孕期间血浆肾素和醛固酮水平升高。肾素 - 血管紧张素 - 醛固酮系统的激活可能是由于外周血管阻力的减少和早在妊娠前 6 周就观察到的血管容量增加所引起的[3]。雌激素和黄体酮都会增加醛固酮水平，增加钠和水潴留[18]。在妊娠 12 周时，心房钠尿肽水平也增加，最可能是由于血浆容量的增加。

血容量的增加是一种适应性机制，为伴随胎儿和胎盘分娩时不可避免的失血提供一定程度的保护[19,20]。阴道分娩期间的平均失血量为 500ml；剖宫产时平均失血量约为 1 000ml。尽管对围产期失血提供了一定程度的保护，但与怀孕相关的血浆容量增加也会使临床医生陷入虚假的安全感。在通常的血容量不足和急性出血的迹象之前孕妇可能会失去高达 35% 的血容量。虽然到目前为止孕妇可能看起来有稳定的生命体征，但胎儿可能会严重受损，并且母体缺乏足够的血容量。心动过速，低血压和其他血流动力学不稳定的迹象是母体血容量显著不足的晚期表现。

妊娠期生理性贫血

随着血容量的增加伴随着促红细胞生成素循环水平刺激的红细胞容量的增加。妊娠中期红细胞容量增加，并在整个妊娠期间逐渐增加。然而，红细胞容量增加 15%～20% 与血容量增加 30%～50% 不成比例。结果，血细胞比容降低，导致妊娠的“生理性血液稀释性贫血”。血糖稀释在妊娠第30～34周最为显著。血红蛋白浓度可降低多达9%。在妊娠中期，血红蛋白水平可降至11～12g/100ml，而正常非妊娠值则为13～14g/100ml。与妊娠贫血相关的血液黏度的降低使血流阻力降低，从而改善胎盘灌注。血细胞比容降低直至妊娠中期结束，但在妊娠后期增加，此时红细胞容量的增加与血浆容量的增加成比例。分娩时血细胞比容稳定在该点或甚至略微增加，怀孕期间红细胞容量的变化程度部分取决于是否补充铁。随着红细胞容量的增加，需要补充铁来预防缺铁性贫血的发生。母体对铁的需求可增加至5～6mg/d。胎儿使用来自母体的铁来预防胎儿贫血，但是已经证明显著的母体缺铁性贫血会导致胎儿并发症的发生率增高，包括早产和晚期自然流产[21]。

妊娠期间的肾血流量

在循环激素的影响下，怀孕期间优先重新分配血液流向子宫、乳房和肾脏。肾脏的长度和重量都会增加，肾盂和输尿管会扩张，导致尿液淤滞，使孕妇容易发生尿路感染[22]。肾小球滤过率（glomerular filtration rate，GFR）增加50%，肾血流量比孕前水平增加60%～80%[23]。妊娠第6周出现GFR和肾血流量的变化。妊娠早期肾血流量增加，并且随着孕期保持不变或略有下降。尿液流量和钠排泄增加并受到体位的影响，特别是在妊娠后期。与仰卧位相比，侧卧位的尿液流速和钠排泄率显著增加。血清肌酐和血尿素氮的浓度由于GFR的增加成比例地降低。由于GFR的增加和肾小管重吸收葡萄糖受损，在妊娠期间也可能发生糖尿。

血压和血管系统的变化

妊娠中期收缩压和舒张压通常比患者的基线血压降低5～10mmHg，并随着时间变化，血压逐渐恢复至非妊娠水平[24]。早在妊娠第6周，动脉血压就会降低并在妊娠中期舒张压达到最低，到妊娠第8周，舒张压降低约10%，在16～24周达到最低点，通常比正常值低5～10mmHg。妊娠第16～24周后，血压逐渐升高并恢复到正常水平。随着与子宫收缩以及分娩期间疼痛、焦虑和应激的其他因素相关的静脉回流的增加，在此期间通常会发生血压升高。虽然早期的研究表明，妊娠期间血压下降，但最近的研究表明妊娠期间血压逐渐升高，特别是在肥胖和超重女性中[25, 26]。妊娠期间血压下降与外周血管阻力显著降低有关，全身血管阻力降低早在妊娠第5周开始，并在第20～32周达到平稳期，之后逐渐增加至妊娠前值[27]。小动脉张力降低受若干因素的影响，包括导致血管舒张的激素变化和对血管紧张素Ⅱ的升压作用缺乏反应性[28]。妊娠期间血管重塑导致静脉顺应性增加[29, 30]。在妊娠期间，大量内源性促凝蛋白和抗凝蛋白的循环水平改变，导致高凝状态。因此使妊娠期间静脉血栓形成的风险增加。已报道的静脉血栓发病率为0.7‰，产后的发生率增加3～4倍[31]。

妊娠期急性出血、脓毒症或其他危重症引起的严重低血压的治疗是积极的液体复苏。当低血压难以纠正且对液体治疗无反应时，应使用升压药来预防由于子宫血流不足导致的母体和胎儿低血压的不良后果。大多数升压药以牺牲胎儿血流为代价增加母体血压，引起子宫血管收缩。目前这些药物对孕妇体内作用的人体研究很少。然而，动物研究表明，麻黄碱和多巴胺会增加子宫血流至子宫胎盘循环，同时增加母体血压[32]。

心脏的结构重塑

在妊娠的前几周，心脏明显重塑。四个心腔都扩大，由于左心室壁厚度和容积增加使瓣环直径增加。虽然舒张末期压力保持不变，但舒张末期容积增加[11, 30]。心腔扩大，特别是左心房扩张，可能是室上性和房性心律失常的诱发因素。在无症状的孕妇中也可以发现非特异性ST-T波变化。

随着子宫扩大和膈肌上抬，心脏向左上旋转。体格检查的心尖搏动通常在第四肋间隙、左侧锁骨中线外侧听诊最佳。由于心脏的旋转，在心电图上看到电轴左偏。由于心脏的位置变化，孕妇可能在胸片上看起来心脏扩大。此外，肺部标记可能更突出，表明血管充血。这些变化可与心脏病患者的变化相似。即使在没有潜在心脏病的女性中，妊娠的正常生理变化也可能出现症状和体征，并且难以与心脏病相关的体征和症状相区别。随着妊娠的进展，疲劳、运动耐量降低、外周性水肿、心悸、胸痛、呼吸困难和端坐呼吸等也是常见的症状。

妊娠期间心脏经常会出现新的杂音。收缩期杂音和第三心音很常见，但较轻柔。90%以上的健康孕妇都会出现轻度肺动脉瓣和三尖瓣反流[33, 34]。1/3的孕妇有临床不明显的二尖瓣反流的证据。舒张期、全收缩期和收缩晚期杂音在正常妊娠中很少见，如果出现，可能表明患有潜在的心脏病。由于四个腔室轻度扩张，临床上可见到二尖瓣和三尖瓣的轻微反流。舒张期来自内乳动脉的杂音和静脉营营音在妊娠期也很常见。这些都可能在最初混淆临床医师的判断，以致出现严重潜在心脏疾病的漏诊。

妊娠期心脏疾病

在具有显著心脏病理变化的女性中，与妊娠相关的血流动力学异常可能危及生命。妊娠期显著心脏病的发病率低于2%但正在增加[35, 36]。内科治疗和外科心脏手术（包括移植）的进步使得女性心脏病患者能够存活到育龄期并成功进行足月妊娠[37]。对于有严重心脏问题的女性，如肺动脉高压、艾森门格综合征、严重的二尖瓣狭窄或马方综合征（妊娠期间主动脉夹层的风险较高），妊娠的生理变化可以通过短暂或永久性地加剧潜在心脏病的恶化而增加孕产妇和胎儿的发病率和死亡率[38]。患有严重潜在心脏病的孕妇，血容量、每搏输出量、心输出量和心率的增加以及全身血管阻力的降低都很难耐受。心脏病较轻的患者的孕产妇死亡率不到1%，但如果妊娠与潜在原发性肺动脉高压或艾森门格综合征等发绀型疾病相关，则孕妇死亡率增加至50%[39, 40]。

大约 90% 的患有心脏病的孕妇被评为纽约心脏病协会（New York Heart Association，NYHA）心功能分级Ⅰ级或Ⅱ级。尽管这组患者的心力衰竭和心律失常的发生率往往更高，但这些患者可以耐受妊娠的血流动力学变化并且可以通过药物治疗得到良好的控制[41]。10% 患有 NYHA 心功能分级Ⅲ级或Ⅳ级心脏病的孕妇占心脏病死亡的 85%[42]。这些患者的胎儿发病率和死亡率同时也会增加，早产、流产和胎儿宫内发育迟缓的发生率较高[43]。这些高危患者在分娩过程中通常需要进行心脏遥测、胎儿监测和血流动力学监测，并且由于分娩后血管内容量的大幅变化，在产后最初的几天内也应进行这些监测。

妊娠期内分泌和代谢变化

在妊娠期间存在许多内分泌和代谢改变，其中许多是直接来自胎儿胎盘单元的激素信号。母体对妊娠期间发生的激素变化的适应性直接影响胎儿和胎盘的生长发育。在妊娠期间，控制激素合成和释放的正常激素反馈机制也发生了变化。与心脏病一样，内分泌和代谢紊乱的表现可能难以与正常的代谢亢进状态区分开来。

下丘脑及垂体的改变

与非妊娠状态一样，下丘脑 - 垂体轴负责调节新陈代谢的许多方面。大部分下丘脑释放激素的循环水平在妊娠期间增加，因为胎盘的产生增加而不是下丘脑的产生和释放增加。下丘脑的靶器官、垂体，在妊娠期间发生显著的结构和代谢变化。由于雌激素的刺激，它的大小几乎增加了 3 倍。妊娠期促性腺激素和生长激素的产生减少。然而，ACTH、催乳素和促甲状腺激素（thyroid-stimulating hormone，TSH）的合成增加。

即使循环 ACTH 浓度升高，妊娠期间游离和结合的皮质醇水平也会增加。这些变化表明妊娠期 ACTH 和皮质醇之间的正常负反馈调节发生变化[44]。足月的血浆游离皮质醇浓度可能比正常值高 2～3 倍。皮质醇的昼夜变化减弱但在整个怀孕期间保持不变。与库欣病相关的无力、外周性水肿、糖耐量减低和体重增加的临床症状有时难以与正常妊娠的临床特征区分开来。库欣病的症状因怀孕而恶化，但经常在分娩后消退。如果在妊娠期间发现垂体或肾上腺肿瘤，则在产时手术治疗可以改善预后[38,45]。在正常妊娠中，静脉注射低剂量（1mg）的地塞米松可能无法抑制皮质醇的释放。如果存在肿瘤，通常需要 8mg 剂量的地塞米松来抑制皮质醇分泌。对于隐匿性肾上腺皮质功能不全的患者，分娩的应激可能会导致危及生命的肾上腺危象。在妊娠期间，症状和体征可能是不明显和非特异性的，但由于分娩的应激，这些症状加重。临床诊断需要皮质醇水平降低，甚至皮质醇水平正常或降低和 ACTH 刺激试验血浆皮质醇浓度不增加的实验室证据的联合诊断。这些患者需要用应激剂量的氢化可的松立即治疗。

在准备哺乳时，循环催乳素水平在妊娠期间逐渐增加至正常的约 10 倍，继发于胎盘雌激素和黄体酮刺激垂体前叶。血浆催乳素浓度的急剧增加可能导致大于 1cm 的既往垂体腺瘤的大小增加[46]。如果患者未进行母乳喂养，则在分娩后 6 周内，催乳素分泌增加导致的症状通常会消退。

妊娠期间甲状腺生成甲状腺激素增加。在妊娠早期，TSH 分泌短暂下降，但分娩时循环 TSH 浓度通常增加。甲状腺素（T_4）和三碘甲状腺原氨酸（T_3）的循环水平由于雌激素刺激的甲状腺素结合球蛋白合成的增加而增加。游离（可透析）T_4 和游离 T_3 的水平不变，在 15% 的女性中，甲状腺的大小和体积增加。获得足够膳食碘（每日超过 200μg）的孕妇没有与甲状腺功能的变化相关的严重并发症[47,48]。既往存在甲状腺功能减退症的患者应在妊娠早期将左甲状腺素每日剂量增加 30%[49]。

垂体后叶激素在怀孕期间发生改变。循环催产素水平增加，但血管升压素浓度基本保持不变。血浆渗透压降低 5～10mOsm/kg，表明在妊娠期间血管升压素的分泌阈值降低。虽然加压素水平保持不变，但有些女性在怀孕期间会出现短暂的尿崩症[50]。

葡萄糖代谢的变化

在妊娠早期，雌激素和孕激素水平的增加主要通过诱导胰腺 β 细胞增生和增加胰岛素分泌来影响葡萄糖代谢。胎盘激素在妊娠后期控制葡萄糖代谢，以满足胎儿的营养和代谢需求增加。血液循环中葡萄糖和胰岛素水平根据母体的营养状况而波动变化。早晨空腹血糖水平可降至低于 55mg/dl。由于外周葡萄糖利用增加，肝葡萄糖产生减少以及胎儿对葡萄糖的消耗增加，空腹血糖水平可降低 10%～20%。

患有糖尿病的孕妇在妊娠早期经历更多的低血糖事件，因为在此期间肝脏糖异生减少。妊娠期间胰岛素分泌增加。同时，孕妇餐后出现的高血糖证明孕妇体内存在胰岛素抵抗[51]。正常情况下，女性能适应怀孕期间相对胰岛素抵抗的状态。然而，那些由于肥胖而使胰腺储备在边缘状态或既往胰岛素抵抗的女性可能不会产生足够的胰岛素，导致妊娠糖尿病的进展。患有既往糖尿病的孕妇比怀孕前需要多 30% 的胰岛素。母体血糖水平与胎儿的葡萄糖摄取和利用之间存在密切关联，因为葡萄糖能穿过胎盘屏障。母体血糖控制不佳会增加胎儿的患病率。对于既往存在胰岛素依赖的糖尿病患者，由于用胰岛素实施严格的血糖控制，胎儿和新生儿死亡率显著下降，从 65% 降至 2%～5%[52]。

怀孕期间脂质代谢加速，甘油三酯和胆固醇的血液中浓度增加。甘油三酯的生成增加在满足母体消耗的同时为胎儿储备可利用的葡萄糖[53]。脂肪组织中的脂肪被刺激分解，释放出的甘油和脂肪酸能够降低母体葡萄糖利用，并为胎儿储备葡萄糖。

知识点

1. 正常妊娠会产生许多生理变化，这些生理变化会影响几乎所有的母体器官系统。
2. 怀孕期间发生的血流动力学、代谢、激素和结构变化是维持母体和胎儿之间健康稳态平衡的代偿机制。
3. 如果生理的代偿机制不足以维持母体和胎儿之间的正常稳态平衡，则母体血流动力学会发生改变并对胎儿产生不良影响。
4. 在妊娠期间，生理变化发生在不同阶段。
5. 妊娠的正常生理变化可能改变母体疾病过程的表现、混淆诊断或改变治疗的终点。
6. 到妊娠第 24 周，心输出量显著增加，比妊娠前高出 50%，然后维持稳定至孕期末。在分娩过程中，随着子宫收缩和胎儿和胎盘分娩后前负荷增加的“自动输血”效应，心输出量进一步增加。
7. 妊娠早期心输出量的增加主要是由血容量增加引起的。在妊娠后期，心率增加 15～20 次 /min 是导致心输出量增加的主要原因。心肌收缩力的改变部分解释了妊娠期心输出量的改变。
8. 母体体位直接影响心输出量和每搏输出量。在仰卧位，妊娠子宫引起主动脉腔压迫并减少前负荷，这种效应的极端表现是妊娠的“仰卧位低血压综合征”。
9. 妊娠第 20 周后，孕妇不应该仰卧位，而应左侧卧位，这样可以使母体血流动力学最大化。在心脏复苏期间，应将怀孕的患者置于左侧卧位，或手动将子宫置于左侧。
10. 妊娠期间左心室舒张末期容量增加，但充盈压力相对不变，这可能反映了由于系统和肺血管阻力降低引起的后负荷减少。
11. 到妊娠结束时，血容量增加 30%～50%。然而，红细胞容量仅增加 15%～20%，造成妊娠期“生理性贫血”。
12. 在急性出血或严重血容量不足导致心动过速和低血压之前，孕妇可能会失去高达 35% 的血容量。
13. 妊娠期间，许多器官的血流量增加，特别是乳房、子宫和肾脏。肾血流量增加 25%～50%，肾小球滤过率增加高达 50%，血浆肌酐和血尿素氮浓度降低。
14. 妊娠中期可见舒张压降低 10%，继发于全身血管阻力降低。到妊娠结束时，血压水平增加到妊娠前。
15. 怀孕期间血管重塑和凝血系统的变化，包括大多数凝血因子的增加，使得孕妇在整个妊娠期和产后血液出现高凝状态，并且容易得静脉血栓栓塞。
16. 心脏的重塑导致所有四个腔室的扩大。由于左心房扩大，孕妇可能更容易发生室上性和房性心律失常。
17. 妊娠期间通常可以听到收缩期射血杂音和第三心音。舒张期、全收缩期和晚期收缩期杂音促使临床医生寻找潜在的心脏问题。
18. 轻度至中度心脏病的孕妇通常可以耐受妊娠的血流动力学变化。肺动脉高压和右向左分流的患者死亡率高达 50%。
19. 怀孕期间有许多内分泌和代谢改变，主要影响下丘脑、垂体和肾上腺。与心脏病一样，患有内分泌和代谢紊乱的患者表现可能难以与正常的代谢亢进妊娠状态区分开来。
20. 妊娠期促肾上腺皮质激素（ACTH）和皮质醇水平均升高。妊娠可能会加剧库欣综合征。分娩的应激可能会导致急性肾上腺危象，治疗是立即给予糖皮质激素。
21. 在准备哺乳期，由于雌激素和孕激素刺激，催乳素水平在整个妊娠期间增加 10 倍。妊娠期催乳素的这种增加可能导致垂体腺瘤的增大和症状明显。
22. 由于甲状腺素结合球蛋白增加，妊娠期间甲状腺激素增加，游离甲状腺素水平不变。除了妊娠期间出现的甲状腺复杂变化，妊娠妇女如果饮食摄入碘足够就不会出现严重并发症。
23. 由于抗利尿激素抵抗，妊娠期间可能出现短暂性尿崩症。
24. 妊娠期间可见葡萄糖和胰岛素水平的大幅变化，取决于母体的营养状况，空腹血糖水平可降低 10%～20%。
25. 妊娠期间，胰岛素分泌增加，并出现相对胰岛素抵抗。
26. 胰岛素抵抗的肥胖妇女和胰腺储备边缘状态的妇女会出现妊娠糖尿病。
27. 如果采用胰岛素严格控制血糖，胎儿和新生儿死亡率会降低。
28. 妊娠期母体脂质代谢增加，可满足胎儿对葡萄糖利用增加的需求。

（王贤东 译，朱凤雪 审校）

参考文献

1. Constantine M. Physiologic and pharmacokinetic changes in pregnancy. Front Pharmacol 2014;5:1–5.
2. Kametas NA, McAuliffe F, Krampl E, et al. Maternal cardiac function in twin pregnancy. Obstet Gynecol 2003;102:806.
3. Suszuki S, Shinagawa S, Chihara H, et al. Resting oxygen consumption with twin pregnancies. Arch Gynecol Obstet 2005;271:152–153.
4. Robson SC, Hunter S, Boys RJ, Dunlop W. Serial study of factors influencing changes in cardiac output during human pregnancy. Am J Physiol 1989;256:H1060.
5. McMahon MA, Fenwick A, Banks A, et al. Prevention of supine hypotensive syndrome in pregnant women undergoing computed tomography—a national survey of current practice. Radiography 2009;15:97–100.
6. 2005 American Heart Association Guidelines for cardiopulmonary resuscitation and emergency cardiovascular care. Part 10:8: cardiac arrest associated with pregnancy. Circulation 2005;112: IV-150–IV-153.
7. Campbell TA, Sanson TG. Cardiac arrest and pregnancy. J Emerg Trauma Shock 2009;2:34–42.
8. Zhang Y, Stewart KG, Davidge ST. Endogenous estrogen mediates vascular reactivity and distensibility in pregnant rat mesenteric arteries. Am J Physiol Heart Circ Physiol 2001;280: H956–H961.
9. Campos O. Doppler echocardiography during pregnancy. Echocardiography 1996;13:135–146.
10. Dharmarajan L, Hale TM, Velastegui Z, et al. Utility of two-dimensional echocardiography in pregnancy and post-partum period and impact on management in an inner city hospital. J Perinatal Med 2009;37:663–668.

11. Desai DK, Moodley J, Naidoo DP. Echocardiographic assessment of cardiovascular hemodynamics in normal pregnancy. Obstet Gynecol 2004;104:20–29.
12. Hill JA, Olson EN. Cardiac plasticity. N Engl J Med 2008;358:1370–1380.
13. Kuczkowski KM. The safety of anaesthetics in pregnant women. Expert Opin Drug Saf 2006;5: 251–264.
14. Van De Velde M, De Buck F. Anesthesia for non-obstetric surgery in the pregnant patient. Minerva Anestesiol 2007;73:235–240.
15. Pritchard JA. Changes in the blood volume during pregnancy and delivery. Anesthesiology 1965; 26:393.
16. Lund CJ, Donovan JC. Blood volume during pregnancy. Significance of plasma and red cell volumes. Am J Obstet Gynecol 1967;98:394–403.
17. Clark SL, Cotton DB, Lee W, et al. Central hemodynamic assessment of normal term pregnancy. Am J Obstet Gynecol 1989;161:1439.
18. Anton L, Merrill DC, Neves LA, et al. The uterine placental bed renin-angiotensin system in normal and preeclamptic pregnancy. Endocrinology 2009;150:4316–4325.
19. Carbillon L, Uzan M, Uzan S. Pregnacny, vascular tone, and maternal hemodynamics. Obstet Gynecol Surv 2000;55:574–581.
20. Pacheco L, Constantine MM, Hankins GDV. Physiological changes during pregnancy. In: Mattson DR, editor. *Clinical pharmacology during pregnancy*. San Diego: Academic Press; 2013, p:5–14.
21. Allen LH. Anemia and iron deficiency: effects on pregnancy outcome. Am J Clin Nutr 2000;71: 1280S–1284s.
22. Rasmussen PE, Nielse FR. Hydronephrosis during pregnancy: a literature survey. Eur J Obstet Gynaecol Reprod Biol 1988;27:249–259.
23. Davison JM. Kidney function in pregnant women. Am J Kidney Dis 1987;9:248–252.
24. Grindheim G, Estensen ME, Langesaeter E, et al. Changes in blood pressure during healthy pregnancy: a longitudinal cohort study. J Hypertens 2012;30:342–350.
25. Nama V, Antonios TF, Onwude J, et al. Mid-trimester blood pressure drop in normal pregnancy: myth or reality? J Hypertens 2011;29:763–768.
26. Gaillard R, Bakker R, Willemsen SP, et al. Blood pressure tracking during pregnancy and the risk of gestational hypertensive disorders: the Generation R study. Eur Heart J 2011;32:3088–3097.
27. Seely EW, Ecker J. Chronic hypertension in pregnancy. N Engl J Med 2011;365:439–446.
28. Pipkin FB, Baker PN. Angiotensin II has depressor effects in pregnant and nonpregnant women. Hypertension 1997;30:1247–1252.
29. Thornburg KL, Jacobson SL, Giraud GD, et al. Hemodynamic changes in pregnancy. Semin Perinatol 2000;24:11.
30. Poppas A, Shroff SG, Korcarz CE, et al. Serial assessment of the cardiovascular system in normal pregnancy: role of arterial compliance and pulsatile arterial load. Circulation 1997;95:2407.
31. Snow V, Qaseem A, Barry P, et al. Management of venous thromboembolism: a clinical practice guideline from the American College of Physicians and the American Academy of Family Physicians. Ann Intern Med 2007;146:204–210.
32. Erkinaro T, Mäkikallio K, Kavasmaa T, et al. Effects of ephedrine and phenylephrine on uterine and placental circulations and fetal outcome following fetal hypoxaemia and epidural-induced hypotension in a sheep model. Br J Anaesth 2004;93:825–832.
33. Scirica BM, O'Gara PT. Valvular heart disease in pregnancy. Curr Cardiol Rep 2006;8:83–89.
34. Campos O, Andrade JL, Bocanegra J, et al. Physiologic multivalvular regurgitation during pregnancy: a longitudinal Doppler echocardiographic study. Int J Cardiol 1993;40:265.
35. Steer PJ, Gatzoulis MA, Baker P. Heart disease and pregnancy. London: RCOG Press; 2006.
36. Reimold SC, Rutherford JD. Valvular heart disease in pregnancy. N Engl J Med 2003;349:52–59.
37. Burt CC, Durbridge J. Management of cardiac disease in pregnancy. Contin Educ Anaesth Crit Care Pain 2009;9:44–47.
38. Nicoletta Polli N, Giraldi FP, Cavagnini F. Cushing's disease and pregnancy. Pituitary 2004;7:237–241.
39. Carro-Jiménez EJ, López JE. Primary pulmonary hypertension and pregnancy. Bol Assco Med P R 2005;97:328–333.
40. Head CEG, Thorne SA. Congenital heart disease in pregnancy. Postgrad Med J 2005;81:292–298.
41. Gowda RM, Khan IA, Mehta NJ, et al. Cardiac arrhythmias in pregnancy: clinical and therapeutic considerations. Int J Cardiol 2003;88:129–133.
42. Ray P, Murphy GJ, Shutt LE. Recognition and management of maternal cardiac disease in pregnancy. Brit J Anaesth 2004;93:428–439.
43. Abdel-Hady E-S, El-Shamy M, El-Rifai A-A, et al. Maternal and perinatal outcome of pregnancies complicated by cardiac disease. Int J Gynaecol Obstet 2005;90:21–25.
44. Mastorakos G, Ilias I. Maternal hypothalamic-pituitary-adrenal axis in pregnancy and the postpartum period: postpartum-related disorders. Ann N Y Acad Sci 2000;900:95.
45. Tejura H, Weinerr J, Gibby O, et al. Cushing's syndrome in pregnancy. J Obstet Gynecol 2005;25:713–714.
46. Bronstein MD. Prolactinomas and pregnancy. Pituitary 2005;8:31–38.
47. Casey BM, Levenek K. Thyroid disease in pregnancy. Obstet Gynecol 2006;108:1283–1292.
48. Neale D, Cootauco A, Burrow G. Thyroid disease in pregnancy. Clin Perinatol 2007;34:543–557.
49. Alexander EK, Marqusee E, Lawrence J, et al. Timing and magnitude of increases in levothyroxine requirements during pregnancy in women with hypothyroidism. N Engl J Med 2004;351:241–249.
50. Hague WM. Diabetes insipidus in pregnancy. Obstet Med 2009;2:138–141.
51. Ahn KJ. Insulin resistance in pregnancy. Korean Diabetes J 2009;33:77–82.
52. Hod M, Damm P, Kaaja R, et al. Fetal and perinatal outcomes in type 1 diabetes pregnancy: a randomized study comparing insulin aspart with human insulin in 322 subjects. Am J Obstet Gynecol 2008;198:186.e1–186.e7.
53. Darmady JM, Postle AD. Lipid metabolism in pregnancy. Br J Obstet Gynecol 2005;89:211–215.

143

妊娠期高血压

Marie R. Baldisseri

妊娠期高血压是妊娠期最常见的医学诊断，约占妊娠患者的6%～8%[1]。妇产科学会指南将妊娠期高血压分为两类：一是妊娠前高血压，二是在妊娠或既往高血压基础上的子痫前期[2]。全国妊娠期高血压教育工作组将妊娠期高血压分为：①高血压；②子痫前期；③子痫前期合并高血压；④妊娠期高血压，即仅在妊娠期短暂出现的高血压或在妊娠后期发现的高血压[1]。2015年，美国妇产科医师委员会将产科高血压急症定义为急性发作的重度高血压，持续15分钟或更长时间[4]。

包括子痫前期在内的妊娠期高血压发生在妊娠20周后。高血压是指在妊娠前或妊娠20周内发现血压高于140/90mmHg。高血压占育龄妇女的22%，35岁以上妇女人群中更多见。约1%的妊娠合并高血压，5%～6%的妊娠合并妊娠期高血压，1%～2%的妊娠合并先兆子痫，高血压的妇女中先兆子痫的发病率在20%～25%。

子痫前期通常在妊娠20周后出现，在年长的产妇中更常见到，但并不限于年长产妇。子痫前期在<18岁的年轻女性和>35岁的年长产妇中最常见到。妊娠期高血压和（或）先兆子痫的易感因素包括高血压或先兆子痫家族史、糖尿病、黑人种族、肥胖（体重指数≥30）、血管或肾脏疾病、初孕状态、有妊娠史的子痫前期、偏头痛史和多次妊娠[5]。尽管有争议，妊娠期吸烟实际上可以降低妊娠期高血压和子痫前期的发病率[6]。妊娠期高血压是孕产妇发病和死亡的一个重要原因，尤其在高血压基础上合并先兆子痫时。据报道，2006—2012年，美国因高血压疾病导致的妊娠相关死亡率为7.6%，再次怀孕期间子痫前期复发的风险约为18%[7]。妊娠早期发生先兆子痫的患者被证明患心血管疾病的风险高[7]。患有高血压妊娠疾病的妇女有发生心血管并发症的短期和长期风险[8]。

妊娠期血压测量

关于妊娠期高血压的定义在过去一直存在争议，现在最常见的定义是血压（blood pressure，BP）高于140/90mmHg。近来人们一致认为收缩压（systolic blood pressures，SBPs）和舒张压（systolic blood pressures，DBPs）增加的程度事实上可能比基线值更重要。许多学者现在一致认为，妊娠期高血压的定义是收缩压至少增加30mmHg，舒张压至少增加15mmHg。主张对舒张压>110mmHg或收缩压>160mmHg的妊娠期高血压进行治疗，因为该程度的高血压引起的并发症较多[9]。

血压持续（非短暂）增高是重要的危险因素，因此，应至少随机两次对血压进行测量。每次评估时应以标准化的方式测量血压（例如，患者坐在同一位置）。因为妊娠子宫会压迫主动脉和腔静脉，仰卧位测量上臂血压时可能产生假性低血压，最好在患者坐位或侧卧位测量血压。许多自动血压测量仪在妊娠期使用是准确的，但在子痫前期孕妇中可能低于实际值，这些患者最好人工测量血压。

妊娠期生理变化

了解心输出量、血管运动张力和全身性血压的正常生理变化对妊娠期高血压的治疗至关重要，妊娠中期心输出量增加30%～40%，在妊娠24周达到高峰。妊娠早中期心输出量的增加主要是由于产妇血容量增加所致，妊娠晚期至分娩时心输出量稳定。随着子宫收缩，心输出量增加。胎儿和胎盘分娩后心输出量再次增加，在此阶段心输出量达到最大（见第154章）。

在妊娠中期全身血管阻力及血压下降。有舒张血管作用的前列腺素合成的增加可能在妊娠时血压和子宫血流的调节中起一定作用。在正常妊娠中，血管阻力取决于血管收缩和包括前列腺素在内的血管舒张因子作用的适当平衡。由于前列腺素合成不足，这种平衡可能在高血压状态下被打破。与无高血压的妊娠相比，在妊娠期高血压状态下，系统性血管阻力异常增加。值得注意的是，在妊娠中期，所有新发或先兆子痫患者的DBP相对下降，反映了全身血管阻力的相对减少。事实上，一些高血压患者在妊娠中期血压已经恢复正常。

妊娠期高血压的病因

妊娠期高血压有多种病因（框143-1）。最常见的高血压状态是无蛋白尿的妊娠期高血压、原发性高血压和先兆子痫（即具有显著蛋白尿的妊娠期高血压）。这种分类对于从业者来说在临床上是有用的，但是无论具体原因如何，三种情

框 143-1　妊娠期高血压的病因

妊娠相关性高血压（无蛋白尿的妊娠期高血压）
原发性高血压
先兆子痫（有蛋白尿的妊娠高血压）
原发性醛固酮增多症
肾动脉狭窄
主动脉缩窄
嗜铬细胞瘤
库欣综合征

况引起的全身性高血压的风险都是显著的。妊娠期高血压与母亲和胎儿的死亡风险增加有关。妊娠期严重的母体高血压与胎盘早剥和胎儿宫内发育迟缓有关[10]。

先兆子痫主要定义为妊娠期间短暂发生的舒张期高血压，通常在妊娠 20 周后出现，并在分娩后 1～2 个月消退。患有先兆子痫的女性在随后的妊娠中高血压复发率高，并且通常在以后发生高血压。

原发性高血压（即妊娠前存在的高血压，不管已诊断还是未确诊）在产后持续存在，约占所有妊娠期高血压的 1/3。原发性高血压可能在妊娠的前 20 周出现症状。在妊娠中晚期发生无蛋白尿高血压的女性可能患有由怀孕促使暴露的原发性高血压。对这些初始发现高血压的病例，必须注意排除其他非妊娠相关的高血压病因，如肾动脉狭窄、多囊肾、肾小球或间质性肾病、嗜铬细胞瘤、主动脉缩窄、原发性醛固酮增多症、库欣综合征、甲状腺功能亢进和甲状旁腺功能亢进。以前未确诊的原发性高血压是一个考虑因素，特别是对年龄较大的多次妊娠妇女。随着产妇年龄的增加，原发性高血压的发病率也有所增加。对一些患者，可以在产科医生的常规产前检查期间进行高血压的初步诊断。对于一些患者来说，产前检查是他们成年以后第一次看医生。如果有高血压、糖尿病或肥胖的家族史，应怀疑原发性高血压的可能。如果怀疑存在原发性高血压，应进行心脏彩超检查以评估是否有左心室肥厚，可查明高血压是否已经持续一段时间。如果通过治疗避免血压极端情况，那么原发性高血压孕妇的围产期结局就不会显著恶化。高血压合理治疗时，与产时高血压（例如前置胎盘、胎盘早剥和先兆子痫）相关的并发症发生的可能性较小。原发性高血压患者的先兆子痫发病率并不会增高，特别是血压得到良好控制时。一般而言，无并发症的轻度高血压患者的死亡率和发病率不会增加。然而，未控制的严重高血压患者的发病率和死亡率均有所增加，如果合并先兆子痫，这种情况会更加复杂[11]。

先兆子痫的病理学

先兆子痫是妊娠相关的多系统疾病过程，通常发生在妊娠第 32 周后，总是存在全身性高血压和显著蛋白尿（即 24 小时尿液中的蛋白含量为 0.3g 或更高）。临床特点是通常表现为与全身性水肿相关的快速体重增加，其次是高血压、蛋白尿或两者兼有。美国先兆子痫的发病率在 5%～7%。年轻初产妇的发病率最高，年龄较大的多次妊娠妇女次之，且死亡率高于年轻初产妇。妊娠前已有高血压或肾血管疾病的患者发病率较高，并且这些患者的症状可能在妊娠第 32 周前出现。舒张期高血压在先兆子痫中最常见，收缩压大于 160mmHg 的情况较少见。如果收缩压大于 200mmHg，临床医生应考虑原发性高血压的潜在可能，可能被先兆子痫状态所掩盖。由于先兆子痫是一个多系统疾病过程，它可能类似或掩盖其他病理状况，应进行全面调查以排除其他共存的病理情况[12]。先兆子痫的家族性患病率已有报道[13,14]。在某些情况下，先兆子痫在分娩后 1～7 天才出现[15,16]。最常见的是，如果在产后出现先兆子痫，则表现为 HELLP 综合征，为先兆子痫疾病谱的严重变异[17]。该综合征主要包括如下特征：微血管病性溶血性贫血（hemolytic anemia，H）、转氨酶升高（elevated liver enzymes，EL）和血小板降低（low platelets，LP），但以上特征并不涵盖全部。该综合征可以在血压没有实质性变化或与妊娠期血压值相比没有显著变化的情况下发展。

妊娠中期血压明显升高与妊娠晚期先兆子痫的发生风险增加有关[18]。孕中期平均动脉压超过 90mmHg 的孕妇有 1/3 在妊娠晚期发生先兆子痫，平均动脉压低于 90mmHg 的孕妇只有 2% 患有先兆子痫。妊娠早期相对轻微的高血压，在非妊娠患者中可能不会引起重视，但是在孕妇中不应忽视。在妊娠的最后一个月，多达 25% 的孕妇血压略有升高，然而在此期间先兆子痫的发病率也最高。因此，临床医生在面对新发高血压时必须保持警惕，并寻找可能表明存在先兆子痫综合征的其他体征和症状。

先兆子痫的确切发病机制尚不清楚，被认为与大多数母体器官中发生的内皮细胞损伤和功能障碍有关，这是由于胎盘灌注不良释放的有毒物质造成的。遗传和免疫因素也与先兆子痫的发病机制有关[19,20]。在先兆子痫中发生的全身性血管痉挛是造成这种多系统疾病中许多器官特异性体征和症状的原因。广泛的血管痉挛与循环中血管收缩因子水平的增加、对血管紧张素Ⅱ的敏感性增加和血管扩张因子水平降低有关。循环中血管生成因子的不平衡可能是介导内皮功能障碍和先兆子痫临床症状和体征的重要机制[21]。前列环素与血栓素生成的比例不平衡可能与先兆子痫的发病机制有关，尽管先兆子痫不只是缺乏前列环素。这个想法促进了低剂量阿司匹林预防先兆子痫的研究。Duley 等综合了涉及 37 560 名妇女的 59 项研究，检查了这些妇女在先兆子痫中使用抗血小板药物的情况。抗血小板药物包括低剂量阿司匹林，在用于预防先兆子痫及其不良后果，减少早产、胎儿和新生儿死亡以及低出生体重儿时显示出中等益处。但是他们建议需要进一步搜集信息来评估哪些女性最有可能受益，何时开始治疗最好，以及剂量是多少[22]。在先兆子痫中受影响最大的母体器官是肾脏、脑、肝脏和血液系统。尽管对先兆子痫的确切发病机制缺乏了解，但在疾病识别、监测和管理这些复杂病例方面的重大进步降低了围产期和产妇的发病率和死亡率。如果血管痉挛影响胎盘，则胎儿宫内发育迟缓、死产和新生儿死亡的发生率增加[23]。

外周性水肿是孕妇常见的症状和主诉，不容忽视，因为它可能预示着先兆子痫的发病。大多数患有先兆子痫的女性患有全身性水肿，并且体重明显增加是首发症状。然而，由于外周性水肿是妊娠期间普遍存在的症状，因此不再被认为是先兆子痫的标志性特征。先兆子痫的最初表现通常为外周性水肿，常伴随血压的逐渐升高。钠潴留是造成水肿形成和高血压的部分原因。在正常妊娠中，肾小球滤过率增加高达 50%。伴随着肾小管对钠的重吸收增加，肾血流量增加 60%～80%。由于心输出量的增加和肾血管阻力的降低，肾血流量增加。在先兆子痫中，钠潴留是由肾小球滤过率的降低引起的，可能由肾血管系统的血管痉挛引起，常见于先兆子痫。先兆子痫患者的肾素和醛固酮分泌减少，可能是由于细胞外容量扩张和相关水肿的结果。这些因子活性降低的确切原因尚不清楚，但可能与肾前列腺素合成减少、全身血压升高或细胞外容量增大有关。尽管肾素和醛固酮水平降低，但对血管紧张素Ⅱ的敏感性增加，这一因素可能在先兆子痫高血压的发病机制中发挥作用[24]。基于血管紧张素Ⅱ介导机制的血管适应不良、血管舒缩张力增加、内皮功能障碍和血管紧张素Ⅱ敏感性增加可以解释先兆子痫中去甲肾上腺素的增多。尽管先兆子痫有钠潴留，但与正常血压的妊娠妇女相比，血容量实际上可能减少[25]。血浆作为细胞外液，经常从血管转移到间质，容量经常发生变化。然而，血浆容量的减少并不表明先兆子痫的患者液体容量的减少。与低血容量患者相比，先兆子痫患者的心输出量增加，中心静脉压和肺毛细血管楔压正常或升高[26]。这些数据指导了先兆子痫的治疗，表明应该努力控制血压而不是一味地进行容量复苏。

由于尿酸的肾排泄减少，先兆子痫中至少有一部分患者发生高尿酸血症。然而，高尿酸血症的发展常常早于血清尿素氮和血肌酐的增加，这表明还涉及其他机制。高尿酸血症已被用作先兆子痫严重程度的标志，且是胎儿死亡的危险因素[27]。

先兆子痫的临床表现

根据症状、体征及相关并发症可将先兆子痫的严重程度分为轻度、中度或严重。该过程涉及多系统，除水肿、高血压和蛋白尿的一般表现之外，还可能表现出广泛的器官特异性异常。与先兆子痫相关的病理学异常不一定继发于高血压，因此，先兆子痫的严重程度并不总是与血压升高的程度相关[18]。血压升高可以分为轻度、中度或重度。先兆子痫的高血压可能是由于全身血管阻力和心输出量增加所致。

在轻度先兆子痫中，收缩压为 130～140mmHg，舒张压为 80～95mmHg。周围水肿很少见，并且缺乏相关的眼部或脑部症状。在中度先兆子痫中，收缩压可以增加至 150～160mmHg，舒张压可以高达 110mmHg。收缩压增加 25mmHg 或以上、舒张压增加 15mmHg 或以上表明存在中至重度先兆子痫。中度先兆子痫可以出现周围水肿、反射亢进和眼部症状。在重度先兆子痫中，收缩压大于 160mmHg，舒张压大于 110mmHg 或以上，有多器官系统受累的迹象，可能存在肺、心脏、肾脏和神经系统功能紊乱。先兆子痫的严重肾脏受累导致肾小球内皮增生症，表现为显著蛋白尿（每日排泄超过 5g），少尿（尿量 < 500ml/d）也很常见，血肌酐浓度通常大于 1.6mg/dl。尽管有先兆子痫肾脏受累显著增加围产期死亡率的临床证据，但急性肾衰竭相对罕见[28]。肝脏受累表现为上腹部或右上腹疼痛，胆红素和转氨酶升高。重度先兆子痫是妊娠期肝脏压痛和肝功能障碍的最常见原因[29]。严重的肝脏病理改变可导致包膜下血肿和撕裂，可能需要手术干预。神经系统改变可能包括持续性头痛、视力障碍、局灶性神经功能缺损和伴有或不伴有阵挛的严重反射亢进。头颅 CT 可能表现为脑水肿，尤其是枕骨区。

重度先兆子痫与中枢神经系统易激惹相关，表现为不是由其他颅内病变引起的全身性强直 - 阵挛性癫痫发作，被定义为子痫[30]。子痫可以在没有显著高血压或蛋白尿的情况下发生。由于医源性补液过量，心血管和呼吸系统的变化可表现为肺水肿、急性收缩期左心衰竭或继发于慢性原发性高血压的舒张性左心室功能障碍。肺水肿也可能是由于毛细血管通透性增加或正常妊娠期间在一定程度上发生的胶体渗透压降低，但可因先兆子痫病情加重[31]。血液系统功能紊乱包括血小板减少、弥散性血管内凝血和溶血。

目前尚不清楚先兆子痫是否会在分娩后导致持续性高血压，尽管这种情况可能性小。尽管如此，先兆子痫的发作可能会确定一个之后发生原发性高血压的风险增加的女性群体。在最近的一项研究中，患有先兆子痫的女性在日后因心血管疾病而死亡的风险增加，与其他测量的风险因素无关[32]。这些研究结果强化了先前报道的可以根据先兆子痫的病史来确定有心血管病危险因素的女性群体。关于先兆子痫的存在或疾病过程的持续时间是否可能导致原发性高血压好发因素的争论仍在继续。发生先兆子痫的妇女合并先前未确诊的原发性高血压或潜在的肾脏疾病时，日后发生原发性高血压可能性大。

妊娠期高血压的其他病因

框 143-1 列出了一些不常见的高血压病因。

孕妇的原发性醛固酮增多症已经被报道，但并不常见。如果存在腺瘤，这些患者的高血压治疗应该是在妊娠期和产后直接手术干预。

肾动脉狭窄可能与先兆子痫有关。建议使用抗高血压药物进行药物治疗。虽然这些患者的理想治疗方法包括血管紧张素转换酶抑制剂（angiotensin-converting enzyme inhibitors，ACEI），但这些药物在妊娠期是禁忌的，必须采用其他替代疗法[33]。

主动脉缩窄是高血压的罕见原因。它可能在先前未被诊断，而在患者第一次妊娠期间初次诊断。它可能与先兆子痫有关。这些患者的最大风险是由于主动脉壁囊内坏死引起的主动脉破裂。由于妊娠期的正常生理变化加重了主动脉的异常，从而增大破裂的风险。血压升高、心输出量增加均会增加这种风险。使用抗高血压药物（包括 β 肾上腺素能受体阻滞剂）的积极治疗可以改善这些高风险患者的预后。

嗜铬细胞瘤是高血压的罕见原因，但如果肿瘤未被诊断和治疗，则患者的预后不良。这些患者可出现恶心、呕吐、大量发汗、严重头痛、全身无力、心悸和癫痫发作。猝死的直接原因仅次于肺水肿、脑出血和心血管衰竭。由于母亲和胎儿都存在显著的发病率和死亡率，因此以前建议在妊娠期间立即行外科手术。目前，大多数专家提倡在妊娠期间使用 α 和 β 肾上腺素能阻滞剂药物治疗，在分娩后切除肿瘤。

中心治疗原则

均衡的低盐饮食和运动已被证明可以降低高血压的发病率和严重程度。Bennett 对妊娠前接受过减肥手术的女性进行了回顾性分析。这些患者在随后的妊娠中高血压疾病的发生率较低[34]。此前，一些专家担心妊娠期高血压的积极治疗可能是有害的，因为高血压可能改善了子宫血流量。这些担忧看起来没有根据，因为后来的研究表明，控制高血压后子宫血流量反而增加或无变化。尽管如此，对妊娠高血压的治疗必须十分小心谨慎，确保不会引起低血压，这会对母体血流动力学产生不利影响并影响胎儿的健康。母体血压控制与胎儿发病率之间存在显著相关性。现在的证据表明，对严重高血压孕妇的降压治疗可以改善围产期结局。在足月或近足月发生的轻度高血压或先兆子痫与母体和新生儿并发症相关性不大。然而，妊娠早期严重的妊娠期高血压和/或严重的先兆子痫与孕产妇和围产期的严重并发症相关[35]。对妊娠期高血压患者血压管理和监测的一般建议包括稳定和治疗血压的急剧变化。对可能存在的各器官系统异常，特别是中度至重度先兆子痫的患者，建议特定的目标导向治疗：如果不存在蛋白尿且不怀疑先兆子痫，患者在门诊行保守治疗即可；如果患者有蛋白尿、高度怀疑先兆子痫的诊断，建议立即住院并卧床休息。

抗高血压药物治疗

现在有一种广泛使用的可用于治疗妊娠期高血压的药物分类。1979 年，美国食品药品管理局（Food and Drug Administration，FDA）为所有对胎儿产生潜在和实际不良影响的药物进行了分类[36]。这个分类虽然对临床医生有帮助，但这些分类通常不能反映当前关于药物特定致畸作用的科学知识[37]。

FDA 分类见表 143-1。在妊娠期间使用的大多数抗高血压药物被归为 C 类。噻嗪类利尿剂、哌唑嗪和 α- 甲基多巴为 A 类，美托洛尔是 B 类。由于大多数抗高血压药物在妊娠

表 143-1 胎儿药物毒性的 FDA 分类

分类	描述
A	有关孕妇的对照研究未发现在妊娠早期对胎儿有任何风险。这些药物在妊娠期使用被认为是相对安全的。
B	没有已知的特定风险与妊娠期使用该药物有关，但缺乏人体研究。如果在动物繁殖研究中显示出不良反应，在人体试验中未证实这些不良反应。
C	没有关于女性和动物的研究，或动物研究显示对胎儿有不良影响。大多数新药属于这一类。只有证明对胎儿的潜在益处大于潜在风险时，才应给予这些药物。
D	这些药物在人体试验中显示出明确的胎儿风险。但是，在妊娠期间可能需要使用这些药，考虑使用这些药物时需进行风险 - 效益评估。
X	这些药物对胎儿有明确风险，禁忌妊娠期使用，因为这些药物对胎儿的潜在风险大于益处。

FDA：美国食品药品管理局。

后期使用，这些药物的潜在致畸作用通常不是主要问题。然而，如果对已有原发性高血压或早期妊娠高血压的患者开始治疗，在选择抗高血压药物时必须考虑致畸作用。如果患者正在服用可能增加胎儿异常风险的药物，可能有必要在妊娠早期改变用药。

妊娠期高血压治疗的目标是预防母体并发症，如脑出血、卒中和失代偿性心力衰竭。没有确切数据来确定药物治疗的最佳血压目标。关于妊娠期血压的正常值也存在分歧，但大多数人认为，如下情况应该强制进行急性治疗：①收缩压 > 160mmHg 或舒张压为 105mmHg 或更高；②收缩压比基线值高 30mmHg 以上或舒张压比基线值高 15mmHg 以上。对已有高血压的女性，血压超过 160/100mmHg 时应该进行治疗。如果需要急性和紧急的药物治疗，一些患者可能需要住院治疗，这取决于他们对药物治疗的依从性以及伴随的器官系统对降血压要求的紧迫性。对收缩压 ≥140mmHg 或舒张压 ≥90mmHg 的患者，如果存在症状、潜在的原发性高血压或终末器官受累的并发症，则应实施紧急药物治疗。如果患者在妊娠第 24 周后出现上述表现且确定胎儿存活，则可能需要心脏和胎儿遥测。对收缩压 < 140mmHg、舒张压 < 90mmHg 且没有显著蛋白尿的患者，可以在门诊通过反复就诊及密切的母胎评估进行管理和治疗。尽管进行了充分的药物治疗，高血压仍难以控制，继续恶化或出现先兆子痫的怀疑时，建议立即住院治疗。

对于中度先兆子痫提倡保守的药物治疗，但是对于重度先兆子痫和相关的内脏器官受累的治疗选择是立即分娩胎儿。重度先兆子痫和内脏器官受累患者的分娩延迟可导致严重的孕产妇和胎儿并发症。如果胎儿是成熟胎龄，是否分娩取决于疾病过程的进展、胎儿肺成熟度的评估以及子宫颈

的状态。胎龄小于24周的先兆子痫患者的保守治疗与严重的孕产妇并发症有关，应考虑终止妊娠。妊娠28～32周的患者，应在医院内进行保守治疗，并进行仔细监测和评估。在妊娠34周之前，有重度先兆子痫的妇女应该推荐早期分娩还是密切观察尚缺乏试验性证据[38]。

2015年美国产科和妇产科学院产科实践委员会的最新指南建议[4]：

- 除静脉注射肼本达嗪和拉贝洛尔外，口服硝苯地平和(或)口服拉贝洛尔(200mg)可作为一线治疗，特别是没有静脉用药时。
- 对于患有哮喘、心脏病或充血性心力衰竭的女性，应避免静脉使用拉贝洛尔。
- 不推荐使用硫酸镁作为抗高血压药，但它是重度先兆子痫癫痫发作预防和控制癫痫发作的首选药物。
- 尽管硝普钠可用于紧急情况下的治疗，但母亲和胎儿存在氰化物和硫氰酸盐毒性的风险，并且母亲的脑水肿可能会升高颅内压。

在妊娠期间，临床医生必须决定何时使用抗高血压药物以及目标血压水平。妊娠期抗高血压药物的选择更为有限，因为并非所有可用的抗高血压药物都在孕妇中得到充分评估，并且一些药物是禁忌的[39]。口服α-甲基多巴，一种中枢α_2-肾上腺素能激动剂，目前仍是妊娠患者使用的一线药物，尽管一般人群不太常用。从历史上看，这是过去许多产科医生选择的一线药物，而且几乎没有证据可以否定其效果。在最初治疗的48小时，起始剂量为250mg，每天2～3次。可以每2天增加剂量，直到血压水平达标。每日最大剂量为4g。口服拉贝洛尔(一种α和β肾上腺素能联合拮抗剂)作为单药抗高血压药而广泛使用。建议的初始剂量为口服100mg，每日2次。剂量可按照指示增加，每半周或每周增加，并且维持剂量通常为200～400mg，每日2次。β肾上腺素能阻滞的益处使其成为有潜在慢性原发性高血压和可能的心脏和血管受累产妇的有吸引力的药物。也可使用利尿剂，但必须注意防止过度的液体流失，这会加剧与先兆子痫相关的血容量的减少。如前所述，ACEI和血管紧张素Ⅱ受体拮抗剂应该在产时避免，因为这些药物会增加围产期发病率和死亡率。

对重度高血压的急性和急诊药物治疗，应使用静脉注射抗高血压药物；静脉输注可以快速控制血压，且可轻松滴定。虽然其他药物可能更为可取，但是静脉注射肼本达嗪仍然是许多产科医生的标准治疗。因为肼本达嗪是一种直接的小动脉血管扩张剂，可能会急剧降低血压[40]。当给患有血容量减少的先兆子痫患者服用肼本达嗪时，血压过度降低是一个特别的问题。如果使用肼本达嗪，应每15～30分钟给予5～10mg静脉注射，直至血压得到控制。降血压的起效时间是10～20分钟，作用持续时间约8小时。肼本达嗪难以静脉滴注，并且可能与胎儿窘迫的发生率增加有关。

静脉注射拉贝洛尔，一种非选择性β和α肾上腺素能受体阻滞剂，也常用于高血压的急性处理。拉贝洛尔可迅速降低血压，但不减少子宫胎盘血流。拉贝洛尔可以穿过胎盘但很少引起显著的新生儿心动过缓。初始应给予10～20mg静脉推注，然后根据需要以10～15分钟的间隔进行40～80mg的推注以控制高血压。拉贝洛尔也可以通过连续静脉输注给药，通常的剂量为1～4mg/min。使用拉贝洛尔的禁忌证与其他β肾上腺素能拮抗剂相同，尤其是心脏传导阻滞剂和急性哮喘。

硝普钠是一种有效的动脉和静脉血管扩张剂，可迅速降低血压。可以以0.25～0.5μg/(kg•min)的剂量开始连续静脉快速滴定，每隔几分钟调整滴速，直至血压达标。通常建议同时进行有创动脉血压监测。与所有有效的血管扩张剂一样，使用硝普钠时必须小心，因为容量减少的患者可能对其特别敏感。尽管缺乏数据，但对胎儿氰化物毒性风险的担忧促使一些从业者避免在妊娠患者中使用该药物。注意剂量和使用持续时间应该能将毒性风险降到最低。

其他不太常用的药物包括静脉注射硝酸甘油，口服可乐定和除拉贝洛尔以外的β肾上腺素能阻滞剂。硝酸甘油易于静脉滴注，对肺水肿患者的治疗尤其适用。然而，其抗高血压效力有限。口服可乐定是一种中枢作用的α_2肾上腺素能激动剂，是一种有效的抗高血压药物，但对停药后反跳高血压风险的担忧限制了其使用。

因为胎儿心动过缓的潜在风险和胎盘的灌注减少，关于妊娠期使用β肾上腺素能受体阻滞剂仍存在相当大的争议。因为没有致畸作用的证据，β受体阻滞剂已被用于妊娠患者。虽然经验有限，但它们被认为可用于伴有高血压、二尖瓣狭窄合并肺动脉高压、主动脉缩窄、缺血性心脏病、室上性和室性心律失常的孕妇，并可在分娩过程中持续使用[1,41,42]。艾司洛尔已广泛用于妊娠期心率控制，但其疗效仅限于抗高血压药物。

表143-2列出了妊娠期间常用的抗高血压药物。

分娩期间的高血压管理

分娩期间的高血压管理旨在避免急性和孕产妇并发症。合理使用静脉抗高血压药物治疗对于避免不必要的并发症

表143-2 妊娠期间常用的抗高血压药物

类型	代表药物
口服	α肾上腺素能受体阻滞剂
拉贝洛尔	
可乐定	
利尿剂	
静脉用药	拉贝洛尔
肼本达嗪	
硝普钠	
硝酸甘油	

至关重要。产后监测主张针对高危、高血压患者。与先兆子痫相关的高血压通常在分娩后几周内自发消退。这些患者有发生急性并发症的风险，例如高血压性脑病、肺水肿和急性肾衰竭。选择的抗高血压药物或使用的剂量可能需要在分娩后进行调整，并且所有抗高血压药物在母乳中仅有少量发现。虽然可获得的数据有限，但是对于更常用的药物，例如α-甲基多巴、肼屈嗪和各种α肾上腺素能阻滞剂，未观察到不良的围产期作用。

知识点

1. 与妊娠相关的高血压疾病并不少见，可在妊娠前出现，也可在怀孕期隐匿或出现。
2. 产前有糖尿病、肾病、血管疾病或高血压家族史的女性易患妊娠期高血压。
3. 如果收缩压≥160mmHg，或舒张压≥110mmHg，或患者有症状，则建议进行治疗。
4. 每次评估时，应在坐位或卧位持续进行血压测量。
5. 妊娠期间心输出量和血容量显著增加，全身血管阻力降低，特别是在妊娠中期。舒张压在妊娠中期最低。
6. 原发性高血压引起的血压升高可能在妊娠的第2～3个月暂时改善。
7. 持续升高的收缩压>200mmHg应促使医生考虑未确诊的高血压或一些不太常见的高血压原因，如原发性醛固酮增多症、肾动脉狭窄或嗜铬细胞瘤。
8. 先兆子痫最常出现在妊娠第32周后，随着胎儿的分娩而消退。
9. 先兆子痫可以叠加在高血压基础上。
10. 先兆子痫可能在分娩后作为HELLP综合征（溶血、转氨酶升高和血小板降低）首次出现。
11. 血压≥140/90mmHg和蛋白尿是先兆子痫的主要特征，水肿不再是先兆子痫的标准。
12. 先兆子痫是一种多系统疾病。严重的先兆子痫表现为内脏器官受累的体征和症状。
13. 妊娠期最常用的抗高血压药物与严重的胎儿异常无关。
14. 中度高血压的一线抗高血压药物是口服α-甲基多巴和口服拉贝洛尔。
15. 静脉抗高血压药用于严重的血压升高。静脉最常用的药物是拉贝洛尔、肼本达嗪和硝普钠。
16. 应注意肼本达嗪的给药，尤其对血容量减少的患者。
17. 大多数形式的妊娠高血压在产后缓解。

（王贤东 译，朱凤雪 审校）

参考文献

1. Report of the National High Blood Pressure Education Program Working Group on High Blood Pressure in Pregnancy. Am J Obstet Gynecol. 2000;183:S1–S22.
2. Magee LA, Helewa M, Moutquin J-M, et al. Diagnosis, evaluation, and management of the hypertensive disorders of pregnancy. J Obstet Gynaecol Can 2008;30:S1–S48.
3. Deleted in review.
4. American College of Obstetricians and Gynecologists Committee on Obstetric Practice. Committee opinion no. 623: emergent therapy for acute-onset, severe hypertension during pregnancy and the postpartum period. Obstet Gynecol 2015;125:521–525.
5. Facchinetti F, Allais G, Nappi RE, et al. Migraine is a risk factor for hypertensive disorders in pregnancy: a prospective cohort study. Cephalalgia 2009;29:286–292.
6. Wikstrom AK, Stephansson O, Cnattingius S. Tobacco use during pregnancy and preeclampsia risk: effects of cigarette smoking and snuff. Hypertension 2010;55:1254–1259.
7. Creanga AA, Berg CJ, Syverson C, Seed K, Bruce C, Callaghan WM. Pregnancy-related mortality in the United States, 2006–2010. Obstet Gynecol 2015;125:5–12.
8. Moser M, Brown CM, Rose, CH, et al. Hypertension in pregnancy: is it time for a new approach to treatment? J Hypertens 2012;30:1092–1100.
9. AACE Hypertension Task Force. American Association of Clinical Endocrinologists medical guidelines for clinical practice for the diagnosis and treatment of hypertension. Endocr Pract 2006;12:193–222.
10. Thadhani RI, Johnson RJ, Karumanchi A. Hypertension during pregnancy. Hypertension 2005;46:1250–1251.
11. Seely EW, Maxwell C. Chronic hypertension in pregnancy. Circulation 2007;115:e188–e190.
12. Madejczyk M, Kruszynski G, Breborowicz G. Etiopathology of preeclampsia. Arch Perinat Med 2009;15:144–151.
13. Roes M, Sieben R, Raijmakers MTM, et al. Severe preeclampsia is associated with a positive family history of hypertension and hypercholesterolemia. Hypertens Pregnancy 2005;24:259–271.
14. Arngrimsson R, Bjornsson S, Geirsson RT, et al. Genetic and familial predisposition to eclampsia and pre-eclampsia in a defined population. Br J Obstet Gynaecol 1990;97:762–769.
15. Munjuluri N, Lipman M, Valentine A, et al. Postpartum eclampsia of late onset. BMJ 2005;331:1070–1071.
16. Stella CL, Sibai BM. Preeclampsia: diagnosis and management of the atypical presentation. J Mat Neonat Med 2006;19:381–386.
17. Baxter JK, Weinstein L. HELLP syndrome: the state of the art. Obstet Gynecol Survey 2004;59:838–845.
18. Lindheimer MD, Taler SJ, Cunningham FG. Hypertension in pregnancy. J Am Soc Hypertens 2010;4:68–78.
19. Bdolah Y, Karumanchi SA, Sachs BP. Recent advances in understanding of preeclampsia. Croat Med J 2005;46:728–736.
20. Karumanchi SA, Baumwell S. Pre-eclampsia: clinical manifestations and molecular mechanisms. Nephron Clin Pract 2007;106:c72–c81.
21. Duley L, Henderson-Smart DJ, Meher S, et al. Antiplatelet agents for preventing pre-eclampsia and its complications. Cochrane Database Syst Rev 2007;2:CD004659. DOI: 10.1002/14651858.
22. von Dadelszen P, Menzies J, Gilgoff S, et al. Evidence-based management for preeclampsia. Front Biosci 2007;12:2876–2889.
23. Shah DM. Role of the renin-angiotensin system in the pathogenesis of preeclampsia. Am J Physiol Renal Physiol 2005;288:F614–F625.
24. Roberts JM, Cooper DW. Pathogenesis and genetics of pre-eclampsia. Lancet 2001;357:53–56.
25. Bosio PM, McKenna PJ, Conroy R, et al. Maternal central hemodynamics in hypertensive disorders of pregnancy. Obstet Gynecol 1999;94:978–984.
26. Powers RW, Bodnar LM, Ness RB, et al. Uric acid concentrations in early pregnancy among preeclamptic women with gestational hyperuricemia at delivery. Am J Obstet Gynecol 2006;194:160.e1–160.e8.
27. Sibai B, Dekker G, Kupferminc M. Pre-eclampsia. Lancet 2005;359:785–799.
28. Hay JE. Liver disease in pregnancy. Hepatology 2008;47:1067–1076.
29. Sibai BM. Diagnosis, prevention, and management of eclampsia. Obstet Gynecol 2005;105:402–410.
30. Sciscione A, Ivester T, Largoza M, et al. Acute pulmonary edema in pregnancy. Obstet Gynecol 2003;101:511–515.
31. Mongraw-Chaffin ML, Cirillo PM, Cohn BA. Preeclampsia and cardiovascular disease death. Hypertension 2010;56:166–171.
32. Cooper WO, Hernandez-Diaz S, Arbogast P, et al. Major congenital malformations after first-trimester exposure to ACE inhibitors. N Eng J Med 2006;354:2443–2451.
33. Bennett WL, Gilson MM, Jamshidi R, et al. Impact of bariatric surgery on hypertensive disorders in pregnancy: retrospective analysis of insurance claims data. BMJ 2010;340:C1662.
34. Sibai BM. Diagnosis and management of gestational hypertension and preeclampsia. Obstet Gynecol 2003;102:181–192.
35. U.S. Food and Drug Administration. Pregnancy labeling. FDA Drug Bulletin 1979;9:23.
36. Briggs GG, Freeman RK, Yaffe SJ. Drugs in pregnancy and lactation: a reference guide to fetal and neonatal risk, 8th ed. Philadelphia, PA: Lippincott Williams and Wilkins; 2008.
37. Churchill D, Duley L. Interventionist versus expectant care for severe pre-eclampsia before term. Cochrane Database Syst Rev 2002;3:CD003106. DOI: 10.1002/14651858.
38. Lindheimer MD, Umans JG. Explaining and predicting preeclampsia. N Engl J Med 2006;355:1056–1058.
39. Podymow T, August P. Update on the use of antihypertensive drugs in pregnancy. Hypertension 2008;51:960.
40. Magee L, Chan C, Waterman EJ, et al. Hydralazine for treatment of severe hypertension in pregnancy: Meta-analysis. BMJ 2003;327:955.
41. Oakley C, Child A, Iung B, et al. Task force on the management of cardiovascular diseases during pregnancy of the European Society of Cardiology. Expert consensus document on management of cardiovascular diseases during pregnancy. Eur Heart J 2003;24:761–781.
42. Lopez-Sendo J, Swedberg K, McMurray J, et al. Expert consensus document on β-adrenergic receptor blockers. The task force on beta-blockers of the European Society of Cardiology. Eur Heart J 2004;25:1341–1362.

144

妊娠期急性肺相关并发症

Cornelia R. Graves

孕妇妊娠期间，呼吸系统经历一系列变化，受到多种功能和解剖学应激影响，产科监护室的医务人员必须牢记这些改变并提供恰当的医疗及护理。虽然妊娠期需要呼吸机的情况很少见，但呼吸功能不全仍是妊娠中最常见的入重症监护室的指征。在本章中，讨论了在妊娠期间发生的独特生理变化，并为可能遇到因急性肺部并发症而复杂妊娠的危重救治专家提供了指导。

妊娠期肺生理学

妊娠期间的许多生理变化都会影响呼吸，正常妊娠时耗氧量增加 20%，代谢率增加 15%。在妊娠早期，每分通气量增加，但呼吸频率保持不变。虽然人们可能认为妊娠期间肺容积会因为孕妇膈肌上移而减少，但实际上潮气量却比基线值增加了 40%。潮气量的增加被认为是由于循环中影响呼吸中枢的孕酮增加 [1]。动脉血气分析反映了由代谢性酸中毒所补偿的呼吸性碱中毒，造成 pH 在相对正常范围，$PaCO_2$ 通常在 28～32mmHg。功能残气量（functional residual capacity，FRC）、残气量和肺总量下降，因此，妊娠期发生呼吸窘迫的速度比非妊娠期更快。反映大气道功能的第一秒用力呼气容积（forced expiratory volume at 1 second，FEV_1）和呼气峰流速（peak expiratory flow rate，PEFR）在整个妊娠期基本不变 [2]。

妊娠期胶体渗透压降低 20%，这种静水压的变化导致孕妇有发生心源性肺水肿和非心源性肺水肿的倾向。

妊娠期间呼吸困难很常见，尤其在妊娠晚期，诊断比非妊娠期更加困难。

图 144-1 显示了呼吸变化的图形关系。

哮喘

流行病学

哮喘是妊娠最常见的肺部疾病之一，最近的研究显示，约有 8% 的孕妇患有哮喘 [3]。该疾病的特点是气道高反应性，进而导致发作性支气管痉挛。近年来，炎症介质在哮喘发病机制中的作用越来越明朗，因此抗炎药物早期应用于哮喘急性期的治疗。

哮喘的病因尚不明确，但是已经发现，哮喘在一般人群中的发病率正在上升。

哮喘对妊娠的影响

哮喘可能是由环境过敏原、药物，特别是阿司匹林等非甾体抗炎药（nonsteroidal antiinflammatory drugs，NSAIDs）、应激所致 [4]，最严重的症状是咳嗽、喘息和呼吸困难。为防止母亲和胎儿氧合受损，必须在哮喘急性期进行快速治疗干预，因为哮喘未控制会增加产妇的发病率。在一些研究中，即使控制了这些不良事件后，哮喘患者的不良妊娠结局也更加明显，包括低出生体重、先兆子痫、早产和死胎 [5, 6]。

尽管历史数据显示，哮喘在妊娠中围产期死亡率和低出生体重增加 [7]，但 Fitzsimmons 和他的同事发现，低出生体重只在因哮喘持续状态接受治疗的患者中出现 [8]。此外，Schatz 和他的同事指出，宫内生长受限与 FEV_1 有直接关系 [9]。

妊娠对哮喘的影响

许多研究发现哮喘的病程可能会受到妊娠的影响。Gluck 等发现，平均 36% 的孕妇在妊娠期间哮喘得到改善，41% 无变化，23% 恶化 [10]。Schatz 等在对 366 例哮喘孕妇的分析中发现，28% 的孕妇哮喘得到改善，33% 无变化，35% 恶化。59% 孕妇的哮喘控制情况在每次妊娠中相似 [11]。

胎儿性别可能影响妊娠期哮喘。在一项研究中，生男孩的母亲被报道有更大可能获得哮喘症状的改善 [12]。Dodds 和同事发现，治疗哮喘的药物在男孩母亲中较少使用 [13]。尽管有人提出了一些假设，包括孕酮水平的改变和白三烯的作用，但这些介质的变化均不能解释妊娠期哮喘的多个病程 [14]。

治疗

国家哮喘教育与预防项目发布了关于哮喘治疗的具体指南。1993 年，哮喘和妊娠工作组制定了妊娠人群的诊断和治疗标准（图 144-2）[15]。

妊娠期治疗的目的是控制病情恶化，预防哮喘，从而减少母胎低氧血症。治疗的第一步是监测肺功能，FEV_1 是唯一的最佳指标。体格检查和胸片是评估疾病严重程度的一般措施。便携式手持峰流速仪通过测量 PEFR 快速、准确地进行评估。大多数权威人士认为妊娠期气道基本上保持不

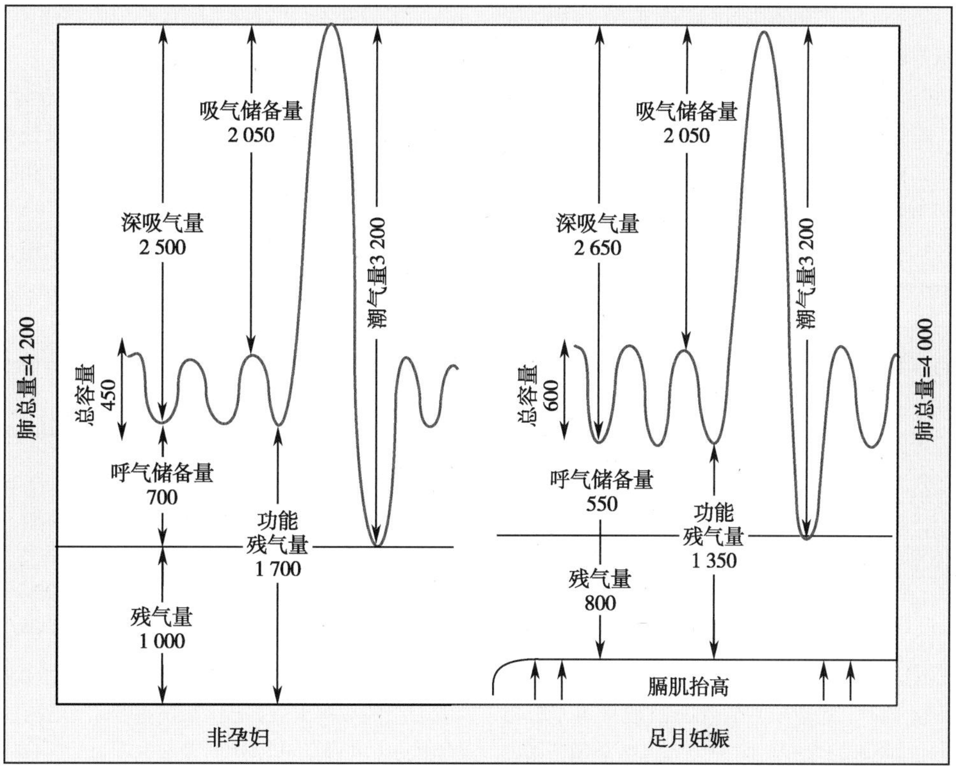

图 144-1　妊娠期的呼吸变化

变，因此，每个哮喘患者都应拿到一个峰值流速仪并学会使用，患者应在病情平稳期获得基线 PEFR。疾病的严重程度取决于加重期的发生和 FEV_1、PEFR 的改变。PEFR 可以作为患者入急诊的一个预测。

药物治疗是哮喘治疗的主要手段。大多数用于治疗哮喘的药物被认为在妊娠期使用是安全的，吸入 β 激动剂是哮喘治疗中最常用的药物。一项关于 259 例妊娠哮喘患者吸入 β 激动剂的前瞻性研究表明，先天性畸形、围产期死亡率、低出生体重或妊娠并发症的发生率没有变化[16]。口服 β 激动剂的作用很小，并且可能导致更严重的全身不良反应，效果不如吸入剂。

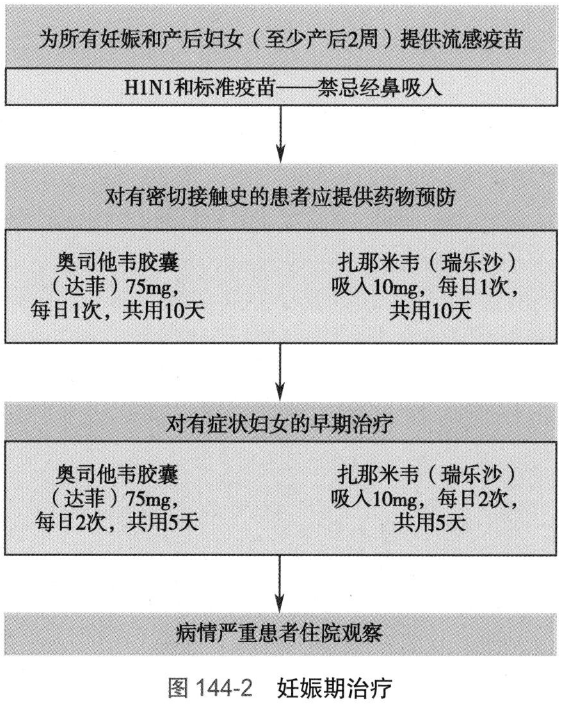

图 144-2　妊娠期治疗

吸入糖皮质激素治疗仍然是哮喘抗炎治疗的主要措施，糖皮质激素也被推荐为轻度哮喘患者的一线治疗[17]。研究表明，吸入糖皮质激素治疗的哮喘患者较未吸入糖皮质激素治疗的患者急性加重的风险降低 25%[18]。另一随机研究指出，使用吸入倍氯米松的哮喘患者因急性哮喘所致的再次入院率降低 55%[19]。吸入糖皮质激素可以通过诱导新的 β 受体形成来增加 β 肾上腺素类药物的有效性。由于倍氯米松是妊娠期吸入糖皮质激素中研究最多的一种，因此推荐作为一线治疗[15]。然而，如果其他皮质类固醇制剂能很好地控制患者症状，则建议继续使用，因为所有吸入糖皮质激素都被美国食品药品管理局（Food and Drug Administration，FDA）标记为妊 C 类。其他用于治疗哮喘的抗炎药物（如色苷酸钠和奈多罗米钠）在减少哮喘症状方面似乎不如吸入糖皮质激素有效。

全身性糖皮质激素应该用于间断性治疗哮喘急性恶化。长期口服糖皮质激素治疗可能增加妊娠糖尿病、早产、低出生体重和先兆子痫的风险，但是，全身性糖皮质激素控制严重哮喘的好处显著大于其对母亲和胎儿的潜在风险。

与口服糖皮质激素相比，静脉注射皮质类固醇在急性加重期的治疗上没有更大益处[20]。不像倍他米松或地塞米松，甲泼尼龙、氢化可的松和泼尼松在妊娠期使用是安全的，因为很少有活性药物穿过胎盘。

白三烯途径调节剂已被证明可以改善肺功能，如 FEV_1[21]。扎鲁司特和孟鲁司特被 FDA 评为 B 类药物；然而，这些药物在妊娠期间并未经常使用，其作用尚不确切。哮喘的治疗需要在妊娠前和妊娠期间对患者进行教育，以获得最佳治疗效果。框 144-1 显示了妊娠期哮喘的治疗方案。

哮喘持续状态

哮喘持续状态是妊娠期的一个罕见并发症。PaO_2 < 70mmHg、$PaCO_2$≥35mmHg 或呼气流量低于预计值的 25% 可明确诊断。由于即将发生呼吸衰竭，这些患者应该在重症监护室治疗。为保护母亲和胎儿，应积极治疗哮喘持续状态。即使得到充分治疗，产妇死亡率仍可能高达 7%，胎儿死亡率高达 11%。在呼吸急症期间，肾上腺素可以用于孕妇治疗。哮喘持续状态孕妇插管的指征包括：①吸氧后 PaO_2 不能维持在 60mmHg 以上；② $PaCO_2$ 不能维持在 40mmHg 以下；③加强支气管扩张剂治疗后仍有严重酸中毒（pH < 7.2）的孕妇衰竭证据；④孕妇意识改变[15]。

当传统治疗无效时，其他一些治疗方法被报道是有益的。研究显示，对非妊娠妇女有效的一种氦氧混合物已被安全用于妊娠期妇女[22]。

肺水肿

妊娠期肺水肿可分为两类。虽然正常的肺微循环是完整的，但心源性肺水肿是血管内压增高的结果，形成静水压梯度，导致液体流入肺组织。非心源性肺水肿是血管内压力正常，但肺毛细血管通透性增加。在妊娠期间，这两种肺水肿之间的区别可能会由于疾病状态而变得模糊，加重妊娠的缺氧状态。

病因

妊娠合并肺水肿有多种原因，一些是病理性的，另一些是由特发性原因引起的。妊娠期肺水肿最常见的原因之一是高血压病。在高血压病患者中，肺水肿可能是由于液体过多或左心室功能不全所致的心源性，也可能是由于胶体渗透压降低所致的非心源性。

妊娠期肺水肿的另一个常见原因是药物。大多数病例是静脉使用 β 受体激动剂的结果，与安胎有关的硫酸镁的使用以及糖皮质激素的使用已被证实会使病情恶化。在多胎妊娠和亚临床感染患者中肺水肿的发生率增加。

造成妊娠急性肺水肿的其他原因包括羊水栓塞、穿刺引流胸腔积液和出血后大量输血[23]。

治疗

妊娠期肺水肿的治疗取决于其病因。寻找病因的最佳手段是使用肺动脉导管和测量肺毛细血管楔压。尽管不是所有患者都需要这种干预，但对临床情况不清楚的患者（如高血压病患者）和对标准利尿剂治疗效果不佳的患者，推荐采取这种干预措施。

对利尿剂治疗不能迅速改善症状的患者，建议行气管插管和正压通气。除使用利尿剂外，还可以使用血管扩张剂如硝酸酯类、钙通道阻滞剂等来减少前负荷和后负荷，这些在孕期使用都是安全的。

框 144-2 显示了肺水肿患者的治疗指南。

急性呼吸窘迫综合征

病因

妊娠期急性呼吸窘迫综合征（acute respiratory distress syndrome，ARDS）[24-27] 的病因包括子痫前期、脓毒症、穿刺引流胸腔积液、肾盂肾炎、宫内感染、妊娠急性脂肪肝和羊水栓塞[28]。一项 83 例妊娠相关 ARDS 病例的回顾性分析指出，在 ARDS 的病因中，有 35 例是由独特的产科病情引起的[29]。此外还指出水痘性肺炎和肾盂肾炎也与 ARDS 有关。在免疫能力强的成年人中，上述情况很少引发 ARDS。De Vaciana 等指出，妊娠期肺损伤的发展与已知的生理变化有关，包括血容量增加、胶体渗透压降低，尽管 FRC 减少但临界肺容积不变[30]。

框 144-1 妊娠期哮喘的治疗

轻度哮喘

特征为 FEV_1 或 PEFR≥80%

恶化时间短（<1 小时）

治疗：吸入 β_2 激动剂

中度哮喘

特征为 FEV_1 或 PEFR 的范围为 60%～80%

每周加重两次以上，恶化可持续数天，偶尔需要紧急治疗

治疗：吸入糖皮质激素和吸入 β_2 激动剂

重度哮喘

特征为 FEV_1 或 PEFR < 基线的 60%

症状持续，活动受限，频繁恶化和夜间发作，偶尔需住院和急诊治疗

治疗：吸入糖皮质激素，吸入 β_2 激动剂，缓释型茶碱；口服糖皮质激素减轻急性期症状

框 144-2 肺水肿的治疗

1. 确定病因，停止液体，安胎等
2. 用利尿剂治疗（笔者更推荐呋塞米 10～20mg 静推）
3. 考虑使用吗啡镇静，1～2mg 静脉推注，q2～3h
4. 如果患者对上述措施无明显效果，进行血流动力学监测
5. 对那些患有非心源性肺水肿和有心源性肺水肿需要进一步支持治疗的患者，应考虑气管插管和正压机械通气

治疗

ARDS 的治疗包括诊断、稳定母体、胎儿监测、寻找和治疗潜在病因，许多情况下还需对分娩进行评估[29]。

稳定母体包括必要时进行气管插管机械通气，患者出现呼吸恶化时临床医生应该尽早考虑插管，同时要记住 FRC 降低会加重呼吸窘迫。

当代关于 ARDS 治疗的思考发现，肺保护性通气策略是能够改善 ARDS 预后的首要治疗措施。众多研究中发现，潮气量（V_T）从 12ml/kg 降至 6ml/kg 或以下，吸气峰压从 50cmH_2O 降至 30cmH_2O 以下，可使 ARDS 患者的发病率和死亡率降低[31]。文献对允许的高碳酸血症及其在预防肺损伤中的应用进行了大量的讨论。然而，目前还没有关于妊娠的对照研究，笔者认为孕妇 $PaCO_2$ 的升高应谨慎进行。

在 ARDS 的治疗中，液体的正确使用非常重要。尽管一些作者主张限制液体，但临床医生必须考虑妊娠期间的容量依赖性，建议在血流动力学监测指导下进行液体管理。

虽然维持氧合非常重要，但应该注意的是应以尽可能低的浓度吸氧，因为高浓度氧对肺组织是有毒的。治疗的目的是使 SaO_2 维持在 95% 或以上。

其他治疗 ARDS 的方法也已被讨论过，包括一氧化氮吸入、前列环素、表面活性物质和反比例通气等。目前不推荐这些方法，因为尚没有证据表明其能降低发病率和死亡率。其他关于俯卧通气和皮质类固醇治疗晚期急性呼吸窘迫综合征的试验很有前景，但尚未在大规模的前瞻性随机试验中得到证实[32-34]。

由于用于母体镇静的药物会影响胎儿的心率，因此 ARDS 期间的胎儿监护非常困难，妊娠不是镇静药、抗焦虑药、安眠药和非去极化神经肌肉阻断剂的禁忌证。此外，由于产妇缺氧，早产的宫缩和分娩可能出现困难。临床医生在获得满意的产妇氧合前不要开始保胎治疗，如果需要保胎，应避免使用特布他林等 β 受体激动剂，因为可能会增加肺毛细血管通透性，增加心脏负荷。硫酸镁不是严格禁止的，但也可能增加肺毛细血管通透性。NSAIDs 已经被证实可以改善动物模型中的 ARDS，可能是保胎最好的选择[29]。建议医生与母胎专家协商来治疗这些复杂患者。

ARDS 患者的分娩时机是临床医生必须解决的问题。一些作者主张在产妇稳定后分娩，并列举了适合分娩的“治疗结果”。Whitty 和他的同事未能证明对分娩有任何显著的益处[33]。笔者认为，分娩应考虑个体特异性，仔细权衡对母体和胎儿的风险 / 效益比。

框 144-3 显示了 ARDS 患者的合理管理方案。

栓塞

由于与妊娠相关的高凝改变，静脉血栓栓塞的风险增加。据估计，有临床症状的妊娠相关静脉血栓栓塞发生率在 1‰～2‰。产妇高龄（>40 岁）、种族、遗传因素可使静脉血栓栓塞发生率进一步增加。血栓栓塞发生率在产后是产前的 3～5 倍，剖腹产是阴道分娩的 3～16 倍。

肺栓塞的临床表现包括不明原因的心动过速、呼吸困难、大汗及干咳。疑似肺栓塞的检查应包括正常的实验室检查（动脉血气）和结合 X 线的心电图检查[35]。妊娠可以进行适当的 X 线检查。对于临床高度怀疑肺栓塞症状的患者必须进行明确的诊断（框 144-4）。建议将通气灌注扫描作为首选诊断试验，螺旋 CT 在许多中心已取代通气灌注扫描成为首选。肺动脉造影仍是明确诊断的金标准。上述所有检查所使用的辐射照射剂量都 < 5 拉德，与胎儿畸形发生有关。腹部挡板的使用进一步减少了胎儿的暴露。

D- 二聚体水平可能对妊娠期血栓栓塞症的诊断无效，因为即使没有血栓，它也有可能升高。低分子量肝素（按照体重给药，每日 2 次）是产前孕妇首选的抗凝剂，可能的话华法林应尽量在妊娠期间避免使用，普通肝素也能使用。由于分子量较大，这两种药物都不能通过胎盘。用低分子量肝素治疗的患者应监测Ⅹa 因子水平以确保有效治疗剂量。

框 144-3　ARDS 患者的治疗

1. 评估呼吸窘迫患者：计算 PaO_2/FiO_2 比率；如果≤200mmHg 考虑气管插管，由于误吸的高风险，不推荐孕妇使用 PEEP 或 CPAP 面罩
2. 将潮气量设置为 8～9ml/kg，以防止峰值压力增加。最近的证据显示，保持峰值压力低于 40cmH_2O
3. 使用 PEEP，从 5cmH_2O 加至 8cmH_2O 开始，以帮助复张肺泡
4. 目标是保持 FiO_2 < 60%；保持 SaO_2≥95%
5. 使用肺动脉导管辅助液体管理和监测血流动力学参数
6. 仅在患者液体充足及氧合稳定的基础上才考虑安胎
7. 如果产科条件要求或继续妊娠没有明显益处，则考虑分娩

ARDS：急性呼吸窘迫综合征；CPAP：持续正压通气；PEEP：呼气末正压。

框 144-4　妊娠期肺栓塞的治疗

1. 临床强烈怀疑肺栓塞，在等待完整检查的同时，应立即开始治疗
2. 通过适当的影像学检查明确诊断
3. 保持孕产妇和胎儿的氧合
4. 给予静脉注射肝素，在改为皮下注射（产前）或华法林（产后）之前，保持 7～10 天完全抗凝。口服抗凝药应在分娩后继续使用 6～8 周
5. 保持国际标准化比值、活化部分凝血酶原时间或因子Ⅹa 在治疗水平范围内

对肝素治疗有禁忌的孕妇在妊娠中晚期可能可以使用华法林。香豆素可能难以逆转，在妊娠期不常规推荐。所有抗凝剂均可用于产后，且不影响母乳喂养[36]。

产前和产后（产后6～8周）的治疗目标是活化部分凝血活酶时间为2.0～2.5，Xa因子水平为0.6～1.1，或国际标准化比值（international normalized ratio，INR）为2.5～3.0。

羊水栓塞是一种罕见的现象，最初可能以严重呼吸窘迫的形式出现。危险因素包括快速分娩、多次妊娠、羊水过多和子宫破裂。羊水栓塞患者通常有急性呼吸窘迫、心力衰竭和弥散性血管内凝血的症状。治疗是支持性治疗，产妇死亡率仍可能高达80%。

肺炎

对H1N1病毒的担忧加强了对孕妇严重流感的重视。历史数据表明，在流感大流行期间，孕妇死亡率异常增高。Neuzil等指出，即使在正常季节，与产后妇女相比，孕妇住院的可能性也更大[37]。妊娠晚期住院的风险最高，孕妇住院的可能性几乎是产后对照组的5倍。在1万名孕妇中有10.5名患有流感，而非孕妇为1.91名。妊娠期流感肺炎死亡率为12.5%～42.1%[38]。

妊娠流感的当代管理包括使用抗病毒药物预防和治疗该疾病。金刚烷胺和金刚烷乙胺已被证明在缩短甲型流感和乙型流感的病程和持续时间方面是有效的。最近，奥司他韦（达菲）和扎那米韦（瑞乃沙）被推荐用于预防流感。目前的疾病控制和预防中心（Centers for Disease Control and Prevention，CDC）指导方针建议对暴露于流感病毒和在患病前48小时内出现症状的孕妇（包括产后2周前的患者）进行治疗，而不论他们的妊娠期如何。药物治疗应该从有症状征兆开始，等待明确诊断和延迟治疗可能导致疾病快速进展。在2009年流感季节，6%的死亡发生在孕妇身上，尽管在任何特定时间只有1%的人口怀孕。数据表明，使用抗病毒药物可显著降低围产期的发病率和死亡率。自1995年以来，CDC建议所有孕妇接种流感疫苗。对于标准流感疫苗中的硫柳汞使用已经进行了一些讨论，大多数权威人士认为，如果可以的话，最好使用无硫柳汞疫苗。笔者认为，所有接触病毒性疾病后出现呼吸道症状的孕妇都应住院观察[38-40]。妊娠期孕产妇呼吸生理的变化可使轻度呼吸窘迫进展为迅速及难以预测的呼吸窘迫[37]（见图144-1）。

结论

由于很少使用机械通气，因此没有随机对照研究来确定妊娠期最有效的治疗方式。一项回顾性研究发现，妊娠期间需要机械通气的孕妇死亡率为14%，胎儿死亡率为11%。危重护理专家、产科医生、麻醉师和其他保健小组成员应密切合作，提供协调一致的医疗护理。了解妊娠期生理变化，结合早期病理改变的积极治疗，将有助于为有潜在致命肺部并发症的孕妇提供更好的管理。

知识点

妊娠

1. 妊娠期潮气量增加，但功能残气量减少。
2. 妊娠期正常的动脉血气分析反映代偿性呼吸性碱中毒。
3. 由于呼吸生理的改变，妊娠患者出现呼吸窘迫的速度更快。

妊娠期哮喘

1. 妊娠期哮喘的治疗与非妊娠期无显著差异。
2. 由于FEV_1在妊娠期间不发生变化，因此峰流速仪是监测哮喘患者的有用工具。
3. 妊娠患者$PaCO_2$大于35mmHg的重度哮喘代表呼吸窘迫。

妊娠期急性呼吸窘迫综合征

1. 对早产患者谨慎使用呼吸支持治疗，改善氧合通常比药物治疗更有效。
2. 机械通气支持并不是非需要胎儿娩出才能使用，大多数研究指出，分娩后产妇状况并不会明显改善。
3. 镇静剂、安眠药、抗焦虑药和非去极化神经肌肉阻断剂不是妊娠期使用的禁忌证。

妊娠期栓塞

1. 妊娠是一种高凝状态，可增加血栓栓塞风险。
2. 关于妊娠患者呼吸损害的放射学研究不应该避免。
3. 抗凝治疗在妊娠期不是禁忌证，但在妊娠早期应避免使用华法林。
4. 羊水栓塞在妊娠患者中的发病率是1/8万，与产妇的高发病率和死亡率有关。

妊娠期肺炎

1. 妊娠期肺炎是产科间接死亡的第三大常见原因。
2. 高达20%的孕妇被误诊。
3. 对有急性呼吸道症状的流感孕妇应注意仔细评估。
4. 药物治疗妊娠期流感是安全的，也是由疾病预防控制中心推荐的。

（王贤东 译，朱凤雪 审校）

参考文献

1. England S, Fahri L. Fluctuations in alveolar CO_2 and base excess during the menstrual cycle. Respir Physiol 1976;26:157–161.
2. Stenius-Aarniala B, Piirila P, Teramo K. Asthma and pregnancy: a prospective study of 198 pregnancies. Thorax 1987;43:12–18.
3. Kwon HL, Triche EW, Belanger K, Bracken B. The epidemiology of asthma during pregnancy: prevalence, diagnosis and symptoms. Immunol Allergy Clin North Am 2006;26:29–62.
4. Schmidt GA, Hall JB. Pulmonary disease. In: Barron WM, Lindheimer MD. Medical Disorders of Pregnancy. St. Louis: Mosby; 2000. p. 197.

5. Enriquez R, Griffin MR, Carroll KN, et al. Effect of maternal asthma and asthma control on pregnancy and perinatal outcome. J Allergy Clin Immunol 2007;120:625–630.
6. Wen SW, Demissie K, Lui S. Adverse outcomes in pregnancies of asthmatic women: results from a Canadian population. Ann Epidemiol 2001;11:7–12.
7. Jana N, Vasishtak SC, Khunnu B. Effect of bronchial asthma on the course of pregnancy, labour and perinatal outcome. J Obstet Gynecol 1995;21:227–232.
8. Fitzsimmons R, Greenberger PA, Patterson R. Outcome of pregnancy in women requiring corticosteroids for severe asthma. J Allergy Clin Immunol 1986;78:349–353.
9. Schatz M, Dombrowski MP, Wise R, et al. Spirometry is related to perinatal outcome in pregnant women with asthma. Am J Obstet Gynecol 2006;194:120–126.
10. Gluck JC, Gluck PA. The effects of pregnancy on asthma: the effect of pregnancy on the course of asthma. Immunol Allergy Clin North Am 2006;26:63–80.
11. Schatz M, Harden K, Forsythe A, et al. The course of asthma during pregnancy, postpartum and with successive pregnancies: a prospective analysis. J Allergy Clin Immunol 1988;81:509–517.
12. Beecroft N, Cochrane GM, Milburn HJ. The effect of fetal sex on asthma during pregnancy: blind prospective study. BMJ 1998;317:856–857.
13. Dodds L, Armson BA, Alexander S. Use of asthma drugs is less among women pregnant with boys rather than girls. BMJ 1999;318:1011.
14. Tan KS, McFarkane LC, Lipworth BJ. Modulation of airway reactivity and diurnal peak flow variability in asthmatics receiving oral contraceptive pills. Am J Respir Crit Care Med 1997;25:461–466.
15. National Asthma Education Program. Management of Asthma during Pregnancy. Report of the Working Group on Asthma and Pregnancy. Bethesda, MD: National Institutes of Health; 1993. NIH publication No. 93-3279
16. Schatz M, Zeigler RS, Harden KM, et al. The safety of inhaled [beta] agonist bronchodilators during pregnancy. J Allergy Clin Immunol 1997;100:301–306.
17. Schatz M, Dombrowski MP, Wise R, et al. The relationship of asthma medications use to perinatal outcomes. J Allergy Clin Immunol 2004;113:1040–1045.
18. Jaeschke R, O'Bryne PM, Mejza F, et al. The safety of long acting beta agonists among patients using inhaled corticosteroids: systemic review and metaanalysis. Am J Respir Crit Care Med 2008;178:1009–1016.
19. Nelson HS, Carr W, Nathan R, Portnoy JM. Update of the safety of long acting beta agonists in combination with inhaled corticosteroids for the treatment of asthma. Ann Allergy Asthma Immunol 2009;102:11–15.
20. Perlow JH, Montgomery D, Morgan MA, et al. Severity of asthma and perinatal outcome. Am J Obstet Gynecol 1992;167:963–967.
21. Bakhierva LN, Jones JL, Schatz M, et al. Safety of leukotriene receptor antagonist in pregnancy. J Allergy Clin Immunol 2007;119:618–625.
22. George R, Berkenbosch JW, Fraser RF, Tobias JO. Mechanical ventilation during pregnancy using helium oxygen mixture in a patient with respiratory failure due to status asthmaticus. J Perinatol 2001;21:395–398.
23. Dorschera DR, Hall JB, Schmidt GA. Critical illness. In: Barron WM, Lindheimer MD. Medical Disorders of Pregnancy. St. Louis: Mosby; 2000. p. 252.
24. Ashbaugh DG, Bigelow DB, Petty TL, et al. Acute respiratory distress in adults. Lancet 1967;2:319–323.
25. Wyncoll DLA, Evans TW. Acute respiratory distress syndrome. Lancet 1999;354:497–501.
26. Bernard GR, Artigas A, Brigham KL, et al. The American-European Consensus Conference on ARDS. Definitions, mechanisms, relevant outcomes and clinical trial coordination. Am J Respir Crit Care Med 1994;149:818–824.
27. Tomashehefski JF. Pulmonary pathways of adult respiratory distress syndrome. Clin Chest Med 1990;11:593–619.
28. Mabie WC, Barton JR, Sibai BM. Adult respiratory distress in pregnancy. Am J Obstet Gynecol 1992;167:950–957.
29. Cole DE, Taylor TL, McCullough DM, Shoff CT, Derdak S. Acute respiratory distress syndrome in pregnancy. Crit Care Med 2005;33:S269–S278.
30. DaVaciana M, Towers CV, Major CA, et al. Pregnancy injury associated with appendicitis in pregnancy: Who is at risk? Am J Obstet Gynecol 1994;171:1008–1013.
31. Fan E, Needham DM, Stewart TE. Ventilatory management of acute lung injury and acute respiratory distress syndrome. JAMA 2005;294:2889–2896.
32. McIntyre RC, Pulido EJ, Bensard DD, et al. Thirty years of clinical trial in acute respiratory distress syndrome. Crit Care Med 2000;28:3314–3331.
33. Tomlinson MW, Caruthers TJ, Whitty JE, Gonik B. Does delivery improve maternal condition in the respiratory-compromised gravida? Obstet Gynecol 1998;91:108–111.
34. Jenkins TM, Troiano NH, Graves CR, et al. Mechanical ventilation in obstetric population: characteristic and delivery rates. Am J Obstet Gynecol 2003;188:549–552.
35. Robertson L, Greer I. Thromboembolism in pregnancy. Curr Opin Obstet Gynecol 2005;17:113–116.
36. Greer IA. Thrombosis in pregnancy: updates in diagnosis and management. Hematology Am Soc Hematol Educ Program 2012:203–207
37. Neuzil KM, Reed GW, Mitchel EF, Simonsen L, Griffen MR. Impact of influenza on acute pulmonary hospitalizations in pregnant women. Am J Epidemiol 1998;148:1094–1102.
38. Centers for Disease Control and Prevention. H1N1 updated interim recommendations for obstetric health providers. Available at www.cdc.gov. 2009.
39. Graves CR. Acute pulmonary complications during pregnancy. Clin Obstet Gynecol 2002;45:369–376.
40. Graves CR. Pneumonia in pregnancy. Clin Obstet Gynecol 2010;53:329–336.

145

产后出血

Cornelia R. Graves

定义

通常认为，产后出血（postpartum hemorrhage，PPH）是妊娠20周后胎儿或胎盘娩出时发生的危及生命的大出血。原发性PPH是分娩后24小时内的大量失血；继发性PPH是指分娩后24小时～12周出现的任何异常情况或大量的出血。最常见的出血发生在第三产程，即胎儿娩出及胎盘娩出并从子宫排出的这段时间。定义中所说的大量出血不甚准确，因为很难定义准确的失血量，导致临床医生往往低估了真实失血量。正常经阴道分娩失血量通常小于500ml；正常剖宫产后通常为800～1 000ml。大于上述两种情况的失血量通常被认为是PPH。然而，无并发症的阴道分娩和剖宫产有时亦会出现大量失血，但没有血流动力学上的改变。因此，对PPH更准确的定义是出血（不管出血量的多少）是否严重到足以引起血流动力学的改变。

血细胞比容（hematocrit，HCT）降低超过10%也被作为产后出血的诊断标准之一。大量失血早期，血细胞比容可能处于正常或正常低限，因为血细胞比容不会因早期大量出血而迅速下降，复苏时所输注的液体量也影响了一部分血细胞比容。由于产妇的血容量比普通人增加30%～50%，因此在失血小于1 500ml时，患者可能不会出现心动过速和低血压的迹象。如果患者出现血流动力学不稳定，但无明显显性失血，应怀疑隐匿性失血。

发病率及死亡率

过去50年，发达国家的孕产妇死亡率显著下降，部分原因是因为产科护理有所改善。而在美国，2011年孕产妇死亡率却上升至17.8/10万，与其他发达国家相比处于最高水平，很大一部分原因是产后出血发生率的增加[1]。非洲裔美国人、亚洲及太平洋岛屿妇女的死亡率显著高于白人妇女[2, 3]，根据美国疾病预防控制中心研究显示，2011—2012年美国妊娠相关死亡率中，出血占孕产妇死亡的11%[2]。

产科出血是孕产妇死亡的主要原因，占每年全球孕产妇死亡的24%，约127 000名孕产妇。产后出血是产科出血最常见的类型，占每年1 400万产科出血病例的大部分[2]。而在发展中国家，PPH可能占所有孕产妇死亡原因的40%[4]。

病理生理学

在胎儿足月时，流向子宫和胎盘的血流量增加到每分钟600～1 200ml，占母体心排血量的10%。胎儿娩出后，子宫收缩可防止宫腔内出血并起到止血作用。子宫肌层收缩是促进胎盘排出和止血的主要机制。子宫肌层肌纤维收缩并同时缩回，促使宫腔内血管受压和闭塞，以达到止血目的。当这种适应性机制失效，并且出现子宫肌层肌纤维不能正常收缩和缩回时，会导致子宫收缩乏力。还有许多其他原因亦会引起子宫和下生殖道大量出血，包括撕裂伤、胎盘异常和创伤，同时与子宫和胎盘的血流量增加有直接关系。在胎儿足月时，各种凝血因子浓度的增加亦有助于控制出血。然而，这些控制出血的因素，往往会被PPH所掩盖。

临床表现

PPH通常表现为阴道快速和大量的出血，如果胎盘已经娩出，体格检查时仍可在阴道口发现大量出血，即可判断为PPH。母体血流动力学早期可能没有改变，但如果不及时治疗，则会出现典型的低血容量性休克（即心动过速、呼吸急促和低血压）。Bonnar描述了与失血量相关的PPH症状（表145-1）[5]。然而，如果出血集中在宫腔内，失血性休克的症状和体征可能不会立即发生，会延后出现。隐性失血最常发生在胎盘滞留、子宫收缩乏力和骨盆、会阴或腹膜血肿中。对于处于第三产程且存在血流动力学不稳定的患者，若没有显性失血的证据，应怀疑患者存在宫腔内出血或隐性失血。大量出血所引起的体征和症状的变化，也可能因患者的相对高血容量状态以及患者分娩后双腿抬高的体位而延迟出现。

病因

详细的采集产前病史对于确定PPH的发生原因非常重要。既往与月经来潮、牙科或外科手术有关的出血史，增加了凝血功能障碍及潜在出血的风险。PPH的重要危险因素包括产后出血史、经产妇和多胎妊娠。既往有PPH病史的妇女在以后的妊娠中有15%的复发风险[6]。框145-1中列出了与发生PPH相关的危险因素。早期识别这些危险因素

表 145-1 产后出血的症状和体征

% 失血量 /ml	收缩压 /mmHg	症状和体征
第一阶段 10～15（500～1 000）	正常	心动过速、心悸、头晕
第二阶段 15～25（1 000～1 500）	正常低值	心动过速、虚弱、出汗
第三阶段 25～35（1 500～2 000）	70～80	烦躁不安、苍白、少尿
第四阶段 35～45（2 000～3 000）	50～70	昏迷、呼吸困难、无尿

框 145-1 产后出血的危险因素

低危组

既往无子宫手术史
单胎妊娠
既往<4 次阴道分娩
无已知的出血性疾病
既往无产后出血史

中危组

既往有剖宫产或子宫手术史
多胎妊娠
既往>4 次阴道分娩
绒毛膜羊膜炎
既往有产后出血史
羊水过多
巨大子宫肌瘤

高危组

前置胎盘或低位胎盘
疑似胎盘植入
血细胞比容<30% 和其他危险因素
血小板<100 000
入院时存在活动性出血
已知的凝血功能障碍

有助于 PPH 的诊断和治疗。一项比较分娩前和产后使用催产素的随机对照试验（randomized，controlled trial，RCT）发现，胎儿的出生体重、引产史、绒毛膜羊膜炎、使用硫酸镁以及既往有 PPH 病史的患者，均有增加患 PPH 的风险[7]。然而，相当多的 PPH 患者并没有明显的诱发因素。

框 145-2 列出了 PPH 的潜在危险因素。在产时和产后，应重新评估患者入院时与产科相关的危险因素。PPH 最常见的原因是胎儿或胎盘娩出后的子宫收缩乏力。如果胎盘已经娩出，出血则来自子宫血管或胎盘植入部位。子宫收缩乏力的发生率约为 1/20。子宫收缩乏力可导致严重的 PPH。多胎妊娠、巨大儿或羊水过多引起的子宫过度扩张亦是子宫收缩乏力的主要诱发因素。其他易感因素包括胎盘滞留、绒毛膜羊膜炎、子宫结构异常和肌肉疲劳、全身麻醉，特别是使用卤化麻醉药，硫酸镁输注也可导致子宫收缩乏力。子宫收缩乏力是通过触诊评估子宫张力及其大小所进行的临床诊断，也可以通过双合诊检查诊断子宫收缩乏力。子宫收缩乏力的诊断与阴道出血量及子宫有无明显增大有关。由于宫腔内聚集了大量血液，子宫的体积可大于正常。

框 145-2 产后出血的原因

子宫收缩乏力
子宫颈或阴道撕裂伤
胎盘滞留
胎盘异常
会阴或盆腔的创伤性血肿
凝血功能障碍
子宫破裂
子宫内翻

下生殖道撕裂伤是 PPH 的第二个常见原因。阴道和宫颈的撕裂伤可由多种原因造成。分娩时间延长或剧烈的分娩是引起上述病变的主要原因，尤其是使用催产素刺激子宫亦会引起阴道及宫颈的撕裂伤。然而，撕裂伤也可以是自发性的，它们的出现往往与使用器械辅助分娩有关，如使用产钳或给胎儿进行宫外或宫内操作，人工或使用器械剥离胎盘或胎盘残留组织均可能导致撕裂伤或血肿形成。撕裂伤会导致阴道大量出血或外伤性血肿。仔细检查阴道和宫颈触诊可发现撕裂伤。

胎盘滞留可导致严重且危及生命的出血，出血可能立即发生也可能延迟出现，这取决于子宫中所积聚血液的量。胎盘滞留最常见的定义是胎儿娩出后胎盘部分或全部滞留在子宫中超过 30～60 分钟。胎盘滞留常发生在妊娠少于 24 周的早产中。

胎盘异常（即胎盘粘连、胎盘植入和穿透性胎盘植入）与胎盘滞留和胎盘娩出不完全有关。如果胎盘已经娩出，则必须仔细检查胎盘是否完整，如果不完整则暗示了存在胎盘组织滞留。

胎盘植入是指胎盘部分性或完全性附着于子宫肌层之上。产妇在分娩后胎盘未能正常娩出并伴有严重的产后出血即说明存在胎盘植入。胎盘残余组织除了侵犯子宫外，同时也侵犯其他器官。多次子宫手术，如剖宫产、子宫切除等会增加胎盘植入的风险。如果预计患者会出现胎盘植入，应将患者送到有经验的中心去照顾。

子宫破裂是导致 PPH 的一种不常见的病因。既往有剖宫产史和有任何子宫手术史（如宫内节育器置入、腹腔镜、宫腔镜检查）的患者中更常见。子宫破裂最初可能没有明显的出血，而表现为严重的急性腹痛和血流动力学不稳定。子宫内翻相对不常见，常常导致出血超过 2L。

如果子宫收缩正常且探查后排除胎盘滞留或子宫破裂，则应考虑潜在的凝血功能障碍所导致的失血。弥散性血管内凝血(disseminated intravascular coagulation，DIC)、胎盘早剥(正常位置的胎盘在胎儿娩出前部分或全部从子宫壁剥离)、HELLP 综合征(溶血、转氨酶升高和血小板减少)、胎死宫内、妊娠期急性脂肪肝、脓毒症或羊水栓塞均有可能诱发 PPH。与 PPH 相关的重度 DIC 发生率约为 0.1%[8]。

羊水栓塞综合征(amniotic fluid embolism syndrome，AFES)是一种致命性疾病，可在怀孕期间或分娩后发生。AFES 表现为急性呼吸衰竭、心源性休克和 / 或 DIC[9]。约有 80% 的患者会发生 DIC，某些情况下 DIC 是羊水栓塞综合征主要的临床表现。静脉注射(intravenous，IV)或皮肤穿刺部位、黏膜表面或手术部位的渗血应高度怀疑 DIC，可通过实验室凝血功能检查确认诊断。在没有出现 DIC 的情况下，急性产后出血的凝血功能可能是正常的，但无论是何种原因引起的 DIC，凝血功能必然是异常的。在妊娠晚期，循环中纤维蛋白原水平通常是产前正常值的 2～3 倍，但如果存在 DIC，纤维蛋白原含量会显著降低。既往存在的或妊娠获得性凝血功能障碍很少造成显著的 PPH。

诊断性研究

分娩后大量出血易于诊断为 PPH，但并非所有患者都会立即出现出血症状，原因是子宫内血肿形成或血液积聚在宫腔内。床旁超声检查可用于检测血凝块、血肿和胎盘残留组织。对于高危的 PPH 患者，孕期定期超声检查可以提供有关胎盘疾病的程度和进展的宝贵信息。选择性动脉血管造影栓塞术可用于针对出血部位的诊断和治疗。对于已证实的或疑似 PPH 的患者，通常用以下实验室指标来评估：血小板计数、红细胞计数、凝血酶原时间和活化部分凝血酶时间、纤维蛋白原、纤维蛋白降解产物。D- 二聚体的作用有限，因为它在正常妊娠中也可能会升高。血红蛋白和血细胞比容对于急性出血的作用也是有限的。

预防

在减少出血并发症方面，关于如何管理第三产程存在很多争议，其焦点在于积极治疗还是保守治疗。保守治疗包括等待胎盘剥离及娩出，除了给予温和的基础按摩外，较少干预。积极治疗包含三个组成部分。第一部分是在胎儿娩出后立即给予催产素以促进子宫收缩和胎盘娩出。第二部分是在子宫收缩后对脐带进行轻柔牵拉，然后使用对抗子宫底的反作用力促进胎盘娩出[10]。第三部分是在胎盘娩出后进行子宫按摩。一项 meta 分析比较了超过 6 000 名女性的 5 个随机对照试验，证实积极治疗可使 PPH 发生率减少 60%[11]。

一般治疗

许多与 PPH 相关的死亡是由于临床医生低估了失血的严重程度，并且未能使用液体和血液制品进行快速和积极的液体复苏。一些学者建议使用规范的治疗方案来护理 PPH 患者[5, 12, 13]。这些指南可以加快针对产科出血的诊断和治疗。建议在分娩过程中对失血量进行定量，因为定量后可以更好地评估失血的严重程度。目前医务人员可通过治疗垫或圈的称重结果来进行准确评估，亦可通过情景模拟训练医疗团队在面对紧急情况时更迅速地做出反应。

患者一般情况、生命体征的评估、详细的体格检查、产科分娩细节的审核，都是临床医生对产妇全面评估和评价所必需的。PPH 的一般治疗措施与任何急性出血患者是相同的(框 145-3)。常规给予吸氧，立即建立至少两条静脉通路。中心静脉通路通常是不必要的，除非外周静脉通路无法建立。应立即给予积极的液体复苏，这样可以挽救持续性出血和血流动力学不稳定患者的生命。等渗性液体可快速使血管内容量扩张，故无论是生理盐水还是乳酸林格液都是液体复苏的首选。隐匿性出血时，监测血压、心率和脉搏的变化可以帮助临床医生确定失血量(表 145-2)。

通常失血性休克患者液体复苏的原则是基于“3∶1”原则。这一建议来自经验观察，即每丢失 100ml 血液，患者需要补充大约 300ml 的晶体液。该原则的应用必须结合临床状况。盲目应用可能导致液体复苏过多或不足。存在巨大血肿或隐匿性活动性出血的患者，低血压与显性失血量不成比例，进行液体复苏时需要超过 3∶1 原则。与此相反，持续性出血的患者在输血纠正休克时需减少晶体液的输注。尽管早期液体复苏是至关重要的，但仍要谨慎小心，以防止在补充超过 10L 液体时发生腹腔间室综合征。红细胞的输注仍是持续性出血时补液的主要手段。

对于重度 PPH 患者，通常是需要输血的。如果失血量为 2 000ml 或以下，通常健康的孕妇不需要输血。但是，如果失血量大于 2L 或出现持续性出血和血流动力学不稳定时，输血可以挽救患者生命。在严重持续性出血的情况下，可以使

框 145-3 产后出血的一般治疗措施

吸氧

轻柔按摩子宫底

留置静脉通路，使用“3∶1”规则，等渗溶液进行快速和积极的液体复苏

血液制品的使用取决于出血和凝血功能障碍的程度

表 145-2 对初始液体复苏的治疗反应

反应	类型	后续治疗
快速反应	血量减少 <20%	不需要额外补充液体或血液
瞬时反应	血量减少 20%～40%；对初始流体复苏有反应但后来生命体征变差	继续输液并考虑输血
最小的或无反应的	持续性大出血，出血量 >40%	继续积极输注血液或血液制品

用血液加温装置快速输注交叉配型红细胞或特定血型的血液(框145-4)[14]。虽然没有太多的研究支持，但在输注血液制品及其他医疗措施无效时，推荐使用重组活化凝血因子Ⅶ(rFⅦa)治疗难治性产后出血。现有数据表明，在进行子宫切除前的重度PPH患者应用rFⅦa治疗是有效的。

如果怀疑或确认子宫收缩乏力，应立即进行子宫按摩刺激子宫收缩并排除凝血块。如果子宫对有力的外部按摩和迅速使用缩宫素没有反应，可采用双手按摩，一只手按摩子宫，另一只手放在阴道宫颈前面。过度的子宫操作可能会导致子宫内翻。直接压迫会阴、阴道或宫颈撕裂处也可达到止血效果。一般情况下上述治疗措施可以控制出血，甚至在很大一部分患者中可以达到止血目的。

特殊治疗

经静脉、肌肉或子宫内给予催产素(缩宫素)、通过刺激子宫产生节律性收缩控制出血。催产素的给药方案见表145-3。

催产素(匹脱新)是大多数产科医生的一线治疗用药。在胎盘分娩前后预防性使用催产素，可使PPH的发生率降低40%[15]。在胎儿娩出后胎盘娩出前预防性使用催产素可减少第三产程的持续时间和失血量。一项随机对照研究显示，胎盘分娩前后使用催产素的PPH发生率是一样的[7]。此外，在胎盘分娩前后给予催产素治疗的患者，胎盘滞留的发生率亦是相似的。对于患有子宫过度收缩或高血压的患者，应谨慎使用催产素，因为拟交感神经药物会加强催产素的升压作用。

甲基麦角新碱(methergine)是二线治疗用药，是直接作用于子宫的收缩药，可以减少子宫出血，缩短第三产程。高血压是使用甲基麦角新碱的相对禁忌证。卡前列素氨丁三醇(hemabate，欣母沛)是一种类似于前列腺素F2α的合成前列腺素，优点在于作用时间较长，可产生子宫肌层收缩，在胎盘附着部位止血，减少产后出血，在一些医院作为二线治疗用药。哮喘是使用卡前列素的相对禁忌证。已显示卡前列素可有效用于催产素和麦角新碱难以控制的PPH。米索前列醇、前列腺素E_1亦可引起子宫收缩，并且已证明上述两种药物通过直肠给药途径可用于难治性PPH。虽然催产素被认为是治疗产后出血的标准治疗方法，但由于冷藏要求和需要静脉注射给药，特别是在资源缺乏的临床环境中，催产素并不总是可以获得并使用。在一项大型随机前瞻性试验中，将舌下含服80μg米索前列醇与静脉注射40个国际单位催产素以控制产后出血的疗效和可耐受性进行比较[16]。主要观察目标是给予治疗后20分钟内活动性出血是否停止、额外失血量是否超过300ml。研究结果表明，在第三产程分娩后，舌下含服米索前列醇可以替代静脉注射40个国际单位催产素，用于治疗原发性产后出血。米索前列醇与催产素一样可以迅速止血，并且用药后额外失血量基本相当。

子宫填塞控制出血的做法仍存在争议。尽管这种做法已被废弃多年，但最近球囊导管填塞术已用于治疗PPH，子宫填塞被重新作为控制子宫出血的有效方法[17]。数据表明，球囊填塞术可有效控制出血，并且使80%的患者避免了子宫切除。当没有特定的子宫球囊导管时，也可以使用三腔两囊管(sengstaken-blakemoretube)或大号弗利导尿管(Foley catheter)来控制出血[18]。

如果怀疑有胎盘滞留，进行子宫检查既是诊断也是治疗。必须对子宫进行全面检查，利用人工或器械剥离残余的胎盘组织。这个过程是相当困难和痛苦的，必要时给予患者局部或全身麻醉以获得最佳的视野和操作。在人工剥离胎盘残余组织时，应继续给予催产素促进子宫收缩。当有宫内操作或器械操作时，建议使用广谱抗生素预防感染。

框145-4 血液制品输注

- 交叉配血
- 特定类型或“盐水交叉配型”血液
- ABO和Rh血型兼容
- Rh阴性血者优先
- 必要时可加热血液，特别是输注速度>100ml/min或者输注的总量很高；因为冷血会增加心律失常和反常低血压的发生率
- 如果血液以>100ml/min的速度快速输注，由于血液中抗凝剂与钙的结合导致血钙降低，应补充钙剂
- 每输注10个单位的红细胞(PRBC)同时给予6～10单位新鲜冰冻血浆(FFP)
- 如果血小板计数降至<50×10^9/L，则给予输注10～12单位血小板
- 除了新鲜冰冻血浆(FFP)外，还可以用冷沉淀来纠正纤维蛋白原
- 考虑静脉注射60～120μg/kg重组活化凝血因子Ⅶ(rFⅦa)

表145-3 催产素给药方案

药物	方案
催产素(匹脱新，pitocin)	静脉注射5U 将20～40U催产素加入1L液体中 子宫肌层内注射10U
甲基麦角新碱(methergine)	每2～4小时肌内注射0.2mg
马来酸麦角新碱(ergotrate)	每2～4小时子宫肌层内注射或肌内注射100～125μg 肌内注射200～250μg 总剂量1.25mg
卡前列素氨丁三醇(欣母沛，hemabate)	每15～90分钟肌内注射或子宫肌层内注射250μg 总剂量2mg
米索前列醇	经直肠给800μg或舌下含服800μg米索前列醇

在大量失血并出现严重的血流动力学不稳定时，可在腹部上方用拳头从头侧向下压至脐上，将腹主动脉压在脊柱上，这是一种在手术控制出血前挽救生命的有效措施，如果存在持续且严重的出血，应考虑选择性动脉造影栓塞术。这个手术需要专业的介入放射科医生进行，在许多医院可能不容易实现。若可以成功栓塞出血部位，则避免了手术干预[19]。通过介入手术可以保留生育能力[20]。一些中心在PPH高风险患者中预防性使用栓塞导管，以最大限度减少或延迟手术时活动性出血。如果栓塞不成功，则在手术前使用球囊导管成功压迫下腹部和髂动脉作为临时措施[21-23]。此举并发症很少，术后发热是最常见的并发症。

手术治疗

手术治疗仅适用于不适合进行药物治疗的患者。另外，尽管进行了积极的药物治疗，但仍然出血的患者是手术的适应证。手术治疗是子宫破裂的首选方法。若撕裂伤明显可见，可直接给予修补和缝合。阴道穹窿或子宫颈中位置较高的撕裂伤可能需要手术修补，手术主要是为了使病变部位暴露得更清楚。下生殖道的血肿可进行切开引流。已经使用动脉栓塞术治疗的阴道和外阴病变，如果血肿无进一步扩大，仅存在于阔韧带和腹膜后间隙，通常给予保守治疗，但如果发生在其他部位的明显出血则需要进行手术探查或栓塞。计算机断层扫描、磁共振成像和（或）超声检查是监测这些血肿有无扩大的有效辅助措施。

出血治疗时也可结扎子宫、卵巢或髂内（下腹部）动脉。子宫动脉提供90%的子宫血流，结扎这些动脉通常可以控制出血，成功率高达92%，并发症发生率为1%[24]。如果结扎子宫动脉不能止血，也可以结扎卵巢和髂内动脉。髂内动脉结扎技术难度较大，成功率在40%～100%[24, 25]。只有当结扎子宫和卵巢动脉不能止血时，才考虑结扎髂内动脉。

子宫全层压迫缝合（后壁和前壁）近来用于治疗子宫收缩乏力的PPH。不同的子宫缝合技术已被证明可有效和安全地替代子宫切除术，控制重度PPH[26-28]，但子宫切除术仍然是控制出血的最终治疗方法。若结扎髂内动脉后出血仍在继续，就需考虑进行子宫切除。在PPH中子宫次全切或子宫全切除术是有效的，在子宫破裂的情况下，这是唯一的治疗方法。非手术治疗只是暂时的，目的是维持患者生命直到可以手术。在发达国家，产后子宫切除术的发生率大约是1/2 000。Rossi等回顾了24篇文章，其中包括981例急诊产后子宫切除术的患者，发现多胎妊娠、既往剖宫产史、此次妊娠进行剖宫产或胎盘异常的产妇，是急诊产后子宫切除术的高危人群[29]。

并发症

PPH会导致严重的并发症，包括大量液体复苏和/或大量输血（大于10个单位的红细胞）引起的血液异常，如DIC和稀释性凝血功能障碍。新的治疗方案表明，全血或红细胞和新鲜冷冻血浆采用1∶1的比例进行积极输血可以降低产后出血患者DIC的发生率[30]。当超过80%的体内血液被替换时，会发生稀释性凝血功能障碍，进一步发生失血性休克、肾衰竭和肝功能衰竭、急性呼吸窘迫综合征（acute respiratory distress syndrome，ARDS）和垂体坏死（Sheehan's syndrome，席恩综合征）等危及生命的并发症。希恩综合征是由于严重的PPH导致垂体缺血坏死进而导致永久性垂体功能减退[31]。

预后

PPH的预后取决于许多因素，其中一些与及时诊断和治疗直接相关，另一些与出血的原因、出血的持续时间和出血的程度相关。

知识点

1. 产后出血（PPH）定义是经阴道分娩或剖宫产术后大量出血，如果出血严重，可能会导致血流动力学不稳定。
2. 因妊娠期处于相对的高血容量状态或患者存在持续隐匿性失血的情况，故出血早期可能不会出现与严重出血相关的心动过速和低血压症状。
3. PPH是世界范围内孕产妇死亡的主要原因，也是美国孕产妇除栓塞、感染和妊娠期高血压病以外主要的死亡原因之一。
4. 在胎儿足月时子宫的血流量显著增加，因此子宫可能发生大量失血。
5. 隐性失血最常发生在胎盘滞留、子宫收缩乏力和骨盆、会阴或腹膜血肿中。
6. 既往有PPH病史的女性，再次妊娠后PPH的再发率为10%。
7. 许多女性都存在PPH的诱发因素。产前检查确定潜在的危险因素，同时对高危患者进行密切监测。多次剖宫产病史可能是最大的出血风险之一。
8. PPH最常见的原因是子宫收缩乏力，产妇发生率1/20。子宫收缩乏力的危险因素包括子宫过度扩张、胎盘滞留、子宫肌肉疲劳和使用卤化麻醉药。
9. 子宫收缩乏力的诊断是通过触诊到巨大的子宫来确定的。
10. PPH的第二个最常见的原因是分娩时产道创伤或自发性的下产道撕裂。
11. 手动探查子宫可明确诊断胎盘滞留。胎盘滞留通常与几种类型的胎盘异常有关。
12. 弥散性血管内凝血（DIC）的发生与胎盘早剥、HELLP综合征（溶血、转氨酶升高、血小板减少）、妊娠急性脂肪肝、胎死宫内、脓毒症及羊水栓塞有关。

知识点(续)

13. 羊水栓塞综合征通常表现为突发的急性呼吸衰竭、心源性休克和DIC。
14. 在美国，大多数产科医生对第三产程进行期待疗法，允许胎盘自然娩出。第三产程的积极管理包括宫底按摩、使用催产素药物、对脐带轻柔牵拉、反向牵拉子宫以促进胎盘娩出。
15. 一般的治疗措施包括积极的早期液体复苏，同时明确潜在出血部位。低估失血量、延迟治疗会增加产妇死亡率。
16. 持续大量出血，失血量大于2L或血流动力学不稳定的患者，除了进行晶体液复苏外还需要输血。
17. 具体的治疗方法包括使用催产素、子宫填塞、使用球囊压迫动脉止血和选择性动脉造影栓塞术。
18. 手术治疗仅用于所有治疗方法都失败的子宫收缩乏力患者，进行子宫、卵巢和髂动脉结扎术及子宫加压缝合术可成功控制出血。
19. 全子宫或部分子宫切除术是最终的手术方法。子宫破裂需进行子宫切除术。
20. PPH的并发症与失血性休克相同，有出现多器官功能衰竭、急性呼吸窘迫综合征、稀释性凝血功能障碍和希恩综合征的风险。
21. 严重的PPH可引起希恩综合征，表现为严重的垂体功能减退。
22. PPH的预后取决于出血的原因、出血的程度、出血持续时间以及诊断和治疗是否及时。

(董敬之 译，姚立农 审校)

参考文献

1. Heron MP, et al. Deaths: final data for 2006. National Center for Health Statistics. National Vital Statistics reports. 2009;57(14): http://www.cdc.gov/nchs/data/nvsr/nvsr57/nvsr57_14.pdf.
2. CDC. (2016, January 20). Retrieved from Pregnancy Mortality Surveillance: http://www.cdc.gov/reproductivehealth/MaternalInfantHealth/PMSS.html.
3. Creanga AA, Berg CJ, Syverson C, Seed K, Bruce FC, Callaghan WM. Pregnancy-related mortality in the United States, 2006–2010. Obstet Gynecol 2015;125:1.
4. Say L, Chou D, Gemmill A, Tunçalp Ö, Moller AB, Daniels J, Gülmezoglu AM, Temmerman M, Alkema L. WHO Analysis of causes of maternal death: a systemic review. Lancet Glob Health. 2014;2:e323–e333.
5. Bonnar J. Massive obstetric haemorrhage. Baillieres Best Pract Res Clin Obstet Gynaecol 2000;14: 1–18.
6. Ford JB, Roberts CL, Bell JC, et al. Postpartum haemorrhage occurrence and recurrence: a population-based study. Med J Austr 2007;187:391–393.
7. Jackson KW Jr, Allbert JR, Schemmer GK, et al. A randomized controlled trial comparing oxytocin administration before and after placental delivery in the prevention of postpartum hemorrhage. J Obstet Gynecol 2001;185:873.
8. Macphail S, Talks K. Massive post-partum haemorrhage and management of disseminated intravascular coagulation. Curr Obstet Gynaecol 2004;14:123–131.
9. Moore J, Baldisseri MR. Amniotic fluid embolism. Crit Care Med 2005;33:S279–S285.
10. International Confederation of Midwives; International Federation of Gynaecologists and Obstetricians. Joint statement: management of the third stage of labour to prevent post-partum haemorrhage. J Midwifery Womens Health 2004;49:76–77.
11. Prendiville WJP, Elbourne D, McDonald SJ. Active versus expectant management in the third stage of labour. Cochrane Database Syst Rev 2000;(3):Art. No. CD000007. DOI: 10.1002/14651858.CD000007.
12. Quinones JN, Uxer JB, Gogle J, et al. Clinical evaluation during postpartum hemorrhage. Clin Obstet Gynecol 2010;53:157–164.
13. ACOG Practice Bulletin. Clinical management guidelines for obstetrician-gynecologists. Number 76, October 2006: Postpartum hemorrhage. Obstet Gynecol 2006;108:1039.
14. Franchini M, Lippi G, Franchi M. The use of recombinant activated factor VII in obstetric and gynaecological haemorrhage. Br J Obstet Gynaecol 2007;114:8–15.
15. Fujimoto M, Takeuchi K, Sugimoto M, et al. Prevention of postpartum hemorrhage by uterotonic agents: comparison of oxytocin and methyl ergometrine in the management of the third stage of labor. Acta Obstet Gynecol Scand 2006;85:1310–1314.
16. Winikoff B, Dabash R, Durocher J, et al. Treatment of post-partum haemorrhage with sublingual misoprostol versus oxytocin in women not exposed to oxytocin during labour: a double-blind, randomized, non-inferiority trial. Lancet 2010;375:210–216.
17. Condous GS, Arulkumaran S, Symonds I, et al. The "tamponade test" in the management of massive postpartum hemorrhage. Obstet Gynecol 2003;101:767.
18. Seror J, Allouche C, Elhaik S. Use of Sengstaken-Blakemore tube in massive postpartum hemorrhage: a series of 17 cases. Acta Obstet Gynecol Scand 2005;84:660–664.
19. Lee J, Shepherd S, et al. Endovascular treatment of postpartum hemorrhage. Clin Obstet Gynecol 2010;53:209–218.
20. Fiori O, Deux J-F, Kambale J-C, et al. Impact of pelvic arterial embolization for intractable postpartum hemorrhage on fertility. Am J Obstet Gynecol 2009;200:384.e1–384.e4.
21. Kidney DD, Nguyen AM, Ahdoot D, et al. Prophylactic perioperative hypogastric artery balloon occlusion in abnormal placentation. AJR Am J Roentgenol 2001;176:1521–1524.
22. Yi KW, Oh M-J, Seo T-S, et al. Prophylactic hypogastric artery ballooning in a patient with complete placenta previa and increta. J Korean Med Sci 2010;25:651–655.
23. Bodner LJ, Nosher JL, Gribbin C, Siegel RL, et al. Balloon-assisted occlusion of the internal iliac arteries in patients with placenta accreta/percreta. Cardiovasc Intervent Radiol 2006;29:354–361.
24. Wee L, Barron J, Toye R. Management of severe postpartum haemorrhage by uterine artery embolization. Br J Anaesth 2004;93:591–594.
25. Sziller I, Hupuczi P, Papp Z. Hypogastric artery ligation for severe hemorrhage in obstetric patients. J Perinat Med 2007;35:187–192.
26. Shahin AY, Farghaly TA, Mohamed SA, et al. Bilateral uterine artery ligation plus B-Lynch procedure for atonic postpartum hemorrhage with placenta accreta. Int J Gynaecol Obstet 2010;108:184–186.
27. Allam MS, B-Lynch C. The B-Lynch and other uterine compression suture techniques. Int J Gynaecol Obstet 2005;89:236–241.
28. Tsitlakidis C, Alalade A, Danso D, et al. Ten year follow-up of the effect of the B-Lynch uterine compression suture for massive postpartum hemorrhage. Int J Fertil Womens Med 2006;51: 262–265.
29. Rossi AC, Lee RH, Chmait RH. Emergency postpartum hysterectomy for uncontrolled postpartum bleeding: a systematic review. Obstet Gynecol 2010;115:637–644.
30. Lyndon A, Lagrew D, Shields L, Main E, Cape V. Improving Health Care Response to Obstetric Hemorrhage. California Maternal Quality Care Collaborative Toolkit to Transform Maternity Care. Developed under contract #11-10006 with the California Department of Public Health; Maternal, Child and Adolescent Health Division. Published by the California Maternal Quality Care Collaborative, 3/17/15.
31. van der Klooster JM. A delayed diagnosis of Sheehan's syndrome after postpartum hemorrhage and subsequent hysterectomy. Acta Obstet Gynecol Scand 2006;85:1401–1403.

146

产科神经重症

Paul M. Vespa

妊娠期的重症疾病是最具挑战性的危重病之一。由于要平衡母体和胎儿或新生儿的各种健康情况，治疗的复杂性显著增加。虽然妊娠期间可能发生多种潜在的危重疾病，但本章我们重点讨论可能发生并入住 ICU 的产科神经重症。我们将进一步关注该领域的最新进展和重症监护，尤其是晚期妊娠。

本章强调的主要观点如下：①妊娠易导致脑部出现炎症性和血栓性疾病[1,2]；②常见病情的处理，如癫痫发作，在妊娠妇女是不一样的；③在处理全身循环状态时应考虑颅内血流动力学变化；④脑监测有助于指导治疗并减少治疗并发症。

有 3 种主要诊断或状况使妊娠复杂化并导致神经系统急症，分别是肌无力危象、子痫前期 / 子痫发作和缺血性或出血性中风。我们将针对这 3 种状况探讨临床诊断和治疗方法，主要是决策制定和综合治疗。

神经重症监护的基本原则

评估妊娠患者的神经学损害应遵循神经重症监护的基本原则。重要步骤如下：①获得详细的神经损害的时间和细节的现病史。这与我们在重症监护中简要评估的常规做法截然不同，有助于区分中枢神经和周围神经系统疾病，发现颅内压升高、癫痫发作以及类似的病理生理学症状。②进行详细的神经系统体检，以便于与以后的检查相对照，有助于评估临床治疗效果，也有效避免将外周神经疾病误诊为中枢神经系统疾病，反之亦然。③严密评估颅内高压的脑成像特征。对于大多数妊娠患者来说，计算机断层扫描（computerized tomography，CT）的风险较低且可以接受，可以进行脑部 CT 检查。磁共振成像（magnetic resonance imaging，MRI，包括磁共振静脉造影术）可能更好，但对危重患者并不可行。④对昏迷或脑病性孕妇的癫痫发作进行脑监测，包括经颅多普勒超声（transcranial Doppler ultrasound，TCD）和脑电图。癫痫是妊娠患者的主要问题。⑤对可疑颅内高压或脑缺血的患者优化颅内血流动力学。在血压（blood pressure，BP）、机械通气和全身血流动力学的管理等方面都与无并发症的妊娠患者有很大不同。⑥与产科医生讨论胎儿 - 母亲平衡问题，尽可能寻求有利于母亲健康同时不伤害胎儿的治疗方法。

肌无力危象

妊娠期间重症肌无力（myasthenia gravis，MG）通常不会导致重症疾病。有很大一部分患者在怀孕期间会有 MG 的改善。对于一般的肌无力治疗，应该咨询神经病学专家，因为类固醇等标准治疗可能增加出生缺陷的风险（如腭裂）。在大多数情况下，孕期 MG 的常规监护不会改变，可能会使用常规药物。30% 的患者会出现肌无力危象，部分患者发生在产后[3]。妊娠合并重症肌无力患者的最佳监护时机和重症监护室（intensive care unit，ICU）危重症患者的最佳疾病治疗是临床上的主要问题。

肌无力危象可并发于膈肌疲劳引起的急性呼吸衰竭。在 ICU 中，检查发现面部和眼肌无力、延髓球部肌无力、呼吸急促并反常呼吸、肢体无力是诊断肌无力危象的重要体征和临床表现。测量肺活量和吸气负压可用于辅助诊断。呼吸力学、插管标准和机械通气的方法与非妊娠患者相似。使用血浆置换或静脉注射免疫球蛋白的有效疗法在怀孕期间是安全有效的。应当使用标准的剂量和间隔时间。然而，妊娠期血浆置换的一些特殊考虑包括由于凝血因子耗尽而增加围产期出血的风险[3,4]。建议分娩前 24 小时不要进行血浆置换[4]。新生儿必须监测低丙种球蛋白血症和围产期感染。分娩时母亲左侧卧位可避免腔静脉受压。另外，监测循环血容量以避免低血容量。

出生后约有 10% 的新生儿由于母体抗乙酰胆碱受体抗体的转移而产生新生儿 MG。这通常是短暂的，但需要短时间的支持治疗，一般是 12～24 小时。

先兆子痫和子痫

先兆子痫 / 子痫（preeclampsia/eclampsia，PE/EC）是妊娠中晚期的临床问题，最初表现为妊娠期高血压[5]。潜在的病理生理可能与脑血流量的增加以及脑自身调节功能的丧失有关[6,7]。随着时间的推移，收缩压超过 140mmHg。全身性高血压可伴有其他的系统性问题，包括蛋白尿、急性肾损伤、急性肝转氨酶升高等[5]。精神状态的改变可能会表现为轻微的错乱或视觉症状。癫痫是典型的晚期表现，一旦发作，即被确诊为子痫。这个问题通常发生在分娩前，但也可能发生在分娩后 1～4 周。风险最高的时期是在分娩期间[5, 8]。癫痫是最常见的全身性强直阵挛发作，但可能是精神状态改变的焦点。癫痫发作可能以癫痫持续状态（status epilepticus，SE）的形式出现，严重到足以引起昏迷。

对于 PE/EC 患者的重症监护治疗主要集中在早期降低血压和预防癫痫发作。与抗癫痫药物的标准用法相比，静脉注射镁剂是主要的治疗方法[8]。表 146-1 概述了 PE/EC 处理方法。

通常监测 PE/EC 患者的血压变化以维持目标血压在正常范围（130～150/90～100）mmHg。肼屈嗪和拉贝洛尔均可用于 PE/EC 的血压控制。在控制血压时还应考虑脑灌注压（cerebral perfusion pressure，CPP）。CPP 是平均动脉压（mean arterial pressure，MAP）减去颅内压（intracranial pressure，ICP），即 CPP＝MAP－ICP。正常 CPP 的下限通常是 60mmHg。大多数情况下，PE/EC 妇女的 ICP 是未知的，但脑部影像可以提供帮助。如果 CT 显示大脑正常，ICP 可被认为是 10mmHg，因此 MAP 需要大于 70mmHg 才能提供大于 60mmHg 的 CPP（CPP＝70mmHg－10mmHg）。如果大脑出现水肿，那么 ICP 应该被认为是 20mmHg，MAP 需要超过 80mmHg。理想情况下，如果怀疑 ICP 升高，那么就应该行 ICP 监测。人们还必须注意到，PE/EC 妇女的 CPP 可能比普通妇女高[6-9]。然而在大多数 PE/EC 患者中，ICP 的监测并未常用；因此，必须遵循这些基本准则。TCD 评估 ICP 非常有用，稍后我们将探讨这个概念。初步研究表明，TCD 可用于测定 PE/EC 中 CPP 和自身调节状态，对 BP 管理有一定的指导意义。虽然间断给药可以有效降低血压，但有时也需要连续静脉注射抗高血压药物。

对于使用了标准剂量镁剂仍处于 SE 的患者[10]，可能就需要标准的抗癫痫药物治疗。可以通过几种方法来实施，包括使用负荷剂量的抗惊厥药物。苯妥英钠是既往推荐的首选药物[11]，但目前左乙拉西坦静脉负荷剂量治疗更为常用。癫痫发作可以通过这种方法得到控制，但可能会持续并以 SE 的形式出现。

表 146-1 妊娠妇女 PE/EC 用药

诱因	药物	剂量	监控
收缩压 >140mmHg	镁	4～6g 静脉推注	血压
收缩压 >140mmHg	镁	1～3g/h 静脉注射	血压，条件反射，构音障碍
绝对收缩压 >140mmHg	肼屈嗪	5～10mg 静脉注射	血压反应
癫痫	镁	1～3g/h 静脉注射	临床和 EEG
癫痫	抗惊厥药物静脉注射	负荷剂量	EEG

EEG：脑电图；PE/EC：先兆子痫 / 子痫。

癫痫持续状态是癫痫反复或连续发作、持续时间超过 5 分钟的状态。癫痫持续状态通常是无惊厥性的，因此没有运动的体征。癫痫发作持续的时间越长就越难以终止，对大脑的损害也越大。因此，SE 是一个真正的紧急情况。SE 有许多治疗方法，但两项前瞻性随机对照试验表明，首选药物是静脉注射劳拉西泮。顽固性 SE 的治疗最常用的方法是静脉泵注咪达唑仑、异丙酚或戊巴比妥等镇静药物。持续脑电图（continuous electroencephalography，cEEG）用于监测治疗的生物学效应。出现 SE 症状的患者可通过持续注射咪达唑仑 0.5～2mg/（kg•h）来诱导爆发抑制。然后根据脑电图优化长效抗癫痫药物的滴定治疗。表 146-2 显示 PE/EC 癫痫发作治疗的进展情况。

大多数癫痫发作的 PE/EC 患者在病情危重期间都需要服用抗癫痫药物。抗癫痫药物的长期治疗和总持续时间可能有所不同，超出了我们讨论的范围。这可能需要同神经病学专家进行长期的治疗分析和评估。

妊娠期中风、脑出血

中风是妊娠晚期的潜在并发症，该类患者可因缺血性或出血性中风而入住 ICU。中风患者通常处于高凝状态，并且被认为与 EC 有关。妊娠期中风有 3 种常见形式，需引起重症医生注意：①海绵窦血栓形成（cerebral sinus thrombosis，CST）；②后循环可逆性脑病综合征（posterior reversible encephalopathy syndrome，PRES）；③与凝血病相关的颅内出血（intracerebral hemorrhage，ICH），包括血小板减少性紫癜（thrombocytopenic purpura，TTP）以及个别 EC 患者[2, 12, 13]。各种形式的中风通常会诱发严重脑水肿、癫痫，并在极端情况下出现昏迷。

海绵窦血栓形成有时被称为硬脑膜窦血栓形成，是妊娠中最常见的中风形式之一[12]。其临床表现通常是亚急性进展性头痛、嗜睡，然后出现中风症状。脑成像显示旁矢状面的脑白质内出血（图 146-1）。同时伴有脑水肿，ICP 升高。治疗的重点是降低 ICP，包括全身性抗凝、水化以及渗透压控制疗法。这些患者是神经危重疾病最严重的孕妇。通常需要进行诊断评估，包括静脉造影。即使在 ICH 的情况下，全身抗凝也可以安全进行[14]。然而，抗凝治疗可能还不够，有可能还需要介入取栓[15]。在后者的情况下，可以在血管

表 146-2 子痫时癫痫持续状态的治疗

阶段	药物治疗	终点
短暂发作	镁剂注射	临床癫痫控制
持续癫痫状态	劳拉西泮，LEV 或者 DPH，Mg	持续脑电图癫痫抑制
难治性癫痫持续状态	静脉咪达唑仑或戊巴比妥连续输注	持续脑电图出现暴发抑制昏迷

治疗不仅需要使用镁剂，还需要持续输注麻醉药物。DPH：苯妥英钠；LEV：左乙拉西坦；Mg：镁。

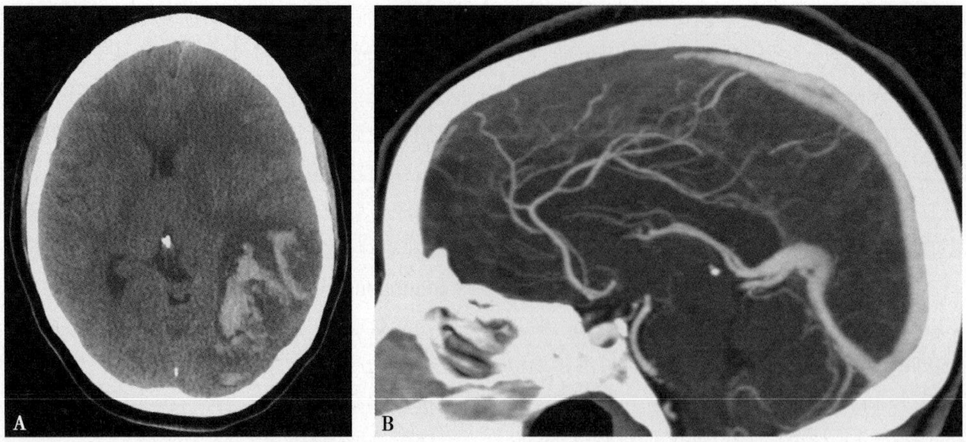

图 146-1 上矢状窦血栓形成导致颅内出血的病例。A，计算机断层扫描（CT）显示脑出血和脑水肿；B，CT 静脉图显示上矢状窦前部闭塞

造影过程中对胎儿进行防护。通过肝素静脉注射和滴定来达到适度的抗凝水平，同时结合水化和渗透疗法改善脑部循环。如大脑水肿严重，需动态监测癫痫、ICP 以及脑水肿变化。应针对 CPP 优化全身血流动力学管理。

后循环可逆性脑病综合征是另一种潜在的妊娠并发症[2,13]，可发生在 EC 或 CST，或独立发病。通常由 MRI 成像来区分。后顶叶区域有 T_2 加权像如液体衰减翻转恢复（fluid-attenuated inversion recovery sequences，FLAIR）序列成像显示的细胞外脑水肿。后循环可逆性脑病综合征是由于暴露于特定药物或怀孕期自发产生。需要注意的是可于 PE/EC 重叠发生。治疗方法是严格将血压降低到正常范围。

凝血相关的 ICH 一般发生在妊娠后期。可能与 HELLP（溶血，转氨酶升高，血小板减少）综合征[16]、TTP 和羊水栓塞有关。凝血相关的 ICH 常伴有 ICP 升高，其治疗方法与处理跟其他高颅内压的患者相似，系统纠正凝血功能障碍是必要的。

妊娠期间脑血管事件——即蛛网膜下隙出血和可逆性血管收缩综合征并不常见。后者的特点是在没有颅内动脉瘤的情况下突然出现头痛和脑血管痉挛，通常是自限性的，但可能会诱发高血压和血管痉挛并需要对其进行治疗，类似于典型的蛛网膜下隙出血。

神经系统受损孕妇的监测和治疗

危重孕妇经常神经功能受损，表现为谵妄甚至昏迷。积极应用脑成像技术可增强诊断特异性。然而，监测癫痫发作、ICP 升高和脑缺血也非常重要。表 146-3 概括了神经危重症患者脑监测的常用方法：① cEEG 监测：cEEG 使用 16～21 个电极进行经头皮常规脑电图监测癫痫。癫痫发作通常是非惊厥的，因此需要脑电图来观察。一些人主张至少监测 48～72 小时以诊断癫痫发作，对 SE 患者监测癫痫抑制有助于滴定治疗。②经颅多普勒（transcranial doppler，TCD）：以非侵入性的方式监测大脑中的血流速度，可用于测定相对脑血流。它可以得到一个脉动指数（pulsatility index，PI），这是一种无创的血管阻力测量方法。PI 与 ICP 成正比，因此可以作为 ICP 的非侵入性测量。育龄妇女的 PI 值大于 1.5 表示她们的 ICP 升高（图 146-2）。③瞳孔计：瞳孔计由自动光源和高速数码摄像机组成，测量瞳孔收缩对光的反应时

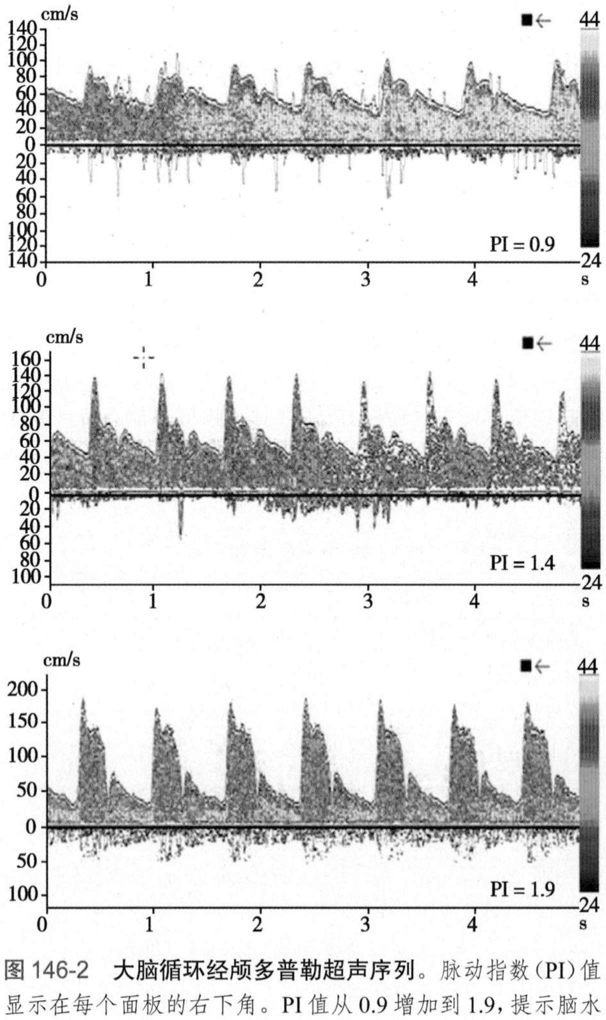

图 146-2 大脑循环经颅多普勒超声序列。脉动指数（PI）值显示在每个面板的右下角。PI 值从 0.9 增加到 1.9，提示脑水肿和颅内压（ICP）加重；PI 可以作为 ICP 的非侵入性监测手段

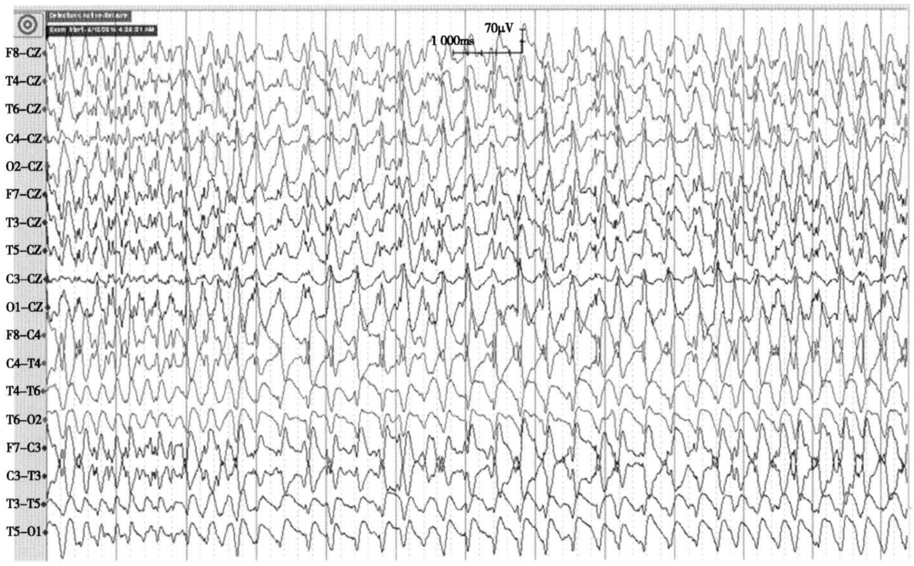

图 146-3 脑电图监测到的非惊厥癫痫发作。广泛高振幅波与室性心动过速相似，代表癫痫发作

间[17]。瞳孔计提供了一个被称为神经瞳孔指数（neurologic pupil index，NPi）的简要读数，该读数与ICP相关。脑水肿情况下NPi小于3表示ICP升高。图146-3显示了TCD波形的一个例子，PI增加表明脑水肿和ICP升高。

表 146-3 监测中枢神经系统危重症孕妇脑功能的常用方法

监视器	状况	指标	症状
脑电图	精神状态的改变或昏迷	原始脑电图	癫痫
经颅多普勒超声	PE/EC	平均速率	CBF
经颅多普勒超声	昏迷	PI > 1.5	ICP
瞳孔计	昏迷	NPi < 3	ICP

CBF：脑血流量；ICP：颅内压；NPi：神经瞳孔指数；PE/EC：子痫前期/子痫；PI：脉动指数。

总结

对患有严重神经系统疾病的孕妇进行重症监护是一项挑战。在ICU大多数情况下，主要的治疗应以母体的健康为首要出发点，特别是在怀孕后期。对这些患者来说，快速诊断癫痫、脑缺血和颅内高血压是最关键的。

知识点

1. 当孕妇出现急性神经系统症状时，一定要怀疑并排除静脉窦血栓形成。
2. 快速诊断和控制癫痫是孕妇的首要任务。
3. 控制颅内压和血压是合并恶性高血压和后循环可逆性脑病综合征孕妇的治疗关键。

（吴巍 译，姚立农 审校）

参考文献

1. American College of Obstetricians and Gynecologists, Task Force on Hypertension in Pregnancy. Report of the American College of Obstetricians and Gynecologists' Task Force on hypertension in pregnancy. Obstet Gynecol 2013;122:1122–31.
2. Sharshar T, Lamy C, Mas JL. Incidence and causes of strokes associated with pregnancy and puerperium. A study in public hospitals of Ile de France. Stroke in Pregnancy Study Group. Stroke 1995; 26:930–6.
3. Hoff JM, Daltveit AK, Gilhus NE. Myasthenia gravis in pregnancy and birth: identifying risk factors, optimising care. Eur J Neurol 2007;14:38–43.
4. Qureshi AI, Choudhry MA, Akbar MS, et al. Plasma exchange versus intravenous immunoglobulin treatment in myasthenic crisis. Neurology 1999;52:629–32.
5. Bushnell C, Chireau M. Preeclampsia and stroke: risks during and after pregnancy. Stroke Res Treat 2011;2011:858134.
6. van Veen TR, Panerai RB, Haeri S, et al. Cerebral autoregulation in different hypertensive disorders of pregnancy. Am J Obstet Gynecol 2015;212(4):513.e1–e7.
7. van Veen TR, Panerai RB, Haeri S, et al. Cerebral autoregulation in normal pregnancy and preeclampsia. Obstet Gynecol 2013;122(5):1064–9.
8. Dalessio DJ. Current concepts. Seizure disorders and pregnancy. N Engl Med 1985;312:559–63.
9. Sonneveld MJ, Brussé IA, Duvekot JJ, et al. Cerebral perfusion pressure in women with preeclampsia is elevated even after treatment of elevated blood pressure. Acta Obstet Gynecol Scand 2014;93(5): 508–11.
10. Lucas MJ, Leveno KJ, Cunningham FG. A comparison of magnesium sulfate with phenytoin for the prevention of eclampsia. N Engl J Med 1995;333:201–5.
11. Ryan G, Lange IR, Naugler MA. Clinical experience with phenytoin prophylaxis in severe preeclampsia. Am J Obstet Gynecol 1989;161:1297–304.
12. Bateman BT, Schumacher HC, Bushnell CD, et al. Intracerebral hemorrhage in pregnancy: frequency, risk factors, and outcome. Neurology 2006;67:424–9.
13. Saposnik G, Barinagarrementeria F, Brown RD Jr, et al. Diagnosis and management of cerebral venous thrombosis: a statement for healthcare professionals from the American Heart Association/American Stroke Association. Stroke 2011;42:1158–92.
14. Heit JA, Kobbervig CE, James AH, et al. Trends in the incidence of venous thromboembolism during pregnancy or postpartum: a 30-year population based study. Ann Intern Med 2005;143:697–706.
15. Weatherby SJ, Edwards NC, West R, et al. Good outcome in early pregnancy following direct thrombolysis for cerebral venous sinus thrombosis. J Neurol 2003;250:1372–3.
16. Knopp U, Kehler U, Rickmann H, et al. Cerebral haemodynamic pathologies in HELLP syndrome. Clin Neurol Neurosurg 2003;105:256–61.
17. Chen JW, Gombart ZJ, Rogers S, et al. Pupillary reactivity as an early indicator of increased intracranial pressure: the introduction of the neurological pupil index. Surg Neurol Int 2011;2:82.

第十一篇

内分泌系统

147

高糖血症及血糖控制

Dieter Mesotten and Greet Van Den Berghe

应激时葡萄糖调节的变化

19 世纪末，Claude Bernard 描述了急性创伤与发生高糖血症之间的联系，发现这种高糖血症跟有无潜在糖尿病无关。高糖血症被当作一种适应性应激反应，用以确保机体有足够的葡萄糖供给以葡萄糖作为唯一能量来源的神经元、吞噬细胞和修复细胞[1, 2]。应激性高糖血症是由激素、细胞因子和神经负调节信号共同作用于葡萄糖代谢途径引起的。高糖血症的本质是肝脏和骨骼肌的胰岛素抵抗。肝脏胰岛素抵抗导致肝脏糖异生和葡萄糖生成增加[3]。骨骼肌胰岛素抵抗表现为骨骼肌糖原合成减少以及葡萄糖的摄取从胰岛素依赖型转变为非胰岛素依赖型[4]。

重症疾病急性期，胰高血糖素、皮质醇和生长激素水平升高共同促进肝脏糖异生。此外，急性损伤反应性释放的儿茶酚胺（肾上腺素和去甲肾上腺素）促进肝糖原分解。白细胞介素（interleukin，IL）-1、IL-6 和肿瘤坏死因子（tumor necrosis factor，TNF）等细胞因子可以直接或间接增强这两种高血糖反应[5]。

危重病患者由于制动，其骨骼肌中重要的运动刺激的葡萄糖摄取完全丧失。胰岛素依赖型葡萄糖摄取也因为葡萄糖转运蛋白 -4（glucose transporter-4，GLUT-4）和糖原合成酶活性的联合抑制而受阻[6, 7]。尽管一些研究发现，糖酵解产生的丙酮酸降低了葡萄糖氧化效率[8]，但是也有一些研究发现，在危重病期间丙酮酸增强葡萄糖氧化作用[9]。骨骼肌中胰岛素依赖型葡萄糖摄取减少完全被机体葡萄糖摄取总量大幅增加所抵消，其中肝脏、脾脏和回肠的单核吞噬细胞系统是主要摄取部位[10]。但是，骨骼肌的非胰岛素依赖型葡萄糖摄取量也随着 GLUT-1 的表达增加而增加[11, 12]。在高糖血症状态下，总体外周血葡萄糖摄取的增加[13]，凸显了危重病期间肝脏葡萄糖生成增加的关键性作用，而外源性葡萄糖不能抑制肝糖生成[14]。

危重疾病期间，脂肪组织调节葡萄糖代谢的作用一直受到忽视。不过，由于脂肪组织被认定为胰岛素依赖型葡萄糖摄取器官，在糖尿病状态下，脂肪组织对胰岛素抵抗具有很强的调节作用。最近的研究发现，危重病期间脂肪组织会发生重大变化[15]。可能由于疾病诱导的巨噬细胞浸润的刺激，脂肪细胞的数量增多而形态变小，并且非胰岛素依赖型葡萄糖转运蛋白 GLUT-1 和 GLUT-3 的表达增加，GLUT-4 的水平保持不变。因此，脂肪组织在危重病期间被重新编程以促进葡萄糖摄取，这一过程与循环胰岛素水平无关。

危重病患者的高糖血症

正常个体的血糖水平无论是餐后还是空腹状态都严格控制在 60～140mg/dl（3.3～7.7mmol/L）范围内，波动很小。世界卫生组织（World Health Organization，WHO）将糖尿病高糖血症定义为空腹血糖浓度≥126mg/dl（7mmol/L），以及餐后血糖浓度≥200mg/dl（11.1mmol/L）。WHO 在 2006 年的指南中将正常血糖定义为发生糖尿病或心血管疾病风险较低的血糖水平。与糖尿病的诊断标准不同，目前还没有明确的指南来确定危重病患者高糖血症的定义。这也是报道的危重病患者高糖血症患病率各不相同的原因。

但是，某些危重病患者的应激性高糖血症也跟其不良结局有关。更确切地说，一项针对 66 000 多例危重病患者的大型队列研究显示，入院血糖水平和死亡风险之间呈 J- 形曲线关系，其最低点在 100～150mg/dl（5.6～8.3mmol/L）[16]。在急性冠脉综合征患者中也观察到类似的关联，血糖水平在 80～100mg/dl（4.4～5.5mmpl/L）的患者死亡风险最低[17-20]。重要的是，在罹患危重疾病或急性冠脉综合征之前就已经确诊糖尿病的患者中，高糖血症与死亡率之间的 J 形关系明显变钝，并且曲线最低点对应的血糖值更高[17]（图 147-1）。

直到最近，人们仍然认为未禁食危重病患者的最高可耐受血糖水平可达 220mg/dl（12mmol/L）。甚至有人认为，适度高糖血症对危重病患者的器官如大脑和血细胞等是有益的，这类器官以葡萄糖作为唯一能量来源，其摄取葡萄糖不依赖于胰岛素。血糖水平高于 12mmol/L 开始治疗主要考虑过高血糖会导致渗透性利尿和体液转移。此外，糖尿病相关文献表明，未控制的明显高糖血症易导致感染并发症[21]。已知患有糖尿病的患者，由于对血糖水平更加关注，因此对血糖的控制也更加严格。事后看来，这种方法跟血糖与死亡风险之间的 J 形曲线关系钝化不同。观察性研究还发现，确诊糖尿病患者高糖血症的死亡风险至少比已知糖尿病患者高 3 倍[22]。

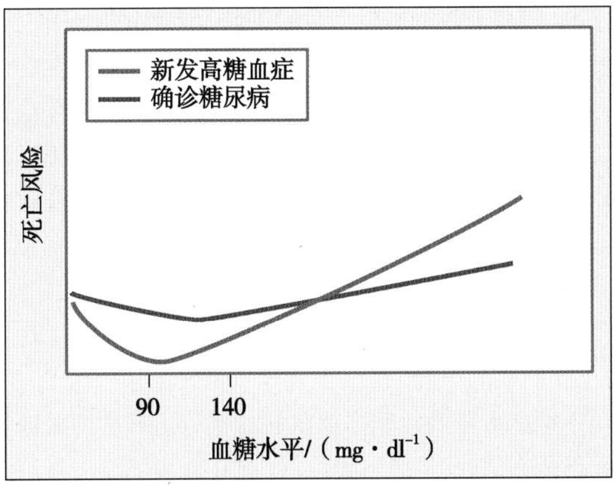

图 147-1　危重病患者血糖水平和死亡风险的 J 形曲线关系。非糖尿病患者的高糖血症与死亡风险之间几乎呈线性关系。低血糖与死亡风险急剧增高有关。危重病阶段血糖水平正常患者的死亡风险最低。在确诊糖尿病患者中，J 形曲线明显变平坦

重症监护治疗病房内维持正常血糖

Leuven 研究

2001 年，一项大型前瞻性随机对照试验（randomized controlled trial，RCT）首次挑战应激性高糖血症有益处这个经典教条[23]。该试验研究了采用强化胰岛素治疗达到严格血糖控制（tight glycemic control，TGC）对危重病患者死亡率和发病率的影响。纳入 1 年期间主要因广泛复杂手术或创伤入住重症监护室（intensive care unit，ICU）的 1 548 例机械通气患者，随机分配到严格控制血糖水平 80～100mg/dl（4.5～6.1mmol/L）的强化胰岛素治疗组或常规治疗组（仅在血糖水平超过 12mmol/L 时推荐给予胰岛素治疗）。TGC 的干预措施包括通过血气分析仪进行准确的动脉血糖测量，以及采用精确的注射器驱动式输液泵经中心静脉导管连续输注胰岛素。胰岛素剂量的精细调节由训练有素的临床护士根据指南执行，这需要高水平的直觉和预期决策制定能力[23]。在这项研究中，患者始终保持非禁食状态。第一天给予 20% 葡萄糖溶液（24 小时内给予葡萄糖 192g，即 768kcal/d）。此后，开始给予肠内营养，患者肠道耐受的前提下，每日剂量逐步增加。如果肠内营养不足，给予早期补充肠外营养，最终达到非蛋白质能量平均 1 100kcal/d 的摄入量。

给予患者平均非蛋白质能量 1 100kcal/d 的强化胰岛素治疗方案，使 ICU 死亡率从 8% 降至 4.6%［绝对风险降低（absolute risk reduction，ARR），3.4%］，住院死亡率从 10.9% 降至 7.2%（ARR，3.7%）。这种效果在长期处于危重病状态的患者人群中尤其显著，其死亡率从 20.2% 降至 10.6%。常规胰岛素治疗组的患者即使血糖只有中度升高（110～150mg/dl），其死亡率也高于严格血糖控制组[24]。强化胰岛素治疗对发病率也有重要影响，它缩短了机械通气支持和 ICU 驻留时间，减少了输血需求，降低了血流感染和过度炎症的发生率。更引人瞩目的是，强化胰岛素治疗显著降低了危重病多神经病和急性肾衰竭的发病率。

随后，同一组研究人员在内科 ICU 中检验了 TGC 的效果[25]。对 1 200 例患者进行意向治疗分析，结果对照组和干预组的住院死亡率分别为 40.0% 和 37.3%，两者的差异没有统计学意义。然而，对于住 ICU 时间≥3 天的患者，经 TGC 治疗其住院死亡率从 52.5% 降至 43%。强化胰岛素治疗虽然也能降低内科 ICU 患者发病率（急性肾衰竭发病率、脱呼吸机、ICU 驻留 / 住院时间），但是不如外科患者那么显著。由于内科 ICU 患者入住时已经确诊为器官损伤的比例更大，这在某种程度上可能会抵消血糖降低带来的预防作用[26]。经强化胰岛素治疗达到年龄相关血糖正常值的重大手术后儿科危重病患者的死亡率降低（ARR 降低了 3%），这可能进一步印证了以上研究结果[27]。

尽管改善了患者预后，但 TGC 的缺点在于增加了低血糖［血糖水平 <40mg/dl（<2.2mmol/L）］的发生率。Leuven 研究被随机分配到 TGC 组的患者中，5.1% 的外科 ICU 患者、18.7% 的内科 ICU 患者和 25% 的儿科 ICU 患者至少经历过一次低血糖发作。迄今为止，缺乏短暂低血糖对神经认知功能影响的长期随访研究。此外，血糖水平的波动（例如，基于不准确的血糖监测给予的胰岛素治疗或对低血糖的矫枉过正）可能比低血糖本身对机体的影响更加不利。这些方面仍有待进一步研究。

初步重复研究

两项欧洲多中心研究以死亡率为主要终点，评估强化胰岛素治疗是否有益，但未能重现 Leuven 研究的结果。严重脓毒症的容量替代和胰岛素治疗（volume substitution and insulin therapy in severeSEPsis，VISEP）试验（$n=537$）是一个四臂研究，目的是评估严重脓毒症和脓毒症休克患者两种液体复苏选择（10% 喷他淀粉与改良乳酸林格液比较）的不同疗效以及强化胰岛素治疗的有效性和安全性[28]。在本研究中，干预组（血糖 80～110mg/dl）和对照组（血糖 180～200mg/dl）的血糖目标值与 Leuven 研究类似。同样，胰岛素给药和血糖检测也都予以标准化。但是，当纳入 488 例患者后，该研究的胰岛素臂被提前终止，因为强化胰岛素治疗组的低血糖发生率（12.1%）过高，并且可能与高死亡率相关。随后，在如期进行的第一次中期分析中，由于 10% 喷他淀粉臂的器官衰竭风险增加，该研究的液体复苏臂也被暂停。强化治疗臂的 90 天死亡率（主要终点）为 39.7%，常规治疗臂为 35.4%。

GLUCONTROL 多中心随机对照试验（$n=1\,101$）比较了强化胰岛素治疗严格控制血糖（80～110mg/dl）和中间血糖目标值［140～180mg/dl（7.8～10.0mmol/L）］能否改善危重病患者综合群体的生存[29]。由于达不到目标血糖控制值以及低血糖发生率高达 9.8%，该研究也被提前叫停。强化胰岛

素治疗组的 ICU 死亡率（17.2%）和对照组（15.3%）之间没有差异。

紧接着有两项针对内 / 外科 ICU 患者混合群体的单中心研究，两者的规模都比 Leuven 研究小，且都无法重现任何显著降低死亡率的效应[30, 31]。相比之下，有一些针对特定人口亚群的小型 RCT 研究（多半以发病率为主要终点）和几项较大的实施研究都如 Leuven 研究一样得到良好结局[32-35]。

NICE-SUGAR 研究

事实上，上述所有研究在统计学上都不足以发现合理的死亡率差异性。为解决这一问题，用葡萄糖算法调控重症监护评估与生存中的正常血糖（normoglycemia in intensivecare evaluation and survival using glucose algorithmregulation，NICE-SUGAR）研究纳入来自 41 家参研中心的 6 100 例患者[36]。本研究将低于 108mg/dl（<6mmol/L）的目标血糖值与"常规治疗"的中间血糖值即 140～180mg/dl（8～10mmol/L）进行了比较。正是由于 Leuven 研究，临床医师已经意识到高糖血症的负面影响，因此临床医师和研究人员认为要患者承受较高的血糖水平是不能接受的，甚至是不道德的。因而，NICE-SUGAR 研究的目的是在 ICU 的广泛临床实践背景下（主要是位于澳大利亚和新西兰的 ICU），评估将患者血糖进一步降低至 108mg/dl 以下（<6.0mmol/L）并使用现有的常规日常临床实践工具是否会带来额外的益处。跟预期相反，NICE-SUGAR 研究显示，与目标血糖值 140～180mg/dl（8～10mmol/L）相比，用胰岛素靶向 108mg/dl 使 90 天死亡率从 24.9% 升高至 27.5%。死亡率增高的原因是心血管疾病。

COIITSS 研究

需接受糖皮质激素治疗的脓毒症休克患者面临高死亡风险，疾病严重程度和糖皮质激素治疗使得这类患者普遍存在高糖血症。因此，这将是研究 TGC 能否降低死亡率的最佳人群。在皮质类固醇和强化胰岛素治疗脓毒症休克（corticosteroids and intensiveinsulin therapy for septic shock，COIITSS）的多中心研究中，509 例患者被随机分为两组，其中一组接受强化胰岛素治疗使其血糖水平在 80～110mg/dl，另一组予常规胰岛素治疗[37]。由于建议临床医师遵循 2004 年拯救脓毒症运动指南[血糖水平 <150mg/dl（8.3mmol/L）]，常规治疗组设定中间血糖值为血糖控制目标。强化胰岛素治疗组的住院死亡率（45.9%）与常规治疗组（42.9%）相比并无差别。两组之间的血糖水平差别不大，而且研究规模较小，因此很难评估 TGC 的治疗效果。

Meta 分析

如今，实践指南很大程度上基于系统评价和 meta 分析。两项最新的 meta 分析显示，在成人危重症患者中，TGC 不但没有显著降低住院死亡率，反而增加低血糖风险[38, 39]。但是，外科 ICU 患者有可能从 TGC 获益。

ICU 严格血糖控制证据的批判性评价

虽然控制血糖水平对危重病的影响经历了从有益到无益再到可能有害的变迁，但是现在大多数临床医师都认可血糖水平确实对患者预后有影响。2001 年之前危重病患者很少监测血糖水平，这样的时代已经成为过去。然而，各个研究结果的不一致使得难以给出强有力的推荐意见。同样，美国临床内分泌学家协会和美国糖尿病协会关于住院患者血糖控制的共同声明，在过去几年里也发生了重大变动[40]。2004 年和 2006 年的声明推荐在 ICU 实行更严格的血糖管理目标，但是在 2009 年的声明中，建议 ICU 静脉胰岛素治疗的起始阈值为 180mg/dl（10mmol/L）。一旦启动胰岛素治疗，血糖水平应维持在 140～180mg/dl（7.8～10mmol/L）。某些特定患者群体可能适合更低的血糖水平。不建议目标血糖值低于 110mg/dl（<6.1mmol/L）。

尽管如此，仍然可以从 Leuven 概念验证研究与后续重复试验之间的不一致中吸取更多的教训[41]。

第一，"正常血糖"是和截然不同的"对照"值进行比较（NICE-SUGAR 研究和 GLUCONTROL 研究的对照值是 140～180mg/dl 或 8～10mmol/L，而 Leuven 研究的对照值是 180～215mg/dl 或 10～12mmol/L），使得这些研究从根本上就不同。Leuven 研究中的对照组反映了高血糖是一种可能有益的适应性反应的假设。因此，除非血糖值超过肾糖阈（215mg/dl），否则对照组患者血糖升高不做处理。相反，NICE-SUGAR 试验在观察性血糖 - 死亡风险曲线的"平坦"部分进行干预，对照组 70% 的患者接受了胰岛素治疗，以达到 140～180mg/dl（8～10mmol/L）的中间血糖水平（图 147-2）[16-19]。由于常规处理措施改变，NICE-SUGAR 试验中的对照组与 Leuven 研究中的对照组相比，有可能已经从降低血糖水平中获益。NICE-SUGAR 试验观察到的对照组死亡率（24.9%）比文献记载的预期死亡率（30%）更低，说明对照组已经有这方面的获益。

第二，在这种情况下，治疗依从程度、干预组预期目标血糖范围达到与维持的成功度以及与对照组的重叠度，在各个研究中都存在极大差异。血糖测量方法学和护理团队血糖控制的专业水平可能在 Leuven 研究中起到了关键性作用。在 Leuven 研究中，干预组平均 70% 的患者达到了目标血糖值[42]，而在 NICE-SUGAR 试验和其他几项重复试验中，达标比例远远低于 50%。这一点可能很重要，因为最近一项 meta 分析表明，那些确实设法成功实现血糖目标的研究显示死亡率降低，而那些未能成功达到目标的研究则没有报道任何获益，甚至死亡率增加[38, 43]。外科危重病患者可能比内科危重病患者更容易维持正常血糖。

第三，为达到和维持正常血糖，需要安全的胰岛素剂量调整，这应当是一种标准化的、精确的血糖检测技术。NICE-SUGAR 试验允许使用多种血糖仪，而最近已经证实其中大多数血糖仪不适用于该试验目的[44]。某些型号的血糖仪用于 ICU 时精确度非常差，并且在高血糖和低血糖这两个相对

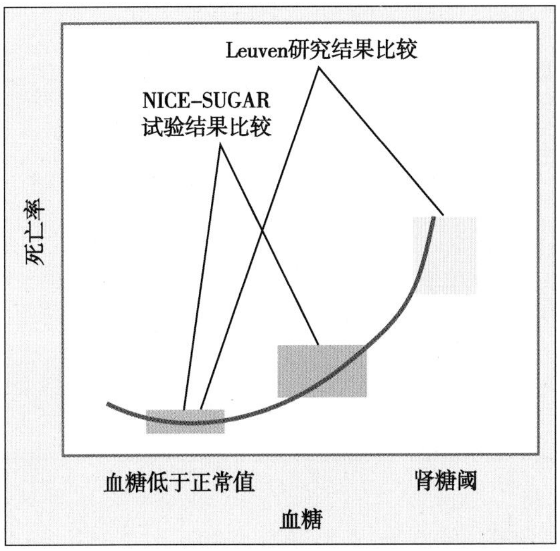

图 147-2 NICE-SUGAR 试验和 Leuven 研究中血糖水平与死亡率的关系。严格血糖控制和“常规治疗”之间的比较，很大程度上取决于对照组的死亡风险。在 Leuven 概念验证研究中，与严格血糖控制组相对应的常规治疗组容许血糖升高达到肾糖阈（215mg/dl）。在 NICE-SUGAR 试验中，对照组的目标值是中间血糖水平（145～180mg/dl）

的变动范围内的误差都很大，因此这些血糖仪无法用于测定范围相当窄小的血糖波动[45,46]。另外，常规临床实践中允许使用不同的采样点（动脉、静脉和毛细血管），这也导致了血糖水平的结果有误差[47]。血糖测定不准确可能会误导胰岛素滴定，从而导致（未检测到的）低血糖和血糖水平大范围波动。避免血糖水平波动过大是需要经验的，因此有一个学习过程，这是完成复杂干预措施所必需的。

第四，主要研究中的喂养策略不同。Leuven 研究使用了大剂量肠外营养，尽管这些肠外营养用量仍然低于平均正常能量需求，但是可能已经增加了应激性高血糖的严重程度。因此，该研究的干预措施可能在某种程度上直接抵消了肠外营养的不良反应。在 NICE-SUGAR 试验中，喂养几乎完全依赖于肠内途径（第一天静脉给予葡萄糖 80kcal；平均总能量 880kcal/d），而在 Leuven 研究中，早期肠外营养（第一天 768kcal/d）补充了肠内喂养的不足，成人患者的能量供给平均达到 1 100kcal/d。如同 NICE-SUGAR 试验中按照其喂养指南执行的那样，在疾病早期营养缺乏状态下给予胰岛素治疗，可能会通过胰岛素诱导的蛋白质水解、脂肪水解、糖原分解和糖异生（这些反应在饥饿状态下可能是至关重要的）的抵消作用引发机体营养底物缺乏，最终对机体产生损害。

第五，手术或创伤引发的高糖血症，类似于急性缺血 / 再灌注，发生高血糖和开始血糖控制之间的延迟时间很短。相反，如果患者入住 ICU 前就患有慢性疾病而且高糖血症已持续了很长时间，机体可能已经形成适应性改变以保护细胞对抗细胞外高浓度葡萄糖，此时迅速降低血糖水平可能反而有害。换句话说，预防毒性作用的时间窗已经关闭，不可逆损害已经发生[48]。两项 Leuven 研究[42]的汇总分析以及 2 型糖尿病患者血糖控制 RCT 试验的不同结果，表明这种机制是存在的[49-54]。

第六，胰岛素治疗诱导钾离子从细胞外转移到细胞内，可能会导致低钾血症和低钾血症性心律失常。使用精确的即时床旁血气分析仪对动脉血进行血糖监测，同时可以监测钾离子浓度，便于及时发现并纠正血钾异常。

所有这些差异可能造成不同研究的结果不同。显然，单中心概念验证研究的结果不能简单地在大型多中心有效性试验中被重复，尤其是在研究复杂干预措施的疗效时，重复性研究常常并不能完全实施复杂干预[55]。因此，实际上这些试验并没有像概念验证研究那样研究相同的干预。

严格血糖控制的生物学原理

使用人体试验、动物模型和体外系统进行的研究揭示了 TGC 有益效果的可能机制（表 147-1）。就像在糖尿病患者体内一样，胰岛素化降低血糖水平会对一系列生物学通路产生影响。最重要的机制似乎是争取控制新陈代谢以及抑制过度炎症反应和线粒体损伤。进一步的分子生物学研究不仅对利用其他代谢治疗策略调整 TGC 至关重要，而且有助于解释危重病患者血糖降低的潜在危害。

日常实践中的建议

在大型实用主义确证试验中，未能对严格控制、精心执行的概念验证研究结果进行重复，说明还不具备在全球各个 ICU 推广实施 TGC 的条件（图 147-3）。但是这并不会削弱 TGC 能使危重病患者获益的科学有效性。应尽可能安全地使血糖水平达到正常，不出现血糖水平降低过快，不增加低血糖发生率，也不出现较大的血糖波动。因此，建议在对安全方面严密监控的前提下，逐步加强血糖控制。但是无论如何必须满足以下 3 个条件：

1. 目前还没有可靠的有创式连续葡萄糖传感仪用于精确而频繁的血糖检测。ICU 患者的毛细血管血液样本不可靠，不应采用。床旁血气分析仪是目前血糖检测的首选设备。使用具有可接受误差范围的单个手持式血糖仪检测动脉血标本可作为替代方法。
2. 使用精确的注射泵连续静脉输注胰岛素。
3. 针对 ICU 医护人员（即医生和护士）进行实施 TGC 复杂干预措施的全面培训。这种培训能刺激直觉和预期的决策，因为协助 TGC 实施的计算机算法仍然必须展现其能对患者结局带来益处。

结论

研究质量和结果的差异不允许在异质性 ICU 人群和环境中，针对最佳血糖目标值提出明确的基于证据的建议。我们可以建议将血糖水平维持在 80～130mg/dl（4.4～7.2mmol/L）。更宽的目标值范围将部分弥补手持式血糖仪的不精确性，并

表 147-1 TGC的生物学效应研究及其潜在获益

通路	危重疾病	效果变化	参考文献
胰岛素抵抗和葡萄糖摄取			
循环胰岛素	短暂↑，随后↓	短暂↑	56，57
循环C-肽	短暂↑，随后↓	↓	56
循环脂连蛋白（胰岛素增敏蛋白）	↓	↑	56，58
肝脏			
胰岛素信号	↓	=	56
糖异生（磷酸烯醇丙酮酸羧化激酶mRNA）	↑	=	59
细胞因子，生长激素，胰高血糖素，皮质醇	急性期↑	≈，↑，?，↓	57，60-62
葡萄糖摄取和糖原合成（葡糖激酶mRNA）	↑	=	63
胰岛素样生长因子结合蛋白-1mRNA及其循环浓度	↑	=	59
骨骼肌			
胰岛素信号	↓	↑	56
葡萄糖转运蛋白-4	↓	↑	63
己糖激酶-Ⅱ	↓	↑	63
细胞能量供应			
微循环	↓		
内皮细胞激活，内皮细胞介导的血管舒张	↑，↓	↓，↑	60，64
灌注和氧供	↓	=	65，66
内皮型一氧化氮合酶，诱生型一氧化氮合酶	↓，↑	=，↓	60，67
内源性一氧化氮合酶抑制剂，非对称性二甲基精氨酸	↑	↓	67-69
线粒体功能	↓	↑	65，70，71
损害线粒体功能的毒性葡萄糖代谢产物（二羰基化合物）	↑	↓	70
氧化应激	↑	↓	70
炎症，固有免疫，凝血			
C-反应蛋白	↑	↓	27，72，73
细胞因子	↑	≈	57，60
甘露糖结合凝集素	↑	↓	73
单核巨噬细胞系统和活性氧暴发	↓	↑	64，72
凝血	异常	=	57
纤维蛋白溶解	↑	=，↑	57，74
合成代谢			
骨骼肌蛋白质含量	↓	↑	71
胰岛素样生长因子-1	↓	↓	61
心肌功能			
心肌收缩力	↓	↑	64
心肌损伤	↑	↓	27
胆汁和脂质异常			
高甘油三酯血症	↑	↓	63，75
游离脂肪酸	↑	↓	75
HDL和LDL胆固醇	↓	↑	63
胆源性肝功能障碍和胆汁淤积	↑	↓	76
葡萄糖和甘油三酯在脂肪组织积聚	↑	=	15
脂肪细胞的大小	↓	=	15
脂肪组织中的巨噬细胞浸润	↑	↓	15

允许更多缺乏经验的 ICU 团队实施靶向血糖控制。在没有适当的检测设备和经验的情况下，试图将血糖水平控制在较窄的范围内，可能会造成血糖大范围波动和低血糖。因此，必须强制执行频繁而可靠的血糖水平检测。

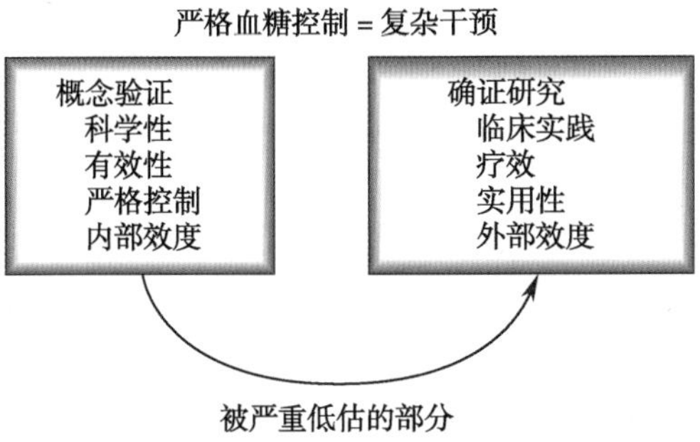

图 147-3　概念验证研究和确证研究之间的区别。概念验证研究是为了解决某个特定问题，即某种干预措施是否有效（有效性）。干预措施的测试是在严格控制的环境下进行的，以最大限度减少混杂因素，从而达到高内部效度。相反，确证研究的目的是弄清这种干预措施是否在临床实践中有效（疗效）。允许潜在混杂因素检验干预措施的普适性和实用性（外部效度）。在检验复杂干预措施时，概念验证研究和确证研究之间在研究目的和试验设置方面的差别常常被低估

知识点

1. 应激性高糖血症是由肝脏葡萄糖生成增加和骨骼肌中胰岛素依赖型葡萄糖摄取减少之间的相互作用造成的。脂肪组织的葡萄糖摄取似乎从胰岛素依赖型转变为非胰岛素依赖型。
2. 应激性高血糖症曾经被认为是一种有益的反应。然而，大量观察性研究发现，危重病患者的血糖水平与死亡风险呈 J 形曲线关系。在已确诊糖尿病的患者中，这种关系明显变钝。因此，与糖尿病患者的高糖血症相比，新发高糖血症的死亡风险更高。
3. 2001 年，一项大型概念验证研究挑战了经典教条，即血糖水平 12mmol/L（220mg/dl）的所谓应激性高糖血症能使非糖尿病患者获益。以外源性胰岛素将血糖控制在 6.1mmol/L（110mg/dl）以下，可降低外科 ICU 危重病患者的死亡率和发病率。
4. Leuven 研究人员的另外两项单中心研究显示，内科 ICU 和儿科 ICU 患者严格血糖控制也有相似的效果。但是，几项重复研究都无法证实严格血糖控制的有利影响。NICE-SUGAR 多中心试验甚至发现严格血糖控制增加了死亡风险。
5. 患者群体的差异、“常规治疗”组血糖控制的差异、营养策略的差异以及血糖检测方法的差异，都可能是导致严格血糖控制治疗效果变化不定的原因。

（张萍　译，闫红　审校）

参考文献

1. Van Cromphaut SJ. Hyperglycaemia as part of the stress response: the underlying mechanisms. Best Pract Res Clin Anaesthesiol 2009;23:375–386.
2. Mizock BA. Alterations in fuel metabolism in critical illness: hyperglycaemia. Best Pract Res Clin Endocrinol Metab 2001;15:533–551.
3. Siegel JH, Cerra FB, Coleman B, Giovannini I, Shetye M, Border JR, et al. Physiological and metabolic correlations in human sepsis. Invited commentary. Surgery 1979;86:163–193.
4. Vary TC, Drnevich D, Jurasinski C, Brennan WA Jr. Mechanisms regulating skeletal muscle glucose metabolism in sepsis. Shock 1995;3:403–410.
5. Marik PE, Raghavan M. Stress-hyperglycemia, insulin and immunomodulation in sepsis. Intensive Care Med 2004;30:748–756.
6. Stephens JM, Bagby GJ, Pekala PH, Shepherd RE, Spitzer JJ, Lang CH. Differential regulation of glucose transporter gene expression in adipose tissue or septic rats. Biochem Biophys Res Commun 1992;183:417–422.
7. Virkamaki A, Yki-Jarvinen H. Mechanisms of insulin resistance during acute endotoxemia. Endocrinology 1994;134:2072–2078.
8. Stoner HB, Little RA, Frayn KN, Elebute AE, Tresadern J, Gross E. The effect of sepsis on the oxidation of carbohydrate and fat. Br J Surg 1983;70:32–35.
9. Gore DC, Jahoor F, Hibbert JM, DeMaria EJ. Lactic acidosis during sepsis is related to increased pyruvate production, not deficits in tissue oxygen availability. Ann Surg 1996;224:97–102.
10. Meszaros K, Lang CH, Bagby GJ, Spitzer Spitzer. In vivo glucose utilization by individual tissues during nonlethal hypermetabolic sepsis. FASEB J 1988;2:3083–3086.
11. Maitra SR, Wojnar MM, Lang CH. Alterations in tissue glucose uptake during the hyperglycemic and hypoglycemic phases of sepsis. Shock 2000;13:379–385.
12. Bird TA, Davies A, Baldwin SA, Saklatvala J. Interleukin 1 stimulates hexose transport in fibroblasts by increasing the expression of glucose transporters. J Biol Chem 1990;265:13578–13583.
13. Meszaros K, Lang CH, Bagby GJ, Spitzer JJ. Contribution of different organs to increased glucose consumption after endotoxin administration. J Biol Chem 1987;262:10965–10970.
14. Long CL, Schiller WR, Geiger JW, Blakemore WS. Gluconeogenic response during glucose infusions in patients following skeletal trauma or during sepsis. JPEN J Parenter Enteral Nutr 1978;2:619–626.
15. Langouche L, Vander Perre S, Thiessen S, Gunst J, Hermans G, D'Hoore A, et al. Alterations in adipose tissue during critical illness: an adaptive and protective response? Am J Respir Crit Care Med 2010;182:507–516.
16. Bagshaw SM, Egi M, George C, Bellomo R. Early blood glucose control and mortality in critically ill patients in Australia. Crit Care Med 2009;37:463–470.
17. Deedwania P, Kosiborod M, Barrett E, Ceriello A, Isley W, Mazzone T, et al. Hyperglycemia and acute coronary syndrome: a scientific statement from the American Heart Association diabetes committee of the council on nutrition, physical activity, and metabolism. Circulation 2008;117:1610–1619.
18. Kosiborod M, Inzucchi SE, Krumholz HM, Masoudi FA, Goyal A, Xiao L, et al. Glucose normalization and outcomes in patients with acute myocardial infarction. Arch Intern Med 2009;169:438–446.
19. Kosiborod M, Rathore SS, Inzucchi SE, Masoudi FA, Wang Y, Havranek EP, et al. Admission glucose and mortality in elderly patients hospitalized with acute myocardial infarction: implications for patients with and without recognized diabetes. Circulation 2005;111:3078–3086.
20. Sinnaeve PR, Steg PG, Fox KA, Van de Werf F, Montalescot G, Granger CB, et al. Association of elevated fasting glucose with increased short-term and 6-month mortality in ST-segment elevation and non-ST-segment elevation acute coronary syndromes: The global registry of acute coronary events. Arch Intern Med 2009;169:402–409.
21. McCowen KC, Malhotra A, Bistrian BR. Stress-induced hyperglycemia. Crit Care Clin 2001;17:107–124.
22. Umpierrez GE, Isaacs SD, Bazargan N, You X, Thaler LM, Kitabchi AE. Hyperglycemia: an independent marker of in-hospital mortality in patients with undiagnosed diabetes. J Clin Endocrinol Metab 2002;87:978–982.
23. Van den Berghe G, Wouters P, Weekers F, Verwaest C, Bruyninckx F, Schetz M, et al. Intensive insulin therapy in the critically ill patients. N Engl J Med 2001;345:1359–1367.
24. Van den Berghe G, Wouters PJ, Bouillon R, Weekers F, Verwaest C, Schetz M, et al. Outcome benefit of intensive insulin therapy in the critically ill: insulin dose versus glycemic control. Crit Care Med 2003;31:359–366.
25. Van den Berghe G, Wilmer A, Hermans G, Meersseman W, Wouters PJ, Milants I, et al. Intensive insulin therapy in the medical ICU. N Engl J Med 2006;354:449–461.
26. Schetz M, Vanhorebeek I, Wouters PJ, Wilmer A, Van den Berghe G. Tight blood glucose control is renoprotective in critically ill patients. J Am Soc Nephrol 2008;19:571–578.
27. Vlasselaers D, Milants I, Desmet L, Wouters PJ, Vanhorebeek I, van den Heuvel I, et al. Intensive insulin therapy for patients in paediatric intensive care: a prospective, randomised controlled study. Lancet 2009;373:547–556.
28. Brunkhorst FM, Engel C, Bloos F, Meier-Hellmann A, Ragaller M, Weiler N, et al. Intensive insulin therapy and pentastarch resuscitation in severe sepsis. N Engl J Med 2008;358:125–139.
29. Preiser JC, Devos P, Ruiz-Santana S, Melot C, Annane D, Groeneveld J, et al. A prospective randomised multi-centre controlled trial on tight glucose control by intensive insulin therapy in adult intensive care units: the glucontrol study. Intensive Care Med 2009;35:1738–1748.
30. Arabi YM, Dabbagh OC, Tamim HM, Al-Shimemeri AA, Memish ZA, Haddad SH, et al. Intensive versus conventional insulin therapy: a randomized controlled trial in medical and surgical critically ill patients. Crit Care Med 2008;36:3190–3197.
31. De La Rosa GD, Donado JH, Restrepo AH, Quintero AM, Gonzalez LG, Saldarriaga NE, et al. Strict glycaemic control in patients hospitalised in a mixed medical and surgical intensive care unit: a randomised clinical trial. Crit Care 2008;12:R120.
32. Furnary AP, Cheek DB, Holmes SC, Howell WL, Kelly SP. Achieving tight glycemic control in the operating room: lessons learned from 12 years in the trenches of a paradigm shift in anesthetic care. Semin Thorac Cardiovasc Surg 2006;18:339–345.
33. Krinsley JS. Effect of an intensive glucose management protocol on the mortality of critically ill adult patients. Mayo Clin Proc 2004;79:992–1000.
34. Lecomte P, Foubert L, Nobels F, Coddens J, Nollet G, Casselman F, et al. Dynamic tight glycemic control during and after cardiac surgery is effective, feasible, and safe. Anesth Analg 2008;107:51–58.

35. Lecomte P, Van Vlem B, Coddens J, Cammu G, Nollet G, Nobels F, et al. Tight perioperative glucose control is associated with a reduction in renal impairment and renal failure in non-diabetic cardiac surgical patients. Crit Care 2008;12:R154.
36. Finfer S, Chittock D, Su S, Blair D, Foster DA, Dhingra V, et al. A comparison of intensive and conventional insulin therapy in critically ill patients: an international multicenter randomized controlled trial. N Engl J Med 2009.
37. Annane D, Cariou A, Maxime V, Azoulay E, D'Honneur G, Timsit JF, et al. Corticosteroid treatment and intensive insulin therapy for septic shock in adults: a randomized controlled trial. JAMA 2010;303:341–348.
38. Griesdale DEG, de Souza RJ, van Dam RM, Heyland DK, Cook DJ, Malhotra A, et al. Intensive insulin therapy and mortality among critically ill patients: a meta-analysis including NICE-SUGAR study data. CMAJ 2009;180:821–827.
39. Wiener RS, Wiener DC, Larson RJ. Benefits and risks of tight glucose control in critically ill adults: a meta-analysis. JAMA 2008;300:933–944.
40. Moghissi ES, Korytkowski MT, DiNardo M, Einhorn D, Hellman R, Hirsch IB, et al. American Association of Clinical Endocrinologists and American Diabetes Association consensus statement on inpatient glycemic control. Diabetes Care 2009;32:1119–1131.
41. Van den Berghe G, Schetz M, Vlasselaers D, Hermans G, Wilmer A, Bouillon R, et al. Clinical review: intensive insulin therapy in critically ill patients: NICE-SUGAR or Leuven blood glucose target? J Clin Endocrinol Metab 2009;94:3163–3170.
42. Van den Berghe G, Wilmer A, Milants I, Wouters PJ, Bouckaert B, Bruyninckx F, et al. Intensive insulin therapy in mixed medical/surgical intensive care units: benefit versus harm. Diabetes 2006; 55:3151–3159.
43. Van den Berghe G, Mesotten D, Vanhorebeek I. Intensive insulin therapy in the intensive care unit. CMAJ 2009;180:799.
44. Scott MG, Bruns DE, Boyd JC, Sacks DB. Tight glucose control in the intensive care unit: Are glucose meters up to the task? Clin Chem 2009;55:18–20.
45. Kanji S, Buffie J, Hutton B, Bunting PS, Singh A, McDonald K, et al. Reliability of point-of-care testing for glucose measurement in critically ill adults. Crit Care Med 2005;33:2778–2785.
46. Vlasselaers D, Van Herpe T, Milants I, Eerdekens M, Wouters PJ, De Moor B, et al. Blood glucose measurements in arterial blood of intensive care unit patients submitted to tight glycemic control: agreement between bedside tests. J Diabetes Sci Technol 2008;2:932–938.
47. Critchell CD, Savarese V, Callahan A, Aboud C, Jabbour S, Marik P. Accuracy of bedside capillary blood glucose measurements in critically ill patients. Intensive Care Med 2007;33:2079–2084.
48. Ceriello A, Ihnat MA, Thorpe JE. Clinical review 2: the "metabolic memory": Is more than just tight glucose control necessary to prevent diabetic complications? J Clin Endocrinol Metab 2009;94: 410–415.
49. The Diabetes Control and Complications Trial Research Group. The effect of intensive treatment of diabetes on the development and progression of long-term complications in insulin-dependent diabetes mellitus. N Engl J Med 1993;329:977–986.
50. UK Prospective Diabetes Study (UKPDS) Group. Effect of intensive blood-glucose control with metformin on complications in overweight patients with type 2 diabetes (UKPDS 34). Lancet 1998;352:854–865.
51. UK Prospective Diabetes Study (UKPDS) Group. Intensive blood-glucose control with sulphonylureas or insulin compared with conventional treatment and risk of complications in patients with type 2 diabetes (UKPDS 33). Lancet 1998;352:837–853.
52. Patel A, MacMahon S, Chalmers J, Neal B, Billot L, Woodward M, et al. Intensive blood glucose control and vascular outcomes in patients with type 2 diabetes. N Engl J Med 2008;358:2560–2572.
53. Gerstein HC, Miller ME, Byington RP, Goff DC Jr, Bigger JT, Buse JB, et al. Effects of intensive glucose lowering in type 2 diabetes. N Engl J Med 2008;358:2545–2559.
54. Duckworth W, Abraira C, Moritz T, Reda D, Emanuele N, Reaven PD, et al. Glucose control and vascular complications in veterans with type 2 diabetes. N Engl J Med 2009;360:129–139.
55. Padkin A. How to weigh the current evidence for clinical practice. Best Pract Res Clin Anaesthesiol 2009;23:487–496.
56. Langouche L, Vander Perre S, Wouters PJ, D'Hoore A, Hansen TK, Van den Berghe G. Effect of intensive insulin therapy on insulin sensitivity in the critically ill. J Clin Endocrinol Metab 2007; 92:3890–3897.
57. Langouche L, Meersseman W, Vander Perre S, Milants I, Wouters PJ, Hermans G, et al. Effect of insulin therapy on coagulation and fibrinolysis in medical intensive care patients. Crit Care Med 2008;36:1475–1480.
58. Langouche L, Vander Perre S, Frystyk J, Flyvbjerg A, Hansen TK, Van den Berghe G. Adiponectin, retinol-binding protein 4, and leptin in protracted critical illness of pulmonary origin. Crit Care 2009;13:R112.
59. Mesotten D, Delhanty PJ, Vanderhoydonc F, Hardman KV, Weekers F, Baxter RC, et al. Regulation of insulin-like growth factor binding protein-1 during protracted critical illness. J Clin Endocrinol Metab 2002;87:5516–5523.
60. Langouche L, Vanhorebeek I, Vlasselaers D, Vander Perre S, Wouters PJ, Skogstrand K, et al. Intensive insulin therapy protects the endothelium of critically ill patients. J Clin Invest 2005;115:2277–2286.
61. Mesotten D, Wouters PJ, Peeters RP, Hardman KV, Holly JM, Baxter RC, et al. Regulation of the somatotropic axis by intensive insulin therapy during protracted critical illness. J Clin Endocrinol Metab 2004;89:3105–3113.
62. Vanhorebeek I, Peeters RP, Vander Perre S, Jans I, Wouters PJ, Skogstrand K, et al. Cortisol response to critical illness: effect of intensive insulin therapy. J Clin Endocrinol Metab 2006;91:3803–3813.
63. Mesotten D, Swinnen JV, Vanderhoydonc F, Wouters PJ, Van den Berghe G. Contribution of circulating lipids to the improved outcome of critical illness by glycemic control with intensive insulin therapy. J Clin Endocrinol Metab 2004;89:219–226.
64. Ellger B, Debaveye Y, Vanhorebeek I, Langouche L, Giulietti A, Van Etten E, et al. Survival benefits of intensive insulin therapy in critical illness: impact of maintaining normoglycemia versus glycemia-independent actions of insulin. Diabetes 2006;55:1096–1105.
65. Vanhorebeek I, Gunst J, Ellger B, Boussemaere M, Lerut E, Debaveye Y, et al. Hyperglycemic kidney damage in an animal model of prolonged critical illness. Kidney Int 2009;76:512–520.
66. Vanhorebeek I, Ellger B, De Vos R, Boussemaere M, Debaveye Y, Perre SV, et al. Tissue-specific glucose toxicity induces mitochondrial damage in a burn injury model of critical illness. Crit Care Med 2009;37:1355–1364.
67. Ellger B, Langouche L, Richir M, Debaveye Y, Vanhorebeek I, Teerlink T, et al. Modulation of regional nitric oxide metabolism: blood glucose control or insulin? Intensive Care Med 2008;34: 1525–1533.
68. Ellger B, Richir MC, van Leeuwen PA, Debaveye Y, Langouche L, Vanhorebeek I, et al. Glycemic control modulates arginine and asymmetrical-dimethylarginine levels during critical illness by preserving dimethylarginine-dimethylaminohydrolase activity. Endocrinology 2008;149:3148–3157.
69. Siroen MP, van Leeuwen PA, Nijveldt RJ, Teerlink T, Wouters PJ, Van den Berghe G. Modulation of asymmetric dimethylarginine in critically ill patients receiving intensive insulin treatment: a possible explanation of reduced morbidity and mortality? Crit Care Med 2005;33:504–510.
70. Vanhorebeek I, Ellger B, De Vos R, Boussemaere M, Debaveye Y, Vander Perre S, et al. Tissue-specific glucose toxicity induces mitochondrial damage in a burn injury model of critical illness. Crit Care Med 2009.
71. Vanhorebeek I, De Vos R, Mesotten D, Wouters PJ, De Wolf-Peeters C, Van den Berghe G. Protection of hepatocyte mitochondrial ultrastructure and function by strict blood glucose control with insulin in critically ill patients. Lancet 2005;365:53–59.
72. Weekers F, Giulietti AP, Michalaki M, Coopmans W, Van Herck E, Mathieu C, et al. Metabolic, endocrine, and immune effects of stress hyperglycemia in a rabbit model of prolonged critical illness. Endocrinology 2003;144:5329–5338.
73. Hansen TK, Thiel S, Wouters PJ, Christiansen JS, Van den Berghe G. Intensive insulin therapy exerts antiinflammatory effects in critically ill patients and counteracts the adverse effect of low mannose-binding lectin levels. J Clin Endocrinol Metab 2003;88:1082–1088.
74. Savioli M, Cugno M, Polli F, Taccone P, Bellani G, Spanu P, et al. Tight glycemic control may favor fibrinolysis in patients with sepsis. Crit Care Med 2009;37:424–431.
75. Jeschke MG, Klein D, Herndon DN. Insulin treatment improves the systemic inflammatory reaction to severe trauma. Ann Surg 2004;239:553–560.
76. Mesotten D, Wauters J, Van den Berghe G, Wouters PJ, Milants I, Wilmer A. The effect of strict blood glucose control on biliary sludge and cholestasis in critically ill patients. J Clin Endocrinol Metab 2009;94:2345–2352.

148

肾上腺功能减退

Herwig Gerlach

机体发生应激反应时，中枢神经系统（central nervous system，CNS）激活交感神经肾上腺素能系统释放儿茶酚胺，同时激活下丘脑 - 垂体 - 肾上腺（hypothalamic-pituitary-adrenal，HPA）轴释放类固醇激素，包括糖皮质激素（glucocorticoids，GCs）和盐皮质激素，所有这些激素通过影响代谢、心血管、免疫和内分泌功能以维持机体内稳态。肾上腺在这个过程中起关键性作用，是儿茶酚胺、GCs、雄激素和肾素 - 血管紧张素 - 醛固酮（renin-angiotensin-aldosterone，RAA）系统各因子合成和表达的地方。急性和慢性炎症性疾病时，由于免疫系统的刺激，导致 HPA 轴（尤其是肾上腺皮质）形态和功能发生变化。在急性感染性疾病以及脓毒症和脓毒症休克都能观察到这种现象。

50 多年前的开创性研究发现，肾上腺皮质类固醇提取物可以延缓进行性活动性类风湿性关节炎患者的疾病进展。这迅速促进了合成肾上腺皮质类固醇的发展，其在治疗各种炎症和自身免疫性疾病方面取得了卓越成效。然而，伴随这些疗效，潜在严重不良反应很快接踵而至。多年来，脓毒症和脓毒症休克患者高剂量 GCs 试验的阴性结果，也令人们对 GCs 的作用产生了怀疑。与此同时，脓毒症休克患者使用低剂量皮质类固醇的一些随机试验得出相反的结果。因此，对于哪些患者能从这种疗法中获益最大，以及如何定义和评估肾上腺功能障碍，仍然存在争议[1-4]。

肾上腺的解剖

肾上腺为成对的器官，位于肾脏上极的腹膜后软组织内。新生儿时期，与其他器官相比，肾上腺相对较大（约为肾脏大小的 1/3）。出生后，由于皮质萎缩，使得肾上腺的相对和绝对大小都明显缩小。成人肾上腺每个重约 4～5g，扁平状，厚度不到 1cm，宽约 3cm，高约 4～5cm。右侧肾上腺为三角形 / 金字塔形，左侧者为半月形。

每侧肾上腺接受来自主动脉、肾动脉和膈下动脉的多达 50 个动脉分支血管的血液供应，血流速度约为 5ml/min。这些动脉血液直接穿过肾上腺被膜进入被膜下动脉丛，经肾上腺皮质流入髓质，最后汇入肾上腺静脉回流至腔静脉或肾静脉。肾上腺髓质的直接血液供应来自髓动脉。

肾上腺皮质受传入和传出神经支配。有学者认为神经末梢与肾上腺皮质细胞直接接触，皮质内的化学感受器和压力感受器感知传出神经支配。皮质醇分泌的昼夜波动和代偿性肾上腺肥大都受到肾上腺神经支配的影响。内脏神经支配对肾上腺释放类固醇具有调节作用。肾上腺髓质分泌肾上腺素和去甲肾上腺素，这两种儿茶酚胺类激素能影响血压、心率、出汗以及交感神经系统调节的其他活动。肾上腺皮质分为 3 层：①紧靠被膜下的球状带；②位于中间层的束状带；③最内层呈网格状的网状带，网状静脉在此处汇入髓质毛细血管。球状带特异性分泌盐皮质激素醛固酮，束状带和网状带生成 GCs 和雄激素[5]。

下丘脑 - 垂体 - 肾上腺轴的生理功能

肾上腺是 HPA 轴这个复杂系统的组成部分，该系统产生多种相互作用的激素以维持生理功能的完整，这一功能在应激反应期间尤其重要[6,7]。HPA 轴中的下丘脑产生促肾上腺皮质释放激素（corticotropin-releasing hormone，CRH），作用于垂体。垂体分为腺垂体（垂体前叶）和神经垂体（垂体后叶）两大部分。垂体前叶分泌促肾上腺皮质激素（corticotropin，adrenocorticotropic hormone，ACTH）、促甲状腺素（thyroid-stimulating hormone，TSH）、生长激素（growth hormone，GH）、β- 促脂解素、内啡肽、催乳素、黄体生成素（luteinizing hormone，LH）和尿促卵泡素（follicle-stimulating hormone，FSH）。垂体后叶分泌血管升压素［抗利尿激素（antidiuretic hormone，ADH）］和催产素。促肾上腺皮质激素调节肾上腺皮质类固醇的生成。下丘脑神经元接收来自 CNS 的输入信息，并将这些输入信号进行整合，再通过脑桥正中隆起传递到垂体前叶。脑桥正中隆起分泌的释放激素进入垂体门脉网络的毛细血管，后者将正中隆起与垂体激素联系起来。

垂体前叶在下丘脑 CRH 的刺激下分泌 ACTH。接着 ACTH 刺激肾上腺分泌和释放 GCs、盐皮质激素和雄激素类固醇。GCs 作用于垂体促肾上腺皮质细胞和下丘脑神经元，抑制 ACTH 的释放，形成反馈回路。应激时也会发生 ACTH 的释放，并且与血液循环中的皮质醇水平无关。应激期间，CRH、血管升压素和去甲肾上腺素相互协同促进 ACTH 的释放。内啡肽通路也在 ACTH 调节中发挥作用。急性吗啡摄入刺激 ACTH 的释放，而长期摄入吗啡则阻断 ACTH 的分泌。正常情况下ACTH和皮质醇的分泌有昼夜节律，其血浆浓度最低点在10：00pm到2：00am，8：00am左右达最高浓度。在不同时间点采样能够提供关于HPA功能有用的动态信息。昼夜节律丧失可能提示下丘脑功能障碍。

生理或心理应激以及诸如ADH和细胞因子等肽类物质都能刺激HPA轴。因此，HPA轴在感染性和免疫性疾病中都起着重要作用[8,9]。HPA轴有可能是最重要的应激反应器官，通过与调节水盐平衡的RAA系统之间的相互作用，雄激素（如脱氢表雄酮）的合成可能对免疫调节和交感神经肾上腺素能系统产生影响。感染刺激免疫系统引起肿瘤坏死因子α（tumor necrosis factor alpha，TNF-α）、白细胞介素（interleukin，IL）-1β或IL-6等促炎性细胞因子的释放。这些细胞因子启动级联反应刺激下丘脑和垂体前叶，最终引起GCs的释放。IL-6还能够直接刺激肾上腺释放类固醇。炎症期间GCs水平升高达足够程度是适度应激反应的关键因素。急性感染时，GCs的释放能维持机体新陈代谢和能量的匹配。在慢性感染状态下，HPA轴会产生适应性反应，导致一些典型的临床表现，比如高分解代谢状态、高糖血症以及雄激素、生长激素和甲状腺激素的抑制。但是，这种适应性改变可能会增加继发感染的风险。皮质醇水平升高会抑制HPA轴负反馈回路更上游的调节位点。因此，在重大手术后或脓毒症和脓毒症休克的患者，可以检测到皮质醇水平升高和ACTH水平降低[10,11]，甚至注射地塞米松或CRH也不能抑制这类患者皮质醇水平的升高[12,13]。一些研究发现，危重症患者体内肾上腺皮质醇的合成并非由ACTH调节，而是通过内皮素、心房钠尿肽或IL-6等细胞因子的旁分泌途径调节[14-16]。IL-6直接促使肾上腺皮质释放皮质醇，结果导致慢性病程的预后恶化[17]。

肾上腺皮质激素及相关药物的细胞应答

皮质醇是主要的游离循环肾上腺皮质激素，为疏水性激素，在血液中与蛋白质相结合。循环皮质醇大约95%为皮质醇结合球蛋白（或运皮质激素蛋白）-蛋白质复合物，但只有游离型具有生物活性，其血浆半衰期为60～120分钟。皮质醇在肝脏经羟基化作用代谢，其代谢产物随尿液排出。类固醇激素进入细胞的细胞质，与受体蛋白结合。针对肾上腺类固醇皮质激素的代谢、免疫和血流动力学应答的调节方式非常复杂，包括反式激活、转录、转录后/翻译调节和非基因组效应。类固醇激素的快速非基因组效应主要来自盐皮质激素（即醛固酮），同时伴随钠-质子交换体的快速激活、细胞内Ca^{2+}水平升高和第二信使通路的激活[18,19]。一项针对正在接受心导管插入术的患者的随机试验显示，注射醛固酮几分钟之内，患者心排血指数和动脉压显著上升，持续10分钟后恢复至基线水平[20]。有意思的是，醛固酮的基因组效应似乎是通过与GC受体（GC receptors，GRs）结合介导，而不是与盐皮质激素受体结合来介导的[21]。有证据表明，GC（比如皮质醇）还通过与细胞膜间的非特异性相互作用，尤其是跟细胞膜结合GRs相互作用，产生快速的非基因组效应来调节免疫功能[22]。已经证实，非特异性膜效应可以通过抑制Na^+/K^+-ATP酶和Ca^{2+}-ATP酶来抑制钠和钙的跨细胞膜循环。此外，GC下游脂皮质素-1的快速活化和花生四烯酸释放的抑制都与GR易位无关。最后，高灵敏度免疫荧光染色发现在循环B淋巴细胞和单核细胞上存在细胞膜结合GRs[22]。

GCs调节细胞应答的多种机制主要通过基因组途径[23-25]。鉴于膜结合受体可能介导低剂量GC效应，人们认为高剂量GC的快速免疫效应属于非基因组效应。经典模型是GCs与细胞质内配体调节GC受体α（GC receptor alpha，GRα）相结合，后者是一种非活性的蛋白质复合体，由两种作为分子伴侣的热休克蛋白（heat shock protein，HSP）90和其他蛋白质组成（图148-1）。GC与GRα结合以后，构象变化引起HSP90解离，随后GRα的同型二聚体发生核易位，紧接着GRα与DNA的GC反应元件（GC response elements，GREs）相结合，然后发生应答基因（如脂皮质素-1和β2-肾上腺素能受体）转录（反式激活）。或者GRα也可能与负性GRE（negative GRE，nGRE）相结合并抑制基因转录（反式阻抑），例如阿黑皮素原（proopiomelanocortin，POMC）的基因。更重要的是，GRα通过蛋白质-蛋白质相互作用与转录因子核因子κB（nuclear factor kappa B，NF-κB）和激活蛋白-1（active protein-1，AP-1）发生作用而不直接结合GRE，这种反式阻抑被公认为GC抑制炎症的关键步骤[26]。随后，TNF-α、IL-1β、IL-2、IL-6、IL-8、诱导型一氧化氮合酶（inducible nitric oxide synthase，iNOS）、环氧合酶（cyclooxygenase，COX）-2、细胞黏附分子和生长因子的合成受到抑制，而细胞凋亡增强[27]。此外，NF-κB的抑制可能是由GC诱导的细胞质内NF-κB抑制剂IκBα上调介导的（图148-1），IκBα可阻止NF-κB易位[28]。临床研究为控制炎症和外周GC抵抗中存在内源性GC不足提供了证据支持[29]。给予GC治疗后，NF-κB和GRα信号通路之间的细胞内关系从最初的NF-κB驱动和GRα抵抗状态转变为GRα敏感状态。然而试验数据之间相互矛盾，可能无法解释GC的炎症早期（<2小时）抑制作用，但可以解释GC对炎症过程的长期抑制效应[23]。

除了转录调节，人们认为GC-诱导的COX-2、TNF-α、GM-CSF、IL-1β、IL-6、IL-8和干扰素γ（Interferon gamma，IFN-γ）的调节还涉及转录后、翻译或翻译后过程[23]。另外，GCs通过以下途径作用于多个水平来调节iNOS的表达：①降低iNOS基因转录和mRNA稳定性；②通过半胱氨酸蛋白酶钙蛋白酶减少iNOS蛋白的翻译及增加其降解[30]；③限制NOS辅因子四氢生物喋呤的利用度；④减少NOS底物*L*-精氨酸的跨膜转运和重新合成；⑤脂皮质素-1诱导的iNOS抑制[31,32]。这些复杂的机制共同成就了GC抑制炎症和稳定血流动力学的能力。最后，机体内几乎所有有核细胞都发现了GRs，并且由于每种细胞类型都对GC具有特异性应答，因此GCs在体内发挥多种作用，而且内源性GC激素或外源性GC药物具有相同的效应。两者均增加肝脏葡萄糖和糖原

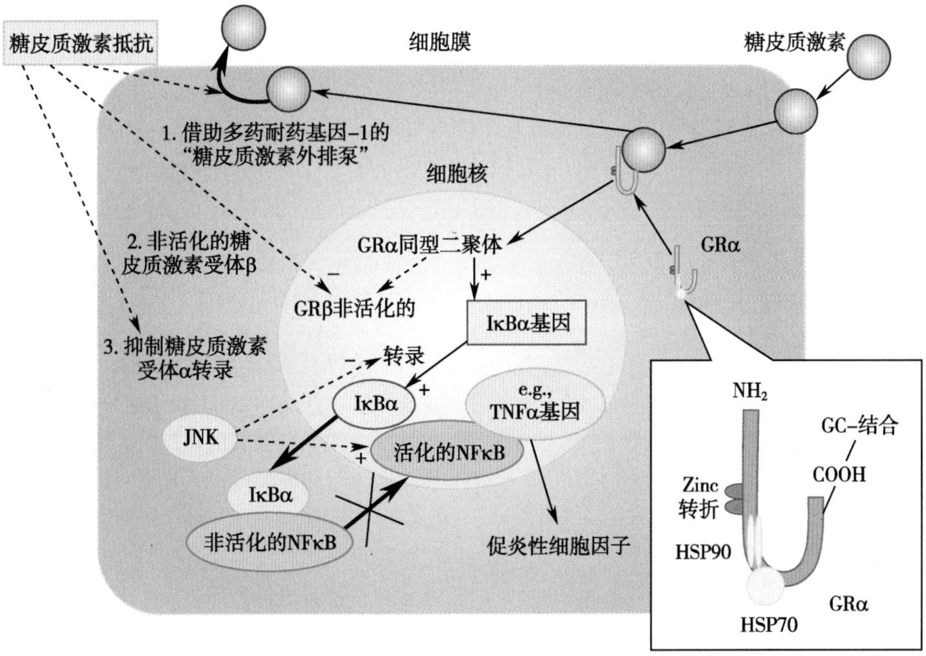

图 148-1　**糖皮质激素效应(图右)和糖皮质激素抵抗(图左)的细胞机制**。糖皮质激素(glucocorticoids, GC)经被动转运通过细胞膜,与细胞内糖皮质激素受体 α(GC receptor alpha, GRα)结合。GRα 存在于细胞质中,联结热休克蛋白(heat shock protein, HSP)复合体,该 HSP 复合体包含伴侣分子 HSP70 和 HSP90。GC 结合 GRα 后形成同型二聚体,转运进入细胞核。GR 介导的转录诱导生成转录抑制因子 κBα(inhibitor kappa B alpha, IκBα),后者结合并抑制核因子 κB(nuclear factor kappa B, NFκB)。由此,GC 抑制 NFκB 介导的促炎性细胞因子如肿瘤坏死因子 α(tumor necrosis factor alpha, TNF-α)的合成。GC 敏感性受损(GC 抵抗)包括三个主要通路(见图中虚线箭头所示):①由于 *MDR-1* 基因过度表达,使 P- 糖蛋白介导的 GC 外排增加,导致细胞质 GC 浓度降低;② GR 截顶拼接变体表达增加,导致不能反式激活 GC 敏感性基因(*GRβ*);③通过上游激酶(JNK)激活促炎性介质,可直接抑制 GR 转录活性。GR:糖皮质激素受体;HSP:热休克蛋白;JNK:c-Jun 氨基末端激酶;MDR-1:多药耐药基因 -1(multidrug resistance gene 1)

的生成,降低外周葡萄糖的利用。类固醇还影响脂肪和蛋白质的代谢。它们通过提高血浆中的游离脂肪酸水平和增强酮症倾向而直接或间接地增加脂肪水解。利用氨基酸产物作为糖异生前体,GCs 进一步刺激外周蛋白质代谢。

肾上腺功能减退的定义

当 HPA 轴不能产生足量的适当激素时,肾上腺可能停止运作。原发性肾上腺功能减退的定义是指即使垂体分泌的促肾上腺皮质激素对肾上腺的刺激足够或增加,肾上腺也不能产生类固醇激素。原发性肾上腺功能减退发生率达 4~6 人 /10 万。这种疾病可在任何年龄发病,发病高峰在 30~50 岁,男女患病率大致相等。其中 70% 的病例是由于自身免疫反应对肾上腺的破坏("经典"艾迪生病或自身免疫性肾上腺炎),约 40% 的这类患者有相关内分泌疾病的病史。大多数成人患者体内存在抗类固醇激素合成酶 21- 羟化酶的抗体[33],但是它们在自身免疫性肾上腺炎发病机制中的作用尚不明确。另外 30% 的病例,其肾上腺由于癌症、淀粉样变性、抗磷脂综合征、肾上腺脊髓神经病、获得性免疫缺陷综合征(acquired immunodeficiency syndrome, AIDS)、感染(如结核、巨细胞病、真菌)或其他可识别的疾病所破坏(框 148-1)。在这部分病例中,肾上腺皮质的典型形态学变化是萎缩、炎症和 / 或坏死。原发性肾上腺功能减退时,整个肾上腺皮质受累,导致 GCs、盐皮质激素和肾上腺雄激素的缺乏[34, 35]。

继发性肾上腺功能减退的特点是由于垂体 ACTH 或下丘脑 CRH 的缺乏而导致的肾上腺功能低下。导致继发性肾上腺功能减退的垂体前叶疾病包括肿瘤(如颅咽管瘤、腺瘤)、梗死(如希恩综合征、创伤)、肉芽肿病(如结核病、结节病)、垂体切除术和感染[36]。病因还包括下丘脑功能障碍,例如放疗或手术干预后(框 148-1)。由于醛固酮分泌更多依赖于血管紧张素Ⅱ而不是 ACTH,因此继发性肾上腺功能减退不会造成醛固酮缺乏。选择性醛固酮缺乏是由肾素分泌和血管紧张素Ⅱ形成减少所致[34]。罕见有孤立的 CRH 缺乏症患者[37],在女性患者中淋巴细胞性垂体炎及随后的肾上腺功能减退也很少见[38]。这些疾病可能导致孤立的 ACTH 缺乏症[34]。

所谓三发性肾上腺功能减退,通常发生在外源性 GCs 撤药以后,常常被划归为继发性肾上腺功能减退。许多这类患者在正常活动期间表现良好,但是无法对应激产生适当的 GC 反应。这种情况取决于外源性 GCs 的剂量和治疗持续时

框 148-1 肾上腺功能减退的病因学

原发性肾上腺功能减退

- 自身免疫性肾上腺炎（艾迪生病），常伴有内分泌紊乱
- 出血（创伤，抗凝药物）
- 梗死，血栓形成
- 肿瘤
- 感染（结核、巨细胞病、真菌、AIDS）
- 淀粉样变性、血色素沉积症、结节病
- 先天性肾上腺增生或发育不全
- 先天性 ACTH 抵抗
- 肾上腺脊髓神经病

继发性肾上腺功能减退(垂体和/或下丘脑区病变)

- 肿瘤
- 出血、卒中
- 感染、炎症
- 自身免疫性损伤
- 创伤、手术
- 放射
- 先天性综合征（如，家族性 CBG 缺乏症）

间，并且因人而异。任何服用氢化可的松超过 30mg/d（或泼尼松龙 7.5mg/d 或地塞米松 0.75mg/d）持续 3 周以上的患者都可能会出现三发性肾上腺功能减退[35]。如果摄入超生理剂量的 GCs 超过 1～2 周，应当逐渐撤药以允许肾上腺功能恢复。长期摄入外源性 GCs 以后，肾上腺功能完全恢复可能需要 6～12 个月[39]。由于 ACTH 不是盐皮质激素生成的主要决定因素，因此肾上腺功能减退的基本缺陷是 GC 产生不足。重要的是，无论根据摄入 GCs 的剂量、治疗时间或者血浆皮质醇的基础水平都不足以充分评估 HPA 轴的功能。一些药物通过直接影响肾上腺皮质类固醇的释放（如氟康唑、依托咪酯）[40,41]或增强皮质醇的肝脏代谢（如利福平、苯妥英）[35]，也会诱发肾上腺功能减退。

孤立性醛固酮减少症非常罕见，如果在没有肾脏功能不全的情况下出现高钾血症，应当怀疑该病。孤立性醛固酮分泌不足的主要原因是先天性醛固酮合成酶缺乏、肾小球旁器缺陷造成的低肾素血症或血管紧张素转换酶抑制剂治疗导致的血管紧张素刺激丧失。其他形式的醛固酮减少症通常发生在慢性肾脏疾病和/或糖尿病患者身上。

相对肾上腺功能减退

危重病患者中很少（0～3%）见到上述导致类固醇生成量绝对不足的各种肾上腺功能减退症[42]。为了反映急性危重疾病期间在 HPA 轴没有明显结构性缺陷时，也发生肾上腺皮质类固醇生成低于正常的情况，由于调节异常而导致的缺乏综合征被命名为功能性肾上腺功能减退[43]。功能性肾上腺功能减退可以发生在危重症病程中，且通常是一过性的[35]。GCs 水平降低更常见，这样的 GCs 水平对正常个体来说可能是足够的，但是对于需求更高的应激状态来说远远不够，并且 GCs 水平降低与更糟糕的预后相关[44]。这就产生了相对肾上腺功能减退（relative adrenal insufficiency，RAI）的概念。RAI 的主要原因是由于细胞功能障碍导致的皮质醇合成不足。因此，与绝对肾上腺功能减退不同，跟 RAI 有关的肾上腺形态学变化可能很小，偶以肾上腺皮质内的细胞增生为特征。RAI 通常伴随靶细胞的外周 GC 抵抗，后者由炎症事件导致并加速临床病程恶化，而血浆皮质醇的绝对水平可能正常[45]。在脓毒症休克患者中，RAI 可能是由于垂体促肾上腺皮质激素释放受损、肾上腺对促肾上腺皮质激素反应减弱和皮质醇合成减少造成的（图 148-2）[35,46,47]。另外，皮质醇的转运能力可能会降低，并且通过细胞因子调节 GC 受体与皮质醇和/或 GREs 的亲和力，可能会在组织水平上削弱对皮质醇的应答[48,49]。临床试验证实，长期使用甲泼尼龙对严重急性呼吸窘迫综合征（acute respiratory distress syndrome，ARDS）患者进行抗全身炎症反应治疗，能通过增加 GC 受体亲和力和降低 NF-κB 介导的促炎性细胞因子的 DNA 结合和转录来改善减弱的 GC 应答[29]。因此，如果能够识别出 RAI，皮质类固醇补充疗法可能会带来益处[35]。由于其定义、截止值、研究人群和肾上腺功能测试方法不同[34,35,46,50,51]，危重病患者 RAI 的患病率为 0～77%，而在脓毒症休克患者群体中可能高达 50%～75%[52]。

肾上腺功能减退的评估

在临床实践中很难评估肾上腺功能，特别是因为昼夜节律被打乱，危重病患者肾上腺功能的评估尤其困难。框 148-2 列出了表示正常肾上腺皮质功能的数值。通常，早晨（8:00am）血清皮质醇浓度小于 3μg/dl（80nmol/L）强烈提示绝对肾上腺功能减退[53]，而低于 10μg/dl（275nmol/L）就应当怀疑肾上腺功能减退。重度肾上腺功能减退患者的尿液皮质醇和 17- 羟皮质类固醇的基础排泄值很低，但是肾上腺功能部分减退患者的检测值可能在正常低限。一般不推荐尿液检测基线值用于肾上腺功能减退的诊断。在低皮质醇水平的情况下，为了区分原发性、继发性和三发性肾上腺功能减退，建议同时检测血浆 ACTH 浓度。血清皮质醇浓度过低而 ACTH 浓度升高提示原发性肾上腺功能减退，皮质醇和 ACTH 浓度都降低提示继发性或三发性肾上腺功能减退。但是确诊还需要借助外源性 ACTH 刺激肾上腺。在继发性或三发性肾上腺功能减退，外源性 ACTH 能刺激肾上腺释放皮质醇，而在原发性肾上腺功能减退，因肾上腺部分或完全被破坏，对外源性 ACTH 无反应。

ACTH 刺激试验通常给予 ACTH 250μg（40IU）即所谓的高剂量 ACTH 刺激试验。鉴别继发性和三发性肾上腺功能减退的首选方法是长时程刺激试验，即 ACTH 250μg 维持输注 8 小时或 2 天[54]。输注 ACTH 前后检测血清皮质醇和 24 小时尿液皮质醇、17- 羟皮质类固醇（17-hydroxycorti-

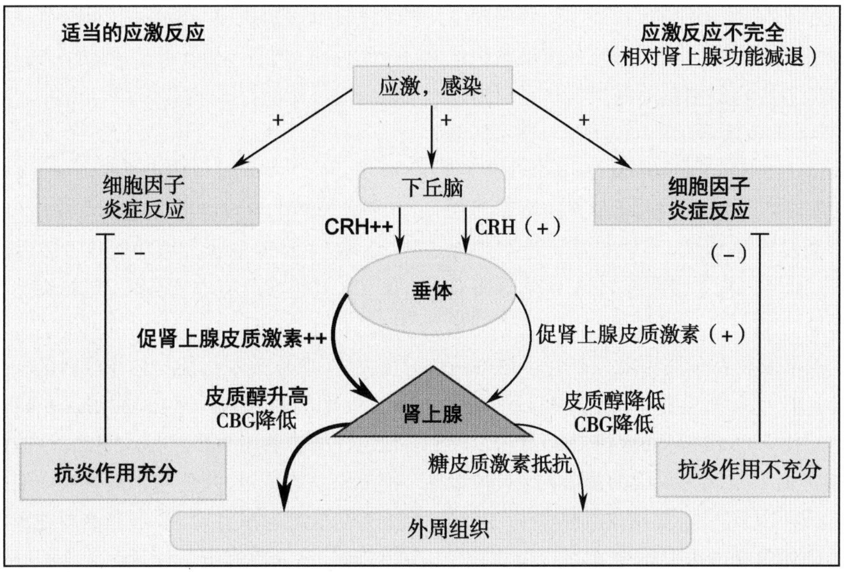

图 148-2　相对肾上腺功能减退(RAI)的概念。与适当的应激反应(左)不同，病原或其他因素损伤下丘脑 - 垂体 - 肾上腺(HPA)轴功能时，就可能发生 RAI。可能的原因包括微循环衰竭、抗生素之类的其他用药、麻醉药物、感染、长期使用类固醇或出血。HPA 轴功能受损导致抗炎反应不足，而炎症反应增强。(+)表示激活；(–)表示抑制。CBG：皮质醇结合球蛋白；CRH：促肾上腺皮质激素释放激素；GC：糖皮质激素

框 148-2　肾上腺皮质功能的正常检测值

- 血浆皮质醇(7:00～8:00 am)：5～25μg/dl(135～700nmol/L)
- 血浆 ACTH(7:00～8:00 am)：<70pg/ml
- 尿游离皮质醇排出率：20～90μg/d
- 尿 17- 羟皮质醇(17-OHCS)排出率：4～10mg/d

costeroid，17-OHCS)浓度。该试验有助于鉴别原发性和继发性 / 三发性肾上腺功能减退。原发性肾上腺功能减退时，血浆或尿液皮质醇和尿 17-OHCS 的反应非常小甚至无反应。如果这些测量值在试验的 2～3 天升高，则提示肾上腺功能减退的原因是继发性或三发性。正常人 24 小时尿 17-OHCS 排泄量比基线值升高 3～5 倍，血清皮质醇浓度在开始输注 ACTH 后 30～60 分钟达 20μg/dl(550nmol/L)，6～8 小时升高至超过 25μg/dl(690nmol/L)。目前，这种方法很常用，因为肾上腺功能减退的临床表现结合基础皮质醇水平、快速 ACTH 刺激试验和 CRH 试验(见下文讨论)常常就能提供足够的诊断信息。

快速 ACTH 刺激试验主要用于非危重病患者，确定基础血清皮质醇水平以及静脉注射(intravenous，iv)注射 250μg ACTH 后 30 分钟和 60 分钟的皮质醇诱导反应浓度。高剂量刺激试验的优势在于通过静脉注射或肌内注射的形式都能达到药理学的血浆 ACTH 浓度[55]。但是，这项试验的 ACTH 剂量过高，可能漏诊继发性或慢性缺乏症的轻型病例[56]。而且，怀疑急性继发性肾上腺功能减退(例如，希恩综合征)时，不能采用高剂量 ACTH 刺激试验，因为肾上腺皮质的萎缩需要数天时间，在这段时间内肾上腺仍然能对 ACTH 刺激做出正常反应。这类病例可能需要用低剂量 ACTH 刺激试验或胰岛素诱导的低血糖来确诊肾上腺功能减退[57, 58]。高剂量 ACTH 刺激试验的正常反应是血清皮质醇浓度升高在注射 30～60 分钟后达 18～20μg/dl(500～550nmol/L)或更高的峰值，得到这样的试验结果可以排除原发性肾上腺功能减退的诊断和几乎所有继发性肾上腺功能减退(最近新发病例除外)[59-61]。

进一步鉴别继发性和三发性肾上腺功能减退，需要增加 CRH 刺激试验。这两种疾病状态的皮质醇水平基线值很低，并且给予 CRH 后仍维持低水平。继发性肾上腺功能减退患者几乎没有或完全没有 ACTH 反应，而在三发性肾上腺功能减退患者，ACTH 对 CRH 刺激出现过度、持久的反应，且不伴随相应的皮质醇反应[62, 63]。过去还曾通过刺激性低血糖试验检测 HPA 轴功能，给予胰岛素 0.1u/kg 体重诱导出血糖水平低于 40mg/dl(2.2mmol/L)的低血糖状态，若血清皮质醇浓度超过 20μg/dl 则提示 HPA 轴功能完好。由于出现症状性低血糖的风险很高，现在这种检测方法已被淘汰。

危重病患者出现绝对或相对肾上腺功能减退的原发病因多种多样，如果没有刻意留意，通常很难发现。出现伴有机体对儿茶酚胺需求增加的容量抵抗性脓毒症休克或其他任何形式的危及生命的低血压状态，说明有必要评估肾上腺功能。以前血清皮质醇水平低于 20μg/dl 即提示诊断肾上腺功能减退。

某些因素使危重病患者 HPA 轴功能检测变得复杂。疑似肾上腺功能减退的危重病患者可以实施快速 ACTH 刺激试验。虽然大多数危重病患者尤其是脓毒症和脓毒症休克

患者会发生 RAI，但是仍然缺乏 RAI 的确切定义，其病理生理学也相当复杂，因此很难界定血清皮质醇基础浓度截止值和快速 ACTH 刺激试验后皮质醇增量的截止值。目前所提出的截止值可能取决于检测皮质醇的不同方法，与使用高效液相色谱（high-performance liquid chromatography，HPLC）得出的结果相比存在差异[64]。此外，检测 ACTH 刺激后的游离皮质醇水平或游离皮质醇增量，可以提高肾上腺皮质功能检测的准确性[48]。而且，从健康人或 HPA 疾病患者获得的参考值来推断诊断可能会产生误导性，因为脓毒症休克患者的皮质醇浓度正常或正常偏高可能反映肾上腺对应激刺激的应答不充分。在一系列患者中，受试者工作特征曲线（receiver operating characteristic curve，ROC）分析以增量小于 9μg/dl 作为参考值来检测无反应的患者时，灵敏度（68%）和特异性（65%）达到最高[52]。基础皮质醇水平（34μg/dl）和刺激试验后皮质醇增量 9μg/dl 是区分幸存者和非幸存者的最佳截止点。基础血浆皮质醇水平越高同时皮质醇对 ACTH 的反应越弱，则死亡风险越高。一些研究者对刺激试验后皮质醇增量在高基础皮质醇水平患者中的鉴识效能提出质疑，因为皮质醇增加可能更多地反映肾上腺储备而不是肾上腺功能。因此，当随机皮质醇浓度 < 25μg/dl 时，RAI 的定义基于血流动力学反应[46]。

尽管继发性或三发性肾上腺功能减退患者比较适合选择低剂量 ACTH 刺激试验，但目前还不能推荐在危重病患者中常规应用该试验[65]。予 250μg ACTH 刺激后，循环促肾上腺皮质激素浓度在应激期间达 40～200pg/ml，但也可能高达 60 000pg/ml[35]。对传统高剂量 ACTH 刺激反应正常的 HPA 疾病患者，以低剂量 ACTH（1μg）刺激肾上腺可提高发现这类患者肾上腺功能减退的敏感性和特异性[35, 66-69]。具体操作是静脉注射 ACTH 1μg/1.73m^2 体表面积（160mIU/1.73m^2 体表面积）之前和 30 分钟后检测血清皮质醇浓度[34]。注射该剂量后 30 分钟刺激肾上腺皮质分泌达高峰，正常受试者的血浆 ACTH 浓度峰值约为胰岛素诱导低血糖时 ACTH 峰值的两倍[70]。试验期间任意时间点测得皮质醇浓度达到或超过 18μg/dl（500nmol/L）表示肾上腺功能正常。该项试验的优势在于能发现标准高剂量 ACTH 试验可能漏诊的肾上腺功能部分减退[57, 58]。

有学者提出，应用 1μg ACTH 刺激试验诊断脓毒症休克患者的 RAI，但是 1μg ACTH 刺激试验尚未在危重病患者或脓毒症休克患者得到很好的验证[34, 35]。另外，评估低剂量和高剂量 ACTH 刺激试验在脓毒症休克患者中的研究可能存在方法学方面的缺陷。目前在获得设计良好的脓毒症休克患者随机研究的进一步数据之前，不推荐常规使用 1μg ACTH 刺激试验。

当前的建议是使用三级治疗指南评估危重病患者尤其脓毒症休克患者的 RAI。随机基础皮质醇水平低于 15μg/dl 的患者可能会从低剂量皮质类固醇治疗中获益，而当基础皮质醇高于 34μg/dl 时，皮质醇类固醇替代治疗不太可能有效。当随机基础皮质醇水平在 15～34μg/dl 时，以 ACTH 250μg 刺激肾上腺皮质应当能鉴别有反应（皮质醇增量≥9μg/dl）还是无反应（增量 < 9μg/dl）。但是，人们指出没有一个截止值是绝对可靠的[35]。

临床症状

大约 25% 的肾上腺功能减退患者表现为肾上腺皮质危象[34]，其症状具有非特异性，包括突然头晕、虚弱、脱水、低血压和休克（框 148-3）。在很多情况下，由于血管内体液容量丢失，临床表现可能与休克难以区分。还可能存在其他症状，比如厌食、恶心、呕吐、腹泻、腹痛和谵妄，但是这些在其他急性病患者中也很常见。因此，这些症状并不能帮助诊断肾上腺功能减退，反而常常具有误导性。低血糖症在急性肾上腺功能减退患者罕见，但在继发性肾上腺功能减退患者中很普遍，这是患有继发性肾上腺功能减退的儿童和女性常见的临床表现。对于重症监护室（intensive care unit，ICU）的患者，很难根据临床症状发现急性绝对肾上腺功能减退。但是如果漏诊，患者很可能会死亡。因此，当出现无法解释的儿茶酚胺抵抗性低血压时，应降低实验室检查的门槛。需要注意的是，急性肾上腺皮质危象的发作不一定是潜在疾病本身的急性起病。危象发作前的病程通常是渐进的，可能直到因急性疾病、应激、创伤、妊娠或其他情况触发肾上腺危象才被发现[34, 71]。

在急性病患者中还是能辨认出原发性肾上腺功能减退的典型症状，如色素沉着、腋毛和阴毛稀疏、低钠血症和高钾血症。如果盐皮质激素需求未能满足，接受适当剂量 GCs 的患者也会发生肾上腺危象[72]。自发性事件导致原发性肾上腺功能减退以后（如出血、心肌梗死、肾上腺静脉血栓形成），这些征象都将消失。一旦怀疑急性肾上腺危象，应采集血液标本以确诊。主要临床问题是急性盐皮质激素缺乏导致的低血压和休克。但是，GC 缺乏也可能通过降低血管对血管紧张素Ⅱ、去甲肾上腺素和其他缩血管激素的反应性，减少肾素底物的合成，以及增加前列环素和其他舒血管激素的生成和作用而导致低血压[73, 74]。最后，全垂体功能减退可能与症状有关，因为全垂体功能减退时不仅促肾上腺皮质激素缺乏，还存在 TSH、促性腺激素和 GH 缺乏。

慢性肾上腺功能减退的主要临床特征（见框 148-3）可能易被发现，但如果肾上腺功能减退持续了很长时间，也可能临床特征不明显。这类疾病有一个阶段的特点是基础皮质醇分泌正常但不能对应激作出反应，处于该阶段的患者可以无症状。在其他情况下，可能存在提示其他激素缺乏的症状和体征，比如甲状腺和性腺功能低下。与根本病因无关的最常见临床表现为全身不适、疲乏、虚弱、厌食、体重减轻、恶心、呕吐、腹痛、关节痛、体位性晕厥、腹泻与便秘交替、低血压、电解质紊乱（低钠血症、高钾血症、代谢性酸中毒）、腋毛和阴毛稀少，以及女性性欲减退和闭经[34, 71]。

原发性肾上腺功能减退的色素沉着和自身免疫疾病征象（白癜风）通常由 ACTH 浓度升高所致，而在继发性或三

框 148-3 肾上腺功能减退的临床表现

急性肾上腺功能减退

- 急性淡漠
- 恶心、呕吐
- 发热
- 急性脱水、心动过速
- 嗜盐
- 低血压、休克

慢性肾上腺功能减退

- 虚弱、疲乏
- 食欲缺乏
- 直立性低血压
- 消瘦，厌食
- 色素沉着（仅发生于ACTH升高的原发性艾迪生病患者）
- 白癜风
- 非特异性消化道症状（腹泻、恶心、腹痛）
- 非特异性疼痛（肌痛、关节痛、头痛）
- 非特异性精神症状（抑郁、注意力不集中、意识错乱、精神病）
- 低血糖症
- 低钠血症
- 高钾血症
- 酸中毒，肾前性氮质血症
- 淋巴细胞增多，嗜酸性粒细胞增多

发性肾上腺功能减退则没有类似的现象。原发性肾上腺功能减退的另一个特征性表现是嗜盐[35]。典型的实验室异常包括低钠血症、高钾血症、酸中毒、肌酐浓度轻度升高、轻型正细胞性贫血以及罕见的高钙血症[35]。

继发性肾上腺功能减退时由于保留了球状带产生盐皮质激素的功能，因此不会出现脱水和高钾血症，低血压症状也不如原发性肾上腺功能减退那么明显。特别是早期，慢性肾上腺功能减退的起病隐匿，诊断困难。有些患者以胃肠道症状如恶心、呕吐、腹泻和腹部绞痛等为首发症状[35,75]。在有些患者，该疾病可能被误诊为抑郁症或神经性厌食症[76,77]。低钠血症和血管内容量增加可能是血管升压素分泌"不适当"增加的结果。还可能会出现性欲降低、性功能下降和闭经。低血糖在继发性肾上腺功能减退（可能是因为伴随有 GH 不足）和孤立性 ACTH 缺乏中更为常见。还可能存在垂体或下丘脑肿瘤的临床表现，如其他垂体前叶激素缺乏的症状和体征、头痛或视野缺损[34,71]。最后，在怀疑肾上腺功能减退的年轻患者中，生长迟缓和青春期发育延迟提示存在下丘脑 - 垂体疾病，任何年龄段的患者都会出现头痛、视力障碍或尿崩症[35,36]。慢性肾上腺功能减退患者的实验室筛查常发现低钠血症、低血糖、淋巴细胞增多和嗜酸性粒细胞增多[35]。

治疗措施

肾上腺功能减退的治疗包括诱因（如肿瘤、感染）治疗和激素替代。如果怀疑急性起病患者发生肾上腺危象而不能明确，应抽血检测皮质醇浓度，随后给这些病史不明的患者注射 ACTH 250μg。等待化验结果的同时就应当立即开始激素替代治疗[78]。检测肾上腺功能时，地塞米松不会与血浆皮质醇发生交叉反应，因此地塞米松（每 6 小时 1mg）可作为 GC 的初始替代药物。患者常需静脉输注等渗盐水以恢复血管内容量和补充尿盐丢失，并输注葡萄糖溶液以预防低血糖。氢化可的松（静脉快速推注或 30 分钟推注 100mg，随后持续静脉输注 10mg/h，或每 4 小时 50mg，或每 6 小时 75～100mg，直至氢化可的松每日总量 240～300mg）常用于激素替代治疗[34,78]。也可以用等效 GC 剂量的甲泼尼龙或地塞米松。一般情况下，肾上腺危象患者只需输注等渗盐水，不需要盐皮质激素替代治疗。预防性应用抗生素并无益处，但是发生特异性感染时应给予适当抗生素积极控制感染。

一旦患者病情稳定，GCs 应逐渐减至维持剂量。长期替代治疗常用氢化可的松 30mg/d，其中早上服 2/3 的量（20mg），晚上服余下的 1/3（10mg），或者也可以用泼尼松 7.5mg/d（早上 5mg，晚上 2.5mg）。如果患者的健康状况和体力没有下降，氢化可的松可继续减量至 20mg/d 或 15mg/d[34]。目标是达到能缓解患者症状的最小剂量，以防止体重增加和骨质疏松[34,78,79]。如果患者持续出现虚弱或其他 GC 缺乏的症状，可增加激素剂量，但应避免过度 GC 治疗，以尽量减少并发症。此外，氟氢可的松（每日口服 50～100mg）具有盐皮质激素作用，可防止血钠丢失、血管内容量下降和高钾血症，尤其是当氢化可的松剂量减至 100mg/d 以下时可用氟氢可的松提供盐皮质激素样作用。可以通过监测血压、血清钾和血浆肾素活性来指导治疗，维持上述指标在正常范围高限[34,61]。而临床反应是替代治疗是否充分的最佳指标。过量的盐皮质激素替代治疗可能导致充血性心力衰竭、碱中毒、低钾血症或高血压。接受泼尼松或地塞米松治疗的患者可能需要更高剂量的氟氢可的松，以使血浆肾素活性降至正常范围高限，而接受氢化可的松治疗的患者，因氢化可的松本身具有部分盐皮质激素活性，所需的氟氢可的松剂量较低。夏季可能需要增加盐皮质激素的剂量，尤其是当患者的暴露温度超过 29℃（85℉）时。孤立性醛固酮减少症患者的治疗包括自由摄入钠盐和每日给予氟氢可的松。全垂体功能减退导致的继发性肾上腺功能减退患者，可能还需要其他激素替代治疗。肾上腺皮质是女性体内雄激素（以脱氢表雄酮和脱氢表雄酮硫酸盐的形式存在）的主要来源。尽管这些雄激素在女性体内的生理学作用尚未完全阐明，但在治疗肾上腺功能减退时人们越来越多地考虑纳入雄激素替代治疗[80,81]。

如果患者病情稳定并服用维持剂量的类固醇，可重复进行 ACTH 试验以确认肾上腺功能恢复情况。原发性肾上腺功能减退患者需要终身 GC 和盐皮质激素替代治疗。应随身携带包含当前治疗信息的卡片，以及提供紧急情况下治疗建议的某些类型的医疗警示手镯或项链。慢性原发性肾上腺功能减退患者管理的重要组成部分之一是患者及其家庭教育。患者应当理解终身替代治疗的原因、知道在轻度或重度应激时需要增加 GCs 剂量，以及了解紧急情况下如何注射氢化可的松、甲泼尼龙或地塞米松。患者还应当备有地塞米松磷酸钠，并学习如何以及何时使用。能够获得类固醇替代治疗之前，慢性原发性肾上腺功能减退患者的生存率仅为 2 年甚至不足 2 年，如今有现成的 GCs，患者生存率已经跟正常人群相同。如果基础疾病是可以医治的，急性肾上腺功能减退只要能及时识别和治疗，通常预后良好。

脓毒症休克患者的糖皮质激素替代治疗

脓毒症和脓毒症休克患者的临床病程极其多样。原发病以及脓毒症相关免疫因子（包括细胞因子）都会影响 HPA 轴。渡过脓毒症休克早期，肾上腺皮质醇的释放可能会恢复，因而 RAI 的绝对类固醇水平几乎正常或甚至高于正常范围 [82]。难治性脓毒症休克患者的 RAI 患病率可能高达 50%～75%[52]。此外，在 ICU 中并不总能进行动态检测，这使得医生很难考虑到激素替代治疗，因为严重脓毒症休克必须在发病的数小时内作出决策以改善预后。

高剂量 GCs 的保护机制包括改善血流动力学、代谢、内分泌和吞噬功能，从而维持各组织（包括大脑、肝脏、心脏、肾脏和肾上腺）的正常形态和功能状态 [83]。此外，人们公认 GCs 能够抑制炎症反应的关键性步骤包括：内皮细胞的活化和损伤，毛细血管渗漏，粒细胞的活化、黏附和聚集，补体激活，以及类花生酸代谢产物、氧自由基和溶酶体酶的形成和释放 [84-89]。

在仅有的一项长期前瞻性人体试验中，8 年间纳入 179 例细菌性脓毒症休克患者，这些病例的诊断均经试验结果证实，给予患者高剂量的甲泼尼龙（30～60mg/kg）或地塞米松（2～4mg/kg），死亡率从 38% 下降至 10%[90]。来自另一项研究的证据表明，延长激素治疗时间可能对患者有益，因为在疾病早期时间窗内推注 GC 的，可以出现休克逆转和生存率增加，但这种效应在几天后消失 [91]。两项荟萃分析分别纳入 9 项和 10 项随机试验，这些试验中的严重脓毒症和脓毒症休克患者接受相当于 42g 氢化可的松等效物或更高剂量的治疗。两篇分析都认为高剂量皮质类固醇无效 [92] 或有害 [93]。1987 年的一项大型随机试验证实了这一结论 [94]。高剂量 GCs 与继发性感染风险和死亡率增加有关 [93]，还与肝肾功能障碍发生率增加相关 [95]。综上所述，这些结果表明高剂量 GCs 对脓毒症休克无效。

和高剂量 GC 治疗的研究类似，脓毒症休克患者应用低剂量皮质类固醇的许多随机对照试验也证实，大多数患者在开始小剂量激素治疗几天之内都能发生休克逆转和减少血管升压药物用量 [96-101]。在一项交叉研究中，低剂量氢化可的松治疗期间患者平均动脉压和全身血管阻力增加，而心率、心排血指数和去甲肾上腺素需求量显著降低 [102]。停用氢化可的松后，所有效果都发生逆转。一些研究发现，在 RAI 患者中，皮质类固醇诱导的去甲肾上腺素敏感性增强比不伴 RAI 的患者更明显 [46, 101]。皮质类固醇调节血管张力可能存在多种机制。大量证据证实，细胞因子诱导的一氧化氮（nitric oxide，NO）生成在血管扩张、儿茶酚胺抵抗、血流分布不均以及线粒体和器官功能障碍中发挥核心作用，而且 NO 生成量与休克严重程度和预后相关联 [103, 104]。一项交叉试验发现，几乎所有患者在给予低剂量氢化可的松 1～2 天都降低了去甲肾上腺素需求量。氢化可的松治疗还引起亚硝酸盐 / 硝酸盐水平的显著持久下降，这与氢化可的松输注期间去甲肾上腺素需求降低显著相关 [102]。鉴于前述皮质类固醇复杂的基因组和非基因组效应，NO 很可能不是唯一作用靶点。

GCs 调节应激反应的方式非常复杂，不仅包括保护宿主免受炎症失控伤害的抗炎和免疫抑制作用，还包括免疫增强作用 [27]。人们针对脓毒症休克患者的炎症反应、抗炎症反应、粒细胞、单核细胞、内皮细胞激活、抗原递呈能力和固有免疫应答等的标记物都进行了研究 [102]。氢化可的松显著减弱炎症和抗炎症反应，同时抑制粒细胞、单核细胞和内皮细胞活化。单核细胞 HLA-DR 表达降低，但受体下调受限且撤药后反弹增加 [102]。因此，低剂量氢化可的松在脓毒症休克患者的免疫效应可以称为免疫调节而非免疫抑制。

虽然低剂量皮质类固醇治疗脓毒症休克患者的临床结局数据有限，但给予每日最高上限 300mg 氢化可的松可以改善生存率。在一些低剂量皮质类固醇试验中 [96-100]，患者 28 天全因死亡率降低，而高剂量试验没有观察到明显效果。一项多中心试验涉及 300 例对扩容和儿茶酚胺难治性的严重脓毒症休克患者，发现伴有 RAI 的患者存活时间显著延长，而对 ACTH 有应答的患者的存活时间没有明显改变 [97]。ICU 死亡率和住院死亡率的观察结果类似，但没有随访 1 年的资料。还没有关于低剂量氢化可的松治疗期间严重不良事件显著增加的报道。皮质类固醇治疗患者的胃肠道出血、双重感染或高糖血症的发生率和安慰剂组相比没有差别，接受低剂量氢化可的松治疗的患者，其伤口感染发生率甚至更低 [97]。然而，这些发现并没有得到另一项大型随机试验的证实，后者即皮质类固醇治疗脓毒症休克（the Corticosteroid Therapy of Septic Shock，CORTICUS）试验 [105] 采用不同的纳入标准，仅纳入那些经容量治疗联合血管加压药物复苏成功的患者 [105]。这些相互矛盾的试验结果促使拯救脓毒症运动（the Surviving Sepsis Campaign）在 2012/2013 年重新定义了其指南 [106]，建议低剂量 GCs 不得用于那些对扩容联合血管加压药物治疗有足够反应的患者（即已经不存在低血压的患者），仅仅对于那些通过扩容和血管加压药不能获得稳定血压的少数患者，可考虑持续使用低剂量氢化可的松 [106]。

低剂量氢化可的松治疗可在数天内引起血钠水平升高，曾有报道长期氢化可的松治疗期间高钠血症的血钠水平超过 155mmol/L[100]。因此，应当权衡低剂量皮质类固醇治疗的适应证和潜在风险，疗程应控制在对容量和血管加压药物反应性差的低血压持续期间。

治疗脓毒症休克的氢化可的松剂量跟治疗肾上腺危象时的剂量相似（首剂推注 100mg，随后 200～300mg/d），且患者病情一旦稳定，应逐渐减量。氢化可的松是起最终生理活性作用的化合物皮质醇的人工合成等效物，因而氢化可的松治疗是直接替代皮质醇，不依赖于代谢转化。与地塞米松不同，氢化可的松具有内在盐皮质激素活性。最近一项随机试验表明，在低剂量氢化可的松基础上添加口服氟氢可的松对脓毒症休克患者并无益处[107]。目前尚不清楚连续输注氢化可的松时按体重调整剂量[例如，0.18mg/(kg•h)][56]是否优于固定剂量，此外，还没有就单次静推给药和连续输注进行比较的研究。患者应用低剂量氢化可的松几天后应逐渐减量至停用，以避免血流动力学和免疫方面的反弹效应。脓毒症休克患者如果突然停用低剂量氢化可的松，即便只是应用了短短 3 天之后停药，皮质类固醇治疗期间的多种血流动力学和免疫学效应也会发生显著逆转[102]。脓毒症休克患者可以实施 250μg ACTH 试验评估肾上腺功能，但是，目前不推荐在低剂量皮质类固醇治疗中用这种方法排除对 ACTH 有反应者或高随机皮质醇水平的患者[35]。脓毒症休克患者的基础皮质醇水平低于 15μg/dl 时，建议使用低剂量氢化可的松替代治疗；若基础值超过 34μg/dl 意味着皮质醇水平充足。血清基础皮质醇水平介于 15～34μg/dl，增量不足 9μg/dl 时，应考虑 RAI 可能，可根据临床状态选择治疗方案[35]。其他推荐意见使用血清皮质醇低于 25μg/dl 作为任意指定截止值[46]。在获得针对脓毒症休克患者设计严谨的随机研究的进一步数据之前，目前不推荐常规使用低剂量 ACTH 刺激试验（1μg ACTH）。最重要的是，必须认识到所有上述研究都是在儿茶酚胺抵抗的脓毒症休克患者身上进行的。迄今为止，还没有数据证明脓毒症患者使用低剂量类固醇的合理性，仅在血管加压药物治疗后收缩压仍然低于 90mmHg 的患者中观察到对预后有显著影响[97]。目前还不清楚低剂量皮质类固醇是否对不太严重的休克患者有效。对于脓毒症患者的 GCs 剂量 - 反应特征尚缺乏足够的数据，目前建议的氢化可的松为 200～300mg/d 的治疗策略是基于经验的推荐，还需要进一步的研究。

对麻醉和重症监护的深层次影响

手术应激使术后血清皮质醇水平升高 5～6 倍，除非应激持续存在，否则血清皮质醇在术后 24 小时恢复正常。接受相当于 30mg/d 皮质醇的 GCs 等效物治疗超过 3 周的患者，该应激反应可能受损，应考虑补充类固醇。但是对于不同类型的危重病患者人群给予短期皮质醇治疗是有争议的，而且超生理剂量的 GCs 不但无益，甚至还可能有害[108]。因此，除了已经证明确实有益的情况之外，并不推荐危重病患者使用超生理剂量的 GCs[如甲泼尼龙 30mg/(kg 体重•d)]。虽然早期地塞米松治疗被认为可以降低细菌性脑膜炎的发病率[109, 110]，但近期一项荟萃分析对此并不认可[111]。有资料描述了类固醇治疗对组织特异性抗 GCs 的正性效应。然而，尽管认为术中出现无法解释的低血压甚至死亡，说明存在术前未发现的低皮质醇血症，仍然没有证据显示这种反应能用原发性肾上腺功能减退来解释。

已知患有慢性肾上腺功能减退的患者一旦出现发热性疾病或损伤，都必须建议将氢化可的松剂量暂时增加至 2 倍或 3 倍[34]。应激情况下或在重大手术、创伤、烧伤或内科疾病期间，需要给予每日生理产量 10 倍的高剂量 GCs 以避免发生肾上腺危象，不过这一观点缺乏随机试验数据的支持。持续输注氢化可的松 10mg/h 或等效剂量的地塞米松或泼尼松龙能弥补 GC 缺乏的影响。该剂量在术后第 2 天减半，术后第 3 天恢复维持剂量。需要注意的是，由于存在可能的不利影响和降低感染抵抗性的可能，如果没有皮质类固醇不足的证据，不应长期使用皮质类固醇。常规围术期管理应包括：避免使用依托咪酯作为麻醉剂（选择其他药物和肌肉松弛药不受低皮质类固醇血症治疗的影响）；输注含钠液体；尽量减少麻醉药物的剂量以避免增加药物性心肌抑制的敏感性；有创监测血流动力学、血糖和电解质；减少肌肉松弛药的初始剂量，同时以周围神经刺激器监测肌松效果。尤其当患有先前未知疾病的危重病患者发现急性肾上腺功能减退时，即使病情有所好转，仍需要进行全面的诊断评估。

应激反应中皮质醇分泌的控制远比最初想象的要复杂得多。有文章描述了促肾上腺皮质激素释放因子（corticotropin-releasing factor，CRF）、血管活性肠肽、精氨酸加压素、儿茶酚胺和参与控制皮质醇分泌的其他激素之间的相互作用[112]。广泛用于 ICU 的 α2- 肾上腺能受体拮抗剂（如可乐定）可能会抑制皮质醇对外科手术应激的应答。另一方面，颅内压升高刺激皮质醇释放而不增加 ACTH 水平，肾上腺切除术增加脑组织对大分子的渗透性，单纯切除肾上腺髓质则没有类似的作用[113]。有证据表明，白细胞可能会释放 ACTH 样多肽刺激肾上腺分泌皮质醇，而原发性肾上腺功能减退与血管紧张素转换酶的血清水平升高相关[114]。

如果怀疑绝对或相对肾上腺功能减退，则必须考虑药物和 HPA 轴之间的多重相互作用。此外，肝功能障碍的患者应减少 GC 用药剂量，尤其泼尼松需减量，因为泼尼松活性成分的羟基化需要肝脏有强大的代谢能力。GCs 与其他药物联用时需要特别注意，因为存在药物之间潜在的相互作用，而且某些药物可能会影响类固醇的代谢，这可能会降低或增强 GC 对靶组织的效应[115, 116]。GCs 可降低阿司匹林、香豆素类抗凝剂、异烟肼、胰岛素和口服降糖药的血药浓度，升高环磷酰胺和环孢素的血药浓度。反过来，抗酸药、卡马西平、消胆胺、考来替泊、麻黄碱、米托坦、苯巴比妥、苯妥英和利福平降低 GC 的血液浓度，而环孢素、红霉素、口服避孕药和竹桃霉素则升高血液中 GC 浓度。此外，外源性 GC 与两性霉素 B、洋地黄类和排钾利尿剂联用可能诱发或加重低钾血症，需严密监测血钾水平。最后，GCs 普遍具有免疫抑制风险，用药期间不得使用任何减毒活疫苗以避免发生严重全身性感染[115, 116]。

结论

肾上腺激素产生不足会导致严重疾病。GCs 在中间代谢中起关键性的允许作用，具有与胰岛素相关的反调节作用，调节炎症和免疫应答，优化心血管和 CNS 功能。因此，伴有原发性肾上腺功能减退或患有导致继发性肾上腺功能减退的疾病，可能会产生严重的、危及生命的后遗症。对于 HPA 轴功能紊乱的危重病患者，RAI 的概念已经引起了人们的关注。尤其是对于脓毒症和脓毒症休克患者，RAI 可能对病情严重程度和预后产生重大影响。绝对和相对肾上腺功能减退都应该通过充分的实验室检查来诊断。大多数情况下，测定基础皮质醇水平加上 250μg ACTH 快速刺激试验就能够确诊这种疾病。但是对于危重病患者，RAI 的诊断依然非常困难。

怀疑肾上腺危象并伴有严重容量抵抗性和儿茶酚胺抵抗性休克时，需立即进行替代治疗。如果诊断有疑问，应给予地塞米松以便于进行适当的诊断评估。一旦确诊肾上腺功能减退，首选氢化可的松治疗，因为氢化可的松兼具糖皮质激素和盐皮质激素的效应。病情稳定后，GCs 剂量应逐渐减少至氢化可的松 20～35mg/d 或者其他等效药物。高剂量 GCs 随机对照试验未能改善脓毒症和脓毒症休克患者的预后。但是，在患者对容量替代和血管加压药物治疗无反应的情况下，可以将低剂量皮质类固醇长期治疗作为难治性脓毒症休克的一种治疗选择。

知识点

1. 肾上腺功能减退的定义是基于肾上腺不能产生肾上腺类固醇皮质激素。
2. 影响下丘脑 - 垂体 - 肾上腺（HPA）轴的三个主要调控因素是昼夜节律、应激以及血液和体液中游离皮质醇水平的反馈，这三者刺激促肾上腺皮质激素（ACTH）分泌，而 ACTH 是促进肾上腺皮质释放其激素产物的主要刺激因子。
3. 生理或情绪应激导致 ACTH 和皮质醇的分泌急速、显著增加，两者的分泌增加可能会持续一段时间。这种现象通常与昼夜节律缺失相平行。对应激的反应与刺激强度成正比。
4. 原发性肾上腺功能减退的主要病因（70%～80%）是自身免疫性疾病，该疾病导致肾上腺皮质 90% 以上发生形态学破坏。其结果是类固醇合成严重减少，并产生典型的临床表现。
5. 继发性肾上腺功能减退的特征是由于 ACTH 水平低下（下丘脑 - 垂体功能减退），造成对正常肾上腺的刺激减少，从而导致皮质醇水平降低。
6. 三发性肾上腺功能减退是由长期使用类固醇激素治疗引起的，该疗法会导致 HPA 轴的反馈抑制。
7. 危重病患者相对肾上腺功能减退（RAI）的定义是基于血浆皮质醇水平。临界阈值是在没有预先刺激的情况下，基础皮质醇水平为 18～25 μg/dl。
8. 肾上腺功能减退的临床表现通常是非特异性的，包括虚弱、厌食、直立性低血压和一般的胃肠道症状。原发性肾上腺功能减退的典型体征包括 ACTH 水平升高导致的色素沉着、自身免疫性疾病伴随的白癜风以及高钾血症。继发型者由于尚保留盐皮质激素的效应，临床症状较轻微。
9. 肾上腺功能减退的评估通常包括基础血清皮质醇浓度测定和 ACTH 刺激后的皮质醇浓度增量。首选高剂量 ACTII 刺激试验（250μg ACTII），在刺激后 30 分钟和 60 分钟分别测定皮质醇水平。长时程试验或低剂量刺激试验（1μg ACTH）仅用于特殊情况。基础血清皮质醇水平小于 3μg/dl 提示重度绝对低皮质醇血症，需要立即干预。基础皮质醇水平低于 18～25 μg/dl 的危重病患者，推荐进行低剂量皮质醇替代治疗。
10. 急性肾上腺功能减退（艾迪生危象）需要立即干预。建立静脉通道、输注生理盐水、监测血糖水平和抽血后给予地塞米松可能会挽救患者的生命。应采用 ACTH 刺激试验进行诊断。一旦刺激试验结果阳性，由于氢化可的松的盐皮质激素效应，应将其作为首选用药。
11. 慢性肾上腺功能减退可能需要用糖皮质激素和盐皮质激素（用于原发型）长期替代治疗。任何生理或情绪应激都必须被视为有害刺激，需要增加 3～10 倍的糖皮质激素剂量。
12. 尽管最佳剂量和用药时机尚未确定，但是对扩容和血管加压药物治疗反应不佳的脓毒症休克患者，可以考虑低剂量氢化可的松（200～300mg/d）替代治疗。用药前不再推荐对这类患者预先实施 ACTH 试验。

（张萍 译，闫红 审校）

参考文献

1. Munck A. Glucocorticoid biology—a historical perspective. In: Goulding NJ, Flower RJ. Glucocorticoids. Basel, Boston, Berlin: Birkhaeuser Verlag; 2001. p. 17–33.
2. Zimmerman JJ. A history of adjunctive glucocorticoid treatment for pediatric sepsis: moving beyond steroid pulp fiction toward evidence-based medicine. Pediatr Crit Care Med 2007;8(6): 530–539.
3. Selye H. The general adaptation syndrome and the diseases of adaptation. J Clin Endocrinol Metab 1946;6:117–230.
4. Hench PS, Kendall EC, Slocumb CH, et al. The effect of a hormone of the adrenal cortex (17-hydroxy-11-dehydrocorticosterone: Compound E) and of pituitary adrenocorticotropic hormone on rheumatoid arthritis. Proc Staff Meet Mayo Clin 1949;24(8):181–197.
5. Barwick TD, Malhotra A, Webb JA, Savage MO, Reznek RH. Embryology of the adrenal glands and its relevance to diagnostic imaging. Clin Radiol 2005;60(9):953–959.
6. Lightman SL. The neuroendocrinology of stress: a never-ending story. J Neuroendocrinol 2008;20(6):880–884.

7. Summers CH, Winberg S. Interactions between the neural regulation of stress and aggression. J Exp Biol 2006;209(Pt 23):4581-4589.
8. Papadimitriou A, Priftis KN. Regulation of the hypothalamic-pituitary-adrenal axis. Neuroimmunomodulation 2009;16(5):265-271.
9. Pérez AR, Bottasso O, Savino W. The impact of infectious diseases upon neuroendocrine circuits. Neuroimmunomodulation 2009;16(2):96-105.
10. Marques AH, Silverman MN, Sternberg EM. Glucocorticoid dysregulations and their clinical correlates. From receptors to therapeutics. Ann N Y Acad Sci 2009;1179:1-18.
11. Holsboer F, Ising M. Stress hormone regulation: biological role and translation into therapy. Annu Rev Psychol 2010;61:81-109, C1-C11.
12. Maxime V, Siami S, Annane D. Metabolism modulators in sepsis: the abnormal pituitary response. Crit Care Med 2007;35(9 Suppl):S596-S601.
13. Kloeckner M, Gallet de Saint-Aurin R, Polito A, Aboab J, Annane D. Corticotropin axis in septic shock. Ann Endocrinol (Paris) 2007;68(4):281-289.
14. Nijm J, Jonasson L. Inflammation and cortisol response in coronary artery disease. Ann Med 2009;41(3):224-233.
15. Pace TW, Miller AH. Cytokines and glucocorticoid receptor signaling. Relevance to major depression. Ann N Y Acad Sci 2009;1179:86-105.
16. Barnes PJ. Mechanisms and resistance in glucocorticoid control of inflammation. J Steroid Biochem Mol Biol 2010;120(2-3):76-85.
17. Päth G, Bornstein SR, Ehrhart-Bornstein M, et al. Interleukin-6 and the interleukin-6-receptor in the human adrenal gland: expression and effects on steroidogenesis. J Clin Endocrinol Metab 1997;82(7):2343-2349.
18. Lösel RM, Feuring M, Falkenstein E, et al. Nongenomic effects of aldosterone: cellular aspects and clinical implications. Steroids 2002;67(6):493-498.
19. Mihailidou AS. Nongenomic actions of aldosterone: physiological or pathophysiological role? Steroids 2006;71(4):277-280.
20. Grossmann C, Gekle M. New aspects of rapid aldosterone signaling. Mol Cell Endocrinol 2009; 308(1-2):53-62.
21. Okada Y, Tanikawa T, Iida T, Tanaka Y. Vascular injury by glucocorticoid; involvement of apoptosis of endothelial cells. Clin Calcium 2007;17(6):872-877.
22. Stahn C, Buttgereit F. Genomic and nongenomic effects of glucocorticoids. Nat Clin Pract Rheumatol 2008;4(9):525-533.
23. Liberman AC, Druker J, Garcia FA, Holsboer F, Arzt E. Intracellular molecular signaling. Basis for specificity to glucocorticoid anti-inflammatory actions. Ann N Y Acad Sci 2009;1153:6-13.
24. De Bosscher K, Haegemann G. Minireview: latest perspectives on antiinflammatory actions of glucocorticoids. Mol Endocrinol 2009;23(3):281-291.
25. Chrousos GP, Kino T. Glucocorticoid signaling in the cell. Expanding clinical implications to complex human behavioral and somatic disorders. Ann N Y Acad Sci 2009;1179:153-166.
26. Neumann M, Naumann M. Beyond IkappaBs: alternative regulation of NF-kappaB activity. FASEB J 2007;21(11):2642-2654.
27. Landys MM, Ramenofsky M, Wingfield JC. Actions of glucocorticoids at a seasonal baseline as compared to stress-related levels in the regulation of periodic life processes. Gen Comp Endocrinol 2006;148(2):132-149.
28. Hayashi R, Wada H, Ito K, Adcock IM. Effects of glucocorticoids on gene transcription. Eur J Pharmacol 2004;500(1-3):51-62.
29. Meduri GU, Annane D, Chrousos GP, Marik PE, Sinclair SE. Activation and regulation of systematic inflammation in ARDS: rationale for prolonged glucocorticoid therapy. Chest 2009;136(6): 1631-1643.
30. Marchetti B, Serra PA, Tirolo C, L'episcopo F, Caniglia S, Gennuso F, et al. Glucocorticoid receptor-nitric oxide crosstalk and vulnerability to experimental parkinsonism: pivotal role for glia-neuron interactions. Brain Res Rev 2005;48(2):302-321.
31. Simmons WW, Ungureanu-Longrois D, Smith GK, et al. Glucocorticoids regulate inducible nitric oxide synthase by inhibiting tetrahydrobiopterin synthesis and L-arginine transport. J Biol Chem 1996;271(39):23928-23937.
32. Wu CC, Croxtall JD, Perretti M, et al. Lipocortin 1 mediates the inhibition by dexamethasone of the induction by endotoxin of nitric oxide synthase in the rat. Proc Natl Acad Sci U S A 1995;92(8):3473-3477.
33. Sharma D, Mukherjee R, Moore P, Cuthbertson DJ. Addison's disease presenting with idiopathic intracranial hypertension in 24-year-old woman: a case report. J Med Case Reports 2010;4:60.
34. Cooper MS, Stewart PM. Adrenal insufficiency in critical illness. J Intensive Care Med 2007;22(6): 348-362.
35. Marik PE. Critical illness-related corticosteroid insufficiency. Chest 2009;135(1):181-193.
36. Fernandez A, Brada M, Zabuliene L, Karavitaki N, Wass JA. Radiation-induced hypopituitarism. Endocr Relat Cancer 2009;16(3):733-772.
37. Ferraz-de-Souza B, Achermann JC. Disorders of adrenal development. Endocr Dev 2008;13: 19-32.
38. Abe T. Lymphocytic infundibulo-neurohypophysitis and infundibulo-panhypophysitis regarded as lymphocytic hypophysitis variant. Brain Tumor Pathol 2008;25(2):59-66.
39. Axelrod L. Perioperative management of patients treated with glucocorticoids. Endocrinol Metab Clin North Am 2003;32(2):367-383.
40. Santhana Krishnan SG, Cobbs RK. Reversible acute adrenal insufficiency caused by fluconazole in a critically ill patient. Postgrad Med J 2006;82(971):e23.
41. Lundy JB, Slane ML, Frizzi JD. Acute adrenal insufficiency after a single dose of etomidate. J Intensive Care Med 2007;22(2):111-117.
42. Jacobi J. Corticosteroid replacement in critically ill patients. Crit Care Clin 2006;22(2):245-253.
43. Burchard K. A review of the adrenal cortex and severe inflammation: quest of the "eucorticoid" state. J Trauma 2001;51(4):800-814.
44. Hahner S, Allolio B. Therapeutic management of adrenal insufficiency. Best Pract Res Clin Endocrinol Metab 2009;23(2):167-179.
45. Annetta M, Maviglia R, Proietti R, Antonelli M. Use of corticosteroids in critically ill septic patients: a review of mechanisms of adrenal insufficiency in sepsis and treatment. Curr Drug Targets 2009; 10(9):887-894.
46. Annane D. Adrenal insufficiency in sepsis. Curr Pharm Des 2008;14(9):1882-1886.
47. Cohen J, Venkatesh B. Relative adrenal insufficiency in the intensive care population: background and critical appraisal of the evidence. Anaesth Intensive Care 2010;38(3):425-436.
48. Torpy DJ, Ho JT. Value of free cortisol measurements in systemic infection. Horm Metab Res 2007;39(6):439-444.
49. Bornstein SR, Engeland WC, Ehrhart-Bornstein M, Herman JP. Dissociation of ACTH and glucocorticoids. Trends Endocrinol Metab 2008;19(5):175-180.
50. Loriaux DL, Fleseriu M. Relative adrenal insufficiency. Curr Opin Endocrinol Diabetes Obes 2009;16(5):392-400.
51. Iribarren JL, Jiménez JJ, Hernández D, et al. Relative adrenal insufficiency and hemodynamic status in cardiopulmonary bypass surgery patients. A prospective cohort study. J Cardiothorac Surg 2010; 5:26.
52. Annane D, Sebille V, Troche G, et al. A 3-level prognostic classification in septic shock based on cortisol levels and cortisol response to corticotropin. JAMA 2000;283(8):1038-1045.
53. Hägg E, Asplund K, Lithner F. Value of basal plasma cortisol assays in the assessment of pituitary-adrenal insufficiency. Clin Endocrinol 1987;26(2):221-226.
54. Rose LI, Williams GH, Jagger PI, et al. The 48-hour adrenocorticotropin infusion test for adrenocortical insufficiency. Ann Intern Med 1970;73(1):49-54.
55. Longui CA, Vottero A, Harris AG, et al. Plasma cortisol responses after intramuscular corticotropin 1-24 in healthy men. Metabolism 1998;47(11):1419-1424.
56. Streeten DHP, Anderson GH Jr, Bonaventura MM. The potential for serious consequences from misinterpreting normal responses to the rapid adrenocorticotropin test. J Clin Endocrinol Metab 1996;81(1):285-293.
57. Rasmuson S, Olsson T, Hagg E. A low dose ACTH test to assess the function of the hypothalamic-pituitary-adrenal axis. Clin Endocrinol 1996;44(2):151-155.
58. Thaler LM, Blevins LS Jr. The low dose (1 μg) adrenocorticotropin stimulation test in the evaluation of patients with suspected central adrenal insufficiency. J Clin Endocrinol Metab 1998;83(8): 2726-2729.
59. Dickstein G, Shechner C, Nicholson WE, et al. Adrenocorticotropin stimulation test: effects of basal cortisol level, time of day, and suggested new sensitive low dose test. J Clin Endocrinol Metab 1991;72(4):773-778.
60. Crowley S, Hindmarsh PC, Honour JW, et al. Reproducibility of the cortisol response to stimulation with a low dose of ACTH(1-24): the effect of basal cortisol levels and comparison of low-dose with high-dose secretory dynamics. J Endocrinol 1993;136(1):167-173.
61. Oelkers W, Diederich S, Bahr V. Diagnosis and therapy surveillance in Addison's disease: rapid adrenocorticotropin (ACTH) test and measurement of plasma ACTH, renin activity, and aldosterone. J Clin Endocrinol Metab 1992;75(1):259-265.
62. Schulte HM, Chrousos GP, Avgerinos P, et al. The corticotropin-releasing hormone stimulation test: a possible aid in the evaluation of patients with adrenal insufficiency. J Clin Endocrinol Metab 1984;58(6):1064-1067.
63. Gold PW, Kling MA, Khan I, et al. Corticotropin releasing hormone: relevance to normal physiology and to the pathophysiology and differential diagnosis of hypercortisolism and adrenal insufficiency. Adv Biochem Psychopharmacol 1987;43:183-200.
64. Tunn S, Pappert G, Willnow P, et al. Multicentre evaluation of an enzyme-immunoassay for cortisol determination. J Clin Chem Biochem 1990;28(12):929-935.
65. Abdu TAM, Elhadd TA, Neary E, et al. Comparison of the low dose short Synacthen test (1 μg), the conventional dose short Synacthen test (250 μg), and the insulin tolerance test for assessment of the hypothalamic-pituitary-adrenal axis in patients with pituitary disease. J Clin Endocrinol Metab 1999;84(3):838-843.
66. Miller AH, Pariante CM, Pearce BD. Effects of cytokines on glucocorticoid receptor expression and function. Glucocorticoid resistance and relevance to depression. Adv Exp Med Biol 1999;461: 107-116.
67. Dökmetas HS, Colak R, Kelestimur F, et al. A comparison between the 1-microg adrenocorticotropin (ACTH) test, the short ACTH (250 microg) test, and the insulin tolerance test in the assessment of hypothalamo-pituitary-adrenal axis immediately after pituitary surgery. J Clin Endocrinol Metab 2000;85(10):3713-3719.
68. Zarkovic M, Ciric J, Stojanovic M, et al. Optimizing the diagnostic criteria for standard (250-microg) and low dose (1-microg) adrenocorticotropin tests in the assessment of adrenal function. J Clin Endocrinol Metab 1999;84(9):3170-3173.
69. Mayenknecht J, Diederich S, Bahr V, et al. Comparison of low and high dose corticotropin stimulation tests in patients with pituitary disease. J Clin Endocrinol Metab 1998;83(5):1558-1562.
70. Nye EJ, Grice JE, Hockings GI, et al. Comparison of adrenocorticotropin (ACTH) stimulation tests and insulin hypoglycemia in normal humans: low dose, standard high dose, and 8-hour ACTH-(1-24) infusion tests. J Clin Endocrinol Metab 1999;84(10):3648-3655.
71. Stewart PM. The adrenal cortex. In: Larsen PR, Kronenberg HM, Melmed S, Polonsky KS. Williams Textbook of Endocrinology. Philadelphia, PA: Saunders; 2003. p. 525-532.
72. Cronin CC, Callaghan N, Kearney PJ, et al. Addison disease in patients treated with glucocorticoid therapy. Arch Intern Med 1997;157(4):456-458.
73. Ohtani R, Yayama K, Takano M, et al. Stimulation of angiotensinogen production in primary cultures of rat hepatocytes by glucocorticoid, cyclic adenosine 3',5'-monophosphate, and interleukin-6. Endocrinology 1992;130(3):1331-1338.
74. Jeremy JY, Dandona P. Inhibition by hydrocortisone of prostacyclin synthesis by rat aorta and its reversal with RU486. Endocrinology 1986;119(2):661-665.
75. Tobin MV, Aldridge SA, Morris AI, et al. Gastrointestinal manifestations of Addison's disease. Am J Gastroenterol 1989;84(10):1302-1305.
76. Tobin MV, Morris AI. Addison's disease presenting as anorexia nervosa in a young man. Postgrad Med J 1988;64(758):953-955.
77. Keljo DJ, Squires RH Jr. Clinical problem-solving. Just in time. N Engl J Med 1996;334(1):46-48.
78. Werbel SS, Ober KP. Acute adrenal insufficiency. Endocrinol Metab Clin North Am 1993;22(2): 303-328.
79. Zelissen PM, Croughs RJM, van Rijk PP, et al. Effect of glucocorticoids replacement therapy on bone mineral density in patients with Addison disease. Ann Intern Med 1994;120(3):207-210.
80. Arlt W, Callies F, van Vlijmen JC, et al. Dehydroepiandrosterone replacement in women with adrenal insufficiency. N Engl J Med 1999;341(14):1013-1020.
81. Callies F, Fassnacht M, van Vlijmen JC, et al. Dehydroepiandrosterone replacement in women with adrenal insufficiency: effects on body composition, serum leptin, bone turnover, and exercise capacity. J Clin Endocrinol Metab 2001;86(5):1968-1972.
82. Wallace I, Cunningham S, Lindsay J. The diagnosis and investigation of adrenal insufficiency in adults. Ann Clin Biochem 2009;46(Pt 5):351-367.
83. Boyer A, Chadda K, Salah A, Annane D. Glucocorticoid treatment in patients with septic shock: effects on vasopressor use and mortality. Int J Clin Pharmacol Ther 2006;44(7):309-318.
84. Skubitz KM, Craddock PR, Hammerschmidt DE, et al. Corticosteroids block binding of chemotactic peptide to its receptor on granulocytes and cause disaggregation of granulocyte aggregates in vitro. J Clin Invest 1981;68(1):13-20.
85. Hammerschmidt DE, White JG, Craddock PR, et al. Corticosteroids inhibit complement-induced granulocyte aggregation. A possible mechanism for their efficacy in shock states. J Clin Invest 1979;63(4):798-803.
86. Goldstein JM, Roos D, Weisman G, et al. Influence of corticosteroids on human polymorphonuclear leukocyte function in vitro: reduction of lysosomal enzyme release and superoxide production. Inflammation 1976;1(3):305-315.
87. Flower RJ, Blackwell GJ. Anti-inflammatory steroids induce biosynthesis of a phospholipase A2 inhibitor which prevents prostaglandin generation. Nature 1979;278(5703):456-459.
88. Sibbald WJ, Driedger AA, Finley RJ, et al. High-dose corticosteroids in the treatment of pulmonary microvascular injury. Ann N Y Acad Sci 1982;384:496-516.
89. Jacob HS, Craddock PR, Hammerschmidt DE, et al. Complement-induced granulocyte aggregation: an unsuspected mechanism of disease. N Engl J Med 1980;302(14):789-794.
90. Schumer W. Steroids in the treatment of clinical septic shock. Ann Surg 1976;184(3):333-341.
91. Sprung CL, Caralis PV, Marcial EH, et al. The effects of high-dose corticosteroids in patients with septic shock. A prospective, controlled study. N Engl J Med 1984;311(18):1137-1143.
92. Lefering R, Neugebauer EA. Steroid controversy in sepsis and septic shock: a meta-analysis. Crit Care Med 1985;23(7):1294-1303.
93. Cronin L, Cook DJ, Carlet J, et al. Corticosteroid treatment for sepsis: a critical appraisal and meta-analysis of the literature. Crit Care Med 1995;23(8):1430-1439.
94. Bone RC, Fisher CJ, Clemmer TP, et al. A controlled trial of high-dose methylprednisolone in the treatment of severe sepsis and septic shock. N Engl J Med 1987;317(11):653-658.
95. Slotman GJ, Fisher CJ Jr, Bone RC, et al. Detrimental effects of high-dose methylprednisolone sodium succinate on serum concentrations of hepatic and renal function indicators in severe sepsis and septic shock. The Methylprednisolone Severe Sepsis Study Group. Crit Care Med 1993;21(2): 191-195.
96. Briegel J, Kellermann W, Forst H, et al. Low-dose hydrocortisone infusion attenuates the systemic inflammatory response syndrome. The Phospholipase A2 Study Group. J Clin Invest 1994;72(10): 782-787.
97. Annane D, Sebille V, Charpentier C, et al. Effect of treatment with low doses of hydrocortisone and fludrocortisone on mortality in patients with septic shock. JAMA 2002;288(7):862-871.
98. Bollaert PE, Charpentier C, Levy B, et al. Reversal of late septic shock with supraphysiologic doses of hydrocortisone. Crit Care Med 1998;26(4):645-650.
99. Yildiz O, Doganay M, Aygen B, et al. Physiological-dose steroid therapy in sepsis. Crit Care 2002;6(3):251-259.
100. Briegel J, Forst H, Haller M, et al. Stress doses of hydrocortisone reverse hyperdynamic septic shock: a prospective, randomized, double-blind, single-center study. Crit Care Med 1999;27(4):723-732.
101. Oppert M, Reincke A, Gräf KJ, et al. Plasma cortisol levels before and during "low-dose" hydrocor-

tisone therapy and their relationship to hemodynamic improvement in patients with septic shock. Intensive Care Med 2000;26(12):1747-1755.
102. Keh D, Boehnke T, Weber-Carstens S, et al. Immunologic and hemodynamic effects of "low-dose" hydrocortisone in septic shock: a double-blind, randomized, placebo-controlled, crossover study. Am J Respir Crit Care Med 2003;167(4):512-520.
103. Vincent JL, Zhang H, Szabo C, et al. Effects of nitric oxide in septic shock. Am J Respir Crit Care Med 2000;161(6):1781-1785.
104. Landry DW, Oliver JA. The pathogenesis of vasodilatory shock. N Engl J Med 2001;345(8): 588-595.
105. Sprung CL, Annane D, Keh D, et al. CORTICUS Study Group. Hydrocortisone therapy for patients with septic shock. N Engl J Med 2008;358(2):111-124.
106. Dellinger RP, Levy MM, Rhodes A, et al. Surviving sepsis campaign: international guidelines for management of severe sepsis and septic shock: 2012. Crit Care Med 2013;41(2):580-637.
107. COIITSS Study Investigators; Annane D, Cariou A, Maxime V, et al. Corticosteroid treatment and intensive insulin therapy for septic shock in adults: a randomized controlled trial. JAMA 2010; 303(4):341-348.
108. Lamberts SWJ, Bruining HA, de Jong FH. Corticosteroid therapy in severe illness. N Engl J Med 1997;337(18):1285-1292.
109. Van den Beek D, de Gans J. Dexamethasone in adults with community-acquired bacterial meningitis. Drugs 2006;66(4):415-427.
110. Weisfelt M, de Gans J, van den Beek D. Bacterial meningitis: a review of effective pharmacotherapy. Expert Opin Pharmacother 2007;8(10):1493-1504.
111. van den Beek D, Farrar JJ, de Gans J, Mai NT, Molyneux EM, Peltola H, et al. Adjunctive dexamethasone in bacterial meningitis: a meta-analysis of individual patient data. Lancet Neurol 2010;9(3):254-263.
112. Axelrod J, Reisine TD. Stress hormones: their interaction and regulation. Science 1984; 224(4648):452-459.
113. Long JB, Holaday JW. Blood-brain barrier: endogenous modulation by adrenal-cortical function. Science 1985;227(4694):1580-1583.
114. Falezza G, Lechi Santonastaso C, Parisi T, et al. High serum levels of angiotensin-converting enzyme in untreated Addison's disease. J Clin Endocrinol Metab 1985;61(3):496-498.
115. Liapi C, Chrousos GP. Glucocorticoids. In: Jaffe SJ, Aranda JV. Pediatric Pharmacology 2nd ed. Philadelphia, USA: WB Saunders Co; 1992. p. 466-475.
116. Magiakou MA, Chrousos GP. Corticosteroid therapy, nonendocrine disease and corticosteroid withdrawal. In: Bardin CW. Current Therapy in Endocrinology and Metabolism 5th ed. Philadelphia, USA: Mosby Yearbook; 1994. p. 120-124.

149

甲状腺功能紊乱

Angela M. Leung and Alan P. Farwell

甲状腺危象和黏液性水肿昏迷是危及生命的紧急事件，其代表了失代偿患者甲状腺功能异常的极端情况。他们的临床表现往往是突发性的，常常由非甲状腺相关的疾病或事件引发。对这些紊乱在临床上应引起高度地警惕，因为和其他的生化指标一样，甲状腺功能异常与没有合并症的甲状腺毒症和甲状腺功能减退很难明确地区分开来。由于甲状腺危象和黏液性水肿昏迷仅作为临床诊断，因此在适当的情况下血清甲状腺激素含量的测量可作为确证性检测。

与上述的这些突发的临床表现相反，对于甲状腺本身无功能异常的患者而言，重症疾病也可导致与其严重程度相关的多种非特异性的甲状腺激素浓度的改变。由于多种不同的疾病往往可导致相同的血清甲状腺激素的变化，对于甲状腺激素指标的症状改变被称为甲状腺功能正常病态综合征或非甲状腺疾病。在重症监护室（intensive care unit，ICU）中，对于甲状腺功能正常病态综合征患者与本身有甲状腺疾病的患者之间的鉴别诊断往往相当困难。

本章将回顾正常甲状腺的生理学、危重症患者甲状腺激素代谢的变化，以及在危重患者甲状腺功能的评估。最后，对甲状腺功能正常病态综合征、甲状腺危象和黏液性水肿昏迷的诊断和治疗进行综述。

正常的甲状腺激素有效利用

调节

甲状腺激素的合成和分泌是由垂体前叶激素促甲状腺素［或促甲状腺激素（thyroid-stimulating hormone，TSH）］调节的。与经典的负反馈系统相一致，当血清甲状腺激素水平下降时，TSH 分泌增加，反之亦然（图 149-1）。TSH 分泌也由下丘脑激素［促甲状腺激素释放激素（thyrotropin-releasing hormone，TRH）］调节。甲状腺激素的负反馈主要作用于垂体，但也可能影响下丘脑的 TRH 释放。此外，来自上级皮质中心的信号输入也可以影响下丘脑 TRH 分泌。

在 TSH 的影响下，甲状腺合成并释放甲状腺激素。甲状腺素（T_4，按重量计含碘 65%）是甲状腺的主要分泌产物，在正常情况下约占分泌性甲状腺激素的 90%[1]。虽然 T_4 在某些组织中可能有直接作用，它的主要作用是作为一种前体激素在外周组织中代谢为具有转录活性的 3,5,3′- 三碘甲状腺原氨酸（T_3，按重量计算含碘 59%）。

代谢途径

T_4 的主要代谢途径是依次地单个脱碘[2]。至少有 3 个脱碘酶，每个在不同的器官表达，催化 T_4 代谢过程中涉及的脱碘反应。通过Ⅰ型碘化酪氨酸 5′- 脱碘酶（D1）或Ⅱ型碘化酪氨酸 5′- 脱碘酶（D2）脱去 5′- 或外环上的碘，形成 T_3 的活性代谢途径。通过Ⅲ型脱碘酶（D3）脱去 5′- 或内环上的碘，形成非活性代谢激素 3,3′,5′- 三碘甲状腺原氨酸（reverse T_3，r T_3）的无活性代谢途径。在肝脏、肾脏和甲状腺中，D1 含量丰富，在甲状腺功能亢进症中上调，在甲状腺功能减退症中

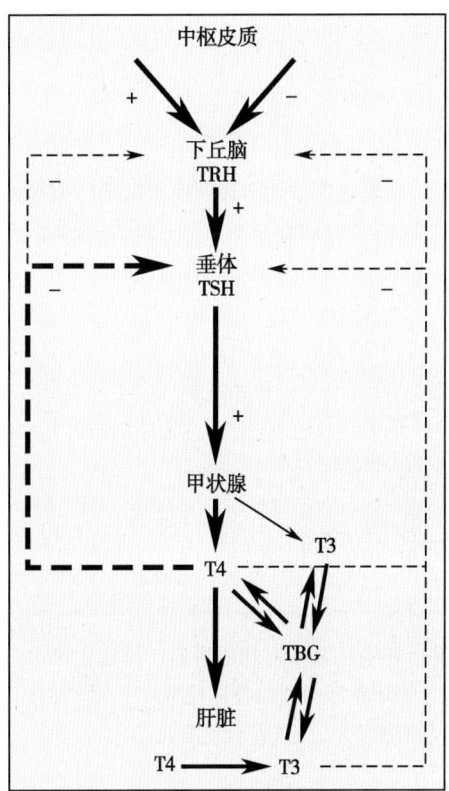

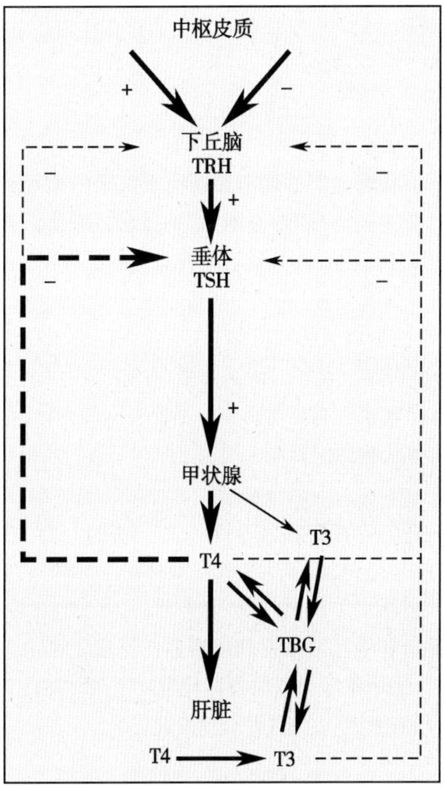

图 149-1　**下丘脑 - 垂体 - 甲状腺轴示意图**。T_4 与 T_3 对 TSH 分泌的抑制效应通过虚线及减号表示，TRH 对 TSH 分泌及 TSH 对甲状腺素分泌的促进作用则以实线与加号表示。T_4 与 T_3 也可能对 TRH 的分泌有抑制作用

下调。D2 主要存在于大脑、脑垂体和骨骼肌中，在甲状腺功能亢进症中下调，在甲状腺功能减退症中上调。D3 主要表达于大脑、皮肤、胎盘和绒毛膜。D3 的作用也包括 T_3 的失活，形成 T_2，另一种非活性代谢物。在正常情况下，约 41% 的 T_4 转换为 T_3，约 38% 转换为 r T_3，约 21% 是通过其他途径代谢，如在肝脏中的结合和在胆汁中的排泄 [3,4]。

T_3 是有代谢活性的甲状腺激素，通过与结合于染色质的核受体结合并调节反应组织中的基因转录而发挥作用 [5]。了解在危重疾病状态下循环中甲状腺激素水平的改变是很重要的。只有约 10% 的循环 T_3 是由甲状腺直接分泌的，而超过 80% 的 T_3 是由外周组织中 T_4 转换而来 [1,2]。因此，外周 T_4 向 T_3 的转换因素对循环中 T_3 水平有很重要的影响。血清 T_3 的水平比 T_4 的低约 100 倍。与 T_4 相似，T_3 的代谢是通过脱碘形成二碘甲腺原氨酸（T_2），并通过在肝脏中结合。循环中 T_4 和 T_3 的半衰期分别为 5～8 天和 1.3～3 天 [3]。

血清结合蛋白

在血清中循环的 T_4 与 T_3 均需与肝脏合成的几种蛋白质结合在一起 [4]。甲状腺结合球蛋白（Thyroid-binding globulin，TBG）是主要的转运蛋白，约 80% 的循环血清甲状腺激素与之相结合。T_4 对于 TBG 的亲和力约大于 T_3 的 10 倍，因此，部分地解释了循环中 T_4 水平增加而 T_3 不增加的原因。其他血清结合蛋白包括转甲状腺素 [6]，它结合了约 15% 的 T_4 和极少的 T_3（如果有的话）。还有白蛋白，它对 T_4 和 T_3 的亲和力较低，但却有非常大的结合能力。总的来说，循环中 99.97% 的 T_4 和 99.7% 的 T_3 与血浆蛋白结合。

游离激素的作用

了解甲状腺功能的调节和在危重疾病中循环中甲状腺激素的改变的关键是“游离激素”的概念。游离激素是指未结合的、具有代谢活性的激素。在垂体的调节下，当游离激素浓度有任何变化时，总的甲状腺功能会受到影响。由于 T_4 和 T_3 与这些蛋白质的高度结合，无论是结合蛋白浓度的变化，还是甲状腺激素对血清结合蛋白的亲和力发生改变，都对血清总激素水平有显著影响。尽管有这些变化，但这并不一定导致甲状腺功能紊乱。

甲状腺激素在危重病患者中的有效利用

危重患者甲状腺激素利用率的广泛变化可由下面几种情况引起：①甲状腺激素的外周代谢改变；② TSH 调节的改变；③甲状腺激素与 TBG 结合的变化。

外周代谢途径

发生急性疾病时，甲状腺激素代谢的最初改变之一是 D1 的急性抑制，导致外周组织中 T_4 向 T_3 的转换减少 [7]。D1 被各种各样的因素所抑制，包括急性疾病（框 149-1）[2]，导致危重患者 T_3 的产生急性减少。与此相反，由于急性疾病可引起 D3 介导的内环脱碘增加，而引起 r T_3 水平的增加 [8]。另外，由于 r T_3 随后被 D1 脱碘，r T_3 的降解减少，随着 T_3 水平的下降这种无活性激素的水平成比例升高。当磺酸结合和丙氨酸侧链脱氨 / 脱羧作用增加时，非碘化途径可能发挥重要作用，导致 T_3 硫酸盐和 3,5,3′- 三碘甲腺乙酸的水平分别增加。在冠状动脉搭桥手术中，本预想 T_3 水平会升高，但是实际上 T_3 水平迅速下降，其发生可以与硫酸化结合作用有关 [9]。与甲状腺激素受体结合，并具有弱的类甲状腺素活性的 3,5,3′- 三碘甲腺乙酸在疾病和禁食状态下可在局部增加。在脑垂体中的 3,5,3′- 三碘甲腺乙酸产生增加可能是疾病状态下 TSH 水平下降的一个因素。最后，在危重疾病状态下，T_4 向外周组织的转运受损，如肝脏和肾脏，在这些组织产生了大量的循环 T_3，进一步导致了 T_3 的产生减少 [10,11]。有趣的是，在动物模型中 [12] 观察到甲状腺激素转运蛋白 OATPICI 和 MCT8 的表达及 MCT8 和 MCTL 在人的肝脏和肌肉中的表达增加 [13]。因此，在这种临床情况下，组织运输减少的机制尚未阐明。

促甲状腺素调节

在急性疾病的早期，血清 TSH 水平通常在正常范围 [14]。由于从较高的皮质中枢发出的抑制信号减少了 TRH 的分泌、TRH 代谢受损 [15]、TSH 释放脉冲改变 [16] 和 TSH 夜间急速释放峰的降低或消失 [16,17]，都可能进一步降低了 TSH 水平。瘦素是 *ob* 基因的产物，已经发现血清瘦素水平直接受甲状腺素水平的影响 [18]，其水平也随着病情的进展 [19] 及下丘脑 TRH 分泌下降而下降，从而导致了更低的 TSH 水平 [20]。

然而，在动物模型中，下丘脑 TRH 基因表达的减少并不与血清 T_4 及 T_3 水平升高相关 [12]。最后，在急性非甲状腺疾病中，某些甲状腺激素代谢产物增加可能在抑制 TSH 和 TRH 分泌中起作用 [21]。

常用的治疗危重患者的药物也可能对血清 TSH 水平有抑制作用（框 149-2）。Van den Berghe 等 [22] 报道，15～21 小时的短时间内静脉注射（intravenous，iv）多巴胺，可快速降低

框 149-1 抑制 1 型 5′- 脱碘酶活性的因素

急性及慢性疾病
完全剥夺能量摄入
营养不良
糖皮质激素
β- 肾上腺能阻滞药物（如普萘洛尔）
口服胆囊造影剂（如异戊酸、异戊酸钠）
胺碘酮
丙硫氧嘧啶
脂肪酸
胎儿 / 新生儿期
硒缺乏
肝脏疾病

TSH 水平，停用后可导致血清 TSH 水平升高 10 倍。在一项研究中，因脑膜炎球菌毒血症在儿科 ICU 接受多巴胺注射治疗的儿童的 TSH 水平低于那些未使用多巴胺的儿童[23, 24]。无论是内源性或外源性因素引起的糖皮质激素水平的升高，对促甲状腺激素分泌也有直接的抑制作用。

血清结合蛋白

在急性疾病状态下，血清甲状腺激素与转运蛋白的亲和力及血清结合蛋白的浓度也会发生改变（表 149-1）。血清甲状腺激素转运蛋白和白蛋白下降在慢性病、营养不良和高分解代谢状态特别常见。当合并有肝功能异常和人类免疫缺陷病毒（human immunodeficiency virus，HIV）感染[25]，TBG 的水平可能会增加；当合并有严重或慢性疾病时[4]，则会下降。在心脏搭桥过程中，TBG 也可以快速地通过蛋白酶切割降解，这可能是心脏手术患者血清 T_3 水平快速下降的部分原因[26]。

对于常见的危重病患者而言，T_4 与 TBG 的结合存在一种获得性缺陷。这被认为是由于一些尚未发现的从损伤组织中所释放的因子可抑制 T_4 向 T_3 的转化，而这类组织的特征是具有不饱和的非酯化脂肪酸（nonesterified fatty acids，NEFA）[27, 28]。在全身性疾病患者中，NEFA 水平上升与疾病的严重程度相平行[29]。而像肝素这样的药物会刺激产生 NEFA[30]。许多药物包括大剂量呋塞米、抗癫痫药物和水杨酸盐也会改变 T_4 与 TBG 的结合。血清结合蛋白在危重病中的变化，使游离激素浓度的估计愈发困难（见下文）。

框 149-2　降低促甲状腺素分泌的因素

急性和慢性疾病
肾上腺素能激动剂
热量限制
卡马西平
氯贝丁酯
赛庚啶
多巴胺及多巴胺激动剂
内源性抑郁症
糖皮质激素
IGF-1
甲麦角林
美西麦角
阿片类制剂
苯妥英钠
酚妥拉明
哌咪清
生长抑素
血清素
手术应急
甲状腺素代谢产物

IGF：胰岛素样生长因子。

表 149-1　改变 T_4 与 TBG 结合的因素

	增加结合力	减弱结合力
药物	雌激素 美沙酮 氯贝丁酯 5- 氟尿嘧啶 海洛因 它莫昔芬 雷洛昔芬	糖皮质激素 雄激素 左旋天冬酰胺酶 水杨酸盐类 甲芬那酸 抗癫痫药物（苯妥英钠、卡马西平） 呋塞米 肝素 合成类固醇
全身因素	肝脏疾病 卟啉症 HIV 感染 遗传因素	遗传因素 急性疾病 非酯化游离脂肪酸（NEFA）

危重病患者甲状腺功能的评价

诊断试验

促甲状腺素测定

对于急性疾病患者的甲状腺功能检测显示，20%～40% 的患者存在异常的甲状腺功能，其中多于 80% 的患者在其疾病恢复后未合并有原发的甲状腺功能异常[31-33]。在 1 580 例住院患者的研究中，只有 24% 的 TSH 值被抑制（TSH 低于检测下限），50% 的 TSH 值超过 20mU/L 的患者被发现有甲状腺疾病[31, 32]。更重要的是，在 TSH 低于正常但仍在可被检测范围内的患者中，没有发现原发性甲状腺功能障碍的患者；而在 TSH 值升高但低于 20mU/L 的患者中，只有 14% 随后被诊断为原发性甲状腺功能障碍。Kaptein 和他的同事们的一项研究认为，在慢性心脏、肝脏或肾脏疾病的背景下，单纯 TSH 浓度升高的患者不会持续或进展为明显的甲状腺功能减退[34]。

敏感的第三代 TSH 检测对于明显的甲状腺功能亢进症和非甲状腺性疾病之间的鉴别有了小的进步[31]。然而，总的来说，对于正常甲状腺功能患者，正常的 TSH 水平具有较高的预测价值，仅 TSH 值异常对于评估危重患者甲状腺功能是没有帮助的。

血清 T_4 和 T_3 浓度

测定非甲状腺疾病患者的游离甲状腺激素浓度是相当困难的[35]。测定游离激素水平的金标准是平衡透析。然而，这种技术费时费力，因此很少使用。对甲状腺激素浓度、游离 T_4 指数、游离 T_4 和游离 T_3 的最常见实验室检查是用模拟方法进行测量；这些方法是对游离激素浓度的估计，因此不准确[36, 37]。

游离 T_4 指数（free T_4 index，FT_4I）是通过总 T_4 浓度乘以树脂吸收的 T_3 或 T_4。这是血清 TBG 浓度的逆估计[37]。游离 T_4 水平也可以用模拟的方法来衡量，是一种花费较少的 FT_4I 检测方法[38]。两个测试方法准确性相当[39]。在健康人群中，游离 T_4 与 FT_4I 之间存在着密切的联系。然而，在危重患者中，这种关联没有了，主要原因是用树脂摄取试验结果评估 TBG 结合率存在困难。尽管如此，在一项对于住院患者大样本的研究中发现，游离 T_4 指数的灵敏度为 92.3%，而敏感的 TSH 检测的灵敏度只有 90.7%[31]。

在所有血清甲状腺功能检测中，血清 T_3 浓度因为急性疾病引起的甲状腺激素利用度的改变受影响程度最大。因此，在危重患者的甲状腺功能的初步评估中，没有任何证据表明需常规测量血清 T_3 水平。只有当 TSH 敏感性受到抑制和游离 T_4 指数升高（或者高于正常）或者游离 T_4 值升高，临床上怀疑发生甲状腺毒症的情况下需要检测血清 T_3 水平。由于实验室之间对于游离 T_3 的检测存在差异，总 T_3 检测优于游离 T_3（模拟）测定[37]。

虽然一些研究人员报告说，血清 r T_3 水平是 ICU 死亡率的一个重要的预后指标[11,40]，r T_3 水平通常是不可靠的，不应该被用来区分原发的甲状腺功能异常和非甲状腺异常的疾病状态[41]。

血清甲状腺自身抗体

通常对甲状腺球蛋白和甲状腺过氧化物酶（thyroid peroxidase，TPO）（两种内在的甲状腺蛋白质）的自身抗体进行常规检测[37]。任何一种或这两种抗体血清滴度增加都表明存在自身免疫性甲状腺疾病，但是单纯甲状腺自身抗体的存在并不一定表明甲状腺功能异常，因为它们在一般人群中的比例高达 26%[42,43]。检测到甲状腺自身抗体确实增加了异常的 TSH 和 FT_4I 值在诊断固有的甲状腺疾病中的敏感性[31,32]。

影像学研究

影像学研究对于诊断危重病患者的甲状腺疾病不是必要的。偶尔，对于疑诊甲状腺毒症和可疑的实验室检查的患者使用放射性同位素碘 -123（^{123}I）的甲状腺功能分析可能是有用的。然而，这些研究是费力的，并且对潜在急性疾病的处理往往掩盖了获得这些研究的好处。如超声、同位素成像、计算机断层扫描（computed tomography，CT）和磁共振成像（magnetic resonance imaging，MRI）等形态学方法在甲状腺结节和甲状腺肿的评估中是有用的，但这些疾病状态很少是急性病的原因。因此，这些研究对于危重患者而言通常是无用的。

诊断

由于甲状腺功能异常检测很普通，但甲状腺功能异常的情况比较少，不推荐对 ICU 人群进行甲状腺功能异常的常规筛查。只有临床上高度怀疑甲状腺功能异常时，才应对住院患者进行甲状腺功能检查。只要有可能，只有患者从急性病中恢复过来才进行甲状腺垂体轴的评估[44]。因为对于危重患者而言，甲状腺激素功能的每一次检测结果可能都不一样，没有一项单一的测试可以明确地诊断或排除本身甲状腺功能异常的存在。

如果临床上高度怀疑危重病患者可能有甲状腺功能障碍的问题，合理的初始测试应包括游离 T_4 指数或者游离 T_4 和 TSH 测定。评估这些值的持续时间、严重程度和疾病分期有助于大多数患者得到正确诊断。例如，轻度升高的 TSH 加上低 FT_4I 或游离 T_4，更有可能表明存在急性疾病状态下原发性甲状腺功能减退症的早期表现，在疾病恢复阶段获得相同的检测值则是完全相反的意义。同样，相对于心动过速、正常体温的个体，对于低体温、心率慢的个体，高 TSH 和低或者正常的 FT_4I 或者游离 T_4 更能提示异常的甲状腺功能。如果 FT_4I 或游离 T_4 以及 TSH 两者都是正常的，致病因素是可以不予考虑甲状腺功能异常的。如果诊断仍不清楚，甲状腺抗体的测量将有助于原发性甲状腺疾病的诊断，并可增加游离 T_4 指数或游离 T_4 以及 TSH 的敏感度。只有在抑制的 TSH 及中到高于正常的游离 T_4 指数或游离 T_4 的情况下，血清 T_3 水平的测量可表明甲状腺功能的情况。

甲状腺功能正常性病态综合征

如前所述，本身无甲状腺功能异常的重症疾病患者，可出现甲状腺激素浓度的多种非特异性的改变，且与疾病的严重程度有关[21,45,46]。有一种理论认为，甲状腺功能正常性病态综合征对于急性疾病状态下出现的氧化应激反应可能是一种代偿机制[47]。不管潜在的病因是什么，甲状腺激素参数的改变是一个连续的变化，这种变化取决于病情的严重程度，可以被分为几个不同的阶段（图 149-2）[21]。甲状腺功能检测指标变化很大，往往可归因于甲状腺功能检测时所处疾病的阶段不同。重要的是，这些变化很少是孤立的，而且经常与其他内分泌系统的改变有关，如血清促性腺激素和性激素浓度的降低[48]，以及血清促肾上腺皮质激素和皮质醇水平的升高[49]。因此，甲状腺功能正常性病态综合征不应被视为一个孤立的病理事件，而应该被认为是一个涉及免疫系统及内分泌系统的、机体针对疾病做出的适应性的全身反应的一部分。

已经有许多研究探讨了在一些急性和慢性疾病情况下非甲状腺疾病的影响。有研究推测，甲状腺功能减退和慢性肾脏疾病之间存在关联，尽管这种慢性病患者的甲状腺功能异常可能是非甲状腺疾病的一个组成部分[50]。还有研究者指出，非甲状腺疾病的存在预示着合并终末期肾病[51]、心肾综合征[52]、肠外瘘[53]及烧伤患者[40]的总体预后恶化。有关在 ICU 住院儿童的非甲状腺疾病的文献有限[54]。

低 T_3 状态

在危重患者中出现的甲状腺激素浓度异常常见的是血清 T_3 水平大幅度的下降，这种变化最早可能发生在发病后

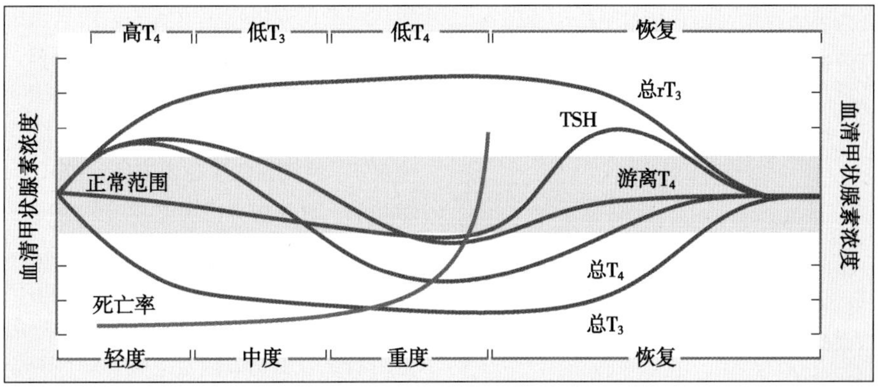

图 149-2　**重症疾病时甲状腺素浓度的改变**。示意图代表了非甲状腺疾病患者血清甲状腺素浓度连续性改变。随着疾病严重程度的增加，这种改变越来越明显，疾病退去，患者恢复时则恢复到正常范围。迅速升高的死亡率与总 T_4 及游离 T_4 的浓度下降相关。r T_3：反三碘甲腺原氨酸（3,3′,5′- 三碘甲腺原氨酸）；T_3：3,5,3′- 三碘甲腺原氨酸；TSH：促甲状腺激素。（资料来源：Farwell AF 危重症患者甲状腺功能正常性病态综合征，在：Irwin RS，Rippe JM，editors. Intensive care medicine. 5th ed. Philadelphia：Lippincott Williams & Wilkins；2003.）

24 小时。超过半数的接受医疗服务的患者将显示血清 T_3 浓度降低[31,32]。如上所述，有多种途径可导致危重疾病状态下低 T_3 状态的发生，包括通过抑制 I 型脱碘酶降低外周 T_4 向 T_3 的转化、通过 3 型脱碘酶表达的增强[55]增加 T_3 向 T_2 的转化、通过增加 T_3 硫酸盐的形成和通过增加 3,5,3′- 三碘甲腺乙酸的形成。由此导致了 T_3 生成和 r T_3 降解的明显减少[56]，从而导致血清 T_3 和血清 r T_3 浓度的交互变化。低 T_3 状态已被描述为急性失代偿性心功能不全的重症监护患者的全因和心脏死亡率的一个预测因子[57]。在外周组织中也发现了低 T_3 水平。在急性非甲状腺疾病中，甲状腺激素受体的表达也降低[58]，可能是对组织 T_3 水平减少的一种反应。

高 T_4 状态

由于 1 型脱碘酶的急性抑制或 TBG 水平的升高，血清 T_4 水平在急性疾病状态下可能会早期升高。这在老年人和精神病患者中最常见。随着疾病时间的延长，T_4 降解的非脱碘途径增多，血清 T_4 水平逐步恢复到正常水平[32]。

低 T_4 状态

随着疾病严重性和持续时间的增加，血清总 T_4 水平下降到低于正常的范围。导致血清 T_4 水平降低的促成因素包括：①血清载体蛋白与 T_4 的结合减少；②血清 TSH 水平下降，导致甲状腺分泌减少；③ T_4 非脱碘代谢途径增加。血清 T_4 水平的下降与 ICU 的预后相关，当血清 T_4 水平下降到 4μg/dl 以下，死亡率增加；当血清 T_4 水平低于 2μg/dl 时，死亡率则接近 80%[59-61]。尽管重症患者血清总 T_4 和 T_3 水平显著降低，游离激素水平则被报告为正常甚至升高[35,36]，这就解释了大多数患者为什么甲状腺激素水平在甲状腺功能低下的范围内，但似乎代谢正常。因此，低 T_4 状态不太可能是一种激素缺乏状态的结果，更有可能是这些危重病患者多系统衰竭的一个标志。

恢复状态

随着急性疾病恢复，甲状腺激素浓度也逐渐恢复[62]。这一阶段可能会延长，且其特点为血清 TSH 水平轻度升高[63]，甲状腺激素储存状态的水平完全恢复正常范围可能需要出院后的几个星期[64]或几个月[31]。一项研究报道，在 40 例经冠状动脉旁路移植术后的非甲状腺疾病患者中，35 例患者术后 6 个月甲状腺功能恢复正常[65]。

甲状腺功能正常性病态综合征的治疗

在危重患者中，甲状腺功能正常性病态综合征是否代表了对这些患者产生了负面影响的甲状腺功能的病理改变，还是仅仅反映了在危重患者中发生的多器官功能衰竭（如呼吸、心脏、肾、肝衰竭），这个问题仍然是有争议的[52,53,66-69]。然而，在大多数研究中，甲状腺激素补充治疗被证明是没有益处的（框 149-3）[68,69]，包括儿科患者[70]。

最初有证据表明，碘塞洛宁（L-T_3）对于增加来源于脑死亡患者的可用器官是有益处的[71]，例如移植前器官存留的激素中包含 L-T_3[72]。然而，随后的 meta 分析，包括前瞻性研究，未能证实任何有益影响[73]。虽然 L-T_3 对扩张型心肌病[74]和心肌功能受损[75]患者的血流动力学和神经体液参数有轻微改善，但这些益处可能是 T_3 的药理作用，而不是生理替代激素作用。此外，在充血性心力衰竭患者中，与任何持续的临床效益相比，L- T_3 治疗没有有害影响的研究更值得关注；在这类患者中开展进一步研究已经获得批准。

除甲状腺激素替代疗法外，其他疗法已被证明对治疗甲状腺功能正常性病态综合征有益。一项随机多中心临床试验报告，使用 *N*- 乙酰半胱氨酸（*N*-acetylcysteine，NAC）能够预防血清甲状腺功能紊乱，这与对急性心肌梗死后患者的非甲状腺疾病疗效一致[76]。NAC 是一种强有力的细胞内抗氧化剂，能够减少氧化应激，被认为是导致非甲状腺疾病的原因[77]。早期的营养支持可预防术后患者甲状腺激素参数的

框 149-3 甲状腺素治疗甲状腺功能正常性病变综合征疗效的临床试验综述*

饥饿/营养不良

- $L\text{-}T_3$ 治疗可增加禁食正常人和肥胖患者蛋白质分解和氮排泄

综合 ICU 患者

- $L\text{-}T_4$ 对普通内科患者、急性肾衰竭患者或肾移植患者均无益处
- $L\text{-}T_3$ 对烧伤患者无益处

早产儿

- $L\text{-}T_4$ 对孕 26～28 周早产儿发育指标无益处
- $L\text{-}T_4$ 可能对孕 25～26 周早产儿有益，但对孕 27～30 周早产儿可能存在有害影响
- $L\text{-}T_3$ 治疗无效
- meta 分析显示甲状腺激素治疗对早产儿无显著疗效

心脏手术患者

- 小型研究表明，$L\text{-}T_3$ 可以改善血流动力学参数
- 大型试验显示，在接受心脏旁路手术的患者中 $L\text{-}T_3$ 无益处
- 在接受心脏手术的儿童中，使用 $L\text{-}T_3$ 对血流动力学参数和住院时间可能有改善

心脏供体

- $L\text{-}T_3$ 对维持移植前脑死亡心脏供体的正常心脏功能的作用是多种的（从有帮助到无益）
- $L\text{-}T_3$ 对改善移植前受损心脏功能方面可能有好处，可能增加可用于移植的器官池
- 会议一致推荐在心室射血分数 <45% 的患者中使用 $L\text{-}T_3$ 作为激素复苏的一部分

充血性心力衰竭

- 一个小型非对照研究表明，短期的 $L\text{-}T_4$ 治疗增加了心脏输出量和心脏功能，降低了体循环血管阻力
- 使用短期静脉滴注 $L\text{-}T_3$ 来改善血流动力学和神经体液参数，可能需要超生理浓度

*详细说明见参考文献 69。

变化[78]。最后，一些研究人员提出，与急性疾病相比，慢性危重病可能会有独特疾病表现[79,80]，采用下丘脑释放因子治疗的合理性需要进一步的试验确定[79]。综上所述，在没有甲状腺功能减退症临床证据的情况下，似乎没有任何令人信服的证据表明甲状腺激素疗法可以在甲状腺激素降低的患者中使用，因为甲状腺激素降低的原因是甲状腺功能正常性病变综合征[81]。

甲状腺危象

甲状腺危象是甲状腺功能亢进的一种急性、危及生命的并发症，是该病的极端表现[82-84]。回顾历史，甲状腺危象与甲状腺功能亢进症手术有关。根据所采用的诊断标准，某些研究报告的发病率接近 10%。目前，由于对该病认识的不断深入以及围手术期管理的改善，甲状腺危象非常罕见，在所有与甲状腺毒症有关的住院治疗中不到 2%[85]。大多数情况下，甲状腺危象是由未经治疗或者经部分治疗的甲状腺功能亢进症患者出现的并发医疗问题引起的[82-84]。甲状腺危象的诊断只能根据临床表现诊断，没有特异的实验室指标，并且甲状腺激素浓度类似于简单的甲状腺毒症。虽然临床上出现快速失代偿的原因尚不清楚，但甲状腺激素与血浆蛋白的结合受诱发因素突然抑制，导致已升高的游离激素池中游离激素浓度升高，可能在甲状腺危象的发病机制中起作用[86]。

临床表现

甲状腺危象主要是临床诊断，因此，这种疾病在患者中不同的发病率可能是由于诊断标准的严格性不同。临床特征与甲状腺毒症相似，但更为夸张（框 149-4）。甲状腺危象的主要特征包括发热（体温通常 >38.5℃），与发热程度不成比例的心动过速，以及精神状态的改变[87]。心动过速，特别是老年人房颤是常见的。恶心，呕吐，腹泻，躁动和谵妄是常见的表现。由于脱水和心脏失代偿引起的血管萎陷和休克是不良的预后迹象，黄疸也是不良预后的迹象[88]。临床也有多器官功能衰竭的报道[89]。多达 20% 的患者可能出现昏迷和死亡，经常是由于心律失常、充血性心力衰竭、高热或诱发疾病所致[90]。出现异常中枢神经系统表现可能预示着更糟的预后[91,92]。

在大多数患者可见 Graves 病的典型表现，而 Graves 病是甲状腺毒症的最常见原因，常见表现为眼病和弥漫性肿大的甲状腺肿[83]。甲状腺危象也与毒性结节性甲状腺肿有关。在老年人中，不典型的体征和症状可能包括严重的肌病、严重的体重下降、冷漠和轻微的甲状腺肿大[93]。

框 149-4 甲状腺危象的临床表现

发热（体温高达 41℃）
心动过速/快速性心律失常
精神状态的改变
谵妄/躁动
充血性心力衰竭
震颤
恶心和呕吐
腹泻
出汗
血管扩张
脱水
肝大
脾大
黄疸

诱发因素

过去，甲状腺危象经常与甲状腺功能亢进症的手术相关（框 149-5），其症状出现于仅使用碘化钾准备手术而实施甲状腺切除的患者术后的几小时内。这些病例大多发生在没有按照通用标准为手术做适当准备的患者中。一些临床和社会经济因素也被认为与复杂的甲状腺功能亢进症有关，包括没有医保、年龄在 30 岁以下或 50 岁以上以及血清 T_4 浓度超过正常上限的 2 倍[94]。由于对该病有了更深入的认识，术前使用硫代酰胺耗尽甲状腺激素的治疗以及使用 β- 肾上腺素受体阻断剂改善围手术期管理，甲状腺危象现在是甲状腺手术后少见的并发症。

目前，甲状腺危象最常出现于感染后，引起失代偿的甲状腺毒症[83]。肺炎、上呼吸道感染和肠道感染是常见诱发因素。其他诱发因素包括压力、创伤、非甲状腺手术、糖尿病酮症酸中毒、分娩、心脏病和在未发现的或治疗不充分的甲状腺功能亢进症患者中进行的碘造影研究[95-99]。曾有过量使用甲状腺激素导致医源性甲状腺危象的报道[100, 101]。甲状腺危象与妊娠滋养细胞疾病及 TSH 分泌垂体腺瘤相关的病例并不多见[102, 103]。甲状腺危象发生在 ^{131}I 治疗后是非常罕见的[104-107]。如果没有抗甲状腺药物的预处理，放射性碘诱发的甲状腺危象通常会发生[104]。索拉非尼是一种用于治疗肾细胞癌的酪氨酸激酶抑制剂，已知与甲状腺功能障碍有关，据称可诱发甲状腺危象[108]。

框 149-5　甲状腺危象的诱发因素

手术
- 甲状腺的
- 非甲状腺的

感染
- 肺炎
- 上呼吸道的
- 肠道的
- 其他

压力
外伤
糖尿病酮症酸中毒
分娩
心脏疾病
静脉注射碘造影剂
放射性碘（^{131}I）治疗

诊断

如前所述，甲状腺危象的诊断是一种临床诊断。Burch-Wartofsky[84] 和 Akamizu[109] 评分系统可能有助于区分甲状腺功能亢进症的患者发生甲状腺危象的可能性。这些评分系统利用包括温度、中枢神经系统效应、胃肠道效应、心血管效应和诱发病史在内的标准来辅助诊断。

除了甲状腺激素浓度升高外，甲状腺危象没有特异的实验室指标异常。甲状腺激素浓度升高与无合并症的甲状腺毒症相似。由于甲状腺分泌 T_3 的优势，血清 T_3 浓度的升高往往比血清 T_4 浓度升高明显[83]。甲状腺激素的升高程度与甲状腺危象的出现几乎没有相关性。血清 TSH 浓度通常无法检测到，然而，由于非甲状腺疾病对 TSH 分泌的影响（见上文），低 TSH 本身不足以诊断甲状腺危象。血清 T_4、T_3 浓度在正常范围内，无论 TSH 浓度如何，都是一种排除甲状腺危象可靠的诊断方法。

肝功能检查异常是常见的。由于甲状腺功能亢进症患者破骨细胞介导的骨吸收增加，低钙血症是仅次于肝功能异常而常被观察到的。血细胞比容可能会因为血液浓缩而升高，甚至在没有感染的情况下白细胞也常常增多。

甲状腺危象的鉴别诊断包括脓毒症、神经阻滞剂恶性综合征、恶性高热、急性躁狂合并致死性紧张症等，所有这些均可在适当的环境下诱发甲状腺危象。甲状腺危象的诊断线索包括甲状腺疾病病史、碘摄入史、格雷夫斯病的甲状腺肿或皮肤红斑表现特征。临床上，医生必须对甲状腺危象高度警觉，因为在大多数情况下，对甲状腺危象的治疗必须在甲状腺功能检查结果出来之前进行。

治疗

应该强调的是，甲状腺危象是一个重要的医疗紧急情况，必须在 ICU 治疗。治疗可分为两大类（框 149-6）：①以甲状腺为导向的治疗，目的是降低甲状腺激素的产生、转化和分泌，阻断甲状腺激素的外周表现；②以控制发热、稳定心血管系统、控制诱发因素为目的的支持性治疗。

以甲状腺为导向的治疗

及时抑制甲状腺激素的合成和分泌是必不可少的。给予大剂量抗甲状腺药物，既可以抑制甲状腺激素的合成，又可以阻止碘的摄入。丙硫氧嘧啶（propylthiouracil，PTU）优于甲硫咪唑，因为在严重甲状腺功能亢进症期间，大剂量使用丙硫氧嘧啶可降低 T_3 水平（通过抑制 1 型脱碘酶）并减少外周血 T_4 到 T_3 的转化[110]。然而，由于其他更强的 1 型脱碘酶抑制剂的使用，PTU 通常作为甲状腺危象治疗方案的一部分，主要有益作用是抑制碘的吸收和激素的合成。如果有必要，PTU 和甲硫咪唑可以通过鼻胃管或直肠给药[111]。这两种制剂都不能用于肠外给药，尽管有一项关于甲硫咪唑重构静脉注射的研究报道[112]。

碘化物是阻止甲状腺分泌甲状腺激素最有效的药物，只有在服用抗甲状腺药物后才能使用。碘化物单药治疗实际上会增加新的甲状腺激素的合成，当腺体从最初碘化物诱导的激素分泌阻断中释放时，甲状腺功能亢进明显恶化（急性沃尔夫 - 契可夫效应）[113]。在此之前，碘化物的制剂选择放射影像检查的造影剂碘番酸（Telepaque），因为其碘含量高（0.6mg/g），并且能够直接抑制 1 型脱碘酶，从而阻断 T_4 到 T_3

框 149-6 甲状腺危象的治疗

以甲状腺为导向的治疗

直接的

抑制甲状腺激素的合成

丙硫氧嘧啶：首剂 800mg po/pr，然后 200～300mg po/pr q8h，或

甲巯咪唑：首剂 80mg po/pr，然后 40～80mg po/pr q12h

阻止甲状腺激素从腺体释放

碘番酸：1g po 每日 1 次（如果可获得），或

SSKI：5 滴 po q8h，或

鲁氏碘液：10 滴 po q8h，或

锂剂：80～120mg po 每日 1 次；直到血清锂含量达 0.5～1.5mEq/L

辅助的

阻止 T_4 向 T_3 转化

碘番酸

类固醇皮质激素：地塞米松：1～2mg po/iv q6h

丙硫氧嘧啶

大多数 β- 受体阻滞剂：普萘洛尔：40～80mg po q6h

从循环中清除甲状腺激素

考来烯胺：4g po q6h

考来替泊：20～30mg po 每日 1 次，或

血浆置换

腹膜透析

支持性治疗

高热

静脉液体

解热药

冰毯

血流动力学

β- 肾上腺素受体阻滞剂：

普萘洛尔：1mg/min iv，至总剂量 10mg，40～80mg po q6h，或

艾司洛尔：500mg/(kg•min) iv，然后 50～100mg/(kg•min)，或

美托洛尔：100～400mg po q12h

阿替洛尔：50～100mg po 每日 1 次

其他：

血管升压素

地高辛

病因学

基础疾病治疗

其他

抗焦虑药（一旦意识清楚）

iv：静脉注射；po：口服；pr：直肠给药。

的转化。然而，这种药物在世界范围内基本上断供。鲁氏碘液和碘化钾饱和溶液（saturated solution of potassium iodide，SSKI）是目前用于治疗的碘化物的主要来源[114, 115]。重要的是要意识到，碘化物的使用使以后几个月内放射性碘作为甲状腺功能亢进决定性治疗方法成为不可能。据报道，锂在抑制甲状腺激素释放方面的效果与碘化物相似[116]。

大剂量地塞米松被推荐作为支持治疗，既作为 T_4 到 T_3 转化的抑制剂，也可治疗可能同时存在的肾上腺功能不全。β- 肾上腺素受体阻断剂，尽管他们的主要优势是控制心率，特别是普萘洛尔，是 T_4 到 T_3 转化弱的抑制剂[117]。口服离子交换树脂（考来替泊或考来烯胺）可以在肠道中捕获激素，防止再循环[118, 119]。血浆置换、腹膜透析和血液灌注也被用于严重的病例[120]。

支持性治疗

与直接抗甲状腺治疗的同时，应给予支持性治疗措施，目标在于使患者体温降至合理温度并提供血流动力学支持。静脉输液、解热药和冰毯都是有效的。β- 肾上腺素受体阻滞剂如普萘洛尔（口服或静脉注射）和艾司洛尔（静脉注射）可以控制心率。钙通道阻滞剂可用于控制快速性心律失常。抗焦虑药物通常对改善患者的精神状态是有帮助的。最后，治疗潜在的疾病是使甲状腺危象患者生存的关键。

长期治疗

一旦甲状腺危象的急性期得到控制，抗甲状腺药物治疗应继续进行，直到甲状腺功能正常，而辅助治疗可以停止。甲状腺功能亢进的最终治疗方案包括放射性碘（持续几个月让甲状腺危象急性治疗期间摄入的过量碘排除）和手术治疗[121-123]。通过长期（1～2 年）使用抗甲状腺药物治疗是缓解格雷夫斯病的一种选择[124]，因为 PTU 可能引起严重肝损伤的罕见并发症[125]，使用甲巯咪唑效果最好。

黏液性水肿昏迷

黏液性水肿昏迷是一种罕见的综合征，代表严重的长期甲状腺功能减退的极端表现[82, 126, 127]。这是一个医疗紧急情况，即使进行了早期诊断和治疗，死亡率可能高达 40%[101]。黏液性水肿昏迷这个命名有些不恰当，因为真正发生昏迷是极其少见的[126]。该综合征包括失代偿性甲状腺功能减退、中枢神经系统损害和心血管损害。黏液性水肿昏迷多发生在老年人和寒冷的月份，在印度的一个研究中，23 例黏液性水肿昏迷中的 15 例在冬季入院[128]。与甲状腺危象一样，黏液性水肿昏迷通常发生在未经治疗或部分治疗的甲状腺功能减退患者，由诱发事件引起。

临床表现

黏液性水肿昏迷的主要特征是：①体温过低，此征可能会很严重；②精神状态改变；③心血管抑制；④诱发因素

（框 149-7）。严重的甲状腺功能减退患者由于体温调节紊乱简直成了变温动物。这就是许多病例发生在冬季的原因。有报道，体温可以低至 23.3℃。因此，直肠温度对诊断至关重要。过度的嗜睡和困倦可能已经持续了几周到几个月，常常只有在吃饭时醒来，患者甚至可能反应迟钝 [129]。已经知道，意识下降是导致死亡的一个重要的不良预后指标 [130]。很少有精神病和谵妄的报道。心动过缓和低血压可能很严重，呼吸频率通常很低。由于甲状腺功能减退本身并不足以引起黏液性水肿昏迷的临床综合征，因此，必须存在诱发原因 [126]。

除了这些值得注意的特征外，大多数患者都有严重甲状腺功能减退的身体特征 [127]，包括巨舌、反射延迟、皮肤干燥、粗糙和黏液性水肿面容。黏液性水肿面容的特点是眼眶周围水肿、苍白、高胡萝卜素血症和片状脱发。常见胃肠道张力减低，通常非常严重，以至于可能造成梗阻性病变 [131]。尿潴留与膀胱张力降低相关，但较少发生。胸腔、心包和腹腔积液，心脏压塞 [132] 和心力衰竭可能存在 [133]。也有严重气道阻塞的报道 [134]。

框 149-7　黏液性水肿昏迷的临床表现

精神萎靡
低体温
心动过缓
低血压
皮肤粗糙，干燥
黏液性水肿面容
低血糖
无张力胃肠道
无张力膀胱
胸腔、心包和腹腔积液

诱发因素

如前所述，冷刺激是黏液性水肿昏迷的常见诱因（框 149-8）。其他常见的诱发因素包括肺部和尿路感染、脑血管意外、创伤、手术、充血性心力衰竭以及急性或慢性胃肠道出血或过量使用利尿剂造成的血管内容量丢失 [84, 126, 127]。药物，尤其是镇静剂、麻醉药、抗抑郁药和安定药物，常常会加速昏睡的临床进程，进而导致昏迷 [135]。胺碘酮由于碘含量高，已有报道可引起甲状腺危象 [136] 和黏液性水肿昏迷 [137]。与酪氨酸激酶抑制剂和甲状腺危象的关系类似，舒尼替尼等药物引起严重的甲状腺功能减退也有报道 [138]。很多黏液性水肿昏迷发生在未诊断的甲状腺功能减退患者身上，这些患者也有其他的医疗问题 [139]。

框 149-8　黏液性水肿的临床表现

冷刺激
感染
　肺炎
　泌尿道感染
　其他
应激
充血性心力衰竭
外伤
烧伤
外科手术
血管内容量减少
　胃肠道出血
　使用利尿剂
CNS 活性药物
　镇痛药 / 麻醉药
　镇静药 / 安眠药
　安定药
　麻醉剂

CNS：中枢神经系统。

诊断

与甲状腺危象的诊断一样，黏液性水肿昏迷也是一种临床诊断，与甲状腺危象相似。Wartofsky 和他的同事提出了一种评分系统 [140]。老年患者可能会有些特别难以发现的结果 [141]。即使是罕见的，遇到低温、反应迟钝的患者，应当考虑到黏液性水肿昏迷的诊断。这些患者的病史，包括既往甲状腺功能减退史，可能只能从其他来源得到证实。朋友、亲戚和熟人可能已经注意到越来越多的嗜睡、不耐受寒冷的抱怨和声音的变化。诊断的线索包括，在患者随身物品中发现 L-T_4（左甲状腺素）的过期容器，这表明患者没有按照医嘱服用甲状腺激素替代药物。医疗记录还可能表明患者曾使用过甲状腺激素，曾使用放射性碘治疗，或有甲状腺切除术史。最后，体检过程中发现甲状腺切除术瘢痕，应引起对该诊断的怀疑。

超过 95% 以上的黏液性水肿昏迷病例是由原发性甲状腺功能减退引起的 [84, 126, 127]。实验室发现，包括血清 TSH 升高，血清游离 T_4 浓度低或检测不到。这些甲状腺激素异常与简单的显性甲状腺功能减退症相似。甲状腺功能减退症患者的黏液性水肿昏迷的诊断可能非常困难，因为血清 TSH 浓度将正常或低。然而，垂体功能障碍的其他症状通常出现在这些罕见的患者。

稀释性低钠血症很常见，可能很严重。经常遇到肌酸激酶浓度升高，有时升高明显，这可能误导临床诊断为心肌缺血 [142, 143]。然而，这些病例的 MB 是正常的，心电图（electrocardiogram，ECG）经常显示低电压和 T 波消失，这是重症甲状腺功能减退的特征。乳酸脱氢酶（lactate dehydrogenase，LDH）浓度升高，酸中毒和贫血常见。腰椎穿刺显示脑脊液压力增大，蛋白质含量高。

黏液性水肿昏迷的特异性体征和症状很少。蛋白质热量营养不良、脓毒症、低血糖、暴露于某些药物和毒素以及冷刺激都会导致严重的低体温。低血压和低通气等黏液性水肿昏迷的其他主要特征也见于在其他疾病。此外，在患有非甲状腺疾病的危重患者中，甲状腺激素浓度可能较低（见前文）。与甲状腺危象一样，临床上医生必须对黏液性水肿性昏迷有较高的警惕，因为在大多数情况下，在甲状腺功能检查结果出来之前必须进行治疗。

治疗

黏液性水肿昏迷的治疗是一个医疗紧急情况，应该在ICU进行治疗。治疗的主要内容包括机械通气和血流动力学支持、复温、低钠血症和低血糖的纠正、诱因的治疗和甲状腺激素的使用（框149-9）[84, 126, 127]。镇静剂、催眠药、麻醉药和麻醉剂必须尽量减少或完全避免，因为它们的作用时间延长且加重了甲状腺功能减退患者的反应迟钝。

低体温是黏液性水肿昏迷的特征之一，如果温度计不能测量低于30℃的温度，则患者实际的情况可能会被低估。在中心温度低于28℃的情况下，心室颤动是一种威胁生命的重大危险。尽管其非常严重，对黏液性水肿昏迷的低体温治疗不同于对甲状腺功能正常的因暴露于低温造成的低体温的治疗。黏液性水肿昏迷的患者应被放于温暖的房间，并盖上毯子。应该避免主动加热，因为它增加了氧的消耗，并促进周围血管扩张和循环衰竭。主动加热只适用于严重低体温的情况下，因为严重低体温时心室颤动是一个直接的威胁。在这些情况下，复温速度不得超过每小时0.5℃，中心体温应该提高到约31℃[84, 126, 127]。

因为黏液性水肿昏迷患者同时存在肾上腺功能不全（发生率为5%～10%）[144]，因此在L-T_4治疗开始前静脉注射类固醇激素（例如氢化可的松100mg，静脉注射，每8小时1次）是需要的。由于不确定甲状腺激素是否可以通过肠道吸收，因此肠外给予甲状腺激素是必要的[145-147]。一种合理的方法是首剂给予L-T_4 200～300μg静脉注射，如果在给药后的6～12小时意识、血压、中心体温改善不好，应再服用L-T_4，使前24小时的总剂量达到0.5mg。紧接着，在以后的每一个24小时内给静脉注射L-T_4 50～100μg，直到患者病情稳定。另一种方法，在一些最严重的病例中，一些临床医生推荐使用L-T_3剂量为12.5～25μg静脉注射，每6个小时1次，直到患者情况稳定和意识清楚。L-T_3必须谨慎使用，以避免过度刺激心血管系统。患者病情一旦稳定，应立即改用L-T_4。甲状腺激素的剂量应根据血流动力学稳定性、是否存在并存心脏病、电解质失调程度等因素进行调整[148]。

框149-9　黏液性水肿昏迷的治疗

支持性治疗

辅助机械通气

血流动力学的支持

低体温患者的被动复温

低血糖患者静脉注射葡萄糖

重度低钠血症患者限水或给予高渗盐水

静脉注射地塞米松（100mg，q8h）

治疗诱因

避免使用所有CNS活性药物

甲状腺激素的替代治疗

L-T_4：负荷剂量200～300μg静脉注射，在第一个24小时静脉注射达到500μg和/或

L-T_3：12.5μg静脉注射q6h

CNS：中枢神经系统。

尽管黏液性水肿昏迷可能与高达40%的死亡率相关[149]，但是我们仍可通过纠正继发的代谢紊乱和通过持续但逐渐地改变甲状腺功能低下状态使生存率最大化，因为过快的纠正甲状腺功能减退可能完全抵消初始治疗的有利影响。

长期治疗

当黏液性水肿昏迷的患者临床表现稳定后，甲状腺激素替代可改为口服L-T_4。L-T_4的剂量应在随后的几周和几个月内进行调整，以使血清T_4和TSH浓度在正常范围内。

结论

综上所述，甲状腺危象和黏液性水肿昏迷是医疗急症，根据临床表现诊断、血清甲状腺功能检测进一步证实[150]。没有这些重要的临床表现，对ICU患者甲状腺功能检测结果的解释常常非常困难。确定患者是否有甲状腺本身功能障碍时必须考虑到患者的临床评估以及疾病的持续时间和严重程度。在可能的情况下，最好推迟甲状腺功能的评估，直到患者从危重病中恢复过来。

（李婧　梁继芳　译，王秀哲　马宁　审校）

参考文献

1. Larsen PR, Silva JE, Kaplan MM. Relationships between circulating and intracellular thyroid hormones: physiological and clinical implications. Endocr Rev 1981;2:87–102.
2. Bianco AC, Larsen PR. Intracellular pathways of iodothyronine metabolism. In: Braverman LE, Utiger RD, editors. Wener and Ingbar's the Thyroid, 10th edition. Philadelphia: Lippincott-Williams and Wilkins; 2013.
3. Zimmermann MB. Iodine deficiency. Endocr Rev 2009;30:376–408.
4. Benvenga S. Thyroid hormone transport proteins and the physiology of hormone binding. In: Braverman LE, Utiger RD, editors. Wener and Ingbar's the Thyroid, 10th edition. Philadelphia: Lippincott-Williams and Wilkins; 2013. p. 97–108.
5. Yen PM. Physiological and molecular basis of thyroid hormone action. Physiol Rev 2001;81:1097–1142.
6. Palha JA. Transthyretin as a thyroid hormone carrier: function revisited. Clin Chem Lab Med 2002;40:1292–1300.
7. Koenig RJ. Regulation of type 1 iodothyronine deiodinase in health and disease. Thyroid 2005;15:835–840.
8. Huang SA, Bianco AC. Reawakened interest in type III iodothyronine deiodinase in critical illness and injury. Nat Clin Pract Endocrinol Metab 2008;4:148–155.
9. Chopra IJ, Santini F, Wu S-Y, Hurd RE. "The role of sulfation and de-sulfation in thyroid hormone metabolism" in Thyroid Hormone Metabolism. Boca Raton: CRC Press; 1994. p. 119–138.
10. Hennemann G, Krenning EP. The kinetics of thyroid hormone transporters and their role in non-thyroidal illness and starvation. Best Pract Res Clin Endocrinol Metab 2007;21:323–338.
11. Peeters RP, van der Geyten S, Wouters PJ, et al. Tissue thyroid hormone levels in critical illness. J Clin Endocrinol Metab 2005;90:6498–6507.
12. Mebis L, Debaveye Y, Ellger B, et al. Changes in the central component of the hypothalamus-pituitary-thyroid axis in a rabbit model of prolonged critical illness. Crit Care 2009;13:R147.
13. Boonen E, Van den Berghe G. Endocrine responses to critical illness: novel insights and therapeutic

implications. J Clin Endocrinol Metab 2014;99:1569–1582.
14. Faber J, Kirkegaard C, Rasmussen B, Westh H, Busch SM, Jensen IW. Pituitary-thyroid axis in critical illness. J Clin Endocrinol Metab 1987;65:315–320.
15. Duntas LH, Nguyen TT, Keck FS, Nelson DK, Iii JJ. Changes in metabolism of TRH in euthyroid sick syndrome. Eur J Endocrinol 1999;141:337–341.
16. Adriaanse R, Romijin JA, Brabant G, Endert E, Wiersinga WM. Pulsatile thyrotropin secretion in nonthyroidal illness. J Clin Endocrinol Metab 1993;77:1313–1317.
17. Romijin JA, Wiersinga WM. Decreased nocturnal surge of thyrotropin in nonthyroidal illness. J Clin Endocrinol Metab 1990;70:35–42.
18. Hsieh CJ, Wang PW, Wang ST, et al. Serum leptin concentrations of patients with sequential thyroid function changes. Clin Endocrinol (Oxf) 2002;57:29–34.
19. Corsonello A, Buemi M, Artemisia A, Giorgianni G, Mauro VN, Corica F. Plasma leptin concentrations in relation to sick euthyroid syndrome in elderly patients with nonthyroidal illnesses. Gerontology 2000;46:64–70.
20. Warner MH, Beckett GJ. Mechanisms behind the non-thyroidal illness syndrome: an update. J Endocrinol 2010;205:1–13.
21. Farwell AP. Sick euthyroid syndrome in the intensive care unit. In: Irwin RS, Rippe JM, editors. Intensive care medicine, 5th ed. Philadelphia: Lippincott Williams & Wilkins; 2008. p. 1309–1322.
22. Van den Berghe G, de Zegher F, Lauwers P. Dopamine and the sick euthyroid syndrome in critical illness. Clin Endocrinol 1994;41:731–737.
23. den Brinker M, Dumas B, Visser TJ, et al. Thyroid function and outcome in children who survived meningococcal septic shock. Intensive Care Med 2005;31:970–976.
24. den Brinker M, Joosten KF, Visser TJ, et al. Euthyroid sick syndrome in meningococcal sepsis: the impact of peripheral thyroid hormone metabolism and binding proteins. J Clin Endocrinol Metab 2005;90:5613–5620.
25. Weetman AP. Thyroid abnormalities. Endocrinol Metab Clin North Am 2014;43:781–790.
26. Afandi B, Schussler GC, Arafeh AH, Boutros A, Yap MG, Finkelstein A. Selective consumption of thyroxine-binding globulin during cardiac bypass surgery. Metabolism 2000;49:270–274.
27. Lim CF, Munro SL, Wynne KN, Topliss DJ, Stockigt JR. Influence of non-esterified fatty acids and lysolecithins on thyroxine binding to thyroxine-binding globulin and transthyretin. Thyroid 1995;4:319–324.
28. Chopra IJ, Huang T-S, Solomon DH, Chaudhuri G, Chua Teco GN. The role of T4-binding serum proteins in oleic acid-induced increase in free T4 in nonthyroidal illnesses. J Clin Endocrinol Metab 1986;63:776–779.
29. Lim CF, Docter R, Visser TJ, Krenning EP, et al. Inhibition of thyroxine transport into cultured rat hepatocytes by serum of nonuremic critically ill patients: effects of bilirubin and non-esterified fatty acids. J Clin Endocrinol Metab 1993;76:1165–1172.
30. Stockigt JR, Lim CF. Medications that distort in vitro tests of thyroid function, with particular reference to estimates of serum free thyroxine. Best Pract Res Clin Endocrinol Metab 2009;23:753–767.
31. Spencer C, Elgen A, Shen D, et al. Specificity of sensitive assays of thyrotropin (TSH) used to screen for thyroid disease in hospitalized patients. Clin Chem 1987;33:1391–1396.
32. Spencer CA. Clinical utility and cost-effectiveness of sensitive thyrotropin assays in ambulatory and hospitalized patients. Mayo Clin Proc 1988;63:1214–1222.
33. Plikat K, Langgartner J, Buettner R, Bollheimer LC, Woenckhaus U, Scholmerich J, et al. Frequency and outcome of patients with nonthyroidal illness syndrome in a medical intensive care unit. Metabolism 2007;56:239–244.
34. Kaptein EM, LoPresti JS, Kaptein MJ. Is an isolated TSH elevation in chronic nonthyroidal illness "subclinical hypothyroidism"? J Clin Endocrinol Metab 2014;99:4015–4026.
35. Chopra IJ. Simultaneous measurement of free thyroxine and free 3,5,3′-triiodothyronine in undiluted serum by direct equilibrium dialysis/radioimmunoassay: evidence that free triiodothyronine and free thyroxine are normal in many patients with the low triiodothyronine syndrome. Thyroid 1998;8:249–257.
36. Nelson JC, Weiss RM. The effect of serum dilution on free thyroxine concentration in the low T4 syndrome of nonthyroidal illness. J Clin Endocrinol Metab 1985;61:239–246.
37. Baloch Z, Carayon P, Conte-Devolx B, et al. Laboratory medicine practice guidelines. Laboratory support for the diagnosis and monitoring of thyroid disease. Thyroid 2003;13:3–126.
38. Midgley JE. Direct and indirect free thyroxine assay methods: theory and practice. Clin Chem 2001;47:1353–1363.
39. Liewendahl K, Mahonen H, Tikanoja S, Helenius T, Turula M, Valimaki M. Performance of direct equilibrium dialysis and analogue-type free thyroid hormone assays, and an immunoradiometric TSH method in patients with thyroid dysfunction. Scan J Clin Lab Invest 1987;47:421–428.
40. Gangemi EN, Garino F, Berchialla P, et al. Low triiodothyronine serum levels as a predictor of poor prognosis in burn patients. Burns 2008;34:817–824.
41. Burmeister LA. Reverse T3 does not reliably differentiate hypothyroid sick syndrome from euthyroid sick syndrome. Thyroid 1995;5:435–441.
42. Prummel MF, Wiersinga WM. Thyroid peroxidase autoantibodies in euthyroid subjects. Best Pract Res Clin Endocrinol Metab 2005;19:1–15.
43. Hollowell JG, Staehling NW, Flanders WD, et al. Serum TSH, T(4), and thyroid antibodies in the United States population (1988 to 1994): National Health and Nutrition Examination Survey (NHANES III). J Clin Endocrinol Metab 2002;87:489–499.
44. Bao S, Oiknine R, Fisher SJ. Differentiating nonthyroidal illness syndrome from central hypothyroidism in the acutely ill hospitalized patient. Endocrine 2012;42:758–760.
45. DeGroot LJ. Dangerous dogmas in medicine: the nonthyroidal illness syndrome. J Clin Endocrinol Metab 1999;84:151–164.
46. Burman KD, Wartofsky L. Thyroid function in the intensive care unit setting. Crit Care Clin 2001;17:43–57.
47. Selvaraj N, Bobby Z, Sridhar MG. Is euthyroid sick syndrome a defensive mechanism against oxidative stress? Med Hypotheses 2008;71:404–405.
48. Woolf PD, Hamill RW, McDonald JV, Lee LA, Kelly M. Transient hypogonadism caused by critical illness. J Clin Endocrinol Metab 1985;60:444–450.
49. Parker LN, Levin ER, Lifrak ET. Evidence for adrenocortical adaptation to severe illness. J Clin Endocrinol Metab 1985;60:947–952.
50. Rhee CM, Brent GA, Kovesdy CP, et al. Thyroid functional disease: an under-recognized cardiovascular risk factor in kidney disease patients. Nephrol Dial Transplant 2015;30:724–737.
51. Horáček J, Dusilová Sulková S, Kubišová M, et al. Thyroid hormone abnormalities in hemodialyzed patients: low triiodothyronine as well as high reverse triiodothyronine are associated with increased mortality. Physiol Res 2012;61:495–501.
52. Meuwese CL, Dekkers OM, Stenvinkel P, et al. Nonthyroidal illness and the cardiorenal syndrome. Nat Rev Nephrol 2013;9:599–609.
53. Han G, Ren J, Liu S, et al. Nonthyroidal illness syndrome in enterocutaneous fistulas. Am J Surg 2013;206:386–392.
54. Marks SD. Nonthyroidal illness syndrome in children. Endocrine 2009;36:355–367.
55. Castroneves LA, Jugo RH, Maynard MA, et al. Mice with hepatocyte-specific deficiency of type 3 deiodinase have intact liver regeneration and accelerated recovery from nonthyroidal illness after toxin-induced hepatonecrosis. Endocrinology 2014;155:4061–4068.
56. Rodriguez-Perez A, Palos-Paz F, Kaptein E, et al. Identification of molecular mechanisms related to nonthyroidal illness syndrome in skeletal muscle and adipose tissue from patients with septic shock. Clin Endocrinol (Oxf) 2008;68:821–827.
57. Chuang CP, Jong YS, Wu CY, Lo HM. Impact of triiodothyronine and N-terminal pro-B-type natriuretic peptide on the long-term survival of critically ill patients with acute heart failure. Am J Cardiol 2014;113:845–850.
58. Beigneux AP, Moser AH, Shigenaga JK, Grunfeld C, Feingold KR. Sick euthyroid syndrome is associated with decreased TR expression and DNA binding in mouse liver. Am J Physiol Endocrinol Metab 2003;284:E228–E236.
59. Kaptein EM, Weiner JM, Robinson WJ, Wheeler WS, Nicoloff JT. Relationship of altered thyroid hormone indices to survival in nonthyroidal illness. Clin Endocrinol 1982;16:565–574.
60. Slag MF, Morley JE, Elson MK, Crowson TW, Nuttall FQ, Shafer RB. Hypothyroxinemia in critically ill patients as a predictor of high mortality. JAMA 1981;245:43–45.
61. Maldonado LS, Murata GH, Hershman JM, Braunstein GD. Do thyroid function tests independently predict survival in the critically ill? Thyroid 1992;2:119–123.
62. Economidou F, Douka E, Tzanela M, et al. Thyroid function during critical illness. Hormones (Athens) 2011;10:117–124.
63. Hamblin S, Dyer SA, Mohr VS, et al. Relationship between thyrotropin and thyroxine changes during recovery from severe hypothyroxinemia of critical illness. J Clin Endocrinol Metab 1986;62:717–722.
64. Iglesias P, Munoz A, Prado F, et al. Alterations in thyroid function tests in aged hospitalized patients: prevalence, aetiology and clinical outcome. Clin Endocrinol (Oxf) 2009;70:961–967.
65. Cerillo AG, Storti S, Mariani M, et al. The non-thyroidal illness syndrome after coronary artery bypass grafting: a 6-month follow-up study. Clin Chem Lab Med 2005;43:289–293.
66. Bello G, Paliani G, Annetta MG, Pontecorvi A, Antonelli M. Treating nonthyroidal illness syndrome in the critically ill patient: still a matter of controversy. Curr Drug Targets 2009;10:778–787.
67. Lechan RM. The dilemma of the nonthyroidal illness syndrome. Acta Biomed 2008;79:165–171.
68. De Groot LJ. Non-thyroidal illness syndrome is a manifestation of hypothalamic-pituitary dysfunction, and in view of current evidence, should be treated with appropriate replacement therapies. Crit Care Clin 2006;22:57–86.
69. Farwell AP. Thyroid hormone therapy is not indicated in the majority of patients with the sick euthyroid syndrome. Endocr Pract 2008;14:1180–1187.
70. Shih JL, Agus MS. Thyroid function in the critically ill newborn and child. Curr Opin Pediatr 2009;21:536–540.
71. Cooper DK, Novitzky D, Wicomb WN, et al. A review of studies relating to thyroid hormone therapy in brain-dead organ donors. Front Biosci (Landmark Ed) 2009;14:3750–3770.
72. Zaroff JG, Rosengard BR, Armstrong WF, et al. Consensus conference report: maximizing use of organs recovered from the cadaver donor: cardiac recommendations. Circulation 2002;106:836–841.
73. Dikdan GS, Mora-Esteves C, Koneru B. Review of randomized clinical trials of donor management and organ preservation in deceased donors: opportunities and issues. Transplantation 2012;94:425–441.
74. Pingitore A, Galli E, Barison A, et al. Acute effects of triiodothyronine (T3) replacement therapy in patients with chronic heart failure and low-T3 syndrome: a randomized, placebo-controlled study. J Clin Endocrinol Metab 2008;93:1351–1358.
75. Novitzky D, Cooper DK. Thyroid hormone and the stunned myocardium. J Endocrinol 2014;223:R1–8.
76. Vidart J, Wajner SM, Leite RS, et al. N-acetylcysteine administration prevents nonthyroidal illness syndrome in patients with acute myocardial infarction: a randomized clinical trial. J Clin Endocrinol Metab 2014;99:4537–4545.
77. Xu G, Yan W, Li J. An update for the controversies and hypotheses of regulating nonthyroidal illness syndrome in chronic kidney diseases. Clin Exp Nephrol 2014;18:837–843.
78. Langouche L, Vander Perre S, Marques M, et al. Impact of early nutrient restriction during critical illness on the nonthyroidal illness syndrome and its relation with outcome: a randomized, controlled clinical study. J Clin Endocrinol Metab 2013;98:1006–1013.
79. Van den Berghe G. Non-thyroidal illness in the ICU: a syndrome with different faces. Thyroid 2014;24:1456–1465.
80. Boelen A, Kwakkel J, Fliers E. Beyond low plasma T3: local thyroid hormone metabolism during inflammation and infection. Endocr Rev 2011;32:670–693.
81. Farwell AP. Nonthyroidal illness syndrome. Curr Opin Endocrinol Diabetes Obes 2013;20:478–484.
82. Burch HB, Wartofsky L. Life-threatening thyrotoxicosis. Thyroid storm. Endocrinol Metab Clin North Am 1993;22:263–277.
83. Nayak B, Burman K. Thyrotoxicosis and thyroid storm. Endocrinol Metab Clin North Am 2006;35:663–686.
84. Farwell AP, Emerson CH. Thyroid emergencies. In: Rippe JM, Irwin RS, editors. Manual of intensive care medicine. Philadelphia: Lippincott Williams & Wilkins; 2010. p. 533–538.
85. Ringel MD. Management of hypothyroidism and hyperthyroidism in the intensive care unit. Crit Care Clin 2001;17:59–74.
86. Brooks MH. Free thyroxine concentrations in thyroid storm. Ann Intern Med 1980;93:694–697.
87. Harris C. Recognizing thyroid storm in the neurologically impaired patient. J Neurosci Nurs 2007;39:40–42.
88. Hull K, Horenstein R, Naglieri R, Munir K, Ghany M, Celi FS. Two cases of thyroid storm-associated cholestatic jaundice. Endocr Pract 2007;13:476–480.
89. Chong HW, See KC, Phua J. Thyroid storm with multiorgan failure. Thyroid 2010;20:333–336.
90. Chen YT, Yang GG, Hsu YH. Thyroid storm and lymphocytic myocarditis. Intern Med 2010;49:593–596.
91. Angell TE, Lechner MG, Nguyen CT, et al. Clinical features and hospital outcomes in thyroid storm: a retrospective cohort study. J Clin Endocrinol Metab 2015;100:451–459.
92. Swee du S, Chng CL, Lim A. Clinical characteristics and outcome of thyroid storm: a case series and review of neuropsychiatric derangements in thyrotoxicosis. Endocr Pract 2015;21:182–189.
93. Ghobrial MW, Ruby EB. Coma and thyroid storm in apathetic thyrotoxicosis. South Med J 2002;95:552–554.
94. Sherman SI, Simonson L, Ladenson PW. Clinical and socioeconomic predispositions to complicated thyrotoxicosis: a predictable and preventable syndrome?. Am J Med 1996;101:192–198.
95. Vora NM, Fedok F, Stack BC Jr. Report of a rare case of trauma-induced thyroid storm. Ear Nose Throat J 2002;81:570–572.
96. Naito Y, Sone T, Kataoka K, Sawada M, Yamazaki K. Thyroid storm due to functioning metastatic thyroid carcinoma in a burn patient. Anesthesiology 1997;87:433–435.
97. Abalovich M, Amino N, Barbour LA, et al. Management of thyroid dysfunction during pregnancy and postpartum: an Endocrine Society Clinical Practice Guideline. J Clin Endocrinol Metab 2007;92:S1–47.
98. Weber C, Scholz GH, Lamesch P, Paschke R. Thyroidectomy in iodine induced thyrotoxic storm. Exp Clin Endocrinol Diabetes 1999;107:468–472.
99. Liang CM, Ho MH, Wu XY, et al. Thyroid storm following trauma: a pitfall in the emergency department. Injury 2015;46:169–171.
100. Yoon SJ, Kim DM, Kim JU, et al. A case of thyroid storm due to thyrotoxicosis factitia. Yonsei Med J 2003;44:351–354.
101. Hartung B, Schott M, Daldrup T, Ritz-Timme S. Lethal thyroid storm after uncontrolled intake of liothyronine in order to lose weight. Int J Legal Med 2010;124:637–640.
102. Kofinas JD, Kruczek A, Sample J, Eglinton GS. Thyroid storm-induced multi-organ failure in the setting of gestational trophoblastic disease. J Emerg Med 2015;48:35–38.
103. Fujio S, Ashari, Habu M, et al. Thyroid storm induced by TSH-secreting pituitary adenoma: a case report. Endocr J 2014;61:1131–1136.
104. McDermott MT, Kidd GS, Dodson LE, Hofeldt FD. Radioiodine-induced thyroid storm. Am J Med 1980;75:353–359.
105. Kadmon PM, Noto RB, Boney CM, Goodwin G, Gruppuso PA. Thyroid storm in a child following radioactive iodine (RAI) therapy: a consequence of RAI versus withdrawal of antithyroid medication. J Clin Endocrinol Metab 2001;86:1865–1867.
106. Thebault C, Leurent G, Potier J, Bedossa M, Bonnet F. A case of thyroid storm following radioiodine therapy underlying usefulness of cardiac MRI. Eur J Intern Med 2009;20:e136–e137.
107. Rohrs HJ 3rd, Silverstein JH, Weinstein DA, et al. Thyroid storm following radioactive iodine (RAI) therapy for pediatric Graves disease. Am J Case Rep 2014;15:212–215.
108. Haraldsdottir S, Li Q, Villalona-Calero MA, et al. Case of sorafenib-induced thyroid storm. J Clin Oncol 2013;31:e262–e264.
109. Akamizu T, Satoh T, Isozaki O, et al. Diagnostic criteria, clinical features, and incidence of thyroid

storm based on nationwide surveys. Thyroid 2012;22:661–679.
110. Laurberg P, Vestergaard H, Nielsen S, et al. Sources of circulating 3,5,3′-triiodothyronine in hyperthyroidism estimated after blocking of type 1 and type 2 iodothyronine deiodinases. J Clin Endocrinol Metab 2007;92:2149–2156.
111. Yeung SC, Go R, Balasubramanyam A. Rectal administration of iodide and propylthiouracil in the treatment of thyroid storm. Thyroid 1995;5:403–405.
112. Hodak SP, Huang C, Clarke D, Burman KD, Jonklaas J, Janicic-Kharic N. Intravenous methimazole in the treatment of refractory hyperthyroidism. Thyroid 2006;16:691–695.
113. Roti E, Colzani R, Braverman LE. Adverse effects of iodine on the thyroid. Endocrinologist 1997;7:245–254.
114. Roti E, Robuschi G, Gardini E, et al. Comparison of methimazole, methimazole and sodium ipodate, and methimazole and saturated solution of potassium iodide in the early treatment of hyperthyroid Graves' disease. Clin Endocrinol (Oxf) 1988;28:305–314.
115. Philippou G, Piperingos G, Souvatzoglou A, Koutras DA, Moulopoulos SD. Treatment of hyperthyroidism with potassium iodide. Exp Clin Endocrinol 1991;97:308–311.
116. Martin NM, Patel M, Nijher GM, et al. Adjuvant lithium improves the efficacy of radioactive iodine treatment in Graves' and toxic nodular disease. Clin Endocrinol (Oxf) 2012;77:621–627.
117. Ashikaga H, Abreu R, Schneider RF. Propanolol administration in a patient with thyroid storm. Ann Intern Med 2000;132:681–682.
118. Mercado M, Mendoza-Zubieta V, Bautista-Osorio R, Espinoza-de los Monteros AL. Treatment of hyperthyroidism with a combination of methimazole and cholestyramine. J Clin Endocrinol Metab 1996;81:3191–3193.
119. Shakir KM, Michaels RD, Hays JH, Potter BB. The use of bile acid sequestrants to lower serum thyroid hormones in iatrogenic hyperthyroidism. Ann Intern Med 1993;118:112–113.
120. Petry J, Van Schil PE, Abrams P, Jorens PG. Plasmapheresis as effective treatment for thyrotoxic storm after sleeve pneumonectomy. Ann Thorac Surg 2004;77:1839–1841.
121. Brent GA. Clinical practice. Graves' disease. N Engl J Med 2008;358:2594–2605.
122. Allahabadia A, Daykin J, Sheppard MC, Gough SC, Franklyn JA. Radioiodine treatment of hyperthyroidism-prognostic factors for outcome. J Clin Endocrinol Metab 2001;86:3611–3617.
123. Regalbuto C, Marturano I, Condorelli A, Latina A, Pezzino V. Radiometabolic treatment of hyperthyroidism with a calculated dose of 131-iodine: results of one-year follow-up. J Endocrinol Invest 2009;32:134–138.
124. Cooper DS. Antithyroid drugs. N Engl J Med 2005;352:905–917.
125. Bahn RS, Burch HS, Cooper DS, et al. The role of propylthiouracil in the management of Graves' disease in adults: report of a meeting jointly sponsored by the American Thyroid Association and the Food and Drug Administration. Thyroid 2009;19:673–674.
126. Fliers E, Wiersinga WM. Myxedema coma. Rev Endocr Metab Disord 2003;4:137–141.
127. Wartofsky L. Myxedema coma. Endocrinol Metab Clin North Am 2006;35:687–698.
128. Dutta P, Bhansali A, Masoodi SR, et al. Predictors of outcome in myxoedema coma: a study from a tertiary care centre. Crit Care 2008;12:R1.
129. Park E, Abraham MK. Altered mental status and endocrine diseases. Emerg Med Clin North Am 2014;32:367–378.
130. Rodriguez I, Fluiters E, Perez-Mendez LF, Luna R, Paramo C, Garcia-Mayor RV. Factors associated with mortality of patients with myxoedema coma: prospective study in 11 cases treated in a single institution. J Endocrinol 2004;180:347–350.
131. Ebert EC. The thyroid and the gut. J Clin Gastroenterol 2010;44:40206.
132. Ekka M, Ali I, Aggarwal P, Jamshed N. Cardiac tamponade as initial presenting feature of primary hypothyroidism in the ED. Am J Emerg Med 2014;32:683.e1–3.
133. Chaudhari D, Gangadharan V, Forrest T. Heart failure presenting as myxedema coma: case report and review article. Tenn Med 2014;107:39–41.
134. Lee CH, Wira CR. Severe angioedema in myxedema coma: a difficult airway in a rare endocrine emergency. Am J Emerg Med 2009;27:1021.e1021–e1022.
135. Church CO, Callen EC. Myxedema coma associated with combination aripiprazole and sertraline therapy. Ann Pharmacother 2009;43:2113–2116.
136. Migneco A, Ojetti V, Testa A, et al. Management of thyrotoxic crisis. Eur Rev Med Pharmacol Sci 2005;9:69–74.
137. Agarwal V, Parikh V, Otterbeck PE, Lafferty J. Myxedema coma induced by short-term amiodarone therapy. Am J Med Sci 2014;347:258–259.
138. Lele AV, Clutter S, Price E, De Ruyter ML. Severe hypothyroidism presenting as myxedema coma in the postoperative period in a patient taking sunitinib: case report and review of literature. J Clin Anesth 2013;25:47–51.
139. Chen YJ, Hou SK, How CK, et al. Diagnosis of unrecognized primary overt hypothyroidism in the ED. Am J Emerg Med 2010;28:866–870.
140. Popoveniuc G, Chandra T, Sud A, et al. A diagnostic scoring system for myxedema coma. Endocr Pract 2014;20:808–817.
141. Rehman SU, Cope DW, Senseney AD, Brzezinski W. Thyroid disorders in elderly patients. South Med J 2005;98:543–549.
142. Hickman PE, Silvester W, Musk AA, McLellan GH, Harris A. Cardiac enzyme changes in myxedema coma. Clin Chem 1987;33:622–624.
143. Nee PA, Scane AC, Lavelle PH, Fellows IW, Hill PG. Hypothermic myxedema coma erroneously diagnosed as myocardial infarction because of increased creatine kinase MB. Clin Chem 1987;33: 1083–1084.
144. Matsuda T, Abe H, Takase M, et al. Case of combined adrenal cortical adenoma and myelolipoma. Pathol Int 2004;54:725–729.
145. Arlot S, Debussche X, Lalau JD, et al. Myxoedema coma: response of thyroid hormones with oral and intravenous high-dose L-thyroxine treatment. Intensive Care Med 1991;17:16–18.
146. Pereira VG, Haron ES, Lima-Neto N, Medeiros-Neto GA. Management of myxedema coma: report on three successfully treated cases with nasogastric or intravenous administration of triiodothyronine. J Endocrinol Invest 1982;5:331–334.
147. Liwanpo L, Hershman JM. Conditions and drugs interfering with thyroxine absorption. Best Pract Res Clin Endocrinol Metab 2009;23:781–792.
148. Kwaku MP, Burman KD. Myxedema coma. J Intensive Care Med 2007;22:224–231.
149. Beynon J, Akhtar S, Kearney T. Predictors of outcome in myxoedema coma. Crit Care 2008;12:111.
150. Klubo-Gwiezdzinska J, Wartofsky L. Thyroid emergencies. Med Clin North Am 2012;96:385–403.

150

尿崩症

Serge Brimioulle

尿崩症是一种与水代谢有关的疾病：多尿、低渗尿、高钠血症[1-3]。尿崩症诊断标准包括尿量大于200ml/h或3ml/(kg•h)，尿液渗透压低于150mOsm/kg，且血浆钠大于145mmol/L。如果不能测量尿液的渗透压，那么则可通过尿比重小于1.005来评估尿液低张力。

中枢性尿崩症

神经源性或中枢性尿崩症的特点是缺乏抗利尿激素(antidiuretic hormone，ADH)，可能是由于下丘脑前部、垂体柄或垂体后叶受到损伤。在急性危重症患者中，尿崩症最常见的病因是脑垂体肿瘤、脑外伤、颅内高压和脑死亡（框150-1）。尿崩症也可作为细菌性脑膜炎或脑炎、血管性动脉瘤或血栓形成、药物或酒精中毒的并发症而发生。下丘脑损伤最易导致持续性尿崩症，因为ADH是在下丘脑自身合成的。垂体柄和神经垂体损伤常常导致暂时性尿崩症，因为即使ADH到达其作用位点的解剖通路不存在了，ADH下丘脑的分泌仍然是有效的。危重患者的慢性尿崩症通常是由垂体区肿瘤和脑外伤后遗症引起的。

框150-1 尿崩症的病因

中枢性

先天性异常：胼胝体发育不全、腭裂

肉芽肿疾病：结节病、肺结核、Wegener's病

组织细胞增生症

镰状细胞病

自身免疫性疾病

肿瘤：鞍上、鞍下、动脉瘤

感染：脑膜炎、脑炎

头部外伤，神经外科，脑死亡

肾源性

先天性疾病

肾病：阻塞性肾病，反流性肾病，囊性疾病，电解质紊乱

系统性疾病的肾脏受累：结节病、淀粉样变性、镰状细胞病

药物：苯妥英、氨基糖苷、两性霉素、抗病毒药物、地美洛霉素、锂

临床表现

在下丘脑或垂体完全损伤的情况下，尿崩症通常在受伤后6～24小时出现，因为之前释放的ADH仍继续循环几个小时。未治疗的尿崩症患者尿量通常为每天10～15L。当口渴反馈机制存在时，一旦渗透压或血容量降低时它就会被激活。如果患者仍有意识，并且可以正常喝水，他或她就可以大量饮水并弥补尿液的损失。在其他情况下，大量稀释性尿液的丢失会迅速导致伴有低血容量和低血压的脱水及伴有神经功能恶化的高钠血症。迅速地识别和治疗尿崩症很重要，尤其是对昏迷或不交流的患者。在部分性尿崩症患者，多尿症的症状可能延迟，其尿量可能是低的。然而，如果低渗尿和尿崩症得不到治疗，最终会出现脱水和高钠血症并引起症状。

高钠血症的临床症状通常只出现在血浆钠浓度增加至155～160mmol/L或血浆渗透压增加到330mOsm/kg以上[4]。如果高钠血症与其他代谢紊乱的疾病有关，症状可能会更早出现，尤其是那些也会增加血浆渗透压的疾病。症状主要有精神错乱和嗜睡。严重的高钠血症会导致昏迷，有时还会引发癫痫。急性和严重脱水及高钠血症可能导致脑组织脱水，有时出现硬膜下或脑实质出血。

脱水的临床症状包括血容量减少，在最严重的病例中会出现低血压。ICU内中枢性尿崩症患者通常缺乏脱水的生物学标记，因为尿液丢失突然开始，通常达到1L/h以上。缺水量可由以下公式估算：

$$缺水量(L)=体重(kg)\times 0.6\times (Na-140)/Na$$

这个公式只是假设游离水的丢失，钠的储备是正常的。很多时候，钠与水一起丢失，总缺水量甚至比公式中估计的还要高。中等程度的高钠血症（如155mEq）游离水的缺失超过4L，如果钠有丢失，总缺水量可能会更高。

鉴别诊断

多尿症的鉴别诊断包括利尿药物的应用、高血糖、液体过负荷和液体动员。对利尿剂的研究不仅应包括传统利尿剂，还应包括甘露醇和碘化造影剂。当患者在入ICU之前已经给予利尿药物但我们可能不知道（例如，患者转运前在另一家医院时；在救护车转运期间；或者在手术室进行神经

外科、创伤或血管手术时）。在一些神经外科手术中经常预防性给予呋塞米和甘露醇，可能导致手术中及术后出现明显的多尿。高血糖引起的渗透利尿是常见的，可以从多尿或高血糖中推断出来，并通过存在或不存在尿糖增高来确定或排除。对于肾功能正常的患者，由于液体过负荷或停止正压通气而导致的高血容量，尿量可能增加到5L/d以上，持续数天。在疾病或手术的康复阶段，由于水肿动员，也可以导致持续多尿。然而，所有这些情况，尿液是保持接近等渗的（渗透压为300mOsm/kg）。大量摄入低渗液体可导致多尿和低渗尿，但如果肾功能正常，不会导致高钠血症。使用ADH后观察到尿量减少，并不能诊断尿崩症，因为除肾性尿崩症外的所有情况下，ADH都能降低尿量并增加尿渗透压。

治疗

尿崩症的治疗包括两部分（框150-2）：①减少过多的尿量；②纠正丢失的水分。通过使用ADH或人工合成的类似物——醋酸去氨加压素［1-去氨基-8-精氨酸加压素（1-deamino-8-D-arginine vasopressin，DDAVP）］可以有效地治疗中枢性尿崩症[5,6]。血管升压素的多重名称表明，它不仅具有抗利尿的作用，而且有收缩血管和催产的作用，而去氨加压素主要保留了抗利尿的作用。用血管升压素（经皮下或肌内给予4～10u）控制多尿，起效迅速，但仅持续几个小时。因此，抗利尿激素的剂量必须每4～6小时重复1次，并仅推荐用于诊断目的或在急性病时（如创伤），其尿崩症可能是一过性的情况下使用。鞣酸加压素乳剂（2～5u肌注）作用持续48～96小时，但在注射前制备时需要密切关注混悬液的加温和混合。鞣酸血管升压素过去曾经是中枢性尿崩症患者的标准治疗方法，但现在已经被抛弃，取而代之的是去氨加压素。

如果有鞣酸垂体加压素的话，仍然可以用于去氨加压素无效或有明显不良反应的患者。去氨加压素作用时间长（8～20小时），适用于静脉内、皮下和鼻内给药。赖氨酸加压素是另一种ADH类似物，适用于鼻内给药，但是其有效性受限，因为作用时间仅有4～6小时。已知去氨加压素可以增加Ⅷ因子和血管假性血友病因子的水平，有时也用于上述原因导致的凝血功能障碍的患者或外科手术时有明显出血的患者。

重症急性中枢性尿崩症患者，鼻内给予去氨加压素，起始剂量10～20μg，每30～60分钟重复给药1次，直到尿量减少到低于100ml/h。在大多数患者中，维持正常尿量所需的初始剂量为10～60μg。当尿量增加到超过200ml/h（即8～24小时后），可以再次给予该剂量。如果尿量过度减少，就必须减少剂量。皮下路径很少使用，因为对于血管收缩的患者，皮下吸收可能不稳定，并且ICU的患者几乎都有静脉输液通路。当鼻内通道不可用时，可采用静脉注射去氨加压素（例如鼻漏和颌面部外伤），所需的初始剂量范围为2～20μg，重复推注2～4μg。

框150-2 尿崩症的治疗

用DDAVP或抗利尿激素控制多尿
计算并补充游离水丢失
每小时监测和补充尿液损失
监测血浆电解质，每4小时调整一次治疗

DDAVP：1-去氨基-8-精氨酸加压素。

血管升压素治疗可能与高血压、心肌梗死、肠系膜梗死、外周缺血和子宫痉挛等并发症有关。去氨加压素可能引起过敏反应，从荨麻疹到全身过敏反应，以及注射部位的无菌性脓肿。去氨加压素可能会干扰抗凝血药物而引起高凝。过量应用这些抗利尿剂会导致少尿、低钠血症和水中毒。即使是在慢性尿崩症患者，尿崩症的严重程度也可能会随着时间的推移而变化，还有一些慢性尿崩症患者习惯于大量饮水，即便使用利尿剂后限制了尿量，这种习惯也还会持续下去。

急性尿崩症患者应接受与尿量相匹配的、足够量的补液治疗，直到多尿得到控制，并纠正诊断时已经存在的游离水缺乏。如果胃肠道功能正常，水可以以1～2L/h的速度通过胃管注入。否则，应静脉输注适量的等渗葡萄糖（如要获得低渗葡萄糖，可经中心静脉输入等量的水和等渗葡萄糖，但这一过程可能会损伤血管）。胃或静脉输注速率至少每小时调整1次，以匹配同期丢失的尿量。血浆电解质应每4小时监测1次，直到恢复正常的钠水平并稳定。必须密切监测血糖，积极静脉使用胰岛素治疗高血糖。无法控制的高血糖可能会引起渗透性利尿，相当于在已经存在的尿崩症上叠加了糖尿病。

肾性尿崩症

肾性尿崩症的特点是肾实质对抗利尿激素不敏感，不能浓缩尿液[7-9]。这种疾病在重症监护室很少被诊断，而且当它是先天性的时，通常更为严重。遗传型通常是由AVP-2受体或AQP-2水通道的基因突变引起的。获得型是由于远曲小管和集合管对血管升压素抵抗或肾脏浓缩能力显著降低。大多数获得型是由于电解质紊乱和锂治疗，但许多其他药物也牵涉其中。肾性尿崩症可以通过低钠、低蛋白疗法治疗，以减少溶质负荷；噻嗪类利尿剂可导致轻度的容量减少，有助于将尿量降低到可接受的水平；通过非甾体抗炎药，如吲哚美辛，抑制前列腺素合成。

知识点

1. 尿崩症的特点是多尿、低渗尿和高钠血症。
2. 中枢性尿崩症是由于抗利尿激素（ADH）缺乏导致的，肾性尿崩症是由于抗利尿激素不敏感导致的。
3. 在ICU，尿崩症主要由垂体手术、创伤和脑死亡引起。

知识点(续)

4. 临床症状与脱水和高钠血症有关。
5. ICU 患者一般无法通过饮水补偿过度的尿液丢失。
6. 鉴别诊断包括：使用利尿剂、甘露醇和碘化剂。
7. 使用去氨加压素控制多尿症，鼻内给药 10～20μg，静脉给药 2～4μg。
8. 通过肠道补水或静脉输注 5% 葡萄糖液，纠正水缺乏。
9. 应每小时监测多尿情况，并持续补偿尿液丢失。

（石海鹏　杨晓静 译，王秀哲　武卫东 审校）

参考文献

1. Garofeanu CG, Weir M, Rosas-Arellano MP, Henson G, Garg AX, Clark WF. Causes of reversible nephrogenic diabetes insipidus: a systematic review. Am J Kidney Dis 2005;45:626-637.
2. Adrogue HJ, Madias NE. Hypernatremia. N Engl J Med 2000;342:1493-1499.
3. Linshaw MA. Congenital nephrogenic diabetes insipidus. Pediatr Rev 2007;28:372-380.
4. Sands JM, Bichet DG. Nephrogenic diabetes insipidus. Ann Intern Med 2006;144:186-194.
5. Vande Walle J, Stockner M, Raes A, Norgaard JP. Desmopressin 30 years in clinical use: a safety review. Curr Drug Saf 2007;2:232-238.
6. Bagshaw SM, Towsend DR. Disorders of sodium and water balance in hospitalized patients. Can J Anesth 2009;56:151-167.
7. Verbalis JG. Diabetes insipidus. Rev Endocr Metab Disord 2003;4:177-185.
8. Maghnie M. Diabetes insipidus. Horm Res 2003; 59(Suppl. 1):42-54.
9. Fukuda I, Hizuka N, Takano K. Oral DDAVP is a good alternative therapy for patients with central diabetes insipidus: experience of five-year treatment. Endocr J 2003;50:437-443.

151

儿科 ICU 中的代谢及内分泌危象

Andrew C. Argent

随着越来越多的代谢和内分泌疾病得到认识，相应的因这些疾病而治疗的儿童数量也在增加。尽管改进的筛查方案和治疗可能会减少需要重症监护的患儿数量，但由于诊断技术的进步，未来可能发现到更多这类疾病，导致出现更多重症患儿。同时，越来越多的机体代谢变化受到重视，例如儿科重症监护室（pediatric intensive care unit，PICU）中的低血糖和高血糖[1]、依托咪酯[2]和创伤性脑损伤[3,4]等与内分泌相关的疾病和药物、维生素在重症疾病中的重要性，包括维生素 D 的类固醇激素作用[5]。

PICU 管理内分泌和代谢危象患者的一般原则（表 151-1）[6,7]。

代谢危象可能对儿童及其家庭造成长期危害。另一方面，关于代谢危象的诊断是比较特殊的。危重病医学的医生有责任：

- 知晓代谢和内分泌问题。

表 151-1　内分泌和代谢危象管理原则

原则	疾病细节
气道管理	许多患者意识低下，气道管理对预防并发症至关重要
呼吸支持	酸中毒患者可能会有较大的呼吸做功；辅助呼吸可能有助于降低这些患者的代谢需求。尽管碳酸氢钠的使用可能有助于解决一些与酸有关的症状，如过度通气，但碳酸氢盐可能会加重与鸟氨酸循环缺陷相关的一些问题。只有当血浆碳酸氢盐 <10mmol/L 时，才给予碳酸氢盐，并只纠正一半的酸中毒
循环支持	确保有足够的循环容量；一个特定情况是如果因呕吐或腹泻造成大量体液流失
控制发作	使用抗惊厥药物控制惊厥发作。如果存在吡哆醇依赖的可能性，给予吡哆醇
必要时进行透析清除毒素	血液透析是去除氨、亮氨酸等毒素最有效的方法。血液滤过效率较低，但可能更适用于重病儿童。腹膜透析较慢，但较易开始[223]。在某些情况下，可以通过刺激替代的代谢途径来排除毒素
确保葡萄糖维持在正常范围内	任何时候都应保持正常的血糖水平。过量的葡萄糖在线粒体能量链问题中可能会加剧乳酸性酸中毒。同时，尝试提供足够的能量供应（可以使用适当的中链脂肪酸）。减少对患者的能量需求。
液体	一般来说，提供 1.5 倍正常液体量可加速排泄水溶性毒素。在脑病（MSUD 或尿素循环缺陷）的情况时，应避免过度水化，这可能加重脑水肿
喂养	如果有产物堆积，需要从饮食中剔除此类食物（如果糖、半乳糖）。可以从无蛋白饮食开始，但不要超过 2 天，因为分解代谢状态也会产生问题。如果诊断不明确，则逐步重新引入喂养和营养。如果有任何营养缺乏（例如，肉碱，它可能有原发性或继发性缺乏），补充该营养。确保一个有功能的代谢途径中有足够的能量来源。当有指征时给予特定的维生素治疗
家庭支持和信息	先天性代谢异常（IEM）的诊断对家庭有重大影响，需要大量证据的支持[2]
治疗感染	感染是儿科 ICU 先天性代谢异常征象的一个重要组成部分。有些疾病，如半乳糖血症，与特定的感染有关，如大肠杆菌。有些疾病与因中性粒细胞减少引起的化脓性感染有关。营养不良或代谢状态不佳的儿童更容易受到感染。伴发的感染可能是代谢失代偿的诱发因素
调查	IEMs 有关的调查很宽泛。对一系列体液和组织进行生化检测是准确诊断的基础；检验范围可能从筛查到更复杂的组织培养。影像学可能是有意义的，如 CT、MRI、磁共振波谱、超声心动图。脑电图、心电图和肌电图等功能测试可能有助于建立诊断。如果已经意识到患儿有基因突变的可能，基因诊断就更加有用
监测对治疗的反应	临床监测是至关重要的。对适当的代谢物进行生化监测对于确保代谢控制的建立至关重要

CT：计算机断层扫描；ICU：重症监护室；MRI：核磁共振成像；IEM：先天性代谢缺陷；MSUD 枫糖尿症。

- 在特定临床综合征的鉴别诊断中考虑这些问题
- 进行适当的临床和生化检查（这可能包括为做出诊断而进行的某些对儿童不利的必要检查）
- 向从事这种疾病临床和实验室的诊断和管理方面的专家咨询意见
- 考虑代谢和内分泌问题对患病儿童家庭的影响[8]
- 支持制定从婴儿期到成人期代谢问题的综合管理规程[9]

血糖控制异常在 PICU 中很常见，除了可能的糖尿病外，内分泌和代谢危机并不常见，大多数危重病学医师没有累积足够的病例数来成为管理这些疾病的专家。因此，与专业团队一起管理疑似或已确诊内分泌或代谢危象的儿童是至关重要的。对先天性代谢异常（inborn errors of metabolism，IEM）的实验室检查可能是复杂的，而且世界上很少有实验室能够完全阐明大部分 IEM。与专业实验室中心密切合作是准确诊断和管理的关键。内分泌和代谢危象的一个重要挑战是：实验室对具体情况的研究可能需要时间，而患者需要紧急治疗。由于不可能总是能够密切遵循实验室的检查方法，一个合理的实验室方法是立即收集相关样本[10]、适当地储存它们并与实验室联系，以一种合乎逻辑的、具有成本效益的方式使用样本，以明确诊断。

内分泌危象

内分泌危象以有限的几种方式出现，包括血糖异常、液体和电解质平衡异常以及血压异常。治疗包括识别问题、调查原因、直接或通过管理潜在问题纠正异常。本章概述儿科内分泌危象。

血糖控制异常

包括糖尿病酮症酸中毒（diabetic ketoacidosis，DKA）在内的血糖控制异常，是 PICU 中最常见的内分泌危象。低血糖[11-13]和高血糖[1,14]与患病儿童的死亡率和发病率增加有关，可能是各种疾病过程的一部分。血糖水平的测量是对任何患病儿童首要生化评估的一部分，特别是在意识水平下降或休克出现时。当发现血糖异常时，必须对其进行处理并在适当的时间间隔重新评估，直到病情明确。血糖水平的测量技术问题[15-17]、全血血糖和血浆血糖间的差异、动静脉和毛细血管间血糖水平的差异（也可能随临床情况而变化）以及不同测量技术之间潜在的显著差异[15]，使情况更加复杂。一般来说，一个特别值得关注的问题是：在血糖水平较低的情况下，不准确性往往会增加[15]。尽管有越来越多（越来越便利）的床旁设备，中心实验室的测量仍通常被视为标准。

低血糖症

低血糖可能与对大脑的破坏性损伤有关，需要立即引起注意。低血糖的诊断取决于：①低血糖相应的症状；②低血糖水平；③低血糖纠正后症状缓解。不幸的是，低血糖的症状并非特异性的（从嗜睡、喂食情况差、肌张力降低、颤抖到惊厥、卒中发作、心血管性虚脱和婴儿猝死综合征（sudden infant death syndrome，SIDS），可能隐藏在危重疾病的复杂性中，特别是当患者被深度镇静和（或）麻醉时。一些糖尿病患者降低了对低血糖的察觉[18]。因此，定期监测血糖水平是任何危重症患儿管理的重要部分，尽管某一特定水平的影响也可能与其他能源如酮类是否能获得有关[19]。尽管对儿童低血糖的确切定义存在争议，但应保持最低 2.6mmol/L 或更高的水平，以确保正常的神经功能[20,21]，保持在 3.5mmol/L 以上可能更安全。由于低血糖有多种原因，而且症状可能并非仅由低血糖引起，因此有必要确定低血糖的原因。

在童年，低血糖原因包括葡萄糖摄入不足（长时间饥饿，吸收不良）、肝糖分解缺陷（糖原贮积症）或糖原异生障碍（1,6 二磷酸果糖缺乏症、乙醇中毒、牙买加呕吐病等）、脂肪酸氧化障碍和酮体生成障碍、缺乏糖异生的激素（如肾上腺素、糖皮质激素、胰高血糖素、生长激素和甲状腺激素）、胰岛素分泌过多（高胰岛素血症）或氨基酸代谢异常等多种特定疾病[22]。

达到正常血糖水平所需的葡萄糖量和可忍受的禁食（而不发生低血糖）时间可能有助于确定可能的病因。在正常输注葡萄糖速率[4～6mg/(kg•min)]的情况下可以逆转的短暂的，且不复发的低血糖，不太可能与内分泌问题有关。高胰岛素血症与低血糖的发展速度和高糖需求[>6～8mg/(kg•min)至>15～20mg/(kg•min)]有关。低血糖与肾上腺功能不全、生长激素缺乏和甲状腺功能减退有关，发生在空腹数小时后的低血糖往往与酮症有关，可用正常的葡萄糖输注速度来纠正。脂肪酸氧化缺陷与禁食后几小时后的低血糖有关。另外，餐后 1～3 小时低血糖通常与高胰岛素血症有关，餐后 4～5 小时的低血糖意味着糖原分解的问题，禁食 12 小时或更长时间后的低血糖则意味着糖异生的问题[23]。

一旦发现（和确认）低血糖，应立即收集标本进行适当的检测（表 151-2）。应立即开始静脉输注葡萄糖治疗低血糖。初始剂量 0.5g/kg 的葡萄糖（新生儿可能需要 0.5～2g/kg），给予 10% 或 25%（大一点的儿童为 25%）葡萄糖溶液，然后继续以 4～8mg/(kg•min)的速度输注葡萄糖。持续输注的浓度取决于儿童的液体需求和中心静脉通路的可用性（用于更高浓度）。胰高血糖素的剂量可为 0.1～0.3mg/kg（静脉注射或肌内注射），但对糖原储存低、糖原储存障碍或肝功能障碍的患者不太可能有效[23]。氢化可的松，剂量为每 12 小时 5mg/kg，对一些患者可能有用。二氮嗪和静脉注射奥曲肽可降低胰岛素的释放，可用于高胰岛素血症的治疗。

如果尿液中存在非葡萄糖还原物质，则应考虑半乳糖血症、遗传性果糖耐受不良或酪氨酸血症。在缺乏还原性物质的情况下，低血糖的低尿酮提示高胰岛素性或脂肪酸氧化缺陷。后者与高胰岛素血症的区别在于存在高水平的血清游离脂肪酸。胰岛素水平的测定可以确诊高胰岛素血症。

生长激素、皮质醇或甲状腺激素的异常通常与高水平的尿酮、无肝肿大和乳酸含量增加有关。低血糖症也可能是糖

表 151-2　低血糖症的调查

检验	评价
血糖	用毛细血管血和试纸测量血糖可能不可靠（特别是在灌注差的患者或高血凝的患者）；在可能的情况下，应使用静脉或动脉血液进行实验室检测来确定低血糖水平
计算实际葡萄糖摄入量	在正常葡萄糖摄入量或短暂禁食后出现低血糖提示高胰岛素血症。在禁食数小时后的低血糖与脂肪酸氧化缺陷和内分泌功能不全有关
尿中非葡萄糖还原物质	特别是在新生儿中，可能与年龄较大的儿童无关。如果尿液中出现，考虑半乳糖血症、遗传性果糖不耐受症或酪氨酸血症
血酮和尿酮	低酮提示高胰岛素血症或脂肪酸氧化问题
血清游离脂肪酸	游离脂肪酸在高胰岛素血症时降低，但在脂肪酸氧化缺陷时升高
血清胰岛素（和C肽）、皮质醇、胰高血糖素、生长激素和甲状腺水平	低血糖时正常的血清胰岛素是高胰岛素血症的证据。C肽可能对确定是否给予外源性胰岛素是必要的。C肽的释放可能不像胰岛素那样具有脉冲性
血氨	用于识别高胰岛素血症/高氨血症
尿有机酸和血清氨基酸	用于诊断脂肪酸氧化缺陷（尿中有机酸）。氨基酸中毒如MSUD、丙酸血症、异戊酸血症、甲基丙酸血症和酪氨酸血症也可能伴有低血糖
总的和游离的肉碱与酰基肉碱谱	识别原发性和继发性肉碱缺乏和脂肪酸氧化缺陷

尿病胰岛素治疗的并发症。糖尿病患者可能对低血糖反应不充分。

新生儿低血糖症在出生后可能很常见，但其定义仍有争议[24-31]。目前关于出生后低血糖的定义包括：单次血糖水平低于1mmol/L（18mg/dl），血糖水平低于2mmol/L（36mg/dl），下一次测量中仍低于相同值，或单次测量小于2.5mmol/L（45mg/dl）有异常临床症状[31]。

新生儿期　葡萄糖不是大脑氧化代谢的唯一能量来源，可以使用酮等替代能量来源[32]。与配方奶喂养的婴儿相比，母乳喂养的婴儿通常有更低的葡萄糖水平和更高的酮水平。然而，有证据表明，如果低血糖持续时间过长、低血糖是高胰岛素血症的结果，那么在非常低的葡萄糖水平（20～25mg/dl，1.1～1.4mmol/L）下更容易发生低血糖损伤（当大脑的替代能源非常有限），并且存在其他潜在的伤害[28,33]。

婴儿特别危险的情况包括肝糖原储存不良（如早产儿或小于胎龄婴儿）、葡萄糖摄取不良（如早产或患病婴儿）和高胰岛血症，原发性或继发性宫内高葡萄糖水平（如糖尿病母亲的婴儿）[34]。低血糖也可能是围产期疾病的一个特征，包括窒息、红细胞增多症、低体温、败血症和呼吸窘迫综合征。更不常见的原因包括生长激素[35]或肾上腺功能不全[36]、IEM和胰高血糖素不足。怀孕期间给母亲服用的药物，包括口服降糖药物，也必须加以考虑。虽然无症状新生儿的治疗阈值为25～30mg/dl（0.1～1.4mmol/L），但治疗期间推荐的血糖水平高于45mg/dl（2.5mmol/L）。

低血糖与严重疾病有关。各种各样的疾病包括感染[37]、发绀型和非发绀型先天性心脏病以及心肌病/心肌炎，都与低血糖有关。感染、毒素摄入或药物反应引起的肝衰竭可能与严重的低血糖有关，雷氏综合征患者通常表现为低血糖。毒素，如水杨酸盐和乙醇，也可能导致低血糖。低血糖与疟疾[38-40]、肠胃炎[41]、急性细菌性脑膜炎[42]等疾病死亡率增加有关。低血糖症也可能是用巯基嘌呤和甲氨蝶呤治疗白血病的并发症[43,44]。虽然严重的疾病或脓毒症可能充分解释低血糖的发生，但诊断脓毒症时不应完全排除内分泌或代谢危象的可能性。

高胰岛素血症性低血糖

高胰岛素血症是婴儿持续性或反复性低血糖最常见的原因。它可能是继发于围产期的危险因素（与高母体葡萄糖水平[45]、Rh血型不相容、宫内发育迟缓[46]和围产期窒息有关）[47]，但也可能是先天性的[48]或与先天性糖基化缺乏的Beckwith-Wiedemann、Sotos、Kabuki、Costello或Turner（mosaic）等综合征有关[49]。虽然大多数高胰岛素血症的患者在新生儿期出现低血糖，但第一次出现可能会在婴儿时期，偶尔会在儿童时期[50]，这时更可能是对药物治疗的反应。低血糖新生儿可能是有糖尿病母亲的典型巨大儿，但高胰岛素症低血糖可能发生在正常或低出生体重的正常婴儿。在受影响的婴儿中可见肥厚型心肌病和肝大出现[51]。高胰岛素血症的特征包括在喂养后不久出现低血糖、葡萄糖的需求大于6～8mg/（kg·min）才能保持血糖浓度正常、缺乏酮血症和酮尿症、血浆游离脂肪酸和支链氨基酸水平低，在低血糖时可检测到的胰岛素水平（这些患者在低血糖时有一系列的胰岛素水平报告）[23]和对胰高血糖素血症治疗的阳性反应[51]。低血糖、低游离脂肪酸和无酮血症的共同作用，可能会对大脑造成毁灭性的影响，因为大脑被剥夺了正常和备用的能量底物[52]。

暂时性高胰岛素血症低血糖在小于胎龄儿和围产期应激的患者中相对常见，这可能与缺氧诱导因子1α对子宫内胰岛细胞功能的抑制有关，随即在出生后正常氧合作用后进行解除抑制[53]。短暂性高胰岛素血症性低血糖也可能与 HNF4A 突变有关。这些患者有较高的巨大儿发病率[54]，并且可能会发展为青年期成年糖尿病[55]。先天性高胰岛素低血糖是由控制胰腺 β 细胞分泌胰岛素的基因异常引起的，9 种基因中有异常[56]，尽管高达 21% 的先天性高胰岛素低血糖患者没有可确认的基因异常[57]。尽管突变的相对频率与特定的群体有关，但最常见的群体之一在 K_{ATP} 通道基因中有失活突变。高胰岛素性低血糖症和（合并）高氨血症（以前被称为亮氨酸敏感的低血糖）被很好地描述[58,59]为是由于谷氨酸脱氢酶基因突变所致。患者通常对二氮嗪治疗反应良好，在蛋白餐前摄入额外的碳水化合物可能有助于缓解症状。有专门的低亮氨酸牛奶可供食用。然而，这也与受影响儿童的癫痫发作活动有关[58]。

初始稳定病情包括葡萄糖的输注以达到正常血糖。由于可能存在极高的葡萄糖需求，任何输注的停止都可能伴发严重的低血糖，因此必须确保安全的血管通路始终可用；在这些情况下可能需要中心静脉通路。胰高血糖素必须始终备好[0.5～1mg/kg 作为紧急肌内（intramuscular，im）或皮下（subcutaneous，sq）剂量[60]，静脉注射（intravenous，iv），或静脉输注 1～20g/（kg•h）]，如果血管通路存在问题时可作为短期的紧急治疗以维持正常血糖。胰高血糖素的管理应与低血糖反弹相关联，且必须持续进行血糖监测。奥曲肽[5～30μg/（kg•d）皮下注射或静脉滴注]还可与胰高血糖素合用，但可能增加导致小肠结肠炎以及其他并发症如肝炎[61,62]或长 QT 综合征[63]的风险。一旦达到正常血糖水平，就应该把患儿送到一个专门治疗高胰岛素血症的中心。必须注意确保在运输过程中不会发生低血糖。进一步的管理目的是明确诊断和确保血糖正常（在低替代能源的情况下，保持葡萄糖水平 >3.5mmol/L），而不需要持续输注葡萄糖。葡萄糖聚合物可以添加到饮食中以提供肠内葡萄糖来源，但必须注意限制肠道的渗透压负荷，尤其是早产儿。

在临床上，高胰岛素血症的低血糖患者可以根据他们对二氮嗪[5～20mg/（kg•d），分 2～3 次口服]的反应进行分类。大多数有反应，异常包括与高胰岛素血症相关的先天性高胰岛素血症和那些 *ABCC8* 和 *KCNJ11* 失活突变相关的弥漫性高胰岛素血症。不幸的是，二氮嗪可能会导致液体潴留，必须仔细监测其使用情况。氯噻嗪[7～10mg/（kg•d），分 2 次服用]可以添加（尤其是新生儿）[52]。也有报道说高剂量的二氮嗪治疗引起反常低血糖[64]。在这种情况下尼非地平[0.25～2.5mg/（kg•d），分 3 次服用]可能是有用的[65,66]。

图 151-1 概述了正在使用的诊断和管理方法。在有反应的患者中，二氮嗪仍然是治疗的基础。在那些对二氮嗪没有反应的患者中，基因检测（在 *ABCC8* 和 *KCNJ11* 中均为纯合或复合杂合突变），然后进行 ^{18F}DOPA 正电子发射断层扫描（positron emission tomography，PET），以确定哪些患者可能从胰腺切除术中获益。胰岛细胞含有 L-3,4- 二羟基苯丙氨酸（L-3,4-dihydroxyphenylalanine，L-DOPA），通过多巴脱羧酶将其转化为多巴胺。释放正电子的示踪剂 ^{18F}DOPA PET 在高胰岛素合成率的 β 细胞中增加并分泌，提供了病灶的可视化[67,68]。局灶病变的患者应该对部分胰腺切除术有反应（尽管在手术时很难确定病灶部位），这可以通过腹腔镜进行[69,70]。对二氮嗪治疗无反应的弥漫性疾病将需要次全胰腺切除术[71]，这可能与内分泌和外分泌问题的高发生率有关。所有这些患者都需要密切的长期随访，可能存在需要管理的神经和心理问题。

酮症性低血糖症

虽然酮症性低血糖（加速饥饿）可能是以前健康儿童中最常见的低血糖原因，它不太可能出现在 PICU 中[72]。它通常影响 6 个月至 8 岁的儿童，其特征包括酮症、严重恶心和低血糖，通常发生在上午的中度禁食后。治疗包括确保有足够和规律的葡萄糖摄入，特别是在合并感染期间。酮症通常会在低血糖发生前几个小时出现。

肾上腺功能不足

高剂量吸入糖皮质激素治疗后的肾上腺功能不全可发生低血糖[73]，如果有吸入类固醇使用史，应予以考虑。同样，肾上腺功能不全也可能伴随儿童恶性肿瘤如白血病的治疗[74]。肾上腺功能不全还可能出现在肾上腺出血后（如脑膜炎球菌败血症或难产后），还可出现在部分肾上腺疾病中（如先天性肾上腺增生或发育不全），在这种疾病中，不明确的生殖器可以（也可以不）在女性身上发现，或出现在部分垂体功能减退症中（例如，先天性、颅咽管瘤切除术后或头颅辐照后）[75]。一些原发性肾上腺功能不全的患者也可能出现低血糖，尤其是在急性期[35,76]。肾上腺脑白质营养不良应作为艾迪生病男性患者的病因之一（色素沉着可能是一个线索），应通过测定长链脂肪酸来检测[77]。

患有重疾的儿童，尤其是急性重症脓毒症（见第 122 章），易出现肾上腺皮质激素缺乏[78]。目前，对患有急性、严重脓毒症和怀疑或已证实的肾上腺功能不全的儿童，推荐补充类固醇[79]，但是对于肾上腺功能不全或儿茶酚胺耐药性还没有明确定义，对于肾上腺替代疗法的剂量也没有明确建议[80]。

肾上腺皮质激素缺乏症（相对和绝对的）也出现在早产儿中[81,82]，但是对于类固醇治疗的定义和需要没有一致的意见[83]。有证据表明，低血压早产儿使用氢化可的松治疗可以改善血压，但其对远期预后的影响尚不清楚[84]。

先天性肾上腺增生的患者很少发生低血糖。罹患该病的女性患者常在早期就出现男性化症状，易于被诊断。而男性患者则相对隐蔽，在更晚阶段会表现出明显症状。伴有低钠血症的先天性肾上腺增生症患者，常伴有高钾血症。由于失盐的 21- 羟化酶缺乏症患者可能有儿茶酚胺缺乏，会出现休克。诊断可依据临床表现、典型电解质模式、低醛固酮增多症和肾素过多症[85]。长期治疗包括氢化可的松（抑制促肾上腺皮质激素释放激素和促肾上腺皮质激素分泌过多），及盐皮质激素替代和氯化钠补充[86]。Charmandarin 等对危重症所需的氢化可的松剂量知之甚少[87]。结果表明，每 6 小时

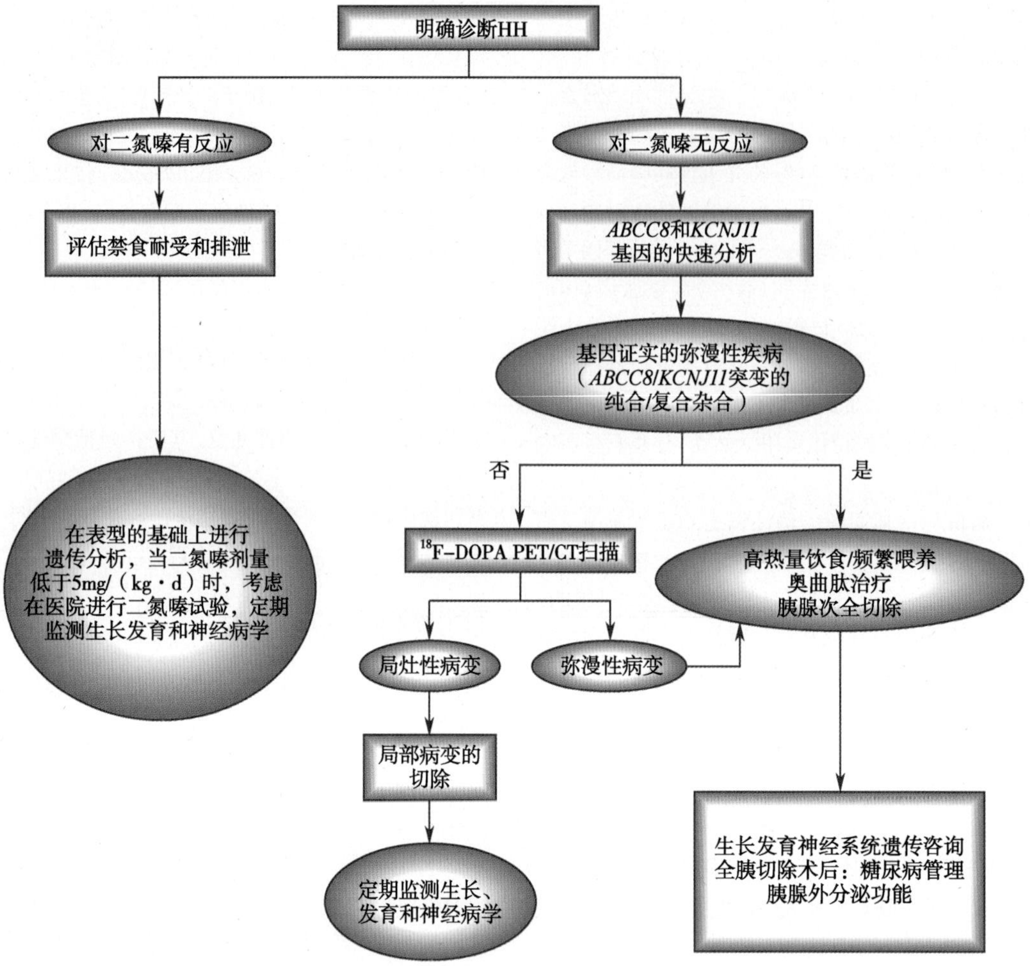

图 151-1 新生儿高胰岛素血症性低血糖（hyperinsulinemic hypoglycemia，HH）的管理级联概述流程图。在临床上，HH 可分为二氮嗪反应性和二氮嗪无反应性疾病。氟 -18L-3、4- 二羟基丙氨酸正电子发射断层扫描（^{18}F-dopa PET）目前仅在对二氮嗪不敏感且未被遗传证实为弥漫性疾病的新生儿中显示。（资料来源：Kapoor RR，Flanagan SE，James C，et al. Hyperinsulinaemic hypoglycaemia. Arch Dis Child 2009；94：450-457.）

给 15mg/m^2 的氢化可的松后，可立即达到较高的血清水平，给药后 4 小时迅速下降至以至无法检测。他们假设，在危重疾病中持续输注氢化可的松可能更合适。

生长激素缺乏症

在新生儿期，生长激素缺乏表现为低血糖（可能伴有癫痫）[88]、长时间的黄疸、男孩的小阴茎和未下降的睾丸。生长不足只有在生命的第一年接近尾声时才会显现出来。在儿童后期，生长不足是更常见的表现，低血糖很少发生，除非与促肾上腺皮质激素缺乏有关。

糖尿病以外的高血糖

高血糖在 PICU 中较为常见[89]，可见于多种疾病包括支气管炎[90]、败血症、溶血性尿毒症[91]、破伤风[92]和毒素吸收（如茶碱中毒）[93]，大量研究表明高血糖与危重儿童死亡率增加有关[94-97]；然而，这还没有在所有的研究中得到证实[95, 98]。血糖变异也与死亡率的增加、住院时间的延长和重症儿童的感染有关[99]。

PICU 中引起高血糖的医源性原因包括使用含糖液体复苏、肠外营养或高负荷给予葡萄糖、高剂量皮质类固醇治疗。持续的高血糖也可能是持续应激或未确诊的 1 型糖尿病的迹象，应促使临床医生进一步调查。

一份来自成人外科病房（以心脏为主）[100]的初步报告显示，“严格”控制血糖水平与患者预后的显著改善有关。随后，世界各地的许多 ICU 采用胰岛素治疗来控制血糖，有几项研究支持了最初的发现。不幸的是，有越来越多的关于医源性低血糖的报道和对成人研究的 meta 分析得出结论，严格的血糖控制与医院死亡率的改善没有关系，并且与低血糖的发生率增加有关[101, 102]。随后，一项针对成人患者的大型随机对照试验（randomized controlled trial，RCT）与常规血糖控制（目标为 180mg/dl 或 10.0mmol/L）进行了比较[103]。严格控制血糖组的 90 天死亡率较高，而亚组分析显示，除了创伤患者和使用类固醇的患者外，所有组的结果都有利于常规控制。荟萃分析[104]随后得出结论，危重患者的强化胰岛素治疗增加了低血糖的风险，并没有降低危重患者的死亡率（外科 ICU 的患者可能除外）。

在儿科重症监护(包括儿童心脏手术后、烧伤后,以及因各种其他原因入院的PICU)中[105-108],有许多RCT研究强化胰岛素治疗以维持严格的血糖控制,结果各不相同。这些已经在荟萃分析中被回顾[109],作者得出结论,没有证据表明使用胰岛素治疗的严格的血糖控制与改善危重患儿30天死亡率有关;然而,获得性感染的发生率可能会降低。在接受胰岛素治疗的患者中,除了使用连续监测葡萄糖的试验外,胰岛素治疗患者的低血糖事件有所增加[110],并且在一项研究中发现低血糖与死亡率的增加有关[108]。在一项研究中[111]有一个有趣的发现,在那些心脏手术后没有被PICU收治的患者中,接受强化胰岛素治疗的患者在12个月的时间里,医疗费用减少了13 000美元。

这些研究突出了与在ICU环境中可靠的监测血糖水平相关的技术问题[112]。所以最近的一篇综述[113]认为:"强化胰岛素治疗的有效性和安全性可能会受到患者相关变量和ICU相关变量的影响。因此,对于ICU患者,不存在单一的最优血糖指标范围。在PICU中,如果无法准确和频繁地测量血糖,并且没有使用定制的指导方针进行静脉注射胰岛素治疗的丰富经验,不追求达到正常年龄水平的目标似乎是安全的。一个简单的折中处理办法可以是尽可能控制血糖水平接近正常,而不会引起不可接受的血糖波动、低血糖和低血钾。"

一篇关于早产儿高血糖症的综述[114],提出了以下实用的管理方法:实验室检查确认高血糖;治疗根本问题,如脓毒症、应激等;计算葡萄糖输注速率,如果大于12mg/(kg•min),则降低输注速率;如果葡萄糖水平超过10mmol/L(或有其他症状如多尿),可使用胰岛素治疗,但开始时要谨慎,使用较低剂量;最后,如果高血糖持续存在,考虑其他诊断,如糖尿病。在年龄较大的儿童中采用类似的方法可能仍然适用,特别是当频繁和准确监测血糖水平的设施有限时。

糖尿病

世界范围内1型糖尿病的发病率呈上升趋势[115],甚至在医疗服务高度发达的国家,糖尿病儿童的死亡率也高于未患糖尿病的儿童[116, 117]。虽然一些死亡与糖尿病没有直接关系,但已报道的标准化死亡率为2.15[118]~4.2[119]。死亡率最高的是1~4岁的儿童,他们的标准死亡率可能要高得多。大多数由糖尿病引起的死亡是DKA或高血糖引起的,其余则是低血糖引起的[120]。DKA为首发症状的相对常见,尤其是在诊断可能被延迟的较年幼的儿童中[121]。最近在发达国家,DKA的死亡率在0.15%~0.31%[122],但在其他地区可能要高得多[123, 124]。DKA患者最常见的死亡原因是脑水肿。DKA死亡的其他原因包括电解质紊乱、低血糖、肺水肿、横纹肌溶解、感染(包括黏菌病)和血栓形成[115]。儿童时期DKA的管理已经在其他地方进行了回顾[125]。

2型(或非胰岛素依赖型)糖尿病的发病率也显著增加[126, 127],特别是与肥胖有关的糖尿病。这种疾病的患者也可能因威胁生命的高血糖高渗综合征而出现在PICU。

糖尿病酮症酸中毒的脑水肿

在富裕的国家,儿童DKA发作时,明显的有症状的脑水肿发生率为0.5%~1%[125],幼儿和以前未确诊的糖尿病患者的发病风险更高。死亡率很高(21%~24%),15%~26%的幸存者将有永久性的并发症(包括脑垂体功能不全)[125]。然而,有很大比例的DKA儿童会有意识水平改变的表现,这通常与磁共振成像(magnetic resonance imaging,MRI)中明显的脑水肿特征有关[128]。

DKA脑水肿的确切机制尚不清楚[129],但一些研究表明,它可能与血管源性因素有关,而不是渗透性因素[130],脑缺血再灌注损伤也应被考虑[131]。

脑充血在DKA治疗开始后不久也被证实[132]。出现下列特征与脑水肿风险的增加有关:更小的年龄,相对低的PCO_2,高血清尿素,更严重的酸中毒[125, 133]。与风险增加相关方面的治疗包括在第一个4小时的复苏中更高容量的液体管理,在治疗的第一个小时给予胰岛素、碳酸氢盐,以及在治疗过程中,血清钠的缓慢增加或葡萄糖校正后钠的下降[134, 135]。这些数据大多是流行病学的,并且没有随机对照研究表明不同的治疗策略可以减少脑水肿[135],目前正在计划进行这方面的研究[136]。

尽管大多数病例在开始治疗后4~12小时才出现脑水肿,但有5%的DKA治疗前可能存在脑水肿[137]。DKA脑水肿的临床征象是多样的,包括头痛、意识水平下降、不适当的脉搏减慢和血压升高。然而,没有脑水肿临床症状的孩子也可以有脑水肿[128],而且有相当比例的儿童在DKA发作后会记忆功能受损[138]。脑水肿后的不良结局与诊断时更严重的神经系统抑制、更高的初始血清尿素氮[137, 139],以及PCO_2低于20mmHg的气管插管过度换气有关[139]。

虽然高血糖性的生化紊乱、代谢性酸中毒伴酮症、电解质异常是DKA最明显的问题,但其他系统也出现了明显的紊乱,包括血浆色氨酸水平[140]、硫胺素水平[141]、细胞因子[142]和淋巴细胞反应[142]以及凝血异常。毫无疑问,DKA与易栓状态[143]和脑血管意外增加相关。在使用经股静脉的中心静脉通路时应注意,因为在这些患者中,可能有更高的并发症发生率[144]。报道的与DKA相关的心肌梗死病例可能是易栓状态的并发症[145]。虽然DKA的心肌功能普遍是正常的,但偶尔也有心肌炎的报道[146],并且肺水肿可能比先前认识的更为常见[147]。QTc间期延长在DKA中可能是常见的(它与酮症有关),因此仔细的心脏监测是很必要的[148]。

管理的原则 DKA的管理应该由一个有经验的糖尿病团队使用指南进行协调,如最近发表的共识[125],见图151-2。

DKA的生化诊断标准包括血清葡萄糖高于11mmol/L(约200mg/dl)、酮血症、酮尿症、静脉pH低于7.3的酸中毒,或血清碳酸氢盐浓度低于15mmol/L[125]。DKA的严重程度由pH水平决定,静脉pH小于7.3(或碳酸氢盐<15mmol/L)为轻度,pH小于7.2(或碳酸氢盐<10mmol/L)为中度,pH小于7.1(或碳酸氢盐<5mmol/L)为重度[125]。患有重度DKA

的儿童应在糖尿病专科病房或 PICU 接受治疗。

基线评估　如果可能的话，应该获得一个入院体重，未来的治疗应该基于这个体重。血液样本应包括：血清或血浆葡萄糖、电解质（包括碳酸氢盐或总二氧化碳）、尿素氮、肌酐、渗透压、静脉（或动脉）pH、pCO_2、钙、磷、镁浓度（如果可能的话）、糖化血红蛋白、血红蛋白和血细胞计数或全血细胞计数。如果可经测量获得血液 β- 羟基丁酸浓度，有助于确认酮症酸中毒和可用于监测对治疗的反应[149-153]。尿液标本应进行酮体分析，尽管这些标本可能不能很好地反映血清酮体。如果预料较晚得到钾的结果，心电图可能是有帮助的。

液体管理　液体和电解质替代疗法的目标是恢复循环血容量，纠正钠和体液不足，通过加强血液中葡萄糖和酮体

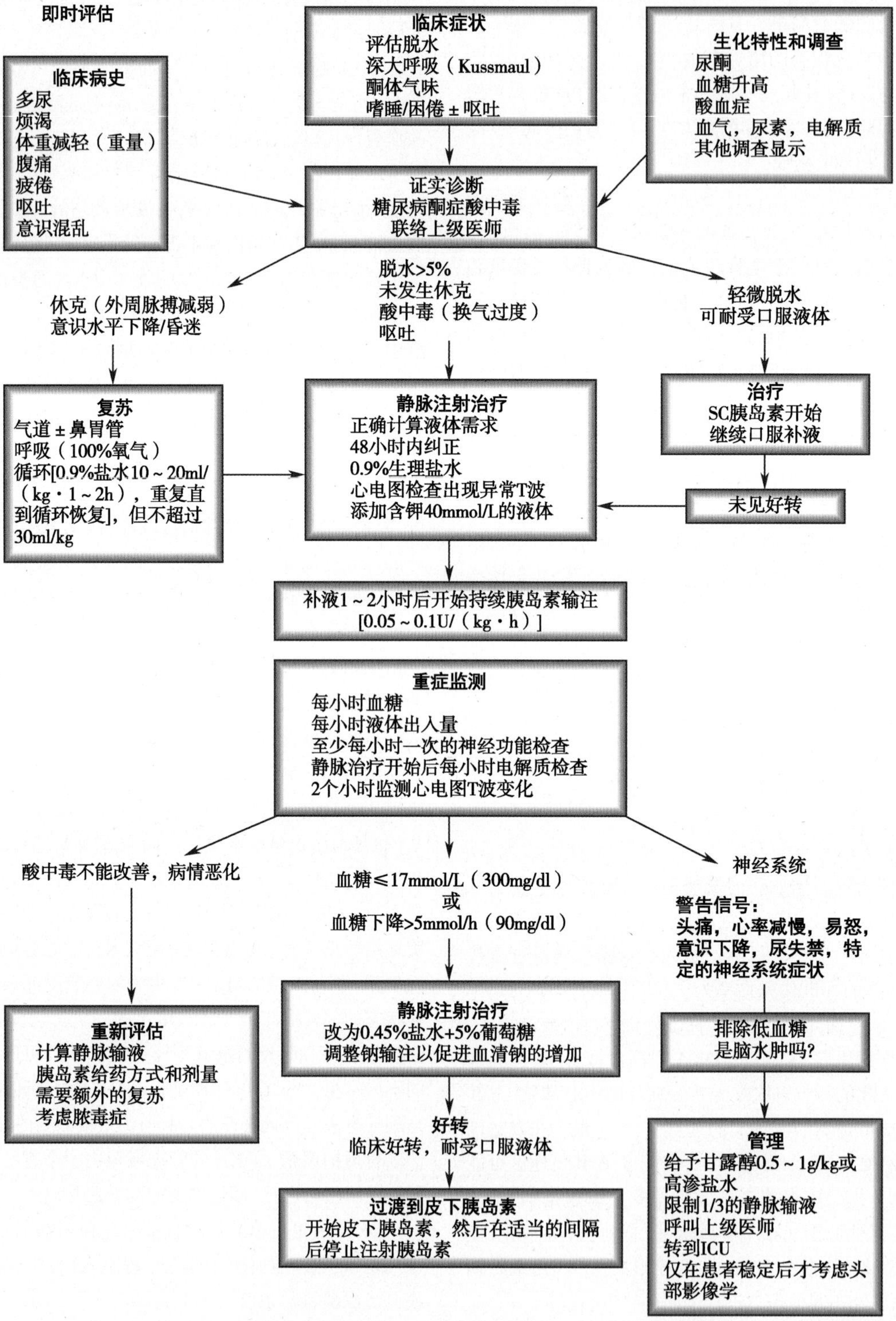

图 151-2　ISPAD 临床实践指南管理流程治疗糖尿病酮症酸中毒。（资料来源：Wolfsdorf JI，Allgrove J，Craig ME，et al. ISPAD Clinical Practice Consensus Guidelines 2014. Diabetic ketoacidosis and hyperglycemic hyperosmolar state. Pediatr Diabetes 2014；15：154-179.）

的清除来改善肾功能，并将脑水肿的风险降到最低。DKA患者的液体和电解质流失的数量和速度有很大程度的差异（取决于症状的发作速度和持续时间，呕吐或腹泻的严重程度，以及患者摄入的液体）。同样，血管的状态比较宽泛，从正常血容积到严重低血容量（不常见）都有。临床对脱水的评估是不准确的[154, 155]，而且与渗透性利尿有关的持续失水速度是不可预测的。在低血容量性休克（不寻常）的情况下，在达到可接受的血压之前，可以输注 5～10ml/kg 的 0.9% 的生理盐水。一般来说，10～20ml/kg 需要注射超过 1～2 小时。乳酸林格液可能是一种合理的选择，因为大量使用 0.9% 生理盐水与高氯性酸中毒的发生有关。没有证据支持胶体溶液的使用。

此后，可接受的原则是应避免低血容量、血浆渗透压的迅速变化和大量的钠摄入。液体治疗在 48 小时内达到补液目标。仔细监测体液平衡对于确保患者既不会丢失过多的水分（通过渗透利尿）也不会获得过多的水分至关重要。不应使用张力低于 0.45% 盐水的液体。

尽管几乎所有的 DKA 患者都是缺钾的，但经常表现为血清钾水平的增加。随着胰岛素治疗的开始和酸中毒的纠正，钾在细胞内迅速移动，仔细监测钾水平是必不可少的。一旦钾水平低于 5.5mmol/L，在输液中加入 30～40mmol/L 的钾，0.5～1mmol/（kg•h）的钾可能需要纠正钾的不足。钾可以作为氯化物或磷酸盐。虽然严重的低磷酸盐血症很常见[156]，并且已有有症状的低磷酸盐血症的报告[157]，但是没有证据表明在 DKA 的管理中常规使用磷酸盐，而严重的低磷酸酶血症的临床效果在 DKA 中很少见。理论上，使用磷酸盐可以减少胰岛素抵抗和三磷酸腺苷的消耗，对 2,3- 二磷酸甘油酸有积极作用。使用磷酸钾有助于减少给 DKA 患者的氯负荷，如果仔细监测钙的水平，可以安全使用[158]。葡萄糖浓度在 14～17mmol/L 时输液必须加入葡萄糖，以避免低血糖。

碳酸氢盐 没有证据表明碳酸氢盐对 DKA 患者有益，并且有严重的并发症记录（尤其是儿童）[159]。碳酸氢盐不应常规给予，不应以静脉推注形式给予，而且可能只给予 pH 低于 6.9 的和充分的胰岛素治疗患者，尽管可以适当地纠正血容量。

胰岛素治疗 目前的指导方针建议，胰岛素应以一种连续低剂量的方式输注，大约在开始液体复苏后 1～2 小时，从 0.1U/（kg•h）开始。然而，最近有证据表明，0.05U/（kg•h）的超低剂量胰岛素可能至少相当于较高的剂量[160]。如果对胰岛素治疗没有反应，应检查输注是否有技术问题（准备不正确，胰岛素黏附在输注管上），应检查患者是否有持续低血容量或脓毒症。除了对危及生命的高钾血症的治疗外，静脉注射胰岛素或初始负荷剂量是不给予的。胰岛素注射应持续进行，直到酮症酸中毒得到解决，患者完全清醒并保持食用固体食物。

治疗根本病因 在以前未确诊的患者中，DKA 的病因是胰岛素缺乏。即使在以前诊断过的患者中，大多数 DKA 的发作可能与胰岛素遗漏或治疗错误有关，尽管 3 岁或更小的儿童更容易发生细菌感染[161]。如果怀疑感染是 DKA 的诱发原因，应采取积极的抗感染药物治疗和脓肿引流。DKA 未提示常规预防性抗感染治疗。

监测 虽然有些患者表现为低血容量，但几乎没有证据表明有必要进行有创血流动力学监测。仔细监测血钠是必要的，因为治疗时血清钠含量的微小变化与脑水肿的发展有关[137]。高脂血症可降低血清水相，人为降低钠含量；这可以使用以下公式[162]加以纠正：

$$实际血钠（mmol/L）= 报告血钠（mmol/L）\times [0.021 \times 甘油三酯（mg/dl）+ 0.994]$$

葡萄糖的渗透压负荷也降低了血清钠水平，葡萄糖每增加 100mg/dl 时[163]，钠含量减少了大约 1.6～1.8mmol/L{或者，修正钠 = 测量的 Na + 2[（血糖 − 5.6）/5.6}（mmol/L）。预期随着高血糖和高血脂水平的降低，钠的含量会增加。然而，这可以通过渗透利尿引起的尿钠流失来弥补。仔细和频繁地监测钾和葡萄糖水平是至关重要的。如果要使用磷酸盐，就应该监测血钙的含量。需要定期监测酸碱。

监测呼气末 PCO_2[164] 或经皮 PCO_2[165] 可以作为一种非侵入性的方法来持续监测对 DKA 治疗的反应。唯一的条件[166]是呼吸驱动力或呼吸系统效率的任何变化都可能掩盖了酸碱的变化，否则，二氧化碳测定可能会反映出酸碱值的变化。

DKA 中可能存在的脑水肿的研究 虽然脑水肿是 DKA 中最常见的导致意识障碍的原因，但也有其他可以治疗的原因，包括脑静脉血栓形成[167]和急性脑积水[168]。其他异常也见过[169]，如脑梗死和髓鞘外溶解[170]。对于意识水平低下的患者，计算机断层扫描（computed tomography，CT）可能被推荐用以排除其他可治疗的病理状况。CT 检查的风险相对较低，但必须将排除其他病理状况与将患者转移到放射科的风险相平衡。

尽管没有对照研究，甘露醇被用于治疗脑水肿[171]（在 20 分钟内为 0.25～1g/kg）。高渗生理盐水（5～10mg/kg 的 3% 生理盐水）可能是一种替代[172]；然而，最近的一项回顾性研究表明，尽管在美国，高渗盐水的使用普遍增加，但高渗盐水的治疗效果要比甘露醇差[173]。DKA 脑水肿可能是血管源性的，在这种情况下甘露醇和高渗盐水可能有不同的作用[130]。脑水肿插管后的过度通气可能与更坏的预后有关[139]。

总结 尽管 DKA 的诊治有所进步，但它仍然是一种严重的疾病，具有显著的发病率和死亡率。除了改善对该病的管理外，还必须集中精力确保在可能的情况下避免该疾病，并在该疾病发生时及时诊断和治疗。

甲状腺功能减退症

新生儿[174]尤其是早产婴儿[175, 176]暴露于含碘的抗菌药物或者碘化对比剂[177]中大量的碘，由于碘的吸收可能会发展为短暂的甲状腺功能减退（也称为 Wolff-Chaikoff effect，碘阻滞效应）。这也表现在正在接受心导管和心脏手术的婴儿身上[178]，特别是在用聚维酮碘溶液冲洗伤口之后[179]。应注意限制婴儿接触含碘制剂。在严重疾病之前或期间接触大量碘的儿童可考虑补充三碘甲状腺素氨酸。

在 PICU，已经有很好的证据证明了这种病态的甲状腺综合征[180]，尤其是在接受心脏手术的患者中[181]。虽然对一些儿童可能有好处，但在心脏手术后补充三碘甲状腺素氨酸还没有确定的作用[181]。此外，唐氏综合征患儿的甲状腺功能减退症发生率较高，包括先天性的和后天性的[182]。应注意在唐氏综合征危重患儿中可能需要补充三碘甲状腺氨酸。

代谢危象

流行病学

IEM 是一组不均质的疾病，其特征是代谢途径的缺陷，导致代谢异常和/或有毒代谢物的积聚[183]。IEM 的范围很广，疾病清单也在不断增加。关于 IEM 人口数据显示，发病率至少每 10 万活产婴儿中有 35～40 人[184-186]。IEM 有不同的表现形式，是许多儿童因急性疾病而入住 PICU 需鉴别诊断的一部分。20 世纪 60 年代，美国部分地区开始使用干血斑来识别苯丙酮尿等疾病的新生儿筛查项目[187]。像串联质谱这样的技术出现使我们有可能对更多疾病进行筛查（包括脂肪酸氧化缺陷、有机酸血症和氨基酸酸中毒），这已经成为世界许多地方标准筛查项目。最近，美国遗传学院提出包含新生儿筛查项目在内的疾病适用性的指南：包括是否可以在出生 24～48 小时检测出疾病、筛选试验是否准确而敏感和疾病如果早期发现是否适合治疗[188]。在世界许多地区，这些筛查项目的一个结果是，因未确诊的 IEM 而被 PICU 收治的可能性更小，但因已知 IEM 而被收治的儿童数量可能会增加。

尽管有数量大到惊人的 IEM，但许多 IEM 都适合治疗。患有不治之症的患者也可以从诊断和适当的治疗中获得相当大的缓解。如果疾病不适合治疗，重要的是做出诊断，为相关家庭提供咨询，并防止未来的孩子遭受不必要的痛苦。大多数 IEM 的长期管理需要一个团队方法，包括代谢专家、营养师、遗传学家、生化学家和社会工作者，以阐明问题的确切性质，提供适当的治疗和治疗方案，并提供遗传和家庭咨询。虽然对 IEM 的筛查测试可以在大多数实验室进行，但识别 IEM 的确切性质所需的专门检查在相对较少的实验室可以进行。尽管 IEM 很复杂，但有一些原则适用于所有被 PICU 收治的儿童的管理（见表 151-1）。

在儿科重症监护室内，何时考虑先天性代谢障碍

从诊断的角度来说，IEM 可分为 4 个有用的组：①引起中毒的障碍（例如，有机酸和尿素循环缺陷）；②涉及能量代谢的障碍（如脂肪酸氧化缺陷和呼吸链缺陷）；③涉及复杂分子的障碍，其症状是永久性的、进展性的，并且独立于并发事件（如过氧化物酶病障碍，溶酶体疾病和先天性糖基化障碍）；④伴有癫痫发作的障碍（尤其是在新生儿期）。PICU 最容易出现的疾病是涉及中毒和能量代谢的疾病。然而，这些组在描述方面有重叠。在不同描述的情况下，也可能有相同的根本的基因异常。

虽然 IEM 的临床特征可能主要与一种有毒代谢物的积累有关，但由于另一种化合物的相对缺乏或主要问题引起的其他代谢途径增加压力，可能会导致疾病复杂化。管理可能包括限制潜在有毒物质的摄入，增加对有毒物质的去除，补充不足物质，以及增加正在被加压的其他代谢途径。

IEM 应被视为任何患有严重疾病的儿童或婴儿鉴别诊断的部分，特别是在新生儿期[189]。与 IEM 相关的急性症状包括脑病（慢性急性或急性）、顽固性癫痫、肝衰竭、心肌病、代谢性酸中毒和低血糖（表 151-3）SIDS 家族史或以前的儿童死亡史可能提示 IEM。应特别注意识别特定危险因素去鉴别诊断，包括药物暴露、长时间破膜和围产期窒息。

特定的临床表现

难治的癫痫发作

除了维生素 B_6 依赖性癫痫外，孤立的癫痫发作是 IEM 的一种罕见表现，往往与其他临床和代谢异常有关。对于患有难治性癫痫的新生儿或某些婴儿，应考虑维生素 B_6 依赖性癫痫（pyridoxine dependent seizures，PDS）[190]、磷酸嘧啶氧化酶缺乏症（pyridoxine phosphate oxidase deficiency，PNPO）、低磷酸脂酶症和叶酸反应性癫痫[191]。PDS 和 PNPO 的临床诊断取决于证明癫痫的控制分别依赖于持续的药物剂量的吡哆醇或吡哆醛 -5′- 磷酸酯。临床表现有一定的范围，任何 18 个月内出现癫痫的婴儿都应该考虑 PDS。

GLUT1 基因突变导致葡萄糖通过血 - 脑屏障时出现转运障碍，这类患者可能会出现癫痫。通常唯一的线索是在正常血糖的情况下出现低脑脊液（cerebrospinal fluid，CSF）葡萄糖。患者可以通过生酮饮食改善[192]。

引起乳酸性酸中毒的癫痫发作的 IEM 包括生物素酶缺乏、线粒体能量代谢紊乱（包括丙酮酸脱氢酶缺乏和线粒体电子转运链缺陷）、过氧化物酶病和存储障碍。

生物素酶缺乏症（一种生物素循环障碍的常染色体隐性遗传病）可以通过服用药理剂量的生物素来改善或预防[193]。大量病例出现癫痫和肌张力减退，伴有发育不良和皮疹或脱发。约 50% 的病例有共济失调、发育迟缓和眼部问题（结膜炎和视神经萎缩），75% 以上的患者出现听力受损。在临床表现上有相当大的差异[194]，特征包括轻度癫痫发作和共济失调，严重的代谢衰竭和死亡。从新生儿期到成年期，任何时候都可能出现症状。未经治疗的个体可能有酮症酸中毒、乳酸酸中毒和（或）高氨血症以及一系列其他代谢异常[194]。诊断可以通过分析尿液中的有机酸，及在血液中进行酶检测来进行。最近出版了检测指南[194]。

难治性强直 - 阵挛性发作也可能是钼辅因子缺乏的一个

表151-3　应该提醒ICU医师可能是新陈代谢的先天缺陷的因素

病史	
一般情况	先天性代谢缺陷发生率高的人群 父母近亲结婚 家族中明显的SIDS病史或儿童期死亡 与先天代谢缺陷相关的畸形特征
妊娠期	既往有多次自然流产史
新生儿期	妊娠期急性脂肪肝或更严重的HELLP综合征（溶血、肝酶、低血小板）可能与脂肪氧化障碍有关 出生时表现正常，尤其是假如Apgar评分和新生儿早期正常，后期病情恶化 新生儿期IEM的早期症状可能包括嗜睡和喂养不良，可能迅速发展到明显的意识水平下降 无法解释的意识水平下降 呕吐是新生儿疾病的一个不寻常的临床特征，与IEM密切相关 奇怪的气味
儿童期	既往有间歇性呕吐的"体弱多病"病史 既往住院史（甚至有明显的呼吸系统症状，可能是酸中毒） 特殊的饮食偏好 几乎任何器官功能障碍（肝、心、肾等）的发生都可能与先天缺陷有关
检查	
一般情况	与IEM相关的畸形特征
新生儿期	奇怪的气味 IEM的神经体征往往包括音调升高和异常运动，与脓毒症的特征相反，后者通常与音调降低有关
儿童期	急性或间歇性共济失调是IEM的一个常见特征

IEM：天生性代谢缺陷；SIDS：婴儿猝死综合征。

特征[195]。这在婴儿早期表现为癫痫发作，在无代谢性酸中毒、低血糖或高氨血症的情况下出现脑病，且发育不良。临床特征、CT表现和神经病理学可能与最初的脑水肿发展为萎缩的严重缺氧缺血性脑损伤相似。然而，可能有典型的影像学表现[196]。人工晶状体脱位可能是一种临床特征[197]。尿酸水平低，而尿氨基酸分析显示S-胱氨酸升高。亚硫酸盐可在新鲜尿液标本上检测到。电喷雾串联质谱法检测尿或尿浸滤纸可促进快速诊断。

癫痫可能是许多其他疾病临床表现的一部分，包括伴有乳酸性酸中毒（利氏病、线粒体性脑病乳酸酸中毒和卒中样发作（mitochondrial encephalopathy lactic acidosis，MELAS），伴有不规则红色纤维的线粒体性脑病（mitochondrial encephalopathy with ragged red fibers，MERRF），GM2神经节苷脂蓄积症和过氧化物酶体病。其他的临床特征在这些疾病下占主导地位，应该直接调查。

检查和处理　对于主要表现为顽固性癫痫发作的婴儿，检查应包括测量血糖、血酸碱状态、血乳酸（与丙酮酸水平相关）、脑脊液葡萄糖、乳酸和丙酮酸水平、尿有机酸和亚硫酸盐。CT和MRI有助于诊断代谢产物异常积累的障碍，排除导致症状的大脑结构问题。治疗重点是控制气道和呼吸以及控制癫痫。如果需要，应尽早给予适当剂量维生素B_6或生物素。

脑病

急性脑病的发作通常构成医疗紧急情况，必须尽快阐明病因。鉴别诊断包括创伤、感染、颅内占位病变、毒素摄入、急性肝衰竭或雷氏综合征、颅内血管问题（血栓、出血或栓塞现象）和癫痫等。通常有一种强烈的倾向将神经症状归因于低血糖或低钙，但由于这些可能与IEM有关，因此将IEM视为引起低血糖的部分原因是至关重要的。急性脑病的IEM随年龄而异。在新生儿期，常见的IEM包括尿素循环缺陷（伴高氨血症）、枫糖尿病、非酮症高糖血症和有机酸血症[198]。除了非酮症高糖血症外，所有这些症状也可能发生在儿童时期。在儿童时期，常见的表现为急性脑病的IEM，包括脂肪酸氧化缺陷和枫糖尿病。

检查　应收集诊断脓毒症的标本，包括血培养、血红蛋白、白细胞计数（有差异）和血小板。应检查血清电解质，包括钠、钾、钙、磷酸盐和镁。肝功能检查是必要的，因为急性肝衰竭可能导致急性脑病，并且肝脏可能受到IEM的影响。IEM的检测标本必须在发病时收集，因为这可能提供最佳的诊断时机（表151-4）。

血糖水平　读者可以参考之前关于低血糖的讨论。低血糖可能是脂肪酸氧化缺陷和有机酸的一个特殊特征。立即纠正低血糖是必要的。

血氨的水平　所有患有不明原因的意识水平低下的儿童，特别是新生儿的血氨水平都应检查，如果有低肌张力和呼吸暂停（管理和调查见高氨血症部分）。严重的高氨血症的治疗是紧急的。

肝功能测试　瑞氏综合征是急性脑病鉴别诊断的一部分，但脂肪酸氧化缺陷，如中链酰基辅酶a脱氢酶缺乏、肉碱缺乏（通常伴有肌病）、长链酰基辅酶a脱氢酶缺乏和短链酰基辅酶a脱氢酶缺乏等，可能出现脑病（通常发生在新生儿期）。

血气分析　动脉血气分析应特别注意代谢性酸中毒的存在和阴离子间隙的计算[199]。

血乳酸水平　在许多情况下，血乳酸水平可能会升高，但在线粒体电子传输链缺陷中乳酸升高很典型。

血浆肉碱　在有机酸和脂肪酸氧化缺陷中，肉碱水平可能会显著降低。分析酰基肉碱和氨基酸谱有助于诊断异戊酸尿症、甲基丙二酸尿症和丙酸血症。

表 151-4 先天缺陷代谢物的标本采集

标本	试验	技术解释	诊断疾病
尿	检测气味	尿液的气味最好是通过滤纸上干燥的尿液或在室温下在封闭容器中保存一段时间的尿液来识别	MSUD（有枫糖浆的气味，有些人将其描述为烧焦的糖）；异戊酸血症（汗臭的脚臭）；3-甲基巴豆酰甘氨酸尿症（猫样）
尿液筛查	酮体		尿酮体在新生儿中很少见，几乎可以诊断为新生儿先天代谢缺陷
	二硝基苯肼		MSUD、PKU 或酮症酸中毒呈强阳性
	氯化铁		PKU 绿色，在其他疾病可能会出现其他颜色
	Merckoquant 10013 亚硫酸盐试验	尿液标本必须是新鲜的，因为亚硫酸盐在室温下迅速氧化	钼辅因子缺乏
	还原糖		半乳糖血症
尿	有机酸和氨基酸测定	标本采集并冷冻在 −20℃酸性环境中	所有氨基酸血症和有机酸血症
	酰基肉碱和酰基甘氨酸测定	通过口服 100mg/kg 的左卡尼汀负荷剂量，可以提高这些测试的灵敏度	许多脂肪酸氧化缺陷
血	阴离子间隙	纠正低蛋白血症	筛选出通常不可测的阴离子
	串联质谱	在滤纸上采集血液	所有脂肪酸氧化缺陷，许多氨基酸缺陷肉碱通路异常
	半乳糖-1-磷酸盐尿苷酰转移酶	在滤纸上采集血液	半乳糖血症
	氨、乳酸、丙酮酸和酮酸的估算	所有这些物质都是不稳定的；必须在冰上收集并立即送往实验室	氨基酸代谢缺陷症；鸟氨酸循环缺陷
	基因研究	输血前的血液	所有被识别的遗传异常的问题 酶缺陷、细胞器缺陷
皮肤、肝脏、肌肉和心内膜活检	成纤维细胞培养，酶鉴定，异常收集和细胞器鉴定		

MSUD：枫糖尿症；PKU：苯丙酮尿。

氨基酸定量分析 氨基酸定量分析是鉴别氨基酸病的必要手段。对尿液的筛查试验可能指向特定疾病。

尿和血酮体 酮体在新生儿期不常见，但往往是枫糖尿病和丙酸、异戊酸和甲基丙二酸血症的特征。定量测定血酮（乙酰乙酸盐使用尿酮条或通过专门的血液带β-羟基丁酸）可能是一个有用的床边监测。

尿有机酸 尿液中的有机酸在枫糖尿病、有机酸尿和脂肪酸氧化缺陷中是不正常的。

管理 治疗原则如下：

1. 保持气道控制和呼吸。
2. 维持血液循环。
3. 治疗潜在的或并发的脓毒症。
4. 清除有毒化合物。
5. 确保有合适的能源。
6. 提供任何有用的特殊治疗。

特殊疾病

枫糖尿病（maple syrup urine disease，MSUD） 如果没有酸中毒，血氨不增加，则应考虑 MSUD。患者通常没有脱水，没有酸中毒，没有高氨血症，也没有血液异常。脑水肿是 MSUD 在新生儿期和后期表现中的一个特征。尿液可能闻起来像枫糖浆，气味也类似于焦糖[198]。尿液的气味在婴儿出生后的最初几天可能很难被察觉，然后可能在已经干燥的尿布上被察觉[200]。尿液检验酮体通常呈强阳性，二硝基苯基肼通常呈阳性，尽管这两种测试在出生后 3 天内都可能呈阴性[200]。串联质谱法是新生儿最有效的筛查方法。在全血滤纸标本上可以快速检测亮氨酸水平，或者对血浆或血清进行氨基酸定量分析。治疗的原则是通过透析去除亮氨酸并通过饮食控制来减少亮氨酸的产生。血液透析能迅速降低亮氨酸水平，尤其与饮食疗法一起使用[201]，但如果不能进行血液透析，腹膜透析可能有效[202]。以前，换血疗法、腹膜透析和血液过滤被报道能降低亮氨酸水平。Morton 和他的同事[200]使用一个方案，总热量摄取 120～140kcal/(kg•d)，脂质占 40%～50% 的热量，3～4g/(kg•d)的蛋白质是必要的，非必需氨基酸分别为 80～120mg/(kg•d)的异亮氨酸和缬氨酸，和分别补充 250mg/(kg•d)的谷氨酰胺和丙氨酸、酪氨酸、组氨酸和苏氨酸维持血浆氨基酸比例正常化；注意血钠平衡，确保血清钠保持在 140mmol/L 以上。如果发生脑水肿，就会启动高渗疗法。该方案产生的亮氨酸减少，与透析后所见相同。最近的研究表明，正亮氨酸可能对减轻 MSUD 患者的脑损伤有作用[203]。

异戊酸血症，甲基丙二酸血症，丙酸血症　异戊二酸血症、甲基丙二酸血症、丙酸血症在新生儿期可能表现为脑病性高氨血症、酮症酸中毒（偶尔高血氨症可引起呼吸性碱中毒）、中度乳酸酸中毒和低钙血症。与异缬氨酸酸中毒相关的气味可能是独特的（通常被描述为类似汗脚）。血糖水平可由低血糖变为高血糖。脱水是临床表现的一个特征，部分与呕吐和摄入不足有关，部分与肾浓缩能力差有关。1/3 的患者可能会在以后的生活中出现。卒中样发作是异戊酸血症、MMA 和丙酸血症的一个特征，尽管可能有一系列的神经学表现，包括张力减退和发育迟缓。与基底节梗死相关的锥体外系体征可能是 MMA 和丙酸血症的一个特征。中性粒细胞减少症、血小板减少症和贫血在新生儿表现中很常见，而中性粒细胞减少症也可能是迟发症状的一个特征。脓毒症可能是临床加重的一个重要因素，尤其是在丙酸血症。据报道，胰腺炎与这些疾病有关。心肌病也可能发生，特别是在失代偿期间。异戊酸血症、丙酸血症和 MMA 酸尿是通过有机酸谱诊断的，串联质谱可以通过观察酰基肉碱谱来帮助诊断。

在新生儿期出现脑病的患者需要的治疗包括限制蛋白质摄入（这需要调整饮食以适应适当的氨基酸配置）、清除毒素（换血疗法可能有用；如果有足够的液体量，MMA 可以通过肾脏清除）、确保正常的血糖水平、促进合成代谢并治疗脓毒症。一些 MMA 患者可能对羟基钴胺的治疗有反应，应给予几天时间以评估反应。异戊酸尿患者应补充甘氨酸，肉碱补充对所有患者都有用。一些丙酸血症患者可能从甲硝唑减少丙酸代谢物从肠道吸收中获益。

非酮性高甘胺酸血症　非酮性高甘氨酸血症在婴儿早期表现为严重的脑病、无酸中毒、酮症、低血糖、高氨血症或其他临床异常。虽然结果几乎总是很差，但最近有更多关于短暂性新生儿高血糖症的描述[204]。胼胝体异常与非酮性高甘胺酸血症有关联[205]。最近对非酮性高甘胺酸血症患者的预后进行了评估[206]。

低血糖症

读者可以参考关于内分泌危象的章节来了解低血糖的治疗方法。在高胰岛素血症中，低血糖通常在喂食后很快发生，而脂肪酸氧化缺陷的患者往往能够忍受 4～8 小时的禁食。在高胰岛素血症中，通常很难提供足够的葡萄糖来纠正低血糖（可能需要摄入 > 12mg/(kg•min)并与胰高血糖素合用）。在糖异生的缺陷中，低血糖是相对容易控制的，但通常对胰高血糖素治疗没有反应。在遗传性果糖不耐受症中，低血糖的发生与饮食中加入蔗糖（果糖来源）同时发生。虽然低血糖可能伴发脓毒症，但许多 IEM 与脓毒症有关（例如，大肠埃希菌直接与半乳糖血症有关，脓毒症作为一种危象的促发因素，或者 IEM 引起的健康不良可增加脓毒症的风险），因此，即使脓毒症已被证实，也应对 IEM 予以诊断方面的考虑。

调查和管理　如果血糖水平较低，应立即采集静脉血标本进行实验室血糖评估。临床医生应立即给予 0.5g/kg 的 10%～25% 的葡萄糖（用水稀释后注射）进行静脉推注，然后持续给予 4～8mg/(kg•min)的葡萄糖。应在 30 分钟内检查血糖水平。可能需要提高葡萄糖输注速度，高的糖需求提示高胰岛素血症。

尿液还原物减少　如果这项检测呈阳性，应排除葡萄糖，但在低血糖的情况下，这是不可能的，除非有大量的葡萄糖给予。如果还原性物质呈阳性，则提示半乳糖血症、遗传性果糖血症或酪氨酸血症。

尿酮体　如果尿酮体呈阳性，临床医生应评估尿和血浆有机酸及定量氨基酸。肝肿大的高尿酮提示 1 型糖原存储疾病、果糖 1,6- 二磷酸酶（1，fructose-1,6-diphosphatase，FDPase）缺乏或 β- 酮硫酶缺乏症[207]。β- 酮硫酶缺乏症时，乳酸水平是正常的，而 1 型糖原贮积症和二磷酸酶缺乏症时是增加的。在无肝肿大的情况下，高酮提示酮症性低血糖、生长激素或糖皮质激素缺乏。

血浆游离脂肪酸　如果血浆中游离脂肪酸水平升高，患者很可能存在脂肪酸氧化缺陷，但如果这些脂肪酸含量低，高胰岛素血症的可能性更大。

乳酸水平　乳酸酸中毒伴低血糖是糖异生作用缺陷的特征，如糖原贮积病。

有机酸尿，血浆氨基酸和氨水平　尿中有机酸、血浆氨基酸和氨的水平应该测量，因为低血糖可能是所有这些化合物异常的一个特征。

特殊疾病

半乳糖血症　请参阅肝炎部分。低血糖可能是半乳糖血症的一个显著特征，而肝炎可能是一个更常见的表现。

遗传性果糖不耐受　遗传性果糖不耐受症的特征是摄入果糖或蔗糖后出现严重呕吐和低血糖。

糖原贮积病 1 型　糖原贮积病 1 型可能出现新生儿期低血糖，低血糖可能较轻或易于控制。然而，患者后期会出现肝大和乳酸性酸中毒。低血糖对胰高血糖素治疗没有反应。

脂肪酸氧化缺陷　游离脂肪酸线粒体氧化的缺陷导致脂肪酸氧化产物的积累，可能导致脑病、肝细胞功能障碍和心律失常，是脂肪酸氧化缺陷症潜在的致命并发症。脂肪酸氧化的缺陷也可能导致不能满足骨骼肌或心肌等组织的能量需求，导致肌病或心肌病。许多研究表明，脂肪酸氧化缺陷可能是SIDS的重要原因，也是心肌病的重要原因[208]。

中链酰基辅酶a缺乏症是最常见的脂肪酸氧化缺陷，最常见的表现为雷氏病样发作，如呕吐、脑病、低血糖和高氨血症。心肌病在中链酰基辅酶a缺乏症中从未发生。心肌病是在肉碱缺乏和长链酰基辅酶a脱氢酶缺乏较常见的征象。诊断依据先前描述的临床特征：禁食8～24小时，血浆游离脂肪酸水平高，酮体水平正常或低，尿有机酸增加，血浆肉碱水平下降。在急性加重期间可能不存在异常的发现，在急性疾病期间收集标本是至关重要的。必须收集尿液样本；血液可以在滤纸上采集，用于串联质谱分析。治疗包括提供足够的葡萄糖，补充肉碱及对症治疗。

高血氨症

在所谓的新生儿短暂性高氨血症中，早产儿可能会出现短暂性高氨血症，这与IEM无关。氨对脑有显著毒性作用，伴有水肿形成；然而，积极治疗可能产生完全正常的结局。高氨血症导致明显的脑病，尽管患者通常比其他代谢性脑病患者渗透压更低；患者还可能发展为呼吸性碱中毒，这在其他脑病中并不常见。

原发性高氨血症发生在尿素循环缺陷，但继发性高氨血症可能发生在脂肪酸氧化缺陷或有机酸中毒缺陷。急性肝衰竭（如急性病毒感染、毒素摄入和药物反应，特别是抗结核药物和丙戊酸钠）也可能导致高氨血症。

检查 氨的毒性很大，必须立即进行治疗以清除氨[209]。在发作时收集适当的诊断标本是至关重要的，因为当透析和其他治疗已经开始时，可能很难确定诊断。下面的测试使诊断成为可能。

血浆氨水平 高于250μmol/L的高氨血症通常与尿素循环缺陷或新生儿暂时性高氨血症有关。

动脉血气分析 尿素循环缺陷引起的高氨血症和新生儿短暂性高氨血症与酸中毒无关。患者经常可能有呼吸性碱中毒。代谢性酸中毒更可能与有机酸中毒有关。

尿素循环测试 尿素循环的检测包括血浆瓜氨酸、尿精氨酸琥珀酸合成酶和尿乳清酸。

氨基酸 定量氨基酸可能困难，但有助于疾病的诊断，如MMA、异戊酸血症、丙酸血症。

肉碱水平和酰基肉碱分析 肉碱和酰基肉碱可能作为氨基酸血症的一部分受到影响。

管理 高氨血症的管理原则包括：

1. 通过静脉注射葡萄糖和脂质来减少内源性蛋白分解产生的氨。
2. 给予精氨酸（L-盐酸精氨酸，600mg/kg静脉注射1小时内，接下来2～4mmol/(kg•24h)分4次给予）。
3. 分别给予苯甲酸钠［250mg/kg静脉注射，接下来250mg/(kg•d)，4次剂量］和苯乙酸钠［250mg/kg静脉注射，接下来250mg/(kg•24h)，分4次给予］。
4. 透析以清除过量的氨。血液透析是清除氨的最有效的方法，血液滤过是下一个选择（对不稳定而且不能耐受血液透析的新生儿尤其有用），最后，腹膜透析可能会被使用。换血疗法可以使用但在清除氨方面效率相对较低。

代谢性酸中毒

人体的酸碱环境被严格控制。总的来说，pH与以下独立变量有关：二氧化碳分压、体内的酸（主要是弱酸，如白蛋白和磷酸盐）以及强离子（几乎完全以离解离子的形式存在的离子）之间的关系[210]。呼吸性酸中毒主要是与碳酸系统有关，特别是与二氧化碳潴留，代谢性酸中毒与一系列问题有关，包括钠和氯比例的变化（由于静脉注入0.9%的盐水，或由于肾小管功能障碍）或异常酸的积累，这可能反映在阴离子间隙的增加。

各种IEM可能与肾小管性酸中毒（伴有低阴离子间隙）有关，特别是胱氨酸病和洛氏综合征。与阴离子间隙增加有关的、最常见的酸是乳酸和酮酸，如乙酸乙酯和3-丁酸丁酯。所有的有机酸酸中毒和氨基酸酸中毒都可能与阴离子间隙增加有关。阴离子间隙增加的酸中毒的原因之一是焦谷氨酸尿（5-羟脯氨酸尿），这可能与谷胱甘肽合成酶缺失[211]或营养不良以及接触对乙酰氨基酚等药物有关[212]。

酸也可能是由肠道内的细菌过度生长产生，并像D-乳酸酸中毒的发生那样被吸收[213]。D-乳酸不能通过常规地使用乳酸脱氢酶的血液乳酸检测方法来检测，而是通过尿液中有机酸的测试来检测。这些患者表现为阴离子间隙增加的酸中毒。

有机酸酸中毒患者很少以代谢性酸中毒作为疾病的主要征象。其余的临床表现经常提供线索，以确定适当的调查路线。然而，有机酸的调查仍然是任何不明原因代谢性酸中毒患者研究的重要组成部分。

乳酸酸中毒

乳酸性酸中毒与组织氧合不足有关，如发生在低氧血症或休克时。在这种情况下，治疗包括保证足够的血氧含量和适当的心输出量。

所谓原发性乳酸酸中毒是在没有低氧血症和休克的情况下发生的。乳酸的积累要么是由于乳酸的产生增加，要么是由于乳酸的清除和代谢不足（主要在肝脏中）。根据代偿机制，乳酸的积累可能在没有酸中毒发展的情况下发生。尽管发作期通常有严重的乳酸酸中毒，但许多患有先天性乳酸酸中毒的患者在发作间期乳酸水平升高，而无酸中毒。

先天性乳酸酸中毒的表现形式多种多样，从预后普遍较差的重度新生儿乳酸性酸中毒，到症状较轻的儿童和其他综合征患儿如MELAS、MERRF综合征和雷氏病。在许多情况下，乳酸性酸中毒完全或部分被其他临床症状所掩盖。并非所有患有线粒体能量代谢缺陷的儿童能量代谢水平都升高。

乳酸的产生可能是由糖酵解增加（例如，糖原贮积病1型、遗传性果糖不耐受）或丙酮酸的氧化减少引起的。丙酮酸的氧化可能受到许多条件的限制，包括：①丙酮酸脱氢酶复合物缺乏；②原发性丙酮酸羧化酶或羧化全酶缺乏；③电子传递链缺陷（与血液和脑脊液中的乳酸丙酮酸比值增加有关）。

丙酮酸脱氢酶（pyruvate dehydrogenase，PDH）缺乏症的临床过程可能极具变异性，通过对培养成纤维细胞酶活性的研究确定诊断。PDH 缺乏中的乳酸酸中毒可以通过生酮饮食来改善[214]，在开始生酮饮食之前必须考虑许多因素，包括饮食中的蛋白质含量，特别是如果有相关的肾衰竭，以及长期生酮饮食的问题[215]。二氯乙酸在某些情况下可能有用[216]。已报道的许多病例中，硫胺素与临床改善有关[217]，尽管可能需要高水平硫胺素。

乳酸酸中毒发生在所有通过三羧酸循环来影响丙酮酸代谢的疾病中。异常包括 PDH 缺乏和线粒体能量循环缺陷。线粒体能量循环问题常与持续性乳酸性酸中毒、肌病、发育不良、精神运动迟缓和癫痫有关。儿童线粒体能量疾病可能存在的其他症状包括产前问题、心肌病和心律失常、感音神经性聋、卒中和中枢呼吸驱动异常以及糖尿病。

在接受抗逆转录病毒治疗的成人和儿童中，获得性线粒体功能缺陷与严重的乳酸酸中毒有关[218]。乳酸性酸中毒也可能是有机酸代谢缺陷的继发现象，包括 3- 羟基 -3- 甲基戊二酰 - 辅酶 A 裂解酶缺乏、丙酸血症和甲基丙酸血症。

酮症酸中毒

酮利用的原发性缺陷很少见，但包括 β- 酮硫酶不足，这可能对静脉注射葡萄糖反应迅速。酮症酸中毒是许多有机酸中毒的共同特征，包括 MSUD、MMA、丙酸血症和异戊酸血症。调查应包括尿中有机酸的测定。

心肌病

多种 IEM 可并发心肌病或心律失常。在大多数情况下，其他临床问题和症状占主导地位（如糖原贮积症和原发性酸中毒），心肌病只是整个临床表现的一部分。在这些情况下，这些关联有助于做出诊断。

很少有疾病出现明显的孤立的心脏问题。在心肌炎 / 心肌病的鉴别诊断中，需要考虑许多疾病，包括肉碱缺乏症、三功能蛋白缺乏症或单一长链 3- 羟基酰基辅酶 A 脱氢酶缺乏症。在后两种情况下，疾病急性期尿中有机酸分析显示存在中链和长链二羧酸。至少有一种形式的极长链酰基辅酶 a 脱氢酶缺乏可表现为急性心肌病。对于所有这些疾病，使用串联质谱法测量酰基肉碱可以进行诊断。用培养成纤维细胞的酶活性进行确诊。至少一份病例报告[219]显示，通过从饮食中去除长链脂肪酸（以中链脂肪酸代替）可以取得实质性的临床改善。许多线粒体能量链紊乱出现心肌功能较差作为它们的多重症状之一，但可能需要超声心动图显示更细微的收缩异常。

肝脏病理学

IEM 可以以多种方式影响肝脏。患者可表现为急性肝衰竭、肝大、慢性肝炎和肝硬化等症状。可单独表现为肝功能障碍或与心脏、大脑、肌肉和肾脏疾病并发。肝炎的表现与急性病毒性肝炎或毒素摄入的表现几乎没有区别。在一项针对急性肝衰竭进行移植手术的婴儿的研究中，42.5% 的患者的肝衰竭是由 IEM 引起的。在这些患者中，35% 患有肝肾酪氨酸血症，而 50% 患有线粒体异常。遗传的果糖不耐受和半乳糖血症加在一起的患者不到 9%[220]。

新生儿期肝肾酪氨酸血症可表现为急性肝衰竭，很难与急性病毒性肝炎区分，因为在这两种情况下血浆氨基酸水平可能相似。甲胎蛋白水平在肝肾酪氨酸血症中可能显著升高，可能是一个显著特征。凝血功能障碍在肝肾酪氨酸血症中往往比较严重，凝血功能障碍可能是唯一的表现特征[221]。患者有中度至重度贫血。2-（2- 硝基 -4- 三氟甲基苯甲酰）-1,3- 环己二酮［2-（2-nitro-4-trifluoromethylbenzoyl）-1,3-cyclohexandion，NTBC］治疗的反应可能是显著的。

半乳糖血症的特点是在新生儿期出现低血糖，伴有黄疸（最初是非结合的，但后来是结合的），转氨酶水平显著升高，一些凝血异常，轻度低蛋白血症。偶尔严重的脑水肿可能是一个主要特征。其他地方也对管理进行了综述[222]。与大肠杆菌败血症密切相关，任何出现大肠杆菌败血症的婴儿都应进行半乳糖血症的检查。如果停止喂养，半乳糖尿就会迅速清除。滤纸上采集的血液（半定量半乳糖 -1- 磷酸酯尿苷酸转移酶）进行筛查试验。通过定量测定半乳糖 -1- 磷酸酯尿苷酸转移酶即可确诊。威尔逊病可表现为急性肝炎，但很少发生在 5 岁之前。

知识点

1. 虽然内分泌和代谢疾病是个别罕见的，但在儿科重症监护室（PICU），它们共同构成一个重要的病理学原因。
2. 入住 PICU 是发现内分泌问题和先天性代谢缺陷的关键机会。
3. 高血糖和低血糖是重要的代谢异常，都需要病因诊断和治疗。必须始终去确定低血糖或高血糖的原因。
4. 先天性代谢异常必须始终被认为是重症鉴别诊断的一个组成部分，尤其是在婴儿中。
5. 在急症时应收集适当的标本，然后临床医生应与实验室专业医生协商诊断途径。
6. 在疾病早期应该咨询专家团队，因为很少有重症医师在管理先天性代谢缺陷方面有专业的知识。
7. 多学科团队的工作方法对于成功救治受影响的儿童至关重要。

（王秀哲 译，夏艳梅　杨晓静 审校）

参考文献

1. Wintergerst KA, Foster MB, Sullivan JE, Woods CR: Association of hyperglycemia, glucocorticoids, and insulin use with morbidity and mortality in the pediatric intensive care unit. J. Diabetes Sci. Technol. 2012, 6(1):5-14.
2. Sunshine JE, Deem S, Weiss NS, Yanez ND, Daniel S, Keech K, Brown M, Treggiari MM: Etomidate, adrenal function, and mortality in critically ill patients. Respiratory care 2013, 58(4):639-646.
3. Hwang JJ, Hwang DY: Treatment of endocrine disorders in the neuroscience intensive care unit. Current treatment options in neurology 2014, 16(2):271.
4. Salomon-Estebanez MA, Grau G, Vela A, Rodriguez A, Morteruel E, Castano L, Rica I: Is routine endocrine evaluation necessary after paediatric traumatic brain injury? Journal of endocrinological investigation 2014, 37(2):143-148.
5. de Haan K, Groeneveld A, de Geus H, Egal M, Struijs A: Vitamin D deficiency as a risk factor for infection, sepsis and mortality in the critically ill: systematic review and meta-analysis. Critical care (London, England) 2014, 18(6):660.
6. Daschner M, Schaefer F: Emergency dialysis in neonatal metabolic crises. Advances in renal replacement therapy 2002, 9(1):63-69.
7. Cederbaum JA, LeMons C, Rosen M, Ahrens M, Vonachen S, Cederbaum SD: Psychosocial issues and coping strategies in families affected by urea cycle disorders. The Journal of pediatrics 2001, 138(1 Suppl):S72-80.
8. Packman W, Henderson SL, Mehta I, Ronen R, Danner D, Chesterman B, Packman S: Psychosocial issues in families affected by maple syrup urine disease. Journal of genetic counseling 2007, 16(6):799-809.
9. Enns GM, Packman W: The adolescent with an inborn error of metabolism: medical issues and transition to adulthood. Adolescent medicine (Philadelphia, Pa) 2002, 13(2):315-329, vii.
10. Kappy MS, Bajaj L: Recognition and treatment of endocrine/metabolic emergencies in children: part I. Advances in pediatrics 2002, 49:245-272.
11. Jeschke MG, Pinto R, Herndon DN, Finnerty CC, Kraft R: Hypoglycemia is associated with increased postburn morbidity and mortality in pediatric patients. Critical care medicine 2014, 42(5):1221-1231.
12. Leite HP, de Lima LF, de Oliveira Iglesias SB, Pacheco JC, de Carvalho WB: Malnutrition may worsen the prognosis of critically ill children with hyperglycemia and hypoglycemia. JPEN Journal of parenteral and enteral nutrition 2013, 37(3):335-341.
13. Wintergerst KA, Buckingham B, Gandrud L, Wong BJ, Kache S, Wilson DM: Association of hypoglycemia, hyperglycemia, and glucose variability with morbidity and death in the pediatric intensive care unit. Pediatrics 2006, 118(1):173-179.
14. Kyle UG, Coss Bu JA, Kennedy CE, Jefferson LS: Organ dysfunction is associated with hyperglycemia in critically ill children. Intensive care medicine 2010, 36(2):312-320.
15. Rice MJ, Pitkin AD, Coursin DB: Review article: glucose measurement in the operating room: more complicated than it seems. Anesthesia and analgesia 2010, 110(4):1056-1065.
16. Nayak PP, Morris K, Lang H, Laker S, Stickley J, Davies P, Barrett T, Gao F, Gough S, Narendran P: Lack of agreement between arterial and central venous blood glucose measurement in critically ill children. Intensive care medicine 2009, 35(4):762-763.
17. Critchell CD, Savarese V, Callahan A, Aboud C, Jabbour S, Marik P: Accuracy of bedside capillary blood glucose measurements in critically ill patients. Intensive care medicine 2007, 33(12):2079-2084.
18. Ly TT, Gallego PH, Davis EA, Jones TW: Impaired awareness of hypoglycemia in a population-based sample of children and adolescents with type 1 diabetes. Diabetes care 2009, 32(10):1802-1806.
19. Hawdon JM: Disorders of metabolic homeostasis in the neonate. In: Textbook of neonatology. Edited by Rennie JMR, Robertson NRC; Edinburgh, UK: Churchill Livingstone, Elsevier; 2012: 850-867.
20. Cornblath M, Schwartz R, Aynsley-Green A, Lloyd JK: Hypoglycemia in infancy: the need for a rational definition. A Ciba Foundation discussion meeting. Pediatrics 1990, 85(5):834-837.
21. Koh TH, Aynsley-Green A, Tarbit M, Eyre JA: Neural dysfunction during hypoglycaemia. Archives of disease in childhood 1988, 63(11):1353-1358.
22. Hoe FM: Hypoglycemia in infants and children. Advances in pediatrics 2008, 55:367-384.
23. Yorifuji T: Congenital hyperinsulinism: current status and future perspectives. Ann Pediatr Endocrinol Metab 2014, 19(2):57-68.
24. Boardman JP, Wusthoff CJ, Cowan FM: Hypoglycaemia and neonatal brain injury. Archives of disease in childhood Education and practice edition 2013, 98(1):2-6.
25. Cornblath M, Hawdon JM, Williams AF, Aynsley-Green A, Ward-Platt MP, Schwartz R, Kalhan SC: Controversies regarding definition of neonatal hypoglycemia: suggested operational thresholds. Pediatrics 2000, 105(5):1141-1145.
26. Hawdon JM: Definition of neonatal hypoglycaemia: time for a rethink? Archives of disease in childhood Fetal and neonatal edition 2013, 98(5):F382-383.
27. Rozance PJ: Update on neonatal hypoglycemia. Current opinion in endocrinology, diabetes, and obesity 2014, 21(1):45-50.
28. Rozance PJ, Hay WW: Hypoglycemia in newborn infants: features associated with adverse outcomes. Biology of the neonate 2006, 90(2):74-86.
29. Rozance PJ, Hay WW, Jr.: Describing hypoglycemia–definition or operational threshold? Early human development 2010, 86(5):275-280.
30. Rozance PJ, Hay WW, Jr.: Neonatal hypoglycemia–answers, but more questions. The Journal of pediatrics 2012, 161(5):775-776.
31. Tin W: Defining neonatal hypoglycaemia: a continuing debate. Seminars in fetal & neonatal medicine 2014, 19(1):27-32.
32. Hay WW, Jr., Raju TN, Higgins RD, Kalhan SC, Devaskar SU: Knowledge gaps and research needs for understanding and treating neonatal hypoglycemia: workshop report from Eunice Kennedy Shriver National Institute of Child Health and Human Development. The Journal of pediatrics 2009, 155(5):612-617.
33. Salhab WA, Wyckoff MH, Laptook AR, Perlman JM: Initial hypoglycemia and neonatal brain injury in term infants with severe fetal acidemia. Pediatrics 2004, 114(2):361-366.
34. Maayan-Metzger A, Lubin D, Kuint J. Hypoglycemia rates in the first days of life among term infants born to diabetic mothers. Neonatology 2009, 96(2):80-85.
35. Binder G, Weidenkeller M, Blumenstock G, Langkamp M, Weber K, Franz AR: Rational approach to the diagnosis of severe growth hormone deficiency in the newborn. The Journal of clinical endocrinology and metabolism 2010, 95(5):2219-2226.
36. Keil MF, Bosmans C, Van Ryzin C, Merke DP: Hypoglycemia during acute illness in children with classic congenital adrenal hyperplasia. Journal of pediatric nursing 2010, 25(1):18-24.
37. Jan IS, Tsai TH, Chen JM, Jerng JS, Hsu HF, Hung PL, Hsueh PR, Lee LN: Hypoglycemia associated with bacteremic pneumococcal infections. Int J Infect Dis 2009, 13(5):570-576.
38. Maitland K, Levin M, English M, Mithwani S, Peshu N, Marsh K, Newton CR: Severe *P. falciparum* malaria in Kenyan children: evidence for hypovolaemia. QJM 2003, 96(6):427-434.
39. Jaffar S, Van Hensbroek MB, Palmer A, Schneider G, Greenwood B: Predictors of a fatal outcome following childhood cerebral malaria. The American journal of tropical medicine and hygiene 1997, 57(1):20-24.
40. Willcox ML, Forster M, Dicko MI, Graz B, Mayon-White R, Barennes H: Blood glucose and prognosis in children with presumed severe malaria: is there a threshold for 'hypoglycaemia'? Trop Med Int Health 2010, 15(2):232-240.
41. Bennish ML, Azad AK, Rahman O, Phillips RE: Hypoglycemia during diarrhea in childhood. Prevalence, pathophysiology, and outcome. The New England journal of medicine 1990, 322(19):1357-1363.
42. Mwangi I, Berkley J, Lowe B, Peshu N, Marsh K, Newton CR: Acute bacterial meningitis in children admitted to a rural Kenyan hospital: increasing antibiotic resistance and outcome. The Pediatric infectious disease journal 2002, 21(11):1042-1048.
43. Halonen P, Salo MK, Schmiegelow K, Makipernaa A: Investigation of the mechanisms of therapy-related hypoglycaemia in children with acute lymphoblastic leukaemia. Acta Paediatr 2003, 92(1):37-42.
44. Ziino O, Russo D, Orlando MA, Benigno V, Locatelli F, Arico M: Symptomatic hypoglycemia in children receiving oral purine analogues for treatment of childhood acute lymphoblastic leukemia. Med Pediatr Oncol 2002, 39(1):32-34.
45. Straussman S, Levitsky LL: Neonatal hypoglycemia. Current opinion in endocrinology, diabetes, and obesity 2010, 17(1):20-24.
46. Fafoula O, Alkhayyat H, Hussain K: Prolonged hyperinsulinaemic hypoglycaemia in newborns with intrauterine growth retardation. Archives of disease in childhood Fetal and neonatal edition 2006, 91(6):F467.
47. Collins JE, Leonard JV: Hyperinsulinism in asphyxiated and small-for-dates infants with hypoglycaemia. Lancet 1984, 2(8398):311-313.
48. Arnoux JB, de Lonlay P, Ribeiro MJ, Hussain K, Blankenstein O, Mohnike K, Valayannopoulos V, Robert JJ, Rahier J, Sempoux C *et al*: Congenital hyperinsulinism. Early human development 2010, 86(5):287-294.
49. Kapoor RR, James C, Hussain K: Hyperinsulinism in developmental syndromes. Endocr Dev 2009, 14:95-113.
50. Meissner T, Wendel U, Burgard P, Schaetzle S, Mayatepek E: Long-term follow-up of 114 patients with congenital hyperinsulinism. Eur J Endocrinol 2003, 149(1):43-51.
51. Aynsley-Green A, Hussain K, Hall J, Saudubray JM, Nihoul-Fekete C, De Lonlay-Debeney P, Brunelle F, Otonkoski T, Thornton P, Lindley KJ: Practical management of hyperinsulinism in infancy. Archives of disease in childhood Fetal and neonatal edition 2000, 82(2):F98-F107.
52. Kapoor RR, Flanagan SE, James C, Shield J, Ellard S, Hussain K: Hyperinsulinaemic hypoglycaemia. Archives of disease in childhood 2009, 94(6):450-457.
53. Heinis M, Simon MT, Ilc K, Mazure NM, Pouyssegur J, Scharfmann R, Duvillie B: Oxygen tension regulates pancreatic beta-cell differentiation through hypoxia-inducible factor 1alpha. Diabetes 2010, 59(3):662-669.
54. Pearson ER, Boj SF, Steele AM, Barrett T, Stals K, Shield JP, Ellard S, Ferrer J, Hattersley AT: Macrosomia and hyperinsulinaemic hypoglycaemia in patients with heterozygous mutations in the HNF4A gene. PLoS Med 2007, 4(4):e118.
55. Kapoor RR, Locke J, Colclough K, Wales J, Conn JJ, Hattersley AT, Ellard S, Hussain K: Persistent hyperinsulinemic hypoglycemia and maturity-onset diabetes of the young due to heterozygous HNF4A mutations. Diabetes 2008, 57(6):1659-1663.
56. Rahman SA, Nessa A, Hussain K: Molecular mechanisms of congenital hyperinsulinism. Journal of molecular endocrinology 2015, 54(2):R119-R129.
57. Snider KE, Becker S, Boyajian L, Shyng SL, MacMullen C, Hughes N, Ganapathy K, Bhatti T, Stanley CA, Ganguly A: Genotype and phenotype correlations in 417 children with congenital hyperinsulinism. The Journal of clinical endocrinology and metabolism 2013, 98(2):E355-363.
58. Palladino AA, Stanley CA: The hyperinsulinism/hyperammonemia syndrome. Reviews in endocrine and metabolic disorders 2010, 11(3):171-178.
59. El-Gharbawy AH: Hyperinsulinism/hyperammonemia syndrome: a synopsis. Molecular genetics and metabolism 2005, 84(2):101-103.
60. Neylon OM, Moran MM, Pellicano A, Nightingale M, O'Connell MA: Successful subcutaneous glucagon use for persistent hypoglycaemia in congenital hyperinsulinism. Journal of pediatric endocrinology & metabolism : JPEM 2013, 26(11-12):1157-1161.
61. Ben-Ari J, Greenberg M, Nemet D, Edelstein E, Eliakim A: Octreotide-induced hepatitis in a child with persistent hyperinsulinemia hypoglycemia of infancy. Journal of pediatric endocrinology & metabolism : JPEM 2013, 26(1-2):179-182.
62. Levy-Khademi F, Irina S, Avnon-Ziv C, Levmore-Tamir M, Leder O: Octreotide-associated cholestasis and hepatitis in an infant with congenital hyperinsulinism. Journal of pediatric endocrinology & metabolism : JPEM 2015, 28(3-4):449-451.
63. Celik N, Cinaz P, Emeksiz HC, Hussain K, Camurdan O, Bideci A, Doger E, Yuce O, Turkyilmaz Z, Oguz AD: Octreotide-induced long QT syndrome in a child with congenital hyperinsulinemia and a novel missense mutation (p.Met115Val) in the ABCC8 gene. Hormone research in pediatrics 2013, 80(4):299-303.
64. Ponmani C, Gannon H, Hussain K, et al. Paradoxical hypoglycaemia associated with diazoxide therapy for hyperinsulinaemic hypoglycaemia. Hormone research in pediatrics 2013, 80(2): 129-133.
65. Durmaz E, Flanagan SE, Parlak M, Ellard S, Akcurin S, Bircan I: A combination of nifedipine and octreotide treatment in an hyperinsulinemic hypoglycemic infant. Journal of clinical research in pediatric endocrinology 2014, 6(2):119-121.
66. Koklu E, Ozkan KU, Sayar H, Koklu S, Keskin M: Treatment of hyperinsulinemic hypoglycemia because of diffuse nesidioblastosis with nifedipine after surgical therapies in a newborn. Journal of pediatric endocrinology & metabolism : JPEM 2013, 26(11-12):1153-1156.
67. Blomberg BA, Moghbel MC, Saboury B, Stanley CA, Alavi A: The value of radiologic interventions and (18)F-DOPA PET in diagnosing and localizing focal congenital hyperinsulinism: systematic review and meta-analysis. Molecular imaging and biology: MIB: the official publication of the Academy of Molecular Imaging 2013, 15(1):97-105.
68. Yang J, Hao R, Zhu X: Diagnostic role of 18F-dihydroxyphenylalanine positron emission tomography in patients with congenital hyperinsulinism: a meta-analysis. Nuclear medicine communications 2013, 34(4):347-353.
69. Bax KN, van der Zee DC: The laparoscopic approach toward hyperinsulinism in children. Seminars in pediatric surgery 2007, 16(4):245-251.
70. De Vroede M, Bax NM, Brusgaard K, Dunne MJ, Groenendaal F: Laparoscopic diagnosis and cure of hyperinsulinism in two cases of focal adenomatous hyperplasia in infancy. Pediatrics 2004, 114(4):e520-522.
71. Laje P, Stanley CA, Palladino AA, Becker SA, Adzick NS: Pancreatic head resection and Roux-en-Y pancreaticojejunostomy for the treatment of the focal form of congenital hyperinsulinism. Journal of pediatric surgery 2012, 47(1):130-135.
72. Daly LP, Osterhoudt KC, Weinzimer SA: Presenting features of idiopathic ketotic hypoglycemia. The Journal of emergency medicine 2003, 25(1):39-43.
73. Broersen LH, Pereira AM, Jorgensen JO, Dekkers OM: Adrenal insufficiency in corticosteroids use: systematic review and meta-analysis. The Journal of clinical endocrinology and metabolism 2015:jc20151218.
74. Gordijn MS, Gemke RJ, van Dalen EC, Rotteveel J, Kaspers GJ: Hypothalamic-pituitary-adrenal (HPA) axis suppression after treatment with glucocorticoid therapy for childhood acute lymphoblastic leukaemia. The Cochrane database of systematic reviews 2012, 5:CD008727.
75. Geffner ME: Hypopituitarism in childhood. Cancer Control 2002, 9(3):212-222.
76. Auron M, Raissouni N: Adrenal insufficiency. Pediatrics in review / American Academy of Pediatrics 2015, 36(3):92-102; quiz 103, 129.
77. Brett EM, Auchus RJ: Genetic forms of adrenal insufficiency. Endocrine practice : official journal of the American College of Endocrinology and the American Association of Clinical Endocrinologists 2015:1-17.
78. Menon K, McNally JD, Choong K, Ward RE, Lawson ML, Ramsay T, Wong HR: A survey of stated physician practices and beliefs on the use of steroids in pediatric fluid and/or vasoactive infusion-dependent shock. Pediatric critical care medicine : a journal of the Society of Critical Care Medicine and the World Federation of Pediatric Intensive and Critical Care Societies 2013, 14(5):462-466.
79. Dellinger RP, Levy MM, Rhodes A, Annane D, Gerlach H, Opal SM, Sevransky JE, Sprung CL, Douglas IS, Jaeschke R *et al*: Surviving Sepsis Campaign: international guidelines for management of severe sepsis and septic shock, 2012. Intensive care medicine 2013, 39(2):165-228.
80. Karaguzel G, Cakir E: Adrenal dysfunction in critically ill children. Minerva endocrinologica 2014, 39(4):235-243.
81. Fernandez EF, Watterberg KL: Relative adrenal insufficiency in the preterm and term infant. Journal of perinatology : official journal of the California Perinatal Association 2009, 29 Suppl 2:S44-49.
82. Aucott SW: The challenge of defining relative adrenal insufficiency. Journal of perinatology : official journal of the California Perinatal Association 2012, 32(6):397-398.

83. Quintos JB, Boney CM: Transient adrenal insufficiency in the premature newborn. Current opinion in endocrinology, diabetes, and obesity 2010, 17(1):8-12.
84. Ibrahim H, Sinha IP, Subhedar NV: Corticosteroids for treating hypotension in preterm infants. The Cochrane database of systematic reviews 2011(12):CD003662.
85. Speiser PW, White PC: Congenital adrenal hyperplasia. The New England journal of medicine 2003, 349(8):776-788.
86. Speiser PW, Azziz R, Baskin LS, Ghizzoni L, Hensle TW, Merke DP, Meyer-Bahlburg HF, Miller WL, Montori VM, Oberfield SE *et al*: Congenital adrenal hyperplasia due to steroid 21-hydroxylase deficiency: an Endocrine Society clinical practice guideline. The Journal of clinical endocrinology and metabolism 2010, 95(9):4133-4160.
87. Charmandari E, Lichtarowicz-Krynska EJ, Hindmarsh PC, Johnston A, Aynsley-Green A, Brook CG: Congenital adrenal hyperplasia: management during critical illness. Archives of disease in childhood 2001, 85(1):26-28.
88. Cavarzere P, Biban P, Gaudino R, Perlini S, Sartore L, Chini L, Silvagni D, Antoniazzi F: Diagnostic pitfalls in the assessment of congenital hypopituitarism. Journal of endocrinological investigation 2014.
89. Faustino EV, Apkon M: Persistent hyperglycemia in critically ill children. The Journal of pediatrics 2005, 146(1):30-34.
90. Branco RG, Tasker RC: Glycemic level in mechanically ventilated children with bronchiolitis. Pediatric critical care medicine : a journal of the Society of Critical Care Medicine and the World Federation of Pediatric Intensive and Critical Care Societies 2007, 8(6):546-550.
91. Crawford BA, Roy LP, Knight JF: Hyperglycaemia complicating haemolytic uraemic syndrome. Journal of paediatrics and child health 1990, 26(4):225-226.
92. O'Keefe SJ, Wesley A, Jialal I, Epstein S: The metabolic response and problems with nutritional support in acute tetanus. Metabolism 1984, 33(5):482-487.
93. Polak M, Rolon MA, Chouchana A, Czernichow P: Theophylline intoxication mimicking diabetic ketoacidosis in a child. Diabetes & metabolism 1999, 25(6):513-515.
94. Alaei F, Davari PN, Alaei M, Azarfarin R, Soleymani E: Postoperative outcome for hyperglycemic pediatric cardiac surgery patients. Pediatric cardiology 2012, 33(1):21-26.
95. Kandil SB, Spear D, Thomas NJ, Weinzimer SA, Faustino EV: Retrospective outcomes of glucose control in critically ill children. Journal of diabetes science and technology 2013, 7(5):1220-1228.
96. Smith RL, Lin JC, Adelson PD, Kochanek PM, Fink EL, Wisniewski SR, Bayir H, Tyler-Kabara EC, Clark RS, Brown SD *et al*: Relationship between hyperglycemia and outcome in children with severe traumatic brain injury. Pediatric critical care medicine : a journal of the Society of Critical Care Medicine and the World Federation of Pediatric Intensive and Critical Care Societies 2012, 13(1):85-91.
97. Yates AR, Dyke PC, 2nd, Taeed R, Hoffman TM, Hayes J, Feltes TF, Cua CL: Hyperglycemia is a marker for poor outcome in the postoperative pediatric cardiac patient. Pediatric critical care medicine : a journal of the Society of Critical Care Medicine and the World Federation of Pediatric Intensive and Critical Care Societies 2006, 7(4):351-355.
98. Klein GW, Hojsak JM, Schmeidler J, Rapaport R: Hyperglycemia and outcome in the pediatric intensive care unit. The Journal of pediatrics 2008, 153(3):379-384.
99. Hirshberg E, Larsen G, Van Duker H. Alterations in glucose homeostasis in the pediatric intensive care unit: hyperglycemia and glucose variability are associated with increased mortality and morbidity. Pediatric critical care medicine: a journal of the Society of Critical Care Medicine and the World Federation of Pediatric Intensive and Critical Care Societies 2008, 9(4):361-366.
100. van den Berghe G, Wouters P, Weekers F, Verwaest C, Bruyninckx F, Schetz M, Vlasselaers D, Ferdinande P, Lauwers P, Bouillon R: Intensive insulin therapy in critically ill patients. The New England journal of medicine 2001, 345(19):1359-1367.
101. Wiener RS, Wiener DC, Larson RJ: Benefits and risks of tight glucose control in critically ill adults: a meta-analysis. JAMA 2008, 300(8):933-944.
102. Ling Y, Li X, Gao X: Intensive versus conventional glucose control in critically ill patients: a meta-analysis of randomized controlled trials. European journal of internal medicine 2012, 23(6):564-574.
103. Finfer S, Chittock DR, Su SY, Blair D, Foster D, Dhingra V, Bellomo R, Cook D, Dodek P, Henderson WR *et al*: Intensive versus conventional glucose control in critically ill patients. The New England journal of medicine 2009, 360(13):1283-1297.
104. Griesdale DE, de Souza RJ, van Dam RM, Heyland DK, Cook DJ, Malhotra A, Dhaliwal R, Henderson WR, Chittock DR, Finfer S *et al*: Intensive insulin therapy and mortality among critically ill patients: a meta-analysis including NICE-SUGAR study data. CMAJ: Canadian Medical Association journal = journal de l'Association medicale canadienne 2009, 180(8):821-827.
105. Vlasselaers D, Milants I, Desmet L, Wouters PJ, Vanhorebeek I, van den Heuvel I, Mesotten D, Casaer MP, Meyfroidt G, Ingels C *et al*: Intensive insulin therapy for patients in paediatric intensive care: a prospective, randomised controlled study. Lancet 2009, 373(9663):547-556.
106. Agus MS, Asaro LA, Steil GM, Alexander JL, Silverman M, Wypij D, Gaies MG: Tight glycemic control after pediatric cardiac surgery in high-risk patient populations: a secondary analysis of the safe pediatric euglycemia after cardiac surgery trial. Circulation 2014, 129(22):2297-2304.
107. Jeschke MG, Kulp GA, Kraft R, Finnerty CC, Mlcak R, Lee JO, Herndon DN: Intensive insulin therapy in severely burned pediatric patients: a prospective randomized trial. American journal of respiratory and critical care medicine 2010, 182(3):351-359.
108. Macrae D, Grieve R, Allen E, Sadique Z, Morris K, Pappachan J, Parslow R, Tasker RC, Elbourne D: A randomized trial of hyperglycemic control in pediatric intensive care. The New England journal of medicine 2014, 370(2):107-118.
109. Srinivasan V, Agus MS: Tight glucose control in critically ill children–a systematic review and meta-analysis. Pediatric diabetes 2014, 15(2):75-83.
110. Agus MS, Steil GM, Wypij D, Costello JM, Laussen PC, Langer M, Alexander JL, Scoppettuolo LA, Pigula FA, Charpie JR *et al*: Tight glycemic control versus standard care after pediatric cardiac surgery. The New England journal of medicine 2012, 367(13):1208-1219.
111. Macrae D, Grieve R, Allen E, Sadique Z, Betts H, Morris K, Pappachan VJ, Parslow R, Tasker RC, Baines P *et al*: A clinical and economic evaluation of Control of Hyperglycaemia in Paediatric intensive care (CHiP): a randomised controlled trial. Health technology assessment (Winchester, England) 2014, 18(26):1-210.
112. Finfer S, Wernerman J, Preiser JC, Cass T, Desaive T, Hovorka R, Joseph JI, Kosiborod M, Krinsley J, Mackenzie I *et al*: Clinical review: consensus recommendations on measurement of blood glucose and reporting glycemic control in critically ill adults. Critical care (London, England) 2013, 17(3):229.
113. Gunst J, Van den Berghe G: Blood glucose control in the intensive care unit: benefits and risks. Seminars in dialysis 2010, 23(2):157-162.
114. Ogilvy-Stuart AL, Beardsall K: Management of hyperglycaemia in the preterm infant. Archives of disease in childhood Fetal and neonatal edition 2010, 95(2):F126-131.
115. Bialo SR, Agrawal S, Boney CM, Quintos JB: Rare complications of pediatric diabetic ketoacidosis. World journal of diabetes [electronic resource] 2015, 6(1):167-174.
116. Bruno G, Cerutti F, Merletti F, Novelli G, Panero F, Zucco C, Cavallo-Perin P: Short-term mortality risk in children and young adults with type 1 diabetes: the population-based Registry of the Province of Turin, Italy. Nutrition, metabolism, and cardiovascular diseases : NMCD 2009, 19(5):340-344.
117. Patterson CC, Dahlquist G, Harjutsalo V, Joner G, Feltbower RG, Svensson J, Schober E, Gyurus E, Castell C, Urbonaite B *et al*: Early mortality in EURODIAB population-based cohorts of type 1 diabetes diagnosed in childhood since 1989. Diabetologia 2007, 50(12):2439-2442.
118. Dahlquist G, Kallen B: Mortality in childhood-onset type 1 diabetes: a population-based study. Diabetes care 2005, 28(10):2384-2387.
119. Feltbower RG, Bodansky HJ, Patterson CC, Parslow RC, Stephenson CR, Reynolds C, McKinney PA: Acute complications and drug misuse are important causes of death for children and young adults with type 1 diabetes: results from the Yorkshire Register of Diabetes in Children and Young Adults. Diabetes care 2008, 31(5):922-926.
120. Edge JA, Ford-Adams ME, Dunger DB: Causes of death in children with insulin dependent diabetes 1990-96. Archives of disease in childhood 1999, 81(4):318-323.
121. Orlowski JP, Cramer CL, Fiallos MR: Diabetic ketoacidosis in the pediatric ICU. Pediatric clinics of North America 2008, 55(3):577-587, x.
122. Dunger DB, Sperling MA, Acerini CL, Bohn DJ, Daneman D, Danne TP, Glaser NS, Hanas R, Hintz RL, Levitsky LL *et al*: European Society for Paediatric Endocrinology/Lawson Wilkins Pediatric Endocrine Society consensus statement on diabetic ketoacidosis in children and adolescents. Pediatrics 2004, 113(2):e133-140.
123. Jayashree M, Singhi S: Diabetic ketoacidosis: predictors of outcome in a pediatric intensive care unit of a developing country. Pediatric critical care medicine : a journal of the Society of Critical Care Medicine and the World Federation of Pediatric Intensive and Critical Care Societies 2004, 5(5):427-433.
124. Poovazhagi V: Risk factors for mortality in children with diabetic ketoacidosis from developing countries. World journal of diabetes [electronic resource] 2014, 5(6):932-938.
125. Wolfsdorf JI, Allgrove J, Craig ME, Edge J, Glaser N, Jain V, Lee WW, Mungai LN, Rosenbloom AL, Sperling MA *et al*: ISPAD Clinical Practice Consensus Guidelines 2014. Diabetic ketoacidosis and hyperglycemic hyperosmolar state. Pediatric diabetes 2014, 15 Suppl 20:154-179.
126. Dean HJ, Sellers EA: Children have type 2 diabetes too: an historical perspective. Biochem Cell Biol 2015:1-5.
127. Springer SC, Silverstein J, Copeland K, Moore KR, Prazar GE, Raymer T, Shiffman RN, Thaker VV, Anderson M, Spann SJ *et al*: Management of type 2 diabetes mellitus in children and adolescents. Pediatrics 2013, 131(2):e648-664.
128. Glaser NS, Wootton-Gorges SL, Buonocore MH, Marcin JP, Rewers A, Strain J, DiCarlo J, Neely EK, Barnes P, Kuppermann N: Frequency of sub-clinical cerebral edema in children with diabetic ketoacidosis. Pediatric diabetes 2006, 7(2):75-80.
129. Fiordalisi I, Novotny WE, Holbert D, Finberg L, Harris GD: An 18-yr prospective study of pediatric diabetic ketoacidosis: an approach to minimizing the risk of brain herniation during treatment. Pediatric diabetes 2007, 8(3):142-149.
130. Tasker RC, Acerini CL: Cerebral edema in children with diabetic ketoacidosis: vasogenic rather than cellular? Pediatric diabetes 2014, 15(4):261-270.
131. Glaser N: Cerebral injury and cerebral edema in children with diabetic ketoacidosis: could cerebral ischemia and reperfusion injury be involved? Pediatric diabetes 2009, 10(8):534-541.
132. Glaser NS, Tancredi DJ, Marcin JP, Caltagirone R, Lee Y, Murphy C, Kuppermann N: Cerebral hyperemia measured with near infrared spectroscopy during treatment of diabetic ketoacidosis in children. The Journal of pediatrics 2013, 163(4):1111-1116.
133. Watts W, Edge JA: How can cerebral edema during treatment of diabetic ketoacidosis be avoided? Pediatric diabetes 2014, 15(4):271-276.
134. Glaser N: Cerebral edema in children with diabetic ketoacidosis. Current diabetes reports 2001, 1(1):41-46.
135. Glaser NS, Wootton-Gorges SL, Buonocore MH, Tancredi DJ, Marcin JP, Caltagirone R, Lee Y, Murphy C, Kuppermann N: Subclinical cerebral edema in children with diabetic ketoacidosis randomized to 2 different rehydration protocols. Pediatrics 2013, 131(1):e73-80.
136. Glaser NS, Ghetti S, Casper TC, Dean JM, Kuppermann N: Pediatric diabetic ketoacidosis, fluid therapy, and cerebral injury: the design of a factorial randomized controlled trial. Pediatric diabetes 2013, 14(6):435-446.
137. Glaser N, Barnett P, McCaslin I, Nelson D, Trainor J, Louie J, Kaufman F, Quayle K, Roback M, Malley R *et al*: Risk factors for cerebral edema in children with diabetic ketoacidosis. The Pediatric Emergency Medicine Collaborative Research Committee of the American Academy of Pediatrics. The New England journal of medicine 2001, 344(4):264-269.
138. Ghetti S, Lee JK, Sims CE, Demaster DM, Glaser NS: Diabetic ketoacidosis and memory dysfunction in children with type 1 diabetes. The Journal of pediatrics 2010, 156(1):109-114.
139. Marcin JP, Glaser N, Barnett P, McCaslin I, Nelson D, Trainor J, Louie J, Kaufman F, Quayle K, Roback M *et al*: Factors associated with adverse outcomes in children with diabetic ketoacidosis-related cerebral edema. The Journal of pediatrics 2002, 141(6):793-797.
140. Carl GF, Hoffman WH, Blankenship PR, Litaker MS, Hoffman MG, Mabe PA: Diabetic ketoacidosis depletes plasma tryptophan. Endocrine research 2002, 28(1-2):91-102.
141. Rosner EA, Strezlecki KD, Clark JA, Lieh-Lai M: Low thiamine levels in children with type 1 diabetes and diabetic ketoacidosis: a pilot study. Pediatric critical care medicine : a journal of the Society of Critical Care Medicine and the World Federation of Pediatric Intensive and Critical Care Societies 2015, 16(2):114-118.
142. Hoffman WH, Burek CL, Waller JL, Fisher LE, Khichi M, Mellick LB: Cytokine response to diabetic ketoacidosis and its treatment. Clinical immunology : the official journal of the Clinical Immunology Society 2003, 108(3):175-181.
143. Bilici M, Tavil B, Dogru O, Davutoglu M, Bosnak M: Diabetic ketoasidosis is associated with prothrombotic tendency in children. Pediatric hematology and oncology 2011, 28(5):418-424.
144. Gutierrez JA, Bagatell R, Samson MP, Theodorou AA, Berg RA: Femoral central venous catheter-associated deep venous thrombosis in children with diabetic ketoacidosis. Critical care medicine 2003, 31(1):80-83.
145. Batra AS, Acherman RJ, Wong P, Silka MJ: Acute myocardial infarction in a 12-year-old as a complication of hyperosmolar diabetic ketoacidosis. Pediatric critical care medicine : a journal of the Society of Critical Care Medicine and the World Federation of Pediatric Intensive and Critical Care Societies 2002, 3(2):194-196.
146. Mokuno T, Sawai Y, Oda N, Mano T, Hayakawa N, Kato R, Itoh Y, Shimazaki K, Kotake M, Nakai A *et al*: A case of myocarditis associated with IDDM. Diabetes care 1996, 19(4):374-378.
147. Hoffman WH, Locksmith JP, Burton EM, Hobbs E, Passmore GG, Pearson-Shaver AL, Deane DA, Beaudreau M, Bassali RW: Interstitial pulmonary edema in children and adolescents with diabetic ketoacidosis. Journal of diabetes and its complications 1998, 12(6):314-320.
148. Kuppermann N, Park J, Glatter K, Marcin JP, Glaser NS: Prolonged QT interval corrected for heart rate during diabetic ketoacidosis in children. Arch Pediatr Adolesc Med 2008, 162(6):544-549.
149. Wolfsdorf JI: The International Society of Pediatric and Adolescent Diabetes guidelines for management of diabetic ketoacidosis: Do the guidelines need to be modified? Pediatric diabetes 2014, 15(4):277-286.
150. Ham MR, Okada P, White PC: Bedside ketone determination in diabetic children with hyperglycemia and ketosis in the acute care setting. Pediatric diabetes 2004, 5(1):39-43.
151. Noyes KJ, Crofton P, Bath LE, Holmes A, Stark L, Oxley CD, Kelnar CJ: Hydroxybutyrate near-patient testing to evaluate a new end-point for intravenous insulin therapy in the treatment of diabetic ketoacidosis in children. Pediatric diabetes 2007, 8(3):150-156.
152. Rewers A, McFann K, Chase HP: Bedside monitoring of blood beta-hydroxybutyrate levels in the management of diabetic ketoacidosis in children. Diabetes technology & therapeutics 2006, 8(6):671-676.
153. Vanelli M, Chiari G, Capuano C, Iovane B, Bernardini A, Giacalone T: The direct measurement of 3-beta-hydroxybutyrate enhances the management of diabetic ketoacidosis in children and reduces time and costs of treatment. *Diabetes*, nutrition & metabolism 2003, 16(5-6):312-316.
154. Fagan MJ, Avner J, Khine H: Initial fluid resuscitation for patients with diabetic ketoacidosis: how dry are they? Clinical pediatrics 2008, 47(9):851-855.
155. Sottosanti M, Morrison GC, Singh RN, Sharma AP, Fraser DD, Alawi K, Seabrook JA, Kornecki A: Dehydration in children with diabetic ketoacidosis: a prospective study. Archives of disease in childhood 2012, 97(2):96-100.
156. Camp MA, Allon M: Severe hypophosphatemia in hospitalized patients. Mineral and electrolyte metabolism 1990, 16(6):365-368.
157. de Oliveira Iglesias SB, Pons Leite H, de Carvalho WB: Hypophosphatemia-induced seizure in a child with diabetic ketoacidosis. Pediatric emergency care 2009, 25(12):859-861.
158. Winter RJ, Harris CJ, Phillips LS, Green OC: Diabetic ketoacidosis. Induction of hypocalcemia and hypomagnesemia by phosphate therapy. The American journal of medicine 1979, 67(5):897-900.
159. Chua HR, Schneider A, Bellomo R: Bicarbonate in diabetic ketoacidosis—a systematic review. Annals of intensive care 2011, 1(1):23.
160. Nallasamy K, Jayashree M, Singhi S, Bansal A: Low-dose vs standard-dose insulin in pediatric

diabetic ketoacidosis: a randomized clinical trial. JAMA pediatrics 2014, 168(11):999-1005.
161. Flood RG, Chiang VW: Rate and prediction of infection in children with diabetic ketoacidosis. The American journal of emergency medicine 2001, 19(4):270-273.
162. Goldman MH, Kashani M: Spurious hyponatremia in diabetic ketoacidosis with massive lipid elevations. The Journal of the Medical Society of New Jersey 1982, 79(7):591-592.
163. Oh G, Anderson S, Tancredi D, Kuppermann N, Glaser N: Hyponatremia in pediatric diabetic ketoacidosis: reevaluating the correction factor for hyperglycemia. Archives of pediatrics & adolescent medicine 2009, 163(8):771-772.
164. Garcia E, Abramo TJ, Okada P, Guzman DD, Reisch JS, Wiebe RA: Capnometry for noninvasive continuous monitoring of metabolic status in pediatric diabetic ketoacidosis. Critical care medicine 2003, 31(10):2539-2543.
165. McBride ME, Berkenbosch JW, Tobias JD: Transcutaneous carbon dioxide monitoring during diabetic ketoacidosis in children and adolescents. Paediatric anaesthesia 2004, 14(2):167-171.
166. Tobias JD: Noninvasive monitoring of the response to therapy during diabetic ketoacidosis: is end-tidal CO2 useful? Critical care medicine 2003, 31(10):2562-2563.
167. Keane S, Gallagher A, Ackroyd S, McShane MA, Edge JA: Cerebral venous thrombosis during diabetic ketoacidosis. Archives of disease in childhood 2002, 86(3):204-205.
168. Eskandar EN, Weller SJ, Frim DM. Hydrocephalus requiring urgent external ventricular drainage in a patient with diabetic ketoacidosis and cerebral edema: case report. Neurosurgery 1997, 40(4):836-838; discussion 838-839.
169. Roe TF, Crawford TO, Huff KR, Costin G, Kaufman FR, Nelson MD, Jr.: Brain infarction in children with diabetic ketoacidosis. Journal of diabetes and its complications 1996, 10(2):100-108.
170. Bonkowsky JL, Filloux FM: Extrapontine myelinolysis in a pediatric case of diabetic ketoacidosis and cerebral edema. Journal of child neurology 2003, 18(2):144-147.
171. Roberts MD, Slover RH, Chase HP: Diabetic ketoacidosis with intracerebral complications. Pediatric diabetes 2001, 2(3):109-114.
172. Kamat P, Vats A, Gross M, Checchia PA: Use of hypertonic saline for the treatment of altered mental status associated with diabetic ketoacidosis. Pediatric critical care medicine : a journal of the Society of Critical Care Medicine and the World Federation of Pediatric Intensive and Critical Care Societies 2003, 4(2):239-242.
173. Decourcey DD, Steil GM, Wypij D, Agus MS: Increasing use of hypertonic saline over mannitol in the treatment of symptomatic cerebral edema in pediatric diabetic ketoacidosis: an 11-year retrospective analysis of mortality*. Pediatric critical care medicine : a journal of the Society of Critical Care Medicine and the World Federation of Pediatric Intensive and Critical Care Societies 2013, 14(7):694-700.
174. Pyati SP, Ramamurthy RS, Krauss MT, Pildes RS: Absorption of iodine in the neonate following topical use of povidone iodine. The Journal of pediatrics 1977, 91(5):825-828.
175. Aitken J, Williams FL: A systematic review of thyroid dysfunction in preterm neonates exposed to topical iodine. Archives of disease in childhood Fetal and neonatal edition 2014, 99(1): F21-28.
176. Smerdely P, Lim A, Boyages SC, Waite K, Wu D, Roberts V, Leslie G, Arnold J, John E, Eastman CJ: Topical iodine-containing antiseptics and neonatal hypothyroidism in very-low-birthweight infants. Lancet 1989, 2(8664):661-664.
177. Ahmet A, Lawson ML, Babyn P, Tricco AC: Hypothyroidism in neonates post-iodinated contrast media: a systematic review. Acta paediatrica 2009, 98(10):1568-1574.
178. Linder N, Sela B, German B, Davidovitch N, Kuint J, Hegesh J, Lubin D, Sack J: Iodine and hypothyroidism in neonates with congenital heart disease. Archives of disease in childhood Fetal and neonatal edition 1997, 77(3):F239-240.
179. Kovacikova L, Kunovsky P, Skrak P, Hraska V, Kostalova L, Tomeckova E: Thyroid hormone metabolism in pediatric cardiac patients treated by continuous povidone-iodine irrigation for deep sternal wound infection. European journal of cardio-thoracic surgery : official journal of the European Association for Cardio-thoracic Surgery 2002, 21(6):1037-1041.
180. Ross OC, Petros A: The sick euthyroid syndrome in paediatric cardiac surgery patients. Intensive care medicine 2001, 27(7):1124-1132.
181. Haas NA, Camphausen CK, Kececioglu D: Clinical review: thyroid hormone replacement in children after cardiac surgery–is it worth a try? Critical care (London, England) 2006, 10(3): 213.
182. Iughetti L, Predieri B, Bruzzi P, Predieri F, Vellani G, Madeo SF, Garavelli L, Biagioni O, Bedogni G, Bozzola M: Ten-year longitudinal study of thyroid function in children with Down's syndrome. Hormone research in pediatrics 2014, 82(2):113-121.
183. Mak CM, Lee HC, Chan AY, Lam CW: Inborn errors of metabolism and expanded newborn screening: review and update. Critical reviews in clinical laboratory sciences 2013, 50(6):142-162.
184. Applegarth DA, Toone JR, Lowry RB. Incidence of inborn errors of metabolism in British Columbia, 1969-1996. Pediatrics 2000, 105(1):e10.
185. Dionisi-Vici C, Rizzo C, Burlina AB, Caruso U, Sabetta G, Uziel G, Abeni D: Inborn errors of metabolism in the Italian pediatric population: a national retrospective survey. The Journal of pediatrics 2002, 140(3):321-327.
186. Moammar H, Cheriyan G, Mathew R, Al-Sannaa N: Incidence and patterns of inborn errors of metabolism in the Eastern Province of Saudi Arabia, 1983-2008. Annals of Saudi medicine 2010, 30(4):271-277.
187. Vernon HJ: Inborn errors of metabolism: advances in diagnosis and therapy. JAMA pediatrics 2015, 169(8):778-782.
188. Newborn screening: toward a uniform screening panel and system. Genetics in medicine : official journal of the American College of Medical Genetics 2006, 8 Suppl 1:1s-252s.
189. Champion MP: An approach to the diagnosis of inherited metabolic disease. Archives of disease in childhood Education and practice edition 2010, 95(2):40-46.
190. Schmitt B, Baumgartner M, Mills PB, Clayton PT, Jakobs C, Keller E, Wohlrab G: Seizures and paroxysmal events: symptoms pointing to the diagnosis of pyridoxine-dependent epilepsy and pyridoxine phosphate oxidase deficiency. Developmental medicine and child neurology 2010, 52(7):e133-142.
191. Gallagher RC, Van Hove JL, Scharer G, Hyland K, Plecko B, Waters PJ, Mercimek-Mahmutoglu S, Stockler-Ipsiroglu S, Salomons GS, Rosenberg EH *et al*: Folinic acid-responsive seizures are identical to pyridoxine-dependent epilepsy. Annals of neurology 2009, 65(5):550-556.
192. Klepper J: GLUT1 deficiency syndrome in clinical practice. Epilepsy research 2012, 100(3): 272-277.
193. Wolf B: Biotinidase deficiency: "if you have to have an inherited metabolic disease, this is the one to have". Genetics in medicine : official journal of the American College of Medical Genetics 2012, 14(6):565-575.
194. Cowan TM, Blitzer MG, Wolf B: Technical standards and guidelines for the diagnosis of biotinidase deficiency. Genetics in medicine : official journal of the American College of Medical Genetics 2010, 12(7):464-470.
195. Bayram E, Topcu Y, Karakaya P, Yis U, Cakmakci H, Ichida K, Kurul SH: Molybdenum cofactor deficiency: review of 12 cases (MoCD and review). European journal of paediatric neurology : EJPN : official journal of the European Paediatric Neurology Society 2013, 17(1):1-6.
196. Appignani BA, Kaye EM, Wolpert SM: CT and MR appearance of the brain in two children with molybdenum cofactor deficiency. AJNR American journal of neuroradiology 1996, 17(2):317-320.
197. Beemer FA, Duran M, Wadman SK, Cats BP: Absence of hepatic molybdenum cofactor. An inborn error of metabolism associated with lens dislocation. Ophthalmic paediatrics and genetics 1985, 5(3):191-195.
198. Clarke JTR: A Clinical Guide to Inherited Metabolic Diseases, Third edn. Cambridge: Cambridge University Press; 2005.
199. Fencl V, Jabor A, Kazda A, Figge J: Diagnosis of metabolic acid-base disturbances in critically ill patients. American journal of respiratory and critical care medicine 2000, 162(6):2246-2251.
200. Morton DH, Strauss KA, Robinson DL, Puffenberger EG, Kelley RI: Diagnosis and treatment of maple syrup disease: a study of 36 patients. Pediatrics 2002, 109(6):999-1008.
201. Hmiel SP, Martin RA, Landt M, Levy FH, Grange DK: Amino acid clearance during acute metabolic decompensation in maple syrup urine disease treated with continuous venovenous hemodialysis with filtration. Pediatric critical care medicine : a journal of the Society of Critical Care Medicine and the World Federation of Pediatric Intensive and Critical Care Societies 2004, 5(3):278-281.
202. Bilgin L, Unal S, Gunduz M, Uncu N, Tiryaki T: Utility of peritoneal dialysis in neonates affected by inborn errors of metabolism. Journal of paediatrics and child health 2014, 50(7):531-535.
203. Zinnanti WJ, Lazovic J, Griffin K, Skvorak KJ, Paul HS, Homanics GE, Bewley MC, Cheng KC, Lanoue KF, Flanagan JM: Dual mechanism of brain injury and novel treatment strategy in maple syrup urine disease. Brain : a journal of neurology 2009, 132(Pt 4):903-918.
204. Aliefendioglu D, Tana Aslan A, Coskun T, Dursun A, Cakmak FN, Kesimer M: Transient nonketotic hyperglycinemia: two case reports and literature review. Pediatric neurology 2003, 28(2):151-155.
205. Paupe A, Bidat L, Sonigo P, Lenclen R, Molho M, Ville Y: Prenatal diagnosis of hypoplasia of the corpus callosum in association with non-ketotic hyperglycinemia. Ultrasound in obstetrics & gynecology : the official journal of the International Society of Ultrasound in Obstetrics and Gynecology 2002, 20(6):616-619.
206. Swanson MA, Coughlin CR, Jr., Scharer GH, Szerlong HJ, Bjoraker KJ, Spector EB, Creadon-Swindell G, Mahieu V, Matthijs G, Hennermann JB *et al*: Biochemical and molecular predictors for prognosis in nonketotic hyperglycinemia. Annals of neurology 2015.
207. Pretorius CJ, Loy Son GG, Bonnici F, Harley EH: Two siblings with episodic ketoacidosis and decreased activity of succinyl-CoA:3-ketoacid CoA-transferase in cultured fibroblasts. Journal of inherited metabolic disease 1996, 19(3):296-300.
208. Schiff M, Ogier de Baulny H, Lombes A. Neonatal cardiomyopathies and metabolic crises due to oxidative phosphorylation defects. Seminars in fetal & neonatal medicine 2011, 16(4):216-221.
209. Cohn RM, Roth KS: Hyperammonemia, bane of the brain. Clinical pediatrics 2004, 43(8):683-689.
210. Stewart PA: Modern quantitative acid-base chemistry. Canadian journal of physiology and pharmacology 1983, 61(12):1444-1461.
211. Ben Ameur S, Aloulou H, Nasrallah F, Kamoun T, Kaabachi N, Hachicha M: Hemolytic anemia and metabolic acidosis: think about glutathione synthetase deficiency. Fetal and pediatric pathology 2015, 34(1):18-20.
212. Liss DB, Paden MS, Schwarz ES, Mullins ME: What is the clinical significance of 5-oxoproline (pyroglutamic acid) in high anion gap metabolic acidosis following paracetamol (acetaminophen) exposure? Clinical toxicology (Philadelphia, Pa) 2013, 51(9):817-827.
213. Bongaerts G, Bakkeren J, Severijnen R, Sperl W, Willems H, Naber T, Wevers R, van Meurs A, Tolboom J: Lactobacilli and acidosis in children with short small bowel. Journal of pediatric gastroenterology and nutrition 2000, 30(3):288-293.
214. Wexler ID, Hemalatha SG, McConnell J, Buist NR, Dahl HH, Berry SA, Cederbaum SD, Patel MS, Kerr DS: Outcome of pyruvate dehydrogenase deficiency treated with ketogenic diets. Studies in patients with identical mutations. Neurology 1997, 49(6):1655-1661.
215. Weber TA, Antognetti MR, Stacpoole PW: Caveats when considering ketogenic diets for the treatment of pyruvate dehydrogenase complex deficiency. The Journal of pediatrics 2001, 138(3):390-395.
216. Abdelmalak M, Lew A, Ramezani R, Shroads AL, Coats BS, Langaee T, Shankar MN, Neiberger RE, Subramony SH, Stacpoole PW: Long-term safety of dichloroacetate in congenital lactic acidosis. Molecular genetics and metabolism 2013, 109(2):139-143.
217. Toyoshima M, Oka A, Egi Y, Yamamoto T, Onozuka M, Nosaka K, Naito E, Yamada K: Thiamine-responsive congenital lactic acidosis: clinical and biochemical studies. Pediatr Neurol 2005, 33(2):98-104.
218. Rey C, Prieto S, Medina A, Perez C, Concha A, Menendez S: Fatal lactic acidosis during antiretroviral therapy. Pediatric critical care medicine : a journal of the Society of Critical Care Medicine and the World Federation of Pediatric Intensive and Critical Care Societies 2003, 4(4):485-487.
219. Touma EH, Rashed MS, Vianey-Saban C, Sakr A, Divry P, Gregersen N, Andresen BS: A severe genotype with favourable outcome in very long chain acyl-CoA dehydrogenase deficiency. Archives of disease in childhood 2001, 84(1):58-60.
220. Durand P, Debray D, Mandel R, Baujard C, Branchereau S, Gauthier F, Jacquemin E, Devictor D: Acute liver failure in infancy: a 14-year experience of a pediatric liver transplantation center. The Journal of pediatrics 2001, 139(6):871-876.
221. Croffie JM, Gupta SK, Chong SK, Fitzgerald JF: Tyrosinemia type 1 should be suspected in infants with severe coagulopathy even in the absence of other signs of liver failure. Pediatrics 1999, 103(3):675-678.
222. Walter JH, Collins JE, Leonard JV: Recommendations for the management of galactosaemia. UK Galactosaemia Steering Group. Archives of disease in childhood 1999, 80(1):93-96.
223. Pela I, Seracini D, Donati MA, Lavoratti G, Pasquini E, Materassi M: Peritoneal dialysis in neonates with inborn errors of metabolism: is it really out of date? Pediatric nephrology (Berlin, Germany) 2008, 23(1):163-168.

第十二篇

药理学和毒理学

152

药代动力学和药效动力学的基本原则

Richard C. Brundage and Henry J. Mann

危重患者受到损伤打击时会导致体内生理状态的迅速变化，从而使药物剂量的应用成为一个具有挑战性的问题。了解这些变化是如何影响药代动力学和药效动力学的，可指导临床调整药物剂量。本章回顾了药代动力学和药效动力学的基本原理，以及严重疾病可能对它们产生怎样的影响。

药代动力学和药效动力学从字面意义理解，分别描述了在一定时间内体内的药物剂量和药理作用[1]。药代动力学描述了药物随时间进入体内、保留并排出体外的运动过程，药效动力学阐述了药物对机体的作用。理解药代动力学参数（如清除率、分布容积、半衰期、稳态和吸收）和药效动力学原则（如受体理论、效能、亲和力、耐受性、最小有效浓度）有利于危重病患者的救治。

药代动力学的基本原则

清除率、分布容积、半衰期和生物利用度是 4 个药代动力学参数，能够使临床医生更好地估计所需的药物剂量。如果一种药物在采样液（如血浆、尿液、唾液）中的浓度与其药效（治疗性或毒性）密切相关，那么应用药代动力学可能对临床有所帮助（图 152-1）。

在大样本的患者群体检测药物浓度与治疗性或毒性反应的关系，能获得该药物的治疗剂量范围或目标药物浓度（图 152-2）[2, 3]。多种宿主因素（如血流动力学状态、脏器功能不全、营养状态、并发疾病状态）增加了基于个体化药代动力学评估的药物剂量使患者获益的可能性[4, 5]。性别相关的差异不仅存在于药代动力学，也存在于药效动力学[6]。本文将有独立的内容对上述问题以及对肝、肾衰竭患者的剂量调整进行阐述。

药代动力学模型

清除率、分布容积、半衰期和生物利用度的药代动力学概念是基于极其复杂的生理原理，并使用了许多假设的数学模型。大多数临床上使用的药代动力学方程都采用一室或二室模型（图 152-2）。

属于一室模型的药物，假定在给定的分布容积中瞬间完全混合，从而在整个房室达到均匀分布。速率常数 K 反映了一级线性过程消除的常见状态。静脉推注时假定药物瞬间进入房室。如果经口服或肌内注射途径给药，药物进入一室模型的速度设定为一级吸收速率常数（Ka）；如果静脉输注给药，则假定药物以恒定的速率进入房室，即 0 级速率常数（R0）。生物利用度（F）定义为进入系统循环的给药剂量的百分比。

清除率（clearance，CL）是与机体某个特定器官（例如肝脏或肾脏）在生理学上相关联的主要参数。清除率通常用方程 CL＝K×V 表示，给人的印象是 CL 是参数 K 和 V 的函数。然而，从生理学的角度来看，这个方程式的排列是不正确的。CL 和 V 都是主参数，K 是次要参数。一阶速率由 CL 或 V 的变化决定，正确的方程应当写成 K＝CL/V。

半衰期（$t_{1/2}$）用于评价药物被清除的速度，它与一级消除速率常数有关。

$$t_{1/2}=\frac{\ln(2)}{K}=\frac{0.693}{K} \quad \text{（公式 1）}$$

具体来说，$t_{1/2}$ 定义为药物浓度下降一半所需的时间。在具有一级消除的线性药代动力学系统中，$t_{1/2}$ 为常数，其浓度从 100 降至 50（任意单位）所需的时间与从 50 降至 25 所需的时间相同（图 152-3）。

单室模型允许计算任何时间点的浓度。

$$C2 = C1 \times \exp^{-K\times\Delta t} \quad \text{（公式 2）}$$

其中 Δt 是 C1 到 C2 的时间间隔。在半对数坐标系下，浓度 - 时间的单指数递减曲线呈线性。

许多时候，药物无法在机体所有组织内快速达到平衡。此时通常使用二室模型，它包括快速分布的中心室和缓慢平衡的外周室（图 152-4）。描述二室模型浓度 - 时间分布的方程是：

$$C = A \times \exp^{-\alpha\times t} + B \times \exp^{-\beta\times t} \quad \text{（公式 3）}$$

这个双指数方程的显著特点是，当在半对数坐标上绘制时，浓度是代表两个半衰期的两条不同直线的总和。一个是终端或 β 半衰期，另一个是快速分布或 α 半衰期。当快速分布指数在方程中可以忽略不计时，慢指数占主导地位，浓度 - 时间分布就类似于一室药物。此时方程变为：

$$C2 = C1 \times \exp^{-\beta\times\Delta t} \quad \text{（公式 4）}$$

在 β 取代 K 的情况下，只要 C1 和 C2 都处于后分布阶段，仍然可以用来预测浓度。这种指数和的方法可以推广到

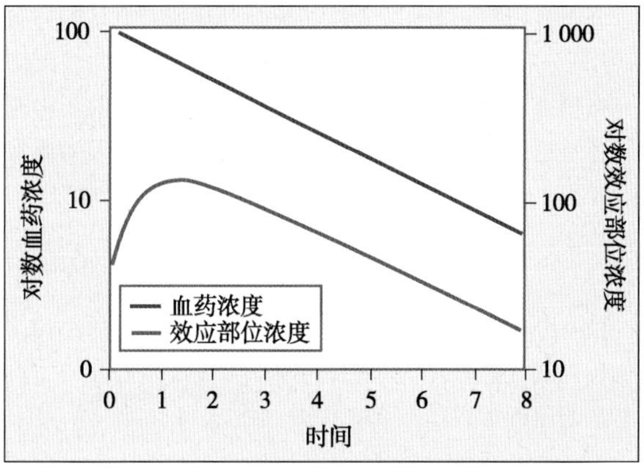

图 152-1　为了使浓度监测有用，在易获取的样本中测量的药物浓度与效应部位的浓度之间必须有很强的关联性

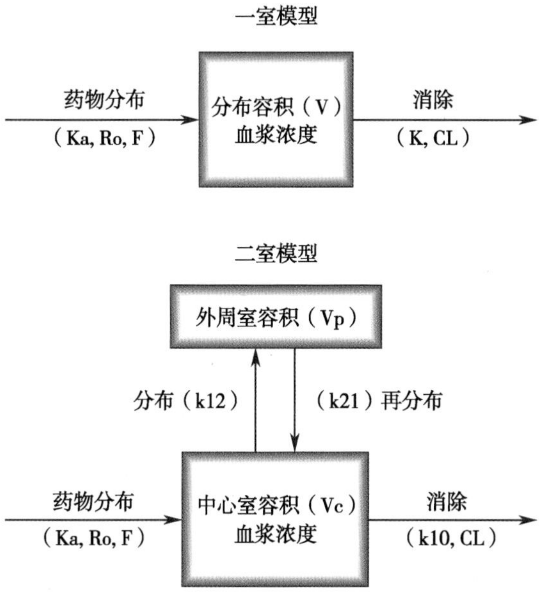

图 152-2　药代动力学模型简化了复杂的生理过程。浓度可以表现为好像机体是单个快速平衡腔室，或者遵循更复杂的二室模型，其中观察到药物在较慢的分布期进入组织。有关术语的解释，请参阅正文

三室甚至更复杂的模型，但很难获得描述每个指数所需的所有浓度。

清除率

CL 是衡量人体清除药物能力的主要药代动力学参数。通常认为清除率是指每单位时间完全清除药物的血液（血浆）容量。虽然这是定义清除率的一种方法，但它并不能表明药物清除率（mg/h）与药物消除率（ml/min）之间的关系。在药代动力学中，清除率的一般概念也是相对于浓度的消除速率。在一级药代动力学系统中，消除率与药物浓度成正比，清除率是这个比例的常数：

$$消除率 = CL \times 浓度 \qquad （公式 5）$$

清除率对临床很有帮助，因为它与负责消除的器官直

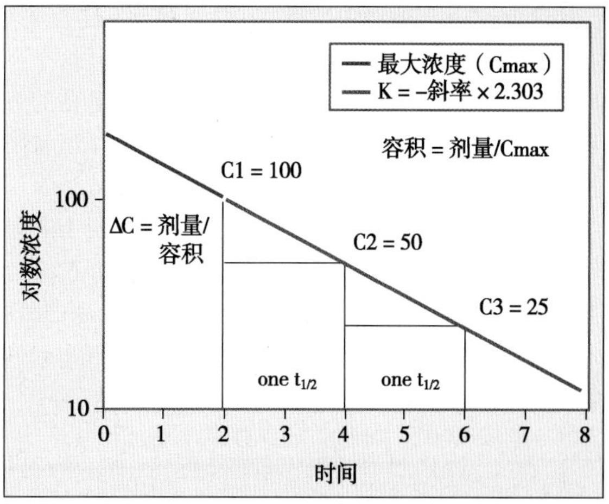

图 152-3　静脉内给药后一室模型的对数浓度 - 时间曲线，显示了分布容积、消除速率常数和半衰期

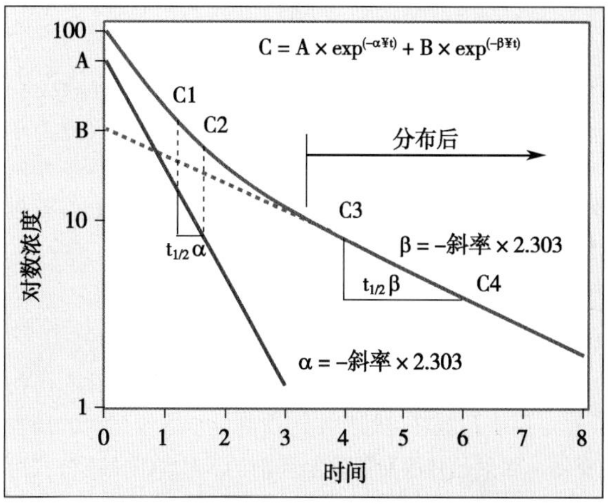

图 152-4　静脉内给药后二室模型的对数浓度 - 时间曲线，显示了分布期（α）和分布后期（β）。浓度 C1 和 C2 反映了分布和消除过程，而浓度 C3 和 C4 反映分布后的消除过程

接相关。我们可以得到肾脏清除率、肝脏清除率或胆汁清除率，而各个清除率的总和就是机体的总清除率。据此可以依照器官功能的变化来调整药物剂量。进展期肾衰竭患者很可能需要减少由肾脏消除的药物的剂量，但不一定需要减少经肝脏消除的药物的剂量。例如，如果已知一种药物在肾脏和肝脏的清除率均为 50%，若肾功能下降 50%，则只需要减少 25% 的剂量即可保持相同的血药浓度。

曲线下面积（area-under-the-curve，AUC）是一种有效的药物暴露测量方法，其结果可以用剂量和 CL 的比得出：

$$AUC = \frac{剂量}{CL} \qquad （公式 6）$$

这一概念类似于稳态浓度（steady-state concentration，Css），后者被认为是连续静脉输注过程中药物暴露量的量度。Css 仅仅是输液速率（Ro）和 CL 的函数：

$$Css = \frac{Ro}{CL} \qquad （公式 7）$$

请注意，Css 不是分布容积的函数。虽然有违直觉，但分布容积增加一倍不会导致 Css 减半。重要的是，这个公式可以预测稳态下的浓度。在持续输注期间，快速翻倍的分布容积仅使浓度瞬间减半。如果清除率保持不变，浓度将恢复到相同的 Css。

间歇给药时，药物浓度在每次给药间隔内都会上升和下降。平均 Css（Css，avg）是一个时间平均浓度（即在给药间隔期间所有浓度的平均值）；它也是清除率和给药率的函数。在口服给药的情况下，给药率是剂量（D）、剂量间隔（τ）和 F 的函数。

$$Css,avg=\frac{F\times D/\tau}{CL} \qquad (公式8)$$

如上所述，总的药物暴露不受分布容积的影响，但当清除率改变，或当生物利用度、给药剂量或给药间隔改变而引起给药速率改变时，它将会同比例地改变。

分布容积

分布容积（V）是另一个主要的药代动力学参数，有助于确定给定剂量下药物浓度的变化。在一室药代动力学模型中静脉注射负荷剂量后，在最大浓度（Cmax）与下次给药之前的浓度之间的浓度差（ΔC）是给药剂量（D）和分布容积（V）的函数：

$$\Delta C=\frac{D}{V} \qquad (公式9)$$

该公式不仅用于预测第一次静脉推注给药后的药物浓度，也可用于预测任何时间点一次静脉推注给药后的药物浓度变化。如果已知静脉推注给药前的药物浓度，该公式可预测给药后的药物浓度变化（图 152-3）。该公式也用于估算要达到给定药物浓度所需要的药物剂量。如果已知分布容积为 0.45L/kg，负荷给药后最高药物浓度设定为 10mg/L，给药剂量估算为：10mg/L × 0.45L/kg = 4.5mg/kg。该公式仅预测负荷剂量，而不是维持剂量。对该公式而言不需要稳态条件，而非稳态在重症监护患者中很常见。

分布容积的具体数值不一定与任何特定的生理腔室大小相吻合。以具体药物为例更容易理解，比如地高辛的分布容积大约 440L。显然，如此大的分布容积与中等体型人类的任何生理腔室均不可能相关。因此，常使用表观分布容积这一术语。

当需要多室模型来描述某药物的药代动力学时，分布容积的概念将更加复杂。数学上来看，分布容积是一个假设的容积，需要将体内的药物量与液体（血浆）中测得的浓度联系起来。不同于一室模型的所有体内药物在清除前均处于同一室中，多室模型中药物将同时进入周边室。这种情况下，随着药物进入各个房室，分布容积必然增加，直至各室之间达到分布平衡。理论上，当该分布平衡过程发生时，可以观察到无限个分布容积，但通常只定义了三个。中央室分布容积（Vc）是常用的取样室容积，常是最小的容积术语。静脉推注给药后瞬时，所有药物均在中央室，Vc 能用于计算浓度变化。

分布容积不断增加直至中央室与外周所有室达到分布平衡，这是分布容积的最大值。在对数浓度 - 时间曲线上能识别分布平衡的发生（图 152-4）。当进入各外周室的药物速率与从各室返回的药物速率相同时，曲线呈线性。因为通常以清除率和 β 或终末清除半衰期来计算，所以该容积常称为 V_β：

$$V_\beta=\frac{CL}{\beta} \qquad (公式10)$$

稳态分布容积（Vss）是模型中所有房室容积的总和。如果一种药物注射入体内呈稳态分布，则 Vss 是 Css 与体内药物总量的比例常数。

半衰期

半衰期（$t_{1/2}$）是指药物浓度降低一半所需的时间（图 152-3）。半衰期被称为次要参数，因为它是两个主要参数（清除率和分布容积）的函数：

$$t_{1/2}=\frac{\ln(2)\times V}{CL}=\frac{0.693\times V}{CL} \qquad (公式11)$$

清除率或分布容积变化，引起半衰期相应发生改变。

由于半衰期描述药物浓度随时间下降的速度，常用于确定药物所需给药频次。相对于长半衰期的药物，短半衰期的药物所需给药频次增加。在肾功能正常的患者，氨基糖苷类抗菌药物的半衰期相对短，需要每 6 小时给药 1 次。而在肾功能不全的患者，它的半衰期延长，给药间隔可能延长至 24 小时以维持恰当的峰浓度和谷浓度。对危重病患者而言，出现肾衰竭将显著改变氨基糖苷类抗菌药物的清除率，相应的改变药物半衰期，以至需要调整给药频次。

在清除率、分布容积固定的一室模型系统，药物半衰期也是固定的。但是，在多室模型中，药物逐步渗透进入外周室直至达到平衡，分布容积逐步增加。根据上述公式，半衰期也随时间而增加，最终达到最大值 $t_{1/2}\beta$（图 152-4）。

在多室模型中，每个房室通常有一个半衰期。这些半衰期是由与每个房室相关联的混合时间常数导出的。在一个二室模型中，这两个指数通常被称为 α 和 β，分别被称为快速指数和慢指数。由这些时间常数导出 $t_{1/2}\alpha$ 分布和 $t_{1/2}\beta$ 的慢分布。解析分布半衰期的方法类似于任何半衰期的标准解析方法。在一室模型中，经过 5 个半衰期，97% 的药物将从体内清除。每个指数的情况相似，可以这样理解：总的指数方程式中的单个指数需要经过 5 个消除半衰期方能变得忽略不计——也就是说，从快速分布相达到平衡。

如果药物浓度测定频次足够密集，大多数药物可以检测到快速分布相。氨基糖苷类药物就是典型范例，它们有非瞬时但快速的分布相（图 152-5），其分布相半衰期 5～10 分钟，在观察到对数线性消除相前需要 25～50 分钟。因此推荐：氨基糖苷类药物输注完毕后等待约 1 小时再采集血样测定血药浓度。如果采集标本过早，药物仍处于分布相，检测的药物浓度导致药物半衰期被低估。而且，在洗脱期测定氨基糖苷类药物浓度可呈现慢平衡室[7]。氨基糖苷类药物通常高频次给药，因此常检测不到慢平衡室。

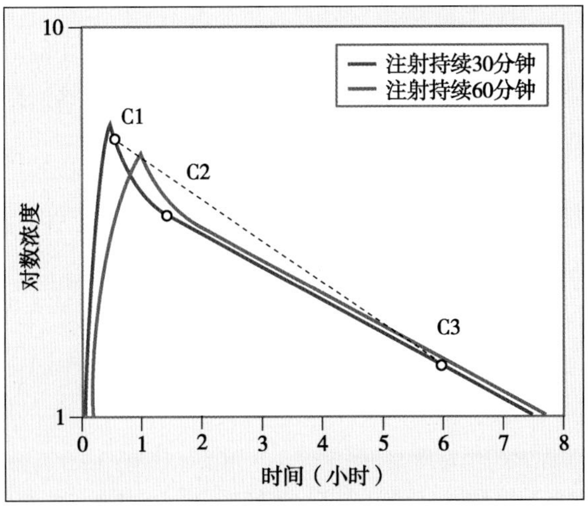

图 152-5 如果在 30 分钟内通过静脉输注氨基糖苷类（妥布霉素），峰浓度将高于输注 60 分钟时的浓度，但曲线下的总面积是相同的。在治疗药物监测中，如果样品 C1 在分布阶段取样并与 C3 配对，则计算的半衰期将短于两个后分布浓度（C2 和 C3）相配对的情况

生物利用度

生物利用度（F）是药物被吸收的程度，一般是指静脉给药后的药物暴露。该参数是对比相同药物静脉给药途径 AUC 与其他给药途径 AUC 所得。静脉给药的生物利用度视为 100%（即 F = 1.0），其他给药途径（如口服、肌内注射）的药物生物利用度减少（如，F = 0.8，或 80% 生物利用度）。生物利用度是药物被吸收的程度和药物进入体循环前代谢掉的药量（首关消除）的函数。低生物利用度的药物要么仅采用静脉给药制剂（如硝普钠、多巴酚丁胺），如果采用口服制剂，需要比静脉制剂更大的剂量（如呋塞米、吗啡、普萘洛尔）。由于口服生物利用度低，其他给药途径（如直肠、局部外用、皮下注射、肌内注射）偶尔用于危重病患者的治疗。这些给药途径均存在起效延迟或难以预测血浆药物浓度的问题。血管收缩、组织低灌注、水肿、胃肠减压、肠梗阻、腹泻和胃肠运动过强均是危重病患者中常见的问题，这些状况都能降低生物利用度。

首关消除通过三种途径限制药物吸收。当某些药物进入肠壁，它们易受到转运蛋白（主要是 P- 糖蛋白）的影响，被这些蛋白主动泵回胃肠道腔内 [8]。逃脱这一过程的药物分子随后受到肠壁中的酶的代谢作用。逃脱肠道代谢的药物分子进入肝脏循环，在它们进入系统循环前，在肝脏被代谢 [9]。由于这种首关消除效应，肝脏提取率高的药物（即能被肝脏非常有效地清除）最有可能表现为低生物利用度。相反，如果因为肝功能障碍降低了肝脏提取率，这些药物的生物利用度将会增加。

稳态

开始输注后，药物浓度增加，最终达到不随时间变化的浓度。此时，进入体内的药物量等于离开体内的量，即为稳态。在间歇性给药过程中，药物浓度随着时间积累，当每段时间的浓度分布类似于所有其他稳态曲线时，最终达到稳定状态（图 152-6）。临床工作中，药物浓度检测时间常常延迟至给药后 5 个半衰期后，因为该时间节点的药物浓度代表终末 Css 的 97%。

药效动力学

药效动力学是研究药物浓度与药理作用相互关系的学科。在药物研发过程中，确定药物给药剂量时，常常采用复杂的药效动力学模型，包含很多相互连接的亚模型。临床实践中，相对简单的 Emax 模型更适用 [10]：

$$效应=\frac{Emax\times 浓度}{EC50+浓度} \quad （公式 12）$$

显然，该等式有两个参数：Emax 和 EC50，呈双曲线（图 152-7）。Emax 代表药物的最大作用。EC50 指药物达到最大作用一半时的药物浓度，用于测量药物效能。该模型阐

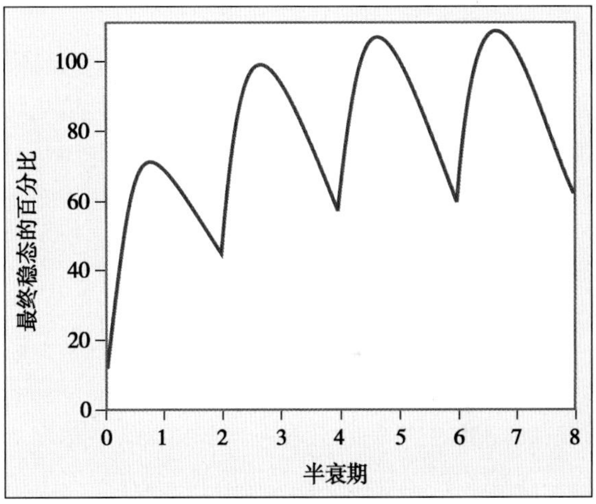

图 152-6 间歇给药时，浓度分布也接近稳态，此时一个循环周期的峰浓度和谷浓度在下一个周期反复重现

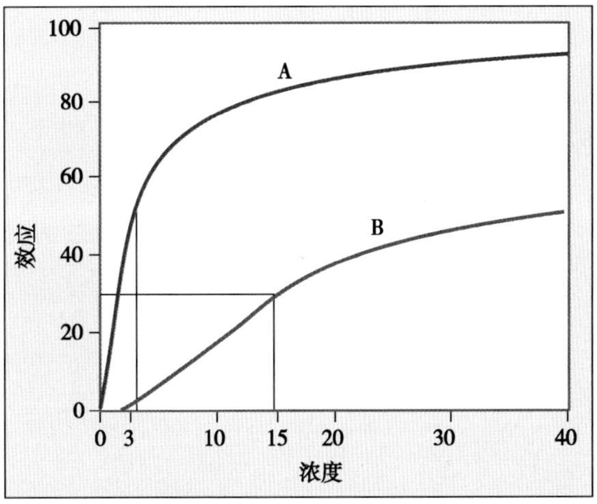

图 152-7 Emax 药效学模型表明，随着药物浓度的不断增加，药物作用的增加逐渐变小。药物 A 的 EC50（3）低于药物 B（15），说明可能比药物 B 更有效

明了增加药物剂量不会成比例增加药物作用。最终，药物作用达到平台。如果预期药物浓度均低于 EC50，增加药物剂量将几乎成比例地增加药物作用。然而，当药物浓度超过 EC50，增加药物剂量不保证增加药物作用。增加的药物浓度产生的药物作用增量比预期低，可能发生药物相关不良作用风险。

Emax 模型中没有时间参数，药物浓度被明确设定为 Css，因此给定药物浓度产生的药物作用是稳态作用。该模型适用于当血浆药物与作用部位药物快速达到平衡时，且在作用点的药物浓度和作用本身没有间接机制。更常见的情形是时间上药物作用稍稍落后于药物浓度（图 152-8）。如果药物浓度随时间升高和降低，譬如间歇静脉给药或口服给药，药物作用也将会随时间增加和减少，但时间上可能不会完全吻合。譬如，血药浓度高峰出现在给药后 1 小时，药物作用高峰可能出现在数小时后。药物浓度与药物作用呈现不协调或不均衡。分别以药物作用和药物浓度为坐标，以时间顺序标记做图，产生了一个迟滞环。对于任意给定浓度，将会产生两种作用，一个在浓度 - 时间曲线的上升支，一个在下降支。

药物引起的药效动力学效应是由于药物与受体的相互作用以及由该受体介导的激活或抑制效应所致。这些效应可能有理想的治疗作用，也可能有不必要的毒性作用。一般认为，药物产生的作用强度是受体部位药物数量的函数，而相对效力则是由于受体的不同程度的选择性和受体与药物结合的亲和力所致。更强的药物在低浓度时会产生一定的效果。

刺激受体产生反应的药物为激动剂，抑制受体产生反应的药物为拮抗剂。因为拮抗剂对受体没有作用，总抑制作用不仅取决于拮抗剂的浓度，还取决于受阻的激动剂浓度。当分子或药物刺激受体的同时，某拮抗剂竞争相同的结合位点，激动剂对比拮抗剂的相对浓度决定了最终可观察的药物作用。对于不可逆拮抗剂，要么与受体结合紧密难以取代，要么结合至底物的另一位点妨碍其他药物与受体结合。不可逆拮抗剂的作用不受激动剂浓度的影响，导致激动剂最大作用降低。不可逆拮抗剂的作用时间取决于受体周转率。

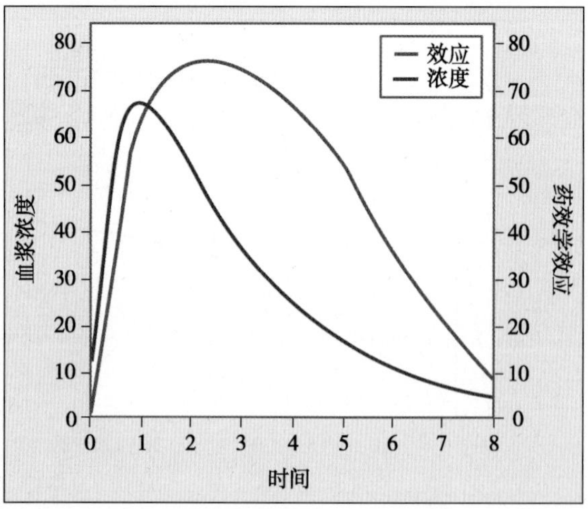

图 152-8 药效学效应通常落后于相对应的药代动力学模型。在这种情况下，血液中的最大浓度出现在 1 小时，而最大药物效应发生在 2～3 小时

药物耐受性见于对相同剂量药物的反应降低，可能是因为受体下调（受体的数量或敏感度降低）或酶诱导（代谢增加）。交叉耐受，常见于阿片类药物，当相似药物作用于相同受体时发生。

蛋白结合

许多药物与血浆蛋白结合，常用的术语有：结合药物浓度（Cb）、非结合（或游离）药物浓度（Cu）、总（结合 + 非结合）药物浓度（Ctot）和未结合（或游离）比例分数（Fu）：

$$Ctot = Cu + Cb$$

$$Fu = \frac{Cu}{Ctot} \quad \text{（公式 13）}$$

2002 年，Benet 和 Hoener 阐述过有关蛋白结合含义的药代动力学概念 [11]。他们证明血浆蛋白结合率改变的临床相关性少，因为很少由此导致稳态游离药物浓度的改变。为了更好的理解该概念，应该关注游离药物暴露量、总药物暴露量和药效动力学作用的相互关系。暴露量更有用的测量方法之一是 AUC，决定药物作用的是游离药物 AUC（AUCu）：

$$AUCu = fu \times AUC = fu \times F \times \frac{\text{剂量}}{CL} \quad \text{（公式 14）}$$

fu 代表未结合率，F 代表生物利用度，CL 代表清除率。

在做出针对高和低清除率药物的标准的、充分搅拌模型的设想后，当清除率和生物利用度的方程式带入 AUCu 的方程式，出现了一些有意思的情况。对于经口摄入，并经肝消除的所有药物，游离比例分数从方程式中抵消。游离药物暴露量并不是稳态时游离比例分数的函数，蛋白结合率变化时，药理作用不变。类似的，所有低肝脏提取率药物的 AUCu（不论口服途径还是静脉途径，不论经肝清除还是非经肝消除），也不是 fu 的函数。再次说明，蛋白结合率的改变不会引起游离药物稳态暴露量的改变。强调 AUCu 是基于游离药物浓度的 AUC 非常重要。基于总药物浓度的 AUC，AUC_{tot} 通过以下公式计算：$AUC_{tot} = AUCu/fu$。如果药物的蛋白结合率变化导致游离比例分数加倍，AUC_{tot} 将减半，AUCu 维持不变。对于所有经静脉给药的高清除率药物（无论哪种清除途径）和口服并肝外清除的高清除率药物，AUCu 的表达式保留了游离分数参数。

针对该问题，Benet 和 Hoener 查阅文献总结了 456 种药物的药代动力学数据。没有哪一种既有高提取率又不经肝脏清除的口服药物达到高蛋白结合率（70%）的标准。456 种药物中，仅 25 种药物（占 5%）具有高提取率，非口服途径给药，并达到蛋白结合率可能影响药物暴露量的标准。但是，该 25 种药物中的许多药在重症医学科常规使用（表 152-1）。

危重症患者的血浆蛋白水平会快速变化，急性相反应物

表 152-1　蛋白质结合改变可能影响静脉注射或肌内注射后临床药物暴露的 25 种药物 *

阿芬太尼	伊曲康唑
阿密曲替林	利多卡因
丁丙诺啡	甲泼尼龙
氯丙嗪	咪达唑仑
可卡因	米立农
地尔硫䓬	硝吡胺甲酯
苯海拉明	潘他米丁
阿霉素	异丙酚
红霉素	普萘洛尔
芬太尼	雷米芬太尼
硫代苹果酸金钠	舒芬太尼
氟哌啶醇	维拉帕米
去甲氧基柔红霉素	

* 选择的标准包括：蛋白结合率 >70%，肝脏清除率 >6.0ml/(min•kg) 或非肝脏提取率清除≥0.28× 肾脏血流[>4.8mL/(min•kg)]。

资料来源：Benet LZ，Hoener BA. Changes in plasma protein binding have little clinical relevance. Clin Pharmacol Ther 2002；71：115-121.

α1 酸糖蛋白（α1-acid glycoprotein，AAG）更是如此。此外，一些患者（如血液透析或恶病质患者）会出现蛋白结合率变化[12]。当决定结合率的变化是否影响药物作用时，蛋白结合程度、给药途径、消除途径和药物提取率都需要考虑。

关于蛋白结合率的最后一点，对蛋白结合率发生改变的患者评估总的药物浓度必须谨慎。以苯妥英为例，其典型的游离药物比例是 10%，但在接受血液透析的患者中，该比例约增加一倍（表 152-2）。如果所有患者口服标准剂量的苯妥英，可能没有问题。苯妥英是低清除率药物，不管是口服还是静脉给药，蛋白结合率不会影响总体的游离药物暴露量。但是，临床上常常是因治疗药物监测的需要而测定苯妥英浓度，以使其达到公认的药物治疗范围（10～20mg/L）。在蛋白结合率正常的患者，该药物暴露量等同于游离药物浓度范围 1～2mg/L。游离药物占比达 20% 的患者，期望的游离药物浓度范围仍是 1～2mg/L，但是总的药物浓度范围降低大约一半。当游离药物分数更高，若苯妥英给药剂量增加以达到 10～20mg/L 的总药物浓度，将会导致游离药物浓度升高达双倍预期值，导致毒性反应。

非线性药代动力学

对于具有非线性特征的药物，药代动力学在治疗药物监测中的应用变得相当困难。线性动力学的参数在一定时间段和浓度范围内是恒定的。剂量加倍，导致浓度也加倍。不管用药史如何，剂量一定，则产生的 AUC 相同。当叠加原则不存在时，即称为非线性药代动力学。剂量的增加可能会导致浓度增加，但增量不成比例（大于或小于比例），或者将导致药物清除率的改变。临床上，有几种常见的非线性药代动力学的类型。

苯妥英是非线性清除的经典案例。增加苯妥英给药剂量，会导致其血药浓度的增加大于比例。在任何药代动力学系统，清除率都定义为相对于药物浓度的消除速率。因此，瞬时消除率定义如下：

$$消除率 = CL \times C \qquad （公式 15）$$

在线性消除过程中，清除率是常数，浓度加倍时消除速率也加倍。对于具有非线性消除过程的苯妥英，清除率不是常数。之所以发生非线性消除是因为负责消除药物的代谢途径是可饱和的。苯妥英达治疗浓度时，该酶系统具有最大代谢速率。通过 Michaelis-Menten 方程对消除速率的描述，可以更好地理解这些原理（图 152-9）。该方程有两个参数，最大消除率（Vmax）和反应速度达到 Vmax 一半时的浓度（Km）：

$$消除率 = \frac{Vmax \times C}{Km + C} \qquad （公式 16）$$

虽然参数 Vmax 和 Km 是常数，但可以看出，清除率是浓度（C）的函数。药物的清除率随着浓度的增加而降低：

$$CL = \frac{消除率}{C} = \frac{Vmax}{Km + C} \qquad （公式 17）$$

尽管酶系统确实有最大速度，但临床上通常获得的药物浓度比 Km 低得多，药物浓度对 Vmax/（km + C）影响最小，清除率为常数。因此，尽管很多药物经转氨酶代谢，很少有临床常用药物显示出可检测的非线性消除。

稳态时，每天的药物消除量等于摄入的药物剂量，消除速率等于给药速率。对 Css 的公式进行重排如下：

表 152-2　蛋白质结合降低对结合和游离苯妥英浓度的影响

浓度	苯妥英在治疗范围内的浓度：典型患者	苯妥英在治疗范围内的浓度：蛋白质结合减少 50% 者	蛋白质结合减少患者苯妥英剂量错误增加的结果 *
总（Ctot）	20mg/L	10mg/L	20mg/L
非结合（Cu）	2mg/L（10%）	2mg/L（20%）	4mg/L（20%）
结合（Cb）	18mg/L	8mg/L	16mg/L

* 由于蛋白质结合的改变，Ctot 在治疗范围内（2mg/L）较小。在治疗药物监测过程中，测量的是 Ctot。如果不考虑蛋白质结合减少，增加苯妥英用量以达到 20mg/L，则实际的 Cu 会产生双倍的毒性作用。

$$Css=\frac{给药速率\times Km}{Vmax-给药速率} \quad （公式18）$$

该方程式显示，增加给药速率，Css 的增加将远远大于比例。此外，如果给药速率超过 Vmax，将无法获得 Css。

非线性特征的另一个类型是时间依赖性药代动力学，如卡马西平诱导自身代谢[13]。这种自身诱导导致卡马西平的清除率随时间而增加。为避免过高药物浓度相关的毒性，在治疗的前几周应逐渐增加卡马西平的剂量直至达到预期维持剂量。

蛋白结合力也可能因结合某些药物而达到饱和。直觉上，人们可能会认为蛋白结合力饱和会导致游离药物浓度增加，故药物作用加强和毒性反应增加，但是请记住，清除器官所清除的正是游离药物。因此，当蛋白结合达饱和时，除非药物的清除率也改变，否则稳态游离药物浓度将维持不变。总的药物浓度是游离药物浓度和游离比例分数的函数。

$$Ctot=\frac{Cu}{fu} \quad （公式19）$$

在更高的游离药物浓度情况下，当游离比例分数增加时，总药物浓度将不会随游离药物浓度增加而成比例增加。治疗药物监测中遇到这种情况常令人费解。药物剂量增加得到的总药物浓度低于预期的增量。此时如果继续增加剂量以达到期望的总药物浓度，由于蛋白结合力饱和使未结合药物浓度远远高于预期，可能出现毒性反应。

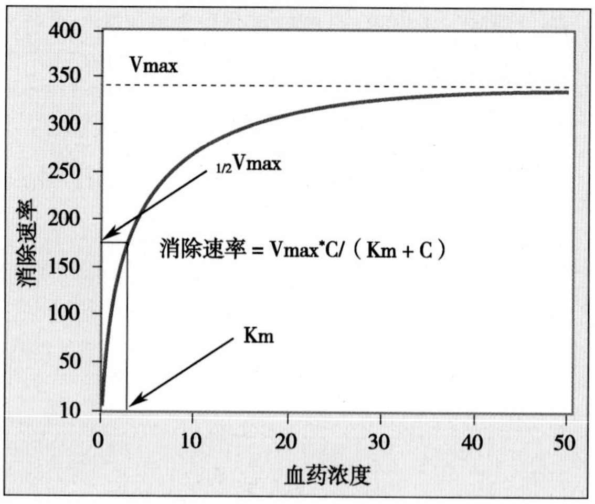

图 152-9 Michaelis-Menten 模型表明药物的消除与浓度呈非线性关系，其特征包括最大消除速率（Vmax）和最大消除速率一半时的血药浓度（Km）

知识点

1. 当药物浓度与给定药物浓度相关的药理学反应相关性强时，药代动力学分析可能更有帮助。
2. 尽管一室模型简化了药物分布和消除许多复杂的基本原理，但因为它能足够准确的预测未来药物浓度，临床意义大，所以被临床广泛采用。
3. 分布容积（V）反映了给定药物剂量所对应的药物浓度，与生理空间没有直接关系。
4. 药物半衰期（$t_{1/2}$）反映药物从体内排出的速度，根据方程式：$t_{1/2}=0.693/K$，它与一级消除速率常数（K）有关。
5. 清除率（CL）是一个主要的药代动力学参数，描述机体消除药物的效率，指单位时间内完全消除药物的血液量。
6. 浓度时间曲线下面积（AUC）测量药物暴露量，取决于药物剂量和清除率：AUC＝剂量/清除率。
7. 一室药代动力学模型中，通过药物剂量和分布容积可预测药物浓度的改变（ΔC）：ΔC＝剂量/分布容积。
8. 半衰期（$t_{1/2}$）是药物浓度降低50%所需要的时间。当分布容积或清除率改变，半衰期成比例变化，关系见如下方程式：$t_{1/2}=0.693\times$分布容积/清除率。
9. 当药代动学力检查密集，大多数药物至少显示为二室模型。药物浓度改变显示一个短的分布相（α）和更长的消除相（β）。
10. 经过α（分布半衰期）或β（消除半衰期）的5个半衰期后，药物在体内分布达97%，或药物消除出体外达97%。
11. 药物吸收的程度称为生物利用度（F），它通常与静脉给药时的浓度有关。
12. 首关效应是指口服吸收的药物，在进入系统循环前，被肝脏或肠壁的酶代谢和/或分泌，导致药物消除。
13. 药效动力学用于研究药物浓度与药物药理作用的关系。
14. Emax 药效动力学模型定义了药物效应与剂量之间的双曲线关系，当药物浓度增加时，药物效应不会成比例增加。
15. 观察到的药理作用常常滞后于相应的血清药物浓度，按时间顺序比对效应-浓度时可以观察到一个迟滞环。
16. 拮抗剂通过浓度依赖性的竞争性抑制，或与受体不可逆结合的方式抑制受体的作用。
17. 虽然许多药物在某种程度上与血浆蛋白结合，但药物作用取决于游离药物的浓度。对大多数患者而言，改变蛋白结合率不会发生显著的临床效应。
18. 当清除率随药物浓度改变而变化时，表现为非线性消除，即 Michaelis-Menten 方程式：CL＝Vmax/（Km＋C）。其中 Vmax 是最大消除率，Km 是最大消除率一半时的药物浓度，C 是药物浓度。

（闫红 译，张萍 审校）

参考文献

1. Rowland M, Tozer TN. Clinical pharmacokinetics and pharmacodynamics: concepts and applications. 4th ed. Baltimore: Lippincott Williams & Wilkins; 2011.
2. Schulz M, Iwersen-Bergmann S, Andresen H, et al. Therapeutic and toxic blood concentrations of nearly 1,000 drugs and other xenobiotics. Critical Care 2012;16:R136.
3. Bauer LA. eChapter 5. Clinical pharmacokinetics and pharmacodynamics. In Dipiro JT, Talbert RL, Yee GC, et al., editors. In: Pharmacotherapy: a pathophysiologic approach, 9th ed. New York: McGraw-Hill; 2014.
4. Smith BS, Yogaratnam D, Levasseur-Franklin KE, et al. Introduction to drug pharmacokinetics in the critically ill patient. Chest 2012;141(5):1327–1336.
5. Morgan ET. Impact of infectious and inflammatory disease on cytochrome P450-mediated drug metabolism and pharmacokinetics. Clin Pharmacol Ther 2009;85(4):434–438.
6. Soldin OP, Mattison DR. Sex differences in pharmacokinetics and pharmacodynamics. Clin Pharmacokinet 2009;48(3):143–157.
7. Schentag JJ, Jusko WJ, Plaut ME, et al. Tissue persistence of gentamicin in man. JAMA 1977;238: 327–329.
8. Nigam SK. What do drug transporters really do? Nature Reviews: Drug Discovery 2015;14:29–44.
9. Roberts MS, Magnusson BM, Burczynski FJ, et al. Enterohepatic circulation: physiological, pharmacokinetic and clinical implications. Clin Pharmacokinet 2002;41:751–790.
10. Csajka C, Verotta D. Pharmacokinetic- pharmacodynamic modelling: history and perspectives. J Pharmacokinet Pharmacodyn 2006;33:227–279.
11. Benet LZ, Hoener BA. Changes in plasma protein binding have little clinical relevance. Clin Pharmacol Ther 2002;71:115–121.
12. Piafsky KM, Borga O, Odar-Cederloff L, et al. Increased plasma protein binding of propranolol and chlorpromazine mediated by disease-induced elevations of plasma alpha-1 acid glycoprotein. N Engl J Med 1978;299:1435–1439.
13. Bertilsson L, Tomson T, Tybrig G. Pharmacokinetics: time-dependent changes—autoinduction of carbamazepine epoxidation. J Clin Pharmacol 1986;26:459–462.

153

中毒：评估和治疗方法概述

Brenna Farmer, Donna L. Seger

因药物过量或中毒而就诊的患者应当接受初步的评估，以确定是否能明确具体中毒药物，这样可以选择特殊的救治措施。为明确毒物，病史和体格检查非常关键，譬如中毒综合征，即毒物暴露相关综合征（包括胆碱能、抗胆碱能、拟交感、阿片类、镇静催眠或戒断综合征），能导致患者出现一系列症状。一旦鉴定出毒物或药物过量，就能确定救治措施。救治措施包括：胃肠道去污（gastrointestinal decontamination，GID）、促进毒素排出和 / 或使用解毒剂。此外，一些中毒或药物过量仅需支持治疗即可。

病史

应当获得全面详尽的中毒病史，必要元素包括：可疑摄入物、摄入量、摄入时间以及任何可能的共用药物。其他要素包括：既往史、用药史、社会史和家族史。必须确定其在家中是否可以使用其他药物，包括膳食、草药补充剂及非处方药品。检查患者症状，包括是否存在呕吐，在确定 GID 的有效性方面也是重要的。

体格检查

中毒患者应该接受全面的体格检查来确定是否有毒物存在，需要特别关注的部分包括：意识状态、瞳孔大小和反应性、黏膜状态、心肺查体、腹部查体（肠鸣音和膀胱是否可触及）、皮肤查体（皮温、发红、出汗）、肌张力、神经系统查体（震颤、阵挛和反射）。有关中毒症症状查体表现见表 153-1。

实验室检查

一些实验室检查结果可能有助于明确是否中毒或寻找未知毒物中毒的原因。常规检验包括电解质的基础代谢功能检查试验和阴离子间隙测定；乙醇、对乙酰氨基酚和水杨酸盐浓度；肝功能测试（转氨酶）；怀疑酒精中毒的患者检测血浆渗透压；血气检测酸碱度。当患者药物过量或存在对乙酰氨基酚或水杨酸盐中毒时，这些实验室检查结果能够帮助缩小鉴别诊断范围。

表 153-1　中毒症状查体表现

检查项目	胆碱类药	抗胆碱药	拟交感神经类药物	阿片类	阿片类药物戒断	镇静催眠药	镇静催眠药戒断
精神状态	清醒	迟钝或谵妄	清醒	抑郁	清醒	抑郁	焦虑，清醒，谵妄
瞳孔	针尖样 有反应	扩大 无反应	扩大 有反应	针尖样 有反应	扩大 有反应	正常	扩大 有反应
黏膜	潮湿	干燥	正常	正常	正常	正常	正常
心血管	↓心率	↑心率	↑心率	正常	正常	正常	↑心率
肺	喘息，干啰音， ↑呼吸频率	正常	正常	↓呼吸频率， ↓呼吸深度	正常	正常	正常
肠鸣音	↑	↓	正常	↓	↑	正常	正常
膀胱	不能触及	可触及	正常	有可能触及	正常	正常	正常
皮肤温度	↓	↑	↑	正常	正常	正常	↑
皮肤颜色	正常	发红	发红	正常或发绀	正常	正常	正常
汗液	有	无	有				有
解毒剂	阿托品 解磷定	毒扁豆碱	苯二氮䓬类	纳洛酮			苯二氮䓬类

毒理学实验室检查

中毒患者通常进行尿液药物筛查，但是并没有筛查的标准。尿液药检结果的解读取决于临床医师是否了解哪些毒物在筛查范围内，以及是否接下来进行确认性实验（理想条件下应使用不同的分析方法）。医院不同，获得结果需要的时间不一。当毒物量与临床症状密切相关时，应进行血清药物定量测定，比如对乙酰氨基酚、抗惊厥药、水杨酸盐、地高辛、乙醇、乙二醇乙烯、甲醇、铁、锂和茶碱。临床经管医师需要与毒理分析师讨论药物检验结果，以利于检验结果能够被合理解读。毒理分析结果的临床价值依赖于经治医师对结果的理解与解读能力。

一旦确定中毒，需要制订具体治疗方案，包括从 GID 促进毒物清除，到使用特殊的解毒药。

胃肠道去污

GID 的原理是基于胃部吸收毒素少，小肠吸收毒素快，在毒素进入小肠前，洗胃以清除毒素而减少中毒的程度。由于人们对 GID 的作用存在争议，美国临床毒理学会和欧洲中毒中心和临床毒理学家协会（European Association of Poison Centers and Clinical Toxicologists，EAPCCT）的高级毒理学家同意合作制定 GID 治疗的立场声明。这些声明发表于 1997 年，是在对所有相关科学文献进行基于标准的批判性评论的基础之上，系统地制定的指南[1]，并于 2004 年进行了更新，2014 年再次进行了部分更新（表 153-2）。GID 措施包括吐根制剂、洗胃、单剂活性炭、泻药和全肠道灌洗。

吐根

吐根提取自吐根属植物，由于没有证据表明能够改善预后，已不再推荐作为中毒患者的常规使用[2]。摄入吐根后 30 分钟内的呕吐由局部刺激胃黏膜所致，而超过 30 分钟后的呕吐由中枢发动[3]。实验研究中，通过吐根治疗去除的标记物清除量变异很大，且随时间推移而减少。

洗胃

在救治中毒患者时，由于洗胃获益证据很少，同时没有对照试验显示获益，不应该常规采用洗胃治疗[4]。如果因为潜在生命危险的口服药物中毒而洗胃，有经验的医师应该关注可能发生的并发症[4]。洗胃包括留置大口径经口胃管（36～40F），随后以小容量液体（200～300ml）交替灌洗。昏迷患者和丧失气道保护能力的患者需要事先行气管插管保护气道，经口人工气道应注意预防患者咬胃管。洗胃清除胃内容物的量高度可变且随时间减少[5-7]。洗胃过程能推动胃内容物进入肠道[8]。禁忌证包括：丧失气道保护（气管插管患者例外）、摄入腐蚀性物质或碳氢化合物、胃肠疾病以及其他洗胃可能加重病情的疾病。洗胃的并发症包括：误吸、喉痉挛、低氧血症、高碳酸血症、机械性损伤，以及儿童水电解质紊乱[9]。

表 153-2　胃肠道去污治疗的立场声明总结

措施	建议
胃肠道去污	
吐根	吐根糖浆不应常规用于中毒患者的治疗[2]
洗胃	洗胃不应常规用于中毒患者的治疗[4]
单剂活性痰	单剂活性炭不应常规用于中毒患者的治疗[11]
泻药	单纯使用泻药对中毒患者无作用。不建议常规使用泻药与活性炭联合治疗[18]
全肠道灌洗	全肠道灌洗不应常规用于中毒患者的治疗[19]
强化清除	
多剂活性炭	多剂量活性炭应考虑用于口服致死剂量卡马西平、氨苯砜、苯巴比妥、奎宁或茶碱的患者[20]
碱化尿液	对于未达血液透析标准的中 - 重度水杨酸盐中毒患者，碱化尿液应作为一线治疗方案。碱化尿液也应该应用于严重的 2,4- 二氯苯氧乙酸或丙酸（mecoprop，MCPP）中毒患者。苯巴比妥中毒患者以多剂量活性炭效果更好，不推荐碱化尿液作为救治苯巴比妥中毒患者的一线治疗[21]

单剂量活性炭

活性炭是椰子壳、泥炭、木材或其他材料通过控制性热解，然后在水蒸气或空气中高温加热活化而生成的。活化产生多个内部孔隙和吸附所需的小颗粒。这些颗粒具有较大的表面积，能够吸附不同亲和力的毒素。尽管体外实验显示活性炭可以吸附很多药物，但动物实验表明，活性炭对标记物质的系统性吸收有不同程度的降低[9, 10]。志愿者和临床试验并未显示单剂量活性炭可改善预后。因此，单剂量活性炭不应该常规用于中毒的救治。如果已知患者摄入的毒物能被木炭吸附，且摄入时间不超过 1 小时，则可以考虑使用活性炭治疗，因为活性炭的治疗效果随中毒时间延长而降低。目前没有证据表明摄入活性炭能改善预后[11, 12]。

使用活性炭的禁忌证包括：意识不清和无保护气道、摄入腐蚀性物质或碳氢化合物、胃肠疾病以及活性炭治疗会加重病情的其他疾病。并发症包括：误吸和活性炭直接误入肺内[11]。

因为活性炭是惰性物质，所以认为误吸活性炭导致的肺损伤是由胃内容物引起的。胃内容物误吸导致中性粒细胞释放中性粒细胞弹性蛋白酶，造成肺血管通透性增加[13]。比较而言，气管内注入活性炭不会增加支气管肺泡灌洗液中的弹性蛋白酶[14]。活性炭能够激活肺泡巨噬细胞，后者是氧自由基、蛋白酶和其他炎症介质的重要来源。活性炭能堵塞远端小气道，而没有被活性炭堵塞的肺泡会过度扩张，导致该区域的肺容积伤，造成肺微血管通透性增加[15]。尽管有个案报道显示活性炭误吸或注入后出现长期肺部病变[16, 17]，但活性炭吸入后慢性问题的真实发生率尚不清楚。

泻药

单纯使用泻药对中毒患者无作用。不建议常规使用泻药与活性炭联合治疗[18]。

全肠道灌洗

全肠道灌洗是经鼻胃管注入等渗聚乙二醇为基质的电解质溶液，通过物理作用排出肠腔内容物，从而净化整个胃肠道。对于"清醒"的成人患者，灌洗速度可高达每小时 1 500～2 000ml。试图让患者自行喝下灌洗溶液常常导致治疗延迟，因为患者不可能匀速服用。全肠道灌洗不应该常规用于中毒患者。但是当摄入以下类型毒物可以考虑使用：缓释制剂、肠溶制剂、活性炭不太可能吸附的药物（如铁、锂、钾）以及用于清除非法药物包[19]。禁忌证包括：肠道疾病、气道无保护或损伤、血流动力学不稳定和顽固性呕吐。并发症有恶心、呕吐和腹部绞痛[19]。

胃肠道去污的临床意义

吐根糖浆在医院没有用武之地。摄入后 1 小时内就诊的患者可以考虑洗胃。轻到中度中毒患者不应该常规使用单剂量活性炭。摄入缓释制剂、离子化合物（如锂）或非法药物包 1 小时内就诊的清醒患者，应该考虑采用全肠道灌洗。

上述指南适用于中毒患者的常规处理。细胞毒素需要特殊的考虑。临床医师应该随时电话联系中毒中心（美国 1-800-222-1222）讨论摄入药物中毒患者的情况并寻求进一步的救治指导。

强化清除的措施

多剂量活性炭

多剂量活性炭是指反复口服活性炭以提高药物清除作用。当肠道内药物浓度低于血药浓度，药物将会从血中被动扩散入肠道。浓度梯度、肠道表面积、通透性和血流 4 个因素决定了被动扩散速度。随着药物不断扩散入肠道，接着被活性炭颗粒吸附，这个过程被称为胃肠道透析。多剂量活性炭也中断了药物的肠肝循环和肠胃循环。消除半衰期长、分布容积小（<1L/kg）、蛋白结合率低的药物最适合采用该治疗方案[20]。尽管没有对照试验显示临床获益，但有数据证实能加强清除[20]，多剂量活性炭应考虑用于口服了致死剂量的卡马西平、氨苯砜、苯巴比妥、奎宁或茶碱的患者。其他药物中毒也可能获益于多剂量活性炭治疗，但没有充分的临床数据推荐常规使用。

活性炭的起始剂量 50～100g，随后以 12.5g/h 的剂量每 1 小时、2 小时或 4 小时给药一次。"少食多餐"可预防呕吐。疗程可以持续到患者临床好转。禁忌证包括丧失气道保护能力、肠道梗阻和胃肠道解剖学异常。并发症有肠道梗阻和呕吐继发误吸[20]。

碱化尿液

碱化尿液即静脉注射（intravenous，iv）碳酸氢钠提高尿液 pH≥7.5。治疗目标为调节酸碱度，而非利尿。最常见的并发症是低血钾，也可能发生碱血症[21]。对于未达血液透析标准的中 - 重度水杨酸盐中毒患者，碱化尿液应作为一线治疗方案。碱化尿液也应该应用于严重的 2,4- 二氯苯氧乙酸或丙酸（mecoprop，MCPP）中毒患者。苯巴比妥中毒患者以多剂量活性炭效果更好，不推荐碱化尿液作为救治苯巴比妥中毒患者的一线治疗。

特效解毒剂

在保证患者生命体征稳定的前提下，选择应用有效的解毒剂。相比解毒剂，毒素的作用时间更长久，接受解毒剂治疗的患者需要严密监护。

葡萄糖

高达 8% 的意识不清的患者是由于低血糖导致[22]。低血糖可能是由于药物或毒素的作用、营养缺乏或疾病的并发症（如脓毒症、体温过高）所致。所有意识不清的患者均应接受床边血糖检测。

纳洛酮

内源性和外源性阿片类药物通过结合一个或多个阿片受体起作用。纳洛酮、纳美芬、纳曲酮作为竞争性阿片受体拮抗剂，通过与阿片 μ、κ 和 δ 受体结合，竞争性抑制受体与内源性和外源性阿片类药物的结合。纳洛酮的作用时间是 15～90 分钟。其临床作用取决于纳洛酮的给药剂量和途径，也取决于阿片激动剂的剂量和消除速率。纳洛酮的给药途径有静脉注射、肌内注射、气管内给药及舌下给药。静脉给药后，纳洛酮快速进入中枢神经系统（central nervous system，CNS）。在阿片类药物中毒患者，静脉注射纳洛酮 1～2 分钟呼吸功能好转，意识恢复。纳洛酮给药目的是恢复呼吸功能。同时，瞳孔缩小、压力感受器反射抑制、喉痉挛和胃肠动力减弱也得到逆转[23]。

某些非阿片类药物能引起内源性阿片类物质释放，导致中枢神经系统和呼吸抑制以及低血压。换句话说，非阿片类药物和纳洛酮竞争某种未知的非阿片受体，从而导致 CNS 抑制和低血压。纳洛酮能逆转非阿片类药物（如可乐定、血管紧张素转换酶抑制剂和丙戊酸钠）的毒性。纳洛酮适用于所有意识状态改变或不明原因昏迷的患者。阿片类药物依赖患者应仅给予小剂量纳洛酮，以恢复呼吸功能和预防快速戒断反应。对于非阿片类药物依赖的患者，合理的起始剂量是 2mg，如果没有反应，则逐渐增加至 10mg。对于逆转非阿片类药物或对 δ、κ 阿片受体有高度亲和力的阿片类药物的作用，需要应用大剂量纳洛酮。

如果再次出现呼吸抑制，可能需要重复使用纳洛酮的初始剂量，或者启动持续输注纳洛酮。持续输注纳洛酮的每小时初始剂量约为逆转阿片效应所需推注剂量的 1/2～2/3。即使发生撤药反应，也只是暂时的，不会危及生命。纳洛酮的并发症非常少见[24]。

氟马西尼

氟马西尼竞争性拮抗作用于苯二氮䓬类受体的药物（如所有苯二氮䓬类药物）的药理作用。受体占领遵循质量作用定律，拮抗作用呈剂量依赖性。氟马西尼的作用持续时间多变，取决于摄入的苯二氮䓬类药物类别、激动剂与拮抗剂的相对剂量、苯二氮䓬类药物的持续吸收和相对受体结合亲和力。氟马西尼还能拮抗苯二氮䓬类以外药物的镇静作用，如唑吡坦（安培）、大麻、乙醇、异丙嗪、氯唑沙宗和肌安宁。这些药物对 γ- 氨基丁酸（γ-aminobutyric acid A，GABAA）受体的亲和力不同，提示逆转上述药物作用所需氟马西尼的剂量取决于特定药物对受体的亲和力[25]。

在逆转短时间操作如内镜检查所需的镇静方面，氟马西尼安全有效。这种安全性已有所拓展，意味着氟马西尼可安全用于多药过量中毒患者和逆转苯二氮䓬类药物诱导的镇静，有助于预防气管插管或 CT 检查等操作中的并发症。但是，接受氟马西尼治疗后，许多患者出现了单次或多次抽搐发作，甚至迅速转变为癫痫持续状态，导致死亡。现有数据尚不足以确认氟马西尼诱发的抽搐是否会增加发病率或死亡率[26, 27]。

对于同时过量服用苯二氮䓬类和促癫痫药物或单纯过量服用促惊厥药物的患者，给予氟马西尼可诱导抽搐发作。对于有癫痫病史、长期服用苯二氮䓬类药物或颅脑损伤病史的患者，氟马西尼也能诱发抽搐。很难确定哪些患者有癫痫发作的危险[28]。苯二氮䓬类药物中毒患者使用氟马西尼前，最好做心电图（排除容易诱发惊厥的三环类抗抑郁药中毒）和尿液药检。大约一半的患者，在被氟马西尼促醒后 18～120 分钟再次出现镇静。因此，需要持续静脉输注给药或观察数小时[29]。

氟马西尼不建议常规用于治疗过量药物中毒。其适应范围限于以下情况：已知病史的医源性用药过量、幼儿摄入苯二氮䓬类药物继发的迟钝反应以及逆转苯二氮䓬类药物的反常反应。

毒扁豆碱

毒扁豆碱抑制乙酰胆碱酯酶，后者掌管乙酰胆碱（acetylcholine，ACH）的代谢。ACH 是一种内源性神经递质，通过结合毒蕈碱样和烟碱样受体起作用。ACH 蓄积刺激胆碱能神经末梢。毒扁豆碱最常用于治疗抗胆碱能药物中毒的患者。抗胆碱能毒性的临床症状可用快速记忆法识别：“盲如蝙蝠，红如甜菜，热如野兔，干如骨头，躁如疯子（见表 153-1）”。毒扁豆碱临床用于危及生命的临床征象：抗胆碱外周征象（高血压、心动过速、癫痫发作）或中枢征象（精神错乱）。然而，平衡拟胆碱作用和抗胆碱能作用难度相当大。胆碱能危象（毒扁豆碱过量导致）的并发症包括高血压、心律不齐、心搏停止、支气管分泌物过多、支气管痉挛、癫痫发作和癫痫持续状态。毒扁豆碱使用禁忌证有：心动过缓、传导阻滞、气道高反应性、周围血管病、肠梗阻或膀胱梗阻以及同时使用去极化型神经肌肉阻滞剂（如琥珀胆碱）。毒扁豆碱的一般剂量为每次 1～2mg 静脉推注 10 分钟以上。因为可能诱发危及生命的胆碱能作用，使用时必须医师在场[30]。

中毒患者的低血压

中毒患者发生低血压最常见的原因是受体阻断、药物引起的心肌抑制或药物引起的血管扩张。对于低血压，临床医师常条件反射性地首先采用补液扩容来治疗，但是，除非中毒患者存在低血容量，否则输入大量液体易使患者发生急性呼吸衰竭。

儿茶酚胺是大多数重症监护室（intensive care unit，ICU）感染患者因年老、慢性或急性疾病发生低血压时的首选升压药物。脓毒症引起的血管扩张和心肌抑制 / 缺血的致病因素与药物性血管扩张、心肌抑制或缺血的致病因素不同。治疗必须针对低血压的原因，而不是对所有低血压患者都采取类似的方式治疗。

年轻健康的中毒患者出现低血压时，会产生大量的内源性儿茶酚胺，因为这类患者的肾上腺素能受体较敏感。由于儿茶酚胺受体已被内源性儿茶酚胺最大限度地激活，所以给予外源性儿茶酚胺类药物的效果有限。中毒患者低血压的治疗中必须考虑到的药物有：碳酸氢钠（一种钠通道阻滞剂）、胰高血糖素和胰岛素 / 葡萄糖。

胰高血糖素

胰高血糖素的心血管作用是通过不依赖儿茶酚胺的心肌胰高血糖素受体介导的。胰高血糖素刺激激活腺苷酸环化酶，细胞内第二信使环腺苷酸（cyclic adenosine monophosphate，cAMP）水平升高，促进心肌细胞摄取钙。随后心肌细胞动作电位 0 相去极化斜率和房室结传导速度均增加。胰高血糖素增加心率和每搏输出量，从而增加心输出量。静脉给药后，1～3 分钟心肌收缩力增强，5～7 分钟达高峰[31]。

治疗中毒患者低血压时，胰高血糖素应早期使用，特别是 β- 肾上腺素能受体拮抗剂中毒患者。治疗方案有多种，一种公认的方案为胰高血糖素 10mg，静脉推注 10 分钟以上（速度过快会引发呕吐），后续 1～3mg/h 持续静脉泵入。如果患者不良反应明显，后续泵入剂量应适当减少。老年患者给药后更容易出现呕吐。

胰岛素和葡萄糖

胰岛素可改善缺氧大鼠心脏的收缩力，并能提高体外循环术后的心排血指数。在药物诱导休克期间，胰岛素将心肌脂肪酸氧化转变为碳水化合物氧化，从而增强心肌的收缩力、左心室压力和显影压变化率。脂肪酸氧化的增强，例如发生于肾上腺素给药后，短时内会增加心肌收缩能力，但代价是会增加心肌的耗氧量[32]。

中毒患者的胰岛素联合葡萄糖疗法一般称为大剂量胰岛素-血糖正常疗法（high-dose insulin-euglycemia therapy，HIET）。先给予负荷剂量胰岛素 0.5～1U/kg，后续 0.5～1U/（kg•h）静脉泵入胰岛素[33]。滴定胰岛素速度改善心肌肌力和收缩性，并升高血压。个案报道显示，大剂量推注和输注胰岛素是安全的[33]。同时给予葡萄糖以维持正常血糖水平。由于经常发生低血糖，必须每小时监测血糖。因为存在细胞内转移，也需要定期监测血钾。

心律失常

ICU 治疗方案认为，大部分心律失常的原因是由于心脏本身疾病导致，但是对于中毒患者这种假设是不成立的。治疗中毒患者心律失常时必须考虑到毒物致心律失常的药理作用。

急性肾衰竭

中毒患者发生急性肾衰竭（acute renal failurc，ARF）最常见的原因是药物或化学性血管扩张、药物性心肌抑制或横纹肌溶解引起的细胞外液量减少和肾灌注不足。预防 ARF 很重要，因为一旦发展为 ARF 就没有特效的治疗。评价低剂量多巴胺[0.5～3.0μg/（kg•min）]预防 ARF 疗效的研究尚未证实有任何益处，但是这些研究中的患者人群包括已确诊 ARF 或具有高危 ARF 风险的危重病患者[34]。年轻、无慢性疾病的中毒患者低血压后应用低剂量多巴胺的疗效尚未得到评估。正常受试者注射多巴胺时，肾血流量、钠排泄和肾小球滤过率呈剂量依赖性增加[35]。小剂量多巴胺还限制具有缺血风险的肾脏区域对三磷酸腺苷（adenosine triphosphate，ATP）的利用和氧气需求[36]。虽然目前还没有关于小剂量多巴胺对药物性低血压疗效的研究，但对既往健康的中毒患者如果已补足血容量，并且应用最大剂量的利尿剂，仍然少尿或无尿时可以考虑应用。

癫痫

在持续 30～60 秒的癫痫发作后 30 分钟血液 pH 可低至 7.17，60 分钟时仍低至 7.20[37]。酸中毒可降低心输出量、氧摄取量和左心室舒张末期压力，损害心肌收缩力。如果患者已经服用了一种导致明显心肌抑制的心脏毒性药物（例如，三环类抗抑郁药），酸中毒会增加药物的毒性。癫痫发作期血浆肾上腺素水平的增加会增加心律失常的潜在风险。此外，气道反射在后期受到抑制，这大大增加了误吸的可能性[38]。

癫痫发作是否增加中毒患者的发病率和死亡率还难以确定。持续癫痫发作的中毒患者的死因常常归咎于药物毒性。由于可变因素较多，癫痫发作是否影响了患者的死亡风险不得而知。因此，对于中毒患者的癫痫发作，临床医师应积极处置并中止发作。苯二氮草类药物具亲脂性，能快速穿过血-脑屏障进入中枢神经系统，是快速中止癫痫发作的首选药物。

机械通气和拔管

气管插管常用于呼吸抑制和/或气道保护性反射受损的中毒患者。随着药物逐步代谢清除，药理作用减轻，患者感觉中枢逐步恢复。患者可能会缓慢或突然出现警觉。如果患者有明显的气道保护能力，并且在最小呼吸支持下（例如，呼气末正压 5cmH$_2$O，压力支持 5cmH$_2$O），能充分通气 15～60 分钟，应拔除气管插管。为使患者更舒适而过度或不必要的使用镇静剂或抗焦虑药，可能会延长机械通气脱机和拔管的时间，并增加并发症的风险。

知识点

1. 洗胃的理论依据是在药物进入吸收速度快的小肠前，在吸收能力低的胃部清除毒素，达到降低毒性的目的。
2. 给予解毒剂前应首先稳定患者的生命体征。与解毒剂的作用时间相比，毒素作用时间更持久。患者应该在重症监护室接受解毒剂治疗。
3. 中毒患者低血压救治方面，大量扩容补液会增加急性呼吸衰竭风险。
4. 中毒患者预防 ARF 很重要，因为一旦发展为 ARF 就没有特效的治疗方法。
5. 应采取积极措施终止中毒患者的癫痫发作，苯二氮草类药物具亲脂性，能快速穿过血-脑屏障进入中枢神经系统，是快速中止癫痫发作的首选药物。
6. 分析毒理学检测的临床价值取决于临床医师理解和解读结果的能力。

（闫红 译，张萍 审校）

参考文献

1. American Academy of Clinical Toxicology, European Association of Poison Centres and Clinical Toxicologists. Position statements: ipecac syrup, gastric lavage, single-dose activated charcoal, cathartics, whole-bowel irrigation. Clin Toxicol 1997;35(7):699–762.
2. Krenzelok EP, McGuigan M, Lheur P. Position statement: ipecac syrup. Clin Toxicol 1997;35:699–709.
3. Manno BR. Toxicology of ipecac: a review. Clin Toxicol 1977;10:221–242.
4. Benson BE, Hoppu K, Troutman WG, et al. Position paper update: gastric lavage for gastrointestinal decontamination. Clin Toxicol 2013;51:140–146.
5. Kulig K, Bar-Or D, Cantrill SV, et al. Management of acutely poisoned patients without gastric emptying. Ann Emerg Med 1985;14:562–567.
6. Pond SM, Lewis-Driver DJ, Williams GM, et al. Gastric emptying in acute overdose: a prospective randomized controlled trial. Med J Aust 1995;163:345–349.
7. Bateman DN. Gastric decontamination—a view for the millennium. J Accid Emerg Med 1999;16:84–86.
8. Holger JS, Engebretsen KM, Obetz CL, et al. A comparison of vasopressin and glucagon in beta-blocker-induced toxicity. Clin Tox 2006;44:45–51.

9. Vale JA. Position statement: gastric lavage. Clin Toxicol 1997;35:711-719.
10. Cooney DO. Activated charcoal in medicinal applications. New York: Marcel Dekker; 1995.
11. Chyka PA, Seger D, Krenzelok EP, et al. Position paper: single-dose activated charcoal. Clin Toxicol (Phila) 2005;43:61-87.
12. Merigian K, Glaho K. Single-dose oral activated charcoal in the treatment of the self-poisoned patient: a prospective, randomized controlled trial. Am J Ther 2002;9:301-308.
13. Folkesson HG, Matthay MA, Hebert CA, Boraddus VC. Acid aspiration-induced lung injury in rabbits is mediated by interleukin-8-dependent mechanisms. J Clin Invest 1995;96:107-116.
14. Arnold TC, Willis BH, Xiao F. Aspiration of activated charcoal elicits an increase in lung microvascular permeability. J Toxicol Clin Toxicol 1999;37:9-16.
15. Folkesson HG, Matthay MA, Herbert C, et al. Acid aspiration-induced lung injury in rabbits is mediated by interleukin-7-dependent mechanisms. J Clin Invest 1995;96:107-116.
16. Graff GR. Chronic lung disease after activated charcoal aspiration. Pediatrics 2002;109:959-961.
17. Sabga E, Dick A, Lertzman M, Tennenbein M. Direct administration of charcoal into the lung and pleural cavity. Ann Emerg Med 1997;30:695-697.
18. Barceloux D, McGuigan M, Hartigan-Go K. Position statement: cathartics. Clin Toxicol 1997;35:743-752.
19. Thanacoody R, Caravati EM, Troutman B, et al. Position paper update: whole bowel irrigation for gastrointestinal decontamination of overdose patients. Clin Toxicol (Phila) 2015;53:5-12.
20. Vale JA, Krenzelok EP, Barceloux GD. Position statement and practice guidelines on the use of multidose activated charcoal in the treatment of acute poisoning. Clin Toxicol 1999;37:731-751.
21. Proudfoot AT, Krenzelok EP, Brent AJ, Vale AJ. Does urine alkalinization increase salicylate elimination? Toxicol Rev 2003;22:129-136.
22. Hoffman JR, Schriger DL, Votey SR, Luo JS. The empiric use of hypertonic dextrose in patient with altered mental status: a reappraisal. Ann Emerg Med 1992;21:20-24.
23. Berkowitz BA. The relationship of pharmacokinetics to pharmacologic activity: morphine, methadone and naloxone. Clin Pharmacokinet 1976;1:219-230.
24. Marques I, Gomes E, de Oliveira J. Treatment of calcium channel blocker intoxication with insulin infusion: case report and literature review. Resuscitation 2003;57:211-213.
25. Pharmacological antidotes. In: Flanagan RJ, Jones AL. Antidotes. London: Taylor and Francis; 2001. p. 167-219.
26. Breeheny FX. Reversal of midazolam sedation of flumazenil. Crit Care Med 1991;20:736-739.
27. Haverkos GP, Disalvo RP, Imhoff TE. Fatal seizures after flumazenil administration in a patient with mixed overdose. Ann Pharmacother 1994;28:1347-1348.
28. Mathieu-Nolf M, Babe MA, Coquelle-Couplet V, et al. Flumazenil use in an emergency department: a survey. Clin Toxicol 2001;39:15-20.
29. Spivey WH, Roberts JR, Derlet RW. A clinical trial of escalating doses of flumazenil for reversal of suspected benzodiazepine overdose in the emergency department. Ann Emerg Med 1993;22:1813-1821.
30. Beaver KM, Gavin TJ. Treatment of acute anticholinergic poisoning with physostigmine. Am J Emerg Med 1998;16:505-507.
31. Sauvadet A, Rohn T, Pecker F, et al. Arachidonic acid drives mini-glucagon action in cardiac cells. J Biol Chem 1997;272:12437-12445.
32. Clarke SFJ, Dargan PI, Jones AL. Naloxone in opioid poisoning: walking the tightrope. Emerg Med J 2005;22:612-616.
33. Engebretsen KM, Kaczmarek KM, Morgan J, Holger JS. High-dose insulin therapy in beta-blocker and calcium channel blocker poisoning. Clin Toxicol 2011;49(4):277-283.
34. Richer M, Robert S, Lebel M. Renal hemodynamics during norepinephrine and low-dose dopamine infusions in man. Crit Care Med 1996;24:1150-1156.
35. Goldberg LI. Cardiovascular and renal actions of dopamine: potential clinical applications. Pharmacol Rev 1972;24:1-29.
36. Baldwin L, Henderson A, Hickman P. Effect of postoperative dopamine on renal function after elective major vascular surgery. Am J Nephrol 1994;120:744-747.
37. Orringer DE, Eustace JC, Wunsch CD, Gardner LB. Natural history of lactic acidosis after grand mal seizures. N Engl J Med 1977;15:796-799.
38. Fisher DJ. Acidaemia reduces cardiac output and left ventricular contractility in conscious lambs. J Dev Physiol 1986;8:23-31.

第十三篇

手术/创伤

154

低血容量休克的复苏

Juan Carlos Puyana

Blalock 关于休克的基础研究表明，创伤不可避免地会导致局部和区域性液体丢失，静脉补液扩容可改善休克症状。这一研究结果成为理解休克病理生理学及静脉输液治疗出血和血容量不足基本原理的基石[1]。

在第一次世界大战和第二次世界大战期间，外科医生将输血应用于失血救治，显著地改善了严重出血患者的临床结局。在朝鲜战争时，由于对创伤期间如何分次输注及液体清除缺少了解，液体超负荷成为低血容量休克复苏常见且致命的不良反应。在朝鲜战争和越南战争中，Shires 和他的同事提出严重失血性休克后液体和电解质会向细胞内的转移，从而使越南战争中对休克患者的治疗方案有所改进，使得临床结局改善和急性肾损伤发生率降低。自"9•11"以来，又经历了两次战争才回归到基本概念，即失血患者应该尽可能早给予全血或至少是正确比例的成分血（血浆、血小板和红细胞）输注[2,3]。

全球各创伤中心对损伤和严重血液丢失的机制认识以及院前干预措施的差异很大，出血导致的死亡人数仍有下降空间，因此，及时且确定性控制出血和对复苏策略的更新仍然是复苏治疗的基石[4]。

失血性休克复苏策略

失血性休克的主要治疗方法是控制出血、保证组织氧供、改善凝血和维持正常体温[5]。液体复苏策略在院前和院中同等重要。

严重出血患者的血管通路

创伤导致患者多处严重损伤和失血性休克，血管通路是必要的，但血管通路不能选在患侧肢体上。当怀疑胸腹部受伤时，在进行膈下和膈下血管通路建立时要十分谨慎。

高级创伤生命支持（advanced trauma life support，ATLS）指南推荐快速放置两个大口径（16 号或更大）静脉导管。最合适的静脉位于手腕、手背、手臂的肘窝和腿部的隐静脉。如果外周静脉导管不能放置，可以将导管放置在中心静脉。股静脉是最常见的中心静脉管路，对于有经验的医生也可放置于锁骨下静脉。颈内静脉很少用于创伤患者，因为有损伤颈椎的可能性和需要颈圈固定。脉搏微弱的患者可能需要在直视下插入股静脉以获得静脉通路。目前，院前急救人员可以熟练使用骨内针。这种技术最适用于诸如移动环境，直升机或恶劣道路等困难环境中。骨内针现在是许多院前创伤护理的标准做法。这种技术很容易教授，并且可以迅速运用到临床。在危急情况下，使用药物和输血时也可以使用骨内针[6,7]。如果外周血管不可用，同时血容量不足使得中心静脉置管困难，故骨内针越来越多地被用在急诊室里。

复苏液体和干预措施

院前液体复苏

目前有几项正在进行的研究讨论院前输注血浆、浓缩红细胞（packed red blood cells，PRBC）、全血的有效性。对于严重钝器伤患者，院前输注 PRBC 可降低 24 小时死亡率、30 天死亡率及创伤性凝血病的严重程度，且是三者的独立相关因素。与延迟输注相比，患者到达创伤中心之前开始早期复苏（包括 PRBC 输注），能明显改善预后[8]。另外两项关于直升机中即给予解冻的血浆以及院前给予氨甲环酸（tranexamic acid，TXA）对患者影响的研究也已经结束[9,10]。

院前空中医用血浆（prehospital air medical plasma，PAMPer）试验旨在确定航空医疗运输期间院前血浆输注对有创伤性出血患者 30 天死亡率的影响。这是一项多中心性、组群随机临床试验。该试验将纳入 6 个Ⅰ级创伤中心医疗运输项目的患者，表现为严重低血压（SBP≤70mmHg）或低血压（SBP 71～90mmHg）和心动过速（HR≥108 次 /min）。这项试验是国防部资助的 3 项研究创伤性休克院前血浆输注的项目之一。创伤后大出血控制（control of major bleeding after trauma，COMBAT）试验评估地面救治时血浆输注对创伤性凝血病（trauma-induced coagulopathy，TIC）的输血需求、代谢恢复、器官衰竭和死亡率的影响[11]。院前使用血浆治疗创伤性出血（PUPTH）试验也探讨了院前使用解冻血浆对死亡率和凝血功能障碍的影响[12]。

氨甲环酸在创伤患者中的应用

最近发布的一项具有里程碑式意义的实验指出，氨甲环酸在创伤患者中使用是安全和有效的，该临床随机研究（clinical randomization of the use of an antifibrinolytic agent in significant hemorrhage，CRASH-2）是在创伤大出血患者复苏中使用抗纤溶药物治疗。实验的结果表明，应用氨甲环酸可以降低全因死亡率和因出血导致的死亡。该研究设计严格，涵盖了严峻环境内的各种情况，可反映真实世界的临床处理措施。CRASH-2 研究提供了使用 TXA 降低创伤患者死亡率的Ⅰ级证据。本项研究的纳入标准是基于临床数据，而不是实验室，而且范围十分广泛。结果显示，应用氨甲环酸后真正处于出血性死亡风险的人群远远少于整个研究人群。事实证明，每组患者中只有不到 50% 的患者接受了手术治疗。因此，基于氨甲环酸可明显降低出血导致患者的死亡率这一事实，建议对有出血风险的重症患者给予氨甲环酸作为治疗的重要部分[13]。当然，在这一研究结果成为治疗规范之前，有待进行进一步的研究去证实。

创伤诱导的凝血因子、血小板和凝血功能障碍

大量失血、手术和大量输血具有协同作用，可出现致命的不良反应：低体温、酸中毒和凝血功能障碍。凝血功能障碍会加重出血和低血压，进而导致低体温和酸中毒；低体温和酸中毒又会损害凝血酶的产生并降低纤维蛋白原水平[14]。

创伤性凝血功能障碍是多因素的，其特征在于凝血异常，类似于弥散性血管内凝血（disseminated intravascular coagulation，DIC）、纤维蛋白过度溶解［可能是由于受损组织释放组织纤溶酶原激活物（tissue plasminogen activator，TPA）引起的］、过量液体治疗引起的稀释性凝血病和大量输血综合征导致凝血因子和血小板的稀释[15]。

近来，创伤性凝血功能障碍被认为是由于出血导致凝血因子丢失和液体复苏导致凝血因子稀释而引起的一种继发现象。然而，一项有力证据表明，在创伤后几分钟内几乎立即就会发生创伤性凝血病（trauma-induced coagulopathy，TIC），并且使死亡率增加了 4 倍[16]。这是一个多因素现象，部分原因是严重休克时的组织损伤引起的内源性凝血病。我们对 TIC 了解得越多，会更加意识到这是一个复杂的多因素问题。而且，外伤的严重程度和凝血功能障碍程度正相关。由于标准凝血试验不能充分描述 TIC 中发生的复杂过程，试验结果价值有限，其临床意义亦没有达成共识，因此，目前尚无涵盖损伤后出血导致凝血异常范围的合理的评分量表能够帮助临床进行分类[17]。从前的很多观念已被更改，包括激活蛋白质 C 以及糖萼破坏后的自动肝素化作为 TIC 的重要推动因素，但是，在出血救治过程中纤维蛋白原耗竭和血小板功能障碍是必须要关注的。除了这些难题，TIC 本身具有发展迅速且动态变化的特点，因此避免根据耗时且烦琐的凝血试验来指导治疗，而要在进行凝血监测的同时积极治疗 TIC。

血小板在 TIC 中起的作用很难被阐明，部分原因是经典的基于血浆的凝血试验不能评估血小板功能，透光性聚集测定法被认为是评估血小板功能的金标准，但既费时又费力。继发于内皮细胞损伤的大量 ADP 代谢与由于暴发性的即刻激活引起的“血小板耗竭”可能是在创伤早期中引起血小板功能障碍的全部因素。凝血功能长期难治状态可以解释为什么尽管血小板功能失调，但血小板计数通常保持在正常范围内。

这些难题使得人们重新对血栓弹力图（thromboelastography，TEG）的使用产生了兴趣，TEG 是对血凝块的产生、强度和分解进行评估，这一过程可快速评估整个凝血过程，但它在急性发病状态下的准确性需要进一步验证。由于在治疗中缺乏经过验证的诊断试验，因此医生治疗往往更多依赖于临床判断和经验性治疗，并不依赖于凝血状态[18]。

最近的一项多中心前瞻性观察性研究显示，对 51 例创伤患者使用 TEG 和血小板标测，发现血小板抑制率达 86.1%，而使用激活剂的健康志愿者血小板抑制率则为 4.2%[19]。患者身体状况越差，血小板抑制率越高。

创伤后血小板抑制率具有重要的临床意义。接近 45.5% 的严重创伤患者会出现“血小板功能障碍”，而在 ICU 住院期间会有高达 91.1% 严重创伤患者出现血小板功能障碍。24 小时和院内死亡率会显著升高：血小板功能减退导致 24 小时死亡率增加 10 倍[20]。

尽管我们对 TIC 机制缺乏全面的了解，但系统的复苏方法包括：早期干预，现场医院间的快速转运，及时的出血控制［包括外科手术，介入放射学或球囊闭塞技术，如复苏性主动脉球囊阻断术（resuscitative endovascular balloon occlusion of the aorta，REBOA[21]）］，以及避免过多的晶体复苏。现有的药物治疗比如氨甲环酸可能成为一种标准治疗，而且要在创伤后尽早给药。因此，需要大力发展创伤中心和针对创伤患者的医院，并制定标准化的创伤早期诊治流程。

控制严重出血的两个密不可分的概念是：TIC 和大量输血方案。最近提出了用于确定大量输血需求的预测评分：ABC 评分（血液消耗评估），是以四个二分量表来计算得分，具有创伤患者早期床旁容易获得的特点，总分 4 分，任一项阳性得 1 分，各项相加，指标包括穿透伤（0 = 否，1 = 是）；急诊科收缩压为 90mmHg 或更低（0 = 否，1 = 是）；急诊科心率为 120 次 / 分或更快（0 = 否，1 = 是）；以及阳性腹部超声结果（0 = 否，1 = 是）。

ABC 评分被一项多中心研究证实，并经过几个创伤中心的预测一致性检验，阳性预测值为 97%，ABC 评分的误诊率低于 5%[22, 23]。

最近，提出了 TIC 的定量评分系统和由于凝血病导致创伤后死亡率作为临床结局的概念。这种分类为 TIC 患者提供标准化的临床评分标准和死亡率预测标准，应该对 TIC 的研究有意义，最终会起到改善患者临床结局的作用[17]。

红细胞、血小板和血浆的理想比例和全血复苏前景

20 世纪 70 年代初，血库管理发生了巨大变革，强制实施成分输血。输注全血作为治疗战争期间失血性休克的金标准成为历史[24]，最近在中东战争中，复苏策略的主要原则转变为尽早按比例输注成分血来预防或逆转凝血病的不利影响（血浆：浓缩红细胞：血小板 = 1：1：1）。

这种组合方法被称为全血样复苏，与全血相比，尽管组合物不是最理想的，但也具有复苏的作用[25, 26]。在美国的创

伤中心继续使用全血，认为这可以为出血患者提供正在丧失的相同组分血液，同时使复苏和止血效果达到最优化[27,28]。

其他的优点可能包括最小化供血者暴露，与平衡比例成分血输注复苏相比，全血输血将降低输注产品供血者年龄的限制。

虽然通过研究、总结并最终推广使用全血，但目前可用的全血类型有 Rh 阴性 O 型血，特殊血型血，通过血型鉴定筛选（配型或者红细胞交叉配血）的全血，而最初的选择取决于血流动力学不稳定程度。Rh 阴性 O 型红细胞没有特异性抗原，可以安全地用于任何血型的患者。不幸的是，只有 8% 的人是 Rh 阴性 O 型血，O 型阴性血液的血库储备很低。O 型阳性血液可以用于男性患者，但对 Rh 阴性的女性患者则可能是个问题。

尽早判断严重损伤可能引起的出血程度，让创伤小组负责人提醒血库备血。红细胞比容水平不是急性失血时输血的主要指标。我们应该建立大量输血流程，当需要大量输血时，血库自动启动新鲜冰冻血浆和血小板的备血工作。

如果患者血液量的 50%～75% 已被 O 型血液替换，则应继续给予 O 型红细胞。否则，出现交叉反应的风险会增加，因为如果随后给予 A 型，B 型或 AB 型血，患者可能已存在大量的抗 -A 和抗 -B 抗体，随之会出现溶血反应。在大多数医院中获得特定类型的红细胞需要 5～10 分钟。

当对血液进行检测和筛选时，患者的血型就可以被确定，并同时筛选血清中的主要血型抗体。交叉配血反应通常需要 45 分钟，主要过程是将供体细胞与受体血清混合以排除抗原抗体反应。

大型创伤中心通常有已明确的大量输血流程。实行大量输血方案可提供红细胞、血浆与血小板的固定比例。在回顾性研究中发现，高的血浆与血小板和红细胞比率可提高存活率[29]。军队研究数据显示，红细胞与血浆比率接近 1∶1 时存活率增加[30]。地方创伤中心在输血时越来越多地采用 1∶1∶1 的比例。前瞻性观察多中心严重创伤输血（prospective observational multicenter major trauma transfusion，PROM-MTT）研究证实，临床医生输血的比例为 1∶1∶1 或 1∶1∶2，并且早期输血（在到达创伤中心的几分钟内）与提高入院后 6 小时存活率相关[31,32]。

2015 年第一个多中心随机临床试验完成，对要接受大量输血的创伤患者，比较 1∶1∶1 和 1∶1∶2 的输血比例的有效性、安全性。实用性随机最优血小板和血浆比率（pragmatic，randomized optimal platelet and plasma ratios，PROPPR）试验证实，血浆、血小板和红细胞按 1∶1∶1 和 1∶1∶2 的比例早期输入，对严重创伤后大量出血患者 24 小时或 30 天死亡率未见显著差异。然而，接受 1∶1∶1 比例输血的患者止血效果更显著，24 小时由于失血而导致的死亡率较低。正如预期的那样，尽管由于 1∶1∶1 比例输血使得血浆和血小板的使用增加，但两组之间并没有其他安全性差异[33]。

治疗休克和严重出血的整体策略

复苏治疗应该在发现患者的即刻开始；EMT 人员应该熟练地掌握止血带的使用，而且是整个 EMS 系统的一部分；在院前环境中也必须提供止血敷料和低血压复苏治疗。

如果可能，应尽早开始按比例输入成分血，最理想的是输注新鲜冰冻血浆和浓缩红细胞，在患者到达创伤中心后应立即行血栓弹力图及血红蛋白和静脉血气检查。

要识别存在休克、低血压或 ABC 评分 >2 的患者，并做好进行大量输血的准备。首先，他们必须按 1∶1∶1 比例输注成分血，尽早确定是否需要手术或血管栓塞治疗并立即实施。基于这一点，评估复苏干预措施的有效性至关重要，因此，为了具体管理，快速 TEG 描绘凝血受损，TIC 管理转换到目标驱动管理是非常必要的，同时也必须减少晶体液和人造胶体液的应用，对于 TEG 提示有纤维蛋白溶解风险的患者应该早期使用 TXA。

制订详细的损伤控制计划并确定阶段性治疗目标，与 ICU 团队和其他科室的多学科协作是保证创伤救治有序进行和合理护理的关键，精准的液体管理有利于腹部开放损伤患者切口愈合。对患者病情以及治疗反应性进行个体化的评估，并及时调整复苏方案是危重患者早期治疗的关键与主旨。

（王君艳　杨旭 译，张利鹏 审校）

参考文献

1. Sabiston DC Jr. The fundamental contributions of Alfred Blalock to the pathogenesis of shock. Arch Surg 1995;130:736–737.
2. Holcomb JB, Wade CE, Michalek JE, et al: Increased plasma and platelet to red blood cell ratios improves outcome in 466 massively transfused civilian trauma patients. Ann Surg 2008;248: 447–458.
3. Cotton BA, Gunter OL, Isbell J, et al. Damage control hematology: the impact of a trauma exsanguination protocol on survival and blood product utilization. J Trauma 2008;64:1177–1182; discussion, 1182–1183.
4. Angele MK, Schneider CP, Chaudry IH. Bench-to-bedside review: latest results in hemorrhagic shock. Crit Care 2008;12:218.
5. Holcomb JB. Methods for improved hemorrhage control. Crit Care 2004;8 (Suppl.) 2:S57–60.
6. Gulland A. Lessons from the battlefield. Br Med J 2008;336:1098–1100.
7. Sunde G, Herastveit B, Vikenes BH and Heltne JK. Emergency intraosseous access in a helicopter emergency medical service: a retrospective study. Scand J Trauma Resusc Emerg Med 2010;18:52.
8. Brown JB, Sperry JL, Fombona A, Billiar TR, Peitzman AB, Guyette FX. Pre-trauma center red blood cell transfusion is associated with improved early outcomes in air medical trauma patients. J Am Coll Surg 2015;220:797–808.
9. Brown JB, Guyette FX, Neal MD, Claridge JA, Daley BJ, Harbrecht BG, et al. Taking the blood bank to the field: the design and rationale of the Prehospital Air Medical Plasma (PAMPer) Trial. Prehosp Emerg Care 2015;19:343–350. Prehospital Air Medical Plasma Trial (PAMPer). Available at: clinicaltrials.gov/show/NCT01818427. Accessed: July 13, 2014.
10. Brown JB, Neal MD, Guyette FX, Peitzman AB, Billiar TR, Zuckerbraun BS, et al. Design of the Study of Tranexamic Acid during Air Medical Prehospital Transport (STAAMP) trial: addressing the knowledge gaps. Prehosp Emerg Care 2015;19:79–86.
11. Control of Major Bleeding after Trauma Study (COMBAT). Available at: clinicaltrials.gov/show/NCT01838863. Accessed: July 21, 2014.
12. Prehospital Use of Plasma for Traumatic Hemorrhage (PUPTH) Study. Available at: www.cctr.vcu.edu/news/feature/plasma.html. Accessed: July 14, 2014.
13. Shakur H, Roberts I, Bautista R, Caballero J, Coats T, et al. CRASH-2 Collaborators. Effects of tranexamic acid on death, vascular occlusive events, and blood transfusion in trauma patients with significant haemorrhage (CRASH-2): a randomised, placebo-controlled trial. Lancet 2010;376: 23–32.
14. Martini WG. Coagulopathy by hypothermia and acidosis: mechanisms of thrombin generation and fibrinogen availability. J Trauma 2009;67:202–208.
15. Sihler KC, Napolitano LM. Massive transfusion: new insights. Chest 2009;136:1654–1667.
16. Floccard B, Rugeri L, Faure A, Saint Denis M, Boyle EM, Peguet O, et al. Early coagulopathy in trauma patients: an on-scene and hospital admission study. Injury 2012;43:26–32.
17. Neal MD, Moore HB, Moore EE, Freeman K, Cohen MJ, Sperry JL, Zuckerbraun BS, Park MS; TACTIC Investigators. Clinical assessment of trauma-induced coagulopathy and its contribution to postinjury mortality: a TACTIC proposal. J Trauma Acute Care Surg 2015;79:490–492.
18. Davenport R, Manson J, De'Ath H, Platton S, Coates A, Allard S, et al. Functional definition and characterization of acute traumatic coagulopathy. Crit Care Med 2011;39:2652–2658.
19. Wohlauer MV, et al. Early platelet dysfunction: an unrecognized role in the acute coagulopathy of trauma. J Am Coll Surg 2012;214:739–746.
20. Kutcher ME, et al. Characterization of platelet dysfunction after trauma. J Trauma Acute Care Surg. 2012;73:13–19. Multiple platelet aggregometry identifies platelet dysfunction in TIC despite normal platelet levels.
21. Morrison JJ, Galgon RE, Jansen JO, Cannon JW, Rasmussen TE, Eliason JL. A systematic review of

the use of resuscitative endovascular balloon occlusion of the aorta in the management of hemorrhagic shock. J Trauma Acute Care Surg 2016;80:324–334.
22. Nunez TC, Voskresensky IV, Dossett LA, Shinall R, Dutton WD, Cotton BA: Early prediction of massive transfusion in trauma: simple as ABC (Assessment of Blood Consumption)? J Trauma 2009;66:346–352.
23. Cotton BA, Dossett LA, Haut ER, Shafi S, Nunez TC, Au BK, Zaydfudim V, Johnston M, Arbogast P, Young PP: Multicenter validation of a simplified score to predict massive transfusion in trauma. J Trauma 2010;69:S33–S39.
24. Chandler MH, Roberts M, Sawyer M, Myers G. The US military experience with fresh whole blood during the conflicts in Iraq and Afghanistan. Semin Cardiothorac Vasc Anesth 2012;16:153–159.
25. Strandenes G, Berseus O, Cap AP, Hervig T, Reade M, Prat N, et al. Low titer group O whole blood in emergency situations. Shock 2014;41:70–75.
26. Murdock AD, Berseus O, Hervig T, Strandenes G, Lunde TH. Whole blood: the future of traumatic hemorrhagic shock resuscitation. Shock 2014;41:62–69.
27. Beckett A, Callum J, da Luz LT, Schmid J, Funk C, Glassberg E, et al. Fresh whole blood transfusion capability for Special Operations Forces. Can J Surg 2015;58:S153–S156.
28. Spinella PC, Strandenes G, Rein EB, Seghatchian J, Hervig T. Symposium on fresh whole blood for severe hemorrhagic shock: from in-hospital to far forward resuscitations. Transfus Apher Sci 2012;46:113–117.
29. Johansson PI, Stensballe J. Hemostatic resuscitation for massive bleeding: the paradigm of plasma and platelets—a review of the current literature. Transfusion 2010;50:701–710.
30. Borgman MA, Spinella PC, Perkins JG, et al. The ratio of blood products transfused affects mortality in patients receiving massive transfusions at a combat support hospital. J Trauma 2007;63:805–813.
31. Holcomb JB, del Junco DJ, Fox EE, et al. PROMMTT Study Group. The Prospective, Observational, Multicenter, Major Trauma Transfusion (PROMMTT) study: comparative effectiveness of a time-varying treatment with competing risks. JAMA Surg 2013;148:127–136.
32. del Junco DJ, Holcomb JB, Fox EE, et al. PROMMTT Study Group. Resuscitate early with plasma and platelets or balance blood products gradually: findings from the PROMMTT study. J Trauma Acute Care Surg 2013;75:S24–S30.
33. Holcomb JB, Tilley BC, Baraniuk S, Fox EE, Wade CE, Podbielski JM, et al. Transfusion of plasma, platelets, and red blood cells in a 1 : 1 : 1 vs a 1 : 1 : 2 ratio and mortality in patients with severe trauma: the PROPPR randomized clinical trial. JAMA 2015;313:471–482.

155

纵 隔 炎

Giovanni Piovesana and Thomas M. Beaver

纵隔炎指包括胸骨和脊柱之间、横膈之上和胸廓下方之间的组织发生的各种胸部感染。纵隔炎的诊断、治疗和预后取决于其位置和病因。解剖学上以胸骨角为界分为上纵隔和下纵隔，下纵隔又分为三部分：前纵隔（位于胸骨和心包前壁之间）、中纵隔（心包组织）和后纵隔（界于心包后壁和脊柱之间）。胸膜腔是这些纵隔空间中的横向边界（图 155-1）。

纵隔炎的病因可以是原发性的，即没有受其他干预引起的，也可以是继发性的。临床上，可以不将前纵隔和中纵隔区分开，因为纵隔炎多并发于两者，其次是因为心脏手术的术后并发症。食管疾病是后纵隔感染的主要病因。其他引起纵隔炎的病因包括邻近的筋膜迁移感染或极缓慢的并且以慢性炎症和纤维化为特征的那些感染。因此，纵隔炎根据解剖学和病因学可以分为：急性前纵隔炎、急性后纵隔炎和迁移性及慢性纵隔炎。

急性前纵隔炎

急性前纵隔炎最常见继发于心脏手术中胸骨切开术后，极少数情况下，可能发生在创伤性胸骨骨折后 [1] 或下行性颈部感染后。严格说，心脏手术后的纵隔炎指涉及胸骨深处组织的感染，其他类型的术后感染可以认为是浅表胸骨组织感染（sternal wound infection，SWI；没有胸骨受累，位于筋膜上方）及胸骨骨髓炎（没有更深层组织的感染）。由于胸骨后皮质及其后部组织之间的解剖学屏障会渗漏，因此胸骨后感染会被认为是来自前纵隔的感染。

临床上，尤其是肥胖患者，通常不太清楚是表面问题（筋膜前面）、无菌性裂开还是更深层组织感染。引流量较多时，任何胸骨不稳定或裂开的证据都至少说明无菌性裂开，需要进一步探查、深层组织培养和适当重新闭合裂口。

发病率、病理学和预防措施

过去 20 年，胸骨切开术后引起纵隔炎的发生率呈现下降趋势（发生率甚至低于 1%），实际情况是，此类纵隔炎的发病率为 0.24%～4%，部分原因在于对纵隔炎的定义不统一 [2-4]。随着术后住院时间缩短，纵隔感染越来越多地在出院后数天甚至数月被诊断出来，因此关于手术后 10 天左右纵隔炎的诊断出现了不同的报告。

增加心脏手术后纵隔炎风险的宿主因素已经明确，包括糖尿病（增加体重指数）、高龄、肾脏衰竭、术前住院时间延长、免疫抑制、慢性阻塞性肺疾病、吸烟、再次手术、术前心房颤动以及 C- 反应蛋白升高 [3, 5-7]。

深部 SWI（deep SWI，DSWI）或裂开的发生率增加与术中因素有关，比如双侧乳内动脉使用（大多数情况是 5%∶1% 的比例），中线胸骨切开术，手术时间延长以及使用主动脉内球囊泵 [7]。

在多项研究中，与水溶性聚合物蜡相比，使用骨蜡进行胸骨止血显著损害骨愈合，提示后者可以作为替代方案，因为术后早期骨愈合是预防胸骨骨不连和感染最关键的因素 [8]。

Songa 等报道，在高风险患者中，胸骨钢板固定术后引起纵隔炎的发生率显著低于钢丝闭合后的患者 [9]。

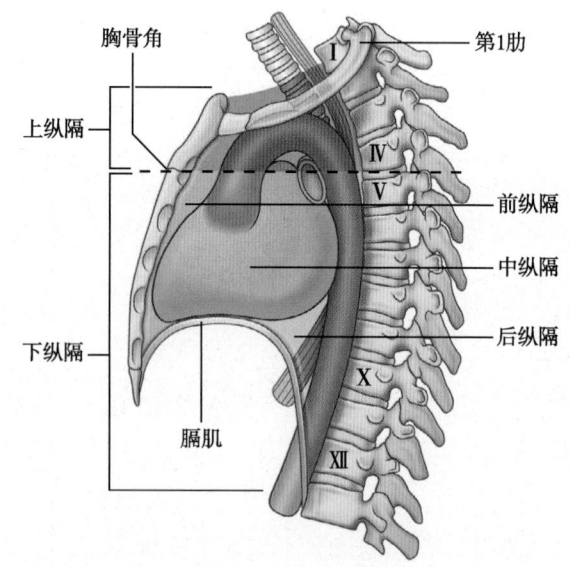

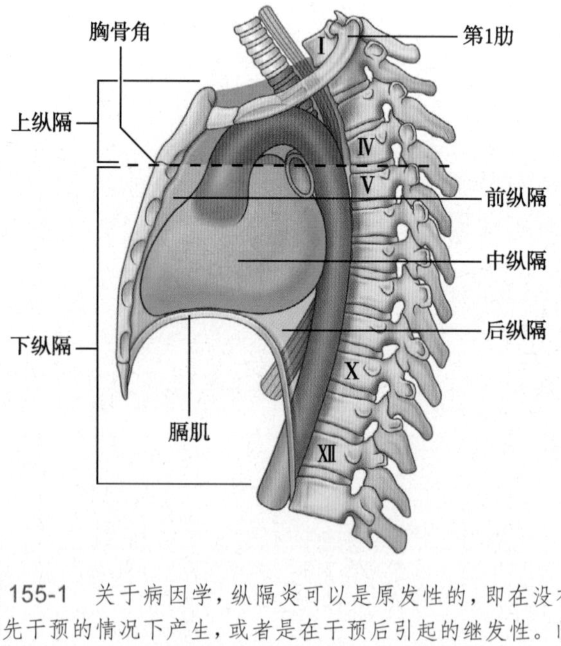

图 155-1 关于病因学，纵隔炎可以是原发性的，即在没有事先干预的情况下产生，或者是在干预后引起的继发性。临床上，可以不将前纵隔和中纵隔分开，因为纵隔炎通常发生在这些组织中，其次是因为心脏手术的术后并发症。食管疾病占后纵隔感染的绝大多数。（资料来源：Drake RL，Vogl AW，Mitchell AW：Gray's Anatomy for Students，2/e. Philadelphia：Churchill Livingstone，2009. Fig 3-5.）。

此外，一些研究表明，使用氰基丙烯酸酯胶可降低胸骨脱离或高感染风险患者深部手术和浅表手术的感染率[10]。

术后，患者血糖水平升高（>200mg/dl）[11]、再次手术探查及呼吸机使用时间延长都会增加胸骨深部组织感染的风险[7]。当儿童术后血糖≥130mg/dl时组织感染的风险也会增加[12]。

非胸骨切开术，或者用小切口进入胸腔的方法，似乎可以显著降低或消除心脏手术后纵隔感染的风险[7]。

一些胸骨切开术后的患者需要进行术后气管切开，其中许多患者都存在DSWI的风险因素。对于长期呼吸机依赖的患者需早期气管切开，由于担心感染前纵隔，气管切开一般在胸骨切开术后2周或更长时间后进行，但未证实早期气管切开与纵隔炎发生率增加有关（平均心脏手术后5.6天）[13]。气管切开本身并不是DSWI的危险因素，而是呼吸衰竭的替代治疗[14, 15]。具体而言，经皮气管切开术与纵隔感染发生率的增加无关[16]。

金黄色葡萄球菌是胸骨切开术后深部组织感染最常见的致病菌，而且对甲氧西林的抵抗力越来越强[17]。而凝固酶阴性耐药菌在长期住院的患者中更常见[18]，特别是糖尿病患者，手术前革兰氏阴性菌肺炎患者或需要再次探查的患者应该对革兰氏阴性菌培养[19]。

针对引起感染最常见的致病菌，第二代头孢菌素仍然是最常用的术前预防用药。万古霉素可以用于对青霉素过敏的患者，在这种情况下，术前用对革兰氏阴性菌覆盖的抗生素（例如庆大霉素）是合适的，因为万古霉素对此类致病菌的覆盖率较低[20]。外用万古霉素已被证明能有效地降低胸骨感染的发生率，对于一些患者可常规使用[21]。除术前使用鼻饲莫匹罗星外，胸外科学会循证指南认为对革兰氏阳性菌的预防不必超过48小时[17, 20]。

诊断

一般胸骨切开术后纵隔炎患者刀口会出现引流物和胸骨不愈合的临床表现，但初期应不存在上述情况，发热和白细胞增多症很常见，一些患者表现出败血症的迹象以及精神状态和血流动力学的改变。纵隔炎很少发生在手术后第一天或手术后数月。

极少数情况下，在手术后数月内出现感染的患者提示可能感染了深层组织，如主动脉和/或植入一些人造材料，如脱脂棉或编织缝合线。

由于诊断纵隔炎的影像学技术的准确性不确定，使其结果只具有支持性[22]而不具有诊断性，尤其对于小于30天的早期感染。在这段时间内，出现引流物和纵隔软组织变化是常见的，如果不是普遍的，则两者都是非特异性的感染[23]。

锝-99m白细胞成像可以识别患者患有DSWI且需要积极的外科清创术[24]。一项研究显示，4小时和20小时强烈摄取模式或4小时和20小时之间摄取增加模式对于检测DSWI具有100%的敏感性和89%的特异性。

当临床检查无法确诊或SWI深部胸骨组织取样不明确时，扫描对疑似DSWI的患者非常有用。白细胞成像对于浅表SWI检测无效[25]。

异常细胞因子水平有特征性[26]，末端SC5b-9补体复合物浓度在纵隔炎患者中显著升高并且与非纵隔炎、心脏手术术后管理指标没有重叠。在难以诊断的病例中，胸骨后盲穿法、剑突下针吸法和微生物培养法均已被应用，并且有关于心脏移植后超声引导下抽吸的研究[27]。

最近有少部分人建议，在没有经典感染迹象的患者中可以用22号针头经皮穿刺至最后闭合的胸骨边缘之间，抽吸有助于诊断成功。细菌培养和革兰氏染色可以确定感染的存在，并具有高度的特异性和敏感性[28]。

治疗

治疗前纵隔炎的不同方法与手术间隙、感染的深度和患者的敏感度有关[29]。

Pairolero和Arnold的分类[30]，基于临床特点而非病原体，可用于临床各种类型的患者。该系统中主要有3种类型的胸骨纵隔炎。

Ⅰ型纵隔炎是胸骨切开术后几天内出现血性引流物，而不会出现脓液、骨髓炎和软骨炎。纵隔组织柔软度和柔韧性很强。细菌培养最初是阴性或有葡萄球菌。在这种情况下，需要重新做胸骨切开术，消除所有盲腔，并灌洗纵隔。这种类型的感染最好通过重新放置引流管控制，并且使用改良Robicsek[31]法或市售的胸骨固定装置重新闭合胸骨。在这些病例中，应积极使用静脉和局部抗生素治疗。

Ⅱ型纵隔炎是一个暴发性过程，通常出现在手术后1～3周。除了重新开放、引流和冲洗外，这些患者还需要对坏死的软组织、骨骼和软骨进行清创，可以在伤口重新打开时进行，但如果患者是脓毒性的，或者一般状况太差而无法进行干预时则需要推迟进行手术。应该去除所有异物，如缝合垫和起搏线。暴露的缝合线可以用自体组织加固，例如阔筋膜或肌肉组织。创口要保持开放状态并每日用敷料处理。

Ⅲ型纵隔炎出现在手术后1个月至1年。患者通常会因胸骨、软骨或残留异物的感染形成慢性引流窦道。治疗过程需要广泛暴露创口，大范围地清创，需要将感染组织全部切除，以及使用自体组织行皮瓣覆盖术。

据报道，稀释的抗生素、聚维酮碘和含水酸溶液可以作为冲洗液[29, 32]。持续冲洗时间从3天到1周不等，同时使用抗生素治疗，同成人骨感染情况相似[33]。

手术中取得的标本决定了最终抗生素的使用，但初期会使用第二代头孢和覆盖革兰氏阴性菌的抗生素，直到革兰氏染色或培养结果的确定。

两阶段法包括打开胸骨和皮肤之间的间隔和放置创口真空装置[34, 35]。胸骨创口的开放式管理与移植物、主动脉或（最常见的）右心室暴露与突然出血的风险相关。这类患者死亡风险极高（>50%）[36-38]。鉴于这些风险，建议应高度关注胸骨边缘和右心室或移植物的距离。通过使用镇静药物，安全范围内的肌肉麻痹和机械通气可以减少组织摩擦接触，直到组织全部覆盖。

无论是作为初始单阶段过程还是作为辅助手段，将血运良好的网膜或各种肌肉组织转移到前纵隔已经极大地改变了这种致死率极高的并发症的预后[39]。

胸骨保持开放状态，组织瓣附着在残端边缘，少数情况可以在瓣上闭合。无论哪种方式，大块、游离的皮瓣需要闭合式抽吸引流管才能闭合，有时引流管需放置在对侧组织瓣下面。

大网膜与任何特定肌肉瓣的使用取决于可用性（例如，在原先剖腹手术的患者中）。但是当其他治疗手段出现时，大网膜的使用效果被认为优于肌肉皮瓣[40]，尽管它的生存率较低[41]，可能也与患者的选择有关。

大网膜也被成功地用于升主动脉置换术后感染的治疗中，以改善氧供，增强抗生素作用和增强免疫反应，同时吸收加速细菌增殖的分泌物[42]。移植皮瓣上的皮肤覆盖主要通过胸骨部皮肤重新迁徙或皮片移植来实现，即使对于直肌，皮瓣也可以转移。

综上所述，可以通过使用封闭的高压真空系统来为需要皮瓣移植的清创后的胸骨伤口做准备，其中切割聚氨酯泡沫（400～600μm 孔径）适合前纵隔并密封至皮肤，在整个伤口表面形成真空环境（−50mmHg）。应定期更换聚氨酯泡沫以避免组织向内生长，并且每当心脏的前表面与泡沫接触时，应至少每 72 小时更换一次以避免粘连，以避免产生严重后果。特别是当创口较小，真空处理可以避免使用皮瓣覆盖，因为创口的二次愈合可以在几周的时间内使组织空间闭塞[43,44]。

预测

尽管纵隔炎的死亡率在过去 25 年中有显著的下降，但死亡的可能性仍然很高，死亡率的报道范围很广（12.8%～47%），可能由于相关的合并症，如继发感染[45]。通过及时的手术清创和组织覆盖进行早期处理是使死亡率得以改善的主要原因。重要的是心脏手术后引起的纵隔炎不仅仅是急性死亡率升高。北部新英格兰心血管疾病研究组的研究发现，术后深部胸骨组织感染及有各种合并症的患者 4 年死亡率是没有合并症患者的 3 倍，10 年的随访结果显示全因死亡率持续上升。对于心脏手术后存活时间超过 6 个月的患者，死亡率比没有纵隔感染的患者高 70%[46]。

后纵隔炎

急性后纵隔炎通常主要由食管疾病引起，或者继发于某些食管干预措施，这一点在美国更常见[47]。

主要原因是食管炎（例如，对真菌或病毒感染免疫功能低下的患者）穿透食管导致纵隔炎，也可能继发于血源性扩散而形成脓肿[48]。还有一篇关于吞食异物而导致食管穿孔（通常在与胃连接处）的报道[49]。

由于吻合口破裂，食管手术也可能会引起感染，但随着食管癌患者越来越多地采用经裂口食管切除术，食管胃吻合术在很大限度上可以避免引起纵隔炎。然而，在胸腔内食管胃吻合术患者中，4.3%～8.7% 的患者仍可能发生渗漏[50]。气管、近端支气管或食管的创伤性损伤显然也可能导致后纵隔的感染。其他引起后纵隔感染的因素还包括典型的 Boerhaave 综合征，其特征是干呕后食管下段破裂，以及更少见的支气管结石部分或完全阻塞支气管而引起的感染[51]。

诊断

有相关病史，并伴有高热的颈部疼痛和/或胸部疼痛强烈提示存在后纵隔炎。上纵隔炎患者可见锁骨上动脉痉挛，但在患有中部或下部食管疾病的患者中通常初期不存在。白细胞增多可能是唯一的早期实验室异常指标。此外，可能会出现败血症并伴有精神状态改变和低血压。当然，胸片可以提示胸腔积液，较少见在咽后间隙或沿心包膜后纵隔的其他间隙可见游离气体。口服泛影葡胺的计算机断层扫描（Computed tomography，CT）是诊断和定位的主要方法，因为它可以清楚地显示食管或食管胃交界处的任何异常气体或液体的聚集，水溶性对比可以诊断食管漏。如果可能存在误吸，血管造影剂可以代替泛影葡胺，因为后者在误吸后会引起严重的肺炎，并且吞咽后钡会持续存在，这会影响 CT 扫描成像。经食管超声检查和细针穿刺术联合已被用于诊断各种食管周围感染疾病[52]，对危重患者这种床旁技术可能比标准 CT 成像的准确性更高。

治疗

对外膜完整的食管破裂（显影剂外渗但可以迅速回流到管腔中），通过连续临床评估、精确的口服抗生素治疗和重复成像，对某些病情稳定的患者可以持续动态观察[53]。在幼儿中尤其如此[54]。

对于有明显纵隔污染但不限于穿孔局部并在最初 24 小时内发现的患者，通常需要行一期修复和引流[55,56]。如果穿孔后的时间短并且损伤小，局部炎症得以控制，则可以对有损伤的组织（最好是有血供的组织）进行一期修复[56]，即使在 24 小时后也是如此[57]。最近有关于成功使用覆盖式自动食管扩张支架[58]的报道，影像引导下引流术合并抗生素治疗已成功应用于已确诊脓肿的病例中。

在由 Ben-David 等报道的一系列病例中，患者经内镜放置支架、微创腹腔镜/胸腔镜纵隔引流以及经腹腔镜放置胃造口或空肠造口管可成功治愈胸腔内大小超过 2cm 的无外包膜急性（小于 24 小时）食管穿孔。采用这种治疗方法，所有患者可以在食管支架置入后 24 小时内确认食管漏闭塞，73% 的患者在食管检查确认无外漏后的 48 小时后能够开始饮食[59,60]。

对于局部炎症较广泛的患者，例如穿孔后超过 24 小时后诊断以及合并其他系统性疾病的患者，可以行有或没有食管引流的引流术。

这类患者最常见的死亡原因是持续存在的脓毒症和多脏器功能衰竭，在修复前有时需要进行多次手术切除坏死组织。

移植和慢性纵隔炎

纵隔可能从邻近组织的急性感染中被二次感染，包括解剖学相邻的组织，例如胸膜、肺、脊柱、腹腔内和腹膜后 [61]。最具戏剧性的迁移性纵隔感染是从颈部来源的，即所谓的下行性坏死性纵隔炎。包括经典的路德维希心绞痛（牙源性或非牙源性）或颈部伤口引起的感染。重力和胸腔的负压被认为是致病菌通过气管前间隙进入上后纵隔导致这种下行性坏死性纵隔炎的原因。这类患者通常比较年轻并可能有牙科感染的病史，可能会出现颈部疼痛、蜂窝织炎、坏死和脓肿，对于高度怀疑的患者，CT 可以作为诊断标准。广谱抗生素是必不可少的，并且必须行放射学引导下的临床颈部和纵隔引流 [62, 63]。引流可以通过多种方式完成，包括经右侧胸廓切开术、左侧胸腔镜检查或前蛤壳状切口放置。该疾病的死亡率历史上为 20%～40%，并且直接与症状和诊断时间延长呈正相关。

口咽部颈部感染的致病菌下行引起的纵隔炎可以用抗生素和经皮引流术，或视频下清创术联合治疗 [61, 64]。在任何情况下，积极的影像监测和足够的引流（需要多种步骤）是成功治疗这种相对罕见并危及生命的疾病所必需的 [65]。

纵隔纤维化是一种慢性疾病，当出现急性纤维化时会收缩纵隔结构并损害其管腔。最常见的是肺静脉、肺动脉 [66]、腔静脉 [67] 和气管狭窄。通常通过 CT 或磁共振成像诊断，显示弥漫性浸润或钙化的肿块，支气管镜检查也有助于诊断 [68]。纤维化是纤维性胶原组织的良性、无细胞性增殖，是特发性的，也可以是干预（例如，射频消融）或感染（特别是最常见的组织、血浆感染真菌后）的免疫后遗症 [69, 70]。治疗包括类固醇治疗 [71] 和用支架或手术局部扩张狭窄管腔 [72]。

（王君艳　杨旭 译，审校）

参考文献

1. Rehring TF, Winter CB, Chambers JA, et al. Osteomyelitis and mediastinitis complicating blunt sternal fracture. J Trauma 1999;47:594-6.
2. El Oakley R, Wright JE. Current reviews–postoperative mediastinitis: classification and management. Ann Thorac Surg 1996;61:1030-6.
3. Diez C, Koch D, Kuss O, et al. Risk factors for mediastinitis after cardiac surgery–a retrospective analysis of 1700 patients. J Cardiothorac Surg 2007;2:23.
4. Baskett RJ, MacDougall CE, Ross DB. Is mediastinitis a preventable complication? A 10-year review. Ann Thorac Surg 1999;67:462-5.
5. Ricciardi R, Baxter NN, Read TE, et al. Surgeon involvement in the care of patients deemed to have "preventable" conditions. J Am Coll Surg 2009;209:707-11.
6. Gummert JF, Barten MJ, Hans C, et al. Mediastinitis and cardiac surgery—an updated risk factor analysis in 10,373 consecutive adult patients. Thorac Cardiovasc Surg 2002;50:87-91.
7. Elenbaas TW, Soliman Hamad MA, Schonberger JP, et al. Preoperative atrial fibrillation and elevated C-reactive protein levels as predictors of mediastinitis after coronary artery bypass grafting. Ann Thorac Surg 2010;89:704-9.
8. Vestergaard RF, Nielsen PH, Terp KA, et al. Effect of hemostatic material on sternal healing after cardiac surgery. Ann Thorac Surg 2014;97:153-60.
9. Songa DH, Lohmana RF, Renuccia JD, et al. Primary sternal plating in high-risk patients prevents mediastinitis. Eur J Cardiothorac Surg 2004;26:367-72.
10. Chambers A, Scarci M. Is skin closure with cyanoacrylate glue effective for the prevention of sternal wound infections? Interact Cardiovasc Thorac Surg 2010;10:793-6.
11. Zerr KJ, Furnary AP, Grunkemeier GL, et al. Glucose control lowers the risk of wound infection in diabetics after open heart operations. Ann Thorac Surg 1997;63:356-61.
12. Denlinger CE, Fernandez FG, Patterson GA, Kreisel D. Postoperative hyperglycemia is associated with mediastinitis following pediatric cardiac surgery. Paediatr Anaesth 2008;18:1202-7.
13. Gaudino M, Losasso G, Anselmi A, et al. Is early tracheostomy a risk factor for mediastinitis after median sternotomy? J Card Surg 2009;24:632-6.
14. Rahmanian PB, Adams DH, Castillo JG, et al. Tracheostomy is not a risk factor for deep sternal wound infection after cardiac surgery. Ann Thorac Surg 2007;84:1984-91.
15. Devarajan J, Vydyanathan A, Xu M, et al. Early tracheostomy is associated with improved outcomes in patients who require prolonged mechanical ventilation after cardiac surgery. J Am Coll Surg 2012;214:1008-16, e4.
16. Hubner N, Rees W, Seufert K, et al. Percutaneous dilatational tracheostomy done early after cardiac surgery–outcome and incidence of mediastinitis. Thorac Cardiovasc Surg 1998;46:89-92.
17. Edwards FH, Engelman RM, Houck P, et al. The Society of Thoracic Surgeons practice guideline series: antibiotic prophylaxis in cardiac surgery, part I: duration. Ann Thorac Surg 2006;81:397-404.
18. Tegnell A, Aren C, Ohman L. Coagulase-negative staphylococci and sternal infections after cardiac operation. Ann Thorac Surg 2000;69:1104-9.
19. Gardlund B, Bitkover CY, Vaage J. Postoperative mediastinitis in cardiac surgery—microbiology and pathogenesis. Eur J Cardiothorac Surg 2002;21:825-30.
20. Engelman RM, Shahian DM, Shemin R, et al. The Society of Thoracic Surgeons practice guideline series: antibiotic prophylaxis in cardiac surgery, part II: antibiotic choice. Ann Thorac Surg 2007;83:1569-76.
21. El Oakley R, Nimer KA, Bukhari E. Is the use of topical vancomycin to prevent mediastinitis after cardiac surgery justified? J Thorac Cardiovasc Surg 2000;119:190-1.
22. Misawa Y, Fuse K, Hasegawa T. Infectious mediastinitis after cardiac operations: computed tomographic findings. Ann Thorac Surg 1998;65:622-4.
23. Yamaguchi H, Yamauchi H, Yamada T, et al. Diagnostic validity of computed tomography for mediastinitis after cardiac surgery. Ann Thorac Cardiovasc Surg 2001;7:94-8.
24. Quirce R, Carril JM, Gutierrez-Mendiguchia C, et al. Assessment of the diagnostic capacity of planar scintigraphy and SPECT with 99mTc-HMPAO-labelled leukocytes in superficial and deep sternal infections after median sternotomy. Nucl Med Commun 2002;23:453-9.
25. Cooper JA, Elmendorf SL, Teixeira JP, et al. Diagnosis of sternal wound infection by technetium-99m-leukocyte imaging. J Nucl Med 1992;33:59-65.
26. Risnes I, Ueland T, Aukrust P, et al. Complement activation and cytokine and chemokines release during mediastinitis. Ann Thorac Surg 2003;75:981-5.
27. Bernabeu-Wittel M, Cisneros JM, Rodriguez-Hernandez MJ, et al. Suppurative mediastinitis after heart transplantation: early diagnosis with CT-guided needle aspiration. J Heart Lung Transplant 2000;19:512-14.
28. Benlolo S, Matéo J, Raskine L, et al. Sternal puncture allows an early diagnosis of poststernotomy mediastinitis. J Thorac Cardiovasc Surg 2003;125:611-61.
29. Merrill WH, Akhter SA, Wolf RK, et al. Simplified treatment of postoperative mediastinitis. Ann Thorac Surg 2004;78:608-12.
30. Pairolero PC, Arnold PG. Management of infected median sternotomy wounds. Ann Thorac Surg 1986;42:1-2.
31. Robicsek F, Daugherty HK, Cook JW. The prevention and treatment of sternum separation following open-heart surgery. J Thorac Cardiovasc Surg 1977;73:267-8.
32. Hayashi H, Kumon K, Yahagi N, et al. Successful treatment of mediastinitis after cardiovascular surgery using electrolyzed strong acid aqueous solution. Artif Organs 1997;21:39-42.
33. Satta J, Lahtinen J, Raisanen L, et al. Options for the management of poststernotomy mediastinitis. Scand Cardiovasc J 1998;32:29-32.
34. Ennker IC, Pietrowski D, Vohringer L, et al. Surgical debridement, vacuum therapy and pectoralis plasty in poststernotomy mediastinitis. J Plast Reconstr Aesthet Surg 2009;62:1479-83.
35. Kadohama T, Akasaka N, Nagamine A, et al. Vacuum-assisted closure for pediatric post-sternotomy mediastinitis: are low negative pressures sufficient? Ann Thorac Surg 2008;85:1094-6.
36. Nesher N, Zlotnick AY, Porat E, et al. Right ventricular rupture following postoperative mediastinitis: a call for caution. Isr Med Assoc J 2000;2:716-18.
37. Suen HC, Barner HB. Repair of right ventricular rupture complicating mediastinitis. Ann Thorac Surg 1998;66:2115-16.
38. Yellin A, Refaely Y, Paley M, Simansky D. Major bleeding complicating deep sternal infection after cardiac surgery. J Thorac Cardiovasc Surg 2003;125:554-8.
39. Pairolero PC, Arnold PG. Management of recalcitrant median sternotomy wounds. J Thorac Cardiovasc Surg 1984;88:357-64.
40. Schroeyers P, Wellens F, Degrieck I, et al. Aggressive primary treatment for poststernotomy acute mediastinitis: our experience with omental- and muscle flaps surgery. Eur J Cardiothorac Surg 2001;20:743-6.
41. Ghazi BH, Carlson GW, Losken A. Use of the greater omentum for reconstruction of infected sternotomy wounds: a prognostic indicator. Ann Plast Surg 2008;60:169-73.
42. Kaneda T, Aoshima M, Ishigami N, et al. Successful treatment of MRSA mediastinitis after aortic arch replacement. Ann Thorac Cardiovasc Surg 2000;6:414-17.
43. Shackcloth MJ, Edwards J, Griffiths EM. Management of sternal wound complications by high-pressure suction drainage via a polyurethane foam. Ann Thorac Surg 2001;72:984.
44. Malmsjo M, Ingemansson R, Sjogren J. Mechanisms governing the effects of vacuum-assisted closure in cardiac surgery. Plast Reconstr Surg 2007;120:1266-75.
45. Lepelletier D, Poupelin L, Corvec S, et al. Risk factors for mortality in patients with mediastinitis after cardiac surgery. Arch Cardiovasc Dis 2009;102:119-25.
46. Braxton JH, Marrin CA, McGrath PD, et al. 10-year follow-up of patients with and without mediastinitis. Semin Thorac Cardiovasc Surg 2004;16:70-6.
47. Aerts JG, Kloover J, Los J, et al. EUS-FNA of enlarged necrotic lymph nodes may cause infectious mediastinitis. J Thorac Oncol 2008;3:1191-3.
48. Chang CH, Huang JY, Lai PC, Yang CW. Posterior mediastinal abscess in a hemodialysis patient—a rare but life-threatening complication of *Staphylococcus* bacteremia. Clin Nephrol 2009;71:92-5.
49. Katsetos MC, Tagbo AC, Lindberg MP, Rosson RS. Esophageal perforation and mediastinitis from fish bone ingestion. South Med J 2003;96:516-20.
50. Blackmon SH, Correa AM, Wynn B, et al. Propensity-matched analysis of three techniques for intrathoracic esophagogastric anastomosis. Ann Thorac Surg 2007;83:1805-13.
51. Studer SM, Heitmiller RF, Terry PB. Mediastinal abscess due to passage of a broncholith. Chest 2002;121:296-7.
52. Fritscher-Ravens A, Schirrow L, Pothmann W, et al. Critical care transesophageal endosonography and guided fine-needle aspiration for diagnosis and management of posterior mediastinitis. Crit Care Med 2003;31:126-32.
53. Bufkin BL, Miller JI, Mansour KA. Esophageal perforation: emphasis on management. Ann Thorac Surg 1996;61:1447-51.
54. Demirbag S, Tiryaki T, Atabek C, et al. Conservative approach to the mediastinitis in childhood secondary to esophageal perforation. Clin Pediatr (Phila) 2005;44:131-4.
55. Abbas G, Schuchert MJ, Pettiford BL, et al. Contemporaneous management of esophageal perforation. Surgery 2009;146:749-55.
56. Kotzampassakis N, Christodoulou M, Krueger T, et al. Esophageal leaks repaired by a muscle onlay approach in the presence of mediastinal sepsis. Ann Thorac Surg 2009;88:966-72.
57. Jougon J, Mc Bride T, Delcambre F, et al. Primary esophageal repair for Boerhaave's syndrome whatever the free interval between perforation and treatment. Eur J Cardiothorac Surg 2004;25:475-9.
58. Blackmon SH, Santora R, Schwarz P, et al. Utility of removable esophageal covered self-expanding metal stents for leak and fistula management. Ann Thorac Surg 2010;89:931-7.
59. Ben-David K, Lopes J, Hochwald S, et al. Minimally invasive treatment of esophageal perforation using a multidisciplinary treatment algorithm: a case series. Endoscopy 2011;43:160-2.
60. Ben-David K, Behrns K, Hochwald S, et al. Esophageal perforation management using a multidisciplinary minimally invasive treatment algorithm. J Am Coll Surg 2014;218:768-74.
61. Chang YC, Chen CW. Thoracoscopic drainage of ascending mediastinitis arising from pancreatic pseudocyst. Interact Cardiovasc Thorac Surg 2009;9:144-5.
62. Karkas A, Chahine K, Schmerber S, et al. Optimal treatment of cervical necrotizing fasciitis associated with descending necrotizing mediastinitis. Br J Surg 2010;97:609-15.
63. Ridder GJ, Maier W, Kinzer S, et al. Descending necrotizing mediastinitis: contemporary trends in etiology, diagnosis, management, and outcome. Ann Surg 2010;251:528-34.

64. Shah RK, Chun R, Choi SS. Mediastinitis in infants from deep neck space infections. Otolaryngol Head Neck Surg 2009;140:936-8.
65. Freeman RK, Vallieres E, Verrier ED, et al. Descending necrotizing mediastinitis: an analysis of the effects of serial surgical debridement on patient mortality. J Thorac Cardiovasc Surg 2000;119:260-7.
66. Denlinger CE, Fernandez FG, Patterson GA, Kreisel D. Fibrosing mediastinitis associated with complete occlusion of the left main pulmonary artery. Ann Thorac Surg 2009;87:323.
67. Bays S, Rajakaruna C, Sheffield E, Morgan A. Fibrosing mediastinitis as a cause of superior vena cava syndrome. Eur J Cardiothorac Surg 2004;26:453-5.
68. Manali ED, Saad CP, Krizmanich G, Mehta AC. Endobronchial findings of fibrosing mediastinitis. Respir Care 2003;48:1038-42.
69. Atasoy C, Fitoz S, Erguvan B, Akyar S. Tuberculous fibrosing mediastinitis: CT and MRI findings. J Thorac Imaging 2001;16:191-3.
70. Cooper JA. Fibrosing mediastinitis. Radiographics 2001;21:736.
71. Ichimura H, Ishikawa S, Yamamoto T, et al. Effectiveness of steroid treatment for hoarseness caused by idiopathic fibrosing mediastinitis: report of a case. Surg Today 2006;36:382-4.
72. Hammoud ZT, Rose AS, Hage CA, et al. Surgical management of pulmonary and mediastinal sequelae of histoplasmosis: a challenging spectrum. Ann Thorac Surg 2009;88:399-403.

156

鼻出血

Rohit Pravin Patel

鼻出血指鼻腔内的急性出血，包括鼻咽部。占美国所有急诊科就诊总数的 0.5%。虽然只有 6% 的病例需要接受治疗，但将近 60% 的患者在其一生中至少经历一次鼻出血[1,2]。成年人鼻出血的高发年龄段是 45～65 岁，年龄越大出现严重出血的发生率越高[3]。本章将讨论有关鼻出血的重症患者的特殊治疗，包括预防、诊断和治疗方案。

解剖学

鼻腔的血供来自颈内动脉和颈外动脉的末端分支。鼻出血大多数（90%～95%）发生在称为鼻窦前部的克氏区。该区域血供由克氏静脉丛提供，该静脉丛是由 3 支粗大的薄壁动脉（包括蝶腭动脉、筛前动脉和上唇动脉）组成的血管网络[4]。鼻出血可分为前出血和后出血，但没有明确的标志将两者分开[1,5]。Melia 和 McGarry 提出，前出血来自梨状孔平面前方（前鼻骨孔），包括来自前间隔及前庭皮肤和黏膜皮肤交界处的出血。后出血来自梨状孔后面的血管，并进一步分为侧壁、鼻中隔和鼻底出血[6]。后出血的两个主要部位包括后侧壁和后鼻中隔。出血最常见的动脉是蝶腭动脉，来自筛前动脉的鼻出血不太常见，而且通常和面中部外伤或内镜鼻窦手术引起的医源性损伤有关[7,8]。

诊断

临床医生穿戴合适的安全服和设备是很重要的（如一次性围裙、手套、手术口罩、吸引器和头灯），更应注重患者主诉、既往出血事件、合并症和当前治疗药物的详细信息。只有当患者患有需要使用抗凝剂的凝血病时，才需要筛查凝血功能[9]。华法林是一种常用的抗凝剂，若使用华法林的老年患者出现鼻出血，则平均住院时间延长，并且需要更积极的治疗措施。一项针对使用华法林的鼻出血患者的回顾性研究发现，超过 75% 的患者在入院时都过度抗凝[10]。重症患者经常仰卧，使敏感度降低，血液可能流入鼻咽，随后进入胃部，难以与胃肠道出血区分。具有良好光源的前窥器检查通常可以发现局灶性前出血。患有系统性凝血病和大量出血的患者出现广泛性黏膜渗出会使可视化变得模糊，以致难以发现出血来源。除了上述的前出血和后出血分类方法，鼻出血还可被分为静脉出血或动脉出血，高流量出血或低流量出血。静脉出血可以包含低流量出血，比如黏膜渗出，或者也可以是来自诸如海绵窦的高流量出血。动脉出血可以是来自血管小裂口渗出的低流量出血，或者是颈动脉损伤的高流量出血[11]。当存在与抗凝或抗血小板药物相关的潜在凝血病时，鼻出血也可以被分为原发性和继发性出血[6]。对于不容易识别的前出血的患者，鼻内镜检查可以确诊 80% 以上未见出血部位的鼻出血并缩短住院时间。Chiu 和 McGarry 及 Supriya 等报道鼻内镜检查在 50 例患者中 94% 的后出血阳性鉴定，在 100 例患者中发现 47 个后出血中的 38 个，总体阳性识别率为 91%[8,12]。

治疗

一般治疗包括气道保护、维持血流动力学稳定和控制活动性出血。意识水平降低或有颅脑损伤的患者存在误吸的风险，需要气管插管进行保护气道。由于患者病情不稳定，因此应迅速建立静脉通路和液体复苏治疗。首要任务是通过采取某种临时措施来控制或减缓活动性出血。可以使用市售的前气囊或后气囊组合包，目的是在准备预期治疗方案的同时减慢出血速率。在置入气囊前，可以通过简单地向鼻子施加压力同时将患者直立并向前倾斜 20 分钟尝试止血，这样做的目的是通过按压出血血管并形成血凝块来减慢失血率。

前出血的治疗

灼烧出血点是成人鼻出血的最佳治疗方法，可以有效控制前出血，通常选择硝酸银和电灼术。在拇指和第一根手指之间涂抹硝酸银，同时将涂抹棒尖端轻轻地放置在烧灼区域约 5～10 秒。在进入鼻腔或在鼻中隔上操作时，应注意不要烧伤鼻部皮肤。将涂抹棒尖端放置在烧灼区域之前应从该区域周边环形向内运动，因为直接烧灼出血点很容易造成再次出血。Shargorodsky 等发现，烧灼治疗失败率（定义为需要在 7 天内由医生进行干预的再出血）很低，用不可降解材料实现持久止血所需的平均干预次数较低。在需要住院的患者中，接受定向血流控制治疗的患者住院天数也较少[13]。如果烧灼术不能止血，鼻塞可能有效。将鼻塞直接放入鼻腔，从前到后至鼻底，不要把它向上推，因为这不仅不起作用，反而造成痛苦，并且增加了并发症的风险。市售的鼻塞由气囊 / 水胶体织物组成，在放入鼻咽部后会膨胀。其中大部分鼻塞都有一根绳子或管子固定在患者的脸颊上起到稳固鼻塞的作用。

后出血的治疗

严重的特发性非创伤性后出血通常发生在老年人身上，他们通常合并有潜在的心脏和呼吸系统并发症。在对前出血采取了适当的控制措施后仍继续出血的患者应怀疑为后出血。通常，将 12 号 French Foley 导管或类似物品与 1/2 英寸带状纱布或市售的治疗前出血的鼻塞一起使用。使用导管球囊前用生理盐水进行测试。鼻腔消肿剂和局麻药可直接涂抹在鼻腔或纱布条上。将导管润滑并放入鼻腔，直到看到导管尖端通过软腭，此时，气囊在鼻咽部，充气时将导管向后退 1cm，用 5～10ml 的盐水对气囊进行充气，并且充气开始时拉紧导管，使得气囊有效地阻塞在后鼻咽部，用折叠敷料进行前鼻孔填塞。在如下患者中存在发生再出血和缺氧不良反应的风险，如合并心血管疾病、肺病、肾病、肥胖和阻塞性睡眠呼吸暂停等疾病的患者 [14, 15]。如果持续出血，可以进行手术或栓堵。Moshaver 等研究表明，与外科手术相比，后鼻腔填塞术的平均住院时间明显缩短，住院费用降低，总体成功率为 89%，两种治疗方案的并发症发生率并无显著差异 [16]。动脉栓塞术在控制难治性鼻出血方面的成功率与手术类似，最近几项研究显示成功率为 80%～90%[17-21]。手术的优点是降低中风、失明和软组织缺血等主要并发症；栓塞术的优点是能够在局部麻醉下进行手术，从而避免对有合并症患者进行全身麻醉，以及提高对异常血管的诊断，如畸形和假性动脉瘤。

鼻腔填塞后治疗

鼻腔填塞后通常需要保持 5 天，但这通常取决于医生和医院。患者对鼻腔填塞物的耐受性很差，Shargorodsky 等研究取走填塞物后鼻腔再出血是否与填塞物保留的时间有关，发现再出血发生率和填塞物保留时间之间并不存在相关性，没有证据表明鼻腔填塞后保持时间少于 5 天与再出血发生率增加有关 [13]。而且，保留 1～3 天的止血效果最好，前出血的控制率高达 85%[22]。对所有类型的鼻腔填塞需进行革兰阳性菌感染的预防，目的是预防中毒性休克的发生。1/3 的患者可从鼻腔中分离出金黄色葡萄球菌，其中 30% 的人产生引起中毒性休克综合征的外毒素 [23]。其他并发症还包括腭、鼻翼或皮肤的压迫性坏死和气道梗阻移位。

诊治思路

由于缺乏明确的治疗方法，面临多样治疗选择以及严重的并发症，使得鼻出血可以作为一项医学研究的内容。了解鼻出血的多样性有助于改进治疗方法和完善患者的管理。最常见的原因是由于医生未能及时发现并发症并延迟诊断，例如癌症和遗留的异物 [24-26]。重要的是要认识到鼻出血是一种征兆，而不是诊断。其他病例与未发现解剖变异有关，由于无法栓塞而导致失明和中风 [5, 27]。这表明了介入前成像的重要性。最后，在住院期间发现鼻腔填塞错位或不充分等并发症，诸如抽吸和移位 [28]。

特殊的强化护理——鼻腔插管

鼻气管插管通常导致鼻黏膜或鼻甲损伤而引起鼻出血。鼻气管插管前，完善的黏膜准备应包括充分润滑，局部应用麻醉剂和血管收缩剂。此外，如果遇到阻力，则应略微旋转导管再向内插入，或者尝试另一个鼻孔 [29, 30]。下鼻甲和邻近的鼻中隔是鼻腔最常损伤的部位 [31, 32]。颅底创伤的患者导管会置入颅内隔室。在这些情况下盲目的插管会引起严重的并发症。虽然后鼻腔填塞术不应在鼻骨骨折的情况下进行，但严重的鼻出血可能需要使用球囊或动脉栓塞结扎或进行鼻腔填塞 [33, 34]。筛骨板骨折是导致导管置入颅内最常见的情况，甚至小心的插管也会发生。

特殊的强化护理——术后鼻出血

鞍区和鞍区旁病变通常经蝶窦进行手术，术后出血来自颈外动脉。丰富的黏膜组织、密集的血管以及脆弱的黏膜组织、大幅度的鼻中隔偏曲、鼻中隔刺和复杂的蝶窦中隔使得内镜经蝶窦手术难度增加并增加鼻出血的风险 [35]。如果填塞不成功，即刻进行术后出血的治疗方法包括鼻腔填塞和再次手术探查。如果是延迟出血，耳鼻咽喉科通常进行内镜填塞、球囊填塞，使用硝酸银和 / 或烧灼术。若这些措施仍不能止血，可以行血管造影并栓堵 [36]。术后高血压通常被认为是鼻出血的危险因素，也是持续性自发性鼻出血的独立危险因素 [37]。

特殊的强化护理——大面积的面部创伤

颈内动脉创伤性假性动脉瘤很少见，但可能是鼻出血的致命原因，死亡率高达 50%[38, 39]。假性动脉瘤或局部动脉破裂是由钝性或穿透性创伤引起的。动脉壁中的剪切力和出血削弱动脉并导致假性动脉瘤形成，并且持续的脉动力导致薄骨层的侵蚀 [40, 41]。Maurer 的三联征，包括单侧失明、眼眶骨折和大量鼻出血，被认为是颈内动脉假性动脉瘤的特征 [42]。由于创伤和出血之间的潜伏期通常会导致诊断延误，88% 的病例平均时间为 3 周 [43, 44]。血管造影成像是金标准，血管内治疗是首选的治疗方法。

新辅助疗法

血管收缩剂，热水灌注法和局部止血化合物均是上述控制出血的辅助治疗。热水灌注法是通过放置在鼻咽中的球囊用 50℃的热水冲洗约 3 分钟导致黏膜水肿（并阻塞出血血管），这已被证实可控制鼻后出血[45,46]。现在还可以使用局部止血化合物止血，它由明胶颗粒和人凝血酶组成。研究表明，止血化合物的效果更好，易于使用，并且还降低了不适感[47]。

知识点

1. 在重症患者中，由于仰卧位和警觉性降低，鼻出血的诊断可能更加困难，并且经常与上消化道出血相混淆。
2. 鼻出血只是一种征兆而非诊断，一旦控制鼻出血就应寻找鼻出血的病因。凝血研究应在抗凝/抗血小板药物治疗中进行，并可能需要纠正之前的观点。
3. 对于难治性鼻出血的治疗，应选择手术或栓塞术。手术的优点是降低卒中和失明的并发症。栓塞术的优点是能避免鼻出血患者进行全身麻醉。
4. 必须对行鼻腔填塞术的患者进行误吸、缺氧和移位并发症的持续风险评估，特别是对于患有严重合并症的患者。

（王君艳 杨旭 译，张利鹏 薛超 审校）

参考文献

1. Rudmik L, Smith TL. Management of intractable spontaneous epistaxis. Am J Rhinol Allergy 2012;26(1):55.
2. Nouraei SA, et al. Outcome of endoscopic sphenopalatine artery occlusion for intractable epistaxis: a 10-year experience. Laryngoscope 2007;117(8):1452-6.
3. Watkinson JC. Epistaxis: Scott-Brown's Otolaryngology. Guildford: Butterworth. 1997;4:12.
4. Chiu T, Dunn JS. An anatomical study of the arteries of the anterior nasal septum. Otolaryngol Head Neck Surg 2006;134(1):33-6.
5. Shukla PA, et al. Current treatment strategies for epistaxis: a multidisciplinary approach. J Neurointerv Surg 2013;5(2):151-6.
6. Melia L, McGarry GW. Epistaxis: update on management. Curr Opin Otolaryngol Head Neck Surg 2011;19(1):30-5.
7. Thornton MA, Mahesh BN, Lang J. Posterior epistaxis: identification of common bleeding sites. Laryngoscope 2005;115(4):588-90.
8. Chiu TW, McGarry GW. Prospective clinical study of bleeding sites in idiopathic adult posterior epistaxis. Otolaryngol Head Neck Surg 2007;137(3):390-3.
9. Hodgson D, Burdett-Smith P. Towards evidence-based emergency medicine: best BETs from the Manchester Royal Infirmary. BET 2: Routine coagulation testing in adult patients with epistaxis. Emerg Med J 2011;28(7):633-4.
10. Smith J, et al. Epistaxis in patients taking oral anticoagulant and antiplatelet medication: prospective cohort study. J Laryngol Otol 2011;125(1):38-42.
11. Kassam A, et al. Endoneurosurgical hemostasis techniques: lessons learned from 400 cases. Neurosurg Focus 2005;19(1):1-6.
12. Supriya M, et al. Epistaxis: prospective evaluation of bleeding site and its impact on patient outcome. J Laryngol Otol 2010;124(7):744-9.
13. Shargorodsky J, et al. Outcomes analysis in epistaxis management: [?] development of a therapeutic algorithm. Otolaryngol Head Neck Surg 2013;149(3):390-8.
14. Monte ED, Belmont MJ, Wax MK. Management paradigms for posterior epistaxis: a comparison of costs and complications. Otolaryngol Head Neck Surg 1999;121(1):103-6.
15. Rotenberg B, Tam S. Respiratory complications from nasal packing: systematic review. J Otolaryngol Head Neck Surg 2010;39(5):606-14.
16. Moshaver A, et al. Early operative intervention versus conventional treatment in epistaxis: randomized prospective trial. J Otolaryngol 2004;33(3):185-8.
17. Elden L, et al. Angiographic embolization for the treatment of epistaxis: a review of 108 cases. Otolaryngol Head Neck Surg 1994;111(1):44-50.
18. Tseng EY, et al. Angiographic embolization for epistaxis: a review of 114 cases. Laryngoscope 1998;108(4):615-19.
19. Christensen NP, et al. Arterial embolization in the management of posterior epistaxis. Otolaryngol Head Neck Surg 2005;133(5):748-53.
20. Sadri M, et al. Assessment of safety and efficacy of arterial embolisation in the management of intractable epistaxis. Eur Arch Otorhinolaryngol 2006;263(6):560-6.
21. Strach K, et al. Endovascular treatment of epistaxis: indications, management, and outcome. Cardiovasc Intervent Radiol 2011;34(6):1190-8.
22. Kotecha B, et al. Management of epistaxis: a national survey. Ann R Coll Surg Engl 1996;78(5):444.
23. Breda SD, et al. Toxic shock syndrome in nasal surgery: a physiochemical and microbiologic evaluation of Merocel® and NuGauze® nasal packing. Laryngoscope 1987;97(12):1388-91.
24. Wayne DJ, Bevans RSE, Harsha J. Endoscopic resection of juvenile nasopharyngeal angiofibroma. Ped Airway Surg 2012;73:132.
25. Young E, Dabrowski M, Brelsford K. Osteoblastoma of the nasal septum. J Laryngol Otol 2011;125(10):1062.
26. Ruiz JW, et al. Coblation assisted endoscopic juvenile nasopharyngeal angiofibroma resection. Int J Pediatr Otorhinolaryngol 2012;76(3):439-42.
27. Willems PWA, Farb RI, Agid R. Endovascular treatment of epistaxis. AJNR Am J Neuroradiol 2009;30(9):1637-45.
28. Khan MN, et al. Epistaxis: the factors involved in determining medicolegal liability. Int Forum Allergy Rhinol 2014;4(1):76-81.
29. Hall CEJ, Shutt LE. Nasotracheal intubation for head and neck surgery. Anaesthesia 2003;58(3):249-56.
30. Ahmed-Nusrath A, Tong JL, Smith JE. Pathways through the nose for nasal intubation: a comparison of three endotracheal tubes. Br J Anaesth 2008;100(2):269-74.
31. Sim WS, et al. Risk factors for epistaxis during nasotracheal intubation. Anaesth Intensive Care 2002;30(4):449-52.
32. O'Connell JE, Stevenson DS, Stokes MA. Pathological changes associated with short-term nasal intubation. Anaesthesia 1996;51(4):347-50.
33. Genú PR, et al. Inadvertent intracranial placement of a nasogastric tube in a patient with severe craniofacial trauma: a case report. J Oral Maxillofac Surg 2004;62(11):1435-8.
34. Ferreras J, Junquera LM, García-Consuegra L. Intracranial placement of a nasogastric tube after severe craniofacial trauma. Oral Surg Oral Med Oral Pathol Oral Radiol Endod 2000;90(5):564-6.
35. Zada G, et al. Transsphenoidal surgery in patients with acromegaly: operative strategies for overcoming technically challenging anatomical variations. Neurosurg Focus 2010;29(4):E8.
36. Kenneth M, et al. Incidence, risk factors and management of severe post-transsphenoidal epistaxis. J Clin Neurosci 2015;22(1):116-22.
37. Terakura M, et al. Relationship between blood pressure and persistent epistaxis at the emergency department: a retrospective study. J Am Soc Hypertens 2012;6(4):291-5.
38. Chen D, et al. Epistaxis originating from traumatic pseudoaneurysm of the internal carotid artery: diagnosis and endovascular therapy. Laryngoscope 1998;108(3):326-31.
39. Karamoskos P, Dohrmann PJ. Traumatic internal carotid artery aneurysm and massive epistaxis. Aust N Z J Surg 1989;59(9):745-7.
40. Burton R. Massive epistaxis from a ruptured traumatic internal carotid artery aneurysm. Med J Aust 1973;1(14):692-4.
41. Jackson FE, et al. Head injury and delayed epistaxis: report of case of rupture of traumatic aneurysm of internal carotid artery due to grenade fragment wound received in Vietnam conflict. J Trauma 1970;10(12):1158-67.
42. Maurer JJ, Mills M, German WJ. Triad of unilateral blindness, orbital fractures and massive epistaxis after head injury. J Neurosurg 1961;18:837.
43. Simpson RK Jr, Harper RL, Bryan RN. Emergency balloon occlusion for massive epistaxis due to traumatic carotid-cavernous aneurysm: case report. J Neurosurg 1988;68(1):142-4.
44. Araki C, et al. Traumatic aneurysm of the intracranial extradural portion of the internal carotid artery. Report of a case. J Neurosurg 1965;23(1):64.
45. Schlegel-Wagner C, Siekmann U, Linder T. Non-invasive treatment of intractable posterior epistaxis with hot-water irrigation. Rhinology 2006;44(1):90.
46. Stangerup SE, Dommerby H, Lau T. Hot-water irrigation as a treatment of posterior epistaxis. Rhinology 1996;34(1):18-20.
47. Mathiasen RA, Cruz RM. Prospective, randomized, controlled clinical trial of a novel matrix hemostatic sealant in patients with acute anterior epistaxis. Laryngoscope 2005;115(5):899-902.

157

心脏手术患者的术后管理

Patrick J. O'Neill, Conrad F. Diven, and Daniel R. Meldrum

对于重症医生来说，心脏手术患者的初期监护是一项多重挑战。大多数患者在重症监护室（intensive care unit，ICU）的住院时间为24～48小时，但在这段关键时期，可能会出现一些危及生命的问题，如低心排血量（心输出量）、心律失常和凝血功能异常。48小时后，心脏手术患者遇到的问题往往会变得更类似于其他类型的危重症患者那样。

重症监护室的心脏手术患者

心脏手术发展史与重症监护发展史的联系

现代心脏手术的发展与重症监护室的发展密切相关。直到20世纪50年代，心脏手术仅限于对创伤性损伤的干预和对心脏瓣膜的修复。1953年体外循环的出现开创了开胸手术的时代[1]，使得心脏瓣膜置换术成为可能。随后在20世纪60年代，缺血性心脏疾病的冠状动脉旁路搭桥手术（coronary artery bypass grafting，CABG）开始发展并迅速普及[2]。

几项研究表明，风险因素校正后的CABG死亡率在不同外科医生和医院之间差别很大，死亡率与每个外科医生的手术数量和医院的总手术量有关[3-6]。对于高危术后患者，其生存率也与重症监护室监护的特质有关[7]。

心脏手术的流行病学变化

在过去的10年中，接受心脏手术治疗的患者数量已经发生了显著的变化。心脏病学领域也已经取得诸如再灌注治疗、血管成形术、支架植入、药物洗脱支架等进展。这些新兴的方法使得外科治疗的必要性下降，除非是特别复杂的问题或者其他微创性治疗方法失败。在2000年，美国有561 000例患者接受了经皮冠状动脉血管成形术（percutaneous transluminal coronary angioplasty，PTCA），与1987年相比增加了262%。同年，314 000例患者接受了CABG治疗。图157-1显示，接受GABG的患者总量先趋于稳定之后却出现了下降[8]。多项研究在比较了左主干疾病中支架植入与CABG的使用率后，发现其对死亡率、Q波性梗死或卒中的发生率没有显著差异；然而，支架在病变血管重建的使用率要比CABG高很多[9]。

在年轻患者接受介入治疗的时候，老年人却越来越多地被转诊去做手术。尽管在大多数80多岁的老年人中这些手术都是成功的，它们还是与医院死亡率的增加和更长的ICU和住院时间相关。然而，很明显的是接受心脏手术的患者在长期生存率和生活质量方面将会有良好结果。

心脏手术的替代技术

接受心脏手术患者年龄的增加以及与体外循环（cardiopulmonary bypass，CPB）相关的不良反应高发生率促进了微创性心脏手术技术的发展。这些技术旨在降低术后并发症，缩短住院时间，降低成本，以及促进康复（表157-1）。目前已经提出了3种主要技术。

微创直视下冠状动脉搭桥术（minimally invasive direct coronary artery bypass，MIDCAB）与传统CABG的不同之处主要在于手术切口的类型。其不是通过胸骨正中切开术，而是通过左或右胸廓切开术，胸骨旁切口或部分胸骨切开术获得进入。尽管这种方法潜在的益处是降低胸骨正中切开术相关并发症发病率，但这一优势尚未得到证实。MIDCAB是一项具有挑战性的技术，应仅在具有良好冠状动脉解剖结构的患者中进行。由于再干预率较高，死亡率和发病率相似，裸金属支架和药物洗脱支架治疗左前降支近端病变的疗效均低于MIDCAB[4, 10]。

非体外循环冠状动脉旁路手术（off-pump coronary artery bypass，OPCAB）是在心脏跳动时不受CPB影响而进行的。其优点是降低低体温和其他CPB相关并发症的发病率。手术采用部分或者全肝素化治疗。这些患者可以早期拔管，

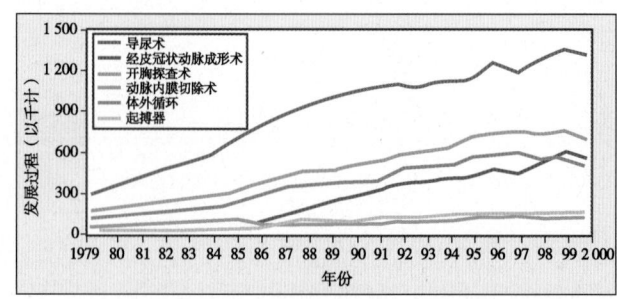

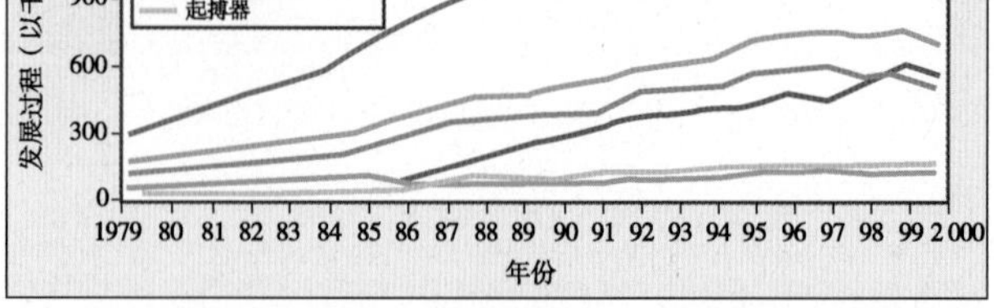

图157-1　1979—2000年美国心血管手术与过程的发展趋势。（资料来源 American Heart Association. Heart disease and stroke statistics—2003 update. Dallas，TX：AHA；2003）

表 157-1 微创心脏手术技术的比较

技术类型	切口部位	插管部位	优点	缺点
传统心脏手术	胸骨正中切开术	升主动脉	显露良好	纵隔炎
冠状动脉旁路搭桥手术		右心房	闭合稳定 经验丰富	上肢功能恢复缓慢 术后咳嗽受疼痛限制
微创直视下冠状动脉搭桥术	左胸廓切开术，或胸廓正中切开术或右胸廓切开术，或部分胸骨切开术	升主动脉 右心房	避免胸骨正中切开术 有益于再次手术 促进上肢功能恢复*	暴露有限 不节省成本 可能需要多个切口
小切口心脏手术	右前外侧胸廓切开术或	经右旁正中口的升主动脉	避免胸骨正中切开术 避免心房切开术	设备成本增加 升主动脉病变患者禁用
	胸廓正中切开术或左胸廓切开术	股静脉	通过二次瓣进入 较小的皮肤切口 减少住院时间* 降低心房颤动发生率* 更低的输血要求* 缩短康复时间*	手术暴露有限 显著的研究曲线显示不太可能减少脑血栓的发生
非体外循环冠状动脉旁路手术	胸骨正中切开术，或右或左胸廓切开术，或部分胸骨切开术	无	避免碰到主动脉 避免心房切开术和体外循环 体温正常 降低心房颤动发生率* 更低的输血要求* 降低神经系统疾病发病率† 降低呼吸系统发病率†	设备成本增加 上肢功能恢复缓慢 纵隔炎 增加术中缺血 移植物的寿命待定

*缺乏充足的证据支持。

†可能有益。

CABG：冠状动脉旁路搭桥术；CPB：体外循环；MIDCAB：微创直视下冠状动脉旁路搭桥术；OPCAB：非体外循环冠状动脉旁路搭桥术。

资料来源：Adapted from Reves JG，Hill SE，Sum-Ping ST，et al. Perioperative management of the cardiac surgical patient. In：Murray MJ，Coursin DB，Pearl RG，Prough DS，editors. Critical care medicine：perioperative management. 2nd ed. Philadelphia：Lippincott Williams & Wilkins；2002：356.

因为他们不需要复温以及更少出现凝血障碍。一部分患者不能承受手术所致的心脏收缩下降程度时，需要紧急启动 CPB。这些患者可能患有缺血性心肌损伤，并需要在围术期使用正性肌力药物或主动脉球囊反搏（intraaortic balloon pumping，IABP）的支持。

微创心脏手术的第三种方法是小切口心脏手术。该操作需要使用血管内导管获得 CPB 的通路。它允许通过左胸廓或右胸廓切开术进行 CPB。该技术对于通过右胸腔切开术行二尖瓣置换术和再次 CABG 的患者特别有用（避免与重复胸骨切开术相关的并发症）。与传统技术相比，小切口心脏手术已被证明是安全的，并且与更短的住院时间，更低的输血要求，更少的感染，降低的肾衰竭和心房颤动发生率相关[11]。但是，这种技术的广泛应用受到了放置所需导管技术复杂性的限制，这需要额外的时间和经过专门训练的熟练操作团队。随着微创心脏手术技术的不断发展，对心脏手术患者的重症监护必须继续跟上这些新技术的步伐。

心脏手术的术后管理

要获得心脏手术的最佳效果需要一支熟练的、专业的和多学科的 ICU 团队。接受心脏手术的患者通常在手术当天入院，然后直接从手术室（operating room，OR）到达 ICU。典型的患者在手术后的早期应转移到一个二级病房，这种病房允许用遥测技术持续监测 24～48 小时。在此 ICU 停留超过 48 小时的患者往往会变得与普通 ICU 人群相似，因为他们会出现继发性并发症，如脓毒症、肺炎和急性呼吸窘迫综合征（acute respiratory distress syndrome，ARDS）。

由美国心脏协会和美国心脏病学会制定的指南概述了心脏外科手术后 ICU 的要求[12-14]。其中包括以临床协议为核心的主动治疗的发展指南推荐治疗流程、心脏外科 ICU 床位的最低数量（每周手术数量的一半），以及在病房术后第一晚一对一的护理。ICU 的专业护理已经被证明可以改善其他类型大手术的效果，并且也应该在心脏手术后被推荐。

体外循环与手术终止

心脏手术患者术后的成功管理首先依赖于对术中发生的问题的了解，因为术中遇到的问题经常在转移到 ICU 后持续存在。了解 CPB 的技术和病理生理学知识可能有助于更好地管理心脏手术患者。

体外循环技术

CPB 的目标是将心脏和肺与体循环分离，以便在进行手术修复时可以使心脏停止跳动。血液通过右心房中的导管或股静脉导管把进入右心房的血液从右心引出。血液被收集在一个血槽中，然后在被血膜型氧合器氧合及除去二氧化碳后泵出去（图 157-2）。体外循环灌注师通过控制吸入氧气的比例和回路中的氧气流量，从而分别控制患者的动脉氧气和二氧化碳水平。经处理后的血液经过气体过滤器再通过放置在升主动脉或股动脉中的动脉导管回流到患者体内。灌注医生控制提供给患者的全身血液流量（即心输出量）。在体外循环期间使用轻度至中度全身性低体温（28～34℃）来最大限度地减少身体和大脑的氧气消耗。在建立充分的 CPB 后，主动脉交叉钳夹应用于主动脉套管和心脏之间的升主动脉。应用交叉钳的间隔称为缺血时间，因为在此期间没有血液循环通过心脏。此时通过置于主动脉交叉钳和心脏之间的套管将高浓度钾溶液注入冠状动脉（顺灌）来使心脏停止跳动。心脏停搏液也可以通过放置在冠状窦中的导管流经心肌的静脉系统（逆灌）“向后”给予。钾被用作阻滞剂，是因为它可以阻止心脏跳动并最大限度地减少心肌耗氧量。

心肌保护

在缺血期间采取若干措施来保护心脏，否则可能发生不可逆的心肌损伤。肌电制动是最重要的保护措施，因为心脏的搏动占心脏总耗氧量的 85% 左右。通常用冷停搏液（4℃）及在心包腔中局部加入冰块进行降温，将心脏冷却至约 10℃。另外，左心室“排气”以防止扩张，这可能导致心内膜下缺血。最后，在心脏停搏液中添加成分以使心肌水肿最小化，维持正常的心肌内 pH，并为无氧代谢提供底物。术中心肌保护的充分性对于决定患者的后续治疗和最终结果至关重要。

终止体外循环

终止 CPB 是将心肺功能从旁路系统转移回患者自身心脏和肺部的过程。成功地终止 CPB 需要代谢、心脏和呼吸

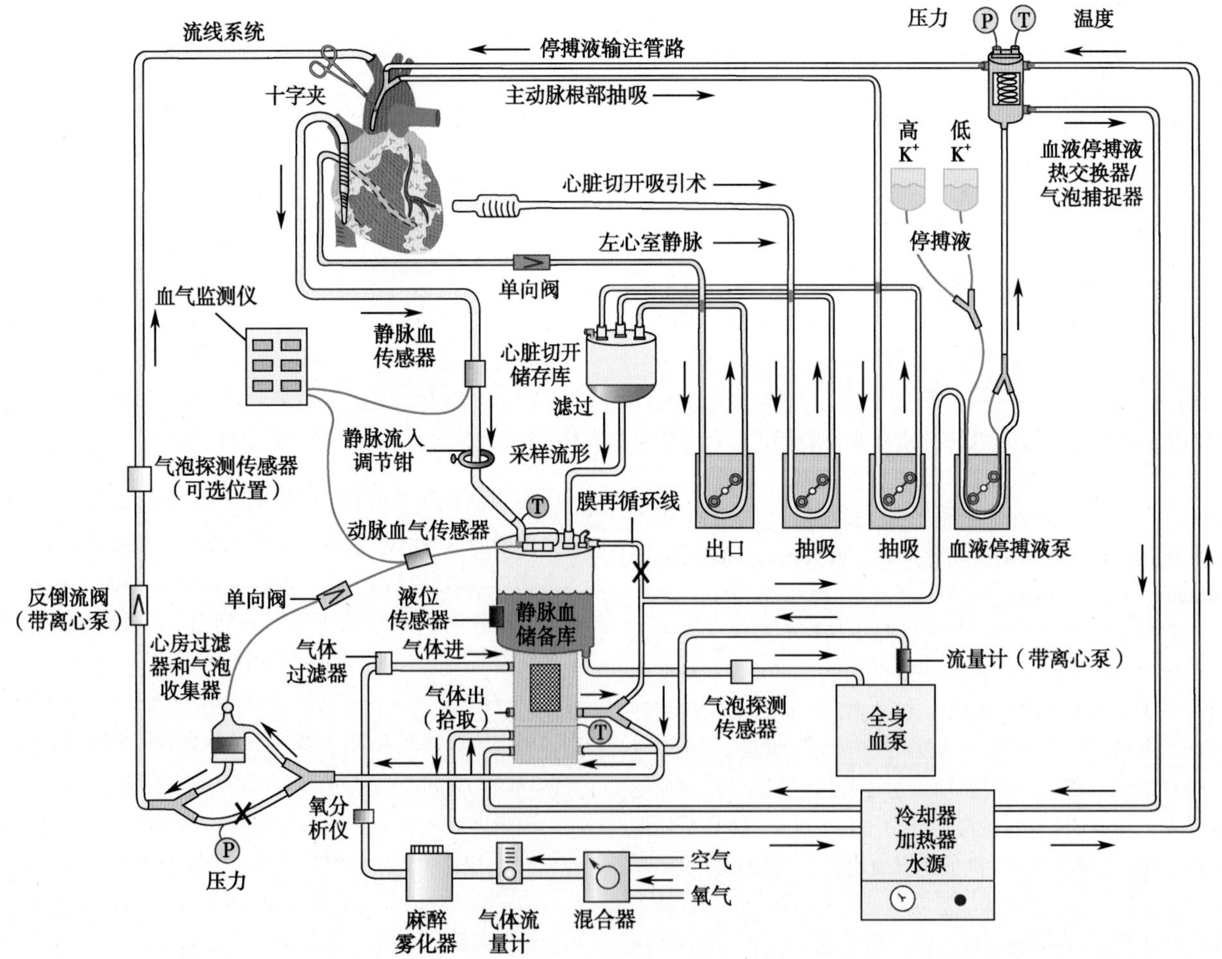

图 157-2 体外循环通路。（资料来源：Adapted with permission from Gravlee GP，Davis RF，Kurusz M，Utley JR，editors. Cardiopulmonary bypass：principles and practice. 2nd ed. Baltimore：Lippincott Williams & Wilkins；2000：70.）

参数尽可能接近正常。终止CPB意味着需要自身循环来支持身体的代谢需求。手术团队通过操纵心率和节律、前负荷、后负荷和心肌收缩力来实现这一目的。

在大多数情况下，终止心脏停搏和心脏复温后恢复正常的窦性心律。停止灌注心脏停搏液和复温偶尔会导致心室颤动的发作；在这种情况下，需要进行电除颤。其他常见的心律失常是房室分离和心房颤动。可尝试通过用药将其转化为窦性心律。缓慢性心律失常采用起搏器治疗，其通过外科医生在（完成手术修复）后使用临时心外膜起搏导线实现。心率为70～90次/min通常是最佳的。在体外循环分离过程中，可能需要药物对循环的支持，以提供适当的后负荷或体循环阻力（systemic vascular resistance，SVR）。大多数患者在一定程度上血管扩张，可能是由于对CPB的全身性炎症反应或复温的影响，或两者兼而有之。因此，通常需要输注血管收缩药。必须注意保持适当的平衡，以便增加SVR维持足够的动脉血压而不会过度增加左心室后负荷并损害心输出量。必须注意保持适当的平衡从而增加SVR能维持足够的动脉血压，而不会过度增加左心室后负荷和降低心输出量。

大多数情况下，心肌功能是足够的，所以输注正性肌力药物是不必要的。然而，在CPB期间，术前心室功能较差、心肌保护不足或血运重建的患者通常需要正性肌力支持。在这种情况下，寻找最佳的正性肌力药是一个相当大的争论问题，并且缺乏数据支持对特定强心药的强烈推荐。肾上腺素、去甲肾上腺素、多巴胺、多巴酚丁胺、氨力农和米力农都已成功使用。使用经食管超声心动图（transesophageal echocardiography，TEE）进行术中监测对于正性肌力药物的滴注特别有用。

一旦完成所有终止CPB的准备工作，灌注医生就开始让患者脱离体外循环系统。这是通过缓慢减少从右心房排出的血液量以及减少流入主动脉的血液来完成的。一旦患者终止CPB（即：没有血液从右心房流出到回路），灌注医生在麻醉师或外科医生的指导下可能继续通过主动脉导管注入血液。这种操作可以优化心室充盈或前负荷。但是，必须注意不能使心脏过度充盈；此外，在此期间TEE非常有用。

抗凝逆转

终止CPB后，给予鱼精蛋白以中和（所有）残留的肝素。给药可基于患者的体重，给予肝素的总量或残留肝素活性的测定。治疗经验决定了所采用的方法，但都被证明是有效的。鱼精蛋白给药的几种不良反应是可能的，包括组胺引起的全身性低血压、IgE介导的过敏反应和补体介导的严重肺动脉高压。

转运至ICU

在闭合胸部、确认血流动力学稳定以及充足的内外科止血后，患者被转移到ICU。危重患者的运输转运是一个潜在的危险过程，需要高度警惕。手术室和ICU之间的转运应该在同等重视程度的监控下进行。这通常包括连续监测动脉血压、肺动脉压和/或中心静脉压（central venous pressure，CVP）、心电图（electrocardiogram，ECG）和脉搏血氧饱和度。运输床应配备全纯氧气罐、简易呼吸器、插管设备、复苏药物和除颤器。同时必须确保血管活性药物的输注不会中断。

到达ICU后，由重症监护室领导的小组承担患者的监护工作。手术小组的详细手术记录确保监护的连续性。其应包括详细的病史，即术前心脏功能状况评估、术前药物清单和手术的详细说明。关键是所采用的修复类型、目标血管（如患者已接受CABG）、CPB和交叉阻断的持续时间，终止体外循环时遇到的困难、有无异常出血和术后心脏功能评估。在手术室采用的所有治疗都应详细说明，特别是液体、血制品和血管活性药物的使用。

一旦将护理移交给ICU小组，应立即对患者进行彻底检查。该检查应包括气管插管的位置、动脉或中心静脉导管的类型和位置、胸导管位置和通畅情况以及有无心外膜起搏导线及其位置。

心脏手术患者的术后监护

血流动力学监护

所有在心脏手术后进入ICU的患者都会使用动脉导管连续监测血压，动脉导管通常位于桡动脉或股动脉。测量结果的准确性取决于是否严格校准、调零和清除管内空气。CPB后，股动脉压可能更准确地反映中心主动脉压[15]，但这个问题通常在患者至ICU时解决（到了ICU时才解决）。如果是桡动脉插管，应检查手部是否有缺血的迹象[16]。股动脉插管的血管并发症非常罕见，但股动脉导管可能与感染发生率增加有关[17]。

所有患者都需要中心静脉通道进行药物治疗和血流动力学监测。对于低危患者，特别是在可以做超声心动图的情况下，可能只需要CVP导管。肺动脉导管的优点是允许测量肺动脉阻断压（pulmonary artery occlusion pressure，PAOP）、热稀释法测心输出量，以及混合静脉血饱和度（SvO_2）的取样。一直以来，肺动脉导管的使用仍存在争议。因为使用肺动脉导管监测心脏手术患者从中获益的结果尚未得到证实[18]。一些研究表明，当使用肺动脉导管指导治疗时，死亡或不良结果的风险增加[19,20]。然而，其中许多研究都因研究方法受到质疑，而且在心脏手术中使用肺动脉导管仍然很普遍[21]。目前的指南建议在接受心脏手术的高危患者中依据实际情况决定是否使用肺动脉导管[22]。这种情况下，医生和护理人员通常应熟悉肺动脉导管相关知识并接受过怎样解读结果的训练。如果容易获得超声心动图，仅仅使用CVP导管监测高风险患者也是行之有效的。

心电图

入院时，将患者与连续心电监护仪相连，获得正规的12导联心电图，并依心电图对心率、心律、ORS波形态及心肌缺血迹象进行分析。入ICU后，为患者连接持续心电监护，并获得标准12导联心电图。通过心电图分析心率、心律、ORS波形态及有无心肌缺血迹象。对于术后起搏的患者，应评估起搏类型和感知程度。

持续的心电监测可检测到心律失常。如果发现心律失常，应记录12导联心电图，并测量血清电解质浓度。应采用既定的治疗方案对心律失常进行治疗[23]。如果发生恶性心律失常，应将心肌缺血视为可能的诱因。

监测到ST段抬高或下移可以及早发现术后心肌缺血。短暂的ST段改变相对常见但意义不明确，而存在ST段持续改变时应记录12导联心电图并测量肌酸激酶同工酶（creatine kinase myocardial band，CK-MB）、肌钙蛋白-T或肌钙蛋白-I水平[24,25]。如果强烈怀疑缺血，那么应考虑超声心动图，然后进行冠状动脉造影。这些结果表明，患者可能需要进一步的冠状动脉血运重建。

胸部X线

我们应系统评估术后胸部X线检查，确认气管导管和所有中心导管位置是否合适。如果放置肺动脉导管，应注意其尖端的位置并根据需要进行调整。应检查双侧肺野是否存在气胸或肺实变。尽管有些发现的临床意义很小，但是发现额外的气体可能标志着皮下气钟或者心包积气。进一步要检查肺野是否存在小面积肺不张和胸腔积液。心影面积通常在手术后由于心肌水肿和开放性心包积液而增大。连续胸部X线片出现心影或胸腔积液面积增大可能是持续纵隔出血的证据。

ICU的超声心动图

超声心动图是评价房室大小和功能以及瓣膜修复或置换的良好工具，其适应证包括术后评估左心室功能、不明原因的突然血流动力学恶化、排除心脏压塞以及新发心肌缺血检查。经胸超声心动图的局限性包括术后早期由于软组织中存在气体和水肿以及伤口的辅料会导致视窗不足。

TEE越来越多地被用作监测重症患者（包括心脏手术患者）管理决策的工具。在心脏外科ICU中，这种方法可能在用于确定术后低血压的原因时具有特别高的效率[26]。在一个大型研究中，在ICU 45%的TEE检查中确立了新的诊断或排除了重要的鉴别诊断。诊断34例（11%）和排除36例（12%）心脏压塞。其他诊断包括严重的左心室衰竭和大量胸腔积液。TEE的结果显示，对220例（73%）治疗有影响，这些病例包括改变药物治疗和/或液体使用、再手术或决定不需要再手术[27]。TEE结果影响了220例（73%）患者的治疗方案，包括改变药物治疗和/或液体使用、再手术或决定不再手术。

旁路术后的临床表现

正常过程

患者通常会被送进ICU持续机械通气。用一种短效药物（通常是异丙酚）镇静直到患者准备拔管为止[28,29]。一旦确定血流动力学稳定，并判断胸腔引流在控制范围内，就允许患者苏醒。不需要延长机械通气的时间。在无呼吸机支持下，对自主通气进行一次简短的试验就足以确定呼吸是否会被影响，将呼吸机短暂调整为自主呼吸模式，就足以判断患者是否有足够的自主呼吸。浅快呼吸指数（rapid shallow breathing index，RSBI）被证明是评估是否成功拔管的一种敏感方法[30]。RSBI的计算方法是将呼吸频率（以次/min为单位）除以潮气量（以L计）。RSBI值低于105则预测术后第一天可成功拔管。胸腔引流管通常在术后第一天可以拔除。如果有肺动脉导管，可以拔出导管，并且可以将患者转移至二级病房。

对心脏手术患者的快速追踪策略是一个综合方案，其旨在减少住院时间和住院费用[31,32]。作为该方案的一部分，用于术后早期拔管的多项麻醉技术已经被研究和证明是安全的。这些技术可能允许在手术室拔管[33]。患者的选择是正确使用这种技术的关键。不稳定型心绞痛或高度充血性心力衰竭（慢性心功能不全）的患者通常不适合进行快速追踪策略。快速追踪策略组的拔管时间和住ICU或麻醉病房的时间较短，低心输出量并发症的发生率较低[29]。

低心输出量

低心输出量是心脏手术患者术后最常见的问题。低心输出量的一个特点是低血压。然而，患者可能有低心输出量与组织低灌注但血压仍维持在一个相对稳定的水平。在术后状态下，医生必须不断检查和监测患者是否有灌注不足的迹象。组织灌注不足的体征包括精神状态改变；皮肤湿冷、苍白，甚至发绀；出汗和尿量减少。低灌注的全身表现包括酸中毒、血乳酸浓度升高和SvO_2降低。尽管临床医生必须在灌注充分性方面考虑心输出量，但血压本身仍然很重要。大脑和肾脏需要足够的血压来维持组织灌注。此外，冠状动脉血流量依赖于舒张压。

在评估有低血压或低灌注体征的患者时，应考虑与前负荷、心肌收缩力、后负荷、心率和节律有关的问题。考虑与低心输出量相关的问题是十分有用的，即前负荷、心肌收缩力、后负荷、心率和节律。

前负荷

前负荷是指左心室舒张末期的压力，由舒张期心室充盈的程度决定。左心室需要充分充盈以确保血液在心脏收缩期射出。术后患者前负荷不足最常见的原因是血容量不足。血管内容量可以通过评估随时间变化的胸腔留置管引流量和充盈压（CVP、PAOP或肺动脉舒张压）来持续监测。因为临床测量的充盈压中没有一个与实际的心室前负荷（即舒张末期容积）完全相关，当心脏病变时其相关性更差，所以通过超声心动图获得心室充盈变化通常是有用的。通过这种方式，可以评估测量所得的充盈压与特定患者实际前负荷之间的关系。术前导尿数据也可能有助于确定这种关系。低血容量应进行补液治疗，通常使用晶体溶液。令人惊讶的是，人们并没有将血红蛋白浓度或血细胞比容作为输注红细胞的监测值[34]。红细胞输注与术后早期并发症发病率和长期不良后遗症有关。

在某些情况下，前负荷降低不是由绝对低血容量引起的，而是由相对或分布性低血容量引起的。CPB 及复温可能导致血管舒张继发低血压。血管容积增大可能需要血液灌注来维持。一种可接受的替代方法是使用低剂量的血管升压素（如肾上腺素或去甲肾上腺素）来维持足够的灌注压。这种情况下，血管升压素保持在 0.01～0.1U/min 被证明是有效的[35,36]。血管扩张通常是一个暂时性的问题，在与 CPB 分离后的最初几个小时就可以解决。持续的血管扩张可能会导致其他的并发症，尤其是感染。

泵衰竭

任一或两个心室可能在术后失去功能。术前功能受损、术中血管重建不良、CPB 再灌注损伤、围术期心肌缺血或心肌梗死（myocardial infarction，MI）可导致心肌细胞收缩力下降。在一系列病例中，心肌梗死的发生率约为 5%[37]。通过病史可以明确术前心肌功能及术中血管重建的充分性。术后测定 CK-MB 或肌钙蛋白的循环水平可以提供围术期缺血或梗死的证据[24,25]。通常，术后收缩力下降是由于手术期间心肌保护不足引起的，这种情况在术后 24 小时内常常就可以被解决。

与心电图改变相关的持续新发的心肌功能障碍以及新的室壁运动异常的超声心动图证据应高度怀疑移植物阻塞和心肌梗死。血清中 CK-MB 的测定作用有限，因为心脏手术和心房切开手术后，这种酶的水平通常升高。如果 CK-MB 水平很高（＞80mg/dl），那么围术期心肌梗死就很可能发生[38]。心肌肌钙蛋白的测定对围术期心肌梗死更具特异性。通过 CK-MB、肌钙蛋白 -T 和肌钙蛋白 -I 的比较表明，肌钙蛋白 -I 水平＞5g/L 是预测心肌梗死最准确的指标[39]。血清肌钙蛋白 -I 浓度升高与心因性死亡和术后常见并发症有关[40]。此外，术后测量肌钙蛋白 -T 浓度是心脏术后院内死亡的独立预测因子[25]。如果诊断为心肌缺血或心肌梗死，可紧急采取血管造影或再探查和血管重建。

术后瓣膜功能不全不仅可能发生在已有瓣膜病变的患者，也可能发生于手术中瓣膜损伤的患者，最好发于二尖瓣。由于心肌保护不足或围术期心肌梗死引起术后乳头肌缺血断裂可以导致急性二尖瓣反流。在手术室往往由 TEE 诊断，但心输出量下降和新的收缩期杂音应由超声心动图评价。

速率与节律

心输出量是心率和每搏量的乘积。很多心律失常可能对心输出量产生不利影响。如果心率太低，心输出量可能会直接受损；如果心率过快，心室舒张充盈可能受损从而心输出量减少。心律失常是心脏外科术后常见并发症，其可分为缓慢性心律失常和快速性心律失常；这些类型可分别进一步分为房性和室性心律失常。

心动过缓可导致心室扩张、室壁张力增加和冠状动脉灌注压降低，这些因素可导致心肌缺血和心力衰竭。心率 80～90 次 /min 似乎是最佳的，此时心室既可充分充盈又可防止过度膨胀，而且不会导致与心率相关的缺血。心动过缓可以通过安装起搏器来纠正。一般来说，心外膜起搏线在胸腔闭合后留在原位，并在术后立即与外部起搏器连接。如果是窦性心动过缓，心房起搏器通常是最佳的。心脏手术后缓慢心律失常的第二个最常见原因是房室分离。心房和心室导线的组合允许分开管理房室起搏。房室间期在 0.1～0.225 秒可同步优化心输出量[41]。

心房颤动是最常见的快速性心律失常。通常在术后第二或第三天发生在心脏手术后的 10%～35% 的患者。术后心房颤动的发病率和死亡率增加，住院时间更长、费用更高。术后心房颤动会增加并发症发病率和死亡率，延长住院时间，增加住院费用[42]。其独立预测因素包括高龄、男性、心房颤动史、慢性心功能不全史和 CPB 前心率＞100 次 /min[43]。手术操作如：肺静脉插管、双腔静脉插管、术后心房起搏、较长时间的交叉钳夹等也被认为是术后心房颤动的独立危险因子。与未发生并发症的患者相比，术后发生心房颤动的患者在入住 ICU 和普通病房的时间更长。

虽然室性早搏常见，但持续性室性心律失常的发生频率要低得多。心脏手术后发生的严重室性心律失常与心肌缺血、低氧血症、低血容量血症、电解质异常、血管活性药物的作用或现有潜在的心肌病有关[44]。在 2 100 例心脏手术中，只有 16 例（0.8%）在术后 3 天至 3 周的时间内发生室性纤维性颤动或持续性室性心动过速，其中 10 例做过瓣膜手术[45]。这些患者的预后与术前心室疾病的预后有关。在左心室射血分数＜40% 的患者，其死亡率可能高达 75%[46]。

后负荷

心室后负荷是收缩期心室射血的压力负荷。术后高血压患者的发生率高达 60%。即使没有高血压病史的患者，动脉血压也会增加。其易感因素包括低氧血症、高碳酸血症、复温不足、疼痛、液体超载和交感神经紧张。围术期 β- 肾上腺素受体阻滞剂的中断也会促使术后高血压的发生。高血压和增加后负荷可能会通过增加心室卒中导致心肌缺血。此外，高血压可能导致手术部位出血、主动脉夹层和卒中的风险增加。

心脏压塞

心脏压塞是指心包内存积血液或其他液体导致血流动力学异常。在术后患者中，心脏压塞的表现可能是轻微的，与经典的描述有很大的不同。心包填充压力的平衡通常是看不见的。更常见的是患者表现为由右心房和上腔静脉受压引起的孤立性右心房压升高。心脏手术后，多达 66% 的心包积液是心包后腔积液[47]。

心房插管部位出血是填塞的常见原因。当右心房压力增加时，心室充盈受损，心输出量减少。术后心包积液的频率高，给心脏压塞的诊断带来困难。超声心动图研究显示，30%患者术后第8天出现中度渗出，2%患者出现大量渗出[48]。

术后患者的心脏压塞诊断需要高度怀疑和及时干预诊断。任何血流动力学不稳定都应评估有无心脏压塞的可能。低心输出量、低血压和心动过速伴左、右或两心房压力升高时应立即使用超声心动图进行评估。其他可能出现的征象包括胸部纵隔增宽、心律失常和心电图提示电压降低。由于正压通气的影响，奇脉的经典征象可能不存在。

如果时间允许的话，可以通过超声心动图来证实心脏压塞。虽然渗出很常见，但是心房或右心室受压或塌陷的征象都具有诊断性[49-51]。重要的是，诊断可以仅根据临床怀疑，不应该为了确诊而推迟治疗。一旦心脏压塞被诊断，容量复苏可能暂缓这种情况。在这种情况下，心包穿刺术无效，应立即重新探查止血和清除血栓。

呼吸道并发症

接受心脏手术的患者有多发肺部并发症的危险，包括气胸和术后早期胸腔积液。在最初的24小时内，患者有时会发生急性肺损伤(acute lung injury，ALI)、ARDS或肺炎。膈神经损伤继发膈神经功能障碍可能继发于膈神经损伤的膈肌功能紊乱。

残留气胸常常出现在术后早期的胸片上，通常位于左侧，这是因为在解剖左乳内动脉时打开了左胸膜顶。气胸通常在放置胸导管引流后自行消退。偶尔，由于右侧胸膜顶的切开，右胸也可见气胸。右侧气胸可能进展为张力性气胸和发生显著的血流动力学恶化。患者病情不稳定时应考虑到这种诊断，治疗为插入一个额外的胸导管。

心脏术后24小时的胸腔积液应怀疑血胸。我们应注意到不断增多的胸腔积液和与持续出血相关的其他体征和症状。进行性增多的血胸是立即开胸再探查和止血的指征。24小时后的胸腔积液通常是良性的过程。大多数胸腔积液自行消退，只有当胸腔积液占X线片肺野的50%以上或患者呼吸功能明显受损时，才应进行胸腔穿刺。

心脏手术、体外循环和输血后的并发症中ALI和ARDS少见(<0.5%)。与此并发症相关的死亡率在15%～70%[52]。在术后，ARDS患者比无ARDS患者更有可能需要再次接受心脏手术或输注更多的血液制品和并发休克[53]。

医院获得性肺炎可能会使ICU处理复杂化。机械通气超过48小时的患者具有特别高的风险。这些肺炎通常是由口腔或胃分泌物吸入肺部引起的。频繁的口腔护理可减少医院获得性肺炎的发生率。头部的抬高达到30°以上可防止误吸。医院获得性肺炎的死亡率为24%～50%，其需要适当的广谱抗生素治疗[54]。应早期应用广谱抗生素(基于心脏ICU特异性抗菌谱)，随后可依据定量培养结果适当降级抗生素。

膈肌功能障碍通常是由于冷敷心脏(作为停搏方案的一部分)后膈神经冻伤引起的。多达2%的心脏手术患者接受局部低温治疗后发生这种并发症[55, 56]。当患者进行正压通气时，这种损伤是不明显的。如果术前肺功能正常，单侧膈肌麻痹通常耐受良好。如果术前出现肺部问题或发生双侧膈肌损伤，术后肺功能可能严重受损[57]。这些患者出现医院获得性肺炎、不能从呼吸机中脱离和死亡的风险增加。膈肌功能障碍通常在3～4个月自行消退。

持续性出血

术后持续性出血是一个常见的问题，在进一步的并发症发生前需要及时积极的管理。持续性出血的原因常常是多方面的，包括手术止血不足、血小板功能障碍、凝血病和肝素逆转不足。通常这些因素并不单一出现，而且瓣膜置换患者持续性出血的风险增加[58]。

多重凝血异常可能发生，其中大部分直接或间接地由CPB引起[59]。导管、血液贮存器和氧合器膜作为外源性表面都可能激活凝血级联反应。因为血泵必须用生理盐水或乳酸林格溶液预处理，导致所有血液成分(包括红细胞、血小板和凝血因子)大量稀释。CPB后，血小板数量减少，其余血小板功能紊乱[60, 61]，而且肝、脾、CPB回路中存在血小板淤滞。由于CPB回路激活该系统而引起全身性纤溶。

肝素逆转不良应通过活化凝血试验(activated coagulation，ACT)或测定活化部分凝血活酶时间(activated partial thromboplastin time，APTT)在床旁诊断。由于肝素的半衰期比鱼精蛋白的半衰期长，肝素诱导的抗凝可能在术后反弹，其治疗是给予额外的鱼精蛋白。

肾功能不全

轻度肾功能不全是术后常见的事件(7%)[62]，而大约有1%的患者被确诊为急性肾衰竭(acute renal failure，ARF)需要进行肾脏替代治疗。随着ICU住院时间的延长，患者的发病率和死亡率增加了5倍。

一项纳入2 222例接受CABG患者的多中心研究确定了5个独立的肾功能不全危险指标：年龄70～79岁或80～95岁，充血性心力衰竭，既往心肌血管重建，糖尿病(diabetes mellitus，DM)或术前血清葡萄糖水平超过300mg/dl，术前血清肌酐为1.4～2.0mg/dl。使危险性加重的独立围术期因素是持续3小时或更长的CPB和各种心室辅助装置[62]。主要的易感因素似乎是由于同时使用肾上腺素等血管升压素而加剧的低心输出量[63]。

肾功能不全不外乎以下3种形式[64]。暂时性ARF(术后第4天出现肌酐峰值)是个短暂事件，最可能与术中肾缺血有关。外显性ARF(肌酐峰值高于ARF并在数周后降低)发生在危险因素持续存在时，通常是低心输出量持续时间较长。持续性ARF(通常为不可逆性肾衰竭)发生于第二种损害后，通常是败血症或低血压阻碍了肾功能的恢复。

神经系统并发症

CPB的神经后遗症是从轻微的神经认知缺陷(出现在高达80%的患者)到卒中。为了评估与各种临床因素相关的神经后遗症的相对风险，应用逻辑回归模型前瞻性地收集了来自24个美国医学中心的273例患者的数据[65]。不良颅内结局的发生率为16%，其中Ⅰ型结局（8.4%：5例脑死亡，16例非致命性卒中，2例新的短暂性脑缺血发作）和Ⅱ型结局（7.3%：17例院内出院后智力下降的新病例和新诊断的癫痫发作患者3例）的比例基本相同。这些患者的资源利用率显著提高；平均ICU住院时间由3天延长到6～8天，总住院时间增加50%（Ⅱ型结局）～100%（Ⅰ型结局）。从急性期护理机构出院后，69%的不良神经后遗症患者需要特殊护理。Ⅰ型结局的危险因素主要与栓塞现象有关，包括近端主动脉粥样硬化、心内血栓、手术期间主动脉间歇性夹闭。除这些因素外，Ⅱ型结局的危险因素还包括术前有心内膜炎、酗酒、围术期心律失常、高血压控制不佳和CPB后低心输出量史。

胃肠道并发症

急性腹部并发症是心脏术后比较少见的并发症。如果它们确实发生，与极高的并发症发病率和死亡率相关。对1 116例CPB患者的前瞻性研究发现，有23例（2.1%）患者出现腹部并发症。其中10例行腹部手术，20例死亡。早期腹部并发症出现在术后第6～7天，包括肠缺血或肝衰竭。这些并发症可能与围术期低血压和低心输出量有关[66]。晚期腹部并发症包括假膜性结肠炎、胆囊炎、胰腺炎和脓毒性脾破裂[67]。

肝细胞酶循环水平轻度短暂升高是手术后常见的。这些变化通常是无关紧要的；然而，如果血清转氨酶水平持续升高或非常高（例如，血清丙氨酸氨基转移酶浓度>500IU/L），则可能是肝脏严重缺血性损伤的证据，并具有高死亡率。这种并发症与低心输出量和充盈压力增加密切相关，提示肝脏缺血是由灌注减少和静脉阻塞共同引起的[68]。

常见术后问题的处理

心排血量的优化

低血压和低心输出量的治疗必须针对病因进行调整。同时，考虑心脏前负荷、收缩力、后负荷、心率及节律对治疗有好处。充盈压不足时采用液体复苏。如果血细胞比容低或有持续出血的证据，血管扩容剂可以是晶体溶液、胶体溶液或红细胞。重要的是，如果血容量没有恢复，强心治疗无效反而可能有害。

如果进行了血管内液体复苏，心输出量或血压仍然很低，那么有必要建立强心或升压支持。没有哪类药物在任何情况下都适用。相反，应根据可能导致低心输出量或低血压的原因和了解各种强心药和升压药的药理作用选择药物（表157-2）。如果低血压的主要原因是血管扩张，则应给予血管收缩剂（例如，肾上腺素、去甲肾上腺素或血管升压素）。如果低血压与心室射血不足有关，则应使用β肾上腺素受体激动剂药物进行强心治疗（例如，肾上腺素、去甲肾上腺素、多巴胺或多巴酚丁胺）。慢性收缩功能障碍患者对这些药物的反应可能不佳。缓慢升高的循环儿茶酚胺会耗尽心肌去甲肾上腺素的储存并下调心肌β-肾上腺素能受体的表达。在这些患者中，β-肾上腺素能激动剂的快速抑制可能发展迅速。在这些患者的治疗中加入磷酸二酯酶抑制剂（例如，氨力农或米力农）通常是有效的[69, 70]。任何情况下均应使用药物来满足适当的器官血液循环。

机械循环支持

当适当的血管升压素或强心治疗效果不佳时，可能需要对循环的机械支持。IABP是最常用的方法。球囊位于主动脉内，尖端不超过左颈总动脉。在心室舒张期球囊充气增加了球囊上方的舒张压，从而增加了冠状动脉灌注压。相反，心室收缩期的心肌收缩减少左心室后负荷。这种血流动力学效应的组合改善了心肌缺血和心输出量。

对于维持心输出量，心室辅助装置比IABP更有效。左心室、右心室或两者均可用VADs支持。目前，VADs既可以作为移植前的过渡，也可以作为恢复期的临时装置。两种情况都假定VAD是受时间限制的干预。有一些数据支持这样的观点，即通过使用VAD可能使急性损伤的心肌细胞恢复，从而允许最终撤销机械支持。如果心脏长期患病，康复的希望就很渺茫，而VAD则起到支持患者的作用，直到移植成为可能[71-73]。

正在进行的临床试验将VADs作为一线治疗，而不是作为移植的过渡装置。植入这些装置可能会增加终末期心力衰竭患者的长期存活率[74]。

表157-2 几种有效血管活性物质的相对活性比较

药物	α_1	β_1	β_2	磷酸二酯酶抑制	剂量/($\mu g \cdot kg^{-1} \cdot min^{-1}$)
肾上腺素	++	+++	+	−	0.01～0.15
去甲肾上腺素	++++	+++	+	−	0.01～3
多巴胺	++	++	+	−	2～20
多巴酚丁胺	+	+++	+	−	2～20
苯肾上腺素	+++	−	−	−	0.4～9.1
甲氰吡酮	−	−	−	+++	0.375～0.75

−：无活性；+：轻度活性；++：中度活性；+++：强活性。

纠正心律失常

心房颤动是心脏外科术后最常见的心律失常。预防性使用β-肾上腺素能受体阻滞剂可降低术后心房颤动的发生率，除非有明确的禁忌证，否则应在心脏手术后给予所有患者β-肾上腺素能受体阻滞剂[75]。对于术后心房颤动的高危患者（如既往有心房颤动或二尖瓣手术史的患者），应考虑预防性应用胺碘酮和临时心房起搏器[42,76]。

如果心脏术后出现心房颤动，医生需决定是以控制心室率为主，还是恢复正常窦性心律为主。如果心房颤动伴有血流动力学不稳定或抗凝有禁忌，则首选电复律或胺碘酮[77,78]。对于大多数稳定的患者来说，最好的是控制心室率，因为大多数患者在出院后8周内会自动恢复到窦性心律[79,80]。控制心室率的药物包括静脉注射或口服β肾上腺素能阻滞剂或钙通道阻滞剂。除非有特定的禁忌证，所有持续超过24～48小时的心房颤动患者都应该进行抗凝治疗。无论是速率控制策略还是节律控制策略，长期治疗预后都是相似的[81,82]。

术后室性心律失常应根据目前先进的心脏生命支持方案立即治疗[23]。术后任何室性心律失常提示应寻找潜在的病因。重要的是，应该排除心肌缺血的可能。持续性室性心律失常患者在进行长期抗心律失常治疗之前应进行电生理检查。对于典型的血流动力学异常的心律失常患者，植入式心律转复-除颤器装置已被证实疗效优于药物治疗[83]。

术后高血压

高血压导致心室后负荷增加是心输出量下降的常见原因。可以通过静脉输注硝普钠、硝酸甘油、β-肾上腺素阻滞剂或钙通道阻滞剂来控制高血压。这些药物通过降低高血压患者的血压和后负荷来增加心输出量。急性高血压常在术后24～48小时消失。如果高血压持续时间超过最初的恢复期，静脉药物应停止，并开始口服治疗。β-肾上腺素阻滞剂和血管紧张素转换酶抑制剂都已被证明对预后具有长期的益处，因此应该及早使用。如果术前没有高血压，术后通常不需要长期抗高血压治疗。

凝血病的纠正

术后凝血功能障碍可促使胸廓或心包腔内出血和积血，必须采取积极的措施来纠正凝血障碍。需要系统地评估和治疗持续出血（表157-3）。低温可能导致凝血病，因此，深低温的ICU患者必须积极使用经皮温热疗法进行复温。可疑凝血病的实验室评估应包括血小板计数、凝血酶原时间（prothrombin time，PT）、APTT、ACT和出血时间的测量。血栓弹力图（thromboelastography，TEG）可能有助于指导输血需求。

术后出血

我们需要积极治疗凝血障碍纠正后的持续出血。应用呼气末正压（positive end-expiratory pressure，PEEP）可部分控制胸腔内静脉出血[84,85]。

表157-3 术后凝血障碍的评估和治疗

凝血试验	正常范围	治疗建议
体温	—	体温如果低于-35.5℃，患者应积极复温
PT	11～13.3s	注射新鲜冰冻血浆
PTT	21～32s	考虑输注额外的鱼精蛋白*
血小板	140 000～440 000/μl	如果<100 000，则输注血小板
纤维蛋白质	150～360mg/dl	如果<100，则输注冷沉淀液
出血时间	2.5～9.5分	如果时间延长，血小板计数正常，应考虑血小板功能障碍，并使用DDAVP和/或冷沉淀治疗
ACT	90～120s	考虑输注额外的鱼精蛋白*

*过量鱼精蛋白本身可能引起出血[105]。

ACT：活化凝血试验；DDAVP：醋酸去氨加压素；PT：凝血酶原时间；PTT：部分凝血活酶时间。

持续纵隔出血或怀疑心脏压塞是立即开胸探查的指征。由于大量出血或即将出现的由于心脏压塞导致的心脏停搏，可能需要在ICU的床边进行手术探查。出血对药物治疗无反应则需要再通过手术探查。接受再次手术的指导原则包括出血量为400ml/h持续1小时，300ml/h持续2小时，或200ml/h持续3小时。纵隔管引流突然减少或完全停止同样提示预后不佳。纵隔或胸管引流中断可能是由凝固的血液阻塞管引起。如果出血持续但引流停止，结果可能是心脏压塞。

再探查与发病率和死亡率增加有关。然而，这种死亡率和发病率增加可能部分归因于延迟手术探查，从而导致ICU中本可避免的开胸复苏[58,86,87]。

术后肾衰竭

心脏术后患者预防和治疗肾衰竭的基石是维持足够的肾灌注。这一目标最好通过优化循环血容量和心输出量来实现。之前已经描述了多种肾脏保护的药理学方案。如使用低“肾”剂量多巴胺[1～3μg/(kg•min)]，这种策略的基本原理是多巴胺激活1型多巴胺（type1 dopaminergic，DA1）受体导致肾动脉扩张、钠尿和利尿。然而，许多人类研究未能证明低剂量多巴胺能预防肾衰竭或改善存活率[88]。即使是低剂量多巴胺也可增加心输出量，这可能是尿量增加的基础[89]。非诺多巴[90]和多培沙明[91]是DA1受体拮抗剂，也被作为肾脏保护剂，使用时可以同时达到两种效果[92]。

袢利尿剂，如呋塞米已被提出作为肾脏保护剂，因为它们不仅可以排水排钠，还可减少髓袢耗氧量。甘露醇、渗透性利尿剂已被用来预防ARF的发展。但甘露醇和呋塞米都不能改善 ARF 患者预后[62]。事实上，这些药物因为利尿而加重低血容量和肾灌注不足，所以可能是有害的。甘露醇、呋塞米和多巴胺联合应用已取得一些成功[93]。输注含有这三种药物的溶液可促进术后急性 ARF 和高心输出量患者利尿，并显著减少大多数患者透析的需求[91]。在 ARF 早期给予该溶液可使肾功能早恢复至正常或基线状态[93]。

预防和治疗肾衰竭药物的失败促使了其他治疗方法的出现。依据 65 例重症 ARF 患者接受心脏手术后的结果，早期和强化使用连续性静脉血液滤过取得了较好的效[94]。

血糖控制

研究表明，在 ICU 中严格控制血糖水平策略与术后并发症发病率和死亡率的增加有关（表 157-4）。即使是那些以前没有 DM 的患者，高血糖和胰岛素抵抗在危重患者中是常见的。前瞻性随机对照研究[95]的结果中，6 104 例危重成人患者被随机分配接受强化胰岛素治疗（维持血糖浓度在 80～108mg/dl）或常规治疗（注射胰岛素以保持血糖在 180mg/dl 或更低的水平）显示，3 个月后，强化胰岛素治疗组的低血糖发作和 ICU 死亡率增加。

机械通气

在简单的恢复期，患者只需要短时间的机械通气。通常，使用容量控制通气直到镇静停止，患者苏醒。一旦患者清醒，血流动力学稳定，没有出血迹象，就可进行一次短暂

表 157-4 术后血糖控制方案

决定开始静脉注射胰岛素

↓

若 BG＜200mg/dl，以 60～100mL/h 开始 D5 ½ NS

若 BG＞300mg/dl，静注 0.1U/kg 体重胰岛素

↓

开始按小时计量（每日胰岛素总剂量除以 24）

对于从未服用过胰岛素的患者，每小时给予 0.02U/kg 体重

↓

每小时检查一次 BG，并根据下表进行调整

每小时重新检查 BG

↓

如果在理想的范围内（101～150mg/dl），继续每 2 小时检查一次 BG，并根据需要进行调整

当前 BG	初始 BG（mg/dl）								
（mg/dl）	＜60	60～80	81～100	101～150	151～200	201～250	251～300	301～400	＞400
＜60	停止滴注：给予 1 支 50% 葡萄糖安瓶；每 30 分钟检查一次血糖，直至＞100mg/dl，然后重新开始滴注，滴速为原来的 50%								
60～80	停止滴注：每 30 分钟检查一次血糖，直到＞100mg/dl，然后重新开始滴注，滴速为以前的 50%								
81～100	↓速率为 1U/h	无变化	↓速率为 25% 或 0.5U/h†			↓速率为 25% 或 1U/h†		↓R 速率 50% 或 2U/h†	
101～150	无变化			↓速率为 25% 或 1U/h†					
151～200	↑速率为 1U/h		↑速率为 0.5U/h		↑速率为 25% 或 1U/h†		无变化	↓速率为 25% 或 1U/h†	
201～250	↑速率为 25% 或 2U/h†			↑速率为 25% 或 1U/h†		↑速率为 1U/h		无变化	
251～300	↑速率为 33% 或 2.5U/h†	↑速率为 25% 或 1.5U/h†		↑速率为 25% 或 1U/h†	↑速率为 1U/h†	↑速率为 1.5U/h†	↑速率为 25% 或 2U/h†		无变化
301～400	↑速率为 40% 或 3U/h†								
＞400	↑速率为 50% 或 4U/h†								

在停止输注胰岛素之前

确保患者能够耐受口服

写下替代血糖治疗的医嘱

停药前 1～2h 皮下注射非常迅速或快速的胰岛素。如果患者从未服用过胰岛素，请使用相当于每小时静脉注射胰岛素两倍的剂量，否则，使用术前或入院前给予的胰岛素或口服药物的剂量

* 对于接受大手术的患者（例如心胸外科手术、移植），可能需要更高的剂量。

† 哪一个更大。

BG：血糖浓度；D_5 ½ NS：5% 葡萄糖＋1/2 生理盐水（0.45% 氯化钠）；IV：静脉注射；U：单位。

的自主呼吸试验。如果拔管试验成功，患者可拔管。如果患者由于呼吸衰竭或血流动力学不稳定需要持续机械通气，则可采用常规的容量控制通气或压力支持通气。

少数患者出现 ALI 或 ARDS。在一项大型临床试验中，对患有 ARDS 或 ALI 的内科和外科患者采用肺保护通气策略（6ml/kg 理想体重）进行机械通气显然是有益的[96]。虽然没有对心脏手术患者进行过这样的研究，但是采用同样的治疗策略似乎是合理的。这些建议仅适用于已确诊的 ALI/ARDS 患者；预防性使用小潮气量被证明是无效的。

ALI 或 ARDS 患者通常需要增加 PEEP 水平来支持氧合。PEEP 对心输出量的影响是有争议的。有证据表明，应用高达 30cmH_2O 的 PEEP 可以减少心室前负荷和室间隔左向右分流进而减少心输出量，限制左心室充盈[97]，其他研究不支持这一观点。对于术前呼吸状况正常的成人患者，在行机械通气支持下，采用 0～10cmH_2O 的 PEEP 分级治疗时各组间心排血指数无显著差异[98]。PEEP 对患者循环的影响是广泛的，对应措施是在密切监测下滴定 PEEP。

心脏外科手术结局

越来越多的医疗由预后统计数据所驱动。心脏外科一直是医学领域的主要专业之一。很难从粗略的死亡率数据中评判结果，因为这些数据没有考虑到病例的复杂性和患者的术前风险。粗略的比较死亡率可能会造成误导，并可能引发外科医生的风险规避行为。死亡率应该按风险分层。然而，这仅仅可能是一些推论。在接受 CABG 的低危患者中，死亡率低于 2% 是可以实现的[99]。具有主要术前风险因素（例如，心室功能差、高龄和其他合并症）或主要手术危险因素（例如，再手术和复杂手术）的既定亚组的死亡率预期较高。

为了确定医院死亡率的危险因素，对 27 239 例连续接受孤立 CABG 的患者进行了前瞻性队列检查。在调整患者和疾病特征之后，发现与术后死亡率相关的危险因素如下：糖尿病、血管疾病、慢性阻塞性肺疾病、消化性溃疡和透析依赖性肾衰竭[100]。

80 岁及以上患者会更多地行心脏手术。在一项研究中，年龄在 65～75 岁的患者 30 天死亡率为 3.4%，而 80 岁以上患者的死亡率为 13.5%。老年患者入住 ICU 时间和术后住院时间较长。虽然急诊手术和复杂手术对 80 多岁的老人来说风险很高，而且增加了社会成本，但大多数患者可接受手术，其短期发病率、死亡率和资源使用仅略高于年轻患者[101]。一旦出院，老年患者的生活质量很高[102]。

总体而言，不到 10% 的心脏外科手术患者待在 ICU 的时间超过 48 小时。大多数患者存活下来并且器官功能状态得到改善，而且生命质量得到显著提高[103, 104]。

结论

大多数心脏手术患者可以在手术后 24～48 小时从 ICU 搬到普通病房，但是越来越多的患者需要更长的时间。在 ICU 需要更长时间和更频繁护理的患者通常年龄更大，术前病情更严重。ICU 绝佳的服务为这些高危患者提供了最好的生存机会，并使其在住院后获得良好的生活质量。

心脏病学和心脏外科中的介入技术在不断发展。矛盾的是，随着病情较轻的患者在其他地方治疗，在心脏外科 ICU 中接受治疗的患者，病情却在进一步复杂化。这种趋势将给在这些部门工作的医生带来越来越多的挑战，从而使他们能够继续走在重症医学的前沿。

知识点

1. 介入心脏病学的发展导致老年和医学上复杂的人群被转诊去做手术。
2. 心脏外科病人的大部分护理应以临床协议为核心并尽早转至专科病房进行继续治疗。
3. 大多数接受心脏手术的患者只需要较短的 ICU 住院时间。
4. 一旦血流动力学稳定以及纵隔出血被认为得到控制，患者就可以拔管。
5. 手术后低心排量应根据心排量的组成：心率、节律、前负荷、后负荷和收缩性进行治疗。
6. 心房颤动抗体仍是一个重要的发病原因。

（张玮　张利鹏 译，薛超 审校）

参考文献

1. Gibbon JH, Jr. Application of a mechanical heart and lung apparatus to cardiac surgery. Minn Med. 1954;37(3):171–185.
2. Garrett HE, Dennis EW, DeBakey ME. Aortocoronary bypass with saphenous vein graft. Seven-year follow-up. JAMA. 1973;223(7):792–794.
3. Hannan EL, O'Donnell JF, Kilburn H, Jr., et al. Investigation of the relationship between volume and mortality for surgical procedures performed in New York State hospitals. JAMA. 1989;262(4):503–510.
4. Birkmeyer JD, Siewers AE, Finlayson EV, et al. Hospital volume and surgical mortality in the United States. N Engl J Med. 2002;346(15):1128–1137.
5. Birkmeyer JD, Stukel TA, Siewers AE, et al. Surgeon volume and operative mortality in the United States. N Engl J Med. 2003;349(22):2117–2127.
6. Mehta RH, Shahian DM, Sheng S, et al. Association of hospital and physician characteristics and care processes with racial disparities in procedural outcomes among contemporary patients undergoing coronary artery bypass grafting surgery. Circulation. 2015(133):124–130.
7. Pronovost PJ, Jenckes MW, Dorman T, et al. Organizational characteristics of intensive care units related to outcomes of abdominal aortic surgery. JAMA. 1999;281(14):1310–1317.
8. Association AH. Heart disease and stroke statistics: 2003 Update. Dallas, TX: American Heart Association; 2002.
9. Seung KB, Park DW, Kim YH, et al. Stents versus coronary-artery bypass grafting for left main coronary artery disease. N Engl J Med. 2008;358(17):1781–1792.
10. Thiele H, Neumann-Schniedewind P, Jacobs S, et al. Randomized comparison of minimally invasive direct coronary artery bypass surgery versus sirolimus-eluting stenting in isolated proximal left anterior descending coronary artery stenosis. J Am Coll Cardiol. 2009;53(25):2324–2331.
11. McCreath BJ, Swaminathan M, Booth JV, et al. Mitral valve surgery and acute renal injury: port access versus median sternotomy. Ann Thorac Surg. 2003;75(3):812–819.
12. Eagle KA, Guyton RA, Davidoff R, et al. ACC/AHA 2004 guideline update for coronary artery bypass graft surgery: a report of the American College of Cardiology/American Heart Association Task Force on Practice Guidelines (Committee to Update the 1999 Guidelines for Coronary Artery Bypass Graft Surgery). Circulation. 2004;110(14):e340–437.
13. Eagle KA, Guyton RA, Davidoff R, et al. ACC/AHA Guidelines for Coronary Artery Bypass Graft Surgery: A Report of the American College of Cardiology/American Heart Association Task Force on Practice Guidelines (Committee to Revise the 1991 Guidelines for Coronary Artery Bypass Graft Surgery). American College of Cardiology/American Heart Association. J Am Coll Cardiol. 1999;34(4):1262–1347.
14. Hillis LD, Smith PK, Anderson JL, et al. 2011 ACCF/AHA Guideline for Coronary Artery Bypass Graft Surgery: a report of the American College of Cardiology Foundation/American Heart Association Task Force on Practice Guidelines. Circulation. 2011;124(23):e652–735.
15. Mohr R, Lavee J, Goor DA. Inaccuracy of radial artery pressure measurement after cardiac opera-

tions. J Thorac Cardiovasc Surg. 1987;94(2):286-290.
16. Slogoff S, Keats AS, Arlund C. On the safety of radial artery cannulation. Anesthesiology. 1983;59(1):42-47.
17. Safdar N, Kluger DM, Maki DG. A review of risk factors for catheter-related bloodstream infection caused by percutaneously inserted, noncuffed central venous catheters: implications for preventive strategies. Medicine (Baltimore). 2002;81(6):466-479.
18. Tuman KJ, McCarthy RJ, Spiess BD, et al. Effect of pulmonary artery catheterization on outcome in patients undergoing coronary artery surgery. Anesthesiology. 1989;70(2):199-206.
19. Connors AF, Jr., Speroff T, Dawson NV, et al. The effectiveness of right heart catheterization in the initial care of critically ill patients. SUPPORT Investigators. JAMA. 1996;276(11):889-897.
20. Sandham JD, Hull RD, Brant RF, et al. A randomized, controlled trial of the use of pulmonary-artery catheters in high-risk surgical patients. N Engl J Med. 2003;348(1):5-14.
21. Jacka MJ, Cohen MM, To T, et al. The use of and preferences for the transesophageal echocardiogram and pulmonary artery catheter among cardiovascular anesthesiologists. Anesth Analg. 2002;94(5):1065-1071.
22. American Society of Anesthesiologists Task Force on Pulmonary Artery C. Practice guidelines for pulmonary artery catheterization: an updated report by the American Society of Anesthesiologists Task Force on Pulmonary Artery Catheterization. Anesthesiology. 2003;99(4):988-1014.
23. Callaway CW, Navarro K, Sinz E, et al. Advanced cardiovascular life support provider manual. Dallas, TX: American Heart Association; 2011.
24. Greenson N, Macoviak J, Krishnaswamy P, et al. Usefulness of cardiac troponin I in patients undergoing open heart surgery. Am Heart J. 2001;141(3):447-455.
25. Januzzi JL, Lewandrowski K, MacGillivray TE, et al. A comparison of cardiac troponin T and creatine kinase-MB for patient evaluation after cardiac surgery. J Am Coll Cardiol. 2002;39(9):1518-1523.
26. Reichert CL, Visser CA, Koolen JJ, et al. Transesophageal echocardiography in hypotensive patients after cardiac operations. Comparison with hemodynamic parameters. J Thorac Cardiovasc Surg. 1992;104(2):321-326.
27. Schmidlin D, Schuepbach R, Bernard E, et al. Indications and impact of postoperative transesophageal echocardiography in cardiac surgical patients. Crit Care Med. 2001;29(11):2143-2148.
28. Curtis JA, Hollinger MK, Jain HB. Propofol-based versus dexmedetomidine-based sedation in cardiac surgery patients. J Cardiothorac Vasc Anesth. 2013;27(6):1289-1294.
29. Zhu F, Lee A, Chee YE. Fast-track cardiac care for adult cardiac surgical patients. Cochrane Database Syst Rev. 2012;10:CD003587.
30. Yang KL, Tobin MJ. A prospective study of indexes predicting the outcome of trials of weaning from mechanical ventilation. N Engl J Med. 1991;324(21):1445-1450.
31. Royse CF, Royse AG, Soeding PF. Routine immediate extubation after cardiac operation: a review of our first 100 patients. Ann Thorac Surg. 1999;68(4):1326-1329.
32. Svircevic V, Nierich AP, Moons KG, et al. Fast-track anesthesia and cardiac surgery: a retrospective cohort study of 7989 patients. Anesth Analg. 2009;108(3):727-733.
33. Montes FR, Sanchez SI, Giraldo JC, et al. The lack of benefit of tracheal extubation in the operating room after coronary artery bypass surgery. Anesth Analg. 2000;91(4):776-780.
34. Curley GF, Shehata N, Mazer CD, et al. Transfusion triggers for guiding RBC transfusion for cardiovascular surgery: a systematic review and meta-analysis. Crit Care Med. 2014;42(12):2611-2624.
35. Argenziano M, Chen JM, Choudhri AF, et al. Management of vasodilatory shock after cardiac surgery: identification of predisposing factors and use of a novel pressor agent. J Thorac Cardiovasc Surg. 1998;116(6):973-980.
36. Morales DL, Gregg D, Helman DN, et al. Arginine vasopressin in the treatment of 50 patients with postcardiotomy vasodilatory shock. Ann Thorac Surg. 2000;69(1):102-106.
37. The Bypass Angioplasty Revascularization Investigation (BARI) Investigators. Comparison of coronary bypass surgery with angioplasty in patients with multivessel disease. N Engl J Med. 1996;335(4):217-225.
38. Lee ME, Sethna DH, Conklin CM, et al. CK-MB release following coronary artery bypass grafting in the absence of myocardial infarction. Ann Thorac Surg. 1983;35(3):277-279.
39. Bonnefoy E, Filley S, Kirkorian G, et al. Troponin I, troponin T, or creatine kinase-MB to detect perioperative myocardial damage after coronary artery bypass surgery. Chest. 1998;114(2):482-486.
40. Lasocki S, Provenchere S, Benessiano J, et al. Cardiac troponin I is an independent predictor of in-hospital death after adult cardiac surgery. Anesthesiology. 2002;97(2):405-411.
41. Durbin CG, Jr., Kopel RF. Optimal atrioventricular (AV) pacing interval during temporary AV sequential pacing after cardiac surgery. J Cardiothorac Vasc Anesth. 1993;7(3):316-320.
42. Maisel WH, Rawn JD, Stevenson WG. Atrial fibrillation after cardiac surgery. Ann Intern Med. 2001;135(12):1061-1073.
43. Mathew JP, Parks R, Savino JS, et al. Atrial fibrillation following coronary artery bypass graft surgery: predictors, outcomes, and resource utilization. MultiCenter Study of Perioperative Ischemia Research Group. JAMA. 1996;276(4):300-306.
44. Huikuri HV, Yli-Mayry S, Korhonen UR, et al. Prevalence and prognostic significance of complex ventricular arrhythmias after coronary arterial bypass graft surgery. Int J Cardiol. 1990;27(3):333-339.
45. Brembilla-Perrot B, Villemot JP, Carteaux JP, et al. Postoperative ventricular arrhythmias after cardiac surgery: immediate- and long-term significance. Pacing Clin Electrophysiol. 2003;26(2 Pt 1):619-625.
46. Pinto RP, Romerill DB, Nasser WK, et al. Prognosis of patients with frequent premature ventricular complexes and nonsustained ventricular tachycardia after coronary artery bypass graft surgery. Clin Cardiol. 1996;19(4):321-324.
47. Chuttani K, Tischler MD, Pandian NG, et al. Diagnosis of cardiac tamponade after cardiac surgery: relative value of clinical, echocardiographic, and hemodynamic signs. Am Heart J. 1994;127(4 Pt 1):913-918.
48. Pepi M, Muratori M, Barbier P, et al. Pericardial effusion after cardiac surgery: incidence, site, size, and haemodynamic consequences. Br Heart J. 1994;72(4):327-331.
49. Bateman T, Gray R, Chaux A, et al. Right atrial tamponade complicating cardiac operation: clinical, hemodynamic, and scintigraphic correlates. J Thorac Cardiovasc Surg. 1982;84(3):413-419.
50. Torelli J, Marwick TH, Salcedo EE. Left atrial tamponade: diagnosis by transesophageal echocardiography. J Am Soc Echocardiogr. 1991;4(4):413-414.
51. Schwartz SL, Pandian NG, Cao QL, et al. Left ventricular diastolic collapse in regional left heart cardiac tamponade. An experimental echocardiographic and hemodynamic study. J Am Coll Cardiol. 1993;22(3):907-913.
52. Christenson JT, Aeberhard JM, Badel P, et al. Adult respiratory distress syndrome after cardiac surgery. Cardiovasc Surg. 1996;4(1):15-21.
53. Milot J, Perron J, Lacasse Y, et al. Incidence and predictors of ARDS after cardiac surgery. Chest. 2001;119(3):884-888.
54. Chastre J, Fagon JY. Ventilator-associated pneumonia. Am J Respir Crit Care Med. 2002;165(7):867-903.
55. Curtis JJ, Nawarawong W, Walls JT, et al. Elevated hemidiaphragm after cardiac operations: incidence, prognosis, and relationship to the use of topical ice slush. Ann Thorac Surg. 1989;48(6):764-768.
56. Diehl JL, Lofaso F, Deleuze P, et al. Clinically relevant diaphragmatic dysfunction after cardiac operations. J Thorac Cardiovasc Surg. 1994;107(2):487-498.
57. Kohorst WR, Schonfeld SA, Altman M. Bilateral diaphragmatic paralysis following topical cardiac hypothermia. Chest. 1984;85(1):65-68.
58. Unsworth-White MJ, Herriot A, Valencia O, et al. Resternotomy for bleeding after cardiac operation: a marker for increased morbidity and mortality. Ann Thorac Surg. 1995;59(3):664-667.
59. Woodman RC, Harker LA. Bleeding complications associated with cardiopulmonary bypass. Blood. 1990;76(9):1680-1697.
60. Friedenberg WR, Myers WO, Plotka ED, et al. Platelet dysfunction associated with cardiopulmonary bypass. Ann Thorac Surg. 1978;25(4):298-305.
61. Salzman EW. Blood platelets and extracorporeal circulation. Transfusion. 1963;3:274-277.
62. Mangano CM, Diamondstone LS, Ramsay JG, et al. Renal dysfunction after myocardial revascularization: risk factors, adverse outcomes, and hospital resource utilization. The Multicenter Study of Perioperative Ischemia Research Group. Ann Intern Med. 1998;128(3):194-203.
63. Badr KF, Ichikawa I. Prerenal failure: a deleterious shift from renal compensation to decompensation. N Engl J Med. 1988;319(10):623-629.
64. Myers BD, Moran SM. Hemodynamically mediated acute renal failure. N Engl J Med. 1986;314(2):97-105.
65. Wolman RL, Nussmeier NA, Aggarwal A, et al. Cerebral injury after cardiac surgery: identification of a group at extraordinary risk. Multicenter Study of Perioperative Ischemia Research Group (McSPI) and the Ischemia Research Education Foundation (IREF) Investigators. Stroke. 1999;30(3):514-522.
66. Christenson JT, Schmuziger M, Maurice J, et al. Postoperative visceral hypotension the common cause for gastrointestinal complications after cardiac surgery. Thorac Cardiovasc Surg. 1994;42(3):152-157.
67. Mierdl S, Meininger D, Dogan S, et al. Abdominal complications after cardiac surgery. Ann Acad Med Singapore. 2001;30(3):245-249.
68. Raman JS, Kochi K, Morimatsu H, et al. Severe ischemic early liver injury after cardiac surgery. Ann Thorac Surg. 2002;74(5):1601-1606.
69. Butterworth JFT, Royster RL, Prielipp RC, et al. Amrinone in cardiac surgical patients with left-ventricular dysfunction. A prospective, randomized placebo-controlled trial. Chest. 1993;104(6):1660-1667.
70. Royster RL, Butterworth JFT, Prielipp RC, et al. Combined inotropic effects of amrinone and epinephrine after cardiopulmonary bypass in humans. Anesth Analg. 1993;77(4):662-672.
71. Dekkers RJ, FitzGerald DJ, Couper GS. Five-year clinical experience with Abiomed BVS 5000 as a ventricular assist device for cardiac failure. Perfusion. 2001;16(1):13-18.
72. Wassenberg PA. The Abiomed BVS 5000 biventricular support system. Perfusion. 2000;15(4):369-371.
73. Copeland JG, Smith RG, Arabia FA, et al. Cardiac replacement with a total artificial heart as a bridge to transplantation. N Engl J Med. 2004;351(9):859-867.
74. Nose Y. Implantable total artificial heart developed by Abiomed gets FDA approval for clinical trials. Artif Organs. 2001;25(6):429.
75. Kowey PR, Taylor JE, Rials SJ, et al. Meta-analysis of the effectiveness of prophylactic drug therapy in preventing supraventricular arrhythmia early after coronary artery bypass grafting. Am J Cardiol. 1992;69(9):963-965.
76. Daoud EG, Strickberger SA, Man KC, et al. Preoperative amiodarone as prophylaxis against atrial fibrillation after heart surgery. N Engl J Med. 1997;337(25):1785-1791.
77. VanderLugt JT, Mattioni T, Denker S, et al. Efficacy and safety of ibutilide fumarate for the conversion of atrial arrhythmias after cardiac surgery. Circulation. 1999;100(4):369-375.
78. Ommen SR, Odell JA, Stanton MS. Atrial arrhythmias after cardiothoracic surgery. N Engl J Med. 1997;336(20):1429-1434.
79. Elahi M, Hadjinikolaou L, Galinanes M. Incidence and clinical consequences of atrial fibrillation within 1 year of first-time isolated coronary bypass surgery. Circulation. 2003;108(Suppl. 1):II207-212.
80. Lee JK, Klein GJ, Krahn AD, et al. Rate-control versus conversion strategy in postoperative atrial fibrillation: trial design and pilot study results. Card Electrophysiol Rev. 2003;7(2):178-184.
81. Van Gelder IC, Hagens VE, Bosker HA, et al. A comparison of rate control and rhythm control in patients with recurrent persistent atrial fibrillation. N Engl J Med. 2002;347(23):1834-1840.
82. Wyse DG, Waldo AL, DiMarco JP, et al. A comparison of rate control and rhythm control in patients with atrial fibrillation. N Engl J Med. 2002;347(23):1825-1833.
83. The Antiarrhythmics versus Implantable Defibrillators (AVID) Investigators. A comparison of antiarrhythmic-drug therapy with implantable defibrillators in patients resuscitated from near-fatal ventricular arrhythmias. N Engl J Med. 1997;337(22):1576-1583.
84. Ilabaca PA, Ochsner JL, Mills NL. Positive end-expiratory pressure in the management of the patient with a postoperative bleeding heart. Ann Thorac Surg. 1980;30(3):281-284.
85. Zurick AM, Urzua J, Ghattas M, et al. Failure of positive end-expiratory pressure to decrease postoperative bleeding after cardiac surgery. Ann Thorac Surg. 1982;34(6):608-611.
86. Moulton MJ, Creswell LL, Mackey ME, et al. Reexploration for bleeding is a risk factor for adverse outcomes after cardiac operations. J Thorac Cardiovasc Surg. 1996;111(5):1037-1046.
87. Anthi A, Tzelepis GE, Alivizatos P, et al. Unexpected cardiac arrest after cardiac surgery: incidence, predisposing causes, and outcome of open chest cardiopulmonary resuscitation. Chest. 1998;113(1):15-19.
88. Holmes CL, Walley KR. Bad medicine: low-dose dopamine in the ICU. Chest. 2003;123(4):1266-1275.
89. Corwin HL, Lisbon A. Renal dose dopamine: long on conjecture, short on fact. Crit Care Med. 2000;28(5):1657-1658.
90. Caimmi PP, Pagani L, Micalizzi E, et al. Fenoldopam for renal protection in patients undergoing cardiopulmonary bypass. J Cardiothorac Vasc Anesth. 2003;17(4):491-494.
91. Dehne MG, Klein TF, Muhling J, et al. Impairment of renal function after cardiopulmonary bypass is not influenced by dopexamine. Renal Failure. 2001;23(2):217-230.
92. Lisbon A. Dopexamine, dobutamine, and dopamine increase splanchnic blood flow: what is the evidence? Chest. 2003;123(5 Suppl.):460S-463S.
93. Sirivella S, Gielchinsky I, Parsonnet V. Mannitol, furosemide, and dopamine infusion in postoperative renal failure complicating cardiac surgery. Ann Thorac Surg. 2000;69(2):501-506.
94. Bent P, Tan HK, Bellomo R, et al. Early and intensive continuous hemofiltration for severe renal failure after cardiac surgery. Ann Thorac Surg. 2001;71(3):832-837.
95. Investigators N-SS, Finfer S, Chittock DR, et al. Intensive versus conventional glucose control in critically ill patients. N Engl J Med. 2009;360(13):1283-1297.
96. Network TARDS. Ventilation with lower tidal volumes as compared with traditional tidal volumes for acute lung injury and the acute respiratory distress syndrome. N Engl J Med. 2000;342(18):1301-1308.
97. Jardin F, Farcot JC, Boisante L, et al. Influence of positive end-expiratory pressure on left ventricular performance. N Engl J Med. 1981;304(7):387-392.
98. Michalopoulos A, Anthi A, Rellos K, et al. Effects of positive end-expiratory pressure (PEEP) in cardiac surgery patients. Respir Med. 1998;92(6):858-862.
99. Bridgewater B, Grayson AD, Jackson M, et al. Surgeon specific mortality in adult cardiac surgery: comparison between crude and risk stratified data. BMJ. 2003;327(7405):13-17.
100. Clough RA, Leavitt BJ, Morton JR, et al. The effect of comorbid illness on mortality outcomes in cardiac surgery. Arch Surg. 2002;137(4):428-432; discussion 432-433.
101. Avery GJ, 2nd, Ley SJ, Hill JD, et al. Cardiac surgery in the octogenarian: evaluation of risk, cost, and outcome. Ann Thorac Surg. 2001;71(2):591-596.
102. Fruitman DS, MacDougall CE, Ross DB. Cardiac surgery in octogenarians: can elderly patients benefit? Quality of life after cardiac surgery. Ann Thorac Surg. 1999;68(6):2129-2135.
103. Treasure T, Holmes L, Loughead K, et al. Survival and quality of life in patients with protracted recovery from cardiac surgery. Can we predict poor outcome? Eur J Cardiothorac Surg. 1995;9(8):426-431; discussion 431-432.
104. Bashour CA, Yared JP, Ryan TA, et al. Long-term survival and functional capacity in cardiac surgery patients after prolonged intensive care. Crit Care Med. 2000;28(12):3847-3853.
105. DeLaria GA, Tyner JJ, Hayes CL, et al. Heparin-protamine mismatch. A controllable factor in bleeding after open heart surgery. Arch Surg. 1994;129(9):944-950; discussion 950-951.

158

肺移植患者的ICU管理

Satish Chandrashekaran, Amir Emtiazjoo, and Juan C. Salgado

肺移植概述

肺移植是改善终末期肺部疾病患者生存率和生存质量的有效方法。合适的供体以及保存过程中的损伤仍然是制约肺移植成功的重要因素。新技术的发展旨在扩大供体库，通过对潜在器官进行更好的评估，以及对允许的潜在损伤器官进行治疗和修复，希望能够为更多的患者提供移植[1,2]。与其他实体器官移植一样，排斥和感染以及与围手术期相关的器官系统功能障碍仍然是需要面临的挑战[3]。然而，40多年的经验使早期结果有了实质性的改善。这些经验反映在该领域各个方面的变化中，包括根据医疗紧急情况和预期结果给予优先级的不同分配系统[4]、供体和受体评估、创新的外科技术、更好地了解早期并发症以及开发新的免疫抑制药物。

可接受成人肺移植的病种包括肺气肿导致的慢性阻塞性肺疾病（chronic obstructive lung disease，COPD）(32%)、间质性肺疾病(24%)、囊性纤维化(16%)和α-1抗胰蛋白酶缺乏(5%)，以及其他包括结节病、先天性心脏病和结缔组织疾病并发的晚期肺病[3]。在过去的20年里，单肺移植（single lung transplant，SLT）的数量保持稳定，双肺移植（bilateral lung transplant，BLT）的数量稳步增加。近年来，大多数受者都进行了双肺移植手术，其中最常见的肺移植适应证是因为肺气肿或α-1抗胰蛋白酶缺乏导致的COPD，这成为了双肺移植更加明显的趋势[3]。

供体选择、获取和保存流程应在基本原则的基础上个体化。供肺可用性有限，但为避免不恰当的排斥，对供肺进行评估增加了安全性。严重的肺挫伤、与吸烟有关的肺损伤、肺炎、肺水肿和严重的误吸是评估供肺质量时主要考虑的问题。尽管供体高龄被认为是原发性移植物功能障碍（primary graft dysfunction，PGD）的独立危险因素[5]，但在一些中心，供体高龄作为预后不良的危险因素也受到质疑。在那些捐赠者不符合严格标准的中心进行了更多的移植手术[6]。获取和肺保存通常包括抗炎、扩张肺血管和抗氧化。

手术方式包括单肺移植的开胸术或双肺移植的前外侧开胸并横断胸骨术。一些中心也在发展微创手术方式。手术步骤包括肺动脉、心房和支气管的吻合。在SLT和BLT时应避免体外循环（cardiopulmonary bypass，CPB）支持，除非术前存在的肺动脉高压阻止了肺动脉的交叉夹闭，或者心肺稳定性难以维持。手术完成后，如没有移植物功能不良或有空气滞留需更换双腔管为单腔管。心肺移植采用前外侧开胸并横断胸骨切口或胸骨正中切口，接受此类手术的患者需要CPB的支持。血管吻合包括主动脉和右心房袖，包括两个腔静脉。双侧气管吻合术气管裂开的发生率较单侧气管吻合术低。

危重患者肺移植桥接期的管理

除了无创支持手段外，近年来对等待肺移植的危重患者实施机械通气和体外生命支持（extracorporeal life support，ECLS）等侵入性措施的比例也有所增加，这导致在移植前有大量的患者需要重症监护和支持[7]。

目前我们已知，在一些大的中心里[8]，ECLS支持技术已经越来越简单并且不影响预后[9-12]。其技术进展包括肝素涂层、聚甲基戊烯氧合膜的开发、离心泵的引入、双腔管腔和系统微型化。虽然这些进步对早期实施ECLS有益，但它的使用是移植术后发生气道裂开、中风、感染和血栓栓塞并发症的危险因素[11]。围绕没有机械通气支持的ECLS即“清醒ECLS”展开的工作，旨在避免长时间镇静和术后心血管功能失调的风险[13]。清醒的ECLS可改善早期预后[13]。

术中问题

手术切口类型的选择（前外侧开胸并横断胸骨vs前外侧切口vs胸骨正中切口）取决于几个因素，包括单侧或双侧肺移植、CPB的使用、受体既往手术史以及外科医生的偏好。相较前外侧开胸并横断胸骨而言，BLT的双侧前外侧切口（保留胸骨）方式，其感染和愈合并发症发生率较低[14]。在手术过程中，两侧各做3处吻合。从后到前，包括支气管、肺动脉和左心房与肺静脉的吻合。通常不进行支气管动脉吻合术。另外，淋巴管和神经末梢的吻合也没有施行。术中由于钳夹第一或第二肺动脉可导致血流动力学不稳定或发生低氧血症，故30%～40%的患者需要CPB支持。CPB通常在有肺动脉高压的患者中或仅仅依赖通气不能维持的情况下是必需的[15]。在CPB使用过程中，管路、膜肺和泵会引发全身炎症反应，患者往往会因血管麻痹而出现低血压。术中体外膜式氧合器有几个优点：减少了循环量，从而减少了血 - 气界面；减少血液制品输注，进而使 PGD 发生率降低[16]。手术结束时，双腔管换为单腔管以便机械通气。关胸以后，患者被转到重症监护室（intensive care unit，ICU）。然后，患者在 ICU 中被撤离呼吸机和 / 或体外膜肺氧合（extracorporeal membrane oxygenation，ECMO）。

对有肺动脉高压的肺移植受者在手术过程中需要极力防止可引发右心衰竭的肺动脉压力的突然升高。术中经食管超声心动图（transesophageal echocardiography，TEE）有助于密切监测右心室功能。吸入一氧化氮（inhaled nitric oxide，iNO）、前列环素及静脉注射米力农可用于术中及术后即刻支持右心室功能[17]。

术后早期 ICU 管理

ICU 医生在胸外科医生的密切合作下实施撤机和撤离 ECMO[18]。稳定呼吸功能以及撤离呼吸机是患者从手术室到 ICU 后的最初目标。无论是压力还是容量模式，其目标都要保持低气道压力，以避免新鲜支气管吻合口气压伤的发生，同时预防肺不张。用预测体重 6ml/kg 的潮气量（tidal volumes，VT）实施肺保护性通气策略，并且应用低至中度的呼气末正压力（positive end-expiratory pressures，PEEP）[19]。高 PEEP 应该避免。由于移植肺与受体本身肺的顺应性不同，对于 SLT 的患者来说，机械通气可能是一个挑战。应注意避免受体本身有肺气肿的肺组织过度膨胀，因为动态 PEEP 或内源性 PEEP 可能导致血流动力学受到影响。患者典型的临床表现为低氧血症、高碳酸血症及血流动力学不稳定。减少呼吸频率、增加呼气时间和减少 PEEP 可以改善上述情况。如果以上的措施没有帮助，可考虑短暂断开呼吸机回路。如果情况持续未改善，应该考虑更换双腔管实施分肺通气[20]。同样的，肺纤维化患者本身肺的顺应性比新移植的肺更差，这可能增加新移植肺过渡膨胀的风险。由于缺乏淋巴引流，轻度肺水肿在移植肺术后较为常见，这通常在术后前几天就会消除。如果终末器官灌注充足，应避免负荷增加[19,21]。对于有肺动脉高压及右心衰竭的患者术中常规吸入 NO。然而，术中使用 iNO 并不能降低 PGD 的发病率[22,23]。患者在 ICU 中迅速撤离了 iNO。一旦临床表现稳定，呼吸机撤机便开始；如果耐受，吸氧浓度便迅速降低[19]。大多数的患者将在最初的 24 小时内撤机拔管[20,23]。早期拔管可减少肺部感染的发生以及减少支气管吻合处的压力。患者可以拔管后序贯无创正压通气（noninvasive positive pressure ventilation，NIPPV）。这有助于减少呼吸肌做功、减少呼吸频率及呼吸困难并改善通气 / 血流比。NIPPV 可以用于膈神经功能障碍的受者[24]。对于需要长时间机械通气的患者，应考虑早期气管切开[24]。如果脱机困难，应考虑早期气管切开以减少镇静，便于开展物理治疗，同时更容易清除分泌物[15]。需要再插管的患者也应考虑施行气管切开术。体质虚弱的患者如果需要长时间机械通气，那么早期气管切开益处颇多。如果患者不能拔管，气管切开应在术后第一个星期内尽早实施[25]。尽管气管切开的肺移植受者往往病情较重，ICU 停留时间较长，机械通气时间较长，但是他们的短期和长期存活率与没有气管切开的受者间没有明显区别。气管切开对于这一人群是一个重要的选择，它能实现脱机并且患者有更好的耐受性[26]。早期气管切开可以减少镇静的使用，有助于脱机、运动和物理治疗[25]。胸腔引流管的拔出取决于每根引流管 24 小时的引流情况。只要引流少于 150ml/24h，首先拔出上胸壁的胸腔引流管，然后再拔出下胸壁的胸腔引流管[15]。应用有效的气道廓清技术清除分泌物是拔管后恢复过程中至关重要的措施。这些措施包括支气管扩张剂、激励呼吸法、震动瓣、胸部物理治疗和高渗盐水雾化。

疼痛控制是术后 ICU 监护中的重要措施之一。充分的镇痛对于避免使用可导致肺不张的胸部夹板是必要的。一旦患者更加清醒，可使用芬太尼输注和自控镇痛泵。应避免使用吗啡，因为钙调神经磷酸酶抑制剂的使用会导致患者肌酐清除率的波动，这有可能会导致吗啡有毒代谢物的蓄积。在术中患者遭受胸骨关节、肋骨、脊椎和肌肉的牵拉，胸膜和肺的操作，胸腔引流管的放置，当患者麻醉清醒后，上面所有的操作都会引起相当大的疼痛。疼痛控制不佳使患者无法咳嗽及使移植肺膨胀，从而增加肺部并发症的风险。此外，移植肺是去神经支配和缺乏咳嗽反射的。患者因疼痛而倾向于用绷带固定，这阻碍了膈肌的活动，进一步造成痰液滞留而导致肺不张。胸部硬膜外镇痛用于单侧或双侧开胸术。硬膜外镇痛也能减少患者对阿片类药物的需求，从而减少阿片类药物的镇静作用，使患者能够更多地参与运动和物理治疗[27]。一旦患者拔管并能耐受口服药物，即可口服含羟可酮的药物。非甾体抗炎药在镇痛时尽量避免使用，特别是在使用他克莫司或环孢霉素的情况下，因为有引发肾功能恶化的风险。

免疫抑制

免疫抑制在手术室即开始启用。第一剂使用诱导剂，如巴利昔单抗（我们中心使用）在手术当天使用，第二剂在术后第 4 天使用。第一剂甲强龙 10mg/kg 在第一侧肺血流开放前使用。然后静脉给予 1g 的吗替麦考酚酯。患者抵达 ICU 后最先给予他克莫司。这种策略在不同的中心可能略有不同。

移植后的免疫抑制药物主要包括钙调磷酸酶抑制剂（他克莫司或环孢素）、抗代谢物（吗替麦考酚酯或硫唑嘌呤）和类固醇的联合。钙调神经磷酸酶抑制剂是该方案的基础。我们默认所有患者均可服用他克莫司、吗替麦考酚酯和泼尼松。他克莫司的剂量逐渐滴定到最低水平 10～14ng/ml，同时密切监测血清肌酐水平。吗替麦考酚酯 1g，每日 2 次，同时监测血细胞减少情况。

抗菌药物

在手术皮肤切开以前，给予覆盖革兰阳性和革兰阴性菌的广谱抗生素。经典的抗生素策略包括万古霉素和头孢吡肟的联合应用。供体支气管培养和受者移植前痰培养可指导抗生素的选用及疗程。甲氧苄啶、磺胺甲噁唑每周 3 次预防肺孢子虫病。预防性抗真菌治疗取决于移植前曲霉菌感染的危险因素。受体如为囊性纤维化和肺空洞的患者是真菌感染的高风险人群，可预防性应用口服伏立康唑或泊沙康唑并吸入两性霉素。曲霉病风险低的患者可预防性应用伊曲康唑，持续口服预防 3 个月。CMV 的预防取决于供体和受体 CMV 的血清学状况。如果供者阳性而受者阴性（D+/R−，CMV 不匹配），受体每日应用缬更昔洛韦预防。如果供者 CMV 阴性而受者阳性（D−/R +）或供体和受体 CMV 阳性（D+/R+），中级风险组受者缬更昔洛韦预防 6～12 个月。如果供体和受体 CMV 阴性（（D−/R−，低风险组），受体用阿昔洛韦预防，它对除巨细胞病毒以外的所有疱疹病毒都有效。

一般措施

患者往往因术后立即使用阿片类药物止痛剂及制动而出现便秘。这可以通过定期使用泻药预防。便秘和肠梗阻也干扰免疫抑制药物的吸收。因此，需要非常注意防止便秘和肠道动力减弱。对于囊性纤维化的患者来说尤其如此。除了刺激性泻药，他们可能需要更积极的措施包括渗透性泻药 [18]。同样的，电解质失衡会导致便秘和肠梗阻恶化。需要密切监测镁、钙、钾和肌酐水平。术后早期使用他克莫司、质子泵抑制剂和利尿剂可导致低镁血症。尽管血清镁水平正常，但细胞内的镁含量也可能较低，这应该积极纠正，以减少神经毒性和心律失常。镁也是肌肉功能和肠胃蠕动的辅助因素 [18]。肺移植受体静脉血栓栓塞的发生率比其他人群要高得多。事实上，这一比例被认为在 8%～29%。因此，应尽快给予低分子量肝素预防深静脉血栓形成 [28]。

由于食管运动功能障碍和近期胸部手术，肺移植受体有胃食管反流的高风险。防止胃酸反流和误吸的措施包括抬高床头至少 30° 并使用质子泵抑制剂。

早期积极的物理治疗是避免肺移植患者重症多神经肌病的关键。一旦患者拔管，就动员他们坐在椅子上，每日 2 次，并在镇痛充分的情况下辅助行走。

术后并发症

感染并发症

肺移植受体的感染并发症与其他实体器官移植相比较高，这最有可能与同种异体移植物暴露于环境有关。此外，肺移植需要较大剂量的免疫抑制剂 [29]。下呼吸道细菌感染是最常见的感染并发症，其危险因素包括免疫抑制、机械通气和由于疼痛导致的咳嗽受限。

出血的问题

既往有胸膜固定手术病史、术中或术前应用体外循环（ECMO/CPB）的受体出血风险增加。应当输注血液制品迅速纠正凝血功能障碍。如果胸管引流超过 200ml/30min，应该考虑探查手术。即使出血的源头没有被确定，积血的排出可防止移植肺塌陷和进一步发展为腔室综合征 [19]。

急性肾衰竭

钙调神经磷酸酶抑制剂的使用使急性肾衰竭成为一种常见的并发症，这是由于他克莫司或环孢素导致入球小动脉强烈收缩从而降低肾血流及肾小球滤过率。系统性高血压使肾功能进一步恶化，因此应该使血压得到良好控制，最好使用钙通道阻滞剂 [15, 29]。对于镇痛应避免使用非甾体类药物，利尿剂应该谨慎使用。

快速性房性心律失常（心房纤维性颤动、心房扑动、室上性心动过速）

快速性房性心律失常在这一人群中很常见，其发生率为 34%～47%[15]。双肺移植发病率较单肺移植高，常于术后 3～7 天发生。老年患者、曾使用过 CPB 的患者以及有心房操作的患者发病率也较高；电解质紊乱、疼痛引起的交感神经兴奋及焦虑加重心房纤颤。治疗上首选 β- 受体阻滞剂控制心室率，如果对初始治疗没有反应，则使用抗心律失常药物治疗。在不同的中心，胺碘酮、索他洛尔和普罗帕酮的选用有所差异 [30-32]。

膈神经损伤和膈肌麻痹

膈神经损伤和膈肌麻痹是容易漏诊的并发症，其发生率在 3%～40%。撤机困难或在自主呼吸试验中胸腹不协调、术后胸部 X 线片提示横膈不成比例的抬高，应考虑这种并发症。患者血气分析可能提示高碳酸血症。当受体自主呼吸时可以通过胸部超声或进行胸部透视检查诊断。膈肌无力导致机械通气时间延长并延长住院时间 [19]。

胃轻瘫和胃食管反流

术中迷走神经损伤可能导致胃轻瘫和胃食管反流。患者可能表现为胃排空延迟、早饱、上腹饱腹感、恶心、呕吐和严重的胃酸反流。胃酸反流增加了胃误吸的风险、损伤移植肺并可引起急性排斥反应。因此，对于 ICU 术后快速康复来说，警惕这种并发症的发生是很重要的，床头必须抬高以防止误吸。同样，可给予胃轻瘫患者阿奇霉素和甲氧氯普胺等促胃肠动力药物治疗直到痊愈 [19]。

血栓性微血管病

血栓性微血管病是小血管栓塞引起的危及生命的并发症。它是由内皮损伤、微循环血栓形成、纤维蛋白沉积和血小板消耗引起的。常见临床表现为微血管性溶血性贫血、肾衰竭、血小板减少、发热和神经功能异常等。发生这种情况是因为服用他克莫司或环孢霉素，通常在移植后前 3 个月发生 [15]。钙调神经磷酸酶抑制剂引发的血栓性微血管病的发生率在 3%～4.5%[33]。低水平的 ADAMTS-13 在钙调神经磷酸酶引发的血栓性微血管病中没有检测到，这与典型的血栓性血小板减少性紫癜（thrombotic thrombocytopenic purpura，TTP）形成鲜明对比。治疗包括中止使用钙调神经磷酸酶抑制剂。一旦病情好转，可以在密切监测下尝试另一种使用钙调神经磷酸酶抑制剂。

高血氨

高血氨是由于肝谷氨酰胺合成酶缺乏引起的。谷氨酰胺合成酶是一种尿素循环酶，在含氮产物的加工过程中起着重要的作用[29]。这种致命并发症发生于移植后前 30 天。其症状包括脑病、嗜睡、躁动、癫痫、震颤和昏迷[29]。危险因素包括全肠外营养（total parenteral nutrition，TPN）、原发性肺动脉高压的肺移植。治疗包括终止 TPN、给予乳果糖、新霉素和积极的血液净化[15]。

支气管坏死和裂开

支气管坏死和裂开在移植过程中支气管循环不能建立。呼吸道和肺组织的灌注完全依赖于肺动脉循环供血。在围手术期，肺动脉血流供给量可能不足，特别是当血管升压素用于低血压时，这可能导致吻合口或吻合口后支气管的缺血损伤[34]。相对于缺血，术中或术后低血压、血流动力学波动更能加重吻合口坏死、裂开、感染。坏死的严重程度从一般的轻度局灶性坏死脱落到广泛坏死、穿孔和支气管裂开各有不同[34]。这通常发生在术后 1～5 周，发生率为 1%～10%[35]。因此，每次支气管镜检查时应仔细检查吻合口。临床特征包括呼吸困难、纵隔气肿、皮下气肿、气胸、肺塌陷及术后早期持续漏气[36]。因为胸部 X 线检查不可靠，如果怀疑有支气管裂开，应考虑行胸部电脑断层扫描（computed tomography，CT），因为 CT 检查可以清晰地显示支气管缺损以及吻合口周围的气体[34]。自体扩张的金属支架可以刺激肉芽组织用于治疗[34, 35]。

肺动脉狭窄

肺动脉狭窄患者有低血压和严重右心衰竭的表现。这类似于肺栓塞，可以通过手术矫正或支架置入来治疗。

肺静脉狭窄 / 肺静脉阻塞

肺移植术后的肺静脉阻塞是非常罕见的并发症。除非在术后早期发现，否则该病的发病率和死亡率非常高。患者表现为进行性低氧血症并在胸部 X 线检查中可见移植肺浸润影，类似于急性肺水肿。气管导管内呼吸道分泌物为粉红色泡沫状或血性的。肺部毛细管楔压可能很高，可通过经食管超声诊断。低氧血症的严重程度取决于肺移植的数量、肺静脉阻塞是单侧还是双侧及受体之前是否有肺动脉高压。在有肺动脉高压的单肺移植患者中，移植肺静脉狭窄会引起严重的低氧血症和极早期的移植肺功能衰竭。床旁 TEE 是检测这种情况的有利工具，也可选择 CT 血管造影。一旦确诊，需将患者送至手术室重新进行静脉吻合[37]。

胸筋膜室综合征

胸筋膜室综合征见于术后极早期，发生于关胸即刻或几个小时后。患者表现为血流动力学不稳定。这种并发症常见于双肺移植，特别是手术时间长、输注大量血液制品和 / 或使用体外循环。临床特征包括呼吸机高压、难治性低血压、进行性酸中毒，乳酸酸中毒、组织灌注、肾功能和尿量也出现恶化。若发生胸筋膜室综合征，建议立即开胸和延迟闭合[38]。

肺移植后免疫原因导致的肺功能障碍

肺移植术后同种异体移植物功能障碍的免疫学原因可以归类为肺移植后即刻发生（超急性排斥反应）、在移植后的 72 小时内（PGD）以及后来发生的如急性排斥反应［急性细胞排斥反应（acute cellular rejection，ACR）、抗体介导的排斥反应（antibody-mediated rejection，AMR）］和慢性肺同种异体移植物功能障碍（chronic lung allograft dysfunction，CLAD）。肺移植同种异体移植物功能障碍的其他原因如感染、血管吻合并发症、支气管吻合口并发症等已在其他部分讨论过。

原发性移植物功能障碍

PGD 是一种急性肺损伤，发生在肺移植后 72 小时内，由缺血 - 再灌注损伤触发。PGD 表现为进行性低氧血症和影像学肺浸润，而无其他明确原因如心源性肺水肿、肺炎、超急性排斥反应或肺静脉吻合梗阻。它影响了 10%～35% 的肺移植受体，是肺移植后早期发病和死亡的主要原因[39]。另外，PGD 增加 CLAD 发生风险，这是肺移植术晚期死亡的主要原因[40]。

2005 年，国际心肺移植学会（International Society of Heart and Lung Transplantation，ISHLT）PGD 工作组提出了一个标准化的定义和以影像学肺浸润为基础的分级系统。建议肺移植术后在即刻（T0）、24 小时（T24）、48 小时（T48）和 72 小时（T72）评估氧合指数（表 158-1）[41]。后续使用 PGD 标准定义的研究表明，3 级 PGD 可以更好地预测早期死亡率。T72 的 3 级 PGD 占移植后前 30 天全因死亡率的 50%，与其他等级的 PGD 相比，显示出与肺移植早期和整体死亡率最强的相关性[42-45]。

先前的研究已经提出了几个基于供体、受体和手术变量（表 158-2）发生 PGD 的危险因素。其中一些危险因素（例如再灌注的 FiO_2、肥胖及冷缺血时间等）是可以改变的，因此提出了预防策略[42]。

PGD 的发病机制尚不清楚，基础的病因被认为是由肺移植后缺血 - 再灌注损伤引起的炎症级联反应，最终导致固有免疫系统激活和中性粒细胞进入肺组织[49, 50]。在过去的十年里，对几种针对 PGD 中可能存在的靶向通路策略进行了研究，例如使用 iNO、补体级联的调节、滴注表面活性物质以及最近使用的抗血小板制剂或使用脱氧核糖核酸酶 I 破坏肺泡内中性粒细胞细胞胞外诱捕网（neutrophil extracellular traps，NETs），以防止 NETs 形成[51-53]。

目前，PGD 的治疗仍是常规的支持治疗以及来自 ARDS 患者的治疗方法，包括肺保护通气策略。此外，可用压力控制的通气模式以减少气压伤和气道吻合口并发症。如有需要，可在血压支持的情况下开始利尿，应避免液体过负荷[54]。尽管有一些动物研究和个案报道表明[55-58]，用 iNO 来预防和治疗严重的 PGD 取得了令人鼓舞的结果，但随机对照研究不支持 iNO 用于临床[22, 59]。尽管缺乏确定性的 iNO 在 PGD 的预防或治疗中的作用依据，但在某些选择性的病例中可将其作为补救治疗，以改善氧合、降低平均肺动脉压及增加移植后早期体循环平均动脉压[60]。

对由 PGD 引起的呼吸衰竭患者早期实施静脉-静脉（VV）ECMO 可能使患者获得潜在的良好生存的机会，越来越受到人们的欢迎[61, 62]。对于难治性呼吸衰竭患者可实施再次移植，然而，如果预计生存率低，一般不建议[54, 63]。

表 158-1 2005 年 ISHLT 对原发性移植物功能障碍的分类

T0，T24，T48，T72 分级	弥漫性肺水肿的影像学表现	$PaO_2:FiO_2$	特例
0	−	任何	
1	+	>300	鼻导管或 $FiO_2<0.3$
2	+	200～300	
3	+	<200	任何使用 ECMO 或吸入 NO 机械通气 $FiO_2>0.5$MV

ECMO：体外膜肺氧合；FiO_2：吸入氧浓度。

资料来源：Christie JD，Carby M，Bag R，et al. Report of the ISHLT Working Group on Primary Lung Graft Dysfunction part II：definition. A consensus statement of the International Society for Heart and Lung Transplantation. J Heart Lung Transplant 2005 24：1454-1459.

表 158-2 基于供体、受体和手术的 PGD 危险因素[42, 46-48]

供体	受体	手术
吸烟史	结节病	使用体外循环
非裔美国人	特发性肺纤维化	大量输血
年龄>45 岁	肺动脉高压	
头部创伤	超重或肥胖	单肺移植
延长机械通气		再灌注时 FiO_2 升高（$FiO_2>0.4$）

FiO_2：吸入氧浓度。

急性排斥

肺移植术后急性排斥反应是很常见的，大约 40% 的肺移植受体在术后第一年中持续存在[64]。其临床表现多样，是非特异性的，与其他疾病和病程共存时可能被混淆。临床表现从无症状没有影像学改变需要通过组织活检，到临床表现类似 ARDS[65]。肺移植后的急性排斥反应包括急性细胞排斥反应和抗体介导性排斥反应。

急性细胞排斥反应

急性细胞排斥反应（acute cellular rejection，ACR）是对供体抗原的免疫反应的结果，在供体细胞表面表达并被受体淋巴细胞识别。受体淋巴细胞能对供体各种抗原发生反应，例如血型抗原和人类白细胞抗原（human leukocyte antigens，HLAs）。HLAs 是一种高度多态性的细胞表面分子，当供体器官与受体之间不匹配时，可产生强烈的免疫反应。肺是一个富含淋巴的器官，拥有启动和维持免疫反应的所有免疫细胞。移植后不久，供体器官表达的 HLA 蛋白通过供体的抗原呈递细胞（antigen presenting cells，APCs）提呈给受体 T 细胞（"直接途径"）或之后迁移的受体 APCs 到达移植肺（"间接途径"）。APC 的刺激诱导幼稚型 T 细胞成为记忆 T 细胞快速识别异体抗原及导致随后的损伤[66, 67]。

ACR 的定义是在没有感染性病因的情况下，血管周围和（或）细支气管周围存在淋巴细胞。到目前为止，经纤支镜支气管活检仍是诊断 ACR 的金标准[68, 69]。然而，已经进行了多项研究评估低侵入性方法诊断 ACR，如支气管镜引导的气道毛刷[70]、支气管肺泡灌洗[71-73]（bronchoalveolar lavage，BAL）、血清生物标记物[74]，它们与肺功能测定一样，有实用价值但不能仅凭此确诊[75]。经过几十年的尝试，希望找到一种侵袭性更小、更精确、替代标记物的诊断肺移植 ACR 的方法，但支气管镜下组织分析仍然是最可靠的诊断方法。

急性排斥反应最早可在肺移植后一周发现。尽管 ACR 通常有肺功能非特异性下降的表现，但没有明显的影像学改变。在严重的情况下，它可以表现为致命性的缺氧性呼吸衰竭与弥漫性肺浸润。这可以导致 ICU 其他并发症诊断和治疗变得困难。ACR 可表现为类似肺炎的症状，有时 ACR 可由早期肺炎引起。因此，肺移植术后新发的浸润物需要使用支气管镜 BLF 和组织活检进行诊断评估。需要提到的很重要的一点是 ACR 只占直接导致肺移植患者死亡的一小部分。事实上，移植后第一个月只有不到 4% 的死亡可以归因于 ACR，在之后其发病率下降到不到 2%[64]。然而，ACR 的早期诊断和治疗一直备受关注，因为它是 CLAD 发展的最重要的危险因素，而 CLAD 是肺移植死亡的最终原因[76, 77]。

ACR 最常见的一线治疗是静脉注射高剂量甲基泼尼松龙，每日 10～15mg/kg，3 天后服用强的松，之后逐渐减量[78-80]。对长期或复发性急性排斥反应的治疗计划各中心有所不同，但都需要进一步加强免疫抑制。这可以通过重复类固醇冲击，优化免疫抑制维持方案[78-82]及使用抗 T 细胞药物如多克隆 ATGs 或抗-CD52 单克隆抗体（阿仑单抗）等来实现[80, 83]。

抗体介导性排斥反应

抗体介导性排斥反应（antibody-mediated rejection，AMR）是目前广泛接受的肺移植术后并发症[80, 84, 85]。AMR 由供体特异性抗体（donor-specific antibodies，DSA）介导，B 细胞或浆细胞产生。当它们与移植肺中的同源抗原结合时，会通过补体依赖[86]和非补体依赖通路[86, 87]产生有害的作用。DSA 可能在移植时出现（致敏受体）或者在移植后进行新生[88]。

移植前 DSA 的存在可能导致超急性排斥，这是最严重的 AMR 形式，发生在肺移植后几分钟到几个小时。临床表现为快速发展的弥漫性肺浸润和缺氧，随后是全身炎症反应综合征，包括凝血障碍、血小板减少、少尿和血流动力学不稳定[85, 89-91]。虽然超急性排斥反应通常被认为是肺移植术后致命的并发症，但有少数几例给予了积极强化的免疫抑制策略后存活的病例报道[92-94]。治疗超急性排斥反应的方法包括多种方法的组合：大剂量类固醇、血浆置换、环磷酰胺、大剂量静脉注射免疫球蛋白、抗胸腺细胞球蛋白（antithymocyte globulin，ATG）和抗 CD-20 单克隆抗体（利妥昔单抗）[85, 89-94]。

除了发生超急性排斥反应的风险，肺移植前 DSA 的存在与 ACR、AMR 和 CLAD 都有相关性[95-98]。因此，通过避免使用已知的 DSA HLA 靶标的供体来预防是普遍的，但它显著限制了致敏受体的移植[99-101]。另一种方法是移植前使用包括血浆置换、ATG、静脉注射免疫球蛋白（intravenous immunoglobulin，IVIG）和麦考酚酯联合的脱敏疗法，目前已被报道与非敏感患者的移植效果相当[95, 102-104]。总的来说，超急性排斥反应自从在移植前开展更敏感的筛选受体 HLA 抗体方法以来，已变得罕见。

移植前产生 DSA 以及移植后新生 DSA 时，可无症状（沉默的）或有抗体介导的排斥反应的临床表现[95-97, 103]。临床 ACR 和 AMR 的表现无法区分。此外，ACR 和 AMR 可以共同发生，也可以由一种排斥触发另一种形式[105, 106]。不幸的是，肺移植中 AMR 的诊断仍然是一个难题[88, 107]。肺移植受体表现为不能用其他原因解释的肺功能下降、抗 HLA DSA 的出现和嗜中性粒细胞性毛细血管炎，经支气管活检 C4d 染色阳性极有可能是 AMR 导致的移植物功能障碍。在这种情况下，建议诊断为“明确的 AMR”[88, 90, 107]。然而，这种情况并不常见，更常见的临床表现为不明原因的肺功能下降和出现一个新的 DSA 或 DSA 滴度增加。在这些病例中，肺活检并不能提示其他诊断或表现显示 AMR 的确切特征。因此，缺乏确定性组织学结果时不应排除 AMR 的诊断[90, 107]。

总的来说，AMR 在药物选择和疗程上没有达成共识，在没有进行临床实验证实的情况下，治疗方案来自肾移植和其他医学领域推广。治疗通常包括多种连续的干预措施。常以类固醇冲击开始治疗（甲强龙每日 0.5～1g，持续 3～5 天）[108]，然后给予血浆置换和高剂量 IVIG[109-112]。近年来，为了减少成熟 B 细胞的数量和 AMR 的复发，在治疗方案中加入利妥昔单抗成为热点[112, 113]。另外，使用如硼替佐米的蛋白酶抑制剂针对浆细胞的靶向治疗已成功用于 IVIG、血浆置换和利妥昔单抗难治性的 AMR 治疗[114]。

慢性移植肺功能障碍

CLAD 以肺功能持续丧失为特征，并且不能用其他如急性排斥、感染或支气管狭窄等可逆的并发症来解释。肺移植受体 5 年后受其影响的比率高达 50%，是肺移植后总体发病率和死亡率的主要原因[7, 115, 116]。CLAD 是一个涵盖不同表型的概括术语，包括阻塞性 CLAD 和限制性 CLAD[116, 117]。阻塞性 CLAD 包括闭塞性细支气管炎综合征（bronchiolitis obliterans syndrome，BOS），是由复发性炎症、破坏和小气道最终纤维化引起，并在同种异体肺移植中形成闭塞性细支气管炎（obliterative bronchiolitis，OB）病变。临床表现为持续不可逆的阻塞性肺通气功能下降伴有明显的胸部影像学改变。胸部高分辨率 CT 成像常表现为空气滞留、树芽混浊或支气管扩张。由于肺部 OB 病变的斑片状分布，使支气管活检诊断不敏感。因此，对 BOS 的诊断为：FEV1 较肺移植术后最好水平至少下降 20%，通过两次测量评估，其间隔不少于 3 周[116, 118, 119]。BOS 被认为是不可逆转的，但最近发现有 30%～40% 的 BOS 患者对阿奇霉素治疗可能有反应。在 BOS 患者中进行的安慰剂对照试验证实了阿奇霉素对 FEV1 的改善优于安慰剂[120, 121]。大多数对阿奇霉素有反应的患者在诊断过程中 BAL 提示中性粒细胞增加。这一观察结果将阻塞性 CLAD 细分为 BOS 和一个称为中性粒细胞可逆的同种异体移植物功能障碍或阿奇霉素应答的同种异体移植物功能障碍的新的表型[116, 118, 119]。

约 70% 的 CLAD 是阻塞性 CLAD，而 30% 为限制性 CLAD，也被称为限制性同种异体移植物综合征（restrictive allograft syndrome，RAS）[117]。RAS 的特性是限制性肺功能减退和胸部影像学持续性实质浸润。胸部 CT 显示胸膜下增厚和非特异性间质改变。此外，组织病理学可见机化性肺炎、胸膜实质纤维弹性变和闭塞性毛细支气管炎[122]。不幸的是，发展为 RAS 后，其中位生存期限在 6～18 个月，而 BOS 则是 3～5 年[117]。

CLAD 的医疗管理以稳定移植物功能为中心而不是恢复其功能。当前的 BOS 管理指南建议将环孢素替换为他克莫司，如有胃食管反流施行抗反流手术（如 Nissen 或 Toupet 胃底折叠术），对阻塞性 CLAD 试用阿奇霉素至少 3 个月[118, 119]。目前还没有针对限制性 CLAD 的正式指南。在 RAS 中使用吡非尼酮和阿仑单抗在一些报道中认为有益[117]。虽然某些病例可能考虑对终末期 BOS 进行再移植，但新的数据不支持这种做法[118, 119, 123]。对于大多数终末期 CLAD 患者，姑息治疗成为优选。晚期疾病的症状控制仍然具有挑战性。无创通气治疗高碳酸血症通常无效，通气支持和随后的撤机往往也不成功[124]。

知识点

1. 肺移植为许多肺部疾病晚期患者带来希望。我们已经了解了很多关于终末期肺部疾病的自然进程，这影响了肺移植整体实践中的重大变化，包括供肺的分配体系和捐赠者选择标准。
2. 原发性移植物衰竭（功能障碍）是缺血再灌注损伤的一种严重形式，极大地增加了发病率和死亡率。
3. 肺移植术后出现呼吸困难的受者应保持“肺部相对干燥的状态”。
4. 越来越多的证据表明，早期免疫抑制不佳以及反流性疾病导致的反复误吸，是与慢性排斥反应相关的两个最容易改变的危险因素。患者的选择、在移植前或移植后早期实施抗反流手术以及适当的免疫抑制计划应在每个中心规范化实施。
5. 高血氨仍然是肺移植后一个罕见但令人担心的并发症，其机制尚不清楚。积极的管理包括肠道去污、高水平的血液净化和针对尿素循环酶缺乏的药物治疗是唯一可采用的方案，但目前还没有显示出能改变预后的迹象。

（黄晓波 译，管重严 校）

参考文献

1. Cypel M, Yeung JC, Keshavjee S. Novel approaches to expanding the lung donor pool: donation after cardiac death and ex vivo conditioning. Clin Chest Med 2011;32:233-244.
2. Cypel M, Keshavjee S. Extending the donor pool: rehabilitation of poor organs. Thorac Surg Clin 2015;25:27-33. doi: 10.1016/j.thorsurg.2014.09.002 [doi].
3. Yusen RD, Edwards LB, Kucheryavaya AY, et al. The registry of the International Society for Heart and Lung Transplantation: thirty-second official adult lung and heart-lung transplantation report–2015; focus theme: early graft failure. J Heart Lung Transplant 2015;34:1264-1277. doi: 10.1016/j.healun.2015.08.014 [doi].
4. Lehr CJ, Zaas DW. Candidacy for lung transplant and lung allocation. Thorac Surg Clin 2015;25:1-15. doi. 10.1016/j.thorsurg.2014.09.001 [doi].
5. Lee JC, Christie JD, Keshavjee S. Primary graft dysfunction: definition, risk factors, short- and long-term outcomes. Semin Respir Crit Care Med 2010;31:161-171.
6. Chaney J, Suzuki Y, Cantu E, 3rd, van Berkel V. Lung donor selection criteria. J Thorac Dis 2014; 6:1032-1038. doi: 10.3978/j.issn.2072-1439.2014.03.24 [doi].
7. Valapour M, Skeans MA, Heubner BM, et al. OPTN/SRTR 2013 annual data report: lung. Am J Transplant 2015;15:1-28. doi: 10.1111/ajt.13200 [doi].
8. Hayanga JW, Lira A, Aboagye JK, Hayanga HK, D'Cunha J. Extracorporeal membrane oxygenation as a bridge to lung transplantation: What lessons might we learn from volume and expertise? Interact Cardiovasc Thorac Surg 2016;22:406-410. doi: 10.1093/icvts/ivv379 [doi].
9. Cypel M, Keshavjee S. Extracorporeal life support as a bridge to lung transplantation. Clin Chest Med 2011;32:245-251. doi: 10.1016/j.ccm.2011.02.005 [doi].
10. Diaz-Guzman E, Hoopes CW, Zwischenberger JB. The evolution of extracorporeal life support as a bridge to lung transplantation. ASAIO J 2013;59:3-10. doi: 10.1097/MAT.0b013e31827461c2 [doi].
11. Fuehner T, Kuehn C, Welte T, Gottlieb J. ICU care before and after lung transplantation. Chest 2016. doi: S0012-3692(16)41574-41576 [pii].
12. Hoopes CW, Kukreja J, Golden J, Davenport DL, Diaz-Guzman E, Zwischenberger JB. Extracorporeal membrane oxygenation as a bridge to pulmonary transplantation. J Thorac Cardiovasc Surg 2013;145:862-867; discussion 867-8. doi: 10.1016/j.jtcvs.2012.12.022 [doi].
13. Fuehner T, Kuehn C, Hadem J, et al. Extracorporeal membrane oxygenation in awake patients as bridge to lung transplantation. Am J Respir Crit Care Med 2012;185:763-768. doi: 10.1164/rccm.201109-1599OC [doi].
14. Arndt G, Granger E, Glanville A, Malouf M. Clamshell incision vs. sternal-sparing incision in lung transplantation. J Heart Lung Transplant 2013;32:S265.
15. Lau CL, Patterson GA, Palmer SM. Critical care aspects of lung transplantation. J Intensive Care Med 2004;19:83-104.
16. Bermudez CA, Shiose A, Esper SA, et al. Outcomes of intraoperative venoarterial extracorporeal membrane oxygenation versus cardiopulmonary bypass during lung transplantation. Ann Thorac Surg 2014;98:1936-1942; discussion 1942-1933.
17. Castillo M. Anesthetic management for lung transplantation. Curr Opin Anaesthesiol 2011;24: 32-36.
18. Schuurmans MM, Benden C, Inci I. Practical approach to early postoperative management of lung transplant recipients. Swiss Med Wkly 2013;143:w13773.
19. Leal S, Sacanell J, Riera J, Masclans JR, Rello J. Early postoperative management of lung transplantation. Minerva Anestesiol 2014;80:1234-1245.
20. Lucangelo U, Del Sorbo L, Boffini M, Ranieri VM. Protective ventilation for lung transplantation. Curr Opin Anaesthesiol 2012;25:170-174.
21. Pilcher DV, Scheinkestel CD, Snell GI, Davey-Quinn A, Bailey MJ, Williams TJ. High central venous pressure is associated with prolonged mechanical ventilation and increased mortality after lung transplantation. J Thorac Cardiovasc Surg 2005;129:912-918.
22. Meade MO, Granton JT, Matte-Martyn A, et al. A randomized trial of inhaled nitric oxide to prevent ischemia-reperfusion injury after lung transplantation. Am J Respir Crit Care Med 2003;167: 1483-1489.
23. Pierre AF, Keshavjee S. Lung transplantation: donor and recipient critical care aspects. Curr Opin Crit Care 2005;11:339-344.
24. Soluri-Martins A, Sutherasan Y, Silva PL, Pelosi P, Rocco PR. How to minimise ventilator-induced lung injury in transplanted lungs: the role of protective ventilation and other strategies. Eur J Anaesthesiol 2015;32:828-836.
25. Feltracco P, Milevoj M, Alberti V, et al. Early tracheostomy following lung transplantation. Transplant Proc 2011;43:1151-1155.
26. Padia SA, Borja MC, Orens JB, Yang SC, Jhaveri RM, Conte JV. Tracheostomy following lung transplantation predictors and outcomes. Am J Transplant 2003;3:891-895.
27. Feltracco P, Barbieri S, Milevoj M, et al. Thoracic epidural analgesia in lung transplantation. Transplant Proc 2010;42:1265-1269.
28. Saez-Gimenez B, Berastegui C, Loor K, et al. Deep vein thrombosis and pulmonary embolism after solid organ transplantation: an unresolved problem. Transplant Rev (Orlando) 2015;29: 85-92.
29. Kotloff RM, Ahya VN. Medical complications of lung transplantation. Eur Respir J 2004;23: 334-342.
30. Raghavan D, Gao A, Ahn C, et al. Contemporary analysis of incidence of post-operative atrial fibrillation, its predictors, and association with clinical outcomes in lung transplantation. J Heart Lung Transplant 2015;34:563-570.
31. Orrego CM, Cordero-Reyes AM, Estep JD, et al. Atrial arrhythmias after lung transplant: underlying mechanisms, risk factors, and prognosis. J Heart Lung Transplant 2014;33:734-740.
32. Echahidi N, Pibarot P, O'Hara G, Mathieu P. Mechanisms, prevention, and treatment of atrial fibrillation after cardiac surgery. J Am Coll Cardiol 2008;51:793-801.
33. Boyer NL, Niven A, Edelman J. Tacrolimus-associated thrombotic microangiopathy in a lung transplant recipient. BMJ Case Rep 2013;2013. pii: bcr2012007351. doi: 10.1136/bcr-2012-007351.
34. Puchalski J, Lee HJ, Sterman DH. Airway complications following lung transplantation. Clin Chest Med 2011;32:357-366.
35. Mughal MM, Gildea TR, Murthy S, Pettersson G, DeCamp M, Mehta AC. Short-term deployment of self-expanding metallic stents facilitates healing of bronchial dehiscence. Am J Respir Crit Care Med 2005;172:768-771.
36. Santacruz JF, Mehta AC. Airway complications and management after lung transplantation: ischemia, dehiscence, and stenosis. Proc Am Thorac Soc 2009;6:79-93.
37. Gonzalez-Fernandez C, Gonzalez-Castro A, Rodriguez-Borregan JC, et al. Pulmonary venous obstruction after lung transplantation. Diagnostic advantages of transesophageal echocardiography. Clin Transplant 2009;23:975-980.
38. Chandrashekaran S, Karnatovskaia L, Keller C. Thoracic compartment syndrome, a rare complication in lung transplantation. Am J Respir Crit Care Med 2014;189:A 1600.
39. Lee JC, Christie JD. Primary graft dysfunction. Proc Am Thorac Soc 2009;6:39-46.
40. Daud SA, Yusen RD, Meyers BF, Chakinala MM, Walter MJ, Aloush AA, Patterson GA, Trulock EP, Hachem RR. Impact of immediate primary lung allograft dysfunction on bronchiolitis obliterans syndrome. Am J Respir Crit Care Med 2007;175:507-513.
41. Christie JD, Carby M, Bag R, et al. Report of the ISHLT Working Group on Primary Lung Graft Dysfunction part II: definition. A consensus statement of the International Society for Heart and Lung Transplantation. J Heart Lung Transplant 2005;24:1454-1459.
42. Diamond JM, Lee JC, Kawut SM, et al. Lung Transplant Outcomes Group. Clinical risk factors for primary graft dysfunction after lung transplantation. Am J Respir Crit Care Med 2013;187: 527-534.
43. Prekker ME, Nath DS,Walker AR, et al. Validation of the proposed International Society for Heart and Lung Transplantation grading system for primary graft dysfunction after lung transplantation. J Heart Lung Transplant 2006;25:371-378.
44. Christie JD, Bellamy S, Ware LB, et al. Construct validity of the definition of primary graft dysfunction after lung transplantation. J Heart Lung Transplant 2010;29:1231-1239.
45. Kreisel D, Krupnick AS, Puri V, et al. Short- and long-term outcomes of 1000 adult lung transplant recipients at a single center. J Thorac Cardiovasc Surg 2011;141:215-222.
46. Kuntz CL, Hadjiliadis D, Ahya VN, et al. Risk factors for early primary graft dysfunction after lung transplantation: a registry study. Clin Transplant 2009;23:819-830.
47. de Perrot M, Bonser RS, Dark J, et al.; ISHLT Working Group on Primary Lung Graft Dysfunction. Report of the ISHLT Working Group on Primary Lung Graft Dysfunction part III: donor-related risk factors and markers. J Heart Lung Transplant 2005;24:1460-1467.
48. Barr ML, Kawut SM, Whelan TP, et al.; ISHLT Working Group on Primary Lung Graft Dysfunction. Report of the ISHLT Working Group on Primary Lung Graft Dysfunction part IV: recipient-related risk factors and markers. J Heart Lung Transplant 2005;24:1468-1482.
49. Johnston LK, Rims CR, Gill SE, McGuire JK, Manicone AM. Pulmonary macrophage subpopulations in the induction and resolution of acute lung injury. Am J Respir Cell Mol Biol 2012;47: 417-426.
50. Kreisel D, Sugimoto S, Tietjens J, et al. Bcl3 prevents acute inflammatory lung injury in mice by restraining emergency granulopoiesis. J Clin Invest 2011;121:265-276.
51. Moreno I, Vicente R, Mir A, et al. Effects of inhaled nitric oxide on primary graft dysfunction in lung transplantation. Transplant Proc 2009;41:2210-2212.
52. Keshavjee S, Davis RD, Zamora MR, de Perrot M, Patterson GA. A randomized, placebo-controlled trial of complement inhibition in ischemia-reperfusion injury after lung transplantation in human beings. J Thorac Cardiovasc Surg 2005;129:423-428.
53. Amital A, Shitrit D, Raviv Y, et al. Surfactant as salvage therapy in life threatening primary graft dysfunction in lung transplantation. Eur J Cardiothorac Surg 2009;35:299-303.
54. Shargall Y, Guenther G, Ahya VN, et al. Report of the ISHLT working group on primary lung graft dysfunction part vi: treatment. J Heart Lung Transplant. 2005;24:1489-500.
55. Strüber M, Harringer W, Ernst M, et al. Inhaled nitric oxide as a prophylactic treatment against reperfusion injury of the lung. Thorac Cardiovasc Surg 1999;47:179-182.
56. Date H, Triantafillou AN, Trulock EP, Pohl MS, Cooper JD, Patterson GA. Inhaled nitric oxide reduces human lung allograft dysfunction. J Thorac Cardiovasc Surg 1996;111:913-919.
57. Adatia I, Lillehei C, Arnold JH, et al. Inhaled nitric oxide in the treatment of postoperative graft dysfunction after lung transplantation. Ann Thorac Surg 1994;57:1311-1318.
58. Macdonald P, Mundy J, Rogers P, et al. Successful treatment of life threatening acute reperfusion injury after lung transplantation with inhaled nitric oxide. J Thorac Cardiovasc Surg 1995;110: 861-863.
59. Botha P, Jeyakanthan M, Rao JN, et al. Inhaled nitric oxide for modulation of ischemia-reperfusion injury in lung transplantation. J Heart Lung Transplant 2007;26:1199-1205.
60. Yerebakan C, Ugurlucan M, Bayraktar S, et al. Effects of inhaled nitric oxide following lung transplantation. J Card Surg 2009;24:269-274.

61. Hartwig MG, Walczak R, Lin SS, Davis RD. Improved survival but marginal allograft function in patients treated with extracorporeal membrane oxygenation after lung transplantation. Ann Thorac Surg 2012;93:366-371.
62. Bermudez CA, Adusumilli PS, McCurry KR, et al. Extracorporeal membrane oxygenation for primary graft dysfunction after lung transplantation: long-term survival. Ann Thorac Surg 2009;87: 854-860.
63. Novick RJ, Stitt LW, Al-Kattan K, et al. Pulmonary retransplantation: predictors of graft function and survival in 230 patients. Pulmonary Retransplant Registry. Ann Thorac Surg 1998;65: 227-234.
64. Christie JD, Edwards LB, Kucheryavaya AY, et al. The Registry of the International Society for Heart and Lung Transplantation: Twenty-eighth Adult Lung and Heart–Lung Transplant Report - 2011. J Heart Lung Transplant 2011;30:1104-1122.
65. De Vito Dabbs A, Hoffman LA, Iacono AT, Zullo TG, McCurry KR, Dauber JH. Are symptom reports useful for differentiating between acute rejection and pulmonary infection after lung transplantation? Heart Lung 2004;33:372-380.
66. Snyder LD, Palmer SM. Immune mechanisms of lung allograft rejection. Semin Respir Crit Care Med 2006;27:534-543.
67. Abbas AK, Lichtman AH, Pillai S. Cellular and molecular immunology. 6th ed. Philadelphia, PA: Elsevier; 2010.
68. Hasegawa T, Iacono AT, Yousem SA. The anatomic distribution of acute cellular rejection in the allograft lung. Ann Thorac Surg 2000;69:1529-1531.
69. Stewart S, Fishbein MC, Snell GI, et al. Revision of the 1996 working formulation for the standardization of nomenclature in the diagnosis of lung rejection. J Heart Lung Transplant 2007;26: 1229-1242.
70. Hodge G, Hodge S, Chambers DC, Reynolds PN, Holmes M. Increased expression of graft intraepithelial T-cell pro-inflammatory cytokines compared with native lung during episodes of acute rejection. J Heart Lung Transplant 2012;31:538-544.
71. Gregson AL, Hoji A, Saggar R, et al. Bronchoalveolar immunologic profile of acute human lung transplant allograft rejection. Transplantation 2008;85:1056-1059.
72. Madsen CB, Nørgaard A, Iversen M, Ryder LP. Elevated mRNA levels of CTLA-4, FoxP3, and granzyme B in BAL, but not in blood, during acute rejection of lung allografts. Transpl Immunol 2010;24:26-32.
73. Greenkand JR, Jewell NP, Gottschall M, et al. Bronchoalveolar lavage cell immunophenotyping facilitates diagnosis of lung allograft rejection. Am J Transplant 2014;14:831-840.
74. Husain S, Raza K, Pilewski JM, et al. Experience with immune monitoring in lung transplant recipients: correlation of low immune function with infection. Transplantation 2009;87: 1852-1857.
75. Van Muylem A, Mélot C, Antoine M, Knoop C, Estenne M. Role of pulmonary function in the detection of allograft dysfunction after heart-lung transplantation. Thorax 1997;52:643-647.
76. Burton CM, Iversen M, Carlsen J, et al. Acute cellular rejection is a risk factor for bronchiolitis obliterans syndrome independent of post-transplant baseline FEV1. J Heart Lung Transplant 2009;28:888-893.
77. Sharples LD, McNeil K, Stewart S, Wallwork J. Risk factors for bronchiolitis obliterans: a systematic review of recent publications. J Heart Lung Transplant 2002;21:271-281.
78. Lau CL, Palmer SM, D'Amico TA, Tapson VF, Davis RD. Lung transplantation at Duke University Medical Center. Clin Transpl 1998:327-340.
79. Levine SM, Transplant/Immunology Network of the American College of Chest Physicians. A survey of clinical practice of lung transplantation in North America. Chest 2004;125:1224.
80. McManigle W, Pavlisko EN, Martinu T. Acute cellular and antibody-mediated allograft rejection. Semin Respir Crit Care Med. 2013;34:320-335. doi: 10.1055/s-0033-1348471. Epub 2013 Jul 2.
81. Vitulo P, Oggionni T, Cascina A, et al. Efficacy of tacrolimus rescue therapy in refractory acute rejection after lung transplantation. J Heart Lung Transplant 2002;21:435-439.
82. Sarahrudi K, Estenne M, Corris P, et al. International experience with conversion from cyclosporine to tacrolimus for acute and chronic lung allograft rejection. J Thorac Cardiovasc Surg 2004;127: 1126-1132.
83. Reams BD, Musselwhite LW, Zaas DW, et al. Alemtuzumab in the treatment of refractory acute rejection and bronchiolitis obliterans syndrome after human lung transplantation. Am J Transplant 2007;7:2802-2808.
84. Westall GP, Paraskeva MA, Snell GI. Antibody-mediated rejection. Curr Opin Organ Transplant 2015;20:492-497.
85. Hachem R. Antibody-mediated lung transplant rejection. Curr Respir Care Rep 2012;1:157-161.
86. Colvin RB, Smith RN. Antibody-mediated organ-allograft rejection. Nat Rev Immunol 2005;5: 807-817.
87. Stegall MD, Chedid MF, Cornell LD. The role of complement in antibody-mediated rejection in kidney transplantation. Nat Rev Nephrol 2012;8:670-678.
88. Tait B, Susal C, Gebel H, et al. Consensus guidelines on the testing and clinical management issues associated with HLA and non-HLA antibodies in transplantation. Transplantation 2013;95:19-47.
89. Zander DS, Baz MA, Visner GA, et al. Analysis of early deaths after isolated lung transplantation. Chest 2001;120:225-232.
90. Berry G, Burke M, Andersen C, et al. Pathology of pulmonary antibody-mediated rejection: 2012 update from the Pathology Council of the ISHLT. J Heart Lung Transplant 2013;32:14-21.
91. Hadjiliadis D, Chaparro C, Reinsmoen NL, et al. Pre-transplant panel reactive antibody in lung transplant recipients is associated with significantly worse post-transplant survival in a multicenter study. J Heart Lung Transplant 2005;24:S249-S254.
92. Bittner HB, Dunitz J, Hertz M, Bolman MR III, Park SJ. Hyperacute rejection in single lung transplantation—case report of successful management by means of plasmapheresis and antithymocyte globulin treatment. Transplantation 2001;71:649-651.
93. Neumann J, Tarrasconi H, Bortolotto A, et al. Acute humoral rejection in a lung recipient: reversion with bortezomib. Transplantation 2010;89:125-126.
94. Stuckey LJ, Kamoun M, Chan KM. Lung transplantation across donor-specific anti-human leukocyte antigen antibodies: utility of bortezomib therapy in early graft dysfunction. Ann Pharmacother 2012;46:e2.
95. Kim M, Townsend K, Wood I, et al. Impact of pretransplant anti-HLA antibodies on outcomes in lung transplant candidates. Am J Transpl 2014;189:1234-1239.
96. Smith J, Ibrahim M, Newell H, et al. Pretransplant donor HLA-specific antibodies: characteristics causing detrimental effects on survival after lung transplantation. J Heart Lung Transplant 2014;33: 1074-1082.
97. Lobo LJ, Aris RM, Schmitz J, Neuringer IP. Donor-specific antibodies are associated with antibody-mediated rejection, acute cellular rejection, bronchiolitis obliterans syndrome, and cystic fibrosis after lung transplantation. J Heart Lung Transplant 2013;32:70-77.
98. DeNicola MM,Weigt SS, Belperio JA, Reed EF, Ross DJ,Wallace WD. Pathologic findings in lung allografts with anti-HLA antibodies. J Heart Lung Transplant 2013;32:326-332.
99. Appel JZ 3rd, Hartwig MG, Cantu E 3rd, Palmer SM, Reinsmoen NL, Davis RD. Role of flow cytometry to define unacceptable HLA antigens in lung transplant recipients with HLA-specific antibodies. Transplantation 2006;81:1049-1057.
100. Campbell P. Clinical relevance of human leukocyte antigen antibodies in liver, heart, lung and intestine transplantation. Curr Opin Organ Transpl 2013;18:463-469.
101. Cecka JM, Kucheryavaya AY, Reinsmoen NL, Leffell MS. Calculated PRA: initial results show benefits for sensitized patients and a reduction in positive crossmatches. Am J Transplant 2011;11: 719-724.
102. Snyder L, Gray A, Reynolds J, et al. Antibody desensitization therapy in highly sensitized lung transplant recipients. Am J Transpl 2014;14:849-856.
103. Brugiere O, Suberbielle C, Thabut G, et al. Lung transplantation in patients with pretransplantation donor-specific antibodies detected by Luminex assay. Transplantation 2013;95:761-765.
104. Tinckam KJ, Keshavjee S, Chaparro C, et al. Survival in sensitized lung transplant recipients with perioperative desensitization. Am J Transplant. 2015;15:417-426.
105. Yousem SA, Zeevi A. The histopathology of lung allograft dysfunction associated with the development of donor-specific HLA alloantibodies. Am J Surg Pathol 2012;36:987-992.
106. Zeevi A, Marrari M, Lunz J, et al. The big picture: a case report of antibody mediated rejection and treatment after lung transplantation illustrating the need to correlate laboratory findings with clinical status. Clin Transpl 2013:399-405.
107. Westall G, Snell G. Antibody-mediated rejection in lung transplantation: fable, spin or fact? Transplantation 2014;98:927-930.
108. Chih S, Tinckam K, Ross HJ. A survey of current practice for antibody mediated rejection in heart transplantation to guide treatment standardization. J Heart Lung Transplant 2012;31:S77.
109. Otani S, Davis AK, Cantwell L, et al. Evolving experience of treating antibody-mediated rejection following lung transplantation. Transpl Immunol 2014;31:75-80.
110. Jackups R, Canter C, Sweet SC, Mohanakumar T, Morris GP. Measurement of donor-specific HLA antibodies following plasma exchange therapy predicts clinical outcome in pediatric heart and lung transplant recipients with antibody-mediated rejection. J Clin Apher 2013;28:301-308.
111. Jordan SC, Toyoda M, Kahwaji J, Vo AA. Clinical aspects of intravenous immunoglobulin use in solid organ transplant recipients. Am J Transplant 2011;11:196-202.
112. Townsend K, Kim M, Wood I, et al. Combination therapy with plasmapheresis, IVIg, and rituximab provides benefit in the management of early antibody mediated rejection in lung transplant in a pilot cohort. Chest 2013;144:1018A. Abstract.
113. Golay J, Semenzato G, Rambaldi A, et al. Lessons for the clinic from rituximab pharmacokinetics and pharmacodynamics. MAbs 2013;5:826-837.
114. Baum C, Reichenspurner H, Deuse T. Bortezomib rescue therapy in a patient with recurrent antibody-mediated rejection after lung transplantation. J Heart Lung Transplant 2013;32: 1270-1271.
115. Yusen RD, Edwards LB, Kucheryavaya AY, et al. The registry of the International Society for Heart and Lung Transplantation: thirty-first adult lung and heart-lung transplant report–focus theme: retransplantation. J Heart Lung Transplant 2014;33:1009-1024.
116. Verleden GM, Raghu G, Meyer KC, et al. A new classification system for chronic lung allograft dysfunction. J Heart Lung Transplant 2014;33:127-133.
117. Verleden SE, Ruttens D, Vandermeulen E, et al. Restrictive chronic lung allograft dysfunction: Where are we now? J Heart Lung Transplant 2015;34:625-630.
118. Meyer KC, Raghu G, Verleden GM, et al. An international ISHLT/ATS/ERS clinical practice guideline: diagnosis and management of bronchiolitis obliterans syndrome. Eur Respir J 2014;44: 1479-1503.
119. Welsh CH, Wang TS, Lyu DM, et al. An international ISHLT/ATS/ERS clinical practice guideline: summary for clinicians. Bronchiolitis obliterans syndrome complicating lung transplantation. Ann Am Thorac Soc 2015;12:118-119.
120. Vos R, Vanaudenaerde BM, Verleden SE, et al. Anti-inflammatory and immunomodulatory properties of azithromycin involved in treatment and prevention of chronic lung allograft rejection. Transplantation 2012;94:101-109.
121. Corris PA, Ryan VA, Small T, et al. A randomised controlled trial of azithromycin therapy in bronchiolitis obliterans syndrome (BOS) post lung transplantation. Thorax 2015;70:442-450.
122. Verleden SE, de Jong PA, Ruttens D, et al. Functional and computed tomographic evolution and survival of restrictive allograft syndrome after lung transplantation. J Heart Lung Transplant 2014;33:270-277.
123. Verleden SE, Todd JL, Sato M, et al. Impact of CLAD phenotype on survival after lung retransplantation: a multicenter study. Am J Transplant 2015; doi:10.1111/ajt.13281. [Epub ahead of print].
124. Finlen Copeland CA, Snyder LD, Zaas DW, et al. Survival after bronchiolitis obliterans syndrome among bilateral lung transplant recipients. Am J Respir Crit Care Med 2010;182:784-789.

159

肝移植患者术后管理

Gregory Beilman and Kaysie Banton

肝移植作为一种成熟的外科手术已有 50 多年的历史。Thomas Starzl 在 1967 年首次成功完成了人类第一例肝移植手术，并开创性地确定了外科手术方法及如何控制排斥反应[1]。20 世纪 70 年代，随着明尼苏达大学开发的抗淋巴细胞球蛋白（antilymphocyte globulin，ALG）的引入，带来了免疫抑制治疗的进展[2]。早期免疫抑制方案的应用使得肝移植成为终末期肝病（end-stage liver disease，ESLD）患者一个可选择的手术治疗方法。目前，原位肝移植手术（Orthotopic liver transplantation，OLT）得到广泛开展，在美国大概有 130 多个中心在开展肝移植[3]。而且，免疫抑制剂如他克莫司和白介素（interleukin，IL）-2 受体阻滞剂的进一步发展为改善肝移植的预后和生存率做了很好的铺垫。目前术后 1 年和 5 年的生存率分别为 86%～90% 和 72%～80%[4]。

肝移植预后改善的其他因素还包括危重症管理的进步、手术期移植物的准备、器官保存时间的延长、熟练的外科手术技能及供体器官的就近获取[5,6]。尽管有了这些进步，但近 20 年来，肝移植率没有发生太大变化[7]。在美国，2014 年一共有 11 500 例患者等待肝移植，却只有 6 000 例肝移植手术[4]。绝大多数器官捐献者是公民逝世后捐献，受体大多为成年人。

术前评估

原位肝移植受体选择

OLT 无疑是很多疾病确切有效的治疗方法，如肝硬化（包括胆汁淤积性和非胆汁淤积性）、胆道闭锁、急性肝坏死、代谢性疾病导致肝衰竭及肝脏或胆道系统的恶性肿瘤或其他导致 ESLD 的疾病，还有更少见的灾难性创伤性肝损伤[3,8,9]。与严重肝病的长期治疗相比，接受移植的患者节约了成本，降低了发病率和病死率，这使肝移植成为一个可行的选择。

特别需要注意的是肝细胞癌（hepatocellular carcinoma，HCC）患者行 OLT 的适应证。在美国和欧洲，大多数病例是由慢性丙型肝炎病毒（hepatics C virus，HCV）引起；然而，在其他国家和地区，则是以乙型肝炎病毒（hepatitis B virus，HBV）和黄曲霉毒素 B 为主要致病原因。大多数患者之前存在肝硬化，随后发展为 HCC，导致外科手术和肿瘤治疗具有一定难度[9]。正是在这种情况下，OLT 已经成为疾病负担最小的患者的标准治疗方法，并且这一适应证的精细化的选择标准被称为米兰标准。2002 年，UCLA 的研究人员通过稍微扩展米兰标准的范围展示了相同的结果[6,10]。其他标准，包括京都标准，也得出了可接受的结果[11,12]。目前，米兰标准和 UCLA 标准在美国都得到承认；然而，这些标准可能会扩展（表 159-1）。

2002 年，UNOS 采用了终末期肝病模型（model for end-stage liver disease，MELD）及相应的小儿终末期肝病模型（pediatric end-stage liver disease，PELD）。MELD 的模型是用来评估 12 岁及以上年龄的患者是否是潜在的器官移植受体。MELD 模型包括胆红素（mg/dl）、血清肌酐（mg/dl）或是否需要透析及 INR 值。12 岁以下的患者，白蛋白水平、发育迟缓及登记时的年龄也要作为参考。MELD 评分可以作为移植后 90 天内病死率的预测因素（图 159-1）。2012 年，一项叫作 Share 35 的新政策能够帮助将移植物更快地分配给 MELD 评分超过 35 分的患者[4]。从预后的角度来看，了解患者 ESLD 的严重程度有助于讨论下一步的重症监护目标[9]。MELD/PELD 评分可以很快地通过多个基于网络的计算器计算出来。器官获取和移植系统（The Organ Procurement and Transplantation Network，OPTN）网站有多个提供多个器官衰竭分配的计算器，并附有解释其使用的链接[13]。

随着时间的推移，医学的发展（即采用了米兰标准）使很多受体能够有条件等待肝移植，而这在以前他们往往已经去世。现在的受体往往更加复杂，年纪更大，预先就存在肾衰竭需要透析（导致有些患者需要肝肾联合移植）、移植前需住

表 159-1　肝细胞肝癌的肝移植标准

	MILAN	ULCA	KYOTO
单个肿瘤	<5cm	<6.5cm	
肿瘤数量（单个 cm）	3 个，单个 3cm	3 个，单个 4.5cm	<10 个，单个 5cm
肿瘤大小		8cm	DCP<400
5 年生存率	75%	52%	82%
5 年无病生存率	83%	79%	93%

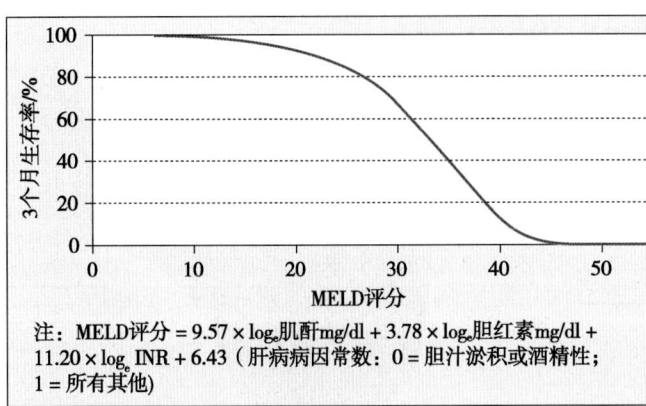

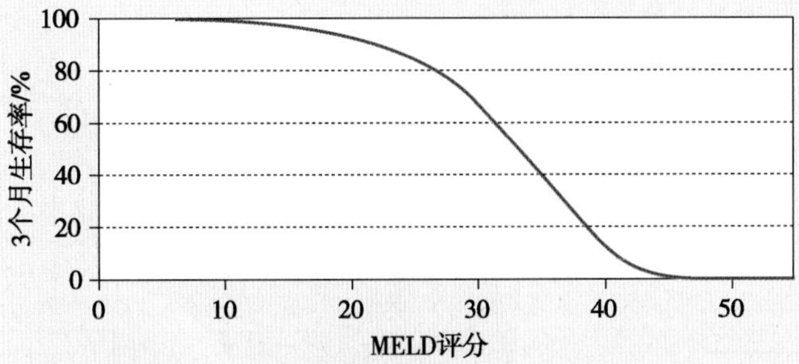

注：MELD评分 = 9.57 × $\log_e$肌酐mg/dl + 3.78 × $\log_e$胆红素mg/dl + 11.20 × $\log_e$ INR + 6.43（肝病病因常数：0 = 胆汁淤积或酒精性；1 = 所有其他）

MELD评分	3个月死亡率
<9	1.9
10~19	6
20~29	19.6
30~39	52.6
>40	71.3

图 159-1　**终末期肝病计算模型**。（资料来源：Wiesner R，Edwards E，Freeman R，et al. Model for end-stage liver disease（MELD）and allocation of donor livers. Gastroenterology 2003；124：94. Fig. 2.）

院调理以及需要更长的等待时间。例如说，现在就很明确术前的肥胖和糖尿病与肝移植术后的病死率有很明确的关系。在 OLT 之前，有患者经常因为感染或暴发性肝衰竭而病情突然加重。这些患者移植手术的成功取决于移植后早期阶段免疫抑制方案的选择、外科手术的技术、器官的选择以及麻醉方式和监护管理 [14-17]。除了米兰标准之外，基于 MELD 评分的接受者分层还有针对门肺综合征的异常情况，以确定哪些患者有最佳的移植成功率 [18，19]。目前存在关于这些标准是否过于宽泛的争论，因为一些患者的生存率远远高于预期，而另一些患者则在等待移植时死亡 [18，20]。

供体的选择

在过去的 20 年中，对器官的需求呈对数增长而捐赠者却没有类似地增加。脑死亡的概念在 20 世纪 60 年代后期得到完善，大大增加了捐赠者数量。扩展标准供体（extended criteria donor，ECD）概念的出现，使器官可以移植给那些在候补名单上原本会死亡的人 [21-25]。这些 ECD 的特点包括冷缺血时间延长（> 12 小时）、HBV 或 HCV 阳性供给 HCV 阳性的受体、高龄、非实体癌、严重的电解质紊乱及实质脏器的损伤 [25-28]。该供体群还包括住院时间较长的患者、循环死亡后供体（donation after circulatory death，DCD）、部分或分段移植物（已死亡和存活）以及体外膜肺氧合的患者 [29]。这使得以前不被认为是适当捐赠者的个人能够捐赠器官，移植给以前得不到器官的受体 [30-32]。这在捐赠者风险指数中被概念化，是一种预测移植物失败的方法，可以帮助确定器官和受体是否匹配。

已经有很多报道支持使用 ECD 捐赠的器官，因为受体在病情较轻时进行移植，术后病程更稳定。移植前受体平均 MELD 较低，但生存率却是等同的，大部分死亡原因主要是与受体的年龄或其他并发症有关，而非移植物功能障碍 [33]。甚至肝叶移植也已用于成人，尽管功能性组织质量减少常导致肝功能延迟恢复或不足 [34]。最后，还有一个关于 ECD 移植的高危风险是多米诺 OLT。在这些病例中，家族性或者代谢性的 ESLD 患者在手术中同时成为供体和受体。然后，他们有些病变的肝脏将成为同种异体移植物，进入到其他无法移植的宿主体内。这样，另外一个宿主将会有足够的残余移植物功能允许他们等待更适合他们的供体 [35，36]。重症医生必须认识到，接受 ECD 肝脏的受体较接受脑死亡捐赠的受体会有更高的发生即刻移植物功能障碍或者与其共病状态相关的并发症的风险。

受体手术

关于肝移植手术的更复杂的细节超出了本章的范围。然而，有几个要点值得注意，因为这会直接影响到术后的恢复。值得强调的是，对于患有长期门静脉高压症的患者进行任何外科手术都是非常困难的，因其大量的静脉侧支循环通常会导致患者大量失血 [37]。这是在通常的手术过程中失血的另外一种情况。其他因素，包括冷缺血和热缺血时间，会影响移植物的质量；术中大量输血的需求和再灌注综合征，导致这些患者会有液体负荷、电解质及器官功能方面的挑战 [38-41]。

与各种类型的 OLTs 一样，血管吻合可能会很麻烦。对于部分同种异体肝移植，可能存在血管大小或者解剖差异，此时可采用血管移植。大多数时候是动脉血管移植（在器官获取的时候就取血管），作为一个“跳跃”移植 [42，43]。同样，静脉的吻合也是非常困难的，但多数时候使用本身的血管，少数情况下，会使用移植的血管以保证移植物有足够的灌注。

肝移植胆道引流的吻合方法有两种：胆总管吻合术（管 - 管）和 Roux-en-Y 胆肠吻合术。可通过 T 管进行管 - 管吻合术，以协助支架吻合，并可对移植物进行监测。有些早期的并发症与 T 管的使用有关 [44，45]。这种方式的好处是，术后必要时 ERCP 仍可用于胆道的评估及支架的置入（图 159-2）。

术后急性期管理

呼吸支持

OLT 手术后呼吸系统的并发症是比较常见的，OLT 术后肺部并发症的危险因素也已经比较明确了 [46]。与门肺高压

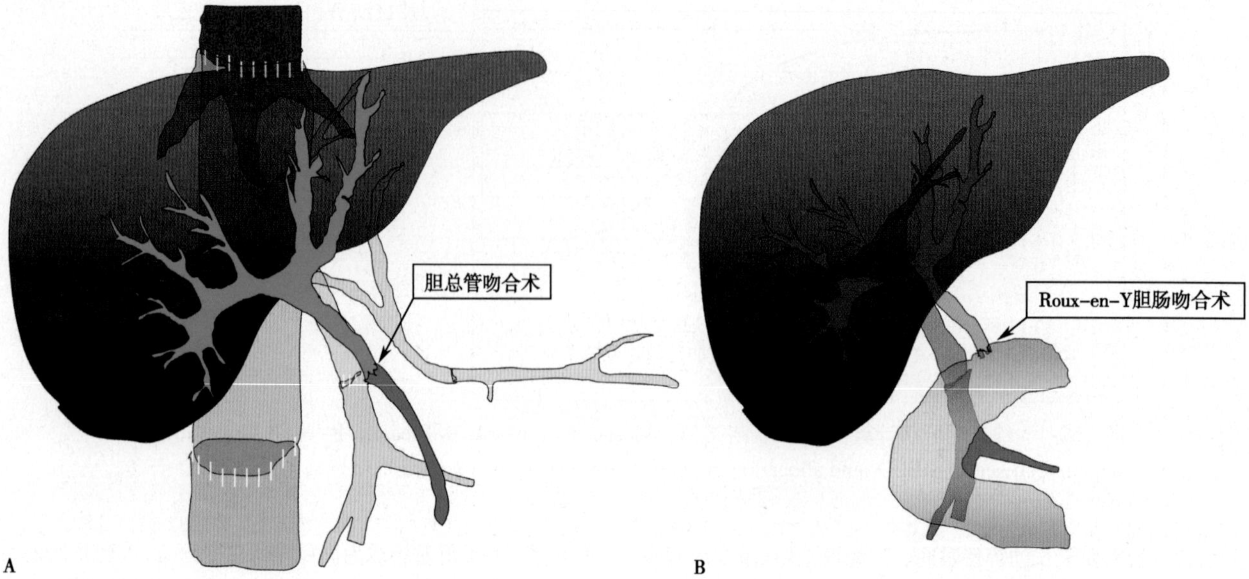

图 159-2 **原位肝移植两种胆道吻合的方式**。（资料来源：Abu-Wasel B，Renfrew PD，Molinari M. Liver transplantation and endoscopic management of bile duct complications，endoscopy of GI tract，Associate Prof. Somchai Amornyotin，editor，2013，InTech，DOI：10.5772/52630. Figs. 1E and 2A. Available from：http://www.intechopen.com/books/endoscopy-of-gi-tract/liver-transplantation-and-endoscopic-management-of-bile-duct-complications.）

症（portopulmonary hypertension，PPHTN）不同的是肝肺综合征（hepatopulmonary syndrome，HPS），它的低氧血症是由于通气/血流（ventilation/perfusion，VQ）失调、肺内分流及继发于门脉高压导致毛细血管扩张从而导致氧弥散受限。肝移植能有效且迅速地逆转这种器官功能障碍，除非出现复杂的并发症。此时可能需要一些先进的通气模式，包括吸入前列腺素和反比通气[47,48]。在 OLT 患者中撤呼吸机失败需要气管切开的情况并不多见。在第 61 章和第 63 章节中详细描述了常规的呼吸机参数设置、撤机和拔管的方法。脱机失败是移植失败和 1 年内死亡的一个预测因子（表 159-2）[49]。

表 159-2 OLT 术后呼吸衰竭的危险因素

年龄
MELD
急性肾衰竭
吸烟
COPD
PPHTN
术前氧分压≤44mmHg

凝血功能障碍和血小板减少症

大部分患者在肝移植时已经是 ESLD 状态，手术时已经有凝血功能障碍[50,51]。认为 ESLD 患者的低凝状态是由肝脏合成功能障碍引起的说法其实是对其病理生理过程的不完全理解。已经有研究表明，ESLD 时促凝和抗凝之间达到了重新平衡。我们体内的先天性抗凝物质的合成也受到抑制。尽管这有悖于常理，但也正是由于这个原因，频繁的灾难性的自发性出血其实并不多见[52]。我们都知道这一类患者缺乏止血的储备能力，而且他们仍存在着出血和血栓事件的风险。

手术技术和麻醉技术的进步使得肝移植微量输血成为现实。尽管如此，还是会遇到许多手术的难题导致大量的失血，从而进一步破坏体内的平衡。因此，替代手术中丢失的血以及使用新鲜冰冻血浆（fresh frozen plasma，FFP）和冷沉淀来维持正常的纤维蛋白原水平是十分重要的。这样可以更少地输入血制品，改善患者预后，减少医疗花费。

同样的，血小板减少在 OLT 患者中很常见。在慢性肝病中，促凝因子中仅有Ⅷ因子和血管性血友病因子是上调的[28]。血小板的大幅度减少考虑是多种因素引起的，包括脾功能亢进导致血小板在脾脏滞留、消耗增加、骨髓抑制及血小板生成素减少。尽管证据表明，输注血小板可能带来不良反应，但是大部分中心还是会给 OLT 患者输注血小板以保证血小板计数大于 20×10^3/dl，在不可控制的外科出血时血小板计数要大于 100×10^3/dl。

由于没有确凿证据表明在 OLT 患者中输血弊大于利，因此目前的文献支持有针对性地输血。也可使用止血药物包括抑肽酶、赖氨酸类似物或凝血酶原复合物进行止血[53]。

免疫抑制剂

免疫抑制剂在肝移植中使用的进步大大改善了患者长期的生活质量及生存率。有一些常用药物的基本目录我们接下来会讨论，但全球并没有一个标准的方案，这些药物的基本用法都是类似的。OLT 免疫抑制的常用方案包括糖皮质激素、硫唑嘌呤(azathioprine,AZT)、吗替麦考酚酯(mycophenolate mofetil,MMF)、西罗莫司、环孢素、他克莫司及抗淋巴细胞抗体。

糖皮质激素通过抑制抗体和补体的结合来发挥作用,从而导致免疫调节因子的合成减少。类固醇还能抑制巨噬细胞分泌 IL-1,从而阻断抗原提呈,避免急性同种异体排斥反应的发生[54]。肝移植常用的糖皮质激素有四种:氢化可的松、泼尼松、泼尼松龙和甲泼尼龙。甲泼尼龙只能静脉注射(intravenous,iv),而且需要水解部分琥珀酸才有生物活性,因此需要一部分的肝功能才能保证药物的生物活性。此外,一些具有生物活性的代谢物能够延长这些药物的半衰期,使得这些药物在肝移植患者体内难以预测。所有糖皮质激素都是被细胞色素 P450 系统代谢失活。泼尼松和泼尼松龙本身是具有活性的药物,不需要在肝脏激活,因此,口服和静脉注射途径都具有相同的生物利用度。因此,在肝移植后的初期,移植的肝脏经历了热缺血和冷缺血时间,不能有效地激活类固醇激素。在临床上,这种肝功能障碍允许使用低剂量的类固醇激素以保证免疫学效果[55]。

MMF,商品名又叫骁悉,是青霉属产生的一种霉酚酸(mycophenolic acid,MPA)的酯类衍生物。MMF 由肝脏代谢产生 MPA,从而抑制细胞的增殖。它具有相对选择性,使得淋巴细胞不会增殖。MMF 还具有抗 HCV 活性的抗病毒作用,研究表明它能减少因该病导致的肝移植患者 HCV 的复发[56]。常见的不良反应体现在胃肠道和血液系统方面,包括胃炎、恶心、呕吐和全血细胞减少。减少药物剂量后这些症状就能得到改善,而不用完全停药。

环孢素和他克莫司是钙调磷酸酶抑制剂。它们通过阻止 T 细胞产生 IL-2 来抑制免疫系统。环孢素不仅抑制 IL-2 的产生,也能抑制 T 细胞和 B 细胞的增殖和分化[54]。他克莫司也抑制 IL-2,但是它的效能比环孢素强 100 倍以上[55]。两种药物都是通过细胞色素 P450 系统进行代谢。

钙调磷酸酶抑制剂的主要不良反应是肾毒性,他克莫司主要是神经毒性。肾功能的损伤可以从很小到不可逆转的血管病变损害。研究显示,环孢素能导致多毛症和牙龈增生。而他克莫司可能有潜在且严重的神经毒性,需要立即停药。当环孢素和他克莫司联用时能明显延长环孢素的半衰期,因此应避免二者联用。

液体和电解质

大部分经历 OLT 的患者都会有明显的液体正平衡。这主要是由于术前患者全身体液潴留,特别是醛固酮增多症[57],加上术中的液体输入。围手术期置入肺动脉导管(pulmonary artery,PA)可以测定血管内容量状态以及血流动力学参数。其他评估容量状态的方法包括实时超声评估 IVC、RA 及 PA 的充盈状态,也可使用无创心输出量监测装置比如 FloTrac。

这些患者不仅有水钠潴留,而且可能还有一定程度的肾功能不全。依赖透析的患者液体复苏时一定要合理。术中液体的入量主要取决于外科手术的细节。然而,如果术中需要输入大量的晶体或血液制品,这些患者往往需要早期肾脏替代治疗(renal replacement therapy,RRT)以帮助更好地管理内环境和液体平衡[58,59]。

基于血流动力学目标上的程序化的液体管理已被证实能明显减少晶体和血制品的输注。使患者受益于更短的机械通气时间和更少的呼吸系统并发症[15,57]。而且,胃肠道恢复时间更短,且没有增加移植物的并发症。虽然有一些重症医学文献显示轻微的液体正平衡对普通腹部外科手术后的患者可能有益,但在 OLT 患者中保持正常血容量似乎是有益的。

许多长期存在肝功能不全的患者在移植前会发生低钠血症,在术前、术中及术后会得到纠正。快速纠正血钠的风险是脑桥中央髓鞘溶解症(central pontine myelinolysis,CPM)。在许多静脉注射药物(如碳酸氢钠、白蛋白和晶体)以及利尿剂和血制品的使用中或积极纠正高血糖时,由于钠含量不明确,可能会在不经意中快速纠正血钠。许多患者包括肝移植受体常规因为气管插管时间延长或神经系统的并发症也会发生明显的血钠水平改变[60]。

肝移植术后最常见的电解质紊乱是低钠血症和低钾血症。这可能与术前的离子缺乏以及全身液体过负荷稀释有关。术中诱导低钾血症是为了减少心脏事件的风险,因为在重塑移植物血管时血钾水平可能不稳定。这可通过缓慢利尿及替代治疗纠正,同时要小心避免钠水平超负荷。

高钾血症是一个更严重的问题,且可能是原发性移植物功能障碍、肝坏死、肾小管坏死或药物毒性的信号。高钾血症的常规治疗方法包括钙剂、胰岛素、葡萄糖、钾结合树脂及全身碱化,严重者采用血液透析。应该寻找导致高钾的原因避免错过最佳的干预时机。

营养支持

ESLD 患者的静息能量消耗(resting energy expenditure,REE)远高于预期[52]。实际上它是一种非常高的分解代谢状态,平均每天需要 30kcal/kg。在术前,大多数这类患者是处于营养不良状态的[61],尽管对 ESLD 患者营养状态的评估存在一定的问题,但这可以通过临床和实验室检查来确定[62]。对包括大鱼际和颞肌健壮性在内的一般肌肉测量,可以粗略评估患者术前的营养状态。更复杂和精确的测定 OLT 患者的代谢状态的方法包括代谢车测量。

术后营养不良的最佳预测指标是 ESLD 的根本病因和进展程度;病程越长,营养消耗就越严重。那些因为慢性病导致的肝衰竭患者比因药物等原因导致的急性暴发性肝衰竭患者更容易发生严重的营养不良[63]。目前明确的是,大多数肝移植患者会有较大的营养消耗,关注营养状态对移植的成功和患者的康复至关重要。

在移植术后,代谢压力和持续的营养需求的最佳决定因素是移植物的功能[64]。在早期移植物功能良好的患者中,营养目标通常通过肠内营养即可达标,这是重症患者在允许的情况下首选的营养方式。肝移植患者进行肠内营养有很多益处，包括维持细胞质量及更高的内脏蛋白合成率。肠内营养的另一个好处是可以避免全肠外营养（total parenteral nutrition，TPN）导致的胆汁淤积[64]。这不仅不利于移植物的恢复，也会导致肝功能检测结果的混淆。难以耐受肠内营养的患者通常是那些移植物延迟恢复、输入大量晶体液和/或血制品并且因容量负荷过重并发肠道水肿和梗阻的患者。这些患者必须要给予肠外营养。关于营养支持更详细的描述可以在前面的章节中找到。

肝移植患者的具体注意事项

手术并发症

影响术后病程的由手术方式引起的并发症包括门静脉血栓形成、肝动脉血栓形成和胆瘘。OLT术后并发症发生率很低，但可能是毁灭性的。UCLA的总结性报告显示，成年人群早期移植物功能衰竭、肝动脉血栓形成和门静脉血栓形成的发生率在0.7%～6%[10]。根据他们的经验，估计约30%的OLT发生并发症的患者需要重新手术。最常见的导致再次手术的原因是出血。再次手术有一些危险因素：较高的MELD评分，移植前住院史，机械通气，使用血管升压素，肾脏替代治疗，较长的缺血时间（包括热缺血和冷缺血）及术中较大的输液量[7,15,48,52]。需要关注的晚期并发症有血管损伤或者排斥反应，包括胆道狭窄、新发腹膜炎、肝动脉血栓形成和胆管炎[44,45]。

血栓事件/吻合口通畅

移植团队会以各种方式监测肝移植中涉及的血管吻合。其中一种方法是在吻合口处放置内部多普勒探头，监测双相或三相输出听觉波。另一种方法是术后早期对肝动脉（hepatic artery，HA）和门静脉（portal vein，PV）进行诊断性双相超声检查[65]。第一种方法是有创的，且有增加感染的风险，有可能发生吻合口损伤。如果探头移位将无法重新定位，移除探头时也会带来不适。虽然床旁双相超声检查移植物及其吻合口是无创的，但是会受肠道气体的干扰，而且在术后立即检查会给患者带来一定的不适感，除非患者处于插管和镇静状态[66]。此外，它并不能实时监测，而且除非之前有设定，否则就是根据代谢或是否有内环境紊乱来执行。一项技术的选择主要取决于外科医生的经验和该医疗区域的实践情况（表159-3）。

胆道并发症

狭窄、胆瘘及胆石大概在肝移植受体中发生率是30%～50%（在DCD的OLT中更高些）。比较常见的两种重建方式是管-管吻合（有T管或无T管的胆总管端端吻合）及胆总管空肠吻合术（图159-3）[65]。

在肝移植术后的早期，胆瘘是最常见的胆道并发症。因为症状非常隐匿，仅有中等程度的转氨酶和胆红素的升高，所以通常很难被发现。导致胆瘘的原因常比胆瘘本身更受关注。胆瘘的原因可能是由单纯的吻合技术问题、导管组织

表159-3 免疫抑制方案举例：明尼苏达大学的原位肝移植方案

药物	成人-肾功能正常剂量	成人-肾功能低下剂量
泼尼松	250mg iv 再灌注时	250mg iv 再灌注时
	200mg POD#1	200mg POD#1
	100mg POD#2	100mg POD#2
	50mg POD#3	50mg POD#3
	25mg POD#4	25mg POD#4
	10mg POD#5	10mg POD#5
	停药 POD#6	5mg POD#6 维持他克莫司浓度到治疗浓度再停药
吗替麦考酚酯	1g bid POD#0	1g bid POD#0
	第90天开始减药	第90天开始减药
	第120天停药	第120天停药
巴利昔单抗	20mg iv POD#1 和 #5	20mg iv POD#1 和 #5
他克莫司	当患者稳定且肾功能正常时开始使用	肾功能恢复时开始使用（停透析，Cr<2.5，UOP>30ml/h）
	0.075mg/kg bid	2mg bid
	根据血药浓度水平调整剂量	根据血药浓度水平调整剂量
	0～3个月 10～12mg/dl	0～3个月 10～12mg/dl
	3～6个月 8～10mg/dl	3～6个月 8～10mg/dl
	6个月后 6～8mg/dl	6个月后 6～8mg/dl

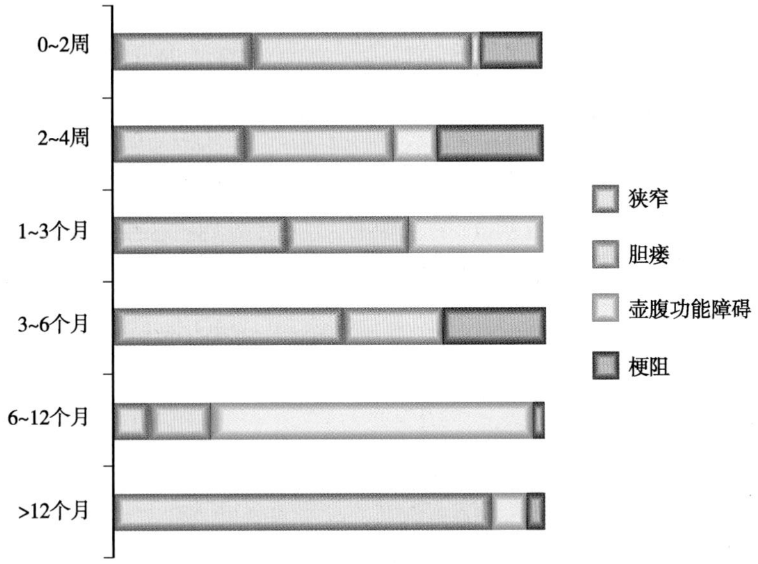

图 159-3　OLT 术后胆道并发症时间表

的灌流或肝动脉血栓形成引起的[65,67]，需要进一步的研究。处理胆道并发症通常取决于每个移植中心的专业知识和经验，可能包括超声、血管造影、胆道造影、MRCP、ERCP 和经皮引流[68]。必须对这些并发症高度重视和密切观察，一旦发现，必须积极治疗以减轻长期后遗症和移植物损害。

器官病理生理

移植后心肌病

ESLD 患者通常在手术前有血流动力学异常（如高血压、低血压和血管扩张）导致心输出量增加、收缩压减低及全身血管阻力降低[69]。这种肝硬化性心肌病通常被认为是继发于多重动静脉交通、肾素 - 血管紧张素系统激活和交感神经系统激活，从而导致血管舒张、循环血容量减少和水钠潴留。这种持续的血流动力学高动力状态是不可预测的，但是有报道显示，在成功肝移植后 2 年这个问题可以得到解决[46]。

少数情况下，OLT 患者会在肝移植术后出现明显的心力衰竭。具体的危险因素还不清楚。肝移植术后早期 BNP 和 PA 压力的升高可能是危险预测因子[70,71]。比较明确的是，肝移植术后的血流动力学不稳定会因为贫血、PHTN、PPHTN 及心血管疾病更加恶化。在术后即刻，这些患者容量的不足可通过包括白蛋白和血制品在内的胶体来补充。通过输注血制品来补充血管内容量合并使用血管收缩药物从而保证移植物有充分的灌注。这样做的目的是平衡过大的容量负荷造成潜在内脏缺血带来的额外发病率。

肺脏

PPHTN 是一种长期存在的肺动脉纤维增生性疾病，可导致肺动脉高压、缺氧和呼吸困难，最终导致右心功能衰竭。这个过程是由严重的门静脉高压引起的[16]。由于该病发展过程隐匿，即使进行了肝移植，它的逆转也是一个缓慢的过程。然而，肝移植是这种疾病最终的治疗方法。有 8%～20% 的患者存在一定程度的肺动脉高压，因此可能需要额外使用肺动脉扩张剂，这不仅有助于改善肺功能，也有助于减轻肝脏充血[19]。在这些患者中，使用额外的血流动力学监测装置评估肺动脉压力和心输出量并不少见。在术前有严重 PPHTN 的情况下，那么肝静脉淤血和右心衰竭导致移植物衰竭的风险会增加；如果非常严重而且长期存在，那么这些改变可能成为固定的，并导致术后死亡率增加[20]。对这些患者围手术期管理时，肺动脉压力和右心功能的监测非常重要，大部分可以通过 PA 导管完成。然而，对于那些有丰富经验的中心，也可通过微型食管超声心动图（miniaturized transesophageal echocardiography，mTEE）探头来完成[70]。

肾脏

肝肾综合征（hepatorenal syndrome，HRS）是指肾功能的减退，主要表现为肌酐升高到 2.5mg/dl 以上且是患者发病前基线的 2 倍[72]。起病可能非常隐匿，因为尿量可能保持相对不变，因此不被觉察。HRS 的病因是与 ESLD 相关的血流动力学障碍。值得注意的是，在这种疾病状态下，肾脏的形态是正常的。长期的肾功能不全可导致肾脏的永久性损伤。我们将不深入讨论肝肾联合移植，但要认识到 OLT 前，长期的肾衰竭是肾功能进一步恶化的标志。因此，可能需要联合移植。

肝移植术后急性肾损伤很常见，可以发生在高达 60% 的患者中。长期使用血管活性药物、高 MELD 评分及血制品的输入与肾功能减退之间没有明显的联系。在这些患者中，近 10% 的患者需要 RRT，其死亡率在 1 年后翻了一番。

中枢神经系统

神经系统的并发症是较常见的，实体器官移植的患者中大概有30%～60%的发病率，OLT患者大概有15%～30%的发病率[73]。也有研究发现，因为酒精性肝病进行移植的患者术后意识障碍较其他原因导致的ESLD更常见。对于移植前脑病轻微、手术过程简单及移植物功能较好的患者，应尽快从麻醉中恢复。意识状态的任何延迟或下降都需要彻底评估有没有其他病因。

与其他实体器官移植受体一样，神经系统的主要并发症包括意识障碍、癫痫、脑血管事件及CPM。这些并发症大多继发于机会性感染、药物毒副作用及代谢的改变。虽然首选的检查方式是MRI，但CT扫描是最常用的。结构的异常在术后精神状态的改变中起了非常小的作用，所以应该更多地将MRI作为影像诊断的选择。

造成OLT后昏迷的最常见的两个原因是渗透性脱髓鞘综合征（osmotic demyelination syndrome，ODS）和可逆性后部脑病综合征（posterior reversible encephalopathy syndrome，PRES）[74]。ODS包括CPM和脑桥外脱髓鞘（extrapontine demyelination，ECM）过程的诊断。区别PRES和ODS是非常困难的，可能造成诊断的混淆。仔细评估每种疾病的具体原因可能有助于区分精神状态变化的病因。

Hinchy等学者在1996年第一次描述了PRES是一种大脑后循环区血管源性水肿，出现意识状态的改变及包括皮质盲在内的视觉功能障碍，最终导致昏迷[75]。通常，这个过程是完全可逆的。它通常与高血压发作有关，但也有描述严重的电解质紊乱的患者会发生这种情况。在肝移植术后的患者，这种情况也可能与钙调磷脂酶抑制剂和西罗莫司的毒性有关[76]。停止或减少钙调磷脂酶抑制剂的剂量同时给予包括抗癫痫治疗在内的持续支持治疗，症状就会得到明显改善[77]。到目前为止，还没有其他具体的治疗方法。

另外，CPM是继低钠血症得到纠正后继发的渗透性脱髓鞘的神经病理过程，最早在1959年就有所描述[76]。通常情况下，营养不良的肝衰竭患者或OLT术后患者表现为四肢瘫痪。这个概念已经发展到包括其他引起严重代谢和电解质紊乱的原因，包括脓毒症休克、烧伤和HIV。因为肝移植经常受到渗透压和电解质紊乱的影响，ODS需要引起高度重视。PRES与CPM之间的区别可以通过弥散加权成像MRI来进行，具体来说，在后白质中存在T2信号的增强。然而，除非有与PRES相关的急性细胞毒性水肿，否则延迟诊断PRES和活动性的ODS影像学表现可能非常相似。此时可能需要考虑积极替代或减少钙调磷脂酶抑制剂，并进行合理的液体管理和给予足够的营养支持。

钙调磷脂酶抑制剂、环孢素和他克莫司是肝移植免疫抑制方案中的常用药物。他们的毒性作用和多种神经系统并发症有关，且可以发生在移植术后的任何时期。在术后早期，钙调磷脂酶抑制剂常用较高的“诱导”剂量，导致剂量依赖的神经毒性[78, 79]。临床表现为震颤、头痛和脑病。在严重的情况下，可能会发展成为PRES。减少这些神经毒性的免疫抑制剂或者用毒副作用更小的药物替代治疗常能缓解这些临床症状。

重症虚弱可能影响了多达7%的肝移植受者[77]。其特点是四肢对称无力，一般影响近端肌肉，甚至可以波及到呼吸肌肉，就像Olser在1915年描述的那样。通过简单的感觉检查，我们就可以区分危重症肌病（critical illness myopathy，CIM，主要是继发于肌球蛋白重链丢失后引起的原发性肌病）和危重症多发神经病（critical illness polyneuropathy，CIP）。然而，因为OLT患者经常是镇静状态，或由于其他原因引起精神状态改变，判断起来就有点困难。这时可能需要高级的电生理测试同时进行神经病学方面的会诊。如果这些研究证明是模棱两可的或者正常的，就可能需要肌肉活检。CIM更为常见，且恢复的概率较大。发展成严重的危重症肌病的一个主要危险因素是肝移植后的分解代谢状态及随后发生的骨骼肌的萎缩[77]。

另外，CIP被推测是继发于微循环紊乱导致的神经损伤和轴突变性。高血糖会加剧该情况。合理的血糖控制可以降低危重症多发神经病的发生率和减少机械通气的天数[78, 79]。其他危险因素包括疾病病情的加重、需要血液透析及术后类固醇的大量使用。重要的是要认识到当危险因素明显重叠时这些情况可以共存（表159-4和表159-5）。

意识的改变如脑病，可能从患者移植前就延续下来[79]。移植前长时间的脑病预示着移植后神经系统并发症风险更高。无论是同种异体移植器官功能延迟恢复，还是原发性同种异体移植器官功能衰竭，肝性脑病都可能突然出现。此外，肝功能不全可能会影响很多药物的代谢，加重临床症状。ESLD的许多病因都可以直接影响中枢神经系统（如Wilson's疾病、原发性胆汁淤积性肝硬化和淀粉样变）。随着同种异体移植物功能的恢复，这些神经系统的表现通常会改善，有

表159-4 手术血管并发症

并发症	移植后时间
肝动脉血栓形成	术后两周内；晚发时严重程度稍弱
肝动脉狭窄	几周到几个月
门静脉血栓形成	1～4周
门静脉狭窄	>6个月
肝静脉狭窄	>6个月

表159-5 重症虚弱时肌电图表现

	危重症多发性神经病	危重症肌病
神经传导速度	正常，轻度减弱	正常，轻度减弱
复合肌肉动作电位振幅	减弱	减弱
复合肌肉动作电位持续时间	正常	延长
感觉神经动作电位振幅	减弱	正常
肌肉兴奋性（直接）	正常	减弱

时会完全消失。为了减少药物对神经系统的干扰，尽量避免使用苯二氮䓬类药物、具有活性的麻醉药物和需要肝脏代谢和清除的药物[78]。对谵妄的深入回顾可以在前一章节中找到，可以看出OLT患者主要以不动性谵妄为主[80]。

早期感染并发症

有关于脓毒症的研究证据指出，应该对所有ICU患者常见的原因进行筛查，包括肺炎、尿脓毒症和系统性感染[81]。肝移植患者最常见的院内死亡原因是感染。大约有80%的实体器官移植患者会发生感染，大部分是细菌感染，前30天内总体的感染率大约为25%[82]。有很多原因可能导致OLT感染的风险增加，包括移植物的缺血-再灌注损伤、大量血制品的输入以及引起胆管炎的原因如肝动脉血栓形成和胆道狭窄[83]。本讨论将不包括前几章中涉及的关于脓毒症、肺炎和充足的营养支持等信息。

为了能够和移植物共生，术后免疫抑制剂是必须服用的，所以患者需要受到保护以防止发生机会性感染[55,82]。肝移植术后会给予甲氧苄啶用来预防肺孢子虫感染。现在反复的肺孢子虫感染一般只会在预防性用药停止后发生，此时需要恢复使用甲氧苄啶。与OLT后所有的机会性感染一样，均需减少免疫抑制剂的用量。

有一些与肝移植患者相关的具体问题可能与其他ICU患者不同。肝移植患者容易反复感染肝炎病毒，导致肝功能衰竭或HCC[2,84]；也可能会因为免疫抑制治疗感染一般ICU内不常见的病毒如巨细胞病毒（cytomegalovirus，CMV）和EB病毒（Epstein-Barr virus，EBV）。这些感染大约占了20%，包括了EBV、CMV及反复发生的乙型肝炎病毒（recurrent hepatitis B，HBV）或丙型肝炎病毒（hepatitis C virus，HCV）。

CMV是人类疱疹病毒组成员。CMV感染是指在任何体液或组织标本中检测到病毒蛋白，发热体温超过38℃持续2～4天及中性粒细胞减少或血小板减少症[85]。当CMV感染并导致终末器官疾病时，这对免疫抑制和代谢抑制的肝移植宿主来说极具破坏性。两种比较常见的CMV感染综合征是肝炎和肺炎。当肺部感染CMV时，随之而来的就是被细菌感染，从而导致最致命的免疫抑制的并发症之一。CMV感染后的其他非感染性后果包括同种异体移植物排斥风险增加、侵袭性真菌或细菌感染，甚至激活或加速其他病毒如HCV和EBV的感染。值得注意的是，即使“成功的”抗病毒治疗，也可能导致患者的肝细胞和胆道上皮细胞中巨细胞病毒的持续存在，使患者具有终身激活、慢性炎症和排斥反应的风险[86]。

获得CMV感染或疾病的风险是由供体和受体移植前的血清学状态决定的，最大的风险是血清学阳性的供体器官分配给了血清学阴性的受体[85]。这些受体中大多数会出现血清转化，并最终出现临床症状。即使是那些移植前血清学阳性的患者，也可能因为供体CMV阳性而从同种异体移植物中过度感染CMV。其他危险因素包括特异性免疫抑制药物的应用，包括泼尼松、钙调磷酸酶抑制剂和胸腺球蛋白[87]。

预防和治疗CMV要在诱导免疫抑制开始时，给予预防性抗病毒治疗。预防性抗病毒治疗不能保护患者免受CMV的原发感染，但它可以延迟病毒复制的启动。原发性CMV感染通常是停用预防性抗病毒药物之后观察到的[83,86]。必须严密观察患者的感染征象，并立即行PCR检测，一旦检测到应立即开始抗病毒治疗。血清学阳性受体没有确定的阈值，是根据临床的怀疑来决定治疗。任何情况下检测到CMV的DNA都必须立即开始抗病毒药物治疗。当CMV疾病发生时，缬更昔洛韦是最有效的治疗方法。

急性EBV感染时，表现为发热、全身乏力、白细胞减少、淋巴细胞增多和血小板减少症。大约90%的成人EBV血清学阳性，但大多数是亚临床感染[82]。据推测，在肝移植患者中，EBV感染是重新激活而非原发感染所致。肝移植患者发生EBV感染的其他危险因素包括CMV供体-受体不匹配、CMV疾病和高剂量免疫抑制剂的使用[83]。EBV和移植后淋巴细胞增生性疾病（posttransplant lymphoproliferative disease，PTLD）存在关联，但在成人肝移植中相对少见。PCR检测到EBV的病毒血症不能诊断EBV PTLD。治疗PTLD的初期方案是减少免疫抑制剂的使用。只有在停止免疫抑制的2～4周没有出现临床反应时，才会进行利妥昔单抗和细胞毒性药物化疗。

乙型肝炎核心抗体（hepatitis B core antibody，HBcAb）阳性和乙型肝炎表面抗原（hepatitis B surface antigen，HBsAg）阴性的供体在全世界范围内都常规使用。在移植时谨慎地预防性使用乙型肝炎免疫球蛋白（hepatitis B immunoglobulin，HBIG）和抗病毒药物，对于即使是HBcAb阳性的移植物，也能减少HBV感染的发生率[88]。有些中心正在使用强效抗病毒药物而没有给予HBIG，并在选定的患者中取得了成功。未被识别的HBV被重新激活可能导致移植的失败和受体的死亡。

丙型肝炎病毒相关肝病已成为世界上主要的OLT适应证之一[89]。众所周知，如果OLT时HCV RNA是阳性的，那么它不仅会持续存在，还可能会导致60%的患者出现慢性活动性肝炎。有一小部分患者可能会经历由暴发性纤维性肝炎和加速发展的肝硬化导致的病情急剧恶化。对于这一小部分患者，早期再次肝移植可能是他们生存的唯一选择。OLT后HCV复发的一些确定性因素包括：同时合并HBV感染、排斥治疗、女性受体、受体年龄≥50岁、ECD及未给予抗HCV治疗[14,90]。对于不同的诱导治疗，其复发率无明显差异[55]。理想情况下，最好在移植前就根除HCV，然而所有的受体都不能耐受这种治疗。大约20%的OLT患者在接受完整的治疗后能达到长期的病毒清除[90]。OLT后复发可以用聚乙二醇干扰素、利巴韦林和HCV蛋白酶抑制剂治疗。HCV蛋白酶抑制剂可导致他克莫司和环孢素浓度的极度升高。

曲霉菌感染会影响1%～3%的肝移植患者[91]。这些感染发生在移植术后的早期，尽管念珠菌感染更为常见，发作的中位数时间大概是16～17天。侵袭性真菌感染在过去曾是极端免疫抑制的致命性后果[81,92]。而现在有更多靶向性的免疫抑制方案和耐受性更好的抗真菌治疗，使曲霉菌感染的人数变少，恢复也更好。常见的预防性药物包括三唑类抗真菌药（伊曲康唑、伏立康唑、泊沙康唑）、多烯类抗真菌药物（两性霉素B产品）或棘白菌素类（卡泊芬净、阿尼芬净、米卡芬净）。但必须谨慎使用这些药物，因为它们可以改变免疫抑制药物的血药浓度水平，并与P450酶系统相互作用。常见的抗病毒药物也会诱导药物的清除增加，降低抗真菌药物的有效剂量。

原发性移植物功能障碍及再移植

原发性移植物功能障碍（primary graft dysfunction，PGD）导致移植失败是很少见的，但是一旦发生后果非常严重，是受体再移植最常见的病因[93]。PGD是指肝移植后任何时间发生的肝脏代谢功能不足。PGD的危险因素有很多，包括高风险的供体、血制品的需求增加及围手术期血管升压素需求的增加（可能是组织低灌注的后果）。PGD的病因及随后发生的移植失败部分原因被认为是缺血性胆管病，与脑死亡器官捐赠相比，DCD的这种风险要高达10倍。其他研究报告显示，细胞能量消耗与循环衰竭时的热缺血和冷缺血时间延长有关。

虽然确切的机制是复杂的且是多因素的，但明确的是在移植后早期发生的早期移植物功能障碍对移植物和患者的生存来说都具有负面的预测作用[50, 67, 68]。PGD或移植失败的临床症状表现为意识状态的改变、麻醉后不能苏醒、胆红素清除障碍和进行性的心血管功能高动力状态。对于移植后7天的原发性移植物功能障碍有一些诊断标准，包括：INR超过1.6、胆红素超过10mg/dl及AST或ALT超过2 000IU/L[94]。

预计多达23%的同种异体肝移植在受者的一生中会失败，19%的早期移植失败者会经历再移植手术[95]。在移植后的最初7天内，发生原发性移植物衰竭（primar graft failure，PGF）的风险有以下几点：长时间的热缺血和冷缺血、持续的生命支持措施、早期静脉曲张出血和较年轻的受体[96]。研究显示，更年轻的受体更有可能有更强的免疫反应，导致早期移植物侵袭性损伤，这在其他实体器官移植中已有所发现。PGF是肝移植术后第一周内再次移植的主要原因（>40%），其次是肝动脉血栓形成（约占25%）[97]。有趣的是，移植物1个月失败的原因在继发于逐渐丧失的肝动脉功能导致的侧支灌注建立的潜在作用下被逆转（表159-6）[98, 99]。

表159-6 再次移植死亡的危险因素

年龄>55岁
MELD>27
>1次原位肝移植
机械通气
白蛋白<2.5g/dl
供体年龄>45岁
浓缩红细胞输入>30U
初次移植后15～180天需再次移植

结论

由于ESLD紊乱的缓慢解决，使肝移植受体的术后护理变得复杂：循环高动力状态、血管舒张、PPHTN合并醛固酮增多症、PHTN以及肾功能不全。从生理学的角度来看，这些患者可能很难管理。他们也面临着早期、侵袭性感染以及肝炎病毒再感染的风险。少数情况会发生严重的并发症或感染导致暴发性肝衰竭而需要再次移植。然而，当移植成功后，长期的获益会使这种努力得到回报。

知识点

1. 肝硬化ESLD移植受者术后血流动力学表现和术前相似。他们可能需要用药数周来降低肺动脉压力，以防止肝移植静脉淤血。
2. 最初的术后低血压可能的原因有PHTN、PPHTN、失血性休克或心肌病。有创血流动力学监测有助于辨别病因。
3. 最初的免疫抑制剂诱导方案包括类固醇、钙调磷酸酶抑制剂及MMF。
4. 预防性抗病毒和抗真菌治疗是必要的，而且在移植后的最初几周不能停药。
5. 肝移植后激素的使用可能会增加患者感染丙型肝炎病毒的风险。MMF的使用可减少再次感染HCV的风险。
6. 在肝移植受体中很多药物代谢会减慢，而且会有明显的药物相互作用；需要频繁地监测血药浓度并进行调整。
7. 发热、白细胞减少或精神状态改变应立即评估有无机会性感染、肝动脉血栓形成及潜在的排斥反应的可能性。

（黄晓波 译，管重严 审校）

参考文献

1. Starzl TE, Marchioro TL, Vonkaulla KN, Hermann G, Brittain RS, Waddel WR. Homotransplantation of the liver in humans. Surg Gynecol Obstet. 1963;117:659-676.
2. Ascher NL, Stock PG, Bumgardner GL, Payne WD, Najarian JS. Infection and rejection of primary hepatic transplant in 93 consecutive patients treated with triple immunosuppressive therapy. Surg Gynecol Obstet. 1988;167(6):474-484.
3. United network for organ sharing. UNOS Web site. https://www.unos.org/. Accessed Jan 18, 2016.
4. Kim WR, Lake JR, Smith JM, et al. OPTN/SRTR 2013 annual data report: Liver. Am J Transplant. 2015;15(S2):1-28.
5. Dare AJ, Bartlett AS, Fraser JF. Critical care of the potential organ donor. Curr Neurol Neurosci Rep. 2012;12(4):456-465.
6. Taner CB, Bulatao IG, Arasi LC, et al. Liver transplantation in the critically ill: Donation after cardiac death compared to donation after brain death grafts. Ann Hepatol. 2012;11(5):679-685.
7. Gul S, Klein F, Puhl G, Neuhaus P. Technical feasibility of liver transplantation without cold storage. Langenbecks Arch Surg. 2014;399(1):127-133.
8. Bachir NM, Larson AM. Adult liver transplantation in the United States. Am J Med Sci. 2012;343(6):462-469.
9. Galbois A, Das V, Carbonell N, Guidet B. Prognostic scores for cirrhotic patients admitted to an intensive care unit: Which consequences for liver transplantation? Clin Res Hepatol Gastroenterol. 2013;37(5):455-466.
10. Duffy JP, Vardanian A, Benjamin E, et al. Liver transplantation criteria for hepatocellular carcinoma

should be expanded: A 22-year experience with 467 patients at UCLA. Ann Surg. 2007;246(3):502-509, discussion 509-11.
11. Kaido T, Ogawa K, Mori A, et al. Usefulness of the Kyoto criteria as expanded selection criteria for liver transplantation for hepatocellular carcinoma. Surgery. 2013;154(5):1053-1060.
12. Hammad A, Kaido T, Ogawa K, et al. Liver transplantation for advanced hepatocellular carcinoma in patients with Child-Pugh A and B. Surg Today. 2015. doi: 10.1007/s00595-015-1142-2 [doi].
13. MELD and PELD calculators. Organ Procurement and Transplantation Network Web site. http://optn.transplant.hrsa.gov/search-results?q=organ%20failure%20calculator.
14. Ford RM, Sakaria SS, Subramanian RM. Critical care management of patients before liver transplantation. Transplant Rev (Orlando). 2010;24(4):190-206.
15. Bezinover D, Kadry Z, Janicki P. Contemporary anesthesia management for liver transplantation: A comparison of American and European methods. Middle East J Anaesthesiol. 2011;21(2):251-258.
16. Lichtenstern C, Muller M, Schmidt J, Mayer K, Weigand MA. Intensive therapy after solid organ transplantation. Anaesthesist. 2010;59(12):1135-1152; quiz 1153-4.
17. Niemann CU, Kramer DJ. Transplant critical care: Standards for intensive care of the patient with liver failure before and after transplantation. Liver Transpl. 2011;17(5):485-487.
18. Goldberg DS, Krok K, Batra S, Trotter JF, Kawut SM, Fallon MB. Impact of the hepatopulmonary syndrome MELD exception policy on outcomes of patients after liver transplantation: An analysis of the UNOS database. Gastroenterology. 2014;146(5):1256-1265.e1.
19. Krowka MJ. Portopulmonary hypertension. Semin Respir Crit Care Med. 2012;33(1):17-25.
20. Krowka MJ, Wiesner RH, Heimbach JK. Pulmonary contraindications, indications and MELD exceptions for liver transplantation: A contemporary view and look forward. J Hepatol. 2013;59(2):367-374.
21. Solomon H. Opportunities and challenges of expanded criteria organs in liver and kidney transplantation as a response to organ shortage. Mo Med. 2011;108(4):269-274.
22. Manara AR, Murphy PG, O'Callaghan G. Donation after circulatory death. Br J Anaesth. 2012;108(Suppl 1):i108-I121.
23. Silberhumer GR, Rahmel A, Karam V, et al. The difficulty in defining extended donor criteria for liver grafts: The Eurotransplant experience. Transpl Int. 2013;26(10):990-998.
24. Ghinolfi D, Marti J, De Simone P, et al. Use of octogenarian donors for liver transplantation: A survival analysis. Am J Transplant. 2014;14(9):2062-2071.
25. Chung HY, Chan SC, Lo CM, Fan ST. Strategies for widening liver donor pool. Asian J Surg. 2010;33(2):63-69.
26. Bellingham JM, Santhanakrishnan C, Neidlinger N, et al. Donation after cardiac death: A 29-year experience. Surgery. 2011;150(4):692-702.
27. Detry O, Deroover A, Meurisse N, et al. Donor age as a risk factor in donation after circulatory death liver transplantation in a controlled withdrawal protocol programme. Br J Surg. 2014;101(7):784-792.
28. Shirabe K, Taketomi A, Morita K, et al. Comparative evaluation of expanded criteria for patients with hepatocellular carcinoma beyond the Milan criteria undergoing living-related donor liver transplantation. Clin Transplant. 2011;25(5):E491-E498.
29. Mourad MM, Reay M, Muiesan P, Mirza DF, Perera MT. Patient with liver dysfunction while maintained on veno-venous extracorporeal membrane oxygenation should not be overlooked as a potential donor. Transpl Int. 2014;27(6):e50-e53.
30. Mossdorf A, Kalverkamp S, Langenbrinck L, et al. Allocation procedure has no impact on patient and graft outcome after liver transplantation. Transpl Int. 2013;26(9):886-892.
31. Khosravi MB, Firoozifar M, Ghaffaripour S, Sahmeddini MA, Eghbal MH. Early outcomes of liver transplants in patients receiving organs from hypernatremic donors. Exp Clin Transplant. 2013;11(6):537-540.
32. Bruzzone P. A preliminary European study on extended-criteria liver donation and transplant recipient consent. Transplant Proc. 2012;44(7):1857-1858.
33. Keller EJ, Kwo PY, Helft PR. Ethical considerations surrounding survival benefit-based liver allocation. Liver Transpl. 2014;20(2):140-146.
34. Croome KP, Marotta P, Wall WJ, et al. Should a lower quality organ go to the least sick patient? Model for end-stage liver disease score and donor risk index as predictors of early allograft dysfunction. Transplant Proc. 2012;44(5):1303-1306.
35. Aguirre-Valadez J, Torre A, Vilatoba M, et al. Indications for liver transplant. Rev Invest Clin. 2014;66(6):534-546.
36. Marin-Gomez LM, Tinoco-Gonzalez J, Alamo-Martinez JM, et al. Impact of the learning curve on the outcome of domino liver transplantation. Transplant Proc. 2014;46(9):3092-3094.
37. Lee WC, Chan KM, Chou HS, et al. Feasibility of split liver transplantation for 2 adults in the model of end-stage liver disease era. Ann Surg. 2013;258(2):306-311.
38. Costa MG, Girardi L, Pompei L, et al. Perioperative intra- and extravascular volume in liver transplant recipients. Transplant Proc. 2011;43(4):1098-1102.
39. Lee SG. A complete treatment of adult living donor liver transplantation: A review of surgical technique and current challenges to expand indication of patients. Am J Transplant. 2015;15(1):17-38.
40. de Rougemont O, Dutkowski P, Clavien PA. Biological modulation of liver ischemia-reperfusion injury. Curr Opin Organ Transplant. 2010;15(2):183-189.
41. Pratschke S, Eder M, Heise M, et al. Protocol TOP-study (tacrolimus organ perfusion): A prospective randomized multicenter trial to reduce ischemia reperfusion injury in transplantation of marginal liver grafts with an ex vivo tacrolimus perfusion. Transplant Res. 2013;2(1):3-1440-2-3.
42. Paloyo S, Nishida S, Fan J, et al. Portal vein arterialization using an accessory right hepatic artery in liver transplantation. Liver Transpl. 2013;19(7):773-775.
43. Hwang HP, Yang JD, Bae SI, Hwang SE, Cho BH, Yu HC. Usefulness of artificial jump graft to portal vein thrombosis in deceased donor liver transplantation. Yonsei Med J. 2015;56(2):586-590.
44. Nemes B, Gaman G, Doros A. Biliary complications after liver transplantation. Expert Rev Gastroenterol Hepatol. 2015;9(4):447-466.
45. Lopez-Andujar R, Oron EM, Carregnato AF, et al. T-tube or no T-tube in cadaveric orthotopic liver transplantation: The eternal dilemma: Results of a prospective and randomized clinical trial. Ann Surg. 2013;258(1):21-29.
46. Keegan MT, Pickering BW. Critical care issues following orthotopic liver transplantation. Minerva Gastroenterol Dietol. 2010;56(3):305-330.
47. Awdish RL, Cajigas HR. Early initiation of prostacyclin in portopulmonary hypertension: 10 years of a transplant center's experience. Lung. 2013;191(6):593-600.
48. Toledo AH, Carroll T, Arnold E, et al. Reducing liver transplant length of stay: A lean six sigma approach. Prog Transplant. 2013;23(4):350-364.
49. Rana A, Kaplan B, Jie T, et al. A critical analysis of early death after adult liver transplants. Clin Transplant. 2013;27(4):E448-E453.
50. Benson AB, Burton JR, Jr, Austin GL, et al. Differential effects of plasma and red blood cell transfusions on acute lung injury and infection risk following liver transplantation. Liver Transpl. 2011;17(2):149-158.
51. Northup PG, Caldwell SH. Coagulation in liver disease: A guide for the clinician. Clin Gastroenterol Hepatol. 2013;11(9):1064-1074.
52. Esmat Gamil M, Pirenne J, Van Malenstein H, et al. Risk factors for bleeding and clinical implications in patients undergoing liver transplantation. Transplant Proc. 2012;44(9):2857-2860.
53. Arshad F, Ickx B, van Beem RT, et al. Prothrombin complex concentrate in the reduction of blood loss during orthotopic liver transplantation: PROTON-trial. BMC Surg. 2013;13:22.
54. Biancofiore G, Bindi L, Miccoli M, et al. Balance of pro- and anti-inflammatory cytokines in cirrhotic patients undergoing liver transplantation. Transpl Immunol. 2013;28(4):193-197.
55. Chinnakotla SH, Klintmalm GB. Induction and maintenance of immunosuppression. Transplantation of the Liver. 2005:1213-1234. Accessed 11 April 2015.
56. Zahn A, Mueller F, Hinz U, Schemmer P, Stremmel W, Ganten T. Mycophenolate mofetil combination therapy improves survival after liver transplantation. A single-center retrospective analysis. Ann Transplant. 2013;18:525-532.
57. Boniatti MM, Filho EM, Cardoso PR, Vieira SR. Physicochemical evaluation of acid-base disorders after liver transplantation and the contribution from administered fluids. Transplant Proc. 2013;45(6):2283-2287.
58. Papadopoulos S, Karapanagiotou A, Kydona C, et al. Causes and incidence of renal replacement therapy application in orthotopic liver transplantation patients: Our experience. Transplant Proc. 2014;46(9):3228-3231.
59. Stefaniak J, Schiefer J, Miller EJ, Krenn CG, Baron DM, Faybik P. Macrophage migration inhibitory factor as a potential predictor for requirement of renal replacement therapy after orthotopic liver transplantation. Liver Transpl. 2015;21(5):662-669.
60. Rozga J, Piatek T, Malkowski P. Human albumin: Old, new, and emerging applications. Ann Transplant. 2013;18:205-217.
61. Montejo Gonzalez JC, Mesejo A, Bonet Saris A, Metabolism and Nutrition Working Group of the Spanish Society of Intensive Care Medicine and Coronary units. Guidelines for specialized nutritional and metabolic support in the critically-ill patient: Update. consensus SEMICYUC-SENPE: Liver failure and liver transplantation. Nutr Hosp. 2011;26(Suppl 2):27-31.
62. Vulcano DS, Carvalhaes MA, Bakonyi Neto A. Evaluation of nutritional indicators and body composition in patients with advanced liver disease enrolled for liver transplantation. Acta Cir Bras. 2013;28(10):733-739.
63. Hamaguchi Y, Kaido T, Okumura S, et al. Impact of quality as well as quantity of skeletal muscle on outcomes after liver transplantation. Liver Transpl. 2014;20(11):1413-1419.
64. Langer G, Grossmann K, Fleischer S, et al. Nutritional interventions for liver-transplanted patients. Cochrane Database Syst Rev. 2012;8:CD007605.
65. Yu A, Teitelbaum J, Scott J, et al. Evaluating pain, sedation, and delirium in the neurologically critically ill-feasibility and reliability of standardized tools: A multi-institutional study. Crit Care Med. 2013;41(8):2002-2007.
66. Norton PT, DeAngelis GA, Ogur T, Saad WE, Hagspiel KD. Noninvasive vascular imaging in abdominal solid organ transplantation. AJR Am J Roentgenol. 2013;201(4):W544-W553.
67. Mourad MM, Algarni A, Liossis C, Bramhall SR. Aetiology and risk factors of ischaemic cholangiopathy after liver transplantation. World J Gastroenterol. 2014;20(20):6159-6169.
68. Choi EK, Lu DS, Park SH, Hong JC, Raman SS, Ragavendra N. Doppler US for suspicion of hepatic arterial ischemia in orthotopically transplanted livers: Role of central versus intrahepatic waveform analysis. Radiology. 2013;267(1):276-284.
69. Saner FH, Neumann T, Canbay A, et al. High brain-natriuretic peptide level predicts cirrhotic cardiomyopathy in liver transplant patients. Transpl Int. 2011;24(5):425-432.
70. Peyton PJ. Continuous minimally invasive peri-operative monitoring of cardiac output by pulmonary capnotracking: Comparison with thermodilution and transesophageal echocardiography. J Clin Monit Comput. 2012;26(2):121-132.
71. Peyton P. Hybrid measurement to achieve satisfactory precision in perioperative cardiac output monitoring. Anaesth Intensive Care. 2014;42(3):340-349.
72. Barbano B, Sardo L, Gigante A, et al. Pathophysiology, diagnosis and clinical management of hepatorenal syndrome: From classic to new drugs. Curr Vasc Pharmacol. 2014;12(1):125-135.
73. Wijdicks EF, Hocker SE. Neurologic complications of liver transplantation. Handb Clin Neurol. 2014;121:1257-1266.
74. Lunardi N, Saraceni E, Boccagni P, et al. Posterior reversible encephalopathy syndrome in the intensive care unit after liver transplant: A comparison of our experience with the existing literature. Minerva Anestesiol. 2012;78(7):847-850.
75. Hinchey J, Chaves C, Appignani B, et al. A reversible posterior leukoencephalopathy syndrome. N Engl J Med. 1996;334(8):494-500.
76. Morard I, Gasche Y, Kneteman M, et al. Identifying risk factors for central pontine and extrapontine myelinolysis after liver transplantation: A case-control study. Neurocrit Care. 2014;20(2):287-295.
77. Zivkovic SA. Neurologic complications after liver transplantation. World J Hepatol. 2013;5(8):409-416.
78. Chavarria L, Cordoba J. Encephalopathy and liver transplantation. Metab Brain Dis. 2013;28(2):285-292.
79. Ge PS, Runyon BA. Serum ammonia level for the evaluation of hepatic encephalopathy. JAMA. 2014;312(6):643-644.
80. Lescot T, Karvellas CJ, Chaudhury P, et al. Postoperative delirium in the intensive care unit predicts worse outcomes in liver transplant recipients. Can J Gastroenterol. 2013;27(4):207-212.
81. Nishi SP, Valentine VG, Duncan S. Emerging bacterial, fungal, and viral respiratory infections in transplantation. Infect Dis Clin North Am. 2010;24(3):541-555.
82. Patel S, Kiefer TL, Ahmed A, et al. Comparison of the frequency of coronary artery disease in alcohol-related versus non-alcohol-related endstage liver disease. Am J Cardiol. 2011;108(11):1552-1555.
83. McElroy LM, Daud A, Davis AE, et al. A meta-analysis of complications following deceased donor liver transplant. Am J Surg. 2014;208(4):605-618.
84. Agopian VG, Petrowsky H, Kaldas FM, et al. The evolution of liver transplantation during 3 decades: Analysis of 5347 consecutive liver transplants at a single center. Ann Surg. 2013;258(3):409-421.
85. Fagiuoli S, Colli A, Bruno R, et al. Management of infections pre- and post-liver transplantation: Report of an AISF consensus conference. J Hepatol. 2014;60(5):1075-1089.
86. Kaido T, Mori A, Ogura Y, et al. Pre- and perioperative factors affecting infection after living donor liver transplantation. Nutrition. 2012;28(11-12):1104-1108.
87. Olson JC, Wiesner RH. Immunomodulating therapy in liver transplantation: Principles and practice. Immunotherapy. 2012;4(8):793-805.
88. Vigano M, Bhoori S, Lampertico P, et al. Extended survival of patients with persistently suppressed hepatitis B transplanted for hepatocellular carcinoma. Liver Int. 2015.
89. van Hoek B, de Rooij BJ, Verspaget HW. Risk factors for infection after liver transplantation. Best Pract Res Clin Gastroenterol. 2012;26(1):61-72.
90. Sotiropoulos GC, Tagkalos E, Fouzas I, et al. Liver transplantation for hepatocellular carcinoma using extended criteria donor grafts. Transplant Proc. 2012;44(9):2730-2733.
91. Patel G, Huprikar S. Infectious complications after orthotopic liver transplantation. Semin Respir Crit Care Med. 2012;33(1):111-124.
92. Yang CH, He XS, Chen J, et al. Fungal infection in patients after liver transplantation in years 2003 to 2012. Ann Transplant. 2012;17(4):59-63.
93. Briceno J, Naranjo A, Ciria R, et al. A prospective study of the efficacy of clinical application of a new carrier-bound fibrin sealant after liver resection. Arch Surg. 2010;145(5):482-488.
94. Zarrinpar A, Hong JC. What is the prognosis after retransplantation of the liver? Adv Surg. 2012;46:87-100.
95. Rahbari NN, Garden OJ, Padbury R, et al. Posthepatectomy liver failure: A definition and grading by the International Study Group of Liver Surgery (ISGLS). Surgery. 2011;149(5):713-724.
96. Hong JC, Yersiz H, Kositamongkol P, et al. Liver transplantation using organ donation after cardiac death: A clinical predictive index for graft failure-free survival. Arch Surg. 2011;146(9):1017-1023.
97. Halldorson JB, Bakthavatsalam R, Montenovo M, et al. Differential rates of ischemic cholangiopathy and graft survival associated with induction therapy in DCD liver transplantation. Am J Transplant. 2015;15(1):251-258.
98. Skrzypczyk C, Truant S, Duhamel A, et al. Relevance of the ISGLS definition of posthepatectomy liver failure in early prediction of poor outcome after liver resection: Study on 680 hepatectomies. Ann Surg. 2014;260(5):865-870, discussion 870.
99. Duffy JP, Kao K, Ko CY, et al. Long-term patient outcome and quality of life after liver transplantation: Analysis of 20-year survivors. Ann Surg. 2010;252(4):652-661.

160 肠道与多器官联合移植：肠衰竭的终末治疗

Geoffrey J. Bond, Rajesh K. Aneja, Sarangarajan Ranganathan, Kathryn Felmet, Jeffrey A. Rudolph, Jorge Reyes, and George V. Mazariegos

随着肠衰竭多学科联合治疗的进步、手术技术的改进、免疫抑制剂的更新换代以及肠道移植免疫学研究的不断深入，肠道和多器官联合移植技术保持着良好的发展势头。最近研究显示，随着新药研发和手术技术的提高，因肠道功能衰竭而需要进行肠移植的患者数量呈下降趋势[1]。然而，无论肠道功能衰竭的非移植疗法多么先进，肠道移植仍然是一部分肠衰竭患者的最终治疗方案。由于肠移植能改善肠衰竭患者预后，早在21世纪初期，肠移植已成为肠衰竭患者的一种公认的治疗模式，每年都有越来越多的患者接受肠道移植（图160-1）治疗，这与移植中心的成立与发展密切相关。无论是药物、手术、器官移植或者多方案联合治疗，在移植中心均会得到更合适的诊疗方案。移植中心对需要进行器官移植的患者登记、随访，并对各种治疗方案进行风险、获益及并发症的评估后，在最恰当的时机实施器官移植。截止2013年12月，仅在美国有近1 000例接受同种异体器官移植后仍然存活的患者[2]。尽管在过去10年的时间里，患者从登记到接受器官移植的时间间隔不断被缩短，但待移植患者的死亡数量仍然很高，尤其是婴幼儿以及合并有肝衰竭的患者（图160-2）[3]。免疫抑制剂用于肠道及多器官移植通常会出现围手术期抗体诱导，虽然许多中心现在根据每个患者的情况来定制个体化方案，但通常仍采用免疫测试，特别是交叉配型和捐献者特异性抗体反应，来帮助确定最佳方案。移植后慢性排斥反应的防治是肠移植未来研究的方向，因为它仍然是提高远期生存率的根本障碍，并且正在进行深入的研究。营养状况和移植死亡率的长期研究数据对决定肠衰竭患者进行肠移植的时机有重要意义。

肠衰竭的管理

肠衰竭的临床定义是继发于肠功能障碍的自主性营养缺失并且需要肠外营养（parenteral nutrition，PN）超过28天。肠衰竭患者最初的治疗方法是通过中心静脉通路进行肠外营养，肠衰竭的持续时间长短不一而且不可预测，对于某些患者可表现为暂时性肠衰竭，但也可能终生不愈。病程的长短很大程度上取决于存活肠道的代偿能力，而肠道代偿能力又取决于许多可变因素，如患者的年龄及疾病状态等。最近一篇单中心的研究报道肠外营养可改善肠衰竭患儿的远期预后[4-6]，尽管如此，仍有相当一部分患者出现了不可逆转的肠衰竭，并且由于并发症的出现需要进行长期肠外营养治疗，因此肠移植对这类患者仍然是重要的治疗措施[7]。

详细的多学科评估可以为肠衰竭患者制定出更优化的治疗方案[8,9]。详细的病史采集至关重要，包括出生信息（如早产）、既往史、合并症、手术史、传染病史、中心静脉置管的次数和位置、中心静脉血栓形成情况以及既往详细的营养状

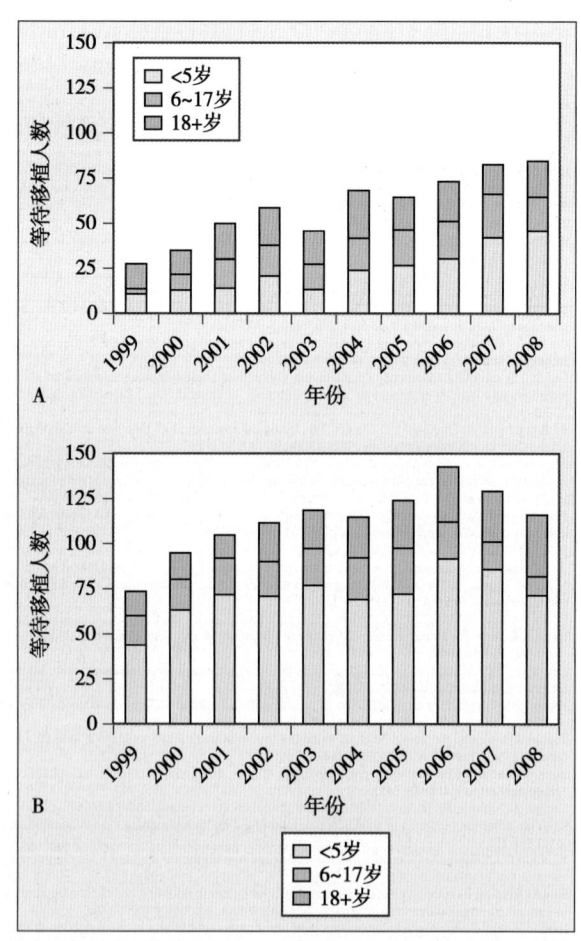

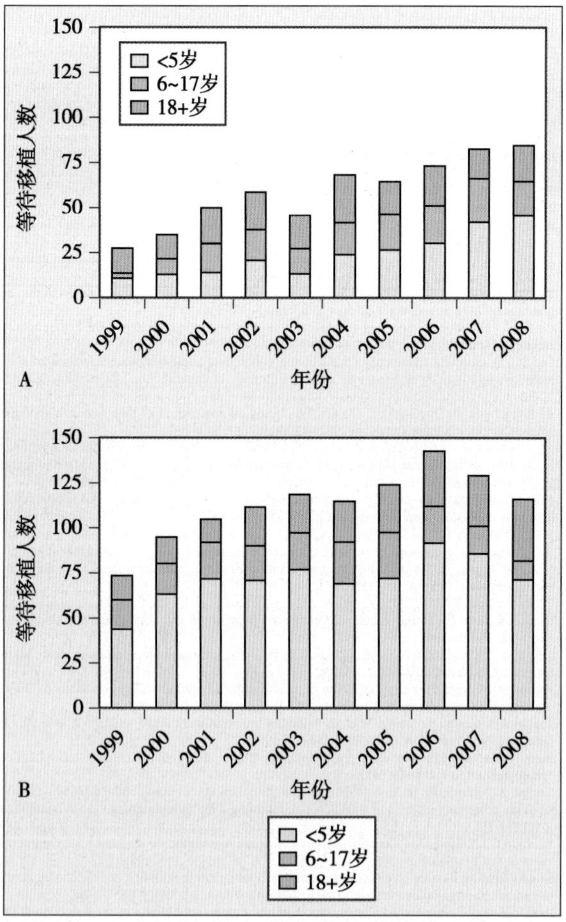

图 160-1 A，1999—2008不同年龄段等待单独肠道移植患者人数；B，1999—2008年不同年龄段等待肝脏和肠道联合移植人数。（资料来源：Mazariegos GV，Steffick DE，Horslen S，et al. Intestine transplantation in the United States，1999-2008. Am J Transplant 2010；0：1020-1034）

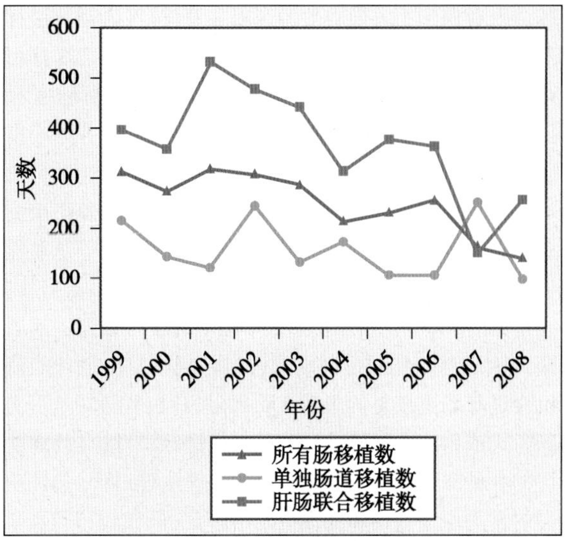

图 160-2　1999—2008 年肠道移植者的等待中位数（天）。（资料来源：Mazariegos GV，Steffick DE，Horslen S，et al. Intestine transplantation in the United States 1999-2008.Am J Transplant 2010；10：1020-1034）

况，包括肠外营养持续时间、肠外营养处方成分、肠内营养的耐受性以及肠内营养是否已达到最大量，同时还要了解既往用药史和排便的次数 / 量。在移植前，由肠道重建团队对患者进行详细的病史采集及全面的体格检查至关重要。其他辅助检查包括血常规、上消化道造影（upper gastrointestinal，GI）、小肠造影、造影剂灌肠、腹部超声评估肝脾肿大以及评估中心静脉走行的超声检查，必要时，建议行内镜下小肠抽吸定量微生物培养和黏膜活检；如果怀疑有肝功能不全或门静脉高压，应进行肝脏活检，以确定是否需要肝移植。

肠衰竭患者的治疗重点是肠道适应性的改善和肠功能的恢复，以恢复肠道自主功能。随着肠外营养管理的改善和并发症的减少，可以通过延长肠外营养的时间来达到更好的肠道适应效果。目前生长激素及糖原肽（glucogen-like peptide，GLP2）[10, 11] 等肠细胞营养因子再次受到关注，尤其在成人中益处明显，而在儿童中的作用效果正在研究中。在肠衰竭后改善肠道适应性的外科治疗包括自体重建手术（肠外瘘修补术、肠吻合术）和肠延长术 [12]，比如 Bianchi 手术 [13] 和连续横向肠成形术（serial transverse enteroplasty，STEP）[14, 15]。如果肠功能障碍不可逆，那么针对这类患者的管理，在儿童中应该保证患儿正常生长发育，在成人中应该大量补充营养，以备他们可能进行肠移植。近年来，肠道移植的时机发生了变化，更多地关注肠外营养与小肠移植的个体化风险和并发症。换句话说，如果患者，尤其是肠道适应性有望改善的儿童，肠外营养效果良好且无明显的并发症，那么合理的治疗方案是继续目前治疗方案并且推迟肠移植的时间。

小肠内细菌过度生长（small bowel bacterial overgrowth，SBBO）是肠衰竭患者常见的临床问题，并且需要使用多种抗生素进行治疗。迄今为止，还没有对照研究为治疗 SBBO 提供循证医学证据。最常用的治疗方案是甲硝唑抑制厌氧菌过度生长，联合甲氧苄啶和磺胺甲噁唑或口服氨基糖苷类抑制革兰阴性菌。如果患者的主要症状是由厌氧菌过度生长引起（如腹胀、腹泻和 D- 乳酸血症），则可以单选择甲硝唑治疗。由于厌氧菌对氧的极度敏感，使用小肠抽吸培养物的方法作为治疗 SBBO 的微生物监测是一种相对不可靠的方式。一些益生菌，如乳酸杆菌和酵母菌已被用于限制 SBBO，但由于缺乏随机证据来支持益生菌的功效，加上杂质和可能被其他细菌（如亮串珠菌）污染，使得益生菌的使用存在争议，因此不提倡给置入中心静脉导管的肠衰竭患者使用，尤其是在移植后出现免疫抑制增强的患者。

肠外营养相关性肝病（parenteral nutrition-associated liver disease，PNALD），也被称为肠衰竭相关肝病（intestinal failure-associated liver disease，IFALD），仍然是肠衰竭患者目前面临的关键问题，但对婴儿的影响存在差异。在没有脱离肠外营养或没有实施肠移植的 PNALD 患者 1 年病死率超过 80%。虽然并非切实有效，但肠内营养的合理实施仍然是预防和治疗 PNALD 的最佳策略。尽管对肠外营养治疗十分谨慎，但许多儿童和成人患者仍在疾病早期出现胆汁淤积。预防和及时控制感染，尽量减少 SBBO，防止过量摄入葡萄糖，提供足够的氨基酸、循环肠外营养或尽可能延长无肠外营养的时间可能是减缓 PNALD 进展的重要措施 [16]。胆囊及胆道系统缺乏刺激导致胆汁淤积可引起胆盐沉积和胆石症。在作者的经验中，胆囊切除术可能有利于降低胆道梗阻和胰腺炎发生的风险，并且应在任何手术过程中尽早考虑将胆囊切除作为联合手术的一部分。如果患者的病情提示需要长期使用肠外营养，那么不建议行胆囊切除术，因为它很少改善肝功能，并且也没有证据表明胆汁淤积是 PNALD 发生的单一因素。肠道吻合，甚至是在肠道非常短的患者中也可以缓解一些上消化道高压和反流性胆管炎的问题。肠道吻合同时联合胆囊切除术可使肝功能得到长期改善。没有确凿的证据显示标准肠外营养液中的任意一种成分会导致或引起 PNALD，但过量葡萄糖或（和）葡萄糖与氨基酸的配比不当会引起肝脂肪变性，对肠外营养配方中脂质成分的处理是脂质最小化方案，通过用脂肪乳剂[鱼油基，富含 ω-3 脂肪酸的静脉注射（intravenous，iv）脂质溶液]代替大豆基脂质溶液，减少甚至去除脂质。目前，尤文尚未获得 FDA 批准，仅可根据 IRB 批准的使用协议作为研究药物使用。事实证明，尽管这些措施可使胆红素水平降低，但对延缓或逆转肝脏疾病的进程以及是否在分子水平上改善肝纤维化尚无定论 [17-19]。其他如 SMOF（大豆油、中链甘油三酯、橄榄油、鱼油），已经在欧洲使用多年，目前正在美国进行试验，并可能为肠外营养依赖患者提供另一种改进的替代方案。在某些情况下，由于体重增加和对热量需求的增加或必需脂肪酸的缺乏，可能在肠外营养中需要添加以鱼油为基础的脂质，但其不能完全替代以大豆为基础的脂质。同时，此方案也适用于肝功能异常的患者。

代谢性骨病（metabolic bone disease，MBD）是长期肠外营养的患者除 PNALD 外的另一个易患疾病，当患者出现骨痛时高度提示MBD的可能，MBD患者的血清钙、磷、维生素D及甲状旁腺激素均可正常，但尿钙增高，曾有报道此类患者中并发非创伤性脊柱和肋骨骨折。肠外营养患者的最佳骨保护方式是通过肠外营养液中添加钙，防止代谢性酸中毒和铝中毒，只有停止肠外营养才能缓解MBD的症状。

许多接受肠移植的患者需要在重症监护室（intensive care unit，ICU）接受移植前治疗，但随着医疗水平的提高，直接进行（在院外等候移植）移植患者的数量逐步增加，且同样会改善患者的预后[1]。脓毒症和胃肠道出血是肠衰竭患者入住ICU的常见原因。尽管血制品在消化道出血的复苏中是必要的，但在没有急性出血的情况下应该慎重使用，因为移植前使用血液制品，特别是血小板，易使肠道移植受体产生抗体，并导致其在移植后发生抗体介导的排斥反应的风险增高，所以在等待移植的患者中，可能更宜使用去白细胞的血液制品。

肠外营养依赖的患者常见中心静脉导管相关性血流感染（central line-associated bloodstream infections，CLABSI）。避免此类并发症的发生最主要的是做好中心静脉导管护理，抗生素和乙醇锁[20]等起着重要作用。随着肠外营养管理水平的提高，肝功能异常的发生率呈下降趋势，其严重程度也逐渐减轻，但保护肝功能的治疗仍需长期进行。静脉通路维持困难是推进移植进程的决定因素之一，虽然感染（尤其是真菌和危及生命的革兰阴性菌感染）可能需要去除中心静脉导管，但应考虑保留抢救所需的通路或至少一条静脉通路。但是小儿患者和有血栓形成史的患者的静脉通路是十分有限的，因此保留受感染的静脉通路并通过此通路进行治疗是必要的，在这些患者中，应该谨慎留置导管，因为大血管可能不明显，并且对其他血管的损伤可能造成严重后果。尽管介入放射学可以解决很多复杂及慢性的通路问题，而且超声对深静脉的评估异质性大，常常是不可靠的，但是许多外科医生、麻醉医生和危重症医生仍选择使用超声识别中心静脉。在困难或不确定的情况下静脉造影仍然是金标准，在静脉通路过度损伤的情况下，应考虑使用静脉造影。

营养消耗严重的患者免疫功能相对较弱，容易发生严重的社区获得性感染。肠衰竭的小儿患者和IFALD患者即便是常见的病毒感染也会增加呼吸衰竭的风险。由于儿童胸壁的顺应性好，即使正常潮气量，腹围增大也会对呼吸产生机械性损伤，在肺部感染、容量超负荷或心输出量减少的情况下，容易引起呼吸疲劳。

移植适应证

移植团队的目的是确定患者是否可以从移植中获益，评估移植的替代方案，评估移植的禁忌证，并向患者介绍移植的复杂性。经过多学科团队的评估和所有团队成员的讨论，通常的结果有三种：①密切为患者进行肠道治疗，并且根据病情确定肠移植的时间；②对于有些患者可以等待更好的治疗方案或肠道适应，但仍有接受移植的可能；③第一种情况的肠道受者遇到不可逆转的肠衰竭并发症，或者需要进行肝脏及肠道联合移植的受者出现了不可逆转的肠衰竭及相关不可逆转的明显肝脏功能异常，则应立即考虑进行移植术。

2000年10月，美国医疗保险和医疗补助服务中心批准了肠、肝肠联合和多器官联合移植是无法再用PN维持的肠衰竭患者的治疗标准。对于不可逆的肠衰竭患者在接受肠外营养时反复发生危及生命的静脉导管感染、多静脉血栓形成以及肝衰竭等严重并发症时可以考虑肠道及多器官移植，其余标准包括患者无法忍受肠外营养治疗而导致生活质量下降或因肠道功能明显减弱或没有希望恢复肠道功能而没有机会进行肠道康复的患者。随后，肠移植联盟对是否需要重新考虑或修改上述标准和移植时机进行了讨论，肠道功能障碍的各种原因可分为急性和慢性病理生理过程，急性功能障碍的常见原因包括坏死性小肠结肠炎、肠扭转和肠系膜血栓形成；慢性功能障碍的常见原因包括克罗恩病和放射性肠炎。这些疾病过程可分为手术切除导致的短肠综合征（short bowel syndrome，SBS）或非手术引起的先天性肠细胞紊乱导致的肠运动障碍或吸收不良。与SBS患者不同，非手术导致肠衰竭的患者可能有正常的肠道组织形态和解剖长度。表160-1列出了肠道和多脏器移植的临床适应证。

由于IFALD在儿童中具有高发病率和死亡率的特点，儿科医生努力在更恰当的时间内将这些患者转诊至专门的肠衰竭康复中心和移植中心，以改善预后。最近，一项专家共识[21]推荐儿童小肠移植评估和转诊的标准：①患儿接受过较大面积的肠切除术；②患儿有严重的肠病以及疾病复发率高；③无法确定疾病诊断及预后；④微绒毛包裹性疾病或肠上皮发育不良；⑤持续性高胆红素血症（>6g/dl）；⑥存在2处或4处上肢中心静脉血栓；⑦患者或家属要求移植。共识在很大限度上改变以往观念，有利于对患者进行早期快速评估，并早期由多学科专家管理，减少患者肝衰竭的发病率，改善肝脏功能，为内科及外科医生提供了更多的原生肠生长时间，为更多的超短肠患者提供在经过5年或更长时间的肠外营养治疗后可能停用肠外营养的机会。

表160-1 肠道和多脏器移植的适应证

儿童	成人
肠扭转	Volvulus 肠系膜上动脉血栓形成
胃痉挛	克罗恩病/肠易激综合征（IBD）
坏死性小肠结肠炎	硬纤维瘤
假性梗阻	肠扭转
肠闭锁	创伤
微绒毛包涵体疾病	家族性息肉病
Hirschsprung 疾病	Budd-Chiari 疾病
创伤	肠粘连 假性梗阻 放射性肠炎

移植不同于任何其他外科手术，因为它很少是孤立的事件，并且有显著的短期和长期的内科和外科问题需要考虑。目前，随着肠外营养的整体管理水平的提高，需要医生来重新权衡移植的适应证和时机，并评估肠外营养的风险和并发症与肠移植潜在的短期和长期风险。

移植评估

对于儿童和成人而言，由于病情的复杂性以及许多针对不同患者的个体化诊疗方案的实施，肠道和多器官的评估通常在住院过程中进行。大多数肠衰竭治疗机构由多学科组成的团队对患者进行评估，这包括 GI 小组、其他医疗团队（如心脏、肾脏、遗传、免疫学、呼吸科等）、普外科（尤其是小儿外科）、移植以及心理学、社会工作、药房和其他团队的联合评估。移植宣教是一个重要的组成部分，同时需要明确拟移植受者的经济承受能力。每个团队提出自己的建议，尤其是 GI 小组可以对肠外营养和静脉药物提出建议，这可能对患者和其他团队非常有益。有时，尤其是在具有优秀的小儿外科和移植技能的多学科中心，这些患者可以进行手术探查，并尝试在移植前实施重建和 / 或肠延长术，以避免移植或减少患者对肠外营养的需要，延迟移植的时间，或者创造更好的移植条件（比如：在既往有结肠切除史或存在可能导致脓毒症的肠切除后肠瘘和腹腔脓肿的患者中，结肠可健康地生长。）。

外科医生可以制定精准的手术策略，尝试通过外科手段帮助恢复肠自主性，并且可以为患者进行移植手术，这对患者及肠衰竭治疗单位都是有益的，同时也可以实施更积极的外科手术来避免或延迟移植。

对剩余肠道和其他腹部器官功能和解剖的综合评估，有助于确定在肠衰竭患者中使用哪种同种异体移植。肠衰竭患者的移植包括单纯肠移植（有或无结肠）、肝 - 肠联合移植、多器官移植（包括肝、胃、十二指肠、胰腺、小肠伴或不伴结肠），或不包括肝脏改良的多脏器移植。对上述命名法，移植界一直存在争议，然而，从实用和免疫学的角度来看，主要的区别是是否将同种异体肝纳入联合移植范围内。是否进行同步肝移植，即使对有经验的移植外科医生来说，仍然是一个具有挑战性的决定。特别是对于边缘性肝功能异常的患者，以及肝活检显示纤维化（ISHAK 水平 3～4 及以上）和某种程度的综合功能障碍提示门静脉高压的患者。然而，必须认识到，肝衰竭的典型症状和体征在没有肠道衰竭的患者中表现不相同，而脂肪乳剂的使用可使胆红素相对正常。以上这些也同样影响 MELD 和 PELD 评分，因此当肠道被添加到肝移植列表中时，“补充”积分被添加到总积分中，在儿科患者中已经被使用，但对于成年患者却颇受争议。肠衰竭患者是否进行肝移植的关键因素是门静脉高压程度和肝实质病变的严重程度，一般而言，轻度门静脉高压症患者应慎重考虑单独肠移植，在这些情况下，大多建议肠道移植的静脉流经门静脉循环，并通过下腔静脉引流到受体体循环中。没有证据证明门静脉引流更有益，或相对门静脉和肠系膜高压可能对移植肠功能产生有害影响。另一个难点是对于短肠综合征患者，在理想情况下经过长时间努力，能够适应并停用肠外营养，但因肝功能损害严重，不得不进行肝移植，在这种情况下，短肠综合征患者可以进行肝移植手术，但如果不成功可能需要再次进行肝肠联合移植。

移植过程

下面将简要描述对移植受体的操作，多器官移植供体捐赠者的操作在前面已经做过详细的描述[22]。要注意的是，移植后的治疗方案在很大程度上由供体的质量和供体组织的存活率及手术方式决定。肠道可能是最敏感的供体器官，容易发生缺血坏死，也可能是由于治疗药物导致肠坏死。目前认为，对肠道的损伤会引起炎症级联反应，进而使器官更具免疫原性，或者在接受再灌注后更易发生排斥反应。因此，移植手术时需要谨慎地选择合适的供体，同时符合条件的供体数量也受到限制。其他决定性因素包括血型（一般相同）、由于受限的腹部容积恒定导致的移植器官尺寸匹配问题（合适的供体器官具有短期和长期临床结局优势），以及一些潜在的交叉匹配问题（特别是再移植患者）。因此，这就很清楚地说明为什么肠移植是移植较少的器官之一的原因。

孤立肠移植

对于孤立的肠道移植（图 160-3），供体移植肠（空肠和回肠）与供体血管一起移植，包括动脉（髂动脉和 / 或颈动脉）和静脉（髂静脉或偶尔颈静脉）。如果达到足够的长度，供体肠系膜上血管偶尔直接与受体肠系膜上动脉和静脉吻合。更普遍的是，将血管与受体肾下动脉和受体肠系膜上静脉

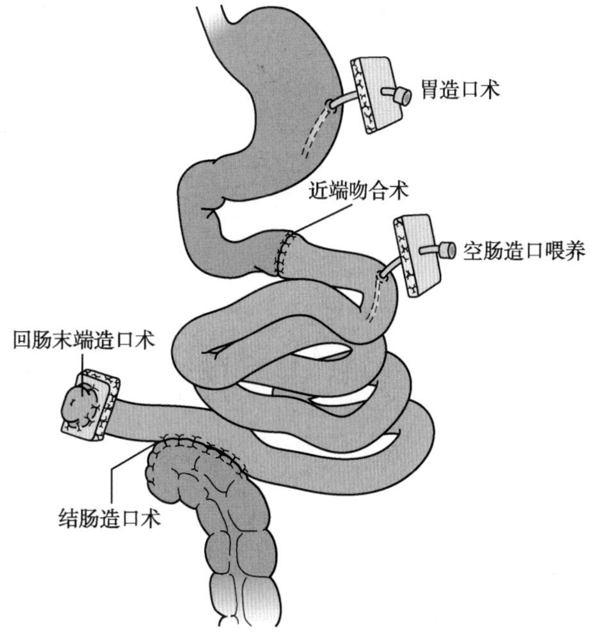

图 160-3　单独肠移植

（门静脉引流）或下腔静脉（系统引流）吻合，为移植物提供足够的长度和适当的位置。

肠道重建涉及近端十二指肠或空肠 - 空肠吻合术，这取决于不同个体的残余肠功能和解剖结构。如果受体无剩余结肠，则可以使移植肠体末端作为回肠造口术的永久末端，或也可以与残余结肠吻合，留下一小段移植到小肠结肠吻合术远侧，作为暂时的末端回肠造口术（布鲁克斯型回肠造口术），允许肠镜检查和黏膜活检。关于小肠的结肠移植已经在一些中心得到应用，并且有很好的效果，特别是在受体结肠非常短或无功能的情况下（如先天性巨结肠症或假性梗阻）。在这种情况下，做袢状回肠造口术，以便进行小肠活检，结肠通常被作为末端结肠造口，或者如果与剩余结肠吻合，也可以形成袢结肠造口。胃动力障碍的患者尽管全胃同种异体移植是理想的，但由于供体少见（大小和/或解剖血管畸变）这并不易实现；因此，胃空肠吻合术也可作为胃动力障碍患者的治疗方案。单个或多个饲管（胃造口管、空肠造口管和组合的胃空肠造口管）的放置可能基于多因素的考虑，包括受体移植前的口腔摄取能力和胃动力障碍的问题。

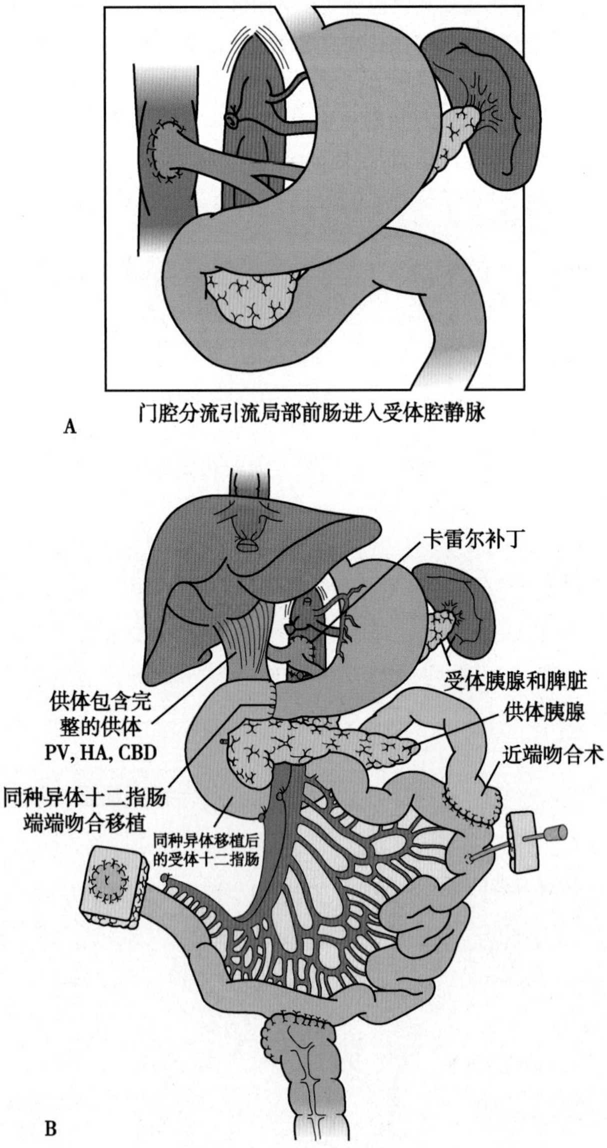

图 160-4 **肝肠联合移植**。A. 门腔分流引流局部前肠；B. 肝肠联合移植与空肠造口喂养

肝肠联合移植

在肠和肝脏的联合移植手术中（图 160-4），受体肝切除术的常规做法是保留下腔静脉。受体的前肠包括胃、原生胰腺和十二指肠近端也可被保存下来，血流方向为端侧腔静脉分流。复合供体同种异体移植物包括主要器官（肝和小肠）以及供体十二指肠和胰腺，使供体肝胆道的连续性得以维持。复合供体同种异体移植物的动脉血流是通过动脉间置管，从受体肾下主动脉到重建供体主动脉放置在供体腹腔动脉和肠系膜上动脉的卡雷尔补丁上实现的。肝外下腔静脉同种异体静脉流出通常包括"背驮式"技术，将供体肝上下静脉与受体肝静脉和腔静脉汇合。有时，进行"标准"双腔静脉吻合术。肠道重建以类似孤立肠移植的方式进行，大部分上段吻合为空肠 - 空肠吻合，按指征放置饲管。

完全多器官移植

在大多数的多脏器移植手术（图 160-5）中，在植入前受体远端胃、十二指肠、胰腺、肝脏和剩余小肠被切除。受体的下腔静脉常规保存。不保留前中肠就不需再进行门脉分流。血液流入与复合肝移植相似，还包括由腹腔流向胃的血液。血液流出与复合肝移植相同，在再灌注前，将供体脾从复合同种异体移植物的背侧取出。

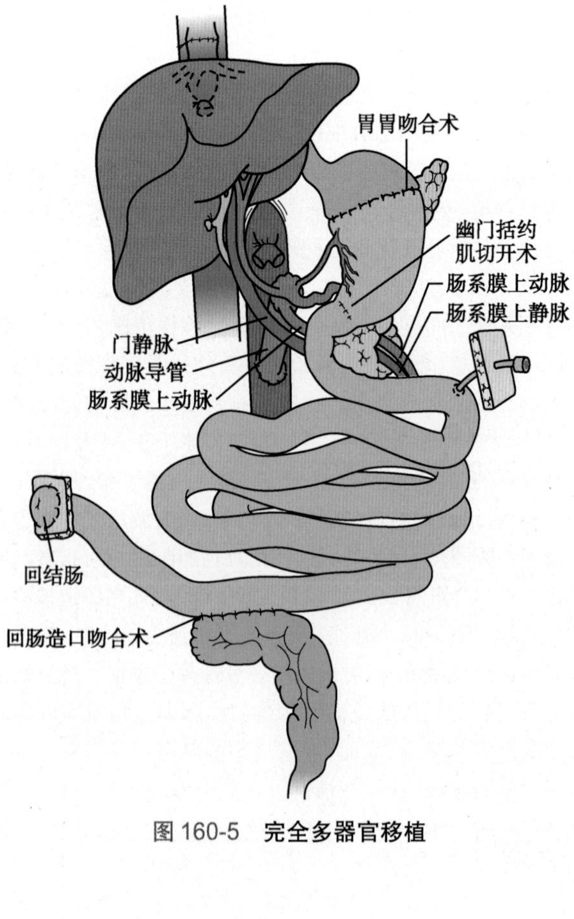

图 160-5 **完全多器官移植**

肠道的重建近端采用胃 - 胃吻合术，远端吻合术与上述的肠道移植的远端吻合术类似。为了避免迷走神经受损导致胃出口梗阻，再灌注后常规进行二纵切横缝式（Heineke-Mikulicz）幽门成形术，按指征放置饲管。

改良的多脏器移植

一种“改良”的多脏器移植（图 160-6）包括除肝脏外的多器官同种异体移植。受体肝脏连同其脉管系统和肝外胆道系统与十二指肠、胰腺和脾脏一起保存完好。常规使用血管导管（图 160-7）。如果原生肠、肝、胆道系统完好，则将自身的十二指肠或空肠与同种异体十二指肠或空肠吻合。如果该过程会破坏肝胆连续性，则可以通过从供体肠同种异体移植物构建 Roux-en-Y 肝空肠造口术（通常在供体胆管细小的儿童的情况下使用），或在成人和较大的儿童中通过胆总管十二指肠吻合术（管腔 - 管腔）进行吻合。

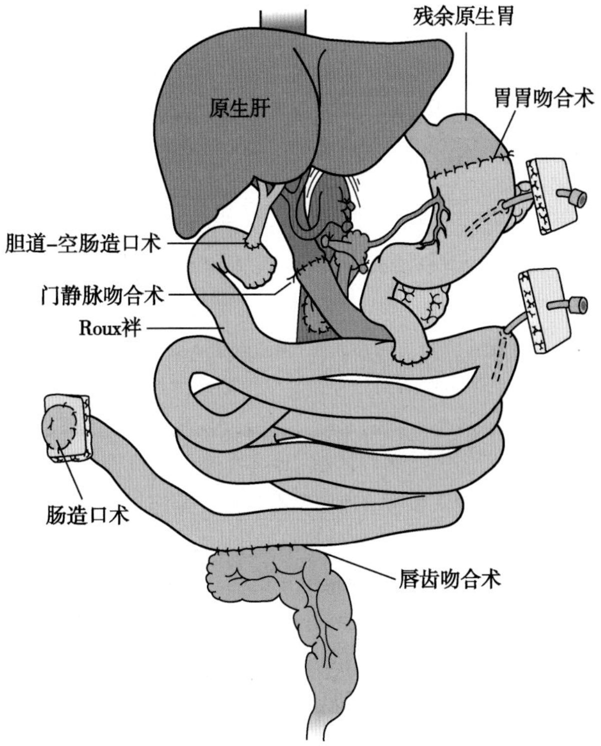

图 160-6 改良的多器官移植

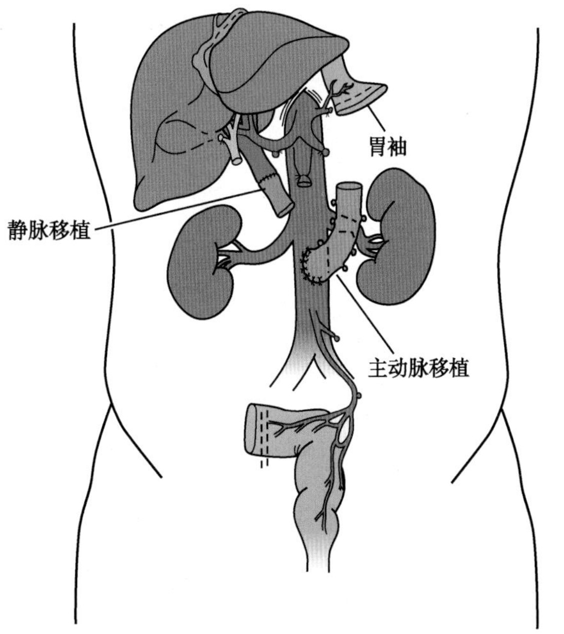

图 160-7 用于改良多器官移植的血管移植

术后管理

面对如此具有挑战性的移植患者，肠道和多器官移植技术的进步与患者术中监测和术后管理具有同样重要的意义。

机械通气

成人患者通常在移植术后 48 小时内拔除气管插管，但也可能出现延迟拔管，主要因素包括：移植物功能障碍、腹壁延迟闭合、容量过负荷、脓毒症、器官衰竭和手术并发症（如出血）等。在儿童中，由于同种异体移植的大小限制和再灌注后的肿胀，延迟腹壁闭合是非常必要的，此时需要持续的神经肌肉阻滞和机械通气并且予以利尿治疗。考虑到患者术前肠道内的营养物质的流失，且肠道和多器官移植手术时间相对较长（8～18 个小时），在拔管之前对脱机参数进行仔细评估是至关重要的。腹内压和腰围的变化可能会对呼吸机制产生不利影响，导致呼吸急促。这些问题在儿童、接受复杂同种异体移植术的青年人，以及因大量腹水而使其病程复杂化的患者中较为常见。由于营养消耗性低蛋白血症和手术中对膈肌的影响，常并发胸腔积液，虽然可以尝试用利尿剂来纠正，但常需行胸腔穿刺术并放置胸腔引流管。

肾功能

由于脓毒症休克、抗生素的不良反应、慢性脱水和肝功能障碍，肠移植的患者在移植前常表现出一定程度的肾功能不全。患者在长时间的移植手术过程中输入大量的液体，但是在移植后的一段时间仍存在血容量不足的问题。肠同种异体移植术后保护损伤机制可导致大量体液积聚在移植肠内（在 48～72 小时达到峰值），并且可能发生肠系膜淋巴液渗漏产生大量的腹水。这些过程都可能导致严重的后果，同时低估失血量并加重免疫抑制剂和抗生素的肾毒性。

移植患者保持足够的循环容量比较棘手，而干预措施的目的是改善心脏输出和器官灌注。血管外的容量过剩也很常见，应该谨慎地对待，特别是在移植后。在肾功能损害或他克莫司（免疫抑制剂）血药浓度高的患者中，尿量对于灌注指标评估不够精确。皮肤血流、混合静脉氧浓度和血清乳酸盐是有效的评估指标。由于肠道移植受者营养物质的丢失，使用 5% 白蛋白扩容要优于晶体扩容。有大容量腹腔积气和积液并需要引流的患者，可能需要进行补液治疗。对肾功能不全的患者，平衡足够的液体复苏并且避免容量过剩仍是一个重大的挑战，因此，需要大量的临床经验。

控制感染

接受肠道或多器官移植的患者在移植前后定期预防性使用广谱抗生素治疗。移植前如果有院内感染史都应通过特定的抗生素治疗。抗生素使用时适当地覆盖来源于肠外瘘管中的病原微生物。在供体和一些肠道移植受试者中常使用含有肠道不吸收的抗生素进行肠道去污染，一些中心在移植后还定期进行粪便监测和培养。

若细菌或细菌毒素从肠道转移到血液中会导致脓毒症或全身炎症反应综合征（systemic inflammatory response syndrome，SIRS）。在许多肠道移植受者中，长期反复使用广谱抗生素导致多重耐药微生物的定植。经验性抗生素治疗脓毒症应包括对普通肠道微生物的覆盖，并应考虑到抗菌药物的耐药性。当同种异体移植物的黏膜屏障受到损害时肠道细菌会发生转移，最常见于急性排斥反应，而异体移植肠黏膜屏障损害与EB病毒（Epstein-Barr virus，EBV）和巨细胞病毒（cytomegalovirus，CMV）感染所致的肠炎相关。在缺乏有效的血液培养方法来指导抗生素治疗的情况下，在脓毒症或急性细胞排斥的患者中，可以认定从定量粪便培养中观察到微生物[>108个菌落单位（colonyforming units，CFU）/ml]是导致脓毒症的潜在原因，可静脉滴注抗生素治疗。肾功能不全在肠道移植受者中发生率高，应在可能的情况下立即使用非肾毒性抗生素，并在必要时对抗生素浓度进行监测。

机会性感染是移植后的主要并发症之一，无论是病毒还是真菌感染。真菌感染通常发生在发热和细菌培养结果阴性的术后患者中，并且通常会在等待进一步的细菌培养结果和影像学结果的同时开始经验性抗真菌治疗。

抗病毒治疗

机会性病毒感染是术后严重的并发症。随着小肠移植的进行，预防性的抗病毒治疗也随之进步。病毒感染可以使发病率上升，特别是在儿童受者移植后的早期。常见的病原体包括CMV、EBV、单纯疱疹病毒（herpes simplex virus，HSV）、腺病毒和流感病毒。许多儿科受试者对这些病毒缺乏先天性免疫保护，因此这些患者在高度免疫抑制时会发生原发性感染。最近在预防和预防性治疗方面取得的进展显著降低了与EBV、CMV和HSV感染相关的早期发病，临床感染的发病率低于5%。目前缺乏明确的对呼吸道病毒感染的治疗，如在术后早期的流感和腺病毒感染，这些感染可能引起严重的临床后遗症，比如流行性病毒性感染、坏死性肺炎和细菌感染。目前推荐的抗巨细胞病毒预防措施包括2周的静脉注射更昔洛韦，同时给予特异性巨细胞病毒超免疫球蛋白（cytogam）治疗。静脉注射更昔洛韦的剂量为5mg/kg，每日2次。除非是CMV阴性的供体，否则使用特异性巨细胞病毒超免疫球蛋白时用法是在移植后的2、4、6、8周内注射150mg/kg。并且在移植后的12周和16周内改为100mg/（kg•d）。移植时和移植后需经常进行聚合酶链反应（polymerase chain reaction，PCR）以密切监测CMV和EBV。

营养支持

移植术后立即使用标准PN进行营养支持，并随着肠内营养的增加而逐渐减少，以肠移植功能的临床测定为基础，用等渗性配方进行管饲。根据作者的经验，大多数肠道移植患者尤其是儿童，在术后早期都没有摄入足量的营养。为了使营养摄取达到最大化，通常在肠道功能恢复后立即进行管饲。临床中小儿经口进食依从性差，多数患儿表现出经口进食的厌恶感，我们应该对这一问题进行评估，并在移植前进行锻炼，以避免或克服术后出现此类情况。

免疫抑制

尽管在肠道移植受者中使用了多种免疫抑制药物的组合，但大多数患者都是在他克莫司[普乐可复（美国、日本东京）]和其他辅助药物治疗中维持的。器官获取和移植网络（organ procurement and transplantation network，OPTN）数据显示，99%的肠道移植受者在出院后接受他克莫司为其维持免疫抑制的一部分，在移植后的第一年里，只有少数患者停用他克莫司（主要与他克莫司的并发症有关），近97%的患者仍在使用他克莫司治疗。最近的世界肠道移植登记数据表明，西罗莫司可能有一定的疗效，可以替代或者与他克莫司联合使用。然而，还需要进一步的研究来验证这些数据。目前，移植1年后首选治疗方案是他克莫司与类固醇联合治疗，而他克莫司单药治疗是次选治疗方案。在一些有严重排斥反应的患者中，除了他克莫司和类固醇外，还有第三种药物可以使用，如吗替麦拷酚酯（mycophenolate mofetil，MMF）或硫唑嘌呤。

两类免疫调节药物已被引入到肠道移植中，并与受体和移植物1年生存率提高有关。消耗性抗淋巴细胞抗体疗法包括兔抗胸腺细胞球蛋白[rATG，胸腺细胞球蛋白（美国健赞生物科技公司，剑桥，马萨诸塞州）]，以及现在少见的阿仑单抗[Campath-1H（基因酶公司）]。通过单中心大样本研究证实这些药剂可提高短期生存率、降低免疫排斥率和排斥严重程度[23-25]。对提高生存率、降低急性排斥率和排斥严重程度有相似效果的非消耗性白细胞介素（interleukin，IL）-2受体拮抗剂、达利珠单抗（赛尼哌）和巴利昔单抗（舒莱）也越来越多地被肠道移植项目所接受。在疑似抗体介导性排斥的案例中（DSAⅡ类证据和组织损伤证据）证实也可使用其他药物，如利妥昔单抗或博地佐布[通常不包括单采和静脉注射免疫球蛋白（intravenous immu noglobulin，IVIG）]。超过60%的肠道和多器官抑制患者的免疫抑制包括围手术期抗体诱导。

免疫监测

迄今为止，在肠道和多器官移植受者中监测和诊断排斥反应的金标准仍然是常规的回肠镜检查和近端肠镜检查，并随机采集多处黏膜活组织进行组织病理学检查。指导和监测肠道移植受者的免疫状态的大型调查研究正在进行。理想情况下，非侵袭性的标记物，如血清学、蛋白质组学或基因组标记，可以识别出那些排斥风险增加的患者，反之，那些免疫抑制水平降低的患者也可能从中受益[26,27]。最近开发的丛免疫（Pleximmune）测试[28]与其他研究相结合，可能有助于确定那些排斥高危或正在处于排斥反应期的患者，以保证高免疫抑制水平，或者对免疫抑制风险低的患者保持或降低免疫抑制的水平。这需要大样本队列研究验证。预先形成的抗体和新产生的抗供体特异性抗体的测定可能有助于评估发生排斥反应的的风险[29,30]。在技术可行的情况下，移植后应通过流式细胞仪或 PCR 技术，对受体外周血中出现的供体循环细胞进行连续检测。用于单色免疫荧光分析的单克隆抗体是针对供体 HLA Ⅰ型和Ⅱ型分子的。在肠移植受体中存在的供体特异性抗体，特别是Ⅱ类，可能导致更激进的治疗方案：免疫抑制剂和其他药物的增加，以及在某些情况下使用血浆置换和免疫球蛋白静脉注射直到抗体清除。使用粪便钙保护剂或血清香素作为异体移植排斥的非侵入性生化标记在测试的时间和敏感性问题上有一定的限制，特别是在移植后的早期阶段，基于目前可用的数据，其结果似乎并不一定可信[31,32]。

如前所述，迄今为止，检测排斥的金标准是组织学评估，因此，在接受肠道或多器官移植的患者中，在移植后的前 4～6 周内，每两周进行一次内镜检查和活检[食管胃十二指肠镜检（esophagogastroduodenoscopy，EGD）、肠镜检查、结肠镜检查]，然后在随后的 4～6 周每周再进行检查，以监测免疫排斥的情况。在移植后的前 3 个月，进行内镜检查的频率取决于受者个人的临床状况。当有临床或组织学指征时可进行更频繁的内镜和活组织检查。

肠同种异体移植物的评估

检查肠道同种异体移植物的解剖和功能完整性的过程始于手术室，在再灌注后正常的肠道同种异体移植物呈粉红色且不水肿，偶发性挛缩。术后早期对小肠移植排斥的监测主要集中在对吻合口和回肠末端的临床评价和形态学检查。在手术室可以观察到移植肠的异常外观，特别是在打开肠道吻合黏膜的时候，以及在术后使用内镜检查也可以在近端空肠和远端回肠段中观察到。

频繁的常规内镜检查是实现早期诊断肠道排斥反应的最可靠方法。最初，要对异体移植回肠吻合口进行一周两次的内镜评估，远端移植物评估和活组织检查不能很好地评估临床变化时，进行上消化道内镜检查（图 160-8）。常见的肠道同种异体移植物的物理变化包括水肿、发绀、充血和吻合口瘘。出现这些变化应立即进行治疗并进行鉴别诊断，包括保护性损伤（图 160-9）、脓毒症、排斥、肠炎和血管损伤（如血栓形成）。

根据分泌物量和均一性对同种异体移植物吻合口分泌物进行评估。在术后早期正常的吻合口分泌物典型的是清、薄液体。在移植后的第一个星期，正常的吻合口分泌物分别为成人患者 1～2L/d 和儿童患者 40～60ml/（kg·d）。在没有显著病理改变的情况下，吻合口分泌物增多，应开始控制分泌物量，包括洛哌丁胺、地芬诺酯、止痛剂（鸦片酊）、果胶、极少生长抑素或口服抗生素。吻合口有血性渗出是一个不祥的征兆，需关注是否存在急性排斥反应，直到被排除。同时也存在其他原因，包括在移植后早期吻合口出血、后期吻合口溃疡或在活检后 5～7 天出现活检处出血。

肠道同种异体移植物对营养和药物的吸收功能，通常需要移植后几周才能改善。大约一个月后出现异常吸收应积极地寻找潜在的病理基础，尤其是免疫排斥反应。仅通过口服药物治疗，他克莫司血药浓度超过 15ng/ml 是充分吸收的指标。在作者的经验中，肠道移植受者在移植后 28 天内肠道吸收功能即可改善。而接受多器官移植的患者肠道吸收功能需较长时间才能完善。

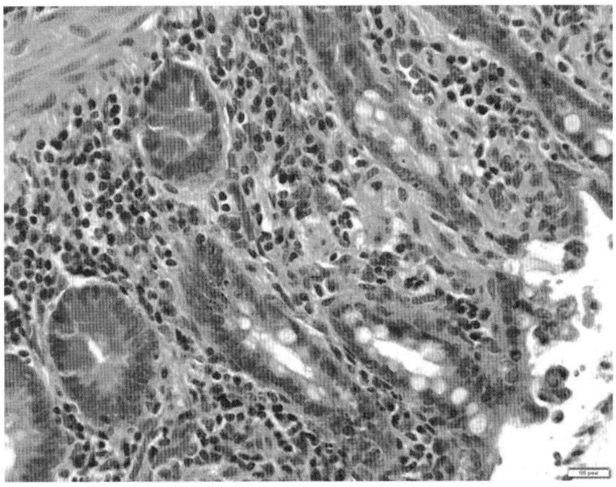

图 160-9　缺血再灌注损伤。再灌注损伤的特征在于绒毛的大量丢失，随后隐窝上皮的显著再生变化具有显著的有丝分裂，毛细血管充血，绒毛缩短和不同程度的富含中性粒细胞的炎性浸润

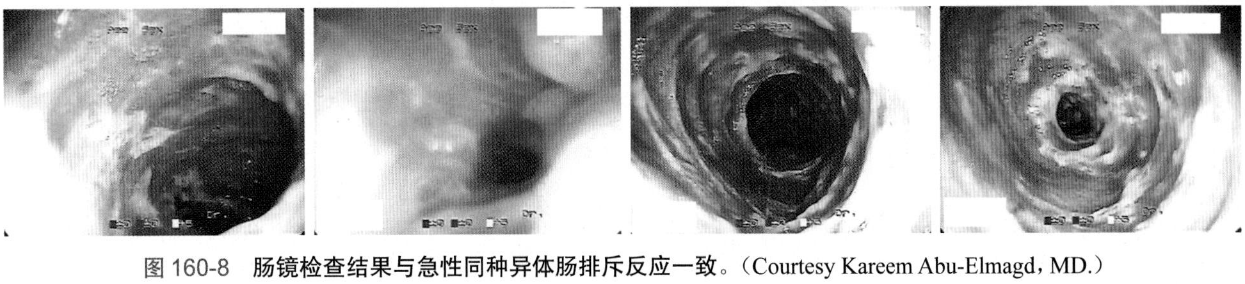

图 160-8　肠镜检查结果与急性同种异体肠排斥反应一致。（Courtesy Kareem Abu-Elmagd，MD.）

同种异体移植排斥的管理

异体移植排斥反应（图 160-10）与移植物坏死和死亡率密切相关，并且仍然是肠道和多器官移植受者获得良好远期疗效的一个重要障碍。从既往研究证据显示，70%～90% 的肠道移植患者在移植后的 90 天内出现急性细胞排斥反应。与此相反，由于异体组织病理学监测、免疫抑制剂和免疫监测技术的进步，大型研究中心目前报告显示，免疫排斥反应发生率为 30%～40%。不同移植中心间存在差异，有些中心报告的移植排斥反应的发生率非常低（小于 10%），而另一些报道的发生率仍然较高（超过 50%），这取决于诱导疗法。不同于肝移植排斥，肠道移植排斥反应的临床迹象不容忽视，早期诊断和治疗对成功逆转排斥过程至关重要。

在通过细胞培养和异体移植活检组织证实之前，每一例同种异体移植物功能障碍都应迅速对急性排斥反应进行评估。尽管，目前一些诊断标准中已经采用普西曼尼试验来评估判断同种异体移植物功能障碍或肠道移植的排斥反应情况，但目前还没有实验室数据显示普西曼尼试验具有良好的敏感性和特异性，因此需要进行更多的实验数据验证。肠同种异体移植排斥反应的临床特征包括非特异性症状和体征，如腹泻（吻合口分泌物增加）、恶心/呕吐、发热和腹痛。感染性肠炎和药物相关性腹泻是同种异体移植物功能障碍的常见病因，这与同种异体移植排斥反应临床表现相似。吻合口可能会出现红肿、破溃。尽管有轻度到中度的持续急性细胞排斥反应，但内镜检查可能显示正常的黏膜。中度到重度肠道同种异体移植排斥反应通常会导致黏膜炎症，从红斑和脆性增加开始，逐渐侵及黏膜下层。渗出增多并形成溃疡，最终累及黏膜下层。从组织学上来说，在固有层和绒毛中出现水肿，然而，单核细胞浸润和肠道内隐窝细胞凋亡与再生到最终隐窝消失是肠道移植排斥反应的标志，进而诊断移植排斥反应。

肠道急性细胞排斥反应初始治疗使用类固醇。在匹兹堡儿童医院，通常会给予大剂量（30mg/kg）的甲基泼尼松龙治疗，给药方法一种是以 10mg/（kg•d）的剂量给药 3 天，另一种方式是给首剂负荷量，随后逐渐减量直至停药。对激素抵抗的患者使用抗淋巴细胞抗体，包括抗胸腺细胞球蛋白［rATG，（兔衍生），胸腺球蛋白］，以及少见的阿仑单抗［Campath-1H（基因酶公司）］。不幸的是，鼠源 CD3 单克隆抗体（OKT3，一种小鼠单克隆抗 CD3 抗体）的停用不利于该领域的发展，免疫调节抗体介导的药物不良反应可能危及生命。这些药物通常用于术前使用类固醇、退热药和组胺阻滞剂的心电监护的患者。在许多情况下适用于在重症监护室进行治疗。在治疗急性排斥反应期间和治疗后，对肠道和多器官移植受者，他克莫司的血药浓度维持在 15～20ng/ml。类固醇维持治疗通常包括静脉注射 1～2mg/（kg•d）甲基泼尼松龙后改为口服泼尼松，根据个人临床评估，在数周至数月内逐渐减少。如果免疫排斥反应比较强烈或反复发生，可以使用第三类药物：吗替麦考酚酯［MMF，CellCept（Roche）］、西罗莫司（rapamune）或咪唑硫嘌呤（imuran）。

异体移植排斥反应治疗的基本原则是保存尽可能多的肠道功能。移植排斥反应每次发生都可能缩短受抑制肠功能的寿命，因此，在肠道同种异体移植中，对类固醇抵抗的排斥反应的诊断必须比肝脏等再生器官的反应更及时。在类固醇抵抗的患者中，抗淋巴细胞治疗将迅速减少免疫功能细胞的总体数量，通常是一种对类固醇抵抗排斥反应非常有效的治疗方法。在难治性排斥中，必须谨慎使用抗淋巴细胞治疗，因为通过合理时间间隔的连续活组织检查可以客观地证实类固醇治疗的失败。在先前存在免疫缺陷或有危及生命的疾

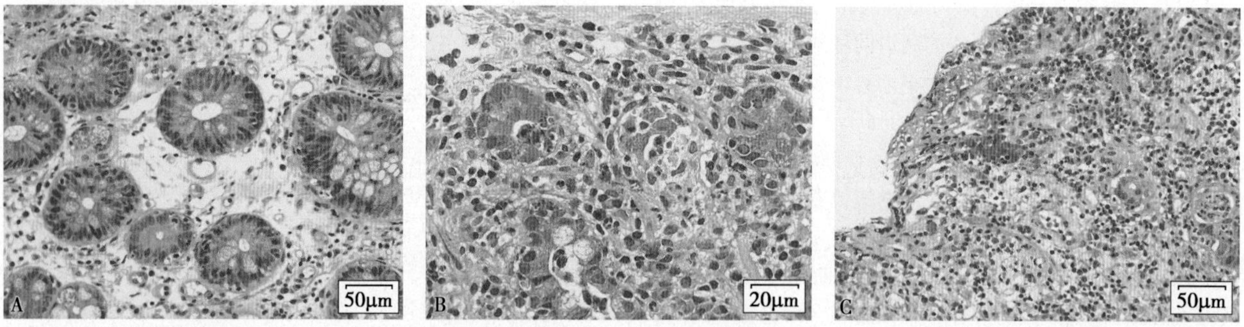

图 160-10 **肠道同种异体移植物的急性细胞排斥：轻度（A）、中度（B）和严重（C）**。A. 轻度急性排斥反应的特征在于通常轻度和局部的炎性浸润，其倾向于集中在固有层中的小静脉周围。黏膜是完整的，但隐窝上皮显示损伤的证据：黏蛋白消失，细胞质嗜碱性粒细胞增多，细胞体积变小，核增生伴有色素过度增生和炎性浸润。隐窝上皮细胞凋亡增加，通常有超过 6 个凋亡小体/10 个隐窝。如果通过活检标本取样，预先存在的淋巴聚集体（Peyer 斑块）显示活化的淋巴细胞的大量聚集。绒毛可缩短，并且由于炎症浸润导致固有层扩张，结构可能略微扭曲。B. 在中度急性排斥反应中，炎性浸润广泛分散在固有层内。隐窝损伤和窦部炎的分布比轻度急性排斥更为分散，绒毛倾向于更大程度的扁平化。凋亡小体的数量大于轻度急性排斥反应，通常伴有局灶性“融合细胞凋亡”。可见轻度至中度内膜动脉炎。虽然可能存在局灶性表面糜烂，但黏膜保持完整而没有溃疡。C. 严重急性排斥的特征在于隐窝损伤和黏膜溃疡程度加重，淋巴细胞浸润深入同种异体移植壁并涉及神经和神经节。作为黏膜破坏的结果，管腔内容物进入黏膜下层，促使富含中性粒细胞的浸润物和覆盖的纤维脓性（伪膜）渗出物脱落。相邻的活化上皮细胞通常表现出与排斥相关的变化，例如隐窝上皮损伤和大量细胞凋亡。可见严重的内膜动脉炎或透壁动脉炎

病的单独病例中，如移植后的淋巴组织疾病（posttransplant lymphoproliferative disorder，PTLD），异体移植肠切除术可能比免疫抑制的升级更安全，也可能是挽救性措施。

肠道同种异体移植（图 160-11）的急性抗体排斥反应（antibody-mediated rejection，AMR）的特点是肠道功能紊乱，移植肠活组织检查 C4d 可见弥漫阳性，并且常常可见到供体特异性抗体。除胸腺球蛋白和阿仑抗体外，抗菌素耐药性的治疗可能包括静脉注射免疫球蛋白和类固醇联合治疗。在部分受者中可以使用利妥昔单抗或硼替佐米。

慢性排斥反应仍然是影响长期移植物存活的最重要的并发症。慢性排斥反应（图 160-12）在儿童和成人的肠道同种异体移植中发病率为 10% ～ 15%，但在孤立的肠道同种异体移植中更为常见。在匹兹堡大学的成人移植者中，包括肝脏在内的多器官移植与无肝肠和其他多器官移植受者相比，出现慢性排斥反应的同种异体移植患者的存活率更高[33]。慢性排斥反应的危险因素包括同种异体移植物的类型和先前肠道同种异体移植的失活。慢性排斥反应的临床表现可能包括体重减轻、慢性腹泻、间歇性发热、复发性亚急性肠梗阻和移植肠远端梗阻或胃肠道出血。慢性排斥的特征是在内镜黏膜活组织检查中可见绒毛钝化、溃疡、上皮化生和缺少相关细胞浸润。但是因为大血管的情况需要被明确，仅

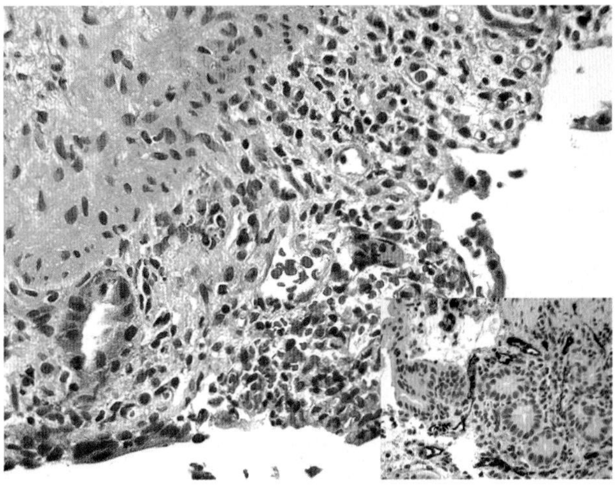

图 160-11　抗体介导的肠道同种异体移植排斥反应。体液免疫排斥的特征是小肠同种异体移植物严重发绀。组织学发现包括固有层微血管内的严重充血，中性粒细胞边缘和纤维蛋白 - 血小板血栓，以及局灶性出血。对 C4d 的免疫组织化学染色证实了固有层毛细血管的重度和弥散染色的抗体介导的排斥的诊断

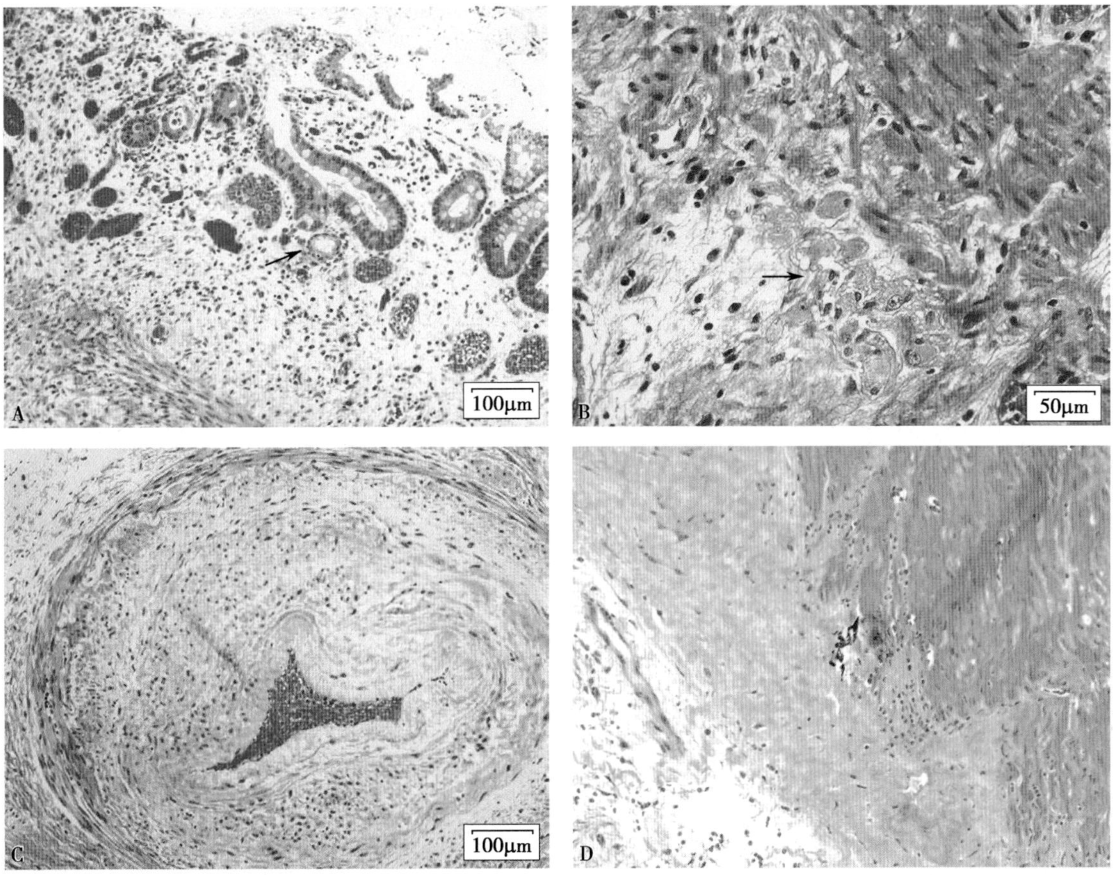

图 160-12　肠道同种异体移植的慢性排斥反应。黏膜显示绒毛结构丧失，慢性溃疡伴有渗出物和肉芽组织，Lieberkühn 隐窝消失，Lieberkühn 隐窝与幽门腺化生（A，箭头），神经元增生（B，箭头）和黏膜纤维化。切除标本中的组织学发现是闭塞性动脉病（C），淋巴样缺失和肠系膜硬化（D）

通过内镜下黏膜活组织检查很难诊断慢性排斥反应。对慢性排斥的肠同种异体移植物的全厚度活组织检查表明，不仅是小肠动脉还有更大的血管，均存在典型的闭塞性增厚。

并发症管理

术后出血

接受肠道和多脏器移植的患者通常会表现出不同程度的肝功能障碍、血小板数量和功能异常以及纤维蛋白溶解，这些都可能导致严重的术中凝血功能障碍。术中使用胸腺球蛋白也可能导致血液及凝血功能障碍，需要停止或减缓/延迟输注。术中出血也可能是由于既往手术和门静脉高压引起的血管粘连溶解所致。由移植物纤溶酶原激活物介导的暂时性移植物再灌注凝血功能障碍也可能发生。尽一切努力在手术中解决这些因素，通常术后发生的凝血功能障碍是轻微的。术后出血通常是由于血管吻合术和大面积腹膜损伤所致。如果怀疑移植后受者有出血，即使是轻微的凝血障碍也应完全纠正，但必须小心避免移植物血栓形成。任何引起血流动力学改变的出血都应及早发现并处理。

血管并发症

肠系膜上动脉血栓形成是一种严重的并发症，导致肠道移植物迅速大量坏死。转氨酶升高（肝移植）和肠道吻合口苍白提示病情恶化，常见于暴发性脓毒症和肝昏迷（肝移植）。单独小肠同种异体移植时发生动脉血栓有一定的预期生存期，但在复合移植的患者中，由于动脉血栓形成，在没有立即再移植的情况下几乎均死亡。临床怀疑术后即刻动脉血栓形成则应该在手术中明确评估，不应该等待多普勒超声检查结果而延迟诊断。在迟发的病例中，介入放射学中动脉造影通常可以帮助诊断和治疗。

如果没有及时的手术干预，急性静脉血栓形成也会导致移植物坏死。静脉血栓形成的临床症状包括急性大量腹水和吻合口充血，静脉血栓形成导致肠系膜梗死目前无好的解决办法，只能切除移植肠段。

如怀疑主要供血和回流血管不完全阻塞，可根据移植物活检或移植物功能障碍的临床表现和实验室征象确定，血管造影对比研究证实：根据个体评估和现有的临床专业知识及经验，可以通过外科手术或血管介入治疗血管阻塞。

胃肠道并发症

肠移植后胃肠道出血需要及时评估。最常见的原因包括急性排斥反应和感染性肠炎，应根据内镜活检结果进行诊断或排除，但也必须考虑动静脉瘘，因为这是最严重的。排斥反应的诊断主要依赖于组织学证据，但也依赖于内镜下的黏膜外观。EB 病毒或巨细胞病毒引起的溃疡出血可以通过内镜检查进行鉴别，但验证性染色和血清 PCR 检测通常有助于确诊。除非临床和/或内镜评估高度怀疑而感染指征很弱且获得病例证实的时间较晚，否则很少经验性治疗排斥反应。

所有肠移植受者都可能发生吻合口瘘，但在儿科患者中更为常见。临床表现通常包括脓毒症、经腹腔引流出漏出物和经切口引流出漏出物或感染，可以通过胃肠道造影进行确诊。由于免疫抑制，几乎所有的肠漏都需要手术修补，任何腹膜污染都要被清除，并且通常需要二次剖腹探查以确定其解决方案。诊断性剖腹手术一般在有脓毒症并且影像学不能确诊的情况下进行。

去神经支配的肠移植中运动模式的进展仍未得到充分的了解。移植后早期可出现移植物吻合口渗液较多，在没有感染或排斥的情况下，可通过洛哌丁胺、罗莫蒂尔、帕列戈瑞或果胶等药物进行调节。相反，通常上运动不良可能存在于原生和异体肠之间，并且可能需要促动力药物。

肾脏并发症

肠移植受者肾功能的恶化仍然是一个重要的临床挑战，与其他类型的移植相比，肠道移植受者的高免疫抑制状态、肾毒性抗生素的使用以及移植肠功能障碍导致的脱水，使移植前肾功能不全进一步恶化。肠移植受者 5 年后慢性肾衰竭的发生率超过 15%[34]。总体而言，一项对移植受者科研注册数据的回顾显示，5 年随访中，移植前没有严重的肾功能不全的患者，肠移植时没有联合肾脏移植，血肌酐通常会增加 50%。

移植后淋巴组织增生性疾病

移植后淋巴组织增生性疾病（posttransplant lymphoproliferative disorder，PTLD）的发生总是与 EB 病毒感染有关，移植后 EB 病毒感染可导致多种疾病，从单核细胞综合征、血浆细胞增生到肿瘤性 PTLD（图 160-13）。在匹兹堡大学进行的 500 例肠道移植和多器官移植手术中，57 例患 PTLD 的受者中除 2 例外，其余均感染 EB 病毒。早期研究发现，在儿科患者中使用他克莫司患 PTLD 的长期风险为 15%，其中近 80% 的病例在移植后 2 年内发病。实现最佳免疫抑制稳态和避免过度治疗似乎是减少 EBV/PTLD 并发症的关键。接受诱导免疫抑制的肠移植受者的累积无 PTLD 生存率已提高到近 90%，这可能与急性排斥反应发生率降低（从而减少了对免疫抑制升级的需要）以及 EB 病毒载量监测的改善有关。

合并有 PTLD 的患者常诉有间歇性发热、嗜睡和精神不振症状。体重减轻、腹泻和胃肠道不适是移植后肠道功能紊乱的常见症状。典型的实验室检查可能出现中性粒细胞减少、非典型淋巴细胞增多症、贫血和血小板减少症。PTLD 的进一步评估是以头部、颈部、胸部、腹部和盆骨的 CT 扫描结果为指导，无论是否有内镜检查，均以无创成像结果为依据。组织学检查是金标准，标本应及时由有经验的病理学家使用 EBER-1 探针进行及时染色，还应进行 CD20 染色评估。

理想情况下，对 PTLD 的治疗就像在大多数其他类型的移植一样，完全停止使用免疫抑制剂，但是对于肠道来说是

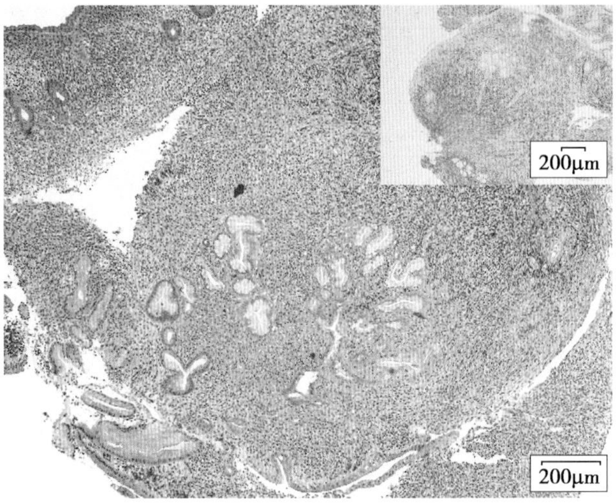

图 160-13　Epstein-Barr 病毒移植后淋巴组织增生性疾病(EBV/PTLD)。在 EBV 感染的早期阶段，组织通过分散的 EBV 包封的 RNA(EBER)阳性淋巴细胞扩增。随着疾病进展，阳性细胞的数量增加，淋巴细胞被激活和转化，最终正常组织结构被恶性淋巴组织增生取代，该病例中十二指肠黏膜被取代。EBER 原位探针显示在插图中

不可能的。然而，我们的目标是尽可能地降低免疫抑制的水平(使用类固醇 3 次给药法，并降低首剂负荷剂量)，并密切重复检查和活检，对降低 / 停止免疫抑制剂无反应的 PTLD，如果活检显示 CD20 阳性，应使用单克隆抗体(通常为利妥昔单抗)治疗。据报道，儿童缓解率为 60%～70%。抗体疗法的耐受性相对较好，对于 20% 的复发患者，利妥昔单抗再治疗仍然有效，对于单克隆抗体难以治愈的 PTLD，低剂量的细胞毒性化疗和类固醇是有效的(Gross 方案)。

移植物抗宿主病

急性移植物抗宿主病(acute graft-versus-host disease，GVHD)是由免疫活性供体 T 细胞引起，导致移植后受体组织受损。肠移植后 GVHD(图 160-14)的发病率为 5%～10%，通常发生在移植后的 6 个月内[35]。肠移植受者 GVHD 的主要靶点是皮肤上皮细胞、骨髓、自身消化道和自身肝脏，心肌受累并不常见，但也有报道。GVHD 患者通常会出现发热和躯干、颈部或手掌和足部出现斑丘疹，这些皮疹可能会聚集形成水疱或更广泛的红斑。其他临床体征和症状包括口腔病变、腹泻、肠黏膜溃疡、原发性肝功能障碍、淋巴结肿大[36]和伴有全血细胞减少的骨髓抑制等。由于病灶以及病变严重程度的多样性，GVHD 可表现为多种疾病状态，从轻度 GVHD 表现为发热和自我局限性皮疹，到更严重的器官衰竭。

GVHD 的诊断是基于临床表现，并在可能的情况下通过组织学确诊，皮质类固醇是控制 GVHD 引起的上皮损害的一线治疗药物，大约在 50% 的病例中有效。如果对类固醇没有反应，尽管在某些情况下需要增加免疫抑制剂剂量，但通常可以通过减少基于钙调神经磷酸酶的免疫抑制剂来控制 GVHD。抗淋巴细胞(如胸腺球蛋白)、抗白细胞介素[如 Zenapax(赛尼哌)和 Simulect(巴利昔单抗)]和抗肿瘤坏死因子(tumor necrosis factor，TNF)抗体治疗已经成功地治疗了其他类型的难治性 GVHD。

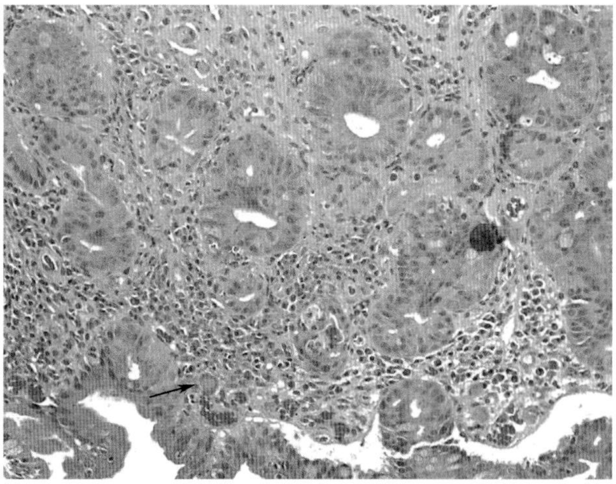

图 160-14　肠同种异体移植物抗宿主病(GVHD)。原生小肠的黏膜活检显示隐窝上皮细胞凋亡和固有层炎症。在该活组织检查中还记录了偶见的 CMV(箭头)

结果

患者和移植物存活

据最新的肠道移植登记表显示，从 1985 年 1 月—2015 年 1 月，全球 84 个中心共进行了 3 067 例肠移植手术，目前有 30 个中心仍在进行中。仅单独小肠移植就占总数的 45%，肝 / 肠联合移植占 31%，其余为多器官移植 / 改良后多器官移植，目前有 1 631 例存活者。脏器受赠者死亡的主要原因是脓毒症(65%)，其次是移植失败(10%)、淋巴瘤(5%)和技术问题(4%)，然后是心血管、肾脏和肝脏衰竭。再次移植率约为 10%，其中大部分为肝脏。

在过去的 15 年中，肠道移植术后早期患者的生活质量和移植物生存率有了显著的改善，肠道受者 1 年后的生存率和移植物存活率分别为 89% 和 79%(图 160-15)，肝肠受者 1 年后的生存率和移植物存活率分别为 72% 和 69%。1998 年，肠移植术后 1 年的移植物和患者生存率分别为 52% 和 69%。在 1990—2015 年，匹兹堡儿童医院关于 262 例肠移植患者的数据显示，(术后)1 年和 5 年的存活率分别为 84% 和 63%，目前大约一半的受者存活。由于多种原因，患者和移植物的存活率随着时间的推移都有所提高，最近接受过胸腺球蛋白诱导的患者表现最好。

目前，肠移植受者的最新结果与胰腺和肺移植后的结果相当，使肠道移植后结果显著改善是多因素共同作用的结果：包括肠道移植团队经验的增加、麻醉和重症监护的改善、免疫抑制方法的进展以及排斥反应检测和治疗的进展。移植时受者的住院状况仍然是患者生存的重要预测因素，未校

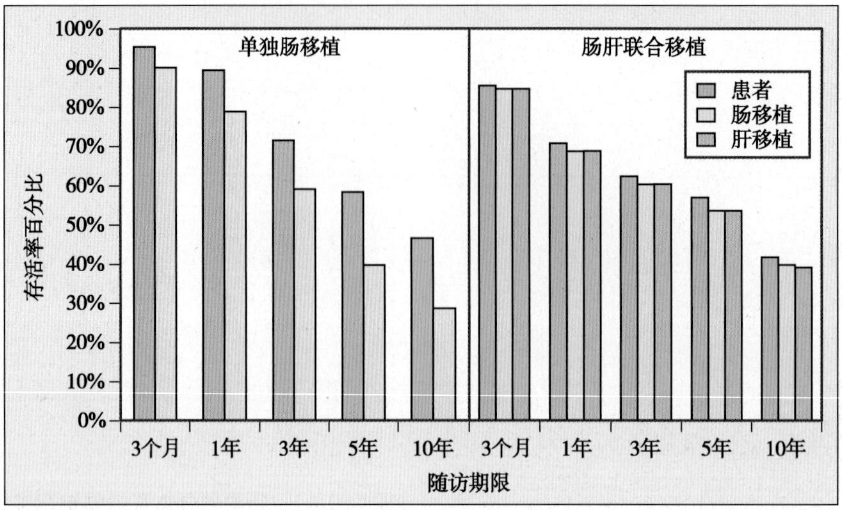

图 160-15 未校正的独立肠移植和肝肠联合移植受者的存活率。（资料来源：Mazariegos GV，Steffick DE，Horslen S，et al. Intestine transplantation in the United States，1999-2008. Am J Transplant 2010；10：1020-1034.）

正的 1 年生存率，非住院待移植者为 83%，住院待移植者为 73%，其中仅 50% 需住 ICU。1999 年，近 1/3 的肠和多器官受者在移植时接受重症监护治疗，而在 2008 年，70% 的受者为非住院待移植者，只有 12% 的受者在重症监护。

与短期预后相比，单独肠移植术后受者的长期生存率并没有显著提高。10 年的患者和移植物存活率与单独的肠移植分别为 46% 和 29%，肠肝联合移植分别为 42% 和 39%。这些结果与肺移植和心肺联合移植的结果相似，但与肾脏、肝脏和心脏移植的结果不同，肾脏、肝脏、心脏移植的移植受者 10 年存活率和移植物存活率均超过 50%。

从最近的肠移植登记处得出的结论是，在过去的 5 年里，肠道移植物存活率并没有显著的提高。短期结果非常好，但长期结果仍然不理想。移植物存活率提高的相关因素包括：儿童受者、非住院待移植的受者、是否联合肝移植以及西罗莫司的早期维持（由于新证据的支持所以最后的调查结果正在被重新分析）。

长期康复治疗和生活质量

关于肠移植患者长期预后的报道较少，尤其是关于生活质量的报道更少，部分原因是这是一个新的领域，只有少数几个中心有大量数据可以进行评估。一项针对移植术后 1 年以上的正常肠道移植儿童受者的初步研究发现 [37]，受者认为他们的生活质量与同龄人相当，而受者父母认为其在身体功能、一般健康状况和家庭活动方面比较差。在全球健康评估、一般健康认知和家庭活动方面，较年轻的受者（5～10 岁）预后明显比年龄较大的受者（11～18 岁）要差。有报告显示，从肠外营养过渡到移植后独立的肠外营养，精神健康方面有显著改善 [38]。报告显示，超过 80% 的肠移植受者在术后存活时间超过第 6 个月均获得了长期身体和精神的康复。

最近最有力的一篇论文详细介绍了 227 例成人和儿童受者的生存率超过 5 年，这具有里程碑式的意义 [39]。有质量的生存期在 10 年时为 75%，在 15 年时为 61%，90% 的存活者实现了自主营养，对整体健康有影响的并发症包括运动障碍（59%）、高血压（37%）、骨质疏松症（22%）和糖尿病（11%），在成年人群中发生率更高。一般来说，存活着能重新融入社会，并具有一定的社会经济地位，但同时需要注意的是，非功能性社会支持是最重要的生存风险因素之一，这可以将术前评估、疾病宣教和社会支持联系起来。无论医疗、手术和移植管理地多么好，为了长期的成功，充足和适当的社会资源都是必不可少的。对接受者、家庭和医疗专业团队来说肠道和多器官移植的过程是要求严苛的，而且这种要求一直存在。因此，选择合适的受者进行移植是至关重要的，相反，考虑到移植后存在的各种问题，如果可能的话应尽量让患者在不进行移植的情况下逐渐康复。

总结

基于药物、手术和移植技术等的进展和临床结局的改善，肠衰竭领域发展跌宕起伏，肠和多脏器移植仍然是最终的治疗方法，但是随着医疗和外科管理的改进，移植的时机和临床效果也发生了改变。

通过肠道衰竭的多学科联合诊疗、外科技术改进、免疫抑制治疗的创新以及肠道移植免疫学的深入研究，肠道和多器官移植取得了显著进步。虽然进步明显，但预防或改善长期移植排斥反应仍然是我们面临的主要挑战。由于较高的待移植者死亡率，特别是伴随肝功能衰竭的婴儿和成人，所以需要不断修订国家多器官移植流程，以最大限度地利用可接受的捐赠器官。关于营养状况和移植复发率有限的长期数据表明，对于度过移植术后早期阶段的人来说，同种异体移植物存活率和生活质量相对良好，然而复发率也是存在的。

没有合并肝脏的肠道移植的频繁失败再一次影响了人们对肠道移植失败的接受度。更重要的是，最近在多学科肠道诊疗中心提供的规范化诊疗显著减少了供体的需求量，在移植时间和类型上也有改变。在过去的 10 年中，在肠道移植领域没有实质性的进步，移植与延迟 / 避免移植的钟摆又一次摇摆不定。在组织工程发展或其他一些新的治疗方式获得突破性进展之前，肠移植仍然是肠衰竭抢救的最佳方式。

（张利鹏　译，王君艳　审校）

参考文献

1. Intestine Transplant Association. Intestine Transplant Registry, 2015 Bi-Annual Report.
2. Mazariegos GV, Steffick DE, Horslen S, et al. Intestine transplantation in the United States 1999-2008. Am J Transplant 2010;10:1020–1034.
3. Berg CL, Steffick DE, Edwards EB, et al. Liver and intestine transplantation in the United States 1998-2007. Am J Transplant 2009;9:907–931.
4. Spencer AU, Neaga A, West B, et al. Pediatric short bowel syndrome: redefining predictors of success. Ann Surg 2005;242:403–409.
5. Goulet O, Baglin-Gobet S, Talbotec C, et al. Outcome and long-term growth after extensive small bowel resection in the neonatal period: a survey of 87 children. Eur J Pediatr Surg 2005;15:95–101.
6. Quiros-Tejeira RE, Ament ME, Reyen L, et al. Long-term parenteral nutrition support and intestinal adaptation in children with short bowel syndrome: a 25-year experience. J Pediatr 2004;145:157–163.
7. Kocoshis SA, Beath SV, Booth IW, et al. Intestinal failure and small bowel transplantation, including clinical nutrition: Working Group report of the second World Congress of Pediatric Gastroenterology, Hepatology, and Nutrition. J Pediatr Gastroenterology Nutr 2004;39:S655–S661.
8. Beath S, Pironi L, Gabe S, et al. Collaborative strategies to reduce mortality and morbidity in patients with chronic intestinal failure including those who are referred for small bowel transplantation. Transplantation 2008;85:1378–1384.
9. Sudan D, DiBaise J, Torres C, et al. A multidisciplinary approach to the treatment of intestinal failure. J Gastrointest Surg 2005;9:165–176.
10. Vipperla K, O'Keefe SJ. Study of teduglutide effectiveness in parenteral nutrition-dependent short-bowel syndrome subjects. Expert Rev Gastroenterol Hepatol 2013;7:683–687.
11. Jeppesen PB, Pertkiewicz M, Messing B, et al. Teduglutide reduces need for parenteral support among patients with short bowel syndrome with intestinal failure. Gastroenterology 2012;143:1473–1481.
12. Sudan D, Thompson J, Botha J, et al. Comparison of intestinal lengthening procedures for patients with short bowel syndrome. Ann Surg 2007;246:593–601.
13. Bianchi A. Intestinal loop lengthening—a technique for increasing small intestinal length. J Pediatr Surg 1980;15:145–151.
14. Kim M, Fauza D, Garza J, et al. Serial transverse enteroplasty (STEP): a novel bowel lengthening procedure. J Pediatr Surg 2003;38:425–429.
15. Ching YA, Fitzgibbons S, Valim C, et al. Long-term nutritional and clinical outcomes after serial transverse enteroplasty at a single institution. J Pediatr Surg 2009;44:939–943.
16. ASPEN Board of Directors and Clinical Guidelines Task Force. Guidelines for the use of parenteral and enteral nutrition in adult and pediatric patients. JPEN J Parenter Enter Nutr 2004;28:S39–S70.
17. Wiles A, Woodward JM. Recent advances in the management of intestinal failure-associated liver disease. Curr Opin Clin Nutr Metab Care 2009;12:265–272.
18. Diamond IR, Sterescu A, Pencharz PB, et al. Changing the paradigm: Omegaven for the treatment of liver failure in pediatric short bowel syndrome. J Pediatr Gastroenterol Nutr 2009;48:209–215.
19. Gura KM, Lee S, Valim C, et al. Safety and efficacy of a fish-oil-based fat emulsion in the treatment of parenteral nutrition-associated liver disease. Pediatrics 2008;121:e678–e686.
20. John BK, Khan MA, Speerhas R, et al. Ethanol lock therapy in reducing catheter-related bloodstream infections in adult home parenteral nutrition patients: results of a retrospective study. JPEN J Parenter Enteral Nutr 2012;36:603–610.
21. Beath S, Pironi L, Gabe S, et al. Collaborative strategies to reduce mortality and morbidity in patients with chronic intestinal failure including those who are referred for small bowel transplantation. Transplantation 2008;85:1378–1384.
22. Abu-Elmagd K, Fung J, Bueno J, et al. Logistics and technique for procurement of intestinal, pancreatic, and hepatic grafts from the same donor. Ann Surg 2000;232:680–687.
23. Reyes J, Mazariegos GV, Abu-Elmagd K, et al. Intestinal transplantation under tacrolimus monotherapy after perioperative lymphoid depletion with rabbit anti-thymocyte globulin (thymoglobulin). Am J Transplant 2005;5:1430–1436.
24. Abu-Elmagd KM, Costa G, Bond GJ, et al. Evolution of the immunosuppressive strategies for the intestinal and multivisceral recipients with special reference to allograft immunity and achievement of partial tolerance. Transpl Int 2009;22:96–109.
25. Nishida S, Levi DM, Moon JI, et al. Intestinal transplantation with alemtuzumab (Campath-1H) induction for adult patients. Transplant Proc 2004;38:1747–1749.
26. Zeevi A, Britz JA, Bentlejewski CA, et al. Monitoring immune function during tacrolimus tapering in small bowel transplant recipients. Transplant Immunol 2005;15:17–24.
27. Fishbein T, Novitskiy G, Mishra L, et al. NOD2-expressing bone marrow-derived cells appear to regulate epithelial innate immunity of the transplanted human small intestine. Gut 2008;57:323–330.
28. Sindhi R, Ashokkumar C, Higgs BW, et al. Profile of the pleximmune blood test for transplant rejection risk prediction. Expert Rev Mol Diagn 2016;16:1–9.
29. Wu T, Abu-Elmagd K, Bond G, Demetris AJ. A clinicopathologic study of isolated intestinal allografts with preformed IgG lymphocytotoxic antibodies. Hum Pathol 2004;35:1332–1339.
30. Kato T, Mizutani K, Terasaki P, et al. Association of emergence of HLA antibody and acute rejection in intestinal transplant recipients: a possible evidence of acute humoral sensitization. Transplant Proc 2006;38:1735–1737.
31. Sudan D, Vargas L, Sun Y, et al. Calprotectin: a novel noninvasive marker for intestinal allograft monitoring. Ann Surg 2007;246:311–315.
32. Akpinar E, Vargas J, Kato T, et al. Fecal calprotectin level measurements in small bowel allograft monitoring: a pilot study. Transplantation 2008;85:1281–1286.
33. Abu-Elmagd K, Costa G, Bond G, et al. Five hundred intestinal and multivisceral transplantations at a single center. Ann Surg 2009;250:567–581.
34. Ojo AO, Held PJ, Port FK, et al. Chronic renal failure after transplantation of a nonrenal organ. N Engl J Med 2003;349:931–940.
35. Mazariegos GV, Abu-Elmagd K, Jaffe R, et al. Graft versus host disease in intestinal transplantation. Am J Transplant 2004;4:1459–1465.
36. Nodit L, Murase N, Reyes JD, et al. Transient posttransplant graft-versus-host lymphadenopathy. Pediatr Dev Pathol 2004;7:533–537.
37. Sudan D, Horslen S, Botha J, et al. Quality of life after pediatric intestinal transplantation: the perception of pediatric recipients and their parents. Am J Transplant 2004;4:407–413.
38. Grant D, Abu-Elmagd K, Reyes J, et al. 2003 Report of the intestine transplant registry: a new era has dawned. Ann Surg 2005;241:607–613.
39. Abu-Elmagd K, Kosmach-Park B, et al. Long-term survival, nutritional autonomy, and quality of life after intestinal and multivisceral transplantation. Ann Surg 2012;256:494–508.

161 主动脉夹层

NeSodha and Frank W. Sellke

时至今日，主动脉夹层仍是一种非常致命的疾病，并且发病率可能在上升[1]。该病诊断依然困难，超过1/3的病例在初次就诊时被遗漏[2]。如果未接受治疗，患者在最初24小时内每小时死亡率升高1%～2%，1周内死亡率接近50%[3,4]。在此，我们将讨论胸主动脉夹层的最佳诊治策略，包括术前、术中和术后管理。

定义和流行病学

主动脉由3层组成，内皮细胞衬里的内膜，肌肉和结缔组织构成的中膜以及外膜。当内膜层被破坏时，压力下喷射的血液进入中膜层，从而在主动脉内形成两条腔道——主动脉夹层。真腔受假腔压迫甚至消失。夹层可以向近心端主动脉瓣方向（逆行）或向远心端（顺行）扩延。一系列并发症可致残致死。冠状动脉受累所致心肌血流的破坏可导致心肌梗死，瓣膜连合裂开所致急性主动脉瓣反流可导致急性心力衰竭，出血进入心包腔可导致心脏压塞。主动脉夹层可以损害几乎任何主要动脉的血流，导致卒中、脊髓缺血/瘫痪、肠系膜缺血、肾衰竭或肢体缺血，也可能发生主动脉破裂，导致灾难性出血。

急性主动脉夹层的发生率每年为3/10万人～6/10万人[1,5]。男性居多，男女性比例2∶1～3∶1[6]。平均年龄为63岁（范围50～63岁）。大多数主动脉夹层累及升主动脉（70%～80%），而剩余的20%～30%则累及降主动脉，主动脉弓很少累及。

分类

分类系统：DeBakey和Stanford分型

DeBakey和Stanford分型是两种最广泛应用的主动脉夹层分类系统（图161-1）。DeBakey及其同事开发了第一个广泛使用的主动脉夹层分类系统[7]。它根据撕裂起始部位将夹层分为Ⅰ型、Ⅱ型和Ⅲ型。DeBakeyⅠ型夹层始于升主动脉并延伸至胸降主动脉。Ⅱ型夹层仅累及升主动脉。Ⅲ型夹层破口起源于动脉韧带远端的胸降主动脉。DeBakeyⅢ型夹层可进一步细分为ⅢA型（起源于左锁骨下动脉远端并延伸至膈肌）和ⅢB型（累及膈肌下方的主动脉）。Daily及其同事[8]提出的Stanford分类系统将夹层分为两类：Stanford A型主动脉夹层，累及升主动脉；B型夹层，原发破口局限于降主动脉，通常距离左锁骨下动脉2～5cm[8]。这是一个重要的关键区域，因为关于弓部动脉瘤的分类和管理存在争议。在Stanford分型基础上，许多人认为累及主动脉弓而不累及升主动脉的夹层属于B型夹层。

上述分类系统提供了管理主动脉夹层患者的框架。Stanford分型为区分需行急诊手术和药物保守治疗的患者提供了一种简便的方法。夹层的致死性原因主要是冠状动脉受累继发的心肌梗死，瓣膜连合分离导致重度主动脉瓣关闭不全以及心脏压塞，所有这些都可以在升主动脉受累或A型夹层的情况下发生。尽管B型夹层可能发生累及腹腔内脏的并发症，但并不常见。因此，从广义上讲，A型主动脉夹层需要手术治疗，而B型夹层可以药物保守（除非出现出血或灌注不足等并发症）。

除了确定夹层类型（A与B，Ⅰ与Ⅱ与Ⅲ）之外，根据症状发作的持续时间，对夹层区别管理至关重要，因为慢性夹层有更多的治疗方案选择。传统上来说，夹层症状发生在2周内，则被定义为急性，如果症状存在超过2周则为慢性。Booher及其同事报道了一种新的分类系统，将夹层分为超急性（症状发生<24小时），急性（2～7天），亚急性（8～30天）和慢性（>30天），因为各期存活率有显著差异[9]。

介绍

病史和危险因素

主动脉夹层患者最典型的主诉是突发严重的胸痛，继而背部疼痛。经典的描述该疼痛为撕裂样，也可以是尖锐样，撕裂或刀割样。3/4的患者存在一定程度的胸痛，其次是背痛（40%）和腹痛（25%）[3,10,11]。10%的患者可能完全没有疼痛的症状[2]。神经系统症状包括晕厥、虚弱或麻痹，或罕见的左侧喉返神经受压导致声音嘶哑。腹痛可能是由于夹层本身或肠系膜缺血引起的。询问病史时要重点关注胸背痛发作时间，具有框161-1内危险因素的患者应高度怀疑主动脉夹层可能。

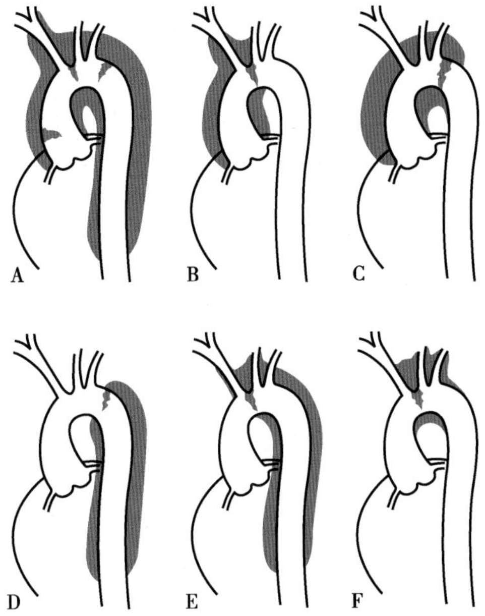

图 161-1 主动脉夹层 Stanford 分型。顶行（A～C）中的实例均为累及升主动脉的 A 型主动脉夹层。底行（D～F）中的实例为 B 型夹层，不累及升主动脉。值得注意的是，累及主动脉弓的夹层属于 B 型夹层。（资料来源：Miller DC. Surgical management of aortic dissections: indications, perioperative management, and long-term results. In: Doroghazi RM, Slater EE, editors. Aortic dissection. New York: McGraw-Hill; 1983, p.196.）

框 161-1 主动脉夹层的危险因素

基因 / 遗传 / 先天性疾病

马方综合征

Loeys-Dietz 综合征

埃勒斯 - 当洛（Ehlers-Danlos）综合征

特纳（Turner）综合征

Bicuspid 主动脉瓣

家族性胸主动脉瘤 / 夹层综合征

主动脉缩窄

炎性 / 自身免疫性疾病

Takayasu 动脉炎

巨细胞动脉炎

梅毒性主动脉炎

获得性疾病

高血压

吸烟

可卡因

安非他明

怀孕

创伤

术后

心导管术

主动脉内球囊反搏装置

心脏手术

体格检查

仅体格检查不能确诊，但与病史相结合，可以有助于诊断急性主动脉夹层。如果夹层破裂，患者可能因疼痛或血容量不足而发生心动过速。主动脉根部受累可能发生心动过缓或心脏传导阻滞。应测量双上肢血压，两者血压差超过 20mmHg 时应高度怀疑夹层。神经系统检查应评估整体精神状态，及早发现卒中或脊髓缺血。当动脉功能不全和肢体缺血时，可以在没有卒中的情况下发生感觉异常和运动缺陷。

夹层破裂时左肺呼吸音可消失。心脏检查应侧重于发现早期的舒张期杂音、伴有 P2 亢进的急性主动脉瓣关闭不全。心音低沉结合低血压提示心脏压塞和 A 型夹层的存在。全身脉搏检查是必不可少的，因为在肺栓塞等其他原因引起的胸痛发作过程中不会出现急性肢体缺血。

腹部压痛应考虑胸降主动脉或腹主动脉受累以及肠系膜缺血的可能。四肢检查时既要评估缺血又要警惕结缔组织病如马方综合征的存在[11-14]。

辅助诊断

化验检查和心电图

常规化验检查通常对诊断主动脉夹层无益。夹层破裂致大量失血的情况下，标准的全血细胞计数表现为贫血。持续低血压致全身灌注不足，生化检查可以表现为低碳酸氢盐或高乳酸血症。显著升高的乳酸水平提示腹腔内脏灌注不足，尤其是肠系膜血运不足，对生存预后不利。心肌酶（CK、CK-MB 和肌钙蛋白）可在需求缺血或主动脉根受累和冠状动脉口受损的情况下升高。已经进行了广泛的研究以明确夹层的血液标记物用于辅助早期诊断，但是目前，尚没有单独的化验指标或联合指标应用于常规的临床诊断。迄今为止，虽然对 D- 二聚体、可溶性弹力蛋白片段和平滑肌肌球蛋白重链的检测是最有希望应用于临床诊断的结果，但在临床实际中没有常规使用[15-20]。

所有胸痛或怀疑主动脉夹层的患者均应做心电图检查。近一半患者可表现出急性心电图改变，1/3 患者可出现慢性心电图改变。ST 段抬高通常与夹层内膜片遮挡冠状动脉开口有关。在开始全身抗凝或溶栓治疗之前，尤其要考虑上述情况。因为对急性主动脉夹层进行抗凝溶栓可能会产生灾难性的后果[21]。

影像学检查

从历史上看，以往应用的有创血管造影，后来已经被超声心动图、计算机断层扫描（computed tomography，CT）和磁共振成像（magnetic resonance imaging，MRI）所取代。为了诊断明确，无论使用哪种方法，都需要将主动脉夹层内膜片和破口位置可视化。其他信息也有助于治疗。

标准胸部 X 线检查（Standard chest radiograph，CXR）对

于诊断主动脉夹层既不敏感也不特异，但可用于鉴别其他疾病并提高夹层的可信度。62% 的患者表现为纵隔扩张，并且可以看到钝性主动脉结。胸部 X 线检查提示胸腔内夹层的其他表现，包括不规则或双主动脉轮廓、动脉粥样硬化钙化灶向主动脉内移位。大量左侧胸腔积液提示可能存在血胸。10%～15% 的主动脉夹层患者其胸部 X 线检查可以是正常的[3]。

增强 CT 扫描应用最广泛，理想情况下应该行增强 CT 检查。如果在影像学检查前怀疑有夹层，扫描范围应从颈部到骨盆，以观察夹层延伸范围和远端受累情况。螺旋扫描和心电门控限制了运动伪影，其灵敏度和特异度高达 95%～98%[22]。通过增强 CT 可区分 A 型和 B 型主动脉夹层并制定手术计划（图 161-2 和图 161-3）。CT 扫描的局限性包括在图像采集期间患者无法保持静止而产生运动伪影，需要注射碘对比剂以产生电离辐射[23]。

受限于可用性和图像采集所需的时间（相对于 CT 扫描而言），MRI/MRA 未广泛用于诊断夹层。从成像角度来看，MRI 具有相对于 CT 或经食管超声心动图（transesophageal echocardiography，TEE）的最佳灵敏度和诊断比值比，灵敏度和特异度大于 98%，并且在其他影像学诊断模棱两可的时候，是确诊夹层的最佳手段[24]。

冠状动脉造影很少应用，除非有明确的心肌灌注受损。冠状动脉造影会耽误确定性治疗，几乎不改善预后。然而，当患者具有明确的冠状动脉疾病史并且血流动力学稳定时，且患者表现为慢性 A 型主动脉夹层，则可以考虑进行冠状动脉造影。

经胸超声心动图（transthoracic echocardiography，TTE）可用于诊断主动脉夹层，但敏感性差。TTE 成像可以在不稳定患者的床旁快速获得，还具有非侵入性和鉴别主动脉瓣关闭不全，心包积液或填塞以及在升主动脉或根部是否存在夹层内膜片的优势。TTE 的主要局限性是诊断准确率有限（夹层累及升主动脉时，灵敏度为 80%，特异度为 90%）以及对升主动脉和主动脉弓难以成像。据报道，TTE 诊断 A 型主动脉夹层的灵敏度范围在 78%～100%，B 型主动脉夹层为 31%～55%[22, 25]。

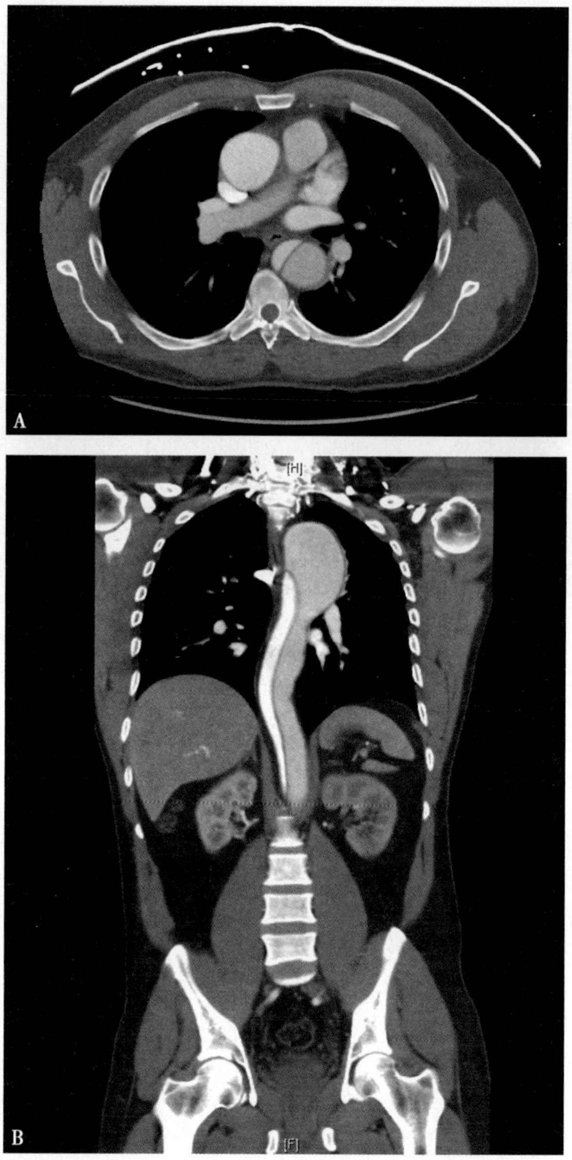

图 161-3　急性 B 型主动脉夹层。轴位（A）和冠状位（B）视图

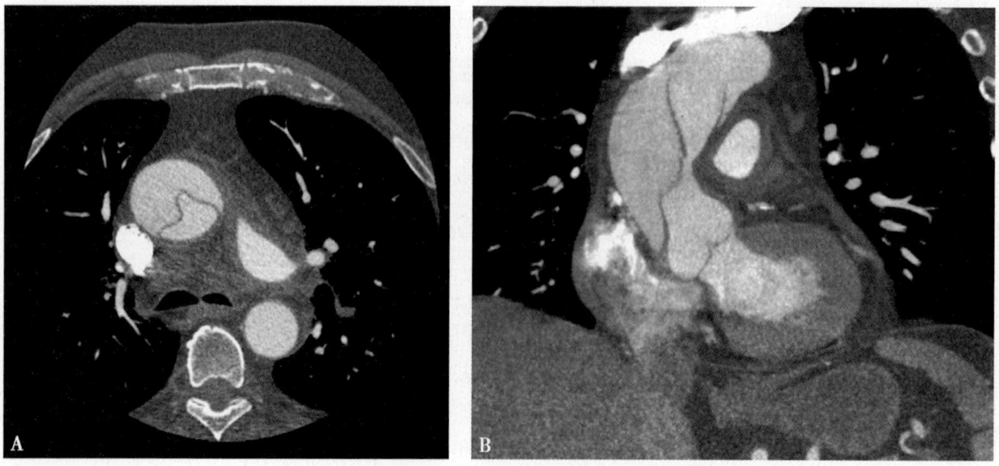

图 161-2　急性 A 型主动脉夹层。轴位（A）和冠状位（B）视图

TEE 比 TTE 更敏感、更特异，且差异显著，但 TEE 属于侵入性操作，可能引起诸如误吸、心律失常或食管损伤等并发症。由于主动脉邻近食管，使用 TEE 诊断 A 型和 B 型夹层更具有准确性，但是正因为依赖于解剖结构，升主动脉远端或主动脉弓近端的可视化又受限于气管或支气管内的空气。据报道，TEE 的灵敏度为 97%～99%，特异度为 97%～100%[22, 26]。

对于从转诊机构转诊而来的以主动脉病变作为诊断的患者，必须重新确认诊断。转诊患者须进行影像学检查，同时又要避免重复检查。Beaver 等的一项研究回顾了初诊为主动脉夹层或动脉瘤而转入三级医疗中心的患者，约 25% 的转诊诊断不正确。最常见的是，主动脉夹层被误诊为主动脉瘤或动脉瘤误诊为夹层。夹层类型（A 与 B）诊断不正确，或者误诊为主动脉疾病是很少见的[27]。鉴于动脉瘤与夹层以及夹层不同类型的治疗差异，影像学检查至关重要。

A 型和 B 型主动脉夹层的药物治疗

一旦确诊，应立即注意控制血压和手术干预[28, 29]。采用中心静脉置管建立充分的静脉通路，以便给予血管活性药物。优选桡动脉置管监测动脉血压，因为在手术期间可能需要股动脉用于插管或者夹层可能累及股动脉。应当根据夹层延伸范围选择动脉导管置入部位，因为当锁骨下动脉受累时，由于真腔中的血流受限，血压读数偏低。在任何操作过程中如建立液体通路时应当积极控制疼痛，必要时使用麻醉药物，以避免高血压突然恶化，并尽量减少因不适和焦虑产生的内源性儿茶酚胺的释放。药物治疗的主要宗旨是以抗刺激疗法为核心，旨在通过减少血压随时间的波动（dp/dt）来抑制夹层延伸。高血压患者在心率允许的前提下，首选治疗方法是静脉注射 β- 受体阻滞药。拉贝洛尔、艾司洛尔和美托洛尔都是合理的选择，剂量用法如表 161-1 所述。如果心率基线值低于 70 或者在使用 β- 受体阻滞药后收缩压仍然高于 120mmHg，则应使用血管扩张药如硝普钠或尼卡地平降低后负荷。初始治疗时应避免使用纯血管扩张药，因为会导致反射性心动过速和心肌收缩力增加，进而增加 dp/dt，理论上促进夹层延伸。目标心率应控制在 60～70 次 / 分，目标收缩压在 100～120mmHg[30]。如果夹层发作致心脏压塞发生或进展，应避免行心包穿刺术，因为术后发生心搏骤停的概率很高[31]。可能是由于心包内压力释放，血压突然升高继发出血加剧所致。如果遇到心脏压塞，应采取积极的容量复苏以满足心腔内充盈，并且在术中引流。

患者可能表现出从感觉异常到卒中的一系列神经功能缺损。对于延迟诊断并最终确诊为典型卒中的患者，使用体外循环所需的高剂量肝素和脑血流恢复可能导致颅内出血或灾难性脑水肿。术前头颅 CT 扫描有助于确定梗死范围和严重程度。

对于新近发作的卒中，卒中样症状或神经系统检查有变化的患者，行夹层修复术恢复大脑灌注，结局是令人满意的[32]。

表 161-1　急性主动脉夹层患者的药物治疗

药物	剂量
拉贝洛尔	0.25mg/kg，静脉注射，大于 2 分钟，40～80mg 每 10 分钟 1 次，总量不超过 300mg；静脉滴注，1～2mg/min
艾司洛尔	每分钟 50～200μg/kg，静脉滴注
美托洛尔	缓慢静推 5mg，间隔 15 分钟，最多 4 次
尼卡地平	静脉滴注，5～15mg/h
地尔硫䓬	0.25mg/kg，静脉注射，大于 2 分钟；静脉滴注 5～10mg/h
硝普钠	0.2～0.3μg/（kg•min），最多至 300μg/min，静脉滴注

80 岁以上高龄患者治疗方式仍是一个备受争论的话题。据报道，80 岁及以上老年人 A 型夹层行急诊手术的死亡率接近 50%～60%，非手术治疗与手术治疗的生存率相似[33-35]。对 80 岁以上患者实施手术需要外科医生谨慎决定，因为这些患者采取保守治疗也可能幸存下来[36]。合并大面积卒中或高龄，以及晚期恶性肿瘤，肝硬化或广泛肠系膜缺血 / 肠梗死患者不能考虑手术[37]。某些患者度过急性期（2 周）后被诊断为慢性 A 型主动脉夹层。这些患者常因其他主诉行影像学检查时偶然发现，或症状发作持续数周。在急性期存活下来的患者自行选择了保守治疗，无症状患者的手术指征是基于夹层动脉瘤的大小而不仅仅是夹层本身。

对于非复杂性急性 B 型主动脉夹层患者来说，上述药物治疗是主要的治疗策略，急诊外科手术适用于存在或新发并发症（见“B 型主动脉夹层的手术治疗”）患者，择期（数周至数月后）手术则用于改善主动脉重塑。一旦血压和疼痛感恢复正常 24～48 小时，静脉注射药物可以更换为口服药物，并转出重症监护室。出院前应行 CT 或 MRI 等影像学检查，以确保夹层不再进展并评估基线水平。

A 型夹层的手术治疗

急性 A 型主动脉夹层手术的主要目的是立即治疗危及生命的病变，进而预防后期并发症。因此，手术范围须考虑夹层撕裂的起始部位，主动脉根部 / 瓣膜，主动脉弓和降主动脉受累情况，以及患者的整体状况也很重要。因为广泛的血管重建恐怕不能很好地被老年人或患有严重合并症或持续内脏 / 肢体缺血的患者耐受。

升主动脉置换术

在夹层局限于升主动脉或内膜撕裂口明确位于升主动脉的情况下，从窦管交界水平到远端升主动脉需使用人造血管置换。如果主动脉瓣正常但主动脉瓣连合分离导致急性主动脉瓣关闭不全，则可以通过重悬连合柱来恢复瓣膜能力。主动脉根和冠状动脉原位保留。根据患者的解剖条件和外科医生的偏好，可以在没有深低温停循环的情况下进行手术。

升主动脉置换联合主动脉瓣置换术

类似地，在夹层局限于升主动脉或内膜撕裂口明确位于升主动脉的情况下，从窦管交界水平到远端升主动脉需使用人造血管置换。如果主动脉瓣功能不全但冠状动脉口没有累及且主动脉窦未成瘤，则用生物瓣或机械瓣置换主动脉瓣，而完整保留主动脉根部。如前所述，根据患者的解剖条件和外科医生的偏好，可以在没有深低温停循环的情况下进行手术。

主动脉根部置换术

当主动脉根部被广泛破坏时，必须进行复杂的重建。在这种情况下，通常累及广泛的冠状动脉口。自体主动脉瓣无法挽救，甚至主动脉窦出现瘤样变性或破坏。为了解决主动脉瓣问题，可以采用带机械瓣人造血管替代主动脉根部和主动脉瓣（Bentall 术），也可采用带生物瓣人造血管替代（bio-Bentall 术），或者可以保留瓣叶并行自体瓣膜重建（保留瓣膜的主动脉根部置换术或 David 术）。除了需要解决瓣膜问题外，主动脉窦也要被人造血管取代，并且将自体冠状动脉再植入人造血管中。

主动脉半弓置换术

当夹层延伸超出远端升主动脉并且内膜片或撕裂点位于主动脉弓近端下方时，可以考虑半弓置换。在半弓置换中，升主动脉移植物是呈斜边的，或者可以使用两个单独的移植物来替换主动脉弓下缘。无名动脉、左颈总动脉和左锁骨下动脉原位保留。手术期间需要深低温停循环技术以提供足够的视野和切除足量病变组织的能力。

主动脉弓置换术

如果夹层广泛累及主动脉弓或主动脉弓分支血管，或存在弓部动脉瘤样病变，则需进行主动脉全弓置换。完全重建主动脉弓需要深低温停循环。病变主动脉至左锁骨下动脉以远均需切除。分别游离无名动脉，左颈总动脉和左锁骨下动脉，或把三者看作具有共同主动脉组织的整体，在人造血管远端与胸降主动脉吻合后，植入人造血管。然后将人造血管的近端直接与升主动脉移植物或窦管交界吻合。有时，如果再植入在技术上不可行，则可以牺牲左锁骨下动脉。如果动脉瘤样病变范围超过左锁骨下动脉，并且考虑将来行开放置换或胸降主动脉支架植入术，可以进行“象鼻”手术。在这种情况下，人造血管远端与左锁骨下动脉吻合，留置约 10cm 人造血管在胸降主动脉腔内。这些手术技术要求很高，需要长时间的停循环，因而可增加神经系统并发症的风险。

胸主动脉腔内修复术

传统开放手术仍然是治疗急性 A 型主动脉夹层的标准方法，但如前所述，某些患者不具备手术条件或不耐受广泛病变根治手术。胸主动脉腔内修复术（thoracic endovascular aortic repair，TEVAR）是升主动脉病变治疗研究的活跃领域，早期报道称该技术对无广泛根部受累的患者具有未来前景。迄今为止最大的系列研究报道了 22 例接受 TEVAR 治疗升主动脉病变的患者，其中 9 例患有急性 A 型夹层，2 例患有慢性 A 型夹层，2 例患有壁间血肿，术后早期死亡率为 13.6%，主要并发症并不少见。随着设备技术的持续发展，预后应该会有所改善[38]。

B 型夹层的手术治疗

大约 25% 的急性 B 型主动脉夹层会出现或发展为需要手术介入的并发症。急性 B 型夹层的手术指征包括明显的内脏或肢体灌注不足，持续性疼痛，囊状动脉瘤，血胸及先兆破裂。慢性 B 型夹层的主要手术指征包括频发疼痛、夹层进展及瘤样变性。随着外科医生在没有并发症的情况下越来越积极地追求 TEVAR 以改善主动脉重塑，B 型夹层手术指征正在扩大[39,40]。

胸降主动脉置换术

通过左后外侧开胸术行胸降主动脉置换。使用单肺通气利于术区暴露。通常采用部分左心转流，从左心房引出的部分动脉血通过血泵注入股动脉。或者采用完全心肺转流，分别做股动脉、股静脉插管，完成股 - 股转流。与 A 型主动脉夹层一样，手术的主要目的是切除第一破口。由于第一破口经常发生在左锁骨下动脉附近，因此可能需要在深低温停循环条件下进行近端吻合。然后将降主动脉替换为涤纶人造血管，并根据需要重新植入肋间动脉。远端吻合旨在恢复真腔的连续性并消除假腔，从而恢复远端灌注。可以在术前放置脊髓液引流导管以优化脊髓灌注压。

胸主动脉腔内修复术

对于需要手术干预的 B 型主动脉夹层患者，TEVAR 是首选的治疗方式。其主要目的是封闭破口，稳定撕裂开的主动脉，并通过诱导重塑来预防后期并发症。它采用导管技术，通常选择股动脉，有时是髂动脉入路，植入覆膜支架，充分覆盖夹层第一破口。安全植入支架型血管的解剖学要求是近端和远端主动脉锚定区直径小于 40mm 且长度至少 20mm。某些严重的外周血管疾病或动脉纡曲，被 TEVAR 排除在外，需要联合腔内和开放手术才能修复。

术后管理

术后即时监护的核心是血压管理（同术前血压管理一样），并及早发现并发症。应向重症监护医生详尽告知术中所见、手术过程以及警惕潜在并发症发生的可能区域。早期连续的神经系统评估对于确定术中是否发生卒中至关重要

（因术中或术后颗粒或气体栓塞或长时间深低温停循环所致夹层累及颈动脉）。在 B 型夹层修复过程中，脊髓缺血可能随血压波动而发生并导致感觉异常或瘫痪。如前所述，可以在术前放置用于引流脑脊液（cerebrospinal fluid，CSF）的脊髓液引流管，以便在发生脊髓缺血时进行干预。CSF 目标压力为 10mmHg 或更低，可以通过额外引流或使用血管升压药将平均动脉压提至 90mmHg 以上实施。非局灶性神经功能缺损，如谵妄或认知功能受损可能会发生，尤其是使用过停循环。疼痛控制对于降低高血压仍很重要。一旦血流动力学稳定并且出血得到控制，就可以考虑拔管。从血流动力学角度来看，控制血压对于预防缝合针眼出血和主动脉远端残留夹层（如果存在）延伸也很重要。应检查四肢脉搏，因为肢体缺血可能会随着夹层远端残留或假腔持续存在而进展。室间隔室综合征可以由再灌注引起，但镇静患者难以诊断，因为不会主诉疼痛或感觉异常。腹部检查应侧重于发现腹膨隆或压痛，该症状主要是由腹主动脉残留夹层引起的再灌注或持续性缺血导致的。对于胸降主动脉和腹主动脉复杂性夹层，早期应用腹部多普勒超声检查，以确认较近端主动脉置换术后肝脏、肾脏和肠道是否已恢复充分灌注。灌注不足的话，就需要在残留夹层内膜片上行腔内开窗。应监测尿量和尿色。术后可能存在明显的凝血功能障碍，主要是因为在体外循环期间消耗凝血因子，低体温以及在夹层假腔血栓化过程中发生持续的内源性纤维蛋白溶解。如果使用机械瓣代替主动脉瓣，通常术后 48 小时开始抗凝。我们常规在出院前行胸部超声检查，以确保没有明显的主动脉瓣关闭不全（如果存在主动脉瓣关闭不全，则再悬连合柱或修复瓣膜）和瓣周漏（如存在，则更换主动脉瓣膜）。在出院前还应行增强 CT 扫描，以评估修复效果，夹层残留范围以及假性动脉瘤是否存在。

结论

如前所述，急性 A 型主动脉夹层的最佳治疗策略是手术治疗。药物保守治疗急性 A 型夹层患者的住院死亡率接近 55%～60%[41]。尽管外科技术和围术期监护取得了一定进展，但急性 A 型夹层的手术死亡率仍为 7%～36%，住院死亡率为 27%。因患该病开始住院治疗患者 5 年生存率为 68%，10 年生存率为 52%[33, 42]。

药物保守治疗非复杂性 B 型主动脉夹层患者的住院死亡率为 10%[43]，5 年和 10 年生存率分别为 60%～80% 和 40%～45%[44-46]。开放手术的住院死亡率约为 32%[43]，TEVAR 为 9%[47]。

知识点

1. 定义：主动脉夹层发生在主动脉内膜受损时。当内膜层被破坏时，来自左心室压力下喷射的血液进入中膜层，从而在主动脉内形成两条腔道。由内膜排列的真腔可以被中膜层中的假腔压缩甚至消失。从第一破口位置，夹层可以向近心端主动脉瓣方向（逆行）或向远心端（顺行）扩延。
2. 分类：使用 DeBakey 或 Stanford 分类系统对主动脉夹层进行分类。Stanford A 型主动脉夹层累及升主动脉，B 型夹层定义为“第一破口限于降主动脉，通常在左锁骨下动脉 2～5cm 内”。
3. 临床表现：病史和体格检查可以提示主动脉夹层，但确诊需要影像学检查。病史最常见的突出症状是急性胸痛或背痛发作。主要体格检查结果包括肢体血压差异，舒张期杂音，脉搏缺如和感觉异常。
4. 诊断：CTA 是最有用和应用最广泛的检查手段，被用于夹层解剖学分类和制定手术计划。磁共振成像和 TEE 可用于无法行 CT 扫描或诊断仍然存在疑问的患者。
5. 治疗：无论哪种类型的夹层，控制心率和血压到最适宜水平对于所有急性主动脉夹层的即时治疗都至关重要，急性 A 型主动脉夹层通常通过手术治疗，应用人造血管置换主动脉。手术重建的复杂程度取决于夹层累及的范围。急性非复杂性 B 型主动脉夹层通常采用药物保守治疗，以控制最适宜的心率和血压。急性复杂性 B 型主动脉夹层可能需要手术干预，通常采用腔内方法。

（陈峰 译，唐军建 审校）

参考文献

1. Howard DP, Banerjee A, Fairhead JF, Perkins J, Silver LE, Rothwell PM. Population-based study of incidence and outcome of acute aortic dissection and p remorbid risk factor control: 10-year results from the Oxford Vascular Study. Circulation. May 21 2013;127(20):2031–2037.
2. Spittell PC, Spittell JA, Jr., Joyce JW, Tajik AJ, Edwards WD, Schaff HV, Stanson AW. Clinical features and differential diagnosis of aortic dissection: experience with 236 cases (1980 through 1990). Mayo Clin Proc. Jul 1993;68(7):642–651.
3. Hagan PG, Nienaber CA, Isselbacher EM, Bruckman D, Karavite DJ, Russman PL, Evangelista A, Fattori R, Suzuki T, Oh JK, Moore AG, Malouf JF, Pape LA, Gaca C, Sechtem U, Lenferink S, Deutsch HJ, Diedrichs H, Marcos y Robles J, Llovet A, Gilon D, Das SK, Armstrong WF, Deeb GM, Eagle KA. The International Registry of Acute Aortic Dissection (IRAD): new insights into an old disease. J Am Med Assoc. Feb 16 2000;283(7):897–903.
4. Nienaber CA, Clough RE. Management of acute aortic dissection. Lancet. Feb 28 2015;385(9970): 800–811.
5. Olsson C, Thelin S, Stahle E, Ekbom A, Granath F. Thoracic aortic aneurysm and dissection: increasing prevalence and improved outcomes reported in a nationwide population-based study of more than 14,000 cases from 1987 to 2002. Circulation. Dec 12 2006;114(24):2611–2618.
6. Patel PD, Arora RR. Pathophysiology, diagnosis, and management of aortic dissection. Ther Adv Cardiovasc Dis. Dec 2008;2(6):439–468.
7. Debakey ME, Henly WS, Cooley DA, Morris GC, Jr., Crawford ES, Beall AC, Jr. Surgical management of dissecting aneurysms of the aorta. J Thorac Cardiovasc Surg. Jan 1965;49:130–149.
8. Daily PO, Trueblood HW, Stinson EB, Wuerflein RD, Shumway NE. Management of acute aortic dissections. Ann Thorac Surg. Sep 1970;10(3):237–247.
9. Booher AM, Isselbacher EM, Nienaber CA, Trimarchi S, Evangelista A, Montgomery DG, Froehlich JB, Ehrlich MP, Oh JK, Januzzi JL, O'Gara P, Sundt TM, Harris KM, Bossone E, Pyeritz RE, Eagle KA. The IRAD classification system for characterizing survival after aortic dissection. Am J Med. Aug 2013;126(8):730 e719–724.
10. Erbel R, Aboyans V, Boileau C, Bossone E, Bartolomeo RD, Eggebrecht H, Evangelista A, Falk V, Frank H, Gaemperli O, Grabenwoger M, Haverich A, Iung B, Manolis AJ, Meijboom F, Nienaber CA, Roffi M, Rousseau H, Sechtem U, Sirnes PA, Allmen RS, Vrints CJ. 2014 ESC Guidelines on the diagnosis and treatment of aortic diseases: document covering acute and chronic aortic diseases of the thoracic and abdominal aorta of the adult. The Task Force for the Diagnosis and Treatment of Aortic Diseases of the European Society of Cardiology (ESC). Eur Heart J. Nov 1 2014;35(41): 2873–2926.
11. Klompas M. Does this patient have an acute thoracic aortic dissection? J Am Med Assoc. May 1 2002;287(17):2262–2272.
12. Deleted in review.
13. Deleted in review.
14. Leitman IM, Suzuki K, Wengrofsky AJ, Menashe E, Poplawski M, Woo KM, Geller CM, Lucido D, Bernik T, Zeifer BA, Patton B. Early recognition of acute thoracic aortic dissection and aneurysm. World J Emerg Surg. 2013;8(1):47.

15. Segreto A, Chiusaroli A, De Salvatore S, Bizzarri F. Biomarkers for the diagnosis of aortic dissection. J Card Surg. Jul 2014;29(4):507–511.
16. Suzuki T, Distante A, Zizza A, Trimarchi S, Villani M, Salerno Uriarte JA, De Luca Tupputi Schinosa L, Renzulli A, Sabino F, Nowak R, Birkhahn R, Hollander JE, Counselman F, Vijayendran R, Bossone E, Eagle K. Diagnosis of acute aortic dissection by D-dimer: the International Registry of Acute Aortic Dissection Substudy on Biomarkers (IRAD-Bio) experience. Circulation. May 26 2009;119(20): 2702–2707.
17. Hiratzka LF, Bakris GL, Beckman JA, Bersin RM, Carr VF, Casey DE, Jr., Eagle KA, Hermann LK, Isselbacher EM, Kazerooni EA, Kouchoukos NT, Lytle BW, Milewicz DM, Reich DL, Sen S, Shinn JA, Svensson LG, Williams DM. 2010 ACCF/AHA/AATS/ACR/ASA/SCA/SCAI/SIR/STS/SVM Guidelines for the diagnosis and management of patients with thoracic aortic disease. A Report of the American College of Cardiology Foundation/American Heart Association Task Force on Practice Guidelines, American Association for Thoracic Surgery, American College of Radiology, American Stroke Association, Society of Cardiovascular Anesthesiologists, Society for Cardiovascular Angiography and Interventions, Society of Interventional Radiology, Society of Thoracic Surgeons, and Society for Vascular Medicine. J Am Coll Cardiol. Apr 6 2010;55(14):e27–e129.
18. Shinohara T, Suzuki K, Okada M, Shiigai M, Shimizu M, Maehara T, Ohsuzu F. Soluble elastin fragments in serum are elevated in acute aortic dissection. Arterioscler Thromb Vasc Biol. Oct 1 2003;23(10):1839–1844.
19. Peng W, Peng Z, Chai X, Zhu Q, Yang G, Zhao Q, Zhou S. Potential biomarkers for early diagnosis of acute aortic dissection. Heart Lung. Feb 13 2015;44(205–208).
20. Suzuki T, Katoh H, Tsuchio Y, Hasegawa A, Kurabayashi M, Ohira A, Hiramori K, Sakomura Y, Kasanuki H, Hori S, Aikawa N, Abe S, Tei C, Nakagawa Y, Nobuyoshi M, Misu K, Sumiyoshi T, Nagai R. Diagnostic implications of elevated levels of smooth-muscle myosin heavy-chain protein in acute aortic dissection. The smooth muscle myosin heavy chain study. Ann Intern Med. Oct 3 2000;133 (7):537–541.
21. Hirata K, Wake M, Kyushima M, Takahashi T, Nakazato J, Mototake H, Tengan T, Yasumoto H, Henzan E, Maeshiro M, Asato H. Electrocardiographic changes in patients with type A acute aortic dissection. Incidence, patterns and underlying mechanisms in 159 cases. J Cardiol. Sep 2010;56 (2):147–153.
22. Baliga RR, Nienaber CA, Bossone E, Oh JK, Isselbacher EM, Sechtem U, Fattori R, Raman SV, Eagle KA. The role of imaging in aortic dissection and related syndromes. JACC Cardiovasc Imaging. Apr 2014;7(4):406–424.
23. Abbas A, Brown IW, Peebles CR, Harden SP, Shambrook JS. The role of multidetector-row CT in the diagnosis, classification and management of acute aortic syndrome. Br J Radiol. Oct 2014;87(1042): 20140354.
24. Shiga T, Wajima Z, Apfel CC, Inoue T, Ohe Y. Diagnostic accuracy of transesophageal echocardiography, helical computed tomography, and magnetic resonance imaging for suspected thoracic aortic dissection: systematic review and meta-analysis. Arch Intern Med. Jul 10 2006;166(13):1350–1356.
25. Granato JE, Dee P, Gibson RS. Utility of two-dimensional echocardiography in suspected ascending aortic dissection. Am J Cardiol. Jul 1 1985;56(1):123–129.
26. Moore AG, Eagle KA, Bruckman D, Moon BS, Malouf JF, Fattori R, Evangelista A, Isselbacher EM, Suzuki T, Nienaber CA, Gilon D, Oh JK. Choice of computed tomography, transesophageal echocardiography, magnetic resonance imaging, and aortography in acute aortic dissection: International Registry of Acute Aortic Dissection (IRAD). Am J Cardiol. May 15 2002;89(10):1235–1238.
27. Beaver TM, Herrbold FN, Hess PJ, Jr., Klodell CT, Martin TD. Transferring diagnosis versus actual diagnosis at a center for thoracic aortic disease. Ann Thorac Surg. Jun 2005;79(6):1957–1960.
28. Wheat MW, Jr., Harris PD, Malm JR, Kaiser G, Bowman FO, Jr., Palmer RF. Acute dissecting aneurysms of the aorta. Treatment of results in 64 patients. J Thorac Cardiovasc Surg. Sep 1969;58(3): 344–351.
29. Wheat MW, Jr., Palmer RF. Dissecting aneurysms of the aorta. Curr Probl Surg. Jul 1971:1–43.
30. Suzuki T, Isselbacher EM, Nienaber CA, Pyeritz RE, Eagle KA, Tsai TT, Cooper JV, Januzzi JL, Jr., Braverman AC, Montgomery DG, Fattori R, Pape L, Harris KM, Booher A, Oh JK, Peterson M, Ramanath VS, Froehlich JB. Type-selective benefits of medications in treatment of acute aortic dissection (from the International Registry of Acute Aortic Dissection [IRAD]). Am J Cardiol. Jan 1 2012;109(1):122–127.
31. Isselbacher EM, Cigarroa JE, Eagle KA. Cardiac tamponade complicating proximal aortic dissection. Is pericardiocentesis harmful? Circulation. Nov 1994;90(5):2375–2378.
32. Fann JI, Sarris GE, Miller DC, Mitchell RS, Oyer PE, Stinson EB, Shumway NE. Surgical management of acute aortic dissection complicated by stroke. Circulation. Sep 1989;80(3 Pt 1):I257–I263.
33. Mehta RH, O'Gara PT, Bossone E, Nienaber CA, Myrmel T, Cooper JV, Smith DE, Armstrong WF, Isselbacher EM, Pape LA, Eagle KA, Gilon D. Acute type A aortic dissection in the elderly: clinical characteristics, management, and outcomes in the current era. J Am Coll Cardiol. Aug 21 2002;40 (4):685–692.
34. Piccardo A, Regesta T, Zannis K, Gariboldi V, Pansini S, Tapia M, Concistre G, Collart F, Kreitmann P, Kirsch ME, Martinelli L, Passerone G, Caus T. Outcomes after surgical treatment for type A acute aortic dissection in octogenarians: a multicenter study. Ann Thorac Surg. Aug 2009;88(2):491–497.
35. Piccardo A, Regesta T, Pansini S, Concistre G, Dell'Aquila A, Scarano F, Martinelli L, Passerone G. Should octogenarians be denied access to surgery for acute type A aortic dissection? J Cardiovasc Surg (Torino). Apr 2009;50(2):205–212.
36. Feldman M, Shah M, Elefteriades JA. Medical management of acute type A aortic dissection. Ann Thorac Cardiovasc Surg. Oct 2009;15(5):286–293.
37. Di Eusanio M, Patel HJ, Nienaber CA, Montgomery DM, Korach A, Sundt TM, Devincentiis C, Voehringer M, Peterson MD, Myrmel T, Folesani G, Larsen M, Desai ND, Bavaria JE, Appoo JJ, Kieser TM, Fattori R, Eagle K, Di Bartolomeo R, Trimarchi S. Patients with type A acute aortic dissection presenting with major brain injury: should we operate on them? J Thorac Cardiovasc Surg. Mar 2013;145(3 Suppl.):S213–221 e211.
38. Roselli EE. Thoracic endovascular aortic repair versus open surgery for type-B chronic dissection. J Thorac Cardiovasc Surg. Feb 2015;149(2 Suppl.):S163–167.
39. Patterson B, Holt P, Nienaber C, Cambria R, Fairman R, Thompson M. Aortic pathology determines midterm outcome after endovascular repair of the thoracic aorta: report from the Medtronic Thoracic Endovascular Registry (MOTHER) database. Circulation. Jan 1 2013;127(1):24–32.
40. Patterson BO, Cobb RJ, Karthikesalingam A, Holt PJ, Hinchliffe RJ, Loftus IM, Thompson MM. A systematic review of aortic remodeling after endovascular repair of type B aortic dissection: methods and outcomes. Ann Thorac Surg. Feb 2013;97(2):588–595.
41. Chiappini B, Schepens M, Tan E, Dell' Amore A, Morshuis W, Dossche K, Bergonzini M, Camurri N, Reggiani LB, Marinelli G, Di Bartolomeo R. Early and late outcomes of acute type A aortic dissection: analysis of risk factors in 487 consecutive patients. Eur Heart J. Jan 2005;26(2):180–186.
42. Sabik JF, Lytle BW, Blackstone EH, McCarthy PM, Loop FD, Cosgrove DM. Long-term effectiveness of operations for ascending aortic dissections. J Thorac Cardiovasc Surg. May 2000;119(5):946–962.
43. Suzuki T, Mehta RH, Ince H, Nagai R, Sakomura Y, Weber F, Sumiyoshi T, Bossone E, Trimarchi S, Cooper JV, Smith DE, Isselbacher EM, Eagle KA, Nienaber CA. Clinical profiles and outcomes of acute type B aortic dissection in the current era: lessons from the International Registry of Aortic Dissection (IRAD). Circulation. Sep 9 2003;108(Suppl. 1):II312–317.
44. Umana JP, Lai DT, Mitchell RS, Moore KA, Rodriguez F, Robbins RC, Oyer PE, Dake MD, Shumway NE, Reitz BA, Miller DC. Is medical therapy still the optimal treatment strategy for patients with acute type B aortic dissections? J Thorac Cardiovasc Surg. Nov 2002;124(5):896–910.
45. Bernard Y, Zimmermann H, Chocron S, Litzler JF, Kastler B, Etievent JP, Meneveau N, Schiele F, Bassand JP. False lumen patency as a predictor of late outcome in aortic dissection. Am J Cardiol. Jun 15 2001;87(12):1378–1382.
46. Estrera AL, Miller CC, 3rd, Safi HJ, Goodrick JS, Keyhani A, Porat EE, Achouh PE, Meada R, Azizzadeh A, Dhareshwar J, Allaham A. Outcomes of medical management of acute type B aortic dissection. Circulation. Jul 4 2006;114(1 Suppl.):I384–389.
47. Nienaber CA, Kische S, Ince H, Fattori R. Thoracic endovascular aneurysm repair for complicated type B aortic dissection. J Vasc Surg. Nov 2011;54(5):1529–1533.

162

内脏缺血

Jeroen J. Kolkman and Robert H. Geelkerken

大多数内脏血管狭窄无临床症状，但有些可引起症状并带来灾难性并发症。此外，关于描述这些狭窄的术语存在很多混淆。在本章节中，我们使用了“内脏缺血”，但出于实际情况，术语“内脏缺血”和“肠系膜缺血”是可以互换的。本章传递了 3 个主要信息。第一，胃肠道（gastrointestinal，GI）缺血是一种被低估的疾病，可能对患者产生严重影响。第二，非阻塞性肠系膜缺血（nonocclusive mesenteric ischemia，NOMI）是重症监护室（intensive care unit，ICU）患者的常见病，诊断该病后应避免过度喂养，改善治疗方案，以取得更好的预后。第三，治疗肠梗死的常规方法（如肠切除术，然后血运重建）已被腔内血运重建的方法所取代，随后检查肠管活性，切除不可逆转的坏死肠段。

生理学、解剖学与病理生理学

主要血管：腹腔动脉、肠系膜上动脉和肠系膜下动脉

血液通过 3 条动脉供应胃肠道，即腹腔动脉（celiac artery，CA），肠系膜上动脉（superior mesenteric artery，SMA）和肠系膜下动脉（inferior mesen-tericartery，IMA）。这些血管存在大的解剖变异。CA 向胃、肝脏、部分胰腺和十二指肠近端供血。SMA 向十二指肠远端、小肠的全部、升结肠和横结肠近端供血。IMA 向结肠远端供血。这些动脉的分支进入肠壁，在浆膜和黏膜下层间形成两个丛。小动脉穿过肌层向黏膜层走行并分支成广泛的毛细血管和小静脉网，氧气通过逆流交换机制扩散分流。存在几种侧支包括 CA 和 SMA 之间的 Buhler 弧以及 SMA 和 IMA 之间的 Riolan 动脉弓。由于高代谢需求 [1] 和氧气逆流交换 [2]，肠道表面黏膜层对缺血最敏感。来自肠道的血液汇入肠系膜静脉并最终汇入门静脉。肝脏有两条血供：①提供静脉血的门静脉；②提供动脉血的肝动脉。这种双重血供保护肝脏避免缺血。

血流量的调节

禁食期间，20% 的心输出量通过内脏血管系统，饭后血流量增加一倍。但是随着运动和休克等全身循环需求增加时，内脏血管血流量减少。

三种主要的血管收缩剂：药儿茶酚胺、血管紧张素Ⅱ和内皮素。儿茶酚胺对内脏血流有不同的影响。刺激 α-1 肾上腺素能受体可以引起血管收缩，而刺激 β-2 肾上腺素能受体可以引起血管扩张。

血管紧张素Ⅱ是低血流量时关键的内脏血管收缩药 [3]。主要的内脏血管收缩药是内皮素 -1[4, 5]。内皮素 -1 活化诱导长效的血管收缩，在早期调节休克对胃肠道整体影响的过程中起重要作用 [6]。

主要的内脏血管扩张药是一氧化氮（nitric oxide，NO）和前列腺素。在正常情况下，内皮产生 NO 促进局部血管舒张以维持灌注。局部形成的前列腺素充当黏膜血管扩张药，尤其是在低血流量期间或黏膜损伤后。非甾体抗炎药（non-steroidal antiinflammatory drugs，NSAIDs）对环氧合酶的抑制作用可降低此类血管扩张反应，从而增加胃肠道黏膜对循环休克的敏感性 [7]。

低血流量情况

所有前面提到的受体和信使都会即时起效以平衡灌注与代谢需求。当循环容量减少时，早期甚至在全身血流动力学不稳定之前 [8]，内脏血管即可极度收缩 [9]。血管活性药物，尼古丁和可卡因滥用也可引起内脏血管收缩。仅当血流量降至基线水平的 50% 以下，才发生胃肠道缺血 [10, 11]。

在内脏低灌注期间，肠壁内的血流不均匀地分布在不同层中。与浆膜层相比，黏膜层受到相对保护 [12]。然而，由于高代谢需求 [1] 和氧气逆流扩散，表面黏膜层对缺血最敏感。由于微循环分流，血流在黏膜层内也不均匀分布，故缺血和非缺血区域呈不规则分布 [13-15]。虽然存在黏膜缺血，黏膜血流量检测仍正常的，其原因可能是黏膜血流的不规则分布。因此，仅进行黏膜血流量测量不能监控是否黏膜缺血。这种存在正常血管解剖结构的缺血称为 NOMI。

缺血性损伤

轻度缺血不会引起任何组织学损伤 [16]。内脏血流完全停止后，在肠绒毛消失和上皮下间隙暴露后 30 分钟内发生广泛损伤。再灌注时，剩余的上皮层缩回并脱落到肠腔中 [17]。分为三个典型阶段，可同时或间歇性地发生。

缺血期

氧气利用减少的直接影响是 ATP 衰竭。这导致肠细胞之间的紧密连接快速紊乱、膜结合泵的功能障碍。黏膜通透性增加和黏膜损伤程度的加重降低了肠上皮屏障功能，导致细菌移位进入循环[18]。细胞缺氧的另一个影响是黄嘌呤脱氢酶转化为黄嘌呤氧化酶(xanthine oxidase，XO)，这在此阶段是无害的。随后组织坏死引发炎症反应，导致细胞因子释放。缺血期的大多数影响是局部的，并且在临床上保持数小时不被发现。这些情况可持续至全身炎症反应或再灌注引起的透壁坏疽开始。

再灌注的局部影响

一旦血流恢复，氧气在栓子溶解后或在全身循环改善后进入缺血组织。在这个阶段，XO 将氧气转化为各种活性氧(reactive oxygen species，ROS)，诱导蛋白质和 DNA 损伤[19]。小 ROS 分子不仅加剧黏膜、血管和黏膜下组织损伤，而且 ROS 扩散使损伤蔓延到邻近区域。生理上存在的 ROS 清除剂如谷胱甘肽、过氧化氢酶和超氧化物歧化酶限制了 ROS 的作用，然而它们的效力有限，因为它们很快就会被耗竭。

再灌注的全身影响

再灌注将毒性产物、XO、促炎细胞因子和活化的中性粒细胞释放到了体循环中[20]。动物研究表明，肝和肺损伤归因于活化的中性粒细胞，而活化的中性粒细胞是由肠道缺血再灌注诱导肝和肺损伤后产生的[19]。因此，再灌注导致缺血性损伤的扩大和扩散。

诊断方法

介绍

诊断胃肠道缺血应考虑三方面：临床表现(主诉)、血管解剖和缺血证据。

临床表现

大多数非阻塞性缺血患者病情危重，其病史的价值有限。阻塞性肠系膜缺血患者的典型主诉包括餐后痛，体重减轻，进食恐惧，膳食调整和不明原因的腹泻[21-23]。

多普勒超声检查

当由经验丰富的专业人员操作时，内脏动脉多普勒超声检查准确率达 80%～90%。结合呼吸周期，测量 CA 和 SMA 开口处流速，可以评估其狭窄程度[24,25]。然而多普勒超声检查不适用于大多数危重患者，因为它非常依赖于超声操作员的水平。此外，由于胃肠道气体的干扰，10%～15% 的患者血管不可见。

计算机断层扫描血管造影

静脉注射对比剂之后获取 1mm 层厚计算机断层扫描血管造影(computed tomography angiography CTA)动脉期和静脉期图像，随后进行血管 3D 重建，已被越来越多地应用于 ICU 患者。CTA 可以准确检测急性肠系膜缺血[26]。荟萃分析显示，CTA 是最可靠的诊断工具[27]。CTA 的优点包括微创，扫描时间短，高分辨率血管显影和提供肠道病变或灌注的额外信息。最近报道了 CTA 也可以准确诊断 NOMI，其特征在于 SMA 直径变小。有学者建议将 CTA 纳入可疑 NOMI 的检查中可能会改善死亡率[28]。

磁共振血管造影

MRA 已经在很大程度上取代了 CTA。尽管 MRA 可以 360° 观察血管，测量血流值及血氧含量，但在以血管造影为金标准的比较研究中，CTA 扫描时间更快、空间分辨率更高，获得了更优异的结果[29]。

数字减影血管造影

曾经用作诊断金标准的数字减影血管造影(digital subtraction angiography，DSA)现在仅用于腔内手术，并且通常在诊断性 CTA 之后进行。当没有最先进的 CT 扫描时，将采用多平面主动脉选择性血管造影以进行确诊。

内镜检查和手术探查：检查黏膜和浆膜

内镜可以检查黏膜，而术中腹部探查仅检查肠壁的浆膜。由于黏膜在早期受到缺血性改变的影响，此时浆膜仍然完全正常，内镜检查可以发现剖腹探查正常结果时的黏膜缺血[30]。应考虑以下 3 点：①内镜检查对诊断早期缺血更敏感，但往往不能检测到短暂或轻度缺血；因此，尽管内镜检查正常，但仍不能完全排除缺血[16]。②内镜检查不能区分黏膜和透壁缺血，即使内镜检查显示深部溃疡或坏疽性黏膜，浆膜也可以是完好的。③透壁缺血只能通过手术探查。因此，当怀疑透壁缺血并且存在肠切除指征时，采取腹腔镜检查或剖腹探查。另外，行内镜检查以排除中、重度缺血。

实验室检查

血清学检查用于检测缺血的价值有限。白细胞计数和动脉血乳酸水平等经典标记物对检测缺血既不敏感也不特异。肠道脂肪酸结合蛋白和 D- 乳酸是最有前景的血清学标记物[31,32]；然而，关于这些标记物的临床资料很少[33-35]。

PCO_2 的测量(张力测定法)

无论血流量或代谢如何，胃肠腔内 PCO_2 的水平都可以反映胃肠道缺血程度。缺血期间释放的额外 CO_2 是由局部碳酸氢盐缓冲无氧代谢产生的大量组织酸(乳酸)产生。因为 CO_2 能够迅速从黏膜扩散到胃肠腔，所以腔内 PCO_2 水平反映了黏膜 CO_2 水平。CO_2 和缺血之间的关系首先在心脏和骨骼肌以及胃中描述[36-38]。腔内 PCO_2 水平测量由 Boda 在 1959 年首次公布[39]。随后该技术由 Fiddian-Green 推广，然后作为张力测定仪上市（图162-1）。自Boda首次公布至今，选择性PCO_2测量技术已经应用近50年[40,41]。张力测定法是一种用于检测重症监护患者内脏缺血程度的重要技术。此外，张力测定法可以挑选出内脏狭窄患者并予以治疗，而使其受益[42-44]。PCO_2水平测量是检测胃肠道缺血的唯一有效方法。腔内至动脉PCO_2梯度增加是缺血的标志。正常的胃腔-动脉PCO_2梯度低于0.9kPa（7mmHg）[45]，空肠-动脉PCO_2梯度正常值为1.4kPa[46]。PCO_2梯度与血流量之间的关系特点：内脏缺血不严重时，PCO_2梯度不受影响；但当内脏血流量低于基础值的30%～40%时，PCO_2梯度开始增加（图162-2）[30,45]。

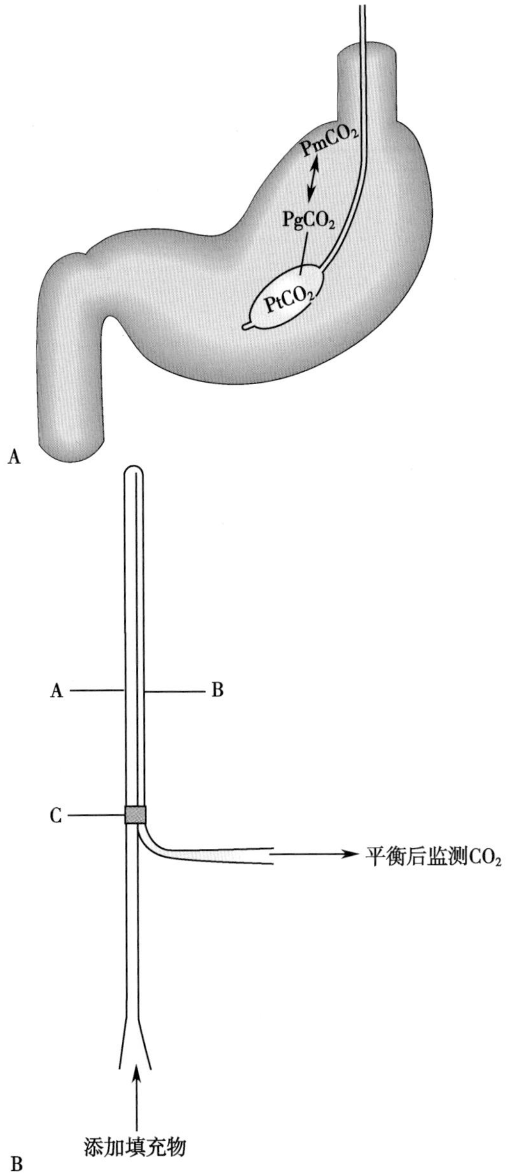

图162-1 **消化道腔内PCO_2测量技术**。A. 张力测定法[11]。PCO_2水平可以使用专门放置在胃、小肠或大肠中的顶端附加有硅胶气囊的导管来测量。由于CO_2迅速扩散穿过不同的膜层，因此黏膜层PCO_2（$PmPCO_2$）水平等于胃腔PCO_2水平。由于CO_2渗透到球囊中，因此球囊PCO_2水平反映了$PmPCO_2$水平。球囊PCO_2水平是通过使用Tonocap监测仪（改良的二氧化碳分析仪）自动向球囊充入空气，经过胃肠道气体交换平衡后自动抽吸球囊内容物。B. 经红外线测定PCO_2无气囊消化道腔内PCO2测定法[43]使用无气囊导管测量PCO_2水平，其中空气从导管进样端进入，CO_2仅从导管尖端透过，采样端连接二氧化碳分析仪

PCO_2测定的临床应用

因为内脏缺血是循环应激中最早发生的事件之一，并且通常在所有其他系统参数都在正常范围内时开始，所以被称为“机体的金丝雀”[47]。就像金丝雀一样，曾被用于检测煤矿中瓦斯毒性水平。PCO_2水平可能是一个好的、便宜的、相对早期的监测指标[48]。

虽然PCO_2水平测定是一种有前景的用于检测缺血的方法，但临床上很少使用。主要是因为涉及水盐和血气分析仪的第一代张力测定仪难以使用，耗时且容易出错。此外，抑酸和食物摄入不同需求使得它的结果存在不确定性。这些问题现已通过使用基于空气的PCO_2测量装置（Tonocap装置），诱导有效的酸抑制，以及确保测量期间标准化的膳食消耗来解决。

从非阻塞性缺血的非ICU患者身上获得不同的PCO_2数据。通过历时10分钟的张力测定法，测量亚极量运动期间PCO_2水平，进而判断胃和小肠缺血。该诊断性试验灵敏度为78%，特异度为92%[42]。该试验已成功用于筛选单支血管狭窄患者并予以治疗和随访[4]。使用严格的测试条件，包括酸抑制和标准膳食消耗，以提供与更多生理性24小时PCO_2数据相似的准确度[49,50]。这是1991年基于一项刚开展的观察性研究[51]，随后的研究结果出现了争议[52-54]。先兆肠梗死的特征是PCO_2水平升高（通常高于15kPa），持续数小时。通过使用该项试验，我们可以检测内脏缺血性疾病，包括从无症状的血管狭窄、单血管狭窄、多支血管狭窄和先兆肠梗死[55]。

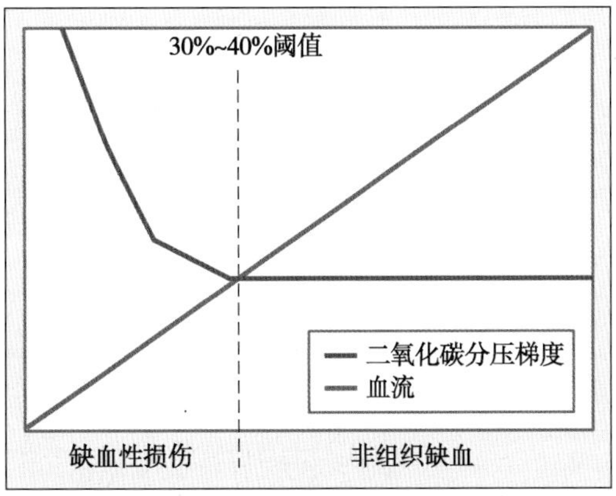

图162-2 **血流量、缺血和腔内PCO_2水平**[11]。内脏血流量减少至约50%不会增加腔内PCO_2水平，也不会引起组织损伤。进一步降低至约基础血流量的30%将导致腔内PCO_2水平和特征性缺血组织损伤的逐步增加。血流量由蓝线表示，腔内PCO_2由红线表示。虚线表示组织缺血缺氧的临界值

内脏缺血临床表现

介绍

内脏血管疾病包括影响腹部内脏血管的各种急性和慢性(非)阻塞性和腹部内脏动脉瘤性疾病。根据血管解剖和缺血(原因)对缺血性疾病进行分类(图 162-3)。急性内脏缺血是由动脉栓塞、动脉和静脉血栓形成,动脉狭窄或 NOMI 引起的。对于一个重症医护人员来说,NOMI 是最常见的问题,因此将首先讨论。由于阻塞性内脏缺血,我们将重点讨论其各种不被重视的临床表现、诊断和治疗问题,重点强调其 ICU 监护。

非阻塞性肠系膜缺血

重症患者和大手术

在胃肠病学和外科学中,NOMI 是一种罕见的疾病,可引起缺血性结肠炎[56]或急性内脏梗死[57]。也可引起与血管痉挛相关的慢性主诉,与慢性内脏缺血相关主诉类似。血管扩张药治疗在大多数患者中是有效的,又被称为腹型偏头痛[58]。

NOMI 是由循环血容量减少后的生理反应引起的。随着大手术的进行,早期内脏血管极度收缩,可能导致内脏缺血并最终导致预后不良[59,60]。同样,在急性胰腺炎中,胃黏膜缺血患者预后较差[61]。最近的一项随机研究检测了益生菌对急性胰腺炎的影响,进一步证实了内脏缺血与急性胰腺炎预后的相关性。这项研究调查了早期添加益生菌喂养对急性胰腺炎的潜在影响,结果表明,接受益生菌治疗的患者死亡率明显增加,死亡率与肠梗死有关[62]。NOMI 可能在多器官功能障碍综合征(multiple organ dysfunction syndrome,MODS)发病中起关键作用。尽管内毒素血症直接导致黏膜微循环紊乱[63],并增加 MODS 患者肠道衍生的细胞因子和内毒素水平[64,65],但尚无明确证据表明 NOMI 与 MODS 的发病有关。

血液透析患者

NOMI 在血液透析患者中很常见[66],可能导致肠梗死,死亡率为 45%[67]。据报道,血液透析患者发生该并发症的概率为 0.5%~0.9%[67-69]。NOMI 的主要危险因素是低血压。因此,在血液透析过程中密切监测和预防低血压对预防 NOMI 至关重要[67]。

药物

许多药物包括地高辛和 NSAIDs,可能诱发或加重 NOMI。NSAIDs 影响胃肠道黏膜和碳酸氢盐层的完整性并减少黏膜灌注。α- 肾上腺素能药物如肾上腺素和多巴胺会降低胃肠道灌注,而 β- 肾上腺素能药物如多巴酚丁胺和多培沙明会维持黏膜灌注[70-72]。这些差异的临床重要性可能非常小,因为最近的对比研究(去甲肾上腺素联合多巴酚丁胺 vs 肾上腺素[73]或去甲肾上腺素 vs 多巴胺[74])未能显示死亡率差异。

阻塞性肠系膜缺血

在有其他动脉粥样硬化表现的患者中,无症状的内脏血管狭窄(慢性内脏缺血性疾病)的发病率在 8%~70%。在慢性肠系膜缺血中,血管阻塞有 3 个原因:动脉粥样硬化,膈肌外压(腹腔动脉压迫综合征)和血管炎。其中动脉粥样硬化患者是最多的。冠状动脉疾病、脑血管疾病、周围动脉疾病和内脏血管动脉粥样硬化疾病具有许多重叠症状。有症状阻塞性内脏缺血或慢性内脏缺血综合征的发病率相对较低,每年每 10 万人中有 4~5 例[75]。急性内脏缺血的发病率较低,但随着年龄的增长其发病率会急剧增加。最近的尸检研究显示,1.2% 的 80 岁以上患者死亡是由急性内脏缺血引起的[76]。少数患者可疑有此诊断[77]。

内脏动脉粥样硬化的危险因素与其他动脉粥样硬化疾病类似[78]。然而,内脏血管狭窄患者体重较轻,很少患糖尿病及血脂异常,且常为女性[23]。连续的多普勒超声检查显示,近 20% 的患者内脏动脉粥样硬化性狭窄持续进展。这种病变的进展在多支血管性慢性内脏缺血性疾病中可能尤

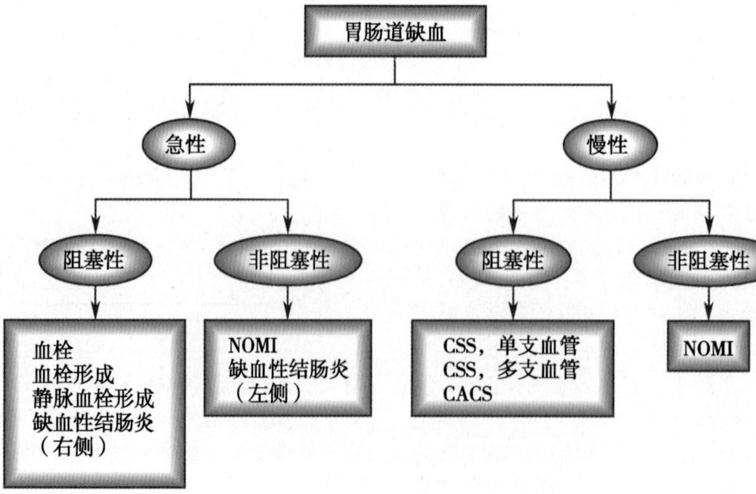

图 162-3 胃肠道血管疾病和缺血的分类[53]

为重要，该病会导致急性内脏梗死[79]。

膈肌弓状韧带外部压迫是年轻人单支腹腔动脉狭窄的主要原因。因为他们其他情况健康，所以很少会在重症监护室遇见[44,80]。

内脏性血管炎是缺血的罕见原因，通常是在肠穿孔或出血手术治疗中意外发现。主要原因包括结节性动脉周围炎、系统性红斑狼疮和类风湿关节炎。

多支血管累及

大多数两支或三支主要内脏血管有明显狭窄的患者会有缺血的相关主诉[75]。典型的表现通常不再是餐后痛，饮食习惯改变或体重减轻。虽然大多数患者多年来都会有典型的疼痛主诉，但随着时间的推移，这些主诉变得越来越不典型，因为患者逐渐习惯于疼痛，疼痛已成为他们生命的一部分。此外，在疾病的晚期，患者的主诉可能变得极不典型，腹胀或食欲缺乏是主要的主诉。这些患者可能会出现严重恶病质，他们是肠梗死的高危人群。一项研究报道，多支严重血管受累患者在1年和4年后分别有30%和60%发生了肠梗死[79]。急性缺血进展后预后较差，肠梗死发生后死亡率可增加至80%[57,81]。因此，当多支血管狭窄患者出现不明原因的疼痛、乏力和/或体重减轻时应怀疑患者已出现终末期缺血。

急性肠系膜缺血

急性内脏缺血定义为内脏黏膜的灌注突然停止。对于急性严重腹痛且普通检查无法发现有明显诊断的患者，应高度怀疑急性内脏缺血。通常，疼痛的严重程度与查体所见（几乎正常）不成比例。在老年患者中，急性内脏缺血常伴随着不明原因的意识障碍。如不及时治疗，急性内脏缺血会在8小时内导致肠坏死。只要坏死肠段持续无灌注并未参与循环中，这种坏死可以数小时或数天无临床表现[30]。随即出现再灌注或肠管坏疽穿孔，继发MODS迅速发展，导致患者死亡。预后取决于梗死的病因，静脉血栓形成患者死亡率约为32%，动脉栓塞患者约为54%，急性动脉血栓形成和非阻塞性缺血患者为70%～80%。急性内脏缺血后的总体存活率在过去40年中有所改善[81]。

ICU患者意外的内脏缺血

如上所述，许多内脏血管狭窄的患者要么未被诊断，要么无任何主诉。在经历腹部大手术或炎性疾病如胰腺炎、胆囊炎期间代谢需求增加，易引起内脏血管狭窄患者缺血。这种情况也见于给予肠内营养的危重症患者以及肠内营养负荷与内脏灌注不相匹配的患者[82]。因此，对于病程长、病情复杂的胆囊炎或胰腺炎患者应考虑是否存在内脏缺血。CTA可检查患者是否存在多支血管病变，腔内治疗可以在数天内显著缩短临床病程。

缺血性结肠炎

大多数患者的左侧缺血性结肠炎是定义明确的非阻塞性疾病，血管造影显示正常[56,57]。大多数自发性缺血性结肠炎患者之前无休克状态，常因不明原因的腹部绞痛，腹泻或失血行内镜检查被意外诊断。大多数自发性左侧缺血性结肠炎患者可在数天或数周内恢复，很少引起重症医护人员的注意。主动脉手术（破裂性腹部动脉瘤开放性修复）后入住ICU的患者（20%～27%）常发生缺血性结肠炎，平均死亡率为48%[83-86]。主动脉择期术后发生乙状结肠缺血不足2%[87]。乙状结肠缺血的危险因素包括术前休克、失血明显和持续的血流动力学不稳定。结扎IMA在乙状结肠缺血发展中的影响值得商榷[84]。随着腔内支架置入术在腹主动脉瘤急性期和择期治疗中应用增加，患者死亡率、ICU入住时间和腹主动脉瘤修复术后缺血性结肠炎的发病率骤减[88]。但当主动脉修复术后患者病情仍不稳定超过48小时时，应行乙状结肠镜检查。左侧缺血性结肠炎（如上所述）与右侧缺血性结肠炎是有所区别的[89,90]，后者与SMA流入受阻相关。SMA血流受阻会导致不良预后、手术率增加及死亡率增加相关[90]。右侧缺血性结肠炎发生后应立即予以治疗以改善预后。我们推荐急诊行CTA检查明确或除外血管狭窄，并排除其他病变，防止“盲目”剖腹探查术。

治疗

非阻塞性肠系膜缺血

局部血流量检测与恢复

通过测量胃内PCO_2水平作为液体复苏的终点，可快速优化血容量[91-93]。但根据张力测定法的小容量复苏试验结果提供了相互矛盾的结果[94-96]。最近一项涉及816例患者的荟萃分析表明，通过张力测定法指导治疗可使死亡率降低26%[97]。但这些研究包括不同类型的患者（手术患者、创伤患者及入住ICU患者），并且每项研究纳入的患者数量较少限制了这一结论的临床意义[98]。另一种方法是行CTA检查肠系膜血管收缩情况，但关于该CTA数据的资料很少[99,100]。

预防再灌注损伤

治疗再灌注损伤是一种有前景但临床上未经证实的方法。一些关于早期脓毒症患者的研究表明，N-乙酰半胱氨酸是最好的ROS清除剂，可以增加细胞内谷胱甘肽水平[101]和NO释放[102]，并改善血流动力学和内脏缺血[103]。

药物治疗

NOMI患者避免使用肾上腺素和多巴胺等内脏血管收缩药治疗是有吸引力的[104,105]，但最近的研究并未显示不同的儿茶酚胺用于液体复苏的差异[73,74]。动物实验中应用血管紧张素转换酶抑制药降低血管紧张素Ⅱ水平进而治疗NOMI是有效的[106]，但两项临床研究当中仅有一项有效[107,108]。

喂养

早期制定肠内营养除发挥有益健康的免疫和营养作用

之外还可改善肠道灌注。肠内营养引起黏膜血管舒张的潜在机制包括代谢需求驱动与肠腔内食物吸收相关的自动调节反应[109]。然而，在低或无血流灌注状态下，肠内营养可能危害极大，并可能诱发梗死，因此，应谨慎给予肠内营养[82, 110]。这可以解释前面研究提到的添加益生菌，使用快速大量喂养作为标准流程，致胰腺炎患者出现肠梗死高发病率[62]。

慢性阻塞性肠系膜缺血

病情检查：术前喂养？

阻塞性内脏缺血和体重严重减轻的患者不应在术前给予肠内或肠外喂养。理论上讲，增加体重可以改善阻塞性内脏缺血患者的免疫状态和术后恢复，但在血管严重狭窄的患者中，不能通过增加肠道血流来实现，这可能导致缺血或肠梗死加重。对于 CA 和 SMA 严重狭窄的患者，也应避免肠外喂养。由于门静脉和肝动脉来自这些血管，意味着肝脏的双重血供均受到损害。由于肠系膜内分流，肠外喂养可能导致肝脏缺血或肠梗死[55]。多支血管严重狭窄患者应行急诊血运重建，并避免进食，直至肠道血流恢复。

治疗

慢性肠系膜缺血的治疗目的是恢复血运，本章不讨论。

急性肠系膜缺血和慢性肠系膜缺血急性发作

严重和/或进行性加重主诉及多支血管狭窄的患者应急诊治疗（表 162-1）。当出现腹膜症状，白细胞进行性增多和乳酸或 C-反应蛋白水平升高等肠梗死征象时，应即时治疗。虽然这些生物标记物的诊断价值有限，但是在确定患有多支血管狭窄的患者中，这些生物标记物水平的增加是缺血性损伤的有效指标。按时间顺序治疗可分为 6 个步骤。

1. 液体复苏和代谢需求减少

因多数患者在入院前进食、进水减少，故首要治疗是恢复血容量。根据患者的年龄和临床状况，通常每 24 小时输注 2 000～4 000ml 晶体液。避免肠内和肠外喂养并应用质子泵抑制药抑制胃酸分泌以减少代谢需求。

2. 评估血管解剖及缺血性损伤

对疑似肠梗死的患者应急诊行 CTA 检查。CTA 可提供有关血管解剖、钙化及门静脉积气、黏膜缺血、肠壁水肿或积气等终末器官损伤的信息[26]。CTA 检查结果对于确定治疗方案至关重要。

3. 血运重建

血管造影下可行 CA 或 SMA 支架置入术或 SMA 取栓术。在 NOMI 患者中，可超选 SMA 置入导管并给予罂粟碱（30～60mg/h，最长 4 小时）或前列腺素 E1（推注 0.02mg，0.06mg/h，最长 72 小时），以此缓解动脉痉挛[111]。

腔内治疗是阻塞性缺血患者在剖腹探查前的优选治疗方法[112, 113]。患者可有多种治疗方式的选择，部分原因是缺乏一种治疗方案优于另一种治疗方案的可靠临床证据[114]。急性缺血患者治疗方案的优先顺序如下：①顺行腔内治疗；②开腹逆行肠系膜动脉支架置入术（retrograde operative mesen-

表 162-1　概述急性内脏缺血的治疗选择

非阻塞性肠系膜缺血（NOMI）

- 行计算机断层扫描血管造影（CTA）检查除外血管阻塞性病变
- 以标准 PCO_2 水平作为目标终点，进行积极的容量复苏
- 尽可能避免应用 α-肾上腺素能药物
- 危重患者可在动脉［肠系膜上动脉（SMA）］内注射罂粟碱或前列腺素 E_1

急性肠系膜缺血和慢性肠系膜缺血急性发作

- 静脉输液以恢复血容量
- 抑酸（质子泵抑制药）
- 禁止经口进食
- 急诊行 CTA 检查以明确诊断并制定血运重建计划
- 应用肝素
- 数小时或数天内进行血运重建

急性肠系膜缺血和慢性肠系膜缺血急性发作伴肠梗死可能

- 在血运重建后评估肠道活力并切除坏死肠管；再次评估

术后治疗

- 维持最佳的容量状态，尽可能避免应用 α-肾上腺素能药物
- 如腹部主诉复发，行 CTA 检查除外血管阻塞；如血管显影良好，可疑再灌注综合征
- 肠道黏膜功能恢复后开始应用华法林或抗血小板聚集药物

再灌注综合征的治疗

- 禁止经口进食
- 开始完全胃肠外营养 2～5 周

缺血性结肠炎

右侧（升结肠）缺血性结肠炎

- 急诊 CTA 检查
  a. 如发生肠系膜上动脉（SMA）阻塞或狭窄，则按急性内脏缺血综合征方案进行治疗
  b. 如血管正常，则按左侧缺血性结肠炎的治疗方案进行治疗

左侧缺血性结肠炎

- 开始积极容量复苏，避免应用 α-肾上腺素能药物
- 肠道减压
- 如存在以下情况，则行剖腹探查及部分结肠切除术
  a. 脓毒症持续，发热，血流动力学不稳定
  b. 尽管给予药物治疗 NOMI，仍需通过内镜检查证实缺血性结肠炎
  c. 术后发生腹泻和蛋白质丢失 >14 天

teric stenting，ROMS)；③开腹逆行血管重建术；④开腹顺行血管重建术。

顺行腔内治疗：通过股动脉或肱动脉行经皮腔内血管成形(percutaneous transluminal angioplasty，PTA)并支架置入术。内脏血管阻塞不是顺行腔内治疗作为首选治疗方案的禁忌证[115]。在作者的中心，CA 和 SMA 的 5 年二期通畅率为 95%(图 162-4)[116]。

ROMS 是在无法进行顺行腔内治疗的患者中实施的方案。需行小的剖腹探查以识别 SMA 流出道并置入导管，然后在手动和透视控制下将导管送进主动脉，于阻塞段 SMA 行 PTA 和支架置入术[112]。

开腹逆行血管重建术可行从髂动脉或远端主动脉到肝总动脉或 SMA 流出道的长段旁路术。该术式的主要缺点是长而迂曲的血管旁路打折、血栓形成或狭窄的风险更高，从而增加了血管阻塞的可能性，但逆行血管重建术手术负担较顺行血管重建术低。

顺行多支血管自体重建术在血管通畅性和临床疗效方面具有良好的长期结局[21,117]。但其缺点为主动脉夹闭造成手术负担高。因此，该术式仅适用于临床状况及生存预期较好的相对年轻的患者。

4. 评估肠道活力及肠切除范围

评估肠道活力应在肠道血流恢复后进行。切除不可逆转的坏死肠管后，应在第一次手术后 24 小时行常规“二次探查”术。该方法尽可能保留肠管，从而使患者获得更好的生活质量[118]。术后应立即给予肠外营养。对于小肠长度超过 50cm 且具有完整回盲瓣或小肠长度在 50～100cm 且没有回盲瓣的患者[119]，可恢复经调整过的完全肠内营养。这些患者的生活质量相对较好，与血液透析患者相当[120]。因此，对于健康状况相对较好，存在完全坏死肠管，无胃、十二指肠、肝脏和胰腺等明显受累的患者，可考虑采取血运重建并切除完全坏死的肠管。

5. 再灌注损伤的治疗

血运重建后再灌注损伤的危险因素包括严重长期存在的多支血管病变、终末脏器损伤(黏膜溃疡)和与喂养无关的持续性腹痛。内脏缺血再灌注损伤的典型病程包括治疗后开始时恢复平稳，2～5 天后突然恶化。腹痛复发是最常见的临床表现，但也可能表现为胃溃疡、大量腹水，有时还会表现为严重的低蛋白血症和白细胞增多症。

首先应行 CTA 或多普勒超声检查除外支架或旁路阻塞。可以考虑采取四种措施来减轻再灌注损伤：①停止经口进食；②开始全胃肠外营养；③抑酸；④静脉输注足量液体。大部分患者 2～6 周恢复，且无持续性并发症发生。

6. 预防再阻塞和血栓再形成

对于在关键区域行支架旁路术的所有患者，积极的抗凝治疗至关重要。推荐使用肝素治疗直至患者完全肝素化。随后，肝素可以更换为阿司匹林(100mg)和氯吡格雷(75mg)，每日 1 次。如果有其他原因可更换为华法林。早期开始华法林抗凝可能是危险的，因其吸收不可预知，可能导致严重的抗凝及胃肠道出血事件。

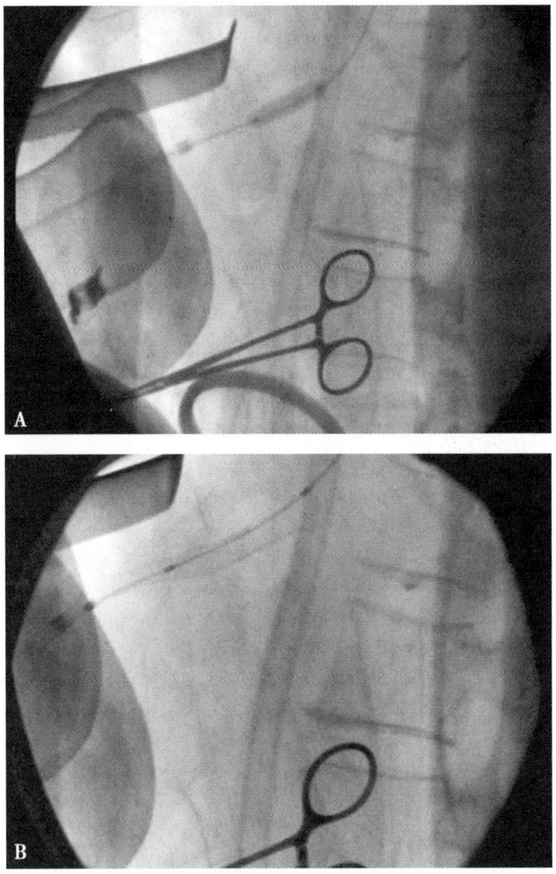

图 162-4 **开腹逆行肠系膜动脉支架置入：杂交手术**。在即将发生内脏缺血性梗死的患者中检测到肠系膜上动脉(SMA)和腹腔动脉(CA)阻塞。因此，不能进行标准的腔内支架置入术。A. 脐上行小切口剖腹探查后，游离并显露 SMA 流出道，将 5F 鞘逆行引入 SMA，手动透视直视下建立 SMA 流出道与主动脉之间的血管内连接。B. 随后，于 SMA 阻塞段行 PTA 和支架置入术(来自 Blauw 等[112])。PTA：经皮腔内血管成形术；SMA：肠系膜上动脉

缺血性结肠炎

多数情况下，左侧缺血性结肠炎仅通过液体复苏即可自行恢复。如果结肠肠管明显扩张，应考虑内镜下减压术。手术仅限于不可逆的肠管壁全层缺血患者。对于主动脉术后，血流动力学持续不稳定，持续时间超过 48 小时的患者，应考虑行乙状结肠镜检查。右侧缺血性结肠炎提示主要血管流入道发生狭窄[121]。右侧缺血性结肠炎患者应行 CTA 检查。

知识点

1. 非阻塞性黏膜或肠系膜缺血(NOMI)是一种血流重新分布,为适应各种类型循环应力时血流分布的结果,是在重症监护室患者中常见的疾病。
2. NOMI的一线治疗包括积极的容量复苏、避免使用α-肾上腺素能药物。在即将发生肠梗死的严重病例中,二线治疗应包括动脉内注射罂粟碱或静脉注射前列腺素E1。
3. 对于严重NOMI并伴有即将发生肠梗死的患者,应进行层厚1mm的计算机断层扫描血管造影(CTA)以排除血管狭窄和其他病变。
4. 内脏血管狭窄是很常见的,但在大多数患者中并无症状。在危重症患者中,大多数甚至无症状内脏血管狭窄患者可以行腔内血管重建,因其可能是腹部疾患无法缓解的根本原因。
5. 对于外科血运重建前不能行顺行支架术的患者,应考虑逆行肠系膜支架置入术。
6. 肠内和肠外营养增加了内脏灌注,并可产生不利影响。另外,由于内脏血管狭窄或严重休克综合征患者的内脏血流量大大减少,肠内和肠外营养会诱发梗死。对于这类患者,应暂不予以肠内和肠外营养,或者等到血运重建内脏灌注改善或血流动力学改善,再开始非常谨慎地给予肠内外营养。
7. 结肠镜检查是诊断早期黏膜缺血性结肠炎的金标准,剖腹探查术是诊断透壁或坏疽性缺血性结肠炎的金标准。
8. 右侧缺血性结肠炎提示大血管流入道严重狭窄。

(陈峰 译,唐军建 审校)

参考文献

1. Matheson PJ, Wilson MA, Garrison RN. Regulation of intestinal blood flow. J Surg Res 2000;93:182-96.
2. Bustamante SA, Jodal M, Nilsson NJ, Lundgren O. Evidence for a countercurrent exchanger in the intestinal villi of suckling swine. Acta Physiol Scand 1989;137:207-13.
3. Reilly PM, Bulkley GB. Vasoactive mediators and splanchnic perfusion. Crit Care Med 1993;21:55-68.
4. Burgener D, Laesser M, Treggiari-Venzi M, et al. Endothelin-1 blockade corrects mesenteric hypoperfusion in a porcine low cardiac output model. Crit Care Med 2001;29:1615-20.
5. Kawano S, Tsuji S. Role of mucosal blood flow: a conceptional review in gastric mucosal injury and protection. J Gastroenterol Hepatol 2000;15(Suppl.):D1-6.
6. Kaszaki J, Wolfard A, Szalay L, Boros M. Pathophysiology of ischemia-reperfusion injury. Transplant Proc 2006;38:826-8.
7. Kawano S, Tsuji S, Sato N, Kamada T. NSAIDs and the microcirculation of the stomach. Gastroenterol Clin North Am 1996;25:299-315.
8. Toung T, Reilly PM, Fuh KC, et al. Mesenteric vasoconstriction in response to hemorrhagic shock. Shock 2000;13:267-73.
9. Hamilton-Davies C, Mythen MG, Salmon LB, et al. Comparison of commonly used clinical indicators of hypovolaemia with gastrointestinal tonometer. Intensive Care Med 1997;23:276-81.
10. Dubin A, Estenssoro E, Murias G, et al. Effects of hemorrhage on gastrointestinal oxygenation. Intensive Care Med 2001;27:1931-6.
11. Kolkman JJ, Otte JA, Groeneveld AB. Gastrointestinal luminal PCO_2 tonometry: an update on physiology, methodology and clinical applications. Br J Anaesth 2000;84:74-86.
12. van Bommel J, Trouwborst A, Schwarte L, et al. Intestinal and cerebral oxygenation during severe isovolemic hemodilution and subsequent hyperoxic ventilation in a pig model. Anesthesiology 2002;97:660-70.
13. Buwalda M, Ince C. Opening the microcirculation: can vasodilators be useful in sepsis? Intensive Care Med 2002;28:1208-17.
14. Ince C, Sinaasappel M. Microcirculatory oxygenation and shunting in sepsis and shock. Crit Care Med 1999;27:1369-77.
15. Tugtekin IF, Radermacher P, Theisen M, et al. Increased ileal-mucosal-arterial PCO_2 gap is associated with impaired villus microcirculation in endotoxic pigs. Intensive Care Med 2001;27:757-66.
16. van Noord D, Mensink PB, de Knegt RJ, et al. Serum markers and intestinal mucosal injury in chronic gastrointestinal ischemia. Dig Dis Sci 2010;56:506-12.
17. Grootjans J, Thuijls G, Derikx JP, et al. Rapid lamina propria retraction and zipper-like constriction of the epithelium preserves the epithelial lining in human small intestine exposed to ischaemia-reperfusion. J Pathol 2011;224:411-19.
18. Wattanasirichaigoon S, Menconi MJ, Delude RL, Fink MP. Effect of mesenteric ischemia and reperfusion or hemorrhagic shock on intestinal mucosal permeability and ATP content in rats. Shock 1999;12:127-33.
19. Nielsen VG, Tan S, Baird MS, et al. Gastric intramucosal pH and multiple organ injury: impact of ischemia-reperfusion and xanthine oxidase. Crit Care Med 1996;24:1339-44.
20. Syk I, Brunkwall J, Ivancev K, et al. Postoperative fever, bowel ischaemia and cytokine response to abdominal aortic aneurysm repair–a comparison between endovascular and open surgery. Eur J Vasc Endovasc Surg 1998;15:398-405.
21. Cho JS, Carr JA, Jacobsen G, et al. Long-term outcome after mesenteric artery reconstruction: a 37-year experience. J Vasc Surg 2002;35:453-60.
22. Sana A, Vergouwe Y, van Noord D, et al. Radiological imaging and gastrointestinal tonometry add value in diagnosis of chronic gastrointestinal ischemia. Clin Gastroenterol Hepatol 2011;9:234-41.
23. ter Steege RW, Sloterdijk HS, Geelkerken RH, et al. Splanchnic artery stenosis and abdominal complaints: clinical history is of limited value in detection of gastrointestinal ischemia. World J Surg 2012;36:793-9.
24. van Petersen AS, Kolkman JJ, Meerwaldt R, et al. Mesenteric stenosis, collaterals, and compensatory blood flow. J Vasc Surg 2014;60:111-19, 9 e1-2.
25. van Petersen AS, Meerwaldt R, Kolkman JJ, et al. The influence of respiration on criteria for transabdominal duplex examination of the splanchnic arteries in patient with suspected chronic splanchnic ischemia. J Vasc Surg 2013;57:1603-11, 11 e1-10.
26. Schieda N, Fasih N, Shabana W. Triphasic CT in the diagnosis of acute mesenteric ischaemia. Eur Radiol 2013;23:1891-900.
27. Cudnik MT, Darbha S, Jones J, et al. The diagnosis of acute mesenteric ischemia: a systematic review and meta-analysis. Acad Emerg Med 2013;20:1087-100.
28. Woodhams R, Nishimaki H, Fujii K, et al. Usefulness of multidetector-row CT (MDCT) for the diagnosis of non-occlusive mesenteric ischemia (NOMI): assessment of morphology and diameter of the superior mesenteric artery (SMA) on multi-planar reconstructed (MPR) images. Eur J Radiol 2010;76:96-102.
29. Schaefer PJ, Pfarr J, Trentmann J, et al. Comparison of noninvasive imaging modalities for stenosis grading in mesenteric arteries. Rofo 2013;185:628-34.
30. Knichwitz G, Rotker J, Mollhoff T, et al. Continuous intramucosal PCO_2 measurement allows the early detection of intestinal malperfusion. Crit Care 1998;26:1550-7.
31. Evennett NJ, Petrov MS, Mittal A, Windsor JA. Systematic review and pooled estimates for the diagnostic accuracy of serological markers for intestinal ischemia. World J Surg 2009;33:1374-83.
32. Acosta S, Nilsson T. Current status on plasma biomarkers for acute mesenteric ischemia. J Thromb Thrombolysis 2012;33:355-61.
33. Gollin G, Zieg PM, Cohn SM, et al. Intestinal mucosal injury in critically ill surgical patients: preliminary observations. Am Surg 1999;65:19-21.
34. Lieberman JM, Sacchettini J, Marks C, Marks WH. Human intestinal fatty acid binding protein: report of an assay with studies in normal volunteers and intestinal ischemia. Surgery 1997;121:335-42.
35. Mensink PBF, Hol L, Borghuis-Koertshuis N, et al. Transient postprandial ischemia is associated with increased intestinal fatty acid binding protein in patients with chronic gastrointestinal ischemia. Eur J Gastroenterol Hepatol 2009;21:278-82.
36. Case RB, Felix A, Wachter M, et al. Measurement of myocardial PCO_2 with a microelectrode: its relation to coronary sinus PCO_2. Am J Physiol 1979;236:H29-34.
37. Jussila E, Niinikoski J, Inberg MV. Tissue gas tensions in the calf muscles of patients with lower limb arterial ischaemia. Scand J Thorac Cardiovasc Surg 1979;13:77-82.
38. Fiddian-Green RG, Pittenger G, Whitehouse WM Jr. Back-diffusion of CO_2 and its influence on the intramural pH in gastric mucosa. J Surg Res 1982;33:39-48.
39. Boda D, Muranyi L. "Gastrotonometry," an aid to the control of ventilation during artificial respiration. Lancet 1959;1:181-2.
40. Boda D, Kaszaki J, Talosi G. A new simple tool for tonometric determination of the PCO_2 in the gastrointestinal tract: in vitro and in vivo validation studies. Eur J Anaesthesiol 2006;23:680-5.
41. Palagyi P, Vimlati L, Boda K, et al. Practical experiences and in vitro and in vivo validation studies with a new gastric tonometric probe in human adult patients. J Crit Care 2010;25:541.
42. Otte JA, Geelkerken RH, Oostveen E, et al. Clinical impact of gastric exercise tonometry on diagnosis and management of chronic gastrointestinal ischemia. Clin Gastroenterol Hepatol 2005;3:660-6.
43. Mensink PB, van Petersen AS, Geelkerken RH, et al. Clinical significance of splanchnic artery stenosis. Br J Surg 2006;93:1377-82.
44. Mensink PB, van Petersen AS, Kolkman JJ, et al. Gastric exercise tonometry: the key investigation in patients with suspected celiac artery compression syndrome. J Vasc Surg 2006;44:277-81.
45. Otte JA, Oostveen E, Geelkerken RH, et al. Exercise induces gastric ischemia in healthy volunteers: a tonometry study. J Appl Physiol 2001;91:866-71.
46. Otte JA, Huisman AB, Geelkerken RH, Kolkman JJ. Jejunal tonometry for the diagnosis of gastrointestinal ischemia. Feasibility, normal values and comparison of jejunal with gastric tonometry exercise testing. Eur J Gastroenterol Hepatol 2008;20:62-7.
47. Dantzker DR. The gastrointestinal tract: the canary of the body? JAMA 1993;270:1247-8.
48. Marik PE. Gastric intramucosal pH—a better predictor of multiorgan dysfunction syndrome and death than oxygen-derived variables in patients with sepsis. Chest 1993;104:225-9.
49. Mensink PBF, Geelkerken RH, Huisman AB, et al. Effect of various test meals on gastric and jejunal carbon dioxide: a study in healthy subjects. Scand J Gastroenterol 2006;41:1290-8.
50. Mensink PB, Geelkerken RH, Huisman AB, et al. Twenty-four hour tonometry in patients suspected of chronic gastrointestinal ischemia. Dig Dis Sci 2008;53:133-9.
51. Boley SJ, Brandt LJ, Veith FJ, et al. A new provocative test for chronic mesenteric ischemia. Am J Gastroenterol 1991;86:888-91.
52. Geelkerken RH, Schultze Kool LJ, Hermans J, et al. Chronic splanchnic syndrome: tonometry as a functional test. Eur J Surg 1997;163:115-21.
53. Fiddian-Green RG. Provocative test for chronic mesenteric ischemia. Am J Gastroenterol 1992;87:543.
54. Kolkman JJ, Groeneveld AB, Meuwissen SG. Effect of gastric feeding on intragastric $P(CO_2)$ tonometry in healthy volunteers. J Crit Care 1999;14:34-8.
55. Kolkman JJ, Bargeman M, Huisman AB, Geelkerken RH. Diagnosis and management of splanchnic ischemia. World J Gastroenterol 2008;14:7309-20.
56. MacDonald PH. Ischaemic colitis. Best Pract Res Clin Gastroenterol 2002;16:51-61.
57. Brandt LJ, Boley SJ. AGA technical review on intestinal ischemia. American Gastrointestinal Association. Gastroenterology 2000;118:954-68.
58. Bigirwamungu-Bargeman M, Geelkerken RH, Huisman AB, Kolkman JJ. Abdominal migraine, a new and treatable disorder mimicking functional dyspepsia. Gastroenterology 2009;136:A-773.
59. Mythen MG, Webb AR. Intra-operative gut mucosal hypoperfusion is associated with increased post-operative complications and cost. Intensive Care Med 1994;20:99-104.

60. Welch M, Douglas JT, Smyth JV, Walker MG. Systemic endotoxaemia and fibrinolysis during aortic surgery. Eur J Vasc Endovasc Surg 1995;9:228-32.
61. Bonham MJ, Abu-Zidan FM, Simovic MO, Windsor JA. Gastric intramucosal pH predicts death in severe acute pancreatitis. Br J Surg 1997;84:1670-4.
62. Besselink MG, van Santvoort HC, Buskens E, et al. Probiotic prophylaxis in predicted severe acute pancreatitis: a randomised, double-blind, placebo-controlled trial. Lancet 2008;371:651-9.
63. Nakajima Y, Baudry N, Duranteau J, Vicaut E. Microcirculation in intestinal villi: a comparison between hemorrhagic and endotoxin shock. Am J Respir Crit Care Med 2001;164:1526-30.
64. Soong CV, Halliday MI, Barclay GR, et al. Intramucosal acidosis and systemic host responses in abdominal aortic aneurysm surgery. Crit Care Med 1997;25:1472-9.
65. Soong CV, Lewis HG, Halliday MI, Rowlands BJ. Intramucosal acidosis and the inflammatory response in acute pancreatitis. Am J Gastroenterol 1999;94:2423-9.
66. Diebel L, Kozol R, Wilson RF, et al. Gastric intramucosal acidosis in patients with chronic kidney failure. Surgery 1993;113:520-6.
67. John AS, Tuerff SD, Kerstein MD. Nonocclusive mesenteric infarction in hemodialysis patients. J Am Coll Surg 2000;190:84-8.
68. Bender JS, Ratner LE, Magnuson TH, Zenilman ME. Acute abdomen in the hemodialysis patient population. Surgery 1995;117:494-7.
69. Picazo M, Cuxart M, Sans R, et al. Mesenteric ischemia in hemodialysis patients. Nefrologia 2008;28:198-202.
70. Silva E, DeBacker D, Creteur J, Vincent JL. Effects of vasoactive drugs on gastric intramucosal pH [see comments]. Crit Care Med 1998;26:1749-58.
71. Levy B, Bollaert PE, Lucchelli JP, et al. Dobutamine improves the adequacy of gastric mucosal perfusion in epinephrine-treated septic shock. Crit Care Med 1997;25:1649-54.
72. Marik PE, Mohedin M. The contrasting effects of dopamine and norepinephrine on systemic and splanchnic oxygen utilization in hyperdynamic sepsis. J Am Med Assoc 1994;272:1354-7.
73. Annane D, Vignon P, Renault A, et al. Norepinephrine plus dobutamine versus epinephrine alone for management of septic shock: a randomised trial. Lancet 2007;370:676-84.
74. De Backer D, Biston P, Devriendt J, et al. Comparison of dopamine and norepinephrine in the treatment of shock. N Engl J Med 2010;362:779-89.
75. Kerkhof I, Kolkman JJ, Geelkerken RH, Brusse-Keizer M. Incidence of chronic gastrointestinal ischemia: a large Dutch cohort study. Gastroenterology 2013;144:S902-3.
76. Acosta S, Ogren M, Sternby NH, et al. Incidence of acute thrombo-embolic occlusion of the superior mesenteric artery–a population-based study. Eur J Vasc Endovasc Surg 2004;27:145-50.
77. Acosta S, Gren M, Sternby N-H, et al. Clinical implications for the management of acute thrombo-embolic occlusion of the superior mesenteric artery. Ann Surg 2005;241:516-22.
78. Sana A, van Noord D, Mensink PB, et al. Patients with chronic gastrointestinal ischemia have a higher cardiovascular disease risk and mortality. Atherosclerosis 2012;224:235-41.
79. Thomas JH, Blake K, Pierce GE, et al. The clinical course of asymptomatic mesenteric arterial stenosis. J Vasc Surg 1998;27:840-4.
80. van Petersen AS, Vriens BH, Huisman AB, et al. Retroperitoneal endoscopic release in the management of celiac artery compression syndrome. J Vasc Surg 2009;50:140-7.
81. Schoots IG, Koffeman GI, Legemate DA, et al. Systematic review of survival after acute mesenteric ischaemia according to disease aetiology. Br J Surg 2004;91:17-27.
82. Marvin RG, McKinley BA, McQuiggan M, et al. Nonocclusive bowel necrosis occurring in critically ill trauma patients receiving enteral nutrition manifests no reliable clinical signs for early detection. Am J Surg 2000;179:7-12.
83. Levison JA, Halpern VJ, Kline RG, et al. Perioperative predictors of colonic ischemia after ruptured abdominal aortic aneurysm. J Vasc Surg 1999;29:40-5.
84. Schiedler MG, Cutler BS, Fiddian-Green RG. Sigmoid intramural pH for prediction of ischemic colitis during aortic surgery. A comparison with risk factors and inferior mesenteric artery stump pressures. Arch Surg 1987;122:881-6.
85. Bjorck M, Lindberg F, Broman G, Bergqvist D. pHi monitoring of the sigmoid colon after aortoiliac surgery. A five-year prospective study. Eur J Vasc Endovasc Surg 2000;20:273-80.
86. Bast TJ, Van Der Biezen JJ, Scherpenisse J, Eikelboom BC. Ischaemic disease of the colon and rectum after surgery for abdominal aortic aneurysm: a prospective study of the incidence and risk factors. Eur J Vasc Surg 1990;4:253-7.
87. Nakatsuka M. Assessment of gut mucosal perfusion and colonic tissue blood flow during abdominal aortic surgery with gastric tonometry and laser Doppler flowmetry. Vasc Endovascular Surg 2002;36:193-8.
88. Miller A, Marotta M, Scordi-Bello I, et al. Ischemic colitis after endovascular aortoiliac aneurysm repair: a 10-year retrospective study. Arch Surg 2009;144:900-3.
89. Robert JH, Mentha G, Rohner A. Ischaemic colitis: two distinct patterns of severity. Gut 1993;34:4-6.
90. Sotiriadis J, Brandt LJ, Behin DS, Southern WN. Ischemic colitis has a worse prognosis when isolated to the right side of the colon. Am J Gastroenterol 2007;102:2247-52.
91. Silva E, De Backer D, Creteur J, Vincent JL. Effects of fluid challenge on gastric mucosal $PCO_{(2)}$ in septic patients. Intensive Care Med 2004;30:423-9.
92. Miller PR, Meredith JW, Chang MC. Randomized, prospective comparison of increased preload versus inotropes in the resuscitation of trauma patients: effects on cardiopulmonary function and visceral perfusion. J Trauma 1998;44:107-13.
93. Rittoo D, Gosling P, Bonnici C, et al. Splanchnic oxygenation in patients undergoing abdominal aortic aneurysm repair and volume expansion with eloHAES. Cardiovasc Surg 2002;10:128-33.
94. Ivatury RR, Simon RJ, Islam S, et al. A prospective randomized study of end points of resuscitation after major trauma: global oxygen transport indices versus organ-specific gastric mucosal pH. J Am Coll Surg 1996;183:145-54.
95. Ivatury RR, Simon RJ, Havriliak D, et al. Gastric mucosal pH and oxygen delivery and oxygen consumption indices in the assessment of adequacy of resuscitation after trauma: a prospective, randomized study. J Trauma 1995;39:128-34.
96. Palizas F, Dubin A, Regueira T, et al. Gastric tonometry versus cardiac index as resuscitation goals in septic shock: a multicenter, randomized, controlled trial. Crit Care 2009;13:R44.
97. Zhang X, Xuan W, Yin P, et al. Gastric tonometry guided therapy in critical care patients: a systematic review and meta-analysis. Crit Care 2015;19(22):e172.
98. Mythen MG. Does gastric tonometry-guided therapy reduce total mortality in critically ill patients? Crit Care 2015;19:172.
99. Kamimura K, Oosaki A, Sugahara S, Mori S. Survival of three nonocclusive mesenteric ischemia patients following early diagnosis by multidetector row computed tomography and prostaglandin E1 treatment. Intern Med 2008;47:2001-6.
100. Mitsuyoshi A, Obama K, Shinkura N, et al. Survival in nonocclusive mesenteric ischemia: early diagnosis by multidetector row computed tomography and early treatment with continuous intravenous high-dose prostaglandin E(1). Ann Surg 2007;246:229-35.
101. Fung HL, Chong S, Kowaluk E, et al. Mechanisms for the pharmacologic interaction of organic nitrates with thiols. Existence of an extracellular pathway for the reversal of nitrate vascular tolerance by *N*-acetylcysteine. J Pharmacol Exp Ther 1988;245:524-30.
102. Rank N, Michel C, Haertel C, et al. N-acetylcysteine increases liver blood flow and improves liver function in septic shock patients: results of a prospective, randomized, double-blind study. Crit Care Med 2000;28:3799-807.
103. Reinhart K, Spies CD, Meier-Hellmann A, et al. *N*-acetylcysteine preserves oxygen consumption and gastric mucosal pH during hyperoxic ventilation. Am J Respir Crit Care Med 1995;151:773-9.
104. Zhou SX, Qiu HB, Huang YZ, et al. Effects of norepinephrine, epinephrine, and norepinephrine-dobutamine on systemic and gastric mucosal oxygenation in septic shock. Acta Pharmacol Sin 2002;23:654-8.
105. Yang Y, Qiu HB, Zhou SX, et al. Comparison of norepinephrine-dobutamine to dopamine alone for splanchnic perfusion in sheep with septic shock. Acta Pharmacol Sin 2002;23:133-7.
106. Cullen JJ, Ephgrave KS, Broadhurst KA, Booth B. Captopril decreases stress ulceration without affecting gastric perfusion during canine hemorrhagic shock. J Trauma 1994;37:43-9.
107. Kincaid EH, Miller PR, Chang MC. Enalaprilat improves gut perfusion in critically injured patients. Shock 1998;9:79-83.
108. Parviainen I, Rantala A, Ruokonen E, et al. Angiotensin converting enzyme inhibition has no effect on blood pressure and splanchnic perfusion after cardiac surgery. J Crit Care 1998;13:73-80.
109. Kozar RA, Hu S, Hassoun HT, et al. Specific intraluminal nutrients alter mucosal blood flow during gut ischemia/reperfusion. JPEN J Parenter Enteral Nutr 2002;26:226-9.
110. Kles KA, Wallig MA, Tappenden KA. Luminal nutrients exacerbate intestinal hypoxia in the hypoperfused jejunum. JPEN J Parenter Enteral Nutr 2001;25:246-53.
111. Trompeter M, Brazda T, Remy CT, et al. Non-occlusive mesenteric ischemia: etiology, diagnosis, and interventional therapy. Eur Radiol 2002;12:1179-87.
112. Blauw JT, Meerwaldt R, Kolkman JJ, et al. Retrograde open mesenteric stenting for acute mesenteric ischemia. J Vasc Surg 2014;60:726-34.
113. van Petersen AS, Kolkman JJ, Beuk RJ, et al. Open or percutaneous revascularization for chronic splanchnic syndrome. J Vasc Surg 2010;51:1309-16.
114. van Bockel JH, Geelkerken RH, Wasser MN. Chronic splanchnic ischaemia. Best Pract Res Clin Gastroenterol 2001;15:99-119.
115. Sharafuddin MJ, Nicholson RM, Kresowik TF, et al. Endovascular recanalization of total occlusions of the mesenteric and celiac arteries. J Vasc Surg 2012;55:1674-81.
116. Bulut T, Oosterhof-Berktas R, Brusse-Keizer M, et al. Long-term results of endovascular treatment of the superior mesenteric and celiac artery in patients with mesenteric ischemia. submitted.
117. Geelkerken RH, van Bockel JH, de Roos WK, et al. Chronic splanchnic syndrome, results of reconstructive surgery. Arch Surg 1991;126:1101-6.
118. Ukleja A, Scolapio JS, Buchman AL. Nutritional management of short bowel syndrome. Semin Gastrointest Dis 2002;13:161-8.
119. Messing B, Crenn P, Beau P, et al. Long-term survival and parenteral nutrition dependence in adult patients with the short bowel syndrome. Gastroenterology 1999;117:1043-50.
120. Jeppesen PB, Langholz E, Mortensen PB. Quality of life in patients receiving home parenteral nutrition. Gut 1999;44:844-52.
121. Kolkman JJ, Mensink PB. Non-occlusive mesenteric ischaemia: a common disorder in gastroenterology and intensive care. Best Pract Res Clin Gastroenterol 2003;17:457-73.

163

腹腔间隔室综合征

Zsolt J. Balogh and Frederick A. Moore

定义

目前腹内压(intraabdominal pressure，IAP)最常用的测量方法是采用导尿管膀胱内技术(通常指膀胱压)[1-3]。住院患者平均腹内压为6.5mmHg(范围为0.2～16.2mmHg)[4]。重症患者腹内压则有显著升高(12～16mmHg)[5]。

根据腹内压的水平，腹内高压(intraabdominal hypertension，IAH)可分为Ⅰ～Ⅳ级：Ⅰ级，12～15mmHg；Ⅱ级，16～20mmHg；Ⅲ级，21～25mmHg；Ⅳ级，>25mmHg。

腹腔间隔室综合征(abdominal compartment syndrome，ACS)定义为腹内压持续大于20mmHg，并伴有相关器官功能障碍。

原发性ACS是由盆腹腔区域损伤或疾病直接导致。

继发性ACS并非由起始于盆腹腔区域损伤或疾病直接导致。

损伤控制

由大量失血造成的酸中毒、低体温、凝血功能障碍患者，还需要接受大出血风险手术的"恶性循环"的这一危险状态，对这种危险状态的干预是损伤控制的基本理论[6-7]。损伤控制有两个目标：①快速止血；②避免由空腔脏器穿孔所致感染进一步加重。在损伤控制中，腹腔被暂时关闭而没有筋膜的关闭，患者被送往重症监护室(intensive care unit，ICU)接受复苏和纠正恶性循环中异常的病理生理。然而，损伤控制面临着包括ACS诊断和管理、腹腔开放和早期多脏器功能衰竭(multiple organ failure，MOF)管理在内的新挑战。

腹腔减压

传统的腹腔减压是通过完全正中线剖腹而实现。最近，其他技术如横向剖腹、经皮引流、微创腹白线筋膜切开术在经过选择的病例中应用，他们被描述为有潜在应用价值。在紧急状况下，开腹减压术也可以在ICU内实施，但通常更倾向在手术室进行，特别是预估需行进一步腹腔手术时。

历史背景

IAH的研究已经进行了150多年[8-10]。但这些研究的结果直到20世纪50年代，儿童外科医师认识到一次性关闭先天性腹壁巨大缺损所导致的致命后果时才产生了影响。伴随逐渐减小腹壁缺损，筒仓关闭被推荐可减少暴发性器官衰竭的发生[11]。20世纪80年代，血管外科医师描述了腹主动脉瘤术后的腹腔间隔室综合征，并推广使用腹内压IAP增高作为腹腔重新探查的指征[1]。然而直到20世纪90年代，随着创伤外科医师广泛使用损失控制策略，有足够数量患者幸存时，才可以对这种难以琢磨的并发症进行描述[12-15]。此外，在20世纪90年代，人们认识到ACS可以发生于多种情况，如严重便秘[16]、卵巢过度刺激[17]、无创机械通气[18]、胰腺炎[19]和严重烧伤[20]。

腹内压测量

腹部临床查体检测IAP往往不能提供准确的IAP监测结果[21-22]。使用标准导尿管的膀胱内技术是监测IAP最可靠、创伤最小的方法[23]。已经证明膀胱内测量技术与使用腹腔镜气腹机直接测量IAP有良好的相关性[24]。经膀胱途径监测IAP比经直肠、胃途径更准确[24]。动物研究表明，下腔静脉压力和膀胱压力有良好的相关性，但监测下腔静脉压力时有较大的创伤性[25,26]。几款专利设备可间歇性监测膀胱压力。很不幸，由于其他原因，IAP测量很难做到比4小时测量一次更频繁。通过研发和验证连续IAP监测技术已经克服这些缺点[27]。

病理生理

腹腔容量受其最低顺应性结构筋膜的限制。压力的增加多归结于腹腔内容物体积增加或腹腔容积减少(表163-1)。当IAP增加到20mmHg以后，腹腔处于压力-容积曲线最陡峭的位置，即腹腔内容物体积稍增大一点或腹腔内容积稍减少一点都会导致IAP的急剧增加。这时对脏器功能衰竭和IAP严密的监测(特别是连续监测)是及时干预的关键。

表163-1　腹内高压及腹腔间隔室综合征的诱因

腹腔容积增加	腹腔容积减少
腹水	复位长期存在的巨大疝
腹膜腔积血	直接关闭长期存在的腹壁巨大缺损
内脏水肿	腹壁四周烧伤
腹部包块	持续正压通气
腹膜炎	
后腹膜肿胀（胰腺炎）	后腹膜肿胀（胰腺炎）
盆腔及后腹膜巨大血肿	盆腔及后腹膜巨大血肿
肠胀气	
肠梗阻	
胃扩张（食管机械通气）	
腹主动脉瘤	
严重便秘	
巨大腹腔肿瘤（慢性）	
病态肥胖（慢性）	
妊娠（慢性）	

具体脏器的病理生理反应

脑灌注

IAP的增加使得膈肌上移，进而增加胸腔压力，从而阻碍脑静脉回流。这将会增加颅内压（intracranial pressure，ICP），进而减少颅内血流灌注[28-30]。

心脏功能

IAP的增加将阻碍静脉回流到心脏而导致前负荷的减少。同时，由于增加的全身血管阻力，左心室后负荷增加。胸腔压力增加，导致右心室后负荷增加，右心室扩大，室间隔向左移动，使左心室充盈受损[31-34]。与ACS相关的特征性临床表现是低心排血指数。低心排血指数（cardiac index，CI）通常对补液试验无反应，反而不断增加的容积负荷可能导致无效的晶体循环（后续描述，图163-1）。心排血指数的提高可以作为减压结果的一个，预测指标[5]。

呼吸功能

增加的IAP可将膈肌推向胸腔，从而降低胸廓的顺应性。因此在机械通气期间需要增加气道压力来弥补功能残余肺容量以供氧合[34-35]。当腹腔减压时，气道压力迅速降低。但是，这与死亡率无相关性。在开腹术后尝试直接筋膜关闭时，可能会导致ACS的发生，这时监测气道压力非常重要。

肾功能

少尿或无尿是ACS的典型临床症状。肾功能降低的机制：直接压迫肾实质、肾脏灌注减少和肾素血管紧张素系统激活导致的水钠潴留[36-38]。

肠道功能

IAP的增加通过降低CI和增加内脏血管阻力而降低内脏灌注。严重的病例甚至会出现组织缺血[39-42]。肠道血流灌注可以通过胃张力测定客观评价。胃局部二氧化碳分压（partial pressure of carbon dioxide，$PrCO_2$）升高是腹部内脏灌注受损的一个指标，其与IAP测量相结合，通过对$PrCO_2$升高的测定是识别即将发生ACS很好的辅助手段[3]。此外，对有效减压的生理反应是$PrCO_2$快速降低，反映了肠道再灌注。实验研究表明，ACS诱导肠道缺血，减压诱导的再灌注激活了循环中性粒细胞释放细胞因子进入门脉循环。这导致的急性肺损伤和失血性休克复苏后所致的肺损伤的发病机制是一致的[43,44]。因此，如果ACS减压将会是MOF发生的“第二次打击”[45]。

肢体灌注

IAP的升高会增加股静脉压力，增加外周血管阻力，使得股动脉血流减少65%[46]。

分类

ACS可根据持续时间、腹腔病理存在与否以及导致IAP增加的原因进行分类（表163-2）。

急性和慢性

以上描述的病理生理反应是重症患者的急性症状。但是，ACS可能存在于某些慢性腹内高压的临床病例中，如病态肥胖、慢性便秘和妊娠[47]。

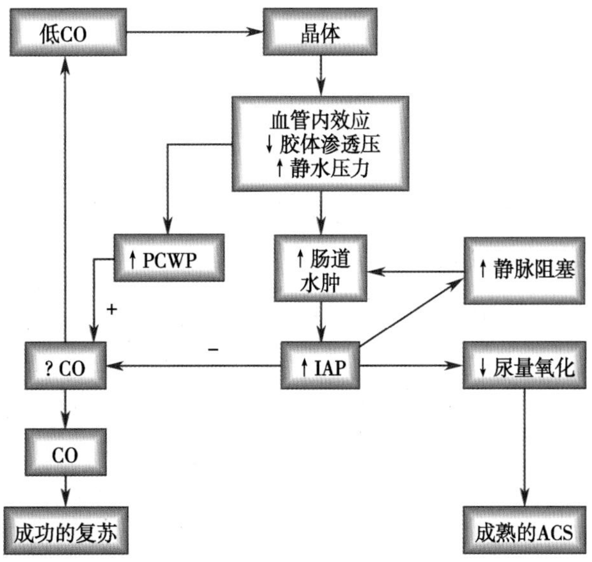

图163-1　无效的晶体前负荷。ACS：腹腔间隔室综合征；CO：心输出量；IAP：腹内压；PCWP：肺毛细血管楔压；↑：增加；↓：下降；+：正面影响；-：负面影响

表 163-2 腹腔间隔室综合征的分类

综合征 基础分类	子分类
时间	急性
	慢性
与腹腔的关系	原发性
	继发性
病因	损伤
	烧伤
	术后
	胰腺炎
	肠梗阻
	肠阻塞
	腹主动脉瘤
	肿瘤
	妇科

原发性和继发性

原发性 ACS 通常发生在暂时腹腔关闭的损伤控制手术之后[48]。随着时间的推移，腹腔出血、肠管水肿（继发于液体复苏）导致腹腔内容物体积增加，使得 IAP 增加，进而诱发 ACS。由于出血，腹腔脏器损伤在非手术治疗无效的患者也可能发生原发性 ACS[49]。

继发性 ACS 通常发生于严重休克，在没有腹部病变或损伤情况下需要大量液体复苏[5]。继发性 ACS 更加隐蔽而造成诊断延误[50]。继发性 ACS 的典型原因是低血容量性休克，伴随多发肢体开放性骨折、不稳定性骨盆骨折、开放性腹壁损伤[51]及严重烧伤[52-53]。

流行病学

发病率

由于定义及患者人群不同，在接受开腹手术的高危创伤患者中，ACS 的报告发病率为 2%～36%[15, 54]。一项由 Malbrain 进行的前瞻性研究表明，在内科 ICU 患者中 ACS 的发生率是 2%[55]。治疗策略的改变也会影响 ACS 的发生率。例如，Meldrum 等[56]和 Balogh 等[3]研究了相似创伤休克人群，均报道 ACS 的发生率为 14%。这两项研究相隔 6 年。早期由 Meldrum 进行的系列研究只考虑了原发性 ACS，此外，这些研究结果是在腹腔开放技术的开始自由使用时得出的。之后由 Balogh 进行的研究表明，几乎所有接受损伤控制剖腹手术患者的腹部一开始就处于开放状态，表明这与原发性 ACS 发病率下降有关。然而，以前未被认识的继发性 ACS 在现在是一个普遍存在的临床症候群。

如果用 IAH 代替 ACS，则导致发生率升高，但同样的是不一样的结果。在具有不同 IAP 临界值的外科患者中，发生率为 33%～81%[23, 28]。在内科患者中，IAH（> 12mmHg）的发生率仅有 18%[55]。以 20mmHg 为临界值，Balogh 和他的同事报道了一组遭遇严重创伤休克患者中发生率为 39%[57]。

结果

全面 ACS 在 20 世纪 90 年代中期作为全球创伤中心的流行病出现，与早期暴发性 MOF 相关的死亡密切相关。随着更及时的诊断和治疗，超过 50% 的患者在遭受这一慢性危重疾病的折磨后得以幸存[3, 53]。

预测和诊断

ACS 的潜在危险因素包括严重失血性休克、大量晶体液复苏，损伤控制的剖腹手术，高损伤严重程度评分，$PrCO_2$ 水平明显升高[42, 58, 59]。关于继发性 ACS 的研究已经确定了必须进行 IAP 监测的复苏液体容量阈值。Maxwell 等建议当复苏液体量超过 10L 或超过 10U 红细胞时需监测 IAP[60]。Ivy 等建议启动 IAP 监测的触发点应该大于 0.25L/kg 的晶体复苏量[20, 52]。Biffl 等报道上述阈值均无效果，建议以下阈值：晶体量 6L 或≥6 单 U 红细胞，患者 6 小时内碱缺失大于 10mEq/L，特别是需要使用血管收缩药时[53]。

多元 Logistic 回归分析方法分析了一个包含经历巨大身体创伤及标准休克复苏患者资料的前瞻性数据库[5]。建立了急诊科（emergency department，ED）模型（3 小时后患者由急诊科出院）和 ICU 模型（患者入住 ICU 超过 6 小时）。表 163-3 列出了采用 ED 模型和 ICU 模型确定的原发性及继发性 ACS 的独立危险因素。在 ED 模型中受试者工作特征曲线的 0.88 是 ACS 的预测因子。0.99 是 ICU 模型中 ACS 的预测因子[56]。

表 163-3 创伤后原发性及继发性腹腔间隔室综合征的独立预测因子

	急诊科模型	ICU 模型
	独立预测因子	独立预测因子
原发性 ACS	进入 OR < 75 分钟	T≤34℃
	晶体液≥3L	$GAPCO_2$≥16
		HB≤8/dl
		BD≥12mEq/L
继发性 ACS	晶体液≥3L	$GAPCO_2$≥16
	没有紧急手术	晶体液≥7.5L
	PRBC≥3u	UO≤150ml

ACS：腹腔间隔室综合征；BD：碱缺失；CI：置信区间；$GAPCO_2$：二氧化分压差；HB：血红蛋白；ICU：重症监护室；OR：手术室；PRBC：浓缩红细胞悬液；T：温度；UO：尿量。

治疗

非手术治疗

在即将发生 ACS 患者中使用传统的 ICU 干预手段治疗早期器官功能衰竭是很有必要的。然而这些干预可能加重潜在的病理生理。例如：呼吸机增加平均气道压而改善氧合的机械通气策略可以通过膈肌下移直接增加 IAH。此外，增加胸内压可以阻碍腹腔静脉血的流出。持续的晶体复苏加重了肠道水肿。在 20 世纪 90 年代中期进行的相似研究表明，增加容量负荷可以改善有适度 IAP 患者的低尿量。IAP 的增加错误地提高了中心静脉压，导致对舒张末期心室容积的低估。因此，推荐增加容量负荷而增加前负荷以改善 CI 和增加肾灌注 [61]。尽管这在生理学上是有意义的，但通过在标准化复苏方案中的严密监测证实了这种方法在增加 CI 方面是无效的。如果持续性增加容量负荷，将导致全面的 ACS，这被称为无效的晶体周期（图 163-1）[57, 62]。

理论上，其他非手术干预可能产生有益的效果，然而，这些干预的效果尚未得到证实 [63]。使用胶体和白蛋白可使得组织间的液体流入到血管内，使用肌松剂可通过降低腹壁张力发挥作用 [52, 64]。

经皮穿刺方法

如果 ACS 是由急性或慢性积液导致，可以通过使用经皮穿刺技术来缓解其症状。病案报道描述了在烧伤伴有继发性 ACS 患者中成功引流了腹腔积液，在采用非手术治疗肝损伤患者中引流了腹腔积血 [64-67]。

手术减压

沿其全长切开中线筋膜的外科减压仍然是首选的干预手段。几乎所有的报道都描述了对减压很好的生理反应。但这不一定能带来好的结果。最佳的生存预测指标是减压后心排血指数 CI 和尿量的改善 [5, 51]。由于开放腹腔带来的多种并发症，使得选择手术减压成为一个困难的决定。大量的病例表明，早期减压与良好的预后相关。然而，ACS 患者病情危重，院内转运可能带来不利影响。因此，在预估没有其他腹腔手术需要进行时，可在 ICU 进行床旁减压。最近有报道替代中线剖腹术的方法，如横向剖腹术和白线筋膜切开术。这些方法在重症胰腺炎患者中得到推广 [67]。在选择不需要腹腔剖腹手术的胰腺炎病例中，皮下白线筋膜切开术不仅降低了 IAP，而且避免了腹腔污染 [68, 69]。

开放腹腔的管理

剖腹减压导致腹腔开放，暂时性腹腔关闭技术（如布巾钳关闭法、Bogota 袋缝合法、合成网缝合法、真空辅助关闭法、尼龙帖法、拉链法）可以保持筋膜开放。其主要目的是防止内脏膨出，容许腹腔内容物膨胀，控制腹腔积液，预防腹腔污染，并为后期可能的关闭保留筋膜。真空辅助关闭技术的持续经验带来了非常有希望的结果。此外，真空辅助关闭技术的应用大大改善了开放腹部的管理 [70-72]。

知识点

1. 通过早期识别脏器功能障碍区分 IAH 和 ACS。
2. 无论是何种原因造成休克（如烧伤、脓毒症、创伤），在休克持续体液复苏过程中应该监测 IAP。
3. 目前最安全、最可行的 IAP 监测技术是经膀胱技术。
4. ACS 可在没有腹腔病理或损伤情况下发生，称为继发性 ACS。
5. 迄今为止，最具特征性的 ACS 类型是损伤后 ACS、烧伤相关的 ACS 及胰腺炎相关的 ACS。
6. 即使实施了早期减压，ACS 的预后也相当差。因此，预防、预测、监测是 ACS 成功治疗的关键。
7. 在入院后 3～6 小时通过严密监测，损伤后原发性及继发性 ACS 可以准确预测。
8. 能认识到在休克复苏期过量使用晶体液会降低 ACS 的发生率。
9. 通过使用真空辅助关闭技术，开放腹腔的预后可以得到改善。

（姬乐 译，袁清霞 审校）

参考文献

1. Malbrain ML, Cheatham ML, Kirkpatrick A, et al. Results from the international conference of experts on intra-abdominal hypertension and abdominal compartment syndrome. I. Definitions. Intensive Care Med 2006;32:1722-32.
2. Cheatham ML, Malbrain ML, Kirkpatrick A, et al. Results from the conference of experts on intra-abdominal hypertension and abdominal compartment syndrome. Part II: Recommendations. Intensive Care Med 2007;33:951-62.
3. Kron IL, Harman PK, Nolan SP. The measurement of intra-abdominal pressure as a criterion for exploration. Ann Surg 1984;199:28-30.
4. Sanchez NC, Tenofsky PL, Dort JM, et al. What is normal intra-abdominal pressure? Am Surg 2001;67:243-8.
5. Balogh Z, McKinley BA, Holcomb JB, et al. Both primary and secondary abdominal compartment syndrome can be predicted early and are harbingers of multiple organ failure. J Trauma 2003;54:848-61.
6. Burch JM, Ortiz VB, Richardson RJ, et al. Abbreviated laparotomy and planned reoperation for critically injured patients. Ann Surg 1992;215:476-84.
7. Moore EE, Thomas G. Orr Memorial Lecture: Staged laparotomy for the hypothermia, acidosis and coagulopathy syndrome. Am J Surg 1996;172:405-10.
8. Wendt E. Ueber den Einfluss des intraabdominalen Druckes auf die Absonderungsgeschwindigkeit des Harnes. Arch Physiol Heilkunde 1867;8:527-75.
9. Heinricius G. Ueber den Einfluss der Bauchfulling auf Circulation und Respiration. Zeitschr Biol 1890;26:113-202.
10. Emerson H. Intra-abdominal pressures. Arch Intern Med 1911;7:754-84.
11. Gross R. A new method for surgical treatment of large omphalocoeles. Surgery 1948;24:277-92.
12. Rotondo MF, Schwab CW, McGonigal MD, et al. "Damage control": an approach for improved survival in exsanguinating penetrating abdominal injury. J Trauma 1993;35:375-82.
13. Morris JA Jr, Eddy VA, Blinman TA, et al. The staged celiotomy for trauma: issues in unpacking and reconstruction. Ann Surg 1993;217:576-84.
14. Ivatury RR, Diebel L, Porter JM, Simon RJ. Intra-abdominal hypertension and the abdominal compartment syndrome. Surg Clin North Am 1997;77:783-800.
15. Balogh Z, McKinley BA, Cox CS Jr, et al. Abdominal compartment syndrome: the cause or effect of postinjury multiple organ failure. Shock 2003;20:483-92.
16. Gorecki PJ, Kessler E, Schein M. Abdominal compartment syndrome from intractable constipation. J Am Coll Surg 2000;190:371.
17. Cil T, Tummon IS, House AA, et al. A tale of two syndromes: ovarian hyperstimulation and abdominal compartment. Hum Reprod 2000;15:1058-60.
18. De Keulenaer BL, De Backer A, Schepens DR, et al. Abdominal compartment syndrome related to noninvasive ventilation. Intensive Care Med 2003;29:1177-81.
19. Gecelter G, Fahoum B, Gardezi S, Schein M. Abdominal compartment syndrome in severe acute

pancreatitis: an indication for a decompressing laparotomy? Dig Surg 2002;19:402-4.
20. Ivy ME, Possenti PP, Kepros J, et al. Abdominal compartment syndrome in patients with burns. J Burn Care Rehabil 1999;20:351-3.
21. Kirkpatrick AW, Brenneman FD, McLean RF, et al. Is clinical examination an accurate indicator of raised intra-abdominal pressure in critically injured patients? Can J Surg 2000;43:207-11.
22. Sugrue M, Bauman A, Jones F, et al. Clinical examination is an inaccurate predictor of intraabdominal pressure. World J Surg 2002;26:1428-31.
23. Sugrue M, Jones F, Janjua KJ, et al. Temporary abdominal closure: a prospective evaluation of its effects on renal and respiratory physiology. J Trauma 1998;45:914-21.
24. Obeid F, Saba A, Fath J, et al. Increases in intra-abdominal pressure affect pulmonary compliance. Arch Surg 1995;130:544-7.
25. Lacey SR, Bruce J, Brooks SP, et al. The relative merits of various methods of indirect measurement of intraabdominal pressure as a guide to closure of abdominal wall defects. J Pediatr Surg 1987;22: 1207-11.
26. Iberti TJ, Lieber CE, Benjamin E. Determination of intra-abdominal pressure using a transurethral bladder catheter: clinical validation of the technique. Anesthesiology 1989;70:40-5.
27. Balogh Z, Jones F, D'Amours SK, et al. Continuous intra-abdominal pressure measurement technique—a new gold standard. Am J Surg 2004;188:679-84.
28. Bloomfield GL, Ridings PC, Blocher CR, et al. A proposed relationship between increased intraabdominal, intrathoracic and intracranial pressure. Crit Care Med 1997;25:496-503.
29. Josephs L, McDonald J, Birkett D, et al. Diagnostic laparoscopy increases intracranial pressure. J Trauma 1994;36:815-19.
30. Bloomfield GL, Ridings PC, Blocher CR, et al. Effects of increased intraabdominal pressure upon intracranial and cerebral perfusion pressure before and after volume expansion. J Trauma 1996;40: 936-40.
31. Richardson JD, Trinkle JK. Hemodynamic and respiratory alterations with increased intra-abdominal pressure. J Surg Res 1976;20:401-4.
32. Kasthan J, Green JF, Parsons EQ, et al. Hemodynamic effects of increased abdominal pressure. J Surg Res 1981;30:249-55.
33. Robotham JL, Wise RA, Bomberger-Barnea B. Effects of changes in abdominal pressure on left ventricular performance and regional blood flow. Crit Care Med 1985;12:803-8.
34. Ridings PC, Blocher CR, Sugerman HJ. Cardiopulmonary effects of raised intra-abdominal pressure before and after intravascular volume expansion. J Trauma 1995;39:1071-5.
35. Cullen DJ, Coyle JP, Teplick R, Long MC. Cardiovascular, pulmonary and renal effects of massively increased intra-abdominal pressure in critically ill patients. Crit Care Med 1989;17:118-21.
36. Richards WO, Scovill W, Shin B, et al. Acute renal failure associated with increased intra-abdominal pressure. Ann Surg 1983;197:183-7.
37. Harmann PK, Kron IL, McLachlan HD, et al. Elevated intra-abdominal pressure and renal function. Ann Surg 1982;196:594-7.
38. Sugrue M, Buist MD, Hourihan F, et al. Prospective study of intraabdominal hypertension and renal function after laparotomy. Br J Surg 1995;82:235-8.
39. Diebel LN, Dulchavsky SA, Wilson RF. Effects of increased intraabdominal pressure on mesenteric arterial and intestinal mucosal blood flow. J Trauma 1992;33:45-9.
40. Rasmussen IB, Berggren U, Arvidsson D, et al. Effects of pneumoperitoneum on splanchnic hemodynamics: an experimental study in pigs. Eur J Surg 1995;161:819-24.
41. Sugrue M, Jones F, Lee A, et al. Intraabdominal pressure and gastric intramucosal pH: is there an association? World J Surg 1996;20:988-91.
42. Ivatury RR, Porter JM, Simon RJ, et al. Intra-abdominal hypertension after life-threatening penetrating abdominal trauma: prophylaxis, incidence, and clinical relevance of gastric mucosal pH and abdominal compartment syndrome. J Trauma 1998;44:1016-23.
43. Rezende-Neto JB, Moore EE, Masuno T, et al. The abdominal compartment syndrome as a second insult during systemic neutrophil priming provokes multiple organ injury. Shock 2003;20:303-8.
44. Oda J, Ivatury RR, Blocher CR, et al. Amplified cytokine response and lung injury by sequential hemorrhagic shock and abdominal compartment syndrome in a laboratory model of ischemia-reperfusion. J Trauma 2002;52:625-31.
45. Rezende-Neto J, Moore EE, Melo de Andrade MV, et al. Systemic inflammatory response secondary to abdominal compartment syndrome: stage for multiple organ failure. J Trauma 2001;53:1121-8.
46. Biffl WL, Moore EE, Burch JM. Femoral arterial graft failure caused by the secondary abdominal compartment syndrome. J Trauma 2001;50:740-2.
47. Sugerman HJ, Felton WL III, Sismanis A, et al. Continuous negative abdominal pressure device to treat pseudotumor cerebri. Int J Obes Relat Metab Disord 2001;25:486-90.
48. Meldrum DR, Moore FA, Moore EE, et al. Cardiopulmonary hazards of perihepatic packing for major liver injuries. Am J Surg 1995;170:537-42.
49. Chen RJ, Fang JF, Chen MF. Intra-abdominal pressure monitoring as a guideline in the nonoperative management of blunt hepatic trauma. J Trauma 2001;51:44-50.
50. Kopelman T, Harris C, Miller R, Arrillaga A. Abdominal compartment syndrome in patients with isolated extraperitoneal injuries. J Trauma 2000;49:744-9.
51. Balogh Z, McKinley BA, Cocanour CS, et al. Secondary abdominal compartment syndrome: an elusive complication of traumatic shock resuscitation. Am J Surg 2002;184:538-43.
52. Ivy ME, Atweh NA, Palmer J, et al. Intra-abdominal hypertension and abdominal compartment syndrome in burn patients. J Trauma 2000;49:387-91.
53. Biffl WL, Moore EE, Burch JM, et al. Secondary abdominal compartment syndrome is a highly lethal event. Am J Surg 2001;182:645-8.
54. Fietsam R, Villalba M, Glover JL, et al. Intra-abdominal compartment syndrome as a complication of ruptured abdominal aortic aneurysm repair. Am Surg 1989;55:396-402.
55. Malbrain ML. Abdominal pressure in the critically ill: measurement and clinical relevance. Intensive Care Med 1999;25:1453-8.
56. Meldrum DR, Moore FA, Moore EE, et al. Prospective characterization and selective management of the abdominal compartment syndrome. Am J Surg 1997;174:667-72.
57. Balogh Z, McKinley BA, Cocanour CS, et al. Supra-normal trauma resuscitation causes more cases of abdominal compartment syndrome. Arch Surg 2003;138:637-43.
58. Mayberry JC, Goldman RK, Mullins RJ, et al. Surveyed opinion of American trauma surgeons on the prevention of the abdominal compartment syndrome. J Trauma 1999;47:509-13.
59. Offner PJ, de Souza AL, Moore EE, et al. Avoidance of abdominal compartment syndrome in damage-control laparotomy after trauma. Arch Surg 2001;136:676-81.
60. Maxwell RA, Fabian TC, Croce MA, Davis KA. Secondary abdominal compartment syndrome: an underappreciated manifestation of severe hemorrhagic shock. J Trauma 1999;47:995-9.
61. Burch JM, Moore EE, Moore FA, Franciose R. The abdominal compartment syndrome. Surg Clin North Am 1996;76:833-42.
62. Balogh Z, McKinley BA, Kozar RA, et al. Patients with impending abdominal compartment syndrome do not respond to early volume loading. Am J Surg 2003;182:602-7.
63. Cheatham ML. Nonoperative management of intraabdominal hypertension and abdominal compartment syndrome. World J Surg 2009;33:1116-22.
64. Greenhalgh DG, Warden GD. The importance of intra-abdominal pressure measurements in burned children. J Trauma 1994;36:685-90.
65. Yang EY, Marder SR, Hastings G, Knudson MM. The abdominal compartment syndrome complicating nonoperative management of major blunt liver injuries: recognition and treatment using multimodality therapy. J Trauma 2002;52:982-6.
66. Corcos AC, Sherman HF. Percutaneous treatment of secondary abdominal compartment syndrome. J Trauma 2001;51:1062-4.
67. Leppäniemi A, Mentula P, Hienonen P, Kemppainen E. Transverse laparostomy is feasible and effective in the treatment of abdominal compartment syndrome in severe acute pancreatitis. World J Emerg Surg 2008;30:6.
68. Leppäniemi A. Surgical management of abdominal compartment syndrome; indications and techniques. Scand J Trauma Resusc Emerg Med 2009;14:17.
69. Cheatham ML, Fowler J, Pappas P. Subcutaneous linea alba fasciotomy: a less morbid treatment for abdominal compartment syndrome. Am Surg 2008;74:746-9.
70. Garner GB, Ware DN, Cocanour CS, et al. Vacuum-assisted wound closure provides early fascial reapproximation in trauma patients with open abdomens. Am J Surg 2001;182:630-8.
71. Suliburk JW, Ware DN, Balogh Z, et al. Vacuum assisted wound closure allows for early abdominal fascial closure in severely injured trauma patients after damage control laparotomy. J Trauma 2003;55:1155-60.
72. Cothren CC, Moore EE, Johnson JL, et al. One hundred percent fascial approximation with sequential abdominal closure of the open abdomen. Am J Surg 2006;192:238-42.

164

肢端筋膜室综合征

Roman Košir and Andrej Cretnik

流行病学

当体内间室组织压力达到一个临界点时，该间室内的血管、神经和肌肉受压继而发生筋膜室综合征。筋膜室综合征发生的条件为间室应被筋膜包裹，阻止内部组织扩张，并且至少有一个无论是外部的或内部的造成组织压力增加的因素存在。

德国医生 Richard Von Volkmann 在 1881 年首次描述了筋膜室综合征的晚期后遗症[1]，该学者描述："这种瘫痪和挛缩是因为过紧的绷带包裹造成的缺血，尤其是前臂和手部，但很少发生在下肢，动脉血液供应中断时间过长会造成这种疾病发生。"未经治疗的前臂筋膜室综合征造成的肌肉缺血挛缩以 Volkmann 的名字命名（图 164-1）。其后 1912 年 Wilson 首先描述了劳累性筋膜室综合征[1a]，1956 年梅奥报道了一名足球运动员发生的慢性劳累性筋膜室综合征[1b]，从那以后各种原因造成的筋膜室综合征相继在文献中报道，包括它的病理生理变化及治疗选择。筋膜室综合征报道在各种临床条件下，包括破伤风、脑膜炎球菌血症、恶性高热、冻伤、马背上坠落伤和分娩[2-6]，比较典型的是发生在创伤后引发的筋膜室综合征，最常见的是涉及骨折或血管损伤伴缺血再灌注的损伤，身体部位受累最多的是下肢筋膜室，最近文献报道在严重损伤的患者中发病率增加了约 2%[7-9]，甚至可以发生在肢体未受损伤的休克复苏患者中。筋膜室综合征的发生率随着患者人群研究和引起症状的病因而变化。Qvarfordt 及同事发现在小腿疼痛的一组患者中，14% 患有前筋膜室综合征[10]。在小腿骨折的患者中有 1%～9% 也出现了筋膜室综合征[11]。

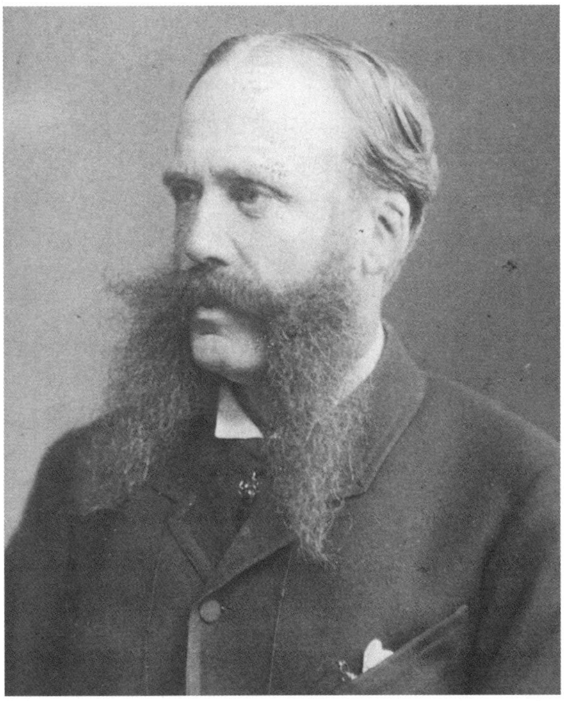

图 164-1　Richard Volkmann 博士。（由美国国家医学图书馆提供）

筋膜室综合征发生的常见部位为上肢和下肢，其中以小腿的 4 个筋膜室（前室、外侧室、浅后室和深后室）最为常见，其次为拥有两个筋膜室的前臂（掌侧间室和背侧间室）。其他的间室包括拥有三角肌和二头肌的上臂，手部的骨间膜室，臀部的肌肉筋膜室，大腿的四头肌筋膜室，足部的骨间、内侧、中间和外侧筋膜室[12-15]。

筋膜室综合征的病因多种多样，大致分为三种：筋膜室容积骤增，筋膜室内容物体积骤增和外部的压力，有超过 40 种原因可以归类为上面的其中一个，外科危重患者的常见原因见表 164-1[16]，引起筋膜室综合征最常见的原因是筋膜室内容物体积骤增，出血的病理生理机制很容易理解，多数情况下，出血是由创伤造成的，但最近，由于广泛使用华法林、低分子量肝素、还有组织纤溶酶原激活物（recombinant tissue plasminogen activator，rtPA）造成的无创伤出血已被广泛报道[17-19]。

表 164-1　外科重症监护室中最常见的引起筋膜室压力增高的原因

间室容积减少	为了制动骨折行牵引 外伤后筋膜缺损的闭合
间室内容物增加	骨折、血管损伤或出血性疾病引起的间室内出血 缺血再灌注后的毛细血管渗透，栓子切除术，软组织损伤，烧伤，骨折固定
外部压力	骨折的牢固外固定 肢体压迫

由深筋膜限制的间室容积内血量增加将导致筋膜室压力呈指数上升。缺血后肿胀或再灌注损伤导致所谓的双重缺血性损伤更复杂，最初的缺血性损伤导致包括神经、肌肉、毛细血管在内的所有组织功能异常，这是初次损害。初始缺血缓解后使渗透性增加导致缺血后肿胀并随后发生间室内容积和压力增加，促使了筋膜室综合征的发展，致使额外的神经肌肉功能受损，导致二次损害。缺血再灌注损伤的患者因为运动和神经功能的丧失使得经典的物理查体显得不可靠[16, 20, 21]。

临床表现

大多数可以配合的筋膜室综合征的患者可以通过临床检查得出诊断。文献中经典的 5p 征包括：疼痛（不成比例），无脉（或脉弱），苍白，麻痹（麻木和功能丧失），感觉异常。偶尔也包括肢端温度变化（肢冷）（图 164-2A）。这些征象是间室内的压力升高和各种组织功能丧失所造成的。其他征象包括皮肤水肿和水疱、肿胀及皮下淤血（见图 164-2B）。

为了明确诊断，首先要观察到间室内压力升高的征象，如果压力升高，就算当时没有 5p 征，也会随着时间慢慢出现。最初的迹象之一是肿胀或紧张的间室合并有严重的和损伤程度不成比例的疼痛，并且不能用典型的镇痛方法来缓解疼痛。其他迹象也会相继发生，当发生这些迹象时，代表着组织的不可逆损伤已经发生。还有许多其他病理生理过程可以引起类似的临床征象。事实上，一项大型的荟萃分析研究比较了临床症状与急性肢端筋膜室综合征的关系，证明它的灵敏度为 13%～19%，特异性为 97%，阳性预测值为 11%～15%，阴性预测值为 98%[22]。因此，没有这些临床症状可以排除筋膜室综合征，但存在这些症状也很少能够明确诊断。

所以，建议对可疑筋膜室综合征进行临床监测，在明确诊断和确定初始治疗之前应首先注意到数小时内的症状发展。在创伤性病例中，开放骨折也需要仔细监测。尽管在开放骨折患者中通常早期手术，但他们仍然可以出现筋膜室综合征。最近的一项动物研究证实了对开放性和闭合胫骨骨折进行仔细监测的必要性[23]。这种监测工具可以是一个简单的表格，记录日期、时间、地点、疼痛程度以及运动和感觉监测。要做到这一点，就必须知道不同部位的解剖位置以及它们的血管和神经分布。图 164-3 显示了最常观察到的急性肢端筋膜室综合征的简单筛选表格[24]。关注这一罕见的综合征，防止漏诊，一些机构已经开发了更复杂的监测和识别系统，有了更好的认识和预后[25]。在一项大型的综述研究中，回归分析确定了存在血管损伤，需要输血，男性，开放性骨折，肘或膝关节脱位，GSW，ISS≥16，年龄小于 55 岁是需要行筋膜切开术的独立预测因子[26]。在手术再灌注后，发现了相关筋膜室综合征统计上显著的预测因子，包括乳酸、尿酸、经皮氧分压、胆红素、筋膜室内压力和血清肌红蛋白[27]。

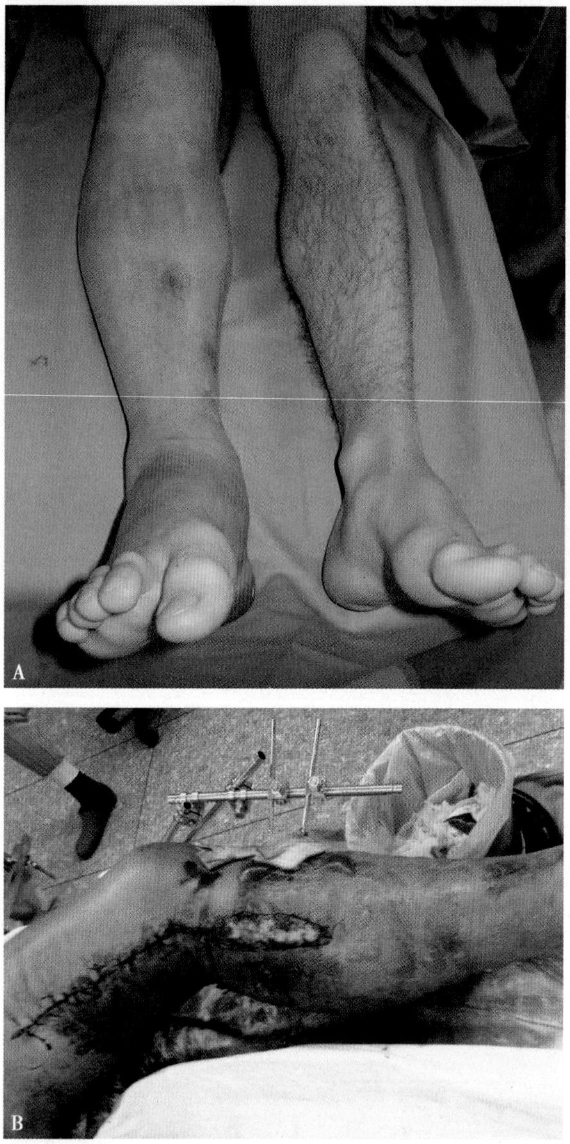

图 164-2　A. 右下肢间室综合征，因孤立的胫骨骨折。临床表现为疼痛，肿胀，脚趾背屈曲乏力；B. 另一例左下肢间室综合征，腘动脉撕裂、血运重建合并胫骨近端骨折，行外固定治疗。经初步治疗数小时后，出现明显的间室综合征，出现肿胀、皮肤变色、功能丧失和骨折水肿

诊断

为了明确诊断，我们必须有证据表明组织压力的升高，组织灌注不足和组织功能丧失。当以上三种征象出现时，那这个诊断就可以明确了。当缺乏一种或更多的征象时诊断就不能成立，组织压力增加的证据可能包括患者对相关部位的紧张感或压迫的抱怨。通过触诊，医生可能会察觉到紧张的筋膜室[28]。

局部组织压力灌注不足的证据可能包括疼痛的症状与临床所预期的情况不成比例。在适当固定患肢后，仍有增加镇痛的需求将会引起怀疑。间室内肌肉被动活动疼痛是另

一种压力增加的信息，特别是肌肉没有受伤的情况下。脉搏减弱是筋膜室综合征的晚期症状；事实上，研究表明，某些严重升高的筋膜室压力下，多普勒探测仍有正常脉搏。动脉血流在组织间室压力升高的情况下很少被损害。另外，脉搏减弱可能是其他原因造成的（例如，血管病变），再加上合并缺血再灌注损伤，也可以导致筋膜室综合征的发展。

急性肢端筋膜室综合征

筛选表

开始日期：___/___/___ 开始时间：________	**临床诊断**

组织压力增高/肿胀	**是/否**
疼痛 根据从1～10的等级进行评估	
小腿疼痛：休息时小腿疼痛 疼痛伴被动伸展，脚处于屈曲状态 疼痛伴被动伸展，脚处于背曲状态	

血管检查	**脉搏**	**等级**
足背动脉 胫后动脉	显著的	4
	减弱的	3
	未触及，多普勒检查阳性发现	2
	未触及，多普勒检查阴性发现	1

神经系统检查-运动	**力量**	**等级**
腓深神经 足背屈	以完全阻力对抗重力的运动	6
	有阻力的反重力运动	5
	反重力运动	4
胫神经 足跖屈曲	克服重力运动	3
	明显的肌肉收缩	2
	没有运动，无肌肉收缩	1

神经系统检查-感觉	**触觉**	**等级**
腓深神经 第1足趾到第2足趾趾蹼间隙	正常	3
胫骨神经 TN-S Sole	减弱	2
	缺失	1

如果不能评估，写*N/A*

左 / 右	开始检查	4h	8h	12h	16h	20h	24h	28h	32h	36h	40h	44h	48h
日期													
时间													
肿胀													
小腿疼痛													
PPSF													
PPSE													
DPA													
PTA													
DPN-M													
DPN-S													
TN-M													
TN-S													

医院名称 **科室名称**	患者签字

图 164-3　急性肢端筋膜室综合征的简单筛选表。［Kosir R，Morre FA，Selby LH，et al. Acute lower extremity compartment syndrome（ALECS）screening protocol in critically ill trauma patients. J Trauma. 2007；63：268-275.］

异常组织功能的表现包括间室内肌肉和神经功能的减退，感觉分支功能减退，导致感觉减退。神经和肌肉功能都可能因直接损伤而改变；因此，随着时间的推移，功能逐渐丧失的证据可能是一个更可靠的信号[28]。

总而言之，在清醒并且合作的患者中可以进行多次的临床检查，对筋膜室综合征的诊断与以下临床表现有关：

1. 与临床预期的不成比例的疼痛。
2. 间室内肌无力。
3. 间室中的神经支配区感觉减退。
4. 间室内筋膜紧张。

由于一些临床患者的症状随着时间的推移而进展，临床决策可能具有挑战性[12, 30-32]。特别是在病情严重的患者中，由于头部外伤、镇静，甚至神经阻断药物的应用使患者无法进行合作，不能仅凭临床检查就能诊断[24]。在儿科人群中，筋膜室综合征并不总是典型的，这使得临床诊断具有独特的挑战性[32]。

虽然临床检查应该是诊断筋膜室综合征的基石，但它的缺点是比较主观并且需要患者的配合[12, 22, 33]。因此，应进行组织压力测量协助明确诊断，以便立即开始治疗。正常筋膜室组织压力约为 5mmHg。在 20mmHg 时毛细血管血流会受到损害，在 20～30mmHg 时出现疼痛。据报道，组织压力大于 45mmHg 通常与筋膜室综合征有关，压力超过 60mmHg 可以明确诊断[34-36]。然而，组织对压力耐受性可能会因为其他因素减弱，例如动脉闭塞，肢体抬高和休克[35, 37]。在这些情况下，筋膜室综合征可能在明显较低的间室压力下发生。根据动静脉梯度理论，局部血流量（local blood flow，LBF）取决于动脉（Pa）、静脉（Pv）和局部血管阻力（R）。

由公式来描述：LBF =（Pa − Pv）/R[38]

LBF 应该被保持，以向组织输送足够的氧气。根据上面的关系，增加的阻力与间室间的压力并不是减少局部血液流动的唯一因素。动脉压力很重要，静脉压力也与间室压力有关。间室压力增加会导致静脉压力增加，并进一步减少局部血液流动。

因为组织的耐受性不同，增加了不同筋膜室压力的差异，而且还有更多的因素影响着局部血流，只有一个单独的间室压力测量可能不足以诊断筋膜室综合征[39]。例如，在高血压患者的神经功能发生损害前，可能需要更高的间室压力[35]，而在有低血压和（或）周围血管疾病的患者中可能需要较低的筋膜室压力就可以发展为筋膜室综合征[37, 40]。人们已经提出，舒张压和间室压力之间的差值是一个很好的诊断筋膜室综合征的标志。Δp 的计算如下：Δp = DBP（舒张压）− IP（间室压力），值大于 30～35mmHg 暗示筋膜室综合征的发生，但特定的值并不存在[42-45]。

组织压力测量有很多方法[46-49]。最常用的是商用手持压力监测器（例如，Stryker™ 装置），这是一种简单的针状压力系统（Whitesides 技术）。有报道说动脉管压力计装置是最精确的设备[50]。在当前电子传感器监测的情况下，使用开槽导管、侧孔针或 18 口径针头，在临床中可放心使用[51]。动脉管压力计装置有一个额外的优点就是能够持续监测压力，据报道这对胫骨干骨折的患者很有用，持续压力监测的敏感性和特异性很高，所以持续的监测应该被考虑应用[52]。测量筋膜室压力装置的精度依赖于测量装置的正确校准，以及在受伤的间室内放置针头或压力传感器。在急性下肢筋膜室综合征的病例中，组织压力测量的原理见图 164-4。

利用近红外光谱法检测组织低氧和筋膜室综合征的进展是有争议的。据报道，在下肢缺血的血管重建手术后和在创伤性损伤的患者中，它是诊断筋膜室综合征的一种有用的非侵入性工具；随后的研究证明因为严重的组织水肿，其在创伤患者中并没有作用，而且它也不能测量肌肉间室的组织血氧饱和度[30, 44, 53-60]。

在最近的动物研究中，我们对肌肉内葡萄糖浓度和氧气分压的作用进行了评估。在动物模型中，经实验诱发的筋膜室综合征，以商用的探针检查葡萄糖浓度和局部氧分压可以快速识别肌肉缺血，并具有较高的敏感性和特殊性[62]。

在明确筋膜室综合征诊断时，产生疼痛症状的其他原因必须排除或证实，或明确筋膜室内压力升高的原因。当面对创伤性损伤时，应要考虑针对横纹肌溶解[肌酸激酶（CPK）、肾脏功能、尿检和尿肌红蛋白]做一个病情检查。一组胫骨骨折的患者中，一种模式可以 100% 确定筋膜室综合征[63]，它包括肌酸激酶大于 4 000U/L，氯含量大于 104mg/dl，尿素氮水平低于 10mg/dl。肢端的 X 线或者 CT 扫描可以确定是否骨折。磁共振或者超声可以显示肌肉撕裂。多普勒超声或者血管造影可以检测血管异常。

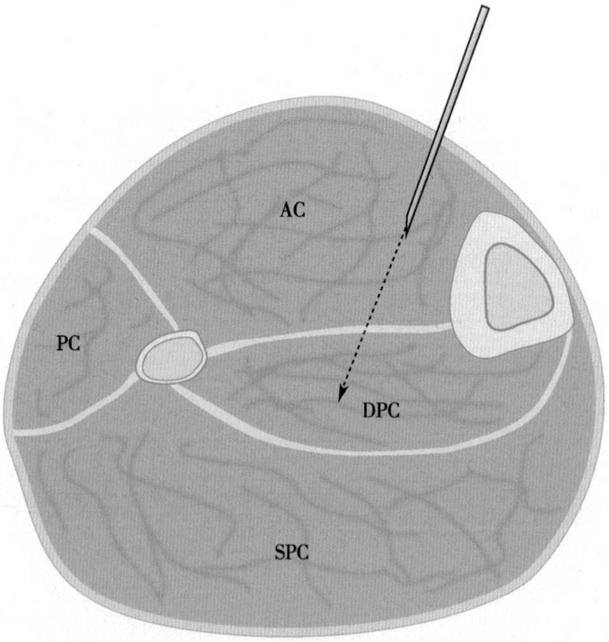

图 164-4　小腿筋膜室压力测量的示意图。横截面显示了筋膜室的解剖，探针首先位于前筋膜室，然后进入后深筋膜室。AC：前筋膜室；DPC：后深筋膜室；PC：腓侧筋膜室；SPC：后侧浅筋膜室

治疗

筋膜室综合征治疗的目的是通过迅速恢复局部血液供应，将肌肉和神经功能的损害最小化。某些非手术措施可能是有效的，例如消除外部压力和维持局部的动脉压力。当有外部压力导致筋膜室综合征时，如过紧的石膏，一旦出现症状时，立即释放外部包裹（移除并更换为非圆形夹板）是至关重要的。通常情况下，这种体征是疼痛，并且最常见的是经过数小时夹板治疗的骨折患者。恢复正常肢体灌注优先于闭合骨折的治疗，而且可以推迟到灌注恢复正常为止。在采取手术方法降低组织压力之前，如果局部血流被休克、外周血管疾病或肢体高于心脏的位置所降低，那么考虑改善局部血液供应是很重要的。所有的造成系统性低血压的原因都应该得到治疗。应该避免患肢的抬高，因为它降低了局部的动脉压力，并且不能减少肿胀[64]。使用血管扩张药物或交感神经阻断似乎是无效的，因为在这种情况下，局部最大的血管扩张已经存在。在实验动物模型中使用磷酸二酯酶抑制药引起了对分压的调节[65]。在一项对孤立动脉损伤患者的大型研究中，发现早期肝素抗凝治疗，可以减少无明显出血的筋膜室综合征的发生率[66]。碳单氧释放分子 3 在筋膜室综合征的实验模型中，显示了一种保护性作用，为患筋膜室综合征风险的患者提供了一种潜在的治疗应用[67]。

治疗筋膜室综合征的首要目标是减少室内压力。所有的筋膜室手术切开减压是治疗的黄金标准，在手术患者中需要有一种典型的筋膜室综合征的临床表现。当临床检查不可靠或难以获得时，应获得压力测量，压力不应超过 45mmHg 或舒张压与间室内压的差值不应低于 30mmHg。

标准治疗包括相关间室的长皮肤切口和筋膜切开，失活组织的清创。通常，这个手术是在基础或脊髓麻醉的情况下进行的。局部麻醉下的床边筋膜切开术在某些紧急情况下被描述为可行和可靠的[68]。应该在不用止血带的情况下行筋膜切开术，以避免延长缺血时间，并允许外科医生评估组织存活能力和血液供应恢复程度。皮肤切口穿过所涉及的间室的整个长度。在真正的筋膜室综合征中能观察到明显的肌肉肿胀（图 164-5）。只有明显的肌肉坏死才会被移除，因为组织可能具有再灌注和恢复的潜力。电刺激的收缩迹象不应该在一开始就使用。在筋膜切开后，应预料到术后缺血的肿胀；因此，皮肤应该是敞开着的，伤口暂时用一块柔顺的人工临时皮肤闭合器暂时封闭。如果间室内减压不彻底，可能会出现筋膜室综合征的反弹。

手术减压和暂时的皮肤关闭后，合并骨折的情况下，应该考虑用外固定架固定，很少使用钢板或髓内钉。术后肢体通常在功能位置上被固定，应用类固醇治疗。这种固定是在筋膜减压后立即进行的，极大地促进了对伤口、肢体和骨折的后续治疗。采用被动活动来保持关节活动度。皮肤闭合通常在手术减压后 3～5 天，通过网状皮片移植，很少通过直接缝合（图 164-6）。在手术时再次对失活组织进行清创。不建议关闭筋膜，因为这需要在张力下关闭并可能导致筋膜室综合征的再次发展。肌疝可以遗留，但应足够大，以免造成额外的后期问题。如果想要达到最佳效果，可以在 7～14 天逐步缝合，使伤口皮缘接近或达到直接的皮肤闭合效果。

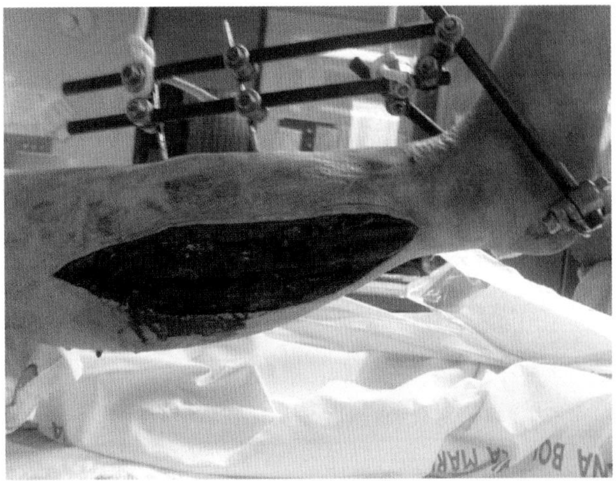

图 164-5　前腓室筋膜切开术及胫骨骨折外固定后的患者。注意筋膜间隔松解后明显的肌肉肿胀。直接封闭皮肤是不可能的

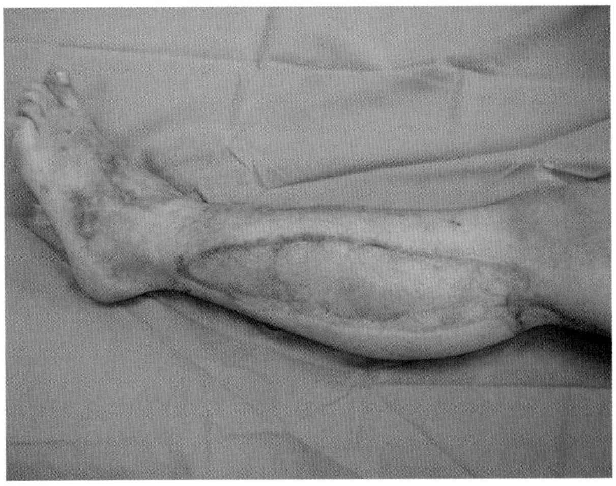

图 164-6　外侧间室网孔移植后下肢间室综合征的美容效果

负压伤口关闭装置可用于筋膜切开术后。负压减少了伤口水肿，促进皮肤边缘接近，提高了局部血液供应，促进了肉芽组织生长，减少了细菌的增殖。相反地，在一项动物实验中，过高的负压可能对骨骼肌肉造成伤害[69]。最近的一项随机对照研究比较了真空辅助闭合装置（vacuum-assisted closure，VAC®）和“鞋带”缝合方法。这两种技术在关闭下肢筋膜切开术后的伤口方面都是安全、可靠和有效的。VAC® 对于伤口闭合需要更长的时间，而且据报道比“鞋带”缝合技术要贵得多，特别是当需要额外的皮肤移植时[70]。在回顾分析中，负压装置使皮肤完全闭合率显著升高，减少了皮肤闭合的时间[71, 72]。在一些病例报道和动物研究中，高压氧作为治疗筋膜切开术后的辅助手段，目前还缺乏证据表明这是有利的做法[73-77]。

筋膜切开术

筋膜切开术取决于引起筋膜室综合征的严重程度。下肢皮肤切口的长度已经争论了很长一段时间。小的皮肤切口同时行大的筋膜切口，这可能会使患者面临复发筋膜室综合征的风险[78-80]。再灌注后的肌肉肿胀程度无法预测，术后几小时内水肿会出现高峰。

上肢的筋膜切开术

上肢在解剖学上分为肱骨、前臂和手。每一个解剖段都有不同的筋膜室，有不同的肌肉功能。这些筋膜室的减压技术必须单独讨论，图164-7显示了筋膜切开术。

上臂的筋膜切开术

上臂有两个筋膜室：前侧室包括二头肌和肱肌，后侧室包括肱三头肌。筋膜切开包括从三角肌止点到外侧髁的外侧皮肤切口。必须注意避免对较大的皮神经的损伤。在筋膜层面上，前和后间室之间的肌肉间隔层应被识别，每个间室的筋膜层都是纵向切口。当桡神经从后间室穿肌间隔到前间室时应该受到保护（图164-7）。

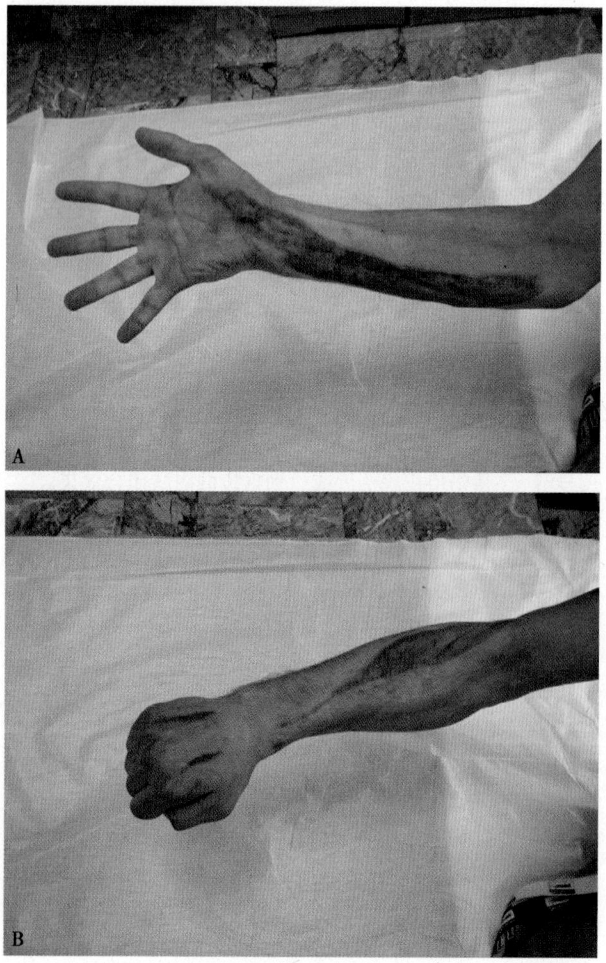

图164-7　上肢筋膜切开术的临床照片（背侧和足掌侧）

前臂的筋膜切开术

前臂有三个肌肉间室：近端“移行带”，掌侧间室和背侧间室。筋膜切开包括在伸肌间室的纵向中央切口和从肘窝开始的屈肌间室上的曲线切口（图164-8）。手掌部的切口是在鱼际和小鱼际肌肉之间进行的，如果需要的话，可以行腕管减压。切口在腕横纹延伸到腕尺侧，然后弧形越过前臂最后再回到肘部的尺侧。在肘部，切口穿过肘横纹径向弯曲到内上髁，减压深筋膜。在肘窝中，覆盖肱动脉和正中神经的纤维组织应被小心地松解。这个切口允许腕部和肘部的神经血管结构有软组织覆盖，防止软组织在肘横纹处挛缩。如果有必要，可以行第二个背部直切口来减压“移行带”。

手部的筋膜切开术

手有独特的解剖结构，有10个独立的筋膜室：4个背侧和3个掌侧骨间肌间室，以及鱼际肌间室、小鱼际肌间室和拇收肌间室。筋膜切开术由4个切口组成（图164-9）。在拇指桡掌侧的一个切口减压鱼际间室。在第二掌骨的背侧切口用于减压第一和第二背侧骨间肌间室，第一骨间背侧肌尺侧进入减压掌侧骨间肌和拇收肌间室。在第四掌骨的背侧切口用于减压第三和第四背侧骨间肌间室，并沿着第三和第四掌骨向下延伸，以减压掌侧的骨间肌间室。在第五掌骨尺侧的切口减压小鱼际肌肉间室。

下肢的筋膜切开术

下肢在解剖学上分为3个部分：大腿、小腿和足。就像上肢一样，每一个解剖段都是不同数量的不同肌肉功能的间室。这些筋膜室的减压技术也进行了单独讨论。

大腿的筋膜切开术

大腿有3个筋膜室：前侧（股四头肌），内侧（内收肌）和后侧（腘绳肌）（图164-10）。因为有较大的潜在容积，筋膜室

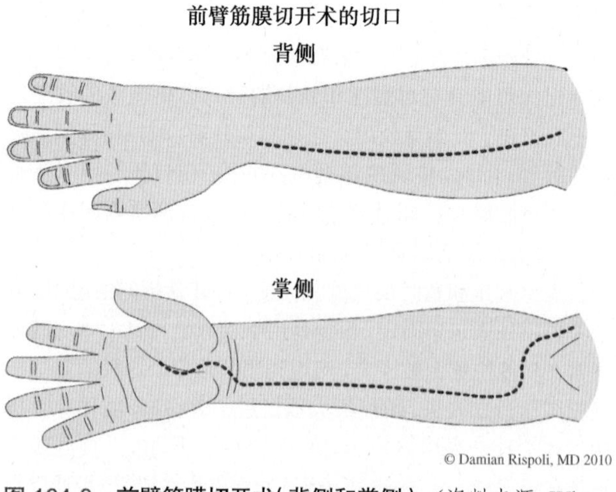

图164-8　前臂筋膜切开术（背侧和掌侧）。（资料来源：Wheeless CR. Wheeless' Textbook of Orthopaedics. Towson，MD: Data Trace，2014. © 2010，Damian Rispoli，MD.）

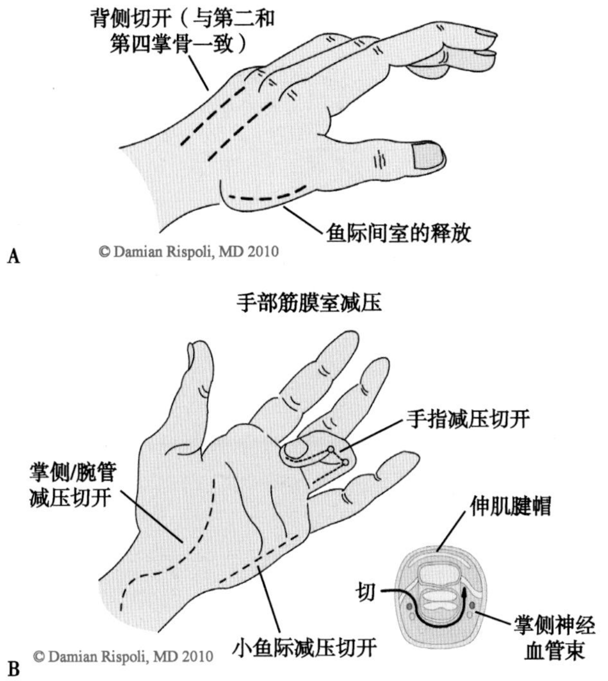

图 164-9 **手部筋膜切开术，背部（A）和掌侧（B）**。（资料来源：Wheeless CR. Wheeless' Textbook of Orthopaedics. Towson，MD：Data Trace，2014. © 2010，Damian Rispoli，MD.）

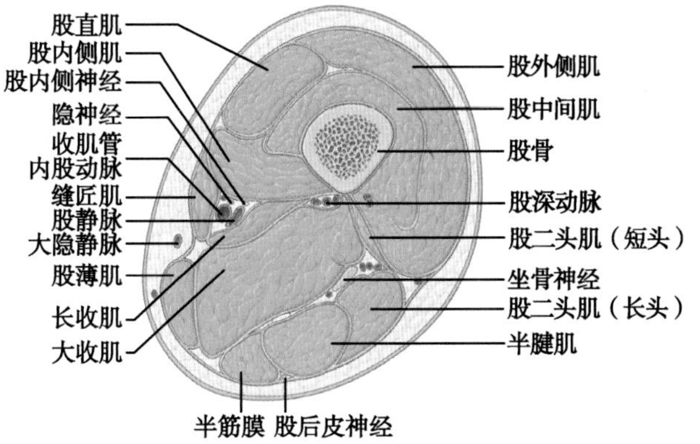

图 164-10 **股间室的解剖**。（资料来源：Standring S，et al.，editors，Gray's Anatomy，40th ed. Edinburgh，Churchill Livingstone，2008.）

综合征在大腿上不太可能发生（允许血液外渗出筋膜室），但是可以在高能量的股骨或髋部骨折的患者身上出现。筋膜切开术包括从大转子到股骨外侧髁的外侧切口。髂胫束被切开，股外侧肌直接从肌肉间隔松解，从而释放前侧间室。然后在切口的长度上切开肌间隔，释放后侧间室。减压不应该靠近股骨操作，因为一系列的穿支血管从后侧靠近股骨穿过筋膜到前方。内侧间室是通过单独的一个前内侧切口减压（图 164-11）。

小腿的筋膜切开术

由于小腿独特的筋膜解剖结构，小腿筋膜室综合征是最

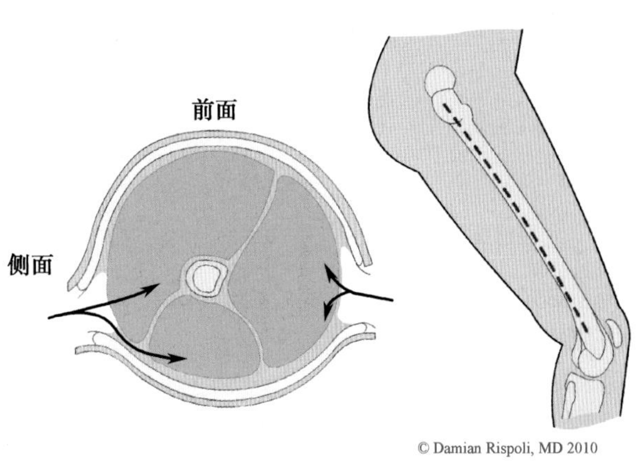

图 164-11 **股筋膜切开术**。（资料来源：Wheeless CR. Wheeless' Textbook of Orthopaedics. Towson，MD：Data Trace，2014. © 2010，Damian Rispoli，MD.）

常见的。大多数关于筋膜室综合征的研究都是在小腿筋膜室综合征进行的，故目前大多数流行病学和治疗都是基于小腿筋膜室综合征的研究。小腿有 4 个筋膜室：外侧间室（腓骨长短肌）、前侧间室（拇长伸肌、趾长伸肌、胫前肌和第三腓骨肌）、后侧浅层间室（腓肠肌和比目鱼肌）及后部深层间室（拇长屈肌、趾长屈肌和胫后肌）（图 164-12）。前侧间室是最常见的，其次是后侧间室深层。在任何间室的筋膜室综合征的情况下，建议减压所有 4 个筋膜室。

有两种手术技术可以减压小腿的 4 个筋膜室：单切口（图 164-13）和双切口（图 164-14）。没有强有力的证据表明哪种技术更有优势。在胫骨骨折的病例中，对两种方法进行回顾性研究比较发现类似的感染率和不愈合率[81]。在一项研究中发现单切口技术只需要一个手术切口和较少的相关并发症[82]。一般来讲，筋膜切开术的切口选择应该基于外科医生的经验，而且，由于操作简单，外科医生更常使用双切口技术。

单切口技术

单切口在技术上更加困难，因为很难看到后侧深层的间室，因此，腓动脉和神经受到损伤的风险增加。皮肤切口在腓骨前 1～2cm，并与腓骨平行，在腓骨头下到外踝近端 3～4cm。前侧皮瓣能够显露前侧和外侧间室，必须要小心在筋膜上做纵向切口以避免损伤腓骨头处的腓浅和腓深神经。外侧皮瓣向后以显露后侧浅筋膜室。腓肠肌应该识别出来，并且筋膜是纵向切开的。后侧间室的深层是在腓骨的后侧比目鱼肌解剖后识别的。后侧深层间室的筋膜切开是在腓骨的内侧边缘进行的，腓血管应该向后回缩牵拉以避免受伤（图 164-13）。

双切口技术

这项技术使用的是内侧和外侧的纵向切口，它应该足够长，足以完全释放所有 4 个筋膜室。在成人中，切口可达 30cm。外侧切口从胫骨前外侧大约 5cm 边缘开始。切口的

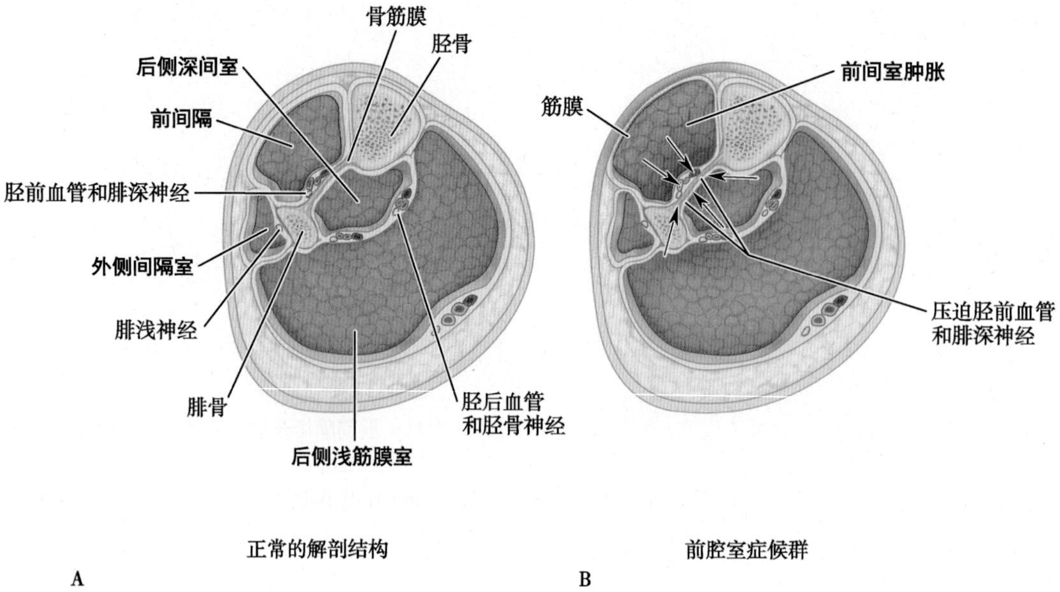

164-12　**下肢间室的解剖**。（资料来源：Black JM，Hawks JH. Medical-Surgical Nursing，8th ed. Philadelphia：Saunders，2009.）

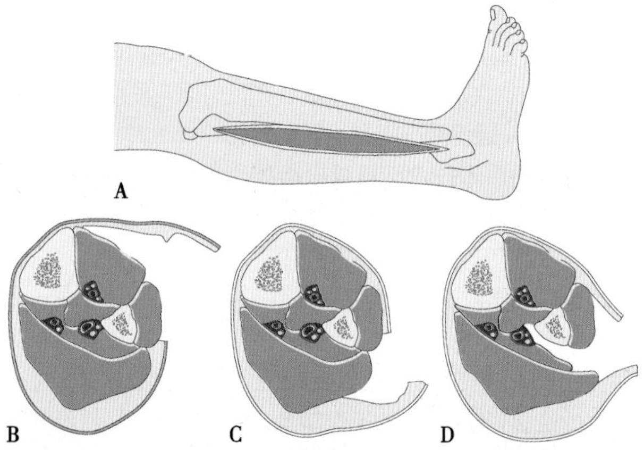

图 164-13　**小腿单切口筋膜切开术**。A，外侧皮肤切口从腓骨颈至外侧踝近 3～4cm；B，向前游离皮肤，前外侧间室被筋膜切开术；C，向后游离皮肤，后浅筋膜切开；D，打开后侧浅筋膜室和外侧筋膜室间隔。在腓骨上解剖长屈肌，并向后拉开，切开附着于腓骨的胫后肌筋膜减压。（资料来源：Davey JR，Rorabeck CH，Fowler PJ. The tibialis posterior muscle compartment：an unrecognized cause of exertional compartment syndrome. Am J Sports Med 1984；12：391-397.）

下方是前侧间室和外侧间室的筋膜组织，肌肉间隔应被识别以确保减压两个筋膜室。避免损伤绕过腓骨头的腓总神经，因此皮肤切口不要达到腓骨头平面。最后，皮肤上的切口终止在大约外踝上方 5cm 处。双切口的内侧切口在胫骨缘内侧 2cm。它被用来同时释放后侧两个筋膜室，必须注意避免损伤隐神经和隐静脉，这些结构应该在筋膜室的筋膜切开前就被识别出来。后侧的浅筋膜室是通过从近端到远端的纵向腓肠肌筋膜切开来解压。后侧深筋膜室通过分开胫骨上附着的比目鱼肌来解压（图 164-14）。

足的筋膜切开术

足部急性筋膜室综合征最常发生于挤压伤，但很少需要筋膜切开。足部有 4 个主要筋膜室：骨间、外侧、中央（跟骨）和内侧（图 164-15）。它们被进一步分成小的肌肉群，所以脚上有九个筋膜室，但是这个数字是有争议的（图 164-16）。每个筋膜室都应该被减压，但也存在一些争论，即是否应该包括背侧中央的浅筋膜室，其中包含了屈趾短肌。背侧入路是最常用的方法，比其他两种方法剥离更少。在第二跖骨的内侧和第四跖骨的外侧行双侧纵切口。首先在跖骨间减压 4 个骨间室。内侧间室通过第二跖骨内侧进入减压，外侧间室通过第四跖骨外侧进入减压。跟部间室位于第二骨间室的下方，可以通过内侧切口减压。对拇收肌钝性分离，可以通过跟部间室到达表面间室，有时，并不需要减压这个间室，因为它包含了使足趾弯曲的肌腱，而不是真正的肌肉间室。

潜在的并发症

对筋膜室综合征的延误治疗会导致不可逆转的结果，如果不及时治疗，可能会导致死亡。初始治疗管理不仅要关注于保护间室内组织的功能，还应关注对再灌注损伤的系统性并发症。这需要恢复血容量，预防高钾血症，治疗代谢性酸中毒和肌红蛋白尿，这些可能导致急性肾损伤。并发症的发生也可能是外科手术和伤口管理的后遗症。筋膜室综合征的晚期后遗症包括持续的感觉减退、感觉异常、持续的运动无力、感染、肌红蛋白尿、肾衰竭、挛缩、截肢和死亡。在一项研究中，持续性后遗症被报道与手术次数较多、筋膜切开术后并发症、皮肤移植和延迟闭合伤口有关[83]。

当考虑到重要解剖结构时，筋膜切开术的技术并发症是可以预防的。如果筋膜的切口不足以充分行筋膜室减压，或

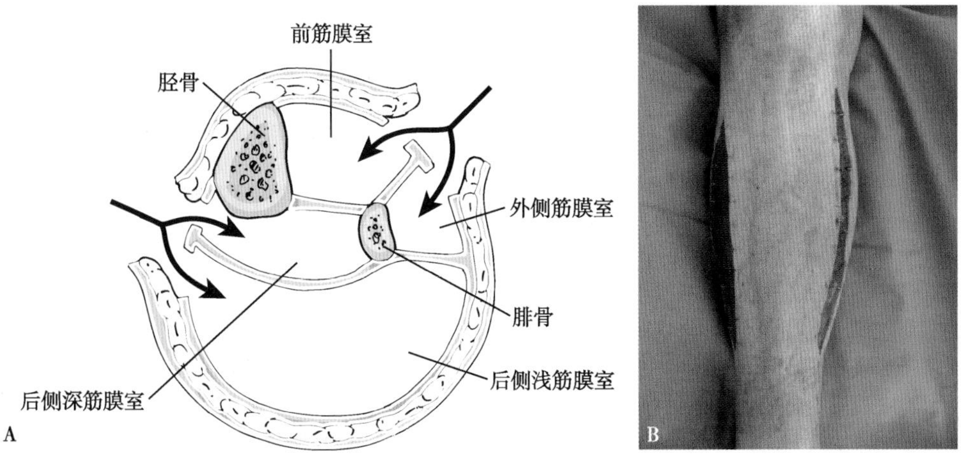

图 164-14　**双切口技术用于小腿筋膜切开术**。A，皮肤切开的横截面观；B，皮肤切开，两处切开都被人工皮肤移植暂时覆盖。（A，资料来源：Cameron JL，Cameron AM. Current Surgical Therapy，10th ed. Philadelphia：Saunders，2011.）

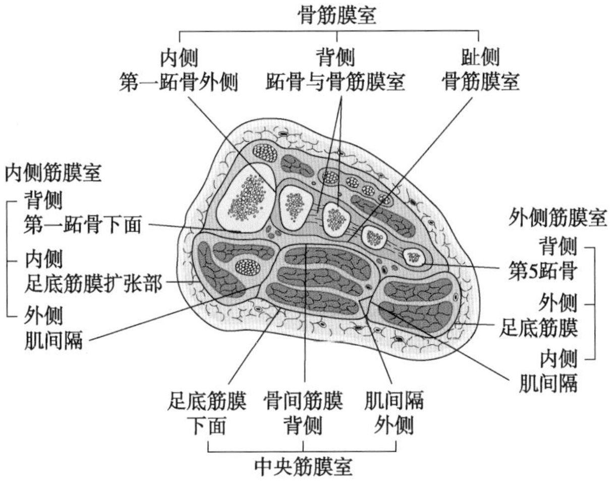

图 164-15　**足部筋膜室**。（资料来源：Twaddle BC，Amendola A. Compartment syndromes. In：Browner BD，Jupiter JB，Levine AM，et al.，editors. Skeletal Trauma，4th ed. Philadelphia：Saunders，2009.）

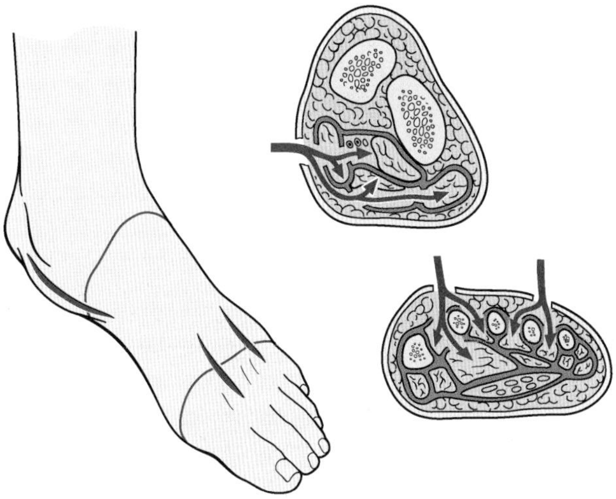

图 164-16　**足部筋膜室切开术，中间和背侧入路**。（资料来源：Banerjee R，Nickisch F，Easley ME，DiGiovanni CW. Foot injuries. In：Browner BD，Jupiter JB，Levine AM，et al.，editors. Skeletal Trauma，4th ed. Philadelphia：Saunders，2009.）

者选择性的行筋膜切开，则可能发生持续性的或复发性的筋膜室综合征[78]。

筋膜切开术后持续的神经功能障碍是常见的。神经损伤可能发生在最初的创伤中，长时间的缺血，也可能是由于筋膜切开和失活组织清创造成的。最常见的神经症状是切口皮缘的感觉变化；还有慢性疼痛综合征[84]。下肢筋膜切开术后神经功能受损在受伤肢体中占 7%～36%[85-87]。

筋膜切开术后的伤口并发症可能会立即发生或延迟数月至数年。下肢筋膜切开术后早期伤口并发症发生率高达 40%[85, 88, 89]，危险因素与血管损伤、下肢的部位、伤口过早或延迟闭合有关[89]。伤口感染的发生在肢端筋膜切开术中占 4%～7%[85, 88]。在筋膜切开术时，应预防应用抗生素，24 小时后停止使用。重复对失活组织的清创可以防止严重的伤口感染和败血症。据报道晚期伤口并发症占 4%～38%[84, 85, 88, 89]。包括瘢痕和肌腱挛缩、肌疝以及愈合不良和溃疡，特别是在有潜在血管疾病的患者身上。静脉功能不全的患者在筋膜切开术后易患慢性静脉疾病。筋膜室综合征患者胫骨干骨折延迟愈合，骨不连发生率高于无筋膜室综合征患者[90]。

急性肢端筋膜室综合征与肢体截肢风险显著相关[91]。在接受筋膜切开术治疗的患肢中，有 5%～21% 需要截肢[85, 86, 88, 89, 91]。合并骨折和血管损伤，其他严重损伤以及全身系统因素可能导致严重受伤的患者需要截肢。最高的截肢率发生在严重血管损伤合并血管栓塞的患者身上[85]。对国家创伤数据库进行的一项关于下肢血管损伤的大型回顾研究比较早期和晚期筋膜切开术的发现表明，适当的早期实施筋膜切开术可以降低截肢率[92]。在筋膜切开术后的上肢截肢是罕见的。

不经治疗的严重筋膜室综合征可能导致死亡。报道死亡率为11%～25%，这取决于筋膜室综合征的流行病学[78,86,88,93]。死亡=是由于巨大的创伤、严重的低血容量休克和多器官功能衰竭，不能仅仅归因于筋膜切开术。这在合并休克复苏的严重受伤患者中尤其明显，这种情况下，筋膜切开术后的死亡率达到了67%[24]。

结论

接受筋膜切开术的患者需要物理治疗来恢复功能。术后护理、康复和手术本身一样重要。在术后早期，需要辅助设备（如拐杖）有限负重。在几天后，通过适当的疼痛控制，可以停止使用拐杖。康复计划包括关节活动度（range of motion，ROM）和涉及受影响间室肌肉的柔韧性练习。需要对相邻的关节进行功能锻炼以保持正常的关节活动度。

一旦患者能够以正常的步态进行走动，就需要逐渐进行抗阻力的功能锻炼（取决于患者的日常活动或工作）。如果是运动员，运动专项练习是为了回到常的运动日程。交叉训练对这些运动员也是有益的。游泳、踏板练习、水中慢跑或跑步等活动帮助运动员在不加重受影响间室载荷的情况下恢复肌肉力量和柔韧性。

外科手术干预和减压治疗后，应在术后早期考虑专业的咨询治疗。对患者日常生活活动方面的缺陷进行适当的治疗和评估，并对使用任何必要的辅助设备进行评估。

知识点

1. 筋膜室综合征是一种危及生命的疾病，应该在确诊后立即治疗[16]。
2. 筋膜室综合征的首要症状是肢体肿胀，不成比例的疼痛，对镇痛的要求越来越高[12,28,30-32]。
3. 重症患者，特别是在严重创伤后进行大剂量液体复苏的患者，需要特别注意和多次的评估[24]。
4. 当筋膜室压力达到45mmHg或舒张压和筋膜室压力差小于30mmHg时，很容易确立筋膜室综合征的诊断[34-36,38,42-45]。
5. 筋膜室综合征的治疗主要是迅速地通过筋膜切开术及时减压肌肉间隔[54,68]。

（冯阳阳　赵程锦 译，袁清霞 审校）

参考文献

1. Volkmann R. Die ischaemischen muskellahmungen und kontrakturen. Zentralbl Chir. 1881;51:801–803.
1a. Freedman BJ. Dr. Edward Wilson of the Antarctic; a biographical sketch, followed by an inquiry into the nature of his last illness. Proc R Soc Med. 1953;47:23–30.
1b. Mavor, GE. The anterior tibial syndrome. J Bone Joint Surg. 1956;38B:513–517.
2. Davies MS, Nadel S, Habibi P, et al. The orthopedic management of peripheral ischemia in meningococcal septicemia in children. J Bone Joint Surg Br. 2001;82:383–386.
3. Jyothi NK, Cox C. Compartment syndrome following postpartum hemorrhage. BJOG. 2000;107:430–432.
4. Loren GJ, Mohler LR, Pedowitz RA. Bilateral compartment syndrome of the leg complicating tetanus infection. Orthopaedics. 2001;24:997–999.
5. Nicholson P, Devitt A, Stevens M, et al. Acute exertional peroneal compartmental syndrome following prolonged horse riding. Injury. 1998;29:643–644.
6. Johnson IA, Andrzejowski JC, Currie JS. Lower limb compartment syndrome resulting from malignant hyperthermia. Anaesth Intensive Care. 1999;27:292–294.
7. Cara JA, Narvaez A, Bertrand ML, et al. Acute traumatic compartment syndrome in the leg. Int Orthop. 1999;23:61–62.
8. Tremblay LN, Feliciano DV, Rozycki GS. Secondary extremity compartment syndrome. J Trauma. 2002;53:833–837.
9. Williams P, Shenilikar A, Roberts RC, et al. Acute non-traumatic compartment syndrome related to soft tissue injury. Injury. 1996;27:507–508.
10. Qvarfordt P, Christenson JT, Eklöf B, Ohlin P. Intramuscular pressure after revascularization of the popliteal artery in severe ischaemia. Br J Surg. 1983;70:539–541.
11. McQueen MM, Gaston P, Court-Brown CM. Acute compartment syndrome. Who is at risk? J Bone Joint Surg Br. 2000;82:200–203.
12. Elliott KG, Johnstone AJ. Diagnosing acute compartment syndrome. J Bone Joint Surg Br. 2003;85:625–632.
13. Köstler W, Strohm PC, Südkamp NP. Acute compartment syndrome of the limb. Injury. 2005;36:992–998.
14. Patel RV, Haddad FS. Compartment syndromes. Br J Hosp Med (Lond). 2005;66:583–586.
15. DeLee JC, Stiehl JB. Open tibia fracture with compartment syndrome. Clin Orthop Relat Res. 1981;(160):175–184.
16. Matsen FA. Etiologies of Compartmental Syndrome. In: Matsen FA: Compartmental Syndromes. New York: Grune & Stratton, 1980;69–71.
17. Zimmerman DC, Kapoor T, Elfond M, et al. Spontaneous compartment syndrome of the upper arm in a patient receiving anticoagulation therapy. J Emerg Med. 2013;44: e53–e566.
18. Newman PA, Deo S. Non-traumatic compartment syndrome secondary to deep vein thrombosis and anticoagulation. BMJ Case Rep. 2014;2014.
19. Freyer M, Vachalova I, Zirngibl B, et al. Compartment syndrome following thrombolysis: clinical features and associated conditions. J Thromb Thrombolysis. 2014;38:201–207.
20. Lawendy AR, Sanders DW, Bihari A, et al. Compartment syndrome-induced microvascular dysfunction: an experimental rodent model. Can J Surg. 2011;54:194–200.
21. Lawendy AR, Bihari A, Sanders DW, et al. Contribution of inflammation to cellular injury in compartment syndrome in an experimental rodent model. Bone Joint J. 2015;97-B:539–543.
22. Ulmer T. The clinical diagnosis of compartment syndrome of the lower leg: are clinical findings predictive of disorder? J Orthop Trauma. 2002;16:572–577.
23. Altay MA, Ertürk C, Altay N, et al. Comparison of intracompartmental pressures in a rabbit model of open and closed tibial fractures: an experimental study. Bone Joint J. 2013;95-B:111–114.
24. Kosir R, Morre FA, Selby LH, et al. Acute lower extremity compartment syndrome (ALECS) screening protocol in critically ill trauma patients. J Trauma. 2007;63:268–275.
25. Schaffzin JK, Prichard H, Bisig J, et al. A collaborative system to improve compartment syndrome recognition. Pediatrics. 2013;132:e1672–e1679.
26. Branco BC, Inaba K, Barmparas G, et al. Incidence and predictors for the need for fasciotomy after extremity trauma: a 10-year review in a mature level I trauma centre. Injury. 2011;42:1157–1163.
27. Mitas P, Vejrazka M, Hruby J, et al. Prediction of compartment syndrome based on analysis of biochemical parameters. Ann Vasc Surg. 2014;28:170–1707.
28. Matsen FA. Diagnosis of Compartmental Syndrome. In: Matsen FA: Compartmental Syndromes. New York: Grune & Stratton, 1980;85–100.
29. Deleted in review.
30. Shadgan B, Menon M, O'Brien PJ, Reid WD. Diagnostic techniques in acute compartment syndrome of the leg. J Orthop Trauma. 2008;22:581–587.
31. Myers RA. Hyperbaric oxygen therapy for trauma: crush injury, compartment syndrome, and other acute traumatic peripheral ischemias. Int Anesthesiol Clin. 2000;38:139–151.
32. Lee C, Lightdale-Miric N, Chang E, et al. Silent compartment syndrome in children: a report of five cases. J Pediatr Orthop B. 2014;23:467–471.
33. Olson SA, Glasgow RR. Acute compartment syndrome in lower extremity musculoskeletal trauma. J Am Acad Orthop Surg. 2005;13:436–444.
34. Mubarak SJ, Owen CA. Double-incision fasciotomy of the leg for decompression in compartment syndromes. J Bone Joint Surg Am. 1977;59:184–187.
35. Newton EJ, Love J. Acute complications of extremity trauma. Emerg Med Clin North Am. 2007;25:751–761, iv.
36. Matsen FA 3rd, Krugmire RB Jr. Compartmental syndromes. Surg Gynecol Obstet. 1978;147:943–949.
37. Zweifach SS, Hargens AR, Evans KL, et al. Skeletal muscle necrosis in pressurized compartments associated with hemorrhagic hypotension. J Trauma. 1980;20:941–947.
38. Matsen FA. Pathophysiology of Increased Tissue Pressure. In: Matsen FA. Compartmental Syndromes. New York: Grune&Stratton, 1980;36.
39. Whitney A, O'Toole RV, Hui E, et al. Do one-time intracompartmental pressure measurements have a high false-positive rate in diagnosing compartment syndrome? J Trauma Acute Care Surg. 2014;76:479–483.
40. Szabo RM, Gelberman RH, Williamson RV, Hargens AR. Effects of increased systemic blood pressure on the tissue fluid pressure threshold of peripheral nerve. J Orthop Res. 1983;1:172–178.
41. Deleted in review.
42. McQueen MM, Court-Brown CM. Compartment monitoring in tibial fractures. The pressure threshold for decompression. J Bone Joint Surg Br. 1996;78:99–104.
43. Owings JT, Kennedy JP, Blaisdell FW. Injuries to the Extremities. In: Wilmore DW, Cheung LY, Harken AH, Holcroft JW, Meakins JL, Soper NJ, eds. ACS Surgery: Principles and Practice. New York, NY: WebMD Corporation; 2002:474–476.
44. Gentilello LM, Sanzone A, Wang L, et al. Near infrared spectroscopy versus compartment pressure for the diagnosis of lower extremity compartmental syndrome using electromyography determined measurements of neuromuscular function. J Trauma. 2001;51:1–8.
45. White TO, Howell GED, Will EM, Court-Brown CM, McQueen MM. Elevated intramuscular compartment pressures do not influence outcome after tibial fracture. J Trauma. 2003;55:1133–1138.
46. Whitesides TE, Haney TC, Morimoto K, Harada H. Tissue pressure measurements as a determinant for the need of fasciotomy. Clin Orthop Relat Res. 1975;(113):43–51.
47. Mubarak SJ, Owen CA, Hargens AR, et al. Acute compartment syndromes: diagnosis and treatment with the aid of the wick catheter. J Bone Joint Surg Am. 1978;60:1091–1095.
48. Rorabeck CH, Castle GS, Hardie R, Logan J. Compartmental pressure measurements: an experimental investigation using the slit catheter. J Trauma. 1981;21:446–449.
49. Willy C, Gerngross H, Sterk J. Measurement of intracompartmental pressure with use of a new electronic transducer-tipped catheter system. J Bone Joint Surg Am. 1999;81:158–168.
50. Uliasz A, Ishida JT, Fleming JK, Yamamoto LG. Comparing the methods of measuring compartment pressures in acute compartment syndrome. Am J Emerg Med. 2003;21:143–145.
51. Hammerberg EM, Whitesides TE Jr, Seiler JG 3rd. The reliability of measurement of tissue pressure in compartment syndrome. J Orthop Trauma. 2012;26:24–31; discussion 32.
52. McQueen MM, Duckworth AD, Aitken SA, et al. The estimated sensitivity and specificity of compartment pressure monitoring for acute compartment syndrome. J Bone Joint Surg Am. 2013;95:673–677.
53. Heppenstall RB, Sapega AA, Izant T, et al. Compartment syndrome: a quantitative study of high-energy phosphorus compounds using 31P magnetic resonance spectroscopy. J Trauma. 1989;29:1113–1119.
54. Arbabi S, Brundage SI, Gentilello LM. Near-infrared spectroscopy: a potential method for continuous, transcutaneous monitoring for compartmental syndrome in critically injured patients. J Trauma. 1999;47:829–833.
55. Giannotti G, Cohn SM, Brown M, Varela JE, McKenney MG, Wiseberg JA. Utility of near-infrared

spectroscopy in the diagnosis of lower extremity compartment syndrome. J Trauma. 2000;48: 396–401.
56. Styf J, Wiger P. Abnormally increased intramuscular pressure in human legs: comparison of two experimental models. J Trauma. 1998;45:133–139.
57. Roskosky M, Robinson G, Reisman W, et al. Subcutaneous depth in a traumatized lower extremity. J Trauma Acute Care Surg. 2014;77:S190–S193.
58. Bariteau JT, Beutel BG, Kamal R, et al. The use of near-infrared spectrometry for the diagnosis of lower-extremity compartment syndrome. Orthopedics. 2011;34:178.
59. Hansen EN, Manzano G, Kandemir U, et al. Comparison of tissue oxygenation and compartment pressure following tibia fracture. Injury. 2013;44:1076–1080.
60. Reisman WM, Shuler MS, Kinsey TL, et al. Relationship between near infrared spectroscopy and intra-compartmental pressures. J Emerg Med. 2013;44:292–298.
61. Deleted in review.
62. Doro CJ, Sitzman TJ, O'Toole RV. Can intramuscular glucose levels diagnose compartment syndrome? J Trauma Acute Care Surg. 2014;76:474–478.
63. Valdez C, Schroeder E, Amdur R, et al. Serum creatine kinase levels are associated with extremity compartment syndrome. J Trauma Acute Care Surg. 2013;74:441–445; discussion 445–447.
64. Matsen FA. Treatment of Compartmental Syndromes. In: Matsen FA. Compartmental Syndromes. New York: Grune & Stratton, 1980;101–115.
65. Hakaim AG, Cunningham L, White JL, Hoover K. Selective type III phosphodiesterase inhibition prevents elevated compartment pressure after ischemia/reperfusion injury. J Trauma. 1999;46: 869–872.
66. Guerrero A, Gibson K, Kralovich KA, et al. Limb loss following lower extremity arterial trauma: what can be done proactively. Injury. 2002;33:765–769.
67. Lawendy AR, Bihari A, Sanders DW, et al. The severity of microvascular dysfunction due to compartment syndrome is diminished by the systemic application of CO-releasing molecule-3. J Orthop Trauma. 2014;28:e263–e268.
68. Ebraheim NA, Abdelgawad AA, Ebraheim MA, et al. Bedside fasciotomy under local anesthesia for acute compartment syndrome: a feasible and reliable procedure in selected cases. J Orthop Traumatol. 2012;13:153–157.
69. Wilkin G, Khogali S, Garbedian S, et al. Negative-pressure wound therapy after fasciotomy reduces muscle-fiber regeneration in a pig model. J Bone Joint Surg Am. 2014;96:1378–1385.
70. Kakagia D, Karadimas EJ, Drosos G, et al. Wound closure of leg fasciotomy: comparison of vacuum-assisted closure versus shoelace technique. A randomized study. Injury. 2014;45:890–893.
71. Zannis J, Angobaldo J, Marks M, et al. Comparison of fasciotomy wound closures using traditional dressing changes and the vacuum-assisted closure device. Ann Plast Surg. 2009;62: 407–409.
72. Yang CC, Chang DS, Webb LX. Vacuum-assisted closure for fasciotomy wounds following compartment syndrome of the leg. J Surg Orthop Adv. 2006;15:19–23.
73. Wattel F, Mathieu D, Nevière R, Bocquillon N. Acute peripheral ischaemia and compartment syndromes: a role for hyperbaric oxygenation. Anaesthesia. 1998;53:63–65.
74. Strauss MB, Hargens AR, Gershuni DH, et al. Delayed use of hyperbaric oxygen for treatment of a model anterior compartment syndrome. J Orthop Res. 1986;4:108–111.
75. Tibbles PM, Edelsberg JS. Hyperbaric-oxygen therapy. N Engl J Med. 1996;334:1642–1648.
76. Weiland DE. Fasciotomy closure using simultaneous vacuum-assisted closure and hyperbaric oxygen. Am Surg. 2007;73:261–266.
77. Abdullah MS, Al-Waili NS, Butler G, Baban NK. Hyperbaric oxygen as an adjunctive therapy for bilateral compartment syndrome, rhabdomyolysis and acute renal failure after heroin intake. Arch Med Res. 2006;37:559–562.
78. Jensen SL, Sandermann J. Compartment syndrome and fasciotomy in vascular surgery. A review of 57 cases. Eur J Vasc Endovasc Surg. 1997;13:48–53.
79. Sheridan GW, Matsen FA 3rd. Fasciotomy in the treatment of the acute compartment syndrome. J Bone Joint Surg Am. 1976;58:112–115.
80. Cohen MS, Garfin SR, Hargens AR, et al. Acute compartment syndrome. Effect of dermotomy on fascial decompression in the leg. J Bone Joint Surg Br. 1991;73:287–290.
81. Bible JE, McClure DJ, Mir HR. Analysis of single-incision versus dual-incision fasciotomy for tibial fractures with acute compartment syndrome. J Orthop Trauma. 2013;27:607–611.
82. Cooper GG. A method of single-incision, four compartment fasciotomy of the leg. Eur J Vasc Surg. 1992;6:659–661.
83. Dover M, Memon AR, Marafi H, et al. Factors associated with persistent sequelae after fasciotomy for acute compartment syndrome. J Orthop Surg (Hong Kong). 2012;20:312–315.
84. Fitzgerald AM, Gaston P, Wilson Y, et al. Long-term sequelae of fasciotomy wounds. Br J Plast Surg. 2000;53:690–693.
85. Rush DS, Frame SB, Bell RM, et al. Does open fasciotomy contribute to morbidity and mortality after acute lower extremity ischemia and revascularization? J Vasc Surg. 1989;10:343–350.
86. Heemskerk J, Kitslaar P. Acute compartment syndrome of the lower leg: retrospective study on prevalence, technique, and outcome of fasciotomies. World J Surg. 2003;27:744–747.
87. Lagerstrom CF, Reed RL 2nd, Rowlands BJ, Fischer RP. Early fasciotomy for acute clinically evident posttraumatic compartment syndrome. Am J Surg. 1989;158:36–39.
88. Johnson SB, Weaver FA, Yellin AE, et al. Clinical results of decompressive dermotomy-fasciotomy. Am J Surg. 1992;164:286–290.
89. Velmahos GC, Theodorou D, Demetriades D, et al. Complications and nonclosure rates of fasciotomy for trauma and related risk factors. World J Surg. 1997;21:247–252; discussion 263.
90. Reverte MM, Dimitriou R, Kanakaris NK, et al. What is the effect of compartment syndrome and fasciotomies on fracture healing in tibial fractures? Injury. 2011;42:1402–1407.
91. Ojike NI, Roberts CS, Giannoudis PV. Compartment syndrome of the thigh: a systematic review. Injury. 2010;41:133–136.
92. Farber A, Tan TW, Hamburg NM, et al. Early fasciotomy in patients with extremity vascular injury is associated with decreased risk of adverse limb outcomes: a review of the National Trauma Data Bank. Injury. 2012;43:1486–1491.
93. Ritenour AE, Dorlac WC, Fang R, et al. Complications after fasciotomy revision and delayed compartment release in combat patients. J Trauma. 2008;64:S153–S161; discussion S161–S162.

165

血栓和溶栓治疗

Michael C. Madigan and Edith Tzeng

溶栓剂包括一系列间接引起血栓溶解的化合物。溶栓剂导致纤维蛋白溶解机制被激活，从而阻止血栓的进一步形成和累积。纤维蛋白的溶解最开始是将血纤维蛋白溶酶原切割成为血纤维蛋白溶酶，而血纤维蛋白溶酶可以将纤维蛋白凝块基质水解，从而导致凝块溶解（图 165-1）。溶栓剂可以将血纤维蛋白溶酶原转变为血纤维蛋白溶酶。不同的溶栓剂在针对血纤维蛋白溶酶原的特异性、代谢半衰期和抗原性等方面各有不同（表 165-1）。

药物

链激酶

链激酶（streptokinase）是一种溶血性链球菌产生的蛋白质，在 20 世纪 30 年代最先被鉴定出来拥有溶栓特性[1]，它也是最早被应用于临床的溶栓药物[2]。链激酶可以与血纤维蛋白溶酶原形成复合物，并将血纤维蛋白溶酶原转变为血纤维蛋白溶酶。但是，由于链球菌感染导致人体容易产生相应抗体，所以链激酶具有一定免疫原性。据统计，有 2%～5% 的患者容易产生轻度过敏反应，同时也偶有严重的过敏反应报道[3]。

尿激酶

尿激酶（urokinase）也是一种常见的溶栓剂，最初是从人类尿液中提取出来的，尿激酶已经应用于临床超过 30 年。现如今，尿激酶是从人胚胎肾脏组织物中提取。与链激酶不同的是，尿激酶通过酶解的方式将血纤维蛋白溶酶原切割成为血纤维蛋白溶酶。1999 年，由于美国食品药品管理局（Food and Drug Administration，FDA）认为尿激酶的安全性有待商榷，美国市场下架了尿激酶[4]。直到 2002 年，大量严格的试验证实了尿激酶的生产制备过程中不存在人病原体的污染，尿激酶才被重新准入美国市场。但是，现如今尿激酶只被允许治疗肺栓塞（pulmonary embolism，PE）。尿激酶原（也就是单链尿激酶类血纤维蛋白溶酶原激活酶）现如今常被使用，它是一种单链形式的尿激酶前体，可以通过水解反应被转化成为双链的尿激酶。

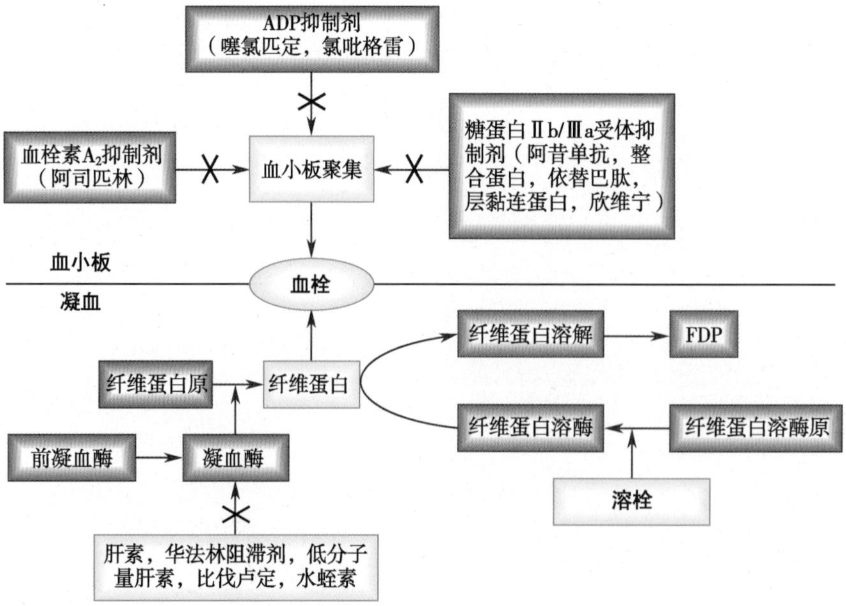

图 165-1　血栓形成的示意图，各种抗栓试剂和溶栓剂。FDP：纤维蛋白降解产物；LMWH：低分子肝素

表 165-1 常用溶栓试剂简介

	链激酶	尿激酶	组织纤溶酶原激活剂
来源	链球菌（C 类）	人肾脏（胚胎）	重组
溶解	第一	第一（尿激酶原：第二）	第二（非 rt-PA：第三）
产生	阿尼普酶（Anistreplase）		
可用化合物	APSAC（半衰期 70～120 分钟）	尿激酶原	Rt-PA，r-PA，TNK-tPA，n-PA
分子量 /kD	47	35～55	63～70
半衰期 / 分钟	18～23	14～20	3～4
代谢	肝脏	肝脏	肝脏
抗原性	有	无	无
纤维蛋白特异性	很小	中等	中等
血纤维蛋白溶酶原	非直接	直接	直接

组织纤溶酶原激活剂

组织纤溶酶原激活剂（tissue plasminogen activator，t-PA）最早于 1981 年被分离提纯 [5]，它是一种天然存在的蛋白质，由人血管内皮细胞合成。现如今，有几种组织纤溶酶原激活剂的变体存在于市场上，包括阿替普酶（alteplase，rt-PA，于 1987 年被 FDA 批准上市）和杜特普酶（duteplase）。其他形式的组织纤溶酶原激活剂包括瑞替普酶（reteplase，r-PA），替奈普酶（tenecteplase，TNK-tPA）和拉奈普酶（lanoteplase，n-PA）。重组组织纤溶酶原激活剂没有免疫原性，而且对血纤维蛋白溶酶原的亲和度很高，所以是很好的溶栓药物。新一代的组织纤溶酶原激活剂拥有优化后的药代动力学，使得药物服用更加方便。

其他药物

人们也提取了其他的化合物，并且对于它们的作用机制进行了深入研究。例如，从吸血蝙蝠唾液中提取的纤溶酶原激活剂，从铜斑蛇毒液中提取的蛇毒溶栓酶（fibrolase）和从金黄色葡萄球菌中提取的葡萄球菌激酶。但是试验数据还不够翔实，所以它们还未被用于临床治疗。

临床治疗

心肌梗死

急性心肌梗死在工业化国家中较为常见。现行的治疗原则是快速重建心肌梗死处的血液流动。由冠状动脉进行干预治疗是一线治疗手段，而溶栓治疗反而不被重视 [6]。但是值得注意的是，由冠状动脉进行干预治疗不适用于先期已经进行过心脏干预的患者，而溶栓治疗则不受任何约束。

溶栓治疗最初被应用于心肌梗死的治疗可以追溯到 20 世纪 50 年代 [7]。一项针对超过 58 000 例急性心肌梗死患者的溶栓治疗显示：对于那些 ST 波显著增高的患者来说，溶栓治疗可以降低大约 25% 的死亡率 [8]。此外，大量试验对不同溶栓药物的效果、剂量和吸收途径进行了研究，其中最重要的指标就是是否可以快速重建心肌梗死处动脉的血流量。

早期试验，比如 ISIS-2[3] 和 GISSI[9] 关注的是链激酶的作用效果。这些研究发现，在服用链激酶 3 周后，死亡率降低 18%。服用链激酶超过 5 周则可以降低大约 25% 的死亡率，而连续服用更长时间（如 1～10 年）的链激酶则不会继续降低死亡率 [10]。GUSTO-1 试验统计了 41 021 例急性心肌梗死患者服用 t-PA 纤溶酶原的效果：与传统给药时间（发病后 3 小时内服药）不同的是，当患者在发病后 30 分钟内服用总剂量 2/3 的 t-PA，30 天后死亡率为 6.3%，与其他药物相比出现了显著性降低。例如链激酶（死亡率 7.4%）和链激酶 - 组织纤溶酶原激活剂联合用药（死亡率 7.0%）[11]。血管造影术也显示出短时间大量服用组织纤溶酶原激活剂可以迅速重建心肌梗死处的血流量。但是随后的一项综合试验并未重复相似的试验结论 [12]。

新一代的组织纤溶酶原激活剂，如 r-PA 和 TNK-tPA，可以进行大量给药。GUSTO-3 试验比较了 r-PA 和传统组织纤溶酶原激活剂在 15 059 例急性心肌梗死患者身上的治疗效果。结果并未显示 t-PA 与传统组织纤溶酶原激活剂给药在降低死亡率方面有显著性差异（0.91% vs 0.87%）[13]。ASSENT-2 试验显示，TNK-PA 与传统组织纤溶酶原激活剂给药在降低死亡率方面无显著性差异 [14]。虽然两项试验显示新一代组织纤溶酶原激活剂在治疗效果上未有显著性提升，但是由于新一代的组织纤溶酶原激活剂采用了新的药代动力学，给药方式更为便捷，可以明显降低服药成本。

其他一些治疗手段：如服用阿斯司匹林、氯吡格雷或其他抗栓药物可以提升溶栓治疗的效果 [15]。肝素通常用来抑制凝血酶的形成，由于肝素有一些不良反应，比如导致血小板减少，所以临床上还可以采用其他凝血酶抑制药，如水蛭素和比卢伐定 [16]。最近还发现糖蛋白Ⅱb/Ⅲa 受体抑制剂，如阿昔单抗（reoPro）、依替巴肽（integrilin）和替罗非班（iggrastat）[17-19]。尽管先期试验有一些激动人心的结果 [20]，但是还没有随机性试验去证实这些药物在降低死亡率上的效果[21-23]。更有甚者，有一项随机试验显示，与未服用阿昔单抗（3.1%）相比，服用阿昔单抗后（5.2%）反而使得出血风险显著性升高（$P<0.001$）[24]。

研究发现溶栓治疗的时机很重要[25,26]，与及时服药（出现症状后2小时内服药）不同。如果在血栓症状出现后4小时才开始服用溶栓药物，30天和6个月内死亡率要显著提高[27]。一项评判溶栓治疗长期效果的研究表明，在出现症状后3小时内服用溶栓药物rt-PA，1年内死亡率为15.8%；而在出现症状超过3小时后才服用溶栓药物rt-PA，1年内死亡率为17.6%，死亡率出现了显著性升高[28]。因此，一般心电图检测一旦发现患者的ST波出现明显升高，临床上推荐第一时间开始溶栓治疗[29,30]。

现行的针对急性心肌梗死的治疗方针是依照2008年美国胸科医师学会颁发的第8版临床操作指南和2013年美国心脏病学会临床指南而执行的[31,32]。AMI的治疗流程见图165-2。临床指南指出，溶栓治疗特别适合于以下患者，包括心电图显示ST波异常增高，心肌梗死时间在3小时以内的，无法及时进入PCI设备和低出血风险的患者。但是溶栓治疗是否适用于间歇性心绞痛的患者尚不得而知，而且溶栓治疗并不会用于治疗那些ST波未出现升高及未出现新生束支阻滞患者。禁止使用溶栓治疗的情形见表165-2。

随着溶栓手段的发展，冠状动脉血管成形术成为治疗ST波异常增高患者的首选方案，一项包括7 739例ST波出现异常增高的患者的试验显示：与传统的溶栓治疗（76%患者接受纤维蛋白特异性溶栓剂的治疗）导致的短期死亡率

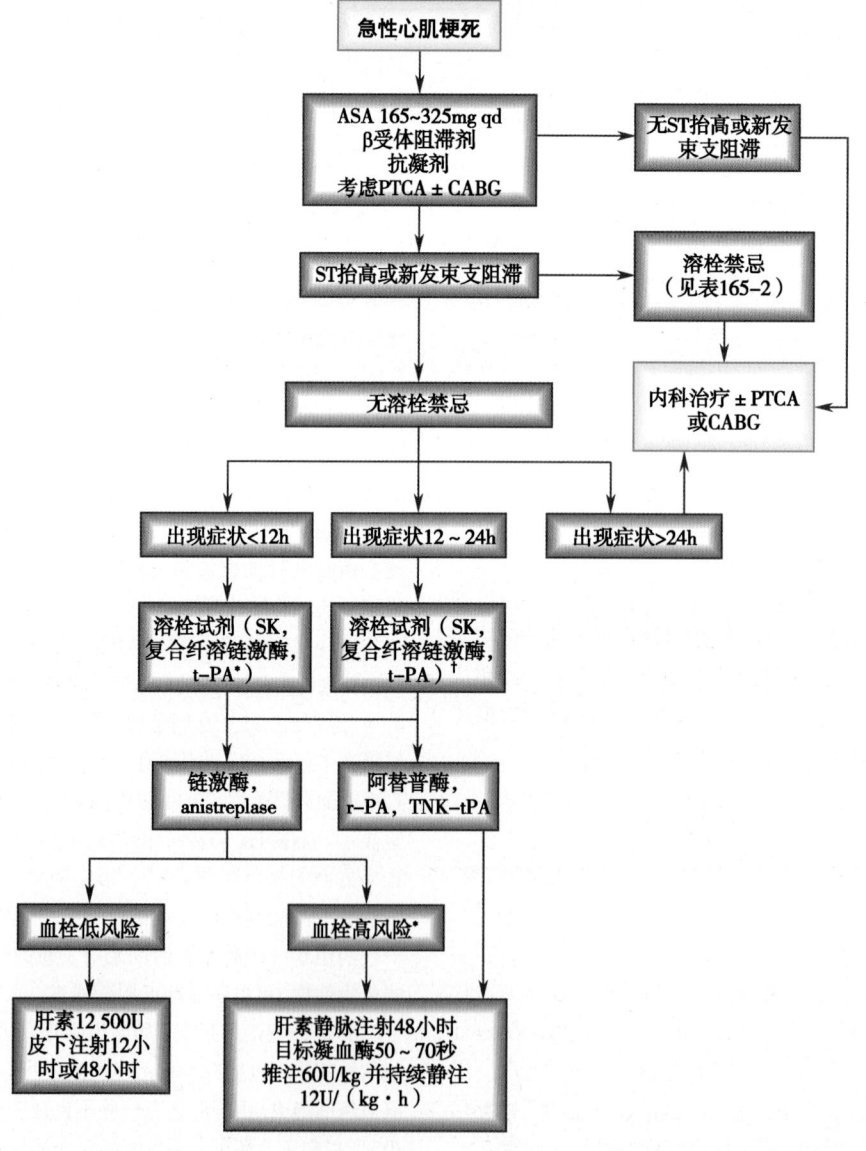

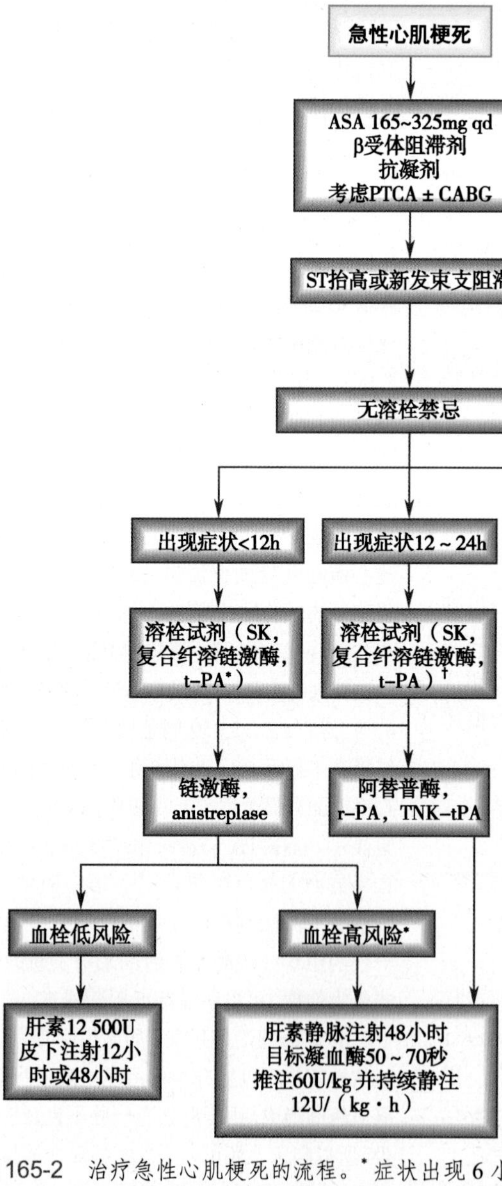

图165-2 治疗急性心肌梗死的流程。*症状出现6小时以内。†Grade 2b数据[11]。‡有心肌梗死、心力衰竭、血栓和左心室血栓史。BBB：束支阻滞；PTCA：经皮冠状动脉介入治疗；CABG：冠状动脉旁路移植术；SK：链激酶；（资料来源：1999/2002 ACC/AHA Guideline Update and 2001 ACCP Consensus Conference[11,12]）

表 165-2　不适合溶栓治疗的急性心肌梗死患者（ST 波增高 / 新生束支阻滞）

绝对禁止溶栓治疗的情况	不建议溶栓治疗的情况
症状超过 24 小时的患者	症状出现 12～24 小时的患者
有颅内出血史的患者	年纪超过 75 岁的患者
去年内出现过卒中的患者	收缩压 > 180mmHg 或者舒张压 > 110mmHg 的患者
颅内肿瘤患者	出血综合征患者
易出血体质	对溶栓试剂过敏的患者
可能的主动脉夹层患者	孕妇或哺乳期妇女
3 个月以内明显的封闭性头 / 面部外伤患者	接受超过 10 分钟的心肺复苏的患者
	2～4 星期以内内出血的患者
	消化性溃疡患者

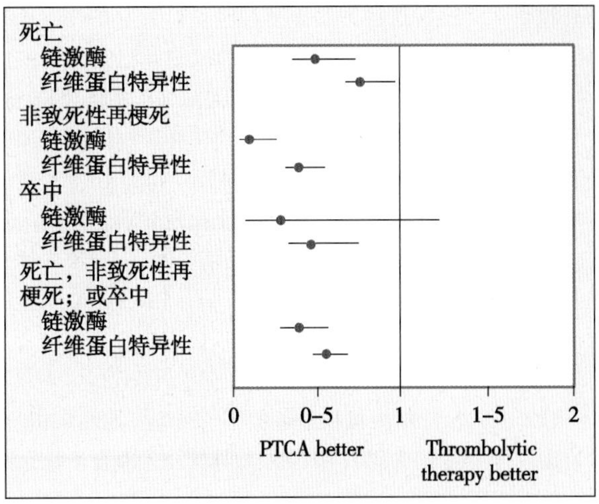

图 165-3　经皮冠状动脉腔内成形术和传统溶栓术疗效的比较的短期临床结果。资料来源：Keeley EC，Boura JA，Grines CL. Primary angioplasty versus intravenous thrombolytic therapy for acute myocardial infarction：a quantitative review of 23 randomised trials. Lancet 2003；361：13-20.）

（9%）相比，采用冠状动脉血管成形术[6]的短期（4～6 周）死亡率为 7%，出现了显著性降低（$P=0.003$）。而且试验显示，与传统方法相比，采用冠状动脉血管成形术来治疗心肌梗死可以显著降低非致命性再梗死（3% vs 7%）或者卒中（1% vs 2%）的概率[33]。相关的试验结果总结见图 165-3。

虽然冠状动脉血管成形术[34-37]的效果较好，但是考虑到能进行冠状动脉血管成形术的机构并不多，所以采用溶栓药物进行溶栓治疗则更容易普及。近期一项名为 STREAM 的试验显示，在急性心肌梗死出现症状后 1 小时后进行冠状动脉血管成形术，如果辅以溶栓治疗，氯吡格雷和依诺肝素进行联合治疗，则治疗效果与症状出现后 1 小时内进行冠状动脉血管成形术相类似[38]。一项名为 TRANSFER-AMI 的试验显示，在症状出现后 6 小时内进行冠状动脉血管成形术可以在 30 天内的综合死亡率、心肌再梗死、心肌周期性缺血、心肌充血障碍或者心源性休克等数据方面有明显的改善（11.0% vs 17.2%；OR，0.64；95%CI，0.47～0.87）[39]。所以对于某些患者而言，冠状动脉血管成形术，溶栓治疗和抗栓药物的联合治疗才是更好的治疗方案。

卒中

卒中在美国是第三大死亡因素，每年死亡人数超过 70 万。多数卒中是由于缺血造成的，起因是动脉血管堵塞，导致血液无法运输到大脑。传统的治疗方法包括应用抗凝血药或抗血小板药物以及急性缺血后的缓慢康复。最近，溶栓治疗开始成为治疗卒中的手段之一。与治疗急性心肌梗死相似的是，治疗卒中的时机也很重要[40]：在出现卒中症状 90 分钟之内及时进行治疗可以显著提升治疗效果[41]。

使用溶栓疗法治疗卒中可以追溯到 1995 年，当年国立神经疾病与卒中研究所发布了一项针对 rt-PA 治疗急性缺血性卒中的研究结果显示[42]：虽然短期（24 小时）试验结果显示，静脉注射 rt-PA 治疗缺血性卒中不能明显改善神经系统功能，但是从长期（3 个月，6 个月和 12 个月）结果来看，静脉注射 rt-PA 治疗缺血性卒中的患者中，有超过 30% 的个体最终恢复了部分神经系统功能[43]。然而，试验还显示静脉注射 rt-PA 后 36 小时内，大脑出血的概率显著性提升（6.4% vs 0.6%，$P<0.001$）。此外，3 个月内死亡率并没有明显改善。综合以上试验数据，FDA 最终批准 rt-PA 用于治疗急性缺血性卒中症状出现 3 小时以内的患者。

欧洲还开展了针对 t-PA 的随机性临床试验（ECASS-Ⅰ[44]，ECASS-Ⅱ[45]和 ATLANTIS[40,46]），虽然这些试验都没有达到主要试验预期，但是还是发现在症状出现 0～6 小时应用 t-PA 可以达到次要试验预期，从而认为使用 t-PA 治疗缺血性卒中具有一定的临床意义。最近，ECASS-Ⅲ试验证实，虽然针对缺血性卒中发生 3～4.5 小时采用 t-PA 治疗无法改善死亡率[47]，但是可以改善其他一些生理功能。针对以上试验结果，Lansberg 等计算出在出现症状后 0～1.5 小时、1.5～3 小时和 3～4.5 小时这 3 种时间窗口给予 t-PA 治疗可以分别使 28%、23% 和 17% 的患者出现显著性改善[48]。根据 ECASS-Ⅲ试验结果，美国心脏协会卒中委员会的科学建议委员会推荐使用 t-PA 治疗缺血性卒中，治疗的时间窗口是在发病后 3～4.5 小时。虽然美国 FDA 尚未批准 t-PA 治疗缺血性卒中，但欧洲药品监管机构已经批准 t-PA 治疗缺血性卒中，时间窗口是在发病后 4.5 小时以内[49]。一项国际间卒中试验显示：超过 80 岁出现缺血性卒中症状 6 小时以内的患者进行 t-PA 治疗，虽然在 18 个月内死亡率上与传统疗法相比没有显著性降低（34.9% vs 35.1%，$P=0.85$），但是可以显著性提升牛津障碍尺度得分（35.0% vs 31.4%；OR，1.28；95%CI，1.03～1.57；$P=0.024$）[50]。

现如今，t-PA 是 FDA 唯一批准的用于治疗缺血性卒中的药物。最近，直接向动脉注射溶栓试剂来治疗缺血性卒中越来越受到关注。这种方法需要神经外科医生在被血栓堵塞的血管部位导入一根导管输送溶栓试剂。已经有一些试验报道了这种方法具有一定疗效。PROACTⅡ试验[51]向180例卒中患者的动脉中直接输送肝素或者肝素与尿激酶原的复方药物。试验发现，与仅输送肝素相比，超过40%的输送复方药物的患者可以在Rankin得分上出现显著性提高。虽然由于MELT试验在早期停止了尿激酶的治疗，导致未达到主要试验预期[52]，但是后续分析以及结合PROACT试验的结果综合分析显示，尿激酶的输送可以显著改善卒中患者的病症[53]。

导管介入治疗卒中机构最近主持了一项三期临床试验，试验比较传统的t-PA治疗和t-PA与导管介入联合治疗之间的疗效有何不同[54]。试验在90天死亡率（19.1% vs 21.6%，P=0.52）和Rankin得分（40.8% vs 38.7%，95%CI，-6.1～9.1）这两个主要试验预期上没有发现两种疗法的显著性差异。所以美国卒中协会在2013年度指南中建议那些可以进行导管介入术的卒中患者也应该同时接受传统的t-PA治疗[55]。像NINDS试验指出的一样（表165-3），导管介入术不适用于某些患者。其他一些试验使用了机械溶栓[56]，糖蛋白Ⅱb/Ⅲa抑制剂[57]或者超声波溶栓[58,59]等也取得了一定的疗效。

表165-3 不能使用溶栓剂治疗缺血性卒中的情况

绝对禁止使用溶栓剂的情况	不建议使用溶栓剂的情况
症状出现6小时以上	症状出现3～6小时
颅内出血史	癫痫
主动出血症状	肠胃或尿道
血小板含量<100 000/mm³	3周内出现大出血
3个月内经历过卒中、头部创伤或颅内手术	最近腰椎穿刺，动脉穿刺
14天内经历过重大手术	收缩压>180mmHg或者舒张压>110mmHg的患者
颅内动脉瘤或者动脉异常	头部CT大脑动脉密度>1/3 血糖指数<50或者>400mg/dl 凝血酶原时间（国际化标准比值>1.7）

肺栓塞

肺栓塞在住院患者中较常见，致死率很高（15%）[60]。自20世纪60年代开始使用抗凝剂治疗肺栓塞，取得了不错的效果[61]。人们曾经采用了普通肝素，皮下注射低分子量肝素或磺达肝素等[62]。尽管抗凝血药在治疗肺栓塞方面取得了一定的效果，但是仍然有相当一部分患者使用抗凝血药的效果不佳，导致血栓出现，最后肺动脉堵塞[63-65]。所以，溶栓疗法治疗肺栓塞仍然具有一定的临床意义。

UPET试验被设计来评估溶栓剂-尿激酶治疗肺栓塞的效果[63]。虽然溶栓治疗5天后并未发现死亡率或血流量有任何改善，但是2星期或者1年后，研究人员发现微小血管血流量出现明显改善[66,67]。当对这些病患进行长达7年的后续试验发现，使用尿激酶治疗肺栓塞可以显著降低肺高压的发病概率[68]。

现如今，溶栓疗法主要用来治疗大面积肺栓塞患者，他们肺部的血流量极为不稳定。除此之外，右心室功能不全或顽固性低氧血症患者等肺动脉血压长期不稳定的患者都适用于溶栓疗法。右心劳损容易造成死亡[69]。溶栓疗法虽然不会对死亡率造成明显的改善[70]，但对于病情稍重的肺栓塞患者也有很好的疗效。PEITHO科学家对于1 006例肺栓塞患者进行了一项试验，评估TNA-tPA和肝素联合用药的疗效，他们发现，与对照组相比，联合用药组患者的7天死亡率或血流量异常概率均出现了明显的改善（2.6% vs 5.6%；OR，0.44，95%CI，0.23～0.87；P=0.02）。长时间观察结果显示，联合用药组不会导致30天死亡率下降（2.4% vs 3.2%，P=0.42），而且会导致卒中（2.4% vs 0.2%，P=0.003）与大出血的概率（6.3% vs 1.2%，P<0.001）提升[71]。

Verstraete等重新做了UPET试验，比较直接向肺动脉介入导管和尿激酶治疗之间的差异[72]。遗憾的是，他们并未发现两者之间的区别。其他一些试验试图将两种治疗方法融合在一起，在尿激酶治疗的同时，他们向肺动脉插入一根导管，这种导管可以发出超声波去帮助机械破坏栓块。最近USAT试验显示联合治疗的方法确实可以在治疗后24小时内显著改善右心劳损[73]。尽管t-PA治疗并未显示出超出其他溶栓剂的能力[74]，但由于其灌输时间短，所以临床上还是常采用t-PA来治疗肺栓塞[75]。FDA批准治疗急性肺栓塞的药物见表165-4。值得注意的是，不论哪种溶栓剂，都会使得大约12%的患者大出血的概率提高[76]。

深静脉血栓形成

深静脉血栓常见于危重患者，大约30%的重症患者有深静脉血栓[77]。深静脉血栓不仅可能导致静脉坏疽的形成，还可能导致顽固性深静脉血栓和血栓后综合征[78-81]。血栓后综合征的主要病理特征包括持续性疼痛、水肿、皮肤变色和皮肤溃疡。髂股深静脉发生血栓的患者，其血栓后发病率明显高于那些腹股深静脉血栓患者。传统的治疗深静脉血栓的方法包括抗凝血药，阻止血栓的形成，稳定血栓的结构以及预防肺栓塞的发生。然而，抗凝血药并不会对于静脉功能的恢复有

表165-4 FDA批准治疗肺栓塞的药物

药物	治疗方案
链激酶	30分钟内250 000U，24小时内继续100 000U/h
尿激酶	10分钟内4 400U/kg，12～24小时内继续4 400U/kg
组织纤溶酶原激活剂	2小时后100mg

任何帮助。溶栓疗法着重于溶解血栓凝块。2014年一项试验比较了溶栓剂和抗凝血药联合用药的治疗效果，他们发现血栓凝块减少了（RR，4.92；95%CI，1.66～14.53；P=0.004），血栓后综合征的发病率也降低了（RR，0.64；95%CI，0.52～0.79；P<0.000 1）。虽然溶栓剂可能导致患者出血概率提升（RR，2.23；95%CI，1.41～3.52；P=0.000 6），但是不会造成死亡率提升[82]。

最近，导管介入溶栓术等结合了机械和药物治疗的方法逐渐成为治疗深静脉血栓的一线治疗方案。导管介入可以直接输入溶栓剂，理论上可以减少溶栓剂的使用剂量，这样可以有效避免出血风险。

最近有一项试验对209例首次出现髂股深静脉血栓的患者及时采取了导管介入溶栓术（出现症状后21天以内），与传统的抗凝剂治疗相比，导管介入溶栓术可以显著改善髂骨静脉的血流量（6个月后）（65.9% vs 47.4%，P=0.012），明显降低了2年后血栓后综合征的发病概率（41.1% vs 55.6%，P=0.047）。但是，仍然有大约10%的患者发生了出血事件[109]。

现行的治疗指南是由血管外科协会和美国静脉论坛共同推荐的，他们一致认为导管介入溶栓术或其他机械药物联合治疗方案治疗髂股深静脉血栓（14天内）有着更好的疗效，包括功能恢复，寿命延长和出血概率上都有明显的改善[83]。ACCP同样推荐相似的治疗方案，指出导管介入溶栓术比传统的溶栓剂有着更好的治疗效果[84]，他们同时认为导管介入溶栓术同样适合蓝色炎症疼痛症。除了下肢血栓患者适用于导管介入溶栓术，那些上肢静脉出现血栓的患者也适用于导管介入溶栓术[85]。更多的临床随机试验即将展开，将会对治疗深静脉血栓的治疗方案有更强的指导意义[86]。

急性外周动脉闭塞

急性外周动脉闭塞是一种严重疾病，导致10%～30%的病患截肢，30天内致死率更是高达15%[87]。急性外周动脉闭塞源于外伤或血栓。现在采取很多非侵入式治疗手段来治疗这种疾病。

自从1950年以来，溶栓术成为越来越受欢迎的治疗选择方案，但由于溶栓药物会造成出血概率升高，同时治疗效果也不令人满意。20世纪70年代早期以来，导管介入溶栓术被更多地选择，因为导管的介入可以提高局部溶栓药物的浓度，这样可以降低输入溶栓剂的总量，从而降低出血风险[88]。除此之外，各种基于溶栓剂的输液策略，如低剂量输液、高剂量输液或高压输液等，都不能得到很好的治疗效果[89,90]。

尽管链激酶是第一个用于治疗急性外周动脉闭塞的药物，但是研究发现，尿激酶和组织纤溶酶原激活剂可能是更好的治疗药物，而且出血风险还更低[91-93]。最近，组织纤溶酶原激活剂和它的衍生物已经代替尿激酶作为治疗急性外周动脉闭塞的首选药物。低剂量的组织纤溶酶原激活剂（通常开始剂量0.5mg/h，继<2mg/h维持）与其他治疗方案，如尿激酶和使APTT维持在1.5倍剂量的肝素的联合用药相比较，治疗效果未见显著性差异。有超过60%的患者出现完全的病情缓解，另有30%的患者出现了部分缓解[94]。有研究表明，导管介入溶栓术可以明显降低药物的使用剂量[0.001～0.002mg/(kg•h)或0.12～2.0mg/h，总剂量不超过40mg][95]。

使用溶栓剂治疗急性外周动脉闭塞只是众多手段中的一种。Rochester试验[96]比较了手术治疗和尿激酶治疗的差别，在114例有截肢风险的患者中，研究人员并未发现两种疗法导致的未截肢率有显著性差异（82%），然而尿激酶治疗可以显著降低死亡率（16% vs 42%）。另外一项试验在393例患者中比较了手术治疗与溶栓剂治疗的差别[97]，30天后，截肢率（5% vs 6%）和死亡率（4% vs 5%）都没有发现显著性差异。然而进一步研究发现[98,99]，溶栓剂治疗对于那些外来血栓堵塞血管的患者有更好的疗效。TOPAS试验在544例患者中比较了手术治疗与溶栓剂治疗的差别[100,101]，尽管1年后未截肢生存率没有发现显著性差异（68% vs 69%），但是试验还是发现超过30%的溶栓剂治疗组患者不仅未截肢，后续也不需要再进行有创治疗，也就是说，有相当一部分患者在接受溶栓剂治疗后不需要再进行手术。由Taha等完成的一项试验显示，虽然手术治疗与溶栓剂治疗在截肢率上未有显著性差异，但是溶栓剂治疗的1年死亡率要显著低于手术治疗组（12.9% vs 33.8%，P<0.001）[102]。

2013年Cochrane Review总结了从1990年以来的5项比较手术治疗与溶栓剂疗效的试验，他们未发现截肢率或者死亡率出现显著性差异。接受溶栓剂治疗的患者更容易出现卒中（1.3% vs 0%）或者大出血（8.8% vs 3.3%）[103]。因此，溶栓治疗并没有作为治疗急性外周动脉闭塞的第一选择，但是可以作为那些无法接受手术治疗患者的备选方案。有时候，溶栓治疗可以帮助远端血管的疏通，进而有助于搭桥手术后的血管再生。更重要的是，溶栓治疗是治疗外来血栓凝块患者的最佳选择（图165-4）[97,98]。以下患者不可以接受溶栓治疗：早期手术后患者，多重/侵入外伤导致血栓的患者，以及不可逆肢体缺血患者。

其他用途

除了上述用途之外，人们发现溶栓药物对于治疗血栓透析移植物或中央静脉血栓也有效果。溶栓药物可以识别和清除移植物。其他一些疗法也可以治疗急性血栓移植物，如机械清除血栓，手术清除血栓移植物和药物治疗。最近多项研究表明[104]，无论从安全性（出血风险不超过1%）和有效性（约90%）来看，对于中央静脉血栓患者来说，导管介入溶栓术是较好的选择[104-106]。

管理/实验室价值

溶栓药物的作用机制是降低血液中纤维蛋白溶酶原和纤维蛋白原的浓度。纤维蛋白原可以被纤维蛋白水解反应所降解，在溶栓剂作用后5～7小时内可以被降解到极低值[107]。对于大多数患者，48小时后几乎检测不到纤维蛋白原。纤维蛋白降解产物可以作为纤维蛋白水解反应的标记物，因为只

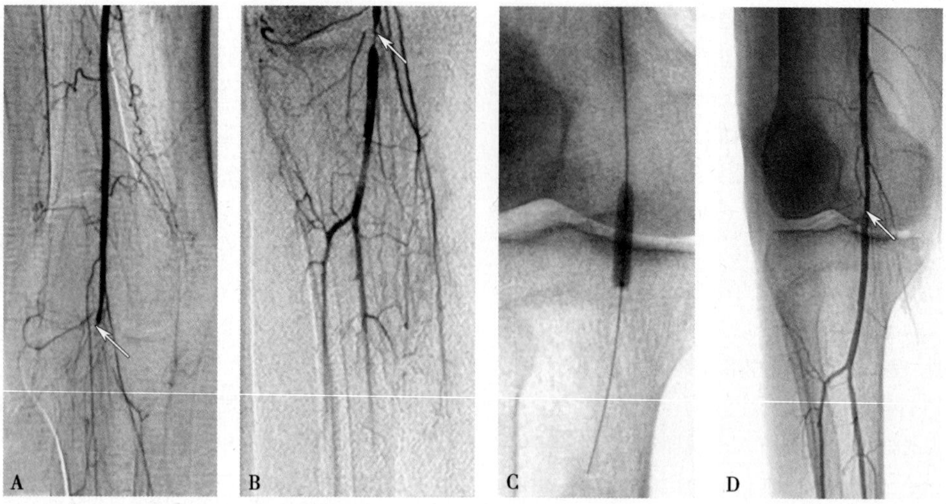

图 165-4 使用溶栓剂治疗腘动脉堵塞病例的血管造影（箭头，A）。在使用溶栓剂后，可以发现腘动脉狭窄（箭头，B）。使用经皮腔内冠状动脉成形术继续治疗的结果（C）。使用溶栓剂和血管成形术联合治疗的结果，腘动脉回复良好，血流恢复正常（箭头，D）

有纤维蛋白原或纤维蛋白被纤维蛋白溶酶降解后才能产生这些标记物。

一般进行溶栓反应后6～8小时需要检测纤维蛋白原浓度，如果纤维蛋白原浓度降至100mg/dl，则可以考虑降低溶栓试剂的输入速度。除此之外，每天或隔天也应该检测血小板数量，如接受t-PA的患者，其出现血小板减少症的概率高达10%，而接受链激酶的患者出现血小板减少症的概率仅为1%[108-110]。如果有出血症状，溶栓治疗应该暂停，同时患者应该及时接受新鲜血浆或者冷凝血蛋白以克服凝血障碍。

结论

尽管溶栓治疗适用于很多种疾病，但是试验病例还不够多。近几十年来，越来越多的病例说明溶栓治疗是安全有效的。今后，需要更多的试验证据证明溶栓试验不仅可以降低死亡率，也可以避免例如大出血的发生概率。技术的进步，如更精确的诊断手段，机械式清除凝块以及辅助式治疗，都可以帮助溶栓治疗术的进步和完善。

知识点

1. 溶栓剂包括一系列的可以将纤溶酶原转化为纤溶酶的化合物。
2. 急性心肌梗死发作后6小时内应进行溶栓治疗，特别是对于不适于初次血管成形术的患者。
3. 急性缺血性卒中患者在症状发作的4.5小时内进行溶栓治疗可获得最好的长期获益。
4. 溶栓治疗在肺栓塞中的作用是有争议的，并且主要限于血流动力学不稳定的患者。
5. 尿激酶和组织纤溶酶原激活剂通常用于处理急性外周阻塞。在闭塞少于14天的患者和先前有四肢搭桥的患者中观察到最大的益处。
6. 溶栓治疗需要加强监测和放射线随访。应每6～8小时监测一次纤维蛋白原水平，并应严密监测患者是否有大出血的迹象。

（唐军建 译，袁清霞 审校）

参考文献

1. Tillet WS, Garner RL. The fibrinolytic activity of hemolytic streptococci. J Exp Med 1933;58:485-502.
2. Tillet WS, Johnson AJ, McCarthy WR. The intravenous infusion of the streptococcal fibrinolytic principle (streptokinase) into patients. J Clin Invest 1955;34:169-85.
3. Randomised trial of intravenous streptokinase, oral aspirin, both, or neither among 17,187 cases of suspected acute myocardial infarction: ISIS-2. ISIS-2 (Second International Study of Infarct Survival) Collaborative Group. Lancet 1988;2:349-60.
4. Hartnell GG, Gates J. The case of Abbokinase and the FDA: the events leading to the suspension of Abbokinase supplies in the United States. J Vasc Interv Radiol 2000;11:841-7.
5. Rijken DC, Collen D. Purification and characterization of the plasminogen activator secreted by human melanoma cells in culture. J Biol Chem 1981;256:7035-41.
6. Keeley EC, Boura JA, Grines CL. Primary angioplasty versus intravenous thrombolytic therapy for acute myocardial infarction: a quantitative review of 23 randomised trials. Lancet 2003;361:13-20.
7. Fletcher AP, Alkjaersig N, Southgate KM. Treatment of patients suffering from early, myocardial infarction with massive and prolonged streptokinase therapy. Trans Assoc Am Physicians 1958;71:287-96.
8. Indications for fibrinolytic therapy in suspected acute myocardial infarction: collaborative overview of early mortality and major morbidity results from all randomised trials of more than 1000 patients. Fibrinolytic Therapy Trialists' (FTT) Collaborative Group. Lancet 1994;343:311-22.
9. Effectiveness of intravenous thrombolytic treatment in acute myocardial infarction. Gruppo Italiano per lo Studio della Streptochinasi nell'Infarto Miocardico (GISSI). Lancet 1986;1:397-402.
10. Franzosi MG, Santoro E, DeVita C, et al. Ten-year follow-up of the first megatrial testing thrombolytic therapy in patients with acute myocardial infarction: results of the Gruppo Italiano per lo Studio della Soprawivenza nell'Infarto-1 study. The GISSI Investigators. Circulation 1998;98:2659-65.
11. An international randomized trial comparing four thrombolytic strategies for acute myocardial infarction. The GUSTO investigators. N Engl J Med 1993;329:673-82.
12. Dundar Y, Hill R, Dickson R, Walley T. Comparative efficacy of thrombolytics in acute myocardial infarction: a systematic review. Q J Med 2003;96:103-13.
13. A comparison of reteplase with alteplase for acute myocardial infarction. The Global Use of Strategies to Open Occluded Coronary Arteries – GUSTO III Investigators. N Engl J Med 1997;337:1118-23.
14. Assessment of the Safety and Efficacy of a New Thrombolytic Investigators. Single-bolus tenecteplase compared with front-loaded alteplase in acute myocardial infarction: ASSENT-2 double-blind randomized trial. Lancet 1999;354:716-22.
15. Fuster V, Badimon L, Badimon JJ, Chesebro JH. The pathogenesis of coronary artery disease and the acute coronary syndromes. N Engl J Med 1992;326:242-50.
16. White H. Thrombin-specific anticoagulation with bivalirudin versus heparin in patients receiving

fibrinolytic therapy for acute myocardial infarction: the HERO-2 randomised trial. Lancet 2001;358:1855-63.
17. Trial of abciximab with and without low-dose reteplase for acute myocardial infarction. Strategies for Patency Enhancement in the Emergency Department (SPEED) Group. Circulation 2000;101:2788-94.
18. Ohman EM, Kleiman NS, Gacioch G, et al. Combined accelerated tissue-plasminogen activator and platelet glycoprotein IIb/IIIa integrin receptor blockade with Integrilin in acute myocardial infarction: results of a randomized, placebo-controlled, dose-ranging trial. IMPACT-AMI Investigators. Circulation 1997;95:846-54.
19. Combining thrombolysis with the platelet glycoprotein IIb/IIIa inhibitor lamifiban: results of the Platelet Aggregation Receptor Antagonist Dose Investigation and Reperfusion Gain in Myocardial Infarction (PARADIGM) trial. J Am Coll Cardiol 1998;32:2003-10.
20. Antman EM, Giugliano RP, Gibson CM, et al. Abciximab facilitates the rate and extent of thrombolysis: results of the thrombolysis in myocardial infarction (TIMI) 14 trial. The TIMI 14 Investigators. Circulation 1999;99:2720-32.
21. Topol EJ. Reperfusion therapy for acute myocardial infarction with fibrinolytic therapy or combination reduced fibrinolytic therapy and platelet glycoprotein IIb/IIIa inhibition: the GUSTO V randomised trial. Lancet 2001;357:1905-14.
22. Lincoff AM, Califf RM, Van de WF, et al. Mortality at 1 year with combination platelet glycoprotein IIb/IIIa inhibition and reduced-dose fibrinolytic therapy vs. conventional fibrinolytic therapy for acute myocardial infarction: GUSTO V randomized trial. JAMA 2002;288:2130-5.
23. Efficacy and safety of tenecteplase in combination with enoxaparin, abciximab, or unfractionated heparin: the ASSENT-3 randomised trial in acute myocardial infarction. Lancet 2001;358:605-13.
24. De Luca G, Suryapranata H, Stone GW, et al. Abciximab as adjunctive therapy to reperfusion in acute ST-segment elevation myocardial infarction: a meta-analysis of randomized trials. JAMA 2005;293:1759-65.
25. Cannon CP, Antman EM, Walls R, Braunwald E. Time as an adjunctive agent to thrombolytic therapy. J Thromb Thrombolysis 1994;1:27-34.
26. Newby LK, Rutsch WR, Califf RM, et al. Time from symptom onset to treatment and outcomes after thrombolytic therapy. GUSTO-1 Investigators. J Am Coll Cardiol 1996;27:1646-55.
27. Zijlstra F, Patel A, Jones M, et al. Clinical characteristics and outcome of patients with early (<2 h), intermediate (2-4 h) and late (>4 h) presentation treated by primary coronary angioplasty or thrombolytic therapy for acute myocardial infarction. Eur Heart J 2002;23:550-7.
28. Langer A, Goodman SG, Topol EJ, et al. Late assessment of thrombolytic efficacy (LATE) study: prognosis in patients with non-Q wave myocardial infarction. (LATE Study Investigators). J Am Coll Cardiol 1996;27:1327-32.
29. Wallentin L, Goldstein P, Armstrong PW, et al. Efficacy and safety of tenecteplase in combination with the low-molecular-weight heparin enoxaparin or unfractionated heparin in the prehospital setting: the Assessment of the Safety and Efficacy of a New Thrombolytic Regimen (ASSENT)-3 PLUS randomized trial in acute myocardial infarction. Circulation 2003;108:135-42.
30. Bonnefoy E, Lapostolle F, Leizorovicz A, et al. Primary angioplasty versus prehospital fibrinolysis in acute myocardial infarction: a randomised study. Lancet 2002;360:825-9.
31. O'Gara PT, Kushner FG, Ascheim DD, et al. 2013 ACCF/AHA Guideline for the management of ST-elevation myocardial infarction: A report of the American College of Cardiology Foundation/ American Heart Association Task Force on Practice Guidelines. Circulation 2013;127:e363-425.
32. Goodman SG, Menon V, Cannon CP, et al. Acute ST-segment elevation myocardial infarction: American College of Chest Physicians evidence-based clinical practice guidelines (8th Edition). Chest 2008;133:708S-775S.
33. Weaver WD, Simes RJ, Betriu A, et al. Comparison of primary coronary angioplasty and intravenous thrombolytic therapy for acute myocardial infarction: a quantitative review. JAMA 1997;278: 2093-8.
34. Cucherat M, Bonnefoy E, Tremeau G. Primary angioplasty versus intravenous thrombolysis for acute myocardial infarction. Cochrane Database Syst Rev 2003;(3):CD001560.
35. Grines CL, Browne KF, Marco J, et al. A comparison of immediate angioplasty with thrombolytic therapy for acute myocardial infarction. The Primary Angioplasty in Myocardial Infarction Study Group. N Engl J Med 1993;328:673-9.
36. Zijlstra F, de Boer MJ, Hoorntje JC, et al. A comparison of immediate coronary angioplasty with intravenous streptokinase in acute myocardial infarction. N Engl J Med 1993;328:680-4.
37. A clinical trial comparing primary coronary angioplasty with tissue plasminogen activator for acute myocardial infarction. The Global Use of Strategies to Open Occluded Coronary Arteries in Acute Coronary Syndromes (GUSTO IIb) Angioplasty Substudy Investigators. N Engl J Med 1997;336:1621-8.
38. Armstrong PW, Gershlick AH, Goldstein P, et al. Fibrinolysis or primary PCI in ST-segment elevation myocardial infarction. N Engl J Med 2013;368:1379-87.
39. Cantor WJ, Fitchett D, Borgundvaag B, et al. Routine early angioplasty after fibrinolysis for acute myocardial infarction. N Engl J Med 2009;360:2705-18.
40. Benesch C. Antithrombotic and thrombolytic therapy for ischemic stroke. Curr Atheroscler Rep 2003;5:267-75.
41. Marler JR, Tilley BC, Lu M, et al. Early stroke treatment associated with better outcome: the NINDS rt-PA stroke study. Neurology 2000;55:1649-55.
42. Tissue plasminogen activator for acute ischemic stroke. The National Institute of Neurological Disorders and Stroke rt-PA Stroke Study Group. N Engl J Med 1995;333:1581-7.
43. Kwiatkowski TG, Libman RB, Frankel M, et al. Effects of tissue plasminogen activator for acute ischemic stroke at one year. National Institute of Neurological Disorders and Stroke Recombinant Tissue Plasminogen Activator Stroke Study Group. N Engl J Med 1999;340:1781-7.
44. Hacke W, Kaste M, Fieschi C, et al. Intravenous thrombolysis with recombinant tissue plasminogen activator for acute hemispheric stroke. The European Cooperative Acute Stroke Study (ECASS). JAMA 1995;274:1017-25.
45. Hacke W, Kaste M, Fieschi C, et al. Randomised double-blind placebo-controlled trial of thrombolytic therapy with intravenous alteplase in acute ischaemic stroke (ECASS II). Second European-Australasian Acute Stroke Study Investigators. Lancet 1998;352:1245-51.
46. Clark WM, Albers GW, Madden KP, Hamilton S. The rtPA (alteplase) 0- to 6-hour acute stroke trial, part A (A0276g): results of a double-blind, placebo-controlled, multicenter study. Thrombolytic therapy in acute ischemic stroke study investigators. Stroke 2000;31:811-16.
47. Hacke W, Kaste M, Bluhmki E, et al. Thrombolysis with alteplase 3 to 4.5 hours after acute ischemic stroke. N Engl J Med 2008;359:1317-29.
48. Lansberg MG, Schrooten M, Bluhmki E, et al. Treatment time-specific number needed to treat estimates for tissue plasminogen activator therapy in acute stroke based on shifts over the entire range of the modified Rankin scale. Stroke 2009;40:2079-84.
49. Del Zoppo GJ, Saver JL, Jauch EC, et al. On behalf of the American Heart Association Stroke Council. Expansion of the time window for treatment of acute ischemic stroke with intravenous tissue plasminogen activator. A science advisory from the American Heart Association/American Stroke Association. Stroke 2009;40:2945-8.
50. Sandercock P, Wardlaw JM, Lindley RI, et al. Effect of thrombolysis with alteplase within 6 h of acute ischaemic stroke on long-term outcomes (the third International Stroke Trial [IST-3]): 18-month follow-up of a randomized controlled trial. Lancet Neurol 2013;12:768-76.
51. Furlan A, Higashida R, Wechsler L, et al. Intra-arterial prourokinase for acute ischemic stroke. The PROACT II study: a randomized controlled trial. Prolyse in Acute Cerebral Thromboembolism. JAMA 1999;282:2003-11.
52. Ogawa A, Mori E, Minematsu K, et al. Randomized trial of intraarterial infusion of urokinase within 6 hours of middle cerebral artery stroke: the middle cerebral artery embolism local fibrinolytic intervention trial (MELT) Japan. Stroke 2007;38:2633-9.
53. Saver JL. Intra-arterial fibrinolysis for acute ischemic stroke: the message of MELT. Stroke 2007;38:2627-8.
54. Broderick JP, Palesch YY, Demchuk AM, et al. Endovascular therapy after intravenous t-PA versus t-PA alone for stroke. N Engl J Med 2013;368:893-903.
55. Jaunch EC, Saver JL, Adams HP, et al. Guidelines for early management of patients with acute ischemic stroke: a guideline for healthcare professionals from the American Heart Association/ American Stroke Association. Stroke 2013;44:870-947.
56. Qureshi AI, Siddiqui AM, Suri MF, et al. Aggressive mechanical clot disruption and low-dose intra-arterial third-generation thrombolytic agent for ischemic stroke: a prospective study. Neurosurgery 2002;51:1319-27.
57. Seitz RJ, Hamzavi M, Junghans U, et al. Thrombolysis with recombinant tissue plasminogen activator and tirofiban in stroke: preliminary observations. Stroke 2003;34:1932-5.
58. Alexandrov AV, Demchuk AM, Felberg RA, et al. High rate of complete recanalization and dramatic clinical recovery during tPA infusion when continuously monitored with 2-MHz transcranial Doppler monitoring. Stroke 2000;31:610-14.
59. Eggers J, Koch B, Meyer K, et al. Effect of ultrasound on thrombolysis of middle cerebral artery occlusion. Ann Neurol 2003;53:797-800.
60. Rubinstein I, Murray D, Hoffstein V. Fatal pulmonary emboli in hospitalized patients: an autopsy study. Arch Intern Med 1988;148:1425-6.
61. Barritt DW, Jordan SC. Anticoagulant drugs in the treatment of pulmonary embolism: a controlled trial. Lancet 1960;1:1309-12.
62. Kearon C, Kahn SR, Agnelli G, et al. Antithrombotic therapy for venous thromboembolic disease. American College of Chest Physicians evidence-based clinical practice guidelines (8th Edition). Chest 2008;133:454s-545s.
63. Urokinase pulmonary embolism trial. Phase 1 results: a cooperative study. JAMA 1970;214:2163-72.
64. Dalen JE, Banas JS Jr, Brooks HL, et al. Resolution rate of acute pulmonary embolism in man. N Engl J Med 1969;280:1194-9.
65. Paraskos JA, Adelstein SJ, Smith RE, et al. Late prognosis of acute pulmonary embolism. N Engl J Med 1973;289:55-8.
66. Urokinase-streptokinase embolism trial. Phase 2 results: a cooperative study. JAMA 1974;229: 1606-13.
67. Sharma GV, Burleson VA, Sasahara AA. Effect of thrombolytic therapy on pulmonary-capillary blood volume in patients with pulmonary embolism. N Engl J Med 1980;303:842-5.
68. Sharma GV, Folland ED, McIntyre KM, Sasahara AA. Long-term benefit of thrombolytic therapy in patients with pulmonary embolism. Vasc Med 2000;5:91-5.
69. Ribeiro A, Lindmarker P, Juhlin-Dannfelt A, et al. Echocardiography Doppler in pulmonary embolism: right ventricular dysfunction as a predictor of mortality rate. Am Heart J 1997;134:479-87.
70. Konstantinides S, Geibel A, Heusel G, et al. Heparin plus alteplase compared with heparin alone in patients with submassive pulmonary embolism. N Engl J Med 2002;347:1143-50.
71. Meyer G, Vicaut E, Danays T, et al. Fibrinolysis for patients with intermediate-risk pulmonary embolism. N Engl J Med 2014;370(15):1402-11.
72. Verstraete M, Miller GA, Bounameaux H, et al. Intravenous and intrapulmonary recombinant tissue-type plasminogen activator in the treatment of acute massive pulmonary embolism. Circulation 1988;77:353-60.
73. Kucher N, Boekstegers P, Muller OJ, et al. Randomized, controlled trial of ultrasound-assisted catheter-directed thrombolysis for acute intermediate-risk pulmonary embolism. Circulation 2014;129:479-86.
74. Capstick T, Henry MT. Efficacy of thromboytic agents in the treatment of pulmonary embolism. Eur Respir J 2005;26:864-74.
75. Arcasoy SM, Vachani A. Local and systemic thrombolytic therapy for acute venous thromboembolism. Clin Chest Med 2003;24:73-91.
76. Arcasoy SM, Kreit JW. Thrombolytic therapy of pulmonary embolism: a comprehensive review of current evidence. Chest 1999;115:1695-707.
77. Hirsch DR, Ingenito EP, Goldhaber SZ. Prevalence of deep venous thrombosis among patients in medical intensive care. JAMA 1995;274:335-7.
78. Prandoni P, Lensing AW, Cogo A, et al. The long-term clinical course of acute deep venous thrombosis. Ann Intern Med 1996;125:1-7.
79. Ginsberg JS, Hirsh J, Julian J, et al. Prevention and treatment of post-phlebitic syndrome: results of a 3-part study. Arch Intern Med 2001;161:2105-9.
80. Bernardi E, Prandoni P. The post-thrombotic syndrome. Curr Opin Pulm Med 2000;6:335-42.
81. Comerota AJ, Gravett MH. Iliofemoral venous thrombosis. J Vasc Surg 2007;46:1065-76.
82. Watson L, Broderick C, Armon MP. Thrombolysis for acute deep vein thrombosis. Cochrane Database Syst Rev 2014;(1):CD002783.
83. Meissner MH, Gloviczki P, Comerota AJ, et al. Early thrombus removal strategies for acute deep venous thrombosis: clinical practice guidelines of the Society for Vascular Surgery and the American Venous Forum. J Vasc Surg 2012;55:1449-62.
84. Kearon C, Akl EA, Comerota AJ, et al. Antithrombotic therapy for VTE disease: antithrombotic therapy and prevention of thrombosis, 9th ed: American College of Chest Physicians evidence-based clinical practice guidelines. Chest 2012;141:e419S-94S.
85. Joffe HV, Goldhaber SZ. Upper-extremity deep vein thrombosis. Circulation 2002;106:1874-80.
86. Comerota AJ. The ATTRACT Trial: rationale for early intervention for iliofemoral DVT. Perspect Vasc Surg Endovasc Ther OnlineFirst, published online January 3, 2010.
87. Dormandy J, Heeck L, Vig S. Acute limb ischemia. Semin Vasc Surg 1999;12:148-53.
88. Dotter CT, Rosch J, Seaman AJ. Selective clot lysis with low-dose streptokinase. Radiology 1974;111:31-7.
89. Robertson I, Kessel DO, Berridge DC. Fibrinolytic agents for peripheral arterial occlusion. Cochrane Database Syst Rev 2010;(3):CD001099.
90. Kessel DO, Berridge DC, Robertson I. Infusion techniques for peripheral arterial thrombolysis. Cochrane Database Syst Rev 2004;(1):CD000985.
91. van Breda A, Graor RA, Katzen BT, et al. Relative cost-effectiveness of urokinase versus streptokinase in the treatment of peripheral vascular disease. J Vasc Interv Radiol 1991;2:77-87.
92. Berridge DC, Gregson RH, Hopkinson BR, Makin GS. Randomized trial of intra-arterial recombinant tissue plasminogen activator, intravenous recombinant tissue plasminogen activator and intra-arterial streptokinase in peripheral arterial thrombolysis. Br J Surg 1991;78:988-95.
93. van Breda A, Katzen BT, Deutsch AS. Urokinase versus streptokinase in local thrombolysis. Radiology 1987;165:109-11.
94. Sugimoto K, Hofmann LV, Razavi MK, et al. The safety, efficacy, and pharmacoeconomics of low-dose alteplase compared with urokinase for catheter-directed thrombolysis of arterial and venous occlusions. J Vasc Surg 2003;37:512-17.
95. Semba CP, Bakal CW, Calis KA, et al. Alteplase as an alternative to urokinase. Advisory Panel on Catheter-Directed Thrombolytic Therapy. J Vasc Interv Radiol 2000;11:279-87.
96. Ouriel K, Shortell CK, DeWeese JA, et al. A comparison of thrombolytic therapy with operative revascularization in the initial treatment of acute peripheral arterial ischemia. J Vasc Surg 1994;19:1021-30.
97. Results of a prospective randomized trial evaluating surgery versus thrombolysis for ischemia of the lower extremity. The STILE trial. Ann Surg 1994;220:251-66.
98. Weaver FA, Comerota AJ, Youngblood M, et al. Surgical revascularization versus thrombolysis for nonembolic lower extremity native artery occlusions: results of a prospective randomized trial. The STILE Investigators. Surgery versus Thrombolysis for Ischemia of the Lower Extremity. J Vasc Surg 1996;24:513-21.
99. Comerota AJ, Weaver FA, Hosking JD, et al. Results of a prospective, randomized trial of surgery versus thrombolysis for occluded lower extremity bypass grafts. Am J Surg 1996;172:105-12.
100. Ouriel K, Veith FJ, Sasahara AA. Thrombolysis or peripheral arterial surgery: phase I results. TOPAS Investigators. J Vasc Surg 1996;23:64-73.
101. Ouriel K, Veith FJ, Sasahara AA. A comparison of recombinant urokinase with vascular surgery as initial treatment for acute arterial occlusion of the legs. Thrombolysis or Peripheral Arterial Surgery (TOPAS) Investigators. N Engl J Med 1998;338:1105-11.
102. Taha AG, Byrne RM, Avgerinos ED, et al. Comparative effectiveness of endovascular versus surgical revascularization for acute lower extremity ischemia. J Vasc Surg 2015;61:147-54.
103. Berridge DC, Kessel DO, Robertson I. Surgery versus thrombolysis for initial management of acute limb ischaemia. Cochrane Database Syst Rev 2013;(6):CD002784.

104. Green LD, Lee DS, Kucey DS. A metaanalysis comparing surgical thrombectomy, mechanical thrombectomy, and pharmacomechanical thrombolysis for thrombosed dialysis grafts. J Vasc Surg 2002;36:939-45.
105. Deitcher SR, Fesen MR, Kiproff PM, et al. Safety and efficacy of alteplase for restoring function in occluded central venous catheters: results of the cardiovascular thrombolytic to open occluded lines trial. J Clin Oncol 2002;20:317-24.
106. Ponec D, Irwin D, Haire WD, et al. Recombinant tissue plasminogen activator (alteplase) for restoration of flow in occluded central venous access devices: a double-blind placebo-controlled trial—the Cardiovascular Thrombolytic to Open Occluded Lines (COOL) efficacy trial. J Vasc Interv Radiol 2001;12:951-5.
107. Bell WR. Present-day thrombolytic therapy: therapeutic agents—pharmacokinetics and pharmacodynamics. Rev Cardiovasc Med 2002;3:S34-44.
108. The Thrombolysis in Myocardial Infarction (TIMI) trial. Phase I findings. TIMI Study Group. N Engl J Med 1985;312:932-6.
109. Rao AK, Pratt C, Berke A, et al. Thrombolysis in Myocardial Infarction (TIMI) Trial—phase I: hemorrhagic manifestations and changes in plasma fibrinogen and the fibrinolytic system in patients treated with recombinant tissue plasminogen activator and streptokinase. J Am Coll Cardiol 1988;11:1-11.
110. Bovill EG, Terrin ML, Stump DC, et al. Hemorrhagic events during therapy with recombinant tissue-type plasminogen activator, heparin, and aspirin for acute myocardial infarction: results of the Thrombolysis in Myocardial Infarction (TIMI), Phase II Trial. Ann Intern Med 1991;115:256-65.

166

动脉粥样硬化栓塞

Aravinda Page and Yasir Abu-Omar

动脉粥样硬化及其血栓栓塞并发症是导致死亡和发病的主要原因。这种进行性疾病通常呈隐匿性发展，直到它引起终末器官损害，导致卒中、缺血性心脏病和周围血管功能不全。动脉粥样硬化的特点是影响主动脉、腹主动脉受累比胸主动脉更广泛。下肢血管比上肢血管更容易影响，而肾、肺和肠系膜血管影响最小。

直到 20 世纪 50 年代，尚有将近一半的卒中被认为是由脑血管痉挛引起的。Fisher 则强调了颈动脉粥样硬化斑块栓子病因学的重要性[1]。虽然来源于心脏和主要血管的栓塞导致了大量缺血性脑血管意外，但多数原因仍不确定[2]，且栓子被认为是启动因子。下面将重点介绍动脉粥样硬化性栓塞的病理生理、临床后果、检测、预防和管理。

病理生理

动脉粥样硬化

动脉粥样硬化的过程可能早在儿童时期就开始了，发展缓慢，在十四五岁前很少显现出来。通常认为的危险因素包括高血压、糖尿病、吸烟和高胆固醇血症。

动脉粥样硬化主要累及大中型动脉。血管内血液紊乱的部位有利于动脉粥样硬化病变的发展。动脉壁形态学的最初改变导致动脉内膜中脂质的巨噬细胞形成脂肪条纹。这种前体病变的进展是继发于由内皮损伤和功能障碍引起的炎症过程[3]。一氧化氮生成不足导致血小板黏附和聚集增加。内皮黏附分子和选择素的表达上调导致单核细胞和 T 淋巴细胞的积累。这些细胞被激活并产生生长因子、细胞因子和化学因子。平滑肌细胞从介质迁移到内膜并增殖。随着时间的推移，这些病变发展为隆起的纤维性斑块，由覆盖在核心的纤维帽组成，核心含有坏死的基质、脂质和胆甾醇酯。这种高级斑块形成了复杂斑块形成的基础，包括裂缝、侵蚀或溃疡[4]。人们对单一细胞和巨噬细胞在斑块进展和破裂的发病机制中的作用越来越感兴趣，这个过程与血栓形成、栓塞和临床表现有关。

动脉粥样硬化栓塞

动脉粥样硬化栓塞是一个描述性术语，可以是任何动脉粥样硬化材料的栓塞。动脉粥样硬化栓塞是指含有胆固醇结晶、红细胞和纤维蛋白的血管斑块物质的剥离[5]。这种“胆固醇栓子”综合征包括肾衰竭、皮肤病变、蓝趾和神经表现。它可以自发形成(由于斑块破裂)[6]，或在使用溶栓或抗凝血药后，或由动脉操作[在手术过程中，心导管插入术中，或插入主动脉内球囊泵(intraaortic balloon pump，IABP)引起[7]。血管斑块的破坏导致下游血管阻塞的胆固醇结晶释放，引发淋巴细胞和单核细胞浸润的炎症反应。受影响的器官如皮肤或肾脏的活检标本通常是具有诊断意义的。

斑块形态和栓塞风险

严重的升主动脉粥样硬化似乎是动脉粥样硬化栓塞风险增加的最重要的形态学指标。法国主动脉斑块卒中组在经食管超声心动图(transesophageal echocardiogram，TEE)上确定为斑块厚度为 4mm 或更厚的斑块作为复发栓塞的独立预测因子[8,9]。斑块的溃疡和形态学可能增加栓塞事件的风险。证据表明，有蒂的、可移动的斑块和缺钙会增加栓塞风险[10,11]。脑栓塞风险也受斑块位置的影响，由于复杂斑块在升主动脉远端更为常见，因此左大脑半球和周围循环的风险也会增加[10]。

大栓塞与微栓塞

栓子可分为大栓子和微栓子，也称为血栓栓塞和动脉粥样硬化栓塞。尽管具有相同的病理生理学基础，但临床表现不同。血栓栓子影响直径大于 200μm 的动脉，而动脉粥样硬化栓子影响较小的动脉、小动脉和毛细血管[12]。大栓子可能导致明显的临床表现(如卒中或周围缺血)，而微栓子在其终末器官损伤或功能障碍(如肾损伤、神经心理损害)的表现上更隐匿。栓塞可能是自发性的，也可能与血管介入和心血管外科手术有关。据报道，复杂的主动脉斑块相关 3 年死亡率高达 20%[13]。

动脉粥样硬化栓塞的临床后果

脑

随着年龄的增长，动脉粥样硬化疾病的发病率也在增加，动脉粥样硬化栓塞率也在增加。尸检研究表明，20% 的患者在他们的 50～60 岁中受到影响，而在 80～90 岁时增加到 80%[14]。动脉粥样硬化胸主动脉的栓塞通常导致卒中（50%）和短暂性缺血发作（35%）[13]，其中大脑中动脉是动脉栓塞最常见的部位。卒中有严重和长远的预后；急性脑卒中的预后是根据生存率、功能独立性和经济成本来衡量的。卒中后的存活率明显低于心肌梗死或大多数癌症后的存活率，是发达国家致残的主要原因[15]。

胆固醇栓塞（动脉粥样硬化栓塞）是一种重要的、易被忽视的卒中病因[16]。微栓塞是一种微妙的，亚临床神经损伤的原因[17,18]。这种损伤表现为认知功能的微妙变化，只有在详细的神经心理学测试中才能明显体现出来[19,20]，包括缺血坏死、短暂性脑缺血发作和认知障碍状态。脊髓栓塞很少导致下肢瘫痪。近年来，微栓塞的重要性有所增加，特别是在接受心脏手术的患者中[21]。

心脏

在发达国家，动脉粥样硬化疾病是导致死亡的主要原因，每年在全世界范围内造成超过 1 900 万人死亡，其中冠心病占大多数[22]。大多数急性冠脉综合征是由斑块破裂引起的。胆固醇和动脉粥样硬化材料的远端栓塞可能在某些急性冠脉综合征的发病机制中起重要作用[23]。应用血清心肌钙蛋白水平监测急性冠脉综合征患者远端冠状动脉栓塞的发生情况，以检测小范围心肌坏死。经皮冠状动脉介入治疗后的栓塞是公认的，高达 44% 的患者出现肌钙蛋白升高[24,25]。

外周

周围栓子最常滞留在下肢。胆固醇动脉栓塞可能症状不明显或导致全身影响。虽然肾脏、神经和皮肤疾病往往在临床上占主导地位，但大多数器官的受累已被报道。

胆固醇栓塞常表现为急性肾损伤，甚至可导致肾衰竭[26,27]。在这些病例中，肾活检是诊断性的[28]。皮肤表现包括网状青斑和“蓝趾”综合征[29]，是最常见的动脉栓塞征象，出现在高达 34% 的病例中。来自颈动脉的动脉栓子引起视网膜栓子[30]，导致视觉上的症状。肠系膜循环也可能受到影响，导致小肠出血和肠梗死[31]。胰腺、肝脏和胆囊也可能受累[32]。更罕见的是，移植器官如肾脏的受累可能会导致肾衰竭[33]。

诊断和筛查

对出现栓塞并发症的患者进行全面的临床评估和筛选是指导管理和预防策略的关键。胆固醇栓塞综合征的诊断依赖于动脉粥样硬化患者的临床表现和最近的血管介入史。由于涉及不同的器官，高指标的临床怀疑是至关重要的。区分动脉粥样硬化栓塞症和血栓栓塞症是很重要的，因为治疗不同，需要进行相应的指导。

许多成像方法已经被用来显示动脉粥样硬化斑块；一些在常规临床实践中使用，而另一些则仍在研究中。成像技术的进步提供了一种工具，可以通过识别高危人群来进行初级预防，从而可以依据具体的病因进行合理的干预。

血管造影

血管造影是一种可评估血管腔的有创性检查方法。然而，它在斑块检测方面不如其他成像方法敏感，而且也增加了仪器造成斑块破裂的风险。尽管有这些局限性，血管造影仍被认为是冠状动脉、颈动脉和外周动脉疾病诊断的金标准[34]。

体表和经食管超声检查

通过超声可以测量颈动脉和主动脉壁的厚度，定性和定量评估动脉粥样硬化斑块。

北美对有症状的颈动脉内膜切除术试验和无症状的颈动脉狭窄研究表明，动脉的狭窄程度及其血流动力学后果在卒中的发展中是有重要意义的[35,36]。高分辨率、实时 B 超结合多普勒血流成像是目前颈动脉成像的首选方式[37]。在筛查方面，B 超测量的颈动脉内膜中层厚度（carotid intima-medial thickness，CIMT）被认为是血管疾病风险的危险因素和标志。这一标记最准确地代表亚临床血管疾病，但不是斑块形成或动脉粥样硬化本身。流行病学资料和临床试验证据、数字化和标准化已使 CIMT 成为广泛动脉粥样硬化负担和血管疾病风险的有效和可接受的标记物[38]。CIMT 是冠状动脉事件和卒中以及所有原因死亡的预测因子[39,40]。美国超声心动图协会颈动脉内膜 - 中层厚度特别工作组建议在中危无症状患者中使用 CIMT 测量，以预测未来冠心病事件[41]。

经食管超声心动图是一种快速、安全的检查方法，广泛应用于手术室和床旁[42]。TEE 是检测、评估胸主动脉粥样硬化特点的首选方法。TEE 可以可靠地检测内膜增厚、溃疡、钙化以及主动脉斑块内有无活动成分（图 166-1）。

法国卒中患者主动脉斑块研究人员使用 TEE 评估卒中患者的主动脉斑块厚度，报告称斑块厚度增加导致卒中风险显著增加[8,9]。Katz 和他的同事使用以下 5 个等级的系统来评估 130 例接受心脏粥样硬化的严重程度：1 级，正常主动脉；2 级，平坦但内膜增厚；3 级，主动脉腔内动脉粥样硬化突出（<5mm）；4 级，突出性动脉粥样硬化（>5mm）；5 级，动

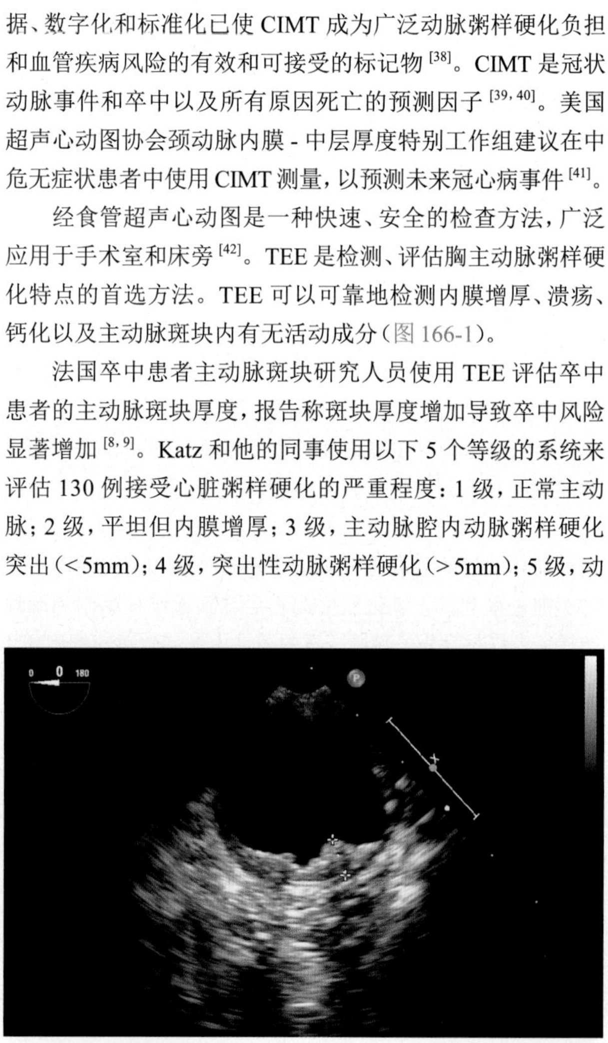

图 166-1 经食管超声心动图显示 57mm 大小的主动脉斑块

脉粥样硬化伴移动血栓[43]。43 例 5 级病变患者卒中风险最高。Logistic 回归分析确定主动脉弓动脉粥样硬化是预测卒中的唯一变量，比值比为 5.8。另一项对 315 例冠状动脉旁路移植术（coronary artery bypass graft，CABG）患者进行的术中 TEE 研究也报道，主动脉弓内膜增厚大于 5mm 的患者发生卒中的风险也显著性增加[44]。

基于遭受栓塞事件的动脉粥样硬化患者中严谨的调查，颈动脉病变风险最高的患者无疑也有高风险的主动脉斑块。

术中主动脉超声

主动脉超声检查包括使用无菌护套换能器对升主动脉进行术中成像。这项技术是无创的，并已在心脏外科中用于检测升主动脉粥样硬化的领域[45]，从而允许对外科技术进行改进，以试图减少潜在的栓塞并发症[46]。该技术的主要缺点是主动脉弓成像不理想。因此，术中主动脉上超声可以用来补充 TEE 获得的主动脉弓信息。

经颅多普勒

经颅多普勒超声（transcranial Doppler，TCD）可用于脑微栓子的检测并对其定量。超声探头位于太阳穴两侧，位于大脑中血管上方。栓子引起超声反射增加，引起高强度瞬态信号（high-intensity transient signals，HITS）。这些是微栓子的信号，可能也包括空气、脂肪、动脉粥样硬化性物质或血小板 - 纤维蛋白栓子。TCD 除检测脑微栓子外，还可以用于评估脑血管舒缩反应性和自身调节，记录 Willis 环的功能状态，以及鉴别脑低灌注和高灌注、再通和再闭塞等方面的信息[47]。

TCD 可以检测术中的 HITS，并在心脏和颈动脉手术中得到了广泛的应用[48]。在心脏手术中，术中主动脉操作（主动脉插管、应用和移除主动脉交叉夹）和体外循环中均可检测到微栓子，在有症状的颈动脉狭窄患者[49]、人工心脏瓣膜患者[50]和主动脉粥样硬化患者[51]中也发现了 HITS，它们的存在是卒中早期复发的重要独立预测因素[52]。

最大的限制是在 5%～20% 的个体中，没有足够的声学手段来诊断[53]。随着多波段、多频率多普勒系统的出现，自动剔除伪影和区分固态和气态微栓子成为可能，并具有很高的敏感性和特异性[54, 55]。TCD 可显著减少术中脑微栓塞，同时减少实性微栓子的比例，在体外循环中，并尽量减少心脏手术中升主动脉的操作[48, 56]。

TCD 超声的一个令人兴奋的最新进展是它在治疗卒中方面的应用。这个过程包括使用 TCD 超声来增强纤溶的效果，并且已经被证明至少是早期完全动脉再通机会的两倍[57]。

计算机断层扫描

计算机断层扫描（computed tomography，CT）可用于主动脉成像和主动脉壁钙化的量化。增强 CT 被认为是跟踪动脉粥样硬化疾病进展和消退的一种有价值的方法[58]。与 TEE 相比，增强 CT 的主要优势是能够完整地成像胸、腹主动脉。不利之处包括辐射和对比暴露可能造成的肾脏损害，限制了它在无症状人群中的使用。

冠状动脉多层螺旋 CT 血管造影（coronary multidetector CT angiography，MDCTA）可用于鉴别突然死亡或非致命性心肌梗死的高危患者。它提供了冠状动脉狭窄以及钙化的信息，冠状动脉钙化（coronary artery calcium，CAC）的估计。后者与冠状动脉疾病的多种危险因素有关。CAC 筛选的重要性在于它有可能提高未来事件检测的预测能力[40, 59]。

磁共振成像技术

磁共振成像（magnetic resonance imaging，MRI）已成为动脉粥样硬化疾病的一种主要的无创性成像手段。MRI 可用于主动脉、颈动脉、外周动脉和冠状动脉粥样硬化斑块的成像[60, 61]。它的主要优点在于能够确定斑块的形态。利用一系列技术，MRI 可以通过决定斑块稳定性的 3 个主要因素来提供关于动脉粥样硬化斑块组成有价值的信息：①脂质核心的存在；②纤维帽的厚度；③帽内的炎症。磁共振成像可以识别高危不稳定斑块，从而指导介入和治疗[62]，以及监测他汀类药物治疗的反应[63]。磁共振血管成像具有较高的敏感性和特异性，可用于主动脉、颈动脉、肾等周围血管的成像。发展中的磁共振技术包括血管内[64]和经食管 MRI[65]。

组织诊断

胆固醇栓塞只有通过活检才能得到证实，因为与血栓栓塞相比，临床表现通常是轻微的和非特异性的。小动脉中的胆固醇裂缝是胆固醇结晶栓子在标本固定过程中溶解的证据。胆固醇晶体栓塞后动脉血管床的内膜增生可能是末端器官灌注不良的反应[66]。

血管操作和栓塞事件

心脏手术

卒中、短暂性脑缺血发作和外周栓塞是心脏手术后的潜在并发症。动脉栓塞可导致多种临床表现，约 20% 的患者可致命[67]。卒中影响不到 2% 的 CABG 患者，在接受心脏直视手术的患者中，卒中发生率更高[68]。围术期卒中的风险随着年龄的增长而增加，有相关心血管危险因素的风险更高[69]。此外，女性独立地与围手术期卒中的风险显著相关[70]。动脉粥样硬化栓塞术是脑卒中的唯一最重要的病因[70]。这种危险发生在术中对主动脉的操作过程中，包括体外循环的插管时、使用中和移除主动脉弓钳以管理心脏停搏液，以及使用侧壁钳将移植物的近端与主动脉吻合[71]。主动脉瓣≥5mm 的心脏手术患者的卒中发生率较高[72]。如前所述，活动性斑块具有更大的卒卒中险。通过对 130 例冠状动脉旁路移植术患者的分析，发现有活动性斑块的人群中，卒中的发生率较高[73]。Roach 等表明，升主动脉粥样硬化是围手术期脑卒中最强有力的独立预测因子，比值比为 4.5[74]。

心导管插入术与外周血管介入

在心导管术或主动脉内球囊反搏(intraaortic balloon pump,IABP)插入过程中,主动脉操作可能导致动脉粥样硬化的栓塞。在一份比较动脉粥样硬化性主动脉碎片患者经股动脉心导管术的报道中,17% 的动脉粥样硬化患者发生了栓塞事件,而对照组只有 3%[75]。在需要 IABP 的患者比例中,10 例动脉粥样硬化患者中有 5 例发生了栓塞事件,而对照组 12 例 IABP 患者中没有一例发生栓塞事件。当动脉粥样硬化患者采用经肱动脉途径时,11 例患者中没有一例发生栓塞。TEE 上的移动式主动脉瘤患者进行导管相关栓塞的风险最高[75]。最近的一项研究报道了 2.4% 接受外周动脉介入治疗的患者临床显著性远端栓塞率[76]。

胆固醇栓塞可使心导管术复杂化。因为它通常是无症状的,确切的发病率是不确定的,主要取决于所使用的检测标准(临床或病理)。在心导管术后,12% 的患者可在受影响的小动脉腔内检测到胆固醇[77]。一项前瞻性的多中心研究报道,1.4% 的心导管术后患者在外周皮肤受累或肾功能不全的基础上发生了胆固醇栓塞[78]。泛发性动脉粥样硬化患者更易发生此病。

预防和管理

动脉粥样硬化性栓塞的治疗取决于临床表现。然而,有斑块的动脉粥样硬化疾病的证据应该被认为是一个心血管危险因素,并且不管个人的症状如何,都应该采取预防措施。一般措施包括查明病因和控制危险因素。临床表现为胆固醇栓塞的患者预后一般较差,特别是有内脏和肾脏受累的患者。支持性治疗包括血压控制和必要时的肾脏替代治疗。本文就动脉粥样硬化栓塞的一般预防和处理策略进行了讨论。

抗血小板药物和抗凝血药

由于血栓可以在动脉粥样硬化斑块上形成并栓塞,使用抗血小板药物或抗凝血药来预防血栓栓塞并发症似乎是合理的。有 3 项研究报告表明,抗凝可以降低卒中的风险[79-81]。然而,这些研究并不是随机的,也不包括长期随访。一项随机试验报告称,在卒中患者中,尽管使用华法林或阿司匹林治疗,大的主动脉斑块仍然会增加复发性卒中和死亡的风险[82]。

ARCH(Aortic Arch Related Cerebral Hazar,主动脉弓相关脑危险)试验是一项开放标签试验,将主动脉弓动脉瘤(4mm 或以上)和非致残性脑卒中患者分别分配给华法林(目标 INR,2.0~3.0)和阿司匹林(75mg/d)加氯吡格雷(75mg/d),并进行纵向随访,以确定哪种治疗方法对继发性脑卒中预防效果更好。不幸的是,该试验过早停止,无法确定脑梗死、心肌梗死、外周栓塞和颅内出血的主要终点的差异,尽管在双重抗血小板队列中血管死亡明显较低[83]。抗凝治疗的主要关注点是斑块出血和动脉栓塞的风险[84]。然而,这些患者在华法林治疗期间出现临床动脉粥样硬化综合征的风险似乎较低(根据心房颤动脑卒中预防试验,134 例患者中只有 1 例发生)[79]。

在动脉粥样硬化患者中,急性缺血事件通常是由血栓形成引起的,而抗血小板药物在预防血栓形成中起着基础性的作用[85]。在高危患者中常规使用阿司匹林是普遍推荐的,抗血栓试验者合作发表了一项对 20 多万患者的主要 meta 分析,评估了抗血小板治疗在不同表现的动脉粥样硬化患者中的效果。本研究报道了在抗血小板治疗的患者中,卒中、心肌梗死或血管死亡的发生率不能显著降低的情况[86]。

阿司匹林是最常用的抗血小板药物,它是血栓素依赖的血小板聚集。噻吩吡啶类药物,包括氯吡格雷和噻氯匹定,是通过阻断依赖于腺苷二磷酸(adenosine diphosphate,ADP)的血小板活化而起作用的。有证据表明,噻吩吡啶衍生物在预防高危患者发生严重血管事件方面比阿司匹林温和,但显著更有效,额外益处的大小还不确定[86]。噻吩吡啶类药物也与较少的胃肠道出血和上消化道不适相关联[87],但与阿司匹林相比,皮疹和腹泻过多。在不稳定型心绞痛中,氯吡格雷可预防复发事件(治疗)。试验中,在高危患者(不稳定型心绞痛和非 Q 波心肌梗死)使用氯吡格雷和阿司匹林的同时观察到长期的益处[88]。

血小板活化导致血小板上主要纤维蛋白原受体糖蛋白Ⅱb/Ⅲa 构象发生变化。静脉注射糖蛋白Ⅱb/Ⅲa 抑制剂(如阿昔单抗,abciximab)通常用于经皮冠状动脉介入治疗的高危环境。

右旋糖酐具有抗血小板和血管内扩张的作用。术后或围术期给予 10% 右旋糖酐 40 可降低颈动脉内膜切除术后 TCD 检测微栓子信号的发生率[89,90],但右旋糖酐可能干扰交叉匹配的血液,导致出血、肾衰竭或(偶尔)急性过敏反应。

ACCF/AHA 已经发表了诊断和处理胸主动脉疾病的指南。口服华法林(INR,2.0~3.0)抗凝治疗或抗血小板治疗对主动脉弓动脉瘤 4.0mm 或以上的脑卒中患者预防复发是Ⅱb 级的建议(证据水平,C)[91]。然而,ACCP 2012 年的指南建议,没有神经事件的主动脉瓣疾病患者没有抗凝指征[92]。

他汀类降脂药

血浆胆固醇水平升高与动脉粥样硬化疾病有明显的关联。他汀类药物或 3- 羟基 -3- 甲基戊二酰辅酶 A(3-hydroxy-3-methylglutaryl coenzyme-A,HMGCo-A)还原酶抑制剂降低肝细胞胆固醇含量,增加 LDL- 胆固醇受体表达,导致血清低密度脂蛋白胆固醇水平下降。此外,近几年来,他汀类药物具有胆固醇非依赖性或多效性的明显作用。其中包括通过改善一氧化氮的生物利用度、减少血管炎症和稳定斑块来改善内皮功能[93]。他汀类药物广泛用于缺血性心脏病的一级和二级预防。一项关于他汀类药物的随机安慰剂对照双盲试验的 meta 分析报告,他汀类药物治疗卒中的风险降低了 30%[94]。另一项 meta 分析收集了 28 个试验中接受他汀类药物治疗的 49 000 例患者的数据,报告他汀类药物治疗的患者卒中的相对风险为 0.76[95]。图尼克等表明,他汀类药物治疗对严重胸主动脉斑块患者发生栓塞事件(风险比,0.39)具有独立和显著的保护作用[13]。

斑块大小的缩小、稳定和斑块血栓的预防可能是导致动脉粥样硬化栓塞减少的机制。两项关于主动脉和(或)颈动脉斑块患者低剂量和高剂量他汀类药物的随机研究显示,在 MRI 上看到的斑块有明显的消退[96,97]。

最轻柔的主动脉操纵

在心导管术中使用较小的动脉导管可能有助于降低栓塞的风险[98]。在心脏手术期间减少栓塞是可以通过修改手术技术来实现的。术中避免主动脉操作是最重要的[71],这可以通过避免体外循环来实现,可以在接受 CABG 的患者中实现,省去了主动脉插管和主动脉弓夹闭的必要[99,100]。使用复合动脉移植物(双侧胸内动脉移植,桡动脉与胸内动脉吻合)避免了需要侧壁钳的主动脉前吻合[101]。非体外循环手术已被证明能降低动脉粥样硬化性主动脉患者的卒中风险[102]。我们已经报道,通过避免体外循环和主动脉操作显著减少了脑微栓塞的发生[48,56]。框 166-1 总结了一种潜在的预防心脏外科栓塞的策略。

框 166-1　动脉粥样硬化患者心脏手术中栓塞的预防

- 确定患者的术前风险因素
- 术前对升主动脉和主动脉弓进行检查
- 评估颈动脉
- 使用术中主动脉超声评估升主动脉
- 使用基于证据的决策来反映手术技巧
- 确定插管的部位和风险
- 避免重复主动脉钳夹
- 考虑非接触主动脉技术
- 尽可能采用复合动脉移植进行非体外循环手术

手术治疗

有症状的颈动脉粥样硬化患者的治疗是很成熟的。欧洲颈动脉手术试验(European Carotid Surgery Trial,ECST)和北美症状性颈动脉内膜切除术试验(North American Symptomatic Carotid Endarterectomy Trial,NASCET)的研究人员报道了颈动脉内膜切除术在预防高级别、近期有症状的颈动脉狭窄患者卒中方面的明显益处[35,103],这一益处被手术风险所抵消。重度狭窄患者的围术期卒中发生率为 8%,术后 30 天死亡率为 6%。这些比率是可以接受的,因为手术的绝对风险分别降低了 10% 和 17%。然而,对于无症状的颈动脉疾病患者,风险收益比较窄,颈动脉末端动脉切除术目前只推荐用于高级别颈动脉狭窄(70%～99%)。

国际颈动脉支架研究将颈动脉血管成形术和支架置入作为动脉内膜切除术的替代方法。然而,他们的报道颈动脉支架术的卒中率和死亡率高于动脉内膜切除术,因此他们认为颈动脉内膜切除术仍应是可选的治疗方法[104]。

主动脉粥样硬化性疾病导致的再发栓塞事件的处理目前是有争议的。主动脉弓内膜切除术在严重主动脉粥样硬化患者已被报道[105-107]。该手术是采用深低温停循环的方法进行的,与围术期的发病率和死亡率显著相关。当在心脏外科手术中使用体外循环时,它会导致更高的卒中率和死亡率。因此,没有足够的证据来恢复这种预防卒中的治疗模式。在心脏手术中,可以对可接受的死亡率和发病率进行升主动脉置换[108],特别是在手术中处理所谓的瓷化主动脉[109](严重弥漫性动脉粥样硬化和升主动脉钙化,导致在 X 线或 CT 上出现蛋壳样改变)。

随着人们对血管内手术的日益关注,支架术作为预防主动脉斑块栓塞的一种手段已经得到了一些成功的探索。这包括使用有盖支架排除斑块疾病。这种微创方法可能为不适合常规手术的患者提供了一种治疗策略,尽管它有栓塞继发于器械的内在风险[110,111]。

知识点

1. 动脉粥样硬化及其血栓栓塞并发症是西方国家的主要死亡原因。
2. 动脉粥样硬化栓塞的风险随着斑块厚度的增加(>4mm)和溃疡的出现而显著增加。
3. 超声(经食管和表面)检查是最常用的检查手段之一。计算机断层摄影提供冠状动脉粥样硬化和钙化程度的信息。磁共振成像为斑块形态成像提供了很高的分辨率。
4. 在心脏手术和血管介入治疗中,栓塞的风险显著增加。
5. 对所有严重动脉粥样硬化的患者推荐使用抗血小板药物和他汀类药物。
6. 高危患者围术期的主动脉筛查与心脏手术中的最小主动脉阻塞相结合,可显著降低动脉粥样硬化栓塞的发生率。

(唐军建 译,袁青霞 审校)

参考文献

1. Fisher CM. Occlusion of the internal carotid artery. Arch Neurol Psychiatry 1951;65(3):346-77.
2. Sacco RL, Ellenberg JH, Mohr JP, et al. Infarcts of undetermined cause: the NINCDS Stroke Data Bank. Ann Neurol 1989;25(4):382-90.
3. Ross R. Atherosclerosis—an inflammatory disease. N Engl J Med 1999;340(2):115-26.
4. Woollard KJ, Geissmann F. Monocytes in atherosclerosis: subsets and functions. Nat Rev Cardiol 2010;7(2):77-86.
5. Bashore TM, Gehrig T. Cholesterol emboli after invasive cardiac procedures. J Am Coll Cardiol 2003;42(2):217-18.
6. Hitti WA, Wali RK, Weinman EJ, et al. Cholesterol embolization syndrome induced by thrombolytic therapy. Am J Cardiovasc Drugs 2008;8(1):27-34.
7. Paraskevas KI, Koutsias S, Mikhailidis DP, Giannoukas AD. Cholesterol crystal embolization: a possible complication of peripheral endovascular interventions. J Endovasc Ther 2008;15(5):614-25.
8. Amarenco P, Cohen A, Tzourio C, et al. Atherosclerotic disease of the aortic arch and the risk of ischemic stroke. N Engl J Med 1994;331(22):1474-9.
9. Cohen A, Tzourio C, Bertrand B, et al. Aortic plaque morphology and vascular events: a follow-up

study in patients with ischemic stroke. FAPS Investigators. French Study of Aortic Plaques in Stroke. Circulation 1997;96(11):3838-41.
10. Karalis DG, Chandrasekaran K, Victor MF, et al. Recognition and embolic potential of intraaortic atherosclerotic debris. J Am Coll Cardiol 1991;17(1):73-8.
11. Stone DA, Hawke MW, LaMonte M, et al. Ulcerated atherosclerotic plaques in the thoracic aorta are associated with cryptogenic stroke: a multiplane transesophageal echocardiographic study. Am Heart J 1995;130(1):105-8.
12. Blauth CI. Macroemboli and microemboli during cardiopulmonary bypass. Ann Thorac Surg 1995;59(5):1300-3.
13. Tunick PA, Nayar AC, Goodkin GM, et al. Effect of treatment on the incidence of stroke and other emboli in 519 patients with severe thoracic aortic plaque. Am J Cardiol 2002;90(12):1320-5.
14. Wareing TH, Davila-Roman VG, Barzilai B, et al. Management of the severely atherosclerotic ascending aorta during cardiac operations. A strategy for detection and treatment. J Thorac Cardiovasc Surg 1992;103(3):453-62.
15. Hankey GJ, Sudlow CL, Dunbabin DW. Thienopyridine derivatives (ticlopidine, clopidogrel) versus aspirin for preventing stroke and other serious vascular events in high vascular risk patients. Cochrane Database Syst Rev 2000;(2):CD001246.
16. Ezzeddine MA, Primavera JM, Rosand J, et al. Clinical characteristics of pathologically proved cholesterol emboli to the brain. Neurology 2000;54(8):1681-3.
17. Bar-Yosef S, Anders M, Mackensen GB, et al. Aortic atheroma burden and cognitive dysfunction after coronary artery bypass graft surgery. Ann Thorac Surg 2004;78(5):1556-62.
18. Evered LA, Silbert BS, Scott DA. Postoperative cognitive dysfunction and aortic atheroma. Ann Thorac Surg 2010;89(4):1091-7.
19. Browne SM, Halligan PW, Taggart DP. Cognitive outcome after CABG. Ann Thorac Surg 1997;64(4):1225-6.
20. Taggart DP, Browne SM, Halligan PW, Wade DT. Is cardiopulmonary bypass still the cause of cognitive dysfunction after cardiac operations? J Thorac Cardiovasc Surg 1999;118(3):414-20, discussion 20-1.
21. Selnes OA, McKhann GM. Neurocognitive complications after coronary artery bypass surgery. Ann Neurol 2005;57(5):615-21.
22. Naghavi M, Libby P, Falk E, et al. From vulnerable plaque to vulnerable patient: a call for new definitions and risk assessment strategies: Part I. Circulation 2003;108(14):1664-72.
23. Davies MJ, Thomas AC, Knapman PA, Hangartner JR. Intramyocardial platelet aggregation in patients with unstable angina suffering sudden ischemic cardiac death. Circulation 1986;73(3):418-27.
24. Johansen O, Brekke M, Stromme JH, et al. Myocardial damage during percutaneous transluminal coronary angioplasty as evidenced by troponin T measurements. Eur Heart J 1998;19(1):112-17.
25. Ali OA, Bhindi R, McMahon AC, et al. Distal protection in cardiovascular medicine: current status. Am Heart J 2006;152(2):207-16.
26. Scolari F, Ravani P, Gaggi R, et al. The challenge of diagnosing atheroembolic renal disease: clinical features and prognostic factors. Circulation 2007;116(3):298-304.
27. Mittal BV, Alexander MP, Rennke HG, Singh AK. Atheroembolic renal disease: a silent masquerader. Kidney Int 2008;73(1):126-30.
28. Polu KR, Wolf M. Clinical problem-solving. Needle in a haystack. N Engl J Med 2006;354(1):68-73.
29. Fine MJ, Kapoor W, Falanga V. Cholesterol crystal embolization: a review of 221 cases in the English literature. Angiology 1987;38(10):769-84.
30. Blanco VR, Moris C, Barriales V, Gonzalez C. Retinal cholesterol emboli during diagnostic cardiac catheterization. Catheter Cardiovasc Interv 2000;51(3):323-5.
31. Miller FH, Kline MJ, Vanagunas AD. Detection of bleeding due to small bowel cholesterol emboli using helical CT examination in gastrointestinal bleeding of obscure origin. Am J Gastroenterol 1999;94(12):3623-5.
32. Moolenaar W, Lamers CB. Cholesterol crystal embolization to liver, gallbladder, and pancreas. Dig Dis Sci 1996;41(9):1819-22.
33. Ripple MG, Charney D, Nadasdy T. Cholesterol embolization in renal allografts. Transplantation 2000;69(10):2221-5.
34. Fayad ZA, Fuster V. Clinical imaging of the high-risk or vulnerable atherosclerotic plaque. Circ Res 2001;89(4):305-16.
35. Beneficial effect of carotid endarterectomy in symptomatic patients with high-grade carotid stenosis. North American Symptomatic Carotid Endarterectomy Trial Collaborators. N Engl J Med 1991;325(7):445-53.
36. Endarterectomy for asymptomatic carotid artery stenosis. Executive Committee for the Asymptomatic Carotid Atherosclerosis Study. JAMA 1995;273(18):1421-8.
37. Weinberger J, Ramos L, Ambrose JA, Fuster V. Morphologic and dynamic changes of atherosclerotic plaque at the carotid artery bifurcation: sequential imaging by real time B-mode ultrasonography. J Am Coll Cardiol 1988;12(6):1515-21.
38. de Groot E, van Leuven SI, Duivenvoorden R, et al. Measurement of carotid intima-media thickness to assess progression and regression of atherosclerosis. Nat Clin Pract Cardiovasc Med 2008;5(5):280-8.
39. Kaul P, Douglas PS. Atherosclerosis imaging: prognostically useful or merely more of what we know? Circ Cardiovasc Imaging 2009;2(2):150-60.
40. Crouse JR 3rd. Thematic review series: patient-oriented research. Imaging atherosclerosis: state of the art. J Lipid Res 2006;47(8):1677-99.
41. Stein JH, Korcarz CE, Hurst RT, et al. Use of carotid ultrasound to identify subclinical vascular disease and evaluate cardiovascular disease risk: a consensus statement from the American Society of Echocardiography Carotid Intima-Media Thickness Task Force. Endorsed by the Society for Vascular Medicine. J Am Soc Echocardiogr 2008;21(2):93-111; quiz 89, 90.
42. Kneeshaw JD. Transoesophageal echocardiography (TOE) in the operating room. Br J Anaesth 2006;97(1):77-84.
43. Katz ES, Tunick PA, Rusinek H, et al. Protruding aortic atheromas predict stroke in elderly patients undergoing cardiopulmonary bypass: experience with intraoperative transesophageal echocardiography. J Am Coll Cardiol 1992;20(1):70-7.
44. Mizuno T, Toyama M, Tabuchi N, et al. Thickened intima of the aortic arch is a risk factor for stroke with coronary artery bypass grafting. Ann Thorac Surg 2000;70(5):1565-70.
45. Davila-Roman VG, Murphy SF, Nickerson NJ, et al. Atherosclerosis of the ascending aorta is an independent predictor of long-term neurologic events and mortality. J Am Coll Cardiol 1999;33(5):1308-16.
46. Rosenberger P, Shernan SK, Loffler M, et al. The influence of epiaortic ultrasonography on intraoperative surgical management in 6051 cardiac surgical patients. Ann Thorac Surg 2008;85(2):548-53.
47. Edmonds HL Jr, Isley MR, Sloan TB, et al. American Society of Neurophysiologic Monitoring and American Society of Neuroimaging joint guidelines for transcranial Doppler ultrasonic monitoring. J Neuroimaging 2011;21(2):177-83.
48. Abu-Omar Y, Balacumaraswami L, Pigott DW, et al. Solid and gaseous cerebral microembolization during off-pump, on-pump, and open cardiac surgery procedures. J Thorac Cardiovasc Surg 2004;127(6):1759-65.
49. Babikian VL, Wijman CA, Hyde C, et al. Cerebral microembolism and early recurrent cerebral or retinal ischemic events. Stroke 1997;28(7):1314-18.
50. Guerrieri Wolf L, Choudhary BP, Abu-Omar Y, Taggart DP. Solid and gaseous cerebral microembolization after biologic and mechanical aortic valve replacement: investigation with multirange and multifrequency transcranial Doppler ultrasound. J Thorac Cardiovasc Surg 2008;135(3):512-20.
51. Rundek T, Di Tullio MR, Sciacca RR, et al. Association between large aortic arch atheromas and high-intensity transient signals in elderly stroke patients. Stroke 1999;30(12):2683-6.
52. King A, Markus HS. Doppler embolic signals in cerebrovascular disease and prediction of stroke risk: a systematic review and meta-analysis. Stroke 2009;40(12):3711-17.
53. Rajamani K, Gorman M. Transcranial Doppler in stroke. Biomed Pharmacother 2001;55(5):247-57.
54. Brucher R, Russell D. Automatic online embolus detection and artifact rejection with the first multifrequency transcranial Doppler. Stroke 2002;33(8):1969-74.
55. Russell D, Brucher R. Online automatic discrimination between solid and gaseous cerebral microemboli with the first multifrequency transcranial Doppler. Stroke 2002;33(8):1975-80.
56. Guerrieri Wolf L, Abu-Omar Y, Choudhary BP, et al. Gaseous and solid cerebral microembolization during proximal aortic anastomoses in off-pump coronary surgery: the effect of an aortic side-biting clamp and two clampless devices. J Thorac Cardiovasc Surg 2007;133(2):485-93.
57. Alexandrov AV. Ultrasound enhancement of fibrinolysis. Stroke 2009;40(3 Suppl.):S107-10.
58. Takasu J, Masuda Y, Watanabe S, et al. Progression and regression of atherosclerotic findings in the descending thoracic aorta detected by enhanced computed tomography. Atherosclerosis 1994;110(2):175-84.
59. Gottlieb I, Lima JA. Screening high-risk patients with computed tomography angiography. Circulation 2008;117(10):1318-32; discussion 32.
60. Kramer CM, Anderson JD. MRI of atherosclerosis: diagnosis and monitoring therapy. Expert Rev Cardiovasc Ther 2007;5(1):69-80.
61. Fayad ZA, Fuster V, Fallon JT, et al. Noninvasive in vivo human coronary artery lumen and wall imaging using black-blood magnetic resonance imaging. Circulation 2000;102(5):506-10.
62. Kramer CM. Magnetic resonance imaging to identify the high-risk plaque. Am J Cardiol 2002;90(10C):15L-17L.
63. Corti R, Fuster V, Fayad ZA, et al. Lipid lowering by simvastatin induces regression of human atherosclerotic lesions: two years' follow-up by high-resolution noninvasive magnetic resonance imaging. Circulation 2002;106(23):2884-7.
64. Correia LC, Atalar E, Kelemen MD, et al. Intravascular magnetic resonance imaging of aortic atherosclerotic plaque composition. Arterioscler Thromb Vasc Biol 1997;17(12):3626-32.
65. Shunk KA, Atalar E, Lima JA. Possibilities of transesophageal MRI for assessment of aortic disease: a review. Int J Cardiovasc Imaging 2001;17(3):179-85.
66. Warren BA, Vales O. The ultrastructure of the stages of atheroembolic occlusion of renal arteries. Br J Exp Pathol 1973;54:469.
67. Doty JR, Wilentz RE, Salazar JD, et al. Atheroembolism in cardiac surgery. Ann Thorac Surg 2003;75(4):1221-6.
68. Wolman RL, Nussmeier NA, Aggarwal A, et al. Cerebral injury after cardiac surgery: identification of a group at extraordinary risk. Multicenter Study of Perioperative Ischemia Research Group (McSPI) and the Ischemia Research Education Foundation (IREF) Investigators. Stroke 1999;30(3):514-22.
69. Selnes OA, Goldsborough MA, Borowicz LM, McKhann GM. Neurobehavioural sequelae of cardiopulmonary bypass. Lancet 1999;353(9164):1601-6.
70. Hogue CW Jr, Barzilai B, Pieper KS, et al. Sex differences in neurological outcomes and mortality after cardiac surgery: a Society of Thoracic Surgery national database report. Circulation 2001;103(17):2133-7.
71. Taggart DP, Westaby S. Neurological and cognitive disorders after coronary artery bypass grafting. Curr Opin Cardiol 2001;16(5):271-6.
72. Stern A, Tunick PA, Culliford AT, et al. Protruding aortic arch atheromas: risk of stroke during heart surgery with and without aortic arch endarterectomy. Am Heart J 1999;138(4 Pt 1):746-52.
73. Katz ES, Tunick PA, Rusinek H, et al. Protruding aortic atheromas predict stroke in elderly patients undergoing cardiopulmonary bypass: experience with intraoperative transesophageal echocardiography. J Am Coll Cardiol 1992;20(1):70-7.
74. Roach GW, Kanchuger M, Mangano CM, et al. Adverse cerebral outcomes after coronary bypass surgery. Multicenter Study of Perioperative Ischemia Research Group and the Ischemia Research and Education Foundation Investigators. N Engl J Med 1996;335(25):1857-63.
75. Karalis DG, Quinn V, Victor MF, et al. Risk of catheter-related emboli in patients with atherosclerotic debris in the thoracic aorta. Am Heart J 1996;131(6):1149-55.
76. Shammas NW, Shammas GA, Dippel EJ, et al. Predictors of distal embolization in peripheral percutaneous interventions: a report from a large peripheral vascular registry. J Invasive Cardiol 2009;21(12):628-31.
77. Blankenship JC, Butler M, Garbes A. Prospective assessment of cholesterol embolization in patients with acute myocardial infarction treated with thrombolytic vs conservative therapy. Chest 1995;107(3):662-8.
78. Fukumoto Y, Tsutsui H, Tsuchihashi M, et al. The incidence and risk factors of cholesterol embolization syndrome, a complication of cardiac catheterization: a prospective study. J Am Coll Cardiol 2003;42(2):211-16.
79. Transesophageal echocardiographic correlates of thromboembolism in high-risk patients with nonvalvular atrial fibrillation. The Stroke Prevention in Atrial Fibrillation Investigators Committee on Echocardiography. Ann Intern Med 1998;128(8):639-47.
80. Dressler FA, Craig WR, Castello R, Labovitz AJ. Mobile aortic atheroma and systemic emboli: efficacy of anticoagulation and influence of plaque morphology on recurrent stroke. J Am Coll Cardiol 1998;31(1):134-8.
81. Ferrari E, Vidal R, Chevallier T, Baudouy M. Atherosclerosis of the thoracic aorta and aortic debris as a marker of poor prognosis: benefit of oral anticoagulants. J Am Coll Cardiol 1999;33(5):1317-22.
82. Di Tullio MR, Russo C, Jin Z, et al. Aortic arch plaques and risk of recurrent stroke and death. Circulation 2009;119(17):2376-82.
83. Amarenco P, Davis S, Jones EF, et al. Aortic Arch Related Cerebral Hazard Trial Investigators. Clopidogrel plus aspirin versus warfarin in patients with stroke and aortic arch plaques. Stroke 2014;45(5):1248-57.
84. Ridker PM, Michel T. Streptokinase therapy and cholesterol embolization. Am J Med 1989;87(3):357-8.
85. Faxon DP, Nesto RW. Antiplatelet therapy in populations at high risk of atherothrombosis. J Natl Med Assoc 2006;98(5):711-21.
86. Collaborative meta-analysis of randomised trials of antiplatelet therapy for prevention of death, myocardial infarction, and stroke in high risk patients. BMJ 2002;324(7329):71-86.
87. Hankey GJ, Sudlow CL, Dunbabin DW. Thienopyridines or aspirin to prevent stroke and other serious vascular events in patients at high risk of vascular disease? A systematic review of the evidence from randomized trials. Stroke 2000;31(7):1779-84.
88. Yusuf S, Zhao F, Mehta SR, et al. Effects of clopidogrel in addition to aspirin in patients with acute coronary syndromes without ST-segment elevation. N Engl J Med 2001;345(7):494-502.
89. Lennard N, Smith J, Dumville J, et al. Prevention of postoperative thrombotic stroke after carotid endarterectomy: the role of transcranial Doppler ultrasound. J Vasc Surg 1997;26(4):579-84.
90. Levi CR, Stork JL, Chambers BR, et al. Dextran reduces embolic signals after carotid endarterectomy. Ann Neurol 2001;50(4):544-7.
91. Hiratzka LF, Bakris GL, Beckman JA, et al. 2010 ACCF/AHA/AATS/ACR/ASA/SCA/SCAI/SIR/STS/SVM guidelines for the diagnosis and management of patients with Thoracic Aortic Disease: a report of the American College of Cardiology Foundation/American Heart Association Task Force on Practice Guidelines, American Association for Thoracic Surgery, American College of Radiology, American Stroke Association, Society of Cardiovascular Anesthesiologists, Society for Cardiovascular Angiography and Interventions, Society of Interventional Radiology, Society of Thoracic Surgeons, and Society for Vascular Medicine. Circulation 2010;121(13):e266-369.
92. Whitlock RP, Sun JC, Fremes SE, et al. American College of Chest Physicians. Antithrombotic and thrombolytic therapy for valvular disease: Antithrombotic Therapy and Prevention of Thrombosis, 9th ed: American College of Chest Physicians Evidence-Based Clinical Practice Guidelines. Chest 2012;141(2 Suppl.):e576S-600S.
93. Liao JK. Beyond lipid lowering: the role of statins in vascular protection. Int J Cardiol 2002; 86(1):5-18.
94. Blauw GJ, Lagaay AM, Smelt AH, Westendorp RG. Stroke, statins, and cholesterol. A meta-analysis of randomized, placebo-controlled, double-blind trials with HMG-CoA reductase inhibitors. Stroke 1997;28(5):946-50.
95. Bucher HC, Griffith LE, Guyatt GH. Effect of HMGcoA reductase inhibitors on stroke. A meta-analysis of randomized, controlled trials. Ann Intern Med 1998;128(2):89-95.
96. Corti R, Fuster V, Fayad ZA, et al. Effects of aggressive versus conventional lipid-lowering therapy by simvastatin on human atherosclerotic lesions: a prospective, randomized, double-blind trial with

high-resolution magnetic resonance imaging. J Am Coll Cardiol 2005;46(1):106-12.
97. Yonemura A, Momiyama Y, Fayad ZA, et al. Effect of lipid-lowering therapy with atorvastatin on atherosclerotic aortic plaques detected by noninvasive magnetic resonance imaging. J Am Coll Cardiol 2005;45(5):733-42.
98. Eggebrecht H, Oldenburg O, Dirsch O, et al. Potential embolization by atherosclerotic debris dislodged from aortic wall during cardiac catheterization: histological and clinical findings in 7,621 patients. Catheter Cardiovasc Interv 2000;49(4):389-94.
99. Brizzio ME, Zapolanski A, Shaw RE, et al. Stroke-related mortality in coronary surgery is reduced by the off-pump approach. Ann Thorac Surg 2010;89(1):19-23.
100. Abu-Omar Y, Taggart DP. The present status of off-pump coronary artery bypass grafting. Eur J Cardiothorac Surg 2009;36(2):312-21.
101. Calafiore AM, Di Mauro M, Teodori G, et al. Impact of aortic manipulation on incidence of cerebrovascular accidents after surgical myocardial revascularization. Ann Thorac Surg 2002;73(5):1387-93.
102. Sharony R, Bizekis CS, Kanchuger M, et al. Off-pump coronary artery bypass grafting reduces mortality and stroke in patients with atheromatous aortas: a case control study. Circulation 2003;108(10 Suppl. 1):II15-20.
103. MRC European Carotid Surgery Trial: interim results for symptomatic patients with severe (70-99%) or with mild (0-29%) carotid stenosis. European Carotid Surgery Trialists' Collaborative Group. Lancet 1991;337(8752):1235-43.
104. Ederle J, Dobson J, Featherstone RL, et al. Carotid artery stenting compared with endarterectomy in patients with symptomatic carotid stenosis (International Carotid Stenting Study): an interim analysis of a randomised controlled trial. Lancet 2010;375(9719):985-97.
105. Swanson SJ, Cohn LH. Excision of focal aortic arch atheroma using deep hypothermic circulatory arrest. Ann Thorac Surg 1995;60(2):457-8.
106. Muehrcke DD, Grimm RA, Nissen SE, Cosgrove DM 3rd. Recurrent cerebral vascular accidents are an indication for ascending aortic endarterectomy. Ann Thorac Surg 1996;61(5):1516-18.
107. Vogt PR, Hauser M, Schwarz U, et al. Complete thromboendarterectomy of the calcified ascending aorta and aortic arch. Ann Thorac Surg 1999;67(2):457-61.
108. Zingone B, Gatti G, Spina A, et al. Current role and outcomes of ascending aortic replacement for severe nonaneurysmal aortic atherosclerosis. Ann Thorac Surg 2010;89(2):429-34.
109. Aranki SF, Nathan M, Shekar P, et al. Hypothermic circulatory arrest enables aortic valve replacement in patients with unclampable aorta. Ann Thorac Surg 2005;80(5):1679-86; discussion 86-7.
110. Jeyabalan G, Wallace JR, Chaer RA, et al. Endovascular strategies for treatment of embolizing thoracoabdominal aortic lesions. J Vasc Surg 2014;59(5):1256-64.
111. Carroccio A, Olin JW, Ellozy SH, et al. The role of aortic stent grafting in the treatment of atheromatous embolization syndrome: results after a mean of 15 months follow-up. J Vasc Surg 2004;40(3):424-9.

167

压　　疮

Corbin E. Goerlich and Laura J. Moore

流行病学

压疮是持续外部压力导致的起始于表层皮肤的任何损伤[1]。压疮是住院患者的严重并发症，既增加医疗成本，降低患者生活质量又使住院时间延长。住院患者压疮发生率既往估算大约介于5%～17%。迄今最大规模调查显示，医院获得性压疮发生率为4.5%，入院时压疮存在率即占5.8%。更重要的是，约1/5有压疮病史的患者在住院期间可在不同部位发生压疮[2,3]。长期老年养护机构居住者压疮发生率更高（可高达30%），大多数（50%）住院患者的压疮为Ⅰ期，而居住于长期养护机构的患者Ⅲ、Ⅳ期压疮预计可占4%。

风险因素

与压疮发生相关的各种风险因素列于表167-1和表167-2[3]。诸因素可归类为内因（患者身体状况）和外因（患者所处环境状况）。内部风险因素包括神经疾病、活动受限、认知损害、感觉缺失、营养不良和周围血管病变或充血性心力衰竭所致的低灌注；外部风险因素包括护理人员未给予充分活动、创伤、镇静、身体约束、体位不当（尤其全麻患者）、潮湿和剪切力。所有因素中，未能常常变换体位被认为是压疮形成最大的诱因。体位不当合并皮肤表面潮湿是危重患者发生压疮的常见原因。

按照压疮形成的病理生理，其发生有几个高风险部位。压疮更易于出现在骨/软骨突出部位，特别是软组织覆盖较少的部位，如尾骨、棘突、足跟、肘和踝部。常侧卧位的患者，髂嵴和转子为压疮的高危部位。另外，营养不良和恶病质患者软组织明显缺乏，更易于在任何部位发生压疮。

病理生理

体表区域灌注减少，压疮发生，其原理并非复杂，当外来压力超过毛细血管灌注压，后者血流随之减少，组织缺血即可发生，如低灌注和缺血未能解除，涉及部位各层皮肤组织将发生坏死。缺血最初可表现为红斑和硬结，如发展为坏死，组织将出现实质性损伤。缺血阶段持续时间个体差异较大，但普遍接受的观点是低灌注后30～240分钟皮肤即可发生压伤。既往患者有周围血管病的患者，更短的严重缺血时间即可发生压疮。由于动脉血流减少，解除外力后，组织灌注恢复和低氧状态逆转时间显著延迟，而且，因为存在各种组织低灌注因素，发生压疮后愈合时间也相应延长。

分期

所有压疮都从皮肤表层发生，如压力持续，缺血则逐渐向深层发展。根据皮肤受累深度，压疮分为4期，Ⅰ期最表浅，Ⅳ期最深在，具体描述见表167-3。建立统一而定义明晰的压疮分期系统对于临床研究中的标准化和医护人员间准确传递损伤程度信息实有必要。一旦发现压疮发生，应对损伤做出分期诊断并对皮损区域的进展情况进行监控，分期标准有助于治疗中的评价和损伤进展的客观监测。

预防

压疮形成的预防应按标准执行，护理危重患者时尤为重要，因后者常存在压疮发生的多种危险因素。

风险评估

预防程序应包含每例患者的初始风险评估。评估应包括对既往压疮史和是否对现存压疮的询问、全身皮肤的彻底检查、患者活动能力、约束情况和营养状态的评价和可能导致压疮的伴发疾病的系统回顾，该风险评估应标准化并详细记录。有几种风险评估工具可资使用：Barden分级法用标准化方法评估外部压力和皮肤相关因素[4]。Norton分级法列出压疮发生的个体化风险因素（年龄，认知损害，活动能力，失禁情况）[5]。Waterlow分级原用于患儿的皮肤评估，对内部和外部易发因素都做出评价[6]。然而迄今所做的研究均显示，与非标准化的风险评估相比，上述评估工具降低压疮发生的效果不大[7]。

预防方案

个体化风险评估完成后，压疮预防方案随之应予执行。不论使用何种方案，其效果应反复评价，如有需要即予调整。预防压疮形成的关键因素包括患者活动能力、预防/去

表 167-1 参试者特征

参试者特征	总数（n=51 842）	患压疮者（n=2 313）	未患压疮者（n=49 529）	P值
年龄，岁（均值±标准差）	73.3±13.0	78.0±11.2	73.2±13.0	<0.001
年龄，n(%)				
<65岁	8 878（17.1）	236（10.2）	8 642（17.4）	<0.001
65～74岁	15 824（30.5）	494（21.4）	15 330（31.0）	
75～84岁	17 621（34.0）	879（38.0）	16 742（33.8）	
>84岁	9 519（18.4）	704（30.4）	8 815（17.8）	
非白人，n(%)	43 639（84.2）	1 980（85.6）	41 659（84.1）	
女性，n(%)	29 088（56.1）	1 307（56.5）	27 781（56.1）	0.05
充血性心力衰竭，n(%)	15 071（29.1）	1 013（43.8）	14 058（28.4）	0.69
慢性阻塞性肺疾病，n(%)	14 716（28.4）	810（35.0）	13 906（28.1）	<0.001
脑血管疾病，n(%)	11 862（22.9）	785（33.9）	11 077（22.4）	<0.001
糖尿病，n(%)	17 512（33.8）	971（42.0）	16 541（33.4）	<0.001
类固醇皮质激素使用，n(%)	4 154（8.0）	223（9.6）	3 931（7.9）	0.003
肥胖，n(%)	6 822（13.2）	343（14.8）	6 479（13.1）	0.02
吸烟，n(%)	8 324（16.1）	306（13.2）	8 018（16.2）	<0.001

Lyder CH，Wang Y，Metersky M，et al. Hospital-acquired pressure ulcers：Results from the National Medicare Patient Safety Monitoring System Study. J Am GeriatrSoc 2012；60（9）：1603-8.

表 167-2 参试者特征与压疮发生间多层广义线性模型关联

参试者特征	比值比（OR值，95%可信区间）	P值
年龄（参考，≥85岁）		
<65岁	0.82（0.79～0.84）	<0.001
65～74岁	0.82（0.80～0.84）	<0.001
75～84岁	0.89（0.87～0.91）	<0.001
女性	0.99（0.97～1.01）	0.37
白人	1.01（0.98～1.03）	0.56
肿瘤	1.07（1.05～1.09）	<0.001
充血性心力衰竭	1.11（1.09～1.13）	<0.001
慢性阻塞性肺疾病	1.05（1.02～1.07）	<0.001
脑血管疾病	1.11（1.09～1.13）	<0.001
糖尿病	1.07（1.05～1.09）	<0.001
类固醇皮质激素使用	1.03（1.00～1.07）	0.04
肥胖	1.04（1.01～1.07）	0.002
吸烟	1.00（0.98～1.03）	0.8

Lyder CH，Wang Y，Metersky M，et al. Hospital-acquired pressure ulcers：Results from the National Medicare Patient Safety Monitoring System Study. J Am GeriatrSoc 2012；60（9）：1603-8.

表 167-3 压疮分期

全国压疮分期系统	
Ⅰ期	皮肤完整，红肿，指压不变白
Ⅱ期	涉及真皮和/或表皮层的非全层皮肤缺损，病损浅表，可表现为磨损、水泡或表浅创面
Ⅲ期	全层皮肤缺损，皮下组织发生损伤和/或坏死，创面向皮肤下层扩展但未达筋膜
Ⅳ期	全层皮肤缺损，其下各层结构（肌肉、骨骼或肌腱）发生广泛破坏和坏死

除压力的体位和重新分配压力的体位辅助器具。危重患者特别是处于长期镇静状态者，压疮的预防需要始终保持警惕，依靠团队合作实现。预防内容还包括预防剪切力造成的皮肤损伤和因便失禁形成的潮湿浸渍与温度的蓄积。有一系列支撑床具实际应用于降低压疮形成风险，这些减压材料包括静力支撑床垫和利用物理原理改变患者皮肤受压力度的动态支撑床具，后者有气密床、悬浮床垫和交替充气式床垫，泡沫床垫尤其在高危人群可降低压疮风险[8]。尽管价格较高，动态支撑床具未能一直显示相对于静态支撑床具的优势，但其预防压疮效果仍然优于传统的标准医院床具。

治疗

压疮的处理有各种治疗方法和医护产品可资使用，但目前的临床方法鲜有经过随机对照试验加以严格评价者[9,10]。对所有现行治疗措施的深度探讨显然超出本章范围，在此仅对治疗方法的一般原则进行讨论，而非涉及具体产品。

创面清创

创面清创是压疮康复中的重要一环。清创清除了创面中的异体物质和失活组织，使压疮部位的健康组织基底得以暴露，也减少了抑制创面修复的炎症介质产生。清创有多种技术可以采用，如手术清创、水疗、蛆虫治疗和局部酶清创法，其取舍取决于多种因素，包括创面大小、伴发疾病、感染状态等。传统手术清创适用于创面很大且有大量坏死组织需要清除的情况，但需要患者病情允许接受全身麻醉，即需要权衡将一个危重患者送至手术室、置于全麻之下的风险与压疮手术的益处之间的利弊。尽管水疗已有不少医疗单位开展，但尚未有大型随机对照试验对其进行严格评估，而几个针对Ⅲ期、Ⅳ期压疮患者的小型研究表明，接受水疗者创面愈合速度更快[11,12]。

蛆虫治疗（亦称生物外科）亦可用于压疮清创，其基本原理是将虫蛹用于创面可迅速清除坏死组织而可避免手术清创的一些并发症，如疼痛和出血。近年证据显示，与局部酶清创法比较，蛆虫治疗明显缩短了坏死组织清除时间，但其应用对创面愈合时间似乎并无影响[13]。

已有多种局部酶清创法的成熟产品，既可单独使用也可结合其他清创技术，其制剂直接敷用于创面，每日一次或两次。多个随机对照试验验证了局部酶法从压疮创面清除坏死组织的疗效[14]。施用前创面须用生理盐水清洗，任何含金属的局部创面外用药物都会降低酶制剂的效果，故将其清除对酶法治疗成功至为重要。如创面覆有痂皮，建议用手术刀在痂皮划线以使酶制剂透入内里。施敷后创面要用纱布覆盖。局部酶清创法高效，临床价值大，尤其对不能接受其他清创治疗的患者是很好的选择。

水胶体

水胶体敷料可吸收创面渗出，广泛使用于压疮处理。标准的水凝胶敷料含有直接接触创面的凝胶剂，以及覆于其上、使创面避免外部污染又允许液体通透的膜性材料[14]。水胶体敷料一般3～5天换用一次，具体视创面渗出量而定。与常规纱布敷料相比，水胶体敷料有较好的吸收性，引起的疼痛较少[14]。

负压治疗

近十年间，负压疗法愈加普遍地应用于创面修复，其原理为施加于创面的负压可以消除水肿，增加血流，血流的增加可使氧与营养底物输送提高，从而促进伤口愈合。负压还可使创面收缩变小。与传统敷料相比，负压疗法的另一优势是换药次数可大大减少。压疮患者应用负压疗法可改善创面愈合，缩短住院时间[15]。以往负压疗法多用于清理腐肉和坏死组织很少的创面，而现有证据表明，负压材料对于覆有坏死组织的创面十分有效[16]。

营养支持

营养不良状态显然不利创面愈合，实质上，其存在使皮肤形态功能削弱，发生压疮风险增加。遗憾的是，营养评估常常被忽视，特别是对那些长期寄养在养护机构的患者。建立营养评估流程并切实纠正营养状态对预防和治愈压疮实有必要，需要由医师、营养师和护理人员组成的多学科团队协力实现[17]。

收诊患者时应予初步营养评估，对近期体重丢失、当前体重、饮食状况进行评价，初评完成后应制订营养计划并逐项予以落实。对患者营养状况，包括体重、功能状态，应每周进行监测，以确认营养支持措施发挥了预期效应。另外，生化检查如血清前白蛋白、转铁蛋白水平和氮平衡的监测均有助于对营养状态的判断。

结论

压疮一直是危重患者的常见问题，医护人员保持警觉并不断接受培训是预防环节中的关键。压疮的脆弱创面需要运用多学科经验加以处置，治疗包括创面情况的客观评估、适合个体需要的多种治疗方法的应用和改善营养状况以促进创伤修复。

（邓群 译，宋立莎 审校）

参考文献

1. Anders J, Heinemann A, Leffmann C, et al. Decubitus Ulcers: Pathophysiology and primary prevention. Dtsch Ärztebl Int 2010;107(21):371-82.
2. Whittington KT, Briones R. National Prevalence and Incidence Study: 6-year sequential acute care data. Adv Skin Wound Care 2004;17(9):490-4.
3. Lyder CH, Wang Y, Metersky M, et al. Hospital-acquired pressure ulcers: results from the National Medicare Patient Safety Monitoring System Study. J Am Geriatr Soc 2012;60(9):1603-8.
4. Bergstrom N, Demuth PJ, Braden BJ. A clinical trial of the Braden Scale for Predicting Pressure Sore Risk. Nurs Clin North Am 1987;22(2):417-28.
5. Norton D. Norton scale for decubitus prevention. Krankenpfl Frankf Am Main Ger 1980;34(1):16.
6. Waterlow JA. Pressure sore risk assessment in children. Paediatr Nurs 1997;9(6):21-4.
7. Moore ZEH, Cowman S. Risk assessment tools for the prevention of pressure ulcers. Cochrane Database Syst Rev 2014;(2):CD006471.
8. Reddy M, Gill SS, Rochon PA. Preventing pressure ulcers: a systematic review. JAMA 2006;296(8):974-84.
9. Saha S, Smith MB, Totten A, et al. Pressure ulcer treatment strategies: comparative effectiveness. Available from: <http://www.ncbi.nlm.nih.gov/books/NBK143657/>; 2013 [cited 21.04.15].
10. Levine SM, Sinno S, Levine JP, Saadeh PB. Current thoughts for the prevention and treatment of pressure ulcers: using the evidence to determine fact or fiction. Ann Surg 2013;257(4):603-8.
11. Burke DT, Ho CH, Saucier MA, Stewart G. Effects of hydrotherapy on pressure ulcer healing. Am J Phys Med Rehabil 1998;77(5):394-8.
12. Moore Z, Cowman S. A systematic review of wound cleansing for pressure ulcers. J Clin Nurs 2008;17(15):1963-72.
13. Dumville JC, Worthy G, Soares MO, et al. VenUS II: a randomised controlled trial of larval therapy in the management of leg ulcers. Health Technol Assess 2009;13(55):iii-iv, 1-182.
14. Ramundo J, Gray M. Enzymatic wound debridement. J Wound Ostomy Continence Nurs 2008;35(3):273-80.
15. Baharestani MM, Houliston-Otto DB, Barnes S. Early versus late initiation of negative pressure wound therapy: examining the impact on home care length of stay. Ostomy Wound Manage 2008;54(11):48-53.
16. Nakayama M. Applying negative pressure therapy to deep pressure ulcers covered by soft necrotic tissue. Int Wound J 2010;7(3):160-6.
17. Barrett R, Tuttle V, Whalen E, et al. Pressure ulcers and nutritional support: a partnership to improve patient outcomes. J Nurs Care Qual 2010;25(2):145-50.

168

烧伤和吸入性损伤

Robert L. Sheridan

过去几十年间，严重烧伤患者的生存率和生存质量都得到了极大的提高，伤情较轻患者的治疗过程和愈合效果也获得改善，并大多转入门诊接受处置。对损伤机制、创面修复和早期手术对深度烧伤的作用的更深层次的探索推动了这一进步[1]。烧伤重症监护已成为所有优秀烧伤治疗规范中不可或缺的组成部分。本章着重阐述中重度烧伤患者重症监护的话题[2]。

烧伤治疗分期

严重烧伤患者的成功治疗要求施行早期有效复苏，以及急性期住院期间全面救治方案的展开。救治方案可分解为四期（表 168-1）[3]。一期称初步评估与复苏期，从烧伤至伤后第 3 天，主要进行烧伤及烧伤外创伤的全面评估和精确的液体复苏。二期为早期切痂和创面封闭期，主要在伤后 5～7 天，主要任务为对极难自愈的深度烧伤区域的准确识别和切除，复以生物材料对创面即时进行永久或暂时的封闭，从而可使局部和全身的感染机会降低，炎症程度减轻。在病情不稳定或创面很大的患者，手术也许需要分期施行。三期为创面决定性封闭期，持续数天至数周，包括自体移植皮对创面临时封闭材料的替换和小面积复杂创面（如面部、手部）的彻底封闭。四期为修复和重建期，在大面积烧伤患者可能会持续数月至数年，但可在返回工作、学习和家庭的同时进行，此期的优点在于已经实现活动自理、生活正常化和情感回归。

表 168-1 烧伤治疗分期及其病理生理变化和治疗目的

分期和时间	病理生理变化	治疗目的
1：初步评估与复苏，0～72 小时	大量毛细血管渗漏和烧伤休克	精确液体复苏和全面评估
2：早期切痂和创面封闭，1～7 天	循环高动力和分解代谢状态，感染风险很高	准确识别并去除全层烧伤皮肤，完成生物覆盖
3：创面决定性封闭，7 天至 6 周	分解代谢持续，出现创面外感染风险	用永久覆盖物替换临时材料，封闭小面积复杂创面
4：修复，重建，再整合，1 天至出院	分解代谢渐退，力量逐渐恢复	从保持关节活动度和减轻肿胀开始，逐渐加强力量训练，为返回家庭、工作、学校努力

烧伤病理生理

严重烧伤引起一系列全身病理生理改变，对这些代谢巨变的认知有助施行最有效的救治措施（见表 168-1）。烧伤后第 1～2 天，患者需要大量复苏液体和血流动力学支持[4]，如复苏使患者得以生存，则高动力学、高代谢状态随即到来，此期以高心输出、低后负荷、发热和肌肉分解代谢为特征，必须由足够质与量的底物的供给加以支持。尽管相似的病理生理也见于大多数其他严重损伤患者，但论其发生的强度和持续时间，大面积烧伤患者具有其特殊性。

复苏期

烧伤患者的大量液体复苏在医学中较为独特，其体液丢失继发于多种特征不明的介质介导的广泛而短暂的毛细血管渗漏[5]，临床可见烧伤和非烧伤部位体液、电解质以至较大分子胶体渗出，其程度在其他疾病过程中难以见到。20 世纪 30 年代以来出现过多种基于烧伤面积的复苏公式，但是临床救治情况千差万别，没有一种公式对于所有患者都精准可靠[2]。复苏时需要考虑的调整因素包括复苏启动时间、是否合并吸入性损伤、患者年龄、心血管基础情况和创面的深度与失水特征[6]。

小于 15% 的烧伤一般尚不需要按照正式的公式进行液体复苏，烧伤面积扩大时，病理生理变化加剧，液体需要量亦相应增加。烧伤复苏见下文。

高动力期

复苏成功的患者因毛细血管渗漏减轻，在烧伤后 18～24 小时对静脉液体需要量有明显的降低。此低动力期后，全身高动力状态随即出现，患者存活则一直持续，缓慢消退，创面闭合对消退有促进作用[7]。此期特点为高心输出量、外周血管低阻力、发热和蛋白大量消耗，后者不能得到充分补充的患者将出现严重的肌肉分解代谢。这些复苏后病理生理现象归咎于炎症介质和反调节激素、皮质醇、儿茶酚胺类和胰高血糖素的大量释放[8]，这些内分泌变化由创面和肠源性细菌及其副产物、疼痛、感染灶的出现和一定程度的创面热量散失激发所致。

烧伤重症监护的核心内容即保证高代谢状态期间强大的全身功能支持，后者靠提供精准的液体输注、充足的代谢底物供给、环境温度控制和有效的镇痛抗焦虑实现。早期识别和切除坏死的皮肤和软组织以及立即对创面使用生物材料封闭可使高代谢状态终止，是避免迁延的高代谢状态导致不良后果的最有效手段[9]。

烧伤重症监护要求控制患者的环境温度，如置患者于普通病房的干冷环境，将发生大量隐匿的体液蒸发和能量丢失[10]，烧伤病房和烧伤手术室必须设计成保持环境高温高湿，以避免出现低体温和过多的能量丧失。

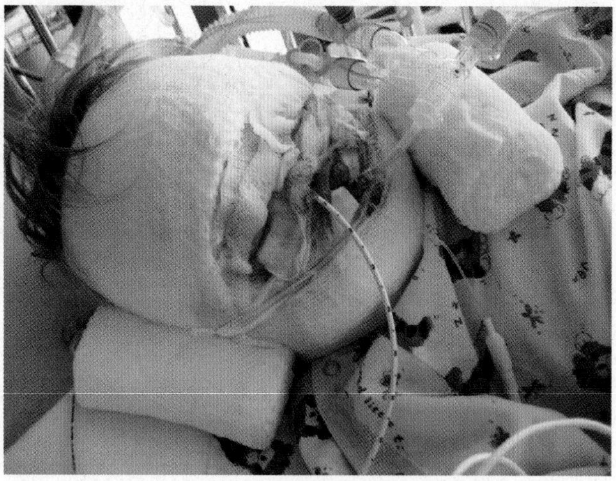

图 168-1　用斜纹布质系带固定是保证气管内插管安全的可靠方法，保护性衬垫可降低口角损伤的风险。因烧伤时再插管异常困难，应定时检查气管插管的在位情况

初期评估和烧伤特有二期评估

烧伤患者刚刚收入 ICU 将接受重症加强监护治疗时，往往未完成烧伤患者特有的全面的二期评估[11]，重症医生实有必要熟知评估要点，使烧伤相关的全身各系统病理生理变化和伴发损伤不致受到忽略。评估需要按照高级创伤生命支持的规程进行，所有严重烧伤患者均应视为存在潜在多发创伤对待[12]。

初期评估

烧伤患者的初步评估与其他创伤患者评估相近，但是需要留心几处重要区别。首先，烧伤后最初几小时进行性加重的黏膜水肿会影响气道通畅，小儿气道相对窄小，判断与处置尤为紧迫[13]。逐渐出现的喘鸣和声嘶提示需要迅速观察气道情况和/或气管插管，最好对气道危机有所预判，以便器材人员在位，插管顺利完成。由于面部和气道水肿情况下气管插管难度很大，气道肿胀发生后再插管异常困难，故气道意外脱管几乎等同于致命并发症，应定时评估气管内插管的完好在位情况。斜纹布质系带对保证气管插管在位十分有效（图 168-1）。可靠的血管通路对烧伤复苏也很关键。较大面积烧伤时建立中心静脉输液导管是必要的，紧急情况下通过烧伤区域皮肤建立外周、中央静脉或者骨髓腔输液通道也完全合理，稍后在未烧伤部位予以替换。有时不得不使用外周输液通路进行复苏，直到大量液体丢失得到纠正，才能安全更换中心静脉或动脉导管。

烧伤特有二期评估

通过进一步创伤评估，会发现很多烧伤中的特殊情况。应从重要的既往病史和致伤过程的问询开始，其中包括受伤细节、现场意识状态、救出时间和破伤风预防情况。烧伤回顾要点详述如下。

五官检查应从头面部的仔细触诊开始，以便发现可能存在的钝性或穿透性创伤体征。颜面和眼睑水肿的出现会妨碍检查，眼球的检查应优先进行（图 168-2）[14]。眼球严重灼伤会在角膜形成云翳样改变，荧光染色有助于发现细微损伤。即便眼睑严重烧伤，肿胀的眼睑一般也会对眼球形成很好的覆盖，故不提倡早期行睑缘缝合。勿对烧伤的耳、枕部施加压迫。局部敷用醋酸磺胺米隆可使之透至下方血管分布较少的软骨[15]。吸入性损伤体征，如炭样灰烬和燎焦的鼻毛，要在鼻喉检查中加以留意。应检查固定气管内插管和鼻胃管的绑带，避免鼻中隔和口角的压伤。

烧伤的早期神经系统评估重点在排除神经系统合并症，同时控制疼痛和焦虑。即使就诊时患者意识尚存，保持知觉，在未来数小时至数天内，其伤重者往往会变得迟钝。由于止痛药和睡眠剥夺也可致相同效果，因此当致伤情况不明，或确实存在神经系统致伤机制时，排除中枢神经系统损伤尤为重要。根据创伤情况判断，一旦有检查的必要，应进行头颅和脊柱 CT 的扫描。在安全范围内，疼痛和焦虑的控制应早期开始[16]，有效的镇痛可使患者身心受益。初始可给予小剂量麻醉药和苯二氮䓬类药物，根据需要逐渐加量。正在制动、镇静或昏迷的患者须避免周围神经受压，以免发生神经病变。室内烧伤患者须根据伤时情况、神经系统体检和碳氧血红蛋白浓度检测判断有无一氧化碳接触，接触大量一氧化碳的部分患者可从高压治疗中获益[17]。

应根据损伤机制对颈椎、颈部可能存在的创伤进行评估。颈部全周的深度烧伤可能需要焦痂切开，使头部静脉回流保持通畅。

要评估胸壁顺应性和呼吸运动是否对称，胸廓全周（或接近全周）深度烧伤者须行焦痂切开以保证通气（图 168-3），正确施行的躯干部位焦痂切开可显著改善呼吸顺应性。

大多数患者到诊时存在低血容量，而对扩容反应较好。对于某些患者，尤其是年老者，可能存在既往未察觉的心脏病，在应对大量液体复苏时就有潜在危险。一些资料还提及特大面积烧伤时心肌抑制因子的存在[18]。如患者对补液治疗反应不如预期，则可应用有创监测、肺动脉导管、心脏超声和正性肌力药。

烧伤时泌尿生殖系统评估内容不多。包皮应退下覆盖导尿管，使容量复苏中出现的水肿不致引起包皮嵌顿。

需要根据受伤机制对烧伤肢体进行针对性检查以排除其他损伤。有时很难确认是否存在骨折，故一旦有必要即行 X 线检查。烧伤合并肢体骨折，创伤初期在安置外固定器之前一般给予夹板固定。肢体状态评估中的一项紧要内容就是明确肢体在液体复苏过程中随着水肿的加重是否存在低灌注风险，同时需要施行有效的监测，在可行的情况下适时采取肢体减压措施。容量复苏引起的水肿可导致全周焦痂下或失却弹性的肌间隙内的肿胀，引起严重的肢体缺血，一般发生在肢体深度烧伤（尤其是肢体全周皮肤）或高压电击伤后。肢体的血流状态应予监测，常使用多普勒探头检查掌弓或手指血管，因为毛细血管灌注压往往只有大血管测得的平均动脉压的 1/3。及时发现缺血的肢体十分必要，随后立即施行的焦痂切开术（图 168-4）或筋膜切开术（图 168-5）往往马上奏效[19]。

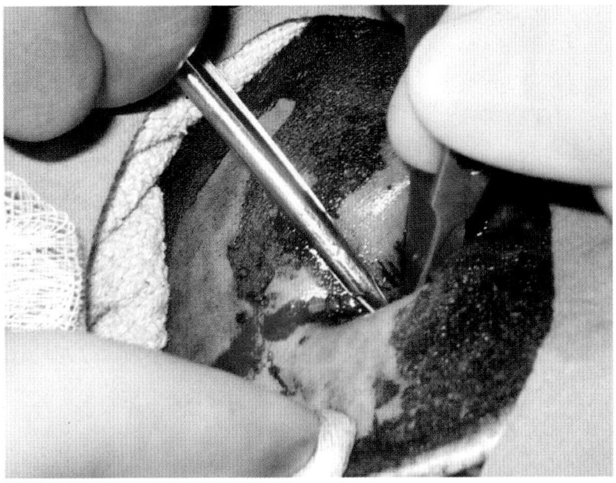

图 168-2　应在颜面和眼睑发生水肿妨碍操作之前尽早对眼球施行检查。严重眼球灼伤会在角膜形成云翳状改变，荧光染色有助发现细微损伤。严重眼睑烧伤时，眼睑水肿也会遮蔽眼球，故无需行睑缘缝合术。图示的外眦切开术在某些患者可降低急剧升高的眼内压

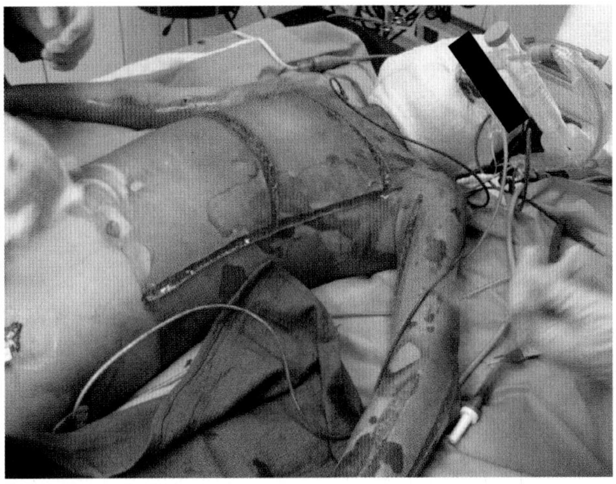

图 168-3　胸廓全周（或接近全周）深度烧伤者须行焦痂切开以保证通气，正确施行的躯干部位焦痂切开可显著改善呼吸顺应性

不应以全面伤情评估结果延误对创面的干预。创面的评价借助 Lund-Browder 烧伤面积计算图或其他烧伤面积计算法、烧伤深度的目测判断和是否存在需要减压以确保足够血流灌注的全周烧伤。一般来讲，早期评估往往会低估创面深度。

初步评估还包括碳氧血红蛋白和血气测定以及常规化验检测。胸部 X 线有助于记录各种导管和引流管的置放位置和胸部创伤的排除，吸入性损伤一般不会早期引起影像学改变。

对所有烧伤案例都应考虑虐待和疏忽的可能，而不仅限于儿童烧伤。据报道约 20% 的小儿烧伤被报警调查，但虐待可发生在任何年龄人群[20]。烧伤也可以是家庭暴力或其他类型人为攻击的结果，患者常常在收入 ICU 时才做出这种判断，可疑病例应由相关政府部门进行登记。叙述的致伤情形和创面伤情的记录十分必要，应仔细完成烧伤图表的填写，最好进行伤情拍照（图 168-6）。

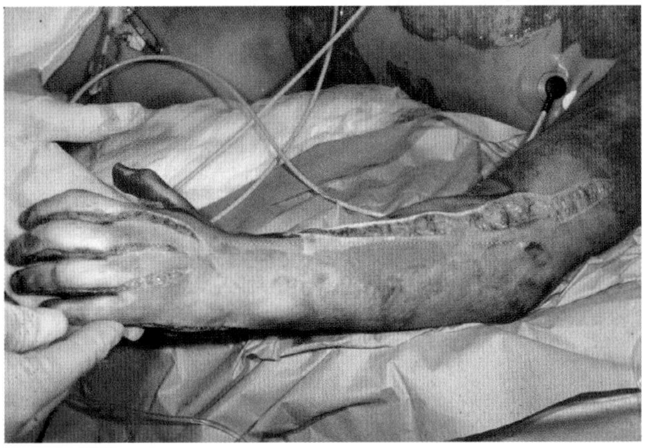

图 168-4　适时施行的焦痂切开可快速改善肢体血流

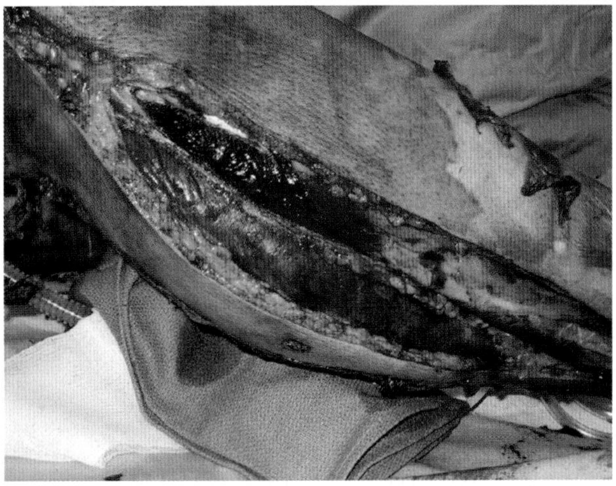

图 168-5　筋膜切开术可为肿胀的肌间隙减压

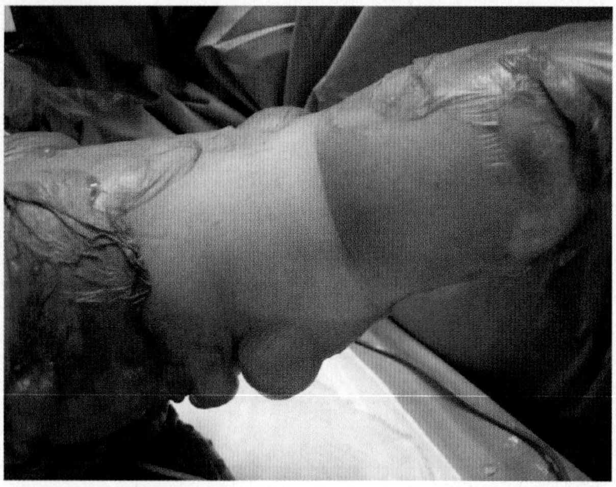

图 168-6 可疑病例应由相关政府部门进行登记，对叙述的致伤情形和实际的创面伤情如实记录十分必要，最好进行创面拍照。注意此处采取的屈曲位

液体复苏

大面积烧伤后的前 1～2 小时，患者的血管内容积和血流动力学几乎没有变化，事实上在此时段患者常常十分清醒。然而在随后的数小时创面开始释放介质，应激激素也开始分泌，组织再灌注也使氧自由基大量形成，凡此种种以及各种其他因子使毛细血管完整性受到广泛破坏，导致液体外渗至周围组织，包括远隔烧伤部位组织中，这一过程持续至 18～24 小时后开始减弱，此即大面积烧伤患者需要大量液体复苏的原因。预估患者的液体复苏需求除烧伤大小外，还包括烧伤深度、创面的体液挥发情况、患者年龄及心血管状况、复苏开始时间、环境温湿度以及是否存在吸入性损伤。迄今发布过很多指导复苏的公式，但无一可以精确用于每一个体[6,21]。改良布鲁克公式是受到广泛认可的液体复苏计算法(列表框 168-1)。与近年军事冲突中军方依赖胶体的创伤复苏经验相一致，胶体在烧伤复苏中广为使用，但其临床效果一直存有争议。有学者在大面积烧伤患者复苏开始就常规地以恒定速度输注 5% 白蛋白，并从公式计算的晶体液量中减去这一容量，可使水肿相关并发症包括腹腔间隔室综合征的发生率降低[22]。如患者对液体复苏的反应低于预期，应检查血清皮质醇水平，特别是同时有隐形低血压、高钠血症和/或低钾血症表现者。不够精准的液体复苏会导致复杂并发症，输液计算公式只能帮助决定最初的液体输注量并大致估算 24 小时的容量需求，即便如此，这些公式仍然不够精确，复苏应该以每小时重新评估临床目标值为指导。复苏目标值见表 168-2。

烧伤重症各论

重症监护室集纳了所有行之有效的烧伤治疗，实际上，此亦美国外科学会 - 美国烧伤协会烧伤中心认证方案。在重症

框 168-1 改良布鲁克液体复苏公式

0～24 小时

成人及体重 >20kg 儿童

乳酸林格液：2～4ml/kg/% 烧伤面积 /24h(第一个半量在前 8 小时输入)

胶体：不需要*

儿童体重 <20kg

乳酸林格液：2～3ml/kg/% 烧伤面积 /24h(第一个半量在前 8 小时输入)

含 5% 葡萄糖乳酸林格液：4ml/(kg•h)

胶体：不需要

24～48 小时

所有患者

晶体液：目的是维持尿量。如使用硝酸银，其钠沥除作用要求继续给予等渗晶体液；如使用其他外用药，液体应根据实际需要给予。需密切监测血清钠浓度。

应开始营养支持，肠内途径为佳。

胶体(含 5% 白蛋白乳酸林格液)：

0～30% 烧伤面积：不需要

30%～50% 烧伤面积：0.3ml/kg/% 烧伤面积 /24h

50%～70% 烧伤面积：0.4ml/kg/% 烧伤面积 /24h

>70% 烧伤面积：0.5ml/kg/% 烧伤面积 /24h

* 早期胶体输注(一般为 5% 白蛋白)越来越多用于极大面积烧伤患者，尤其当年龄较小或复苏效果不佳时。

注：改良布鲁克公式是获得广泛共识的复苏计算法，用于患者个体仅在根据生理目标值进行调整时方才发挥较好疗效。正如所有复苏公式，此为有效的初始治疗计算法，最佳复苏效果需要有经验的医生在床旁对复苏目标进行反复评估。

表 168-2 各年龄组复苏目标

复苏目标项	复苏目标值
知觉	舒适，可唤醒
查体	肢体温暖，末梢脉搏有力
尿量	婴儿：1～2ml/(kg•h) 儿童：0.5～1ml/(kg•h) 其余：0.5ml/(kg•h)
碱缺失	<2
收缩压	婴儿：60～70mmHg 儿童：(70～90)+(2×年龄)mmHg 青少年及成年：90～120mmHg

注：分年龄复苏目标应在烧伤复苏阶段反复评估，液体入量可在 10%～20% 的增减范围内根据个体需要调整。

监护和烧伤创面治疗之间实现信息流和治疗的无缝衔接非常必要，因为创面状况及其治疗质量决定了患者全身病理生理变化的走向。烧伤治疗从组织架构上可循两条途径实现。最多见，同时也可能最俭省的做法是由外科医生同时负责创面治疗和重症监护，按此方案，烧伤患者一般在烧创伤专科 ICU 收治，由外科、护理、功能康复、器官功能支持诸专业人员共同高效工作完成治疗。同时也要求外科医生熟谙重症医学原理并最好拥有重症监护资质。相较外科 - 重症模式更多采用的另一选择是在综合外科 ICU 中单辟一处专门区域为烧伤患者提供重症监护，最大限度地保证外科和重症监护小组之间完全无缝的信息传递。保证这一专业高效治疗模式的运行有一定难度但效果可期，严重烧伤患者恰恰为重症监护小组提供了独特而可供发挥的机会，相关问题都应被关注并合理应对。下面段落即对这些环节做简要陈述。

气道问题

即使气道评估和气道控制是烧伤评估初期的内容，在接受重症监护期间此问题也必须一直得到关注。颜面和咽喉气道水肿将使非计划拔管后的重新插管极为困难，因此气管内插管安全性是 ICU 内每一患者日常评估中的重要事项[23]。

吸入性损伤

吸入性损伤仍属临床诊断[24]，封闭空间失火、鼻毛焦煳、面部烧伤和含碳痰液均提示吸入性损伤的存在。光纤支气管镜和锝扫描在可疑病例均有诊断价值，但在绝大多数患者是通过病史和查体做出诊断的。早期 X 线胸片、肺换气和肺顺应性基本表现正常，但数日后气管黏膜出现坏死，堵塞小气道，引起亚段性肺不张和呼吸功能不全。

发生吸入性损伤后通常会引起 5 种表现：急性上呼吸道梗阻、支气管痉挛、小气道阻塞、肺部感染和呼吸衰竭[25]。气道梗阻和支气管痉挛是早期并发症，一般在前 48 小时内出现，气道水肿和阻塞需要进行气管插管。气溶胶刺激剂引起的支气管痉挛在此期间可能非常强烈，但一般对雾化的 β-肾上腺素能激动剂有反应，有时也可静脉内给予支气管扩张剂如特布他林或小剂量肾上腺素。通气策略的设置应考虑控制内源性 PEEP（positive end-expiratory pressure，呼气末正压）的“呼吸叠加”。

3～5 天后，支气管黏膜坏死脱落，肺清洁的需求越来越强。亚段性肺不张会导致肺内分流，加强吸痰和支气管镜灌洗有助保持末梢小气道开放。

多达 50% 的吸入性损伤患者会发生肺部感染，将肺炎（肺叶受累）和气管支气管炎（剥脱的气管支气管树的化脓性感染）加以鉴别往往比较困难，但在临床上并不重要，只要出现发热和脓痰即应开始抗生素治疗，并借助痰培养结果进行调整。肺清洁在肺部感染时非常重要。

吸入性损伤患者呼吸衰竭发生率很高，但可以通过允许行高碳酸血症的压力限制性同期策略给予较好的呼吸支持[26]。效果不佳者有时可以获益于尚处探索阶段的一氧化氮吸入和体外膜氧合，因有抗凝需求，后者对烧伤患者的应用还十分有限[27,28]。

一氧化碳和氰化物接触

在室内失火中受伤的患者一般都接触了高浓度一氧化碳（carbon monoxide，CO）。尽管失火环境中其他原因如中毒、创伤或缺氧都可造成昏迷，但据报道高压氧可明显改善严重 CO 中毒患者的预后[19]。高压氧治疗仍存在争议[29,30]，故临床决策必须在每一病例进行反复和审慎的考量。

CO 结合并灭活血液中的多种酶如血红蛋白和细胞色素，CO 和血红蛋白结合形成的碳氧血红蛋白无法携氧，将导致急性功能性贫血，近似等容性血液稀释。血清碳氧血红蛋白含量达到 50% 即等同于血红蛋白基线浓度等容稀释到 50%，这将致意识丧失，这也提示 CO 损伤的病理生理过程中还有其他机制参与。CO 与线粒体中的细胞色素系统结合可能会干扰氧利用。据报道，大量接触 CO 患者中约 10% 发生严重的迟发性神经系统并发症[31]。

实践中有两种治疗选择：100% 常压氧或高压氧。对使用高压氧治疗 CO 中毒有设计良好的不同临床研究分别给予支持和表示异议[29,30]，支持者有数据说明接受高压氧治疗的患者迟发性神经系统并发症较少。碳氧血红蛋白水平极高或存在用其他原因不易解释的神经系统损害的极重 CO 中毒患者，如果使用得当且安全，可能从高压氧治疗获益。高压氧治疗的相对禁忌证有存在哮鸣或气体陷闭，会增加气胸或空气栓塞的风险，以及高热，易引起惊厥。进入高压氧舱前，气管内导管气囊应充入生理盐水，以避免压力变化引起的气囊气体泄漏，上半身中心静脉导管如有可能应予拔除，以避免减压过程中隐匿性气胸的突然加重[32]。

很多建筑火灾的烟尘中和一些烧伤患者的血液中可检测出氢氰酸。氰化物达到足够浓度时，可在细胞色素水平引起氧利用障碍，亦可继发原因不明的代谢性酸中毒。氰化物中毒可用亚硝酸异戊酯和硫代硫酸钠治疗[33]。然而，氰化物在复苏患者体内迅速代谢，使针对性治疗没有必要或不起作用。

镇痛与抗焦虑

一直以来疼痛和焦虑治疗不足的情况非常普遍，烧伤重症医生需要特别注意这个问题。在严重烧伤患者，充分止痛需要施予极大剂量止痛剂，故而带来呼吸抑制、药物成瘾和诉讼之类的担忧，治疗不足的理由多与此相关。阿片类药物和苯二氮䓬类药物对大面积开放创面的患者的耐受性良好，而一旦创面关闭，用药需求迅速降低，成瘾甚为少见。消除烧伤疼痛的最佳途径就是尽快闭合创面。

遗憾的是，烧伤患者疼痛和焦虑的控制相当困难，有效的处置很大限度上在一系列指南指导之下进行。某止痛方案将伤情归划为四种临床情形：插管的急性期、非插管的急性期、亚急性期和康复重建期[34]，每一临床情形都有不同的指南条文用于基础疼痛、基础焦虑、手术疼痛、手术焦虑以及向下一情形的过渡，对这一问题的关注既有益于躯体伤痛，也显然同样有益于精神痛苦的控制。儿茶酚胺分泌的减少可降低全身高代谢，治疗相关的急性应激也得到相应控制。如果苯二氮䓬和阿片类药物的需求超量，也有其他效果可靠的药物可资选择，特别是右美托咪定，没有呼吸抑制效应，在撤机和拔管期间尤为适用[35,36]。

眼科问题

复苏初期72小时内，有很少的患者会发生眼球后水肿和高眼压，进行减压可以获益（图168-2），典型病例是那些面部皮肤被深度累及的大面积烧伤患者。诊断时由眼压测量得出，在床旁即可进行的外眦切开术可使眼压即刻下降从而恢复视网膜血流。

烧伤眼睑和面部皮肤的收缩可导致伤后眼球暴露数日至数周[15]，若予忽视，将使眼球暴露脱水，继发角膜炎和角膜溃疡，因角膜几乎不含血管，对干燥和感染基本无法耐受，感染的角膜溃疡将很快引起眼球穿孔。如有轻中度眼球暴露，反复给予眼球湿润即可；如暴露较重或湿润治疗数日角膜炎也不缓解，须即行眼睑松解术。

周围神经病变

周围神经病变在烧伤患者中比通常认为得更为常见[37,38]，既可由直接对周围神经的热损伤引起，也可因急性烧伤治疗阶段常见的各种代谢紊乱所致，一小部分也可受累于焦痂的压迫、间隔室综合征或护具的不当夹持。高风险的肢体需要留心预防间隔室综合征和焦痂挛缩。出现相关情况应借助外科手段尽早处置，处于深度镇静或手术室中全身麻醉的患者应予仔细照看，以避免牵拉和挤压伤的发生。

胃肠问题

以往，Curling溃疡是上消化道大出血的常见原因，但近年随着复苏成功率的提高、脏器缺血状况的减少，这种情况已不太多见，预防性胃液碱化的常规应用也起到了重要作用。严重烧伤患者应预防性给予组胺受体阻滞剂、质子泵抑制剂和/或抗酸剂，直至可耐受管饲、出血风险大大下降，上述治疗方可相应停止。严重烧伤患者隐匿的胆石性或非胆石性胆囊炎很容易被忽视，却可能引起更严重的情况。发热经常被误认为继发于创面，胆汁淤积的化验结果和一定程度的黄疸表现亦与肝功能不全的症状相近似，如疏于处理，可发展为坏疽性胆囊炎、腹膜炎甚至脓毒症。床旁超声容易得出诊断，胆囊切除术既可经由腹腔镜，也可开腹完成，在危重患者，经皮经肝胆道引流亦为一个非常合理的选项[39]。

尽管不太常见，据报道胰腺炎也可成为极大面积烧伤患者的一个并发症[40]。和胆囊炎相同，胰腺炎常被忽略，直至病情严重，意识清醒者出现腹胀和肠梗阻伴有压痛，应及时测量血清淀粉酶和脂肪酶浓度，某些患者还需做腹部影像检查。大多数患者可经禁食减压获得缓解，但仍有患者发生假性囊肿和胰腺脓肿。

肠缺血和坏死是烧伤后长期休克患者常见的并发症，常常是延迟复苏综合征的病症之一，症状表现为肠梗阻，继而发展为腹膜炎。肠坏死需尽早手术，否则性命堪忧。在烧伤死亡患者尸检中，肠缺血和肠坏死经常可见[41,42]。

肠系膜上动脉综合征较为罕见，但如患者在烧伤急性期有明显体重减轻，而后在恢复期又发展为顽固性呕吐，则应认真考虑此种情况的存在，其形成原因是腹主动脉与肠系膜上动脉的夹角对十二指肠形成挤压[43]。钡餐造影有助确诊，治疗需要肠外营养联合梗阻部位以远的管饲。

烧伤还有其他更常见的腹部情况易被忽略。阑尾炎可为一种致命并发症，而在尸检时才被发现。麻醉镇痛剂引起的便秘和肠动力迟缓也很常见，采取饮食调理一般即可预防。

营养支持

烧伤患者需要精确的能量和蛋白支持，喂食不足和喂养过度都可产生不良反应。复苏的同时启动管饲是最理想的[44]，大多数患者能很好地接受持续胃管管饲，而也有一些患者需要幽门后喂养[45]。肠内营养支持可以从使用鼻胃管开始，在初始阶段，便可根据胃残留量判断鼻饲的耐受程度[46]。当患者发生脓毒症疑有肠梗阻，或使用大剂量升压药期间，或在围手术期，可以采取肠外营养支持。处于高代谢状态的小儿患者，其分解代谢很强，不宜耐受较长时间禁食，短暂的肠外营养支持特别重要。

关于烧伤患者营养支持的目标尚有争议，可以达成一致的推荐目标为2.5g/(kg·d)左右的蛋白加1.5～1.7倍基础代谢率的非蛋白热卡计算值或1.3～1.5倍静息能量消耗测定值（间接测热法）[47,48]，其具体供给量应在整个治疗期间根据具体指标进行个体化调整。烧伤治疗中蛋白合成药物的作用在近20年间一直存有争议，最近数项研究推荐，在重度代谢衰竭的烧伤患者，应密切注意肝脏并发症。可综合体检指标的动态变化、创面愈合质量、氮平衡情况和间接测热结果对营养支持是否充分进行判断，并不断修正对未来营养状况的预判。

感染问题

严重烧伤因皮肤损伤、气道上皮破坏和介入性治疗手段的应用，患者生理屏障和全身免疫功能受到损害和削弱，从而易于发生严重感染。对感染的预判有助于降低感染风险和感染死亡率。

创面脓毒症一直是烧伤病房的头号杀手，直到今日烧伤创面感染发病率仍较高[49]。创面脓毒症通常是根据全身感染的症状体征和创面形态的变化做出的临床诊断。虽然理论上创面活检和定量培养结果对诊断有支持作用，但其准确性差强人意，临床诊断仍最为可靠[50]。

预防创面脓毒症最好的方法是在伤后最初数日内识别和切除深度烧伤创面，并随即封闭手术创面。局部用药仅为外科措施的辅助治疗，不能单独依赖其预防创面脓毒症，在深度烧伤中仅起到延缓脓毒症发生的作用，对于愈合中的创面可减轻脱水，减少细菌定植。有一些广为应用的外用制剂，最普遍使用者列于表 168-3。各制剂均有其优点与不足：含水硝酸银常引起低钠血症和低钾血症；醋酸磺胺米隆抑制碳酸酐酶，可引起代谢性酸中毒，使合并严重呼吸衰竭患者难以采取可溶性高碳酸血症策略；磺胺嘧啶银可使大量游离水透过烧伤创面焦痂丢失。含银膜性敷料近年发展迅速，最初用于门诊患者的小面积烧伤，目前在住院患者中的应用也越来越广泛，与其他膜性敷料一样，如出现发热或疑为脓毒症的其他表现，应将其去除后检查创面。

对抗生素的使用必须予以关注，经验性抗生素应用过于随意将导致耐药菌的产生。未发生感染的烧伤即可存在发热和循环高动力状态，当疑似出现全身感染，应认真进行全面体检和创面检视，留取细菌培养标本，尤其是血、尿、痰标本。如患者有低血压或其他不稳定指标，允许启动短时间经验性抗生素治疗，同时等待血培养结果。烧伤患者临床表现恶化的最常见原因仍为感染。

烧伤病房内的感染控制应作为日常措施严格履行。总体来讲，烧伤患者群体感染高发，细菌耐药情况相当普遍，对所有患者均应采取综合预防，而预防性抗生素的使用不被推荐[51]。

烧伤重症监护中的康复治疗

物理治疗和作业治疗应该从患者收治时及时开始，治疗目的主要为避免常见的影响远期康复的肢体挛缩（表 168-4）。治疗的早期内容包括所有关节以适宜的活动度接受被动活动和以降低畸形风险为目的的静息位保持，随后过渡到主动肢体活动和力量锻炼，后者将大大加速肢体功能的恢复。尤其对于较长时间重症监护的患者，物理康复治疗需要康复治疗师投入大量时间方可取得成效[13, 52]。

术中重症监护

烧伤患者经常在病情危重、循环不稳的情况下，不得不接受急诊的创面切除和封闭手术，必须采取不间断的监护和支持措施才可使操作顺利完成，这要求手术医生和麻醉医生间保持连贯流畅的沟通，每一方都应清楚另一方当前和下一步的动作，以便预判自己的行为。

从 ICU 受到严密保护的环境转运到手术室一定要缜密安排，转运过程应由训练有素的人员陪同。烧伤患者创面的大量热散失可使其迅速陷入低温，故手术室应予控温并且患者的核心体温须行连续监测。重症监护小组应参与手术过程。

特殊损伤的注意事项

烧伤病房有其独有资源：重症监护的专业特长、复杂的创面处理和愈合技巧以及完美的康复方案，这一资源优势使其他非烧伤性损伤和疾病越来越多地借鉴烧伤治疗模式作为救治范本。以上所指是损伤最常见者，包括电击伤、化学物质伤、沥青灼伤、冻伤以及软组织创伤和感染，最常见疾病有中毒性表皮坏死松解症（图 168-7）和暴发性紫癜。

表 168-3 创面局部用药

药物	特点
磺胺嘧啶银	涂敷无疼痛，焦痂穿透性中至弱，无代谢不良反应，抗菌谱广
醋酸磺胺米隆	涂敷有痛感，焦痂穿透性强，碳酸酐酶抑制剂，抗菌谱广
0.5% 硝酸银	涂敷无疼痛，焦痂穿透性弱，有电解质浸出作用，抗菌谱广（包括真菌）

表 168-4 ICU 常见挛缩和预防方法

解剖部位	常见挛缩	ICU 预防性夹板和体位措施
颈	屈曲	每日关节活动度训练 + 伸展夹板 + 塑形石膏托；隔离垫
肩	内收	每日关节活动度训练 + 腋部外展支具
肘	屈曲和伸展	每日关节活动度训练 + 可屈伸活动夹板
腕	屈曲和伸展	每日关节活动度训练 + 夹板固定于功能位（20° 背伸）
掌指关节	伸展	每日关节活动度训练 + 夹板固定于功能位（掌指关节 70°～90° 屈曲，所有指间关节伸展，虎口张开，腕关节 20° 伸展）
髋	屈曲	每日关节活动度训练 + 伸展夹板 + 俯卧体位（如可耐受）
膝	屈曲	每日关节活动度训练 + 膝关节夹板 + 膝关节制动器
踝	伸展	每日关节活动度训练 + 中立位夹板
跖趾关节	伸展	每日关节活动 + 夹板固定于功能位；摇椅鞋

电击伤

电烧伤一般按照接触电压强度分为低压（民用，110～220 伏）、中压（220～1 000 伏）和高压（>1 000 伏）。碰触低到中等强度电压电源的患者会受到严重局部损伤，但鲜有间隔室综合征或横纹肌溶解之类的全身损害表现[53]。而受到高压电击的患者通常发生间隔室综合征、心肌损伤、长骨和脊柱骨折，血液中出现的游离色素如不迅速清除将导致肾衰竭[54, 55]。电烧伤患者还可表现为深度电弧烧伤、火焰灼伤和衣物燃烧致伤的情况。电击伤事故可能合并钝性伤，最常见者为跌落致伤。

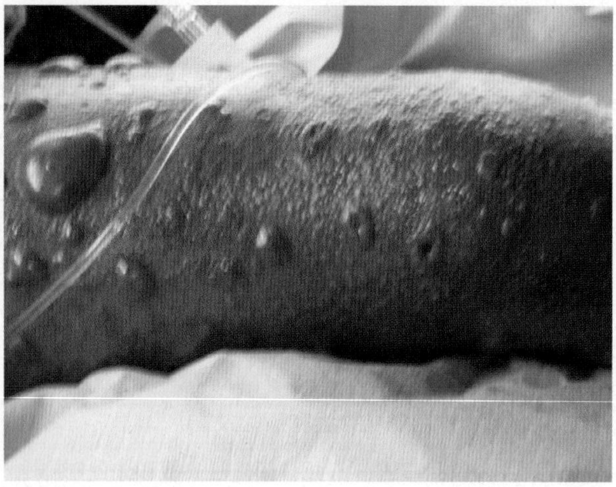

图 168-7 中毒性表皮坏死松解症的病因依然不明。该患者兼具皮肤和内脏损害

高压电击伤后应进行 24～72 小时的心脏监测，通过置放导尿管检测尿中血红蛋白。复苏液体量开始可以根据体表电灼伤面积给予，但对于深部组织伤者两者往往关联性较差，因而复苏效果必须予以密切监测并根据临床和化验指标调整。应对经常发生的间隔室综合征给予警觉，风险较高的体腔或部位应予系统地反复检查判断，如怀疑间隔室综合征正在发展则需要施行减压手术。电击伤口在几天之内需要清创，随后用皮肤或皮瓣移植关闭。

冻伤

冻伤的相关损伤一般由烧伤科处置为宜。初始治疗通常为保守治疗，早期处理低温为第一要务，冻伤组织须用与体温等温的水进行复温，坏死组织一旦分界清楚即行切除，随后用皮瓣关闭创面。如发现肢体缺血而热缺血时间不足 24 小时，生命体征稳定的患者可考虑诊断性血管造影，如果动脉内给予血管扩张剂后也无血流还可尝试溶栓治疗[56]。

化学物质伤和沥青烫伤

化学烧伤可引起局部和全身损害。如有全身中毒的怀疑，应立即咨询中毒控制中心。在化学物质清除过程中保护现场人员不被沾染至关重要。大多数化学品用自来水冲洗 30 分钟可以去除，而碱性物质需时较长，后者的情形中，在隔着指套的皂水样滑腻感消失，或石蕊试纸显示中性 pH 时，冲洗方可结束。氢氟酸尤其在其呈浓缩状态时，因氟化物离子强烈的二价阳离子结合特性，会引起严重的急性低钙血症[57]，创面下注射 10% 葡萄糖酸钙和/或立即切除伤处组织可起救命之效。固态锂或钠等金属遇水或空气可燃烧，应用油类覆盖。白磷是许多军用爆炸物的成分，接触空气时也可燃烧，其沾染皮肤的颗粒应用湿布或浸湿的敷料覆盖。一些道路铺装材料性质黏稠，施工时可被加热到 370℃(700℉)，随后在日光下固化成硬质路面。该类材料意外溅染施工人员时，沾染处皮肤应迅速用自来水持续冲淋，有效降温后用亲脂溶剂浸渍，送医后，按照深度烧伤(常常很深)施行清创植皮。

总结

严重烧伤向 ICU 团队提供了其他类型创伤难以比拟的跨学科挑战，长期生存资料证明，大多数严重烧伤存活者最终拥有十分满意的生活质量，故此值得 ICU 同仁付出努力[58]。ICU 阶段的治疗在医学与人文两个层面均要求甚高，但终有回报，其成功需要重症、外科、护理、康复诸专业人员的倾力协作。

知识点

1. 烧伤治疗分 4 个临床阶段：初步评估与复苏、早期切痂与生物封闭、决定性创面封闭和修复与重建。
2. 复苏后期的生理特征为高心输出、低后负荷、发热及肌肉分解代谢。
3. 烧伤病房和烧伤手术室应设计成可保持较高温度的环境，以避免低体温和能量散失。
4. 在 ICU 常常须完成伤情的二期评估。
5. 焦痂束缚或筋膜室高压造成的肢体缺血迫切需要警觉、监测和早期识别。
6. 不论烧伤创面情况如何，医生都应做好患者的全面彻底评估。
7. 没有所谓标准复苏公式可精确用于单一患者的液体复苏，烧伤患者必须在复苏目标值指导下补液。
8. 吸入性损伤患者最初胸部 X 线表现一般正常，通气基本正常，烧伤后 3～7 天，明显的肺功能障碍方才出现。
9. 减轻烧伤疼痛的最佳途径是从速封闭创面。
10. 必须对眼球的暴露有所预判并给予处理，以保全视力。
11. 考虑到复苏后的生理改变，早期营养支持非常关键，肠内途径较为理想，但如实施得当，肠外营养也可安全进行。
12. 物理治疗和作业治疗从烧伤治疗初始就应开展。
13. 烧伤患者手术全程应有重症监护措施相伴。
14. 中毒性表皮坏死松解症患者的皮肤和内脏皆有损害。

(邓群 译，宋立莎 审校)

参考文献

1. Thompson P, Herndon DN, Abston S, Rutan T. Effect of early excision on patients with major thermal injury. J Trauma 1987;27:205–207.
2. Sheridan RL. Burns. Crit Care Med 2002;30(11 Suppl):S500–S514.
3. Sheridan RL. Burn care: results of technical and organizational progress. JAMA 2003;290:719–722.
4. Cuthbertson DP. Second annual Jonathan E. Rhoads lecture. The metabolic response to injury and its nutritional implications: retrospect and prospect. JPEN J Parenter Enteral Nutr 1979;3: 108–129.
5. Yao YM, Luan YY, Zhang QH, Sheng ZY. Pathophysiological aspects of sepsis: an overview. Methods

Mol Biol 2015;1237:5–15.
6. Cartotto RC, Innes M, Musgrave MA, Gomez M, Cooper AB. How well does the Parkland formula estimate actual fluid resuscitation volumes? J Burn Care Rehabil 2002;23:258–265.
7. Lehr HA, Germann G, McGregor GP, Migeod F, Roesen P, Tanaka H, et al. Consensus meeting on "Relevance of parenteral vitamin C in acute endothelial dependent pathophysiological conditions (EDPC)." Eur J Med Res 2006;11:516–526.
8. Berger MM. The 2013 Arvid Wretlind lecture: evolving concepts in parenteral nutrition. Clin Nutr 2014;33:563–570.
9. Herndon DN, Hart DW, Wolf SE, Chinkes DL, Wolfe RR. Reversal of catabolism by beta-blockade after severe burns. N Engl J Med 2001;345:1223–1229.
10. Gwosdow AR, Cunningham JJ, Lydon M, Rascati R, Berglund LG. Evaporative water losses through a temporary wound dressing under simulated wound conditions. J Burn Care Rehabil 1993;14: 450–454.
11. Sheridan RL. Comprehensive treatment of burns. Curr Probl Surg 2001;38:657–756.
12. Rosenkranz KM, Sheridan R. Management of the burned trauma patient: balancing conflicting priorities. Burns 2002;28:665–669.
13. Sheridan RL. Recognition and management of hot liquid aspiration in children. Ann Emerg Med 1996;27:89–91.
14. Malhotra R, Sheikh I, Dheansa B. The management of eyelid burns. Surv Ophthalmol 2009;54: 356–371.
15. Mills DC 2nd, Roberts LW, Mason AD Jr, McManus WF, Pruitt BA Jr. Suppurative chondritis: its incidence, prevention, and treatment in burn patients. Plast Reconstr Surg 1988;82:267–276.
16. Stoddard FM, Martyn JJ, Sheridan RL. Psychiatric issues in pain of burn injury: controlling pain and improving outcomes. Curr Rev Pain 1997;1:130–136.
17. Sheridan RL, Shank ES. Hyperbaric oxygen treatment: a brief overview of a controversial topic. J Trauma 1999;47:426–435.
18. Cioffi WG, DeMeules JE, Gamelli RL. The effects of burn injury and fluid resuscitation on cardiac function in vitro. J Trauma 1986;26:638–642.
19. Sheridan RL, Tompkins RG, McManus WF, Pruitt BA Jr. Intracompartmental sepsis in burn patients. J Trauma 1994;36:301–305.
20. Wibbenmeyer L, Liao J, Heard J, Kealey L, Kealey G, Oral R. Factors related to child maltreatment in children presenting with burn injuries. J Burn Care Res 2014;35:374–381.
21. Navickis RJ, Greenhalgh DG, Wilkes MM. Albumin in burn shock resuscitation: a meta-analysis of controlled clinical studies. J Burn Care Res 2016;37:e268–e278.
22. Lawrence A, Faraklas I, Watkins H, Allen A, Cochran A, Morris S, et al. Colloid administration normalizes resuscitation ratio and ameliorates "fluid creep." J Burn Care Res 2010;31:40–47.
23. Fidkowski CW, Fuzaylov G, Sheridan RL, Coté CJ. Inhalation burn injury in children. Paediatr Anaesth 2009;19(Suppl 1):147–154.
24. Hollingsed TC, Saffle JR, Barton RG, Craft WB, Morris SE. Etiology and consequences of respiratory failure in thermally injured patients. Am J Surg 1993;166:592–596.
25. Sheridan R. Specific therapies for inhalation injury. Crit Care Med 2002;30:718–719.
26. Sheridan RL, Kacmarek RM, McEttrick MM, Weber JM, Ryan CM, Doody DP, et al. Permissive hypercapnia as a ventilatory strategy in burned children: effect on barotrauma, pneumonia, and mortality. J Trauma 1995;39:854–859.
27. Sheridan RL, Zapol WM, Ritz RH, Tompkins RG. Low-dose inhaled nitric oxide in acutely burned children with profound respiratory failure. Surgery 1999;126:856–862.
28. Sheridan RL, Hess D. Inhaled nitric oxide in inhalation injury. J Burn Care Res 2009;30:162–164.
29. Weaver LK, Hopkins RO, Chan KJ, Churchill S, Elliott CG, Clemmer TP, et al. Hyperbaric oxygen for acute carbon monoxide poisoning. N Engl J Med 2002;347:1057–1067.
30. Scheinkestel CD, Bailey M, Myles PS, Jones K, Cooper DJ, Millar IL, et al. Hyperbaric or normobaric oxygen for acute carbon monoxide poisoning: a randomised controlled clinical trial [see comments]. Med J Aust 1999;170:203–210.
31. Thom SR, Taber RL, Mendiguren II, Clark JM, Hardy KR, Fisher AB. Delayed neuropsychologic sequelae after carbon monoxide poisoning: prevention by treatment with hyperbaric oxygen [see comments]. Ann Emerg Med 1995;25:474–480.
32. Grube BJ, Marvin JA, Heimbach DM. Therapeutic hyperbaric oxygen: help or hindrance in burn patients with carbon monoxide poisoning? J Burn Care Rehabil 1988;9:249–252.
33. Barillo DJ, Goode R, Esch V. Cyanide poisoning in victims of fire: analysis of 364 cases and review of the literature [review]. J Burn Care Rehabil 1994;15:46–57.
34. Sheridan R, Stoddard F, Querzoli E. Management of background pain and anxiety in critically burned children requiring protracted mechanical ventilation. J Burn Care Rehabil 2001;22:150–153.
35. Shank ES, Sheridan RL, Ryan CM, Keaney TJ, Martyn JA. Hemodynamic responses to dexmedetomidine in critically ill intubated pediatric burned patients—a prospective trial. J Burn Care Res 2013;34:311–317.
36. Canpolat DG, Esmaoglu A, Tosun Z, Akmn A, Bouaci A, Coruh A. Ketamine-propofol vs ketamine-dexmetatomidine combinations in pediatric patient undergoing burn dressing changes. J Burn Care Res 2012;33:718–722.
37. Dagum AB, Peters WJ, Neligan PC, Douglas LG. Severe multiple mononeuropathy in patients with major thermal burns. J Burn Care Rehabil 1993;14:440–445.
38. Marquez S, Turley JJ, Peters WJ. Neuropathy in burn patients. Brain 1993;116(pt 2):471–483.
39. Sheridan R, Schulz J, Ryan C, Ackroyd F, Basha G, Tompkins R. Percutaneous endoscopic gastrostomy in burn patients. Surg Endosc 1999;13:401–402.
40. Ryan CM, Sheridan RL, Schoenfeld DA, Warshaw AL, Tompkins RG. Postburn pancreatitis. Ann Surg 1995;222:163–170.
41. Iliopoulou E, Markaki S, Poulikakos L. Autopsy findings in burn injuries. Arch Anat Cytol Pathol 1993;41:5–8.
42. Desai MH, Herndon DN, Rutan RL, Abston S, Linares HA. Ischemic intestinal complications in patients with burns. Surg Gynecol Obstet 1991;172:257–261.
43. Lescher TJ, Sirinek KR, Pruitt BA Jr. Superior mesenteric artery syndrome in thermally injured patients. J Trauma 1979;19:567–571.
44. Montecalvo MA, Steger KA, Farber HW, Smith BF, Dennis RC, Fitzpatrick GF, et al. Nutritional outcome and pneumonia in critical care patients randomized to gastric versus jejunal tube feedings. The Critical Care Research Team [see comments]. Crit Care Med 1992;20:1377–1387.
45. Kadillack P, Prelack K, Sheridan R. Gastric tube feedings with supplemental parenteral nutrition in children with large burns. J Burn Care Rehabil 1999;20:S248.
46. Scaife CL, Saffle JR, Morris SE. Intestinal obstruction secondary to enteral feedings in burn trauma patients. J Trauma 1999;47:859–863.
47. Sheridan RL, Yu YM, Prelack K, Young VR, Burke JF, Tompkins RG. Maximal parenteral glucose oxidation in hypermetabolic young children: a stable isotope study. JPEN J Parenter Enter Nutr 1998;22:212–216.
48. Prelack K, Cunningham JJ, Sheridan RL, Tompkins RG. Energy and protein provisions for thermally injured children revisited: an outcome-based approach for determining requirements. J Burn Care Rehabil 1997;18:177–181; discussion 176.
49. Peck MD, Weber J, McManus A, Sheridan R, Heimbach D. Surveillance of burn wound infections: a proposal for definitions. J Burn Care Rehabil 1998;19:386–389.
50. Sheridan RL. Sepsis in pediatric burn patients. Pediatr Crit Care Med 2005;6(3-Suppl):S112–S119.
51. Sheridan RL, Weber JM, Pasternack MM, Tompkins RG. Admission streptococcal screening allows elimination of burn wound prophylaxis. J Burn Care Rehabil 1999;20:S146.
52. Luce JC, Mix J, Mathews K, Goldstein R, Niewczyk P, DiVita MA, et al. Inpatient rehabilitation experience of children with burn injuries: a 10-yr review of the uniform data system for medical rehabilitation. Am J Phys Med Rehabil 2015;94:436–443.
53. Rabban JT, Blair JA, Rosen CL, Adler JN, Sheridan RL. Mechanisms of pediatric electrical injury: new implications for product safety and injury prevention. Arch Pediatr Adolesc Med 1997;151:696–700.
54. Rosen CL, Adler JN, Rabban JT, Sethi RK, Arkoff L, Blair JA, et al. Early predictors of myoglobinuria and acute renal failure following electrical injury. J Emerg Med 1999;17:783–789.
55. Moran KT, Munster AM. Low voltage electrical injuries: the hidden morbidity. J R Coll Surg Edinb 1986;31:227–228.
56. Sheridan RL, Walker TG. A young man with severe hypothermia and frostbite. N Engl J Med 2009;361:2654–2662.
57. McKee D, Thoma A, Bailey K, Fish J. A review of hydrofluoric acid burn management. Can J Plast Surg 2014;22:95–98.
58. Sheridan RL, Hinson MI, Liang MH, Nackel AF, Schoenfeld DA, Ryan CM, et al. Long-term outcome of children surviving massive burns. JAMA 2000;283:69–73.

169

胸部创伤

Walter L. Biffl

在所有与创伤相关的死亡中，胸部创伤占据了其中的20%左右，仅次于作为现场首要致死原因的中枢神经系统损伤。对于那些到达急诊科（emergency department，ED）时仍存活的患者来说，为了避免在初期复苏的"黄金一小时"内死亡，需要医生对潜在的危及生命的损伤做出快速的判断并提出相应治疗方案。然而，许多胸部损伤即便不会立即致命，但仍存在高发病率及高致死率的可能。以下内容就是对胸部创伤的诊断及治疗做出的综述。

初步评估

首诊

美国外科医学会创伤委员会提出的高级创伤生命支持（advanced Trauma Life Support，ATLS）流程[1]为受伤患者的治疗提供了基本原则。此流程在初诊时开始，逐步评估"ABCs"即气道、呼吸及循环状况。

神经受损、面部损伤及气道阻塞（如舌、血液、呕吐物、牙齿或骨折碎片）都会影响气道开放。喉、气管或支气管的创伤也会阻碍气道管理，使其复杂化。胸部创伤还会引发致命性的呼吸（如气胸、肺挫伤）及循环（如张力性气胸、心脏压塞）问题。这就要求医生必须尽快识别这些情况并加以治疗。

复苏性开胸探查术

创伤性心搏骤停或持续严重低血压[如收缩期血压（systolic blood pressure，SBP）<60mmHg]都是应用复苏性开胸探查术（resuscitative thoracotomy，RT）的指征。应用复苏性开胸术的主要目的是：①缓解心脏压塞和修复心脏受损部位；②控制胸腔内出血；③控制支气管静脉空气栓塞或支气管损伤；④进行胸内心脏按压；⑤减少横膈下出血，使血液重新分布到脑及心肌[2]。受伤机制及患者情况是进行这些步骤后是否存活的重要决定因素。在仅有孤立的心脏贯通伤并仍能测得收缩压的成年患者身上我们得到了最佳治疗效果，存活率平均35%。与之相反，对于治疗毫无生命征象的钝性损伤患者，RT治疗效果最差，只有1%～2%的存活率。

图169-1是对濒死的创伤患者进行复苏的处理流程[2]。受钝性伤的濒死患者如果进行了少于10分钟的心肺复苏术（cardiopulmonary resuscitation，CPR），则应进行开胸探查。受穿透伤的患者如果进行了少于15分钟的CPR（对于躯干损伤者）或少于5分钟的CPR（非躯干损伤者），应进行开胸探查。心包开放，如果已经丧失机体自身的心脏活动，心包内也没有血液，则宣布患者死亡。另外，闭塞胸段降主动脉可用于限制横膈下出血并使血流重新分布以灌注心肌及脑。对于经过积极救治后无明显效果，SBP仍无法升至70mmHg以上者，宣布死亡。开胸术在复苏深度休克的患者时起到的价值毋庸置疑，然而，随意地应用也是不恰当的做法。尽管实施RT仅耗费手术器械和消毒等耗材费用，但关键是要尽早发现实施RT毫无价值并避免大剂量补液，避免转至手术室（operating room，OR）的搬运过程。这些资源应该保留用于潜在有存活价值的伤员。而且，尽管没有特别报道出的案例，但实施RT存在血液传播疾病侵入健康群体的潜在危险性。最后，复苏性主动脉血管内球囊阻断术（resuscitative endovascular balloon occlusion of the aorta，REBOA）在这一领域得以推荐使用。但由于胸内心肺复苏对低血容量患者抢救效果显著，而REBOA置入后会加剧胸腔内出血，所以不推荐REBOA应用于开胸CPR抢救低血容量患者[3]。

胸腔病变

气胸

气胸（pneumothorax，PTX）在胸部创伤中很常见。依靠呼吸音减低及叩诊闻及过清音来诊断并非百分之百准确。长期以来，胸部X线片（chest x-ray，CXR）被看作是诊断PTX的标准，但是越来越多的人认为对于少量胸腔积气患者，在其仰卧位时利用超声扩展集中评估创伤（extended focused assessment with sonography for trauma，E-FAST）可能有潜在更高的敏感性。如果PTX没有缓解，则其可能会进展成张力性PTX，特别是当患者接受正压通气治疗时。在这种情况下，纵隔结构就会从患侧摆动至健侧。一旦回心静脉受阻，便会随即出现心血管系统衰竭。为抢救生命，应迅速解除张力性PTX的压迫。

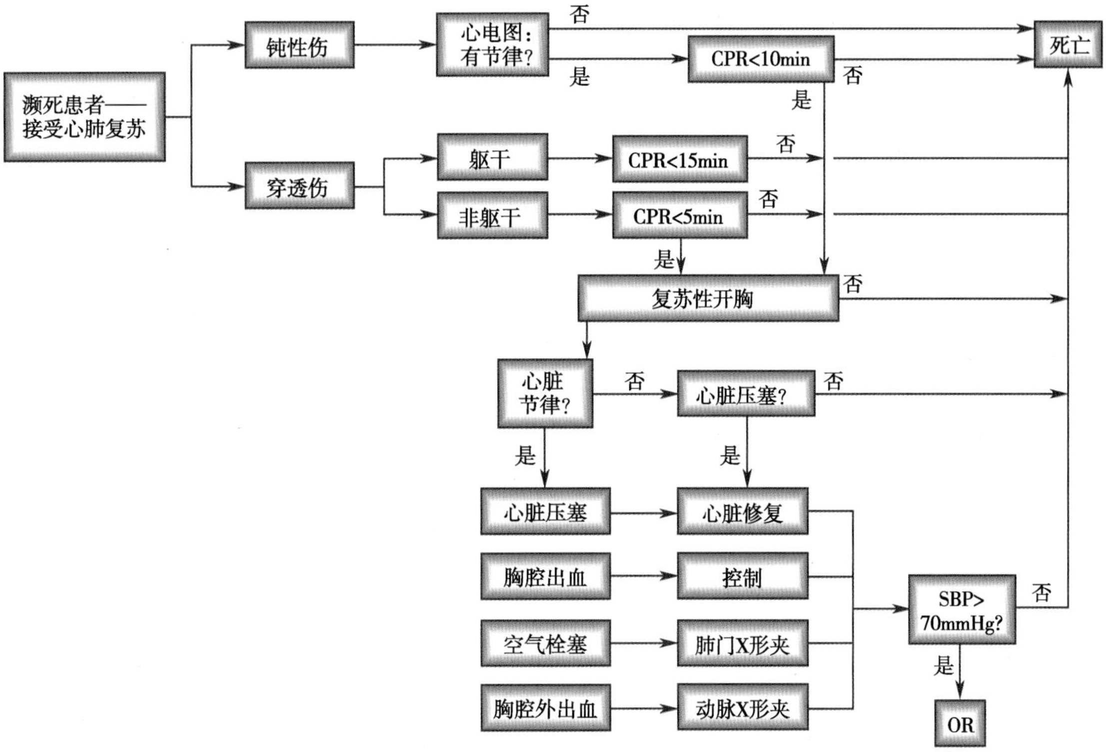

图169-1 复苏性开胸探查术操作流程

一类开放性PTX，亦称为“吸吮式胸壁伤”，是胸壁全层损伤所致。如果伤口直径超过气管直径的2/3，胸膜腔内负压连同吸气作用一同导致空气优先通过伤口进入胸膜腔内。由于伤口大，所以不会产生压力，然而，这将是致命的，因为它阻止了肺内气体交换出去。这种情况可通过一种三边固定的闭合敷料来控制，这种敷料可以阻止胸腔内吸入更多气体，减低PTX压力直到伤口绝对闭合并且可以实施胸腔闭式引流。

随着胸部计算机断层扫描（computed tomography，CT）的广泛应用，那些在CXR上看不出来的少量PTX可以在CT上被发现。这些“隐匿性PTX”通常不需要治疗，但应该观察其有无进展变化。美国创伤外科协会（American Association for the Surgery of Trauma，AAST）最近的一项前瞻性多中心研究发现，只有6%的隐匿性PTX患者最终需要放置胸腔引流管。而且，与早先的研究一致，接受正压通气的患者中，需要放置胸腔引流管的不到20%，他们当中没有人有张力性PTX[4]。

胸腔闭式引流术

胸腔闭式引流是治疗PTX和血胸的确定性疗法，操作过程并不难，而且能快速进行，但是必须注意护理以防移位。首选背部、腋后线位置，方便引流积血，且能直接到达胸膜腔顶端。目前倾向于放置直径更细的引流管，因为能减轻患者因置管产生的不适，也能充分引流最大量的胸腔内不凝血[5]。

在张力性PTX的情况下，如果不能立即进行闭式胸腔引流，可以利用大孔径针头快速降低胸腔内压力。虽然先前许多学者支持在第二肋间锁骨中线作针管造口，但已多次证明导管可能会在胸大肌或乳腺组织内被扭折，造成导管起不到引流的作用——但是许多临床医生并未意识到这一点。近来发表的文章中提出，在第五肋间腋前线平均10～12mm宽这个部位，是进入胸膜腔的快速安全可靠的途径[6]。

在过去，一些研究者们建议常规预防性应用抗生素以防止胸腔闭式引流相关感染的发生。然而，预防性使用抗生素并不能降低脓胸或肺炎的发生率，而且可能在随后发生的院内获得性感染中与耐药的发生有关[7]。

在拔除引流管之前PTX和漏气的问题都应该得到解决，理想上来看，引流量应该少于2ml/（kg·d）。无漏气现象后12～24小时，引流管可能会在抽吸时发生移动。然而，通常需要进行一项长达6～12小时的水封瓶引流测试以观察有无潜在性漏气现象[8]。推荐此是因为患者做Valsalva动作最大用力吸气时会使管子移动，但无论处于呼吸某一相，复发性PTX只发生于6%～8%的患者中。20%以上的患者需要3天以上时间来解决空气泄露问题，对于这种病例，应用胸腔镜检查能提高医院处理此类问题的效率[9]。

血胸

胸腔内积血量要达到200～250ml以上时，直立位CXR上的肋膈角才会显示变钝，仰卧位患者也许只能看到病侧胸腔内微小模糊影。通常大量血胸应该用胸腔闭式引流术引流，但是无症状、只能从CT上发现的血胸可以观察，暂不行引流术。大量血胸通常是由大血管的损伤导致的，而且是致命的。胸廓切开术的指征包括突然通过闭式胸腔引流引出达到 1 500ml 血液的，或连续 2～3 个小时持续流出 200ml/h 以上血液的。医生需要警惕一种情况——初始为高排出量，突然排出量锐减。对于这种情况，应该反复做 CXR 以排除"凝块血胸"。如果最初的引流管看似位置合适，但有明显胸腔积血积留，则应该选择胸腔镜检查或者胸廓切开。血胸合并大面积钝性胸壁伤会增加特殊的风险。持续出血是胸廓切开的指征，但大切口又可能加重出血，而且从骨到软组织破坏引起的弥漫性出血难以控制。这种情况下对于血流动力学稳定的患者，医生应考虑应用动脉造影加肋间血管栓塞术。

胸壁损伤

肋骨骨折

肋骨骨折非常常见，老年患者发生肋骨骨折会导致肺功能降低，往往伴随着潜在的十分严重的并发症。对于类似的损伤，65 岁以上的患者与年轻患者相比，发病率与死亡率为 2～5 倍[10, 11]。对这部分患者处理的关键因素就是缓解疼痛、促进咳嗽及分泌物的排出。经证实，硬膜外导管神经阻滞用于此领域调控患者的镇痛作用效果非常显著，且可能影响免疫应答反应[12, 13]。在 ED 或重症监护室（intensive care unit，ICU）内等待硬膜外导管置入时，固定肋骨可使其立即得到缓解。另一选择就是椎旁导管神经阻滞；近来的研究调查在判断是否椎旁导管介入会取代硬膜外导管[14]。

连枷胸

多根多处肋骨骨折会造成连枷胸。失去肋骨支撑而塌陷的部分胸壁在吸气时反常地向内凹陷，呼气时向外突出——结果造成呼吸动力学损伤。然而，由连枷胸造成呼吸系统损害的一个更重要原因是伴随其出现的肺挫伤。治疗原则是采用支持疗法，包括辅助吸氧、镇痛及清除痰液。总体上，连枷胸及肋骨骨折稳定性的外科修复手术已经开展了多年，但是没有明确表示其益处或者没有明确指出最可能受益的患者人群。最近对仪器及技术的修正使该项操作的效果更佳明显[15]；近来一项前瞻性研究表明了修复术对改善呼吸功能的有利作用，亦说明了对机械通气的需求及住院时间[16]。但是，如何识别出最可能获益的患者人群仍然是一个问题。

胸骨骨折

早先的胸骨骨折病例使"方向盘综合征"（迅速减速使胸骨撞击到方向盘上，受到方向盘的挤压）被列为胸骨骨折最常见原因。相关钝性心脏损伤很常见，所以胸骨骨折曾被认为是严重胸部损伤的前兆。然而，最近胸骨骨折更多地被报道与"安全带综合征"有关（连同三点式或子弹带安全带）。合并伤并不常见，所以心电图未见异常的稳定患者能安全转出 ED。

肺部损伤

肺挫伤

肺挫伤是常见的胸部外伤。基本的病理生理变化包括出血合并周围水肿，大面积组织严重损伤。临床上反应为组织缺氧，由于通气/血流比值改变导致的呼吸做功增加以及呼吸顺应性降低。肺挫伤可能在初期的影像学上表现不出，通常需要在创伤后 6 小时才能有所体现；胸部 CT 在肺挫伤的早期诊断上更加敏感。治疗上采取支持疗法，包括辅助呼吸、镇痛、吸痰和合适的液体管理。并未建议常规应用抗生素或者甾体激素治疗[17]。只有在需要时才应用气管插管和机械通气。在伤后 72 小时，肺功能不全将会达到最大限度，在未患院内相关性肺炎的情况下，通常会在 7 天内消退。

创伤后肺假性囊肿是囊腔样损害，发生于约 3% 的肺实质损害中[18]。通常在肺部影像学上被偶然发现，绝大多数会于 2～4 个月自行消退。但是，若出现感染、出血及破裂的情况，则为手术指征。假性囊肿与脓肿可以通过 CT 引导下抽吸加以辨别。

肺撕裂伤

典型临床表现就是血气胸。出血一般是自限性的，这类损伤中绝大多数都已明确单纯应用胸腔闭式引流来处理。10% 的患者需要胸廓切开，大约 20% 的需要进行肺切除，组织学上来看，这类人群有较高的发病率和致死率，特别是进行肺切除术的患者，其死亡率接近 100%。1994 年，瓦尔及其同事将肺气管切开术概念叙述为是一种非切除的控制肺穿透伤的方式[19]。它适用于未伤及肺门血管及气道的深部贯穿伤。可以用夹钳由伤口进入以暴露伤道（正如上文所述），或用吻合器（我们更倾向于使用吻合器）划分开肺组织连接。气体漏出及出血部位需要缝合起来，但伤道要保持开放。这种方式与切除肺组织相比，降低了发病率和死亡率[20]。

纵隔损伤

纵隔气肿

传统意义上，纵隔气肿被认为是呼吸消化道损伤的标志，尤其是在 CXR 上看到时；但是，随着胸部 CT 的广泛应用，纵隔气肿越来越多地在 CT 片上得以发现。最近的分析发现，纵隔气肿出现在大约 5% 的胸部损伤患者的 CT 片上，但其中仅有 10% 的人存在呼吸消化道损伤[21]。对于缺乏症状及体征的患者，或仅在 CT 扫描上有可疑发现时，没有必要进行进一步的检查。

气管支气管损伤

气管支气管损伤并不常见，但若出现颈部皮下气肿、纵隔气肿或持续漏气的 PTX，则应该对其进行排除。确诊方法是进行支气管镜检查。颈部损伤的处理通过做颈部切口进行，必要时行部分或完全胸骨切开术。钝性损伤通常发生在远端气管或右主支气管，通过行右侧胸廓切开术处理。气管损伤通常行一期修复，或先切除后再吻合，不需要气管切开；晚期狭窄并不常见。但另一方面，喉气管损伤通常需要行气管造口，起到辅助修复的作用，气管狭窄是其常见的晚期并发症。最好用可吸收细丝缝线。支气管损伤可能被修复，但是出现严重破损或相关血管损伤时需要行肺切除术或肺叶切除术。术后应避免呼气末正压通气[22]。

食管损伤

钝性伤所致的食管穿孔非常少见，多因管腔内压力骤升或食管上端在气管与椎体之间受挤压而穿孔。更常见一点的是贯穿伤所致的食管损伤。早期症状及体征可不明显。纵隔气肿出现提示要考虑此类损伤。食管吞钡造影是可选择的诊断方法，能用于情况稳定且清醒的患者。然而，电子内镜检查可在床旁进行，不受医院地点的限制，而且准确性高。因此内镜检查多用于ICU或手术室里对重症患者及情况不稳定患者的处理[23]。

伤情如果在24小时内发现，可进行清创，一期修复合并引流。如果不能行无张力修补，则最好行清创加引流，颈部食管造口，营养管置入[23]。

心脏损伤

钝性心脏损伤

钝性心脏损伤（blunt cardiac injury，BCI）代表心脏损伤的一大范围，包括从隐匿、间断出现的到致死性心律失常、泵衰竭、心脏破裂。它可以在任何一种胸部创伤之后出现。

诊断、监护及治疗

目前尚无规范的诊断标准；实验室检查无法100%地预测到心脏钝性损伤时罕见的但能致命的并发症，如室性心律失常和心泵衰竭，即所谓的严重钝性心脏损伤。关键是要识别出有风险的患者，并将其送入能快速诊断、治疗并发症的环境中。

对疑似BCI患者的监护原则在图169-2中有所表述。初始评估应该包括心电图在内，若心电图上出现休克及缺血改变，或严重心律失常者，均应转入ICU。若发现心绞痛或缺血心电图的改变，则应继续进行急性冠脉综合征的诊断。有严重钝性胸部创伤但没有与之相关的特异性心电图表现（如窦性心动过速）者，应进行24小时心电监护[24]。一部分患者如果心电图正常或如果肌钙蛋白I水平在8小时内低于1.5ng/ml，且其他部位损伤不需要进行入院治疗时，则可以安全转出急诊科[25]。

心律失常需用药物抑制。对心力衰竭引起的心源性休克的处理，包括早期置入肺动脉导管，优化液体管理和改善心脏肌力。超声心动图用来排除间隔或游离壁破裂、心瓣膜破损及心脏压塞。难治性心源性休克患者需要放置主动脉内球囊反搏以减少心肌做功，增加冠脉灌注。

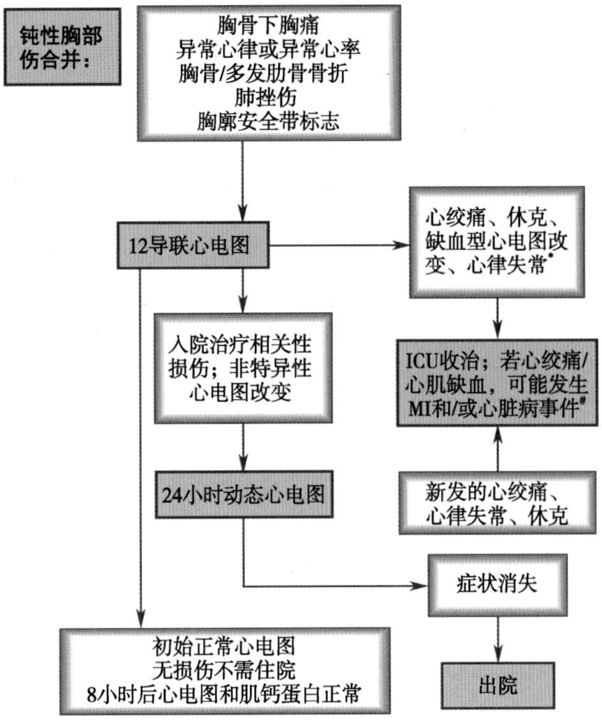

* 缺血型改变：ST段抬高/压低，2个或2个以上导联T波倒立；心律失常：频发心房/心室期前收缩，心脏传导阻滞，新发房颤/束支传导阻滞

\# 对于特定的患者——出现无法解释的难治性休克，新发啰音，临床怀疑心包渗出/心脏压塞，可用超声心动图

图169-2 评价疑似钝性心脏损伤。伴有胸骨下疼痛、异常心率或心律、胸骨或多发肋骨骨折、肺挫伤、胸部安全带征表现的钝性胸部创伤；心电图上有两个导联出现ST段抬高、T波低平或倒置的心肌缺血改变。出现频发房性或室性期前收缩，传导阻滞，新发房颤或束支传导阻滞。对于出现无法解释或难治性的休克、新发啰音、临床怀疑心包渗出或填塞的患者，可以选用超声心动图。ECG：心电图，MI：心肌梗死

心脏震荡伤是一类独立的疾病，其发病过程及临床特点完全不同于一般的心脏钝性挫伤，包括无心脏病患者在受到非贯通性胸部打击时的猝发性心脏骤停及胸壁或心脏的可见形态学损伤[26]。在研究的70例患者当中，Maron及同事指出，在年轻患者中（平均年龄12岁）有90%的死亡率[25]。一项实验模型显示，室颤是心脏在心动周期的复极相一段很窄的时间窗内（T波达到高峰前15～30ms）受到打击引起的。心脏传导阻滞可由发生在QRS复合波期间的打击引发[27]。

心包损伤

心包破裂可因胸部损伤的直接作用发生，也可因腹内压的急剧升高所致。心脏从大的心包破裂口处疝出，可发生严重的心律失常。查体时可触及心包摩擦感。胸部X线片可

显示出存在心包积气，心脏异位或胸腔内有肠道气体。心电图或 CT 可明确损伤的存在。对于情况稳定的患者，应对其进行心包开窗探查术，若存在大量心包积血或明显可见的心包破裂，应继续行胸骨切开术。对于不稳定的患者需要行复苏性开胸术。心包裂伤应进行修复，但破损范围过大不能将其关闭者应保持广泛开放状态，以免以后出现心脏疝气。心包切开术后综合征是术后一项晚期并发症，以发热、胸痛、心包渗出、心包摩擦感和心电图异常为诊断依据；应用充足的抗炎药物进行治疗。

瓣膜损伤

瓣膜损伤十分罕见。即便在致死性心脏创伤中，瓣膜损伤只在大约 5% 的患者中发生。最常见的损伤部位是主动脉瓣，其次依次是二尖瓣、三尖瓣、肺动脉瓣。主动脉瓣破裂会导致急性心脏衰竭，若只是轻微损伤，则仅出现晕厥或心绞痛症状。二尖瓣瓣叶裂开或更为常见的乳头肌或腱索断裂也会导致急性心力衰竭。通常可闻及心脏杂音，超声心动图和 / 或心脏导管可用于确立诊断。大多数瓣膜损伤应进行支持性治疗，直至身体其他损伤已经稳定。在条件允许时，瓣膜修复通常优于瓣膜置换 [28]。

间隔损伤

5%～7% 死于钝性创伤的死者存在间隔损伤。相比于房间隔损伤，室间隔破裂伤更为常见；它们通常发生于肌肉临近顶端部分。查体的特征性表现包括收缩期震颤、全收缩期心脏杂音，以胸骨左缘最为明显，放射至右侧，但症状也许会延迟至数小时或数日后才出现，这是由于此时间隔受损处逐渐变大。房室传导异常也会出现，进而促使心肌缺血的发生。急性左向右分流会导致严重的低氧血症。欲明确诊断需要迅速进行超声心动图；心脏导管植入也可能被用于确诊。

小的间隔损伤可以在初期被治愈，需要定期随访以进行期待疗法。如果患者血流动力学受抑制或左向右分流比例达到 2∶1 或更高，需要进行手术修复，采用手术缝合或移植瓣膜进行修补。如果可能，破损修复可以推迟到数周后进行 [29]。

冠状动脉损伤

冠状动脉直接受损非常罕见。左前降支最易受损（76% 的病例），其次是右冠状动脉（12%）及回旋支（6%）。若出现心肌梗死相关的迟发性并发症如假动脉瘤，则需要行外科血管重建术或修复术。

穿透性心脏损伤

在 90% 枪伤和超过 50% 刺伤中，心脏贯穿伤是导致伤者迅速致命的原因。所有在右锁骨中线与左腋前线之间及左后胸存在穿透性胸部损伤的休克患者，在尚未否定心脏损伤的存在之前，应考虑存在心脏损伤 [30]。因为右心室暴露在前面的面积较大，所以受累的风险最大，其次是左心室、右心房、左心房。1/3 的患者存在心脏多发伤。刀刺伤更多地与心脏压塞相关，而枪击伤多因心包大的缺损而失血过多。

心脏损伤修补的入路既可以由胸骨正中切口进入，也可以通过前外侧开胸切口进入。对于血流动力学受抑制的患者，修复时可使用左前侧切口开胸，横断胸骨延长切口。对于血流动力学稳定的患者，通常更多地选择胸骨切开术。胸骨切开术的一个限制性因素就是会造成后纵隔损伤。无损伤血管钳在分离心房和腔静脉损伤时很有用，反之，在小的心室裂伤中，控制效果不佳。更大的伤口可以用吻合器吻合起来。非常大的伤口可以通过暂时性腔静脉闭塞来修复，但成功的概率很小 [31]。

心脏压塞

对前侧胸壁受到贯穿伤的所有患者都应怀疑其是否存在潜在性心脏压塞。心脏压塞是一把双刃剑：虽然它可以限制原发部位失血，但其也限制舒张期心脏血液充盈而造成死亡 [32]。心包不能在短时间内扩张，因为血液在心包腔内积聚使腔内压力升高，达到受损心腔内的压力。当压力升至与右心房相等，右心房充盈就会受到影响，右心室前负荷随之降低；最终导致右心室输出量减低。心包腔内压力增高也会阻碍心肌血流灌注，导致心内膜下缺血，继而心外膜下也缺血，后期使得心输出量减少。这一恶性循环进展隐匿，不断损害低灌注血管，若心室有伤口会导致情况迅速恶化。急性心脏压塞即便仅有 100ml 血液稽留于心包腔内，也会造成致命性的血流动力学抑制。

早期诊断是关键，避免最终突发心血管衰竭。机体代偿反应包括心动过速和血管收缩，它们能暂时稳定患者的血流动力学状态。与之作用类似的是充足的液体管理，可改善患者生命体征。贝克三联征的经典表现（低血压、颈静脉扩张、心音遥远）仅出现于不到 10% 的患者中；此外，Kussmaul 征（吸气时颈静脉充盈）和奇脉（吸气时收缩压降低）并不是诊断急性心脏压塞的可靠依据。事实上，在低血容量被纠正以前，颈静脉是不会扩张的。

在怀疑心脏压塞的情况下，利用超声检查剑突下及胸骨旁（若能当即使用，超声心动图也可），如果有阳性结果，则对诊断十分有帮助；但如果存在心包裂伤，检查结果阴性会对诊断造成误导 [33]。如果明确了心包内有积液，应立即将患者转入手术室行胸骨切开术。但是，若超声影像结果不明确，应迅速测量中心静脉压。胸部创伤的患者若中心静脉压持续升高应抓紧考虑行胸骨下心包开窗术。如果心包的超声影像结果为阳性但存在任一问题推迟做手术的时间，若提示存在心脏损害，应立即行心包穿刺术，因为亚临床型心内膜缺血会导致难治性致死性心律失常。使用猪尾巴导管引流心包积液以方便行气管切开准备时反复抽吸。如果存在休克，仅仅抽出 15ml 积血就可以显著改善患者血流动力学状态。在大约 80% 的病例中，心包穿刺术能成功降低心包腔内压力；失败的病例中大多数是因为心包内形成了血凝块。如果心包穿刺不成功，患者仍然存在严重低血压（收缩压＜70mmHg），应进行复苏性胸廓切开术。

经纵隔穿透伤

子弹经过纵隔的弹道轨迹应考虑以下情况：①射入点与射出点都在受累部位的对侧胸部；②只有子弹射入点，子弹停留于对侧胸腔内，或停留于距离纵隔很近的部位；③胸部多发子弹伤。重大伤害，特别是涉及心脏及大血管的损伤，通常会导致院前死亡或血流动力学不稳定。对于不稳定患者的管理存在一点争论：是否应该行急诊气管切开。然而情况稳定的患者也可能存在潜在的纵隔重要结构损伤（心脏、大血管、气管、食管）。胸部螺旋 CT 血管造影（CT angiography，CTA）被证实在明确胸部弹道伤方面很有用处[34]。在经纵隔隐匿性枪击伤中，CT 扫描也许会证明弹道离纵隔很远，从而避免了进一步检查。证明一条经纵隔弹道的存在需要进行更多的评估，找出处于危险中的明确结构。近来，我们在评估这类患者时采用的流程如图 169-3。

胸腔内大血管损伤

受到心包外胸部大血管穿刺伤的患者通常当场死亡；但是会偶有一些伤者到达医院时发现体内出现一被包裹起来的血肿。早期行胸部 X 线扫描对于发现血胸至关重要，对于发现扩大的纵隔或肺尖也很重要。血流动力学不稳定的患者应该直接送往手术室接受手术；情况非常危险者应对其进行复苏性胸廓切开术。合适的手术入路需通过观察胸部 X 线片及伤口的位置来选择。如果患者有左侧血胸，手术应在左前侧第 3 或第 4 肋间隙切开胸廓。类似地，如果为右侧血胸，应在右前侧做切口。近胸骨上切迹受伤的情况不稳定者可能有大的纵隔血肿或已经有外出血。这些患者应该在胸骨正中切开，颈部扩开，暴露出血胸腔。出血量应控制住，直到摸清血管受损处。对于循环稳定者，CTA 可以找一条更直接的入路。伤道若位于锁骨旁则必须记住，即使存在锁骨下动脉的严重损伤，肩胛带周围的侧支循环血流也会产生明显可触及的血管搏动。

胸骨正中切开合并合适的扩展路径用于暴露主动脉弓分支血管。对于做过复苏性胸廓切开术的患者，左侧前外侧胸廓切开入路需要扩展为双侧前外侧胸廓切开（蛤壳状切口）。在暴露左锁骨下动脉近端时，需要一上层胸壁全层厚度的皮瓣。完成这一步的同时进行了部分胸骨切开和锁骨上延伸。如果有必要可以将肋骨从侧面断开，使皮瓣可以折叠在外侧面，但其应用价值不大。这种手术切口被称为开门式或活盖式胸廓切开。通过锁骨上皮肤入路可以找到锁骨下动脉中段。

大血管壁非常脆弱，在用血管钳分离或挤压时很容易被撕裂开。因此，邻近主动脉弓的损伤需要缝合起来，补片缝至动脉弓上一个新位置。然后将补片另一边（无张力地）缝到远端动脉。非手术治疗非闭塞性外周动脉损伤的效果很好，有限的数据也证明了对这类患者的胸腔损伤进行类似处理的效果。同样的，合并有严重神经损害的创伤也采用非手

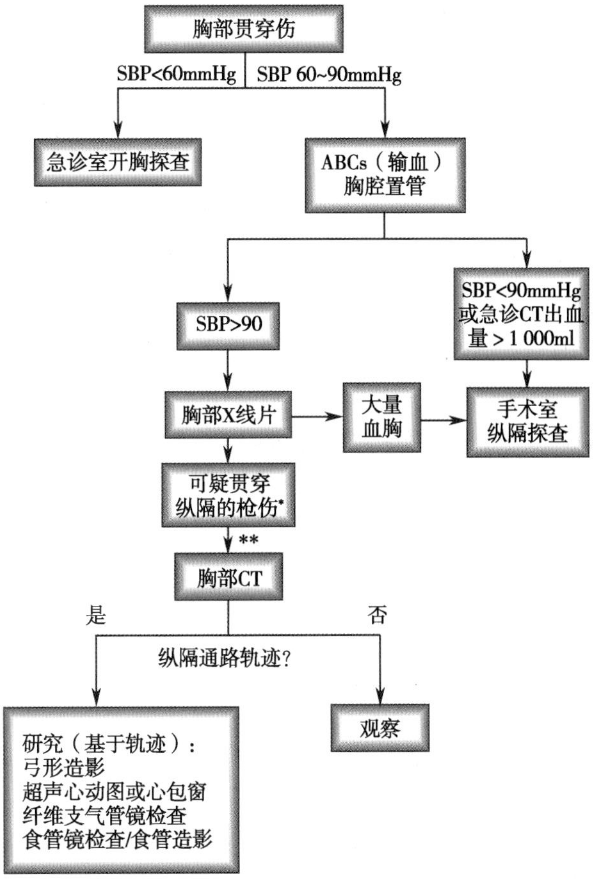

图 169-3 TMGSWs 对疑似贯穿纵隔枪伤的评估。ABCs：气道、呼吸、循环；CT：计算机断层成像；SBP：收缩压。* 射入点与射出点都在受累部位的对侧胸部；只有子弹射入点，子弹停留于对侧胸腔内，或停留于距离纵隔很近的部位；胸部多发子弹伤。** 如果已有证据证明纵隔损伤（纵隔气肿、胸部 X 线片上显示纵隔增宽），考虑直接进行进一步诊断性检查

术治疗方法。尽管长期效果尚未报道，但放置血管内支架的技术正在不断发展成熟[35]。显然，情况不稳定的患者需要手术修复；但是对于稳定的患者，似乎置入支架来治疗锁骨下血管损伤效果更好[36]。

胸主动脉钝性损伤

可能在创伤外科中，最令人担忧的隐匿性损伤就是胸主动脉钝性创伤（blunt thoracic aortic injury，BTAI）。主动脉撕裂的产生机制被认为是以受到剪切力为主。撕裂伤通常发生在左锁骨下动脉远端，主动脉被缚于动脉韧带处。在 5% 的病例中，也有发生在降主动脉、主动脉弓反折处或在膈肌处。大约有 85% 的胸主动脉损伤是导致患者当场毙命的原因。一项由美国创伤协会（American Association for the Surgery of Trauma，AAST）做出的多中心报告中分析了 274 例在事故中受过胸主动脉钝性创伤后的幸存者[37]，机动车撞击事故占据了其中 81%，前方正面撞击的占 72%，侧方撞击占 24%，后方仅占 4%。另外两个专家团队也公布了侧面撞

击事故导致BTAI的伤者数目：伯尔哈特团队从165名死者的尸检中发现57人符合条件（占35%）[38]；凯泰尔团队在97例当中发现48例（占50%）[39]。因此，无论何时发生明显外界力量的转移，不管其作用方向，外科医生都应该考虑是否存在BTAI。

胸部X线片被认为是明确是否需要行进一步检查以诊断BTAI的初始筛选手段。常见的与之相关的影像学表现包括纵隔增宽、主动脉结模糊不清、左主支气管移位（向下）或鼻胃管移位（向右）、主动脉肺动脉窗混浊化（图169-4A）。在美国创伤外科协会的多中心研究中发现[37]，85%的患者前后位胸部X线片上看到纵隔增宽，但是，7%患者存在主动脉撕裂，但胸部X线片显示正常。戴尔和同事[40]的报道中则显示13%的患者初始影像为正常胸部X线片。所以在身体受到明显外力转移的情况下必须进行额外的检查。先前胸主动脉造影被认作是明确诊断的金标准（图169-4B）。但是目前普遍认为螺旋CT扫描是最好的筛查方法（图169-4C）[40-42]。若发现血肿邻近胸主动脉这一阳性表现，CT诊断主动脉损伤的敏感性则高达100%。

近来许多不同的领域对于胸主动脉钝性损伤的管理存在争议：对破损的血管的修复是选择立即进行还是延迟进行；对微小主动脉损伤（minimal aortic injuries，MAI）如何处理，是开放手术修复还是胸主动脉腔内修复。

立即修复还是延迟修复

直到20世纪90年代，人们才认为BTAI需要立即进行修补以避免早期发生血管破裂。但考虑到患者合并其他部位外伤和合并有其他疾病的高发病率和高死亡率，立即修复这一概念经受着挑战。应用β受体阻滞剂可以降低收缩压（<100mmHg）和心率（<100次/分），从而降低主动脉切应压力，改善相关损伤引起的损害作用，保持目标收缩压和目标心率的稳定[41]。大量研究已经证明了其安全性。事实上，最近美国创伤外科协会进行的一项前瞻性多中心试验发现，延迟修复对提高存活率十分有益[43]。虽然合并有重大相关损伤的患者获益的可能性最大，但该项研究声称无论患者存在什么危险因素，延迟修复对于所有人均可提高存活概率。一项最近由东部创伤外科协会发布的临床指南推荐使用延迟修复以降低死亡率，减少截瘫的发生[42]。

主动脉微小损伤的处理

随着CT扫描敏感性的不断提升（正如上文中介绍纵隔

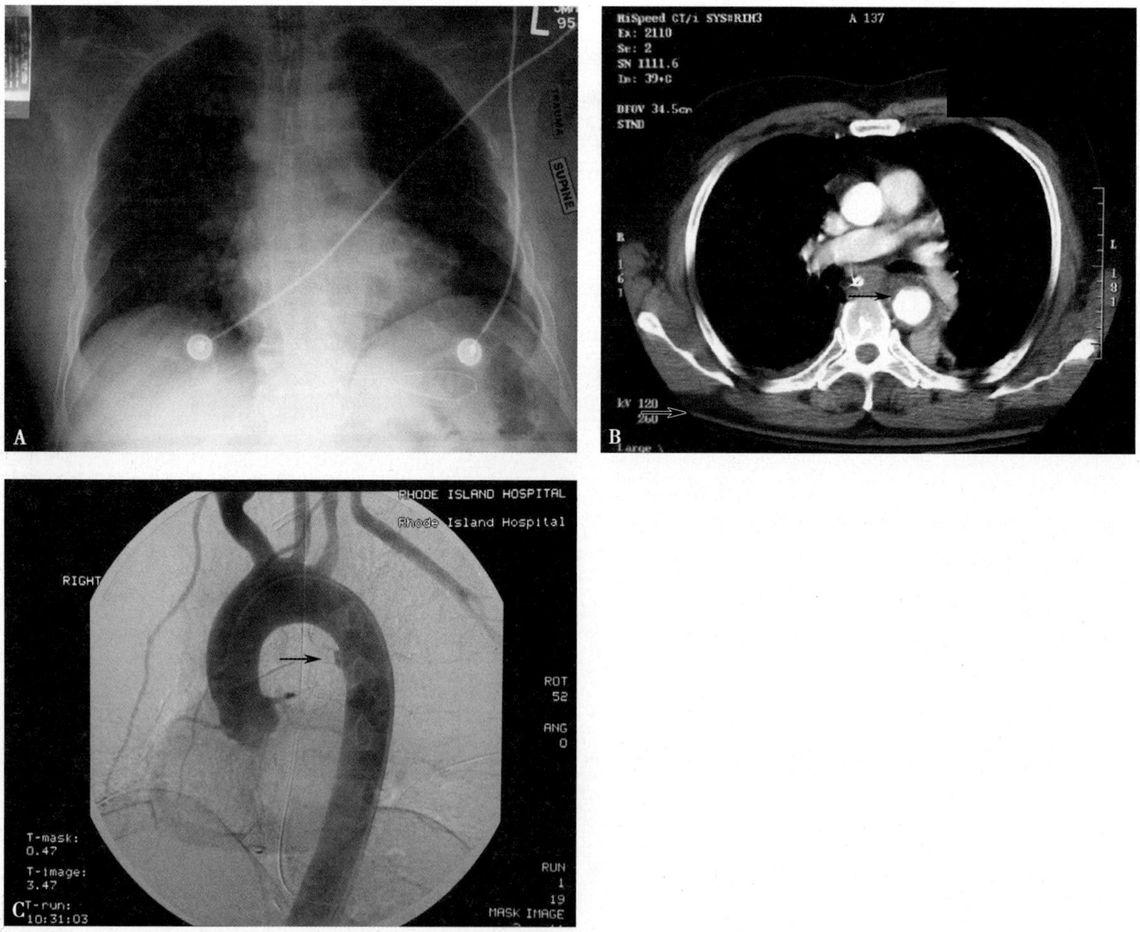

图169-4 图像来自降主动脉胸段损伤的患者。A. 前后位胸部X线片，可见纵隔增宽、左气管旁带增宽、主动脉结模糊、左主支气管轻微受压。B. 胸部螺旋CT扫描，可见主动脉周围血肿（箭头所指）。C. 主动脉弓数字减影血管造影，在共同的位置存在假性动脉瘤，左锁骨下动脉远端（箭头所指）

气肿所述)，MAI 越来越多地在临床上被诊断出来。MAI 被定义为小的(< 1cm)血管内皮损伤，无或仅有微小的主动脉周围血肿[44]。Fabian 安和同事们[41]发现 MAI 占据 BTAI 的 10%，这些损伤中近半数都在血管造影中被忽视。尽管主动脉微小损伤这一名字听起来是良性生物学行为，但 Memphis 团队报告称 50% 的 MAI 在受伤后 8 周内会进展成假性动脉瘤[44]。通常使用 β 受体阻断剂治疗 MAIs，并利用 CT 监测变化情况[45]。

开放性手术治疗还是胸主动脉腔内修复

在过去几年里，开放手术治疗已经在很大限度上被胸主动脉腔内修复(thoracic endovascular aortic repair，TEVAR)所替代[46]。最近的研究报告支持 TEVAR 作为一线治疗方案，对于降低死亡率、减少出血量和减少截瘫的发生都有卓越成效[42, 47]。尽管关于长期疗效的数据仍比较少，但 TEVAR 依旧被医院机构认为是治疗 BTAI 的好方法，是胸外科的一大进步，这些医疗机构很可能会继续跟随这一趋势，选用 TEVAR。

在那些需要进行开放性手术修复的患者中，令人担忧的一项主要因素就是脊髓缺血损伤会导致截瘫的发生。AAST 的研究表明[37]，在术中血管夹闭时间少于 30 分钟的患者里，截瘫的发生率为 1.6%，但若时间超过 30 分钟，其发生率则为 12%。一项长达 20 年的 meta 分析发现，开放性手术相关、术中夹闭时间超过 40 分钟引发的截瘫其发生率为 19%[48]。

补救方法就是利用一些方式在夹闭血管期间维持脊髓血流灌注。最近优选的方法就是进行活动性部分左心搭桥术(从左心汲取血液再将其泵至远端主动脉)或完全搭桥术如股动脉旁路搭桥术。前一种术式适合有多发伤的患者，特别是有颅内出血者。然而，也会偶然发生颅内小梗死灶，所以除非有禁忌证，其他的应常规应用肝素。损伤可能初始即可修复，也可能需要置入支架。一项大规模多中心试验表明，鉴于聚四氟乙烯具有长期通畅性和显著抗感染能力，被认为是置换主动脉的最优移植材料[49]。

知识点

初始评估

1. 对伤员的初步管理应该遵循高级创伤生命支持流程。
2. 复苏性胸廓切开术对下述患者的存活无明显价值：①受到钝性创伤，院前接受超过 10 分钟的 CPR 后无反应；②穿透伤患者院前接受超过 15 分钟的 CPR 后无反应；③无心脏压塞但证实已心搏停止。

胸腔病变

1. 对于无症状隐匿性气胸者，无须进行胸腔闭式引流。
2. 细针穿刺抽吸减压应从第五肋间锁骨中线进针。
3. 预防性应用抗生素不能减少胸腔引流管相关肺炎或脓胸，而且可能与细菌耐药性有关。
4. 引流管拔除步骤应包含肺扩张，引流量少于 2ml/(kg•d)，再行 6～12 小时闭式引流。
5. 若引流液由多突然减少，应怀疑是否发生胸腔内积血凝结。

胸壁损伤

1. 肋骨骨折的老年患者有较高的发生率和死亡率。
2. 对于难治性疼痛或胸壁大面积畸形者应考虑行手术固定肋骨骨折部位。

肺损伤

1. 肺挫伤采用支持性疗法治疗，只有存在指征时才用机械通气。
2. 与切除受伤的肺组织相比，肺气管切开术降低了发病率和死亡率。

气管支气管损伤

对于颈部皮下气肿、纵隔气肿或气胸持续漏气的情况，应行支气管镜检查。

食管损伤

对比食管造影是优选的诊断性检查，但电子内镜检查能在床旁为插管患者进行检查，对于咽部区域的诊断优于造影检查。

心脏损伤

1. 钝性心脏损伤一般都可以被诊断出来，但心肌酶、超声心动图、核医学检查不能预测出罕见但致命的并发症，如室性心律失常、心泵衰竭。
2. 超声心动图是诊断心脏压塞、心内损伤的最有价值的检查。
3. 在右锁骨中线与左腋前线之间及左后胸存在穿透性胸部损伤的所有休克患者，在尚未证明无心脏损伤之前，应考虑存在心脏损伤。
4. 由于典型的贝克三联征仅在很少数患者身上有所体现，所以超声影像与中心静脉压监测在诊断心脏压塞时至关重要。

经纵隔穿透伤

螺旋 CT 扫描在摸清潜在的穿纵隔枪伤的轨迹时非常实用，为情况稳定的无症状患者缩短了检查时间，又保证了检查效果。

胸腔内大血管损伤

1. 根据胸部 X 线片和伤口位置，医生可以为情况不稳定的患者找到合适的手术入路。
2. 无论何时发生明显外界力量的转移，不管其作用机制，外科医生都应该考虑是否存在 BTAI。
3. 螺旋 CT 是一种很不错的筛查试验，如果有严重的力量转移，即便胸部 X 线片显示正常，也应考虑做螺旋 CT。

知识点（续）

4. 一旦明确诊断出主动脉损伤，应该立即使用可逆性β受体阻滞剂来控制收缩压和心率。
5. 胸主动脉腔内修复（TEVAR）是修复主动脉的一项优选的方式。
6. 修复主动脉时，最安全的方法就是通过旁路循环为远端供血。
7. 延迟干预优于立即修复。

（朱凤雪 译，王贤东 校）

参考文献

1. American College of Surgeons Committee on Trauma. Advanced trauma life support, 9th ed. Chicago: American College of Surgeons; 2012.
2. Burlew CC, Moore EE, Moore FA, et al. Western Trauma Association critical decisions in trauma: resuscitative thoracotomy. J Trauma Acute Care Surg 2012; 73:1359-1363.
3. Biffl WL, Fox CJ, Moore EE. The role of REBOA in control of exsanguinating torso hemorrhage. J Trauma Acute Care Surg 2015; 78:1054-1058.
4. Moore FO, Goslar PW, Coimbra R, et al. Blunt traumatic occult pneumothorax: is observation safe? Results of a prospective, AAST multicenter study. J Trauma 2011; 70:1019-1025.
5. Inaba K, Lustenberger T, Recinos G, et al. Does size matter? A prospective analysis of 28-32 versus 36-40 French chest tube size in trauma, J Trauma 2012; 72:422-427.
6. Harcke HT, Mabry RL, Mazuchowski EL. Needle thoracentesis decompression: observations from postmortem computed tomography and autopsy. J Spec Oper Med 2013; 13:53-56.
7. Maxwell RA, Campbell DJ, Fabian TC, et al. Use of presumptive antibiotics following tube thoracostomy for traumatic hemopneumothorax in the prevention of empyema and pneumonia—a multicenter trial. J Trauma 2004; 57:742-749.
8. Martino K, Merrit S, Boyakye K, et al. Prospective randomized trial of thoracostomy removal algorithms. J Trauma 1999; 46:369-374.
9. Schermer CR, Matteson BD, Demarest GB, et al. A prospective evaluation of video-assisted thoracic surgery for persistent air leak due to trauma. Am J Surg 1999; 177:480-484.
10. Bulger EM, Arneson MA, Mock CN, et al. Rib fractures in the elderly. J Trauma 2000; 48: 1040-1046.
11. Bergeron E, Lavoie A, Clas D, et al. Elderly trauma patients with rib fractures are at greater risk of death and pneumonia. J Trauma 2003; 54:478-485.
12. Bulger EM, Edwards T, Klotz P, et al. Epidural analgesia improves outcome after multiple rib fractures. Surgery 2004; 136:426-430.
13. Moon MR, Luchette FA, Gibson SW, et al. Prospective, randomized comparison of epidural versus parenteral opioid analgesia in thoracic trauma. Ann Surg 1999; 229:684-692.
14. Truitt MS, Murry J, Amos J, et al. Continuous intercostal nerve blockade for rib fractures: ready for primetime? J Trauma 2011; 71:1548-1551.
15. Pieracci FM, Rodil M, Stovall RT, et al. Surgical stabilization of severe rib fractures. J Trauma Acute Care Surg 2015; 78:883-887.
16. Pieracci FM, Lin Y, Rodil M, et al. A prospective, controlled clinical evaluation of surgical stabilization of severe rib fractures. J Trauma Acute Care Surg 2016; 80:187-192.
17. Cohn SM, DuBose JJ. Pulmonary contusion: an update on recent advances in clinical management. World J Surg 2010; 34:1959-1970.
18. Crestanello JA, Samuels LE, Kaufman MS, et al. Posttraumatic pulmonary pseudocyst. J Trauma 1998; 44:401-403.
19. Wall MJ, Hirshberg A, Mattox KL. Pulmonary tractotomy with selective vascular ligation for penetrating injuries to the lung. Am J Surg 1994; 168:665-669.
20. Cothren C, Moore EE, Biffl WL, et al. Lung-sparing techniques are associated with improved outcome compared with anatomic resection for severe lung injuries. J Trauma 2002; 53:483-487.
21. Dissanaike S, Shalhub S, Jurkovich GJ. The evaluation of pneumomediastinum in blunt trauma patients. J Trauma 2008; 65:1340-1345.
22. Karmy-Jones R, Wood DE. Traumatic injury to the trachea and bronchus. Thorac Surg Clin 2007; 17:35-46.
23. Biffl WL, Moore EE, Feliciano DV, et al. Diagnosis and management of esophageal injuries: a Western Trauma Association Critical Decisions Algorithm. J Trauma Acute Care Surg 2015; 79:1089-1095.
24. Biffl WL, Moore FA, Moore EE, et al. Cardiac enzymes are irrelevant in the patient with suspected myocardial contusion. Am J Surg 1994; 169:523-528.
25. Velmahos GC, Karaiskakis M, Salim A, et al. Normal electrocardiography and serum troponin I levels preclude the presence of clinically significant blunt cardiac injury. J Trauma 2003; 54:45-51.
26. Maron BJ, Link MS, Wang PJ, et al. Clinical profile of commotio cordis: an underappreciated cause of sudden death in the young during sports and other activities. J Cardiovasc Electrophysiol 1999; 10:114-120.
27. Link MS, Wang PJ, Pandian NG, et al. An experimental model of sudden death due to low-energy chest-wall impact (commotio cordis). N Engl J Med 1998; 338:1805-1811.
28. Halstead J, Hosseinpour AR, Wells FC. Conservative surgical treatment of valvular injury after blunt chest trauma. Ann Thorac Surg 2000; 69:766-768.
29. Wu JJK, Yu TJ, Wang JJ, et al. Early repair of traumatic ventricular septal defect and mitral valve regurgitation. J Trauma 1995; 39:1191-1193.
30. Nicol AJ, Navsaria PH, Beningfield S, et al. Screening for occult penetrating cardiac injuries. Ann Surg 2015; 261:573-578.
31. Asensio JA, Stewart BM, Murray J, et al. Penetrating cardiac injuries. Surg Clin North Am 1996; 76:685-724.
32. Moreno C, Moore EE, Majure JA, et al. Pericardial tamponade: a critical determinant for survival following penetrating cardiac wounds. J Trauma 1986;26:821-825.
33. Ball CG, Williams BH, Wyrzykowski AD, et al. A caveat to the performance of pericardial ultrasound in patients with penetrating cardiac wounds. J Trauma 2009; 67:1123-1124.
34. Stassen NA, Lukan JK, Spain DA, et al. Reevaluation of diagnostic procedures for transmediastinal gunshot wounds. J Trauma 2002; 53:635-638.
35. Hershberger RC, Aulivola B, Murphy M, et al. Endovascular grafts for treatment of traumatic injury to the aortic arch and great vessels. J Trauma 2009; 67:660-671.
36. du Toit DF, Lambrechts AV, Stark H, et al. Long-term results of stent-graft treatment of subclavian artery injuries: management of choice for stable patients? J Vasc Surg 2008; 47:739-743.
37. Fabian TC, Richardson JD, Croce MA, et al. Prospective study of blunt aortic injury: multicenter trial of the American Association for the Surgery of Trauma. J Trauma 1997; 42:374-380.
38. Burkhart HM, Gomez GA, Jacobson LE, et al. Fatal blunt aortic injuries: a review of 242 autopsy cases. J Trauma 2001; 50:113-115.
39. Katyal D, McLellan BA, Brenneman FD, et al. Lateral impact motor vehicle collisions: significant cause of blunt traumatic rupture of the thoracic aorta. J Trauma 1997; 42:769-772.
40. Dyer DS, Moore EE, Ilke DN, et al. Thoracic aortic injury: how predictive is mechanism and is chest computed tomography a reliable screening tool? A prospective study of 1,561 patients. J Trauma 2000; 48:673-683.
41. Fabian TC, Davis KA, Gavant ML, et al. Prospective study of blunt aortic injury: helical CT is diagnostic and antihypertensive therapy reduces rupture. Ann Surg 1998; 227:666-676.
42. Fox N, Schwartz D, Salazar JH, et al. Evaluation and management of blunt traumatic aortic inury: a practice management guideline from the Eastern Association for the Surgery of Trauma. J Trauma Acute Care Surg 2015; 78:136-146.
43. Demetriades D, Velmahos GC, Scalea TM, et al. Blunt traumatic thoracic aortic injuries: early or delayed repair—results of an American Association for the Surgery of Trauma prospective study. J Trauma 2009; 66:967-973.
44. Malhotra AK, Fabian TC, Croce MA, et al. Minimal aortic injury: a lesion associated with advancing diagnostic techniques. J Trauma 2001; 51:1042-1048.
45. Rabin J, DuBose J, Sliker CW, et al. Parameters for successful nonoperative management of traumatic aortic injury. J Thorac Cardiovasc Surg 2014; 147:143-150.
46. Demetriades D, Velmahos GC, Scalea TM, et al. Operative repair or endovascular stent graft in blunt traumatic thoracic aortic injuries: results of an American Association for the Surgery of Trauma multicenter study. J Trauma 2008; 64:561-571.
47. Mousa AY, Broce M. Review of short-term outcomes for TEVAR after blunt traumatic aortic injury. J Trauma Acute Care Surg 2015; 78:1210-1215.
48. von Oppell UO, Dunne TT, De Groot MK, et al. Traumatic aortic rupture: twenty-year meta-analysis of mortality and risk of paraplegia. Ann Thorac Surg 1994; 58:585-593.
49. Prager M, Polterauer P, Bohmig HJ, et al. Collagen versus gelatin-coated Dacron versus stretch polytetrafluoroethylene in abdominal aortic bifurcation graft surgery: results of a seven-year prospective, randomized multicenter trial. Surgery 2001; 130:408-414.

170 腹部创伤

Angie Ingraham and Andrew B. Peitzman

急性创伤患者需要在高级创伤生命支持原则的指导下进行快速、系统、全面的评估[1]。由于诊断和治疗的延误会增加腹腔内病变的发生率和死亡率，因此必须引起高度重视[2]。当不存在腹腔内脏脱出或腹膜炎时，通常需要问病史以及体格检查来判断腹腔内情况[3]。本章将重点介绍腹部创伤（闭合性和穿透性）的诊断、评估和处理以及损伤控制手术和开腹的原则。

闭合性腹部损伤

对于闭合性腹部创伤患者，如果存在腹膜炎或血流动力学不稳定，伴有腹部外伤和腹腔积液体征，则手术是其主要治疗方法。创伤重点超声评估（focused abdominal sonography for trauma，FAST）对严重的闭合性腹部创伤患者具有重要的参考价值，其优点是床旁便利性和非侵入性[4]。但FAST不能用于检测膈肌、空腔脏器或腹膜后损伤[5]。对于FAST阴性的不稳定患者或者非腹部外伤需要紧急手术的患者，诊断性腹腔灌洗（diagnostic peritoneal lavage，DPL）可用于进行进一步评估[6]，但DPL对腹膜后和膈肌损伤不敏感。

对于不需要立即进行剖腹探查且血流动力学稳定的患者，计算机断层扫描（computed tomography，CT）是诊断的金标准[7]。虽然它对实体器官损伤的诊断准确，但对胰腺、空腔脏器和膈肌损伤诊断的敏感性和特异性均较差[8]。

穿透性腹部损伤

从乳头线或肩胛骨尖端向下至臀部的穿透性创伤可导致胸腹部联合伤。必须进行快速的初步检查，以判断是否有穿透性伤口。影像学检查可以识别异物和评估受伤组织。FAST可用于检测心包积血，但在评估穿透性腹部创伤的应用较为局限。

立即进行剖腹探查的指征包括低血压、腹膜炎和内脏脱出。对于没有上述体征，且体格检查稳定的患者，可以进行一系列腹部检查[9]。根据腹部检查、生命体征（特别是体温或心率）或白细胞计数的变化，来确定是否需要进行剖腹探查[10]。

肝脏创伤

肝脏是闭合性腹部创伤中最常受损的器官[11]。对于血流动力学稳定的患者，CT是首选的诊断方法，可以快速判断伤口分级和活动性出血[12]。

大多数（80%～85%）闭合性肝损伤属于低度（1～3级），另外15%属于中重度（4～5级）。血流动力学不稳定、需要立即进行剖腹探查的患者通常伴有4～5级肝损伤。70%～80%的肝损伤患者可以采用保守治疗[13, 14]。影响中重度患者治疗效果的不良预测因素包括年龄、男性、创伤严重程度评分（Injury Severity Score，ISS）高、格拉斯哥昏迷评分低和低血压[15]。

保守治疗的成功取决于合理的伤情判断、精准的CT识别和高效的多学科团队协作——一个包括重症监护医师、有经验的外科医师和介入放射科医师的团队[16]。对于并发脓肿或胆汁性腹膜炎的患者，需行手术治疗[17]。对于并发持续性出血的患者，是否手术需视患者血流动力学状况、肝损伤的程度以及相关的腹腔内损伤而定。

血管造影栓塞术可增加保守治疗的成功率，但仅适用于血流动力学稳定且无其他手术干预指征的患者[18]。需要栓塞的指征是造影剂外渗[19]。血管栓塞的并发症包括肝坏死、胆囊坏死、胆瘘和脓肿形成[20]。

创伤保守治疗的并发症有出血、胆瘘、肝坏死、胆囊坏死、脓肿、瘘管，以及肝血管血栓形成或假性动脉瘤[17, 21]。其治疗方法为：对小胆管瘤继续观察；大的胆瘘行内镜逆行胰胆管造影术（endoscopic retrograde cholangiopancreatography，ERCP）和支架植入术；对于胆汁瘤和脓肿行皮下引流或手术治疗。延迟出血是一种罕见的并发症[22]。

尽管保守治疗可以降低死亡率，减少输血需求和缩短住院时间，但复杂肝损伤患者中仍有高达35%需要早期手术及术后肝血管造影[17, 22]。肝损伤的管理包括控制出血、去除失活或坏死的肝脏以及控制胆瘘和引流。

胰腺外伤

胰腺位于腹膜后，不宜受损，故胰腺损伤相对不常见，仅占所有创伤的0.2%～2%[23]。钝性胰腺损伤是由于外力压迫脊柱造成的，部位常位于胰颈。

西部创伤协会（Western Trauma Association）和东部创伤外科协会（Eastern Association for the Surgery of Trauma）已经发布了胰腺创伤诊断和/或管理指南[24,25]。早期诊断仍然是一个挑战。胰腺损伤的症状和体征不明显，仅在损伤胰腺分泌物释放、胰周炎症增加时明显，因此初步体格检查、DPL和超声检查对胰腺损伤的检测相对不敏感[26]。

CT是闭合性胰腺损伤的主要诊断方法，特别适用于早期诊断和胰腺导管损伤的检测[27]。其诊断敏感性随时间而增加，因此，对于有胰腺损伤症状和体征的患者，需重复进行CT检查。

ERCP是除手术探查外诊断胰腺导管损伤最敏感的方法[28]。ERCP可以明确并发胰腺瘘管和假性囊肿患者的胰管解剖结构[29]。

磁共振胰胆管造影（magnetic resonance cholangiopancreatography，MRCP）的使用受到多种因素的限制，包括患者状态、相关损伤和磁共振成像（magnetic resonance imaging，MRI）的可用性[30]。此外，MRCP不可用于治疗干预。

患者的治疗方案取决于胰管的状态、损伤的位置（近端与远端）以及患者的总体状况。没有导管损伤证据的胰腺损伤（1级和2级）可以单独用清创术和外引流术治疗。大多数远端胰腺损伤（3级）采用远端胰腺切除术和引流术[24]。

近端胰腺导管损伤和胰头破裂（4级和5级损伤）难以控制，其治疗视病情选择，可从单纯引流到胰十二指肠切除术或延期胰-空肠吻合术。胰十二指肠切除术较少选择。

胰腺损伤的死亡率为9%～34%[24]。胰腺创伤后的早期死亡主要由相关损伤，主要是血管损伤所致。晚期死亡率主要由于并发脓毒症、多器官功能衰竭和呼吸衰竭[31]。而胰腺损伤的发生率与胰腺导管本身的损伤有关，且其并发症取决于损伤的程度。胰腺相关并发症包括胰瘘、脓肿、假性囊肿、胰腺炎和继发于胰腺炎和胰腺脓肿的腹膜后出血[24,32]。

脾外伤

大多数脾损伤采用非手术治疗，手术的主要指征是血流动力学不稳定[33,34]。采用腹部增强CT评估可以确定损伤等级，以及识别血管异常，如造影剂外渗、假性动脉瘤或动静脉瘘。

保守治疗失败的预测因素包括高度损伤（4级或5级）、ISS高、假性动脉瘤、动静脉瘘或活动性出血[35,36]。大多数患者（90%）在受伤后3天治疗失败，60%在24小时内治疗失败[35,37]。

血管造影栓塞术用于辅助治疗CT造影剂外渗的脾脏损伤，然而不适用于不稳定患者或有剖腹手术指征的患者[34,38-41]。血管栓塞的并发症包括穿刺局部损伤、胸膜炎、造影剂诱发的急性肾损伤、脾梗死、脓肿或囊肿；脾脏特异性并发症常见于远端栓塞[42]。

尿道损伤

血尿是泌尿生殖系统损伤的重要体征，需要进一步评估。伴有低血压、下肋骨骨折、脊柱骨折或高ISS的闭合性创伤患者均伴有镜下血尿[43,44]。肾损伤见于1%～5%的创伤患者，大多数（约90%）由闭合性创伤引起[45]。由于肾脏位置比较隐蔽，故通常情况下不易发生肾损伤[46]。

CT常用于肾损伤的诊断和分期，鉴定病理类型和损伤范围[47]。平扫有助于肾实质损伤的评估，增强扫描可判断健肾与患肾的功能[48]。

损伤等级决定发病率和死亡率以及是否需要干预治疗，严重损伤需要手术、输尿管支架或血管造影栓塞或血管支架[43]。大多数闭合性肾脏损伤采用保守治疗，以保护肾功能，避免长期并发症[49]。非手术治疗和肾脏部分切除的并发症有出血、尿性囊肿和尿路感染。

在一项超过15 000例闭合性创伤患者的研究中，膀胱破裂最常见于CT膀胱造影，并且通常与骨盆骨折（80%）和空腔脏器损伤（35%）有关[50]。与腹膜外损伤相比，伴或不伴腹膜外损伤的腹膜内膀胱破裂死亡率更高[51]。在三角区修复或输尿管再植入修复拔除导管之前，需随访进行膀胱造影。此外，轻微损伤不需要进行膀胱镜检查[52]。

输尿管损伤并不常见，穿透性损伤较闭合性损伤发生率更高[53]。最常见的与输尿管闭合性损伤相关的损伤是骨盆骨折，而与穿透性输尿管损伤相关的是空腔脏器损伤和血管损伤。

尿道损伤与骑跨伤和骨盆骨折有关，常见于男性。尿道损伤的迹象包括尿道口滴血、少尿、会阴血肿或高位前列腺。膀胱造瘘之前需要先进行逆行性尿路造影。

空腔脏器损伤

空腔脏器损伤常见于穿透腹部损伤，通常在腹部常规探查中发现。闭合性损伤引起的肠损伤相对不常见，难以诊断，并且由于延迟干预导致发生率更高[8,54,55]。对于没有实质性器官损伤的闭合性腹部损伤，CT发现中等至大量游离气体提示空腔脏器损伤，需要进行剖腹探查[56,57]。CT结果正常时，仍有肠道损伤可能[55]。虽然CT可以显示游离气体，但存在游离液体、安全带征或射线征，仍然提示肠道损伤[58]。肝、脾损伤特别是联合性空腔脏器损伤发生率较高，需进一步探查[59]。

膈肌损伤

闭合性膈肌损伤诊断较为困难。胸片诊断阳性率为25%，仅在50%的病例中可以发现异常，但不具有诊断性（膈肌钝化，在肺基部存在混浊或浸润），在25%的病例中正常（甚至回顾性诊断）[60]。在一项回顾性评估研究中，42例闭合性损伤患者中只有57%可被CT证实有膈肌损伤[61]。膈肌损伤常见于左侧。急性损伤常见于腹部伤，故常通过腹部而不是胸部进行修复膈肌[62]。

穿透性膈肌损伤通常较难诊断，因为穿透孔较小。穿透性胸腹部伤口，特别是在左侧，多年后可能会导致肠疝。故若有征象表明可能出现左侧膈肌损伤，则需要行腹腔镜检查或剖腹探查手术。

损伤控制

损伤控制指的是优先解决危及生命的问题，如截断外科手术。损伤控制后优先进行复苏，随后再对明确的损伤进行修复[63]。完全纠正解剖异常可能会在技术上恢复解剖结构，但由于其修复时间较长，易导致不可逆性的休克、酸中毒、低体温和凝血功能障碍，故损伤控制手术得到了广泛的应用[64]。

损伤控制需要快速控制出血和肠道污染，截断手术，暂时不进行腹部闭合，理想情况下，所有患者操作均在1小时内完成[63, 64]。随后，若不出现持续出血或病源难以控制等情况，患者将在24～48小时返回手术室。在再次手术时，去除或更换辅料，切除失活的组织，进行血管修复，肠道吻合或造口，放置引流管，并且关闭腹腔。术后复苏可能包括血管栓塞，尤其是肝损伤或骨盆骨折引起的动脉出血。

在损伤控制操作之后对患者的护理集中于复苏和准备按照预期返回手术室。目标是复温、恢复凝血状态以及恢复足够的灌注。如上所述，通过系统的体格检查和辅助影像学检查进行全面的重新评估对于可能漏诊的损伤至关重要。再次手术前对患者脊柱和四肢的影像学评估需要考虑到转运过程中的风险，应当排除特定损伤，并在利弊之间做出权衡。应当尽量减少进出重症监护室外的需要，确保所有管道的正确使用和安放，密切监测各项指标，包括酸碱度、氧合指数、血红蛋白浓度和凝血功能，并快速予以纠正。若指标异常且无法纠正，则需要返回手术室。进行手术的外科医生必须时刻关注体现病情的关键信息，包括各项监测指标、尿量、关键的实验室数据、输血需求的增加以及伤口外观的变化都可预示潜在的恶化。待患者恢复到相对正常的生理状态，返回手术室进行常规修复。

开放腹部

损伤控制的方式之一是开放腹部，即暂时不关闭腹壁筋膜。复苏后腹部内脏的大量肿胀和水肿可导致腹膜内压升高和器官功能障碍，称为腹腔间隔室综合征[65]。腹部开放缩短了初次手术的时间，简化了再次探查，预防了腹腔间隔室综合征，为肿胀的内脏提供了容纳空间。对腹部开放的管理比较复杂，且与肠外、肠内瘘和巨大的侧腹疝的发病率相关[66]。由于这些并发症的存在，需要采取各种措施尽快关闭腹壁筋膜[67]。然而，这些策略都没有取得普遍成功，开放腹部的最佳管理仍然是一个研究的热点领域。

总结

对患有腹部创伤的患者进行成功的管理需要多学科合作团队中的每一位成员。诊断或治疗的延误可能会导致发病率和死亡率的增加。外科医生和重症监护医生之间的协调合作对于确保患者获得最佳治疗结果至关重要。

（朱凤雪 译，王贤东 审校）

参考文献

1. Advanced Trauma Life Support Student Manual. Chicago: American College of Surgeons; 2012.
2. Choi KC, Peek-Asa C, Lovell M, Torner JC, Zwerling C, Kealey GP. Complications after therapeutic trauma laparotomy. J Am Coll Surg. 2005;201:546-53.
3. Enderson BL, Maull KI. Missed injuries. The trauma surgeon's nemesis. Surg Clin North Am. 1991;71:399-418.
4. Rozycki GS, Ballard RB, Feliciano DV, Schmidt JA, Pennington SD. Surgeon-performed ultrasound for the assessment of truncal injuries: lessons learned from 1540 patients. Ann Surg. 1998;228:557-67.
5. Soffer D, Schulman CI, McKenney MG, Cohn S, Renaud NA, Namais N, et al. What does ultrasonography miss in blunt trauma patients with a low Glasgow Coma Score (GCS)? J Trauma. 2006;60:1184-8.
6. Cha JY, Kashuk JL, Sarin EL, Cothren CC, Johnson JL, Biffl WL, et al. Diagnostic peritoneal lavage remains a valuable adjunct to modern imaging techniques. J Trauma. 2009;67:330-4; discussion 334-6.
7. Meredith JW, Ditesheim JA, Stonehouse S, Wolfman N. Computed tomography and diagnostic peritoneal lavage. Complementary roles in blunt trauma. Am Surg. 1992;58:44-8.
8. Ekeh AP, Saxe J, Walusimbi M, Tchorz KM, Woods RJ, Anderson HL 3rd, et al. Diagnosis of blunt intestinal and mesenteric injury in the era of multidetector CT technology–are results better? J Trauma. 2008;65:354-9.
9. Demetriades D, Hadjizacharia P, Constantinou C, Brown C, Inaba K, Rhee P, et al. Selective nonoperative management of penetrating abdominal solid organ injuries. Ann Surg. 2006;244:620-8.
10. Como JJ, Bokhari F, Chiu WC, Duane TM, Holevar MR, Tandoh MA, et al. Practice management guidelines for selective nonoperative management of penetrating abdominal trauma. J Trauma. 2010;68:721-33.
11. Matthes G, Stengel D, Seifert J, Rademacher G, Mutze S, Ekkernkamp A. Blunt liver injuries in polytrauma: results from a cohort study with the regular use of whole-body helical computed tomography. World J Surg. 2003;27:1124-30.
12. Becker CD, Mentha G, Terrier F. Blunt abdominal trauma in adults: role of CT in the diagnosis and management of visceral injuries. Part 1: liver and spleen. Eur Radiol. 1998;8:553-62.
13. Velmahos GC, Toutouzas K, Radin R, Chan L, Rhee P, Tillou A, et al. High success with nonoperative management of blunt hepatic trauma: the liver is a sturdy organ. Arch Surg. 2003;138:475-80; discussion 480-1.
14. Tinkoff G, Esposito TJ, Reed J, Kilgo P, Fildes J, Pasquale M, et al. American Association for the Surgery of Trauma Organ Injury Scale I: spleen, liver, and kidney, validation based on the National Trauma Data Bank. J Am Coll Surg. 2008;207:646-55.
15. Polanco PM, Brown JB, Puyana JC, Billiar TR, Peitzman AB, Sperry JL. The swinging pendulum: a national perspective of nonoperative management in severe blunt liver injury. J Trauma Acute Care Surg. 2013;75:590-5.
16. Kozar RA, Moore FA, Moore EE, West M, Cocanour CS, Davis J, et al. Western Trauma Association critical decisions in trauma: nonoperative management of adult blunt hepatic trauma. J Trauma. 2009;67:1144-8; discussion 1148-9.
17. Kozar RA, Moore FA, Cothren CC, Moore EE, Sena M, Bulger EM, et al. Risk factors for hepatic morbidity following nonoperative management: multicenter study. Arch Surg. 2006;141:451-8; discussion 458-9.
18. Carrillo EH, Spain DA, Wohltmann CD, Schmieg RE, Boaz PW, Miller FB, et al. Interventional techniques are useful adjuncts in nonoperative management of hepatic injuries. J Trauma. 1999;46:619-22; discussion 622-4.
19. Misselbeck TS, Teicher EJ, Cipolle MD, Pasquale MD, Shah KT, Dangleben DA, et al. Hepatic angioembolization in trauma patients: indications and complications. J Trauma. 2009;67:769-73.
20. Mohr AM, Lavery RF, Barone A, Bahramipour P, Magnotti LJ, Osband AJ, et al. Angiographic embolization for liver injuries: low mortality, high morbidity. J Trauma. 2003;55:1077-81; discussion 1081-2.
21. Piper GL, Peitzman AB. Current management of hepatic trauma. Surg Clin North Am. 2010;90:775-85.
22. van der Wilden GM, Velmahos GC, Emhoff T, Brancato S, Adams C, Georgakis G, et al. Successful nonoperative management of the most severe blunt liver injuries: a multicenter study of the research consortium of New England centers for trauma. Arch Surg. 2012;147:423-8.
23. Akhrass R, Yaffe MB, Brandt CP, Reigle M, Fallon WF, Jr., Malangoni MA. Pancreatic trauma: a ten-year multi-institutional experience. Am Surg. 1997;63:598-604.
24. Diagnosis and Management of Pancreatic Trauma. 2009. 2015, at https://http://www.east.org/resources/treatment-guidelines/pancreatic-trauma-diagnosis-and-management-of.)
25. Biffl WL, Moore EE, Croce M, Davis JW, Coimbra R, Karmy-Jones R, et al. Western Trauma Association critical decisions in trauma: management of pancreatic injuries. J Trauma Acute Care Surg. 2013;75:941-6.
26. Smego DR, Richardson JD, Flint LM. Determinants of outcome in pancreatic trauma. J Trauma. 1985;25:771-6.
27. Phelan HA, Velmahos GC, Jurkovich GJ, Friese RS, Minei JP, Menaker JA, et al. An evaluation of multidetector computed tomography in detecting pancreatic injury: results of a multicenter AAST study. J Trauma. 2009;66:641-6; discussion 646-7.
28. Rogers SJ, Cello JP, Schecter WP. Endoscopic retrograde cholangiopancreatography in patients with pancreatic trauma. J Trauma. 2010;68:538-44.
29. Wind P, Tiret E, Cunningham C, Frileux P, Cugnenc PH, Parc R. Contribution of endoscopic retrograde pancreatography in management of complications following distal pancreatic trauma. Am Surg. 1999;65:777-83.
30. Fulcher AS, Turner MA, Yelon JA, McClain LC, Broderick T, Ivatury RR, et al. Magnetic resonance cholangiopancreatography (MRCP) in the assessment of pancreatic duct trauma and its sequelae:

preliminary findings. J Trauma. 2000;48:1001-7.
31. van der Wilden GM, Yeh D, Hwabejire JO, Klein EN, Fagenholz PJ, King DR, et al. Trauma Whipple: do or don't after severe pancreaticoduodenal injuries? An analysis of the National Trauma Data Bank (NTDB). World J Surg. 2014;38:335-40.
32. Lin BC, Chen RJ, Fang JF, Hsu YP, Kao YC, Kao JL. Management of blunt major pancreatic injury. J Trauma. 2004;56:774-8.
33. Watson GA, Rosengart MR, Zenati MS, Tsung A, Forsythe RM, Peitzman AB, et al. Nonoperative management of severe blunt splenic injury: are we getting better? J Trauma. 2006;61:1113-8; discussion 1118-9.
34. Moore FA, Davis JW, Moore EE, Jr., Cocanour CS, West MA, McIntyre RC, Jr. Western Trauma Association (WTA) critical decisions in trauma: management of adult blunt splenic trauma. J Trauma. 2008;65:1007-11.
35. Peitzman AB, Heil B, Rivera L, Federle MB, Harbrecht BG, Clancy KD, et al. Blunt splenic injury in adults: Multi-institutional Study of the Eastern Association for the Surgery of Trauma. J Trauma. 2000;49:177-87; discussion 187-9.
36. Bee TK, Croce MA, Miller PR, Pritchard FE, Fabian TC. Failures of splenic nonoperative management: is the glass half empty or half full? J Trauma. 2001;50:230-6.
37. Zarzaur BL, Vashi S, Magnotti LJ, Croce MA, Fabian TC. The real risk of splenectomy after discharge home following nonoperative management of blunt splenic injury. J Trauma. 2009;66:1531-6; discussion 1536-8.
38. Miller PR, Chang MC, Hoth JJ, Mowery NT, Hildreth AN, Martin RS, et al. Prospective trial of angiography and embolization for all grade III to V blunt splenic injuries: nonoperative management success rate is significantly improved. J Am Coll Surg. 2014;218:644-8.
39. Gaarder C, Dormagen JB, Eken T, Skaga NO, Klow NE, Pillgram-Larsen J, et al. Nonoperative management of splenic injuries: improved results with angioembolization. J Trauma. 2006;61:192-8.
40. Skattum J, Naess PA, Eken T, Gaarder C. Refining the role of splenic angiographic embolization in high-grade splenic injuries. J Trauma Acute Care Surg. 2013;74:100-3; discussion 103-4.
41. Sabe AA, Claridge JA, Rosenblum DI, Lie K, Malangoni MA. The effects of splenic artery embolization on nonoperative management of blunt splenic injury: a 16-year experience. J Trauma. 2009;67:565-72; discussion 571-2.
42. Schnuriger B, Inaba K, Konstantinidis A, Lustenberger T, Chan LS, Demetriades D. Outcomes of proximal versus distal splenic artery embolization after trauma: a systematic review and meta-analysis. J Trauma. 2011;70:252-60.
43. Kuan JK, Wright JL, Nathens AB, Rivara FP, Wessells H. American Association for the Surgery of Trauma Organ Injury Scale for kidney injuries predicts nephrectomy, dialysis, and death in patients with blunt injury and nephrectomy for penetrating injuries. J Trauma. 2006;60:351-6.
44. Morey AF, Brandes S, Dugi DD, 3rd, Armstrong JH, Breyer BN, Broghammer JA, et al. Urotrauma: AUA guideline. J Urol. 2014;192:327-35.
45. Wessells H, Suh D, Porter JR, Rivara F, MacKenzie EJ, Jurkovich GJ, et al. Renal injury and operative management in the United States: results of a population-based study. J Trauma. 2003;54:423-30.
46. Schmidlin F, Farshad M, Bidaut L, Barbezat M, Becker C, Niederer P, et al. Biomechanical analysis and clinical treatment of blunt renal trauma. Swiss Surg. 1998;237-43.
47. Santucci RA, Wessells H, Bartsch G, Descotes J, Heyns CF, McAninch JW, et al. Evaluation and management of renal injuries: consensus statement of the renal trauma subcommittee. BJU Int. 2004;93:937-54.
48. Kawashima A, Sandler CM, Corriere JN, Jr., Rodgers BM, Goldman SM. Ureteropelvic junction injuries secondary to blunt abdominal trauma. Radiology. 1997;205:487-92.
49. Santucci RA, Fisher MB. The literature increasingly supports expectant (conservative) management of renal trauma–a systematic review. J Trauma. 2005;59:493-503.
50. Matlock KA, Tyroch AH, Kronfol ZN, McLean SF, Pirela-Cruz MA. Blunt traumatic bladder rupture: a 10-year perspective. Am Surg. 2013;79:589-93.
51. Deibert CM, Spencer BA. The association between operative repair of bladder injury and improved survival: results from the National Trauma Data Bank. J Urol. 2011;186:151-5.
52. Inaba K, McKenney M, Munera F, de Moya M, Lopez PP, Schulman CI, et al. Cystogram follow-up in the management of traumatic bladder disruption. J Trauma. 2006;60:23-8.
53. Best CD, Petrone P, Buscarini M, Demiray S, Kuncir E, Kimbrell B, et al. Traumatic ureteral injuries: a single institution experience validating the American Association for the Surgery of Trauma-Organ Injury Scale grading scale. J Urol. 2005;173:1202-5.
54. Watts DD, Fakhry SM. Incidence of hollow viscus injury in blunt trauma: an analysis from 275,557 trauma admissions from the EAST multi-institutional trial. J Trauma. 2003;54:289-94.
55. Fakhry SM, Watts DD, Luchette FA. Current diagnostic approaches lack sensitivity in the diagnosis of perforated blunt small bowel injury: analysis from 275,557 trauma admissions from the EAST multi-institutional HVI trial. J Trauma. 2003;54:295-306.
56. Gonser-Hafertepen LN, Davis JW, Bilello JF, Ballow SL, Sue LP, Cagle KM, et al. Isolated free fluid on abdominal computed tomography in blunt trauma: watch and wait or operate? J Am Coll Surg. 2014;219:599-605.
57. Tan KK, Liu JZ, Go TS, Vijayan A, Chiu MT. Computed tomography has an important role in hollow viscus and mesenteric injuries after blunt abdominal trauma. Injury. 2010;41:475-8.
58. Marek AP, Deisler RF, Sutherland JB, Punjabi G, Portillo A, Krook J, et al. CT scan-detected pneumoperitoneum: an unreliable predictor of intra-abdominal injury in blunt trauma. Injury. 2014;45:116-21.
59. Swaid F, Peleg K, Alfici R, Matter I, Olsha O, Ashkenazi I, et al. Concomitant hollow viscus injuries in patients with blunt hepatic and splenic injuries: an analysis of a National Trauma Registry database. Injury. 2014;45:1409-12.
60. Guth AA, Pachter HL, Kim U. Pitfalls in the diagnosis of blunt diaphragmatic injury. Am J Surg. 1995;170:5-9.
61. Sprunt JM, Brown CV, Reifsnyder AC, Shestopalov AV, Ali S, Fielder WD. Computed tomography to diagnose blunt diaphragm injuries: not ready for prime time. Am Surg. 2014;80:1124-7.
62. Zarour AM, El-Menyar A, Al-Thani H, Scalea TM, Chiu WC. Presentations and outcomes in patients with traumatic diaphragmatic injury: a 15-year experience. J Trauma Acute Care Surg. 2013;74:1392-8; quiz 1611.
63. Rotondo MF, Schwab CW, McGonigal MD, Phillips GR, 3rd, Fruchterman TM, Kauder DR, et al. "Damage control": an approach for improved survival in exsanguinating penetrating abdominal injury. J Trauma. 1993;35:375-82; discussion 382-3.
64. Lee JC, Peitzman AB. Damage-control laparotomy. Curr Opin Crit Care. 2006;12:346-50.
65. Ivatury RR, Sugerman HJ, Peitzman AB. Abdominal compartment syndrome: recognition and management. Adv Surg. 2001;35:251-69.
66. Miller RS, Morris JA, Jr., Diaz JJ, Jr., Herring MB, May AK. Complications after 344 damage-control open celiotomies. J Trauma. 2005;59:1365-71; discussion 1371-4.
67. Fabian TC. Damage control in trauma: laparotomy wound management acute to chronic. Surg Clin North Am. 2007;87:vi, 73-93.

171

骨盆和长骨骨折

Randolph Edwards and Orlando Kirton

外伤患者骨盆和长骨骨折有严重的局部和全身并发症。如果想通过重症监护室（intensive care unit，ICU）的治疗取得好的效果，就应熟知严重外伤的后遗症。直接临床决策能改善患者生存，减少由于出血导致的早期死亡增加，以及由休克和多器官衰竭导致的迟发死亡率增加[1]。

骨盆骨折

骨盆骨折大约占送至一级创伤中心患者的10%[2]，在大的创伤中心大约占3%[3]。摩托车车祸，由机动车造成的行人创伤，超过15英尺的高处跌落伤，以及普通机动车车祸中，骨盆骨折发生率依次增高[2]。骨盆骨折总死亡率范围为10%～16%；开放性骨盆骨折死亡率高达45%[3,4]。由于受力大，骨盆骨折患者其他实质和空腔脏器以及其他骨骼损伤的发生率也高[2,5]，超过90%的患者并发胃肠（5%）和其他腹部外伤（16.5%）[2]。

骨盆骨折和平均创伤严重度评分（Injury Severity Score，ISS）21.3分的患者需要输注8U或更多的浓缩红细胞[6]。后位骨盆的完全离断骨折通常出血较重且死亡率高[7,8]。不到1%的骨盆骨折患者由于单纯骨折本身造成的失血并发了低血压[6,9]，但是12%开放性骨盆骨折患者直接死于大出血[10]。

如果骨盆外固定没能稳定血流动力学，初始复苏后，可行血管造影以评估和治疗骨盆动脉出血。只有不到5%的骨盆骨折患者并发骨盆动脉破裂导致的出血[8,11]。对比增强骨盆CT扫描可提示动脉出血并有血管造影指征。预测阳性血管造影结果包括存在骶髂关节分离、女性患者以及持续低血压[11]。早期积极的动脉栓塞术可改善部分经合理选择患者的预后。一支系统的团队可减少血液丢失，因此提高非手术方法的治疗成功从而临床获益[12]。8%～23%的患者血管造影和栓塞术后可出现骨盆出血复发[9]。液体复苏后稳定的患者也需强制接受重症监测。

长骨骨折

最严重的长骨骨折是股骨骨折。送至Ⅰ级创伤中心的严重机动车外伤乘客中大约15%合并股骨骨折[13]，其中8%～10%为双侧骨折[14,15]。单侧骨折的死亡率为10%～12%[14,15]，双侧骨折死亡率增加至26%～33%，年龄超过65岁的患者死亡率更增加20%[14]。股骨骨折更多见于年轻创伤患者，因受力较大其中股骨干骨折最为常见[11]。和单侧股骨骨折相比，双侧骨折患者更易合并颅脑外伤、腹部手术以及骨盆骨折[14,15]。正如骨盆骨折，股骨骨折导致的死亡与骨折伴发损伤的严重程度有关而不是骨折本身[14,15]。美国外科创伤协会建议，如果血流动力学稳定，多发伤患者的股骨骨折应在12小时内修复[16]。闭合股骨骨折患者合并低血压，应考虑是否合并其他部位出血。

局部并发症

感染

长骨骨折和骨盆骨折都可以出现急性感染性并发症并有可能发展为骨髓炎。应用CT、磁共振（magnetic resonance imaging，MRI）、三维骨扫描或放射性同位素标记的白细胞扫描可协助诊断。最常见的致病微生物是葡萄球菌，但铜绿假单胞菌或肠杆菌科细菌亦可导致感染发生[17]。高危开放性骨折患者最好在6小时内非肠道途径预防性应用抗生素，典型药物包括一代头孢菌素（头孢唑啉）和氨基糖苷类（妥布霉素）。

骨折或手术修复后第一个24小时内可发生气性坏疽或坏死性筋膜炎（产气荚膜梭菌、链球菌属、厌氧菌、大肠杆菌）。暴发坏死性的感染通常发生在开放性骨折伴有广泛软组织损伤需要清创的情况下，特别是存在治疗延迟或表现休克时尤易发生。如果近5年内未接受过免疫保护，破伤风类毒素应立即肌内途径应用于所有存在外伤创口的患者，包括开放骨折在内。

筋膜室综合征

不管是开放抑或闭合性骨折，筋膜室综合征（compartment syndrome，CS）都是一个潜在的致死性的并发症。组织水肿和出血升高了有固定容积的筋膜间隙的压力，从而降低血流，尤其小动脉和毛细血管的血流，导致组织缺血。缺血30分钟神经组织出现功能异常，缺血12～24小时出现不可逆神经功能丧失。肌肉组织缺血2～4小时可出现功能缺失，4～12 小时后出现不可逆功能丧失。毛细血管渗透性亦增加导致更严重组织水肿[18]。

骨筋膜室综合征最常见部位是肢体末端部位骨折，尤其见于小腿前部，通常好发于闭合性胫骨骨折。机动车车祸后高达 17% 的胫骨骨折患者罹患筋膜室综合征[19]。大腿的开放或闭合性骨折后，抑或骨折手术治疗后亦可合并筋膜室综合征。手臂、臀部和足部骨折后也有可能并发筋膜室综合征。并发筋膜室综合征的危险因素包括骨折及邻近软组织损伤的严重程度，军用抗休克裤或止血带等加压设备的使用以及低血压状态[18,20]。

临床查房时，查体发现筋膜室张力增加，被动活动时剧烈疼痛，或自始至终张力不高，感觉神经功能已经损害时，可以做出筋膜室综合征的诊断。远端脉搏的消失通常是筋膜室综合征的最后表现，诊断应在永久性组织损害发生之前做出。针对高危患者连续的观察至关重要[18]。

筋膜室压力的监测可以辅助确定诊断，如临床诊断已很明确则不需测定压力。患者因颅脑外伤或镇静处于无意识状态，查体可能受限，则有必要测量筋膜室压力以协助诊断。推荐筋膜室压力值范围为 30～45mmHg，超过此阈值可启动外科干预[19]。通过在每个筋膜室内放置无菌针，外接压力传感器，以此来测定筋膜室的压力。除此之外，部分商业设备，如 Stryker 间隔室测定仪（Stryker，Kalamazoo，MI）亦可完成相同测定任务。

治疗以实施紧急、完全的外科筋膜切开术来开放所有受影响的间隔为主，如患者不稳定，不能转运至手术室，可在 ICU 床旁实施切开术。68% 的病例在发病 12 小时内接受彻底的筋膜切开术可获得正常的功能预后，但如延迟，成功预后的可能性降至 8%[21]。

鉴于筋膜室综合征能导致不可逆神经和肌肉损害，早期诊断不能仅仅依靠临床发现。因此，早先已提倡预防性筋膜切开术，并且近来更加自由的切开术更形成一种趋势。Abouezzi 等认为，影响切开术实施的最重要因素是血管损伤的部位，如膝后窝血管损伤缺血较轻，修复手术的时间窗可以延长[22]。很难确定由于切开治疗延迟甚至缺失导致神经损害的总发生率[22]。

一旦筋膜间隔开放，缺血引发的代谢产物可被较快清除。密切监测酸碱平衡状态，血清钾和磷酸盐浓度，血清肌酸磷酸激酶（creatinine kinase，CK）水平，液体平衡状态以及肾功能等至关重要。应常规监测血清 CK 和肌酐水平，以及时发现肌肉损伤或发展至肾衰竭。肌红蛋白测定对横纹肌溶解的诊断和治疗非必须，因肌红蛋白能更快清除，它的效用有限尤其在诊断延迟时[20]。尿液肌红蛋白测定对识别急性肾损伤（acute kidney injury，AKI）既不敏感又不特异。

横纹肌溶解

骨骼肌创伤后数个因素导致横纹肌溶解，疾病本身及其病理生理在 1941 年伦敦闪电战期间首次描述。肌肉坏死的严重程度取决于动脉血供丢失，由于持续严重的压迫或损伤导致的肌间隔压力升高，无有效血流的持续时间，复苏延迟导致低血容量休克等多个因素[23]。保持高度警惕有助于早期诊断。最直接的病因是骨折部位周围肌肉的直接损伤，当损伤能量导致直接骨骼肌损伤时特别容易发生横纹肌溶解。其次，横纹肌溶解可继发于长时间的组织压迫，引起相关肌肉的缺血损害。最后，横纹肌溶解可发生于骨折后的筋膜室综合征，也是由于循环受压导致的缺血性损害。以上横纹肌溶解的三种机制都可被失血性休克所恶化[24]。

横纹肌溶解的成功治疗需要积极静脉液体治疗，避免肌红蛋白在肾小管积聚，并防止出现高血钾。部分专家推荐，应用铁螯合制剂如去铁胺（不确定横纹肌溶解的标准剂量），或碱化尿液疗法，应用碳酸氢钠（150mEq 溶解于 1L5% 右旋糖酐溶液）作为 50% 复苏液体，或应用碳酸酐酶抑制药（乙酰唑胺）。最终，急性肾衰竭可能需要血液滤过或血液透析[25-27]。我们中心的做法是通过静脉输液尽力保持尿量超过 1～2ml/(kg·h)，且追踪血清 CK 和肌酐的变化。我们未使用碱化尿液或铁螯合制剂，同时避免了急性肾衰竭，取得很多成功的经验。

脂肪栓塞综合征

病理生理

急性骨折或骨折修复手术，骨髓脂肪颗粒通过损伤的静脉由骨髓迁移至肺或全身静脉循环，成为栓子，形成脂肪栓塞综合征。较大的颗粒阻塞于肺循环，稍小的颗粒（7～10μm）将通过肺循环并到达体循环。骨折患者中有肺部、皮肤和神经系统等脂肪栓塞表现的患者比例估测为 0.5%～20%[17,28]。据估计每年发生于病理骨折、创伤骨折及矫形手术后脂肪栓塞综合征导致的死亡约 5 000 例[29]。

临床表现

脂肪栓塞综合征的临床诊断三联征包括长骨骨折或长骨矫形手术后的呼吸改变、神志状态改变和皮肤淤斑[30]。长骨骨折患者，60%～85% 症状出现在 24～48 小时。某些特定状态下，皮疹具有确定诊断价值，但也仅表现于 20%～50% 的病例中[31]。

疾病严重程度差别很大，从亚临床表现，亚急性临床典型表现，到急性暴发表现[32]。亚急性包括轻度呼吸功能不全、轻度神经系统表现或心血管症状。暴发性类型包括迅速进展的急性呼吸窘迫综合征、心血管衰竭或深昏迷，可能导致死亡[33]。

创伤患者，有时比较困难鉴别脂肪栓塞和其他导致肺功能下降的原因。实际上，导致伴有长骨骨折的多发伤患者呼吸困难的病因很多，包括脂肪栓塞，直接的肺部和胸腔外伤，全身炎性反应的激活和缺血再灌注损伤。

脂肪栓塞的心血管效应主要是由于肺动脉血流的部分闭塞导致急性肺动脉高压，并增加右心室后负荷。心血管效应轻重不一，可有窦性心动过速，可逆低血压，右心衰竭导致的不可逆休克乃至死亡[17,29,35]。心电图变化包括窦性心动过速，心动过缓以及其他心律失常和ST段改变[17,32,35,]。应用正性肌力药物支持治疗以提高右心室收缩力以此抵消后负荷增加的不良影响。脂肪栓塞70%～80%的患者有不同程度的中枢神经系统表现[36]，可由轻度思维混乱、躁动到严重的昏迷乃至死亡[33]。

高达50%的脂肪栓塞病例可见皮疹，通常位于胸部、颈部和腋窝部位，很少见于黏膜或结膜[37,28,32]。视网膜部位可见微梗死、棉絮斑点和火焰状出血[36,32]。皮疹通常为脂肪栓塞的晚期征象。

诊断

脂肪栓塞患者很多实验室检查异常，但均不具有特异性。有人提出支气管肺泡灌洗术可用于诊断脂肪栓塞，具有较高的特异性。胸部CT扫描可表现为不均一的毛玻璃影，不透明结节影，以及小叶间隔增厚，以上表现大部分发生于外伤24小时后，而肺挫伤出现更早，以此可资鉴别。更严重的脂肪栓塞的CT表现包括广泛双肺实变，类似表现亦可见于胸部X线[38,39]。

治疗

支持治疗是脂肪栓塞的主要治疗原则。肺部临床表现可随氧疗而变化，但重症病例可进展至ARDS或多脏器衰竭，需要持续机械通气支持。由于肺动脉阻力增加导致心功能不全，伴发的休克亦需要正性肌力药物支持。

脂肪栓塞最重要的治疗是预防。外伤骨折患者，早期固定治疗可以预防脂肪栓塞。多项实验及临床研究表明，与延迟固定及保守治疗相比，24小时内早期给予固定降低脂肪栓塞的心肺效应[17,35,32,40-42]。术中应用经食管超声心动图是探查脂肪栓子的敏感手段，可见栓子表现为右心房内流动的白色片状影[42]。

血栓栓塞

病理生理

骨盆或长骨骨折后，静脉损伤、血液淤滞和高凝状态都导致血栓栓塞风险增加。血栓栓子可来源于大腿、骨盆或上肢的深静脉，进入肺循环或体循环（反向栓塞），小腿静脉血栓通常不会形成栓子但可以延展至近端深静脉。

危险因素

已经确定，创伤患者血栓栓塞诸多危险因素包括股骨、胫骨、骨盆骨折等。其他危险因素有年龄超过40岁，固定不动，输血，多发伤，颅脑外伤，脊椎骨折，脊髓损伤以及高ISS创伤程度评分[17,32,43-49]。但一项由东部创伤外科协会完成的系统综述发现，只有脊椎骨折和脊髓外伤才有更高的深静脉血栓形成的风险[50]。

预防

抬高远端肢体以及被动锻炼以增加低位静脉回流速率，可以减少深静脉血栓[17]。矫形手术患者远端肢体序贯加压治疗设备也减少了深静脉血栓形成，最高达90%[17]。不管是择期手术患者或创伤患者，足部加压设备都可以降低深静脉血栓的发生率[17]。当外伤或手术的解剖部位妨碍连续加压设备放置于腿部时，这些设备就非常有用[17]。血栓栓塞率同样改善亦见于外科ICU患者[51]。连续加压设备用于多发创伤患者可取得与低剂量肝素相似的效果，其他研究发现，与没有任何预防措施相比，血栓栓塞事件并无改善[49]。即便文献数据矛盾，连续加压设备因其价格低廉、易于使用且安全，仍然是骨骼创伤后血栓栓塞预防的主要措施。通常认为，连续加压设备的主要受益机制包括提高静脉血流以及激活内在抗栓机制。中止设备加压数分钟后抗栓效果即下降，说明持续治疗的重要性[50,51]。因其低廉、无创、准确性高的特点，彩色多普勒超声检查已用于深静脉血栓的筛查[52]。积极筛查和预防大大降低了无症状静脉血栓栓塞发生率[45]。

与对照组相比较，各种急危重症患者应用低剂量肝素（5 000U静脉推注，每日2～3次）可降低血栓栓塞事件，这些研究包括矫形手术或非矫形手术，危重患者或非重症患者，可使总血栓栓塞率降为原来的1/3～1/2[50,51]。然而，针对创伤和矫形手术的其他多项研究，包括两项meta分析，比较了低剂量肝素和安慰剂，没能显示显著改善血栓栓塞事件[17,50]。

文献提示应用低分子量肝素（low molecular weight heparin，LMWH）更加让人信服。数项研究表明，多系统外伤或髋部骨折应用低分子量肝素治疗可降低血栓栓塞的发生率并且安全性良好[17,43]。研究还发现，创伤人群中，与低剂量普通肝素（每12小时5 000U）相比较，低分子量肝素（依诺肝素，每12小时皮下注射30mg）可取得更好的静脉血栓栓塞预防效果[50,53]。

在中风、心脏手术和神经外科人群中，与单一治疗相比较，应用连续加压设备联合低剂量普通肝素或低分子量肝素治疗可取得更好的效果[52]。但其他研究没有显示出联合治疗和单一治疗方式的差异[51]。针对骨折患者，需要进一步的研究。

治疗

矫形手术或多发伤患者深静脉血栓和肺栓塞的治疗涉及出血风险与血栓栓塞的平衡。尽管实际上所有肺部栓子起源于大腿、骨盆或上肢远端的深静脉血栓，小腿静脉血栓更易于蔓延至近端静脉，提示治疗目标应指向避免栓子形成[54,55]。深静脉血栓和肺栓塞的治疗通常由普通肝素的抗凝开始，一旦72小时内肝素化目标达到即开始华法林的治疗。在此期间，通常要求患者卧床休息以避免血栓事件[55,56]。可选治疗包括低分子量肝素。

在全量抗凝时患者仍抗凝失败，表现为有栓子脱落或血块扩展迹象，或患者不适合全身抗凝治疗，这些情况下通常可于下腔静脉放置滤器[51,57]。下腔静脉滤器预防应用于尽管没有肺栓塞或深静脉血栓，但存在众多危险因素的高危患者。如何确定高危患者文献各有不同，通常认为制动、静脉淤滞或损伤、炎症或高凝状态以及存在出血风险的严重外伤患者，以上因素容易导致形成静脉血栓栓塞或血栓预防失败[58-62]。因此，下腔静脉滤器预防应用应严格限制于尽管已实施标准预防（包括加压设备、抗凝血药）仍视为高危的患者。

预后

超过 50% 由于肺栓塞导致的死亡发生于发病 1 小时内。如接受合理治疗，1 小时后患者死亡风险介于 2.5%～10%，不合理治疗的死亡风险为 30%。

知识点

1. 大部分骨盆骨折患者死于颅脑外伤、骨盆外出血、肺损伤、血栓栓塞等并发症，以及多器官衰竭。
2. 通过骨盆环的早期闭合和稳定能尽可能减少不稳定骨盆骨折导致的出血。如不成功，可实施血管内栓塞治疗，该方法有益并能挽救生命。血管栓塞最常用于非手术方法情况下成功止血，也用于术前、术中和术后的辅助治疗。直接腹膜前骨盆填塞亦推荐使用，可减少输血和造影的需要。
3. 送至Ⅰ级创伤中心的大约 15% 严重车外伤患者存在股骨骨折。
4. 超过 80% 股骨骨折患者合并其他外伤，超过 90% 死亡病例与合并外伤有关。
5. 不管是开放或闭合性骨折，都可出现急性感染并发症，如气性坏疽或坏死性筋膜炎等致命性感染。治疗包括清创和抗生素治疗。
6. 任何开放性骨折都可导致破伤风，但从事农事时发生事故的患者尤其高危。诊断依靠临床识别，治疗包括支持治疗，外科清创，迅速被动免疫，抗生素。
7. 查体时发现筋膜间隔张力增高，被动活动时剧烈疼痛，筋膜室自始至终张力不高，感觉神经功能损害，依以上临床表现即可做出筋膜室综合征的诊断。
8. 横纹肌溶解治疗包括积极静脉液体治疗以避免肌红蛋白积聚于肾小管，预防高钾血症。必须监测尿量、血清肌酸磷酸激酶和肌酐水平。
9. 据估计，每年因病理性骨折、创伤骨折以及矫形手术后发生脂肪栓塞导致的死亡约有 5 000 例。
10. 长骨骨折或矫形手术后脂肪栓塞的诊断依据经典三联征：呼吸窘迫、神志改变以及皮疹。支持治疗包括肺保护策略和积极液体平衡管理。
11. 已经确定导致血栓栓塞的危险因素包括长骨和骨盆骨折，年龄超过 40 岁，固定不动，输血，多发伤，颅脑外伤，脊椎骨折，脊髓外伤，高创伤严重度评分。
12. 仅 15% 静脉造影诊断的深静脉血栓形成的患者有症状和体征。
13. 因其低廉、无创以及准确性高，彩色超声多普勒检查已用于深静脉血栓的筛查。
14. 深静脉血栓和肺栓塞的治疗通常开始应用普通肝素全量抗凝治疗，后可转换至华法林或低分子量肝素。
15. 50% 由于肺栓塞导致的死亡发生于发病 1 小时内，之后如接受合理治疗，患者死亡风险介于 2.5%～10%，未治疗的死亡风险为 30%。

（单亮 译，师东武　朱莉莉 审校）

参考文献

1. Biffl WL, Smith WR, Moore EE, Gonzalez RJ, Morgan SJ, Hennessey T, et al. Evolution of a multidisciplinary clinical pathway for the management of unstable patients with pelvic fractures. Ann Surg 2001;233(6):843–850.
2. Pool GV, Ward EF. Causes of mortality in patients with pelvic fractures. Orthopedics 1994;17(8):691–696.
3. Grotz MR, Allami MK, Harwood P, Pape HC, Krettek C, Giannoudis PV. Open pelvic fractures: epidemiology, current concepts of management and outcome. Injury 2005;36(1):1–13.
4. Dente CJ, Feliciano DV, Rozycki GS, Wyrzykowski AD, Nicholas JM, Salomone JP, et al. The outcome of pelvic fractures in the modern era. Am J Surg 2005;190(6):830–835.
5. Demetriades D, Karaiskakis M, Velmahos GC, Alo K, Murray J, Chan L. Pelvic fractures in pediatric and adult trauma patients: Are they different injuries? J Trauma 2003;54(6):1146–1151.
6. Poole GV, Ward EF, Griswold JA, Muakkassa FF, Hsu HS. Complications of pelvic fractures from blunt trauma. Am Surg 1992;58(4):225–231.
7. Pellegrini VD, Reid JS, Everts CM. Complications. In: Rockwood CA, Green DP, Bulcholz RW, Heckman JD. Rockwood and Green's fractures in adults. Philadelphia: Lippincott-Raven; 1996; p. 433–511.
8. Alonso JE, Lee J, Burgess AR, Browner BD. The management of complex orthopedic injuries. Surg Clin North Am 1996;76(4):879–903.
9. Fang JF, Shih LY, Wong YC, Lin BC, Hsu YP. Repeat arterial embolization for the management of pelvic arterial hemorrhage. J Trauma 2009;66(2):429–435.
10. Jones AL, Powell JN, Kellam JF, McCormack RG, Dust W, Wimmer P. Open pelvic fractures. A multicenter retrospective analysis. Orthop Clin North Am 1997;28(3):345–350.
11. Salim A, Teixeira PG, Dubose J, Ottochian M, Inaba K, Marqulies DR, et al. Predictors of positive angiography in pelvic fractures; a prospective study. J Am Coll Surg 2008;207(5):656–662.
12. Klein, E, Kirton O. Angioembolization: indications, approach, and optimal use. Curr Trauma Rep 2015:1(1);26–34.
13. Cothren CC, Osborn PM, Moore EE, Morgan SJ, Johnson JL, Smith WR. Preperitoneal pelvic packing for hemodynamically unstable pelvic fractures: a paradigm shift. J Trauma 2007;62(4):834–839.
14. Adili A, Bhandari M, Lachowski RJ, Kwok DC, Dunlop RB. Organ injuries associated with femoral fractures: implications for severity of injury in motor vehicle crashes. J Trauma 1999;46(3):386–391.
15. Copeland CE, Mitchell KA, Brumback RJ, Gens DR, Burgess AR. Mortality in patients with bilateral femoral fractures. J Orthop Trauma 1998;12(5):315–319.
16. Advanced Trauma Life Support (ATLS) course manual, 9th ed. Chicago: American College of Surgeons; 2012.
17. Fears RL, Gleis GE, Selgson D. Diagnosis and treatment of complications. In: Browner BD, Levine AM, Jupiter JB, Tafton PG. Skeletal trauma: fractures, dislocations, ligamentous injuries. Philadelphia: WB Saunders; 1998; p. 543–588.
18. Harvey EJ, Sanders DW, Shuler MS, Lawendy AR, Cole AL, Algahtani SM, et al. What's new in acute compartment syndrome? J Orthop Trauma 2012;26(12):699–702.
19. Takami H, Takahashi S, Ando M. Sciatic nerve injury associated with fracture of the femoral shaft. Arch Orthop Trauma Surg 1999;119(1-2):103–104.
20. Brochard L, Abroug F, Brenner M, Broccard AF, Danner RL, Ferrer M, et al. An Official ATS/ERS/ESICM/SCCM/SRLF Statement. Prevention and management of acute renal failure in the ICU patient: an international consensus conference in intensive care medicine. Am J Respir Crit Care Med. 2010;181(10):1128–1155.
21. Mollitt DL. Infection control: avoiding the inevitable. Surg Clin North Am 2002;82(2):365–378.
22. Abouezzi Z, Nassoura Z, Ivatury RR, Porter JM, Stahl WM. A critical reappraisal of indications for fasciotomy after extremity vascular trauma. Arch Surg 1998;133(5):547–551.
23. Fainzilber TC, Roy-Shapira A, Wall MJ Jr, Mattox KL. Predictors of amputation for popliteal artery injuries. Am J Surg 1995;170(6):568–570.
24. Odeh M. The role of reperfusion injury in the pathogenesis of the crush syndrome. N Engl J Med 1991;324(20):1417–1422.
25. Vanholder R, Sever MS, Erek E, Lameire N. Disease of the month: rhabdomyolysis. J Am Soc Nephrol 2000;11(8):1553–1561.
26. Visweswaran P, Guntupalli J. Environmental emergencies: rhabdomyolysis. Crit Care Clin 1999;15(2):415–428.
27. Holt S, Moore K. Pathogenesis of renal failure in rhabdomyolysis: the role of myoglobin. Exp Nephrol 2000;8(2):72–76.
28. Talbot M, Schemmitsch EH. Fat embolism syndrome: history, definition, epidemiology. Injury 2006;37 Suppl 4;S3–7.
29. Prentiss JE, Imoto EM. Fat embolism, ARDS, coma, death: the four horseman of the fractured hip. Hawaii Med J 2001;60(1):15–19.
30. Akhtar S. Fat Embolism. Anesthesiol Clin 2009;27(3):533–550.
31. King MB, Harmon KR. Unusual forms of pulmonary embolism. Clin Chest Med 1994;15(3):561–580.

32. Capan LM, Miller SM. Monitoring for suspected pulmonary embolism. Anesthesiol Clin North America 2001;19(4):673–703.
33. Georgopoulos D, Bouros D. Fat embolism syndrome: clinical examination is still the preferable diagnostic method. Chest 2003;123(4):982–983.
34. Bracco D, Favre JB, Joris R, Ravussin A. Fatal fat embolism syndrome: a case report. J Neurosurg Anesthesiol 2000;12(3):221–224.
35. Freedman JI, Enneking FK. Orthopedic complications. In: Civetta JM, Taylor RW, Kirby RR. Critical care. 3rd ed. Philadelphia: Lippincott-Raven; 1997; p. 231–252.
36. Domino KB. Pulmonary function and dysfunction in the traumatized patient. Anesth Clin North Am 1996;14(1):59–84.
37. Palmovic V, McCarroll JR. Fat embolism in trauma. Arch Pathol 1965;80(6):630–635.
38. Malagari K, Economopoulos N, Stoupis C, Daniil Z, Papiris S, Muller NL, et al. High-resolution CT findings in mild pulmonary fat embolism. Chest 2003;123(4):1196–1201.
39. Arakawa H, Kurihara Y, Nakajima Y. Pulmonary fat embolism syndrome: CT findings in six patients. J Comput Assist Tomogr 2000;24(1):24–29.
40. Pape HC, Giannoudis P, Krettek C. The timing of fracture treatment in polytrauma patients: relevance of damage control orthopedic surgery. Am J Surg 2002;183(6):622–629.
41. Bone LB, Johnson KD, Weigelt J, Scheinberg R. Early versus delayed stabilization of femoral fractures: a prospective randomized study. J Bone Joint Surg Am 1989;71(3):336–340.
42. Johnson KD, Cadambi A, Seibert GB. Incidence of adult respiratory distress syndrome in patients with multiple musculoskeletal injuries: effect of early operative stabilization of fractures. J Trauma 1985;25(5):375–384.
43. Geerts WH, Code KI, Jay RM, Chen E, Szalai JP. A prospective study of venous thromboembolism after major trauma. N Engl J Med 1994;331(24):1601–1606.
44. Adams RC, Hamrick M, Berenguer C, Senkowski C, Ochsner MG. Four years of an aggressive prophylaxis and screening protocol for venous thromboembolism in a large trauma population. J Trauma 2006;65(2):300–306.
45. Knudson MM, Morabito D, Paiement GD, Shackleford S. Use of low molecular weight heparin in preventing thromboembolism in trauma patients. J Trauma 1996;41(3):446–459.
46. Abelseth G, Buckley RE, Pineo GE, Hull R, Rose MS. Incidence of deep-vein thrombosis in patients with fractures of the lower extremity distal to the hip. J Orthop Trauma 1996;10(4): 230–235.
47. Velmahos GC, Kern J, Chan LS, Oder D, Murray JA, Shekelle P. Prevention of venous thromboembolism after injury: an evidence-based report. Part II: Analysis of risk factors and evaluation of the role of vena caval filters. J Trauma 2000;49(1):140–144.
48. Hill AB, Garber B, Dervin G, Howard A. Heparin prophylaxis for deep venous thrombosis in a patient with multiple injuries: an evidence-based approach to a clinical problem. Can J Surg 2002;45(4): 282–287.
49. Shackford SR, Davis JW, Hollingsworth-Fridlund P, Brewer NS, Hoyt DB, Mackersie RC. Venous thromboembolism in patients with major trauma. Am J Surg 1990;159(4):365–369.
50. Rogers FB, Cipolle MD, Velmahos G, et al. EAST practice management guidelines for the management of venous thromboembolism in trauma patients. Eastern Association for the Surgery of Trauma website. Available at http://www.east.org/tpg/dvt.pdf. Accessed July 7, 2003.
51. Rocha AT, Tapson VF. Venous thromboembolism in intensive care patients. Clin Chest Med 2003;24(1):103–122.
52. Lewis BD, James EM, Welch TJ, Joyce JW, Hallett JW, Weaver AL. Diagnosis of acute deep venous thrombosis of the lower extremity: prospective evaluation of color Doppler flow imaging versus venography. Radiology 1994;192(3):651–655.
53. Geerts WH, Jay RM, Code KI, Chen E, Szalai JP, Saibil EA, et al. A comparison of low-dose heparin with low-molecular-weight heparin as prophylaxis against venous thromboembolism after major trauma. N Engl J Med 1996;335(10):701–707.
54. O'Connor FG, Deuster PA. Rhabdomyolysis. In: Goldman L, Ausiello DA, et al. Cecil medicine, 23rd ed. Philadelphia: Saunders; 2007; p. 798.
55. Rathbun SW, Raskob GE, Whitsett TL. Sensitivity and specificity of helical computed tomography in the diagnosis of pulmonary embolism: a systematic review. Ann Intern Med 2000;132(3): 227–232.
56. Powell TP, Muller NL. Imaging in acute pulmonary thromboembolism: should spiral computed tomography replace ventilation-perfusion scan? Clin Chest Med 2003;24(1):29–38.
57. Eklof B, Arfvidsson B, Kistner RL, Masuda EM. Indication for surgical treatment of iliofemoral vein thrombosis. Hematol Oncol Clin North Am 2000;14(2):471–482.
58. Kinasewitz GT, Yan SB, Basson B, Comp P, Russell JA, Cariou A, et al. Universal changes in biomarkers of coagulation and inflammation occur in patients with severe sepsis, regardless of causative micro-organism. Crit Care 2004;8(2):R82–R90.
59. Sanchez CM, Suarez MA, Nebra A, Gutierrez I, Guallart A, Millaste A. Early activation of coagulation and fibrinolysis in traumatic brain injury and spontaneous intracerebral hemorrhage: a comparative study. Neurologia 2004;19(2):44–52.
60. Stein SC, Chen XH, Sinson GP, Smith DH. Intravascular coagulation: a major secondary insult in nonfatal traumatic brain injury. Neurosurgery 2002;97(6):1373–1377.
61. Velmahos GC. The current status of thromboprophylaxis after trauma: a story of confusion and uncertainty. Am Surg 2006;72(9):757–763.
62. Velmahos GC, Nigro J, Tatevossian R, Murray JA, Cornwell EE 3rd, Belzberg H, et al. Inability of an aggressive policy of thromboprophylaxis to prevent deep venous thrombosis (DVT) in critically injured patients; are current methods of DVT prophylaxis insufficient? J Am Coll Surg 1998; 187(5):529–533.

172

儿科创伤

Constance Lee and Shawn D. Larson

创伤是儿科患者的重要健康负担。它被定义为生理上无法容忍的能量(热、电、机械、化学或辐射)的突然转移或导致心理伤害、剥夺或发育不良的损害[1]。创伤可以是有意或无意的。在美国,创伤仍然是儿童死亡的主要原因,并且造成巨大的健康负担。2011年,在急诊室(emergency department,ED)有超过2 300万儿童和年轻人(年龄<24岁)受伤。美国儿童创伤的总费用估计每年为870亿美元,其中包括住院、ED就诊、永久性残疾和死亡[2]。由于儿童具有独特的解剖学结构和生理学因素,照顾患儿的医生必须明白这一人群与成年人群的不同,需要专门的治疗来降低发病率并提高生存率。本章概述了对重症患儿的救护。

创伤系统、中心和团队

美国外科医师学会(American College of Surgeons,ACS)创伤委员会于1991年首次倡导包容性创伤系统。该概念主张将创伤系统拓展到包括损伤的所有阶段,并且还包括了用于治疗创伤的多学科方法。创伤系统现已成熟,在大多数州和地区建立了一个经过验证的创伤中心网络[3]。

创伤中心在一个更大的创伤系统内工作,为受伤的患者提供专门的区域救治。在大多数州,符合规定标准的创伤中心将根据现有资源提供特定级别的治疗。一级创伤中心被认为是最高的认证级别,为受伤的患者提供全面、多学科的救治。经过验证的创伤中心还通过报告数据参与区域、州和国家质量改进计划。创伤中心也经常参与研究以促进对创伤患者的救治。

众所周知,创伤系统和专门的创伤中心可以改善预后,降低继发性损伤的死亡率。在儿科创伤方面,有专门专业知识的创伤中心与其他没有这方面专业知识的中心相比显示出对受伤儿童救治的优势[4]。例如,强有力的证据表明,患有创伤性脑损伤(traumatic brain injury,TBI)的儿童应该被直接送往儿科创伤中心。儿科损伤的处理需要专门的专业知识,与医院之间的转院相比,直接从损伤现场送往儿科创伤中心的儿童的预后有所改善,死亡率也降低了[5]。

创伤团队是创伤中心救治受伤患者的基本组成部分。创伤团队是指从最初的复苏到出院期间的所有救治创伤患者的人。创伤团队的成员包括创伤外科医生、ED医生和护士、重症监护医生和护士、亚专科外科医生、放射科医生、社会工作者、职业治疗师、理疗师和呼吸治疗师。其他医护人员也可能包括在创伤团队中,如心理健康专家和康复医师。为实现最佳功能,创伤团队需要医院的大力支持和协助。此外,所有团队成员都应了解并遵守相关政策和协议。最初的复苏团队通常由外科医生领导,并且在由创伤外科医生的带领下表现最佳。建设好的创伤团队改善了复苏的效果和患者的结局[6]。儿科重症监护医师在儿科创伤团队中也发挥着重要作用。儿科重症监护医师拥有生命支持治疗方面的专业知识,包括机械通气、肾脏替代疗法和预防继发性脑损伤的治疗。创伤外科医生和重症监护医师应该共同领导一个多学科团队,每天在儿科重症监护室(intensive care unit,ICU)进行治疗。这些团队应该包括所有必要的创伤团队成员,并致力于开发治疗方法和草案。越来越多的证据表明,这种方法可以改善儿童创伤的结果,并很快成为救治的标准。

初始损伤评估和复苏

最初的复苏工作由紧急医疗服务人员现场进行,随后送往指定创伤团队的创伤中心继续救治。复苏遵循ACS高级创伤生命支持(advanced trauma life support,ATLS®)协议中列出的优先级。虽然应特别考虑到儿童的解剖学和生理学差异,但复苏的优先级仍然与成人相同。建议参与初始评估和复苏的所有创伤团队成员都具有ATLS认证。下面简要回顾初步评估的基本原则。

进行初步调查以快速评估患者并识别所有可能危及生命的伤害。初步调查通常被称为创伤的ABCDE(气道、呼吸、循环、残疾和暴露)。首要任务仍然是评估气道的通畅性和可维护性以及颈椎稳定性。头部创伤明显或意识水平改变的患者[格拉斯哥昏迷量表(glasgow coma scale,GCS)评分≤8分]需要气道保护。必须在保持颈椎固定的同时获得足够的气道控制。当需要插管时,大多数创伤患者应由最富有经验的临床医生通过直接环状软骨压迫进行经口插管。许多药物可用于快速序列插管(rapid-sequence intubation,RSI),类似于成人复苏。根据患者体重调整剂量,使用指南可在Broselow®胶带上获得。插管的原因以及所造成的伤害类型决定了所使用的药物。气管插管应通过呼气末二氧化碳监测、腹部和胸部两侧听诊以及胸部X线确认。应持续监测患者的心率、血压、血氧饱和度、肤色和灌注情况。气道安全后，应评估通气情况。气管插管位置正确的情况下，出现不均匀呼吸音，应引起对血胸或气胸的关注。气管偏离虽然少见，但可能有助于诊断张力性气胸或血胸。儿童的呼吸音易传导，单纯性气胸在行胸部X线之前表现并不明显。根据需要放置胸管。由于肋骨的柔韧性，连枷胸在儿童中很少见。复苏期间应该用100%的氧浓度维持通气。

成功建立气道和通气后，必须对循环进行评估。任何部位的活动性出血都应直接压迫止血。应该评估脉搏、灌注、毛细血管再充盈、心率、心律以及血压。必须快速建立静脉内（intravenous，IV）通路，优先选用两个大口径导管进行容量复苏。如果难以获得外周通路，应考虑骨内或静脉切开。幼儿有强有力的代偿机制，即使失去了超过25%的循环血量，血压仍会保持稳定[7,8]。由于这个原因，严重的损伤相关性出血（如腹腔）可能会危及生命。心率是儿科创伤患者血容量不足的最敏感指标。脉搏和精神状态改变明显时，表明血容量减少30%～45%，这是一种危险的情况，因为心血管系统即将崩溃。液体复苏以20ml/kg的晶体液开始，根据患者的反应进一步进行液体输注。血液制品可能是稳定失血性休克患者所必需的。对于持续出血，可能需要以1:1:1比例的红细胞、血浆和血小板进行复苏并适当使用凝血因子，如冷沉淀物以及及时的手术干预。小儿外科主治医生应指导有活动性出血的儿科患者的复苏。由于儿科患者发生低体温的风险高，因此所有输注的液体和血液制品都应加温。

低血压会导致大脑和其他重要器官的继发性损伤，必须积极治疗。在极少数的情况下，复苏时可能需要血管活性药物。在现场无脉搏的创伤受害者几乎都会发生死亡[7,9]。对于这些患者，应该避免长期的、过度的复苏。在现场有脉搏但在途中或ED有心搏骤停的患者预后稍好，应该尝试复苏。大多数与钝性创伤有关的心搏骤停是多系统损伤的结果，包括严重的脑损伤[10]。只有在罕见的穿透性胸部创伤的情况下，才应考虑开胸复苏，因为它已被证明在钝性创伤中没有任何益处。

残疾应包括简短的神经系统检查，重点是警觉性、GCS评分、瞳孔反应、脊髓损伤的局部体征和颅内压增高的迹象（intracranial pressure，ICP）。GCS评分为8分或以下或精神状态逐渐变差的患者应使用RSI进行插管。疑似颅脑损伤的患者需要快速评估，并应及时进行非增强的头部计算机断层扫描（computed tomography，CT）。所有创伤患者都应除去衣物进行全面检查。患者应翻过身来进行脊柱和背部检查并完成明显损伤的评估。直肠检查只能在临床上适当时进行一次，并由小儿外科主治医师决定。儿童因体表面积与体积比的增加而热量丧失过快，应使用灯和毯子加热。必须增加复苏室温度以防止体温过低。

在初步调查和稳定后，进行必要的实验室检查，并应获得包括胸部X线和盆腔X线在内的放射学资料。然后，开始第二次调查，对患者进行全面的从头到脚的身体检查。记录受伤情况，进行必要的咨询，并由团队决定患者的处置。

特殊伤害和重症监护的管理

闭合性颅脑损伤

闭合性颅脑损伤或TBI是儿童创伤死亡的主要原因，每年有近3 000人死亡。童年TBI幸存者经常有终生的残疾和损伤[11]。线性和惯性力导致的冲击损伤是TBI的主要伤害。这些损伤包括血肿、撕裂伤和轴索剪切，通常是不可修复的。二次伤害是指在撞击后发生的伤害，被认为是可预防的并且可能是可逆的。呼吸、血流动力学和细胞功能的病理改变可能导致继发性损伤和细胞死亡。导致神经元死亡的途径包括缺氧和脑血流减少引起的氧气和营养供应不足。脑血流减少可继发于低血压、心排血量减少、ICP升高、脑血管失调（包括血管痉挛）和微血栓形成。ICP的升高继发于肿块、脑水肿以及脑脊液和血容量增加之后。其他神经元损伤继发于炎症、氧化应激和细胞凋亡。目前，TBI疗法主要针对支持氧合、血压和心输出量以及控制ICP以防止继发性损伤[12]。

尽管TBI中确定的治疗标准证据不足，但仍建议采用一些指南[13]。这些措施包括尽早将严重的TBI送入儿科创伤中心、避免缺氧、纠正低血压以及维持儿童脑灌注压大于40mmHg。几乎没有证据支持常规使用皮质类固醇或预防性使用抗癫痫药物。目前，一些国家卫生研究院正在进行多中心实验，以更好地明确儿科TBI的治疗建议。

初始稳定和复苏遵循ATLS方案。根本目标是气道保护和呼吸支持，以防止低氧血症和高碳酸血症。只有当临床检查显示急性脑疝的迹象时，才需要进行高氧和短暂而积极的过度通气。这些操作应该由神经外科医师指导，并且通常在手术干预之前立即开始。血压正常或轻度高血压和轻度血容量过多可用于支持心输出量和脑血流量。液体、镇静药和血管活性药物必须谨慎使用。高渗盐水可能对ICP升高的儿童有益。所有疑似TBI、有意识丧失病史、意识水平改变、局灶性神经系统症状、颅底骨折的证据、囟门凸出或持续性头痛和呕吐的患儿都应行非增强头部CT检查[13]。所有有明显TBI的儿童均应尽早请神经外科会诊。GCS评分低于8分的患者应考虑ICP监测。即使CT扫描正常，GCS≤8分的患者中有10%～15%的比例ICP是升高的。使用心室导管、外部应变传感器或导管尖端压力传感器进行ICP监测被认为是准确可靠的。除ICP监测外，脑室造口术还可引流脑脊液。

儿童和青少年的ICP应保持在20mmHg以下。对于开放性囟门和颅缝的婴幼儿，以及具有巨大纵裂性颅骨骨折的大龄儿童，应谨慎地控制ICP低于10～15mmHg。该指南推荐TBI患儿的脑灌注压大于40mmHg，根据年龄相关因素，维持脑灌注压在45～70mmHg可能更好。

ICP升高的早期治疗包括镇静和镇痛、脑室引流和使用骨骼肌松弛药。镇静和镇痛可以用小剂量芬太尼、右美托咪啶、间歇剂量的苯二氮草或巴比妥类来完成。如果ICP未得到控制，应复查CT并开始高渗治疗。渗透剂包括甘露醇和高渗盐水。与甘露醇相比，高渗盐水可以持续控制渗透压和最小化ICP峰值[13, 14]支持平均动脉压和心输出量，改善血管调节功能，并可能对炎症反应产生有益的影响。高渗盐水（3%）可以连续输注，合适的剂量是使ICP保持在15～20mmHg以下的最小剂量。如果血清渗透压小于360mOsm/L，则可增加剂量[15]。

颈部损伤

儿童气道损伤可迅速危及生命。小的气道直径加之颈部穿透性或钝性损伤可产生快速气道阻塞。儿童因颈部创伤造成的脊柱和大血管损伤的风险高于成人。

临床上，颈部分为三个解剖区域。区域1是从锁骨水平延伸至环状软骨。该区域的伤害可能涉及肺尖、气管、锁骨下动脉、颈动脉和颈静脉血管、胸导管、食管、迷走神经和甲状腺。有1区损伤的患者常因为大血管损伤表现为低血压。区域2是从环状软骨到下颌骨，这个区域的伤害最容易被发现。直接按压可以减少活动性出血。在临床、内镜和影像学评估后，可以通过选择性手术探查来处理2区穿透性损伤。区域3是从下颌骨角延伸到颅骨的基底部。口咽部、下颚和牙齿位于该区域内。儿童的下颌骨骨折表现为牙齿咬合面的咬合不良，通常与牙齿损伤有关。与鼓膜穿孔或积血相关的下颌损伤与下颌骨的隐匿性骨折有关。除非有大量口腔出血，否则经口气管插管通常不会导致下颌骨骨折患儿出现问题。

颈部和气道穿透性损伤在儿童中的发生率低于成人，主要见于青少年男性。穿透性损伤可能是致命的，因为重要的解剖结构受伤，如子弹伤到主要血管结构。因此，面部和颈部的穿透伤比钝性伤更需要外科治疗。深部组织的损伤程度在伤口部位的检查时可能不明显。针刺伤通常产生线性组织损伤，该损伤沿着可预测的路径从伤口入口进入深层组织，而弹道伤通常在通过颈部时产生难以预料的组织损伤。任何主要系统的穿透伤通常导致快速气道梗阻和休克。

对食管的穿透性损伤可能不会立即显现，但由于纵隔炎可导致延迟的发病率。涉及气管的颈部损伤的评估应始终包括评估食管的穿孔情况。如果在创伤性颈部损伤后的几天内出现发热、白细胞计数升高和颈部皮下气肿，则应怀疑食管穿孔。穿孔的治疗需要及时手术修复食管，引流周围软组织感染和静脉输注抗生素。

颈部钝性损伤不如穿透性损伤常见，但可能与危及生命的气道折断有关[16, 17]。颈部钝性创伤也与颈椎、食管、肺和大血管的损伤有关。据报道，这些受伤儿童的死亡率高达30%，其中一半儿童在受伤后1小时内死于气管支气管破裂[18]。

儿童喉部钝性创伤并不常见且常常被忽视。儿童喉部损伤的临床表现包括明显的呼吸窘迫伴声音嘶哑、喘鸣和可触及的皮下气肿[16]。胸部和颈部X线可能会显示皮下气肿。儿童钝性喉部创伤的诊断基于病史、体格检查和影像学结果，其次是软质或硬质支气管镜检查。颈部CT对喉部损伤的诊断作用不大。一旦怀疑喉部损伤，应在手术室内使用硬性的内镜来保护气道并检查和修复损伤。

胸部创伤

胸外伤占创伤中心入院率的5%～10%，死亡率为5%。然而，当伴有头部或腹部损伤时，死亡率增加5倍，当同时合并头部、胸部和腹部损伤时，死亡率可超过40%[19]。必须立即纠正可能危及生命的伤害，包括气道阻塞、张力性气胸、大量血胸、开放性气胸、连枷胸和心脏压塞。与成人相比，幼儿（<8岁）的胸廓更柔韧。从而在没有肋骨骨折的情况下，通过钝性创伤压迫胸内器官可能导致显著的实质损伤。因此，肺挫伤较肋骨断裂在儿童中更为常见。然而，孤立的第一肋骨骨折是儿童遭受虐待的潜在迹象，或可能与严重的胸部损伤有关。多发肋骨骨折应提醒临床医生寻找胸腔内的潜在损伤。应在儿科外科主治医师的指导下进一步行放射学评估，例如CT血管造影，以保证完成可靠的诊断。支持治疗是肋骨骨折治疗的主要方法。适当的镇痛对于促进深吸气和预防肺不张是必要的。

胸腔穿刺术未能重新扩张肺部并且持续存在大量漏气表明气管或支气管破裂。如果气管或支气管破裂的部位位于胸腔内，则应将气管导管尖端置于破坏的远端，这可能需要支气管镜检查。对未破裂的主干支气管进行选择性插管，然后进行单肺通气，这是一种临时措施，直到可以进行手术修复。有经验的医生应该迅速而谨慎地尝试主干插管以避免延长气管损伤。

肺挫伤在有无肋骨骨折或胸壁损伤时均可发生，症状包括呼吸急促、呼吸困难、发绀、咯血和呼吸衰竭。最初的胸部X线可能无法证实这种损伤，可能需要重复X线来证实出现的浸润，应优化静脉输液方案。急性呼吸窘迫综合征（acute respiratory distress syndrom，ARDS）虽然不经常与肺挫伤相关，但可能会进一步发展并需要机械通气。

在儿童中，纵隔不如成人固定，张力性气胸、血胸或血气胸的生理后果将很快显现。在儿童中，每侧胸腔可以容纳40%的血容量，并且可能是失血性休克的来源。有必要放置口径足够大的胸管来引流血胸而不会导致凝结或堵塞。如果早期胸管引流量为20ml/kg或大于3～4ml/（kg•h），则可能需要进行手术探查止血[20]。引流不充分可导致肺萎陷且易患慢性肺不张。乳头线以下的前穿透性损伤和肩胛骨尖端以下的后穿透性损伤应排除腹腔内损伤。穿透性损伤通常需要在手术室进行开胸探查。

其他罕见的胸部损伤包括创伤性窒息和食管撕裂。创伤性窒息是由胸部和上腹部的突然严重的压迫引起的，其特征是颅面和颈部青紫、水肿和淤点形成。此外，结膜下和胸壁会出现淤点，可能伴有呼吸窘迫、心搏骤停和伴有ICP升高的脑水肿[21]。患有胸部钝性损伤的儿童发生食管撕裂的比例不到1%，可以通过软质食管镜检查来确诊。食管撕裂几乎都需要手术修复[22]。

心脏和主动脉损伤

对心脏和大血管的创伤性损伤在儿科患者中并不常见，并且大部分损伤是钝性创伤造成的。心肌挫伤是由胸部的钝性损伤造成的。绝大多数患有心肌挫伤的儿科患者存在多系统创伤，肺挫伤作为最常见的共存损伤在约50%的患者中可以被发现[23]。血流动力学变化显著的心肌挫伤在儿科患者中很少见，常伴有心律失常或心室功能障碍。正常窦性心律的患者未被发现进展为心律失常或心力衰竭。心肌挫伤的诊断评估在儿科中是有争议的，检查可能包括心肌酶测定、心电图和超声心动图检查。钝性创伤后肌酸激酶-MB和心肌肌钙蛋白-I升高已被用于诊断心肌挫伤。心肌肌钙蛋白-I对心肌具有高度特异性，肌钙蛋白-I升高发生在损伤后4小时内，并在24小时内达到峰值。血流动力学稳定的患者心肌酶升高的意义尚不清楚，这些患者可能不需要进一步检查[24]。推荐所有入院患者进行12导联心电图（electrocardiogram，ECG）检查。超声心动图可用于诊断心电图不能确诊的血流动力学不稳定患者的心脏损伤。

除心肌挫伤外，胸部钝性创伤可能会导致创伤性室间隔缺损、瓣膜损伤、心室破裂或动脉瘤等结构性损伤。所有钝性心脏损伤的处理在很大限度上都是支持性的，对于严重的结构性损伤需要通过手术干预。推荐持续进行心电监护。

心脏震击猝死综合征是一种不常见的事件，但在儿科患者中更常见，50%的受害者年龄小于14岁。对心脏产生影响的胸部钝性创伤导致心脏直接停搏。据推测，胸部狭窄的前后径加上儿科患者胸壁顺应性的增强，导致胸壁的打击传递到心脏。许多（但不是全部）病例发生在体育运动中[25]。胸部钝性创伤导致心血管衰竭，室性心动过速是最常见的心律失常。与心肌挫伤不同，尸检时没有心肌损伤的证据。即使迅速复苏，存活率也很低[26]。

钝性主动脉损伤是一种极为罕见的儿科损伤，但和成年人一样，这可能是潜在致命性的。主动脉弓相对固定，降主动脉更容易移动，使其在水平和垂直减速期间容易受到剪切力的影响。儿童和成人的胸主动脉损伤诊断相似，胸部X线表现相似。CT血管造影是一种重要的诊断工具，其灵敏度和特异性接近血管造影诊断胸主动脉损伤[27]。经食管超声心动图也可能在诊断中发挥作用，但它是一种侵入性操作，并且需要额外的专业知识。与成人一样，成功处理潜在致命的主动脉损伤依赖于及时识别和手术治疗。

腹部创伤

超过90%的儿童腹部创伤是钝性创伤导致的。在初步评估和复苏之后，根据ACS ATLS方案（如上所述）开始识别特定伤害。了解创伤的机制对鉴别潜在的腹部损伤模式至关重要。对于疑似腹腔内损伤的儿童，应在初次检查后放置鼻胃管或口胃管，因为胃扩张可能导致呕吐和潜在的吸入性损伤。同样，在检查骨盆和会阴后应放置导尿管以监测尿量并评估液体复苏效果。检查腹部可能会提示潜在损伤的表面创伤。腹部压痛的评估是很重要的，如果存在，是一个重要的发现。虽然多种创伤可能会引起腹痛，包括下肋骨骨折、腹壁挫伤或软组织损伤、骨盆骨折，但有必要对腹腔内损伤进行彻底检查。应通过压迫试验检查骨盆。儿童应选择性地进行直肠检查。除非有特殊问题（例如脊髓损伤或直肠损伤），否则较小的儿童很少进行直肠检查。患有骨盆骨折、会阴部挫伤、阴茎口出血或尿布/内裤出血的儿童应该由经验丰富的儿科专家进行有书面证明的直肠检查。血尿表明泌尿生殖系统有损伤。

评估儿童腹部钝性创伤的金标准是CT的静脉造影。它提供了关于实质脏器损伤、是否有积液、是否有气腹（表明空腔脏器损伤）以及腹膜后间隙的可靠信息。CT扫描的高灵敏度和特异性以及在非手术性实质脏器损伤诊疗手段上的成功应用基本上取代了钝性腹部创伤中的诊断性腹膜灌洗（diagnostic peritoneal lavage，DPL）。目前DPL的使用已很少被提及，而且应该仅在与儿童外科医生协商后才考虑使用。穿透性损伤在儿科是很罕见的。事实上，几乎所有腹部和胸部的枪伤都应该强制进行剖腹或开胸探查。乳头线以下和腹股沟韧带以上的刺伤需要进行手术评估。与成人不同，儿科患者的伤口可能适合非手术治疗。通常，这些伤口需要由经验丰富的外科医生进行仔细检查和局部伤口探查。如果担心腹腔内损伤，CT扫描可能是有益的。或者，可以考虑诊断性腹腔镜检查来评估腹腔内损伤。诊断性腹腔镜检查的优点是许多损伤适合经验丰富的术者在腹腔镜下治疗[28]。

肝脏 肝损伤的体征和症状包括疼痛和压痛、擦伤和腹壁挫伤。腹膜积血引起的腹膜炎是常见的。大多数孤立性肝损伤可以非手术治疗。可以尝试选择性血管造影和栓塞来控制出血。虽然血管造影可能对年龄较大的儿童和青少年有用，但在年龄较小的儿童（5岁以下）中应谨慎使用。较小儿童的小血管损伤可能导致意外伤害或并发症。在此决策过程中，必须咨询小儿外科主治医师。血流动力学不稳定、需要持续输血或其他相关损伤可能需要手术。手术的决定是基于孩子的生理状态而不是受伤的分级分类[29]。肝损伤的并发症包括胆道出血、脓肿、胆瘘和胆汁性腹膜炎。

脾脏 脾脏是钝性腹部创伤中最常损伤的器官。左上象限的淤斑、疼痛和压痛提示脾损伤。由于膈肌刺激可能会出现左肩疼痛。建议进行腹部CT以确定损伤的程度以及腹腔积血和其他相关损伤的情况。非手术治疗是首选的，类似于肝损伤的非手术处理。对于血流动力学不稳定、需要继续输血或有其他相关腹部损伤的患者，可能需要进行手术治疗。有多种手术技术可用于控制出血，通常无需全脾切除术[30]。在需要全脾切除术的患者中，存在脾切除术后凶险感染（overwhelming postsplenectomy infection，OPSI）的风险。OPSI可能在脾切除术后的任何时间发生，但是在术后5年内风险最大并且具有高死亡率。所有脾切除术后患者必须接种疫苗，建议预防性使用抗生素。

十二指肠和胰腺 十二指肠和胰腺是固定的腹膜后器官，其经常受到对上腹中部的钝力创伤（例如，手把损伤）的伤害。胰十二指肠损伤的诊断具有挑战性，首先要评估生化指标和影像学检查。血清淀粉酶和脂肪酶是胰腺损伤的指标，但其他器官（例如，唾液腺）的损伤，淀粉酶水平也可能升高。超声和 CT 是胰腺损伤的首选影像学检查。近年来，磁共振胰胆管造影术（magnetic resonance cholangiopancreatography，MRCP）已被用于检查胰腺和导管的损伤。十二指肠穿孔可以使用水溶性造影剂进行上消化道造影或口服造影剂进行 CT 扫描来诊断。大多数胰腺损伤是轻微的，可通过鼻胃减压和肠外营养进行非手术治疗[31]。严重胰腺损伤患者的管理存在争议。患有严重胰腺损伤的患者可能需要手术修复或内镜放置胰管支架。胰腺损伤后可能发生多种并发症，包括胸腔积液、胆管阻塞和胰腺假性囊肿形成。大多数十二指肠损伤是撕裂伤，可以通过简单的清创和初次修复治疗。十二指肠血肿常由钝性腹部创伤合并快速减速或直接打击上腹而引起。伤后可能会出现一天或更长时间的呕吐或大量鼻胃管引流。由此引起的肠梗阻应通过鼻胃减压和肠外营养治疗，直到梗阻解除。

小肠　在小儿腹部创伤患者中，空腔脏器损伤远不如实质脏器损伤常见。受伤机制是由快速减速引起的压缩力或剪切力造成的。腹膜后有两个固定位置经常发生横断：Treitz 韧带和盲肠。手把撞击或直接打击腹部将肠道压向脊柱，导致肠穿孔。在安全带造成的损伤中，腹壁挫伤或擦伤和腰椎损伤与肠穿孔相关。安全带上部损伤与肝、脾、肋骨、胃、小肠和大肠损伤有关。安全带下部损伤与肋骨、小肠、大肠、膀胱、肾和胃损伤有关[32]。

诊断肠损伤患者常常是具有挑战性的。获得受伤机制的详细病史、仔细的体格检查和具有高度怀疑精神有助于识别伤害。由于腹壁的疼痛分散和背部损伤，腹膜征的检查可能是困难的。没有完全可靠的影像学方法来检测肠道损伤。CT 可能显示非特异性征象提示肠损伤。一系列临床检查、监测生命体征和体温曲线，以及反复实验室检查通常足以让有经验的临床医生诊断腹部损伤。患者应保持 NPO 直至不再怀疑肠道损伤。

膈肌　膈肌破裂是下胸部和腹部直接钝性创伤的结果，最常见于左侧。上腹部的挫伤或擦伤，胸部的肠鸣音和呼吸窘迫是创伤性膈肌破裂的典型表现。胸片是最初的检查，可能发现胸腔内的肠管和 / 或鼻胃管。膈肌破裂的诊断可通过超声、CT 和 / 或术中胸腔镜 / 腹腔镜检查确认。剖腹术允许适当修复膈肌缺损以及评估其他器官损伤情况。

腹部损伤控制手术　如果受伤的孩子在积极的液体复苏情况下血流动力学仍然不稳定，可能需要进行剖腹术来控制损伤[33]。低温、酸中毒和凝血功能障碍被认为是一种致命的三联症，手术干预可能是没有必要的[34]。腹部损伤控制手术分为三个阶段。第一阶段是初始剖腹手术，目的是控制出血并防止持续损伤。可以使用腹部填充物和用松散的保留缝合线或腹部伤口真空装置暂时闭合伤口。第二阶段在 ICU 继续进行，目标是持续复苏，积极复温，纠正任何凝血异常，并恢复酸碱平衡。腹内压可能因水肿、组织肿胀、腹水和持续出血而升高。这些增加的压力通常被称为腹腔间隔室综合征并且可能导致心肺和肾脏恶化。腹压增加也可能导致腹部内容物灌注不足，导致肾衰竭和缺血性肠损伤。此外，随着腹压升高，静脉回流可能受损，从而影响和减少心输出量。腹腔室综合征的治疗是紧急的，并且可能需要腹膜引流或打开腹部伤口并放置引流管或抽吸装置[35]。第三阶段是当患者病情稳定后对所有损伤进行明确的手术修复。

泌尿生殖系统损伤

大约 12% 的儿童创伤患者伴有泌尿生殖系统损伤。儿童解剖结构的独特性使其易遭受泌尿生殖系统创伤。儿童肾脏比例较大，腹部肌肉发育不完全，与成人相比肋骨骨化程度低。此外，不发达的肾包膜和杰氏筋膜增加了撕裂伤、出血和尿液外渗的可能性。

大多数损伤是由于钝性创伤造成的，并且与骨盆创伤有很大关联。先前存在的肾脏疾病易导致肾脏损伤，记录在案的肾损伤病例中，有 20% 的病例出现这种情况。泌尿生殖系统创伤的表现包括侧腹或腹部压痛、会阴部损伤、尿道出血、移行或移位的前列腺以及肉眼血尿。与脾脏和肝脏损伤相似，肾损伤是根据影像学确定的严重程度进行分级。不涉及集合系统或肾血管的实质损伤占肾损伤的 85%，而集合系统或肾血管损伤占肾损伤的 10%。最严重的损伤占其余的 5%，包括肾脏破裂和血供断流。

轻伤很少需要手术治疗，可以期待治疗。一般来说，在血尿消失之前需要减少活动和进行一定的住院治疗，并且建议在出院后 6～8 周后进行影像学检查[36]。对于严重损伤和持续出血引起血流动力学不稳定的患者，应保留手术干预。对于严重损伤但生命体征正常的患者管理尚存在争议。即使在有尿液外渗但没有尿道损伤的情况下，5～7 天后复查影像学检查的期待治疗也是可以被接受的，并且小儿肾外伤的非手术治疗已成为治疗钝性肾损伤的首选方法[37]。

应探索继发于枪伤的穿透性肾损伤的治疗，因为相关损伤的发生率很高。疑似肾脏受累的刺伤的手术治疗应基于出血的严重程度以及腹腔损伤的临床表现和影像学证据。

肾血管损伤通常发生在多系统损伤危及生命的患者身上。肾血管损伤的机制被认为是减速并且多发生于左侧。通过采用增强 CT 进行诊断。成功的血运重建取决于肾缺血的时长、血管损伤的程度和相关损伤的程度。如果缺血时间少于 8 小时，则修复穿透性肾动脉损伤是最有可能成功的。钝性动脉损伤与肾脏保存率低下有关，当有症状的患者为单侧时，可通过肾切除术进行治疗。

骨盆骨折

骨盆骨折是严重创伤的标志，通常与其他损伤有关。所有钝性腹部损伤中约有 2% 发生骨盆骨折，骨盆骨折患者中有 20% 发生腹腔内损伤。死亡率 10%～50%，通常是由相关的损伤造成的。最常见的机制是坠落、挤压伤和机动车事故。临床表现可为骨盆前部或侧部压迫引起的疼痛，但其他表现可能包括会阴部淤斑，尿道出血或直肠检查时出血，直肠壁因骨性碎片导致破裂或前列腺移位。

骨盆创伤的评估从骨盆X线开始，应包括CT。治疗通常包括卧床休息、骨盆固定和补充血容量。损伤严重伴显著失血时可能需要及时干预和固定，例如用床单包裹骨盆或使用外部固定装置。治疗取决于损伤的类型和严重程度。应尽早请骨科医生会诊，以帮助确定最佳治疗方案。

脊髓损伤

所有脊髓损伤中约5%发生在儿童。幼儿的常见原因包括跌倒和机动车事故[38]。对于年龄较大的儿童，运动、其他娱乐活动（例如跳水、骑马）和枪伤是更主要的病因。

对于有脊髓损伤风险的儿童，在运输和初始复苏期间保持中立的颈椎是至关重要的。应使用适当尺寸的颈圈，并且通常可以在胸腔下方放置一个支撑以实现躯干抬高来维持脊柱固定。

初步评估需要影像学检查。一个没有中线颈部压痛、中毒、意识水平下降、局灶性神经功能缺损或疼痛、分散损伤的清醒能交流的孩子是不需要脊柱影像学检查的。颈椎影像学检查包括颈椎侧位、前后位（anteroposterior，A-P）、张口视野、屈曲/伸展侧位颈椎平片、CT和磁共振成像（magnetic resonance imaging，MRI）。对于有颈椎和/或颈髓损伤症状的儿童以及昏迷儿童，目前建议进行CT成像和/或MRI检查[39]。

最近的研究表明，大剂量甲泼尼龙对完全和不完全性脊髓损伤没有益处[40]。在患有脊髓损伤的儿童中，重点是维持最佳的生理稳态。由于交感神经张力的丧失，除了晶体和胶体溶液之外，还需要静脉加压剂以维持适合年龄的血压和心输出量。由于呼吸障碍，高位颈椎损伤可能需要插管。一定要避免不必要的颈部操作。

在初始复苏和脊髓损伤确认后，需要紧急请神经外科会诊。这些损伤的闭合复位和初始稳定通常在ICU中进行。即使在婴儿中，也可以在ICU环境中放置具有可接受的低发病率的Halo环支架。如果需要，它们可以连接到加重牵引装置以进行闭合复位，并转换成Halo环护套以保持对齐。是否需要内固定手术以及开始时机该在儿童伴随的多系统问题的背景下讨论。

器官衰竭

呼吸衰竭

创伤可导致肺损伤和呼吸衰竭，其中最严重的是ARDS。创伤后呼吸衰竭是由呼吸系统的直接和间接损伤引起的。直接伤害包括吸入胃内容物、溺水、吸入烟雾和肺挫伤。肺损伤也可继发于全身性疾病，如失血性休克、败血症、大量输血、脂肪栓塞综合征或全身炎症反应综合征（systemic inflammatory response syndrome，SIRS）。ARDS是一种非心源性急性和进行性呼吸系统疾病，与弥漫性双侧肺浸润和低氧血症有关。该疾病定义为动脉氧分压（arterial oxygen tension，PaO_2）与吸入氧浓度（inspired oxygen fraction，FiO_2）的比值小于200。

ARDS中的病理表现是细胞和生化变化的复杂序列导致的内皮损伤。目前正在研究白细胞、补体激活、前列腺素释放、氧自由基和其他血管损伤的介质对ARDS的复杂作用。但中性粒细胞是肺组织损伤的重要介质。钝挫伤可增加中性粒细胞对白细胞介素-8的迁移能力，潜在增加了ARDS的风险[41]。

儿科领域的ARDS管理重点是尽量减少医源性肺损伤和机械通气的辅助。氧气和机械通气都能损伤肺。氧气会引起氧化损伤和吸收性肺不张，长期暴露于高浓度氧气会产生与ARDS无法区分的病理学变化。使用大于50%的FiO_2时，通常会发生氧气的毒性反应，当过量使用氧气超过24小时，这些影响会恶化。机械通气还会由于终端气道中施加的剪切力而造成气压性损伤，从而导致肺损伤。给患者通气的潮气量越高，压力越大，继发性肺损伤的风险越大。终末气道和肺内皮上的这些应激进一步加剧肺水肿，导致表面活性物质功能障碍，降低顺应性，透明膜形成和气体交换障碍。

通气策略的重点是通过限制氧浓度和减少气压伤来减少医源性肺损伤。当患者的病情允许时，也可实施允许性高碳酸血症（允许PCO_2在45～60mmHg或更高）。“温和”通气策略已被证明可降低儿科ARDS的发病率和死亡率[42, 43]。低容量、低压通气策略是来自美国国立卫生研究院ARDS的网络试验，是在ARDS患者中比较6ml/kg与12ml/kg潮气量通气。结果发现，低潮气量组的死亡率为31.3%，而潮气量较高的组为39.8%[44]。在严重ARDS患儿中使用高频、低潮气量（3～5ml/kg）策略的存活率接近90%[45]。高碳酸血症通常耐受良好，但患有颅内高压的TBI患者或患有严重肺动脉高压的患者除外。对于机械通气支持失败的患者，如果没有禁忌证（例如，持续出血），可以使用体外膜肺氧合（extracorporeal membrane oxygenation，ECMO）支持。在呼吸衰竭阶段，需要尽早咨询儿科ECMO小组。与儿外科和儿科ICU团队一起进行早期会诊将有助于确定ECMO的使用时机，为可能的插管做准备并与家人讨论预期。虽然有许多通气辅助手段，包括使用俯卧位、吸入一氧化氮（inhaled nitric oxide，iNO）、表面活性剂、类固醇、免疫调节或抗炎药，但这些辅助剂的使用证据是缺乏的，并且很多仍在研究当中。例如，已知iNO是有效的肺血管扩张药，并且已经将其用于儿科ARDS。对于有资料记载的肺动脉高压和/或右心室衰竭的患者中，可以尝试使用iNO。目前的证据表明，iNO增加了PaO_2水平，但没有证据表明其具有生存优势。但在ARDS患者使用高频振荡通气（high-frequency oscillatory ventilation，HFOV）期间吸入NO可使动脉氧合显著增加[45]。

休克

持续创伤的儿童最常见的休克是由出血引起的，但休克也可能是由张力性气胸、脊髓损伤、心脏压塞、心肌挫伤或败血症引起。直接组织损伤和出血在早期休克中发挥作用，而炎症和免疫功能改变可导致疾病过程中的SIRS、多器官衰竭和感染性休克。

儿童在血容量不足时具有显著的代偿机制。儿童维持心输出量的方式主要通过增加心率而不是增加每搏输出量。低血压是儿童休克的晚期征兆，如果不迅速解决，将导致心血管衰竭和可能的死亡。心动过速和终末器官灌注不足的体征，如精神状态改变、远端肢体冰凉和尿量减少，可能是受伤儿童休克的主要临床体征。

受伤儿童休克治疗的重点应该是恢复和维持足够的氧供以及器官灌注。可能需要监测中心静脉压、有创动脉血压以及心输出量。此外，诸如碱缺乏、血清乳酸和肌酐清除率的临床参数是适当的终末器官灌注的有效间接测量指标，并且具有预后价值[46]。由创伤引起的早期休克的适当治疗可以减轻SIRS的发展和多器官衰竭。

与休克相关的组织缺血和低灌注导致的氧和营养缺乏造成细胞功能的改变，最终导致炎症介质的活化。被广泛接受的SIRS模型和创伤患者的多器官衰竭被称为“双击假说”。最初的打击是休克复苏或缺血再灌注阶段，在这个阶段可激活中性粒细胞。被激活的中性粒细胞被认为更容易受到继发炎症刺激后的过度免疫反应的影响（即第二次打击）[47, 48]。对创伤和休克的免疫反应仍然是进一步研究的焦点，在这个版本中的许多章节对此进行了更详细的讨论。

肾衰竭

儿科创伤患者在住院期间出现的早期肾衰竭，最常见的原因是由休克或来自肾脏、肾血管系统或尿道损伤导致的。肾功能不全的解剖原因应通过影像学检查来发现。

在住院期间发生的肾衰竭最常继发于SIRS和多器官功能障碍综合征。此外，横纹肌溶解、影像学的造影剂肾病或药物的肾毒性也可能导致肾衰竭。罕见的是，腹腔间隔室综合征和/或肾静脉血栓形成也可导致肾衰竭。

急性肾衰竭的体征和症状是由于电解质和酸碱紊乱以及容量超负荷引起的。第一临床特征可能是少尿、高钾血症和血尿素氮（blood ureanitrogen，BUN）和肌酐的升高。急性肾衰竭的实验室评估应包括BUN、肌酐、磷酸盐、镁和钙的离子水平、尿液分析和尿液电解质的测量。应测量肌酐清除率以估计肾小球滤过率。显微镜对于区分血红蛋白尿或肌红蛋白尿是必要的。另外，如肌酸磷酸激酶的测试可以帮助确认威胁肾功能的挤压伤。

急性肾衰竭的预防包括适当的休克复苏和持续维持心输出量和器官灌注。此外，建议尽量减少并监测肾毒性药物的使用。用药物预防和治疗急性缺血性或肾毒性肾损伤的尝试大多证明没有任何益处。这些药物包括呋塞米、甘露醇、钙通道阻滞药和多巴胺。大多数这些研究都是在成人中进行的，很少有专门针对儿童的研究[49]。虽然利尿药治疗可能会将少尿转为非少尿性急性肾衰竭，但没有证据表明患者的预后有所改善。有研究表明，用茶碱或N-乙酰半胱氨酸提前水化治疗可降低造影剂肾病的风险，并且有益于对已经患有或有发生肾衰竭倾向的儿童进行需要造影剂的影像学检查[50]。

早期采用肾脏替代治疗可降低急性肾衰竭的发病率[51]。腹膜透析是婴儿和儿童（<10kg）的一种潜在的治疗方法，但创伤患者可能有禁忌证。连续静脉-静脉血液滤过透析（continuous venovenous hemofiltration dialysis，CVVHD）是高度紧张患者的理想选择。CVVHD优势在于提供持续温和的操作并控制血管内容量、电解质、可透析分子和血清渗透压[52]。应用枸橼酸诱导低钙血症的局部抗凝治疗的发展提高了CVVHD的疗效和安全性，特别是对于全身抗凝有出血风险的儿童。

影像学

由于儿科放射学的复杂性和特殊性，深入讨论远远超出了本章的范围。然而，在受伤儿童进行放射学研究时需要考虑两个要点，这将在本文中讨论。

最重要的问题是对电离辐射暴露的关注。在过去的10年中，CT扫描的数量增加了7倍，其中近11%发生在儿童中。CT最常见适应证是对创伤患者的评估和急性阑尾炎的诊断[53]。由于大量使用CT扫描，加上儿童在同等成人剂量下的肿瘤病变率估计增加了10倍，人们越来越担心电离辐射对儿童有长期有害影响。这促使包括The American Pediatric Surgical Association（APSA）在内的一些社会团体就儿童使用电离辐射发表了共识声明。这些被称为尽可能的低剂量原则（as low as reasonably acceptable，ALARA）应该得到遵守，特别是在接受创伤性损伤评估和治疗的儿童中[54, 55]。应减少辐射总量，除非临床上有必要，否则不应常规反复进行影像学检查，并应考虑使用替代成像方法（如超声或MRI）。许多幼儿不需要成人创伤中心经常使用的典型“创伤泛扫描”。儿童应根据损伤机制和彻底的初步评估对疑似损伤进行CT成像。例如，许多幼儿在创伤后不需要胸部CT。从常规胸部X线检查获得的信息通常是令人满意的，并且很少需要胸部CT来评估可疑的大血管损伤。越来越多的证据表明，在儿科创伤中心接受治疗的儿童进行的影像学检查较少，但漏诊发生率或死亡率没有增加。在需要转院的患者中，CT扫描通常不会被提及，并且从不应因此而导致延迟转院到专门的创伤中心。

鉴于儿童X线研究中经常有细微的发现，建议小儿放射科医师仔细审查影像学结果。骨化不全、开放性生长板和特定年龄的正常表现常常被误解为损伤。此外，所有来自转诊机构的影像学资料都应该与儿科放射科医师一起重新审查，以确保所有损伤都被发现。与儿科放射科医师讨论可以帮助确定并清楚描绘特定损伤的最佳方法。最后，儿科放射科医师还可以帮助确保遵循ALARA标准并且可以帮助减少电离辐射剂量。儿科放射科医师是儿科创伤团队的重要成员[56, 57]。

感染性疾病和免疫学

遭受创伤的儿童容易通过多种机制发生感染。创伤本身可能破坏皮肤和黏膜的屏障，使致病菌和条件致病菌发生临床感染。此外，在创伤后发生显著的免疫功能障碍，细胞和体液反应异常，巨噬细胞和中性粒细胞功能异常[58-60]。免疫功能障碍可分为两种基本机制：过度活跃、全身性、促炎过程和抑制细胞介导的免疫。过度活跃的促炎反应可能最终对儿童有害，导致SIRS、多器官功能障碍综合征和死亡。免疫功能障碍特征的差异似乎是创伤类型（例如TBI、钝性创伤、烧伤）的一个标志，并且似乎随着时间的推移而变化，反映了在损伤后立即看到的急性激活的变化以及随后演变为免疫抑制的过程。许多异常可能与损伤的严重程度直接相关。入院后5～7天发生的感染更可能与受伤时的接触相关，而创伤一周后发生的感染通常表明发生院内感染。

小儿创伤患者的经验性抗生素治疗通常只适用于开放性的、可能受到污染的伤口。一般而言，创伤患者在入住ICU时不需要经验性抗生素治疗。在土壤污染的伤害中，没有关于真菌或多重耐药菌的经验性治疗的益处或风险的数据资料，因此，通常不建议使用极其广谱的抗生素和抗真菌药物进行预防。在入院时和开放性伤口手术闭合时获得的标本培养可以帮助创伤团队评估患儿在住院期间发生的感染。对于已经被土壤污染或由与土壤接触的异物造成深部组织损伤的失活、缺血和去神经支配的患儿，应考虑接种破伤风疫苗。

留置血管导管、手术置入的异物、肺、尿道和受损组织院内感染都是普遍存在的，其治疗应针对ICU里的流行病原体。革兰染色的分泌物和培养物可以提供有关引起院内感染的病原体的类型和药物敏感的信息。根据经验提供足够的广谱抗生素以提高救治成功率来改善患者预后，并减少耐药性的发生。抗生素的选择和使用时间应该基于分离的或可疑的病原体和儿童对治疗的反应。尽管使用了有针对性的广谱抗生素，但疗效很差，这表明可能有隐匿的感染需要进一步查明甚至手术干预，或者最初有未分离出的需要其他抗生素治疗的病原体。对治疗缺乏反应也可能与临床不稳定的非感染性因素有关。治疗不应无限期地持续，因为随后可能出现耐药菌或酵母菌的定植和感染。一旦停止抗菌治疗，应留意感染的再发或复发。

凝血功能障碍

创伤是炎症反应的有效激活剂，并且越来越多的文献研究了通过细胞和分子信号转导的炎性细胞因子、内皮功能和凝血之间的关系[61]。严重受伤的儿童有凝血功能受损和病理性血栓形成的风险。

凝血级联的激活与刺激成比例。离散损伤引起的局部血栓形成可通过抑制局部出血而起到保护作用，抗凝机制通常阻碍病理血栓形成。凝血轴的大量激活可以压倒平衡机制，导致局部深静脉血栓形成或全身性微血管血栓形成。后者导致不同程度的凝血因子消耗和病理的保护性溶栓，最终可能导致弥散性血管内凝血（disseminated intravascular coagulopathy，DIC）。DIC的微血管病性血栓形成也可导致远离创伤损伤部位的溶血性贫血、ARDS和器官衰竭。儿童损伤的流行病学研究表明，由于大脑和肝脏释放出强促凝血酶原激酶，致使儿童发生创伤性DIC的风险增加。实际上，凝血功能障碍的可能性与GCS评分呈反比关系[62]。最近的一篇论文表明，在创伤后符合头部CT扫描临床标准的儿童中，低血浆D-二聚体水平没有明显的脑损伤的有力证据[63]。

对受伤儿童进行与出血相关的生理紊乱因素的评估和治疗是必要的。虽然可能无法立即通过实验室检测进行明确评估，但基于临床病史、体格检查和医疗干预，早期怀疑凝血功能障碍可能会挽救创伤性儿童的生命。即使在没有出现凝血功能障碍的情况下，也必须预防医源性凝血功能障碍。稀释性凝血病可以在给予一个剂量的未复温全血后就发生。给予1～2个剂量后，血小板可以减半，并且活化的部分促凝血酶原激酶时间和凝血酶原时间可以加倍。在接受血液制品的受伤儿童中，应尽早进行凝血功能检查。随着容量复苏的进行，应经常复查凝血功能以改进血液制品的管理。低温也可能在复苏期间导致凝血功能障碍，必须通过各种复温方法积极地预防，包括输液加热装置、增加复苏室温度和使用复温毯。

如果患者的凝血值正常但仍持续弥漫性出血，则应考虑潜在的出血因素。血管性血友病是最常见的先天性出血性疾病，传统上通过床边出血时间进行评估。然而，出血时间的敏感性、可靠性和预测值的不确定性导致其使用减少。已将血小板功能测定法PFA-100与出血时间进行比较，并且被认为是针对原发性凝血障碍的优异筛选测试。建议使用血栓弹力图来评估和治疗创伤患者活动性出血的凝血状态[64]。

重组因子Ⅶa可用于控制钝性创伤患者的严重出血。一些论文讨论了其在需要急诊开颅手术的凝血功能障碍的创伤患者中的应用。已被证明可以减少颅内血肿的大小和减少浓缩红细胞（packed red blood cells，PRBC）和血浆的输入[65, 66]。据报道，在成人和儿童中使用Ⅶa后会出现血栓栓塞并发症，因此，使用时应做精准判断。

虽然儿童凝血的整体生理学几乎与成人相同，但创伤儿童的一些特殊因素需要考虑。新生儿相对不成熟的肝脏和初始营养需求增加了维生素K依赖性凝血因子降低的可能性。虐待婴儿和儿童导致的创伤通常包括隐匿性头部损伤和强效促凝血酶原激酶的释放。幼儿也可能患有未确诊的先天性出血性疾病。与成人相比，心肺和肾脏系统的相对健康状况允许儿童耐受明显的血容量不足和大剂量的液体复苏，但这可能导致稀释性凝血病。可以促进成人出血的医学疾病和药物也适用于儿童，尽管大多数在儿科人群中并不普遍。

在ICU中，患者继发于内皮损伤和留置中心导管后的病理性血栓形成的风险增加。除卧床休息外，创伤性和药物性麻痹也会导致静脉血液淤滞。尽管与成人相比，青春期前儿童的深静脉血栓形成和血栓栓塞性疾病的风险较低，但它比以前认识的更为普遍[67]。高凝状态可发生在整个年龄范围内，患有肾病综合征、遗传性血栓形成倾向和一些风湿病的儿童形成病理性血栓的风险增加。应在适当的患者中使用低剂量肝素或自动静脉压力泵进行预防。

营养

对重症患儿的营养支持非常重要，可能会改善TBI和烧伤等疾病的预后。成人和儿童营养支持之间的主要区别在于儿童需要维持生长和发育。与成人相比，儿科患者的能量储备较低，静息基础代谢率可能高于50%。

类似于成人创伤患者，儿科危重患者和创伤患者存在高代谢状态。儿科危重患者通常需要增加蛋白质能量来源来补偿增加的静息代谢率。肠内营养支持途径是首选的，越来越多的研究表明肠内营养优于肠外营养。在最近的荟萃分析中，肠内营养的好处包括降低感染风险和缩短住院时间[68]。其他可能的益处包括保存肠黏膜完整性、减少细菌移位和多器官衰竭。在儿科患者中肠内营养的经济学效益比肠外营养的高[69]。当无法进行肠内营养时，最好使用全肠外营养支持。

由于危重创伤患者的胃肠(gastrointestinal，GI)运动受损，肠内喂养可能难以耐受。严重的头部受伤后，胃排空通常会延迟。此外，在治疗创伤性患者期间使用的许多药物可能会影响GI动力(包括麻醉药、苯二氮䓬类药物、巴比妥类药物和儿茶酚胺)，并可能对喂养耐受性产生不利影响。因此，许多严重TBI患者可能无法耐受全肠内营养。在这些情况下，已经提倡"涓流"或低剂量营养来预防肠黏膜萎缩。

胃残余量过大与胃喂养耐受性不足有关，可增加吸入性肺炎的发病率。连续灌胃配方、加入促动力剂，或经幽门喂养可提高喂养耐受性。在一些儿科创伤患者中，肠内喂养可能不现实，但最重要的行动是尽快提供营养支持，根据患者情况实施个体化的营养治疗方案。

镇静和镇痛

受伤的儿童在治疗和管理各种损伤期间通常需要镇痛和镇静。有无数的药物可以安全地为儿童提供适当水平的镇痛和镇静。

除了可以缓解疼痛和抗焦虑外，镇静药和镇痛药还可以降低ICP的升高，有利于机械通气，预防寒战，提高抗惊厥药的活性，并最大限度地减轻未经治疗的疼痛和压力造成的长期心理创伤[13]。在给予镇静药之前应注意恢复和维持循环血管内血容量，因为儿童可能在内源性儿茶酚胺释放后"存活"，从而几乎不能维持足够的血压和组织灌注。在这种情况下甚至使用小剂量的任何镇静药都可能导致心血管衰竭和心搏骤停。在急性受伤的儿童使用镇静药之前，应先行治疗假定的血容量不足。

在评估急性受伤儿童的初始环境中，小剂量的麻醉药，如芬太尼，以固定的增量(每剂量0.5μg/kg，最多1～2μg/kg)进行滴定直至效果满意，可有助于镇痛并允许进行更详细的检查。患有疼痛性损伤(例如骨折、多处擦伤)的儿童在接受充分的镇痛后通常更合作，并配合更彻底的检查。对于可能掩盖腹部损伤的担忧是没有根据的，因为对于一个正在经历急性疼痛刺激、尖叫的儿童从镇痛中获得的合作降低了检查的难度。如果提供足够的镇痛，很少需要在儿科创伤的急性环境中给予苯二氮䓬类药物或其他镇静药物。在机械通气的患者中，通过间歇给药或连续输注给予苯二氮䓬(咪达唑仑、地西泮、劳拉西泮)通常用于提供镇静作用。最近，静脉输注右美托咪定也可用于患者的镇静。

多种短效药物可用于气管插管的镇静。对这些药物的优缺点的详细分析超出了本章的范围。硫喷妥纳(4～6mg/kg)通常用于血流动力学稳定的儿童，因为它的作用迅速(在30～60秒起效)，可用于治疗升高的ICP。此外，在成功插管后可以使用硫喷妥纳(每15～30分钟给予1～2mg/kg)以在转运至ICU、手术室或放射科期间保持无意识状态。对于非插管、有自主呼吸的患者，应保留硫喷妥纳镇静便于进行影像学检查，同时应在麻醉医师的指导下根据禁食患者的情况选择性使用。此外，戊巴比妥可替代硫喷妥纳。

除诱导全身麻醉外，异丙酚在重症患儿中的使用是有争议的，并且在急性情况下很少需要。据报道，在重症监护室内连续输注异丙酚后出现定义不明确的代谢性酸中毒和心肌衰竭症状。然而，许多经验丰富的儿科重症监护医师使用异丙酚的时间间隔较短，特别是在戒断麻醉药依赖的机械通气的患者。

非意外创伤

虐待是婴幼儿创伤的常见原因[70,71]。据估计，2014年全国约有1 600名儿童死于虐待或疏忽，大约每10万名儿童中有2.13人死亡[72]。12个月以下的儿童占这些死亡人数的43.7%，85%的儿童年龄小于4岁。识别造成的伤害对于确保适当的护理、防止虐待再次发生、保护兄弟姐妹以及遵守报告要求非常重要。多学科团队是治疗受伤儿童的最佳选择。该小组应由一名儿科创伤外科医生、治疗小组、社会医务工作者和专门治疗受虐儿童的儿科医生组成。在遭受虐待的儿童中，延迟求助是很常见的。损伤史可能缺失、不完整，或与儿童的体检发现或发育能力不一致。家庭暴力在受虐待儿童的家庭中普遍存在。受伤较轻微的和有完整家庭的儿童更容易被误诊为意外受伤。这可能会产生严重后果，包括进一步伤害和死亡[73]。与意外受伤的儿童相比，遭受虐待的儿童的结果很糟糕，他们伤害的严重程度、死亡率和累积的成本均更高[74]。对患有嗜睡、呼吸暂停、发绀、花斑、灌注不良或癫痫发作但没有明显创伤史的婴儿进行评估时，对是否是虐待伤所致应持高度怀疑的态度，这对虐待伤的发现至关重要。

对受伤儿童的评估可以发现许多受虐所造成的隐匿性伤害。硬膜下星棋密布的血肿、长骨牵引型干骺端(桶柄状)骨折、后肋骨骨折和视网膜出血是婴儿受虐致伤的特征。虽然TBI是受虐儿童发病和死亡的主要原因，但一些头部受伤在临床上可能不容易诊断[75]。因此，对于一个不能自由活动的婴儿任何类型的虐待性损伤都应该行大脑CT或MRI扫描。头部猛烈撞击物体表面后的突然减速是儿童颅脑损伤的重要机制。缺氧缺血性损伤和其他机制也起到了一定的作用。硬膜下出血，典型的定位于顶-枕凸或后半球间裂，是虐待性头部创伤（abusive head trauma，AHT）中最一致的尸检发现。硬膜下血肿是由旋转减速力导致桥接皮质静脉的剪切所致。大多数受伤的儿童都有视网膜出血，但这一症状的缺失并不能排除受虐。偶尔，意外的头部损伤也可能导致视网膜出血[76]。因此，对疑似有AHT的儿童推荐接受儿科眼科医生的评估。应对因虐待或疑似虐待而造成严重伤害的所有儿童进行骨骼检查。通过影像学或实验室检查筛查腹部创伤是十分重要的。社会心理学的评估对于受虐儿童的家庭至关重要，为危机家庭提供帮助，并评估其他共患因素，包括家庭暴力、药物滥用和精神疾病。

康复

一旦治疗了危及生命的疾病并且整体医疗状况稳定，应评估儿童创伤患者恢复最大功能的独立性。儿科康复医学团队的作用是识别、评估和促进每位患者的身体、认知和心理社会功能的最大恢复。康复团队的成员，包括职业治疗师、理疗师、语言治疗师、社会工作者和学校教师，提供他们的专业知识，使患者恢复最大限度的独立功能。作为第一步，识别患者的功能缺陷以及随后的功能障碍和残疾水平非常重要，因为这与患者的家庭、社区和学校环境密切相关。

康复过程应该在患者的重症监护期内尽早开始，因为内科和专业手段可能会使患者长期处于不动状态，从而产生不良的生理影响。例如，不活动致使肌肉灵活性降低和肌容积减少，进而导致肌肉力量和耐力降低。关节变得僵硬和屈曲，皮肤破裂，导致压力性溃疡。干预措施包括被动关节活动、等长收缩和适当的床位固定。将矫正装置置于关节（例如肘部和踝关节）处并位于中立位置限制挛缩形成。语言和职业治疗师可以评估口腔运动功能，以评估吞咽和喂养的安全，降低患者的误吸风险。营养师评估患者的营养状况，为适当的饮食和热量摄入提供建议。社会工作者和儿童生活专家在患者急性危重护理稳定期间为患者和家属提供情感和教育支持。

正是通过儿科创伤团队和儿科康复团队的共同努力，儿童创伤的幸存者才能最大限度地实现功能的独立性并且能够成功地出院回家。

脑死亡和器官捐赠

美国儿科学会（American Academy of Pediatrics）于1987年首次发表了用于确定脑死亡的临床指南[77]。这些指南于2011年由美国儿科学会、儿童神经学会（Child Neurology Society）和重症监护医学学会（Society of Critical Care Medicine）进行了修订，并制定了确定儿童脑死亡前必须满足的最低标准。这些指南指出，必须在生理情况稳定和没有混杂因素（例如体温过低）的情况下进行包括呼吸暂停测试在内的两项检查。这些测试必须根据孩子的年龄划分一个观察期。新生儿出生后30天内，观察期为24小时；而在婴儿和儿童中，31天～18岁的观察期为12小时。呼吸暂停测试应显示在测试期间没有自主呼吸，并且终末$PaCO_2$高于基线20mmHg且绝对值大于60mmHg。辅助检查（例如脑电图或放射性核素脑血流评估）不做要求或取代神经系统检查。该指南允许在特殊的、定义明确的情况下使用辅助检查，但仍然推荐进行二次评估[78]。

创伤患者在儿科ICU中被宣布脑死亡的患者中占很大比例，因此代表了大量潜在的器官捐献者。目前在美国有超过100 000例患者正在等待移植，但可用于移植的器官数量与需要移植的患者数量之间仍然存在很大差距。提高器官捐赠的同意率是减少这种差距的一种方法。尽管公众普遍接受并支持器官捐赠，但只有40%～60%的家庭同意捐赠。当家庭成员理解脑死亡的概念并且这种理解发生在捐赠请求（分离）之前时，捐赠的同意率就会提高。此外，当请求者接受过专门培训或是器官采购组织（Organ Procurement Organization，OPO）的成员时，同意率会最大化。在儿科创伤患者中，主治医师参与请求捐赠的过程也可能对同意率产生有益的影响[79]。

为了增加器官捐赠，1998年颁布了联邦法规，规定如何识别和接触潜在的器官捐献者[80]。所有医院必须与OPO达成协议，并且必须将患者的死亡情况通知此机构。然后，OPO组织确定患者是否适合器官捐献。此外，医院必须与组织库和眼科库达成协议，以协调组织和眼睛的捐赠。每个潜在捐赠者的家庭都必须被告知可以选择捐赠器官或组织。

知识点

1. 创伤是儿童死亡的主要原因。创伤系统和创伤中心改善了创伤患者的预后。儿科创伤中心可改善患儿的预后，这在创伤性脑损伤（TBI）中尤为明显。由儿科创伤外科医生和儿科重症监护专家领导的多学科创伤团队的护理可以改善预后。
2. 儿童的早期救治按照美国外科医师学会建立的高级创伤生命支持（ATLS®）方法进行评估和治疗。评估和复苏的优先级与成人创伤相同；但儿童在初始评估和治疗过程中必须考虑到独特的生理和解剖学差异。
3. 每年有近3 000名1～14岁的儿童死于TBI。原发性损伤是基于线性力和旋转力。继发性损伤发生在撞击后，并且被认为是可预防的（例如缺氧）。TBI的治疗策略应该是积极的，以防止继发性损伤。TBI的幸存者常伴有终生疾病。
4. 确定损伤的机制并了解儿童独特的生理和解剖学因素，便于创伤团队预测器官系统的损伤并对这些区域进行直接评估。了解创伤模式可以帮助创伤团队将儿童受到的辐射减少到最低程度。

知识点(续)

5. 非意外创伤是4岁以下儿童发病率和死亡率的主要原因。检查创伤时必须保持警惕,详细检查与所提供的创伤机制或儿童发育年龄不一致的伤害。必须向国家机构报告疑似虐待行为,并应与儿科创伤外科医生、社会医务工作者和专门治疗受虐儿童的儿科医生一起以多学科方式对其进行彻底调查。

(毛智 译,师东武 曹江红 审校)

参考文献

1. Norton R, Kobusingye O. Injuries. N Engl J Med. 2013;368(18):1723-1730.
2. Centers for Disease Control and Prevention, National Center for Injury Prevention and Control. National Action Plan for Child Injury Prevention. Atlanta (GA): CDC, NCIPC;2012.
3. Peterson B, Duthie, S. Pediatric Trauma. In: Vincent JL, Abraham, E., Moore, F.A., Kochanek, P.M., Fink, M.P.-eds, ed. Textbook of Critical Care. 6th ed. Philadelphia, PA: Elsevier; 2011:1529-1542.
4. Pracht EE, Tepas JJ, 3rd, Langland-Orban B, Simpson L, Pieper P, Flint LM. Do pediatric patients with trauma in Florida have reduced mortality rates when treated in designated trauma centers? J Pediatr Surg. 2008;43(1):212-221.
5. Odetola FO, Mann NC, Hansen KW, Patrick S, Bratton SL. Source of admission and outcomes for critically injured children in the mountain states. Arch Pediatr Adolesc Med. 2010;164(3):277-282.
6. Meyer AA, Trunkey DD. Critical care as an integral part of trauma care. Crit Care Clin. 1986;2(4):673-681.
7. Wetzel RC, Burns RC. Multiple trauma in children: critical care overview. Crit Care Med. 2002;30(11 Suppl):S468-477.
8. White JR, Dalton HJ. Pediatric trauma: postinjury care in the pediatric intensive care unit. Crit Care Med. 2002;30(11 Suppl):S478-488.
9. Calkins CM, Bensard DD, Partrick DA, Karrer FM. A critical analysis of outcome for children sustaining cardiac arrest after blunt trauma. J Pediatr Surg. 2002;37(2):180-184.
10. Duron V, Burke RV, Bliss D, Ford HR, Upperman JS. Survival of pediatric blunt trauma patients presenting with no signs of life in the field. J Trauma Acute Care Surg. 2014;77(3):422-426.
11. Shi J, Xiang H, Wheeler K, et al. Costs, mortality likelihood and outcomes of hospitalized US children with traumatic brain injuries. Brain Inj. 2009;23(7):602-611.
12. O'Lynnger TM, Shannon CN, Le TM, et al. Standardizing ICU management of pediatric traumatic brain injury is associated with improved outcomes at discharge. J Neurosurg Pediatr. 2016;17(1):19-26.
13. Kochanek PM, Carney N, Adelson PD, et al. Guidelines for the acute medical management of severe traumatic brain injury in infants, children, and adolescents–second edition. Pediatr Crit Care Med. 2012;13 Suppl 1:S1-82.
14. Shein SL, Ferguson NM, Kochanek PM, et al. Effectiveness of pharmacological therapies for intracranial hypertension in children with severe traumatic brain injury—results from an automated data collection system time-synched to drug administration. Pediatr Crit Care Med. 2016;17(3):236-245.
15. Webster DL, Fei L, Falcone RA, Kaplan JM. Higher-volume hypertonic saline and increased thrombotic risk in pediatric traumatic brain injury. J Crit Care. 2015;30(6):1267-1271.
16. Ford HR, Gardner MJ, Lynch JM. Laryngotracheal disruption from blunt pediatric neck injuries: impact of early recognition and intervention on outcome. J Pediatr Surg. 1995;30(2):331-334; discussion 334-335.
17. Smith DF, Rasmussen S, Peng A, Bagwell C, Johnson C, 3rd. Complete traumatic laryngotracheal disruption–a case report and review. Int J Pediatr Otorhinolaryngol. 2009;73(12):1817-1820.
18. Chatterjee D, Agarwal R, Bajaj L, Teng SN, Prager JD. Airway management in laryngotracheal injuries from blunt neck trauma in children. Paediatr Anaesth. 2016;26(2):132-138.
19. Tovar JA, Vazquez JJ. Management of chest trauma in children. Paediatr Respir Rev. 2013;14(2):86-91.
20. Tovar JA. The lung and pediatric trauma. Semin Pediatr Surg. 2008;17(1):53-59.
21. Prodhan P, Noviski NN, Butler WE, Eskandar E, Ellen Grant P, Whalen MJ. Orbital compartment syndrome mimicking cerebral herniation in a 12-yr-old boy with severe traumatic asphyxia. Pediatr Crit Care Med. 2003;4(3):367-369.
22. Arantes V, Campolina C, Valerio SH, et al. Flexible esophagoscopy as a diagnostic tool for traumatic esophageal injuries. J Trauma. 2009;66(6):1677-1682.
23. Dowd MD, Krug S. Pediatric blunt cardiac injury: epidemiology, clinical features, and diagnosis. Pediatric Emergency Medicine Collaborative Research Committee: Working Group on Blunt Cardiac Injury. J Trauma. 1996;40(1):61-67.
24. Marcolini EG, Keegan J. Blunt cardiac injury. Emerg Med Clin North Am. 2015;33(3):519-527.
25. Maron BJ, Haas TS, Ahluwalia A, Murphy CJ, Garberich RF. Demographics and epidemiology of sudden deaths in young competitive athletes: from the U.S. national registry. Am J Med. 2016.
26. Perron AD, Brady WJ, Erling BF. Commodio cordis: an underappreciated cause of sudden cardiac death in young patients: assessment and management in the ED. Am J Emerg Med. 2001;19(5):406-409.
27. Pabon-Ramos WM, Williams DM, Strouse PJ. Radiologic evaluation of blunt thoracic aortic injury in pediatric patients. AJR Am J Roentgenol. 2010;194(5):1197-1203.
28. Cigdem MK, Onen A, Siga M, Otcu S. Selective nonoperative management of penetrating abdominal injuries in children. J Trauma. 2009;67(6):1284-1286; discussion 1287.
29. Dodgion CM, Gosain A, Rogers A, St Peter SD, Nichol PF, Ostlie DJ. National trends in pediatric blunt spleen and liver injury management and potential benefits of an abbreviated bed rest protocol. J Pediatr Surg. 2014;49(6):1004-1008; discussion 1008.
30. Larson SD, Islam, S. Splenorrhaphy. In: Mulholland MW, Albo D, Hawn MT, Dalman RL, Hughes SJ, Sabel MS, eds. Operative Techniques in Surgery. Vol 1. Philadelphia, PA: Wolters Kluwer; 2015:900-909.
31. Mora MC, Wong KE, Friderici J, et al. Operative vs nonoperative management of pediatric blunt pancreatic trauma: Evaluation of the National Trauma Data Bank. J Am Coll Surg. 2016;226(6):977-982.
32. Stacey S, Forman J, Woods W, Arbogast K, Kent R. Pediatric abdominal injury patterns generated by lap belt loading. J Trauma. 2009;67(6):1278-1283; discussion 1283.
33. Hughes NT, Burd RS, Teach SJ. Damage control resuscitation: permissive hypotension and massive transfusion protocols. Pediatr Emerg Care. 2014;30(9):651-656; quiz 657-658.
34. Danks RR. Triangle of death. How hypothermia acidosis & coagulopathy can adversely impact trauma patients. JEMS. 2002;27(5):61-66, 68-70.
35. Barker DE, Green JM, Maxwell RA, et al. Experience with vacuum-pack temporary abdominal wound closure in 258 trauma and general and vascular surgical patients. J Am Coll Surg. 2007;204(5):784-792; discussion 792-783.
36. Graziano KD, Juang D, Notrica D, et al. Prospective observational study with an abbreviated protocol in the management of blunt renal injury in children. J Pediatr Surg. 2014;49(1):198-200; discussion 200-191.
37. Fraser JD, Aguayo P, Ostlie DJ, St Peter SD. Review of the evidence on the management of blunt renal trauma in pediatric patients. Pediatr Surg Int. 2009;25(2):125-132.
38. Ghatan S, Ellenbogen RG. Pediatric spine and spinal cord injury after inflicted trauma. Neurosurg Clin N Am. 2002;13(2):227-233.
39. Anderson RC, Kan P, Vanaman M, et al. Utility of a cervical spine clearance protocol after trauma in children between 0 and 3 years of age. J Neurosurg Pediatr. 2010;5(3):292-296.
40. Parent S, Mac-Thiong JM, Roy-Beaudry M, Sosa JF, Labelle H. Spinal cord injury in the pediatric population: a systematic review of the literature. J Neurotrauma. 2011;28(8):1515-1524.
41. Pallister I, Dent C, Topley N. Increased neutrophil migratory activity after major trauma: a factor in the etiology of acute respiratory distress syndrome? Crit Care Med. 2002;30(8):1717-1721.
42. Hanson JH, Flori H. Application of the acute respiratory distress syndrome network low-tidal volume strategy to pediatric acute lung injury. Respir Care Clin N Am. 2006;12(3):349-357.
43. Rettig JS, Smallwood CD, Walsh BK, et al. High-frequency oscillatory ventilation in pediatric acute lung injury: a multicenter international experience. Crit Care Med. 2015;43(12):2660-2667.
44. Ventilation with lower tidal volumes as compared with traditional tidal volumes for acute lung injury and the acute respiratory distress syndrome. The Acute Respiratory Distress Syndrome Network. N Engl J Med. 2000;342(18):1301-1308.
45. Tamburro RF, Kneyber MC, Pediatric Acute Lung Injury Consensus Conference Group. Pulmonary specific ancillary treatment for pediatric acute respiratory distress syndrome: proceedings from the Pediatric Acute Lung Injury Consensus Conference. Pediatr Crit Care Med. 2015;16(5 Suppl 1):S61-72.
46. Randolph LC, Takacs M, Davis KA. Resuscitation in the pediatric trauma population: admission base deficit remains an important prognostic indicator. J Trauma. 2002;53(5):838-842.
47. Rotstein OD. Modeling the two-hit hypothesis for evaluating strategies to prevent organ injury after shock/resuscitation. J Trauma. 2003;54(5 Suppl):S203-206.
48. Schofield ZV, Woodruff TM, Halai R, Wu MC, Cooper MA. Neutrophils–a key component of ischemia-reperfusion injury. Shock. 2013;40(6):463-470.
49. Akcan Arikan A, Williams EA, Graf JM, Kennedy CE, Patel B, Cruz AT. Resuscitation bundle in pediatric shock decreases acute kidney injury and improves outcomes. J Pediatr. 2015;167(6):1301-1305, e1301.
50. Benko A, Fraser-Hill M, Magner P, et al. Canadian Association of Radiologists: consensus guidelines for the prevention of contrast-induced nephropathy. Can Assoc Radiol J. 2007;58(2):79-87.
51. Blanco FC, Ortega G, Qureshi FG. Renal replacement therapy in children. Semin Pediatr Surg. 2015;24(1):25-31.
52. Sutherland SM, Alexander SR. Continuous renal replacement therapy in children. Pediatr Nephrol. 2012;27(11):2007-2016.
53. Shah NB, Platt SL. ALARA: is there a cause for alarm? Reducing radiation risks from computed tomography scanning in children. Curr Opin Pediatr. 2008;20(3):243-247.
54. Willis CE, Slovis TL. The ALARA concept in pediatric CR and DR: dose reduction in pediatric radiographic exams–a white paper conference. AJR Am J Roentgenol. 2005;184(2):373-374.
55. Rice HE, Frush DP, Farmer D, Waldhausen JH, Committee AE. Review of radiation risks from computed tomography: essentials for the pediatric surgeon. J Pediatr Surg. 2007;42(4):603-607.
56. Como JJ, Diaz JJ, Dunham CM, et al. Practice management guidelines for identification of cervical spine injuries following trauma: update from the eastern association for the surgery of trauma practice management guidelines committee. J Trauma. 2009;67(3):651-659.
57. Pieretti-Vanmarcke R, Velmahos GC, Nance ML, et al. Clinical clearance of the cervical spine in blunt trauma patients younger than 3 years: a multi-center study of the American Association for the Surgery of Trauma. J Trauma. 2009;67(3):543-549; discussion 549-550.
58. Gadani SP, Walsh JT, Lukens JR, Kipnis J. Dealing with danger in the CNS: the response of the immune system to injury. Neuron. 2015;87(1):47-62.
59. Lustenberger T, Kern M, Relja B, Wutzler S, Stormann P, Marzi I. The effect of brain injury on the inflammatory response following severe trauma. Immunobiology. 2016;221(3):427-431.
60. Mannick JA, Rodrick ML, Lederer JA. The immunologic response to injury. J Am Coll Surg. 2001;193(3):237-244.
61. Binkowska AM, Michalak G, Slotwinski R. Current views on the mechanisms of immune responses to trauma and infection. Cent Eur J Immunol. 2015;40(2):206-216.
62. Christiaans SC, Duhachek-Stapelman AL, Russell RT, Lisco SJ, Kerby JD, Pittet JF. Coagulopathy after severe pediatric trauma. Shock. 2014;41(6):476-490.
63. Swanson CA, Burns JC, Peterson BM. Low plasma D-dimer concentration predicts the absence of traumatic brain injury in children. J Trauma. 2010;68(5):1072-1077.
64. Schochl H, Nienaber U, Hofer G, et al. Goal-directed coagulation management of major trauma patients using thromboelastometry (ROTEM)-guided administration of fibrinogen concentrate and prothrombin complex concentrate. Crit Care. 2010;14(2):R55.
65. Brown CV, Foulkrod KH, Lopez D, et al. Recombinant factor VIIa for the correction of coagulopathy before emergent craniotomy in blunt trauma patients. J Trauma. 2010;68(2):348-352.
66. Yuan ZH, Jiang JK, Huang WD, Pan J, Zhu JY, Wang JZ. A meta-analysis of the efficacy and safety of recombinant activated factor VII for patients with acute intracerebral hemorrhage without hemophilia. J Clin Neurosci. 2010;17(6):685-693.
67. Faustino EV, Hanson S, Spinella PC, et al. A multinational study of thromboprophylaxis practice in critically ill children. Crit Care Med. 2014;42(5):1232-1240.
68. Skillman HE, Mehta NM. Nutrition therapy in the critically ill child. Curr Opin Crit Care. 2012;18(2):192-198.
69. Mehta NM. Approach to enteral feeding in the PICU. Nutr Clin Pract. 2009;24(3):377-387.
70. Cowley LE, Morris CB, Maguire SA, Farewell DM, Kemp AM. Validation of a prediction tool for abusive head trauma. Pediatrics. 2015;136(2):290-298.
71. Naik-Mathuria B, Akinkuotu A, Wesson D. Role of the surgeon in non-accidental trauma. Pediatr Surg Int. 2015;31(7):605-610.
72. CDC. Child Abuse and Neglect: Consequences. http://www.cdc.gov/ViolencePrevention/childmaltreatment/consequences.html. Accessed May 1, 2016.
73. Christian CW, Block R, Committee on Child A, Neglect, American Academy of Pediatrics. Abusive head trauma in infants and children. Pediatrics. 2009;123(5):1409-1411.
74. Libby AM, Sills MR, Thurston NK, Orton HD. Costs of childhood physical abuse: comparing inflicted and unintentional traumatic brain injuries. Pediatrics. 2003;112(1 Pt 1):58-65.
75. Rubin DM, Christian CW, Bilaniuk LT, Zazyczny KA, Durbin DR. Occult head injury in high-risk abused children. Pediatrics. 2003;111(6 Pt 1):1382-1386.
76. Binenbaum G, Forbes BJ. The eye in child abuse: key points on retinal hemorrhages and abusive head trauma. Pediatr Radiol. 2014;44 Suppl 4:S571-577.
77. Report of Special Task Force. Guidelines for the determination of brain death in children. American Academy of Pediatrics Task Force on Brain Death in Children. Pediatrics. 1987;80(2):298-300.
78. Mathur M, Ashwal S. Pediatric brain death determination. Semin Neurol. 2015;35(2):116-124.
79. Vane DW, Sartorelli KH, Reese J. Emotional considerations and attending involvement ameliorates organ donation in brain dead pediatric trauma victims. J Trauma. 2001;51(2):329-331.
80. Medicare and Medicaid programs; hospital conditions of participation; identification of potential organ, tissue, and eye donors and transplant hospitals' provision of transplant-related data–HCFA. Final rule. Fed Regist. 1998;63(119):33856-33875.

173

脑死亡器官捐献者的管理

Krista Turner

移植已成为器官衰竭患者的常用治疗选择。2014 年，美国完成器官移植手术 27 737 例，而等待移植的登记患者超过 122 000 例[1]。尽管免疫抑制方法和术后管理技术均已取得了长足进展，但器官移植的推广无疑更依赖于可用的供体器官的数量。大多数的供体器官来源于尸体供者，其中 90% 来自脑死亡（braindead，BD）供者。增加公众参与器官捐献的登记，提高同意捐献的比率对可用器官的数量影响最大。然而，在获得器官捐献同意之后，即使已采取了积极的医疗管理措施，仍有 20%～30% 的器官在获取前丢失[1]。这一统计数据凸显了脑死亡时发生的剧烈生理变化以及各种原因所致的复苏质量欠佳[2]。通过掌握脑死亡的生理学知识和理解器官获取组织（organ procurement organizations，OPO）用于提高移植成功率的策略，重症医师可以对挽救的器官的数量和质量产生深远的影响。建立明确的指南、复苏终点和由重症医师领导的团队，可以增加 BD 供者的器官获取成功率[3]。

宣告脑死亡

器官捐献过程的启动需要重症监护室（intensive care unit，ICU）团队强化对潜在捐献者的识别。通常，ICU 医护人员根据器官捐献标准的概念或与治疗冲突的道德问题将潜在的器官捐献者排除在外。当地 OPO 的成员接受过专门培训，以便与家人就器官捐献问题进行沟通，使 ICU 医护人员与 OPO 不会相互对立。在获取家人许可后，可对血液进行取样，以在脑死亡前确定潜在供体的适用性。如果潜在供体已确诊致死性的头部损伤，则可在宣告脑死亡之前开始基本的复苏。一旦根据规范标准确认脑死亡（见第 178 章），ICU 团队应迅速采取措施稳定供体的生理并缩短移植前的时间。

脑死亡的生理学

导致脑疝的脑损伤发生在纵轴自上而下缺血损伤进展之后。导致脑死亡的事件包括脑桥缺血所致的伴有心动过缓的高血压（库欣反应）。髓质的进一步累及产生无遏制的交感神经刺激，引发儿茶酚胺“风暴”。这种儿茶酚胺的激增通过诱导严重的血管收缩和促炎反应而损害器官。脊髓缺血和交感神经去神经损失导致严重的低血压。垂体和下丘脑的同时缺血和稳态控制的丧失进一步加剧这种情况。这些事件以不同的幅度或速度发生，从而使管理变得更加困难。由此产生的生理学特征是血流动力学不稳定以及各种继发性并发症（图 173-1）。

捐献者复苏的启动

BD 捐献者的管理需要多种方式和频繁地评估，以确保达到复苏终点。捐献者经常伴发有相关的创伤和慢性健康问题。在脑死亡之前实施的治疗策略通常旨在维持脑灌注，而可能对其他器官有害。宣告脑死亡之后的管理重点是扭转这种状态并防止进一步的器官损害。

各种组织为 BD 捐献者的标准化管理提供了很多算法。具体的操作方案可能是器官或供体特异性的[4-7]。美国联合器官共享网络（United Network for Organ Sharing，UNOS）提供了一个涉及初始检查和治疗的标准途径的样本（图 173-2）。区域 OPO 可以根据这一途径制订自己的操作方案（图 173-3）。这些算法侧重于正在进行的复苏，提供循证的治疗，并为全国范围或区域捐献网络内后期研究建立平台。近期目标包括维持器官的基础功能和稳定器官生理。如果尚未实施，则置入中心静脉导管和动脉导管。获取血液、尿液和支气管培养物，并确定基线生化值和感染滴度。通过进行胸部 X 线摄影、超声心动图和支气管镜检查来评估肺和心脏。进行血型分类和交叉配对，之后由 OPO 协调员启动移植物分配工作。

大多数 OPO 使用关键终点作为捐献者管理的目标。这样可以使每个供体可供移植的器官数量最大化。这些生理目标是特定的，但也相当广泛，与基本复苏相似。列表框 173-1 列出了典型的目标。UNOS 在美国西南地区的一项研究发现，满足 9 个目标中的 7 个，就可显著增加每个捐献者可供移植的器官数量[8]。这种情况适用于捐献时或获取同意时达到标准。但是，仅有大约 15% 的捐献者能够实现这些目标。这也说明了目标导向性治疗及其实施的及时性至关重要。此外，还应采用标准的 ICU 方案来预防并发症：例如继续适当地预防胃肠道和深静脉血栓（deep vein thrombosis，DVT）形成、应用血液制品纠正贫血或凝血病、避免低温、纠正电解质和酸中毒；还应继续使用标准胰岛素

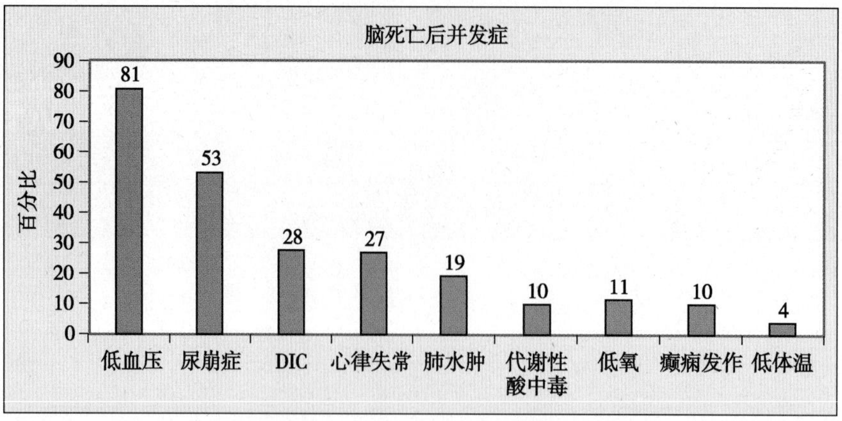

图 173-1 脑死亡后并发症。(资料来源：Smith M. Physiologic changes during brain stem death—lessons for management of the organ donor. J Heart Lung Transplant 2004；23：S217-22.)

框 173-1 潜在器官捐献者的生理终点目标

平均动脉压：60～100mmHg
中心静脉压：4～10mmHg
左心室射血分数：>50%
低剂量使用≤1 种血管升压药物*
动脉血气 pH：7.3～7.45
尿量：0.5～3ml/(kg•h)
血糖水平：<150mg/dl
血清钠水平：135～155mEq/L
PaO_2/FiO_2 比值：>300

*多巴胺≤10μg/(kg•min)，去氧肾上腺素≤60μg/(kg•min)，或去甲肾上腺素≤10μg/(kg•min)。(资料来源：Malinoski DJ，et al. The impact of meeting donor management goals on the number of organs transplanted per donor：results from the United Network for Organ Sharing Region 5 prospective donor management goals study. Crit Care Med 2012；40(10)：2773-80.)

方案，因为供体可能具有极高的血糖水平。维持血清葡萄糖水平 <180mg/dl 可以增加单个供体的器官捐献数量，这与目前一般的 ICU 指南也保持一致[9]。

器官特定的考量与争议

心血管

脑死亡后的心血管管理对于维持灌注和保护心脏以供捐献非常重要。脑疝期间儿茶酚胺的激增会引起较重的心肌损伤[10]。右心室应变通常发生在肺毛细血管灌注增加和血管阻力增加引起的肺过度损伤后[11]。由于在捐献前区域性室壁异常通常消失，必须经常通过超声心动图重新评估和量化收缩力。

初始复苏通常采用中心静脉压(central venous pressure，CVP)指导晶体补液，通过肺毛细血管楔压或其他非侵入性测量(如最近的超声心动图)以评估容量状态。在容量负荷达标后，通常需要血管升压药物来维持灌注压。终末器官的灌注可以通过测量氧气输送或中心静脉血氧饱和度来监测。基于传统容量和血管升压药物管理的方案，成功增加了心脏捐献的数量(图 173-4)[5，12]。

目前常用的血管升压药物包括多巴胺、去氧肾上腺素、肾上腺素、去甲肾上腺素和血管升压素。儿茶酚胺的免疫调节功能使可用于控制供体的促炎反应过程[13]。多巴胺不太受青睐，因其可能抑制垂体前叶激素并诱发快速性心律失常[14]。大量的去甲肾上腺素和肾上腺素治疗可能引起心脏和肾脏移植物无功能[15，16]。加压素给药是理想的，因其在垂体缺血前已耗尽并可以减少儿茶酚胺的给药剂量[17]。因此，加压素更多地用于激素替代疗法(hormone replacement therapy，HRT)而不是真正的血管升压药物。低剂量血管活性药物可提高供体器官获取产出(每个供体 >4 个器官)，因此应该作为供体复苏的重要注意事项[18]。

肺

与心脏一样，供体的肺功能也受到与脑死亡相关的生理变化的影响。儿茶酚胺激增导致的后负荷增加、静脉回流增加和左心室功能下降合并引起脑死亡后的肺水肿[19]。交感神经放电也会增加肺实质和毛细血管的炎症，导致水肿和衰竭[20]。这些影响非常严重，肺部水肿和炎症使肺的捐献率降低至 20% 以下[21]。肺捐献的规范标准包括胸部 X 线片肺纹理清晰和 PaO_2/FiO_2 比值 >300[22]。一旦确定了合适的供体，就应该进行积极的肺部特异性管理。大多数方案涉及使用频繁的胸部理疗和支气管镜检查、利尿剂、严格的吸入预防措施、经验性抗生素和激素治疗[23]。肺部复张操作和频繁的支气管镜检查可增加氧合和肺的捐献成功率[24]。肺的保护策略还包括低潮气量和中度的 PEEP，以防止进一步的气压损伤[25]。急性肺损伤在潮气量较大的捐献者中更为常见，因此，应谨慎使用持续性的肺部复张操作[26]。同样，应避免过量给氧，因其可诱导炎症级联和细胞凋亡[27]。使用利尿剂可以降低 CVP 以减少肺泡 - 动脉氧梯度。然而，限制 CVP 并不会增加肺的捐献成功率。因此，目前使用利尿剂的频率较低[28]。

器官供体的关键途径

患者姓名：________________

ID号：________________

协作实践	第一阶段 推荐	第二阶段 宣告脑死亡及 获取捐献同意	第三阶段 供体评估	第四阶段 供体管理	第五阶段 获取阶段
可能涉及以下专业人员以优化捐献过程 勾选所有适合的 ○ 医师 ○ 重症监护RN ○ 器官获取组织（OPO） ○ OPO协调员（OPC） ○ 体检医师（ME）/验尸官 ○ 呼吸科人员 ○ 实验室人员 ○ 药房 ○ 放射学人员 ○ 麻醉学 ○ 手术/外科工作人员 ○ 牧师 ○ 社会工作者	○ 告知医生OPO推荐事宜 ○ 医生与OPO联系：潜在的供体伴有严重的脑损伤 ○ OPC到场并开始评估时间____日期____ ○ Ht____Wt____ ○ ABO血型____ ○ 通知OPC在位主管/负责护士	○ 脑死亡记录时间____日期____ ○ 患者被接受为潜在的捐赠者 ○ 医师告知家属患者死亡 ○ 筹备OPC与家属见面 ○ 为家属提供支持服务（牧师等） ○ OPC /医院工作人员与家人谈论捐献 ○ 家属同意捐献 ○ OPC获得签署的同意书和医疗/社会病史时间____日期____ ○ 通知ME/验尸官 ○ ME/验尸官同意捐献 ○ 家属/ME/验尸官不同意捐献–停止途径–启动尸检协议–家属扶助	○ 获取输血前后血液进行血清学检测（HIV，肝炎，VDRL，CMV） ○ 获取淋巴结和（或）血液用于组织分型 ○ 通知手术室和麻醉师等待捐献 ○ 通知内务主管等待捐献 ○ 测量胸围、腹围 ○ OPC测量每个CXR的肺部测量 ○ 按OPC要求进行心血管科会诊（使用反面） ○ 供体器官不适合移植–停止途径–启动尸检协议–家属扶助	○ OPC设定新订单 ○ 器官放置 ○ OPC安排临时手术时间 ○ 动脉置管/2个大孔IV ○ 可能插入CVP/肺动脉导管 ○ 见反面	○ 手术室清单 ○ 手术室供应材料 ○ 准备患者转运到手术室 ○ IVs ○ 泵 ○ O_2 ○ 加压给氧 ○ Peep阀 气囊 ○ 转运到手术室 日期____ 时间____ ○ 手术室护士 ○ 检查同意书 ○ 检查脑死亡文件 ○ 检查患者的腕带ID
实验室/诊断		○ 回顾前期的实验室结果 ○ 回顾前期的血流动力学指标	○ 血生化 ○ 全血细胞计数+白细胞分类计数 ○ 尿酸培养与药敏 ○ PT，PTT ○ ABO ○ A亚型 ○ 肝功能检测 ○ 血培养2次（间隔15min~1h） ○ 痰革兰染色和C&S ○ 交叉配血____单位浓缩红细胞 ○ 胸片 ○ 动脉血气 ○ 心电图 ○ 超声心动图 ○ 考虑心导管插入 ○ 考虑支气管镜检	○ 确认是否需要额外的实验室检验 ○ 置管后行胸片 ○ 血清电解质 ○ H&H后的浓缩红细胞Rx ○ PT，PTT ○ 血尿素氮，肌酐（纠正容量不足之后） ○ 发生下列情况及时告知OPC： ____PT>14 ____PTT<28 ____尿量： ____<1ml/（kg·h） ____>3ml/（kg·h） ____Hct<30/Hgb >10 ____Na>150mmol/L	○ 在手术室根据外科医生或OPC的要求绘制的实验数据曲线 ○ 与病理科医师沟通：根据结果，决定肝脏和/或肾脏的后期处理
呼吸	○ 呼吸机Pt ○ 吸痰/2小时 ○ 翻身/2小时 →	○ 准备呼吸机暂停测试：设置 FiO_2 @ 100%并预计如果 PCO_2 <45 mmHg需要降低速率	○ 最大化呼吸机设置以使 SaO_2 达到98%~99% ○ PEEP=5cm O_2 FiO_2 @ 100%， PEEP @ 5 × 10min ○ 动脉血气 ○ VS q 1°	○ 发生下列情况及时告知OPC： ____收缩压<90 ____HR<70或>120 ____CVP<4或>11 ____PaO_2<90或 ____SaO_2<95%	○ 便携式氧气 @ 100% FiO_2 用于运输至手术室 ○ 简易呼吸器和PEEP阀 ○ 转移到手术室
治疗/未间断的护理		○ 使用加热/冷却毯将供者体温保持36.5 ~ 37.5℃ ○ 鼻胃管低间歇吸引	○ 检查鼻胃管放置位置和引流量 ○ 获得实际的Ht____和Wt____		○ 按照OPC的指示设置手术室温度 ○ 获取结束时验尸后的护理
药物			○ 根据OPC要求给予的药物	○ 液体复苏–考虑晶体，胶体，血液制品 ○ 除了血管升压药物和抗生素以外的DC药物 ○ 广谱抗生素（如果此前未用） ○ 血管升压药维持收缩压>90 mmHg ○ 电解质不平衡：考虑K，Ca，PO_2，Mg替代治疗 ○ 高血糖：考虑胰岛素滴注 ○ 少尿：考虑利尿剂 ○ 尿崩症：考虑抗利尿剂 ○ 根据脊柱反射考虑麻痹	○ DC抗利尿剂 ○ 根据需要使用利尿剂 ○ 350 u肝素/kg或由外科医生指导
最佳结果	确定潜在的捐献者并向OPO提交转介	该家庭被提供捐献器官的选择，并且他们的决定得到支持	对潜在捐献者进行评估，发现是捐献的合适候选人	器官功能得以保持最佳	所有的可能适用的并同意捐献的器官都被成功获取以用于移植

阴影区域表示器官获取协调员（OPC）的活动

The Critical Pathway was developed under contract with the U.S. Department of Health and Human Services, Health Resources and Services Administration, Division of Transplantation.

AOPO Association of Organ Procurement Organizations　AMERICAN SOCIETY OF TRANSPLANTATION AST　ASTS　NATCO　UNOS DONATE LIFE

成人标准化医嘱1/2页　　　　**DA 供者#________________________**

DONOR ALLIANCE
Organ & Tissue Donation

仅在捐献者联盟协调员批准后方可启动。除非另有说明，所有指令均为STAT，并将根据捐献者的生理状况在整个捐献者管理中给出指令。

捐献者联盟接受捐献者________/________/______　______：______（美）山区标准时间。

治疗医嘱

- ☐ 1. **除了升压药物和抗生素外，停止所有之前的药物医嘱。**
- ☐ 2. 测量患者体重，并以英寸为单位测量身高（如果尚未完成）。
- ☐ 3. 持续监测血压（保持MAP>60，SBP>90），心律，脉搏血氧饱和度，中心静脉压。每小时（或必要时）记录生命体征。
- ☐ 4. 每小时出入量。如果尿量<0.5ml/（kg·h）或>5ml/（kg·h）（<________或>________），请通知协调员。
- ☐ 5. 保持患者体温在35.5～37.5℃（95.9～99.5°F）。根据需要使用加热或冷却设备。
- ☐ 6. 每2小时1次（或必要时）翻身/吸痰，（如有条件，可以使用旋转床）。
- ☐ 7. 口胃管/鼻胃管低间歇吸引，每4小时一次腹部评估。
- ☐ 8. 通气设置：A/C FiO_2__________ V_T__________ RR__________ PEEP__________
  - ☐ 支气管镜检查后，FiO_2 100% x1测动脉血气，然后调整FiO_2以保持SaO_2大于95%
- ☐ 9. 每4小时一次胸片。
  - ☐ 在支气管镜检完成后进行首次CXR，注意阅读STAT。
- ☐ 10. 手术咨询：动脉置管中心静脉置管淋巴结清除
- ☐ 11. 每2小时用生理盐水冲洗眼睛并用生理盐水湿润纱布覆盖

实验室医嘱

- ☐ 1. 备血：4U PRBC，优选CMV阴性或白细胞减少的。总是保持4u血储备。
- ☐ 2. STAT包括：

☐ ABO血型确认	☐ 肝脏酶学	☐ PT/PTT/INR	☐ 脂肪酶
☐ 基础代谢组	☐ LDH	☐ 钙	☐ 乳酸
☐ 血细胞计数与分类	☐ GGT	☐ iCa	☐ 痰涂片革兰氏染色不需培养
☐ 尿酸（micro）	☐ 碱性磷酸酶	☐ 镁定性	☐ 尿妊娠试验
☐ 肌酸磷酸激酶	☐ 肌酸激酶同工酶	☐ 肌钙蛋白I	☐ 淀粉酶磷酸酶

其他实验室结果：____

注意：在下达上述实验室医嘱时，可采用本医院预制的实验室检测组合。

静脉补液医嘱

- ☐ 1. 维持静脉输液：______________________以______________ml/h
- ☐ 2. 每小时静脉补充尿液输出量ml-ml_____每小时
- ☐ 3. 快速静脉输注______________________ml的______________超过______________

特殊研究与顾问

- ☐ 心脏研究：
  - ☐ STAT 1 2导联心电图
  - ☐ 2D超声并请值班医生会诊（在申请超声心动图之前与协调员请示）
- ☐ 肺部咨询："确定供移植的器官功能。"咨询包括：
  - ☐ STAT支气管镜检查。（请获取两份支气管灌洗样本进行检测）
- ☐ 重症医师咨询指示：____

______________________　　______________________@______
器官获取协调员签字　　日期/时间

Donor Alliance, Inc.　　Proprietary and confidential information　　OP440.01.xx8.04
Page 1of 2　　Do not reproduce or make available to third parties without prior written consent from Donor Alliance, Inc.　　Effective: 04/30/10
QA/Doc Approval: RLM

图173-2　器官供体的关键途径。（资料来源：Smith M. Physiologic changes during brain stem death—lessons for management of the organ donor. J Heart Lung Transplant 2004；23：S217-22）

成人标准化医嘱2/2页 **DA 供者#**________________

DONOR ALLIANCE
Organ & Tissue Donation

药物医嘱

- ☐ 1. 甲泼尼龙2gm iv冲击治疗×1，然后1gm iv冲击治疗q 8小时
- ☐ 2. 抗生素覆盖：
  - ☐ 头孢唑林1gm iv冲击治疗q 6小时
  - ☐ 继续使用当前的抗生素覆盖（写出具体的药物治疗频率）

____

____

____

- ☐ 3. Duo Nebs UD Q4° 或可必特喷雾 4小时1次
- ☐ 4. 左旋甲状腺素钠（T4）方案请在开始T4滴注前快速连续给出以下处置：
  - ☐ D50 50ml iv推注
  - ☐ 常规胰岛素20单位iv推注
  - ☐ 如果之前未给药，甲强龙2gm iv 冲击治疗
  - ☐ 左旋甲状腺素钠（T4）20μg iv推注
  - ☐ **DRIP**：开始左旋甲状腺素钠（T4）iv静滴（500ml 0.9%NaCl加入200μg T4）
    - ○ 以10μg/hr（25ml/h）开始-可以逐渐增加至30μg/h（75ml/h）以保持SBP>90mmHg
    - ○ 在开始T4后尝试减量并停血管升压药物
- ☐ 5. 抗利尿激素持续输注：以0.04单位/分钟iv开始输注，最大为0.2u/min iv，调整以维持SBP>90mmHg
- ☐ 6. DDAVP（去氨加压素）：给药__________ μg iv立即推送
  - ☐ 必要时重复给药，使尿量超过______________ mls>2小时
- ☐ 7. DDAVP连续输注：将12.5μg混合在250ml 0.9% NaCl中，并以0.5μg/hiv的速率给药，调整以维持尿量2～3ml/（kg·h）
- ☐ 8. 多巴胺连续输注。以3μg/（kg·min）iv开始，调整以保持SBP> ______________mmHg。
  如果剂量达到≥15μg/（kg·min），通知协调员
- ☐ 9. 纳洛酮（Narcan）8mg iv，在胸片完成后静脉推注，（仅当动脉血气在100% FIO_2的PaO_2≥300时）
- ☐ 10. 氯化钙1gm iv推注
- ☐ 11. 氯化钾__________ meq iv冲击治疗立即________________

其他指令：

____

____________________ __________@__________

器官获取协调员签字　　日期/时间

(Katherine M. Fitting, M.D. / Donor Alliance Medical Director)

Donor Alliance, Inc.　Proprietary and confidential information　OP440.01.xx8.04

Page 2of 2　Do not reproduce or make available to third parties without prior written consent from Donor Alliance, Inc.　Effective: 04/30/10

QA/Doc Approval: RLM

图 173-3　成人标准化医嘱。（经许可转载自 Donor Alliance，Inc. of Colorado.）

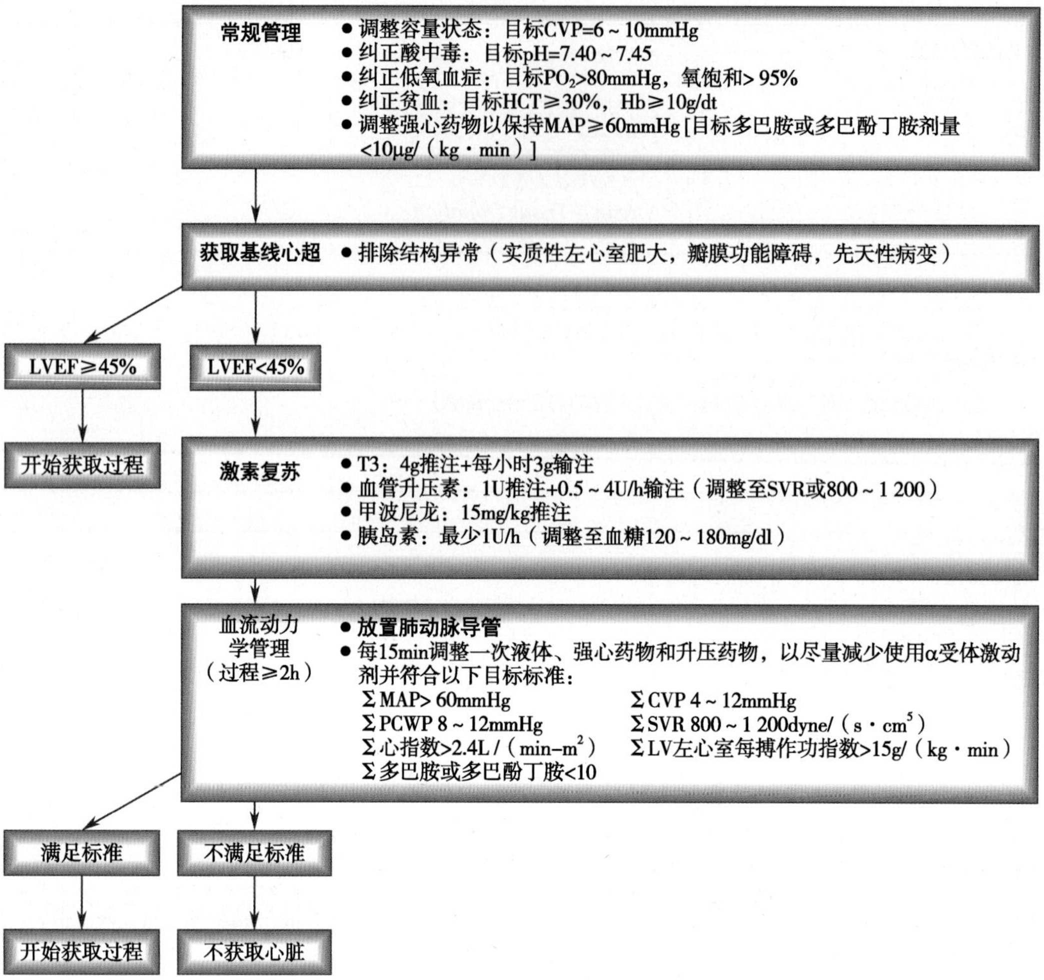

图 173-4　心脏捐献者的建议。（资料来源：Rosengard BR，Feng S，Alfrey EJ，et al. Report of the Crystal City meeting to maximize the use of organs recovered from the cadaver donor. Am J Transplant 2002；2：701-11.）

肾

由于大量甘露醇的使用和尿崩症，BD 供者通常都是循环容量不足。预防肾损伤的策略包括避免肾毒性药物和维持水化。大剂量补液可以通过纠正高钠血症而改善肾脏和肝移植物的功能[15]。与之相反，高血容量通过诱导右心应变和肺功能障碍而对心脏和肺的捐献发挥有害作用。

初始复苏主要采用晶体液。一些学会主张使用白蛋白等胶体来防止肺水肿。然而，支持这一观点的数据有限[23]。高渗盐水可以调节炎症，有利于供体复苏。但是，应密切监测血钠水平，因为高钠可加重移植物的功能损伤[29, 30]。

内分泌

激素疗法的使用是捐献者管理中争论较多的一个方面。供体在缺血后形成引起广泛垂体功能的改变[31]。给予去氨加压素治疗随后的尿崩症，可进一步使液体管理复杂化。同样，如前所述，加压素有助于增加儿茶酚胺的功能。垂体前叶功能障碍不太一致，激素的作用可以抵消促肾上腺皮质激素和促甲状腺激素的损失[32]。

最初对 HRT 的推崇是基于非随机数据显示，在给予含有三碘甲状腺原氨酸（T3）、皮质类固醇、胰岛素和血管升压素的激素混合物后，器官产量增加[6, 12, 33, 34]。因此，激素鸡尾酒疗法成为 UNOS 管理心脏捐献者的操作方案中的一部分。使用该方案，动物模型显示当给予 HRT 时血管升压药物的应用得以减少[35]。然而，更严格的研究表明，激素联合治疗的疗效尚未得到普遍支持。对 HRT 的批评主要集中在治疗的甲状腺素和激素成分上，将对其进行更密切的研究。

甲状腺素

供体的甲状腺素替代治疗在 20 世纪 80 年代后期的狒狒研究中首次实施。Novitsky 等[31]发现 T3 给药后心功能不全得以被逆转。然而，进一步的动物研究未能证明 T3 的任何益处[36]。同样，许多人类的临床研究也未能显示 T3 对心脏功能，正性肌力支持或器官产量的有益作用[37, 38]。此外，用 T4 来评估甲状腺素替代的研究已经产生了相互矛盾的结果[39]。

经修订的 UNOS 建议表明，给予加压素，利尿剂和类固醇而不是甲状腺素可能会增加器官产量[40]。BD 供体中甲状腺素给药的一项综述和荟萃分析显示，所有病例报告和回顾性研究中均有益，但在随机对照试验中，单独或与其他激素疗法联合使用均未见任何有益效果[41]。统计学问题使回顾性和前瞻性报告复杂化。迄今为止最有力的证据是这一回顾性综述；因其分析了 66 000 名捐献者的大量数据[42]。该数据集的多因素分析表明，甲状腺素给药的有益效果（每个供体获得的器官数量增加）与其他因素无关。更重要的是，甲状腺素给药不会对移植物存活产生不利影响。因此，甲状腺素的使用可根据 OPO 的具体要求和供体的生理情况而决定。

皮质激素

BD 捐献者中炎症介质的突出性在管理中起着重要作用。脑缺血增加核心炎症介质的水平，然后穿过血 - 脑屏障[43]。缺血再灌注后自由基水平的提升，增加了捐献器官中黏附分子的局部表达和白细胞（称为过路白细胞）的浸润[44]。这些活化的白细胞可以影响移植后的移植物排斥反应。一些研究表明，与亲属活体、非亲属活体，至心脏死亡捐献者相比，BD 供体肾脏排斥反应增加[45, 46]。

在供体中施用皮质激素可以减弱炎症反应，减少排斥反应和增加器官产量。甲泼尼龙通常以单次推注或滴注的形式给予，也可使用低剂量的氢化可的松[47]。这种减少的剂量可降低高血糖症和胰岛素需求，并与接受高剂量甲泼尼龙的供体保持相当的器官回收率。很少有研究评估过皮质激素与其他激素疗法的分离使用。CORTICOME 研究表明，仅接受氢化可的松的供体尽管减少了对血管升压药物的需求，但对移植物恢复并无有益作用[48]。也许有人会认为，血管活性药物用量的减少可以增加符合捐献标准的器官数量。但是，这需要在进一步的研究中进行证实。与甲状腺素给药相似，BD 供体中使用皮质激素的总体证据质量值得怀疑。大多数关于皮质激素给药的随机试验已经产生中性结果，而观察性研究通常表现出改善的血流动力学和氧合状态，增加的器官产量和改善的移植物功能。尽管有这些混杂的结果，皮质激素是用于器官供体复苏过程中广泛使用的工具。

结论

在利益与风险的认识方面，捐献者管理在重症监护中具有其特殊性：已经丧失的生命有可能影响许多其他人的生命。供体器官严重不足，需要对其进行细致的移植前管理，以提高其可用性和功能。由于低体温、酸中毒、低血容量、肺水肿、心律失常和严重的低血压，脑死亡后器官的维护极其困难。管理的重要方面包括：识别潜在供体、早期血流动力学稳定和血管升压素复苏、频繁评估器官功能和复苏终点，并在适当时机提供激素替代治疗。指定的操作方案可以帮助专注于复苏并确保形成基于证据的指南。尽管一些新的治疗方式很有希望，但还需要进一步研究。

知识点

1. 脑死亡给生理带来了深刻的变化，包括血流动力学不稳定和由于下丘脑和垂体缺血引起的内环境稳态的失控。
2. 在脑死亡捐献者的管理过程中，高达 30% 的可移植器官丢失。
3. 在宣告脑死亡后对捐献者进行目标导向管理可以增加器官产量。
4. 捐献者管理的基石包括血管内复苏、血管升压药物给药和激素替代治疗。

（袁清　张玉想 译，虎磐 审校）

参考文献

1. United Network for Organ Sharing. Organ Donation and Transplantation [Internet]. Available from <http://www.unos.org/resources/donorManagement.asp?index=2>; [cited 01.04.15].
2. Smith M. Physiologic changes during brain stem death—lessons for management of the organ donor. J Heart Lung Transplant 2004;23(Suppl. 9):S217-22.
3. Singbartl K, Murugan R, Kaynar AM, et al. Intensivist-led management of brain-dead donors is associated with an increase in organ recovery for transplantation. Am J Transplant 2011;11(7):1517-21.
4. Angel LF, Levine DJ, Restrepo MI, et al. Impact of a lung transplantation donor-management protocol on lung donation and recipient outcomes. Am J Respir Crit Care Med 2006;174(6):710-16.
5. Wood KE, Becker BN, McCartney JG, et al. Care of the potential organ donor. N Engl J Med 2004;351(26):2730-9.
6. Rosendale JD, Kauffman HM, McBride MA, et al. Aggressive pharmacologic donor management results in more transplanted organs. Transplantation 2003;75(4):482-7.
7. Shemie SD, Ross H, Pagliarello J, et al. Organ donor management in Canada: recommendations of the forum on medical management to optimize donor organ potential. CMAJ 2006;174(6):S13-30.
8. Malinoski DJ, Patel MS, Daly MC, et al. UNOS Region 5 DMG workgroup. The impact of meeting donor management goals on the number of organs transplanted per donor: results from the United Network for Organ Sharing Region 5 prospective donor management goals study. Crit Care Med 2012;40(10):2773-80.
9. Sally MB, Ewing T, Crutchfield M, Patel MS, et al. United Network for Organ Sharing (UNOS) Region 5 Donor Management Goals (DMG) Workgroup. Determining optimal threshold for glucose control in organ donors after neurologic determination of death: a United Network for Organ Sharing Region 5 Donor Management Goals Workgroup prospective analysis. J Trauma Acute Care Surg 2014;76(1):62-8.
10. Rona G. Catecholamine cardiotoxicity. J Mol Cell Cardiol 1985;17(4):291-306.
11. Bittner HB, Chen EP, Biswas SS, et al. Right ventricular dysfunction after cardiac transplantation: primarily related to status of donor heart. Ann Thorac Surg 1999;68(5):1605-11.
12. Wheeldon DR, Potter CD, Oduro A, et al. Transforming the "unacceptable" donor: outcomes from the adoption of a standardized donor management technique. J Heart Lung Transplant 1995;14(4):734-42.
13. Schnuelle P, Yard BA, Braun C, et al. Impact of donor dopamine on immediate graft function after kidney transplantation. Am J Transplant 2004;4(3):419-26.
14. De Backer D, Biston P, Devriendt J, et al. Comparison of dopamine and norepinephrine in the treatment of shock. N Engl J Med 2010;362(9):779-89.
15. Giral M, Bertola JP, Foucher Y, et al. Effect of brain-dead donor resuscitation on delayed graft function: results of a monocentric analysis. Transplantation 2007;83(9):1174-81.
16. Blasco V, Leone M, Bouvenot J, et al. Impact of intensive care on renal function before graft harvest: results of a monocentric study. Crit Care 2007;11(5):R103.
17. Rostron AJ, Avlonitis VS, Cork DMW, et al. Hemodynamic resuscitation with arginine vasopressin reduces lung injury after brain death in the transplant donor. Transplantation 2008;85(4):597-606.
18. Plurad DS, Bricker S, Neville A, et al. Arginine vasopressin significantly increases the rate of successful organ procurement in potential donors. Am J Surg 2012;204(6):856-60.
19. Bittner HB, Kendall SW, Chen EP, et al. The effects of brain death on cardiopulmonary hemodynamics and pulmonary blood flow characteristics. Chest 1995;108(5):1358-63.
20. Kaneda H, Waddell TK, Perrot MD, et al. Pre-implantation multiple cytokine mRNA expression analysis of donor lung grafts predicts survival after lung transplantation in humans. Am J Transplant 2006;6(3):544-51.
21. Avlonitis VS, Fisher AJ, Kirby JA, Dark JH. Pulmonary transplantation: the role of brain death in donor lung injury. Transplantation 2003;75(12):1928-33.
22. Fisher AJ, Donnelly SC, Pritchard G, et al. Objective assessment of criteria for selection of donor lungs suitable for transplantation. Thorax 2004;59(5):434-7.
23. Rosengard BR, Feng S, Alfrey EJ, et al. Report of the Crystal City meeting to maximize the use of organs recovered from the cadaver donor. Am J Transplant 2002;2(8):701-11.
24. Noiseux N, Nguyen B, Marsolais P, et al. Pulmonary recruitment protocol for organ donors: a new strategy to improve the rate of lung utilization. Transplant Proc 2009;41(8):3284-9.
25. The Acute Respiratory Distress Syndrome Network. Ventilation with lower tidal volumes as compared with traditional tidal volumes for acute lung injury and the acute respiratory distress syndrome. N Engl J Med 2000;342(18):1301-8.
26. Mascia L, Zavala E, Bosma K, et al. High tidal volume is associated with the development of acute lung injury after severe brain injury: an international observational study. Crit Care Med 2007;35(8):1815-20.
27. Bhandari V. Molecular mechanisms of hyperoxia-induced acute lung injury. Front Biosci 2008;13:6653-61.
28. Minambres E, Rodrigo E, Ballesteros MA, et al. Impact of restrictive fluid balance focused to increase lung procurement on renal function after kidney transplantation. Nephrol Dial Transplant 2010;25(7):2352-6.

29. Badiwala MV, Ramzy D, Tumiati LC, et al. Donor pretreatment with hypertonic saline attenuates primary allograft dysfunction: a pilot study in a porcine model. Circulation 2009;120(Suppl. 11):S206-14.
30. Tyagi R, Donaldson K, Loftus CM, Jallo J. Hypertonic saline: a clinical review. Neurosurg Rev 2007; 30(4):277-89, discussion 289-290.
31. Novitzky D, Cooper DKC, Rosendale JD, Kauffman HM. Hormonal therapy of the brain-dead organ donor: experimental and clinical studies. Transplantation 2006;82(11):1396-401.
32. Novitzky D, Cooper DK, Reichart B. Hemodynamic and metabolic responses to hormonal therapy in brain-dead potential organ donors. Transplantation 1987;43(6):852-4.
33. Rosendale JD, Kauffman HM, McBride MA, et al. Hormonal resuscitation yields more transplanted hearts, with improved early function. Transplantation 2003;75(8):1336-41.
34. Abdelnour T, Rieke S. Relationship of hormonal resuscitation therapy and central venous pressure on increasing organs for transplant. J Heart Lung Transplant 2009;28(5):480-5.
35. Hing AJ, Hicks M, Garlick SR, et al. The effects of hormone resuscitation on cardiac function and hemodynamics in a porcine brain-dead organ donor model. Am J Transplant 2007;7(4):809-17.
36. Watson A, Gao L, Sun L, et al. 313: Exogenous T3 causes acute pulmonary hypertension in a porcine model of brain death. J Heart Lung Transplant 2010;29(2 Suppl. 1):S105-6.
37. James SR, Ranasinghe AM, Venkateswaran R, et al. The effects of acute triiodothyronine therapy on myocardial gene expression in brainstem dead cardiac donors. J Clin Endocrinol Metab 2010;95(3): 1338-43.
38. Venkateswaran RV, Steeds RP, Quinn DW, et al. The haemodynamic effects of adjunctive hormone therapy in potential heart donors: a prospective randomized double-blind factorially designed controlled trial. Eur Heart J 2009;30(14):1771-80.
39. Salim A, Martin M, Brown C, et al. Using thyroid hormone in brain-dead donors to maximize the number of organs available for transplantation. Clin Transplant 2007;21(3):405-9.
40. Selck FW, Deb P, Grossman EB. Deceased organ donor characteristics and clinical interventions associated with organ yield. Am J Transplant 2008;8(5):965-74.
41. Macdonald PS, Aneman A, Bhonagiri D, et al. A systematic review and meta-analysis of clinical trial of thyroid hormone administration to brain dead potential organ donors. Crit Care Med 2012;40(5): 1635-44.
42. Novitzky D, Mi Z, Sun Q, et al. Thyroid hormone therapy in the management of 63,593 brain-dead organ donors: a retrospective analysis. Transplantation 2014;98(10):1119-27.
43. McKeating EG, Andrews PJ, Signorini DF, Mascia L. Transcranial cytokine gradients in patients requiring intensive care after acute brain injury. Br J Anaesth 1997;78(5):520-3.
44. Hevesi ZG, Lopukhin SY, Angelini G, Coursin DB. Supportive care after brain death for the donor candidate. Int Anesthesiol Clin 2006;44(3):21-34.
45. Hariharan S, Johnson CP, Bresnahan BA, et al. Improved graft survival after renal transplantation in the United States, 1988 to 1996. N Engl J Med 2000;342(9):605-12.
46. Stangl M, Zerkaulen T, Theodorakis J, et al. Influence of brain death on cytokine release in organ donors and renal transplants. Transplant Proc 2001;33(1-2):1284-5.
47. Dhar R, Cotton C, Coleman J, et al. Comparison of high- and low-dose corticosteroid regimens for organ donor management. J Crit Care 2013;28(1):111.e1-7.
48. Pinsard M, Ragot S, Mertes PM, et al. Interest of low-dose hydrocortisone therapy during brain-dead organ donor resuscitation: the CORTICOME study. Crit Care 2014;18(4):R158.

174 心源性死亡器官捐献（无心跳器官捐献）

Stephanie Grace Yi and Sherilyn Gordon Burroughs

历史展望

可供移植器官与接受移植患者之间数量差距越来越大，已经成为降低受体等待时间和供体死亡的关键阻碍。在1970年美国堪萨斯州第一份脑死亡法通过之前[1]，心源性死亡器官捐献（donation after cardiac death，DCD）是美国器官捐献的主要方式。判定器官捐献者死亡是依据传统心肺标准——即在没有心脏搏动情况下脉搏和血压消失。

早期移植器官获取策略相对简单且没有固定规则，这延长了DCD后缺血时间（从供体循环停止到冷灌注的时间）并产生诸多不良后果[2]。器官捐献者死亡情况多样性（反映为移植器官缺血时长的变化）对DCD移植结果影响直到进行大量脑死亡后器官捐献（donation after brain death，DBD）才得以显现。

重症医师在治疗几乎无法恢复的中枢神经系统（central nervous system，CNS）疾病的临床实践中，维持患者重要脏器生理功能的能力不断提升，这时就需要进行脑死亡诊断。脑死亡概念首次在1965年英格兰举行的CIBA会议上被提出，并随后在1968年由哈佛医学院正式通过诊断标准[1,3]。此后关于死亡和死亡时间的确切定义以及无效治疗概念引发了新一轮争论。“确认死亡，同时维持潜在器官捐献者血流灌注，确保最大限度地缩短缺血时间（warm ischemia time，WIT）和降低移植器官损伤”——随着在医学上、哲学上和法律上对这一崭新理念的接受，器官移植技术发生革命性改变。由于早期进行DBD器官捐献展示出较好的预后，DCD器官移植施行出现下滑，并随后被弃之不用[4]。

随着DBD器官移植技术成功以及医学和外科技术成熟和进步，器官移植数量呈现出指数性增长。1984年美国国家器官移植法案的通过促使器官共享联合网络（United Network for Organ Sharing，UNOS）形成。这是一家提供移植器官获取机构（organ procurement organizations，OPOs）标准化基础，并覆盖全美和“移植器官获取和移植网络组织（Organ Procurement and Transplantation Network，OPTN）”的一家非营利性组织。早期OPTN数据显示，在1988年进行10 794例死亡器官移植[5]。6年后，这一数字增加到15 210例，增加将近50%。此外，来自死亡捐献者肺移植数量从每年33例增加到708例。随着DBD供体引入，肠移植也相应增加。第一次肠道移植于1990年进行。截至1994年，96例肠功能衰竭患者接受了肠道移植手术[5]。伴随着重症医学进步，终末期患者死亡率出现降低，进而导致等待器官移植数量增加和死亡患者减少。这被称为器官供应和移植需求之间不断加深的“鸿沟”。例如，尽管1995年移植中心和利用活体进行器官移植数量出现增加，只有33%已注册等待肾脏移植受者接受移植手术[5]。然而，这一比例在1998——2002年下降至10%[6]。

甚至，来自年轻供者和先前健康DBD供者移植由于受到来自枪支管控、机动车安全控制（气囊、安全带和降低血液酒精浓度）和头盔使用等诸多法律层面改变而出现停滞。这些法律措施降低了创伤死亡率并改变DBD器官移植临床特征[7]。典型DBD供者人口学特征从被考虑为由于致命性头部创伤而导致脑死亡年轻健康人转变为遭受神经血管疾病损害而导致脑死亡老年人。这一转变破坏了利用DBD供者进行器官移植某些优势，并促使对其他移植途径的寻求。

由于活体捐献器官的应用赶不上器官捐献者使用的进度，诸如再生医学和基因/细胞治疗、各类机械辅助设备和异种器官移植（利用源于动物的移植器官）等各类层出不穷的方案来治疗终末器官疾病，并且器官替代技术也已经被研发出来。然而，这些治疗方案并没能取代历经考验器官替代技术。进一步来说，社会和法律途径相关活动，包括提高公众意识、组织器官注册登记活动和取得知情同意权利（要求个人有权利不提供器官移植来阻止临终器官捐献）可能已经由于文化和哲学上抵制而达到高峰。因此，器官移植正在再一次利用来自DCD的器官进行。

在20世纪90年代早期，马斯特里赫特德国移植组（Maastricht German Transplant Group）重新点燃对DCD移植[8]的兴趣。他们经过研究发现，接受DCD和DBD肾移植移植受者具有同等远期移植结果[9]。DeVita强调，匹兹堡大学医学中心（University of Pittsburgh Medical Center，UPMC）制定全美首个器官移植机构相关法规来批准和管理DCD器官移植[10]。当很多患者/家属在不得不撤掉维持生命治疗设备后请求参与捐献器官时，这一法规需求彰显出来。这一需求超出目前器官捐献政策和指南纲领。UPMC器官移植政策成为第一个使用心肺标准来为移植器官的获取而判定死亡具体实例[11]。此外，这一法规成为器官移植发展的一座里程碑。从那时起，DCD 已被全美很多器官获取组织和医院所采用。在 2006 年 12 月之前，OPTN 法规要求所有 OPTN 成员都要有一个生效 DCD 器官捐献者协议。甚至，联合委员会现在要求所有经认可器官移植机构制定和实施标准化的 DCD 器官移植法规[12]。

在对伦理问题和器官移植结果进行十余年持续调查之后，有关 DCD 几个关键问题在非专业人士和医疗界都存有争议。这些争议包括：①识别潜在 DCD 供体标准，从而避免“失败的”DCD 器官移植相关资金和情感负担；② DCD 供体管理优化；③ DCD 器官获取标准化，以保证具有可重复结果较为成功的多学科协作。在简要讨论 DCD 定义和当前地位后，本章将深入探讨这些问题。

表 174-1 Maastricht 心源性死亡后捐献分类[16, 17]

类别	描述	条件
1	院外心搏骤停未进行心肺复苏	不可控
2	院外或院内心搏骤停后进行心肺复苏	不可控
3	在有计划地撤除生命支持后心搏骤停	可控
4	脑死亡后患者心搏骤停等待器官捐献	不可控
5*	ICU 意外心搏骤停	不可控

资料来源：Koostra G，Daemen JHC，Oomen APA. Categories of non-heart-beating donors. Transplant Proc 1995; 27: 2893-4.

*资料来源：Sánchez-Fructuoso AI，Prats D，Torrente J，et al. Renal transplantation from non-heart-beating donors: a promising alternative to enlarge the donor pool. J Am Soc Nephrol 2000; 11: 3.

心源性死亡器官供者的认定和分类

虽然看似直截了当，DCD 器官捐献成功之处在于对器官捐献者识别和分类，对死亡进行恰当判定，遵守当地死亡宣告和器官获取之间规定等待时间的相关政策，以及对 DCD 排除标准的熟悉。

DCD 器官移植第一步是识别潜在器官捐献者以求在器官获取前有充足时间准备和保留最佳器官功能。DCD 被定义为死亡判定后的器官获取，其特征是患者已经出现不可逆心肺功能丧失[13]。重症监护医生和 OPO 工作人员必须熟悉使患者有资格成为潜在 DCD 器官供者诊断程序和临床情况。潜在器官捐献者是那些正在计划放弃维持生命无效治疗的患者。由于器官功能最佳保留是通过临终医疗协作来完成，因此，当无法知晓患者对器官捐赠意愿或患者治疗到临终前，才同意进行 DCD 器官捐献时，移植器官质量可能会受到影响。在试图教育医务人员和家庭成员而花费很多时间过程中，移植器官适用性可能会有所降低。此外，主治医师必须确保正在进行生命维持治疗的患者其生命维持治疗撤除必须与器官捐献决定相互独立。目前，OPO 负责协调手术恢复、保存和运输移植器官和组织的事务[14]。一旦患者因自然原因或生命支持系统撤除而即将死亡时，OPO 应在 1 小时内知晓。

曾经流行的在器官捐赠知情同意有效前通过放置血管和/或腹腔导管来注入器官保存冷液来管理 DCD 器官捐赠候选者的做法[15]，现在大部分已经被放弃，这种做法引起了医学界和民间团体的争论。此外，与很多欧洲国家不同，美国没有一个州将这一设想的知情同意规定写入法律。

1994 年[16]Maastricht Group 制定并于 2000 年[17]修订分类大纲促进 DCD 器官捐献管理。Maastricht 分类根据心血管死亡发生条件来定义潜在器官捐赠者。对心肺功能衰竭不受控制或突发的（第 1、第 2、第 4 和第 5 类）器官捐献者和撤除无效生命维持支持后在控制状态下出现死亡（依据心肺标准）器官捐献者（第 3 类）进行明确区分。改进的 Maastricht 分类在表 174-1 列出。美国东北部最近医疗计划包括培训院前工作人员在心搏骤停（第 2 类）进行心肺复苏失败后与事先知情同意的家属进行快速交谈来确定潜在 DCD 器官供者[18]。第 3 类器官捐献者占美国和欧洲 DCD 器官捐献者的大多数。根据 Maastricht 分类，很难比较 DCD 移植结果，因为很少有学者在报告 DCD 时使用这种分类。因此，为了统一起见，本章其余部分将集中讨论第 3 类器官捐献者。

第 3 类标准分类概述于图 174-1（UNOS 心源性死亡后临床路径，UNOS Critical Pathway for DCD）。典型的患者可能有以下特点：缺乏或过度活跃的呼吸动力，缺乏足够的呼吸肌肉力量，在不给予正性肌力药或升压药下出现严重的低氧血症或血液循环不足。这些患者通常使用呼吸机或机械循环辅助设备，如心室辅助设备（ventricular assist devices，VAD）或主动脉内球囊泵进行支持治疗。这些患者可能也经历过严重的神经损伤，但可能没有达到脑死亡标准。意识清醒的患者通常会发展成退行性神经肌肉疾病或终末期心肺疾病，通常依赖呼吸机或心室辅助设备。这些患者或他们的家人可能决定中止维持生命的支持治疗，并要求捐献他们的器官。

另一类 DCD 器官捐献者包括即将因心肺疾病而死亡的患者。器官捐献时机要么根据患者/家庭撤除治疗的要求而可预测，要么由于撤除治疗前心搏骤停而无法预测。考虑到 DCD 器官供者会出现组织器官灌注不全，为了将器官缺血程度最小化，立刻识别死亡是必需的，特别是在不可预料心搏骤停出现的情况下。在不受控制条件下从 DCD 供者获得移植器官在技术上是可行的，但由于患者体内缺血性损伤，在生理上却不甚理想。

人们提出各种各样的方法来帮助医生识别死亡，是基于心音、脉搏、呼吸和对刺激反应的消失原则。医学研究所（Institute of Medicine，IOM）[19]推荐动脉内监测或多普勒研究等验证性试验可用来帮助识别死亡；然而，这些试验目前还没有被广泛接受。2006 年一家 DCD 工作组[13]指出，心电图上心电沉默并不是决定死亡的必要条件，但它足以提示血液循环的消失。

然而，对于排除自发性非辅助心肺复苏或自主复苏所要求的观察时间，并没有达成一致观点。DCD 工作组[13]和重症监护医学协会(Society of Critical Care Medicien，SCCM)[20]建议，确认自主血液循环消失应至少观察 2 分钟，但不应超过 5 分钟。这些建议适用于血液循环停止和死亡宣布之间的时期，而不适用于死亡宣布和移植器官获取之间的时期。Fugate 等发现美国国内 DCD 诸多程序之中的复杂多变，特别是在确定潜在器官捐献者的观察时间来排除自主复苏上[21]。虽然大多数医疗中心都遵守 2～5 分钟观察期，但是在宣布死亡前还是宣布死亡后开始定义这段时期却有很大出入，这暗示着总共有 10 分钟时间变化出入。一项由 Dhanani 等进行的有关确定 DCD 器官供者死亡时间的前瞻性研究显示，死亡宣布后动脉血压(blood pressure，BP)恢复最长时间是 89 秒[22]。此外，在 41 例接受测试的患者中仅有 4 例患者在心肺循环停止后恢复血压；然而，这段时间只持续了 1～172 秒。考虑到观察时间的多变性和数据有限性，有必要制定指导方案来准确确定不可逆循环最短时间。目前，当地器官移植程序被用来规定移植器官获取前死亡宣布和观察时长的相关要求。

UNOS心源性死亡后　　　　患者姓名：

器官移植临床路径（DCD）　　　　UNOS ID号：

临床协作	Ⅰ期 识别&推荐	Ⅱ期 初级评估	Ⅲ期 家庭讨论& 知情同意	Ⅳ期 综合性评价& 器官供者管理	Ⅴ期 生命支持撤除/ 死亡宣布/器官恢复
下列医学人士会参与DCD器官捐献过程： 请仔细查看以下： ○ 医师（MD） ○ 重症监护注册护士 ○ 护士长 ○ 法医/验尸官 ○ 呼吸治疗（RT） ○ 实验室 ○ 药房 ○ 放射 ○ 麻醉 ○ 手术/外科人员 ○ 牧师 ○ 社会工作者 ○ 器官捐献协调员（OPC） ○ 人体器官获取组织（OPO）	在撤除生命支持之前，为满足下列标准的任何病人联系当地的人体器官获取组织： ○ 神经系统损伤加重和/或其他器官衰竭要求机械通气或循环支持 ○ 家庭和/或医疗团队发起关于撤除生命支持的谈话 在推荐进行器官移植后，一起制定撤除生命支持后的其他医疗评估来确定一小时以内死亡发生的可能性（或者在医疗小组和人体器官获取组织所决定的特定时间限度内） 病人状况包括以下情况： ○ **呼吸机依赖的呼吸功能不全：**呼吸暂停或严重呼吸不足在应用呼吸机的情况下呼吸频率增快≥30次/分钟 ○ **依赖机械循环支持**（左心室辅助设备；右心室辅助设备；动静脉膜肺；心脏起搏器非辅助节律<30次/分钟） ○ **严重的缺氧：**PEEP≥10且SaO_2<92%；氧浓度≥50%且SaO_2<92%；需要V-V膜肺治疗 ○ **依赖药物循环支持：**去甲肾上腺素，肾上腺素或苯肾上腺素≥0.2ug/kg/min；多巴胺≥15ug/kg/min ○ **主动脉内球囊反搏术（IABP）和正性肌力药物支持：**IABP 1:1且多巴酚丁胺或多巴胺≥10 ug/kg/min；和心脏指数（CI）<2.2 L/min/m^2；IABP 1:1 & CI≤1.5 L/min/m^2	医师 ○ 支持放弃治疗并已经与家属就患者较差预后进行沟通 ○ 与器官捐献协调员（OPC）回顾DCD过程 ○ 将会参与放弃治疗/死亡宣布 ○ 将指定某人参加放弃治疗和/或死亡宣布家庭 **家庭** ○ 已经接受了病人糟糕的预后 ○ 理解了预后 ○ 与治疗团队协作，决定放弃治疗 病人 ○ 年龄________ ○ 体重________ ○ 身高________ ○ ABO血型________ ○ 医疗病史________ ○ 外科治疗病史______ ○ 社会史________ ○ 在放弃治疗后1小时内死亡 （通过协作评估决定：受伤，生命支持的水平，呼吸驱动力评估）	○ 提供给家庭的支持性服务 ○ 器官捐献协调员/医院工作人员走近家庭谈论器官捐献的若干选择 ○ 合法直系亲属完全得知器官捐献选择和移植器官获取过程 ○ 合法直系亲属对放弃治疗后DCD器官捐献知情同意 ○ 在放弃治疗时，家属提供到现场的机会 ○ 器官捐献协调员得到____亲眼看到来自合法直系亲属对DCD器官捐献的知情同意____签名 知情同意 时间__________ 日期______________ __________详细的医疗/社会史 器官捐献的通知 ○ 医院主管人 ○ 医疗人员/验尸官被通知________ 医疗人员/验尸官&发布器官捐献的通知________医疗人员/验尸官的行为受限 停止这些步骤如果– ○ 家庭，医疗人员/验尸官拒绝知情同意 ○ 病人决定不适合进行DCD器官移植 ○ 病人在评估期间进展到脑死亡–参照脑死亡步骤	○ 临床医师与人体器官获取组织一起协作，实施管理指南 ○ 确定放弃治疗的地点和时间 ○ 回顾撤除生命支持的方案，这些方案包括： –医师宣告 （应该在患者撤除治疗时在场，死亡判定，并且不应是移植团队中的一员） –体贴般地治疗 –拔管和呼吸机支持中断 –如果病人在撤除治疗后生存超过1小时或先前决定的时间间隔，制定继续支持治疗的方案 ○ 通知 手术室/麻醉______ 回顾病人的临床救治过程，治疗放弃方案和移植器官外科取出程序______ 计划手术时间 ○ 通知移植器官获取团队 ○ 为病人准备运送到计划好的区域进行放弃治疗 ○ 病人转运到先前规划的区域 ○ 注意：临床上是否应该要求临终前股动脉置管，下列条件应该回顾： –家庭知情同意或理解 –医师置管 –置管的位置和时间 –如果死亡没有出现，决定管路是否应该移除	○ 放弃治疗出现在 _____手术室 _____重症监护室 _____其他 _________ ○ 为放弃治疗家庭出现 _____是 _____否 ○ 手术/手术室预备并且设备准备就绪 ○ 移植团队在手术室（在放弃治疗时不出现） ○ 治疗团队出现 ○ 给予先前批准的药物（e.g.肝素/酚妥拉明） ○ **依据医院/医师实践指南放弃支持治疗** **时间** __________ **日期** __________ ○ **每分钟生命体征被监测和记录（见附页）** ○ **病人被宣告死亡和合适文件被填写** **时间** __________ **日期** __________ **医师** __________ ○ 移植团队在死亡宣告后在先前确定的时间开始外科取出移植器官 ○ 依据OPTN/U NOS规则，分配器官 ○ **如果在放弃治疗后1小时或先前确定的时间之内，病人没有心源性死亡-停止步骤。病人被运送到先前确定的区域继续进行支持治疗。** ○ 给予死后关怀

实验室/诊断学		○ ABO血型 ○ 电解质 ○ 肝功能试验 ○ P T/PTT ○ 差异性全血细胞计数 ○ β-HCG（女性病人） ○ 动脉血气		重复实验室的所有检测项目此外： ○ 血清学检测 ○ 感染性疾病谱 ○ 血培养×2 ○ 尿液分析&尿培养 ○ 痰培养 ○ 组织分型	
呼吸	○ 维持呼吸机支持 → ○ 必要时肺部洁净 →	○ 呼吸驱动评估 呼吸频率______ 潮气量______ 每分钟静息通气量____ 最大吸气负压______ 脱离呼吸机分钟数____ ○ 脱离呼吸机时的血流动力学 心率________ 血压________ 血氧饱和度________	○ 必要时行动脉血气分析 ○ 通知呼吸治疗师放弃治疗的位置和时间 →	○ 用尽可能最低的氧浓度进行转运呼吸机转运，同时维持氧饱和>90%	
治疗/接下来的治疗	保持标准护理包括： → ○ 每1小时生命体征 ○ 每1小时出入量				○ 在病例终结时进行死后关怀
用药				○ 医师在与器官捐献协调员咨询后提供药物	○ 在撤除治疗前给予肝素和其他药物
最佳的结果	合适的DCD器官捐献者被发现&并被推荐至器官获取组织	器官捐献者被评价&被发现适合于器官捐献	家庭被提供器官捐献的选择&他们的决定是被支持的	最佳的器官功能被维持，放弃治疗方案确立，并且相关人员准备进行移植器官获取	死亡在放弃治疗1小时内出现，所有适合移植的器官和组织被获取等待移植

此表由健康资源和服务管理局（HRSA）231-00-0115协议所支持

图 174-1 UNOS 心源性死亡后器官移植临床路径（DCD）

识别 DCD 潜在器官供者一个重要之处包括预测撤除生命支持后 30～60 分钟（取决于待获取器官）迅速发生生理功能恶化和死亡[13]。由于移植器官的热缺血程度不同，供体在规定时间内如不能出现心源性死亡，这将使供者失去器官移植资格。年龄、并发症和终末期升压药需求等因素可作为预测因素；然而，并没有普遍适用的严格标准[23]。威斯康星大学 Lewis 等开发了一种利用临床指标来预测 DCD 潜在器官捐献适用性[24]的工具。这引发了指导方案的改进来预测撤除生命支持后 2 小时内循环功能停止致死的可能性。Kaufman 等提出四个容易获得的临床标准：①要求利用升压药来维持血压（blood pressure，BP）；②没有原发性脑损伤证据；③机械通气≥6 天；④呼吸频率小于 20 次 / 分钟（无机械通气的情况下）[25]。他们注意到在撤除生命支持治疗后 60 分钟内，有两个以上指标能够准确预测死亡，敏感性和特异性分别为 81% 和 78%。对既往在 DCD 数据进行有力分析将使重症监护人员和 OPO 工作人员能够精确地识别潜在 DCD 器官捐献者，并帮助医院和“无法控制疾病进展”的器官捐献者们减轻经济影响和不必要的资源损失，还能在心理脆弱时期避免对器官捐献者家庭带来不必要的焦虑和失望情绪。

熟悉 DCD 相对和绝对禁忌证很重要，其中一些禁忌证与 DBD 禁忌证有重叠之处。这些禁忌证包括腹部经过多次手术，活动性脓毒症，活动性或最近颅外原发恶性肿瘤，以及活动性乙肝病毒感染。关于病毒情况，OPO 非常擅长进行快速血清学检测，以排除潜在病毒感染，并应尽早启动检测。

心源性死亡后器官捐献目前的地位

移植数量

UNOS 发布美国移植相关数据，并已经报告了从 1994 年以来 DCD 统计的数据。这些数据在 UNOS 网站（www.unos.org）和 UNOS 年度报告上可以获取。从 20 世纪 90 年代中叶到 21 世纪初每年 DCD 器官捐献者数量稳定地增长（表 174-2）。总的来说，在 1993 年，共进行 42 例 DCD 器官移植，这一数量代表这 1 年 <1% 的总移植器官移植的数量。在 2012 年，DCD 器官移植出现 12 倍的增长，即 12% 全部器官移植数量[5]。

结果

尽管存在伦理争议，DCD 移植广泛接受的真正障碍是早期 DCD 器官移植观察到的不良结果。由于出现心肺功能衰竭相关缺血损伤[10]，以原发性功能缺失、移植物功能延迟恢复（delayed graft function，DGF）和（或）移植物生存期缩短

表 174-2　DCD 占每年全部死亡后器官捐献的比例[5]

年份	死亡器官供者数量	DCD 供者数量	DCD 占总器官供者的比例
1993	4 861	42	0.86
1995	5 362	64	1.2
1997	5 478	78	1.43
1999	5 825	87	1.49
2000	5 985	104	1.74
2001	6 080	169	2.77
2002	6 190	156	2.52
2003	6 456	268	4.15
2004	7 150	319	4.46
2005	7 593	556	7.32
2006	8 019	538	6.71
2007	8 086	793	9.8
2008	7 990	728	9.11
2009	8 022	803	10.01
2010	7 943	831	10.46
2011	8 125	956	11.77
2012	8 144	993	12.19

DCD：心源性死亡后器官捐献。

为特征的器官功能不良一直威胁着 DCD 器官移植成功。尽管这些观察在当时确实存在，但它们是在早期器官移植的经验中积累，一开始就被时代偏见所笼罩。

在细胞水平上，DBD 和 DCD 器官移植展示出不同的损伤机制。DBD 损伤特点是由于脑死亡导致血清儿茶酚胺激增，这导致低血压和随后器官血流灌注不足。动物研究表明，炎性细胞因子如 IL-1、IL-6 和 IL-8 可能进一步加重 DBD 器官血流动力学不稳定性，这些炎症细胞因子直接影响肾移植物功能[26]。DCD 肾移植体内研究结果显示，与 DBD 移植相比，DCD 移植炎症标记物[27]产生更少；然而，这些研究表明，长时间缺血导致其他损伤，这些损伤主要是与缺氧有关。Rosenberger 等发现缺氧诱导因子与肾同种异体移植物缺血时间有关[28]。这些结果表明，DCD 移植相关移植物功能延迟恢复增高的发生率与缺氧特异性（在某些情况下可能是可逆的）损伤有关。早期 DCD 移植失败的教训是新陈代谢活跃，肾皮质、胆道上皮、肺泡和胰岛对缺血敏感，因为缺血性损伤可有多种表现形式，例如急性肾小管坏死、缺血型胆道狭窄（ischemic-type biliary strictures，ITBS）、肺纤维化、胰岛 β 细胞功能受损等，并且这些表现直接或间接导致较差移植功能和诸多长期并发症[29-31]。然而，各个器官移植近期结果都有所改善。

肾脏

最近数据显示，DCD 对比 DBD 移植的结果是相同的。

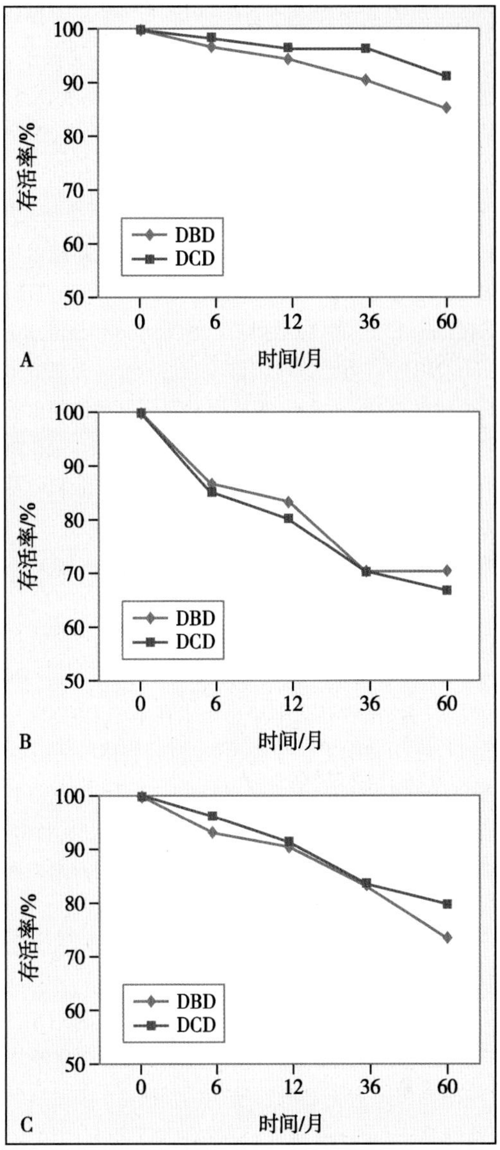

图 174-2　A，肾移植后移植物 10 年存活率（脑死亡后器官捐献 vs 心源性死亡后器官捐献）[33]；B，心源性死亡后胰腺肾脏联合移植目前的移植结果[33]；C，心源性死亡后胰腺移植目前的移植结果[33]。DBD：脑死亡后器官捐献；DCD：心源性死亡后器官捐献

Droupy 等报道，移植结果改善，并展示对照组接受 DCD 肾移植中长期患者和移植物生存率与接受 DBD 肾移植结果一致或相当[32]。此外，Droupy 等报道，接受检查 10 年的 DCD 和 DBD 移植肾，尽管 DCD 组具有更高的最初移植肾功能延迟恢复（delayed graft function，DGF）发生率，但两组具有相等生存率。Salvaggio 等分析 UNOS/OPTN 数据，得到类似结果[33]（图 174-2A）。最近，Summers 等评估英国肾移植注册数据，发现 DCD 与 DBD 受者 5 年肾移植生存率无统计学差异（$P=0.97$）[34]。影响移植物功能的因素包括供者年龄 >60 岁（与供体年龄小于 40 岁相比较）和更长的缺血时间（cold ischemia time，CIT；>24 小时与 <12 小时相比较）。这些因素与 DCD 和 DBD 移植存活率降低有关[35]。采用脉动

式灌注泵可以降低两种移植受者的DGF发生率。灌注泵通常被成功地用于标准和扩大标准的死者供体肾移植，并被越来越多地用于DCD肾移植。Lodhi等报道，与DCD移植肾冷藏相比，DCD肾移植受者脉动灌注相关的DGF风险降低，这与DBD肾移植受者的观察相似[36]。Bathini等进行荟萃分析显示，冷灌注泵的使用显示移植物存活1年趋势；然而，总体差异并不显著[37]。在DCD移植后，其他可以最大限度地发挥移植物功能，减少损伤的方法，包括原位灌注（ex situ perfusion，ESP）和常温区域灌注（normo-thermic regional perfusion，NRP）。常温区域灌注利用温暖的、含氧的血液循环来减少肾脏损伤。Valero等发现常温区域灌注能够显著降低原发性移植物无功能（primary graft nonfunctiona，PGNF）和DGF[38]发生；然而，这些发现应该通过进行随机临床研究来证实。

胰腺

DCD胰腺移植的许多结果数据来自胰肾联合移植（simultaneous pancreas-kidney，SPK）病例。这些数据表明，DCD胰腺移植受者的移植物存活率和患者生存率与DBD胰腺移植受者相似（图174-2B）[33]。单纯性DCD胰腺移植采用与DCD胰肾联合移植相同的方案，取得良好效果[33]（图174-2C）。Siskind等分析1996—2012年UNOS数据，发现DCD和DBD胰腺移植受者1年、3年、10年和15年移植物存活率和患者生存率无统计学差异[39]。

肝脏

早期对DCD肝移植的研究结果不容乐观，与DBD肝移植受者相比，移植物存活率和患者生存率都显著降低[40]。此外，这些研究报道有更高的移植受体发病率和死亡率[41,42]。然而，最近关于DCD肝移植的研究取得了更好的结果。Abt等报道DCD肝移植受者的中长期存活率；然而，与其他接受DCD移植的患者相比，这意义不大[43]。他们还发现接受DCD肝移植患者1年和3年生存率与接受DBD肝移植的患者相似；然而，DCD肝移植的移植物存活率较低（表174-3）[43]。Dubbeld等研究发现，在不同供者年龄、不同血清转氨酶水平、不同重症监护室住院时间和升压药时，DCD和DBD肝移植受者的1年和3年患者生存率和移植物存活率无统计学差异。然而，与DBD移植相比，DCD移植是缺血性胆管狭窄（ischemic-type biliary strictures，ITBS）的一个危险因素（$P<0.001$）[44]。此外，DCD肝移植的存活率对热缺血时间的时长更敏感，因此证明循环停止后25～30分钟的移植器官获取是合理的（而肾移植的移植器官获取时长高达60分钟）。然而，应该进行进一步的研究来确定最大限度提高DCD肝移植质量的治疗方案。

表174-3 心源性死亡和脑死亡后器官捐献肝移植1年和3年结局

移植物类型	移植后年数	移植物存活率	患者生存率
心源性死亡后器官捐献	1	70.20%	79.70%
	3	63.30%	72.10%
脑死亡后器官捐献	1	80.40%	85.00%
	3	72.10%	77.40%

肺脏

随着DCD肺移植结果的不断改善，DCD肺移植迅速增加，这促使临床医生考虑应用这些先前不被看好的移植技术[45]。来自国际心脏和肺移植组织（International Society For Heart And Lung Transplantation，ISHLT）注册数据显示，DCD肺移植患者30天死亡率小于3%，并且1年生存率为89%，与DBD器官移植观察到的患者相比，结果没有统计学差异[46]。来自英国DCD肺移植指导小组另外一组数据显示，DCD和DBD移植1年生存率相当（$P=0.9$）[47]。最大程度发挥移植物功能的一种不断改进的策略是ESP或体外灌注，这一技术在肺移植中已经进行一些研究，并获得一些有关DCD移植初步数据。ESP通过在水肿消退后对生化标志物进行评价来重新评估移植物的功能。Cypel等通过实验，在与对照组进行对比后，报道了原发性移植物功能障碍、30天死亡率和1年原位灌注存活率的类似结果[48]。50例肺移植中有22例是DCD移植。这种安全的技术可以帮助更好地判断出移植物能否用于移植，并可以改善移植的结果。

心脏

心源性死亡后心脏移植的资料很少。自1996年以来，只有5例儿童接受了DCD心脏移植。结果是不具有结论性的，因为心脏移植受者的数量有限[5]。由于不可避免的热缺血，心源性死亡后移植心脏难以进行移植。然而，DCD心脏移植在技术上是可行的。第一例人类心脏移植手术是在40年前通过使用一颗经电击后功能良好的DCD心脏而进行的[49]。随着预处理治疗的出现，DCD心脏移植将迎来一个新的时代。

由于先前提到的OPTN和联合委员会规定，在1年内通过人体移植器官获取组织（OPOs）进行DCD器官移植的数量正在增加。在去年的报告中，58个器官获取组织中有56个组织促成了至少一个DCD器官移植。大部分DCD移植器官是肾脏（1593年）[5]。目前经过不断实践和改进，双死亡供体（DBD vs DCD）移植模式已经转变为扩大型的标准模式，而潜在DCD供者可能会基于特定因素符合许多标准中的某一条，从而进入这一模式之中参与器官移植。与最适DCD移植相比，DBD或DCD移植由于存在明显不同的扩大标准，可能导致移植失败的风险更高。下一个合乎逻辑的问题是，是否增长的DCD移植器官数量已经影响了移植量和受体移植的结果，或者是否由于广泛应用DCD移植，而使本来进行DBD移植的供者转变为DCD移植，而不增加移植数量。这些问题将在本章最后一节中讨论。

DCD 供体管理原则

由于 DCD 供体的每个器官都存在一定程度不可避免的缺血损伤，因此提出增加移植物存活力几种保护策略。在临终前或术中阶段可以考虑进行。

临终前

1. 放置大口径动脉导管和静脉导管来灌注低温保存液[14]。
2. 给予全身抗凝剂如肝素（30 000U）以及重组组织型纤溶酶原激活物（50mg）[50]或链激酶[51]预防低血流状态下血栓形成。
3. 给予血管扩张剂，如酚妥拉明、氯丙嗪或三氟拉嗪来预防缺氧和急剧增加的高浓度儿茶酚胺引起的令人痛苦的血管痉挛[52, 53]。
4. 缺血预适应：短暂的缺血触发保护机制，从而促使心搏骤停时的代偿性组织生理学功能被启动。这被认为是由热休克蛋白介导的[54, 55]。这一效应已经在去氧肾上腺素作用下无心跳心脏移植的动物模型中观察到[56]。

然而，这些死亡前措施使用是有限的，因为它们不属于标准临终治疗的一部分[57]，而且一些人认为这些措施可能会加速死亡。美国重症医学会（Society of Critical Care Medicine，SCCM）和美国医学研究所（Institute of Medicine，IOM）表明，只要这些药物和设备不会对患者造成重大伤害[58, 59]，并确实获得家属同意，就可以使用它们。它们对患者没有直接好处的观点随后被患者最终愿意捐献器官的事实所推翻。

外科

外科手术的操作遵守以上提到的原则。人体移植器官获取小组在患者死亡时不需到场。器官移植是在大量人员、设备和资源的充足准备后，精密协调下迅速完成的。为了做到这一点，手术团队在患者到达手术室（operating room，OR）时为患者做好准备并铺单。手术小组成员按 OPO 工作人员所要求的必要仪器和各种操作程序准备，以确保万无一失。然后，手术小组被请出手术室，如果患者在规定的时间内宣告死亡，则该手术小组会被手术室工作人员所通知。在放弃生命支持和切开遗体前，OPO 工作人员将会填写一份监测表（图 174-3），详细记录每分钟的血流动力学和氧合数据。

一旦患者被宣告死亡，手术团队就会穿好衣服，戴上手套，通过导管或一种在患者临终前快速放入腹部的标准主动脉插管注入冷灌注液。接下来，进行快速而细致的原位冷解剖，因为这时血管损伤的可能性增加了，但没有搏动血流来帮助识别异常解剖，所以采用这一技术。最后，移植器官会被尽快完整取出并植入受者体内，以减轻 CIT 带来的负面影响。

此时最常见的两种意外情况是，在等待生命支持撤除的情况下出现了意外的心搏骤停和患者退出后疾病并未进展。适当的静脉通路、呼吸机和特殊医疗抢救车必须待命，并配备有氧气罐、心脏监护仪和充足的镇静剂和麻醉剂。患者在接受抢救时的意愿必须尽快由患者或他的家人决定。

死亡的判定：确切科学概念？

在美国，1980 年的《联邦死亡法案》（Uniform Determination of Death Act，UDDA）规定，当循环功能和呼吸功能不可逆中止时，死亡才能被确定[60]。最常见的情况是，死亡是基于心肺功能的停止而判定的；然而，在围绕 DCD 的辩论中，心搏停止时间可能是最具争议的问题[61, 62]。简而言之，等待的时间越长，器官状态的不确定性就越大；等待的时间越短，患者是否死亡的不确定性就越大[63]。

随着生命维持技术的不断发展，医务人员被鼓励参照于《联邦死亡法案》继续关注临终患者的器官移植。“不可逆转”这个词可以被解释为一种不断变化的理论框架，或者按照 Wilner 的说法，这一概念会被不断推进的临床科学所更新。威尔纳进一步强调，死亡的问题因此得到重新审视和修订，便于探讨在尽管采取一切可能的医疗干预措施的情况下或在使用了所有道德上允许的补救措施之后患者确实死亡时，合乎伦理的死亡时刻是否能够来临[6]。虽然就死亡不可逆转这一时刻的问题尚存在争议，但合乎逻辑的是，一旦纠正功能丧失的主要决策没能做出，此时功能丧失就会变得不可逆转[64]。

在 > 89 秒的循环和呼吸同时停止后，研究人员并没有记录到自我复苏[22, 65]。然而，大多数美国医院采用的标准是 2～5 分钟的无收缩间隔（无脉搏、呼吸暂停和无反应）。SCCM 声明提出了这个宽泛的标准：“匹兹堡大学使用的 2 分钟观察期、IOM 建议的 5 分钟观察期和 10 分钟观察期之间，在伦理或生理上都没有重要的区别[66]。”从表面上看，该标准确实让支持者们相信，经过 89 秒的心跳无收缩期后，自主复苏的可能性正在减少，并解决了这些支持者提出的伦理问题。由于经验证据不足，IOM 继续鼓励调查人员对这一问题进行进一步的研究。

确定死亡的最后一个逻辑问题是对那些病情进展缓慢的患者的管理。这发生在 5%～10% 的潜在器官捐献者身上[23]。如果心脏活动在停止生命支持 60 分钟后被发现，大多数器官移植丧失了实体器官捐献的资格，因为这些捐赠者不符合死亡标准，他们的器官已经遭受过度的热缺血损伤[67]。因此，应制定应急计划，使这些患者得到适当的临终医疗。

最终的考虑

尽管 DCD 移植在肾脏、肝脏和胰腺移植领域取得了成功，但在移植手术方面仍存在一些尚未解决的挑战和问题。这些都属于医学和伦理学的范畴。

未来研究的可能领域之一涉及 DCD 移植的真正数量优势。虽然在美国 DCD 移植的数量呈现显著增加的趋势，但移植的总数并没有相应增加[5]（图 174-4）。目前尚不清楚的是，通过鼓励 DCD 器官移植，可以预测增加（如果有的话）多少器官捐献。甚至，目前还不清楚 DCD 器官捐献者的身份确定是否会将“可能的 DBD 器官捐献者”转化为“真正的

Page 1 of 1

LIFEGIFT
ORGAN DONATION CENTER

SOP表格号：P047–F3
有效日期：2009年6月23日
替代日期：08/30/2007
参考号码：006

心源性死亡后器官捐献（DCD）数据表格

日期：________________ UNOS ID：________________ LifeGift ID：________________

进入手术室	时间：______	阻断时间	时间：______	
放弃生命支持治疗	时间：______	腹主动脉置管	时间：______	冲管开始/停止时间：____/____
给予甘露醇/肝素	时间：______	胸主动脉置管	时间：______	冲管开始/停止时间：____/____
宣布	时间：______	门静脉置管	时间：______	冲管开始/停止时间：____/____
切开	时间：______	肺动脉置管	时间：______	冲管开始/停止时间：____/____

放弃治疗到死亡宣布时间 ______ 分钟 放弃治疗时家属在场：□是 □否
死亡宣布到阻断时间 ______ 分钟 放弃治疗的地点： □手术室 □重症监护室 □其他:______
总热缺血时间（放弃治疗到阻断） ______ 分钟 医院工作人员给予治疗和关照：□是 □否

开始时间：________________________ 尿排量：________________________

	分钟 1	分钟 2	分钟 3	分钟 4	分钟 5	分钟 6	分钟 7	分钟 8	分钟 9	分钟 10	分钟 11	分钟 12	分钟 13	分钟 14	分钟 15	分钟 16	分钟 17	分钟 18	分钟 19	分钟 20
血压																				
平均动脉压																				
心率																				
呼吸频率																				
血氧饱和度																				
签例																				
	分钟 21	分钟 22	分钟 23	分钟 24	分钟 25	分钟 26	分钟 27	分钟 28	分钟 29	分钟 30	分钟 31	分钟 32	分钟 33	分钟 34	分钟 35	分钟 36	分钟 37	分钟 38	分钟 39	分钟 40
血压																				
平均动脉压																				
心率																				
呼吸频率																				
血氧饱和度																				
签例																				
	分钟 41	分钟 42	分钟 43	分钟 44	分钟 45	分钟 46	分钟 47	分钟 48	分钟 49	分钟 50	分钟 51	分钟 52	分钟 53	分钟 54	分钟 55	分钟 56	分钟 57	分钟 58	分钟 59	分钟 60
血压																				
平均动脉压																				
心率																				
呼吸频率																				
血氧饱和度																				
签例																				

图 174-3 心源性死亡后器官捐献监护表格

DCD 器官捐献者”。此外，目前尚不清楚是否濒临死亡的人数减少和器官移植供需之间的差距会将等候死亡期间出现的疾病并发症的花费和负担转移到移植后各类并发症上，这包括更长的住院时间、增加的再次入院次数、增加的诊断评估和免疫抑制药物方案的复杂性，以及移植受者病死率的升高。一旦同质预期数据被整理，这一问题能够被更好回答。

一个有争议的话题是儿科患者的评估。Koogler 等报道了 28% 的儿科患者在撤除生命支持后可以成为 DCD 的供者[68]。学者们估计，如果这些患者依据 DCD 而不仅仅是 DBD 被评估，那么器官捐献会增加 42%。然而，由于一个未成年供者在生理上具有极强的康复力，目前还没有任何工具可以预测该患者人群与成人人群相比成为 DCD 供者的可能性。

此外，目前还不清楚 DCD 器官移植会在伦理上如何影响公众对医疗卫生系统、器官获取和移植的信任。在移植器官受者方面，还不清楚 DBD 与 DCD 移植相比较而言的差异性结果是否会导致移植受者只能是依据医生对 DCD 器官移植的认识，而做出拒绝器官移植的决定。正如 UPMC 小组和 IOM 所指出的，患者和家庭的意愿比任何 DCD 移植的成功都要重要。公众将会被医疗信息所引导。然而，器官移植

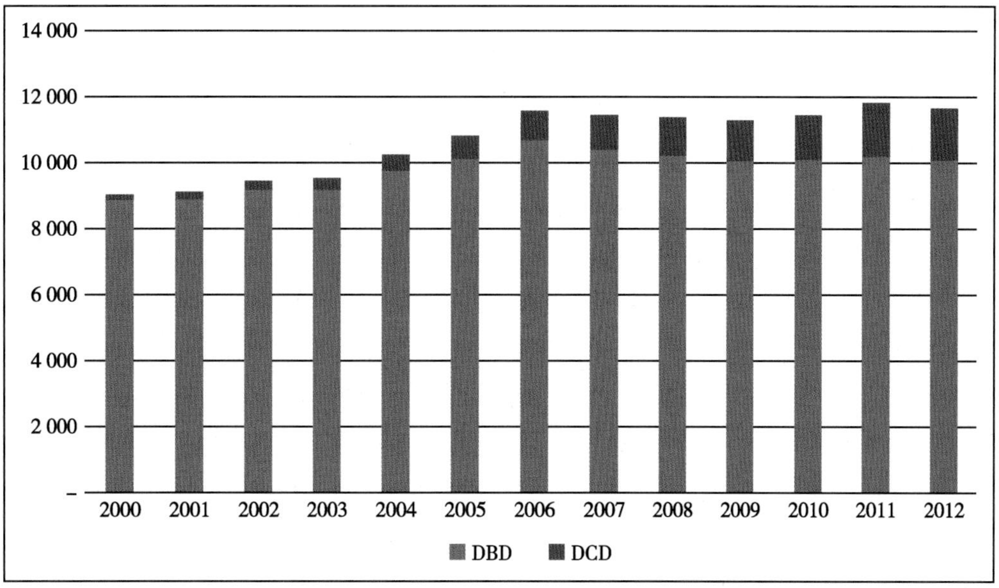

图 174-4 美国脑死亡后器官移植和心源性死亡后器官移植的总数量。DBD：脑死亡后器官捐献；DCD：心源性死亡后器官捐献

实际上是由器官捐献者所驱动的，并以某种方式所引导，这种方式就是医疗信息将通过与公众的公开交流来支持。

最后，公众所关注的是，治疗潜在的器官捐献者的医生已经将“治疗将死的患者”这一治疗重心进行了转移，存在一个违反“死亡捐献者规则”的工作态度(这一态度包括两个互补的想法：①患者在器官取出之前必须死；②器官取出一定不能是器官捐献者的死亡原因)[64]。公众心中的这种担忧可能会转化为一种恐惧，即他们获得积极生命支持的可能性会因同意器官捐赠而受到影响。当移植群体的首要目标是维护和帮助公众建立“最大化器官捐赠”这一宿愿时，这些错误认识尤其具有破坏性。

结论

标准化的机会

DCD 器官捐献者的适当管理需要整合几个基本原则来保护器官捐献者的权利和利益，并防止 DCD 器官移植取代了对临终患者的治疗。在试图保护这些利益，并同时保留移植器官的合适性的不断尝试困境中出现了争论。因此，必须严格界定一例重症监护医师和 / 或临终治疗医师(患者临终治疗和宣告死亡)的作用和 OPO 的管理；这两个因素从不同的路径出发达到了共同的最终目标。Ozark 总结道：“作为一般规则，两种讨论：是否放弃维持生命的治疗和是否捐赠器官，必须分别对待，并根据各自的优点进行决定[69]。”理想情况下，应该首先讨论放弃维持生命治疗的问题来防止移植所带来的偏见。

最佳姑息治疗的推动是近期重症护理管理措施的标志[21，70]。有意愿成为 DCD 器官捐献者的临终患者面临着一项特殊的挑战，因为他们要求护理和治疗不仅可以与其他所有临终患者得到相当水平的护理和治疗，而且也对上述忧虑很敏感。SCCM 已经提供了针对 DCD 移植的建议[66，71]。这些指南补充了个别移植中心报告和 UNOS 路径的相关信息(见图 174-1)，为希望成为治疗 DCD 器官供者的重症监护医护人员提供了指导。至关重要的是，参与这一过程的所有医疗卫生人员都要适应并了解他们的具体角色，以便患者的愿望能够得到尊重。

因为缓解疼痛是临终治疗最后数小时内最重要的一个目标，在这种情况下，使用镇痛药和抗焦虑药需要有一个明确的伦理、法律和医学判断。因为有些患者需要比其他人更高的剂量，所以他们知道，诸如低血压或呼吸抑制等不良反应可能会降低器官的可移植性。因此，至关重要的是，临终患者的利益由一位完全不同的个体所代表，而不是对器官捐献者利益负责的个体所代表。如果对器官移植从业者保持客观立场的能力有任何疑问，应寻求医院临终治疗和伦理团队的咨询。

2006 年，在首例因一位器官捐献者死亡为罪名控告一名移植外科医师的刑事案件中，被告涉嫌向一位器官捐赠者注射高剂量的镇痛药和抗焦虑药，以加速其在器官获取前的死亡[61]。尽管这位外科医生被判无罪，这一案例强调了器官移植小组参与临终患者治疗的可能的法律后果。有一种共识认为，“提供舒适药物是合理的，即使它们可能会加速死亡”，但“没有一种给予患者治疗的药物以加速死亡为目的[12]。”在目前医疗实践中，未能关注到 DCD 器官捐献者的舒适度被认为属于较差的临终医疗，而这应该由治疗患者的医生来管理。

在 DCD 评估过程中，数据收集是为了将死亡的定义进行标准化，而排除医院或人体器官获取组织的差异性。例如，热缺血时间（WIT）开始的定义就变化很大，一些医院提倡收缩压<80mmHg 作为阈值，一些医院提倡平均动脉压为 50mmHg，一些医院提倡收缩压<50mmHg，一些医院提倡动脉氧饱和度下降至小于 80%[43]。由于缺乏统一的定义，器官移植中心和移植器官之间的移植结果很难比较。虽然所要观察的心搏停止间隔时间仍然是一个机构政策问题，但标准的发展仍建议十分谨慎。如果使用一个短的非造口间隔，用于记录循环缺失的高度敏感的操作，例如动脉内压力监测或超声心动图，如果采用较短的心搏停止时间间隔，可能仍会有所帮助。

关于撤除生命支持治疗的最佳地点的问题仍存在着激烈的争论。ICU 撤除生命支持治疗的争辩来自那些持“为家人提供一个正常的环境，尽管简单，让他们在亲人床边悲伤”的观点的支持者。另一些人则认为，为了器官捐赠，有效和简便的方式能够完成大多数成功的器官获取，而这只能在手术室进行。目前还没有标准的步骤，每个机构的成员都负责为其所属机构制定相关步骤。

Wiley 指出：“匹兹堡大学最初的政策要求在手术室中进行撤除生命支持”，这提供了最大限度减少死亡后运送患者的需求，并允许患者在死亡前进行备皮和铺单等。这些步骤被指责为使患者遭受“一种冷酷、不尊敬的由一群‘蒙面的，穿着白服的，并戴着手套的’陌生人所包围的‘高技术’死亡。”在匹兹堡最初的经历表明，在患者死亡时，家人出现在患者床边可能比器官捐赠或死亡地点对患者和他/她的家人更为重要，这一观点是有一定道理的。最初的 4 个家庭中有 3 个家庭走近患者来提供 DCD 知情同意，这一情况仅仅在他们出现在患者死亡现场才被允许。匹兹堡政策进行了修改以允许家庭进入手术间或将放弃治疗转移到手术等候区域。这一为撤除生命支持治疗而选定的区域应该允许家庭成员在场以适应必要的监测和医疗设备，并且离手术室足够近以利于立刻进行死后快速转运[72]。其他机构也紧跟效仿。根据 2000 年 IOM 关于 DCD 的报告，家庭需要在场并参与死亡过程的政策已经被广泛用来制定医院在放弃生命支持治疗的情形下有关的政策[59]。

合适的器官捐献者和需要接受移植的患者之间不断扩大的鸿沟仍然是唯一阻止实体器官移植发挥提高终末期器官疾病患者生存率方面的潜在问题。因为当前移植临床实践和结果已经将死亡双器官移植（DBD vs DCD）的模式转变到了扩大版的标准移植模式。评估未完成的 22 000 例 DCD 供者，对实际可移植的器官的数目的最终影响有多大，目前还不清楚，还需要用类似的方案，获取更多的数据。尽管关于 DCD 的伦理问题仍然存在，但这个逐渐以标准化的方式实施的过程，满足了临终患者和等待移植的患者的需要，并提高了成功率。包括 SCCM[66]、UNOS[5] 和 IOM[59] 在内的几个组织赞同这一观念，并发布了有关指南。随着移植经验的增长，公众态度的改变和移植结果的改善，DCD 可能会对移植器官的数量产生重大影响，从而影响到等待和接受死亡器官移植的患者的生活质量。

知识点

1. 在脑死亡器官捐献（DBD）之前，来自供者的移植器官获取参照无心跳器官捐献或心源性死亡后器官捐献者。
2. 心源性死亡器官捐献（DCD）受到热缺血时间长短的影响，这负面影响了早期和晚期移植器官的功能。
3. DCD 器官获取被再次引入来扩大器官捐献者的数量，并缩短了器官移植受者的等待时间和减少了等待期间的死亡。
4. DCD 供者的肺脏、肝脏、肾脏和胰腺更多地被利用，并且移植结果目前已经得到改善。
5. 在目前重症监护治疗和器官供者缺乏的时代下，DCD 可能会成为未满足 DBD 标准，但仍想捐献器官的罹患终末疾病的患者器官捐献唯一有效的方法。

（王宇曦　张玉想 译，姜生茂 审校）

参考文献

1. Choi EK, Fredland C, Zachodni C, et al. Brain death revisited: the case for a national standard. J Law Med Ethics 2008;36:824-36.
2. Deshpande R, Heaton N. Can non-heart-beating donors replace cadaveric heart-beating liver donors? J Hepatol 2006;45:499-503.
3. Machado C. The first organ transplant from a brain-dead donor. Neurology 2005;66:460-1.
4. DeVita M. History of organ donation by patients with cardiac death. Kennedy Inst Ethics J 1993;3:113-29.
5. http://srtr.transplant.hrsa.gov/annual_reports/2012/Default.aspx>; [accessed 21.02.15].
6. Wilner LS, DeVita MA. Non-heartbeating organ donation (donation after cardiac death). In: Fink MP, Abraham E, Vincent JL, Kochanek PM, editors. Textbook of Critical Care. 5th ed. Philadelphia: Saunders; 2002.
7. Childress J, Liverman C. Organ Donation: Opportunities for Action. Washington, DC: The National Academies Press; 2006.
8. Rudge C, Matesanz R, Delmonico FL, et al. International practices of organ donation. Br J Anaesth 2012;108(Suppl. 1):i48.
9. Daemen JW, Kootstra G, Wijnen RM, et al. Nonheart-beating donors: the Maastricht experience. Clin Transpl 1994;303-16.
10. DeVita MA, Snyder JV. Development of the University of Pittsburgh Medical Center policy for the care of terminally ill patients who may become organ donors after death following the removal of life support. Kennedy Inst Ethics J 1993;3:131-43.
11. Rady M, Verheijde J, McGregor J. Organ procurement after cardiocirculatory death: a critical analysis. J Intensive Care Med 2008;23:303-12.
12. Steinbrook R. Organ donation after cardiac death. N Engl J Med 2007;357:209-13.
13. Bernat A, D'Alessandro F, Port T, et al. Report of a national conference on donation after cardiac death. Am J Transplant 2006;6:281-91.
14. The Methodist Walter JC Jr. Transplant Center. (July 12, 2012). The Methodist Hospital Organ and Tissue Donation Identification and Referral Policy (Procedure PC/PS024). Unpublished internal document.
15. Veatch RM. Consent for perfusion and other dilemmas with organ procurement from non-heartbeating cadavers. In: Arnold RM, Youngner SJ, Schapiro R, et al., editors. Procuring Organs for Transplant—The Debate over Non-Heart-Beating Cadaver Protocols. Baltimore: The Johns Hopkins University Press; 1995.
16. Koostra G, Daemen JHC, Oomen APA. Categories of non-heartbeating donors. Transplant Proc 1995;27:2893-4.
17. Sánchez-Fructuoso AI, Prats D, Torrente J. Renal transplantation from non-heart beating donors: a promising alternative to enlarge the donor pool. J Am Soc Nephrol 2000;11:350-8.
18. Wall S. Derivation of the uncontrolled DCD protocol for New York City. American Society of Transplant Surgeons Winter Meeting, Ft. Lauderdale, 2010.
19. Institute of Medicine, National Academy of Sciences. Nonheart-Beating Organ Transplantation: Medical and Ethical Issues in Procurement. Washington, DC: National Academies Press; 1997.
20. Ethics Committee, American College of Critical Care Medicine; Society of Critical Care Medicine. Recommendations for non heart beating organ donation. A position paper by the Ethics Committee, American College of Critical Care Medicine, Society of Critical Care Medicine. Crit Care Med 2001;29:1826.
21. Fugate JE, Stadtler M, Rabinstein AA, Wijdicks EF. Variability in donation after cardiac death protocols: a national survey. Transplantation 2011;91:386-9.
22. Dhanani S, Hornby L, Ward R, et al. Vital signs after cardiac arrest following withdrawal of life-sustaining therapy: a multicenter prospective observational study. Crit Care Med 2014;42:2358-69.
23. Ho KJ, Owens CD, Johnson SR, et al. Donor postextubation hypotension and age correlate with outcome after donation after cardiac death transplantation. Transplantation 2008;85:1588-94.
24. Lewis J, Peltier J, Nelson H, et al. Development of the University of Wisconsin donation after cardiac death evaluation tool. Prog Transplant 2003;13:265-73.
25. Kaufman DA, Higgins TL, Nathanson BH. Factors predictive of time to death after withdrawal of life support. Crit Care Med 2003;30:A145.
26. Pratschke J, Wilhelm MJ, Laskowski I, et al. Influence of donor brain death on chronic rejection of renal transplants in rats. J Am Soc Nephrol 2001;12:2474.

27. Saat TC, Susa D, Roest HP, et al. A comparison of inflammatory, cytoprotective and injury gene expression profiles in kidneys from brain death and cardiac death donors. Transplantation 2014;98: 15-21.
28. Rosenberger C, Pratschke J, Rudolph B, et al. Immunohistochemical detection of hypoxia-inducible factor-1α in human renal allograft biopsies. J Am Soc Nephrol 2007;18:343-51.
29. D'Alessandro AM, Hoffman RM, Knechtle SJ, et al. Liver transplantation from controlled non-heart-beating donors. Surgery 2000;128:579-86.
30. D'Alessandro AM, Odorico JS, Knechtle SJ, et al. Simultaneous pancreas-kidney (SPK) transplantation from controlled non-heartbeating donors (NHBDs). Cell Transplant 2000;9:889-93.
31. Oliviera N, Osaki S, Maloney J. Lung transplantation with donation after cardiac death donors: long-term follow-up in a single center. J Thorac Cardiovasc Surg 2010;139:1306-15.
32. Droupy S, Blanchet P, Eschwege P, et al. Long-term results of renal transplantation using kidneys harvested from non-heartbeating donors: a 15-year experience. J Urol 2003;169:28-31.
33. Salvaggio P, Davies D, Fernandez L, et al. Outcomes of pancreas transplantation in the United States using cardiac-death donors. Am J Transplant 2006;6:1059-65.
34. Summers DM, Johnson RJ, Allen J, et al. Analysis of factors that affect outcome after transplantation of kidneys donated after cardiac death in the UK: a cohort study. Lancet 2010;376:1276.
35. Summers DM, Johnson RJ, Hudson A, et al. Effect of donor age and cold storage time on outcome in recipients of kidneys donated after circulatory death in the UK: a cohort study. Lancet 2013;381: 703.
36. Lodhi SA, Lamb KE, Uddin I, Meier-Kriesche HU. Pulsatile pump decreases risk of delayed graft function in kidneys donated after cardiac death. Am J Transplant 2012;12:2774-80.
37. Bathini V, McGregor T, McAlister VC, et al. Renal perfusion pump vs. cold storage for donation after cardiac death kidneys: a systematic review. J Urol 2012;189:2214.
38. Valero R, Cabrer C, Oppenheimer F, et al. Normothermic recirculation reduces primary graft dysfunction of kidneys obtained from non-heart-beating donors. Transpl Int 2000;13:303.
39. Siskind E, Akerman M, Maloney C, et al. Pancreas transplant from donors after cardiac death: an update of the UNOS database. Pancreas 2014;43:544-7.
40. de Vera ME, Lopez-Solis R, Dvorchik I, et al. Liver transplantation using donation after cardiac death donors: long-term follow-up from a single center. Am J Transplant 2009;9:773-81.
41. Mateo R, Cho Y, Singh G, et al. Risk factors for the survival after live transplantation from donation after cardiac death donors: an analysis of OPTN/UNOS data. Am J Transplant 2006;6:791-6.
42. Maheshwari A, Maley W, Thuluvath P. Biliary complications and outcomes of liver transplantation from donors after cardiac death. Liver Transpl 2007;13:1645-53.
43. Abt P, Desai N, Crawford M. Survival following liver transplantation from non-heart-beating donors. Ann Surg 2004;239:87-92.
44. Dubbeld J, Hoekstra H, Farid W, et al. Similar liver transplantation survival with selected cardiac death donors and brain death donors. Br J Surg 2010;97:744.
45. Cypel M, Sato M, Yildrim E, et al. Initial experience with lung donation after cardiocirculatory death in Canada. J Heart Lung Transplant 2009;28:753-8.
46. Wigfield C. Donation after cardiac death for lung transplantation: a review of current clinical practice. Curr Opin Organ Transplant 2014;19:455-9.
47. Thomas HL, Taylor R, Simon AR, et al., On behalf of the Steering Group, UK Cardiothoracic Transplant Audit. Donation after circulatory death lung activity in the UK—100 transplants and counting. J Heart Lung Transplant 2013;32:S15.
48. Cypel M, Yeung JC, Machuca T, et al. Experience with the first 50 ex vivo lung perfusions in clinical transplantation. J Thorac Cardiovasc Surg 2012;144:1200.
49. Bernard CN. The operation: a human cardiac transplant: an interim report of a successful operation performed at Groote Schuur Hospital, Cape Town. S Afr Med J 1967;41:1271-4.
50. Personal communication, John Fung, MD, FACS, Director, Cleveland Clinic Transplant Center, 2010.
51. Gok MA, Shenton BK, Peaston R, et al. Improving the quality of kidneys from non-heart-beating donors, using streptokinase: an animal model. Transplantation 2002;73:1869-74.
52. Richter S, Yamauchi J, Minor T, et al. Heparin and phentolamine combined, rather than heparin alone, improves hepatic microvascular procurement in a non-heartbeating donor rat-model. Transpl Int 2000;13:225-9.
53. Hernandez A, Light JA, Barhyte D, et al. Ablating the ischemia-reperfusion injury in non-heartbeating donor kidneys. Transplantation 1999;67:200-6.
54. Rehman H, Connor H, Ramshesh V, et al. Ischemic preconditioning prevents free radical production and mitochondrial depolarization in small-for-size rat liver grafts. Transplantation 2008;85: 1322-31.
55. Murray CE, Jennings RB, Reimer KA. Preconditioning with ischemia: a delay of lethal cell injury in ischemic myocardium. Circulation 1986;74:1124-36.
56. Cope J, Mauney M, Banks D, et al. Intravenous phenylephrine preconditioning of cardiac grafts from non-heart-beating donors. Ann Thorac Surg 1997;63:1664-8.
57. DuBois JM. Is organ procurement causing the death of patients? Issues Law Med 2002;18:21-41.
58. Ethics Committee, American College of Critical Care Medicine, Society of Critical Care Medicine. Position Paper: Recommendations for non-heartbeating organ donation. Crit Care Med 2001;29: 1826-31.
59. MAXIMIZING BENEFITS, MINIMIZING HARMS: A NATIONAL RESEARCH AGENDA TO ASSESS THE IMPACT OF NON-HEART-BEATING ORGAN DONATION. Institute of Medicine (US) Committee on Non-Heart-Beating Transplantation II: The Scientific and Ethical Basis for Practice and Protocols. Washington (DC): National Academies Press (US); 2000.
60. Keely GC, Gorsuch AM, McCabe JM, et al. Uniform Determination of Death Act. Chicago, IL, National Conference of Commissioners on Uniform State Laws, 1980.
61. Suntharalingam C, Sharples L, Dudley C, et al. Time to cardiac death after withdrawal of life-sustaining treatment in potential organ donors. Am J Transplant 2009;9:2157-65.
62. Reich DJ, Mulligan DC, Abt PL, et al. ASTS Recommended practice guidelines for controlled donation after cardiac death organ procurement and transplantation. Am J Transplant 2009;9: 2004-11.
63. Arnold RA, Youngner SJ. Time is of the essence: the pressing need for comprehensive non-heart-beating cadaveric donation policies. Transplant Proc 1995;27:2913-21.
64. Robertson JA. The dead donor rule. Hastings Cent Rep 1999;29:6-14.
65. DeVita MA. The death watch: certifying death using cardiac criteria. Prog Transplant 2001;11: 58-66.
66. Ethics Committee, American College of Critical Care Medicine, Society of Critical Care Medicine. Position Paper: Recommendations for non-heartbeating organ donation. Crit Care Med 2001;29: 1826-31.
67. Sample policy for organ donation after cardiac death. American Society of Critical Care Anesthesiologists Committee on Transplant Anesthesia; 2007. http://www.onelegacy.org/docs/AmericanSocietyAnesthesiologists_OrganDonationSamplePolicy_061407.pdf
68. Koogler T, Costarino AT Jr. The potential benefits of the pediatric nonheartbeating organ donor. Pediatrics 1998;101:1049-52.
69. Ozark S, DeVita MA. Non-heartbeating organ donation: ethical controversies and medical considerations. Int Anesthesiol Clin 2001;39:103-16.
70. Prendergast TJ, Puntillo KA. Withdrawal of life support—intensive caring at the end of life. JAMA 2002;288:2732-40.
71. Truog RD, Cist AF, Brackett SE. The Ethics Committee of the Society of Critical Care Medicine: Recommendations for end-of-life care in the intensive care unit. Crit Care Med 2001;29:2332-48.
72. The University of Pittsburgh Medical Center, Presbyterian Hospital Policy and Procedure Manual: Policy #5107, Non-Heartbeating Organ Donation, 7 February 2001.

第十四篇

伦理与临终关怀

175

与危重患者家属的沟通

Margaret L. saac and J. Randall Curtis

美国将近 1/4 的死亡发生在重症监护室（intensive care unit，ICU）[1]，大多数死于 ICU 的患者的生命维持措施有限或有所保留[2,3]，在决定维持或撤除生命支持之前，通常会召开一次家庭会议，讨论护理和治疗计划的目标。处理危重患者护理的家庭会议可以说是说明预后，确定护理目标，并为家庭成员和代理决策者提供支持。由于大多数重症患者缺乏决策能力[4]，因此家庭和其他代理人通常集中参与医疗决策。针对大多数危重患者的护理应该与代理决策者就护理和治疗计划的目标进行明确的讨论。面对一个危重的家庭成员，代理决策者做出决定是很困难的，许多人觉得自己没有能力代表亲人做出决定。跨学科 ICU 团队医务人员的沟通技巧与患者和家庭成员良好的临床结果密切相关[5]。

主导有效的家庭会议需要特定的临床技能，我们的目标是提出一种基于证据的方法来与危重患者的家庭进行交流。本章首先介绍医学决策，特别强调共同决策。我们将讨论家庭会议对所有危重患者的重要性的理由，并解决实际问题，包括医疗报销和费用。然后，我们为家庭会议提出了一种基于证据的方法，突出了能力，以及为改善医生 - 家庭沟通而制定的协议。最后，我们讨论与危重患者及其家人的护理有关的人文和精神问题。

医疗决策

医疗决策模型

医生 - 患者或医生 - 授权委托人参与有关维持生命治疗的决策可以在一个范围内概念化，一方是亲属决策，另一方是自主决策，两者之间是共同决策。共同决策描述了一种关系，其中信息从医生传递给患者或代理人，并且双方在共同决定达成一致之前就治疗选择分享意见。欧洲和北美的多个重症监护协会之间存在共识，共同决策应该是医生 - 患者和医生 - 授权委托人决定关于在 ICU 里继续，维持或撤除生命支持的默认模式[6,7]。虽然大多数患者代理人更喜欢共同的决策方法[8]，但患者和家属在决策的期望水平方面存在相当大的异质性。为了以患者和家庭为中心的照护，每个人的方法必须个体化。一项研究表明，美国医生使用全方位的决策模型，但没有常规评估代理人在医疗决策中所需的参与程度。个别医生通常采用一种方法应用于所有代理人，而不是个体化他们的方法来与代理偏好匹配[9]。

授权委托人

家庭照顾者和授权委托人的经验无疑具有挑战性。授权委托人常常在情感冲突和竞争价值观中挣扎，试图既尊重亲人的意愿，又能促进家庭内部的和谐[10]。患者看护经常承受巨大压力，心理疾病的发生率高于一般公众[11]。具体而言，重症患者家庭成员中焦虑和抑郁症状的患病率非常高[5,12]，创伤后应激的症状在危重患者的大多数家庭成员中非常常见。一项研究显示，82% 被要求参与医疗决策的家庭成员在患者出院或死亡 90 天后表现出了创伤后应激的症状[13]。

除了应对患病的亲人所带来的困难之外，授权委托人还需要参与复杂的医疗决策，而他们可能几乎没有医学背景。明确沟通医疗护理目标和撤除维持生命的干预措施，以及了解患者和家属的意愿，可以为家庭提供支持和满足感[14]。虽然临床医生可能对 ICU 的快节奏感到熟悉和适应，授权委托人可能受不了医疗决策的快节奏。一项研究显示，ICU 住院时间延长可降低家庭满意度，但生命维持干预措施的延长期会使满意度提高[15]，尤其是 ICU 住院时间较长的患者。这表明，家庭可能会受益于医疗决策及其个人失去感受的时间。

替代判断与最佳获益

替代判断被认为是替代决策者的最高标准[16,17]。在没有现有医疗保健指导的情况下，临床医生要求代理决策者设想患者希望他或她能够积极参与决策。尽管医学界广泛认可替代判断标准，但仍提出了道德和实际问题[18]，包括患者经常改变他们对医疗决策和偏好的看法，使得对患者意愿的估计更加困难。在未完成预先指示的患者中尤其如此[19-21]。尽管许多患者在治疗偏好方面有所发展和变化，但大多数评估偏好稳定性的研究表明，大多数患者对医疗决策的意愿保持一致[22,23]，特别是从事预先护理计划的患者和患有重病的患者[24]。

一些学者对替代决策者可以预测患者选择的准确性表示担忧[18]。Shalowitz 等的一项荟萃分析发现[25]，替代决策者对患者治疗偏好的预测准确率为 68%。在替代判断中授权委托人不准确的情况下，他们代表患者表达的偏好更能代表他们对临终关怀的个人信念[26,27]。大多数重病患者和老年患者更愿意推迟复杂治疗决定给他们的医生和家人，而不是严格遵守他们的预先指示[28]；或许可以这样理解，考虑到许多变量和患者在病重时不可预知的主观经历的影响，很难想象患者的治疗偏好。

尽管患者对指定代理人所期望的决策控制量存在显著差异，但大多数患者更倾向于采用替代判断标准而不是最佳利益标准[29]。此外，由医疗决策中的授权委托人进行权衡，包括替代判断，但也包括与患者共享经历以及授权委托人的个人价值观和偏好等因素存在异质性[30,31]。虽然这是一个复杂的问题，但替代判断应该是比最佳利益标准更高的决策标准。

预先指示的作用

缺乏预设医疗指示已被确定为ICU环境中有效的临终关怀的障碍[32]，尽管已经提出了关于其有用性和相关性的重要和有效的关注[33]。预先指示在过去并不普遍：对61例患者进行的一项小型回顾性研究发现，1/3在医院死亡的患者入院时有预先指示[34]；然而，其他研究结果显示，预先指示使用率低得多，在5%～11%[35-37]。虽然预先指示并未始终如一地显示为垂死患者改变提供的护理类型[33,38]，一些研究表明存在预先医疗指示与ICU患者死亡过程医疗质量更高家庭评估具有相关性[39]，更多地使用临终关怀，改善沟通[40]，增加DNAR决策的频率和提高最后一周生活质量的预先指示可以有助于代理决策者，减轻尝试使用替代判断所承受的负担[41]。重要的是，预先指示应作为预先护理计划过程的一部分完成，允许患者，其家庭成员和临床医生探索患者的价值观、目标和偏好，并在预先指示中记录这些偏好。因此，尽管还需做出更多的努力使预先指示在指导临终关怀方面发挥作用，但对于那些最终需要重症监护的患者而言，预先护理计划是有价值的。

ICU的家庭会议

所有重症患者家庭会议的重要性

临床医生、护士和所有重症患者家属之间的密切沟通非常重要，这不仅适用于即将死亡的患者的家属。ICU沟通不充分的家庭成员患创伤后应激障碍的风险更高[13]，甚至那些在ICU住院期间幸存下来的患者亲人也是如此。此外，在ICU住院期间幸存的患者家属更有可能对其ICU关注领域不满意，例如决策制定，沟通，情感支持，向家人展示的尊重和同理心，以及考虑家庭所需[42]。

实践和逻辑考虑因素

实际和逻辑问题可以塑造授权委托人在重症监护环境中的体验。即使是物理空间也会产生重要影响：法国的一项研究[43]发现，与多床房患者家庭相比，独立ICU患者的家庭成员焦虑和抑郁症状的发生率较低。同一小组还发现，缺乏专门的家庭会议室与危重患者家属的焦虑症状增加有关[12]。医生的可及性和获取信息也与家庭满意度相关；不可及与预后相关的冲突相关联[44]，表明当临床医生可及和全面沟通时，授权委托人会更满意。

结算和报销

根据医疗保险和医疗服务中心（Center for Medicare and Medicaid Services，CMS）的指导原则，美国医生可以向不论是面对面还是电话咨询时间长的授权委托人收费。此外，如果患者无法参与提供病史和/或做出治疗决定，并且必须进行讨论以确定治疗决策，则允许重症医生向花在这些讨论治疗决策的重要时间收费。记录谈话的内容包括：

- 需要进行讨论的医学上必要的治疗决策。
- 患者无法参与提供病史和/或做出治疗决定。
- 讨论的必要性和医疗记录摘要以支持这种必要性[45]。

美国的姑息治疗临床医生被医疗界认定为独立的医疗专科医生，因此可以为其咨询服务收费。以前，经常用于姑息治疗计费的延长服务代码要求与患者“面对面”地花费额外的时间，这意味着在临床医生和授权委托人之间，在患者房间外的会议中花费的时间没有得到补偿。这种情况在2009年发生了变化，因此临床医生现在可以花费更长的服务时间来制定图表，审查记录，与其他临床医生协调护理，并且重要的是，与患者房间外的授权委托人会面[46]。姑息治疗专家的索赔被拒绝了，尽管这些否认已被成功地上诉，因为这些专家与主要的团队医生有相同的专长[46]。当然，关于重症监护和姑息治疗计费的具体条目会随着时间的推移而变化，因此临床医生需要熟悉最新的计费规章制度。

家庭会议期间以证据为基础的沟通方式

患者和家属在确定ICU的高质量护理方面是一致的：临床医生及时、清晰、富有同理心的沟通；临床决策重点关注患者的偏好；患者护理保持舒适和尊严；开放和接近患者的家庭护理，重症监护室的跨学科支持以及死亡患者家属的丧亲关怀[47]。

无论是家庭还是临床医生，ICU环境中的家庭会议都具有挑战性，但重要的是要记住，促进这些会议的最佳技能既可以授教，也可以根植于证据。利用这些技能有可能改善患者和家庭成员的预后。研究表明，ICU住院期间早期计划会议是有益的[48]：在ICU住院的前72小时内举行的家庭会议与死亡患者中重症监护资源的使用减少[49]，以及家庭对死亡和死亡质量的更高评价有关[39]。整个医疗团队的一致沟通也很重要；在家庭会议之前举行“会前会议”可以确保给予家庭一致的信息[50]。如前所述，有一个专门的家庭会议空间也可以减少家庭成员的焦虑[12]。

移情沟通是领导有效家庭会议的基石之一，这一点不足为奇。专注于倾听家庭成员所关注的问题尤为重要。大多数医生在与患者和家人会面时大部分时间都在谈论而不是倾听[51]。对于那些少说多听的医生，患者家庭有更高的满意度和更低的感知冲突[5,51]。家庭满意度与使用移情陈述有关，尽管这是一个常见的错失的机会。一项研究发现，ICU中有1/3的医生错过了机会在家庭会议中使用移情陈述[52]。表175-1总结了临床医生在家庭会议中可以使用的移情陈述的类别和例子。Back等提出的“Ask-Tell-Ask”方法[53]（表175-2）是评估基础知识和评估对所提供信息的理解程度的有用工具。

向家人和授权委托人保证，患者在死前不会被放弃，并且努力提供安慰和减少痛苦，以及陈述明确支持医疗决策，不管是继续或是撤销维持生命的干预措施与更高的家庭满意度相关联[54]。使用VALUE助记符（总结在表175-3中）来增强临床医生与家庭之间的沟通，已被证明可以改善心理健康结果，包括抑郁症的症状，创伤后应激障碍和家庭成员的焦虑[5]。有趣的是，使用这种工具的家庭会议比常规的护理会议要长一些，家庭演讲的百分比也更高。

表175-1 家庭会议中的移情沟通

类别	陈述举例
对代理决策的同理心	维持或撤除生命支持：“这真的很难。对于这种情况，没有正确的答案” 确定患者的愿望：“处于这样的位置很难，你必须把自己的个人感受放在一边，并试图想想你认为他想要的东西” 害怕犯错误：“在你的情况下，许多其他的家庭担心他们会回头思考，是否有我们错过的东西或者之前可以做的事情？面对她现在的情况，我认为那不是真的”
对所爱之人的重大疾病的同理心	理解疾病过程：“我知道尽可能最好地了解发生的事情是非常重要的，看看我们是否能理解这一点” 难以理解医疗信息：“这是需要接受的大量信息。请随时提出您可能遇到的任何问题” 身体变化：“看到你所爱的人一定很难。” 接收坏消息：“很难理解为什么一件坏事会发生在任何人身上，而当发生在你所爱的人和关心的人身上的时候，这就更难了” 不确定性：“我们必须日复一日地接受它，而且我知道这种不确定性会让事情变得更具挑战性”
对亲人面对死亡的同理心	无助：“面对失去你一定非常难过，但感觉你无法改变任何事情” 死亡：“放手是如此困难，但我相信你现在通过尊重她的愿望为她提供了很好的服务”

资料来源：Selph RB, Shiang J, Engelberg R, Curtis JR, White DB. Empathy and life support decisions in intensive care units. J Gen Intern Med 2008; 23: 1311-7.

表175-2 “询问，告诉，询问”讨论困难的沟通任务的方法

步骤	功能	示例短语
“问”	要求患者/患者代理人描述他/她对他/她的医学疾病和预后的理解	“这有助于我了解你的其他医生告诉过你父亲的病情”
“告诉”	使用简单直接的语言向患者/患者代理人解释，了解他/她的疾病情况和预后	“不幸的是，看起来你父亲的病情正在恶化。疾病与他一样严重的患者，10名患者中有9名将在1个月内死亡，10名患者中有1名将在1个月内存活。如果你的父亲幸免于这种疾病，他很可能会有严重的残疾，很可能无法独立生活”
“问”	评估患者/患者代理人的理解	“我想确保我清楚地解释了一些事情。用你自己的话说，你能告诉我你父亲的病情吗？”

资料来源：Back AL, Arnold AM, Baile WF, Tulsky JA, Fryer-Edwards K. Approaching difficult communication tasks in oncology. CA Cancer J Clin 2005; 55: 164-77.

表175-3 增强ICU沟通交流的VALUE工具

V, value family statements	评估家庭陈述
A, acknowledge family emotions	认可家庭情绪
L, listen to the family	倾听家人的意见
U, understand the patient as a person	将患者理解为一个人
E, elicit family questions	引出家庭问题

资料来源：Lautrette A, Darmon M, Megarbane B, Joly LM, Chevret S, Adrie C, et al. A communication strategy and brochure for relatives of patients dying in the ICU. N Engl J Med 2007; 356: 469-78.

讨论预后

尽管有道德责任告知患者预后，但许多临床医生不愿意这样做，并将其认为是他们工作中最困难的部分之一[55]。重症监护室的医生更有可能讨论功能性预后而不是生存的可能性。在一项研究中[56]，临床医生在超过1/3的家庭会议上没有讨论生存预后，主治医生期望会讨论维持或撤除维持生命的干预措施或讨论患者危重的信息。由于预后不良的患者更有可能拒绝维持生命的治疗[57,58]，因此对预后的讨论至关重要。有趣的是，授权委托人不仅仅依赖于医生提供给他们的预后信息[31]，而是大多数人试图平衡他们对患者的评估与医生在理解预后时提供的信息。授权委托人还称他们理解预后并理解对预后所涉及的不确定性的解释[59]。尽管有证据表明，虽然他们对预后沟通的质量评价很高，但是授权委托人对预后信息的理解很低[60]。

专家建议以数字方式构建预后，而不是使用非专业性术语（例如，“每 10 例患者中 1 例”而不是“罕见”或“低风险”），正面和负面地预测预后，并在呈现风险率时使用一致的分母（例如，“每 10 例患者中有 9 例患有与您父亲一样严重的疾病将在 1 个月内死亡”，并且“每 10 例患者中有 1 例患有与您父亲一样严重的疾病将在 1 个月内活着”[61]。此外，危重患者的家庭成员报告他们更喜欢数字估计[62]。尽管家庭成员提出了这些建议和偏好，但少数重症监护医师在讨论预后时使用数字估计[63]和 / 或验证代理决策者是否理解了使用方法提供的信息（例如“示教”）。

讨论复苏

大多数患者及其家属在重症监护环境或心肺复苏（cardiopulmonary resuscitation，CPR）方面几乎没有个人经验。从 CPR 中获知生存概率的知识会影响患者对医疗决策的选择[58]。不幸的是，很多人根据非专业媒体的信息（例如，电视上的医疗剧），对 CPR 存活的可能性作出假设，其中显著地超过了有利于的复苏结果[64, 65]。共识指南强调了与患者讨论复苏的具体建议[66]，其中一些也可能有助于指导代理决策者的讨论。作者建议，除其他事件外，重症监护室的入院应作为讨论复苏偏好的触发因素。

另一项重要建议是，讨论的目的是审查医疗护理的总体目标，而不仅仅是关注代码状态。同样重要的是要区分维持生命的干预措施和心肺复苏术，详细描述心搏骤停和护理计划选项（包括姑息治疗）；在复苏后，提供有关患者出院的可能性以及长期生存和功能状态的定量信息。提供代码状态建议，并专注于建立信任和融洽关系。总之，重症监护环境中的心肺复苏术最好在更大的护理目标背景下得到解决，包括坦诚讨论心肺复苏术生存的可能性和护理替代方案，如姑息治疗和以症状为重点的护理。

跨学科团队的作用

重症监护的复杂性需要多学科团队的参与。然而，护士和医生之间的冲突很常见[67]，特别是在临终关怀的情况下，也是重大工作压力和倦怠的根源[68-70]。加强医护沟通和协作可以获得更高的患者满意度[71, 72]，会使重症患者家庭成员焦虑和抑郁症状的发生率更低[12]，以及护士和医生的倦怠率更低[68, 69]。改善 ICU 内多个临床医生之间的沟通（即医生，护士，呼吸治疗师，社会工作者和精神护理提供者）无疑会改善工作场所同事关系和压力，而且也会改善患者护理以及与家庭和代理决策者的综合沟通[73]。

姑息治疗专家是越来越常见的医院资源。多学科姑息治疗小组的参与与患者满意度的提高，以及出院后 ICU 入院率降低、显著节省成本有关[74]。

协议书的作用和个体化的重要性

许多已显示功效的沟通策略是使用特定协议书实施的。以患者为中心的护理原则肯定了我们与特定患者及其家人的沟通和互动的重要性，而不是根据脚本对话。然而，鉴于目前与重症监护机构中的患者和代理决策者的沟通中错失了许多机会[75]，寻找经过严格开发和研究的沟通方法是合理的。沟通技术和策略的具体指导方针旨在作为一个起点，鼓励临床医生将这些与他们的个人方法和真实的声音相结合，并使他们的方法适应个体患者或家庭。

文化能力

文化因素是与来自不同背景的家庭和代理决策者交谈的基础。使用语言口译员和文化调解员对于促进与说不同于临床医生语言的患者和家庭进行交流至关重要。理想情况下，口译员的角色超越了严格的字面翻译。口译员可以扮演文化媒体的角色，帮助双向解释内容。然而，即使拥有最好的文化调解员，当存在语言不一致时，也存在固有的挑战。解释家庭会议是一个困难的过程，可能包括严重错误，在这种情况下很难为家庭提供情感支持[76, 77]。实施最佳实践（例如，在临床遭遇之前与口译员进行预备会议，缓慢交谈，确认患者或家人的理解，并在临床遭遇后与口译员进行汇报）可以促进更好的沟通并减少误解的可能性[78, 79]。

精神问题

对于许多危重患者及其家人来说，精神需求是显著的，尽管家庭会议中很少讨论这些因素，通常明确地或默许地制定关于医疗保健的决策[80, 81]。家庭满意度的提高与精神需求的评估有关[14]。探索潜在的精神信仰和价值观对于支持家庭以及通过共同决策制定医疗决策的共同点非常重要。在解决精神问题时，临床医生应谨慎行事，不要超越一个人作为临床医生的角色，或试图解决存在主义和精神问题[80]；相反，重点应放在评估潜在的精神需求上，然后为精神护理提供者引荐[82]。

结论

与重症患者家属的会议至关重要，是重症监护医生面临的更为严峻的临床挑战之一。有许多医学决策方法，并且患者和患者授权委托人关于他们的首选角色存在显著差异。一致认为，共享决策应该是临床医生的首选方法，尽管必须注意评估家庭在医疗决策中所期望的角色，并相应地将该方法个体化使用。有患危重疾病的家庭成员并担任授权委托人对于家庭来说是极具挑战性的，但是通过医生和重症监护团队其他成员的综合的、体贴的移情沟通，可以缓解与这种情况相关的压力。

（黄晓波　译，邢宝鹏　审校）

参考文献

1. Angus DC, et al. Use of intensive care at the end of life in the United States: an epidemiologic study. Crit Care Med 2004;32(3):638–643.
2. Prendergast TJ, Claessens MT, Luce JM. A national survey of end-of-life care for critically ill patients. Am J Respir Crit Care Med 1998;158(4):1163–1167.
3. Prendergast TJ, Luce JM. Increasing incidence of withholding and withdrawal of life support from the critically ill. Am J Respir Crit Care Med 1997;155(1):15–20.
4. Cohen S, et al. Communication of end-of-life decisions in European intensive care units. Intensive Care Med 2005;31(9):1215–1221.
5. Lautrette A, et al. A communication strategy and brochure for relatives of patients dying in the ICU. N Engl J Med 2007;356(5):469–478.
6. Carlet J, et al. Challenges in end-of-life care in the ICU. Statement of the 5th International Consensus Conference in Critical Care: Brussels, Belgium, April 2003. Intensive Care Med 2004;30(5): 770–784.
7. Davidson JE, et al. Clinical practice guidelines for support of the family in the patient-centered intensive care unit: American College of Critical Care Medicine Task Force 2004-2005. Crit Care Med 2007;35(2):605–622.
8. Heyland DK, et al. Decision-making in the ICU: perspectives of the substitute decision-maker. Intensive Care Med 2003;29(1):75–82.
9. White DB, et al. Expanding the paradigm of the physician's role in surrogate decision-making: an empirically derived framework. Crit Care Med 2010;38(3):743–750.
10. Schenker, Y, et al. I don't want to be the one saying "we should just let him die": intrapersonal tensions experienced by surrogate decision makers in the ICU. J Gen Intern Med 2012;27(12): 1657–1665.
11. Cochrane JJ, Goering PN, Rogers JM. The mental health of informal caregivers in Ontario: an epidemiological survey. Am J Public Health 1997;87(12):2002–2007.
12. Pochard F, et al. Symptoms of anxiety and depression in family members of intensive care unit patients: ethical hypothesis regarding decision-making capacity. Crit Care Med 2001;29(10): 1893–1897.
13. Azoulay E, et al. Risk of post-traumatic stress symptoms in family members of intensive care unit patients. Am J Respir Crit Care Med 2005;171(9):987–994.
14. Gries CJ, et al. Family member satisfaction with end-of-life decision making in the ICU. Chest 2008;133(3):704–712.
15. Gerstel E, et al. Duration of withdrawal of life support in the intensive care unit and association with family satisfaction. Am J Respir Crit Care Med 2008;178(8):798–804.
16. Luce JM. End-of-life decision-making in the intensive care unit. Am J Respir Crit Care Med 2010; 182:6–11.
17. Curtis JR, White DB. Practical guidance for evidence-based ICU family conferences. Chest 2008;134(4):835–843.
18. Torke AM, Alexander GC, Lantos J. Substituted judgment: the limitations of autonomy in surrogate decision making. J Gen Intern Med 2008;23(9):1514–1517.
19. Danis M, et al. Stability of choices about life-sustaining treatments. Ann Intern Med 1994;120(7): 567–573.
20. Weissman JS, et al. The stability of preferences for life-sustaining care among persons with AIDS in the Boston Health Study. Med Decis Making 1999;19(1):16–26.
21. Wittink MN, et al. Stability of preferences for end-of-life treatment after 3 years of follow-up: the Johns Hopkins Precursors Study. Arch Intern Med 2008;168(19):2125–2130.
22. Pruchno RA, et al. Stability and change in patient preferences and spouse substituted judgments regarding dialysis continuation. J Gerontol B Psychol Sci Soc Sci 2008;63(2):S81–S91.
23. Martin VC, Roberto KA. Assessing the stability of values and health care preferences of older adults: a long-term comparison. J Gerontol Nurs 2006;32(11):23–31; quiz 32–3.
24. Auriemma CL, et al. Stability of end-of-life preferences: a systematic review of the evidence. JAMA Intern Med 2014:1085–1092.
25. Shalowitz DI, Garrett-Mayer E, Wendler D. The accuracy of surrogate decision makers: a systematic review. Arch Intern Med 2006;166(5):493–497.
26. Marks MA, Arkes HR. Patient and surrogate disagreement in end-of-life decisions: can surrogates accurately predict patients' preferences? Med Decis Making 2008;28(4):524–531.
27. Moorman SM, Hauser RM, Carr D. Do older adults know their spouses' end-of-life treatment preferences? Res Aging 2009;31(4):463–491.
28. Puchalski, CM, et al. Patients who want their family and physician to make resuscitation decisions for them: observations from SUPPORT and HELP. Study to Understand Prognoses and Preferences for Outcomes and Risks of Treatment. Hospitalized Elderly Longitudinal Project. J Am Geriatr Soc 2000;48(5 Suppl.):S84–S90.
29. Sulmasy DP, et al. How would terminally ill patients have others make decisions for them in the event of decisional incapacity? A longitudinal study. J Am Geriatr Soc 2007;55(12):1981–1988.
30. Vig EK, et al. Beyond substituted judgment: how surrogates navigate end-of-life decision-making. J Am Geriatr Soc 2006;54(11):1688–1693.
31. Boyd EA, et al. "It is not just what the doctor tells me": factors that influence surrogate decision-makers perceptions of prognosis. Crit Care Med 2010;38(5):1270–1275.
32. Nelson JE, et al. End-of-life care for the critically ill: a national intensive care unit survey. Crit Care Med 2006;34(10):2547–2553.
33. Tonelli MR. Pulling the plug on living wills. A critical analysis of advance directives. Chest 1996; 110(3):816–822.
34. Kavic SM, et al. The role of advance directives and family in end-of-life decisions in critical care units. Conn Med 2003;67(9):531–534.
35. Tillyard AR. Ethics review: "living wills" and intensive care—an overview of the American experience. Crit Care 2007;11(4):219.
36. Goodman MD, Tarnoff M, Slotman GJ. Effect of advance directives on the management of elderly critically ill patients. Crit Care Med 1998;26(4):701–704.
37. Johnson RF Jr, Baranowski-Birkmeier T, O'Donnell JB. Advance directives in the medical intensive care unit of a community teaching hospital. Chest 1995;107(3):752–756.
38. Hodde NM, et al. Factors associated with nurse assessment of the quality of dying and death in the intensive care unit. Crit Care Med 2004;32(8):1648–1653.
39. Glavan BJ, et al. Using the medical record to evaluate the quality of end-of-life care in the intensive care unit. Crit Care Med 2008;36(4):1138–1146.
40. Teno JM, et al. Association between advance directives and quality of end-of-life care: a national study. J Am Geriatr Soc 2007;55(2):189–194.
41. Garrido MM, et al. Quality of life and cost of care at the end of life: the role of advance directives. J Pain Symptom Manage 2015;49(5):828–835.
42. Wall RJ, et al. Family satisfaction in the ICU: differences between families of survivors and nonsurvivors. Chest 2007;132(5):1425–1433.
43. Pochard F, et al. Symptoms of anxiety and depression in family members of intensive care unit patients before discharge or death. A prospective multicenter study. J Crit Care 2005;20(1):90–96.
44. Fumis RR, Nishimoto IN, Deheinzelin D. Families' interactions with physicians in the intensive care unit: the impact on family's satisfaction. J Crit Care 2008;23(3):281–286.
45. CMS: MLN Matters: MM5593. 2012 3/1/15]; Available from http://www.cms.gov/Outreach-and-Education/Medicare-Learning-Network-MLN/MLNMattersArticles/downloads/mm5993.pdf.
46. Meier DE, Beresford L. Billing for palliative consultations: a prerequisite for the field's maturation. J Palliat Med 2009;12(10):871–874.
47. Nelson JE, et al. In their own words: patients and families define high-quality palliative care in the intensive care unit. Crit Care Med 2010;38(3):808–818.
48. Kodali S, et al. Family experience with intensive care unit care: association of self-reported family conferences and family satisfaction. J Crit Care 2014;29(4):641–644.
49. Lilly CM, et al. An intensive communication intervention for the critically ill. Am J Med 2000; 109(6):469–475.
50. Curtis JR, Rubenfeld GD. Improving palliative care for patients in the intensive care unit. J Palliat Med 2005;8(4):840–854.
51. McDonagh JR, et al. Family satisfaction with family conferences about end-of-life care in the intensive care unit: increased proportion of family speech is associated with increased satisfaction. Crit Care Med 2004;32(7):1484–1488.
52. Selph RB, et al. Empathy and life support decisions in intensive care units. J Gen Intern Med 2008;23(9):1311–1317.
53. Back AL, et al. Approaching difficult communication tasks in oncology. CA Cancer J Clin 2005; 55(3):164–177.
54. Stapleton RD, et al. Clinician statements and family satisfaction with family conferences in the intensive care unit. Crit Care Med 2006;34(6):1679–1685.
55. Christakis NA, Iwashyna TJ. Attitude and self-reported practice regarding prognostication in a national sample of internists. Arch Intern Med 1998;158(21):2389–2395.
56. White DB, et al. Prognostication during physician-family discussions about limiting life support in intensive care units. Crit Care Med 2007;35(2):442–448.
57. Fried TR, et al. Understanding the treatment preferences of seriously ill patients. N Engl J Med 2002;346(14):1061–1066.
58. Murphy DJ, et al. The influence of the probability of survival on patients' preferences regarding cardiopulmonary resuscitation. N Engl J Med 1994;330(8):545–549.
59. Evans LR, et al. Surrogate decision-makers' perspectives on discussing prognosis in the face of uncertainty. Am J Respir Crit Care Med 2009;179(1):48–53.
60. Chiarchiaro J, et al. Quality of communication in the ICU and surrogate's understanding of prognosis. Crit Care Med 2015;43(3):542–548.
61. Paling J. Strategies to help patients understand risks. BMJ 2003;327(7417):745–748.
62. Anderson WG, et al. A multicenter study of key stakeholders' perspectives on communicating with surrogates about prognosis in intensive care units. Ann Am Thorac Soc 2015;12(2):142–152.
63. White DB, et al. The language of prognostication in intensive care units. Med Decis Making 2010;30(1):76–83.
64. Diem SJ, Lantos JD, Tulsky JA. Cardiopulmonary resuscitation on television. Miracles and misinformation. N Engl J Med 1996;334(24):1578–1582.
65. Nava S, et al. The influence of the media on COPD patients' knowledge regarding cardiopulmonary resuscitation. Int J Chron Obstruct Pulmon Dis 2008;3(2):295–300.
66. Downar J, Hawryluck L. What should we say when discussing "code status" and life support with a patient? A Delphi analysis. J Palliat Med 2010;13(2):185–195.
67. Azoulay E, et al. Prevalence and factors of intensive care unit conflicts: the conflicus study. Am J Respir Crit Care Med 2009;180(9):853–860.
68. Poncet MC, et al. Burnout syndrome in critical care nursing staff. Am J Respir Crit Care Med 2007;175(7):698–704.
69. Embriaco N, et al. High level of burnout in intensivists: prevalence and associated factors. Am J Respir Crit Care Med 2007;175(7):686–692.
70. Embriaco N, et al. Burnout syndrome among critical care healthcare workers. Curr Opin Crit Care 2007;13(5):482–488.
71. Larrabee JH, et al. Predictors of patient satisfaction with inpatient hospital nursing care. Res Nurs Health 2004;27(4):254–268.
72. Mitchell PH, et al. American Association of Critical-Care Nurses Demonstration Project: profile of excellence in critical care nursing. Heart Lung 1989;18(3):219–237.
73. Curtis JR. Caring for patients with critical illness and their families: the value of the integrated clinical team. Respir Care 2008;53(4):480–487.
74. Gade G, et al. Impact of an inpatient palliative care team: a randomized control trial. J Palliat Med 2008;11(2):180–190.
75. Curtis JR, et al. Missed opportunities during family conferences about end-of-life care in the intensive care unit. Am J Respir Crit Care Med 2005;171(8):844–849.
76. Thornton JD, et al. Families with limited English proficiency receive less information and support in interpreted intensive care unit family conferences. Crit Care Med 2009;37(1):89–95.
77. Pham K, et al. Alterations during medical interpretation of ICU family conferences that interfere with or enhance communication. Chest 2008;134(1):109–116.
78. Kagawa-Singer M, Blackhall LJ. Negotiating cross-cultural issues at the end of life: "You got to go where he lives." JAMA 2001;286(23):2993–3001.
79. Norris WM, et al. Communication about end-of-life care between language-discordant patients and clinicians: insights from medical interpreters. J Palliat Med 2005;8(5):1016–1024.
80. Lo B, et al. Discussing religious and spiritual issues at the end of life: a practical guide for physicians. JAMA 2002;287(6):749–754.
81. Scheunemann LP, et al. How clinicians discuss critically ill patients' preferences and values with surrogates: an empirical analysis. Crit Care Med 2015;43(4):757–764.
82. Puchalski CM. Spirituality and end-of-life care: a time for listening and caring. J Palliat Med 2002;5(2):289–294.

176

ICU 的资源分配

Gordon D. Rubenfeld

经济学中有两个众所周知的原理：商品和服务的供应是有限的，总是供不应求；食物、水源、能量、教育等的供需不平衡创造了经济效益。所有的社会团体都需要知道如何将公共资源分配给个人。定量配给是资源严重不足时的一种特定分配过程，最常见例子是在第二次世界大战中的汽油配给券或在救生筏上每日配给定量的水。资源分配是定量配给的同义词，在此章节中，两者可相互替换。

基于市场的经济体是根据支付能力来分配资源的，但是也存在其他策略（表 176-1）[1]。在发达国家中，医疗保健和教育与奢侈品不同，其分配原则不是依照个人的购买能力。无论医疗产品和服务最终采取哪种分配方法，和其他资源的分配策略也大同小异。由于医疗资源十分有限，不可能对每例可能获益或者患者希望得到诊疗的病例都提供所有有效的治疗。有时一个明智的决定就会带来显而易见的效果，例如当仅有一个心脏可供移植时，如何从几名均可能从中获益的患者中选择一位接受移植；或者当重症监护室（intensive care unit，ICU）中只剩一张空床，而有多名危重症患者需入院接受治疗时。更常见的情况是，即使治疗供应不受限制（例如，决定使用更便宜的抗生素、镇静剂和影像学检查），还是更昂贵的治疗方案可能更有益，这些决定更加微妙。最后，可以完全隐藏资源分配策略，例如以建立门诊诊所代替增加 ICU 床位这项隐秘的策略，对于传递重症服务意义深远。

尽管资源分配在医疗中是常见且重要的，但其时常被误解。分配策略中主要是两种道德原则的冲突：利益和公正，利益是以患者的最佳疗效为指导依据，公正则是以平均分配为主[2]。因此我们常用一些委婉语来描述分配策略，例如分类、优化、优先、成本效用以及基础医疗保健等都是分配策略的某种形式[3-5]。本章节的目的是探讨能为临床医生提供指导，帮助他们建立 ICU 资源分配流程的多种形式的分配策略。

资源分配与循证医学

仅基于患者疗效所做的决策并不合理。没有医学和社会的规章规定需要支付无效甚至有害的医疗。实际上，临床人员用专有名词来描述这类医疗措施，包括无效、非标准、医学不适应性，非经济型或实验性的[5,6]。例如，血液制品是昂贵、有限、非定量分配的，重症医生对血细胞比容为 27 的患者可以不予以输血治疗，因为有证据显示输血对很多重症患者是无益的[7]。对于长期使用昂贵生长激素治疗的重症患者，这项决策并不属于定量分配，因为现有证据并不能证明生长激素的治疗无效[8]。

不幸的是，对利弊的评判并不容易，有效、无效和试验性这三者的界限通常是由临床医生进行直观的判定。决策科学告诉我们，医疗决策是一个复杂的过程，它通常掩盖了抉择的真正含义[9]。事实上，仅仅依靠安全和有利的客观证据所做出的判断通常带有各种主观价值观和偏见[10]，这些可能给临床医生带来错误的价值观，例如试图“拯救”即将死亡的患者；对不确定性的容忍；对影响医生收入的决定；对患者种族、性别、功能状态或年龄的偏见；以及资源的成本和可用性[11]。从总结有益证据的陈诉过渡到包含成本和价值的建议，这个过程十分微妙。例如在最近发表的一篇关于胶体复苏的系统评价中，通过分析随机对照试验，结果显示与晶体复苏相比，胶体复苏不能降低创伤、烧伤和手术患者的死亡风险[12]。这是对有益证据的总结。和所有的证据陈述一样，不可能证明一项治疗无效。然而作者总结：胶体不能改善生存率，但是胶体的价格更贵，因此很难在随机对照试验的背景外，观察胶体在这类患者中继续使用的效果。美国内科医学委员会的一项“明智选择”的倡议很小心地避免使用成本、价值、成本效用或定量配给这类术语来支撑证据、安全和医疗必要性的框架[13]。避免使用缺乏有效性的治疗是合情合理的。然而值得注意的是，这些举措均成功地避免了对成本的讨论。例如，对重症患者可避免治疗清单中，“明智选择”包括：入科 7 天避免不必要的输血和全肠外营养，但未提及其他未经证实的或有害的治疗（如感染性休克中使用多巴胺或 ARDS 患者进行肺复张）[14]。成本作为 5 项标准之一尤其强调，其他包括证据、流行性、相关性和创新性。从根本上说，作者在此提供的是没有明确评估的节省成本的分析，这些可能在政治或社会方面难以接受。

这些例子表明，在没有明确评估的情况下，如何将成本评估纳入治疗推荐中。由于临床医生和医疗花费承担者可能会将成本或实用性纳入决策中，他们发现无效或适宜的决策相对定量配给来说，产生的道德问题更少。事实上，这些判断可能通过定义成本隐匿地包含了成本评估。什么时候能有充分的证据，可以将诊疗策略从实验室层面转移到标准治疗中来？可以在没有直接伤害证据时证明治疗是无效的，而不是待证实无效？这些决策通常是人们主观或非正式标准达成的共识。对于高风险，昂贵且缺乏替代治疗的治疗方案，往往需要更多的证据支持。相反，如果一项治疗措施既便宜又安全，并且死亡风险极小，例如，机械通气患者床头抬高以防止发生呼吸机相关性肺炎，这种方法便宜又安全，比起使用费用昂贵还有可能引起安全问题的动力床或预防性使用抗生素，只需用更少的证据说服临床医生做抬高床头。因此，干预措施的费用可以纳入评估标准。

这些判断因决策者的动机而变得更加复杂。如果一家保险公司的某项决策会影响其利润，在评估某项特定治疗是试验性还是标准治疗时，很难确保是否带有偏见。由于医疗决策过于复杂，ICU 中的决策常因其即时性和患者的疾病而影响，因此临床医生必须了解决策者的动机和支持其决策的证据，并制定分配流程。

分配策略

当治疗措施有效时，临床医生将面临在床旁进行资源分配。通常将分配决策分为宏观分配决策（包括人群，通常在管理或卫生政策层面上制定）和微观分配决策（在床边制定，包括特定案例）。由医院决定不再雇用额外的 ICU 护士属于宏观分配决定。一名护士看护几名患者还是 1∶1 的护士床位比，这是由护士长来决定分配的，属于微观分配决定。本章主要关注临床医生床旁分配或微观分配决策的基本原则。由于宏观分配决策最终会影响到个人，微观和宏观分配决策之间存在重要的相互作用（表 176-2）。

资源分配的方法多种多样（见表 176-1）。虽然这些方法都是可行的，但并非都符合道德标准。平等、公平、正义和正当程序的原则使一些策略方法不太被认可。功利主义原则是指分配资源时满足绝大多数人的“实用性”或利益。可以通过观察患者的结局来衡量“实用性”的程度，例如与健康相关的生活质量，以及评估医疗对公用事业影响的程度。从理论上讲，我们可以精确地计算需要支付哪些医疗费用，从而使群众利益最大化。成本效益分析的基本原则，也就是功利主义的具体体现。通过成本效益分析来进行医疗资源分配具有以下局限性：①与其他商品和服务相比，成本效益分析不知道医疗具体分配了多少资金，只是最大限度地改善了预后。②成本效益分析法可能无法充分考虑到某些社会价值观（例如，成本效益分析通常将所有生命价值与其他因素等同）。而社会往往十分重视在危急时刻挽救人的生命，并且老年人和年轻人均是平等化对待[15]。标准的经济分析可能不会像最优分配那样重视平等分配，因此当某些做法不能被社会接受时，分配上可能会有一些区别[16]。③成本效益分析是一种为患者这一群体比较各种结局的数学方法。在患者的治疗过程中，如果一项治疗不能起作用，那么说“有效”就没有意义。

表 176-1 资源分配的策略

原则	含义
独裁	按照一个人的意愿
民主主义	按照大多数人的意愿
平等	按同等比例分配给每个人
随机	每个人都有平等的机会
资本主义	根据每个人的购买能力
个人价值	根据他们对社会的贡献
功利主义	使社会的效用最大化

表 176-2 不同级别的分配决策

	决策者	决策	理论依据
不是分配决策	内科医生	长期危重患者不使用人生长激素	危重患者的伤害证据
	保险公司总裁	不提供肺癌常规胸部 CT 检查	缺乏充分的利益证据
	卫生部长	不向全国人民提供基本医疗保险	赞同平等获得医疗保健以外的其他目标，例如选择的重要性或自由市场的价值
宏观分配决策	内科医生	不允许常规冠状动脉搭桥术患者进入 ICU	重症监护室床位有限
	保险公司总裁	当新的昂贵的药物被批准时，不要增加对脓毒性休克的补偿	希望限制患者的护理费用，以增加保险公司的可支配性
	卫生部长	补偿医院护理费用	通过为所有护理提供单一的费用，希望限制费用，以便能够提供更多的门诊服务
微观分配决策	内科医生	尽管患者的初级保健医生提出要求，但仍决定不接纳一例患有泌尿系脓毒症的衰弱老人进入 ICU	重症监护者认为患者已奄奄一息，ICU 的资源可更好地用于对其他患者的治疗
	保险公司总裁	拒绝支付前列环素治疗肺动脉高压的费用	与被保险人的合同安排未具体涵盖的治疗
	卫生部长	不适用	不适用

成本效益分析作为一种分配工具，其主要价值是比较各种策略[17]。例如，可以比较卡托普利组和对照组治疗心肌梗死及使用氟西汀和丙咪嗪治疗严重抑郁症，以决定是否使用卡托普利治疗心肌梗死或者使用氟西汀治疗抑郁症。由于不同疾病治疗方式不同，成本效用分析提供了一个标尺，比较每年花费或者每个质量调整寿命年（quality-adjusted life year，QALY）花费。这些可用于比较的关键数据是对生存或健康的生活质量有影响的信息。但不幸的是，在重症监护中，有关改善生存或健康的生活质量的方法很少。虽然我们有减少胃肠道出血、机械通气持续时间和导管相关感染等措施的相关数据，但这些干预措施都对 QALY 没有影响[18-20]。因此，这些措施的成本效益分析通常与治疗胃肠道出血费用相当[21]。这些比率不能用于比较预防胃肠道出血与心肌梗死的治疗，因为后者以 QALY 的花费来表示。当治疗措施被证明是同等效能或更物美价廉时，非 QALY 共同特性的成本效用分析可能更有助于床旁配给策略。例如，尽管病床的成本会纳入分析，ICU 中的特殊病床既可以防止褥疮的发生，也可以降低护理的总成本。因此，成本效益比（以预防每个褥疮的单价表示）是负数[22]。非 QALY 的共同特性对于不同疾病比较成本效益时不起作用。

虚幻的控制成本

早期的观点提出，重症监护、技术、劳动力和管理创新有可能降低重症监护中过高的成本。1972 年，一位乐观的作者写道："有望减少花费的方法主要在 ICU 的早期治疗阶段。正在开始应用于临床的健康保健人员介入和自动化治疗都使 ICU 显得非专业化[23]。尽管实施了这两项措施，但几乎没有证据表明技术创新能够遏制医院或 ICU 的医疗费用的增加，事实上恰恰相反。这并不奇怪，因为其他医疗领域的技术创新虽然往往可以带来更好的结果，但很少能够控制成本。

成本分析在医疗方面是存在问题的，关键人员必须能够识别在其预算中的真实或即将出现的成本节约，从而节省出将在其余地方产生的间接成本[24]。有几个在重症监护中关于降低成本的论点，这些论点十分常见但存在一些问题：①减少 ICU 住院时间将降低 ICU 的医疗成本；②减少 ICU 实验室检查将降低 ICU 的医疗成本；③减少收治治疗无效的患者会更节约成本。重要的是要意识到并非所有可计算的成本节约都是在 ICU 或医院层面上的。

ICU 费用通常与住院时间呈正相关。例如，在抗生素预涂导管的成本效用分析中，作者指出导管相关性血流感染的成本为 9 738 美元[25]。流行病学研究表明，即使在疾病的严重程度得到了控制，导管相关性感染患者的住院时间也更长[26]。导管相关感染的成本可通过以下公式简单地推算：与导管相关的感染的额外预计住院天数 × ICU 或病房中一天的花费（基于医院费用）。事实上，由于使用抗生素预涂导管预防感染的随机试验并未证明死亡率或住院时间减少，因此使用抗生素预涂导管缩短 ICU 住院时间尚不清楚[20]。即使抗生素预涂导管通过减少住院时间"节省"的资金是不同类型的，这种资金并不是购买导管所花费的资金，而是通过缩短他们的住院时间后，ICU 将能够收治更多病情更重、花费更高的患者。

特殊情况下特殊治疗方法可能降低总成本，即使它们对质量调整生命年（quality-adjusted life years，QALYs）没有影响，但对于重症监护医生资源分配非常有用。实施经济主导型策略是一项简单的分配决策，因为它们既不会使患者情况恶化，又可以降低成本。然而，由于每家医院都有执行成本核算和预算编制的特殊方法，所以想要预测决策对 ICU 或医院成本的实际影响是很复杂的。不同的医疗费用承担者、护理和呼吸治疗师的劳动合同、间接费用的分配，以及 ICU 预算是否固定或患者数量增长都会影响分配决策是否可以节省 ICU 的成本。例如，药物每日获取的成本通常高于给药本身。然而，与更频繁地施用药物相关的劳动力成本可以抵消每日药物的成本。然而不幸的是，除非减少足够的工作量：从更改药物每日使用频率到解雇护士，否则将几乎没有可能实现成本节约。这是因为劳动力成本不是可以无限扩展的（例如，如果想减少 15% 的工作量，就可能无法节省雇佣护理人员弥补 15% 的护理时间的成本）。享受 1∶1 床护比的患者会持续要求这样的床护比，而无论护士是否正在进行每日一次的药物治疗。改变药物常规治疗可能是通过更有效率地安排护理工作时间来改善，但这可能不会反映在降低成本上。一项拟行的干预措施应具备的节省成本的合理标准是：它是否会减少需要雇用的员工数量，或者是否可以降低设备或药物的购置成本。如果没有达到以上标准，那么在 ICU 不可能实现成本节约。

许多成本效益分析中使用的成本估算会假设在 ICU 治疗每一天成本都是相同的。对于医院收费来说这肯定是正确的，因为费用产生于此。但事实并非如此，入院最初几天花费会更高[27]。在 ICU 住院的早期，患者更有可能需要积极的干预和密切的监测。显然，减少 ICU 住院时间的干预措施并不能减少 ICU 的早期时间，而只是减少成本较低的后期治疗时间。在成本分析中很少考虑到这一点。这也在国家层面中得到了验证，因为美国医疗保险费用在医院住院天数下降 40% 的时期达到了顶峰[28]。因此，标准的成本分析高估了可能通过缩短住院时间来实现的成本节约。

减少 ICU 中的实验室检查也可降低成本，这是一个完全合理、可在临床上实施的选择。为查询一种临床并不存在的疾病而做的过度的检查可能增加假阳性，发生临床并发症。然而，在 ICU 中通过减少检验来降低实际成本可能被高估了。已购买一台血气分析仪，技术人员已付出了完成 100 次动脉血气的时间，那么完成第 101 次动脉血气测试的实际成本其实很小。如果检验的次数减少到足以使实验室人员减少或放弃购买该新设备，那么就可以实现成本的显著降低。事实上，根据医院的间接费用的分配原则，检验减少可能会使临床实验室受到相当大的预算限制。实验室检查的减少，可能会削减实验室主任用于支付人员成本的金额，而这些成本可能与检验的比例不同。

即使可能患者的生存概率很渺茫，患者也可能会入住ICU。似乎有理由假设，如果这些患者没有在ICU中治疗，那这些资源就可以得以保存。表面上这似乎是一种重症医生应该追寻的、无害的节省成本的方法。但不幸的是，当仔细分析临终治疗可能带来的成本节省，得出它只是一个相对较小的整体医疗支出，实施这些策略可能会通过影响非终末期患者接受的治疗而使整体健康结局恶化，包括一些本可以通过监护治疗延长生命的年轻患者得不到相应治疗[29]。

重症监护室的床旁资源配置策略

最终，分配策略都将付诸ICU的床旁。许多研究表明，当限制ICU病床数量时，医生会根据疾病的严重程度分配这些病床。在这种情况下，ICU平均的病情严重程度会随着医院病房的增加而增加[30]。但这些决定还受到不定因素的影响，包括年龄、性别、报销和医生的权力，这些因素都会影响患者入住ICU[31]。临床医生必须提前做好计划，以便他们的决定是明确公开，并遵循原则的，而非针对某个特殊患者而做出的决定。

案例1：收治和出院标准

最后一张ICU病床

一名重症医生负责一家大型社区医院中的有8张床位的综合ICU。短短数分钟内，她接到两个电话，一个来自急诊室，17岁，糖尿病酮症酸中毒，伴有严重的酸中毒和精神状态改变，但没有插管；还有一个来自住院部，83岁严重痴呆患者，急性呼吸衰竭需紧急行机械通气的。目前仅剩一张床位，现有患者也都不具备转出ICU的条件。

也许ICU医生面临的最困难的决定是ICU本身的资源分配[32]。这是令人痛苦的决定，有一篇专门用于对ICU最后一张病床进行分配的文献，但几乎没有证据表明这种情况在实际操作中发生的频率。可移动式技术、灵活的医护人员，以及术后麻醉恢复室、急诊室和二级病床的可用性使最后一张ICU病床成为理论上而不是实际的问题。最后一张ICU病床的分配特别困难，因为患者通常都是明确需要入住ICU的。几乎没有关于ICU护理在特殊护理下与普通护理的实际获益对比的数据，这使得更加难以作出决定。很少有人质疑ICU的优越性，但ICU在特定条件下的护理和监测的益处尚不清楚。最后，医生必须迅速做出决定。移植委员会也会在移植器官中面临分配固定资源的问题，但他们可以花几周的时间来确定受体的优先顺序。而重症医生必须在几分钟或几小时内分配完成。

分配最后一个ICU病床时两个步骤最重要：采取相应措施防止其发生，并制定管理指南。预防出现最后一个ICU病床现象的策略包括为择期手术配备充足的人员，或者如果没有足够的ICU病床时则停止计划手术。这包括安排灵活的护理人员和选择在ICU以外可供重症患者诊疗的其他病房。个别临床医生的误解和操作可能会对ICU中各种持续生命支持治疗价值产生强烈影响[33]。为了尽量减少这些影响并保持公平公正地为重症患者服务，入科和出科标准应该是公开、明确、有证可寻、公平的。所有临床医生都应了解公共和明确入住ICU的标准。在最大限度上，决策应以证据为基础，在没有证据的情况下，需声明国家的政策或对当地共识进行申诉[34]。

解决办法

重症医生前往急诊室，对糖尿病酮症酸中毒的患者进行评估，安置动脉和中心静脉导管，并安排让ICU的护士到急诊室，以便在急诊室照顾患者。来自病房的急性呼吸衰竭患者给予紧急插管并入住ICU的最后一张病床。

案例2：技术购置

床旁实验室检查

一名重症医生正在考虑购买一个触控式检验系统，以便能够在ICU床旁进行动脉血气以及某些化学和凝血测试。销售人员向他展示的数据显示，在床边进行检验的成本比医院实验室收费低40%，为患者节省了资金并可为科室创收。此外，销售人员提供的数据表明，床边测试的快速出结果可以更快帮助临床作出决策，并且使患者住ICU时间缩短1天。推销员认为，住院时间的缩短在18个月内足以支付该系统的成本。

自重症医学发展以来，增加技术最终将带来成本降低的争论已逐步减少[23]。当购买原因主要是基于节约成本，或者更糟糕的是当成本不变时，有两个重要的因素需要考虑：节省成本是否涉及转移固定成本？此外，由于护理时间缩短或ICU住院天数减少，成本分析在多大程度上依赖于成本节约？计算成本节约未考虑到依赖于固定成本和减少劳动时间或ICU住院天数来证明成本节约的观点，可能会高估了实际的成本节约。

前面的讨论都没有涉及新技术的潜在好处。如果临床医生认为有证据支持该技术，可以给患者更多的受益，并且无论经济后果如何都值得实施，那么这就不属于资源分配决策的范围了。然而，技术创新的价格很少会便宜，医疗公司通常会试图说服临床医生，这种新技术不仅更好，而且还可以节省资金。

一家临床实验室收取100美元用于做动脉血气分析，并不仅仅因为试剂费用，租赁分析仪和技术人员完成测试花费了7分钟，总共花费了100美元。此费用中包含的大部分费用反映的是维持每周7天的实验室的固定成本，包括质量控制、管理成本、政府报告以及实验室的清洁和其他服务部分。如果ICU切换到触控式系统并将实验室检验量减少30%，这些固定成本中的任何一个都不会消失。除非检验减少的量大到足以使实验室主任可以解雇技术人员或出售机器，否则运行实验室的总成本将不会受到 ICU 内床旁检测的影响。如果无法实现这些固定的成本节约，那么实验室主任在面对减少的检验时仍必须满足实验室的预算要求。触控式检验系统看起来似乎更便宜，因为维护整个实验室的固定成本并未捆绑到购买测试设备中，而不是因为系统本身从根本上更便宜。

解决办法

重症医生会见临床实验室主任。在这家医院，实验室的预算与所进行的检验量直接相关。如果 ICU 开始进行自行检测，临床实验室将无法继续提供服务。ICU 和实验室主任制定了质量改进措施，以利用现有技术改善实验室标本检测时间，并决定不购买该新医疗技术，而是使用这些资金购买一些所需的床边可移动式设备。

结论

医学资源的分配是一个无法避免的话题。不管决策是否由现有文献提供，临床医生确实可以控制这些通过或没通过公开讨论后的隐含的或明确的决定。事实上，由于 ICU 面临即刻死亡风险，且社会大众价值观也更倾向于生命保护，ICU 的临床医生可能比其他科室的同事面临更少的隐性分配决策。事实上，较少的经验证据显示了重症医疗服务的分配频率。不同干预措施对实际成本的影响将取决于当地因素，包括报销和间接成本分配。ICU 的病床分配是大多数重症患者将要面临的最具挑战性的分配决策。对 ICU 床位的分配应当事先做好准备。在制定实际决策之前，与 ICU 相关科室（例如，急诊科、外科、肿瘤科）合作制定公开、明确的入科和出科标准对于公平有效地利用重症监护资源至关重要。

知识点

1. 资源配置是配给的代名词，是医疗实践中不可避免的一部分。
2. 临床医生经常使用各种各样的委婉说法，包括分类、优化、优先排序和成本效益护理，以模糊本质上的分配决策。
3. 仅以风险、利益或患者效用为依据的临床决策并不是配给决策，因为它们不包含成本或可用性。
4. 临床医生可以将成本或可用性隐含在他们对风险或利益证据的判断中，以避免做出包含成本的明确决定。
5. 分配可以发生在宏观层面，即决策影响患者群体的情况下，也可以发生在微观层面，即决策可以影响单个确定的患者。
6. 成本效益分析是一种量化的方法，它采用功利主义的方法分配资源，以最大限度地为特定成本的人口带来好处。
7. 在医疗等复杂的工作中，成本是很难衡量的。
8. 通过缩短住院时间、检查排序或让可能死亡的患者入院等来降低成本的要求应该受到严格的检查。

（黄晓波 译，邢宝鹏 审校）

参考文献

1. Understanding costs and cost-effectiveness in critical care: report from the second American Thoracic Society workshop on outcomes research. Am J Respir Crit Care Med 2002;165(4):540-550.
2. Beauchamp TL, Childress JF. Principles of biomedical ethics. 4th ed. New York: Oxford University Press; 1994.
3. Strosberg MA. Intensive care units in the triage mode. An organizational perspective. Crit Care Clin 1993;9(3):415-424.
4. Merrikin KJ, Overcast TD. Patient selection for heart transplantation: when is a discriminating choice discrimination? J Health Polit Policy Law 1985;10(1):7-32.
5. Mehlman MJ. The legal implications of health care cost containment: a symposium: health care cost containment and medical technology: a critique of waste theory. Case Western Reserve Law Review 1986;36:778-877.
6. Brook RH, Chassin MR, Fink A, Solomon DH, Kosecoff J, Park RE. A method for the detailed assessment of the appropriateness of medical technologies. Int J Technol Assess Health Care 1986;2(1):53-63.
7. Hebert PC, Wells G, Blajchman MA, Marshall J, Martin C, Pagliarello G, et al. A multicenter, randomized, controlled clinical trial of transfusion requirements in critical care. Transfusion Requirements in Critical Care Investigators, Canadian Critical Care Trials Group. N Engl J Med 1999;340(6):409-417.
8. Takala J, Ruokonen E, Webster NR, Nielsen MS, Zandstra DF, Vundelinckx G, et al. Increased mortality associated with growth hormone treatment in critically ill adults. N Engl J Med 1999;341(11):785-792.
9. Rubenfeld GD. Understanding why we agree on the evidence but disagree on the medicine. Respir Care 2001;46(12):1442-1449.
10. Kahneman D, Slovic P, Tversky A. Judgment under uncertainty: heuristics and biases. Cambridge and New York: Cambridge University Press; 1987.
11. Jonsen AR. Bentham in a box: technology assessment and health care allocation. Law Med Health Care 1986;14(3-4):172-174.
12. Alderson P, Schierhout G, Roberts I, Bunn F. Colloids versus crystalloids for fluid resuscitation in critically ill patients. Cochrane Database Syst Rev 2000;(2):CD000567.
13. Cassel CK, Guest JA. Choosing wisely: helping physicians and patients make smart decisions about their care. JAMA 2012;307(17):1801-1802.
14. http://www.choosingwisely.org/societies/critical-care-societies-collaborative-critical-care/.
15. Strosberg MA. Rationing America's medical care: the Oregon plan and beyond. Washington, D.C.: Brookings Institution; 1992.
16. Ubel PA, Baron J, Nash B, Asch DA. Are preferences for equity over efficiency in health care allocation "all or nothing"? Med Care 2000;38(4):366-373.
17. Eisenberg JM. Clinical economics. A guide to the economic analysis of clinical practices. JAMA 1989;262(20):2879-2886.
18. Ely EW, Baker AM, Dunagan DP, Burke HL, Smith AC, Kelly PT, Johnson MM, Browder RW, Bowton DL, Haponik EF. Effect on the duration of mechanical ventilation of identifying patients capable of breathing spontaneously. N Engl J Med 1996;335(25):1864-1869.
19. Cook D, Guyatt G, Marshall J, Leasa D, Fuller H, Hall R, et al. A comparison of sucralfate and ranitidine for the prevention of upper gastrointestinal bleeding in patients requiring mechanical ventilation. Canadian Critical Care Trials Group. N Engl J Med 1998;338(12):791-797.
20. Darouiche RO, Raad, II, Heard SO, Thornby JI, Wenker OC, Gabrielli A, et al. A comparison of two antimicrobial-impregnated central venous catheters. Catheter Study Group. N Engl J Med 1999;340(1):1-8.
21. Ben-Menachem T, McCarthy BD, Fogel R, Schiffman RM, Patel RV, Zarowitz BJ, et al. Prophylaxis for stress-related gastrointestinal hemorrhage: a cost effectiveness analysis. Crit Care Med 1996;24(2):338-345.
22. Inman KJ, Sibbald WJ, Rutledge FS, Clark BJ. Clinical utility and cost-effectiveness of an air suspension bed in the prevention of pressure ulcers. JAMA 1993;269(9):1139-1143.
23. Morgan A, Daly C, Murawski BJ. Dollar and human costs of intensive care. J Surg Res 1973;14(5):441-448.
24. Jegers M, Edbrooke DL, Hibbert CL, Chalfin DB, Burchardi H. Definitions and methods of cost assessment: an intensivist's guide. ESICM section on health research and outcome working group on cost effectiveness. Intensive Care Med 2002;28(6):680-685.
25. Veenstra DL, Saint S, Sullivan SD. Cost-effectiveness of antiseptic-impregnated central venous catheters for the prevention of catheter-related bloodstream infection. JAMA 1999;282(6):554-560.
26. Digiovine B, Chenoweth C, Watts C, Higgins M. The attributable mortality and costs of primary nosocomial bloodstream infections in the intensive care unit. Am J Respir Crit Care Med 1999;160(3):976-981.
27. Rapoport J, Teres D, Zhao Y, Lemeshow S. Length of stay data as a guide to hospital economic performance for ICU patients. Med Care 2003;41(3):386-397.
28. Reinhardt UE. Spending more through "cost control": our obsessive quest to gut the hospital. Health Aff (Millwood) 1996;15(2):145-154.
29. Luce JM, Rubenfeld GD. Can health care costs be reduced by limiting intensive care at the end of life? Am J Respir Crit Care Med 2002;165(6):750-754.
30. Strauss MJ, LoGerfo JP, Yeltatzie JA, Temkin N, Hudson LD. Rationing of intensive care unit services. An everyday occurrence. JAMA 1986;255(9):1143-1146.
31. Marshall MF, Schwenzer KJ, Orsina M, Fletcher JC, Durbin C, Jr. Influence of political power, medical provincialism, and economic incentives on the rationing of surgical intensive care unit beds. Crit Care Med 1992;20(3):387-394.
32. Teres D. Civilian triage in the intensive care unit: the ritual of the last bed. Crit Care Med 1993;21(4):598-606.
33. Cook DJ, Guyatt GH, Jaeschke R, Reeve J, Spanier A, King D, et al. Determinants in Canadian health care workers of the decision to withdraw life support from the critically ill. JAMA 1995;273(9):703-708.
34. Murphy DJ, Barbour E. GUIDe (Guidelines for the Use of Intensive Care in Denver): a community effort to define futile and inappropriate care. New Horiz 1994;2(3):326-331.

177

重症医学的基本伦理学原则

Thomas A. Bledsoe, Nicholas S. Ward, and Mitchell M. Levy

重症医学的伦理学基础

理想情况下，所有医疗决策均由医疗保健提供者与患者、代理决策者或代表患者的医疗保健代理人共同制定。医疗服务人员会提供医学科学和实践方面的专业知识，这些内容既包括知识，也有亚里士多德所说的"创世纪"，或实践智慧和职业价值观，以及他（或她）个人价值观。患者或代理决策者会做出对患者有益的决策。鉴于重症医学的本质，如果不重视这些价值观，院方或其团队就无法知晓特定患者的"最佳"治疗方案。当治疗危重患者时，许多决定实际上都是生死攸关的问题，加之需要做决定的时候，危重患者很少能够表达自己的观点，这使得重症监护医学的临床工作具有道德挑战性。

监护目标和医疗决策

代理决策

现代医学已经接受了患者和医生之间共享决策的概念，这种概念基于自治（对于患者）、有益和无害（对于医生）的原则[1,2]。如上所述，这种方法在重症监护室（intensive care unit，ICU）中通常更复杂。在ICU，无论是决定继续进行积极且可能非常复杂的治疗或者放弃治疗[3]，治疗团队内部或治疗团队与患者家属（家属可能也会有内部冲突）之间关系会紧张[4]。ICU与其他医学专业一样，共同决策的这种模式肯定了患者的伦理学权利（在许多地方，受法律约束），以便确定医疗服务目标。为那些暂时或永久丧失决策能力的患者，选择合理的治疗模式比较困难，但是某些患者可能在罹患重病之前，向所负责的医生或家人、朋友及其他代理人，提前表达个人意愿。无论是否有医生、家属或其他亲人的参与，患者自主计划其未来医疗措施的过程称为预立临终医疗计划[5]。一般而言，这些讨论的结果称为预先医疗指示；从广义上讲，它们可能是口头或书面的，可能非常具体或非常笼统。在这个过程中，患者可以指定一个首选决策者或医疗保健代理人，并列出疾病与其相关的医疗措施所带来的多种可能结果，以便在某些预期情况下可以选择想要什么样的医疗护理。随后，当患者丧失决策能力且无法表达自己当前的意愿时，预先医疗指示有助于指导后期的医疗护理[6]。例如，外科手术后苏醒的有决策能力的患者（见下文），可直接询问他或她的意愿，这时就不再需要预先医疗指示。

只要预先医疗指示是在有效的知情同意下（见后文）制定的合理的要求，它就具备任何形式（包括口头）的伦理道德权威，可以作为临床决策的依据之一。当发生严重疾病时，预先医疗指示作为"患者自主选择的真实反应"的可靠性经常受到质疑[7]。因为，预先医疗指示无法细化到涉及ICU的日常临床决策，因此，更常见的是，ICU医生常常与代理人一起沟通，以了解对患者有益的事项，然后共同为患者做出有益临床决策。即使"知道患者想要什么"，但是明智的临床医生为降低医疗风险，还会向熟悉患者的代理人寻求建议。谁可以，也应该成为代理人？代理人应该如何为患者做出正确的决定？

在某些文化背景下，医生常常选择"近亲"作为代理人。但是，代理人的法律地位因国家而异，在许多司法管辖区，代理人承担这一职责时没有确切的法律和道德依据（然而，在其他文化背景中，宗教传统和法律声明，关于维持生命的监护治疗这种严肃的决定，不取决于个人，而是由宗教当局或氏族领导人方可决定）。崇尚个人主义的文化背景中，最好的代理决策者是患者事先指定的某个人[8]。这位代理人通常来自受患者信赖的群体中，可能是患者家属或是密切接触的社交圈的成员。在某些地区，还可以通过法律制定代理人的等级，典型的序列可能是：①配偶；②长子；③次子；④父母；⑤兄弟姐妹；⑥亲密朋友。一旦确定代理决策者，患者可以告诉这位代理人自己的意愿，从简单地"告诉医生我想要什么"到"希望你能替我选择最合理的方案"。有趣的是，当被问及患者是否愿意遵照他们的预先医疗指示时，大多数患者选择放弃自主决定权，以"尊重你的判断能力"为理由，而委托给代理人[9]。

如果决策者不是患者本人的情况下，记录患者同意这项决策是有帮助的。同样，当做出医疗决策时，一些关于核心价值观的陈述也很有帮助。

预先医疗指示的文件中，患者可以正式或非正式地表明本人对未来的医疗护理服务的愿望和观点。患者也可以指定代理决策者，该决策者同时具备具有道德和法律的权利，从而为患者做出医疗决定。在没有预先医疗指示的情况下，合法指定的代理人，或者在没有这样的代理人的情况下，那些熟知患者的人可以基于他或她对患者健康状况的了解，代替患者作出决定。如果没有任何可供参考的信息时，决策者应该采用“合乎常理”或“最佳获益”的标准。在这种情况下，与伦理委员会协商可能会有所帮助。

预先指示

如上所述，预先医疗指示是对医疗服务提供者、家庭成员或参与患者治疗的其他人的正式或非正式指示，这些指示只在患者无法参与医疗决策时才可发挥效力。最早的预先指示形式是“生前遗嘱”。传统的生前遗嘱在适用范围和实践性方面受到限制。生前遗嘱通常是临终患者制定的，典型的陈述是放弃“只能延长我的死亡过程”的治疗手段；甚至看不到任何治疗希望时，他们通常会明确说明停用静脉输液和人工营养。通常情况下，未到疾病的终末阶段，他们不会提出自己的意愿，也不会指定代理人。当患者丧失决策能力时，通常会按照法律程序赋予某个人代理决策的权利，此项法律称为医疗保健的永久代理权。当患者无行为能力时，这项永久代理权可以让代理人具有支配财务和其他事项的合法权利。这里，提到的其他法律权利，还包括提供个人医疗保健信息，也涉及对生活和生存意义相关的观点，如器官捐赠、精神关怀，以及葬礼仪式。

可供参考的书籍，包括“价值观的历史”、Linda 和 Ezekiel Emanuel 提出的医疗指令[10]。其中，可能会提到一系列极端的情景，让你作出选择（如“尽一切可能延长生命”，“继续积极监护，但经常重新评估”“让我感到舒服，不需要提供延长生命的治疗”），或者他们可能会问一些关于什么使这个人的生命更有意义等问题。这些问题对代理人有所帮助，因为代理人必须决定是否已经发生不可逆转的疾病，目前治疗仅是维持生命体征的支持治疗为主，还是继续以治疗病因为目的的加强监护治疗。

由于各种原因，预先医疗指示并未广泛普及，即使存在，它们也往往不够具体，而无法提供有意义的指导[11]。尽管指示的内容已十分详细，但是当时患者是否充分知情，当时患者是否具备决策能力等问题仍然会引起争议。例如，患者先前表明了她永远不会同意接受生命支持治疗，但当她被告知机械通气是治疗肺炎引起的可逆性呼吸衰竭时，患者当然会同意这项治疗。遵循具有法律效应的预先医疗指示，还是分析患者的意愿是否符合当前的疾病状态，这两者之间存在矛盾，因为选择后者时可以让一个有治疗前景的患者避免死亡。

在危重患者进入医院后，患者或其代理人经常会被问是否接受一种特限的预先医疗指示，称为代码身份。这种代码身份作为预先医疗指示中的一种形式，特别优先用于因呼吸心搏骤停而及时需要心肺复苏（cardiopulmonary resuscitation，CPR）或其他抢救措施的患者。许多医院和其他医疗机构为提高抢救成功率，会制定一系列抢救措施，包括 CPR、电除颤、气管插管和呼吸机支持等。呼吸心搏骤停患者若早期未能接受上述有效抢救措施，则会在很短的时间内死亡，所以关于代码身份的讨论既是关于如何有尊严的死亡，也是关于是否继续活着的意义。Tomlinson 和 Brody 总结了 3 种不同的不施行心肺复苏术（do-not-resuscitate，DNR）[12] 的理由：①及时予以 CPR，但抢救成功率仍非常低，实际上是“徒劳的”救治。②经过 CPR 挽救了生命，但仅仅是维持生命体征，丝毫没有生活质量。③呼吸心搏骤停可能对已经无任何生活质量的患者是比较好的解脱。是否接受 CPR 的决定不会影响最终某种疾病的预后，因为疾病的治疗预后与当前或未来的医疗条件密切相关。一些患者病入膏肓时，可能选择积极的治疗措施，但在心搏骤停时仍选择放弃复苏。患者可以提前声明自己的这种观点，比如“我会尽我所能与疾病斗争，但最后，我希望没有痛苦的离开”，这样的述求有助于评估复苏对于患者的意义。另外，可以调整加强监护治疗的目标（见下文）。

许多接受高强度监护治疗的患者都具有 DNR 代码身份。当决定撤离生命支持治疗时，这样的预先指示可以为代理人和家庭成员减轻心理负担。患者对 DNR 的接受意味着他理解医学的局限性；而当疾病进行性恶化时，患者拒绝 DNR 则对疾病的认识不全面，甚至可能不切实际。深入探讨不言而喻的恐惧或补充未知领域的知识，可以帮助患者实现其真实的意愿。

在讨论代码身份时时可能会出现许多常见错误。首先，在复苏时未能传递是否存在较好预后的准确信息。许多患者对这种干预措施有不切实际的想法[13]。另一种错误类型是未能强调复苏后的问题，医护人员误认为“呼吸心搏骤停时尽一切抢救措施”等同于患者接受并同意复苏后的“一切积极治疗”。而事实上，心肺复苏术后的患者，即使恢复得非常理想，大部分患者仍然在复苏后很长一段时间内没有行为能力。第三种常见错误是，没有把握时机确定首选的代理决策者，因为这些患者经历心肺复苏后均存在暂时或永久性脑损伤重大风险。任何关于预先医疗指示的讨论都应该试图回答至少以下 3 个问题：①如果心脏骤停，您希望医疗团队尝试复苏吗？②如果你失去决策能力，你想谁为你做医疗决定？③如果你在复苏后发生不可逆的损伤，你希望我们在什么情况下停止生命维持治疗？除了疾病本身以外，把个人价值观、信仰、人际关系和文化背景同时考虑在内，那么，更容易理解关于复苏的预先指示[7]。

许多关于生命终结的话题都是围绕着治疗措施（“你愿意插管吗？”），而对个人的价值观却没有足够的探究（“你是怎么看待生命的意义？”“你活着是为了什么？）。因此，预先医疗指示不能仅用于解决临终问题，它应当作为所有医学治疗中知情同意的一部分，探讨预先医疗指示是良好医疗服务的一个重要内容。

知情决策（知情同意）

在美国，对幸福和美好生活的追求是自由的。引申开来，患者对医学检验和治疗的选择是本着利益最大化的原则进行的。这就是所谓的患者自主权，有人将其称之为医患关系核心原则之一。尊重自主权需要尊重个人的价值观和意愿。此外，自主权利的实践需要足量的信息、理性思维和选择自由。当患者与医生就双方价值观进行交流后，共同作出医疗决策。Brock 曾讨论过知情同意的基本要求，并确定了3 个关键因素：同意医疗决策的人必须有足够能力胜任，知情和没有任何强迫下作出决定[13]。胜任者取决于几个关键因素[14]。首先，必须能够理解相关的信息，包括对信息的处理和加工能力。其次，需要掌控信息的能力，以及预见后果的能力。第三个要素是思考和沟通选择的能力。强化稳定的沟通和选择能力是胜任能力的标准（这时，表现出矛盾心理是不可能胜任的）。为了积极参与医疗决策，患者必须了解足够的信息来衡量各种医疗干预的风险和获益。在过去，被告知的标准就是了解社区中其他医生的常规推荐治疗方案[15]。因此，被告知意味着“理性的人想了解什么。”因为，知情同意的主要观点是尊重个人的权利和价值观，所以最适合根据特定患者的需求来执行[16]。一般而言，患者需要了解疾病及其自然发展规律，以便做出有关医疗保健的明智决策。他们需要有关治疗的有效性，治疗伴随的意外和风险以及治疗成功率等信息。这些信息必须以患者可以理解的方式，结合患者的受教育程度以及用患者能理解的语言传递出来。可以通过简单地询问患者是否有疑问，这样可以评估是否向患者充分告知。Brock 写到“知情理解”，并指出“在充分知情的情况下有利于患者做出利益最大化的决策[13]。此外，这种方法重视自主性。临床决策也必须是自愿的，即不受胁迫。决策者有接受或拒绝临床治疗或检查的自由。不正当胁迫同意通常被视为是无效的。ICU 的知情同意涉及了一些特殊问题。首先，如前所述，决策者通常是代理人而不是患者。代理决策者应该充分了解患者的相关信息，这样有利于做出明智的决策。然而，不应该因为患者没有决策能力而把患者的个人隐私也一并透漏给代理人。下面这个例子可能有助于理解上述问题。ICU 一名 HIV 阳性患者指定一名家庭成员作为他的代理人，然而，该家属并不知道他的 HIV 感染状况。ICU 医生认为，家属对核心治疗做出知情同意决策即可，不用向家属告知患者的 HIV 感染状态。除非，涉及与患者的 HIV 感染相关的检查或治疗时，可能需要将此信息告诉给代理人以便作出决定。

通常我们认为指定的代理人是可以胜任此项任务，但以下两种情况时，应该要提出质疑。第一种是代理人的行为决策与患者的意愿相反。在这种情况下，其他家人有义务与代理人一起做出更符合患者意愿的治疗决策，或者向医院伦理委员会或医院法务部门寻求帮助。第二种情况发生在对代理人的能力存在疑问时，特别是他获取和处理疾病信息的能力欠佳。在这种情况下，伦理委员会或风险管理部门也可以提供帮助。Schneiderman 等的一项研究[17]提出了 ICU 患者伦理咨询的重要性。在一项随机对照试验中，接受伦理咨询的患者 ICU 住院时间较短，并且“无效治疗”的使用减少。这项研究呼吁 ICU 患者需要更多的有关伦理学相关问题的讨论[18-20]。

无效医疗

人们常说，“定义徒劳无益本身就是徒劳的”，没有比这句话更能贴切的反映当前的医疗状态。曾经被认为无法治愈的许多疾病现在都可以治疗，并且病死率也逐渐下降。目前 ICU 病房里，高龄危重症患者很常见，若在数十年前，这类患者不是因为年龄太大就是因为严重衰竭而被 ICU 拒之门外。但近年来，随着越来越多的高龄患者在 ICU 得到延长生命的机会，其存活率明显提高。因此，无效医疗的界限被推到了更远的地方。关于无效医疗提出了许多定义，但大多数定义没有实用性。既往，无效医疗经常被用于描述救治无望的患者（即难治性休克）或即将死亡的患者（即晚期癌症）。但是，“终末期疾病”可能更好地描述了第二种情况。尽管如此，这些概念常常被认为是限制积极治疗或作为拒绝进入 ICU 继续治疗的理由。同时，这也是目前临床面临的问题。因为，当前的医疗技术，如体外膜肺氧合和其他能支持重要器官功能的措施，使得医生可以延长患者的存活时间。此外，随着终末期疾病患者越来越多地在 ICU 接受治疗，他们的生命得到了延长，虽然是几天或者是几周的时间，但是给予临终患者的意义是不一样的。

2015 年，几个主要的专业协会（美国胸科学会，美国重症护理协会，美国胸科医师学会，欧洲重症监护学会和重症医学学会）联合制定并发表了一份声明，试图解决上述矛盾。值得注意的是，考虑到“徒劳”一词的主观性质，作者尽量避免使用该词语，而是使用“不恰当监护请求”一词来描述患者或家庭继续积极治疗的需要，但是患者的疾病从医学上已经判定预后不良。该声明提出了一些建议，供医生解决这类难题。首先，医疗机构应通过积极的沟通和早期专家顾问的参与，尽最大努力防止发生棘手的治疗问题。理论上可能有更好的治疗办法，但临床医生从伦理学角度分析，不提供这些治疗可能更合理，这种可以称为“潜在的不恰当”，而不是无效措施。如果存在意见分歧，临床医生应该向家属解释并建议他们认为合理的治疗计划。尽管进行了充分的沟通和交流，但关于可能存在的不恰当治疗的冲突仍然难以解决，应当寻求公正的解决流程来处理这些问题；这个流程应该包括医院审查，试图在其他机构找到愿意提供意见的人，以及对决策进行外部审查的机会。最后，若因时间紧迫，使得解决矛盾的所有步骤无法正常进行，但临床医生始终认为患者及家属所提出的治疗需求与目前的实际情况不相符，这时，他们应该在允许的范围内寻求过渡治疗，而不需要满足患方所要求的治疗。该组织进一步建议，“无效”一词的使用应限于代理人要求的干预措施根本无法实现其预期治疗效果的罕见情况。临床医生不应该提供无效的治疗措施，医学界应该引导公众参与，并倡导关于何时停止使用延长生命的医疗措施的政策和立法[21]。

总之，重症医学中的伦理学建立在与所有医学学科一致的四个基本原则之上。危重病治疗的决策面临特殊的挑战，因为这些决策往往涉及患者的生死，而患者自身却无法参与这个过程。虽然医生和患者在决策制定上可能因文化差异而有不同的观点，但是医生为患者获得最大利益而做出决策的初衷是不会动摇的。

知识点

1. 重症医学伦理是以 4 项基本原则为基础：有利、不伤害、自主和公正。
2. 在美国，有自主能力的患者有权自行决定自己的医疗保健。
3. 已知一个人对未来医疗护理的期望而做出计划的过程，称为预先医疗指示。
4. 在没有预先医疗指示的情况下，需要代理决策者代替患者做出医疗决策。如果没有关于患者的具体信息，决策者应用“合乎常理”标准，有时采用“最佳利益”标准。
5. 关于预先医疗指示的讨论应植根于患者的医疗保健价值观和期望，以及具体干预措施的合理性。
6. 共同决策是将患者的自主权和医生的观点结合在一起的过程。

（黄晓波 译，金小渊 审校）

参考文献

1. Carmi A, editor. UNESCO Chair in Bioethics: Informed Consent. Israel National Commission for UNESCO, 2003.
2. Beauchamp TL, Childress JF. Respect for autonomy. In: Principles of biomedical ethics, 5th ed. New York: Oxford University Press; 2001.
3. Prendergast TL, Luce JM. Increased incidence of withholding and withdrawal of life support from the critically ill. Am J Respir Crit Care Med 1996;154:15–20.
4. Asch DA, Hansen-Flaschen J, Lanken PN. Decisions to limit or continue life-sustaining treatment by critical care physicians in the United States: conflict between physicians' practices and patients' wishes. Am J Respir Crit Care Med 1995:288–292.
5. Emanuel LL, von Gunten CF, Ferris FD. Advance care planning. Arch Fam Med 2000;9:1181–1187.
6. Teno JM, Lynn J. Putting advance-care planning into action. J Clin Ethics 1996;7:205–214.
7. Puchalski CM, Zhong Z, Jacobs MM, et al. Patients who want their family and physician to make resuscitation decisions for them: observations from SUPPORT and HELP. J Am Geriatr Soc 2000;48:S84–S90.
8. Mappes TA. Some reflections on advance directives. In: Mappes TA, Degrazia D, editors. Biomedical ethics, 5th ed. New York: McGraw-Hill; 2001, p. 356–363.
9. Layde PM, Beam, CA, Broste, SK, et al. Surrogates' predictions of seriously ill patients' resuscitation preferences. Arch Fam Med 1995;4:518–523.
10. Emanuel LL. Advance directives: What have we learned so far? J Clin Ethics 1993;4:8–16.
11. Dresser RS. Autonomy revisited: the limits of anticipatory choices. In: Hackler C, Moseley R, Vawter DE, editors. Advance directives in medicine. New York: Praeger; 1989, p. 71–85.
12. Tomlinson T, Brody H. Ethics and communication in do-not-resuscitate orders. N Engl J Med 1988; 318:43–46.
13. Brock D. Informed consent. In: Regan T, VanDeVeer D, editors. Health care ethics. Philadelphia: Temple University Press; 1987, p. 98–126.
14. Applebaum PS, Grisso T. Assessing patients' capacities to consent to treatment. N Engl J Med 1988; 319:1635–1638.
15. Gild WM. Informed consent: a review. Anesth Analg 1989;68:649–653.
16. The values underlying informed consent, from the President's Commission for the Study of Ethical Problems in Medicine and Biomedical and Behavioral Research. In: Mappes TA, Degrazia D, editors. Biomedical ethics, 5th ed. New York: McGraw-Hill; 2001, p. 97–103.
17. Schneiderman LJ, Gilmer T, Teetzel HD, et al. Effect of ethics consultations on nonbeneficial life-sustaining treatments in the intensive care setting: a randomized controlled trial. JAMA 2003;290: 1166–1172.
18. Truog R, Campbell M, Curtis JR, et al. Recommendations for end-of-life care in the intensive care unit: a consensus statement by the American College of Critical Care Medicine. Crit Care Med 2008;36:953–963.
19. Schneiderman L. Ethics consultation in the intensive care unit. Curr Opin Intern Med 2006;5: 79–83.
20. Romano M, Wahlander S, Lang B, et al. Mandatory ethics consultation policy. Mayo Clinic Proc 2009;84:581–585.
21. Bosslet GT, Pope TM, Rubenfeld GD, et al. An Official ATS/AACN/ACCP/ESICM/SCCM Policy Statement: Responding to requests for potentially inappropriate treatments in intensive care units. Am J Respir Crit Care Med 2015;191:1318–1330.

178

脑死亡判定

Rajeev K. Garg and Thomas P. Bleck

脑死亡是一个法律术语，在大多数国家被定义为包括脑干在内的整个大脑的不可逆转的功能丧失。根据目前医学指南，脑死亡的主要诊断标准，包括临床表现、影像学检查以及实验室数据。除了满足脑死亡诊断的特定的先决条件以外，还需要以下3个特征：①已知病因的不可逆转的昏迷；②脑干反射消失；③无自主呼吸。满足上述条件的患者，确诊需完善相关辅助检查。

法律和医学定义

目前，国际上对脑死亡这一术语暂无统一标准定义。在美国对脑死亡的定义源于1981年制定的“统一死亡判定法案”(Uniform Determination of Death Act，UDDA)，其中提到“包括脑干在内的全脑功能不可逆转的丧失”可以定义为“死亡”。然而，这一定义在美国的多个州仍被多次修订。

国际上，关于脑死亡的医学定义和指南同样存在差异。2010年，美国神经病学会针对脑死亡判定发布了新的临床实施准则[1]。2014年，一项国际性指南提出，伴有神经功能不可逆转丧失的死亡，可以称为脑死亡或脑干死亡[2]。目前法律和医学定义尚未完善，故判定一个患者脑死亡前，医务工作者应该先熟知当地法律、医学指南以及管理机构规章制度。

先决条件

脑死亡的判定，首先是确定患者的昏迷状态和昏迷的病因已基本不可逆，并且患者通常需要机械通气而心功能尚能维持。不可逆的病因主要是通过现病史、临床查体、影像检查以及实验室数据而明确。若要了解脑功能完全丧失的损伤机制，则患者的病史和/或中枢神经系统影像学检查是必不可少的，如心搏骤停导致脑灌注停止、颅脑穿透伤、中枢神经系统感染性疾病导致脑水肿致脑疝等。昏迷的定义为无镇静药物作用下，患者不仅没有自主睁眼动作，同时对外界刺激也无相应的反应。低体温(核心体温低于36℃)、中枢神经系统抑制药物、神经肌肉阻滞药物可能会干扰临床查体结果，因此，针对昏迷的患者，需要系统全面筛查以排除上述情况。另外，严重电解质紊乱或内分泌代谢异常可能影响患者的神志状态，在诊断昏迷前需积极纠正内环境紊乱。

昏迷

查体发现患者无自主睁眼，对言语或疼痛刺激无反应。常用的疼痛刺激包括按压甲床、眶上切迹或颞下颌关节。

外周活动和感觉消失

昏迷患者对疼痛刺激，如按压甲床或掐捏肌肉时，无痛苦表情或肢体躲避动作。偶尔，脊髓诱导的反射可能会部分保留，但有时与康复训练后恢复的运动反射不易鉴别，两者主要根据皮层活动区分，必要时需要神经病学专家协助判断。

脑干反射消失

瞳孔对光反射(脑神经Ⅱ)

瞳孔对光反射应该使用明亮的手电筒照射评估，还可以选择检眼镜，它可以放大视野，便于观察瞳孔微小变化。瞳孔通常居中，呈圆形或椭圆形(直径4～6mm)。瞳孔扩张提示存在完整的脊髓交感神经通路或从眼眶突触前末梢释放存储的去甲肾上腺素。红外线瞳孔测试仪可以探测到检查者不能识别的微小瞳孔反应。

眼球运动评估(脑神经Ⅲ、Ⅵ、Ⅷ)

头眼反射(“玩偶眼征”)

排除颈部脊髓损伤时，方可检查头眼反射。用手托起头部，双眼保持睁眼状态，将头从中线快速向左侧和右侧旋转90°，正常反应是眼睛向头转动的反方向转动。气管插管患者进行该试验时，需同时移动气管导管以防管路损伤咽喉部或意外脱管。玩偶眼征是指转动患者的头部出现两眼共轭地向相反方向转动。该反射只有在额叶皮层无任何冲动传入时产生，例如在具有完整脑干反射的昏迷患者中，才会出现这种反射性运动。

前庭眼反射(“冷水激发试验”)

一旦头眼反射消失，或者由于颈椎不稳定性不能检查头眼反射时，需要使用冷水激发试验进行前庭眼反射检查。首先确定外耳道是否通畅。临床判定脑死亡时，鼓膜穿孔的患者不能实施冷水激发试验。进行该试验时，患者仰卧位，床头抬高 30°，注射器抽吸冰水后（笔者使用 60ml），缓慢注入一侧外耳道，同时撑开双侧眼睑。冰水的温度比注入量更重要，目的是降低内耳道的温度。注入冰水后需观察 1 分钟，在具有完整脑干反射的昏迷患者中，眼球应偏向冷水刺激的一侧，而脑死亡患者眼球运动消失。5 分钟后在对侧外耳道重复上述检查。

面部感觉（脑神经Ⅴ）和运动反射（脑神经Ⅶ）

脑死亡诊断前需确定脑神经Ⅴ、Ⅶ反射消失。角膜反射是指在角膜上给予轻微刺激，出现快速眨眼动作。可以采用棉花丝刺激角膜，但是为避免角膜组织供体受损，我们通常选择滴注一滴生理盐水。下颌反射是通过叩击置于患者下颌处的检查者手指（脑神经Ⅶ），观察下颌是否关闭（脑神经Ⅴ）。对眶上切迹和颞下颌关节的疼痛刺激无面部表情变化的患者也需要进行下颌反射。

呕吐和咳嗽反射（脑神经Ⅸ、Ⅹ）

对气管插管患者评估呕吐反射比较困难，而且，鉴于大多数健康受试者没有正常的呕吐反射，使得该测试在昏迷患者中意义不大。然而，气道深部吸痰刺激可以评估咳嗽反射。神经病学的标准脑死亡诊断，需要满足咳嗽反射消失这一条件。

自主呼吸消失

除了符合上述条件以外，检查者还需要确定患者的自主呼吸消失，才可以判定脑死亡。由于实施呼吸暂停试验过程中需频繁采集血气，且可能会出现低血压，所以有必要留置动脉导管。保证有效血容量，维持患者的收缩压 > 100mmHg，必要时给予血管活性药物。维持 PaO_2 > 200mmHg，若不达标，纯氧通气至少 10 分钟后再复查。可延长预吸氧时间，也可以采取下文提及的窒息氧合技术[3]。

呼吸暂停试验过程中，由于 $PaCO_2$ 上升，动脉血 pH 会降低。为防止使用呼吸机时对自主呼吸的错误解读，进行该项试验时应该断开呼吸机。送氧管需插入气管导管内隆突水平，给予 6 L/min 100% 氧气以满足窒息时的氧合。基础氧合状态差的患者，可给予 10cmH_2O 持续气道正压通气或者优化氧合状态的最佳压力支持水平，同时，密切观察患者的胸壁扩张度、锁骨是否上抬，以及腹式呼吸等。假设 $PaCO_2$ 为正常基线水平（35～40mmHg），则兴奋呼吸中枢的最佳 $PaCO_2$ 为 60mmHg。如 $PaCO_2$≥60mmHg 或 $PaCO_2$ 较基础值增加 20mmHg，且无自主呼吸运动，则脑死亡诊断成立。

预期 $PaCO_2$ 升高速度为 3～6mmHg/min，则断开呼吸机 8 分钟，$PaCO_2$ 会升高至 60mmHg，少数患者可能需要更长时间。因为，CO_2 生成速度可能受到患者核心体温以及血流动力学影响。由于 pH 是呼吸驱动的主要决定因素，所以动脉血 pH 变化比 $PaCO_2$ 变化更可靠。pH 可应用于 $PaCO_2$ 基础值异常的患者，例如存在肺部疾病的患者。

心律失常、严重休克或氧合极差的患者，不适宜进行呼吸暂停试验，需要采取其他辅助检查判断脑死亡。

辅助检查

当呼吸暂停试验无法进行或存在某些不确定的神经系统查体结果时，需要积极完善相关辅助检查。然而这些检查的有效性有待于商榷[4]。一些国家，法律规定必须完善辅助检查。在美国，由医生决定是否完善辅助检查[5]。

脑血管造影

脑血管造影仍然是评价颅内血流的金标准。然而，目前缺乏诊断脑死亡的特异性影像学标准。在颈动脉颅内段和椎动脉入口处血管造影显示血流消失间接提示脑死亡。为确保注射恰当的造影剂，颈外动脉循环中造影剂也要同时显影呈现。然而，高达 30% 脑死亡患者颅内动脉由于没有深静脉引流而近端显示不清[6]。

CT 血管造影

CT 血管造影（computed tomography angiography，CTA）作为脑死亡诊断的辅助检查尚存在争议。据两篇综述报道，CTA 敏感性和特异性的差异主要取决于动静脉期是否显影[7,8]。大脑内静脉显影消失对诊断脑死亡的敏感性高达 99%。

经颅多普勒超声

经颅多普勒超声（transcranial doppler ultrasonography，TCD）可以作为床边评估脑血流的工具，尤其适用于那些病情不稳定而不能完成血管造影或 CT 血管成像的患者。脑死亡患者可以显示为明显的震荡波或收缩期钉字波，有时不能探及任何血流。需要注意的是，高达 10% 的患者因颞骨窗穿透性较差，超声波信号会减弱，继而影响超声检查结果。有研究提出 TCD 敏感性 > 85%，特异性 > 95%，但是由于操作者的特性决定了其参考范围较宽[7,9]。尽管如此，TCD 可以早期对于病情不稳定患者提供脑死亡判定依据[10]。

放射性核素成像

闪烁扫描术和正电子发射计算机断层显像（single photon emission computed tomography，SPECT）均可用于脑死亡的辅助检查。放射性同位素 ^{99m}Tc- 六甲基丙二胺肟（hexamethylpropyleneamine oxime，HMPAO）或 ^{99m}Tc- 乙烯 - 半胱氨酸二乙酯（ethylene cysteine diethyl ester，ECD）也可辅助诊断脑死亡。脑实质摄取放射性核素缺失与颅内血流消失和脑死亡相一致。近期的研究发现，闪烁扫描术敏感性为 77.8%，而 SPECT 敏感性为 90.1%，两者特异性均为 100%[11]。所以，该检查方法也不可避免出现“假阴性”结果。

脑电图

脑死亡患者脑电图检查（electroencephalography，EEG）可以出现静息脑电信号[12]。EEG受多种因素影响，如低温、镇静药物。若重症监护室（intensive care unit，ICU）的患者脑电活动比较频繁时，注意观察是否有干扰因素。临床诊断脑死亡的患者，同期检查EEG，两者的一致性良好。EEG受限因素可能包括检查结果的可用性和操作者技术的差异。

其他检查

磁共振检查通常不被推荐，体感诱发电位（Somatosensory evoked potentials，SSEP）在严重药物中毒或低温患者中也可能消失，因此，也不推荐用于脑死亡的诊断[13]。

知识点

1. 判定患者脑死亡前，医务工作者应该熟知当地法律和法规。
2. 满足先决条件后，判定脑死亡还需满足以下3个神经病学特征：不可逆的昏迷或无应答、脑干反射消失和无自主呼吸。
3. 病情不稳定患者，若不能完成呼吸暂停试验，则必须完善其他辅助检查。
4. 各种辅助检查的敏感性和特异性相差较大，但选择哪项检查应依据其可操作性和专业技术水平而定。

（黄晓波 译，金小渊 审校）

参考文献

1. Wijdicks EFM, Varelas PN, Gronseth GS, Greer DM. Evidence-based guideline update: determining brain death in adults. Report of the quality standards subcommittee of the American Academy of Neurology. Neurology 2010;74:1911-1918.
2. Shemie SD, Hornby L, Baker A, Teitelbaum J, Torrance S, Young K, et al. International guideline development for the determination of brain death. Intensive Care Med 2014;40:788-797.
3. Marks SJ, Zisfein J. Apneic oxygenation in apnea tests for brain death: a controlled trial. Arch Neurol 1990;47:1066-1068.
4. Kramer AH. Ancillary testing in brain death. Semin Neurol 2015;35:125-138.
5. Shappell CN, Frank JI, Husari K, Sanchez M, Goldenberg F, Ardelt A. Practice variability in brain death determination: a call to action. Neurology 2013;81:2009-2014.
6. Savard M, Turgeon AF, Gariépy JL, Trottier F, Langevin S. Selective 4 vessels angiography in brain death: a retrospective study. Can J Neurol Sci 2010;37:492-497.
7. Kramer AH, Roberts DJ. Computed tomography angiography in the diagnosis of brain death: a systematic review and meta-analysis. Neurocrit Care 2014;21(3):539-550.
8. Taylor T, Dineen RA, Gardiner DC, Buss CH, Howatson A, Pace NL. Computed tomography (CT) angiography for confirmation of the clinical diagnosis of brain death. Cochrane Database Syst Rev 2014;3:CD009694.
9. Monteiro LM, Bollen CW, van Huffelen AC, Ackerstaff RGA, Jansen NJG, van Vught AJ. Transcranial Doppler ultrasonography to confirm brain death: a meta-analysis. Intensive Care Med 2006;32(12):1937-1944.
10. Orban JC, El-Mahjoub A, Rami L, Jambou P, Ichai C. Transcranial Doppler shortens the time between clinical brain death and angiographic confirmation: a randomized trial. Transplantation 2012:94:585-588.
11. Joffe AR, Lequier L, Cave D. Specificity of radionuclide brain blood flow testing in brain death: case report and review. J Intensive Care Med 2010;25(1):53-64.
12. American Electroencephalographic Society. Guideline 3: minimal technical standards for EEG recording in suspected cerebral death. J Clin Neurophysiol 1994;11(1):10-13.
13. Bleck TP. Electrophysiologic evaluation of brain death: a critical appraisal. In Aminoff M (ed), Electrodiagnosis in clinical neurology (ed 6). Philadelphia: Elsevier, 2012, pp. 789-811.

第十五篇

组织与管理

179

团队协作改善结局

Daleen Aragon Penoyer, Carinda Feild, and Joseph Abdellatif Ibrahim

多学科的参与诊治，使得重症监护室（intensive care unit，ICU）的医疗环境变得复杂。随着医疗护理技术的发展，危重患者治疗效果已取得明显改善。然而，在惠及患者的同时也增加了医生对更多医学知识的需求及护理的复杂性。人口老龄化的加剧进一步使医疗保健系统趋于紧张，使得重症护理服务更加重要。基于这些变化，在目前ICU的医疗环境下，团队合作至关重要。

本章将讨论重症监护中的团队合作，及有效团队合作的组成要素、对患者结局的影响、构建有效团队的策略及障碍。

重症监护中团队合作的重要性

在ICU中建立有效的团队合作受多种因素的影响。如今入院患者要求较高，但限于成本及对重症监护病床和患者流量的需求增加，他们在ICU接受护理的时间（lengths of stay，LOS）缩短。随着对循证医学的重视，重症监护的研究发展往往落后于临床实践的步伐。由于患者数量、患者病情、人员配置及可用资源的不断变化，重症监护工作也在发生快节奏的变化，使得医疗环境更加复杂。监管机构和第三方支付者监督的加强也会影响临床实践，因为在财政紧缩的条件下护理人员很难利用有限资源且保证护理质量。临床医生应该对患者进行个体化护理，使患者获得最大收益、满足家庭需求，取得患者高度满意，并解决复杂的伦理问题。上述因素可能会导致工作压力、冲突，如精神压力、创伤后应激综合征、抑郁和倦怠等在重症监护医护人员中很常见[1]。

医疗监管机构、委员会和专业机构越来越重视团队合作对工作质量的重要性。重症监护医学会（The Society of Critical Care Medicine，SCCM）目前专注于提供恰当的医疗服务，他们意识到团队合作和协作，甚至在卫生专业技术人员教育方面的重要性，提倡由能够学习、实施、衡量、不断完善的专家团队提供护理服务。跨专业教育协作组织（The Interprofessional Education Collaborative，IPEC）在2011年发布了一份专家报告，概述了团队合作是确定核心能力的重要因素之一[2]。护理和药学作为众多评审标准之一[3]。

领导者对组织结构和流程如何影响患者预后以及团队协作的重要性表示重视。他们致力于创建能够最大限度运作以降低成本并改善患者预后的系统。成功的医院能够吸引、培训和留住专家团队成员。初级团队成员更有可能留在使他们受益匪浅并能茁壮成长的工作环境中，这是保持团队合作能力和降低成本的一种策略。顶级医院将建立具有一流团队及表现最佳的工作环境，支持发出心声的团队成员。

有效团队协作的重要组成

广义而言的团队合作定义：为实现共同目标而一起完成工作。其重要组成部分包括沟通、能力、信任、合作、协调、尊重、责任、解决冲突和分享决策。

历年来，医疗保健专业人员以个人身份进行实践，由自身的研究机构提供支持，在其各自的实践领域展示自主权。ICU患者通常需要多学科的专家团队进行多层面的干预。这需要从单学科跨向由卫生保健工作者组成的多学科协作。跨学科团队针对以患者为中心的目标进行定期交流可以促进更好的协作和沟通，优化患者结局。通过交流想法和专业知识，医护人员能够熟悉彼此专业的性质和范围进而评估个人能力。这可以建立彼此间的信任，促进团队人员对各自贡献及互相依赖的理解。对患者提供最佳护理的关键是减少团队冲突[4-6]。

随着时间推移，相互信任和开放式交流能够促进彼此间的尊重，欣赏彼此的技能及知识和判断力。团队协作应共同制定目标和决策，一起承担责任。

优秀的工作成员是团队成功的关键因素。不遗余力地付出及提供最佳护理是每个工作成员的义务和责任，同时保持开放的思想积极听取他人建议。成员间的相互支持（如鼓励思想交流、积极的专业沟通）对于团队建立信心和认知价值至关重要。该措施可以汇集专业人员，提高临床效果。

领导的组织能力对工作成果同样重要。好的领导者能够得到双倍的信任、尊重和沟通。他们有远见、自信、热情、宽容和追求完美，能够组织筹备、履行承诺、保持冷静、激发共同使命、培养新的领导者，起到表率作用。有思想的领导者能够帮助新手，提高他们的团队合作技巧和能力并设定组织职能，尊重集体贡献。确保团队成员在需要时能够得到帮助，在缺乏心理安全的环境中表达担忧时不受惩罚。高质量的ICU团队中每个成员都应具备领导能力，因为团队领导者随着工作重心的变化而变化。

团队合作对结果的影响

尽管在重症患者护理中支持团队合作和跨学科团队模型的发展，但相关研究有限[7]。关于患者护理团队有效性的文献综述提出：各种医疗保健服务对改善患者结局的作用有限，且增加的护理协作价值不确切[8]。然而，在重症监护中的研究报告呈现积极的作用。

团队合作与患者安全

ICU的患者非常容易出现医疗差错。疾病的严重程度、干预的复杂性及次数、侵入性的检查及住院天数使重症患者发生不良事件的风险增加[9-12]。对重症监护中的不良事件进行全面分析显示，非技术层面的不足，包括团队合作要素将增加不良事件的发生率[13]。

沟通不畅和团队合作不力是ICU患者发生不良事件的重要原因[12,14,15]。有效沟通可以减少不良事件[15,16]。在医学领域，为解决对规划或实施不够重视这一问题，我们应该做些什么。有效地执行所有ICU护理任务、学科和部门间的协调，对治疗方案的具体沟通是必要的。ICU改善团队合作的一项举措是建立以医生为主导的多学科查房，评估病床日使用率，进行基于证据的护理实践。这可以显著减少医院感染[呼吸机相关性肺炎(ventilator-associated pneumonia，VAP)、血流和尿路感染]、医疗不良事件的发生及减少护理费用。在团队中承担责任的是团队而非做出贡献的临床医生[17]。最近，多学科团队通过检查表评估每位患者以改善相互之间的沟通，加强团队专业知识，提供更好的护理。

退伍军人管理局的一项报告指出，通过培训改进团队沟通和护理质量能够提高团队绩效、满意度和患者结局[14]。他们通过培训避免不良事件的发生，以提高外科患者手术效率、学科间有效协作及护士工作满意度和信心。

团队合作与患者预后

由特护医师组成的危重病多学科专家团队被认为是理想的重症监护模式。然而，只有少数医师接受过培训难以满足当前或未来的需求，且仅有少部分ICU拥有危重病多学科专家团队[7,18]。此外，关于以特护医师为主导的重症护理研究结果并不一致[7,18,19]。一项大规模的队列研究比较了有和没有特护医师的多学科团队日常查房对重症患者死亡率的影响[7]。有特护医师的多学科团队护理能够显著降低死亡风险。有趣的是，医院在医师配置不足的条件下提供多学科护理也能大大降低死亡率，更加认同多学科团队可使患者受益的观点。由多学科小组领导的全职重症监护医生能够显著减少急性肺损伤患者的死亡人数[20]，同时能降低死亡率、机械通气持续时间以及VAP发生率[21]。文献综述总结了ICU护理服务的团队模型与死亡率降低、ICU病房及医院住院天数的减少和护理费用下降相关[22]。

在美国伊利诺伊州(Illinois)的一家医院实施了以证据为基础、多学科协作的护理，从而减少ICU住院天数(lengths of stay，LOS)，提高方案依从性，降低VAP及外科术后患者血流感染、跌倒和压疮的发生率[23]。Cheung等研究者认为，在确保患者安全的前提下团队每周进行频繁的例会及会议总结并不能改善患者预后[24]。研究表明，通过团队协作也可使ICU医生从烦琐的事务中解放出来[25]。

在ICU中实现患者目标的能力受团队领导者及主管医生技能的影响[26]。ICU的日目标可以增进ICU医生对护理期望值及后续治疗计划的沟通。未能完成的治疗计划被认为是导致工作失误或ICU住院天数增加的关键因素[10,26]。促进团队合作以实现日目标可以提高护理效率，确保患者安全。

非创伤性休克患者通过多学科团队的协作可减少接诊、就诊及进入ICU病房的时间[27]，从而显著降低死亡率和改善患者预后。

团队合作和团队成果

机构、单位、个人、临床医生和专业之间对团队质量的态度和看法存在很大差异。沟通是团队合作的关键组成部分，与工作满意度相关。研究表明，在重症监护实践中对沟通的认知存在差异[4,15,28-31]。护士报告显示，与医生沟通的质量低于医生报告的质量。在一项关于重症监护护士的调查中，只有33%的护士对医护沟通质量给予了高度评价，而医生的这一比例高达73%[4]。ICU团队成员之间的开放式交流程度与更好了解患者护理目标相关。Huang[29]的一项研究指出：医生、主任及护士长往往高估护士对团队合作氛围和工作条件的态度。Weinberg[30]的一项研究认为：住院医师与护士间的沟通质量取决于护士的合作程度及意愿。对交流内容的信任程度取决于护士对信息的理解能力及传播能力的认知。几乎所有医生都存在与护士沟通不畅的情况。他们认为这并不影响对患者的护理效果，因为在他们看来护士只是服从命令，并提出住院医师和护士并非同事和合作者。在ICU中对临终患者的护理护士和医生存在不同的意见[31]。与临床医生相比，护士的精神压力更大、协作更少，对医疗环境的态度更为消极，对患者护理质量更为不满。他们对护理质量的评估与学科之间的合作密切相关。在重症监护中，依赖多学科团队成员间的协作以解决患者的复杂问题，且对取得的成果人人有责。跨专业的医疗卫生教育正在取得进展，将有助于这些模式的重塑。当团队合作提高护理效率时，成就感随之产生[32,33]。研究表明，护士更偏好与年资1年以上的主治医师交流、共享有价值的信息及开放、准确的沟通[34]。经验丰富的护士需要与经验丰富的医生有效沟通。另一项研究表明：护士与医生之间的沟通是护士工作满意度和医疗环境质量的重要预测指标[35]。工作自主权及对环境的适应感知能力与医护之间的沟通显著相关[36,37]。当医护间沟通更加频繁，可减少医疗差错[36]。提高医护间沟通的及时性，将减少应激性溃疡的发生[37]。这进一步强化了一种观念，即：良好沟通可促进团队意识转化为更好的整体护理。

因此，护理师配合由多学科临床医院进行的日查房可促进医护合作，尤其是住院医师，能够促进患者与医护之间的交流[38]。

构建最佳团队合作的策略

因团队合作对ICU非常重要，采取有效措施构建重症监护团队包括结构和流程至关重要。团队合作模式发展于规模强大且错误发生风险高的行业，包括航空、军事和核电。在这些行业中，有效的团队合作是维持安全，减少错误，提高效率的重要机制[39,40]。团队成员通过详细的沟通、领导、协调和决策，努力实现积极的团队绩效。

虽然医疗保健不同于这些行业，但可通过学习经验教训来提高重症监护的团队合作[39]。可用的策略包括标准化的工作流程，使用清单来确保患者始终接受循证医学的最佳治疗，提高团队合作技能，共同参与和沟通。当确定患者存在潜在安全风险时，所有跨学科团队成员均应该说出来；在错误和伤害高发领域应制定相应措施。免责规定可鼓励团队成员识别、报告问题，从而最大限度地减少错误和吸取经验。就像工作中的流水线，当一个团队成员认识到潜在危害，必须指出并迅速管理。

Reader[40]等研究者总结了关于重症监护中的团队合作与患者预后关系的相关文献。他们强调在ICU的患者护理中有效的团队合作对提供最佳服务至关重要，良好的领导力对团队互动和合作至关重要。在ICU中构建有效的团队需具备四项关键技能：①团队沟通能力；②团队协调能力；③团队领导能力；④团队决策能力。

参与ICU跨学科团队的另一个策略是改进团队质量[41]。在制定计划，提高实践时来自不同专业的关键受益者对于综合团队的参与度来说非常重要。当成员发生变化时需要对团队进行持续的行为矫正。优秀的团队领导者和团队成员的合作能够保证工作质量，同时帮助成员在适应变化中度过困难。

团队绩效的障碍

在医疗保健中实施团队合作具有挑战性。实施重症监护团队模式的障碍可能包括当地习俗、医院模式以及尽管已证实有益，但仍不愿改变[22]。实施需要文化转型。如果他们不相信他们的意见很重要的话，层级和地位差异可能会对团队功能和团队成员公开提供护理计划的能力构成障碍[28,42]。

在ICU中存在的另一个障碍是接受重症培训的合格医生数量不足。将特护医生招募进入重症监护团队具有挑战性，特别是对经济补偿和忙碌的生活方式的担忧。成本也与实施团队模式有关[18,22]。虽然缺乏重症医生的领导在实施团队护理模式方面存在更多困难，但在ICU中建立多学科团队仍存在，可能并能够改善结局[7]。

另一个障碍是团队成员需要在合作中放弃他们的自主权[22]。若在护理合作中团队领导者高度重视独立能力这可能很难。团队领导者必须愿意从事团队合作，并尊重和信任他们的讨论和决策，创造一个受欢迎的环境。

ICU的许多从业者未接受过团队合作活动的培训，也不熟悉在团队中表现良好所需的非技术技能[13]。个体团队成员的知识、技能和个性特征会影响他们对团队的有效性。一项定性研究表明，个体成员在医疗危机期间所经历的情绪困扰程度会通过焦虑的蔓延影响整个团队的功能。另一项关于危机期间团队互动的研究发现，在危机后期，与其他团队成员相比，护士对事件留下了重大问题和情绪[43]。针对这些障碍可能的解决方案包括：在危机发生后跨学科团队立即进行会议汇报和反馈，评估焦虑情绪和通过有效干预缓解情绪崩溃。领导者可以评估团队合作能力的差距，并确定在安全环境中培训的时机，以便为成员在情感上为真实事件做好准备。

用于在ICU开发团队合作的方案

旨在提高团队核心竞争力和沟通技能的计划可以通过体验团队学习来完成。儿科ICU提供为期一天的跨学科体验课程，以便在与家庭成员进行艰难对话时提高沟通技巧和关系的能力。培训包括录像案例、实况分析和经验分享。通过这些方法提高了沟通技能、自信、认知并减少焦虑[32]。

团队合作技能的提升可改善医护之间的沟通，从而改善临终患者（the end of life，EOL）的护理[44]。研究表明，护士和医生在EOL决策中的观点和负担不同。改善护理人员之间沟通的策略包括：日常大查房、护理研讨会以及关于每日查房期间EOL护理的多学科沟通。当多学科专业知识专注于关键患者结果时，团队合作也可以得到加强。一个例子是一个重症监护团队，它确定了妨碍机械通气患者活动的因素[33]。随后，该团队制定了机械通气患者早期活动的策略，以及评估患者功能和长期效果的措施。

已经使用团队资源管理（crew resource management，CRM）方法开发了用于改善ICU患者安全性和协作的程序[42]。一个小组确定了医院CRM培训所需的五个关键组件：沟通能力、任务管理能力、场景意识、决策和领导能力[45]。关于人际沟通、解决冲突以及对团队绩效和改进系统方法的非威胁性批评的计划内容护理过程（例如，使用检查表和标准化切换以关联关键信息、患者错误的汇报、交叉检查和患者护理计划的持续审查）可以强化概念。这些课程可以帮助团队成员就患者护理问题积极参与决策、关注问题，并提出建设性的建议。

基于模拟的学习是团队在特定情况下运作的另一种培训机制。基于场景的模拟练习中的团队学习允许专业人员在紧张的临床环境之外的情况下学习他们的角色并安全的练习。

模拟可用于涉及团队特定护理主题的教育。例如，使用仿真人体模型和基于情景的视频管理感染性休克[46]，急性呼吸衰竭的复苏和管理，气道管理，心肌梗死，创伤和休克[47]。基于模拟的学习可用于改善交接沟通，减少跨团队传递关键信息的错误[48]，并建立团队合作能力和CRM。

重症监护中团队合作的多专业支持

团队中关键专业组织能够促进团队合作在实践中的改进。SCCM 倡导以特护医师为主导，由多学科专家组成的护理模式。他们的重症监护服务指南概述了支持团队合作的最终学科团队的特点[49]：医疗和护理主管对 ICU 管理有权威和责任；与跨学科的团队合作；使用标准、协议和指南来实现一致的护理方法；ICU 管理各方面的协调和沟通；强调认证、研究、教育、道德问题和患者主张[49]。

美国重症监护护士协会在其健康的工作环境倡议中积极支持团队合作。他们的网站有评估和促进团队合作的工具(aacn.org)。医疗改善研究所通过团队合作作为其计划的关键组成部分来促进质量改进。他们的网站(ihi.org)也有许多有用的团队建设工具。医疗保健和质量研究机构有一个全面的、循证支持的计划，以改善医疗保健人员的沟通和团队合作技巧，称为 Team STEPPS。有关此综合计划的信息存放在他们的网站上(teamstepps.ahrq.gov)。药剂师在他们的 SCCM/ACCP 关于危重病护理服务的联合意见书中采用了合作实践。绝大多数基本的、理想的和最优的活动都使用协作实践的措辞[50]。

在重症监护中团队合作的例子

协作实践团队

协作实践团队(collaborative practice teams，CPT)是由特殊人群组建的团队，以解决与临床实践和结果相关的问题。这些团队的范围和功能是多学科的。他们设计项目以推动循证实践和改进护理质量。重症监护相关的 CPT 成分取决于团队的目的、患者特征和与团队职能相关的学科(例如，医生、护士、呼吸治疗师、物理治疗师、药剂师、营养师、社会工作者、教士、行政人员、风险管理人员、感染控制人员、安全员和质量改进人员)。其目的是通过获取多学科的专业知识以改善护理。CPT 这一举措是开发特定疾病协议，护理"捆绑"，指令集和绩效改进的活动。一些团队的成立是为了管理针对特定情况或患者类型的护理，例如医疗应急响应团队，他们回应有关 ICU 外患者病情急剧变化的需要，并促进患者的及时评估和治疗，以减少进一步恶化的发展。此外，可以开发其他专业团队来评估和管理紧急的临床情况，包括卒中、败血症[46]和休克[27]。

多学科的日常查房

ICU 患者的多学科日查房可以增强患者护理[22]。通过讨论患者护理计划来参与团队合作。日查房为扩大 CPT 举措创造了机会。在日常查房中通过使用每日目标核对表[50]可促进对护理计划的沟通。查房时分配任务和设定目标，在下班时回顾完成情况。这种方法已证明能够改善团队和患者的预后[23, 26, 51, 52]。

Krimsky 等研制出一种模型并实施，以预防 ICU 患者静脉血栓形成、VAP 和应激性溃疡[53]。他们整合了循证策略、团队沟通工具、ICU 的每日病程记录以评估这些并发症，以及对矫正行为绩效指标的实时反馈。该模型允许使用基于团队的患者安全文化整合这些基于证据的实践。

总结

当我们努力提高患者安全、预防伤害、减少混乱并改善结果时，通过整合复杂的行为构建功能性团队合作变得越来越重要。在复杂的重症监护环境中和谐有效地整合人员及其各自的专业知识是提供高质量重症监护的关键。理想情况下，在高度的相互尊重下，如重视和倾听所有的贡献，团队将实现高效且及时的护理。

知识点

1. 强调团队合作。随着急危重患者护理的复杂性及资源的有限性，更加强调团队合作可促进协作，改善结果和降低成本。
2. ICU 团队合作的障碍包括：患者敏锐度的提高，循证实践发展迅速，团队合作的能力和培训缺乏，医生主导的多学科团队不足，加强对重症监护服务的监督以及重症监护实践的压力性质。
3. 团队合作所需的关键技能包括：沟通、能力、信任、合作、协调、尊重、责任、冲突解决和共同决策。
4. 随着对团队合作的日益重视，有几种团队合作的模式可应用于重症监护中。
5. 研究表明：改善团队合作和沟通过程可以改善患者的治疗效果，提高医疗团队的满意度。
6. 在危重患者的护理中，多学科团队有机会一起推动质量改进。

(成亚东　译，毛智　审校)

参考文献

1. Piquette D, Reeves S, LeBlanc VR. Stressful intensive care unit medical crises: how individual responses impact on team performance. Crit Care Med 2009;37:1251–1255.
2. Interprofessional Education Collaborative (IPEC). Core competencies for interprofessional collaborative practice. Retrieved from https://ipecollaborative.org/uploads/IPEC-Core-Competencies.pdf, March 15, 2015.
3. Zorek J, Raehl C. Interprofessional education accreditation standards in the USA: a comparative analysis. J Interprof Care 2013;27:123–130.
4. Thomas EJ, Sexton JB, Helmreich RI. Discrepant attitudes about teamwork among critical care nurses and physicians. Critical Care Med 2003;31:956–959.
5. Azoulay E, Timsit JF, Rubulotta F, et al. Prevalence and factors of intensive care unit conflicts: the Conflicus Study. Amer J Resp Crit Care Med 2009;180:853–860.
6. Danjoux MN, Lawless B, Hawryluck L. Conflicts on the ICU: perspectives of administrators and clinicians. Intensive Care Med 2009;35:2066–2077.
7. Kim MM, Barnato AE, Angus DC, et al. The effect of multidisciplinary teams on intensive care unit mortality. Arch Intern Med 2010;170:369–376.
8. Bosch M, Faber MJ, Cruijsberg J, et al. Effectiveness of patient care teams and the role of clinical expertise and coordination: a literature review. Med Care Res Rev 2009;66:5S–35S.
9. Valentin A, Capuzzo M, Guidet B, et al. Patient safety in intensive care: results from the multinational

sentinel events evaluation (SEE) study. Intensive Care Med 2006;32:1591–1598.
10. Rothschild JM, Landrigan CP, Cronin JW, et al. The critical care safety study: the incidence and nature of adverse events and serious medical errors in intensive care. Crit Care Med 2005;33:1694–1700.
11. Needham DM, Sinopoli DJ, Thompson DA, et al. A system factor analysis of "line, tube, and drain" incidents in the intensive care unit. Crit Care Med 2005;33:1701–1707.
12. Pronovost PJ, Thompson DA, Holzmueller CG, et al. Toward learning from patient safety reporting systems. J Crit Care 2006;21:305–315.
13. Reader T, Flin R, Lauche K, et al. Non-technical skills in the intensive care unit. Br J Anesth 2006;96:551–559.
14. Dunn EJ, Mills PD, Neily J, et al. Medical team training: applying crew resource management in the Veterans Health Administration. Jt Comm J Qual Patient Saf 2007;33:317–325.
15. Reader TW, Flin R, Mearns K, et al. Interdisciplinary communication in the intensive care unit. Br J Anaesth 2007;98:347–352.
16. Henneman EA. Unreported errors in the intensive care unit: a case study of the way we work. Crit Care Nurs 2007;27:27–34.
17. Jain M, Miller L, Belt D, et al. Decline in ICU adverse events, nosocomial infections and cost through a quality improvement initiative focusing on teamwork and culture change. Qual Saf Health Care 2006;15:235–239.
18. Pronovost PJ, Holzmueller CF, Clattenburg L, et al. Team care: beyond open and closed intensive care units. Curr Opin Crit Care 2006;12:604–608.
19. Levy MM, Rapoport J, Lemeshow S, et al. Association between critical care physician management and patient mortality in the intensive care unit. Ann Intern Med 2008;148:801–809.
20. Treggiari MM, Martin DP, Yanez D, et al. Effect of intensive care unit organization model and structure on outcomes in patients with acute lung injury. Am J Respir Crit Care Med 2007;176: 685–690.
21. Lettieri CJ, Shah AA, Greenburg DL. An intensivist-directed intensive care unit improves clinical outcomes in a combat zone. Crit Care Med 2009;37:1256–1260.
22. Durbin CG. Team model: advocating for the optimal method of care delivery in the intensive care unit. Crit Care Med 2006;34:S12-S17.
23. Siegele P. Enhancing outcomes in a surgical intensive care unit by implementing daily goals tools. Crit Care Nurs 2009;29:58–70.
24. Cheung W, Milliss D, Thanakrishnan G, et al. Effect of implementation of a weekly multidisciplinary team meeting in a general intensive care unit. Crit Care Resusc 2009;11:28–33.
25. Lin F, Chaboyer W, Wallis M. A literature review of organizational, individual and teamwork factors contributing to the ICU discharge process. Aust Crit Care 2009;22:29–43.
26. Stockwell DC, Slonim AD, Pollack MM. Physician team management affects goal achievement in the intensive care unit. Pediatr Crit Care Med 2007;8:540–545.
27. Sebat F, Johnson D, Musthafa AA, et al. A multidisciplinary community hospital program for early and rapid resuscitation of shock in non-trauma patients. Chest 2005;127:1729–1743.
28. Gillespie BM, Chaboyer W, Longbottom P, et al. The impact of organizational and individual factors on team communication in surgery: a qualitative study. Intern J Nurs Studies 2010;47:732–741.
29. Huang DT, Clermont G, Sexton JB, et al. Perceptions of safety culture vary across the intensive care units of a single institution. Crit Care Med 2007;35:165–176.
30. Weinberg DB, Miner DC, Rivlin L. It depends: medical residents' perspectives on working with nurses. Amer J Nurs 2009;109:34–43.
31. Hamric AB, Blackhall LJ. Nurse-physician perspectives on the care of dying patients in intensive care units: collaboration, moral distress, and ethical climate. Crit Care Med 2007;35:422–429.
32. Meyer EC, Sellers DE, Browning DM, et al. Difficult conversations: improving communication skills and relational abilities in health care. Pediatr Crit Care Med 2009;10:352–359.
33. Bailey PP, Miller RR, Clemmer TP. Culture of early mobility in mechanically ventilated patients. Crit Care Med 2009;37(Suppl.):S429–S435.
34. Manojlovich M, Antonakos C. Satisfaction of intensive care unit nurses with nurse-physician communication. JONA 2008;38:237–243.
35. Manojlovich M. Linking the practice environment to nurses' job satisfaction through nurse-physician communication. J Nurs Scholarsh 2005;37:367–373.
36. Manojlovich M, DeCicco B. Healthy work environments, nurse-physician communication, and patients' outcomes. Am J Crit Care 2007;16:536–543.
37. Manojlovich M, Antonakos CL, Ronis DL. Intensive care units, communication between nurses and physicians, and patients' outcomes. Am J Crit Care 2009;18:21–30.
38. Vazirani S, Hays RD, Shapiro MF, et al. Effect of a multidisciplinary intervention on communication and collaboration among physicians and nurses. Am J Crit Care 2005;14:71–77.
39. Pronovost PJ, Goeschel CA, Olsen KL, et al. Reducing health care hazards: lessons from the commercial aviation safety team. Health Affairs 2009;28:w479–w489.
40. Reader TW, Flin R, Mearns K, Cuthbertson BH. Developing a team performance framework for the intensive care unit. Crit Care Med 2009;37:1787–1793.
41. Curtis JR, Cook DJ, Wall RJ, et al. Intensive care unit quality improvement: a "how-to" guide for the interdisciplinary team. Crit Care Med 2006;34:211–218.
42. Despins LA. Patient safety and collaboration in the intensive care unit team. Crit Care Nurs 2009; 29:85–91.
43. Piquette D, Reeves S, LeBlanc VR. Inter-professional intensive care unit team interactions and medical crises: a qualitative study. J Interprof Care 2009;23:273–285.
44. Puntillo KA, McAdam JL. Communication between physicians and nurses as a target for improving end-of-life care in the intensive care unit: challenges and opportunities for moving forward. Crit Care Med 2006;34(Suppl.):S332–S340.
45. Clay-Williams R, Braithwaite J. Determination of health-care teamwork training competencies: a Delphi study. Int J Qual Health Care 2009;21:433–440.
46. Ottestad E, Boulet JR, Lighthall GK. Evaluating the management of septic shock using patient simulation. Crit Care Med 2007;35:769–775.
47. Kim J, Neilipovitz D, Cardinal P, et al. A pilot study using high-fidelity simulation to formally evaluate performance in the resuscitation of critically ill patients: the University of Ottawa critical care medicine, high-fidelity simulation, and crisis resource management I study. Crit Care Med 2006;34: 2167–2174.
48. Berkenstadt H, Haviv Y, Tuval A, et al. Improving handoff communications in critical care: utilizing simulation-based training toward process improvement in managing patient risk. Chest 2008;134: 158–162.
49. Brilli RJ, Spevetz A, Branson RD, et al. Critical care delivery in the intensive care unit: defining clinical roles and the best practice model. Crit Care Med 2001;29:2007–2019.
50. Society of Critical Care Medicine, American College of Clinical Pharmacy. Position paper on critical care pharmacy services. Pharmacotherapy 2000;20(11):1400–1406.
51. Pronovost PJ, Berenholtz SM, Goeschel C, et al. Improving patient safety in intensive care units in Michigan. J Crit Care 2008;23:207–221.
52. Der Y. Improved collaboration and patient outcomes. Crit Care Nurs 2009;29:83–84.
53. Krimsky WS, Mroz IB, Mcllwaine JK, et al. A model for increasing patient safety in the intensive care unit: increasing the implementation rates of proven safety measures. Qual Saf Health Care 2009;18:74–80.

180

追求卓越绩效

Josh Ettinger, Joel H. Ettinger, Peter J. Pronovost, and Thomas G. Rainey

起初，人们把医务人员看成像魔术师一样具有特殊魔力的人，可以运用更高的魔力来治愈疾病。随着社会不断发展，患者的康复治疗更加科学化。在公元前 17 世纪，古埃及 Edwin Smith Papyrus 文稿记载了 48 种创伤案例，最早提出了这种转变。此后至今，护理的科学性发生了多次变革，尽管变革期间有时会发生冲突，但总体向更好的方向发展。在过去的 50 年里，随着治疗成本的增加和治疗的复杂化，医学的科学化发展不断面临新的挑战和机遇。理想情况下，医疗的解决方案应该设置动态的参数、需求，以便更好地利用各种资源，追求卓越。医学事业，作为当今和未来医疗保健不可或缺的一部分，与艺术、科学共同组成新范式的一部分。综上，有必要建立一种新的医疗保健体系，其中涵盖了领导才能、专业知识、创新能力、可靠性、卓越性、可持续性、高效率、有效性和安全性。

尽管在构建医疗体系的过程中，发生了许多变化，但未见明显成效。这对于当前追求卓越的社会背景来说并不理想。在重症监护室（intensive care unit，ICU），生命极其脆弱，应避免发生不必要的死亡。对于每位患者，每位医务人员都应尽最大的努力。目前，缺乏有关 ICU 领导者如何构建具有团队协作精神、合作战略部署以及创新性的医疗体系的直接资料，因此，如何能以患者的整体利益出发，并且提供高效率的医疗服务，仍是一个难题。

好的医疗体系，包含许多组织、部门，理想情况下所有部门、系统和功能协调运行以达到最佳结果，但事实并非如此。与人体器官不同，在提供卫生保健服务时，不同组成部分往往难以以协调和共生的方式运作。药房、实验室、ICU、手术室、急诊室、内科、外科和研究生医学教育等系统经常独立运作，无法通过相互协调综合运营。这些部分看起来更独立，相比合作更具竞争性，更注重自己的努力而不是整体的结果。然而，为实现医疗服务的总体目标和宗旨，每个部分必须保证可行性和有效性，协调一致的运作才能实现并保持卓越性。Baldrige 框架（Baldrige Performance Excellence Program，BPEP 或 Baldrige）（图 180-1）提供了如何设计和管理 ICU 以改善患者治疗效果的方案，是目前具有说服力的 ICU 护理模型。Baldrige 框架内容详尽，本文只列举了部分内容，有关该框架的完整指南，请访问 www.baldrige.org。

背景和概述

BPEP 最早于 1987 年提出。它的灵感源于美国制造和服务行业失去外国公司市场份额期间，当时企业和联邦领导人创建了业务绩效框架和奖励计划，以刺激卓越表现、竞争和创新。跨越了七个不同但密切相关领域，经过不断地发展及实践后，最终产生了一个强大框架。追求 Baldrige 理念并提交申请的组织将被美国总统认可，并被作为行业榜样。虽然有奖励成分，但大多数组织利用该框架已经证实的价值，而并非完全认可。世界各地的组织都采用了 Baldrige 框架用于改进组织表现、能力和结果。根据对 2011 年 Baldrige 申请人的广泛研究，发现使用 Baldrige 框架后其效益 - 成本比为 820∶1，证明该框架可节省成本、增加消费者满意度、节约资源以达到更好的经济效益。自 1999 年允许医疗保健行业申请 Baldrige 奖项以来，只有 19 个医疗保健组织得到了认可。

Baldrige 框架已证明可以在宏观系统层面（组织层面）和微观系统层面（部门，服务部门，部门或单位）在指导组织方面有较好的引导作用。ICUs 是应用 Baldrige 框架受益的主要候选者。危重患者群体需接受全天可靠且精准的护理。ICU 医疗环境因多层护理人员及多种技术和药物而变

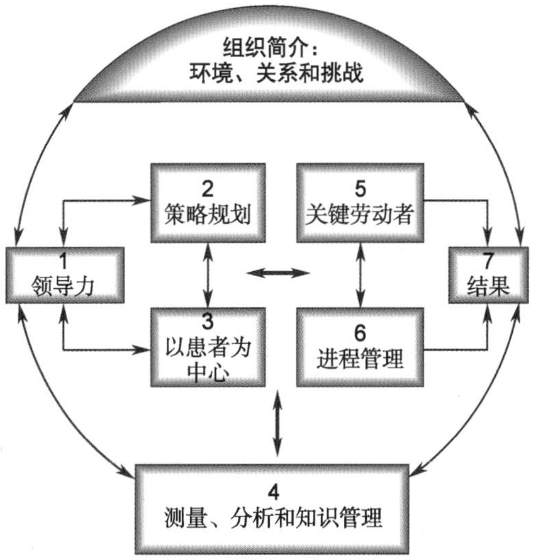

图 180-1 卓越绩效的 Baldrige 医疗保健标准框架：系统视角。（资料来源：www.baldrige.org）

得复杂，如果操作不当，这些在救命的同时反而危及生命。例如，机械通气、透析和有创监测。ICU 发生失误概率高，且患者对失误的容忍度很小，并且增加了治疗成本。示范机构[Keystone 项目，医疗改善研究所（Institute for Healthcare Improvement，IHI），退伍军人健康管理局（Veterans Health Administration，VHA）和 ICU 协作组织即新泽西医院协会（New Jersey Hospital Association，NJHA）]已经证明：ICU 患者正在遭受不必要的发病率和死亡率，其预后和成本有可能改善，但需要一种系统的改进方法。例如，大多数美国 ICU 缺乏重症监护人员，但这一干预措施可使院内死亡率和住院花费降低 30%，同时也被证明每年可预防 31 000 人死于导管相关血流感染（central line associated bloodstream infections，CLABSI），因此迫切需要改进。实际上，Baldrige 框架有助于改善 ICU 复杂的环境。ICU 领导者可以使用 Baldrige 框架来改善临床和经济绩效。该框架具有目标导向性和测量驱动性。简而言之，Baldrige 医疗保健框架基于四个集成组件：组织概况，11 个核心价值观和概念，7 类高绩效标准以及高性能与平均绩效或评分指南的区别。

组织概况

第一部分为组织概况。主要简述组织（或 ICU）如何运作、客户以及他们的期望、主要服务、核心竞争力、主要成员（包括所有有偿员工，医务人员和志愿者）、要求 / 需求、成功的关键因素、关键挑战等。

您的 ICU 与其他成千上万的 ICU 有何区别？组织概况中还引入了核心竞争力这一概念，相比于最低标准的一般定义，其具有极高的性能。在 Baldrige 框架中，大约有 20 个问题，ICU 能否明确这些问题是指导医疗服务的关键。

十一项核心价值观和概念

BPEP 通过第二部分对创建和维持一贯的高绩效文化需要什么提出了深入的见解，该部分由 11 项相关联的核心价值和概念组成。事实证明，这种观念已根植于高绩效组织的信仰和行为（文化）中。

1. 系统观点。
2. 有远见的领导力。
3. 以患者为中心。
4. 尊重患者。
5. 组织灵活性。
6. 专注于成功。
7. 管理创新。
8. 事实管理。
9. 社会责任和社区健康。
10. 道德和透明度。
11. 实现价值和成果。

卓越绩效的七类标准

卓越绩效的七类医疗保健标准构成了第三部分，是角色模型绩效的核心。这些标准以一系列问题的形式呈现，如组织（或单位）在工作中如何设计和管理以保证系统性或可重复性，如何恰当部署内部 / 外部人员到所有地点，如何不断改进，与 ICU 重要的关键领域保持一致，并与其他流程和系统相结合以有效地提供护理。该标准通过确定现有优势和改进机会提出了直接可行的指导。个别领域并不能发挥强大的力量，这需要 7 个关键要素的相互作用，具体如下：

1. 领导力。
2. 战略。
3. 客户。
4. 测量（评估）、分析和知识管理。
5. 劳动力。
6. 运营。
7. 结果。

高绩效与平均绩效或评分指南的区别

评分指南作为框架的第四部分，以下 4 个要素对于理解绩效、识别改进和创新机会以及实现持续卓越至关重要。总之，“ADLI”特征将高绩效组织与普通组织区分开来，因所有工作必须满足：

1. A（Approaches，系统的方法）（即：按照设计的方式良好有序地进行并反复验证，证明其可靠性）。
2. D（Deployment，部署）：对所有环节，进行全面彻底、系统地部署，包括所有站点、部门、单位和工作人员。
3. L（Learning，学习）：学习通过衡量和评估有效性来改进已经完全部署的内容，作为学习、改进和 / 或创新的持续周期的一部分（即：改进工作是如何完成的）。
4. I（Integration，整合）：所有工作都应与使命、期望、ICU 患者和家属的需求、ICU 最佳循证医学、ICU 的宗旨等关键因素保持一致并相互结合；同时与其他关键的 ICU 流程或其他组织流程和系统协调一致，以实现最大效率和收益。

高绩效组织区别于低绩效组织的关键因素基于：①当前结果是否良好；②随时间变化结果如何（即呈现始终有利的趋势）；③趋势与业界最佳（角色模型）绩效比较如何。

这些与 ICUs 有何关系？全国各地的 ICU 都得益于最先进的技术和方法，并为急危重患者服务。然而，ICU 却面临着多种问题，如复杂性增加、高成本、高质量护理需求、烦琐的文件记录系统、人员短缺、缺乏自信心、医护人员缺乏、患者及家属满意度和参与度不一致。ICU 服务于人类的宗旨对于 ICU 质量来说非常宝贵，就目前而言，尚不理想，这是领导失败的体现。行业专家必须找到经证明可以指导追求卓越的道路。Baldrige 框架是一个独特的、包罗万象的框架，可以实现整体组织和文化的卓越性。任何次于卓越的东西都是失败的；ICU 高质量的护理是必不可少的。

切记，Baldrige 框架不同于六西格玛或计划 - 执行 - 检查 - 行动（plan-do-check-act，PDCA）这样的改进工具。相反，与联合委员会的要求不同，它是一个更大的框架，能够提供指导和结构，以建立和维持超过标准的文化和流程。在人们力所能及的范围内，Baldrige 提出的基本问题将有助于领导和指导组织和 ICU 实现最高水平的绩效，指出工作应该如何组织、管理、改进和创新。鉴于 Baldrige 框架提出了这些重要问题，ICU 领导者需进行解答。

重症监护室的 BALDRIGE 框架

第 1 类：领导者

领导力提供了关于如何指导其组织达到高水平绩效的见解。它作为确保系统运行和持续卓越的工具，分析了临床和非临床领导者的使用价值、目标和表现期望值，以及对患者、其他客户、参与人数、创新和持续改进的关注。在 Baldrige 框架中，领导力不仅仅是一个组织的职位图表，它也是一个系统，通过一系列领导行为，协调组织朝着具有特定目标和宗旨的方向努力。领导体系包括正式和非正式的行驶领导要素的方法，如决策、沟通、设定期望值、工作安排、奖励表彰高绩效和规划。ICU 领导体系作为协调整个系统的关键因素，利用组织使命、愿景和价值观（mission，vision，and values，MVV）在整个工作过程中沟通和部署关键组织的需求和期望，提供单一或统一的目标及行为确保现在和将来的成功。

这些标准对领导是有益的，因为它们与 ICU 有关，而且很可能与目前的方法有很大区别。在 ICU 内部，领导团队有机会成为一个更具指导性的领导体系（图 180-2），并推动一个单位在提供 ICU 护理的所有领域展示可重复和完全部署的全过程。领导团队应整合并支持持续的改进和 / 或创新周期，并在战略上与医院的总体目标和宗旨保持一致。

为了说明这一点，提供了以下示例：一个 ICU 使用多学科领导小组来设置和部署整个单元的价值，短期和长期方向以及绩效预期。该团队由重症医师领导、职能管理员和护理主管组成。多学科领导小组使用各种工具和方法传达单位的价值观和导向，例如将级联员工发展计划与 ICU 的高级目标和宗旨相关联，例如对每位员工的关心以及阐明如何实现这些目标。在这个级联问责制流程之前，领导团队举行了 4 次 ICU 参与者的循环会议，以便在制定战略计划时从关键变化、想法和需求（如新设备和改善患者安全的指导方针）方面获得劳动者的意见。

与 Baldrige 标准一致，针对领导者如何审查绩效并将他们的评论转化为持续突破改进和创新的动力，多学科领导小组每月都会召开会议，使用行业标准指标（如平衡计分卡）审查绩效，旨在与卓越绩效的战略目标和宗旨相一致。例如，领导小组通过其战略规划过程确定了团队合作和沟通是与患者安全和员工敬业度相关的改进领域。使用文化评估工具获取事实（按事实管理是 Baldrige 的核心价值），发现在过去一年，ICU 的护士满意度下降，并通过护士对患者安全的评估确定问题增加。在与医生、护士、药剂师、患者和其他人进行深入沟通后，领导小组了解到护士和医生之间缺乏沟通，患者正在遭受痛苦，这些都影响了工作满意度。此外，ICU 正在经历前所未有的人员流动。因此，领导小组为每位员工的工作说明添加了参加季度团队合作和沟通培训课程的要求，并将患者关键可靠的安全指标加入到年度个人评估中，其目的是将问责制推向所有劳动者，并与新的奖励和表

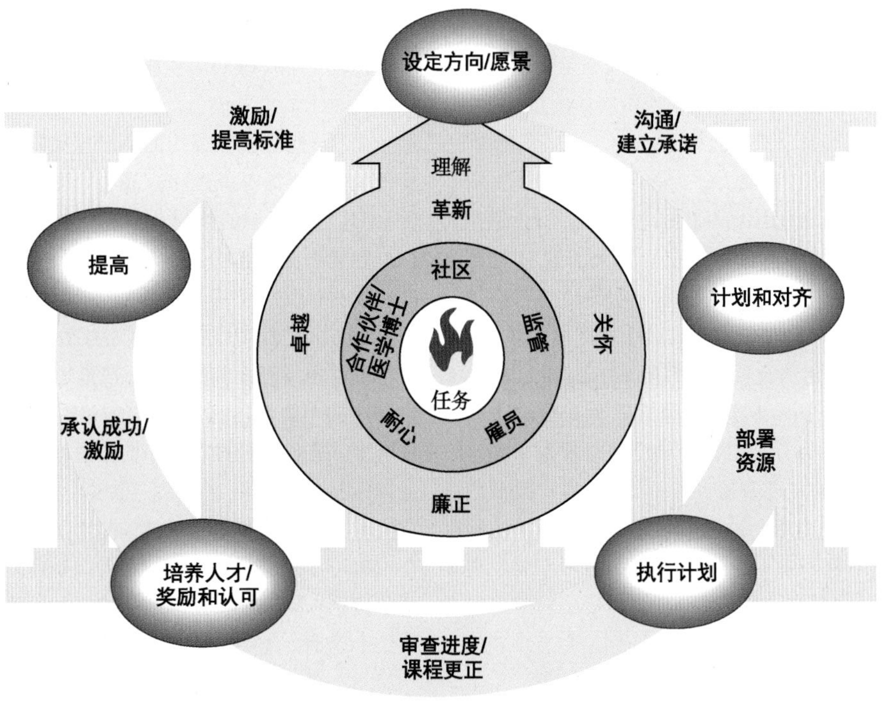

图 180-2　领导系统示例（夏普医疗，San Diego，CA）。（资料来源：2007 年国家 Baldrige 应用程序）

彰倡议联系起来。这个过程具有系统性和可重复性，领导团队从中了解劳动者对流程的有效性并获得关于进一步改进的想法。

除了个人目标要求外，领导小组还制定了单位目标，以提高员工参与率、学习率、改进和创新率。实现这一目标的关键是建立由医院和ICU领导层在时间、财力和其他资源方面提供支持的改进团队。通过战略规划过程，多学科领导小组获悉：工作人员在努力改善患者护理方面消耗了大量时间，然而这些努力得不到高级领导的支持和赞赏。ICU工作环境的压力和复杂性导致患者满意度下降。领导小组意识到为员工开辟路径，通过改变、创新和改进流程能够降低复杂性，快速提高满意度。领导小组使用Lean/Six Sigma改进方法组建了一个多学科行动小组，设计了一个赋予权利并激励员工进行变革和创新的系统。然后将这些内容提交给多学科领导小组，以实施和跟踪绩效。

第2类：策略

该类别涉及ICU如何制定战略目标和更详细的行动计划以及如何在整个单位部署这些目标。ICU领导体系结合内部和外部投入，以单位战略目标、行动计划的形式制定短期和长期战略。这些目标必须与单位和医院的MVV保持一致，以达到恒定的目的。当领导团队开会讨论战略计划时必须考虑战略计划的制定、沟通、主次、基准和衡量的整个过程。此外，还应考虑ICU的战略规划过程如何纳入以下部分：

- 客户（患者、家属）和关键利益相关者的需求和期望。
- 社区内的竞争环境和合作机会。
- 可能对ICU服务产生转型影响的技术和其他创新。
- 组织的优、缺点。
- 地方、区域或国家环境的变化。
- 与单位的核心竞争力相一致，ICU最具战略意义的专业知识和性能领域往往面临竞争对手或供应商的挑战，他们具有竞争优势。
- 执行计划能力和可持续的能力。

为了说明这个概念，举例如下：ICU领导者组织一个计划回答基本问题，我们将如何确保现在和将来的ICU能够成功？ICU的MVV策略与医院的战略一起推动整个决策和战略规划过程。在与MVV和其他细节[如环境评估（内部和外部环境数据）、优劣势及机会和风险（strengths，weaknesses，opportunities，threats，SWOT）分析以及ICU过去的绩效]保持一致的同时，领导小组使用年度战略规划来确定战略优势和挑战、单位的主要宗旨和目标、关键客户群和亚群、劳动者相关问题、创新机会以及实现战略目标所需的行动计划。战略计划不是一成不变的，它是有机的、不断发展的，单位领导者应时刻保持清醒，因为机会和挑战随时可能出现。领导小组不断实施战略规划、年度计划是实现卓越的前提。战略计划为ICU明确了发展方向、目标和愿景。

一旦计划完成，它将逐步落实到所有ICU工作人员，以便明确他们的角色，并赋予了他们工作的意义，回答我们为什么要做这项工作的原因。每年，总体规划流程将根据关键客户的反馈、ICU绩效分析、组织定位、竞争的相关数据、行业标准和趋势进行更新。整个过程是实现战略目标的可行措施。例如，ICU使命的一部分是"对患者提供特殊护理的同时避免不必要的伤害"。数据分析显示血流感染为心脏病患者可预防的风险。多学科领导小组发现：血流感染这一领域备受关注，预防血流感染成为下一年的关键战略目标（通过与当地竞争对手、全国平均水平和最佳同行相比），旨在构建相关体系以降低甚至消除这些感染。战略计划包括：关于感染的学习和培训、对工作人员监测标准的一致性、监测的透明度和感染的上报率以及进一步开展团队培训，特别是关于使用感染列表的培训。

这个过程的关键是ICU如何将战略计划传达给整个科室。不只领导小组了解这个计划，在高绩效组织中，每个员工都应该知道如何进行以及如何适应整体工作。在我们的示例中，给每个员工都下达了一个级联计划来指导工作流程、目标设定和专业发展。这些级联计划列表战略性地链接和调整医院、ICU和个人目标。级联计划作为每季度的绩效评估工具（表180-1）。

总之，战略制定和实施是组织实现和维持卓越的关键。每个计划都是实现目标的一系列步骤。真正的挑战在于每月、每周、每天、每分钟都能有效地执行计划，并在不断变化的环境中时刻保持清醒。

第3类：客户

该类标准涉及ICU如何吸引患者和利益相关者。

（1）通过汲取特定客户的意见更好地满足他们的需求。

（2）建立关系。

（3）根据认定的客户群的期望改进服务。客户参与度在一定程度上能反映对组织服务的认可。

相对于简单的满意，这是一种更高层次的关系。就ICU患者而言，他们的健康均面临严重风险，同时患者家属也遭受考验，因此没有患者和家属会"忠于"ICU；一旦患者被收住ICU，作为组织的领导者和管理者，有义务提供悉心护理。细分患者群是这部分框架的关键要素。大多数ICU可相对准确地对住院患者病种进行分类，在工作中通过细分可以定制各个方面的护理服务，提高治疗效率，改善预后。

ICU领导者面临的挑战：在紧迫和复杂的环境中如何确保实践的一致性。这项工作的关键是ICU需要区分常见病种类型，根据他们的需求和期望进行细分，然后定制医疗服务以满足他们的特定需求。框架中"关系链"的概念是提高客户参与度的重要参考因素，它建议领导者考虑患者及家属在ICU的每个环节，例如：从入院到住院，再到转科。在这些阶段，患者和家庭成员的需求可能发生变化，意味着某些系统和流程需要相应的改变，以便ICU可以更好地确保和（或）提高他们每个环节的参与度，同时更好地管理其有限的资源。

例如，心脏ICU可以见到各种类型的患者，但大多数患

表 180-1　级联组织目标的样本

个人责任的战略目标

战略领域	组织战略目标	ICU 战略目标	ICU 主要计划	ICU 管理计划	ICU 床旁护士计划	组织整体度量标准
临床患者安全	降低死亡率	采用 CUSP 方案减少褥疮	参与安全调查，改进项目	参加安全调查，监测褥疮发生情况	参加安全调查，并在最早阶段识别褥疮	死亡率 褥疮发生率
临床患者安全	消除感染	实施基于证据的感染治疗	感染治疗的学习、实施和创新	监测感染相关指标	学习和使用安全检查表	感染人数
劳动力	最好的工作场所	医院里最好的科室	参加团队培训课程	参加团队培训课程	参加团队培训课程	劳动者参与的 Top Box 得分
客户	接受护理的最佳场所	在医院获得最高的客户参与度评分	实施家庭看护	每周针对一个关键问题进行交流	实施“关键时刻的关键词”流程	客户参与的 Top Box 评分
操作	将资源浪费减少 5%	采取优良方案，缩短住院时间	创建精益团队，减少浪费	创建精益团队，减少浪费	识别减少日常工作浪费的 3 个因素	住院时间
财务	财务可持续性	增加营业利润率	按时完成医疗记录	维持本年度预算内的供应、工资和其他费用	在费用输入和记录方面实现 100% 的准确性	营业利润率
创新	改变护理方式	实施创意计划	为 ICU 制定五个“重要思想”	教授，加强和监督创意计划	提交 10 个新想法	国家认可的最佳实践数量

行动计划是实现目标的策略。CUSP：基于单位的综合安全计划；ICU：重症监护室。

资料来源：www.safetyresearch.jhu.edu/QSR/。

者可分为两大类：短期和长期患者。这部分患者的亚组分类从冠状动脉旁路移植术后恢复到需要心脏辅助装置。结合单位的目标和宗旨实施特定的护理计划，使每个群体最大受益。安装心室辅助装置的患者往往在 ICU 的住院时间较长，因此，ICU 团队需要制定一项计划，以有效地协调资源来满足这一长期住院患者群体的需求和期望，例如，如何设置病房以容纳家庭成员。同样，短期住院患者群体可根据需求和期望进行细分，以更好地利用资源。例如，短期患者最常使用的药物随时间推移可以预测，证据表明：常用的 6 种药物占到患者所有药物的 85% 以上。这些药物可以置于患者床旁治疗车中，以减少护士使用高度复杂的药物分配和递送过程，同时避免患者在等待药物治疗中产生的负面情绪。通过数据跟踪和预测药物使用趋势可以使工作人员更为有效地工作并更好地满足患者的需求。

医疗中，在 ICU 工作的专家知道什么对患者最好。然而，问题仍然存在：我们应如何满足患者及家属的需要，达到他们的期望。对一些人来说，考虑大多数 ICU 患者的病情似乎意义重大，然而，ICU 亦应该包含用于收集客户 / 患者额外需求的系统以及时提供护理。例如，当患者病情好转时，ICU 护士应及时跟进 ICU 患者与家属的沟通，了解他们的心理变化。分析所获得信息的趋势，并纳入规划和实施系统，成为病情交接的一部分，因此新来的员工可以了解患者的需求，而无需再次询问家人。例如，通过与家人交谈，确定他们对座位和灯光类型等陪护环境的需求，以便他们在探视亲人的时候能够短暂的休息。ICU 还可主动使用季度焦点小组和从医学协会收集的信息获得护理设计的关键知识及创新。

2002 年，医学研究所推荐了 21 世纪医疗保健系统的 6 项原则。其中之一是集中于以患者为中心的护理以满足患者及家属的期望。通过工作细化，努力识别患者的关键需求，并在每个阶段围绕这些要求制定护理计划对 ICU 取得成功至关重要。如果没有这些付出，ICU 无法达到一流水平。为了确保可持续性，ICU 必须始终结合所有患者及家属不断变化的需求来识别、整合和更改服务。通过领导、角色模型行为以及适当和有效的沟通，工作人员能够整合从不同患者群体收集的信息并根据循证医学提供合理的护理。

第 4 类：测量、分析和知识管理

虽然目前 ICU 已经完善了其领导体系，创建了战略目标和宗旨，并收集和使用关键患者数据制定行动计划和工作流程，但需要一个强大而清晰的测量和分析结构来评估战略和关键医疗保健系统和流程的有效性。

如何衡量绩效、分析绩效并使用基准信息支持基于事实的决策制定、推动创新并确保可持续性？如何确保ICU护理服务链中的每个人都能及时获取精准的信息，以便下一个临床决策、诊断测试或治疗可以及时进行？如何确保快速获取电子病历中的临床信息并根据重症监护的需要提供完整的病情？此外，如何实现资源共享（如员工的心得、经验和技能）是实现ICU目标不可或缺的一部分，积极管理还是被动管理？

除了衡量绩效之外，本节还介绍了ICU如何管理知识，向员工和患者传递信息，以及分享科室内外的最佳实践。该标准要求我们应创新性地思考如何衡量绩效，思考所有结果之间关系的重要性（例如，工作质量可能影响临床结果）以及什么是使命和愿景成就的真正衡量标准。此外，该准则还要求我们建立一个组织结构以确保措施有效、数据精准，审查绩效，确定改进/创新的机会并将其视为优先事项。

ICU的关键措施依据医院的总体目标逐步进行，下面例子中的目标包括六个重点领域：临床表现、患者及家属参与度、员工参与度、运营绩效、人口健康状况和财务状况（表180-2）。在战略规划过程中，领导小组利用劳动力的投入在每个领域确定了3～4个主要指标，直接预测该单位关键目标和宗旨的实现情况。然后通过一系列标准验证这些问题：

1. 数据是否具有保存价值？
2. 与当前相比是否存在相关性，且是高性能的？
3. 数据能否被理解并指导实践？
4. 该措施能否提供可操作、可靠的、可重复和及时的信息？

一旦通过验证，这些措施就成为该科室平衡计分卡的一部分，以体现在该重要领域中的表现。然后，依据总体目标及具体工作为每位员工进行量身定制。例如，该科室的一项目标是零感染，随后为该科室提供服务的环保人员制定一个目标及感染患者的跟踪措施，切断传播途径，作为ICU综合治疗的必要措施之一。他们的工作以及领导层的要求不单仅仅是清洁，而是预防患者感染。

另举一例，领导小组设定了零导管相关感染的目标，并得到医疗保健行业的广泛认可。在每月领导会议中汇报的数据显示：血液感染的发生率呈上升趋势，不仅远高于同行最佳，而且高于以往的表现水平，零感染的重要目标似乎不可能实现。领导小组认为这是一个改进的机会，可通过选择召集多学科团队来减少血液感染的发生率。该小组通过采用美国密歇根州ICU研究中使用的高度可靠方法，几乎消除了整个州的血流感染[1]。血液感染质控小组通过收集每周的感染质控数据并进行有效干预，如：一系列导管检查表，如果医生不遵守检查表项目，护士有权停止导管放置。医护团队在进行无感染培训中，参会讨论失败案例的同时也应分析成功的例子，分享无感染病例的管理经验。经过持续周期性的改善，数据表明，血流感染率呈下降趋势，科室中与导管插入相关的工作流程变得规范化。

表180-2 重症监护室表现的关键措施

战略目标	衡量标准	1年目标	3～5年目标
临床卓越	褥疮	降低20%	再降低30%
	感染	零血流感染	维持在0
	诊断明确的脓毒症患者	100%的患者	制定有效治疗方案
	呼吸机的使用	100%的患者	100%的患者
	药物不良反应发生率	0	0
劳动力卓越	积极的员工参与度（Top Box的百分比）	提高30%	再提高10%
客户卓越	积极的患者参与度（Top Box的百分比）	提高30%	再提高10%
运营卓越	取消手术	0	维持0
	住院时间	降低30%	额外降低20%
	转移概率	降低50%	0
	使用护工	0	0
资金卓越	运营利润率	5%	7%（再投资质量）
	药物成本	降低30%	额外降低15%
创新卓越	实施临床和/或流程创新的数量	实施了3个新流程	在内部实施了20个新流程，在全国范围内实施了3个流程

Top Box指的是仅计算Likert量表上的最高值。例如，在以5分制衡量客户参与度时，只有那些将ICU评为“优秀”的人才被计算在内。Top Box更难评估。

对于 ICU 领导者来说，考虑如何管理 ICU 的知识资产也很重要。Baldrige 将知识资产定义为："人才资源的累积……它是组织和员工以信息、想法、学习、理解、记忆、见解、认知和技术技能以及能力的形式拥有的知识。"ICU 领导者不仅要致力于高绩效而且要致力于学习如何管理科室独有的知识资产。组织中维护知识、沟通和共享知识的机制对于 ICU 迈向高性能至关重要。

在医疗保健方面，所有利益相关者如医生、护士和管理人员经常对绩效指标的有效性存在或多或少的担忧。该部分试图通过建立一致的措施系统，对衡量结果的相关性进行比较，审查这些指标的结构，优先考虑改进和创新的机会，并建立一个强大的数据和信息框架来解决护理过程中所有关键利益相关者的这些问题。

第 5 类：劳动力

在医疗保健方面，劳动力这一术语传统上意味着所有有偿的个人，但 Baldrige 采取了不同的观点，通过患者的视角来定义劳动力更全面。几十年来，医生被医院领导视为客户，创造收益，这是一个过时的观点，甚至是不可接受的。在高绩效的医疗机构中，医生（有偿或志愿者）被视为没有某些福利的劳动者，被授权从事规划、工作系统设计和预算。具体来说，Baldrige 中的劳动力是指："积极参与完成工作的人……它包括正式的、临时的、兼职人员、独立从业者、志愿者和医学生。"在患者眼中，医生是护理工作人员的一员，他 / 她是决定、命令和执行工作的领导者。

与第 3 类（客户参与）类似，本部分介绍了劳动者参与的重要性，这意味着所有成员在多大程度上表现出对组织（或 ICU）"完成工作"的决心。在这里，要求领导者和工作人员确定推动 ICU 员工分段参与的关键因素，如何在组织中创建高绩效文化，学习和职业发展以及雇用和组织专职人员实现卓越表现。

所有组织或 ICU 成果都体现了劳动力的良好表现。不强调保持一支熟练、训练有素、敬业、积极、安全的员工队伍的 ICU，应该是没有显著绩效的 ICU。以下部分提供了对该类别的一些关键信息的见解。

从实验室技术人员到各种医生、营养师、护士、药剂师等不同类别的工作人员每天都进出于 ICU。在教学医院，住院医师和医学生种类繁多，且数量明显增加。在 ICU 这一高度复杂的领域，管理风格、群体个性在护理过程中都发挥着作用，在传统的医疗保健互动模式中，这一个问题常常被忽略。每个科室都有自己的文化、领导者与劳动者，首先需要确定文化所需属性和劳动力的需求，然后制定培养和加强科室文化的方法。例如，在 ICU 中，文化期望值之一是每个员工每年应至少在工作中有一项创新，并通过年度考核进行评估。此外，该科室还设立了两个奖项来激励最佳创新，分别是"超级创新者"和"游戏规则创新者"，这些奖项在整个组织内共享，并在医院的每季度通讯中发布。ICU 领导层通过加强监测这些期望值并创建奖励系统，致力于将该部门的目标与员工的行动结合起来。

如果患者是真正的客户，那么工作设计的目标是员工应达到卓越绩效，同时促进相互协作、工作的主动性、授权和创新。所以问题仍然存在：这该如何实现？完整地使用 Baldrige 标准是实现这一目标的一种方式。该框架涉及高绩效组织的一系列特征，包括 ICU 所有过程的主要联系。具体而言，如何执行工作以使其系统化（可根据其设计方式重复进行）、完全部署、持续改进，与提供给患者的其他护理保持一致并确保工作与 MVV 和 ICU 战略目标一致？

我们进一步通过血流感染的例子来说明团队合作和沟通如何通过一致的目标和宗旨减少导管相关感染。在领导小组将血液感染确定为整个工作团队持续的战略重点时，人们开始关注当医生违反导管置入的规程时，护理人员能否干预这一问题。尽管强调患者安全并且熟知可以避免不必要的感染，但许多护士报告了他们试图干预，医生却违反标准方案继续进行中心导管置入，使患者暴露于血流感染的案例。领导小组利用这一反馈全面部署最佳实践，并就团队合作的方法进行多学科培训，如情境意识和安全简报。此外，领导小组还制定了一项新政策，要求医生在意识到有血流感染风险时停止并听取护理人员的意见，采取预防措施。该举措使护理人员在患者面临风险时能够采取及时有效的干预措施。

第 6 类：运营

迄今为止，我们已经解决了与其领导力、战略规划、患者关系和参与度、绩效评估、信息和知识获取以及员工敬业度相关的 ICU 绩效，所有这些都是在高绩效的背景下进行的。现在我们解决的最主要问题是：我们如何"提供"出色的 ICU 护理？现在是时候以不同的方式思考 ICU 护理如何提供价值。Baldrige 标准专注于在医疗保健设计和交付、改进和持续管理的每个步骤中提供价值。第 6 类中的标准为 ICU 领导者提供了一个构架和规范，通过思考他们的交付流程能否有效诊断和尽可能消除疾病、超出所有利益相关者的期望值、利用 ICU 核心能力来确保所有步骤是增值的。什么样的护理管理系统可以在结果不受影响、保障安全的同时确保始终提供卓越绩效？流程管理是 ICU 高性能的关键。它能指导 ICU 如何识别、设计、改进和创新、转变和管理其医疗保健服务，以便随着时间的推移取得成果，以迈向世界一流水平。这迫使 ICU 领导者阐明这些过程如何不断改进以实现更好的性能、缩短周期，减少浪费和变异性，同时改善临床结局。卓越绩效的这些标准是 ICU 成功的关键。

例如，ICU 领导小组必须根据所有 ICU 成员，包括患者、医生、护士、药剂师、第三方支付者等创建护理工作流程，并与该科室的目标和宗旨保持一致。需要解决的问题是：该工作流程如何确保为所服务的人员提供最大价值？示例中，ICU 在整个试验期间以上述问题作为导向，领导小组将工作流程与科室发展目标保持一致，不断满足每个阶段 ICU 客户群的期望。这涉及许多方法，旨在创建 ICU 战略计划中关键需求的工作系统。数据显示，不合理的护理计划以及护理团队成员角色不明确是导致工作失误增加和住院时间延长的原因。如战略计划所述，为了减少伤害并改善工作人员团队合作和沟通，领导小组测试并实施了由Peter Pronovost及其同事开发的基于证据的检查表，该检查表采用多学科团队方法进行查房[2]。在查房中，多学科团队包括医生、护士、药剂师和其他人通过日目标表来沟通特定患者的护理计划。随着时间的推移，使用该检查表可以减少住院时间和药物不良事件，提高医护团队合作。Baldrige中的几个标准指导我们应该满足患者期望、避免失误、减少护理的变化以实现更好的性能。不稳健的护理系统是造成不良医疗保健结果的主要原因之一。

医疗保健过于浪费、错误和低效的流程无法增加价值。在过去几年中，越来越多的改进方法已经应用于医疗保健领域，例如精益思维、丰田生产系统、高可靠性方法以及1990年的PDCA等。所有这些工具为提高ICU有效性和价值创造了机会。Baldrige框架广泛应用于高绩效组织，该框架提出ICU如何减少变异性，改善结果并分享学习以推动创新的问题。然而，Baldrige标准进一步有助于组织从这些类型的改进工具中获益。医院和ICUs面临的主要挑战之一就是所谓的"收益递减"。这个概念类似于经济学，认为当一个组织投入大量时间、精力和其他资源改善流程后，由于没有建立持续改进的系统，最终会逐渐侵蚀到以前的绩效水平。值得注意的是Keystone ICU项目得益于Baldrige框架，使整个密歇根州血液感染的减少持续了3年以上。通过七个完整的Baldrige标准，有可能降低收益递减的风险并有效解决问题，在专注于其他举措的同时不必担心重挫。

与其他医疗保健领域相比，ICU护理的复杂性要求其领导者采用更卓越的方法。在ICU中应用Baldrige标准有益于任何操作单元实现独特的性能。否则，提供的护理和经验仍然是不理想的，我们在很大限度上得不到有效的管理和改进方法，不能合理配置科室资源。

第7类：卫生保健结果

最后，ICU的结果是其性能的最终衡量标准。现在，ICU已经确定了其使命、愿景和价值观，(或应该是)确定了其独特的核心能力，制定了战略目标并成为严格以患者为中心的既定方法，确保所有ICU工作人员拥有所需的信息和知识积累，并且创建了激励员工并为患者增加价值的工作流程。ICU在战略计划中使用其收集的数据作为反馈以持续审查绩效对实现战略目标至关重要。选择策略并建立数据可行且易于理解的系统或过程(例如平衡记分卡)可使ICU在确定需要改进的区域不断纠正。简而言之，该部分不涉及关键流程的部署，而涉及该科室与其使命、愿景和价值观一致及与竞争和最佳基准相比实现其既定目标和宗旨的能力。

结论

ICU寄托了患者及家属的希望，是情感、非凡的科学、同情，有时在疾病和伤害、生存意愿和亲人的希望之间的冲突中是高度戏剧化的。理想状态下，ICU拥有乐于奉献，忠于工作的高精尖人才。然而，惊人频率的经验表明：所完成的巨大的、有时甚至是英雄般的好事都会被能够或应该做的事情所破坏。患者及其家属进入ICU，期望我们给予精准治疗，同时赋予情感关怀，不允许存在任何差错。Baldrige计划是美国正式采用的卓越方法，不仅仅是一种改进工具，相反，它是系统元素的框架，它们被编织在一起以实现卓越的唯一目标(表180-3)。Baldrige框架激励领导者创造一个体系，通过该体系，参与照顾患者的每一位员工都能发挥最大潜力。它为ICU的领导者提供了一个基础，通过该基础，可以跟踪并全面实现卓越绩效。它探讨了领导层组织成功的关键要素是如何实现的，以及如何在整个科室中系统地部署，持续改进和转换能力，及所有工作如何与科室的使命、愿景和价值观保持一致。

ICU拥有广泛的人力和技术资源。每个ICU领导者的首要问题是：我们尽力做到最好了吗？如果答案是否定的，别无选择，我们有义务实现并维持卓越。

表180-3 卓越绩效和相关关键问题的七类医疗保健标准

类别	关键问题
领导力	ICU高级领导如何通过其治理系统和组织绩效评估指导该科室？在创新方面，ICU领导层如何在最高绩效水平上确保所有关键流程的可持续性？
策略	ICU如何扩展其战略目标和行动计划，以及如何在整个团队中部署和衡量？
客户	ICU如何确定客户/患者的需求、期望和偏好，以及ICU如何与患者建立关系以增加每个阶段的客户/患者参与度？
测量、分析和知识管理	ICU如何选择、收集、分析、管理和改进其测量系统，以及如何在整个科室中分享、传递和沟通这些知识？
劳动力重点	ICU如何根据单位的战略目标、宗旨和行动计划开发激发劳动者的全部潜力？您如何确定每个劳动力部分参与的关键因素？他们是什么？
运营	ICU的流程管理系统(包括关键流程和支持流程)如何为患者和员工创造价值？你怎么知道的？
结果	随着时间的推移，ICU的结果与竞争对手和行业基准相比如何？他们是否反映了ICU的战略目标？

知识点

1. Baldrige 计划为临床及组织实现卓越和绩效转变提供了构想和框架。
2. 在工作流程方面，四个属性将高绩效组织与普通组织区分开来：系统地完成工作，在整个组织中充分部署系统方法，持续周期性的学习并改进部署方法，保持所有流程一致性和整体性。与竞争行业比较，这些属性产生的结果呈持续积极趋势。
3. 七类标准作为领导者实现绩效榜样的重点和路线图。这些类别密切相关，通过确定现有的工作流程优势和改进机会提供可行的指导。
4. Baldrige 标准提供了一种深思熟虑且系统化的方法，以确保患者和家庭成员满意；在整个战略规划过程，行动计划设计和整体工作流程中整合了个体化的需求和期望。
5. 该框架授权、激发和鼓励 ICU 和整个组织工作人员的能力，实现其潜力并提供满足患者和家庭需求的护理。这种护理将根植于最佳护理实践，并与单位或组织的战略目标、使命、愿景和价值观保持一致。

（成亚东 译，毛智 审校）

参考文献

1. Pronovost PJ, Goeschel CA, Colantuoni E, Watson S, Lubomski LH, Berenholtz SM, et al. Sustaining reductions in catheter related bloodstream infections in Michigan intensive care units: observational study. BMJ 2010;340:c309.
2. Pronovost P, Berenholtz S, Dorman T, Lipsett PA, Simmonds T, Haraden C. Improving communication in the ICU using daily goals. J Crit Care 2003;18:71–75.

181

成人疾病危重指数及结局的预测

Thomas L. Higgins

医生会从目前的状况预测到将会发生什么，从而选择最好的治疗方法[1]。

预测结局是医生长久以来的职责，至少可以追溯到希波克拉底时代[1]。然而，寻求结局预测的定量方法是最近才出现的。尽管患者或家属总是希望听到关于疾病的预后，但评估并公开报告医疗预后面临很大的压力。在当今竞争如此激烈的医疗保健环境中，此类信息可能影响医疗合同的授予[2]。参差不齐的信息在互联网上随时可以查到。美国政府支持一些对各医院进行评比的网站[3]，并且评比信息也可以从www.leapfroggroup.org等网站获得[4]。医师质量报告系统依据医疗质量给予医疗服务提供者处罚或奖励[5]，并且在一些地区也存在着评估医疗质量的举措。在6个欧洲国家[6]以及美国退伍军人管理局[7]（Veterans Administration，VA）医院中，以风险调整死亡率的形式公开报告重症监护室（intensive care unit，ICU）的表现。据估计，目前在美国ICU中，只有10%～15%使用评分系统[8]，但随着远程ICU系统和付费报销系统的整合，这一比例将会增加。因此，临床医生必须了解这些评分系统背后的意义[9]以及如何正确应用风险调整模型。风险调整系统结合患者的内在风险（疾病相关）和外在因素（监护相关）给出一个预后结局判断（如死亡率）。因此，可以独立于基线风险外评估监护过程质量。然而，关注过程评估有可能忽略危险分层的其他潜在用途，包括辅助风险-收益决策、对疾病的预测、资源分配、新的诊疗技术的有效性评估，以及根据疾病严重程度对个体患者监控和管理的适当调整。

基于临床观察的预后判断受到多因素的影响，如近期事件的记忆、多因素相对作用的不准确估计、错误理念，以及疲劳等人力因素限制等[10]。另一方面，在结局预测模型中，使用某些相关数据会得到重复的评估结果，但这是以这个模型已经发展成熟并且包括最重要的预测变量为前提。随着时间的推移，我们已经意识到，患者的转移[11]、社会人口统计学因素[12]、评估结局时间点的不同[13]都可能导致客观评估结局的误差。本章将讨论模型中可以或应当被测量的因素、应该如何创建和评估基准模型、如何在临床实践中应用最普遍的模型、如何正确利用这些信息，以及如何发现可能意味着质量问题的误区和混淆因素。

我们应该测量什么？

古代盲人摸象的寓言故事与ICU结果预测很相似。被称为“质量”的东西不仅取决于个人的主观体验，还取决于多种感知的整合和对个人观察局限性的理解。表181-1列出了80多个潜在度量标准，从质量、效率、患者及家属体验三方面分为过程度量标准（完成的内容）或结局度量标准（实现的内容）。特定的度量标准还可以选择收集当地居民、同伴表现的数据，学术追求以及其他方面的数据，例如，器官捐赠率或尸检率。过程度量标准很重要，因为它们能够为超出范围的结局预测提供指导。Foley导尿管的高利用率将影响导管相关的尿路感染率。有如此多的度量标准需要考虑，尤其是在综合ICU，量表（dashboards）就变得至关重要。图181-1显示了一个“雷达”现象，其中每个变量都已标准化，因此1.0表示基线指标，红色阴影区域表示需要引起重视。在这个假设的例子中，神经重症监护室似乎存在住院时间延长（length of stay，LOS）的问题，可能与医院获得性疾病有关。ICU似乎在研究、出版和教育方面表现出色，但是在患者体验和等待时间存在一些问题。认识到一些度量指标，比如死亡率和住院时间，可能由患者的基础的生理功能和健康状况决定，对观察到比率和预期的比率进行标准化，从而创建标准化比率。

欧洲重症监护医学会的一个工作组最近根据改良的Delphi程序定义了9个ICU安全和质量指标。这些指标包括在ICU指定的指标：24小时会诊，不良事件报告系统，常规多学科会诊，标准化的移交过程，导管相关血流感染发生率，计划外拔管率，ICU再入院率，以及标准化死亡率（standardized mortality rate SMR）的报告和分析[14]。标准化死亡率是全球最常用的结局之一[6]。遗憾的是，由于缺乏质量指标的标准化，因此在各国之间（以及国内）进行质量比较就比较困难。

死亡率是ICU和医院通常选择的患者的结局指标，因为这种结局指标是明确的，并且可以从各种数据源获得。死亡率固然很重要，但并不一定能反映监护质量或其他重要问题，如患者/家庭满意度，恢复工作率，生活质量，甚至医疗成本，因为早期死亡比长期住院治疗费用低[15]。基于死亡率的医院排名和基于其他并发症的医院排名之间差别较大[16]。从2001—2008年，IMPACT项目，即一项来自138个美国

表181-1 评估ICU表现的可能指标

过程度量标准	质量指标	效率	体验	可供选择(当地)
每日唤醒率/撤机准备	ICU标准化死亡率	ICU住院时间	患者满意度	实习生表现
血糖控制	住院标准化死亡率	医院住院时间	家庭满意度	出版情况
肺保护性通气(Vt/IBW)	1年标准化死亡率	ICU入住率(95%可信区间)	谵妄发生率	资助性研究
半卧位(抬高30°)	不良事件	床位周转率	气管切开术率	当地研究
应激性溃疡的预防	中枢神经系统疾病(CVA)	急诊科到ICU的转运时间	特殊护理机构转诊率	区域转移率
患者活动	心血管系统疾病(MI)	到ICU时间至病情平稳时间/转科时间	康复时间	工作量(TISS)
沟通(每日治疗目标的变化)	呼吸系统疾病	ICU再入住率	1年生活质量(QOL)/持续炎症-免疫抑制-分解代谢综合征(PICS)	器官捐献率
抗生素管理	肾脏疾病(AKI)	医院再入院率	ICU的噪声程度	尸检率
治疗依从性	消化系统疾病(GIB)	医疗成本/出院	临终护理和拒绝心肺复苏治疗比率	
手卫生	电子病历(无剪切/粘贴)	医疗成本/天	护士:患者人员配备比例	
DVT预防	DVT、HIT率	输血率	医学博士:患者比例	
中心静脉置管的利用	中心静脉导管相关血流感染率	急性疾病比率/长期急性医疗支持(LTAC)时间	提供者参与度	
Foley导尿管利用率和早期拔管率	导管相关的尿路感染率	姑息治疗转诊率	协作实践	
呼吸机和无创呼吸机利用率	呼吸机相关性肺部感染率	机械通气天数	手术并发症	
RASS评分/CAMICU评分				

AKI:急性肾损伤;CAMICU:谵妄评估量表;CVA:脑血管事件;DVT:深静脉血栓;GIB:胃肠道出血;HIT:肝素相关性血小板减少症;MI:心肌梗死;RASS:镇静评估量表;TISS:治疗干预严重程度评分。

ICU的回顾性队列研究发现,10个最常用的质量指标(例如,死亡率、再入院率、住院时间、集束治疗依从性),没有一项与其他9项结果一致,结果引发对评判机构效力的质疑[17]。对如何确定死亡率也缺乏标准化。传统的ICU或住院死亡率受出院偏倚的影响[13],而基于时间的结局(30天死亡率,1年死亡率)需要电话随访,查询医院外数据库,以及其他烦琐的手动过程。区域化健康信息组织或健康信息交流可以使数据收集不那么费劲,但尚未普及或发挥其最佳功能[18]。

其他可能感兴趣的结局指标包括发病率、器官衰竭、并发症、ICU或医院住院时间、ICU或医院再入院率,以及出院后与健康相关的生活质量[19]。心肌梗死、通气时间延长、卒中或其他中枢神经系统并发症、肾衰竭、严重感染等事件可能难以准确收集。通过电子病历和正确的编码,可以通过ICD-9和国际疾病分类ICD-10代码识别并发症[20],但此类管理记录可能不会反映所有相关事件[21]。ICU住院时间很难用来评估监护质量,因为分布频率通常存在偏差,以及由于住院时间的极端值导致的平均住院时间总是高于住院时间的中位数[22]。此外,早期死亡缩短了住院时间,导致两种结局之间存在非线性关系。入院时很难选择准确的模型来预测ICU住院时间[23];利用同一数据库,其鉴别效力通常次于死亡率模型。已经运用了多种回归方法来预测住院时间,但结果并不理想[24]。通过综合入住ICU第1天和第5天的变量,结果更为满意,其中影响最大的变量包括机械通气,PaO_2:FiO_2比例,生理指标和第5天患者镇静情况[25]。

再次入住ICU的患者住院死亡率和住院时间都会增加。但是,如果没有详尽的混杂病例调整,再次入住率就很难解释[26]。当ICU病床受限时,再入住率受到分诊决定的影响,但有一项研究表明,由于病床的限制,再入住率仅略偏高一点,并且在任何情况下,似乎都不会影响短期患者的结局[27]。在一项对105家美国医院的263 082例首次入住患者进行的回顾性研究中,再入住率中位数为5.9%(四分位数间距=5.1%～7.0%)。然而,在调整病例组合后,再入住率较高的医院,却没有较高的标准化死亡率或较长的住院时间[28]。

患者满意度是医疗保健购买者高度重视的结局,但它是

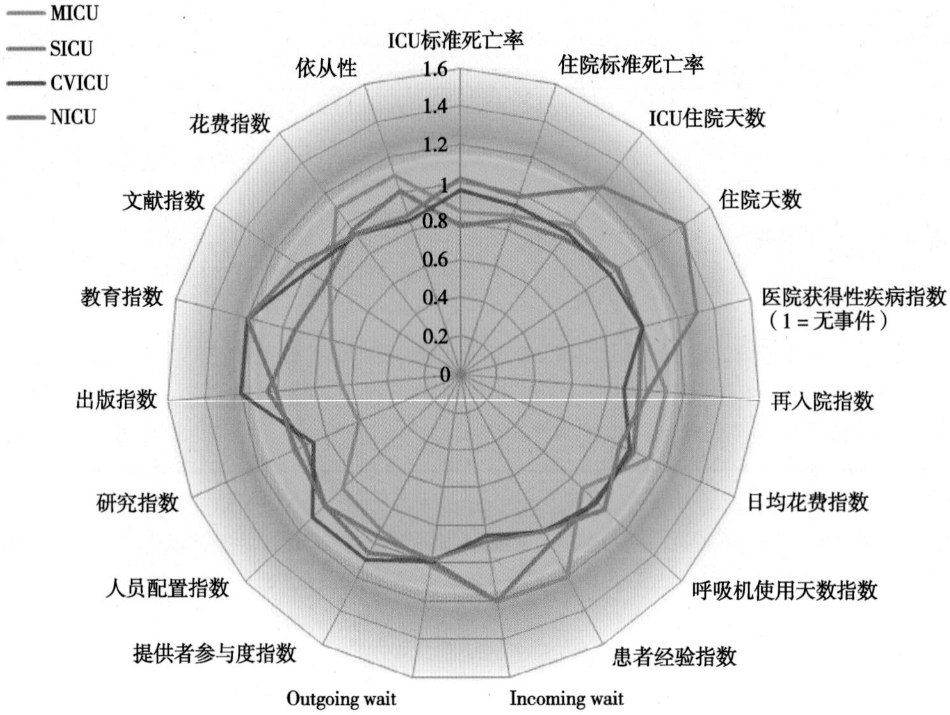

图 181-1 **雷达显示了 3 种假设的重症监护室及一个均衡的结果评估记分方法**。范围包括监护质量（标准死亡率和医院获得性条件），效率（标准住院时间，再入院率，医疗成本），主观经验（家庭满意度，提供者参与度，生活质量，等待时间）和单位特定的指标，如出版情况、教育情况和文献质量等。CVICU：心血管重症监护室；HAC：医院获得性疾病；ICU：重症监护室；ICUSMR：重症监护室标准化死亡率；LOS：住院时间；MICU：内科重症监护室；NICU：神经重症监护室；SICU：外科重症监护室

主观的，需要付出大量的努力才能成功量化[29]。对 ICU 表现的评估需要综合指标，但主要是针对短期死亡率结局制订风险调整，只有少数研究针对其他指标进行风险调整。

数据库和定义

风险分层系统的质量在很大程度上取决于研发它的数据库。使用现有数据进行的回顾性研究更快，成本更低，但可能会因缺少数据，不准确的定义，观察者之间的差异性[30]以及随着时间的推移医疗实践的变化而受到影响。如果可报告事件的数据被删减，那么从出院记录或保险索赔中得出的数据并不总能反映并发症的存在[31]，并且这种编码偏倚在重症患者中最为明显[22]。以报销为目的而优化相关诊断导致的编码错误也降低了索赔资料衍生数据的有效性。多种方法可以用来评估数据库的质量，例如由不知道初始结果的人员重新绘制图表样本。Kappa 分析是一种量化不同数据库中相同变量测量值（即原始数据和重新提取数据）之间差异率的方法。Kappa 值为 0 表示随机一致，＋1.0 表示完全一致，但必须根据被选择变量的普遍性来解释此统计结果[32]。

模型发展

如果数据完整，就有几种方法把患者目前情况与结局联系起来[9]。既往的方法是使用大型数据库对数据进行一系列统计学的操作（框 181-1）。通常，选择死亡、一种或多种特定发病率和资源消耗情况（住院时间）作为结局（因变量）。然后使用单变量检验对影响特定结局的因素（自变量）进行评估，以确定其相关关系的大小和重要性[9]。

影响结局的独立变量

ICU 特有的系统通常根据患者的生理状况、年龄和慢性健康状况进行调整；他们也可能评估患者的入院诊断、患者来源或转诊状态，入院前是否进行心肺复苏术，手术状态和机械通气使用情况。一种理想的方法就是只使用一种象征患者初始状况的变量，在统计学上和医学上都与结局息息相关，易于收集，并且不影响治疗措施。因为在整个住院期间，独立变量的影响可能会随时变化，所以对患者状况进行连续性评估是有意义的[33]。格拉斯哥昏迷量表（Glasgow Coma Scale，GCS）[34]经常被用作评估 ICU 严重程度的一个组成部分，但在镇静患者中却难以准确评估。完全无反应性得分量表[35]包括有关脑干反射和呼吸的内容，作为一种死亡率预测因子，其精确度略高于 GCS，正在逐渐成为一种替代方案。

如“心排血指数”或“血细胞比容”等变量要优于“强心药使用”或“输血”等变量，因为干预的标准可能因干预者或医院不同而异。广泛使用的模型依赖于常见的生理变量（心

框 181-1　制订疾病严重程度模型的步骤

准确定义感兴趣的结局
确定并准确定义候选预测变量(数据分析，专家意见)
收集数据，并确保其准确性(重新提取，kappa 分析)
检查连续变量，并根据需要进行变换或二分法
对结果进行单变量分析(卡方，Fisher 精确检验，Student's *t* 检验)
进行多变量分析(Logistic 回归统计，Neural nets 统计，Bayesian 统计，其他)
检查并调整变量之间的相互作用
建立一个将自变量与因变量联系起来的方程式
模型校准测试(拟合优度，通常是 Hosmer-Lemeshow 方法)
测试模型的辨别能力(ROC 区域 C 统计，敏感性和特异性)
使用独立数据，拆分样本或刀切法技术验证模型
在新设置中获取外部验证，并根据需要进行自定义
在同行评审期刊上发表

ROC，受试者操作特征

率、血压和神经系统状态)和实验室值(血清肌酐水平和白细胞计数)。模型应当考虑年龄和慢性健康状况，并在变量不独立时考虑其相互影响。包含在评分系统中的变量应该随时可用并且与临床医生有关。对于特定(如儿科，烧伤，创伤，心脏手术)的患者群体，制订特殊的评分系统很有必要，其基础生理学或治疗过程不同于一般 ICU 人群。例如，左心室射血分数和再次手术状态是心脏手术患者结局的重要预测因子，但其既不是常规测量指标，也不是其他人群的直接相关指标[36]。

如果自变量是二分类的(是 / 否，男 / 女)，可以构建一个 2×2 的表来检查比值比，并进行卡方检验以评估其显著差别(表 181-2)。如果考虑多个变量，则使用多重比较校正，通常将统计学差异设置为 $P<0.05$[37]。

如果考虑的自变量是连续的(例如年龄)，则 Student's *t* 检验是比较合适的统计学选择。对于连续变量，必须考虑在其变化范围内，变量与结局的关系是线性关系、指数关系还是分段关系。图 181-2 显示了 ICU 心脏手术患者中，入院血清碳酸氢盐与死亡率的关系[38]，采用数据的平均值，汇总成一条平滑曲线[39]。ICU 入院时血清碳酸氢盐值高于 22mmol/L 意味存在一定的风险，但当低于 22mmol/L 这个值时，死亡风险就会急剧上升。对这种局部加权平滑散点图的分析提出了两种处理血清碳酸氢盐对死亡率的影响的方法。一种方法是将碳酸氢盐作为二分类变量(即 >22mmol/L 或 <22mmol/L)。另一种方法是通过对数方程转换数据，使关系更加线性化。当自变量和因变量之间的关系不是线性的或不能通过简单的变换来描述时，Cubic splines 分析[40]可能会有所帮助。

单变量分析评估变量的预测能力，而不考虑它们之间可能的相关性或相互作用。线性分析和 Logistic 回归分析可以

表 181-2　检验 3 830 例患者心内直视手术后多器官功能衰竭(结局变量)与充血性心力衰竭病史(预测变量)关系的 2×2 列表*

预测变量：充血性心力衰竭病史	结局变量：多器官功能衰竭 是	否
是	121	846
否	166	2 697

*比值比由交叉乘法(121×2 697)÷(846×166)定义。比值比为 2.3 表明患有充血性心力衰竭的患者发生术后器官功能衰竭的可能性是没有充血性心力衰竭患者的 2.3 倍。然后可以通过卡方检验这种单变量关系的统计学方法统计显著性差异。

资料来源：Higgins TL，Estafanous FG，Loop FD，et al. ICU admission score for predicting morbidity and mortality risk after coronary artery bypass grafting. Ann Thorac Surg 1997；64：1050-108.

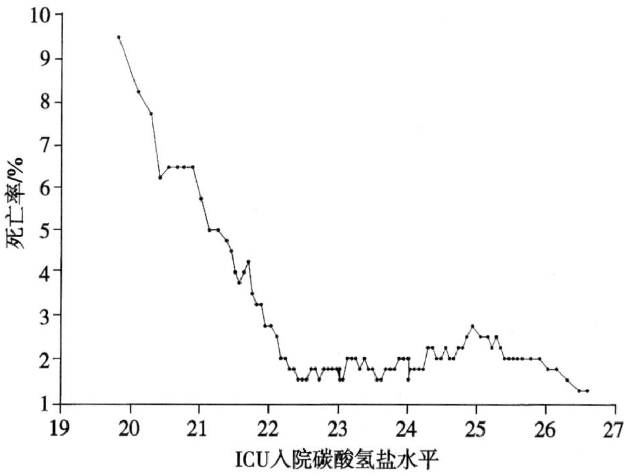

图 181-2　ICU 入院碳酸氢盐水平(x 轴)与死亡率(y 轴)之间关系的局部加权平滑散点图(LOWESS)分析。将个体患者数据分组并与周围数据产生平均值以形成一条平滑曲线。当入院血清碳酸氢盐水平为 22mmol/L 及以上时，死亡率似乎是稳定的，但是当入院血清碳酸氢盐水平低于 22mmol/L 这个值时，死亡风险就会急剧上升。在使用这些数据的模型中，入院血清碳酸氢盐水平小于 21mmol/L 时，则预后不佳。(资料来源：Higgins TL，Estafanous FG，Loop FD，et al. ICU admission score for predicting morbidity and mortality risk after coronary artery bypass grafting. Ann Thorac Surg 1997；64：1050-1058.)

评估和纠正对结果的重复影响。例如，心力衰竭病史和左心室射血分数降低预示着心脏手术患者的预后不良[41]。正如所预料的那样，收缩期心力衰竭患者与射血分数低的患者之间存在相当大的重叠。该特定实例中的多变量分析将心力衰竭的病史作为变量消除，并且仅保留最终方程中测量的射血分数，以避免重复计算该风险。

因为线性分析需要关于数据的某些假设，所以更常用的是 Logistic 回归分析[9]。多变量 Logistic 回归是一个具有常数、β 系数和标准误差，以及表示每个参数对结局影响的比

值比的方程。表 181-3 显示了 ICU 入院模型中死亡率概率模型Ⅲ(MPM0Ⅲ)中使用 Logistic 回归分析的结果[42]。其中有 17 个变量项和一个常数项，以及 β 值，当其乘以某个存在或不存在的因子时，都成为使用 Logistic 回归分析方程计算死亡概率的一部分。当某个因素存在时，比值比反映了死亡率的相对风险。构建模型的难度在于需要包含足够的因子来提供可靠的预测值，同时保持模型不会过于烦琐，或者有其特定的适用人群。通常可以接受的做法是将 Logistic 回归变量的数量限制为具有感兴趣结局患者数量的 10%，以避免模型"过度"发展。重要的是需要识别变量之间的相互作用，这些相互作用可能是相加的、相减的或协同的，因此在最终模型中需要额外的变量。在前面的例子中，增加了 7 个相互作用变量以反映老年患者的重要观察结局[43]，其中与年轻患者相比，没有明显并发症的老年患者通常具有更好的预后。

患者的诊断是影响结局的重要决定因素[44]，但如何通过疾病严重性调整模型来评估疾病状态，多种学说之间仍存在冲突。一种方法是确定主要诊断类别，并为每种疾病的 Logistic 回归方程增加加权项[45]。这承认了不同诊断引起的生理紊乱的不同影响。例如，患有糖尿病酮症酸中毒的患者生理功能明显改变，但预期死亡率低；相反，腹部动脉瘤扩张的患者可能生理功能改变不明显，但死亡风险却很高。然而，太多的诊断类别可能导致每个类别中的患者太少，从而无法对典型的 ICU 疾病进行统计分析，并且这种系统难以在缺乏专用软件的情况下使用。

表 181-3 MPM_0 Ⅲ Logistic 回归模型中的变量

变量	比值比(95% 置信区间)	系数(标准误差)
常数项	不适用	−5.362 83(0.103)
生理		
昏迷/深昏迷(GCS 3 或 4)	7.77*(5.921, 10.201)	2.050 514(0.139)
心率≥150 次/min	1.54(1.357, 1.753)	0.433 188(0.065)
收缩压≤90mmHg	4.27*(3.393, 5.367)	1.451 005(0.117)
慢性疾病诊断		
慢性肾功能不全	1.71(1.580, 1.862)	0.539 520 9(0.042)
肝硬化	7.93*(4.820, 13.048)	2.070 695(0.254)
转移性肿瘤	24.65*(15.970, 38.056)	3.204 902(0.222)
急性疾病诊断		
急性肾损伤	2.32(2.137, 2.516)	0.841 227 4(0.042)
心律失常	2.28*(1.537, 3.368)	0.821 961 2(0.200)
脑血管事件	1.51(1.366, 1.665)	0.410 768 6(0.051)
胃肠道出血	0.85(0.763, 0.942)	−0.165 253(0.054)
颅内占位效应	6.39*(4.612, 8.864)	1.855 276(0.166)
其他		
年龄(年)	1.04*(1.037, 1.041)	0.038 558 2(0.001)
入院前心肺复苏术	4.47*(2.990, 6.681)	1.497 258(0.205)
入院后 1 小时内机械通气	2.27*(2.154, 2.401)	0.821 648(0.028)
急诊手术治疗	2.48(2.269, 2.719)	0.909 793 6(0.046)
没有上述年龄以外的因素	0.65(0.551, 0.777)	−0.424 360 4(0.088)
全力抢救	0.45(0.416, 0.489)	−0.796 978 3(0.041)
变量之间的相互作用		
年龄×昏迷/深昏迷	0.99(0.988, 0.997)	−0.007 528 4(0.002)
年龄×收缩压≤90mmHg	0.99(0.988, 0.995)	−0.008 519 7(0.002)
年龄×肝硬化	0.98(0.970, 0.986)	−0.022 433 3(0.004)
年龄×转移性肿瘤	0.97(0.961, 0.974)	−0.033 023 7(0.003)
年龄×心律失常	0.99(0.985, 0.995)	−0.010 128 6(0.003)
年龄×颅内占位效应	0.98(0.978, 0.988)	−0.016 921 5(0.003)
年龄×入院前心肺复苏术	0.99(0.983, 0.995)	−0.011 214(0.003)

具有星号(*)的变量的比值比受变量相关作用的影响。GCS：格拉斯哥昏迷量表；×：列出的每对变量之间的相互作用。

资料来源：Higgins TL, Teres D, Copes WS, et al. Assessing contemporary intensive care unit outcome: an updated mortality probability admission model (MPM_0-III). Crit Care Med 2007; 35: 827-835.

另一种方法是忽略疾病状态，并假设年龄、慢性疾病和生理改变等因素足以解释大部分患者的结局。该方法减少了手动数据的收集，并且避免了病情复杂患者的疾病诊断不准确以及需要冗长的系数列表的问题，但是可能导致模型不太准确[46]，并且在某种程度上取决于病例组合[47]。无论使用哪种具体方法，年龄和并发症（如转移性或血液系统肿瘤，免疫抑制和肝硬化）在几乎所有 ICU 模型中都占有很大的比重，以帮助解释患者的生理状况或从急性疾病中恢复的能力。然而，许多有影响的变量（例如，老年人虚弱[48]，精神疾病[49]，截瘫）会增加不良结局的风险，但很少被纳入模型。例如，急性中毒的患者往往具有较低的院内死亡率，但长期死亡率却比较明显，特别当街头毒品是醉酒剂时[50]。拒绝心肺复苏在死亡率评估中是一个强烈的混淆因素[51]，但在最近的模型中仅作为评分变量[42]。

验证和测试模型性能

模型可以在独立数据库上进行验证，也可以通过使用诸如 jackknife 或 bootstrap 等验证方法进行验证[52]。在评估模型性能时，包括两个至关重要的标准：校准能力和辨别能力。校准能力是指模型在相关范围内追踪结果的准确程度。一个模型可能非常善于预测健康患者的良好预后和病情严重患者的不良预后，但无法区分中等严重程度疾病患者的预后。Hosmer-Lemeshow 拟合优度检验[53]通过将数据按风险类别（通常为十分位数）来评估校准能力。将每个风险水平观察到结局的患者数量与预测结局患者数量进行比较。如果观察到的结局和预期的结局在模型范围内的每个水平非常接近，则卡方检验的总和将会很低，表明校准能力良好。Hosmer-Lemeshow 拟合优度检验的 P 值随着校准能力的增加而增加，并且应该是不具有统计学意义的（即 $P>0.05$）。在大型数据库中使用 Hosmer-Lemeshow 拟合优度检验测试时需要采取特殊的预防措施[54]，其中大量数据可能会产生统计学意义而不具有真正的临床意义。

模型性能的第二个衡量标准是辨别能力或模型预测正确结果的准确程度。表 181-4 分类表显示了四种可能的结果，这些结果用于确定具有二分类变量（死亡 / 幸存）预测和结果模型的敏感度和特异度。敏感度（真阳性率）和特异度（真阴性率，或 1－假阳性率）是辨别能力衡量标准，但是当一个模型产生一个可能性的连续范围时，会根据选择的临界值不同而变化。当使用 50% 作为临界值时，模型的敏感度和特异度将与使用 95% 作为临界值的模型的敏感度和特异度不同。可以通过选择各种临界值来计算一系列结局的分类表：例如，10%、25%、50%、75% 和 95% 的死亡风险。在每个临界值，可以呈现真阳性率（正确预测的观察死亡比例）、假阴性率（错误预测死亡的幸存者比例）和总体正确预测率。受试者操作特征（receiver operating characteristic，ROC）曲线下的面积是总结所有可能的临界值灵敏度和特异度的简便方法。在模型范围内，真阳性率（灵敏度）与假阳性率（1－特异性）的关系图产生 ROC 曲线（图 181-3）。产生正确结果或不正确结果的相同概率的模型（例如，移动硬币）将产生 45° 角的直线，该直线包括曲线下面积的一半。具有更好辨别力的模型将在曲线下面积越来越多，理论最大值为 1.0。ROC 曲线下面积（area under the ROC curve，auROC）高于 0.70 是可以接受的，高于 0.80 被认为是优秀的，并且高于 0.90 认为是杰出的[8]。大多数 ICU 模型在其研发过程中都具有 0.8～0.9 的 auROC，但是当模型应用于新数据集时，auROC 通常会减少。只有当该模型被良好校准时，ROC 分析才有效。

某些模型可能在其研发数据集上具有很好的辨别能力和校准能力，但在应用于新的数据时却失效[55]。这种表现差异还可能与监督策略和概念的差异有关[55]，并且可能在人群中因具有某些风险因素的异常数量而导致偏态分布发生，如在专科 ICU 中可以看到的[47]。大量入住 ICU 的低风险患者将导致整个 ICU 人群的预测准确性变差[56]。不同的样本收

表 181-4　分类表

预测结果	真实结果	
	死亡	幸存
死亡	a	c
幸存	b	d

真阳性率 = a/（a + b）（灵敏度）
假阳性率 = c/（c + d）
真阴性率 = d/（c + d）（特异度）
假阴性比 = b/（a + b）
准确度（总正确预测）=（a + d）/a + b + c + d
资料来源：Ruttiman UE. Severity of illness indices: development and evaluation. In: Shoemaker WC, ed. Textbook of critical care medicine. 2nd ed. Philadelphia: Saunders; 1989.

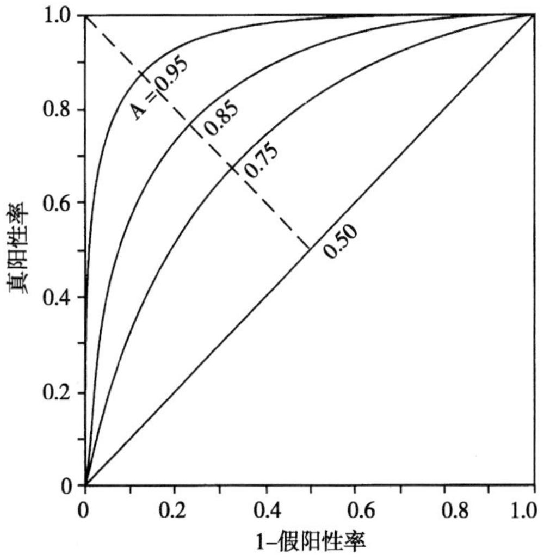

图 181-3　受试者操作特征（ROC）曲线。 掷硬币的 ROC 曲线面积为 0.5。在评估辨别能力的模型中，包含曲线下面积增加的区域，也称为 C 统计量。（资料来源：Swets JA. Measuring the accuracy of diagnostic systems. Science 1988; 240: 1285-1294.）

集方法（即选择在50%的患者而不是所有患者中随机收集数据）似乎也会产生偏差结果[57]。由于人口学和医疗实践的变化[58]，随着时间的推移，模型的准确性下降，这可以解释为什么监护质量在模型的早期应用和后期应用中会得出不同的结论。

标准化死亡率

应用疾病严重程度评分系统涉及将观察到的结局与模型预测的结局进行比较。标准化死亡率（standardized mortality ratio，SMR）定义为观察到的死亡率除以预期死亡率，通常表示为平均值±95%置信区间（confidence intervals，CIs），这取决于样本中患者的数量。SMR值为1.0（±CI）时表明，根据疾病状态调整的死亡率处于预期水平。SMR值显著低于1.0表明其优于预期死亡率。由于评分因素的一贯性错误、数据收集时间的不同、采样率的变化导致评分结果产生微小差异，将会引起SMR的重大变化[58, 59]。同一数据集，用不同模型处理可能会产生不一致的结果；同一家医院，用其中一个模型来评估，可能比预期表现好，而用另一个模型评估，则比预期表现差[46]。

基于生理学变化的模型

ICU广泛使用的3种评估结局的系统根据患者生理学的变化得到：急性生理学和慢性健康评估（APACHEⅡ[60]，APACHEⅢ[61]，APACHEIV[44]）、死亡率概率模型（MPM0-Ⅱ[62]，MPM24-Ⅱ[33]，MPM0-Ⅲ[42]）和简化的急性生理学评分（SAPSⅡ[63]，SAPSⅢ[64, 65]）。MPM0-Ⅱ和SAPSⅡ是根据相同的数据集研发的，最初使用的是相同的变量。所有的模型都会定期更新，目前至少是更新到第三代。在所有的模型中，虽然变量和权重不同，但都是基于同样的前提：随着疾病危险程度的增加，患者的常见参数（如心率、血压、神经系统状态和实验室检查值）较生理正常值均表现出较大的偏差。高龄和慢性疾病的风险也被列入其中。来自这些模型的变量也已被纳入美国退伍军人管理局医院系统模型[66]（基于APACHE）和加州成果研究[67]（类似于MPM0-Ⅱ和MPM0-Ⅲ），以及为国际人群定制的模型。

急性生理学和慢性健康评估

APACHEⅡ是根据1979—1982年在13家医院的5 815例成年患者和外科ICU患者的数据制订的；但不包括进行冠状动脉旁路移植术、冠状动脉监测或烧伤治疗的患者。通过12项常规生理测量加上患者的年龄和以前的健康状况来评估疾病的严重程度[61]。该评分是根据入住ICU最初24小时内最异常的生理学指标得出，最高得分为71分。然后将生理学评分与29个非手术和16个术后诊断类别的评分调整系数相结合，产生死亡率预计值。

APACHEⅡ不评估患者的来源或入住ICU前的情况，患者的一部分生理指标在入住ICU时可能得以改善，导致分数降低，从而低估了患者的真实风险[68]。对于直接从急诊科就诊的患者，死亡率预计值最为准确，而对于医院内和医院之间转移的患者，死亡率预计值准确率略低。因此，未充分考虑到ICU患者的来源，可能导致关于医疗质量的错误结论[69]。目前，尽管研究人员认为APACHEⅡ在患者年龄方面具有显著的局限性，但它仍然被广泛使用。

1991年提出的APACHEⅢ解决了APACHEⅡ的局限性，包括入住ICU前的治疗时间和患者来源的影响[62]。单病种数量从45个增加到78个。APACHEⅢ是在一个有代表性的数据库中研发的，该数据库包括40家医院的17 440例患者，其中包括14家自愿参加该研究的三级医疗机构和26家在美国随机选择的医院。APACHEⅢ在1991—2003年经历了几次部分更新[45]。与APACHEⅡ相比，APACHEⅢ生理“正常值”的范围更窄；与正常值的偏差是不对称加权的，以致其更具有临床意义。考虑到变量之间的相互作用，APACHEⅢ添加了5个新变量（血尿素氮、尿量、血清白蛋白、胆红素和血糖），而去除了APACHEⅡ中的血清钾和碳酸氢盐变量，还收集了34种慢性健康状况的信息，其中7种（艾滋病、肝功能衰竭、淋巴瘤、转移性实体瘤、白血病/多发性骨髓瘤，免疫功能低下状态和肝硬化）在预测结局方面占有重要比重，并且为APACHEⅡ排除的患者群体（例如，心脏手术）研发了专用模型[70]。APACHEⅢ的整体正确分类比先前的模型大大改进，并且首次引入连续评分来更新每日风险评估。APACHEⅢ评分也与ICU住院时间预测、干预需求和监护工作量息息相关。

APACHEⅣ于2006年被研发[44]，旨在解决镇静对GCS的影响，扩大疾病诊断的数量以及增加或重新调整预测变量（表181-5）。APACHEⅣ是根据美国110 558例患者的样本研发，具有极佳的辨别能力（ROC面积＝0.88）和校准能力（Hosmer-Lemeshow C统计值为16.8，$P=0.08$）。使用修订模型的结局评估与先前版本大不相同。例如，一家医院在2006年使用APACHEⅢ软件校准了1988—1989年结局的预测，可能会对得出0.799标准化死亡率的结果表示满意，而使用APACHEⅣ会得出他们的标准化死亡率与平均死亡率没有明显差异，其相似度为0.997。APACHEⅣ依赖于生理异常值，其诠释能力占用了该模型的66%。ICU入院诊断（使用116种类别）约占17%，其余部分按年龄、慢性病、患者的来源和变量之间的相互作用来计算。APACHEⅣ的使用存在局限性。首先，模型复杂性的增加使得没有专用软件就无法使用。但是，通过将数据从医院的临床信息系统转移到APACHE中，可以减轻数据输入的负担。其次，APACHEⅣ是在美国的ICU中研发和验证的，ICU资源、分类政策、护理模式和床位利用率的国际差异会影响在新环境中的基准性能[71]。该学者还强调“对个体的预测能力存在变量”，并且“预测值只是个体死亡概率的近似指标”[44]。比如，他们提到预测死亡率为5%的95%置信区间通常为3.9%～6.5%，并且随着预测死亡率的增加，置信区间的绝对范围会变宽。

表 181-5　用于急性生理学和慢性健康评估(APACHE)Ⅳ的变量

变量	系数	比值比
急诊手术	0.249 1	1.28
无法评估 GCS	0.785 8	2.19
在 ICU 第 1 天的机械通气	0.271 8	1.31
急性心肌梗死的溶栓治疗	−0.579 9	0.56
重新调整的 GCS(15-GCS)	0.039 1	1.04
15-GCS=0		1.00
15-GCS=1，2，3		1.04～1.12
15-GCS=4，5，6		1.17～1.26
15-GCS=7，8，9		1.31～1.42
15-GCS=10，11，12		1.48～1.60
PaO_2/FiO_2	−0.000 40	1.00
≤200		1.00～0.92
201～300		0.92～0.89
301～400		0.89～0.85
401～500		0.85～0.82
501～600		0.82～0.79
慢性健康指标		
艾滋病	0.958 1	2.61
肝硬化	0.814 7	2.26
肝功能衰竭	1.037 4	2.82
免疫抑制	0.435 6	1.55
淋巴瘤	0.743 5	2.10
骨髓瘤	0.969 3	2.64
转移性肿瘤	1.086 4	2.96
患者来源		
院内科室之间	0.017 1	1.02
其他医院	0.022 1	1.02
手术间/恢复室	−0.583 8	0.56

GCS：格拉斯哥昏迷量表；ICU：重症监护室。
资料来源：Zimmerman JE，Kramer AA，McNair DS，Malila FM. Acute Physiology and Chronic Health Evaluation(APACHE)IV：hospital mortality assessment for today's critically ill patients. Crit Care Med 2006；34：1297-1310.

APACHEⅣ已经重新校准到 APACHEⅣa，APACHEⅤ目前正在研发中。

死亡概率模型

最初的死亡概率模型(mortality probability model，MPM)是在一家医院的 755 例患者中使用 Logistics 回归研发的，用于评估预测住院死亡率变量的权重[72]。MPM-Ⅱ模型是在 12 610 例患者的国际样本上研发的，然后在随后的 6514 例样本中进行验证[33]。下标(0，24，48，72)表示在入院后数小时内进行评估的时间。与 APACHEⅡ一样，MPM-Ⅱ排除了儿科、烧伤、冠状动脉和心脏手术患者，根据部分生理紊乱指标来评估住院死亡率，使用的变量数量较少。然而，与 APACHE 相比，MPM 更加重视慢性疾病、并发症和年龄，而不是急性生理紊乱。MPM 模型可以使用在 ICU 入院时获得的数据(MPM_0)以及在第一个 24 小时时段(MPM_{24})结束时获得的数据，后者覆盖的时间间隔与 APACHE 相同。虽然 APACHE 生成的是一个分数，然后通过附加信息将该分数转换为生存概率预计值，MPM 直接用可用数据计算生存概率。因为这涉及 Logistics 回归方程，所以在没有计算机的情况下很难在床旁完成。MPM_{24} 变量解释了在 ICU 治疗 24 小时或更长时间的患者与早期死亡或快速恢复的患者之间的差异。这种推理进一步扩展到建立 48 小时和 72 小时模型[73]，尽管这些模型尚未从 MPM-Ⅱ更新到 MPM-Ⅲ。除 MPM_0 以外，MPM_{24}、MPM_{48} 和 MPM_{72} 中的其他变量是凝血酶原时间、尿量、肌酐、动脉氧合情况、持续昏迷或深度昏迷、感染的确诊、机械通气或静脉血管活性药物的使用。即使 MPM 变量和系数不变，死亡概率在 48 小时和 72 小时也会增加，这意味着如果临床指标随时间保持不变，患者的死亡风险是增加的[74]。MPM 和 APACHE 之间最重要的区别是 MPM0 产生的概率预测是在刚入住 ICU 使用，并且与 ICU 的治疗无关。MPM 也不需要明确诊断，这在复杂的 ICU 患者中可能是一种优势，但也可能在复杂病例中更容易出现误差[47]，并且 ROC 曲线下的平均面积较小。

MPM_0-Ⅱ在 1996 年被推出，成为重症医学协会(Society of Critical Care Medicine，SCCM)IMPACT 数据库项目的死亡率基本组成部分。到 2002 年，根据 20 世纪 80 年代中期结果得出的死亡率预测值已经明显过时，IMPACT 项目医院的平均标准死亡率预计值已经调整到 0.85[74]。MPM_0-Ⅲ是从 98 家 IMPACT 医院的 135 个 ICU 的 124 855 例患者中研发的，该人群的医院死亡率为 13.8%，而 MPM_0-Ⅱ为 20.8%。来自 MPM_0-Ⅱ的 15 个变量都与死亡率相关，但相对影响发生了变化。例如，胃肠道出血不再是一个严重的危险因素，可能是因为心肺复苏、内镜手术、幽门螺杆菌治疗以及质子泵抑制药应用的进步。此外，还增加了两个新变量：入住 ICU 时心肺复苏时抢救状态和“零因子”，即除了年龄缺乏所有 MPM_0-Ⅱ风险因素，增加了 7 个与年龄相关的指标，从而反映了急性和慢性疾病对老年人死亡风险的影响下降[43]。MPM_0-Ⅲ auROC 为 0.823，类似于 MPM_0-Ⅱ，校准性能良好(Hosmer-Lemeshow 拟合优度 11.62；$P=0.31$)。虽然 auROC 低于 APACHE，但 MPM 系统不需要明确诊断，尤其是对于有多个问题的复杂患者，诊断可能很难。数据收集的简单性和入院后即刻(而不是 24 小时)就能评估预后占有很大优势。MPM_0-Ⅲ的局限性包括辨别能力偏低和 IMPACT 项目选择北美的参与者。虽然理论上极端的病例组合差异可能会影响 MPM 的结果，但在实践中，在 135 个 ICU 研究中，使用 MPM_0-Ⅲ获得的 SMR 与特殊构建的亚组模型几乎相同，这表明通常不需要专门的亚组模型来评估 SMR[75]。MPM_0-Ⅲ已经在北美 103 家成人 ICU 另外的 55 459 例患者中进行了前瞻性验证，并与更现代化的 IMPACT 医院项目进行了校准，78 个单位加上 25 个新参与者参与了这两项研究[76]。IMPACT 项目数据库还用于更新资源利用率“Rapoport Teres”图表，该图表绘制了疾病严重程度调整后的死亡率与疾病严重程度调整后的住院时间[77]（图 181-4）。

加利福尼亚州重症监护结果项目（California Intensive Care Outcomes Projects，CALICO）的研发是为了制作公开报告，作为加利福尼亚州强制要求加州医院结果项目的一部分，用于比较加利福尼亚州 ICU 患者治疗的结局[68]。在评估了 21 世纪初的风险模型之后，加州医疗保健基金会和国家质量论坛批准了 MPM_0-Ⅱ模型的修改和重新校准版本，称为“ICU 结局模型”[78]，其前瞻性验证的 auROC 为 0.84。该模型包括 28 个额外的相互作用变量，并且患者排除标准与 MPM-Ⅱ和 MPM-Ⅲ不同。另一个模型（$ICOM_{LOS}$）考虑住院时间。CALICO 项目取得了一些重要发现，最值得注意的是，即使在风险调整后，医院之间的死亡率也存在显著（2 倍）区别[68]。从 2007 年开始，加利福尼亚州要求该州的每个 ICU 报告严重程度调整后的死亡率。最近一项针对 936 063 例患者的研究，比较了加利福尼亚州和亚利桑那州、内华达州、得克萨斯州（没有公开报告要求）的数据，结果显示加利福尼亚州的结局虽然有所改善，但对照组的死亡率也有所下降[79]。

简化的急性生理学评分

SAPSⅡ[64]是根据欧洲和北美 137 个成人医疗或外科 ICU 的 13 152 例患者研发的，共享 MPM-Ⅱ数据库。与 MPM 和 APACHE-Ⅱ一样，SAPS 排除了烧伤患者，18 岁以下患者，冠心病患者和心脏手术患者。SAPSⅡ的结局指标是出院时的重要状态。在 SAPSⅡ模型中使用了 17 项变量：12 项生理变量、年龄、入院类型，以及是否有艾滋病、转移性肿瘤或恶性血液病的存在。

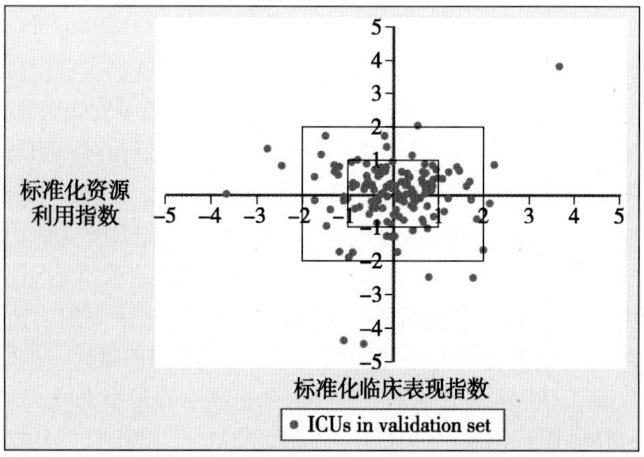

图 181-4 IMPACT 项目将 MPM 疾病严重程度调整后死亡率数据（x 轴）与标准化资源使用（加权住院天数，y 轴）结合起来的显示。1～2 个标准差范围内的医院大多数观察结局正在按预期进行。右上角的一家医院在两个方面都表现出色。四家医院的住院时间长于预期，标准化资源使用为负数，但仍在死亡率范围内。三家医院调整后的死亡率低于预期值，而两家医院的死亡率高于预期值，所有这些资源利用率仍然在预期范围内。（资料来源：Nathanson BH，Higgins TL，Teres D，et al. A revised method to assess ICU clinical performance and resource utilization. Crit Care Med 2007；35：1853-1862.）

毫无疑问，随着时间的推移，SAPSⅡ模型校准能力也逐渐下降[65]。SAPSⅢ是一项多中心跨国研究，于 2002 年秋季收集了来自 307 家 ICU 的 19 577 例患者的数据。当应用该模型时，SAPSⅡ低估了医院死亡率，并且虽然其辨别能力良好（auROC 为 0.83），但校准能力差，并且模型性能因地理区域的不同而不同。基于使用 Logistic 回归方法的 16 784 例患者创建的最终 SAPSⅢ模型（框 181-2）包含 20 项变量，并且具有良好的辨别能力（auROC 为 0.848）和校准能力（Hosmer-Lemeshow C = 14.29；P = 0.16）[66]。为全球 7 个地区生成了特制模型，以解决患者地理差异的影响。

重症监护国家审计和研究中心模型

如前所述，如果风险调整模型要应用于新的地理环境，则需要进行重新验证和校准[55, 80]。重症监护国家审计和研究中心（The Intensive Care National Audit and Research Center，ICNARC）从 1996 年 12 月至 2003 年 8 月收集了英格兰、威尔士和北爱尔兰 163 个成人综合重症监护室 216 626 例重症监护患者的数据[81]。应用 Logistic 回归技术创建 ICNARC 模型（框 181-3），其中包括 12 项生理变量、年龄、患者来源、

框 181-2 简化的急性生理学评分Ⅲ

年龄（岁）
合并症：癌症，癌症治疗（单独评分），慢性心力衰竭（NYHA Ⅳ），血液系统相关肿瘤，肝硬化，艾滋病
重症监护室（ICU）入院前的住院时间，天数
入住 ICU 前的科室
入住 ICU 前使用的主要治疗方案（如血管活性药）
入住 ICU：计划内或计划外
入住 ICU 的原因
入住 ICU 的手术状况：紧急，择期或无
手术的解剖部位
入住 ICU 时急性感染
估计格拉斯哥昏迷量表最低评分（分）
总胆红素（最高）
体温（最高）
肌酐（最高）
心率（最快）
白细胞计数（最高）
氢离子浓度（最低 pH）
血小板计数（最低）
收缩压（最低）
氧合指数（P/F）

框 181-3　ICNARC 评分中的因素

心率最高值
收缩压最低值
体温最高值
呼吸频率最低值
机械通气（是/否）
最低 PaO_2/FiO_2（P/F）
pH 最低值
血清尿素最高值
血清肌酐最高值
血清钠最高值
尿量（24 小时）
WBC 最低值
瘫痪/镇静（是/否）
格拉斯哥昏迷量表得分最低值
年龄（岁）
患者来源
诊断类别
心肺复苏术（是/否）

资料来源：Harrison DA，Gareth JP，Carpenter JR，et al. A new risk prediction model for critical care：the Intensive Care National Audit & Research Centre（ICNARC）model. Crit Care Med 2007；35：1091-1098.

诊断类别和 CPR 状态。该模型的 auROC 为 0.863，Hosmer-Lemeshow C 统计量为 64.2。该研究还评估了 APACHEⅡ、APACHEⅢ、SAPSⅡ和 MPM-Ⅱ在相同人群中的表现。ICNARC 在辨别能力（auROC）方面优于所有其他模型，但 SAPSⅡ具有更好的校准能力，而 MPM-Ⅱ具有最佳的平均预测准确度，尽管这些差异都相对较小。无论诊断如何，ICNARC 可以应用于所有重症监护入住患者，并且在英国校准能力良好。ICNARC 最近在 24 个苏格兰重症监护室的 23 269 例患者中进行了外部验证，具有良好的辨别能力（0.848）和校准能力[82]。

退伍军人事务重症监护室风险调整模型

可以说，美国的退伍军人事务（veterans affairs，VA）人口可能代表着一个特殊群体，其中主要是男性（>97%）。1996—1997 年，VA 根据 APACHE 变量，研发了特制的自动化 ICU 风险调整模型[67]；该模型已经过验证、更新和重新校准[83]。风险预测因素包括年龄、相互排斥的 ICD-9 诊断、并发症、患者来源以及 ICU 入院 24 小时内测量的 11 项实验室指标。对模型的修订会重新设定预测变量系数，并将诊断类别的数量从 38 扩展到 84。该模型在两个数据队列中具有较好的 auROC（0.874～0.877），并且通过 Hosmer-Lemeshow 统计，具有很好的校准能力。源自 VA ICU 模型的 SMR 与用于外科手术后评估的国家外科质量改进性能（National Surgical Quality Improvement Performance，NSQIP）工具的相关性良好（$r^2=0.74$）。然而，VA 模型尚未在国际上或在 VA 之外的人群进行测试。

特制模型

MPM、SAPS 和早期版本的 APACHE 都排除了年龄小于 18 岁的患者、烧伤患者以及冠心病和心脏手术患者。Murphy-Filkins 等[47]的研究表明，当个体评分变量达到临界值时，疾病严重程度会恶化，如在高度专业化的 ICU 中可以看到。例如，MPM-Ⅱ数据库中 20% 的患者年龄在 75 岁或以上。当老年患者的比例实验性地增加到 42% 时，该模型的预测能力将会变得不稳定。当患者有心律失常、脑血管疾病、颅内占位、昏迷、入住 ICU 前进行心肺复苏、紧急入院或胃肠道出血的患者比例与基线值大不相同时，也可以观察到类似的变化。因此，当评估患者的变量达到专业化 ICU 监护病房的变量时，应谨慎使用疾病严重程度评分系统。

为了解决这个问题，已经为儿科[84]、创伤[85]和心脏手术患者[41，86-88][84]研发了特制的模型。体外循环患者的 ICU 入院生理指标通过常规低温、血液稀释和手术室团队对血流动力学的有意控制来决定。预测心脏手术后结局的重要变量包括心室功能、冠状动脉解剖、心脏瓣膜病理情况和再次手术状态[36]。协同 CABG 数据库项目，分析 172 000 例患者，确定了七个核心变量（手术的紧迫性、年龄、既往心脏手术史、性别、射血分数、左主干冠状动脉狭窄百分比以及主要冠状动脉 >70% 狭窄的数目）来预测死亡率[89]。预测发病率的指标与预测死亡率或住院时间的指标并不完全重叠，这表明可能需要不同的评分来较好地预测各种结局。目前，两种最广泛使用的术前心脏手术评估模型是美国的胸外科学会模型[90]和欧洲的 EuroSCORE-Ⅱ[91]，两种模型都已迭代更新。

术前心脏手术评估模型可用于评估整个住院治疗的结局，而不是专门针对 ICU 监护部分。手术室事件可以中和或放大术前风险，这包括是否再次开胸、急诊患者的血流动力学管理和心肌保护程度等事件。在接受 CABG 的 5 000 例患者中，入住 ICU 时有 8 个危险因素似乎可以预测住院死亡率，另外 5 个因素可以预测发病率[38]。APACHE 也已成功修改用于评估心脏手术的患者。

接受长时间机械通气（mechanical ventilation，MV）的患者通常是集中的，虽然他们的死亡率可以准确估计，但他们对 ICU 住院时间和医院住院时间的影响不成比例，随着医院机械通气数量的增加，这一影响被放大[92]。在机械通气第 21 天，ProVent 模型通过为年龄、血小板计数、血管活性药和血液透析 4 个分类变量计算评分，预测总体 1 年死亡率（48%）具有可接受的辨别能力和校准能力[93]。

序贯器官衰竭评分

为量化呼吸、心血管、肝脏、凝血、肾脏和神经系统的器官功能障碍，研发了序贯器官衰竭评估（sequential organ

failure assessment，SOFA）评分。根据生理紊乱程度分成1～4分，分数越高预后越差。SOFA评分高于15分与90%以上的死亡率有关[94]。SOFA旨在按序评估，解决了部分当患者具有较长的ICU伴随事件或并发症的经历时，第一天严重性评分在预测结局方面具有有限能力的问题。虽然SOFA研发用于评估器官衰竭而非预后，但SOFA［以及类似评分，如逻辑器官功能障碍系统（Logistic Organ Dysfunction System，LODS］[95]和多器官功能障碍评分（the Multiple Organ Dysfunction Score，MODS[96]）却与死亡率相关。最初96小时内评分的变化有助于评估预后：无论初始评分如何，评分逐渐增高，与50%以上的死亡率有关[97]。

大多数风险调整模型都可以初步预测ICU死亡率和医院死亡率，并有可能在ICU住院期间不断更新预测。虽然主观，但Sabadell评分允许ICU临床医生将ICU出院患者分为：预后良好（0分）；长期（>6个月）预后不良，需要反复入住ICU（1分）；短期（<6个月）预后不良，是否需要再次入住ICU具有争议（2分）；住院期间预计死亡（3分）。年龄和Sabade评分与ICU出院后的病房死亡率相关，具有良好的校准能力和辨别能力（auROC，0.88）[98]。ICU出院后，病房死亡率预测较高的患者可能会受益于姑息治疗。相反，不到2%的预后良好的患者可能会死于病房。

管理模型

最受欢迎模型的初始版本是由研究团队通过大量手工收集的数据研发的[45]。人们对这一过程的自动化很感兴趣[99]，并且随着电子病历记录的广泛使用，实时记录已成为常规。虽然提取相关的临床变量仍然是一个信息学的挑战，但已经开发了基于管理数据的成功模型，用于预测社区获得性肺炎[100]和脓毒症[101]的院内死亡率。通过自动化数据的收集，这些模型可以扩展到ICU以外，涵盖所有住院患者。据报道，APACHE的下一次更新将解决不同场所的问题，并允许所有住院患者都能自动化预测结果。多参数智能重症监护数据库Ⅱ（Multiparamater Intelligent Monitoring in Intensive Care Ⅱ，MIMIC-Ⅱ）承诺通过建立一种公共访问、可被识别的数据库来促进流行病学和临床决策规则制订的研究[102]。然而，荷兰的一项大型研究却提出了怀疑态度，其中使用管理数据库计算的标准化死亡率，与使用改进的SAPSⅡ临床数据计算的结果不吻合，特别是在疾病较严重的人群[103]。

模型之间的比较

大量论文比较了3种在ICU使用最广泛的评估系统的相对性能[104-106]。使用参与CALICO项目的35家医院的11 300例患者的数据，APACHEⅣ、MPM0-Ⅲ和SAPSⅡ均显示出良好的辨别能力和校准能力，而APACHEⅣ，尽管数据收集时间较长但具有更好的预测准确性[107]。无论使用何种模型，ICU中的风险调整死亡率都发生了实质性变化。

通过澳大利亚城市大学附属教学医院的1 741例患者，比较了基于24小时数据（APACHEⅡ、APACHEⅢ-J和SAPSⅡ）的3种模型与基于入院数据的3种模型（MPM-Ⅱ、SAPSⅢ和使用澳大利亚系数的SAPSⅢ-A）的性能[108]。SAPSⅡ和SAPSⅢ-A满足预期的校准能力和辨别能力，APACHEⅡ未能达到这两个标准，其余模型辨别能力良好但死亡风险评估过高。与入院时获得的数据相比，使用24小时数据似乎没有优势。与SAPSⅢ相比，SAPSⅢ-A的改进结果再次强调了使用局部系数特制模型的优势。巴西的一项研究发现，APACHEⅣ、MPM0-Ⅲ和SAPSⅢ具有良好的辨别能力（auROC分别为0.883、0.840和0.855），但校准能力较差，导致院内死亡率被高估[109]。对于SAPSⅢ，校准问题特别严重，但APACHEⅣ和MPM_0-Ⅲ在更高死亡率的预测方面表现不佳。

最近，MPM_0-Ⅲ，MPM的ICOMmort修改版（也称为国家质量论坛或the National Quality Forum，NQF模型）和APACHEⅣa对2008—2012年美国38家医院的174 001例ICU患者的入院数据库进行了比较[110]。只有109 926例患者（63%）符合所有3种模型的入选标准。APACHEⅣa提供了较好的辨别能力和校准能力，并且与其他模型相比，排除的患者最少。APACHEⅣa死亡率预测值高估了1.5%，MPM_0-Ⅲ高估了3.1%，ICOM-NQF模型低估了1.2%。当医院之间病例组合不同时，APACHEⅣa的校准能力最好，这对使用标准化死亡率进行基准测试是有影响的，将在下面讨论。

表181-6总结了9项研究的结果，其中两种或更多种风险调整模型应用于特定区域人群。在准确性方面（辨别能力方面）没有达成一致，观察到的死亡率有高于预测值的，有低于预测值的，有和预测值一致的，或不同系统的预测结果不同，也没有统一的校准能力领先的模型，在许多研究中，表现很差。观察到的死亡率与预期死亡率的比率受病例组合和监护质量的影响[111]。

疾病严重程度指数的应用

疾病严重程度评分系统主要有4个方面的应用：

1. 评估ICU的性能以便于质量改进。
2. 预测和规划资源利用和人员配备。
3. 在临床研究中比较群体。
4. 指导患者的个体护理。

风险调整后的结果将与各种“客户”共享，每个客户都会有不同的关注点。从广义上讲，临床医生和质量领导者将使用这些数据来推动改善监护质量和效率，而患者、政府和消费者对比较各机构的性能更有兴趣[15]。

质量改进和基准

对ICU性能有意义的评估必须考虑患者的疾病严重程度和该机构的特征。基准测试是将每个单位的性能与类似ICU

表 181-6　严重性评分模型的区域应用

研究	国家	系统	结果
Arabi et al[156]	沙特阿拉伯 n=969	APACHEⅡ MPMⅡ$_0$和 MPMⅡ$_{24}$ SAPSⅡ	预测死亡率与观察到的死亡率在所有系统中均相似(SMR 1.0～1.09) 使用 MPMⅡ$_{24}$校准能力最佳 MPMⅡ$_0$辨别能力最好，然后是 MPMⅡ$_{24}$、APACHEⅡ和 SAPS，所有 ROC>0.79
Capuzzo et al[157]	意大利 单中心 n=1 721	APACHEⅡ SAPSⅡ	两个模型 ROC 面积>0.8 高危患者的死亡率在 SAPSⅡ中预测过高，而 APACHEⅡ预测过低
Katsaragakiset al[158]	希腊 单中心 n=661	APACHEⅡ SAPSⅡ	两种模型具有良好的辨别能力，但校准能力都很差 APACHEⅡ性能良好
Livingston et al[81]	苏格兰 22 个中心 n=10 393	APACHEⅡ APACHEⅢ UK APACHEⅡ MPMⅡ$_0$ MPMⅡ$_{24}$	辨别能力适当(ROC 面积 0.74～0.795) 观察到的死亡率与所有系统预测的明显不同 APACHEⅡ具有最佳校准能力，然后是 MPMⅡ$_{24}$和 SAPSⅡ
Markgraf et al[72]	德国 单中心 n=2 661～2 795	APACHEⅡ APACHEⅢ SAPSⅡ	任何模型观察到的死亡率均高于预测的死亡率 创伤，呼吸系统疾病，神经系统疾病和肾脏疾病的差异最大 APACHEⅡ校准能力最佳 所有模型 ROC 面积>0.8
Moreno et al[159]	欧洲 89 个中心 n=16 060	MPMⅡ$_0$ SAPSⅡ	辨别能力适当(SAPSⅡROC 面积为 0.822，MPM$_0$为 0.785) 两种模型都高估了死亡风险 各亚组患者的差异很大
Nouira et al[160]	突尼斯 3 个中心 n=1 325	APACHEⅡ MPMⅡ$_0$ and MPMⅡ$_{24}$ SAPSⅡ	除 MPM$_0$外，观察到的死亡率均高于预测值 所有模型具有良好的辨别能力，但校准能力都很差
Tan et al[161]	中国(香港) 单中心 n=1 064	APACHEⅡ SAPSⅡ	辨别能力良好(ROC 面积 0.87～0.88)，但校准能力都很差 两种模型都高估了死亡风险
Metnitz et al[162]	奥地利 22 个 ICUs n=2 060	SAPS 3	原始 SAPS 3 高估了死亡率 通过特制模型改进了校准能力
Poole et al[163]	意大利 147 个 ICUs n=28 357	SAPS 3	辨别能力良好 校准能力差——通用和南欧地区 地中海地区高估了医院死亡率(SMR 0.73)

已建立病例组合调整标准进行比较，或单位自身数据不同时间段进行比较的过程。基准测试不仅仅是针对发病率和死亡率的结果，其严重程度调整也有助于解释医疗成本和 ICU 住院时间的变化[112]。医院住院时间延长只有部分可以用疾病严重程度预测，另外 ICU 入院前长期住院、缺乏重症监护人员指导的多学科护理团队等因素也会增加住院时间[113]。

转诊患者的死亡率和住院时间高于未转诊患者[114]，这种转诊偏倚对医院质量是有影响的[115]。与直接入院患者相比，转诊患者的急性生理学评分较高，即使在调整病例组合和疾病严重程度后，总住院时间和 ICU 住院时间都会较长，住院死亡风险也是其 2 倍以上[11]。这些学者建议，转诊率为 25% 的转诊医院在进行质量分析时应该受到处罚。相反，将患者转移到三级医疗中心对转出医院是有益的，因为死亡归因于接收医院[116]。从 ICU 长期急性监护机构(long-term acute care，LTAC）转移机械通气的患者也显著影响着死亡率和住院时间[117]。入院后，院内转移到更高水平的监护病房也与死亡率和住院时间过长有关[118]。如前所述，出院事件会影响风险调整率，对大型医院的影响更大，尤其是考虑住院死亡率而不是30天的死亡率时[13]。

因此，与医疗质量或患者病情严重程度无关的因素会影响SMR结果的公开报告。基准测试是否起作用？使用APACHEⅣa和ICOM-NQF模型计算了36家美国医院的47个ICU的SMR，使用APACHEⅣa总体SMR为0.89，使用NQF模型为1.07。令人不安的是，这两个模型在SMR的意义和方向两方面只有45%达成一致（图181-5）。患者疾病较严重的单位和接受机械通气患者比例较高的单位具有较高的不一致性[119]。ICU的SMR和SMR排名还取决于患者终点是住院死亡，还是入住ICU后1个月、3个月或6个月死亡[120]。在看重结果的利益时代，这些差异在经济方面是重要的，并且在道德方面是令人困扰的[121]。因此，根据SMR或其他指标得到的公开分析和ICU排序是非常有争议的。据报道，实际死亡率高于预期的医院对市场份额没有影响[122]，也并未改善护理过程指标[123]。可以通过比较ICU性能随时间的改进来取代ICU之间基准性能的比较。此外，观察结果与预期结果之间的差异应首先成为进一步认真审查的标志[124]。

病例量是评估和报告的重要考虑因素。SMR不应作为单个数字呈现，而应以根据样本量大小得出的95%置信区间的范围呈现。死亡率较低的单位需要更多的患者数量，Dimick在评估手术死亡率的研究中，小样本量导致的问题很好地说明了这一点[125]。

风险调整后的死亡率可以随时间显示，通常在较小的单位用每季度显示，在较大的单位用每月显示。标准统计质量控制图和累积图（cumulative sums，CUSUM，顺序技术）可用于检测调查结果的变化[126]。据研究，与其他类型的风险调整控制图相比，指数加权移动平均控制图表发出信号最快[127]。

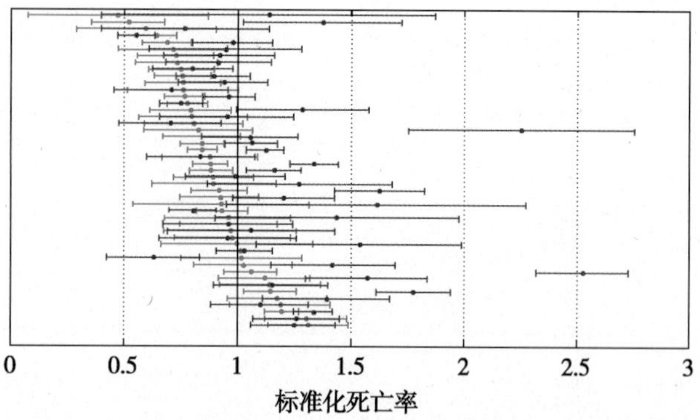

图181-5 **标准化死亡率**。使用APACHEⅣa（蓝色）和ICOM-NQF（红色）模型评估的47家ICU标准化死亡率的平均值和99%置信区间。超过一半的评估结果是不一致的。（资料来源：Kramer AA，Higgins TL，Zimmerman JE. Comparing observed and predicted mortality among ICUs using different prognostic systems：why do performance assessments differ? Crit Care Med 2015；43：261-269.）

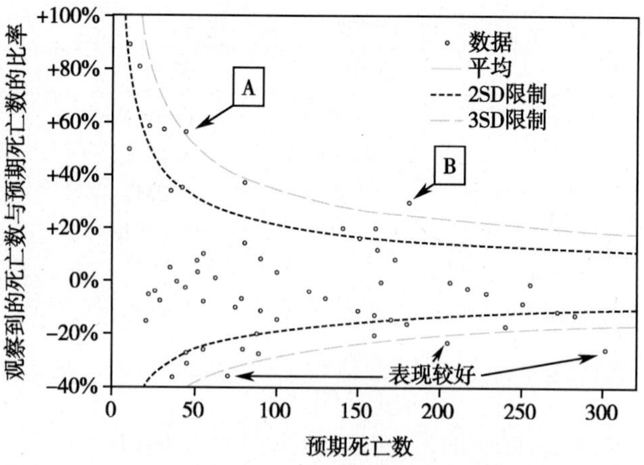

图181-6 **使用假设数据的漏斗图示例**。观察到的死亡数与预期死亡数的比率绘制成y轴，预期死亡数绘制成x轴。绘制了2个标准偏差（SD）限制和3个标准偏差限制的数据，这有助于将两个医院（A和B）的异常值显著地区分出来（$P<0.001$）。表现较好的3家医院观察到的死亡数都低于预期值。请注意，对于患者数量最少的医院，观察到的死亡数相对于预期死亡数（类似于SMR）增加了50%（SMR 1.5），这仍然在95%置信区间内。B医院的SMR较低，为1.35（增加了35%），但由于患者数量的原因，可以识别出明显的异常值。可以从http://www.apho.org.uk/resource/item.aspx?RID=47242下载用于生成漏斗图的模板。2015年2月9日

对于各机构之间的比较，漏斗图（图181-6）比排名表更占优势，因为它们限制了患者数量，从而降低排名列表中虚假解释的风险[128]。而其他研究人员认为，漏斗图在患者数量较小时，难以识别出异常值，在患者数量较大时，具有统计学差异，但是缺乏临床意义[129]。

预测和规划资源利用

治疗干预评分系统（Therapeutic Intervention Scoring System，TISS）是一种量化患者监护和疾病严重程度的方法[130]。作为一种预后工具，当意识到技术的应用依赖于当地的可用性和实践性，TISS就会被新的评分系统取代。TISS现在主要用于量化监护工作量和医疗成本[131]。Rapoport-Teres图（见图181-4）显示了x轴上的MPM风险调整死亡率和y轴上的资源使用情况（LOS）[78]。使用其他风险调整系统可以进行类似的显示。

临床研究中疾病危重指数的应用

现有数据库可以进行疾病严重程度调整，在可能不被允许或缺乏资金的随机化前瞻性评估中，使关于治疗选择的假设性观察和结论成为可能。对于前瞻性研究，疾病危重指数可在随机化前对人群进行分层，从而减少需要的患者数量，减少临床试验的费用。临床研究还使用评分系统作为纳入

标准的一部分，并得出对照组和研究组具有相似的疾病负担这一结论[132]。在脓毒症患者中，细胞因子谱与 APACHE 和 MPM 评分相关[133]，然而，严重程度评分并非用于此目的，并且尚未在临床试验的人群中评估其校准能力。有关年龄和慢性健康状况的入选标准可能会使年轻的、先前健康的患者无法进入试验阶段[134]。

疾病严重程度风险调整模型在个人预后方面的应用

简明扼要，疾病严重程度风险调整模型是为评估群体而设计的，而不是用于评估个人监护。使用评分系统进行个体患者监护决策的问题源于尝试将概率估计值（范围从 0～1）应用于结果为 0 或 1 的个体。没有一个模型足够准确地预测某个患者肯定会存活或者是死亡，因此单独的评分系统无法决定指导或停止治疗。序贯风险评估是 APACHE[135]、MPM[33] 和 SOFA[136] 探索的一种方法，通过整合反映患者对治疗反应的数据来改善预后。APACHE Ⅲ和 APACHE Ⅳ使用次日生命支持所需的客观预测来指导分诊和出院的决策[137]。尽管有研究报道 SOFA 或 MODS 工具辨别结果的能力有限，但是入院后器官功能障碍评分分数的增加通常预示预后不良[138, 139]。对 46 项研究的 meta 分析表明，从 ICU 出院的患者中有 3%～7% 将在出院前死亡[140]，ICU 在同一人群中的再入院率为 4%～6%。

使用评分系统来指导个体化治疗尚未得到充分研究。现已退出市场的重组人活化蛋白 C（rhAPC），根据 PROWESS 试验的事后亚组分析，认为 APACHEⅡ评分高于 25 可以作为药物使用的标准[141]。然而，使用这种方法出现的问题包括 ICU 入院时间和给药时间疾病严重程度评分的广泛差异[142]，拒绝心肺复苏指令的混杂效应[51]，以及对年轻、既往体健患者产生一定的偏差[135]。此外，有效的急诊科治疗可以在入住 ICU 之前稳定患者并降低 APACHEⅡ评分[143]。

在治疗个体患者时，客观计算的疾病严重程度评分不一定比医生或护士的直觉更准确[144, 145]。对于死亡风险较高的患者，精确的预后可能是困难的。一项针对医疗无效问题的多中心研究发现，随着 SAPSⅡ评分的提高和 ICU 住院时间的延长，关于患者预后的判断，医生和护士的分歧逐渐增加[146]。ICU 医生比 SAPSⅡ、MPM-Ⅰ或 APACHEⅡ能更准确地辨别出幸存者和非幸存者[145]。

APACHE、SAPS 和 MPM 评分是特异性的，具有超过 90% 的预测生存能力，但是在预测死亡方面相对不敏感。由此可见，不应单独依赖临床判断而放弃使用正式评分系统。尽管有缺陷，但是现有的疾病危重指数可以提供有用的客观信息，帮助临床医师更好地判断预后和分诊，同时牢记患者自主权和医学道德也会影响这些决策。重症患者的授权人通常会接受有利的预后信息，但会以各种方式来处理不利的预后信息，包括从其他来源寻求信息以及避免或不相信预后信息[147]。

疾病危重指数应用的误区

尽管管理数据库存在缺陷，并且在应用统计学模型和医师分析时发现了问题，但是用来概括 ICU 和医生表现的数据库的使用以及滥用正在增加[148]。假设正确的使用了发展成熟的模型，使用中的潜在缺陷可分为四大类：数据收集和输入错误[149]、模型使用错误[11, 47, 58]、使用死亡率作为结果的唯一标准，以及在报告时未能考虑样本量的大小和不确定性[56, 108, 112]（框 181-4）。数据收集器可能会记录并纠正人为错误和异常值，在没有数据收集器使用的情况下，电子病历中的错误往往会不断延续[8]。硬件或软件的升级可能会导致隐蔽的错误。作者的个人经验是，当涉及床旁监护仪，根据护士的喜好不同，动脉压力波形可以标记为“ART”或“ABP”。在软件升级几个月后，对更多的 ICU 标准化死亡率

框 181-4　疾病严重程度调整结果的应用和报告的潜在缺陷

数据收集和输入

包括不合格的患者
缺少变量和数据管理错误
实时数据的替换
转录和数据输入错误
医院临床和风险调整模型应用之间的不协调
诊断错误
反映临床情况的管理数据
系统对并发症编码的充分考虑

模型使用

病例组合差异（超出临界阈值）
适用于发展人口子集
改善医疗质量对变量的影响
当连续数据被分类时，小的临床变化导致大的风险增量
ICU 稳定前偏差
过程偏倚

结果

报告结果的范围不足
不足以充分反映真实状态的代理结果的使用
患者失访
不确定性成为真正的差异
资源利用率和医疗成本之间的关系反映了医疗实践，结果并不理想

报告

没有报告置信区间
样本量不足
医生的误诊
计算错误
团体数据误用于个人
误将统计学意义作为临床意义

的调查发现，只有一方面的数据被自动导入 APACHE 系统，而另一方面默认缺失，其中异常的血压没有记入 APACHE 评分，从而降低预期死亡率和增加标准化死亡率。

对疾病的准确诊断容易产生偏差[150]，复杂病例的诊断存在明显偏倚时，使用盲目诊断，系统评估结果将是不准确的[47]。不太明显的是，许多模型在入住 ICU 时开始计时，其时间不规范[151]并且经常受 ICU 病床可用性等当地条件的影响[152]。仅仅评估监护过程，ICU 是不能正常运转的[144]，并且对阶梯治疗措施、长期机械通气以及重症康复的积极使用呈现日益增长的趋势，这就提出了一个问题，即当患者转移到其他单位但仍然依赖于以上技术时，医院死亡率是否有效[13, 153]。ICU 患者稳定前的偏差问题需要考虑；对于多次入住 ICU 的患者，病情评估进一步复杂化[153]，其单次住院期间再次入住 ICU 常常被排除在后续分析之外[26]。例如，对于在血管手术过程中进行 ICU 监护的患者，在术后第 5 天出现需要再次入住 ICU 的并发症时，应该计算哪段 ICU 住院时间？评估 ICU 系统的性能越来越有必要，其中包括 ICU 前、ICU 中和 ICU 后护理。目前正在开发的模型将解决贯穿整个监护过程的问题。

结论

APACHE、MPM 和 SAPS 是研究成熟的、前瞻性验证工具，可用于比较 ICU 在患者监护过程中的表现。专业模型可用于烧伤、创伤、败血症、心脏手术和儿科患者。当按预期使用时，这些模型允许对患者进行分层，以便进行性能评估、利用管理、临床研究和结果的发布。重要的实施考虑因素包括仔细的数据收集，模型与研究人群的适当匹配，以及在报告结果中使用适当的样本量和可信区间。

没有一个模型可以完美地预测个体患者的结局[154]。然而，医学中任何评估系统都存在这种限制，并且不需要阻止其对临床治疗的预测估计作用。医生必须警惕使用疾病严重程度调整模型评估性能的局限性，因为病例组合差异，样本量不足或数据收集中的系统性错误都会产生关于监护质量的错误结论。最后，过程比结果更重要。令人鼓舞的消息是，尽管 1988—2012 年疾病严重程度有所增加，但入住美国 ICU 患者的风险调整住院死亡率显著下降，这一观察结果在没有疾病严重程度评分系统的情况下是不可能实现的[155]。

知识点

1. 在比较不同机构、不同重症监护小组和不同治疗策略的结果时，必须根据风险因素对结果进行分层。
2. 尽管死亡率很容易确定并容易被获得，但它不足以作为临床结果的唯一衡量标准，并且不能获得其他重要终点，如并发症、生活质量或医疗成本。
3. 管理数据丰富，但通常不如精心收集的临床信息可靠。通过收集实验室信息可以提高管理数据库的质量。
4. 大多数结果分层模型是通过对选定结果进行独立变量的单变量分析来凭经验研发的，然后使用多变量技术进行细化。
5. 通过测量辨别能力（通常通过 ROC 曲线下面积）和校准能力（通常通过拟合优度程序）来评估模型性能。
6. 标准化死亡率（SMR）是通过实际死亡数除以预期死亡数而得到的。该值小于 1.0 时，如果具有统计学意义，则表明实际性能优于预期。由于不确定性的存在，电子病历排名可能是有问题。
7. 急性生理学和慢性健康评估模型（APACHE Ⅱ至 APACHE Ⅳ），死亡率概率模型（MPM）和简化急性生理学评分（SAPS）是在成人普通重症监护室中有用的前瞻性验证模型。还提供重症监护国家审计和研究中心（ICNARC）和退伍军人事务重症监护室（VA ICU）模型。特制模型在高度专业化的 ICU 或评估儿科、创伤或心脏手术等患者时非常有用。
8. 死亡概率估计值范围从 0～1.0，但个别患者将活着或死亡。死亡率预测也取决于数据在地理上和时间上的不同；ICU 或出院时的结局不一定与 30 天、60 天或 365 天的结果相关。尚未充分研究使用评分系统来指导治疗选择，并且风险调整系统绝不应成为指导或阻止患者个体化治疗的唯一标准。

（成亚东 译，单亮 毛智 审校）

参考文献

1. Hippocrates. On the Prognostics, I (translated by Francis Adam) as quoted in Strauss MB: Familiar Medical Quotations. Boston: Little, Brown; 1968. p. 460.
2. Ammar W, Khalife J, El-Jardali F, et al. Hospital accreditation, reimbursement and case mix; links and insights for contractual systems. BMC Health Serv Res 2013;13:505–514.
3. Official U.S. Government Site for Medicare: www.medicare.gov/hospitalcompare/. Accessed on February 2, 2015.
4. Leapfrog Group 2014 Hospital Survey Results. Available at www.leapfroggroup.org. Accessed on February 2, 2015.
5. Koltov MK, Damle NS. Health policy basics: Physician Quality Reporting System. Ann Intern Med 2014;161:365–367.
6. Flaatten H. The present use of quality indicators in the intensive care unit. Acta Anaesthesiol Scand 2012;56:1078–1083.
7. Render ML, Freyberg RW, Hasselbeck R et al. Infrastructure for quality transformation. Measurement and reporting in Veterans Administration intensive care units. BMJ Qual Saf 2011;20: 498–507.
8. Breslow MJ, Badawi O. Severity scoring in the critically ill. Part I: Interpretation and accuracy of outcome prediction scoring systems. Chest 2012;141:245–252.
9. Nathanson BH, Higgins TL. An introduction to statistical methods used in binary outcomes modeling. Semin Cardiothorac Vasc Anesth 2008;12:153–166.
10. Dawers RM, Faust D, Meehl PE. Clinical versus actuarial judgment. Science 1989;243:1668–1674.
11. Rosenberg AL, Hofer TP, Strachan C. Accepting critically ill transfer patients: Adverse effect on a referral center's outcome and benchmark measures. Ann Intern Med 2003;138:882–890.
12. Lipstein SH, Dunagan WC. The risks of not adjusting performance measures for patient sociodemographic factors. Ann Intern Med 2014;161:594–596.
13. Reineck LA, Pike F, Le TQ, et al. Hospital factors associated with discharge bias in ICU performance measurement. Crit Care Med 2014;42:1055–1064.
14. Rhodes A, Moreno RP, Azoulay, E et al. Prospectively defined indicators to improve the safety and quality of care for critically ill patients: A report from the Task Force on Safety and Quality of the European Society of Intensive Care Medicine (ESICM). Intensive Care Med 2012;38:598–605.
15. Breslow MJ, Badawi O. Severity scoring in the critically ill: Part 2: Maximizing value from outcome prediction scoring systems. Chest 2012;141:518–527.
16. Silber JH, Rosenbaum PR, Schwartz JS, et al. Evaluation of the complication rate as a measure of quality of care in coronary artery bypass graft surgery. JAMA 1995;274:317–323.
17. Brown SES, Ratcliffre SJ, Halpern SD. An empirical comparison of key statistical attributes among potential ICU quality indicators. Crit Care Med 2014;42:1821–1831.
18. Rudin RS, Motala A, Goldzweig CL, et al. Usage and effect of health information exchange: A systematic review. Ann Intern Med 2014;161:803–811.
19. Timmers TK, Verhofstad MHJ, Moons KGM, et al. Intensive care performance; How should we

monitor performance in the future? World J Crit Care Med 2014;3:74–79.
20. Li B, Evans D, Faris P, et al. Risk adjustment performance of Charlson and Elixhauser comorbidities in ICD-9 and ICD-10 administrative databases. BMC Health Serv Res 2008;8:12.
21. Jollis JG, Ancukiewicz M, DeLong ER, et al. Discordance of databases designed for claims payment versus clinical information systems. Ann Intern Med 1993;119:844–850.
22. Weissman C. Analyzing intensive care unit length of stay data: Problems and possible solution. Crit Care Med 1997;25:1594–1600.
23. Higgins TL, McGee WT, Steingrub JS, et al. Early indicators of prolonged intensive care unit stay: Impact of illness severity, physician staffing and pre-intensive care unit length of stay. Crit Care Med 2003;31:45–51.
24. Verburg IWM, de Keizer NF, de Jonge E, et al. Comparison of regression methods for modeling intensive care length of stay. PLOS One 2014;9:e3109684.
25. Kramer AA, Zimmerman JE. A predictive model for the early identification of patients at risk for a prolonged intensive care unit length of stay. BMC Med Inform Decis Mak 2010;10:27.
26. Kramer AA, Higgins TL, Zimmerman JE. Intensive care unit readmissions in U.S. hospitals: Patient characteristics, risk factors, and outcomes. Crit Care Med 2012;40:3–10.
27. Wagner J, Gabler NB, Ratcliffe S, et al. Outcomes among patients discharged from busy intensive care units. Ann Intern Med 2013;159:447–455.
28. Kramer AA, Higgins TL, Zimmerman JE. The association between ICU readmission rate and patient outcomes. Crit Care Med 2013;41:24–33.
29. Barr JK, Boni CE, Kochurka KA, et al. Public reporting of hospital patient satisfaction: The Rhode Island experience. Health Care Financ Rev 2002;23:51–70.
30. Chen LM, Martin CM, Morrison TL, et al. Interobserver variability in data collection of the APACHE-II score in teaching and community hospitals. Crit Care Med 1999;27:1999–2004.
31. Greenfield S, Aronow HU, Elashoff RM, et al. Flaws in mortality data: The hazards of ignoring comorbid disease. JAMA 1988;260:2253–2255.
32. Berry CC. The κ statistic. JAMA 1992;18:2513–2514.
33. Lemeshow S, Klar J, Teres D, et al. Mortality probability models for patients in the intensive care unit for 48 or 72 hours: A prospective, multicenter study. Crit Care Med 1994;22:1351–1358.
34. Teasdale G, Jennett B. Assessment of coma and impaired consciousness: A practical scale. Lancet 1974;2:81–84.
35. Wijdicks EFM, Kramer AA, Rohs T, et al. Comparison of the full outcome of UnResponsiveness score and the Glasgow Coma Scale in predicting mortality in critically ill patients. Crit Care Med 2015;43:439–444.
36. Higgins TL. Cardiac surgery "report card" modeling. Curr Opin Crit Care 1997;3:169–174.
37. Meinert CL. The multiple comparison problems. Clinical trials, design, conduct and analysis. New York: Oxford University Press; 1986. p. 213–214.
38. Higgins TL, Estafanous FG, Loop FD, et al. ICU admission score for predicting morbidity and mortality risk after coronary artery bypass grafting. Ann Thorac Surg 1997;64:1050–1058.
39. Cleveland WS. Robust locally weighted regression and smoothing scatterplots. J Am Stat Assoc 1979;74:829–836.
40. Durrleman S, Simon R. Flexible regression models with cubic splines. Stat Med 1989;8:551–561.
41. Higgins TL, Estafanous FG, Loop FD, et al. Stratification of morbidity and mortality outcome by preoperative risk factors in coronary artery bypass patients: A clinical severity score. JAMA 1992;267:2344–2348.
42. Higgins TL, Teres D, Copes WS, et al. Assessing contemporary intensive care unit outcome: An updated mortality probability admission model (MPM$_0$-III). Crit Care Med 2007;35:827–835.
43. Nathanson BH, Brennan MJ, Teres T, et al. Do elders fare well in the ICU? Chest 2011;139: 825–831.
44. Zimmerman JE, Kramer AA, McNair DS, et al. Acute physiology and chronic health evaluation (APACHE) IV: Hospital mortality assessment for today's critically ill patients. Crit Care Med 2006;34:1297–1310.
45. Zimmerman JE, Kramer AA. A history of outcome prediction in the ICU. Curr Opin Crit Care 2014; 20:550–556.
46. Kramer AA, Higgins TL, Zimmerman JE. Comparing observed and predicted mortality among ICUs using different prognostic systems: Why do performance assessments differ? Crit Care Med 2015;43:261–269.
47. Murphy-Filkins RL, Teres D, Lemeshow S, et al. Effect of changing patient mix on the performance of an intensive care unit severity-of-illness model: How to distinguish a general from a specialty intensive care unit. Crit Care Med 1996;24:1968–1973.
48. Evans SJ, Sayers M, Mitnitski A, et al. The risk of adverse outcomes in hospitalized older patients in relation to a frailty index based on a comprehensive geriatric assessment. Age Ageing 2013: PMID: 24171946.
49. Barry CL, Weiner JP, Lemke K, et al. Risk adjustment in health insurance exchanges for individuals with mental illness. Am J Psychiatry 2012;169:704–709.
50. Brandenburg R, Brinkman S, deKeizer NF, et al. In-hospital mortality and long-term survival of patients with acute intoxication admitted to the ICU. Crit Care Med 2014;42:1471–1479.
51. Bradford MA, Lindenauer PK, Wiener RS, et al. Do not resuscitate status and observational comparative effectiveness research in patients with septic shock. Crit Care Med 2014; 42:2042–2047.
52. Efron B, Tibshirani RJ. An introduction to the bootstrap. New York: Chapman and Hall; 1993. p. 141–152.
53. Lemeshow S, Hosmer DW. A review of goodness-of-fit statistics for use in the development of logistic regression models. Am J Epidemiol 1982;115:92–106.
54. Kramer AA, Zimmerman JE. Assessing the calibration of mortality benchmarks in critical care: The Hosmer-Lemeshow test revisited. Crit Care Med 2007;35:2052–2056.
55. Charlson ME, Ales KL, Simon R, et al. Why predictive indexes perform less well in validation studies. Is it magic or methods? Arch Intern Med 1987;147:2155–2161.
56. Beck DH, Smith GB, Taylor BL. The impact of low-risk intensive care unit admissions on mortality probabilities by SAPS-II, APACHE-II and APACHE-III. Anaesthesia 2002;57:21–26.
57. Suistomaa M, Kari A, Ruokonen E, et al. Sampling rate causes bias in APACHE-II and SAPS-II scores. Intensive Care Med 2000;26:1773–1778.
58. Kramer AA. Predictive mortality models are not like fine wine. Critical Care 2005;9:636–637.
59. Goldhill DR, Withington PS. Mortality predicted by APACHE-II: The effect of changes in physiological values and post-ICU hospital mortality. Anesthesia 1996;51:719–723.
60. Knaus WA, Draper EA, Wagner DP, et al. APACHE-II: A severity-of-disease classification system. Crit Care Med 1985;13:818–829.
61. Knaus WA, Wagner DP, Draper EA, et al. The APACHE-III Prognostic System: Risk prediction of hospital mortality for critically ill hospitalized adults. Chest 1991;100:1619–1636.
62. Lemeshow S, Teres D, Klar J, et al. Mortality Probability Model (MPM II) based on an international cohort of intensive care unit patients. JAMA 1993;270:2478–2486.
63. Le Gall J-R, Lemeshow S, Saulnier F. A new Simplified Acute Physiology Score (SAPS-II) based on a European/North American multicenter study. JAMA 1993;270:2957–2963.
64. Metnitz PG, Moreno RP, Almeida E, et al. SAPS 3—From evaluation of the patient to evaluation of the intensive care unit. Part 1: Objectives, methods and cohort description. Intensive Care Med 2005;31:1336–1344.
65. Moreno RP, Metnitz PG, Almeida E, et al. SAPS 3—From evaluation of the patient to evaluation of the intensive care unit. Part 2: Development of a prognostic model for hospital mortality at ICU admission. Intensive Care Med 2005;31:1345–1355.
66. Render ML, Kim HM, Welsh DE, et al. Automated intensive care unit risk adjustment: Results from a national Veterans Affairs study. Crit Care Med 2003;31:1638–1646.
67. State of California, Office of Statewide Health Planning & Development: California Intensive Care Outcomes (CALICO) Project. http://www.oshpd.ca.gov/HID/Products/PatDischargeData/ICUDataCALICO/. Accessed 2/5/15.
68. Escarsce JJ, Kelley MA. Admission source to the medical intensive care unit predicts hospital death independent of APACHE-II score. JAMA 1990;264:2389–2394.
69. Tunnell RD, Millar BW, Smith GB. The effect of lead time bias on severity of illness scoring, mortality prediction and standardized mortality ratio in intensive care: A pilot study. Anesthesia 1998;53:1045–1053.
70. Becker RB, Zimmerman JE, Knaus WA, et al. The use of APACHE-III to evaluate ICU length of stay, resource use, and mortality after coronary artery bypass surgery. J Cardiovasc Surg 1995;36:1–11.
71. Markgraf R, Deutschinoff G, Pientka L, et al. Comparison of Acute Physiology and Chronic Health Evaluations II and III and Simplified Acute Physiology Score II: A prospective cohort study evaluating these methods to predict outcome in a German interdisciplinary intensive care unit. Crit Care Med 2000;28:26–33.
72. Lemeshow S, Teres D, Pastides H, et al. A method for predicting survival and mortality of ICU patients using objectively derived weights. Crit Care Med 1985;13:519–525.
73. Lemeshow S, Klar J, Teres D, et al. Mortality probability models for patients in the intensive care unit for 48 or 72 hours: A prospective, multicenter study. Crit Care Med 1994;22:1351–1358.
74. Glance LG, Turner MO, Dick AW. Identifying quality outliers in a large, multiple-institution database by using customized versions of the Simplified Acute Physiology Score II and the Mortality Probability Model II0. Crit Care Med 2002;30:1995–2002.
75. Nathanson BH, Higgins TL, Kramer AA, et al. Subgroup mortality probability models: Are they necessary for specialized intensive care units? Crit Care Med 2009;37:2375–2386.
76. Higgins TL, Kramer AA, Nathanson BH, et al. Prospective validation of the intensive care unit admission Mortality Probability Model. Crit Care Med 2009;37:1619–1623.
77. Nathanson BH, Higgins TL, Teres D, et al. A revised method to assess intensive care unit clinical performance and resource utilization. Crit Care Med 2007;35:1853–1862.
78. Philip R. Lee Institute for Health Policy Studies: ICU Outcomes (Mortality and Length of Stay) Methods, Data Collection Tool and Data. http://healthpolicy.ucsf.edu/content/icu-outcomes. Accessed 2/5/15.
79. Reineck LA, Le TQ, Seymour CW, et al. Effect of public reporting on intensive care unit discharge destination and outcomes. Ann Am Thorac Soc 2015;12:57–63.
80. Livingston BM, MacKirdy FN, Howie JC, et al. Assessment of the performance of five intensive care scoring models within a large Scottish database. Crit Care Med 2000;28:1820–1827.
81. Harrison DA, Gareth JP, Carpenter JR, et al. A new risk prediction model for critical care: The Intensive Care National Audit & Research Centre (ICNARC) model. Crit Care Med 2007;35: 1091–1098.
82. Harrison DA, Lone NI, Haddow C et al. External validation of the Intensive Care National Audit & Research Centre (ICNARC) risk prediction model in critical care units in Scotland. BMC Anesthesiology 2014;14:116.
83. Render ML, Deddens J, Freyberg R, et al. Veterans Affairs intensive care unit risk adjustment model: Validation, updating, recalibration. Crit Care Med 2008;36:1031–1042.
84. Pollack MM, Ruttimann UE, Getson PR. Pediatric risk of mortality (PRISM) score. Crit Care Med 1988;16:1110–1116.
85. Baker SP, O'Neil B, Haddon W, et al. The Injury Severity Score: A method for describing patients with multiple injuries and evaluating emergency care. J Trauma 1974;14:187–196.
86. Jones RH, Hannon EL, Hammermeister KE, et al. Identification of preoperative variables needed for risk adjustment of short term mortality after coronary artery bypass graft surgery. J Am Coll Cardiol 1996;28:1478–1487.
87. Nashef SAM, Roques F, Michel P, et al. European system for cardiac operative risk evaluation (*Euro*SCORE). Eur J Cardiothorac Surg 1999;16:9–13.
88. Shroyer ALW, Coombs LP, Peterson ED, et al. The society of thoracic surgeons: 30-Day operative mortality and morbidity risk models. J Soc Thorac Surg 2003;75:1856–1865.
89. Jones RH, Hannon EL, Hammermeister KE, et al. Identification of preoperative variables needed for risk adjustment of short term mortality after coronary artery bypass graft surgery. J Am Coll Cardiol 1996;28:1478–1487.
90. Shahian DM, O'Brien SM, Filardo G et al. The Society of Thoracic Surgeons 2008 cardiac surgery risk models: Part 1 – coronary artery bypass grafting surgery. Ann Thorac Surg 2009; 88:S2–222.
91. Nashef SA, Roques F, Sharpies LD, et al. EuroSCORE II. Eur J Cardiothorac Surg 2012; 41:734–745.
92. Zilberberg MD, Kramer AA, Higgins TL, et al. Prolonged acute mechanical ventilation – implications for hospital benchmarking. Chest 2009; 135:1157–1162.
93. Carson SS, Kahn JM, Hough CL, et al. For the ProVent Investigators: A multicenter mortality prediction model for patients receiving prolonged mechanical ventilation. Crit Care Med 2012;40: 1171–1176.
94. Vincent J-L, de Mendoca A, Cantraine F, et al. Use of the SOFA score to assess the incidence of organ dysfunction/failure in intensive care units: Results of a multicenter, prospective study. Crit Care Med 1988;26:1793–1800.
95. LeGall JR, Klar J, Lemeshow S, et al. The Logistic Organ Dysfunction System. A new way to assess organ dysfunction in the intensive care unit. JAMA 1996;276:802–810.
96. Marshall JC, Cook DJ, Christou NV, et al. Multiple organ dysfunction score; a reliable descriptor of a complex clinical outcome. Crit Care Med 1995;23:1638–1652.
97. Ferreira FL, Bota DP, Bross A, et al. Serial evaluation of the SOFA score to predict outcome in critically ill patients. JAMA 2001;286:1754–1758.
98. Fernandez R, Baigorri F, Navarro G, et al. A modified McCabe score for stratification of patients after intensive care unit discharge: The Sabadell score. Critical Care 2006;10:R179.
99. Teres D, Higgins TL. What if your hospital informatics department could provide a severity adjuster? Crit Care Med 2000;28:3570–3571.
100. Uematsu H, Kunisawa S, Sasaki N, et al. Development of a risk-adjusted in-hospital mortality prediction model for community-acquired pneumonia: a retrospective analysis using a Japanese administrative database. BMC Pulm Med 2014;14:203.
101. Lagu T, Lindenauer PK, Rothberg MB, et al. Development and validation of a model that uses enhanced administrative data to predict mortality in patients with sepsis. Crit Care Med 2011;39:2425–2430.
102. Saeed M, Villarroel M, Reisner AT, et al. Multiparameter Intelligent Monitoring in Intensive Care II: A public-access intensive care unit database. Crit Care Med 2011;39:952–960.
103. Brinkman S, Abu-Hanna A, van der Veen A, et al. A comparison of the performance of a model based on administrative data and a model based on clinical data: Effect of severity of illness on standardized mortality ratios of intensive care units. Crit Care Med 2012;40:373–378.
104. Vincent J-L, Moreno RP. Clinical review: Scoring systems in the critically ill. 2010;14:311.
105. Keegan MT, Gajic O, Afessa B. Severity of illness scoring systems in the intensive care unit. Crit Care Med 2011;39:163–169.
106. Vasilevskis EE, Kuzniewicz W, Cason BA, et al. Mortality probability model III and simplified acute physiology score II: Assessing their value in predicting length of stay and comparison to APACHE IV. Chest 2009;136:89–101.
107. Kuzniewicz MW, Vasilevskis EE, Lane R, et al. Variation in ICU risk-adjusted mortality. Impact of methods of assessment and potential confounders. Chest 2008;133:1319–1327.
108. Duke GJ, Piercy M, DiGiantomasso D, et al. Comparison of intensive care outcome prediction models based on admission scores with those based on 24-hour data. Anaesth Intensive Care 2008;36:845–849.
109. Nassar AP, Mocelin AO, Nunes ALB, et al. Caution when using prognostic models: A prospective comparison of 3 recent prognostic models. J Crit Care 2012;27:423.e1–e7.
110. Kramer AA, Higgins TL, Zimmerman JE. Comparison of the Mortality Probability Admission Model III, National Quality Form, and Acute Physiology and Chronic Health Evaluation IV hospital mortality models: Implications for national benchmarking. Crit Care Med 2014;42:544–553.
111. Metnitz PG, Lang T, Vesely H, et al. Ratios of observed to expected mortality are affected by differences in case mix and quality of care. Intensive Care Med 2000;26:1466–1472.
112. Rosenberg AL, Zimmerman JE, Alzola C, et al. Intensive care unit length of stay: Recent changes and future challenges. Crit Care Med 2000;28:3465–3473.
113. Higgins TL, McGee WT, Steingrub JS, et al. Early indicators of prolonged intensive care unit stay: Impact of illness severity, physician staffing, and pre-intensive care unit length of stay. Crit Care

Med 2003;31:45-51.
114. Combes A, Chrles-Edouard L, Trouillet J-L, et al. Adverse effect on a referral intensive care unit's performance of accepting patients transferred from another intensive care unit. Crit Care Med 2005;33:705-710.
115. Seferian ED, Bekele A, Ognjen G, et al. Comparison of community and referral intensive care unit patients in a tertiary medical center: Evidence for referral bias in the critically ill. Crit Care Med 2008;36:2779-2786.
116. Kahn JM, Kramer AA, Rubenfeld GD. Transferring critically ill patients out of hospital improves the standardized mortality ratio. A simulation study. Chest 2007;131:68-75.
117. Hall WB, Willis LE, Medvedev S, et al. The implications of long-term acute care hospital transfer practices for measures of in-hospital mortality and length of stay. Am J Respir Crit Care Med 2012;185:53-7.
118. Escobar GJ, Greene JD, Gardner MN, et al. Intra-hospital transfers to a higher level of care: Contribution to total hospital and intensive care unit (ICU) mortality and length of stay (LOS). J Hosp Med 2011;6:74-80.
119. Kramer AA, Higgins TL, Zimmerman JE. Comparing observed and predicted mortality among ICUs using different prognositic systems: Why do performance assessments differ? Crit Care Med 2015;43:261-269.
120. Brinkman S, Abu-Hanna A, de Jonge E, et al. Prediction of long-term mortality in ICU patients: Model validation and assessing the effect of using in-hospital versus long-term mortality on benchmarking. Intensive Care Med 2013;39:1925-1931.
121. Rie M. ICU Discharge bias reveals ethically troubling pay-for-performance benchmark metrics. Crit Care Med, 2014;42:1285-1286.
122. Baker DW, Einstadter D, Thomas C, et al. The effect of publicly reporting hospital performance on market share and risk-adjusted mortality at high-mortality hospitals. Med Care 2003;41:729-740.
123. Tu JV, Donovan LR, Lee DS, et al. Effectiveness of public report cards for improving the quality of cardiac care. The EFFECT study - A randomized Trial. JAMA 2009;302:2330-2337.
124. Dijkema LM, Dieperink W, van Meurs M, et al. Preventable mortality evaluation in the ICU. Crit Care 2012;16:309.
125. Dimick JB, Welch HG, Birkmeyer JD. Surgical mortality as an indicator of hospital quality: the problem with small sample size. JAMA 2004;292:847-851.
126. Grigg OA, Farewell, VT, Spiegelhalter DJ. The Use of Risk-Adjusted CUSUM and RSPRT Charts for Monitoring in Medical Contexts. Stat Methods Med Res 2003;12:147-170.
127. Koetsier A, de Keizer NF, de Jonge E, et al. Performance of risk-adjusted control charts to monitor in-hospital mortality of intensive care unit patients: a simulation study. Crit Care Med 2012;40: 1799-1807.
128. Spiegelhalter DJ. Funnel plots for comparing institutional performance. Statist Med 2005;24: 1185-1202.
129. Seaton SE, Barker L, Lingsma HF, et al. What is the probability of detecting poorly performing hospitals using funnel plots? BMJ Qual Saf 2013;22:870-876.
130. Cullen DJ, Civetta JM, Briggs BA, et al. Therapeutic Intervention Scoring System: A method for quantitative comparison of patient care. Crit Care Med 1974;2:57.
131. Malstam J, Lind L. Therapeutic Intervention Scoring System (TISS): A method for measuring workload and calculating costs in the ICU. ACTA Anaesthesiol Scand 1992;36:758-763.
132. Le Gall J-R, Lemeshow S, Leleu G, et al. Customized probability models for early severe sepsis in adult intensive care patients. JAMA 1995;273:644-650.
133. Presterl E, Staudinger T, Pettermann M, et al. Cytokine profile and correlation to the APACHE-III and MPM II scores in patients with sepsis. Am J Respir Crit Care Med 1997;156:825-832.
134. Vincent J-L, Opal SM, Marshall JC. Ten reasons why we should NOT use severity scores as entry criteria for clinical trials or in our treatment decisions. Crit Care Med 2010;38:283-287.
135. Wagner DP, Knaus WA, Harrell FE, et al. Daily prognostic estimates for critically ill adults in intensive care units: Results from a prospective, multicenter, inception cohort analysis. Crit Care Med 1994;22:1359-1372.
136. Ferreira FL, Bota DP, Bross A, et al. Serial evaluation of the SOFA score to predict outcome in critically ill patients. JAMA 2001;286:1754-1758.
137. Zimmerman JE, Wagner DP, Draper EA, et al. Improving intensive care unit discharge decisions: Supplementing physician judgment with predictions of next-day risk for life support. Crit Care Med 1994;22:1373-1384.
138. Cabre L, Mancebo J, Solsona JF, et al. Multicenter study of the multiple organ dysfunction syndrome in intensive care units: the usefulness of sequential organ failure assessment scores in decision making. Intensive Care Med 2005;31:927-933.
139. Zygun DA, Laupland KB, Fick GH, et al. Limited ability of SOFA and MOD scores to discriminate outcome: a prospective evaluation in 1,436 patients. Can J Anesth 2005;52:302-308.
140. Hosein FS, Roberts DJ, Turin TC, et al. A meta-analysis to derive literature-based benchmarks for readmission and hospital mortality after patient discharge from intensive care. Crit Care 2014;18: 715.
141. Bernard GR, Vincent J-L, Laterre P-F, et al. Efficacy and safety of recombinant human activated Protein C for severe sepsis. N Engl J Med 2001;344:699-709.
142. Higgins TL, Steingrub JS, Tereso GJ, et al. Drotrecogin alfa (activated) in sepsis: Initial experience with patient selection, cost and clinical outcomes. J Intensive Care Med 2005;20:291-297.
143. Nguyen HB, Rovers EP, Havstad S, et al. Critical care in the emergency department: A physiologic assessment and outcome evaluation. Acad Emerg Med 2000;7:1354-1361.
144. Sinuff T, Adhikari NKJ, Cook DJ, et al. Mortality predictions in the intensive care unit: Comparing physicians with scoring systems. Crit Care Med 2006;34:878-885.
145. Kruse JA, Thill-Baharozian MC, Carlson RW. Comparison of clinical assessment with APACHE-II for predicting mortality risk in patients admitted to a medical intensive care unit. JAMA 1988; 260:1739-1742.
146. Frisk S, Uchlinger DE, Zuercher Zenklusen RM. Medical futility: Predicting outcome of intensive care unit patients by nurses and doctors-a prospective comparative study. Crit Care Med 2003;31:646-648.
147. Schenker Y, White DB, Crowley-Matoka M, et al: "It hurts to know..and it helps": Exploring how surrogates in the ICU cope with prognostic information. J Pall Med 2013;16:1-7.
148. Adams JL, Mehrotra A, Thomas JW, et al. Physician cost profiling - reliability and risk of misclassification. N Engl J Med 2010;262:1014-1021.
149. Chen L, Martin C, Morrison TL, et al. Interobserver variability in data collection of the APACHE-II score in teaching and community hospitals. Crit Care Med 1999;27:1999-2004.
150. Cowen JS, Kelley MA. Errors and bias in using predictive scoring system. Crit Care Clin 1994;10:53-72.
151. Marik PE, Hedman L. What's in a day? Determining intensive care unit length of stay. Crit Care Med 2000;28:2090-2093.
152. Teres D, Higgins T, Steingrub J, et al. Defining a high-performance ICU system for the 21st century: A position paper. J Intensive Care Med 1998;13:195-205.
153. Rosenberg AL, Hofer TP, Hayward RA, et al. Who bounces back? Physiologic and other predictors of intensive care unit readmission. Crit Care Med 2001;29:511-518.
154. Booth FV, Short M, Shorr AF, et al. Application of a population-based severity scoring system to individual patients results in frequent misclassification. Crit Care 2005;9:R522-R529.
155. Zimmerman JE, Kramer AA, Knaus WA. Changes in hospital mortality for United States intensive care unit admissions from 1988 to 2012. Critical Care 2013,17:R81. doi:10.1186/cc12695.
156. Arabi Y, Haddad S, Goraj R, et al. Assessment of performance of four mortality prediction systems in a Saudi Arabian intensive care unit. Critical Care 2002;6:166-174.
157. Capuzzo M, Valpondi V, Sgarbi A, et al. Validation of severity scoring systems SAPS-II and APACHE-II in a single-center population. Intensive Care Med 2000;26:1779-1785.
158. Katsaragakis S, Papadimitropoulos K, Antonakis P, et al. Comparison of Acute Physiology and Chronic Health Evaluation II (APACHE-II) and Simplified Acute Physiology Score II (SAPS-II) scoring systems in a single Greek intensive care unit. Crit Care Med 2000;28:426-432.
159. Moreno R, Miranda DR, Fidler V, et al. Evaluation of two outcome prediction models on an independent database. Crit Care Med 1998;26:50-61.
160. Nouira S, Belghith M, Elatrous S, et al. Predictive value of severity scoring systems: Comparison of four models in Tunisian adult intensive care units. Crit Care Med 1998;26:812-813.
161. Tan IK. APACHE-II and SAPS-II are poorly calibrated in a Hong Kong intensive care unit. Ann Acad Med Singapore 1998;27:318-322.
162. Metnitz B, Schaden E, Moreno R, et al. Austrian validation and customization of the SAPS 3 admission score. Intensive Care Med 2009;35:616-622.
163. Poole D, Rossi C, Anghileri A, et al. External validation of the simplified acute physiology score (SAPS) 3 in a cohort of 28,357 patients from 147 Italian intensive care units. Intensive Care Med 2009;35:1916-1924.

182 儿童疾病危重指数及结局的预测

Anthony D. Slonim and Murray M. Pollack

当今的医疗环境注重医疗评估，以便进行工作改进。评估工作需要系统性的收集、分析和使用信息。注重客观绩效衡量很重要，但是从对参与审查项目的利益相关者的观点和期望的理解中获得的信息也是有用的。然而，对于主要包括患者和家庭的儿科重症监护室（pediatric intensive care units，PICUs），一个更广泛的利益相关群体，包括多学科团队、护士、医师、治疗师、药剂师和社会工作者，以及所有对项目质量感兴趣的管理者和支付者，都应该包括在内。

医疗质量历史回顾

在美国，卫生保健的质量在过去几十年中受到越来越多的关注，开始于Donabedian的影响，它表明结构、过程和结果的基本概念对于卫生保健和其他行业一样重要（图182-1）。从那时起便集中精力推进医疗保健质量的概念。20世纪90年代初，一系列的文章量化了不良事件，有助于理解患者发生不良事件的要素及其与风险管理的关系。几年后，克林顿总统通过一项行政命令，成立了一个委员会来更广泛地调查医疗保健质量。尽管通过一系列的努力，关于卫生保健质量的举措仍然停滞不前，直到医学研究所（Institute of Medicine，IOM）的一系列报告为止。IOM的第一份报告《致错者是人》（*To Err Is Human*）为医疗行业敲响了警钟，呼吁他们关注患者遭受的伤害。接着是"跨越质量鸿沟"，它定义了6个"改善目标"。这些目标包括安全性、有效性、公平性、及时性、以患者为中心性、效率性，并帮助建立了一个框架，通过该框架可对临床服务进行评估，包括对危重患儿提供的服务。

卫生保健改善研究所（Institute for Healthcare Improvement，IHI）和其他团体致力于帮助临床医生进行工作改进，以确定和测量什么需要改进、以及何时改进。当布什总统签署了《患者安全和质量改进法》时，旨在改进报告和从不良事件中吸取教训的努力受到关注，该法在几年后通过患者安全组织得到了部分实施。此外，布什还设立了国家卫生信息技术（Health Information Technology，HIT）协调员办公室，旨在促进电子健康记录的使用。

2009年，当美国正经历金融危机时，奥巴马总统签署了《美国复苏和再投资法案》（American Recovery and Reinvestment Act，ARRA），使之成为法律，旨在刺激美国经济。这项立法中包括了几项重要的医疗保健规定，以推进医疗补助、HIT、为美国国立卫生研究院临床有效性研究提供资金以及卫生专业教育，致力于健康、预防、肥胖和慢性病的临床问题。2010年《平价医疗法案》获得通过。这项立法在医疗保健领域产生了巨大的影响。随着医疗保健改革的进行，包括医疗机构、可信赖的医疗组织（Accountable Care Organizations，ACOs）和绩效工资在内的许多方面取得了相当大的进步，并为未来几年的医疗保健质量定下了基调。这已经并将继续为促进对危重儿童的医疗质量创造重要机遇和挑战。

医疗系统

传统的工程方法关注于系统如何工作，而不是它们失败的方式或失败的影响。而系统设计和维护的几个方面可以影响故障的可能性，这也是医疗保健质量评价的根本特征。首先，临床医生往往从风险的角度来看待质量改进，而不是可靠性的角度。死亡率和发病率讨论、同行审查会议，以及根本原因分析都倾向于将重点放在回顾医疗失误上，而不是放在系统的可靠性上。其次，儿科危重病临床医生在复杂的医疗系统中发挥作用，但在如何设计和组织这些复杂的系统以确保满足危重病儿童的需要方面缺乏培训或经验。通常，从业人员将绕路解决问题，而不是重新设计过程，以达到更安全高效。最后，与工程方法相比，临床医生对系统的影响更为感兴趣。尽管预后很重要，但卫生保健方面的若干努力也证明了管理医疗过程的重要性。在儿科危重医学中，这些努力的最佳实例是基于证据的临床指南、核查表和治疗策略，以具体说明应如何提供医疗以达到预期结果。评估医疗系统取决于方法逻辑和具体内容的分析。下一节将在这些领域提供一些重要的相关内容来评估儿科重症监护医学。

评估设计：方法

要素

评估临床服务，包括儿科危重护理服务的能力，取决于评估计划的建立和实施情况。在考虑复杂系统时，首先确定评估和改进的重点领域，并根据期望的影响对那些领域进行

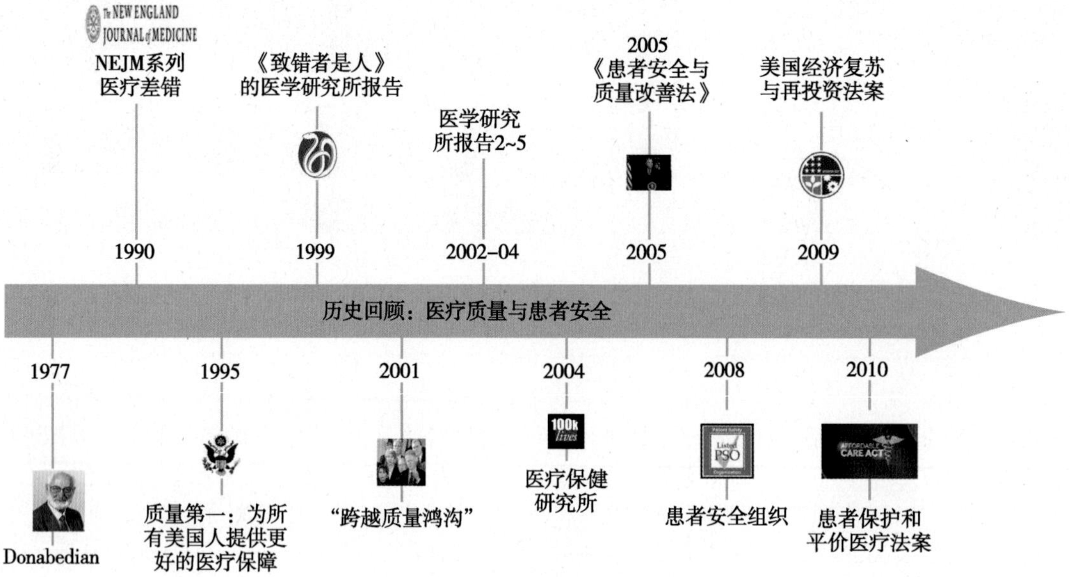

图 182-1 质量和患者安全的历史回顾

排序，这样做是有帮助的。质量改进和评估依赖于 4 个关键和相互依赖的功能：数据和分析、过程改进技术、变更管理原则和团队促进（图 182-2）。以上每一个功能都很重要，但是这些功能都不足以单独完成成功的改进工作。数据是提高质量的基础。数据应该是客观的，易于测量和准确的，并且应该建立性能基线，在完成评估时可以通过与基线比较以改进工作。分析组件同样重要。有效的程序将不再是单纯的数据描述，而是使用重要的分析技术来支持它们的推论。临床过程是从业人员和患者之间、从业人员之间及从业人员和设备之间的相互作用。各种技术可以帮助描述临床过程，包括工作流程分析、流程图和时间运动研究。然后，可以使用价值权重来比较和分析这些重要的数据元素，以消除浪费并简化医疗以使其更高效。努力评估团队合作原则及其对预后的影响已经显现。变革管理是每一个改进过程的基础，管理从当前状态到未来状态的转变也需要关注团队及其成员之间的关系、承诺和沟通。因此，团队促进，即将团队从当前状态转变到未来状态的能力，是变更过程的一个重要部分。

结果

评估是为了找出对既定目标的影响。在 PICU 中，这可能与某些结果的实现程度有关。例如，诸如死亡率和住院日（length of stay，LOS）的结果一直是评价 PICU 表现的基本指标。PICU 医疗发生率作为性能指标已日益受到关注。

比较 PICU 随时间变化的性能或不同 PICU 性能，为改进活动和研究提供一个环境。改进活动的重点是改进临床医疗。如果结果是次优的，团队成员可以通过接受教育或者接受培训以提高临床过程和结果的遵从性。临床结果也可以推动研究议程。虽然改进活动的重点是改进临床医疗，但研究的重点仍是推动新知识的发展。数据完整性、可靠性和有效性、适当的分析技术和对病例组合的控制是评估过程的基本要素，而不论其是否用于研究、教育或临床医疗改进。

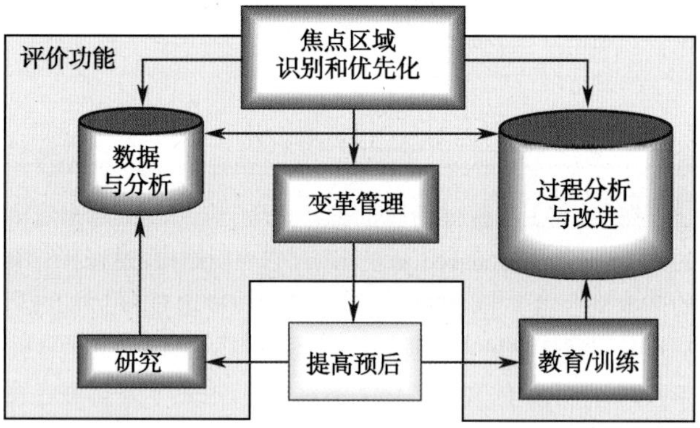

图 182-2 评价方法的关键元素和驱动方法

持续改进

当评估质量改进项目的影响时，短期预后往往是有利的（图 182-3）。从业者乐于努力改进医疗，尤其当工作的重点是一个危重儿。团队对于改进项目变得积极，并且对于他们能够学到什么以及如何改进以造福孩子和家庭感兴趣。不幸的是，从业者经常面临许多问题，由于不断学习而感到疲劳，并且很少改变他们的行为以达到预期的预后。短期内结果往往是平稳的，当注意力转移到下一优先事项时，重新评估甚至可能显示出结果变差（见图 182-3）。

相比之下，当围绕特定的行为和风险点设计系统时，识别出允许变通和适应性行为出现的风险点，可以实现更高级别的性能（见图 182-3）。这种方法涉及随着时间的推移使不同团队成员视角的融合。例如，在评估改善血流感染的项目结果时，PICU 团队邀请手术室团队和血液肿瘤学科的成员参与会议。这些成员的加入为 PICU 团队提供了从其他临床环境中学习和应用有用实践的机会。PICU 团队通过"质量融合"方法的使用对正在研究的主动性产生了更大影响，并且当注意力转移到下一个改进项目时也提供了重要支持。

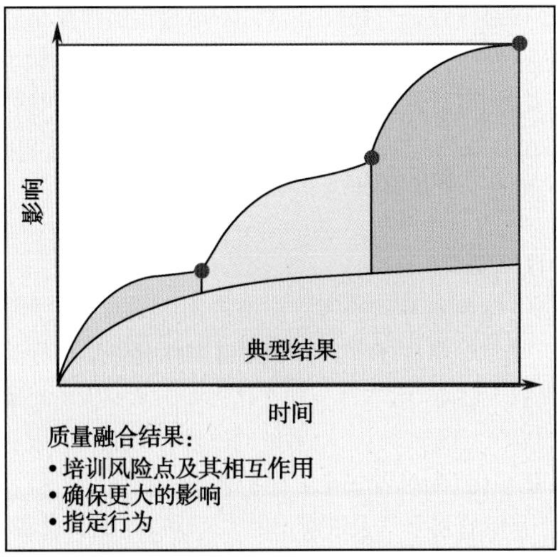

图 182-3 质量融合。在质量改进中获得更高的收益并持续更长时间的概念

评估设计：内容

组织不同内容的质量要素始于 20 世纪 70 年代后期，当时 Donabedian 描述了他的“卫生保健属性”（表 182-1）。儿科重症监护医学是一个新的学科，卫生保健本身仍在努力提高质量。到 2001 年 IOM 发布六大目标的质量框架时，儿科危重监护医学已经相当成熟。IOM 框架在 PICU 提供了一个有用的方法来组织医疗保健质量。每个目标都与提供重症监护医疗服务有关（见表 182-1）。

IHI 的三重目标被认为是从内容角度评估质量功能的重要机制（见表 182-1）。三重目标之所以如此重要，是因为它提供了一种结构，允许评估医疗从业者、医疗单位和人口级别的医疗，并在更集成和协作的医疗交付模式的环境中统一用于安全和质量改进策略。除了关注临床和服务质量之外，三重目标还把效率作为评估医疗的第三要素，并且作为一种方法应用于患者个体和群体，就像新兴 ACOs 的情况一样。这些分析对于直接推进医疗的改进以及研究和培训具有指导意义。

提高医护质量：服务和临床质量

服务质量

服务质量通常包括许多术语，包括同情、陪伴、需要和尊重，这些术语反映了对患者和家庭的关注。帮助建立优先领域个体化治疗的其他组成部分包括：健康素养，根据该素养提供信息、通信和教育；注意身体舒适；通过减轻恐惧和焦虑提供情感支持；以及家庭和朋友的参与。虽然“微笑服务”在照顾患者和家庭中很重要，但是这个广泛的术语汇编表明，服务质量是一个更全面的方法，它需要根据患者及其家属的需要重新设计照护过程，而不是根据监护团队的需求。这两项服务要素对于危重患儿及其家属的成功照护至关重要。卫生保健咨询委员会查明了特殊照护领域若干广泛类型的服务问题（表 182-2），这些问题甚至在 PICU 公布 10 年后仍与 PICU 相关。

进入 PICU，尤其是发生紧急和意外情况时，对于患儿及其家属来说，是一种令人焦虑和恐惧的经历。对父母来说，这种焦虑是由于缺乏父母控制，孩子的外表和身体上的不适，以及与医护人员沟通困难而产生的。父母的年龄以及他们关注问题和参与护理的能力与处理危重儿的能力有关。父母的应对策略还包括接受 PICU 医疗团队的能力。包括情感、身体和精神的各种需要必须靠该系统解决。这可以通过提供准确的信息、允许随时接触患儿，以及鼓励父母参与孩

表 182-1 评价质量的关键要素

Donabedian 的医疗保健属性	IOM 的宗旨	IHI 的三重目标
可接受性	有效性	患者的质量（临床和服务）
有效性	效率	监护费用
功效	公平	
效率	以患者为中心	
公平	安全性	
合法性	时效性	
最优性		

IHI：医疗保健研究所；IOM：医学研究所。

表 182-2 专业医疗服务问题

服务速度
延迟诊疗或过长的候诊时间
延迟诊疗的解释不足
护理协调
环境组织
利用适当的人回答问题
尊重与礼貌
员工礼貌
保持尊重与体面的医疗
治疗认识
提供有关症状、药物和治疗的信息
患者或家庭参与决策
提供充分的解释
患者和家属受到倾听
信任从业者
从业者的能力
心理支持

资料来源：Advisory Board Company. Service Innovations in Specialty Care：Enhancing Patient Satisfaction with Diagnosis and Treatment Selection. Washington，DC：Advisory Board Company，1998.

子的照顾来实现。对于住院儿童，焦虑和压力可能表现在行为中，特别是在那些反复或长期住院的儿童、危重者，以及具有潜在情绪或心理障碍的儿童中。

如果家庭成员认为情感支持不足，他们对治疗的满意度会下降，更重要的是作为家庭单元的长期生存能力和凝聚力就处于危险中。大多数家庭对子女在PICU接受的医疗感到满意，尤其对医护人员的技能和能力，以及对子女的同情和尊重，且在疼痛管理方面表示赞赏。注重适当的疼痛和焦虑控制是危重症患儿护理的重要组成部分。疼痛控制解决了基本需求，是一种有助于减轻父母焦虑和提高应对能力的富有同情心的治疗。等候区的环境和医患沟通的频率被认为与家长对PICU体验满意度有关。在儿童入ICU后，家庭的功能不仅取决于他们的满意度，而且取决于儿童疾病的严重程度、住院时间和医院的位置。

患者服务重点解决诸如等待辅助检查或手术等问题。医疗服务从业者对患者的疏忽是对患者及其家属缺乏尊重的表现，并可能降低医患之间的信任。服务质量还可以超越患者满意度，包括患者的预后。ICU是危重患者的宝贵资源，如果患者需要ICU，但ICU不可用，则可能产生不良后果。在这种情况下，临床过程的重新设计对于确保患者在何时何地获得服务具有直接影响。例如，在放射科经历心搏骤停的儿童能否有效救治取决于该机构放射科提供快速和最终护理的能力，而不是等待将患者送到ICU而延迟必要的治疗。

临床质量

临床质量包括患者安全、临床效果和护理效率。虽然效率通常指向精益流程，但是它也包括用于在提供护理期间最小化成本的方法。关注的焦点与医疗保健中的“价值主张”有关。如果提高了给定成本水平的质量，就提高了价值。这很重要，特别是当评估框架从患者个体转移到患者群体。

安全

自从在IOM关于医疗差错和患者安全的报告中强调住院患者的医源性伤害问题以来，许多利益有关方已开始关注减少医疗差错的措施，以改善患者安全，减少与卫生保健相关的危害。在PICU的高风险环境中，患者发生不良事件是不可避免的，但人们了解了如何评估临床程序，可能发生的差错类型以及可能造成这些不良事件的问题后，就可以设计旨在减少这些不良事件的干预措施。

事关安全问题的系统设计

PICU环境本身可能是患者安全的独立影响因素。有两个因素导致PICU出现错误的可能性。首先是复杂性，或系统组件专业化和相互依存的程度。复杂的系统更容易出错。第二个因素是耦合方式。紧密耦合的系统没有缓冲区，序列固定不变；而松散耦合的系统可以容许序列的延迟或变化。通信错误、设备故障、系统故障和团队合作问题都与复杂而紧密耦合的系统相关，在这些情形下可能导致环境不够安全。设备故障是一个明显且常常不可避免的涉及患者安全的问题。然而，通信错误、系统故障和团队合作问题也许会增加出错的可能性，并在发生错误时阻止恰当的纠错响应。注重PICU整体布局和提供监护的机制，对于确保PICU内的环境安全非常重要。

差错的分类

已经有多种不同的医疗差错分类方案被开发出来，其中有一些相对容易理解。识别关键事件提供了进行系统改进的机会。然而，除非有一种文化去要求从业人员对监护过程中的危险行为负责，否则系统的改进将可能受到限制。这种“公正文化”为患者安全方面的问责制提供了机制。IOM对医疗差错的划分基于诊断、治疗、预防、沟通和设备故障。该分类方法已被证实可用于评估儿科重症监护工作。

几种类型的治疗差错也与PICU相关。在治疗危重儿童时，用药失误频繁发生导致药物不良事件（adverse drug events，ADEs）的发生机会增加。PICU应重视ADEs。一些特殊的药物更容易发生差错，包括镇静药物、血管活性药物和肠外营养剂。获得性感染是PICU发病率、死亡率和费用的重要因素。通过对PICU中血流感染的发病率、流行率、风险因素、费用和改进手段的了解，从业人员使用数据来驱动系统改变时，护理工作能够取得极大的改进。

干预手段是儿科重症监护实践的重要组成部分，它们提供了解决儿童器官功能衰竭的途径，但也附带着风险。操作风险与这些设备的置入和维护息息相关。常见的侵入性操作，如中心静脉通路、机械通气、动脉置管和颅内压监测能够在PICU得到解决，以降低不良事件的发生率。通过协作努力来分享导管置入和维护设备的最佳实践方法，能够明显地避免不良事件。在成人ICU中，预防胃肠道应激性溃疡、深静脉血栓形成、压疮和其他不良事件都积累了许多证据。

临床疗效

基于循证的实践结合了最佳研究证据、临床专业知识和患者价值观，以达到最理想的预后。重症医学的实践在不同从业人员和机构之间存在很大差异。通过推行实践指南，使用临床算法和核查表，可以缩小监护中的差异。

私立的、政府性的、亚专业组织开发了许多指南，以减少监护工作中不必要的差异。美国儿科学会和重症学会制定了指南和政策声明，以帮助改进儿科重症监护。指南因起草者而异。一个极端是需要将RCT的结果纳入指南；而另一个极端，只需要一组业内人士达成共识即可。这一点很重要，因为任何实践指南的成功取决于其影响医生决策的能力。

值得一提的是，指南中最终影响重症医生接受的几个重要组成部分包括：首先，指南应建立在现有RCT的证据基础上。第二，当证据缺乏时，制定者应召集多学科的临床医生和研究小组，就治疗方案达成共识。这样做是为了尽量减少任何一组从业者或任何一门学科的偏倚。第三，也许是最重要的一点，指南应被视为一项“正在进行的工作”，从数据的角度帮助识别当前的缺陷，以便未来的研究计划能够被用来进一步支持这些指南。

改进医疗成本

经济学要求提供成本低、效率高的医疗资源，同时又不降低质量。特定预期目标的实现是衡量 ICU 质量的一项指标。成本因预后衡量方法而异。病死率、有效率、住院日、院感率和重返率以及教学项目都会影响成本和报销。给定成本水平的质量决定了商品的价值。在医疗环境中，ICU 医疗被视作商品。

单个 ICU 的价值取决于实现低成本、高效率的能力。这与 IOM 卫生保健质量模型的目标效率概念相一致。ICU 服务被视为一种商品，根据效率和相似患者群来判断，以合理的成本提供优质医疗的那些 ICU 最具吸引力。存在不足的 ICU 需要优化效率，或者加强成本控制策略。

从微观经济学的角度来看，病情较重的患者在 ICU 需要更多的服务，住的时间更长，死亡率更大，接受治疗的费用也更高，这是老生常谈的问题了。然而，为了平衡成本和质量问题，ICUs 应确定相似的成本驱动因素（例如疾病严重程度），并在有针对性的基准理念下运作，以达到具有可比性的特定水平。为了实现这一点，经常使用临床评分系统来控制病例混杂变量因素（生理、诊断等），从而实现标准化的比较。住院日已成为衡量 ICU 性能和质量的标准，减少住院日是控制成本的一种方法。尽管作为一个变量，住院日本身在计算方面存在差异。标准化住院日比例是实际住院日与预测住院日之比，是资源使用的指标，根据严重程度进行调整。标准化住院日比例可以用来纵向比较特定 ICU 性能随时间的变化，也可以比较特定 ICU 与相似 ICU 资源使用的高低。

另一种判断 ICU 资源使用效率的方法是评估 ICU 的特有治疗，即 ICU 中具有代表性的疗法，如机械通气和血管活性药物输注。每一个 ICU 和医生的监测策略有所不同；因此，监测技术不应归入特有的治疗。这种方法的好处是，它允许医生确定低风险患者的比例，并比较需要 ICU 特有治疗的高风险危重患者的人数。加床会导致低危与高危患者比例失调，并降低 ICU 效率。评估入院和出院标准，以及因医院入住率高而患者无法转出 ICU 的周转问题，可能有助于提高 ICU 效率。

从业人员的评估

从儿科或成人 ICU 的学科角度来理解医疗质量时，IOM 框架作为一个组织原则是有用的。从业者在思考他们的实践时，往往会对医疗质量有不同的看法。他们经常考虑自己提供的医疗服务，而不是医疗团队或整个 ICU。从业者认为，他们提供了安全、及时和有效的医疗，符合最新证据。他们相信儿童和家庭都参与了护理，所有患者都得到了公平对待，与患者的个性特征或支付能力无关。Donabedian 的结构、过程和预后有助于不同的从业者确定自己在向患者提供高质量监护方面的作用，让他们知道自己能够提供什么及职责所在，明确自己的目标（表 182-3）。

结构

“结构”通常是从“砖头和水泥”（硬件）的角度来解释的。然而，墙壁、监护仪、设备和其他技术固然是重要的结构要素，但它们不足以提供最佳的医疗卫生服务。争取最佳预后需要更多因素才能完成，包括患者、家庭和所有学科的从业者；他们对儿童的了解；他们的专业知识；以及他们的合作。重要证据表明，ICU 的组织和管理是决定预后的关键因素。总之，这些要素是 Donabedian 可能参考的 ICU 工作的结构组成部分（见表 182-3）。

过程

临床过程是从业者与他们的患者和同事之间的相互作用。有证据表明，除了临床水平外，团队表现对于改善预后也很重要。由于护士接受培训往往能够注重到过程，而医生往往缺乏这一点。因此，当涉及处理流程如实施血管通路时，护士对流程的细枝末节感到满意，这可能会随着时间的推移而改变预后。已认识到，关注监护中的重点过程显著决定着预后，通过制定一些核查表、指南、集束化方案和路径以确保符合临床护理中确立的许多规范限制。

预后

最后，预后代表了就医经历的终点。医生经常把注意力集中于预后的衡量，作为他们工作的结果。在 ICU，病死率是一种重要的、可量化的、经常讨论的传统预后指标（见表 182-3）。其他相关的指标，还包括使用 ICU 特有的治疗、住院日、认知和身体的预后，以及由监护引起的疾病状态（见表 182-3）。

儿科面临的一个主要挑战是制定快速、可靠、客观、确切的发病率测量方法；在测试时衡量儿童的状况适用于各种环境中的不同年龄段。虽然深入测试，如神经心理学方法已经是临床标准，仍然需要新的方法以适用于各年龄儿童，并能快速用于大量样本。格拉斯哥（Glasgow Outcome Scale）评分适用于儿童整体表现量表评分 / 儿童脑功能分类量表评分，但只有量表相结合才能获得足够的可信度。因此，在结果研究中使用这些量表可能需要非常大的样本量来检测差异的显著性。关于成人医学成果的研究证明了日常生活能力量表等量表的价值。使用这些量表将使研究人员能够跟踪疾病和康复轨迹，并能够预测未来的功能状况、资源需求、经济影响以及疾病对大量患者的其他影响。因此，功能状态评分的基础是以符合上述标准的方式使日常生活活动的概念应用于儿科。对质控方案和研究试验，特别是目前基于以标准化病死率的内部或外部评价，将发病率和病死率纳入预后预测具有广泛的意义。以发病率和死亡率为重点的护理评估具有广泛的吸引力和相关性。潜力在于，通过观察标准化病死率的改变，列入一项重要的新预后，可能会对监护的结构和过程进行评价和改进。监测标准化死亡率的举措也可能与纳入标准化发病率相关。

然而，由于预后往往是一系列过程步骤的最终结果，而这些步骤在时间上是不同的，因此对于医生而言，关注过程和预后成分往往都很重要。在相当长的一段时间里，预后一直受到高度重视，而几乎忽略了过程的评价。医生只有同时关注医疗质量的过程和预后，才能提高患者的治疗质量。想要产生新知识和寻找机会以改善危重儿童的预后，这里是最肥沃的土壤。

临床过程与医学决策

当从业者从专属的过程来提高医疗质量时，不同的学科所依赖的医疗决策过程基本方面是相同的（图 182-4）。这些

表 182-3　基于 Donabedian 的结构、过程、预后框架的从业者相关 ICU 质量组件划分

结构		
硬件	ICU 本身	
	监护设备	
	诊疗设备	
	呼吸机	
	超声机	
	药物泵	
人事	医师	
	ICU 医师	
	一线医师	
	会诊医师	
	住院与专科培训医师	
	其他人员	
	ICU 护士	
	呼吸治疗师	
	药师	
	社工	
	ICU 管理人员	
	护士长	
	ICU 科主任	
	医院管理层	
过程*		
数据收集	入院	
	病史	
	详尽，及时，精确	
	体格检查	
	详尽，及时，精确	
	会诊意见	
	详尽，及时，精确	
	诊断学检验	
	恰当	
数据解释	根据数据识别模式	
	根据患者判断临床信息	
	临床学识与工作经验	
	EBM 知识和当前文献	
做出决策	制定患者接受的计划	
	医疗计划	
	护理计划	
	管理计划	
行动执行	收集更新数据	
	复习病史	
	复查患者	
	修订诊断	
	实施管理计划	
	保障恰当的预防措施	
	胃肠疾病预防	
	深静脉血栓预防	
	保障恰当的治疗措施	
	高血糖管理	
	小潮气量通气	
	抬高床头	
	实施医疗计划	
	基于 EBM 的恰当药物治疗	
	基于敏感性和特异性的恰当检验	
	基于 EBM 的恰当治疗计划	
	实施护理计划	
	规范的流程	
	安全与准确的执行	
	无并发症的、预期的结果	
	执行操作	
	规范的流程	
	安全与准确的执行	
	无并发症的、预期的结果	
预后		
	ICU 病死率	
	ICU 发病率	
	身体残疾	
	认知障碍	
	ICU 住院日	
	花费	
	ICU 治疗时间	
	院内感染	
	操作并发症	

*医生角度的过程。

EBM：循证医学；ICU：重症监护室。

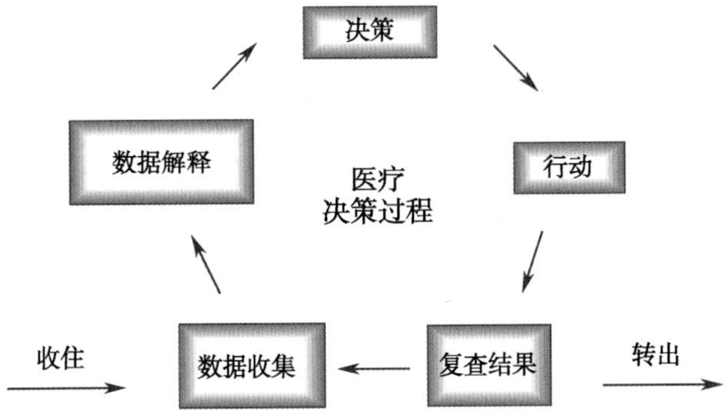

图182-4 医疗决策过程的关键元素

核心要素可以通过PICU从业者的核心流程来思考，因为是他们从入院到出院全程监护着重症儿童（见图182-4）。

传统的医疗决策有四个链式步骤，帮助从业者为患者做出决策。第一步是数据收集。医生通过病史、体格检查、诊断检验、会诊医师和医疗团队的其他成员来帮助自己，确保收集到了适当的数据作为临床决策的依据（见表182-3）。护士使用护理评估单或数据库，其中包含团队护理儿童和家庭的各种非医疗信息。下一步是医生通过整理收集到的数据来解释患者的病情。该步骤包括总结收集到的数据，看看它们是否呈现为一个特定的模式，并查看该模式是否与患者的临床表现相一致。护士们也在并行地执行这个功能，通过团队成员聚集在一起分享他们综合决策的结果。对于经验丰富的团队来说，通常会迅速地匹配到一个模式，因为宏大的"头脑图书馆"存储着类似的情形和患者。当团队缺乏经验时，这个过程就既缓慢又容易出错。再下一步是决策。医生可以通过会诊申请或开具检查来收集额外的数据。如果收集到足够的数据，医生就可以制定医疗计划，并随着时间的推移重新评估该计划是否成功（见表182-3）。医生可以推荐或执行一个操作，其结果也可能有助于诊断或治疗。护士将把护理诊断纳入计划，团队将一起采取行动，采取全面的战略提供监护治疗。最后，作为医疗决策的最后一步是团队必须采取行动。不连贯、未执行、只想不做的计划对患者没有帮助。这四个步骤使临床团队能够思考和组织他们的工作（见图182-4）。

在评估从业者级别的护理时，临床医生获取的数据往往存在不足。此时，许多ICU所能做的最好的事情就是建立适当的护理过程步骤，并让从业者落实责任去遵循这些步骤。由于患者情况和病例组合的不同，过程可能会发生偏离，但那些认定为随机的或鲁莽的偏差可以通过鼓励建立公正文化（Just Culture）的环境来处理。随着从业者级别的评估工具日渐成熟，同行评议过程中对从业者的评估也逐渐熟练。

人群角度的评估

在医疗卫生改革方面的努力，包括"奥巴马医疗法案"（Patient Protections and Affordable Care Act，PPACA），使人们更加重视改善医疗的预后。主要包括提高服务和临床质量，降低成本。然而，这项法案的一个主要组成部分要求对这些结果进行人口比较。由于在个人和人群层面的适用性差异，IHI的三重目标也有所不同。

一个相对较新的概念称为责任医疗组织（Accountable Care Organizations，ACO），它将患者分配给特定的从业者，以确保提供适当的医疗。大多数ACO是为成人而设的，重点是初级保健。随着这些努力的成熟，包括ICU监护在内的总医疗费用很可能会包括在内。目前，美国的儿科ACO相对很少，然而它们有望增长，并与人群基础相关联。

为了比较ICU和全体人群中的疾病严重程度，确保在人口水平随着时间推移进行公正和公平的比较工具是必不可少的。这些新发展有可能继续推动创新努力，用于评估ICU患者的疾病负担和预后转归，包括死亡率和发病率。

结论

评估儿科危重现状需要同时关注方法和内容。从内容角度看，"三重目标"在很大限度上取代了IOM的目标，成为主流模式，可以在患者和人群两个级别应用。在提高PICU质量方面的成功将取决于是否有能力让从业者适当地将重点放在学科特有的医疗护理过程上，以支持更广泛的预后转归。为了患者的利益，接下来要做的是更好地了解个体从业者对这些预后的影响，加强针对从业者的改进活动。

（刘波　何忠杰 译，成亚东 审校）

183

危重症的远期预后

Florian B. Mayr and Sachin Yende

尽管重症脓毒症和急性呼吸窘迫综合征（acute respiratory distress syndrome，ARDS）等危重症的发病率有所增加，但随着支持性护理技术的改进，生存率有所提高[1-3]。美国每年约 600 万成年人被送入重症监护室（intensive care unit，ICU），其中 480 多万人幸存[4]。传统的重症监护重点是降低短期死亡率。随着危重症初期幸存人数的增多，重症监护的目标也超越了短期死亡率，临床医生面临巨大挑战，即危重症幸存者的后续管理。

危重症可能引起长期的生理和神经心理功能障碍，导致持续的医疗保健行为并产生费用[5,6]。虽然一些幸存者恢复到患重疾前的功能和健康水平，但其他幸存者在认知、心理健康和身体健康或生活质量方面有长期的损害（图 183-1）[7]。在这些领域中的任何新的损害被称为重症监护后综合征（postintensive care unit syndrome，PICS）[8]。

在本章，我们回顾了对危重症患者长期预后认识的进展。大多数文献关注了急性肺损伤和重症脓毒症后的长期预后。我们将描述 PICS 各个分支的流行病学、危险因素、临床表现、管理和预后。

危重症后认知障碍

危重症常常导致新的认知障碍，包括记忆、注意力和集中力的缺失[9-12]。重症监护室幸存者的结构域受损可能取决于损伤的性质及其治疗，以及先前是否存在神经功能异常和个体特征，如年龄或并发症。一项纵向队列研究纳入了没有精神认知障碍或痴呆症的老年人，评估了急性监护或 ICU 住院前后患者的神经认知功能[13]。因急性疾病住院的患者神经认知功能下降和新患痴呆比未住院的患者更严重。这一发现表明，急危重症会导致神经认知功能的突然下降，而这并不是由于发病前的神经认知问题造成的。第二项关于脓毒症的研究证实了这一发现。健康和退休研究随访并评估了 2.7 万名以上美国老人重症脓毒症前后的神经认知功能[14]。重症脓毒症患者出现了新的实质性和持续性的神经认知障碍。因此，与急危重症相关的因素可能与老年危重症的神经认知功能下降有关[14,15]。同样，Pandharipande 等的研究指出：ICU 幸存者在重症一年后出现了与轻度痴呆或中度创伤性颅脑损伤类似的重要神经认知功能障碍。这种认知障碍在不同的患者分组中均有出现[16]。

神经认知障碍的病因可能由多种因素引起，这些因素与先前存在的及遗传因素相互作用，从而产生不良结果。目前数据表明，不良的神经认知后遗症与疾病严重程度、年龄、吸烟或酗酒无关。例如，ICU 住院时间、急性生理学和慢性健康评估Ⅱ评分、机械通气时间和潮气量以及接受镇静、麻醉或肌松药物的天数与 ARDS 幸存患者的神经认知障碍无关[12]。因此，急症严重程度并不能解释 ICU 幸存者所经历的神经认知障碍。可能的病理生理机制包括低氧血症、累积使用镇静剂或镇痛剂、低血压、谵妄、高血糖、脓毒症和炎症[10,17-19]。

理论上，早期识别认知障碍将促进恰当的评估和治疗。在重症监护室，认知功能障碍的评估必须简明扼要，易于执行且广泛适用[20]。然而，目前已有的测试，如改良的微型精神状态检查和蒙特利尔认知评估尚不足以预测长期的认知功能障碍[20,21]。

保护认知功能的管理策略，尽管没有强有力的证据支持其使用，但已经被提倡。这些措施包括筛查和尽量减少谵妄，减少镇静，提供镇静中断，以及预防和减轻诸如低血糖、高血糖、低氧血症和低血压等危险因素[10]。

危重症的精神后遗症

精神障碍，包括抑郁、焦虑和创伤后应激障碍（posttraumatic stress disorder，PTSD）在危重症幸存者中常见。例如，Davydow 和他的同事在一项系统回顾中报告，28% 的 ICU 幸存者有显著的临床抑郁[22]。与认知功能障碍相似，入住 ICU 时急症的严重程度并不能预测 ICU 后抑郁的发展。ICU 后早期抑郁症状是继发抑郁症状的重要危险因素，ICU 后抑郁症状与健康相关生活质量（health-related quality of life，HRQoL）显著降低有关。与一般危重症患者相比，ARDS 患者 ICU 后抑郁症状更为明显[23,24]。ARDS 患者中与抑郁相关的危险因素包括机械通气时间、ICU 住院时间、低血糖和镇静剂累积量[23]。另一项研究发现，酒精依赖、女性和年轻人是 ARDS 患者 1 年后抑郁的危险因素[25]。1 年后焦虑的预测因素包括氧合指数和机械通气的持续时间[25]。ICU 治疗后观察到的抑郁和焦虑可能是多因素的，需要进一步研

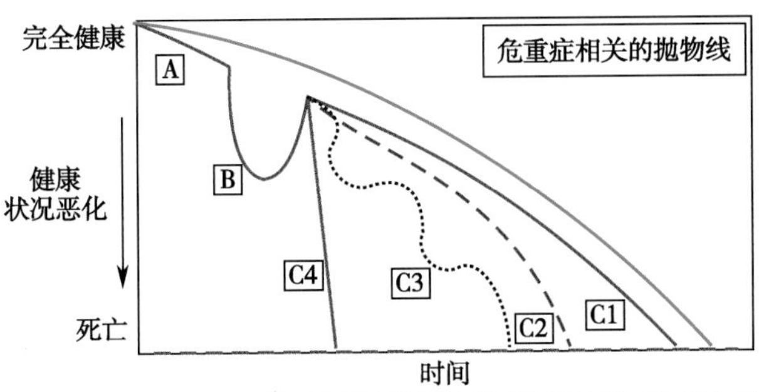

A：疾病先兆
B：急性期
C：危重症后的发展轨迹可能会有所不同。这些变化包括轨迹不变（C1）、缓慢进展（C2）、复发（C3）和快速进展（C4）

图 183-1　**描述严重疾病之前和期间的慢性健康状况以及康复过程中的健康轨迹的概念模型。** A，危重症之前的健康轨迹。B，急性期健康状况，通常因器官功能障碍而恶化。C，恢复期健康轨迹。健康状况包括：与 A 相比的无轨迹变化（C1）、渐进性恶化（C2）、复发（C3）和快速进展（C4）。（资料来源：Yende S，Iwashyna TJ，Angus DC. Interplay between sepsis and chronic health. Trends MolMed 2014；20：234-238.）

究，以便更好地了解患者的易感性、疾病和治疗特异性的情感障碍发病因素以及适当的诊断和监测工具。

一些研究已经检验了危重症与 PTSD 之间的关系。Schelling 等首次在 ICU 中引入了由危重症和创伤经历导致的创伤后应激障碍（posttraumatic stress disorder，PTSD）这一概念[26]，含 80 名 ARDS 长期幸存者的队列研究中近 1/3 的患者在出 ICU 后出现记忆障碍、噩梦、焦虑和睡眠困难，PTSD 患病率为 28%[26]。一项关于危重症幸存者 PTSD 症状的患病率、危险因素和预防 / 治疗策略的荟萃分析报道，在 1 年的期随访中，约 1/5 的幸存者中报道了临床上重要的 PTSD 症状[27]。患有潜在精神疾病并发症、苯二氮䓬类药物或对 ICU 恐惧经历早期记忆的患者 PTSD 的患病率最高[27]。在欧洲研究中，采用 ICU 日记方法与 PTSD 症状显著减少有关，而自助康复手册方式或护士主导的 ICU 随访在 6 个月时 PTSD 症状并未减少[27]。其他干预措施，如使用负荷剂量类固醇来对抗应激反应，从而改变创伤记忆，据推测可减少危重症幸存者的精神后遗症[28]。

危重症相关神经肌肉功能障碍

ICU 获得性衰弱在 ARDS 和其他复杂的危重症中很常见，无论疾病过程如何，肌肉和神经都会受损，导致机械通气时间延长和功能不良。先前的研究强调了持续肌力减退的概念，其始于机械通气后数小时的肌肉损伤可能在出 ICU 数年内持续不能完全恢复[29]。肌无力和功能受损是严重危重症的发病率构成之一[30]。

危重症多神经病变

临床上，危重症多神经病（critical illness polyneuropathy，CIP）主要表现为混合性感觉运动神经病变。CIP 在全身炎症反应综合征和脓毒症患者中非常常见，占 ICU 住院时间较长患者的 70%～100%[31]。它影响四肢和呼吸肌，而面肌通常不受影响[31]。肢体受累是对称的，最显著的是近端肌群和下肢末端。由于缺乏对监测、测试时机和性质的共识，以及受限于患者镇静或合作不良、正式定义和诊断标准[32]，CIP 真实发病率的检测变得复杂。这些患者最初可能未发生或临床上很难被发现，但随后的肌电图检查最初显示运动神经元轴索变性，然后是感觉神经纤维，这与受影响患者肌活检的急慢性去神经变化相一致[33]。

在脓毒症中，CIP 的发病机制与微循环的紊乱有关，导致轴索损伤、变性。也有证据表明，神经动作电位中断在疾病过程中可能是可逆的[34]。与 CIP 发展有关的其他危险因素包括高血糖，严格的血糖控制可以降低危重症患者 CIP 的发病率[35-37]。葡萄糖控制与神经保护之间确切的病理生理联系尚不清楚，但可能涉及线粒体功能的保护、钙稳态或对一氧化氮产生的调节[34, 38-40]。早期认为神经肌肉功能障碍与使用神经肌肉阻滞剂有关，而随后的研究数据未能证实这一联系[41]。关于糖皮质激素使用与衰弱之间关系的数据仍然存在争议；然而，一项针对急性肺损伤幸存者的全国多中心前瞻性试验报告显示，平均每日皮质类固醇剂量与 1 年后身体预后损害之间存在显著的关联[42]。

危重症肌病

一项前瞻性研究报告：危重症肌病（critical illness myopathy，CIM）的发病率在 48%～96%，其中包括肌活检作为诊断评估的一部分[32]。CIM 的病理学特点是弥漫性、非坏死性肌病，与肌纤维的脂肪变性、纤维萎缩和纤维化有关[29]。这在脓毒症患者和使用皮质类固醇及神经肌肉阻滞剂治疗的患者中已有描述。患者临床表现为虚弱、麻痹、脱机困难，可能与 CIP 患者无法区分。肌活检可鉴别这些病变[29, 32]。

CIM 的病理生理学包括分解代谢、炎症和膜兴奋性紊乱。CIM 患者存在蛋白分解代谢和尿氮丢失增加[43]。受累患者肌活检显示谷氨酰胺、蛋白质和 DNA 水平降低。有证据表明，钙蛋白酶、Caspase-3 和泛素蛋白水解途径上调与细胞凋亡的增加相一致[43-45]。

氧化性损伤在危重症患者中很常见，它可能导致肌肉中胰岛素受体信号转导中断，葡萄糖利用率降低，肌纤维生长和修复受损[46]。临床前数据表明，CIM 急性期观察到的肌肉失兴奋性是由于钠通道失活所致[47]。

早期活动与康复

物理康复治疗对于 ICU 患者短期预后影响的研究结果各异，没有证据表明它能改善长期预后。危重症患者的异质性，及由于缺乏对病理生理学本质的详细了解以致无法对这些患者进行风险分层，这可能是对短期预后研究结果相互矛盾的潜在解释。早期活动已被证明是安全、可行的，可以改变短期预后[48]。然而，实际行动是滞后的，在接受调查的

500 家美国医院中执行率不到 50% 就证明了这一点[49]。常见的障碍包括设备和人员[50]。

危重症相关死亡率

危重症幸存者出院后死亡率显著上升，在重症脓毒症中记载最多。例如，我们和其他人已经揭示在重症脓毒症的幸存者中有相似的出院后死亡率[50, 51]。此外，绝大多数严重脓毒症幸存者要么出现新的健康状况，要么现有健康状况恶化[51]。发现脓毒症恢复期间持续炎症或促凝状态可能增加心血管疾病的风险（心肌梗死、卒中和需要冠状动脉血管再通）[52, 53]、糖尿病[54, 55]和房颤[56]。的确，重症脓毒症是一个复杂的疾病过程，有许多潜在的机制来解释脓毒症的不同类别以及脓毒症患者的短期监护如何导致晚期后遗症。其中一些途径可能是脓毒症特有的，而另一些则可能与其他急性疾病共有。进一步的观察研究需要复杂的设计来分离潜在的影响因素。此外，最终的步骤将是进行实验，将患者随机分配到旨在改变这些途径的替代监护策略中，以期改善脓毒症的长期结果。

慢性危重症

慢性危重症（chronic critical illness，CCI），即在最初的急性疾病中存活但随后经历持续的器官衰竭而需要长期重症监护的患者[57]。该病的特点是住院费用高、亚急性期护理频繁、长期存活率低[5]。由于人口老龄化以及危重症早期管理技术的进步，预计 CCI 的临床和财务负担在未来几年将增加，从而产生更多的长期幸存者[58, 59]。

在一个基于美国五个州的人口样本中，我们发现据共识定义的 CCI 的流行率随着时间的推移在增加，其相关的住院费用每年超过 250 亿美元[60]，该发现强调了 CCI 对重症监护领域的重要性，特别是在卫生保健政策和规划方面。随着人口老龄化，CCI 的开支可能会进一步增加，因为 CCI 的发病率随着年龄的增长而急剧增加[60]，类似于其他危重症如重症脓毒症和 ARDS[61, 62]。根据临终患者对重症监护的偏好与年龄相关[63]，CCI 的患病率可能会有所不同，需要由患者或其代理决策人来决定（无论是隐性的还是显性的）是否接受长期的生命支持[60]。

导致 CCI 最常见的最初诊断是脓毒症和需要机械通气的急性呼吸衰竭[60]。两者都以过度的促炎状态为特征，可导致长期器官衰竭、神经肌无力和神经认知功能障碍；所有这些都是 CCI 的特征[64]。这一发现提示脓毒症和急性呼吸衰竭的早期治疗是预防 CCI 的重要目标。通过预防危重症早期的器官衰竭，如早期活动[65]、早期复苏[2]、小潮气量[1]、休克纠正后保守的液体管理[66]和避免过度镇静[67]等，可能是在 CCI 发生前阻止 CCI 的有力手段，从而最大限度地减少这一疾病的人口负担。医院获得性感染可能增加住院患者的死亡和 CCI 的负担[68]。

生活质量

一些研究表明，重症脓毒症会影响生活质量[69]。前面描述的每一个转归都可能影响生活质量。大约 1/3 的脓毒症住院患者在 6 个月时生活质量在各个领域均有显著的损害。前面所述的认知和身体功能障碍可能持续存在，导致行动、日常起居活动和残疾问题。此外，尽管许多脓毒症患者回归家庭，但大约 1/3 的患者需要在家中获得额外帮助，或者是进入专业护理机构、急症监护医院或康复中心。

危重症的家庭护理与家庭负担

家庭护理效果及他们与 ICU 幸存者的互动对于理解危重症对家庭单元的影响具有重要意义[70, 71]。在卒中或癌症等其他医学情况下，有相当多的工作体系对这些交互作用进行评估[72, 73]。这些数据表明，工作质量不高的家庭护理员会带来不良预后，并对幸存者的家庭护理造成威胁[74, 75]。

研究表明，大多数接受长期机械通气的 ICU 幸存者在其病后一年仍需要家庭护理员的帮助[76]。提供这种护理可能导致 PTSD、情绪困扰、抑郁、焦虑和 HRQoL 降低[77-79]。此外，由于患者的身心障碍，以及在家中面临复杂的护理管理带来的生活方式的干扰，护理人员承受着巨大的负担[80]。

未来的方向

研究结果显示，很大一部分危重症存活者长期预后很差，这可能归功于危重症而不是既往的慢性健康，该发现对未来临床试验的终点产生了影响。传统上，主要终点事件只包括死亡率。类似于卒中，将发病率和死亡率结合作为一个主要终点事件很重要[81]。

大多数危重症的干预措施都是短暂的，为期数天至数周。由于不良的长期预后可能持续数月，在 ICU 开始但持续较长时间的干预应在未来的临床试验中进行测试。

最后，未来的研究应该了解长期不良预后的潜在机制。这些研究可以在动物身上进行，通过建立模拟人类疾病的模型，并在数周内研究长期结果；或者在人类中进行，通过队列研究进行出院后数月的随访，并纵向获取样本。

结论

随着重症监护的发展和支持性监护的进步，患者更有可能在最初的危重症中存活下来。危重症幸存者随后面临各种各样的问题，包括功能缺陷、神经肌肉和神经心理疾病、现有慢性疾病的恶化或新的慢性疾病的发展，这些疾病往往导致永久性的功能损害。这些导致持续的反复就医和频繁住院[82]。

此外，人们逐渐认识到，危重症后遗症给 ICU 幸存者的家庭带来了巨大压力，他们经常忍受着复杂的非正规家庭护理的难题[71,80,83]。但这些不良后果中只有一部分得到了充分研究，预防这些后果的具体干预措施尚未经过临床研究的检验。

未来研究需要解决危重症预后的病理生理学（如 ICU 获得性衰弱或神经心理障碍），以制定综合康复干预措施，将患者和家庭护理者的需求纳入其中。

（李远青　何忠杰 译，成亚东 审校）

参考文献

1. The Acute Respiratory Distress Syndrome Network. Ventilation with lower tidal volumes as compared with traditional tidal volumes for acute lung injury and the acute respiratory distress syndrome. N Engl J Med. 2000;342:1301-1308.
2. Yealy DM, Kellum JA, Huang DT, et al. A randomized trial of protocol-based care for early septic shock. N Engl J Med. 2014;370:1683-1693.
3. Rivers E, Nguyen B, Havstad S, et al. Early goal-directed therapy in the treatment of severe sepsis and septic shock. N Engl J Med. 2001;345:1368-1377.
4. Wunsch H, Angus DC, Harrison DA, et al. Variation in critical care services across North America and Western Europe. Crit Care Med. 2008;36:2787-2793, e2781-2789.
5. Unroe M, Kahn JM, Carson SS, et al. One-year trajectories of care and resource utilization for recipients of prolonged mechanical ventilation: a cohort study. Ann Intern Med. 2010;153:167-175.
6. Herridge MS, Tansey CM, Matte A, et al. Functional disability 5 years after acute respiratory distress syndrome. N Engl J Med. 2011;364:1293-1304.
7. Ehlenbach WJ. The sobering reality of outcomes when older adults require prolonged mechanical ventilation. J Am Geriatr Soc. 2014;62:183-185.
8. Needham DM, Davidson J, Cohen H, et al. Improving long-term outcomes after discharge from intensive care unit: report from a stakeholders' conference. Crit Care Med. 2012;40:502-509.
9. Herridge MS, Cheung AM, Tansey CM, et al. One-year outcomes in survivors of the acute respiratory distress syndrome. N Engl J Med. 2003;348:683-693.
10. Desai SV, Law TJ, Needham DM. Long-term complications of critical care. Crit Care Med. 2011;39:371-379.
11. Hopkins RO, Weaver LK, Chan KJ, Orme JF, Jr. Quality of life, emotional, and cognitive function following acute respiratory distress syndrome. J Int Neuropsychol Soc. 2004;10:1005-1017.
12. Hopkins RO, Weaver LK, Collingridge D, Parkinson RB, Chan KJ, Orme JF, Jr. Two-year cognitive, emotional, and quality-of-life outcomes in acute respiratory distress syndrome. Am J Respir Crit Care Med. 2005;171:340-347.
13. Ehlenbach WJ, Hough CL, Crane PK, et al. Association between acute care and critical illness hospitalization and cognitive function in older adults. JAMA. 2010;303:763-770.
14. Iwashyna TJ, Ely EW, Smith DM, Langa KM. Long-term cognitive impairment and functional disability among survivors of severe sepsis. JAMA. 2010;304:1787-1794.
15. Bagshaw SM, McDermid RC. The role of frailty in outcomes from critical illness. Curr Opin Crit Care. 2013;19:496-503.
16. Pandharipande PP, Girard TD, Jackson JC, et al. Long-term cognitive impairment after critical illness. N Engl J Med. 2013;369:1306-1316.
17. Mikkelsen ME, Christie JD, Lanken PN, et al. The adult respiratory distress syndrome cognitive outcomes study: long-term neuropsychological function in survivors of acute lung injury. Am J Respir Crit Care Med. 2012;185:1307-1315.
18. Hopkins RO, Suchyta MR, Snow GL, Jephson A, Weaver LK, Orme JF. Blood glucose dysregulation and cognitive outcome in ARDS survivors. Brain Inj. 2010;24:1478-1484.
19. Brummel NE, Balas MC, Morandi A, Ferrante LE, Gill TM, Ely EW. Understanding and reducing disability in older adults following critical illness. Crit Care Med. 2015;43:1265-1275.
20. Woon FL, Dunn CB, Hopkins RO. Predicting cognitive sequelae in survivors of critical illness with cognitive screening tests. Am J Respir Crit Care Med. 2012;186:333-340.
21. Nasreddine ZS, Phillips NA, Bedirian V, et al. The Montreal Cognitive Assessment, MoCA: a brief screening tool for mild cognitive impairment. J Am Geriatr Soc. 2005;53:695-699.
22. Davydow DS, Gifford JM, Desai SV, Bienvenu OJ, Needham DM. Depression in general intensive care unit survivors: a systematic review. Intensive Care Med. 2009;35:796-809.
23. Dowdy DW, Bienvenu OJ, Dinglas VD, et al. Are intensive care factors associated with depressive symptoms 6 months after acute lung injury? Crit Care Med. 2009;37:1702-1707.
24. Adhikari NK, McAndrews MP, Tansey CM, et al. Self-reported symptoms of depression and memory dysfunction in survivors of ARDS. Chest. 2009;135:678-687.
25. Hopkins RO, Key CW, Suchyta MR, Weaver LK, Orme JF, Jr. Risk factors for depression and anxiety in survivors of acute respiratory distress syndrome. Gen Hosp Psychiatry. 2010;32:147-155.
26. Schelling G, Stoll C, Haller M, et al. Health-related quality of life and posttraumatic stress disorder in survivors of the acute respiratory distress syndrome. Crit Care Med. 1998;26:651-659.
27. Parker AM, Sricharoenchai T, Raparla S, Schneck KW, Bienvenu OJ, Needham DM. Posttraumatic stress disorder in critical illness survivors: a metaanalysis. Crit Care Med. 2015;43:1121-1129.
28. Porhomayon J, Kolesnikov S, Nader ND. The impact of stress hormones on post-traumatic stress disorders symptoms and memory in cardiac surgery patients. J Cardiovasc Thorac Res. 2014;6:79-84.
29. Levine S, Nguyen T, Taylor N, et al. Rapid disuse atrophy of diaphragm fibers in mechanically ventilated humans. N Engl J Med. 2008;358:1327-1335.
30. Kress JP, Hall JB. ICU-acquired weakness and recovery from critical illness. N Engl J Med. 2014;370:1626-1635.
31. Zhou C, Wu L, Ni F, Ji W, Wu J, Zhang H. Critical illness polyneuropathy and myopathy: a systematic review. Neural Regen Res. 2014;9:101-110.
32. Fan E, Cheek F, Chlan L, et al. An official American Thoracic Society Clinical Practice guideline: the diagnosis of intensive care unit-acquired weakness in adults. Am J Respir Crit Care Med. 2014;190:1437-1446.
33. Latronico N, Shehu I, Guarneri B. Use of electrophysiologic testing. Crit Care Med. 2009;37:S316-320.
34. Friedrich O, Reid MB, Van den Berghe G, et al. The sick and the weak: neuropathies/myopathies in the critically ill. Physiol Rev. 2015;95:1025-1109.
35. Van den Berghe G, Schoonheydt K, Becx P, Bruyninckx F, Wouters PJ. Insulin therapy protects the central and peripheral nervous system of intensive care patients. Neurology. 2005;64:1348-1353.
36. Hermans G, Schrooten M, Van Damme P, et al. Benefits of intensive insulin therapy on neuromuscular complications in routine daily critical care practice: a retrospective study. Crit Care. 2009;13:R5.
37. Hermans G, De Jonghe B, Bruyninckx F, Van den Berghe G. Interventions for preventing critical illness polyneuropathy and critical illness myopathy. Cochrane Database Syst Rev. 2014;1:CD006832.
38. Vanhorebeek I, De Vos R, Mesotten D, Wouters PJ, De Wolf-Peeters C, Van den Berghe G. Protection of hepatocyte mitochondrial ultrastructure and function by strict blood glucose control with insulin in critically ill patients. Lancet. 2005;365:53-59.
39. Verkhratsky A, Fernyhough P. Calcium signalling in sensory neurones and peripheral glia in the context of diabetic neuropathies. Cell Calcium. 2014;56:362-371.
40. Siroen MP, van Leeuwen PA, Nijveldt RJ, Teerlink T, Wouters PJ, Van den Berghe G. Modulation of asymmetric dimethylarginine in critically ill patients receiving intensive insulin treatment: a possible explanation of reduced morbidity and mortality? Crit Care Med. 2005;33:504-510.
41. Papazian L, Forel JM, Gacouin A, et al. Neuromuscular blockers in early acute respiratory distress syndrome. N Engl J Med. 2010;363:1107-1116.
42. Needham DM, Wozniak AW, Hough CL, et al. Risk factors for physical impairment after acute lung injury in a national, multicenter study. Am J Respir Crit Care Med. 2014;189:1214-1224.
43. Powers SK, Wiggs MP, Sollanek KJ, Smuder AJ. Ventilator-induced diaphragm dysfunction: cause and effect. Am J Physiol Regul Integr Comp Physiol. 2013;305:R464-477.
44. Hooijman PE, Beishuizen A, Witt CC, et al. Diaphragm muscle fiber weakness and ubiquitin-proteasome activation in critically ill patients. Am J Respir Crit Care Med. 2015;191:1126-1138.
45. Levine S, Biswas C, Dierov J, et al. Increased proteolysis, myosin depletion, and atrophic AKT-FOXO signaling in human diaphragm disuse. Am J Respir Crit Care Med. 2011;183:483-490.
46. Gratas-Delamarche A, Derbre F, Vincent S, Cillard J. Physical inactivity, insulin resistance, and the oxidative-inflammatory loop. Free Radic Res. 2014;48:93-108.
47. Kraner SD, Novak KR, Wang Q, Peng J, Rich MM. Altered sodium channel-protein associations in critical illness myopathy. Skelet Muscle. 2012;2:17.
48. Kress JP. Clinical trials of early mobilization of critically ill patients. Crit Care Med. 2009;37:S442-447.
49. Bakhru RN, Wiebe DJ, McWilliams DJ, Spuhler VJ, Schweickert WD. An environmental scan for early mobilization practices in U.S. ICUs. Crit Care Med. 2015;43:2360-2369.
50. Yende S, D'Angelo G, Mayr F, et al. Elevated hemostasis markers after pneumonia increases one-year risk of all-cause and cardiovascular deaths. PLoS One. 2011;6:e22847.
51. Prescott HC, Langa KM, Liu V, Escobar GJ, Iwashyna TJ. Increased 1-year healthcare use in survivors of severe sepsis. Am J Respir Crit Care Med. 2014;190:62-69.
52. Yende S, D'Angelo G, Kellum JA, et al. Inflammatory markers at hospital discharge predict subsequent mortality after pneumonia and sepsis. Am J Respir Crit Care Med. 2008;177:1242-1247.
53. Corrales-Medina VF, Musher DM, Shachkina S, Chirinos JA. Acute pneumonia and the cardiovascular system. Lancet. 2013;381:496-505.
54. Aroor AR, McKarns S, Demarco VG, Jia G, Sowers JR. Maladaptive immune and inflammatory pathways lead to cardiovascular insulin resistance. Metabolism. 2013;62:1543-1552.
55. Kaur J. A comprehensive review on metabolic syndrome. Cardiol Res Pract. 2014;2014:943162.
56. Boos CJ, Lip GY, Jilma B. Endotoxemia, inflammation, and atrial fibrillation. Am J Cardiol. 2007;100:986-988.
57. Nelson JE, Cox CE, Hope AA, Carson SS. Chronic critical illness. Am J Respir Crit Care Med. 2010;182:446-454.
58. Erickson SE, Martin GS, Davis JL, Matthay MA, Eisner MD. Recent trends in acute lung injury mortality: 1996-2005. Crit Care Med. 2009;37:1574-1579.
59. Angus DC, Shorr AF, White A, Dremsizov TT, Schmitz RJ, Kelley MA. Critical care delivery in the United States: distribution of services and compliance with Leapfrog recommendations. Crit Care Med. 2006;34:1016-1024.
60. Kahn JM, Le T, Angus DC, et al. The epidemiology of chronic critical illness in the United States. Crit Care Med. 2015;43:282-287.
61. Angus DC, Linde-Zwirble WT, Lidicker J, Clermont G, Carcillo J, Pinsky MR. Epidemiology of severe sepsis in the United States: analysis of incidence, outcome, and associated costs of care. Crit Care Med. 2001;29:1303-1310.
62. Rubenfeld GD, Caldwell E, Peabody E, et al. Incidence and outcomes of acute lung injury. N Engl J Med. 2005;353:1685-1693.
63. Prendergast TJ, Luce JM. Increasing incidence of withholding and withdrawal of life support from the critically ill. Am J Respir Crit Care Med. 1997;155:15-20.
64. Villar J, Blanco J, Zhang H, Slutsky AS. Ventilator-induced lung injury and sepsis: two sides of the same coin? Minerva Anestesiol. 2011;77:647-653.
65. Schweickert WD, Pohlman MC, Pohlman AS, et al. Early physical and occupational therapy in mechanically ventilated, critically ill patients: a randomised controlled trial. Lancet. 2009;373:1874-1882.
66. Wiedemann HP, Wheeler AP, Bernard GR, et al. Comparison of two fluid-management strategies in acute lung injury. N Engl J Med. 2006;354:2564-2575.
67. Girard TD, Kress JP, Fuchs BD, et al. Efficacy and safety of a paired sedation and ventilator weaning protocol for mechanically ventilated patients in intensive care (Awakening and Breathing Controlled trial): a randomised controlled trial. Lancet. 2008;371:126-134.
68. Burgmann H, Hiesmayr JM, Savey A, Bauer P, Metnitz B, Metnitz PG. Impact of nosocomial infections on clinical outcome and resource consumption in critically ill patients. Intensive Care Med. 2010;36:1597-1601.
69. Winters BD, Eberlein M, Leung J, Needham DM, Pronovost PJ, Sevransky JE. Long-term mortality and quality of life in sepsis: a systematic review. Crit Care Med. 2010;38:1276-1283.
70. Kross EK. The importance of caregiver outcomes after critical illness. Crit Care Med. 2015;43:1149-1150.
71. Van Pelt DC, Milbrandt EB, Qin L, et al. Informal caregiver burden among survivors of prolonged mechanical ventilation. Am J Respir Crit Care Med. 2007;175:167-173.
72. Low JT, Payne S, Roderick P. The impact of stroke on informal carers: a literature review. Soc Sci Med. 1999;49:711-725.
73. Nijboer C, Tempelaar R, Sanderman R, Triemstra M, Spruijt RJ, van den Bos GA. Cancer and caregiving: the impact on the caregiver's health. Psychooncology. 1998;7:3-13.
74. Arai Y, Sugiura M, Washio M, Miura H, Kudo K. Caregiver depression predicts early discontinuation of care for disabled elderly at home. Psychiatry Clin Neurosci. 2001;55:379-382.
75. Evans RL, Bishop DS, Haselkorn JK. Factors predicting satisfactory home care after stroke. Arch Phys Med Rehabil. 1991;72:144-147.
76. Chelluri L, Im KA, Belle SH, et al. Long-term mortality and quality of life after prolonged mechanical ventilation. Crit Care Med. 2004;32:61-69.
77. Azoulay E, Pochard F, Kentish-Barnes N, et al. Risk of post-traumatic stress symptoms in family members of intensive care unit patients. Am J Respir Crit Care Med. 2005;171:987-994.
78. Pochard F, Darmon M, Fassier T, et al. Symptoms of anxiety and depression in family members of intensive care unit patients before discharge or death. A prospective multicenter study. J Crit Care. 2005;20:90-96.
79. Cameron JI, Herridge MS, Tansey CM, McAndrews MP, Cheung AM. Well-being in informal caregivers of survivors of acute respiratory distress syndrome. Crit Care Med. 2006;34:81-86.
80. Van Pelt DC, Schulz R, Chelluri L, Pinsky MR. Patient-specific, time-varying predictors of post-ICU informal caregiver burden: the caregiver outcomes after ICU discharge project. Chest. 2010;137:88-94.
81. Goyal M, Demchuk AM, Menon BK, et al. Randomized assessment of rapid endovascular treatment of ischemic stroke. N Engl J Med. 2015;372:1019-1030.
82. Ruhl AP, Lord RK, Panek JA, et al. Health care resource use and costs of two-year survivors of acute lung injury. An observational cohort study. Ann Am Thorac Soc. 2015;12:392-401.
83. Kress JP, Herridge MS. Medical and economic implications of physical disability of survivorship. Semin Respir Crit Care Med. 2012;33:339-347.

184

大规模重症监护

Ariel L. Shiloh, Richard H. Savel, and Vladimir Kvetan

天灾人祸，古已有之，且愈见频繁。灾害条件下资源和需求不相匹配，则引发程度不等的混乱，并给医疗保健系统带来了巨大的负担。将受影响的社会恢复到之前状态需要额外的努力和大量的财力。此类事件可给数以千计的人群造成肉体和精神上的创伤，其长期、持续影响比引发的全球关注更为久远。

2001 年美国的“9•11”事件之后的生物恐怖活动、急性传染病流行情况，在灾害管理和多学科减灾领域提出了新的挑战。在过去的几十年间，战争和恐怖主义引发的灾害获得了更多的关注，而自然灾害的发生频率也呈现了上升趋势。这归因于地质灾害易发地区人口的增长、快速工业化，以及有毒有害物质（hazardous materials，HazMat）暴露的增加[1-3]。

对不同卫生保健体系在既往大型灾害下的表现进行的分析证明，需要一个更为清晰、独立的计划过程以应对多种灾害[4]。它提供了对常见灾害场景的基本理解，突出了重症医学专家在应对灾害医疗中的角色。对于临床重症医师来说，重要的是要牢记，他们的角色首先是接受者，而不是现场处置人员；训练有素的重症医学专家留在医院中的价值远远高于把他们快速调动到现场，在缺乏有利工作环境的情况下，他们发挥不了作用，反而可能成为累赘[5]。

背景

重大灾害经常发生，造成广泛的人员伤亡。近 20 年间，全球有 300 多万人死于重大灾害。据报道，仅在 2001 年有 39 073 人死于灾害，10 年间平均每年约有 62 000 人。尽管地震、火山喷发之类的地质灾害发生率保持稳定，但近年来气象灾害达到了最高峰[6]。随着人口增长，人群进住各种灾害高发地带，灾难的严重性和影响力还将上升。自“9•11”事件之后，人们开始关注人为灾害对医疗保健系统的影响，以及需要对这种低概率但灾难性事件进行预测和计划。虽然对它们的反应具有基本相似性，但是对每种类型的灾难反应具独特性。在任何一次灾难之后，卫生保健系统都承担了预防额外死亡、救援减灾的任务，并要应对无法抗拒的资源短缺情况。近年来，灾难医学已经成长为一门独立的专业，以期对这类灾难事件能未雨绸缪。这和公共卫生专业共享同一个理念：“将最好的东西给最多的人”[3]。

来自不同医院体系的医务人员相互协作，使他们能跨越自然差异而参与到各自的小组中，并最大效率地利用短缺的资源。因为危重患者需要重症监护，重症医师在协同工作中具有不可预估的地位。除了在 ICU 中的日常照护工作之外，重症医师可帮助进行检伤分类、危重患者转运、为大量伤员合理安排治疗顺序。他们也可能随着移动 ICU 队伍在现场提供必要的医疗监护。因此，熟悉灾难管理原则、具备组织领导才能、非常规重症监护的实践、熟悉不同灾害相关的并发症，对重症医师均有重要意义。

术语

医师和卫生保健从业人员应熟悉灾难医学的命名规则及术语。清晰、通用、简练的定义，对于灾难情形下的有效沟通和准确响应意义重大。在不同卫生保健体系之间保持统一的术语应用，将为分析、建设有效的灾害预案与响应提供基础[7]。下文将围绕灾害、灾难、人员伤亡等定义的争议进行讨论。

“灾难”（disaster）这个词包含了主观上的评估，不同的人使用时，其含义存在固有的差别。例如，地方上的、州一级的、联邦级的“灾难公告”所示的财政和其他资源投入各不相同。同理，一个社区受的灾害和另一个也不尽相同。目前“灾难”一词尚无能被普遍接受的定义[7]，德波尔意识到了这一不足，建议用“医疗严重性指数”（medical severity index）这一术语代替[8]。然而该术语在日常应用中也未被完全接受。不同的修订给“灾难”一词带来不同的定义，包括其类型，涉及的地域、时间，发生形式，受灾社区的规模，可用资源的基线水平，事件导致的人身、精神和经济损失程度。然而，从卫生保健角度出发，定义某一灾难的最重要变量是它对医疗卫生设施的功能影响[7]。尽管人们多次试图消除这种混淆，但问题仍未解决[7,9,10]。以下是从卫生保健角度出发，在灾难医学中常用的几个定义：

灾害（hazard）：具有造成毁灭性损失的潜力性事件。可能是一种“自然”现象，例如火山喷发；也可能是“人为的”，例如核电站事故[11]。

紧急状态（emergency）：严重扰乱医疗环境的突发自然或人为事件（例如：强风、暴风雨、地震摧毁了医疗机构建筑物)；造成处置和治疗中断(例如：由于洪水、人员骚乱、事故、医疗机构内或该机构所在的社区内出现紧急情况而破坏公用设施，如水、电、电话通讯等)；或造成突然、显著的就医需求改变或者增加(例如：生物恐怖袭击、建筑物垮塌、空难发生于该机构所在的社区)。

灾难(disaster)：在身体、精神、社会、经济，甚至政治上造成一定影响，以致于受灾社区需要额外的，通常需要国际帮助来处置的事件[9,10]。医疗灾难作为该类别的子定义，指身体上和/或精神上的损伤超出了受灾社区的医疗响应能力。

伤亡(casualty)：包括任何在身体和/或精神上受到外来暴力损害导致的死亡、受伤或物质损失。同上，该词亦无标准定义，有时用来指代伤害、死亡或两者兼有。它也可能涉及财政问题，因为仅被认定为灾民的人员方能领取联邦补偿金[7,9,10]。

风险分层系统(potential injury-creating event system，PICE)：为解决灾难命名的混淆而开发的全新系统。它使用对卫生保健设施功能上的影响作为定义“紧急”或“灾难”的决定性因素。它使用 4 种术语来表述灾害对卫生保健设施造成的影响[7]。

多发伤亡事件(multicasualty incident)无论其规模大小，能够被当地急诊医疗服务(emergency medicalservices，EMS)所承担的灾害事件。从操作角度出发，指一个影响已经超出该急诊医疗服务每日常规响应量的事件。当地响应系统需要做出调整以满足其需求，但无需外界援助(Ⅰ级响应)[12]。

大规模伤亡事件(mass-casualty incident)超出当地响应能力的灾害事件。更倾向于指代对医疗系统的持续性需求，而非众多小规模灾害的短促、密集的峰值性需求。该事件需要Ⅱ级响应(邻近的或区域性的资源被调用)或Ⅲ级响应(州级的、跨州级的，联邦级的资源被调用于救援和恢复)[13]。

灾害风险分析(hazard vulnerability analysis，HVA)对潜在的紧急情况的识别，包含其对医疗机构运行上的直接或间接影响、对医疗机构服务上的要求[14]。

灾难的分类

由自然界力量引起的即为自然灾难，包括地震、火山喷发、飓风、洪水、火灾、龙卷风。此外，传染性灾难分为流行、大流行。由人为因素引起的称为人为灾难，可进一步分为复杂紧急情况(例如，恐怖袭击)或技术性灾难(例如，工业事故)[15]。其他分类方法包括按发生状态(急性或潜伏性)、可预测性、持续时间、发生频率等划分。从公共卫生角度看，灾难必须按其对人群和卫生保健体系的影响去定义。对卫生保健体系功能上的影响尤其重要[15,16]。

风险分层系统(potential injury-creating event，PICE)尝试去建立统一的标准，以求纳入各种各样的局面[7]。该系统的主要目标是来表述一家医院或一个社区在运行方面的受灾结果，以及所需要的外界辅助的形式和规模。从一组标准化的字母中可选出描述某一事件的 4 个模型，并给予定级(表 184-1)。第一列(A 列)描述了灾民继续增加的可能性。例如，空难中受伤的有限人数是“静态事件”，相对而言，正在发生的火灾是“动态”事件。第二列(B 列)描述了当地资源是否充足(“可控”)或不足。如果不足，两个模型“受损”和“瘫痪”时需要简单扩充还是完全重建(表 184-2)。第三列(C 列)描述了所涉及的地理范围。风险分层系统的分层依据倾向于对外界医疗援助的需要程度(表 184-3)。该模型为灾难

表 184-1 风险分层系统命名

A	B	C
静态	可控	局部
动态	受损 瘫痪 国际	区域 国家

资料来源：Koenig KL，Dinerman N，Kuehl AE. Disaster nomenclature—a functional impact approach: the PICE system. AcadEmerg Med 1996; 3: 723-727.

表 184-2 瘫痪性灾难的风险分层系统

破坏性的	非破坏性的
炸弹爆炸	暴风雪
地震	雇员罢工
龙卷风	停电
民事动乱	停水
有害物质泄露	
火灾	
建筑物垮塌	

资料来源：Koenig KL，Dinerman N，Kuehl AE. Disaster nomenclature—a functional impact approach: the PICE system. AcadEmerg Med 1996; 3: 723-727.

表 184-3 风险分层系统的分层及示例

分层	预计对外界援助的需求	外界援助的状态
0	无或极少	不介入
Ⅰ	小量	警觉
Ⅱ	中量	待命
Ⅲ	大量	调度
分层示例		
1. 大城市中多车相撞事故		静态，可控，局部，0 层
2. 小市镇中多车相撞事故		静态，受损，局部，Ⅰ层
3. 洛杉矶市民事动乱		动态，受损，区域，Ⅱ层
4. 中国非典(SARS)暴发		动态，受损，国家，Ⅲ层

SARS：严重急性呼吸综合征。

资料来源：Koenig KL，Dinerman N，Kuehl AE. Disaster nomenclature—a functional impact approach: the PICE system. AcadEmerg Med 1996; 3: 723-727.

的预案规划人员、研究人员和响应人员提供了重要概念。利用这一系统，可以对灾害进行前瞻性和回顾性的描述。PICE是一个用于规划和减灾的宝贵工具，但该系统需要更广泛的验证。还可能需要进一步改进，以详细描述受影响社区所需的援助类型[7]。无论对灾害进行分类的依据是什么，每一种灾害都具有独特性。了解不同自然灾害和人为灾害的共同影响，对其影响进行有效的预测和规划是十分重要的。下面将回顾一些常见的灾害情况。

自然灾难

地震

地震是典型的高度致死性灾难，如图184-1所示[17]。对幸存者预后具有决定性的两大影响因素，一是在创伤基础和生命支持上都训练有素、水平统一的队伍，二是灾区住宅与公用设施的建筑设计。近几年发生在土耳其、中国台湾省、印度尼西亚的苏门答腊岛、克什米尔地区、中国四川省和海地的大地震表明，抗震工程方面设计可靠的土建结构，例如学校和医院，对预后的影响重大。此外，富裕国家为受灾城市地区提供的重建赠款方面对世界产生巨大的财政影响。在发展中国家，中等破坏性地震的重建费用通常高达100亿美元，而发展中国家对城市地震的需求可能要高出大约一个数量级。

尽管在地震医疗响应处理上有大量经验和文献发表，海地大地震表明：我们常常注定要重温被遗忘的教训。

海地大地震发生于2010年1月12日，里氏7.0级，导致约23万人死亡，150万人无家可归。让我们首先考虑一下所作出的军事医学反应，特别是面对在中东战争中军事医学机构不断暴露于大规模伤亡的管理之下。

来自经验丰富的以色列国防军（IsraelDefenseForces，IDF）响应队员在海地地震后48小时内完成了空运部署，全队由230人组成，在国际响应方面具有多年的广泛经历。他们在8小时内展开了移动医院，提供60张床位，包括4张重症监护病床，1个手术间，在10天的运行中收治了超过1 100例患者[18]。

首批灾民大部分表现为肢体挤压伤伴有伤口开放性感染，之后到院者表现为脓毒症且预后不良。尽管早前的地震多次证实挤压综合征和急性肾衰竭的伤员需要紧急透析挽救生命，该医院仍依靠其他国际队伍来进行透析。他们最可贵之处是军人如何来执行面向平民的检伤分类规则。简捷的优先法则是：病情紧急、资源可用、性命可保。因为没有神经外科医师，脑损伤、脊柱损伤后截瘫和格拉斯哥评分低的患者都被立即转往其他医疗机构。3位高年资医师共同担任检伤分类工作，以减轻每个人的压力。半数的监护床位保留用于术后监护，另外两张用于较长时间的重症监护；预期24小时内能达到病情稳定的患者方可收治到监护床位。早期转出策略保障了这里每天治疗的患者可达100例以上。

第二，我们来讨论美军的响应情况，他们拥有优秀的成套方案用于救灾减灾，例如在摧毁了苏门答腊的印尼海啸这种的大灾情中，美国军事海运司令部属下的一艘医院船康姆福德号（Comfort），部署并参与了这次名为“操作统一响应”（Operation Unified Response）的任务。船只在震后7天内开始接受灾民，容量达1 000张床位，包括75张床的ICU、血库、透析室、病理科、理疗科、CT室、超声科、放射科和尸检室。船上拥有1 000名现役美军医务人员，包括3名重症医学专家，安排最长驻留可达半年[19, 20]。第一批灾民是由美国直升机从前线医院空运来的重症创伤患者，不到72小时，康姆福德号就收治了254例患者，很快又达到了430例，超过1/3是儿童患者。6名内科医师24小时轮班，几十例患者同时接受机械通气，护士：患者比约7：1，因为设计是开放式的，所以无法实现隔离。挤压综合征的患者接受了大剂量的透析治疗，造成透析液和双腔透析管路很快用尽。2周后，出院人数开始超过入院人数，到任务结束时全船共收治629例。美军医务人员均遵循海军的流程和标准来执行，其医护的水准已经超出了社区的水平。

第三，我们来汲取灾难响应中的军民合作教训[21]。由国际医疗公司赞助的一支民间志愿者医疗队飞到多米尼加后，转乘长途巴士于2010年1月17日到达太子港的海地国立大学医院。在这所部分损毁的医院中，住着超过800例患者，主要诊断为挤压综合征、室间隔综合征、骨折伴感染、失血性休克。一名医生加一名护士需要照顾病房中的80多位患者。一次5.9级的余震导致大量新发伤员，暴露于热带环境

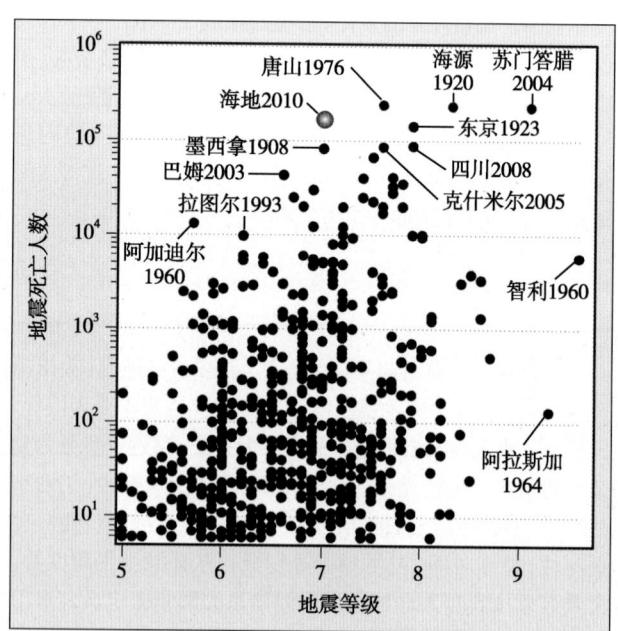

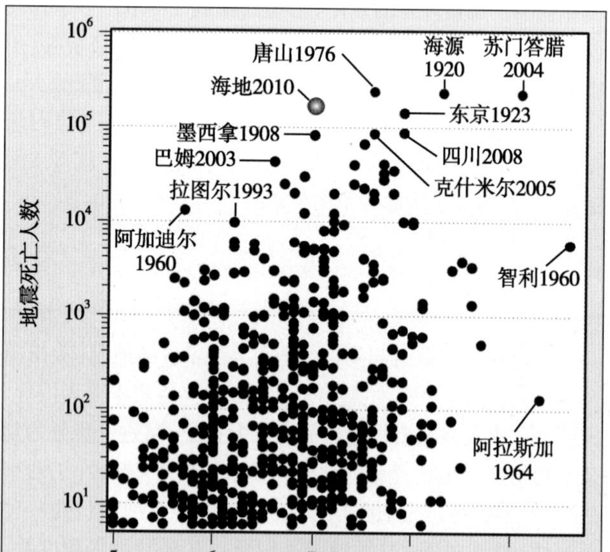

图184-1 1900年以来地震死亡人数。海地地震比以往的任何7.0级地震更为严重2倍以上，自1900年以来排列第4。资料来源：Hough SE，Bilham R. After the earth quakes：elastic rebound on an urban planet. New York：Oxford University Press；2006；and Bilham R. The seismic future of cities. Bull Earthq Eng 2009；7：839-887.

中的脱水低容量性休克患者的心肌梗死概率也在上升。监狱系坍塌造成 4 000 多例犯人逃进社区，直到美国空降步兵团抵达，安全措施才得以实施。1 月 20 号“康姆福德号”到达之后，开始对重症患者进行评估，检伤清单很快罗列出来，医院船侧重于收治复杂伤情、肥胖的、多发伤的患者；骨盆骨折、闭合型颅脑损伤、完全性脊髓离断、机械通气的患者送到“康姆福德号”。随着儿童被迫和父母分离，家庭结构变的支离破碎。总之军民医疗队的合作被认为是成功的。

接下来，我们来学习一下学术中心向海地震区的灾民提供医疗救护的经验[22]。迈阿密大学米勒医学院和“共享医学”项目具有如下优势：和海地长期合作、地理位置接近、能在 20 小时之内提供减灾支持。震后不到 8 天，他们就在飞机场建好了前线医院，到 1 月 21 日已经转入了 140 例患者。一座配备卫星电话和因特网接入的组织良好的指挥中心也投入使用。成人 - 儿童协同检伤分类团队投入工作，并由会讲克里奥尔语的海地裔医务人员配合。在神经阻滞麻醉下进行了多种外科手术，包括截肢。急危重患者转运到以色列军队医院或者康姆福德号医院船。指挥中心后期还提供了精神科医师来管理创伤后应激综合征，以及一个后续系统来进行随访支持。

最后，必须讲一下纽约市的重症监护响应。除了调动了小规模的队伍和大批量供应物资，在 Ernest Benjamin 医生、Mt.Sinai 医院外科重症监护部主任的领导下做出了一次有组织的响应。Benjamin 医生在震后第 3 天到达太子港，快速地评估了需求和资源，组织部署了一支 27 人的重症监护队伍于 1 月 20 日到位。医疗队驻扎了 2 周，负责实施手术及麻醉后监护，由 Benjamin 医生代理国立医院重症监护与康复科主任。匿名捐赠者提供私人飞机来运送医疗队员，以及每个航班 3 000 多磅医疗用品。该小组以最简单化的技术，却予以苦难民众慈爱与尊严。在语言和文化方面，此次响应都真正体现了灵活性和包涵性，在这种需要几十年方能恢复的大灾面前，两者尤为重要[23]。

伴随着定期发生的不幸事件，大灾大难的管理经验得到了持续的积累。前文的讨论提示地震中的重要之处是联合透析、骨科手术、儿科创伤、安保、转运、创伤后应激治疗以及文化语言方面的需求性。灾难引发明确的综合征，有明确的病死率。恢复期仍然需要坚持和改进。Eric Noji 医生，灾难管理界最富经验的管理专家和思维领袖之一，列举了灾后在公共卫生方面最为重要的诸多要素：环境卫生、传染病管理、免疫、控制 HIV/AIDS 传播、遗体管理、营养、母婴健康、医疗服务，以及彻底的公共卫生监管。提供几周特级高质量重症护理后，然后就把人民遗弃掉，使其遭受包括公共卫生机构在内的基础设施的破坏，这是一个常见错误[24]。

火山喷发

火山是围绕着一个连接地表下熔岩储藏库的出口形成的或大或小的山丘[25]。喷发有不同的类型，包括碎屑爆发、热灰释放、岩浆流动、气体排出和猛烈喷发（释放气体和灰粉）。岩浆流动不会造成大量伤亡，因为很容易避开。“组合型”火山则指一种比起经烟道更为暴力的喷发。这类喷发包含空气冲击波、岩石抛射（有些带有高温）、有毒气体释放、火山碎屑流、火山泥石流。火山碎屑流和泥石流常速度很快，成为火山损害和致死的主因，哥伦比亚的内瓦多德尔鲁伊兹火山一次小喷发造成 23 000 多人死亡就是例证[26]。火山灰的释放及其随后在建筑结构上快速堆积，可在数小时内造成垮塌。火山灰也会引起过滤器、机械阻塞、暴风雨、火灾和通讯干扰。它还是呼吸道相关症状和结膜、角膜损伤的主要原因。喷发释放的各种有毒气体（例如，氰化氢、一氧化碳）会引发支气管痉挛、肺水肿、低氧血症、细胞代谢停止、皮肤和其他黏膜表面刺激及死亡[27]。火山可严重破坏卫生基础设施和供水系统。通讯（火山可导致严重干扰）和交通（能见度低且路面打滑）相关的问题程度相同。在初步评估的基础上，要预估到各种需求。减少潜在人群暴露于火山灰的危险，要提高对火山灰相关风险（医疗和机械风险）的警惕性，维持较长时间的食品情况安全评估（熔岩、火山灰和酸雨可危害农作物和牲畜）有助于减轻损害[28]。

飓风、旋风、台风

在热带海洋上，季节性生成的大型旋转气象体系，根据其来源的地理区域采用不同的命名方式[29-31]。它们的中心包含一个平静的区域叫作台风眼，周围包裹着降雨和强风形成的外壁。根据中心气压、风速、风暴潮和潜在的破坏力，它们依严重程度分为 1～5 级（萨菲尔 - 辛普森分级法）[30]。它们是最具破坏性的自然现象之一。在孟加拉国，1970 年和 1991 年因飓风各有 30 万和 10 万人致死，主要是因为洪灾[32]。1900 年，美国最严重的飓风袭击发生在得克萨斯州的加尔维斯顿，8 000～12 000 人丧生[33]。对生命和财产损害最大的并不是风，而是来自次要事件如风暴潮、洪水、滑坡和龙卷风。在飓风相关的死亡中，风暴潮相关的溺水占到 90%[1]。最常见的伤情包括撕裂伤（清理期间），然后是钝挫伤和锐器伤。晚期死亡原因是灾后清理事故（电击）、脱水、伤口感染和传染性疾病暴发[31,34]。来自卡特里娜飓风的数据印证了先前的气象数据。首要的致伤机制是跌倒、撕裂和穿孔，伤员受伤时主要应该进行清创[35]。资源必须在最初激发事件之后长时间提供，重要的资源可能需要提供给慢性疾病患者[34,36]。

洪水

洪水主要类型有 3 种：山洪（暴雨和垮坝造成）、海岸洪水、河流洪水。它们是最常见的灾难类型，至少占所有因灾死亡例数的一半[37,38]。主要死因是溺水，其次是低温和漂流杂物致伤[39,40]。可对卫生基础设施和生存保障系统造成巨大影响，可能造成食物短缺。基础公共服务（例如，环卫、饮用水、电力）中断可引起传染病暴发[38,40]。另外还需要关注虫媒传播性疾病（例如疟疾、圣路易斯脑炎）和野生动物迁移（例如，毒蛇和鼠类）[39,40]。

滑坡

滑坡比其他类型地质灾害的分布更为广泛，指由于自然现象或人类活动引起的土、石向下坡移动。滑坡也能继发于暴风雨、火山喷发和地震，其致死率高，伤员较少。常见创伤和外伤后窒息。在评估之前就可以预见到需求，例如，搜索和救援、大量伤员的管理、为无家可归者提供紧急庇护[41, 42]。

甲型H1N1/2009流感病毒

甲型H1N1/2009流感病毒是一种新型甲型流感病毒，在墨西哥和美国分别于2009年3月18日和4月15日首次确认。它起源于四倍体重组猪流感（H1N1）病毒，后者与北美和欧亚品系猪类关系密切。然而，新病毒只在人与人之间流行，没有人畜之间传播的证据。

该病毒在几周内经人-人传播迅速全球扩散。2009年4月26日，美国疾病预防控制中心（Centers of Disease Control and Prevention，CDC）国家战略物资储备机构开始分发流感防治储备物资的25%[43]。2009年6月11日，世界卫生组织（World Health Organization，WHO）声明H1N1/2009流感为全球大流行，形成了21世纪第一次流感大流行，超过70个国家报告了H1N1感染病例。到2009年6月19日，美国所有的州、哥伦比亚特区、波多黎各和美属维尔京群岛都报告了H1N1/2009感染。更引人注目的是，CDC新发感染项目估算了64岁以下人群的住院和死亡例数。病毒最可能侵袭儿童、青年人和心肺疾病患者，中、晚期孕妇也是高危人群。明显肥胖也是需要重症监护患者的高危因素[43]。

流感疫苗不但可以预防发病，也可以缓解病情严重程度。WHO和各国政府迅速开发了H1N1流感疫苗。2009年10月，第一支H1N1疫苗投入使用，全国性的流感防疫战役也在美国打响。尽管当局进行了快速响应，在南半球发展中国家仍出现了疫苗延误和短缺。因此，鼓励研发一种“通用型”流感疫苗，以期能够提供有效的交叉免疫，并介导对抗流感病毒不同变种和亚型的广谱保护作用[44]。

数据显示，8%的H1N1患者需要住院（23/10万人口），其中6.5%～25%需要住ICU（28.7/百万居民），中位ICU住院日为7～12天，峰值床位使用率为（6.3～10.6）/百万居民；65%～97%的ICU患者需要机械通气，生还者的中位通气日数为7～15天；5%～22%需要肾脏替代治疗；28天ICU病死率为14%～40%[45-51]。重症监护能力是医院生存能力规划的关键要素[10]。H1N1患者占用ICU床位的比例各异。在澳大利亚和新西兰，最高达19%[7]；但在墨西哥，大量患者需要ICU以外的机械通气[6]。在大流行下满足突发的ICU容量需求是有难度的任务，因为大量的参数存在不确定性。疾病不仅使重症患者急剧增加，而且使需要长期机械通气和ICU重症监护的患者突然增多。医院应通过扩充ICU和其他具有合适床位和监护仪的区域来最大化ICU床位数。当资源有限而重症监护规模需要扩展的时候，应尽量减少不必要的操作。

在护理流感患者时，需要安全操作和安全呼吸设备来减少气溶胶的产生。这些措施包括洗手、戴手套、穿隔离衣、使用减少呼吸道病毒传播流行的N95口罩，对员工进行个人防护设备的培训，尽量避免使用球囊-面罩通气，尽量不中断呼吸机管路，避免使用呼吸机加温湿化器，避免使用文丘里面罩和雾化治疗[52]。

当重症患者的数量远远超过医院的传统重症护理能力时，改良的重症护理标准虽然有限，但高产出的重症护理干预措施应以接纳更多患者为目标。分级标准应该客观、透明、伦理化、公平并向公众公开。针对大流行病的ICU分诊流程应该仅限用于如下条件：尽管经一切合理的努力去扩展资源或获取额外的资源，大范围地理区域内的ICU资源已经或即将超负荷[53]。在大规模的重症监护中，提倡使用SOFA评分作为收住ICU的指征，但并未获得认可。

2009年甲型H1N1流感病毒感染的重要特征是快速进展的下呼吸道病变并导致急性呼吸窘迫综合征（acute respiratory distress syndrome，ARDS）伴顽固性低氧血症。入ICU的H1N1患者很多需要高级通气支持（1.7%～11.9%）和抢救治疗，包括高浓度给氧、呼气末正压（positive end-expiratory pressure，PEEP）、反比通气、气道压力释放通气、肌松剂、一氧化氮吸入、高频振荡通气、体外膜肺（extracorporeal membrane oxygenation，ECMO）、容量扩散呼吸和俯卧位通气[46, 49, 51, 54]。在2个研究中，ECMO成功处理了该类顽固性低氧血症患者，治疗时间的中位数分别为10～15天，出ICU时的生存率为71%～67%[55, 56]。

2010年3月13日，疾控中心估算了全美国2009年H1N1流感病情，自2009年4月起共发病6 000万例，住院27万例，死亡12 270例[57]。大流行期间未发生使危害增加的病毒变异，未导致奥司他韦的广泛耐药。世界卫生组织于2010年8月10日宣布H1N1大流行结束，预计H1N1病毒发作将呈现季节性、周期性。

埃博拉病毒进展

2013年底，西部非洲地区埃博拉病毒（Ebola virus disease，EVD）的传播成为国际性灾难，主要涉及利比里亚、塞拉利昂和几内亚三国。这是史上最大的埃博拉病暴发，比历次流行的总和还要多，共有24 000疑似病例，9 714死亡病例，都在前述的三个国家。值得注意的是，仅有34疑似病例和15死亡病例发生在其他国家[58-60]。虽然在西非受累国家确诊病例的死亡率高达68%，但如果患者能得到快速诊断及积极的支持性治疗，死亡率就会大幅下降。到目前为止，尚无治愈埃博拉病的特效药；发达国家该病的死亡率显著下降与严格执行隔离、卫生和采用支持性护理有关。

出于对该事件的关注，疾控中心预测埃博拉病确诊病例每20天会翻一番，估计例数可达140万。从大规模灾难的角度来看，上述西非国家显然没有足够的政府基础设施来建立埃博拉治疗单元，也无法严格完善必要的卫生和公共卫生基础隔离设施。在这一点上，重要的非政府组织，如无国界医生组织、红十字会、WHO，联合全世界的军事支援进行了干预，以建立西非国家匮乏的基础设施[61,62]。

当首例埃博拉病患者开始在美国出现时，需要对疾控中心在此类事件中的作用重新进行一些基本评估。通常，该机构的任务是向医疗机构以及州和地方卫生部门提供信息和指导，但鉴于这一特殊流行病的快速、复杂和国际属性，由疾控中心监督、州级卫生部门管理这些情况的常规做法并不特别有效。总统设立了"埃博拉应对协调员"的角色，来为美国应对这一疾病提供协调一致的联邦级监督。此外，疾控中心还成立了埃博拉"特警队"，这些小组被实时派往适当的地点，以确保向医院提供适当的资源分配，并在必要时将疑似埃博拉病患者转移到设备完善的区域中心。例如，在纽约州，州长规定将 8 个医疗中心（5 个在纽约市）指定为疑似埃博拉病患者的预设中心，所有医院都需要制定策略计划，以对疑似埃博拉病患者进行初步管理[63]。

有趣的是，尽管被诊断患有埃博拉病的实际患者在美国数量极低，但媒体管理是一个具有挑战性的问题；初期缺乏明确的联邦领导迅速导致混乱、恐惧和错误信息在全国各地传播。例如，CDC 的个人防护设备推荐与 WHO 不一致。这让医院官员对保护员工的最佳方式感到困惑。最终，推荐的方法变得更加积极，疾控中心和 WHO 在个人防护设备上达成一致[60,64-69]。

总之，在埃博拉病暴发期间吸取了重要的经验教训，其中许多对将来的流行病有着积极的影响。首先，对许多发展中国家来说，显然现有的政府基础设施不足以提供适当的防控、公共卫生基础设施和治疗机构；需要非政府组织和军方的联合积极干预来遏制传播。第二，地方和州级卫生机构向卫生设施提供充足资源、信息和现有指导标准模式可能存在不足；可能需要快速自上而下的联邦级干预。显然，必须为我们的联邦卫生机构分配更多的资源，以便为今后可能发生的这类事件做好准备。

其他自然灾害

龙卷风最常发生在北美中西部地区。1950—1994 年，共导致超过 4 115 人死亡，70 000 人受伤。它们造成社区基础设施的广泛破坏。最常见的损伤包括复杂的污染性软组织损伤（50%）、骨折（30%）、头部损伤（10%）、胸腹部钝挫伤（10%）[70,71]。火灾、野火、海啸、冬季风暴和热浪是其他可能导致大规模伤情的自然现象，可造成热烧伤、气道损伤、烟雾吸入、热相关疾病和低体温[72-75]。

人为灾难

交通灾难

交通事故会造成与重大自然灾害相似的伤亡。北美一些最大的平民灾难与有害物质运输有关[76]。汽车事故、铁路事故、飞机失事和沉船事故是常见的交通事故。它们造成广泛的伤害，包括多发性创伤、骨折、烧伤、化学伤害、低温、脱水、窒息和 CO 吸入。医疗卫生设施的危险风险随着其靠近化工厂或公路而增加，这些因素应在医院应急预案中考虑到[77]。

大规模杀伤性武器

大规模杀伤性武器（weapons of mass destruction，WMD）是指对健康、安全、粮食供应、财产或环境构成潜在威胁的核、生物、化学、燃烧或常规爆炸剂。自从 2001 年 9 月恐怖袭击和在美国人为释放炭疽孢子以来，全世界越来越关注向平民使用化学、生物或核武器的可能威胁。使用大规模杀伤性武器造成伤亡的发生率很低。然而，生物和化学武器相对容易获得，大多数外国和恐怖主义集团都可以获得大规模杀伤性武器。在大规模杀伤性武器事件的响应中，医护人员将被要求在恐慌、恐惧和妄想的环境中管理大规模的伤亡人员。由于大多数攻击都是在没有警告的情况下发生，因此本地医疗系统将是检测、通知、快速诊断和治疗的第一个，也是最关键的关卡。因此，减少伤亡的最佳防御措施将取决于医务人员和公共卫生人员是否有能力识别症状并对事件提供快速的临床和流行病学诊断。这要求卫生保健人员充分了解潜在的生物、化学和核制剂。他们必须有更高的怀疑指数，并能够识别不寻常的疾病模式，以确定大规模毁灭性武器是否是疾病的病因。医生需要进行适当的监测和报告，并获得有关大规模清除污染、使用适当的个人防护设备和与生物、化学或放射性事件有关的安全规程知识[78-80]。此处讨论了不同大规模杀伤性武器的显著特点和简要管理策略。

生物武器

生物武器可以是病原体（病毒或细菌等致病微生物），也可以是毒素（生物来源的毒素）。与其他大规模杀伤性武器相比，生物武器的特点是易于获取和传播，由于起始过程缓慢，很难被发现，并且导致人们惧怕的传染而引起广泛恐慌。它们可以通过各种途径传播，包括空投炸弹、气体喷雾、爆炸物和食品或水污染。多种因素，包括制剂的颗粒大小及稳定性、风速、风向和大气条件，都会改变输送系统的有效性。疾控中心根据以下因素将生物武器分为三类（表 184-4）：易于传播；造成高死亡率、公众恐慌和社会混乱的能力；以及要求公共卫生方面采取特别行动[81]。

A 类制剂需要特别关注，因为它们易于传播，并能引起大范围的疾病，导致高死亡率，造成恐慌和社会混乱，需要在公共卫生预案中特别注意。应提醒卫生保健人员注意有关生物恐怖主义暴发的一般特征，包括以下内容[82]：

1. 在正常健康的人群中迅速增加的疾病发病率（例如，在几个小时内或几天内）。
2. 在短时间内上升和下降的流行病曲线。
3. 求医人数的异常增加，尤其是发热或呼吸道和胃肠道疾病。

表 184-4 检伤分类

组别	色标	代码	伤情
Ⅰ级优先（特急）	红	R	危重：几分钟内给予简单*救护可望幸存
Ⅱ级优先（灾难）	蓝	B	灾难：难以幸存和（或）需要几分钟内给予扩展或复杂的救护
Ⅲ级优先（急）	黄	Y	危急：几小时内给予简单†救护可望幸存
Ⅳ级优先（不急）	绿	G	微小：延迟几小时或几天救护可望幸存
Ⅴ级优先（无等级）	黑	X	已死亡

*简单：不需要使用超常的设备或过度使用时间或人员监护。

†当伤亡人数众多时指定为第三优先（次于黄色），如果资源被徒劳无功地用于拯救蓝色病例，那么黄色就会无谓地死去。

资料来源：Auf Der Heide E. Disaster response: principles of preparation and coordination. St. Louis: Mosby; 1989. Full-text online edition available at: http://sheltercentre.org/sites/default/files/CVMosby_DisasterResponsePrinciples.pdf

4. 一种流行病，在不高发的时间或不高发的情况下迅速出现。
5. 相对于在户外的人群，在室内的人群中发病率低，尤其是在拥有空气过滤或封闭通风系统的区域。
6. 从单一地点到达的患者群和大量迅速死亡的病例。
7. 任何患者表现出相对罕见且具有生物恐怖潜力的疾病（如肺炭疽、斑疹或鼠疫）。

管理生物恐怖袭击的主要步骤是遏制、通知、确认和有针对性的抗生素治疗和预防。为应对发生疑似生物恐怖袭击的情况，疾控中心已经发布了早期通知地方和州公共卫生部门机构的流程[83]。感染控制和流行病学协会与疾控中心合作，制定了“生物恐怖袭击预案计划”，并为保健设施提供了一个模板，作为一份参考文件，以便制定卫生设施的生物恐怖袭击准备计划。该工具指导感染控制专业人员和卫生流行病学工作人员在发生生物恐怖袭击时为他们的机构制定切实可行的应对计划[84]。请读者查阅其他文件，以综合了解生物恐怖袭击和重症监护[85,86]，以及其他资源和网站（框 184-1）。

化学武器

化学品事故是意外或刻意造成响应人员和公众处于有风险或已经暴露于化学有害物质的事件。通常被用作化学武器的药剂也用于工业加工。大多数工业事故发生在危险化学品的运输、储存、加工、使用或弃置过程中，这些系统更容易发生故障、错误或人为操纵。过去这些制剂的灾难性效用曾多次用于军事目的，随着这些武器的扩散，平民人口现在面临重大威胁[87]。通常，化学武器分为以下几类[88]：

框 184-1 灾难信息资源

通用灾难资源和网站

美国疾控中心. 紧急预案与响应. https://emergency.cdc.gov/

世界卫生组织. 自然灾难概论. http://www.who.int/hac/techguidance/ems/natprofiles/en/index.html

美国联邦应急管理署. 灾难管理. http://www.fema.gov/or http://www.ready.gov

辐射事故资源

美国疾控中心. 辐射紧急状态. https://emergency.cdc.gov/radiation/

生物恐怖主义资源

美国疾控中心. 生物恐怖主义. http://www.bt.cdc.gov/

神经毒剂（如塔崩、沙林、VX 和梭曼）是有机磷酸盐，能抑制胆碱酯酶，导致毒蕈碱和烟碱样受体的过度刺激。毒蕈碱样症状包括流泪、支气管分泌物增加、支气管痉挛、瞳孔缩小、流涎、流涕、呕吐和腹泻。烟碱样症状包括肌肉抽搐、弛缓性麻痹、心动过速和高血压。它们还能产生中枢神经系统效应（例如，癫痫和昏迷）。死亡通常是由呼吸衰竭引起的。该类制剂毒性极强，起效快。沙林通过空气传播，症状几秒内出现，5 分钟内达峰。接触 1 小时后无症状的受害者不太可能受到污染。VX 表现为液体暴露，一滴即可致命，发病至死亡时间不到 30 分钟。抢救患者的基本原则是移除和丢弃所有衣物。治疗时直接予以对症处理。阿托品用于缓解毒蕈碱样症状，氯解磷定（2-PAM）用于缓解烟碱样作用，苯二氮䓬类药物用于治疗中枢神经系统症状。治疗以支持性为主，包括呼吸衰竭的机械通气和心律失常的治疗[89]。

皮肤毒剂（例如，芥子气和路易气）会造成皮肤和黏膜表面的创伤。它们能在 4～8 小时造成皮肤二度烧伤。可致严重气道损伤和水肿，并具有剂量依赖性。ICU 医生应注重液体复苏和维持气道通畅。

肺部毒剂（如氯气和光气）主要影响呼吸系统，引起气道和肺部炎症，导致 ARDS 和死亡。以对症支持治疗为主。

氰化物毒剂与线粒体中的细胞色素结合，抑制细胞能量代谢。小剂量会引起呼吸急促、头痛、头晕、焦虑和呕吐。随着剂量的增加，癫痫发作、呼吸骤停和心搏骤停都有可能发生。它们具有高毒性，足够剂量下可于吸入后 5 分钟内致死。最常见为吸入中毒，但也可通过皮肤吸收。治疗主要是支持性的氧疗。特殊治疗药物包括硝酸戊酯、亚硝酸钠和硫代硫酸钠。

与生物武器不同，化学物质释放引起的疾病可能更明显，发病更快，更具同质性。然而，它们对紧急监护提供者造成严重问题，因为它们有可能迅速造成大量伤亡，并有可能造成二次污染。对于涉及化学武器的重大事故，任何紧急医疗或公共卫生反应都需要地方、州和联邦组织之间的协调。第一响应者应了解当地和联邦专门的响应队伍，基本检伤分类和被污染地区的划分，制剂检测和识别手持设备的使用，个人防护设备的使用，还有恰当的治疗和解药知识。

核武器和辐射事故

恐怖分子对放射性物质的各种应用可以对公共基础设施及其运行产生不同程度的损害，并造成人员伤亡和疾病，最重要的是恐惧心理。

放射装置包括医疗行业的放射性核素（例如近距离放射治疗和放射肿瘤学放疗）。接触的后果取决于剂量和放射源。

放射性核素扩散装置也被称为脏弹。它们的核当量有限，但污染面积大。

简易的核装置是由非政府来源的铀或钚所制成，重量受核原料的临界质量限制。它们产生的破坏力小于一枚常规核弹头，但仍有造成污染的能力。

战术和战略核武器是由政府制造的、当量从 0.5 千吨到大于 1 百万吨级不等。它们的破坏力巨大，其当量决定了所能污染的周边空间大小。

核弹中大约有 50% 能量通过爆炸和冲击波释放，对大部分幸存者产生爆炸相关创伤并造成广泛基础设施破坏。大约 35% 的能量释放为热辐射（几千万度），导致皮肤高度烧伤。爆炸产生的电磁脉冲由装置大小和爆炸高度所决定。它能够干扰 20 公里至数百公里范围内所有电气设施 [90]。释放的辐射能量导致外部污染、系统性辐射和体内污染相关性疾病。直接电离辐射包括 γ，β，中子和少量的 α 辐射。剩余辐射以诱导辐射和放射性落尘的形式发生。诱导辐射是由中子轰击土壤、硅、锰、铝、锌、铜和钠所诱导出的 γ 射线。各种物质的半衰期自几分钟到 15 个小时不等。放射性落尘是在冷凝裂变反应中各种放射性核素聚变发生的，产生像雪花样的碎片落到地面上。放射性落尘是一种迟发性辐射接触的潜在形式并可造成体内污染 [90]。

受影响地区附近幸存的医院和工作人员应作为检伤分诊中心提供服务，同时通过国家灾难医疗系统医院激活系统（National Disaster Medical System Hospital Activation System）的通知转运受灾者至其他未受影响的中心 [91]。其他需要通知的机构包括联邦调查局、核监管委员会、能源部和国防部。应在医院外尽可能大的区域进行大规模去污，但室内去污计划也应到位。应该指定辐射应急区域（包括医院进口和出口），并在冷却区附近设置检查点。应有到位的管理计划来安全的处置人员排泄物和遗体，以免增加暴露风险。患者的分诊应基于最多数人的最大利益的原则。根据预测模型，单纯辐照、烧伤和爆炸相关伤害占创伤的 40%，其余的是复合伤。治疗创伤受灾者应优先于所有其他医疗问题，因为患者不太可能立即死于辐射损伤。

护理患者应该从开始就使用整体预防措施和个人防护设备 [90]。该地区的剂量测量读数可能有助于分诊、确定系统性辐照损伤患者（可能接受到 >450rad 的暴露）。3 个参数最常用来决定患者的生存能力：呕吐的发病时间、24 小时内淋巴细胞绝对值减低和是否存在创伤 [92]。无法存活或接触到致命剂量辐射的受害者给予支持性或姑息性治疗时，可能从中获益。

危险品灾难

危险品是对环境或生物有潜在毒性的物质。危险品造成的全面灾害相对罕见，但独立事件在社区中最常见，而且不仅限于化学品，还包括各种生物和放射性材料。了解社区中存在的行业类型将有助于制定一个可行性计划来应对可能出现的危险品情况。对危险品情况的管理需要注意几个关键问题：识别肇事者、适当的个人防护用品、及时控制肇事者、划定去污区域（包括去污衣物和废弃物的清除和处置），以及对受害者进行复苏。危险品释放后的继发伤害可表现为化学烧伤、吸入性损伤和各型系统性损伤 [93, 94]。

武装冲突

从人类身体和情感上的痛苦、经济损失和环境破坏来说，武装冲突仍然是最可预防和最具破坏性的人为灾难。这些冲突中与重症医生有关的特殊卫生保障问题包括爆炸伤、弹伤与挤压伤；公共基础设施崩溃和人口大规模迁移造成的传染病；烧伤和辐射损伤。

灾难医学综合征

灾难状态下有许多独特的综合征需要特殊治疗。因为患者众多，现场缺乏合格的医疗人员，且缺乏足够的供给品和设备，治疗这些患者往往很困难。需要着重强调的是，对医学综合征的早期识别和适当干预对于降低发病率和病死率至关重要。恰当的分诊，了解各综合征的现场处置，灵活适应每种局面，忽略不同专业之间的自然差异的能力，以及认识到在不可控的局面下可提供的医疗限度，是做好灾难医疗应急的关键。在接下来的章节中，我们将讨论在灾难情况下常见的医学综合征。

爆炸伤

炸弹含有例如硝酸甘油、三硝基甲苯，以及包裹在金属或塑料外壳里的其他一系列化合物。固体或液体化合物分解成气体导致能量和压力的大量释放，从而产生爆炸波（冲击波）。这种破坏力可以通过在外壳中的螺母、钉子和螺栓来增加。水传播爆炸波比空气更有效，可对最深处的构造造成最大冲击 [95]。爆炸伤有 4 种类型：

1. 初级爆炸伤：是由单纯冲击波引起的，几乎总是影响空腔结构，如肺、耳和胃肠道。出现鼓膜破裂提示可能暴露于高压波中，要考虑严重的器官损伤。
2. 次级爆炸伤：是由爆炸造成的高速小碎片引起的。
3. 三级爆炸伤：是高能量爆炸的特征之一。它们是由炸飞的受害者撞到坚硬的物体表面造成的。
4. 爆炸附属伤：包含了所有其他由爆炸引起的损伤。它们包括闪焰烧伤、吸入性损伤和钝挫伤。

在爆炸事件中最常见的致死性损伤包括蛛网膜下腔出血（66%）、颅骨骨折（51%）、肺挫伤（47%）、鼓膜破裂（45%）和肝破裂（34%）。不幸的是，在快速分诊检查过程中不能评估爆炸伤的程度。在没有明显创伤的情况下，重点体检应包括检查鼓膜破裂、下咽挫伤、咯血和听诊呼吸音。有鼓膜破裂表现则基本上充分提示患者受到了足以造成严重伤害的冲击波。爆炸伤常累及胸部，表现为喘息、咯血、气胸、血胸和空气栓塞，也可能有心肌挫伤。严重的肺部损伤表现可能是迟发的。肺部气压伤是最常见的致命性初级爆炸伤。非穿透性肺损伤患者将可能出现缺氧，需要氧疗甚至机械通气支持。原因可能是肺挫伤、系统性空气栓塞和弥散性血管内凝血。急性气体栓塞是肺部气压伤表现之一，也与爆炸伤有关。空气栓塞最常见的是堵塞大脑或脊髓血管，导致神经症状，必须与创伤的直接影响相鉴别。考虑患者有气体栓塞时需要减压治疗。通过密闭式面罩给予 100% 纯氧和左侧卧位可能有帮助。最终的治疗方法是应用高压氧。肺爆炸伤的患者很可能出现迟发性腹部损伤，包括迟发的肠穿孔和肝撕裂伤，前者可能需要进行剖腹探查[96-99]。

接受全身麻醉的爆炸受害者死亡率更高，如果可能首选其他形式的局麻和脊髓麻醉，全身麻醉应该推迟 24～48 小时。重症监护医生应该意识到，在这种情况下，对复苏设备、呼吸机和手术室内外转运的需求会增加。

所有严重烧伤、疑似空气栓塞、辐射或白磷污染、腹部挫伤或血肿、肺部挫伤或有气胸临床症状的患者均应住院。鼓膜破裂和疑似气胸的患者应获取胸部影像资料，并确保重点观察一段时期。在重大伤亡事件中要时刻考虑到资源有限，其他检查必须明智地进行。对血尿患者进行尿液筛查；对一氧化碳中毒（在封闭空间爆炸或与火灾有关）和氰化物中毒（由于塑料燃烧）患者进行检测，并对酸碱状态进行评估。具有腹部临床体征和症状是使用腹部 CT 来排除肠道血肿的指征。爆炸伤的孕妇需特别关注，必要时请相关会诊排除爆炸伤对胎儿的伤害[97]。氧供、保持自然呼吸和低 PEEP（如果需要机械通气）是指导的原则。没有必要常规应用糖皮质激素和抗生素。

暴露于白磷炸药（例如，手榴弹）的患者需要特别关注。在暗光的复苏室或手术室里使用伍德灯可能有助于识别伤口中的白磷光颗粒。白磷刺激可引起肺损伤、严重低钾血症和高磷血症合并心律失常及死亡。外部烧伤应给予 1% 硫酸铜溶液冲洗，以形成一层蓝黑色的铜磷化膜并防止燃烧，从而可以安全地清除颗粒[100]。

挤压综合征

挤压综合征是指受害者被困在倒塌的建筑物或残骸下，造成大量肌肉损伤的全身性表现。基于灾害的类型报道的发病率为 2%～40%。由于肌肉成分释放到循环中的代谢改变包括：肌红蛋白血症导致急性肾衰竭、高钾血症、高磷血症和弥散性血管内凝血。所发生的肌肉损伤包括直接挤压伤，也包括由于血管损伤和功能不全导致间室压力改变和再灌注损伤。前臂和小腿的骨骼肌由非弹性筋膜鞘包裹，特别容易受到间室压力急剧增加的影响，导致间室综合征。该综合征定义为间室内压力超过 40mmHg 并持续时间超过 8 小时。高达 240mmHg 的压力可被认为挤压伤。间室综合征常见于肢体骨折、使用军用抗休克裤、气动夹板、血管损伤和挤压损伤。受累肢体可能伴有剧烈疼痛，被动伸展或拉伸、迟缓性麻痹和感觉丧失。毛细血管充盈和外周脉搏通常仅能在间室压与舒张压相等时出现。临床高度怀疑并迅速床边测量间室压力有助诊断。在医院或野战医院中，将 18G 针头接在水银压力计上简单易行。在 ICU 中，可将 18G 针头连接到用于测量中心静脉压力的压力传感器上来获得同样的信息[101]。

挤压伤（任何被碾压或制动超过 4 小时的）患者的复苏应该从现场开始。建立适合的静脉通路后，应在解放被挤压肢体前开始输注生理盐水（速率 1～1.5L/h）进行等张液替代治疗。如补液治疗延迟，肾衰竭发生率增加至 50%；延迟 12 小时发生率为 100%。用碳酸氢钠和甘露醇或乙酰唑胺碱化尿液维持尿 pH 在 7.5 以上。尽管该治疗应用广泛，但缺乏前瞻性随机对照试验的支持。如果积极的液体复苏失败则需要透析治疗，故在灾难情况下可以产生对透析设备的大量需求。腹膜透析（腹部无损伤者）和连续动静脉血液滤过是可供的治疗选择。然而后一个选项存在并发症，涉及应用肝素相关的出血问题和制动问题。行筋膜切开术后可能会增加重症感染。对于无法挽救的肢体，应合理地进行现场截肢以避免挤压伤综合征对全身的影响。因此，较安全的氯胺酮成为现场麻醉和镇痛的选择[101]。

颗粒物健康问题

许多灾难导致了大量的颗粒物的释放，引发广泛的呼吸系统疾病，包括咳嗽，呼吸困难，烟雾吸入性损伤，反应性呼吸道疾病和 ARDS。火山喷发相关的火山碎屑流和火山灰落尘是最具毁坏性颗粒物产生源之一。上呼吸道颗粒物吸入、ARDS 和吸入性烧伤与窒息死亡的发生有关。2001 年世贸中心恐怖袭击事件中，大型建筑倒塌和火灾导致救援人员出现了明显的肺部不适[102]。

在美国，由火灾燃烧产生的有害物质引起的烟雾吸入性损伤可能占多达 75% 的火灾相关死亡例数。导致烟雾吸入损伤的 3 个主要机制分别是热损伤、窒息和肺部刺激。燃烧消耗空气中的氧气，使吸入氧气的比例降低而导致低氧血症。CO 水平升高可使血液携氧能力降低并造成心肌抑制。塑料、聚氨酯、羊毛、丝绸、尼龙、橡胶和纸制品的燃烧可产生氰化物气体，造成乏氧代谢和氧气消耗降低。高铁血红蛋白血症罕见，它会降低携氧能力[103]。仅吸入烟雾的死亡率约为 10%，但如果出现严重烧伤或呼吸衰竭，死亡率则上升至 77%。早期死亡主要由气道损伤或代谢中毒引起。实验室检查应包括氧结合力；一氧化碳、高铁血红蛋白和氰化物水平（如果氧饱和度测量值和脉搏氧饱和度读数不一致）；血气中血乳酸水平（乳酸水平 >10mmol/L 提示通气不足，氧合和灌注难以恢复，被认为是氰化物中毒的替代标记物）；计算肺泡动脉压力梯度。最初的血气检测和胸片可能是正常的。急诊科检测的碳氧血红蛋白水平与组织缺氧或长期神经后遗症无相关。

在最初 18～24 小时，有指征连续做支气管镜检查来评估气道水肿和塌陷。特别是存在肺不张时，早期支气管镜检查具有诊断和治疗价值。高流量湿化氧疗是逆转或预防低氧血症的关键。大约 50% 吸入性损伤的患者需要气管插管，在烧伤患者中插管的比例增加。是否插管取决于维持气道通畅，肺部洁净和提供正压通气的需要。正压通气结合 PEEP 可增加短期生存率，并减少气管支气管铸型发生。氰化物中毒（>0.1mg/L）应立即用氰化物解毒剂。推荐用高压氧治疗一氧化碳中毒，包括一氧化碳水平超过 25%～30%，神经损伤，代谢性酸中毒，有心电图证据的心肌缺血、心肌梗死或心律失常。高压氧已用于氰化物中毒但并未被证明有效。应用糖皮质激素尚有争议，存在皮肤烧伤时使用糖皮质激素可能有害。经验性使用抗生素也存在争论。对烟尘吸入初期管理中常见的误区是使用初始 PaO_2 预测氧供是否充足，放置小直径的经鼻气管插管，不应用 PEEP，对伴有吸入性损伤和烧伤的患者进行液体限制[103, 104]。现场处置的一般措施包括清除气道内颗粒物进行简单的气道保护，补充供氧，可提供的雾化治疗。对既往存在哮喘和肺气肿的患者应观察是否急性加重。

急性放射综合征

电离辐射包括带电或非带电的粒子（光子）。β 粒子可以穿透几厘米的组织，γ 射线和 X 射线能够穿透组织和混凝土。γ 射线、X 射线和 β 射线通过低能量线性传递辐射。α 粒子不能透过皮肤角质层，但如果它通过摄入或吸入而内化则具有临床意义。中子辐射（如核反应堆、核装置和工业湿度探测器）是一种穿透深度和形成密集电离痕迹非常强的辐射。α 粒子和中子放射通过高能量线性传递辐射，并比低能量线性传递辐射具有更多生物效应（效应因素高达 20）。当电离过程发生在人体组织时可以使细胞 DNA 变性。将导致有丝分裂受损，随后发生器官衰竭。大剂量的一次辐射比分次剂量辐射造成更多的生物破坏。仅仅 450rad 的辐射就可造成系统性辐射病和死亡。核事故后对辐射量的精确测量往往延迟。医用伽马相机是一个宝贵资源，有助于对个体暴露量进行诊断。短期内发病如出现恶心，呕吐，腹泻等前驱症状提示全身剂量较高。连续绝对淋巴细胞计数可筛除存在心因性呕吐的患者。急性放射综合征有四个不同的阶段[79, 90, 92]：

1. 前驱期，以恶心、呕吐和腹泻为特征。高剂量辐射也可出现眼部烧伤、腹痛和发热等其他症状。这个阶段可能持续 0～2 天，取决于接受的剂量。
2. 潜伏期，患者由于炎症消退会有一段相对正常的时期。然而，受损细胞最终将无法修复或再生。这个时期可持续 2～3 周。
3. 发病期，多种受影响器官的细胞缺损变得明显。皮肤的成熟细胞脱落后显露出萎缩性真皮。内皮细胞未被更替，造成血管渗漏。黏膜表层脱落，导致黏膜炎和腹泻。造血干细胞增殖失败，可导致贫血，血小板减少和中性粒细胞减少症。器官纤维化进展。这个时期可能会持续 3 周。
4. 恢复期 / 死亡，其中一些干细胞可能增殖并缓慢恢复，或出现进行性器官衰竭的症状而导致死亡。

发生放射综合征，辐射必须是穿透型剂量足够大（>0.7Gy）的，来自外部的，并且在短时间内发生的。该综合征有三大症状：骨髓、胃肠道和心血管 / 中枢神经系统症状。怀疑接触的患者应立即开始连续检测绝对淋巴细胞计数（每 3 小时），因为淋巴细胞是对辐射最敏感的细胞，可在 2 天内达到最低点，而血小板在 15～30 天达到最低点，中性粒细胞大约在 30 天。患者免疫功能不全且易受到感染，包括脓毒症休克。胃肠综合征引起黏膜脱落，营养吸收降低，细菌和内毒素移位。如果剂量足够大，也会导致静脉闭塞性疾病。当剂量超过 5 000rad 时会发生心血管和中枢神经系统病变，仅 3 天就会死于心肌炎，毛细血管渗漏，肺水肿和脑水肿。肺炎和随后的肺纤维化可导致呼吸衰竭并需要呼吸机支持。急性放射综合征（acuteradiationsyndrome，ARS）的治疗以支持为主。如果认为已经发生体内辐射污染，应保证给予促排泄和特殊解毒剂治疗。对于吸入性污染，支气管肺泡灌洗可能是必要的；对于摄入性污染，有必要进行洗胃和通便治疗；钚和超铀元素可以用螯合剂如钙或二乙烯三胺五乙酸锌（Zinc diethylenetriamine pentaacetic acid）治疗；普鲁士蓝有助于促进粪便排泄，可用于治疗放射性铯损伤；接触放射性碘可以用碘化钾治疗；碱化尿液和补钾可增加铀的排泄。

心理创伤

由于主要关注身体健康问题，创伤性事件中心理部分常被忽视。关于灾难影响情绪的研究评估表明，大多数受灾群众、现场响应人员和殡仪馆的志愿者都将经受多种形式的心理创伤。危重病学专家应意识到，行为改变不仅是由于灾难性伤害，还有器质性原因如颅脑损伤、精神类药物中断、毒性或化学物质暴露等。处于危险中的群体，如儿童、青少年和受灾群众，当暴露于丧失亲人、目睹死亡的创伤性压力和环境引发的内疚感、恐惧感、愤怒感时，应迅速接受精神病学和创伤后心理咨询。干预措施，如汇报、眼动脱敏、危机事故压力处理，可有助于减少情感痛苦和发病率[105]。

其他症状

烧伤、钝挫伤、腹部损伤、颅脑损伤、穿透伤和低体温是现场遇到的一些其他灾难综合征。对这些具体讨论超出本章的范围；请阅读其他章节综述[5]。

灾难防范

让危重病学专家有能力处理灾难，是灾难规划工作中最重要的一部分。灾难计划包括制定行动计划以尽量减少生命损失和灾难破坏，为最多的人提供最大的救助；培训医护人员和平民，协调响应工作；保持充足的设备和人员物资，灾后重建社区。了解社区易发的潜在灾害应该是规划中不可或缺的一部分。了解社区、医院及其ICU在即时基础上提供资源及模块化扩展的能力，对于任何成功的应急响应至关重要。仅仅有一份灾难计划并不能确保医院系统实际准备就绪[106]。以下段落阐明了一些与灾难有关的常见问题和错误观念，以及设计提出灾难计划时有用的常见原则。随后，对ICU医生在灾难情况下的作用提出了一个实用的观点。

灾难计划中常见的问题和错误观念

通常情况下，离灾难发生地最近的医院会接收大量伤员。因此仔细审查灾难计划中的管辖范围以确认可能的地点（例如，工业区，核反应堆，高速公路）和该地区可能发生的各类危险事件十分重要。该地区附近医院接收的受灾群众很少，并且平均至少有20%的床位空置。因此，灾害计划需要包括启动国家灾害医疗系统医院激活系统，以协调医院及附近ICU之间患者转移来解决床位短缺[91, 106, 107]。

实际需要住院治疗的伤员很少。一项关于29起重大伤亡事件的研究发现，不到10%的伤员按常规标准要求夜间留观，哪怕只是因为他们涉及灾难而不是病情严重。大量病情轻微的伤员，通常步行或乘坐私家车、警车、公共汽车、出租车和其他非救护车辆到达最近的医院。现场分诊站经常被跳过，这反而给急诊服务体系造成巨大的压力[108]。

灾难情况下面临的大多数后勤问题不是由于缺乏医疗资源，而是协调分配失误造成的[106]。缺乏经验的志愿者可能不熟悉检伤分诊系统或个人安全原则，并且大量志愿者可能会带来严重的行政挑战。这导致了组织混乱和效率低下。WHO为大多数灾难设计的技术风险表也建议，不应凭经验把医务人员、献血者和血液制品送到灾难现场[109]。

灾难计划的原则

当前的防范要求

在制定灾害计划时，医院必须重视由各种政府机构制定的国家和地方要求。在这个过程中常见的机构包括医疗保险和医疗救助服务中心（Centers for Medicare and Medicaid Services，CMS）以及联合委员会（Joint Commission，TJC）。CMS的应急准备和服务条件，确立了对医院服务特别是医疗保险或医疗救助方面的最低要求。同样，TJC标准适用于各类医院并关注4个领域：①应急准备管理计划（标准EC 4.1）；②安全管理计划（标准EC 2.1）；③危险品和废弃物管理计划（标准EC 3.1）；④应急准备演习（EC标准4.2）。读者可浏览TJC网站最新的标准[110]。

灾难风险分析

任何灾难计划的第一步，首要是识别在医疗保障设施内或周边可能发生的潜在危险事件和情况。对灾害危险评估和预测不局限于地理事件，还需扩展到社会特殊因素，如设施失效、当地帮派活动的威胁、当地存在的高危工业如化工厂或核电站。TJC需要一份正式记录与应急管理计划相结合的HVA，对可能出现的紧急事件设定优先顺序，并定义医院在当地全社区应急计划中的作用。

事故指挥系统

事故指挥系统（Incident Command System，ICS）的设计是提供应急管理反应的基本架构。医疗反应的主要障碍是各种公共和医疗机构之间缺乏协调，各种医疗专业缺乏运作整合。ICS纳入了所有这些机构，并确保对危机作出协同和有效反应。ICS的概念源于对1970年南加州毁灭性森林大火的分析，后来经过修改并成功适用于与医疗保障机构相关的不同灾害情况[96-98]。ICS制定了一套通用的术语和一个包含五个功能部分的组织结构：

1. 指挥：负责统一指挥的人员对事故全面管理。
2. 运行：按照指挥中心的指示执行实际的响应工作。
3. 计划：收集相关信息并随着形势进展制定反应策略。
4. 后勤：负责广泛的物资、设备、人员和服务。它也为指挥中心的人员提供基本服务。
5. 财务：批准支出，保存记录和提供事故文档。

指定的人有权宣布应急状态。所有参与指挥系统的人员都应该知道命令中心的确切预定位置。该计划还应提供引导通知以及在灾难情况下人员的调动顺序的草案。指挥系统必须有独立的电话线路确保在灾难环境下与外界通讯不能中断。一旦启动，ICS有一套内置的链式指令负责分诊患者和分配人员及资源[111]。

分诊

恰当的分诊在应急管理响应中是至关重要的职能。这是一个动态过程，不局限于灾难现场和急诊室，而是贯穿于应对灾难的医疗应急路径的各个层级。现代分诊是根据决断时刻所能用上的资源来判断伤员存活下来的可能性而进行的[112]。分诊过程中经常遇到的问题包括[113]：

1. 现场缺乏医疗指导。在混乱的局面进行分诊决策需要技巧和经验，最初经常是一片混乱且难以管理。第一次海湾战争的教训表明，当时的现场分诊正确率只有70%。委托经验丰富的医生进行分诊，并提供简洁明了的决策流程指南非常必要。除了急诊医生和创伤外科医生之外，重症医学医生具备处理复杂和限时情况的专业知识，因此很适合领导一个分诊团队。
2. 缺乏组织规划。动态管理分诊过程需要组织间的协调并信息传递。及时的医疗资源和人力资源评估应从指挥中心传达到分诊现场，同时类似的信息应该从现场反馈至指挥中心。这才能实现根据可利用的资源进行合理并恰当的分诊。
3. 使用非救护车辆把伤员从现场转运到就近的医院。
4. 没有广泛适用的的分诊模式。推荐使用颜色代码对灾难伤员分类[112]。

主要公用设施、物资和设备

灾难计划和演习应考虑到内、外部停电、相关故障（呼吸机和监护仪故障、通信包括手机故障、电梯故障）以及供水、汽油不足的可能性。灾难计划中应随时更新本机构所有物资和最大存量的清单。当有突然的物资供应需求时，投入使用的呼吸机的数量、各种 ICU 供应物资的清单和供应商列表应保持立即可用状态。灾难计划应该至少保证 2 天的物资供给。定期演练将有助于识别各种瓶颈问题，并摸底设备、装备和保障服务在灾难环境下的绝对承载能力。应制定好撤离危重患者到附近医院的计划，以防备用系统失效。自 2001 年炭疽袭击并造成抗生素供应压力后，国家救生药品和医疗用品的储备已经引起了广泛关注，被称为国家药品储备计划。这一反应是 CDC 的大规模生物恐怖防范和主动响应的一个组成部分，它储备了药品、疫苗、医疗用品，装备，以在灾难情况下补充地方和州的资源。在联邦政府决策部署后，"推送包裹"将在 12 小时或更短的时间内由陆运或空运到美国任何地点。和推送包裹一起行动的 CDC 团队将确定第二阶段的运输方案[114]。

安保与伤员接诊

安保是在自然或人为灾难发生时主要关注的问题。急于寻求的即刻医疗评估、恐慌和好奇的人群，给医疗卫生机构及其工作人员造成巨大的压力。安保相关问题的关键在于：管制内部和外部交通，保护参加应急响应的人员，严格控制检伤分诊区域。执法部门在恐怖分子或生物恐怖袭击中有着更关键的作用。无法维持秩序将导致医疗设施不堪重负和医疗响应陷入混乱。因为大多数受灾群众将步行或乘私家车到达医院，必须预先确定好分诊前的等候区，在该区域备足净化设施和呼吸防护装备[110, 115]。

重症监护室的专有问题

在自然和人为灾难中最严重的、可抢救的伤员最终由重症监护医生负责救治。各机构和专业之间缺乏协调是经常提及造成应急医疗响应无效的主要影响因素，而不是资源严重短缺。因此这种响应需要充分合作，不仅医生之间，还包括院前医疗人员、护士和辅助科室如放射科和检验科之间的合作[53]。

作为灾难管理计划团队的一员，重症医生的角色有：

1. 清晰的角色定义和理解整个机构的应急响应计划。
2. 了解 ICU 资源的常规极限、峰值能力和绝对极限。
3. 建立适当的人员配备模式。

非常规情况下的重症监护

移动 ICU 团队

在医学文献中已有很多实例描述了通过移动 ICU 团队扩展的重症监护。移动 ICU 团队的应用并不限于灾难环境，在和平时期也在世界各地广泛使用。接下来将讨论组建 ICU 团队时必须考虑的各种因素。

人员

根据灾害的预期需要，选择适当的专家和辅助人员。鉴于灾难管理的复杂性和人力资源固有的不可预测性，必须采取灵活和适应的办法应对[116]。

培训

出发前充分的培训对于协调和有效的应急响应是必需的。此外，互动和现场培训确保外国医疗单位的有效运行，并能在他们离开时把工作顺利交接给当地医生[96]。

伤亡评估

过去的研究和为土耳其地震受灾群众提供医疗服务的以色列国防部队的经验表明，移动 ICU 团队的有效性受到时间的限制。这样的调动可能需要 3 天时间，在提供救治前已经错失了关键时期。因此，必须努力从流行病学角度评估这种团队的效果，包括回顾整体工作、对 ICU 团队的充分性、受灾群众的结果、运营成本、现场 ICU 的结构和流程进行分析[116]。

重症医疗转运

涉及安全转运患者的基本原则包括[116]：

1. 快速评估伤病的严重程度，识别转运需求，预测转运中的问题。
2. 安全移动患者进出车辆，持续监测生命体征，识别并解决转运过程中遇到的问题。
3. 记录转运过程中发生的事件，并向接收人员提供详细的报告。

转运类型

地面转运

地面救护车具有部署快速、机动性高和成本低的优势。然而，患者和装备会引起显著的减速和震动。根据救护车的大小，车载装备可能会有所不同，通常包括血压心电监测仪、脉搏血氧仪和呼吸机。在某些情况下，会加上现代支持设备如 IABP。

航空转运

有关航空转运的详细内容超出本章的讨论范围，但在某些灾难中，通过空运解救受灾人员可能是必要的[116]。

结论

确保医疗灾难响应有效的关键包括：了解不同灾难的特点，制定一个减轻危害的方案，掌握相关临床综合征的知识。为了确保对未来的灾难做出综合有效的响应，重症监护医生有必要了解灾难医学的基本原则并参与到灾难计划过程。

知识点

1. 灾难医学是过去几年里逐渐发展起来的独特专业。它与公共卫生学有一个共同的理念:"将最好的东西给最多的人"。重症医学构成了这门科学中一个不可或缺的部分,因为重症监护医生不仅能照顾任何医院中最危重的患者,还能通过移动ICU团队在院外地区应用临床经验来分诊、复苏和帮助提供救护。
2. 清晰、通用和简明的定义对于灾难情况下进行有效沟通并引起适当响应是重要的。在灾害分类时,灾难对医疗卫生系统的功能性影响的概念是最重要的。
3. 了解不同自然和人为灾难的共同作用对于预测它们对医疗卫生系统的影响是很重要的。尽管诸如恐怖袭击之类的人为灾害已经引起了人们的关注,但是地震、洪水和飓风等自然灾害的数量仍然维持在恒定水平,并对医疗卫生系统造成了最大的负担。
4. 灾难情况会产生许多需要特殊治疗的医学综合征。了解并立即识别不同的医学综合征,以及适当的干预是降低发病率和病死率的关键。
5. 灾难计划包括制定行动规划以尽量减少灾难中人员死亡和伤害,培训医疗人员和平民,协调救灾工作,维持充足的设备和人员供应,并在灾难后重建社区。了解社区易发生的潜在人为和自然灾难,是计划过程中不可或缺的一部分。应从ICU角度遵循和实施响应计划中的共同原则。
6. 基于治疗危重患者的职责所在,重症监护医生应具备独特能力并适用于灾难情况:用多学科方法监护患者,管理技能,专业的流程知识和灵活的态度。
7. 监护医生还可通过移动ICU团队提供院外监护和危重患者的转运。组建这样的团队并安全转运患者必须考虑各种因素。

(赵哲炜 何忠杰 译,成亚东 审校)

参考文献

1. Office of U.S. Foreign Disaster Assistance. Disaster history. Significant data on major disasters worldwide. United States Agency for International Development. 2010. Available at: http://www.usaid.gov.
2. Wijkman A, Timberlake L. Natural disasters: acts of god or acts of man? New York: Earthscan; 1984.
3. Auf Der Heide E. Disaster response: principles of preparation and coordination. St. Louis: Mosby; 1989.
4. Rubinson L, Hick JL, Hanfling DG, et al. Definitive care for the critically ill during a disaster: a framework for optimizing critical care surge capacity: from a Task Force for Mass Critical Care summit meeting, January 26-27, 2007, Chicago, IL. Chest 2008;133:18S–31S.
5. Geiling JA. *Fundamental disaster management*. Mount Prospect, IL: Society of Critical Care Medicine; 2009.
6. World Disasters Report. Focus on early warning, early action: International Federation of Red Cross and Red Crescent Societies. 2014. Available at: http://www.ifrc.org/en/publications-and-reports/world-disasters-report/world-disasters-report-2014/.
7. Koenig KL, Dinerman N, Kuehl AE. Disaster nomenclature—a functional impact approach: the PICE system. Acad Emerg Med 1996;3:723–727.
8. de Boer J, Brismar B, Eldar R, Rutherford WH. The medical severity index of disasters. J Emerg Med 1989;7:269–273.
9. Debacker M, Domres B, de Boer J. Glossary of new concepts in disaster medicine: a supplement to Gunn's Multilingual Dictionary of Disaster Medicine. Prehosp Disaster Med 1999;14:146–149.
10. Gunn SW. Multilingual dictionary of disaster medicine and international relief. Boston: Kluwer Academic Publishers; 1990.
11. McLaughlin S. Ready for anything. A look at the Joint Commission's new emergency management standards. Health Facil Manage 2007;20:39–40.
12. Adini B, Goldberg A, Laor D, Cohen R, Bar-Dayan Y. Factors that may influence the preparation of standards of procedures for dealing with mass-casualty incidents. Prehosp Disaster Med 2007;22:175–180.
13. Hick JL, Christian MD, Sprung CL. Chapter 2. Surge capacity and infrastructure considerations for mass critical care. Recommendations and standard operating procedures for intensive care unit and hospital preparations for an influenza epidemic or mass disaster. Intensive Care Med 2010;36(Suppl. 1):S11–S20.
14. Analyzing your vulnerability to hazards. Jt Comm Perspect 2001;21:8–9.
15. Federal Emergency Management Agency (FEMA). The disaster declaration process. 2016. Available at: https://www.fema.gov/disaster-declaration-process.
16. Davis JR, Wilson S, Brock-Martin A, Glover S, Svendsen ER. The impact of disasters on populations with health and health care disparities. Disaster Med Public Health Prep 2010;4:30–38.
17. Billham R. The seismic future of cities. Bull Earthq Eng 2009;7:839–887.
18. Merin O, Ash N, Levy G, Schwaber MJ, Kreiss Y. The Israeli field hospital in Haiti—ethical dilemmas in early disaster response. N Engl J Med 2010;362:e38.
19. Boren D, Forbus R, Bibeau P, McKenzie R, McKinsey K. Managing critical care casualties on the Navy's hospital ships. Crit Care Nurs Clin North Am 2003;15:183–191.
20. Amundson D, Dadekian G, Etienne M, et al. Practicing internal medicine onboard the USNS COMFORT in the aftermath of the Haitian earthquake. Ann Intern Med 2010;152:733–737.
21. Auerbach PS, Norris RL, Menon AS, et al. Civil-military collaboration in the initial medical response to the earthquake in Haiti. N Engl J Med 2010;362:e32.
22. Jaffer AK, Campo RE, Gaski G, et al. An academic center's delivery of care after the Haitian earthquake. Ann Intern Med 2010;153:262–265.
23. Benjamin E. Trip Report Dr. Ernest Benjamin, Feb 2010: Association of Haitian physicians abroad. 2010. Available at: http://amheflorida.org/index.php?option=com_content&view=article&id=117:trip-report-dr-ernest-benjamin-feb-2010&catid=48:reports-from-trips-to-haiti&Itemid=88.
24. Noji EK. Public health in the aftermath of disasters. BMJ 2005;330:1379–1381.
25. Volcano: Federal Emergency Management Agency. 2010. Available at: http://www.ready.gov/volcanoes.
26. Gueri M, Perez LJ. Medical aspects of the "El Ruiz" avalanche disaster, Colombia. Disasters 1986;10:150–157.
27. World Health Organization. Volcanic eruptions–natural disaster profile–technical hazard sheet. 2010. Available at: http://www.who.int/hac/techguidance/ems/volcanos/en/.
28. Hansell A, Oppenheimer C. Health hazards from volcanic gases: a systematic literature review. Arch Environ Health 2004;59:628–639.
29. Hurricane: Federal Emergency Management Agency. 2010. Available at: http://www.ready.gov/hurricanes.
30. National Weather Service National Hurricane Center. The Saffir-Simpson hurricane wind scale. 2010. Available at: http://www.nhc.noaa.gov/aboutsshws.shtml.
31. World Health Organization. Tropical cyclones–technical hazard sheet–natural disaster profiles. 2010. Available at: http://www.who.int/hac/techguidance/ems/tropical_cyclones/en/index.html.
32. Sommer A, Mosley WH. East Bengal cyclone of November, 1970. Epidemiological approach to disaster assessment. Lancet 1972;1:1029–1036.
33. National Weather Service National Hurricane Center. 2010. Available at: http://www.nhc.noaa.gov/.
34. Brevard SB, Weintraub SL, Aiken JB, et al. Analysis of disaster response plans and the aftermath of Hurricane Katrina: lessons learned from a level I trauma center. J Trauma 2008;65:1126–1132.
35. Sullivent EE 3rd, West CA, Noe RS, Thomas KE, Wallace LJ, Leeb RT. Nonfatal injuries following Hurricane Katrina—New Orleans, Louisiana, 2005. J Safety Res 2006;37:213–217.
36. Mattox KL. Hurricanes Katrina and Rita: role of individuals and collaborative networks in mobilizing/coordinating societal and professional resources for major disasters. Crit Care 2006;10:205.
37. Flood: Federal Emergency Management Agency. 2010. Available at: http://www.ready.gov/floods.
38. World Health Organization. Floods–technical hazard sheet. 2010. Available at: http://www.who.int/hac/techguidance/ems/floods/en/.
39. World Health Organization. Flooding and communicable diseases fact sheet. 2010. Available at: http://www.who.int/hac/techguidance/ems/flood_cds/en/.
40. Vasconcelos P. Flooding in Europe: a brief review of the health risks. Euro Surveill 2006;11:E060420 2.
41. Landslide and debris flow (mudslide): Federal Emergency Management Agency. 2010. Available at: http://www.ready.gov/landslides-debris-flow.
42. World Health Organization. Landslides–technical hazard sheet–natural disaster profiles. 2010. Available at: http://www.who.int/hac/techguidance/ems/landslides/en/.
43. Centers for Disease Control and Prevention. The 2009 H1N1 pandemic: summary highlights, April 2009–April 2010. 2010. Available at: http://www.cdc.gov/h1n1flu/cdcresponse.htm.
44. Steel J, Lowen AC, Wang T, et al. Influenza virus vaccine based on the conserved hemagglutinin stalk domain. MBio 2010;1:e00018–e00010 pii.
45. Bishop JF, Murnane MP, Owen R. Australia's winter with the 2009 pandemic influenza A (H1N1) virus. N Engl J Med 2009;361:2591–2594.
46. Dominguez-Cherit G, Lapinsky SE, Macias AE, et al. Critically Ill patients with 2009 influenza A(H1N1) in Mexico. JAMA 2009;302:1880–1887.
47. Echevarria-Zuno S, Mejia-Arangure JM, Mar-Obeso AJ, et al. Infection and death from influenza A H1N1 virus in Mexico: a retrospective analysis. Lancet 2009;374:2072–2079.
48. Jain S, Kamimoto L, Bramley AM, et al. Hospitalized patients with 2009 H1N1 influenza in the United States, April–June 2009. N Engl J Med 2009;361:1935–1944.
49. Kumar A, Zarychanski R, Pinto R, et al. Critically ill patients with 2009 influenza A(H1N1) infection in Canada. JAMA 2009;302:1872–1879.
50. Rello J, Rodriguez A, Ibanez P, et al. Intensive care adult patients with severe respiratory failure caused by Influenza A (H1N1)v in Spain. Crit Care 2009;13:R148.
51. Webb SA, Pettila V, Seppelt I, et al. Critical care services and 2009 H1N1 influenza in Australia and New Zealand. N Engl J Med 2009;361:1925–1934.
52. Sprung CL, Zimmerman JL, Christian MD, et al. Recommendations for intensive care unit and hospital preparations for an influenza epidemic or mass disaster: summary report of the European Society of Intensive Care Medicine's Task Force for intensive care unit triage during an influenza epidemic or mass disaster. Intensive Care Med 2010;36:428–443.
53. Devereaux AV, Dichter JR, Christian MD, et al. Definitive care for the critically ill during a disaster: a framework for allocation of scarce resources in mass critical care: from a Task Force for Mass Critical Care summit meeting, January 26–27, 2007, Chicago, IL. Chest 2008;133:51S–66S.
54. Spronk PE, Schultz MJ. Mechanical ventilation in critically ill patients with 2009 influenza A (H1N1). JAMA 2010;303:939–940; author reply 40–41.
55. Freed DH, Henzler D, White CW, et al. Extracorporeal lung support for patients who had severe respiratory failure secondary to influenza A (H1N1) 2009 infection in Canada. Can J Anaesth 2010;57:240–247.
56. Davies A, Jones D, Bailey M, et al. Extracorporeal membrane oxygenation for 2009 influenza A

(H1N1) acute respiratory distress syndrome. JAMA 2009;302:1888-1895.
57. Centers for Disease Control and Prevention. CDC estimates of 2009 H1N1 influenza cases, hospitalizations and deaths in the United States, April 2009-March 13, 2010. 2010. Available at: http://www.cdc.gov/h1n1flu/estimates/April_March_13.htm.
58. Centers for Disease Control and Prevention. 2014 Ebola outbreak in West Africa-Case Counts. 2014. Available at: http://www.cdc.gov/vhf/ebola/outbreaks/2014-west-africa/case-counts.html.
59. Webb G, Browne C, Huo X, Seydi O, Seydi M, Magal P. A model of the 2014 ebola epidemic in West Africa with contact tracing. PLoS currents 2015;7.
60. Team WHOER. Ebola virus disease in West Africa—the first 9 months of the epidemic and forward projections. N Engl J Med 2014;371:1481-1495.
61. Meltzer MI, Atkins CY, Santibanez S, et al. Estimating the future number of cases in the Ebola epidemic-Liberia and Sierra Leone, 2014-2015. MMWR Surveill Summ 2014;63(Suppl. 3):1-14.
62. Pillai SK, Nyenswah T, Rouse E, et al. Developing an incident management system to support Ebola response Liberia, July-August 2014. MMWR Morb Mortal Wkly Rep 2014;63:930-933.
63. 35 U.S. hospitals designated as Ebola treatment centers. 2014. Available at: http://www.hhs.gov/news/press/2014pres/12/20141202b.html.
64. Burkle FM, Burkle CM. Triage management, survival, and the law in the age of ebola. Disaster Med Public Health Prep 2014:1-6.
65. Chertow DS, Kleine C, Edwards JK, Scaini R, Giuliani R, Sprecher A. Ebola virus disease in West Africa-clinical manifestations and management. N Engl J Med 2014;371:2054-2057.
66. World Health Organization. Ebola virus disease outbreak 2015. 2015. Available at: http://www.who.int/csr/disease/ebola/en/.
67. World Health Organization. Ebola virus disease. 2015. Available at http://www.who.int/mediacentre/factsheets/fs103/en/.
68. Centers for Disease Control and Prevention. Ebola virus disease 2015. 2015. Available at: http://www.cdc.gov/vhf/ebola/.
69. Schieffelin JS, Shaffer JG, Goba A, et al. Clinical illness and outcomes in patients with Ebola in Sierra Leone. N Engl J Med 2014;371:2092-2100.
70. Tornadoes: Federal Emergency Management Corporation. 2010. Available at: http://www.ready.gov/tornadoes.
71. Bohonos JJ, Hogan DE. The medical impact of tornadoes in North America. J Emerg Med 1999; 17:67-73.
72. Winter Storms and Extreme Cold. Federal Emergency Management Agency. 2010. Available at: http://www.ready.gov/winter-weather.
73. Wildfire: Federal Emergency Management Agency. 2010. Available at: http://www.ready.gov/wildfires.
74. U.S. Fire Administration. Fire: Federal Emergency Management Agency. 2010. Available at: http://www.usfa.fema.gov/.
75. World Health Organization. Vegetation fires-technical hazard sheet-natural disaster profiles. 2010. Available at: http://www.who.int/hac/techguidance/ems/vegetation_fires/en/index.html.
76. Horton DK, Berkowitz Z, Haugh GS, Orr MF, Kaye WE. Acute public health consequences associated with hazardous substances released during transit, 1993-2000. J Hazard Mater 2003;98: 161-175.
77. Levinson J, Granot H. Transportation Disaster Response Handbook. 1st ed. Maryland Heights: Academic Press; 2002.
78. Biological and chemical terrorism: strategic plan for preparedness and response. Recommendations of the CDC Strategic Planning Workgroup. MMWR Recomm Rep 2000;49:1-14.
79. American College of Emergency Physicians. Developing objectives, content, and competencies for the training of emergency medical technicians, emergency physicians, and emergency nurses to care for casualties resulting from nuclear, biological, or chemical (NBC) incidents. 2001. Available at: http://www.acep.org/workarea/downloadasset.aspx?id=4848.
80. American College of Emergency Physicians. Positioning america's emergency health care system to respond to acts of terrorism. 2002. Available at: http://www.acep.org/workarea/downloadasset.aspx?id=4852.
81. Centers for Disease Control and Prevention. Bioterrorism agents/diseases. 2016. Available at: https://emergency.cdc.gov/agent/agentlist.asp.
82. Bozeman WP, Dilbero D, Schauben JL. Biologic and chemical weapons of mass destruction. Emerg Med Clin North Am 2002;20:975-993, xii.
83. Centers for Disease Control and Prevention. Protocols: interim recommended notification procedures for local and state public health department leaders in the event of a bioterrorist incident. 2001. Available at: https://emergency.cdc.gov/Documents/Planning/PlanningGuidance.PDF.
84. Centers for Disease Control and Prevention. Bioterrorism readiness plan: a template for healthcare facilities. 1999. Available at: http://www.bt.cdc.gov/bioterrorism/pdf/13apr99apic-cdcbioterrorism.pdf.
85. Karwa M, Currie B, Kvetan V. Bioterrorism: preparing for the impossible or the improbable. Crit Care Med 2005;33:S75-S95.
86. Karwa M, Bronzert P, Kvetan V. Bioterrorism and critical care. Crit Care Clin 2003;19:279-313.
87. Hurst G, Tuorinsky S, Madsen J, et al. Medical Management of Chemical Casualties Handbook, 4th ed. Aberdeen Proving Ground: US Army Medical Research Institute of Chemical Defense (USAMRICD); 2007.
88. Belson MG, Schier JG, Patel MM. Case definitions for chemical poisoning. MMWR Recomm Rep 2005;54:1-24.
89. Zajtchuk R, Bellamy R. Medical Aspects of Chemical and Biological Warfare, Textbook of Military Medicine. Bethesda: Office of the Surgeon General; 1997.
90. Centers for Disease Control and Prevention. Radiation emergencies: information for clinicians. 2016. Available at: https://emergency.cdc.gov/radiation/clinicians.asp.
91. US Department of Health & Human Services. Public Health Emergency. National disaster medical system. 2010. Available at: http://www.phe.gov/PREPAREDNESS/RESPONDERS/NDMS/Pages/default.aspx.
92. Centers for Disease Control and Prevention. Acute radiation syndrome: a fact sheet for clinicians. 2015. Available at: https://emergency.cdc.gov/radiation/arsphysicianfactsheet.asp.
93. Levitin HW, Siegelson HJ. Hazardous materials. Disaster medical planning and response. Emerg Med Clin North Am 1996;14:327-348.
94. Centers for Disease Control and Prevention. Hazardous materials. 2010. Available at: http://www.cdc.gov/nceh/ehs/etp/hazardous.htm.
95. Avidan V, Hersch M, Armon Y, et al. Blast lung injury: clinical manifestations, treatment, and outcome. Am J Surg 2005;190:927-931.
96. Garner J, Brett SJ. Mechanisms of injury by explosive devices. Anesthesiol Clin 2007;25:147-160.
97. Sharma BR. Disaster management following explosion. Am J Disaster Med 2008;3:113-119.
98. Sheffy N, Mintz Y, Rivkind AI, Shapira SC. Terror-related injuries: a comparison of gunshot wounds versus secondary-fragments-induced injuries from explosives. J Am Coll Surg 2006;203:297-303.
99. Tsokos M, Paulsen F, Petri S, Madea B, Puschel K, Turk EE. Histologic, immunohistochemical, and ultrastructural findings in human blast lung injury. Am J Respir Crit Care Med 2003;168: 549-555.
100. Ritenour AE, Baskin TW. Primary blast injury: update on diagnosis and treatment. Crit Care Med 2008;36:S311-S317.
101. James T. Management of patients with acute crush injuries of the extremities. Int Anesthesiol Clin 2007;45:19-29.
102. Aldrich TK, Gustave J, Hall CB, et al. Lung function in rescue workers at the World Trade Center after 7 years. N Engl J Med 2010;362:1263-1272.
103. Miller K, Chang A. Acute inhalation injury. Emerg Med Clin North Am 2003;21:533-557.
104. Rabinowitz PM, Siegel MD. Acute inhalation injury. Clin Chest Med 2002;23:707-715.
105. Silove D, Steel Z. Understanding community psychosocial needs after disasters: implications for mental health services. J Postgrad Med 2006;52:121-125.
106. Auf der Heide E. Disaster planning, Part II. Disaster problems, issues, and challenges identified in the research literature. Emerg Med Clin North Am 1996;14:453-480.
107. Barbara JA, Macintyre AG. Medical Surge Capacity and Capability: A Management System for Integrating Medical and Health Resources During Large-Scale Emergencies. Washington, D.C.: U.S. Department of Health and Human Services; 2007.
108. Sasser SM, Hunt RC, Sullivent EE, et al. Guidelines for field triage of injured patients. Recommendations of the National Expert Panel on Field Triage. MMWR Recomm Rep 2009;58:1-35.
109. Mass Casualty Management Systems: strategies and guidelines for building health sector capacity. Switzerland: World Health Organization. 2007. Available at: http://www.who.int/hac/techguidance/tools/mcm_guidelines_en.pdf.
110. The Joint Commission. 2010 Hospital Accreditation Standards. 2010. Available at: http://www.jointcommission.org/.
111. Federal Emergency Management Agency. Emergency Management Institute: Incident Command Center Resource Center. 2010. Available at: http://training.fema.gov/EMIWeb/IS/ICSResource/index.htm.
112. Christian MD, Hawryluck L, Wax RS, et al. Development of a triage protocol for critical care during an influenza pandemic. CMAJ 2006;175:1377-1381.
113. Christian MD, Joynt GM, Hick JL, Colvin J, Danis M, Sprung CL. Chapter 7. Critical care triage. Recommendations and standard operating procedures for intensive care unit and hospital preparations for an influenza epidemic or mass disaster. Intensive Care Med 2010;36(Suppl 1): S55-S64.
114. Centers for Disease Control and Prevention. Strategic National Stockpile. 2016. Available at: http://www.cdc.gov/phpr/stockpile/stockpile.htm.
115. Parker MM. Critical care and disaster management. Crit Care Med 2006;34:S52-S55.
116. Rice DH, Kotti G, Beninati W. Clinical review: critical care transport and austere critical care. Crit Care 2008;12:207.

185 远程医疗在重症领域的应用

Alejandro J. Lopez-Magallon, Joan Sánchez-de-Toledo, and Ricardo Muñoz

在世界范围内，迫切需求采取新的策略来缓解专业医疗服务的缺乏，其中包括重症医学。人口统计学、流行病学和文化方面的社会变化，以及重大的技术进步，使远程医疗成为缩小可用医疗服务和医疗需求之间差距的有用工具。迄今为止，它已被证明是一种颠覆性技术，可能会改变重症医学环境中的传统范式，特别是在医学教育、团队组织、医疗许可、质量改进、灾难应对和研究方面。最近的一份报告估计，10% 的成人重症监护室（intensive care unit，ICU）床位都覆盖了某种形式的远程医疗服务[1]。其相对的新颖性导致了现有技术、立法、可利用的潜在干预措施的不断变化，从而成为远程 ICU 监护的理想模式。在此，在这里，我们提出了对这些问题的最新和最实用的观点（图 185-1）。

定义

远程医疗是指运用技术辅助手段远程提供医疗保健服务。其潜在的相关益处可能包括改善获得医疗保健服务的机会和提高其功效、质量和效率，以及实现稀缺资源分配和成本降低的平衡[2]。卫生医疗领域因远程医疗不断发展的技术得到了巩固，而没有发掘到其在其他传统质量改进干预的潜力，使其存在相当大的争议。

远程通讯使用情况虽然可以追溯到 20 世纪上半叶澳大利亚[3]，以及几十年之后的美国国家航空局（National Aeronautics and Space Administration，NASA）[4] 和太空竞赛[4]，但直到过去的 20 年，关键的技术发展才使得它的爆炸式增长使用成为可能，从而成为过度繁忙的传统监护模式的一种替代品。

传统上，远程医疗模式可以分为存储转发、实时转发或远程监控。在存储转发中，医疗信息以电子方式发送给远程医生以进行离线评估，而无需远程医疗团队和远程医疗医师之间的直接同时交互。在实时模式中，远程医疗医师（个人健康护理师）与远程患者、医师或医疗团队之间存在直接交互。最后，远程监控根据要追踪的生理指标，使用不同的技术对患者进行远程监控[5]。

重症监护室的远程医疗

新的远程 ICU 计划的实施应侧重于以下每个方面：

1. 州和国家一级的远程医疗相关法律法规。
2. 技术平台。
3. 人员配置。
4. 护理模式。

1. 远程医疗相关法律法规

任何远程医疗计划都应考虑遵守有关远程医疗互动特殊性的国家和州的法律和技术法规的基本要素（框 185-1）。美国远程医疗协会已经发布了基线技术要求和远程医疗操作的核心指南，特别是还有远程 ICU 操作指南[5]。大多数州

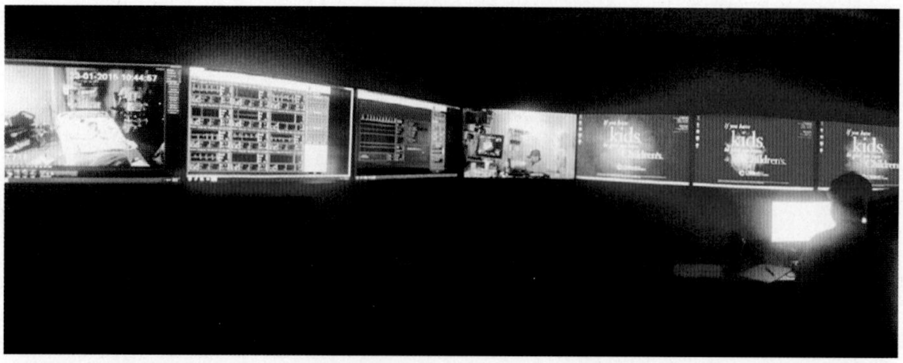

图 185-1　远程医疗套件。从左到右面板：全景室内摄像机，实时监控，实时连接远程医疗车，获得远程电子医疗记录的附加工作站

正在推行促进远程医疗使用的政策(州平价法),考虑到这些政策会影响报销和认证,因此应根据这些政策相应地调整远程 ICU 项目模式[6]。

从广义上讲,无论远程 ICU 计划中使用何种监护模式,都必须签署患者同意书,并且应始终保护患者的隐私。在远程会诊期间,必须有在医疗服务提供地获得执照的执业医师参与,并且应在通讯医院之间解决代理授权问题。此外,患者的医疗记录中应保存有远程医疗咨询的文件。

最后,虚拟远程呈现的独特设置导致了与常规现场、传统团队互动和"常规远程医疗"不同的通讯需求(框 185-2)。在远程医疗咨询时应牢记这一点,以便有效地"系统地发现并向远程团队传递病患的信息"。

2. 技术平台

远程 ICU 团队和远程 ICU 之间的无缝通信需要强大的信息技术部门支持。

几年前,当数据传输从昂贵的专用光缆网络迁移到通过互联网进行无线加密通信时,远程 ICU 技术平台的成本效益达到了临界点[7]。

根据特定远程 ICU 计划的范围,最低硬件标准要包括连接两端的简易远程医疗车,逐步升级到全自主机器人远程呈现,可远程访问电子病历(electronic medical records,EMRs),医疗成像和监控系统,并辅以自动化快速响应算法[8,9](图 185-2)。

3. 人员配备

由于符合当前安全标准的现有专家数量不能满足实际需求,Leapfrog 团队已经认可远程医疗作为解决这个问题的适当替代方案[10]。考虑到远程医疗时代的到来,重新设计现有和未来 ICU 人员的工作流程是明智的。那些参与远程医疗在远程 ICU 中工作的人员,必须确保最少的直接临床实践时间以保持熟练程度。

远程医疗监护的报销仍然是一项重大挑战。在一项全国调查中,55% 的受访者表示没有为远程医疗服务收费[11]。大量远程 ICU 项目在基金的支持下迅速启动。这是签署合同的连接医院之间常见的形式。

4. 监护模式

远程 ICU 在成人患者中的应用

在重症监护环境中,不同的监护模式已经适用于远程医疗[12]。这些模式不仅仅涵盖了远程 ICU 团队参与有限的医师之间的咨询,还包括无需医师在场而完全自主的由远程医疗团队干预的模式。关于重症监护室的研究报告显示,远程医疗系统对患者预后产生的影响存在相互矛盾的结果[13]。

造成这些差异的原因尚不完全清楚,而且报告数据的质量也不是最佳的。在一篇系统综述和荟萃分析中,Young 等调研了超过 721 篇重症监护和远程医疗论著以及 2 683 篇

框 185-1 远程医疗相关法律法规

国家远程医疗法

州平等法(美国)

患者隐私权/同意权(健康保险可携性和问责法)

代理认证

框 185-2 远程医疗规则

- 确认自身和远程团队的身份
- 确保患者隐私安全
- 尊重远程团队的工作
  1. 首先听从远程团队安排
  2. 及时联系
  3. 尽可能简洁地进行远程咨询
- 遵守远程医疗法律法规
- 客观评估患者
- 基于现有的最佳证据提出建议

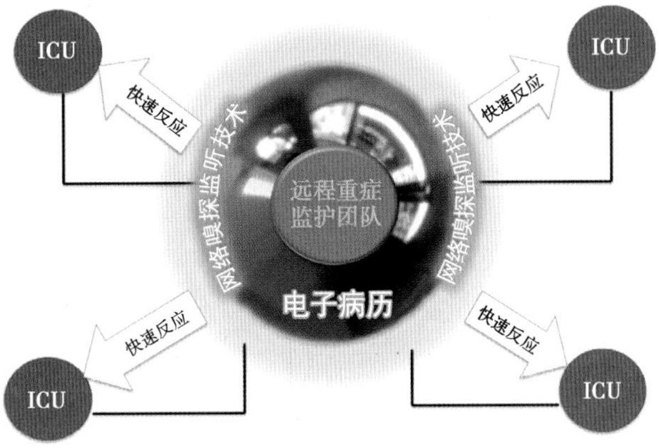

图 185-2 **最先进的远程 ICU 简图**。含有生理数据和其他医疗信息的电子数据库在远程电子病历中实时更新。远程 ICU 团队通过远程监控、远程电子病历和网络嗅探监听技术协助监测患者信息。一旦检测到危险趋势,远程团队将检查患者并做出回应

重症监护或远程医疗摘要,其中包括最终纳入的 13 篇总数超过 41 000 例患者的研究。远程 ICU 普及与 ICU 死亡率和 ICU 入住时间显著降低有关,但与住院死亡率及住院时间无关。他们分析的纳入研究中存在着显著的异质性,远程 ICU 覆盖范围的定义、评估的医院以及远程 ICU 覆盖对患者结果的影响方面存在显著的差异[14]。

卡恩提出了一个概念模型来描述影响项目成功的潜在因素(图 185-3)。在该模型中,远程 ICU 计划的有效性受到目标医院和 ICU 以及远程医疗单元本身特征的影响。在理想状态下,这些特征可以促进及时干预和指导依从性,从而提高监护质量和效率。当不理想时,远程医疗无法改变实践模式,进而无法提高质量。事实证明,发现最优或最差的特征是非常困难的[15]。

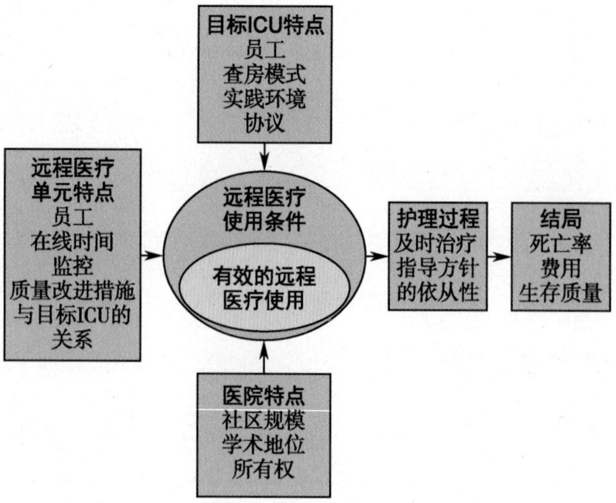

图 185-3 ICU 远程医疗有效性概念模型。在这种模式下，ICU 远程医疗的有效性取决于目标医院、目标 ICU 和远程医疗单元的可识别特征。QI：质量改进。（资料来源：Kahn JM. ICU telemedicine：from theory to practice. Crit Care Med 2015；42：2457-2458）

多年来积累了越来越多的证据，表明在重症监护过程中实施远程 ICU 计划可降低死亡率和提高生活质量。Lilly 及其同事报道了一项来自 56 个不同 ICU 包含 432 例患者的多中心研究，指出应用远程 ICU 干预措施，包括早期给予重症监护，坚持执行最佳 ICU 临床实践，减少警报发出后的应对时间以及鼓励使用性能数据，与较低死亡率和较短入住时间相关（图 185-4）[16,17]。同样，在由护士主导筛查 ICU 患者最佳临床实践的项目中，Kahn 等发现监护质量有所改善，机械通气天数和入住时间缩短，但对死亡率没有影响[18]。

远程 ICU 在儿科患者中的应用

重症监护领域现有和需要的专业知识之间的差异在儿童人群中可能更为悬殊。据医学研究所报道，大多数儿童在综合医院接受急诊监护。在美国，儿童占所有急诊科（emergency department，ED）就诊人数的 27%，但只有 6% 的急诊室配备了适当的设备。这可能会影响儿科急诊患者的监护质量，在缺医少药地区和农村地区影响更为严重[19]。

儿科重症监护的远程医疗会诊与成人的情况相似，也因不同和碎片化的人口构成、患者体型和生理差异，以及先天畸形的共存等所带来的独特要求而产生不同。因此，把成人远程 ICU 模式逐字翻译应用于这些患者可能是行不通的，而应该在维持远程会诊形式的系统路径时进行适当的调整。

有关在儿科 ICU 中使用远程医疗的报告相对较少，其中一些报告涉及对农村和孤立人群的重症监护咨询。Heath 等在 10 个农村急诊科进行了 63 次远程会诊。大多数通信没有发生重大技术问题，其中 40% 的远程医疗用于监督重症监护转运团队。一项调查显示，会诊和顾问医生的满意度很高，大多数医疗服务提供者认为远程医疗改善了患者监护，优于电话交谈，并允许提供者与提供者之间良好的沟通[20]。Yager 等对重症监护室的儿科患者进行了 56 次连续的远程医疗咨询，与儿科重症监护医生的沟通率为 100%，护理人员为 68%，父母为 66%。患者评估、与多学科监护团队沟通、以及与患者家属沟通是最常被提及的，而这些通过电话是无法实现的。32% 的接受远程医疗患者的医疗管理发生了变化[21]。

适当的使用儿科远程 ICU 可以有助于在偏远地区做出决策，使患者更有选择性地转诊到三级中心，如新生儿发绀的案例。在一项前瞻性收集的婴儿多中心数据库的研究中，对妊娠年龄、体重和诊断配对后，韦伯等报道称远程医疗缩短了诊断时间，并显著降低了轻度或无心脏病婴儿的转诊需求。他们还发现，与没有远程医疗服务的中心患者相比，远程医疗患者的住院时间和重症监护室入住时间以及使用吲哚美辛和正性肌力药物支持的时间更短[22]。

我们在国际上报道了我们关于儿科心脏重症监护中远程医疗的经验，最终扩展到两个拉丁美洲国家的四家医院。我们对 476 例患者进行了 1 040 次远程会诊，其中 62% 的患者是最复杂的外科患者。总体满意度、对远程医疗在教育中的作用以及对医疗实践的影响等方面在各远程医疗中心存在差异。我们的结论是，在大多数国际远程医疗环境中，“一刀切”的方法不可行，而前瞻性干预应考虑中心之间人员组成、需求感知和患者数量的差异[23]。一家国际医院参与了我们的远程医疗项目，我们回顾了该项目最初 10 个月纳入患者的临床资料和远程医疗数据库，并与在预干预期间入院的患者进行了比较，结果显示心血管疾病患者入住心脏 ICU 和住院时间较短，以及手术患者的术前住院和心脏 ICU 入住时间较短[24]。

远程 ICU 在灾害应对中的作用

实施远程 ICU 计划最令人信服的因素之一可能是持续的培训和灾难应对准备。在发生灾难情况下，尽管有明确的准备，但中途变化或需临时应变是常见的，包括后勤和通讯方面的中断。尽管自然或人为灾害的本质在每一次新的表现中都呈现出独特和新的挑战，但也确实有许多问题是由于这样一个事实：一旦制订了灾害应对计划，这些计划往往会被储存起来并被遗忘，而团队最终也会得不到培训。Roberts 等发表了他们在巴尔的摩市区 2009 年冬季暴风雪期间使用先前建立的远程 ICU 救灾项目的经验。由于已常规使用了 5 年的远程医疗系统，他们无缝过渡到灾害应对模式，进行每日 ICU 巡诊并与现场团队协调监护[25]，在机器人远程呈现以及远程接入 EMR 和成像研究的协助下进行治疗。

远程 ICU 的未来

远程 ICU 是一个不断发展的领域。与 2006 年相比，目前成人重症监护项目的供需预测需要将 ICU 收治能力增加两倍。这在目前及可预见的未来是不可承受的[26]。因此，

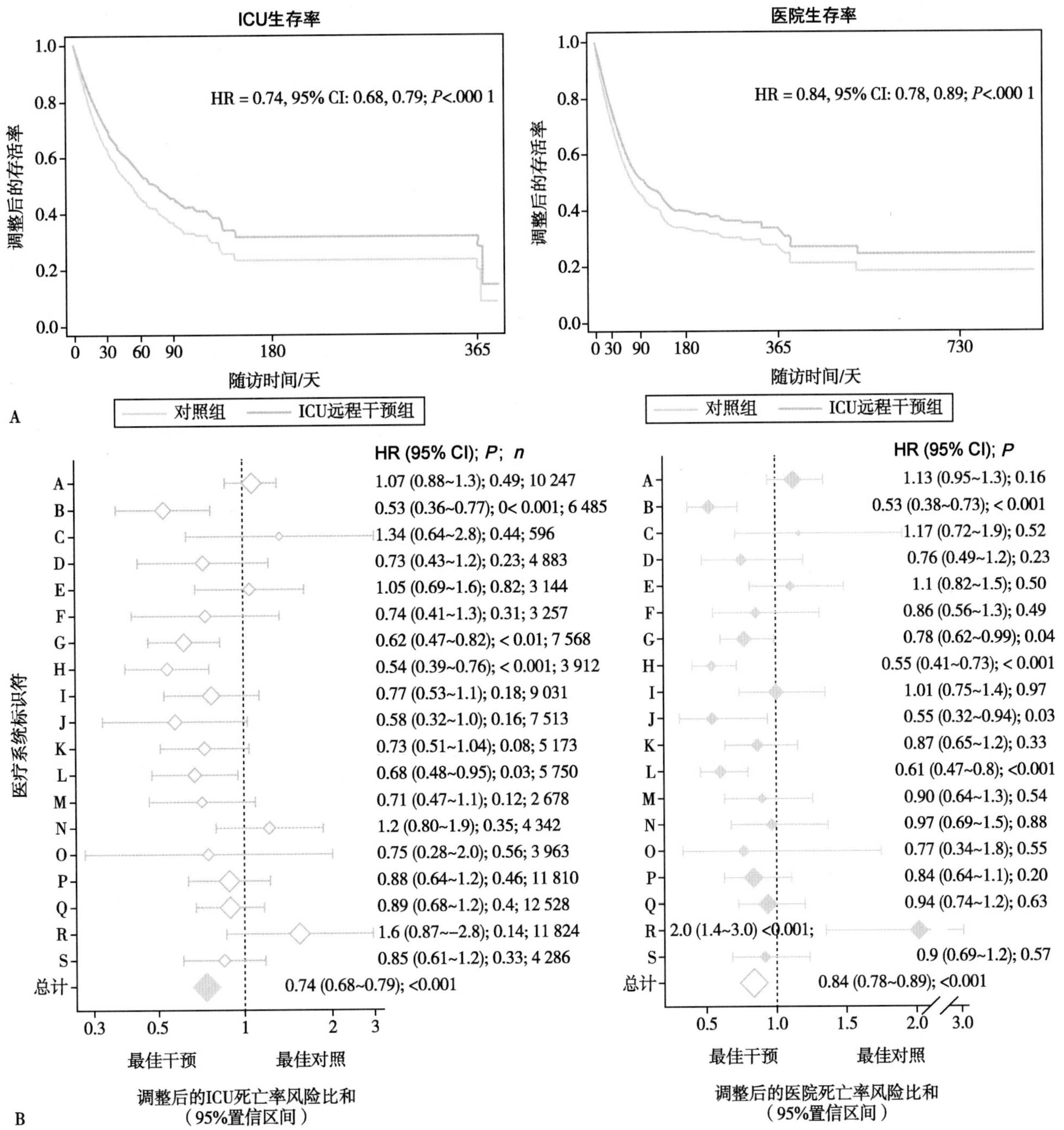

图 185-4　A. 用 Cox 比例风险回归模型评估校正后的 ICU 特异性（左）和医院特异性（右）生存率。模型校正过 APACHE Ⅳ 得分，年龄，医院或 ICU 标识符（作为随机效应），入院来源，主要入院诊断，手术状态，开始入组时间，心率，入院时肌酐值及最高值，呼吸频率，入院血细胞比容值，血尿素氮，白细胞计数，Glasgow 昏迷评分，凝血酶原时间，阴离子间隙，尿量（最初 24 小时），剩余碱，总胆红素和总白蛋白值。B. 由医疗卫生系统评估校正后的 ICU 特异性（左）和医院特异性（右）生存率。菱形的中心代表估计结果，条形表示 95% 置信区间，符号大小与相应医疗卫生系统观察的数量成比例，整体效果在底行以菱形显示。HR：风险比。（资料来源：Lilly CM，McLaughlin JM，Zhao H，Baker SP，Cody S，Irwin R；UMass Memorial Critical Care Operations Group. A multicenter study of ICU telemedicine reengineering of adult critical care. Chest 2014；145：500-507，Fig. 2.）

需要开发一种不同的 ICU 监护模式。远程医疗无疑将成为这种新方法不可或缺的一部分，可能使危重患者能够在离家庭、家人、朋友和支持网络更近的地方接受治疗，同时赋予当地团队权力，提供最佳证据指导和质量保证以及加速决策制定过程，以尽快明确治疗，或给予更多的同情，姑息或临终关怀。通过从家庭和社区到危重病护理环境的连续统一体，纳入早期预防策略，旨在保护患者健康和避免风险，不是目前针对已经确定的危重病采取的反应性方法，而是将目前脱节的门诊医疗和危重病监护有机联系起来。

知识点

1. 远程ICU已成为改善危重患者监护的可靠策略。
2. 受远程医疗影响的领域包括医疗团队组织、医学教育和许可、质量改进、灾害应对和研究。
3. 远程ICU的实施应符合国际、国家、州和地方的法律法规。
4. 包括质量改进干预措施在内的系统方法可以在患者存活率和住院时长方面产生最佳效果。
5. 日间低强度人员配置的小组可能从远程ICU获益最多。
6. 儿科重症具有独特的挑战，但经验却在迅速增长。

(邓超 李景辉 译，陈峰 审校)

参考文献

1. Kahn J. Intensive care unit telemedicine. Arch Intern Med 2011;171(6):495-96.
2. Sood S, Mbarika V, Jugoo S, Dookhy R, Doarn CR, Prakash N, Merrell R. What is telemedicine? A collection of 104 peer-reviewed perspectives and theoretical underpinnings. Telemed J E Health 2007;13(5):573-90.
3. Margolis SA, Ypinazar VA. Tele-pharmacy in remote medical practice: the Royal Flying Doctor Service Medical Chest Program. Rural Remote Health 2008;8(2):937. Epub 2008 May 19.
4. A brief history of NASA's contributions to telemedicine. Available at: http://www.nasa.gov/content/a-brief-history-of-nasa-s-contributions-to-telemedicine/#_edn2. Accessed January 2015.
5. Telemedicine Practice Guidelines. Available at: http://www.americantelemed.org/resources/telemedicine-practice-guidelines/telemedicine-practice-guidelines. Accessed March 2015.
6. ATA Public Policy Web Page. Available at: http://www.americantelemed.org/policy/overview-news. Accessed March 2015.
7. Whitten P, Sypher BD. Evolution of telemedicine from an applied communication perspective in the United States. Telemed J E Health 2006;12(5):590-600.
8. Harrison A, Thongprayoon Ch, Kashyap R, Chute C, Gajic O, Pickering B, Herasevich V. Developing the surveillance algorithm for detection of failure to recognize and treat severe sepsis. Mayo Clin Proc 2015;90(2):166-75.
9. Herasevich V, Pieper M, Pulido J, Gajic O. Enrollment into a time sensitive clinical study in the critical care setting: results from computerized septic shock sniffer implementation. J Am Med Inform Assoc 2011;18:639-44.
10. Leapfrog Group. ICU physician staffing (IPS) factsheet. Available at: http://www.leapfroggroup.org/media/file/Leapfrog-ICU_Physician_Staffing_Fact_Sheet.pdf. Accessed January 2015.
11. Antoniotti N, Drude K, Rowe N. Private payer telehealth reimbursement in the United States. Telemed J E Health 2014;20(6):539-43.
12. Boots R, Singh S, Terblanche M, Widdicombe N, Lipman J. Remote care by telemedicine in the ICU: many models of care can be effective. Curr Opin Crit Care 2011;17:634-40.
13. Lucke J, Wueste L, Weavind L, Patel B. Association of telemedicine for remote monitoring of intensive care patients with mortality, complications, and length of stay. JAMA 2009;302(24):2671-78.
14. Young L, Chan P, Lu X, Nallamothu B, Sasson C, Cram P. Impact of telemedicine intensive care unit coverage on patient outcomes. A systematic review and meta-analysis. Arch Intern Med 2011;171(6):498-506.
15. Kahn J. ICU Telemedicine: from theory to practice. Crit Care Med 2015;42(11):2457-58.
16. Lilly CM, Cody S, Zhan H, Landry K, Baker SP, McIlwaine J, Chandler MW, Irwin RS. Hospital mortality, length of stay, and preventable complications among critically ill patients before and after tele-ICU reengineering of critical care processes. JAMA 2011;305(21):2175-83.
17. Lilly CM, McLaughlin JM, Zhao H, Baker SP, Cody S, Irwin R. A multi-center study of ICU telemedicine reengineering of adult critical care. Chest 2014;145(3):500-7.
18. Kahn J, Gunn S, Lorenz H, Alvarez J, Angus D. Impact of nurse-led remote screening and prompting for evidence-based practices in the ICU. Crit Care Med 2014;42(4):896-904.
19. Dharmar M, Marcin J. A picture is worth a thousand words: critical care consultations to emergency departments using telemedicine. Pediatr Crit Care Med 2009; 10(5):606-7.
20. Heath B, Salerno R, Hopkins A, Hertzig J, Caputo M. Pediatric critical care telemedicine in rural underserved emergency departments. Pediatr Crit Care Med 2009;10(5):588-91.
21. Yager P, Cummings B, Whalen M, Novinsky N. Nighttime telecommunication between remote staff intensivists and bedside personnel in a pediatric intensive care unit: a retrospective study. Crit Care Med 2012;40(9):1-4.
22. Webb C, Waugh C, Grigsby J, Busenbark D, Berdusis K, Sahn D, Sable C. Impact of telemedicine on hospital transport, length of stay, and medical outcomes in infants with suspected heart disease: a multicenter study. J Am Soc Echocardiogr 2013;28(9):1090-98.
23. Otero A, Lopez-Magallon A, Jaimes D, Motoa M, Ruz M, Erdmenger J, Munoz R. International telemedicine in pediatric cardiac critical care: a multicenter experience. Telemed J E Health 2014; 20(7):619-25.
24. Lopez-Magallon A, Otero A, Welchering N, Bermon A, Castillo V, Duran A, Castro J, Muñoz R. Patient outcomes of an international telepediatric cardiac critical care program. Telemed J E Health 2015;21(8):1-9.
25. Reynolds H, Sheinfeld G, Chang J, Tabatabai A, Simmons D. The tele-intensive care unit during a disaster: seamless transition from routine operations to disaster mode. Telemed J E Health 2011; 17(9):746-49.
26. Critical care, critical choices: the case for tele-ICUs in intensive care. 2010. Massachusetts Technology Collaborative. Available at: http://www.masstech.org/sites/mtc/files/documents/2010%20TeleICU%20Report.pdf. Accessed March 2015.

186

重症医学的教育与培训

Christopher K. Schott

教学是否成功应该以学生的表现来衡量，而不是教师的活动。提供精心组织的 PowerPoint 演示文稿、监督基于问题的研讨会或提供临床指导并不意味着你已经教过了。除非学习者获得了新的认知或心理运动技能，否则教学就不会有效果[1]。一个成功的老师能够使得学生主动学习。如果教师认为提供一场讲座或其他任何一种教学方法都能履行这一义务，那么教师就充当了“教育资源”的角色。这个模式的重点是老师做了什么，而不是学习者学到了什么。换句话说，老师的目的是让学生真正学会，而不是自己的教学表现形式有多好。

Stritter 描述了一种不同的模式，主要针对学生。在这种模式下，教师为学生的成功负责，通过管理教育资源营造一个有助于学习的环境。教师作为“管理员”创造特定的教育目标，激励学生，运用各种教育策略，评估学习，并提供有效的反馈，以确保学习者实现所有的教育目标[1]。

在医学教育领域，有效的教学原则、教学理论或提供反馈并没有发生显著变化。因此，本章所讨论的许多主题仍然是相关的，甚至包括 Bloom，Mager 和许多其他被引用的作者所描述的可以追溯到 20 世纪 60 年代的作品。然而，改变的是医学生所面临的学习环境、医学教育管理机构的要求以及学生通过科技进步学习的方式。本章的目的是对每一模块进行详细的描述，老师是要组织还是进行 1 个小时的讲座，1 天的研讨会，1 个月的选修课，1 年的课程，都可以应用这些方法。

创建教育目标

教育目标概述了学生、住院医师在教师完成授课、每日床边指导、1 个月选修课或住院医师培训后能够展示的技能和行为。应该为每一个教学活动制订目标，因为它们是一个路线图。它们指导老师制订合适的课程，为学习者设定明确的方向，并可作为评价和反馈的参考[2,3]。

制定教育目标包括三个步骤[2,3]。首先，使用动作动词（例如，定义、解释、演示、识别、总结、评价），教师描述一种特定行为后，学习者必须演示以证明其实现了该目标。例如“教授气道管理的概念”这样的目标是不够的，因为它定义了老师在做什么，而没有清楚地描述学习者应该演示什么。因此，它既不能作为教师或学生的路线图，也不能识别出教师可以评估的明确行为。

其次，老师应该描述行为发生的条件。例如，“给定使用模拟人的情况下，学生将评估气道并演示有效的面罩通气。”最后，可接受的演示标准应该与目标匹配——也就是说，“面罩通气后，在 30 秒内成功气管插管。”在编写授课计划或正式课程时，学习目标的格式应该是“谁”（学习者）将“做什么”（所教的知识或技能）在“何时”（讲座或课程结束）由“如何”（评估方法）衡量[4]。

当教授学生特定的临床技能时，例如，如何管理低血压患者，教师必须确定学习者首先具备了相关入门的认知领域、知识和理解力。这就是所谓的“框架”，它基于 Bloom 描述的理解力水平的标准层级[5]。学习者要能列举出低血压的原因和描述前负荷对卒中的影响，才能着手对低血压患者适当的治疗或评估治疗的有效性。老师可以问一些简单的问题来更好地测试学生的认知水平，以及学生在这个阶段表现如何或者为什么会在这个阶段，从而进入下一个阶段。以治疗心力衰竭为例，老师可以从一个综合性的问题开始，比如“呋塞米的作用机制是什么？”这可以推进到一个更高的水平，如分析与指导“把收缩期和舒张期心力衰竭按疾病发展，临床表现，超声心动图和治疗方面区别开来”。在最高水平的评估中，需要指导的可能是“评估当前证据以支持血管紧张素转换酶抑制剂在收缩期心力衰竭患者的症状、住院率、功能状态和死亡率方面的重要作用”。

应根据毕业后医学教育认证委员会（Accreditation Council for Graduate Medical Education，ACGME）计划中概述的预期，制定专门与重症医学培训项目相关的教育目标[6]。除了列出必须教授的特定认知和操作技能外，ACGME 还培养了注重诊疗能力而不仅仅是获取知识的一般核心能力[6]。这 6 项能力包括医学知识、诊疗能力、人际沟通技巧、专业素养、以实践为基础的学习和在医疗系统中实践学习。近年来，ACGME 已经从简单的主观评估这些受训者的能力，演变为一个里程碑式的评价系统，该系统能更好地为每个临床专业制定明确的预期进展[7]。每项受教能力的目标实例和每个专业里程碑的细节可以在 www.acgme.org 获得。

激励学生学习

作为管理者，教学的下一步是激励学生去学习。要做到这一点，首先必须重视所教的内容。要重视一个特定的目标，就需要理解为什么有必要将这些材料纳入到临床实践中[8,9]。情感领域的教育目标与重视和应用这些材料有关。例如，教师应该解释为什么选择了某些教育目标，为什么这些目标很重要，以及没有将其纳入其中的后果。最重要的是，老师需要意识到任何可能妨碍学习的无意行为，比如在别人面前提供消极的反馈，或者表现出消极的肢体语言。这些概念与表 186-1 中列出的成人学习的支柱和原则是一致的[10,11]。

情感领域与学生的动机相结合，分为内在和外在激励法两种。外在激励是指学习者必须被告知需要进行某种活动[12]。在医学上，这可以视为学习通过考试与学习提高诊疗能力的区别。学习者一旦达到重视学习经验的阶段，不仅使教师更容易达到教学目标，而且为终身学习奠定了基础，这就是内在激励。

让学生学习并将认知技能应用于患者管理的一个特别有效的工具是让他们处于“模拟危机情境”中，允许他们犯临床错误并尝试处理后果。事实证明，在模拟环境中犯错误并实时体验潜在的并发症是有效的，可以让实习医生获得认知和操作技能，并应用到他们未来的患者管理中。

学习经验

教师可以采用很多的教学方法来实现教育目标。由于成人学习者更喜欢主动学习，因此要求他们处理信息、参与解决问题和为临床判断辩护的课程会增加他们的学习热情[9]。

传统的授课方式虽然经常使用，但并不是一种有效的学习方法[14]。对医学生而言，在有限的时间内听讲座和参加竞赛活动越来越困难。此外，由于教学环节不具有互动性，教师没有机会评估学习者是否理解内容及其适用性。

将基于问题的学习和互动研讨会结合起来的小组讨论会更有效，因为这会让学生参与进来，迫使他们为自己的决定辩护，并解释如何评估预后。在管理高效的学习环境方面，最近的一个进展是“翻转课堂”[15,16]。翻转课堂的设计是这样的：比如肾脏替代疗法，学生在上课前复习核心内容，然后利用时间与教师一起处理病例或问题，并提供直接的结构性反馈。录制技术和播客的发展为教师提供了一个机会，可以提前录制核心内容讲座，让他们更有效地利用课堂上的时间回答学生的问题和处理病例资料，而不需要重复固定内容。此外，这些预先录制的讲座或播客可以作为在线参考图书馆，供学生回去复习，或在随后的临床实践中遇到特定课题时作为参考[17]。

表 186-1 成人学习的原则

成人学习者受益于：

1. 目标导向学习
2. 自主学习
3. 符合需要的相关材料
4. 能够实践或试验所教内容
5. 基于积累的经验和知识
6. 安全和受尊重的学习环境

然而，这些方法都没有教会学生或住院医生如何将这些技能应用到临床实践中。这在当前实习医生和患者接触暴露时间与工作时间相平衡的时期尤为重要。每年有 21 万～40 万名患者因医疗失误而死亡，这一数字从 1984 年医学研究所（Institute of Medicine）里程碑式的研究中估计的 9.8 万人持续上升[18]。需要给学生机会来管理复杂的问题，并在他们的错误不会导致不良预后的前提下预测他们干预的后果，当反馈即时的话，学生可以再次干预直到他们获得可能会改善患者安全性的技能。

这样的教学方式是存在的，而且多年来一直以模拟的形式存在。模拟被定义为可以人工复制操作中可能遇到任何情况的训练策略，可能包括低级操作、部分任务训练设备、模拟患者、以计算机为基础的模拟和整体真实患者模拟。认知心理学和教育理论的研究表明，当教育经历提供了与学习情境相似的互动线索时，学习就会更有效[19]。

最初由计算机软件控制一个独立的躯干装置已经演变成复杂的全身计算机化人体模型。当前的模型，如 Laerdal-SimMan® 3G 模拟器，为受训人员提供了一个高保真度的人体模型，可以有自主呼吸、可触及的脉搏、对光反应的瞳孔并且可以收缩（如果需要的话，还可以设计成不等大）、出汗、抓住、演示发绀，以及模拟各种气道管理困难情境。此外，受训人员还可实践操作如面罩通气、经鼻或口气管插管、环甲状腺切开术、留置胸腔引流管、穿刺减压、胸外按压、心脏起搏和电除颤等，并提供实时反馈[20]。

这些计算机化的人体模拟器要求受训者将认知学习、心理运动知识与多感官前后线索结合起来，以帮助记忆和临床应用[21,22]。表 186-2 和表 186-3 列出了四年级医学生和重症医学专科培训医生利用模拟器学习要求达到的目标示例。应该注意的是，所有的目标都是按照学生必须要演示的内容来写的，因此需要给予老师明确的评价指南。

没有研究明确证明现实患者预后得到改善。尽管当前没有关于这些结果的公开发表资料，但模拟解决了先前讨论的成人学习的基础问题。模拟提供的实践经验，对患者安全没有任何直接的风险，并且可以同时完成认知、心理运动和情感领域的学习，这是一个成功课程必不可少的。此外，医学研究所等机构也支持将模拟作为一种工具，来指导新从业者解决问题和教授危机管理的技能。

评估

评估是任何教育课程的重要组成部分，并判定课程的设置目标是否达到。这适用于评估学习者，以及教育者或课

表 186-2　四年级重症医学课程的学习目标

呼吸窘迫

- 评估呼吸窘迫模拟患者（呼吸急促和低氧血症）
- 启动适当的氧疗
- 评估治疗性干预的效果
- 演示有效的面罩通气
- 留置静脉内导管进行复苏
- 评估可能存在困难气道的患者

心血管

- 评估低血压患者
- 对低血压患者进行治疗（开始静脉输液）
- 为评估低血压患者安排适当的诊断试验
- 评估治疗性干预的效果
- 评估窦性心动过速患者，提出鉴别诊断，并安排适当的诊断试验

心律失常

- 评估窦性心动过速患者，提出鉴别诊断，并安排适当的诊断试验
- 演示室颤和无脉性室性心动过速的除颤
- 演示室颤，室性心动过速，无脉冲电活动和心搏骤停的模拟患者的气道管理和心血管复苏

程开发者。评估工具和标准应直接从课程的预定教学目标中派生出来。如果学生完成了课程中设置的目标，那么一个教育者和他或她的课程可以被认为是成功的[23]。获得的知识可以通过笔试来评估，然而为了使学生记住需要记忆的内容，他们倾向于通过奖励手段来强化表面学习。

行为表现考核可用于评估临床能力、心理运动技巧和判断力[24]。行为表现考核的一个例子是客观结构化临床考试（Objective Structured Clinical Examination，OSCE），它是由Harden和他的同事在1975年开发的[25]。考核由几个“临床考站”组成，每个考站有自己具体的教育目标。OSCE要求学习者回忆所学，概述治疗计划，解释检查结果，如心电图，或演示某个具体的操作技能。同样，口试是OSCE的另一个实例或模拟案例，使学生有机会为自己的决策辩护或使考官有机会考核考生作出更进一步的决策[26,27]。

评估临床能力最常见的方法可能就是评估学习者在现实临床情境中的表现。在这种环境中可以使用几种评估工具。全球评估量表用于评估诊疗能力、知识应用、人际关系和沟通技巧。这些评估通常是在回顾中进行的，用于总结临床轮转结束时的表现。这种类型的评价具有潜在的高度主观性，如果那些进行评价的人没有经过培训，最终结果可能会反映出评价偏倚并失效[28]。

心理运动技能和过程最好用标准化的检查表来评估。检查表应该包括为了得到合理的评估而必须演示的具体操作。应制定检查表清单，所有参与评估的观察员应提前一致认可需要成功演示哪些清单内容（测试者之间的可靠性）[29]。表186-4列举了一例插管演示的评估检查表。

表 186-3　重症医学专科培训医生的学习目标

1. 评估患者的气道
2. 如果预期是困难气道，立即寻求帮助并遵循困难气道的处理步骤
3. 有可用的主气道和辅助气道策略（至少有一种声门上和声门下的策略）
4. 演示良好的头部位置（嗅物位）
5. 检查氧源并确保管路与氧源连接
6. 确保两条通畅的外周静脉通路可用并发挥作用
7. 演示单人和双人面罩通气
8. 使用口咽或鼻咽通气道
9. 确定吸引器可工作（亲自检查）
10. 检查喉镜窥视片（提供尺寸3号和4号弯镜叶片和Miller直镜叶片）
11. 有至少两种尺寸的气管套管（推荐尺寸：7.0和8.0）
12. 检查气管套管的气囊
13. 准备好导丝和CO_2检测器
14. 病房内准备好药物[依托咪酯（0.3mg/kg）和琥珀酰胆碱（1～1.5mg/kg）]
15. 病房内准备好两个去氧肾上腺素安瓿和250ml的5%葡糖糖水溶液以应对低血压事件

表 186-4　呼吸支持

设备准备

1. 正确装配设备
2. 确保吸引器可用

药物

1. 足够/适当地使用肌肉松弛剂
2. 足够/适当地使用镇静剂
3. 足够/适当地使用局部麻醉剂

通气

1. 确保储氧袋内充满氧气
2. 患者预充氧至100%
3. 适当协调面罩支持与患者自主呼吸
4. 有效的面罩密封性
5. 有效的面罩通气
6. 演示适时地使用鼻咽或口咽通气道

插管

1. 演示适当的头部定位
2. 使用环状压力
3. 证实气管内置管位置

并发症

1. 长时间喉镜检查引起的并发症
2. 插管次数____
3. 食管插管（持续时间____）
4. 嘴唇，口腔，鼻子出血
5. 牙齿损伤
6. 插管失败

360 度评估和患者调查用于反馈人际沟通技巧和专业素养。如果每个学生有 20～40 个患者反馈，结果是最可靠的，但是却限制了这个工具的使用[28]。在目前的医疗体系中，这是一种常用的评估医生临床技能的方法，例如 Press-Ganey 法[30]。这可以使受训人员早日接触到这种评估形式，而且这种评估将贯穿他们今后的职业生涯。

提供有效的反馈

成为学习管理者的最后一步是有效地利用反馈来强化学习。过于频繁的反馈可用于实现管理职能。一旦轮转完成，可作为总结报告，这被称为"评价反馈"。相反地，"结构性反馈"是实时提供的，目的是正面改变学习者的行为或技能。有效的反馈可以促进情感学习，但如果使用不当或做得不好，也会抑制学习[31]。

学生需要反馈，他们想知道自己的表现如何，以及如何提高自己的表现。大多数学生在培训过程中得不到充分的反馈。缺乏反馈的原因包括老师担心反馈会导致意想不到的后果，会损害师生关系，或者会导致学生评价老师表现不佳。如果反馈是正确的，这些后果就不会发生。结构性反馈是确保学生成功的唯一途径，告诉他们之前哪些做得好，如果有必要，以后他们需要做什么来实现教育目标。如果没有有效的结构性反馈，这些行为就会继续错误下去，学生也会形成一套自我确认体系："我做得很好，因为没人告诉我不是这样。"

要使反馈有效地改变行为而不造成意外后果，应遵循若干规则。第一，所有的反馈都应该基于学生对教案具体目标的表现。这是教师必须制定明确的教育目标的另一个原因。它们不仅仅是课程的框架，也作为反馈的参考。如果反馈是在特定的演示背境下提供的，就不应该有不利的后果。例如，如果目标是让学习者演示有效的面罩通气，伴有适当的胸部起伏和充分的氧饱和度，那么目标要么就是达到了，要么就是没达到。这是一种客观陈述，而不是个人判断，除非反馈内容包含判断性的语言。第二，反馈必须描述如何成功实现。在这个例子中，如果患者没有有效通气，老师应该建议重新摆放头部位置，插入经口腔通气道，并进行双通道面罩通气，这样面罩就有更好的密封效果。第三，学习者演示的具体操作应该被处理，而不仅仅是解释。如果学生轮转时迟到，不要认为他们不在乎或懒惰。要求受训者在早上 7 点开始轮转，然后准备好受派任务，此时不作任何判断。第四，有效的反馈应该是学习工具的预期组成部分。因此，提供反馈的关键是时效性并立足于客观表现，而不是学生的主观特征。学生在任职培训时应被告知，他们将每天收到针对规定目标的表现的反馈。总之，反馈应该是及时的、具体的、立足于表现的，用于提出改进建议[31]。表 186-5 提供了基于这些特征的不良和较好的反馈报告的实例。没有成功的实施反馈，Irby 所描述的教学模式是不完整的。

表 186-5 不良和较好的反馈意见实例

学生行为	不良反馈	较好的反馈
轮转迟到	当你轮转迟到时，你就是在偷懒	每天早晨开始轮转时团队的每个成员都应准时到达
与患者家属会谈时缺乏同情心	你对患者的妻子很无礼	我注意到患者的妻子开始哭的时候，你还在说话。你认为那会是否更应该暂停并赋予她同情心呢？
病程记录潦草	你的病程记录潦草，没有好好写。你应该做得更好	我在你的病程记录中注意到，你没有描述如何或为什么选择你执行的方式处置患者，也没有描述患者对该治疗的反应。这些是提高病程记录质量的一些方法。请你明天试试这个方法，我会跟进你的情况，看看记录改善的情况

结论

教师在每次教程开始时都要有明确的目标，营造一个学生想要学习的环境，运用不同的教学策略，评估学习效果，并提供结构性反馈，这将帮助他 / 她的学生成功地实现教育目标。这些指导方针适用于为重症医学专科培训医生研发一门床旁教学、一个月轮转或一年的课程。

致谢

本文作者感谢 Paul Rogers 博士对本章前一版的贡献。

知识点

1. 教师，充当管理员角色，制定教育目标，激发学生的学习兴趣，组织课程，评估表现，并提供反馈。
2. 教学目标是任何教学活动的重要组成部分，对学习者提出明确的预期，并作为教师评估的参考。
3. 成年人更倾向于主动学习；因此，要求他们分析、解决、辩护和评价的课程增加了他们的学习兴趣。医学模拟是对危重症课程的创新补充。
4. 研发一个有效的评估工具对于确保学生达到教学目标至关重要。
5. 在教学活动中应提供结构性反馈，以确保学生的成功。

（邓超 李景辉 译，陈峰 审校）

参考文献

1. Stritter FT, Bowles LT. The teacher as a manager: a strategy for medical education. J Med Educ 1972;47(2):93–101.
2. Mager RF. Preparing instructional objectives. Palo Alto, CA: Fearson; 1962.
3. Gronlund NE. How to write and use instructional objectives. New York: Macmillan; 1991.
4. Thomas PA. Step 3 goals and objectives. In: Kern DE, Thomas PA, Hughes MT, editors. Curriculum development for medical education, a six-step approach, 2nd ed. Baltimore: Johns Hopkins University Press; 2009. p. 43–56.
5. Taxonomy of educational objectives. A committee of college and university examiners. Bloom BS. The classification of educational goals. Handbook 1: Cognitive domain. New York: Longman; 1956. p. 120–200.
6. Graduate Medical Education Directory 2012-2013. Chicago: American Medical Association; 2012.
7. Andolsek K, Padmore J, Hauer KE, Holmboe E. Clinical Competency Committees: A guidebook for programs. ACGME. Available at: http://www.acgme.org/acgmeweb/Portals/0/ACGMEClinicalCompetencyCommitteeGuidebook.pdf. Accessed Februrary 28, 2015.
8. Smith RB. The teacher's book of affective instruction: a competency-based approach. Lanham, MD: University Press of America; 1987.
9. Irby DM. What clinical teachers in medicine need to know. Acad Med 1994;69(5):333–342.
10. Knowles, MS. The modern practice of adult education: androgogy versus pedagogy. New York: New York Association Press; 1970. p. 40–59.
11. Russel SS. An Overview of adult-learning processes. Urol Nurs 2006;26(5):349–352, 370.
12. Ryan RM, Deci EL. Intrinsic and extrinsic motivations: classic definitions and new directions. Contemp Educ Psychol 2000;25(1):54–67.
13. Deleted in review.
14. Dunnington G, Weitzke D, Rubeck R, Beck A, Mohr J, Putnam C. A comparison on the teaching effectiveness of the didactic lecture and the problem-oriented small group discussion: a prospective study. Surgery 1987;102(2):291–296.
15. Young TP, Bailey CJ, Guptill M, Thorp AW, Thomas TL. The flipped classroom: a modality for mixed asynchronous and synchronous learning in a residency program. West J Emerg Med 2014;15(7): 938–944.
16. Horn M. The transformational potential of flipped classrooms: different strokes for different folks. Education Next 2013;Summer:78–79.
17. Menashe S, Otjen J, Thapa MM. Techniques for creating video content for radiology education. Radiographics 2014;34(7):1819–1823.
18. James, JT: A new, evidence-based estimate of patient harms associated with hospital care. J Patient Saf 2013;9(3):122–128.
19. Medin DL, Ross BH. Cognitive psychology. New York: Harcourt Brace College Publishers; 1997.
20. Laerdal: SimMan3G. Available at: http://www.laerdal.com/us/SimMan3G. Accessed Februrary 28, 2015.
21. Friedrich MJ. Practice makes perfect: risk-free training with patient simulators. JAMA 2002;288(22): 2808, 2811–2812.
22. Issenberg SB, McGaghie WC, Hart IR, Mayer JW, Felner JM, Petrusa ER, et al. Simulation technology for health care professional skills training and assessment. JAMA 1999;282(9):861–866.
23. Lipsett PA, Kern DE. Step 6 evaluation and feedback. In: Kern DE, Thomas PA, Hughes MT, editors. Curriculum development for medical education, a six-step approach, 2nd ed. Baltimore: Johns Hopkins University Press; 2009. p. 100–138.
24. Vu NV, Barrows HS. Use of standardized patients in clinical assessment: recent developments and measurement findings. Educ Res 1994;23(3):23–30.
25. Harden RM, Stevenson M, Downie WW, Wilson GM. Assessment of clinical competence using objective structured examinations. BMJ 1975;1(5955):447–451.
26. van der Vleuten C. Validity of final examinations in undergraduate medical training. BMJ 2000; 321(7270):1217–1219.
27. Wass V, Wakeford R, Neighbour R, Van der Vleuten C; Royal College of General Practitioners. Achieving acceptable reliability in oral examinations: an analysis of the Royal College of General Practitioners membership examination's oral component. Med Educ 2003;37(2):126–131.
28. ACGME Outcome Project. Version 1.1. Toolbox of assessment methods: a product of the joint initiative. September 2000.
29. Vander Vleuten CPM, Swanson DB. Assessment of clinical skills with standardized patients: state of the art. Teach Learn Med 1990;2(2):58–76.
30. Resnick AS, Disbot M, Wurster A, Mullen JL, Kaiser LR, Morris JB. Contributions of surgical residents to patient satisfaction: impact of residents beyond clinical care. J Surg Educ 2008;65(3): 243–252.
31. Ende J. Feedback in clinical medical education. JAMA 1983;250(6):777–781.